CURRENT
Diagnóstico e Tratamento
Abordagem prática

Material complementar *on-line*

Para ingressar no ambiente virtual, utilize o QR code abaixo, faça seu cadastro e digite a senha (voucher): Current64

CURRENT
Diagnóstico e Tratamento
Abordagem prática

MAXINE A. PAPADAKIS
MICHAEL W. RABOW
KENNETH R. McQUAID

EDITORA ASSOCIADA
MONICA GANDHI

COORDENAÇÃO DA REVISÃO
CIENTÍFICA DA EDIÇÃO BRASILEIRA
PROF. DR. MÍLTON DE
ARRUDA MARTINS

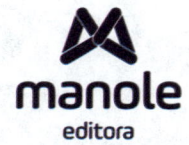
manole
editora

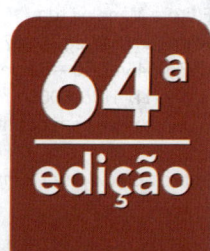
64ª
edição

Título original em inglês: *Current Medical Diagnosis & Treatment 2025, Sixty-Fourth Edition*
Copyright © 2025 by McGraw Hill. All rights reserved.
Copyright © Editora Manole Ltda., 2025 por meio de contrato com a McGraw Hill. Todos os direitos reservados.

Produção editorial: Retroflexo Serviços Editoriais
Editora de arte: Anna Yue
Diagramação: Formato Editorial
Revisão de tradução e revisão de prova: Depto. Editorial da Editora Manole
Adaptação da capa para a edição brasileira: Ricardo Yoshiaki Nitta Rodrigues

Tradução:
- Fernando Gomes do Nascimento (Capítulos 1 a 17, 19, 20, e1 a e6)
- Luiz Euclydes Trindades Frazão Filho (Páginas iniciais, Capítulos 21, 23 a 26, 32, 33 e 38)
- Denise Yumi Chinem (Capítulos 34, 35, 37 e 40)
- Lúcia Helena de Seixas Brito (Capítulos 42 a 45)
- Maiza Ritomy Ide (Capítulos 22, 27 e 31)
- Fabiana Buassaly Leistner (Capítulos 36, 39 e 41)
- Sonia Augusto (Capítulos 29 e 30)
- Idalina Lopes (Capítulo 18)
- Sueli Rodrigues Coelho (Capítulo 28)

Revisão científica da edição brasileira:
- Dr. Marcelo Arruda Candido (Páginas iniciais, Capítulos 2, 3, 4, 7, 11, 13, 19, 22, 24, 30, 36, 38, 40, 42, 44, e1, e3 e e5)
- Dr. Raphael Tzung Lima Soares (Capítulos 1, 5, 6, 12, 14, 16, 21, 23, 25, 31, 33, 37, 39, 43, 45, e2, e4 e e6)
- Dra. Paula Fujimura Tomiyama (Capítulos 18, 20 e 27)
- Dra. Letícia Oliveira (Capítulos 8 e 15)
- Dra. Victoria Rivas Vial (Capítulos 10 e 29)
- Dr. Ricardo Padlipskas Alves (Capítulos 26 e 34)
- Dra. Thais Chicorski Ng (Capítulos 28 e 34)
- Dra. Marina Elisa Motta Agati (Capítulos 32 e 35)
- Dr. Daniel Costa Guimarães (Capítulo 9)
- Dra. Larissa S. C. Alexandre (Capítulo 17)
- Dr. João Luca dos Santos Leão (Capítulo 41)

CIP-BRASIL. CATALOGAÇÃO NA PUBLICAÇÃO
SINDICATO NACIONAL DOS EDITORES DE LIVROS, RJ

C986
64. ed.

Current diagnóstico e tratamento : abordagem prática / editores Maxine A. Papadakis, Michael W. Rabow, Kenneth R. McQuaid ; editora associada Monica Gandhi ; coordenação da revisão científica da edição brasileira Mílton de Arruda Martins ; tradução Fernando Gomes do Nascimento ... [et al.]. - 64. ed. - Barueri [SP] : Manole, 2025.

    Tradução de: Current medical diagnosis & treatment 2025, sixty-fourth edition
    ISBN 9788520468005

    1. Medicina. 2. Diagnóstico. 3. Terapêutica. I. Papadakis, Maxine A.II. Rabow, Michael W. III. McQuaid, Kenneth R. IV. Gandhi, Monica. V. Martins, Mílton de Arruda. VI. Nascimento, Fernando Gomes do.

| 25-96437 | CDD: 616.075 |
| | CDU: 616.07 |

Meri Gleice Rodrigues de Souza - Bibliotecária - CRB-7/6439

Edição brasileira – 2025

Direitos em língua portuguesa adquiridos pela:
Editora Manole Ltda.
Alameda Rio Negro, 967 – CJ 717 – Alphaville Comercial
CEP: 06454-000 – Barueri – SP – Brasil
Fone: (11) 4196-6000
www.manole.com.br | https://atendimento.manole.com.br/

Impresso no Brasil | *Printed in Brazil*

Autores

Rime Abbas, MD
Clinical Assistant Professor, Division of Pulmonary, Allergy, Critical Care, and Sleep Medicine, Department of Medicine, University of Pittsburgh School of Medicine, Pittsburgh, Pennsylvania

Michael J. Aminoff, MD, DSc, FRCP
Distinguished Professor Emeritus, Department of Neurology, University of California, San Francisco

Charalambos Babis Andreadis, MD, MSCE
Professor of Clinical Medicine, Division of Hematology/ Oncology, Department of Medicine, University of California, San Francisco

Kevin L. Ard, MD, MPH
Faculty, Division of Infectious Diseases, Massachusetts General Hospital; Medical Director, National LGBTQIA+ Health Education Center, Fenway Institute; Assistant Professor of Medicine, Harvard Medical School, Boston, Massachusetts

Nayan Arora, MD
Associate Professor, Division of Nephrology, Department of Medicine, University of Washington, Seattle, Washington

Patrycja Ashley, MD
Infectious Diseases Attending, Houston Methodist Hospital, Houston, Texas

Emma D. Bainbridge, MD, MPH
Assistant Clinical Professor, Division of Infectious Diseases, Department of Medicine, University of California, San Francisco

Kara E. Bischoff, MD
Associate Professor and Associate Division Chief for Outpatient Palliative Care, University of California, San Francisco

Michael J. Blaha, MD, MPH
Professor of Medicine, Division of Cardiology, Department of Medicine; Director of Clinical Research, Ciccarone Center for the Prevention of Cardiovascular Disease; Johns Hopkins University School of Medicine, Baltimore, Maryland

Jill Brown, MD, MPH, MHS, FACOG
Associate Professor, Department of Gynecologic Surgery and Obstetrics, Uniformed Services University of the Health Sciences, Bethesda, Maryland

Mandy Brown, PharmD
Associate Clinical Professor, School of Pharmacy, University of California, San Francisco

Hugo Q. Cheng, MD
Clinical Professor of Medicine, Division of Hospital Medicine, Department of Medicine, University of California, San Francisco

Peter V. Chin-Hong, MD
Associate Dean for Regional Campuses, Professor of Medicine, Division of Infectious Diseases, Department of Medicine, University of California, San Francisco

Eva H. Clark, MD, PhD
Assistant Professor, Department of Medicine (Section of Infectious Diseases) and Department of Pediatrics (Division of Tropical Medicine), Baylor College of Medicine, Houston, Texas

Russ Cucina, MD, MS
Professor of Hospital Medicine, Department of Medicine; Vice President, Genetic and Genomic Services and Chief Health Information Officer, UCSF Health System; University of California, San Francisco

Marc A. Dall'Era, MD
Professor of Urology, Department of Urologic Surgery, UC Davis Health, University of California, Davis

Lloyd E. Damon, MD
Professor of Clinical Medicine, Division of Hematology/Oncology, Department of Medicine; Director of Quality for the Adult Hematologic Malignancies and Blood and Marrow Transplantation Program, University of California, San Francisco

Tiffany O. Dea, PharmD, BCOP
Oncology Pharmacist, Veterans Affairs Health Care System, San Francisco, California; Adjunct Professor, Thomas J. Long School of Pharmacy and Health Sciences, Stockton, California

Charles DeBattista, DMH, MD
Professor of Psychiatry and Behavioral Sciences, Department of Psychiatry and Behavioral Sciences; Director, Depression Clinic and Research Program; Director of Medical Student Education in Psychiatry, Stanford University School of Medicine, Stanford, California

Monara Dini, DPM
Associate Clinical Professor of Orthopedics, Department of Orthopedic Surgery, University of California, San Francisco

Tonja C. Dirkx, MD
Chief, Nephrology Section, Veterans Affairs Portland Health Care System; Associate Professor of Medicine, Division of Nephrology, Department of Medicine, Oregon Health & Science University, Portland, Oregon

Brigid M. Dolan, MD, Med
Associate Professor of Medicine and Medical Education, Division of General Internal Medicine, Departments of Medicine and Medical Education, Northwestern University Feinberg School of Medicine

Vanja C. Douglas, MD
Sara & Evan Williams Foundation Endowed Neurohospitalist Chair, Professor of Clinical Neurology, Department of Neurology, University of California, San Francisco

Jacque L. Duncan, MD
Chair and Distinguished Professor, Department of Ophthalmology, University of California, San Francisco

Mazen El Ali, MD
Clinical Assistant Professor of Medicine, Division of Pulmonary, Allergy and Critical Care Medicine, Department of Medicine; Director, Sleep Medicine Fellowship Program, University of Pittsburgh Medical Center, Pittsburgh

Sarah Adler Fink, RD, CDN, CNSC
Dietetic Internship Program Coordinator, Department of Food and Nutrition, New York-Presbyterian Hospital, New York, New York

Paul A. Fitzgerald, MD
Clinical Professor of Medicine, Division of Endocrinology, Department of Medicine, University of California, San Francisco

Meghan E. Fitzpatrick, MD
Assistant Professor of Medicine, Division of Pulmonary and Critical Care Medicine, Department of Medicine, University of Pittsburgh School of Medicine, Pittsburgh, Pennsylvania

Lindy P. Fox, MD
Professor of Clinical Dermatology, Associate Chief, Complex and Consultative Dermatology, Director, Complex Medical Dermatology Fellowship, Department of Dermatology, University of California, San Francisco

Lawrence S. Friedman, MD
Professor of Medicine, Harvard Medical School; Professor of Medicine, Tufts University School of Medicine, Boston, Massachusetts; The Anton R. Fried, MD, Chair, Department of Medicine, Newton-Wellesley Hospital, Newton, Massachusetts; Assistant Chief of Medicine, Massachusetts General Hospital, Boston

Monica Fung, MD, MPH
Associate Professor, Division of Infectious Diseases, Department of Medicine, University of California, San Francisco

Robert H. Gaffey, MD
Obesity Medicine Fellow and Instructor in Medicine, Weill Cornell Medicine, New York, New York

Monica Gandhi, MD, MPH
Professor, Division of HIV, ID, and Global Medicine, San Francisco General Hospital; University of California, San Francisco

Warren J. Gasper, MD
Associate Professor of Clinical Surgery, Division of Vascular and Endovascular Surgery, Department of Surgery, University of California, San Francisco

Armando E. Giuliano, MD, FACS, FRCSEd
Professor of Surgery, Linda and Jim Lippman Chair in Surgical Oncology; Director, Surgical Oncology; Associate Director, Cedars-Sinai Cancer Center, Los Angeles, California

Ralph Gonzales, MD, MSPH
Professor of Medicine, Division of General Internal Medicine, Department of Medicine; Associate Dean, Clinical Innovation and Chief Innovation Officer, UCSF Health; University of California, San Francisco

Christopher B. Granger, MD
Donald F. Fortin, M.D. Distinguished Professor of Medicine, Division of Cardiology, Duke University Medical Center Duke Clinical Research Institute, Durham, North Carolina

Katherine Gruenberg, PharmD, MAEd
Associate Professor of Clinical Pharmacy, School of Pharmacy, University of California, San Francisco

Maahum A. Haider, MD, MPH
Swedish Urology, Seattle, Washington

Richard J. Hamill, MD, FACP, FIDSA
Professor of Medicine, Division of Infectious Diseases, Departments of Medicine and Molecular Virology & Microbiology, Baylor College of Medicine, Houston, Texas; Staff Physician, Infectious Diseases Section, Michael E. DeBakey Veterans Affairs Medical Center, Houston, Texas

G. Michael Harper, MD
Professor, Division of Geriatrics, Department of Medicine, University of California, San Francisco School of Medicine; San Francisco Veterans Affairs Health Care System, San Francisco, California

Mitzi Hawkins, MD, MAS
Assistant Professor, Obstetrics, Gynecology & Reproductive Sciences, University of California, San Francisco; Chief, Division of Gynecology, San Francisco Veteran Affairs Health Care System

Marah C. Hehemann, MD
Assistant Professor, Department of Urology, University of Washington, Seattle, Washington

J. Janet Ho, MD, MPH, FASAM
Assistant Professor, University of California, San Francisco

Sara A. Hurvitz, MD, FACP
Professor of Medicine, Head, Division of Hematology and Oncology, Senior Vice President, Clinical Research Division; Department of Medicine, University of Washington School of Medicine, and Fred Hutchinson Cancer Center

James C. Iannuzzi, MD, MPH
Assistant Professor of Surgery, Division of Vascular and Endovascular Surgery, Department of Surgery, University of California, San Francisco

Leon I. Igel, MD, FACP, FTOS
Clinical Assistant Professor of Medicine, Division of Endocrinology, Diabetes and Metabolism, Department of Medicine, Weill Cornell Medical College, New York, New York

Kevin P. Jackson, MD
Associate Professor of Medicine, Division of Cardiology, Department of Medicine; Director of Electrophysiology Lab, Duke University Hospital, Duke University Medical Center, Durham, North Carolina

J. Ashley Jefferson, MD, FRCP
Professor of Medicine, Division of Nephrology, Department of Medicine; Section Head, Nephrology, University of Washington Medical Center, Seattle, Washington

Kelly A. Johnson, MD, MPH
Assistant Professor of Medicine, Division of Infectious Diseases; Medical Director, California Prevention Training Center, University of California, San Francisco

Meshell D. Johnson, MD
Professor of Medicine, Chief, Division of Pulmonary, Critical Care, and Sleep Medicine, San Francisco Veterans Affairs Health Care System; Associate Chair for Diversity, Equity, and Inclusion, Department of Medicine, University of California, San Francisco

Marianne A. Juarez, MD
Associate Clinical Professor, Department of Emergency Medicine, University of California, San Francisco

Emily Kaip, PharmD
Pharmacist Specialist, Infectious Diseases, University of California, San Francisco Medical Center; Assistant Clinical Professor, University of California, San Francisco School of Pharmacy

Todd Kiefer, MD
Professor of Medicine, Division of Cardiology, Duke University Medical Center, Durham, North Carolina

Elliott D. Kozin, MD
Assistant Professor of Otolaryngology – Head and Neck Surgery, Harvard Medical School, Boston, Massachusetts; Physician and Surgeon, Massachusetts Eye and Ear, Boston, Massachusetts

Mildred Kwan, MD, PhD
Associate Professor of Medicine, Division of Rheumatology, Allergy & Immunology, Department of Medicine, University of North Carolina School of Medicine, Chapel Hill, North Carolina

Rossana Lau-Ng, MD
Assistant Professor, Section of Geriatrics, Department of Medicine, Boston University Chobanian & Avedisian School of Medicine, Boston, Massachusetts

Andrew D. Leavitt, MD
Professor, Departments of Medicine (Hematology) and Laboratory Medicine; Medical Director, Adult Hemophilia Treatment Center, University of California, San Francisco

Chuanyi Mark Lu, MD
Professor and Vice Chair, Department of Laboratory Medicine, University of California, San Francisco; Chief, Lab Medicine Service, Veterans Affairs Health Care System, San Francisco, California

Anthony Luke, MD, MPH
Benioff Distinguished Professor in Sports Medicine, Department of Orthopaedics; Director, UCSF Primary Care Sports Medicine; Director, Human Performance Center at the Orthopaedic Institute, University of California, San Francisco

Lawrence R. Lustig, MD
Howard W. Smith Professor and Chair, Department of Otolaryngology – Head & Neck Surgery, Columbia Vagelos College of Physicians and Surgeons, Columbia University Irving Medical Center & New York Presbyterian Hospital, New York, New York

C. Benjamin Ma, MD
Professor and Chair, Department of Orthopaedic Surgery, Dr. Peter and Sophie Pappas Endowed Chair, V-nee Yeh Endowed Professor of Orthopaedic Surgery, University of California, San Francisco

Rebecca L. Manno, MD, MHS
Adjunct Assistant Professor, Division of Rheumatology, Johns Hopkins University School of Medicine, Baltimore, Maryland

Umesh Masharani, MB, BS
Professor of Medicine, Division of Endocrinology and Metabolism, Department of Medicine, University of California, San Francisco

Kenneth H. Mayer, MD
Professor of Medicine, Harvard Medical School; Co-Chair and Medical Research Director, The Fenway Institute; Attending Physician, Beth Israel Deaconess Medical Center, Boston, Massachusetts

Kenneth R. McQuaid, MD
Professor of Medicine, Marvin H. Sleisenger Endowed Chair and Vice-Chairman, Department of Medicine, University of California, San Francisco; Chief, Medical Service, San Francisco Veterans Affairs Health Care System

Julian A. Mitton, MD, MPH
Medical Director, Zero Overdose

Paul L. Nadler, MD
Clinical Professor of Medicine; Division of General Internal Medicine, Department of Medicine; Director, UCSF Adult Urgent Care; University of California, San Francisco

Jacqueline A. Nemer, MD, FACEP
Professor of Emergency Medicine; Department of Emergency Medicine; Medical Director, Clinical Documentation Integrity, Department of Quality and Safety, University of California, San Francisco

Akinyemi Oni-Orisan, PharmD, PhD
Associate Professor, Department of Clinical Pharmacy, University of California, San Francisco

Neeti B. Parikh, MD
Associate Professor of Ophthalmology, Department of Ophthalmology, University of California, San Francisco

Charles B. Parks, DPM
Associate Clinical Professor, Chief of Podiatric Surgery Division, Department of Orthopedic Surgery, University of California, San Francisco

Susan S. Philip, MD, MPH
Assistant Clinical Professor, Division of Infectious Diseases, Department of Medicine, University of California, San Francisco; Disease Prevention and Control Branch, Population Health Division, San Francisco Department of Public Health, San Francisco, California

Michael Pignone, MD, MPH
Professor of Medicine, Vice Chair for Quality and Innovation, Department of Medicine, Duke University School of Medicine

Lawrence Poree, MD, MPH, PhD
Professor of Anesthesia and Pain Medicine, Department of Anesthesia & Perioperative Care, University of California, San Francisco

Erika Leemann Price, MD, MPH
Clinical Professor, Department of Medicine, University of California, San Francisco Hospitalist, San Francisco Veterans Affairs Health Care System

Reed E. Pyeritz, MD, PhD
William Smilow Professor of Medicine and Genetics, Emeritus, Raymond and Ruth Perelman School of Medicine of the University of Pennsylvania, Philadelphia

Michael W. Rabow, MD
Professor of Clinical Medicine and Urology, Division of Palliative Medicine, Department of Medicine; Helen Diller Family Chair in Palliative Care; Director, Symptom Management Service, Helen Diller Family Comprehensive Cancer Center, University of California, San Francisco

Kristin S. Raj, MD
Clinical Associate Professor of Psychiatry, Department of Psychiatry and Behavioral Sciences, Stanford University School of Medicine, Stanford, California

Jessica Ristau, MD
Assistant Professor, University of California, San Francisco

Belinda Rivera-Lebron, MD, MS, FCCP
Associate Professor of Medicine, Division of Pulmonary, Allergy and Critical Care Medicine, Department of Medicine, University of Pittsburgh School of Medicine, Pittsburgh, Pennsylvania

Scott W. Roberts, MD
Professor of Obstetrics and Gynecology, Department of Obstetrics and Gynecology, University of Texas Southwestern Medical Center, Dallas, Texas

Patricia A. Robertson, MD
Professor of Obstetrics and Gynecology, Department of Obstetrics, Gynecology, and Reproductive Sciences, University of California, San Francisco

Ivan Rodriguez
Keck School of Medicine, University of Southern California, Los Angeles, California

Vanessa L. Rogers, MD
Professor of Obstetrics and Gynecology, Department of Obstetrics and Gynecology; Vice Chair, Division of Education and Faculty Development, University of Texas Southwestern Medical Center, Dallas, Texas

Nathan W. Rojek, MD
Assistant Professor of Dermatology, Department of Dermatology, University of California, Irvine

Stacey R. Rose, MD, FACP, FIDSA
Associate Professor of Internal Medicine, Division of Infectious Diseases, Department of Medicine; Associate Director, Center for Professionalism, Baylor College of Medicine, Houston, Texas

Nicole Rosendale, MD
Associate Professor of Neurology, Neurohospitalist Division, Department of Neurology, University of California, San Francisco

Philip J. Rosenthal, MD
Professor of Medicine, Department of Medicine, University of California, San Francisco; Associate Chief, Division of HIV, Infectious Diseases, and Global Medicine, Zuckerberg San Francisco General Hospital

Katherine H. Saunders, MD
Clinical Assistant Professor of Medicine, Division of Endocrinology, Diabetes and Metabolism, Department of Medicine, Weill Cornell Medicine, New York, New York

Gerami D. Seitzman, MD
Professor of Ophthalmology, Department of Ophthalmology, Francis I. Proctor Foundation, University of California, San Francisco

Rosh Sethi, MD
Assistant Professor, Otolaryngology-Head and Neck Surgery, Brigham and Women's Hospital, Dana-Farber Cancer Institute, Harvard Medical School, Boston, Massachusetts

Ann Cai Shah, MD
Associate Clinical Professor of Anesthesia and Pain Medicine, Director, Cancer Pain Service, Department of Anesthesia and Perioperative Care, University of California, San Francisco

Alaa Shanbour, MD
Fellow, Interventional Psychiatry, Stanford University School of Medicine, Stanford, California

Wayne X. Shandera, MD
Associate Professor of Medicine, Department of Medicine, Baylor College of Medicine, Houston, Texas

Kanade Shinkai, MD, PhD
Professor of Dermatology, Department of Dermatology, University of California, San Francisco

Katerina Shvartsman, MD, FACOG
Associate Professor of Obstetrics and Gynecology, Department of Gynecologic Surgery and Obstetrics, Uniformed Services University, Bethesda, Maryland

Karin Sinavsky, MD, MS
Assistant Clinical Professor, Department of Anesthesia and Perioperative Care, University of California, San Francisco

Craig Smollin, MD
Professor of Emergency Medicine, Department of Emergency Medicine, University of California, San Francisco; Medical Director, California Poison Control System – San Francisco Division

Mathew Sorensen, MD, MS, FACS
Associate Professor of Urology, Department of Urology, University of Washington, Seattle; Director, Comprehensive Metabolic Stone Clinic, Puget Sound Veterans Affairs Health Care System

Matthew A. Spinelli, MD, MAS
Assistant Professor, Division of HIV, ID, and Global Medicine, Zuckerberg San Francisco General Hospital; University of California, San Francisco

Michael Sutters, MD, MRCP (UK)
Attending Nephrologist, Virginia Mason Medical Center, Seattle, Washington

Teresa K. Tarrant, MD
Associate Professor, Department of Medicine, Division of Rheumatology and Immunology, Duke University Health System, Durham, North Carolina

Philip Tiso, MFA
Communications Program Manager, School of Dentistry, University of California, San Francisco

Carling Ursem, MD
Assistant Professor, Division of Hematology and Oncology, Department of Medicine, University of California, San Francisco; Staff Physician, Veterans Affairs Health Care System, San Francisco

Judith Walsh, MD, MPH
Professor of Clinical Medicine, Division of General Internal Medicine, Women's Health Center of Excellence, University of California, San Francisco

Sunny Wang, MD
Professor of Clinical Medicine, Division of Hematology/Oncology, University of California, San Francisco; Chief of Hematology/Oncology, San Francisco Veterans Affairs Health Care System

Nolan R. Williams, MD
Associate Professor of Psychiatry and Behavioral Sciences, Department of Psychiatry; Director of Brain Stimulation Laboratory, Stanford University School of Medicine, Stanford, California

Leah J. Witt, MD
Assistant Professor, Division of Geriatrics and Division of Pulmonary, Critical Care, Allergy and Sleep Medicine, Department of Medicine, University of California, San Francisco

Tyler B. Woodell, MD, MCR
Associate Professor of Medicine, Division of Nephrology-Hypertension, Department of Medicine, University of California, San Diego

Scott Worswick, MD
Clinical Associate Professor of Dermatology, Department of Dermatology, Keck School of Medicine, University of Southern California

Jinoos Yazdany, MD, MPH
Alice Betts Endowed Professor, Department of Medicine, University of California, San Francisco; Chief of Division of Rheumatology, Zuckerberg San Francisco General Hospital

Revisão científica
da edição brasileira

Mílton de Arruda Martins [coordenador]
Professor Titular de Clínica Médica da Faculdade de Medicina da Universidade de São Paulo (FMUSP). Diretor do Serviço de Clínica Geral do HCFMUSP.

Daniel Costa Guimarães
Médico pela Universidade Unichristus. Residência em Clínica Médica pelo Hospital Universitário Walter Cantídio. Professor universitário na Universidade Unichristus. Preceptor da residência de Clínica Médica na Santa Casa de Misericórdia de Fortaleza. Chefe do Setor de Clínica Médica na Santa Casa de Misericórdia de Fortaleza.

João Luca dos Santos Leão
Médico pela Faculdade de Medicina da Universidade de São Paulo (FMUSP). Residente do HCFMUSP. Atua na rede pública e privada de São Paulo.

Larissa S. C. Alexandre
Médica pela Faculdade de Medicina da Universidade de São Paulo (FMUSP). Atua na rede pública e privada de São Paulo.

Letícia Oliveira
Médica pela Faculdade de Medicina da Universidade de São Paulo (FMUSP). Atua na rede pública e privada de São Paulo.

Marcelo Arruda Candido
Médico pela Faculdade de Medicina da Universidade de São Paulo (FMUSP). Especialista em Educação na Saúde e pesquisador do Centro de Desenvolvimento da Educação Médica da FMUSP. Médico preceptor na mesma instituição.

Marina Elisa Motta Agati
Médica pela Faculdade de Medicina da Universidade de São Paulo (FMUSP). Residente em Infectologia do HCFMUSP. Atua na rede pública e privada de São Paulo.

Paula Fujimura Tomiyama
Médica pela Faculdade de Medicina da Universidade de São Paulo (FMUSP). Atua na rede pública e privada de São Paulo.

Raphael Tzung Lima Soares
Médico pela Faculdade de Medicina da Universidade de São Paulo (FMUSP). Pesquisa sobre educação médica na mesma instituição. Atua na rede pública e privada de São Paulo.

Ricardo Padlipskas Alves
Médico pela Faculdade de Medicina da Universidade de São Paulo (FMUSP). Atua na rede pública e privada de São Paulo.

Thais Chicorski Ng
Médica pela Faculdade de Medicina da Universidade de São Paulo (FMUSP). Atua na rede pública e privada de São Paulo.

Victoria Rivas Vial
Médica pela Faculdade de Medicina da Universidade de São Paulo (FMUSP). Atua na rede pública e privada de São Paulo.

A Medicina é uma área do conhecimento em constante evolução. Os protocolos de segurança devem ser seguidos, porém novas pesquisas e testes clínicos podem merecer análises e revisões, inclusive de regulação, normas técnicas e regras do órgão de classe, como códigos de ética, aplicáveis à matéria. Alterações em tratamentos medicamentosos ou decorrentes de procedimentos tornam-se necessárias e adequadas. Os leitores, profissionais da saúde que se sirvam desta obra como apoio ao conhecimento, são aconselhados a conferir as informações fornecidas pelo fabricante de cada medicamento a ser administrado, verificando as condições clínicas e de saúde do paciente, dose recomendada, o modo e a duração da administração, bem como as contraindicações e os efeitos adversos. Da mesma forma, são aconselhados a verificar também as informações fornecidas sobre a utilização de equipamentos médicos e/ou a interpretação de seus resultados em respectivos manuais do fabricante. É responsabilidade do médico, com base na sua experiência e na avaliação clínica do paciente e de suas condições de saúde e de eventuais comorbidades, determinar as dosagens e o melhor tratamento aplicável a cada situação. As linhas de pesquisa ou de argumentação do autor, assim como suas opiniões, não são necessariamente as da Editora.

Esta obra serve apenas de apoio complementar a estudantes e à prática médica, mas não substitui a avaliação clínica e de saúde de pacientes, sendo do leitor – estudante ou profissional da saúde – a responsabilidade pelo uso da obra como instrumento complementar à sua experiência e ao seu conhecimento próprio e individual.

Do mesmo modo, foram empregados todos os esforços para garantir a proteção dos direitos de autor envolvidos na obra, inclusive quanto às obras de terceiros e imagens e ilustrações aqui reproduzidas. Caso algum autor se sinta prejudicado, favor entrar em contato com a Editora.

Finalmente, cabe orientar o leitor que a citação de passagens desta obra com o objetivo de debate ou exemplificação ou ainda a reprodução de pequenos trechos desta obra para uso privado, sem intuito comercial e desde que não prejudique a normal exploração da obra, são, por um lado, permitidas pela Lei de Direitos Autorais, art. 46, incisos II e III. Por outro, a mesma Lei de Direitos Autorais, no art. 29, incisos I, VI e VII, proíbe a reprodução parcial ou integral desta obra, sem prévia autorização, para uso coletivo, bem como o compartilhamento indiscriminado de cópias não autorizadas, inclusive em grupos de grande audiência em redes sociais e aplicativos de mensagens instantâneas. Essa prática prejudica a normal exploração da obra pelo seu autor, ameaçando a edição técnica e universitária de livros científicos e didáticos e a produção de novas obras de qualquer autor.

Sumário

⊕ Acesso aos capítulos *on-line* e videoaulas

Os **Capítulos 41 a 45** e **e1 a e6** estão disponíveis somente *on-line* em uma plataforma digital exclusiva da Editora Manole.

Todos os capítulos do *Current* contêm videoaulas complementares para aprofundar o conhecimento do leitor.
As videoaulas estão disponíveis *on-line* em uma plataforma digital exclusiva da Editora Manole.

Para ingressar no ambiente virtual, utilize o QR code abaixo, faça seu cadastro e digite a senha (voucher): Current64

O prazo para acesso a esse material limita-se à vigência desta edição.

Prefácio

O *Current Diagnóstico e Tratamento – abordagem prática* é a 64ª edição desta referência única para profissionais de Medicina, tanto em ambientes hospitalares como ambulatoriais. O livro enfatiza os aspectos práticos do diagnóstico clínico e do tratamento do paciente em todas as áreas da Clínica Médica (Medicina Interna), bem como em especialidades de interesse para médicos de atenção primária e especialistas que prestam cuidados gerais.

Com o crescente reconhecimento do racismo sistêmico e de outros vieses em instituições de nossa sociedade, incluindo a Medicina, os editores do *Current*, com humildade, assumiram o compromisso de revisar minuciosamente nosso conteúdo para remover linguagem, pesquisas e recomendações tendenciosas. Desde 2020, conduzimos um processo contínuo e formal de revisão e atualização, com o objetivo de identificar e corrigir vieses, promovendo equidade em nosso livro e, consequentemente, na prática clínica. Embora nós, editores, assumamos essa responsabilidade, também convidamos os leitores a nos informar caso encontrem conteúdos problemáticos ou tendenciosos no *Current*.

Buscamos descrever as populações utilizadas nos estudos que fundamentam as informações do *Current* e empregar terminologia apropriada sempre que possível. No entanto, continuamos a utilizar os termos originais das fontes primárias quando se trata de amplas populações de estudo.

Público-alvo do *Current*

Residentes, estudantes de Medicina e todos os demais profissionais em formação na área da saúde encontrarão nas descrições das modalidades diagnósticas e terapêuticas, com referências à literatura atual, um recurso de grande utilidade na assistência diária ao paciente.

Médicos generalistas e emergencistas, médicos de família, enfermeiros especialistas e todos os profissionais de atenção primária em Medicina adulto apreciarão o *Current* como uma referência prática e um texto de revisão. Médicos de outras especialidades, farmacêuticos e dentistas poderão utilizar o livro como uma fonte básica de consulta em Medicina.

Enfermeiros, enfermeiros especialistas e técnicos valorizarão o formato e a abrangência da obra como um meio de acesso rápido às informações sobre diagnóstico e tratamento médico.

Os pacientes e seus familiares que buscam informações sobre a natureza de determinadas doenças, seu diagnóstico e tratamento também poderão considerar este livro um recurso valioso.

Novidades nesta edição do *Current*

O "**Ano em revisão** (p. xxiii)" destaca as mudanças clínicas mais significativas recentemente, conforme a avaliação dos editores, fornecendo números de página e referências para fácil acesso. Essa seção tem como objetivo atualizar rapidamente os leitores, mas não abrange todas as alterações efetuadas desde a última edição da obra.

Principais características do *Current*

- Avanços médicos atualizados.
- Apresentação detalhada das disciplinas da Clínica Médica, além de temas essenciais da atenção primária.
- Formato de fácil consulta, permitindo uso eficiente em qualquer ambiente de prática clínica.
- Cobertura de mais de 1.000 patologias.
- Informações específicas sobre prevenção de doenças.
- Acesso rápido a dosagens de medicamentos.
- Referências recentes, com identificadores únicos (PubMed, números PMID) para acesso rápido de resumos e, em alguns casos, artigos completos.

Reconhecimento especial: Philip Tiso, MFA

Com esta edição, nos despedimos de Phil Tiso, nosso extraordinário Editor Principal na University of California, em São Francisco, EUA, e expressamos nossa profunda gratidão por seus 22 anos de dedicação ao *Current*.

Phil formou-se na UC San Diego e possui um MFA pela UC Riverside. Antes de trabalhar na UCSF, serviu na Guarda

Costeira dos Estados Unidos, atuando na manutenção de auxílios à navegação no Rio Mississippi e na coordenação de operações de busca e resgate no Puget Sound. Ele ingressou em nossa equipe em 2000 como assistente editorial do autor e editor da McGraw Hill, Dr. Stephen McPhee, colaborando em diversos projetos e publicações. Phil trabalhou nas edições anuais do *Current* desde a edição de 2001 até a de 2024.

Além de suas responsabilidades no *Current*, Phil trabalhou de perto com o Dr. McPhee em outros livros da McGraw Hill, incluindo as edições 4ª a 8ª do *Pathophysiology of Disease*, as edições 6ª e 7ª do *Guide to Diagnostic Tests [pocket]* e o livro da McGraw Hill/JAMA Evidence, *Care at the Close of Life: Evidence and Experience*. Em reconhecimento ao seu serviço excepcional a essas obras, bem como às pesquisas e manuscritos do Dr. McPhee, Phil foi promovido a Editor Principal na UCSF.

Sempre admiramos e apreciamos o entusiasmo de Phil, sua presença contagiante e sua tranquilidade diante da pressão dos prazos. Ele garantiu que o *Current* fosse publicado pontualmente, sem falhas.

Toda a nossa equipe editorial sentirá imensamente a falta da convivência diária com Phil. Para todos nós, ele foi um colega verdadeiramente especial!

Agradecimentos

Gostaríamos de agradecer aos nossos autores por participarem, mais uma vez, da atualização anual deste importante livro. Somos especialmente gratos a Bryn A. Boslett, MD, Rachel Bystritsky, MD, Steven Z. Pantilat, MD, Jonathan A. Waitman, MD, e Thomas J. Walsh, MD, que neste ano estão passando o bastão. Todos nos beneficiamos de seu saber clínico e dedicação.

Muitos estudantes e médicos contribuíram com sugestões valiosas para esta edição e para edições anteriores; nossa gratidão a eles.

Maxine A. Papadakis, MD
Michael W. Rabow, MD
Kenneth R. McQuaid, MD
Monica Gandhi, MD, MPH

Dedicatória

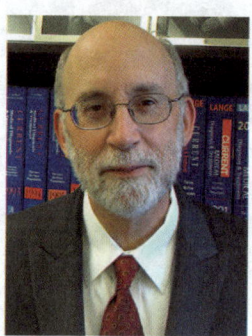

Dr. Stephen J. McPhee

Após 35 anos atuando como editor do *Current Diagnóstico e Tratamento – abordagem prática*, e com a publicação do *Current 2024*, o dr. Stephen J. McPhee encerrou sua ilustre carreira editorial. Acadêmico altamente respeitado (com quase 200 publicações revisadas por pares) e médico exemplar (todos queriam que Steve fosse seu médico!), ele trouxe sua escrita primorosa e seu olhar atento para o trabalho editorial.

Suas contribuições foram inestimáveis, incluindo a ampliação dos temas abordados no *Current*, a seleção de diversos autores talentosos e seu compromisso inabalável em fornecer informações baseadas nas evidências mais atualizadas para médicos do mundo inteiro.

Em 1980, Steve ingressou na University of California, em São Francisco (UCSF), como Professor Assistente na recém-criada Division of General Internal Medicine. Rapidamente, tornou-se conhecido como um diagnosticista excepcional, professor dedicado, médico exemplar e escritor talentoso. Filho de uma família da classe trabalhadora, Steve estudou na Yale University, onde se formou em Filosofia com láurea *summa cum laude*. Para se sustentar, trabalhou limpando tapetes na biblioteca de livros raros da Yale e lavando utensílios nos laboratórios de ciências. Como estudante de Medicina na Johns Hopkins School of Medicine, foi imerso na tradição de Osler, que valorizava a excelência no diagnóstico e na escolha do tratamento, desafiando constantemente a perspicácia dos alunos nos *Grand Rounds* e nas visitas diárias às enfermarias. Steve concluiu o currículo obrigatório da faculdade de Medicina em apenas três anos, antes de iniciar sua residência em Medicina em Hopkins. Após concluir sua residência, foi escolhido como o primeiro bolsista em Medicina Interna Geral de Hopkins, sob a tutela do renomado diagnosticista e professor Dr. Philip Tumulty. Mais tarde, foi nomeado Osler Chief of Service, assumindo a responsabilidade como médico assistente principal de um quarto dos pacientes do Osler Service no período noturno.

Enquanto esteve na UCSF, Steve atuou como diretor do programa de residência em atenção primária no início da década de 1980. Após a inesperada morte de seu filho pequeno, David, em 1986, enquanto estava hospitalizado, Steve passou a ensinar sobre erros médicos e, junto com o Dr. Steven Pantilat, fundou o Palliative Care Service da UCSF. Além disso, foi editor da seção mensal *"Care at the Close of Life"* no JAMA, posteriormente transformada em livro.

Após escrever e atualizar anualmente o capítulo "Prevenção das doenças e promoção da saúde" no *Current*, em coautoria com seu mentor, dr. Steven Schroeder, Steve tornou-se editor do *Current 1989*. Ao longo dos anos, graças à sua visão e suas contribuições, o *Current* expandiu-se de 34 capítulos em 1989 para 50 capítulos em 2024. Atualmente, o livro é um dos recursos mais utilizados na plataforma *AccessMedicine* da McGraw Hill e geralmente ocupa o primeiro lugar em categorias médicas essenciais na Amazon.com. Steve e a dra. Maxine Papadakis desenvolveram o *Quick Medical Diagnosis & Treatment*, um recurso digital voltado para o ensino de estudantes de medicina e de outras áreas da saúde. Trabalhando com professores das disciplinas de Medicina laboratorial e Radiologia da UCSF, Steve e seus colegas criaram a primeira edição do *Guide to Diagnostic Tests [Pocket]*, que já teve seis edições publicadas. Por fim, Steve elaborou os primeiros capítulos do livro *Pathophysiology of Disease: An Introduction to Clinical Medicine* e permaneceu como editor dessa obra por oito edições posteriores.

A dedicação de Steve ao legado do *Current* é notável. Ele generosamente doou sua coleção de 35 edições anuais do *Current* (1989 a 2024) ao McGovern Historical Center da University of Texas Medical Center Library, em Houston, tornando-a um valioso recurso para pesquisadores que estudam a evolução da prática médica. Além disso, ao recrutar brilhantes acadêmicos de Medicina para realizar buscas bibliográficas sobre os tópicos de cada nova edição, Steve não apenas garantiu que o *Current* permanecesse sempre atualizado, mas também proporcionou uma excelente oportunidade educacional para a próxima geração de profissionais.

Somos profundamente gratos a Steve por sua liderança, por suas inestimáveis contribuições para a ciência e a arte da Medicina e por sua amizade. Nossos mais sinceros parabéns por uma carreira verdadeiramente extraordinária.

Siglas e abreviações mais usadas ao longo do livro

AAA	Aneurisma da aorta abdominal
ACTH	Hormônio adrenocorticotrófico
Aine	Anti-inflamatórios não esteroides
ALT	Alanina aminotransferase
AST	Aspartato aminotransferase
BNP	Peptídeo natriurético tipo B
BRA	Bloqueador do receptor de angiotensina
CDC	Centers for Disease Control and Prevention
CDMC	Capacidade de difusão do monóxido de carbono
CHC	Carcinoma hepatocelular
CID-11	*Classificação Internacional de Doenças, 11ª edição*
Covid-19	Doença do coronavírus SARS-CoV-2
CPT	Capacidade pulmonar total
CVF	Capacidade vital forçada
DAC	Doença arterial coronariana
DCC	Doença cardíaca coronariana
DCV	Doença cardiovascular
DII	Doença inflamatória intestinal
DIU	Dispositivo intrauterino
Doac	Anticoagulante oral de ação direta
DPOC	Doença pulmonar obstrutiva crônica
DRC	Doença renal crônica
DRET	Doença renal de estágio terminal
DRGE	Doença do refluxo gastroesofágico
DSM-5	*Manual Diagnóstico e Estatístico, 5ª edição*
EAS	Urinálise
ECA	Enzima conversora de angiotensina
ECG	Eletrocardiograma; eletrocardiografia
Elisa	Teste imunoenzimático
EV	Via endovenosa
FAN	Anticorpos antinucleares
FDA	Food and Drug Administration
FE	Fração de ejeção
Feve	Fração de ejeção do ventrículo esquerdo
FSH	Hormônio folículo-estimulante
GA	Gasometria arterial
GLP-1	Peptídeo semelhante ao glucagon-1
HDL	Lipoproteína de alta densidade
HMG	Hemograma completo
HPB	Hipertrofia prostática benigna

HPV	Papilomavírus humano
HVD	Hipertrofia ventricular direita
HVE	Hipertrofia ventricular esquerda
IAM	Infarto agudo do miocárdio
IAMCSST	Infarto do miocárdio com supradesnivelamento do segmento ST
IAMSSST	Infarto do miocárdio sem supradesnivelamento do segmento ST
IBP	Inibidor da bomba de prótons
IC	Insuficiência cardíaca ou Intervalo de confiança
IM	Via intramuscular
IMC	Índice de massa corporal
INR	Razão normalizada internacional
IRA	Injúria renal aguda
ISRS	Inibidor seletivo da recaptação da serotonina
IST	Infecção sexualmente transmissível
ITU	Infecção do trato urinário
IV	Via intravenosa
LCR	Líquido cefalorraquidiano
LDH	Lactato desidrogenase
LDL	Lipoproteína de baixa densidade
LES	Lúpus eritematoso sistêmico
LH	Hormônio luteinizante
LR	Razão de verossimilhança
MAO	Inibidor da monoaminoxidase
NIH	National Institutes of Health
NTA	Necrose tubular aguda
OMS	Organização Mundial da Saúde
PCR	Proteína C reativa
PCR	Reação em cadeia da polimerase
PDFVE	Pressão diastólica final do ventrículo esquerdo
PET	Tomografia por emissão de pósitrons
PFE	Pico de fluxo expiratório
PSA	Antígeno prostático específico
PVC	Pressão venosa central
RBC	Contagem de hemácias
RCT	Estudo randomizado controlado
RM	Ressonância magnética
RXT	Radiografia do tórax
SC	Via subcutânea

SCA	Síndrome coronariana aguda
SCR-V	Sarampo, caxumba, rubéola (vacina tríplice)
SGLT-2	Cotransportador 2 de sódio-glicose
SIADH	Síndrome de secreção inapropriada de hormônio antidiurético
SNC	Sistema nervoso central
TC	Tomografia computadorizada
TCAR	Tomografia computadorizada de alta resolução
TEP	Tromboembolismo pulmonar
TEV	Tromboembolismo venoso
TFG	Taxa de filtração glomerular
TFGe	Taxa de filtração glomerular estimada
TFP	Testes de função pulmonar
TGI	Trato gastrointestinal

TNF	Fator de necrose tumoral
TOC	Transtorno obsessivo-compulsivo
TSH	Hormônio estimulante da tireoide
TVP	Trombose venosa profunda
USPSTF	United States Preventive Services Task Force
UTI	Unidade de terapia intensiva
VD	Ventrículo direito
VE	Ventrículo esquerdo
VEF1	Volume expiratório forçado em 1 segundo
VHS	Velocidade de hemossedimentação
VO	Via oral
VSR	Vírus sincicial respiratório
WBC	Contagem de leucócitos

Ano em revisão

PRINCIPAIS ATUALIZAÇÕES CLÍNICAS NO
CURRENT DIAGNÓSTICO E TRATAMENTO, 64ª EDIÇÃO

Os tópicos listados a seguir foram selecionados pelos editores por serem altamente impactantes para a prática clínica diária. Esses tópicos são apenas uma fração de todas as atualizações contidas nesta edição do *Current*.

Tópico	Número da página	Principais novos avanços que afetam a prática clínica*
Capítulo 1: Prevenção das doenças e promoção da saúde		
Prevenção do câncer	13	– A USPSTF recomenda realizar exames anuais de rastreio de câncer de pulmão com tomografia computadorizada de baixa dose para fumantes com idade entre 50 e 80 anos e pelo menos 20 anos de tabagismo para ex-fumantes que abandonaram o fumo nos últimos 15 anos. As recomendações atualizadas da Updated American Cancer Society suspendem a restrição ao número de anos desde o abandono. *Wolf AMD. CA Cancer J Clin. [PMID: 37909877]*
Capítulo 3: Avaliação pré-operatória e tratamento perioperatório		
Avaliação hematológica perioperatória	53	– A AABB (antiga American Association of Blood Banks) afirma que um limite de transição de 7,5 g/dL (75 g/L) poderia ser considerado para pacientes hospitalizados submetidos a cirurgia cardíaca, e 8 g/dL (80 g/L) para pacientes hospitalizados submetidos a cirurgia ortopédica ou que tenham DCV subjacente. *Carson JL et al. JAMA. [PMID: 37824153]*
Capítulo 4: Distúrbios geriátricos		
Demência	63	– Os pacientes com doença de Alzheimer escolhidos para tratamento com anticorpos monoclonais (aducanumabe ou lecanemabe) necessitam de monitoramento regular por ressonância magnética para o controle de alterações de imagens relacionadas à amiloide (Aria). *Cummings J et al. J Prev Alzheimers Dis. [PMID: 37357276]* *Van Dyck CH et al. N Engl J Med. [PMID: 36449413]*
Capítulo 6: Distúrbios dermatológicos		
Psoríase	151	– O anticorpo receptor de IL-36, espesolimabe, é a primeira terapia aprovada especificamente para psoríase pustulosa generalizada. *Raharia A et al. Clin Med (Long). [PMID: 34001566]* *Lee H et al. Int J Mol Sci. [PMID: 37686119]*
Escabiose	143	– Para pacientes resistentes ao tratamento, pode-se considerar a suspensão do espinosade 0,9%, aplicado uma vez em um período superior a 6 horas, embora a eficácia seja menor do que a da ivermectina ou permetrina. *Richards RN. J Cutan Med Surg. [PMID: 32998532]* *Widaty S et al. J Infect Dev Ctries. [PMID: 35298417]*
Capítulo 9: Distúrbios pulmonares		
Doença pulmonar obstrutiva crônica	285-286	– Para o controle da DPOC estável, se o paciente tiver um grau importante de dispneia e obstrução do fluxo de ar, a atualização Gold de 2023 recomenda o início precoce do tratamento com antagonistas muscarínicos de longa ação (Amla) combinado com beta-2-agonista de longa ação (Baap), em vez de Amla isoladamente. – As diretrizes Gold 2023 não incentivam o uso de corticosteroides inalatórios (ICS) nos estágios iniciais da DPOC e recomendam o uso mais criterioso de corticosteroides inalatórios em pacientes com DPOC mais grave com exacerbações frequentes, aqueles com eosinofilia sanguínea de 300 células por mcL ou mais, asma concomitante ou histórico de hospitalizações em decorrência de exacerbações de DPOC. *Venkatesan P et al. Lancet Respir Med. [PMID: 36462509]*
Pneumonia	297	– Duas classes de vacinas pneumocócicas para adultos estão disponíveis e aprovadas para uso nos EUA: uma que contém antígenos de polissacarídeo capsular para 23 cepas comuns de *Streptococcus pneumoniae* (PPSV23) e várias outras vacinas policonjugadas, incluindo a 13-valente (PCV13), a 15-valente (PCV15) e a 20-valente (PCV20). *Kobayashi M et al. MMWR Recomm Rep. [PMID: 37669242]*
	297	– Recomenda-se a vacinação para todos os adultos com 65 anos ou mais e adultos entre 19 e 64 anos com determinadas comorbidades (diabetes, doença pulmonar crônica, doença hepática crônica); maior risco de meningite (vazamento de LCR, implante coclear); ou condição de imunocomprometimento, inclusive asplenia. *Kobayashi M et al. MMWR Recomm Rep. [PMID: 37669242]*

(continua)

Tópico	Número da página	Principais novos avanços que afetam a prática clínica*
Tuberculose pulmonar	310	– Em 2023, foi aprovado um regime mais longo de pretomanida, bedaquilina e linezolida para tuberculose multirresistente (TB-MDR) resistente à fluoroquinolona. *Bateson A et al. N Engl J Med. [PMID: 36053506]*
Capítulo 10: Doenças coronarianas, valvares e outros tópicos importantes em cardiologia		
Infarto agudo do miocárdio com elevação do segmento ST	408	Para um paciente típico, é razoável usar um Doac e clopidogrel e descontinuar a aspirina no momento da alta hospitalar ou de 1 a 4 semanas após a colocação do *stent*. *Writing Committee Members, Lawton JS et al. J Am Coll Cardiol. [PMID: 34895950]*
Doença arterial coronariana	385	– O tratamento com ácido bempedoico, um inibidor da ATP citrato liase, resultou na redução do desfecho primário composto de morte cardiovascular/IAM não fatal/ acidente vascular cerebral não fatal/ou procedimento de revascularização coronaria- na. *Nissen SE et al. N Engl J Med. [PMID: 36876740]*
	386	– O estudo *Select* RCT mostrou redução estatisticamente importante no desfecho primário composto de morte cardiovascular/IAM não fatal/acidente vascular cerebral não fatal no grupo tratado com semaglutida. *Lincoff AM et al. N Engl J Med. [PMID: 37952131]*
	386	– A colchicina 0,5 mg/dia resultou em redução de 23% dos principais eventos cardíacos adversos em pacientes que sofreram infarto do miocárdio e de 31% em pacientes com DAC estável. *Nelson K et al. J Am Coll Cardiol. [PMID: 37558377]*
Regurgitação tricúspide	378	– O reparo transcateter de borda a borda mostrou-se seguro e eficaz na redução do grau de insuficiência tricúspide e na melhoria da qualidade de vida em pacientes com insuficiência tricúspide funcional grave selecionados aleatoriamente para tratamento com o dispositivo TriClip *versus* terapia médica. *Sorajja P et al. N Engl J Med. [PMID: 36876753]*
Capítulo 11: Insuficiência cardíaca e cardiomiopatia		
Insuficiência cardíaca	439	– A terapia de ressincronização é indicada para pacientes com IC classe II a III, FE de 35% ou menos, ritmo sinusal e padrão de bloqueio de ramo esquerdo com duração do QRS de 150 mseg ou mais. *Heidenreich PA et al. J Am Coll Cardiol. [PMID: 35379503]*
	441	– Foi demonstrado que tanto a empagliflozina como a dapagliflozina reduzem a mortalidade por doença cardiovascular e a hospitalização por IC ou o agravamento da IC em pacientes com ICFEP. *Kosiborod MN et al. N Engl J Med. [PMID: 37622681]*
Cardiomiopatia restritiva	453	– O tafamidis, o único medicamento disponível aprovado pela FDA todos os tipos de cardiomiopatia ATTR, reduziu a combinação de mortalidade por todas as causas e hospitalizações por doenças cardiovasculares nos estudos realizados. *Comitê de Redação: Kittleson MM et al. J Am Coll Cardiol. [PMID: 36697326]*
Capítulo 12: Distúrbios do ritmo cardíaco		
Fibrilação atrial	465	– Em pacientes com fibrilação atrial e sem fatores de risco clínicos (CHA2DS2-VASc pontuação 0), não há indicação de terapia anticoagulante ou antitrombótica. Em geral, a menos que haja indicação de terapia antiplaquetária (defeitos congênitos do coração, doença vascular periférica), não se deve administrar aspirina a pacientes com fibrilação atrial para a prevenção de AVC.
	468	– Em pacientes com fibrilação atrial com duração superior a 48 horas (ou desconhe- cida), é necessário um mínimo de 3 semanas de anticoagulação ou exclusão da presença de trombo no átrio esquerdo por EcoTE antes da cardioversão. A terapia anticoagulante deve ser mantida por, pelo menos, 4 semanas após a cardioversão, para evitar tromboembolismo. – Em pacientes com oclusão prévia do apêndice atrial esquerdo, recomenda-se o EcoTE para a exclusão da presença de trombo relacionado à presença de dispositivos implantáveis ou vazamento peridispositivo que possa ensejar o início da terapia anticoagulante. *Joglar J et al. Circulation. [PMID: 38033089]*
Síncope	476	– A cardioneuroablação em pacientes com síncope vasovagal com resposta cardioinibitória diminuiu significativamente a ocorrência de síncope recorrente, em comparação com a terapia médica, em um pequeno RCT. *Piotrowski R et al. JACC Clin Electrophysiol. [PMID: 36114133]*

(continua)

Tópico	Número da página	Principais novos avanços que afetam a prática clínica*
Capítulo 13: Hipertensão sistêmica		
Farmacoterapia: agentes anti-hipertensivos em uso	498	– As "polipílulas" que combinam vários medicamentos em uma única pílula são eficazes e bem tolerados no tratamento inicial da hipertensão. *O'Hagan ET et al. Heart. [PMID: 36810213]*
	499	– Os resultados cardiovasculares e renais no diabetes tipo 2 melhoram com os agonistas do GLP-1, apesar das modestas reduções da pressão arterial. – Os inibidores de SGLT-2 aumentam o risco de cetoacidose diabética no diabetes tipo 1. *Tonelli M et al. Circulation. [PMID: 36409780]* *Neuen BL et al. Circulation. [PMID: 37952217]*
Capítulo 15: Distúrbios sanguíneos		
Leucemia linfocítica crônica	572	– Recomenda-se cautela ao utilizar um inibidor da tirosina quinase de Bruton (BTKi) em conjunto com anticoagulantes (Doac), bem como no pré- e pós-operatório. *Chirino A et al. Genes (Basel). [PMID: 38137005]*
Doença da aglutinina fria	556	– O bloqueio do complemento da proteína C1s com sutimlimabe (proteína monoclonal) é atualmente aprovado pela FDA para o tratamento de doença hemolítica por aglutinina fria. *Röth A et al. Engl J Med. [PMID: 33826820]*
Leucemia de células pilosas	574	– Pode-se utilizar o vemurafenibe em combinação com um anticorpo anti-CD20 como terapia inicial para pacientes frágeis ou com infecções ativas. O inibidor Braf da próxima geração, dabrafenibe, em combinação com o trametinibe, pode ser utilizado para pacientes refratários à terapia inicial à base de análogos de nucleosídeos. *Kreitman R et al. Sangue. [PMID: 36108341]*
Linfomas não Hodgkin	576	– Os anticorpos biespecíficos CD20:CD3 epcoritamabe e glofitamabe demonstraram atividade clínica em pacientes que progrediram após duas linhas de tratamento.
Mielofibrose primária	564	– O mais novo inibidor de JAK2, o pacritinibe, é uma opção para pacientes com contagem de plaquetas inferior a 50.000/mcL (50 × 10^9/L). – As mutações RAS/CBL predizem a resistência à terapia com ruxolitinibe. *Tefferi A. Am J Hematol. [PMID: 36680511]*
Anemia falciforme e síndromes relacionadas	552	– Dois produtos de células-tronco geneticamente modificadas utilizados com transplante autólogo, o lovotibeglogene autotemcel e o exagamglogene autotemcel, são aprovados nos EUA para pacientes com 12 anos ou mais com doença grave e oferecem o potencial necessário para o controle da doença em longo prazo. *Kanter J et al. N Engl J Med. [PMID: 34898139]*
Capítulo 16: Distúrbios da hemostasia, trombose e terapia antitrombótica		
Terapia antitrombótica	619	– A American Society of Hematology sugere considerar a realização de testes de trombofilia em pacientes com TEV provocado por fator de risco transitório não cirúrgico, em pacientes que tenham tido TEV associado à gravidez ou ao período pós-parto, e em pacientes com TEV associado a contraceptivos orais, quando resultados negativos possam levar à possível interrupção do tratamento. *Middeldorp S et al. Blood Adv. [PMID: 37195076]*
Capítulo 17: Distúrbios gastrointestinais		
Lesões esofágicas benignas	666	– O grupo de consenso internacional Baveno VII favorece o carvedilol em relação a outros betabloqueadores não seletivos devido aos seus efeitos antialfa-adrenérgicos, que promovem a vasodilatação e maior redução da pressão portal. Inicia-se a sua administração com uma dose de 6,25 mg por via oral uma vez ao dia, aumentando-a, conforme tolerado, até um máximo de 12,5 mg uma vez ao dia, desde que a pressão arterial sistólica permaneça acima de 90 mmHg. O carvedilol não é recomendado para pacientes com cirrose descompensada. *De Franchis R et al. J Hepatol. [PMID: 35120736]* *Pierre-Emmanuel R et al. Clin Gastroenterol Hepatol. [PMID: 37121529]* *Tapper EB et al. JAMA. [PMID: 37159031]*
Doença do refluxo gastroesofágico	659	– Pode-se considerar vonoprazana (20 mg por via oral uma vez ao dia) para pacientes com esofagite erosiva ou azia noturna persistente que não responde à terapia com IBP. *Laine L et al. Gastroenterology. [PMID: 36228734]*

(continua)

Tópico	Número da página	Principais novos avanços que afetam a prática clínica*
Doença inflamatória intestinal	704	– A FDA emitiu um alerta de risco para o tofacitinibe e o upadacitinibe sobre o risco mais elevado de trombose, incluindo infarto do miocárdio, acidente vascular cerebral, trombose arterial, TVP, TEP e morte.
	704	– Em 2023, foi disponibilizada uma nova formulação subcutânea de infliximabe. *Buisson A et al. Clin Gastroenterol Hepatol. [PMID: 35987302]*
	705	– O vedolizumabe é aprovado para administração tanto na forma intravenosa como na formulação subcutânea. *Lim SH et al. Inflamm Bowel Dis. [PMID: 37603730]*
Doença de Crohn	712	– Em um estudo comparativo controlado realizado em 2023, pacientes com doença de Crohn que não haviam respondido a terapias anti-TNF anteriores foram selecionados aleatoriamente para a terapia de indução e a terapia de manutenção com risanquizumabe (360 mg por via subcutânea a cada 8 semanas) ou ustequinumabe (90 mg por via subcutânea a cada 8 semanas). Após 48 semanas, a remissão clínica (61% *versus* 40%) e a remissão endoscópica (32% *versus* 16%) foram significativamente maiores com o risanquizumabe do que com o ustequinumabe, sugerindo que o risanquizumabe pode ser o agente anti-IL preferido.
	712	– Em uma metanálise de rede de terapias biológicas e moléculas pequenas realizada em 2023, o risanquizumabe ficou em primeiro lugar em termos de eficácia para pacientes com doença de Crohn que tinham ou não sido tratados com terapias biológicas anteriores. *Barberio B et al. Gut. [PMID: 35907636]*
	712	– Para pacientes que não tenham respondido ou que tenham perdido a resposta aos agentes anti-TNF, o vedolizumabe parece ser menos eficaz do que os agentes anti-IL (risanquizumabe ou ustequinumabe).
	712	– Em 2023, o inibidor oral de JAK upadacitinibe foi aprovado para indução e terapia de manutenção para a doença de Crohn. – As metanálises de rede sugerem que o upadacitinibe pode ser equivalente aos agentes biológicos no tratamento da doença de Crohn, proporcionando a conveniência da terapia oral. No entanto, diante dos imprevisíveis riscos dos inibidores de JAK para complicações graves (entre as quais, trombose, eventos cardiovasculares e malignidade), deve-se reservar o upadacitinibe para pacientes que não tenham obtido sucesso com terapias biológicas. *Barberio B et al. Gut. [PMID: 35907636] Loftus EV et al. N Engl J Med. [PMID: 37224198]*
Colite ulcerativa	717	– As formulações subcutâneas de vedolizumabe e infliximabe estão disponíveis para terapia de manutenção, mas não são aprovadas para terapia de indução.
	717	– Apesar da conveniência e rápida resposta aos sintomas das pequenas moléculas orais, os antagonistas de IL injetáveis (miriquizumabe e ustequinumabe) oferecem um perfil de segurança superior, especialmente em pacientes mais velhos ou maior risco de eventos cardiovasculares ou de trombose. *D'Haens G et al. N Engl J Med. [PMID: 37611136]*
	705	– O miriquizumabe foi aprovado em 2023 para o tratamento de pacientes com colite ulcerativa moderada a grave; juntamente com outro anticorpo IL, o ustequinumabe, encontra-se disponível como formulação intravenosa para terapia de indução e como formulação subcutânea para terapia de manutenção. *D'Haens G et al. N Engl J Med. [PMID: 37611136]*
	717	– Os inibidores de JAK de pequenas moléculas (upadacitinibe e tofacitinibe) oferecem a conveniência da administração oral e a rápida melhora dos sintomas em 3 dias. Além disso, as metanálises de rede sugerem que esses agentes são altamente eficazes na obtenção da remissão da doença em pacientes que não responderam ao tratamento com agentes biológicos.
	717	– O modulador do receptor S1P de molécula pequena e agente oral de uso único diário etrasimod foi aprovado pela FDA em 2023 para o tratamento de colite ulcerativa moderada a grave. *Sandborn WJ et al. Lancet. [PMID: 36871574]*

(continua)

Tópico	Número da página	Principais novos avanços que afetam a prática clínica*
Capítulo 18: Distúrbios do fígado, via biliar e pâncreas		
Pancreatite aguda	792	– O uso de estatinas pode reduzir o risco de diabetes. *Thiruvengadam NR et al. Clin Gastroenterol Hepatol. [PMID: 35750248]*
Neoplasias benignas do fígado	778	– Os contraceptivos não causam hiperplasia nodular focal. *Demory A et al. Hepatology. [PMID: 35980227]*
Doença hepática esteatótica associada à disfunção metabólica	759	– Em 2024, a FDA concedeu aprovação acelerada ao resmetirom, agonista do receptor do hormônio da tireoide, para pacientes com MASH e fibrose. *Harrison SA et al. N Engl J Med. [PMID: 38324483]*
Capítulo 19: Distúrbios da mama		
Carcinoma de mama	803	– O tamoxifeno em baixa dose (5 mg por dia durante 3 anos) é uma estratégia eficaz de redução de risco em mulheres com atipia proliferativa ou carcinoma *in situ*. *Lazzeroni M et al. J Clin Oncol. [PMID: 36917758]*
	804	– A USPSTF recomenda a mamografia de rastreio a cada dois anos a partir dos 40 anos de idade. (https://www.uspreventiveservicestaskforce.org/uspstf/draft-recommendation/breast-cancer-screening-adults#bcei-recommendation-title-area)
	812-813	– É possível que convenha tratar vários tumores ou até mesmo tumores recorrentes na mesma mama com terapia conservadora da mama. *Mota BS et al. Cochrane Database Syst Rev. [PMID: 36972145]* *Youn S et al. Ann Surg Oncol. [PMID: 37620525]*
	813	– Um estudo de fase 3 mostrou que a omissão da amostragem de linfonodos não é inferior à biópsia do linfonodo-sentinela em pacientes com tumores T1 e ultrassonografia axilar negativa, respaldando, desse modo, a redução da escala cirúrgica em determinados casos. *Gentilini OD et al. JAMA Oncol. [PMID: 37733364]*
	814	– Estudos recentes sugerem que mesmo mulheres mais jovens com lesões favoráveis podem evitar a radiação pós-lumpectomia. *Civil YA et al. Ann Surg Oncol. [PMID: 36869253]* *Whelan TJ et al. N Engl J Med. [PMID: 37585627]*
	815	– A adição de um inibidor de *checkpoint* à quimioterapia melhora a taxa de pCR em cânceres de alto grau com receptor de hormônio positivo. *Cardoso F et al. Apresentado na Conferência da ESMO 2023. Resumo LBA21.* *Loi S et al. Apresentado na Conferência da ESMO de 2023. Resumo LBA20.*
	822	– O inibidor oral de AKT capivasertibe foi aprovado pela FDA para pacientes com câncer de mama metastático HR-positivo e um tumor com uma alteração *PIK3CA*, *AKT1* ou *PTEN*. *Turner NC et al. N Engl J Med. [PMID: 37256976]*
Capítulo 20: Distúrbios ginecológicos		
Carcinoma do endométrio	858	– A subtipagem molecular pode informar as decisões de tratamento. *Karpel HC et al. Curr Opin Obstet Gynecol. [PMID: 36943683]*
Doença inflamatória pélvica (salpingite, endometrite)	853	– O procedimento de intervenção é reservado para casos de abscesso tubo-ovariano (TOA) grande (> 8 cm), ruptura de TOA ou casos com baixa resposta a antibióticos. A drenagem por radiologia intervencionista pode ser considerada após falha do antibiótico no TOA ou para TOA grandes (> 8 cm). *Frock-Welnak DN et al. Obstet Gynecol Clin North Am. [PMID: 36122985]*
Capítulo 25: Distúrbios urológicos		
Hiperplasia prostática benigna	1045	– Um estudo clínico multicêntrico de 5 anos sobre a aquablação mostra melhorias significativas e sustentadas da taxa de fluxo urinário, volume residual pós-miccional e qualidade de vida. *Zorn KC et al. BJUI Compass. [PMID: 35474721]*
	1046	– Um estudo duplo-cego, randomizado e controlado por simulação sobre o sistema de cateter Optilume BPH demonstrou melhoria da taxa de fluxo, do resíduo pós-miccional e dos escores de satisfação do paciente que se mantiveram por 1 ano. O tratamento foi limitado a próstatas com tamanho entre 20 mL e 80 mL, e o benefício em longo prazo ainda não foi comprovado. *Kaplan SA et al. J Urol. [PMID: 37555604]*

(continua)

Tópico	Número da página	Principais novos avanços que afetam a prática clínica*
Capítulo 26: Transtornos do sistema nervoso		
Demência	1096	– O lecanemabe (10 mg/kg por via intravenosa a cada 2 semanas) reduziu moderadamente o declínio cognitivo em pacientes com doença de Alzheimer em estágio inicial e a carga de amiloide cerebral medida por PET amiloide em comparação com placebo. *Van Dyck CH et al. N Engl J Med. [PMID: 36449413]*
Esclerose múltipla	1105	– Pacientes sem uma crise clínica típica podem ser diagnosticados com síndrome radiologicamente isolada se uma ressonância magnética do cérebro demonstrar incidentalmente achados compatíveis com esclerose múltipla. Nesses pacientes, a teriflunomida e o fumarato de dimetila demonstraram retardar o tempo para a primeira crise clínica em comparação com o placebo. *Lebrun-Frénay C et al. JAMA Neurol. [PMID: 37603328]* *Okuda DT et al. Ann Neurol. [PMID: 36401339]*
Distúrbios miopáticos	1127	– Pacientes com peso ≥ 40 kg e que não estejam melhorando com a terapia de reposição enzimática inicial [para deficiência de maltase ácida ou doença de Pompe] são qualificados para tratamento com a combinação de cipaglucosidase alfa-atga e miglustate, que, em um estudo randomizado, demonstrou eficácia semelhante à da alglucosidase alfa. *Schoser B et al. J Neurol. [PMID: 38418563]*
Doença de Parkinson	1087	– Uma infusão subcutânea contínua de foslevodopa-foscarbidopa também reduz o tempo "*off*" e melhora a quantidade de tempo "*on*" sem discinesias incômodas. *Jankovic J et al. J Neurol Neurosurg Psychiatry. [PMID: 32576618]*
Polineuropatias e mononeurite múltipla	1111	– Em um RCT, um estimulador de medula espinal de 10 kHz implantado, combinado com tratamento clínico, reduziu a dor em 80% em média em pacientes com neuropatia diabética dolorosa, resultado que se manteve por 24 meses e também associado a melhora neurológica na maioria dos pacientes. *Petersen E et al. Diabetes Res Clin Prac. [PMID: 37536514]*
Estupor e coma	1100	– Um eletroencefalograma, mesmo quando combinado com potenciais evocados auditivos e somatossensoriais do tronco encefálico, não avalia totalmente a função do tronco encefálico e não deve ser usado para determinar formalmente morte cerebral. *Greer DM et al. Neurology. [PMID: 37821233]*
Capítulo 27: Transtornos psiquiátricos		
Transtorno por uso de álcool (TUA)	1172	– O fenobarbital e, mais recentemente, a cetamina, não se mostraram superiores aos benzodiazepínicos no tratamento da abstinência de álcool. *Kelson M et al. Cureus. [PMID: 37273364]* *Malone D et al. Neuropsychopharmacol Rep. [PMID: 37368937]*
Transtornos de ansiedade	1134	– A terapia com realidade virtual tem eficácia semelhante à de outras terapias consagradas. *Schröder D et al. J Behav Ther Exp Psychiatry. [PMID: 37453405]*
Capítulo 28: Distúrbios endócrinos		
Hipertireoidismo (tireotoxicose)	1210	– A digoxina é um agente de segunda linha para o controle da frequência ventricular na fibrilação atrial induzida por tireotoxicose. A redução ocorre à medida que se corrige o hipertireoidismo. Os níveis séricos de digoxina devem ser mantidos abaixo de 1,2 ng/mL, visto que níveis mais elevados estão associados ao aumento da mortalidade.
Osteoporose	1234	– Pacientes com osteoporose grave (DXA escore T abaixo de -2,5 com fratura por fragilidade) devem ser considerados qualificados para terapia anabólica com PTH, PTHrP ou romosozumabe. *Händel MN et al. BMJ. [PMID: 37130601]*
	1236	– Em 2024, a FDA emitiu um alerta sobre o risco de hipocalcemia grave com denosumabe em pacientes com DRC avançada, especialmente aqueles com distúrbio mineral ósseo correlato. *Bird ST et al. JAMA. [PMID: 38241060]*

(continua)

Tópico	Número da página	Principais novos avanços que afetam a prática clínica*
Câncer de tireoide	1219	– A levotiroxina não é mais prescrita para pacientes eutireoidianos com câncer de tireoide diferenciado (CDT) de baixo risco submetidos a lobectomia unilateral da tireoide. *Gigliotti BJ et al. Endocrine. [PMID: 37824045]*
	1219	– Para pacientes com carcinoma diferenciado de tireoide (CDT) de baixo risco, o radioiodo não é mais recomendado para a ablação de tecido de tireoide remanescente ou como terapia adjuvante após tireoidectomia total ou quase total. *Ullmann TM et al. J Clin Endocrinol Metab. [PMID: 36327392]*
Bócio multinodular e nódulos da glândula tireoide	1214	– Quando a citopatologia é indeterminada em relação à presença de malignidade, o teste molecular reduz em cerca de 50% a necessidade de cirurgia. *Alzahrani AS. J Clin Endocrinol Metab. [PMID: 37200449]*
Capítulo 29: Diabetes *mellitus* e hipoglicemia		
Diabetes *mellitus*	1306	– Os sistemas de administração de insulina (p. ex., MiniMed 7870 G, Tandem Control-IQ, Omnipod 5) devem ser considerados para todos os pacientes com diabetes tipo 1 que não estejam mais em remissão clínica parcial. Pacientes com outros tipos de diabetes que tenham níveis lábeis de glicose e estejam sob terapia intensiva com insulina também são candidatos (p. ex., após pancreatectomia total).
	1306	– O V-go (MannKind) é um dispositivo mecânico para infusão de insulina projetado especificamente para pacientes com diabetes tipo 2 que utilizam um regime de insulina basal/*bolus*. O CeQur Simplicity (CeQur) é um adesivo mecânico de liberação de insulina válido para 3 dias com 200 unidades de insulina de ação rápida que, ao se pressionar um botão, fornece duas unidades que abrangem as refeições e reduzem as excursões de alto teor de glicose.
Capítulo 30: Distúrbios de lipídios		
Rastreio e tratamento em pacientes com HIV	1338	– Os resultados surpreendentes do estudo sobre desfechos cardiovasculares Reprieve, no qual o LDL basal era de apenas 108 mg/dL, defendem a terapia de rotina com estatinas para quase todos os pacientes com HIV que não tenham contraindicações. Os tratamentos com pitavastatina podem ter menos interações medicamentosas do que algumas outras estatinas (p. ex., sinvastatina). *Grinspoon SK et al. N Engl J Med. [PMID: 37486775]* *Kalra DK et al. J Am Coll Cardiol. [PMID: 37407116]*
Capítulo 31: Nutrição, transtornos nutricionais e obesidade		
Obesidade	1350	– No estudo de desfechos cardiovasculares Select de 2023, a semaglutida 2,4 mg reduziu em 20% o risco de eventos cardiovasculares adversos importantes (Mace) em adultos com 45 anos de idade ou mais com doença cardiovascular preexistente que estavam acima do peso (IMC superior a 27), mas que não tinham diabetes tipo 2. Esse é o primeiro AOM a demonstrar a redução da incidência de Mace em pacientes sem diabetes. *Lincoff AM et al. N Engl J Med. [PMID: 37952131]* *Wilding JPH et al. N Engl J Med. [PMID: 33567185]*
	1350	– No estudo Surmount-1, a tirzepatida 15 mg por semana produziu uma perda total de peso corporal de 20,9% em comparação a 3,1% obtidos com o placebo. A tirzepatida está associada às mesmas contraindicações, eventos adversos e advertências presentes nas bulas que a liraglutida e a semaglutida, mas geralmente é mais bem tolerada. *Aronne LJ et al. JAMA. [PMID: 38078870]* *Jastreboff AM et al. N Engl J Med. [PMID: 35658024]*
Capítulo 33: Infecção por HIV e Aids		
Escolha do regime de tratamento com medicamentos antirretrovirais	1451	– Projetos de demonstração estão examinando o cabotegravir e a rilpivirina de ação prolongada como medicamentos injetáveis em pessoas com problemas de adesão ou viremia, com alta supressão virológica alcançada em um projeto realizado em São Francisco, com 97,5% de supressão virológica projetada. *Gandhi M et al. Ann Intern Med. [PMID: 37399555]*
Prevenção	1434	– Estudos que demonstraram eficácia da profilaxia pós-exposição com doxiciclina (DoxyPEP) entre HSH e mulheres transgênero com e sem HIV (dose única de 200 mg após o sexo por até 72 horas) mostraram que o método é eficaz para a prevenção de clamídia e sífilis e, em um determinado estudo, de gonorreia. O estudo realizado com mulheres cisgênero HIV negativas não demonstrou eficácia, embora a adesão tenha sido baixa nesse estudo. *Luetkemeyer AF. N Engl J Med. [PMID: 37018493]*

(continua)

Tópico	Número da página	Principais novos avanços que afetam a prática clínica*
Capítulo 34: Infecções virais e rickettsiais		
Dengue	1501-1502	– O TAK-003 é eficaz contra os quatro sorotipos da dengue em crianças de 4 a 16 anos de idade que vivem em países endêmicos e são soropositivas em relação ao valor de referência, e contra os sorotipos 1 e 2 em crianças soronegativas em relação ao valor de referência. *Patel SS et al. Clin Infect Dis. [PMID: 35639602]*
Herpes-zóster	1464	– Os dados disponíveis sugerem que a vacinação com a vacina recombinante contra o zóster reduz significativamente a duração da dor relacionada com o herpes-zóster. *Wang Y et al. Eur J Dermatol. [PMID: 37823492]*
Vírus linfotrópico de células T humanas (HTLV)	1495	– A terapia combinada com zidovudina e interferon-alfa pode ser útil. *Shafiee A et al. Virol J. [PMID 37287047]*
	1495	– Um estudo japonês mostrou que a l-arginina pode melhorar a função motora. *Nozuma S et al. Ann Clin Transl Neurol. [PMID: 36547017]*
Doença de Kawasaki	1550	– Em uma revisão da Cochrane, a imunoglobulina IV se mostrou mais eficaz no controle da febre, mas também na redução da incidência de aneurisma de artéria coronária em 30 dias. *Broderick C et al. Cochrane Database Syst Rev. [PMID: 36695415]*
	1551	– Os ecocardiogramas de estresse por esforço são especialmente sensíveis na avaliação da disfunção miocárdica. *Tedla BA et al. Pediatr Cardiol. [PMID: 36383234]*
Sarampo	1474	– Os dados sobre convulsões febris após a vacinação mostram um risco ligeiramente maior associado à vacina contra MMRV do que à vacina contra MMR administrada separadamente da vacinação contra a *vaccinia*, com a desvantagem estatística da associação. Os especialistas recomendam que as duas sejam separadas apenas quando houver indicação nesse sentido, como um histórico familiar de convulsões. *Casabona G et al. Expert Rev Vaccines. [PMID: 37642012]*
Caxumba	1476	– Uma nova vacina viva atenuada contra caxumba foi registrada na China e parece ser segura e eficaz. *Hu W et al. PLoS One. [PMID: 37733724]*
Febre (infecção por *Coxiella burnetti*)	1548	– Para crianças com menos de 8 anos de idade, é preferível a terapia à base de ciprofloxacino, combinada com rifampicina ou trimetoprima/sulfametoxazol. – Devido a reações adversas entre os receptores com exposição prévia ao *C. burnetii*, a vacina contra febre Q nunca deve ser utilizada como reforço. *Peng M et al. Microbes Infect. [PMID: 37499790]* *Redden P et al. Future Microbiol. [PMID: 37850346]*
Vírus sincicial respiratório (VSR) e outros paramixovírus	1519	– Em 2023, ocorreram grandes avanços no combate ao VSR, com duas vacinas contra o VSR para indivíduos com 60 anos ou mais (Arexvy) e para mulheres grávidas entre 32 e 36 semanas de gestação (Abrysvo) para proteger o neonato. – Um anticorpo monoclonal para VSR (nirsevimabe) também foi aprovado para bebês e crianças pequenas com doença grave. O nirsevimabe encontra-se atualmente disponível nos EUA, na Europa e no Reino Unido para a prevenção do VSR em recém-nascidos durante a primeira temporada de risco (e estendido, nos EUA, até a segunda temporada de risco). Os médicos têm a opção de fornecer Abrysvo à mãe e confiar no anticorpo transmitido passivamente para proteger os bebês, ou utilizar nirsevimabe para os bebês. *Centers for Disease Control: Atualização sobre RSV e novas recomendações de vacinas. 23 de setembro de 2023.* *Keam SJ. Medicamentos. [PMID: 36577878]* *Papi A et al. N Engl J Med. [PMID: 36791160]* *Walsh EE et al. N Engl J Med. [PMID: 37018468]*
Rubéola	1478	– A vacinação fora da faixa etária recomendada (acima de 7 anos de idade) é eficaz. *Pawaskar M et al. Hum Vaccin Immunother. [PMID: 34128759]*
Tifo de arbusto (febre de Tsutsugamushi)	1541	– Um RCT comparando doxiciclina, azitromicina e ambos para tifo rural grave não mostrou diferença entre a doxiciclina e a azitromicina, mas observou menor incidência do resultado primário (mortalidade composta em 28 dias, complicações no 7º dia e febre persistente no 5º dia) com a terapia combinada. *Varghese GM et al. N Engl J Med. [PMID: 36856615]*
Influenza sazonal	1523	– A nova recomendação para pacientes com alergia a ovo é que somente aqueles com reações urticariformes devem ser observados de perto, mas todo paciente vacinado deve ser acompanhado quanto a possíveis reações, independentemente do histórico de alergia a ovo. *Grohskopf LA et al. MMWR Recomm Rep. [PMID: 36006864]*

(continua)

Tópico	Número da página	Principais novos avanços que afetam a prática clínica*
Síndrome respiratória aguda grave – Coronavírus 2019 (SARS-CoV-2)	1514	– O tratamento com nirmatrelvir/ritonavir não reduziu a incidência de Covid-19 longa em um pequeno estudo, embora o ensaio Recover-vital esteja estudando se um regime mais longo da medicação reduzirá os sintomas da Covid-19 longa. *Durstenfeld MS et al. J Med Virol. [PMID: 38175151]*
	1514	– O nirmatrelvir/ritonavir não apresentou benefícios em dois estudos (Epic-SR e Epic-PEP). Em um estudo com pacientes idosos de Massachusetts e New Hampshire, no entanto, a medicação reduziu pela metade os casos de hospitalização e óbito entre pacientes ambulatoriais. – Os relatos são de uma baixa taxa de viremia recorrente após a interrupção do nirmatrelvir/ritonavir, provavelmente em razão da resposta imunológica. Atrasar a medicação por 2 dias após o início dos sintomas provavelmente reduzirá o risco de recidiva. *Dryden-Peterson S et al. Ann Intern Med. [PMID: 36508742]* *Edelstein GE et al. medRxiv [Preprint]. Atualização em Ann Intern Med. [PMID: 37425934]*
	1515	– Em um estudo com veteranos, o molnupiravir demonstrou benefício para a mortalidade em 30 e 30-180 dias, mas não para hospitalização (ao contrário do nirmatrelvir/ritonavir, que demonstrou benefício de 30 dias para hospitalização). *Bajema KL et al. Ann Intern Med. [PMID: 37276589]*
	1515	– Em 1º de março de 2024, o CDC atualizou novamente suas orientações de isolamento, recomendando que as pessoas com Covid fiquem em casa quando estiverem doentes ou até que os sintomas tenham desaparecido por 24 horas.
	1515	– O uso de máscaras em nível populacional provavelmente fez pouca ou nenhuma diferença para o resultado dos casos de *influenza* ou SARS-CoV-2 confirmados em laboratório, em comparação com o não uso de máscaras (RR 1,01, IC 95% 0,72 a 1,42; 6 estudos, 13.919 participantes; evidência de qualidade moderada). Entretanto, a adesão ao uso de máscaras variou entre os estudos randomizados, e certamente é possível que as máscaras faciais ainda ofereçam algum benefício em nível individual. *Jefferson T et al. Cochrane Database Syst Rev. [PMID: 36715243]*
	1516	– A OMS e a maioria dos países recomendam reforços contínuos para grupos mais velhos e imunossuprimidos, dada a sua contínua vulnerabilidade a doenças graves e morte, se infectados.
	1517	– Em geral, o perfil de segurança neurológica das vacinas contra a Covid-19 é alto. *Guo M et al. Autoimmun Rev. [PMID: 37075917]*
Vírus e gastroenterite	1533	– Uma metanálise de 15 estudos controlados e randomizados não demonstrou aumento estatisticamente significativo da intussuscepção com a vacinação contra rotavírus. *Wang G et al. Front Pediatr. [PMID: 37583623]*
Capítulo 35: Infecções por clamídia e outras bactérias		
Endocardite infecciosa	1568	– Os critérios da Duke-International Society for Cardiovascular Infectious Disease (ISCVID) de 2023 estabelecem um diagnóstico de endocardite por critérios patológicos no contexto de sinais clínicos de endocardite. *Fowler VG et al. Clin Infect Dis. [PMID: 37138445]*
Mycoplasma genitalium	1584-1585	– A triagem de rotina para *M. genitalium* não é recomendada, mas indivíduos com sintomas de uretrite/cervicite persistente ou recorrente devem submeter-se ao teste. – A resistência aos antibióticos é comum, e o tratamento requer dois antibióticos diferentes usados em ordem sequencial. Quando o teste de resistência do *M. genitalium* não estiver disponível, o tratamento recomendado consiste em doxiciclina 100 mg por via oral duas vezes por dia por 7 dias (para reduzir a carga bacteriana de *M. genitalium*), seguido de moxifloxacino 400 mg por via oral diariamente por mais 7 dias. Se o teste de resistência estiver disponível e o organismo mantiver a sensibilidade aos macrolídeos, pode-se fazer o tratamento com doxiciclina 100 mg por via oral duas vezes ao dia por 7 dias, seguido de azitromicina (1 g por via oral no dia 1, seguido de 500 mg por via oral uma vez por dia por mais 3 dias). – Os parceiros sexuais de pacientes com infecções confirmadas por *M. genitalium* devem ser testados para a detecção da presença de *M. genitalium* e receber tratamento se o resultado do teste for positivo. – Nem a doxiciclina nem o moxifloxacino são recomendados para uso em gestantes. Portanto, as decisões relacionadas ao tratamento com *M. genitalium* na gravidez são tomadas caso a caso, considerando-se a gravidade dos sintomas, as preferências da paciente e as discussões. *Workowski KA et al. MMWR Recomm Rep. [PMID: 34292926]*

(continua)

Tópico	Número da página	Principais novos avanços que afetam a prática clínica*
Peste bubônica	1582	– Recomenda-se a terapia combinada com duas classes diferentes de antimicrobianos para o tratamento inicial de pacientes com peste pneumônica. *Centers for Disease Control and Prevention. Resources for clinicians: plague. Disponível em: https://www.cdc.gov/plague/healthcare/clinicians.html. Acessado em 10 de dezembro de 2023.*
Capítulo 36: Infecções espiroquetais		
Doença de Lyme (borreliose de Lyme)	1611	– As diretrizes da Infectious Diseases Society of America recomendam 10 dias de tratamento com doxiciclina, enquanto um estudo europeu demonstrou eficácia com 7 dias de tratamento. *Stupica D et al. Lancet Infect Dis. [PMID: 36209759]*
Capítulo 37: Infecções por protozoários e helmintos		
Tripanossomíase africana	1614	– O acoziborole demonstrou ser uma terapia oral de dose única eficaz e mais simples para a doença da África Ocidental, possivelmente disponível em breve. *Kumeso VKB et al. Lancet Infect Dis. [PMID: 36460027]*
Leishmaniose	1618	– Na África Oriental, a paromomicina combinada à miltefosina, um regime mais simples do que o estibogluconato de sódio mais paromomicina, demonstrou eficácia equivalente. Pode-se considerar o uso da anfotericina B lipossômica em adultos mais velhos ou mulheres grávidas, em razão das preocupações com a toxicidade. *Musa AM. Clin Infect Dis. [PMID: 36164254]*
	1619	– No Brasil, o uso de antimoniato de meglumina intralesional para leishmaniose cutânea mostrou-se tão eficaz e mais bem tolerado do que a terapia sistêmica com o com o medicamento. *Lyra MR et al. Clin Infect Dis. [PMID: 37100061]*
Oncocercose	1651	– Assim como na filariose linfática, a terapia medicamentosa combinada com ivermectina, dietilcarbamazina e albendazol proporciona melhor eliminação dos parasitas em longo prazo. *Opoku NO et al. PLoS Negl Trop Dis. [PMID: 37205721]*
Capítulo 41: Câncer		
Câncer de bexiga	53	– O nadofaragene firadenovec-vncg foi aprovado pela FDA este ano para pacientes com câncer de bexiga não musculoinvasivo de alto risco que não responde ao BCG. Trata-se da primeira terapia genética aprovada para o câncer de bexiga.
	54	– O estudo EV302, recentemente relatado, mostrou taxas de sobrevivência dramaticamente melhores com a combinação de enfortumabe vedotina e pembroluzamabe em relação à quimioterapia, podendo se tornar o novo padrão de tratamento nesse cenário. *Powles T et al. N Engl J Med. [PMID: 38446675]*
Carcinoma broncogênico	12	– Um estudo de fase 3, publicado em 2023, mostrou que a ressecção sublobar para pacientes com tumores primários solitários < 2 cm alcança sobrevida global e sobrevida livre de doença semelhantes em comparação com a lobectomia. *Altorki N et al. N Engl J Med. [PMID: 36780674]*
	12	– O atezolizumabe ou o pembrolizumabe (inibidores de *checkpoint*) podem ser administrados por 1 ano como quimioterapia pós-adjuvante para pacientes com NSCLC ressecado em estágio IB a IIIA com base em estudos de fase 3, que demonstram melhora na sobrevida livre de doença em comparação com a quimioterapia adjuvante sem um inibidor de *checkpoint*. *Wakelee H et al. N Engl J Med. [PMID: 37272513]*
Carcinoma da via biliar	22	– A combinação de cisplatina e gencitabina (agora administrada com o durvalumabe) ou de capecitabina e gencitabina prolonga a sobrevida em pacientes com colangiocarcinoma localmente avançado ou colangiocarcinoma metastático. A terapia de segunda linha se faz com Folfox (ácido folínico, fluoruracila e oxaliplatina). *Merters J et al. J Hepatol. [PMID: 36400328]*
Adenocarcinoma gástrico	29	– Um estudo retrospectivo realizado em 2023 com 716.567 pacientes com *H. pylori* em uma população de base comunitária encontrou redução significativa, depois de 8 anos, do risco de adenocarcinoma gástrico naqueles submetidos a tratamento para *H. pylori*, em comparação com aqueles que não haviam sido tratados (HR 0,37). *Li D et al. Gastroenterology. [PMID: 37142201]*

(continua)

Tópico	Número da página	Principais novos avanços que afetam a prática clínica*
Carcinoma hepatocelular	18	– A RM "abreviada", na qual o número de sequências adquiridas é limitado, está sendo estudada como uma abordagem de triagem eficiente em termos de custo e tempo. *Ronot M et al. Hepatology. [PMID: 36896975]*
Câncer de próstata	47	– As diretrizes da AUA/SUO de 2023 sobre a detecção precoce do câncer de próstata aconselham os médicos a tomarem decisões compartilhadas com homens para os quais o rastreamento do câncer de próstata seria apropriado, incorporando os valores e as preferências do paciente. Essa atualização fornece informações importantes para os médicos sobre como decidir quando começar a fazer o rastreamento e com que frequência. (Ver https://www.auanet.org/guidelines-and--quality/guidelines/early-detection-of-prostate-cancer-guidelines) *Wei JT et al. J Urol. [PMID: 37096582]*
	49	– O estudo clínico Embark demonstrou melhora na sobrevida livre de metástases com enzalutamida com ou sem ADT em relação à ADT isolada para homens com câncer de próstata não metastático e recorrente ao PSA após terapia primária (radiação ou prostatectomia) e tempo de duplicação rápida do PSA inferior a 9 meses. *Freedland SJ et al. N Engl J Med. [PMID: 37851874]*
	51	– As diretrizes recomendam o teste genômico para todo homem com próstata metastática, uma vez que os homens que apresentam variantes patogênicas somáticas ou de linha germinativa específicas podem se beneficiar de estratégias de tratamento personalizadas. *Tuffaha H et al. Prostate Cancer Prostatic Dis. [PMID: 37202470]*
Carcinoma de células renais	56-57	– Mais recentemente, o cabozantinibe combinado com nivolumabe e ipilimumabe mostrou melhora na sobrevida livre de progressão em pacientes com carcinoma de células renais avançado de risco intermediário e carcinoma de células renais avançado de prognóstico ruim e intermediário em relação ao nivolumabe ou ipilimumabe isoladamente. A terapia combinada com dois ou três agentes é considerada o tratamento padrão de primeira linha para CCR metastático. *Choueiri TK et al. N Engl J Med. [PMID: 37163623]*

🌐 Capítulo 43: Distúrbios ortopédicos e medicina esportiva

Tópico	Número da página	Principais novos avanços que afetam a prática clínica*
Fraturas de quadril	22	– A artroplastia total cimentada de quadril apresenta melhorias clínicas de grau pequeno a grande na qualidade de vida relacionada à saúde e menor mortalidade em 1 ano, em comparação com outras opções de substituição do quadril. *Lewis SR et al. Cochrane Database Syst Rev. [PMID: 35156192]*
Hérnia de disco lombar	15	– Uma revisão sistemática de 14 estudos de qualidade moderada sugere que a discectomia endoscópica percutânea e a microdiscectomia aberta têm resultados e complicações semelhantes. Os fatores de risco relacionados ao paciente para dor recorrente após a discectomia endoscópica percutânea incluem idade igual ou superior a 50 anos, lesões de Modic, obesidade, nenhuma educação universitária, diabetes, trabalho manual inadequado, tabagismo, o tipo de protrusão da hérnia de disco lombar e um fator relacionado à experiência cirúrgica dos cirurgiões de coluna. *Gadjradj PS et al. Spine (Phila Pa 1976). [PMID: 33290374]*
Cervicalgia	17	– A ablação do ramo cervical por radiofrequência é um tratamento de segunda linha para dor cervical crônica. *Hurley RW et al. Reg Anesth Pain Med. [PMID: 34764220]*
Estenose espinhal	14	– A descompressão lombar minimamente invasiva não deixa ferragens na coluna vertebral, e os pacientes geralmente retomam suas atividades normais, sem restrições, em 24 horas. A descompressão lombar percutânea guiada por imagem utiliza técnicas minimamente invasivas com instrumentação e orientação por imagem para remover o ligamento amarelo espessado. *Deer TR et al. J Pain Res. [PMID: 35546905]* *Pryzbylkowski P et al. Pain Manag. [PMID: 34344197]*
Problemas de coluna	12-13	– A terapia cognitivo-comportamental e outras intervenções psicológicas, mesmo com menos de 10 horas de duração, produzem melhores resultados do que o tratamento físico ativo isoladamente, inclusive melhorias pós-tratamento quanto à intensidade da dor em curto e longo prazos. *Hochheim M et al. Pain Pract. [PMID: 36565010]*

*Ver capítulo para mais detalhes e referências.

Prevenção das doenças e promoção da saúde

Michael Pignone, MD, MPH*

Revisão científica da edição brasileira: Dr. Raphael Tzung
Lima Soares

ABORDAGEM GERAL AO PACIENTE

A anamnese tem várias funções. Ela é usada para coletar informações que auxiliam no diagnóstico (a história da moléstia atual), para que o médico entenda os valores e objetivos do paciente, para avaliar e comunicar o prognóstico, para estabelecer a relação médico-paciente e para que o médico chegue a um acordo com o paciente sobre procedimentos diagnósticos e outras opções terapêuticas. A entrevista clínica também funciona como uma oportunidade para influenciar o comportamento do paciente, p. ex., em discussões motivacionais sobre a cessação do tabagismo ou a adesão à medicação prescrita. O uso de técnicas de entrevista capazes de promover a tomada de decisão compartilhada aumenta o envolvimento e a satisfação do paciente. Uma comunicação eficaz entre o médico e seu paciente e um maior envolvimento do paciente são metas que podem levar a melhores resultados para a saúde.

Adesão do paciente

Para muitas doenças, o sucesso na prevenção e no tratamento depende de difíceis mudanças comportamentais, p. ex., mudanças na dieta, a prática de exercícios, a cessação do tabagismo, diminuição do consumo de bebidas alcoólicas, uso de máscaras como forma de prevenir infecções e adesão a regimes farmacológicos complexos. A adesão é um problema comum; foi constatado que até 50% dos pacientes não conseguem alcançar a adesão total – e um terço deles jamais toma seus medicamentos. São muitos os pacientes com problemas médicos, mesmo aqueles com acesso ao tratamento, que deixam de procurar por cuidados adequados ou que abandonam prematuramente os cuidados. Em comparação com as terapias de longo prazo, as taxas de adesão para terapias de curto prazo autoadministradas são maiores, demonstrando uma correlação inversa com o número de intervenções, sua

complexidade e custo, e com a percepção do paciente de estar em medicação excessiva.

Em pessoas com HIV, p. ex., a adesão à terapia antirretroviral é um determinante crucial para o sucesso do tratamento. Estudos demonstraram inequivocamente uma estreita relação entre a adesão do paciente e os níveis plasmáticos de RNA do HIV, contagens de células CD4 e mortalidade. Há necessidade de níveis elevados de adesão para a manutenção da supressão virológica. Contudo, estudos revelaram que que a adesão varia ao longo do tempo, havendo uma associação entre casos de adesão inconsistente e uma supressão viral incompleta.

Entre os motivos dos pacientes para uma adesão não ideal podem ser citados: simples esquecimento, estar longe de casa, estar ocupado e mudança na rotina diária. Outros motivos podem ser: transtornos psiquiátricos (depressão ou uso abusivo de substâncias), dúvidas sobre a eficácia do tratamento, falta de conhecimento sobre as consequências decorrentes da baixa adesão, a complexidade do regime e efeitos colaterais do tratamento. Os custos cada vez maiores dos medicamentos, inclusive dos medicamentos genéricos, e o aumento da coparticipação dos custos decorrentes do tratamento pelo paciente dificultaram ainda mais a adesão, sobretudo para aqueles pacientes de mais baixa renda.

Ao que parece, os pacientes em geral se mostram mais propensos a tomar medicamentos prescritos do que a aderir a recomendações orientadas para a mudança de sua dieta, hábitos relativos a exercícios ou a ingestão de álcool, ou para a realização de diversas atividades de autocuidado (p. ex., monitoramento domiciliar da glicemia capilar). No caso dos regimes de curto prazo, é possível melhorar a aderência medicamentosa por meio de instruções claras. Escrever conselhos aos pacientes – p. ex., sobre mudanças na prescrição – pode ajudar. Como é comum a ocorrência de baixa alfabetização funcional em saúde (praticamente metade dos pacientes norte-americanos proficientes em inglês não é capaz de ler e entender materiais de educação padronizados sobre saúde), uma estratégia mais eficaz pode ser a utilização de outras formas de comunicação – textos simples ilustrados, vídeos ou

---

*   O Dr. Pignone é ex-membro da US Preventive Services Task Force (USPSTF). O Dr. Pignone responde pelas opiniões expressas neste capítulo, que não são necessariamente as defendidas pela USPSTF.

instruções orais. É importante que tanto os médicos como os sistemas de prestação de cuidados de saúde ofereçam serviços de saúde apropriados em termos culturais e linguísticos.

Para ajudar a melhorar a adesão a regimes terapêuticos de longo prazo, os médicos podem trabalhar em conjunto com seus pacientes, de modo a chegar a um acordo sobre os objetivos da terapia; devem fornecer informações claras e concisas sobre o regime, garantir que seus pacientes compreenderam, mediante o uso do método de "*teach-back*", aconselhá-los sobre a importância da adesão e sobre como organizar um esquema para tomar a medicação, reforçar o automonitoramento, fornecer tratamentos mais convenientes, prescrever fármacos com posologia simples para todos os medicamentos (de preferência, não mais do que 1 ou 2 doses por dia), sugerir meios para não esquecer de tomar as doses (período do dia, hora das refeições, alarmes) e para manter as consultas em dia, prescrever medicamentos genéricos de menor custo (quando disponíveis) e propor maneiras de simplificar a dosagem (caixas de medicamentos). É possível que o uso de doses unitárias fornecidas em embalagens de papel-alumínio aumente a adesão, mas essa estratégia deve ser evitada no caso de pacientes que tenham dificuldade em abri-las. São muito úteis as caixinhas de medicamentos com compartimentos que são preenchidos semanalmente. Dispositivos podem fornecer *feedback* para que os pacientes saibam se tomaram as doses conforme o programado, ou para notificá-los (ou outros cuidadores) dentro de um mesmo dia se alguma dose for pulada. Outro meio eficaz de incentivar a adesão consiste em lembretes, p. ex., mensagens de texto de celular. O médico pode ainda conseguir o apoio social de familiares e amigos; pode recrutar alguém que funcione como um monitor de adesão, proporcionar um ambiente de cuidado mais conveniente e com menos barreiras e oferecer recompensas e reconhecimento pelos esforços de seu paciente em seguir adequadamente o regime. Também são eficazes os programas colaborativos, em que farmacêuticos ajudam a garantir a adesão. E o uso de técnicas de entrevista motivacional poderá ajudar nos casos em que os pacientes demonstrem hesitação diante de sua terapia.

Também há melhora na adesão nos casos em que se estabelece um relacionamento de confiança entre o médico e seu paciente e quando os pacientes são participantes ativos do tratamento. Os médicos podem melhorar a adesão do paciente se forem imparciais em suas perguntas sobre comportamentos e barreiras específicos. Quando questionados, muitos pacientes admitem que não estão aderindo completamente aos regimes terapêuticos, aos planos para parar de fumar ou para que se envolvam apenas em práticas de "sexo seguro". Embora seja tarefa difícil, deve-se disponibilizar tempo suficiente para comunicar mensagens sobre saúde.

Em geral, a adesão à medicação pode ser avaliada com uma única pergunta: "No último mês, com que frequência você tomou sua medicação conforme a prescrição?". Outros modos de avaliação da adesão à medicação são, p. ex., a contagem de comprimidos e de registros de recarga; o monitoramento dos níveis séricos, urinários ou salivares de medi-

camentos ou seus metabólitos; a observação de ausências às consultas e de não resposta ao tratamento; e a avaliação de efeitos previsíveis da medicação, p. ex., alterações de peso com o uso de diuréticos ou a bradicardia decorrente do uso de betabloqueadores. Em certas doenças, mesmo a adesão parcial, como ocorre em pacientes sob tratamento farmacológico para hipertensão e diabetes *mellitus*, melhora os resultados em comparação com a não adesão; em outros casos, como na terapia antirretroviral para o HIV ou no tratamento da tuberculose, a adesão parcial pode ser pior do que a não adesão total.

Princípios orientadores do tratamento

É importante que o médico adote práticas éticas no tratamento, tanto no nível "micro", no relacionamento individual paciente-médico, como no nível "macro", na alocação de recursos ou na adoção de intervenções de saúde pública que objetivem a diminuição das infecções. Os princípios éticos orientadores para o sucesso da abordagem do diagnóstico e tratamento são: honestidade, beneficência, justiça, evitar conflitos de interesse e o compromisso da não maleficência. Cada vez mais a medicina ocidental envolve a parceria do médico com seu paciente no tocante a decisões importantes sobre o tratamento clínico, p. ex., qual teste de rastreamento colorretal é o indicado, ou qual modalidade de tratamento para o câncer de mama – ou até onde se deve persistir com as tentativas de tratamento para pacientes com doenças em estágio terminal (ver Cap. 5).

O papel do médico não termina com o diagnóstico e o tratamento. Não se pode superestimar a importância de uma atitude empática por parte do médico na tentativa de ajudar os pacientes e suas famílias no enfrentamento de doenças graves e da morte. O ditado francês *"Curar às vezes, aliviar frequentemente e confortar sempre"* é tão apropriado hoje em dia como era há cinco séculos – assim como a exortação de Francis Peabody: *"O segredo do tratamento do paciente está em cuidar do paciente"*. O treinamento objetivando melhorar a atenção plena e aprimorar a comunicação centrada no paciente aumenta a satisfação do paciente – e também pode deixar o médico mais satisfeito com seu trabalho.

Centers for Disease Control and Prevention. Monitoring selected national HIV prevention and care objectives by using HIV surveillance data – United States and 6 dependent areas, 2019. HIV Surveillance Supplemental Report. 2021;26(No. 2). https://www.cdc.gov/hiv/library/reports/hiv-surveillance. html. Published May 2021. Accessed November 21, 2023.

Chan AHY et al. Effect of electronic adherence monitoring on adherence and outcomes in chronic conditions: a systematic review and meta-analysis. PLoS One. 2022;17:e0265715. [PMID: 35312704]

Daliri S et al. Medication-related interventions delivered both in hospital and following discharge: a systematic review and meta-analysis. BMJ Qual Saf. 2021;30:146. [PMID: 32434936]

Foley L et al. Prevalence and predictors of medication non-adherence among people living with multimorbidity: a systematic review and meta-analysis. BMJ Open. 2021;11:e044987. [PMID: 34475141]

Peh KQE et al. An adaptable framework for factors contributing to medication adherence: results from a systematic review of 102 conceptual frameworks. J Gen Intern Med. 2021;36:2784. [PMID: 33660211]

MANUTENÇÃO DA SAÚDE E PREVENÇÃO DE DOENÇAS

A medicina preventiva pode ser categorizada como primária, secundária ou terciária. A prevenção primária tem por objetivo remover ou diminuir os fatores de risco para as enfermidades (p. ex., imunização, parar ou não começar a fumar). As técnicas de prevenção secundária promovem a detecção precoce de doenças ou de estados precursores (p. ex., o teste de rotina para detecção de carcinoma ou displasia cervical com a colpocitologia oncótica). Já as medidas de prevenção terciária objetivam limitar o impacto da doença já estabelecida (p. ex., mastectomia parcial em combinação com radioterapia para remoção e controle do câncer de mama localizado).

As Tabelas 1.1 e 1.2 ilustram as principais causas de morte nos EUA para 2022 e estimativas recentes de óbitos por causas evitáveis para 2019. Observa-se que os dados referentes a 2022 continuam demonstrando o grande (embora decrescente) impacto da Covid-19 na mortalidade naquele país: mais de 244 mil mortes associadas à Covid-19, das quais mais de 186 mil tiveram como principal causa essa virose.

Os índices gerais de mortalidade permaneceram altos, tendo sido geralmente impulsionados pelos efeitos da Covid-19, bem como pelo aumento nas mortes cardiopatias, por lesões não intencionais (inclusive overdoses) e por hepatopatias. Em comparação com países da Europa Ocidental, foram recentemente observados nos EUA maiores aumentos na mortalidade e uma diminuição da expectativa de vida; essa discrepância foi motivada em parte pelas diferenças na mortalidade por Covid-19, bem como por tendências atualmente detectadas em outras mortalidades evitáveis na meia-idade.

Ocorre subutilização em muitos serviços preventivos eficazes, sendo pequeno o número de adultos que recebem todos os serviços mais enfaticamente recomendados. Há vários métodos que podem aumentar a utilização dos serviços preventivos, p. ex., o uso de sistemas de lembretes para provedores ou pacientes (inclusive registros interativos da saúde do paciente), a reorganização de ambientes de atendimento para que sejam minimizadas as barreiras e, possivelmente, a dotação de incentivos financeiros aos médicos (embora esse ponto permaneça controverso). Contudo, tais métodos ainda não foram amplamente adotados.

Ahmad FB et al. COVID-19 mortality update – United States, 2022. MMWR Morb Mortal Wkly Rep. 2023;72:493. [PMID: 37141157]
Ahmad FB et al. Provisional mortality data – United States, 2022. MMWR Morb Mortal Wkly Rep. 2023;72:488. [PMID: 37141156]
Schöley J et al. Life expectancy changes since COVID-19. Nat Hum Behav. 2022;6:1649. [PMID: 36253520]

TABELA 1.1 Causas principais de morte nos EUA, 2022

Categoria	Estimativa
Todas as causas	**3.273.705**
1. Doença cardíaca	702.996
2. Câncer	608.340
3. Lesões não intencionais	227.404
4. Covid-19	186.547
5. AVE	165.389
6. Doenças crônicas do trato respiratório inferior	147.362
7. Doença de Alzheimer	120.110
8. Diabetes *mellitus*	101.194
9. Doença renal	57.931
10. Doença hepática crônica e cirrose	54.815
11. Suicídio	49.491
12. Gripe e pneumonia	47.040

Fonte: National Center for Health Statistics, 2023 (provisório).

TABELA 1.2 Principais causas evitáveis de morte nos EUA, 2019

Categoria	Estimativa
Tabagismo	546.401
Hipertensão arterial	495.201
Glicemia em jejum alta	439.212
Riscos alimentares	418.350
IMC alto	392.352
Colesterol LDL alto	226.343
Função renal comprometida	214.740
Uso de álcool	136.866
Temperatura não ideal	126.623
Uso de drogas	104.141

Fonte: US Burden of Disease Collaborators, 2021.

Prevenção de doenças infecciosas

Em grande parte, o declínio histórico nas taxas de incidência e mortalidade de doenças infecciosas é atribuível a medidas de saúde pública – especialmente a imunização, melhores condições de saneamento, intervenções não farmacológicas (p. ex., uso de máscaras para prevenir doenças respiratórias transmissíveis, melhorias na qualidade do ar em ambientes fechados) e uma alimentação mais adequada. Essa observação foi reforçada pela experiência vivida durante a pandemia global de Covid-19.

A **imunização** continua sendo o melhor meio de prevenir muitas doenças infecciosas. Os cronogramas de imunização recomendados para crianças e adolescentes podem ser encontrados na internet em https://www.cdc.gov/vaccines/schedules/hcp/childadolescent.html, e o cronograma para adultos no *site* https://www.cdc.gov/vaccines/schedules/hcp/adult.html (ver Caps. 32 e 34). Além do enorme ônus em termos de morbidade e mortalidade pela Covid-19, continuam a ocorrer substanciais índices de morbidade e mortalidade em decorrência de doenças passíveis de prevenção pela vacinação, p. ex., hepatite A, hepatite B, gripe e infecções pneumocócicas. *Nos EUA, os altos índices de incidência e de mortalidade da Covid-19 e de outros surtos recentes de doenças* *passíveis de prevenção pela vacinação enfatizam a necessidade de uma melhor compreensão das atitudes de hesitação ou de recusa da vacina e dos possíveis métodos para que esses problemas diminuam.*

A Tabela 1.3 relata as recomendações do US Advisory Committee on Immunization Practices para a vacina contra influenza; SCR; vacina pneumocócica 23-valente (polissacarídica); difteria, tétano e pertussis/coqueluche (acelular); hepatite B; HPV; e vacina VSR (recentemente disponibilizada). Também são fornecidas orientações atualizadas para a vacinação contra Covid-19.

É importante que as pessoas que viajam para países nos quais as infecções são endêmicas tomem as precauções descritas no Capítulo 32 e em https://wwwnc.cdc.gov/travel/destinations/list. Podem ser empregados registros de imunização – sistemas de informação informatizados, confidenciais e com base populacional que coletam dados de vacinação sobre todos os residentes de determinada área geográfica – com o objetivo de aumentar e manter altas coberturas de vacinação.

Em todo o mundo, até novembro de 2023 a Covid-19 já havia causado mais de 6,9 milhões de mortes – mais de 1,1 milhão apenas nos EUA. Além do tremendo impacto global na saúde, a pandemia de Covid-19 evidenciou e exacerbou desigualdades profundas na saúde e nos tratamentos. Naquele país, os índices de mortalidade por Covid-19 são maiores em pacientes negros, latinos/latinas e indígenas americanos, em comparação com pacientes brancos. Atualmente, o CDC recomenda que todos os indivíduos com 6 meses ou mais se

TABELA 1.3 Recomendações para vacinação do Advisory Committee on Adult Immunization Practices, 2023

Vacina	Recomendação	Comentário
Influenza	Vacinação de rotina para pessoas com 6 meses ou mais, incluindo adultos. Uma vacina inativada alternativa de alta dose está disponível para adultos com 65 anos ou mais.	Quando o fornecimento de vacinas é limitado, certos grupos devem ter prioridade, p. ex., adultos com 50 anos ou mais, indivíduos com doenças crônicas ou imunossupressão e mulheres grávidas.
Covid-19	Vacinação de rotina para todas as pessoas com 19 anos ou mais. Para pessoas não vacinadas anteriormente: • 1 dose da vacina Moderna ou Pfizer-BioNTech atualizada (Fórmula 2023-2024). • Série de 2 doses da Novavax atualizada (Fórmula 2023-2024) em 0, 3-8 semanas. Para vacinados anteriormente com uma ou mais doses de qualquer vacina contra Covid-19: uma dose de qualquer vacina contra Covid-19 atualizada (Fórmula 2023-2024) administrada pelo menos 8 semanas após a dose mais recente da vacina contra Covid-19.	
SCR	Duas doses para adultos de alto risco de exposição e transmissão (p. ex., estudantes universitários, profissionais da saúde); caso contrário, uma dose para adultos com 18 anos ou mais.	A documentação médica da doença não é evidência aceitável de imunidade SCR.
Vacinação pneumocócica	Uma dose de PCV15 seguida de PPSV23 ou Uma dose de PCV20 Para todos os adultos com 65 anos ou mais, além daqueles com 19-64 anos que apresentem risco aumentado.	
dTpa	Uso rotineiro de uma dose única de dTpa para adultos com 19-64 anos.	Substitui a próxima dose de reforço da vacina dT.
Hepatite B	Série primária de duas, três ou quatro doses recomendada para todos os adultos com 19-59 anos não vacinados ou infectados anteriormente. Recomendada para pacientes com 60 anos ou mais que apresentem risco aumentado ou que desejam ser vacinados.	Previne hepatite B crônica e cirrose e suas predisposições para CHC.
HVP VLP	Vacinação de rotina contra HPV para crianças e adultos com 9-26 anos. Recomenda-se a tomada de decisão compartilhada para indivíduos não vacinados entre 27-45 anos (a vacina não é licenciada para adultos com mais de 45 anos).	Previne infecções persistentes por HPV de forma eficaz, portanto pode influenciar a taxa de NIC II-III.
VSR	Vacinação de rotina contra VSR (uma dose) para gestantes de 32 semanas e 0 dia até 36 semanas e 6 dias de gestação de setembro a janeiro na maior parte dos EUA continentais. Tomada de decisão compartilhada para adultos com 60 anos ou mais. Pessoas imunocomprometidas ou com doenças crônicas têm maior probabilidade de serem beneficiadas.	

CHC: carcinoma hepatocelular; HPV VLP: partícula semelhante ao vírus do papilomavírus humano; NIC: neoplasia intraepitelial cervical; PCV15: conjugado pneumocócico 15-valente; PCV20: conjugado pneumocócico 20-valente; PPSV23: polissacarídeo pneumocócico 23-valente; dT: toxoides tetânico e diftérico; dTpa: tétano, difteria e coqueluche acelular de 5 componentes.

mantenham atualizados com a vacinação contra a Covid-19 (i.e., aplicação de uma série primária e dos reforços apropriados) para ajudar na proteção contra essa virose (ver Cap. 34 e Tab. 1.3), com o uso de uma das vacinas aprovadas pelo CDC.

O USPSTF recomenda **aconselhamento comportamental** para adolescentes e adultos sexualmente ativos e com risco aumentado de IST. Mulheres sexualmente ativas com 24 anos ou menos e mulheres de mais idade em maior risco de sofrer infecção devem ser rastreadas **para clamídia e gonorreia**. O rastreamento para sífilis a cada 3 meses em homens HIV-positivos ou que pratiquem sexo com outros homens está associado à melhor detecção dessa doença.

O CDC recomenda o **rastreamento universal de HIV** para todos os pacientes com idades entre 13 e 64 anos, e a USPSTF recomenda que os médicos façam o rastreamento de adolescentes e adultos de 15 a 65 anos. É importante que os médicos integrem as abordagens biomédicas e comportamentais para a prevenção do HIV. Além de reduzir a transmissão sexual pelo vírus, o início da terapia antirretroviral diminui o risco de eventos definidores de Aids e de óbito entre pacientes com menor comprometimento imunológico.

Deve-se considerar a **profilaxia pré-exposição (PrEP)** diária com a combinação de uma dose fixa de tenofovir disoproxil 300 mg e entricitabina 200 mg (Truvada) para pessoas HIV-negativas que, todavia, apresentem risco substancial de infecção pelo HIV. Estudos com homens que fazem sexo com homens sugerem grande eficácia da PrEP na redução do risco de contrair HIV. Os pacientes que seguem o regime de PrEP devem ser incentivados a empregar outras estratégias de prevenção, p. ex., o uso sistemático de *condom*, com o objetivo de diminuir ao máximo esse risco. Já é amplamente utilizada a **profilaxia pós-exposição (PEP)** com combinações de medicamentos antirretrovirais em seguida a um contato ocupacional e não ocupacional; essa estratégia pode diminuir em aproximadamente 80% o risco de transmissão. A PEP deve ser iniciada dentro de 72 horas da exposição.

O herpes-zóster, causado pela reativação de uma infecção prévia pelo vírus varicela-zóster, afeta muitos adultos mais idosos e pessoas imunocomprometidas. O US Advisory Committee on Immunization Practices recomenda o uso da **vacina de subunidade do herpes-zóster** (HZ/su; Shingrix) para prevenção dessa doença e das complicações relacionadas em adultos imunocompetentes com 50 anos ou mais e em indivíduos medicados anteriormente com Zostavax.

Centers for Disease Control and Prevention (CDC). https:// covid.cdc.gov/covid-data-tracker/#datatracker-home

Centers for Disease Control and Prevention (CDC). HIV PrEP (pree-xposure prophylaxis), 2022. https://www.cdc.gov/hiv/ basics/prep.html

Centers for Disease Control and Prevention (CDC). Pneumococcal vaccination, 2022. https://www.cdc.gov/vaccines/ schedules/hcp/imz/adult.html

Centers for Disease Control and Prevention (CDC). Recommended adult immunization schedule for ages 19 years or older, United States, 2024. https://www.cdc.gov/vaccines/ schedules/downloads/adult/adult-combined-schedule.pdf

Centers for Disease Control and Prevention (CDC). Shingrix recommendations, 2022. https://www.cdc.gov/vaccines/vpd/ shingles/hcp/shingrix/recommendations.html

Centers for Disease Control and Prevention (CDC). Use of COVID-19 vaccines in the U.S., 2022. https://www.cdc.gov/ vaccines/covid-19/clinical-considerations/interim-considerations-us.html

Melgar M et al. Use of respiratory syncytial virus vaccines in older adults: recommendations of the Advisory Committee on Immunization Practices – United States, 2023. MMWR Morb Mortal Wkly Rep 2023;72:793. [PMID: 37471262]

Oshman LD et al. Human papillomavirus vaccination for adults: updated recommendations of the Advisory Committee on Immunization Practices (ACIP). JAMA. 2020;323:468. [PMID: 31930397]

Patel R et al. A comprehensive review of SARS-CoV-2 vaccines: Pfizer, Moderna & Johnson & Johnson. Hum Vaccin Immunother. 2022;18:2002083. [PMID: 35130825]

Prevenção de doenças cardiovasculares

Doenças cardiovasculares como DAC e AVE constituem a principal causa de morte no mundo: em 2021 ocorreram mais de 20 milhões de óbitos, quase um terço de todas as mortes. Mais de três quartos de todas as mortes cardiovasculares ocorrem em países de baixa e média rendas; contudo, nos EUA a DAC e o AVE também continuam sendo as principais causas de mortalidade. São vários os fatores de risco que aumentam o risco de doença coronariana e AVE. Esses fatores de risco podem ser divididos entre os modificáveis (p. ex., distúrbios lipídicos, hipertensão, tabagismo) e os não modificáveis (p. ex., idade, sexo, histórico familiar de doença coronariana precoce). Na América do Norte, de 1980 a 2015 foram observados declínios substanciais nos índices de mortalidade específicos por doença cardíaca e AVE em todas as faixas etárias. Isso ocorreu em grande parte graças à melhoria dos fatores de risco modificáveis: reduções no tabagismo, melhorias nos níveis lipídicos e maior agressividade no diagnóstico e tratamento da hipertensão. No entanto, nos EUA tem sido observado um aumento preocupante nas mortes cardiovasculares, com um platô na diminuição dos índices de mortalidade cardiovascular. Nesta seção, consideramos o papel do rastreamento para risco cardiovascular e o uso de terapias eficazes objetivando a diminuição desse risco. A Tabela 1.4 ilustra as principais recomendações da USPSTF para prevenção cardiovascular. As orientações incentivam a avaliação regular do risco cardiovascular global em adultos de 40 a 79 anos sem DCV conhecida mediante o emprego de fatores padronizados de risco cardiovascular e em adultos mais jovens com risco aumentado. Permanece obscuro o papel dos fatores de risco não tradicionais para melhora das estimativas de risco e para a tomada de decisão terapêutica. No entanto, as orientações vigentes recomendam que seja considerada a prevenção do risco cardiovascular no contexto da saúde cardiovascular-renal-metabólica.

Khan SS et al; American Heart Association. Novel prediction equations for absolute risk assessment of total cardiovascular disease incorporating cardiovascular-kidney-metabolic health: a scientific statement from the American Heart Association. Circulation. 2023;148:1982. [PMID: 37947094]

Roth GA et al. Global burden of cardiovascular diseases and risk factors, 1990–2019: update from the GBD 2019 study. J Am Coll Cardiol. 2020;76:2982. [PMID: 33309175]

World Heart Report 2023: Confronting the World's Number One Killer. Geneva, Switzerland. World Heart Federation. 2023. https://world-heart-federation.org/resource/world-heart-report-2023/

Aneurisma da aorta abdominal

A USPSTF recomenda (nível de evidência B) a realização de um único rastreamento ultrassonográfico para AAA em homens com idade entre 65 e 75 anos com qualquer histórico de tabagismo. O rastreamento único para AAA está associado a uma diminuição relativa no risco de ocorrência de mortalidade relacionada à AAA ao longo de 12 a 15 anos e a uma redução semelhante em rupturas relacionadas à AAA (OR, 0,62 [IC 95% 0,55-0,70]). Ao que parece, mulheres que jamais fumaram e sem histórico familiar de AAA não são beneficiadas com esse rastreamento (nível de evidência D); as atuais evidências para mulheres que já fumaram ou que tenham histórico familiar de AAA são insuficientes para que seja avaliado o equilíbrio de riscos *versus* benefícios (recomendação I) (Tab. 1.4).

TABELA 1.4 Recomendações de especialistas para métodos de prevenção de risco cardiovascular: USPSTF

Método de prevenção	Recomendação/[ano de emissão]
Rastreamento para AAA	Rastreamento único para AAA por ultrassonografia em homens de 65-75 anos que já fumaram. (B) Oferecer seletivamente rastreamento para AAA em homens de 65-75 anos que nunca fumaram. (C) As evidências atuais são insuficientes para uma avaliação do equilíbrio entre benefícios e prejuízos do rastreamento para AAA em mulheres de 65-75 anos que já fumaram ou com histórico familiar de AAA. (I) Não fazer rastreamento de rotina para AAA em mulheres que nunca fumaram e sem histórico familiar de AAA. (D) [2019]
Uso de aspirina	A decisão de iniciar o uso de aspirina em baixas doses para a prevenção primária de DCV em adultos de 40-59 anos com risco de DCV igual ou superior a 10% em 10 anos deve ser individualizada. Evidências indicam ser pequeno o benefício resultante do uso de aspirina neste grupo. Pessoas que não apresentam risco aumentado de sangramento e estão dispostas a tomar diariamente aspirina em baixas doses têm maior probabilidade de serem beneficiadas. [C] Não iniciar o uso de aspirina em baixas doses para prevenção primária de DCV em adultos com 60 anos ou mais. [D] [2022]

(continua)

TABELA 1.4 Recomendações de especialistas para métodos de prevenção de risco cardiovascular: USPSTF *(continuação)*

Método de prevenção	Recomendação/[ano de emissão]
Rastreamento para pressão arterial	Rastreamento para hipertensão em adultos com 18 anos ou mais com aferição da pressão arterial no consultório. Obter medições da pressão arterial fora do ambiente clínico para confirmação diagnóstica antes de iniciar o tratamento. (A) [2021]
Rastreamento para lipídios séricos e uso de estatinas para prevenção	Prescrever uma estatina para a prevenção primária de DCV (doença cardiovascular) em adultos com idades entre 40 e 75 anos que tenham um ou mais fatores de risco para DCV (ou seja, dislipidemia, diabetes, hipertensão ou tabagismo) e um risco estimado de 10 anos de um evento cardiovascular de 10% ou mais. [B] Oferecer seletivamente uma estatina para a prevenção primária de DCV em adultos com idades entre 40 e 75 anos que tenham um ou mais fatores de risco para DCV (ou seja, dislipidemia, diabetes, hipertensão ou tabagismo) e um risco estimado de 10 anos de um evento cardiovascular entre 7,5% e menos de 10%. A probabilidade de benefício é menor nesse grupo em comparação com pessoas com risco de 10% ou mais em 10 anos. [C] As evidências atuais são insuficientes para avaliar o equilíbrio entre benefícios e malefícios de iniciar uma estatina para prevenção primária de eventos e mortalidade por DCV em adultos com 76 anos ou mais. [I] [2022]
Aconselhamento sobre dieta saudável e atividade física para prevenção de DCV	Oferecer ou encaminhar adultos com fatores de risco para DCV (doença cardiovascular) para intervenções de aconselhamento comportamental, com o objetivo de promover uma dieta saudável e a prática de atividade física. (B) [2020] É recomendado que os profissionais de atenção primária individualizem a decisão de oferecer ou encaminhar adultos sem fatores de risco para DCV para intervenções de aconselhamento comportamental, com o objetivo de promover uma dieta saudável e a prática de atividade física. (C) [2022]
Rastreamento para diabetes *mellitus*	Rastreamento de pré-diabetes e diabetes tipo 2 em adultos com idades entre 35 e 70 anos que apresentem sobrepeso ou obesidade. Os médicos devem oferecer ou encaminhar pacientes com pré-diabetes para intervenções preventivas eficazes. (B) [2021]

(continua)

TABELA 1.4 Recomendações de especialistas para métodos de prevenção de risco cardiovascular: USPSTF (*continuação*)

Método de prevenção	Recomendação/[ano de emissão]
Rastreamento para tabagismo e aconselhamento para promover a cessação do vício	Perguntar a todos os adultos sobre o uso de cigarro, aconselhar a cessação do tabagismo, fornecer intervenções comportamentais para aqueles que usam cigarro e prescrever farmacoterapia aprovada para adultos não grávidas. (A) [2021]

Recomendações da USPSTF disponíveis em http://www.uspreventiveservicestaskforce.org/BrowseRec/Index/browse-recommendations.
Recomendação A: A USPSTF recomenda enfaticamente que os médicos ofereçam rotineiramente o serviço a pacientes elegíveis, por ter encontrado boas evidências de que o serviço melhora resultados importantes para a saúde, tendo concluído que os benefícios superam substancialmente os danos.
Recomendação B: A USPSTF recomenda que os médicos ofereçam rotineiramente o serviço a pacientes elegíveis, por ter encontrado pelo menos evidências razoáveis de que o serviço melhora resultados importantes para a saúde, tendo concluído que os benefícios superam substancialmente os danos.
Recomendação C: A USPSTF não faz nenhuma recomendação a favor ou contra o oferecimento rotineiro do serviço.
Recomendação D: A USPSTF recomenda não oferecer rotineiramente o serviço a pacientes assintomáticos, por ter encontrado pelo menos evidências razoáveis de que o serviço é ineficaz ou que os danos superam os benefícios.
Recomendação I: A USPSTF concluiu que as evidências são insuficientes para fazer recomendações a favor ou contra o fornecimento rotineiro do serviço.

US Preventive Services Task Force, Owens DK et al. Screening for abdominal aortic aneurysm: US Preventive Services Task Force Recommendation Statement. JAMA. 2019;322:2211. [PMID: 31821437]

Tabagismo

O tabagismo continua sendo a causa mais importante de morbidade evitável e de mortalidade precoce. Em 2019 foi estimado que, no mundo, ocorreram 7,69 milhões de mortes atribuíveis ao tabagismo e ao uso de tabaco (13,6% de todas as mortes no mundo); o tabagismo é a segunda principal causa de perda de anos de vida ajustada por incapacidade em geral, sendo ainda a principal causa entre os homens. Nos EUA, os cigarros são responsáveis por 1 em cada 5 mortes – mais de 480 mil mortes anuais. As causas mais frequentes de mortes relacionadas ao tabagismo são: câncer, DCV e doença respiratória (DPOC). Esse país gasta aproximadamente 240 bilhões de dólares anuais em gastos de saúde relacionados ao tabagismo – e outros 372 bilhões por perda de produtividade. Felizmente, as taxas de tabagismo nos EUA estão diminuindo; em 2015, 15,1% dos adultos dos EUA eram fumantes; já em 2020 o percentual baixou para 12,5%. Em 2012, estimou-se que os custos globais diretos de saúde relacionados ao tabagismo chegaram a 422 bilhões de dólares, com um custo total superior a 1,4 trilhão de dólares.

Em 2019, mais de 1,3 milhão de mortes em todo o mundo foram atribuídas ao tabagismo passivo.

Embora o uso do tabaco constitua um dos problemas médicos comuns mais graves, o problema é subtratado. A cada ano, quase 40% dos fumantes fazem tentativas de abandonar o cigarro, mas apenas 4% obtêm sucesso. Pessoas com aconselhamento médico para deixar o cigarro têm probabilidade 1,6 vez maior de tentar parar. Todos os anos, mais de 70% dos fumantes consultam um médico, mas apenas 20% recebem algum aconselhamento ou assistência médica para que parem de fumar.

Os fatores associados à cessação bem-sucedida do tabagismo são: estabelecer uma regra proibindo fumar em casa, ter mais idade e maior educação formal. Existem várias intervenções clínicas eficazes para a promoção da cessação do tabagismo, como o aconselhamento, a farmacoterapia e combinações das duas intervenções.

A Tabela 1.5 ilustra estratégias úteis para o aconselhamento. Além disso, deve ser implementado um sistema para

TABELA 1.5 Investigações para ajudar no apoio à cessação do tabagismo

Componente	Declarações e perguntas úteis do médico
Comunique sua solidariedade e preocupação	"Estou preocupado com os efeitos do fumo na sua saúde... • e quero que saiba que estou disposto a ajudá-lo a parar." • e então, como você se sente sobre parar de fumar?" • você tem algum medo ou sentimento ambivalente sobre parar de fumar?"
Incentive o paciente a falar sobre o processo de parar de fumar	"Diga-me... • por que você quer parar de fumar?" • no passado, quando você tentou parar de fumar, que tipo de dificuldade você encontrou? • você conseguiu ter sucesso, mesmo que por algum tempo?" • quais preocupações ou inquietações você tem sobre parar de fumar agora?"
Forneça informações básicas sobre o tabagismo (p. ex., sua natureza viciante) e sobre parar de fumar com sucesso (p. ex., a natureza e o curso temporal da abstinência)	"Você sabia que... • a nicotina na fumaça do cigarro é altamente viciante?" • dentro de um dia após parar, você nota sintomas de abstinência de nicotina, como irritabilidade e desejo de fumar?" • depois que você parar, qualquer uso do cigarro (mesmo uma única tragada) provavelmente fará com que você venha a ter uma recaída completa no tabagismo?"
Incentive o paciente a fazer uma tentativa de parar de fumar	"Quero lhe garantir que... • como seu médico, acredito que você será capaz de parar de fumar." • atualmente dispomos de muitos tratamentos eficazes para parar de fumar." • mais da metade das pessoas que já fumaram *em algum momento* conseguiu parar com sucesso."

a identificação de fumantes, e o aconselhamento para que o paciente deixe de fumar deve ser adaptado ao seu nível de vontade e disposição para fazer a mudança. *Todos os pacientes que tentam parar de fumar devem receber farmacoterapia* (Tab. 1.6), *exceto os que tenham contraindicações médicas, mulheres grávidas ou amamentando e adolescentes.* Depois da cessação do tabagismo, a maioria dos pacientes refere aumento de peso (80%). Em média, o ganho é de 2 kg, mas para alguns pacientes (10-15%) pode ocorrer um ganho significativo – mais de 13 kg. Um planejamento que leve em consideração a possibilidade do ganho de peso e os meios para que esse efeito seja atenuado poderá ajudar na manutenção da cessação do tabagismo.

A Tabela 1.6 resume diversas terapias farmacológicas consideradas eficazes na promoção da cessação do tabagismo. A terapia de reposição de nicotina duplica a chance de obter sucesso na interrupção. Adesivos, gomas de mascar e pastilhas de nicotina estão disponíveis sem receita, e *sprays* nasais e inaladores de nicotina podem ser obtidos mediante receita médica. A bupropiona, um antidepressivo de liberação prolongada (150-300 mg/dia por VO), demonstrou eficácia para a cessação do tabagismo; seu uso está associado a um mínimo ganho de peso, embora essa medicação tenha como contraindicação o histórico de crises convulsivas. A bupropiona atua aumentando os níveis cerebrais de dopamina e norepinefrina, o que imita o efeito da nicotina. Também foi demonstrado que a vareniclina, um agonista parcial do receptor nicotínico de acetilcolina, melhora os percentuais de cessação; contudo, seus efeitos adversos, particularmente com relação ao humor, ainda não foram completamente esclarecidos. Portanto, justifica-se uma cuidadosa consideração, embora dados recentes de segurança tenham proporcionado certa tranquilidade. Um estudo comparativo descobriu que a vareniclina é mais eficaz do que outras terapias farmacológicas. O estudo também mostrou que todas as terapias farmacológicas são mais eficazes do que o uso de placebo. A terapia combinada é mais eficaz do que monoterapias farmacológicas. Ainda não foi devidamente avaliada a eficácia dos cigarros eletrônicos na cessação do tabagismo; alguns usuários podem considerar esses dispositivos viciantes. Tendo em vista relatos da ocorrência de "lesão pulmonar associada ao uso de cigarro eletrônico ou *vaping*" (Evali), é importante que o médico se cerque de cautela extra ao prescrever o uso de dispositivos de administração de nicotina não regulamentados para cessação do tabagismo (ver Cap. 9).

Os médicos não devem demonstrar desaprovação diante de pacientes que não conseguem parar de fumar, ou que ainda não estão prontos para tentar deixar o cigarro. A prática do aconselhamento atencioso, que enfatiza os benefícios da cessação e reconhece barreiras comuns ao sucesso, é uma

TABELA 1.6 Medicamentos para dependência de tabaco e cessação do tabagismo (categorias listadas em ordem de frequência de uso)

Medicamento	Algumas formulações	Dosagem usual para adultos[1,2]
Terapias de reposição de nicotina (TRN)		
Adesivo transdérmico de nicotina[3] – genérico (NicoDerm CQ)	Adesivos de 24 h de 7, 14 e 21 mg	1 adesivo/dia
Goma de nicotina polacrilex[3] – genérico (goma Nicorette)	Peças de 2 e 4 mg	8-24 peças/dia[4,5]
Pastilha de nicotina polacrilex[3,6] – genérico (pastilha Nicorette)	Pastilhas de 2 e 4 mg	8-20 pastilhas/dia[4,7]
Inalador oral de nicotina – Nicotrol	Cartuchos de 10 mg[8]	4-16 cartuchos/dia
Spray nasal de nicotina – Nicotrol NS	Frascos de 10 mL/200 *puffs* (0,5 mg/borrifada)	2 *puffs* 8-40 x/dia (máx. 10 borrifadas/h)[3]
Inibidor da recaptação de noradrenalina e dopamina		
Bupropiona LP – genérico	Comprimidos LP de 100, 150, 200 mg	150 mg VO/dia por 3 dias; em seguida, 150 mg VO 2x/dia
Agonista parcial dos receptores de nicotina		
Tartarato de vareniclina – Chantix	Comprimidos de 0,5 e 1 mg	0,5 mg VO 1x/dia x 3 dias; em seguida, 0,5 mg VO 2x/dia nos dias 4-7; em seguida, 1 mg VO 2x/dia

LP: liberação prolongada.
[1] Pode haver necessidade de reduzir a dosagem em casos de insuficiência hepática ou renal.
[2] Os pacientes devem passar por um mínimo de 3-6 meses de terapia eficaz. Em geral, a dosagem de TRN poderá ser gradualmente reduzida ao final do tratamento; geralmente a medicação com bupropiona LP e vareniclina pode ser interrompida sem uma redução gradual da dosagem, mas alguns médicos recomendam que a redução seja gradual.
[3] Disponível sem receita para pessoas ≥ 18 anos.
[4] Evite comer ou beber dentro de 15 minutos depois do uso de uma goma ou pastilha.
[5] Um segundo pedaço de goma pode ser usado dentro de 1 hora. Não é recomendável mastigar em continuidade, um pedaço após o outro.
[6] Também disponível na forma de minipastilha.
[7] Tomar no máximo 5 pastilhas em 6 horas ou 20 pastilhas/dia. Não é recomendável o uso de mais de 1 pastilha por vez, nem o uso continuado de uma pastilha após a outra.
[8] Cada cartucho fornece 4 mg de nicotina.
[9] Somente os comprimidos genéricos LP de 150 mg são aprovados pela FDA como adjuvantes para parar de fumar.
Reproduzida de *The Medical Letter on Drugs and Therapeutics*, 15 de julho de 2019; Vol. 61(1576):106.

estratégia capaz de aumentar a motivação para parar e os percentuais de abandono do tabagismo. Um procedimento médico futuro, ou uma doença intercorrente, ou a hospitalização, funcionará como forte motivação para que até mesmo um fumante mais adicto pare de fumar.

O aconselhamento individualizado ou em grupo é prática com alta custo-efetividade, mais ainda do que o tratamento da hipertensão. Foi muito eficaz a prática do aconselhamento para cessação do tabagismo por telefone (*quitlines*) e por mensagens de texto. Uma estratégia adicional consiste em recomendar que qualquer uso do cigarro ocorra ao ar livre, como forma de limitar os efeitos causados pela inalação de fumaça (tabagismo passivo) em familiares que vivam na mesma casa e em colegas de trabalho. Essa estratégia poderá resultar na diminuição e mesmo na cessação do tabagismo.

Também foi demonstrado que políticas públicas (p. ex., a cobrança de impostos mais altos sobre cigarros e leis mais restritivas sobre fumar em público) encorajam a cessação do tabagismo, bem como incentivos financeiros direcionados para os pacientes.

Black N et al. Behaviour change techniques associated with smoking cessation in intervention and comparator groups of randomized controlled trials: a systematic review and meta-regression. Addiction. 2020;115:2008. [PMID: 32196796]

Centers for Disease Control and Prevention (CDC). Burden of cigarette use in the U.S., 2022. https://www.cdc.gov/tobacco/campaign/tips/resources/data/cigarette-smoking-in-united-states.html

GBD 2019 Tobacco Collaborators. Spatial, temporal, and demographic patterns in prevalence of smoking tobacco use and attributable disease burden in 204 countries and territories, 1990-2019: a systematic analysis from the Global Burden of Disease Study 2019. Lancet. 2021;397:2337. [PMID: 34051883]

Rigotti NA et al. Treatment of tobacco smoking: a review. JAMA. 2022;327:566. [PMID: 35133411]

US Preventive Services Task Force; Krist AH et al. Interventions for tobacco smoking cessation in adults, including pregnant persons: US Preventive Services Task Force Recommendation Statement. JAMA. 2021;325:265. [PMID: 33464343]

Distúrbios lipídicos

Concentrações mais altas de colesterol LDL e níveis mais baixos de HDL estão associados a maior risco de DAC (ver Cap. 30). A medição dos níveis de colesterol total e de HDL pode ajudar na avaliação do grau de risco de DAC. Ainda há controvérsia sobre a melhor idade para dar início ao rastreamento, assim como sobre sua frequência. A terapia de redução do colesterol diminui o risco relativo de ocorrência de eventos de DAC, e o grau de diminuição é proporcional à redução alcançada nos níveis iniciais de colesterol LDL maiores que 100 mg/dL. Os benefícios absolutos do rastreamento e do tratamento de níveis lipídicos anormais dependem da presença e do nível de outros fatores de risco cardiovascular, p. ex., hipertensão, diabetes *mellitus*, tabagismo, idade e sexo (ver Cap. 30). Caso estejam presentes outros fatores de risco, o risco de DCV aterosclerótica será maior – e os possíveis benefícios com a terapia também aumentarão. Pacientes

diagnosticados com DCV estão em maior risco, sendo mais beneficiados com a redução do colesterol LDL. Permanece motivo de certa controvérsia o limite de risco ideal para que seja introduzida a medicação com estatinas para prevenção primária, embora atualmente a maioria das diretrizes sugira o início do tratamento com uma terapia estatina nos pacientes em que o risco cardiovascular aterosclerótico de 10 anos seja superior a 10%. Usar uma calculadora de risco cardiovascular pode ajudar na tomada de decisão sobre prevenção primária.

As evidências para eficácia de medicamentos do tipo das estatinas são melhores em comparação com as demais classes de agentes hipolipemiantes ou com mudanças na dieta, especificamente para melhora do perfil lipídico. Vários estudos clínicos randomizados e controlados por placebo de grande porte demonstraram reduções significativas na mortalidade total, nos eventos coronários graves e nos AVE, com a diminuição dos níveis de colesterol LDL pelo tratamento com estatina para pacientes diagnosticados com DCV. As estatinas também diminuem os eventos cardiovasculares em pacientes com diabetes *mellitus*. No caso de pacientes sem histórico prévio de eventos cardiovasculares, as metanálises demonstraram reduções importantes nos eventos cardiovasculares e na mortalidade por todas as causas.

Os novos anticorpos monoclonais que atuam como agentes antilipídêmicos (p. ex., evolocumabe e alirocumabe) baixam o colesterol LDL em 50 a 60% ao se ligarem à pró-proteína convertase subtilisina/kexina tipo 9 (PCSK9). Esse mecanismo diminui a degradação dos receptores de LDL. Os inibidores de PCSK9 também diminuem os níveis de Lp(a). Esses medicamentos são de alto custo, portanto frequentemente são administrados sobretudo para pacientes de alto risco, para os quais o tratamento com estatinas não reduziu o colesterol LDL o suficiente com o uso de doses máximas toleradas, ou quando há intolerância do paciente às estatinas. Foram relatados poucos efeitos colaterais com o uso de inibidores de PCSK9.

As diretrizes para o tratamento com estatinas e PCSK9 estão discutidas no Capítulo 30.

Chou R et al. Statin use for the primary prevention of cardiovascular disease in adults: updated evidence report and systematic review for the US Preventive Services Task Force. JAMA. 2022;328:754. [PMID: 35997724]

Khan SS et al; American Heart Association. Novel prediction equations for absolute risk assessment of total cardiovascular disease incorporating cardiovascular-kidney-metabolic health: a scientific statement from the American Heart Association. Circulation. 2023;148:1982. [PMID: 37947094]

US Preventive Services Task Force; Mangione CM et al. Statin use for the primary prevention of cardiovascular disease in adults: US Preventive Services Task Force Recommendation Statement. JAMA. 2022;328:746. [PMID: 35997723]

Hipertensão

De acordo com a American Heart Association, mais de 133 milhões de adultos nos EUA são hipertensos, dos quais cerca de 83 milhões são elegíveis para tratamento farmacológico. Desses 83 milhões, o tratamento da hipertensão ocorre em apenas aproximadamente 66%, e a doença é bem controlada em apenas cerca de 30% (ver Cap. 13). Em todas as faixas etárias adultas, a ocorrência de níveis mais elevados de pressão arterial sistólica e diastólica acarreta riscos maiores de ocorrência de AVE e IC. Em comparação com a pressão arterial diastólica, a pressão arterial sistólica é melhor preditor de eventos mórbidos. Há melhor correlação entre o monitoramento domiciliar e lesões em órgãos-alvo em comparação com os valores baseados na análise clínica. O médico pode aplicar critérios específicos para a pressão arterial, como os do Joint National Committee ou os das diretrizes da American Heart Association, em conjunto com a atenção ao risco cardiovascular e aos valores pessoais do paciente. Diante disso, o médico poderá decidir em quais níveis o tratamento individual deve ser considerado.

A prevenção primária da hipertensão pode ser implementada com o uso de estratégias voltadas tanto para a população em geral quanto para populações especiais de alto risco. Estas últimas populações envolvem pessoas com pré-hipertensão ou com histórico familiar de hipertensão; pessoas negras; e indivíduos portadores de vários fatores de risco comportamentais, p. ex., sedentarismo; consumo excessivo de sal, álcool ou calorias; e ingestão deficiente de potássio. Algumas intervenções consideradas eficazes para a prevenção primária da hipertensão são: redução do consumo de sódio e álcool, perda de peso e a prática regular de exercícios físicos. Dietas ricas em frutas e vegetais frescos e pobres em gordura saturada e sem bebidas contendo açúcar estão associadas à pressão arterial mais baixa.

A identificação e o tratamento aprimorados da hipertensão constituem uma das principais causas do declínio nas mortes por AVE, bem como da diminuição nas hospitalizações relacionadas à IC; mais recentemente, a estagnação no progresso dos meios de controle da hipertensão resultou na desaceleração das melhorias nos resultados cardiovasculares. *Tendo em vista que geralmente a hipertensão é assintomática, recomendamos enfaticamente a realização de rastreamento com o objetivo de identificar pacientes para tratamento.* Aferições elevadas obtidas no consultório devem ser confirmadas por meio de medições repetidas, idealmente por monitoramento ambulatorial ou aferições domiciliares. Apesar das vigorosas recomendações em favor do rastreamento e do tratamento, o controle da hipertensão continua insatisfatório. Vários tipos de intervenções, incluindo aplicativos de telessaúde, demonstraram eficácia no aumento da adesão e do controle da pressão arterial. Em comparação com a educação apenas do profissional de saúde, um estudo intervencional que envolveu a educação do paciente e também do clínico se revelou mais eficaz em alcançar o controle da hipertensão. Esse achado sugere que há benefícios com a participação do paciente. Outro estudo revelou que o monitoramento domiciliar em combinação com o suporte de enfermagem por celular foi mais eficaz do que o monitoramento domiciliar

sozinho, para controle da pressão arterial. O tratamento farmacológico da hipertensão é discutido no Capítulo 13.

Centers for Disease Control and Prevention (CDC). Million Hearts 2022: estimated hypertension prevalence, treatment, and control among U.S. adults. https://millionhearts.hhs.gov/data-reports/hypertension-prevalence.html

Mikulski BS et al. Mobile health applications and medication adherence of patients with hypertension: a systematic review and meta-analysis. Am J Prev Med. 2022;62:626. [PMID: 34963562]

Muntner P et al. Trends in blood pressure control among US adults with hypertension, 1999-2000 to 2017-2018. JAMA. 2020;324:1190. [PMID: 32902588]

US Preventive Services Task Force; Krist AH et al. Screening for hypertension in adults: US Preventive Services Task Force Reaffirmation Recommendation Statement. JAMA. 2021;325:1650. [PMID: 33904861]

Quimioprofilaxia

O uso regular de aspirina em doses baixas (81-325 mg) pode reduzir eventos cardiovasculares; por outro lado, aumenta o risco de sangramento gastrointestinal e o AVE hemorrágico. Entre adultos de meia-idade com risco cardiovascular aumentado (que pode ser definido como um risco de 10 anos maior que 10%) e sem risco aumentado de sangramento, os benefícios potenciais da aspirina podem exceder seus possíveis efeitos adversos. Contudo, um grande estudo em uma população de adultos saudáveis mais idosos não observou claros benefícios da aspirina com relação à diminuição dos eventos cardiovasculares, tendo observado aumento na mortalidade por todas as causas com o uso desse Aine. Portanto, a aspirina *não* deve ser iniciada rotineiramente em adultos saudáveis com mais de 70 anos.

Os Aine podem reduzir a incidência de adenomas e pólipos colorretais, mas também podem aumentar a incidência de cardiopatias e de sangramento gastrointestinal. Assim, esses agentes não devem ser recomendados para a prevenção de câncer de cólon em pacientes de risco médio.

A suplementação com vitaminas antioxidantes (vitamina E, vitamina C e betacaroteno) não resultou em diminuições significativas na incidência de 5 anos ou na mortalidade por doenças vasculares, câncer ou outros resultados importantes em indivíduos de alto risco com DAC, outras doenças arteriais oclusivas ou diabetes *mellitus*.

US Preventive Services Task Force; Davidson KW et al. Aspirin use to prevent cardiovascular disease: US Preventive Services Task Force Recommendation Statement. JAMA. 2022;327:1577. [PMID: 35471505]

Prevenção da osteoporose

Ver Capítulo 28.

A osteoporose, que se caracteriza pela baixa densidade mineral óssea, é uma doença comum, associada a aumento no risco de fraturas. O risco de ocorrência de uma fratura osteoporótica para toda a vida é de aproximadamente 50% para as mulheres e de 30% para os homens. As fraturas osteoporóticas podem causar dor e incapacitação significativa. Diante desses números, pesquisas se concentram em meios de prevenir a osteoporose e fraturas correlatas. As estratégias de prevenção primária consistem na suplementação de cálcio e de vitamina D e em programas de exercícios físicos. Ainda se discute a eficácia do cálcio e da vitamina D para a prevenção de fraturas, particularmente em indivíduos não internados.

O rastreamento para osteoporose com base na baixa densidade mineral óssea é recomendável para mulheres com mais de 65 anos, diante de evidências indiretas de que essa estratégia pode identificar mulheres com baixa densidade mineral óssea, e também porque o tratamento dessa população com bifosfonatos se revelou eficaz na redução da ocorrência de fraturas. Contudo, no mundo real a adesão ao tratamento farmacológico para osteoporose é baixa: entre um terço e metade dos pacientes não tomam seus medicamentos conforme prescrito. O rastreamento para osteoporose também é recomendável para mulheres mais jovens que estejam em maior risco. Ainda não foi estabelecida a eficácia desse rastreamento em homens. Os bifosfonatos podem aumentar o risco de certos tipos incomuns e atípicos de fraturas femorais, e também podem causar uma rara osteonecrose mandibular. Esses fármacos estão associados a certos sintomas gastrointestinais não graves. Por isso, na tomada de decisão sobre o rastreamento, é preciso que o médico leve em conta os benefícios e riscos do tratamento, bem como a importância de uma adesão consistente.

Anam AK et al. Update on osteoporosis screening and management. Med Clin North Am. 2021;105:1117. [PMID: 34688418]

Calikyan A et al. Osteoporosis screening disparities among ethnic and racial minorities: a systematic review. J Osteoporos. 2023;2023:1277319. [PMID: 37138642]

Gates M et al. Screening for the primary prevention of fragility fractures among adults aged 40 years and older in primary care: systematic reviews of the effects and acceptability of screening and treatment, and the accuracy of risk prediction tools. Syst Rev. 2023;12:51. [PMID: 36945065]

Prevenção da inatividade física

A prática insuficiente de atividade física é o segundo fator mais importante para a ocorrência de mortes evitáveis, vindo atrás apenas do tabagismo. O US Department of Health and Human Service e o CDC recomendam que adultos (inclusive idosos) pratiquem semanalmente 150 minutos de atividade aeróbica de intensidade moderada (p. ex., uma caminhada rápida) ou 75 minutos de atividade aeróbica vigorosa (p. ex., *jogging* ou corrida), ou uma mescla equivalente de atividade aeróbica de intensidades moderada e vigorosa. Além das recomendações para a atividade física, o CDC recomenda ainda a prática de atividades para fortalecimento de todos os principais grupos musculares (abdome, braços, costas, peito, quadris, pernas e ombros), no mínimo duas vezes por semana.

Os pacientes que praticam regularmente exercícios físicos moderados a vigorosos são beneficiados com menor risco de IAM, AVE, hipertensão, hiperlipidemia, diabetes *mellitus* tipo 2, doença diverticular e osteoporose. Em pessoas idosas, a prática regular de exercícios físicos também pode ter efeito positivo na função executiva.

Em estudos longitudinais de coorte, indivíduos que relatam níveis mais altos de atividade física nas horas de lazer têm menos probabilidade de ganhar peso. Por outro lado, indivíduos com sobrepeso têm menos probabilidade de permanecer ativos. Entretanto, pode haver necessidade de pelo menos 60 minutos de atividade física diária de intensidade moderada para que a perda de peso seja maximizada e também para evitar ganhos de peso significativos. Além disso, parece ser importante a manutenção de níveis adequados de atividade física para prevenção do ganho de peso e do desenvolvimento da obesidade.

Revisões sistemáticas têm consistentemente verificado que intervenções mais intensivas de aconselhamento têm maior eficácia em comparação com intervenções breves.

Vários fatores influenciam o comportamento da atividade física, como fatores pessoais, sociais (p. ex., família e trabalho) e ambientais (p. ex., acesso a instalações para a prática de exercícios físicos e praças ou parques bem iluminados).

Patnode CD et al. Behavioral counseling interventions to promote a healthy diet and physical activity for cardiovascular disease prevention in adults without known cardiovascular disease risk factors: updated evidence report and systematic review for the US Preventive Services Task Force. JAMA. 2022;328:375. [PMID: 35881116]

US Preventive Services Task Force; Krist AH et al. Behavioral counseling interventions to promote a healthy diet and physical activity for cardiovascular disease prevention in adults with cardiovascular risk factors: US Preventive Services Task Force Recommendation Statement. JAMA. 2020;324:2069. [PMID: 33231670]

US Preventive Services Task Force; Mangione CM et al. Behavioral counseling interventions to promote a healthy diet and physical activity for cardiovascular disease prevention in adults without cardiovascular disease risk factors: US Preventive Services Task Force Recommendation Statement. JAMA. 2022;328:367. [PMID: 35881115]

Prevenção de sobrepeso e obesidade

A obesidade é uma verdadeira epidemia e efetivamente uma crise de saúde pública que deve ser enfrentada tanto pelos médicos como pelos pacientes. A obesidade está associada ao surgimento do diabetes *mellitus* tipo 2, hipertensão, dislipidemia, câncer, osteoartrite, DCV, apneia obstrutiva do sono, asma e (para casos mais graves de obesidade) aumento da mortalidade por todas as causas. A avaliação de risco para sobrepeso e obesidade tem seu início com a determinação do IMC, circunferência da cintura para pacientes com IMC menor ou igual a 35, presença de condições comórbidas e painel glicêmico e lipídico em jejum. Peso corporal adequado é definido como um IMC menor que 25; sobrepeso é definido como um IMC entre 25 e 29,9; e obesidade é definida como um IMC maior que 30. Em comparação com os índices de mortalidade por câncer para homens e mulheres com peso adequado, pessoas com IMC igual ou maior que 40 apresentam índices de mortalidade 52% maiores para homens e 62% maiores para mulheres.

As prevenções primária, secundária e terciária do sobrepeso e da obesidade envolvem o aumento da atividade física do paciente e também a modificação da dieta, com vistas à redução da ingestão calórica. Ao que parece, níveis adequados de atividade física são importantes para a prevenção do ganho de peso e do desenvolvimento da obesidade. A aplicação de programas de atividade física que sigam as recomendações de saúde pública pode promover uma modesta perda de peso (~2 kg), mas o grau de perda de peso para qualquer indivíduo varia muito.

Os médicos podem ajudar na prevenção e no tratamento da obesidade por meio de intervenções intensivas e multifatoriais, que geralmente são administradas mais adequadamente por um nutricionista habilitado. Os pacientes envolvidos nessas intervenções aprendem a desenvolver planos alimentares personalizados conducentes à diminuição da ingestão calórica, particularmente com a identificação das contribuições de gorduras prejudiciais à saúde, carboidratos concentrados e grandes porções alimentares (ver Cap. 31). Em geral, os pacientes subestimam o conteúdo calórico, sobretudo quando consomem alimentos fora de casa. O fornecimento de informações calóricas e nutricionais aos pacientes poderá ajudar a limitar a ingestão calórica, como parte de uma intervenção multifatorial.

Outras opções terapêuticas para o combate à obesidade incluem farmacoterapia e cirurgia (ver Cap. 31). Evidências recentemente publicadas demonstraram a eficácia dos agonistas do GLP-1 na obtenção continuada da perda de peso. No entanto, esses medicamentos são muito caros, o que limita o acesso a eles, especialmente por pacientes com baixa renda e cobertura limitada ou inexistente de seguro-saúde.

As estratégias de perda de peso com o uso de intervenções na dieta, com atividade física ou comportamentais podem resultar em melhorias significativas no peso na população de pessoas pré-diabéticas, além de uma redução significativa na incidência do diabetes. Entre pacientes com obesidade grave, o uso de intervenções intensivas no estilo de vida – p. ex., uma combinação de dieta com atividade física – revelou-se eficaz para a perda de peso e a diminuição dos fatores de risco cardiometabólico.

Os procedimentos cirúrgicos bariátricos, p. ex., banda gástrica ajustável, gastrectomia vertical e *bypass* gástrico em Y de Roux, devem ficar reservados para aqueles pacientes com obesidade grave (IMC superior a 40) ou para pacientes com obesidade menos grave (IMC entre 35-40) que apresentem comorbidades de alto risco, como problemas cardiopulmonares com risco de vida (p. ex., apneia do sono, síndrome de hipoventilação da obesidade e IC relacionada à obesidade) ou diabetes *mellitus*. Em pacientes selecionados, a cirurgia pode produzir perda de peso substancial (10-159 kg) ao longo de um período de 1 a 5 anos. Raramente surgirão complicações, mas estas podem ser graves. Ao que parece, a cirurgia também é bem-sucedida em melhorar o controle glicêmico

e atenuar o diabetes. Uma complicação dos procedimentos cirúrgicos bariátricos é o surgimento de deficiências nutricionais; assim, torna-se essencial efetuar um monitoramento rigoroso do estado metabólico e nutricional do paciente. Há necessidade de mais estudos para que seja mais adequadamente elucidado o uso ideal da cirurgia bariátrica, nesta era dos agonistas do GLP-1 eficazes.

Finalmente, os médicos parecem compartilhar a percepção geral de que, a longo prazo, praticamente ninguém consegue manter a perda de peso. Entretanto, estudos demonstraram que aproximadamente 20% dos indivíduos com sobrepeso conseguem perder peso a longo prazo (i.e., perder 10% ou mais do peso corporal inicial e manter a perda por 1 ano ou mais).

Liu Y et al. The weight-loss effect of GLP-1RAs glucagon-like peptide-1 receptor agonists in non-diabetic individuals with overweight or obesity: a systematic review with meta-analysis and trial sequential analysis of randomized controlled trials. Am J Clin Nutr. 2023;118:614. [PMID: 37661106]

Martin JC et al. Preventing weight gain in adults: a systematic review and meta-analysis of randomized controlled trials. Obes Rev. 2021;22:e13280. [PMID: 34028958]

Prevenção do câncer
Prevenção primária

Nos EUA, continuam a diminuir os índices de mortalidade por câncer. Em parte, essa queda é decorrente das reduções no uso de tabaco, já que tabagismo é a causa evitável mais importante do câncer; a incidência de câncer também é menor em pessoas com níveis mais altos de atividade física e níveis mais baixos de obesidade e de uso de álcool. Pessoas que praticam exercícios físicos com regularidade, limitam o uso de bebidas alcoólicas e evitam a obesidade exibem índices mais baixos de câncer de mama e de cólon.

A quimioprofilaxia tem sido amplamente estudada para a prevenção primária do câncer, mas sem claras evidências de benefícios (ver seção Quimioprofilaxia e Cap. 41). Nos Capítulos 19 e 41, discute-se o uso de tamoxifeno, raloxifeno e inibidores da aromatase na prevenção do câncer de mama. A vacinação contra hepatite B pode prevenir o CHC. Outra estratégia para a prevenção desse tipo de câncer consiste no rastreamento e tratamento da hepatite C (ver Cap. 18); recomendações recentes ampliaram a população elegível para rastreamento. Recomenda-se a vacina de partículas semelhantes ao vírus HPV (VLP) para prevenção do câncer cervical (Tab. 1.3). As vacinas contra HPV também podem influenciar na prevenção de cânceres de cabeça e pescoço e possivelmente de cânceres no ânus relacionados ao HPV. A USPSTF recomenda o uso de aconselhamento genético e, se houver indicação em seguida ao aconselhamento, testes genéticos para mulheres cuja história familiar ou pessoal esteja associada a maior risco de mutações prejudiciais no gene *BRCA1/2*.

Athanasiou A et al. HPV vaccination and cancer prevention. Best Pract Res Clin Obstet Gynaecol. 2020;65:109. [PMID: 32284298]

Rastreamento e detecção precoce

As triagens previnem mortes por câncer de mama, cólon, pulmão e colo do útero. As recomendações atuais da USPSTF para o rastreamento para câncer estão disponíveis em https://www.uspreventiveservicestaskforce.org/BrowseRec/Index/browse-recommendations.

Em sua maioria, as diretrizes se fundamentam em evidências de estudos realizados em populações de adultos de meia-idade, principalmente de ascendência europeia. O rastreamento para câncer em adultos com mais de 75 anos requer uma abordagem individualizada que leve em conta as diferenças no risco de ocorrência de doenças, diferenças no risco de ocorrência de efeitos adversos em decorrência de procedimentos diagnósticos e de tratamentos, e comorbidades.

Apesar do aumento nos percentuais de realização de rastreamentos para câncer de mama, colo do útero, pulmão e cólon na última década, em geral o número de rastreamentos realizados para esses cânceres fica abaixo do ideal. Algumas intervenções eficazes na promoção do rastreamento recomendado para câncer são a educação em grupo, a educação individual, lembretes ao paciente, redução das barreiras estruturais, diminuição dos custos diretos e avaliação e *feedback* do prestador de serviços médicos. Geralmente intervenções multifatoriais se mostram mais eficazes em comparação com intervenções de componente único.

Embora ocorra redução na mortalidade por câncer de mama com a mamografia, esse tipo de rastreamento tem benefícios e desvantagens, incluindo o sobrediagnóstico (i.e., a detecção de cânceres que jamais teriam evoluído até se tornarem clinicamente significativos). O médico deve discutir os riscos e benefícios com cada paciente, e levar em conta as preferências individuais de seu paciente ao decidir sobre o momento em que deve ter início o rastreamento (ver Cap. 19).

O rastreamento do câncer de próstata continua sendo um tópico controverso: os estudos publicados não conseguiram responder integralmente a esta questão: se o diagnóstico precoce e o tratamento em seguida à detecção pelo rastreamento geram benefícios suficientes (em termos de diminuição da mortalidade específica para o câncer) para suplantar os danos causados pelo tratamento e sobrediagnóstico. Para a população de homens entre 55 e 69 anos, a decisão de realizar o rastreamento deve ser individualizada, envolvendo a discussão de seus riscos e benefícios com o médico. A USPSTF recomenda a não realização do rastreamento para câncer de próstata com base em dosagens de PSA para homens com mais de 70 anos (recomendação de grau D).

A USPSTF recomenda o rastreamento para câncer colorretal para adultos de 45 a 75 anos e o rastreamento seletivo de adultos de 76 a 85 anos (sendo consideradas as preferências do paciente, a saúde em geral e o histórico de rastreamento anterior). A escolha do teste de rastreamento se fundamenta nas preferências do paciente. A colonoscopia de rastreamento a cada 10 anos é uma opção recomendada. O teste anual ou bienal de sangue oculto nas fezes diminui a mortalidade por câncer colorretal, sendo também recomendado; testes imunoquímicos fecais (TIF) são os mais comumente usados. A colonografia por TC (colonoscopia virtual) é uma opção não invasiva para o rastreamento para câncer colorretal. Foi demonstrado que essa técnica exibe alto perfil de segurança, com desempenho semelhante ao da colonoscopia para grandes pólipos e cânceres.

A American Cancer Society recomenda rastreamento para pessoas de 25 a 65 anos com um teste primário para HPV a cada 5 anos, com base em evidências obtidas em estudos clínicos que demonstraram a superioridade dessa técnica em relação a outras opções. A USPSTF recomenda a realização de rastreamento para câncer cervical em mulheres de 21 a 65 anos com um exame de Papanicolaou (citologia) a cada 3 anos ou, para mulheres de 30 a 65 anos que desejam intervalos mais longos, o rastreamento com citologia e teste de HPV a cada 5 anos; entretanto, essa recomendação está atualmente sendo revisada. A USPSTF recomenda a não realização de rastreamento em mulheres com menos de 21 anos e em mulheres de risco médio com mais de 65 anos e com exames anteriores adequados com resultado negativo. Até o momento, o uso da vacina contra HPV não afeta os intervalos de rastreamento, embora isso possa ter um efeito no futuro, à medida que for aumentando o percentual de pessoas vacinadas.

A USPSTF recomenda o oferecimento de rastreamento anual para câncer de pulmão com TC de baixa dosagem para fumantes atuais com idade entre 50 e 80 anos com histórico de tabagismo de pelo menos 20 maços/ano e para ex-fumantes (i.e., que pararam de fumar dentro dos últimos 15 anos). As recomendações atualizadas da American Cancer Society suprimem a restrição sobre o número de anos desde a interrupção do tabagismo. A pessoa deve interromper o rastreamento no caso de ter surgido um problema de saúde que limite sua expectativa de vida para menos de 5 anos, ou se a pessoa não puder se submeter ao tratamento com segurança, caso tenha um diagnóstico de câncer de pulmão. O rastreamento não deve ser considerado uma alternativa à cessação do tabagismo, mas sim uma abordagem complementar.

Fontham ETH et al. Cervical cancer screening for individuals at average risk: 2020 guideline update from the American Cancer Society. CA Cancer J Clin. 2020;70:321. [PMID: 32729638]

Jonas DE et al. Screening for lung cancer with low-dose computed tomography: updated evidence report and systematic review for the US Preventive Services Task Force. JAMA. 2021;325:971. [PMID: 33687468]

US Preventive Services Task Force; Davidson KW et al. Screening for colorectal cancer: US Preventive Services Task Force Recommendation Statement. JAMA. 2021;325:1965. [PMID: 34003218]

US Preventive Services Task Force; Krist AH et al. Screening for lung cancer: US Preventive Services Task Force Recommendation Statement. JAMA. 2021;325:962. [PMID: 33687470]

Wolf AMD et al. Screening for lung cancer: 2023 guideline update from the American Cancer Society. CA Cancer J Clin. 2024;74:50. [PMID: 37909877]

Prevenção de traumas e de violência

Traumas são causa importante de morbidade e mortalidade, principalmente em pessoas com menos de 65 anos. Homicídios e colisões de veículos automotores constituem uma das principais causas de mortes relacionadas a traumas entre adultos jovens e de meia-idade, e quedas acidentais são a causa mais comum de morte relacionada a traumas em adultos mais idosos. Embora as mortes por colisão de veículos automotores por quilômetro percorrido viessem diminuindo nos EUA ao longo de muitos anos, houve um aumento de mortes em 2020-2021, e não foi possível reduzir esse tipo de mortalidade até níveis comparáveis aos de outros países de alta renda.

Os homens, sobretudo aqueles com idade entre 16 e 35 anos, correm um risco especialmente alto de sofrer traumas graves e morte por violência relacionada ao uso de armas de fogo; os homens negros se encontram em maior risco, assim como os latinos e os indígenas norte-americanos. Os índices de suicídio por arma de fogo são mais altos para homens brancos, mas esses índices vêm aumentando para outros grupos raciais/étnicos. Nos EUA, as mortes causadas por armas de fogo alcançaram níveis epidêmicos. O fato de ter uma arma de fogo em casa quase triplica a probabilidade de ocorrência de homicídio e aumenta em cinco vezes a probabilidade de ocorrência de suicídio. Foi constatado que uma forma de diminuir as taxas de suicídio consiste em proporcionar uma educação específica para os médicos, de modo que possam identificar e tratar a depressão, avaliar o risco de suicídio e restringir o acesso dos pacientes em risco a métodos letais.

Os médicos desempenham um papel fundamental na detecção, prevenção e tratamento da violência de parceiro íntimo (VPI). A USPSTF recomenda o rastreamento para VPI em mulheres em idade reprodutiva e o oferecimento de (ou seu encaminhamento para) serviços de intervenção, quando necessário. A inclusão de uma simples pergunta no histórico médico – "Em algum momento, seu parceiro já bateu, chutou ou machucou você fisicamente?" – pode tornar mais precisa a identificação desse problema corriqueiro. A avaliação de atos de abuso e o oferecimento de encaminhamento para serviços comunitários abrem a possibilidade da interrupção e prevenção da recorrência de VPI e do trauma associado (e até mesmo de mortalidade). Sempre que possível, é muito importante que o médico assuma um papel proativo no acompanhamento dos pacientes, tendo em vista que o rastreamento para VPI acompanhado de encaminhamentos passivos para os serviços pode não ser uma estratégia adequada para a prevenção da recorrência e a escalada do abuso.

Abuso físico e psicológico, exploração e negligência de idosos são problemas sérios e pouco identificados; esses maus-tratos podem ocorrer com até 10% dos idosos. Os fatores de risco para abuso de idosos são: uma cultura de violência na família; uma vítima com demência, debilitada ou deprimida e socialmente isolada; e um perfil agressor de doença mental, abuso de bebidas alcoólicas ou de drogas, ou dependência emocional e/ou financeira da vítima. Alguns dos indícios de maus-tratos a pessoas idosas são: aparência malcuidada do paciente, repetidas visitas ao pronto-socorro, faltas a consultas, achados físicos suspeitos e explicações implausíveis para ferimentos.

Cimino-Fiallos N et al. Elder abuse – a guide to diagnosis and management in the emergency department. Emerg Med Clin North Am. 2021;39:405. [PMID: 33863468]

Curtin SC et al. Suicide rates for the three leading methods by race and ethnicity, 2000-2020. NCHS Data Brief, no 450. Hyattsville, MD: National Center for Health Statistics. 2022. [PMID: 36409535]

Kirk L et al. What barriers prevent health professionals screening women for domestic abuse? A literature review. Br J Nurs. 2020;29:754. [PMID: 32649247]

QuickStats: Age-adjusted rates of firearm-related homicide, by race, Hispanic origin, and sex – National Vital Statistics System, United States, 2021. MMWR Morb Mortal Wkly Rep. 2023;72:737. [PMID: 37384572]

Prevenção de transtornos por uso de substâncias: álcool e drogas ilícitas

A. Álcool

Nos EUA, o uso desregrado do álcool constitui um grande problema de saúde pública. O espectro de transtornos provocados pelo consumo de bebidas alcoólicas inclui a síndrome de dependência de álcool; um padrão prejudicial de consumo de álcool; e entidades como intoxicação alcoólica aguda, síndrome de abstinência de álcool e vários transtornos mentais induzidos pela substância. No CID-11 houve a inclusão de uma nova categoria: o uso nocivo do álcool. Categorizado como um fator de risco, o uso perigoso do álcool é um padrão de consumo que aumenta consideravelmente o risco de ocorrência de consequências prejudiciais à saúde física ou mental do usuário.

São consideráveis o subdiagnóstico e o subtratamento do uso indevido de álcool. Assim como ocorre no tabagismo, é essencial que ocorram a identificação e o aconselhamento do médico sobre o consumo patológico das bebidas alcoólicas. O USPSTF recomenda o rastreamento de adultos com 18 anos ou mais para consumo excessivo de álcool. O National Institute on Alcohol Abuse and Alcoholism recomenda um teste de rastreamento (validado em ambientes de atenção primária) que consiste em uma única pergunta: "No ano passado, quantas vezes você tomou X ou mais doses em um dia?" ("X" equivale a 5 para homens e 4 para mulheres; uma resposta "mais de 1 vez" é considerada um rastreamento positivo.)

As pessoas com rastreamento positivo no questionário de pergunta única devem preencher o Teste de identificação de transtorno por uso de álcool (*Alcohol Use Disorder Identification Test* [Audit]), que consiste em perguntas sobre a quantidade e frequência do consumo de bebidas alcoólicas, sintomas de dependência de álcool e problemas relacionados à substância (Tab. 1.7).

É tarefa do médico oferecer às pessoas com rastreamento positivo para consumo perigoso ou arriscado de álcool intervenções breves de aconselhamento comportamental, com o objetivo de diminuir o consumo indevido de bebidas alcoólicas. A longo prazo, o uso de procedimentos de rastreamento e de métodos de intervenção breve (ver Cap. 27) pode re-

TABELA 1.7 Rastreamento para abuso de álcool, com aplicação do Teste de identificação de transtornos por uso de álcool (Audit)

(As pontuações para categorias de resposta são dadas entre parênteses. Somadas, as pontuações totais variam de 0 a 40. Pontuações de 1 a 7 sugerem consumo de álcool de baixo risco; de 8 a 14, consumo de álcool perigoso ou prejudicial; e > 15, dependência de álcool.)

1. Com que frequência você toma uma bebida contendo álcool?

(0) Nunca	(1) Mensalmente ou menos	(2) Duas a quatro vezes por mês	(3) Duas ou três vezes por semana	(4) Quatro ou mais vezes por semana

2. Quantas bebidas contendo álcool você toma em um dia típico, quando está bebendo?

(0) 1	(1) 3 ou 4	(2) 5 ou 6	(3) 7 a 9	(4) 10 ou mais

3. Com que frequência você toma seis ou mais bebidas em uma ocasião?

(0) Nunca	(1) Menos que mensalmente	(2) Mensalmente	(3) Semanalmente	(4) Diariamente ou quase diariamente

4. No ano passado, com que frequência você percebeu que não conseguia parar de beber depois de ter começado?

(0) Nunca	(1) Menos que mensalmente	(2) Mensalmente	(3) Semanalmente	(4) Diariamente ou quase diariamente

5. No ano passado, com que frequência você deixou de fazer o que normalmente era esperado de você por causa da bebida?

(0) Nunca	(1) Menos que mensalmente	(2) Mensalmente	(3) Semanalmente	(4) Diariamente ou quase diariamente

6. No ano passado, com que frequência você precisou de uma primeira bebida pela manhã para se recompor, após uma noitada de bebedeira?

(0) Nunca	(1) Menos que mensalmente	(2) Mensalmente	(3) Semanalmente	(4) Diariamente ou quase diariamente

7. No ano passado, com que frequência você teve um sentimento de culpa ou remorso depois de beber?

(0) Nunca	(1) Menos que mensalmente	(2) Mensalmente	(3) Semanalmente	(4) Diariamente ou quase diariamente

8. No ano passado, com que frequência você não conseguiu se lembrar do que aconteceu na noite anterior, porque estava bebendo?

(0) Nunca	(1) Menos que mensalmente	(2) Mensalmente	(3) Semanalmente	(4) Diariamente ou quase diariamente

9. Você ou outra pessoa já se machucou como resultado de ter bebido?

(0) Não		(2) Sim, mas não no ano passado		(4) Sim, durante o ano passado

10. Algum parente, amigo, médico ou outro profissional de saúde se preocupou com o fato de você beber ou sugeriu que você diminuísse o consumo?

(0) Não		(2) Sim, mas não no ano passado		(4) Sim, durante o ano passado

Reproduzida de Babor TF, Higgins-Biddle JC, Saunders JB, Montiero MG. *Audit. The Alcohol Use Disorders Identification Test. Guidelines for use of primary health care*, 2.ed. Genebra, Suíça: Organização Mundial da Saúde; 2001.

sultar em uma redução de 10 a 30% no consumo de bebidas alcoólicas e também na atenuação dos problemas relacionados ao álcool. Aqueles pacientes cujas pontuações no Audit sugerem transtorno por uso de álcool (Audit > 12) devem ser submetidos a uma avaliação mais extensa, com possível encaminhamento para tratamento. Naltrexona e acamprosato são fármacos eficazes para o tratamento do transtorno por uso de álcool. Contudo, somente menos de 9% dos pacientes elegíveis serão tratados com esses medicamentos eficazes.

B. Opioides

As mortes causadas por overdose de opioides vêm aumentando drasticamente. As estratégias de atenuação do risco de opioides envolvem o uso de instrumentos de avaliação de risco, acordos (contratos) de tratamento e testes de presença da droga na urina para que seja limitado o desvio de opioides receitados. Outras estratégias que podem ajudar consistem no estabelecimento e fortalecimento de programas de monitoramento de medicamentos prescritos, regulamentação das instalações de tratamento da dor e o estabelecimento de limites de dosagem, com exigência de consulta com especialistas em dor. Mais recentemente, o uso de opioides não sujeitos a receita médica passou a predominar como causa de mortalidade relacionada a essas substâncias. É importante que o médico recorra a intervenções de atenuação dos danos, p. ex., estratégias para prevenção ou tratamento de *overdoses* e estratégias para diminuição das complicações infecciosas decorrentes do uso de drogas injetáveis. Nos EUA, a FDA apoia um maior acesso à naloxona e vem explorando opções para que esse agente se torne mais disponível para o tratamento de *overdoses* de opioides (ver Caps. 5 e 45).

O tratamento assistido por medicamento, isto é, o uso de medicamentos com aconselhamento e terapia comportamental, é uma estratégia eficaz para a prevenção de *overdoses* de opioides e dos transtornos causados por abuso de substâncias. Metadona, buprenorfina e naltrexona são agentes farmacológicos aprovados pela FDA para uso em tratamentos assistidos por medicamentos. A buprenorfina tem potencial, como um medicamento que melhora os sintomas e os sinais de abstinência de opioides, sendo eficaz na redução do abuso concomitante de cocaína e opioides.

O uso esporádico ou episódico de drogas não opioides como a cocaína, a metanfetamina e as chamadas drogas sintéticas continua sendo um importante problema – com ou sem o uso concomitante de opioides.

Os aspectos clínicos do abuso de substâncias estão discutidos nos Capítulos 27 e 45.

McPheeters M et al. Pharmacotherapy for alcohol use disorder: a systematic review and meta-analysis. JAMA. 2023;330:1653. [PMID: 37934220]

Mekonen T et al. Treatment rates for alcohol use disorders: a systematic review and meta-analysis. Addiction. 2021;116: 2617. [PMID: 33245581]

US Preventive Services Task Force; Krist AH et al. Screening for unhealthy drug use: US Preventive Services Task Force Recommendation Statement. JAMA. 2020;323:2301. [PMID: 32515821]

Sintomas comuns

Paul L. Nadler, MD

Ralph Gonzales, MD, MSPH

Revisão científica da edição brasileira: Dr. Marcelo Arruda Candido

Tosse

PERGUNTAS ESSENCIAIS

- Idade, duração da tosse, histórico ocupacional, exposições ambientais e risco de infecção com SARS-CoV-2.
- Uso de tabaco, maconha, cigarros eletrônicos (*vaping*).
- Dispneia (em repouso ou com esforço).
- Sinais vitais (frequência cardíaca, frequência respiratória, temperatura corporal); oximetria de pulso.
- Exame do tórax.
- RXT, especialmente quando a tosse inexplicada dura > 3-6 semanas.

Considerações gerais

Tosse é o sintoma mais comum que leva os pacientes a procurarem por atendimento médico. A tosse resulta da estimulação de receptores nervosos mecânicos ou químicos aferentes presentes na árvore brônquica. Uma tosse eficaz depende de um arco reflexo aferente-eferente intacto, força expiratória e muscular da parede torácica adequada e da produção e depuração mucociliar normais.

Achados clínicos
A. Sintomas

Na avaliação do paciente, um primeiro passo efetivo depende da diferenciação entre síndromes de enfermidade geradora de tosse **aguda** (menos de 3 semanas), **persistente** (3-8 semanas) e **crônica** (mais de 8 semanas). A tosse pós-infecciosa que se prolonga ao longo de 3-8 semanas é chamada de tosse **subaguda**, para diferenciar esta entidade clínica comum, distinta das tosses aguda e crônica.

1. **Tosse aguda** – Em adultos saudáveis, a maioria das síndromes de tosse aguda é causada por infecções virais do trato respiratório. Achados de características adicionais de uma infecção, como febre, congestão nasal e dor de garganta, ajudam a confirmar este diagnóstico. A presença de dispneia (em repouso ou com esforço) pode refletir um problema mais grave; nesses casos, deve-se fazer uma avaliação mais aprofundada, que envolverá a avaliação da oxigenação (oximetria de pulso ou medição de GSA), fluxo de ar (pico de fluxo ou espirometria) e doença do parênquima pulmonar (RXT). O momento e as características da tosse não ajudam no estabelecimento da causa das síndromes de tosse aguda, embora o médico deva levar em consideração a possibilidade de variante tussígena da asma nos casos em que esteja ocorrendo uma tosse noturna importante. A perda do olfato ou do paladar que acompanha uma nova doença com tosse é específica, mas não sensível para infecção por Covid-19. A presença de vômito após tosses ou de guinchos inspiratórios em adultos aumenta um pouco a probabilidade de coqueluche, e a ausência de uma tosse paroxística e a presença de febre diminuem essa probabilidade. Devemos suspeitar de causas incomuns para uma tosse aguda em pacientes com IC ou febre do feno (rinite alérgica) e naqueles com fatores de risco ocupacionais (p. ex., trabalhadores rurais).

2. **Tosse persistente e crônica** – Em mais de 90% dos pacientes, a tosse decorrente de uma infecção aguda do trato respiratório desaparece em 3 semanas. O médico deve considerar a possibilidade de coqueluche em adolescentes e adultos que se apresentem com uma tosse persistente ou grave com duração superior a 3 semanas, que não tenham recebido reforço vacinal adequado com dTPa e que foram expostos a uma pessoa com coqueluche confirmada. Essa possibilidade – coqueluche – também deve ser levada em conta em áreas geográficas onde a prevalência dessa doença se aproxima de 20% (embora seja difícil determinar tal prevalência, por causa da limitada sensibilidade dos testes de diagnóstico).

Nos casos em que estão ausentes o uso de inibidores da ECA, infecção aguda do trato respiratório e anormalidades radiográficas do tórax, na maior parte das vezes os casos de tosse persistente e crônica estão relacionados ao gotejamento pós-nasal (síndrome da tosse das vias aéreas superiores), variante tussígena da asma ou DRGE, ou alguma combinação dessas três entidades. Em cerca de 10% dos casos, a causa é uma bronquite eosinofílica não asmática. Um histórico de congestão nasal ou sinusal, sibilância ou pirose deverá orientar a avaliação e o tratamento subsequentes, embora frequentemente esses problemas causem tosse persistente na ausência de sintomas típicos. Não é comum um relato de dispneia em repouso ou com esforço com tosse persistente; a detecção de dispneia requer uma avaliação para doença pulmonar crônica, IC, anemia, TEP ou hipertensão pulmonar.

Deve-se suspeitar de carcinoma broncogênico quando a tosse do paciente vem acompanhada por perda de peso inexplicável, hemoptise e febres com suores noturnos, particularmente em pessoas com exposição significativa ao tabaco ou a agentes ocupacionais (amianto, radônio, escapamento de óleo diesel e metais). O fumo passivo é fator de risco para disfunção das pequenas vias aéreas em pacientes não fumantes com tosse crônica. Tosse persistente e crônica acompanhada de catarro excessivo torna mais provável a presença de DPOC, sobretudo diante de um histórico de tabagismo, ou de bronquiectasia, se acompanhada de pneumonia recorrente ou complicada; radiografias ajudarão no diagnóstico. A presença de tosse crônica com olhos secos pode sugerir síndrome de Sjögren. Uma tosse seca crônica pode ser o primeiro sintoma de fibrose pulmonar idiopática.

B. Exame físico

Deve-se suspeitar de pneumonia nos casos em que uma tosse aguda é acompanhada por anormalidades nos sinais vitais (taquicardia, taquipneia, febre). Achados sugestivos de consolidação do espaço aéreo (crepitações, diminuição dos sons respiratórios, frêmito, egofonia) são preditores específicos de pneumonia adquirida na comunidade; entretanto, tais achados apenas estão presentes em uma minoria de casos. O escarro purulento está associado a infecções bacterianas em pacientes com doença pulmonar estrutural (p. ex., DPOC, fibrose cística), mas este é um preditor insatisfatório de pneumonia em adultos saudáveis. Sibilos e roncos são achados frequentes em casos de bronquite aguda; na maioria dos casos, não são indicativos de consolidação ou de asma de início na idade adulta.

Ao examinar um paciente com tosse persistente, o médico deve incluir uma busca por sinusite crônica, que pode estar contribuindo para a síndrome do gotejamento pós-nasal ou para a asma. O exame físico pode ajudar a distinguir DPOC de IC. Em pacientes que se apresentam com tosse e dispneia, um resultado normal para o teste do fósforo (i.e., a capacidade de apagar um fósforo a 25 cm de distância) e altura laríngea máxima superior a 4 cm (medida da incisura esternal até a cartilagem cricóidea ao final da expiração) diminuem substancialmente a probabilidade de DPOC. Da mesma forma, uma pressão venosa jugular normal e ausência de refluxo hepatojugular diminuem a probabilidade de IC biventricular.

C. Investigação diagnóstica

1. **Tosse aguda** – O médico deve considerar a obtenção de RXT para qualquer adulto que se apresente com tosse aguda e cujos sinais vitais estejam anormais, ou cujo exame torácico sugira pneumonia. A Tabela 2.1 ilustra a relação entre achados clínicos específicos e a probabilidade de pneumonia. Um grande estudo randomizado multicêntrico revelou que a presença de uma PCR sérica elevada (acima de 30 mg/dL) melhora a precisão diagnóstica das regras de predição clínica para pneumonia em adultos com tosse aguda; a determinação da procalcitonina sérica teve apenas utilidade marginal no tratamento ambulatorial (em contraste com casos de pneumonia grave, que requerem cuidados hospitalares). Em uma metanálise foi constatado que a ultrassonografia pulmonar teve melhor precisão do que a radiografia para o diagnóstico de pneumonia adquirida na comunidade em adultos. Em pacientes dispneicos, a oximetria de pulso e o pico de fluxo ajudam a excluir hipoxemia ou doença obstrutiva das vias aéreas. No entanto, um valor normal para a oximetria de pulso (p. ex., acima de 93%) não descarta um gradiente alvéolo-arterial (A–a) significativo naqueles pacientes com compensação respiratória eficaz.

2. **Tosse persistente e crônica** – Há indicação para RXT nos casos em que a tosse relacionada à terapia com inibidor da ECA e a tosse pós-infecciosa foram excluídas do diagnóstico. No caso de suspeita de coqueluche, um PCR deve ser realizado de um esfregaço nasofaríngeo ou amostra de

TABELA 2.1 LR positivos e negativos para história, exame físico e achados laboratoriais no diagnóstico de pneumonia

Achado	LR positivo	LR negativo
Histórico médico		
Febre	1,7-2,1	0,6-0,7
Calafrios	1,3-1,7	0,7-0,9
Exame físico		
Taquipneia (frequência respiratória > 25 respirações/min)	1,5-3,4	0,8
Taquicardia (> 100 batimentos/min em dois estudos ou > 120 batimentos/min em um estudo)	1,6-2,3	0,5-0,7
Hipertermia (> 37,8°C)	1,4-4,4	0,6-0,8
Exame de tórax		
Embotamento à percussão	2,2-4,3	0,8-0,9
Diminuição dos sons respiratórios	2,3-2,5	0,6-0,8
Crepitações	1,6-2,7	0,6-0,9
Roncos	1,4-1,5	0,8-0,9
Egofonia	2,0-8,6	0,8-1,0
Achados laboratoriais		
Leucocitose (> 11.000/mcL [11 × 10⁹/L] em um estudo ou ≥ 10.400/mcL [10,4 × 10⁹/L] em outro estudo)	1,9-3,7	0,3-0,6
PCR > 20 mg/mL	3,8 (2,3-5,9)	0,5 (0,4-0,6)
Procalcitonina > 0,25 ng/mL	7,6 (3,3-15,1)	0,9 (0,8-0,9)

lavagem nasal – embora a capacidade de detectar coqueluche diminua com a maior duração da tosse. Nos pacientes com radiografias torácicas normais, as causas mais prováveis são gotejamento pós-nasal, asma ou DRGE. A presença de sintomas típicos dessas enfermidades implicará uma avaliação mais aprofundada ou a introdução de terapia empírica, embora geralmente os sintomas típicos estejam ausentes. Existem testes definitivos para determinação da presença de cada uma dessas entidades (Tab. 2.2). No entanto, uma abordagem recomendada é o tratamento empírico durante 2-4 semanas com um regime de reforço máximo para gotejamento pós-nasal, asma ou DRGE, pois a presença de qualquer dessas entidades não significa que elas sejam a causa da tosse. Algumas abordagens alternativas para a identificação de tosse reativa a corticosteroides causada por asma são: exame do escarro induzido para contagens aumentadas de eosinófilos (acima de 3%) ou o oferecimento de um teste empírico de prednisona, 30 mg diariamente, VO durante 2 semanas.

TABELA 2.2 Terapia empírica ou teste definitivo para tosse persistente

Problema sob suspeita	Etapa 1 (terapia empírica)	Etapa 2 (teste definitivo)
Gotejamento pós-nasal	Terapia para alergia ou sinusite crônica	Tomografia computadorizada sinusal; encaminhamento otorrinolaringológico
Asma	Beta-2-agonista	Espirometria; considerar uma tentativa com metacolina se normal
DRGE	Modificações no estilo de vida e dieta com ou sem IBP	Monitoramento do pH esofágico

Pode-se diagnosticar bronquite eosinofílica não asmática pela detecção de eosinófilos com a análise de escarro induzido, depois de excluídas outras causas de tosse crônica por meio de uma avaliação clínica, radiológica e da função pulmonar. Em geral, a tosse responde bem aos corticosteroides inalatórios.

A espirometria pode ajudar a medir a obstrução das grandes vias aéreas (p. ex., corpo estranho ou câncer) em pacientes com tosse e chiado persistentes e que não estejam respondendo ao tratamento da asma. Nos casos em que os testes de tratamento empírico não obtiveram êxito, avaliações adicionais com manometria de pH, endoscopia, ingestão de bário, TC dos seios nasais ou TCAR (tomografia computadorizada de alta resolução) do tórax podem identificar a causa.

Diagnóstico diferencial
A. Tosse aguda

A tosse aguda pode ser um sintoma de infecção aguda do trato respiratório, Covid-19, asma, rinite alérgica, IC e terapia com inibidor da ECA. Também há outras causas menos comuns.

Nos casos em que os níveis de atividade de doenças semelhantes à gripe na comunidade são altos, o diagnóstico clínico da gripe (tosse, febre, calafrios com ou sem suor, mialgias e início agudo) tem valor preditivo positivo de aproximadamente 70%; em geral, isso evita a necessidade da realização de testes diagnósticos rápidos para orientar decisões de isolamento e tratamento empírico. O *FluView* do CDC publica atualizações semanais de dados de vigilância da gripe (https://www.cdc.gov/flu/weekly/index.htm).

B. Tosse persistente e crônica

As causas da tosse persistente envolvem exposições ambientais (fumaça de cigarro, poluição do ar), exposições ocupacionais, coqueluche, gotejamento pós-nasal, asma (incluindo variante tussígena da asma), DRGE, DPOC, aspiração crônica, bronquiectasia, bronquite eosinofílica não asmática, tuberculose ou outra infecção crônica, doença pulmonar intersticial e carcinoma broncogênico. A prevalência de tosse um ano após a hospitalização por Covid-19 é de 2,5%. DPOC é causa comum de tosse persistente entre pacientes com mais de 50 anos que fumaram cigarros. Uma tosse persistente também pode ser decorrente da síndrome da tosse somática ou da tosse de tique, ou de uma disfunção das pregas vocais. No caso de insucesso com os testes de tratamento empírico, o médico deve considerar a possibilidade de outras causas de tosse crônica, p. ex., apneia obstrutiva do sono, hipertrofia das amígdalas ou da úvula e fungos ambientais (ver Cap. 38).

C. Tosse no paciente imunocomprometido

Em pacientes imunocomprometidos, a avaliação da tosse é igual à que se faz em pacientes imunocompetentes, mas com maior preocupação com a possibilidade de tuberculose (independentemente dos achados radiográficos), fungos, citomegalovírus, varicela, herpes-vírus e *Pneumocystis jirovecii*.

Tratamento
A. Tosse aguda

O tratamento da tosse aguda deve ter como meta a etiologia subjacente da doença, o reflexo da tosse e quaisquer fatores adicionais que exacerbam a tosse. Comumente a tosse se prolonga por 1 a 3 semanas, mas os pacientes frequentemente esperam que ela dure menos de 10 dias. Um estudo randomizado aberto de adultos com bronquite aguda não complicada (sintomas com menos de 3 semanas) não detectou qualquer benefício comparado ao tratamento habitual com dextrometorfano 15 mg, 3 vezes ao dia, inalador de brometo de ipratrópio 20 mcg, 2 inalações 3 vezes ao dia ou 30 mg de mel 3 vezes ao dia por até 14 dias.

Diante de um diagnóstico de gripe, a administração de oseltamivir oral ou de zanamivir ou peramivir intravenoso se revelou igualmente eficaz (1 dia a menos de doença), quando a medicação é iniciada dentro de 30-48 horas do início da doença; independentemente da duração da doença, o tratamento é recomendável quando os pacientes se apresentam com uma gripe grave, complicada ou progressiva e em pacientes que necessitam de hospitalização. Em infecções ou surtos documentados por *Chlamydophila* ou *Mycoplasma*, podem ser administrados antibióticos de primeira linha (p. ex., eritromicina ou doxiciclina); mas em pacientes com bronquite aguda não complicada, os antibióticos não atenuam a gravidade nem a duração da tosse. Em pacientes com bronquite e sibilância, os beta-2-agonistas inalados reduzem a gravidade e a duração da tosse. Em pacientes com tosse aguda, pode ser válido o tratamento do gotejamento pós-nasal que acompanha a tosse (com anti-histamínicos, descongestionantes, irrigação nasal salina ou corticosteroides nasais). Dois estudos constataram que codeína não é mais eficaz do que placebo na atenuação dos sintomas de tosse aguda.

B. Tosse persistente e crônica

Em geral, a avaliação e o tratamento da tosse persistente exigem várias consultas e testes terapêuticos, o que frequentemente leva à frustração, raiva e ansiedade dos pacientes. Nos casos de suspeita de infecção por coqueluche no início do curso, é apropriado tratar o paciente com um antibiótico macrolídeo (ver Cap. 35), com o objetivo de reduzir a eliminação e a transmissão do microrganismo. Nos casos em que a coqueluche se prolonga por mais de 7-10 dias, o tratamento com antibióticos não afetará a duração da tosse, que pode durar até 6 meses. A identificação precoce, a revacinação com dTPa e o tratamento são incentivados para pacientes adultos que trabalham ou que vivem com pessoas em alto risco de complicações da coqueluche (grávidas, bebês [particularmente menores de 1 ano] e indivíduos imunossuprimidos).

A Tabela 2.2 descreve os tratamentos empíricos para tosse persistente. Não há evidências para orientar a duração do tratamento para a tosse persistente causada por gotejamento pós-nasal, asma ou DRGE. Os estudos nesse campo não detectaram um benefício consistente da terapia com corticosteroides inalatórios em adultos com tosse persistente.

Não há evidências suficientes para recomendar tratamentos farmacológicos de rotina (antibióticos, broncodilatadores, mucolíticos) para aliviar a tosse crônica causada por bronquite crônica estável.

O pequeno percentual de pacientes com tosse crônica idiopática deve ser tratado em consulta com um otorrinolaringologista ou pneumologista; deve-se considerar uma TCAR dos pulmões. As opções terapêuticas são: *spray* de lidocaína na garganta; terapia com lidocaína nebulizada; e sulfato de morfina, 5-10 mg VO duas vezes ao dia. A presença de uma disfunção sensitiva dos ramos laríngeos do nervo vago pode contribuir para as síndromes de tosse persistentes – e pode explicar a eficácia da gabapentina e do baclofeno em alguns pacientes com tosse crônica.

A terapia fonoaudiológica combinada com pregabalina traz algum benefício para pacientes com tosse crônica refratária. Pacientes com síndrome de hipersensibilidade à tosse poderão ser beneficiados com uma terapia que objetiva mudar seu foco de atenção, de estímulos internos para pontos focais externos. Os IBP não são eficazes, se forem administrados isoladamente no tratamento da tosse crônica causada por refluxo gastroesofágico; em sua maioria, os benefícios parecem resultar de modificações no estilo de vida e na redução do peso.

Quando encaminhar

- Insucesso no controle da tosse persistente ou crônica, em seguida a testes de tratamento empírico.
- Pacientes com sintomas recorrentes devem ser encaminhados a um otorrinolaringologista, pneumologista ou gastroenterologista.

Quando hospitalizar

- Pacientes em alto risco de tuberculose, para os quais não se tem certeza sobre sua adesão às precauções respiratórias.
- Necessidade de broncoscopia urgente, p. ex., suspeita de corpo estranho.
- Lesão por inalação de fumaça ou fumos tóxicos.
- A tosse está prejudicando as trocas gasosas.
- Pacientes com alto risco de barotrauma (p. ex., pneumotórax recente).

Ahmad SR et al. The evolving clinical practice of chronic cough. Mayo Clin Proc. 2022;97:1164. [PMID: 35483988]

De Vincentis A et al; Associazione Italiana Pneumologi Ospedalieri (AIPO), Associazione Italiana Studio Tosse (AIST), Consiglio Nazionale delle Ricerche (CNR), Istituto Superiore Sanità (ISS), Società Italiana di Allergologia, Asma ed Immunologia Clinica (SIAAIC), Società Italiana di Geriatria e Gerontologia (SIGG), Società Italiana di Medicina Generale e delle Cure Primarie (SIMG), Società Italiana di Pneumologia (SIP). Chronic cough in adults: recommendations from an Italian intersociety consensus. Aging Clin Exp Res. 2022;34:1529. [PMID: 35666453]

Kardos P et al. German Respiratory Society guidelines for diagnosis and treatment of adults suffering from acute, subacute and chronic cough. Respir Med. 2020;170:105939. [PMID: 32843157]

Malesker MA et al. CHEST Expert Cough Panel. Chronic cough due to stable chronic bronchitis: CHEST Expert Panel Report. Chest. 2020;158:705. [PMID: 32105719]

Smith MP et al. CHEST Expert Cough Panel. Acute cough due to acute bronchitis in immunocompetent adult outpatients: CHEST Expert Panel Report. Chest. 2020;157:1256. [PMID: 32092323]

Dispneia

PERGUNTAS ESSENCIAIS

- Febre, tosse, risco de infecção por Covid-19 e dor no peito.
- Medições de sinais vitais; oximetria de pulso.
- Exame cardíaco e torácico.
- Solicitação de RXT e GSA em pacientes selecionados.

Considerações gerais

Dispneia é uma experiência ou percepção subjetiva de uma respiração desconfortável. A relação entre o nível de dispneia e a gravidade da doença subjacente varia muito. A dispneia pode resultar de problemas que amplificam o esforço mecânico da respiração (p. ex., asma, DPOC, fraqueza da musculatura respiratória, pneumotórax e derrame pleural [afetando também as trocas gasosas]), doença pulmonar alveolar (edema pulmonar, pneumonia, proteinose alveolar), condições que produzem taquipneia compensatória (p. ex., hipoxemia, acidose), vasculopatia pulmonar primária (hipertensão pulmonar) ou transtornos psicogênicos.

Achados clínicos
A. Sintomas

A duração, gravidade e periodicidade da dispneia são fatores que influenciam o ritmo da avaliação clínica. Diante de um paciente com dispneia de início rápido ou grave e na ausência de outras características clínicas, o médico deverá ficar atento à possibilidade de TEP, aumento da PDFVE ou pneumotórax.

Sempre se deve suspeitar de TEP quando um paciente com nova dispneia relata um histórico recente (últimas 4 semanas) de imobilização prolongada ou cirurgia, terapia com estrogênio ou outros fatores de risco para TVP (p. ex., histórico anterior de tromboembolismo, câncer, obesidade, trauma de membro inferior), mas também nos casos em que a causa da dispneia não é evidente. O IAM silencioso, que ocorre mais frequentemente em mulheres e em pessoas diabéticas, pode resultar em um aumento da PDFVE, em IC aguda e em dispneia. Em geral, o pneumotórax espontâneo vem acompanhado por dor no peito, ocorrendo com maior frequência em homens jovens e magros e naqueles com doença pulmonar subjacente.

Os sintomas concorrentes fornecem pistas sobre as causas da dispneia. Nos casos em que estejam presentes tosse e febre, a principal preocupação é uma doença pulmonar (em particular, infecção); miocardite, pericardite e embolia séptica também podem se apresentar com esse quadro. A dor torácica deve ser caracterizada mais especificamente como aguda ou crônica, pleurítica ou por esforço. Embora a dor torácica pleurítica aguda seja a regra em pacientes com pericardite aguda e no pneumotórax, na clínica ambulatorial a maioria dos pacientes com dor torácica pleurítica sofre pleurisia decorrente de uma infecção viral aguda do trato respiratório. Dor torácica periódica que precede o início da dispneia sugere isquemia miocárdica ou TEP. Em sua maioria, os casos de dispneia associada à sibilância são decorrentes de uma bronquite aguda; no entanto, outras causas são possíveis: asma de início recente, corpo estranho e disfunção das pregas vocais. Doença pulmonar intersticial e hipertensão pulmonar devem ser levadas em consideração em pacientes com sintomatologia (ou histórico) de doença do tecido conjuntivo. O médico deve considerar a possibilidade de linfangite carcinomatosa pulmonar se seu paciente for portador de malignidade, especialmente câncer de mama, pulmonar ou gástrico.

Quando um paciente relata dispneia importante com outras características leves ou ausentes, devemos considerar a possibilidade de TEP crônica e de causas não cardiopulmonares de comprometimento no fornecimento de oxigênio (anemia, metemoglobinemia, ingestão de cianeto, envenenamento por monóxido de carbono), acidose metabólica, transtorno de pânico e distúrbios neuromusculares.

O diagnóstico de insuficiência cardíaca com preservação da fração de ejeção (ICFEp) como causa da dispneia é proble-

mático, na ausência de uma congestão evidente; tal diagnóstico pode ser confirmado pela ecocardiografia.

Pacientes em fase de recuperação de sua infecção inicial por Covid-19 podem apresentar uma dispneia persistente como parte da síndrome da "Covid longa". A síndrome de platipneia-ortodeoxia se caracteriza por dispneia e hipoxemia quando a pessoa se senta ou fica em pé, melhorando na posição reclinada. Hipertireoidismo pode causar dispneia, em decorrência do aumento do impulso ventilatório, fraqueza da musculatura respiratória ou hipertensão pulmonar.

B. Exame físico

Um exame físico focado deve envolver uma avaliação da cabeça e do pescoço, tórax, coração e membros inferiores. A inspeção visual do paciente pode sugerir doença obstrutiva das vias aéreas (respiração com lábios franzidos, uso de músculos respiratórios acessórios, tórax em forma de barril), pneumotórax (expansibilidade assimétrica) ou acidose metabólica (respirações de Kussmaul). Em alguns casos, pacientes na iminência de sofrer obstrução das vias aéreas superiores (p. ex., epiglotite, corpo estranho) ou com asma grave assumem uma posição de tripé. Chiado focal sugere a presença de um corpo estranho ou outra obstrução brônquica.

A altura laríngea máxima (i.e., a distância entre o topo da cartilagem tireóidea e a incisura supraesternal, na expiração final) é uma medida de hiperinsuflação. A doença obstrutiva das vias aéreas é praticamente inexistente quando um paciente não fumante com menos de 45 anos tem uma altura laríngea máxima superior a 4 cm; os fatores que aumentam a probabilidade de doença obstrutiva das vias aéreas (em pacientes sem doença obstrutiva das vias aéreas conhecida) são: histórico do paciente com mais de 40 maços de cigarro-ano (razão de verossimilhança [LR] ajustada+ 11,6; LR– 0,9), idade do paciente de 45 anos ou mais (LR+ 1,4; LR– 0,5) e altura máxima da laringe ≤ 4 cm (LR+ 3,6; LR– 0,7). Com todos esses três fatores presentes, o LR+ sobe para 58,5 e o LR– cai para 0,3.

A ausência dos sons respiratórios sugere pneumotórax. Um componente pulmonar acentuado da segunda bulha cardíaca (hiperfonese de B2) é um sinal de hipertensão pulmonar e de TEP.

Os preditores clínicos de aumento da PDFVE em pacientes dispneicos sem histórico prévio de IC são: taquicardia, hipotensão sistólica, distensão da veia jugular, refluxo hepatojugular, crepitações bibasais, terceira bulha cardíaca, edema de membros inferiores e, na radiografia torácica, achados de redistribuição vascular pulmonar ou de cardiomegalia. Quando nenhum desses preditores clínicos está presente, há baixa probabilidade (menos de 10%) de aumento da PDFVE, mas quando dois ou mais deles estão presentes, a probabilidade passa a ser alta (> 90%) de aumento da PDFVE.

C. Estudos diagnósticos

As causas de dispneia tratáveis sem a RXT são poucas: anemia, envenenamento por monóxido de carbono e ingestões causadoras de acidose láctica e metemoglobinemia.

1. **Radiografia do tórax** – Para a maioria dos pacientes, o diagnóstico de pneumonia deve ser confirmado por RXT; além disso, a presença de níveis sanguíneos elevados de procalcitonina ou PCR podem dar suporte ao diagnóstico de pneumonia em casos ambíguos, ou em presença de doença pulmonar intersticial. Por outro lado, um nível baixo de procalcitonina pode ajudar na exclusão de pneumonia em pacientes dispneicos que se apresentem com IC. (Ver a Tab. 2.1 para outros achados diagnósticos em pneumonia.)

   A RXT tem sensibilidade moderada (53-75%) e especificidade alta (86-96%) para IC de início recente (representada pela redistribuição da circulação venosa pulmonar). Esse procedimento pode ajudar a orientar o tratamento de pacientes com outras doenças cardíacas. O NT-proBNP pode auxiliar no diagnóstico de IC (ver em seguida). Uma RXT expiratória final melhora a detecção de um pneumotórax incipiente. Uma RXT normal tem valor diagnóstico substancial. Nos casos em que não haja evidência de DPOC ou IC pelo exame físico e com as RXT e o ECG normais, as principais causas restantes de dispneia são: TEP, infecção por *P. jirovecii* (a radiografia inicial pode ser normal em até 25%), obstrução das vias aéreas superiores, corpo estranho, anemia e acidose metabólica. Se um paciente se apresentar com taquicardia ou hipoxemia, mas com RXT e ECG normais, justifica-se a realização de testes para exclusão de embolia pulmonar, anemia ou acidose metabólica.

2. **Ultrassonografia no local de atendimento (*Point-of-care ultrasonography, Pocus*)** – Quando o uso de Pocus foi acrescentado a procedimentos diagnósticos padronizados, estudos confirmaram que essa estratégia resulta em diagnósticos significativamente mais corretos em termos estatísticos para pacientes que sofrem de dispneia aguda, em comparação com o uso exclusivo dos procedimentos diagnósticos de rotina. Pocus melhora consistentemente as sensibilidades e especificidades dos procedimentos diagnósticos de rotina na detecção de IC, pneumonia, TEP, derrame pleural ou pneumotórax.

3. **TC torácica de alta resolução** – Este exame é de grande utilidade na avaliação de doença pulmonar intersticial e alveolar. A TC helicoidal ("espiral") é importante na obtenção do diagnóstico de TEP, pois suas imagens são de alta resolução e exigem apenas que o paciente "prenda a respiração" uma vez. Mas objetivando minimizar exames desnecessários e a exposição à radiação, primeiramente o médico deve empregar uma regra para tomada de decisão clínica, no sentido de descartar TEP aguda, como, p. ex., o Perc (*Pulmonary Embolism Rule-Out Criteria*), o escore de Wells, os escores de Genebra revisados com limiares de dímero D fixos ou adaptados, ou o algoritmo Years. O médico pode abrir mão da tomografia computadorizada em pacientes com baixa probabilidade de embolia pulmonar, quando são mais prováveis outras causas de dispneia (ver Cap. 9).

4. **Teste de função pulmonar com capacidade de difusão para o monóxido de carbono** – Um valor baixo para DLCO (difusão de monóxido de carbono) está associado a doença pulmonar intersticial, enfisema, doença vascular pulmonar, IC crônica e toxicidade medicamentosa. Um DLCO acima do limite superior do normal (um achado incomum) pode ser observado em pacientes com asma, obesidade ou aumento do volume sanguíneo ou da hemoglobina (policitemia, derivação cardíaca da esquerda para a direita, gravidez, hemorragia pulmonar).

5. **Teste de exercício cardiopulmonar** – Um teste de exercício máximo acompanhado por uma análise das trocas gasosas, para determinação da ventilação minuto, frequência cardíaca, captação de oxigênio e produção de dióxido de carbono, poderá ajudar a determinar a causa da dispneia de esforço, de intolerância ao exercício ou da hipoxemia induzida por exercício.

6. **BNP sérico e troponina cardíaca** – Os achados laboratoriais sugestivos de aumento da PDFVE são: níveis séricos elevados de BNP ou NT-proBNP. Uma IC descompensada aguda é possibilidade improvável se NT-proBNP estiver abaixo de 300 pg/mL, ou se BNP < 100 pg/mL e o ECG fornecer um resultado normal. A troponina T cardíaca de alta sensibilidade (hs-CTnT) pode ser um marcador de ICFEp causando dispneia.

7. **Gasometria arterial** – O médico poderá solicitar uma medição da gasometria arterial se houver ambiguidade no exame clínico e nos testes diagnósticos de rotina. Com duas notáveis exceções (envenenamento por monóxido de carbono e toxicidade por cianeto), a medição da GSA diferencia entre as causas de dispneia por aumento do esforço mecânico (acidose respiratória com ou sem hipoxemia), da taquipneia compensatória (alcalose respiratória com ou sem hipoxemia ou acidose metabólica) e da dispneia psicogênica (alcalose respiratória). O monóxido de carbono e o cianeto comprometem o fornecimento de oxigênio diante de alterações mínimas na PaO_2; a porcentagem de carboxi-hemoglobina identifica a toxicidade por monóxido de carbono. Devemos considerar a possibilidade de envenenamento por cianeto quando uma profunda acidose láctica se segue à exposição do indivíduo ao vinil queimado (p. ex., incêndio em um teatro, ou acidente industrial). Também é possível confirmar uma suspeita de envenenamento por monóxido de carbono ou de metemoglobinemia com a obtenção de níveis de metemoglobina ou de carboxi-hemoglobina venosa. O teste para os gases no sangue venoso também é uma opção; ele serve para avaliar os quadros ácido-básico e respiratório mediante a determinação da $PaCO_2$ e do pH venoso; mas o teste não consegue fornecer informações sobre a oxigenação. Para uma correlação com os valores da GSA, tipicamente o pH venoso está mais baixo em 0,03-0,05 unidades, e a $PaCO_2$ venosa é tipicamente 4-5 mmHg maior do que as amostras arteriais.

8. **Oximetria de pulso** – Tendo em vista que a realização da gasometria arterial é impraticável na maioria dos ambientes ambulatoriais, a oximetria de pulso é uma opção válida para a avaliação da dispneia no consultório. Valores de saturação de oxigênio superiores a 96% quase sempre correspondem a uma PaO_2 > 70 mmHg, enquanto valores menores que

94% podem indicar uma hipoxemia clinicamente significativa. São importantes exceções a essa regra a toxicidade por monóxido de carbono, que leva a oxigênio normal e metemoglobinemia, tendo como resultado uma saturação de oxigênio de cerca de 85%, que não aumenta com a suplementação de oxigênio. Na detecção de uma hipóxia oculta, a oximetria de pulso tem menor precisão em pacientes negros (OR, 2,57), em comparação com pacientes brancos. No paciente delirante ou obnubilado portador de doença pulmonar obstrutiva, é importante que se faça uma medição imediata da GSA, para a exclusão de hipercapnia e a necessidade de intubação, independentemente da saturação de oxigênio. Se o paciente relatar a ocorrência de dispneia com esforço, mas com um resultado normal para a oximetria em repouso, a avaliação da dessaturação por meio de deambulação (p. ex., uma caminhada rápida pela clínica) poderá ser estratégia útil para a confirmação de comprometimento nas trocas gasosas. Pessoas portadoras de Covid-19 podem se apresentar com baixa saturação de oxigênio, com dispneia mínima e dessaturação profunda diante de um esforço mínimo.

Para aqueles pacientes sabidamente não portadores de doença cardíaca ou pulmonar que relatam dispneia com esforço, os testes mais informativos são: espirometria, NTproBNP e imagens de TC.

A dispneia episódica pode ser um evento desafiador, se não for possível realizar uma avaliação durante os sintomas. As causas com risco para a vida do paciente são: TEP recorrente, isquemia miocárdica e doença reativa das vias aéreas. Quando a dispneia se segue a um evento emocional ou fisicamente estressante, o médico deverá considerar a possibilidade de cardiomiopatia de Takotsubo (cardiomiopatia de estresse ou "síndrome do coração partido"). Quando associada a uma sibilância audível, deve ser levada em conta possível disfunção das pregas vocais, sobretudo em uma mulher jovem que não responda ao tratamento para asma. A espirometria é procedimento útil para uma melhor classificação dos pacientes com doença obstrutiva das vias aéreas, mas raramente haverá necessidade desse teste na avaliação inicial ou emergencial de pacientes com dispneia aguda.

Diagnóstico diferencial

Algumas doenças urgentes e emergentes capazes de causar dispneia aguda são: pneumonia, DPOC, asma, pneumotórax, TEP, doença cardíaca (p. ex., IC, IM agudo, disfunção valvar, arritmia, *shunt* intracardíaco), derrame pleural, Covid-19, hemorragia alveolar difusa, acidose metabólica, toxicidade por cianeto, metemoglobinemia e envenenamento por monóxido de carbono. A dispneia crônica pode ser causada por doença pulmonar intersticial, hipertensão pulmonar ou proteinose alveolar pulmonar.

Tratamento

Enquanto aguardam o diagnóstico, os pacientes com hipoxemia devem ser imediatamente tratados com oxigênio suplementar, a menos que haja uma robusta suspeita de hipercapnia significativa, no aguardo da determinação da GSA. No tratamento da insuficiência respiratória aguda, o uso de oxigênio nasal de alto fluxo pode reduzir a mortalidade por todas as causas, os percentuais de intubação e a pneumonia adquirida no hospital, em comparação com a ventilação não invasiva. É frequente a ocorrência de dispneia em pacientes próximos do fim da vida. A terapia com opioides, ansiolíticos e corticosteroides pode proporcionar um alívio substancial, independentemente da gravidade da hipoxemia. Os opioides inalatórios não são eficazes.

A oxigenoterapia traz mais benefícios para aqueles pacientes com hipoxemia significativa (PaO_2 inferior a 55 mmHg) (ver Cap. 5). Em pacientes com DPOC grave e com hipoxemia, a oxigenoterapia melhora o desempenho do exercício e a taxa de mortalidade. Programas de reabilitação pulmonar são outra opção terapêutica para pacientes com DPOC moderada a grave, ou com fibrose pulmonar intersticial. O médico poderá considerar o uso de ventilação não invasiva para pacientes com dispneia causada por uma exacerbação aguda da DPOC.

Quando encaminhar

- Após a estabilização aguda, pacientes com DPOC avançada devem ser encaminhados a um pneumologista, e pacientes com IC ou doença cardíaca valvular devem ser encaminhados a um cardiologista.
- Pacientes que apresentam toxicidade por cianeto ou envenenamento por monóxido de carbono devem ser tratados em conjunto com um toxicologista.
- Pode-se considerar um transplante de pulmão para pacientes com doença pulmonar intersticial avançada.

Quando hospitalizar

- Comprometimento das trocas gasosas por qualquer causa, ou alto risco de TEP na dependência de um diagnóstico definitivo.
- Suspeita de toxicidade por cianeto ou de envenenamento por monóxido de carbono.

Chiu L et al. Meta-analysis of point-of-care lung ultrasonography versus chest radiography in adults with symptoms of acute decompensated heart failure. Am J Cardiol. 2022;174:89.Erratum in: Am J Cardiol. 2022;180:173. [PMID: 35504747]

Corson-Knowles DR et al. In outpatients, low or moderate clinical pretest probability with probability-defined D-dimer cut points ruled out PE. Ann Intern Med. 2020;172:JC47. [PMID: 32311731]

Gartlehner G et al. Point-of-care ultrasonography in patients with acute dyspnea: an evidence report for a clinical practice guideline by the American College of Physicians. Ann Intern Med. 2021;174:967. [PMID: 33900798]

Stals MAM et al. Safety and efficiency of diagnostic strategies for ruling out pulmonary embolism in clinically relevant patient subgroups: a systematic review and individual-patient data meta-analysis. Ann Intern Med. 2022;175:244. [PMID: 34904857]

Valbuena VSM et al. Racial bias in pulse oximetry measurement among patients about to undergo ECMO in 2019-2020, a retrospective cohort study. Chest. 2022;161:971. [PMID: 34592317]

Hemoptise

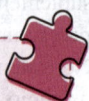

Considerações gerais

Hemoptise é a expectoração de sangue que tem origem abaixo das pregas vocais. Comumente classifica-se a hemoptise como trivial, leve ou maciça – esta última definida como mais de 200-600 mL (cerca de 1-2 xícaras) de sangue em 24 horas. Uma definição útil para a hemoptise maciça é: qualquer volume que seja hemodinamicamente significativo ou que ameace a ventilação. Um estudo avaliou a mortalidade hospitalar por hemoptise em 6,5%. O objetivo inicial do manejo da hemoptise maciça é terapêutico, não diagnóstico.

As causas da hemoptise podem ser classificadas anatomicamente.

O sangue nas **vias aéreas superiores** pode ser proveniente de uma invasão maligna ou de um corpo estranho.

A hemoptise das **vias aéreas inferiores** pode surgir em casos de DPOC, bronquiectasia, doença de Dieulafoy brônquica, ou carcinoma broncogênico.

A **vasculatura pulmonar** pode ser a fonte de hemoptise em pacientes com insuficiência do VE, estenose mitral (da valva atrioventricular esquerda), TEP, hipertensão arterial pulmonar, telangiectasia, malformações arteriovenosas e múltiplos aneurismas da artéria pulmonar. A hemorragia alveolar difusa – que se manifesta por infiltrados alveolares, visualizados na radiografia torácica – é decorrente do sangramento de pequenos vasos, geralmente causado por distúrbios autoimunes ou hemostáticos, ou sendo raramente precipitada por uma emergência hipertensiva, terapia anticoagulante ou infecção.

A **circulação sistêmica** pode ser a origem da hemoptise nos casos de sequestro pulmonar intralobar ou fístula aorto-brônquica.

Causam hemoptise as doenças do **parênquima pulmonar** resultantes de pneumonia, infecções fúngicas, inalação de *crack*, granulomatose com poliangiite, ou arterite de Takayasu com arterite pulmonar. A hemoptise também pode ser causada pelas doenças parasitárias paragonimíase (causa mais comum em todo o mundo) e equinococose humana (também chamada de doença hidática).

Na maioria dos casos de hemoptise em pacientes que se apresentam no ambiente ambulatorial, o problema é causado por uma infecção (p. ex., bronquite aguda ou crônica, pneumonia, tuberculose, infecção pelo complexo *Mycobacterium avium*, aspergilose). A hemoptise decorrente de um câncer de pulmão aumenta com a idade, sendo responsável por até 20% dos casos entre adultos mais idosos. A hipertensão venosa pulmonar (p. ex., estenose mitral, EP) causa hemoptise em menos

de 10% dos casos. A maioria dos casos de hemoptise sem causa visível na tomografia computadorizada ou na broncoscopia desaparecerá em 6 meses sem necessidade de tratamento, com a notável exceção de pacientes com alto risco de câncer de pulmão (pacientes que fumam cigarros e tenham mais de 40 anos). Uma hemorragia iatrogênica pode se seguir a biópsias pulmonares transbrônquicas, procedimentos de anticoagulação ou ruptura da artéria pulmonar causada pela colocação distal de um cateter com ponta de balão. Em pacientes com pressão arterial pulmonar elevada, a apneia obstrutiva do sono pode ser um fator de risco para hemoptise. Amiloidose pulmonar pode causar hemoptise, assim como a endometriose. Em até 15-30% dos casos não se consegue identificar o fator causal.

Achados clínicos

A. Sintomas

A expectoração com sangue no contexto de uma infecção do trato respiratório superior em um jovem saudável e não fumante (idade abaixo de 40 anos) não justifica uma avaliação diagnóstica extensa, se a hemoptise diminuir com a resolução da infecção. Mas com frequência a presença de hemoptise é sinal de doença grave, especialmente em pacientes com alta probabilidade precedente de alguma patologia pulmonar subjacente. A hemoptise é o único sintoma considerado como preditor específico de câncer de pulmão. Sua presença é presságio de alto risco de mortalidade em casos de infecção por Covid-19. Durante a avaliação, não há necessidade de diferenciar uma expectoração com sangue de uma tosse hemoprodutiva; o objetivo do histórico é identificar pacientes em risco para um dos distúrbios listados anteriormente. As características importantes e pertinentes são a duração dos sintomas, presença de infecção respiratória e a prática do tabagismo, no passado ou atualmente. O médico deve excluir as fontes não pulmonares de hemorragia – dos seios nasais ou do trato GI.

B. Exame físico

Achados de FC elevada, hipotensão e diminuição da saturação de oxigênio sugerem a ocorrência de uma hemorragia volumosa, o que justifica uma avaliação/estabilização de emergência. As narinas e a orofaringe devem ser cuidadosamente inspecionadas para a possível identificação de uma origem do sangramento nas vias aéreas superiores. O exame do tórax e do coração pode revelar evidências de IC ou de estenose mitral.

C. Estudos diagnósticos

A avaliação diagnóstica deve incluir uma radiografia torácica e um hemograma completo. Em circunstâncias específicas, devem ser solicitadas provas de função renal, urinálise e estudos de coagulação. A hematúria que acompanha a hemoptise pode ser uma pista para doença de anticorpo antimembrana basal glomerular, ou para vasculite. A broncoscopia flexível revela a presença de um câncer endobrônquico em 3-6% dos pacientes com hemoptise com uma radiografia torácica normal (não lateralizante). Quase todos esses pacientes têm mais de 40 anos e são fumantes, e na maioria deles, seus sintomas se prolongarão por mais de uma semana. Uma tomografia computadorizada de alta resolução do tórax complementa a broncoscopia; a TCAR pode visualizar bronquiectasias e malformações arteriovenosas não suspeitadas e em muitos casos irá revelar cânceres endobrônquicos centrais. Trata-se do exame de escolha para suspeitas de pequenas malignidades periféricas. A angiografia pulmonar por TC helicoidal é o exame de escolha inicial na avaliação de pacientes com suspeita de TEP, embora seja preciso muito cuidado para evitar a administração de grandes cargas de contraste, mesmo diante de uma DRC leve (creatinina sérica > 2,0 g/dL ou creatinina em rápido aumento ao longo da faixa normal). Pode-se evitar o uso da tomografia computadorizada helicoidal em pacientes com risco "improvável" de TEP; para tanto, usa-se a pontuação de Wells ou a regra Perc (*Pulmonary Embolism Rule-Out Criteria*) para TEP e o exame sensível de dímero D (ver Cap. 9). A ecocardiografia pode revelar evidências de IC ou de estenose mitral. A angiografia por TC multidetectora é o estudo de escolha para determinar a localização, etiologia e mecanismo do sangramento.

Tratamento

O tratamento da **hemoptise leve** consiste em identificar e tratar a causa específica. Um estudo controlado randomizado (RCT) duplo-cego comparou o tratamento com inalações de ácido tranexâmico (um medicamento antifibrinolítico) *versus* placebo (solução salina normal) em pacientes hospitalizados com hemoptise leve (menos de 200 mL de sangue expectorado por 24 horas). Nesse estudo, os pesquisadores observaram uma resolução mais rápida do sangramento, menor tempo de internação hospitalar e menor número de procedimentos invasivos no grupo tratado com ácido tranexâmico. Uma redução na mortalidade hospitalar foi observada em um estudo randomizado separado (taxa de mortalidade de 11,5% no grupo controle *versus* 9,0% em pacientes medicados com ácido tranexâmico).

A **hemoptise maciça** representa risco para a vida do paciente. As vias aéreas devem ser protegidas com intubação endotraqueal, garantia de ventilação e manutenção de uma circulação eficaz. Se a localização do ponto de sangramento for conhecida, o paciente deverá ser posicionado em decúbito, com o pulmão envolvido voltado para baixo. A presença de uma hemorragia incontrolável justifica uma broncoscopia rígida e consulta cirúrgica. Em pacientes estáveis, a broncoscopia flexível pode localizar o ponto de sangramento, e a angiografia pode embolizar as artérias brônquicas envolvidas. Inicialmente, a embolização é eficaz em 85% dos casos, embora possa ocorrer ressangramento em até 20% dos pacientes ao longo do ano seguinte. A artéria espinal anterior emerge da artéria brônquica em até 5% das pessoas; portanto, poderá ocorrer paraplegia se ela for inadvertidamente canulada e embolizada.

Quando encaminhar

- Encaminhe a um pneumologista quando houver necessidade de uma broncoscopia do trato respiratório inferior.
- Encaminhe a um otorrinolaringologista quando a origem do sangramento for identificada no trato respiratório superior.

- Encaminhe a um hematologista quando uma coagulopatia grave complicar o tratamento.

Quando hospitalizar

- Para estabilizar o sangramento em pacientes em risco de sofrer hemoptise maciça, ou se ela já estiver presente.
- Para corrigir a coagulação desordenada (usando fatores de coagulação e/ou plaquetas) ou para reverter a anticoagulação.
- Para estabilizar as trocas gasosas.

Davidson K et al. Managing massive hemoptysis. Chest. 2020;157:77. [PMID: 31374211]
Gopinath B et al. Nebulized vs IV tranexamic acid for hemoptysis: a pilot randomized controlled trial. Chest. 2023;163:1176. [PMID:36410494]
Jaqua EE et al. Respiratory symptom evaluation in adults: hemoptysis. FP Essent. 2023;528:25. [PMID: 37220189]

Dor torácica

PERGUNTAS ESSENCIAIS

- Início da dor, suas características, localização/dimensões, duração, periodicidade e exacerbadores; falta de ar.
- Sinais vitais; exames cardíacos e torácicos.
- ECG e biomarcadores de necrose miocárdica em pacientes selecionados.

Considerações gerais

A dor torácica (ou desconforto no peito) pode ocorrer como resultado de doença cardiovascular, pulmonar, pleural ou musculoesquelética; distúrbios esofágicos ou outros distúrbios gastrointestinais; herpes-zóster; uso de cocaína; ou estados de ansiedade. A frequência e a distribuição de causas fatais de dor no peito, como SCA, pericardite, dissecção aórtica, angina vasoespástica, TEP, pneumonia e perfuração esofágica, variam substancialmente entre os cenários clínicos.

LES, artrite reumatoide, TFG reduzida e infecção por HIV são condições que conferem forte risco de DAC. A SCA precoce (que ocorre em pacientes com 35 anos ou menos) pode representar trombose aguda, independentemente de doença aterosclerótica subjacente. Os fatores de risco para SCA precoce são obesidade, hipercolesterolemia familiar e tabagismo.

Embora comparativamente a SCA apresente uma gama mais ampla de sintomas em mulheres do que em homens, as características típicas de dor torácica do IAM não diferem em frequência ou intensidade entre homens e mulheres.

Tendo em vista que a TEP pode se apresentar com uma variedade de sintomas, são essenciais uma busca ativa pelo diagnóstico e a avaliação rigorosa dos fatores de risco para TEV. Os fatores de risco para TEV são: câncer, trauma, cirurgia recente, imobilização prolongada, gravidez, uso de anticoncepcionais orais, histórico familiar, IC, DPOC e histórico anterior de TEV. A anemia falciforme pode ser causa de síndrome torácica aguda, geralmente havendo dor torácica, febre e tosse.

Achados clínicos

A. Sintomas

Geralmente a isquemia miocárdica é descrita como uma sensação entorpecente e dolorida de "pressão", "aperto", "contração" ou "gases", em lugar de aguda ou espasmódica. O sintoma mais comum de apresentação de SCA, relatado por 79% dos homens e 74% das mulheres, é um desconforto torácico em repouso. É pouco comum o relato de uma dor que atinge intensidade máxima em segundos. Os sintomas isquêmicos geralmente diminuem em 5-20 minutos, mas podem se prolongar por mais tempo. A ocorrência de sintomas progressivos ou de sintomas em repouso pode representar uma angina instável. Para até um terço dos pacientes com IM agudo, não há relato de dor torácica. Em pacientes que sofreram infarto do miocárdio com supradesnivelamento do segmento ST (IAMCSST), a dor torácica estará presente em mais de 90% das pessoas com menos de 65 anos, mas em apenas 57% das pessoas com mais de 85 anos.

É provável que uma dor torácica contínua com duração de 24 horas ou mais não seja decorrente de um IAM (LR, 0,15). No entanto, dor torácica com duração de 1 minuto ou menos não exclui IAM (LR, 0,95). Quando presente, é comum que a dor causada por uma isquemia miocárdica seja acompanhada por uma sensação de ansiedade ou desconforto. Em geral, essa dor tem localização retroesternal ou precordial esquerda. Tendo em vista que o coração não possui inervação somática, é difícil localizar com precisão a dor causada pela isquemia cardíaca; em geral, a dor é referida na garganta, mandíbula inferior, ombros, parte interna dos braços, parte superior do abdome ou costas. A dor isquêmica pode ser precipitada ou exacerbada por esforço físico, baixas temperaturas, refeições, estresse ou por combinações desses fatores, sendo geralmente aliviada pelo repouso. Contudo, muitos episódios não seguem esses padrões, tendo sido observada uma gama mais ampla de sintomas de SCA mais comumente em mulheres, adultos mais idosos e pessoas com diabetes *mellitus*. Outros sintomas associados à SCA são: falta de ar; tontura; sensação de alguma fatalidade iminente; e sintomas vagais, como náusea e diaforese. Em pessoas mais idosas, uma queixa corriqueira de apresentação da SCA é uma fadiga incomum ou inexplicável.

Os sintomas de apresentação do IAM em pacientes com idades entre 18 e 55 anos (média de idade, 47 anos) diferem entre homens e mulheres. O estudo Virgo, que envolveu essa coorte mais jovem, hospitalizada por causa de IAM, constatou que as mulheres têm mais propensão do que os homens para apresentar três ou mais sintomas associados (p. ex., sintomas epigástricos; palpitações; e dor ou desconforto na mandíbula, pescoço, braços ou entre as escápulas; 61,9% para mulheres *versus* 54,8% para homens). Em análises ajustadas, mulheres com um IAMCSST demonstraram maior propensão do que os homens para se apresentarem sem dor no peito (OR, 1,51). Em comparação com os homens, as mulheres tinham maior propensão para perceber sintomas como estresse/ansiedade (20,9% *versus* 11,8%); porém, menos propensas para atribuir seus sintomas à dor muscular (15,4% *versus* 21,2%).

Uma análise observou as seguintes características clínicas associadas ao IAM: dor no peito irradiante para o braço esquerdo e/ou direito (LR, 2,3); diaforese (LR, 2,0); náusea e vômito (LR, 1,9); terceira bulha cardíaca (LR, 3,2); pressão arterial sistólica ≤ 80 mm Hg (LR, 3,1); crepitações pulmonares (LR, 2,1); qualquer elevação do segmento ST ≥ 1 mm (LR, 11,2); qualquer depressão do ST (LR, 3,2); qualquer onda Q (LR, 3,9); qualquer defeito de condução (LR, 2,7); e novo defeito de condução (LR, 6,3).

Uma metanálise relatou que as características clínicas e os fatores de risco diante de LR positivos maiores para SCA foram: teste de estresse prévio anormal (especificidade, 96%; LR, 3,1), doença arterial periférica (especificidade, 97%; LR, 2,7) e irradiação da dor para ambos os braços (especificidade, 96%; LR, 2,6), bem como os seguintes achados de ECG: depressão do segmento ST (especificidade, 95%; LR, 5,3) e qualquer evidência de isquemia (especificidade, 91%; LR, 3,6). Os escores de risco derivados do estudo Heart (https://www.mdcalc.com/heart-score-major-cardiacevents) e do estudo Timi (https://www.mdcalc.com/timirisk-score-ua-nstemi#use-cases) tiveram bom desempenho na detecção de SCA (LR, 13 para o escore Heart de 7-10 e LR, 6,8 para o escore Timi de 5-7).

A hipertrofia de qualquer dos ventrículos ou uma estenose aórtica pode dar origem a uma dor no peito com características menos típicas. A pericardite causa uma dor que pode ser mais intensa quando o indivíduo se encontra em decúbito dorsal, comparativamente com a posição em pé, aumentando com a respiração, tosse ou deglutição. Em geral, a dor torácica pleurítica não é isquêmica, e a dor durante a palpação pode ser indício de causa musculoesquelética. Classicamente, a dissecção aórtica gera uma dor dilacerante com início abrupto e de grande intensidade, frequentemente se irradiando para as costas; no entanto, essa apresentação clássica ocorre em pequeno percentual de casos. A dissecção aórtica anterior também pode levar a uma isquemia miocárdica ou cerebrovascular.

Em casos de TEP, a dor no peito está presente em cerca de 75% dos casos. Ao se avaliar um paciente com suspeita de TEP, o principal objetivo é determinar o risco clínico de TEV com base no histórico clínico e nos sintomas e sinais associados (ver acima e também o Cap. 9). Outra causa de dor no peito é a ruptura do esôfago torácico por procedimento iatrogênico ou por vômito.

B. Exame físico

Durante o exame físico, ocasionalmente os achados podem fornecer pistas importantes para a causa subjacente da dor no peito; mas o médico nunca deverá usar um exame físico normal como a única fundamentação para descartar a maioria das causas de dor no peito, particularmente SCA e dissecção aórtica. Os sinais vitais (inclusive a oximetria de pulso) e o exame cardiopulmonar são os primeiros passos para que seja avaliada a urgência e o ritmo dos exames subsequentes e da investigação diagnóstica. Embora a dor torácica reprodutível ou piorada à palpação sugira enfaticamente uma causa musculoesquelética, até 15% dos pacientes com SCA terão sensibilidade reprodutível na parede torácica. Em um estudo, a dor torácica reprodutível teve um valor preditivo negativo de 98%. Um processo xifoide saliente e doloroso à palpação pode indicar xifodinia. Devemos suspeitar de síndrome da costela deslizante nos casos em que a dor torácica é reproduzida pelo examinador com a manobra de puxar superior e anteriormente com os dedos por baixo da margem costal. Foi demonstrada alta correlação entre o ato de apontar para o local da dor com um dedo com dor torácica não isquêmica.

A dissecção aórtica pode resultar em pressões sanguíneas diferentes entre os braços (superiores a 20 mmHg), déficits na amplitude de pulso e o surgimento de novos sopros diastólicos. Embora a hipertensão seja considerada como regra em pacientes com dissecção aórtica, em até 25% dos pacientes observa-se uma pressão arterial sistólica abaixo dos 100 mmHg.

Um atrito de fricção pericárdica sinaliza pericardite, até prova em contrário. Esse atrito pode ser auscultado mais apropriadamente se o paciente estiver sentado e voltado para a frente ao final da expiração. A presença de tamponamento deve ser excluída em todos os pacientes com diagnóstico clínico de pericardite com a avaliação de pulso paradoxal (uma diminuição na pressão arterial sistólica superior a 10 mmHg durante a inspiração) e com uma inspeção das pulsações venosas jugulares. É comum a ocorrência de enfisema subcutâneo em seguida à perfuração do esôfago cervical, mas o enfisema estará presente em apenas cerca de um terço das perfurações torácicas (ou seja, aqueles eventos para os quais os pacientes se apresentam mais comumente com dor no peito).

Geralmente, a ausência de achados anormais em um exame físico em pacientes com suspeita de TEP serve para *aumentar* sua probabilidade; mas deve-se ter em mente que um exame físico normal também é compatível com os problemas de transtorno de pânico/ansiedade e doença musculoesquelética, que ocorrem mais comumente.

C. Estudos diagnósticos

1. **ECG** – A menos que o médico possa confirmar um diagnóstico concomitante, justifica-se a obtenção de um ECG na avaliação inicial da maioria dos pacientes com dor torácica aguda; esse exame ajuda a excluir SCA. Em comparação com pacientes brancos, nos pacientes negros que chegaram ao pronto-socorro com dor torácica, foi menor a probabilidade de solicitação médica de ECG (OR ajustado = 0,82). Em um estudo de 11 prontos-socorros na Itália, 67% dos pacientes com SCA confirmada apresentaram novas alterações no ECG (*versus* apenas 6,2% entre pacientes sem SCA). No ECG, a elevação do segmento ST é o achado considerado como o preditor mais forte de IAM; no entanto, em até 20% dos pacientes com SCA, o ECG pode ter resultado normal.

   No pronto-socorro, pacientes com suspeita de SCA poderão ser removidos do monitoramento cardíaco com segurança se estiverem sem dor na avaliação clínica inicial e seu ECG tiver resultado normal ou inespecífico. Essa regra de tomada de decisão teve 100% de sensibilidade

para arritmia grave. Em seu acompanhamento, pacientes clinicamente estáveis com fatores de risco para DCV, ECG normal, biomarcadores cardíacos normais e sem nenhum diagnóstico alternativo (p. ex., DRGE típica ou costocondrite), deve ser obtido um teste de esforço oportuno, no qual sejam obtidas imagens de perfusão. Contudo, mais de 25% dos pacientes com dor torácica estável que são encaminhados para exames não invasivos apresentarão artérias coronárias normais e nenhum evento clínico no longo prazo. Com o ECG, o médico também poderá obter evidências para diagnósticos alternativos, p. ex., pericardite e TEP.

2. **Troponinas** – Uma estratégia eficiente para que seja determinado se há baixo risco (ou não) para pacientes com dor torácica consiste em seguir protocolos diagnósticos com um único estudo de troponina de alta sensibilidade em combinação com uma avaliação clínica padronizada. Com isso, o médico poderá decidir se seu paciente pode ter alta do pronto-socorro. Um estudo do escore Heart modificado, que consistiu em uma única coleta de sangue, demonstrou sensibilidade de 100% para eventos cardíacos adversos maiores em 30 dias se, por ocasião da apresentação, os resultados obtidos excedessem o limite de troponina de alta sensibilidade (3,9 ng/L), troponina I de alta sensibilidade (0,9 ng/L) ou troponina I convencional (0,0 ng/L).

   Durante o transporte de ambulância até o pronto-socorro, um estudo de troponina no ponto de atendimento para IAM demonstra boa especificidade e valor preditivo positivo (99,2% e 85,7%, respectivamente), mas baixa sensibilidade (26,5%).

3. **Pontuações de risco** – São seis os escores de risco estabelecidos para a previsão de IAM: (1) escore de risco de Goldman revisado, (2) escore de risco Timi, (3) escore de risco do Registro Global de Eventos Cardíacos Agudos (*Global Registry of Acute Cardiac Events Risk Score*), (4) escore de risco Heart, (5) Regra da dor torácica de Vancouver e (6) algoritmo 0/1, 0/2, 0/3-h da European Society of Cardiology (ESC). Em um estudo comparativo para esses escores de risco (exceto o algoritmo ESC) para previsão de IAM em 30 dias, os pesquisadores chegaram a uma sensibilidade de 98% (que tem correlação com um valor preditivo negativo ≥ 99,5%) nos casos em que os pacientes tivessem um escore Timi ≤ 1 com troponina T de alta sensibilidade normal, escore Goldman modificado ≤ 1 e com troponina T de alta sensibilidade normal, escore Timi = 0 com troponina T de alta sensibilidade normal, ou escore Heart ≤ 3 com troponina I de alta sensibilidade normal. Em pacientes negros com risco cardiovascular médio, a pontuação Heart é uma ferramenta preditiva mais adequada para eventos cardíacos adversos mais graves em 6 semanas quando comparada à pontuação Timi. Os eventos cardíacos adversos mais graves em seis semanas entre pacientes com uma pontuação Heart de baixo risco (0-3) foram de 0,9-1,7%. No entanto, o desempenho da pontuação Heart é ruim para a estratificação de risco de dor torácica associada ao consumo de cocaína, não eliminando o potencial de viés de gênero. Um estudo constatou que um percentual de internação muito mais

baixo para pacientes mulheres com escores Heart altos, depois de atendidas no pronto-socorro do que pacientes homens com escores Heart semelhantes.

4. Radiografia torácica – Com frequência a RXT tem utilidade na avaliação da dor no peito; sempre haverá indicação de radiografia nos casos em que a dor no peito venha acompanhada por tosse ou falta de ar. Achados de pneumomediastino ou novo derrame pleural são sugestivos de perfuração esofágica.

5. Ecocardiografia de estresse – A ecocardiografia de estresse tem utilidade para a estratificação de risco de pacientes com dor no peito, mesmo entre aqueles significativamente obesos. Pacientes atendidos no pronto-socorro com dor no peito, com probabilidade intermediária para SCA e sem evidência eletrocardiográfica ou por biomarcador de IAM poderão receber alta com segurança de uma unidade de observação depois de passarem por uma ecocardiografia de estresse.

6. Angiografia coronariana por TC – A angiografia coronariana por TC de 64 detectores é uma alternativa ao estudo de estresse realizado no pronto-socorro com o objetivo de detectar SCA entre pacientes com ECG normal ou inespecífico e com biomarcadores normais. Uma metanálise que reuniu nove estudos verificou que a angiografia por TC teve uma sensibilidade estimada de 95% e especificidade de 87% para SCA, resultando em uma LR negativa de 0,06 e uma LR positiva de 7,4.

7. Testes funcionais – Ao que parece, ECG de esforço, estudo de estresse nuclear ou ecocardiografia de estresse são os testes não invasivos iniciais mais adequados para pacientes sintomáticos com suspeita de DAC.

Os pesquisadores do estudo Promise desenvolveram um modelo de risco mínimo para alta de pacientes com suspeita de SCA, para os quais os testes não invasivos podem ser adiados. Esse modelo inclui 10 variáveis clínicas que se correlacionam com resultados normais de angiografia coronariana por TC e nenhum evento clínico: (1) idade mais jovem (média de 57,5); (2) gênero feminino; (3) minoria racial ou étnica; (4-6) sem histórico de hipertensão, diabetes ou dislipidemia; (7) sem histórico familiar de DAC prematura; (8) jamais fumou cigarros; (9) sintomas não relacionados ao estresse físico ou mental; e (10) nível alto de colesterol HDL.

No estudo Promise, as mulheres tiveram percentuais mais altos para os testes não invasivos normais em comparação com os homens; no entanto, mulheres com anormalidades detectadas em tais testes tiveram menos probabilidade de encaminhamento para cateterismo ou para tratamento com uma estatina.

Na avaliação de TEP como causa de dor torácica, o médico deverá tomar decisões e interpretar os resultados dos testes diagnósticos no contexto de probabilidade clínica de TEV. É importante obter um teste de dímero D negativo para exclusão de TEP em pacientes com baixa probabilidade clínica de TEV (incidência de 3 meses = 0,5%); no entanto, o risco de ocorrência de TEV em 3 meses entre pacientes com risco intermediário e alto para sofrer desse transtorno deve ser considerado como

suficientemente alto para pacientes com um teste de dímero D negativo (3,5% e 21,4%, respectivamente), para que haja garantia de obtenção de mais imagens, em virtude do possível risco de vida com uma TEP não tratada. A angiografia por TC substituiu os *scans* de ventilação-perfusão como teste diagnóstico inicial de escolha. A angiografia por TC tem cerca de 90-95% de sensibilidade e 95% de especificidade para detecção de TEP (comparada à angiografia pulmonar). Mas para pacientes com alta probabilidade clínica de TEV, pode-se indicar uma ultrassonografia de membro inferior ou uma angiografia pulmonar – mesmo diante de uma TC helicoidal normal.

O transtorno de pânico é causa comum de dor no peito. Esse transtorno responde por até 25% dos casos que se apresentam em prontos-socorros e por um percentual maior de casos que se apresentam em consultórios de atenção primária. As características correlacionadas com maior probabilidade de presença de transtorno de pânico são: ausência de DAC, qualidade atípica de dor no peito, sexo feminino, idade mais jovem e autorrelatos de altos níveis de ansiedade. Depressão está associada à dor no peito recorrente, independentemente da presença, ou não, de DAC (OR, 2,11).

Tratamento

A etiologia subjacente deve orientar o tratamento da dor no peito. O termo "dor no peito não cardíaca" é empregado nos casos de indefinição do diagnóstico, em seguida a uma extensa investigação. Foi relatada melhora dos sintomas por quase metade dos pacientes com dor no peito não cardíaca tratados com altas doses de IBP. O alívio da constipação pode ter efeito terapêutico para dor no peito não cardíaca refratária à medicação com IBP. Uma metanálise envolvendo 15 estudos sugeriu benefício modesto a moderado para o uso de intervenções psicológicas (especialmente cognitivo-comportamentais). Não ficou claro se a medicação com antidepressivos tricíclicos ou ISRS resulta em algum benefício para dor no peito não cardíaca. A hipnoterapia pode resultar em algum benefício.

Quando encaminhar

- Encaminhe para um cardiologista os pacientes com angina mal controlada tratados com terapia clínica máxima.
- Encaminhe pacientes com dor torácica não cardíaca mal controlada para um especialista em dor.
- Encaminhe pacientes com anemia falciforme para um hematologista.

Quando hospitalizar

- Não exclusão adequada das causas de dor torácica com risco de vida, particularmente IAM, aneurisma dissecante da aorta, TEP e ruptura esofágica.
- Pacientes em alto risco de sofrer complicações de TEP, ou quando uma TEP é provável, apesar de um estudo negativo com TC espiral.
- Pontuação Timi ≥ 1, pontuação Heart > 3, ECG anormal e testes de troponina de 0 e 2 horas anormais.
- Controle da dor para fratura de costela que esteja prejudicando as trocas gasosas.

Beiser DG et al. Evaluation and diagnosis of chest pain. JAMA. 2022;328:292. [PMID: 35796146]

Bhatt DL et al. Diagnosis and treatment of acute coronary syndromes: a review. JAMA. 2022;327:662. [PMID: 35166796]

Dawson LP et al. Chest pain management using prehospital point-of-care troponin and paramedic risk assessment. JAMA Intern Med. 2023;183:203. [PMID: 36715993]

Gulati M et al. 2021 AHA/ACC/ASE/CHEST/SAEM/SCCT/ SCMR guideline for the evaluation and diagnosis of chest pain: a report of the American College of Cardiology/ American Heart Association Joint Committee on Clinical Practice Guidelines. Circulation. 2021;144:e368. [PMID: 34709879]

Meyer MR. Chronic coronary syndromes in women: challenges in diagnosis and management. Mayo Clin Proc. 2021;96:1058. [PMID: 33814074]

Mukhopadhyay A et al. Racial and insurance disparities among patients presenting with chest pain in the US: 2009-2015. Am J Emerg Med. 2020;38:1373. [PMID: 31843328]

Tan JWC et al. Performance of cardiac troponins within the HEART score in predicting major adverse cardiac events at the emergency department. Am J Emerg Med. 2020;38:1560. [PMID: 31493982]

Writing Committee; Kontos MC et al. 2022 ACC Expert Consensus Decision Pathway on the evaluation and disposition of acute chest pain in the emergency department: a report of the American College of Cardiology Solution Set Oversight Committee. J Am Coll Cardiol. 2022;80:1925. [PMID: 36241466]

Zitek T et al. The association of chest pain duration and other historical features with major adverse cardiac events. Am J Emerg Med. 2020;38:1377. [PMID: 31843326]

Zito A et al. Diagnostic strategies for the assessment of suspected stable coronary artery disease: a systematic review and meta-analysis. Ann Intern Med. 2023;176:817. [PMID: 37276592]

Palpitações

PERGUNTAS ESSENCIAIS

- Batimento cardíaco forte, rápido ou irregular.
- Frequência, duração e grau de regularidade do batimento cardíaco; idade no primeiro episódio.
- Fatores que precipitam ou finalizam os episódios.
- Tontura ou síncope; latejamento no pescoço.
- Dor no peito; histórico de IM ou doença cardíaca estrutural.

Considerações gerais

Palpitações são definidas como uma percepção desagradável de batimentos cardíacos fortes, rápidos ou irregulares. Constituem o sintoma primário para aproximadamente 16% dos pacientes que se apresentam em uma clínica ambulatorial com alguma queixa cardíaca. Palpitações são sentidas em 3,3% a 11,5% das gestações. Representam 5,8 de cada 1.000 visitas ao pronto-socorro, com um percentual de internações de 24,6%. Embora em geral as palpitações sejam benignas, ocasionalmente constituem o sintoma de uma arritmia com risco de vida. Para que não passe despercebida uma causa perigosa para o sintoma do paciente, às vezes o médico requisita estudos caros e invasivos – quando bastaria uma avaliação diagnóstica conservadora. O inverso também é verdadeiro. A

Tabela 2.3 lista o antecedentes, o exame físico e os achados do ECG sugestivos de causa cardiovascular para as palpitações.

Ao avaliar palpitações em um cenário terapêutico agudo, o médico deve verificar se os sintomas representam (1) DCV significativa, (2) manifestação cardíaca de alguma doença sistêmica, p. ex., tireotoxicose, (3) arritmia menor e transitória, ou (4) sintoma somático benigno, amplificado pelo estado psicológico subjacente do paciente.

TABELA 2.3 Palpitações: pacientes com alto risco de causa cardiovascular

Fatores de risco históricos
Histórico familiar de arritmias significativas
Histórico pessoal ou familiar de síncope ou ressuscitação de morte súbita
Histórico de IAM
Palpitações durante o sono
Anormalidades anatômicas
Cardiopatia estrutural, como cardiomiopatias dilatadas ou hipertróficas
Doença valvular (estenótica ou regurgitante)
Achados de ECG
Síndrome do QT longo
Bradicardia
Bloqueio cardíaco de segundo ou terceiro grau
Arritmias ventriculares contínuas

Etiologia

Pacientes com palpitações e que optam por ir ao pronto-socorro, em lugar de um ambulatório médico, têm maior probabilidade de ter diagnosticada uma causa cardíaca (47% *versus* 21%), enquanto causas psicogênicas são mais comumente diagnosticadas entre aqueles pacientes que buscam atendimento em consultórios (45% *versus* 27%). Em um estudo envolvendo pacientes que foram a uma clínica médica universitária com queixa principal de palpitações, foi observado que as causas foram cardíacas em 43%, psicogênicas em 31% e diversas em 10%.

Arritmias cardíacas passíveis de se manifestar como palpitações são: bradicardia sinusal; fibrilação ou *flutter* atrial; taquicardia sinusal, supraventricular e ventricular; contrações ventriculares e atriais prematuras; disfunção do nó sinusal; e bloqueio atrioventricular avançado.

Os problemas cardíacos estruturais conducentes ao surgimento de palpitações decorrentes de arritmias cardíacas são: cardiopatias valvulares (p. ex., regurgitação ou estenose aórtica), defeito do septo atrial ou ventricular, cardiomiopatia, doença cardíaca congênita, pericardite, cardiomiopatia arritmogênica do VD, mixoma atrial e, raramente, aneurisma do apêndice atrial esquerdo. Prolapsos da valva atrioventricular esquerda (mitral) não estão associados a eventos arrítmicos, mas arritmias ventriculares ocorrem frequentemente em casos de disjunção do anel fibroso esquerdo (mitral).

Infecção do pericárdio ou do miocárdio por SARS-CoV-2 e por outros agentes virais, tuberculose e *Trypanosoma cruzi* (doença de Chagas) também podem causar palpitações.

As causas psicogênicas mais comuns para a ocorrência de palpitações são a ansiedade e o transtorno de pânico. Durante um estresse significativo ou um ataque de pânico, a liberação de catecolaminas pode desencadear uma arritmia. Se o médico fizer a seu paciente uma única pergunta, "Você já passou por breves períodos, por segundos ou minutos, de pânico ou terror insuportável, acompanhado por batimentos cardíacos acelerados, falta de ar ou tontura?", isso poderá ajudá-lo na identificação de casos de transtorno de pânico.

Há outras causas possíveis para as palpitações: febre, desidratação, hipoglicemia, hipercalcemia, anemia, tireotoxicose, mastocitose, síndrome de taquicardia ortostática postural e feocromocitoma. Por outro lado, drogas (p. ex., cocaína, álcool, cafeína, pseudoefedrina, maconha e efedra ilícita), medicamentos prescritos e drogas prolongadoras do intervalo QT (p. ex., digoxina, amitriptilina, eritromicina, metilfenidato), antiarrítmicos de classe 1, bloqueadores dos canais de cálcio di-hidropiridínicos, inibidores da acetilcolinesterase, fenotiazinas, teofilina, agentes quimioterápicos e beta-agonistas podem precipitar palpitações.

Achados clínicos
A. Sintomas

Ao orientar seu paciente na busca de uma descrição cuidadosa de suas palpitações, o médico poderá obter indícios de um mecanismo e limitar o diagnóstico diferencial. Algumas perguntas pertinentes são: idade no primeiro episódio; fatores precipitantes; e taxa, duração e grau de regularidade do batimento cardíaco durante as palpitações subjetivas. Palpitações com duração inferior a 5 minutos e histórico familiar de transtorno de pânico diminuem a probabilidade de uma causa arrítmica (LR+ = 0,38 e LR+ = 0,26, respectivamente). Para que possa compreender de forma mais aprofundada o sintoma, o médico deve pedir ao paciente para "marcar" o ritmo com os dedos. As circunstâncias associadas ao início e término da palpitação também podem ter utilidade na determinação da causa. Palpitações que se iniciam e param abruptamente são sugestivas de taquicardias supraventriculares ou ventriculares. O término das palpitações com o emprego de manobras vagais (p. ex., manobra de Valsalva ou tosse forçada) sugere taquicardia supraventricular.

Três descrições comuns para as palpitações são: (1) "flipflopping" (ou "parar e começar"), uma palpitação frequentemente causada por uma contração prematura do átrio ou ventrículo, com a percepção da "parada" na pausa em seguida à contração, e o "começo" no momento da subsequente contração forçada; (2) "vibração" (fluttering) rápida no peito; "vibrações" regulares sugerem arritmias supraventriculares ou ventriculares (p. ex., taquicardia sinusal) e "vibrações" irregulares sugerem fibrilação atrial, flutter atrial ou taquicardia com bloqueio variável; e (3) "pescoço latejando", isto é, pulsações no pescoço, frequentemente causadas pelas ondas A "em canhão" nas pulsações venosas jugulares, ocorrentes durante a contração do átrio direito que se contrai contra a valva atrioventricular direita (tricúspide) fechada (ocorrência comum em pacientes com contrações ventriculares prematuras e dissociação ventricular atrial).

A presença de palpitações associadas à dor no peito sugere cardiopatia isquêmica; ou (nos casos em que ocorra alívio da dor no peito quando o paciente se inclina para a frente)

doença pericárdica. Palpitações acompanhadas por tontura, pré-síncope ou síncope sugerem hipotensão, podendo significar uma arritmia cardíaca representando risco de vida. Palpitações associadas ao esforço de ocorrência regular sugerem isquemia silenciosa, uma via acessória dependente de frequência ou cardiomiopatia hipertrófica. Se não for possível diagnosticar uma etiologia benigna na consulta inicial, talvez haja necessidade de monitoramento ambulatorial ou de monitoramento cardíaco hospitalar prolongado.

Devem ser questionados sintomas não cardíacos, por ser possível que as palpitações sejam causadas por um coração normal ao responder a um problema metabólico ou inflamatório. Perda de peso sugere hipertireoidismo. As palpitações podem ser precipitadas por vômito ou diarreia, resultando em distúrbios eletrolíticos e em hipovolemia. Hiperventilação, formigamento nas mãos e nervosismo são observações comuns nos casos em que a causa das palpitações é um estado de ansiedade ou transtorno de pânico. As palpitações associadas à presença de rubor, hipertensão episódica, dores de cabeça, ansiedade e diaforese podem ser causadas por um feocromocitoma ou paraganglioma.

Um histórico familiar de palpitações ou de morte súbita sugere uma etiologia hereditária, p. ex., síndrome do QT longo ou síndrome de Brugada. Doença de Chagas pode causar palpitações e miocardite aguda. Pacientes mais jovens devem ser questionados sobre o consumo de "bebidas energéticas". O uso duplo de cigarros e cigarros eletrônicos (vaping) pode causar palpitações.

B. Exame físico

O exame cardiovascular pode detectar anormalidades que aumentam a probabilidade de ocorrência de arritmias cardíacas específicas. O clique mesossistólico de um prolapso da valva atrioventricular esquerda sugere um diagnóstico de arritmia supraventricular. O sopro holossistólico áspero da cardiomiopatia hipertrófica, que ocorre ao longo da borda esternal esquerda e aumenta com a execução da manobra de Valsalva, sugere fibrilação atrial ou taquicardia ventricular. Um sopro mesodiastólico crescente pode ser causado por um mixoma atrial. A presença de cardiomiopatia dilatada, sugerida por um impulso cardíaco de ponto máximo deslocado e aumentado, torna maior a probabilidade de taquicardia ventricular e fibrilação atrial. Em pacientes diagnosticados com fibrilação atrial crônica, a prática de exercício físico no consultório (p. ex., uma caminhada rápida no corredor) pode revelar uma resposta ventricular acelerada intermitente. O médico deve pesquisar em busca de sinais de hipertireoidismo (p. ex., tremores, reflexos rápidos dos tendões profundos ou um tremor tênue nas mãos), ou de uso de drogas estimulantes (p. ex., dilatação das pupilas ou perfurações da pele ou do septo nasal). A presença de pulsações visíveis no pescoço (LR+, 2,68) associadas com as palpitações aumenta a probabilidade de taquicardia de reentrada nodal atrioventricular.

C. Estudos diagnósticos

1. **ECG** – O médico deve obter um ECG de 12 derivações para todos os pacientes que relatam palpitações, embora

na maioria dos casos não seja detectada arritmia específica. Evidências de IAM prévio no ECG (p. ex., ondas Q) aumentam o risco de ocorrência de taquicardia ventricular sustentada ou não sustentada. A pré-excitação ventricular (síndrome de Wolff-Parkinson-White) fica sugerida por um intervalo PR curto (< 0,20 ms) e por ondas delta (segmentos PR ascendentes). Aumento do átrio esquerdo (uma força de onda P terminal em V1 mais negativa que 0,04 ms e um entalhe na derivação II) reflete maior risco de fibrilação atrial. Um intervalo QT prolongado e morfologia de onda T anormal sugerem síndrome de QT longo e aumento do risco para taquicardia ventricular.

2. **Dispositivos de monitoramento** – Para pacientes de alto risco (Tab. 2.3), haverá necessidade de mais estudos diagnósticos. Foi sugerida uma abordagem gradual – começando com dispositivos de monitoramento ambulatorial (monitoramento de ECG ambulatorial, se a ocorrência de palpitações for esperada dentro do período subsequente de 72 horas, e monitoramento de eventos [ver Zio Patch, a seguir] se as palpitações forem menos frequentes). Pode-se recorrer a um registrador de *loop* implantável para monitoramento prolongado, se a suspeita clínica for robusta e se não for possível estabelecer de outra forma uma correlação entre sintomas e ritmo. Embora o uso de um registrador de *loop* implantável venha sendo tradicionalmente reservado para pacientes com síncope, o valor diagnóstico desse dispositivo pode ser positivo em termos de custo-benefício para uma gama mais ampla de pacientes. Em pacientes com palpitações recorrentes inexplicáveis, o uso de um monitor de adesivo ambulatorial leve, de derivação única e com gravação contínua (Zio Patch) usado durante 14 a 21 dias, aumentará os ganhos diagnósticos e, ao mesmo tempo, reduzirá o custo do diagnóstico. Fica indicado o monitoramento contínuo no hospital em caso de forte suspeita de arritmia grave, apesar dos achados normais no monitoramento ambulatorial; e deverão ser efetuados testes eletrofisiológicos invasivos em todos os pacientes, se o monitor ambulatorial ou hospitalar tiver registrado uma arritmia preocupante.

O monitoramento cardíaco ambulatorial ou o ECG de sinal médio é o próximo passo apropriado que ajuda o médico na exclusão de taquicardia ventricular em pacientes com IM prévio. O ECG de esforço é uma determinação apropriada para pacientes com suspeita de DAC e também naqueles pacientes que apresentam palpitações com esforço físico. A ecocardiografia terá utilidade quando o exame físico ou o ECG sugerirem anormalidades estruturais ou uma diminuição da função ventricular.

Tratamento

Em seguida ao monitoramento ambulatorial, a maioria dos pacientes com palpitações apresenta ectopia atrial ou ventricular benigna ou taquicardia ventricular não sustentada. Naqueles pacientes com corações estruturalmente normais, essas arritmias não estão associadas a resultados adversos. A

abstinência de cafeína e de tabaco pode ajudar. Em muitos casos, bastará tranquilizar o paciente. Em caso contrário, ou em pacientes sintomáticos, poderá ser prescrito um teste com um betabloqueador. Um curso de três sessões de terapia cognitivo-comportamental, com a inclusão de alguma atividade física, revelou-se eficaz naqueles pacientes com palpitações benignas, acompanhadas ou não por dor no peito. Para o tratamento de arritmias atriais ou ventriculares específicas, ver Capítulo 12.

Quando encaminhar

- Para estudos eletrofisiológicos.
- Para aconselhamento sobre tratamento de arritmias atriais ou ventriculares.

Quando hospitalizar

- Palpitações associadas a síncope ou quase síncope, em particular em pacientes com 75 anos ou mais e com um ECG anormal, hematócrito < 30%, falta de ar, frequência respiratória > 24/min ou histórico de IC.
- Pacientes com fatores de risco para arritmia grave.

Francisco-Pascual J et al. Cardiac monitoring for patients with palpitations. World J Cardiol. 2021;13:608. [PMID: 34909127]

Govender I et al. Palpitations: evaluation and management by primary care practitioners. S Afr Fam Pract (2004). 2022;64:e1. [PMID: 35261258]

Weinstock C et al. Evidence-based approach to palpitations. Med Clin North Am. 2021;105:93. [PMID: 33246525]

Edema dos membros inferiores

PERGUNTAS ESSENCIAIS

- Histórico de TEV.
- Simetria do inchaço.
- Dor.
- Mudança ao baixar o membro.
- Hiperpigmentação, dermatite de estase, lipodermatoesclerose, ulceração.

Considerações gerais

Edemas agudos e crônicos dos membros inferiores constituem importantes desafios diagnósticos e terapêuticos.

De longe, a insuficiência venosa crônica é a causa mais comum, afetando até 2% da população; nos últimos 25 anos, a incidência desse distúrbio foi alterada. Insuficiência venosa é uma complicação comum da TVP; mas apenas pequeno percentual de pacientes com insuficiência venosa crônica relata histórico desse distúrbio. Em geral, a ulceração venosa afeta pacientes com insuficiência venosa crônica, e seu tratamento é trabalhoso e caro. Para que haja uma pressão venosa normal do membro inferior (na posição ereta: 80 mmHg em veias profundas, 20-30 mmHg em veias superficiais) e um fluxo sanguíneo venoso cefálico, é essencial que o paciente esteja com suas válvulas venosas bicúspides competentes, tenha contrações musculares eficazes, uma amplitude normal de movimentos do tornozelo e respirações normais. Naqueles pacientes com deficiência em um ou mais desses componentes, pode ocorrer hipertensão venosa. O risco de celulite aumenta em função do aumento do estágio do edema crônico. Adultos com edema crônico unilateral ou bilateral têm uma prevalência de 37-47% de celulite durante a vida.

Achados clínicos

A. Sintomas e sinais

1. **Edema unilateral de membro inferior** – Entre as causas comuns de inchaço unilateral de membro inferior, a TVP é a que representa maior risco de vida. Alguns indícios sugestivos de TVP são: histórico de câncer, imobilização recente de membro ou confinamento ao leito durante pelo menos três dias em seguida a uma cirurgia de grande porte no último mês (Tab. 2.4). Adultos com veias varicosas estão em risco significativamente maior de sofrer TVP. Inchaço e inflamação de membro inferior em um membro recentemente afetado por TVP podem sugerir insucesso na anticoagulação e recorrência de trombo, mas esse distúrbio é causado com maior frequência por síndrome pós-flebítica com incompetência valvar. Outras causas para a panturrilha dolorida e inchada são: celulite, distúrbios musculoesqueléticos (ruptura do cisto de Baker ["pseudotromboflebite"]), laceração ou ruptura do gastrocnêmio, distensão ou trauma na panturrilha e compressão da veia ilíaca comum esquerda (síndrome de May-Thurner), síndrome de dor regional complexa, mionecrose diabética, bem como outros locais de obstrução do fluxo venoso não trombótico, como o ligamento inguinal, a bifurcação ilíaca e a fossa poplítea.

2. **Edema bilateral dos membros inferiores** – O envolvimento bilateral e uma melhora significativa ao acordar são indícios que sugerem fortemente causas sistêmicas (p. ex., insuficiência venosa), e o paciente pode apresentar sintomas de sobrecarga de volume (IC, cirrose, doença renal [p. ex., síndrome nefrótica]). O sintoma mais frequentemente observado de insuficiência venosa crônica é a sensação de "pernas pesadas", seguida por coceira. A exposição crônica a uma pressão venosa elevada é fator responsável pelas intensas alterações cutâneas fibróticas observadas em pacientes com insuficiência venosa crônica; essa exposição crônica também é responsável por uma predisposição à ulceração da pele, particularmente na área maleolar medial. Em pacientes com insuficiência venosa não complicada, não é comum a ocorrência de dor, em particular as muito intensas.

A ocorrência de inchaço dos membros inferiores é uma complicação familiar da terapia com bloqueadores dos canais de cálcio (particularmente felodipina e anlodipina), pioglitazona, gabapentina e minoxidil. Voos aéreos prolongados (mais de 10 horas de duração) estão associados a edema, mesmo em pessoas que não sofram de TVP.

B. Exame físico

Durante o exame físico, o médico deve avaliar o coração, pulmões e abdome em busca de evidências de hipertensão pulmonar (primária ou secundária à doença pulmonar crônica), IC ou cirrose. Os achados cutâneos relacionados à insuficiência venosa crônica dependerão da gravidade e cronicidade da doença, variando desde hiperpigmentação e dermatite de estase até anormalidades altamente específicas para insuficiência venosa crônica: lipodermatoesclerose (pele espessa e endurecida; em casos avançados, a perna assume o aspecto de uma garrafa de champanhe invertida), e *atrofie blanche* (pequenas máculas despigmentadas no interior de áreas de pigmentação intensa). O médico deve medir a circunferência de ambas as panturrilhas em um nível 10 cm abaixo da tuberosidade da tíbia, promovendo depressão (*pitting*) e sensibilidade. O achado de uma perna toda inchada, ou de uma perna que se apresente com uma circunferência 3 cm superior à da outra perna, sugere obstrução venosa profunda. Normalmente, a panturrilha esquerda é um pouco maior que a panturrilha direita, em decorrência da posição da veia ilíaca comum esquerda que tem seu curso por baixo da aorta.

Uma marca registrada de insuficiência venosa crônica é a presença de uma úlcera rasa, grande e que causa pouca dor, localizada sobre o maléolo *medial*; por outro lado, é maior a propensão de que úlceras pequenas, profundas e mais doloro-

---

TABELA 2.4 Estratificação de risco em adultos encaminhados à ultrassonografia para exclusão de TVP

Etapa 1:

Marcar 1 ponto para cada

Câncer ativo (tratamento nos últimos 6 meses ou atualmente em cuidados paliativos)

Paralisia, paresia ou imobilização recente com gesso dos membros inferiores

Recentemente acamado por ≥ 3 dias, ou cirurgia importante nas últimas 12 semanas

Sensibilidade localizada ao longo da distribuição do sistema venoso profundo

Inchaço de toda a perna

Inchaço de uma panturrilha ≥ 3 cm a mais que a outra (medir 10 cm abaixo da tuberosidade da tíbia)

Edema depressivo ipsilateral

Veias superficiais colaterais (não varicosas)

TVP previamente documentada

Etapa 2:

Subtrair 2 pontos se o diagnóstico alternativo tiver probabilidade igual ou maior que TVP

Etapa 3:

Obter D-dímero sensível para pontuação ≥ 0

Escore	D-dímero positivo[1]	D-dímero negativo
0-1	Obter ultrassom	Ultrassom não necessário
≥ 2	Obter ultrassom	

[1]"Positivo" = acima do limite do laboratório local, com base em testes específicos e na idade do paciente.

Baseada em Wells PS et al. Evaluation of D-dimer in the diagnosis of suspected deep-vein thrombosis. N Engl J Med. 2003;349:1227. [PMID: 14507948]

sas sobre o maléolo *lateral* sejam decorrentes de insuficiência arterial, vasculite ou infecção. Entretanto, as úlceras vasculares diabéticas podem ser indolores. Nos casos de presença de uma úlcera no pé ou acima da parte média da panturrilha, o médico deverá considerar outras causas, além da insuficiência venosa.

Em geral, o exame físico não se presta para a diferenciação entre linfedema e insuficiência venosa. O sinal de Kaposi-Stemmer (i.e., a incapacidade de pinçar uma prega de pele na base do segundo dedo do pé, em decorrência de sua espessura) é o único preditor significativo de linfedema (OR, 7,9).

C. Estudos diagnósticos

Em pacientes sem causa evidente de inchaço unilateral agudo do membro inferior (p. ex., distensão da panturrilha), o clínico deve obter uma ultrassonografia, porque a exclusão da TVP é difícil por motivos clínicos. A ultrassonografia poderá ser dispensada se o médico utilizar uma regra de predição que permite a exclusão de TVP de membro inferior em pacientes que tenham demonstrado baixa probabilidade pré-teste para TVP, em conjunto com um estudo de dímero D sensível negativo ("regra de predição de Wells") (https://www.mdcalc.com/wells-criteriapulmonary-embolism) (Cap. 9). Durante a avaliação inicial, trombos de membro inferior previamente não identificados podem ser diagnosticados em 21% dos pacientes estudados de forma incompleta.

O estudo diagnóstico de escolha para a detecção de insuficiência venosa crônica causada por incompetência venosa é a ultrassonografia doppler. A avaliação do índice de pressão tornozelo-braquial tem importância no tratamento da insuficiência venosa crônica, pois a doença arterial periférica pode ser exacerbada pela terapia de compressão (ver Insuficiência venosa crônica, Cap. 14). O médico deve ser cauteloso na interpretação dos resultados do índice de pressão tornozelo-braquial em pacientes mais idosos e em pacientes diabéticos, em razão da reduzida compressibilidade de suas artérias. Um teste de urina com fita reagente com resultado fortemente positivo para proteína pode sugerir síndrome nefrótica, e uma dosagem de creatinina sérica pode fornecer uma estimativa da função renal. E com uma determinação de albumina sérica o médico poderá avaliar mais adequadamente a síndrome nefrótica ou a doença hepática crônica. E pode-se recorrer à linfocintilografia para confirmação de uma suspeita clínica de linfedema.

Tratamento

O leitor deve consultar os capítulos relevantes para o tratamento de edema em pacientes com IC (Cap. 11), nefrose (Cap. 24), cirrose (Cap. 18) e linfedema e úlceras de estase venosa (Cap. 14). O edema decorrente do tratamento com bloqueadores dos canais de cálcio pode responder à terapia concomitante com inibidores da ECA ou BRA.

Em pacientes com insuficiência venosa crônica sem uma comorbidade de sobrecarga de volume (p. ex., IC), a melhor prática é evitar a terapia diurética, pois nesses casos o volume intravascular está relativamente reduzido. Em vez disso, um tratamento mais eficaz envolve (1) a elevação da perna acima do nível do coração por 30 minutos, três a quatro vezes ao dia, e durante o sono; (2) terapia de compressão; e (3) exercício de deambulação com o objetivo de aumentar o retorno venoso por meio de contrações musculares da panturrilha.

Existe grande variedade de meias e dispositivos eficazes para a diminuição do inchaço, prevenção e cura de úlceras venosas nas pernas, tratamento de dermatite de estase e redução do risco de celulite. O paciente deve vestir esses dispositivos ao acordar, antes que as forças hidrostáticas causem edema. Para o controle de um edema leve, geralmente basta uma compressão de 20-30 mmHg, enquanto em muitos casos haverá necessidade de uma compressão de 30-40 mmHg para que seja controlado um edema moderado a grave associado à formação de úlcera. Para que a melhora obtida seja mantida, deve-se considerar a troca de uma meia elástica por uma feita de material de gorgorão inelástico. Pacientes que apresentam redução no índice de pressão tornozelo-braquial devem ser tratados em conjunto com um cirurgião vascular. Em pessoas de baixo a médio risco, o uso de meias de compressão (12-18 mmHg no tornozelo) se revelou eficaz para a prevenção de edema e trombose assintomática associados a voos longos; além disso, a terapia compressiva diminui a recorrência de celulite entre pacientes com insuficiência venosa crônica. Mulheres grávidas devem usar meias de suporte durante viagens aéreas. Em casos de linfedema, um procedimento que pode ser eficaz é a aplicação de sistemas de bandagens duas vezes por semana. O uso de bandagens de compressão multicomponentes pode resultar em benefícios extras. O tratamento de curto prazo com drenagem linfática manual pode reduzir a gravidade e melhorar os sintomas e a qualidade de vida para pacientes com insuficiência venosa crônica. Por outro lado, para pacientes com mobilidade reduzida e edema nas pernas, o tratamento de compressão pneumática intermitente poderá diminuir o edema e aumentar a amplitude de movimentos do tornozelo.

No tratamento do linfedema, a lipoaspiração, lipectomia assistida por sucção e a drenagem subcutânea podem resultar em benefícios terapêuticos naqueles pacientes nos quais fracassaram as medidas conservadoras no tratamento.

Quando encaminhar

- Encaminhar pacientes com ulcerações crônicas nos membros inferiores para um especialista em tratamento de feridas.
- Encaminhar pacientes com insuficiência arterial grave coexistente (claudicação) – o que complicaria o tratamento com meias de compressão – para um cirurgião vascular.

Quando hospitalizar

- Diagnóstico definitivo pendente em pacientes em alto risco de TVP, apesar de uma ultrassonografia normal dos membros inferiores.
- Inchaço agudo e grave, causando preocupação sobre iminente síndrome compartimental.
- Edema grave que comprometa a capacidade de deambulação ou a realização de atividades cotidianas.

Besharat S et al. Peripheral edema: a common and persistent health problem for older Americans. PLoS One. 2021; 16:e0260742. [PMID: 34914717]

Kılınç F et al. Cutaneous findings in patients with chronic venous insufficiency. J Cosmet Dermatol. 2022;21:2106. [PMID: 34240795]

Webb E et al. Compression therapy to prevent recurrent cellulitis of the leg. N Engl J Med. 2020;383:630. [PMID: 32786188]

Febre e hipertermia

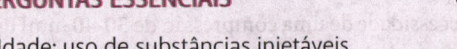

PERGUNTAS ESSENCIAIS

- Idade; uso de substâncias injetáveis.
- Localização de sintomas de infecção; perda de peso; dores articulares.
- Imunossupressão ou neutropenia; histórico de câncer.
- Medicamentos.
- Viagem.

Considerações gerais

Em média, a temperatura corporal oral normal medida no meio da manhã é de 36,7°C (variação de 36-37,4°C). Nessa variação estão incluídas uma média e dois desvios-padrão, que abrangem 95% de uma população normal (a variação normal da temperatura diurna é de 0,5-1°C).

A temperatura retal ou vaginal normal é 0,5°C mais alta que a temperatura oral, e a temperatura axilar é 0,5°C mais baixa. Mas a aferição de uma temperatura corporal normal com base em um termômetro aplicado perifericamente (membrana timpânica, artéria temporal, axilar, oral) nem sempre excluirá a presença de febre. Para a exclusão de febre, deve-se confiar mais em uma temperatura retal, em lugar de uma temperatura oral (sobretudo em pacientes que respiram pela boca, taquipneicos ou internados em UTI, onde poderão receber uma sonda de temperatura retal para detecção da febre).

Febre é um aumento induzido por citocinas pirogênicas, regulado para um novo "ponto de ajuste" da temperatura corporal no hipotálamo. Essas citocinas são: IL-1, TNF, interferon-gama e IL-6. A elevação da temperatura é resultante do aumento da produção de calor (p. ex., tremores) ou da diminuição da perda de calor (p. ex., vasoconstrição periférica). Já a **hipertermia** – não mediada por citocinas – ocorre quando a produção de calor metabólico corporal (como na "tempestade tireoidiana") ou a incidência do calor ambiental excede a capacidade normal de perda de calor, ou quando há comprometimento da perda de calor (p. ex., insolação). *Na febre induzida por citocina, raramente a temperatura corporal excede 41,1°C, a menos que exista algum dano estrutural dos centros reguladores hipotalâmicos; na hipertermia, a temperatura corporal pode aumentar para níveis (> 41,1°C) com potencial de causar desnaturação proteica irreversível e dano cerebral resultante; não ocorrem variações diurnas.*

Achados clínicos

A. Febre

Como sintoma, a febre fornece informações importantes sobre a presença de doenças – particularmente infecções – e sobre mudanças no quadro clínico do paciente. A febre pode ter mais valor preditivo de bacteremia em pacientes mais idosos. Mas o padrão de febre tem valor apenas marginal para a maioria dos diagnósticos específicos, exceção feita para casos de febre recorrente da malária, borreliose e casos ocasionais de linfoma, especialmente na doença de Hodgkin. O grau de elevação da temperatura não corresponde necessariamente à gravidade da doença. Febre acompanhada por erupção cutânea e eosinofilia define uma síndrome de reação medicamentosa com eosinofilia e sintomas sistêmicos (Dress).

Em geral, a resposta febril tende a ser mais expressiva em crianças, em comparação com o que ocorre em adultos. Em idosos, neonatos e pessoas tratadas com certos medicamentos (p. ex., Aine, corticosteroides), em vez da febre pode-se observar uma temperatura normal, ou mesmo hipotermia. Uma temperatura corporal acentuadamente elevada pode causar distúrbios metabólicos profundos. Ocorreu maior mortalidade e eventos de IRA em pacientes febris internados em um hospital com temperatura corporal acima de 39,5°C comparados a pacientes menos febris (38,0-38,1°C). A presença de temperatura alta durante o primeiro trimestre da gravidez pode causar defeitos congênitos, p. ex., anencefalia. A febre aumenta as necessidades de insulina e altera o metabolismo e a eliminação dos medicamentos usados no tratamento de diversas doenças associadas à febre.

A origem da febre é variável, dependendo da população e do ambiente. Em um estudo com 92 pacientes submetidos a artroplastia de ombro e que foram acometidos por febre, foi detectada uma causa infecciosa em apenas 6 pacientes. Na UTI neurológica, a febre pode ocorrer como causa direta de uma lesão cerebral ("febre central"). Um modelo foi preditor de "febre central" com 90% de probabilidade se o paciente atendesse a todos os critérios a seguir: (1) menos de 72 horas de internação na UTI neurológica; (2) presença de hemorragia subaracnóidea, hemorragia intraventricular ou tumor cerebral; (3) ausência de infiltrados na radiografia torácica; e (4) culturas negativas. Para pacientes na UTI, a presença de níveis elevados de procalcitonina e PCR favorecem mais a infecção (em vez da febre central) como causa da febre.

Lesões da medula espinal podem causar febre, como resultado da perda do controle supraespinal do sistema nervoso simpático e também por uma termorregulação defeituosa decorrente da perda de sensibilidade. Episódios de febre também podem ser mais comuns em pacientes que sofreram outras formas de trauma. Em um estudo de 268 pacientes, envolvendo participantes com lesões múltiplas (n = 59), lesões isoladas na cabeça (n = 97), lesões corporais isoladas (n = 100) e traumas menores (n = 12), a incidência de febre foi semelhante em todos os grupos, independentemente do tipo de lesão (11-24%). Também em todos os grupos, os pesquisadores observaram uma associação significativa entre presença de febre precoce e morte hospitalar (6-18% *versus* 0-3%), bem como internações medianas mais prolongadas na UTI (3-7 dias *versus* 2-3 dias).

Entre as mulheres grávidas, a prevalência de febre intra-parto ≥ 38°C em gestações de 36 semanas ou mais é de 6,8% (1 em 15 mulheres em trabalho de parto), mas o percentual de ocorrência de sepse neonatal no grupo de mães afetadas é de 0,24% (menos de 1 em 400 bebês). Essa descoberta coloca em questão a necessidade da obtenção generalizada de exames laboratoriais, culturas e antibioticoterapia enquanto são aguardados os resultados da cultura para essa população de recém-nascidos.

Ao contrário dos ensinamentos clássicos, a atelectasia pós-operatória provavelmente não causa febre. É comum a ocorrência de uma reação transfusional não hemolítica febril, essa reação ocorre em cerca de 1% dos episódios de transfusão, sendo mediada por citocinas pró-inflamatórias elaboradas por leucócitos do doador durante o armazenamento do sangue.

B. Hipertermia

A **catatonia maligna** consiste em sintomas catatônicos, hipertermia, instabilidade autônoma e alteração do quadro mental.

A **síndrome neuroléptica maligna** é uma variante da catatonia maligna; consiste em uma reação idiossincrática rara e potencialmente letal contra medicamentos neurolépticos, particularmente haloperidol e flufenazina. Essa síndrome também foi relatada em pacientes usuários de neurolépticos atípicos (como olanzapina ou risperidona) (ver Cap. 27).

A **síndrome serotoninérgica** se assemelha à síndrome neuroléptica maligna, mas ocorre horas após a ingestão de agentes que aumentam os níveis de serotonina no SNC, como ISRS, IMAO, antidepressivos tricíclicos, meperidina, dextrometorfano, bromocriptina, tramadol, lítio e psicoestimulantes (p. ex., cocaína, metanfetamina e MDMA) (ver Cap. 40).

Clônus e hiper-reflexia ocorrem mais frequentemente em casos de síndrome serotoninérgica, enquanto a rigidez de "cano de chumbo" é mais comum em pacientes com síndrome neuroléptica maligna. As síndromes neurolépticas malignas e serotoninérgicas compartilham características clínicas e fisiopatológicas comuns com a **hipertermia maligna da anestesia** (ver Cap. 40).

C. Febre de origem indeterminada

Ver Febre de origem desconhecida, Capítulo 32.

Tratamento

Na maioria dos casos, a febre é bem tolerada. Quando a temperatura é inferior a 40°C, basta apenas um tratamento sintomático. Ao que parece, o tratamento da febre com antipiréticos não afeta a mortalidade de pacientes gravemente doentes nem o número de dias sem internação na UTI. É provável que uma temperatura acima de 41°C seja um caso de hipertermia, em lugar de febre mediada por citocina, *estando indicado o tratamento emergencial*. (Ver Insolação, Cap. 39.)

A. Medidas gerais para remoção do calor

Independentemente da causa da febre, algumas medidas, p. ex., esponjas com álcool, esponjas frias, bolsas de gelo, enemas de água gelada e banhos de gelo diminuirão a temperatura corporal (ver Cap. 39). Tais medidas têm maior utilidade em casos de hipertermia, pois os pacientes com febre relacionada à citocina tentarão ignorar essas terapias.

B. Tratamento farmacológico da febre

1. **Medicamentos antipiréticos** – A terapia antipirética será necessária apenas para pacientes com quadro hemodinâmico marginal. Contudo, pode-se recorrer a essa opção para um alívio sintomático. Aspirina ou paracetamol, 325-650 mg VO de 4/4 horas, tem eficácia na redução da febre. A administração precoce de paracetamol no tratamento de febre causada por uma provável infecção não afeta o número de dias sem internação na UTI. Esses medicamentos são administrados mais adequadamente ao longo do dia, e não em um regime "conforme necessário", tendo em vista que as dosagens "conforme necessário" resultam em calafrios e suores periódicos decorrentes das flutuações na temperatura, que são causadas, por sua vez, pelos níveis variáveis do medicamento.

2. **Antibioticoterapia profiláctica** – Recomenda-se o emprego de regimes profilácticos antibacterianos e antifúngicos apenas para pacientes com expectativa de menos de 100 neutrófilos/mcL ao longo de mais de 7 dias – a menos que outros fatores aumentem os riscos de complicações ou de mortalidade.

3. **Antibioticoterapia empírica** – Em certos casos, justifica-se o uso da antibioticoterapia empírica. Mesmo antes que se possa documentar a presença de infecção, há indicação para administração de antimicrobianos de amplo espectro e ação rápida para pacientes febris que estejam com instabilidade hemodinâmica, neutropenia grave (neutrófilos < 500/mcL [$0,5 \times 10^9$/L]), asplenia (cirúrgica ou por anemia falciforme) ou que estejam imunossuprimidos (por infecção com HIV [ver Cap. 33] ou pelo uso de medicamentos como os corticosteroides sistêmicos, azatioprina, ciclosporina) (Tabs. 32.1 e 32.5). Pacientes neutropênicos febris devem ser tratados com doses iniciais de antibioticoterapia empírica dentro de uma hora após o rastreamento; além disso, devem ser monitorados durante um mínimo de 4 horas, para que seja determinada a adequação para tratamento ambulatorial ou se deverão ser internados no hospital (ver Infecções no paciente imunocomprometido, Cap. 32). Por padrão, pacientes com episódios neutropênicos febris são internados, embora pacientes cuidadosamente selecionados possam ser tratados ambulatorialmente, depois de terem passado por uma avaliação sistemática que começa com um índice de risco validado (p. ex., escore da Multinational Association for Supportive Care in Cancer [MASCC] ou regras de Talcott). No cálculo do escore MASCC, os fatores de baixo risco são: idade abaixo de 60 anos (2 pontos), intensidade

da doença (5 pontos para sintomas leves ou ausentes e 3 pontos para sintomas moderados), *status* ambulatorial (3 pontos), tumor sólido ou malignidade hematológica sem infecção fúngica prévia (4 pontos), ausência de DPOC (4 pontos), sem uma desidratação que exija o uso de fluidos parenterais (3 pontos) e pressão arterial sistólica > 90 mmHg (5 pontos). Pacientes com escores MASCC ≥ 21 ou que tenham sido classificados no grupo Talcott 4 (apresentação como paciente ambulatorial sem comorbidade significativa nem câncer não controlado) e que não apresentem outros fatores de risco podem ser tratados com segurança como pacientes ambulatoriais.

Os pacientes ambulatoriais cuidadosamente selecionados e classificados como de baixo risco pelo escore MASCC (particularmente em combinação com um nível normal de PCR sérico) ou pelas regras de Talcott, podem ser tratados com fluoroquinolona oral, juntamente com amoxicilina/clavulanato (ou clindamicina, se o paciente for alérgico à penicilina), a menos que o paciente tenha sido submetido à profilaxia com fluoroquinolona antes do surgimento da febre. Para o tratamento da febre durante a neutropenia subsequente à quimioterapia, a antibioticoterapia parenteral ambulatorial poderá ser oferecida de forma eficaz e segura em pacientes de baixo risco com o uso de um único agente, p. ex., cefepima, piperacilina/tazobactam, imipenem, meropenem ou doripenem. Já os pacientes de alto risco devem ser encaminhados para tratamento hospitalar com antibioticoterapia parenteral combinada, quando serão levados em conta os fatores de risco específicos, como patógenos causadores de pneumonia ou infecções da corrente sanguínea associadas à linha central (ver Infecções no paciente imunocomprometido e Tab. 32.1 no Cap. 32; ver também Infecções no Cap. 41).

Nos casos em que houver suspeita de infecção fúngica em pacientes com febre prolongada e neutropenia, fluconazol é tão eficaz quanto a anfotericina B, porém com menor toxidez.

C. Tratamento da hipertermia

É obrigatória a descontinuação do agente agressor. O tratamento da síndrome neuroléptica maligna consiste na administração de dantroleno em combinação com bromocriptina ou levodopa (ver Cap. 27). No tratamento da síndrome da serotonina, deve-se incluir um antagonista do receptor central da serotonina – ciproeptadina ou clorpromazina – como monoterapia ou em combinação com um benzodiazepínico (ver Cap. 40). Em pacientes para os quais é difícil distinguir qual a síndrome presente, a opção terapêutica mais segura pode ser a medicação com um benzodiazepínico.

Quando hospitalizar

- Para anormalidades dos sinais vitais ou evidência de disfunção de órgão-alvo em casos clínicos sob suspeita de sepse precoce.
- Pacientes com neutropenia febril com alto risco de descompensação clínica.

- Para medidas de controle de uma temperatura superior a 41°C ou quando a febre está associada a convulsões ou a outras alterações do quadro mental.
- Insolação (ver Cap. 39).
- Catatonia maligna; síndrome neuroléptica maligna; síndrome serotoninérgica; hipertermia maligna da anestesia.

Douma MJ et al. First Aid Task Force of the International Liaison Committee on Resuscitation. First aid cooling techniques for heat stroke and exertional hyperthermia: a systematic review and meta-analysis. Resuscitation. 2020;148:173. [PMID: 31981710]

Guinart D et al. A systematic review and pooled, patient-level analysis of predictors of mortality in neuroleptic malignant syndrome. Acta Psychiatr Scand. 2021;144:329. [PMID: 34358327]

Holgersson J et al. Fever therapy in febrile adults: systematic review with meta-analyses and trial sequential analyses. BMJ. 2022;378:e069620. [PMID: 35820685]

Marco CA et al. Hyperthermia associated with methamphetamine and cocaine use. Am J Emerg Med. 2021;42:20. [PMID: 33429187]

Marcusohn E et al. The association between the degree of fever as measured in the emergency department and clinical outcomes of hospitalized adult patients. Am J Emerg Med. 2022;52:92. [PMID: 34894473]

Speaker SL et al. Relationship between oral temperature and bacteremia in hospitalized patients. J Gen Intern Med. 2023;38:2742. [PMID: 36997793]

Perda de peso involuntária

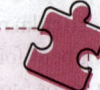

PERGUNTAS ESSENCIAIS

- Idade; ingestão calórica; confirmação secundária (p. ex., mudanças no tamanho da roupa).
- Febre; mudança nos hábitos intestinais.
- Uso de substâncias.
- Histórico de rastreamento de câncer apropriado para a idade.

Considerações gerais

O peso corporal de uma pessoa fica determinado pela ingestão calórica, capacidade de absorção, taxa metabólica e perdas de energia. Normalmente, o peso corporal normalmente atinge seu pico na quinta ou sexta década e então começa a diminuir gradualmente numa base de 1-2 kg por década. No Nhanes II, uma pesquisa nacional de adultos idosos residentes na comunidade (idades entre 50-80 anos), foi relatada uma perda de peso involuntária (PPI) (mais de 5% do peso corporal normal) recente foi relatada por 7% dos entrevistados, e essa perda foi associada a um aumento de 24% na mortalidade. Em mulheres na pós-menopausa, a perda de peso não intencional foi associada a maiores percentuais de ocorrência de fraturas de quadril e vertebrais.

Etiologia

Considera-se a PPI como clinicamente significativa quando ela excede 5% ou mais do peso corporal normal em um período de 6-12 meses. Embora frequentemente uma PPI seja indicativa de enfermidade física ou psicológica grave, é mais comum que doenças não malignas causem perda de peso não intencional, em comparação com as causas malignas. Em geral, as causas físicas são evidentes durante a avaliação inicial, mas em 6-28% dos casos não se consegue detectar uma causa facilmente identificável. As causas mais comuns para PPI são: câncer (cerca de 30%), distúrbios gastrointestinais (cerca de 15%) e demência ou depressão (cerca de 15%). Em um hospital universitário tailandês, as três causas mais comuns de PPI foram diminuição do apetite (20,1%), demência (13,7%) e uso de medicamentos (11,0%). Quase metade dos pacientes com doença de Parkinson tem perda de peso associada à progressão da doença. Nos casos em que o paciente que pareça adequadamente nutrido relata perda de peso, o clínico deve inquirir sobre mudanças exatas de peso (com datas aproximadas) e sobre mudanças no tamanho da roupa. Os familiares do paciente podem fornecer confirmação da perda de peso, sendo também válido o uso de documentos antigos, como fotografias de carteiras de motorista. Ocorre uma perda de peso sutil e gradual em alguns indivíduos mais idosos, decorrente da diminuição das necessidades energéticas. No entanto, uma PPI de rápida ocorrência é fator preditivo de morbidade e mortalidade.

Além de diversos estados patológicos, as causas de ocorrência de PPI em idosos são: perda de dentes e, em consequência, dificuldade de mastigação, medicamentos que interferem no paladar ou provocam náusea, transtorno por uso de álcool e isolamento social. Em um centro de saúde diurno para adultos que analisou pessoas negras, 65% apresentavam transtorno nutricional significativo: 48,5% relataram perda ou ganho de peso involuntário, 21% faziam menos de duas refeições por dia e 41,2% tinham sofrido perda de dentes ou sentiam dor na boca.

Achados clínicos

Depois de ter sido estabelecida a perda de peso e obtidos o histórico, o perfil de medicamentos e o exame físico e realizadas as investigações laboratoriais e radiológicas convencionais (p. ex., hemograma completo, provas bioquímicas do fígado, painel renal, exames sorológicos [HIV, nível de TSH, urinálise, teste de sangue oculto nas fezes e RXT]), geralmente fica esclarecida a causa da PPI. O rastreamento para câncer (adequado para a idade do paciente) deve ser concluído em conformidade com as recomendações das diretrizes (p. ex., Papanicolau, mamografia, teste de sangue oculto nas fezes/colonoscopia de rastreamento/sigmoidoscopia flexível, possivelmente PSA) (Cap. 1). É cada vez mais frequente a utilização da tomografia computadorizada de corpo inteiro para a obtenção de um diagnóstico; um estudo verificou um rendimento diagnóstico de 33,5%. Outro estudo observou baixo rendimento da tomografia computadorizada contrastada do abdome e da pelve para pesquisa de malignidade (2,3%) em pacientes cujo único sintoma era a perda de peso. Em pacientes com esses testes normais, deve-se considerar uma investigação do TGI mais definitiva (p. ex., exames para má absorção, endoscopia). Contudo, um estudo prospectivo de caso em pacientes com PPI revelou que a colonoscopia não detectou câncer colorretal nos casos em que a perda de peso tinha sido a única indicação para o exame. A obtenção de uma creatinina urinária no consultório pode ser um marcador de depleção muscular em pacientes com IC de início recente ou agravada em decorrência de uma PPI.

Se a avaliação inicial não chegar a um diagnóstico, é preferível fazer o acompanhamento do paciente, em lugar da solicitação de mais exames diagnósticos. A ocorrência de morte em acompanhamentos com duração de dois anos foi bem menos comum em pacientes com PPI não explicada (8%) *versus* pacientes com perda de peso causada por doenças malignas (79%) e não malignas (19%) estabelecidas. Deve-se considerar uma consulta psiquiátrica nos casos em que haja evidências de depressão, demência, anorexia nervosa ou outros problemas emocionais. Por fim, em aproximadamente 15-25% dos casos não é possível encontrar uma causa para a perda de peso.

Diagnóstico diferencial

Malignidade, distúrbios gastrointestinais (dentaduras mal ajustadas, cáries, distúrbios da deglutição ou da má absorção, insuficiência pancreática), IC, HIV, tuberculose, problemas psiquiátricos (demência, depressão, paranoia), distúrbios endócrinos (hiper ou hipotireoidismo, hiperparatireoidismo, hipoadrenalismo), doença de Whipple, problemas nutricionais (restrições alimentares, falta de dinheiro para comprar comida, problemas odontológicos), problemas sociais (transtorno por uso de álcool, isolamento social) e efeitos colaterais de medicamentos são, todas, causas estabelecidas.

Tratamento

A estabilização do peso ocorrerá na maioria dos pacientes sobreviventes com causas estabelecidas e desconhecidas de perda de peso que tenham tratado seu distúrbio subjacente e recebam suplementação calórica. As metas de ingestão de nutrientes devem ser definidas levando em conta a gravidade da perda de peso; em geral a ingestão calórica varia de 30-40 kcal/kg/dia. Em ordem de preferência, as opções para a via de administração são: via oral, tubo nasojejunal temporário, ou tubo gástrico ou jejunal percutâneo. A nutrição parenteral deve ficar reservada para pacientes com graves problemas associados. Já foram propostos diversos agentes farmacológicos para o tratamento da perda de peso. Tais agentes podem ser categorizados em estimulantes do apetite (corticosteroides, agentes progestacionais, canabinoides e antagonistas da serotonina); agentes anabólicos (hormônio do crescimento, grelina e derivados de testosterona); e agentes anticatabólicos (ácidos graxos ômega-3, pentoxifilina, sulfato de hidrazina e talidomida). Não existem evidências de que o uso de estimulantes do apetite diminua a mortalidade, e o uso desses fármacos pode resultar em graves efeitos colaterais adversos. O agente anabólico decanoato de nandrolona reverteu a perda de peso e do tecido magro em mulheres com HIV, e a administração de hormônio do crescimento humano aumentou temporariamente o peso e a velocidade de caminhada em pacientes idosos subnutridos. Mas esses estudos não demonstraram consistentemente ganhos em termos de mortalidade.

O treinamento com exercício físico pode prevenir ou mesmo reverter o processo de perda muscular em pacientes com IC ("caquexia cardíaca"). A suplementação de proteína ou creatina, em combinação com o treinamento de exercícios de resistência e com a prática de atividades aeróbicas, pode prevenir a redução da massa muscular e do desempenho funcional ligados ao processo de envelhecimento. Alguns pacientes com perda de peso associada a um câncer podem ser beneficiados com uma avaliação nutricional e subsequente intervenção, pois a diminuição na ingestão de alimentos pode estar desempenhando algum papel. Ainda não foram estabelecidas a eficácia, aceitabilidade e segurança do treinamento físico para adultos com caquexia do câncer.

Quando encaminhar

- Perda de peso causada por má absorção.
- Deficiências nutricionais persistentes, apesar de uma suplementação adequada.
- Perda de peso resultante de anorexia ou bulimia.

Quando hospitalizar

- Desnutrição proteico-energética grave, inclusive síndromes de kwashiorkor e marasmo.
- Síndromes de deficiência vitamínica.
- Caquexia com antecipação de perda de peso progressiva, secundária a uma doença psiquiátrica incontrolável.
- Reposição cuidadosa de eletrólitos e fluidos em pacientes com desnutrição proteico-energética e prevenção da "síndrome de realimentação".

Arends J et al. ESMO Guidelines Committee. Cancer cachexia in adult patients. ESMO Open. 2021;6:100092. [PMID: 34144781]

Gaddey HL et al. Unintentional weight loss in older adults. Am Fam Physician. 2021;104:34. [PMID: 34264616]

Gay L et al. Things We Do for No ReasonTM: prescribing appetite stimulants to hospitalized older adults with unintentional weight loss. J Hosp Med. 2022;17:389. [PMID: 35585691]

Sripongpunkul C et al. Factors associated with unintentional weight loss among older adults in a geriatric outpatient clinic of university hospital. PLoS One. 2021;16:e0260233. [PMID: 34793549]

Fadiga e doença de intolerância sistêmica ao esforço (síndrome da fadiga crônica)

PERGUNTAS ESSENCIAIS

- Perda de peso; febre.
- Distúrbios respiratórios do sono.
- Medicamentos; uso de substâncias.

Considerações gerais

A fadiga, como um sintoma isolado, é responsável por 1-3% das consultas a generalistas. Fadiga ou lassidão, com as queixas intimamente relacionadas de fraqueza, cansaço e letargia, são frequentemente atribuídas ao esforço excessivo, mau condicionamento físico, distúrbios do sono, obesidade,

desnutrição e problemas emocionais. Um bom histórico dos hábitos diários de vida e de trabalho do paciente poderá evitar a necessidade de estudos diagnósticos extensos e improdutivos.

Em idosos, a fadiga aumenta o risco de ocorrência de resultados negativos para a saúde (OR de mortalidade, 2,14), surgimento de deficiências em atividades cotidianas básicas (OR, 3,22) ou de ocorrência de declínio físico (OR, 1,42).

A doença de intolerância sistêmica ao esforço (Seid) (síndrome da fadiga crônica) não é uma anormalidade homogênea, não tem um mecanismo patogênico único e não existe achado físico ou exame laboratorial que possa ser utilizado para a confirmação do diagnóstico. Outros distúrbios identificados como causadores de fadiga crônica são a encefalite miálgica e a neurastenia, e cada uma dessas entidades tem critérios diagnósticos específicos que resultam em diagnósticos e planos terapêuticos inconsistentes.

Achados clínicos
A. Fadiga

A fadiga clinicamente relevante possui três componentes principais: fraqueza generalizada (dificuldade em dar início a atividades); fadigabilidade (dificuldade em concluir as atividades); e fadiga mental (dificuldade de concentração e memória). Algumas doenças importantes que podem causar fadiga são: hiper e hipotireoidismo, hiperparatireoidismo, IC, infecções (endocardite, hepatite), DPOC, asma, doença pulmonar intersticial, doença renal em estágio terminal (Dret), apneia do sono, anemia, distúrbios autoimunes, esclerose múltipla, DII, síndrome do intestino irritável, doença de Parkinson, acidente vascular cerebral e câncer.

A causa da fadiga também pode ser decorrente da presença de transtorno por uso de álcool, deficiência de vitamina C (escorbuto), efeitos colaterais de medicamentos (p. ex., sedativos e betabloqueadores) e problemas psicológicos (p. ex., insônia, depressão, ansiedade, ataques de pânico, distimia e transtorno de sintomas somáticos). Mononucleose e sinusite são causas infecciosas ambulatoriais que também podem levar à fadiga. Em geral, essas enfermidades estão associadas a outros sinais característicos, mas os pacientes podem enfatizar a fadiga, deixando de discutir seus outros sintomas, a menos que sejam questionados diretamente. A prevalência de fadiga significativa (presente por pelo menos 2 semanas) ao longo da vida é de aproximadamente 25%. O percentual de casos de fadiga por causa desconhecida ou relacionada a doenças psiquiátricas excede a fadiga causada por doenças físicas, lesões, álcool ou medicamentos.

Embora seja frequentemente associada à doença de Lyme, é rara a ocorrência de fadiga grave como sequela de longo prazo. A fadiga pós-traumática e os distúrbios do sono podem responder ao tratamento domiciliar com caixa de luz e terapia de luz dinâmica.

B. Doença sistêmica de intolerância ao esforço (Seid) (síndrome da fadiga crônica)

Para o estabelecimento de um diagnóstico de Seid, todos os três sintomas a seguir devem estar presentes:

1. Diminuição ou comprometimento substancial dos níveis que antecederam a doença, na capacidade de envolvimento em atividades ocupacionais, educacionais, sociais ou pessoais, persistindo por mais de 6 meses, em conjunto com fadiga (geralmente profunda) de surgimento recente ou definido (e não ao longo da vida), não resultante de esforço excessivo contínuo e não significativamente aliviada pelo repouso.
2. Mal-estar pós-esforço.
3. Sono não revigorante.

Além disso, o paciente deve se apresentar com pelo menos uma das duas manifestações a seguir: (1) comprometimento cognitivo ou (2) intolerância ortostática (tontura, vertigem e cefaleia que pioram com a postura ereta e melhoram com o paciente em decúbito).

Na avaliação da Seid, deve-se obter o histórico e fazer um exame físico; solicitar uma bateria de exames (hemograma completo; VHS; provas de função renal; eletrólitos séricos, glicose, creatinina, cálcio; exames bioquímicos do fígado e provas de função da tireoide; EAS; teste cutâneo de tuberculina) e questionários de rastreamento para transtornos psiquiátricos. Outros exames que deverão ser obtidos, conforme indicação clínica, são: cortisol sérico, anticorpo antinuclear (FAN), fator reumatoide, níveis de imunoglobulina, sorologia de Lyme em áreas endêmicas (embora raramente a Seid seja uma complicação de longo prazo dessa infecção) e anticorpo anti-HIV. Exames mais extensos geralmente não ajudarão na avaliação da Seid (p. ex., anticorpo para o vírus Epstein-Barr). Em tais pacientes, pode ocorrer um percentual anormalmente alto de hipotensão postural.

Tratamento
A. Fadiga

O treinamento de resistência e a prática de exercícios aeróbicos diminuem a fadiga e melhoram o desempenho para diversos distúrbios crônicos associados a uma alta prevalência de fadiga, p. ex., IC, DPOC, artrite e câncer. O uso de pressão positiva contínua nas vias aéreas é tratamento eficaz para apneia obstrutiva do sono. Em pacientes com apneia obstrutiva do sono moderada a grave e que não querem ser tratados com pressão positiva contínua nas vias aéreas, o uso de pitolisant, um antagonista seletivo do receptor H3 da histamina com efeito promotor de vigília, pode diminuir a sonolência diurna.

O uso de psicoestimulantes como o metilfenidato obteve resultados inconsistentes em estudos randomizados para o tratamento da fadiga relacionada ao câncer. Já em pacientes com lesão cerebral traumática, o uso de metilfenidato e a terapia cognitivo-comportamental podem melhorar a fadiga mental e a função cognitiva. Modafinila e armodafinila parecem ser agentes eficazes e bem tolerados em pacientes com HIV que se apresentam com fadiga, e como medicação adjuvante em pacientes com depressão ou transtorno bipolar com fadiga. Em homens hipoandrogênicos com mais de 65 anos, a reposição de testosterona não resultou em ganhos significativos para a distância percorrida nas caminhadas nem na energia, conforme avaliação pela escala *Functional Assessment of Chronic Illness Therapy-Fatigue*. Mas aqueles homens que receberam testosterona relataram ligeira melhora no humor e menor gravidade dos sintomas depressivos em comparação com aqueles que receberam placebo. O tratamento com vitamina D melhorou significativamente a fadiga em pacientes de transplante renal, e também em pessoas saudáveis com deficiência dessa vitamina. Em pacientes com DII quiescente, a terapia centrada na solução resulta em um significativo efeito benéfico inicial na intensidade da fadiga e na qualidade de vida. A terapia cognitivo-comportamental disponibilizada na internet se mostrou eficaz na redução da fadiga grave em pessoas que tiveram câncer de mama. O *Therapeutic Care* (uma modalidade de medicina complementar que pratica acupressão) diminui a fadiga em alguns pacientes com câncer de mama tratados com quimioterapia; essa redução não ocorreu com a prática de exercícios físicos de intensidade moderada. Seis semanas de terapia com massagem sueca reduziram a fadiga em mulheres que tiveram câncer de mama tratadas cirurgicamente e com radiação e/ou quimioterapia/quimioprevenção. Contamos com evidências limitadas e preliminares de que a administração de rasagilina, modafinila e doxepina está associada a melhoras na fadiga em pacientes com doença de Parkinson. Amantadina, modafinila e metilfenidato não foram considerados superiores ao placebo para melhora da fadiga associada à esclerose múltipla, tendo provocado eventos adversos mais frequentes.

Não é provável que o tratamento do hipotireoidismo subclínico venha a beneficiar os sintomas de fadiga. O uso oral de melatonina não melhora a fadiga em pacientes com câncer avançado. A opção de exceder a ingestão dietética recomendada (RDA) para ingestão de proteína não melhora a função muscular ou física, não aumenta a resposta anabólica à testosterona em homens idosos nem diminui a dor muscular ou a fadiga em seguida à prática de exercícios prolongados de caminhada com intensidade moderada.

B. Doença de intolerância sistêmica ao esforço

Já foram testados diversos agentes e modalidades para o tratamento de Seid, sem que ocorresse melhora dos sintomas.

Alguns pacientes com hipotensão postural relatam resposta a aumentos no sódio da dieta, e também com o uso de fludrocortisona, 0,1 mg VO/dia. Em dois estudos (com baixa força de evidência), o agente imunomodulador rintatolimod melhorou algumas medidas de desempenho do exercício físico em comparação ao placebo. A administração de baixas doses de naltrexona está sendo usada *off-label*, com relatos baseados em observações de ganhos com seu uso. Há evidências limitadas de ganhos com a modificação da dieta.

Pacientes com Seid serão beneficiados com uma intervenção multidisciplinar abrangente que inclua um tratamento clínico ideal, o tratamento farmacológico de qualquer transtorno afetivo ou de ansiedade em curso e a implementação de um programa abrangente de terapia cognitivo-comportamental. Atualmente, os tratamentos de escolha para pacientes com Seid são a terapia cognitivo-comportamental e a prática de exercícios progressivos.

Quando encaminhar

- Infecções que não respondem ao tratamento padrão.
- Hiper ou hipotireoidismo de difícil controle.
- Doença psicológica grave.
- Malignidade.

Quando hospitalizar

- Insucesso no desenvolvimento.
- Fadiga grave a ponto de prejudicar as atividades cotidianas.

Bateman L et al. Myalgic encephalomyelitis/chronic fatigue syndrome: essentials of diagnosis and management. Mayo Clin Proc. 2021;96:2861. [PMID: 34454716]

Chapman EJ et al. Practice review: evidence-based and effective management of fatigue in patients with advanced cancer. Palliat Med. 2022;36:7. [PMID: 34903113]

Knoop V et al; Gerontopole Brussels Study group. Fatigue and the prediction of negative health outcomes: a systematic review with meta-analysis. Ageing Res Rev. 2021;67:101261. [PMID: 33548508]

Latimer KM et al. Fatigue in adults: evaluation and management. Am Fam Physician. 2023;108:58. [PMID: 37440739]

Cefaleia aguda

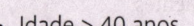

PERGUNTAS ESSENCIAIS

- Idade > 40 anos.
- Início rápido e de grave intensidade (i.e., dor de cabeça "em trovoada"), trauma, início durante esforço.
- Febre, alterações na visão, rigidez no pescoço.
- Infecção por HIV.
- Histórico atual ou passado de hipertensão.
- Achados neurológicos (alterações no estado mental, déficits motores ou sensoriais, perda de consciência).

Considerações gerais

Nos EUA, aproximadamente 90% das pessoas sofrem de dor de cabeça ao longo da vida. Grande variedade de distúrbios pode causar dor de cabeça (ver Cap. 26). Esta seção trata apenas da cefaleia (dor de cabeça) aguda não traumática em adultos e adolescentes; a enxaqueca será abordada no Capítulo 26. O grande desafio para a avaliação inicial da dor de cabeça aguda consiste em identificar quais pacientes estão apresentando um problema pouco comum, mas que representa risco de vida; se enquadram nessa categoria cerca de 1% dos pacientes que procuram por atendimento no pronto-socorro e consideravelmente menos para pacientes em ambientes de consultório.

A diminuição da dor de cabeça em resposta a tratamentos típicos para a enxaqueca (p. ex., antagonistas do receptor de serotonina ou cetorolaco) não descarta possíveis transtornos críticos, p. ex., hemorragia subaracnóidea ou meningite, como a causa subjacente. Uma "dor de cabeça sentinela" que precede uma hemorragia subaracnóidea é uma cefaleia repentina, intensa e persistente, diferente de dores de cabeça anteriores; essa cefaleia precede a hemorragia subaracnóidea por dias ou semanas, ocorrendo em 15-60% dos pacientes com hemorragia subaracnóidea espontânea.

Achados clínicos
A. Sintomas

Um histórico e exame físico cuidadosos devem ter como meta a identificação das causas da cefaleia aguda que necessitem de tratamento imediato. Essas causas podem ser classificadas de forma abrangente como (1) eventos vasculares iminentes ou já ocorridos (hemorragia intracraniana, trombose, trombose do seio cavernoso, vasculite, hipertensão maligna, dissecção arterial, trombose venosa cerebral, síndrome de vasoconstrição cerebral reversível, ataque isquêmico transitório ou aneurisma); (2) infecções (abscesso, encefalite ou meningite), massas intracranianas causadoras de hipertensão intracraniana, pré-eclâmpsia; e (3) envenenamento por monóxido de carbono e metemoglobinemia. Deve-se solicitar ao paciente que descreva minuciosamente como a cefaleia começou, pois isso pode ajudar no diagnóstico de uma causa grave.

A descrição clássica de uma cefaleia do tipo "em trovoada" é o relato de uma cefaleia de início súbito com sua intensidade máxima ocorrendo em segundos ou em alguns minutos. Tal descrição deve direcionar a investigação para uma hemorragia subaracnóidea, considerando que é de 43% a prevalência estimada desse tipo de hemorragia em pacientes com cefaleia em trovoada.

A cefaleia em trovoada que pode ocorrer durante o período pós-parto, sendo precipitada pela manobra de Valsalva ou por um posicionamento reclinado, pode sugerir síndrome de vasoconstrição cerebral reversível ou trombose irreversível do seio venoso cerebral. Para estabelecimento do diagnóstico, pode haver necessidade da obtenção de sequências de imagem específicas para a vasculatura venosa. Outras características do histórico sugestivas para a necessidade de exames diagnósticos são as cefaleias causadas por tosse, esforço físico ou atividade sexual.

O histórico médico pode orientar a necessidade de investigações mais aprofundadas. Na maioria das circunstâncias (inclusive em pacientes com exame neurológico normal), a ocorrência de uma cefaleia nova em paciente com mais de 50 anos ou com infecção pelo HIV justifica a imediata solicitação de neuroimagens (Tab. 2.5). Nos casos em que o paciente tem histórico de hipertensão – particularmente se não controlada – é apropriado que seja realizada uma pesquisa completa por outras características de hipertensão maligna", para que se possa determinar o grau de urgência do controle da hipertensão (ver Cap. 13). Dor de cabeça e hipertensão associadas à gravidez podem ser decorrentes de pré-eclâmpsia. Cefaleia episódica associada à tríade de hipertensão, palpitações e suores sugere feocromocitoma. Na ausência de cefaleia em trovoada, idade avançada e infecção por HIV, geralmente a realização de um exame físico cuidadoso e de um exame neurológico detalhado determinará a acuidade do exame e a necessidade de outros exames diagnósticos. Uma história consistente com hipercoa-

TABELA 2.5 Características clínicas associadas à cefaleia aguda que justificam a obtenção urgente ou emergencial de neuroimagens

Indicações para obtenção de neuroimagens antes da punção lombar

- Exame neurológico anormal (particularmente déficits neurológicos focais)
- Estado mental anormal
- Exame fundoscópico anormal (papiledema; perda de pulsações venosas)
- Sinais meníngeos

Indicações para obtenção emergencial de neuroimagens antes que o paciente deixe o consultório ou o pronto-socorro

- Exame neurológico anormal
- Estado mental anormal
- Cefaleia "em trovoada"
- Pacientes com HIV com um tipo novo tipo de cefaleia[1]

Indicações para obtenção urgente de neuroimagens com agendamento antes que o paciente deixe o consultório ou o pronto-socorro

- Idade > 50 anos (exame neurológico normal) com um tipo novo de cefaleia

[1] Usar TC com ou sem contraste ou RM, se o paciente for positivo para HIV.
Fonte: American College of Emergency Physicians. Clinical policy: critical issues in the evaluation and management of patients presenting to the emergency department with acute headache. Ann Emerg Med. 2008;52:407.

gulabilidade está associada a um aumento no risco de trombose venosa cerebral.

Os achados da enxaqueca estão discutidos no Capítulo 26. Foi elaborada uma lista sistemática chamada Snnoop10, que funciona como método de rastreamento para causas secundárias de cefaleia (Tab. 2.6).

B. Exame físico

Os componentes críticos do exame físico de um paciente com cefaleia aguda são seus sinais vitais, um exame neurológico e um teste de visão com exame fundoscópico. A detecção de febre acompanhando uma cefaleia aguda justifica o recurso a manobras adicionais, com o objetivo obter evidências de inflamação meníngea, p. ex., um sinal de Kernig (i.e., paciente em decúbito dorsal que com seus quadris flexionados em 90° e que exibe resistência ou relata dor com a extensão passiva dos joelhos) e um sinal de Brudzinski (i.e., paciente em decúbito dorsal que flexiona por reflexo o quadril e os joelhos após a flexão passiva do pescoço pelo examinador). A ausência de acentuação da dor de cabeça por abalo (i.e., *jolt accentuation*) não descarta com precisão a possibilidade de meningite. Pacientes com mais de 60 anos devem ser examinados para sensibilidade no couro cabeludo ou na artéria temporal.

É essencial que seja feita uma cuidadosa avaliação da acuidade visual, sacada ocular, campos visuais, defeitos pupilares, discos ópticos e pulsações das veias retinianas. Uma redução da acuidade visual sugere glaucoma, arterite temporal ou neurite óptica. A presença de oftalmoplegia ou de defeitos do campo visual pode ser sinal de trombose do seio venoso, tumor ou aneurisma. Defeitos pupilares aferentes podem ser decorrentes da existência de massas intracranianas ou de uma neurite óptica. No contexto de dor de cabeça e hipertensão,

TABELA 2.6 Lista Snnoop10 de sinais de alerta para causas secundárias de dor de cabeça

Sinal ou sintoma	Dores de cabeça secundárias relacionadas
Sintomas sistêmicos[1]	Dor de cabeça atribuída a infecção, distúrbios intracranianos não vasculares, carcinoide ou feocromocitoma
Neoplasia na história	Neoplasias do cérebro; metástase
Déficit/disfunção neurológicos	Dores de cabeça atribuídas a distúrbios vasculares, intracranianos não vasculares; abscesso cerebral e outras infecções
Início repentino ou abrupto da dor de cabeça	Hemorragia subaracnóidea e outras dores de cabeça atribuídas a distúrbios vasculares cranianos ou cervicais
Idosos (> 50 anos)	Arterite de células gigantes e outras dores de cabeça atribuídas a distúrbios vasculares cranianos ou cervicais; neoplasias e outros distúrbios intracranianos não vasculares
Mudança de padrão ou início recente da dor de cabeça	Neoplasias, dores de cabeça atribuídas a distúrbios vasculares, intracranianos não vasculares
Cefaleia posicional	Hipertensão ou hipotensão intracraniana
Precipitada por espirros, tosse ou exercício	Malformações da fossa posterior; malformação de Chiari
Papiledema	Neoplasias e outros distúrbios intracranianos não vasculares; hipertensão intracraniana
Dor de cabeça progressiva e apresentações atípicas	Neoplasias e outros distúrbios intracranianos não vasculares
Gravidez ou puerpério	Dores de cabeça atribuídas a distúrbios vasculares cranianos ou cervicais; cefaleia pós-punção dural; distúrbios relacionados à hipertensão (p. ex., pré-eclâmpsia); trombose do seio cerebral; hipotireoidismo; anemia; diabetes *mellitus*
Olhos doloridos com características autônomas	Patologia na fossa posterior, região pituitária ou seio cavernoso; síndrome de Tolosa-Hunt (dores de cabeça unilaterais graves com dor orbital e oftalmoplegia decorrentes de paralisias extraoculares); outras causas oftálmicas
Início pós-traumático da dor de cabeça	Dor de cabeça aguda e crônica pós-traumática; hematoma subdural e outras dores de cabeça atribuídas a distúrbios vasculares
Imunossupressão, p. ex., HIV, medicamentos imunossupressores	Infecções oportunistas
Uso excessivo de analgésicos ou de medicamento novo no início da dor de cabeça	Dor de cabeça por uso excessivo de medicamentos; incompatibilidade medicamentosa

[1] "Sinal amarelo" para apenas febre isolada.
Reproduzida com permissão de Do TP et al. Red and orange flags for secondary headaches in clinical practice: SNNOOP10 list. Neurology. 2019;92(3):134-144. https://n.neurology.org/content/92/3/134.long.

"manchas algodonosas" na retina, hemorragias em forma de chama e edema do disco óptico são achados sugestivos de retinopatia hipertensiva aguda grave. Ptose e miose ipsilaterais sugerem síndrome de Horner e, juntamente com uma dor de cabeça aguda, tais achados podem significar dissecção da artéria carótida. Finalmente, papiledema ou ausência de pulsações venosas retinianas são sinais de elevação da pressão intracraniana – achados que devem ser seguidos pela obtenção de neuroimagens antes da realização de uma punção lombar (Tab. 2.5). Até 8,5% dos pacientes atendidos no pronto-socorro com queixa de dor de cabeça apresentavam anormalidades na fundoscopia não midriática; embora apenas poucos exibissem outros achados significativos no exame físico, em 59% deles os estudos de neuroimagens revelaram resultados anormais.

Uma avaliação neurológica completa deve incluir a avaliação do quadro mental, dos sistemas motor e sensorial, reflexos, marcha, função cerebelar e desvio do pronador. Qualquer anormalidade na avaliação neurológica (especialmente no quadro mental) justifica a obtenção de neuroimagens em regime de emergência (Tab. 2.5).

C. Estudos diagnósticos

1. **Indicações para neuroimagens** – A Tabela 2.5 lista as indicações para um exame de neuroimagens. Na maioria dos casos, uma TC de crânio não contrastada será suficiente para a exclusão de hipertensão intracraniana com herniação iminente, hemorragia intracraniana e muitos tipos de massas intracranianas (são exceções notáveis o linfoma e a toxoplasmose em pacientes com HIV, encefalite por herpes simples e abscesso cerebral). Nos casos em que haja necessidade, pode-se solicitar um estudo de contraste, em seguida a um estudo não contrastado com resultado normal. Um estudo de neuroimagens normal não exclui a possibilidade de uma hemorragia subaracnóidea, devendo ser seguido por punção lombar. Um estudo defendeu uma mudança da prática, em que a punção lombar pode ser suspensa nos pacientes em que foi realizada uma tomografia computadorizada da cabeça menos de 6 horas após o início da dor de cabeça, e cujos resultados não tenham revelado evidência de hemorragia subaracnóidea (valor preditivo negativo de 99,9%).

   Em um estudo prospectivo de 1.536 pacientes atendidos no pronto-socorro, os níveis de achados agudos pela TC da cabeça diferiram na dependência das indicações para a obtenção de imagens: 27% para convulsões, 20% para confusão, 19% para síncope, 16% para déficit neurológico focal, 15% para traumatismo craniano, 12% para cefaleia e 8% para tontura.

   Em pacientes sob elevado nível de suspeita de hemorragia subaracnóidea ou aneurisma, uma TC e uma punção lombar normais devem ser seguidas nos próximos dias por uma angiografia (desde que o paciente esteja clinicamente estável).

2. **Punção lombar** – Este exame fica indicado para a exclusão de causas infecciosas para a dor de cabeça aguda, particularmente em pacientes que se apresentem com febre ou com sinais meníngeos. Como rotina, os exames do LCR devem incluir uma coloração de Gram, leucometria diferencial, contagem de hemácias, glicose, proteína total e cultura bacteriana. Em pacientes apropriados, também pode-se considerar a realização de um teste VDRL (*Venereal Disease Research Laboratory*) do LCR para sífilis, antígeno criptocócico (pacientes com HIV), coloração e cultura de bacilo ácido-resistente e fixação e cultura de complemento para coccidioidomicose. É medida prudente o armazenamento de um tubo extra com 5 mL de LCR, para que possam ser realizados testes não previstos no futuro imediato. Também devem ser levados em conta os testes de PCR para patógenos infecciosos específicos (p. ex., herpes simples 2) naqueles pacientes com evidência de infecção do SNC, mas sem um patógeno identificável.

A regra de decisão clínica de Ottawa para hemorragia subaracnóidea demonstrou 100% de sensibilidade (e 13-15% de especificidade em diferentes estudos) na previsão de uma hemorragia subaracnóidea. De acordo com essa regra, pacientes que procuram atendimento médico no pronto-socorro com queixa de dor de cabeça aguda não traumática devem ser avaliados para hemorragia subaracnóidea no caso de se apresentarem com um ou mais dos fatores seguintes: idade ≥ 40 anos, dor ou rigidez cervical, perda testemunhada da consciência, início da dor durante esforço, dor de cabeça do tipo em trovoada (i.e., uma dor com pico instantâneo) ou flexão limitada do pescoço no exame.

Além das neuroimagens e da punção lombar, podem ser solicitados outros exames diagnósticos adicionais para exclusão das causas de dor de cabeça aguda que representem risco de vida: VHS (arterite temporal; endocardite), EAS (hipertensão maligna; pré-eclâmpsia) e TC sinusal (sinusite bacteriana, independentemente, ou como causa de trombose do seio venoso).

Tratamento

O tratamento de enxaquecas está discutido no Capítulo 26. A cefaleia benigna grave tratada no pronto-socorro responde à administração de haloperidol (2,5 mg, via intravenosa).

Galcanezumabe é um tratamento aprovado para cefaleia em salvas episódica. A oxigenoterapia de alto fluxo pode ser um tratamento eficaz para todos os tipos de cefaleia no ambiente do pronto-socorro (p. ex., por beneficiar pacientes idosos com cefaleia em salvas).

Um estudo constatou que a administração de metoclopramida associada à difenidramina foi mais eficaz do que o placebo para casos de cefaleia pós-traumática aguda (43% dos pacientes medicados com metoclopramida relataram a ocorrência de eventos adversos).

Quando hospitalizar

- Necessidade de doses repetidas de analgésicos parenterais.
- Para facilitar uma investigação rápida que exija uma sequência de neuroimagens e outros procedimentos.
- Para monitoração da progressão dos sintomas e obtenção de uma consulta neurológica, nos casos em que tenha sido inconclusiva a investigação inicial no pronto-socorro.

- Dor grave a ponto de comprometer as atividades cotidianas ou de impedir consultas de acompanhamento ou de outros tipos.
- Pacientes com hemorragia subaracnóidea, massa intracraniana ou meningite

Bilello LA et al. Retrospective review of pregnant patients presenting for evaluation of acute neurologic complaints. Ann Emerg Med. 2021;77:210. [PMID: 32418678]

Claassen J et al. Spontaneous subarachnoid haemorrhage. Lancet. 2022;400:846. [PMID: 35985353]

Lebedeva ER. Diagnostic criteria for acute headache attributed to ischemic stroke and for sentinel headache before ischemic stroke. J Headache Pain. 2022;23:11. [PMID: 35057731]

Robbins MS. Diagnosis and management of headache: a review. JAMA. 2021;325:1874. [PMID: 33974014]

Viera AJ et al. Acute headache in adults: a diagnostic approach. Am Fam Physician. 2022;106:260. [PMID: 36126007]

Wu WT et al. The Ottawa subarachnoid hemorrhage clinical decision rule for classifying emergency department headache patients. Am J Emerg Med. 2020;38:198. [PMID: 30765279]

Disúria

PERGUNTAS ESSENCIAIS

- Febre; nova dor nas costas ou flancos; náusea ou vômito.
- Corrimento vaginal.
- Risco de gravidez.
- Anormalidades estruturais.
- Instrumentação da uretra ou bexiga.

Considerações gerais

Disúria (i.e., micção dolorosa) é motivo comum para que adultos e adolescentes procurem atendimento médico de urgência.

Um processo inflamatório (p. ex., ITU bacteriana, herpes simples, distúrbio autoimune) está subjacente à maioria das causas de disúria. Em mulheres, uma cistite é diagnosticada em até 50-60% dos casos. A cistite tem uma incidência de 0,5-0,7% ao ano em mulheres jovens sexualmente ativas. O principal objetivo na avaliação de mulheres com disúria é a exclusão de doenças graves do trato urinário superior, p. ex., pielonefrite aguda e IST. Em homens idosos, a disúria pode ser um sintoma de prostatite; em homens mais jovens, a uretrite é responsável pela maioria dos casos de disúria. Homens praticantes do ciclismo não têm funções sexuais ou urinárias piores em comparação com nadadores ou corredores, mas os ciclistas demonstram maior propensão para a ocorrência de estenose uretral.

Achados clínicos
A. Sintomas

Estudos de coorte bem projetados revelaram que, em alguns casos de cistite não complicada, é possível obter um diagnóstico confiável sem a necessidade de um exame físico ou EAS, e estudos controlados randomizados (RCT) mostram que o tratamento de cistite não complicada veiculado por telefone é seguro e eficaz. Existe maior probabilidade de ITU quando mulheres relatam vários sintomas de irritação durante a micção (disúria, urgência, frequência), febre ou dor nas costas (LR positivos = 1,6-2,0). Um estudo de coorte constatou que o sintoma de disúria teve valor preditor mais confiável de uma ITU com cultura positiva. Pode ocorrer que pacientes idosos com comprometimento cognitivo não exibam sintomas locais do trato urinário. Um histórico de ITU recorrente está associado a uma cultura positiva da urina (ITU recorrente ajustada, OR 2,45). É fundamental perguntar sobre sintomas de vulvovaginite. Nos casos em que pacientes mulheres se queixam de disúria e frequência urinária e negam corrimento vaginal e irritação, a LR para cistite confirmada por cultura é de 24,5. Por outro lado, nos casos com presença de corrimento vaginal ou irritação, bem como de disúria ou frequência urinária, a LR é de 0,7. Em geral, o achado de uma hematúria macroscópica em mulheres com sintomas de micção geralmente representa cistite hemorrágica, mas também pode sinalizar para a presença de câncer de bexiga (sobretudo em pacientes idosas) ou doença do trato superior. A não resolução da hematúria com um regime de antibioticoterapia deve levar a uma avaliação mais aprofundada da bexiga e dos rins. Deve-se considerar vigorosamente a possibilidade de infecção por clamídia no grupo de mulheres com ≤ 25 anos sexualmente ativas e que procuram atendimento médico para uma suspeita de ITU pela primeira vez ou que estejam com um novo parceiro sexual.

Achados de febre, dor nas costas, náusea e vômito são critérios clínicos para pielonefrite aguda. Em geral, as mulheres com esses sintomas devem ser examinadas antes do início do tratamento, para a exclusão de urossepse, hidronefrose ou nefrolitíase coexistente, o que afetaria a tomada de decisões terapêuticas. Os fatores de risco para pielonefrite aguda entre mulheres de 18-49 anos estão relacionados a comportamentos sexuais (relações sexuais frequentes [três vezes por semana ou mais], novo parceiro sexual no último ano, uso recente de agente espermicida), bem como ao diabetes *mellitus* e ITU ou incontinência recente.

Em geral, gravidez, fatores estruturais subjacentes (doença renal policística, nefrolitíase, bexiga neurogênica), imunossupressão, diabetes *mellitus* e histórico de instrumentação recente da bexiga ou da uretra alteram o regime terapêutico (escolha do antibiótico e/ou duração do tratamento) para a cistite. Existe uma forte associação entre presença de ITU durante a gravidez e pré-eclâmpsia (sobretudo uma ITU durante o terceiro trimestre).

B. Exame físico

A presença de febre, taquicardia ou hipotensão sugere urossepse e possível necessidade de hospitalização. Em circunstâncias descomplicadas, um exame focado em pacientes mulheres pode se limitar à verificação da sensibilidade do ângulo costovertebral como um achado para pielonefrite e a um exame abdominal inferior e pélvico se o histórico da paciente sugerir vulvovaginite ou cervicite.

C. Estudos diagnósticos

1. **Urinálise** – É bem provável que a EAS seja superutilizada na avaliação da disúria. Entre mulheres com histórico e exame físico compatíveis com cistite não complicada, a probabilidade de confirmação da ITU por cultura é de cerca de 70-90%. EAS terá maior utilidade em apresentações atípicas de cistite. A detecção por tira reagente (superior a traço) de leucócitos, nitritos ou sangue dá embasamento a um diagnóstico de cistite. Nos casos de testes de leucócitos e nitritos positivos, a LR é de 4,2, e quando ambos são negativos, a LR é de 0,3.

   Em mulheres que se apresentam com vários sintomas típicos, o valor preditivo negativo da EAS não é suficiente para a exclusão de uma ITU confirmada por cultura; e evidências obtidas com estudos randomizados demonstraram os benefícios da antibioticoterapia para mulheres com sintomas típicos e com testes de EAS com tira reagente negativos. A microscopia de urina não centrifugada também pode ajudar no diagnóstico, limitando o uso desnecessário de antibióticos. A combinação de urgência, disúria e piúria avaliada com a objetiva microscópica de grande ampliação (40×) para leucócitos (> 1 leucócito/7 campos de grande ampliação) teve valor preditivo positivo de 71 e LR de 2,97. Amostras de urina obtidas em casa raramente atenderão aos padrões diagnósticos.

2. **Cultura de urina** – Deve-se considerar uma cultura de urina para todas as mulheres com sintomas do trato urinário superior (antes que seja iniciada a antibioticoterapia), bem como naquelas com disúria e um teste de urina negativo. Em mulheres sintomáticas, uma cultura de urina de coleta limpa é considerada positiva se forem detectadas quando 10^2-10^3 unidades formadoras de colônia/mL de um microrganismo uropatogênico. A sensibilidade da cultura de urina diminui rapidamente em seguida à administração empírica de antibióticos (75% das culturas tiveram resultado negativo 9 horas após o tratamento com antibióticos). A análise de PCR multiplex é tão benéfica quanto uma cultura de urina.

3. **Imagens renais** – Quando um paciente se queixa de dor intensa no flanco ou nas costas, deve-se considerar a possibilidade de infecção renal complicada (abscesso perinefrítico, nefrolitíase) ou de hidronefrose. Deve-se obter uma ultrassonografia ou tomografia computadorizada dos rins para a exclusão de abscesso e hidronefrose. Para a exclusão de nefrolitíase, a tomografia computadorizada helicoidal não contrastada tem maior precisão do que a ultrassonografia renal, sendo o exame diagnóstico de escolha. Uma metanálise determinou que os LR positivos e negativos da tomografia computadorizada helicoidal para diagnóstico de nefrolitíase foram 23,2 e 0,05, respectivamente.

Diagnóstico diferencial

Em mulheres, o diagnóstico diferencial de disúria inclui cistite aguda, pielonefrite aguda, vaginite (*Candida*, vaginose bacteriana, *Trichomonas*, herpes simples), uretrite/cervicite (*Chlamydia*, gonorreia) e cistite intersticial/síndrome da bexiga dolorosa. Uma síndrome da congestão pélvica (veias pélvicas dilatadas e com refluxo) também pode provocar disúria e dor pélvica.

Os testes de amplificação de ácido nucleico da urina de primeiro jato ou de amostras de esfregaço vaginal possuem grande sensibilidade para a detecção de infecção por clamídia em homens e mulheres, respectivamente. Em pacientes homens, *Mycoplasma genitalium* e membros da família Enterobacteriaceae são outros patógenos infecciosos associados à disúria e à uretrite.

Tratamento

A Figura 2.1 ilustra um algoritmo baseado em evidências para tratamento de ITU suspeitada em mulheres. Esse algoritmo respalda o tratamento com antibióticos para a maioria das mulheres com diversos sintomas típicos de ITU sem que haja a necessidade de obtenção de uma EAS ou de cultura de urina. A telemedicina pode ser uma tecnologia apropriada para a avaliação e tratamento de casos não complicados de ITU para pacientes de risco médio que podem fazer o autodiagnóstico. A seleção dos antibióticos deverá ser orientada por padrões de resistência locais e pelas diretrizes da prática clínica de um painel de especialistas; as principais opções para tratamento de uma cistite não complicada são: nitrofurantoína, fosfomicina, ciprofloxacino e trimetoprim-sulfametoxazol. Um curso de cinco dias de nitrofurantoína resulta em uma probabilidade significativamente maior de resolução clínica e microbiológica, em comparação com a administração de uma dose única de fosfomicina.

De acordo com o American Academy of Pediatrics' Committee on Drugs, os antibióticos geralmente aceitáveis no tratamento de mulheres que amamentam são: trimetoprim-sulfametoxazol (exceto nos casos de deficiência de G6PD), amoxicilina, nitrofurantoína, ciprofloxacina e ofloxacina. Plazomicina, um novo agente neoglicosídeo, está aprovada pela FDA para tratamento de adultos com ITU complicadas e para os quais são limitadas ou inexistentes as opções terapêuticas alternativas.

Em homens, o tratamento prolongado da ITU (mais de 7 dias), em decorrência da preocupação com a eliminação tardia da infecção na próstata, não parece diminuir as recidivas precoces ou tardias. Um curso de 5 dias de fluoroquinolonas para homens ambulatoriais com ITU é tão eficaz quanto um curso de 10 dias. Entre homens afebris e sintomáticos para ITU, o tratamento com ciprofloxacina ou trimetoprim/sulfametoxazol num curso de 7 dias não teve resultados inferiores a 14 dias, com relação à resolução dos sintomas de ITU.

O paciente pode obter alívio sintomático com a administração de fenazopiridina, um analgésico urinário que pode ser adquirido sem receita; esse agente é administrado em combinação com a antibioticoterapia (nos casos de confirmação da ITU), mas por não mais do que 2 dias. Deve-se informar aos pacientes de que a fenazopiridina causará uma mudança da cor (para o laranja/vermelho) da urina e de outros fluidos corporais (p. ex., alguns usuários de lentes de contato relataram descoloração das lentes). Foram relatados casos raros de metemoglobinemia e de anemia hemolítica, geralmente causados

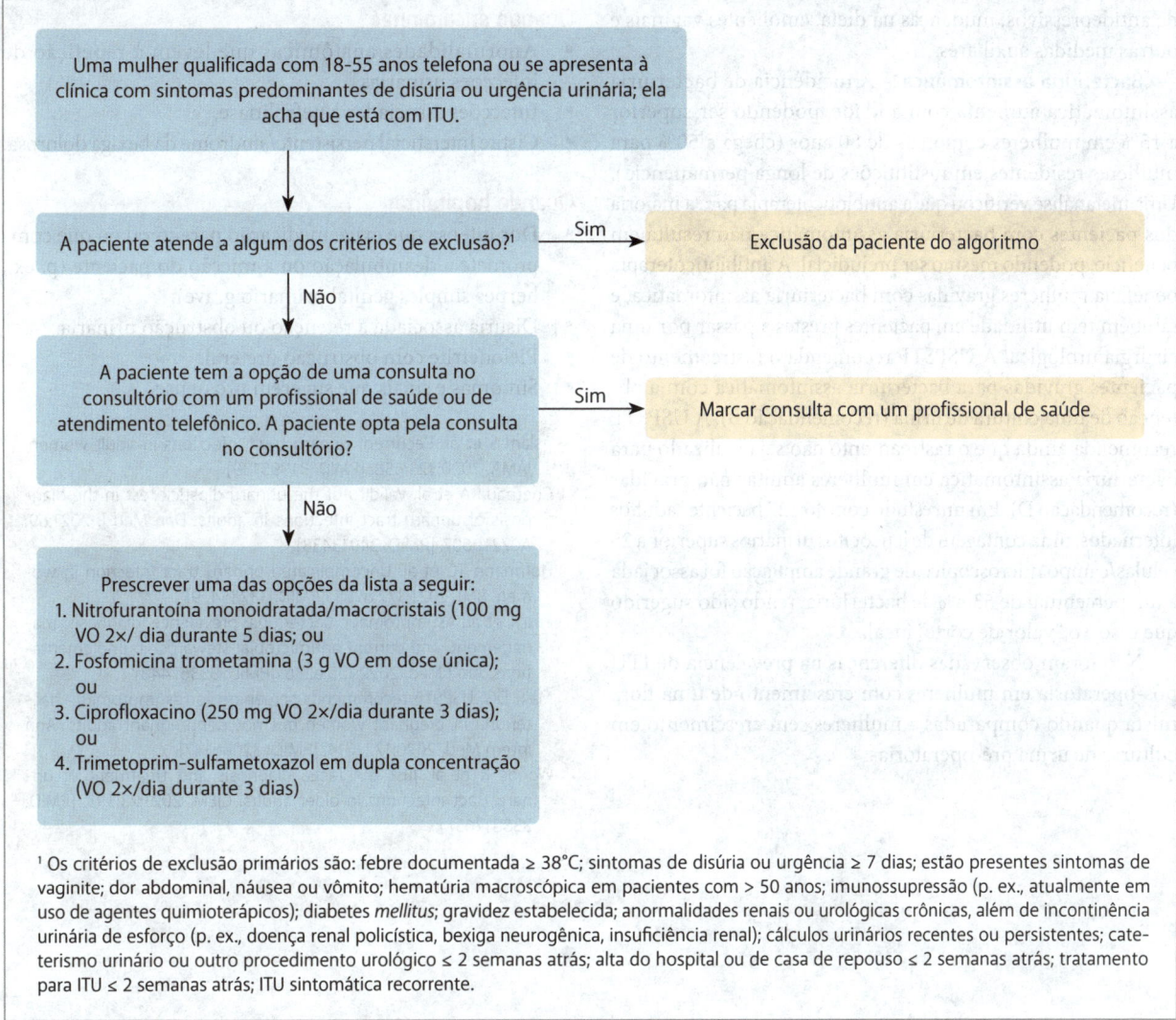

FIGURA 2.1 Algoritmo proposto para a avaliação de mulheres com sintomas de ITU aguda.
(Dados de Gupta K et al; Infectious Diseases Society of America; European Society for Microbiology and Infectious Diseases. International clinical practice guidelines for the treatment of acute uncomplicated cystitis and pyelonephritis in women: a 2010 update by the Infectious Diseases Society of America and the European Society for Microbiology and Infectious Diseases. Clin Infect Dis. 2011;52:e103.)

por doses excessivas ou por uma disfunção renal subjacente. A medicação com Aine também demonstrou benefícios sintomáticos; contudo, esse tratamento resultou em menor eficácia do que os ganhos obtidos com a antibioticoterapia. Embora algumas mulheres se recuperem de ITU não complicada depois de tratadas exclusivamente com Aine (53% em um estudo norueguês), foi substancial o percentual de progressão para pielonefrite. A antibioticoterapia tardia em pacientes idosos com ITU resulta em percentuais substancialmente maiores de urossepse e de mortalidade por todas as causas. Se no início foi prescrito um antibiótico de amplo espectro empiricamente para combate da ITU e se os resultados da cultura de urina retornarem com o estabelecimento de eficácia de um antibiótico de espectro estreito, o tratamento do paciente deverá ser "rebaixado" para o antimicrobiano de espectro estreito. Em um estudo que envolveu mulheres na pré-menopausa com ITU recorrentes, o grupo com maior consumo diário de água

(1.500 mL/dia) teve um número médio menor de episódios de cistite ao longo de um período de 12 meses comparado a um grupo de controle (1,7 vez *vs.* 3,2 vezes), e de redução do número de prescrições de antibióticos (1,9 vez *vs.* 3,6 vezes). Uma revisão sistemática e metanálise constatou que D-manose tem ação protetora contra ITU recorrentes, mas são poucos os RCT de alta qualidade que testaram essa terapia. Em pacientes com cálculos renais assintomáticos e ITU recorrentes, a extração dos cálculos eliminou as infecções em 50% das mulheres. Sabe-se que o estrogênio vaginal alivia efetivamente a urgência e a frequência urinárias, bem como as ITU recorrentes relacionadas à atrofia vulvovaginal da menopausa (também conhecida como síndrome geniturinária da menopausa).

Em casos de cistite intersticial/síndrome da bexiga dolorosa (ver Cap. 25), geralmente os pacientes respondem a uma abordagem multimodal que pode consistir em dilatação uretral/vesicular, *biofeedback*, terapia cognitivo-comportamental, uso de antidepressivos, mudanças na dieta, emolientes vaginais e outras medidas auxiliares.

Bacteriúria assintomática – A incidência de bacteriúria assintomática aumenta com a idade, podendo ser superior a 15% em mulheres com mais de 80 anos (chega a 50% para mulheres residentes em instituições de longa permanência). Uma metanálise verificou que a antibioticoterapia para a maioria dos pacientes com bacteriúria assintomática não resulta em benefício, podendo mesmo ser prejudicial. A antibioticoterapia beneficia mulheres grávidas com bacteriúria assintomática, e também tem utilidade em pacientes prestes a passar por uma cirurgia urológica. A USPSTF recomenda o rastreamento de pacientes grávidas para bacteriúria assintomática com a obtenção de uma cultura de urina (recomendação B). A USPSTF recomenda ainda que o rastreamento não seja realizado para bacteriúria assintomática em mulheres adultas não grávidas (recomendação D). Em um estudo com 46.127 pacientes adultos internados, uma contagem de leucócitos urinários superior a 25 células/campo microscópico de grande ampliação foi associada a um percentual de 53,8% de bacteriúria, tendo sido sugerido que esse é o "valor de corte" ideal.

Não foram observadas diferenças na prevalência de ITU pós-operatória em mulheres com crescimento de uma flora mista quando comparadas a mulheres sem crescimento em culturas de urina pré-operatórias.

Quando encaminhar

- Anormalidades anatômicas que levem à repetição de infecções urinárias.
- Infecções associadas à nefrolitíase.
- Cistite intersticial persistente/síndrome da bexiga dolorosa.

Quando hopitalizar

- Dor intensa que exige medicação parenteral ou que compromete a deambulação ou a micção do paciente (p. ex., herpes simples genital primário grave).
- Disúria associada à retenção ou obstrução urinária.
- Pielonefrite com obstrução ureteral.
- Sintomas e sinais que sugerem urossepse.

Aslam S et al. Recurrent urinary tract infections in adult women. JAMA. 2020;323:658. [PMID: 31995139]

Chernaya A et al. Validity of the urinary dipstick test in the diagnosis of urinary tract infections in adults. Dan Med J. 2021;69: A07210607. [PMID: 34913433]

Hoffmann TC et al. Uncomplicated urinary tract infection in women. BMJ. 2021;372:n725. [PMID: 33785479]

Luu T et al. Asymptomatic bacteriuria: prevalence, diagnosis, management, and current antimicrobial stewardship implementations. Am J Med. 2022;135:e236. [PMID: 35367448]

Maki DG. USPSTF recommends screening for asymptomatic bacteriuria in pregnant women but not nonpregnant adults. Ann Intern Med. 2020;172:JC14. [PMID: 32066147]

Woods R et al. Just the facts: diagnosis and treatment of urinary tract infections in older adults. CJEM. 2021;23:593. [PMID: 33881765]

Avaliação pré-operatória e tratamento perioperatório

Hugo Q. Cheng, MD

Revisão científica da edição brasileira: Dr. Marcelo Arruda Candido

Avaliação do paciente assintomático

Pacientes sem problemas clínicos significativos – sobretudo aqueles com menos de 50 anos – apresentam risco muito baixo de complicações perioperatórias. Em sua avaliação pré-operatória, deve-se obter os antecedentes clínicos e realizar o exame físico; a ênfase deve recair nos antecedentes farmacológicos, na avaliação do estado funcional, na tolerância ao exercício físico e no estado cardiopulmonar, em busca de doenças não identificadas que possam exigir avaliação adicional antes da cirurgia. Além disso, deve ser coletado um histórico direcionado de sangramentos (Tab. 3.1) para descobrir possíveis coagulopatias – o que pode contribuir para uma perda excessiva de sangue durante a cirurgia. Foi constatado que os exames laboratoriais pré-operatórios de rotina em pacientes saudáveis e assintomáticos com menos de 50 anos *não* ajudam na predição nem na prevenção de complicações. É provável que mesmo pacientes mais idosos submetidos a procedimentos menores ou minimamente invasivos (p. ex., cirurgia de catarata) não serão beneficiados com a realização de exames de rastreio pré-operatórios.

TABELA 3.1 Histórico direcionado para sangramento: achados sugestivos de um distúrbio hemorrágico

Hematomas não provocados no tronco com > 5 cm de diâmetro.
Epistaxe frequente não provocada, ou sangramento gengival.
Metrorragia com deficiência de ferro.
Hemartrose causada por trauma leve.
Prévia perda excessiva de sangue durante uma cirurgia, ou reoperação por sangramento.
Histórico familiar de sangramento anormal.
Presença de doença renal ou hepática grave.
Uso de medicamentos prejudiciais à coagulação, inclusive suplementos nutricionais e remédios à base de ervas.

Harris AHS et al. Frequency and costs of low-value preoperative tests for patients undergoing low-risk procedures in the Veterans Health Administration. Perioper Med (Lond). 2022;13:33. [PMID: 36096937]

Avaliação e redução de risco cardíaco em cirurgia não cardíaca

As complicações cardíacas perioperatórias mais importantes são infarto do miocárdio (IM) e parada cardíaca. Outras complicações possíveis são: IC, arritmias e necessidade de uma revascularização de urgência. O principal fator de risco específico do paciente para complicações cardíacas é a presença de doenças cardiovasculares (DCV) em órgãos vitais. Nesse caso, estão envolvidas não apenas DAC e IC, mas também DRC e doença cerebrovascular. Considera-se que o diabetes *mellitus*, especialmente se tratado com insulina, é um equivalente de DCV capaz de aumentar o risco de ocorrência de complicações cardíacas. Os principais procedimentos cirúrgicos abdominais, torácicos e vasculares (sobretudo reparo de AAA) apresentam maior risco de complicações cardíacas pós-operatórias. Esses seis fatores de risco compõem o índice de risco cardíaco revisado (IRCR), um instrumento validado de predição de risco multifatorial (Tab. 3.2). Outro

TABELA 3.2 Índice de risco cardíaco revisado (IRCR)

Preditores independentes de complicações cardíacas pós--operatórias	
Cirurgia vascular intratorácica, intraperitoneal ou suprainguinal.	
Histórico de cardiopatia isquêmica.	
Histórico de IC.	
Tratamento com insulina para diabetes *mellitus*.	
Nível de creatinina sérica > 2 mg/dL (> 176,8 mcmol/L).	
Histórico de doença cerebrovascular.	
Pontuação (número de preditores presentes)	**Risco de complicações cardíacas graves[1]**
Nenhum	0,4%
Um	1%
Dois	2,4%
Mais de dois	5,4%

[1] Morte cardíaca, IM, parada cardíaca não fatal.
Fonte: Devereaux PJ et al. Perioperative cardiac events in patients undergoing noncardiac surgery: a review of the magnitude of the problem, the pathophysiology of the events and methods to estimate and communicate risk. CMAJ. 2005; 173:627.

instrumento de predição é o do *College of Surgeons' National Surgical Quality Improvement Program* (NSQIP). Esse instrumento de previsão de risco utiliza a idade do paciente, o tipo de operação, creatinina sérica > 1,5 mg/dL (132,6 mcmol/L), dependência em atividades da vida diária e a classificação do estado físico do paciente pela American Society of Anesthesiologists como preditores de IM pós-operatório ou parada cardíaca. A calculadora de risco com uso do instrumento NSQIP pode ser encontrada em https://qxmd.com/calculate/calculator_245/gupta-perioperative-cardiac-risk. O American College of Cardiology e a American Heart Association endossam esses dois instrumentos de predição. Pacientes com dois ou mais preditores de risco identificados no IRCR ou com risco de IM perioperatório ou de parada cardíaca superior a 1%, conforme calculado pelo NSQIP, apresentam risco elevado de complicações cardíacas.

Em pacientes com capacidade limitada de se exercitarem (p. ex., incapacidade de caminhar por dois quarteirões em ritmo normal ou de subir um lance de escadas sem descansar) também se pode prever maior risco cardíaco. Operações de emergência representam maior risco cardíaco, mas não devem ser atrasadas para uma avaliação cardiológica extensa. Em vez disso, os pacientes que necessitam de uma cirurgia de emergência devem ser clinicamente otimizados para a cirurgia, sendo cuidadosamente monitorados para complicações cardíacas durante o período perioperatório.

Papel do teste pré-operatório não invasivo de isquemia

Para a maioria dos pacientes, bastam a história e o exame físico para a estratificação do risco. Antes de uma cirurgia importante, deve-se obter um ECG em repouso para aqueles pacientes com pelo menos um preditor do IRCR, mas geralmente esse exame deixa de ser feito em pacientes assintomáticos submetidos a pequenas operações. Os demais testes não invasivos para isquemia raramente melhorarão a estratificação ou o controle do risco, especialmente em pacientes sem DCV que sejam submetidos a pequenas operações ou que pelo menos se apresentem com uma capacidade funcional razoável. O teste de esforço será mais benéfico em pacientes com escores de risco elevados obtidos com a aplicação de instrumentos de predição, sobretudo diante de um estado funcional insatisfatório. Nesses pacientes, a ausência de isquemia na cintilografia com dipiridamol ou na ecocardiografia de esforço com dobutamina é reconfortante; por outro lado, uma isquemia extensa induzida é um achado preditor de alto risco de complicações cardíacas, particularmente nos casos de cirurgia vascular, que podem não ser modificáveis por tratamento clínico ou pela revascularização coronária. Ainda não ficou tão bem estabelecido o valor preditivo de um resultado anormal para o teste de esforço em pacientes que se submeterão a cirurgia não vascular. A Figura 3.1 ilustra uma abordagem para avaliação e controle do risco cardíaco perioperatório em pacientes sabidamente com DAC estável ou sob suspeita desse distúrbio.

Papel dos biomarcadores cardíacos

Os níveis pré-operatórios de BNP ou do fragmento N-terminal do proBNP (NT-proBNP) tem correlação direta com o risco de complicações cardíacas perioperatórias, e sua determinação pode resultar em melhor avaliação de risco. Uma meta-análise com 2.179 pacientes identificou que valores BNP ≥ 92 mg/L ou NT-proBNP ≥ 300 ng/L antes de uma cirurgia não cardíaca estão associados a um aumento de quatro vezes na mortalidade e na ocorrência de IM em 30 dias do procedimento. As diretrizes das sociedades norte-americanas de cardiologia são ambíguas com relação ao uso de biomarcadores como uma forma de aprimorar a predição de risco; mas tanto a Canadian Cardiovascular Society como a European Society of Cardiology recomendam a determinação dos níveis de BNP ou NT-proBNP antes da realização de uma grande cirurgia não cardíaca em pacientes com idades acima de 65 anos e naqueles com DCV ou com fatores de risco de DCV.

Tratamento perioperatório de pacientes com doença arterial coronariana

Em pacientes com síndromes coronárias agudas, é essencial o tratamento imediato de sua doença cardíaca antes da realização de qualquer avaliação pré-operatória (ver Cap. 10).

A. Medicamentos

1. **Medicamentos antianginosos** – Durante todo o período perioperatório, os pacientes deverão continuar a ser medicados com agentes antianginosos, como betabloqueadores, bloqueadores dos canais de cálcio e nitratos. Vários estudos demonstraram que iniciar a administração de betabloqueadores antes de uma grande cirurgia não cardíaca reduz o risco de IM não fatal. Contudo, no estudo de maior porte, uma dose alta e fixa de succinato de metoprolol *aumentou* a mortalidade total e o risco de acidente vascular encefálico (AVE). Tendo em vista uma relação de benefício-risco incerta, o médico deverá considerar o início do betabloqueio perioperatório apenas em pacientes em alto risco de complicações cardíacas. A Tabela 3.3 apresenta possíveis indicações para betabloqueio profilático. Se forem utilizados, os betabloqueadores devem ser iniciados em uma dose baixa (atenolol 25 mg por via oral 1x/dia, bisoprolol 2,5 mg por via oral 1x/dia ou *tartarato* de metoprolol 25 mg por via oral 2x/dia) bem antes da cirurgia. Esses agentes não devem ser iniciados no dia da cirurgia. A dose do betabloqueador deve ser cuidadosamente titulada para que a frequência cardíaca seja mantida abaixo de 70 batimentos por minuto e a pressão arterial sistólica acima de 100 mmHg. Se forem iniciados, os betabloqueadores deverão ter continuidade por pelo menos 3-7 dias após a cirurgia.

2. **Estatinas** – Diversos estudos randomizados constataram que os inibidores da HMG-CoA redutase (estatinas) previnem IM em pacientes submetidos a cirurgia não cardíaca. Nesses estudos, não se materializaram preocupações com a

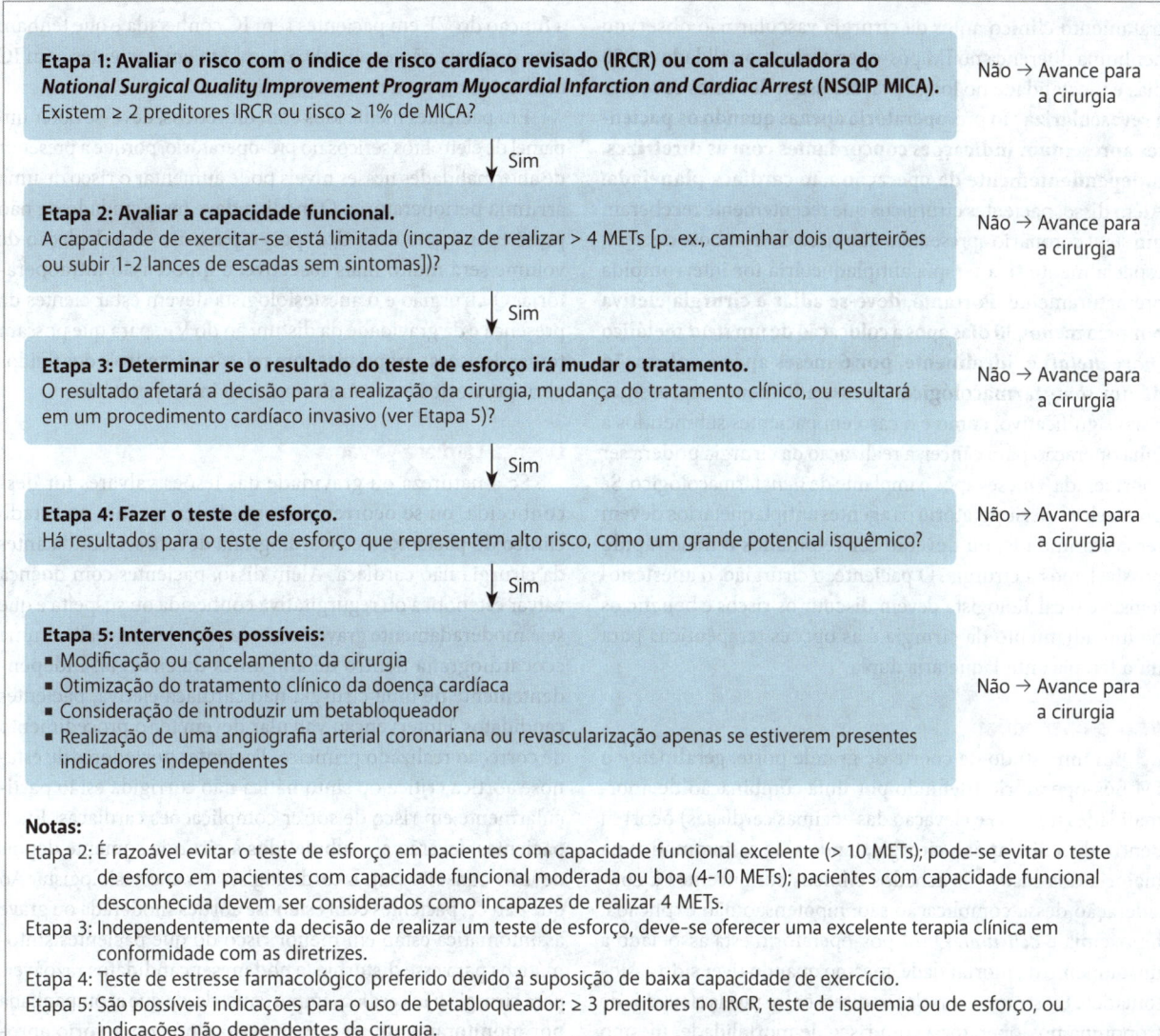

Etapa 1: Avaliar o risco com o índice de risco cardíaco revisado (IRCR) ou com a calculadora do *National Surgical Quality Improvement Program Myocardial Infarction and Cardiac Arrest* **(NSQIP MICA).**
Existem ≥ 2 preditores IRCR ou risco ≥ 1% de MICA?

Não → Avance para a cirurgia

↓ Sim

Etapa 2: Avaliar a capacidade funcional.
A capacidade de exercitar-se está limitada (incapaz de realizar > 4 METs [p. ex., caminhar dois quarteirões ou subir 1-2 lances de escadas sem sintomas])?

Não → Avance para a cirurgia

↓ Sim

Etapa 3: Determinar se o resultado do teste de esforço irá mudar o tratamento.
O resultado afetará a decisão para a realização da cirurgia, mudança do tratamento clínico, ou resultará em um procedimento cardíaco invasivo (ver Etapa 5)?

Não → Avance para a cirurgia

↓ Sim

Etapa 4: Fazer o teste de esforço.
Há resultados para o teste de esforço que representem alto risco, como um grande potencial isquêmico?

Não → Avance para a cirurgia

↓ Sim

Etapa 5: Intervenções possíveis:
- Modificação ou cancelamento da cirurgia
- Otimização do tratamento clínico da doença cardíaca
- Consideração de introduzir um betabloqueador
- Realização de uma angiografia arterial coronariana ou revascularização apenas se estiverem presentes indicadores independentes

Não → Avance para a cirurgia

Notas:
Etapa 2: É razoável evitar o teste de esforço em pacientes com capacidade funcional excelente (> 10 METs); pode-se evitar o teste de esforço em pacientes com capacidade funcional moderada ou boa (4-10 METs); pacientes com capacidade funcional desconhecida devem ser considerados como incapazes de realizar 4 METs.
Etapa 3: Independentemente da decisão de realizar um teste de esforço, deve-se oferecer uma excelente terapia clínica em conformidade com as diretrizes.
Etapa 4: Teste de estresse farmacológico preferido devido à suposição de baixa capacidade de exercício.
Etapa 5: São possíveis indicações para o uso de betabloqueador: ≥ 3 preditores no IRCR, teste de isquemia ou de esforço, ou indicações não dependentes da cirurgia.

FIGURA 3.1 Abordagem para uma avaliação cardíaca em pacientes estáveis submetidos a cirurgia eletiva de grande porte. MET: equivalente metabólico.

TABELA 3.3 Indicações para betabloqueio perioperatório profilático1

Indicações fortes	O paciente já está sendo medicado com betabloqueador para tratamento de isquemia, arritmia ou hipertensão.
Possíveis indicações	O paciente tem ≥ 3 preditores do índice de risco cardíaco revisado (ver Tab. 3.2).

¹Ver dosagens no texto.

segurança, como lesão hepática ou rabdomiólise. Com base nos protocolos de tratamento utilizados em estudos clínicos, deve ser considerada pelo menos uma dose moderada de estatina (p. ex., atorvastatina 20 mg ou fluvastatina 80 mg por via oral 1x/dia) em todos os pacientes submetidos a uma cirurgia vascular e também em pacientes considerados como de alto risco para complicações cardíacas, independentemente dos níveis lipídicos. Se possível, a administração da estatina deve ser iniciada pelo menos 30 dias antes da cirurgia. Pacientes já medicados com estatinas devem continuar com esses agentes durante o período perioperatório.

3. **Aspirina** – Em pacientes sem *stents* coronários, não é recomendável iniciar o tratamento com aspirina antes de uma cirurgia não cardíaca, porque um estudo randomizado de grande porte concluiu que o medicamento não reduziu o risco cardíaco e provocou aumento do sangramento. Em tais pacientes, a manutenção de longo prazo da terapia profilática com aspirina não aumenta o risco cardíaco.

B. Revascularização coronária

Um estudo que randomizou mais de 500 pacientes com DAC angiograficamente comprovada entre a revascularização coronária pré-operatória (com enxerto de *bypass* da artéria coronária ou intervenções coronárias percutâneas) ou apenas tratamento clínico antes da cirurgia vascular não observou nenhuma diferença no IM pós-operatório, mortalidade em 30 dias e mortalidade no longo prazo. Assim, **devemos recorrer à revascularização pré-operatória apenas quando os pacientes apresentam indicações concordantes com as diretrizes, independentemente da operação não cardíaca planejada.** Além disso, pacientes cirúrgicos que recentemente receberam um *stent* coronário apresentam alto risco de trombose de *stent*, especialmente se a terapia antiplaquetária for interrompida prematuramente. **Portanto, deve-se adiar a cirurgia eletiva por pelo menos 30 dias após a colocação de um *stent* metálico (*bare metal*) e, idealmente, por 6 meses após a colocação de um *stent* farmacológico.** Se esse adiamento representar risco significativo, como é o caso em pacientes submetidos a uma operação para câncer, a realização da cirurgia poderá ser considerada 3 meses após o implante de *stent* farmacológico. Se possível, no perioperatório os agentes antiplaquetários devem ter continuidade, ou deverão ser retomados o mais rápido possível após a cirurgia. O paciente, o cirurgião, o anestesiologista e o cardiologista devem discutir os riscos e benefícios de um adiamento da cirurgia e as opções terapêuticas para uma terapia antiplaquetária dupla.

IM pós-operatório

Em um estudo de coorte de grande porte, geralmente o IM pós-operatório (definido por uma combinação de anormalidades no ECG e elevação das enzimas cardíacas) ocorreu dentro de 3 dias após a cirurgia, tendo sido assintomático na maioria dos casos. Os achados clínicos conducentes à consideração dessa complicação são: hipotensão não explicada, hipoxemia e *delirium*. O IM pós-operatório está associado a um aumento da mortalidade, mesmo quando tiver sido assintomático. Existe uma correlação direta entre níveis elevados de troponina pós-operatória com risco de mortalidade, mesmo em pacientes sem anormalidades no ECG ou sem outros achados de IM. A Canadian Cardiovascular Society e a European Society of Cardiology defende uma triagem pós-operatória de rotina para pacientes em alto risco com a obtenção de níveis de troponina; por outro lado, as diretrizes norte-americanas permanecem ambíguas. Ainda não ficou esclarecido como o IM pós-operatório assintomático ou a elevação da troponina devem ser tratados, mas é razoável a otimização de estratégias secundárias para diminuição do risco cardíaco.

Insuficiência cardíaca e disfunção do VE

Deve-se adiar a cirurgia eletiva até que tenha sido controlada a IC descompensada (que se manifesta por uma pressão venosa jugular elevada, uma terceira bulha cardíaca audível, ou evidência de edema pulmonar). Em pacientes com IC compensada, o risco de ocorrência de complicações cardíacas perioperatórias é semelhante ao risco de pacientes com cardiomiopatia isquêmica ou não isquêmica. Uma IC com FE reduzida provavelmente representa mais risco do que uma IC com FE preservada. As diretrizes recomendam a obtenção de uma ecocardiografia pré-operatória, para que seja avaliada a função do VE em pacientes sem IC conhecida e que tenham uma dispneia não explicada, e também em pacientes com IC conhecida e com deterioração clínica.

Em pacientes medicados com diuréticos, deve-se obter um painel de eletrólitos séricos no pré-operatório, porque a presença de anormalidades nesses níveis pode aumentar o risco de uma arritmia perioperatória. O médico deve ter o cuidado de não prescrever muito diurético, pois o paciente com depleção de volume será muito mais suscetível à hipotensão intraoperatória. O cirurgião e o anestesiologista devem estar cientes da presença e da gravidade da disfunção do VE, para que possam tomar decisões apropriadas com relação ao controle dos fluidos perioperatórios e ao monitoramento intraoperatório.

Doença cardíaca valvar

Se a natureza ou gravidade das lesões valvares for desconhecida, ou se ocorreu uma mudança recente no estado clínico do paciente, a ecocardiografia deverá ser obtida antes da cirurgia não cardíaca. Além disso, pacientes com doença valvar estenótica ou regurgitativa conhecida ou suspeita e que seja moderadamente grave ou ainda pior devem realizar uma ecocardiografia dentro de ano antes da cirurgia. Independentemente de uma cirurgia não cardíaca eletiva, pacientes candidatos à intervenção valvular devem ter o procedimento de correção realizado primeiro. Pacientes portadores de estenose aórtica crítica ou sintomática não corrigida estão particularmente em risco de sofrer complicações cardíacas. Esses pacientes deverão ser submetidos à cirurgia somente depois de uma consulta com o cardiologista e o anestesiologista. Ao que parece, pacientes com estenose aórtica moderada ou grave assintomática estão em menor risco do que pacientes sintomáticos para esse distúrbio, e podem ser candidatos razoáveis para cirurgia não cardíaca importante, desde que acompanhada por monitoramento intraoperatório e pós-operatório apropriado em centros hospitalares com experiência em operar tais pacientes. Em pacientes com estenose mitral, é importante o controle da frequência cardíaca para o prolongamento do tempo de enchimento diastólico. Em geral, as lesões valvares regurgitativas são menos problemáticas durante a cirurgia, porque o efeito vasodilatador dos anestésicos promove o fluxo direto. É provável que pacientes com regurgitação aórtica ou mitral sejam beneficiados com a redução da pós-carga e com uma cuidadosa atenção ao nível de volume; em tais pacientes, deve-se evitar o uso de medicamentos cronotrópicos negativos, pois tais agentes podem piorar o volume regurgitado.

Arritmias

A descoberta de um distúrbio de ritmo na avaliação pré-operatória deve fazer com que o clínico considere uma avaliação cardíaca mais detalhada, particularmente quando a descoberta de alguma cardiopatia estrutural alteraria o tratamento perioperatório. **Pacientes com distúrbio de ritmo adequadamente controlado e sem evidência de cardiopatia subjacente apresentam baixo risco de complicações cardíacas perioperatórias.** Embora os medicamentos antiarrítmicos de uso prolongado devam ter continuidade no perioperatório, não há evidências de que o uso de medicamentos supressores de arritmia assintomática modifique o risco perioperatório.

Pacientes portadores de uma arritmia sintomática não devem ser submetidos a cirurgia eletiva até que o problema cardíaco tenha sido tratado. Deve-se estabelecer um controle adequado da frequência de fibrilação atrial ou de outras arritmias supraventriculares antes da cirurgia. Também antes da cirurgia, deve-se avaliar e controlar cuidadosamente uma taquicardia ventricular sintomática. Pacientes com indicações independentes para um marca-passo permanente ou implantação de desfibrilador devem receber o dispositivo antes da cirurgia não cardíaca. O anestesiologista deve ser notificado de que o paciente usa um dispositivo eletrônico cardíaco implantável, para evitar que ocorra mau funcionamento do dispositivo com a aplicação de eletrocauterização intraoperatória.

Em seguida a uma cirurgia importante, aproximadamente 1% dos pacientes podem apresentar fibrilação atrial não diagnosticada previamente. Embora na maioria dos casos ocorra resolução espontânea do episódio em horas ou dias, a ocorrência de fibrilação atrial pós-operatória está associada, no longo prazo, a um aumento do risco de AVE por fibrilação atrial. Ainda não ficou esclarecido se os mesmos critérios para terapia anticoagulante devem ser aplicados aos pacientes submetidos a uma cirurgia e aos não submetidos.

Hipertensão

Não contamos com evidências em apoio ao adiamento de cirurgia para melhor controle da hipertensão leve a moderada (pressão arterial sistólica < 180 mmHg e pressão arterial diastólica < 110 mmHg). A hipertensão grave (pressão sistólica > 180 mmHg ou pressão diastólica > 110 mmHg) parece ser preditor independente de complicações cardíacas perioperatórias, inclusive de IM e IC. É sensato considerar o adiamento de cirurgias eletivas em pacientes com hipertensão grave até que a pressão arterial possa ser controlada, embora não se saiba se ocorre redução no risco de complicações cardíacas com essa abordagem.

Em sua maioria, os medicamentos para hipertensão crônica devem ter continuidade até o dia da cirurgia. As diretrizes das sociedades de cardiologia diferem em suas recomendações sobre a continuação ou suspensão dos inibidores da ECA e dos BRA no dia da cirurgia. A continuação de tais medicações aumenta o risco de hipotensão intraoperatória e pós-operatória, enquanto sua suspensão aumenta a hipertensão pós-operatória. Frequentemente ocorre suspensão dos agentes diuréticos no dia da cirurgia para a prevenção de hipovolemia e distúrbios eletrolíticos, se tais agentes não forem necessários para controle da IC; no entanto, ainda há dúvidas quanto ao benefício dessa prática.

Pacientes sem hipertensão crônica podem manifestar hipertensão no pós-operatório, e frequentemente pacientes em tratamento para hipertensão apresentam um descontrole de sua pressão arterial. As possíveis causas são: tônus simpático elevado em decorrência da lesão ou da dor, sobrecarga de volume pelos fluidos intravenosos, hipercapnia, retenção de urina e retenção de medicamentos anti-hipertensivos de uso prolongado. Antes de dar início ao tratamento clínico da hipertensão no pós-operatório, o clínico deverá abordar os fatores contributivos reversíveis.

Chyou JY et al. Atrial fibrillation occurring during acute hospitalization: a scientific statement from the American Heart Association. Circulation. 2023;147:e676. [PMID: 36912134]

Halvorsen S et al. 2022 ESC guidelines on cardiovascular assessment and management of patients undergoing non-cardiac surgery: developed by the task force for cardiovascular assessment and management of patients undergoing non-cardiac surgery. Eur Heart J. 2022;43:3826. [PMID: 36017553]

Sahai SK et al. Preoperative management of medications: a Society for Perioperative Assessment and Quality Improvement (SPAQI) consensus statement. Mayo Clin Proc. 2022;97:1734. [PMID: 36058586]

Avaliação pulmonar em cirurgia de ressecção não pulmonar

No pós-operatório, as complicações pulmonares mais importantes são pneumonia e insuficiência respiratória dependentes de ventilação mecânica prolongada. A ocorrência dessas complicações tem sido associada a aumentos significativos na mortalidade e no tempo de internação hospitalar. Tromboembolia pulmonar é outra complicação grave; a Tabela 16.14 detalha a profilaxia contra doença tromboembólica venosa.

Fatores de risco para a ocorrência de complicações pulmonares pós-operatórias

Os fatores de risco para complicações pulmonares pós-operatórias relacionados à cirurgia são: local da cirurgia (os maiores percentuais ocorrem em casos cardíacos, torácicos e abdominais superiores), anestesia prolongada, e casos de emergência. As operações que dispensam o uso de anestesia geral tendem a ter menores percentuais de complicações pulmonares pós-operatórias; os procedimentos laparoscópicos tendem a ter menor risco do que procedimentos abertos comparáveis.

A Tabela 3.4 apresenta um resumo dos fatores de risco específicos do paciente para complicações pulmonares. A

TABELA 3.4   Fatores de risco clínicos para complicações pulmonares pós-operatórias

Cirurgia abdominal superior ou cardiotorácica.
Tempo de anestesia prolongado (> 4 horas).
Cirurgia de emergência.
Idade > 60 anos.
DPOC.
IC.
Doença sistêmica grave.
Uso de tabaco (> 20 maços/ano).
Cognição ou sensório prejudicado.
Dependência funcional ou prévio AVE.
Sepse pré-operatória.
Baixo nível de albumina sérica.
Apneia obstrutiva do sono.

presença e a gravidade de doença sistêmica de qualquer tipo estão associadas à ocorrência de complicações pulmonares. Em particular, pacientes com DPOC ou IC têm pelo menos o dobro do risco de sofrer complicações pulmonares pós-operatórias em comparação com pacientes sem essas doenças. Idade avançada, debilidade física, desnutrição e baixa capacidade funcional também são preditores de maior risco para ocorrência de complicações pulmonares pós-operatórias. Uma calculadora de risco para desenvolvimento de insuficiência respiratória pós-operatória pela foi disponibilizada *on-line* NSQIP (https://qxmd.com/calculate/calculator_261/postoperative-respiratory--failure-risk-calculator).

Provas de função pulmonar e estudos laboratoriais

No pré-operatório, a principal função de uma prova de função pulmonar (PFP) é identificar a presença de doença pulmonar em pacientes com sintomas sem causa definida antes da realização de uma cirurgia abdominal ou cardiotorácica importante. Em pacientes com diagnóstico de doença pulmonar, a PFP geralmente acrescentará poucas informações em acréscimo ao observado na avaliação clínica. Também é raro que RX torácico em pacientes hígidos acrescentem informações clinicamente úteis. E não foi comprovada a utilidade da polissonografia para o diagnóstico de apneia obstrutiva do sono antes de uma cirurgia bariátrica. Não é recomendável como rotina a coleta de gasometria arterial, exceto em pacientes com doença pulmonar conhecida e com suspeita de hipoxemia ou hipercapnia.

Redução do risco pré-operatório

Estudos retrospectivos revelaram que a cessação do tabagismo reduziu a incidência de complicações pulmonares, mas apenas nos casos em que tenha sido iniciada pelo menos 1-2 meses antes da cirurgia. Uma meta-análise de estudos randomizados constatou que os programas de cessação do tabagismo pré-operatório diminuíram as complicações pulmonares e da ferida cirúrgica, sobretudo em pacientes que pararam de fumar pelo menos 4 semanas antes da cirurgia. **O período pré-operatório pode ser uma ocasião ideal para que sejam iniciados os esforços de cessação do tabagismo.** Uma revisão sistemática verificou que os programas de cessação do tabagismo iniciados em uma clínica de avaliação pré-operatória aumentaram em quase 60% as probabilidades de abstinência em 3-6 meses.

Foi observado um aumento da mortalidade cirúrgica mesmo até 7 semanas após a infecção por SARS-CoV-2. Cirurgias eletivas não devem ser programadas dentro das duas semanas subsequentes a uma infecção por SARS-CoV-2, e os riscos e benefícios do procedimento devem ser avaliados nos casos em que a infecção ocorreu 2-7 semanas antes da cirurgia programada.

Redução do risco pós-operatório

As estratégias de redução do risco pós-operatório têm se centrado na promoção da expansão pulmonar com o uso da espirometria de incentivo, exercícios de respiração profunda e,

em populações selecionadas, pressão positiva contínua nas vias aéreas (CPAP) ou ventilação com pressão positiva intermitente (IPPB). Embora os estudos a respeito tenham resultados variáveis, todas essas técnicas diminuem a incidência de atelectasia pós-operatória e, em alguns estudos, reduzem a incidência de outras complicações pulmonares pós-operatórias. Na maioria dos estudos comparativos, esses métodos demonstraram eficácia equivalente. Tendo em vista o custo mais elevado da CPAP e da IPPB, **para a maioria dos pacientes os métodos preferidos são a espirometria de incentivo e os exercícios de respiração profunda.** Programas multicomponentes para cuidados respiratórios poderão ser particularmente benéficos. Um programa denominado "I COUGH" – um acrônimo em inglês para "Espirometria de incentivo, Tossir e respirar profundamente, Cuidados orais, Compreender (educação do paciente), Sair da cama (ambulação precoce) e Elevação da cabeceira da cama" – diminuiu os percentuais de ocorrência de pneumonia e de intubação não planejada em seguida a cirurgias gerais e vasculares.

Iida H et al. A practical guide for perioperative smoking cessation. J Anesth. 2022;36:583. [PMID: 35913572]
Muhammad S et al. Preoperative pulmonary evaluation. Respir Care. 2021;66:1150. [PMID: 34210743]

Avaliação do paciente com doença hepática
Avaliação de risco em pacientes cirúrgicos com doença hepática

O rastreio de pacientes hígidos com exames bioquímicos hepáticos tem pouca utilidade, e não é recomendado. Mas no caso de pacientes com doença hepática suspeita ou conhecida com base no seu histórico ou exame físico, antes da cirurgia devemos obter níveis das enzimas hepáticas e também provas de função de síntese hepática.

Cirurgias eletivas em pacientes com hepatite viral aguda ou alcoólica devem ser adiadas até a resolução do episódio agudo. Em três pequenas séries de pacientes com hepatite viral aguda submetidos a uma cirurgia abdominal, o percentual de mortalidade alcançou aproximadamente 10%. Da mesma forma, pacientes com hepatite alcoólica não diagnosticada exibiram índices de mortalidade elevados ao serem submetidos a uma cirurgia abdominal. Na ausência de cirrose ou de disfunção hepática, é improvável que a hepatite viral crônica venha a aumentar significativamente o risco. Da mesma forma, é provável que a esteatose hepática não alcoólica não acompanhada de cirrose não represente risco grave em pacientes cirúrgicos.

Em pacientes cirróticos, os percentuais de complicações pós-operatórias têm correlação com a gravidade da disfunção hepática, tendo sido observada uma associação entre cirrose descompensada e mortalidade perioperatória extremamente alta. Tradicionalmente, a gravidade da disfunção vem sendo avaliada com o uso do escore de *Child-Pugh* (ver Cap. 18). Uma abordagem conservadora consistiria em evitar a cirurgia eletiva em pacientes com cirrose *Child-Pugh* classe C e realizar a operação com grande cautela em pacientes classe B. O escore *Model for End-stage Liver Disease* (MELD), que toma por base os níveis séricos de bilirrubina, creatinina e o tempo de protrombina, expresso como INR, também foram preditores de mortalidade cirúrgica, apresentando melhor desempenho *versus* classificação de *Child-Pugh* em alguns estudos. Geralmente, um escore MELD < 10 é preditor de baixo risco, enquanto um escore > 16 prognostica alta mortalidade em seguida a uma cirurgia eletiva. Em um estudo de validação externa, o escore *VOCAL-Penn* também funcionou como preditor de mortalidade e de risco de descompensação hepática em pacientes cirúrgicos com cirrose, tendo demonstrado melhor desempenho *versus* instrumentos de predição baseados no escore MELD.

É importante que ascite, encefalopatia e coagulopatia sejam controladas no pré-operatório. A ascite é um problema específico em operações abdominais, e pode causar deiscência da ferida e surgimento de hérnias. Deve-se ter muita cautela com o uso de analgésicos e sedativos, pois esses agentes podem piorar a encefalopatia hepática; em geral, deve-se optar pelo uso de agentes de curta ação e em doses mais baixas. Deve-se tratar agressivamente a constipação pós-operatória, porque ela pode precipitar uma encefalopatia. É muito importante a monitoração cuidadosa da função renal e do volume, para evitar IRA e sobrecarga, que são complicações comuns nesses pacientes. Pacientes com coagulopatia devem receber vitamina K e talvez haja necessidade de transfusão de plasma fresco congelado no momento da cirurgia; mas é desencorajado realizar a transfusão para atingir uma meta de INR em pacientes com cirrose.

Canilas L et al. Clinical guideline on perioperative management of patients with advanced chronic liver disease. Life (Basel). 2023;13:132. [PMID: 36676081]

Endale SA et al. Perioperative management of patients with liver disease for non-hepatic surgery: a systematic review. Ann Med Surg (Lond). 2022;75:103397. [PMID: 35242334]

Mahmud N et al. External validation of the VOCAL-Penn cirrhosis surgical risk score in 2 large, independent health systems. Liver Transpl. 2021;27:961. [PMID: 33788365]

Avaliação hematológica perioperatória

Três das situações clínicas mais comuns enfrentadas pelo médico são: anemia, avaliação do risco de sangramento e controle perioperatório prolongado da anticoagulação.

Os principais objetivos da avaliação pré-operatória de pacientes com anemia são determinar a necessidade de avaliação diagnóstica pré-operatória e a necessidade de transfusão. **Sempre que possível, a avaliação diagnóstica do paciente com anemia não reconhecida previamente deve ser feita antes da cirurgia, porque certos tipos de anemia (particularmente os decorrentes de anemia falciforme, hemólise e perda aguda de sangue) influenciam o tratamento perioperatório.** Tipicamente, esses tipos de anemia estão associados a uma contagem elevada de reticulócitos. Diante da prevalência de deficiência de ferro, é razoável excluir isso como causa da anemia. Mas não se revelou comprovadamente benéfica a prática de administração de ferro intravenoso em pacientes hígidos com anemia antes de uma cirurgia eletiva. Os casos de anemia pré-operatória estão associados a maiores morbidade e mortalidade perioperatórias.

Desconhece-se se a elevação do nível de hemoglobina pré-operatória para alvos específicos venha a melhorar os resultados pós-operatórios. Ao determinar a necessidade de transfusão pré-operatória em um paciente, o clínico deve levar em conta outros fatores além do nível absoluto de hemoglobina; p. ex., a presença de doença cardiopulmonar, o tipo de cirurgia e a provável gravidade da perda de sangue cirúrgico. Para a maioria dos pacientes hospitalizados hemodinamicamente estáveis, a AABB (ex-American Association of Blood Banks) recomenda o uso de transfusão para pacientes com nível de hemoglobina < 7 g/dL (70 g/L). Contudo, uma meta-análise de estudos comparativos de estratégias de transfusão sugere que um ponto de virada de 8 g/dL (80 g/L) foi associado a menor mortalidade *versus* limiares mais restritivos em pacientes cirúrgicos. Além disso, em muitos estudos de transfusão em pacientes cirúrgicos, os pesquisadores optaram por um limiar ligeiramente mais alto de 7,5-8 g/dL (75-80 g/L) no grupo de transfusão restritiva. Assim, a AABB declara que se pode considerar um limiar de 7,5 g/dL (75 g/L) para pacientes hospitalizados submetidos a uma cirurgia cardíaca, e de 8 g/dL (80 g/L) para pacientes hospitalizados submetidos a uma cirurgia ortopédica ou que se apresentem com DCV subjacente.

O componente mais importante da avaliação do risco de sangramento é um histórico direcionado de sangramentos (ver Tab. 3.1). Pacientes com um antecedente confiável de ausência de sangramento anormal e sem nenhum indício de sangramento anormal pelo exame físico estão sob risco muito baixo de sofrer algum distúrbio de sangramento oculto. Em geral, nesses pacientes não há necessidade de realização de exames laboratoriais para os parâmetros hemostáticos. Quando o histórico direcionado de sangramentos não for confiável ou completo, ou quando houver indício de um sangramento anormal, deve ser realizada uma avaliação formal da hemostasia antes da cirurgia. Essa avaliação deve incluir a determinação dos tempos de protrombina e de tromboplastina parcial ativada e uma contagem de plaquetas (ver Cap. 14).

Pacientes medicados com anticoagulação oral prolongada estão sob risco de sofrer complicações tromboembólicas nos casos em que uma operação requer a interrupção dessa terapia. No entanto, a "ponte de anticoagulação", que consiste na administração parenteral de heparina não fracionada ou de baixo peso molecular enquanto os anticoagulantes orais são suspensos, não demonstrou ser benéfica e, além disso, pode aumentar o sangramento. Um estudo de coorte revelou que é possível suspender com segurança o uso de anticoagulantes orais de ação direta (Doac) sem uso da ponte de anticoagulação, com a aplicação de um protocolo baseado na função renal do paciente; os Doac são suspensos alguns dias antes da cirurgia e reiniciados 24-48 horas após a cirurgia, se for verificado que a hemostasia parece adequada (Tab. 3.5). Um estudo randomizado de ponte de anticoagulação em pacientes cirúrgicos medicados com varfarina para fibrilação atrial não demonstrou qualquer diferença no tromboembolismo para os grupos com e sem ponte. Mas as complicações de sangramento foram duas vezes mais comuns em pacientes que receberam a ponte de anticoagulação. Um estudo sobre a ponte de anticoagulação

TABELA 3.5 Recomendações para tratamento perioperatório de anticoagulantes orais de ação direta (Doac)

Medicamento e função renal	Última dose antes do procedimento	Retomar medicação
Dabigatrana com depuração de creatinina normal (> 50 mL/min [0,83 mL/s]); rivaroxabana, apixabana, edoxabana.	2 dias antes diante de procedimento com baixo risco de sangramento ou 3 dias antes de procedimento com alto risco de sangramento.	Se a hemostasia for adequada, retomar 24 horas após o procedimento diante de baixo risco de sangramento; ou 48-72 horas após o procedimento com alto risco de sangramento.
Dabigatrana com depuração de creatinina reduzida (30-50 mL/min [0,5-0,83 mL/s]).	3 dias antes diante de procedimento com baixo risco de sangramento ou 5 dias antes de procedimento com alto risco de sangramento.	

no pós-operatório envolvendo pacientes com fibrilação atrial ou com próteses valvares cardíacas mecânicas também não constatou qualquer ganho para a prevenção de AVE. **A maioria dos especialistas recomenda terapia de ponte apenas em pacientes com alto risco de tromboembolismo.** A Tabela 3.6 resume uma abordagem para controle da anticoagulação perioperatória com varfarina, mas as recomendações constantes na Tabela devem ser consideradas no contexto da preferência do paciente e do seu risco hemorrágico.

Carson JL et al. Red blood cell transfusion: 2023 AABB international guidelines. JAMA. 2023;330:1892. [PMID: 37824153]

Douketis JD et al. Perioperative management of antithrombotic therapy: an American College of Chest Physicians clinical practice guideline. Chest. 2022;162:e207. [PMID: 35964704]

Avaliação neurológica

Pode ocorrer *delirium* em seguida a qualquer operação importante, mas tal ocorrência é particularmente comum após reparo de fratura de quadril e cirurgia cardiovascular, em que a incidência de *delirium* chega a 30-60%. O *delirium* pós-operatório tem sido associado a maiores percentuais de complicações cardíacas e pulmonares pós-operatórias importantes, precariedade na recuperação funcional, maior tempo de internação hospitalar, maior risco de demência e declínio funcional subsequentes e maior mortalidade. A American Geriatrics Society recomenda o rastreio de pacientes pré-operatórios para estes fatores de risco de *delirium*: idade acima dos 65 anos, demência ou comprometimento cognitivo crônico, doença grave, deficiência de visão ou de audição e presença de infecção. Depois da cirurgia, os pacientes que apresentarem quaisquer desses fatores de risco devem ser inscritos em um programa multicomponente não farmacológico de prevenção de *delirium*. Esse programa deve envolver intervenções como reorientação, higiene do sono, cuidados com o intestino e a bexiga, mobilização e fisioterapia e a eliminação de medicamentos

TABELA 3.6 Recomendações para tratamento da anticoagulação perioperatória com varfarina

Risco tromboembólico sem anticoagulação	Recomendação
Baixo risco (p. ex., fibrilação atrial com escore CHA_2DS_2VASc 0-6,[1] prótese valvar aórtica mecânica de duplo folheto, ou um TEV único > 3 meses antes e sem problema de hipercoagulabilidade[2]).	Interromper a varfarina 5 dias antes da cirurgia. Medir INR na véspera da cirurgia, para confirmar que é aceitável (< 1,6 para a maioria das cirurgias). Retomar varfarina quando a hemostasia permitir. Sem ponte com anticoagulantes parenterais antes ou depois da cirurgia.
Alto risco (p. ex., fibrilação atrial ou válvula cardíaca mecânica com AVE < 3 meses antes, fibrilação atrial com escore CHA_2DS_2VASc 7-9,[1] prótese valvar mitral mecânica, prótese valvar do tipo *caged-ball* ou *tilting disk*, ou trombose venosa < 3 meses atrás ou associada a problema de hipercoagulabilidade[2]).	Interromper varfarina 5 dias antes da cirurgia. Começar a ponte com infusão de dose terapêutica de HNF ou HBPM 2 dias após a interrupção da anticoagulação oral. Administrar a última dose de HBPM 24 horas antes da cirurgia; descontinuar HNF 4-6 horas antes da cirurgia. Medir INR na véspera da cirurgia para confirmar se é aceitável (< 1,6 para a maioria das cirurgias). Retomar varfarina quando a hemostasia permitir. Se a hemostasia permitir, considerar a ponte com infusão de dose terapêutica de HNF ou HBPM começando 48-72 horas após a cirurgia e continuando até obter uma INR terapêutica.

[1] Consultar a Tabela 12.2.
[2] Os pacientes devem receber profilaxia de TEV no pós-cirúrgico (ver Cap. 16).
HBPM: heparina de baixo peso molecular; HNF: heparina não fracionada.

desnecessários. Evidências de qualidade moderada favorecem o uso dessas intervenções não farmacológicas.

São pouquíssimos os pacientes com *delirium* pós-operatório apresentando uma etiologia única e reversível para seu problema (ver *Delirium*, Cap. 4). Na avaliação de pacientes com *delirium*, o clínico deverá excluir distúrbios eletrolíticos, ITU oculta e efeitos adversos de medicamentos psicotrópicos, como opioides, sedativos, agentes anticolinérgicos e antiespasmódicos. O tratamento conservador envolve estratégias de tranquilização e reorientação do paciente; a eliminação de medicamentos desnecessários, cateteres intravenosos e sondas urinárias; e a manutenção do paciente ativo durante o dia, o que possibilita um sono ininterrupto à noite. O uso de estratégias analgésicas pós-operatórias multimodais pode diminuir ou evitar a necessidade de opioides. Na ausência de contraindicações, geralmente a administração programada de analgésicos não opioides, como paracetamol ou Aine, constitui a base dessas técnicas. É possível aumentar o efeito analgésico dos medicamentos analgésicos opioides e não opioides com a prescrição de drogas como a gabapentina, cujo alvo é a dor neuropática; agentes anestésicos locais ou regionais; e abordagens não farmacológicas, como terapia cognitivo-comportamental. Quando a agitação do paciente põe em risco a sua própria segurança ou a segurança do profissional, deve-se dar preferência a agentes neurolépticos, administrados na menor dose eficaz pelo menor período necessário, em lugar do uso de benzodiazepínicos ou de restrições físicas (Tab. 27.1).

O percentual de complicação por AVE em todos os procedimentos cirúrgicos é inferior a 1%, mas AVE pode ocorrer em 1-6% dos pacientes submetidos a uma cirurgia cardíaca ou da artéria carótida. A maioria dos AVE em pacientes de cirurgia cardíaca tem origem embólica, e cerca de metade ocorre no primeiro dia do pós-operatório. Pacientes que sofreram anteriormente um AVE e que foram submetidos a uma cirurgia não cardíaca dentro de 3 meses a contar do episódio tiveram alto risco de sofrer IM, AVE recorrente ou parada cardíaca. Um estudo retrospectivo revelou que esse risco diminuiu ao longo do tempo, tendo alcançado seu ponto mais baixo 9 meses após o AVE, enquanto outro estudo observou pouca redução adicional no risco depois de transcorridos 3 meses. As sociedades americanas de cardiologia e neurologia sugerem que a cirurgia eletiva seja adiada por 6-9 meses após um AVE.

A estenose sintomática da artéria carótida está associada a alto risco de AVE em pacientes submetidos a uma cirurgia cardíaca. Nos pacientes com indicação independente para correção de estenose carotídea, em geral, o procedimento deve ser realizado antes da cirurgia eletiva. Por outro lado, a maioria dos estudos sugere que sopros carotídeos assintomáticos e estenose carotídea assintomática estão associados a pouco ou nenhum aumento do risco de ocorrência de um AVE em pacientes cirúrgicos.

Benesch C et al. Perioperative neurological evaluation and management to lower the risk of acute stroke in patients undergoing noncardiac, nonneurological surgery: a scientific statement from the American Heart Association/American Stroke Association. Circulation. 2021;143:e923. [PMID: 33827230]
Swarbrick CJ et al. Evidence-based strategies to reduce the incidence of postoperative delirium: a narrative review. Anaesthesia. 2022;77 Suppl 1:92. [PMID: 35001376]

Tratamento de doenças endócrinas

Diabetes mellitus

O objetivo do tratamento para todos os pacientes com diabetes é a prevenção de hiper ou hipoglicemia grave no período perioperatório. Além disso, pacientes com diabetes tipo 1 estão sob o risco de sofrer cetoacidose. O aumento da secreção de cortisol, epinefrina, glucagon e hormônio do crescimento durante e após a cirurgia provoca uma resistência à insulina e hiperglicemia em pacientes diabéticos. Por outro lado, a redução da ingestão calórica após a cirurgia e períodos frequentes e imprevisíveis de jejum aumentam o risco de hipoglicemia. Portanto, é importante um monitoramento frequente da glicemia para todos os pacientes cirúrgicos diabéticos. Idealmente, esses pacientes devem ser submetidos à cirurgia no início da

manhã. Durante o período perioperatório, o tratamento farmacológico específico para o diabetes dependerá do tipo de diabetes (dependente, ou não, de insulina), do nível de controle glicêmico e do tipo e duração da cirurgia.

Um controle glicêmico pré-operatório insatisfatório, por vezes definido como um nível de hemoglobina A1c > 8%, está associado a maior risco de complicações cirúrgicas, sobretudo infecções. Contudo, ainda não foi rigorosamente estudada uma estratégia para adiamento da cirurgia até que ocorra melhora no controle glicêmico. Também desconhecemos qual a meta ideal para a glicemia pós-operatória. Com base em estudos que demonstraram a ocorrência de aumento da mortalidade em pacientes hospitalizados randomizados para um controle rigoroso, o American College of Physicians recomenda que a glicemia sérica seja mantida entre 140 e 200 mg/dL (7,8-11,1 mmol/L), enquanto as diretrizes do British National Health Service recomendam uma faixa de 108-180 mg/dL (6-10 mmol/L).

A. Diabetes controlado pela dieta

Para pessoas com diabetes controlado apenas com a dieta, não há necessidade de qualquer precaução especial, a menos que o controle diabético seja significativamente perturbado pelo procedimento. Nesse caso, a administração de pequenas doses de insulina de curta ação, conforme a necessidade, corrigirão a hiperglicemia.

B. Diabetes tratado com agentes hipoglicemiantes orais

No dia da cirurgia, deve-se suspender a maioria dos agentes hipoglicemiantes orais. No entanto, os inibidores de SGLT-2 (p. ex., canagliflozina) devem ser descontinuados por 3-4 dias antes da cirurgia, por causa de sua meia-vida longa e também pelo risco associado de cetoacidose. Os agentes hipoglicemiantes orais não devem ser reiniciados após a cirurgia, até que os pacientes estejam clinicamente estáveis, a ingestão oral seja adequada, e não seja provável que venha a ser interrompida. Uma possível exceção são os inibidores da dipeptidil peptidase-4, agentes com baixo risco de causar hipoglicemia e que podem ser continuados no perioperatório. Os pacientes que apresentarem uma hiperglicemia significativa depois da suspensão dos agentes orais devem ser tratados da mesma forma que os pacientes com diabetes tipo 2 que dependem da insulina, conforme descrito mais adiante. Antes do reinício da metformina, é importante uma verificação da função renal pós-operatória com um nível de creatinina sérica.

C. Diabetes tratado com insulina

O protocolo utilizado para o controle da glicose depende (1) do tipo de diabetes (tipo 1 ou tipo 2); (2) se é uma cirurgia menor (com duração < 2 horas e o paciente será capaz de se alimentar depois) ou uma cirurgia maior (com duração > 2 horas, com invasão de uma cavidade corporal e o paciente não será capaz de se alimentar depois); e (3) o regime de insulina pré-operatório (basal *bolus*, mistura de insulina 2x/dia, apenas *bolus* pré-refeição, ou insulina regular antes das refeições e NPH na hora de dormir).

1. **Regime de insulina pré-operatório** – Para pacientes com diabetes tipo 1 ou tipo 2 medicados com insulina, uma prática comum consiste na redução da última dose pré-operatória de insulina basal de ação prolongada (usada no controle dos níveis glicêmicos em jejum) em 30-50% e na manutenção da insulina nutricional de ação rápida e breve (usada na prevenção da hiperglicemia pós-prandial).

2. **Regime de insulina perioperatório** – Pacientes com diabetes tipo 1 devem ser medicados com insulina basal para a prevenção de cetoacidose diabética. **A consulta com um endocrinologista ou clínico deve ser enfaticamente considerada nos pacientes com diabetes *mellitus* tipo 1 que passarão por uma cirurgia importante.** Em geral, nos procedimentos cirúrgicos importantes com duração superior a 2 horas, pacientes com diabetes tipo 1 deverão receber uma infusão de insulina. Alguns pacientes com diabetes tipo 2 usuários de insulina também necessitarão da infusão de insulina para manter um controle glicêmico adequado. A infusão de insulina é um procedimento complexo para um medicamento de alto risco; assim, é importante que haja um monitoramento cuidadoso, titulações de dose e planos de contingência. Na internet, existe uma série de algoritmos disponíveis para infusões de insulina (http://ucsfinpatientdiabetes.pbworks.com).

3. **Regime de insulina pós-operatório** – Após a cirurgia, com o paciente com diabetes tipo 1 ou tipo 2 já tendo retornado a uma ingestão oral adequada, a administração insulina subcutânea poderá ser reiniciada. A administração intravenosa de insulina e dextrose poderá ser interrompida 30 minutos após a primeira dose subcutânea de insulina de ação prolongada. Nos primeiros dias após a cirurgia, pode ocorrer variação nas necessidades de insulina devido ao estresse pós-operatório contínuo e à ingestão calórica variável. Nessa situação, a administração de doses múltiplas de insulina de ação curta, juntamente com alguma insulina basal de ação prolongada, orientadas por determinações da glicemia, pode manter o paciente com um controle metabólico aceitável. Após a cirurgia, deve ser desencorajado o uso exclusivo de insulina correcional (sem uso de insulina basal ou nutricional). Um estudo comparativo entre insulina correcional *versus* dosagem basal-*bolus* constatou que a segunda estratégia resultou em menor número de complicações pós-operatórias.

Reposição de glicocorticoide

É rara a ocorrência de hipotensão ou de choque resultante de insuficiência adrenocortical primária ou secundária; e ainda não foi adequadamente estudada a prática de administrar um glicocorticoide suprafisiológico em "dose de estresse" no perioperatório. Uma diretriz das sociedades de reumatologia e cirurgia ortopédica recomenda que os pacientes usuários de glicocorticoides continuem seu regime ao serem submetidos a uma artroplastia, e não recebam glicocorticoides em "dose de estresse". Outra abordagem consiste em administrar glicocorticoides em dose de estresse a pacientes medicados com o equivalente a pelo menos 7,5 mg de prednisona/dia

durante 3 semanas no último ano quando forem submetidos a uma cirurgia de grande porte. Um regime comum de dose de estresse é a administração de hidrocortisona intravenosa 100 mg por dia, dividida a cada 8 horas, começando antes da indução da anestesia e sendo interrompida após 24 horas, sem redução gradual. É provável que pacientes medicados com menos de 5 mg de prednisona por dia e aqueles medicados com doses de glicocorticoides em dias alternados dispensem cobertura suplementar.

Doença da tireoide

O hipotireoidismo sintomático grave tem sido associado a complicações perioperatórias, inclusive hipotensão intraoperatória, IC, parada cardíaca e morte. Em pacientes com hipotireoidismo grave, cirurgias eletivas devem ser adiadas até que possa ser alcançada uma reposição adequada do hormônio tireoidiano. Pacientes com hipertireoidismo sintomático correm o risco de uma "tempestade tireoidiana" no perioperatório, não devendo ser submetidos a uma cirurgia eletiva até que sua tireotoxicose esteja controlada; é importante consultar um endocrinologista nos casos de necessidade de uma cirurgia de emergência. Pacientes com hipotireoidismo leve (nível médio de TSH = 8,6 mUI/L) toleram bem a cirurgia, apenas ocorrendo ligeiro aumento na incidência de hipotensão intraoperatória; não há necessidade de adiamento da cirurgia pelos 30 dias ou mais necessários para a garantia de uma reposição adequada do hormônio tireoidiano.

American Diabetes Association Professional Practice Committee. 16. Diabetes care in the hospital: standards of medical care in diabetes – 2022. Diabetes Care. 2022;45(Suppl 1):S244. [PMID: 34964884]

Chen Cardenas SM et al. Perioperative evaluation and management of patients on glucocorticoids. J Endocr Soc. 2022;7: bvac185. [PMID: 36545644]

Pfeifer KJ et al. Preoperative management of endocrine, hormonal, and urologic medications: Society for Perioperative Assessment and Quality Improvement (SPAQI) consensus statement. Mayo Clin Proc. 2021;96:1655. [PMID: 33714600]

Doença renal

A ocorrência de IRA em pacientes submetidos a uma cirurgia geral é preditor independente de mortalidade, mesmo nos casos leves ou com resolução da disfunção renal. A mortalidade associada à ocorrência de IRA perioperatória dependente de diálise excede os 50%. A Tabela 3.7 resume os fatores de risco associados à deterioração pós-operatória da função renal. Estudos clínicos constataram que vários medicamentos, como dopamina em "dose renal", manitol, *N*-acetilcisteína e clonidina, não obtiveram êxito em preservar a função renal durante o período perioperatório. Portanto, esses agentes não devem ser usados para esta indicação. **Provavelmente, a manutenção de um volume intravascular adequado é o método mais eficaz para diminuir o risco de deterioração perioperatória da função renal.** A exposição a agentes tóxicos renais, como Aine e contraste intravenoso, deve ser minimizada ou evitada. Os inibidores da ECA e os

TABELA 3.7 Fatores de risco para ocorrência de IRA depois de cirurgia não cardíaca[1]

Idade > 50 anos.
DRC.
IC.
Insuficiência hepática.
Diabetes *mellitus*.
Sepse.
Depleção de volume.
Lesão por esmagamento.

[1] Adaptada de Acute Disease Quality Initiative 24, www.ADQI.org, CC BY 2.0 (https://creativecommons.org/licenses/by/2.0/).
Prowle JR et al. Postoperative acute kidney injury in adult noncardiac surgery: joint consensus report of the Acute Disease Quality Initiative and PeriOperative Quality Initiative. Nat Rev Nephrol. 2021;17:605.

BRA reduzem a perfusão renal e podem aumentar o risco de ocorrência de IRA perioperatória. Embora não contemos com evidências robustas, pode ser sensata a interrupção temporária esses medicamentos em pacientes com risco de sofrer IRA perioperatória.

Embora o percentual de mortalidade para cirurgia eletiva de grande porte seja baixo (1-4%) em pacientes com DRC dependente de diálise, o risco de complicações perioperatórias, como hipercalemia pós-operatória, pneumonia, sobrecarga de fluidos e sangramento, fica significativamente aumentado. Os pacientes devem ser submetidos à diálise no pré-operatório dentro de 24 horas antes da cirurgia; imediatamente antes da cirurgia é importante a determinação de seus níveis de eletrólitos séricos, que serão cuidadosamente monitorados durante o período pós-operatório.

Fielding-Singh V et al. Association between preoperative hemodialysis timing and postoperative mortality in patients with end-stage kidney disease. JAMA. 2022;328:1837. [PMID: 36326747]
Prowle JR et al. Postoperative acute kidney injury in adult non-cardiac surgery: joint consensus report of the Acute Disease Quality Initiative and PeriOperative Quality Initiative. Nat Rev Nephrol. 2021;17:605. [PMID: 33976395]

Profilaxia antibiótica de infecções de sítio cirúrgico

Estima-se que em aproximadamente 4% das operações gerais ou vasculares, ocorra infecção de sítio cirúrgico. Embora o tipo de procedimento seja o principal fator determinante do risco de ocorrência de uma infecção do sítio cirúrgico, certos fatores específicos do paciente estão associados ao aumento do risco, como diabetes *mellitus*, idade avançada, obesidade, tabagismo, consumo excessivo de álcool, internação em uma unidade de cuidados prolongados e presença de outras comorbidades médicas. **Para a maioria dos procedimentos importantes, o uso da profilaxia antibiótica demonstrou reduzir a incidência de infecções do sítio cirúrgico.** Evidências substanciais sugerem que apenas uma dose de um antibiótico intravenoso apropriado – ou de uma combinação de antibióticos – administrado 30-60 minutos antes da incisão na pele, tem eficácia equivalente à de regimes de doses múltiplas que se prolongam até o período pós-operatório. Para a maioria dos procedimentos, a administração de uma cefalosporina de primeira geração (p. ex., cefazolina 2 g IV) é tão eficaz quanto agentes de última geração.

O Capítulo 35 apresenta as diretrizes para profilaxia antibiótica contra endocardite infecciosa em pacientes submetidos a procedimentos invasivos. Diante das escassas evidências em favor da profilaxia antibiótica antes de procedimentos odontológicos para a prevenção de infecção de próteses articulares, as diretrizes da American Academy of Orthopedic Surgeons e da American Dental Association recomendam contra essa prática com esse fim.

Fields AC et al. Preventing surgical site infections: looking beyond the current guidelines. JAMA. 2020;323:1087. [PMID: 32083641]

Distúrbios geriátricos

Leah J. Witt, MD

Rossana Lau-Ng, MD

G. Michael Harper, MD

Revisão científica da edição brasileira: Dr. Marcelo Arruda Candido

Princípios gerais dos cuidados geriátricos

Os princípios a seguir ajudam a orientar o cuidado de idosos:

1. Muitos distúrbios têm origem multifatorial e são mais adequadamente tratados por meio de intervenções multifatoriais.
2. Geralmente, as doenças se apresentam de forma atípica ou com sintomas inespecíficos (p. ex., confusão, declínio funcional).
3. Nem todas as anormalidades exigem avaliação e tratamento.
4. Várias condições crônicas e síndromes geriátricas geralmente coexistem e devem ser administradas em conjunto.

Os 5Ms da Geriatria formam um mnemônico que objetiva a otimização do cuidado de idosos, avaliando Mente, Mobilidade, Medicamentos, Multicomplexidade e o que Mais importa. Essa estrutura representa um resumo prático e de fácil lembrança dos princípios geriátricos essenciais. A "Mente" está relacionada à demência, ao *delirium* e à depressão. A "Mobilidade" se refere à imobilidade, às quedas e a distúrbios da marcha. "Medicamentos" envolvem a farmacoterapia e a polifarmácia. "O que Mais importa" avalia os valores do paciente e os objetivos do tratamento. A "Multicomplexidade" é avaliada (p. ex., em uma avaliação geriátrica ampla) com a meta de orientar a tomada de decisão terapêutica, com incorporação da inter-relação entre o ônus representado pela doença, as comorbidades, o quadro funcional, o prognóstico e as preferências do paciente.

Avaliação ampla do idoso

Uma avaliação geriátrica ampla leva em consideração a avaliação da "multicomplexidade" da estrutura dos 5M Geriátricos, que (1) amplifica a avaliação convencional dos sintomas, doenças e medicamentos; (2) leva em conta a situação biopsicossocial; e (3) inclui uma análise de prognóstico, valores e preferências e a capacidade funcional independente.

Avaliação do prognóstico

Nos pacientes idosos com expectativa de vida superior a 10 anos (i.e., 50% das pessoas assemelhadas vivem por mais que 10 anos), é razoável considerar a realização de exames e tratamentos eficazes da forma como são considerados em pessoas mais jovens. Nos casos em que a expectativa de vida é inferior a 10 anos (e sobretudo quando é muito menor), o médico deverá nortear suas escolhas para exames e tratamentos com base em sua capacidade de *chegar a um resultado clínico que seja valorizado pelo paciente*, no contexto de sua expectativa de vida estimada (Fig. 4.1). Geralmente, os benefícios e prejuízos relativos aos exames e tratamentos mudam à medida que o prognóstico piora e à medida que diminui o benefício resultante (i.e., benefícios menos os danos causados).

Os determinantes sociais de saúde são fatores importantes que exercem influência nos resultados de saúde e no prognóstico. Como parte de uma avaliação abrangente, é importante fazer perguntas sobre a situação socioeconômica, a segurança alimentar, o acesso a cuidados de saúde, o grau de educação, sistemas de apoio e vizinhança, pois tal inquérito poderá resultar em informações valiosas, que ajudarão no tratamento de doenças crônicas, nos resultados após hospitalizações para cuidados intensivos, ou nas decisões médicas.

Avaliação de valores e preferências

Embora sejam muito variáveis os valores e as preferências dos pacientes, a prioridade para muitos idosos frágeis é a manutenção de sua independência, em lugar de prolongar a sobrevida. Os valores e preferências, descritos na sessão "O que Mais importa" dos 5Ms da Geriatria, são determinados por uma conversa direta com o paciente; ou, nos casos em que o paciente não consegue expressar suas preferências de forma confiável, com um representante seu.

Ao avaliar valores e preferências, é importante o médico considerar que:

1. Os pacientes são os maiores conhecedores de suas preferências por desfechos e experiências; mas talvez não estejam de posse de informações adequadas para decidir e expressar preferências informadas por testes ou tratamentos específicos.

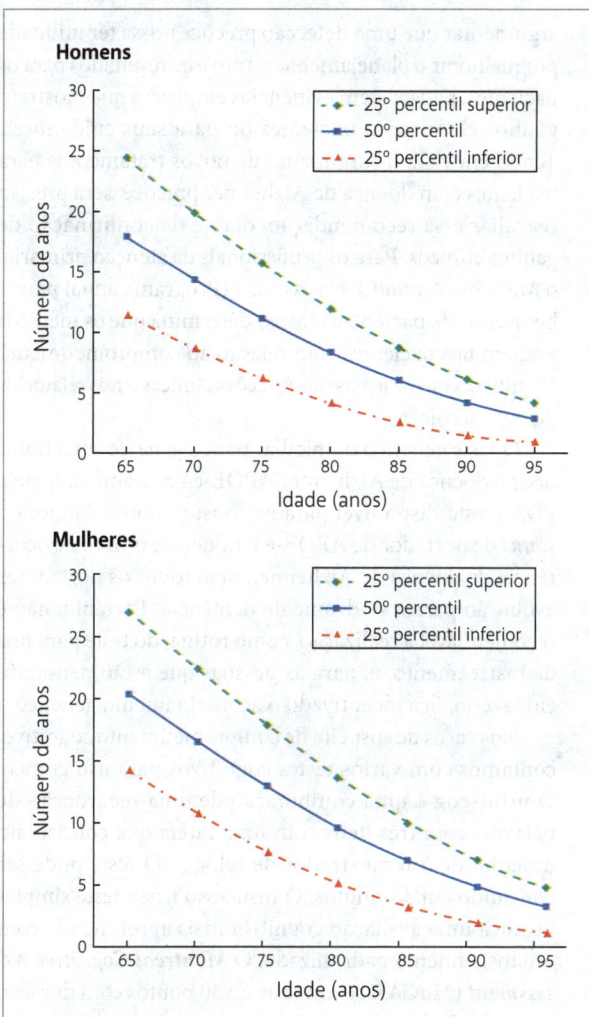

FIGURA 4.1 Expectativa de vida média de homens e mulheres idosos.
(Fonte: Arias E. United States Life Tables, 2011. Natl Vital Stat Rep. 2015;64(11):1-63.)

2. Em geral, as preferências dos pacientes mudam com o passar do tempo. Como exemplo, alguns pacientes acreditam que viver com alguma deficiência é algo mais aceitável do que pensavam, antes de passar pela experiência.

Avaliação funcional

À medida que envelhecem, geralmente as pessoas vão perdendo capacidade funcional em vários domínios e, como resultado, talvez não sejam capazes de praticar algumas atividades de maneira tão rápida ou competente e podem precisar de ajuda. A avaliação funcional melhora as estimativas prognósticas. *A avaliação funcional, descrita na abordagem "Mobilidade" dos 5Ms da Geriatria, é essencial para que o clínico possa determinar as necessidades do seu paciente no contexto de seus valores e preferências e os possíveis efeitos do tratamento recomendado.*

Aproximadamente um quarto dos pacientes com mais de 65 anos e metade dos idosos com mais de 85 anos dependem de ajuda para que possam realizar suas **atividades básicas da vida diária (AVD)**, como tomar banho, vestir-se, alimentar-se, transferir-se da cama para a cadeira, continência e ir ao banheiro; ou suas **atividades instrumentais da vida diária (AIVD)**, como utilização de transporte, fazer compras, cozinhar, usar o telefone, administrar o dinheiro, tomar medicamentos, limpar a casa ou lavar roupa.

O **rastreamento de funcionalidade** deve incluir a avaliação de AVD e AIVD e perguntas ao paciente com o objetivo de detectar perda de peso, quedas, incontinência, humor depressivo, autonegligência, temores pela segurança pessoal e deficiências graves comuns (p. ex., na audição, visão, cognição e mobilidade). Para esses pacientes, uma técnica aplicável consiste na identificação e no questionamento sobre uma atividade de rotina meta, como o boliche ou a jardinagem. A observação de dificuldade na execução da atividade ou sua descontinuação pode ser indício de nova deficiência ou piora do quadro.

Fragilidade

Fragilidade é uma síndrome que se caracteriza pela perda da reserva fisiológica e pela desregulação em vários sistemas, acarretando maior risco de maus resultados para a saúde do paciente. As estimativas da prevalência de fragilidade em idosos domiciliados variam de 4,0% a 59,1%. Os elementos da fragilidade são **fraqueza (diminuição da força de preensão), velocidade de marcha lenta, redução da atividade física, perda de peso** e **exaustão ou baixo nível de energia**. Embora não contemos com uma definição ou instrumento de avaliação universalmente aceito para fragilidade, geralmente um indivíduo é definido como frágil quando estão presentes três ou mais das características anteriores. Pessoas com fragilidade correm maior risco de sofrer quedas, hospitalização, declínio funcional, resultados mais precários associados a intervenções médicas (p. ex., cirurgia, diálise) e morte. A prática de *exercícios, particularmente o treinamento de força e resistência, pode melhorar a velocidade de caminhada e as funções.* Há evidências de que uma nutrição adequada, sobretudo com níveis mais altos de ingestão de proteínas, pode estar associada à redução da incidência de fragilidade. Contudo, depois do estabelecimento da fragilidade, o tratamento será principalmente adjuvante, multifatorial e individualizado, com base nos objetivos do paciente, sua expectativa de vida e da presença, ou não, de problemas crônicos. Em alguns casos, a transição do paciente para uma abordagem focada no conforto ou em cuidados paliativos será a intervenção clínica mais apropriada, diante da ocorrência das complicações irreversíveis da fragilidade.

Briggs R et al. Comprehensive geriatric assessment for community--dwelling, high-risk, frail, older people. Cochrane Database Syst Rev. 2022;5:CD012705. [PMID: 35521829]

Dassel KB et al. "I worry about this patient EVERY day": geriatrics clinicians' challenges in caring for unrepresented older adults. J Appl Gerontol. 2022;41:1167. [PMID: 34463148]

Tratamento de problemas geriátricos comuns
1. Demência

> **FUNDAMENTOS DO DIAGNÓSTICO**
> - Declínio progressivo dos processos mentais.
> - Déficits cognitivos adquiridos graves o bastante para causar danos funcionais.
> - Não decorrente de delirium ou de outro transtorno mental.

Considerações gerais

Demência, também conhecida como transtorno neurocognitivo maior, é um comprometimento adquirido, persistente e progressivo dos processos mentais, com consequências nocivas em um ou mais domínios cognitivos. O *DSM-5* identifica esses domínios (exemplos de deficiências) como: (1) **atenção complexa** (distrai-se facilmente, dificuldade em fazer cálculos), (2) **função executiva** (baixa capacidade de abstração, flexibilidade mental, planejamento e julgamento), (3) **aprendizado e memória** (dificuldade em lembrar os itens de uma lista, esquecimento de eventos recentes), (4) **linguagem** (dificuldade em encontrar palavras e nomear objetos), (5) **função perceptivo-motora** (dificuldade em transitar em ambientes conhecidos, em copiar um desenho) e (6) **cognição social** (mudança na personalidade, dificuldade em perceber situações sociais). Para o estabelecimento de um diagnóstico de demência, o paciente deve demonstrar um declínio funcional significativo que seja *grave o suficiente para resultar na perda de independência para as AIVD*.

A prevalência de demência dobra a cada 5 anos na população idosa, chegando a 30-50% por volta dos 85 anos; nos EUA, a prevalência entre adultos ≥ 65 anos tem diminuído. Essa melhora foi atribuída a níveis educacionais mais elevados e a um controle mais aprimorado dos fatores de risco cardiovascular. Naquele país, a doença de Alzheimer é responsável por cerca de dois terços dos casos de demência, e grande parte dos demais casos é causada pela demência vascular (isoladamente ou em combinação com doença de Alzheimer) e pela demência por corpos de Lewy.

Depressão e delirium *também são ocorrências comuns em idosos, podem coexistir com demência e podem apresentar comprometimento cognitivo.* O transtorno depressivo maior pode ocorrer em até 20-50% dos pacientes com demência; considerando que tais transtornos compartilham características comuns, pode ser tarefa difícil uma diferenciação entre eles. O *delirium*, caracterizado por uma confusão aguda, é muito mais comum em pacientes com demência subjacente.

Achados clínicos
A. Rastreamento

1. **Comprometimento cognitivo** – De acordo com a USPSTF, não há evidências suficientes para que o médico faça recomendações a favor ou contra o rastreamento de todos os idosos para comprometimento cognitivo. Embora seja sensato argumentar que uma detecção precoce possa ter utilidade por melhorar o planejamento futuro e os resultados para os pacientes, não existem evidências empíricas que mostrem ganhos claros para pacientes ou para seus cuidadores. Tendo em vista o surgimento de novos tratamentos para pacientes com doença de Alzheimer precoce, será preciso reavaliar essa recomendação, diante da confirmação de ganhos clínicos. Para os profissionais da atenção primária, o *Medicare Annual Wellness Visit* (Programa anual para o bem-estar de pacientes idosos) determina que os médicos avaliem tais pacientes com relação ao comprometimento cognitivo, com base nas observações clínicas e nos relatórios de outros colegas.

O teste genético domiciliar para o gene de suscetibilidade à doença de Alzheimer APOE-e4 está aprovado pela FDA e está disponível para os consumidores. Embora o *status* de portador de APOE-e4 influencie o risco de ocorrência da doença de Alzheimer, nem todos os portadores evoluirão para a síndrome de demência. Portanto, não é recomendável a realização, como rotina, do teste para fins de rastreamento, e, para as pessoas que estão pensando em fazê-lo, fica incentivado o aconselhamento genético.

Nos casos de suspeita de comprometimento cognitivo, contamos com vários testes cognitivos para uso clínico. O **mini-cog** é uma combinação de uma recordação de palavras com três itens com uma tarefa que consiste no desenho de um mostrador de relógio. O teste pode ser concluído em 3 minutos. O insucesso nesse teste simples justifica uma avaliação cognitiva mais aprofundada com um instrumento padronizado. O *Montreal Cognitive Assessment* (MoCA©) é um teste de 30 pontos com duração aproximada de 10 minutos para a sua realização e examina várias áreas da função cognitiva. Uma pontuação < 26 tem sensibilidade ≥ 0,94 e especificidade ≤ 0,60. Há versões gratuitas para download em vários idiomas no site https://www.mocatest.org. Para ter acesso ao teste, o profissional deve concluir um programa de treinamento com diploma ou assinar um termo de responsabilidade, caso escolha não fazer o treinamento.

2. **Capacidade de tomada de decisão** – Em geral, pessoas idosas com comprometimento cognitivo enfrentam decisões médicas sérias, e é importantíssimo que o médico envolvido nos cuidados de um paciente idoso verifique se ele é capaz de tomar decisões. Para a determinação dessa capacidade, o médico deve entrevistar seu paciente por meio de perguntas abertas, com o objetivo de avaliar as quatro habilidades a seguir: (1) **entender** informações relevantes sobre o problema do paciente, como os riscos e benefícios da intervenção proposta e as alternativas (inclusive nenhuma intervenção); (2) **expressar** uma escolha; (3) **apreciar** os fatos relevantes e o modo como se relacionam com a própria situação do paciente; e (4) **raciocinar**, o que fica demonstrado pela comparação das consequências para as possíveis decisões.

O médico deve ter sensibilidade na aplicação desses quatro componentes a pessoas com origens culturais diversas. Com o passar do tempo, a capacidade de tomada de decisão dos pacientes irá variar. Além disso, a capacidade *de tomar uma decisão é uma função da decisão em questão*.

B. Sintomas e sinais

A maioria dos pacientes com demência podem ser diagnosticados pelo médico da atenção primária após a realização da anamnese (que em geral depende de informações colaterais), exame físico e testes cognitivos. O médico pode reunir outras informações sobre o tipo de demência perguntando sobre (1) a velocidade de progressão das deficiências, bem como sua natureza (p. ex., qualquer mudança de personalidade ou comportamento); (2) a presença de outros sintomas neurológicos e psiquiátricos, em particular, problemas motores e sintomas psicóticos; (3) fatores de risco para HIV; (4) histórico familiar de demência; e (5) medicamentos, com atenção especial para mudanças recentes.

A investigação deve ser direcionada para a identificação de qualquer causa potencialmente *reversível* de demência. Todavia, tais casos são raros. Ver Capítulo 26 para uma descrição detalhada dos sintomas e sinais das diferentes formas de demência.

C. Exame físico

O exame neurológico valoriza a avaliação do estado mental, mas também deve incluir a avaliação de deficiências sensoriais, derrames anteriores, parkinsonismo, comprometimento da marcha e neuropatia periférica. É importante que o exame se concentre na identificação de comorbidades que possam agravar a deficiência do paciente. Ver Capítulo 26 para uma descrição detalhada da avaliação neuropsicológica.

D. Achados laboratoriais

Os estudos laboratoriais devem consistir em um hemograma completo e na determinação sérica de eletrólitos, cálcio, creatinina, glicose, TSH e níveis de vitamina B12. Embora a presença de hipotireoidismo ou de deficiência de vitamina B12 possa contribuir para o comprometimento cognitivo, o tratamento desses problemas normalmente *não* reverte a demência. Em pacientes selecionados, a obtenção dos testes de HIV e de reagina plasmática rápida (RPR), um rastreamento para metais pesados e provas bioquímicas do fígado podem ser informativos, mas tais procedimentos não fazem parte da bateria de testes de rotina. Ver Capítulo 26 para uma descrição detalhada dos achados laboratoriais.

E. Exames de imagem

A American Academy of Neurology recomenda a obtenção de neuroimagens (TC ou RM não contrastada) para todos os pacientes com demência, mas outros especialistas limitam o uso rotineiro das neuroimagens para aqueles pacientes com maior probabilidade de apresentar uma causa estrutural para essa doença (p. ex., hematoma subdural, tumor, acidente vascular cerebral prévio, ou hidrocefalia). Nas pessoas mais jovens; nas que apresentam sintomas ou sinais neurológicos focais, convulsões ou anormalidades da marcha; e nas pessoas com um início agudo ou subagudo, é maior a probabilidade de apresentarem achados positivos e de serem beneficiadas com uma ressonância magnética. Em pacientes idosos que apresentam um quadro mais clássico de doença de Alzheimer, e para os quais está sendo considerada a obtenção de neuroimagens, bastará uma tomografia computadorizada não contrastada. Ver Capítulo 26 para uma descrição detalhada dos exames de imagens.

Diagnóstico diferencial

Ocasionalmente, as pessoas idosas têm dificuldade em recuperar elementos da memória (em geral, dificuldade em "encontrar palavras") e vivenciam uma desaceleração na velocidade de processamento das informações. No tipo amnésico do **comprometimento cognitivo leve** (CCL), o paciente descreve problemas de memória e demonstra deficiências leves (mais comumente na memória de curto prazo) em testes formais, mas seu comprometimento não afeta significativamente o funcionamento. Os percentuais anuais de conversão para a demência variam de < 5% a 15%. *Não existe medicamento que tenha demonstrado atrasar a progressão do CCL para a doença de Alzheimer*. Um paciente idoso e com a cognição intacta, mas com deficiências graves na visão ou audição, pode demonstrar confusão em um ambiente médico desconhecido. Em consequência, pode ser falsamente rotulado como portador de demência.

Em comparação com a demência, pode-se diferenciar o *delirium* por seu início agudo, curso flutuante e pelos déficits de atenção em vez de deficiências de memória. Muitos medicamentos têm sido associados ao *delirium* e a outros tipos de comprometimento cognitivo de pacientes idosos. Agentes anticolinérgicos, hipnóticos, neurolépticos, opioides, Aine, anti-histamínicos (antagonistas H_1 e H_2) e corticosteroides são apenas alguns dos medicamentos que já foram associados a esse tipo de comprometimento.

Tratamento

Os pacientes e seus familiares devem ser informados sobre a Alzheimer's Association (http://www.alz.org) e a abundância de recursos e publicações úteis disponíveis na comunidade e *on-line*. O suporte, a educação e o aconselhamento do cuidador podem se constituir em medidas úteis para a prevenção ou o adiamento da internação do paciente em uma casa de repouso. Sobre a educação, é importante abordar as manifestações e a história natural da demência, bem como a disponibilidade de serviços locais de apoio, bem como os cuidados paliativos. O exercício físico deve ser um componente do tratamento, pois evidências sugerem que a atividade física pode resultar em efeitos benéficos para a cognição e funções físicas, enquanto evidências limitadas indicam que o envolvimento intelectual do paciente por meio de uma variedade de intervenções não farmacológicas pode influenciar o funcionamento cognitivo de maneira modestamente positiva.

A. Comprometimento cognitivo

1. **Inibidores da acetilcolinesterase** – Donepezila, galantamina e rivastigmina são inibidores da acetilcolinesterase

aprovados para o tratamento da doença de Alzheimer. Esses medicamentos resultam em melhora modesta na função cognitiva – que provavelmente não será detectada nas consultas clínicas de rotina. Não foi demonstrado de forma convincente que esses inibidores da acetilcolinesterase atrasam o declínio funcional ou adiam a necessidade de internação do paciente. Não contamos com evidências suficientes que autorizem recomendar o uso desses medicamentos em pacientes com CCL, objetivando um retardo na progressão para a demência.

As doses iniciais (e máximas) são: donepezila, 5 mg VO 1x/dia (máximo de 10 mg 1x/dia); galantamina, 4 mg VO 2x/dia (máximo de 12 mg 2x/dia); galantamina de liberação prolongada, 8 mg VO 1x/dia (máximo de 24 mg 1x/dia); rivastigmina, 1,5 mg VO 2x/dia (máximo de 6 mg 2x/dia); e adesivo transdérmico de rivastigmina, 4,6 mg/24 h (máximo de 13,3 mg/24 h para doença grave). Dependendo da tolerância, as dosagens são aumentadas em intervalos não inferiores a 4 semanas. Donepezila também está disponibilizado em comprimido de 23 mg, mas essa dose mais alta está associada a frequência maior de efeitos colaterais, sem que haja aumento apreciável nos ganhos. Os efeitos colaterais mais incômodos do uso de inibidores da acetilcolinesterase incluem diarreia, náusea, anorexia, perda de peso e síncope. Com a progressão da demência, alguns pacientes com comprometimento cognitivo moderado a grave podem continuar a vivenciar ganhos subjetivos pelo uso desses medicamentos, mas essa medicação deve ser descontinuada em pacientes sem nenhum benefício aparente, que sofreram efeitos colaterais, ou que tenham dificuldade em arcar com o necessário desembolso financeiro. Embora não contemos com diretrizes publicadas que descrevam o que representa uma tentativa terapêutica adequada, é razoável que o paciente seja avaliado depois de 2 meses de administração da dose mais alta tolerada.

2. **Memantina** – Estudos clínicos revelaram que pacientes com doença de Alzheimer moderada a grave demonstraram ganhos estatísticos com o uso de memantina (5 mg VO 1x/dia a 10 mg 2x/dia), um antagonista do N-metil-D-aspartato (NMDA). Ainda está por ser demonstrada a obtenção de resultados funcionais significativos e duradouros; e as evidências sugerem que *não há ganho clinicamente significativo em administrar memantina em combinação com um inibidor da acetilcolinesterase*. As evidências atuais não apoiam o uso de memantina em outras formas de demência.

3. **Imunoterapia direcionada à proteína beta-amiloide** – Em 2021, o aducanumabe se tornou o primeiro anticorpo monoclonal aprovado pela FDA para tratamento de CCL e demência leve decorrente da doença de Alzheimer. Aducanumabe tem como alvo a proteína beta-amiloide, para promoção de sua eliminação do cérebro. Em 2023, a FDA aprovou o lecanemabe, outro anticorpo antiamiloide, para as mesmas indicações. Esses dois medicamentos receberam aprovação com base nos resultados de estudos clínicos patrocinados pela indústria que mostraram diferenças estatisticamente significativas em um marcador intermediário, a *Clinical Dementia Rating Scale-Sum of Boxes* (Escala de Classificação Clínica de Demência-Soma de Caixas) (CDR-SB), entre os grupos de tratamento *versus* placebo em 18 meses. Embora essas diferenças tenham sugerido que tais medicamentos podem promover um retardo modesto na progressão da doença, ainda é incerto se quaisquer desses agentes poderão resultar em ganhos clínicos significativos. Outros anticorpos antiamiloides estão sob investigação clínica (ver Tab. 4.1).

Anormalidades observadas em imagens relacionadas à proteína amiloide (Aria), subclassificadas como edema (Aria-E), hemorragia (Aria-H) ou ambas, são efeitos de classe sabidamente causados por esses medicamentos e de ocorrência comum. Nos dois estudos com aducanumabe, Aria foram detectadas em cerca de 40% dos pacientes medicados com esse agente em altas doses. Embora a maioria dos casos tenha sido assintomática, cerca de 25% dos pacientes apresentaram sintomas, p. ex., dores de cabeça, confusão ou tontura. Em geral, esses sintomas desapareceram com a redução da dose ou interrupção da medicação. O percentual geral de descontinuação da medicação no grupo tratado com altas doses foi de 6,2% *versus* 0,6% para o grupo placebo. No estudo com lecanemabe, ocorreu menor percentual de relatos de Aria (21,5%) no grupo de tratamento, dos quais 3,5% evoluíram para o surgimento de sintomas *versus* 0,2% no grupo placebo. A descontinuação provocada por todos os eventos adversos ocorreu em 6,9% do grupo de tratamento *versus* 2,9% no grupo placebo.

Em decorrência da falta de dados sobre diversidades racial e étnica e diante dos dados limitados sobre idosos nos estudos clínicos para aducanumabe e lecanemabe, ainda persistem dúvidas sobre a generalização dos resultados para populações mais diversas. Em qualquer paciente portador de doença de Alzheimer e para o qual esteja sendo considerado um tratamento com anticorpo monoclonal, deverá ser feita uma avaliação completa para que seja determinada a qualificação do paciente, inclusive com a confirmação da presença da proteína amiloide em uma tomografia por emissão de pósitrons ou diante de evidência de biomarcador no LCR. Esse paciente deve ser orientado sobre os benefícios e riscos conhecidos. Os pacientes escolhidos para tratamento deverão ser regularmente monitorados para Aria por meio de ressonância magnética.

B. Problemas comportamentais

1. **Abordagens não farmacológicas** – Em geral, os problemas comportamentais em pacientes com demência recebem tratamento mais adequado por meios não farmacológicos. Inicialmente, deve-se estabelecer que o paciente não está sofrendo de *delirium* não reconhecido, dor, obstrução urinária, impactação fecal ou outra enfermidade intercorrente. Também será de utilidade determinar se o cuidador ou a equipe da instituição de internamento pode tolerar o comportamento, pois *geralmente é mais fácil encontrar maneiras de se acomodar ao comportamento do que modificá-lo*. Se não for o caso, o cuidador deve manter um breve

TABELA 4.1 Anticorpos antibeta-amiloide para doença de Alzheimer

Medicamento	Nomes dos estudos clínicos relevantes	Dosagem	População-alvo	Desfecho primário[1]	Resultados	Monitoramento por ressonância magnética para Aria[2]
Aducanumabe[3]	Emerge Engage	10 mg/kg IV de 4-4 semanas após titulação da dose de 6 meses	Pacientes com CCL ou demência leve causada por DA	Alteração no CDR-SB em relação ao nível basal em 18 meses	Declínio mais lento em CDR-SB *versus* placebo	Dentro de 1 ano antes do início do tratamento; antes das infusões 5, 7, 9 e 12
Donanemabe[4]	Trailblazer-ALZ 2	700 mg IV de 4-4 semanas para 3 doses; depois, 1.400 mg IV de 4-4 semanas	Pacientes com CCL ou demência leve causada por DA	Alteração no iADRS em relação ao nível basal em 76 semanas	Declínio mais lento em iADRS *versus* placebo	Antes do início do tratamento; nas semanas 4, 12, 24, 52 e 76
Lecanemabe[5]	Clarity AD	10 mg/kg IV de 2-2 semanas	Pacientes com CCL ou demência leve causada por DA	Alteração no CDR-SB em relação ao nível basal em 18 meses	Declínio mais lento em CDR-SB *versus* placebo	Dentro de 1 ano antes do início do tratamento; antes das infusões 5, 7 e 14
Remternetug[6]	Trailrunner-ALZ 1	Formulações intravenosas e subcutâneas estão sendo estudadas	Pacientes com CCL ou demência leve causada por DA	Depuração da placa amiloide em 52 semanas	Resultados do estudo esperados para 2025	Não disponível

DA: doença de Alzheimer; Aria: anormalidades de imagem relacionadas ao amiloide; CDR-SB: *Clinical Dementia Rating Scale-Sum of Boxes* (Escala de Classificação Clínica de Demência-Soma de Caixas); iADRS: *Integrated Alzheimer Disease Scale* (Escala Integrada de Doença de Alzheimer); CCL: comprometimento cognitivo leve.
[1] Para estudos clínicos patrocinados pela indústria.
[2] Maior incidência de Aria em homozigotos Apoe-e4.
[3] Aprovado pelo protocolo de aprovação acelerada da FDA.
[4] Foi negada a aprovação pelo protocolo de aprovação acelerada; a aprovação integral está aguardando decisão da FDA.
[5] Convertido de aprovação acelerada para aprovação tradicional da FDA em julho de 2023.
[6] Em estudos clínicos de fase 3.

registro com a descrição do comportamento, juntamente com eventos antecedentes e suas consequências. Esse registro pode revelar padrões que definem os precipitantes do comportamento, ou talvez que o comportamento esteja sendo de alguma forma recompensado. Os cuidadores devem ser orientados para o uso de uma linguagem simples durante a comunicação com os pacientes; a dividir as atividades em tarefas em componentes simples; e a fazer uma abordagem de "distrair, não confrontar" quando o paciente parecer que está incomodado com um problema perturbador. Outras etapas na abordagem de problemas comportamentais são: proporcionar estrutura e rotinas, descontinuar completamente os medicamentos (exceto aqueles considerados necessários) e corrigir, se possível, deficiências sensoriais.

2. Abordagens farmacológicas – Ainda não se chegou a um consenso nítido sobre as abordagens farmacológicas para o tratamento de problemas comportamentais em pacientes não beneficiados com o uso das terapias não farmacológicas. O tratamento farmacológico deve ficar reservado para aqueles pacientes que representem perigo iminente para terceiros ou para si próprios, ou os sintomas são significativamente angustiantes para o paciente.

Apesar das evidências para a ocorrência de malefícios e das recomendações contrárias ao seu uso, os medicamentos antipsicóticos vêm se constituindo em pilares no tratamento de distúrbios comportamentais, sobretudo agitação e agressão. Em grande parte, isso ocorre por não existirem alternativas. Em geral, os agentes antipsicóticos atípicos (p. ex., risperidona, olanzapina, quetiapina, aripiprazol, brexpiprazol) são a primeira escolha, graças a seu perfil geral mais favorável de efeitos colaterais, em comparação com os agentes típicos (p. ex., haloperidol), mas eles devem ser usados com cautela em pacientes que apresentam fatores de risco vasculares, por causa do maior risco de ocorrência de acidente vascular cerebral; os antipsicóticos atípicos também podem causar ganho de peso, estão associados à hiperglicemia em pacientes com diabetes e são consideravelmente mais caros. Tanto os antipsicóticos típicos quanto os atípicos aumentam o risco de mortalidade *versus* placebo, quando usados no tratamento de pacientes idosos portadores de demência e distúrbios comportamentais. A dose inicial e a dose-alvo devem ser muito menores do que as escolhidas para pacientes esquizofrênicos (p. ex., haloperidol, 0,5-2 mg VO; risperidona, 0,25-2 mg VO).

Citalopram na dose diária de 30 mg pode melhorar os sintomas de agitação; no entanto, a dose máxima recomendada é de 20 mg/dia para pacientes com mais de 60 anos, em decorrência do risco de prolongamento do intervalo QT e de uma disritmia associada. Assim, embora o clínico possa recorrer ao citalopram no tratamento da agitação, ainda não ficou estabelecida a dosagem segura e eficaz para pacientes com mais de 60 anos. No caso específico de pacientes com demência por corpos de Lewy, o tratamento com inibidores da acetilcolinesterase resultou em melhora dos sintomas comportamentais. Medicamentos com valproato têm sido administrados no tratamento de comportamento agitado e fisicamente agressivo, mas os estudos ainda não demonstram qualquer ganho identificável.

C. Condução de veículos

Embora motoristas com demência estejam sob maior risco de sofrer acidentes automobilísticos, muitos pacientes continuam a dirigir com segurança até muito depois do estabelecimento do diagnóstico inicial. Isso faz com que seja problemático determinar o momento em que o médico deve recomendar que seu paciente pare de dirigir.

Não contamos com evidências definidas que indiquem uma abordagem isoladamente mais adequada para que seja determinada a capacidade de um paciente individual, e inexistem testes padrão-ouro aceitos. Como resultado dessa situação, os médicos deverão levar em conta vários fatores nos quais irá fundamentar seu julgamento. Como exemplo, pode ter utilidade a determinação da gravidade da demência. Pacientes com demência muito incipiente ou com demência leve, de acordo com a *Clinical Dementia Rating Scale*, foram aprovados em testes formais de estrada em percentuais de 88% e 69%, respectivamente. Os especialistas concordam que pacientes com demência moderadamente grave ou mais avançada devem ser aconselhados a parar de dirigir. Embora esse tópico ainda não tenha merecido estudos mais esclarecedores, os médicos também devem levar em conta os efeitos de comorbidades e dos medicamentos, e o papel que cada um desses aspectos pode desempenhar como fator contributivo para o risco de dirigir em pacientes com demência. Também pode ajudar na determinação do risco uma avaliação da capacidade de realizar AIVD. Finalmente, em alguns casos de demência leve, pode haver necessidade de encaminhamento para um especialista em reabilitação de motoristas, para avaliação do paciente. Embora não seja padronizada, geralmente essa avaliação consiste na realização de exames fora e dentro da estrada. Especialistas recomendam esse tipo de avaliação para pacientes com demência leve, para aqueles com demência cujas habilidades de direção veicular foram recentemente prejudicadas e para pacientes com deficiências significativas em domínios cognitivos (p. ex., atenção, função executiva e habilidades visuoespaciais).

Os médicos também devem ser conhecedores das obrigações de notificação em suas jurisdições locais. Ao tomar a decisão de relatar ao Departamento de Trânsito um paciente como sendo motorista inseguro, o médico deverá levar em conta a repercussão de uma possível violação de confidencialidade, devendo também pesar e abordar, sempre que possível e com antecedência, as consequências de uma perda da independência de direção veicular.

D. Planejamento financeiro prévio

Em geral, a dificuldade em administrar assuntos financeiros surge no início da demência. Embora não seja esperado que tenham experiência nesse assunto, os médicos devem ter algum conhecimento, para que possam lidar com as preocupações financeiras de seus pacientes. Assim como os médicos aconselham seus pacientes e familiares sobre o planejamento antecipado de cuidados, o mesmo deve ser feito como orientação para a necessidade de um planejamento financeiro prévio, com a recomendação de que os pacientes preencham uma procuração permanente para questões financeiras (PPQF), enquanto ainda retêm a capacidade de escolha.

Não existe teste padrão-ouro para a identificação do momento em que um paciente com demência deixa de ter capacidade financeira. Entretanto, o clínico deve ficar atento aos sinais indicativos de que seu paciente está em risco de sofrer (ou já esteja com) incapacidade financeira. Considerando que o comprometimento financeiro pode ocorrer quando a demência ainda é considerada de leve intensidade, o estabelecimento desse diagnóstico, por si só, deve ser suficiente para justificar uma investigação mais aprofundada. O questionamento de pacientes e cuidadores sobre atrasos nos pagamentos de contas, pagamentos não feitos ou repetidos, compras ou presentes incomuns ou atípicos, contas bancárias com saldo negativo ou relatos de desaparecimento de fundos pode fornecer evidências que levem à suspeita de comprometimento financeiro. *Pacientes com demência também estão em maior risco de se tornarem vítimas de abuso financeiro*, e algumas respostas a essas mesmas perguntas também podem ser indicativas de sinais de possível exploração. Nos casos de suspeita de abuso financeiro, os clínicos devem estar cientes das obrigações de notificação em suas jurisdições locais.

Prognóstico

Em seguida a um diagnóstico de doença de Alzheimer, normalmente a expectativa de vida é de 3-12 anos, podendo ser menor do que relatos precedentes. Outras demências neurodegenerativas, como a demência por corpos de Lewy, apresentam um declínio mais rápido. Com frequência, é apropriada a instituição de cuidados paliativos para pacientes com demência em estágio terminal.

Quando encaminhar

O encaminhamento para os exames neuropsicológicos pode ter utilidade, para que o médico possa diferenciar entre demência e depressão, para diagnosticar demência em pessoas com baixo nível educacional ou com elevado nível intelectual pré-morbidade, e como auxílio diagnóstico nos casos de comprometimento leve. Para pacientes que estejam sendo considerados para tratamento com as novas terapias com anticorpo antiamiloide, os médicos devem consultar um especialista em demência.

Budd Haeberlein S et al. Two randomized phase 3 studies of aducanumab in early Alzheimer's disease. J Prev Alzheimer's Dis. 2022;9:197. [PMID: 35542991]

Cummings J et al. Lecanemab: appropriate use recommendations. J Prev Alzheimers Dis. 2023;10:362. [PMID: 37357276]

Sims JR et al. TRAILBLAZER-ALZ 2 Investigators. Donanemab in early symptomatic Alzheimer disease: the TRAILBLAZER-ALZ 2 randomized clinical trial. JAMA. 2023;330: 512. [PMID: 37459141]

Smith EE et al. Canadian Consensus Conference on Diagnosis and Treatment of Dementia (CCCDTD)5: guidelines for management of vascular cognitive impairment. Alzheimers Dement (N Y). 2020;6:e12056. [PMID: 33209971]

van Dyck CH et al. Lecanemab in early Alzheimer's disease. N Engl J Med. 2023;388:9. [PMID: 36449413]

2. Depressão

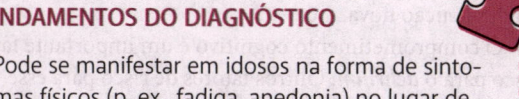

FUNDAMENTOS DO DIAGNÓSTICO

- Pode se manifestar em idosos na forma de sintomas físicos (p. ex., fadiga, anedonia) no lugar de sintomas depressivos do humor.
- *Frequentemente subtratada em idosos.* Aproximadamente um terço dos pacientes tratados com um antidepressivo obterá remissão, e dois terços dependerão de outros tratamentos.

Considerações gerais

O transtorno depressivo maior apresenta percentuais de prevalência de aproximadamente 2% entre adultos domiciliados ≥ 55 anos. A prevalência cresce com o aumento da idade e na presença de problemas como doenças crônicas, policomorbidades, comprometimento cognitivo, comprometimento funcional, isolamento social e solidão. *O transtorno depressivo maior é menos comum em idosos do que em adultos mais jovens, mas os sintomas depressivos (que não atendem aos critérios para transtorno depressivo maior) são comuns em idosos, presentes em até 15% dessa população.* A depressão é mais comum entre idosos hospitalizados e institucionalizados. Homens idosos solteiros apresentam o maior percentual de suicídios consumados para qualquer grupo demográfico.

Em idosos, uma nova incidência de sintomas depressivos pode ser um sinal precoce de comprometimento cognitivo; portanto, na avaliação da depressão, o médico deve incluir uma avaliação cognitiva. Pacientes idosos com depressão, com sintomas depressivos que se apresentam com comorbidade (p. ex., IC) estão em maior risco de hospitalização, tendem a passar por internações mais longas e obtêm resultados piores *versus* pacientes sem depressão.

Achados clínicos

O *Patient Health Questionnaire-2* (Questionário de Saúde do Paciente-2) (**PHQ-2**) é um instrumento de grande sensibilidade para a detecção de depressão maior em pessoas com mais de 65 anos. A obtenção de respostas positivas deve ser acompanhada por questionários mais abrangentes, como o PHQ-9.

Na avaliação da depressão, o médico deve incluir uma revisão cuidadosa de substâncias que possam estar contribuindo para os sintomas depressivos, como certos medicamentos (p. ex., benzodiazepínicos) e álcool/drogas ilícitas. É fundamental fazer uma revisão completa do histórico médico, pois muitos problemas clínicos podem causar fadiga, letargia ou *delirium* hipoativo – e todos podem ser confundidos com depressão.

Tratamento

O tratamento de primeira linha é o mesmo para pacientes idosos e para os mais jovens – a psicoterapia e o uso de medicamentos ISRS constituem os pilares do tratamento. O tratamento adjuvante pode consistir em intervenções psicossociais, maior atividade física, diminuição do uso de substâncias (p. ex., álcool), redução de medicamentos potencialmente contributivos ou terapia eletroconvulsiva. Em pacientes idosos apresentando sintomas depressivos que não atendem aos critérios para transtorno depressivo maior, fica indicado o tratamento não farmacológico. Com base em uma revisão Cochrane de 2022, é provável que, nos pacientes com CCL ou demência, o acréscimo da terapia cognitivo-comportamental (TCC) ao tratamento de rotina aumente a remissão da depressão, além de reduzir levemente os sintomas de depressão. Nesse campo, uma inovação importante é a telemedicina em suporte à saúde mental.

Em geral, a escolha do agente antidepressivo toma por base o perfil de efeitos colaterais, seu custo e fatores específicos do paciente, como sintomas apresentados e comorbidades. Os ISRS são prescritos como agentes de primeira linha por serem relativamente bem tolerados e por contarem com boas evidências em apoio à sua eficácia (ver Tab. 27.6). Os idosos são mais suscetíveis à hiponatremia, quedas e osteoporose induzidas por ISRS. Em comparação com os ISRS, os ISRN (p. ex., duloxetina e venlafaxina) causam maior número de eventos adversos *versus* placebo. Independentemente do medicamento escolhido, muitos especialistas recomendam que a medicação dos idosos tenha início com uma dose relativamente baixa que será lentamente titulada até a dose completa, e que se continue com a medicação por um período mais longo (pelo menos 8 semanas) antes de mudar para um medicamento diferente. A titulação para a dose completa é fator crítico para que seja obtida eficácia com o tratamento. Vale ressaltar que a dose máxima de citalopram para adultos com mais de 60 anos é de 20 mg VO por dia, tendo em vista que o prolongamento do intervalo QT é dose-dependente.

Um terço dos idosos obtém remissão depois de um tratamento adequado com terapia de primeira linha com ISRS. Para os dois terços restantes, fica indicado o encaminhamento do paciente a um especialista em saúde mental. Para os idosos que não conseguiram a remissão, a terapia de reposição (p. ex., com lítio, metilfenidato ou aripiprazol) pode melhorar a resposta clínica. O uso de escetamina, o S-enantiômero da cetamina, está aprovado a pacientes com depressão resistente ao tratamento, mas os estudos sobre sua segurança e eficácia não envolveram adultos com mais de 65 anos. No caso de pacientes com depressão grave ou catatônica, a terapia eletroconvulsiva apresenta elevados percentuais de eficácia (60-80%), devendo ser considerada.

O tratamento farmacológico para primeiros episódios de depressão deve ter continuidade por um ano após a obtenção da remissão. Médicos e pacientes devem compartilhar a tomada de decisão sobre a terapia de manutenção para depressão, por ser elevado o risco de recorrência do transtorno depressivo maior. Para essa decisão, deve-se levar em conta a forma como a farmacoterapia prolongada poderá contribuir para a polifarmácia e para os efeitos adversos, num cenário de presença de comorbidades e do regime de medicação do paciente.

Quando encaminhar

- Qualquer paciente que possa ser considerado para terapia eletroconvulsiva deve ser encaminhado para avaliação psiquiátrica.
- Considerar o encaminhamento para pacientes que sofrendo mania, psicose, catatonia ou depressão resistente ao tratamento.

Quando hospitalizar

Recomendar avaliação psiquiátrica urgente e internação para pacientes com psicose, tendência ao suicídio ou ao homicídio, catatonia, deficiência grave ou autonegligência.

Choi NG et al. Effect of telehealth treatment by lay counselors vs by clinicians on depressive symptoms among older adults who are homebound: a randomized clinical trial. JAMA Network Open. 2020;3:e2015648. [PMID: 32865577]

Krishnamoorthy Y et al. Diagnostic accuracy of various forms of geriatric depression scale for screening of depression among older adults: systematic review and meta-analysis. Arch Gerontol Geriatr. 2020;87:104002. [PMID: 31881393]

Meyer JP et al. Electroconvulsive therapy in geriatric psychiatry: a selective review. Clin Geriatr Med. 2020;36:265. [PMID: 32222301]

Orgeta V et al. Psychological treatments for depression and anxiety in dementia and mild cognitive impairment. Cochrane Database Syst Rev. 2022;4:CD009125. [PMID: 35466396]

Zhang H et al. Comparison of the Geriatric Depression Scale-15 and the Patient Health Questionnaire-9 for screening depression in older adults. Geriatr Gerontol Int. 2020;20:138. [PMID: 31820572]

3. *Delirium*

FUNDAMENTOS DO DIAGNÓSTICO

- Início rápido e curso flutuante.
- Déficit primário de atenção, não de memória.
- Pode ser hipo- ou hiperativo.
- Frequentemente, em coexistência com demência.

Considerações gerais

Delirium é descrito no *DSM-5* como uma perturbação na atenção e na percepção do ambiente, geralmente de forma aguda em curto período, representa uma mudança no quadro basal, tende a flutuar e se faz acompanhar por uma mudança na cognição (ver Cap. 27). Frequentemente o *delirium* é a consequência fisiopatológica de um problema clínico geral subjacente (p. ex., infecção, isquemia coronariana, hipoxemia, transtorno metabólico) ou o efeito adverso de um medicamento. O *delirium* ocorre em 29-64% dos idosos hospitalizados, persiste em ≥ 25% e está associado a piores resultados clínicos (maior mortalidade durante a hospitalização e após a alta hospitalar, maior tempo de internação, recuperação tardia e limitada das funções físicas, maior probabilidade de internação em uma casa de repouso ou asilo).

Em geral, ao pensar em *delirium*, vem à nossa mente um paciente idoso com agitação aguda. Contudo, em idosos hospitalizados, esse *delirium* **hiperativo** ocorre com menos frequência do que o *delirium* **hipoativo** e a suspeita surgirá somente no caso de o médico notar uma lentidão cognitiva ou desatenção nova.

O comprometimento cognitivo é um importante fator de risco para o *delirium*. Outros fatores de risco para esse transtorno incluem idade avançada, comprometimento funcional, doença grave, polifarmácia, uso de medicamentos psicoativos, comprometimento sensorial, depressão, depleção de volume e transtorno por uso de álcool.

Achados clínicos

Vários instrumentos de beira-leito estão disponíveis para a avaliação do *delirium*. O **método de avaliação da confusão** (**MAC**) depende (1) de um surgimento agudo e de um curso flutuante e (2) de desatenção *e* (3) de um pensamento desorganizado *ou* (4) de alteração no nível de consciência (https://oxfordmedicaleducation.com/geriatrics/cam/). O MAC 3D (MAC diagnóstico de 3 minutos) é instrumento útil para a avaliação clínica do *delirium* em pacientes clínicos e cirúrgicos em geral (http://eddelirium.org/delirium-assessment/3d-cam/).

Um componente essencial de uma avaliação do *delirium* é a revisão dos medicamentos, porque a polifarmácia, a adição de um novo medicamento, um aumento na dose de determinado medicamento ou a descontinuação de um medicamento que sabidamente causa sintomas de abstinência estão, sem exceção, associados à ocorrência de *delirium*. Os medicamentos com probabilidade de risco de *delirium* incluem sedativos/hipnóticos, anticolinérgicos, opioides, benzodiazepínicos e anti-histamínicos H_1 e H_2.

Na maioria dos casos, a avaliação do paciente deve consistir em um hemograma completo; ureia; determinações séricas de eletrólitos, creatinina, glicose e cálcio e provas bioquímicas hepáticas; urinálise; e ECG. Em casos selecionados, poderão ser úteis os seguintes testes: magnésio sérico, níveis de medicamentos, medições de gasometria arterial, hemoculturas, RX de tórax, rastreamento de toxinas urinárias e punção lombar. Nos casos em que o *delirium* ocorreu durante hospitalização na ausência de trauma ou de novos sinais neurológicos localizados, raramente resultará em alguma valia a obtenção de uma TC craniana.

Prevenção

A melhor evidência para as medidas de prevenção provém de intervenções multicomponentes não farmacológicas. Esses componentes incluem melhora da cognição (reorientação frequente, atividades, socialização com a família e amigos quando possível), sono (massagem, redução de ruídos, minimização de interrupções à noite), mobilidade (início rápido de serviços de reabilitação, conforme apropriado), visão (instrumentos visuais e equipamentos adaptativos), audição (amplificadores portáteis ou aparelhos auditivos, desimpactação de cerume) e quadro de hidratação (reposição de volume). Não existe medicamento que tenha demonstrado consistentemente ser capaz de prevenir o *delirium*, ou que melhore resultados, como tempo de internação ou mortalidade, caso ocorra o desenvolvimento dessa doença.

Tratamento

O tratamento de episódios estabelecidos de *delirium* é uma combinação dos elementos de intervenções preventivas com atitudes de tranquilização e reorientação, tratamento de causas subjacentes, eliminação de medicamentos desnecessários e não uso de cateteres e de dispositivos permanentes de contenção. *Os antipsicóticos oferecem pouco ou nenhum benefício comprovado e podem causar danos.* Como exemplo, em comparação com placebo, haloperidol e os antipsicóticos de segunda geração não diminuíram a gravidade do *delirium*, sua duração, a duração do tempo de internação hospitalar ou a mortalidade. Pode ocorrer prolongamento do intervalo QT – e esse efeito colateral representa risco potencial para a ocorrência de disritmias graves. Devemos evitar o uso de benzodiazepínicos, exceto nas circunstâncias de abstinência de álcool ou de benzodiazepínicos. Em pacientes com *delirium* em ventilação na UTI, dexmedetomidina ou propofol (ou ambos) também podem ser alternativas válidas à terapia antipsicótica.

Na maioria dos casos, os episódios de *delirium* desaparecem em questão de dias após a correção do evento ou fator precipitante, mas alguns pacientes sofrerão episódios com duração muito mais longa – e um percentual significativo jamais retornará ao seu antigo nível funcional basal.

Quando encaminhar

Se uma avaliação inicial não revelar a causa do *delirium* ou se outras entidades além do *delirium* estiverem anotadas no diagnóstico diferencial, deverá ser considerado o encaminhamento a um geriatra, neuropsicólogo, neurologista ou geropsiquiatra.

Quando hospitalizar

Pacientes com *delirium* de causa desconhecida devem ser internados para uma avaliação rápida se tal medida for consistente com os objetivos terapêuticos do paciente.

Burton JK et al. Non-pharmacological interventions for preventing delirium in hospitalised non-ICU patients. Cochrane Database Syst Rev. 2021;11:CD013307. [PMID: 34826144]

Inouye SK. The importance of delirium and delirium prevention in older adults during lockdowns. JAMA. 2021;325:1779. [PMID: 33720288]

LaHue SC et al. Approach to altered mental status and inpatient delirium. Neurol Clin. 2022;40:45. [PMID: 34798974]

Ormseth CH et al. Predisposing and precipitating factors associated with delirium: a systematic review. JAMA Netw Open. 2023;6:e2249950. [PMID: 36607634]

Pereira JV et al. Delirium in older adults is associated with development of new dementia: a systematic review and meta-analysis. Int J Geriatr Psychiatry. 2021;36:993. [PMID: 33638566]

4. Imobilidade

Limitações de mobilidade são comuns em idosos; esses problemas estão associados a maiores percentuais de morbidade, hospitalização, incapacidade e mortalidade. O repouso hospitalar é um precipitante comum de imobilidade e de declínio funcional. Entre pacientes clínicos hospitalizados com mais de 70 anos, cerca de 10% apresentam declínio funcional, e aqueles portadores de doenças críticas se encontram particularmente em alto risco.

Em idosos, os perigos decorrentes do repouso na cama são inúmeros, evoluem rapidamente e são revertidos apenas lentamente. Poucos dias depois do confinamento na cama, ocorre um descondicionamento do sistema cardiovascular. Esse descondicionamento provoca mudanças nos fluidos, diminuição do débito cardíaco, diminuição do pico de captação de oxigênio, aumento da frequência cardíaca em repouso e hipotensão postural. Ocorrem mudanças mais significativas na musculatura esquelética, e o resultado é a perda da força e da funcionalidade. Lesões compressivas, TEV e quedas são outros resultados graves da imobilidade e do descondicionamento.

Prevenção e tratamento

A atividade física deve ser incentivada para todos os idosos, *inclusive durante hospitalizações*. A prática da atividade física está associada a inúmeros benefícios para a saúde do idoso. A introdução de programas estruturados de atividade física pode ajudar a atenuar as deficiências ligadas à mobilidade entre idosos domiciliados.

Nos casos de impossibilidade de evitar a imobilização, poderão ser introduzidas várias medidas para que suas consequências sejam minimizadas. O não uso de contenções mecânicas e a retirada de cateteres intravenosos e de sondas vesicais são medidas que ampliarão as oportunidades de uma mobilidade precoce. A deambulação progressiva deverá ter início tão logo seja possível. Entre idosos hospitalizados, o uso dos protocolos de exercício físico pode melhorar os resultados funcionais. Antes da alta hospitalar, os fisioterapeutas podem recomendar exercícios físicos e o uso de aparelhos auxiliares; depois da alta, esses profissionais podem recomendar modificações de segurança na casa do paciente e a prática de exercícios de manutenção. Em geral, uma deficiência funcional grave que incapacita o paciente para a prática independente do autocuidado resultará em sua transferência para uma unidade de reabilitação aguda ou subaguda. A recuperação do descondicionamento relacionado à doença leva semanas a meses, e, em muitos casos, jamais o paciente recuperará totalmente o estado físico que apresentava antes da doença. As evidências apoiam uma implementação generalizada de **unidades de cuidados intensivos para idosos**, com protocolos para fornecimento das medidas preventivas anteriormente descritas, com o objetivo de evitar a deficiência associada à internação hospitalar; todavia, estão em funcionamento só 43 dessas unidades nos EUA.

Loyd C et al. Prevalence of hospital-associated disability in older adults: a meta-analysis. J Am Med Dir Assoc. 2020;21:455. [PMID: 31734122]

Pahor M et al. Impact and lessons from the Lifestyle Interventions and Independence for Elders (LIFE) clinical trials of physical activity to prevent mobility disability. J Am Geriatr Soc. 2020;68:872. [PMID: 32105353]

Rogers SE et al. The current landscape of Acute Care for Elders units in the United States. J Am Geriatr Soc. 2022;70:3012. [PMID: 35666631]

5. Quedas e distúrbios da marcha

Anualmente, cerca de um terço das pessoas com mais de 65 anos sofrem quedas, e a frequência delas aumenta significativamente com o avanço da idade. Cerca de 10% das quedas resultarão em ferimentos graves. *Complicações de quedas (p. ex., fratura de quadril, hematoma subdural) são a principal causa de morte por ferimentos em pessoas com mais de 65 anos, e a mortalidade associada à ocorrência de quedas está aumentando.*

Todas as pessoas idosas devem ser questionadas sobre quedas. A avaliação de pacientes vítimas de quedas deve consistir na medição da pressão arterial postural e do pulso; exame cardíaco; avaliações de força, amplitude de movimentos, cognição e propriocepção; e exame dos pés e dos calçados. Deve-se fazer uma avaliação completa da marcha em todos os pacientes idosos. A marcha e o equilíbrio podem ser facilmente avaliados pelo ***Timed Up and Go Test*** (**TUG**). No TUG, o paciente é solicitado a se levantar de uma posição sentada sem o uso das mãos, caminhar por 3 metros, virar-se, caminhar de volta para a cadeira e sentar-se. Idosos com duração na execução do teste ≥ 12,5 segundos são considerados em maior risco de queda. Uma habilidade clínica de extrema utilidade é o aprimoramento da capacidade de identificação de padrões comuns de distúrbios da marcha.

Causas de quedas

Equilíbrio e deambulação exigem uma interação complexa de funções cognitivas, neuromusculares e cardiovasculares. Com a idade, os mecanismos de equilíbrio podem ficar comprometidos, o tempo de reação do idoso diminui e a oscilação postural aumenta. Essas mudanças são fatores predisponentes para quedas nessa população, quando o idoso está sendo confrontado por um insulto adicional a qualquer desses sistemas.

É raro que as quedas sofridas por pessoas idosas sejam decorrentes de uma só causa. Assim, uma intervenção eficaz envolverá uma avaliação abrangente das deficiências inerentes ao paciente (p. ex., doenças e medicamentos), a atividade realizada no momento da queda e os obstáculos ambientais (Tab. 4.2).

O uso de medicamentos é uma das causas mais comuns, significativas e reversíveis de queda. Uma meta-análise constatou que sedativos/hipnóticos, antidepressivos e benzodiazepínicos eram as classes farmacológicas com maior probabilidade de uma associação com quedas. Polifarmácia também foi associada a um aumento no risco de ocorrência de quedas. Outros fatores contributivos frequentemente negligenciados, mas tratáveis, incluem hipotensão postural (inclusive pós-prandial, que atinge o pico em 30-60 minutos após uma refeição), insônia, uso de lentes multifocais e urgência urinária.

TABELA 4.2 Fatores de risco de quedas, intervenções direcionadas e melhores evidências para prevenção de quedas

A ser considerado para todos os pacientes	
Exercício físico ou fisioterapia	*Tai chi*, treinamento de marcha, treinamento de equilíbrio, treinamento de força
Intervenção multifatorial	Avaliação da segurança em casa, revisão de medicamentos, revisão de problemas específicos (abaixo), aconselhamento sobre calçados apropriados, exame da visão, auxílios adaptativos conforme apropriado, fisioterapia ou exercícios físicos conforme apropriado

Problema	Intervenção direcionada
Riscos ambientais	Remoção ou mitigação dos riscos; instalação de equipamentos de segurança (p. ex., barras de apoio)
Comprometimento da marcha	Treinamento de marcha, dispositivos de assistência, exercícios de equilíbrio ou de fortalecimento
Calçados de alto risco	Orientação sobre calçados apropriados (p. ex., evitar uso de chinelos, saltos altos)
Comprometimento na força muscular das pernas ou dos braços, ou problemas com a amplitude de movimentos do membro	Exercícios com faixas de resistência ou massa de modelar; a resistência aumenta gradualmente
Comprometimento nas transferências ou no equilíbrio	Exercícios de equilíbrio, treinamento de transferências, mudanças no ambiente (p. ex., instalação de barras de apoio)
Incapacidade de se levantar em seguida a uma queda	Sistema de alerta médico, treinamento de fisioterapia para estratégias de prevenção de quedas
Osteoporose	Tratamento com bisfosfonatos para prevenção de primeiras fraturas ou de recorrência de fraturas
Hipotensão postural (redução > 20 mmHg na pressão arterial sistólica, ou pressão arterial sistólica < 90 mmHg)	Recomendações comportamentais, como "fazer punho" com as mãos, elevação da cabeceira da cama; descontinuação ou substituição de medicamentos de alto risco
Uso de benzodiazepínicos ou de agentes sedativos/hipnóticos	Orientações sobre higiene do sono; descontinuação ou substituição de medicamentos
Uso de vários medicamentos prescritos	Revisão de medicamentos com foco na descontinuação (desprescrição)
Comprometimento da visão	Cirurgia de catarata ou outras intervenções, conforme apropriado (p. ex., lentes corretivas)

Como a maioria das quedas ocorre dentro ou no entorno da casa do paciente, justifica-se uma **avaliação de segurança da casa** por um enfermeiro visitante, fisioterapeuta ou profissional de saúde, para que sejam identificados possíveis obstáculos ambientais.

Complicações das quedas

As fraturas mais comumente relacionadas às quedas são fraturas do punho, quadril e vértebras. A presença de osteoporose aumenta significativamente o risco de ocorrência de fraturas, sendo problema amplamente subtratado em pessoas idosas. Em seguida a uma fratura de quadril, mulheres idosas apresentam alto percentual de mortalidade (cerca de 20% em 1 ano), sobretudo se já estivessem debilitadas antes do momento de ocorrência da fratura. O medo de sofrer novas quedas é um fator comum e sério, mas tratável, nos casos de perda de confiança e da independência de pessoas idosas.

Hematomas subdurais crônicos constituem uma complicação das quedas facilmente negligenciada. Essas complicações devem ser levadas em conta para qualquer paciente idoso que apresente novos sintomas ou sinais neurológicos, inclusive evidências de comprometimento cognitivo novo. Podem estar ausentes dor de cabeça e histórico conhecido de trauma.

Prevenção e tratamento

O **exercício** é a intervenção mais consistentemente relatada para a diminuição do risco de quedas. Exercícios focados no equilíbrio (p. ex., *Tai chi*), na marcha e no treinamento de força parecem ser mais eficazes para prevenção de quedas, em comparação com os programas gerais de exercícios físicos (Tab. 4.2). O recurso à **fisioterapia** para treinamento de marcha poderá ajudar a restaurar a confiança e a independência do paciente na deambulação – o que poderá ter utilidade na prevenção (e tratamento) das quedas.

Intervenções multifatoriais parecem resultar em pequenos benefícios na prevenção das quedas. Essas intervenções consistem em uma avaliação dos fatores de risco potencialmente modificáveis e em intervenções personalizadas para diminuição do risco. A ênfase recai no tratamento de todos os problemas clínicos contributivos, na minimização dos riscos ambientais e na eliminação dos medicamentos para os quais os danos podem superar os benefícios (p. ex., sedativos-hipnóticos).

As recomendações da USPSTF *não autorizam* a suplementação de vitamina D com o objetivo de prevenir quedas em adultos domiciliados. A suplementação de vitamina D pode ser considerada caso a caso para indivíduos de alto risco (p. ex., idosos internados).

O tratamento da osteoporose (preventivo e pós-fratura) é essencial para a prevenção da primeira fratura e das fraturas recorrentes. O tratamento de primeira linha com bisfosfonatos é eficaz; p. ex., o alendronato reduz significativamente o risco de fratura do quadril e das fraturas vertebrais e não vertebrais em pessoas com osteoporose. Infelizmente, é inferior a 20% o percentual de pessoas que sofrem uma fratura de fragilidade e são tratadas para osteoporose (essa falha no tratamento é chamada de "lacuna de tratamento da osteoporose"; ver Cap. 28 para mais informações).

Muitos idosos são beneficiados com o uso de dispositivos de assistência, como as bengalas e os andadores, mas geralmente tais aparelhos são usados incorretamente. As bengalas devem ser usadas no lado "bom". Em geral, a altura dos andadores e das bengalas deve geralmente se situar ao nível do pulso. Os fisioterapeutas são profissionais imprescindíveis na avaliação da necessidade de um dispositivo de assistência, na seleção do melhor dispositivo e no treinamento do paciente em seu uso correto.

O uso de óculos, principalmente com lentes bifocais ou progressivas, pode aumentar o risco de quedas, sobretudo ao longo das primeiras semanas de uso. Os pacientes devem ser orientados para a necessidade de tomar um cuidado extra ao usar novos óculos.

Pacientes que sofrem quedas repetidas geralmente ficam tranquilos com a disponibilidade de telefones no nível do chão, um celular em sua posse, um sistema de detecção personalizado para quedas (p. ex., relógio) ou um sistema de chamada por rádio pouco pesado.

Quando encaminhar

Pacientes com histórico recente de quedas devem ser encaminhados para fisioterapia, exame oftalmológico e avaliação da segurança da casa.

Quando hospitalizar

Considerar a hospitalização para pacientes com novas quedas inexplicáveis, sobretudo em combinação com uma mudança no exame físico (p. ex., quadro neurológico) ou com uma lesão/fratura que requeira tratamento cirúrgico.

Dautzenberg L et al. Interventions for preventing falls and fall--related fractures in community-dwelling older adults: a systematic review and network meta-analysis. J Am Geriatr Soc. 2021;69:2973. [PMID: 34318929]

Ganz DA et al. Prevention of falls in community-dwelling older adults. N Engl J Med. 2020;382:734. [PMID: 32074420]

Reid IR et al. Drug therapy for osteoporosis in older adults. Lancet. 2022;399:1080. [PMID: 35279261]

Silverstein WK et al. Closing the osteoporosis care gap: a teachable moment. JAMA Intern Med. 2021;181:1635. [PMID: 34661618]

6. Incontinência urinária

FUNDAMENTOS DO DIAGNÓSTICO

- Perda involuntária de urina.
- Incontinência de esforço: vazamento de urina ao tossir, espirrar ou ficar de pé.
- Incontinência de urgência: urgência e incapacidade de atrasar a micção.
- Incontinência por transbordamento: apresentação variável.

Considerações gerais

A incontinência urinária em idosos é uma ocorrência comum, e as intervenções podem melhorar muito a qualidade de vida dos pacientes. Muitos idosos se abstêm de revelar voluntariamente suas experiências com incontinência urinária aos seus médicos, possivelmente por se sentirem constrangidos, ou pela crença de que essa é uma parte normal do envelhecimento. Um rastreamento anual razoável consiste em fazer uma pergunta simples sobre perda involuntária de urina: "Você tem algum problema com perdas de urina?"

Classificação

A. Causas transitórias

O mnemônico inglês "DIAPPERS" representa as categorias de incontinência urinária "transitória".

1. *Delirium* – Uma percepção (*sensorium*) nebulosa faz com que a pessoa deixe de reconhecer tanto a necessidade de urinar quanto a localização do banheiro mais próximo. O *delirium* é a causa mais comum de incontinência em pacientes hospitalizados.

2. Infecção (*Infection*) – Uma ITU sintomática pode provocar ou contribuir para urgência e incontinência. Bacteriúria assintomática não é causa desses eventos.

3. Uretrite e vaginite atróficas (*Atrophic urethritis and vaginitis*) – Em geral, uretrite e vaginite atróficas podem ser diagnosticadas pela presença de telangiectasia, petéquias, erosões, eritema ou friabilidade da mucosa vaginal.

4. Agentes farmacêuticos (*Pharmaceuticals*) – Medicamentos constituem uma das causas mais comuns de incontinência temporária. Alguns agentes ofensivos típicos incluem diuréticos, anticolinérgicos, psicotrópicos, analgésicos opioides, alfabloqueadores (em mulheres), alfa-agonistas (em homens) e bloqueadores dos canais de cálcio.

5. Fatores psicológicos (*Psychological factors*) – Uma depressão grave acompanhada por retardo psicomotor pode impedir a capacidade ou a motivação para chegar até o banheiro.

6. Excesso de produção urinária (*Excess urinary output*) – Uma produção urinária excessiva pode sobrecarregar a capacidade do idoso de chegar ao banheiro a tempo. Além dos diuréticos, as causas comuns para o excesso são: ingestão excessiva de líquidos; anormalidades metabólicas (p. ex., hiperglicemia, hipercalcemia, diabetes *insipidus*); e edema periférico.

7. Mobilidade limitada (*Restricted mobility*) – (ver Imobilidade, anteriormente.) Se não for possível melhorar a mobilidade, o acesso a um urinol ou "comadre" hospitalar (p. ex., ao lado da cama) pode melhorar a continência.

8. Impactação de fezes (*Stool impaction*) – Esta é uma causa comum de incontinência urinária em pacientes hospitalizados ou em imobilidade. Um indício clínico para a sua presença é o início da incontinência urinária e fecal.

B. Causas estabelecidas

As causas da incontinência "estabelecida" devem ser tratadas apenas depois do tratamento adequado de qualquer causa "transitória".

1. Hiperatividade do detrusor (incontinência de urgência) – Hiperatividade do detrusor se refere à ocorrência de contrações desinibidas da bexiga, causadoras de vazamento. É a causa mais comum de incontinência estabelecida em idosos, responsável por dois terços dos casos. As mulheres relatam perdas associadas a uma vontade forte e repentina de urinar e que não pode ser evitada. Nos homens, os sintomas são semelhantes; mas, em geral, a hiperatividade do detrusor coexiste com uma obstrução uretral por hiperplasia prostática benigna. Como a hiperatividade do detrusor também pode ser decorrente da existência de cálculos ou tumores na bexiga, um início abrupto e não explicado de incontinência de urgência deve ser investigado por citologia da urina e pela cistoscopia.

2. Incompetência uretral (incontinência de esforço) – A incompetência uretral é a segunda causa mais comum de incontinência urinária estabelecida em mulheres idosas. Nos homens, geralmente ocorre após uma prostatectomia radical. A incontinência de esforço/estresse se caracteriza por vazamento instantâneo de urina em resposta a um aumento na pressão intra-abdominal. Pode coexistir com a hiperatividade do detrusor, causando uma incontinência "mista". Normalmente, a perda urinária ocorre durante episódios de riso, tosse ou pelo levantamento de objetos pesados. Para testar a incontinência de esforço, peça ao paciente para relaxar o períneo e tossir vigorosamente (uma única tosse) na posição de pé com a bexiga cheia. Vazamento instantâneo indica incontinência de esforço.

3. Incontinência por transbordamento – A obstrução uretral (causada pelo aumento da próstata, estenose uretral, contratura do colo da bexiga ou câncer de próstata) é uma causa comum de incontinência estabelecida em homens idosos, mas é rara em mulheres idosas. O problema pode se apresentar como incontinência por gotejamento após a micção, incontinência de urgência causada por uma hiperatividade do detrusor ou incontinência por transbordamento causada por retenção urinária. A hipoatividade do detrusor é menos comum, mas também pode causar incontinência por transbordamento. A incontinência por transbordamento pode ser idiopática ou ter uma causa identificável, como medicamentos e disfunção do nervo motor sacral inferior. Quando causa incontinência, a hipoatividade do detrusor está associada à frequência urinária, noctúria e vazamento frequente de pequenos volumes.

Tratamento

A. Causas transitórias

Cada causa transitória identificada deve ser tratada, independentemente da coexistência de uma causa estabelecida.

B. Causas estabelecidas

1. Hiperatividade do detrusor – A pedra angular do tratamento é o **treinamento da bexiga**. Os pacientes começam a urinar em um cronograma baseado no menor intervalo registrado em um "diário miccional". Então, os pacientes aumentam gradativamente o intervalo entre as urinações em 30 minutos a cada semana com o uso de técnicas de relaxamento, com o objetivo de adiar a vontade de urinar. Modificações no estilo de vida, como perda de peso e redução da cafeína, também podem melhorar os sintomas de incontinência. A prática de **exercícios da musculatura do assoalho**

pélvico ("**Kegel**") pode reduzir a frequência de episódios de incontinência, se praticados corretamente e de forma contínua. Para pacientes com comprometimento cognitivo residentes de casas de repouso e que não conseguem se controlar sozinhos, será eficaz **micção programada** (i.e., reeducação vesical) iniciada pelos cuidadores.

Se as abordagens comportamentais forem insuficientes, poderá ser considerada a farmacoterapia com beta-3-agonistas ou agentes antimuscarínicos. Os perfis de eficiência e segurança são comparáveis em ambos os grupos, mas foi relatado menor número de efeitos adversos anticolinérgicos em pacientes medicados com beta-3-agonistas. Mirabegrona, 20-50 mg VO por dia, e vibegrona, 75 mg VO por dia, são beta-3-agonistas aprovados pela FDA para sintomas de bexiga hiperativa.

Os agentes antimuscarínicos aprovados pela FDA são: tolterodina de curta ação, 1-2 mg VO 2x/dia; tolterodina de longa ação, 2-4 mg VO 1x/dia; oxibutinina de curta ação, 2,5-5 mg VO 2-3x/dia; oxibutinina de longa ação, 5-15 mg VO 1x/dia; adesivo transdérmico de oxibutinina, 3,9 mg/dia aplicado 2x/semana; gel transdérmico de oxibutinina a 10%, aplicação de 100 mg/dia; fesoterodina, 4-8 mg VO 1x/dia; cloreto de tróspio, 20 mg VO 1-2x/dia; cloreto de tróspio de ação prolongada, 60 mg VO 1x/dia; darifenacina, 7,5-15 mg VO 1x/dia; e solifenacina, 5-10 mg VO 1x/dia. Comumente, esses medicamentos estão disponíveis, foram comercializadas opções genéricas de baixo custo, são fornecidos em formulações de ação curta e longa e podem ser combinados com beta-3-agonistas para a obtenção de efeitos sinérgicos. Os possíveis efeitos adversos dos medicamentos a serem considerados incluem comprometimento cognitivo, boca seca, constipação e retenção urinária.

Mulheres com persistência dos sintomas, apesar de uma tentativa adequada para o tratamento inicial, ou que não sejam capazes de tolerar opções da farmacoterapia, podem ser encaminhadas a urologistas ou uroginecologistas em busca de opções alternativas. Outras abordagens terapêuticas possíveis são a estimulação percutânea ou transcutânea do nervo tibial e a injeção de toxina botulínica tipo A no músculo detrusor. Foi relatado que o alívio dos sintomas promovido pelas injeções de toxina botulínica se prolonga por 6 a 12 meses; seus possíveis efeitos adversos incluem retenção urinária e necessidade de autocateterismo.

Em homens com hiperplasia prostática benigna e hiperatividade do detrusor e com resíduos pós-miccionais ≤ 150 mL, a adição de um agente antimuscarínico a um alfabloqueador poderá promover mais alívio para os sintomas do trato urinário inferior.

2. **Incompetência uretral (incontinência de esforço)** – Entre as **modificações no estilo de vida**, a limitação da ingestão de cafeína e de líquidos pode ajudar pacientes com incontinência mista de esforço/urgência; evidências robustas apoiam a perda de peso em mulheres com IMC ≥ 30. **A terapia do assoalho pélvico** é eficaz para mulheres com incontinência de esforço em grau leve a moderado. A paciente deve ser orientada para contrair os músculos do assoalho pélvico e "segurar" a contração por 6 a 10 segundos, e que deve fazer três séries de 8-12 contrações diárias. Os benefícios podem não surgir por 6 semanas. Em algumas mulheres, podem ser úteis **pessários** ou **cones vaginais**, mas esses meios auxiliares devem ser prescritos apenas por profissionais com experiência no uso dessas modalidades. Não existe medicamento aprovado para tratamento de incontinência de esforço, e uma diretriz para a prática clínica do American College of Physicians tem recomendações contrárias ao tratamento farmacológico. Os pacientes ainda sintomáticos, apesar das abordagens iniciais, devem ser avaliados para **tratamento cirúrgico**. Os procedimentos de aplicação de *sling* uretral (i.e., *miduretral sling*), com seus rápidos tempos de recuperação, elevados percentuais de cura e baixo risco de complicações, são atualmente as cirurgias de escolha para incontinência de esforço em mulheres idosas.

3. **Incontinência por transbordamento** – Em sua maioria, os homens com incontinência por transbordamento causada por uma uropatia obstrutiva serão inicialmente tratados por descompressão da bexiga com cateterismo intermitente ou permanente, seguido pela implementação de agentes alfabloqueadores (p. ex., terazosina, 1-10 mg VO 1x/dia; prazosina, 1-5 mg VO 2x/dia; ou tansulosina, 0,4-0,8 mg VO 1x/dia, tomados 30 minutos após uma refeição). A administração de finasterida, 5 mg VO por dia, pode resultar em ganho adicional em homens com hipertrofia prostática. Se a terapia clínica não permitir um esvaziamento adequado da bexiga, a descompressão cirúrgica pode ser uma opção. A existência de uma variedade de técnicas não cirúrgicas viabiliza a descompressão, mesmo para pacientes fragilizados. Para o candidato não cirúrgico com retenção urinária, uma opção é o cateterismo intermitente ou permanente. Ao paciente com pouca contratilidade vesical, algumas técnicas para aumento do esvaziamento (p. ex., duplo esvaziamento, pressão suprapúbica) podem ser eficazes. Se for preciso esvaziamento adicional, a única opção é o cateterismo intermitente ou permanente. Os antibióticos devem ser usados apenas para casos sintomáticos de ITU, ou como profilaxia contra infecções sintomáticas recorrentes em um paciente usuário de cateterismo intermitente; os antibióticos não devem ser administrados como profilaxia em pacientes com cateter permanente.

Quando encaminhar

- Homens com obstrução urinária que não respondem à terapia clínica devem ser encaminhados a um urologista.
- Mulheres que não responderam à terapia do assoalho pélvico, ao tratamento clínico ou a ambos devem ser encaminhadas a um uroginecologista ou urologista.

Funada S et al. Bladder training for treating overactive bladder in adults. Cochrane Database Syst Rev. 2023;10:CD013571. [PMID: 37811598]

Olagundoye O et al. A scoping review of risk factors for urinary incontinence in older men. BMC Geriatr. 2023;23:534. [PMID: 37660036]

Vaughan CP et al. Urinary incontinence in women. Ann Intern Med. 2020;172:ITC17. [PMID: 32016335]

7. Perda de peso involuntária

Considerações gerais

O envelhecimento, mesmo na ausência de doença, está associado a diminuição do apetite. A perda de peso involuntária afeta uma porção substancial de idosos. A maioria dos estudos sobre perda de peso involuntária em idosos domiciliados define essa ocorrência como uma perda de 5% do peso corporal em 6 meses ou de 10% do peso corporal em 1 ano.

Achados clínicos

As muitas causas possíveis da perda de peso involuntária são **doenças clínicas** (60-70%; p. ex., caquexia do câncer, IC crônica) e **doenças psiquiátricas** (10-20%; p. ex., depressão), mas, em até 25%, não é possível identificar a causa da perda de peso. Devem ser investigados os **fatores sociais**, como falta de acesso a alimentos e saúde bucal precária. Na avaliação clínica, o médico deve procurar por sintomas e sinais que possam apontar para uma causa (p. ex., dor abdominal a úlcera péptica; taquicardia a hipertireoidismo). Quando o histórico, o exame físico e os estudos laboratoriais básicos não conseguem sugerir um possível diagnóstico, em geral outras avaliações (p. ex., tomografia computadorizada de corpo inteiro) pouco informarão.

Tratamento

O tratamento inicial deve se concentrar na identificação das causas clínicas da perda de peso involuntária; ao mesmo tempo, deve abordar e melhorar as barreiras sociais, como o isolamento social e a falta de acesso a alimentos. Refeições em companhia podem melhorar a ingestão e a nutrição. O consumo de suplementos nutricionais orais de 200-1.000 kcal/dia pode aumentar o peso e melhorar os resultados em idosos hospitalizados desnutridos, mas essa opção *não* demonstrou benefício para idosos domiciliados. Quando não há contraindicação ao seu uso, os intensificadores do sabor contendo sódio (p. ex., sal iodado) podem melhorar a ingestão de alimentos, sem causar efeitos adversos à saúde. O uso do acetato de megestrol como estimulante do apetite *não* demonstrou aumentar a massa corporal magra nem prolongar a vida entre idosos; além disso, esse agente causa efeitos colaterais significativos. Para pacientes com demência avançada, *não* é recomendável a nutrição líquida artificial percutânea ("alimentação por sonda"), mas a alimentação manual praticada com assiduidade pode permitir a manutenção do peso, além de proporcionar mais conforto.

Gaddey HL et al. Unintentional weight loss in older adults. Am Fam Physician. 2021;104:34. [PMID: 34264616]

8. Lesão por pressão

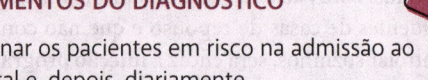

> **FUNDAMENTOS DO DIAGNÓSTICO**
>
> - Examinar os pacientes em risco na admissão ao hospital e, depois, diariamente.
> - A lesão por pressão é classificada em uma das seis categorias a seguir:
>   - Estágio 1: Eritema não branqueável da pele intacta.
>   - Estágio 2: Perda parcial da espessura da pele com exposição da derme.
>   - Estágio 3: Perda da pele em toda a sua espessura.
>   - Estágio 4: Perda total da espessura da pele e de tecido.
>   - Não classificável: Perda total da espessura da pele e perda tissular não visível.
>   - Tecido profundo: Descoloração persistente (vermelho-escuro, marrom ou roxo) e não branqueável da pele intacta.

Considerações gerais

O National Pressure Injury Advisory Panel define lesões por pressão como danos à pele e ao tecido subjacente causados pela pressão, em combinação com forças de cisalhamento e de fricção, em geral sobre uma saliência óssea, ou relacionadas a um equipamento médico. O termo "úlcera por pressão" foi alterado para "lesão por pressão" a fim de obter maior precisão, considerando que a pele está intacta no estágio 1 e há lesão profunda do tecido, uma vez que a palavra "úlcera" sugere que a pele se abriu. Lesões por pressão profundas e não classificáveis estão incluídas nos seis estágios de lesão por pressão. Uma área de pele intacta descolorida (de coloração roxa ou marrom) ou uma bolha cheia de sangue é característica de lesão de tecido profundo, em alguns casos precedida por um tecido dolorido, firme, amolecido, friável, mais quente ou mais frio em comparação com o tecido adjacente. Úlceras em que a base está coberta por tecido necrosado (coloração amarela, castanha, cinza, verde ou marrom) ou por escara (coloração castanha, marrom ou preta) são consideradas não classificáveis. Em sua maioria, as lesões por pressão se formam durante uma doença aguda. O principal fator de risco para lesões por pressão é a imobilidade. Outros fatores de risco contributivos incluem redução da perfusão tecidual, diminuição da percepção sensorial, umidade (incontinência urinária e fecal) e más condições nutricionais.

Idosos internados em hospitais e casas de repouso devem ser avaliados quanto ao risco de sofrer lesões por pressão; para tanto, devem ser utilizados instrumentos de avaliação de risco, como a Escala de Braden e o escore de Norton. Esses instrumentos devem ser utilizados em conjunto com o julgamento clínico, pois cobrirão apenas uma gama limitada de fatores de risco, e ambos dependem das habilidades do examinador.

Prevenção

Foi demonstrado que o uso de superfícies especializadas para sustentação (p. ex., colchões, camas e almofadas), o reposicionamento do paciente, a otimização do quadro nutricional, a diminuição das forças de cisalhamento e de fricção e uma atitude atenta com relação à integridade da pele diminuiu as lesões por pressão. Em geral, superfícies de sustentação avançadas são superiores às camas hospitalares comuns para a prevenção e tratamento das lesões por pressão, mas não foi observada uma clara vantagem de uma superfície de sustentação sobre a outra.

Avaliação

A avaliação de lesões por pressão deve incluir os fatores de risco do paciente e os objetivos do tratamento; estágio, dimensões e profundidade da lesão; ausência ou presença (e tipo) de exsudato; aparência do leito da ferida e possível infecção ao seu redor; e qualquer presença de seio comunicante, destruição ou tunelamento.

Tratamento

Ainda são limitadas as evidências de alta qualidade obtidas por um exame rigoroso da eficácia de vários tratamentos. Os médicos devem, portanto, se concentrar nos princípios que regem o tratamento das feridas, como a diminuição da pressão, remoção de resíduos necróticos e manutenção da umidade do leito da ferida com o objetivo de promover a formação de tecido de granulação e a cicatrização. O tipo de curativo recomendado dependerá da localização e profundidade da ferida, da existência ou não de tecido necrótico ou espaço morto e da quantidade de exsudato (Tab. 4.3). Dispositivos redutores de pressão (p. ex., camas de ar-líquido e camas de baixa perda de ar) estão associados a melhores resultados de cicatrização. Embora um estado de deficiência nutricional seja fator de risco para a ocorrência de uma lesão por pressão, são poucas as evidências em favor da suplementação nutricional como ajuda para a correção da lesão por pressão.

As instituições devem designar um especialista no tratamento de feridas ou uma equipe, para que seja feita a seleção de uma linha eficiente de produtos para tratamento de feridas com orientações simplificadas. Em um paciente com doença em estágio terminal que esteja sob cuidados paliativos, pode-se direcionar o tratamento apropriado apenas para a paliação (p. ex., minimizar trocas de curativos e atenuar os odores) em vez de orientar os esforços para a cura.

Complicações

Em todas as lesões crônicas causadas por pressão e nas quais ocorreu perda de pele, ocorre contaminação bacteriana; contudo, pode ser tarefa difícil identificar as feridas que estão infectadas. Deve-se aumentar uma suspeita de infecção se houver dor, aumento na drenagem ou com mau cheiro da ferida, eritema da pele ao redor da ferida, ou se não estiver

TABELA 4.3 Curativos para lesões por pressão e outras medidas

Tipo de lesão	Tipo de curativo e considerações
Estágio 1	Pomada de barreira Película de poliuretano
Estágio 2	Curativos hidrocoloides Curativos de espuma semipermeável Película de poliuretano Hidrogel
Estágios 3 e 4	Para feridas muito exsudativas, usar curativo ou compressa de alta absorção, p. ex., alginato de cálcio; também podem ser considerados o tratamento da ferida por pressão negativa, ou a oclusão da ferida assistida por vácuo Fazer desbridamento de feridas contendo resíduos necrosados O desbridamento pode ser autolítico, enzimático, mecânico ou cirúrgico Feridas rasas e limpas podem ser cobertas com placas de hidrocoloides, espuma semipermeável, hidrogéis ou com película de poliuretano Feridas profundas podem ser cobertas com gaze; se a ferida for profunda e produzir muito exsudato, deve-se usar uma compressa absorvente
Lesão no calcanhar	Não remover a escara que se formou na lesão por pressão do calcanhar, pois ela pode ajudar a promover a cura (em outros locais, a escara deve ser desbridada)
Não classificável	Se for considerado apropriado, fazer o desbridamento antes de decidir sobre outras terapias
Lesão de tecido profundo	Remover a pressão sobre a área afetada

ocorrendo sua cicatrização. Febre e leucocitose são outros indicadores de infecção sistêmica, mas nem sempre esses sinais estarão presentes. A cultura de um esfregaço superficial acrescenta pouca informação diagnóstica importante. Em pacientes com feridas infectadas que não cicatrizam e sem evidência de envolvimento sistêmico, é recomendável o uso de antissépticos tópicos (p. ex., sulfadiazina de prata); essa opção talvez implique desbridamento de tecido necrosado. Nos casos em que esteja ocorrendo alguma infecção sistêmica, como celulite e osteomielite, haverá necessidade da administração de antibióticos orais ou parenterais; a escolha da medicação deve ser orientada por uma cultura de tecido, mas a obtenção do material para a cultura pode causar dor e nem sempre esse procedimento pode ser realizado prontamente.

Quando encaminhar

- Lesões por pressão de grandes dimensões ou que não cicatrizam devem ser encaminhadas a um cirurgião plástico, ao cirurgião geral ou dermatologista para obtenção de biópsia, desbridamento e possível enxerto de pele.
- Para pacientes hospitalizados ou residentes em casas de repouso especializadas e que tenham sofrido alguma lesão por pressão, é essencial o paciente ser prontamente examinado por um especialista em tratamento de feridas.

Quando hospitalizar

Pacientes com lesão por pressão devem ser internados se, no local onde estão vivendo, não houver condições de fazer o tratamento adequado para feridas ou para a diminuição de pressão, ou se a ferida estiver infectada ou exigir cuidados complexos ou cirúrgicos.

Hajhosseini B et al. Pressure injury. Ann Surg. 2020;271:671. [PMID: 31460882]

Siotos C et al. Burden of pressure injuries: findings from the Global Burden of Disease Study. Eplasty. 2022;22:e19. [PMID: 35873067]

9. Farmacoterapia e polifarmácia

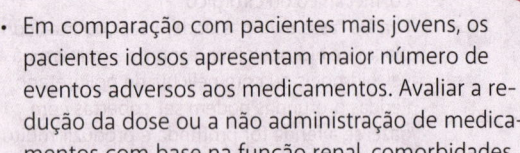

FUNDAMENTOS DO DIAGNÓSTICO

- Em comparação com pacientes mais jovens, os pacientes idosos apresentam maior número de eventos adversos aos medicamentos. Avaliar a redução da dose ou a não administração de medicamentos com base na função renal, comorbidades e uso de outros medicamentos.
- Uma consulta à lista de Critérios AGS Beers ajudará a identificar medicamentos de alto risco para idosos. Deve-se ter cuidado especial na prescrição de benzodiazepínicos e de outros medicamentos sedativos-hipnóticos e no possível não uso desses agentes.

Considerações gerais

Polifarmácia se refere à condição na qual o paciente toma ou recebe prescrição para uma infinidade de medicamentos com receita obrigatória e de venda livre. O número de eventos adversos causados pelo uso de medicamentos em idosos, em comparação com o que ocorre em pacientes mais jovens, é maior por muitas razões, como alteração do metabolismo do medicamento nos rins, no fígado ou nos dois órgãos, interação medicamentosa com comorbidades e interações entre vários medicamentos. A própria polifarmácia está associada a resultados adversos para a saúde, como ocorrência de quedas, comprometimento da cognição, hospitalizações e morte.

Com frequência, o metabolismo dos medicamentos fica prejudicado em idosos por causa da diminuição da TFG, menor depuração hepática e alterações na composição corporal (p. ex., massa corporal magra). Nessa população, a maioria das hospitalizações de emergência por eventos adversos causados pelo uso de medicamentos é resultante de medicamentos comumente prescritos, utilizados como monoterapia ou em combinação com outros agentes.

Precauções na prescrição de medicamentos

Para a maioria dos medicamentos prescritos para o tratamento de doenças crônicas, o médico deve iniciar a medicação na extremidade inferior da faixa de dosagem habitual para adultos, com aumentos lentos na dosagem, até que seja alcançado um nível terapêutico, ou até que venham a ocorrer efeitos colaterais intoleráveis. Ao mesmo tempo, é imperativo que a dose terapêutica do medicamento seja alcançada, tendo em vista que os idosos estão sob risco de subtratamento de doenças como a depressão se a dose inicial não for aumentada em condições de um cuidadoso monitoramento.

É menos provável que ocorra uma adesão satisfatória à medicação nos casos em que foi receitado maior número de pílulas e de doses e medicamentos caros; se houver dificuldades na comunicação sobre mudanças na medicação e sobre os benefícios e efeitos colaterais esperados. Outros fatores capazes de afetar a adesão são comprometimento cognitivo, problemas com seguro-saúde e barreiras psicossociais. Sempre que possível, o clínico deverá simplificar os esquemas de dosagem, optando pelo menor número de pílulas e de doses (nesse tocante, poderá ser válido o uso de formulações combinadas, embora essa opção possa complicar os futuros ajustes na dosagem). O clínico também poderá analisar os modos de administração (p. ex., oral, ocular, transdérmico, subcutâneo, inalatório). Outras técnicas que ajudam na administração dos medicamentos são comprar na mesma farmácia, usar caixinhas para comprimidos ou conjuntos de medicamentos embalados na farmácia, clareza sobre o médico que receitou cada medicamento (e, idealmente, menor número de médicos envolvidos), baixa frequência nas mudanças de medicamentos e instruções claras com relação a qualquer mudança de medicamento, com o emprego do método "*teach-back*" de comunicação com o paciente (o médico explica as instruções ao paciente e, em seguida, pede que ele as explique de volta). Os médicos devem perguntar aos pacientes sobre sua capacidade de pagar por seus medicamentos, orientando-os sobre estratégias de contenção de custos.

Em cada consulta, o paciente ou seu cuidador deve trazer todos os medicamentos, para que se realize uma **reconciliação dos medicamentos** precisa e para instruções sobre o uso dos medicamentos, dosagem, frequência de administração e possíveis efeitos adversos. Também deverão ser levados ao clínico todos os suplementos e medicamentos de venda livre usados, inclusive analgésicos e soníferos. A reconciliação dos medicamentos é particularmente importante para aqueles pacientes sob consulta com vários médicos. Os médicos devem estar cientes da "cascata de prescrições", situação na qual determinado medicamento é receitado a fim de combater o efeito colateral de outro medicamento.

O risco de toxicidade aumenta com o número de medicamentos prescritos. Certas combinações de medicamentos (p. ex., varfarina e muitos antibióticos, inibidores da ECA e Aine, opioides e sedativo-hipnóticos) provavelmente causam interações medicamentosas; portanto, tais combinações devem ser cuidadosamente monitoradas.

O clínico deve considerar ensaios de descontinuação de medicamentos (i.e., desprescrição) sempre que a indicação original não tiver sido clara ou se o paciente estiver apresentando efeitos colaterais. A descontinuação de medicamentos será particularmente importante para pacientes com limitada expectativa de vida e que possam estar enfrentando ônus crescentes em decorrência da polifarmácia e modestos benefícios (se houver) com a medicação (p. ex., bisfosfonatos, antilipidêmicos). Alguns instrumentos clínicos, como **"Stopp/Start"** (i.e., uma ferramenta que ajuda a otimizar a farmacoterapia em idosos com mais de 65 anos) e os **Critérios AGS Beers** podem informar prescrições farmacoterápicas seguras para idosos.

Quando encaminhar

- Quando possível, encaminhar para um farmacêutico clínico os pacientes com polifarmácia ou que apresentem baixa adesão à medicação.
- Encaminhar para um enfermeiro de saúde domiciliar os pacientes em confinamento domiciliar, com baixa adesão à medicação e sob tratamento inadequado para doenças crônicas, para reconciliação dos medicamentos e orientações sobre seu uso.

Brokaar EJ et al. Deprescribing in older adults with cancer and limited life expectancy: an integrative review. Am J Hospice Palliat Care. 2022;39:86. [PMID: 33739162]

Hoel RW et al. Polypharmacy management in older patients. Mayo Clin Proc. 2021;96:242. [PMID: 33413822]

10. Deficiência visual

A deficiência visual causada por erro refrativo ligado à idade ("presbiopia"), degeneração macular, catarata, glaucoma ou retinopatia diabética está associada a vários resultados negativos para a saúde física e mental, como a ocorrência de quedas, mobilidade prejudicada e comprometimento da qualidade de vida. Embora a diretriz USPSTF de 2016 e a Revisão Cochrane de 2018 tenham concluído pela falta de evidências suficientes para um rastreamento de rotina para deficiência visual, a American Academy of Ophthalmology recomenda para pessoas com mais de 65 anos a realização de um exame oftalmológico completo a intervalos de 1-2 anos. Distúrbios visuais graves e corrigíveis são prevalentes e mórbidos o bastante para que seja prática razoável a realização de um exame oftalmológico abrangente para a maioria dos idosos, por um oftalmologista ou optometrista a cada 1-2 anos. Certamente o exame oftalmológico deve ser priorizado a pacientes que tenham sofrido uma queda pela primeira vez ou que sofram quedas recorrentes, que apresentem alterações na visão, e doenças com risco de complicações oculares (p. ex., diabetes *mellitus*, doença da tireoide). Todos os pacientes com perda visual significativa devem ser encaminhados para programas comunitários de deficiência da visão, em busca de suporte e de avaliação dos aparelhos assistivos.

Assi L et al. A global assessment of eye health and quality of life: a systematic review of systematic reviews. JAMA Ophthalmol. 2021;139:526. [PMID: 33576772]

11. Deficiência auditiva

Em idosos, é comum a ocorrência de perda auditiva, mas a deficiência é subtratada. Mais de um terço das pessoas acima dos 65 anos e metade das pessoas com mais de 85 anos exibem algum grau de perda auditiva. Essa deficiência está associada a isolamento social, depressão, incapacidade, demência e aceleração do declínio cognitivo, hospitalização e internação em asilos. Um motivo do subtratamento da perda auditiva é a baixa identificação do problema pelos médicos, além do fato de que os aparelhos assistivos para a deficiência auditiva são caros e talvez não tenham cobertura pelo seguro-saúde.

Embora a USPSTF tenha observado evidências insuficientes para um rastreamento auditivo de rotina, os médicos devem inquirir periodicamente os seus pacientes sobre perda auditiva, devendo encaminhá-los para o serviço de audiologia se houver suspeita dessa deficiência. Um rastreamento clínico razoável consiste em perguntar aos pacientes se notaram alguma deficiência auditiva. Os pacientes que responderem "sim" devem ser encaminhados para a audiometria. Para os que responderem "não", mas para os quais persiste uma suspeita de perda auditiva, pode-se fazer um rastreamento extra no consultório com a aplicação do **teste de voz sussurrada**. A fim de determinar o grau de interferência da deficiência auditiva no seu funcionamento, o médico pode perguntar aos pacientes se ficam frustrados ao conversar com familiares, se têm dificuldade para entender conversas, se ficam envergonhados ao serem apresentados a outras pessoas ou se têm dificuldade para assistir à televisão. Seus cuidadores ou familiares podem fornecer informações colaterais importantes sobre uma perda auditiva potencial e sobre o impacto de tal perda nas interações sociais.

Alguns dos dispositivos e tecnologias assistivas para a perda auditiva incluem aparelhos auditivos, implantes cocleares, amplificação sonora para telefones, celulares e televisores, um *software* de transformação da fala para texto, aplicativos para celulares, *loops* auditivos e dispositivos de alerta que informam deficientes auditivos sobre eventos (p. ex., um alarme de incêndio). A amplificação auditiva e o implante coclear melhoram a qualidade de vida relacionada à audição e atenuam os sintomas depressivos. O uso de aparelhos auditivos foi associado a menor prevalência de demência. Pode ser problemática a concordância do paciente em usar amplificação auditiva, tendo em vista o alto custo do dispositivo, a insatisfação com seu desempenho e o estigma associado ao uso de aparelhos auditivos. Dispositivos digitais mais modernos podem ter melhor desempenho, mas são consideravelmente mais caros. Em 2022, a FDA publicou uma nova regra, em apoio à venda sem receita de aparelhos auditivos para perda auditiva leve a moderada, sem necessidade de exame clínico ou de prescrição, como medida para a redução dos custos e ampliação do acesso a essa tecnologia. No caso de pessoas com perda auditiva grave, é recomendável uma consulta com o fonoaudiólogo e uma avaliação médica. Embora seja tratamento pouco utilizado em pacientes com perda auditiva profunda, o implante coclear melhora a compreensão da fala e a qualidade de vida.

Para idosos com perda auditiva mais leve ou que, por uma série de razões, não estão à procura de aparelhos auditivos, amplificadores de som portáteis (p. ex., *"pocket talkers"*) são aparelhos de grande utilidade, que podem ser adquiridos sem necessidade de receita e são relativamente baratos e portáteis. Esses dispositivos têm utilidade como facilitadores da comunicação com pacientes deficientes auditivos em ambientes clínicos. É importante que os médicos desenvolvam habilidades que resultem em uma comunicação bem-sucedida com deficientes auditivos, como ficar de frente para os pacientes ao falar, falar em ritmo moderado e em tom baixo e praticar o método "*teach-back*" como forma de avaliar se as informações prestadas foram adequadamente transmitidas.

Alattar AA et al. Hearing impairment and cognitive decline in older, community-dwelling adults. J Gerontol: Series A. 2020;75:567. [PMID: 30753308]

Carlson ML. Cochlear implantation in adults. N Engl J Med. 2020;382:1531. [PMID: 32294347]

Feltner C et al. Screening for hearing loss in older adults: updated evidence report and systematic review for the US Preventive Services Task Force. JAMA. 2021;325:1202. [PMID: 33755082]

Huang AR et al. Hearing loss and dementia prevalence in older adults in the US. JAMA. 2023;329:171. [PMID: 36625819]

Tucci DL et al. Over-the-counter hearing aids: from research to policy to practice. JAMA. 2022;328:2299. [PMID: 36459164]

US Preventive Services Task Force; Krist AH et al. Screening for hearing loss in older adults: US Preventive Services Task Force Recommendation Statement. JAMA. 2021;325:1196. [PMID: 33755083]

12. Maus-tratos e autonegligência de idosos

Abuso de idosos é definido como "atos pelos quais uma pessoa de confiança causa ou cria risco de dano a um idoso". A **autonegligência** é a forma mais comum de abuso de idosos e ocorre em todos os estratos demográficos. Nos EUA, cerca de 10% dos adultos com mais de 60 anos sofreram algum tipo de abuso ou negligência no ano anterior. O abuso financeiro vem aumentando, e idosos com comprometimento cognitivo são particularmente vulneráveis a tal situação. A cada ano, pelo menos 5% dos idosos são vítimas de abuso financeiro ou de golpes.

Os fatores de risco para o abuso de idosos incluem limitação no suporte social e saúde física precária. Alguns dos indícios para a presença de maus-tratos ou de autonegligência de idosos são: observar que o comportamento do paciente muda na presença do cuidador, adiamentos entre a ocorrência de uma lesão e a busca por tratamento, inconsistências entre uma lesão observada e sua explicação, falta de roupas ou higiene adequadas e prescrições não atendidas. O abuso de idosos e a autonegligência podem causar muitas consequências para a saúde, como a internação do idoso em instituições de cuidados prolongados, ansiedade, depressão e morte.

Embora a USPSTF não tenha endossado nenhum instrumento de rastreamento para identificação de abuso de idosos, os médicos que cuidam desse tipo de paciente devem sempre manter altos níveis de suspeita e, ocasionalmente, também se reunir com seus pacientes sem a presença dos cuidadores. É importante a vigilância para possível ocorrência de abuso de idosos em todos os ambientes de atendimento, inclusive instalações de cuidados residenciais, ambientes ambulatoriais e prontos-socorros. Nessas entrevistas, os médicos podem fazer perguntas sobre o relacionamento com o cuidador e, em caso de suspeita, questionar diretamente sobre possíveis maus-tratos e negligência (Tab. 4.4).

TABELA 4.4 Frases e ações que podem ser úteis em situações de suspeita de abuso ou negligência

Perguntas para o paciente idoso
1. Alguém o machucou?
2. Tem medo de alguém?
3. Alguém está pegando ou usando seu dinheiro sem sua permissão?

Perguntas para o cuidador
1. As necessidades do seu parente ultrapassam sua capacidade de cuidar?
2. Preocupado com a possibilidade de bater em seu parente?
3. Já bateu em seu parente?

No caso de suspeita de abuso
Diga ao paciente que você está preocupado, quer ajudar e que ligará para os Serviços de Proteção ao Adulto para obter mais assistência.
Documente qualquer ferimento observado.
Documente as falas do paciente.
Documente se o paciente é capaz de tomar decisões; para tanto, use um instrumento como o Auxílio à Avaliação de Capacidade.

Nos casos em que haja suspeita de autonegligência, é fundamental estabelecer se o paciente está capacitado para a tomada de decisão em relação ao comportamento negligente suspeito. O paciente com capacidade integral para tomada de decisão deve receber ajuda e suporte, mas pode optar por viver em condições de autonegligência, desde que outras pessoas não sejam ameaçadas por suas ações. Por outro lado, recomenda-se uma intervenção mais agressiva para o paciente que não demonstre capacidade de tomada de decisão e viva em condições de autonegligência. Essas intervenções envolvem uma denúncia aos Serviços de Proteção ao Adulto locais e providenciar ajuda domiciliar, tutela legal e a realocação do paciente para um ambiente supervisionado.

Quando encaminhar

- Encaminhar idosos sob suspeita de abuso ou de autonegligência para o Serviço de Proteção Especial para Pessoas com Deficiência e Idosas.
- Encaminhar o idoso para um profissional de saúde mental e para o neurologista para avaliação dos casos em que se tenha dúvida sobre a capacidade de tomada de decisão, em que a realização de exames neuropsiquiátricos seria útil, ou se houver suspeita de doença mental não tratada que esteja influenciando de alguma forma a autonegligência.

Quando hospitalizar

- Internar idosos que não estariam seguros em sua residência ou na comunidade nos casos em que não for possível colocar em prática um plano alternativo em tempo hábil. Em casos de autonegligência, devem ser identificados tomadores de decisão substitutos; e talvez haja necessidade de tutela para um planejamento seguro para a alta.

Cimino-Fiallos N et al. Elder abuse – a guide to diagnosis and management in the emergency department. Emerg Med Clin North Am. 2021;39:405. [PMID: 33863468]

DeLiema M et al. Financial fraud among older Americans: evidence and implications. J Gerontol B Psychol Sci Soc Sci. 2020;75:861. [PMID: 30561718]

Cuidados paliativos e tratamento analgésico

Michael W. Rabow, MD

Kara E. Bischoff, MD

Ann Cai Shah, MD

Lawrence Poree, MD, MPH, PhD

Karin Sinavsky, MD, MS

Revisão científica da edição brasileira: Dr. Raphael Tzung Lima Soares

CUIDADOS PALIATIVOS

Definição e escopo

Cuidados paliativos são cuidados médicos focados na melhora da qualidade de vida de pessoas portadoras de doenças graves. Doença grave é definida como "uma doença que representa alto risco de mortalidade, influencia negativamente a qualidade de vida e o funcionamento diário e/ou é onerosa em seus sintomas e tratamentos ou no estresse do cuidador". Os cuidados paliativos abordam sintomas físicos e psicológicos, ajudam a assegurar que os cuidados estejam em conformidade com as preferências e objetivos dos pacientes por meio de uma comunicação clara e dão suporte aos pacientes e aos seus entes queridos no enfrentamento de uma enfermidade grave. Estudos randomizados demonstraram que os cuidados paliativos oferecidos juntamente com o tratamento de prolongamento da vida ao longo do curso de uma enfermidade grave têm a possibilidade de atenuar os sintomas, melhorar a qualidade de vida e até mesmo prolongar a vida em algumas situações. Nas proximidades do fim da vida, os cuidados paliativos podem se tornar o único enfoque terapêutico.

Embora os cuidados paliativos especializados constituam uma subespecialidade clínica reconhecida pelo American Board of Medical Specialties e normalmente tais cuidados sejam fornecidos por uma equipe interdisciplinar de especialistas, é importante que todo médico tenha habilidades básicas para cuidar de pacientes com doenças graves, para, p. ex., identificar rotineiramente e adotar as medidas iniciais para o controle dos sintomas, informar sobre o prognóstico e tomar conhecimento das preferências dos pacientes com relação ao tratamento, além de ajudar na identificação e abordagem das origens de seu sofrimento.

Kluger BM et al. Comparison of integrated outpatient palliative care with standard care in patients with Parkinson disease and related disorders: a randomized clinical trial. JAMA Neurol. 2020;77:551. [PMID: 32040141]

Ornstein KA et al. Evaluation of racial disparities in hospice use and end-of-life treatment intensity in the REGARDS cohort. JAMA Netw Open. 2020;3:e2014639. [PMID: 32833020]

Yeh JC et al. Different associations between inpatient or outpatient palliative care and end-of-life outcomes for hospitalized patients with cancer. JCO Oncol Pract. 2022;18:e516. [PMID: 34914566]

Ações paliativas para sintomas não dolorosos comuns

No contexto de uma enfermidade grave, são numerosos os sintomas físicos que podem ocorrer – dor, dispneia, náusea e vômito, constipação, fadiga e *delirium* estão entre os sintomas físicos mais comuns. Neste capítulo, a dor será discutida separadamente. O tratamento da depressão e da ansiedade será brevemente discutido neste capítulo e detalhadamente no Capítulo 27. Este capítulo se concentra principalmente no tratamento farmacológico dos sintomas, mas reconhece os benefícios de muitas práticas integrativas para o controle dos sintomas, inclusive da acupuntura e do *mindfulness* (atenção plena).

Dispneia

Dispneia é a experiência subjetiva de dificuldade para respirar; pode ser caracterizada pelos pacientes como falta de ar, respiração ofegante ou aperto no peito. Até metade das pessoas no fim de suas vidas sofre de dispneia.

Inicialmente, o tratamento da dispneia deve ser direcionado à causa subjacente (ver Cap. 9), desde que esse cuidado seja consistente com os objetivos do paciente. Quando os tratamentos direcionados à doença para dispneia não são suficientes ou desejados, pode-se controlar o problema sintomaticamente com a administração de opioides. Normalmente as doses iniciais são menores do que o necessário para o alívio analgésico. Solução de morfina de liberação imediata VO (2-5 mg por via sublingual de 4 em 4 horas, conforme necessário) ou IV (1-2 mg de 4 em 4 horas, conforme necessário) pode tratar a dispneia de forma eficaz. A morfina de liberação sustentada VO na dose de 15 mg 1 ou 2x/dia é estratégia segura e eficaz para a maioria dos pacientes com dispneia frequente ou crônica. A administração de oxigênio suplementar pode ajudar o paciente dispneico que esteja hipóxico, mas isso *não* ajudará no caso de dispneia em pacientes que não estejam hipóxicos. Ventilação não invasiva (p. ex., Bipap, oxigênio de alto fluxo via cânula nasal) pode ser de grande valia nos casos de comprometimento da ventilação, assumindo que não haja contraindicações. O ar proveniente de uma janela aberta ou de um ventilador também pode aliviar pacientes dispneicos. Certas técnicas de relaxamento não farmacológicas, p. ex., meditação *mindfulness* e imagens guiadas, podem ser benéficas para alguns pacientes com dispneia em associação com ansiedade. Benzodiazepínicos podem ser adjuvantes úteis no tratamento de ansiedade relacionada à dispneia, mas esses agentes devem ser usados com cautela, especialmente quando em combinação com opioides, pois podem resultar em aumento do risco de mortalidade.

Náusea e vômito

O tratamento de náuseas graves pode exigir uma dosagem regular e proativa da medicação e o uso de vários medicamentos direcionados a mais de uma das principais vias do centro de vômito (ver Cap. 17).

A náusea causada por toxinas (p. ex., quimioterapia e opioides) pode ser tratada com antagonistas dopaminérgicos, como a proclorperazina (5-10 mg VO ou IV 4x/dia ou 25 mg *per rectum* 2x/dia) ou a olanzapina (normalmente 2,5-10 mg à noite), antagonistas 5-HT$_3$ (p. ex., ondansetrona 4-8 mg VO ou IV 4x/dia ou adesivo de granisetrona 3,1 mg, uso tópico diário) e antagonistas do receptor de neurocinina-1 (p. ex., aprepitanto 125 mg VO no dia 1, 80 mg nos dias 2-3). **Náuseas/ vômitos causados por distúrbios do sistema vestibular** podem ser tratados com agentes anticolinérgicos e anti-histamínicos (p. ex., difenidramina 12,5-25 mg VO ou IV de 8 em 8 horas ou adesivo de escopolamina 1,5 mg de 3 em 3 dias). **Náuseas associadas à gastroparesia ou a uma obstrução intestinal parcial** podem ser controladas com agentes procinéticos (p. ex., metoclopramida 5-10 mg VO ou IV 4x/dia). Porém, obstrução intestinal mais completa ou que se revelou refratária será tratada mais adequadamente com repouso intestinal (acompanhado ou não por sucção nasogástrica), medicação bloqueadora de H$_2$ (p. ex., famotidina 20-60 mg VO de 6 em 6 horas) para diminuição das secreções gástricas, octreotida (dose inicial: 50 mg SC ou IV 2-3x/dia) para redução das secreções e da atividade intestinal e corticosteroides para diminuição do inchaço e, em alguns casos, para alívio da obstrução. **Náuseas antecipatórias** podem ser controladas com benzodiazepínicos (p. ex., lorazepam 0,5-1 mg VO a cada 6-8 horas), além de tranquilização, imagens guiadas e outras estratégias de relaxamento. Em geral, as **náuseas provocadas pelo aumento da pressão intracraniana** podem ser controladas com corticosteroides (p. ex., dexametasona 8-24 mg VO ou IV/dia em doses divididas) e também com outras intervenções para redução da pressão intracraniana. Além de seus efeitos no humor e no sono, a administração de mirtazapina, um antidepressivo tetracíclico (7,5-45 mg VO à noite), pode

ajudar em caso de náusea, possivelmente melhorando o apetite. Também pode ter utilidade o uso de *Cannabis* medicinal e de dronabinol (2,5-20 mg VO a cada 4-6 horas) no controle das náuseas, e esses agentes podem aumentar o apetite. A acupuntura e a hipnose são práticas integrativas apoiadas por evidências para tratamento de náuseas.

Constipação

A constipação é um problema comum em pacientes gravemente doentes, particularmente por causa do uso frequente de opioides, da baixa ingestão de líquidos e alimentos, pela inatividade física e por mudanças na força e mobilidade que podem afetar a evacuação por esses pacientes. Deve-se perguntar sobre a presença de fezes endurecidas e de evacuações pouco frequentes ou difíceis, tendo em vista que a constipação é uma causa de desconforto que pode ser prevenida e tratada (ver Cap. 17).

Em certas circunstâncias, é possível prevenir ou aliviar uma constipação leve se os pacientes puderem aumentar sua atividade e a ingestão de líquidos. Também podem ajudar com o problema algumas considerações simples, como privacidade, tempo regular no banheiro sem perturbações e uma cômoda hospitalar junto à cama do paciente no lugar da "comadre". *O médico deve oferecer um regime terapêutico intestinal profilático com um laxante estimulante (p. ex., sene ou bisacodil) para todos os pacientes com prescrição de opioides.* A Tabela 17.4 lista outros agentes (p. ex., laxantes osmóticos, como o polietilenoglicol e a lactulose) que podem ser acrescentados conforme a necessidade, sobretudo no caso de evacuação de fezes firmes ou endurecidas. Em pacientes gravemente enfermos já medicados com laxantes estimulantes, não é recomendável prescrever docusato, um amaciante fecal, por não acrescentar benefícios. No contexto de peristaltismo lento em casos de constipação induzida por opioides, devem ser evitados os laxantes formadores de massa, como *psyllium*. Os antagonistas do receptor mu-opioide de ação periférica (p. ex., naloxegol 12,5-25 mg VO 1x/dia e metilnaltrexona 8-12 mg SC em dias alternados) são recomendados em casos de constipação induzida por opioides refratária a laxantes. Lubiprostona ou prucaloprida também podem ser prescritos. Nos casos de constipação grave, ou quando o uso de medicamentos orais fica prejudicado pela ocorrência de vômitos, deve-se combinar supositórios (p. ex., bisacodil 10 mg via retal) e enemas (p. ex., com água da torneira, laxante salino) com os medicamentos orais. Pacientes que informam constipação e que em seguida são acometidos por diarreia podem estar passando fezes líquidas ao redor de fezes impactadas. Esses pacientes devem ser submetidos a um exame retal para avaliação de impactação; se esse problema estiver presente, a desimpactação manual pode ser a maneira mais rápida de fornecer alívio.

Fadiga

Fadiga é a queixa mais comum de pessoas com câncer ou com outras enfermidades graves, como IC. Tendo em vista que insônia, dor e depressão podem exacerbar a fadiga, esses sintomas devem ser rastreados e tratados. Anemia, hipotireoidismo, hipogonadismo e desnutrição também podem contribuir para a fadiga. Tais problemas deverão ser diretamente tratados se o exame e o tratamento forem consistentes com as prioridades e o prognóstico do paciente. Também é comum a ocorrência de fadiga causada por efeitos adversos da medicação e da polifarmácia, devendo ser tratada. Para casos inespecíficos de fadiga, uma medida mais eficaz pode ser o aumento progressivo da atividade física e a reabilitação física. Há evidências robustas da utilidade dos exercícios físicos (p. ex., 150 minutos de exercícios aeróbicos por semana) como tratamento para fadiga ligada ao câncer. A prática da ioga também demonstrou utilidade para esses casos de fadiga ligada ao câncer. Embora psicoestimulantes (p. ex., metilfenidato 2,5-10 mg VO pela manhã e ao meio-dia, conforme necessário, modafinil 100-200 mg VO pela manhã) sejam habitualmente utilizados no controle da fadiga ligada ao câncer, inexistem evidências robustas de sua eficácia. A administração de *ginseng* americano (*Panax quinquefolius*) demonstrou eficácia em casos de fadiga ligada ao câncer, mas essa substância pode ter efeito estrogênico, com possível interação medicamentosa com anticoagulantes. Corticosteroides podem ser benéficos, mas esses agentes serão mais apropriados para pacientes com um prognóstico vital breve, por causa de seus inúmeros efeitos colaterais – mais problemáticos ainda com o uso prolongado. Alguns pacientes também podem obter ganhos com o uso de cafeína.

Delirium e agitação

Muitos pacientes gravemente doentes sofrem *delirium* – uma variação e diminuição do nível de consciência e da cognição, ocorrente em curto período e que se manifesta por interpretações equivocadas, ilusões, alucinações, interrupções do ciclo sono-vigília, distúrbios psicomotores (p. ex., letargia, inquietação) e distúrbios do humor (p. ex., medo, ansiedade). O *delirium* pode ser hiperativo, hipoativo ou misto. No final da vida, o *delirium* hiperativo também é conhecido como **agitação terminal**, podendo causar extrema angústia, tanto para o paciente quanto para seus familiares.

As causas reversíveis comuns de *delirium* são: retenção urinária, constipação, uso de medicamentos anticolinérgicos, dor e distúrbios do sono; sempre que detectadas, essas causas devem ser abordadas. Não há evidências robustas de que a desidratação cause (ou que a hidratação alivie) o *delirium*. Os pilares do tratamento do *delirium* são algumas medidas não farmacológicas, p. ex., a modificação do ambiente para torná-lo mais calmo e seguro, a fim de garantir uma nítida distinção entre o dia e a noite, e de frequentemente tranquilizar e reorientar o paciente com relação ao local onde ele se encontra e ao que está acontecendo. A ramelteona, um agonista da melatonina (8 mg/dia VO), foi capaz de prevenir o *delirium* em pacientes hospitalizados, idosos e gravemente doentes. Um estudo randomizado de risperidona ou haloperidol programado *versus* placebo em pacientes que apresentavam *delirium* moderado demonstrou *aumento* do *delirium* e da mortalidade com o uso do neuroléptico. *Portanto, em geral se deve evitar o uso de agentes neurolépticos.* Contudo, nos casos em que um paciente apresenta *delirium* agitado grave e representa risco significativo

para a segurança ou há preocupação com a qualidade de vida, o médico poderá prescrever um neuroléptico (p. ex., quetiapina 12,5-25 mg VO na hora de dormir ou haloperidol 1-2 mg VO, SC, IM ou IV de 6 em 6 horas, conforme necessário) para que o paciente fique levemente sedado. Embora a administração de benzodiazepínicos possa piorar o *delirium* e geralmente deva ser evitada, tais agentes poderão ser usados se houver necessidade de uma sedação mais profunda para trazer conforto ou aliviar o sofrimento do paciente perto do fim da vida. Essa sedação pode ser alcançada com midazolam (0,5-5 mg/hora SC ou IV) ou com barbitúricos.

Depressão e ansiedade

O tratamento de sintomas do humor, como depressão e ansiedade, é uma parte comum e importante dos cuidados paliativos; esse tópico está detalhadamente descrito no Capítulo 27. Sentimentos de desesperança, inutilidade ou anedonia ajudam o médico a diferenciar entre depressão e baixo nível de energia e outros sintomas vegetativos, comuns em doenças avançadas. *Apesar da tristeza e do sofrimento significativos que podem estar associados ao enfrentamento de uma doença grave, a depressão clínica não é uma ocorrência normal; portanto, ela deve ser tratada.* É digno de nota que a coexistência da depressão pode piorar os resultados em inúmeras doenças graves.

Ao optar por determinado medicamento para tratamento de depressão ou ansiedade, é importante que o médico considere se o agente escolhido pode exercer múltiplos efeitos para sintomas coexistentes. Exemplificando, frequentemente se dá preferência ao uso de inibidores de recaptação de serotonina e noradrenalina (ISRSN) em lugar dos ISRS para pacientes que, além da depressão, se apresentam com dor neuropática. Mirtazapina pode ajudar com os sintomas de humor e também com a náusea e a insônia. Em pacientes com prognóstico vital breve, é muito importante que sejam usados medicamentos capazes de produzir efeitos rapidamente. Portanto, para pacientes que estejam sofrendo de fadiga importante em um cenário de depressão, pode-se prescrever um psicoestimulante como o metilfenidato (2,5-10 mg VO às 8 da manhã e uma segunda dose antes das 2 da tarde) ou a dextroanfetamina (2,5-7,5 mg VO às 8 da manhã e uma segunda dose antes das 2 da tarde) para uso imediato (juntamente com um agente antidepressivo tradicional), objetivando trazer alívio inicial dos sintomas, enquanto os benefícios dos antidepressivos ISRS ou ISRSN farão efeito nas 4-6 semanas subsequentes. Finalmente, surgiram evidências em favor dos ganhos com a terapia assistida com o uso de agentes psicodélicos (p. ex., psilocibina ou cetamina) para depressão e ansiedade, inclusive no fim da vida. O uso de cetamina está aprovado com restrições para depressão refratária ao tratamento; por outro lado, até 2024 nenhuma das outras terapias assistidas por psicodélicos foi aprovada pela FDA para tratamento da depressão.

O uso de modalidades integrativas também poderá ajudar no tratamento da depressão e da ansiedade. Em particular, há evidências satisfatórias para os efeitos benéficos do uso do *mindfulness* em pacientes com depressão e ansiedade. Metanálise publicada em 2020 constatou que intervenções baseadas em *mindfulness* foram associadas a reduções na ansiedade ao longo de um mínimo de 6 meses. Adaptações que podem ser obtidas na internet e para celulares pressagiam seu uso em um contexto global.

Goodwin GM et al. Single-dose psilocybin for a treatment-resistant episode of major depression. N Engl J Med. 2022;387:1637. [PMID: 36322843]

Holze F et al. Lysergic acid diethylamide-assisted therapy in patients with anxiety with and without a life-threatening illness: a randomized, double-blind, placebo-controlled phase II study. Biol Psychiatry. 2023;93:215. [PMID: 36266118]

Keeley P et al. Symptom burden and clinical profile of COVID-19 deaths: a rapid systematic review and evidence summary. BMJ Support Palliat Care. 2020;10:381. [PMID: 32467101]

Navari RM et al. Olanzapine for the treatment of advanced cancer-related chronic nausea and/or vomiting: a randomized pilot trial. JAMA Oncol. 2020;6:895. [PMID: 32379269]

Verberkt CA et al. Effect of sustained-release morphine for refractory breathlessness in chronic obstructive pulmonary disease on health status: a randomized clinical trial. JAMA Intern Med. 2020;180:1306. [PMID: 32804188]

Whinkin E et al. Psilocybin in palliative care: an update. Curr Geriatr Rep. 2023;12:50. [PMID: 37305379]

Comunicação

Prognóstico

Os pacientes com doenças graves e seus entes queridos desejam ter, na maioria das vezes, informações precisas sobre o prognóstico. Essas informações são importantes para que os pacientes possam tomar decisões informadas. Em geral, tais informações influenciam as escolhas que fazem e a maneira como utilizarão seu tempo e, quando transmitidas com habilidade, não afetam negativamente o bem-estar ou a sobrevivência do paciente.

No entanto, determinar e comunicar o prognóstico não é tarefa fácil. Estudos revelaram que as estimativas de prognóstico dos médicos são frequentemente imprecisas e geralmente vêm carregadas de um otimismo excessivo. Muitos pacientes oncológicos não entendem quando seu tratamento é paliativo em vez de curativo. Outras causas comuns de morte, p. ex., cardiopatias, AVE, doença pulmonar crônica, demência e Covid-19, têm trajetórias ainda mais variáveis e prognósticos de previsão ainda mais difícil comparativamente ao que ocorre com a maioria dos pacientes cancerosos. Mas os médicos poderão recorrer à sua experiência clínica, aos dados epidemiológicos e aos instrumentos de previsão (p. ex., a *Palliative Performance Scale*, que pode ser baixada, juntamente com outros instrumentos, em http://eprognosis.ucsf.edu) para que possam oferecer aos seus pacientes estimativas mais realistas para o prognóstico. Os médicos também podem se perguntar: "Causaria surpresa se esse paciente morresse no próximo ano?". Se a resposta for "não", o médico deve planejar uma discussão sobre prognósticos e objetivos do tratamento. Tendo em vista que os pacientes talvez tenham preferências divergentes sobre quando e como devem receber informações de prognóstico, antes de discutir esse tópico os médicos devem pedir permissão, dizendo algo como "Tenho informações sobre o que

provavelmente vai acontecer com sua doença. O senhor (ou a senhora) gostaria de conversar sobre isso?". Por outro lado, também pode ser importante que os médicos entendam como os pacientes desejam receber essas informações. Para tanto, nessa conversa os médicos devem optar por uma declaração do tipo "Algumas pessoas preferem ouvir informações que vão direto ao ponto. Outras pessoas querem que essas informações sejam filtradas por outras pessoas, ou simplesmente não desejam ficar sabendo de certas informações, p. ex., quanto tempo provavelmente ainda têm. Quais são suas preferências sobre receber informações a respeito da sua enfermidade, e do que provavelmente acontecerá no futuro?". Alguns recursos de comunicação para cuidados paliativos, como VitalTalk, oferecem orientação detalhada para uma discussão sobre o prognóstico (https://www.vitaltalk.org/guides/discussing-prognosis/).

Comunicação nos cuidados de pacientes gravemente enfermos

Nos cuidados de pacientes gravemente enfermos, as habilidades de comunicação assumem importância vital; essas habilidades podem ser aprimoradas por meio de treinamento. Uma comunicação de alta qualidade está associada a maior satisfação dos pacientes, e a cuidados que estão de acordo mais frequentemente com seus desejos. Os médicos devem estar capacitados para dar notícias importantes e graves e também para ajudar os seus interlocutores (Tab. 5.1). Na internet podem ser obtidos recursos para dar suporte aos médicos na área de comunicação de doenças graves (https://www.vitaltalk. org/, https://www.ariadnelabs.org/serious-illnesscare/), e as evidências atuais sugerem uma possível utilidade no uso de listas de verificação e guias de comunicação. Nos casos em que médico e paciente não falam a mesma língua fluentemente, será fundamental recorrer a um intérprete profissional para que ocorra uma comunicação clara e também para melhora da compreensão entre culturas diferentes.

Manz CR et al. Long-term effect of machine learning-triggered behavioral nudges on serious illness conversations and end-of-life outcomes among patients with cancer: a randomized clinical trial. JAMA Oncol. 2023;9:414. [PMID: 36633868]

TABELA 5.1 Sugestões para a comunicação de notícia grave

Escolher um local, hora e grupo de participantes apropriados.

Os médicos devem se reunir com antecedência, para definição de uma pauta para a conversa.

Começar com as apresentações e pedir consentimento para revisão das notícias.

Avaliar as perspectivas do paciente e da família e o que eles já sabem ou foram informados.

Fornecer informações clínicas. Seja breve e direto; evite jargões e eufemismos. Faça pausas frequentes para verificar se os participantes estão compreendendo.

Abrir espaço para silêncios e expressão de emoções.

Atender com compaixão às emoções que aflorarem.

Sempre que possível, reservar tempo suficiente para o processamento e a tomada de decisão colaborativos.

Fazer um resumo sucinto da conversa e das próximas etapas. Ter um plano para a abordagem às perguntas que surgirem.

Planejamento antecipado de cuidados e diretivas antecipadas de vontade

O **planejamento antecipado de cuidados**, conforme definido por um painel Delphi internacional, é "*um processo que dá suporte a adultos em qualquer idade ou estágio de saúde para sua compreensão e compartilhamento de seus valores pessoais, objetivos existenciais e preferências em relação a futuros cuidados médicos. O objetivo do planejamento antecipado de cuidados é ajudar a assegurar que as pessoas recebam cuidados médicos consistentes com seus valores, objetivos e preferências durante doenças graves e crônicas*". É importante que os médicos incentivem todos os seus pacientes – idealmente bem antes do fim da vida – a levar em conta suas preferências, nomear um tomador de decisão substituto, conversar com essa pessoa sobre suas preferências para cuidados futuros e documentar seus desejos. Em muitos casos, pacientes portadores de doença grave já meditaram sobre sua expectativa com relação ao que seja o fim de sua vida, querem discutir seus desejos com seu médico, querem que o médico traga à tona o assunto do planejamento antecipado de cuidados e se sentem mais confortáveis com a realização de tais conversas. Pacientes que discutem esses assuntos com seus médicos ficam mais satisfeitos com os profissionais, têm menor probabilidade de vir a óbito em ambiente hospitalar, têm maior probabilidade de serem beneficiados com cuidados paliativos e, na percepção de sua família, adquirem melhor qualidade de vida no fim da vida. Para seus entes queridos, o envolvimento do paciente em discussões sobre planejamento antecipado de cuidados também diminui a probabilidade de os familiares sofrerem depressão durante o luto. Nos EUA, os médicos recebem honorários do Medicare por terem discussões de planejamento antecipado de cuidados com seus pacientes.

Diretivas antecipadas de vontade são declarações escritas ou orais feitas por pacientes (quando são capazes) que objetivam orientar o tratamento, no caso de virem a perder a capacidade de tomar e de comunicar suas próprias decisões. Embora as declarações orais sobre esses assuntos sejam eticamente vinculativas, não são todos os estados norte-americanos que as aceitam legalmente. Nos EUA, os formulários para diretiva antecipada de vontade específicos para cada estado estão disponíveis em várias fontes, inclusive na National Hospice Palliative Care Organization (https://www.caringinfo.org/planning/advance-directives/). Por meio de uma diretiva antecipada de vontade, os pacientes podem outorgar uma **Procuração vitalícia para cuidados de saúde** (*Durable Power of Attorney for Health Care* – **DPOA-HC**). Esse documento significa que um tomador de decisão substituto deve usar um "julgamento em substituição" para decidir *qual seria a vontade do paciente* quando este se tornar incapaz de tomar e de comunicar suas próprias decisões. Na ausência de um substituto devidamente designado, os médicos geralmente recorrem a familiares ou a parentes próximos e, em casos raros, aos tribunais.

Cauley CE et al. DNR, DNI, and DNO? J Palliat Med. 2020;23:829. [PMID: 31718398]

Preferências de ressuscitação

Considerando que, nos hospitais dos EUA, o "padrão" é recorrer à ressuscitação cardiopulmonar (RCP) em caso de parada cardiopulmonar, os médicos, como parte do planejamento antecipado de cuidados, devem obter as preferências do paciente sobre a RCP por ocasião da internação no hospital, e também em outros momentos nos quais haja distinta possibilidade de ocorrência de uma parada cardíaca. Apenas cerca de 17% de todos os pacientes submetidos à RCP no hospital sobrevivem até a alta hospitalar, e a probabilidade de sobrevivência até a alta hospitalar após uma RCP é muito menor entre pessoas com falência de órgãos multissistêmicos, câncer metastático e sepse. Os pacientes têm o direito de solicitar ao médico do hospital que uma ordem seja escrita para que a RCP não seja tentada caso venham a sofrer uma parada cardíaca. Embora de início essa ordem tenha sido denominada **ordem "ONR"** (ordem de não reanimar), muitos médicos preferem o termo **"ONTR"** (ordem de não tentar ressuscitar) como forma de enfatizar que nem sempre a ressuscitação é bem-sucedida. Alguns médicos e instituições usam o termo **"Ortotanásia"**, que é particularmente apropriado para situações em que a morte é iminente.

Para pacientes com prognósticos muito breves, as decisões sobre RCP podem ser entendidas mais apropriadamente como *não a respeito de se eles viverão, mas a respeito de como eles morrerão*. Os médicos devem corrigir a concepção equivocada de que não fazer RCP equivale a "descontinuar os cuidados" ou a "deixar alguém morrer". Ao mesmo tempo que devem respeitar o direito do paciente de tomar suas próprias decisões, os médicos devem oferecer recomendações sobre as ordens de ONR que sejam fundamentadas em sua compreensão dos valores e prioridades do paciente, tomando cuidado para que não sejam influenciados por seus próprios preconceitos e tendenciosidades nesse processo. O oferecimento de tais recomendações é uma atitude que pode resguardar pacientes em fase final de vida e suas famílias de sentimentos de culpa e da tristeza adicional que está associada a manter esperanças pouco realistas. Na mesma conversa, os médicos devem discutir quais intervenções terão continuidade e quais devem ser iniciadas para a promoção de conforto do paciente, em lugar de direcionar o foco apenas para quais intervenções serão interrompidas ou quais terão continuidade. Para pacientes com um desfibrilador/cardioversor implantado (CDI), à medida que a morte se aproxima os médicos também devem abordar o desligamento do CDI, permanecendo ligada a função de marca-passo. Com isso, evita-se uma situação angustiante – a da descarga elétrica do CDI durante o processo de morte.

Os formulários de **Conduta médica (ou profissional) para tratamento de prolongamento da vida** (**Polst** [ou **Molst**], *Physician [or Medical] Orders for Life-Sustaining*), ou de **Conduta médica (ou profissional) para escopo de tratamento** (**Post** [ou **Most**], *Physician (or Medical) Orders for Scope of Treatment*), consistem em ordens ativas, inclusive para ressuscitação, que complementam as diretivas antecipadas e que podem orientar o atendimento aos pacientes, sobretudo no cenário de uma emergência. Esses formulários documentam as preferências de atendimento de forma padronizada, transferível e válida em todos os ambientes de atendimento – casa, hospital e instituições de cuidados. Esses formulários são disponibilizados na maioria dos estados norte-americanos, sendo apropriados para pacientes com doença grave e prognóstico breve (aproximadamente menos de 1 ano).

Lee RY et al. Association of Physician Orders for Life-Sustaining Treatment with ICU admission among patients hospitalized near the end of life. JAMA. 2020;323:950. [PMID: 32062674]

Considerações éticas

O atendimento de pacientes gravemente enfermos pelos médicos deve ser orientado pelos mesmos princípios éticos e legais que dão base a outros tipos de atendimento médico. Os principais princípios éticos a serem considerados são a verdade, a não maleficência, a beneficência, a autonomia, a confidencialidade e a justiça processual e distributiva. *Durante os cuidados de pacientes portadores de doenças graves, princípios éticos importantes podem entrar em conflito.* Exemplificando, muitos tratamentos promotores de beneficência e autonomia, como as cirurgias ou o transplante de medula óssea, podem acabar violando a obrigação do médico de não maleficência; portanto, uma importante responsabilidade ética no campo dos cuidados paliativos consiste em equilibrar os riscos e benefícios dos tratamentos.

Na grande maioria dos casos, médicos, pacientes e familiares concordam com as decisões de descontinuação de intervenções de suporte da vida, e em geral os desacordos entre famílias e médicos poderão ser resolvidos com uma boa comunicação. Entretanto, nos casos em que o desacordo persiste entre pacientes ou familiares e médicos, é recomendável que os médicos consultem um comitê de ética institucional. Em casos raros, os médicos podem determinar unilateralmente que determinada intervenção – p. ex., RCP ou diálise em paciente com falência de órgãos multissistêmicos e em estágio terminal – não oferecerá nenhuma possibilidade realista de algum benefício e, portanto, não deve ser oferecida – mesmo nos casos em que tenha sido solicitada por um paciente ou membro da família. Tendo em vista que ações unilaterais como essas têm o potencial de violar a autonomia do paciente, *raramente* os médicos deverão recorrer a elas. E também devem se cercar de cautela ao invocar que "essa medida é fútil", considerando ser rara uma situação de futilidade estrita. Além disso, frequentemente o que constitui "futilidade" é questão de controvérsia, que está sujeita a tendenciosidades. Embora em muitos casos médicos e familiares tenham percepções diferentes sobre a questão da preservação *versus* descontinuação de intervenções de suporte da vida, há consenso entre os especialistas em assuntos éticos, com o apoio de precedentes legais, de sua equivalência ética. Tanto os pacientes como seus substitutos têm o mesmo direito de interromper tratamentos médicos indesejados, depois de iniciados; e também têm o direito de recusar, desde o início, a realização desses tratamentos.

Aspectos psicológicos, sociais e espirituais dos cuidados

A doença e a morte não são processos exclusivamente biomédicos. São experiências humanas com profundos significados psicológicos, interpessoais e existenciais. Para muitas pessoas portadoras de enfermidades graves, a perspectiva de uma morte iminente serve de estímulo para uma avaliação profunda de sua identidade, da qualidade de seus relacionamentos, do significado e propósito de suas vidas e do legado que deixarão depois da morte. Pode mesmo ocorrer um crescimento individual – e o paciente pode até mesmo vivenciar uma sensação maior de bem-estar ou transcendência – em função da doença. Ao oferecer sua presença, incentivar a reflexão e fornecer apoio, os médicos podem funcionar como catalisadores para esse crescimento.

A. Considerações psicológicas

Perto do fim da vida, é comum a ocorrência de um luto antecipatório. Em 1969, a Dra. Elisabeth Kübler-Ross identificou cinco reações psicológicas, ou padrões de emoções, observados no luto: negação e isolamento, raiva, barganha, depressão e aceitação. Muitos pacientes vivenciarão essas reações ao longo do curso de uma enfermidade grave, mas em geral tais reações não se apresentam em uma progressão ordenada. Além dessas cinco reações, há também os desafios diante da ansiedade e do medo do desconhecido. Informações diretas, a capacidade de ouvir atentamente, o oferecimento de garantias quando apropriado e validação são atitudes que podem ajudar os pacientes que estejam enfrentando esses desafios psicológicos. Pacientes e familiares classificam o suporte emocional como um dos aspectos mais importantes dos cuidados no fim da vida. A psicoterapia focada nos significados e a psicoterapia de grupo são modos eficazes de tratamento do sofrimento emocional ocorrente no fim da vida. Ver acima "Ações paliativas para sintomas não dolorosos comuns" e Capítulo 27 para uma descrição do tratamento farmacológico da depressão nos cenários de doença grave.

Os médicos que tratam de pacientes gravemente enfermos também podem atuar como facilitadores ou catalisadores de esperança. Embora a esperança por algum resultado específico, como a cura, possa diminuir, é possível que a esperança seja redirecionada *para o que ainda é possível*. Mesmo que um paciente espere por um "milagre", os médicos podem compartilhar essa esperança e, ao mesmo tempo, atuar de modo a incentivar esperanças mais prováveis, p. ex., a esperança de conforto, a conexão com entes queridos, a geração de significado e o crescimento espiritual. Ao fazer perguntas como, p. ex., "Quando o senhor (a senhora) olha para o futuro, o que espera?", os médicos podem explorar objetivos significativos e realistas para, em seguida, elaborar planos para que tais metas sejam alcançadas.

B. Considerações sociais

Diante de uma enfermidade grave, os pacientes devem ser encorajados a cumprir suas obrigações pessoais, profissionais e logísticas. Essas tarefas envolvem a conclusão de trabalhos importantes ou projetos pessoais, a distribuição de suas posses, a redação de um testamento e a concretização dos arranjos para o funeral e o sepultamento. Em geral, a perspectiva da morte leva as pessoas a examinar a qualidade de seus relacionamentos interpessoais e a dar início às despedidas. Nesse momento, a preocupação com relacionamentos distantes ou com "negócios inacabados" e o interesse em reconciliações podem se tornar primordiais. Para a maioria das pessoas que enfrentam doenças graves terminais, a necessidade de assistência prática e emocional por parte de amigos e dos familiares pode ser tanto uma fonte de frustração como de validação – ou mesmo de ambas.

C. Considerações espirituais e existenciais

À medida que o fim da vida vai se aproximando, as considerações espirituais e existenciais passam a ser importantes e geralmente envolvem tentativas da pessoa para melhor entendimento do significado da vida, de seu lugar no universo e do legado que deixará. As pessoas podem vivenciar a espiritualidade como parte das suas crenças e tradições religiosas específicas, ou como um aspecto distinto.

Ao contrário das enfermidades físicas, como as infecções e as fraturas, que geralmente dependem de uma intervenção concreta para seu tratamento, normalmente as preocupações espirituais e existenciais de um paciente serão abordadas mais adequadamente por meio de uma atenção dedicada, da escuta ativa e do testemunho de um médico, em lugar das tentativas de "consertar" problemas. Uma boa estratégia clínica consiste em perguntar ao paciente sobre seu bem-estar espiritual, e em perguntar se ele deseja discutir preocupações existenciais. Por exemplo, ao fazer perguntas como "Como está seu ânimo?" ou "O senhor (a senhora) se sente em paz?", o paciente sentirá que seu médico está interessado em tudo o que está vivenciando; além disso, tais perguntas fornecerão uma oportunidade para que o paciente compartilhe suas percepções sobre sua vida interior. A Tabela 5.2 apresenta algumas perguntas que podem constituir uma "revisão de sistemas" existencial.

Foi demonstrado que a terapia que aborda o legado de trabalho e a dignidade do paciente são eficazes para a melhoria do seu bem-estar espiritual e da qualidade de vida. O médico pode pedir ao paciente que procure recordar do que mais se orgulha para que, com isso, seja promovido um senso de valor e dignidade. A oportunidade de contar histórias dá aos pacientes a chance de verbalizar o que é significativo para eles e de deixar algo de si mesmos para trás, com a promessa de que serão lembrados por seus entes queridos. Uma estratégia a ser considerada consiste em convidar os pacientes para que compartilhem suas histórias de vida com os familiares, façam uma gravação de áudio ou vídeo, montem um álbum de fotos ou um livro de recortes, ou escrevam ou ditem um pequeno texto autobiográfico.

Considerações culturais

Há diversas tradições religiosas, étnicas e culturais capazes de influenciar o estilo de comunicação de um paciente, seu conforto em discutir tópicos específicos, suas expectativas

TABELA 5.2 Uma revisão existencial de sistemas

Intrapessoal

"O que sua doença significa para o senhor (a senhora)?" "Em sua opinião, o que causou sua doença?"

"Quais são suas fontes de força ou de esperança com relação à sua doença?"

"O que foi útil para o senhor (a senhora) durante os momentos difíceis no passado?"

"Ao olhar para o futuro, o que o senhor (a senhora) espera?" e "O que está lhe preocupando agora?"

"O senhor (a senhora) está em paz?" e "Pode me dizer o que está fazendo com que se sinta assim?"

Interpessoal

"Quais são as pessoas importantes em sua vida?"

"Quem está lhe apoiando durante sua doença?"

"O senhor (a senhora) tem negócios importantes e inacabados com outras pessoas em sua vida, que gostaria de ver resolvidos?"

Espiritual e existencial

"O senhor (a senhora) tem preocupações espirituais?"

"De que maneira sua espiritualidade está lhe ajudando a entender ou a se relacionar com sua doença/morte?"

"Como posso ajudar a integrar sua espiritualidade em seus cuidados de saúde?"

"O que o senhor (a senhora) acha que acontece depois que morremos?"

sobre doenças, sobre a morte e as intervenções médicas e suas preferências sobre a destinação dos restos mortais. Embora existam diferenças entre pacientes de diferentes grupos demográficos nas suas crenças sobre planejamento antecipado de cuidados, descontinuação de intervenções de suporte da vida, autópsia, doação de órgãos e cuidados paliativos, os médicos devem ter o cuidado de não fazer suposições sobre nenhum indivíduo. Uma das responsabilidades do médico que cuida de pacientes gravemente enfermos é ter curiosidade e respeito pelos valores, crenças e tradições específicas de cada pessoa. O médico pode perguntar a seu paciente: "O que preciso saber sobre o senhor (senhora) e sobre suas crenças, para que eu possa prestar melhores cuidados?" e "Como o senhor (senhora) toma decisões em sua família?".

Os médicos também devem ter em mente que os cuidados paliativos são suscetíveis aos mesmos preconceitos explícitos e implícitos documentados em outras especialidades médicas. Humildade, autorreflexão e aprendizado contínuo são caminhos essenciais para a boa prática dos cuidados paliativos. Também é fundamental que os profissionais envolvidos em cuidados paliativos se esforcem ativamente para identificar e retificar a injustiça – como o racismo, o sexismo, a discriminação de classe e a homofobia – existente no sistema médico.

Abdullah R et al. Preferences and experiences of Muslim patients and their families in Muslim-majority countries for end-of-life care: a systematic review and thematic analysis. J Pain Symptom Manage. 2020;60:1223. [PMID: 32659320]

De Souza J et al. Perspectives of elders and their adult children of Black and minority ethnic heritage on end-of-life conversations: a meta-ethnography. Palliat Med. 2020;34:195. [PMID: 31965907]

Koffman J et al. Researching minoritised communities in palliative care: an agenda for change. Palliat Med. 2023;37:530. [PMID: 36271636]

Cuidados com a família e outros entes queridos

Ao cuidar de pacientes gravemente doentes, os médicos devem valorizar o papel fundamental desempenhado pela família, amigos e outros entes queridos (em alguns casos conhecidos como "parceiros nos cuidados"). A família e outros cuidadores informais, na maioria das vezes mulheres, proporcionam a maior parte dos cuidados para pacientes gravemente enfermos, mas em muitos casos seu importante trabalho não é adequadamente reconhecido, apoiado ou compensado. Esses cuidadores talvez tenham que lutar simultaneamente com responsabilidades de cuidados físicos, desafios na coordenação de cuidados e encargos financeiros; também sofrem percentuais mais altos de ansiedade, depressão, luto, doenças crônicas e até mortalidade. Contudo, foi demonstrado que os cuidados paliativos diminuem a depressão, o luto complicado e o transtorno de estresse pós-traumático em cuidadores familiares.

Os médicos que tratam de pessoas com doenças graves devem proporcionar cuidados não apenas para seus pacientes, mas também para os "parceiros de cuidados" do paciente (frequentemente denominados cuidadores familiares). É importante que ocorram reuniões com a família, para que todos os membros possam ouvir os médicos, entender os valores e preferências do paciente e também para que sejam ouvidos. Uma ajuda poderosa é simplesmente reconhecer e respeitar o papel dos parceiros de cuidados e pedir que falem sobre suas perspectivas, dúvidas e preocupações. A telemedicina por vídeo permite que os parceiros de cuidados participem de reuniões, mesmo nas ocasiões em que não possam estar fisicamente presentes.

Fenton ATHR et al. Racial and ethnic disparities in cancer caregiver burden and potential sociocultural mediators. Support Care Cancer. 2022;30:9625. [PMID: 36190556]

Cuidados com pacientes no fim da vida

Cuidar de pacientes no fim da vida é uma responsabilidade importante, que pode ser profundamente significativa para os médicos. O fim da vida é definido como o momento em que a morte do paciente é esperada para dentro de horas a meses e não pode mais ser consistentemente evitada pela intervenção médica. No fim da vida, os cuidados paliativos poderão ser extremamente úteis para o alívio do sofrimento e a promoção de conforto e qualidade de vida para os pacientes. Para muitos pacientes no fim da vida, o foco terapêutico principal passa a ser a prestação de cuidados paliativos.

Aconselhamento de pacientes nas proximidades do fim da vida

A morte é frequentemente considerada por médicos, pacientes e familiares como um fracasso e um inimigo a ser combatido, em vez de ser o que é: inevitável e uma parte normal da vida.

Como resultado, nos EUA a maioria das pessoas termina suas vidas em hospitais ou em instituições de cuidados permanentes, mesmo que tenham desejado o contrário. Contudo, estamos testemunhando uma tendência à ocorrência de menor número de mortes em hospitais e de mais mortes em casa ou em outros ambientes da comunidade. Naquele país, as mortes ocorridas em casa em 2017 ultrapassaram as mortes em hospitais pela primeira vez em cerca de um século.

As principais considerações devem ser: alívio do sofrimento, oferecimento de suporte e ajuda para que os pacientes aproveitem ao máximo seu estágio final de vida, mesmo naqueles casos em que continuam a buscar tratamento para processos patológicos potencialmente reversíveis. São muitos os fatores identificados por pacientes no fim da vida e por seus parceiros de cuidados como sendo importantes para que sejam prestados cuidados de fim de vida de qualidade, p. ex., ter controle da dor e de outros sintomas, vivenciar uma comunicação clara, evitar tratamentos invasivos indesejados, ter a dignidade preservada, manter a sensação de controle, minimizar os encargos sobre outras pessoas e fortalecer os relacionamentos com os entes queridos.

Além disso, é importante que os médicos que atuam nesse campo se comprometam a cuidar de seus pacientes durante todo o estágio final da vida, pois essa atitude pode ajudar a conter o medo e a sensação de isolamento dos pacientes. *A promessa de não abandono* é um princípio fundamental dos cuidados no fim da vida. Não importa o que aconteça: os médicos podem funcionar como guias durante tempos incertos; podem ajudar na resolução prática de problemas e também testemunhas das experiências do paciente. É importante que os médicos ofereçam sua presença aos pacientes em fase final de vida – não necessariamente a capacidade de resolver todos os problemas, mas que estejam firmemente comprometidos em identificar e acolher as dificuldades e experiências de seus pacientes com respeito e empatia. Na melhor das hipóteses, esse relacionamento entre paciente-médico pode se constituir em um pacto de compaixão e de afirmação de uma humanidade em comum.

Canavan ME et al. Systemic anticancer therapy at the end of life – changes in usage pattern in the immunotherapy era. JAMA Oncol. 2022;8:1847. [PMID: 36264566]
Chochinov HM. Intensive caring: reminding patients they matter. J Clin Oncol. 2023;41:2884. [PMID: 37075272]

Instituições de cuidados paliativos intensivos (*hospices*)

Nos EUA, *hospice* é um tipo específico de serviço de cuidados paliativos disponibilizado para pacientes com prognóstico para 6 meses ou menos (esse é um critério de qualificação do Medicare para a liberação do benefício para esse tipo de serviço). Nesse serviço – ou ambiente – são abordadas as necessidades de pessoas próximas da morte, com enfoque em seu conforto, sem que sejam feitas tentativas de prolongamento da vida nem de apressamento da morte. No ano 2020, nos EUA, 47,8% das pessoas cobertas pelo Medicare estavam internadas em ambientes de *hospice* ao final de suas vidas – a maioria delas em suas próprias casas, onde foram cuidadas por sua família e outros parceiros de cuidados, com o apoio da equipe visitante do *hospice*. Com menor frequência, os serviços de *hospice* são fornecidos em instalações residenciais, casas de repouso e hospitais. Como é válido para todos os tipos de cuidados paliativos, o atendimento nos *hospices* enfatiza a atenção individualizada, tanto para os pacientes como para os parceiros de cuidados. Para tanto, emprega uma abordagem de equipe interdisciplinar com enfermeiros, assistentes sociais, capelães, cuidadores pessoais, médicos e outros profissionais que trabalham em conjunto. O *hospice* é avaliado de maneira muito favorável pelas famílias dos pacientes, e foi demonstrado que seu uso aumenta a satisfação do paciente e torna menos penoso o luto do parceiro de cuidados.

Apesar das evidências sugerindo que o cuidado paliativo não encurta a duração da vida, existe a tendência para seu emprego tardio, geralmente bem perto do fim da vida. Em 2020, a duração mediana das estadias no *hospice* foi de 18 dias (média de 97 dias), tendo ocorrido a morte de um quarto dos pacientes dentro de 5 dias após o início da estadia no *hospice*. É grande o número de pacientes que esperam para se inscrever no *hospice* até que tenham decidido com certeza que não desejam mais buscar tratamentos de prolongamento da vida. Essa abordagem contribui para a ocorrência de encaminhamentos tardios e para que muitos pacientes deixem de ser beneficiados com os serviços de *hospice*. Os médicos podem incentivar seus pacientes para que se inscrevam no *hospice* enquanto ainda estão decidindo sobre novas tentativas de tratamento para prolongamento da vida (p. ex., futuros exames clínicos); se mais adiante decidirem pelo não uso do serviço, poderão cancelar sua inscrição e seguir em frente.

Nutrição e hidratação

Em geral, pessoas portadoras doenças graves perdem o apetite, e a maioria para de comer e beber nos últimos dias de vida. É importante que os médicos expliquem às famílias que pessoas que estão morrendo não sentem fome. Em vez disso, parar de comer e beber é parte normal do processo natural da morte. A cetonemia causada pela não ingestão de alimentos pode produzir uma leve sensação de euforia e de analgesia. Normalmente a sensação de sede pode ser mitigada; para tanto, basta umedecer a boca do paciente com lascas de gelo, cotonetes ou picolés.

Embora o processo normal de diminuição da ingestão oral seja muito comum em pessoas gravemente doentes, esse evento pode ser angustiante para as famílias, que podem associar a oferta de alimentos com um cuidado amoroso, e a falta de alimentação com a fome. Em resposta a tais sentimentos, os pacientes e suas famílias geralmente perguntam sobre a possibilidade de hidratação suplementar ou nutrição enteral ou parenteral. *Em geral, a nutrição e a hidratação artificiais não resultam em benefícios para pessoas no fim da vida (inclusive pacientes oncológicos em estágio terminal ou com demência) e raramente atingirão os objetivos do paciente e da família.* A hidratação intravenosa pode aumentar as secreções orofaríngeas, que são de difícil controle; que podem ser difíceis de

controlar, podem causar edema pulmonar e no terceiro espaço. Portanto, não se deve indicar esse procedimento a menos que o paciente esteja gravemente desidratado e apresente sintomas. A alimentação enteral pode causar náusea e diarreia, além de aumentar o risco de aspiração. No caso da nutrição parenteral, há o risco de infecção por cateter, desequilíbrio eletrolítico e sobrecarga de coletas laboratoriais, empregadas na monitoração do tratamento, além dos danos potenciais causados pelo líquido administrado. Por outro lado, a prática da hidratação e da nutrição artificiais para pacientes com *delirium* pode levar à necessidade da utilização de restrições físicas ou químicas, para que não ocorra desalojamento dos cateteres ou dos tubos.

As decisões sobre nutrição e hidratação por meios artificiais não são simplesmente médicas, pois podem ter um significado social e cultural profundo para os pacientes, seus parceiros de cuidados e para os próprios médicos. Evidenciar os objetivos percebidos para a nutrição e a hidratação artificiais, corrigir percepções errôneas, oferecer amplo suporte, tanto para os pacientes como para seus parceiros de cuidados, e dar tempo suficiente para que sejam tomadas decisões são medidas que poderão ajudar pacientes e parceiros de cuidados na tomada de decisões conscientes. Os médicos podem encorajar os parceiros de cuidados para que expressem seu amor e cuidado pelos pacientes de outras maneiras além da nutrição ou da hidratação artificial (p. ex., pelo uso de lascas de gelo ou de cotonetes para o alívio de uma xerostomia sintomática).

Descontinuação dos tratamentos de prolongamento da vida

Pacientes informados e capazes, ou seus substitutos, podem recusar ou interromper tratamentos de manutenção da vida, e os médicos devem respeitar essas solicitações. A descontinuação dos tratamentos de manutenção da vida, como a ventilação mecânica, deve ser realizada com cuidado para que o não paciente não sofra nem fique angustiado diante das pessoas presentes. Também é importante que os médicos orientem o paciente e sua família sobre o curso esperado dos eventos subsequentes à descontinuação dos tratamentos de manutenção da vida e o que se pode esperar em relação ao momento aproximado da morte. Antes da descontinuação de qualquer tratamento para prolongamento da vida, o médico deverá administrar agentes sedativos e analgésicos ao paciente como garantia do seu conforto, mesmo que tais agentes contribuam para uma depressão respiratória ou hipotensão. Nos EUA, o princípio ético do duplo efeito argumenta que acelerar uma morte iminente é aceitável se isso ocorrer como uma consequência conhecida, mas não intencional, de uma intenção primária de proporcionar conforto e aliviar o sofrimento. Indivíduos em fim de vida também têm o direito de recusar voluntariamente nutrição e hidratação.

Cuidados com o paciente em fase terminal

Os sinais de aproximação da morte (p. ex., alterações nos padrões respiratórios, na pele e no quadro mental) devem ser identificados e compartilhados com os entes queridos do paciente, para que eles possam estar preparados. O médico poderá encorajar os entes queridos para que conversem pacificamente com a pessoa que está morrendo e com os demais presentes, partindo do princípio de que pessoas que estão morrendo ainda podem ter a capacidade de ouvir, mesmo quando já não conseguem mais responder. Em pacientes em fase terminal, é comum a retenção de secreções faríngeas e respiratórias, e o som causado por tais materiais (i.e., a "sororoca", ou estertor da morte) pode ser muito angustiante para a família, mas essa situação não é considerada desconfortável para os pacientes, pois normalmente não estão associadas a outros sinais de sofrimento. Virar o paciente na cama pode diminuir o som, e a diminuição dos líquidos intravenosos também pode ajudar. Não há evidências de que o uso de medicamentos diminua significativamente as secreções; por outro lado, o médico deve evitar a sucção profunda, pois essa prática pode causar desconforto.

Assistência médica na morte*

A assistência médica na morte (AMNM) é o processo legalmente admitido pelo qual pacientes com doença terminal e com prognóstico igual ou inferior a 6 meses e com preservação de sua capacidade decisória podem solicitar e receber prescrições dos médicos para uma dose letal de medicamentos que podem ser *autoadministrados* pelos pacientes, com a finalidade de pôr fim à sua vida. Embora a terminologia para esse processo varie, não se deve usar o termo "suicídio assistido por médico", pois esse evento não é considerado suicídio e pacientes ativamente suicidas em decorrência de doença mental *não* estão qualificados para AMNM.

Embora o apoio público e dos governos em favor da AMNM tenha crescido nos EUA (embora com estagnação do crescimento nas últimas décadas), essa continua sendo uma área controversa e de amplo debate. Em 2022, a AMNM foi legalizada sob cuidadosas restrições e procedimentos específicos para residentes em 11 jurisdições dos EUA (Oregon, Washington, Montana, Vermont, Califórnia, Colorado, Distrito de Columbia, Havaí, Nova Jersey, Maine e Novo México). No âmbito mundial, a AMNM (e/ou eutanásia, que é a administração de uma dose letal de medicamento por um médico) vem sendo legalizada em um número crescente de países (Holanda, Bélgica, Luxemburgo, Suíça, Áustria, Espanha, Colômbia, Canadá, Alemanha, Nova Zelândia e Austrália). Nos EUA, a atual legislação que admite

o uso da AMNM exige certificação médica de uma doença terminal com prognóstico de 6 meses ou menos, e também que a pessoa seja capaz de tomar e comunicar suas próprias decisões sobre cuidados de saúde naquele momento – deve ser um residente adulto do estado norte-americano e estar fisicamente capacitado para autoadministrar o medicamento por via enteral. Diante de qualquer solicitação de AMNM, o médico deverá estar familiarizado com a lei específica para sua região.

As solicitações de AMNM são relativamente raras, e o uso dessa opção causa menos de 0,3% de todas as mortes nos EUA. Em geral, as solicitações de pacientes para AMNM são motivadas pelo desejo de ter controle no processo de morte e de preservar a dignidade, e não decorrem de dores intoleráveis ou de outros sintomas. Entretanto, cerca de um terço dos pacientes que solicitaram medicamentos para dar fim à vida acabam por não usá-los.

Cada médico deve decidir sua abordagem pessoal para cuidar dos pacientes que lhe façam perguntas sobre AMNM. Independentemente dos sentimentos pessoais do médico sobre essa intervenção e antes de responder, deve inicialmente *explorar as razões do paciente para tal consulta*. Durante o diálogo, o médico deve informar a seu paciente sobre as opções disponíveis para cuidados paliativos, p. ex., cuidados no *hospice*, controle dos sintomas e suporte psicológico, social e espiritual; deve oferecer garantias de que os pacientes geralmente poderão ficar confortáveis por ocasião do fim da vida; e também deve se comprometer a resolver possíveis problemas futuros. Para os médicos que se opõem à AMNM por motivos morais ou éticos, é conveniente que a solicitação seja documentada e que o paciente seja encaminhado para outro médico que possa atender à solicitação.

Downar J et al. Early experience with medical assistance in dying in Ontario, Canada: a cohort study. CMAJ. 2020;192:E173. [PMID: 32051130]

Gerson SM et al. Medical aid in dying, hastened death and suicide: a qualitative study of hospice professionals' experiences from Washington State. J Pain Symptom Manage. 2020;59:679. [PMID: 31678464]

Gruenewald DA et al. Options of last resort: palliative sedation, physician aid in dying, and voluntary cessation of eating and drinking. Med Clin North Am. 2020;104:539. [PMID: 32312414]

Patel T. Clinician responses to legal requests for hastened death: a systematic review and meta-synthesis of qualitative research. BMJ Support Palliat Care. 2021;11:59. [PMID: 32601150]

Tarefas após a morte

Depois da morte de um paciente, o médico é convocado para executar uma série de tarefas, que são necessárias e também recomendadas. O médico deve examinar o corpo para confirmação do óbito, informar a família sobre a morte de maneira compassiva e direta, entrar em contato com uma organização de obtenção de órgãos, inquirir sobre a autópsia e preencher a declaração de óbito. Nessas ocasiões, também é muito importante que mostre, com suas palavras, solidariedade e apoio e abra espaço para dirimir dúvidas dos entes queridos. Para pacientes cuja morte ocorreu no hospital ou em outra unidade

---

* N.R.C.: No Brasil, tanto a eutanásia como a morte assistida são criminalizadas. Embora a eutanásia não seja tipificada de forma específica, pode ser enquadrada como homicídio, auxílio ao suicídio ou omissão de socorro, de acordo com o Código Penal. Em contraste, a ortotanásia é permitida pelas Resoluções n. 1.805/06 e n. 1.995/12 do Conselho Federal de Medicina (CFM), utilizando-se das Diretivas Antecipadas de Vontade (DAV). Esse instrumento permite ao paciente registrar previamente seus desejos quanto a cuidados e tratamentos médicos em situações futuras de incapacidade de comunicação. Para garantir sua aplicação, é essencial que tais diretivas sejam devidamente documentadas no prontuário médico e respeitadas pela equipe de saúde, assegurando autonomia e dignidade na fase final da vida. Assim evitando tratamentos desproporcionais ou fúteis, que não têm intenção curativa ou que não alterem o curso natural da doença.

de saúde, também é importante contar com uma sala privada e silenciosa, para que a família possa dar vazão à sua tristeza.

Pronunciamento e declarações de óbito

Nos EUA, as políticas estaduais orientam os médicos a confirmar a morte de um paciente por meio de um processo formal denominado "pronunciamento". Normalmente é fácil estabelecer o diagnóstico de óbito, e o médico precisa apenas verificar a ausência de respirações espontâneas e de atividade cardíaca por meio da ausculta durante um minuto. Em seguida, um relato dessas descobertas, da hora da morte e de que a família foi notificada será inserido no prontuário médico do paciente. Em muitos estados norte-americanos, quando um paciente com expectativa de morte iminente falece fora do hospital (p. ex., em sua casa), enfermeiros podem ter autorização para relatar o óbito por telefone a um médico, que então assume a responsabilidade de assinar a declaração de óbito em até 24 horas. Embora às vezes o pronunciamento possa parecer uma formalidade constrangedora e desnecessária, os médicos poderão (nos casos em que isso for apropriado) utilizar esse tempo para tranquilizar os entes queridos do paciente junto ao leito de morte, e comunicar a eles que todos os cuidados apropriados foram prestados. Tanto os médicos quanto as famílias podem se valer do ritual do pronunciamento como uma oportunidade para que comecem a processar emocionalmente a morte do paciente.

Por lei, os médicos são obrigados a relatar com precisão a causa subjacente da morte na certidão de óbito; também são obrigados a relatar certas mortes ao legista. Nessas circunstâncias, o médico deve ser específico, informando que a causa principal da morte foi uma condição sem a qual o paciente não teria morrido (p. ex., "cirrose descompensada"). Deve informar também as causas contributivas (p. ex., "infecções por hepatite B e hepatite C, hepatite alcoólica crônica, transtorno por uso de álcool"), bem como qualquer outro problema associado (p. ex., "lesão renal aguda"). Não se deve dar como causa da morte uma "parada cardíaca". Em casos de solicitação de AMNM, os médicos devem documentar a doença terminal subjacente do paciente que fundamentou sua qualificação para essa prescrição (p. ex., "câncer pancreático metastático"). A expressão "Assistência médica na morte" não deve ser escrita pelo médico em nenhum lugar da certidão de óbito.

Autópsia e doação de órgãos

Uma boa prática consiste em discutir as opções de autópsia e de doação de órgãos com os pacientes, por promover a autonomia do paciente e diminuir as responsabilidades dos familiares aflitos durante o período imediatamente subsequente à morte do paciente. Nos EUA, os regulamentos federais exigem que um representante designado de uma organização de coleta de órgãos seja o único profissional a abordar familiares sobre a doação de órgãos, tendo em vista que a equipe de transplante de órgãos tem mais experiência do que os médicos responsáveis pelo tratamento para o aconselhamento e orientação dos familiares sobre a doação de órgãos. Embora naquele país a maioria das pessoas seja a favor da doação, há limitações severas no transplante de órgãos em decorrência da baixa disponibilidade de órgãos de doadores. Muitas famílias de doadores consideram gratificante, mesmo após a morte, contribuir de forma tão significativa para a continuação da vida de outras pessoas.

Mesmo havendo disponibilidade de exames diagnósticos cada vez mais sofisticados, a autópsia pode proporcionar às famílias importantes informações adicionais sobre a causa da doença e da morte de seu ente querido, e essas informações podem ajudar no fechamento do caso, além de ampliar o conhecimento médico. Apesar dos benefícios decorrentes das autópsias, os percentuais de realização de autópsias em hospitais norte-americanos chegam a apenas cerca de 8%. As famílias se recusam a permitir autópsias pelo temor injustificado de ocorrência de desfiguração do corpo ou de atraso do funeral, e algumas delas dizem que não houve solicitação. É importante explicar às famílias que as autópsias podem realizadas por patologistas sem que ocorra interferência nos planos para o funeral; e que esses profissionais se cercam de cuidados para que o impacto na aparência do falecido seja minimizado.

Cuidados na experiência do luto

Um cuidado importante é o acompanhamento dos familiares após a morte do paciente. Ao entrar em contato com os entes queridos, o médico tem a oportunidade de expressar respeito pelo paciente falecido e pela família que cuidou dele; pode amenizar o sentimento de culpa que a família possa ter, avaliar como a família está lidando com o evento, instruir sobre o processo normal de luto e avaliar casos de luto complicado. E, conforme a necessidade, o médico também deve fazer recomendações para que a família busque ajuda em grupos de apoio ao luto e de aconselhamento. Algumas equipes clínicas também enviam um cartão ou telefonam meses após a morte do paciente, no aniversário da morte, ou nas duas datas, para que a família fique sabendo que seus membros e o paciente falecido não foram esquecidos e que os serviços de apoio continuam disponíveis.

Depois do falecimento de um paciente, os médicos também sofrem. Algumas mortes podem causar sentimentos de tristeza, perda, culpa ou remorso. Um primeiro passo para processar e amenizar esses sentimentos é o reconhecimento de tais sentimentos. Os médicos devem desenvolver práticas pessoais ou comunitárias de apoio, diante de emoções penosas. Nesse sentido, são medidas úteis: reservar algum tempo para reflexão, compartilhar histórias e sentimentos com os colegas, envolver-se em rituais e separar algum tempo para outras práticas de autocuidados. O comparecimento ao funeral do paciente pode resultar em uma experiência pessoal satisfatória, geralmente muito apreciada pelas famílias.

Wallace CL et al. Grief during the COVID-19 pandemic: considerations for palliative care providers. J Pain Symptom Manage. 2020;60:e70. [PMID: 32298748]

Autocuidados do médico

Muitos médicos consideram que a experiência de cuidar de pacientes portadores de doenças graves constitui um dos aspectos mais gratificantes da prática médica. No entanto, trabalhar com essa população também é uma experiência intensa, capaz de evocar emoções penosas. Os médicos devem desenvolver a capacidade de tolerar a incerteza, a ambiguidade, a impotência e as limitações da medicina moderna. Esses profissionais podem chegar mesmo a considerar sua própria mortalidade no fim das contas. Eles devem se esforçar para identificar e atender às suas próprias necessidades, desenvolver e fortalecer habilidades de resiliência e defender sistemas de saúde sustentáveis, para que não fiquem sobrecarregados, excessivamente angustiados ou emocionalmente esgotados por seu trabalho.

Horn DJ et al. Burnout and self care for palliative care practitioners. Med Clin North Am. 2020;104:561. [PMID: 32312415]
Zanatta F et al. Resilience in palliative healthcare professionals: a systematic review. Support Care Cancer. 2020;28:971. [PMID: 31811483]

CONTROLE DA DOR

Taxonomia da dor

A International Association for the Study of Pain (IASP) define dor como "uma experiência sensorial e emocional desagradável, associada, ou semelhante àquela associada a lesões teciduais reais ou potenciais". As **dores agudas** desaparecem dentro do período esperado para a cura, sendo autolimitadas. As **dores crônicas** persistem além do período esperado de cura, sendo *per se* um estado de doença. Em geral, a dor crônica é definida como aquela que se prolonga para além de 3 a 6 meses. As **dores oncológicas** são classificadas em sua própria categoria especial, em função dos modos singulares pelos quais a neoplasia e suas terapias (p. ex., cirurgia, quimioterapia, imunoterapia ou radioterapia) podem acarretar dores muito intensas. Finalmente, há a **dor no fim da vida**, para a qual as medidas para aliviar o sofrimento podem ser priorizadas, em vez das tentativas de restauração das funções.

A dor é um problema mundial; em todo o mundo, 1 em cada 5 adultos sofre de dor. Em 2010, membros de 130 países assinaram a Declaração de Montreal para definir que *o acesso ao tratamento da dor é um direito humano fundamental*. As primeiras diretrizes do CDC sobre prescrição de opioides para dor crônica, inclusive para dor crônica não oncológica, dor oncológica e dor no fim da vida, foram publicadas em março de 2016 e continuam sendo atualizadas. É importante ter em mente que em 2022 foi publicada uma revisão das diretrizes do CDC para a prescrição de opioides, com maior flexibilidade para prescrições desses agentes.

Centers for Disease Control and Prevention (CDC). Opioid Prescribing Resources. 2022. Department of Health and Human Services. Pain Management Best Practices. Pain management best practices inter-agency task force report. 2022. https://www.cdc.gov/opioids/healthcare-professionals/ prescribing/index.html
Dowell D et al. CDC Clinical Practice Guideline for prescribing opioids for pain – United States, 2022. MMWR Recomm Rep. 2022;71:1. [PMID: 36327391]

Dowell D et al. Prescribing opioids for pain – the new CDC Clinical Practice Guideline. N Engl J Med. 2022;387:2011. [PMID: 36326116]
National Institutes of Health (NIH). National Institute on Drug Abuse. Drug Overdose Death Rates. 2023 Feb 9. https://nida.nih.gov/research-topics/trends-statistics/ overdose-death-rates
National Institutes of Health (NIH). National Institute on Drug Abuse. Opioids and Pain Management. Opioids and drug overdose and addiction crisis. 2022 Nov 17. https://nida.nih. gov/nidamed-d-medical-health-professionals/opioids-pain-management

Dor aguda

A dor aguda desaparece dentro do período esperado de cura e é autolimitada. São exemplos comuns de dor aguda: dor de cárie dentária, cálculos renais, cirurgia ou trauma. O tratamento da dor aguda depende da compreensão do tipo de dor (**somática**, **visceral** ou **neuropática**) e dos riscos e benefícios envolvidos com o uso das possíveis terapias. Em certas circunstâncias, tudo o que se faz necessário é o tratamento da causa subjacente da dor (p. ex., cárie dentária); nesses casos, talvez não seja sensato o uso de terapias farmacológicas em busca de analgesia extra. Por outro lado, se a dor aguda não for aliviada, isso poderá ter consequências que vão além do sofrimento imediato. Em alguns pacientes, se tratada de forma inadequada a dor aguda poderá evoluir para uma dor crônica. Essa transição de dor aguda para crônica (a chamada "cronificação" da dor) depende, entre outros fatores, da causa, tipo e gravidade da dor e da idade, estado psicológico e genética do paciente. Essa transição constitui um campo de estudo em crescimento, porque a dor crônica resulta em custos sociais significativos, além das experiências de sofrimento, desamparo e depressão da pessoa. O aumento da intensidade e da duração da dor aguda pode ter correlação com maiores incidências de dor crônica; assim, pode ser uma medida útil o uso de anestesia regional, cetamina, gabapentinoides e inibidores da ciclo-oxigenase (COX) para a prevenção da dor pós-cirúrgica crônica. Essas abordagens são especialmente importantes, tendo em vista a preocupação de que a exposição a agentes opioides no período perioperatório possa causar dependência crônica de opioides.

A *Oxford League Table of Analgesics* (Tabela de Analgésicos da Liga de Oxford) é um guia muito útil, por listar o número necessário para tratar (NNT) para doses específicas de vários medicamentos no combate à dor aguda. Aine ou inibidores da COX têm o menor número necessário para tratar. Esses medicamentos podem ser administrados VO, IM, IV, por via intranasal, retal, transdérmica e por outras vias de administração. Em geral, sua ação se dá pela inibição de COX-1 e COX-2. A principal limitação no uso dos inibidores de COX são seus efeitos colaterais: gastrite; disfunção renal; sangramento; e eventos adversos cardiovasculares, como hipertensão, IAM e AVE. O cetorolaco age principalmente como inibidor de COX-1; na dosagem apropriada, o cetorolaco tem um efeito analgésico tão potente quanto o da morfina. Como a maioria das terapias farmacológicas, a limitação dos inibidores de COX é o seu efeito de "teto", significando que além de uma certa dose não haverá benefício adicional.

Em pacientes com dor aguda, acetaminofeno (paracetamol) é eficaz como monoterapia ou em combinação com um Aine ou com um opioide. Seu mecanismo de ação ainda não foi determinado, mas acredita-se que o acetaminofeno tenha ação central, por meio de mecanismos como as vias das prostaglandinas, serotoninérgica e opioide. Trata-se de um dos analgésicos mais amplamente utilizados e mais bem tolerados; sua principal limitação é a hepatotoxicidade com o uso de altas doses ou quando administrado em pacientes com comprometimento subjacente da função hepática.

No pós-operatório, a **analgesia controlada pelo paciente** (**ACP**) com morfina IV, hidromorfona ou outro opioide pode alcançar a analgesia com maior rapidez e menos necessidade diária de medicação, em comparação com a dosagem padronizada "conforme necessário" ou mesmo com dosagens intermitentes programadas. Foi feita uma adaptação da ACP para uso com medicamentos analgésicos opioides orais e para a administração neuroaxial de opioides e anestésicos locais nos espaços epidural e intratecal. O objetivo da ACP é manter a concentração plasmática do opioide do paciente dentro da "janela terapêutica", isto é, entre a mínima concentração analgésica efetiva e uma dose tóxica.

Para que não ocorra um uso prolongado e inadequado de opioides nem casos de transtorno por uso de opioides, os médicos têm utilizado a analgesia multimodal (inclusive a anestesia regional) com o objetivo de diminuir a necessidade no uso de opioides pós-operatórios. Os pacientes podem ser tratados, p. ex., por **anestesia neuroaxial com cateter epidural** ou por **anestesia regional com bloqueio nervoso** com ou sem uso de cateter. Essas técnicas se mostraram eficazes no tratamento das dores intraoperatórias e pós-operatórias, podendo reduzir a necessidade do uso de opioides durante a cirurgia e no pós-operatório.

Amaechi O et al. Pharmacologic therapy for acute pain. Am Fam Physician. 2021;104:63. [PMID: 34264611]
Macintyre PE et al. Current issues in the use of opioids for the management of postoperative pain. JAMA Surg. 2022;157:158. [PMID: 34878527]
Rech MA et al. Acute pain management in the emergency department: use of multimodal and non-opioid analgesic treatment strategies. Am J Emerg Med. 2022;58:57. [PMID: 35636044]
Small C et al. Acute postoperative pain management. Br J Surg. 2020;107:e70. [PMID: 31903595]
Tubog TD. Overview of multimodal analgesia initiated in the perioperative setting. J Perioper Pract. 2021;31:191. [PMID: 32508237]

Dor crônica não cancerosa

A dor crônica não cancerosa pode surgir na forma de uma dor aguda que não desaparece e que se prolonga para além do período esperado de cura; também pode surgir a partir de um quadro de doença primária, em vez de um sintoma residual de outro transtorno qualquer. Alguns exemplos comuns de dor crônica não cancerosa são: dor lombar crônica e artralgias (geralmente de origem somática), dor abdominal crônica e dor pélvica (geralmente de origem visceral), cefaleias crônicas, dor pós-operatória crônica (persistente), neuropatia periférica e neuralgia pós-herpética (de origem neuropática). A dor crônica não cancerosa é de ocorrência comum; estimativas internacionais e dos EUA citam uma prevalência de aproximadamente 20% em adultos. A OMS estima uma prevalência mundial de 20%. Nos EUA, 20,5% dos adultos sofrem de dor crônica.

A dor crônica não cancerosa requer tratamento interdisciplinar. Em geral não existe monoterapia que seja suficiente para tratamento desse tipo de dor crônica. Foi demonstrado que a fisioterapia ou a terapia funcional e a terapia cognitivo-comportamental são as modalidades mais eficazes para tratamento da dor crônica não oncológica; contudo, outras modalidades, p. ex., terapia farmacológica, modalidades intervencionistas e abordagens complementares/integrativas, demonstraram utilidade no tratamento dos pacientes afetados.

Em todo o mundo, a **dor lombar crônica**, um tipo comum de dor crônica não oncológica, causa maior número de incapacitações do que qualquer outro tipo de transtorno. A dor lombar crônica consiste em espondilose, espondilolistese e estenose do canal espinal (Cap. 26).

A prática baseada em evidências *não* apoia o uso de terapia prolongada com opioides para dor lombar crônica.

Andreoletti H et al. A systematic review and meta-analysis of three risk factors for chronic postsurgical pain: age, sex and preoperative pain. Minerva Anestesiol. 2022;88:827. [PMID: 35766955]
Qaseem A et al. Nonpharmacologic and pharmacologic management of acute pain from non-low back, musculoskeletal injuries in adults: a clinical guideline from the American College of Physicians and American Academy of Family Physicians. Ann Intern Med. 2020;173:739. [PMID: 32805126]
Yong RJ et al. Prevalence of chronic pain among adults in the United States. Pain. 2022;163:e328. [PMID: 33990113]

Dor do câncer

Tanto em termos da causa como do seu tratamento, a dor do câncer (ou dor oncológica) é um problema singular. Esse tipo de dor é constituído por dores agudas e crônicas causadas pela própria neoplasia, bem como pelas terapias a ela associadas – isto é, cirurgia, quimioterapia, radiação e imunoterapia. Além disso, pacientes com dor oncológica também podem estar padecendo de dor aguda ou crônica não ligada ao câncer – uma possibilidade que os médicos não devem ignorar.

A dor oncológica consiste em **dor somática** (p. ex., invasão neoplásica dos tecidos), **dor visceral** (p. ex., hepatomegalia dolorosa por metástases hepáticas), **dor neuropática** (p. ex., invasão neoplásica de raízes nervosas sacrais) ou dor decorrente de **uma síndrome paraneoplásica** (p. ex., neuropatia periférica). A quimioterapia pode causar neuropatias periféricas, a radiação pode causar neurite ou alodinia da pele, a cirurgia pode causar síndromes de dor pós-cirúrgica persistentes (p. ex., pós-mastectomia ou pós-toracotomia) e a imunoterapia pode causar artralgias.

Em geral, pacientes com dor oncológica podem se apresentar com vários motivos para sua dor; assim, podem ser beneficiados com o uso de uma estratégia abrangente e multimodal. A Escada analgésica da OMS, publicada pela primeira vez em 1986, sugere que o tratamento farmacológico seja iniciado com analgésicos não opioides, seguidos por agonistas opioides fracos e, depois, por agonistas opioides fortes. Embora o tratamento com opioides possa ser benéfico para a maioria dos pacientes que convivem com dor oncológica, a terapia deve ser individualizada, dependendo do paciente, de sua família e do médico. Exemplificando: se determinado paciente estiver sob sedação e sofrendo disfunção cognitiva por opioides, uma opção pode ser o uso de terapias intervencionistas (como bloqueios nervosos e dispositivos implantáveis), sempre pesando o custo-benefício do procedimento com relação aos seus benefícios potenciais. Alternativamente, é aceitável a administração de doses de opioides que excedam as recomendadas como rotina para dor aguda (pós-operatória) em pacientes no fim da vida, desde que se tenha uma cuidadosa documentação de dor contínua, renovada ou em crescimento. Além disso, para casos de dor oncológica contínua, um analgésico opioide de ação prolongada pode ser administrado 24 horas por dia em associação com um medicamento opioide de ação curta, conforme o necessário para uma abrupta exacerbação da dor.

Um dos desafios singulares no tratamento da dor oncológica é que, em geral, ela é um "alvo móvel", diante da progressão da doença e da atenuação ou agravamento da dor diretamente decorrentes de quimioterapia, radiação ou imunoterapia. Assim, *pode haver necessidade de ajustes frequentes em qualquer regime farmacológico*. Algumas abordagens intervencionistas como neurólise do plexo celíaco e terapia intratecal já foram bem estudadas, e podem ter utilidade na obtenção de analgesia e na diminuição dos efeitos colaterais dos medicamentos sistêmicos. A radioterapia (i.e., tratamento com feixe externo de fração única), utilizada para redução das dimensões da doença primária e metastática, é uma das opções exclusivas para pacientes com dor oncológica.

Aman MM et al. The American Society of Pain and Neuroscience (ASPN) best practices and guidelines for the interventional management of cancer-associated pain. J Pain Res. 2021;14:2139. [PMID: 34295184]

Lau J et al. Interventional anesthesia and palliative care collaboration to manage cancer pain: a narrative review. Can J Anaesth. 2020;67:235. [PMID: 31571119]

Lee DY et al. Cancer pain syndromes. Cancer Treat Res. 2021;182:17. [PMID: 34542873]

Zhang H. Cancer pain management – new therapies. Curr Oncol Rep. 2022;24:223. [PMID: 35080737]

Dor no fim da vida

Para muitas pessoas, o maior temor que têm com relação à sua morte é "sentir dor", e a dor no fim da vida é consistentemente subtratada. Até 75% dos pacientes que morrem por causa de câncer, IC, DPOC, Aids ou outras doenças sentem dor. Nos EUA, a Joint Commission inclui padrões de tratamento analgésico em suas revisões de organizações de assistência médica; a partir de 2018, passou a exigir que cada hospital tenha um responsável designado para o tratamento da dor.

No fim da vida, ocorre mudança na relação risco-benefício para o tratamento da dor. Os danos decorrentes do uso de analgésicos opioides, incluindo a própria morte (p. ex., por depressão respiratória [rara]), talvez sejam menos preocupantes nos casos de pacientes que estejam próximos do fim da vida. Em todos os casos, os médicos devem estar preparados para prescrever doses apropriadas de opioides com a finalidade de aliviar esse sintoma angustiante para tais pacientes. Na verdade, em ambientes de cuidados paliativos (*hospices*), o uso mais frequente de agentes opioides está associado à diminuição da mortalidade.

Princípios do tratamento da dor

A experiência da dor é singular para cada pessoa, sendo influenciada por muitos fatores, p. ex., experiências precedentes do paciente com a dor, o significado dado à dor, tensões emocionais e influências familiares e culturais. Um modo rápido de avaliar a dor e a eficácia da analgesia é pedir que o paciente classifique o grau de dor com o uso de uma escala de dor numérica ou visual (Tab. 5.3), com uma avaliação das tendências ao longo do tempo. Essa estratégia deve ser complementada com discussões sobre as funções (ou suas limitações). Os médicos devem fazer perguntas sobre a natureza, gravidade, momento de ocorrência, localização, qualidade e fatores agravantes e de alívio analgésico.

É recomendável o uso de diretrizes gerais para o diagnóstico e controle da dor no tratamento de todos os pacientes com esse problema, mas os médicos devem sempre ter em mente que tais diretrizes talvez não sejam adequadas para todos os indivíduos. Tendo em vista a complexidade da dor, é importante que sejam entendidos os riscos e benefícios do tratamento para cada paciente. *Para um tratamento adequado, é essencial que o médico faça uma distinção entre dor nociceptiva (somática ou visceral) e neuropática.*

Além disso, embora os médicos devam buscar um diagnóstico para a causa subjacente da dor e, em seguida, tratá-la, devem equilibrar o fardo representado pelos exames laboratoriais ou pelas intervenções terapêuticas com o estado do paciente. A radioterapia de fração única para metástases ósseas dolorosas ou os bloqueios nervosos para dor neuropática, p. ex., podem tornar desnecessário um tratamento contínuo com analgésicos (evitando assim seus efeitos colaterais). Independentemente das decisões sobre busca e tratamento da causa subjacente da dor, o médico deverá aliviar *imediatamente a dor* de seu paciente.

O propósito do tratamento eficaz da dor é alcançar objetivos específicos, como a preservação ou restauração das funções ou da qualidade de vida, e esses objetivos devem ser discutidos entre o médico e paciente, com envolvimento da família. É importante ter em mente que alguns pacientes podem desejar ficar completamente livres da dor, mesmo à custa de uma sedação significativa, enquanto outros desejarão priorizar o funcionamento cognitivo máximo, mesmo sem um controle completo da dor.

Sempre que possível, deve-se dar preferência à *via oral de administração analgésica*, pela facilidade de administração em casa, por não causar dor e por não impor o risco de exposição a agulhas. Em situações peculiares, ou nas proximidades do fim da vida, poderão ser usadas as vias de administração trans-

TABELA 5.3 Escalas para avaliação da dor

A. Escala verbal para classificação numérica da intensidade da dor

Sem dor   A pior dor

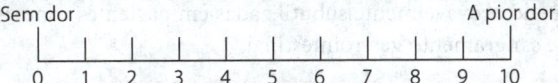

0   1   2   3   4   5   6   7   8   9   10

Nenhuma, leve, moderada, intensa
(0), (1-4), (5-6), (7-10)

B. Escala de classificação numérica traduzida em escalas de palavras e comportamentos

Intensidade da dor	Escala de palavras	Comportamentos não verbais
0	Sem dor	Expressão relaxada e calma
1-2	Dor mínima	Expressão tensa e estressada
3-4	Dor leve	Movimento cauteloso, caretas
5-6	Dor moderada	Gemidos, inquietação
7-8	Dor intensa	Gritos
9-10	Dor excruciante	Exacerbação na intensidade dos sintomas acima

C. Escala de classificação da dor de Wong-Baker Faces[1]

 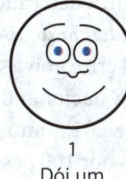  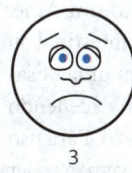 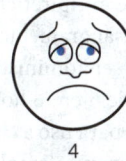 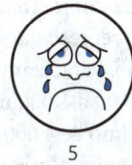

0	1	2	3	4	5
Não dói	Dói um pouquinho	Dói um pouco mais	Dói ainda mais	Dói muito	Dói muito mais

[1] Especialmente útil para pacientes que não sabem ler (e para pacientes pediátricos).
Wong-Baker FACES Foundation (2015). Wong-Baker FACES® Pain Rating Scale. Acessado com permissão de http://www.WongBakerFACES.org.

dérmica, SC, retal e IV; em caso de necessidade, será utilizada a administração intratecal.

Finalmente, o "controle da dor" não deve implicar automaticamente terapia com opioides. Embora alguns indivíduos obtenham melhores resultados com a terapia com opioides em situações específicas, isso não significa que esses agentes sejam a resposta para todos os pacientes. Há situações em que os opioides realmente deterioram a qualidade de vida dos pacientes, seja por não ter ocorrido um efeito analgésico adequado, seja por seus efeitos colaterais.

Barreiras ao bom atendimento

Uma das barreiras ao controle satisfatório da dor é a limitação no treinamento e na experiência clínica de muitos médicos com o controle da dor. Assim, esses profissionais relutam em tentar controlar uma dor intensa. O pouco conhecimento sobre a seleção e dosagem adequadas de medicamentos analgésicos se faz acompanhar por temores concomitantes e tipicamente exagerados sobre os efeitos colaterais dos medicamentos analgésicos. A consulta com um especialista em cuidados paliativos ou no tratamento da dor pode resultar na aquisição de mais experiência.

Assim como a dor é uma experiência subjetiva, que depende de cada paciente, a avaliação e o tratamento da dor por cada médico também são subjetivos, frequentemente refletindo os mesmos preconceitos e tendenciosidades sociais observados na sociedade em geral. As disparidades raciais no tratamento da dor abrangem todo o *continuum* de cuidados, desde visitas ao pronto-socorro pediátrico até as terapias de neuromodu-

lação mais avançadas. Essas disparidades estão associadas a preconceitos e a falsas crenças de médicos ao longo de toda a experiência de treinamento clínico. Portanto, para que ocorra um tratamento equitativo de todos os pacientes com dor, é essencial a vigilância na identificação de tendenciosidades e preconceitos institucionais e individuais, bem como na prática de ações corretivas apropriadas.

Goyal MK et al. Racial disparities in pain management of children with appendicitis in emergency departments. JAMA Pediatr. 2015;169:996. [PMID: 26366984]

Hoffman KM et al. Racial bias in pain assessment and treatment recommendations, and false beliefs about biological differences between blacks and whites. Proc Natl Acad Sci U S A. 2016;113:4296. [PMID: 27044069]

Jones MR et al. Racial and socioeconomic disparities in spinal cord stimulation among the Medicare population. Neuromodulation. 2021;24:434. [PMID: 33723896]

Meints SM et al. Racial and ethnic differences in the experience and treatment of noncancer pain. Pain Manag. 2019;9:317. [PMID: 31140916]

Estratégias farmacológicas para controle da dor

Geralmente a dor pode ser satisfatoriamente controlada com medicamentos analgésicos opioides e não opioides, complementados por terapias adjuvantes e intervencionistas não farmacológicas. Para casos de dor leve a moderada, paracetamol, aspirina e Aine (também conhecidos como inibidores de COX) podem ser suficientes. Para pacientes com dor moderada a grave, sobretudo para aqueles com dor aguda, haverá necessidade, em certas situações, da prescrição de cursos breves de opioides; para pacientes com dor oncológica ou dor decorrente de uma enfermidade grave avançada e progressiva, geralmente haverá necessidade de recorrer aos agentes opioides, devendo também ser levadas em conta modalidades intervencionistas. Em todos os casos, a escolha de um medicamento analgésico deve ser guiada por uma cuidadosa atenção à fisiologia da dor, aos objetivos do paciente e aos riscos e benefícios do analgésico específico que esteja sendo considerado.

Acetaminofeno e Aine

A Tabela 5.4 fornece informações comparativas entre paracetamol, aspirina, celecoxibe (um inibidor de COX-2) e outros Aine. Uma dose apropriada de paracetamol pode ser tão eficaz como analgésico e antipirético quanto um Aine, mas sem representar risco de sangramento gastrointestinal ou ulceração. Paracetamol pode ser administrado em uma dosagem de 500 a 1.000 mg VO de 6 em 6 horas, não excedendo um máximo de 4.000 mg/dia para uso a curto prazo. Para uso prolongado, as doses totais de paracetamol não devem exceder 3.000 mg/dia; também não devem ultrapassar os 2.000 mg/dia para pacientes idosos velhos e aqueles portadores de doença hepática. A hepatotoxicidade é uma preocupação específica, em função da frequência com que o paracetamol também é ingrediente em vários medicamentos de venda livre, e por causa da não contabilização da dose desse agente em medicamentos combinados com paracetamol-opioides, como Vicodin ou Norco. A FDA limitou a quantidade de paracetamol disponível em alguns analgésicos combinados (p. ex., em preparações de paracetamol com codeína).

Os Aine, inclusive aspirina, são antipiréticos, analgésicos e anti-inflamatórios. A dose de aspirina é de 325 a 650 mg VO de 4 em 4 horas; esse agente pode causar efeitos colaterais, como sangramento e irritação gastrointestinal, que são atenuados com o uso de formulações com revestimento entérico e pelo uso simultâneo de medicamentos inibidores da bomba de prótons (IBP). As ocorrências de sangramento, alergia, e uma associação com a síndrome de Reye em crianças e adolescentes limitam ainda mais seu uso.

O tratamento com Aine via inibição da COX-1 aumenta em 1,5 vez o risco de sangramento gastrointestinal; também ocorre aumento nos riscos de sangramento e de nefrotoxicidade em pacientes idosos. Cetorolaco é o inibidor da COX-1 com alta potência analgésica. O sangramento e a ulceração gastrointestinal podem ser prevenidos com o uso concomitante de IBP (p. ex., omeprazol, 20-40 mg VO 1x/dia) ou o uso de celecoxibe (100 mg VO 1x/dia a 200 mg VO 2x/dia), o único inibidor da COX-2 disponível. No entanto, devido à inibição da COX-2, o uso de celecoxibe está associado a maior risco de DCV. Todos os Aine podem causar retenção de fluidos, lesão renal e exacerbações de IC; portanto, esses agentes devem ser administrados com cautela em pacientes com esse transtorno. O uso de formulações tópicas de Aine (como diclofenaco adesivo 1,3%, ou gel 1%) aplicadas sobre a parte dolorida do corpo para analgesia musculoesquelética está associado a menor absorção sistêmica e menos efeitos colaterais *versus* administração oral. Essas formulações vêm sendo provavelmente subutilizadas em pacientes com risco de sangramento gastrointestinal.

Pergolizzi JV et al. Can NSAIDs and acetaminophen effectively replace opioid treatment options for acute pain? Expert Opin Pharmacother. 2021;22:1119. [PMID: 33689517]

Opioides
Histórico

Dados da *US National Health Interview Survey* obtidos entre 2019 e 2021 descobriram que 20,5 a 21,8% dos adultos naquele país sofrem de dor crônica. A partir da década de 1990, ocorreu um aumento impressionante no uso de opioides prescritos para dor crônica não cancerosa, e o resultado foi o surgimento de *uma epidemia de uso de opioides e de mortes por overdose* como uma crise gravíssima de saúde pública nos EUA. Nesse país, a taxa nacional de prescrição de opioides aumentou entre 2006 e 2012, ano em que foi atingido um pico de 81,3 prescrições por 100 pessoas (totalizando mais de 255 milhões de prescrições). Esse aumento na prescrição de opioides ocorreu paralelamente a um aumento nas mortes por *overdose* envolvendo opioides prescritos.

Nas últimas duas décadas, pesquisas com estudos clínicos randomizados revelaram evidências de nível moderado para a eficácia dos opioides na atenuação da dor nociceptiva não cancerígena em curto prazo, *mas nenhuma evidência forte foi revelada em apoio ao uso prolongado desses agentes para tratamento da dor crônica não cancerosa*. Entre outros problemas possíveis, o uso prolongado de opioides está associado a maior risco de seu uso indevido e de overdose. Foi estimada uma prevalência de 23 a 26% de **transtorno por uso de opioides (TUO)** entre adultos sob medicação prolongada com opioides, com prevalência estimada de 5 a 9% de TUO moderado a grave. Em 2016, o CDC publicou sua *Guideline for prescribing opioids for chronic pain* com o objetivo de aprimorar a prescrição apropriada de opioides e de minimizar os riscos relacionados ao seu uso. Nos EUA, a taxa nacional de prescrição de opioides vem diminuindo desde 2012, embora continue elevada (43,3 prescrições de opioides por 100 pessoas em 2020).

A contribuição dos opioides para o número de mortes por *overdose* foi caracterizada por três "ondas". Em 1999, as mortes por *overdose* ligadas ao uso de opioides foi atribuída, em sua maioria, ao uso de opioides prescritos ("primeira onda"); em 2010 ocorreu um aumento acentuado nas mortes ligadas ao uso de heroína ("segunda onda"); e em 2013 foi observado um aumento dramático nas mortes ligadas ao uso de opioides sintéticos ("terceira onda").

O percentual de mortes causadas por *overdose* de opioides com envolvimento de agentes prescritos diminuiu sistematicamente de 2010 até 2019, mas a ocorrência de um enorme aumento na produção ilícita de fentanil sintético contribuiu amplamente para a terceira onda. Infelizmente, já se antecipa uma "quarta onda" de alta mortalidade relacionada à *overdose* de opioides. Essa nova onda está sendo impulsionada por uma base de fentanil sintético ilícito e sinergizada com o aumento

TABELA 5.4 Paracetamol, aspirina e Aines e inibidores de COX úteis

Medicamento (patenteado)	Dose de rotina para adultos com base no peso corporal total	Comentários[1]
Acetaminofeno (Ofirmev)	≥ *50 kg*: 1.000 mg IV a cada 6-8 horas	
Acetaminofeno ou paraceta-mol[2] (Tylenol, Datril etc.)	≥ *50 kg*: 325-500 mg VO de 4-4 horas ou 500-1.000 mg VO a cada 6 horas, até 2.000-4.000 mg/dia < *50 kg*: 10-15 mg/kg VO de 4-4 horas; 15-20 mg/kg por via retal de 4-4 horas, até 2.000-3.000 mg/dia	Não é um Aine porque não tem efeitos anti-inflamatórios periféricos. Equivalente à aspirina como analgésico e antipirético. Limitar a dose a 4.000 mg/dia para dor aguda. Limitar as doses a 2.000 mg/dia em pacientes idosos e naqueles com doença hepática. Ficar atento às várias fontes de paracetamol em analgésicos combinados, remédios para resfriado e soníferos.
Ácido acetilsalicílico (Aspirina)	≥ *50 kg*: 325-650 mg VO de 4-4 horas < *50 kg*: 10-15 mg/kg VO de 4-4 horas; 15-20 mg/kg por via retal de 4-4 horas	Disponível também na forma oral com revestimento entérico, de mais lenta absorção, mas com melhor tolerância.
Celecoxibe[2] (Celebrex)	≥ *50 kg*: 200 mg VO 1x/dia (OA); 100-200 mg VO 2x/dia (AR) < *50 kg*: 100 mg VO 1-2x/dia	Inibidor de COX-2. Sem efeitos antiplaquetários. Doses mais baixas para idosos pesando < *50 kg*. Menor incidência de ulceração gastrointestinal endoscópica *versus* Aine. Desconhece-se se ocorre menor incidência de sangramento gastrointestinal. Celecoxibe é contraindicado em alergias à sulfonamida.
Diclofenaco, adesivo (Flector)	1,3% adesivo tópico aplicado 2x/dia	Aplicar o adesivo na área mais dolorida.
Diclofenaco, gel (Voltaren)	1% gel 2-4 g 4x/dia	Diclofenaco 1% gel disponível sem receita.
Diclofenaco (Zorvolex, outros)	≥ *50 kg*: 50-75 mg VO 2-3x/dia	Pode representar maior risco de hepatotoxicidade. Produto com revestimento entérico; início lento. Formulações tópicas podem causar menos efeitos colaterais *versus* formulações orais.
Diclofenaco (Voltaren, Cataflam, outros)	≥ *50 kg*: 50-75 mg VO 2-3x/dia; 1% gel 2-4 g 4x/dia	Pode representar maior risco de hepatotoxicidade. Produto com revestimento entérico; início lento. Formulações tópicas podem causar menos efeitos colaterais *versus* formulações orais.
Diclofenaco, liberação sustentada (Voltaren-XR, outros)	≥ *50 kg*: 100-200 mg VO 1x/dia	
Etodolaco (Lodine, outros)	≥ *50 kg*: 200-400 mg VO a cada 6-8 horas	
Ibuprofeno (Caldolor)	≥ *50 kg*: 400-800 mg IV de 6-6 horas conforme necessário (máx. 3,2 g/dia)	
Ibuprofeno (Motrin, Advil, Rufen, outros)	≥ *50 kg*: 400-800 mg VO de 6-6 horas conforme necessário < *50 kg*: 10 mg/kg VO a cada 6-8 horas	Relativamente bem tolerado e barato.
Indometacina (Indocin, Indometh, outros)	≥ *50 kg*: 25-50 mg VO 2-4x/dia	Maior incidência de efeitos tóxicos relacionados à dose, em particular efeitos GI e na medula óssea.
Cetorolaco de trometamina	≥ *50 kg*: 10 mg VO a cada 4-6 horas até um máximo de 40 mg/dia VO	Uso de curto prazo (< 5 dias) apenas; usos mais prolonga-dos: maior risco de efeitos colaterais GI.
Cetorolaco de trometamina[4]	≥ *50 kg*: 30-60 mg IM ou IV de 6-6 horas, conforme necessário	Aine IM ou IV como alternativa aos opioides. Doses mais baixas para idosos. Uso de curto prazo (< 5 dias) apenas.
Salicilato de magnésio (vários)	≥ *50 kg*: 325-650 mg VO de 6-6 horas	
Meloxicam (Mobic)	≥ *50 kg*: 7,5 mg VO de 12-12 horas	Relação COX-2/COX-1 intermediária, semelhante ao diclofenaco.
Nabumetona (Relafen)	≥ *50 kg*: 500-1.000 mg VO 1x/dia (dose máxima de .2000 mg/dia)	Pode ser menos ulcerogênico do que o ibuprofeno, mas os efeitos colaterais gerais podem não ser menores.
Naproxeno (Naprosyn, Anaprox, Aleve [SR], outros)	≥ *50 kg*: 250-500 mg VO a cada 6-8 horas < *50 kg*: 5 mg/kg VO de 8-8 horas	Geralmente bem tolerado. Doses mais baixas para idosos.

AR: artrite reumatoide; COX: ciclo-oxigenase; AO: osteoartrite; Rx: prescrição; SR: sem receita.

[1] Os efeitos adversos de dor de cabeça, zumbido, tontura, confusão, erupções cutâneas, anorexia, náusea, vômito, sangramento gastrointestinal, diarreia, nefrotoxicidade, distúrbios visuais etc. podem ocorrer com o uso de qualquer desses medicamentos. A tolerância e a eficácia dependem de grandes variações individuais entre os pacientes.

Nota: Todos os Aine podem aumentar os níveis séricos de lítio.

[2] Paracetamol e celecoxibe não exercem efeitos antiplaquetários.

[3] Pode inibir a agregação plaquetária por uma semana ou mais e pode causar sangramento.

[4] Mesmas toxicidades gastrointestinais que os Aine orais.

do uso de metanfetamina e cocaína, juntamente com o estresse psicossocial gerado pela pandemia de Covid-19.

O National Institute on Drug Abuse relatou 106.699 mortes por *overdose* de drogas em 2021 – em 80.411 delas houve envolvimento de um opioide. Entre 2019 e 2020, foi observado um aumento nas mortes por *overdose* com envolvimento de um opioide prescrito, o que não ocorria desde 2010 (de 14.139 mortes em 2019 para 16.416 em 2020). De acordo com o State Unintentional Drug Overdose Reporting System Dashboard (Sudors) do CDC, 81,9% das mortes causadas por *overdose* relatadas em 2021 envolveram pelo menos 1 opioide e 72% delas envolveram tipos de fentanil de fabricação ilícita. Atualmente, deve-se presumir que esteja ocorrendo adulteração de substâncias ilícitas com fentanil, e cada vez mais com contaminantes mais recentes, como a xilazina. Foi observado um aumento mais lento nas mortes causadas por *overdose* em 2021 (16% nas mortes em 2021 *versus* 30% em 2020). Dados provisórios para 2022 sugerem um aumento de 0,5% nas mortes causadas por *overdose* de drogas; entretanto, o número total de mortes causadas por *overdose* de drogas ainda ultrapassa 100 mil.

Centers for Disease Control and Prevention (CDC). Drug Overdose. US Opioid Dispensing Rate Maps. 2021 Nov 10. https:// www.cdc.gov/drugoverdose/rxrate-maps/

Centers for Disease Control and Prevention. NCHS: A Blog of the National Center for Health Statistics. Provisional Data Shows US Drug Overdose Deaths Top 100,000 in 2022. 2023 May 18. blogs.cdc.gov/nchs/2023/05/18/7365/

Centers for Disease Control and Prevention. State Unintentional Drug Overdose Reporting System (SUDORS). Final Data. 2022 December 8. www.cdc.gov/drugoverdose/fatal/ dashboard

Ciccarone D. The rise of illicit fentanyls, stimulants and the fourth wave of the opioid overdose crisis. Curr Opin Psychiatry. 2021;34:344. [PMID: 33965972]

Dowell D et al. CDC Clinical Practice Guideline for prescribing opioids for pain – United States, 2022. MMWR Recomm Rep. 2022;71:1. [PMID: 36327391]

National Institutes of Health (NIH). National Institute on Drug Abuse. Trends & Statistics. Overdose Death Rates. 2023 June 30. https://nida.nih.gov/research-topics/trends-statistics/ overdose-death-rates

Metabolismo dos opioides

Os medicamentos opioides mimetizam as propriedades farmacológicas dos peptídeos opioides endógenos e ativam os receptores opioides primários (mu, delta e kappa). Diferentes medicamentos opioides ativam em graus variados os diferentes receptores de opioides. "Opioide" é qualquer substância que promova analgesia por meio da ligação a um receptor de opioide e cuja ação seja revertida pela naloxona. Essa ampla classe farmacoterapêutica inclui alcaloides derivados do extrato da papoula (p. ex., codeína, morfina), opioides semissintéticos (p. ex., oxicodona, buprenorfina) e opioides sintéticos (p. ex., metadona, fentanil).

A metabolização dos opioides ocorre principalmente no fígado, por meio dos processos de fase I (isoenzima 3A4 e 2D6 do citocromo P450) e de fase II (glicuronidação). Alguns agentes opioides precisam ser metabolizados até um metabólito ativo para que possam produzir analgesia (p. ex., codeína, um profármaco, é metabolizada em morfina), enquanto outros são farmacologicamente ativos e possuem metabólitos ativos (p. ex., morfina metaboliza em morfina-6-glicuronídeo, um metabólito ativo). A presença de variantes alélicas do citocromo P450 pode ser fator predisponente para que a metabolização dos opioides ocorra rápida ou lentamente. Esse fenômeno afeta o modo como eles respondem aos diversos medicamentos opioides. *Alterações na função hepática relacionadas à idade predispõem indivíduos idosos a efeitos colaterais adversos dos opioides, como delirium, quedas, fraturas e depressão respiratória.* O comprometimento hepático também afetará de maneira complexa as concentrações plasmáticas dos opioides e de seus metabólitos.

Em sua maioria, os opioides são eliminados principalmente na urina; assim, a depuração dos opioides fica afetada pela função renal. Normalmente a taxa de filtração glomerular (TFG) diminui com a idade, podendo ocorrer acúmulo de metabólitos ativos e, em consequência, toxicidade. Como exemplo, a meperidina é metabolizada em normeperidina, e seu acúmulo pode resultar em neurotoxicidade (convulsões) em idosos ou em pacientes portadores de insuficiência renal.

Ao iniciar a terapia com opioides, os médicos devem "começar com uma dose baixa e ir devagar" ["start low and go slow"], principalmente em pacientes com idade avançada, portadores de doença hepática, função renal diminuída e maior gordura corporal total. Além disso, é mais desejável que os médicos prescrevam inicialmente formulações de opioides de liberação imediata, pois esses agentes podem ser titulados para baixo mais rapidamente no caso de reações adversas, e também porque formulações de ação prolongada estão associadas a maior risco de overdose.

James A et al. Basic opioid pharmacology – an update. Br J Pain. 2020;14:115. [PMID: 32537150]

Princípios do tratamento com opioides e diretrizes do CDC

Quando prescritos, os opioides constituem apenas um componente do plano de controle da dor do paciente, não sendo adequados para todas as situações de dor. Em casos de dor aguda e crônica, o uso de tratamentos não farmacológicos (p. ex., exercícios físicos, intervenção psicológica, outras terapias) e de medicamentos não opioides (p. ex., Aine, SNRI, gabapentinoides) está associado a melhorias na dor e na funcionalidade comparáveis às melhorias associadas ao uso de opioides. De fato, o *Space,* um estudo randomizado de terapia escalonada durante 12 meses com medicamentos opioides *versus* não opioides para dor musculoesquelética crônica, constatou um aumento na intensidade da dor no grupo tratado com opioides. Estudos observacionais sugerem que *o uso de opioides para dor aguda está associado ao subsequente uso prolongado, inexistindo evidências robustas em apoio ao uso prolongado de opioides para dor crônica não oncológica.* A utilização de altas dosagens de opioides ao longo do tempo poderá resultar em hiperalgesia induzida por opioides (i.e., aumento da dor a estímulos nocivos) e em alodinia (i.e., dor provocada por estímulos que normalmente não teriam esse efeito), possivelmente secundárias à regulação positiva e sensibilização dos receptores NMDA (N-metil-D-aspartato) no sistema nervoso. A descontinuação do uso de opioides pode ser uma experiência difícil, tanto para os pacientes como para os médicos. Pode ocorrer aumento na ideação suicida e no risco de ocorrência de *overdose* de opioides em cenários de redução gradual de opioides. Estudos observacionais sugerem a existência de uma associação entre o uso de opioides e um aumento do risco de fraturas e quedas, TUO, *overdose*, mortalidade e IM de modo dose-resposta. Desconhece-se um modo confiável para a previsão de quais pacientes sofrerão danos pelo uso de opioides.

A. Diretrizes do CDC para prescrição de opioides

Em 2016, o CDC estabeleceu diretrizes para a prescrição de opioides em pacientes com dor crônica. As recomendações nessas diretrizes foram implementadas nos EUA, e, embora essa não fosse a intenção dessas diretrizes, alguns estados norte-americanos aprovaram leis fundamentadas em tais recomendações. Desde então, foram se acumulando mais informações sobre a eficácia dos opioides em comparação com terapias analgésicas com agentes não opioides e sobre a eficácia das estratégias de mitigação de risco e de redução e descontinuação de opioides. Em novembro de 2022, o CDC divulgou uma atualização para as diretrizes para prescrição de opioides para pacientes ambulatoriais sofrendo de dor. A Tabela 5.5 resume essas diretrizes, que são revisadas mais adiante. Vale ressaltar que as diretrizes do CDC publicadas em 2022 estão direcionadas para pacientes ambulatoriais com dor aguda, subaguda e crônica não oncológica, não se aplicando a pacientes com dor oncológica, anemia falciforme, sob cuidados paliativos ou sob cuidados de fim de vida.

Antes de iniciar um tratamento com opioides, é importante que os médicos tenham uma conversa franca com seus pacientes, quando serão abordados riscos e benefícios realistas esperados com o uso de opioides. Antes da prescrição e periodicamente ao longo do tratamento com opioides, os médicos devem revisar o histórico de substâncias controladas prescritas de cada paciente em seu programa estadual de monitoramento de medicamentos prescritos. Ao iniciar o tratamento com opioides, os médicos devem prescrever opioides de liberação imediata, em lugar dos agentes de liberação prolongada, tendo em vista que *os pacientes ficam sob maior risco de sofrer* overdose *com o uso de opioides de liberação prolongada*; além disso, não foi percebida nenhuma diferença em termos da mitigação da dor ou do estado funcional com o uso de opioides de liberação imediata *versus* opioides de liberação prolongada. Ao iniciar agentes opioides em pacientes não tratados com essa medicação, os médicos deverão optar pela menor dose eficaz (Tab. 5.6). É preciso muita cautela com a prescrição de opioides para um paciente que já esteja tomando benzodiazepínicos ou medicamentos depressores do SNC (p. ex., hipnóticos sedativos, relaxantes musculares, gabapentinoides), tendo em vista que o risco de ocorrência de uma depressão respiratória pode superar os benefícios pretendidos. *Os médicos devem oferecer* **naloxona** *a seus pacientes com prescrição de opioides,* sobretudo aqueles em maior risco de sofrer overdose (inclusive pacientes com prescrição de mais de 50 mg de equivalentes de miligramas de morfina [EMM] [Tab. 5.7], com prescrição simultânea de benzodiazepínicos, com perda da tolerância ou com histórico de apneia do sono, overdose prévia ou transtorno por uso de substâncias).

B. Dor aguda

As diretrizes do CDC publicadas em 2022 para prescrição de opioides definem dor aguda como aquela com duração inferior a 1 mês. As terapias não opioides são pelo menos tão eficazes quanto as terapias com opioides no controle de muitos tipos de dor aguda. Assim, os tratamentos não opioides deverão ser otimizados, e o médico recorrerá ao uso de agentes opioides apenas se os benefícios obtidos com essa medicação superarem os riscos decorrentes de seu uso. Se realmente houver necessidade do uso de opioides no tratamento de dor aguda (p. ex., depois de uma cirurgia de grande porte), essa medicação não deverá ser prescrita por períodos que venham a exceder a duração esperada de uma dor suficientemente intensa a ponto de depender do uso de opioides. Se o tratamento para dor aguda tiver continuidade com opioides, os médicos deverão reavaliar o paciente no mínimo a cada 2 semanas, ocasião em que levará em conta criteriosamente os benefícios e os riscos antes de tomar a decisão de continuar a terapia com opioides por mais de 1 mês. As diretrizes atualizadas do CDC não trazem mais recomendações específicas sobre a duração do tratamento. Entretanto, ao ponderar sobre a duração do tratamento para dor aguda com o uso de opioides, é importante que os médicos tenham em mente que a eficácia desses agentes para o controle da dor diminuirá em curto período; que estudos observacionais constataram que o uso de opioides para tratamento da dor aguda está associado ao uso prolongado do agente; que não existem evidências robustas de que o uso prolongado de opioides melhore a dor ou a funcionalidade do paciente; e, finalmente, que o uso prolongado de opioides pode aumentar o risco de TUO e de *overdose*.

C. Dor subaguda e dor crônica

As diretrizes do CDC publicadas em 2022 para prescrição de opioides definem dor subaguda, ou dor aguda não resolvida, como aquela que persiste por 1 a 3 meses, e dor crônica como aquela que se prolonga por mais de 3 meses. Terapias não farmacológicas e medicamentos não opioides devem ser otimizados; são o tratamento de escolha para as dores subagudas e crônicas. É importante ter em mente que os opioides não são o tratamento de primeira linha para dor crônica ou subaguda, e que, na maioria das circunstâncias, os médicos devem utilizar tratamentos não opioides. Se, depois de ponderar cuidadosamente os riscos e benefícios, os médicos tomarem a decisão de iniciar a terapia com opioides, deverão trabalhar com seus pacientes no sentido de determinar as metas terapêuticas relacionadas à dor e à funcionalidade, formulando uma estratégia para a descontinuação do tratamento com opioides sempre que seus benefícios não superarem mais os riscos. É importante ter cautela ao prescrever opioides em qualquer

TABELA 5.5 Diretrizes de práticas clínicas do CDC de 2022 para prescrição de opioides para dor

	Diretriz
	As recomendações são para a prescrição de opioides para pacientes ambulatoriais com dor, excluindo as dores relacionadas à anemia falciforme e ao câncer, cuidados paliativos e cuidados de fim de vida.
Determinar se deve iniciar opioides	Dor aguda: para muitos casos de dor aguda, as terapias não opioides são pelo menos tão eficazes quanto as terapias opioides. Maximizar o uso de terapias não farmacológicas e de terapias farmacológicas não opioides; considerar o uso de opioides somente nos casos em que for antecipado que os benefícios superarão os riscos. Dor subaguda e crônica: terapias não opioides são preferidas. Maximizar o uso de terapias não farmacológicas e farmacológicas não opioides e considerar o uso de opioides somente nos casos em que for antecipado que os benefícios superarão os riscos. Antes de iniciar a terapia com opioides, os médicos devem discutir realisticamente os riscos e os benefícios conhecidos com o uso desses agentes. Dor subaguda e crônica: antes de iniciar a terapia com opioides, os médicos devem trabalhar com os pacientes para o estabelecimento de metas terapêuticas para dor e funcionalidade e considerar como ocorrerá a descontinuação da terapia com opioides se os benefícios não superarem os riscos.
Seleção e dosagem de opioides	Ao iniciar a terapia com opioides, os médicos devem prescrever agentes de liberação imediata em vez de agentes de liberação/ação prolongada. Ao iniciar opioides em pacientes que nunca usaram opioides, prescrever a menor dose efetiva. Se a medicação com opioides tiver continuidade para tratamento de dor subaguda/crônica, os médicos devem ter cautela ao prescrever esses agentes em qualquer dosagem, devem avaliar cuidadosamente os riscos e benefícios ao considerarem um aumento da dose e devem evitar aumentar doses acima dos níveis que provavelmente produzirão retorno decrescente em relação ao risco. Pacientes já medicados com opioides: os médicos devem avaliar cuidadosamente os riscos e benefícios, tendo cuidado ao mudar a dosagem de opioides. • Se os benefícios superarem os riscos, os médicos devem trabalhar com o paciente para otimização das terapias não opioides, enquanto continuam com a terapia com opioides. • Se os benefícios não superarem os riscos, os médicos devem otimizar outras terapias e trabalhar em estreita colaboração com os pacientes, com o objetivo de diminuir gradativamente as dosagens ou, em caso de necessidade, diminuir e descontinuar adequadamente os opioides. • A menos que haja indicações de algum problema com risco para a vida do paciente (p. ex., iminência de *overdose*), os médicos não devem descontinuar abruptamente a terapia com opioides, nem deverão reduzir com rapidez as dosagens mais altas.
Decisão sobre duração da prescrição inicial de opioides e condução do acompanhamento	Para dor aguda, não prescrever mais do que a quantidade necessária para a duração esperada de uma dor grave o bastante para impor o uso de opioides. Avaliar os riscos e benefícios dentro de 1-4 semanas a contar do início dos opioides (para dor subaguda ou crônica) ou no caso de qualquer escalada da dose. Junto com o paciente, o médico deve reavaliar com regularidade os riscos e benefícios da terapia contínua com opioides.
Avaliação do risco e abordagem dos danos potenciais com o uso de opioides	Antes de iniciar e periodicamente durante a terapia com opioides, os médicos devem avaliar o risco de danos relacionados ao uso desses opioides e conversar com o paciente. Trabalhar com o paciente no plano de atenuação dos riscos, p. ex., a oferta de naloxona. Revisar o histórico do paciente quanto ao uso de substâncias controladas por meio do programa de monitoramento de medicamentos prescritos do seu estado, antes de iniciar a terapia com opioides e periodicamente durante seu curso. Considerar os riscos e benefícios dos testes toxicológicos de urina ao prescrever opioides para dor subaguda ou crônica (para avaliação de substâncias controladas prescritas e não prescritas). Deve-se ter um cuidado especial ao prescrever simultaneamente opioides e benzodiazepínicos (e outros depressores do sistema nervoso central). Tratar ou providenciar o tratamento para transtorno por uso de opioides (TUO) com medicamentos baseados em evidências. Não é recomendável a desintoxicação sem o uso de medicamentos para TUO, por causa do risco de retorno ao uso de drogas, *overdose* e morte por *overdose*.

Fonte: Dowell D, Ragan KR, Jones CM, Baldwin GT, Chou R. CDC Clinical Practice Guideline for Prescribing Opioids for Pain – United States, 2022. MMWR Recomm Rep 2022;71(No. RR-3):1-95. DOI: http://dx.doi.org/10.15585/mmwr.rr7103a1

Definição da diretriz de prática clínica: Dor aguda, duração < 1 mês; Dor subaguda, duração de 1 a 3 meses; Dor crônica, duração > 3 meses.

TABELA 5.6 Opioides

Medicamento (patenteado)	Vias de administração e doses disponíveis	Dose equianalgésica aproximada (comparada à morfina 30 mg VO ou 10 mg IV/SC)[1]	Dose inicial usual em um paciente nunca medicado com opioides, com base no peso
Agonistas opioides[2,3]			
Buprenorfina (Buprenex)[4] (não para uso prolongado)	*Parenteral* (IV, IM)	Não disponível	≥ 50 kg: 300 mcg IV lentamente uma vez, pode ser repetido 30-60 minutos após a dose inicial; em seguida, 300 mcg a cada 6-8 horas conforme necessário para dor aguda
Buprenorfina (Butrans)	*Transdérmica*: 5, 7,5, 10, 15 e 20 mcg/h	Não disponível	≥ 50 kg: Iniciar adesivo de 5 mcg/h aplicado de 7-7 dias para pacientes nunca medicados com opioides. Pode aumentar em 5-10 mcg/h a cada 72+ horas. Máximo: 20 mcg/h a cada 7 dias
Buprenorfina (Belbuca) (nota: formulações bucais e sublinguais associadas a eventos adversos dentários)	*Tiras sublinguais:* 75 mcg, 150 mcg, 300 mcg, 450 mcg, 600 mcg, 750 mcg, 900 mcg	Não disponível	≥ 50 kg: Em pacientes nunca medicados com opioides, individualizar a dose de 12-12 horas. Início: 75 mcg por via bucal a cada 12-24 horas por um mínimo de 4 dias, depois aumentar para 150 mcg por via bucal de 12-12 horas, depois pode aumentar em não mais que 150 mcg por via bucal de 12-12 horas, frequência não superior a cada 4 dias. Máximo: 900 mcg/12 horas
Fentanil	*Parenteral* (IV, IM): 50 mcg/mL	*Parenteral:* 100 mcg	≥ 50 kg: 12,5-50 mcg IV a cada 3-5 minutos até o alívio da dor, depois a cada 30-60 minutos conforme necessário para dor aguda; 50-100 mcg IM a cada 1-2 horas conforme necessário para dor aguda < 50 kg: 0,5-1 mcg/kg IV a cada 1-2 horas conforme necessário para dor aguda
Fentanil (Actiq)	*Pastilha*: 200 mcg, 400 mcg, 600 mcg, 800 mcg, 1.200 mcg, 1.600 mcg	Não disponível	*Dose inicial para dor oncológica de surgimento abrupto:* ≥ 50 kg: 200 mcg consumidos ao longo de 15 minutos (esperar um mínimo de 4 horas antes de tratar outro episódio)
Fentanil (bucal: Fentora) (spray sublingual: Subsys)	*Bucal:* 100 mcg, 200 mcg, 400 mcg, 600 mcg, 800 mcg, 1.200 mcg	Não disponível	Dose inicial para dor oncológica disruptiva: ≥ 50 kg: 100 mcg (esperar pelo menos 4 horas antes de tratar outro episódio)
Fentanil[1,2] (Duragesic)	*Transdérmico:* 12,5 mcg/h, 25 mcg/h, 37,5 mcg/h, 50 mcg/h, 62,5 mcg/h, 75 mcg/h, 87,5 mcg/h, 100 mcg/h	Dose equianalgésica aproximada: 45 mg de morfina/24 horas equivale aproximadamente a 12 mcg/h de adesivo de fentanil Doses iniciais: A conversão para adesivo de fentanil é baseada na dose diária total de morfina VO[2]	
Hidromorfona[5] (Dilaudid)	*Oral:* 2 mg, 4 mg, 8 mg	*Oral:* 7,5 mg	*Oral:* ≥ 50 kg: 1-2 mg a cada 4-6 horas conforme necessário < 50 kg: 0,03-0,06 mg/kg a cada 4-6 horas conforme necessário
Hidromorfona[5] (Dilaudid)	*Parenteral* (IV, IM, SC): 0,5 mg/0,5 mL, 1 mg/mL, 2 mg/mL, 4 mg/mL	*Parenteral:* 1,5 mg	*Parenteral:* ≥ 50 kg: 0,2 mg a cada 3-4 horas, conforme necessário < 50 kg: 0,015 mg/kg a cada 3-6 horas, conforme necessário

(continua)

TABELA 5.6 Opioides (continuação)

Medicamento (patenteado)	Vias de administração e doses disponíveis	Dose equianalgésica aproximada (comparada à morfina 30 mg VO ou 10 mg IV/SC)[1]	Dose inicial usual em um paciente nunca medicado com opioides, com base no peso
Hidromorfona de liberação prolongada (LP)[12]	Oral: 8 mg LP, 12 mg LP, 16 mg LP, 32 mg LP	Oral: 7,5 mg	Oral, dose inicial: ≥ 50 kg: Dose diária total estimada de hidromorfona VO 1x/dia
Levorfanol	Oral: 2 mg, 3 mg	Oral: 4 mg	Oral, dose inicial: 1-2 mg a cada 6-8 horas
Meperidina[6] (Demerol)	Oral: 50 mg, 100 mg	Oral: 300 mg	Oral: Não recomendado
Meperidina[6] (Demerol)	Parenteral (IV, IM, SC): 25 mg/mL, 50 mg/mL, 75 mg/mL, 100 mg/mL	Parenteral: 100 mg	Parenteral: ≥ 50 kg: 50-100 mg de 3-3 horas; não exceder 600 mg/24 horas; < 50 kg: 0,75 mg/kg a cada 3-4 horas; não exceder 50-75 mg/dose
Metadona[12]	Oral: 5 mg, 10 mg	Oral: 10 mg (ao converter de < 100 mg de morfina VO 1x/dia de uso prolongado[7])	Oral, dose inicial: ≥ 50 kg: 2,5 mg a cada 8-12 horas (Aumentar a dose com frequência não superior a cada 3-5 dias)
Metadona[12]	Parenteral: 10 mg/mL	Parenteral: 4 mg	Parenteral: ≥ 50 kg: 1-2 mg de 8-8 horas; < 50 kg: 0,1 mg/kg a cada 6-8 horas
Morfina[5]	Oral: 15 mg, 30 mg (comprimidos); 10 mg/5mL, 20 mg/5 mL, 100 mg/5 mL (solução) Retal: 5 mg, 10 mg, 20 mg, 30 mg (supositórios)	Oral: 30 mg	Oral: ≥ 50 kg: 4-8 mg a cada 3-4 horas; usado para exacerbação abrupta da dor em pacientes já medicados com preparações de liberação controlada < 50 kg: 0,3 mg/kg a cada 3-4 horas Retal: 10 mg per rectum de 4-4 horas
Morfina[5] de liberação imediata (sulfato de morfina, vários)	Parenteral (IV): 10 mg	Parenteral (IV): 10 mg	Parenteral (IV): ≥ 50 kg: 1-4 mg a cada 3-4 horas; < 50 kg: 0,05 mg/kg a cada 3-4 horas
Morfina de liberação controlada, 12 horas[12] (MS Contin)	Oral (comprimidos): 15 mg LP, 30 mg LP, 60 mg LP, 100 mg LP, 200 mg LP	Oral: 30 mg	Oral, dose inicial: ≥ 50 kg: Não deve ser usada em pacientes não tratados com opioides. A dose inicial deve tomar por base o uso diário atual de opioides, dividida em doses a cada 8-12 horas
Morfina de liberação prolongada, 24 horas[12] (Kadian)	Oral (cápsulas): 10 mg LP, 20 mg LP, 30 mg LP, 45 mg LP, 50 mg LP, 60 mg LP, 75 mg LP, 80 mg LP, 90 mg LP, 100 mg LP, 120 mg LP	Oral: 30 mg	Oral, dose inicial: ≥ 50 kg: Não deve ser usado em pacientes não tratados com opioides. A dose inicial deve tomar por base o uso diário atual de opioides. Dose administrada de 24-24 horas.
Oxicodona (Roxicodona, outros)	Oral: (cápsulas): 5 mg (comprimidos): 5 mg, 10 mg, 15 mg, 20 mg, 30 mg (solução): 5 mg/mL, 100 mg/5 mL	Oral: 20 mg	Oral, dose inicial: ≥ 50 kg: 5-10 mg a cada 4-6 horas; < 50 kg: 0,2 mg/kg a cada 4-6 horas

(continua)

TABELA 5.6 Opioides *(continuação)*

Medicamento (patenteado)	Vias de administração e doses disponíveis	Dose equianalgésica aproximada (comparada à morfina 30 mg VO ou 10 mg IV/SC)[1]	Dose inicial usual em um paciente nunca medicado com opioides. A dosagem deve tomar por base no peso
Oxicodona de liberação controlada[12] (OxyContin)	*Oral (comprimidos):* 10 mg LP, 15 mg LP, 20 mg LP, 30 mg LP, 40 mg LP, 60 mg LP, 80 mg LP	*Oral:* 20 mg	Não deve ser usado em pacientes não tratados com opioides. A dosagem deve tomar por base o uso diário atual de opioides. Dose administrada de 12-12 horas.
Oxicodona LP[12] cápsulas invioláveis (Xtampza LP)	*Oral (cápsulas):* 9 mg LP, 13,5 mg LP, 18 mg LP, 27 mg LP, 36 mg LP	*Oral:* 20 mg	Não deve ser usada em pacientes não tratados com opioides. A dosagem deve tomar por base o uso diário atual de opioides. Dose administrada a cada 12 horas.
Oximorfona[5,8] oral, liberação imediata	*Oral (comprimidos):* 5 mg, 10 mg	*Oral:* 10 mg	*Oral, dose inicial:* ≥ 50 kg: 5-10 mg de 6-6 horas, conforme necessário
Oximorfona[5,8,12] oral, liberação prolongada	*Oral (comprimidos):* 5 mg LP, 7,5 mg LP, 10 mg LP, 15 mg LP, 20 mg LP, 30 mg LP, 40 mg LP	*Oral:* 10 mg	Não deve ser usada em pacientes não tratados com opioides. A dosagem deve tomar por base o uso diário atual de opioides. Dose administrada a cada 12 horas. Pode aumentar a dose a cada 3-7+ dias.
Preparações combinadas de agonista opioide-não opioide			
Codeína[9,10] (com acetaminofeno; outras combinações também disponíveis)	*Oral (comprimidos):* Acetaminofeno/codeína: 300 mg/30 mg, 300 mg/60 mg Codeína apenas: 15 mg, 30 mg, 60 mg	*Oral:* 200-300 mg de codeína	*Oral:* ≥ 50 kg: 15-60 mg de codeína a cada 4-6 horas, conforme necessário < 50 kg: 0,5-1 mg/kg de codeína a cada 4-6 horas *(Nota: uso contraindicado em pacientes pediátricos < 12 anos de idade para tratamento da dor pós-operatória em pacientes de 12-18 anos de idade)*
Codeína[9]	Parenteral (não disponível nos EUA)		≥ 50 kg: 30-60 mg de fosfato de codeína a cada 4-6 horas por via IM/SC < 50 kg: Não recomendado
Hidrocodona[8] (com acetaminofeno)[11] (Hidrocodona também disponível como comprimido em combinação com ibuprofeno 200 mg)[11]	*Oral (solução):* 7,5 mg/325 mg por 15 mL, 10 mg/300 mg por 15 mL *Oral (comprimidos):* 5 mg/325 mg, 7,5 mg/325 mg, 10 mg/325 mg	30 mg de hidrocodona	*Oral: Com base no conteúdo de hidrocodona* ≥ 50 kg: 5-10 mg a cada 3-4 horas, conforme necessário < 50 kg: 0,1-0,2 mg/kg de hidrocodona a cada 4-6 horas
Oxicodona (com acetaminofeno)[10,11]	*Oral (comprimidos):* 2,5 mg/325 mg, 5 mg/325 mg, 7,5 mg/325 mg, 10 mg/325 mg *Oral (solução):* 5 mg/325 mg por 5 mL, 10 mg/300 mg por 5 mL	20 mg de oxicodona	*Oral, dose inicial:* ≥ 50 kg: 5-10 mg de oxicodona a cada 4-6 horas, conforme necessário < 50 kg: 0,2 mg/kg oxicodona a cada 4-6 horas
Preparações combinadas de agonista opioide-inibidor da recaptação de noradrenalina			
Tapentadol (Nucynta)	*Oral (comprimidos):* 50 mg, 75 mg, 100 mg	75 mg	*Oral, doses iniciais:* ≥ 5 kg: Iniciar 50 mg a cada 4-6 horas, conforme necessário. Dose máxima diária 600 mg

(continua)

TABELA 5.6 Opioides (continuação)

Medicamento (patenteado)	Vias de administração e doses disponíveis	Dose equianalgésica aproximada (comparada à morfina 30 mg VO ou 10 mg IV/SC)[1]	Dose inicial usual em um paciente nunca medicado com opioides, com base no peso
Tapentadol, liberação prolongada[12] (Nucynta ER)	*Oral:* 50 mg LP, 100 mg LP, 150 mg LP, 200 mg LP, 250 mg LP		*Oral:* ≥ 50 kg: Iniciar 50 mg LP de 12-12 horas. Pode aumentar em incrementos de 50 mg 2x/dia a cada 3+ dias até uma dose de 100-250 mg LP 2x/dia
Tramadol (Ultram)	*Oral (comprimidos):* 50 mg, 100 mg *Oral (solução):* 5 mg/mL	150 mg	*Oral, dose inicial:* ≥ 50 kg: Iniciar 25-50 mg VO de 6-6 horas, conforme necessário. Limite de 400 mg/dia ou 300 mg/dia em pacientes > 75 anos
Tramadol liberação prolongada[12] (Conzip ER cápsulas)	*Oral (comprimidos):* 100 mg LP, 200 mg LP, 300 mg LP		*A liberação prolongada é para uso em pacientes anteriormente medicados com tramadol IR por > 1 semana.* A dosagem deve tomar por base o uso diário atual de tramadol. Dose administrada de 24-24 horas.

[1] As tabelas publicadas variam nas doses sugeridas que são equianalgésicas para morfina. Para cada paciente, o critério que deve ser aplicado é a resposta clínica; há necessidade de titulação para eficácia clínica. Tendo em vista a inexistência de tolerância cruzada completa entre esses medicamentos, em geral será preciso, no início da medicação, usar uma dose menor que a equianalgésica ao trocar os medicamentos, retitulando para resposta.

[2] A conversão é conservadora; portanto, o médico não deve usar essas doses equianalgésicas para fazer a conversão do adesivo de fentanil para outros opioides, tendo em vista que eles poderão levar inadvertidamente a uma *overdose*. E possível que os pacientes necessitem de novas doses de opioides de curta ação durante a conversão do fentanil transdérmico.

[3] Estão disponibilizadas várias formulações de buprenorfina significativamente mais potentes, mas via de regra essas formulações devem ficar reservadas para o tratamento do transtorno por uso de opioides (TUO) acompanhado ou não por uma dor constante comórbida. Mais frequentemente, esse tratamento é implementado por especialistas em tratamento da dor ou da dependência: um comprimido sublingual ou uma fita sublingual (Suboxone e outros), contendo uma combinação de buprenorfina e naloxona; um implante subdérmico de buprenorfina como monoterapia (Probuphine); ou uma injeção subcutânea de depósito (Sublocade). Todas essas terapias são utilizadas no tratamento de manutenção, tendo como objetivo a diminuição do uso problemático de outros opioides.

[4] Observar que a buprenorfina pode precipitar a abstinência em pacientes já medicados com opioides. Em pacientes com experiência em opioides, o médico, antes de iniciar a buprenorfina bucal, deve reduzir os opioides atuais para 30 mg/dia de morfina oral equivalente. Depois disso, o esquema de dosagem da buprenorfina dependerá do equivalente de morfina oral anterior praticado:
• < 30 mg/dia, 75 mcg por via bucal de 12-12 horas;
• 30-89 mg/dia, 150 mcg por via bucal de 12-12 horas;
• 90-160 mg/dia, 300 mcg por via bucal de 12-12 horas;
Para todos os pacientes, usar o mesmo escalonamento de doses e a dose máxima conforme o proposto para pacientes sem uso de opioides.

[5] *Cuidado:* Nos casos de morfina, hidromorfona e oximorfona, a administração retal é uma via alternativa para pacientes incapacitados para a medicação oral. Pode haver diferença entre as doses equianalgésicas e as doses orais e parenterais. Normalmente, o médico deverá optar por um opioide de curta ação como terapia inicial.

[6] Não recomendado para tratamento analgésico, por causa do risco de neurotoxicidade e também pela disponibilidade de alternativas mais seguras, sobretudo em pacientes com doença renal ou idosos. As doses listadas se prestam apenas para terapias de curta duração para dor aguda.

[7] A conversão de metadona varia, dependendo da dose diária total equivalente de morfina. Para a conversão, o médico deverá consultar um especialista em tratamento da dor ou de cuidados paliativos.

[8] *Cuidado:* As doses recomendadas não se aplicam a pacientes adultos com insuficiência renal ou hepática, ou com outros distúrbios que afetam o metabolismo do medicamento.

[9] *Cuidado:* Geralmente, doses individuais de codeína superiores a 60 mg não são apropriadas, em decorrência da diminuição da analgesia incremental com o aumento das doses, mas que continuamente aumentam a náusea, a constipação e outros efeitos colaterais.

[10] *Cuidado:* Doses de aspirina e paracetamol em produtos combinados também devem ser ajustadas ao peso corporal do paciente.

[11] *Cuidado:* O médico deve monitorar criteriosamente a dose total de paracetamol, devendo levar em conta qualquer uso de medicação de venda livre. Dose total máxima de paracetamol: 3 g/dia. Se houver comprometimento hepático ou nos casos de uso excessivo de álcool, a dose máxima será de 2 g/dia. Atualmente, as formulações de dosagem disponíveis para esses medicamentos combinados estão sendo ajustadas, como uma forma de refletir a maior cautela com relação à toxicidade do paracetamol. As doses de paracetamol contidas em um único comprimido ou cápsula combinada serão limitadas para não mais do que 325 mg.

[12] Não é recomendável a medicação com formulações de opioides de liberação prolongada para uso em pacientes que nunca tomaram opioides. Cápsulas de liberação prolongada para 12 horas estão disponíveis no Canadá. Nos EUA, estão disponíveis comprimidos de liberação prolongada para 24 horas.

TABELA 5.7 Doses de miligrama equivalente (EMM) de morfina para opioides comumente prescritos

Opioide	Fator de conversão
Morfina	1
Codeína	0,15
Fentanil transdérmico (em mcg/h)	2,4
Hidrocodona	1
Hidromorfona	4
Metadona[1]	
1-20 mg/dia	4
21-40 mg/dia	8
41-60 mg/dia	10
≥ 61-80 mg/dia	12
Oxicodona	1,5
Oximorfona	3
Tramadol[2]	0,2

Para calcular EMM: Multiplicar a dose para cada opioide pelo fator de conversão, para determinar a dose em EMM. Como exemplo: comprimidos contendo hidrocodona 5 mg e paracetamol 325 mg tomados 4x/dia conteriam um total de 20 mg de hidrocodona/dia, equivalente a 20 × 1 = 20 EMM/dia. Outro exemplo: comprimidos de liberação prolongada contendo oxicodona 10 mg tomados 2x/dia contêm um total de 20 mg de oxicodona/dia, equivalente a 20 × 1,5 = 30 EMM/dia. Observar as seguintes precauções: (1) Todas as doses estão em mg/dia, exceto para fentanil, que está em mcg/hora. (2) As conversões de dose equianalgésica são apenas estimativas, não sendo possível levar em conta a variabilidade individual na genética nem na farmacocinética. (3) Não usar a dose calculada em EMM na determinação das doses a serem administradas ao converter um opioide em outro; ao converter opioides, tipicamente o novo opioide deve ser administrado em uma dose substancialmente menor do que a dose calculada de EMM, para evitar o risco de uma *overdose* acidental em decorrência da tolerância cruzada incompleta e da variabilidade individual na farmacocinética dos opioides. (4) É preciso ter um cuidado especial com conversões de dose de metadona porque esse agente tem meia-vida longa e variável, e o efeito depressivo respiratório máximo ocorre mais tardiamente, prolongando-se por mais tempo do que o efeito analgésico máximo. (5) Também se deve ter extremo cuidado com o fentanil, pois esse agente é administrado em mcg/hora em vez de mg/dia, e sua absorção é afetada pelo calor e por outros fatores. (6) Esses fatores de conversão não devem ser aplicados a decisões de dosagem relacionadas ao tratamento do transtorno por uso de opioides.

[1] A conversão de metadona usa diferentes taxas de conversão, dependendo da dose.

[2] Tapentadol é um agonista do receptor mu e inibidor da recaptação de noradrenalina. O tramadol é um agonista do receptor mu e inibidor da recaptação de norepinefrina e de serotonina. Os EMM se fundamentam no grau de atividade agonista do receptor mu; no entanto, desconhece-se se tapentadol ou tramadol estão associados à *overdose* da mesma maneira dependente da dose observada em medicamentos que são exclusivamente agonistas do receptor mu.

Dowell D et al. CDC guideline for prescribing opioids for chronic pain – United States, 2016. MMWR Recomm Rep. 2016;65(No. RR-1):1. [PMID: 26987082]. Adapted by the CDC from Von Korff M et al. De Facto long-term opioid therapy for noncancer pain. Clin J Pain. 2008;24:521 and Washington State Interagency Guideline on Prescribing Opioids for Pain. (http://www.agency-meddirectors.wa. gov/Files/2015AMDGOpioidGuideline.pdf); Yaksh T et al. Table 23-4. Opioid Analgesics. In: Brunton LL et al [editors]. Goodman & Gilman's: The Pharmacological Basis of Therapeutics. 14.ed. McGraw Hill, LLC; 2023. Accessed December 9, 2023 https://accessmedicine. mhmedical.com/ViewLarge.aspx?figid=269719793.

dosagem, e os médicos devem evitar aumentos de dosagem acima dos níveis que provavelmente aumentarão o risco para os pacientes comparativamente aos benefícios esperados. Depois de iniciado o tratamento com opioides ou depois de qualquer aumento na dose, os médicos devem reavaliar os riscos e benefícios para o paciente dentro de 1 a 4 semanas, e subsequentemente a intervalos regulares. Antes da prescrição e pelo menos uma vez por ano, os médicos devem considerar a obtenção de um **teste toxicológico de urina**. Os resultados dos testes devem ser analisados de modo a aumentar a segurança do paciente e melhorar o atendimento ao paciente, e não por motivos punitivos.

D. Pacientes já medicados com opioides

Acolher e cuidar de um paciente que começou a tomar opioides receitados por outro médico pode ser uma situação complexa e estressante, tanto para o paciente como para o novo médico. As diretrizes do CDC publicadas em 2022 têm uma recomendação para essa situação específica, a começar pela cuidadosa consideração dos riscos e benefícios da continuação da terapia com opioides. Se os benefícios superarem os riscos, os médicos deverão otimizar as terapias não opioides, enquanto dão continuidade à terapia com opioides. Se os benefícios não superarem os riscos, deverão otimizar as terapias não opioides e trabalhar com o paciente para que ocorra uma redução gradativa dos opioides para doses mais baixas, com o objetivo de possivelmente descontinuar essa medicação, na dependência das circunstâncias do paciente. As diretrizes do CDC recomendam que os opioides em altas doses não devem ser reduzidos rapidamente, nem que sejam abruptamente descontinuados – a menos que o paciente esteja exibindo sinais de alerta para uma iminente *overdose* (p. ex., confusão, sedação, fala arrastada). Estudos recentemente publicados verificaram a existência de uma associação entre a redução ou cessação de opioides e um aumento do uso de heroína e de outros opioides não prescritos; maior número de idas ao pronto-socorro e ao hospital; e percentuais mais elevados de *overdose*, crises de saúde mental e mortalidade por *overdose* (mortalidade até 3 vezes maior em um desses estudos). Os médicos devem considerar a introdução de **práticas de redução de risco no uso de opioides** (p. ex., processo de consentimento para opioides, monitoramento do programa de medicamentos prescritos, testes toxicológicos de urina, orientações sobre *overdose*, distribuição de naloxona, avaliação da dor e da funcionalidade); ao prescrever opioides, essas práticas podem ser legalmente exigidas em algumas jurisdições norte-americanas.

E. Pacientes com dor crônica e TUO

O transtorno por uso de opioides (TUO) se caracteriza por um conjunto de sintomas cognitivos, comportamentais e fisiológicos indicativos do *uso contínuo de opioides, apesar dos significativos problemas disso decorrentes*. Os pacientes recebem um diagnóstico de TUO caso atendam a pelo menos 2 dos 11 sintomas descritos no *DSM-5* descritores de desejo de consumir, perda de controle e uso de drogas, apesar das consequências adversas. Com base no número de critérios diagnósticos atendidos, o TUO será qualificado como leve, moderado ou grave. A FDA aprovou vários medicamentos para tratamento do TUO, p. ex., metadona (um agonista total dos receptores opioides), buprenorfina (um agonista parcial dos receptores opioides) e naltrexona. Ver Capítulo 45 para obter detalhes sobre diagnóstico e tratamento de TUO.

O tratamento de pacientes com TUO acompanhado por dor crônica pode ser complexo. Como acontece com qualquer paciente que esteja sofrendo uma dor crônica, os médicos devem otimizar as terapias não opioides e não farmacológicas. Os pacientes devem ser rotineiramente examinados para TUO. De acordo com as diretrizes do CDC publicadas em 2022, os médicos devem fornecer ou providenciar *tratamento para TUO com medicamentos baseados em evidências (buprenorfina geralmente com naloxona; metadona)*. A buprenorfina tem sido associada a menores escores de dor e maior qualidade de vida em pacientes com TUO e dor crônica. A metadona e a buprenorfina têm meias-vidas longas e demonstraram diminuir síndromes de abstinência, desejo por opioides, uso de drogas ilícitas, *overdose*, morte por *overdose* e mortalidade por todas as causas em pacientes com TUO, mesmo quando usadas sem intervenções psicossociais. A diretriz do CDC recomenda não fazer desintoxicação sem esses medicamentos. Os provedores devem identificar recursos de tratamento para TUO em sua comunidade e obter isenção para prescrever buprenorfina para TUO (especialmente se trabalharem em comunidades com capacidade limitada de tratamento para TUO).

F. Dor relacionada ao câncer

As diretrizes de práticas do CDC publicadas em 2022 para a prescrição de opioides não devem ser aplicadas a pacientes com dor relacionada ao câncer. Pacientes oncológicos devem ser examinados para dor em todas as consultas clínicas. Dores moderadas a graves relacionadas ao câncer podem ser tratadas com um opioide. A morfina é frequentemente usada como tratamento de primeira linha; em um ECR aberto para dor oncológica moderada, esse agente produziu analgesia mais adequada *versus* opioides fracos (p. ex., codeína). A troca (rotação) de opioides pode ser apropriada quando os pacientes têm uma dor não adequadamente tratada, ou se apresentarem efeitos colaterais inaceitáveis. Um ECR de fase 4 com 4 ramos de estudo relatou a ocorrência de alívio melhorado da dor e diminuição dos efeitos colaterais em 50% dos pacientes que trocaram de opioides depois de uma resposta não satisfatória ao tratamento inicial com opioides. Existem evidências moderadas em apoio à **administração epidural ou intratecal de opioides** em pacientes com dor relacionada ao câncer (p. ex., por meio de uma bomba intratecal implantada). Essa terapia requer acesso a uma clínica especializada em tratamento da dor. Também deve ser encorajado o uso de intervenções analgésicas não farmacológicas e de estratégias de autoterapia da dor. Os médicos devem considerar precocemente a consulta a uma equipe de cuidados paliativos ou a um especialista em tratamento da dor, especialmente para aqueles pacientes que podem apresentar maiores dificuldades com esse tratamento.

Pode ser bastante problemático o tratamento com opioides de pacientes simultaneamente com dor relacionada ao câncer e com TUO. É importante que tanto a dor relacionada ao câncer quanto o TUO sejam ser tratados da forma mais adequada possível. Medicamentos para tratamento de TUO, como metadona e buprenorfina-naloxona, deverão ter continuidade. Dependendo da situação e do prognóstico para cada paciente, os medicamentos para tratamento de TUO podem ser administrados em doses divididas (*versus* doses diárias); além dos medicamentos para tratamento de TUO, pode ser acrescentado um opioide agonista total; ou pode-se fazer uma troca de opioides agonistas totais (p. ex., morfina) por buprenorfina ou metadona. Um tratamento interdisciplinar, com envolvimento da psiquiatria de dependência, cuidados paliativos, tratamento da dor crônica e equipes de atenção primária geralmente é benéfico.

G. Pacientes grávidas

Em alguns estudos observacionais, o uso de opioides durante a gravidez foi associado à natimortalidade, crescimento fetal deficiente e partos prematuros. Em grávidas, o uso de opioides pode resultar na síndrome de abstinência neonatal em alguns casos. Mas o American College of Obstetricians and Gynecologists (Acog) enfatizou que a preocupação com a **síndrome de abstinência neonatal**, um problema tratável, não deve ser motivo para que se evite o tratamento da dor aguda em pacientes grávidas. Para esse tipo de dor, os médicos devem prescrever a menor dose eficaz, e a medicação não deve se prolongar por mais tempo do que a duração esperada de uma dor que requeira o uso de opioides. Para pacientes grávidas com dor crônica, o Acog recomenda o emprego de estratégias que minimizem o uso de opioides. Nas pacientes grávidas com TUO, as diretrizes do CDC publicadas em 2022 recomendam que a medicação para esse transtorno (buprenorfina, metadona) tenha continuidade, em lugar da descontinuação do opioide. Se o médico estiver considerando a possibilidade de uma redução gradativa dos opioides em uma paciente grávida, o profissional deverá consultar os especialistas apropriados, tendo em vista o risco para a paciente e para seu feto caso venha a ocorrer abstinência.

H. Dor neuropática

Atualmente, não há evidências de alto nível que apoiem o uso de opioides no tratamento prolongado da dor neuropática. Por outro lado, foi constatado que os opioides causam um número significativamente maior de efeitos adversos *versus* medicamentos neuropáticos não opioides (Tab. 5.8).

Chapman EJ et al. Practice review: evidence-based and effective management of pain in patients with advanced cancer. Palliat Med. 2020;34:444. [PMID: 31980005]

Coffin PO et al. Primary care management of long-term opioid therapy. Ann Med. 2022;54:2451. [PMID: 36111417]

Cuménal M et al. The safety of medications used to treat peripheral neuropathic pain, part 2 (opioids, cannabinoids, and other drugs): review of double-blind, placebo-controlled, randomized clinical trials. Expert Opin Drug Saf. 2021;20:51. [PMID: 33103931]

TABELA 5.8 Tratamento farmacológico da dor neuropática

Medicamento[1]	Dose inicial	Dose típica	Número necessário para tratar[2]
Antidepressivos tricíclicos[3,4]			
Amitriptilina	10-25 mg VO na hora de dormir	10-150 mg VO na hora de dormir	2,1
Desipramina	12,5 mg VO na hora de dormir	12,5-250 mg VO na hora de dormir (pode ser dividido em duas doses)	2,1
Nortriptilina	10-25 mg VO na hora de dormir	10-150 mg VO na hora de dormir	2,1
Ligantes alfa-2-delta do canal de cálcio			
Gabapentina[5]	100-300 mg VO 1-3x/dia	300-1.200 mg VO 3x/dia	6,5
Pregabalina[6]	25 mg VO 1x/dia	50-150 mg VO 3x/dia	4,5
Inibidores seletivos da recaptação de serotonina e da noradrenalina[4]			
Duloxetina	60 mg VO 1x/dia	60-120 mg VO 1x/dia	5,1
Venlafaxina[7]	37,5-75 mg VO 1x/dia divididos em 2-3 doses	150-225 mg VO 1x/dia divididos em 2-3 doses	
Opioides	(ver Tab. 5.6)	(ver Tab. 5.6)	**2,6**
Medicamentos tópicos e outros			
Capsaicina	Creme 0,04 ou 0,075%; adesivo 8%	Creme 0,04 ou 0,075% aplicado 3-4x/dia ou adesivo 8% aplicado 2x/dia	6,2
Diclofenaco transdérmico	Adesivo 1,3% ou gel 1%	Adesivo aplicado 2x/dia ou gel aplicado 3x/dia	
Lidocaína transdérmica	Adesivo 4% aplicado por no máximo 12 horas	1-3 adesivos 4 ou 5% aplicados/dia por um máximo de 12 horas; disponível sem receita	
Cloridrato de tramadol[8]	50 mg VO 4x/dia	100 mg VO 2-4x/dia	4,9

[1] Começar com a dose inicial e aumentar a cada 4-5 dias. Dentro de cada categoria, os medicamentos estão listados em ordem de preferência de prescrição.
[2] Fonte: Moulin D et al.; Canadian Pain Society. pharmacologic management of chronic neuropathic pain: revised consensus statement from the Canadian Pain Society. Pain Res Manag. 2014;19:328.
[3] Começar com uma dose baixa. Usar a menor dose eficaz. O alívio da dor pode ser obtido em doses inferiores às doses antidepressivas; assim, ficam minimizados os efeitos colaterais adversos.
[4] Não combinar ADT com SNRI (ou SSRI), para que seja evitada a síndrome serotoninérgica.
[5] Os efeitos colaterais comuns são: náusea, sonolência e tontura. O médico deve ajustar a dose para insuficiência renal.
[6] Os efeitos colaterais comuns são: tontura, sonolência, edema periférico e ganho de peso. O médico deve ajustar a dose para insuficiência renal.
[7] *Cuidado:* Pode causar hipertensão e alterações no ECG. Considerar um ECG basal; monitorar o paciente.
[8] Tramadol é classificado pela DEA como substância controlada de Lista IV.

Dowell D et al. CDC Clinical Practice Guideline for prescribing opioids for pain – United States, 2022. MMWR Recomm Rep. 2022;71:1. [PMID: 36327391]

Ganguly A et al. Cancer pain and opioid use disorder. Oncology (Williston Park). 2022;36:535. [PMID: 36107782]

Efeitos adversos dos opioides

Os efeitos adversos mais comuns dos opioides são: constipação, náusea, sedação, prurido, dependência física, transtorno por uso de opioides (TUO), distúrbios hormonais e disfunção sexual (especialmente hipogonadismo em homens), depressão respiratória e depressão do SNC. As principais estratégias para a minimização dos efeitos adversos são: redução da dose, rotação de opioides e controle dos sintomas.

A depressão respiratória induzida por opioides constitui uma emergência médica, devendo ser adequadamente tratada. Embora seja potencialmente fatal, a depressão respiratória pode ser rapidamente revertida com a administração de naloxona, o antagonista dos receptores opioides. Há evidências moderadas de que a administração adequada de naloxona pode diminuir a mortalidade ligada à *overdose* de opioides. O CDC recomenda a coprescrição de naloxona em pacientes medicados com doses de opioides ≥ 50 EMM/dia, que estejam com algum problema respiratório, que estejam simultaneamente tomando benzodiazepínicos, que tenham histórico de transtorno por abuso de substâncias ou que estejam em alto risco de sofrer uma *overdose*. *Sprays* nasais pré-enchidos (doses de 4 ou 8 mg para administração intranasal) e *kits* de seringas pré-enchidas (doses de 2 ou 5 mg IM) podem ser distribuídos aos pacientes em tratamento com opioides. Os *kits* de naloxona podem conter duas doses; assim, é possível repetir a dose a cada 2 a 3 minutos, até que a ajuda de emergência chegue ao local. Foram comercializados *kits* de naloxona com doses maiores com o objetivo de combater mortes por *overdose* relacionadas aos opioides sintéticos – que são ainda mais potentes. Para que seja evitada uma precipitação da abstinência de opioides, a medicação é titulada com o objetivo de melhorar a função respiratória do paciente, em lugar da excitação. A abstinência induzida por naloxona pode resultar na ocorrência de eventos cardiovasculares (aumentos na frequência cardíaca, pressão arterial média e índice cardíaco).

A constipação induzida por opioides é o efeito adverso mais comum dos opioides. Os opioides se ligam aos receptores mu no trato gastrointestinal e diminuem a motilidade intestinal e as secreções mucosas de forma dose-resposta. Idealmente, os pacientes tratados com opioides devem evacuar pelo menos a cada 24 a 48 horas. As recomendações iniciais para o tratamento da constipação induzida por opioides devem consistir em orientações para o paciente, aumento na quantidade de fibra na alimentação, hidratação adequada e prática regular de atividade física. Além disso, laxantes osmóticos (p. ex., Miralax) podem ser administrados, juntamente com um laxante estimulante (p. ex., sene). Os mais recentes antagonistas do receptor mu de ação periférica (p. ex., naldemedina, naloxegol, metilnaltrexona) bloqueiam as ações gastrointestinais dos opioides sem diminuir os efeitos analgésicos desses agentes; essa medicação deve ser introduzida nos casos em que os laxantes não obtiveram sucesso.

É provável que a náusea induzida por opioides se desenvolva secundariamente à estimulação direta da zona de gatilho do quimiorreceptor, à sensibilidade vestibular ou à diminuição da motilidade gastrointestinal. As opções terapêuticas são: antagonistas da dopamina (p. ex., proclorperazina), agentes procinéticos (p. ex., metoclopramida), antagonistas da serotonina (p. ex., ondansetrona) ou anti-histamínicos (p. ex., difenidramina, prometazina, meclizina). Todos esses agentes causam efeitos colaterais que devem ser cuidadosamente monitorados.

Os casos de sedação ou de diminuição da cognição ocorrem mais comumente durante o início do tratamento com opioides ou com o aumento da dose. Os médicos devem primeiramente tentar uma redução da dose antes de dar prosseguimento à intervenção farmacológica. Uma opção farmacoterápica é a administração de metilfenidato; contudo, não há evidências de alto nível que apoiem seu uso para essa indicação.

O prurido ocorre em 2 a 10% dos pacientes que recebem opioides, possivelmente secundário à liberação periférica de histamina. As opções de tratamento incluem rotação de opioides, redução da dose, difenidramina e compressas frias.

ALMouaalamy N. Opioid-induced constipation in advanced cancer patients. Cureus. 2021;13:e14386. [PMID: 33850679]
Centers for Disease Control and Prevention (CDC). Stop overdose. Lifesaving naloxone. 2023 April 21. https://www.cdc.gov/stopoverdose/naloxone/

Noções básicas sobre monitoramento de opioides

Antes da prescrição inicial de opioides, é prudente definir com clareza o distúrbio subjacente, o diagnóstico, o plano de tratamento terapêutico com agentes não opioides e a duração pretendida da prescrição. O ideal é que o médico determine o modo como a prescrição de opioides se encaixa em um plano abrangente de tratamento da dor.

As diretrizes do CDC publicadas em 2022 para prescrição de opioides recomendam que sejam avaliados os riscos e benefícios do uso de opioides dentro de 1 a 4 semanas após o início da medicação com um opioide ou o aumento de uma dose de opioide, e que essa avaliação deve ser feita regularmente durante a terapia com opioides. Avaliações padronizadas, como os **escores "PEG"**, podem ser usadas em consultas iniciais e de acompanhamento, para que seja avaliada a eficácia do tratamento (Tab. 5.9). Uma melhoria significativa foi definida como a melhora de 30% nos escores para dor e funcionalidade.

TABELA 5.9 Escore PEG para avaliação dos benefícios com o uso prolongado de opioides

Durante a semana anterior:
1. Qual número descreve melhor sua dor? 0 = sem dor a 10 = pior dor imaginável
2. Qual número descreve melhor o grau de interferência de sua dor em seu prazer pela vida? 0 = sem interferência a 10 = total interferência
3. Qual número descreve o grau de interferência da dor em sua atividade geral? 0 = sem interferência a 10 = total interferência

Para calcular a pontuação PEG, extrair a média das pontuações das perguntas 1 a 3.
Fonte: Checklist for prescribing opioids for chronic pain. https://www.cdc.gov/drugoverdose/pdf/pdo_checklist-a.pdf

São fracas a moderadas as evidências em apoio à eficácia de algumas estratégias de controle do risco decorrente da prescrição de opioides, como os testes toxicológicos de urina, programas de monitoramento de medicamentos prescritos e acordos ou "contratos" de tratamento. As diretrizes atualizadas do CDC recomendam uma discussão realista dos riscos e benefícios conhecidos da terapia com opioides antes que tenha início o tratamento com esses agentes. Os médicos devem criar metas funcionais para que possam avaliar os ganhos com o tratamento. Além disso, antes de dar início ao tratamento com opioides, deve ter sido estruturada uma estratégia de descontinuação, para o caso de insucesso no tratamento com opioides.

Atualmente, as diretrizes do CDC recomendam que, antes do início da terapia com opioides para qualquer paciente, seja feita uma verificação dos dados do programa de monitoramento de medicamentos prescritos, e essa verificação se repetirá pelo menos a cada 3 meses ou mais frequentemente ainda para pacientes em terapia prolongada com opioides. Os dados do programa de monitoramento de medicamentos prescritos podem ser empregados para que seja determinado se o paciente está tomando uma dosagem de opioide ou uma combinação de medicamentos que o coloque em risco de sofrer overdose. As informações do programa de monitoramento de medicamentos prescritos devem ser discutidas com o paciente e empregadas como ajuda na tomada de decisões sobre a segurança e o tratamento do paciente.

O CDC recomenda que todos os pacientes medicados com opioides de uso prolongado façam testes toxicológicos de urina antes de iniciar essa medicação; e os testes deverão ser repetidos pelo menos anualmente. Os pacientes devem entender que os testes para presença de drogas na urina podem ser realizados de forma aleatória e repetidamente ao longo do tratamento. Os médicos devem discutir de forma imparcial com o paciente os resultados inesperados. Os testes toxicológicos não devem ser usados de forma punitiva, e os médicos não devem dispensar os pacientes de seus cuidados com base nesses resultados.

Antes de iniciar o tratamento com opioides e depois periodicamente, os médicos devem avaliar o risco de ocorrência de danos relacionados ao uso desses agentes (p. ex., avaliar o consumo de álcool e de outras substâncias, e também o estado de saúde mental e o transtorno por uso de substâncias). Os médicos devem oferecer naloxona aos pacientes medicados com opioides, sobretudo aqueles em maior risco de sofrer *overdose*. Nesse grupo se enquadram os pacientes com histórico de *overdose*, transtorno por uso de substâncias, apneia do sono/distúrbios respiratórios do sono, pacientes medicados com ≥ 50 EMM/dia, pacientes medicados com benzodiazepínicos ou outros depressores do SNC e pacientes que perderam a tolerância aos opioides e que podem retornar para doses mais elevadas (p. ex., pacientes que saíram da prisão ou que estejam em processo de redução gradativa de opioides).

Asamoah-Boaheng M et al. Interventions to influence opioid prescribing practices for chronic noncancer pain: a systematic review and meta-analysis. Am J Prev Med. 2021;60:e15. [PMID: 33229143]
Centers for Disease Control and Prevention (CDC). Urine Drug Testing Factsheet. https://www.cdc.gov/opioids/providers/ prescribing/pdf/Urine-Drug-Testing-508.pdf
Covington EC et al. Ensuring patient protections when tapering opioids: consensus panel recommendations. Mayo Clin Proc. 2020;95:2155. [PMID: 33012347]
Dowell D et al. CDC Clinical Practice Guideline for prescribing opioids for pain – United States, 2022. MMWR Recomm Rep. 2022;71:1. [PMID: 36327391]

Descontinuação dos opioides

A longo prazo, a redução gradativa dos opioides pode melhorar o controle da dor e a segurança do paciente, mas esses são tempos delicados, durante os quais os pacientes podem ficar em maior risco de sofrer *overdoses* e crises de saúde mental. Um estudo de coorte retrospectivo que envolveu pacientes originalmente com prescrições de pelo menos 50 EMM observou um aumento de 1,28 na taxa de incidência ajustada (aTI) para eventos de *overdose* em pacientes durante períodos de redução gradativa *versus* períodos sem redução gradativa. A redução gradativa foi associada a um aumento de 1,74 na aTI para crises de saúde mental *versus* períodos sem redução gradativa.

Durante o processo de redução gradual dos opioides o objetivo é trabalhar com o paciente para que sejam minimizados os seus sintomas e sinais de abstinência e para diminuição do risco de *overdose* e de crises de saúde mental durante a descontinuação. *Os sintomas e sinais comuns de abstinência são: ansiedade, desejo pela droga, taquicardia, vômito, diarreia e midríase.*

Tradicionalmente, considerava-se razoável uma redução de 10% semanais na dosagem de opioides. No entanto, uma descontinuação mais lenta, com *redução de cerca de 10% mensais na dosagem de opioides*, pode ser uma estratégia mais bem tolerada e pode também resultar em maior permanência do paciente no processo de redução gradativa. Durante a redução gradativa, os médicos devem trabalhar com seus pacientes no sentido de determinar sua velocidade; algumas reduções podem se prolongar por meses e até anos. De acordo com as diretrizes do CDC publicadas em 2022 para prescrição de opioides, o médico somente considerará maior velocidade na redução gradativa se estiver presente algum problema com risco de vida, p. ex., iminência de uma *overdose*. O médico deverá oferecer

ao seu paciente um suporte psicossocial adicional; por outro lado, as medidas terapêuticas não opioides para o controle da dor (p. ex., fisioterapia, terapia cognitivo-comportamental, analgésicos adjuvantes não opioides) devem ser maximizadas durante o período de descontinuação.

Agnoli A et al. Association of dose tapering with overdose or mental health crisis among patients prescribed long-term opioids. JAMA. 2021;326:411. [PMID: 34342618]
Fishbain DA. Opioid tapering/detoxification protocols, a compendium: narrative review. Pain Med. 2021;22:1676. [PMID: 33860319]

Medicamentos para dor neuropática

Durante a obtenção do histórico de um paciente, descrições de dor como "de queimação", "pontadas", "formigamento" ou "de choque elétrico" e dor associada à dormência sugerem uma dor de origem neuropática. Os estudos nesse campo são controversos com relação à eficácia dos opioides para o controle da dor neuropática. Contudo, diversos medicamentos não opioides foram considerados eficazes em estudos randomizados (Tab. 5.8). Em geral, o tratamento bem-sucedido da dor neuropática exige o uso de mais de um medicamento eficaz. Considerando que esses medicamentos se ligam a receptores em grande variedade de neurônios, habitualmente causam efeitos colaterais no SNC. Geralmente esses efeitos colaterais limitam o alcance das doses terapêuticas, e podem ser a razão para números necessários para tratar mais altos (NNT 4-7) (Tab. 5.8) em comparação com os Aine (NNT 2-4).

Gabapentina e pregabalina, que são ligantes do canal de cálcio alfa-2-delta, são tratamentos de primeira linha para dor neuropática. Nenhum desses medicamentos tem interações medicamentosas significativas, mas podem causar sedação, tontura, ataxia e efeitos colaterais gastrointestinais. Tanto para a gabapentina como para a pregabalina, o médico deverá fazer ajustes de dose em pacientes com disfunção renal. A gabapentina deve ser iniciada em dosagens baixas de 100 a 300 mg VO 1x/dia e titulada para cima em incrementos de 100 a 300 mg/dia a cada 4 a 7 dias, com a adição de doses adicionais ao longo do dia, até uma dose efetiva típica de 1.800 a 3.600 mg/dia divididas em três doses. A pregabalina deve ser iniciada numa dose de 40 a 150 mg/dia divididas em duas ou três doses. Se necessário, a dose de pregabalina pode ser titulada para cima até 300 a 600 mg/dia divididas em duas ou três doses. Esses dois medicamentos são relativamente seguros em termos de uma *overdose* acidental e talvez sejam preferíveis aos antidepressivos tricíclicos (ADT) para pacientes com histórico de IC ou de arritmia, ou se houver risco de suicídio.

Duloxetina e venlafaxina, dois SNRI, também são tratamentos de primeira linha para dor neuropática. Os pacientes devem ser aconselhados a tomar duloxetina com o estômago cheio porque náusea é um efeito colateral comum. A duloxetina pode proporcionar maiores ganhos para a dor neuropática até uma dose diária total de 120 mg (i.e., além do limite de 60 mg para casos de depressão). Em geral, os SNRI não devem ser combinados com outros inibidores de captação de serotonina ou noradrenalina, mas podem ser combinados com gabapentina ou pregabalina. Doses mais baixas de venlafaxina têm mais atividade na serotonina do que na noradrenalina; portanto, talvez haja necessidade de recorrer a doses mais altas para o tratamento da dor neuropática. Tendo em vista que a venlafaxina pode causar hipertensão e induzir alterações no ECG, os pacientes com fatores de risco cardiovascular devem ser cuidadosamente monitorados no início da medicação com esse agente. Desvenlafaxina, o metabólito ativo da venlafaxina, também está disponível, podendo ser mais bem tolerada do que venlafaxina.

ADT são outra classe farmacoterápica para dor neuropática, com atuação através das vias da noradrenalina e da serotonina. Entre os ADT eficazes para tratamento da dor neuropática, deve-se dar preferência à nortriptilina e à desipramina, em lugar da amitriptilina, por causarem menos hipotensão ortostática, além de resultarem em menos efeitos anticolinérgicos. Deve-se começar com uma dosagem baixa (10-25 mg VO 1x/dia) que aumentará gradativamente em incrementos de 10 mg a cada 4 a 5 dias, com o objetivo de administrar a menor dose eficaz, até atingir um máximo não superior a 50 a 100 mg/dia. Talvez seja preciso transcorrerem algumas semanas para que um ADT exerça completamente seu efeito analgésico em pacientes com dor neuropática. Considerando que os ADT e os SNRI atuam por meio das vias da serotonina e da noradrenalina, em geral esses agentes não devem ser prescritos em conjunto, principalmente devido às preocupações com a síndrome serotoninérgica. Além disso, para que essa síndrome não venha a ocorrer, o médico deverá evitar prescrições tanto de ADT quanto de SNRI para pacientes que já estejam sendo medicados com um ISRS para depressão e/ou ansiedade.

Medicamentos tópicos, como o adesivo de lidocaína a 5% e adesivos de capsaicina a 8%, são considerados terapias de segunda linha. O adesivo de lidocaína a 5% é particularmente eficaz em casos de neuralgia pós-herpética; também pode ser eficaz em outros tipos de dor neuropática localizada. Graças aos seus efeitos adversos relativamente mínimos, esse tipo de adesivo é de uso comum, apesar de ser considerado de segunda linha. Adesivos e cremes tópicos de lidocaína a 4% podem ser obtidos sem receita. As cepas de *Cannabis* medicinal ricas em canabidiol têm eficácia comprovada para alguns tipos de dor neuropática.

Bussa M et al. Understanding peripheral neuropathic pain in primary care: diagnosis and management. Eur Rev Med Pharmacol Sci. 2021;25:1990. [PMID: 33660810]
Pedowitz EJ et al. Management of neuropathic pain in the geriatric population. Clin Geriatr Med. 2021;37:361. [PMID: 33858616]

Medicamentos analgésicos e tratamentos adjuvantes

Embora a polifarmácia seja geralmente evitada, pode ser apropriado combinar doses mais baixas de vários medicamentos analgésicos com o objetivo de evitar efeitos farmacológicos

colaterais intoleráveis, decorrentes do uso de um ou dois medicamentos em doses mais altas.

Para a dor óssea metastática, pode ser válido o efeito anti-inflamatório dos Aine. Além disso, bifosfonatos (p. ex., pamidronato e ácido zoledrônico) e inibidores do ativador dos receptores do ligante NF-kappa-B (RANKL) (como o denosumabe) podem aliviar essa dor óssea, embora sejam geralmente mais eficientes na prevenção de metástases ósseas do que como analgésicos.

Os corticosteroides, como dexametasona, prednisona e metilprednisolona, podem ser úteis para pacientes com cefaleia causada pelo aumento da pressão intracraniana, dor por compressão da medula espinal, dor óssea metastática e dor neuropática decorrente da invasão ou infiltração de nervos por um tumor. Tendo em vista os efeitos colaterais gerados pela administração prolongada de corticosteroides, esses agentes farmacológicos são mais apropriados para uso durante curtos períodos e em pacientes com doença em estágio terminal. Cetamina IV, VO, bucal e nasal em baixas doses tem sido administrada com sucesso em pacientes com síndrome de dor neuropática e com outras síndromes refratárias aos opioides, embora os dados de pesquisa sejam limitados.

Chapman EJ et al. Practice review: evidence-based and effective management of pain in patients with advanced cancer. Palliat Med. 2020;34:444. [PMID: 31980005]

Terapias psicológicas, físicas e integrativas

Terapia psicológica

No tratamento da dor, é válido recorrer a terapias não farmacológicas e não intervencionistas. Na verdade, *a terapia cognitivo-comportamental e a terapia física ou funcional têm-se revelado as de maior eficácia para o tratamento da dor crônica*. Em vários estudos randomizados e controlados, a terapia cognitivo-comportamental tem-se mostrado eficaz como tratamento primário, com base em evidências para dor crônica. Tendo em vista que o humor e os problemas psicológicos desempenham um papel importante na percepção e na resposta do paciente à dor, as modalidades psicoterápicas, grupos de apoio, oração e aconselhamento religioso também podem ajudar no tratamento da dor. Os médicos contam também com outras abordagens psicológicas, p. ex., *biofeedback*, meditação, efeitos de estruturação (*framing*), imagens guiadas e distorção cognitiva. Os médicos devem tratar agressivamente com antidepressivos e ansiolíticos os pacientes com depressão e ansiedade, problemas que podem aflorar com a dor crônica ou alterar a resposta analgésica.

Darnall BD et al. Comparison of a single-session pain management skills intervention with a single-session health education intervention and 8 sessions of cognitive behavioral therapy in adults with chronic low back pain: a randomized clinical trial. JAMA Netw Open. 2021;4:e2113401. [PMID: 34398206]
Hadley G et al. CBT and CFT for chronic pain. Curr Pain Headache Rep. 2021;25:35. [PMID: 33791876]

Fisioterapia e outras intervenções físicas

A fisioterapia é um pilar do tratamento da dor crônica em suas diversas modalidades, como o treinamento resistido, a terapia manual e a massagem.

O uso da fisioterapia tem utilidade para pacientes com dor neuropática, bem como para aqueles com dor musculoesquelética. Exemplificando, diante de uma radiculopatia cervical, a posição e a postura de cada músculo cervical podem exacerbar o estreitamento dos neuroforames; por outro lado, os nervos podem ficar presos por músculos hipertrofiados, o que resulta em dor neuropática. Assim, a reabilitação funcional com o uso da fisioterapia permite a abordagem a vários tipos de dor.

No tratamento da dor lombar, a fisioterapia pode envolver uma "estabilização do centro do corpo". Delimitado pelo diafragma e pelo assoalho pélvico, o "centro" do corpo é composto pela musculatura abdominal e pelos músculos dorsais e glúteos. O exercício físico pode ajudar na estabilização de todo o centro corporal, assim, a região lombar não precisará exercer tanto esforço para os movimentos, levantamentos, flexões etc. Portanto, a "estabilização do centro do corpo" pode atenuar a dor lombar.

Considerando que os procedimentos fisioterápicos têm danos potenciais mínimos associados à sua prática, ao contrário das abordagens farmacológicas ou intervencionistas para controle da dor, os médicos devem considerar a fisioterapia um componente essencial para o controle da dor aguda e crônica. Embora a fisioterapia possa ser usada isoladamente, em geral é preferível que seu envolvimento se dê como parte de uma abordagem multidisciplinar para o controle da dor (com possível inclusão das terapias psicológicas).

Em pacientes com dor musculoesquelética, poderá ajudar a aplicação de compressas quentes ou frias, massagens e alongamentos (inclusive movimentos de tração).

Ferro Moura FK et al. Prescription of exercises for the treatment of chronic pain along the continuum of nociplastic pain: a systematic review with meta-analysis. Eur J Pain. 2021;25:51. [PMID: 32976664]

Fritz JM et al. Physical therapy referral from primary care for acute back pain with sciatica: a randomized controlled trial. Ann Intern Med. 2021;174:8. [PMID: 33017565]

Owen PJ et al. Which specific modes of exercise training are most effective for treating low back pain? Network meta-analysis. Br J Sports Med. 2020;54:1279. [PMID: 31666220]

Procedimentos da medicina integrativa

Os procedimentos da medicina integrativa, p. ex., acupuntura, massagem, ventosaterapia, tai chi/ioga e musicoterapia, poderão ajudar pacientes em tratamento para a dor. Estudos nesse campo não resultaram em evidências robustas em favor da medicina integrativa para o tratamento das dores crônicas, mas, considerando o baixíssimo risco com o uso da acupuntura, essa modalidade poderá ser considerada para pacientes escolhidos.

Mu J et al. Acupuncture for chronic nonspecific low back pain. Cochrane Database Syst Rev. 2020;12:CD013814. [PMID: 33306198]

Modalidades intervencionistas selecionadas para alívio da dor

Os médicos especialistas em tratamento da dor são profissionais que terminaram residência em alguma das diversas áreas contempladas (anestesiologia, medicina física e reabilitação, neurologia, medicina interna, medicina de emergência ou em psiquiatria) e que, em seguida, cursaram especialização para aperfeiçoamento no tratamento da dor, onde aprenderam tratamentos farmacológicos e técnicas intervencionistas para dor aguda, crônica e oncológica. Algumas das modalidades intervencionistas para tratamento da dor implementadas por esses especialistas envolvem a *neuromodulação* de alvos específicos para alívio da dor. Os procedimentos realizados por esses especialistas são: injeções percutâneas de anestésicos locais ou de corticosteroides, lesões (térmicas) por radiofrequência, crioterapia, neurólise química, ou implantação cirúrgica de sistemas de bomba de administração de medicamentos intratecais ou de dispositivos de neuroestimulação. *Embora os procedimentos invasivos apresentem seus próprios riscos intrínsecos, como sangramento ou infecção, podem reduzir drasticamente ou até mesmo evitar a necessidade de terapias farmacológicas convencionais, que podem causar efeitos colaterais ou ser onerosas para o paciente.*

Para alguns pacientes, um bloqueio nervoso (p. ex., um bloqueio do plexo celíaco para dor de câncer pancreático), pode proporcionar um alívio substancial. O uso de bombas intratecais pode ser mais benéfico para pacientes com dor intensa que responda aos opioides, mas com efeitos colaterais intoleráveis com o uso da medicação sistêmica (p. ex., sedação, retenção urinária, constipação). No cenário dos cuidados paliativos, será válido o uso da bomba intratecal naqueles pacientes com expectativa de vida longa o bastante para justificar o desconforto causado e as despesas decorrentes do implante cirúrgico.

Os médicos não precisam ter conhecimento de todos os detalhes dos procedimentos intervencionistas para a dor, mas devem considerar a possibilidade do encaminhamento de seus pacientes para especialistas em tratamento da dor, se os tratamentos de rotina se revelarem inadequados ou se estiverem associados a efeitos colaterais intoleráveis. Exemplificando, uma pergunta comum é se a terapia prolongada com opioides – com seus riscos específicos – é a melhor opção, em lugar de uma injeção ou de um dispositivo implantado. Além de ter conhecimento dos riscos e benefícios, também podem ser essenciais as considerações fiscais.

As Tabelas 5.10 e 5.11 listam os procedimentos e os agentes habitualmente utilizados em modalidades intervencionistas para a dor.

Krames E, Poree L et al. Implementing the SAFE Principles for the development of pain medicine therapeutic algorithms that include neuromodulation techniques. Neuromodulation. 2009;12:104. [PMID: 22151283]

Krames ES ... Poree L et al. Using the SAFE principles when evaluating electrical stimulation therapies for the pain of failed back surgery syndrome. Neuromodulation. 2011;14:299. [PMID: 21992423]

TABELA 5.10 Locais e técnicas de intervenção para dor crônica por localização anatômica

Locais anatômicos para neuroestimulação
  Estimulação da coluna dorsal (estimulação da medula espinal)
  Estimulação de gânglio da raiz dorsal
  Estimulação de campo ou nervo periférico
Articulações
  Injeções intra-articulares
  Procedimentos de denervação articular
Bloqueio neuroaxial (bloqueio no SNC)
  Não contínuo
    Epidural (caudal, lombar, torácico, cervical; interlaminar *vs.* transforaminal)
    Intratecal
  Administração neuroaxial contínua de medicamentos
    Epidural (cateter tunelizado, porta)
    Intratecal (bomba intratecal implantada)
Paraneuraxial (bloqueio planar)
  Paravertebral (intercostal)
  Peitoral e serrátil anterior
  Transverso do abdome plano/quadrado lombar
Nervo periférico (bloqueio perineural)
  Plexo braquial e ramos
  Plexo lombar e ramos
Gânglio simpático
  Plexo celíaco
  Bloqueio simpático cervical (gânglio estrelado)
  Gânglio impar
  Gânglio gasseriano
  Bloqueio simpático lombar
  Gânglio esfenopalatino
  Plexo hipogástrico superior

TABELA 5.11 Agentes empregados[1] em terapias neuromoduladores

Adjuvantes
  Clonidina
  Dexmedetomidina
  Outros
Neurólise química
  Álcool
  Fenol
Corticosteroides
  Dexametasona
  Metilprednisolona
  Triancinolona
Neuroestimulação
  Vários padrões, frequências, amplitudes, larguras de pulso
Opioides
  Hidromorfona
  Fentanil
  Morfina
Neurólise térmica
  Crioanalgesia
  Ablação por radiofrequência
Bloqueio do canal de sódio dependente de voltagem – anestésicos locais
  Bupivacaína
  Lidocaína
  Mepivacaína
  Ropivacaína

[1] Injetados ou aplicados.
A lista não é abrangente, mas inclui os agentes de uso mais frequente.

Poree L et al. Spinal cord stimulation as treatment for complex regional pain syndrome should be considered earlier than last resort therapy. Neuromodulation. 2013;16:125. [PMID: 23441988]

Administração intratecal de medicamentos

A. Indicações

A terapia de administração intratecal de medicamentos é indicada para pacientes com dor maligna e não maligna; essa opção demonstrou ser eficaz, econômica e segura. Em geral, aceita-se que o uso de opioides intratecais tem uma eficácia 100 a 300 vezes maior em comparação com os opioides orais. Portanto, *os melhores candidatos podem ser aqueles pacientes com bons ganhos analgésicos com o uso dos opioides, mas que apresentam efeitos colaterais complicados.* As indicações comuns são: dor oncológica, dor lombar crônica (em particular a síndrome pós-laminectomia), síndrome de dor regional complexa e outras causas de dor nociceptiva ou neuropática. Em um estudo clínico randomizado comparativo entre terapia intratecal *versus* farmacoterapia abrangente em pacientes com dor oncológica, foi constatado que a terapia intratecal proporcionou analgesia superior, com menos efeitos colaterais e maior expectativa de vida. Tendo em vista o custo de implantação do dispositivo e o tempo de recuperação necessário para a implantação cirúrgica, é recomendável que os pacientes tenham uma expectativa de vida não inferior a 2 a 3 meses.

B. Procedimento

O sistema de administração intratecal de medicamentos consiste em uma bomba contendo um reservatório para os medicamentos. Normalmente o dispositivo é implantado na parede abdominal e conectado a um cateter para administração dos medicamentos no espaço intratecal. Tanto para pacientes com dor não oncológica como para os com dor oncológica, é indicado um teste percutâneo inicial; esse teste pode consistir na administração epidural ou intratecal de um bólus ou de medicação contínua, com o objetivo de determinar a eficácia e os perfis de efeitos colaterais para os agentes terapêuticos planejados. Possivelmente alguns pacientes oncológicos não serão submetidos ao teste, para que sejam evitados atrasos na implantação final. A implantação subsequente de um sistema de administração intratecal de medicamentos envolve duas incisões: uma ao nível da coluna vertebral para acomodar o cateter e o sistema de fixação e a e outra na região abdominal inferior, para criação de uma bolsa que receberá a bomba. Para que se conecte à bomba, o cateter é tunelizado através dos tecidos subcutâneos abdominais inferiores e do flanco até chegar ao dispositivo. Habitualmente, tanto o teste quanto a implantação são realizados com o paciente sob sedação por infiltração de um anestésico local; a anestesia raquidiana administrada pela própria bomba também pode ser utilizada no procedimento de implantação. Para alguns pacientes, talvez haja necessidade de anestesia geral, para que possam tolerar o procedimento de implantação.

C. Medicações administradas

De acordo com as diretrizes do Polyanalgesic Conference Consensus (Pacc) para dores malignas e não malignas, os medicamentos de primeira linha para administração intratecal são: monoterapias com morfina ou com ziconotida (um inibidor do canal de cálcio). Mas as diretrizes do Pacc também afirmam que, na verdade, essa prática consiste em uma terapia combinada com opioides (p. ex., fentanil, hidromorfona) e um anestésico local (p. ex., bupivacaína), com possível inclusão de outros medicamentos (p. ex., baclofeno ou clonidina). Depressão respiratória e sedação são dois dos efeitos colaterais mais preocupantes com o uso de muitos medicamentos intratecais. Os efeitos colaterais da morfina e do fentanil são: náusea, edema, constipação, retenção urinária e prurido, mas em percentuais muito menores do que os desses mesmos medicamentos quando administrados sistemicamente. Embora a ziconotida seja aprovada pela FDA, seu uso é limitado em decorrência dos efeitos colaterais, p. ex., miosite e poliartralgias, e também pelos efeitos adversos psiquiátricos e neurológicos (o uso da ziconotida é contraindicado em pacientes com psicose preexistente).

D. Vantagens e desvantagens

As principais vantagens da terapia intratecal são a administração mais eficaz, direcionada para a medula espinal, e também a atenuação dos efeitos colaterais em comparação com o que ocorre com o uso dos analgésicos sistêmicos. Estudos verificaram a eficácia da terapia intratecal, com diminuição dos efeitos colaterais e melhor analgesia em 80% dos pacientes oncológicos. O aumento da eficácia se deve a uma potência 100 a 300 vezes maior da medicação intratecal *versus* medicação sistêmica. No entanto, a terapia intratecal depende de recargas regulares da bomba; além disso, podem ocorrer complicações por eventos adversos raros, como infecções, mau funcionamento do cateter ou da bomba que exijam revisão cirúrgica, ou a formação de granulomas na ponta do cateter – o que pode resultar em analgesia inadequada ou em deficiências neurológicas. As baterias da bomba têm vida útil prevista para 5 a 10 anos, dependendo do uso. Algumas fatalidades com o uso da terapia intratecal foram associadas à depressão respiratória com o uso de altas doses e de cateteres cervicais altos, ou quando essa modalidade foi combinada com altas doses sistêmicas de medicamentos; assim, ao serem iniciados ou aumentados os agentes terapêuticos intratecais, os pacientes devem ser monitorados para depressão respiratória ou sedação. Algumas bombas intratecais devem ser esvaziadas antes de uma ressonância magnética; por causa das forças magnéticas geradas pela ressonância magnética, pode ocorrer inadvertidamente a abertura de todo o reservatório do medicamento. Assim, é essencial que se tenha conhecimento do tipo de bomba antes que o paciente e a bomba sejam posicionados em um aparelho de ressonância magnética. Além disso, deve-se interromper o uso de anticoagulantes e de Aine antes da implantação da bomba, e o paciente deverá continuar sem essas medicações por um breve período após a implantação; essa interrupção temporária traz consigo o risco do potencial surgimento de coágulos sanguíneos.

E. Alternativas

Para pacientes com limitada expectativa de vida, pode ser mais apropriada a administração epidural contínua de medicamentos por meio de uma bomba externa ou porta subcutânea. São alternativas à terapia intratecal o uso de medicamentos sistêmicos VO, IV, tópicos ou mesmo por infusão subcutânea (como ocorre em ambientes de cuidados paliativos).

Abd-Elsayed A et al. Intrathecal drug delivery for chronic pain syndromes: a review of considerations in practice management. Pain Physician. 2020;23:E591. [PMID: 33185379]

De Andres J et al. Intrathecal drug delivery: advances and applications in the management of chronic pain patient. Front Pain Res (Lausanne). 2022;3:900566. [PMID: 35782225]

Perruchoud C et al. Management of cancer-related pain with intrathecal drug delivery: a systematic review and meta-analysis of clinical studies. Neuromodulation. 2022:S1094. [PMID: 35088743]

Sindt JE et al. Initiation of intrathecal drug delivery dramatically reduces systemic opioid use in patients with advanced cancer. Neuromodulation. 2020;23:978. [PMID: 32459393]

Spiegel MA et al. Evaluation of an intrathecal drug delivery protocol leads to rapid reduction of systemic opioids in the oncological population. J Palliat Med. 2021;24:418. [PMID: 32640912]

Estimulação espinal

A. Indicações

A estimulação espinal tem como alvo a dor neuropática no tronco e nos membros, como a síndrome da cirurgia lombar malsucedida, a síndrome da dor regional complexa e as radiculopatias. Também vem aumentando o número de estudos que abordam seu uso para dor neuropática associada ao câncer.

B. Procedimento

Os dispositivos de neuroestimulação consistem em um gerador de pulso implantável normalmente colocado no flanco ou abdome, logo abaixo da pele, e uma série de contatos elétricos situados em eletrodos cilíndricos ou laminares aplicados ao espaço epidural. *Os dispositivos de neuroestimulação transmitem pulsos elétricos para a medula espinal ou gânglio da raiz dorsal com o objetivo de bloquear a transmissão da dor.* Os eletrodos laminares devem ser implantados por procedimento neurocirúrgico com laminotomia (e anestesia geral), enquanto os cabos cilíndricos percutâneos podem ser implantados sob sedação. Antes da implantação cirúrgica permanente dos cabos e do gerador de pulso implantável, os pacientes passam por teste com duração de 3 a 7 dias; durante esse período, os cabos são conectados a uma bateria externa, com uma programação que utiliza diferentes formas de onda de pulso para avaliação da eficácia terapêutica.

C. Parâmetros de estimulação

A neuroestimulação tradicional resultava em parestesia, que servia para mascarar a dor. Presumia-se que essas parestesias eram resultantes da estimulação dos axônios da coluna dorsal. Entretanto, estudos recentemente publicados revelaram que é possível obter analgesia independentemente da parestesia; para tanto, basta alterar uma série de parâmetros de estimulação da medula espinal, p. ex., estimulação constante de alta frequência e estimulação de alta frequência em rajadas. Estudos clínicos duplo-cegos, randomizados e controlados mais recentes constataram que tanto o estado funcional quanto os escores para a classificação da dor podem ser significativamente melhorados em sistemas de estimulação da medula espinal que adaptam a potência levando em conta a resposta neural de cada paciente no modo de *loop* fechado. Essa estratégia proporciona melhora prolongada no alívio da dor, sono, humor, incapacitações e na diminuição dos opioides. Para os casos mais focais de dor neuropática, como as lesões do nervo inguinal no pós-operatório ou as neuralgias pós-herpéticas torácicas, a estimulação do gânglio da raiz dorsal pode proporcionar analgesia focal. Esses sistemas mais modernos e versáteis proporcionam analgesia sem que ocorram parestesias, com percentuais de resposta analgésica que aumentaram constantemente, de aproximadamente 50% com o uso dos dispositivos tradicionais para cerca de 80%. Os dispositivos mais modernos também têm maior longevidade, e a maioria deles é compatível com o uso da ressonância magnética.

D. Vantagens e desvantagens

A estimulação da medula espinal é uma tecnologia reversível que pode resultar em eficácia analgésica superior, tornando desnecessário o uso de medicamentos sistêmicos. A literatura sugere que a estimulação da medula espinal é benéfica em 80 a 90% dos participantes criteriosamente selecionados, p. ex., pacientes com dor lombar neuropática causada por síndrome pós-laminectomia. Na verdade, atualmente a estimulação da medula espinal avançou para uma posição importante no *continuum* do tratamento; os médicos podem considerar o uso dessa modalidade antes do uso prolongado de doses moderadas de opioides sistêmicos. Por outro lado, por ser um procedimento cirúrgico, o uso da estimulação da medula espinal pode estar associado a complicações, como infecção, migração de eletrodos, mau funcionamento do dispositivo ou deficiências neurológicas. Embora houvesse contraindicação ao uso da ressonância magnética em pacientes com alguns sistemas mais antigos, atualmente a maioria dos sistemas mais modernos permite a obtenção limitada de imagens por RM. Talvez haja necessidade de recarga das baterias algumas vezes por semana, mas normalmente terão vida útil de 5 a 10 anos. De maneira semelhante ao que ocorre com as bombas intratecais, os anticoagulantes e Aine deverão ser interrompidos antes da implantação de dispositivos de estimulação da medula espinal, em função dos riscos potenciais (p. ex., sangramento). Antes que seja dado prosseguimento a esse tratamento, é importante que o cirurgião responsável pela implantação, o médico prescritor e o paciente discutam seus riscos e benefícios. Além disso, normalmente se faz uma avaliação psicológica antes do início dessa terapia, para que sejam descartadas quaisquer comorbidades psicológicas graves não tratadas, bem como para que sejam avaliadas as expectativas para o tratamento e a adequação da implantação.

E. Alternativas

Além do tratamento farmacológico para dor, duas técnicas neuromoduladórias podem funcionar como alternativas à estimulação do corno dorsal e do gânglio da raiz dorsal. A **estimulação de nervo periférico** é uma tecnologia consagrada; essa modalidade tem como alvo os nervos periféricos, com uso de um sistema semelhante, isto é, um eletrodo conectado a um gerador de pulso. A estimulação de nervo periférico pode ter maior utilidade em pacientes com um alvo neurológico muito específico. Alternativas são os **estimuladores elétricos transcutâneos de nervos** (Tens) e as terapias farmacológicas sistêmicas.

Deer TR et al. A systematic literature review of spine neurostimulation therapies for the treatment of pain. Pain Med. 2020;21:1421. [PMID: 32034422]

Hofmeister M et al. Effectiveness of neurostimulation technologies for the management of chronic pain: a systematic review. Neuromodulation. 2020;23:150. [PMID: 31310417]

Kapural L ... Poree L et al. Durable multimodal and holistic response for physiologic closed-loop spinal cord stimulation supported by objective evidence from the EVOKE double-blind randomized controlled trial. Reg Anesth Pain Med. 2023:rapm-2023-104639. [Epub ahead of print] [PMID: 37491149]

Mekhail N ... Poree L et al; EVOKE Study Group. Durability of clinical and quality-of-life outcomes of closed-loop spinal cord stimulation for chronic back and leg pain: a secondary analysis of the Evoke randomized clinical trial. JAMA Neurol. 2022;79:251. Erratum in: JAMA Neurol. 2022;79:420. [PMID: 35156999]

Mekhail NA ... Poree L et al; EVOKE Study Group. ECAP-controlled closed-loop versus open-loop SCS for the treatment of chronic pain: 36-month results of the EVOKE blinded randomized clinical trial. Reg Anesth Pain Med. 2023:rapm- 2023-104751. [Epub ahead of print] [PMID: 37640452]

Bloqueio e neurólise do plexo celíaco

A. Indicações

Bloqueio do plexo celíaco se refere à injeção de um anestésico de ação prolongada (p. ex., bupivacaína), acompanhada ou não por um corticosteroide (p. ex., metilprednisolona); com o uso de esteroides, o bloqueio pode proporcionar alívio ao longo de algumas semanas a meses. Neurólise do plexo celíaco envolve a injeção de um agente neurolítico (p. ex., álcool ou fenol); o procedimento pode proporcionar alívio analgésico de forma mais consistente por 2 a 6 meses. A indicação mais comum para tais procedimentos é a dor do câncer de pâncreas, mas também podem ser utilizados em pacientes com dor de outras doenças malignas (p. ex., estômago, fígado, baço, rim e trato gastrointestinal) ou com pancreatite crônica. Vários estudos clínicos randomizados e metanálises constataram a superioridade da neurólise do plexo celíaco *versus* tratamento farmacológico em pacientes com câncer de pâncreas, mas as evidências de sua eficácia para casos de pancreatite crônica são mais controversas.

B. Procedimento

A abordagem mais comum consiste em uma abordagem posterior percutânea guiada por fluoroscopia, na qual agulhas bilaterais são direcionadas ao plexo celíaco no nível de T12-L1. Como alternativas, é possível utilizar a orientação por ultrassonografia, TC ou por endoscopia. Há necessidade de mínima sedação para as abordagens percutâneas; mas no caso de uma orientação endoscópica, o paciente deverá ficar sob sedação intensa, ou anestesia geral.

C. Medicamentos usados

Utiliza-se a neurólise química com álcool ou fenol para que a duração da analgesia se estenda para 2 ou mais meses, em comparação com bloqueio com um anestésico local (p. ex., bupivacaína) e um corticosteroide (p. ex., metilprednisolona), que resulta em duração analgésica de semanas a meses. Na neurólise química, usa-se etanol com maior frequência, por dispensar composições e, mais importante ainda, pela menor probabilidade de causar danos neurológicos permanentes, em comparação com o uso de fenol; mas a injeção de etanol é mais dolorosa.

D. Vantagens e desvantagens

A principal vantagem desses procedimentos é a melhora da analgesia, sem a necessidade de recorrer a medicamentos sistêmicos (e seus efeitos adversos). O bloqueio neurolítico do plexo demonstrou eficácia em 70 a 80% dos pacientes. Os efeitos colaterais comuns das intervenções no plexo celíaco são hipotensão e diarreia transitórias. É raro que ocorram danos temporários ou permanentes à medula espinal (0 a 0,2%) com o uso da anestesia local, mas ocorre maior número de lesões nervosas periféricas involuntárias com o uso de álcool ou fenol.

E. Alternativas

Como rotina, o tratamento padrão para a dor é feito com analgésicos sistêmicos orais ou transdérmicos (p. ex., opioides). A terapia intratecal também é uma alternativa, sobretudo para casos de dor oncológica.

Lau J et al. Interventional anesthesia and palliative care collaboration to manage cancer pain: a narrative review. Can J Anaesth. 2020;67:235. [PMID: 31571119]

Urits I et al. A comprehensive review of the celiac plexus block for the management of chronic abdominal pain. Curr Pain Headache Rep. 2020;24:42. [PMID: 32529305]

Injeção epidural de corticosteroides

A. Indicações

As injeções epidurais de corticosteroides são indicadas para pacientes com dor cervical, lombar e radicular crônica resultante de estenose central ou neuroforaminal respectivamente na região cervical, torácica ou lombossacral. Tanto a estenose central quanto a estenose neuroforaminal podem ser causadas por uma doença discal degenerativa, hérnia de disco ou artropatia de faceta. As injeções epidurais de corticosteroides são relativamente seguras e apropriadas, depois de terem sido tentadas – sem sucesso – medidas conservadoras, como a fisioterapia e a medicação analgésica.

B. Procedimento

Habitualmente se utiliza a fluoroscopia para ajudar na visualização dos pontos de referência ósseos; pode-se optar por uma abordagem interlaminar ou transforaminal. O acesso interlaminar é obtido pelo posicionamento de uma agulha entre as lâminas dos níveis vertebrais adjacentes, enquanto o acesso transforaminal é obtido pela inserção da agulha através do neuroforame, para acesso ao espaço epidural. Esses procedimentos de inserção de agulha podem ser realizados sob anestesia local tópica, ou com sedação mínima.

C. Medicamentos usados

Normalmente se usa como monoterapia um corticosteroide particulado como a metilprednisolona, ou em combinação com um anestésico local. Para a abordagem transforaminal, na qual há também a preocupação de um acesso vascular acidental, pode ser preferível usar um corticosteroide não particulado.

D. Vantagens e desvantagens

As injeções epidurais de corticosteroides são úteis para aqueles pacientes que não responderam à terapia conservadora, não são candidatos cirúrgicos ou recusam cirurgia. A melhor evidência da eficácia das injeções epidurais de corticosteroides é uma melhora rápida da radiculopatia nas regiões lombar e cervical. Em uma análise Cochrane, foram observados efeitos colaterais em 10 a 24% dos casos cirúrgicos, mas não houve qualquer relato de efeito colateral em todos os tratamentos conservadores. As desvantagens das injeções epidurais de corticosteroides são: possível dor de cabeça em seguida à punção dural, debilidade transitória e, raramente, deficiências neurológicas permanentes. Se o paciente estiver sendo medicado com anticoagulação sistêmica, talvez haja necessidade de suspender os anticoagulantes antes da aplicação de injeções de corticosteroides; essa suspensão pode aumentar o risco de ocorrência de eventos cardiovasculares. Antes da aplicação de qualquer injeção epidural de corticosteroides, tais casos devem ser discutidos com o médico responsável pela anticoagulação.

E. Alternativas

As alternativas são: terapia conservadora, p. ex., tratamento com analgésicos orais, fisioterapia, psicologia da dor, acupuntura e cirurgia.

Verheijen EJA et al. Epidural steroid compared to placebo injection in sciatica: a systematic review and meta-analysis. Eur Spine J. 2021;30:3255. [PMID: 33974132]

Yang S et al. Epidural steroid injection versus conservative treatment for patients with lumbosacral radicular pain. Medicine (Baltimore). 2020;99:e21283. [PMID: 32791709]

Quando encaminhar

Os pacientes devem ser encaminhados a especialistas em tratamento da dor se tiverem:

- Dor que não responde a baixas doses de opioides sistêmicos em doses típicas, ou nos casos em que os opioides causam efeitos adversos importantes em doses típicas.
- Dor não controlável de forma rápida ou segura por outros médicos.
- Dor neuropática que não responde a tratamentos de primeira linha.
- Farmacoterapia complexa que requer doses elevadas de medicamentos, em particular opioides de ação prolongada (p. ex., buprenorfina ou metadona).

- Dor oncológica intensa, inclusive doença primária (p. ex., câncer de pâncreas) ou doença metastática (p. ex., metástases ósseas).

Quando hospitalizar

- Exacerbação grave da dor que não responde ao uso prévio de opioides orais estáveis administrados 24 horas por dia, juntamente com doses administradas para exacerbação abrupta da dor.

- Dor tão intensa que torna impossível controlar em casa.
- Efeitos colaterais incontroláveis dos opioides, como náusea, vômito, mioclonia e alteração do quadro mental.
- Necessidade de procedimento cirúrgico, como implantação de bomba intratecal para administração de medicamentos ou dispositivo de neuroestimulação.

6

Distúrbios dermatológicos

Nathan W. Rojek, MD

Scott Worswick, MD

Kanade Shinkai, MD, PhD

Lindy P. Fox, MD

Revisão científica da edição brasileira: Dr. Raphael Tzung Lima Soares

As doenças dermatológicas são diagnosticadas pelos tipos de lesões que causam. Deve-se identificar a morfologia da lesão (ou lesões) para possibilitar o estabelecimento de um diagnóstico diferencial (Tab. 6.1) e obter os elementos da história, exame físico e exames laboratoriais e histopatológicos apropriados para confirmação do diagnóstico. Situações clínicas específicas, como pacientes imunocomprometidos ou gravemente doentes, conduzirão a diferentes considerações diagnósticas.

Princípios da terapia dermatológica
Medidas de tratamento de uso frequente
A. Banho

Em pessoas com pele seca ou inflamada, o sabonete deve ser usado apenas nas axilas e virilhas e nos pés. Antes da aplicação de corticosteroides ou emolientes tópicos, a imersão em água por 10-15 minutos aumenta a eficácia desses agentes (imergir e esfregar).

B. Terapia tópica

Os médicos não especializados em dermatologia devem se familiarizar com um agente representativo em cada categoria para cada indicação (p. ex., corticosteroide tópico, retinoide tópico etc.).

1. **Corticosteroides** – A Tabela 6.2 apresenta cremes, loções, pomadas, géis, espumas e *sprays* de corticosteroides para uso tópico. Os corticosteroides tópicos são divididos em classes, com base na potência. Agentes enquadrados na mesma classe são equivalentes, mas os preços dos corticosteroides tópicos variam drasticamente. Para determinado agente, maior lipofilicidade (oleosidade) corresponde a maior potência, de modo que, para o mesmo composto e potência, uma formulação de pomada é mais potente do que um creme – que, por sua vez, é mais potente do que uma loção. A potência de um corticosteroide tópico pode ser drasticamente aumentada pela oclusão (i.e., a cobertura do local da aplicação com uma barreira impermeável à água) por um mínimo de 4 horas. Dependendo da localização do distúrbio de pele, podem ser usados luvas, filme plástico,

pijamas úmidos cobertos por pijamas secos (envoltórios molhados) ou trajes oclusivos de plástico. Devemos nos cercar de cautela ao aplicar corticosteroides tópicos em áreas de pele fina (rosto, genitália, pregas cutâneas). O uso de corticosteroides tópicos nas pálpebras pode resultar em glaucoma ou catarata. O médico pode fazer uma estimativa da quantidade de corticosteroide tópico necessária recorrendo à "regra dos nove" (como na avaliação das queimaduras; ver Fig. 39.2). Aproximadamente 20-30 g são necessários para cobrir toda a superfície corporal de um adulto. Ocorre a absorção sistêmica com o uso de corticosteroides tópicos, mas são raras as complicações como no uso de corticosteroides sistêmicos.

2. **Emolientes para pele seca ("hidratantes")** – A pele seca é resultado de um funcionamento anormal da epiderme. Os agentes emolientes restauram a epiderme promovendo a diferenciação dos queratinócitos e pela produção de antimicrobianos inatos; alguns desses agentes restauram os lipídios da barreira da pele, incluindo as ceramidas. Os melhores hidratantes são as pomadas e os cremes, em lugar das loções. **Os emolientes são mais eficazes quando aplicados na pele molhada.** O petrolato puro não contém alérgenos e pode ser uma opção, se o médico suspeitar de uma dermatite de contato alérgica a produtos tópicos.

A aparência escamosa da pele seca pode ser melhorada pelo uso simultâneo de emolientes e de agentes ceratolíticos, como a ureia, o ácido láctico ou produtos contendo ácido glicólico, desde que não esteja presente uma inflamação (eritema ou prurido).

3. **Agentes secantes para dermatoses exsudativas** – Se for observada exsudação na pele por causa de infecção ou inflamação, poderá ser benéfico o uso de agentes secantes. O melhor agente secante é a água, que deve ser aplicada na forma de repetidas compressas durante 15-30 minutos, pura ou com sais de alumínio (solução de Burow, comprimidos de Domeboro).

4. **Antipruriginosos tópicos** – As loções contendo cânfora e mentol a 0,5% cada (Sarna) ou cloridrato de pramoxina a 1% (com ou sem 0,5% de mentol, p. ex., Prax, PrameGel,

TABELA 6.1 Categorização morfológica de lesões e doenças de pele

Pigmentada	Sarda, lentigo, ceratose seborreica, nevo, nevo azul, nevo em halo, melanoma
Descamativa	Psoríase, dermatite (atópica, de estase, seborreica, de contato alérgica crônica ou por contato irritante), xerose (pele seca), líquen simples crônico, *tinea pedis/cruris/corporis*, *tinea versicolor*, sífilis secundária, pitiríase rósea, lúpus eritematoso discoide, dermatite esfoliativa, erupção medicamentosa, ceratose actínica, doença de Bowen
Vesicular	Herpes simples, varicela, herpes-zóster, ponfolix (dermatite vesicular das palmas das mãos e solas dos pés), tinea vesicular, autoeczematização, dermatite herpetiforme, miliária cristalina, escabiose, fotossensibilidade, dermatite alérgica de contato aguda, erupção medicamentosa
Exsudativa ou crostosa	Impetigo, dermatite alérgica de contato aguda, qualquer dermatite vesicular
Pustular	Acne vulgar, acne rosácea, foliculite, candidíase, miliária pustulosa, psoríase pustulosa, qualquer dermatite vesicular, erupção medicamentosa
Eritema figurado ("de formas")	Urticária, eritema multiforme, eritema migratório, celulite, erisipela, erisipeloide, picadas de artrópodes, eritema anular centrífugo, eritema marginado, eritema crônico migratório
Bolhosa	Impetigo, dactilite bolhosa, pênfigo, penfigoide, porfiria cutânea tardia, erupções medicamentosas, eritema multiforme, necrólise epidérmica tóxica
Papular	**Hiperceratótica:** verrugas, calos, ceratoses seborreicas **Roxo–violeta:** líquen plano, erupções medicamentosas, sarcoma de Kaposi, linfoma cutâneo, síndrome de Sweet **Cor de carne, umbilicado:** molusco contagioso **Perolado:** carcinoma basocelular, nevos intradérmicos **Pequeno, vermelho, inflamatório:** acne, rosácea, miliária rubra, candidíase, escabiose, foliculite
Prurido[1]	Xerose, escabiose, pediculose, líquen plano, líquen simples crônico, picadas, causas sistêmicas, prurido anogenital
Nodular, cística	Eritema nodoso, furúnculo, acne cística, cisto de inclusão folicular (epidérmica), tumor metastático na pele
Fotodermatite	Erupção medicamentosa, fotoerupção polimórfica, lúpus eritematoso
Morbiliforme	Erupção medicamentosa, infecção viral, sífilis secundária
Erosiva	Qualquer dermatite vesicular, impetigo, aftas, líquen plano, eritema multiforme, intertrigo
Ulcerada	Decúbito, herpes simples, câncer de pele, infecções parasitárias, sífilis (cancro), cancroide, vasculite, estase, doença arterial, pioderma gangrenoso

[1] Não é uma classe morfológica, mas foi incluída porque é uma das apresentações dermatológicas mais comuns.

TABELA 6.2 Agentes terapêuticos dermatológicos tópicos úteis[1]

Agente	Formulações, concentrações	Frequência de aplicação	Classe de potência	Indicações comuns	Comentários
Corticosteroides listados em ordem crescente de potência					
Acetato de hidrocortisona	Creme a 1% Pomada a % Solução a 1% Creme a 2,5% Pomada a 2,5%	2x/dia	Baixa	Dermatite seborreica Prurido anal Intertrigo O mesmo que para hidrocortisona 1%	Não é o mesmo que valerato ou butirato de hidrocortisona Não para loção VL para hera venenosa (Aquanil HC), solução VL (Scalpicin) Talvez melhor para prurido anal Não claramente melhor que 1% Mais caro Não é produto VL
Dipropionato de alclometasona (Aclovate)	Creme a 0,05% Pomada a 0,05%	2x/dia	Baixa	O mesmo que para hidrocortisona	Mais eficaz que a hidrocortisona Talvez cause menos atrofia
Desonida	Creme a 0,05% Pomada a 0,05% Loção a 0,05%	2x/dia	Baixa	O mesmo que para hidrocortisona Para lesões em pregas faciais ou corporais resistentes à hidrocortisona	Mais eficaz que a hidrocortisona Pode causar rosácea ou atrofia Não fluorado
Clocortolona (Cloderm)	Creme a 0,1%	3x/dia	Média	Dermatite de contato Dermatite atópica	Não reage quimicamente de forma cruzada com outros corticosteroides e pode ser usada em pacientes alérgicos a outros corticosteroides
Prednicarbato (Dermatop)	Creme emoliente a 0,1% Pomada a 0,1%	2x/dia	Média	O mesmo que para triancinolona	Pode causar menos atrofia Sem genéricos Sem conservantes

(continua)

TABELA 6.2 Agentes terapêuticos dermatológicos tópicos úteis[1] (*continuação*)

Agente	Formulações, concentrações	Frequência de aplicação	Classe de potência	Indicações comuns	Comentários
Triancinolona acetonida	Creme a 0,1% Pomada a 0,1% Loção a 0,1%	2x/dia	Média	Eczema em áreas extensoras Usado para psoríase com alcatrão Dermatite seborreica e psoríase no couro cabeludo	Cuidado em pregas corporais, rosto Econômico em tamanhos de 0,5 lb e 1 lb para tratamento de grandes superfícies corporais Econômico como solução para couro cabeludo
	Creme a 0,025% Pomada a 0,025%	2x/dia	Média	O mesmo que para 0,1% de concentração a 0,1%	Possivelmente menos eficácia e poucas vantagens sobre a formulação a 0,1%
Fluocinolona acetonida	Creme a 0,025% Pomada a 0,025% Solução 0,01%	2x/dia	Média	O mesmo que para triancinolona O mesmo que para triancinolona	
Furoato de mometasona (Elocon)	Creme a 0,1% Pomada a 0,1% a Loção a 0,1%	1x/dia	Média	O mesmo que para triancinolona	Frequentemente usado de forma inadequada na face ou em crianças Não fluorado
Desoximetasona	Creme a 0,05% Creme a 0,25% Gel a 0,05% Pomada a 0,25%	2x/dia	Alta	O mesmo que para triancinolona	Potência comparável à da fluocinonida Sugerida para uso quando há suspeita de dermatite alérgica de contato a corticosteroides tópicos; pomada útil quando há suspeita de dermatite alérgica de contato ao propilenoglicol
Diacetato de diflorasona	Creme a 0,05% Pomada a 0,05%	2x/dia	Alta	Dermatite numular Dermatite de contato alérgica Líquen simples crônico	
Fluocinonida (Lidex)	Creme a 0,05% Gel a 0,05% Pomada a 0,05% Solução a 0,05%	2x/dia	Alta	O mesmo que para betametasona Gel útil para carvalho venenoso	Genéricos são baratos Creme Lidex pode causar ardência no eczema Creme emoliente Lidex preferido
Dipropionato de betametasona (Diprolene)	Creme a 0,05% Pomada a 0,05% Loção a 0,05%	2x/dia	Ultra-alta	Para lesões resistentes aos corticosteroides de alta potência Líquen plano Picadas de insetos	Genéricos baratos disponíveis
Propionato de clobetasol (Temovate)	Creme a 0,05% Pomada a 0,05% Loção a 0,05%	2x/dia	Ultra-alta	O mesmo que para dipropionato de betametasona	Um pouco mais potente que a diflorasona Limitado a 2 semanas de uso contínuo Limitado ≤ 50 g/semana O creme pode causar ardência; usar a formulação "creme emoliente" Genérico disponível
Propionato de halobetasol (Ultravate)	Creme a 0,05% Pomada a 0,05%	2x/dia	Ultra-alta	O mesmo que para clobetasol	Mesmas restrições do clobetasol O creme não causa ardência Compatível com calcipotrieno (Dovonex)
Flurandrenolida (Cordran)	Fita: $ 857,28/rolo de 24" × 3" Loção a 0,05%	12/12 horas	Ultra-alta	Líquen simples crônico	A versão em fita protege a pele e evita arranhões
Agentes anti-inflamatórios não esteroides úteis para dermatite					
Crisaborol (Eucrisa)	Pomada a 2%	2x/dia	N/A	Dermatite atópica	Substituto de esteroide que não causa atrofia ou estrias Pode arder ou queimar na aplicação inicial
Pimecrolimo[3] (Elidel)	Creme a 1%	2x/dia	N/A	Dermatite atópica	Substituto de esteroide que não causa atrofia ou estrias

(*continua*)

TABELA 6.2 Agentes terapêuticos dermatológicos tópicos úteis[1] (*continuação*)

Agente	Formulações, concentrações	Frequência de aplicação	Classe de potência	Indicações comuns	Comentários
Ruxolitinibe (Opzelura)	Creme a 1,5%	2x/dia	N/A	Dermatite atópica	Substituto de esteroide que não causa atrofia ou estrias Muitos efeitos colaterais sistêmicos potenciais, incluindo malignidade, infecção e efeitos cardiovasculares
Tacrolimus[2] (Protopic)	Pomada a 0,1% Pomada a 0,03%	2x/dia	N/A	Dermatite atópica	Substituto de esteroide que não causa atrofia ou estrias Queimaduras em ≥ 40% dos pacientes com eczema Pode causar rubor com ingestão de álcool
Antibióticos (para acne)					
Fosfato de clindamicina	Solução a 1% Gel a 1% Loção a 1% Compressa a 1%	2x/dia	N/A	Acne papular leve	A loção é menos ressecante do que a solução, gel ou compressas para pacientes com pele sensível Recomenda-se o uso com peróxido de benzoíla para evitar resistência a antibióticos da monoterapia
Clindamicina/peróxido de benzoíla (BenzaClin)	Gel	2x/dia	N/A	O mesmo que para benzamicina	Não genérico Mais eficaz do que qualquer um dos agentes isoladamente
Dapsona	Gel a 5%	1x/dia	N/A	Acne papulopustular leve	Mais caro, bem tolerado Recomenda-se o uso com peróxido de benzoíla para evitar resistência a antibióticos com a monoterapia
Eritromicina	Solução a 2% Gel a 2% Compressa a 2%	2x/dia	N/A	O mesmo que para clindamicina	Muitos fabricantes diferentes Econômico Recomenda-se o uso com peróxido de benzoíla para evitar resistência a antibióticos com a monoterapia
Eritromicina/peróxido de benzoíla (Benzamicina)	Gel	2x/dia	N/A	O mesmo que para clindamicina Pode ajudar a tratar acne comedonal	Não genérico Mais caro Mais eficaz do que outros antibióticos tópicos O frasco principal requer refrigeração
Minociclina	Espuma a 4%	1x/dia	N/A	O mesmo que para clindamicina	Não genérico Mais caro Pode causar amarelamento temporário da pele (sai com água)
Antibióticos (para impetigo)					
Mupirocina (Bactroban)	Pomada a 2% Creme a 2%	3x/dia	N/A	Impetigo, foliculite	Devido ao custo, o uso é limitado a pequenas áreas de impetigo Usado no nariz 2x/dia durante 5 dias para reduzir a transmissão estafilocócica
Retapamulina (Altabax)	Pomada a 1%	2x/dia	N/A	Impetigo	Para infecção por *Staphylococcus aureus* ou *Streptococcus pyogenes* Normalmente reservado para infecções resistentes à mupirocina
Ozenoxacino (Ozanex)	Creme a 1%	2x/dia (5 dias)	N/A	Impetigo	Fluoroquinolona tópica Atividade contra MRSA
Antifúngicos: imidazóis					
Clotrimazol	Creme a 1%, VL Solução a 1%	2x/dia	N/A	Infecções por dermatófitos e *Candida*	Disponível VL Creme genérico barato disponível
Econazol (Spectazol)	Creme a 1%	1x/dia	N/A	Como para clotrimazol	Um pouco mais eficaz do que clotrimazol e miconazol
Cetoconazol (Nizoral)	Creme a 2% g	1x/dia	N/A	Como para clotrimazol	Um pouco mais eficaz do que clotrimazol e miconazol

(continua)

TABELA 6.2 Agentes terapêuticos dermatológicos tópicos úteis[1] (*continuação*)

Agente	Formulações, concentrações	Frequência de aplicação	Classe de potência	Indicações comuns	Comentários
Miconazol	Creme a 2%: VL	2x/dia	N/A	O mesmo que para clotrimazol	O mesmo que para clotrimazol
Oxiconazol (Oxistat)	Creme a 1% Loção a 1%	2x/dia	N/A	O mesmo que para clotrimazol	
Sertaconazol (Ertaczo)	Creme a 2%	2x/dia	N/A	*Tinea pedis* refratária	Com receita Mais caro
Sulconazol (Exelderm)	Creme a 1% Solução a 1%	2x/dia	N/A	O mesmo que para clotrimazol	Sem genérico Um pouco mais eficaz do que clotrimazol e miconazol
Outros antifúngicos					
Butenafina (Mentax)	Creme a 1%: VL	1x/dia	N/A	Dermatófitos	Resposta rápida; alto percentual de cura; caro Disponível VL
Ciclopirox (Loprox) (Penlac)	Creme a 0,77% Loção a 0,77% Solução a 8%	2x/dia	N/A	O mesmo que para clotrimazol	Sem genérico Um pouco mais eficaz do que clotrimazol e miconazol
Efinaconazol (Jublia)	Solução a 10%	1x/dia durante 48 semanas	N/A	Onicomicose	Sem genérico; mais eficaz do que ciclopirox para doença das unhas
Naftifina (Naftin)	Creme a 1% Gel a 1%	1x/dia	N/A	Dermatófitos	Sem genérico Um pouco mais eficaz do que clotrimazol e miconazol
Tavaborol (Kerydin)	Solução a 5%	1x/dia durante 48 semanas	N/A	Onicomicose	Nenhum genérico disponível
Terbinafina (Lamisil)	Creme a 1%: VL	1x/dia	N/A	Dermatófitos	Resposta clínica rápida VL
Antipruriginosos					
Cânfora/mentol (Sarna)	Loção a 0,5%/0,5%	2-3x/dia	N/A	Eczema leve, xerose, dermatite de contato leve	
Capsaicina (vários)	Creme a 0,025% Creme a 0,075%	3-4x/dia	N/A	Antipruriginoso tópico, melhor usado para prurido neuropático	Queimação/ardência com aplicação inicial; diminui com o uso contínuo consistente
Doxepina (Zonalon)	Creme a 5%	4x/dia	N/A	Antipruriginoso tópico, melhor usado em combinação com corticosteroide tópico apropriado para aumentar a eficácia	Pode causar sedação
Cloridrato de pramoxina (Prax)	Loção a 1% VL	4x/dia	N/A	Pele seca, varicela, eczema leve, prurido anal	Formulações VL (Prax, Aveeno Anti-Itch Cream ou Lotion; Itch-X Gel) Por prescrição, misturado com 1 ou 2% de hidrocortisona

[1] Para determinado agente, maior lipofilicidade (oleosidade) corresponde a maior potência; p. ex., a pomada de triancinolona a 0,1% é mais potente do que o creme de triancinolona a 0,1%, que por sua vez é mais potente do que a loção de triancinolona a 0,1%.

[2] Tacrolimus e pimecrolimo tópicos devem ser usados somente quando outros tratamentos tópicos não obtiveram sucesso. O tratamento deve ficar limitado a determinada área e a duração deve ser a mais breve possível. Esses agentes devem ser evitados em pessoas sabidamente com imunossupressão, com infecção por HIV, transplantados de medula óssea e de órgãos ou com linfoma; pessoas em alto risco de linfoma; e pessoas com histórico de linfoma.

MRSA: *Staphylococcus aureus* resistente à meticilina; N/A: não aplicável; VL: produto de venda livre.

loção antiprurido Aveeno) são agentes antipruriginosos eficazes. Hidrocortisona a 1 ou 2,5% pode ser incorporada ao tratamento, graças a seu efeito anti-inflamatório (creme, loção ou pomada de pramosona). O creme de doxepina 5% diminui o prurido, mas pode causar sonolência. Pramoxina e doxepina são mais eficazes se forem aplicadas juntamente com corticosteroides tópicos. Capsaicina e lidocaína tópicas podem ter utilidade em algumas formas de prurido neuropático.

C. Medicamentos antipruriginosos sistêmicos

1. **Anti-histamínicos e antidepressivos** – Os bloqueadores H_1 são os agentes de escolha para prurido causado pela histamina, como a urticária. Em caso contrário, o uso desses agentes parece beneficiar os pacientes com prurido apenas por seus efeitos sedativos. Hidroxizina 25-50 mg VO à noite é uma dose típica. O uso de anti-histamínicos sedativos e não sedativos pouco ajuda no tratamento do prurido associado às doenças inflamatórias da pele. Deve-se dar preferência a agentes que incluam antidepressivos em sua composição (p. ex., doxepina, mirtazapina e paroxetina) e a agentes com atuação direta nos neurônios sensíveis ou moduladores do prurido (p. ex., gabapentina, pregabalina e duloxetina).
2. **Corticosteroides sistêmicos** – Ver Capítulo 28.

Axon E et al. Safety of topical corticosteroids in atopic eczema: an umbrella review. BMJ Open. 2021;11:e046476. [PMID: 34233978]
Lax SJ et al. Strategies for using topical corticosteroids in children and adults with eczema. Cochrane Database Syst Rev. 2022;3:CD013356. [PMID: 35275399]
Stacey SK et al. Topical corticosteroids: choice and application. Am Fam Physician. 2021;103:337. [PMID: 33719380]

Protetores solares

Não importa a idade de início do uso dos protetores solares, nem o tipo de pele: a proteção contra a luz UV diminui a incidência de queimaduras solares, ceratoses actínicas, melanoma e alguns tipos de câncer de pele não melanoma. A melhor proteção é a sombra, mas também são importantes o uso de roupas protetoras, a não exposição direta ao sol durante os horários de pico do dia e o uso cotidiano de protetores solares.

Deve-se usar diariamente um protetor solar de amplo espectro (proteção contra UVA e UVB) e com fator de proteção solar (FPS) de no mínimo 30. Os médicos devem enfatizar a necessidade do uso habitual do protetor solar e a reaplicação do produto a intervalos de poucas horas ou mais, dependendo do nível de exercício físico e da exposição à água. Os protetores solares de amplo espectro, com proteção contra UVA e UVB, ajudam no tratamento de distúrbios de fotossensibilidade. Desconhecem-se as implicações da absorção sistêmica de protetores solares químicos para a saúde dos usuários.

Addor FAS et al. Sunscreen lotions in the dermatological prescription: review of concepts and controversies. An Bras Dermatol. 2022;97:204. [PMID: 35039207]
Guan LL et al. Sunscreens and photoaging: a review of current literature. Am J Clin Dermatol. 2021;22:819. [PMID: 34387824]

Lyons AB et al. Photoprotection beyond ultraviolet radiation: a review of tinted sunscreens. J Am Acad Dermatol. 2021;84: 1393. [PMID: 32335182]

Complicações da terapia dermatológica tópica

As complicações da terapia tópica são: alergia, irritação e outros efeitos colaterais. As reações podem ser decorrentes tanto dos ingredientes ativos como dos inativos, inclusive fragrâncias e conservantes.

A. Alergia

Entre os antibióticos tópicos, neomicina e bacitracina apresentam o maior potencial de sensibilização. Difenidramina, benzocaína, vitamina E, óleos aromáticos, conservantes, fragrâncias, óleo essencial de melaleuca e até mesmo corticosteroides tópicos podem causar dermatite alérgica de contato.

B. Irritação

Na pele, preparações de tretinoína, peróxido de benzoíla e outros medicamentos para tratamento da acne devem ser aplicadas de forma moderada.

C. Outros efeitos colaterais

Corticosteroides tópicos podem induzir o surgimento de lesões faciais semelhantes à acne (rosácea por esteroide) e estrias atróficas nas pregas corporais.

de Groot A. Allergic contact dermatitis from topical drugs: an overview. Dermatitis. 2021;32:197. [PMID: 34415695]
Mohsin N et al. Acne treatment review and future perspectives. Dermatol Ther. 2022;35:e15719. [PMID: 35841269]

LESÕES NEOPLÁSICAS

Neoplasias pigmentadas

Lesões pigmentadas benignas
1. Nevos melanocíticos (pintas normais)

Em geral, uma pinta benigna é uma mácula ou pápula de pequeno diâmetro (< 6 mm) com borda bem definida, apresentando um pigmento homogêneo de coloração bege ou rosa até marrom-escuro. Essas lesões representam crescimentos melanocíticos benignos.

As pintas têm uma história natural típica. No início da vida, em geral as pintas surgem como lesões planas, pequenas e castanhas, quando são denominadas "nevos juncionais", porque as células do nevo estão situadas na junção da epiderme com a derme. Com o tempo, essas pintas aumentam e geralmente ficam elevadas, refletindo a aparência de um componente dérmico, quando passam a ser conhecidas como "nevos compostos" (Fig. 6.1). Durante a gravidez, as pintas podem escurecer e crescer. À medida que os pacientes brancos entram na oitava década de vida, a maioria das pintas já terá perdido seu componente juncional e a pigmentação escura, como resultado da senescência normal. Em todos os estágios da vida, as pintas normais

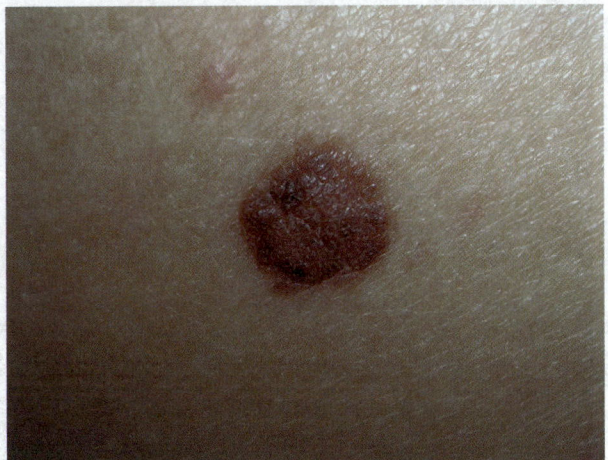

FIGURA 6.1 Nevo composto benigno nas costas.
Reproduzida de Richard P. Usatine, MD, em Usatine RP, Smith MA, Mayeaux EJ Jr, Chumley H. *The Color Atlas of Family Medicine*, 2.ed. McGraw-Hill, 2013.

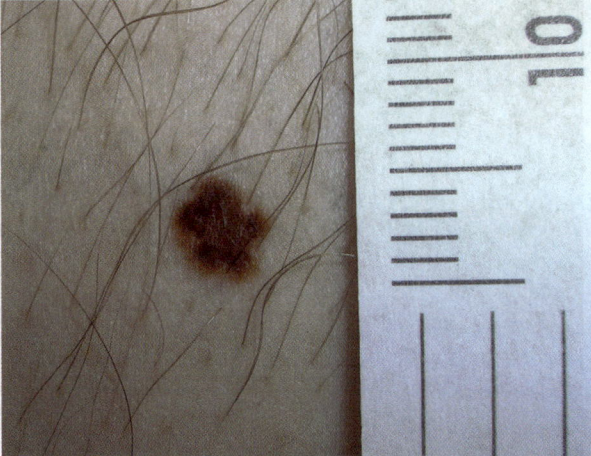

FIGURA 6.2 Nevo atípico (displásico) no peito. Observar a borda irregular e a variação na coloração.
Reproduzida de Richard P. Usatine, MD, em Usatine RP, Smith MA, Mayeaux EJ Jr, Chumley H. *The Color Atlas of Family Medicine*, 2.ed. McGraw-Hill, 2013.

devem ter um aspecto bem demarcado, sendo simétricas e uniformes em seu contorno e cor. Com base nas evidências existentes, não se recomenda um rastreamento regular das pintas para todos os adultos, embora continuem aumentando os percentuais de rastreamento.

Frischhut N et al. The spectrum of melanocytic nevi and their clinical implications. J Dtsch Dermatol Ges. 2022;20:483. [PMID: 35446494]
Henrikson NB et al. Skin cancer screening: updated evidence report and systematic review for the US Preventive Services Task Force. JAMA. 2023;329:1296. [PMID: 3707090]
Yeh I. Melanocytic naevi, melanocytomas and emerging concepts. Pathology. 2023;55:178. [PMID: 36642570]

2. Nevos atípicos

O termo "nevo atípico" é sinônimo da denominação mais antiga, "nevo displásico". A dermatoscopia por um médico treinado pode ajudar muito na avaliação de nevos atípicos. Clinicamente, essas pintas são grandes (≥ 6 mm de diâmetro), apresentam borda irregular e mal definida, e sua pigmentação tem distribuição irregular (Fig. 6.2). Nos EUA, estima-se que 5-10% da população branca tenha um ou mais nevos atípicos, situação em que a exposição solar recreativa é um risco primário. Há maior risco de ocorrência de melanoma em pacientes com ≥ 50 nevos que apresentem uma ou mais nevos atípicos e com um nevo ≥ 8 mm, e em pacientes com qualquer número de nevos definitivamente atípicos. Essas pessoas devem ser orientadas sobre os modos de identificação das alterações em nevos; também devem ser monitoradas a cada 6-12 meses por um médico. É muito importante que seja dada maior atenção a parentes com melanoma familiar (numerosos nevos atípicos e um histórico familiar de dois parentes de primeiro grau com melanoma), pois para essas pessoas o risco de desenvolver melanomas isolados ou múltiplos se aproxima dos 50% por volta dos 50 anos. A remoção de nevos deve ser feita apenas em caso de suspeita de melanomas.

Drozdowski R et al. Dysplastic nevus part I: historical perspective, classification, and epidemiology. J Am Acad Dermatol. 2023;88:1. [PMID: 36038073]
Skudalski L et al. Melanoma: how and when to consider clinical diagnostic technologies. J Am Acad Dermatol. 2022;86:503. [PMID: 34915058]

3. Nevos azuis

Nevos azuis são lesões pequenas, levemente elevadas, de coloração azul-escura (Fig. 6.3) que demonstram preferência pelo dorso das mãos. Essas lesões ocorrem comumente em pessoas de ascendência asiática e podem ser isoladas ou múltiplas. Nos casos em que a lesão permanece inalterada por anos, ela pode ser considerada benigna, já que nevos azuis malignos são raros. O surgimento *de novo* ou o crescimento de pápulas e nódulos azul-escuros deverá ser avaliado, para descartar melanoma nodular.

4. Sardas e lentigos

Sardas (efélides) e lentigos são máculas planas, de coloração marrom e tipicamente com 3-5 mm de diâmetro. As sardas surgem primeiro em crianças pequenas, escurecem com a exposição aos raios UV e desaparecem com a cessação da exposição ao sol. Essas máculas são determinadas por fatores genéticos. Em adultos, os lentigos surgem gradativamente em áreas expostas ao sol, particularmente na face, no dorso das mãos, na parte superior das costas e na parte superior do tórax, com começo na quarta ou quinta década de vida, estando associadas ao fotoenvelhecimento e também ao uso de estrogênio e progesterona. Essas formações devem ser avaliadas da mesma forma que as demais lesões pigmentadas: se a pigmentação for homogênea e se as formações forem simétricas e planas, provavelmente são benignas. Sardas e lentigos podem ser tratadas com retinoides tópicos, p. ex., tretinoína a 0,1% ou adapaleno a 0,1%, hidroquinona, laserterapia/luz ou crioterapia.

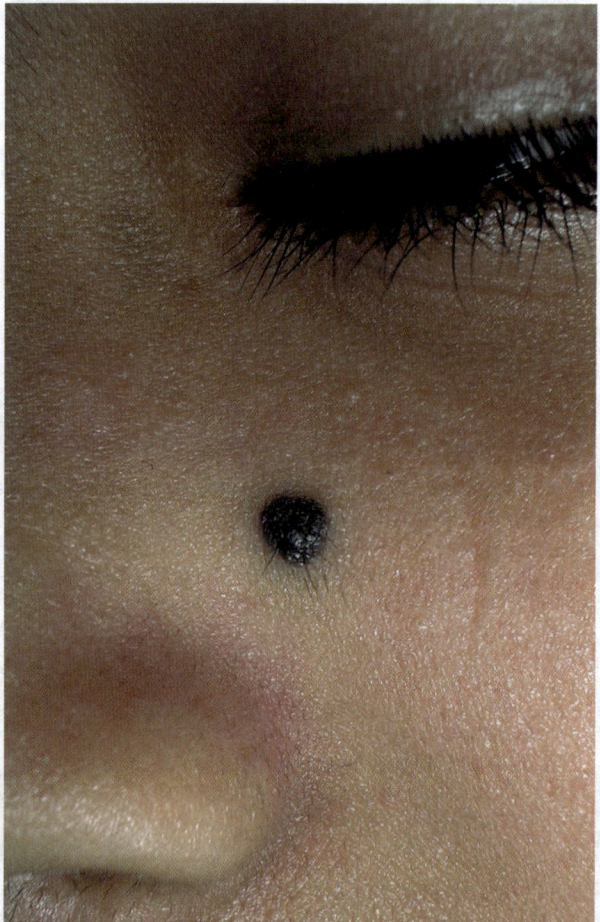

FIGURA 6.3 Nevo azul na parte lateral esquerda da face, uma mácula azul-escura intensamente pigmentada, com certa semelhança com um melanoma, em decorrência de sua pigmentação escura.

Reproduzida de Richard P. Usatine, MD, em Usatine RP, Smith MA, Mayeaux EJ Jr, Chumley H, Tysinger J. *The Color Atlas of Family Medicine*. McGraw-Hill, 2009.

5. Ceratoses seborreicas

As ceratoses seborreicas são pápulas e placas benignas de coloração bege a marrom, ou mesmo pretas, medem 3-20 mm de diâmetro e apresentam superfície aveludada ou verrucosa. Essas formações parecem estar presas ou coladas na pele (Fig. 6.4) e são extremamente comuns – especialmente em idosos –, podendo ser confundidas com melanomas ou com outros tipos de neoplasia cutânea. Não há necessidade de qualquer tipo de tratamento. As ceratoses seborreicas podem ser congeladas com nitrogênio líquido ou curetadas, se estiverem coçando ou se houver inflamação, mas geralmente reaparecem após o tratamento.

Barthelmann S et al. Seborrheic keratosis. J Dtsch Dermatol Ges. 2023;21:265. [PMID: 36892019]

Gorai S et al. Update of pathophysiology and treatment options of seborrheic keratosis. Dermatol Ther. 2022;35:e15934. [PMID: 36226729]

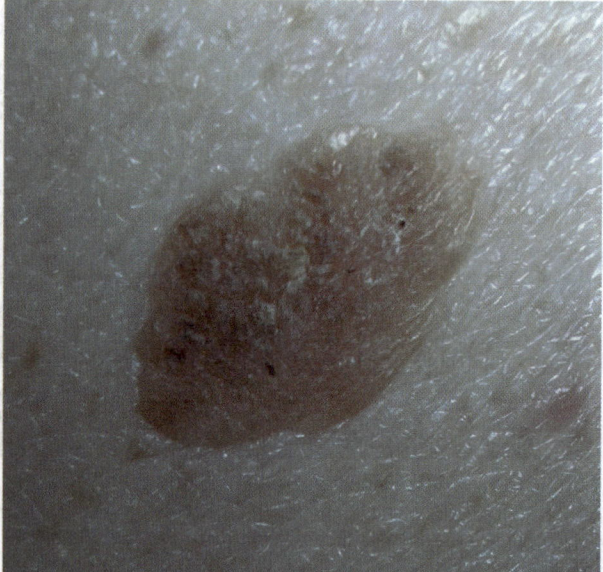

FIGURA 6.4 Ceratose seborreica com pigmentação leve, aspecto ceroso, seco e "grudada".

Reproduzida de Richard P. Usatine, MD, em Usatine RP, Smith MA, Mayeaux EJ Jr, Chumley H. *The Color Atlas of Family Medicine*, 2.ed. McGraw-Hill, 2013.

Sun MD et al. Advances in the etiology, detection, and clinical management of seborrheic keratoses. Dermatology. 2022;238: 205. [PMID: 34311463]

Lesões pigmentadas malignas
1. Melanoma maligno

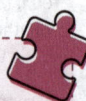

FUNDAMENTOS DO DIAGNÓSTICO

- Pode ser plano ou elevado com bordas irregulares.
- Ao exame, pode se apresentar com cores variadas, p. ex., marrom, vermelho, branco, preto e azul.
- Deve-se suspeitar diante de qualquer lesão pigmentada da pele com mudança recente na aparência.
- Menos de 30% se desenvolvem a partir de nevos existentes.

Considerações gerais

O melanoma maligno, o quarto câncer mais comum nos EUA, é a principal causa de morte em decorrência de doenças de pele, tendo dobrado de incidência nos últimos 30 anos. Em 2022, aproximadamente 99.780 novos melanomas foram diagnosticados naquele país, e esse câncer causou cerca de 7.650 mortes (dois terços em homens). O risco de ocorrência de um melanoma durante toda a vida é de 2% em indivíduos brancos e de 0,1-0,5% em pessoas de outras raças. Um em cada quatro casos ocorre antes dos 40 anos. Embora o aumento da detecção de melanomas precoces tenha resultado em maior sobrevida, o número de fatalidades nos EUA permanece em torno de 7.500 por ano.

O fator prognóstico mais importante é a espessura do melanoma. Os percentuais de sobrevida de 10 anos alcançam 95% em pacientes com espessuras < 1 mm; 80% para 1-2 mm; e 55% para 2-4 mm. O percentual de sobrevida de 5 anos é de 62% se houver envolvimento de linfonodos e de 16% se houver metástases a distância.

Achados clínicos

Os melanomas malignos primários podem ser classificados em vários tipos clínico-histopatológicos, como: melanoma superficial disseminado (dois terços de todos os melanomas que surgem na pele exposta intermitentemente ao sol); melanoma lentiginoso (que surge na pele cronicamente exposta ao sol em pessoas mais idosas); melanoma nodular; melanomas acral-lentiginosos (de ocorrência nas palmas das mãos, solas dos pés e leitos ungueais); melanoma ocular; e melanomas nas membranas mucosas. Foi observado que os diferentes tipos de melanoma parecem ter mutações oncogênicas distintas, um aspecto que pode ser importante no tratamento de pacientes com doença avançada. As características clínicas de lesões pigmentadas sob suspeita de melanoma são: borda irregular e denteada, na qual o pigmento parece estar se espalhando em direção à pele normal ao redor e tem topografia superficial irregular (i.e., parte elevada e parte plana) (Fig. 6.5). Observa-se variação na coloração, que é uma indicação importante para encaminhamento do paciente. Um artifício mnemônico útil é a regra ABCDE: Assimetria, Bordas irregulares, variação de Cor, Diâmetro > 6 mm e Evolução. O percentual de melanomas que se desenvolvem a partir de pintas existentes fica abaixo dos 30%.

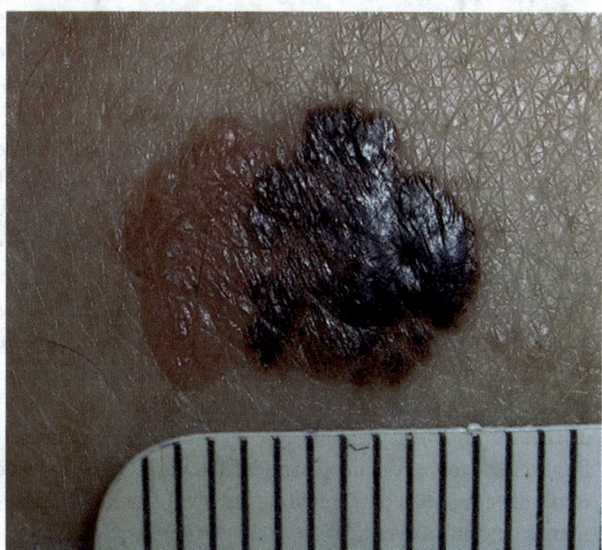

FIGURA 6.5 Melanoma maligno. Observar as características clássicas do mnemônico "ABCDE": assimetria, borda irregular, várias cores, diâmetro > 6 mm e evolução ou alteração.
Reproduzida de Richard P. Usatine, MD, em Usatine RP, Smith MA, Mayeaux EJ Jr, Chumley H. *The Color Atlas of Family Medicine*, 2.ed. McGraw-Hill, 2013.

O histórico de uma pinta em mudança (evolução, incluindo sangramento e ulceração) é a razão mais importante para uma avaliação detalhada e possível encaminhamento do paciente. Um nevo com aspecto distinto dos outros nevos do paciente merece um exame especial – o "sinal do patinho feio".

Embora o melanoma superficial disseminado seja em grande parte uma doença de indivíduos brancos, pessoas com pigmentação de pele mais escura correm o risco de sofrer esse e outros tipos de melanoma, em particular os melanomas lentiginosos acrais, caso em que a exposição UV pode não ser uma associação significativa. Esses melanomas se apresentam na forma de lesões escuras e com formato irregular nas palmas das mãos e nas solas dos pés e como novas estrias longitudinais, geralmente largas e solitárias e com pigmentação escura nas unhas; habitualmente, nota-se envolvimento da prega ungueal proximal. Pode ser tarefa difícil diagnosticar um melanoma lentiginoso acral e esse diagnóstico pode demorar, tendo em vista a ocorrência comum de lesões pigmentadas benignas das mãos, pés e unhas em pessoas com pigmentação mais escura; além disso, os médicos podem hesitar em obter material de biópsia nesses locais. Nessas áreas, deve-se dar atenção especial ao surgimento de lesões novas ou em mudança.

Tratamento

O tratamento é iniciado com uma biópsia ou com a excisão do melanoma, para confirmação do diagnóstico e da profundidade do tumor. Em seguida ao diagnóstico histológico, é recomendável uma reabordagem, e a extensão das margens dependerá da espessura do tumor. As margens cirúrgicas recomendadas são de 0,5-1 cm para melanoma *in situ*, 1 cm para lesões com < 1 mm de espessura, e de 1-2 cm para lesões > 1 mm de espessura.

Um procedimento eficaz é a biópsia do linfonodo sentinela com a ajuda da linfocintilografia pré-operatória e do mapeamento linfático intraoperatório. Com isso, o médico pode classificar os pacientes com melanoma de risco intermediário (profundidade > 8-10 mm, mas na ausência de adenopatia clínica ou de metástase, ou de características histológicas indicativas de alto risco, como ulceração). Entretanto, esse procedimento pode não resultar em ganhos para a sobrevida do paciente.

Os pacientes com melanomas com profundidade > 1 mm ou que se alastraram para linfonodos ou para outros locais devem ser encaminhados para centros especializados, onde ficarão sob monitoramento serial e tratamento apropriado. A identificação de mutações oncogênicas em pacientes com melanoma avançado pode ditar uma terapia direcionada, mais comumente para mutações BRAF específicas. Além disso, é possível que os tratamentos imunoterápicos orientados para moléculas coestimulatórias imunológicas como PD-1 ativem uma destruição imunológica sistêmica direcionada para o melanoma metastático.

Long GV et al. Cutaneous melanoma. Lancet. 2023;402 (10400):450. [PMID: 37499671]

Rashid S et al. Melanoma classification and management in the era of molecular medicine. Dermatol Clin. 2023;4:49. [PMID: 36410983]

Swetter S et al. NCCN Guidelines® _Insights: Melanoma: cutaneous, Version 2.2021. J Natl Compr Canc Netw. 2021;19:364. [PMID: 33845460]

Neoplasias não pigmentares

Lesões benignas

1. Cisto de inclusão epidérmica

> **FUNDAMENTOS DO DIAGNÓSTICO**
>
> - Pápula ou nódulo dérmico firme.
> - Comedão ou *punctum* preto sobreposto.
> - Pode-se apresentar expressão de um material caseoso fétido.
> - Pode assumir uma coloração vermelha e drenar, mimetizando um abscesso.

Considerações gerais

Cistos de inclusão epidérmica (CIE) são crescimentos benignos de ocorrência comum na porção superior do folículo piloso.

Os CIE têm preferência pela face e tronco e podem complicar a acne vulgar nodulocística. As lesões individuais variam em tamanho, de 0,3 cm até vários centímetros. Uma característica dos CIE é a presença de um poro ou *punctum* sobrejacente. A dermatoscopia pode ajudar na observação de um pequeno *punctum*, nos casos em que essa formação não está visível a olho nu. A pressão lateral pode levar à extrusão de um material fétido e caseoso.

Diagnóstico diferencial

Os CIE são diferenciados de lipomas por serem mais superficiais (na derme, não na gordura subcutânea) e por seu *punctum* sobrejacente.

Complicações

Pode ocorrer ruptura do CIE, o que acarretará a formação de um nódulo inflamatório agudo muito semelhante a um abscesso. As culturas do material da expressão serão estéreis.

Tratamento

Se o caso for assintomático, não há necessidade de tratamento. Lesões pequenas (1-3 cm) podem ser tratadas com incisão por punção e remoção de conteúdo cístico. Lesões inflamadas podem ser tratadas com incisão e drenagem, ou com a aplicação intralesional de triancinolona acetonida 5-10 mg/mL. Nos casos de cistos maiores ou sintomáticos, a excisão cirúrgica é curativa.

Lesões malignas e pré-malignas

1. Ceratoses actínicas

As ceratoses actínicas são pequenas pápulas (0,2-0,6 cm) – cor de pele, rosadas ou levemente hiperpigmentadas – que causam uma sensação de lixa ao toque e que podem ser sensíveis à palpação. Essas pápulas ocorrem em partes do corpo expostas ao sol, sobretudo em pessoas de pele clara. As ceratoses actínicas são consideradas pré-malignas; em mil lesões por ano, uma evoluirá para carcinoma de células escamosas.

A aplicação de nitrogênio líquido proporciona rápida erradicação das lesões, com formação de crostas que desaparecem após 10-14 dias. Pode-se considerar a opção de um "tratamento de campo" com um agente tópico em pacientes com diversas lesões em uma mesma região (p. ex., testa, dorso das mãos etc.). O agente tópico de maior eficácia utilizado para tratamento de campo é o creme de fluorouracil; imiquimode, mebulato de ingenol e terapia fotodinâmica também são opções eficazes. Qualquer lesão que persista ou que tenha recidivado deverá ser avaliada para uma possível biópsia.

Eisen DB et al. Guidelines of care for the management of actinic keratosis. J Am Acad Dermatol. 2021;85:e209. [PMID: 33820677]
Mohney L et al. Use of topical calcipotriol plus 5-fluorouracil in the treatment of actinic keratosis: a systematic review. J Drugs Dermatol. 2022;2:60. [PMID: 35005863]
Worley B et al. Treatment of actinic keratosis: a systematic review. Arch Dermatol Res. 2023;31:1099. [PMID: 36454335]

2. Carcinoma de células escamosas

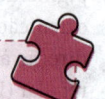

> **FUNDAMENTOS DO DIAGNÓSTICO**
>
> - Úlcera que não cicatriza ou nódulo verrucoso.
> - Danos à pele causados pela exposição prolongada ao sol.
> - É comum em indivíduos de pele clara e em receptores de transplantes de órgãos.

Em geral, o carcinoma de células escamosas ocorre após a exposição prolongada ao sol de partes expostas em pessoas de pele clara que se queimam facilmente. Esse carcinoma pode surgir de uma ceratose actínica. As lesões surgem como pequenos nódulos vermelhos, cônicos e duros que ocasionalmente sofrem ulceração (Fig. 6.6). Em cânceres de células escamosas actinicamente induzidos, foram estimados em 3-7% os percentuais de metástase. Entretanto, os carcinomas de células escamosas nas superfícies mucosas, pavilhão auricular externo, couro cabeludo, têmpora e genitália apresentam percentuais muito maiores de recorrência ou metástase, e dependem de tratamento especial. Pacientes com vários carcinomas de células escamosas (em especial > 10) apresentam maiores percentuais de recorrência local e de metástases ganglionares. Nos grupos de alto risco, o uso de nicotinamida, 500 mg VO 2x/dia pode diminuir em 30% o percentual de desenvolvimento de carcinomas de células escamosas.

O carcinoma de células escamosas *in situ* pode ser tratado com imiquimode ou 5-fluorouracil (em dosagem semelhante à utilizada em casos de carcinoma basocelular superficial) ou com curetagem e eletrodissecação. O tratamento de escolha para carcinoma de células escamosas do tipo invasivo é a excisão ou cirurgia micrográfica de Mohs. A cirurgia micrográfica de

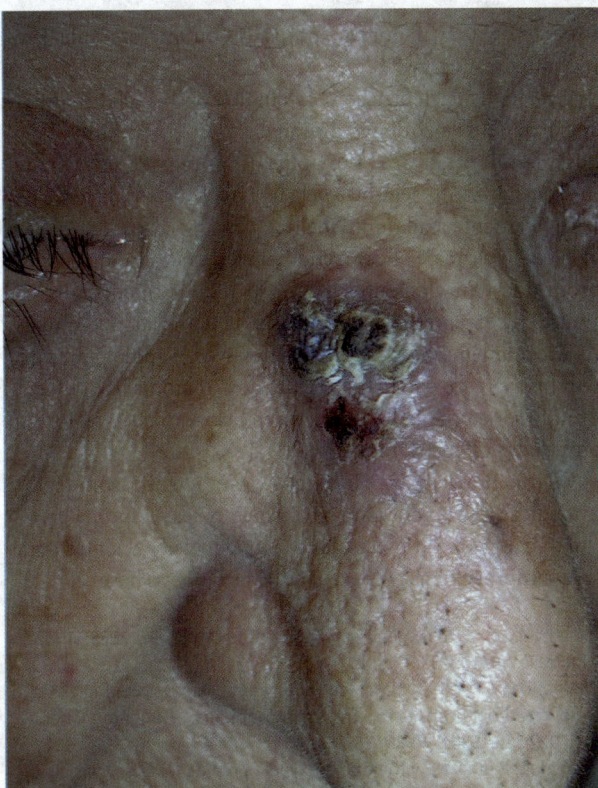

FIGURA 6.6 Carcinoma de células escamosas: uma placa rosada de formato irregular, com uma crosta hemorrágica sobrejacente em uma área cronicamente exposta ao sol.
Reproduzida de Richard P. Usatine, MD, em Usatine RP, Smith MA, Mayeaux EJ Jr, Chumley H. *The Color Atlas of Family Medicine*, 2.ed. McGraw-Hill, 2013.

Dreyfuss I et al. Squamous cell carcinoma: 2021 updated review of treatment. Dermatol Ther. 2022;35:e15308. [PMID: 34997811]
Fania L et al. Cutaneous squamous cell carcinoma: from pathophysiology to novel therapeutic approaches. Biomedicines. 2021;9:171. [PMID: 33572373]
Kus KJB et al. Non-surgical treatments for keratinocyte carcinomas. Adv Ther. 2021;38:5635. [PMID: 34652721]

3. Carcinoma basocelular

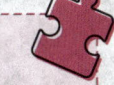

FUNDAMENTOS DO DIAGNÓSTICO

- Pápula perolada, mancha eritematosa > 6 mm ou úlcera que não cicatriza.
- Geralmente em áreas expostas ao sol (rosto, tronco, pernas).
- Comum em pessoas de pele clara com histórico de exposição ao sol (geralmente intensa, intermitente).

Considerações gerais

Os carcinomas basocelulares são a forma mais comum de câncer. Ocorrem na pele exposta ao sol em indivíduos normais de pele clara; a causa é a radiação UV. Os carcinomas basocelulares podem ser divididos em subtipos clínicos e histológicos, que determinam tanto o comportamento clínico quanto a forma de tratamento. Os subtipos clínicos são: superficial, nodular, pigmentado e morfeiforme. Os subtipos histológicos são: superficial, nodular, micronodular e infiltrativo. Considerando a ocorrência de um segundo carcinoma basocelular em até metade dos pacientes, há necessidade de um exame de pele, pelo menos anualmente, para que sejam detectadas lesões novas ou recorrentes. Em grupos de alto risco, a medicação com nicotinamida, 500 mg VO 2x/dia, pode diminuir em 20% o percentual de ocorrência de carcinomas basocelulares.

Achados clínicos

A apresentação mais comum para o carcinoma basocelular é uma pápula ou nódulo exibindo uma erosão central. Ocasionalmente, os nódulos apresentam pigmentação pontilhada (carcinoma basocelular pigmentado). Os carcinomas basocelulares crescem lentamente; em geral, atingem um diâmetro de 1-2 cm ou mais somente depois de anos de crescimento. O carcinoma basocelular tem aspecto "perolado", com vasos telangiectásicos que são facilmente visíveis (Fig. 6.7). A característica que suscita maior suspeita diagnóstica desse tipo de carcinoma é a qualidade perolada ou translúcida das lesões – uma característica mais bem apreciada se o examinador esticar a pele do paciente. Nas costas e no peito, os carcinomas basocelulares se evidenciam na forma de pápulas ou placas finas, escamosas, um pouco brilhosas e de coloração avermelhada. Os carcinomas basocelulares morfeiformes têm aspecto semelhante a uma cicatriz. Os carcinomas basocelulares são mais comuns e estão mais propensos a recorrências em pacientes

Mohs é recomendada para locais de alto risco (lábios, têmporas, orelhas, nariz, genitália), tumores recorrentes, subtipos histológicos agressivos (invasão perineural ou perivascular), lesões de grandes dimensões (> 1 cm na face, > 2 cm no tronco ou nas extremidades), pacientes imunossuprimidos, lesões que surgiram no interior de uma cicatriz e tumores ocorrentes no contexto de doenças genéticas. Deve-se fazer o acompanhamento do carcinoma de células escamosas pelo menos anualmente, com a inclusão de um exame cuidadoso dos linfonodos.

É comum a presença de numerosos carcinomas de células escamosas na pele exposta ao sol de pacientes que foram submetidos a transplante de órgãos; normalmente começam a aparecer depois de 5 anos de imunossupressão. É recomendável uma avaliação dermatológica periódica para receptores de transplante de órgãos em risco. Em receptores de transplante de órgãos, os cânceres de pele podem ser agressivos, havendo necessidade de um tratamento cuidadoso. O risco de câncer de pele também pode aumentar diante de outras formas de imunossupressão, como a causada pela leucemia linfocítica crônica, HIV/Aids e imunossupressão iatrogênica crônica; essas formas estão associadas a um comportamento mais agressivo do câncer de pele.

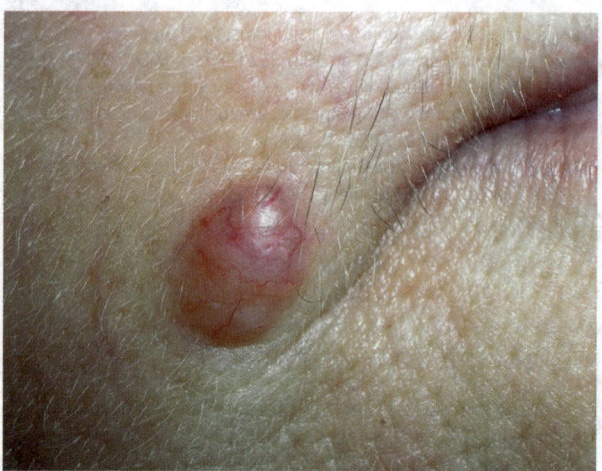

FIGURA 6.7 Carcinoma basocelular nodular de aspecto perolado na face de uma mulher com 52 anos, presente há 5 anos. Reproduzida de Richard P. Usatine, MD, em Usatine RP, Smith MA, Mayeaux EJ Jr, Chumley H. *The Color Atlas of Family Medicine*, 2.ed. McGraw-Hill, 2013.

imunossuprimidos, p. ex., portadores de linfoma não Hodgkin e aqueles que foram submetidos a transplante de órgão sólido ou de células-tronco hematopoiéticas alogênicas.

Tratamento

Os médicos devem fazer biópsia de raspagem ou punção em todas as lesões sob suspeita de carcinoma basocelular. Em seguida, o tratamento deverá ser direcionado para sua erradicação com deformidade estética mínima. A classificação histopatológica dos carcinomas basocelulares determinará o tratamento. Imiquimode (aplicado topicamente 5 noites por semana por 6-10 semanas, dependendo da reação do paciente) e 5-fluorouracil (uso tópico 2x/dia por até 12 semanas) podem ser opções apropriadas para pacientes selecionados com carcinomas basocelulares superficiais; entretanto, a área tratada deve ficar sob observação, para evidências de cura completa. As lesões superficiais ou do tipo nodular podem ser tratadas com curetagem e eletrodissecação, excisão ou cirurgia micrográfica de Mohs, enquanto as lesões classificadas como morfeiformes, micronodulares ou infiltrativas devem ser tratadas com excisão ou cirurgia micrográfica de Mohs, dependendo do tamanho e localização da lesão. O percentual de recorrência para as excisões cirúrgicas é ≤ 5%.

A cirurgia micrográfica de Mohs – que consiste na remoção do tumor seguida pelo imediato exame histopatológico de secções congeladas das margens da lesão, com subsequente reexcisão de áreas positivas para tumor e fechamento final do defeito – é responsável pelos maiores percentuais de cura (98%); além disso, essa cirurgia resulta em menor perda de tecido em comparação com uma excisão clássica. Esse é um tratamento apropriado para tumores das pálpebras, sulcos nasolabiais, cantos dos olhos, orelha externa e têmpora e também nos casos de recorrência de lesão, em que há necessidade de preservação do tecido com fins estéticos; e em pacientes com histopatologia morfeiforme, infiltrativa ou micronodular em determinados locais.

Em alguns pacientes com carcinoma basocelular nodular superficial e de pequenas dimensões, pode ser apropriada a terapia fotodinâmica com aplicação tópica de um agente fotossensibilizante, seguidas pela irradiação por uma fonte de luz (tipicamente azul ou vermelha).

A radioterapia é eficaz, sendo em algumas circunstâncias apropriada para pacientes idosos (> 65 anos); contudo, os tumores recorrentes após a radioterapia têm tratamento mais difícil, e também podem ser mais agressivos. A radioterapia é o método mais caro para o tratamento do carcinoma basocelular, devendo ser empregada somente nos casos em que não forem apropriadas opções terapêuticas.

Os inibidores da via Hedgehog (vismodegibe, sonidegib) devem ficar reservados para o tratamento de carcinoma basocelular avançado ou metastático, ou naqueles pacientes com carga tumoral extensa (p. ex., síndrome do nevo basocelular).

Heath MS et al. Basal cell carcinoma. Dermatol Clin. 2023;41:13. [PMID: 36410973]

Hernandez LE et al. Basal cell carcinoma: an updated review of pathogenesis and treatment options. Dermatol Ther. 2022;35:e15501. [PMID: 35393669]

Kunstfeld R et al. New therapeutic developments for basal cell carcinoma. J Dtsch Dermatol Ges. 2023;21:382. [PMID: 37070499]

4. Sarcoma de Kaposi
Considerações gerais

O vírus do herpes humano 8 (HHV-8), ou vírus do herpes associado ao sarcoma de Kaposi, é a causa de todas as formas de sarcoma de Kaposi.

Um achado característico é a presença de placas ou nódulos vermelhos ou roxos em superfícies cutâneas ou mucosas. Pode estar presente um edema acentuado, diante de pouca ou nenhuma lesão cutânea. Em geral, os sarcomas de Kaposi envolvem o trato gastrointestinal. Em pacientes assintomáticos, essas lesões não são procuradas ou tratadas. Pacientes com sarcoma de Kaposi pulmonar podem apresentar dispneia, tosse, hemoptise ou dor torácica; essa modalidade do sarcoma de Kaposi pode ser assintomática, sendo detectada apenas nas radiografias torácicas. Pode haver indicação de broncoscopia.

Tratamento

Para casos de sarcoma de Kaposi em idosos, geralmente é necessária apenas a terapia local paliativa, com quimioterapia intralesional (vincristina, vimblastina ou bleomicina) ou radiação. No contexto de uma imunossupressão iatrogênica, o tratamento do sarcoma de Kaposi consistirá principalmente na redução das doses dos medicamentos imunossupressores. Em pacientes com sarcoma de Kaposi associado à Aids, o tratamento inicial será por terapia antirretroviral (Tarv). Outras opções terapêuticas para esses pacientes são: crioterapia ou aplicação intralesional de vimblastina (0,1-0,5 mg/mL); radioterapia para lesões acessíveis e com ocupação de espaço; e cirurgia a *laser* para certas lesões intraorais e faríngeas. Há indicação para o tratamento sistêmico em pacientes com doença de pele esteticamente inaceitável ou naqueles com doença cutânea, visceral oral ou nodal avançada. Ao que parece, a associação de Tarv com quimioterapia é mais eficaz em comparação com a monoterapia Tarv (ver Tab. 41.3). Os tratamentos sistêmicos de primeira linha são: doxorrubicina lipossomal e paclitaxel.

Liew YCC et al. Treatments for AIDS/HIV-related Kaposi sarcoma: a systematic review of the literature. Int J Dermatol. 2022;61:1311. [PMID: 35775738]

Ramaswami R et al. Oncologic treatment of HIV-associated Kaposi sarcoma 40 years on. J Clin Oncol. 2022;40:294. [PMID: 34890242]

5. Linfoma cutâneo de células T (micose fungoide)

FUNDAMENTOS DO DIAGNÓSTICO

- Manchas eritematosas localizadas ou generalizadas, que evoluem para placas escamosas e nódulos.
- Em alguns casos, associação com prurido e linfadenopatia.
- Histologia característica.

Considerações gerais

Micose fungoide é um linfoma cutâneo de células T com início na pele e que pode permanecer nesse local por anos ou mesmo décadas. A micose fungoide pode evoluir para uma doença sistêmica, como a síndrome de Sézary (eritrodermia com células T malignas circulantes).

Achados clínicos

A. Sintomas e sinais

Geralmente podem ser observadas no tronco do paciente manchas eritematosas ou placas escamosas localizadas ou generalizadas. É comum que tenham diâmetro superior a 5 cm. O prurido é achado comum e pode ser muito intenso. Em geral, as lesões começam como manchas indefinidas, e já poderão estar presentes há mais de uma década antes da confirmação do diagnóstico. Uma característica dessa doença é o envolvimento folicular, com queda de cabelo. Caso isso esteja ocorrendo, o médico deve suspeitar de micose fungoide diante de qualquer erupção pruriginosa. Em casos mais avançados, surgem tumores. Uma linfadenopatia local ou difusa pode ser decorrente da expansão benigna (linfadenopatia dermatopática) ou do envolvimento com micose fungoide.

B. Achados laboratoriais

O diagnóstico se fundamenta na biópsia de pele. Talvez haja necessidade de várias biópsias antes que o diagnóstico possa ser confirmado. Em casos mais avançados, será possível detectar no sangue células T malignas circulantes (células de Sézary). Pode ter eosinofilia associada.

Diagnóstico diferencial

A micose fungoide pode ser confundida com psoríase, erupção medicamentosa, fotoalergia, dermatite eczematosa, sífilis ou *tinea corporis*, mas será diferenciada pelo exame histológico.

Tratamento

É muito complexo o tratamento de pacientes com micose fungoide. Não ficou comprovado que o tratamento precoce e agressivo promove a cura ou a prevenção da progressão da doença. Inicialmente são tentadas terapias direcionadas para a pele, p. ex., com corticosteroides tópicos, mecloretamina tópica, gel de bexaroteno e fototerapia UV. Se houver progressão da doença, serão usados psoraleno e UVA (Puva) juntamente com retinoides, Puva juntamente com interferon, metotrexato, fotoférese extracorpórea, bexaroteno, inibidores de histona desacetilase (romidepsina ou vorinostat), imunomoduladores direcionados (brentuximabe, mogamulizumabe) e tratamento total da pele com feixe de elétrons.

Prognóstico

Em geral, a micose fungoide progride lentamente (ao longo de décadas). O prognóstico será mais favorável para pacientes com a doença no estágio de placa ou de mancha, piorando naqueles que se apresentem com eritrodermia, tumores e linfadenopatia. Não ocorre redução da sobrevida para pacientes que se apresentem com uma forma limitada da doença com manchas. Um tratamento excessivamente agressivo poderá resultar em complicações e mesmo em morte prematura.

Kempf W et al. Cutaneous T-cell lymphomas – an update 2021. Hematol Oncol. 2021;39:46. [PMID: 34105822]

Miyashiro D et al. Mycosis fungoides and Sézary syndrome: clinical presentation, diagnosis, staging, and therapeutic management. Front Oncol. 2023;13:1141108. [PMID: 37124514]

6. Doença de Bowen e doença de Paget

Casos de doença de Bowen (carcinoma espinocelular intraepidérmico) podem ocorrer tanto na pele exposta ao sol como na não exposta. Em geral, a lesão é uma placa pequena (0,5-3 cm), bem delimitada, ligeiramente elevada, de coloração rosa a vermelha, escamosa e que pode se assemelhar à psoríase ou a uma grande ceratose actínica. As lesões podem evoluir para um carcinoma espinocelular invasivo. Fica indicada a excisão da lesão ou outro tratamento definitivo, como a terapia tópica com fluorouracil ou imiquimode, ou a terapia fotodinâmica.

A doença de Paget extramamária – uma manifestação de carcinoma intraepidérmico ou câncer geniturinário ou gastrointestinal subjacente – se assemelha ao eczema crônico, geralmente envolvendo áreas apócrinas como a genitália. A doença de Paget mamária com envolvimento do mamilo, que consiste na presença de uma placa escamosa de coloração vermelha e de ocorrência unilateral (ou raramente bilateral), e que pode se apresentar com exsudação, está associada a um carcinoma mamário intraductal subjacente (ver Fig. 19.3). Nas pessoas de pele clara, as lesões ficam evidenciadas como manchas e placas vermelhas; já em indivíduos de pele mais escura, pode ocorrer uma hiperpigmentação significativa.

Kibbi N et al. Evidence-based clinical practice guidelines for extramammary Paget disease. JAMA Oncol. 2022;8:618. [PMID: 35050310]

Palaniappan V et al. Bowen's disease. Indian Dermatol Online J. 2022;13:177. [PMID: 35287414]

Pérez JC et al. Extramammary Paget disease: a therapeutic challenge, for a rare entity. Curr Oncol Rep. 2023;25:1081. [PMID: 37421583]

INFECÇÕES E INFESTAÇÕES CUTÂNEAS E PICADAS

Infecções fúngicas

O diagnóstico das infecções fúngicas da pele se fundamenta na localização e nas características das lesões e também nos seguintes exames laboratoriais: (1) Demonstração direta de fungos em hidróxido de potássio (KOH) a 10% na avaliação de lesões suspeitas. **"Se estiver soltando escamas, raspe" é uma máxima consagrada pelo tempo** (Fig. 6.8). (2) Culturas de raspados de pele para microrganismos. (3) Secções histológicas de biópsias coradas com a técnica de ácido periódico de Schiff podem ser diagnósticas, mesmo diante de raspados e culturas com resultados falsamente negativos.

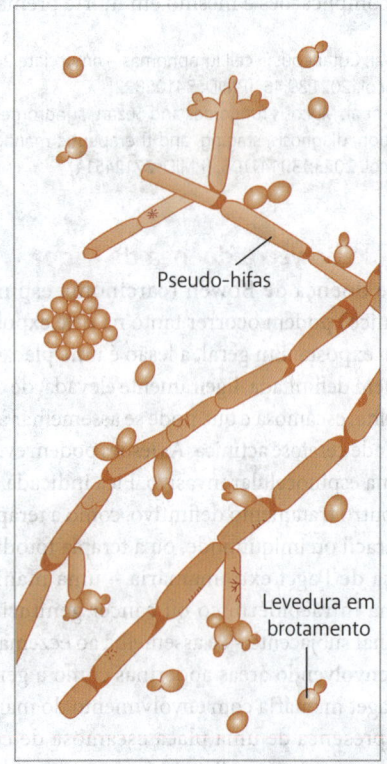

FIGURA 6.8 Preparação de KOH de para fungo, demonstrando pseudo-hifas e leveduras em brotamento.

Reproduzida de Nicoll D et al. *Guide to Diagnostic Tests*, 7.ed. McGraw-Hill, 2017.

Princípios do tratamento

Em geral, as infecções fúngicas da pele são tratadas com agentes tópicos (ver Tab. 6.2). Por outro lado, o uso de agentes orais (itraconazol, fluconazol e terbinafina) poderá ter utilidade para infecções com envolvimento extenso da pele ou com envolvimento das unhas ou folículos capilares. Nesse caso, o médico deve dar atenção especial aos efeitos colaterais e às complicações possíveis pela administração desses fármacos, inclusive toxicidade hepática.

Medidas gerais e prevenção

Tendo em vista que a pele úmida favorece o crescimento de fungos, a pele do paciente deve ser cuidadosamente secada depois de uma intensa transpiração ou após o banho. O uso de um secador de cabelo em baixa temperatura pode ser útil. Uma opção válida pode ser o uso de pós antifúngicos ou de secagem, com exceção dos pós contendo amido de milho, que podem exacerbar infecções fúngicas. O uso de corticosteroides tópicos no combate de outras doenças pode ficar complicado pela intercorrência de tinea ou de uma infecção por *Candida*, sendo frequente o uso tópico de agentes antifúngicos em áreas intertriginosas com corticosteroides para prevenir esses problemas.

Tinea corporis (dermatofitose do corpo) ou *tinea circinata*

FUNDAMENTOS DO DIAGNÓSTICO

- Lesões anulares com borda escamosa avançada e clareamento central, ou manchas escamosas com borda distinta.
- Exame microscópico de raspados ou cultura confirma o diagnóstico.

Considerações gerais

Em geral, as lesões estão situadas em áreas expostas do corpo, como a face e os braços. Ocasionalmente, pode ser obtido um histórico de exposição a um animal de estimação infectado (que pode ter erupção cutânea escamosa ou manchas de alopecia), o que geralmente sugere infecção por *Microsporum*. *Trichophyton rubrum* é o patógeno mais comum; geralmente esse achado representa uma extensão de *tinea cruris*, *tinea pedis* ou *tinea manuum* para o tronco ou para as extremidades.

Achados clínicos
A. Sintomas e sinais

Pode haver prurido. Em lesões clássicas, os anéis de eritema exibem uma borda escamosa avançada e clareamento central.

B. Achados laboratoriais

O diagnóstico deve ser confirmado por preparação de KOH ou cultura.

Diagnóstico diferencial

Estudos fúngicos positivos distinguem a *tinea corporis* (dermatofitose do corpo) de outras lesões de pele com configuração anular, como as lesões anulares de psoríase, lúpus eritematoso, sífilis, granuloma anular ou pitiríase rósea. A psoríase geralmente envolve cotovelos, joelhos, couro cabeludo e unhas. Habitualmente, a sífilis secundária se manifesta por características lesões palmares, plantares e das membranas mucosas. A *tinea corporis* raramente apresenta o grande número de lesões simétricas observadas em casos de pitiríase rósea. O granuloma anular não tem escamas.

Complicações

As complicações são: extensão da doença para a área subjacente aos folículos pilosos (que se apresenta como pápulas e pústulas e requer a administração de antifúngicos sistêmicos para a obtenção da cura) e piodermite.

Prevenção

Consiste no tratamento dos animais de companhia infectados (infecções por *Microsporum*). Para a prevenção de recorrências, são medidas úteis o uso de um talco para os pés e a manutenção dos pés secos com o uso de sandálias ou pela troca das meias.

Tratamento
A. Medidas locais

A *tinea corporis* (dermatofitose do corpo) responde à maioria dos antifúngicos tópicos, como terbinafina, butenafina, econazol, miconazol e clotrimazol. Nos EUA, a maioria desses agentes pode ser adquirida sem receita (ver Tab. 6.2). Terbinafina e butenafina devem ser prescritas para cursos mais curtos; esses agentes conseguem respostas mais rápidas. **O tratamento deverá ter continuidade por 1-2 semanas após a melhora clínica.** Não é recomendável usar dipropionato de betametasona com clotrimazol (Lotrisone). O uso impróprio desses agentes pode resultar, a longo prazo, no surgimento de efeitos colaterais do componente corticosteroide de alta potência, sobretudo nas pregas corporais.

B. Medidas sistêmicas

Uma opção eficaz para o tratamento da *tinea corporis* é a administração, durante 1 semana, de itraconazol em um único pulso de 200 mg VO por dia na área afetada. A medicação com terbinafina, 250 mg VO por dia durante 1 mês, é uma alternativa.

Prognóstico

Em geral, a *tinea corporis* responde prontamente à terapia tópica, ou a um agente oral em 4 semanas.

Chanyachailert P et al. Cutaneous fungal infections caused by dermatophytes and non-dermatophytes: an updated comprehensive review of epidemiology, clinical presentations, and diagnostic testing. J Fungi (Basel). 2023;9:669. [PMID: 37367605]

Tinea cruris (prurido na virilha, prurido dos jóqueis)

FUNDAMENTOS DO DIAGNÓSTICO

- Prurido acentuado em áreas intertriginosas, geralmente poupando o escroto.
- Lesões eritematosas de disseminação periférica, nitidamente demarcadas, com o centro limpo.
- Pode haver associação de infecção por *tinea pedis* ou nas unhas dos pés.
- Exame laboratorial microscópico ou cultura confirma o diagnóstico.

Considerações gerais

Em casos de *tinea cruris*, as lesões ficam confinadas à virilha e à fenda glútea. Ocasionalmente, o prurido anal refratário ao tratamento pode ser causado por uma infecção por tinea.

Achados clínicos
A. Sintomas e sinais

O prurido pode ser intenso, ou a erupção cutânea pode ser assintomática. As lesões exibem margens nítidas, centros limpos e periferias escamosas ativas e irradiadas. Em alguns casos, são observadas pústulas foliculares. Depois da resolução, pode ocorrer hiperpigmentação da área.

B. Achados laboratoriais

As hifas podem ser demonstradas ao microscópio em preparações de KOH e em biópsias de pele. O microrganismo pode ser cultivado.

Diagnóstico diferencial

A *tinea cruris* deve ser diferenciada de outras lesões que envolvam as áreas intertriginosas, como candidíase, dermatite seborreica, intertrigo, psoríase de pregas corporais ("psoríase inversa") e eritrasma (infecção das áreas intertriginosas por *Corinebacterium*). Em geral, a candidíase fica evidenciada por uma cor vermelho-brilhante, caracterizando-se por pápulas e pústulas satélites situadas fora da borda principal da lesão. Normalmente, a *Candida* envolve o saco escrotal. Nos casos de dermatite seborreica, frequentemente ocorre também envolvimento da face, esterno, axilas e genitália (mas não as pregas crurais). O intertrigo tende a ser menos vermelho, com menos escamas, e está presente nas pregas corporais úmidas de pessoas obesas, com menor extensão para as coxas. A "psoríase inversa" é caracterizada por placas diferenciadas. Os médicos devem verificar outras áreas típicas para o envolvimento psoriático, e o exame de KOH será negativo. O eritrasma será diagnosticado mais consistentemente com o uso da luz de Wood (UV) – no caso, é observada uma fluorescência vermelho-coral brilhante.

Tratamento

A. Medidas gerais

Em pacientes que transpiram excessivamente ou que apresentam oclusão da pele em decorrência de obesidade, pode-se usar pó secante como medida preventiva (p. ex., nitrato de miconazol [Zeasorb-AF]). O produto pode ser pulverizado na área envolvida, mas sem tanta utilidade terapêutica.

B. Medidas locais

Pode-se usar qualquer das preparações antifúngicas tópicas listadas na Tabela 6.2. Depois de seu uso durante 7 dias, o creme de terbinafina (1x/dia) é curativo em mais de 80% dos casos.

C. Medidas sistêmicas

Pode ter eficácia o uso de itraconazol, 200 mg VO por dia ou de terbinafina, 250 mg VO por dia, durante 1 semana.

Prognóstico

Em geral, casos de *tinea cruris* respondem prontamente ao tratamento tópico ou sistêmico, mas frequentemente ocorrem recorrências.

Preda-Naumescu A et al. Common cutaneous infections: patient presentation, clinical course, and treatment options. Med Clin North Am. 2021;105:783. [PMID: 34059250]

Tinea manuum e tinea pedis (tinha das palmas das mãos e das solas dos pés)

FUNDAMENTOS DO DIAGNÓSTICO

- Na maioria das vezes se apresenta com descamação assintomática.
- Pode progredir para fissuras ou maceração nos espaços da membrana interdigital.
- Pode ser uma porta de entrada para bactérias que causam celulite das extremidades inferiores.
- Prurido, queimação e ardência na membrana interdigital; descamação das palmas das mãos e solas dos pés; vesículas nas solas em casos inflamatórios.
- Geralmente, as preparações de KOH ou cultura fúngica de material descamativo da pele são positivas.

Considerações gerais

A *tinea manuum* e *pedis* (pé de atleta) é uma dermatose aguda ou crônica comum. Em sua maioria, as infecções são causadas por espécies de *Trichophyton*.

Achados clínicos

A. Sintomas e sinais

O sintoma de apresentação pode ser prurido, queimação ou uma sensação de ferroada ou de picada. A dor pode indicar infecção secundária com complicação de celulite. Em pessoas saudáveis, a tinea interdigital dos pés é a causa predisponente mais comum de celulite de extremidade inferior. O exame periódico dos pés de pacientes com diabetes na busca de evidências de descamação e fissura e o tratamento de qualquer tinea dos pés identificada podem prevenir futuras complicações. A *tinea pedis* pode ter diversas apresentações, que variam com a localização. Na sola do pé e no calcanhar, a tinea pode ficar evidenciada como uma descamação crônica não inflamatória, ocasionalmente com espessamento e formação de fissuras. Esse quadro pode se estender pelas laterais dos pés em uma distribuição de "mocassim" (Fig. 6.9). Em geral, a preparação de KOH é positiva. Com frequência, a *tinea pedis* surge como uma descamação ou fissura das membranas interdigitais, frequentemente acompanhada por maceração (Fig. 6.10).

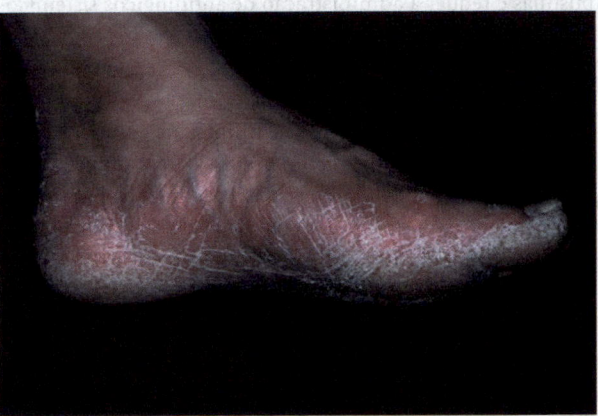

FIGURA 6.9 *Tinea pedis* na distribuição "em mocassim". Reproduzida de Richard P. Usatine, MD, em Usatine RP, Smith MA, Mayeaux EJ Jr, Chumley H. *The Color Atlas of Family Medicine*, 2.ed. McGraw-Hill, 2013.

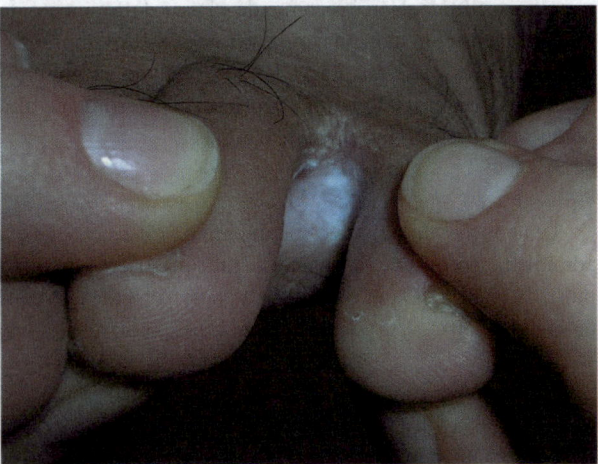

FIGURA 6.10 *Tinea pedis* no espaço interdigital entre o quarto e o quinto pododáctilos. O diagnóstico diferencial deve levar em conta uma infecção bacteriana primária ou secundária com microrganismos Gram-negativos. Reproduzida de Richard P. Usatine, MD, em Usatine RP, Smith MA, Mayeaux EJ Jr, Chumley HS. *The Color Atlas and Synopsis of Family Medicine*, 3.ed. McGraw-Hill, 2019.

À medida que os espaços das membranas vão ficando mais macerados, a preparação de KOH e a cultura fúngica passam a ser menos frequentemente positivas, pois começa a haver um predomínio das espécies bacterianas. Finalmente, também pode ocorrer a formação de vesículas, bolhas ou uma esfoliação generalizada da pele das solas dos pés, ou o envolvimento das unhas na forma de descoloração, friabilidade e espessamento da lâmina ungueal.

B. Achados laboratoriais

KOH e cultura nem sempre demonstram fungos patogênicos com coletas em áreas maceradas.

Diagnóstico diferencial

Outros problemas de pele que acometem as mesmas áreas são: eritrasma interdigital (que será positivo no exame com luz de Wood), psoríase (que pode causar descamação nas palmas das mãos ou das solas dos pés e alterações ungueais) e dermatite de contato (frequentemente envolvendo as superfícies dorsais). Lesões vesiculares devem ser diferenciadas de ponfolix (disidrose) e de escabiose; para tanto, faz-se uma raspagem adequada do teto de vesículas individuais. Raramente, microrganismos Gram-negativos podem causar infecções nas membranas interdigitais dos pés; essas infecções se manifestam na forma de um surto erosivo agudo de doença interdigital. *Candida* também pode causar doença interdigital erosiva.

Prevenção

Na prevenção, o fator essencial é a higiene pessoal. Quando possível, o paciente deverá calçar sandálias abertas. Frequentemente é recomendado o uso de sandálias em chuveiros e em locais de banho comunitários, embora ainda não tenham sido publicados estudos que comprovem a eficácia dessa prática. Depois do banho, é essencial a secagem cuidadosa entre os pododáctilos. Poderá ajudar o uso de secador de cabelos com ar mais frio. As meias devem ser trocadas com frequência, devendo-se dar preferência às meias absorventes de tecido não sintético. Pode-se aplicar pós secantes e de limpeza, conforme a necessidade. Uma estratégia para a prevenção de recorrências de *tinea pedis* é o uso de pós contendo agentes antifúngicos (p. ex., Zeasorb-AF), ou o uso prolongado de cremes antifúngicos.

Tratamento
A. Medidas locais

1. **Estágio de maceração** – Tratar com imersão em solução de subacetato de alumínio por 20 minutos 2x/dia. Cremes e soluções antifúngicas de amplo espectro (contendo imidazóis ou ciclopirox) (Tab. 6.2) ajudarão no combate dos difteroides e de outros microrganismos Gram-positivos presentes nesse estágio da doença e, isoladamente, podem ser um tratamento adequado. Se o tratamento com imidazóis tópicos não for bem-sucedido, geralmente o tratamento tópico com uma alilamina (terbinafina ou butenafina) 1x/dia durante 1 semana resolverá o problema.

2. **Estágio seco e descamativo** – Usar qualquer dos agentes antifúngicos listados na Tabela 6.2. A adição de ureia a 10-20% na forma de loção ou creme pode melhorar a eficácia dos tratamentos tópicos para pacientes com tinea espessa ("mocassim") das solas dos pés.

B. Medidas sistêmicas

Em casos refratários, pode-se fazer o tratamento com itraconazol, 200 mg VO por dia durante 2 semanas ou 400 mg/dia durante 1 semana; com ou terbinafina, 250 mg VO por dia durante 2-4 semanas. Se a infecção for eliminada pelo tratamento sistêmico, o paciente deverá ser incentivado a iniciar a manutenção com uma terapia tópica, já que a recorrência é comum.

Prognóstico

Para muitos indivíduos, a *tinea pedis* é uma aflição crônica, temporariamente eliminada pelo tratamento, apenas para que logo ocorra seu retorno. O tratamento da *tinea pedis* ou da *tinea manuum* desacompanhado do tratamento sistêmico das unhas afetadas pode resultar em uma doença de pele recorrente.

Issa NT et al. Individual article: updated review of topical pharmaceuticals and complementary and alternative medications for the treatment of onychomycosis in both general and special populations in the United States. J Drugs Dermatol. 2023;22:SF378719 [PMID: 37683068]
Leung AK et al. Tinea pedis: an updated review. Drugs Context. 2023;12:2023-5-1. [PMID: 37415917]

Tinea versicolor (pitiríase versicolor)

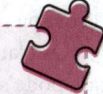

FUNDAMENTOS DO DIAGNÓSTICO

- Máculas aveludadas, de coloração castanha, rosadas ou brancas, ou máculas brancas que não assumem uma coloração castanha com a exposição ao sol.
- Escamas finas que não são visíveis, mas que podem ser visualizadas na raspagem da lesão.
- O local mais frequente é a área superior central do tronco.
- O exame microscópico das escamas revela fungos e hifas curtas.

Considerações gerais

A *tinea versicolor* é uma infecção leve e superficial da pele por *Malassezia* (geralmente a parte superior do tronco). Esse fungo é um microrganismo colonizador presente em todos os seres humanos, sendo responsável pelos elevados percentuais de recorrência após o tratamento. Frequentemente os pacientes são alertados para a erupção pelo fato de que as áreas envolvidas não bronzeiam, e a hipopigmentação resultante pode ser confundida com vitiligo. Não é rara a observação de uma forma hiperpigmentada.

Achados clínicos
A. Sintomas e sinais

As lesões são assintomáticas, mas alguns pacientes informam prurido. As lesões são máculas ou pápulas diminutas e aveludadas, castanhas, rosadas ou brancas, com diâmetros que variam de 4-5 mm até grandes áreas confluentes. Inicialmente as lesões não parecem escamosas, mas o examinador pode obter escamas com facilidade, bastando raspar a área. As lesões podem surgir no tronco, braços, pescoço e virilha.

B. Achados laboratoriais

No exame com KOH, é possível visualizar hifas grandes e rombas e esporos que brotam de paredes espessas ("espaguete com almôndegas"). A cultura fúngica não ajuda.

Diagnóstico diferencial

Em geral, o vitiligo se apresenta com lesões periorificiais e acrais maiores, também se caracterizando por despigmentação total (não parcial). Não há escamas em casos de vitiligo. Lesões cor-de-rosa e marrom-avermelhadas no peito podem ser diferenciadas da dermatite seborreica da mesma área pela preparação de KOH.

Tratamento e prognóstico
A. Tratamento inicial

O tratamento de primeira linha consiste na administração de 2 doses de fluconazol 300 mg VO, com 14 dias de intervalo; o risco de hepatite é mínimo. Pode haver necessidade de doses extras em casos graves ou em climas úmidos. O médico deve alertar seu paciente de que, terminado o tratamento, as alterações na pigmentação poderão levar meses para desaparecer.

Os tratamentos tópicos são: loção de sulfeto de selênio, que pode ser aplicada diariamente ao longo de 7 dias, desde o pescoço até a cintura, permanecendo em ação durante 5-15 minutos, com repetições semanais por 1 mês. O paciente também pode fazer um tratamento semanal com xampu de cetoconazol a 1 ou 2%, aplicado no peito e nas costas e deixado por 5 minutos.

B. Terapia de manutenção

Os tratamentos tópicos descritos acima podem ser usados na terapia de manutenção. Cremes, soluções e loções de imidazol (p. ex., clotrimazol ou miconazol) são bastante eficazes para áreas localizadas, mas são muito caros para que possam ser aplicados em áreas grandes, como o peito e as costas. Sem uma terapia de manutenção, haverá recorrências em mais de 80% dos casos "curados".

Leung AK et al. Tinea versicolor: an updated review. Drugs Context. 2022;11:2022-9-2. [PMID: 36452877]

Candidíase mucocutânea

> **FUNDAMENTOS DO DIAGNÓSTICO**
>
> - Prurido muito intenso na vulva, ânus ou pregas corporais.
> - Áreas superficiais desnudas de cor vermelho-carne, com ou sem vesicopústulas satélites.
> - Concreções esbranquiçadas nas membranas mucosas oral e vaginal, parecidas com coalhada.
> - Leveduras e pseudo-hifas no exame microscópico de escamas ou da "coalhada".

Considerações gerais

A candidíase mucocutânea é uma infecção fúngica superficial que pode envolver praticamente qualquer superfície cutânea ou mucosa. É mais provável que a doença ocorra em pacientes com diabetes, em pessoas obesas, em um contexto de imunossupressão e durante a gravidez. Antibióticos sistêmicos, corticosteroides orais, terapia de reposição hormonal e agentes contraceptivos orais podem contribuir para a candidíase. Uma candidíase oral e interdigital pode ser o primeiro sinal de infecção pelo HIV (ver Cap. 33). O uso de dentadura predispõe à infecção.

Achados clínicos
A. Sintomas e sinais

O prurido pode ser intenso. Pacientes relatam queimação, principalmente ao redor da vulva e do ânus. As lesões consistem em áreas superficialmente desnudas, de coloração vermelho-carne, nas profundezas das pregas corporais, como na virilha e na fenda interglútea, sob os seios, nos ângulos da boca, nos espaços interdigitais dos dedos e no umbigo. As regiões periféricas dessas lesões desnudas ficam superficialmente minadas, e podem ocorrer vesicopústulas satélites. Nas lesões mucosas, podem estar presentes concreções esbranquiçadas, semelhantes à coalhada (Fig. 6.11). Pode ocorrer paroníquia.

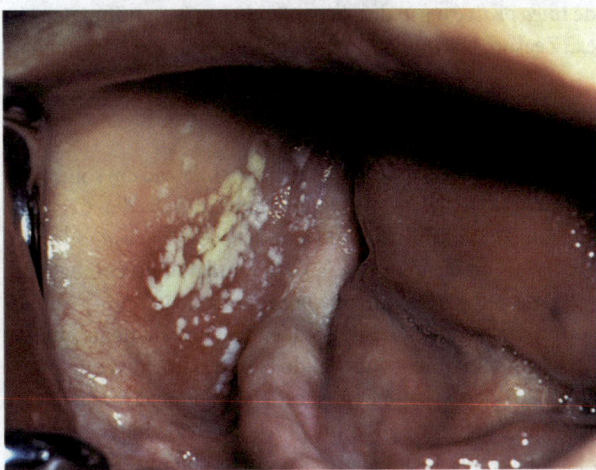

FIGURA 6.11 Candidíase da mucosa oral.
Sol Silverman, Jr., DDS/Centers for Disease Control and Prevention.

B. Achados laboratoriais

Aglomerados de leveduras e pseudo-hifas em brotamento podem ser observados à microscopia de grande ampliação (400×), quando escamas de pele ou lesões semelhantes à coalhada são montadas em KOH a 10%. Uma cultura pode confirmar o diagnóstico.

Diagnóstico diferencial

Intertrigo, dermatite seborreica, *tinea cruris*, "psoríase inversa" e eritrasma com envolvimento das mesmas áreas podem mimetizar uma candidíase mucocutânea.

Complicações

Pode ocorrer candidíase invasiva sistêmica acompanhada por candidemia em pacientes imunossuprimidos ou medicados com antibióticos de amplo espectro ou soluções intravenosas de glicose hipertônica (p. ex., hiperalimentação) (Cap. 38). Pode ou não ser observada uma candidíase mucocutânea clinicamente evidente.

Tratamento
A. Medidas gerais

As partes afetadas devem ser mantidas secas, sendo expostas ao ar tanto quanto seja possível. A imersão na água deve ser minimizada, e pacientes com unhas ou a pele dos dedos infectadas devem usar luvas. Havendo possibilidade, os antibióticos sistêmicos deverão ser interrompidos.

B. Medidas locais

1. **Unhas e paroníquia** – Aplicar solução de clotrimazol a 1% 2x/dia. Uma alternativa é a aplicação de timol a 4% em etanol 1x/dia.
2. **Pele** – Aplicar pomada de nistatina ou creme de clotrimazol a 1% em associação com creme de hidrocortisona a 1-2,5%, 2x/dia. A solução de violeta genciana a 0,5% é uma opção econômica e altamente eficaz no tratamento de candidíase mucocutânea, mas as manchas roxas deixadas pela preparação podem representar um problema estético. A enfermidade cutânea grave ou disseminada responde ao fluconazol, 100-200 mg VO por dia durante 1 semana.
3. **Mucosas vulvares e anais** – Para candidíase vaginal, fluconazol em dose única, 150 mg VO, é eficaz. Também se pode usar clotrimazol, miconazol, terconazol ou nistatina em aplicação intravaginal. Pode haver necessidade de recorrer à terapia supressiva prolongada para casos recorrentes ou "intratáveis". Em alguns casos refratários, outras espécies de *Candida* causadoras da doença (não *C. albicans*) podem ser identificadas por cultura e podem responder à medicação com itraconazol VO, 200 mg 2x/dia durante 2-4 semanas.
4. **Balanite** – A balanite ocorre com maior frequência em homens não circuncidados, sendo e geralmente causada por *Candida*. O tratamento inicial consiste na aplicação de pomada tópica de nistatina, se as lesões forem levemente eritematosas ou superficialmente erosivas. A imersão em acetato de alumínio diluído a 5% durante 15 minutos 2x/dia pode aliviar rapidamente a queimação ou prurido.

Cronicidade e recaídas, em especial em seguida ao contato sexual, sugerem reinfecção a partir de um parceiro sexual, que deve ser tratado. Em geral, casos de balanite purulenta grave são causados por bactérias. Se esses casos forem graves a ponto de resultar em fimose, será necessário medicar o paciente com antibióticos orais – alguns deles com atividade contra microrganismos anaeróbios. Caso o paciente não melhore logo, é indicada uma consulta urológica.

5. **Mastite** – A presença de uma dor lancinante nos seios e de dermatite mamilar em mulheres que amamentam podem ser uma manifestação de colonização/infecção dos ductos mamários por *Candida*. O uso tópico de creme de nistatina e de creme de clotrimazol a 0,1% é uma opção segura durante a lactação. A aplicação diária de violeta genciana tópica a 0,5% durante 7 dias também é medida útil. Fluconazol VO, 200 mg/dia durante 2 semanas, é medicação eficaz e segura durante a lactação.

Prognóstico

Os casos de candidíase cutânea variam, desde facilmente curáveis até casos intratáveis e prolongados.

Hellier SD et al. Beyond fluconazole: a review of vulvovaginal candidiasis diagnosis and treatment. Nurse Pract. 2023;48:33. [PMID: 37643144]

Lu H et al. Candidiasis: from cutaneous to systemic, new perspectives of potential targets and therapeutic strategies. Adv Drug Deliv Rev. 2023;199:114960. [PMID: 37307922]

Intertrigo

O intertrigo é causado pelo efeito macerante do calor, umidade e fricção. É particularmente provável que essa doença ocorra em pessoas obesas e em climas úmidos. Os sintomas do intertrigo são: prurido, ardência e queimação. Surgem fissuras, eritema, maceração e desnudação superficial nas pregas corporais. Uma candidíase pode complicar o intertrigo, bem como infecções bacterianas. O médico deve descartar a possibilidade de "psoríase inversa", dermatite seborreica, *tinea cruris* e eritrasma.

É importante que o paciente mantenha a higiene, e a área deve sempre estar seca. Em momentos agudos, a aplicação de compressas pode ajudar. Uma terapia eficaz consiste na aplicação de creme de hidrocortisona a 1% em associação com um creme de imidazol ou clotrimazol a 1%. Recorrências são comuns.

Dissemond J et al. Moisture-associated skin damage (MASD): a best practice recommendation from Wund-D.A.CH. J Dtsch Dermatol Ges. 2021;19:815. [PMID: 33942514]

Osmancevic S et al. Secondary data analysis of intertrigo in hospital and geriatric settings: a comparison of prevalence, anatomical locations, and interventions. Wound Manag Prev. 2022;68:12. [PMID: 35344504]

Romanelli M et al. The diagnosis, management and prevention of intertrigo in adults: a review. J Wound Care. 2023;32:411. [PMID: 37405940]

Infecções virais

Herpes simples (herpes labial; herpes genital)

> **FUNDAMENTOS DO DIAGNÓSTICO**
>
> • Pequenas vesículas recorrentes e agrupadas (especialmente orolabiais e genitais) em uma base eritematosa.
> • Podem se seguir a infecções menores, trauma, estresse ou exposição ao sol.
> • Pode ocorrer uma linfadenopatia regional sensível.
> • Os testes de anticorpos fluorescentes diretos ou PCR são positivos.

Considerações gerais

Mais de 85% dos adultos demonstram evidências sorológicas de infecção por herpes simples tipo 1 (HSV-1), que foi adquirida de forma assintomática com maior frequência na infância. Em casos ocasionais, as infecções primárias podem se manifestar na forma de uma gengivoestomatite grave. Em seguida, o paciente pode sofrer ataques recorrentes e autolimitados, provocados pela exposição ao sol, cirurgia orofacial, febre, infecção viral ou imunossupressão.

Nos EUA, cerca de 25% da população demonstra evidências sorológicas de infecção por herpes simples tipo 2 (HSV-2). O HSV-2 causa lesões cuja morfologia e história natural são semelhantes às das lesões causadas pelo HSV-1, mas geralmente com localização na genitália ou nas nádegas. Em muitos casos, a infecção é adquirida por contato sexual. Entre casais heterossexuais monogâmicos, em que um dos parceiros tem infecção por HSV-2, a soroconversão do parceiro não infectado ocorre em 10% ao longo de um período de 1 ano. Ao que parece, até 70% dessas infecções são transmitidas durante períodos de eliminação assintomática. O herpes genital também pode ser causado pelo HSV-1.

Achados clínicos

A. Sintomas e sinais

Os principais sintomas observados são queimação e ardência. Um episódio de neuralgia pode preceder ou acompanhar os ataques. As lesões consistem em pequenas vesículas agrupadas em uma base eritematosa. Elas podem ocorrer em qualquer lugar, mas estarão presentes com mais frequência na borda vermelha dos lábios (Fig. 6.12), na cavidade oral, na haste peniana, nos lábios, na pele perianal e nas nádegas. Qualquer erosão ou fissura na região anogenital pode ter sido causada pelo herpes simples. Os linfonodos regionais podem estar edemaciados e sensíveis. Geralmente as lesões formam crostas e cicatrizam em 1 semana. Pacientes imunossuprimidos podem apresentar-se com variantes incomuns, como lesões herpéticas verrucosas ou nodulares em locais de envolvimento típicos. As lesões causadas pelo herpes simples devem ser diferenciadas de cancroide, sífilis, linfogranuloma venéreo, pioderma gangrenoso, doença de Behçet ou trauma.

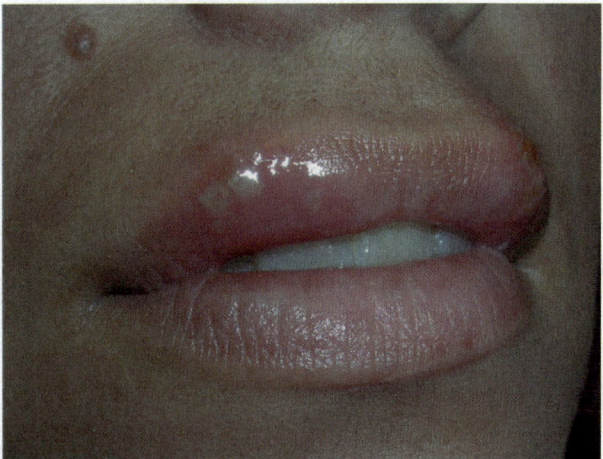

FIGURA 6.12 Herpes simples orolabial mostrando bolhas descobertas (úlcera).
Reproduzida de Richard P. Usatine, MD, em Usatine RP, Smith MA, Mayeaux EJ Jr, Chumley H. *The Color Atlas of Family Medicine*, 2.ed. McGraw-Hill, 2013.

B. Achados laboratoriais

Testes de anticorpos fluorescentes diretos em lâmina possibilitam um diagnóstico rápido e sensível. Também podem ter utilidade a cultura viral ou o teste PCR. A sorologia para herpes não é utilizada no diagnóstico de uma úlcera genital aguda. A sorologia específica para HSV-2 pode determinar quem está infectado pelo vírus HSV e sua condição de potencial transmissor da infecção, mas a USPSTF não recomenda o rastreamento de rotina para HSV-2.

Complicações

As complicações são: pioderma, eczema herpético, panarício herpético, herpes dos gladiadores (i.e., herpes epidêmico transmitido por contato), proctite, esofagite, infecção neonatal, ceratite e encefalite.

Tratamento

A. Tratamento sistêmico

Contamos com três agentes sistêmicos de uso comum para o tratamento de infecções agudas por herpes: aciclovir, valaciclovir e fanciclovir. Os três agentes demonstram grande eficácia e, quando usados corretamente, são virtualmente atóxicos. Apenas o aciclovir tem formulação disponível para administração intravenosa.

1. **Para o primeiro episódio clínico** – O tratamento recomendado para os primeiros episódios clínicos de herpes simples consiste na administração de aciclovir, 400 mg VO 5x/dia (ou 800 mg 3x/dia); valaciclovir, 1.000 mg VO 2x/dia; ou fanciclovir, 250 mg VO 3x/dia; o tratamento se estenderá por 7-10 dias, dependendo da gravidade do surto.

2. **Para recorrências leves** – Na maioria dos casos, o tratamento é dispensável. A farmacoterapia do HSV recorrente resulta em benefício limitado, reduzindo o surto médio em 12-24 horas somente. **Para ser eficaz, o tratamento deve ser iniciado pelo paciente logo ao primeiro sinal**

de recorrência. Caso o tratamento seja desejado, os surtos recorrentes de herpes genital poderão ser tratados com 3 dias de valaciclovir 500 mg VO 2x/dia, 5 dias de aciclovir 200 mg VO 5x/dia, ou 5 dias de fanciclovir 125 mg VO 2x/dia. Valaciclovir 2 g 2x/dia para 1 dia, e fanciclovir 1 g 1-2x em 1 dia, são alternativas terapêuticas de curta duração igualmente eficazes; esses dois agentes podem abortar recorrências iminentes de herpes orolabial e genital. A adição de um corticosteroide tópico potente 3x/dia reduz a duração, as dimensões e a intensidade da dor causada pelo herpes orolabial tratado com um agente antiviral oral.

3. **Para recorrências frequentes ou graves** – O tratamento supressivo reduz as recorrências em 85%, a eliminação viral em mais de 90% e o risco de transmissão em 50%. As doses supressivas recomendadas, para medicação contínua, são: aciclovir 400 mg VO 2x/dia; valaciclovir 500 mg VO 1x/dia; ou fanciclovir 125-250 mg VO 2x/dia. Em comparação com valaciclovir 500 mg VO 1x/dia, a administração de pritelivir 100 mg VO 1x/dia pode resultar em maior redução da eliminação viral para o HSV-2. A supressão a longo prazo parece ser estratégia segura, e, após 5-7 anos, uma proporção substancial de pacientes poderá interromper o tratamento.

Protetores solares são adjuvantes úteis na prevenção de recorrências orolabiais induzidas pelo sol. Como prevenção, um medicamento antiviral deverá ser iniciado 24 horas antes da exposição à radiação UV, cirurgia dentária ou cirurgia estética orolabial. Em alguns estudos (mas não em todos), o uso de preservativos de látex e a educação do paciente provaram ser medidas eficazes para a redução da transmissão do herpes genital. Nenhuma intervenção isolada ou em combinação previne integralmente a transmissão.

B. Medidas locais

A terapia tópica tem eficácia limitada e geralmente não é recomendada, porque evidências mostram que essa medida reduz apenas minimamente o tempo de cicatrização da pele.

Prognóstico

Além das complicações descritas acima, os ataques recorrentes duram vários dias, e os pacientes se recuperam sem que haja sequelas.

Gopinath D et al. A comprehensive overview of epidemiology, pathogenesis and the management of herpeslabialis. Viruses. 2023;15:225. [PMID: 36680265]

Omarova S et al. Genital herpes simplex virus-an updated review. Adv Pediatr. 2022;69:149. [PMID: 35985707]

Herpes-zóster (cobreiro)

Ver Capítulo 34.

Molusco contagioso

O molusco contagioso, causado por um poxvírus, apresenta-se na forma de pápulas cerosas umbilicadas e em forma de cúpula, isoladas ou múltiplas, medindo 2-5 mm de diâmetro (Fig. 6.13). A princípio as lesões são firmes, sólidas e com uma coloração de carne, mas ao atingir a maturidade tornam-se macias, esbranquiçadas ou cinza-peroladas e podem supurar. Os principais locais de envolvimento são a face, a parte inferior do abdome e os genitais.

As lesões são autoinoculáveis e se alastram pelo contato da pele com a pele úmida. Em indivíduos sexualmente ativos, essas lesões podem ficar confinadas ao pênis, ao púbis e à parte interna das coxas, sendo consideradas IST.

O molusco contagioso é comum em pacientes com Aids, geralmente com uma contagem de células T *helpers* < 100/mcL ($0,1 \times 10^9$/L). Lesões extensas tendem a ocorrer na face e no pescoço, e também na área genital.

Na maioria dos casos, o diagnóstico pode ser facilmente estabelecido graças à distinta umbilicação central da lesão em forma de cúpula. O tempo estimado para remissão é de 13 meses. O melhor tratamento se faz por curetagem ou aplicações de nitrogênio líquido (como em casos de verrugas), mas com menor tempo de exposição. Com o congelamento das lesões, a umbilicação central costuma se tornar mais evidente. A eletrocirurgia leve com agulha fina também é eficaz. A cantaridina (aplicada no consultório e lavada pelo paciente 4 horas depois) é uma opção segura e eficaz. Outra opção terapêutica é a solução de hidróxido de potássio a 10 ou a 15% aplicada 2x/dia até que ocorra o desaparecimento das lesões. Ácido salicílico, podofilotoxina, tretinoína, imiquimode e imunoterapia intralesional são outras opções de tratamento. Também se revelou eficaz a destruição física com *laser* de corante pulsado ou a extração de corpos de molusco com um extrator de comedão ou cureta. As lesões são difíceis de erradicar em pacientes com Aids, a menos que a imunidade melhore; no entanto, o molusco geralmente desaparece espontaneamente com o tratamento antirretroviral.

Hebert AA et al. Molluscum contagiosum: epidemiology, considerations, treatment options, and therapeutic gaps. J Clin Aesthet Dermatol. 2023;16(Suppl 1):S4. [PMID: 37636018]

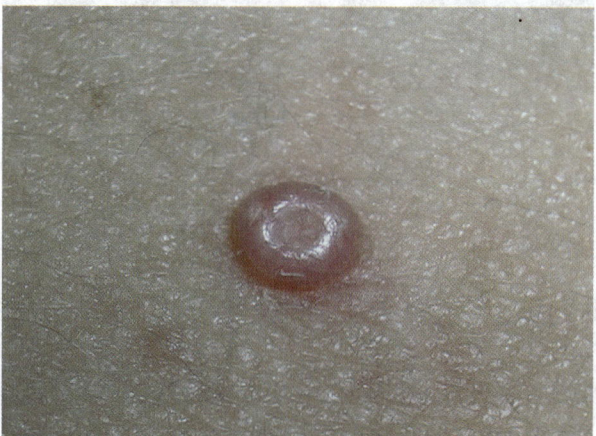

FIGURA 6.13 Molusco umbilicado.
Reproduzida de Richard P. Usatine, MD, em Usatine RP, Smith MA, Mayeaux EJ Jr, Chumley H. *The Color Atlas of Family Medicine*, 3.ed. McGraw-Hill, 2019.

Verrugas

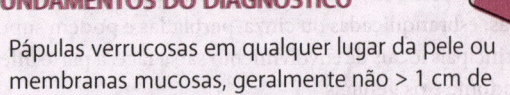

Considerações gerais

Verrugas (comuns, plantares e genitais [condiloma acuminado]) são causadas pelo HPV. A tipagem das lesões do HPV não é parte da avaliação médica de rotina, exceto no caso de displasia anogenital.

Achados clínicos

Geralmente os pacientes são assintomáticos. Ocorre sensibilidade à pressão com as verrugas plantares; ocorre prurido com as verrugas anogenitais (Fig. 6.14). As verrugas planas ficam mais evidentes sob iluminação oblíqua. As verrugas

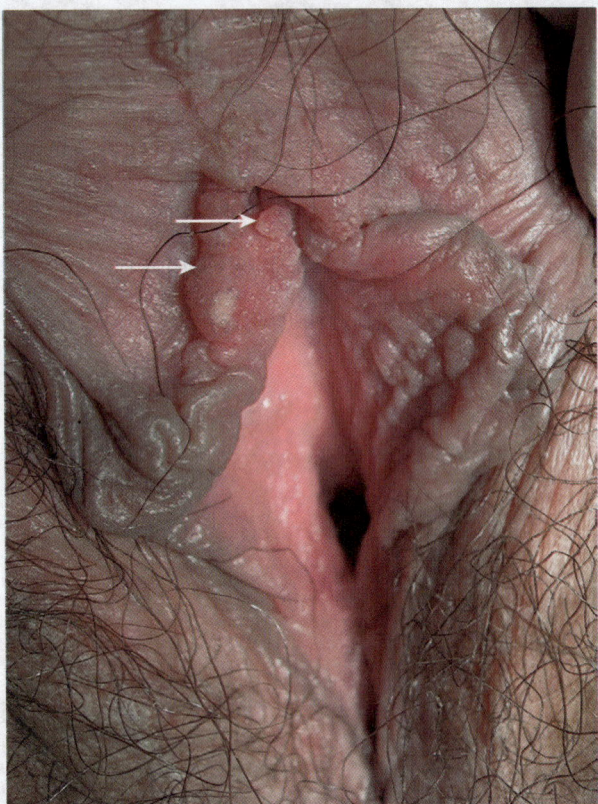

FIGURA 6.14 Condiloma acuminado ao redor do clitóris, lábios menores e abertura da vagina.

Reproduzida de Richard P. Usatine, MD, em Usatine RP, Smith MA, Mayeaux EJ Jr, Chumley H. *The Color Atlas of Family Medicine*, 2.ed. McGraw-Hill, 2013.

periungueais podem ser secas, fissuradas e hiperceratóticas e podem se assemelhar a unhas encravadas. As verrugas plantares se assemelham a calos ou calosidades plantares.

Diagnóstico diferencial

Algumas lesões com aparência de verrugas são, na verdade, ceratose seborreica, ceratoses actínicas hipertróficas ou carcinomas de células escamosas. Os *condiloma lata* da sífilis secundária podem se assemelhar a grandes verrugas. As lesões de molusco contagioso têm coloração perolada e apresentam uma depressão central. Em casos de Aids, lesões semelhantes a verrugas podem ser causadas pelo vírus varicela-zóster.

Prevenção

A administração de uma vacina contra certos tipos de HPV anogenital (incluindo 6, 11, 16, 18, 31, 33, 45, 52 e 58) pode prevenir a infecção com esses tipos de verrugas, além de reduzir os cânceres anogenital, orofaríngeo e cervical. Essa vacina é recomendada para adolescentes e adultos jovens, homens que fazem sexo com homens e pacientes imunocomprometidos (ver Caps. 1 e 20). A vacinação adjuvante em pacientes infectados por HPV pode exercer algum papel.

Tratamento

O tratamento objetiva induzir intervalos "sem verrugas" pelo maior tempo possível sem que haja cicatrizes, pois inexiste tratamento que possa garantir a remissão ou prevenir recorrências. Em pacientes imunocomprometidos, o objetivo é controlar as dimensões e o número de lesões presentes. Certos tipos (HPV 1) respondem mais adequadamente ao tratamento, em comparação com outros tipos (p. ex., HPV 2, HPV 27).

A. Tratamento de verrugas não genitais

Para verrugas comuns localizadas nas mãos, geralmente os pacientes são tratados com nitrogênio líquido ou com agentes ceratolíticos. A primeira opção pode funcionar em menos tratamentos, mas depende de idas ao consultório e é dolorosa.

1. **Nitrogênio líquido** – A crioterapia com nitrogênio líquido é aplicada para que seja obtido um tempo de descongelamento de 30-45 segundos. São administrados dois ciclos de congelamento-descongelamento a cada 2-4 semanas ao longo de algumas consultas. Ocorrerá a formação de cicatrizes se o procedimento for aplicado incorretamente. O nitrogênio líquido pode causar despigmentação permanente, sobretudo em pacientes com pigmentação mais escura.

2. **Agentes ceratolíticos e oclusão** – Produtos contendo ácido salicílico podem ser usados contra verrugas comuns ou plantares. Esses produtos são aplicados e em seguida se faz a oclusão. As verrugas plantares podem ser tratadas pela aplicação de um emplastro de ácido salicílico a 40% após o processo de apara. O emplastro pode ser deixado no local durante 5-6 dias; depois, faz-se a remoção, a lesão é novamente aparada, e outro emplastro é aplicado. Embora esse processo de erradicação da verruga possa se prolongar por semanas ou meses, o método é seguro e eficaz, com

praticamente nenhum efeito colateral. O uso isolado da oclusão crônica com fita impermeável à água (fita adesiva, fita isolante) é menos eficaz do que a crioterapia.

3. **Remoção cirúrgica** – As verrugas plantares podem ser removidas por divulsão.

4. **Laserterapia** – O *laser* de CO_2 pode ser eficaz no tratamento de verrugas recorrentes, periungueais, plantares e genitais. Essa tecnologia deixa feridas abertas que deverão ser preenchidas por tecido de granulação ao longo de 4-6 semanas. A laserterapia se presta mais para o tratamento de verrugas resistentes a todas as outras modalidades. *Lasers* com emissões de 585, 595 ou 532 nm também podem ser usados a intervalos de 3-4 semanas para ablação de verrugas comuns, plantares, faciais e anogenitais, mas estudos controlados demonstraram que seu uso não é mais eficaz do que a crioterapia.

5. **Imunoterapia** – O éster dibutílico do ácido esquárico em uma concentração de 0,2-2% pode ser aplicado 1-5x/semana diretamente nas verrugas para a indução de uma dermatite de contato leve. Entre 60-80% das verrugas desaparecem ao longo de 10-20 semanas. A injeção de antígeno de *Candida* começando com uma diluição de 1:50, com repetição a cada 3-4 semanas, pode ser igualmente eficaz para a estimulação da regressão imunológica de verrugas comuns e plantares.

6. **Outros agentes** – A bleomicina (1 unidade/mL), injetada em verrugas comuns e plantares, demonstrou elevados percentuais de cura. Esse agente farmacológico deve ser usado com cautela em verrugas digitais, tendo em vista as possíveis complicações do fenômeno de Raynaud, perda de unhas e necrose digital terminal. A aplicação de creme de 5-fluorouracil a 5% 1-2x/dia, geralmente seguida por oclusão, demonstrou eficácia semelhante à de outros métodos terapêuticos. O uso tópico ou intralesional de cidofovir pode se mostrar eficaz no tratamento de lesões recalcitrantes, especialmente em pacientes imunocomprometidos.

7. **Modalidades físicas** – Em alguns casos, o procedimento de mergulhar verrugas em água morna (42,2°C) por 10-30 minutos por dia durante 6 semanas resultou em involução.

B. Tratamento de verrugas genitais

1. **Nitrogênio líquido** – A crioterapia é o tratamento cirúrgico de primeira linha para verrugas genitais. A crioterapia com nitrogênio líquido é aplicada para que seja obtido um tempo de descongelamento de 30-45 segundos. A lesão passa por dois ciclos de congelamento e descongelamento a cada 2-4 semanas, ao longo de várias visitas ao consultório. Se o procedimento for usado incorretamente, ocorrerá a formação de cicatrizes.

2. **Resina de podofilina** – Para verrugas genitais, o paciente aplica podofilox, o componente ativo purificado da resina de podofilina, 2x/dia em 3 dias consecutivos por semana, para ciclos de 4-6 semanas. Esse produto é menos irritante e mais eficaz do que a resina de podofilina "aplicada pelo médico". Em seguida a um único ciclo de 4 semanas, 45% dos pacientes ficam livres das verrugas, mas em 6 semanas 60% sofrerão recidiva. Diante desse fato, frequentemente

haverá necessidade de vários ciclos de tratamento. Pacientes que não conseguem obter o podofilox para tratamento domiciliar podem ser tratados no consultório do médico, onde cada verruga será cuidadosamente pintada (com proteção da pele normal) a intervalos de 2-3 semanas com 25% de resina de *podophyllum* a 25% (podofilina) em tintura composta de benzoína.

3. **Imiquimode** – Um creme a 5% desse indutor local do interferon exerce atividade moderada na eliminação de verrugas genitais externas. O tratamento é realizado 1x/dia em 3 dias alternados por semana. A resposta pode ser lenta. A eliminação completa das lesões ocorre em 77% das mulheres e em 40% dos homens. Em curto prazo, há 13% de recorrências.

Embora o imiquimode seja consideravelmente mais caro do que a podofilotoxina, ele é o tratamento "administrado pelo paciente" de escolha para verrugas genitais externas em mulheres, graças aos altos percentuais de resposta e também pela segurança com o uso do agente. Em homens, a resina de podofilina continua sendo o tratamento inicial preferido, graças a sua resposta mais rápida, menor custo e eficácia semelhante. O imiquimode é usado nas recorrências ou em casos refratários. Esse agente não demonstrou eficácia para verrugas plantares ou comuns.

4. **Sinecatequinas** – Derivadas do extrato de chá verde, as sinecatequinas (a 10 ou a 15%) têm aprovação da FDA para tratamento de verrugas anogenitais. A aplicação 3x/dia durante 16 semanas alcança percentuais de eliminação de 40-81%, e a formulação com concentração a 15% resulta em maior eficácia.

5. **Remoção cirúrgica** – Para verrugas genitais pedunculadas ou de grandes dimensões, a remoção por biópsia (tesoura) seguida de eletrocautério em baixas cargas é mais eficaz do que a crioterapia.

6. **Laserterapia** – Ver Tratamento de verrugas não genitais. Para verrugas genitais, estudos não conseguiram demonstrar que a laserterapia é mais eficaz do que a remoção eletrocirúrgica. Essas duas modalidades apresentam algum risco de aerossolização do HPV, com inoculação pelas vias aéreas do paciente ou do profissional. Em pacientes com verrugas genitais refratárias, pode-se considerar a terapia fotodinâmica.

Prognóstico

Observa-se uma tendência marcante para a ocorrência de novas lesões. Verrugas podem desaparecer espontaneamente; ou simplesmente podem não responder ao tratamento. O uso de terapias combinadas (p. ex., nitrogênio líquido com imunoterapia) pode melhorar a resposta terapêutica.

Truong K et al. Destructive therapies for cutaneous warts: a review of the evidence. Aust J Gen Pract. 2022;51:799. [PMID: 36184865]
Zhu P et al. Clinical guideline for the diagnosis and treatment of cutaneous warts (2022). J Evid Based Med. 2022;15:284. [PMID: 36117295]

Infecções bacterianas

Impetigo

> **FUNDAMENTOS DO DIAGNÓSTICO**
>
> - Bolhas superficiais preenchidas por material puru-
>   lento que se rompem facilmente.
> - Erosões superficiais crostosas.
> - Coloração de Gram e cultura bacteriana positivas.

Considerações gerais

O impetigo é uma infecção cutânea (epiderme) contagiosa e autoinoculável, causada por estafilococos ou estreptococos.

Achados clínicos

A. Sintomas e sinais

As lesões consistem em máculas, vesículas, bolhas, pústulas e crostas cor de mel que, quando removidas, deixam áreas vermelhas desnudas (Fig. 6.15). Os locais mais frequentemente envolvidos são a face e outras partes expostas. Ectima é uma forma mais profunda de impetigo causada por estafilococos ou estreptococos, apresentando ulceração e cicatrizes que frequentemente ocorrem nas extremidades.

B. Achados laboratoriais

A coloração de Gram e a cultura confirmam o diagnóstico. Em climas temperados, o *S. aureus* está associado à maioria dos casos. Espécies de *Streptococcus* ocorrem mais comumente nas infecções tropicais.

Diagnóstico diferencial

Os principais diagnósticos diferenciais para crostas cor de mel são dermatite alérgica de contato aguda e herpes simples. A dermatite de contato pode ser sugerida pelo histórico ou pela distribuição linear das lesões, e a cultura deve ser negativa para estafilococos e estreptococos. Em geral, a infecção por herpes simples se apresenta com vesículas agrupadas ou erosões discretas, podendo estar associada a um histórico de recorrências. As culturas virais são positivas.

Tratamento

A imersão e esfregação da área lesionada poderá ser benéfica, sobretudo nos casos de acúmulo ("lagos") de pus descobertos por baixo de crostas espessas. Agentes tópicos como mupirocina, ozenoxacina e retapamulina são opções terapêuticas de primeira linha para infecções que se limitem a pequenas áreas. Em casos generalizados ou em indivíduos imunossuprimidos, é indicada a antibioticoterapia sistêmica. Em geral, cefalexina, 250 mg VO 4x/dia demonstrou eficácia. *S. aureus* resistente à meticilina associado à comunidade (CA-MRSA) pode causar impetigo; nesses casos, o tratamento inicial poderá incluir doxiciclina (100 mg VO 2x/dia) ou trimetoprim/sulfametoxazol (TMP-SMZ, comprimido de dupla concentração VO 2x/dia). Casos de impetigo recorrente estão associados à carga nasal de *S. aureus* e podem ser tratados com rifampicina, 300 mg VO 2x/dia durante 5 dias, ou com pomada de mupirocina intranasal 2x/dia durante 14 dias.

Dallo M et al. Topical antibiotic treatment in dermatology. Antibiotics (Basel). 2023;12:188. [PMID: 36830098]

Schachner LA et al. Treatment of impetigo and antimicrobial resistance. J Drugs Dermatol. 2021;20:366. [PMID: 33852242]

Foliculite (inclusive sicose)

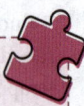

> **FUNDAMENTOS DO DIAGNÓSTICO**
>
> - Prurido e queimação em áreas com pelos.
> - Pústula em torno (e com inclusão) do folículo
>   piloso.

Considerações gerais

A **foliculite** tem várias causas. É frequentemente causada por infecção estafilocócica e menos comumente por infecções estreptocócicas ou por *Candida*. Nos casos em que a lesão é profunda, crônica e recalcitrante na cabeça e no pescoço, passa a ser conhecida por **sicose**.

Durante a antibioticoterapia para a acne, a foliculite Gram-negativa pode se apresentar na forma de um surto de pústulas ou nódulos de acne. *Klebsiella*, *Enterobacter*, *Escherichia coli* e *Proteus* já foram isoladas dessas lesões.

A foliculite da banheira de hidromassagem (foliculite por *Pseudomonas*), causada por *Pseudomonas aeruginosa*, caracteriza-se por lesões foliculares, pustulares, pruriginosas ou sensíveis que ocorrem dentro de 1-4 dias após o banho em uma banheira com água morna, hidromassagem ou piscina contaminada. Podem estar presentes sintomas semelhantes aos da gripe. Raramente, podem ocorrer infecções sistêmicas.

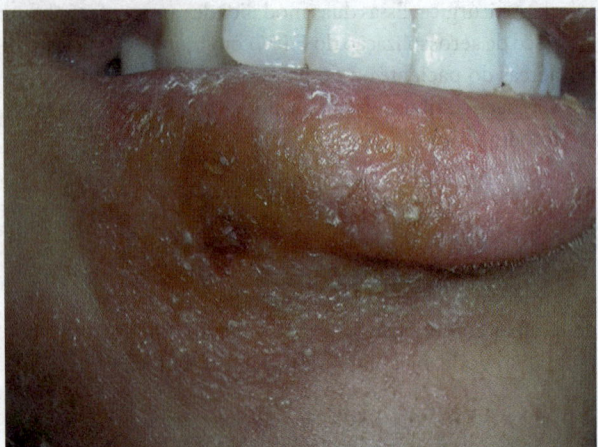

FIGURA 6.15 Típica placa com crosta cor de mel no lábio de um adulto com impetigo.

Reproduzida de Richard P. Usatine, MD, em Usatine RP, Smith MA, Mayeaux EJ Jr, Chumley HS. *The Color Atlas and Synopsis of Family Medicine*, 3.ed. McGraw-Hill, 2019.

A foliculite não bacteriana também pode ser causada por fricção e pelo uso de óleos. Oclusão, transpiração e fricção crônica (p. ex., de roupas apertadas ou tecidos grossos nas nádegas e coxas) podem piorar esse tipo de foliculite.

A acne por esteroide pode ser observada durante a terapia tópica ou sistêmica com corticosteroides; esse problema se apresenta na forma de pápulas monomórficas eruptivas e papulopústulas na face e no tronco. A acne por esteroide responde ao uso tópico de peróxido de benzoíla.

A foliculite eosinofílica é uma foliculite estéril que se apresenta com pápulas urticariformes com importante infiltração eosinofílica. Esse tipo de foliculite ocorre mais comumente em pacientes imunossuprimidos, em especial naqueles com Aids. A foliculite eosinofílica pode surgir inicialmente com a instituição de terapia antirretroviral (Tarv), sendo por vezes confundida com uma erupção medicamentosa.

A pseudofoliculite é causada pelo crescimento de pelos muito enrolados e encravados na área da barba. Nessa entidade, as pápulas e pústulas se localizam lateralmente aos folículos, não em seu interior. Pode-se tratar a pseudofoliculite permitindo que a barba cresça, ou usando agentes de depilação química, ou fazendo a barba com um aparelho de barbear com lâmina protegida. A remoção dos pelos a *laser* é extremamente benéfica para pacientes com pseudofoliculite.

A foliculite por *Pityrosporum* se apresenta na forma de pápulas pruriginosas com coloração rosada, medindo 1-2 mm e localizadas na parte superior do tronco, linha capilar e braços. Frequentemente esse tipo de foliculite apresenta lesões pruriginosas e tende a se desenvolver durante períodos de sudorese excessiva, mas também pode ocorrer em pacientes imunossuprimidos.

A foliculite demodécica é causada pelo ácaro *Demodex folliculorum*. Esse tipo se apresenta na forma de pápulas e pústulas com 1-2 mm sobre uma base eritematosa, geralmente no contexto de alterações semelhantes à rosácea, em pacientes que não responderam ao tratamento convencional para rosácea. A foliculite demodécica ocorre mais comumente em pacientes imunossuprimidos. O exame das pústulas com solução de KOH demonstrará a existência de ácaros *Demodex folliculorum*.

Achados clínicos

Os sintomas variam, desde a leve ardência/sensibilidade até o prurido intenso. As lesões consistem em pápulas ou pústulas centradas em torno dos folículos capilares (Fig. 6.16).

Diagnóstico diferencial

É importante diferenciar a foliculite bacteriana da não bacteriana. O histórico é importante para a identificação das causas da foliculite não bacteriana; nesse contexto, é indispensável a obtenção de uma coloração de Gram e de uma cultura. É importante estabelecer a diferença entre a foliculite bacteriana e a acne vulgar, a miliária pustulosa ("brotoejas", i.e., erupção cutânea causada pelo calor) e outras infecções cutâneas, como o impetigo ou a foliculite por *Pityrosporum*. Com frequência, a foliculite eosinofílica que ocorre em pacientes com Aids necessitará de uma biópsia para estabelecimento do diagnóstico.

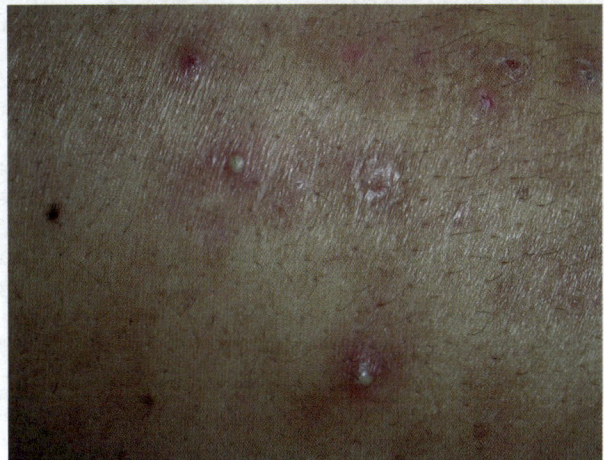

FIGURA 6.16 Foliculite bacteriana. Pelos emanando do centro da pústula constituem a característica clínica da foliculite.
Reproduzida de Richard P. Usatine, MD, em Usatine RP, Smith MA, Mayeaux EJ Jr, Chumley H. *The Color Atlas of Family Medicine*, 2.ed. McGraw-Hill, 2013.

Complicações

A formação de abscessos é a principal complicação da foliculite bacteriana.

Prevenção

Deve-se corrigir qualquer causa local predisponente, como o uso de óleos ou a ocorrência de atrito. Certificar-se de que a água em banheiras de hidromassagem e em *spas* esteja sendo tratada adequadamente. Se a foliculite estafilocócica for persistente, poderá ser útil o tratamento do transporte nasal ou perineal da bactéria com rifampicina, 600 mg/dia durante 5 dias, ou com pomada tópica de mupirocina 2% 2x/dia durante 5 dias. Também pode ser eficaz o uso prolongado de clindamicina VO, 150-300 mg/dia durante 4-6 semanas, ou o tratamento com TMP-SMZ VO ao longo de 1 semana por mês durante 6 meses para a prevenção de foliculite estafilocócica e de furunculose recorrentes. Banhos com uma solução de água sanitária (1/4-1/2 xícara em 20 L de água do banho durante 15 minutos, 3-5x/semana) podem reduzir a transmissão cutânea de estafilococos e não contribuem para a resistência a antibióticos. Em pacientes diabéticos, o controle da glicemia pode reduzir infecções.

Tratamento
A. Medidas locais

A aplicação de álcool etílico anidro contendo 6,25% de cloreto de alumínio 3-7x/semana nas lesões poderá ajudar, sobretudo em casos de foliculite friccional crônica das nádegas. Em geral, os antibióticos tópicos não serão eficazes nos casos em que as bactérias já invadiram o folículo piloso, mas esses agentes podem ter ação profilática em pacientes com foliculite recorrente após o barbear, caso sejam aplicados como loção pós-barba.

B. Medidas específicas

A foliculite por *Pseudomonas* desaparecerá espontaneamente em pacientes não neutropênicos, se as lesões forem superficiais. Esse tipo de foliculite pode ser tratado com ciprofloxacino, 500 mg VO 2x/dia durante 5 dias.

É recomendável o uso de antibióticos sistêmicos nos casos de foliculite bacteriana causada por outros microrganismos. Haverá necessidade de períodos prolongados de tratamento (4-8 semanas ou mais) com antibióticos antiestafilocócicos nos casos de envolvimento do couro cabeludo ou de áreas densamente peludas, como as axilas, a barba ou a virilha (ver Tab. 32.5).

Nos pacientes com acne, a foliculite Gram-negativa pode ser tratada com isotretinoína, sempre levando em conta todas as precauções discutidas anteriormente.

Inicialmente, os casos de foliculite eosinofílica podem ser tratados por uma combinação de corticosteroides tópicos potentes e anti-histamínicos orais. Em casos mais graves, o tratamento deverá ser feito com um dos agentes a seguir: permetrina tópica (aplicação por 12 horas, de 2 em 2 noites durante 6 semanas); itraconazol, 200-400 mg VO por dia; fototerapia UVB ou Puva; ou isotretinoína, 0,5 mg/kg por dia VO por até 5 meses. Remissões podem ser induzidas com o uso de algumas dessas terapias, mas talvez haja necessidade de tratamento prolongado.

A foliculite por *Pityrosporum* deve ser tratada com a aplicação de loção tópica de sulfacetamida 2x/dia, isoladamente ou em combinação com itraconazol ou fluconazol VO.

A foliculite demodécica pode ser tratada até a cura do paciente com permetrina tópica a 5% aplicada a cada 2 noites; ivermectina VO, 200 mcg/kg 1x/semana; metronidazol VO, 500 mg 1x/dia ou 250 mg 3x/dia; ou pela aplicação tópica de ivermectina ou metronidazol.

Prognóstico

Em geral, o tratamento adequado resolverá os casos de foliculite bacteriana, mas essa doença pode se revelar obstinada e persistente, exigindo cursos antibioterápicos prolongados ou intermitentes.

Green M et al. Clinical characteristics and treatment outcomes of Pityrosporum folliculitis in immunocompetent patients. Arch Dermatol Res. 2023;315:1497. [PMID: 36517586]
Lin HS et al. Interventions for bacterial folliculitis and boils (furuncles and carbuncles). Cochrane Database Syst Rev. 2021;2:CD013099. [PMID: 33634465]

Furunculose (furúnculos) e carbúnculos

FUNDAMENTOS DO DIAGNÓSTICO

- Abscesso inflamatório extremamente doloroso, centrado em um folículo piloso.
- Habitualmente, o microrganismo causal é *S. aureus* coagulase-positivo.
- Em alguns casos, está presente uma enfermidade ou fator predisponente (diabetes *mellitus*, doença por HIV, uso de drogas injetáveis).

Considerações gerais

Um **furúnculo (cabeça de prego)** é uma infecção profunda (i.e., um abscesso), geralmente causada por *S. aureus*, em que ocorre envolvimento do folículo piloso e do tecido subcutâneo adjacente. Os locais mais comuns de ocorrência são as partes peludas expostas à irritação e ao atrito, pressão ou umidade. Considerando que as lesões são autoinoculáveis, geralmente o paciente se apresenta com vários furúnculos. Diabetes *mellitus* (sobretudo com o uso de injeções de insulina), uso de drogas injetáveis, injeções para alergia e doença por HIV aumentam o risco de infecções estafilocócicas, graças ao aumento da taxa de transporte. O risco de infecção também pode aumentar diante de outras exposições, como hospitalização, equipes esportivas, prisões, serviço militar e condição de sem-teto.

Um **carbúnculo** consiste em um conjunto de vários furúnculos que se desenvolveram em folículos pilosos adjacentes e que coalescem de modo a formar um conglomerado, ou seja, uma massa profundamente situada que apresenta vários pontos de drenagem.

Furunculose recorrente (três ou mais episódios em 12 meses) tende a ocorrer em pessoas com contato direto com outros indivíduos infectados, especialmente familiares.

Achados clínicos

A. Sintomas e sinais

Podem ocorrer dor e sensibilidade importantes. O abscesso tem forma arredondada ou cônica; aumenta gradualmente e se torna flutuante; em seguida, amolece e, passados alguns dias a 1-2 semanas, se abre espontaneamente para descarregar um núcleo de tecido necrosado e pus. Ocasionalmente, a inflamação diminui antes que ocorra a necrose.

B. Achados laboratoriais

Pode estar ocorrendo uma leucocitose leve. O pus pode ser cultivado para o descarte de MRSA ou outras bactérias. Em casos de infecção cutânea recorrente, culturas da parte anterior das narinas e da área anogenital (com inclusão do reto para testar a carga gastrointestinal) podem identificar uma agressão estafilocócica crônica.

Diagnóstico diferencial

A entidade mais comum a ser diferenciada é um **cisto de inclusão epidérmica** inflamado que repentinamente avermelha, torna-se sensível e aumenta muito de tamanho ao longo de um a alguns dias. Um histórico de cisto precedente no mesmo local, a presença de um orifício de cisto claramente visível e a extrusão de material fétido e caseoso (e não de material purulento) ajudam no diagnóstico. Tinea profunda (infecção profunda do folículo piloso por dermatófito) pode simular uma furunculose recorrente. Furunculoses também devem ser diferenciadas de infecções micóticas profundas, como a esporotricose; de outras infecções bacterianas, como o antraz e a tularemia (raros); de infecções micobacterianas atípicas; e de cistos da acne. A hidradenite supurativa (acne inversa) se apresenta com abscessos recorrentes, sensíveis e estéreis nas axilas e virilha, nas nádegas ou abaixo dos seios. A presença de cicatrizes antigas ou tratos sinusais, juntamente com culturas negativas, sugere este último diagnóstico.

Complicações

Infecções estafilocócicas podem resultar em complicações graves e, em alguns casos, fatais, como a septicemia.

Prevenção

É fundamental que a fonte de infecção seja identificada e eliminada, para que recorrências sejam evitadas após o tratamento. O indivíduo-origem pode se apresentar com uma dermatite crônica ou ser portador assintomático de MRSA. O transporte nasal de MRSA e o número de crianças em uma casa são fatores de risco para transmissão entre seus moradores. Ficou demonstrada a eficácia de algumas medidas locais, como a lavagem meticulosa das mãos; o não compartilhamento de toalhas, roupas e produtos de higiene pessoal; a não utilização de buchas ou esponjas na banheira ou no chuveiro; trocar diariamente as roupas íntimas, pijamas e toalhas de banho e de rosto; fazer uma higienização agressiva de chuveiros, banheiras e superfícies com alvejante; banhar-se com solução de água sanitária (1/4-1/2 xícara por 20 L de água do banho, deixando agir 15 minutos, 3-5x/semana); lavar-se com clorexidina a 4%; e promover o isolamento de pacientes infectados internos em instituições, para que não ocorra a disseminação da infecção.

Tratamento
A. Medidas específicas

Recomenda-se, como base do tratamento, a incisão e a drenagem para todas as supurações loculadas. O médico deverá recorrer à antibioticoterapia sistêmica apenas para pacientes com várias lesões, com evidências de celulite circundante, ou nos casos de imunossupressão. Os antibióticos comumente prescritos são: TMP-SMZ (160/800 ou 320/1.600 mg VO 2x/dia durante 10 dias ou 7 dias, respectivamente) ou clindamicina (300 mg VO 3x/dia durante 10 dias). Outras opções para uso de antibióticos orais são: dicloxacilina ou cefalexina, 1 g/dia em doses divididas durante 10 dias. Em caso de suspeita de MRSA, o paciente pode ser tratado de maneira eficaz com doxiciclina 100 mg 2x/dia; TMP-SMZ dupla concentração, 1 comprimido 2x/dia; clindamicina 150-300 mg 2x/dia; e linezolida 400 mg 2x/dia durante 7-10 dias. Os casos de furunculose recorrente podem ser tratados com uma combinação de cefalexina (250-500 mg VO 4x/dia) ou doxiciclina (100 mg VO 2x/dia) durante 2-4 semanas, juntamente com rifampicina (300 mg VO 2x/dia durante 5 dias) ou clindamicina de ação prolongada (150-300 mg VO por dia durante 1-2 meses). Outra estratégia que também pode curar a furunculose recorrente consiste na administração de: cursos mais curtos de antibióticos (7-14 dias) juntamente com a prática diária de lavagem prolongada de todo o corpo com uma solução de clorexidina a 4% e com o uso intranasal, axilar e anogenital de retapamulina ou mupirocina. Pode-se tratar o transporte gastrointestinal de *S. aureus* com a administração de vancomicina VO (1 g 2x/dia

durante 5 dias). Talvez haja necessidade de avaliar membros da família, animais de companhia e contatos íntimos para um estado de portador estafilocócico, possivelmente com a instituição simultânea do tratamento. Finalmente, a interrupção de qualquer comportamento de alto risco, como o uso de drogas injetáveis, também pode prevenir a recorrência.

B. Medidas locais

Deve-se evitar a manipulação excessiva das áreas inflamadas. Usar calor úmido para promoção da drenagem espontânea da lesão. Usar incisão cirúrgica e drenagem para lesões flutuantes não drenantes.

Prognóstico

A recorrência dos aglomerados poderá ocorrer ao longo de meses ou anos.

El Boghdady M et al. Post-operative antibiotics for cutaneous abscess after incision and drainage: variations in clinical practice. Access Microbiol. 2022;4:acmi000441. [PMID: 36415737]

Lin HS et al. Interventions for bacterial folliculitis and boils (furuncles and carbuncles). Cochrane Database Syst Rev. 2021;2:CD013099. [PMID: 33634465]

Wong CM et al. Presentations of cutaneous disease in various skin pigmentations: cutaneous abscesses. HCA Healthc J Med. 2022;3:153. [PMID: 37424603]

Celulite

FUNDAMENTOS DO DIAGNÓSTICO

- Placa edematosa, expansiva, eritematosa, quente, com ou sem vesículas ou bolhas.
- Envolvimento frequente das pernas.
- Comumente são observados dor, calafrios e febre.
- Pode evoluir para septicemia.

Considerações gerais

A celulite, uma infecção difusa e disseminada da derme e do tecido subcutâneo, ocorre geralmente na perna (Fig. 6.17). Sua causa mais comum são os cocos Gram-positivos, em especial estreptococos beta-hemolíticos do grupo A e *S. aureus*. Em raras ocasiões, bastonetes Gram-negativos ou mesmo fungos podem gerar um quadro semelhante. Em pessoas saudáveis, a porta de entrada mais comum para a celulite da perna é a tinea interdigital dos pés com presença de fissuras. Outros problemas predisponentes são: episódios prévios de celulite, edema crônico, insuficiência venosa acompanhada por edema secundário, obstrução linfática, safenectomia e outras perturbações da barreira cutânea. Quase nunca a celulite bacteriana ocorrerá bilateralmente.

Achados clínicos
A. Sintomas e sinais

A celulite começa como uma pequena mancha sensível. Com frequência estão presentes edema, eritema e dor. A lesão

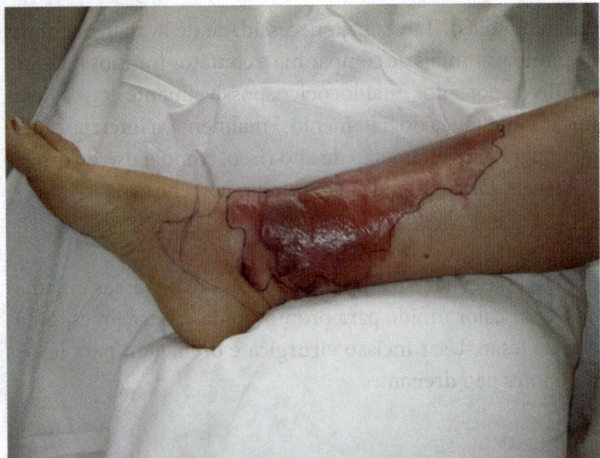

FIGURA 6.17 Celulite.
Reproduzida de Lindy Fox, MD.

se expandirá em algumas horas, de modo que geralmente o tempo transcorrido desde seu início até a apresentação gira em torno de 6-36 horas. À medida que a lesão vai crescendo, o quadro do paciente piora, ocorrendo progressivamente calafrios, febre e mal-estar. Frequentemente, podem ser observadas linfangite e linfadenopatia. Se ocorrer septicemia, poderá ocorrer hipotensão seguida por choque.

B. Achados laboratoriais

No início do curso, pode ser detectada leucocitose ou neutrofilia. Os resultados das hemoculturas são variavelmente positivos. No caso de uma ulceração, pústula ou abscesso central, poderá ser útil a obtenção de uma cultura. Em pacientes imunossuprimidos, ou no caso de suspeita da presença de um microrganismo incomum e se não houver um local loculado para a cultura, o médico deverá fazer uma biópsia de pele de espessura total, que será enviada ao laboratório para avaliação histológica e cultura (bacteriana, fúngica e micobacteriana). Se for identificada uma origem primária para a infecção (ferida, úlcera na perna, intertrigo da membrana interdigital), culturas desses locais isolarão o patógeno causador em metade dos casos, e seus resultados podem ser usados para orientar a antibioticoterapia.

Diagnóstico diferencial

TVP e fascite necrosante são duas entidades potencialmente fatais que podem mimetizar a celulite (i.e., apresentar-se com uma extremidade inferior dolorida, avermelhada e inchada). O médico deverá suspeitar de fascite necrosante em um paciente com aspecto tóxico, com bolhas, crepitação ou anestesia da pele envolvida, necrose da pele e evidências laboratoriais de rabdomiólise (creatina quinase elevada) ou de coagulação intravascular disseminada. Embora esses achados possam estar presentes em casos graves de celulite e bacteremia, é essencial que o médico descarte a possibilidade de uma fascite necrosante, por ser essencial a realização de um imediato desbridamento cirúrgico. Outras lesões cutâneas não infecciosas que podem se parecer com celulite são referidas

como "pseudocelulite". São uma paniculite esclerosante, ou seja, uma placa vermelha aguda e extremamente sensível na porção medial das pernas, acima do maléolo, em pacientes com estase venosa ou varicosidades; e dermatite de contato aguda grave em uma extremidade, causando eritema, vesiculação e edema (o que pode ser observado nos casos de celulite, mas com prurido em lugar da dor). A celulite bacteriana bilateral da perna é extremamente rara, e nesse cenário o médico deverá pensar em outros diagnósticos, em especial dermatite de estase grave (ver Fig. 14). Em contraste com a celulite, geralmente a dermatite de estase grave na extremidade inferior evolui ao longo de dias a semanas (em vez de horas), e além disso não é tão sensível à palpação. Em geral, a celulite criptocócica em receptores de transplante de órgãos é bilateral. O ALT-70 é um modelo preditivo para o diagnóstico de celulite ou de afecções que mimetizam a celulite, e também fornece orientações sobre a necessidade (ou não) de uma consulta dermatológica.

Tratamento

Pode haver necessidade do uso de antibióticos intravenosos ou parenterais para os primeiros 2-5 dias, com uma cobertura adequada para *Streptococcus* e *Staphylococcus*. Pacientes com *S. aureus* suscetível à meticilina (MSSA) podem ser tratados com nafcilina, cefazolina, clindamicina, dicloxacilina, cefalexina, oxiciclina ou TMP-SMZ. Nos casos de suspeita ou comprovação de MRSA, as opções de tratamento são: vancomicina, linezolida, clindamicina, daptomicina, doxiciclina ou TMP-SMZ. Em casos leves, ou em seguida ao tratamento parenteral inicial, geralmente será adequado o uso de dicloxacilina ou cefalexina VO, 250-500 mg 4x/dia durante 5-10 dias. Em pacientes nos quais não foi instituído um tratamento intravenoso, pode-se dobrar a primeira dose do antibiótico oral com o objetivo de rapidamente atingir níveis sanguíneos elevados. Episódios anteriores de celulite, linfedema, insuficiência venosa crônica, doença vascular periférica e TVP estão associados a maior risco de recorrência da celulite. Em pacientes com celulite recorrente na perna (3-4 episódios/ano), o uso de penicilina VO 250 mg 2x/dia, ou eritromicina VO 250-500 mg 2x/dia, pode diminuir o risco de recorrência. Há outras medidas para a prevenção de recorrências: compressão, tratamento da *tinea pedis* e do intertrigo da membrana interdigital dos pés e controle da insuficiência venosa.

Quando hospitalizar

- Sintomas e sinais locais graves.
- Sinais de sepse.
- Contagem elevada de leucócitos ≥ 10.000/mcL (10×10^9/L) com acentuado desvio à esquerda. O paciente não responde à antibioticoterapia oral.

Boettler MA et al. Cellulitis: a review of current practice guidelines and differentiation from pseudocellulitis. Am J Clin Dermatol. 2022;23:153. [PMID: 34902109]

Peghin M et al. Prevention and treatment of recurrent cellulitis. Curr Opin Infect Dis. 2023;36:95. [PMID: 36853755]

Erisipela

FUNDAMENTOS DO DIAGNÓSTICO

- Área edematosa, circunscrita, quente e eritematosa, com bordas avançadas e elevadas.
- Com frequência, envolvimento do aspecto central da face ou da extremidade inferior.
- A dor e a toxicidade sistêmica podem ser intensíssimas.

Considerações gerais

A erisipela é uma forma superficial de celulite, geralmente causada por estreptococos beta-hemolíticos.

Achados clínicos

A. Sintomas e sinais

Os sintomas são dor, mal-estar, calafrios e febre moderada. Surge uma mancha vermelha brilhante que em seguida se alastra até formar uma placa tensa, nitidamente demarcada, brilhosa, lisa e quente. Caracteristicamente, uma margem bem definida avança visivelmente em dias ou até mesmo em horas. A lesão exibe uma borda elevada e, se pressionada por um dedo, pode formar uma ligeira depressão. Ocasionalmente são observadas vesículas ou bolhas na superfície. Em geral a lesão não evolui para a formação de pústula nem se torna gangrenosa, cicatrizando sem que ocorra a formação de cicatriz. Geralmente as rupturas na pele servem de porta de entrada para o microrganismo. Na face, a erisipela tem seu início nas proximidades de uma fissura no ângulo nasal. Na extremidade inferior, uma porta de entrada comum é a *tinea pedis* com fissura interdigital.

B. Achados laboratoriais

Ocorre leucocitose quase invariavelmente; as hemoculturas podem ser positivas.

Diagnóstico diferencial

Erisipeloide é uma infecção bacilar benigna por *Erysipelothrix rhusiopathiae*, capaz de produzir celulite na pele dos dedos ou do dorso das mãos em pescadores e operários manipuladores de carne.

Complicações

A menos que a erisipela do paciente seja tratada imediatamente, a morte pode resultar da disseminação bacteriana, sobretudo em idosos.

Tratamento

O médico deve considerar a prescrição de antibióticos intravenosos eficazes contra estreptococos beta-hemolíticos do grupo A e contra estafilococos, mas o tratamento ambulatorial com antibióticos orais demonstrou igual eficácia. Os regimes orais consistem em um curso de 7 dias com penicilina VK (250 mg), dicloxacilina (250 mg) ou uma cefalosporina de primeira geração (250 mg) 4x/dia. Clindamicina (250 mg VO 2x/dia durante 7-14 dias) é uma opção para pacientes alérgicos à penicilina.

Prognóstico

Com tratamento adequado, pode-se esperar por uma melhora rápida. A presença de linfedema traz consigo maior risco de recorrência.

Oganesyan A et al. From the Cochrane Library: interventions for cellulitis and erysipelas. JMIR Dermatol. 2022;5:e37888. [PMID: 37632897]

Eritema migratório

O eritema migratório é uma erupção cutânea singular que caracteriza o estágio inicial localizado ou generalizado da doença de Lyme (causada *por Borrelia burgdorferi*) (Fig. 6.18) (ver também Cap. 36).

Infestações parasitárias

Escabiose

FUNDAMENTOS DO DIAGNÓSTICO

- Prurido generalizado muito intenso; geralmente a infestação poupa a cabeça e o pescoço.
- Túneis, vesículas e pústulas, sobretudo nas membranas interdigitais e nas pregas do pulso.
- Ao microscópio, são visualizados ácaros, ovos e pontos fecais marrons (cíbalos).
- A presença de pápulas ou nódulos vermelhos no escroto e na glande e na haste peniana é patognomônica.

Considerações gerais

A escabiose é causada pela infestação com *Sarcoptes scabiei*; afeta mais de 200 milhões de pessoas no mundo todo. O modo

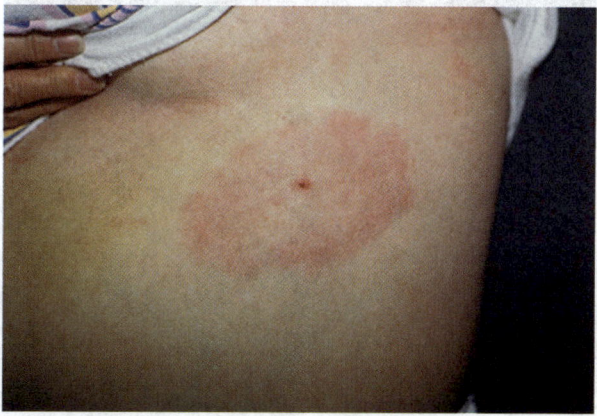

FIGURA 6.18 Eritema migratório no tronco. Placa anular com clareamento central e ponto central da picada.
Reproduzida de Soutor C, Hordinsky MK. *Clinical Dermatology*. The McGraw-Hill Companies; 2013.

típico de transmissão se faz pelo contato físico próximo por 15-20 minutos com uma pessoa infectada. Mas a escabiose pode ser adquirida pelo contato com a roupa de cama de um indivíduo infestado. É comum a ocorrência de escabiose associada a instituições, principalmente em instituições de cuidados permanentes, sendo também comum um diagnóstico incorreto. Em geral, os pacientes-índice são pessoas idosas e imunossuprimidas. Ao serem hospitalizados, esses pacientes podem dar início a epidemias hospitalares de difícil erradicação, quando profissionais de saúde são infectados e disseminam a infestação para outros pacientes.

Achados clínicos

A. Sintomas e sinais

Quase sempre há queixa de um prurido que pode ser muito intenso. As lesões consistem em escoriações generalizadas com pequenas vesículas pruriginosas, pústulas e "buracos" nos espaços interdigitais das mãos e pés, na parte proximal das palmas das mãos, pulsos, cotovelos, umbigo, ao redor das axilas, sobre ou ao redor das aréolas (Fig. 6.19), ou na haste peniana e saco escrotal em homens. O "buraco" fica evidenciado como uma marca curta e irregular, de 2-3 mm de comprimento e com a largura de um fio de cabelo. Podem ser observadas lesões nodulares características no saco escrotal ou no pênis, e também ao longo da linha axilar posterior. Geralmente a infestação poupa a cabeça e o pescoço (embora possa ocorrer envolvimento dessas áreas em bebês, idosos e pacientes com Aids).

A escabiose hiperceratótica ou crostosa se apresenta na forma de escamas espessas e descamativas. Essas áreas contêm milhões de ácaros, e os pacientes acometidos são altamente infecciosos. Em geral, não ocorre prurido. Pacientes com escabiose hiperceratótica disseminada correm o risco de superinfecção com *S. aureus*, que, em alguns casos, evolui para sepse caso não seja tratada. A escabiose crostosa é responsável por 83% dos surtos de escabiose que ocorrem em instituições.

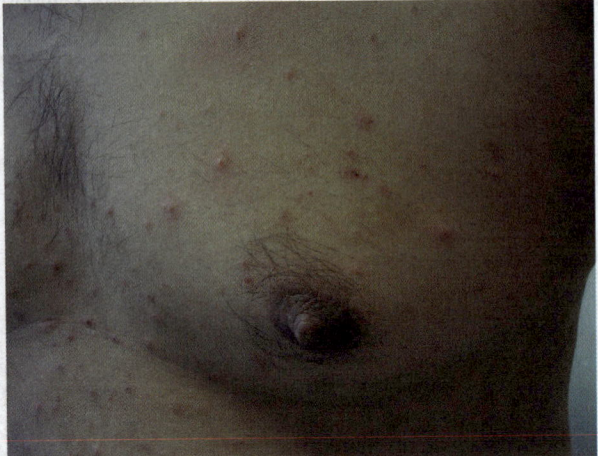

FIGURA 6.19   Escabiose. Uma erupção polimórfica de papulovesículas e pápulas escoriadas espalhadas no peito.
Reproduzida de Kanade Shinkai, MD.

B. Achados laboratoriais

O diagnóstico deve ser confirmado por demonstração microscópica do ácaro, pela presença de ovos ou fezes em uma amostra montada em lâmina, examinada com água da torneira, óleo mineral ou KOH. Os melhores resultados são obtidos com a raspagem de várias lesões, e o médico deve escolher as melhores lesões não escoriadas nas membranas interdigitais, punhos, cotovelos ou pés. Deve-se usar uma lâmina de bisturi de nº 15 para a raspagem de cada lesão, até ficar plana. Se ficar determinada a inexistência de uma causa iatrogênica de imunossupressão, os pacientes com escabiose crostosa/hiperceratótica deverão passar por uma avaliação para imunossupressão (em especial infecções por HIV e HTLV-1).

Diagnóstico diferencial

A sarna deve ser diferenciada das diversas formas de pediculose, de picadas de percevejos e pulgas e de outras causas de prurido.

Tratamento e prognóstico

O tratamento tem por objetivo matar os ácaros da sarna e controlar a dermatite, que pode persistir ao longo de meses após a efetiva erradicação dos ácaros. A roupa de cama e as roupas pessoais devem ser lavadas ou guardadas em sacos plásticos por 14 dias. Para que os ácaros e seus ovos sejam exterminados, há necessidade do uso de calor significativo (60°C). O tratamento deve ser direcionado para todas as pessoas infectadas na família ou no grupo residente em instituição. Caso contrário, é muito provável que ocorram reinfestações – razão pela qual se torna muito mais difícil tratar a sarna em pacientes internados em asilos ou em outras instituições, ou em pacientes doentes mentais ou com Aids.

1. **Creme de permetrina a 5%** – O tratamento com permetrina, um agente altamente eficaz e seguro, consiste em uma única aplicação da área do pescoço para baixo durante 8-12 horas. Em seguida, a área deve ser lavada, e o tratamento será repetido em 1 semana. Em geral, mesmo após o tratamento, os pacientes continuam a se coçar por várias semanas. A aplicação de creme de triancinolona a 0,1% ajuda a resolver a dermatite.

   Pacientes grávidas somente deverão ser tratadas se tiverem escabiose documentada. Nesses casos, pode-se usar creme de permetrina a 5% em aplicação única durante 12 horas. Outra opção é o uso de enxofre a 5-6% em petrolato aplicado ao anoitecer, do pescoço para baixo, durante 3 noites.

   Em pessoas normais, a maioria dos insucessos terapêuticos está relacionada ao uso incorreto ou ao tratamento incompleto da unidade de alojamento. Nesses casos, é boa prática repetir o tratamento com permetrina 1x/semana durante 2 semanas, com reeducação das pessoas com relação ao método e à extensão da aplicação.

2. **Ivermectina** – Em indivíduos imunocompetentes, 200 mcg/kg VO resolve a infestação em cerca de 75% dos casos

com uma dose única e em 95% dos casos com 2 doses, com intervalo de 2 semanas. Tendo em vista que o medicamento não é ovicida, teoricamente a segunda dose exterminará os ovos que possam ter eclodido depois da administração da primeira dose.

Com frequência, usa-se uma combinação de ivermectina com permetrina. Em pessoas imunossuprimidas e naquelas com escabiose crostosa (hiperceratótica), depois do insucesso com a aplicação isolada do tratamento tópico e da terapia oral, podem ser obtidos resultados eficazes com o uso de várias doses de ivermectina (a intervalos de 2 semanas para 2-3 doses) juntamente com permetrina tópica administrada de 3 em 3 dias até 1x/semana, dependendo do grau de envolvimento. Deve ser usado um ceratolítico tópico (ureia) para ajudar na remoção das escamas da escabiose hiperceratótica. Assim, a infestação pelos ácaros fica diminuída.

A ivermectina pode ajudar no tratamento em massa para a erradicação de infecções generalizadas. Em regiões endêmicas, a intervenção em massa com ivermectina demonstrou eficácia no controle da sarna e das infecções bacterianas associadas.

3. Spinosad – Para pacientes resistentes ao tratamento, pode-se considerar o uso de uma suspensão de spinosad de 0,9%, aplicada uma vez por um período superior a 6 horas, embora a eficácia desse agente seja inferior à da ivermectina ou à da permetrina.

Richards RN. Scabies: diagnostic and therapeutic update. J Cutan Med Surg. 2021;25:95. [PMID: 32998532]
Widaty S et al. Scabies: update on treatment and efforts for prevention and control in highly endemic settings. J Infect Dev Ctries. 2022;16:244. [PMID: 35298417]

Pediculose

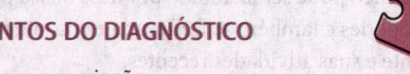

FUNDAMENTOS DO DIAGNÓSTICO

- Prurido com escoriação.
- Lêndeas nos fios de cabelo; piolhos na pele ou nas roupas.
- Ocasionalmente, máculas azul-celestes (máculas cerúleas) na parte interna das coxas ou na região inferior do abdome nas infestações por piolhos públicos.

Considerações gerais

Pediculose é uma infestação parasitária da pele do couro cabeludo, tronco ou áreas públicas. Os piolhos do corpo geralmente ocorrem entre pessoas que vivem em moradias superlotadas e com instalações de higiene inadequadas. Os piolhos públicos podem ser transmitidos sexualmente. Os piolhos podem ser transmitidos pelo uso compartilhado de chapéus ou pentes. Frequentemente, adultos em contato com crianças com piolhos adquirem a infestação.

Existem três variedades diferentes: (1) **pediculose *capitis***, causada por *Pediculus humanus* var. *capitis* (piolho da cabeça); (2) **pediculose *corporis***, causada por *Pediculus humanus* var. *corporis* (piolho do corpo); e (3) **pediculose púbica**, causada por *Phthirus pubis* (piolho público, "piolho-caranguejo").

Os piolhos da cabeça e do corpo medem 3-4 mm de comprimento e são parecidos. O "piolho do corpo" apenas raramente será encontrado no corpo, pois esse ácaro visita a pele apenas para se alimentar; ele deve ser procurado nas costuras das roupas. A febre das trincheiras, a febre recorrente e o tifo são transmitidos pelo piolho do corpo nos países onde essas doenças são endêmicas. Nos EUA, *Bartonella quintana*, o microrganismo causador da febre das trincheiras, foi detectado em piolhos que infestavam pessoas com instabilidade de moradia.

Achados clínicos

Em infestações de piolhos do corpo, o prurido pode ser muito intenso, e o ato de coçar poderá resultar em escoriações profundas, sobretudo na parte superior dos ombros, axilas, flancos posteriores e pescoço. Em alguns casos, o paciente apenas sente prurido, sendo visíveis poucas escoriações. O sinal de apresentação pode ser uma piodermite (infecção bacteriana da pele). O diagnóstico é estabelecido pelo exame das costuras das roupas em busca de lêndeas e piolhos. Pacientes com piolhos da cabeça se apresentam com prurido no couro cabeludo, frequentemente acompanhado por erosões na região occipital do couro cabeludo, parte posterior do pescoço e parte superior das costas. O diagnóstico fica estabelecido pela detecção de piolhos no couro cabeludo, ou de pequenas lêndeas que lembram brotos de salgueiro aderidas aos pelos do couro cabeludo, nas proximidades da pele. É mais fácil visualizar as lêndeas nas regiões acima das orelhas e na nuca. Ocasionalmente, as infestações por piolhos públicos são generalizadas, particularmente em indivíduos peludos; esses "piolhos-caranguejos" podem até mesmo estar localizados nos cílios e no couro cabeludo. O diagnóstico é estabelecido pela descoberta de piolhos ou lêndeas nos pelos pubianos, pelos do corpo ou cílios.

Diagnóstico diferencial

A infestação por piolhos deve ser diferenciada da dermatite seborreica; a infestação por piolhos do corpo deve ser diferenciada da sarna e de picadas de percevejos, e a infestação de piolhos públicos deve ser diferenciada do prurido anogenital e do eczema.

Tratamento

1. **Pediculose *capitis*** – O creme de enxaguar com permetrina a 1% (Nix) é um pediculicida e ovicida tópico de venda livre. O produto deve ser aplicado no couro cabeludo e nos cabelos, permanecendo durante 8 horas antes de ser enxaguado. Embora seja o tratamento de escolha para piolhos, é comum a resistência à permetrina. A loção de malathion a 1% (Ovide) é muito eficaz, mas o produto é muito volátil e inflamável. Assim, sua aplicação deve ser feita em uma sala bem ventilada ou ao ar livre. Loção de ivermectina a

0,5% para aplicação tópica, álcool benzílico a 5%, loção Oxyphthirine®, spinosad em suspensão a 0,9%, dimeticona e loção de abametapir a 0,74% são outros agentes que já demonstraram eficácia contra pediculose *capitis*. Dentre essas opções, ivermectina tópica é a mais eficaz. Idealmente, todas as pessoas infestadas em uma casa, escola ou outras instalações devem ser tratadas simultaneamente. Afora a ivermectina tópica, as demais terapias tópicas devem ser repetidas 7-9 dias após o tratamento inicial. Nos casos de envolvimento dos cílios, aplica-se uma camada espessa de petrolato 2x/dia durante 8 dias; as lêndeas restantes devem ser removidas. As opções de tratamento sistêmico disponíveis, frequentemente administradas em combinação com agentes tópicos, são: ivermectina oral (200 mcg/kg VO, repetida depois de 7 dias) (para crianças > 5 anos e > 15 kg) e TMP-SMZ oral (10 mg TMP/kg por dia e 50 mg SMZ/kg por dia divididos 2x/dia durante 10 dias).

2. **Pediculose *corporis*** – Piolhos do corpo são tratados com o descarte das roupas infestadas e por uma abordagem à situação social do paciente.

3. **Pediculose púbica** – A aplicação pubiana do creme de enxágue com permetrina a 1% durante 10 minutos, ou do creme de permetrina a 5% durante 8 horas, é eficaz. Os contatos sexuais também devem ser tratados. Roupas pessoais e roupas de cama devem ser lavadas e postas para secar sob alta temperatura.

Fu YT et al. Human pediculosis, a global public health problem. Infect Dis Poverty. 2022;11:58. [PMID: 35619191]
Patel PU et al. A clinical review and history of pubic lice. Clin Exp Dermatol. 2021;46:1181. [PMID: 33811771]

Lesões de pele causadas por outros artrópodes

FUNDAMENTOS DO DIAGNÓSTICO

- Pápulas urticariformes localizadas, acompanhadas por prurido.
- Lesões em grupos lineares de três ("café da manhã, almoço e jantar") são características dos percevejos.
- Lesões parecidas com furúnculos, contendo artrópodes vivos.
- Manchas eritematosas migratórias sensíveis ("larva migrans").

Considerações gerais

É fácil detectar alguns artrópodes (p. ex., mosquitos e moscas picadoras) quando estão picando. Mas a detecção de muitos outros artrópodes é complicada, por serem diminutos, por não haver uma reação imediata ou porque picam durante o sono. As reações são alérgicas e podem demorar horas e até mesmo dias. A propensão para a consulta médica aumenta nos casos em que as lesões são numerosas e o prurido é intenso.

Muitas pessoas reagem com maior intensidade a seus primeiros contatos com um artrópode, p. ex., apresentando lesões pruriginosas ao viajar, ao se mudarem para novas casas etc. O médico deve ter em mente piolhos do corpo, pulgas, percevejos e mosquitos. Em geral, a exposição a percevejos ocorre em hotéis e em alojamentos com higiene inadequada, mas também pode ocorrer em domicílios estáveis. Em muitos casos, aranhas são incorretamente consideradas como a causa das picadas, mas raramente esses artrópodes atacam o ser humano. No entanto, a aranha reclusa marrom (*Loxosceles laeta, L reclusa*) pode causar reações necróticas graves e mesmo a morte decorrente de hemólise intravascular, e a aranha viúva-negra (*Latrodectus mactans*) pode causar sintomas sistêmicos graves e morte. (Ver também Cap. 40.)

Além das picadas de artrópodes, as lesões mais comumente observadas são ferroadas (vespas, marimbondos, abelhas, formigas, escorpiões) ou picadas (centopeias) peçonhentas, lesões parecidas que lembram os furúnculos, causadas pela ação de larvas de moscas ou de pulgas de areia ("bicho-de-pé") na pele, e uma erupção linear serpiginosa causada por uma larva migratória.

Achados clínicos

Pode haver dificuldade no estabelecimento do diagnóstico nos casos em que o paciente não percebeu o ataque inicial, mas está sofrendo uma reação tardia. Individualmente, as picadas se apresentam em grupos e tendem a ocorrer em partes expostas (p. ex., mosquitos e pernilongos) ou sob as roupas, especialmente em torno da cintura ou nas flexuras (p. ex., pequenos ácaros ou insetos em roupas de cama ou de uso). Em geral, a reação fica adiada por 1-24 horas ou mais. Quase sempre está presente um prurido que pode ser quase intolerável quando o paciente começa a se coçar. Pode ocorrer uma infecção secundária em seguida ao ato de coçar. São comuns as pápulas urticariformes. As pápulas podem se tornar vesiculares. O diagnóstico pode ser facilitado por uma busca para exposição a artrópodes e também se for levada em conta a ocupação do paciente e suas atividades recentes.

Os principais artrópodes estão descritos a seguir:

1. **Pulgas:** Pulgas são ectoparasitas sugadores de sangue que se alimentam em cães, gatos, seres humanos e outras espécies. A saliva da pulga causa urticária papular em indivíduos sensibilizados. Para romper o ciclo de vida da pulga, é importante o tratamento da casa e dos animais de companhia com a aplicação de inseticidas de rápido extermínio, inseticidas de ação residual e um regulador de crescimento.

2. **Percevejos:** Presentes em fendas de camas ou móveis; as picadas tendem a ocorrer em linhas ou em aglomerados. A urticária papular é uma lesão característica das picadas de percevejos (*Cimex lectularius*). A ação dos percevejos não está restrita a nenhum grupo socioeconômico, sendo um grande problema de saúde em algumas grandes áreas metropolitanas, sobretudo em hotéis comerciais e residenciais.

3. **Carrapatos:** geralmente passam para o hospedeiro ao roçar na vegetação baixa.

4. **Larvas de ácaros ou percevejos vermelhos:** são larvas de ácaros trombiculídeos. Algumas espécies ficam confinadas a regiões específicas e em hábitats localmente identificados (p. ex., nas áreas de fruticultura, nos limites dos bosques, em gramados, nos dejetos de perus selvagens na Austrália, em granjas avícolas); esses artrópodes atacam humanos, geralmente na cintura, nos tornozelos ou nas flexuras do corpo, dando origem a pápulas eritematosas intensamente pruriginosas muitas horas depois do ataque. Em certos casos, os ácaros vermelhos podem ser vistos no centro de pápulas ainda não coçadas.

5. **Ácaros de pássaros e de roedores:** maiores que as larvas, os ácaros de pássaros infestam as aves e seus ninhos. São observadas muitas picadas em qualquer local do corpo. O ar-condicionado do quarto pode transmitir ácaros de pássaros de fora da casa para os habitantes do quarto. Ácaros de roedores (que infestam camundongos ou ratos) podem causar efeitos parecidos. Se a casa tiver evidências de atividade de roedores, então se deve suspeitar de dermatite por ácaros de roedores, pois apenas raramente os próprios ácaros serão detectados. Roedores ou pássaros de estimação podem estar infestados com ácaros, fazendo com que a infestação persista.

6. **Ácaros em produtos armazenados:** são organismos brancos e quase invisíveis que infestam determinados produtos, como polpa seca do coco, vagens de baunilha, açúcar, palha, sementes de algodão e cereais. As pessoas que manuseiam esses produtos podem ser atacadas, principalmente nas mãos e antebraços e, por vezes, nos pés.

7. **Lagartas de mariposas com pelos urticantes:** os pelos são soprados dos casulos pelo vento ou transportados carregados por mariposas que chegam à localidade. Sazonalmente, ocorrem surtos graves e frequentemente recorrentes em seguida à chegada em massa das mariposas. Uma causa desses surtos é a mariposa-cigana no leste dos EUA.

8. **Tungíase:** A tungíase é causada pela pulga escavadora ("bicho-de-pé") *Tunga penetrans*, sendo encontrada na África, Índias Ocidentais e Américas do Sul e Central. A fêmea da espécie escava sob a pele, suga o sangue, incha até atingir 0,5 cm e então faz a oviposição no chão. Podem ocorrer ulceração, linfangite, gangrena e septicemia, em alguns casos com efeito letal. Geralmente se faz uma remoção cirúrgica simples.

Prevenção

Para uma prevenção mais adequada das infestações por artrópodes, deve-se evitar áreas contaminadas, praticar boa limpeza pessoal e fazer a desinfecção das roupas pessoais, roupas de cama e móveis, conforme o indicado. Os ácaros e suas larvas podem ser repelidos com a aplicação de permetrina na cabeça e nas roupas. (Não há necessidade de despir-se.) Os percevejos não são mais repelidos pela permetrina, podendo sobreviver por até 1 ano sem se alimentar. Pode haver necessidade de medidas agressivas de limpeza, geralmente implicando a remoção do ocupante afetado do domicílio, para que ocorra a erradicação da infestação de percevejos em uma residência.

Tratamento

Os artrópodes vivos devem ser cuidadosamente removidos com uma pinça após a aplicação de álcool, sendo preservados em álcool para posterior identificação. Em áreas endêmicas de febre maculosa das Montanhas Rochosas, os carrapatos não devem ser removidos com os dedos nus.

Loções ou cremes contendo corticosteroides ajudam na atenuação do prurido associado à infestação. Pode-se aplicar antibióticos tópicos se houver suspeita de infecção secundária. Lesões localizadas persistentes podem ser tratadas com corticosteroides intralesionais.

As picadas causadas por muitos artrópodes podem ser aliviadas pela aplicação de pó de papaína (Adolph's Meat Tenderizer, um amaciante de carne) misturado com água; ou pela aplicação cloreto de alumínio hexaidratado (Xerac AC).

Estão disponíveis extratos de "bolsas de veneno" de abelhas, vespas comuns, vespas amarelas e marimbondos para imunoterapia de pacientes em risco de sofrer anafilaxia.

Parola P et al. Bedbugs. N Engl J Med. 2020;382:2230. [PMID: 32492304]

NÓDULOS INFLAMATÓRIOS

Eritema nodoso

FUNDAMENTOS DO DIAGNÓSTICO

- Nódulos dolorosos sem ulceração localizados nos aspectos frontais das pernas.
- Regressão lenta ao longo de várias semanas para se assemelhar a contusões.
- As mulheres são predominantemente afetadas, em uma proporção de 10:1 versus homens.
- Alguns casos estão associados a uma infecção, DII ou exposição medicamentosa.
- É essencial uma avaliação da causa subjacente.

Considerações gerais

O eritema nodoso é um complexo de sintomas de paniculite caracterizado por nódulos eritematosos e sensíveis, com localização mais comum nas superfícies extensoras das pernas. Geralmente o eritema nodoso dura cerca de 6 semanas, podendo recidivar. Em sua maioria, os casos são de natureza idiopática. Mas o eritema nodoso pode ser um sinal cutâneo de alguma doença sistêmica. A avaliação e o tratamento consistem no estabelecimento do diagnóstico, tratamento dos sintomas e pesquisa de uma causa subjacente. A doença pode estar associada a várias infecções – estreptococose, coccidioidomicose primária, outras infecções fúngicas profundas, tuberculose, infecção por *Yersinia pseudotuberculosis* e por *Y. enterocolitica*,

Salmonella e outros patógenos gastrointestinais, diverticulite ou sífilis. E pode acompanhar sarcoidose, doença de Behçet e DII. Pode haver uma associação entre o eritema nodoso e a gravidez ou o uso de anticoncepcionais orais. Esse problema pode ocorrer secundariamente à farmacoterapia ou, mais raramente, a uma malignidade subjacente.

Achados clínicos

A. Sintomas e sinais

Os edemas subcutâneos são extremamente sensíveis e podem ser precedidos por febre, mal-estar e artralgia. Esses edemas se localizam com maior frequência nas superfícies anteriores das pernas abaixo dos joelhos, mas podem ocorrer nos braços, tronco e rosto. Inicialmente as lesões, que podem medir 1-10 cm de diâmetro, assumem uma coloração rosada a vermelha; com a regressão, podem ser percebidos todos os diversos matizes observados em uma contusão (Fig. 6.20), mas como regra não ocorre ulceração das lesões.

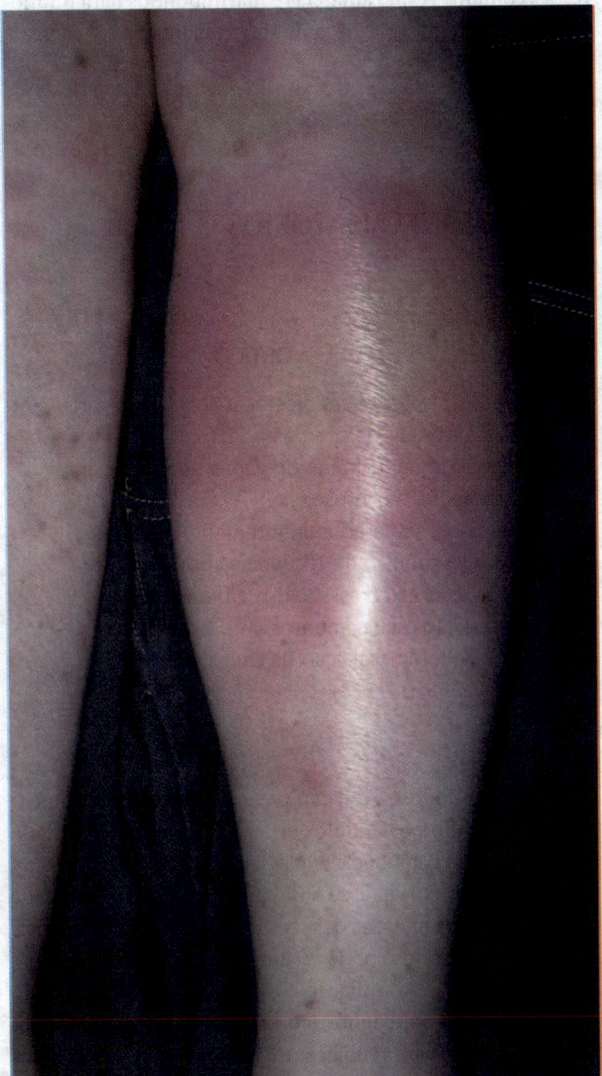

FIGURA 6.20 Eritema nodoso.
Reproduzida de TG Berger, MD, Dept Dermatology, UCSF.

B. Achados laboratoriais

A avaliação de pacientes acometidos por eritema nodoso agudo deve consistir em um histórico cuidadoso (que inclua exposições a medicamentos) e no exame físico. Os achados significativos são: histórico de infecção prévia do trato respiratório superior, doença diarreica, exposição à tuberculose, ou sintomas de qualquer infecção fúngica profunda endêmica para a região. Em pacientes sem causa clínica ou farmacológica evidente, o médico deverá obter uma RX de tórax, um teste PPD (derivado de proteína purificado) ou um teste de liberação de interferon gama no sangue (p. ex., QuantiFERON) (ver Tuberculose pulmonar, Cap. 9) e duas titulações consecutivas de ASO/DNAse B com intervalo de 2-4 semanas. Deve-se pesquisar a presença de coccidioidomicose em pacientes que vivam em áreas endêmicas. Se não for possível detectar alguma causa subjacente, somente um pequeno percentual de pacientes irá desenvolver doença subjacente significativa ao longo do próximo ano.

Diagnóstico diferencial

Ao contrário de outras formas de paniculite, uma característica definidora do eritema nodoso é a ausência de ulceração. O eritema *induratum* da tuberculose pode ser observado nas superfícies dorsais das pernas, podendo ocorrer ulceração. A paniculite do lúpus se apresenta na forma de nódulos sensíveis em áreas gordurosas das nádegas e da parte dorsal dos braços; a cura deixa cicatrizes deprimidas. Em pacientes com poliarterite nodosa, com frequência os nódulos subcutâneos estão associados ao livedo reticular fixo. Em seus estágios tardios, o eritema nodoso deve ser diferenciado de hematomas e contusões simples.

Tratamento

A causa subjacente deve ser identificada e tratada. Basicamente, o tratamento consiste na administração de Aine nas doses habituais. Em muitos casos, a administração de uma solução saturada de iodeto de potássio VO, 5-15 gotas 3x/dia, resultará em rápida involução. Se as lesões forem dolorosas, pode ser aconselhável que o paciente guarde repouso completo no leito. O tratamento sistêmico direcionado contra as próprias lesões pode incluir a terapia com corticosteroides (ver Cap. 28) (a menos que haja contraindicação, por infecção associada), dapsona, colchicina ou hidroxicloroquina.

Prognóstico

Em geral, as lesões desaparecem depois de cerca de 6 semanas, mas poderão recidivar.

Pérez-Garza DM et al. Erythema nodosum: a practical approach and diagnostic algorithm. Am J Clin Dermatol. 2021;22:367. [PMID: 33683567]

DISTÚRBIOS DESCAMATIVOS

Dermatite atópica

FUNDAMENTOS DO DIAGNÓSTICO

- Erupção pruriginosa, xerótica, exsudativa ou liquenificada na face, pescoço, parte superior do tronco, pulsos e mãos e nas pregas antecubitais e poplíteas.
- Histórico pessoal ou familiar de atopia (p. ex., asma, rinite alérgica, dermatite atópica).
- Tendência à recorrência.
- É mais comum o início na infância; é pouco comum seu surgimento depois dos 30 anos.

Considerações gerais

A dermatite atópica (também conhecida como eczema) tem apresentações distintas em pessoas de diferentes idades e raças. Os critérios diagnósticos para dermatite atópica devem levar em conta: prurido, morfologia e distribuição típicas (liquenificação flexural, eczema de mão, eczema de mamilo e eczema de pálpebra em adultos), início na infância e cronicidade. Também ajudarão no diagnóstico (1) um histórico pessoal ou familiar de atopia (asma, rinite alérgica, dermatite atópica), (2) xerose-ictiose, (3) palidez facial com escurecimento infraorbital, (4) IgE sérica elevada e (5) repetidas infecções cutâneas.

Achados clínicos

A. Sintomas e sinais

O prurido é uma característica clínica fundamental, podendo ser grave e prolongado. Placas vermelhas, escamosas e pouco definidas afetam a face, pescoço e aspecto superior do tronco. Com frequência, há envolvimento das superfícies flexurais dos cotovelos e dos joelhos. Em casos crônicos, a pele fica ressecada e liquenificada. Em pacientes de pele mais escura e com a doença grave, pode ocorrer perda da pigmentação nas áreas liquenificadas. Durante surtos agudos, é comum observar uma vermelhidão generalizada, juntamente com uma secreção difusa ou em placas isoladas. Praticamente todos os pacientes com dermatite atópica exibem doença de pele antes dos 5 anos; assim, um novo diagnóstico de dermatite atópica em um adulto com mais de 30 anos deverá ser firmado somente depois de uma consulta ao dermatologista.

B. Achados laboratoriais

A alergia alimentar é uma causa pouco comum para surtos de dermatite atópica em adultos. Podem ser detectados eosinofilia e níveis séricos elevados de IgE.

Diagnóstico diferencial

Deve-se diferenciar a dermatite atópica da dermatite de contato irritativa ou alérgica. A dermatite seborreica é menos pruriginosa; nesses casos há envolvimento frequente do couro cabeludo e do aspecto central da face, as lesões são oleosas e escamosas e a doença responde rapidamente à terapia. A psoríase se caracteriza pela presença de placas espessas, descamativas e demarcadas nos cotovelos, joelhos, couro cabeludo e fenda interglútea. A presença de uma infecção estafilocócica ou herpética secundária pode exacerbar a dermatite atópica; portanto, o médico deve considerar essas possibilidades durante surtos hiperagudos e exsudativos. A presença de uma fissura infra-auricular é um sinal crucial de infecção estafilocócica secundária.

Tratamento

É essencial que o paciente seja orientado sobre cuidados delicados com a pele e sobre o uso adequado dos medicamentos, para que o tratamento da dermatite atópica seja bem-sucedido.

A. Medidas gerais

Pacientes atópicos têm a pele hiperirritável. Qualquer coisa que resseque ou irrite a pele pode desencadear a dermatite. Os indivíduos atópicos são sensíveis a baixos níveis de umidade, geralmente sofrendo crises no inverno. Adultos com distúrbios atópicos não devem tomar banho mais de 1x/dia. O uso do sabonete deve ficar confinado às axilas, virilhas, couro cabeludo e pés. O paciente não deve fazer uso de toalhas e escovas. Após o enxágue, a pele deve ser secada (não esfregada) e então imediatamente – em minutos – deverá ser coberta com uma película delgada de um produto emoliente ou de um corticosteroide, conforme o necessário. O paciente poderá usar petrolato puro, se houver suspeita de dermatite de contato resultante dos aditivos presentes na formulação dos medicamentos. A pele pode ficar irritada por tecidos ásperos, como as lãs e os tecidos acrílicos. É preferível o uso de tecidos de algodão, mas misturas sintéticas também são toleradas. Suor, pomadas e calor são outros fatores de deflagração do problema.

B. Tratamento local

Agentes contendo corticosteroides devem ser aplicados com moderação na dermatite (1-2x/dia). A concentração do agente deve levar em conta a gravidade da dermatite. No tratamento de lesões no corpo (com exclusão da genitália e pregas axilares ou crurais), deve-se iniciar com triancinolona a 0,1% ou com um corticosteroide mais potente e em seguida diminuir para hidrocortisona ou outro corticosteroide de ação branda ligeiramente mais forte (alclometasona, desonida). À **medida que a dermatite for melhorando, é fundamental a redução dos corticosteroides e a substituição dos produtos emolientes, para que sejam evitados os efeitos colaterais dos corticosteroides**. Essa redução também é importante para evitar crises de dermatite, que podem se seguir a uma cessação abrupta. Pomada de tacrolimus (Protopic a 0,03 ou a 0,1%), creme de pimecrolimo (Elidel a 1%), crisaborol (Eucrisa a 2%) e ruxolitinibe (Opzelura a 1,5%) são alguns dos medicamentos tópicos não esteroides que podem ser eficazes no tratamento da dermatite atópica, quando aplicados 2x/dia (ver Tab. 6.2). Esses medicamentos não esteroides previnem complicações decorrentes do uso prolongado de corticosteroides, p. ex., atrofia ou formação de estrias. São medicamentos seguros para aplicação na face e nas pálpebras, porém são mais caros em comparação com os corticosteroides tópicos genéricos.

Nos EUA, a FDA alertou (aviso de tarja negra) para o uso tópico de tacrolimus e pimecrolimus, em função das preocupações com a ocorrência de linfoma de células T. Uma revisão sistemática e metanálise detectaram uma associação débil entre o uso tópico de inibidores de calcineurina e linfoma; contudo, o risco absoluto é muito baixo. Foi estimado que o número necessário para causar danos é de 30 mil adultos e 200 mil crianças.

O tratamento da dermatite atópica deve ser orientado pelo padrão da dermatite – aguda/exsudativa, subaguda/descamativa ou crônica/liquenificada.

1. **Lesões agudas com exsudação** – Deve ser excluída a possibilidade de superinfecção estafilocócica ou herpética por meio de uma cultura bacteriana e/ou viral. Uma boa opção consiste em banhar-se ou fazer curativos úmidos com água ou solução de subacetato de alumínio (Domeboro ou solução de Burow) ou aveia coloidal durante 10-30 minutos, 2-4x/dia. Lesões situadas nas extremidades podem ser enfaixadas para proteção noturna. Depois da imersão, o paciente poderá usar corticosteroides de alta potência, mas poupando as pregas faciais e corporais. Em geral, tacrolimus não é tolerado nesse estágio. Pode haver necessidade de recorrer aos corticosteroides sistêmicos. O médico também deve levar em conta a possibilidade de um contato alérgico ou irritante se forem observadas lesões exsudativas agudas, já que a dermatite de contato tem maior probabilidade de ocorrer em pacientes atópicos.

2. **Lesões subagudas ou descamativas** – As lesões são secas, mas ainda vermelhas e pruriginosas. Continuarão a ser aplicadas as pomadas de corticosteroides de média/alta potência, até que as lesões cutâneas desapareçam e o prurido tenha diminuído significativamente. A essa altura, os pacientes devem dar início a uma redução gradativa ao longo de 2-4 semanas, desde uma dosagem 2x/dia para uma dosagem diária com os corticoides, passando a confiar mais nos emolientes. Os corticosteroides serão utilizados apenas ocasionalmente, em áreas inflamadas. É preferível mudar para o uso diário de um corticoide de baixa potência em vez de diminuir ainda mais a frequência de uso de um corticoide mais potente. Tacrolimus e pimecrolimo poderão ser utilizados em substituição, se não for possível interromper completamente os corticosteroides.

3. **Lesões crônicas, secas e liquenificadas** – Espessadas e geralmente bem demarcadas, essas lesões são tratadas mais adequadamente com pomadas de corticosteroides de potência alta a ultra-alta. A oclusão noturna durante 2-6 semanas pode melhorar a resposta inicial. Pode-se obter ganhos com a adição de preparações de alcatrão, como LCD (*liquor carbonis detergens*) a 10% em Aquaphor ou alcatrão de carvão bruto a 2%.

4. **Tratamento de manutenção** – Tão logo os sintomas tenham melhorado, é recomendável que o paciente passe a aplicar constantemente hidratantes eficazes para prevenir crises. Em pacientes com doença moderada, o uso de anti-infla-matórios tópicos apenas nos fins de semana ou 3x/semana também pode prevenir crises.

C. Tratamento sistêmico e adjuvante

Cada vez mais os médicos se esforçam por evitar o uso de esteroides sistêmicos no tratamento da dermatite atópica. Há indicação para o uso de corticosteroides sistêmicos apenas em casos de exacerbação aguda grave. As dosagens orais de prednisona devem ser altas o bastante para promover uma rápida supressão da dermatite, com doses iniciais de 1 mg/kg por dia e redução gradual ao longo de um período de 2-4 semanas. Tendo em vista a natureza crônica da dermatite atópica e os efeitos colaterais causados pelo uso prolongado de corticosteroides sistêmicos, **não é recomendável o uso contínuo desses agentes para terapias de manutenção**. A administração de hidroxizina, difenidramina ou doxepina na hora de dormir poderá ajudar, graças a suas propriedades sedativas, com mitigação da percepção do prurido. Dupilumabe e traloquinumabe (o mais novo inibidor de IL-13) são imunomoduladores direcionados para o alvo, apresentando mínimos efeitos adversos sistêmicos (hipersensibilidade). Nos casos mais graves e recalcitrantes, os pacientes também poderão ser medicados com upadacitinibe e abrocitinibe (inibidores da Janus quinase [JAK]), ciclosporina, micofenolato de mofetila, metotrexato ou azatioprina.

Complicações do tratamento

O médico deve monitorar a atrofia da pele. Fissuras, crostas, erosões ou pústulas podem ser indícios clínicos de uma infecção estafilocócica ou herpética. O eczema herpético (superinfecção por herpes simples) se manifesta na forma de vesículas monomórficas, crostas ou erosões recortadas sobrepostas à dermatite atópica ou a outros processos eczematosos extensos, devendo ser tratado com aciclovir VO ou IV. O tratamento com antibióticos antiestafilocócicos sistêmicos somente será introduzido nos casos com indicação e sob orientação por cultura bacteriana. É recomendável a obtenção de culturas para exclusão de *S. aureus* resistente à meticilina. Nesse cenário, a continuação e o reforço do tratamento anti-inflamatório tópico geralmente melhorarão a dermatite, apesar da presença de infecção.

Prognóstico

A dermatite atópica tem curso crônico ou intermitente. Os adultos afetados podem se apresentar apenas com uma dermatite nas mãos. Os fatores prognósticos para persistência na idade adulta são: doença generalizada ou início precoce na infância, e asma. Apenas 40-60% desses pacientes apresentarão remissões duradouras.

Clebak KT et al. Atopic dermatitis. Prim Care. 2023;50:191. [PMID: 37105601]

Drucker AM et al. Systemic immunomodulatory treatments for atopic dermatitis: update of a living systematic review and network meta-analysis. JAMA Dermatol. 2022;158:523. [PMID: 35293977]

Schuler CF 4th et al. Novel insights into atopic dermatitis. J Allergy Clin Immunol. 2023;151:1145. [PMID: 36428114]

Líquen simples crônico (neurodermatite circunscrita)

Considerações gerais

O líquen simples crônico representa um ciclo autoperpetuante de "coçar e arranhar" de difícil interrupção.

Achados clínicos

O prurido intermitente incita o paciente a coçar as lesões e arranhar a área afetada, podendo interferir no sono. Placas secas, hipertróficas e liquenificadas surgem no pescoço, pulsos, tornozelos ou períneo (Fig. 6.21). As manchas têm forma retangular e são espessadas e hiperpigmentadas. As linhas cutâneas ficam exageradas.

Diagnóstico diferencial

Este distúrbio pode ser diferenciado de lesões formadoras de placa, como a psoríase (com lesões mais vermelhas e escamas mais brancas nos cotovelos, joelhos e achados no couro cabeludo; e achados nas unhas) (Fig. 6.22), o líquen plano (pápulas poligonais violáceas, geralmente menores) e a dermatite numular (em forma de moeda). O líquen simples crônico pode complicar casos de dermatite atópica crônica ou de infestação por *S. scabieis*.

Tratamento

Em pacientes com lesões localizadas em regiões extragenitais, uma opção eficaz é o uso tópico de corticosteroides de

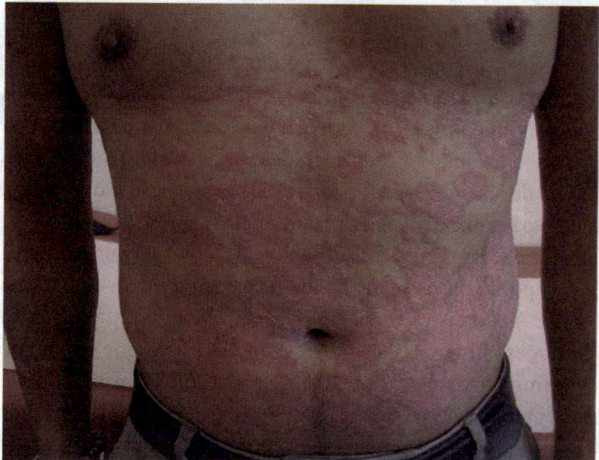

FIGURA 6.22 Extensa psoríase em placas com envolvimento do tronco de pessoa com pele escura.
Reproduzida de Kanade Shinkai, MD.

potência ultra-alta, com ou sem oclusão, quando essa medicação é aplicada 2x/dia durante várias semanas (Tab. 6.2). Em alguns pacientes, a fita de flurandrenolida (Cordran) pode ser eficaz, pois evita arranhões e fricção na lesão. Ocasionalmente, a injeção intralesional de triancinolona acetonida em suspensão (5-10 mg/mL) pode ser curativa. Outra terapia que também pode ajudar é a oclusão contínua com um curativo hidrocoloide flexível ao longo de 7 dias a cada vez, durante 1-2 meses. Em pacientes com lesões genitais, ver seção Prurido anogenital.

Prognóstico

A doença tende a regredir durante o tratamento, mas poderá recidivar, ou surgir em outro local.

Juarez MC et al. A systematic review of evidence based treatments for lichen simplex chronicus. J Dermatolog Treat. 2021;32:684. [PMID: 31884840]

Starace M et al. Scalp dysaesthesia and lichen simplex chronicus: diagnostic and therapeutic update with literature review. Clin Exp Dermatol. 2022;47:3. [PMID: 34137059]

Psoríase

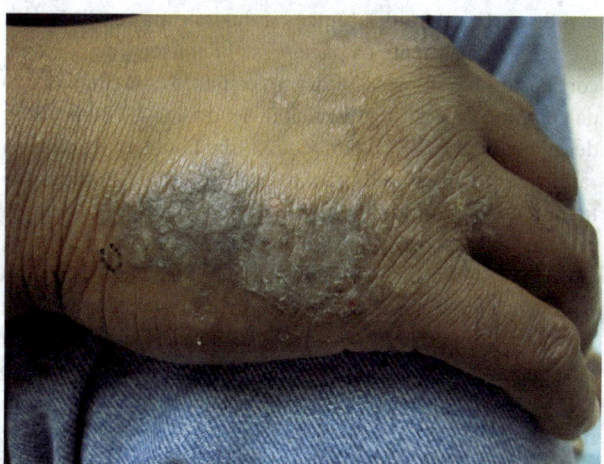

FIGURA 6.21 Líquen simples crônico na mão.
Reproduzida de Lindy Fox, MD.

Considerações gerais

A psoríase é uma doença cutânea inflamatória crônica, benigna e de ocorrência comum, tendo base genética e gatilhos ambientais conhecidos. A ocorrência de lesão ou irritação da pele normal tende a induzir lesões psoriáticas no local (fenômeno de Koebner). A obesidade piora a psoríase, e uma perda de peso significativa poderá resultar em melhora substancial. A psoríase se apresenta com diversas variantes – a mais comum é a do tipo em placa, sendo também comum o envolvimento das mãos. A psoríase eruptiva (gutata) que se apresenta na forma de lesões numerosas, menores, com diâmetros que variam de 3-10 mm, ocorre ocasionalmente em seguida a uma faringite estreptocócica. Em raros casos, podem ocorrer formas fatais (psoríase pustulosa generalizada e psoríase eritrodérmica).

Achados clínicos

Frequentemente o paciente é assintomático, entretanto pode ocorrer um prurido, por vezes muito intenso. Os principais locais de acometimento são couro cabeludo, cotovelos, joelhos, palmas das mãos e unhas e solas dos pés. As lesões são placas vermelhas, com definição nítida e revestidas por escamas prateadas (Fig. 6.22). A glande peniana e a vulva podem ser afetadas. Ocasionalmente, o envolvimento ocorre apenas nas flexuras do corpo (axilas, áreas inguinais; é a denominada psoríase inversa). Um pontilhado fino ("*pitting*") nas unhas é achado altamente sugestivo de psoríase (Fig. 6.23), assim como a onicólise. Uma combinação de placas vermelhas com escamas prateadas nos cotovelos e joelhos, juntamente com descamação no couro cabeludo ou com achados nas unhas, confirma o diagnóstico. Em geral, pacientes com psoríase exibem uma coloração rosada ou vermelha na prega interglútea. Nem todos os pacientes terão achados em todos os locais. Alguns exibem a psoríase principalmente nas mãos ou nos pés; em outros locais, os achados são mínimos. Em associação com a psoríase, pode-se observar artrite, mais comumente distal e oligoarticular, embora possa ocorrer um envolvimento poliarticular

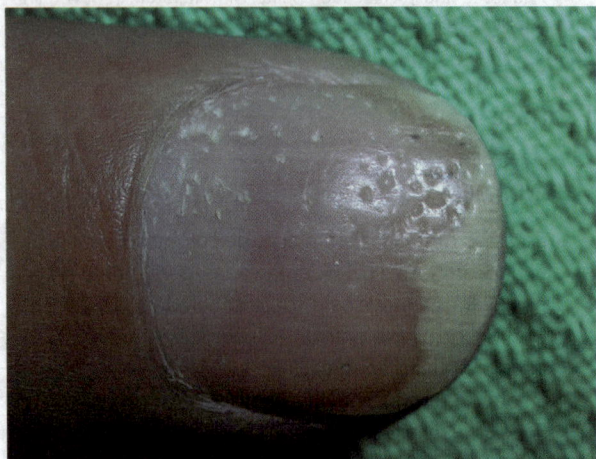

FIGURA 6.23 Depressões na unha causada pela psoríase em um paciente com pele escura.

Reproduzida de Richard P. Usatine, MD, em Usatine RP, Smith MA, Mayeaux EJ Jr, Chumley H. *The Color Atlas of Family Medicine*, 2.ed. McGraw-Hill, 2013.

axial; e uma artrite mutilante. O impacto psicossocial causado pela psoríase é um aspecto importante na determinação do tratamento do paciente.

Diagnóstico diferencial

As lesões da psoríase são bem demarcadas e afetam as superfícies extensoras – em contraste com a dermatite atópica, que apresenta placas mal demarcadas e com distribuição flexural. Com uma raspagem nas pregas corporais e uma cultura para *Candida*, juntamente com o exame do couro cabeludo e das unhas, o médico poderá diferenciar entre psoríase inversa de intertrigo e candidíase. As alterações distróficas nas unhas podem mimetizar onicomicose; nessas condições, será de grande utilidade para o diagnóstico uma preparação de KOH ou uma cultura fúngica. As características cutâneas da artrite reativa, da pitiríase rósea, LES e sífilis mimetizam a psoríase.

Tratamento

Para o tratamento de pacientes com psoríase, existem com muitas opções terapêuticas, que serão selecionadas de acordo com a extensão (área de superfície corporal [ASC] afetada) e a presença de outros achados (p. ex., artrite). Certos medicamentos, como os betabloqueadores, os antimaláricos, as estatinas e o lítio, bem como uma redução gradual da prednisona, podem exacerbar ou piorar a psoríase. Nos casos moderados a graves de psoríase, os pacientes devem ser encaminhados para o dermatologista, ou o médico generalista deverá contar com a assistência desse especialista.

A. Doença limitada

Em pacientes com placas grandes e < 10% de envolvimento da ASC, o regime terapêutico mais fácil consiste na aplicação tópica de um creme ou pomada de corticosteroide de potência alta/ultra-alta. É mais conveniente limitar o uso dos corticosteroides de potência ultra-alta a 2-3 semanas de uso, 2x/dia; em seguida, essa medicação será usada de forma pulsada, 3-4x nos fins de semana; ou então o médico mudará a terapia para um corticosteroide de potência média. Apenas raramente o uso de corticosteroides tópicos induzirá uma remissão duradoura. Inicialmente os pacientes podem ser tratados com corticosteroides tópicos 2x/dia em conjunto com um análogo da vitamina D (pomada de calcipotrieno a 0,005% ou pomada de calcitriol a 0,003%), também 2x/dia. Essa terapia elimina rapidamente as lesões. Então, os corticosteroides tópicos são finalmente descontinuados, e o paciente continua sob terapia prolongada com o análogo da vitamina D 1-2x/dia. Em geral, não de seve aplicar calcipotrieno na virilha ou na face, por causa da irritação. O tratamento de casos extensos de psoríase com análogos da vitamina D poderá causar hipercalcemia; assim, a dose máxima para o calcipotrieno é de 100 g/semana; e para o calcitriol, 200 g/semana. O calcipotrieno é incompatível com muitos corticosteroides tópicos (mas não com halobetasol); assim, se esse agente tiver sido prescrito simultaneamente, o calcipotrieno deverá ser aplicado em momentos diferentes. Para pacientes que se apresentam com numerosas pápulas e placas pequenas (p. ex., psoríase gutata), a melhor terapia é a fototerapia UVB de banda estreita.

Para placas espessas no couro cabeludo, o médico deve iniciar o tratamento com um xampu de alcatrão, que deve ser aplicado todos os dias. Os tratamentos adicionais são: gel de ácido salicílico a 6% (p. ex., Keralyt), solução P & S (fenol, óleo mineral e glicerina) ou fluocinolona acetonida a 0,01% oleosa (DermaSmoothe/FS); o paciente deverá usar uma touca de banho à noite, e o xampu em seu banho matinal. Em ordem crescente de potência, o médico poderá prescrever triancinolona a 0,1%, fluocinolona, dipropionato de betametasona, amcinonida e clobetasol, todos disponíveis na forma de solução para uso no couro cabeludo 2x/dia. O uso da pomada de tacrolimus a 0,1 ou a 0,03% ou do creme de pimecrolimo a 1% pode ser eficaz em casos de psoríase intertriginosa, genital e facial – situações para as quais não é recomendável o uso de corticosteroides potentes, por causa da atrofia da pele. O médico conta com duas terapias tópicas não esteroides aprovadas para tratamento da psoríase: o creme de roflumilaste (um inibidor da fosfodiesterase-4) a 0,3% e o creme de tapinarof (um agonista do receptor de hidrocarboneto de arila) a 1%.

B. Doença moderada

Com frequência, os casos de psoríase afetando 10-30% da ASC do paciente são frequentemente tratados com fototerapia UVB de banda estreita, no consultório médico ou por meio de uma unidade de radiação de uso doméstico. Esses pacientes também poderão ser tratados com os agentes sistêmicos listados em seguida.

C. Doença moderada a grave

Se em determinado local do corpo a psoríase for grave ou envolver > 30% da superfície corporal, torna-se difícil tratar a doença com agentes tópicos. Esses pacientes poderão ser tratados mais eficientemente se o médico buscar uma parceria com um dermatologista, sobretudo se estiver considerando a terapia sistêmica. O tratamento de escolha se faz pelo uso ambulatorial de UVB de banda estreita (NB-UVB) 3x/semana. Em média, ocorre resolução da psoríase em 7 semanas, podendo haver necessidade de tratamento de manutenção. Se estiver presente, a artrite psoriática poderá depender de tratamentos diferenciados e dos benefícios terapêuticos resultantes da parceria com um reumatologista ou dermatologista.

Em pacientes com psoríase grave, o metotrexato tem eficácia em doses de até 25 mg 1x/semana, em conformidade com os protocolos publicados. O uso prolongado de metotrexato pode estar associado à ocorrência de cirrose. Em seguida a uma dose cumulativa de 3,5-4 g, o paciente deverá ser encaminhado a um hepatologista, para avaliação. A administração de ácido fólico, 1-2 mg/dia, pode eliminar a náusea causada pelo metotrexato, sem que fique comprometida a eficácia desse agente.

A acitretina, um retinoide sintético, é extremamente eficaz para psoríase pustulosa em dosagens VO 0,5-0,75 mg/kg por dia. Deve-se verificar periodicamente as enzimas hepáticas e os lipídios séricos. Tendo em vista que a acitretina é um agente teratogênico, persistindo no tecido adiposo por 2-3 anos, pacientes mulheres em idade fértil devem esperar pelo menos 3 anos depois de terem concluído o tratamento com esse agente antes de considerar uma gravidez. Quando usados como monoterapia, os retinoides achatam as placas psoriáticas, mas raramente resultam na eliminação completa. O melhor uso dos retinoides se dá quando são prescritos em combinação com a fototerapia – UVB ou Puva, por serem sinérgicos com essas modalidades terapêuticas.

Entre as terapias sistêmicas para o tratamento da psoríase, em geral as opções mais eficazes são os anticorpos monoclonais IL-12/23 (ustequinumabe), anticorpos monoclonais IL-23 (guselcumabe, risanquizumabe e tildrakizumab), inibidores orais de TYK2 (deucravacitinibe) e os anticorpos monoclonais IL-17 (secuquinumabe, brodalumabe e ixequizumabe). Etanercepte, infliximabe, certolizumabe e adalimumabe, inibidores de TNF, são eficazes no tratamento da psoríase pustulosa e crônica em placas; esses agentes também demonstraram eficácia para a artrite associada. O uso de infliximabe resulta na resposta mais rápida; esse agente pode ser administrado nas crises pustulosas ou eritrodérmicas graves. Etanercepte é prescrito com mais frequência para tratamento prolongado na dose de 50 mg SC 2x/semana durante 3 meses; em seguida, 50 mg 1x/semana. Sem exceção, todos os inibidores de TNF também podem induzir o surgimento da psoríase ou piorar a doença já presente. Apremilaste, um inibidor oral da fosfodiesterase-4, é uma opção aprovada para tratamento da psoríase e da artrite psoriática; essa medicação tem efeitos imunossupressores mínimos e dispensa monitoramento laboratorial. Recentemente, espesolimabe, o anticorpo do receptor IL-36, tornou-se a primeira terapia aprovada especificamente para psoríase pustulosa generalizada. O uso de ciclosporina melhora drasticamente a psoríase; esse agente pode ser administrado para controle de casos graves. Com frequência ocorre uma recidiva rápida (rebote) em seguida à descontinuação do tratamento, portanto é boa prática introduzir outro agente nos casos de interrupção da medicação com ciclosporina.

Prognóstico

O curso da psoríase pode ser crônico e imprevisível e, em alguns casos, pode se revelar refratário ao tratamento. É importante que os pacientes (sobretudo aqueles com > 40 anos) sejam monitorados para síndrome metabólica, que tem correlação com a gravidade de sua doença de pele. Podem ocorrer complicações causadas pelo tratamento sistêmico, havendo necessidade de um monitoramento ativo para infecção.

Lee H et al. Challenges and future trends in the treatment of psoriasis. Int J Mol Sci 2023;24:13313. [PMID: 37686119]

Raharja A et al. Psoriasis: a brief overview. Clin Med (Long). 2021;21:170. [PMID: 34001566]

Sbidian E et al. Systemic pharmacological treatments for chronic plaque psoriasis: a network meta-analysis. Update in: Cochrane Database Syst Rev. 2021;4:CD011535. [PMID: 31917873]

Pitiríase rósea

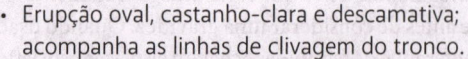

FUNDAMENTOS DO DIAGNÓSTICO

- Erupção oval, castanho-clara e descamativa; acompanha as linhas de clivagem do tronco.
- A mancha de Herald precede a erupção em 1-2 semanas.
- Prurido ocasional.

Considerações gerais

A pitiríase rósea é uma doença inflamatória aguda leve, de comum ocorrência, sendo 50% mais comum em mulheres. Os adultos jovens são a população mais afetada, sobretudo na primavera ou no outono. Têm sido relatados casos domésticos simultâneos.

Achados clínicos

O prurido é comum, mas geralmente de leve intensidade. O médico estabelece o diagnóstico ao observar uma ou mais lesões clássicas, como: placas ovais, de coloração castanho-clara, que medem até 2 cm de diâmetro. Os centros de algumas lesões podem ter uma aparência característica enrugada ou de "papel de cigarro", com uma borda com escamas em colarinho, ou seja, uma porção fina de escamas presas na periferia, mas não presentes no centro da lesão. As lesões seguem as linhas de clivagem no tronco (o denominado padrão de árvore de Natal, Fig. 6.24), havendo frequente envolvimento das partes proximais das extremidades. Também ocorrem variantes: uma delas afeta as flexuras (axilas e virilhas), a chamada pitiríase rósea inversa, e outra, do tipo papular, ocorre principalmente em pacientes com tipos de pele mais escura. Frequentemente, uma lesão inicial ("*herald patch*"), na maioria das vezes maior do que as lesões subsequentes, precede a erupção geral em 1-2 semanas. Normalmente a erupção persistirá por 6-8 semanas e a cura ocorrerá sem deixar cicatrizes.

Diagnóstico diferencial

Deve-se obter um teste sorológico para sífilis, se estiverem presentes fatores de risco clínicos. Lesões palmares e plantares, ou de membrana mucosa, ou adenopatia são características sugestivas de sífilis secundária. Pacientes com *tinea corporis* podem se apresentar com algumas placas vermelhas e ligeiramente escamosas. Em geral, o número de placas em casos de *tinea corporis* é significativamente menor em comparação com o número observado em pacientes com pitiríase rósea. Deve-se obter um exame de KOH para exclusão de uma causa fúngica. Ocasionalmente, observa-se dermatite seborreica no corpo, com manchas mal demarcadas nas áreas do esterno e púbica, e também nas axilas. Pacientes com *tinea versicolor* não apresentam as lesões típicas com bordas de colarinho. Psoríase gutata ou em placas é uma consideração diagnóstica importante, e uma biópsia poderá ajudar a diferenciá-la da pitiríase rósea. Em casos raros, certos medicamentos e imunizações podem induzir uma erupção cutânea que mimetiza a pitiríase rósea. Foi relatada uma erupção semelhante à pitiríase rósea em associação com a infecção por SARS-CoV2 e com vacinação contra Covid-19.

Tratamento

Geralmente casos de pitiríase rósea dispensam qualquer tratamento, a menos que os pacientes estejam sintomáticos. Em pacientes com pele mais escura, pode haver indicação para um tratamento mais agressivo, pois nesses casos poderá ocorrer despigmentação das lesões. Embora testes clínicos bem estruturados tenham falhado em demonstrar tratamentos altamente eficazes, muitos dermatologistas recomendam tratamentos com UVB ou com um curso curto de prednisona para os casos graves ou intensamente sintomáticos. Para os casos leves a moderados, o tratamento pode consistir no uso tópico de corticosteroides de potência média (triancinolona a 0,1%); também podem ser administrados anti-histamínicos VO, nos casos de incômodo com o prurido. A importância dos antibióticos macrolídeos não está fundamentada em evidências.

Prognóstico

Em geral, a pitiríase rósea é uma doença aguda autolimitada que normalmente desaparece em um período de cerca de 6 semanas, embora tenham sido publicados relatos de variantes prolongadas.

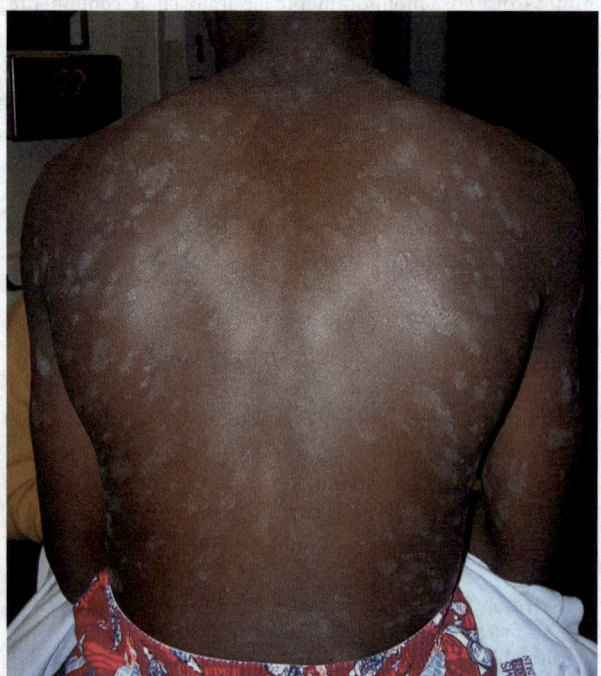

FIGURA 6.24 Pitiríase rósea com lesões escamosas que acompanham as linhas da pele, lembrando uma árvore de Natal. Reproduzida de EJ Mayeaux, MD, em Usatine RP, Smith MA, Mayeaux EJ Jr, Chumley HS. *The Color Atlas and Synopsis of Family Medicine*, 3.ed. McGraw-Hill, 2019.

Leung AKC et al. Pityriasis rosea: an updated review. Curr Pediatr Rev. 2021;17:201. [PMID: 32964824]

Mendez A et al. From the Cochrane Library: interventions for pityriasis rosea. JMIR Dermatol. 2023;6:e45388. [PMID: 37632939] Schwartzberg L et al. Cutaneous manifestations of COVID-19. Cutis. 2021;107:90. [PMID: 33891838]

Dermatite seborreica

> **FUNDAMENTOS DO DIAGNÓSTICO**
>
> - Escamas secas e eritema subjacente.
> - Couro cabeludo, aspecto central da face, áreas pré-esternais e interescapulares, umbigo e pregas corporais.

Considerações gerais

A dermatite seborreica é uma dermatite aguda ou crônica, frequentemente coexistente com a psoríase, estando ainda associada à inflamação causada por *Malassezia* spp.

Achados clínicos

Pacientes com essa dermatite se apresentam com escamas secas (caspa) ou uma crosta amarelada oleosa no couro cabeludo, rosto, tórax, costas, umbigo, margens das pálpebras, genitália e pregas corporais (Fig. 6.25). Prurido é um achado variável. Habitualmente, pacientes com doença de Parkinson ou com doença do HIV e pacientes acometidos por enfermidade grave se apresentam com dermatite seborreica.

Diagnóstico diferencial

Existe um espectro que vai desde a dermatite seborreica até a psoríase do couro cabeludo. Uma dermatite seborreica extensa

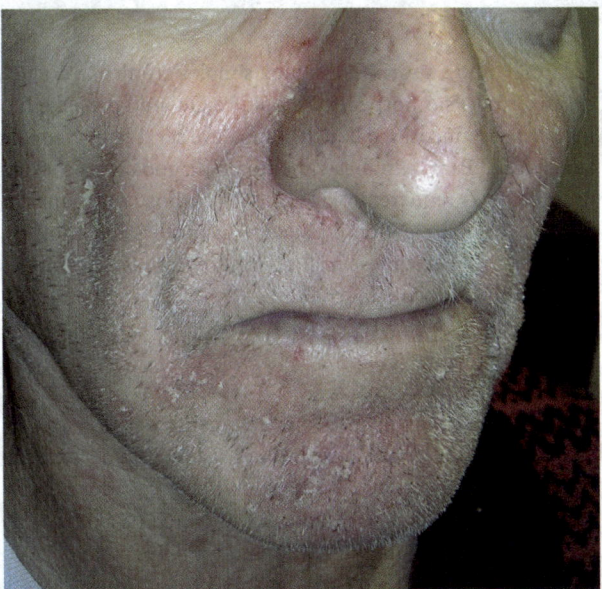

FIGURA 6.25 Ampliação fotográfica de dermatite seborreica, ilustrando a descamação da pele e o eritema na região da barba. Reproduzida de Richard P. Usatine, MD, em Usatine RP, Smith MA, Mayeaux EJ Jr, Chumley H. *The Color Atlas of Family Medicine*, 2.ed. McGraw-Hill, 2013.

pode simular intertrigo em áreas flexurais, mas o envolvimento do couro cabeludo, face e esterno sugere dermatite seborreica.

Tratamento
A. Seborreia do couro cabeludo

Xampus que contêm piritionato de zinco ou selênio são usados diariamente, se possível. Eles podem ser alternados com xampu de cetoconazol (1 ou 2%) usado 2 vezes por semana. Uma combinação de xampus é usada em casos refratários. Xampus de alcatrão também são eficazes para casos mais leves e para psoríase do couro cabeludo. Soluções ou loções tópicas de corticosteroides são então adicionadas, se necessário, e são usadas 2x/dia. (Veja tratamento para psoríase do couro cabeludo.)

B. Dermatite seborreica facial

A base da terapia é um corticosteroide leve (hidrocortisona 1%, alclometasona, desonida) usado intermitentemente e não perto dos olhos. Se o distúrbio não puder ser controlado com o uso intermitente de um corticosteroide tópico leve sozinho, o creme de cetoconazol a 2% é adicionado 2x/dia. Tacrolimus e pimecrolimo tópicos são alternativas poupadoras de esteroides e podem ser mais eficazes do que a terapia antifúngica.

C. Dermatite seborreica de áreas não pilosas ou intertriginosas

Cremes de corticosteroides de baixa potência (ou seja, hidrocortisona a 1 ou 2,5%, desonida ou dipropionato de alclometasona) são altamente eficazes quando aplicados 2x/dia por 5-7 dias e, em seguida, 1-2 vezes por semana para manutenção, conforme necessário. Loção de selênio, cetoconazol ou gel ou creme de clotrimazol podem ser um complemento útil. Tacrolimus ou pimecrolimo topicamente podem evitar o uso de corticosteroides em casos crônicos.

D. Envolvimento das margens palpebrais

A "blefarite marginal" geralmente responde à limpeza suave das margens das pálpebras todas as noites, conforme necessário, com xampu de bebê não diluído ou limpador de pálpebras usando um cotonete.

Prognóstico

A tendência é de recorrências ao longo da vida. Surtos individuais podem durar semanas, meses ou anos.

Dall'Oglio F et al. An overview of the diagnosis and management of seborrheic dermatitis. Clin Cosmet Investig Dermatol. 2022;15:1537. [PMID: 35967915]

Joly P et al. Tacrolimus 0.1% versus ciclopiroxolamine 1% for maintenance therapy in patients with severe facial seborrheic dermatitis: a multicenter, double-blind, randomized controlled study. J Am Acad Dermatol. 2021;84:1278. [PMID: 33010323]

Sowell J et al. Seborrheic dermatitis in older adults: pathogenesis and treatment options. Drugs Aging. 2022;39:315. [PMID: 35394260]

Líquen plano

Considerações gerais

O líquen plano é uma doença inflamatória pruriginosa da pele e das mucosas, caracterizada por pápulas distintas e demonstrando predileção pelas superfícies flexoras e pelo tronco. Nos EUA, sua prevalência é de 0,39%. Os três achados fundamentais são: lesões cutâneas típicas, lesões mucosas e características histopatológicas de infiltração em faixa de linfócitos na camada superior da derme superior. A alergia ao mercúrio e a outros amálgamas metálicos pode desencadear lesões orais idênticas ao líquen plano.

Achados clínicos

As lesões têm aspecto de pápulas violáceas, de topo plano e anguladas, medindo até 1 cm de diâmetro e ocorrendo isoladamente ou em grupos (Fig. 6.26), e que apresentam estrias brancas muito finas (estrias de Wickham) nas superfícies flexoras dos pulsos e tornozelos, na parte inferior das costas, e nas mucosas (inclusive do pênis, lábios, língua, boca, vulva, vagina, esôfago e região anorretal). O prurido pode variar, desde leve até grave. As pápulas podem evoluir para a formação de bolhas ou erosões. A doença pode ser generalizada. As lesões da membrana mucosa apresentam uma rede branca rendilhada suprajacente que pode ser confundida com leucoplasia. É comum a presença de líquen plano oral e vulvovaginal em uma mesma paciente. Pacientes com essas duas membranas mucosas envolvidas estão sob um risco muito maior de ocorrência de líquen plano esofágico. O líquen plano também pode causar alopecia e distrofia ungueal. Também é possível observar o fenômeno de Koebner (surgimento de lesões em áreas traumatizadas).

Uma forma especial de líquen plano é a variedade erosiva ou ulcerativa – um grande problema na boca ou na genitália. Ocorrerá carcinoma de células escamosas em até 5% dos pacientes com líquen plano oral ou genital erosivo; essa neoplasia também pode ocorrer em casos de líquen plano esofágico. Também aumenta o risco de desenvolvimento de um carcinoma de células escamosas em lesões de líquen plano hipertrófico nas extremidades inferiores.

Diagnóstico diferencial

É preciso diferenciar o líquen plano de lesões semelhantes causadas por medicamentos e também de outras lesões pa-

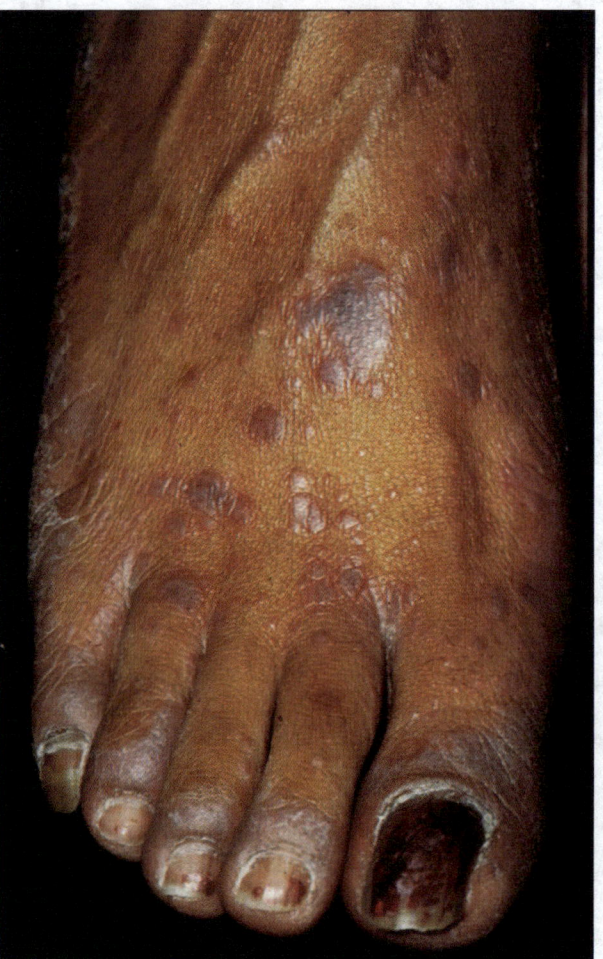

FIGURA 6.26 Líquen plano.
Reproduzida de TG Berger, MD, Dept Dermatology, UCSF.

pulares, como a psoríase, o líquen simples crônico, a doença do enxerto *versus* hospedeiro e a sífilis. Quando presente nas membranas mucosas, o líquen plano deve ser diferenciado da leucoplasia. Para o estabelecimento do diagnóstico, as lesões orais erosivas requerem biópsia e, em muitos casos, imunofluorescência direta, pois o líquen plano pode simular outras doenças erosivas, em especial doenças bolhosas autoimunes com envolvimento da mucosa oral.

Tratamento
A. Terapia tópica

A medicação mais útil para tratamento das doenças localizadas em áreas não flexurais consiste na administração tópica de corticosteroides superpotentes aplicados 2x/dia. Como alternativa, pode-se aplicar um creme ou pomada de corticosteroide de alta potência todas as noites; a medicação deverá ficar protegida sob uma película plástica fina e flexível.

O tacrolimus tópico parece ter eficácia em pacientes com líquen plano erosivo oral e vaginal, mas nesses casos o tratamento deverá se prolongar, para que sejam evitadas recidivas. Caso o médico tenha optado pelo uso do tacrolimus, as lesões deverão ser cuidadosamente observadas para possível desenvolvimento de carcinoma de células escamosas. Tendo em vista que a absorção pode ocorrer através das membranas mucosas, o médico deverá verificar os níveis séricos de tacrolimus pelo menos uma vez, se for empregada uma aplicação generalizada na mucosa (> 5-10 cm²). Se as lesões erosivas do líquen plano oral estiverem adjacentes a um amálgama metálico, a remoção do amálgama poderá resultar no desaparecimento das erosões.

B. Tratamento sistêmico

Todas as estratégias a seguir (NB-UVB, banho Puva, Puva oral e a combinação de um retinoide oral com Puva [re-Puva]) são formas de fototerapia capazes de melhorar o líquen plano. Hidroxicloroquina (5 mg/kg VO 1x/dia), acitretina (10-25 mg VO 1x/dia), ciclosporina (3-5 mg/kg VO por dia) e micofenolato de mofetila (1-3 g VO por dia) também podem ser eficazes para pacientes com líquen plano mucoso e cutâneo. Em casos refratários, apremilaste, inibidores orais de JAK e agentes anti-IL-12/23 e anti-IL-17 já foram usados com sucesso. Pode haver necessidade de recorrer ao uso de corticosteroides sistêmicos em casos graves, ou em circunstâncias nas quais é desejável uma resposta terapêutica mais rápida. Infelizmente, quase sempre ocorre recidiva ao longo da redução dos corticosteroides, o que torna essa opção terapêutica impraticável para tratamento do líquen plano crônico.

Prognóstico

O líquen plano é uma doença benigna, mas pode persistir por meses ou mesmo anos, podendo ser recorrente. O líquen plano hipertrófico e as lesões orais tendem a ser especialmente persistentes, tendo sido descrita a degeneração neoplásica em lesões cronicamente erodidas.

Boch K et al. Lichen planus. Front Med (Lausanne). 2021;8: 737813. [PMID: 34790675]
Leasure AC et al. Prevalence of lichen planus in the United States: a cross-sectional study of the All of Us research program. J Am Acad Dermatol. 2022;87:686. [PMID: 34920026]
Louisy A et al. Oral lichen planus: an update on diagnosis and management. Am J Clin Dermatol. 2024;25:35. [PMID: 37713153]

Lúpus eritematoso cutâneo

FUNDAMENTOS DO DIAGNÓSTICO

- Placas localizadas, de coloração vermelho-violácea, geralmente situadas na cabeça (lúpus eritematoso discoide) ou no tronco.
- Descamação, obstrução folicular, atrofia, despigmentação e telangiectasia das áreas envolvidas.
- Fotossensibilidade.
- Histologia característica.

Considerações gerais

As formas comuns de lúpus cutâneo são: lúpus eritematoso cutâneo crônico (Lecc), cujo subtipo mais comum é o lúpus eritematoso discoide (LED), e as placas vermelhas eritematosas não formadoras de cicatrizes do lúpus eritematoso cutâneo subagudo (Lecs). Todas essas formas ocorrem com mais frequência em áreas fotoexpostas. São sequelas comuns das lesões discoides a queda permanente de cabelo e a perda da pigmentação.

O LES é discutido no Capítulo 22. Com frequência, pacientes com LES se apresentam com lesões de lúpus eritematoso cutâneo agudo (Leca), mas também podem apresentar lesões de Lecc ou Lecs. Dez por cento dos pacientes com LES apresentam lesões cutâneas discoides, e 5% daqueles com lesões discoides são diagnosticados com LES.

Achados clínicos
A. Sintomas e sinais

Habitualmente os sintomas são leves. Em pacientes com LED, as lesões consistem em placas isoladas ou numerosas, bem definidas, de coloração violácea a vermelha, medem 5-20 mm de diâmetro, ocorrem geralmente na face, couro cabeludo e orelhas externas (conchas). Nas lesões discoides, observa-se atrofia, telangiectasia, despigmentação ou cicatrização central, bordas hiperpigmentadas e obstrução folicular. No couro cabeludo, pode ocorrer uma significativa queda permanente de cabelo. Em casos de Lecs, as lesões consistem em placas eritematosas anulares ou psoriasiformes que chegam a vários centímetros de diâmetro, e a região superior do tórax e as costas são as áreas mais acometidas.

B. Achados laboratoriais

Em pacientes com LED, o médico deve considerar a possibilidade de LES se forem observados os seguintes achados: um teste positivo para anticorpo antinuclear (FAN) ou para outros estudos sorológicos (p. ex., anticorpo anti-DNA de fita dupla ou anti-Smith); VHS alto, proteinúria, hipocomplementemia, lesões disseminadas (não localizadas apenas na cabeça), alterações nas pregas ungueais (dilatação ou trombose das alças capilares das pregas ungueais) ou artralgias, acompanhadas ou não por artrite. Por outro lado, pacientes com fotossensibilidade acentuada e sintomas sugestivos de lúpus podem ter testes de FAN negativos, mas são positivos para anticorpos anti-Ro/SSA ou anti-La/SSB (Lecs).

Diagnóstico diferencial

O diagnóstico deve se basear no aspecto clínico, sendo confirmado por biópsia de pele em todos os casos. Em pacientes com LED, as escamas são secas e "semelhantes a uma tachinha". Portanto, são diferentes das escamas da dermatite seborreica e da psoríase. Lesões mais antigas apresentam bordas hiperpigmentadas, cicatrizes centrais despigmentadas ou áreas de queda de cabelo, que também diferenciam o lúpus dessas doenças. Há vários medicamentos que podem induzir Lecs com um Ro/SSA positivo.

Tratamento
A. Medidas gerais

Todos os dias, os pacientes deverão vestir roupas fotoprotetoras e usar protetor solar de amplo espectro com FPS ≥ 30.

A cobertura UVA é essencial em pacientes fotossensíveis. Quando possível, deve-se evitar a radioterapia ou medicamentos potencialmente fotossensibilizantes.

B. Tratamento local

Em pacientes com lesões limitadas, antes da instituição do tratamento sistêmico o médico deverá tentar o seguinte esquema: cremes corticosteroides de alta potência aplicados todas as noites e cobertos com película plástica fina, flexível e hermética (p. ex., Saran Wrap); fita Cordran; ou um creme ou pomada de corticosteroide de potência ultra-alta 2x/dia, sem oclusão.

C. Infiltração local

Nas lesões de LED, pode-se injetar uma suspensão de triancinolona acetonida, 2,5-10 mg/mL, 1 vez por mês.

D. Tratamento sistêmico

1. **Antimaláricos** – Esses medicamentos devem ser usados apenas quando o médico não tiver dúvida quanto ao diagnóstico, pois foi observada uma associação entre tais agentes e surtos de psoríase, que está no diagnóstico diferencial.

   A. **Sulfato de hidroxicloroquina** – O uso de uma dose diária máxima de 5 mg/kg VO ao longo de alguns meses poderá ser eficaz; com frequência essa opção é tentada antes da cloroquina. Se o paciente for medicado com esse agente, é recomendável um teste mínimo de 3 meses. É importante um rastreamento para toxicidade oftálmica.

   B. **Sulfato de cloroquina** – A administração de 250 mg VO 1x/dia pode resultar em eficácia nos casos malsucedidos após a medicação com hidroxicloroquina.

2. **Isotretinoína** – Isotretinoína VO 1 mg/kg por dia é eficaz para lesões hipertróficas de LED.

3. **Talidomida** – A talidomida demonstrou eficácia em casos refratários, em doses VO de 50-300 mg/dia. Deve haver monitoração para neuropatia. Lenalidomida VO (5-10 mg/dia) também pode ser eficaz, mas com risco menor de neuropatia.

Isotretinoína, talidomida e lenalidomida são agentes teratogênicos; portanto, em pacientes mulheres em idade fértil, devem ser usados com cuidados apropriados para contracepção e com monitoramento.

Prognóstico

A doença é persistente, mas não coloca a vida do paciente em risco, a menos que o lúpus sistêmico esteja presente. Em mais da metade dos casos o tratamento com um ou mais antimaláricos será eficaz. Pacientes com lúpus eritematoso cutâneo devem ser anualmente examinados e testados (hemograma completo e UA) para rastreamento de sinais precoces de envolvimento sistêmico. Embora a única morbidade decorrente dessa enfermidade possa ser estética, isso poderá ter um impacto significativo na qualidade de vida de pacientes com pigmentação mais escura e com a doença disseminada.

É possível prevenir ou atenuar a alopecia cicatricial com uma atenção especial e com um tratamento agressivo. Com o passar dos anos, o LED tende a se tornar inativo. Em geral, um Lecs induzido por medicamentos desaparece ao longo de meses, ao ser descontinuada a medicação incitante.

Lee V et al. Collagen vascular diseases: a review of cutaneous and systemic lupus erythematosus, dermatomyositis, and distinguishing features in skin of color. Dermatol Clin. 2023;41:435. [PMID: 37236713]

Niebel D et al. Cutaneous lupus erythematosus: an update on pathogenesis and future therapeutic directions. Am J Clin Dermatol. 2023;24:521. [PMID: 37140884]

Dermatoses vesiculares e bolhosas

Dermatite de contato

> ### FUNDAMENTOS DO DIAGNÓSTICO
> - Eritema e edema, com prurido, vesículas, bolhas, secreção ou crostas.
> - Dermatite de contato irritativa: ocorre apenas na área de contato direto com o irritante.
> - Dermatite de contato alérgica: estende-se para além da área de contato direto com o alérgeno; o teste de contato tem resultado positivo.

Considerações gerais

A dermatite de contato (irritativa ou alérgica) é uma dermatite aguda ou crônica que decorre do contato direto da pele com produtos químicos ou alérgenos. Em 80% dos casos, a causa é uma exposição excessiva, ou é resultado dos efeitos aditivos de irritantes universais (p. ex., sabonetes, detergentes, solventes orgânicos); esses casos são conhecidos como **dermatite de contato irritativa**. As causas mais comuns de **dermatite alérgica de contato** são o contato com hera ou carvalho venenoso, com antimicrobianos de uso tópico (em especial bacitracina e neomicina), com anestésicos (benzocaína), conservantes, joias (níquel), borracha, óleos essenciais, própolis (de abelhas), vitamina E e fitas adesivas. A exposição ocupacional é causa importante de dermatite alérgica de contato.

Achados clínicos
A. Sintomas e sinais

1. **Dermatite alérgica de contato** – A fase aguda dessa doença se caracteriza por um prurido intenso, surgimento de pequenas vesículas e lesões exsudativas crostosas (Fig. 6.27). As lesões, distribuídas em partes expostas ou em padrões assimétricos incomuns, consistem em máculas, pápulas e vesículas eritematosas, podendo se localizar para além da área de contato, o que diferencia a enfermidade da dermatite por contato irritante. A área afetada também pode estar edemaciada e quente, apresentando crostas cor de mel, simulando – e às vezes sendo complicada por – uma

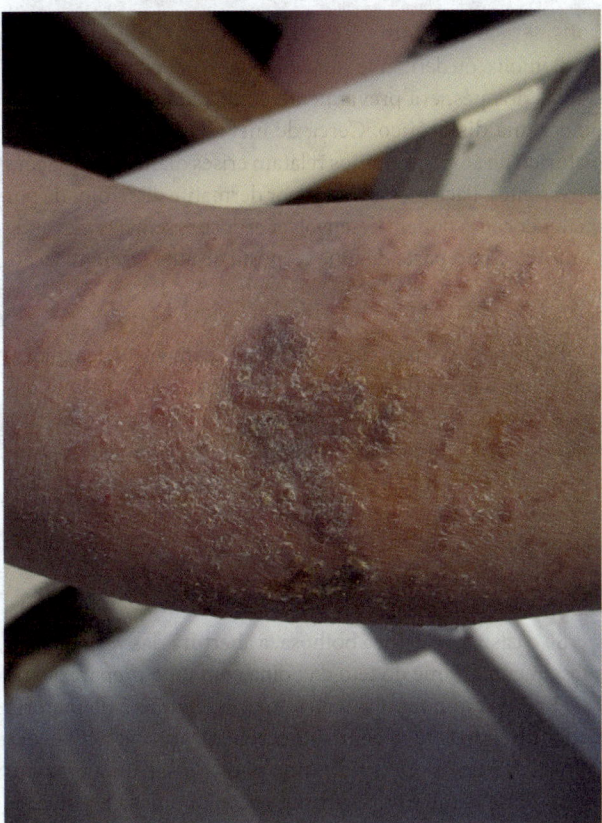

FIGURA 6.27 Dermatite de contato alérgica a um curativo adesivo em um paciente com pele mais escura. As principais características dessa dermatite são pápulas eritematosas com crostas cor de mel, assemelhadas ao impetigo.
Reproduzida de Kanade Shinkai, MD.

infecção bacteriana ou viral. O padrão da erupção pode ter valor diagnóstico (p. ex., vesículas lineares típicas nas extremidades, em casos de dermatite causada por hera ou carvalho venenoso). Habitualmente, a localização das lesões sugere a causa: envolvimento do couro cabeludo sugere produtos para tingir o cabelo ou xampus; envolvimento da face sugere cremes, cosméticos, sabonetes, produtos de barbear, esmaltes etc.; e o envolvimento do pescoço sugere joias e produtos para tingir o cabelo. Em seguida à exposição, podem transcorrer 48-72 horas até que as reações sejam observadas.

2. Dermatite de contato irritativa – A erupção é eritematosa e descamativa (com menor probabilidade de ser vesicular), ocorrendo apenas nos locais em que houve contato direto com o irritante. A dermatite de contato crônica ou em fase de resolução se apresenta com descamação, eritema e possivelmente um espessamento da pele. Em casos de dermatite de contato alérgica e irritativa, o prurido, a queimação e a ardência podem ser muito intensos. Em seguida à exposição ao contato, as reações poderão surgir dentro de 24 horas

B. Achados laboratoriais

A coloração de Gram e a cultura descartarão a possibilidade de impetigo ou de infecção secundária (impetiginização).

Depois do desaparecimento do episódio de dermatite alérgica de contato, será útil obter uma prova de contato nos casos em que o alérgeno desencadeador é desconhecido.

Diagnóstico diferencial

Distribuição assimétrica, eritema maculoso ao redor da face, lesões lineares e histórico de exposição têm utilidade na diferenciação entre dermatite de contato aguda e outras lesões cutâneas. Os diagnósticos mais comumente equivocados são: impetigo, infecção herpética ou celulite. O médico deve diferenciar entre dermatite alérgica de contato crônica e escabiose (sobretudo diante de prurido generalizado), dermatite atópica e ponfolix.

Prevenção

Em seguida a uma exposição ao carvalho ou à hera venenosa, a remoção do óleo causador por lavagem com sabão líquido poderá resolver, desde que a lavagem seja feita dentro de 30 minutos. Goop (removedor de óleo) e Tecnu (inativador químico) têm eficácia semelhante, mas são produtos mais caros. Cremes de barreira, que podem ser adquiridos sem receita, podem ser eficazes, desde que aplicados antes da exposição; além disso, esses produtos previnem/reduzem a gravidade da dermatite.

O pilar da prevenção consiste na identificação do agente causador da dermatite e em evitar cuidadosamente a exposição, ou no uso de roupas e luvas de proteção. Alguns alérgenos serão transmitidos através das luvas de látex. Em casos relacionados à indústria, medidas de prevenção importantes seriam a existência de acomodações especiais e/ou de programas de retreinamento dos trabalhadores.

Tratamento
A. Visão geral

Em geral, o envolvimento localizado (exceto na face) pode ser controlado apenas com o uso de agentes tópicos. Embora as medidas locais sejam importantes, é difícil controlar um envolvimento grave ou generalizado sem que o médico recorra ao uso de corticosteroides sistêmicos, pois mesmo os corticosteroides tópicos de maior potência parecem não funcionar bem em pacientes com lesões vesiculares e exsudativas. A **dermatite de contato irritativa** deve ser tratada pela proteção contra o irritante e pelo uso de corticosteroides tópicos, da mesma forma que para a dermatite atópica (descrita anteriormente). O tratamento da **dermatite de contato alérgica** está detalhado adiante.

B. Medidas locais

1. Dermatite aguda exsudativa – É recomendável a aplicação de compressas para uma limpeza e secagem cuidadosa (p. ex., Domeboro). Também pode ser aplicada uma loção de calamina ou pasta de óxido de zinco entre curativos úmidos, especialmente para casos com envolvimento de áreas intertriginosas, ou quando há pouco exsudato. Lesões nas extremidades podem ser enfaixadas com curativos úmidos durante 30-60 minutos, várias vezes ao dia. A aplicação tópica de corticosteroides de alta potência na forma de gel

ou creme (p. ex., fluocinonida, clobetasol ou halobetasol) pode ajudar na supressão da dermatite de contato aguda e também para aliviar o prurido. Esse tratamento deve ser seguido pela redução gradativa do número de aplicações por dia, ou pelo uso de um corticoide de potência média, como o creme de triancinolona a 0,1%, para a prevenção do rebote da dermatite. Uma formulação calmante consiste na aplicação de 56 g de creme de triancinolona acetonida a 0,1% em 212 g de loção Sarna (0,5% de cânfora, 0,5% de mentol, 0,5% de fenol), a ser misturada pelo paciente.

2. **Dermatite subaguda (em diminuição)** – Corticosteroides de potência média (triancinolona a 0,1%) a alta (clobetasol, fluocinonida, desoximetasona) constituem a base do tratamento.

3. **Dermatite crônica (seca e liquenificada)** – A medicação consiste na aplicação de corticosteroides de potência alta a ultra-alta na forma de pomada. Nas mãos afetadas, a oclusão poderá ajudar.

C. Tratamento sistêmico

Para casos agudos graves, pode-se administrar prednisona VO durante 12-21 dias. Um regime satisfatório é a administração de prednisona VO na dose de 60 mg por 4-7 dias, 40 mg por 4-7 dias e 20 mg por 4-7 dias, sem mais reduções subsequentes. Aqui, o melhor é o uso suficiente (e com a maior brevidade possível) do corticosteroide para que seja obtido um efeito clínico, seguindo-se uma lenta redução ao longo de 2-3 semanas, para que não ocorra rebote.

Prognóstico

A dermatite alérgica de contato se comportará como uma enfermidade autolimitada se forem evitadas reexposições; mas geralmente transcorrerá algo entre 2-3 semanas para que seja alcançada a resolução completa. A remoção do agente causador é essencial, para que sejam evitadas recorrências.

Brar KK. A review of contact dermatitis. Ann Allergy Asthma Immunol. 2021;126:32. [PMID: 33091591]

Li Y et al. Contact dermatitis: classifications and management. Clin Rev Allergy Immunol. 2021;61:245. [PMID: 34264448]

Patel K et al. Irritant contact dermatitis – a review. Curr Dermatol Rep. 2022;11:41. [PMID: 35433115]

Ponfolix

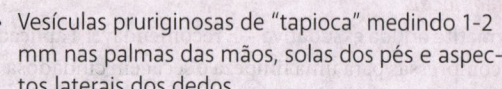

FUNDAMENTOS DO DIAGNÓSTICO

- Vesículas pruriginosas de "tapioca" medindo 1-2 mm nas palmas das mãos, solas dos pés e aspectos laterais dos dedos.
- As vesículas podem coalescer, formando bolhas multiloculadas.
- Depois que as bolhas secam, pode ocorrer descamação e fissuras.
- As lesões surgem na terceira década, com recorrências ao longo da vida.

Considerações gerais

Ponfolix, ou dermatite vesiculobolhosa das palmas das mãos e solas dos pés, era previamente conhecida como disidrose ou eczema disidrótico. Cerca de metade dos pacientes têm histórico de atopia, e muitos relatam crises diante de situações estressantes. Pacientes afetados por dermatite disseminada por qualquer causa podem desenvolver erupções semelhantes às da ponfolix, como parte de uma resposta de autoeczematização.

Achados clínicos

Pequenas vesículas claras, parecidas com grãos de tapioca, pontilham a pele nos aspectos laterais dos dedos e palmas das mãos (Fig. 6.28); essas vesículas também podem ocorrer nas solas dos pés, embora com menor frequência, podendo estar associadas a prurido intenso. Com o passar do tempo, as vesículas secam e a área afetada passa a apresentar descamação e fissuras.

Diagnóstico diferencial

Se o caso for de tinea bolhosa, a abertura das vesículas e o subsequente exame do teto da bolha com uma preparação de KOH revelarão hifas. Pacientes com *tinea pedis* inflamatória podem se apresentar com autoeczematização vesicular das palmas das mãos. O uso de Aine pode causar uma erupção muito semelhante à da dermatite vesiculobolhosa nas mãos.

Prevenção

Não há nenhuma maneira conhecida de prevenir os ataques se a doença for idiopática. Em cerca de um terço a metade dos pacientes com dermatite vesiculobolhosa nas mãos, existe um alérgeno de contato relevante, especialmente o níquel. Uma prova de contato e a prevenção para os alérgenos identificados podem promover a melhora do problema.

Tratamento

Alguns pacientes se beneficiarão drasticamente com o uso de corticosteroides tópicos e sistêmicos; contudo, em geral,

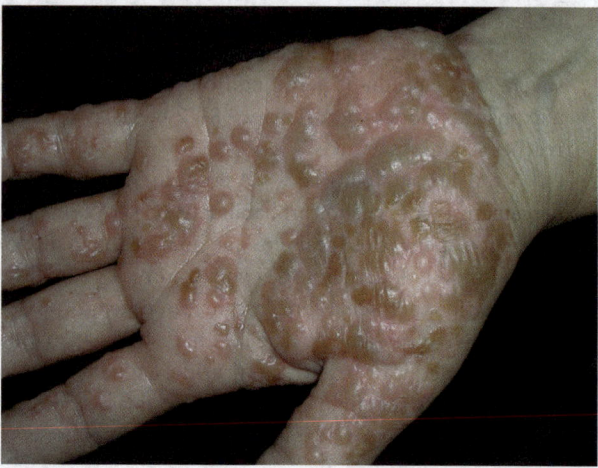

FIGURA 6.28 Ponfolix grave.
Reproduzida de Richard P. Usatine, MD, em Usatine RP, Smith MA, Mayeaux EJ Jr, Chumley H. *The Color Atlas of Family Medicine*, 2.ed. McGraw-Hill, 2013.

corticosteroides sistêmicos não são adequados para o tratamento. O uso precoce de um corticosteroide tópico de alta potência pode ajudar a abortar o surto e melhorar o prurido. Os corticosteroides tópicos também são importantes para o tratamento da descamação e das fissuras que são observadas depois da fase vesicular. Os pacientes devem se esforçar ao máximo para evitar qualquer coisa que irrite a pele; devem usar luvas de algodão por baixo de luvas de vinil ao lavar louça ou na realização de outras tarefas em contato com a água. Depois de lavar as mãos, devem usar um creme apropriado. Os pacientes respondem à terapia UVB e à injeção de toxina botulínica aplicada nas palmas das mãos, assim como ocorre em casos de hiperidrose.

Prognóstico

Para a maioria dos pacientes, a doença é apenas um inconveniente. Mas para alguns o eczema vesiculobolhoso das mãos pode ser motivo de incapacitação.

Grada A et al. Demystifying hand eczema. J Invest Dermatol. 2023;143:1338. [PMID: 37115112]

Thyssen JP et al. Guidelines for diagnosis, prevention, and treatment of hand eczema. Contact Dermatitis. 2022;86:357. [PMID: 34971008]

Porfiria cutânea tardia

FUNDAMENTOS DO DIAGNÓSTICO

- Bolhas não inflamatórias em locais expostos ao sol, especialmente nas superfícies dorsais das mãos.
- Hipertricose, fragilidade da pele.
- Associação com doença hepática.
- Níveis elevados de porfirinas urinárias.

Considerações gerais

A porfiria cutânea tardia é o tipo mais comum de porfiria. Os casos são esporádicos ou hereditários. Essa doença está associada à ingestão de certos medicamentos (p. ex., estrogênios) e à doença hepática alcoólica, hemocromatose e hepatite C.

Achados clínicos
A. Sintomas e sinais

Os pacientes relatam bolhas indolores e fragilidade da pele que reveste as superfícies dorsais das mãos (Fig. 6.29). É comum a ocorrência de hiperpigmentação e hipertricose facial.

B. Achados laboratoriais

Ocorre elevação das uroporfirinas urinárias em 2-5 vezes acima das coproporfirinas. Os pacientes também podem ter resultados anormais para as provas bioquímicas hepáticas, evidências de infecção pelo vírus da hepatite C, aumento das reservas de ferro no fígado e mutações genéticas da hemocromatose.

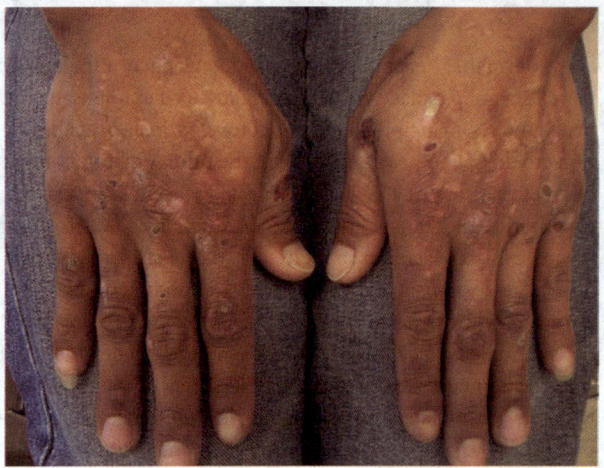

FIGURA 6.29 Porfiria cutânea tardia das mãos em um paciente com pele mais escura.
Reproduzida de Kanade Shinkai, MD.

Diagnóstico diferencial

Pode-se observar lesões cutâneas idênticas às da porfiria cutânea tardia em pacientes dialisados e naqueles medicados com certos agentes (tetraciclinas, voriconazol e Aine, sobretudo naproxeno). Nessa chamada pseudoporfiria, os resultados da biópsia são idênticos aos associados à porfiria cutânea tardia; entretanto, as porfirinas urinárias estão normais.

Prevenção

É muito importante que o paciente use roupas fotoprotetoras. As lesões são desencadeadas pela exposição ao sol, mas o comprimento de onda da radiação solar desencadeante das lesões está além da faixa de absorção pelos filtros solares.

Tratamento

A descontinuação de todos os medicamentos desencadeantes e a diminuição ou interrupção do consumo de álcool são medidas que podem resultar em melhora na maioria dos casos. A prática da flebotomia à taxa de 1 unidade a cada 2-4 semanas resultará gradativamente na melhora do paciente. Medicamentos antimaláricos em dosagem muito baixa (de até somente 200 mg VO de hidroxicloroquina 2x/semana), administrados como monoterapia ou em combinação com a flebotomia, aumentam a excreção de porfirina e melhoram a doença de pele. Também poderá ser benéfico o uso de deferasirox, um quelante do ferro. O tratamento deverá ter continuidade até que o paciente fique assintomático. Pode-se monitorar as porfirinas urinárias.

Prognóstico

Na maioria dos casos, os pacientes melhoram com o tratamento. Podem ocorrer lesões cutâneas esclerodermoides no tronco, couro cabeludo e rosto.

Heymans B et al. Porphyria: awareness is the key to diagnosis! Acta Clin Belg. 2022;77:703. [PMID: 33938396]

Janssens L et al. Porphyria cutanea tarda. Clin Gastroenterol Hepatol. 2021;19:A19. [PMID: 32447017]

Dermatite herpetiforme

A dermatite herpetiforme é uma doença incomum, que se manifesta por pápulas, vesículas e papulovesículas intensamente pruriginosas, principalmente nos cotovelos, joelhos, nádegas, aspecto dorsal do pescoço e couro cabeludo. A histopatologia é característica. Em 90% dos casos, estão presentes anticorpos circulantes antitransglutaminase tecidual. Três quartos dos pacientes se apresentam com enteropatia sensível ao glúten, e no exame de biópsia do intestino delgado pode ser observada atrofia das vilosidades; entretanto, os sintomas gastrointestinais são subclínicos na maioria dos casos. A ingestão de glúten é a causa da dermatite herpetiforme, e, se o paciente adotar medidas rígidas e prolongadas para não consumir glúten na dieta, isso poderá eliminar a necessidade de tratamento ou diminuir a dose de dapsona (a dose terapêutica inicial é de 100-200 mg VO por dia) necessária para o controle da doença.

> Reunala T et al. Dermatitis herpetiformis: an update on diagnosis and management. Am J Clin Dermatol. 2021;22:329. [PMID: 33432477]

Pênfigo

> **FUNDAMENTOS DO DIAGNÓSTICO**
>
> - Recorrência de grupos de bolhas, geralmente frágeis e que resultarão em erosões.
> - O pênfigo é frequentemente precedido pelo surgimento de bolhas, erosões e ulcerações da membrana mucosa.
> - É variável a presença de descolamento superficial da pele com a aplicação de pressão ou trauma (sinal de Nikolsky).
> - A biópsia revela acantólise.
> - Estudos de imunofluorescência e Elisa sérica para anticorpos patogênicos confirmam o diagnóstico.

Considerações gerais

O pênfigo é uma doença incomum, que se apresenta na forma de bolhas intraepidérmicas na pele e nas membranas mucosas. Essa doença é causada por autoanticorpos antimoléculas de adesão expressas na pele e nas membranas mucosas. As bolhas surgem espontaneamente; depois de seu rompimento, são sensíveis e dolorosas. Foi relatada a ocorrência de pênfigo induzido por medicamentos. São várias as formas de pênfigo: pênfigo vulgar e sua variante, o pênfigo vegetante; e pênfigo foliáceo, com bolhas mais superficiais, e sua variante, o pênfigo eritematoso. Todas essas formas podem se apresentar em qualquer idade, mas ocorrem mais frequentemente na meia-idade. Em mais de 50% dos casos, a forma vulgar se inicia na boca. A forma foliácea pode estar associada a outras doenças autoimunes, ou pode ser induzida por medicamentos. O pênfigo paraneoplásico, uma forma peculiar desse distúrbio, está associado a inúmeras neoplasias benignas e malignas, mais frequentemente com leucemia linfocítica crônica, doença de Castleman, linfoma de células B, plasmocitoma e timoma. É característica a associação com uma bronquiolite obliterante.

Achados clínicos
A. Sintomas e sinais

O pênfigo se caracteriza por um início insidioso com bolhas flácidas, crostas e erosões que surgem em grupos ou em ondas (Fig. 6.30). Em pacientes com pênfigo vulgar, geralmente as lesões aparecem primeiro nas membranas mucosas da boca, rapidamente se tornando erosivas. O couro cabeludo é outro local de envolvimento precoce. Se esfregarmos lateralmente um cotonete ou dedo na superfície da pele não envolvida, poderá ocorrer uma fácil separação da epiderme (sinal de Nikolsky). E a pressão exercida de cima para baixo sobre uma bolha fresca poderá provocar disseminação lateral (sinal de Asboe-Hansen). O pênfigo vegetante se apresenta na forma de placas vegetantes erosivas, observadas com maior frequência em áreas intertriginosas. O pênfigo foliáceo é uma forma superficial de pênfigo, em que as lesões cutâneas se apresentam como bolhas flácidas que rapidamente evoluem para erosões superficiais e para finas placas rosadas com escamas sobrepostas. O pênfigo eritematoso tem características tanto do pênfigo

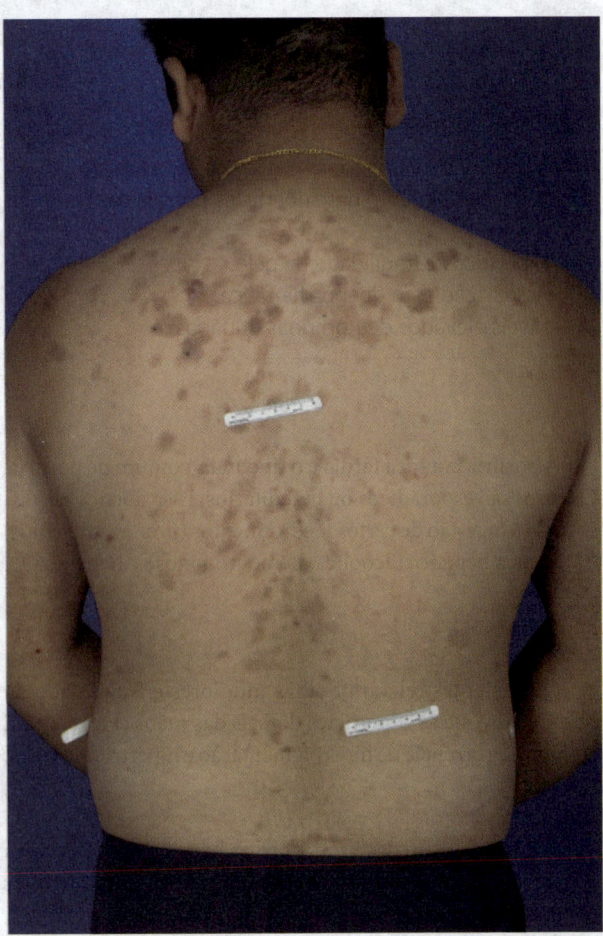

FIGURA 6.30 Pênfigo vulgar nas costas.
Reproduzida de Kelly AP, Taylor SC, Lim HW, Serrano AMA. *Taylor and Kelly's Dermatology for Skin of Color*, 2.ed. McGraw-Hill; 2016.

foliáceo como do lúpus eritematoso. Esse tipo de pênfigo se apresenta com bolhas flácidas que formam escamas e crostas sobrepostas em uma área fotodistribuída. É rara a presença de lesões mucosas, tanto no pênfigo foliáceo quanto no pênfigo eritematoso. O pênfigo paraneoplásico se diferencia, tanto histológica como imunologicamente, das demais formas da doença. Há predomínio de lesões orais, sendo características as placas eritematosas cutâneas, semelhantes ao que ocorre em casos de eritema multiforme. Nesse caso, os percentuais de sobrevivência são baixos, em função da malignidade subjacente.

B. Achados laboratoriais

O diagnóstico fica estabelecido pela microscopia óptica e pela microscopia de imunofluorescência direta e indireta (IFI); e por Elisa para a detecção de autoanticorpos antimoléculas de adesão intercelular (desmogleina 1 e 3).

Diagnóstico diferencial

São doenças bolhosas o eritema multiforme, a síndrome de Stevens-Johnson (SSJ)/necrólise epidérmica tóxica (NET), erupções medicamentosas, impetigo bolhoso, dermatite de contato, dermatite herpetiforme e penfigoide bolhoso, mas a presença de bolhas flácidas não é característica dessas doenças, e não se observa acantólise nas biópsias. Todas essas doenças têm características clínicas e resultados de exames de imunofluorescência que as diferenciam do pênfigo. O pênfigo foliáceo deve ser diferenciado do lúpus eritematoso cutâneo subagudo.

Complicações

É comum a ocorrência de uma infecção secundária; essa é uma das principais causas de morbidade e mortalidade. Podem ocorrer distúrbios da ingestão de líquidos, eletrólitos e nutrientes, como resultado da presença de úlceras orais dolorosas.

Tratamento
A. Medidas gerais

Pacientes portadores de doença grave devem ser hospitalizados, ficando em repouso no leito; e devem ser medicados com antibióticos IV e alimentação conforme o indicado. A administração de pastilhas anestésicas antes da alimentação do paciente aliviará a dor causada pelas lesões orais.

B. Medidas sistêmicas

Em seu curso, o pênfigo deve ser tratado sistemicamente, e com a maior rapidez possível. A terapia inicial consiste na administração de prednisona VO 1-2 mg/kg por dia. Em todos os casos (exceto os mais brandos), deve-se adicionar desde o início um agente poupador de esteroides, tendo em vista o longo curso dessa doença, e o fato de que os poupadores de esteroides exercerão sua atividade apenas depois de transcorridas algumas semanas. Rituximabe (1 g IV nos dias 1 e 15 como terapia de indução, seguido por terapia de manutenção com 500 mg IV a cada 6 meses) está aprovado pela FDA para tratamento de pênfigo vulgar. Seu uso está associado à indução de uma remissão completa, sendo considerado por muitos especialistas tratamento de primeira linha. A repetida administração de cursos é eficaz e bem tolerada em pacientes que não conseguiram uma remissão completa, ou que sofreram recidiva. Azatioprina (VO 2-4 mg/kg por dia) e micofenolato de mofetila (VO 1-3 g/dia) são outras opções terapêuticas. Em casos refratários, podem ser tentadas as seguintes opções: imunoglobulina intravenosa (IVIG) aplicada mensalmente (2 g/kg IV durante 3-4 dias), corticosteroides intravenosos pulsados, ciclofosfamida ou plasmaférese.

C. Medidas locais

Em pacientes com doença limitada, as lesões cutâneas e nas mucosas devem ser tratadas com corticosteroides tópicos. A presença de uma infecção secundária requer antibioticoterapia sistêmica e local apropriada.

Prognóstico

Se não for tratada com antibióticos ou corticosteroides, a doença será fatal em 5 anos. Na maioria dos pacientes, seu curso tende a ser crônico, mas até um terço deles obtém remissão. Infecção é a causa mais frequente de morte, geralmente causada por septicemia por *S. aureus*.

Ellebrecht CT et al. Pemphigus and pemphigoid: from disease mechanisms to druggable pathways. J Invest Dermatol. 2022;142:907. [PMID: 34756581]

Lee MS et al. Network meta-analysis-based comparison of first-line steroid-sparing adjuvants in the treatment of pemphigus vulgaris and pemphigus foliaceus. J Am Acad Dermatol. 2021;85:176. [PMID: 32798583]

Werth VP et al. PEMPHIX Study Group. Rituximab versus mycophenolate mofetil in patients with pemphigus vulgaris. N Engl J Med. 2021;384:2295. [PMID: 34097368]

Penfigoide bolhoso

O penfigoide bolhoso é uma doença pruriginosa relativamente benigna, caracterizada por bolhas tensas em áreas flexurais; em geral a remissão ocorrerá em 5-6 anos. Seu curso se caracteriza por exacerbações e remissões. Na maioria dos casos, as pessoas afetadas têm > 60 anos e os homens são afetados duas vezes mais frequentemente que as mulheres. O surgimento das bolhas pode ser precedido em meses por lesões urticariformes pruriginosas ou edematosas. Em um terço dos casos são observadas lesões orais. A doença pode ocorrer em diversas formas, p. ex., localizada, vesicular, vegetante, eritematosa, eritrodérmica e nodular. Alguns medicamentos podem induzir o surgimento do penfigoide bolhoso. O agressor farmacológico mais comum é a furosemida. A imunoterapia para malignidades com inibidores de PD-1 pode causar penfigoide bolhoso farmacologicamente induzido.

O diagnóstico fica estabelecido por uma biópsia com exame de imunofluorescência direta e um teste para anticorpos séricos. A microscopia óptica revela uma bolha subepidérmica. No exame por imunofluorescência direta, IgG e C3 são localizados na junção dermoepidérmica. Os testes sorológicos Elisa para anticorpos do penfigoide bolhoso (BP 180 ou BP 230) têm 87% de sensibilidade e 95% de especificidade. Se o paciente tiver uma doença leve, poderá ser útil o uso tópico de corticosteroides ultrapotentes. Com frequência, os médicos prescrevem prednisona (0,5-1 mg/kg por dia VO) com o objetivo de obter o controle rápido de uma doença já mais disseminada. Doxiciclina (100 mg VO 2x/dia), como monoterapia ou em combinação com nicotinamida (500 mg VO 3x/dia) – não ácido nicotínico ou niacina –, pode controlar a doença em pacientes com a forma leve a moderada do penfigoide e que não possam ser medicados com corticosteroides; ou pode permitir a diminuição ou descontinuação dos corticosteroides, depois de obtido o controle. Dapsona (50-200 mg/dia VO) é uma medicação particularmente eficaz em pacientes com penfigoide de membrana mucosa. Se esses medicamentos não conseguirem resolver, pode-se recorrer à medicação com metotrexato (5-25 mg/semana VO), azatioprina (2-4 mg/kg por dia VO) ou micofenolato de mofetila (1-3 g/dia VO), como agentes poupadores de esteroides. Imunoglobulina intravenosa, rituximabe, omalizumabe e dupilumabe já foram administrados com sucesso em casos refratários.

Montagnon CM et al. Subepithelial autoimmune blistering dermatoses: clinical features and diagnosis. J Am Acad Dermatol. 2021;85:1. [PMID: 33684496]

Persson MSM et al. The global incidence of bullous pemphigoid: a systematic review and meta-analysis. Br J Dermatol. 2022;186:414. [PMID: 34480482]

Tedbirt B et al. Mixed individual-aggregate data on all-cause mortality in bullous pemphigoid: a meta-analysis. JAMA Dermatol. 2021;157:421. [PMID: 33729430]

Zhang Y et al. Efficacy and safety of dupilumab in moderate-to--severe bullous pemphigoid. Front Immunol. 2021;12:738907. [PMID: 34721404]

DISTÚRBIOS PUSTULARES

Acne vulgar

FUNDAMENTOS DO DIAGNÓSTICO

- Quase universal na puberdade; pode começar em meninas na pré-menarca e apresentar-se na (ou persistir até a) quarta ou quinta década de vida.
- Comedões são a marca registrada da acne vulgar. A gravidade da doença é variável: desde a acne inflamatória comedonal, passando pela forma papular ou pustular, até as formas de cistos ou nódulos.
- A face, o pescoço e a parte superior do tronco podem ser afetados.
- As cicatrizes podem ser sequelas da doença ou resultar do ato de o paciente "espremer".

Considerações gerais

A acne vulgar é polimórfica. Podem ser observados comedões abertos e fechados, pápulas, pústulas e cistos.

Em pessoas mais jovens, a acne vulgar é mais comum, sendo mais grave em homens. A acne pode persistir até a idade adulta. Doze por cento das mulheres e 3% dos homens com mais de 25 anos têm acne vulgar. Esse percentual não diminuirá até a quarta ou quinta década de vida. As lesões cutâneas acompanham a atividade sebácea. Alguns eventos patogênicos são: tamponamento do infundíbulo dos folículos, retenção de sebo, crescimento excessivo do bacilo da acne (*Cutibacterium acnes*) com liberação resultante do microrganismo e irritação por ácidos graxos acumulados e pela reação de corpo estranho ao sebo extrafolicular. A antibioticoterapia pode ajudar no controle da acne, graças a suas propriedades antibacterianas ou anti-inflamatórias.

O hiperandrogenismo pode ser uma causa de acne nas mulheres e pode ser acompanhado por hirsutismo ou por menstruações irregulares. A síndrome do ovário policístico (SOP) é a causa identificável mais comum. A acne pode ocorrer em pacientes medicados com corticosteroides sistêmicos, ou corticosteroides fluorados tópicos aplicados na face. Pode ser exacerbada ou causada por cremes ou óleos cosméticos, bem como por androgênicos ou pela terapia hormonal masculinizante em indivíduos transgênero.

Achados clínicos

Pode ocorrer sensibilidade leve, dor ou prurido. As lesões ocorrem sobretudo na face, pescoço, aspecto superior do tórax, costas e ombros. Comedões (i.e., pequenas pápulas superficiais não inflamadas, da cor da pele, brancas ou pretas, que dão à pele uma textura ou aspecto áspero) constituem a marca registrada da acne vulgar. Também se pode observar pápulas inflamatórias, pústulas, poros ectásicos, cistos de acne e cicatrizes (Fig. 6.31).

A acne pode ter apresentações diferentes em diferentes idades. Em geral, os pré-adolescentes apresentam comedões como primeiras lesões. Em adolescentes, as lesões inflamatórias estão localizadas frequentemente no aspecto central da face, estendendo-se para os lados à medida que o paciente vai ficando mais velho. Mulheres adultas podem se apresentar com lesões comedonais ou papulares, especialmente no queixo e na linha do maxilar.

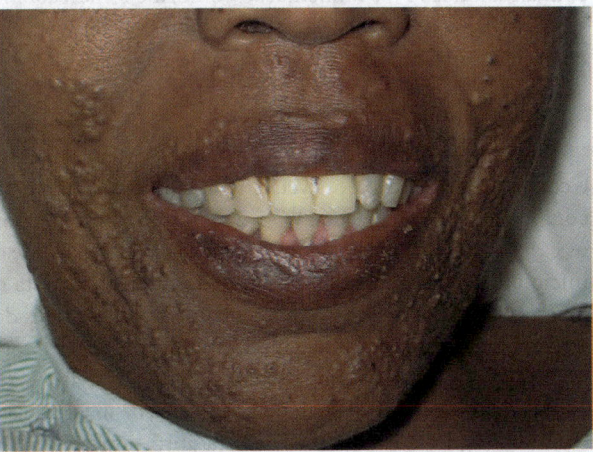

FIGURA 6.31 Acne vulgar. Comedões extensos e máculas hiperpigmentadas estão presentes em um paciente com pele escura. Reproduzida de Kanade Shinkai, MD.

Diagnóstico diferencial

Nos adultos, a rosácea se apresenta com pápulas e pústulas no terço médio da face, sem envolvimento do tronco, sem telangiectasia nem rubor e também sem comedões, o que estabelece a diferença entre essa doença e a acne vulgar. O achado de uma erupção pustular na face de um paciente medicado com antibióticos ou que esteja sofrendo de otite externa deve ser investigado com cultura, para que o médico possa descartar uma foliculite Gram-negativa. Pústulas na face também podem ser causadas por infecção dermatofítica ou por *Demodex*. Lesões nas costas são mais problemáticas. Quando ocorrem isoladamente, deve-se suspeitar de foliculite estafilocócica, miliária ("brotoejas") ou, raramente, foliculite por *Pityrosporum*. A obtenção de uma cultura bacteriana, um teste com um antibiótico antiestafilocócico e a observação da resposta ao tratamento ajudarão no estabelecimento do diagnóstico diferencial. Em pacientes com infecção por HIV, a foliculite é um achado comum, podendo ser uma foliculite estafilocócica ou eosinofílica (caracteristicamente, com pápulas túmidas e pruriginosas na face e no pescoço).

Complicações

Podem ocorrer a formação de cistos, alterações pigmentares, cicatrizes e baixa qualidade de vida.

Tratamento
A. Medidas gerais

1. **Educação do paciente** – É fundamental que o paciente seja orientado com relação ao uso adequado dos medicamentos e cosméticos. Tendo em vista que são necessárias 4-6 semanas para que ocorra melhora das lesões, a melhora clínica deve ser medida pelo número de novas lesões que se formarem depois de 6-8 semanas de tratamento. Será necessário dar mais tempo (3-4 meses) para que seja observada melhora nas costas e no peito, pois essas áreas respondem mais lentamente. O paciente deve evitar a exposição tópica a óleos, manteiga de cacau (óleo de teobroma) e graxas em cosméticos, inclusive produtos para o cabelo. Pode haver a formação de cicatrizes, independentemente de o paciente ter ou não manipulado as lesões. É muito importante que o paciente seja orientado de maneira solidária sobre essa complicação. Ansiedade e depressão são comuns em pacientes com acne com escoriações.
2. **Dieta** – Dietas de baixo índice glicêmico foram associadas a melhoras da acne e a menor incidência da doença. Essa melhora foi associada à redução da resistência à insulina. Em mulheres eumenorreicas e em indivíduos com SOP, hiperinsulinemia também foi associada à acne.

B. Acne comedonal

O tratamento da acne dependerá do tipo e gravidade das lesões. Os comedões exigem um tratamento diferente do oferecido para pacientes com pústulas e lesões císticas. Ao avaliar a gravidade, o médico deve levar em consideração as sequelas das lesões. O médico deverá tratar de maneira muito mais agressiva aqueles pacientes com poucas lesões novas por mês que cicatrizam ou deixam hiperpigmentação pós-inflamatória, em comparação com pacientes comparáveis cujas lesões desaparecem sem deixar sequelas. A higiene pouco influencia no tratamento da acne; quase sempre é recomendado o uso de um sabonete suave. Os agentes eficazes para pacientes com acne comedonal estão listados em seguida, na ordem em que devem ser tentados.

1. **Retinoides tópicos** – A tretinoína é muito eficaz para o tratamento de casos de acne comedonal e papular, mas sua utilidade fica limitada pela irritação que provoca. Iniciar com creme a 0,025% (não gel) e pedir que o paciente aplique a medicação inicialmente 2x/semana à noite, devendo aumentar a frequência para todas as noites, conforme sua tolerância. Alguns pacientes não conseguem tolerar essa preparação de baixa concentração mais do que 3x/semana, mas essa dosagem ainda pode resultar em melhora. Um volume equivalente ao tamanho de uma lentilha será suficiente para cobrir inteiramente a face. Para evitar a irritação, o paciente deve esperar 20 minutos depois de ter lavado o rosto para fazer a aplicação do creme. Para pacientes que sofrem de irritação com o uso das preparações rotineiras de tretinoína, o médico poderá prescrever outras opções: gel de adapaleno a 0,1% e tretinoína reformulada (Renova, Retin A Micro, Avita). Embora seja mínimo o nível de absorção da tretinoína, seu uso durante a gravidez é contraindicado. O médico deve alertar seus pacientes para a possibilidade de piora da acne nas 4 primeiras semanas de tratamento.
2. **Peróxido de benzoíla** – Os produtos contendo peróxido de benzoíla estão disponíveis em concentrações de 2,5, 4, 5, 8 e 10%, mas os produtos com concentração de 2,5% são tão eficazes quanto os de 10%, e causam menor irritação. Em geral, devem ser preferidos os géis em base aquosa (não alcoólica), para diminuir a irritação. O médico poderá prescrever formulações contendo apenas peróxido de benzoíla em combinação com vários outros agentes tópicos, inclusive adapaleno e antibióticos tópicos (eritromicina, fosfato de clindamicina).

C. Acne inflamatória papular ou cística

A antibioticoterapia tópica ou oral de curta duração (3 semanas a 3 meses) constitui a base para o tratamento da acne inflamatória que não respondeu à terapia tópica com retinoides ou com peróxido de benzoíla. O uso tópico de fosfato de clindamicina e de eritromicina será instituído apenas nos casos de acne papular leve, ou em pacientes que recusam ou não toleram o uso de antibióticos orais. Para diminuir a resistência, o peróxido de benzoíla deve ser administrado em combinação com o antibiótico tópico.

1. **Acne leve** – Com relação à eficácia e relativa pouca indução de *C. acnes* resistentes, a primeira escolha do médico para a antibioticoterapia tópica será uma combinação de eritromicina ou clindamicina com gel ou produto para lavagem contendo peróxido de benzoíla (Tab. 6.2). Essas medicações

podem ser aplicadas 1-2x/dia. A adição de um creme ou gel de tretinoína à noite, ou de um creme de clascoterona 2x/dia, pode ter um resultado mais expressivo, pois as ações desses produtos ocorrem por mecanismos diferentes. Para terapias de manutenção prolongadas, devem ser receitados retinoides tópicos.

2. Acne moderada – os antibióticos orais comumente receitados em pacientes com acne são: doxiciclina (100 mg 2x/dia), minociclina (50-100 mg 1-2x/dia), TMP-SMZ (1 comprimido de dupla concentração 2x/dia) ou uma cefalosporina (cefadroxil ou cefalexina 500 mg 2x/dia), que deve ser administrada em combinação com peróxido de benzoíla para que seja minimizada a ocorrência de resistência a antibióticos. Outra opção terapêutica geralmente bem tolerada é a sareciclina, um antibiótico de espectro estreito da classe das tetraciclinas, dosado por peso do paciente na base de 1,5 mg/kg 1x/dia. Entretanto, seu alto custo atual faz com que esse medicamento seja menos receitado, em comparação com os antibióticos mencionados acima. Nos casos de acne troncular, talvez seja preciso transcorrer 3 meses ou mais para a resolução da doença com a antibioticoterapia oral. Habitualmente, a descontinuação brusca da antibioticoterapia sem um tratamento tópico adjuvante resultará na imediata recorrência da doença. Depois da descontinuação dos antibióticos, os retinoides são excelentes para a manutenção a longo prazo. O médico poderá receitar uma dosagem subantimicrobiana de doxiciclina (40-50 mg/dia VO) para pacientes que dependem de cursos prolongados de terapia sistêmica. Contraceptivos orais combinados ou espironolactona (50-200 mg/dia VO) são alternativas altamente eficazes em mulheres com acne resistente ao tratamento. Em mulheres grávidas, há contraindicação para uso de tetraciclina, minociclina e doxiciclina, mas essas pacientes poderão ser medicadas com certas eritromicinas ou cefalosporinas orais.

3. Acne grave
   A. Isotretinoína – Esse análogo da vitamina A é usado no tratamento da acne grave refratária à terapia convencional. Em geral, uma dosagem oral de 0,5-1 mg/kg por dia durante 20 semanas até uma dose cumulativa mínima de 120 mg/kg é uma terapia adequada para tratamento e prevenção da recorrência de acne cística grave. Os pacientes com essa doença devem ser medicados com isotretinoína antes que surjam cicatrizes significativas de acne. *A isotretinoína é absolutamente contraindicada durante a gravidez, por causa de sua teratogenicidade.* Devem ser empregadas duas formas eficazes de contracepção, e a abstinência é uma alternativa aceitável. O médico deve obter consentimento informado antes do uso dessa medicação, e as pacientes devem estar inscritas em um programa de monitoramento (iPledge). Além de sua teratogenicidade, a isotretinoína também causa vários efeitos colaterais; assim, só deverá ser prescrita por médicos que estejam bem cientes desses

problemas. Queilite, pele seca e fotossensibilidade são efeitos colaterais quase universais. Nos pacientes ainda não tratados e naqueles que já atingiram a dosagem terapêutica, deve-se considerar a solicitação de exames laboratoriais, inclusive níveis de triglicerídeos e provas de enzimas hepáticas (particularmente ALT, que é a enzima mais específica do fígado); o monitoramento ao longo de todo o tratamento talvez não resulte em grandes benefícios. Há necessidade da realização de testes mensais de gravidez para mulheres em idade fértil.

Depois de concluído o tratamento, os valores anormais para os exames laboratoriais, sobretudo elevações nas enzimas hepáticas e nos níveis de triglicerídeos, retornarão rapidamente ao normal. A longo prazo, a medicação poderá induzir remissões em até 70% dos pacientes, ou a recorrência da acne poderá ser mais facilmente controlada com o tratamento convencional. Ocasionalmente, deverá ser instituído um segundo curso para os casos em que a doença não tenha respondido ou recidivou.

   B. Injeção intralesional – Com frequência, a injeção intralesional de suspensões diluídas de triancinolona acetonida (2,5 mg/mL, 0,05 mL por lesão) acelera a resolução de pápulas mais profundas e dos cistos ocasionais.

   C. Revisão das cicatrizes – Melhores resultados estéticos poderão ser alcançados com a excisão e aplicação de enxerto em cicatrizes profundas e pela abrasão física ou química de lesões de acne inativas, particularmente cicatrizes planas e superficiais.

Prognóstico

A remissão espontânea da acne vulgar acabará acontecendo, mas não se pode prever quando isso ocorrerá. A doença poderá persistir durante toda a vida adulta, resultando em cicatrizes graves em pacientes não tratados. Pacientes tratados com antibióticos continuam a apresentar melhoras durante os primeiros 3-6 meses de tratamento. Durante o curso terapêutico, a ocorrência de recidiva pode sugerir o surgimento de *C. acnes* resistentes. A doença é crônica e, apesar do tratamento, tende a piorar intermitentemente. Em seguida ao tratamento sistêmico com isotretinoína, as remissões podem ser duradouras em até 70% dos casos. Em geral, as recidivas observadas em seguida ao tratamento com isotretinoína ocorrem dentro de 3 anos, exigindo um segundo curso em até 20% dos pacientes.

Eichenfield D et al. Management of acne vulgaris: a review. JAMA. 2021;326:2055. [PMID: 34812859]

Hazarika N. Acne vulgaris: new evidence in pathogenesis and future modalities of treatment. J Dermatolog Treat. 2021;32:277. [PMID: 31393195]

Sadeghzadeh-Bazargan A et al. Systematic review of low-dose isotretinoin for treatment of acne vulgaris: focus on indication, dosage, regimen, efficacy, safety, satisfaction, and follow up, based on clinical studies. Dermatol Ther. 2021;34:e14438. [PMID: 33085149]

Rosácea

FUNDAMENTOS DO DIAGNÓSTICO

- Um distúrbio crônico que afeta a face.
- Componente neurovascular: eritema e telangiectasia e tendência a ruborizar facilmente.
- Componente acneiforme: podem estar presentes pápulas e pústulas.
- Componente glandular: hiperplasia sebácea e fibrose das áreas afetadas (p. ex., rinofima).

Considerações gerais

A rosácea é uma condição comum que acomete adultos. A patogênese desse distúrbio crônico é desconhecida. A aplicação tópica de corticosteroides na face pode induzir condições semelhantes à rosácea.

Achados clínicos

São frequentes os relatos de rubor ou exacerbação da rosácea em decorrência do calor, do uso de bebidas quentes, alimentos apimentados, luz solar, exercícios físicos, ingestão de álcool, emoções ou rubor da menopausa. Podem ser afetados as bochechas e o nariz, queixo e orelhas – em alguns casos, a face inteira. Comedões não são observados. Em sua forma mais branda, são observados eritema e telangiectasias nas bochechas. Podem ser notadas pápulas inflamatórias sobrepostas a esse fundo; as pápulas podem evoluir, formando pústulas (Fig. 6.32). Também pode ser observada seborreia associada. Alguns pacientes descrevem uma sensação de queimação ou de ardência, com episódios de rubor e extrema intolerância da pele ao uso de cosméticos. Os pacientes podem se apresentar também com uma doença oftálmica associada, p. ex., blefarite, ceratite e calázio, condições que frequentemente devem ser tratadas com antibióticos tópicos ou sistêmicos, ou com terapia imunossupressora.

Diagnóstico diferencial

A rosácea se distingue da acne pela presença do componente neurovascular e pela ausência de comedões. Com frequência, o lúpus é diagnosticado incorretamente, mas a presença das pústulas exclui esse diagnóstico.

Tratamento

É importante que os pacientes sejam orientados a evitar os fatores que sabidamente causam exacerbações. Eles devem usar um protetor solar mineral de amplo espectro; protetores solares à base de zinco ou titânio são mais bem tolerados. O tratamento clínico é mais eficaz para as pápulas e pústulas inflamatórias, e para o eritema circunjacente. Em geral, a rosácea é uma doença que acompanhará o paciente por toda a vida; assim, é importante a instituição de uma terapia de manutenção. Em sua maioria, os tratamentos têm como alvo os componentes papulopustular e cístico. O eritema será beneficiado por poucos

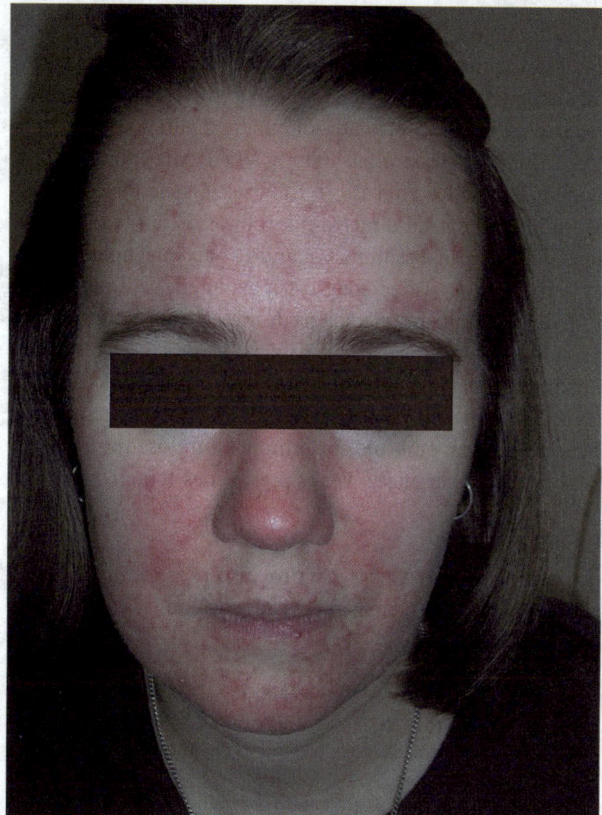

FIGURA 6.32 Rosácea em uma mulher de 34 anos ilustrando eritema, pápulas e pústulas que cobrem grande parte da face. Reproduzida de Richard P. Usatine, MD, em Usatine RP, Smith MA, Mayeaux EJ Jr, Chumley H. *The Color Atlas of Family Medicine*, 2.ed. McGraw-Hill, 2013.

agentes tópicos (p. ex., brimonidina e oximetazolina) e pela laserterapia. A laserterapia também beneficia as telangiectasias, e o excessivo crescimento fimatoso no nariz pode ser resolvido pela redução cirúrgica. Rinofima indica tratamento cirúrgico.

A. Terapia local

Evitar gatilhos (especialmente bebidas alcoólicas e alimentos apimentados ou quentes) e beber água gelada são medidas simples que podem se revelar eficazes na diminuição do eritema e rubor faciais. Dois tratamentos tópicos eficazes são a aplicação de metronidazol (creme, gel ou loção) a 0,75% 2x/dia, ou a 1% 1x/dia, e de creme de ivermectina a 1% 1x/dia. Outro tratamento satisfatório envolve o uso tópico de clindamicina (solução, gel ou loção) a 1% 2x/dia. A resposta será percebida em 4-8 semanas. Agentes tópicos contendo sulfacetamida de enxofre e sódio podem ajudar em pacientes que responderam apenas parcialmente à antibioticoterapia tópica. Retinoides tópicos ou pomada de tacrolimus tópica (a 0,1%) poderão ser cuidadosamente adicionados para manutenção. O uso tópico de gel de tartarato de brimonidina a 0,33% ou de creme de oximetazolina a 1% pode reduzir temporariamente o eritema, e a laserterapia resultará em benefícios prolongados para esse problema.

B. Tratamento sistêmico

Tetraciclinas orais devem ser usadas quando a terapia tópica for inadequada. Minociclina ou doxiciclina, 50-100 mg VO 1-2x/dia, é eficaz. Metronidazol ou amoxicilina, 250-500 mg VO 2x/dia, ou rifaximina, 400 mg VO 3x/dia (por 10 dias), podem ser usados em casos refratários. Os efeitos colaterais são poucos, embora o metronidazol possa causar um efeito semelhante ao do dissulfiram quando o paciente ingere álcool, e neuropatia com uso prolongado. A manutenção a longo prazo com dosagem subantimicrobiana de minociclina ou doxiciclina é recomendada assim que o surto inicial de rosácea for resolvido. A isotretinoína pode ter sucesso onde outras medidas falham. Uma dosagem de 0,5-1 mg/kg por dia VO por 12-28 semanas é recomendada, embora isotretinoína em dose muito baixa também possa ser eficaz. Ver as precauções acima.

Prognóstico

A rosácea tende a ser um processo persistente. Com os regimes já descritos, em geral essa doença poderá ser controlada adequadamente.

Sharma A et al. Rosacea management: a comprehensive review. J Cosmet Dermatol. 2022;21:1895. [PMID: 35104917]

van Zuuren EJ et al. Rosacea: new concepts in classification and treatment. Am J Clin Dermatol. 2021;22:457. [PMID: 33759078]

Zhang H et al. Rosacea treatment: review and update. Dermatol Ther (Heidelb). 2021;11:13. [PMID: 33170491]

Hidradenite supurativa

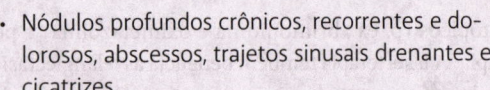

FUNDAMENTOS DO DIAGNÓSTICO

- Nódulos profundos crônicos, recorrentes e dolorosos, abscessos, trajetos sinusais drenantes e cicatrizes.
- Em geral, as lesões envolvem as axilas, áreas inguinais, pregas submamárias e área perianal.
- Associação frequente com obesidade.

Considerações gerais

A hidradenite supurativa (HS) é uma doença inflamatória crônica da pele, causadora de prejuízos significativos para a qualidade de vida dos pacientes. A HS se caracteriza por nódulos dolorosos recorrentes, abscessos e trajetos sinusais drenantes, principalmente em áreas intertriginosas. Habitualmente a obesidade está associada à HS, e a perda significativa de peso pode resultar em melhora acentuada. A HS pode resultar em desfiguração, constrangimento, distúrbios da saúde mental e comprometimento profissional/social.

Achados clínicos

As lesões consistem em nódulos profundos, abscessos e tratos sinusais que se rompem e formam cicatrizes. A dor é comum e pode ser muito intensa e/ou incapacitante. As lesões surgem com mais frequência nas axilas e áreas inguinais, mas também podem acometer as pregas submamárias, a área perineal, nádegas, monte de Vênus, couro cabeludo, área pós-auricular e região das costas. O diagnóstico clínico de HS toma se apoia em três critérios: lesões características, predileção por locais flexurais e recorrência da lesão. Existem vários sistemas de pontuação que são aplicados na avaliação da gravidade da doença, e o mais frequentemente usado é o estadiamento de Hurley. A gravidade da HS e o impacto psicossocial decorrente dessa doença são fatores importantes para a determinação do tratamento ideal.

Diagnóstico diferencial

É comum que a HS seja diagnosticada erroneamente como foliculite, furunculose/carbunculose ou abscesso cutâneo. Dessa forma, em geral ocorre um atraso significativo (média de 7 anos) entre o início dos sintomas e o estabelecimento do diagnóstico correto.

Tratamento

É tarefa muito difícil tratar pacientes com HS, devido à contínua incerteza em relação à fisiopatologia da doença. Tratamentos estabelecidos e bem-sucedidos consistiram no uso de agentes anti-inflamatórios, antibióticos e cirurgia. Recentemente foram identificadas novas terapias, especificamente voltadas para as citocinas envolvidas na patogênese da HS. O médico deve recomendar aos pacientes com HS que percam peso e parem de fumar.

A. Doença leve

Para pacientes com doença leve (ou seja, estágio 1 de Hurley), frequentemente se recorre à monoterapia com antibióticos como tratamento de primeira linha, pois frequentemente há colonização bacteriana das lesões de HS, e os antibióticos têm propriedades anti-inflamatórias. Os agentes de uso mais comum são clindamicina tópica a 1% 2x/dia ou doxiciclina VO (100 mg 2x/dia). É importante que o tratamento se estenda por até 3 meses para que seja alcançada a eficácia máxima. Por outro lado, uma combinação de sabonete antibacteriano, aplicação de compressas mornas e pomada de fusidato de sódio a 2% poderá diminuir o tamanho das lesões e seus sintomas.

Outras opções para tratamento da HS são a cirurgia e outras intervenções procedurais. O "destelhamento" das lesões ou a laserterapia são medidas que podem melhorar os sintomas. Em um cenário agudo em casos com abscessos dolorosos e flutuantes, pode-se recorrer à incisão e drenagem das lesões.

B. Doença moderada a grave

É tarefa difícil tratar isoladamente casos de HS moderada a grave (estágios 2 ou 3 de Hurley) apenas com monoterapia antibiótica ou por intervenção cirúrgica. O melhor tratamento para esses pacientes se faz com terapias sistêmicas, em parceria com um dermatologista. Adalimumabe, um inibidor de TNF (Humira), foi aprovado pela FDA para tratamento de HS moderada a grave. Para que seja alcançada eficácia máxima, em geral haverá necessidade de um tratamento contínuo ao longo de 3-6 meses. Outros agentes biológicos, embora não aprovados pela FDA, podem ser considerados, p. ex., outros inibidores de TNF (infliximabe, etanercepte, golimumabe), inibidores de IL-17 (secuquinumabe, ixequizumabe), inibidores de IL-12/23 (ustequinumabe, guselcumabe), anakinra, um inibidor de IL-1, e inibidores orais de JAK (especificamente, tofacitinibe).

O médico poderá recorrer a tratamentos sistêmicos não biológicos isoladamente ou em associação com outros medicamentos, p. ex., uma combinação VO de clindamicina/rifampicina 300 mg/300 mg 2x/dia durante um mínimo de 10 semanas, ertapenem IV 1 g/dia durante 2 meses, corticosteroides intralesionais e/ou VO, e retinoides VO (isotretinoína, acitretina). Em pacientes mulheres, pode ser considerado o tratamento com agentes hormonais, como espironolactona, anticoncepcionais orais, finasterida e dutasterida. A laserterapia e a cirurgia podem ter utilidade no tratamento de casos moderados a graves de HS. A excisão ampla é o único tratamento potencialmente curativo.

Prognóstico

Em geral, o curso da HS é crônico e imprevisível, e frequentemente a doença se mostra refratária ao tratamento. Os pacientes devem ser monitorados para síndrome metabólica e para outras comorbidades (p. ex., DII). Há necessidade de monitoração da infecção, de outros eventos adversos e das complicações do tratamento sistêmico.

Garg A et al. Comorbidity screening in hidradenitis suppurativa: evidence-based recommendations from the US and Canadian Hidradenitis Suppurativa Foundations. J Am Acad Dermatol. 2022;86:1092. [PMID: 33493574]

Jenkins T et al. Hidradenitis suppurativa. Dermatol Clin. 2023;41:471. [PMID: 37236715]

Nguyen TV et al. Hidradenitis suppurativa: an update on epidemiology, phenotypes, diagnosis, pathogenesis, comorbidities and quality of life. J Eur Acad Dermatol Venereol. 2021;35:50. [PMID: 32460374]

Miliária ("brotoejas")

FUNDAMENTOS DO DIAGNÓSTICO

- Queimação, prurido, agregados superficiais, pequenas vesículas, pápulas ou pústulas em áreas cobertas da pele, geralmente no tronco.
- Mais comum em climas quentes e úmidos.
- Formas raras associadas a febre e até mesmo a prostração térmica.

Considerações gerais

A miliária é mais comum no tronco e nas áreas intertriginosas. Sua causa mais frequente é um ambiente quente e úmido. Roupas oclusivas, febre em pessoas acamadas e medicamentos que melhoram o funcionamento das glândulas sudoríparas (p.

ex., clonidina, betabloqueadores, opioides) podem aumentar o risco. Ocorre obstrução dos óstios dos ductos sudoríparos que culmina com a ruptura do ducto sudoríparo, o que, por sua vez, causa uma reação irritante e urticante.

Achados clínicos

Os sintomas habituais são uma sensação de queimação e prurido. A profundidade histológica da obstrução das glândulas sudoríparas determinará a apresentação clínica: miliária cristalina na epiderme superficial (subcórnea); miliária rubra na epiderme profunda; e miliária profunda ao nível da derme. As lesões consistem em pequenas lesões não foliculares (1-3 mm). Vesículas subcórneas de paredes finas, discretas e ocupadas por um líquido transparente são denominadas "miliária cristalina". Quando o líquido é turvo e as lesões se apresentam na forma de vesicopústulas ou pústulas, recebem a denominação de miliária pustulosa. A miliária rubra (brotoeja) se apresenta na forma de pápulas rosadas. A miliária profunda pode ser visualizada na forma de pápulas não foliculares da cor da pele, que surgem em seguida a vários episódios de miliária rubra. Em pacientes hospitalizados, quase sempre a área afetada é a região das costas.

Diagnóstico diferencial

A miliária deve ser diferenciada de uma erupção medicamentosa e da foliculite.

Prevenção

Antes da exposição ao calor e à umidade, o uso tópico de uma preparação antibacteriana (p. ex., clorexidina) pode ajudar na prevenção do problema. Uma estratégia capaz de atenuar a miliária nas costas consiste em virar frequentemente o corpo do paciente hospitalizado, ou ajudá-lo a se sentar.

Tratamento

O paciente deve se manter refrescado e usar roupas leves, e pode aplicar um corticosteroide de potência média (triancinolona acetonida a 0,1%) veiculado em loção ou creme 2-4x/dia. As infecções secundárias (piodermite superficial) devem ser tratadas com os antibióticos antiestafilocócicos apropriados. Nos casos graves, medicamentos anticolinérgicos (p. ex., glicopirrolato 1 mg VO 2x/dia, ou em formulação tópica) poderão ajudar.

Prognóstico

Geralmente a miliária é um distúrbio leve, mas suas formas graves (astenia e anidrose tropical) podem ocorrer devido a uma interferência no mecanismo de regulação do calor.

Palaniappan V et al. Miliaria crystallina. Clin Exp Dermatol. 2023;48:462. [PMID: 36692206]

Rouai M et al. Miliaria crystallina in an intensive care patient. Clin Case Rep. 2021;9:e04665. [PMID: 34430023]

ERITEMAS

Eritemas reativos

Urticária e angioedema

> **FUNDAMENTOS DO DIAGNÓSTICO**
>
> - Pápulas ou urticárias evanescentes, acompanhadas ou não por angioedema.
> - Prurido intenso; muito raramente, pode não ocorrer prurido.
> - A urticária é dividida em formas aguda e crônica.
> - Em sua maioria, os episódios são agudos e autolimitados (1-2 semanas).
> - A urticária crônica (com duração > 6 semanas) pode ter uma base autoimune.

Considerações gerais

A urticária envolve erupções da pele e/ou angioedema. A urticária pode ser aguda ou crônica (i.e., com duração > 6 semanas). A urticária crônica é ainda dividida em urticária crônica espontânea e urticária crônica induzida. Esse segundo tipo, a urticária crônica induzida, é desencadeado de forma reproduzível por exposições específicas. São exemplos a urticária colinérgica, a urticária solar, a urticária ao frio, o dermatografismo e a urticária de pressão tardia. A urticária verdadeira deve ser diferenciada de outras doenças que apresentam lesões semelhantes mas não são urticárias verdadeiras (p. ex., doença de Still de início no adulto, vasculite urticariforme e síndromes periódicas associadas à criopirina). Alguns pacientes com urticária espontânea crônica demonstram autoanticorpos antirreceptores mastocíticos para IgE.

Achados clínicos

A. Sintomas e sinais

As lesões são observadas na forma de placas eritematosas e pruriginosas que medem desde alguns milímetros até muitos centímetros (Fig. 6.33). A morfologia das lesões pode variar ao longo de um período de minutos a horas, o que resulta em padrões geográficos ou bizarros. Em casos de urticária verdadeira, as lesões individuais duram menos de 24 horas, e frequentemente duram apenas 2-4 horas. Angioedema é o envolvimento do tecido subcutâneo mais profundo, ocorrendo edema dos lábios, pálpebras, palmas das mãos, solas dos pés e genitália. **Em comparação com a urticária, não é maior a probabilidade de uma associação do angioedema com complicações sistêmicas, p. ex., o edema de laringe ou a hipotensão.** O dermatografismo é induzido quando o paciente coça a pele, podendo ser provocado durante a consulta clínica. As pápulas da urticária colinérgica medem 2-3 mm de diâmetro e exibem uma grande erupção vermelha circunjacente.

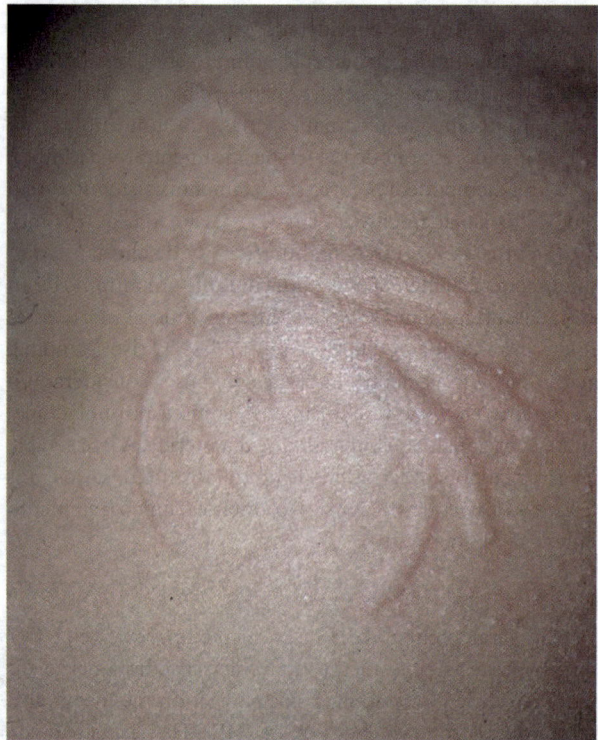

FIGURA 6.33 Urticária.
Reproduzida de TG Berger, MD, Dept Dermatology, UCSF.

B. Achados laboratoriais

As causas mais comuns de urticária aguda são certos alimentos, infecções do trato respiratório superior e medicamentos. Em geral, não se consegue descobrir a causa da urticária crônica espontânea. Embora os estudos laboratoriais não sejam geralmente de grande ajuda para a avaliação da urticária aguda ou crônica, para alguns pacientes com urticária crônica pode ser apropriada a solicitação de um hemograma completo com testes bioquímicos diferenciais, VHS, PCR, TSH e provas da função hepática. Marcadores inflamatórios elevados sugerem um diagnóstico alternativo. Em pacientes com lesões individuais que persistem por mais de 24 horas, a biópsia de pele pode confirmar urticária neutrofílica ou vasculite urticariforme. Um teste Elisa funcional para pesquisa de anticorpos antirreceptor de alta afinidade para IgE (Fc-Epislon RI) pode identificar aqueles pacientes que possivelmente têm base autoimune para sua urticária crônica.

Diagnóstico diferencial

Casos de urticária papular resultantes de picadas de insetos persistirão por vários dias. Geralmente, pode ser observado um ponto central. Em casos de dermatite alérgica aguda a plantas, p. ex., hera venenosa, carvalho venenoso ou sumagre, podem ser observadas lesões urticariformes estriadas nas 24-48 horas que precedem o aparecimento de bolhas. São bastante raras respostas urticariformes ao calor, sol, água e pressão. A vasculite urticariforme é definida como uma vasculite cutânea em que as lesões de pele mimetizam clinicamente a urticária. As lesões duram mais de 24 horas; geralmente o paciente sente ardência ou queimação, em vez de prurido. Esses pacientes não respondem à medicação com anti-histamínicos. Uma vasculite urticariforme pode ser causada por hepatite viral e pode ser considerada parte da doença do soro. Em pacientes com angioedema hereditário, habitualmente o histórico familiar é positivo e são observados e sintomas gastrointestinais ou respiratórios. Pápulas não fazem parte da síndrome e o angioedema não é pruriginoso.

Tratamento
A. Medidas gerais

Em menos da metade dos casos o médico descobrirá a etiologia da urticária aguda, e a etiologia da urticária crônica será descoberta em um número ainda menor de casos. Em geral, um histórico e um exame físico cuidadosos devem ser realizados, mas não estão indicados exames extensivos e caros para urticária espontânea crônica. Pacientes portadores de urticária autoimune crônica podem estar sofrendo comorbidades autoimunes, o que dificulta o tratamento. Em pacientes com urticária crônica induzida, deve-se modular a exposição a fatores físicos, como calor, frio, luz solar, pressão, calor induzido pelo exercício físico e banhos quentes.

B. Tratamento sistêmico

O pilar para o tratamento dessa doença é o uso de anti-histamínicos H_1; em geral, deve-se começar com anti-histamínicos de segunda geração. Os anti-histamínicos H_1 de segunda geração são a fexofenadina (180 mg VO 1x/dia) ou cetirizina ou loratadina (10 mg VO por dia). Deve-se ter em mente que menos de 40% dos casos de urticária crônica respondem ao bloqueio H_1 de rotina; a administração de doses maiores de anti-histamínicos de segunda geração (até 4x a dose rotineiramente recomendada) aumentam para 60% a probabilidade de resposta terapêutica. Em casos refratários, pode-se usar com segurança uma combinação de anti-histamínicos (p. ex., fexofenadina + cetirizina) nessas doses mais altas, com o objetivo de obter a remissão. Pode-se adicionar a esse regime agentes anti-histamínicos H_1 de primeira geração, como hidroxizina, 10-25 mg VO 2-3x ao dia, ou como dose noturna única de 25-75 mg VO.

A ciproeptadina na dose de 4 mg VO 4x/dia pode ser especialmente útil para pacientes com urticária causada pelo frio.

A doxepina (um antidepressivo tricíclico com propriedades anti-histamínicas potentes) na dose de 10-75 mg VO na hora de dormir pode ser muito eficaz para pacientes com urticária crônica. Essa medicação pode causar efeitos colaterais anticolinérgicos; além disso, é sedativa.

Se uma biópsia de pele obtida de uma lesão de urticária crônica identificar neutrófilos como componente significativo do infiltrado inflamatório, a medicação com dapsona e/ou colchicina poderá ajudar.

Embora os corticosteroides sistêmicos geralmente resolvam casos agudos e crônicos de urticária, raramente haverá indicação para essa medicação; se possível ela deve ser evitada, tendo em vista que, com sua descontinuação, a urticária reaparecerá. Omalizumabe foi aprovado para o tratamento de urticária crônica refratária; essa medicação deve ser considerada para os casos em que uma urticária crônica grave não responde a altas doses de anti-histamínicos. Em casos graves de urticária crônica, pode-se obter resultados eficazes com a administração de ciclosporina (3-5 mg/kg por dia), micofenolato de mofetila (1-3 g/dia) e de outros agentes imunossupressores.

C. Tratamento local

O tratamento local raramente será recompensador.

Prognóstico

Em geral, casos de urticária aguda se prolongam por apenas alguns dias a semanas. Em metade dos pacientes com persistência da urticária por mais de 6 semanas, a doença se prolongará por anos.

Agache I et al. Efficacy and safety of treatment with omalizumab for chronic spontaneous urticaria: a systematic review for the EAACI Biologicals Guidelines. Allergy. 2021;76:59. [PMID: 32767573]

Fok JS et al. Predictors of treatment response in chronic spontaneous urticaria. Allergy. 2021;76:2965. [PMID: 33539587]

Gonçalo M et al. The global burden of chronic urticaria for the patient and society. Br J Dermatol. 2021;184:226. [PMID: 32956489]

Maurer M et al. Biologics for the use in chronic spontaneous urticaria: when and which. J Allergy Clin Immunol Pract. 2021;9:1067. [PMID: 33685605]

Eritema multiforme, síndrome de Stevens-Johnson e necrólise epidérmica tóxica

FUNDAMENTOS DO DIAGNÓSTICO

Eritema multiforme
- Herpes simples é a causa mais comum.
- Lesões cutâneas são autênticos alvos de três anéis.
- Presente nas superfícies extensoras, palmas das mãos, solas dos pés ou membranas mucosas.
- A doença permanece localizada.

Síndrome de Stevens-Johnson (SSJ) e necrólise epidérmica tóxica
- Síndrome de Stevens-Johnson: descolamento de < 10% da área de superfície corporal (BSA).
- Sobreposição de síndrome de Stevens-Johnson e necrólise epidérmica tóxica: descolamento de 10-30% da BSA.
- Necrólise epidérmica tóxica: descolamento de > 30% da BSA.
- Causa mais comum: medicamentos.
- As lesões cutâneas lembram alvos, mas geralmente não são autênticos alvos de três anéis.
- Preferência pelo tronco.
- Envolve duas ou mais membranas mucosas.
- Pode evoluir para um envolvimento significativo da BSA e pode resultar na morte do paciente.

Considerações gerais

O eritema multiforme é uma doença inflamatória aguda da pele que era tradicionalmente dividida com base nos achados clínicos em dois tipos: menor e maior. Aproximadamente 90% dos casos de eritema multiforme menor se seguem a surtos de herpes simples e, de preferência, devem ser denominados "eritema multiforme associado ao herpes". O termo "eritema multiforme maior" caiu em amplo desuso.

SSJ é definida como lesões em forma de alvo atípicas com descolamento da ASC < 10%; NET é definida como lesões com descolamento da ASC > 30%. Pacientes que se apresentam com sobreposição de SSJ/NET têm entre 10-30% de descolamento da ASC. A abreviação SSJ/NET é frequentemente usada em referência a essas três variantes do que é considerado uma síndrome. SSJ/NET se caracteriza por toxicidade e envolvimento de duas ou mais superfícies mucosas (geralmente oral e conjuntival, mas pode envolver qualquer superfície mucosa, inclusive o epitélio respiratório). A causa mais frequente da SJS/NET é o uso de medicamentos orais (raramente tópicos), em especial sulfonamidas, Aine, alopurinol e anticonvulsivantes. Em certas raças, polimorfismos genéticos de *loci* do MHC apresentadores de antígenos aumentam o risco de ocorrência de SJS/NET. *Mycoplasma pneumoniae* pode desencadear uma reação mucocutânea; como resultado dessa infecção, surgem lesões cutâneas e orais que se assemelham em muito à SJS em crianças e em adultos jovens, mas que tendem a não evoluir para uma doença semelhante à NET e que, além disso, prenunciam um bom prognóstico geral.

Achados clínicos

A. Sintomas e sinais

A lesão clássica em forma de alvo, como ocorre no eritema multiforme associado ao herpes, consiste em três zonas concêntricas com mudança de cor, predominantemente em superfícies acrais (mãos, pés, cotovelos e joelhos) (Fig. 6.34). As lesões da SSJ/NET são formações purpúricas elevadas, parecidas com alvos, mas com apenas duas zonas de mudança de cor e uma bolha central, ou são máculas avermelhadas ou purpúricas indefinidas, com predileção pelo tronco e pelo aspecto do tronco e extremidades superiores proximais (Fig. 6.35). O paciente poderá sentir dor ao comer, engolir e urinar, se houver envolvimento das mucosas relevantes.

B. Achados laboratoriais

A biópsia de pele é diagnóstica. Os estudos de imunofluorescência direta são negativos. Exames de sangue não ajudam na obtenção do diagnóstico.

Diagnóstico diferencial

Urticária e erupções medicamentosas são as principais entidades que devem ser diferenciadas do eritema multiforme. Em pacientes com urticária verdadeira, as lesões não são purpúricas nem bolhosas, perduram por menos de 24 horas e respondem aos anti-histamínicos. O diagnóstico diferencial da SSJ/NET deve incluir doenças bolhosas autoimunes (p. ex., pênfigo vulgar, penfigoide bolhoso e dermatose bolhosa

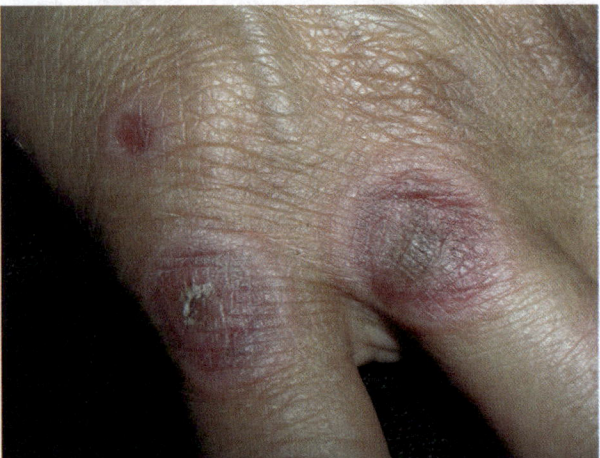

FIGURA 6.34 Eritema multiforme. Estão presentes as clássicas lesões em alvo. Observar as três zonas de mudança de cor. Reproduzida de Richard P. Usatine, MD, em Usatine RP, Smith MA, Mayeaux EJ Jr, Chumley H. *The Color Atlas of Family Medicine*, 2.ed. McGraw-Hill, 2013.

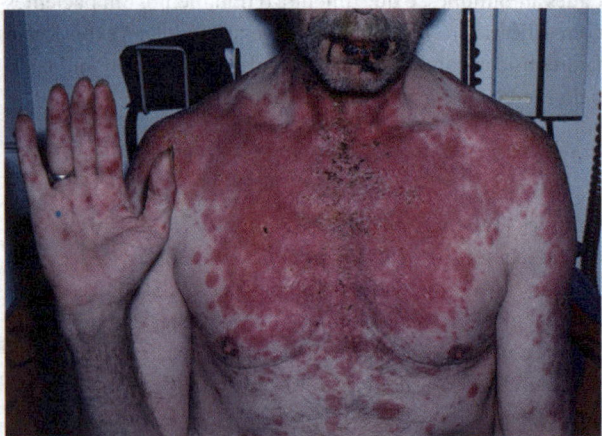

FIGURA 6.35 Síndrome de Stevens-Johnson. Reproduzida de TG Berger, MD, Dept Dermatology, UCSF.

por IgA linear), LES agudo, vasculite e síndrome de Sweet. A presença de uma erupção bolhosa requer a coleta de material para biópsia e uma consulta dermatológica, para diagnóstico e tratamento adequados.

Complicações

Pode haver envolvimento das seguintes mucosas: traqueobrônquica, conjuntiva, genital e uretral. Em casos graves, esse envolvimento poderá resultar na formação de cicatrizes.

Tratamento

A. Medidas gerais

A necrólise epidérmica tóxica será tratada mais apropriadamente em um ambiente de terapia intensiva, que pode ser uma UTI ou uma unidade de queimados. Se o envolvimento da mucosa interferir na hidratação e na nutrição, ou se estiverem presentes grandes bolhas, o paciente deverá ser internado. Lesões abertas devem ser tratadas como queimaduras de segundo grau. A imediata descontinuação da medicação incitante (i.e., antes que haja formação de bolhas) é um preditor significativo do resultado. Atrasos no estabelecimento do diagnóstico e a inadvertida continuação da medicação ofensiva terão como resultado maior morbidade/mortalidade.

B. Medidas específicas

Corticosteroides orais e tópicos são úteis na variante oral do eritema multiforme. A profilaxia oral com aciclovir de infecções por herpes simplex pode ser eficaz na prevenção de eritema multiforme menor recorrente associado ao herpes.

O aspecto mais importante do tratamento da SSJ/TEN é a descontinuação da medicação ofensiva e a transferência dos pacientes com envolvimento de BSA > 25-30% para um ambiente de terapia intensiva adequado. No tratamento, também são essenciais o suporte nutricional e com fluidos e uma cuidadosa vigilância com relação à infecção. As revisões que estudaram tratamentos sistêmicos para SSJ e TEN têm sido conflitantes. Alguns dados apoiam o uso de corticosteroides. Se esses agentes forem tentados, devem ser administrados precocemente, antes do surgimento das bolhas, e em altas doses (prednisona 1-2 mg/kg por dia). Alguns estudos constataram que, quando administrada no início do curso da doença, a imunoglobulina intravenosa (Ivig) (3-4 g ao longo de 3-4 dias) resultou em diminuição da mortalidade. Ciclosporina (3-5 mg/kg por dia durante 7 dias) também pode ser eficaz. Alguns centros elegeram o etanercepte como tratamento de escolha.

C. Medidas locais

Em pacientes com essa doença, o uso de corticosteroides tópicos não resultará em grandes benefícios (exceto nos casos com a variante oral).

Prognóstico

Em geral, os casos de eritema multiforme menor se prolongam por 2-6 semanas, e pode haver recorrência. A SSJ/TEN pode ser grave, com mortalidade que chega a 30% nos casos de envolvimento da ASG > 30%. ABCD-10 e Scorten são duas escalas de gravidade da doença preditoras de mortalidade para pacientes com SSJ/TEN.

Quando encaminhar

- Encaminhar a um oftalmologista nos casos com envolvimento ocular, pois a perda de visão é uma sequela importante da SSJ/TEN.
- Encaminhar a um urologista e/ou ginecologista nos casos com envolvimento geniturinário.

Kridin K et al. Assessment of treatment approaches and outcomes in Stevens-Johnson syndrome and toxic epidermal necrolysis: insights from a pan-European multicenter study. JAMA Dermatol. 2021;157:1182. [PMID: 34431984]

Soares A et al. Recent updates in the treatment of erythema multiforme. Medicina (Kaunas). 2021;57:921. [PMID: 34577844]

Torres-Navarro I et al. Systemic therapies for Stevens-Johnson syndrome and toxic epidermal necrolysis: a SCORTEN-based syste-

matic review and meta-analysis. J Eur Acad Dermatol Venereol. 2021;35:159. [PMID: 32946187]

Tsai TY et al. Treating toxic epidermal necrolysis with systemic immunomodulating therapies: a systematic review and network meta-analysis. J Am Acad Dermatol. 2021;84:390. [PMID: 32898587]

Dermatite esfoliativa (eritrodermia esfoliativa)

> ### FUNDAMENTOS DO DIAGNÓSTICO
>
> - Descamação e eritema na maior parte do corpo.
> - Prurido, mal-estar, febre, calafrios, perda de peso.

Considerações gerais

O termo "eritrodermia" descreve a vermelhidão generalizada que abrange > 90% da superfície da pele. A eritrodermia pode ser aguda (apresentação com eritema sem escamas) ou subaguda a crônica (apresentação com vermelhidão e descamação generalizadas, conhecida como eritrodermia esfoliativa). Em dois terços dos casos, a causa da dermatite esfoliativa é uma dermatose preexistente, que pode ter sido uma psoríase, dermatite atópica, dermatite de contato, pitiríase rubra pilar e dermatite seborreica. Em 15% dos casos, os responsáveis pela doença são medicamentos tópicos ou sistêmicos; câncer (mais comumente linfoma cutâneo de células T) é responsável por 10%, e 10% são idiopáticos. A escabiose crostosa pode se apresentar na forma de uma eritrodermia esfoliativa, sendo altamente contagiosa. No momento da apresentação inicial, em muitos casos não será possível estabelecer um diagnóstico específico do problema subjacente se o médico não contar com um histórico prévio bem definido de doença de pele ou de exposição a medicamentos. O diagnóstico definitivo poderá depender de observação contínua.

Achados clínicos
A. Sintomas e sinais

Os sintomas podem ser: prurido, debilitação, mal-estar, febre e perda de peso. É nítida a ocorrência de calafrios. O eritema e a descamação são generalizados. Pode ocorrer queda de cabelo e perda de unhas. A presença de uma linfadenopatia generalizada pode ser decorrente de um linfoma ou leucemia; ou ela pode ser reativa. Caracteristicamente, as mucosas não são afetadas.

B. Achados laboratoriais

É importante uma biópsia de pele; esse exame pode revelar alterações de uma dermatite inflamatória específica ou linfoma cutâneo de células T. Em casos de síndrome de Sézary, alguns achados úteis são: leucócitos periféricos com rearranjos clonais dos receptores de células T e uma citometria de fluxo que demonstra uma relação CD4:CD8 > 10:1 e perda de marcadores de células T CD4, como CD7 e CD26. Mas em 50% dos casos a biópsia de pele será inespecífica.

Complicações

Pode ocorrer depleção de proteínas e de eletrólitos, e também desidratação, em pacientes com eritrodermia esfoliativa inflamatória generalizada. Também pode ocorrer sepse.

Tratamento

A. Terapia tópica

O tratamento domiciliar consiste em banhos frios a mornos e na aplicação de corticosteroides de potência média que devem ficar protegidos sob curativos úmidos ou com oclusão com película plástica. Se não for mais possível controlar o problema em um ambiente ambulatorial, o paciente deverá ser hospitalizado.

B. Medidas específicas

Se houver possibilidade, todos os medicamentos devem ser descontinuados. Em pacientes com dermatite esfoliativa grave ou fulminante, os corticosteroides sistêmicos podem proporcionar melhora acentuada, mas o uso prolongado desses agentes deve ser evitado (ver Cap. 28). Em pacientes com eritrodermia psoriática e pitiríase rubra pilar, pode haver indicação para uso de acitretina, metotrexato, ciclosporina ou um inibidor de TNF. Casos de eritrodermia secundária a um linfoma ou leucemia deverão ser tratados com quimioterapia tópica ou sistêmica específica. E nos casos em que haja evidência de infecção bacteriana deverão ser administrados antibióticos adequados, com cobertura para *Staphylococcus*.

Prognóstico

Pode haver necessidade de acompanhamento cuidadoso, com o objetivo de identificar a causa da eritrodermia esfoliativa. Na maioria dos casos, o paciente melhora ou se recupera completamente, mas alguns necessitarão de tratamento prolongado. É rara a ocorrência de morte na ausência de linfoma cutâneo de células T. Um pequeno número de pacientes terá que conviver com uma eritrodermia inalterada por períodos indefinidos.

Reynolds KA et al. A systematic review of treatment strategies for erythrodermic psoriasis. J Dermatolog Treat. 2021;32:49. [PMID: 31682547]

Tso S et al. Erythroderma (exfoliative dermatitis). Part 1: underlying causes, clinical presentation and pathogenesis. Clin Exp Dermatol. 2021;46:1001. [PMID: 33639006]

Tso S et al. Erythroderma (exfoliative dermatitis). Part 2: energy homeostasis and dietetic management strategies. Clin Exp Dermatol. 2021;46:1011. [PMID: 33817816]

FOTODERMATITE

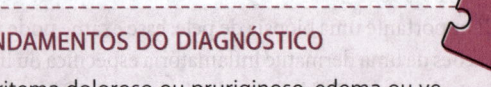

FUNDAMENTOS DO DIAGNÓSTICO

- Eritema doloroso ou pruriginoso, edema ou vesiculação em superfícies expostas ao sol (rosto, pescoço, mãos e "V" do peito).
- A parte interna das pálpebras superiores e a área localizada abaixo do queixo são poupadas.

Considerações gerais

Fotodermatite é uma reação cutânea à radiação UV. Ela abrange quatro grupos: (1) fotodermatoses primárias, idiopáticas, com mediação imunológica; (2) fotodermatoses induzidas por medicamentos ou produtos químicos; (3) dermatoses que pioram ou são agravadas pela exposição aos raios UV; e (4) doenças genéticas com mutações predisponentes à fotodermatite.

As fotodermatoses primárias consistem em erupção polimórfica à luz, dermatite actínica crônica e prurigo actínico. A fotodermatite induzida por medicamentos ou produtos químicos pode ser de origem exógena ou endógena. Porfiria cutânea tardia e pelagra são exemplos de dermatoses fototóxicas endógenas. A fotodermatite exógena induzida por medicamentos ou produtos químicos se manifesta na forma de fototoxicidade (i.e., uma lesão citotóxica não imunológica induzida por UV, que se apresenta como uma reação parecida com queimadura solar) ou como fotoalergia (uma reação verdadeiramente imunológica, que se apresenta com dermatite). Entre estas duas últimas apresentações pode ocorrer alguma sobreposição clínica.

A fototoxicidade induzida por medicamentos é desencadeada por UVA. Os medicamentos que mais comumente causam uma reação fototóxica são vemurafenibe, Aine, voriconazol, tetraciclinas, quinolonas, hidroclorotiazida, amiodarona e clorpromazina. TMP/SMZ, quinina ou quinidina, griseofulvina, eculizumabe, retinoides tópicos e sistêmicos (tretinoína, isotretinoína, acitretina) e bloqueadores dos canais de cálcio são outros medicamentos fotossensibilizadores potentes.

A fotossensibilidade de contato pode ocorrer pela interação com plantas, perfumes e protetores solares. O protetor solar oxibenzona (uma benzofenona) é causa comum de dermatite fotoalérgica. LES e dermatomiosite são dermatoses pioradas ou agravadas pela exposição aos raios UV. Três por cento das pessoas com dermatite atópica, sobretudo mulheres de meia-idade, são fotossensíveis.

Achados clínicos

A. Sintomas e sinais

Caso seja suficientemente grave, a fase inflamatória aguda da fototoxicidade é acompanhada por dor, febre, sintomas gastrointestinais, mal-estar e até mesmo prostração. Os sinais são: eritema, edema e possivelmente vesiculação e secreção em superfícies expostas. Em geral, o resultado é a descamação da epiderme e a ocorrência de alterações pigmentares. O ponto fundamental para o estabelecimento do diagnóstico é a localização da erupção cutânea em áreas fotoexpostas, embora possa ocorrer uma generalização das erupções com o passar do tempo, quando haverá envolvimento inclusive de áreas fotoprotegidas. O lábio inferior pode ser afetado.

B. Achados laboratoriais

Em geral, os exames de sangue e de urina não ajudam muito, a menos que a haja suspeita de porfiria cutânea tardia pela presença de bolhas, cicatrizes, *milia* (cistos brancos de 1-2 mm de diâmetro) e fragilidade da pele no dorso das mãos e hipertricose facial. Em pacientes com respostas fotoalérgicas crônicas, poderá ser observada eosinofilia.

Diagnóstico diferencial

O diagnóstico diferencial é extenso. Nos casos em que o médico não possa contar com um histórico definido de uso de fotossensibilizador tópico ou sistêmico, e se a erupção for persistente, então poderá haver necessidade de uma bateria de exames que inclua biópsia e um teste de exposição à luz. É importante fazer a diferenciação entre fotodermatite e dermatite de contato (que pode ser causada por alguma das muitas substâncias componentes dos protetores solares), pois a dermatite de contato pode apresentar uma distribuição similar. A sensibilidade aos raios actínicos também pode fazer parte de um problema mais grave, p. ex., porfiria cutânea tardia ou lúpus eritematoso. Essas doenças são diagnosticadas por exames de sangue ou de urina apropriados. A erupção polimórfica à luz (EPML) é uma fotodermatite idiopática de ocorrência comum e que acomete pessoas na terceira ou quarta década de vida, à exceção de membros dos povos nativos norte-americanos e de pessoas de origem latina. Nesses indivíduos, a EPML pode se apresentar na infância. A EPML é crônica por natureza, mas ocorrem períodos transitórios de remissão espontânea.

Complicações

Alguns indivíduos continuam a reagir cronicamente à luz mesmo quando não são mais expostos a medicamentos fotossensibilizadores.

Prevenção

Embora os filtros solares geralmente tenham utilidade, devendo ser usados por pessoas com fotossensibilidade, há pacientes capazes de reagir a quantidades tão baixas de energia que o mero uso dos filtros talvez não constitua proteção suficiente contra as fotodermatoses. Os filtros solares com FPS 30-60 e com ampla cobertura UVA, contendo ácido dicanfor sulfônico (Mexoryl SX), avobenzona (Parasol 1789), dióxido de titânio e óxido de zinco micronizado, são especialmente úteis para pacientes com dermatite fotoalérgica. Os filtros solares de nada servem para a prevenção da fotossensibilidade causada pela porfiria; esses pacientes dependem de uma proteção de barreira (roupas) para evitar a ocorrência de surtos.

Tratamento
A. Medidas específicas

Em pacientes com fotossensibilidade, o médico deve suspeitar dos medicamentos, mesmo que o medicamento especificamente envolvido (p. ex., hidroclorotiazida) venha sendo usado durante meses.

B. Medidas locais

Quando a erupção ocorre na forma vesicular ou exsudativa, o tratamento será semelhante ao ministrado para qualquer dermatite aguda, com uso de curativos úmidos refrescantes e calmantes.

Os pacientes devem usar protetores solares, conforme descrito anteriormente. Nos casos de reação fototóxica, o tratamento com corticosteroides tópicos de potência média-alta resultará em poucos benefícios; contudo, esse esquema terapêutico poderá ajudar em pacientes com EPML e nas reações fotoalérgicas. Tendo em vista o frequente envolvimento da face, é recomendável um rigoroso monitoramento dos efeitos colaterais dos corticosteroides.

C. Medidas sistêmicas

A administração de ácido acetilsalicílico pode ter alguma valia para a febre e a dor aguda causadas pela queimadura solar. Pode haver necessidade do uso de corticosteroides sistêmicos (nas doses descritas para o tratamento da dermatite de contato aguda) em pacientes com reações de fotossensibilidade agudas e graves. Se não for esse o caso, as diferentes fotodermatoses deverão ser tratadas de maneiras específicas.

Pacientes com fotodermatoses primárias crônicas talvez necessitem de tratamento sistêmico com hidroxicloroquina VO (5 mg/kg 1x/dia) ou com imunossupressores, como azatioprina (50-300 mg 1x/dia) ou ciclosporina (3-5 mg/kg 1x/dia).

Prognóstico

Em geral, as reações de queimadura solar fototóxica mais comuns são benignas e autolimitadas. EPML e alguns casos de fotoalergia talvez persistam por anos.

Hofmann GA et al. Drug-induced photosensitivity: culprit drugs, potential mechanisms and clinical consequences. J Dtsch Dermatol Ges. 2021;19:19. [PMID: 33491908]

Kadurina M et al. Immunopathogenesis and management of polymorphic light eruption. Dermatol Ther. 2021;34:e15167. [PMID: 34676645]

Montgomery S et al. Photosensitizing drug reactions. Clin Dermatol. 2022;40:57. [PMID: 35190066]

ERUPÇÃO MEDICAMENTOSA (DERMATITE MEDICAMENTOSA)

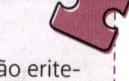

FUNDAMENTOS DO DIAGNÓSTICO

- Geralmente, início abrupto de uma erupção eritematosa generalizada e simétrica.
- Pode mimetizar qualquer doença inflamatória da pele.
- Podem estar presentes sintomas constitucionais (mal-estar, artralgia, dor de cabeça e febre).

Considerações gerais

As erupções cutâneas estão entre as reações adversas mais comuns a medicamentos, ocorrendo em 2-3% dos pacientes hospitalizados. Existem vários tipos diferentes de reações cutâneas a medicamentos. Penicilinas, cefalosporinas e Aine são as causas mais comuns de erupções medicamentosas urticariformes. Antibióticos, anticonvulsivantes, alopurinol e Aine são causas comuns de reações maculopapulares ou morbiliformes. A reação de hipersensibilidade induzida por medicamentos (DIHS em inglês) (também conhecida como síndrome de erupção medicamentosa com eosinofilia e sintomas sistêmicos [Dress em inglês]) é mais frequentemente causada por anticonvulsivantes, alopurinol e sulfonamidas. SSJ e NET ocorrem mais comumente em resposta a antibióticos, sulfonamidas, anticonvulsivantes, alopurinol e Aine. Fenolftaleína, derivados de pirazolona, tetraciclinas, Aine, TMP-SMZ e barbitúricos são as principais causas de erupções medicamentosas fixas. Bloqueadores de canais de cálcio são causa comum de prurido e eczemas em idosos. Inibidores do *checkpoint* imune e agentes biológicos podem ser responsáveis por diversos tipos de reações medicamentosas.

Certos polimorfismos genéticos de *loci* do MHC apresentadores de antígenos aumentam o risco de ocorrerem erupções medicamentosas graves, incluindo SSJ/NET e DIHS. A realização de testes farmacogenéticos pode ajudar a prever quem está em risco e, portanto, deve evitar a exposição a certos medicamentos.

Achados clínicos

A. Sintomas e sinais

Em geral, as erupções medicamentosas são classificadas como "simples" ou "complexas", referindo-se ao risco de morbidade e mortalidade associado a cada tipo específico de erupção. As erupções medicamentosas morbiliformes ou maculopapulares simples envolvem um exantema, geralmente surgem na segunda semana do tratamento farmacológico e não apresentam sintomas constitucionais associados nem achados laboratoriais anormais. São erupções medicamentosas complexas DIHS e SSJ/NET.

Em comparação com as erupções medicamentosas morbiliformes simples, a DIHS ocorre mais tardiamente, e seus sinais e sintomas surgem entre 2-6 semanas após a introdução da medicação; além disso, apresenta sintomas constitucionais associados e achados laboratoriais anormais. Entre outros, ocorrem febres, calafrios, anormalidades hematológicas (em especial eosinofilia e linfocitose atípica) e anormalidades na função hepática ou renal. Pode ocorrer uma reativação coexistente de certos vírus, especialmente HHV-6, mas também do vírus Epstein-Barr, citomegalovírus, HHV-7 e parvovírus B19. A reativação pode ter influência na patogênese dessas erupções medicamentosas complexas. A Tabela 6.3 resume os tipos de reações cutâneas, sua aparência e distribuição, e os agressores comuns em cada caso.

B. Achados laboratoriais

Exames de sangue rotineiros nada acrescentam para o diagnóstico de erupções medicamentosas simples, exceto por ocasião da avaliação inicial, para que haja garantia de não envolvimento sistêmico. Nos pacientes com erupções medicamentosas complexas, deve-se monitorar o hemograma completo, os exames bioquímicos do fígado e as provas de função renal. Biópsias de pele poderão ajudar na determinação

TABELA 6.3 Reações cutâneas provocadas por medicamentos sistêmicos

Reação	Aparência	Distribuição e comentários	Ofensores comuns
Vasculite alérgica	Tipicamente, a lesão primária é uma pápula purpúrica de 2-3 mm. Outras morfologias são: urticária que dura mais de 24 horas, vesículas, bolhas ou úlceras necróticas.	Mais grave nas pernas.	Sulfonamidas, fenitoína, propiltiouracil.
Exantema medicamentoso	Reações morbiliformes, maculopapulares e exantemáticas.	É a reação cutânea mais comum à medicação. Começa inicialmente no tronco 7-10 dias após o início da medicação. Espalha-se para as extremidades e começa a desaparecer no tronco ao longo de 3-5 dias em pacientes previamente expostos; a erupção cutânea pode começar em 2-3 dias. Pode haver febre.	Antibióticos (em especial ampicilina e TMP-SMZ), sulfonamidas e compostos relacionados (inclusive diuréticos tiazídicos, furosemida e agentes hipoglicemiantes de sulfonilureia) e barbitúricos.
Lúpus eritematoso cutâneo subagudo relacionado a medicamentos (em casos de LES induzido por medicamentos, raramente ocorrerá reação cutânea)	Pode se apresentar com erupção cutânea fotossensível, lesões anulares ou psoríase na parte superior do tronco.	Menos grave do que LES, poupando os rins e o SNC. Em geral, a recuperação geralmente se segue à descontinuação da medicação.	Diltiazem, etanercepte, hidroclorotiazida, infliximabe, lisinopril, terbinafina.
Eritema nodoso	Nódulos cutâneos inflamatórios.	Geralmente limitado aos aspectos extensores das pernas. Pode estar acompanhado por febre, artralgias e dor.	Contraceptivos orais.

(continua)

TABELA 6.3 Reações cutâneas provocadas por medicamentos sistêmicos (*continuação*)

Reação	Aparência	Distribuição e comentários	Ofensores comuns
Síndrome de hipersensibilidade induzida por medicamentos	Eritrodermia	Toda a superfície da pele. Normalmente associada a testes bioquímicos hepáticos elevados, eosinofilia e IRA. A erupção começa entre 2-6 semanas após a primeira dose da medicação.	Alopurinol, sulfonamidas, anticonvulsivantes aromáticos, Aine, dapsona, lamotrigina.
Erupções medicamentosas fixas	Placas eritematosas, redondas, isoladas ou numerosas, demarcadas; frequentemente ficam hiperpigmentadas.	Com a repetição da medicação, ocorre recorrência no mesmo local. A hiperpigmentação, se presente, permanecerá após a cura.	Antimicrobianos, analgésicos (acetaminofeno, ibuprofeno e naproxeno), barbitúricos, metais pesados, agentes antiparasitários, anti-histamínicos, fenolftaleína.
Erupções liquenoides e erupções semelhantes ao líquen plano	Pápulas poligonais pruriginosas, eritematosas a violáceas, que coalescem ou se expandem para formar placas.	Podem estar localizadas em um padrão fotodistribuído ou não fotodistribuído.	Carbamazepina, furosemida, hidroxicloroquina, fenotiazinas, betabloqueadores, quinidina, quinina, sulfonilureias, tetraciclinas, tiazidas e triprolidina.
Fotossensibilidade: aumento da sensibilidade à luz, geralmente de comprimentos de onda UVA, mas a causa também pode ser UVB ou luz visível	Queimaduras solares, vesículas, pápulas em padrão fotodistribuído.	Pele exposta da face, pescoço e dorso das mãos e, em mulheres, pernas. Resposta exagerada à radiação UV.	Sulfonamidas e compostos relacionados a esses agentes (diuréticos tiazídicos, furosemida, sulfonilureias), tetraciclinas, fenotiazinas, sulindaco, amiodarona, voriconazol e Aine.
Alterações pigmentares	Áreas hiperpigmentadas planas.	Testa e bochechas (cloasma, melasma). Esse é o distúrbio pigmentar mais comum associado à ingestão de medicamentos. A melhora é lenta, apesar da descontinuação da medicação.	Contraceptivos orais são a causa habitual. Diltiazem causa hiperpigmentação facial que pode oferecer dificuldade para se diferenciar do melasma.
	Descoloração azul-acinzentada.	Áreas expostas à luz.	Clorpromazina e fenotiazinas relacionadas.
	Pigmentação marrom ou cinza-azulada.	Generalizada.	Metais pesados (prata, ouro, bismuto e arsênico).
	Manchas preto-azuladas nas canelas.		Minociclina, cloroquina.
	Pigmentação preto-azulada das unhas e do palato e despigmentação do cabelo.		Cloroquina.
	Cor cinza-ardósia.	Principalmente em áreas fotoexpostas.	Amiodarona.
	Descoloração marrom das unhas.	Especialmente em pacientes com pigmentação mais escura.	Hidroxiureia.
Erupções semelhantes à pitiríase rósea	Manchas ovais, vermelhas, levemente elevadas com escama central.	Principalmente no tronco.	Barbitúricos, bismuto, captopril, clonidina, metopromazina, metoprolol, metronidazol e tripelenamina.
Erupções psoriasiformes	Placas vermelhas escamosas.	Podem se localizar no tronco e nas extremidades. Palmas das mãos e solas dos pés podem apresentar hiperceratose. Podem causar erupção psoriasiforme ou piorar a psoríase.	Antimaláricos, lítio, betabloqueadores e inibidores de TNF.
SJS/TEN	Lesões em forma de alvo. Podem ocorrer bolhas. Envolvimento da mucosa.	Geralmente no tronco e nas partes proximais das extremidades.	Sulfonamidas, anticonvulsivantes, alopurinol, Aine, lamotrigina.
Urticária	Pápulas vermelhas e pruriginosas de dimensões variáveis: < 1 cm a muitos centímetros. Podem estar acompanhadas por angioedema.	Raramente a urticária crônica é causada por medicamentos.	Urticária aguda: penicilinas, Aine, sulfonamidas, opioides e salicilatos. Angioedema é comum em pacientes medicados com inibidores da ECA e BRA.

SJS/NET: síndrome de Stevens-Johnson/necrólise epidérmica tóxica; TMP-SMZ: trimetoprim-sulfametoxazol.

do diagnóstico. Em certas circunstâncias, deve-se solicitar PCR sérica para HHV-6, HHV-7, vírus Epstein-Barr, citomegalovírus e parvovírus B19.

Diagnóstico diferencial

A observação após a descontinuação da medicação ofensiva – que pode ser um processo lento – ajuda no estabelecimento do diagnóstico. A reintrodução da medicação, embora tenha algum valor teórico, pode significar perigo para o paciente; portanto, é melhor evitar esse procedimento.

Complicações

Algumas reações cutâneas a medicamentos podem estar associadas a um envolvimento visceral. Os sistemas de órgãos envolvidos dependem de cada medicamento implicado ou de sua classe farmacológica. A reação de ocorrência mais comum é uma enfermidade infecciosa semelhante à mononucleose e uma hepatite associada à administração de anticonvulsivantes. Miocardite pode ser uma complicação grave da síndrome de hipersensibilidade induzida por medicamentos; essa complicação pode se apresentar agudamente, ou meses depois do surgimento da erupção cutânea. Inicial. Meses após a recuperação de uma DIHS, os pacientes poderão ser acometidos por hipotireoidismo ou por outros fenômenos autoimunes.

Tratamento
A. Medidas gerais

As manifestações sistêmicas são tratadas à medida que surgem (p. ex., anemia, icterícia, púrpura). Os anti-histamínicos podem ser muito úteis em pacientes com reações urticariformes e angioneuróticas. Deve-se aplicar epinefrina 1:1.000, 0,5-1 mL IV ou SC, como medida de emergência. Em casos de DIHS, normalmente há necessidade de corticosteroides, e o regime mais comumente adotado é a administração de prednisona VO, 1-1,5 mg/kg por dia, que deverá ser lentamente reduzida ao longo de um mínimo de 6 semanas, considerando que uma redução rápida causará rebote e uma doença mais recalcitrante. No caso de DIHS induzida por alopurinol, deve-se começar com um agente poupador de esteroides (p. ex., micofenolato de mofetila) no momento da introdução da prednisona, porque em seguida à descontinuação desse corticosteroide foi constatada uma tendência para rebote. Nesse caso especial, o tratamento geralmente se prolongará por até 12 meses.

B. Medidas locais

Em pacientes com SJS/TEN acompanhada por erupções bolhosas extensas que resultam em erosões e ulcerações superficiais, haverá necessidade de hospitalização e de cuidados de enfermagem em uma UTI. Ver, anteriormente, Eritema multiforme, síndrome de Stevens-Johnson e necrólise epidérmica tóxica.

Prognóstico

Em geral, a erupção cutânea causada por medicamentos desaparece em seguida à descontinuação da medicação e com tratamento adequado. A DIHS pode estar associada a fenôme-nos autoimunes, inclusive uma função tireoidiana anormal. Esse problema poderá ocorrer meses após a resolução da síndrome de hipersensibilidade.

Calle AM et al. DRESS syndrome: a literature review and treatment algorithm. World Allergy Organ J. 2023;16:100673. [PMID: 37082745]

Murphy MJ et al. Paradoxical eruptions to targeted therapies in dermatology: a systematic review and analysis. J Am Acad Dermatol. 2022;86:1080. [PMID: 33307146]

Owen CE et al. Recognition and management of severe cutaneous adverse drug reactions (including drug reaction with eosinophilia and systemic symptoms, Stevens-Johnson syndrome, and toxic epidermal necrolysis). Med Clin North Am. 2021;105:577. [PMID: 34059239]

Quach HT et al. Cutaneous adverse events caused by immune checkpoint inhibitors. J Am Acad Dermatol. 2021;85:956. [PMID: 34332798]

MISCELÂNEA

Prurido

Prurido é a sensação que provoca o desejo de coçar. O prurido, como queixa médica, é 40% tão comum como a dor lombar. Homens asiáticos idosos são o grupo mais significativamente afetado: 20% de todas as consultas médicas para homens asiáticos com mais de 65 anos envolvem uma queixa de prurido. A qualidade de vida de um paciente com prurido crônico é equivalente à de um paciente em hemodiálise. Uma compreensão mais aprofundada do papel dos pruritógenos (interleucinas-31, 4, 13 e linfopoietina estromal tímica) na fisiopatologia do prurido permitiu avanços terapêuticos recentes nesse campo.

A primeira causa de prurido a ser procurada é a pele seca, por ser de ocorrência comum e de fácil tratamento. O passo seguinte consiste em determinar se está ou não presente uma lesão cutânea primária associada a prurido. São exemplos de doenças pruriginosas cutâneas primárias sarna, dermatite atópica, picadas de insetos, pediculose, dermatite de contato, reações medicamentosas, urticária, psoríase, líquen plano, penfigoide bolhoso e dermatite de fibra de vidro, todas com morfologias reconhecíveis. Geralmente o tratamento de um problema de pele primário subjacente resultará no controle do prurido associado.

O achado de um prurido persistente não explicado por doença cutânea ou pela associação com uma erupção cutânea primária deve conduzir a uma investigação estadiada para causas sistêmicas. Algumas das causas comuns de prurido associadas a doenças sistêmicas são os distúrbios endócrinos (p. ex., hipo ou hipertireoidismo, ou hiperparatireoidismo), distúrbios psiquiátricos, linfoma, leucemia, distúrbios malignos internos, anemia ferropriva, HIV, hipercalcemia, baixos níveis de vitamina D, colestase e alguns distúrbios neurológicos. Bloqueadores de canais de cálcio podem causar prurido com ou sem a presença de eczema, mesmo depois de terem transcorrido anos desde o início dessa medicação; e pode levar até 1 ano para que o prurido desapareça depois da descontinuação do bloqueador de canais de cálcio.

Tratamento

O tratamento do prurido crônico pode causar frustração. Em sua maioria, os casos de prurido não são mediados pela histamina, o que explica a péssima resposta de muitos pacientes à medicação com anti-histamínicos. A Tabela 6.2 apresenta uma listagem de emolientes para pele seca. Cremes emolientes (preferíveis, em lugar das loções) devem ser generosamente aplicados desde o pescoço até os pés imediatamente depois que o paciente se secou com uma toalha; o mesmo procedimento deve ser repetido outra vez no mesmo dia. O prurido neuropático responde a agentes de ação neural, como a gabapentina (começando com 300 mg VO por volta das 16h, com uma segunda dose de 600 mg VO na hora de dormir); ou a pregabalina (150 mg VO por dia). Em casos refratários, podem ser tentadas combinações de anti-histamínicos, doxepina, gabapentina, pregabalina, mirtazapina e antagonistas opioides. Nas formas de prurido associadas ao câncer e em outras formas de prurido, uma medicação que pode se revelar excepcionalmente eficaz é a administração de aprepitanto VO 80 mg/dia durante alguns dias. É possível atenuar o prurido que ocorre junto com a uremia e com a hemodiálise e, em menor grau, o prurido da doença hepática, com a aplicação da fototerapia com UVB ou Puva. Atualmente, a difelicefalina é o único tratamento aprovado especificamente para prurido associado à DRC em pessoas hemodialisadas. Gabapentina ou mirtazapina são outros tratamentos que podem atenuar o prurido decorrente da DRC.

Prognóstico

A eliminação de fatores externos e de agentes irritantes pode proporcionar alívio completo. O prurido que acompanha uma doença de pele específica diminuirá quando a doença de pele for controlada. Por outro lado, o prurido subjacente a uma doença interna grave talvez não responda a nenhum tipo de tratamento.

Jeon J et al. Treatment of patients with chronic pruritus of unknown origin with dupilumab. J Dermatolog Treat. 2022;33:1754. [PMID: 33557654]

Misery L et al. Chronic itch: emerging treatments following new research concepts. Br J Pharmacol. 2021;178:4775. [PMID: 34463358]

Satoh T et al. 2020 guidelines for the diagnosis and treatment of cutaneous pruritus. J Dermatol. 2021;48:e399. [PMID: 34288036]

Sutaria N et al. Itch: pathogenesis and treatment. J Am Acad Dermatol. 2022;86:17. [PMID: 34648873]

Prurido anogenital

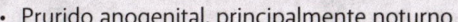

FUNDAMENTOS DO DIAGNÓSTICO

- Prurido anogenital, principalmente noturno.
- Os achados cutâneos variam muito, de nenhum achado até escoriações e inflamações de qualquer grau, inclusive liquenificação.

Considerações gerais

O prurido anogenital pode ser consequência de uma doença cutânea inflamatória primária (intertrigo, psoríase, líquen simples crônico, dermatite seborreica, líquen escleroso), dermatite de contato (sabonetes, lenços umedecidos, colônias, duchas e tratamentos tópicos), secreções irritantes (diarreia, leucorreia ou tricomoníase), infecções (candidíase, dermatofitose, eritrasma) ou oxiuríase (oxiúros). O eritrasma é diagnosticado por sua fluorescência vermelho-coral com luz de Wood e curado com eritromicina. O carcinoma de células escamosas do ânus e a doença de Paget extramamária são causas raras de prurido genital.

Em pacientes com prurido anal, é frequente a observação de hemorroidas, e pode ser importante o vazamento de muco e de bactérias provenientes da porção distal do reto até a pele perianal naqueles casos para os quais nenhuma outra anormalidade da pele foi detectada.

Muitas mulheres apresentam prurido vulvar. Em geral, o prurido vulvar não envolve a área anal, embora o prurido anal possa se alastrar até a vulva. Em homens, é mais comum observar um pruridoescrotal na ausência de prurido anal.

Até um terço das causas não identificadas de prurido anogenital podem ter sua origem no pinçamento de nervos da coluna lombossacral. Portanto, é importante que seja feita uma avaliação para doença da coluna lombossacral naqueles pacientes sem nenhuma doença de pele identificada e para os quais o tratamento tópico fracassou.

Achados clínicos
A. Sintomas e sinais

O único sintoma é o prurido. Em geral, inexistem achados físicos, mas pode haver eritema, fissuras, maceração, liquenificação, escoriações ou alterações sugestivas de candidíase ou tinea.

B. Achados laboratoriais

O exame microscópico ou a cultura de raspados de tecido podem revelar a presença de leveduras ou fungos. Um exame de fezes pode mostrar oxiúros. Estudos radiológicos podem demonstrar uma doença da coluna lombossacral.

Diagnóstico diferencial

O diagnóstico diferencial etiológico consiste em infecção por *Candida*, parasitose, irritação local por contactantes ou irritantes, compressão nervosa e outros distúrbios primários da pele da área genital, p. ex., psoríase, seborreia, intertrigo ou líquen escleroso.

Prevenção

Depois do tratamento de afecções sistêmicas ou locais, o paciente deve ser instruído com relação a uma higiene anogenital adequada.

Tratamento

O tratamento da constipação, de preferência com a administração de produtos ricos em fibras (*psyllium*), poderá ajudar.

O paciente deve ser instruído para que, depois de ter evacuado, use um pano muito macio ou umedecido, ou algodão. Além disso, deve ser orientado para fazer uma higiene completa da área perianal com água fria, se houver possibilidade. As mulheres devem usar cuidados semelhantes após urinar. Um teste de contato revelará a presença de alergia clinicamente relevante em cerca de 20% dos pacientes, geralmente para metilcloroisotiazolinona ou metilisotiazolinona (conservantes comumente encontrados em "lenços umedecidos para bebês" e em outros produtos de cuidados pessoais).

O prurido anogenital poderá ser melhorado com a aplicação de creme ou loção de pramoxina, ou de creme, loção ou pomada de hidrocortisona-pramoxina (Pramosone) a 1-2,5%. O produto deve ser aplicado após a evacuação. O creme tópico de doxepina a 5% é igualmente eficaz, mas pode ter efeito sedativo. Em pacientes com dermatite atópica, os inibidores da calcineurina (tacrolimus a 0,03%) para uso tópico melhoram o prurido anal. A roupa íntima deve ser trocada diariamente e, nos homens, a costura das cuecas não deve atritar ou fazer contato com o escroto. A loção *Balneol* para higienização perianal, e a pomada, creme ou almofadas pré-umedecidas Tucks são produtos que podem ajudar muito as pessoas com prurido anal. Cerca de um terço dos pacientes com prurido escrotal ou anal responderão à aplicação do creme de capsaicina a 0,006%. Também podem ter utilidade gabapentina ou pregabalina para as pessoas que não conseguiram obter sucesso com as terapias tópicas. Deve-se evitar o uso de corticosteroides tópicos de alta potência na área genital.

Prognóstico

Embora seja de natureza benigna, com frequência o prurido anogenital é persistente e recorrente.

Fernandez K et al. Clinical features of idiopathic anogenital pruritus in adult men: a case-control study. J. Am Acad Dermatol. 2021;85:1315. [PMID: 33096133]

Raef HS et al. Vulvar pruritus: a review of clinical associations, pathophysiology and therapeutic management. Front Med (Lausanne). 2021;8:649402. [PMID: 33898486]

Rupert J et al. Pruritus: diagnosis and management. Am Fam Physician. 2022;105:55. [PMID: 35029946]

Distúrbios pigmentares

Embora a cor da pele possa ser alterada por muitas doenças e agentes, a grande maioria dos pacientes exibe aumento ou diminuição do pigmento secundariamente a uma doença inflamatória, como a acne ou a dermatite atópica.

Outros distúrbios pigmentares são resultantes da exposição a pigmentos exógenos, como carotenemia, argiria e tatuagens. Ainda, há distúrbios pigmentares endógenos que são atribuíveis a substâncias metabólicas (p. ex., hemossiderina [ferro]) em processos purpúricos, ao ácido homogentísico em casos de ocronose, e a pigmentos biliares.

Classificação

Os distúrbios de hiper ou hipopigmentação podem ser considerados primários, ou podem ocorrer secundariamente

a outros distúrbios. A despigmentação, isto é, a ausência de todo pigmento, deve ser diferenciada da hipopigmentação, na qual a pele afetada fica mais clara do que a pele original, mas sem ficar completamente desprovida de pigmento.

A avaliação de distúrbios pigmentares é auxiliada pela luz de Wood, que acentua a pigmentação epidérmica em pacientes com distúrbios hiperpigmentados e destaca a perda completa de pigmento em distúrbios despigmentantes. A despigmentação, como pode ser observado em casos de vitiligo, aumenta com o exame de luz de Wood; isso não ocorre em casos de hipopigmentação pós-inflamatória.

A. Distúrbios pigmentares primários

1. **Hiperpigmentação** – Os distúrbios classificados nesta categoria são os nevoides, congênitos ou adquiridos. São distúrbios nevoides e congênitos os nevos pigmentados, a hiperpigmentação em mosaico, efélides (sardas juvenis) e lentigos (sardas senis). A hiperpigmentação causada por doenças sistêmicas pode ser observada em associação com a doença de Addison, deficiência de vitamina B12, hemocromatose e doença de Wilson. O melasma (cloasma) ocorre como hiperpigmentação da face em padrões, mais comumente como efeito direto dos estrogênios. O melasma pode ocorrer durante a gravidez, pela exposição a anticoncepcionais orais, ou pode ser idiopático. Embora mais comum em mulheres, o melasma afeta homens e pessoas de todos os tons de pele.

2. **Hipopigmentação e despigmentação** – Nesta categoria, os distúrbios despigmentantes são o vitiligo, o albinismo e o piebaldismo. Em casos de vitiligo, ocorre destruição das células pigmentares (melanócitos) (Fig. 6.36). O vitiligo, que está presente em aproximadamente 1% da população, pode estar associado a outros distúrbios autoimunes, como doença autoimune da tireoide, anemia perniciosa, diabetes *mellitus* e doença de Addison.

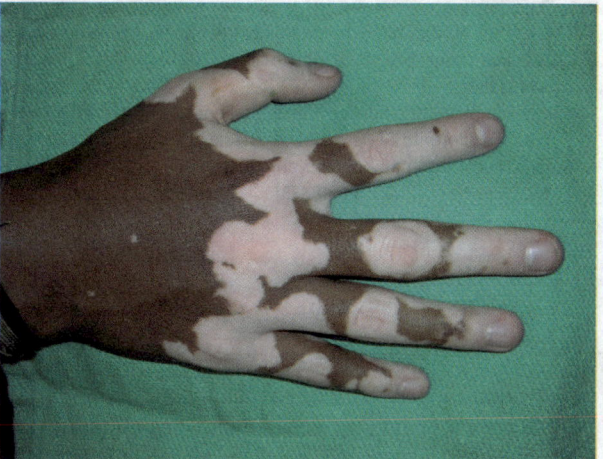

FIGURA 6.36 Vitiligo com despigmentação.
Reproduzida de Richard P. Usatine, MD, em Usatine RP, Smith MA, Mayeaux EJ Jr, Chumley H. *The Color Atlas of Family Medicine*, 3.ed. McGraw-Hill, 2019.

B. Distúrbios pigmentares secundários

Qualquer dano à pele (irritação, alergia, infecção, escoriação, queimaduras ou terapia dermatológica, como os *peelings* químicos e o congelamento com nitrogênio líquido) poderá resultar em hiper ou hipopigmentação. A seguir estão descritos diversos distúrbios de importância clínica.

1. **Hiperpigmentação** – O tipo mais comum de hiperpigmentação secundária ocorre em seguida a outra doença dermatológica inflamatória, como acne, líquen plano ou eczema, sendo observada mais frequentemente em tons de pele moderadamente pigmentados, e é conhecida como hiperpigmentação pós-inflamatória. A deposição de hemossiderina, como ocorre na dermatite de estase, poderá causar hiperpigmentação de coloração marrom-avermelhada.

   A pigmentação pode ser causada por certos medicamentos, p. ex., cloroquina, clorpromazina, minociclina (Fig. 6.37) e amiodarona. Erupções medicamentosas fixas para a fenolftaleína (em laxantes), TMP-SMZ, Aine e tetraciclinas também resultam em hiperpigmentação, normalmente na forma de manchas anulares.

2. **Hipopigmentação** – A hipopigmentação pode complicar casos de dermatite atópica, líquen plano, psoríase, lúpus discoide e líquen simples crônico. A hipopigmentação também pode ser pós-traumática e/ou iatrogênica (p. ex., causada pelo uso de corticosteroides tópicos superpotentes).

Os médicos devem ter cuidado especial ao usar nitrogênio líquido em qualquer paciente com tons de pele mais escuros, pois a aplicação poderá resultar em hipopigmentação ou despigmentação, em alguns casos permanentemente. Injeções intralesionais ou intra-articulares de corticosteroides em altas concentrações também podem causar hipopigmentação localizada temporária. A despigmentação indistinguível do vitiligo é complicação conhecida do uso de inibidores do *checkpoint* imune no tratamento dos melanomas.

Complicações

Ceratoses actínicas e cânceres de pele demonstram maior propensão para desenvolvimento em pessoas com vitiligo. Podem ocorrer traumas emocionais profundos em casos de vitiligo extenso, ou em casos graves de hipo e hiperpigmentação, sobretudo em pessoas com tons de pele mais escuros.

Tratamento e prognóstico
A. Hiperpigmentação

Em geral, as preparações para clareamento terapêutico contêm hidroquinona. Ocasionalmente, o uso prolongado dessa medicação provoca hipo ou hiperpigmentação inesperada, ou ocronose e *milia* pigmentada secundária.

Não é demais enfatizar o papel exercido pela exposição à radiação UV como um fator promotor ou contributivo para a maioria dos distúrbios de hiperpigmentação; esse tipo de exposição deve ser minimizado. Melasma, efélides e hiperpigmentação pós-inflamatória podem ser tratados com sucesso variável com hidroquinona a 4%, juntamente com um protetor solar contendo fotoprotetores UVA (Avobenzone, Mexoryl, óxido de zinco, dióxido de titânio). Pode-se acrescentar o creme de tretinoína a 0,025-0,1%. Algumas opções adjuvantes tópicas para tratamento do melasma são ácido kójico, ácido ascórbico, cisteamina, niacinamida e ácido azelaico. Casos superficiais de melasma respondem satisfatoriamente ao tratamento tópico, mas, se tiver ocorrido uma deposição pigmentar predominantemente dérmica (i.e., não realça com a luz de Wood), o prognóstico será ruim. A resposta ao tratamento poderá levar meses, sempre com a exigência de evitar a luz solar. Terminado o tratamento, se a pele for exposta à radiação UV, será grande a probabilidade de recorrência da hiperpigmentação. O ácido tranexâmico, 250 mg 2x/dia durante 8-12 semanas, é tratamento oral para melasma. Esse tratamento não se presta para pacientes com hipercoagulabilidade. Casos de acne com hiperpigmentação pós-inflamatória respondem bem ao ácido azelaico e à tretinoína, pois esses dois fármacos constituem tratamento tanto para a acne como para a hiperpigmentação. Lentigos solares respondem à aplicação de nitrogênio líquido. A aplicação de creme de tretinoína a 0,1% ou de tazaroteno a 0,1% durante mais de 10 meses pode atenuar a coloração dos lentigos solares, a hiperpigmentação facial e a hiperpigmentação pós-inflamatória. Contamos com a laserterapia para a remoção de pigmentos epidérmicos e dérmicos; essa modalidade deve ser considerada para uso em pacientes cujas respostas ao tratamento clínico foram inadequadas.

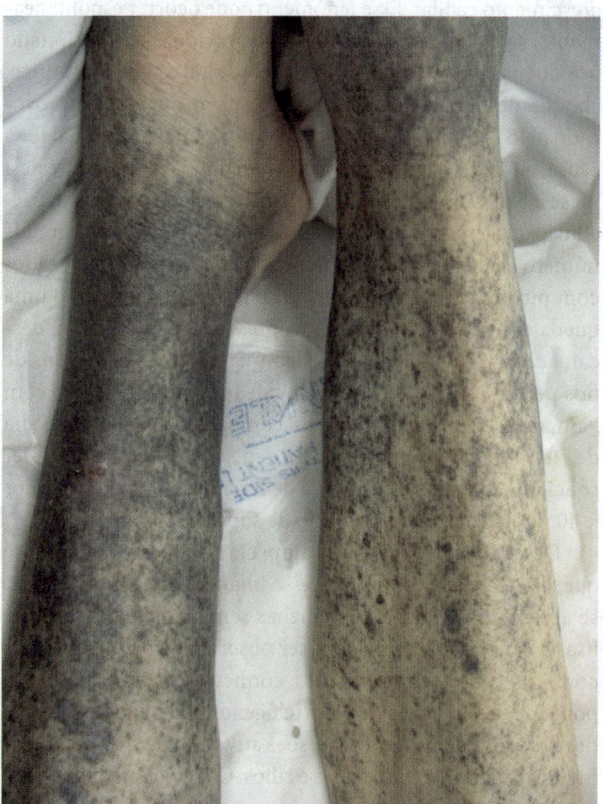

FIGURA 6.37 Hiperpigmentação por uso de minociclina.
Reproduzida de Lindy Fox, MD.

B. Hipopigmentação

Em casos de hipopigmentação secundária, a repigmentação pode ocorrer espontaneamente. Produtos cosméticos como Covermark e Dermablend são muito eficazes para ocultar manchas desfigurantes. O tratamento do vitiligo é longo e tedioso, sendo muito importante que o paciente esteja fortemente motivado. Se houve envolvimento de < 20% da pele (a maioria dos casos), o tratamento de primeira linha é tacrolimus tópico a 0,1% 2x/dia. Também pode ser tentado um corticosteroide ultrapotente, mas há o perigo de atrofia local da pele devido ao uso prolongado do fármaco. O creme tópico de ruxolitinibe (inibidor de JAK) foi aprovado pela FDA para tratamento do vitiligo. Em casos com 20-25% de envolvimento, a melhor opção consiste no uso de UVB de banda estreita ou Puva oral. Com o uso de Puva, há o perigo de uma resposta fototóxica (queimadura solar) grave. A face e a parte superior do tórax respondem melhor; por outro lado, as pontas dos dedos e as áreas genitais não respondem tão bem ao tratamento. Podem ser necessários anos de tratamento.

Ko D et al. Disorders of hyperpigmentation. Part 2. Review of management and treatment options for hyperpigmentation. J Am Acad Dermatol. 2023;88:291. [PMID: 35158001]

Kubelis-López DE et al. Updates and new medical treatments for vitiligo (Review). Exp Ther Med. 2021;22:797. [PMID: 34093753]

Neagu N et al. Melasma treatment: a systematic review. J Dermatolog Treat. 2022;33:1816. [PMID: 33849384]

Wang RF et al. Disorders of hyperpigmentation. Part 1. Pathogenesis and clinical features of common pigmentary disorders. J Am Acad Dermatol. 2023;88:271. [PMID: 35151757]

Wang Y et al. Clinical features, immunopathogenesis, and therapeutic strategies in vitiligo. Clin Rev Allergy Immunol. 2021;61:299. [PMID: 34283349]

Alopecia

Classificação

As alopecias são divididas em formas cicatriciais e não cicatriciais. Ao avaliar um paciente que relata queda de cabelo, é mais importante determinar se as marcas foliculares (a abertura por onde o cabelo sai da pele) estão presentes ou ausentes. A presença de marcas foliculares sugere uma alopecia não cicatricial; caso contrário (i.e., marcas foliculares ausentes), esse achado sugere uma alopecia cicatricial.

Alopecia não cicatricial

A alopecia não cicatricial pode ocorrer em associação com várias doenças sistêmicas, como LES, sífilis secundária, hiper ou hipotireoidismo, anemia ferropriva, deficiência de vitamina D e insuficiência pituitária. Em geral, o controle rápido e adequado do distúrbio subjacente resulta na volta do crescimento capilar. Os tipos específicos de alopecia não cicatricial são descritos a seguir.

A **alopecia androgenética**, a forma mais comum de alopecia, é doença geneticamente determinada. Em homens, as primeiras alterações ocorrem nas porções anteriores da calvária, bilateralmente ao "bico da viúva" e na coroa (vértice). A extensão da queda do cabelo é variável e imprevisível. O médico pode recomendar a aplicação de minoxidil a 5% (dispensa receita) para pessoas em início recente (< 5 anos) e com áreas menores de alopecia. Em aproximadamente 40% dos pacientes tratados 2x/dia durante 1 ano com minoxidil ocorrerá um crescimento moderado a denso. Finasterida (Propecia) VO 1 mg/dia tem eficácia semelhante e pode ser acrescentada ao tratamento com minoxidil.

A alopecia androgenética também ocorre em mulheres. Classicamente, há preservação da linha capilar anterior, enquanto ocorre um afinamento capilar difuso no couro cabeludo do vértice e ampliação da separação na linha média. O tratamento consiste no uso tópico de minoxidil (a 5% 1x/dia) e, em mulheres sem potencial para engravidar, finasterida VO em doses de até 2,5 mg/dia. Mulheres na pré-menopausa podem usar espironolactona na dose de 50-200 mg/dia. Minoxidil VO em baixas dosagens (0,25-1 mg/dia em mulheres e 2,5-5 mg/dia em homens) também é medicação segura e eficaz. Um exame para determinação sérica de testosterona, Dheas, ferro, capacidade total de ligação ao ferro, ferritina, provas de função da tireoide e nível de vitamina D, além de um hemograma completo, identificará a maioria das outras causas de afinamento capilar em mulheres na pré-menopausa. Mulheres com queixa de cabelos finos mas apresentando pouca evidência de alopecia precisam de acompanhamento, tendo em vista que > 50% dos fios do couro cabeludo podem ter caído antes que o médico possa perceber.

Eflúvio telógeno consiste em um aumento transitório no número de fios na fase telógena (de repouso) do ciclo de crescimento capilar. Esse fenômeno pode ocorrer espontaneamente; se evidenciar ao término da gravidez; ser precipitado por doença grave, "dieta radical", febre alta, estresse cirúrgico, choque, desnutrição ou deficiência de ferro; ou pode ser provocado pelo uso de anticoncepcionais hormonais. Seja qual for a causa, em geral o eflúvio telógeno tem um período latente de 4 meses. Normalmente esse problema tem bom prognóstico. O eflúvio telógeno pode ser diagnosticado pela presença de grande número de fios com bulbos brancos que podem ser arrancados com puxões suaves no cabelo. Os pacientes descreverão uma queda excessiva de cabelo sem a presença de prurido ou descamação do couro cabeludo. Habitualmente, as contagens de fios perdidos pelo paciente ao pentear ou lavar o cabelo com xampu excedem 150 por dia, em comparação com uma média de 70-100. Se houver suspeita de deficiência de ferro, deve ser solicitada uma dosagem sérica de ferritina – e qualquer valor < 40 ng/mL deverá ser seguido de suplementação.

Desconhece-se a causa da **alopecia areata**, mas acredita-se que seja decorrente de um processo imunológico. Esse problema se apresenta na forma de manchas sem pelos, perfeitamente lisas e sem cicatrizes. Podem ser observados pequenos pelos com 2-3 mm de comprimento, conhecidos como "pelos em ponto de exclamação". Os pelos telógenos podem ser facilmente desalojados da periferia das lesões ativas. Pode haver envolvimento da barba, sobrancelhas e cílios. O envolvimento pode se estender a todos os pelos do couro cabeludo (**alopecia *totalis***) ou a todos os pelos do couro cabeludo e do corpo (**alopecia *universalis***). As formas graves podem ser tratadas sistemicamente com corticosteroides, embora ocorram recorrências em seguida à descontinuação do tratamento. Ocasionalmente, casos de alopecia areata estão associados a distúrbios autoimunes, como a tireoidite de Hashimoto, anemia perniciosa, doença de Addison e vitiligo. Outras comorbidades presentes podem ser LES, atopia e doença mental.

Em pacientes com alopecia areata, o tratamento de primeira linha consiste na administração intralesional de corticosteroides. Deve-se injetar triancinolona acetonida em uma concentração de 2,5-10 mg/mL em alíquotas de 0,1 mL, com espaçamentos aproximados de 1-2 cm, sem que seja excedida uma dose total de 30 mg/mês para pacientes adultos. Geralmente a alopecia areata é autolimitada: o cabelo volta a crescer completamente em até 50% dos pacientes com a doença focal no primeiro ano. Alguns casos leves resistem ao tratamento, assim como os extensos tipos *totalis* e *universalis*. Os pacientes serão beneficiados pela ajuda de grupos de apoio para pessoas com alopecia areata extensa. Os inibidores orais de JAK (i.e., baricitinibe e ritlecitinibe) são opções terapêuticas para pacientes com doença de alta morbidez; contudo, recaídas ocorrerão frequentemente em seguida à descontinuação da medicação. Ainda está em investigação a eficácia dos inibidores tópicos de JAK para o tratamento da alopecia areata.

Em pessoas com **tricotilomania** (i.e., que arrancam o próprio cabelo), as manchas de perda de cabelo são irregulares, e quase sempre podem ser observados fios de cabelo curtos e em crescimento, uma vez que a pessoa não pode arrancar esses fios até que estejam suficientemente longos. Com frequência, as manchas de perda de cabelo são unilaterais, ocorrendo no mesmo lado da mão dominante do paciente. O paciente pode não ter consciência desse hábito. A medicação com *N*-acetilcisteína VO (1.200-2.400 mg/dia durante 12 semanas) pode ser eficaz.

Alopecia cicatricial

A alopecia cicatricial pode ocorrer em seguida a qualquer tipo de trauma ou inflamação que possa causar cicatrizes nos folículos capilares. Alguns exemplos são os traumas químicos ou físicos, infecções bacterianas ou fúngicas, herpes-zóster grave, lúpus eritematoso discoide (LED) crônico, esclerose sistêmica (esclerodermia) e excesso de radiação ionizante. Com frequência, a causa específica fica sugerida pelo histórico, distribuição da perda dos cabelos e aparência da pele, como em casos de LED. Líquen plano pilar, alopecia fibrosante frontal, celulite dissecante do couro cabeludo, alopecia cicatricial centrífuga central e foliculite descalvante são doenças dermatológicas específicas do couro cabeludo que resultam em alopecia cicatricial. Será útil uma biópsia para o estabelecimento de um diagnóstico de alopecia cicatricial, mas as amostras devem ser obtidas da borda ativa e não da zona central cicatrizada. As alopecias cicatriciais são irreversíveis e permanentes. Portanto, é muito importante que o diagnóstico e o tratamento do processo de cicatrização ocorram com a maior brevidade possível em seu curso.

Gao JL et al. Androgenetic alopecia in transgender and gender diverse populations: a review of therapeutics. J Am Acad Dermatol. 2023;89:774. [PMID: 34756934]

Jamerson TA et al. An approach to patients with alopecia. Med Clin North Am. 2021;105:599. [PMID: 34059240]

King B et al. Two phase 3 trials of baricitinib for alopecia areata. N Engl J Med. 2022;386:1687. [PMID: 35334197]

Nestor MS et al. Treatment options for androgenetic alopecia: efficacy, side effects, compliance, financial considerations, and ethics. J Cosmet Dermatol. 2021;20:3759. [PMID: 34741573]

Randolph M et al. Oral minoxidil treatment for hair loss: a review of efficacy and safety. J Am Acad Dermatol. 2021;84:737. [PMID: 32622136]

Sterkens A et al. Alopecia areata: a review on diagnosis, immunological etiopathogenesis and treatment options. Clin Exp Med. 2021;21:215. [PMID: 33386567]

Distúrbios das unhas
1. Anormalidades morfológicas das unhas
Classificação

Distúrbios ungueais adquiridos podem ser classificados como locais ou associados a doenças de pele sistêmicas ou generalizadas.

A. Distúrbios locais das unhas

1. Onicólise (separação distal entre a lâmina ungueal e o leito ungueal, geralmente nos quirodáctilos) é causada pela exposição excessiva à água, sabões, detergentes, álcalis e agentes de limpeza industriais. Infecções das pregas ungueais e da área subungueal por *Candida*, endurecedores de unhas, fotossensibilidade farmacologicamente induzida, hiper ou hipotireoidismo e psoríase podem causar onicólise.

2. Distorções das unhas, p. ex., rachaduras ungueais (i.e., onicosquizia), são decorrentes de uma inflamação crônica ou da infiltração da matriz ungueal subjacente à prega eponíquio. Essas alterações podem ser causadas pelo impacto causado na matriz ungueal por doenças inflamatórias (p. ex., psoríase, líquen plano, eczema), verrugas, tumores ou cistos.

3. Descoloração e unhas espessas e quebradiças: esses problemas podem ser observados em infecções por dermatófitos e na psoríase.

4. Reações alérgicas (a resinas em subcamadas e a esmaltes ou adesivos para unha) se caracterizam por onicólise, ou pela presença de unhas grosseiramente distorcidas, hipertróficas e deformadas.

5. Paroníquia é a inflamação das pregas ungueais laterais ou proximais. Os casos agudos de paroníquia se apresentam na forma de um nódulo papuloespinal doloroso ou abscesso aberto na prega ungueal. A causa mais comum dessa inflamação é uma infecção por *S. aureus* (Fig. 6.38). Os casos crônicos de paroníquia têm como causa mais frequente uma irritação causada pela água ou por produtos químicos, disso resultando uma inflamação e possível superinfecção por *Candida*.

B. Alterações nas unhas associadas a doenças de pele sistêmicas ou generalizadas

1. Linhas de Beau, que são sulcos transversais, afetam todas as unhas e classicamente se seguem a uma doença sistêmica grave.

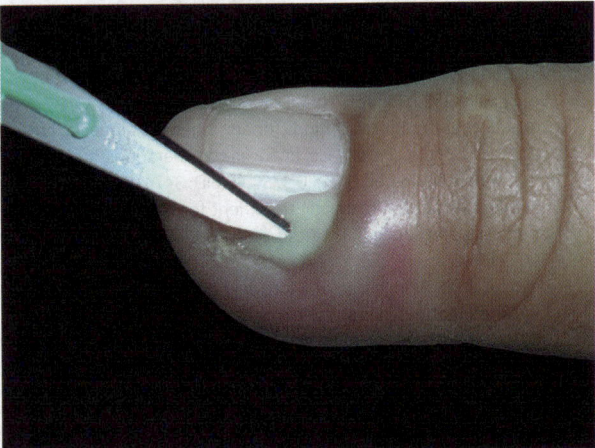

FIGURA 6.38 Paroníquia aguda com incisão e drenagem.
Reproduzida de Richard P. Usatine, MD, em Usatine RP, Smith MA, Mayeaux EJ Jr, Chumley HS. *The Color Atlas and Synopsis of Family Medicine*, 3.ed. McGraw-Hill, 2019.

2. A atrofia das unhas pode estar relacionada a algum trauma ou a doenças vasculares ou neurológicas.
3. Dedos em forma de baqueta podem ser devidos à hipoxemia prolongada associada a distúrbios cardiopulmonares (Fig. 6.39) (ver Cap. 9).
4. Coiloníquia pode ser observada em pacientes anêmicos.

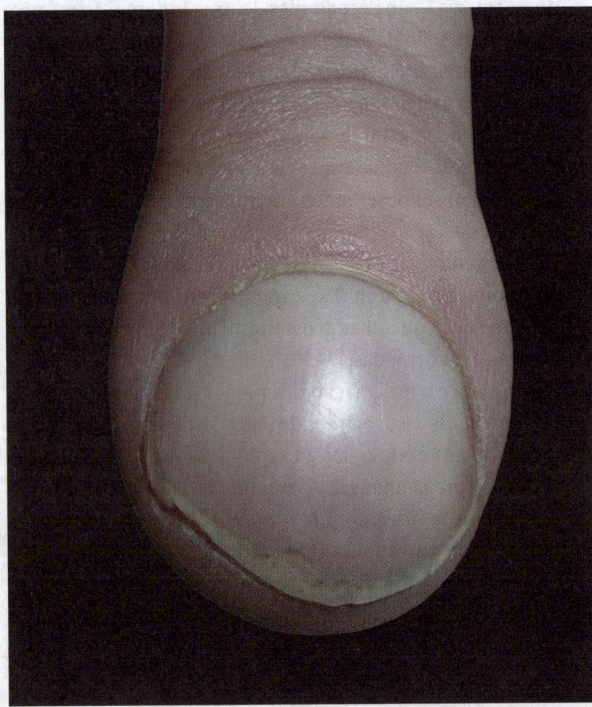

FIGURA 6.39 Quirodáctilo em baqueta em um homem de 31 anos portador de cardiopatia congênita. Observar o espessamento ao redor das pregas ungueais proximais.
Reproduzida de Richard P. Usatine, MD, em Usatine RP, Smith MA, Mayeaux EJ Jr, Chumley H. *The Color Atlas of Family Medicine*, 3.ed. McGraw-Hill, 2019.

5. O pontilhamento ou corrosão das unhas ocorre em casos de psoríase, alopecia areata e eczema das mãos (Fig. 6.23).
6. Hiperpigmentação ungueal pode ser causada por muitos agentes quimioterápicos, em especial os taxanos.

Diagnóstico diferencial

A onicomicose pode causar alterações ungueais idênticas às observadas em pacientes com psoríase. Para o estabelecimento de um diagnóstico de distúrbio ungueal, é essencial um cuidadoso exame em busca de lesões mais características em outras partes do corpo. O médico deverá suspeitar de câncer (p. ex., doença de Bowen ou carcinoma de células escamosas) como causa de qualquer lesão subungueal ou periungueal solitária persistente.

Complicações

Alterações ocorrentes nas unhas dos pés podem resultar em unha encravada, que, por sua vez, muitas vezes é complicada por uma infecção bacteriana e, ocasionalmente, por tecido de granulação exuberante. Manicures despreparadas e sapatos mal ajustados podem contribuir para essa complicação, que poderá evoluir para celulite.

Tratamento e prognóstico

Em geral, o tratamento consiste no desbridamento cuidadoso e na boa manutenção das unhas (i.e., serviços de manicure). Acima de tudo, porém, o sucesso do tratamento dependerá de menor exposição a irritantes (sabões, detergentes, álcalis, alvejantes, solventes etc.). Os sulcos longitudinais causados por lesões temporárias da matriz, como verrugas, cistos sinoviais e outros eventos impactantes, podem ser curados pela remoção da lesão ofensiva.

Os casos agudos de paroníquia devem ser tratados com antibióticos tópicos e pela drenagem do abscesso, quando presente. Para realizar a incisão e drenagem de uma paroníquia estafilocócica aguda, o médico deve inserir uma espátula metálica plana ou um palito de madeira no local de união da prega ungueal com a unha. Esse procedimento liberará o pus de uma lesão madura (Fig. 6.38).

O tratamento da paroníquia crônica consiste em minimizar as tarefas que envolvam o contato com a água e também contatos tóxicos; o paciente deverá usar luvas ao cumprir tarefas que exponham sua pele à água, minimizar os traumas nas pregas ungueais e aplicar na área afetada uma combinação de corticosteroides tópicos com um agente anti-*Candida* 2x/dia.

2. *Tinea unguium* (onicomicose)

Tinea unguium é uma infecção por *Trichophyton* com envolvimento de uma ou mais unhas das mãos ou dos pés. Raramente haverá envolvimento de todas as unhas. *T. rubrum* é a espécie mais comumente detectada. Raramente (< 5% dos casos) a onicomicose é causada por fungos "saprofíticos". Evidências que apoiam a existência de um defeito genético no sistema imunológico inato e adaptativo podem explicar por que algumas pessoas apresentam simultaneamente onicomicose e *tinea pedis* crônica.

As unhas se mostram opacas, quebradiças e hipertróficas, e a substância ungueal é friável. O diagnóstico laboratorial é indispensável, pois apenas 50% das unhas distróficas são causadas por dermatofitose. O médico deverá aparar partes da unha, que serão digeridas em KOH a 10% e examinadas ao microscópio para pesquisa de hifas. Os fungos também podem ser cultivados a partir da coleta de detritos existentes sob a lâmina ungueal. A coloração de uma secção histológica da lâmina ungueal com ácido periódico-Schiff (PAS) também demonstrará imediatamente o fungo. Entretanto, cada uma dessas técnicas resultará em positividade em apenas 50% dos casos; portanto, talvez haja necessidade da realização de vários testes diferentes. A coloração da lâmina ungueal com ácido periódico-Schiff, juntamente com uma cultura para fungos, tem sensibilidade de 96%.

O tratamento da onicomicose é complicado, em decorrência da longa duração da terapia necessária e da frequência de recorrências. As unhas das mãos respondem mais rapidamente em comparação com as unhas dos pés. Nos casos localizados nas unhas dos pés, haverá indicação de tratamento em pacientes com desconforto, incapacidade de se exercitar, diabéticos e com comprometimento imunológico.

Em geral, haverá necessidade de tratamento sistêmico para a onicomicose ungueal, para que sejam obtidos bons resultados. Embora historicamente as terapias tópicas tenham demonstrado valor limitado, evidências sugerem que efinaconazol a 10% tem desempenho mais satisfatório em comparação com outras opções de uso tópico, como o ciclopirox. A solução de tavaborol a 5% também foi aprovada para tratamento da onicomicose, mas seus percentuais de cura não parecem ser tão bons quanto os do efinaconazol. Não há comprovação do valor adjuvante dos procedimentos cirúrgicos, e a eficácia da laserterapia é insuficiente, sobretudo no que diz respeito a curas prolongadas.

Virtualmente, as unhas das mãos podem ser sempre curadas, e o tratamento das unhas dos pés resultará em cura em 35-50% das vezes, ocorrendo melhora clínica em cerca de 75% das vezes. Em todos os casos, o médico deverá confirmar o diagnóstico antes de dar início ao tratamento. O paciente deverá ser informado dos custos das várias opções terapêuticas, e a escolha deverá recair no tratamento de melhor custo-benefício. Devem ser evitadas interações medicamentosas. Para qualquer forma de onicomicose, o médico não deverá recomendar tratamento com cetoconazol, devido ao maior risco de hepatotoxicidade. Para as unhas das mãos, pode ser eficaz o uso de griseofulvina ultramicronizada VO, 250 mg 3x/dia, durante 6 meses. Os tratamentos alternativos são (em ordem de preferência) terbinafina VO, 250 mg/dia durante 6 semanas; itraconazol VO, 200-400 mg/dia durante 7 dias/mês para 2 meses; e itraconazol VO, 200 mg/dia durante 2 meses. Também pode obter bons resultados o uso *off-label* de fluconazol, 150-400 mg 1x/semana durante 6-9 meses; entretanto, as evidências são limitadas para essa opção. Depois da cura, as unhas geralmente permanecem livres da doença por alguns anos.

A onicomicose das unhas dos pés não responde ao tratamento com griseofulvina. O melhor – que também tem a aprovação da FDA – consiste na administração de terbinafina VO, 250 mg/dia durante 12 semanas. A terapia pulsada com terbinafina, consistindo em dois ciclos de 4 semanas com 4 semanas de folga, pode ter eficácia equivalente ao tratamento oral contínuo. Antes de iniciar o tratamento com terbinafina VO, devem ser obtidos exames bioquímicos hepáticos. Considerando o baixíssimo risco de lesão hepática idiossincrática (transaminite [i.e., elevação das transaminases] ocorre em menos de 0,5% dos pacientes) e que a apresentação de lesão hepática induzida por medicamentos geralmente é sintomática (icterícia, mal-estar, dor abdominal), não há necessidade de monitoramento hepático de rotina em adultos saudáveis não portadores de hepatopatia conhecida. Talvez haja necessidade de ajuste da dose em pacientes com diminuição da depuração de creatinina. O tratamento com itraconazol, 200 mg/dia durante 12 semanas, ou com itraconazol VO em pulsos, 200 mg 2x/dia durante 1 semana por mês, para 3 meses, tem resultados piores em comparação com os tratamentos de rotina com terbinafina, mas o itraconazol é uma alternativa aceitável para aqueles pacientes que não possam ser medicados com terbinafina. Se, depois de concluído o tratamento, as culturas para fungos da unha ainda forem positivas, talvez haja necessidade de repetir os cursos de terbinafina ou de itraconazol, 6 meses após o primeiro ciclo terapêutico. Fluconazol pode ser usado *off-label* na dose de 150 mg/semana, até que a unha tenha crescido completamente (12-18 meses para as unhas dos pés).

Os insucessos terapêuticos são multifatoriais, mas podem ocorrer devido a uma infecção mista com fungos não dermatófitos, ou pela reinfecção. É fundamental uma cultura da unha, com o objetivo de determinar o microrganismo responsável pela infecção, e a terapia correta será definida com base em seu resultado. Além disso, é importantíssimo que haja substituição ou higienização de reservatórios fúngicos potenciais, como meias, sapatos e outros materiais têxteis, como parte do regime terapêutico completo para onicomicose. Os membros da família infectados também devem ser tratados. Em áreas de alto risco (chuveiros e piscinas públicas) as pessoas devem usar sapatos ou sandálias. Após a eliminação da onicomicose, a profilaxia deverá ter continuidade por alguns anos, ou ainda mais, pelo uso de agentes tópicos como o efinaconazol 2x/semana para as unhas e um creme antifúngico tópico para os pés.

Dehavay F et al. Nail is systemic disorders: main signs and clues. Dermatol Clin. 2021;39:153. [PMID: 33745630]

Frazier WT et al. Onychomycosis: rapid evidence review. Am Fam Physician. 2021;104:359. [PMID: 34652111]

Gupta AK et al. A paradigm shift in the treatment and management of onychomycosis. Skin Appendage Disord. 2021;7:351. [PMID: 34604322]

Iorizzo M et al. Bacterial and viral infections of the nail unit. Dermatol Clin. 2021;39:245. [PMID: 33745637]

Lipner SR et al. Therapeutic recommendations for the treatment of toenail onychomycosis in the US. J Drugs Dermatol. 2021;20:1076. [PMID: 34636509]

Distúrbios dos olhos e pálpebras

Jacque L. Duncan, MD

Neeti B. Parikh, MD

Gerami D. Seitzman, MD

Revisão científica da edição brasileira: Dr. Marcelo Arruda Candido

Erros refrativos

O erro refrativo é a causa mais comum para a diminuição da nitidez visual.

O uso de um *pinhole* oftalmológico corrigirá a maioria dos erros de refração, permitindo, assim, sua identificação como a causa da diminuição da acuidade visual. O erro refrativo pode ser corrigido com óculos, lentes de contato ou cirurgia.

Tratamento

A. Lentes de contato

Estima-se que 40,9 milhões de adultos nos EUA sejam usuários de lentes de contato, principalmente para correção de erros refrativos, embora também haja quem use lentes de contato coloridas decorativas.

O principal risco do uso de lentes de contato é a infecção da córnea, que pode causar cegueira. Tais infecções são mais frequentes em usuários de lentes gelatinosas, sobretudo com o uso prolongado; nesses casos, ocorre um aumento de pelo menos cinco vezes no risco de infecção da córnea *versus* colocação diária. Ocorre elevada prevalência de contaminação microbiana em pessoas que usam lentes de contato decorativas. Tais lentes podem ter sido vendidas por fornecedores não licenciados, não ter sido receitadas por um oftalmologista ou optometrista, o paciente talvez não tenha sido adequadamente preparado para o uso desses dispositivos, ou não foi aconselhado com relação aos cuidados com as lentes e sua limpeza adequada. Os usuários de lentes de contato devem estar cientes dos riscos que enfrentam e das formas de minimizá-los – p. ex., como evitar seu uso durante a noite ou depois da sua data de vencimento, além de manter uma higiene meticulosa das lentes, como não usar água da torneira nem saliva para limpá-las. Sempre que houver desconforto ou vermelhidão ocular, as lentes de contato deverão ser removidas.

Stellwagen A et al. Personal hygiene risk factors for contact lens--related microbial keratitis. BMJ Open Ophthalmol. 2020;5: e000476. [PMID: 32953996]

B. Cirurgia

Existem diversas técnicas cirúrgicas capazes de reduzir erros refrativos. A cirurgia refrativa a *laser* remodela a camada intermediária (estroma) da córnea com um *excimer laser*.

Outras técnicas cirúrgicas para correção de erros refrativos incluem a extração do cristalino com sua substituição pela inserção de uma lente intraocular de visão única, multifocal ou acomodativa, como ocorre em seguida à extração de catarata; inserção de uma lente intraocular sem remoção do cristalino (lente intraocular fácica); e implante de segmentos de anel corneal intraestromal.

Jabbour S et al. Refractive surgery in the US in 2021. JAMA. 2021;326:77. [PMID: 34228079]

C. Retardamento da velocidade de progressão da miopia

A velocidade de progressão da miopia pode ser reduzida pela aplicação tópica de atropina e pirenzepina, um antagonista muscarínico seletivo; pelo uso de lentes de contato rígidas durante o sono (ortoceratologia); e por vários tipos de lentes de contato gelatinosas e de óculos, mas, em longo prazo, não se tem certeza quanto à sua eficácia e segurança.

Quando encaminhar

Qualquer usuário de lentes de contato com o olho agudamente vermelho e doloroso deve ser encaminhado em regime de urgência para avaliação oftalmológica.

Hordéolo

Hordéolo é uma infecção aguda comumente causada por *Staphylococcus aureus*. Essa infecção se caracteriza por uma área localizada vermelha, inchada e extremamente sensível na pálpebra superior ou inferior.

O **hordéolo interno** é um abscesso da glândula meibomiana que geralmente aponta para a superfície conjuntival da pálpebra.

O **hordéolo externo** (ou terçol) é um abscesso da glândula de Zeis. Geralmente é menor que um hordéolo interno e se situa na margem palpebral.

Compressas quentes ajudam. Pode haver indicação para uma incisão, se a resolução do hordéolo não tiver início dentro de 48 horas. Durante a fase aguda, também poderá ser útil a aplicação de uma pomada antibiótica (bacitracina ou eritromicina) na pálpebra de 3-3 horas. Casos de hordéolo interno poderão evoluir para uma celulite generalizada da pálpebra.

Calázio

Calázio é a inflamação granulomatosa de uma glândula meibomiana; esse problema, de comum ocorrência, pode se seguir a um hordéolo interno. O calázio se caracteriza por um inchaço duro e indolente na pálpebra superior ou inferior, acompanhado por vermelhidão e inchaço da conjuntiva adjacente. O tratamento inicial consiste na aplicação de compressas mornas. Se o problema não desaparecer em 2-3 semanas, estarão indicadas incisão e curetagem. A injeção de corticosteroides também pode ser eficaz.

Blefarite

Blefarite é um processo inflamatório bilateral crônico das margens palpebrais de comum ocorrência.

1. **Blefarite anterior** – Envolve a pele da pálpebra, as pestanas e as glândulas associadas. Esse tipo de blefarite pode ser ulcerativo, em decorrência de infecção por estafilococos, ou seborreico, quando em associação com seborreia do couro cabeludo, sobrancelhas e orelhas.
2. **Blefarite posterior** – Resulta de uma inflamação das glândulas meibomianas. Pode também estar presente uma infecção bacteriana, em particular por estafilococos; ou uma disfunção glandular primária, de ocorrência fortemente associada à acne rosácea.

Achados clínicos

Os sintomas incluem irritação, queimação e coceira.

1. **Blefarite anterior** – Os olhos ficam "com bordas vermelhas", e podem ser observadas escamas ou *collarettes* aderidos aos cílios.
2. **Blefarite posterior** – As margens da pálpebra exibem hiperemia, juntamente com telangiectasias; está presente inflamação das glândulas meibomianas e de seus orifícios. Com frequência, observa-se "enrolamento" das margens palpebrais para dentro, o que gera um leve entrópio. Além disso, o filme lacrimal pode ter aspecto espumoso ou estar anormalmente gorduroso.

Blefarite é causa comum de conjuntivite recorrente. Tanto a blefarite anterior como especialmente a blefarite posterior podem ser complicadas por hordéolos ou calázio; posições anormais das pálpebras ou dos cílios, resultando em triquíase; ceratite epitelial do terço inferior da córnea; infiltrados corneais marginais; e vascularização e adelgaçamento da córnea inferior.

Tratamento

1. **Blefarite anterior** – Em geral, a higiene das pálpebras será suficiente para o controle da blefarite anterior. Compressas quentes ajudam a amenizar as escamas e aquecer as secreções da glândula meibomiana. A limpeza das pálpebras pode ser feita com uma massagem palpebral suave e pela esfoliação das pálpebras com xampu para bebês ou com ácido hipocloroso a 0,01%. Em pacientes que estejam sofrendo exacerbações agudas, deve ser aplicada diariamente uma pomada ocular antibiótica (p. ex., bacitracina ou eritromicina) nas margens palpebrais (Tab. 7.2).
2. **Blefarite posterior** – Uma estratégia útil consiste na expressão regular das glândulas meibomianas e na aplicação de compressas mornas para o controle de casos leves de blefarite posterior. Casos de inflamação da conjuntiva e da córnea devem ser tratados com antibioticoterapia VO prolongada em baixas doses; p. ex., tetraciclina (250 mg 2x/dia durante 2-4 semanas), doxiciclina (100 mg/dia durante 2-4 semanas), minociclina (50-100 mg/dia durante 2-4 semanas), eritromicina (250 mg 3x/dia durante 2-4 semanas) ou azitromicina (500 mg/dia durante 3 dias em três ciclos com intervalos de 7 dias). Também pode haver indicação para breves cursos de corticosteroides tópicos (5-7 dias); p. ex., prednisolona a 0,125% 2x/dia. A antibioticoterapia tópica, como solução oftálmica de ciprofloxacino a 0,3% 2x/dia, também poderá ajudar, mas esse tipo de tratamento deve se limitar a ciclos curtos de 5-7 dias.

Amescua G et al; American Academy of Ophthalmology Preferred Practice Pattern Cornea and External Disease Panel. Blepharitis Preferred Practice Pattern®. Ophthalmology. 2019;126:P56. [PMID: 30366800]

Entrópio e ectrópio

O entrópio (i.e., a "dobra" da pálpebra – geralmente inferior – para dentro) ocorre ocasionalmente em pessoas idosas, como resultado da degeneração da fáscia palpebral; ou pode ocorrer em seguida a uma extensa cicatrização da conjuntiva e do tarso. O tratamento cirúrgico ficará indicado para pacientes cujos cílios estejam roçando na córnea. Também podem ser aplicadas injeções de toxina botulínica para correção temporária do entrópio involucional da pálpebra inferior em idosos.

O ectrópio (i.e., a "dobra" da pálpebra inferior para fora) ocorre comumente em pessoas com idade avançada. Há indicação de cirurgia se estiver ocorrendo lacrimejamento excessivo, ceratite de exposição ou algum problema cosmético.

Tumores palpebrais

Em geral, os tumores palpebrais são benignos. Carcinoma basocelular é o tumor maligno de ocorrência mais comum nesse local. Também ocorrem carcinoma de células escamosas, carcinoma da glândula meibomiana e melanoma maligno. As cirurgias para qualquer lesão que envolva a margem palpebral devem ser realizadas por um oftalmologista ou cirurgião plástico devidamente treinado, para que não venham a ocorrer deformidades da pálpebra. Como rotina, deve-se solicitar um exame histopatológico dos tumores palpebrais, tendo em vista que 2% das lesões tidas como clinicamente benignas são diagnosticadas como malignas. Para alguns carcinomas basocelulares e espinocelulares, ocasionalmente recorre-se a medicamentos como vismodegibe, imiquimode e 5-fluorouracila, em lugar (ou como complemento) da cirurgia.

Dacriocistite

A dacriocistite é uma infecção do saco lacrimal. Em geral, essa infecção é causada por uma obstrução congênita ou adquirida do sistema nasolacrimal. A dacriocistite ocorre em forma aguda ou crônica, observada mais frequentemente em crianças e em pessoas com mais de 40 anos. Geralmente a dacriocistite é unilateral. Caracteristicamente, a dacriocistite aguda tem como causa *S. aureus* e estreptococos; já a dacriocistite crônica é resultante da infecção por *Staphylococcus epidermidis*, estreptococos ou bacilos Gram-negativos.

A dacriocistite aguda se caracteriza por dor, edema, sensibilidade e vermelhidão na área do saco lacrimal; é possível espremer um material purulento. Em pacientes com dacriocistite crônica, os principais sinais são lacrimejamento e secreção; também se pode espremer muco ou pus do saco lacrimal.

A dacriocistite aguda responde bem à administração de antibióticos orais sistêmicos com cobertura Gram-positiva, como amoxicilina/clavulanato, cefalexina, ciprofloxacino, clindamicina ou sulfametoxazol-trimetoprima; em geral, a cultura microbiológica é dispensável. Para o alívio da obstrução subjacente, em geral a cirurgia é eletiva, mas em casos agudos o paciente poderá ser operado em regime de urgência. Pode-se fazer com que casos crônicos de dacriocistite sejam mantidos latentes com a administração de antibióticos sistêmicos, mas a única cura consiste no alívio da obstrução. Em adultos, o procedimento padrão é a dacriocistorrinostomia, consistindo

na exploração cirúrgica do saco lacrimal e na formação de uma fístula na cavidade nasal; e, em caso de necessidade, o procedimento poderá ser complementado por intubação nasolacrimal.

A obstrução congênita do ducto nasolacrimal é comum; em geral, a obstrução desaparece espontaneamente. Essa condição pode ser tratada pela aplicação de uma sonda no sistema nasolacrimal, complementada pela intubação nasolacrimal ou dilatação por cateter-balão, se houver necessidade; raramente haverá necessidade de recorrer a uma dacriocistorrinostomia.

Conjuntivite

Conjuntivite é uma inflamação da membrana mucosa que reveste a superfície do globo ocular e a parte interna das pálpebras. A conjuntivite pode ser aguda ou crônica. Na maioria dos casos, o problema é causado por uma infecção viral ou bacteriana (p. ex., gonocócica e clamidial). Outras causas da conjuntivite incluem ceratoconjuntivite seca, alergia, irritantes químicos e trauma. A transmissão da conjuntivite infecciosa geralmente se dá pelo contato direto com dedos contaminados ou por objetos contaminados com os olhos ou com outras pessoas. A conjuntivite também pode ser transmitida por meio de secreções respiratórias ou colírios contaminados.

Devemos diferenciar entre conjuntivite e uveíte aguda, glaucoma agudo e distúrbios da córnea (Tab. 7.1).

Varu DM et al; American Academy of Ophthalmology Preferred Practice Pattern Cornea and External Disease Panel. Conjunctivitis Preferred Practice Pattern®. Ophthalmology. 2019;126:P94. [PMID: 30366797]

1. Conjuntivite viral

A conjuntivite viral é um diagnóstico clínico, que se apresenta com etiologia variável na dependência da localização; raramente haverá confirmação. Adenovírus é uma etiologia comum. Frequentemente, observa-se doença bilateral sequencial, que se apresenta com uma secreção aquosa abundante

TABELA 7.1 Olho inflamado: diagnóstico diferencial de causas comuns

	Conjuntivite aguda	Uveíte anterior aguda (irite)	Glaucoma de ângulo fechado agudo	Trauma ou infecção da córnea
Incidência	Extremamente comum	Comum	Pouco comum	Comum
Corrimento	Moderado a abundante	Nenhum	Nenhum	Aquoso ou purulento
Visão	Nenhum efeito na visão	Frequentemente desfocada	Significativamente desfocada	Geralmente desfocada
Dor	Leve	Moderada	Muito intensa	Moderada a muito intensa
Conjuntiva hiperemiada	Difusa	Principalmente circuncorneal	Principalmente circuncorneal	Principalmente circuncorneal
Córnea	Transparente	Geralmente transparente	Turva	Mudança da transparência relacionada à causa
Diâmetro da pupila	Normal	Pequena	Moderadamente dilatada	Normal ou pequena
Resposta pupilar à luz	Normal	Pouca	Nenhuma	Normal
Pressão intraocular	Normal	Geralmente normal, mas pode estar elevada	Significativamente elevada	Normal
Esfregaço	Microrganismos causadores	Sem microrganismos	Sem microrganismos	Microrganismos encontrados apenas com infecção da córnea

e conjuntivite folicular. A infecção se alastra facilmente. A ceratoconjuntivite epidêmica, que poderá causar diminuição da visão em decorrência de infiltrados subepiteliais da córnea, é geralmente causada pelos adenovírus tipos 8, 19 e 37. Os casos de conjuntivite viral ativa se prolongam por até 2 semanas; mais tarde, ocorrerá uma ceratite imunomediada. Normalmente a infecção por adenovírus tipos 3, 4, 7 e 11 está associada a faringite, febre, mal-estar e adenopatia pré-auricular (febre faringoconjuntival). Geralmente, a doença dura 10 dias. Os casos de conjuntivite hemorrágica aguda contagiosa (ver Cap. 34) podem ter sido causados pelo enterovírus 70 ou pelo vírus coxsackie A24, embora as etiologias variem, dependendo da região global. Caracteristicamente, a conjuntivite pelo vírus do herpes-simples (HSV) é unilateral, podendo estar associada a vesículas palpebrais. O SARS-CoV-2 pode estar associado à conjuntivite.

Exceto para casos com infecção por HSV, para os quais se recomenda o tratamento com agentes antivirais tópicos (p. ex., ganciclovir a 0,15% gel) e/ou sistêmicos (p. ex., aciclovir, valaciclovir VO) (Tab. 34.1), não existe tratamento específico para conjuntivite viral contagiosa. Lágrimas artificiais e compressas frias são medidas que podem ajudar a atenuar o desconforto. Fica desencorajado o uso de antibióticos e de esteroides tópicos em pacientes com infecção viral aguda. O médico deve incentivar a prática da higiene frequente das mãos e da roupa de cama, como uma forma de minimizar a propagação.

Kaur G, Seitzman GD et al. Keeping an eye on pink eye: a global conjunctivitis outbreak expert survey. Int Health. 2022;14:542. [PMID: 34409991]

2. Conjuntivite bacteriana

Os microrganismos mais comumente isolados em pacientes com conjuntivite bacteriana são os estafilococos, inclusive *S. aureus* resistente à meticilina (MRSA); estreptococos, em particular *Streptococcus pneumoniae*; *Haemophilus* spp.; *Pseudomonas*; e *Moraxella*. Todos esses microrganismos podem causar o surgimento de uma secreção purulenta e avermelhamento (*matting*) palpebral. A visão turva e o desconforto são pouco intensos. Em casos graves (i.e., hiperpurulentos), recomendam-se o exame de raspados corados e a obtenção de culturas conjuntivais, sobretudo com o objetivo de identificar possível infecção gonocócica, que exige tratamento urgente.

Na maioria das vezes, a infecção é autolimitada, prolongando-se por cerca de 10-14 dias se não for tratada. Em sua maioria, os antibióticos tópicos aceleram a remissão clínica; e não existe tópico comprovadamente superior em comparação com os demais.

A. Conjuntivite gonocócica

Em geral, a conjuntivite gonocócica é adquirida através do contato com secreções genitais infectadas. Na maioria dos casos, essa infecção causa uma secreção purulenta abundante. Trata-se de uma emergência oftalmológica, pois poderá ocorrer perfuração da córnea. O diagnóstico deve ser confirmado pela coloração de Gram e por uma cultura da secreção. Há necessidade de tratamento sistêmico, consistindo em uma dose única de 500 mg de ceftriaxona IM se o paciente pesar < 150 kg; ou em uma dose de 1 g se o paciente pesar > 150 kg (ver Cap. 35). É comum a ocorrência de resistência às fluoroquinolonas. A irrigação ocular com solução salina pode promover a resolução. Antibióticos tópicos, como eritromicina e bacitracina, também podem ser adicionados à terapia. Devem ser levadas em conta IST, inclusive clamidiose, sífilis e infecção por HIV. Nesses pacientes, é recomendável o tratamento padrão para infecção por clamídia.

Alsoudi AF ... Seitzman GD. Purulent conjunctivitis and progressive corneal stromal necrosis. JAMA Ophthalmol. 2021;139:908. [PMID: 34081098]

B. Ceratoconjuntivite por clamídia

1. **Tracoma** – O tracoma é a causa infecciosa mais comum de cegueira em todo o mundo: aproximadamente 40 milhões de pessoas afetadas e 1,2 milhão de pessoas cegas. Episódios recorrentes de infecção na infância se manifestam como conjuntivite folicular bilateral, ceratite epitelial e vascularização da córnea (*pannus*). Na idade adulta, a cicatrização da conjuntiva tarsal resultará em entrópio e triquíase, podendo ser observada uma cicatriz corneal central secundária.

   O diagnóstico pode ser confirmado por testes imunológicos ou por PCR em amostras conjuntivais, mas o tratamento deve ser logo iniciado com base nos achados clínicos. A medicação privilegiada nas campanhas de tratamento em massa é uma dose única de 1 g de azitromicina VO; entretanto, melhorias na higiene e nas condições de vida provavelmente contribuíram mais para a acentuada redução na prevalência do tracoma ao longo dos últimos 30 anos. O tratamento local é dispensável. O tratamento cirúrgico envolve a correção de deformidades palpebrais e o transplante de córnea.

Lietman TM et al. Frequency of mass azithromycin distribution for ocular chlamydia in a trachoma endemic region of Ethiopia: a cluster randomized trial. Am J Ophthalmol. 2020;214:143. [PMID: 32171768]

2. **Conjuntivite de inclusão** – Em seguida ao contato com secreções infectadas por clamídia, o olho fica infectado. Essa doença se inicia com uma vermelhidão aguda, formação de secreção e irritação. O exame revela uma conjuntivite folicular acompanhada por leve ceratite. Em muitos casos, é possível palpar um linfonodo pré-auricular indolente. Em geral, a cura não deixa sequelas. O diagnóstico pode ser rapidamente confirmado por testes imunológicos ou por PCR com base em amostras conjuntivais. O tratamento consiste na administração de doxiciclina, 100 mg VO 2x/dia, durante 7 dias. Todos os casos devem ser avaliados para infecção do trato genital e para outras IST.

3. Olho seco

"Olho seco", ou xeroftalmia, um distúrbio comum e crônico, é uma denominação genérica que descreve a instabilidade do filme lacrimal, juntamente com queixas oculares e visuais. O olho seco ocorre com mais frequência em mulheres, e sua incidência aumenta com a idade. A hipofunção das glândulas lacrimais, causadora da perda do componente aquoso das lágrimas (ceratoconjuntivite seca), pode ser decorrente do processo natural do envelhecimento, distúrbios hereditários, doença sistêmica (p. ex., síndrome de Sjögren) ou uso de medicações. Pode ocorrer uma evaporação excessiva das lágrimas em decorrência de fatores ambientais (p. ex., tempo excessivo no uso de tela de celular, televisão etc., clima com muita ventania) ou de anormalidades do componente lipídico do filme lacrimal, como nos casos de blefarite. A deficiência de mucina pode ser causada por uma deficiência de vitamina A ou pela existência de cicatrizes conjuntivais causadas por tracoma, síndrome de Stevens-Johnson, penfigoide da membrana mucosa, doença do enxerto contra o hospedeiro, queimaduras químicas ou toxicidade da medicação tópica.

Achados clínicos

O paciente se queixa de ressecamento, vermelhidão, sensação de corpo estranho e visão turva. Nos casos graves, ocorre um desconforto acentuado e persistente, acompanhado por fotofobia, dificuldade de movimentação das pálpebras e secreção excessiva de muco. Em muitos casos, a inspeção macroscópica nada revelará de anormal, mas o exame com lâmpada de fenda demonstrará anormalidades na estabilidade do filme lacrimal e diminuição do volume lacrimal. Nos casos com maior gravidade, as células danificadas da córnea e da conjuntiva ficam coradas com fluoresceína e verde lissamina. Nos casos com gravidade excepcional, observam-se acentuada injeção conjuntival, secreção mucoide, perda do brilho normal da conjuntiva e da córnea e uma ceratopatia epitelial que se cora com fluoresceína e que pode evoluir para uma visível ulceração. Pode ser válida a realização do teste de Schirmer, que mede a velocidade de produção do componente aquoso das lágrimas.

Tratamento

A deficiência aquosa pode ser tratada com lágrimas artificiais ou com pomadas. Pode-se obter uma ação mais prolongada com o uso de preparações em gotas contendo agente mucomimético, como hidroxipropilmetilcelulose (HPMC) ou carboximetilcelulose (carmelose). A aplicação de compressas mornas nas pálpebras poderá ajudar na desobstrução das glândulas meibomianas.

Em geral, as preparações de lágrimas artificiais são seguras e, na maioria dos casos, devem ser aplicadas 3-4x/dia. Contudo, deve-se ter em mente que os conservantes presentes na composição de algumas preparações para manutenção da esterilidade são potencialmente tóxicos e alergênicos; além disso, esses conservantes podem causar toxicidade na superfície do olho de usuários frequentes. O médico poderá interpretar equivocadamente essas reações, deixando de reconhecê-las como necessidade de mudança para uma preparação sem conservantes, tomando-as como um agravamento do estado de xeroftalmia e prescrevendo uma utilização mais frequente das lágrimas artificiais, o que levará a maior deterioração do problema. É recomendável o uso de preparações sem conservantes para qualquer frequência de uso > 4x/dia. Não é recomendável o uso de colírios que afirmam "eliminar a vermelhidão", pois o uso prolongado de tais produtos causará toxicidade e hiperemia de rebote.

Considera-se o "olho seco" como doença inflamatória da superfície ocular. Consequentemente, modificações da doença podem exigir um tratamento episódico com gotas de corticosteroides de potência baixa. Corticosteroides tópicos só deverão ser prescritos por oftalmologistas, para monitoração do glaucoma e da catarata induzidos pelo uso de esteroides. É essencial que todos os pacientes em uso de corticosteroides tópicos tenham sua pressão intraocular monitorada por oftalmologistas. Gotas anti-inflamatórias poupadoras de corticosteroides, como ciclosporina a 0,05% em emulsão oftálmica (Restasis) e lifitegrast a 5%, são medicamentos de uso comum; mas não há consenso universal sobre sua eficácia. Em casos graves, será útil fazer a oclusão do ponto lacrimal por meio de tampões canaliculares ou de cauterização.

A blefarite é tratada conforme foi descrito anteriormente.

de Paiva CS et al. Topical cyclosporine A therapy for dry eye syndrome. Cochrane Database Syst Rev. 2019;9:CD010051. [PMID: 31517988]

Gonzales JA et al. Ocular clinical signs and diagnostic tests most compatible with keratoconjunctivitis sicca: a latent class approach. Cornea. 2020;39:1013. [PMID: 32251167]

4. Doença ocular alérgica

A doença ocular alérgica é de ocorrência comum, capaz de assumir variadas formas, mas todas elas são expressões de atopia, que também pode se manifestar como uma asma atópica, dermatite atópica ou rinite alérgica.

Achados clínicos

Os sintomas incluem coceira, lacrimejamento, vermelhidão, secreção filamentosa e, ocasionalmente, fotofobia e perda da visão.

A **conjuntivite alérgica** ocorre comumente. Essa doença pode ser sazonal (febre do feno), geralmente durante a primavera ou o verão, ou pode ser perene. Os sinais clínicos consistem em hiperemia e edema (quemose) conjuntivais; em certos casos, o edema é acentuado e de início súbito.

A **ceratoconjuntivite vernal** tende a ocorrer no final da infância e no início da idade adulta. Em geral, essa doença é sazonal, com predileção pela primavera. São observadas grandes papilas em forma de lajotas arredondadas na conjuntiva tarsal superior. Podem ocorrer folículos no limbo esclerocorneal.

A **ceratoconjuntivite atópica** é um distúrbio mais crônico da idade adulta. As conjuntivas tarsais superior e inferior exibem conjuntivite papilar. Casos graves demonstram fibrose conjuntival, o que resulta em um encurtamento do fórnice conjuntival e em entrópio acompanhado por triquíase. Durante exacerbações da ceratoconjuntivite atópica vernal e grave, é frequente um envolvimento da córnea, inclusive com ulceração refratária. Este último quadro pode ficar complicado por uma ceratite causada por herpes-simples.

Tratamento
A. Doença ocular alérgica leve e moderadamente grave

Estabilizadores de mastócitos e anti-histamínicos são os agentes anti-inflamatórios tópicos administrados (ver Agentes anti-inflamatórios na Tab. 7.2). Em comparação com os anti-histamínicos, a estabilização dos mastócitos leva mais tempo para fazer efeito, mas esses medicamentos podem ajudar na profilaxia. Estão disponíveis vasoconstritores tópicos de venda sem receita, como efedrina, nafazolina, tetraidrozolina e fenilefrina, que podem ser usados isoladamente ou em combinação com anti-histamínicos; contudo, normalmente não são usados por causa de sua baixa eficácia, da hiperemia de rebote e da conjuntivite folicular. Anti-histamínicos sistêmicos (p. ex., loratadina 10 mg/dia VO) podem ser úteis em pacientes com ceratoconjuntivite atópica prolongada. Em pacientes com conjuntivite alérgica, podem-se evitar alérgenos específicos.

B. Exacerbações agudas e doença ocular alérgica grave

Os corticosteroides tópicos (Tab. 7.2) são essenciais para controle das exacerbações agudas em casos de ceratoconjuntivite vernal e atópica. Os efeitos colaterais induzidos pelos corticosteroides devem ser monitorados por oftalmologistas; esses efeitos colaterais incluem catarata, glaucoma e exacerbação da ceratite por herpes-simples. O médico deve escolher o corticosteroide com a menor potência capaz de controlar a inflamação ocular. Poderá ser eficaz o uso tópico de ciclosporina ou tacrolimo. Em pacientes com ceratoconjuntivite atópica grave, pode haver necessidade de recorrer a corticosteroides sistêmicos ou de outra terapia imunossupressora.

Pinguécula e pterígio

Pinguécula é um nódulo conjuntival elevado e amarelado, situado na região da fissura palpebral. Essa formação é comum em pessoas com mais de 35 anos. Pterígio é uma invasão cárnea triangular da conjuntiva na córnea; em geral, o pterígio ocorre em associação com a exposição prolongada ao vento, sol, areia e poeira. Frequentemente a pinguécula e o pterígio são bilaterais e ocorrem mais vezes no lado nasal da conjuntiva.

TABELA 7.2 Agentes oftálmicos tópicos (lista selecionada)

Agente	Regime recomendado	Indicações
Agentes antibióticos		
Azitromicina	1 gota 2x/dia durante 2 dias e depois 1x/dia durante 5 dias	Conjuntivite bacteriana
Bacitracina 500 U/g pomada[1]	Aplicar 1 cm no saco conjuntival inferior ou nas pálpebras 3-4x/dia durante 7-10 dias	Conjuntivite bacteriana, blefarite, terçol
Bacitracina/polimixina pomada	Aplicar 1 cm no saco conjuntival inferior ou nas pálpebras 3-4x/dia durante 7-10 dias	Abrasão da córnea. Após remoção de corpo estranho da córnea
Suspensão oftálmica de besifloxacino a 0,6%	Para conjuntivite bacteriana, normalmente 1 gota 4x/dia durante 1 semana	Conjuntivite bacteriana
	Para ceratite bacteriana, depende da gravidade; geralmente 1 gota/hora durante o dia e 1 gota/2-2 horas durante a noite para 48 horas, depois reduzir gradualmente	Ceratite bacteriana
Solução de ciprofloxacino HCl a 0,3%	Para conjuntivite bacteriana, normalmente 1 gota 4x/dia durante 1 semana	Conjuntivite bacteriana
	Para ceratite bacteriana, depende da gravidade; geralmente 1 gota/hora durante o dia e 1 gota/2-2 horas durante a noite para 48 horas, depois reduzir gradualmente	Ceratite bacteriana
Ciprofloxacino HCl pomada a 0,3%	Aplicar 1 cm no saco conjuntival inferior ou nas pálpebras 3-4x/dia durante 7-10 dias	Conjuntivite bacteriana
Pomada de eritromicina a 0,5%	Aplicar 1 cm no saco conjuntival inferior ou nas pálpebras 3-4x/dia durante 7-10 dias	Infecção bacteriana da conjuntiva ou da margem palpebral
Gel de ácido fusídico a 1%	1 gota 2x/dia	Conjuntivite bacteriana, blefarite, terçol, ceratite
Solução de gatifloxacino a 0,5%	Para conjuntivite bacteriana, normalmente 1 gota 4x/dia durante 1 semana	Conjuntivite bacteriana
	Para ceratite bacteriana, depende da gravidade; geralmente 1 gota a cada hora durante o dia e 1 gota/2-2 horas durante a noite para 48 horas, depois reduzir gradualmente	Ceratite bacteriana
Solução de sulfato de gentamicina a 0,3%	1 gota 4x/dia para conjuntivite bacteriana	Infecção da superfície ocular
Pomada de sulfato de gentamicina a 0,3%	Aplicar 1 cm no saco conjuntival inferior 2-3x/dia	Infecção da superfície ocular

(continua)

TABELA 7.2 Agentes oftálmicos tópicos (lista selecionada) *(continuação)*

Agente	Regime recomendado	Indicações
Sulfato de gentamicina a 1,5% (preparação fortificada)	1 gota/hora para 48 horas e depois reduzir gradualmente	Ceratite bacteriana
Solução de levofloxacino 0,5%	Para conjuntivite bacteriana, normalmente 1 gota 4x/dia durante 1 semana	Conjuntivite bacteriana
	Para ceratite bacteriana, depende da gravidade; geralmente 1 gota/hora durante o dia e 1 gota/2-2 horas durante a noite para 48 horas, depois reduzir gradualmente	Ceratite bacteriana
Solução de moxifloxacino a 0,5%	Para conjuntivite bacteriana, normalmente 1 gota 3x/dia durante 1 semana	Conjuntivite bacteriana
	Para ceratite bacteriana, depende da gravidade; geralmente 1 gota/hora durante o dia e 1 gota/2-2 horas durante a noite para 48 horas, depois reduzir gradualmente	Ceratite bacteriana
Neomicina/polimixina B/gramicidina	1 gota 3-4x/dia durante 1 semana	Infecção da superfície ocular
Solução de norfloxacino a 0,3%	Para conjuntivite bacteriana, normalmente 1 gota 4x/dia durante 1 semana	Infecção da superfície ocular
	Para ceratite bacteriana, depende da gravidade; geralmente 1 gota/hora durante o dia e 1 gota/2-2 horas durante a noite para 48 horas, depois reduzir gradualmente	Ceratite bacteriana
Solução de ofloxacino a 0,3%	Para conjuntivite bacteriana, normalmente 1 gota 4x/dia durante 1 semana	Conjuntivite bacteriana
	Para ceratite bacteriana, depende da gravidade; geralmente 1 gota/hora durante o dia e 1 gota/2-2 horas durante a noite para 48 horas, depois reduzir gradualmente	Ceratite bacteriana
Polimixina B 10.000 U/mL/sulfato de trimetoprima 1 mg/mL[2]	Para conjuntivite bacteriana, normalmente 1 gota 4x/dia durante 1 semana	Infecção da superfície ocular
Solução de sulfacetamida sódica a 10%	Para conjuntivite bacteriana, normalmente 1 gota 4x/dia durante 1 semana	Infecção bacteriana da conjuntiva ou da margem palpebral
Solução de tobramicina a 0,3%	Para conjuntivite bacteriana, normalmente 1 gota 4x/dia durante 1 semana	Conjuntivite bacteriana
	Para ceratite bacteriana, depende da gravidade; geralmente 1 gota/hora durante o dia e 1 gota/2-2 horas durante a noite para 48 horas, depois reduzir gradualmente	Ceratite bacteriana
Solução de tobramicina a 1,5%	1 gota/hora durante o dia e 1 gota/2-2 horas durante a noite para 48 horas, depois reduzir gradualmente	Ceratite bacteriana
Pomada de tobramicina a 0,3%	Aplicar 1 cm no saco conjuntival inferior ou nas pálpebras 3-4x/dia durante 7-10 dias	Conjuntivite bacteriana
Agentes antifúngicos		
Solução de anfotericina a 0,1-0,5% Suspensão de natamicina a 5% Solução de voriconazol a 1%	Inicialmente, 1 gota a cada 1-2 horas e, em seguida, reduzir conforme determinado pela gravidade da infecção	Blefarite, conjuntivite, ceratite fúngica
Agentes antivirais		
Pomada de aciclovir a 3%	5x/dia	Ceratite por herpes-simples
Ganciclovir gel a 0,15%	5x/dia	
Solução de trifluridina a 1%	1 gota na córnea/2-2 horas enquanto estiver acordado para uma dose diária máxima de 9 gotas até a resolução; depois, mais 7 dias de 1 gota/4-4 horas enquanto estiver acordado (mínimo 5x/dia)	
Agentes anti-inflamatórios		
Anti-histamínicos[3]		
Solução de difumarato de emedastina a 0,05%	1 gota 4x/dia	Doença ocular alérgica
Levocabastina	1 gota 2x/dia	

(continua)

TABELA 7.2 Agentes oftálmicos tópicos (lista selecionada) (*continuação*)

Agente	Regime recomendado	Indicações
Estabilizadores de mastócitos		Doença ocular alérgica
Solução de cromoglicato de sódio a 4%	1 gota 4x/dia	
Solução de lodoxamida trometamina a 0,1%	1-2 gotas 2x/dia	
Solução de nedocromil sódico a 2%	1 gota 2x/dia	
Solução de pemirolast de potássio a 0,1%	1 gota 4x/dia	
Anti-histamínicos estabilizadores dos mastócitos (em combinação)		
Solução oftálmica de alcaftadina a 0,25%	1 gota 1x/dia	
Solução oftálmica de azelastina HCl a 0,05%	1 gota 2-4x/dia	
Solução de besilato de bepotastina a 1,5%	1 gota 2x/dia	
Solução oftálmica de cloridrato de epinastina a 0,05%	1 gota 2x/dia	
Solução de fumarato de cetofeno a 0,025%	1 gota 2x/dia	
Solução sem conservantes de cetotifeno a 0,025%	1 gota 2x/dia	
Solução de cloridrato de olopatadina a 0,1%	1 gota 2x/dia	
Cloridrato de olopatadina solução a 0,2% ou 0,77%	1 gota/dia	
Agentes anti-inflamatórios não esteroides		
Solução de bronfenaco a 0,09%	1 gota no olho operado 2x/dia, começando 24 horas após a cirurgia de catarata e continuando por 2 semanas após a cirurgia	Tratamento da inflamação pós-operatória após extração de catarata
Solução de diclofenaco sódico a 0,1%	1 gota no olho operado 4x/dia, começando 24 horas após a cirurgia e continuando até 2 semanas após a cirurgia	Tratamento da inflamação pós-operatória após extração de catarata e cirurgia corneal a *laser*
Solução de flurbiprofeno sódico 0,03%	1 gota no olho operado 4x/dia, começando 24 horas após a cirurgia de catarata	Inibição da miose intraoperatória; tratamento de edema macular cistoide e inflamação após extração de catarata
Solução de indometacina a 1%	1 gota 4x/dia	Tratamento de doenças oculares alérgicas, inflamação pós-operatória após extração de catarata e cirurgia corneal a *laser*
Solução de cetorolaco trometamina a 0,5%	1 gota 4x/dia, reduzida gradualmente com a diminuição da inflamação; não deve ser usada em longo prazo	
Suspensão de nepafenaco a 0,1%	1 gota no olho operado 3x/dia, começando 24 horas após a cirurgia de catarata e continuando até 2 semanas após a cirurgia	Tratamento da inflamação pós-operatória após extração de catarata
Corticosteroides[4]		
Solução de fosfato de dexametasona sódica a 0,1%	1 gota com a frequência indicada pela gravidade; usar 1 gota/hora durante o dia e 1 gota/2-2 horas durante a noite em inflamações graves; diminuir gradualmente à medida que a inflamação cede	Tratamento de doenças inflamatórias responsivas a esteroides
Suspensão de difluprednato a 0,05%[5]	1 gota 4x/dia, começando 24 horas após a cirurgia e continuando por 2 semanas no pós-operatório; em seguida, 1 gota 2x/dia durante uma semana e depois diminuir gradualmente, com base na resposta, 1 gota 4x/dia durante 2 semanas e depois diminuir gradualmente, conforme indicado clinicamente	Tratamento após cirurgia ocular e para uveíte não infecciosa

(continua)

TABELA 7.2 Agentes oftálmicos tópicos (lista selecionada) (*continuação*)

Agente	Regime recomendado	Indicações
Suspensão de fluorometolona a 0,1%[6]	1 gota 4x/dia; depois, diminuir gradualmente com a redução da inflamação	Tratamento de doenças inflamatórias da superfície ocular
Suspensão de fluorometolona a 0,25%[6]	1 gota 2-4x/dia	
Pomada de fluorometolona a 0,1%	Aplicar uma camada fina no saco conjuntival inferior 3-4x/dia	
Etabonato de loteprednol a 0,5%	1 gota 2x/dia para alergias graves. Mais frequentemente para inflamação intraocular, diminuindo gradualmente à medida que a inflamação cede	Tratamento de doenças inflamatórias oculares responsivas a esteroides
Suspensão de acetato de prednisolona a 0,12%	1 gota 4x/dia e diminuindo gradualmente à medida que a inflamação cede	
Suspensão de acetato de prednisolona a 1%	1 gota sempre que indicado pela gravidade da inflamação; em inflamações graves, usar 1 gota/hora durante o dia e 1 gota/2-2 horas durante a noite; diminuir gradualmente à medida que a inflamação cede	
Solução de fosfato de prednisolona sódica a 1%	1 gota sempre que indicado pela gravidade da inflamação; em inflamações graves, usar 1 gota/hora durante o dia e 1 gota/2-2 horas durante a noite; diminuir gradualmente à medida que a inflamação cede	
Imunomoduladores		
Emulsão de ciclosporina a 0,05% 0,4 mL/recipiente	1 gota 2x/dia	Xeroftalmia e doenças oculares alérgicas graves
Pomada de tacrolimo a 0,1%	Aplicar no saco conjuntival inferior 2x/dia	Doença ocular alérgica grave
Agentes para glaucoma e hipertensão ocular		
Simpaticomiméticos		
Solução de apraclonidina HCl a 0,5%	1 gota 3x/dia	Diminuição da pressão intraocular; medicamento caro; reservar para o tratamento de casos resistentes
Solução de apraclonidina HCl a 1%	1 gota 1 hora antes da cirurgia a *laser* do segmento anterior e imediatamente após	Para controle ou prevenção de elevações da pressão intraocular após trabeculoplastia ou iridotomia a *laser*
Solução de tartarato de brimonidina a 0,2%	1 gota 2-3x/dia	Diminuição da pressão intraocular
Agentes bloqueadores beta-adrenérgicos		
Solução de betaxolol HCl a 0,5% e suspensão a 0,25%[7]	1 gota 2x/dia	Diminuição da pressão intraocular
Solução de carteolol HCl a 1% e 2%[8]	1 gota 2x/dia	
Solução de levobunolol HCl a 0,25% e 0,5%[9]	1 gota 1-2x/dia	
Solução de metipranolol HCl a 0,3%[9]	1 gota 2x/dia	
Timolol a 0,25% e solução a 0,5%[9]	1 gota 1-2x/dia	
Maleato de timolol solução a 0,25% e 0,5% e gel a 0,1%, 0,25% e 0,5%[9]	1 gota 1-2x/dia	
Mióticos		
Solução de pilocarpina HCl a 1-4%[10]	1 gota até 4x/dia para pressão intraocular elevada	Diminuição da pressão intraocular, tratamento do glaucoma de ângulo fechado agudo ou crônico e de constrição pupilar

(continua)

TABELA 7.2 Agentes oftálmicos tópicos (lista selecionada) (*continuação*)

Agente	Regime recomendado	Indicações
Inibidores da anidrase carbônica		
Suspensão de brinzolamida a 1%	1 gota 2-3x/dia	Diminuição da pressão intraocular
Solução de dorzolamida HCl a 2%	1 gota 2-3x/dia	
Análogos da prostaglandina		
Solução de bimatoprosta a 0,03%	1 gota 1x/dia à noite	Diminuição da pressão intraocular
Solução de latanoprosta a 0,005%	1 gota 1-2x/dia à noite	
Solução de latanoprosteno bunod a 0,024%	1 gota 1x/dia à noite	
Solução de tafluprosta a 0,0015%	1 gota 1x/dia à noite	
Solução de travoprosta a 0,004%	1 gota 1x/dia à noite	
Inibidor de Rho quinase		
Solução oftálmica de netarsudil a 0,02%	1 gota/dia à noite	Diminuição da pressão intraocular
Preparações combinadas		
Bimatoprosta a 0,03% e timolol a 0,5%	1 gota/dia pela manhã	Diminuição da pressão intraocular
Brimonidina a 0,2% e timolol a 0,5%	1 gota 2x/dia	
Brimonidina a 0,2% e brinzolamida a 1%	1 gota 3x/dia	
Brinzolamida a 1% e timolol a 0,5%	1 gota 2x/dia	
Dorzolamida a 2% e timolol a 0,5%	1 gota 2x/dia	
Latanoprosta a 0,005% e timolol a 0,5%	1 gota/dia pela manhã	
Tafluprosta a 0,0015% e timolol a 0,5%	1 gota/dia	
Travoprosta a 0,004% e timolol a 0,5%	1 gota/dia	
Agentes midriáticos para dilatação pupilar		
Tropicamida a 1% e fenilefrina a 2,5%	1 gota	Midriático de ação mais curta para exame oftalmológico
Ciclopentolato a 1% e homatropina a 5%	1 gota 2x/dia	Cicloplégico de ação prolongada para tratamento de uveíte, para prevenção de sinéquias da íris e alívio da dor do espasmo ciliar
Atropina a 1%	1 gota/dia	Cicloplégico de ação prolongada para tratamento de uveíte, para prevenção de sinéquias da íris e alívio da dor do espasmo ciliar

[1] Pouca eficácia contra organismos Gram-negativos (exceto *Neisseria*).
[2] Sem cobertura Gram-positiva.
[3] Pode causar hiperemia de rebote e reações locais.
[4] A frequência do uso de corticosteroides deve ser determinada pela gravidade da inflamação, com diminuição gradual à medida que a inflamação cede. O uso prolongado pode aumentar a pressão intraocular (que deve ser monitorada) e contribuir para a ocorrência de catarata e é fator predisponente para a ação de bactérias, vírus do herpes-simples e ceratite fúngica.
[5] Por causa da sua alta potência, este é o corticosteroide com maior probabilidade de causar aumento da pressão intraocular.
[6] Menor probabilidade de aumentar a pressão intraocular.
[7] Betabloqueador cardiosseletivo (beta-1).
[8] Teoptic não está disponível nos EUA.
[9] Betabloqueador não seletivo (beta-1 e beta-2). Monitorar todos os pacientes para efeitos colaterais sistêmicos, em particular exacerbação da asma.
[10] Diminuição da visão noturna e, possivelmente, cefaleia.

É raro que ocorra crescimento da pinguécula, mas esse nódulo pode inflamar (pingueculite). O pterígio fica inflamado e pode aumentar de tamanho. Raramente haverá necessidade de tratamento para a inflamação da pinguécula ou do pterígio, e a aplicação de lágrimas artificiais costuma resultar em benefício.

A excisão do pterígio fica indicada diante de um crescimento que ameace a visão ao invadir a córnea; por um acentuado astigmatismo induzido; ou por uma irritação ocular grave.

Shahraki T et al. Pterygium: an update on pathophysiology, clinical features, and management. Ther Adv Ophthalmol. 2021;13:25158414211020152. [PMID: 34104871]

Úlcera de córnea

As causas mais comuns das úlceras da córnea são infecções por bactérias, vírus, fungos ou amebas. As causas não infecciosas que, sem exceção, podem ser complicadas por uma infecção, incluem ceratite neurotrófica (resultante da perda de sensibilidade da córnea), ceratite de exposição (causada pelo fechamento inadequado das pálpebras), xeroftalmia grave, doença ocular alérgica grave e distúrbios inflamatórios, que podem ser exclusivamente oculares ou ser parte de uma vasculite sistêmica. O tratamento tardio ou ineficaz de uma úlcera de córnea poderá resultar em consequências devastadoras, com formação de cicatrizes corneais e, raramente, infecção intraocular. Assim, torna-se essencial que o paciente seja imediatamente encaminhado.

As queixas comuns são dor, fotofobia, lacrimejamento e diminuição da visão. Observa-se uma conjuntiva hiperemiada, e pode estar presente uma secreção purulenta ou aquosa. A aparência da córnea irá variar, dependendo da causa subjacente.

Quando encaminhar

Qualquer paciente que se apresente com dor aguda em um olho avermelhado e com anormalidades na córnea deverá ser encaminhado com urgência a um oftalmologista. Usuários de lentes de contato que se apresentem com dor ocular aguda, vermelhidão e diminuição da visão também devem ser encaminhados imediatamente.

Ting DSJ ... Seitzman GD et al. Diagnostic armamentarium of infectious keratitis: a comprehensive review. Ocul Surf. 2022;23:27. [PMID: 34781020]

Ceratite infecciosa
1. Ceratite bacteriana

Os fatores de risco para ceratite bacteriana são uso de lentes de contato – sobretudo durante a noite – e trauma de córnea, inclusive cirurgia. Os patógenos mais comumente isolados em casos de ceratite bacteriana incluem estafilococos, inclusive MRSA; estreptococos; e *Pseudomonas aeruginosa*, *Moraxella* spp. e outros bacilos Gram-negativos. Ao exame com lâmpada de fenda, a córnea apresenta um defeito epitelial e opacidade subjacente, ou pode exibir uma "mancha branca" na visualização direta. O paciente pode se apresentar com hipópio. Os agentes de primeira linha de uso comum são as fluoroquino-lonas tópicas, como levofloxacino a 0,5%, ofloxacino a 0,3%, norfloxacino a 0,3% ou ciprofloxacino a 0,3%, desde que seja baixa a prevalência local de microrganismos resistentes (Tab. 7.2). Em pacientes que se apresentam com úlceras centrais graves, raspagens diagnósticas podem ser coletadas e enviadas para coloração de Gram e cultura. O tratamento pode consistir no uso tópico de colírios antibióticos de alta concentração, aplicados de hora em hora, tanto de dia como de noite, pelo menos durante as primeiras 48 horas. Nesse cenário, também são frequentemente utilizadas as fluoroquinolonas tópicas de quarta geração (moxifloxacino a 0,5% e gatifloxacino a 0,3%). Embora a corticoterapia tópica adjuvante introduzida precocemente possa melhorar o resultado visual, essa modalidade deve ser prescrita exclusivamente pelo oftalmologista.

Quando encaminhar

Qualquer paciente com suspeita de ceratite bacteriana deve ser encaminhado em regime de urgência ao oftalmologista.

Lin A et al; American Academy of Ophthalmology Preferred Practice Pattern Cornea and External Disease Panel. Bacterial keratitis: Preferred Practice Pattern®. Ophthalmology. 2019;126:P1. [PMID: 30366799]

2. Ceratite por herpes-simples

A infecção ocular primária pelo vírus do herpes-simples pode se manifestar em forma de uma ulceração da pálpebra, conjuntiva ou córnea. A capacidade do vírus de colonizar o gânglio trigêmeo leva a recorrências que podem ser precipitadas por febre, exposição excessiva à luz solar ou imunodeficiência. Tipicamente, a doença herpética da córnea é unilateral, mas pode ser observada bilateralmente no contexto de atopia ou imunocomprometimento. A presença de uma úlcera dendrítica (ramificada) da córnea é a manifestação mais característica da doença herpética da córnea. Também ocorrem úlceras "geográficas" mais extensas, em particular se o paciente for medicado com corticosteroides tópicos. As úlceras de córnea podem ser visualizadas com mais facilidade com o uso de uma lâmpada de fenda, em seguida à instilação de fluoresceína e exame com luz azul-cobalto. O médico pode acelerar a resolução da doença herpética da córnea tratando o paciente com agentes antivirais tópicos (p. ex., ganciclovir gel a 0,15%, 1 gota 5x/dia até que ocorra a cura e, em seguida, 1 gota 3x/dia durante mais 1 semana; ou gotas de trifluoreto ou pomada de aciclovir), ou com agentes antivirais orais (p. ex., aciclovir, 400-800 mg 5x/dia ou valaciclovir 500-1000 mg 3x/dia durante 7-14 dias). O uso de agentes antivirais tópicos poderá causar toxicidade corneal depois de transcorridos aproximadamente 10-14 dias de tratamento; por esse motivo, os médicos não recorrem comumente a esses agentes para terapias supressivas prolongadas.

A ceratite estromal por herpes-simples causa uma opacidade corneal que, a cada recorrência, se torna mais grave. Os agentes antivirais *per se* não bastam para controlar a doença estromal; por esse motivo, os médicos também prescrevem corticosteroides tópicos, mas a medicação pode aumentar a replicação viral. Além disso, com frequência ocorre dependência de esteroides.

Cuidado: *Para pacientes com doença herpética conhecida ou possível, os corticosteroides tópicos devem ser prescritos apenas com consulta oftalmológica.* A presença de cicatrizes estromais graves pode tornar necessário um transplante de córnea; mas é comum que haja recorrência na córnea nova, havendo necessidade de medicação prolongada com agentes antivirais orais.

O percentual de recorrências da doença herpética corneal diminui com o uso oral prolongado de aciclovir, 400 mg 2x/dia; fanciclovir, 250 mg 1x/dia; ou valaciclovir, 500 mg 1x/dia. Em longo prazo, será possível ajustar a dosagem antiviral oral, que poderá ser ajustada se a doença irromper mesmo diante da dosagem supressiva, ou se ocorrer disfunção renal.

Quando encaminhar

Qualquer paciente com histórico de ceratite por herpes-simples e que se apresente agudamente com vermelhidão nos olhos deverá ser encaminhado urgentemente ao oftalmologista.

Poon SHL et al. A systematic review on advances in diagnostics for herpes simplex keratitis. Surv Ophthalmol. 2021;66:514. [PMID: 33186564]

3. Herpes-zóster oftálmico

Com frequência o herpes-zóster envolve a divisão oftálmica do nervo trigêmeo. O paciente com essa infecção apresenta mal-estar, febre, dor de cabeça e ardência e coceira periorbital. Esses sintomas podem preceder a erupção em um ou mais dias. Inicialmente, a erupção assume a forma vesicular, mas rapidamente se torna pustular, e, em seguida, ocorre formação de crostas. O envolvimento da ponta do nariz ou das margens palpebrais são preditores de envolvimento ocular. Os sinais oculares incluem conjuntivite, ceratite, episclerite e uveíte anterior, muitas vezes acompanhados por elevação da pressão intraocular. Em caso de necessidade, uma dosagem de PCR de pseudodendritos da córnea ou do corpo aquoso pode confirmar o diagnóstico clínico. Em longo prazo, podem ocorrer, como complicações, uma inflamação recorrente do segmento anterior, ceratite neurotrófica e catarata subcapsular posterior. Neuropatia óptica, paralisia de nervos cranianos, necrose retiniana aguda e angiíte cerebral são complicações pouco frequentes. A infecção pelo HIV é um importante fator de risco para a ocorrência de herpes-zóster oftálmico, além de aumentar a probabilidade de complicações.

Altas doses VO de aciclovir (800 mg 5x/dia), valaciclovir (1 g 3x/dia) ou fanciclovir (500 mg 3x/dia) durante 7-10 dias, com início dentro de 72 horas após o surgimento da erupção cutânea, diminuem a incidência de complicações oculares, mas não de neuralgia pós-herpética. O tratamento da ceratite foi discutido anteriormente. No caso de uma uveíte anterior, haverá necessidade de tratamento suplementar com corticosteroides tópicos e agentes cicloplégicos (p. ex., ciclopentolato). O médico talvez tenha de adiar o uso de corticosteroides tópicos (que são promotores de replicação viral), até que a ceratite seja resolvida. Em longo prazo, ceratite neurotrófica é causa importante de morbidade.

Quando encaminhar

Qualquer paciente com herpes-zóster oftálmico e que apresente sinais ou sintomas oculares deve ser urgentemente encaminhado ao oftalmologista.

Davis AR et al. Herpes zoster ophthalmicus review and prevention. Eye Contact Lens. 2019;45:286. [PMID: 30844951]

4. Ceratite fúngica

A ceratite fúngica tende a ocorrer em seguida a uma lesão corneal que envolva material vegetal ou tenha ocorrido em um ambiente agrícola, em olhos com doença crônica da superfície ocular e em usuários de lentes de contato. A ceratite fúngica pode ser um processo indolente. O infiltrado corneal pode apresentar bordas emplumadas e várias lesões "satélites". O paciente pode se apresentar com hipópio. Ao contrário da ceratite bacteriana, pode ou não estar presente um defeito epitelial. O médico deve ordenar raspados de córnea, que devem ser cultivados em meios adequados para fungos. Em muitos casos o diagnóstico será estabelecido apenas tardiamente. Por outro lado, o tratamento é difícil: em geral, serão necessários ≥ 6 meses em pacientes com a doença grave. Natamicina a 5%, anfotericina a 0,1-0,5% e voriconazol a 0,2-1% são os agentes tópicos mais frequentemente prescritos (Tab. 7.2). Provavelmente o uso de azóis sistêmicos não resultará em benefício, a menos que o paciente se apresente com esclerite ou infecção intraocular. Em muitos casos, haverá necessidade de um enxerto de córnea.

Donovan C et al. Fungal keratitis: mechanisms of infection and management strategies. Surv Ophthalmol. 2022;67:758. [PMID: 34425126]

5. Ceratite amebiana

A infecção amebiana, geralmente causada por *Acanthamoeba*, é causa importante de ceratite. Nos países desenvolvidos, os dois principais fatores de risco são o uso de lentes de contato e a exposição à água doce ou banheiras de hidromassagem. Embora uma dor intensa, acompanhada por infiltrados perineurais e anelares no estroma corneal, seja característica, essa dor não é específica, podendo ser identificadas formas precoces, com alterações confinadas ao epitélio corneal. O diagnóstico fica facilitado pela microscopia confocal e pelo exame de esfregaços da córnea corados pela técnica de Giemsa. A cultura depende do uso de meios especializados. O médico deve iniciar imediatamente um tratamento tópico intensivo em longo prazo com biguanida composta (poliexametileno ou clorexidina). Diamidina (propamidina ou hexamidina) tópica também pode ser adicionada à terapia. O uso oral de miltefosina foi aprovado pela FDA para tratamento da ceratite por *Acanthamoeba*, mas ainda estão por ser determinadas suas indicações e eficácia. Durante seu uso, o paciente deverá ficar sob rigoroso monitoramento para toxicidade sistêmica (vômitos, diarreia, elevação das transaminases e provas da função renal). Diagnósticos tardios e o tratamento prévio com corticosteroides tópicos afetam negativamente o resultado para a visão. Assim, após a resolução da infecção, pode haver necessidade de um enxerto de córnea para que o paciente tenha a visão restaurada. Nos casos em que houve envolvimento escleral, terão utilidade os medicamentos anti-inflamatórios e imunossupressores sistêmicos para o controle da dor; mas o prognóstico é ruim.

Alsoudi AF ... Seitzman GD et al. Comparison of two confocal microscopes for diagnosis of acanthamoeba keratitis. Eye (Lond). 2021;35:2061. [PMID: 32760010]

Kaufman AR. Advances in the management of Acanthamoeba keratitis: a review of the literature and synthesized algorithmic approach. Ocul Surf. 2022;25:26. [PMID: 35462076]

Glaucoma agudo de ângulo fechado

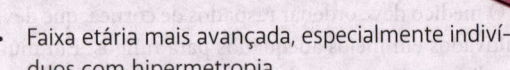

FUNDAMENTOS DO DIAGNÓSTICO

- Faixa etária mais avançada, especialmente indivíduos com hipermetropia.
- Início rápido de uma dor intensa e de perda da visão profunda com "halos ao redor das luzes".
- Olho avermelhado, córnea turva, dilatação pupilar.
- Olho duro à palpação.

Considerações gerais

O **glaucoma agudo de ângulo fechado primário** (crise aguda de ângulo fechado) é decorrente do fechamento de um ângulo estreito preexistente da câmara anterior. Os fatores predisponentes são uma câmara anterior rasa, que pode estar associada à hipermetropia ou a um olho de pequenas dimensões (comprimento axial curto); dilatação do cristalino com a idade; e herança, como ocorre entre indivíduos de ascendência Inuit e asiática. O fechamento do ângulo fica precipitado pela dilatação pupilar e, portanto, pode ocorrer, p. ex., quando a pessoa está sentada em uma sala escura, durante momentos de estresse, após administração não oftalmológica de agentes anticolinérgicos ou simpaticomiméticos (p. ex., nebulização com broncodilatadores, atropina, antidepressivos, antiespasmódicos intestinais ou da bexiga, descongestionantes nasais, ou tocolíticos) ou, raramente, por causa de uma midríase farmacológica (ver Precauções no tratamento de distúrbios oculares, mais adiante). Pacientes com glaucoma primário de ângulo fechado subagudo podem se apresentar com uma cefaleia recorrente.

O **glaucoma agudo de ângulo fechado secundário**, cujo mecanismo pode diferir entre casos, dispensa a existência prévia de um ângulo estreito. O glaucoma agudo de ângulo fechado secundário pode ocorrer em casos de uveíte anterior, diante de uma luxação do cristalino, em pacientes hemodialisados ou em decorrência do uso de vários medicamentos (ver Efeitos oculares adversos de medicamentos sistêmicos, mais adiante). A redução da osmolaridade sérica que ocorre em pacientes hemodialisados gera um gradiente osmótico entre o plasma e o corpo aquoso, o que resulta em um acúmulo de líquido no compartimento do corpo aquoso. Pacientes com comprometimento de um sistema de saída (p. ex., um ângulo estreito) não conseguem acomodar esse acúmulo e, em consequência, aumenta a pressão intraocular. Os sintomas são idênticos aos do glaucoma agudo de ângulo fechado primário, mas a diferenciação é importante, por causa das diferenças no tratamento.

Achados clínicos

Em geral, os pacientes com glaucoma agudo procuram imediatamente por tratamento, por causa da dor extrema e da turvação da visão, embora existam casos subagudos. Normalmente a visão turva está associada a halos ao redor das luzes. O paciente pode sentir náuseas e dores abdominais. O olho fica avermelhado, ocorre turvação da córnea, e a pupila fica moderadamente dilatada e não reativa à luz. Em geral, a pressão intraocular é > 50 mmHg, o que resulta em um olho duro à palpação.

Diagnóstico diferencial

O glaucoma agudo deve ser diferenciado da conjuntivite, da uveíte aguda e dos distúrbios da córnea (Tab. 7.1).

Tratamento

Independentemente do mecanismo, o tratamento inicial consiste na diminuição da pressão intraocular. Geralmente será suficiente a administração de uma dose IV única de 500 mg de acetazolamida, seguida de 250 mg VO 4x/dia, juntamente com o uso de medicamentos tópicos como o maleato de timolol (um betabloqueador), que diminui a pressão intraocular (Tab. 7.2). Se o paciente não responder à acetazolamida, poderá haver necessidade de diuréticos osmóticos, como glicerina VO e ureia ou manitol EV – todos na mesma dosagem, 1-2 g/kg. O tratamento definitivo dependerá do mecanismo.

A. Glaucoma de ângulo fechado primário

Em casos de glaucoma agudo de ângulo fechado primário, tão logo a pressão intraocular tenha começado a cair, o paciente deverá ser medicado com pilocarpina tópica a 4%, 1 gota/15-15 minutos durante 1 hora e, em seguida, 4x/dia, com o objetivo de reverter o fechamento angular subjacente. O tratamento definitivo consiste na extração da catarata. Outro tratamento de primeira linha é a iridotomia periférica a *laser*.

Todos os pacientes com fechamento angular agudo primário devem passar por uma iridotomia periférica profilática a *laser* no olho não afetado; ou deve-se considerar uma extração precoce da catarata, a menos que o olho já tenha sido submetido a uma cirurgia de catarata ou de glaucoma.

B. Glaucoma de ângulo fechado secundário

No glaucoma agudo de ângulo fechado secundário, o tratamento subsequente será determinado pela causa.

Prognóstico

Caso não seja tratado, o paciente com glaucoma agudo de ângulo fechado sofrerá perda da visão grave e permanente dentro de 2-5 dias após o início dos sintomas. É essencial que os pacientes afetados sejam monitorados para o desenvolvimento de glaucoma crônico.

Quando encaminhar

Qualquer paciente com suspeita de glaucoma agudo de ângulo fechado deve ser urgentemente encaminhado ao oftalmologista.

Gedde SJ et al. American Academy of Ophthalmology Preferred Practice Pattern Glaucoma Panel. Primary Angle-Closure Disease Preferred Practice Pattern®. Ophthalmology. 2021;128:30. [PMID: 34933744]

Glaucoma crônico

FUNDAMENTOS DO DIAGNÓSTICO

- Há três tipos de glaucoma crônico: glaucoma de ângulo aberto, glaucoma de ângulo fechado e glaucoma de tensão normal.
- Assintomático nos estágios iniciais.
- Perda bilateral progressiva e insidiosa da visão periférica, resultando em visão em túnel; acuidade visual preservada até a doença avançada.
- Escavação (*cupping*) patológica dos discos ópticos.
- Em geral, ocorre elevação da pressão intraocular.

Considerações gerais

O glaucoma crônico se caracteriza por uma escavação gradualmente progressiva (*cupping*) do disco óptico, acompanhada por perda da visão, que evolui desde uma leve perda de campo visual até a cegueira completa.

Nos pacientes com **glaucoma crônico de ângulo aberto**, primário ou secundário, ocorre elevação da pressão intraocular em decorrência da diminuição da drenagem do líquido do corpo aquoso através da rede trabecular. Em casos de **glaucoma crônico de ângulo fechado**, ocorre obstrução do fluxo do líquido do corpo aquoso para o ângulo da câmara anterior – uma ocorrência particularmente comum em pessoas de ascendência Inuit e do Leste Asiático. Já em casos de **glaucoma de tensão normal**, não ocorre elevação da pressão intraocular nesse distúrbio, mas observa-se o mesmo padrão de lesão do nervo óptico.

Em geral, o glaucoma crônico de ângulo aberto primário ocorre bilateralmente. Observa-se um aumento na prevalência em parentes de primeiro grau de indivíduos afetados e em pacientes com diabetes. Em afro-caribenhos e africanos, e provavelmente em latinos, esse distúrbio ocorre com maior frequência, em idades mais precoces, e resulta em lesões do nervo óptico com maior gravidade. O glaucoma crônico de ângulo aberto secundário pode ser resultante de uma doença ocular, como dispersão pigmentar, pseudoesfoliação, uveíte ou trauma; ou de um tratamento com corticosteroides, não importando se o agente corticoide foi administrado por via intraocular, tópica, inalatória, intranasal ou sistêmica.

Nos EUA, estima-se que 2% das pessoas com mais de 40 anos sofram de glaucoma crônico; essa doença afeta > 2,5 milhões de indivíduos. Pelo menos 25% dos casos não são detectados. Mais de 90% dos casos são do tipo de ângulo aberto. A incidência de glaucoma de tensão normal varia de 10% a 50%. Em todo o mundo, aproximadamente 45 milhões de pessoas sofrem de glaucoma de ângulo aberto; nessa população, cerca de 4,5 milhões apresentam cegueira bilateral. Cerca de 4 milhões de pessoas, das quais aproximadamente 50% vivem na China, apresentam cegueira bilateral em decorrência do glaucoma crônico de ângulo fechado.

Achados clínicos

Tendo em vista que inicialmente os pacientes estão assintomáticos, em muitos casos a primeira suspeita é de um glaucoma crônico em um exame oftalmológico de rotina. Para que seja estabelecido um diagnóstico, há necessidade da presença de anormalidades consistentes e reprodutíveis em pelo menos dois dos três parâmetros – disco óptico ou camada de fibras nervosas da retina (ou ambos), campo visual e pressão intraocular.

1. **Escavação do disco óptico** – Pode-se identificar a escavação (*cupping*) do disco óptico como um aumento absoluto ou uma assimetria entre os dois olhos para a relação entre o diâmetro da taça óptica e o diâmetro de todo o disco óptico (relação taça-disco). (Uma relação escavação-disco > 0,5 ou uma assimetria entre os olhos ≥ 0,2 é sugestiva.) A detecção da presença de escavação do disco óptico e das anormalidades associadas na camada de fibras nervosas da retina fica facilitada pelas tomografias de coerência óptica.
2. **Anormalidades do campo visual** – Inicialmente, as anormalidades do campo visual ocorrem na região paracentral, seguidas por uma constrição do campo visual periférico. A visão central permanece satisfatória até o final da doença.
3. **Pressão intraocular** – A faixa normal de pressão intraocular se situa entre 10 e 21 mmHg. Em muitas pessoas (cerca de 4,5 milhões nos EUA), um achado de elevação da pressão intraocular não está associado a anomalias do disco óptico nem do campo visual (hipertensão ocular). Em todos esses casos, há necessidade de monitoramento para o desenvolvimento de glaucoma; um percentual significativo de olhos com glaucoma de ângulo aberto primário demonstra pressão intraocular normal em uma primeira medição; apenas medições repetidas identificarão a pressão anormalmente elevada. No glaucoma de tensão normal, a pressão intraocular está situada sempre dentro da faixa normal.

Prevenção

São muitas as causas de anomalias do disco óptico ou de alterações no campo visual que mimetizam o glaucoma; em alguns pacientes, os testes de campo visual podem não ser confiáveis, sobretudo nas faixas etárias mais avançadas. Portanto, diagnosticar um caso de glaucoma nem sempre é tarefa simples, sendo muito importante que os programas de rastreamento envolvam profissionais da visão.

Embora todas as pessoas com mais de 50 anos possam se beneficiar com a medição da pressão intraocular e um exame do disco óptico a intervalos de 3-5 anos, o rastreamento do glaucoma crônico de ângulo aberto deve ser direcionado para pessoas que tenham um familiar de primeiro grau afetado, para pessoas com diabetes *mellitus*, e para pessoas idosas de ascendência africana ou hispânica. Também pode haver necessidade de rastreamento nos casos de pacientes tratados com cursos prolongados de corticoterapia oral ou combinada (intranasal e inalada). O rastreamento para glaucoma crônico de ângulo fechado deve ser direcionado para a pessoas de ascendência Inuit ou asiática.

Tratamento

A. Medicamentos

O tratamento clínico deve ser orientado para a diminuição da pressão intraocular, mesmo em casos de glaucoma de tensão normal. Comumente, os médicos optam pelos colírios análogos da prostaglandina como terapia de primeira linha, graças à sua eficácia, ausência de efeitos colaterais sistêmicos e pela conveniência na sua dosagem, 1x/dia (exceto para unoprostona) (ver Tab. 7.2). Todos esses agentes são capazes de causar hiperemia conjuntival, escurecimento permanente da cor da íris e das sobrancelhas, maior crescimento dos cílios e diminuição da gordura periorbital (periorbitopatia associada às prostaglandinas). O agente latanosteno bunode é metabolizado até latanoprosta e outro componente que libera óxido nítrico, com aumento do fluxo trabecular. Bloqueadores beta-adrenérgicos tópicos podem ser usados isoladamente ou em combinação com um análogo da prostaglandina. Pode haver contraindicação para o uso tópico de bloqueadores beta-adrenérgicos tópicos em pacientes com doença reativa das vias aéreas ou IC. Teoricamente, betaxolol cardiosseletivo é mais seguro para pacientes com doença reativa das vias aéreas; contudo, será menos eficaz com relação à diminuição da pressão intraocular. Brimonidina a 0,2%, um agonista alfa-2 seletivo, e inibidores tópicos da anidrase carbônica podem ser administrados em acréscimo a um análogo da prostaglandina ou a um betabloqueador, ou ainda como tratamento inicial para aqueles pacientes com contraindicação para o uso de análogos da prostaglandina e betabloqueadores. Todos esses três esquemas estão associados ao surgimento de reações alérgicas. Brimonidina pode causar uveíte. Apraclonidina a 0,5-1%, outro agonista alfa-2, pode ser prescrito como uma forma de adiar a necessidade de cirurgia em pacientes medicados com terapia clínica máxima, mas seu uso prolongado sofre limitações por causa das reações adversas. A apracionidina é prescrita mais comumente no controle do aumento agudo da pressão intraocular, como pode ocorrer em seguida a uma laserterapia. O agente tópico netarsudil (um inibidor da Rho quinase) em solução oftálmica a 0,02% aumenta o fluxo do humor aquoso através da rede trabecular. Raramente o médico recomendará o uso de pilocarpina a 1-4%, devido aos seus efeitos adversos. Podem ser usados cursos prolongados com inibidores orais da anidrase carbônica (como a acetazolamida) naqueles pacientes para os quais a terapia tópica é inadequada e a laserterapia ou a terapia cirúrgica também não é uma boa opção.

Existem disponíveis diversos colírios que combinam dois agentes (p. ex., análogos da prostaglandina, bloqueadores beta-adrenérgicos, brimonidina e inibidores tópicos da anidrase carbônica) que podem melhorar a adesão de pacientes que precisam ser medicados com vários agentes. Para a atenuação dos efeitos oculares adversos em pacientes alérgicos ou com xeroftalmia grave, deve-se dar preferência às formulações contendo um ou dois agentes e isentas de conservantes, ou que não incluam o cloreto de benzalcônio como conservante.

B. Laserterapia e cirurgia

1. **Glaucoma de ângulo aberto** – Usa-se a trabeculoplastia a *laser* como complemento ao tratamento tópico como forma de adiar a cirurgia para glaucoma de ângulo aberto; a trabeculoplastia também é defendida como tratamento primário, especialmente nos casos em que haja problema com a adesão aos medicamentos. Em geral, faz-se uma trabeculectomia cirúrgica quando a pressão intraocular está sendo inadequadamente controlada pelo tratamento clínico e pela laserterapia, mas o procedimento também pode ser usado como tratamento primário em casos avançados. A trabeculectomia continua sendo o procedimento padrão. Em pacientes com pior prognóstico, deve-se instituir um tratamento adjuvante com mitomicina ou fluorouracila subconjuntival no período perioperatório ou pós-operatório. Existem vários procedimentos menos invasivos, que evitam uma incisão de espessura total no globo ocular. Um deles é a cirurgia microinvasiva para o glaucoma. Esses procedimentos são apropriados para tratamento de casos moderados de glaucoma e estão associados a menos complicações, mas apresentam maior dificuldade de realização.

2. **Glaucoma de ângulo fechado** – Pacientes com glaucoma crônico de ângulo fechado poderão ser beneficiados com a realização de uma iridotomia periférica a *laser*, iridectomia periférica cirúrgica ou extração de catarata. Em pacientes que se apresentam com ângulos estreitos da câmara anterior assintomáticos (cerca de 10% dos adultos chineses), a profilaxia com iridotomia periférica a *laser* pode ser realizada com o objetivo de diminuir o risco de glaucoma agudo e crônico de ângulo fechado. No entanto, há preocupações com relação à eficácia desse tratamento e ao risco de progressão da catarata e de descompensação da córnea. Nos EUA, cerca de 1% das pessoas com mais de 35 anos têm ângulos estreitos da câmara anterior; entretanto, o fechamento angular agudo e crônico é suficientemente incomum para que geralmente a terapia profilática não seja recomendada.

3. **Glaucoma de tensão normal** – O objetivo do tratamento do glaucoma de tensão normal é a diminuição da pressão intraocular em 30% (mesmo que ela esteja na faixa normal), como forma de prevenir a progressão. Tal como acontece com o glaucoma de ângulo aberto, se não for possível baixar a pressão intraocular apenas com o tratamento clínico,

usa-se a trabeculoplastia a *laser* como terapia adjuvante. Naqueles pacientes em que tanto o tratamento clínico como a laserterapia foram inadequados, o procedimento cirúrgico padrão é a trabeculectomia.

Prognóstico

É provável que um glaucoma crônico não tratado com início aos 40-45 anos causará cegueira completa aos 60-65 anos. O diagnóstico e tratamento precoces podem preservar uma visão funcional ao longo da vida. Em pacientes com glaucoma primário de ângulo aberto e se também houver necessidade de tratamento da hipertensão ocular, o objetivo consiste em diminuir a pressão intraocular até um nível capaz de reduzir adequadamente a progressão da perda de campo visual. Em pacientes que se apresentam com alterações significativas no campo visual ou no disco óptico, a pressão intraocular deve ser baixada para < 16 mmHg. Em casos de glaucoma de tensão normal com perda progressiva do campo visual, haverá necessidade de atingir uma pressão intraocular ainda mais baixa; assim, frequentemente haverá necessidade de tratamento cirúrgico.

Quando encaminhar

Todos os pacientes com suspeita de glaucoma crônico devem ser encaminhados ao oftalmologista.

Gedde SJ et al. American Academy of Ophthalmology Preferred Practice Pattern Glaucoma Panel. Primary Open-Angle Glaucoma Preferred Practice Pattern®. Ophthalmology. 2021;128:71. [PMID: 34933745]

Gedde SJ et al. American Academy of Ophthalmology Preferred Practice Pattern Glaucoma Panel. Primary Open-Angle Glaucoma Suspect Preferred Practice Pattern®. Ophthalmology. 2021;128:151. [PMID: 34933743]

Kang JM et al. Glaucoma. Med Clin North Am. 2021;105:493. [PMID: 33926643]

Stein JD et al. Glaucoma in adults – screening, diagnosis, and management: a review. JAMA. 2021;325:164. [PMID: 33433580]

Uveíte

FUNDAMENTOS DO DIAGNÓSTICO

- Geralmente imunológica, mas possivelmente infecciosa ou neoplásica.
- A inflamação pode estar confinada ao olho, ou pode ser sistêmica.
- Uveíte anterior aguda: vermelhidão repentina e visão embaçada, muitas vezes com fotofobia.
- Uveíte posterior: perda gradual da visão, comumente com "moscas volantes", em um olho com inflamação variável.

Considerações gerais

Clinicamente, a inflamação intraocular (uveíte) é classificada como aguda ou crônica, como não granulomatosa ou granulomatosa, e por quais localizações anatômicas oculares envolvidas (anterior, intermediária, posterior ou geral [panuveíte]).

Na maioria dos casos, a uveíte tem patogênese imunológica, mas a causa pode ser uma infecção, particularmente em pacientes de imunodeficientes.

1. **Uveíte anterior não granulomatosa** – Os distúrbios sistêmicos associados à uveíte anterior não granulomatosa aguda são as enfermidades relacionadas ao HLA-B27 (espondilite anquilosante, artrite reativa, psoríase, retocolite ulcerativa e doença de Crohn). Em geral, a apresentação inicial da síndrome de Behçet, doença crônica recorrente, é uma uveíte anterior aguda, acompanhada por hipópio recorrente, e uma uveíte posterior, caracteristicamente com oclusões de ramos venosos da retina. Infecções herpéticas – tanto por herpes-simples quanto por herpes-zóster – podem causar uveíte anterior aguda não granulomatosa e granulomatosa, bem como retinite (necrose retiniana aguda). A uveíte anterior crônica não granulomatosa ocorre em casos de artrite idiopática juvenil.

2. **Uveíte anterior granulomatosa** – Doenças causadoras de uveíte anterior granulomatosa também tendem a causar uveíte posterior. Essas doenças incluem sarcoidose, toxoplasmose, tuberculose, sífilis, doença de Vogt-Koyanagi-Harada (uveíte bilateral associada à alopecia, poliose [cílios, sobrancelhas ou cabelos despigmentados], vitiligo e perda auditiva) e uma oftalmia simpática que acomete o paciente em seguida a um trauma ocular penetrante. Em pacientes com toxoplasmose, pode ser observada evidência de episódios prévios de retinocoroidite. A sífilis produz uma condição característica, conhecida como "sal e pimenta"; entretanto, a doença também pode apresentar ampla variedade de manifestações clínicas. Os principais patógenos responsáveis pela inflamação ocular em pacientes infectados pelo HIV incluem citomegalovírus (CMV), os vírus do herpes-simples e herpes-zóster, micobactérias, *Cryptococcus*, *Toxoplasma* e *Candida*.

A vasculite retiniana e a uveíte intermediária manifestam-se predominantemente na forma de uma uveíte posterior; em casos de vasculite retiniana, são observadas anormalidades retinianas centrais ou periféricas; já em pacientes com uveíte intermediária, notam-se anormalidades retinianas periféricas remotas (*pars planitis*). A vasculite retiniana pode ser causada por uma ampla variedade de agentes infecciosos e por doenças sistêmicas não infecciosas, mas também pode ser idiopática. A uveíte intermediária costuma ser idiopática, mas pode ocorrer em pacientes com esclerose múltipla ou sarcoidose.

Achados clínicos

A **uveíte anterior** se caracteriza pela presença de células inflamatórias e erupções, visualizadas mais adequadamente com a ajuda de uma lâmpada de fenda dentro do corpo aquoso. Em casos graves, o paciente pode se apresentar com hipópio (camada de coleção leucocítica) e fibrina na câmara anterior.

Também podem ser observadas células no endotélio corneal, em forma de precipitados ceráticos. Em casos de uveíte granulomatosa, são observados grandes precipitados ceráticos conhecidos como "*mutton fat*" e, em alguns casos, nódulos na íris. Em pacientes com uveíte não granulomatosa, os precipitados ceráticos são menores ou estão ausentes, e não são observados nódulos na íris. Geralmente a pupila é pequena e, com a formação de sinéquias posteriores (i.e., aderências entre a íris e a cápsula anterior do cristalino), também assume um formato irregular e se mostra pouco reativa.

A uveíte anterior não granulomatosa tende a se apresentar de forma aguda: o paciente informa dor unilateral, vermelhidão, fotofobia e perda da visão. No entanto, com frequência a inflamação ocular associada à artrite idiopática juvenil é indolente, geralmente assintomática no início do distúrbio, e apresenta risco elevado de complicações que põem em risco a visão do paciente. A uveíte anterior granulomatosa frequentemente também é crônica, recorrente e indolente, resultando em visão turva em um dos olhos, com uma inflamação variável.

Em pacientes com **uveíte posterior**, são observadas células no corpo vítreo e, além disso, também podem ter ocorrido lesões inflamatórias na retina ou na coroide. As lesões retinianas recentes têm uma coloração amarela e margens indistintas; também podem ter ocorrido hemorragias retinianas. As lesões mais antigas possuem margens mais definidas, comumente pigmentadas. Pode ocorrer a formação de um manguito em torno dos vasos retinianos adjacentes a essas lesões; isso também pode ocorrer de forma mais difusa. Em casos graves, a opacidade do corpo vítreo impedirá a visualização dos detalhes da retina.

A uveíte posterior pode ser unilateral ou bilateral, exibindo sintomas de "moscas volantes" e perda da visão. Em geral, os sintomas surgem mais lentamente, embora eventualmente possam ocorrer apresentações agudas. A perda da visão pode ser decorrente de turvação e opacidades do corpo vítreo, lesões inflamatórias com envolvimento da mácula, edema macular, oclusão da veia retiniana ou, raramente, neuropatia óptica.

Diagnóstico diferencial

Descolamento de retina, tumores intraoculares e linfoma do SNC podem estar mascarados como uveíte.

Tratamento

Em geral, pacientes com **uveíte anterior** respondem ao uso tópico de corticosteroides (Tab.7.2). Ocasionalmente, haverá necessidade da aplicação de injeções perioculares ou intraoculares de corticosteroides, ou mesmo do uso de corticosteroides sistêmicos. Uma medida importante é a dilatação da pupila com um agente cicloplégico (p. ex., ciclopentolato, homatropina, atropina) (Tab.7.2), como forma de aliviar o desconforto e prevenir sinéquias posteriores permanentes. Casos de **uveíte posterior** serão tratados mais comumente com corticosteroides sistêmicos, perioculares ou intravítreos. Em casos crônicos, frequentemente haverá necessidade de um tratamento imunomodulador sistêmico poupador de corticosteroides, com uso de agentes como azatioprina, ciclosporina, micofenolato, metotrexato, tacrolimo ou sirolimo. Nesses casos,

frequentemente os médicos prescrevem terapias biológicas. Em geral, a dilatação pupilar é dispensável.

Nos casos em que foi identificada uma causa infecciosa, muitas vezes haverá necessidade de uma antibioticoterapia específica. Em geral, o prognóstico para a uveíte anterior, em especial do tipo não granulomatoso, é mais favorável do que o prognóstico para a uveíte posterior.

Quando encaminhar

- Qualquer paciente com suspeita de uveíte aguda deve ser encaminhado urgentemente ao oftalmologista, ou como uma emergência se houver perda da visão ou dor intensa.
- Qualquer paciente com suspeita de uveíte crônica deve ser encaminhado urgentemente a um oftalmologista, ou em regime de extrema urgência se o paciente estiver sofrendo uma perda de visão algo mais do que leve.

Quando hospitalizar

Pacientes com uveíte grave, sobretudo aqueles que dependam de terapia intravenosa, talvez precisem ser internados no hospital.

Al-Janabi A et al. Long-term outcomes of treatment with biological agents in eyes with refractory, active, noninfectious intermediate uveitis, posterior uveitis, or panuveitis. Ophthalmology. 2020;127:410. [PMID: 31607412]

Rathinam SR et al; FAST Research Group. Effect of corticosteroid-sparing treatment with mycophenolate mofetil vs methotrexate on inflammation in patients with uveitis: a randomized clinical trial. JAMA. 2019;322:936. [PMID: 31503307]

Catarata

FUNDAMENTOS DO DIAGNÓSTICO

- Visão progressivamente turva.
- Sem dor ou vermelhidão.
- Opacidades do cristalino (podem ser bastante visíveis).

Considerações gerais

Cataratas são opacidades do cristalino; geralmente ocorrem bilateralmente. Elas são a causa principal de cegueira em todo o mundo. A catarata ligada à idade é de longe a causa mais comum. Outras causas podem ser: (1) catarata congênita (em decorrência de infecções intrauterinas, p. ex., rubéola e CMV, ou erros congênitos do metabolismo, p. ex., galactosemia); (2) traumática; (3) secundária a uma doença sistêmica (diabetes mellitus, distrofia miotônica, dermatite atópica); (4) tratamento com corticosteroides tópicos, sistêmicos ou inalatórios; (5) uveíte; ou (6) exposição à radiação. Em sua maioria, pessoas com mais de 60 anos apresentam algum grau de opacidade do cristalino. O tabagismo aumenta o risco de formação de catarata. O uso de suplementos multivitamínicos/minerais e de altos níveis de antioxidantes na alimentação pode prevenir o desenvolvimento de catarata ligada à idade.

Achados clínicos

O sintoma predominante é um embaçamento progressivo da visão. Podem ocorrer ofuscamento, sobretudo em ambientes com luzes intensas ou ao dirigir à noite; mudança do foco, especialmente com a ocorrência de miopia; e visão dupla monocular pode ocorrer.

Com a ajuda de um oftalmoscópio ou lâmpada de fenda, mesmo em seus estágios iniciais é possível visualizar a catarata através de uma pupila dilatada. À medida que a catarata prossegue em seu processo de maturação, vai se tornando cada vez mais difícil visualizar a retina, até que finalmente o reflexo do fundo desaparece e a pupila fica branca.

Tratamento

O principal critério para a realização da cirurgia é a presença de uma deficiência funcional da visão – especificamente seu efeito nas atividades diárias e no maior risco de quedas. Em geral, a remoção da catarata é feita por uma das técnicas que poupam a cápsula posterior do cristalino (i.e., extracapsular), o que possibilita a introdução de uma prótese de lente intraocular. A técnica de fragmentação ultrassônica (facoemulsificação) do núcleo do cristalino e o uso de lentes intraoculares dobráveis permitem que a cirurgia de catarata seja realizada através de uma pequena incisão que dispensa o uso de suturas; com isso, o percentual de complicações pós-operatórias diminui, e a reabilitação visual ocorre de maneira mais acelerada. A lente intraocular monofocal comum pode corrigir a visão para perto, ou para longe. As lentes intraoculares *premium* (multifocais, de acomodação e com maior profundidade de foco) reduzem a necessidade de correção da visão para longe e para perto. Nos países em desenvolvimento, a cirurgia manual com pequenas incisões para remoção do núcleo do cristalino intacto se popularizou por depender de menos equipamento. Mas, subsequentemente, talvez haja necessidade de laserterapia adicional (i.e., meses a anos após a cirurgia inicial de catarata) se vier a ocorrer opacificação da cápsula posterior. O uso tópico de colírios para dissolução ou prevenção de cataratas tem demonstrado resultados promissores em modelos experimentais; contudo, atualmente a cirurgia é a única opção terapêutica para casos de catarata visualmente significativa.

Prognóstico

A cirurgia de catarata tem bom custo-benefício em termos de melhora da sobrevida e da qualidade de vida dos pacientes. Nos países desenvolvidos, em 95% dos casos esse procedimento terapêutico melhora a acuidade visual. Nos outros 5%, existem danos preexistentes na retina, ou ocorrem complicações operatórias ou pós-operatórias. Em países menos desenvolvidos, a melhora da acuidade visual não é tão elevada; em parte, isso se deve ao erro refrativo não corrigido no pós-operatório. A obstrução do duto nasolacrimal aumenta o risco de infecção intraocular (endoftalmite). Há muitos medicamentos, como antagonistas dos receptores alfa-adrenérgicos para hiperplasia prostática benigna ou para hipertensão sistêmica, e antipsicóticos, que aumentam o risco de complicações durante a cirurgia (síndrome da íris frouxa) e no pós-operatório imediato.

Pacientes medicados com tansulosina, um alfabloqueador, apresentam o maior risco de sofrer síndrome da íris frouxa. Ainda não se chegou a um consenso sobre a descontinuação dos alfabloqueadores antes da cirurgia, porque os efeitos do medicamento na íris podem persistir por meses a anos. O cirurgião deve ter conhecimento dos medicamentos que seu paciente está tomando, inclusive alfabloqueadores, para que possa estar prevenido contra possíveis problemas da íris durante a cirurgia. Se o paciente ainda não começou a tomar um alfabloqueador e planeja fazer em breve uma cirurgia de catarata, havendo possibilidade será mais sensato esperar até depois da cirurgia para dar início à medicação.

Quando encaminhar

Pacientes com catarata devem ser encaminhados ao oftalmologista sempre que sua deficiência visual estiver afetando negativamente suas atividades cotidianas.

Christou CD et al. Intraoperative floppy iris syndrome: updated perspectives. Clin Ophthalmol. 2020;14:463. [PMID: 32109982]
Lian RR et al. The quest for homeopathic and nonsurgical cataract treatment. Curr Opin Ophthalmol. 2020;31:61. [PMID: 31770163]
Miller KM et al. American Academy of Ophthalmology Preferred Practice Pattern Cataract/Anterior Segment Panel. Cataract in the Adult Eye Preferred Practice Pattern®. Ophthalmology. 2022;129:1. [PMID: 34780842]

Descolamento de retina

FUNDAMENTOS DO DIAGNÓSTICO

- Perda de visão (geralmente rápida) em um olho, possivelmente com uma "cortina" que se expande por todo o campo de visão.
- Sem dor ou vermelhidão.
- Descolamento observado por oftalmoscopia.

Considerações gerais

A maioria dos casos de descolamento de retina se deve à ocorrência de uma ou mais lacerações ou orifícios periféricos na retina (descolamento de retina regmatogênico). Em geral, essa ocorrência resultará do descolamento do corpo vítreo posterior, relacionado a alterações degenerativas no corpo vítreo, e acomete frequentemente pessoas > 50 anos de idade. As duas causas predisponentes mais comuns são miopia e extração de catarata. O descolamento de retina também pode ser causado por algum trauma ocular penetrante ou contuso; em alguns casos, o trauma ocorreu com anos de antecedência.

Um descolamento de retina tracional ocorre quando existe uma fibrose pré-retiniana, como em casos de retinopatia proliferativa causada por retinopatia diabética ou por oclusão da veia da retina, ou como uma complicação do descolamento de retina regmatogênico. O descolamento de retina exsudativo é resultado de um acúmulo de líquido subretiniano, como pode ocorrer em casos de degeneração macular neovascular ligada à idade, ou secundariamente a um tumor de coroide.

Achados clínicos

Em geral, o descolamento de retina regmatogênico tem início na região periférica da retina, espalhando-se rapidamente e causando perda de campo visual. Os sintomas de predisposição ao descolamento do corpo vítreo posterior com tração vitreorretiniana incluem: recente aparecimento das "moscas volantes" (i.e., manchas ou filamentos móveis como teias de aranha no campo visual), ou aumento desses sinais, e fotopsias (*flashes* de luz). A visão central permanece intacta, até que ocorra descolamento da mácula central. No exame oftalmoscópico, pode-se observar uma retina vista elevada na cavidade vítrea, com superfície irregular (Fig. 7.1). Em casos de descolamento de retina tracional, ocorre uma elevação irregular da retina aderida ao tecido cicatricial presente na superfície da retina, em alguns casos com extensão até o corpo vítreo. Os descolamentos exsudativos da retina têm forma de cúpula, e o líquido subretiniano muda de posição com as mudanças na postura. A ultrassonografia ocular ajuda na detecção e caracterização do descolamento de retina.

Tratamento

O tratamento de descolamentos de retina regmatogênicos implica o fechamento de todas as lacerações e orifícios na retina mediante a formação de uma aderência permanente com o uso de fotocoagulação a laser na retina, ou de crioterapia na esclerótica. Certos tipos não complicados de descolamento de retina podem ser tratados por retinopexia pneumática; nesse procedimento, injeta-se um gás expansivo na cavidade vítrea, e a cabeça do paciente deve ficar posicionada de modo a facilitar a aposição entre o gás e o orifício – o que permite o reposicionamento da retina. Depois da reinserção da retina, os defeitos retinianos são circundados pela fotocoagulação a *laser* ou por cicatrizes causadas pela crioterapia; esses dois métodos também são usados para o selamento de defeitos retinianos sem a presença de descolamento.

Em descolamentos de retina complicados, em particular descolamentos de retina tracionais, a reinserção de retina será possível apenas por vitrectomia, manipulação direta da retina e tamponamento interno da retina com ar, gás expansivo ou óleo de silicone. A presença de um gás expansivo no interior do olho é uma contraindicação para viagens aéreas, prática do montanhismo em grandes altitudes e anestesia com óxido nitroso; todas essas situações podem provocar expansão do gás, o que resultará em aumentos significativos na pressão intraocular. Depois da cirurgia, esses gases persistirão no globo ocular durante semanas (ver Cap. 39). O tratamento dos descolamentos de retina exsudativos será determinado pela causa subjacente.

Prognóstico

Cerca de 90% dos descolamentos de retina regmatogênicos não complicados podem ser curados por uma operação. Em termos de visão, o prognóstico será pior para aqueles casos de descolamento da mácula, ou com descolamento de longa duração.

Quando encaminhar

Todos os casos de descolamento de retina devem ser encaminhados com urgência para o oftalmologista, e em regime de emergência se o paciente estiver com boa visão central, pois esse achado indica que ainda não ocorreu descolamento da mácula. Durante o transporte, a cabeça do paciente deve ficar posicionada de modo que a laceração da retina fique posicionada no ponto mais baixo do olho, para que fique minimizada a extensão da retina descolada. Se a parte inferior da retina estiver descolada com perda do campo visual superior, o paciente deverá manter a cabeça ereta, para que a laceração fique localizada no ponto mais baixo; por outro lado, se a porção temporal da retina estiver descolada (i.e., perda de campo visual no lado do nariz), o paciente deverá manter o lado temporal da cabeça (i.e., lado da orelha) para baixo, de modo a reduzir a probabilidade de extensão do fluido por baixo da parte central da retina, o que pode resultar em descolamento da mácula. Se o paciente estiver com boa visão e se a mácula estiver aderida, deverá minimizar os movimentos oculares; em alguns pacientes, o uso bilateral de tapa-olhos poderá ajudar a evitar que os olhos se movam, até que a cirurgia de reparação do descolamento de retina possa ser realizada.

Sena DF et al. Pneumatic retinopexy versus scleral buckle for repairing simple rhegmatogenous retinal detachments. Cochrane Database Syst Rev 2021;11:CD008350. [PMID: 34762741]
Starr MR et al. Primary retinal detachment outcomes study: summary of reports number 1 to number 18. Curr Opin Ophthalmol 2023;34:211. [PMID: 36866845]

Hemorragia vítrea

Pacientes com hemorragia vítrea (hemovítreo) se queixam de perda súbita da visão, aparecimento abrupto de "moscas volantes" (podendo aumentar progressivamente em termos de gravidade) ou, ocasionalmente, "sangramento dentro do

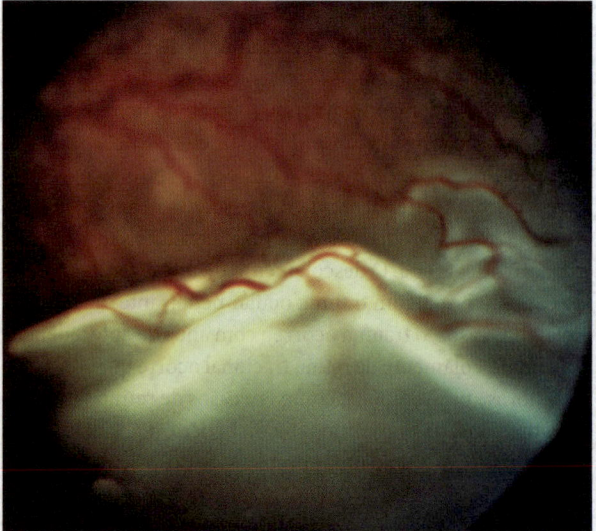

FIGURA 7.1   Descolamento da parte inferior da retina, observado por oftalmoscopia direta ou indireta.

olho". A acuidade visual varia de 20/20 (6/6) até a percepção da luz. O olho não está inflamado, vermelho ou dolorido, e os indícios para que se chegue ao diagnóstico são a incapacidade de observar detalhes do fundo ou a presença de sangue localizado no corpo vítreo, adiante da retina. As causas de hemorragia vítrea incluem laceração da retina (com ou sem descolamento), retinopatia diabética ou falciforme, oclusão de veia retiniana, vasculite retiniana, degeneração macular neovascular relacionada à idade, macroaneurisma arterial retiniano, discrasia sanguínea, anticoagulação terapêutica, trauma, hemorragia subaracnóidea e esforço muito intenso (retinopatia de Valsalva).

Quando encaminhar

Todos os pacientes com suspeita de hemorragia vítrea devem ser encaminhados com urgência ao oftalmologista, para determinação da etiologia. Se a hemorragia vítrea for causada por uma laceração ou descolamento da retina, deverá ser reparada em regime de urgência para evitar a perda permanente da visão.

Fallico M et al. Intravitreal anti-vascular endothelial growth factors, panretinal photocoagulation and combined treatment for proliferative diabetic retinopathy: a systematic review and network meta-analysis. Acta Ophthalmol 2021;99:e795. [PMID: 33326183]
Shaikh N et al. Vitreous hemorrhage–causes, diagnosis, and management. Indian J Ophthalmol 2023;71:28. [PMID: 36588205]

Degeneração macular relacionada à idade

FUNDAMENTOS DO DIAGNÓSTICO

- Faixa etária avançada.
- Em um ou ambos os olhos; deterioração aguda ou crônica da visão central; distorção ou tamanho anormal das imagens; em alguns casos, a evolução é aguda.
- Sem dor ou vermelhidão.
- Classificada como degeneração macular seca ("atrófica", "geográfica") ou úmida ("neovascular", "exsudativa").
- Anormalidades maculares observadas por oftalmoscopia.

Considerações gerais

A degeneração macular relacionada à idade (DMRI) é a principal causa de perda permanente da visão na população idosa. Sua prevalência aumenta progressivamente depois dos 50 anos de idade (para quase 30% aos 75 anos). É provável que sua ocorrência e a resposta ao tratamento sejam influenciadas por variações geneticamente determinadas, muitas das quais envolvem a via do complemento. Outros fatores associados são sexo (ligeira predominância feminina), hist**órico** familiar, hipertensão, hipercolesterolemia, DCV, hipermetropia, cor clara da íris e tabagismo (o fator de risco mais facilmente modificável).

Embora tanto a forma seca como a forma úmida da DMRI sejam progressivas e geralmente bilaterais, elas diferem com relação às suas manifestações, prognóstico e tratamento.

Achados clínicos

A presença de drusas constitui a marca registrada da DMRI. Drusas duras surgem como depósitos subretinianos amarelos discretos. Drusas moles são mais claras e menos diferenciadas. A presença de drusas moles grandes e confluentes é um fator de risco para a forma neovascular (úmida) da DMRI. Na maioria dos pacientes com DMRI, a perda da visão envolve apenas a visão central. Há manutenção dos campos periféricos e, portanto, da visão de navegação, exceto em pacientes com a forma neovascular grave da DMRI, ou em pacientes que simultaneamente se apresentam com alguma patologia do nervo óptico, como o glaucoma. Embora a forma "seca" da DMRI seja mais comum, a forma "úmida" e não tratada dessa doença é responsável por cerca de 90% de todos os casos de cegueira legal causada pela DMRI.

1. **Degeneração macular relacionada à idade, forma "seca"** – Ocorre perda bilateral, gradual e progressiva da visão, causada pela atrofia geográfica da parte externa da retina, do epitélio retiniano pigmentar e do coriocapilar, que fornece sangue tanto para a parte externa da retina quanto para o seu epitélio pigmentar.

2. **Degeneração macular relacionada à idade, forma "úmida"** – Ocorre neovascularização da coroide por baixo da retina ou sob suas células epiteliais pigmentares; esse crescimento vascular resulta em um acúmulo de líquido exsudativo, hemorragia e fibrose. A perda da visão se inicia mais rapidamente e com maior gravidade do que em casos de degeneração atrófica. Com frequência, os dois olhos são sequencialmente afetados ao longo de um período de alguns anos.

Tratamento

Nenhuma modificação dietética foi capaz de prevenir o desenvolvimento da degeneração macular relacionada à idade, mas sua progressão pode ser atenuada com o tratamento VO com antioxidantes (vitaminas C e E), zinco, cobre e carotenoides (luteína e zeaxantina, em lugar de vitamina A [betacaroteno]). A administração VO de ácidos graxos ômega-3 não proporciona benefícios extras.

1. **Degeneração macular relacionada à idade, forma "seca"** – Pegcetacoplan e avacincaptad pegol são agentes aprovados pela FDA dos EUA para o tratamento desse distúrbio. Esses agentes inibem a via do complemento, são administrados por injeção no corpo vítreo a intervalos mensais ou bimestrais e retardam a velocidade de crescimento das lesões da atrofia geográfica. Contudo, esses dois agentes estão associados a um risco ligeiramente aumentado de neovascularização da coroide, e a injeção intravítrea está

associada a riscos de infecção (1/2.000), descolamento de retina (1/10.000), hemorragia vítrea e catarata. Tal como acontece com a degeneração úmida, é importante que o paciente siga um programa de reabilitação que envolva meios auxiliares para visão subnormal. Além disso, os pacientes devem ser aconselhados a parar de fumar e a tomar suplementos vitamínicos, conforme foi descrito anteriormente.

2. **Degeneração macular relacionada à idade, forma "úmida"** – O uso de inibidores de fatores de crescimento endotelial vascular (VEGF), como ranibizumabe, bevacizumabe, aflibercept, faricimabe e brolucizumabe, e medicamentos biossimilares, como ranibizumabe-nuna e ranibizumabe-eqrn, pode promover a regressão da neovascularização coroidal, acompanhada pela reabsorção do líquido subretiniano e por melhora ou estabilização da visão. Há necessidade da repetição prolongada das injeções intraoculares; essa medicação deve ser feita várias vezes por ano (ou mesmo mensalmente) na clínica oftalmológica. Esse tratamento é bem tolerado, com efeitos adversos mínimos; mas há risco de infecção, descolamento de retina, hemorragia vítrea e catarata. O uso de brolucizumabe foi associado a inflamação intraocular e a uma vasculite retiniana oclusiva, resultando na perda irreversível da visão em alguns pacientes. Certos pacientes não respondem às injeções de anti-VEGF, e ocorre perda da visão em até um terço dos olhos, apesar do tratamento rotineiro.

Quando encaminhar

Pacientes idosos que se apresentam com perda súbita da visão, em particular com distorção paracentral ou central, ou com escotoma com preservação da acuidade central, devem ser urgentemente encaminhados ao oftalmologista.

Cabral de Guimaraes TA et al. Treatments for dry age-related macular degeneration: therapeutic avenues, clinical trials and future directions. Br J Ophthalmol. 2022;106:297. [PMID: 33741584]

Koh GY et al. Viewpoints: dual-blocking antibody against VEGF-A and angiopoietin-2 for treating vascular diseases of the eye. Trends Mol Med. 2022;28:347. [PMID: 35396185]

Tzoumas N et al. Complement inhibitors for age-related macular degeneration. Cochrane Database Syst Rev. 2023;6:CD009300. [PMID: 37314061]

Oclusões da veia central da retina e de seus ramos

FUNDAMENTOS DO DIAGNÓSTICO

- Perda repentina da visão monocular.
- Sem dor ou vermelhidão.
- Hemorragias retinianas generalizadas ou setoriais.

Considerações gerais

A oclusão da veia central da retina e de seus ramos constitui causas comuns de perda aguda de visão; as oclusões ramos da veia são quatro vezes mais comuns. Os principais fatores predisponentes são fatores etiológicos associados à aterosclerose, mas a presença de glaucoma também é importante fator de risco.

Achados clínicos

A. Sintomas e sinais

1. **Oclusão da veia central da retina** – Os sinais oftalmoscópicos incluem hemorragias retinianas generalizadas, dilatação e tortuosidade de veias da retina, manchas retinianas algodonosas e edema de disco óptico. Em casos raros, pacientes com oclusão da veia central da retina se apresentam com perda grave da visão e dor por ocasião da neovascularização da íris, habitualmente cerca de 90 dias depois de a oclusão da veia central da retina ter causado grave deficiência na perfusão da retina.

2. **Oclusão de ramo da veia central da retina** – No momento da oclusão, pode ocorrer perda súbita de visão se houver envolvimento da fóvea; ou algum tempo depois, em decorrência de uma hemorragia vítrea causada pela neovascularização retiniana. Uma perda da visão mais gradual poderá ocorrer com o desenvolvimento de um edema macular. Em casos agudos de oclusão de ramo da veia central da retina, as anormalidades retinianas (hemorragias, microaneurismas, dilatação e tortuosidade venosas e manchas algodonosas) ficam confinadas à área drenada pela veia obstruída.

Para que sejam avaliados possíveis fatores de risco reversíveis, é importante obter uma pressão arterial; todos os pacientes devem ser questionados sobre tabagismo. As pacientes mulheres devem ser questionadas sobre terapias estrogênicas (inclusive contraceptivos orais combinados). Os pacientes também devem ser questionados sobre um histórico de glaucoma e submetidos a um exame oftalmológico completo, para verificação da pressão intraocular. Pode ser recomendável a realização de um estudo do sono, para avaliar apneia obstrutiva do sono.

B. Achados laboratoriais

O médico deverá solicitar estudos laboratoriais de rastreamento para diabetes *mellitus*, hiperlipidemia e hiperviscosidade (sobretudo nos casos de doença bilateral simultânea), devendo haver inclusão de eletroforese de proteínas séricas para paraproteinemia. Particularmente para os pacientes mais jovens, o médico deverá considerar uma dosagem de anticorpos antifosfolípides, anticoagulante lúpico, testes para trombofilia hereditária e níveis plasmáticos de homocisteína.

Complicações

Se a oclusão da veia central da retina estiver associada a uma isquemia retiniana generalizada, que se manifesta na forma de baixa acuidade visual (20/200 [6/60] ou pior), hemorragias retinianas floridas, um defeito pupilar aferente e extensas áreas de oclusão capilar no exame angiográfico com fluoresceína, existe um risco elevado de glaucoma neovascular (rubeótico), caracteristicamente nos primeiros 3 meses subsequentes à oclusão. A oclusão de um ramo da veia central da retina ser complicada pela neovascularização retiniana periférica ou por um edema macular crônico.

Tratamento

A. Edema macular

A injeção intravítrea de inibidores de VEGF, como ranibizumabe, bevacizumabe ou aflibercepte, e de medicamentos biossimilares será benéfica para pacientes com edema macular causado por uma oclusão da veia central da retina, ou de um de seus ramos.

B. Neovascularização

Olhos em risco de glaucoma neovascular em seguida a uma oclusão isquêmica da veia central da retina devem ser tratados profilaticamente por panfotocoagulação a *laser*, ou tão logo haja evidência de neovascularização (esta última abordagem requer monitoramento frequente). Pode-se conseguir a regressão da neovascularização da retina e da íris com a aplicação de injeções intravítreas de bevacizumabe ou de outros agentes anti-VEGF, mas a panfotocoagulação a *laser* é o tratamento definitivo, não podendo ser substituída por agentes anti-VEGF. Em pacientes nos quais a oclusão de ramo da veia central da retina está complicada pela neovascularização retiniana, a retina isquêmica deverá ser tratada com fotocoagulação a *laser*.

Prognóstico

Em pacientes com oclusão da veia central da retina, inicialmente a gravidade da perda da visão é um bom guia para o resultado visual. Uma acuidade visual inicial de 20/60 (6/18) ou melhor sugere um bom prognóstico. O prognóstico para a visão será ruim para pacientes com glaucoma neovascular. Em casos de oclusão de ramo da veia central da retina, o resultado visual será determinado pela gravidade do glaucoma e pelo dano macular causado por hemorragia, isquemia ou edema.

Quando encaminhar

Todos os pacientes com oclusão de veia retiniana devem ser encaminhados com urgência ao oftalmologista.

Kapur M et al. Future of anti-VEGF: biosimilars and biobetters. Int J Retina Vitreous. 2022;8:2. [PMID: 34983660]

Romano F et al. Update on retinal vein occlusion. Asia Pac J Ophthalmol (Phila). 2023;12:196. [PMID: 36912792]

Oclusões da artéria central da retina e de seus ramos

FUNDAMENTOS DO DIAGNÓSTICO

- Perda repentina de visão monocular.
- Sem dor ou vermelhidão.
- Edema retiniano pálido generalizado ou setorial.

Considerações gerais

A isquemia arterial retiniana aguda, inclusive a oclusão da artéria central da retina e de seus ramos, é uma verdadeira emergência ocular e clínica. Em pacientes ≥ 50 anos de idade que se apresentam com oclusão da artéria central da retina, deve-se levar em conta a possibilidade de arterite de células gigantes (ver Neuropatia **ó**ptica isquêmica e Cap. 22). De outra forma, mesmo nos casos em que a oftalmoscopia não conseguiu identificar nenhum êmbolo retiniano, deverá ser ordenada uma investigação urgente para origens de êmbolos carotídeos e cardíacos em casos de oclusão da artéria central e de seus ramos, para possibilitar um tratamento oportuno com o objetivo de diminuir o risco de acidente vascular cerebral (ver Caps. 14, 16 e 26). Diabetes *mellitus*, hiperlipidemia e hipertensão sistêmica são fatores etiológicos comuns. Enxaqueca, uso de contraceptivos orais, vasculite sistêmica, trombofilia congênita ou adquirida e hiper-homocisteinemia também são causas, sobretudo em pacientes jovens. Deve-se considerar a possibilidade de dissecção da artéria carótida interna, especialmente quando o paciente se apresenta com dor cervical ou com histórico recente de trauma cervical.

Achados clínicos

A. Sintomas e sinais

1. **Oclusão da artéria central da retina** – Esta oclusão se apresenta como uma súbita e profunda perda da visão monocular. Geralmente, a acuidade visual fica reduzida (ou ainda pior) na contagem de dedos, e o campo visual pode ficar restrito a uma ilha de visão no campo temporal. A oftalmoscopia revela um edema pálido da retina com uma mancha vermelho-cereja na fóvea (Fig. 7.2). Ocasionalmente, podem ser observados êmbolos na artéria central da retina ou em seus ramos. O edema de retina diminui ao longo de um período de 4-6 semanas, restando um disco óptico pálido com adelgaçamento da parte interna da retina observado nas tomografias de coerência óptica; esses achados podem ajudar no diagnóstico de perda de visão inexplicável, nos casos em que o paciente não foi examinado durante o evento oclusivo agudo.

2. **Oclusão de ramo da artéria central da retina** – Pacientes com esse tipo de oclusão também podem se apresentar com perda súbita da visão se houver envolvimento da fóvea; entretanto, é mais comum que a queixa de apresentação seja a perda súbita de uma área discreta no campo visual em um dos olhos. Os sinais observados no fundo – edema de retina e, em alguns casos, manchas algodonosas adjacentes – ficam limitados à área da retina irrigada pela artéria ocluída.

É importante que o médico identifique fatores de risco para origens cardíacas de êmbolos, inclusive arritmia, especialmente fibrilação atrial, e valvopatia cardíaca; além disso, deve aferir a pressão arterial. As características clínicas não oculares da

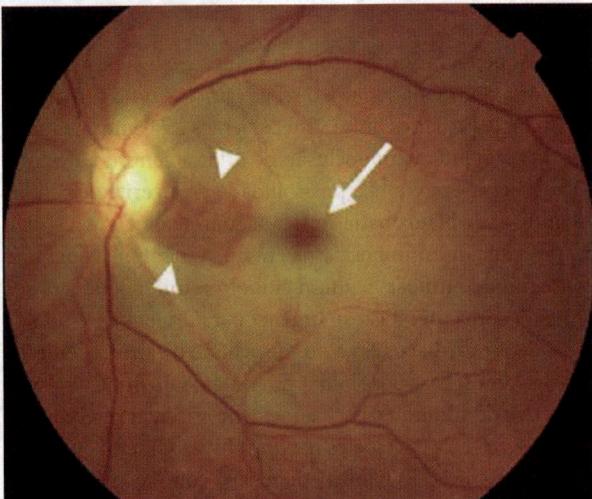

FIGURA 7.2 Oclusão aguda da artéria central da retina com mancha vermelho-cereja (seta) observada na imagem centrada na fóvea, com perda macular da transparência retiniana. Preservação da perfusão da retina adjacente ao disco óptico (cabeças de setas), graças à irrigação proveniente da artéria ciliorretiniana macular. (Reproduzida de Riordan-Eva P, Augsburger JJ. *Vaughan & Asbury's General Ophthalmology*, 19.ed. McGraw-Hill, 2018.)

arterite de células gigantes incluem idade ≥ 50 anos, cefaleia, sensibilidade no couro cabeludo, claudicação mandibular, mal-estar geral, perda de peso, sintomas de polimialgia reumática, sensibilidade, espessamento ou ausência de pulso das artérias temporais superficiais. A Tabela 22.11 apresenta uma listagem das manifestações clínicas da vasculite.

B. Achados laboratoriais

O médico deve suspeitar de arterite de células gigantes em casos de oclusão da artéria central da retina sem que sejam detectados êmbolos visíveis. Geralmente, em pacientes com essa doença, são observadas elevações de VHS e PCR, mas um ou ambos os indicadores podem estar normais (ver Cap. 22). O médico também deve considerar rastreamento para outros tipos de vasculite (ver Tab. 22.10). Todos os pacientes devem ser avaliados para diabetes *mellitus* e hiperlipidemia. Particularmente em pacientes mais jovens, o médico deve considerar a realização de testes para anticorpos antifosfolípides, anticoagulante lúpico, trombofilia hereditária e para elevação da homocisteína plasmática.

C. Diagnóstico por imagem

Deve ser ordenada com urgência uma ressonância magnética do cérebro com sequências de imagem ponderadas em difusão, com o objetivo de pesquisar infarto cerebral, presente em até 31% dos pacientes com oclusão da artéria central da retina ou de seus ramos. Se houver necessidade, também deve ser solicitada uma ultrassonografia duplex das artérias carótidas, ECG, ecocardiografia com estudos transesofágicos para identificação de origens carotídeas e cardíacas para êmbolos, além de estudos de TC ou RM para dissecção da artéria carótida interna.

Tratamento

Certamente, as oclusões das artérias retinianas são emergências; portanto, pacientes com esses distúrbios devem ser urgentemente encaminhados para serviços de emergência especializados, de preferência com um centro de AVE, para obtenção de exames de imagem e avaliação clínica, para prevenção de um subsequente AVE. Nos casos em que o paciente for atendido algumas horas depois do início do distúrbio, o tratamento de emergência (i.e., deitar o paciente na horizontal, massagem ocular, administração de concentrações elevadas de oxigênio por inalação, administração EV de acetazolamida e paracentese da câmara anterior) poderá influenciar o resultado para a visão. Foram obtidos bons resultados com a trombólise precoce, em particular por injeção intra-arterial local (mas também IV), em pacientes com oclusão da artéria central da retina não causada por arterite de células gigantes. No entanto, também foi observada grande incidência de efeitos adversos em pacientes que medicados com injeção intra-arterial local de agentes trombolíticos; além disso, talvez não seja possível fazer o procedimento com a necessária rapidez, depois da ocorrência da oclusão, para que se possa evitar uma perda permanente da visão, causada por isquemia da retina interna. Nesse tocante, estudos com base em primatas não humanos sugerem que essa perda permanente ocorrerá dentro de 90 minutos após a oclusão.

Em pacientes com arterite de células gigantes, há risco de envolvimento do outro olho, se o tratamento não for introduzido imediatamente. Nos casos de suspeita de uma arterite de células gigantes, o tratamento empírico inicial recomendado consiste na administração de metilprednisolona IV, 1 g/dia durante 3 dias. Todos os pacientes precisarão de tratamento subsequente com cursos prolongados de corticosteroides; há controvérsias com relação à medicação, em longo prazo, com ácido acetilsalicílico em baixas doses. Tocilizumabe, um anticorpo monoclonal antirreceptor da interleucina-6, também foi aprovado para tratamento da arterite de células gigantes. (Ver Polimialgia reumática e arterite de células gigantes, Cap. 22, para uma discussão mais aprofundada do tratamento.)

Em pacientes que se apresentam com oclusão embólica de artérias retinianas acompanhada por estenose de 70-99% da artéria carótida ipsilateral (e possivelmente em pacientes com estenose de 50-69%), deve-se considerar o tratamento por endarterectomia carotídea ou, possivelmente, angioplastia com colocação de *stent*, que deverá ser feita dentro de 2 semanas (ver Caps. 14 e 26). Geralmente, a embolização retiniana causada por doença cardíaca, como fibrilação atrial ou estado de hipercoagulabilidade, deverá ser tratada com anticoagulação. Casos de valvopatia cardíaca e de persistência do forame oval podem exigir tratamento cirúrgico.

Quando encaminhar

- Pacientes com oclusões de artérias retinianas devem ser encaminhados imediatamente para um pronto-socorro, de preferência para um centro de AVE, para avaliação das manifestações de derrame.

- Pacientes com oclusão da artéria central da retina devem ser encaminhados imediatamente para o oftalmologista.
- Pacientes com oclusão de ramo da artéria central da retina também devem ser encaminhados com urgência.
- Pacientes com suspeita de arterite de células gigantes devem ser encaminhados ao reumatologista, que irá orientar o tratamento.

Quando hospitalizar

Pacientes com perda da visão causada por arterite de células gigantes podem precisar de internação urgente para tratamento com corticosteroides em altas doses e para um rigoroso monitoramento que assegure um tratamento adequado.

Flaxel CJ et al. Retinal and Ophthalmic Artery Occlusions Preferred Practice Pattern®. Ophthalmology. 2020;127:P259. [PMID: 31757501]

Mac Grory B et al; American Heart Association Stroke Council; Council on Arteriosclerosis, Thrombosis and Vascular Biology; Council on Hypertension; and Council on Peripheral Vascular Disease. Management of central retinal artery occlusion: a scientific statement from the American Heart Association. Stroke. 2021;52:e282. [PMID: 33677974]

Webb Z. Intravenous thrombolysis for central retinal artery occlusion: a look at the literature for the emergency medicine physician. Cureus. 2023;15:e41878. [PMID: 37457612]

Perda temporária de visão monocular

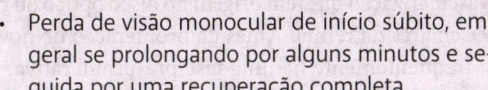

FUNDAMENTOS DO DIAGNÓSTICO

- Perda de visão monocular de início súbito, em geral se prolongando por alguns minutos e seguida por uma recuperação completa.

Achados clínicos
A. Sintomas e sinais

Em geral, a perda temporária da visão monocular ("ataque isquêmico transitório [AIT] ocular") é causada por um êmbolo retiniano proveniente de doença carotídea ipsilateral ou do coração. Normalmente, o paciente descreve a perda da visão como uma cortina que cruza verticalmente o campo visual, havendo perda completa da visão monocular, com duração de alguns minutos, seguindo-se um efeito de cortina semelhante, à medida que o episódio passa (amaurose fugaz, também conhecida como "cegueira passageira"). Em casos raros, pode-se visualizar um êmbolo com a oftalmoscopia. Outras causas de perda temporária da visão (frequentemente recorrente) em decorrência de uma isquemia ocular incluem arterite de células gigantes, estado de hipercoagulabilidade (i.e., síndrome antifosfolípide), hiperviscosidade e doença carotídea oclusiva grave. Pacientes com edema do disco óptico e aqueles com pressão intracraniana elevada podem sofrer uma perda da visão ainda mais rápida, com duração de apenas alguns segundos até 1 minuto. Em geral, essa perda é recorrente e afeta um ou ambos os olhos.

B. Estudos diagnósticos

Na maioria dos casos, a avaliação clínica e as investigações são praticamente idênticas àquelas para a oclusão de artéria retiniana, com ênfase na obtenção urgente de neuroimagens para avaliação do infarto cerebral e identificação de uma origem dos êmbolos, tendo em vista que os pacientes com perda temporária da visão causada por êmbolo estão sob maior risco de sofrer um acidente vascular cerebral, IAM e outros eventos vasculares. A presença de edema de disco óptico exige outros tipos de investigação (ver Edema de disco óptico, mais adiante).

Tratamento

Todos os pacientes com possível perda temporária da visão causada por êmbolo devem ser tratados imediatamente com ácido acetilsalicílico VO (pelo menos 81 mg/dia) ou com outro medicamento antiplaquetário, até que a causa tenha sido determinada. Os pacientes afetados com 70-99% (e possivelmente aqueles com 50-69%) de estenose da artéria carótida ipsilateral devem ser considerados para uma endarterectomia carotídea urgente, ou possivelmente para uma angioplastia com implante de *stent* (ver Caps. 14 e 26). Para todos os pacientes, é fundamental o controle dos fatores de risco vascular (p. ex., hipertensão). Geralmente, deve-se fazer anticoagulação em pacientes com embolização retiniana causada por uma arritmia cardíaca, como a fibrilação atrial ou um estado de hipercoagulabilidade. A presença de valvopatia cardíaca ou de persistência do forame oval pode exigir tratamento cirúrgico.

Quando encaminhar

Em todos os casos de perda da visão episódica, é aconselhável o encaminhamento imediato do paciente para o oftalmologista.

Quando hospitalizar

É recomendável o encaminhamento do paciente para um centro de AVE ou para internação hospitalar nos casos de perda temporária da visão por êmbolo, se ocorreram dois ou mais episódios na semana anterior ("AIT em *crescendo*") ou se a causa subjacente tiver origem cardíaca ou um estado de hipercoagulabilidade.

Bhatia K et al. Contemporary antiplatelet and anticoagulant therapies for secondary stroke prevention: a narrative review of current literature and guidelines. Curr Neurol Neurosci Rep. 2023;23:235. [PMID: 37037980]

Mbonde AA et al. Current guidelines on management of amaurosis fugax and transient ischemic attacks. Asia Pac J Ophthalmol (Phila). 2022;11:168. [PMID: 35213421]

Distúrbios da retina associados a doenças sistêmicas

1. Retinopatia diabética

FUNDAMENTOS DO DIAGNÓSTICO

- 20 anos após o diagnóstico de diabetes, 99% dos pacientes com diabetes tipo 1 e 60% dos pacientes com diabetes tipo 2 terão retinopatia diabética.
- Retinopatia diabética não proliferativa: pode ser leve, moderada ou grave. As alterações microvasculares ficam limitadas à retina.
- Retinopatia diabética proliferativa: ocorre neovascularização sanguínea na superfície da retina, do nervo óptico ou da íris.
- Edema macular diabético: edema central da retina; pode ocorrer com qualquer nível de gravidade da retinopatia diabética; com envolvimento do centro da fóvea, a acuidade visual poderá diminuir.

Considerações gerais

A retinopatia diabética ocorre em cerca de um terço dos pacientes com diagnóstico de diabetes e em cerca de um terço daqueles que apresentam doenças que põem em risco a visão. Nos EUA, a retinopatia diabética afeta cerca de 4 milhões de pessoas, sendo a principal causa de perda de visão em todo o mundo entre adultos com idades entre 25-74 anos; e vem aumentando o número de pessoas afetadas ≥ 65 anos. Em todo o mundo, vivem aproximadamente 93 milhões de pessoas portadoras de retinopatia diabética; destas, 28 milhões sofrem doenças que ameaçam a visão. Ocorre aumento na prevalência e gravidade da retinopatia com a maior duração e um controle menos adequado do diabetes. Em pacientes com diabetes tipo 1, não é possível detectar a retinopatia nos primeiros 5 anos após o diagnóstico. Já em pacientes com diabetes tipo 2, cerca de 20% se apresentam com retinopatia no momento do diagnóstico, provavelmente porque seu diabetes já estivesse presente por muitos anos antes do diagnóstico. A causa mais comum de cegueira legal em pacientes com diabetes tipo 2 é o envolvimento macular.

Há duas categorias principais de retinopatia diabética: não proliferativa e proliferativa. Um edema macular diabético pode ocorrer em qualquer estágio da retinopatia, tanto não proliferativa como proliferativa, sendo o motivo mais comum para o tratamento oftalmológico do diabetes.

A **retinopatia não proliferativa** (antes conhecida como retinopatia de "fundo") está subclassificada como leve, moderada ou grave. Essa doença representa o estágio inicial do envolvimento da retina pelo diabetes. Durante essa fase, ocorre vazamento de proteínas, lipídios ou hemácias dos capilares para a retina. Nos casos em que esse processo ocorre na mácula e causa um edema macular clinicamente significativo, o paciente fica com sua acuidade visual afetada; essa é a causa mais comum de deficiência visual em pacientes com diabetes tipo 2.

Em comparação com a retinopatia não proliferativa, a **retinopatia proliferativa** é menos comum; contudo, causa uma perda mais grave da visão. A retinopatia proliferativa envolve neovascularização e crescimento de tecido fibroso na superfície da retina, que se estende até a câmara vítrea. Esses eventos são consequência da oclusão capilar grave, a qual causa isquemia retiniana e liberação de VEGF, que, por sua vez, estimulam a neovascularização, ocorrendo perda da visão por hemorragia pré-retiniana, fibrose e tração retiniana.

Achados clínicos

A avaliação clínica consiste em testes de acuidade visual, exame estereoscópico da retina, obtenção de imagens da retina por tomografia de coerência óptica e, em alguns casos, angiografia com fluoresceína.

A **retinopatia não proliferativa** se manifesta na forma de microaneurismas, hemorragias retinianas, perolização venosa, edema retiniano e exsudatos duros. Em pacientes com retinopatia diabética não proliferativa leve, são observadas anormalidades retinianas leves, sem que ocorra perda da visão. Mais comumente, a diminuição da visão se deve ao edema macular diabético, que pode ser focal ou difuso, mas também pode ser decorrente da isquemia macular. A retinopatia não proliferativa grave é definida pela presença de quaisquer dos seguintes eventos: hemorragias intrarretinianas graves e microaneurismas em quatro quadrantes, formação de "pérolas" venosas em dois ou mais quadrantes, ou anomalias microvasculares intrarretinianas em pelo menos um quadrante.

A **retinopatia proliferativa** se caracteriza pela presença de uma neovascularização que tem origem no disco óptico ou nas arcadas vasculares da retina. Antes da proliferação de novos capilares, frequentemente há uma fase pré-proliferativa, na qual a isquemia arteriolar se manifesta na forma de manchas algodonosas (i.e., pequenas áreas infartadas da retina). Em geral, o paciente apresenta visão preservada até que ocorra um edema macular, hemorragia vítrea ou descolamento de retina. A proliferação de vasos sanguíneos no corpo vítreo, com fibrose associada, pode causar hemorragia vítrea e descolamento de retina tracional.

A retinopatia diabética pode piorar em seguida a uma cirurgia bariátrica; ou em pacientes com uma hiperglicemia prolongada e que é rapidamente controlada de forma rigorosa, p. ex., depois de ter recebido uma bomba de insulina. Acredita-se que as células do endotélio capilar retêm a "memória metabólica" da hiperglicemia e que as alterações epigenéticas podem persistir por vários meses após a correção da hiperglicemia; assim, em alguns pacientes, essa situação causa a progressão da retinopatia em seguida ao início do controle glicêmico intensivo. Contudo, transcorridos os primeiros 18-24 meses, as velocidades de progressão se tornam significativamente mais baixas em pacientes tratados com controle intensivo *versus* pacientes tratados com regimes convencionais.

Rastreamento

Os sintomas da visão e a acuidade visual não são guias confiáveis para a presença de retinopatia diabética. Periodicamente, os pacientes com diabetes *mellitus* devem ser submetidos ao exame de fundo de olho, que pode ser realizada pela telemedicina, a qual pode depender de *softwares* de detecção no computador, ou pelo exame da retina com lâmpada de fenda com dilatação. Em pacientes com retinopatia diabética não proliferativa, o uso da angiografia com fluoresceína de campo de visão ultra-amplo permite identificar lesões vasculares retinianas periféricas preditoras do agravamento da doença. Os pacientes com diabetes *mellitus* tipo 1 devem ser examinados 5 anos depois de terem recebido o diagnóstico, mas os pacientes com diabetes *mellitus* tipo 2 devem ser examinados imediatamente depois do diagnóstico. Há necessidade de monitorizações mais frequentes em pacientes mulheres com diabetes tipo 1 ou 2 durante a gravidez e naquelas com planos de engravidar, bem como durante os dois primeiros anos após a instituição do controle glicêmico intensivo.

Tratamento

O tratamento consiste em otimizações da glicemia, pressão arterial, função renal e lipídios séricos. Ao serem iniciados em um controle glicêmico intensivo, os pacientes deverão fazer um exame oftalmológico a cada 3-4 meses para que, se ocorrer progressão da retinopatia, eles possam ser tratados. Controle glicêmico é o fator modificável mais importante no tratamento de pacientes com retinopatia diabética, mas deve-se ter em mente que o controle intensivo da pressão arterial e a prevenção do uso de tabaco também retardam a progressão dessa doença.

1. **Edema macular** – A base do tratamento do edema macular diabético é a injeção intravítrea de um inibidor de VEGF (ranibizumabe, bevacizumabe, aflibercepte, faricimabe ou brolucizumabe). O edema e os exsudatos maculares (mas não a isquemia macular) também podem responder à fotocoagulação a *laser*; ao tratamento com corticosteroides (triancinolona, implante de dexametasona ou implante de fluocinolona); ou à vitrectomia, se estiver ocorrendo tração causada por cicatrizes na superfície da retina.
2. **Retinopatia não proliferativa** – Em todos os níveis dessa doença, o tratamento com inibidores de VEGF atenua a gravidade da retinopatia diabética nos olhos. Em pacientes com retinopatia não proliferativa grave, a angiografia com fluoresceína poderá demonstrar a extensão da isquemia retiniana, achado que pode ajudar a determinar se o paciente deve ser tratado profilaticamente com panfotocoagulação a *laser*.
3. **Retinopatia proliferativa** – Geralmente esse tipo de retinopatia é tratado por injeção intravítrea de um inibidor de VEGF ou por panfotocoagulação a laser, de preferência antes que ocorra hemorragia vítrea ou descolamento tracional. A retinopatia diabética proliferativa, sobretudo em seguida a uma laserterapia bem-sucedida, não é contraindicação ao tratamento com agentes trombolíticos, ácido acetilsalicílico ou varfarina, a menos que o paciente tenha sofrido recentemente uma hemorragia intraocular. A vitrectomia será necessária para a remoção de uma hemor-

ragia vítrea persistente, melhora da visão, para possibilitar a panfotocoagulação a *laser*, tratar o descolamento de retina tracional com envolvimento da mácula e controlar a doença proliferativa rapidamente progressiva.

Quando encaminhar

- Todos os pacientes com diabetes e perda súbita de visão ou descolamento de retina devem ser encaminhados em regime de emergência para o oftalmologista.
- Pacientes com retinopatia proliferativa ou envolvimento macular devem ser encaminhados urgentemente ao oftalmologista.
- Pacientes com retinopatia não proliferativa grave ou que sofreram diminuição inexplicável da acuidade visual devem ser imediatamente encaminhados ao oftalmologista.

Flaxel CJ et al. Diabetic Retinopathy Preferred Practice Pattern®. Ophthalmology. 2020;127:P66. [PMID: 31757498]

Muns SM et al. Update on current pharmacologic therapies for diabetic retinopathy. Expert Opin Pharmacother. 2023:1. [PMID: 37431888]

Silva PS et al; DRCR Retina Network. Association of ultra-widefield fluorescein angiography-identified retinal nonperfusion and the risk of diabetic retinopathy worsening over time. JAMA Ophthalmol. 2022;140:936. [PMID: 35980610]

2. Retinocoroidopatia hipertensiva

A hipertensão sistêmica afeta as circulações retiniana e coroidal. As manifestações clínicas variam de acordo com o grau e a rapidez do aumento da pressão arterial e com o estado subjacente da circulação ocular. As alterações oculares mais exuberantes ocorrem em pacientes jovens com elevações abruptas da pressão arterial, como pode ocorrer em casos de feocromocitoma, crise hipertensiva com retinopatia bilateral avançada (hipertensão maligna) ou pré-eclâmpsia.

A hipertensão crônica acelera o desenvolvimento da aterosclerose. As arteríolas da retina se tornam mais tortuosas e estenosadas, formando reflexos luminosos anormais ("fios de prata" e "fios de cobre") (Fig. 13.2). Nota-se um aumento da compressão venosa nos cruzamentos arteriovenosos da retina ("entalhe arteriovenoso"), fator predisponente para oclusões de ramos da veia central da retina. Também ocorrem hemorragias em forma de chama na camada de fibras nervosas da retina. Esses eventos podem ser detectados pela fotografia de fundo de olho não midriático.

A ocorrência de elevações agudas da pressão arterial resulta na perda de autorregulação na circulação retiniana, acarretando quebra da integridade endotelial e oclusão de arteríolas pré-capilares e capilares, manifestas como manchas algodonosas e hemorragias, edema e exsudatos retinianos, que frequentemente assumem uma forma estrelada na mácula. A ocorrência de vasoconstrição e de isquemia na coroide resultará em descolamentos exsudativos de retina e em infartos do epitélio pigmentar da retina que, mais tarde, evoluem para formarem lesões pigmentadas que podem ser focais, lineares ou cuneiformes. Anormalidades na circulação coroidal também podem afetar a cabeça do nervo óptico, causando neuropatia óptica isquêmica, acompanhada por edema do disco óptico. *As anomalias do fundo são a marca registrada da crise hipertensiva em casos de retinopatia (previamente conhecida como hipertensão maligna) que exige tratamento emergencial* (ver Cap. 13). É provável que anormalidades acentuadas do fundo estejam associadas a danos permanentes na retina, na coroide ou no nervo óptico. Uma queda repentina da pressão arterial pode exacerbar esses danos.

Di Marco E et al. A literature review of hypertensive retinopathy: systemic correlations and new technologies. Eur Rev Med Pharmacol Sci. 2022;26:6424. [PMID: 36196693]

3. Discrasias sanguíneas

Uma trombocitopenia ou anemia grave poderá resultar na ocorrência de hemorragias retinianas ou coroidais, inclusive hemorragias retinianas de centro branco (manchas de Roth) que ocorrem em pacientes com leucemia e em outras situações (p. ex., endocardite bacteriana). Se houver envolvimento da mácula, o paciente poderá perder a visão permanentemente.

Retinopatia falciforme é particularmente comum em pacientes com doença da hemoglobina SC, mas também pode ocorrer com outras variantes da hemoglobina S. A retinopatia falciforme pode se manifestar por hemorragias pré-retinianas/intrarretinianas com "manchas salmão", "*black sunbursts*" resultantes de hemorragia intrarretiniana e por neovascularização. Em pacientes com retinopatia falciforme, é rara a ocorrência de perda da visão grave; porém, é mais comum em pacientes com hipertensão pulmonar. A fotocoagulação a *laser* da retina diminui a frequência de hemorragia vítrea decorrente da neovascularização. Ocasionalmente, há necessidade de cirurgia em casos de hemorragia vítrea persistente ou de descolamento de retina tracional.

Myint KT et al. Laser therapy for retinopathy in sickle cell disease. Cochrane Database Syst Rev. 2022;12:CD010790. [PMID: 36508693]

4. Infecção por HIV/Aids

Ver Capítulo 33. A **retinopatia por HIV** causa manchas algodonosas, hemorragias retinianas e microaneurismas, mas também pode causar diminuição da sensibilidade ao contraste e da camada de fibras nervosas retinianas, além de danos à camada externa da retina (distúrbio neurorretiniano do HIV).

A partir do advento da terapia antirretroviral (Tarv), a **retinite por CMV** passou a ser menos comum, mas essa doença continua a ser prevalente em países com recursos limitados. Em geral, a retinite por CMV acontece diante de contagens de CD4 < 50/mcL ($0,05 \times 10^9$/L); a doença se caracteriza por um aumento progressivo de manchas branco-amareladas de opacificação retiniana e hemorragias retinianas, em geral com início em locais adjacentes às principais arcadas vasculares da retina. Com frequência os pacientes não exibem sintomas, até que haja envolvimento da fóvea ou do nervo óptico, ou até que ocorra descolamento de retina. Ver Tabela 33.3 para as recomendações terapêuticas iniciais. Pode-se instituir a terapia

de manutenção com o tratamento sistêmico em doses mais baixas. O tratamento sistêmico representa maior risco de efeitos adversos não oculares, mas diminui a incidência de retinite no outro olho e evita as complicações intraoculares decorrentes da administração intravítreo. Para todos os pacientes com retinite por CMV, é mandatória a instituição ou o ajuste da Tarv. Isso poderá resultar em síndrome inflamatória de reconstituição imune (SRI), que, por sua vez, poderá causar perda da visão, principalmente causada por um edema macular cistoide. É possível diminuir a probabilidade de Iris com o uso de uma terapia imunomoduladora, com o objetivo de suprimir a resposta imune causadora da inflamação. Se a contagem de CD4 for mantida > 100/mcL ($0,1 \times 10^9$/L), talvez não seja possível descontinuar a terapia de manutenção anti-CMV.

Outras manifestações oftálmicas das infecções oportunistas que ocorrem em pacientes com Aids são: retinite por herpes-simples, que geralmente se manifesta na forma de necrose aguda da retina; coriorretinite toxoplásmica e por *Candida*, possivelmente evoluindo para endoftalmite; herpes-zóster oftálmico e retinite por herpes-zóster, que pode se manifestar na forma de necrose aguda da retina, ou de necrose progressiva da camada externa da retina; e diversas entidades causadas por sífilis, tuberculose ou criptococose. Em raras ocasiões, também podem ser observados casos de sarcoma de Kaposi da conjuntiva (ver Cap. 33) e de linfoma orbital.

Servillo A et al. Posterior herpetic uveitis: a comprehensive review. Ocul Immunol Inflamm. 2023:1. [PMID: 37364039]
Sudharshan S et al. Human immunodeficiency virus and intraocular inflammation in the era of highly active antiretroviral therapy – an update. Indian J Ophthalmol. 2020;68:1787. [PMID: 32823395]

Neuropatia óptica isquêmica

FUNDAMENTOS DO DIAGNÓSTICO

- Súbita perda da visão, ausência de dor, com sinais de disfunção do nervo óptico.
- Edema do disco óptico em casos de neuropatia óptica isquêmica anterior.

A **neuropatia óptica isquêmica anterior** – causada pela perfusão inadequada das artérias ciliares posteriores que irrigam a porção anterior do nervo óptico – provoca perda súbita da visão, geralmente com defeito de campo altitudinal e edema pálido do disco óptico. Em pacientes idosos, a neuropatia óptica isquêmica anterior pode ser causada por uma arterite de células gigantes (neuropatia óptica isquêmica anterior arterítica). O fator predisponente predominante para a uma neuropatia óptica isquêmica anterior não arterítica, que subsequentemente afetará o outro olho em cerca de 15% dos casos, é um disco óptico congenitamente aglomerado, com comprometimento de sua circulação. Outros fatores predisponentes para essa doença incluem hipertensão sistêmica, diabetes *mellitus*, dislipidemia, vasculite sistêmica, trombofilia hereditária ou adquirida, tratamentos com interferon-alfa e apneia obstrutiva do sono;

por outro lado, a presença de hipotensão e de anemia durante a diálise pode causar neuropatia óptica isquêmica anterior bilateral. Há controvérsia acerca de uma associação da doença com inibidores da fosfodiesterase tipo 5.

A **neuropatia óptica isquêmica posterior**, que envolve o nervo óptico retrobulbar e, portanto, não causa edema do disco óptico, pode ocorrer em pacientes com perda de sangue grave; cirurgia não ocular, em particular uma demorada cirurgia da coluna lombar, em que o paciente fica posicionado de bruços, com aumento da pressão orbital; queimaduras graves; ou em associação com diálise, como consequência de hipotensão e anemia profundas. Em todas essas situações, podem estar presentes vários fatores contributivos, e a perda da visão pode ser grave e irreversível.

Tratamento

A neuropatia óptica isquêmica anterior arterítica deve ser tratada em regime de urgência com a administração de corticosteroides sistêmicos em altas doses, de modo a prevenir a perda da visão no outro olho. (Ver Oclusões da artéria central da retina e de seus ramos, anteriormente; e Polimialgia reumática e arterite de células gigantes, Cap. 22.) Não se sabe se a terapia sistêmica ou intravítrea influencia o desfecho da neuropatia óptica isquêmica anterior não arterítica, ou se ácido acetilsalicílico VO em baixas doses (~81 mg/dia) diminui o risco de envolvimento do outro olho. Uma revisão sistemática de 32 estudos com pacientes com neuropatia óptica isquêmica anterior não arterítica não encontrou evidências de que o tratamento afeta o desfecho para a visão. Em casos de neuropatia óptica isquêmica em decorrência de uma cirurgia não ocular ou de diálise, o paciente poderá ser beneficiado com o tratamento da anemia acentuada por meio de transfus**ões** de sangue.

Quando encaminhar

Pacientes com neuropatia óptica isquêmica devem ser urgentemente encaminhados ao oftalmologista.

Quando hospitalizar

Pacientes com neuropatia óptica isquêmica causada por uma arterite de células gigantes ou por outras vasculites podem necessitar de internação urgente para a instituição do tratamento com corticosteroides em altas doses e para um monitoramento rigoroso, como garantia de um tratamento adequado.

Arora S et al. Sildenafil in ophthalmology: an update. Surv Ophthalmol. 2022;67:463. [PMID: 34175342]

Lantos K et al. Efficacy of treatments in nonarteritic ischemic optic neuropathy: a systematic review and meta-analysis. Int J Environ Res Public Health. 2022;19:2718. [PMID: 35270411]

Vilares-Morgado R et al. Management of ocular arterial ischemic diseases: a review. Graefes Arch Clin Exp Ophthalmol. 2023;261:1. [PMID: 35838806]

Neurite óptica

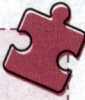

FUNDAMENTOS DO DIAGNÓSTICO

- Perda da visão subaguda, geralmente unilateral.
- Dor exacerbada pelos movimentos oculares.
- Em geral, o disco óptico está normal na fase aguda, mas subsequentemente fica pálido.

Considerações gerais

Existe uma robusta associação entre neuropatia óptica inflamatória e doença desmielinizante (neurite óptica típica), sobretudo com esclerose múltipla; a neuropatia também ocorre em pacientes com encefalomielite aguda disseminada; sarcoidose; distúrbio do espectro da neuromielite óptica, caracterizado por anticorpos séricos antiaquaporina-4; em associação com anticorpos séricos antiglicoproteína da mielina de oligodendrócitos (anti-MOG); em seguida a uma infecção viral (geralmente em crianças); nas infecç**ões** pelo vírus varicela-z**ó**ster; em doenças autoimunes, particularmente LES e síndrome de Sjögren; durante o tratamento com agentes biológicos; e pela disseminação de inflamação das meninges, tecidos orbitais ou seios paranasais.

Achados clínicos

Em casos de doença desmielinizante, a neurite óptica se caracteriza pela perda unilateral da visão, que ocorre ao longo de alguns dias. A acuidade visual varia de 20/30 (6/9) até ausência total da percepção de luz, em que os casos mais graves de perda da visão estão associados a baixos níveis séricos de vitamina D. Em quase todos os casos, os pacientes informam uma dor por trás do olho que fica exacerbada por movimentos oculares, perda do campo visual central, perda da visão para cores e um defeito pupilar aferente relativo. Em cerca de dois terços dos casos, o nervo óptico está normal durante a fase aguda (neurite óptica retrobulbar). No restante dos casos, o disco óptico se apresenta edemaciado (papilite), ocasionalmente com hemorragias peripapilares em forma de chama. Em geral, ocorre melhora da acuidade visual dentro de 2-3 semanas, com retorno para ≥ 20/40 (6/12) em 95% dos olhos previamente não afetados. Subsequentemente ocorrerá atrofia óptica, caso tenham ocorrido danos extensos nas fibras do nervo óptico. Pacientes não diagnosticados com esclerose múltipla e que não obtiveram recuperação da visão, ou que estejam sofrendo uma deterioração contínua da visão ou dor persistente transcorridas 2 semanas, devem ser submetidos a uma ressonância magnética da cabeça e das órbitas, em busca de desmielinização da substância branca periventricular ou de lesão compressiva do nervo óptico.

Tratamento

Em pacientes com neurite óptica desmielinizante aguda, ficou demonstrado que a administração de metilprednisolona

IV (1 g/dia durante 3 dias, seguida por um curso gradual de prednisolona VO) acelera a recuperação da visão, mas não melhora a visão final. Porém, na prática clínica, não é frequente a prescrição de uma redução VO gradual. Seu uso para cada paciente considerado individualmente será determinado pelo grau de perda da visão, pelo estado do outro olho e pelas necessidades visuais do paciente. Outros tratamentos incluem a administração de anticorpos monoclonais anticélulas do sistema imunológico e terapias celulares para depleção ou modulação das respostas peripapilares das células T e B.

Normalmente, pacientes com neurite óptica atípica por sarcoidose, neuromielite óptica, herpes-zóster ou LES têm pior prognóstico, devem ser imediatamente tratados com cursos mais longos de corticosteroides, podem precisar de plasmaférese e talvez precisem de tratamento imunossupressivo prolongado.

Prognóstico

Na população de pacientes com um primeiro episódio de neurite óptica clinicamente isolada, em 15 anos 50% sofrerão esclerose múltipla; contudo, a probabilidade de esclerose múltipla varia de 25% para pacientes sem lesões desmielinizantes na ressonância magnética cerebral até 72% em pacientes com uma ou mais lesões desmielinizantes. Os principais fatores de risco são sexo feminino e detecção de várias lesões na substância branca com o uso da ressonância magnética cerebral. A tomografia de coerência óptica da camada de fibras nervosas da retina quantifica o dano axonal; esse dado pode ser empregado na monitoração da progressão da doença.

Quando encaminhar

Todos os pacientes com neurite óptica devem ser urgentemente encaminhados para uma avaliação oftalmológica ou neurológica.

Keyhanian K et al. The treatment of acute optic neuritis. Semin Ophthalmol. 2023;38:511. [PMID: 37162276]

Sechi E et al. Myelin oligodendrocyte glycoprotein antibody-associated disease (MOGAD): a review of clinical and MRI features, diagnosis, and management. Front Neurol. 2022;13:885218. [PMID: 35785363]

Edema de disco óptico

O edema do disco óptico pode ser decorrente de qualquer lesão orbital que cause compressão nervosa; de uma retinocoroidopatia hipertensiva grave; ou de um aumento da pressão intracraniana (neste último caso, é fundamental a obtenção urgente de exames de imagens, para exclusão de massa intracraniana, hemorragia, ou de infecção ou oclusão do seio venoso cerebral). As causas intraoculares do edema de disco óptico incluem oclusão da veia central da retina, uveíte posterior e esclerite posterior. As lesões do nervo óptico que causam edema de disco são neuropatia óptica isquêmica anterior; neurite óptica; meningioma da bainha do nervo óptico; e infiltração por sarcoidose, leucemia ou linfoma.

Em geral, o papiledema (edema de disco óptico causado pelo aumento da pressão intracraniana) ocorre bilateralmente; mais comumente causa aumento do ponto cego, sem perda da acuidade. Casos de papiledema agudo grave ou de papiledema crônico, como em pacientes com hipertensão intracraniana idiopática e em casos de oclusão do seio venoso cerebral, podem estar associados ao campo visual e, ocasionalmente, a uma perda profunda da acuidade visual. É importante que todos os pacientes com papiledema crônico sejam cuidadosamente monitorados – especialmente para seus campos visuais –, e deve ser considerado um *shunt* do LCR ou a fenestração da bainha do nervo óptico nos pacientes que estejam vivenciando perda progressiva da visão não controlada por tratamento clínico (perda de peso, quando for o caso; e normalmente acetazolamida em pacientes com hipertensão intracraniana idiopática). Em casos de hipertensão intracraniana idiopática, o implante de um *stent* no seio venoso transverso também é uma opção válida para pacientes com perda progressiva da visão.

Bouthour W et al. Diagnosis of optic disc oedema: fundus features, ocular imaging findings, and artificial intelligence. Neuroophthalmology. 2023;47:177. [PMID: 37434667]

Paralisias dos nervos cranianos

A paralisia de nervo craniano – de quaisquer dos três nervos cranianos que inervam os músculos extraoculares – pode causar visão dupla.

Na **paralisia do III nervo** completa, nota-se ptose, com um olho divergente e levemente deprimido (Fig. 7.3). Os movimentos extraoculares ficam limitados em todas as direções, exceto lateralmente (i.e., preservação das funções do reto lateral) (Fig. 7.3E). Pode-se detectar o funcionamento intacto do IV nervo (oblíquo superior) pela rotação interna que ocorre durante uma tentativa de depressão do olho. Em geral, o envolvimento pupilar, que se manifesta na forma de uma pupila relativamente dilatada e que normalmente não se contrai à luz, significa compressão, que pode ser causada por um aneurisma da artéria comunicante posterior ou por uma hérnia uncal (i.e., transtentorial), em decorrência de lesão por massa supratentorial. Em pacientes com paralisia aguda isolada do III nervo causando dor e acompanhada por envolvimento pupilar, deve-se excluir um aneurisma da artéria comunicante posterior. A apoplexia hipofisária é uma causa mais rara. As causas de paralisia isolada do nervo III sem envolvimento pupilar incluem diabetes *mellitus*, hipertensão, arterite de células gigantes e herpes-zóster.

A **paralisia do IV nervo** faz com que o olho desvie para cima, com falha na depressão durante a adução. Nos casos adquiridos, observa-se diplopia vertical e torcional, que fica mais evidenciada quando o paciente olha para baixo. Trauma é uma das principais causas de paralisia adquirida do IV nervo – particularmente bilateral –, mas também se devem levar em conta tumores da fossa posterior e causas clínicas, como ocorre na paralisia do III nervo. Características clínicas semelhantes podem ser observadas em casos congênitos, em decorrência de uma anomalia de desenvolvimento do nervo, músculo ou tendão.

A **paralisia do VI nervo** causa estrabismo convergente na posição primária com falha na abdução do olho afetado, resul-

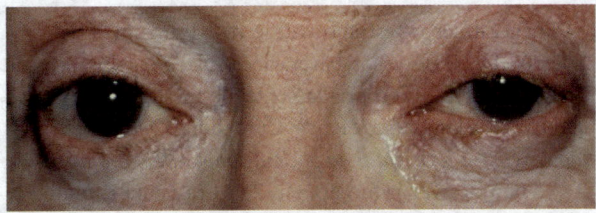

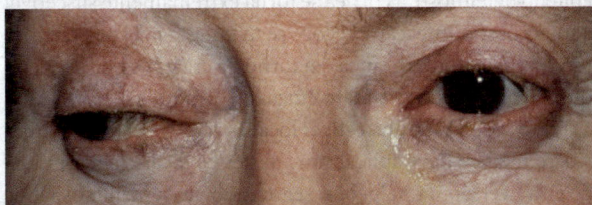

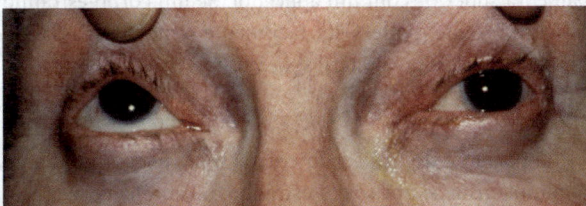

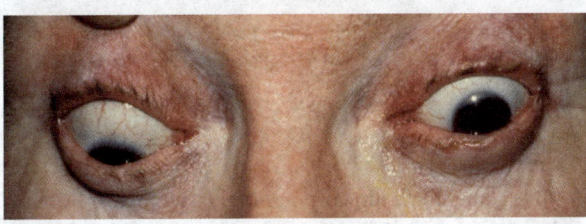

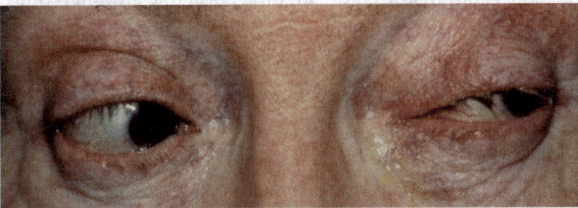

FIGURA 7.3 Paralisia parcial do III nervo esquerdo, acompanhada por ptose (**A**), diminuição da adução (**B**), da elevação (**C**) e da depressão (**D**), mas com abdução normal (**E**) do olho esquerdo.

tando em diplopia horizontal que aumenta quando o paciente olha para o lado afetado e ao olhar para um ponto distante. Esse é um sinal importante de aumento da pressão intracraniana, mas a paralisia do VI nervo também pode ser causada por trauma, neoplasias, lesões do tronco cerebral, lesões do ápice petroso ou causas clínicas (como diabetes *mellitus*, hipertensão, arterite de células gigantes e herpes-zóster).

Em casos de paralisia isolada de nervo craniano tida como decorrente de alguma causa clínica, nem sempre haverá necessidade de uma ressonância magnética cerebral inicialmente, mas esse procedimento deverá ser solicitado se a recuperação não tiver começado dentro de 3 meses.

Paralisias de nervo craniano acompanhadas por outros sinais neurológicos podem ter como causa lesões no tronco cerebral, seio cavernoso ou órbita. As lesões em torno do seio cavernoso envolvem a primeira e segunda divisões do nervo trigêmeo, III, IV e VI nervos cranianos e, ocasionalmente, quiasma óptico. As lesões do ápice orbital envolvem o nervo óptico e os três nervos cranianos que inervam os músculos extraoculares.

No estabelecimento do diagnóstico diferencial de movimentos extraoculares desordenados, devem ser levadas em conta a miastenia *gravis* e a doença ocular da tireoide (ver Oftalmopatia de Graves).

Quando encaminhar

▪ Nos casos de início recente de paralisia isolada do III nervo, sobretudo se houver envolvimento pupilar ou dor, o paciente deverá ser imediatamente encaminhado para avaliação neurológica e, possivelmente, tomografia computadorizada, ressonância magnética ou angiografia por cateter para aneurisma intracraniano.

▪ Todos os pacientes com visão dupla de início recente devem ser encaminhados com urgência para o neurologista ou oftalmologista, principalmente diante de várias disfunções de nervos cranianos, ou outras anormalidades neurológicas.

Quando hospitalizar

Pacientes com visão dupla causada por arterite de células gigantes podem precisar de internação imediata para tratamento com corticosteroides em altas doses e para um rigoroso monitoramento, como garantia de que o tratamento será ministrado de forma adequada. (Ver Oclusões da artéria central da retina e de seus ramos; e Cap. 22.).

Prasad S. A window to the brain: neuro-ophthalmology for the primary care practitioner. Am J Med. 2018;131;120. [PMID: 29079403]

Doença ocular da tireoide (oftalmopatia de graves)

Ver Hipertireoidismo (tireotoxicose) no Capítulo 28.

Celulite orbital

A celulite orbital se caracteriza por febre, proptose, limitação dos movimentos extraoculares e inchaço com vermelhidão das pálpebras. O paciente deve ser imediatamente tratado com antibióticos intravenosos para prevenir danos ao nervo óptico e a propagação da infecção para os seios cavernosos, meninges e cérebro. Habitualmente, a causa subjacente é uma infecção dos seios paranasais; os microrganismos infectantes incluem *S. pneumoniae*, cuja incidência diminuiu pela vacina**ção** pneumocócica; outros estreptococos, como os do grupo anginoso; *H. influenzae*; e, menos comumente, *S. aureus* incluindo MRSA. O antibiótico recomendado é a penicilina resistente à penicilinase, como a nafcilina, possivelmente em conjunto com metronidazol ou clindamicina, para o combate das infecções anaeróbias. Se trauma for a causa subjacente, o médico deverá adicionar uma cefalosporina, p. ex. cefazolina ou ceftriaxona, como garantia de cobertura para *S. aureus* e estreptococos beta-hemolíticos do grupo A. Se o médico estiver preocupado com a possibilidade de infecção por MRSA, o paciente talvez tenha de ser medicado com vancomicina ou clindamicina. Para pacientes com hipersensibilidade à penicilina, as recomendações incluem vancomicina, levofloxacino e metronidazol. Geralmente, a resposta aos antibióticos é excelente, mas em alguns casos pode haver necessidade de uma cirurgia para drenagem dos seios paranasais ou de um abscesso orbital. Em pacientes imunocomprometidos, deve-se levar em conta mucormicose.

Quando encaminhar

Todos os pacientes com suspeita de celulite orbital devem ser urgentemente encaminhados ao oftalmologista.

Tsirouki T et al. Orbital cellulitis. Surv Ophthalmol. 2018;63:534. [PMID: 29248536]

Trauma ocular

Qualquer que seja a idade do paciente, o trauma ocular é uma causa importante de deficiência visual grave evitável; nos EUA, essa é a principal causa de cegueira monocular em homens adultos jovens. Para um tratamento eficaz nesses casos, é crucial uma avaliação clínica completa, mas prudente, complementada quando necessário por exames de imagem. Na avaliação de qualquer paciente com lesão na parte média da face, deverão ser levados em consideração o dano ocular e a possível necessidade de avaliação precoce pelo oftalmologista.

Coleman AL et al. Ophthalmology and "rubber bullets." Ophthalmology. 2020;127:1287. [PMID: 32762875]
Heath Jeffery RC et al. Eye injuries: understanding ocular trauma. Aust J Gen Pract. 2022;51:476. [PMID: 35773155]
Rho JY et al. Management of eye trauma for the primary care physician. J Am Board Fam Med. 2021;34:1018. [PMID: 34535529]

1. Corpos estranhos conjuntivais e corneais

Se um paciente se queixa de "alguma coisa no olho" e apresenta uma história consistente, normalmente estará presente um corpo estranho na córnea ou sob a pálpebra superior, embora o objeto possa não ser visível. Antes da instituição do tratamento, deve-se testar a acuidade visual do paciente, com o objetivo de avaliar a gravidade da lesão – e como base para comparação, no caso de surgirem complicações.

Em seguida à instilação de um anestésico local (p. ex., proparacaína a 0,5%), o olho deve ser examinado com uma lâmpada de fenda ou uma lanterna manual, com a ajuda de iluminação oblíqua e de uma lupa. A instilação de fluoresceína estéril poderá permitir melhor visualização de corpos estranhos na córnea, que serão então removidos com um cotonete estéril (com a ponta de algodão umedecida) ou uma agulha hipodérmica. O clínico deve aplicar uma pomada oftálmica de bacitracina-polimixina. Não há necessidade de tapar o olho. Todos os pacientes deverão ser orientados para que retornem ao consultório para reavaliação, caso ocorra qualquer aumento da dor, vermelhidão, ou comprometimento da visão.

Em geral, corpos estranhos de ferro deixam um anel difuso de ferrugem. Nesses casos, haverá necessidade de excisão, o que será realizado mais apropriadamente sob anestesia local, com a ajuda de uma lâmpada de fenda. **Cuidado:** *As gotas anestésicas não devem ser fornecidas ao paciente para autoadministração.*

Se não houver infecção, em 24 horas uma camada de células epiteliais da córnea revestirá a cratera. Diante de um epitélio defeituoso, a córnea se torna extremamente suscetível a infecções. A infecção precoce se manifesta pela presença de uma área necrótica branca em torno da cratera e por pequena quantidade de um exsudato cinza.

Se o corpo estranho estiver localizado sob a pálpebra superior, o médico deve aplicar um anestésico local e, em seguida, fazer a eversão da pálpebra, segurando suavemente os cílios e exercendo pressão na parte média da superfície externa da pálpebra superior com um aplicador. Se um corpo estranho estiver presente, poderá ser facilmente removido passando um cotonete úmido e estéril sobre a superfície conjuntival.

Quando encaminhar

O paciente deverá ser imediatamente encaminhado ao oftalmologista se um corpo estranho alojado na córnea não puder ser removido ou se houver suspeita de infecção corneal.

Fraenkel A et al. Managing corneal foreign bodies in office-based general practice. Aust Fam Physician. 2017;46:89. [PMID: 28260265]

2. Corpo estranho intraocular

O tratamento de um corpo estranho intraocular deve ser realizado emergencialmente e apenas pelo oftalmologista. Pacientes com histórico de "alguma coisa que atingiu o olho" – especialmente ao martelar objetos metálicos ou metal ou usar equipamento de esmerilhamento – devem ser avaliados quanto a essa possibilidade, em especial quando não houve detecção de corpo estranho na córnea, foi observada uma ferida na córnea ou na esclera, se está ocorrendo nítida perda da visão ou se há opacidade dos meios oculares. Esses pacientes devem ser tratados como se faz nas lesões de globo aberto e encaminhados sem demora. Corpos estranhos intraoculares aumentam significativamente o risco de infecção intraocular.

Quando encaminhar

Pacientes com suspeita de corpos estranhos intraoculares devem ser imediatamente encaminhados ao oftalmologista.

Liang Y et al. Intraocular foreign bodies: clinical characteristics and factors affecting visual outcome. J Ophthalmol. 2021;2021:9933403. [PMID: 34239723]

3. Abrasões da córnea

Pacientes com abrasão da córnea queixam-se de dor intensa e fotofobia. Normalmente o paciente relata uma história de trauma ocular, que em geral envolve uma unha, um pedaço de papel ou uma lente de contato. O clínico deve registrar a acuidade visual e examinar a córnea e a conjuntiva com iluminação e lupa, para que seja descartada a presença de um corpo estranho. Se o clínico suspeitar de uma abrasão, mas não conseguiu observar a lesão, deverá instilar fluoresceína estéril no saco conjuntival: a área da abrasão da córnea ficará manchada, pois esse agente mancha áreas desprovidas de epitélio.

O tratamento consiste na aplicação de pomada ou de gotas oftálmicas de bacitracina-polimixina; em usuários de lentes de contato, será usado um antibiótico tópico de fluoroquinolona como profilaxia contra infecção. O paciente pode ser medicado com um agente midriático (ciclopentolato a 1%) e com Aine tópicos ou orais para controle da dor. Pequenas abrasões provavelmente não serão beneficiadas com o uso de um tapa-olho. A cicatrização das abrasões corneais ocorre mais lentamente em pessoas que fumam cigarros. Em seguida a uma abrasão de córnea, poderá ocorrer erosão corneal recorrente.

Embora haja relatos de tratamento tópico da dor causada pela abrasão de córnea com tetracaína durante 24 horas, corre-se o risco de maior demora na cicatrização e da ocorrência de uma doença corneal grave, causada pelo uso indevido de anestésicos tópicos; assim, essa terapia não é recomendada.

Fusco N et al. Traumatic corneal abrasion. Cureus. 2019;11:e4396. [PMID: 31223554]

4. Contusões

Lesões contusas do olho (i.e., lesão de globo fechado) e das estruturas adjacentes podem causar equimose ("olho roxo"), hemorragia subconjuntival, edema de córnea, hemorragia na câmara anterior (hifema), ruptura da raiz da íris (iridodiálise), paralisia do esfíncter pupilar, paralisia dos músculos de acomodação, catarata, luxação do cristalino, hemorragia vítrea, hemorragia e edema da retina (mais comuns na área macular), descolamento de retina, ruptura da coroide, fratura do assoalho orbital ("fratura por explosão") ou lesão de nervo óptico. Muitas dessas lesões ficam imediatamente evidentes; outras podem não ser observadas por dias ou semanas. O clínico sempre deverá considerar a possibilidade de lesão do globo ocular em pacientes que sofreram lesão facial, principalmente nos casos de fratura orbital. Pacientes com contusões moderadas a graves devem ser examinados pelo oftalmologista.

Qualquer lesão que cause hifema traz consigo o perigo de uma hemorragia secundária, que pode causar glaucoma intratável, com perda permanente da visão. O paciente deve ser orientado a descansar até a resolução completa. Nesses casos, são essenciais avaliações oftalmológicas frequentes. O uso de ácido acetilsalicílico e de qualquer medicamento inibidor da coagulação aumenta o risco de uma hemorragia secundária, devendo, portanto, ser evitados. A presença de anemia falciforme (ou do traço falciforme) afeta negativamente o desfecho.

Quando encaminhar

Pacientes com contusão ocular moderada ou grave devem ser encaminhados ao oftalmologista; em caso de hifema, o encaminhamento deve ser urgente.

5. Lacerações
A. Pálpebras

Se a margem palpebral estiver lacerada, o paciente deve ser encaminhado para atendimento especializado, pois pode ocorrer incisura permanente. Com frequência, as lacerações da pálpebra inferior nas proximidades do canto interno provocam a ruptura do canalículo inferior; nesses casos, provavelmente haverá necessidade de intubação canalicular. Se não houver envolvimento da margem, a laceração da pálpebra poderá ser suturada como qualquer laceração da pele.

Ko AC et al. Eyelid and periorbital soft tissue trauma. Oral Maxillofac Surg Clin North Am. 2021;33:317. [PMID: 34210399]

B. Conjuntiva

Em casos de laceração da conjuntiva, não há necessidade de suturas. Como prevenção para a infecção, deve-se usar sulfonamida tópica ou outro antibiótico, até ocorrer cicatrização da laceração.

C. Córnea ou esclera

Pacientes com suspeita de laceração ou ruptura da córnea ou da esclera (i.e., lesão de globo aberto) devem ser imediatamente atendidos por um oftalmologista. A manipulação deve se limitar a um mínimo, pois a pressão pode resultar na extrusão do conteúdo intraocular. O olho deve ser levemente enfaixado e coberto por um escudo protetor que repousa sobre os ossos orbitais acima e abaixo. O paciente deve ser instruído a não fechar/apertar os olhos e permanecer imóvel. Se houver possibilidade da presença de um corpo estranho intraocular metálico, deve ser obtida uma radiografia ou tomografia computadorizada para a sua identificação e localização. *Fica contraindicada a ressonância magnética, devido ao risco de movimentação de qualquer corpo estranho metálico, embora o procedimento possa ter utilidade para corpos estranhos não metálicos.* Em mais de 5% das lesões de globo aberto, o paciente sofrerá endoftalmite.

Quando encaminhar

Pacientes com suspeita de lesão de globo aberto devem ser encaminhados urgentemente ao oftalmologista.

Conjuntivite e ceratite química

Os casos de queimadura química são tratados por uma irrigação abundante dos olhos, com a maior rapidez possível após a exposição; pode-se usar água da torneira, solução salina ou solução tampão, se disponível. A neutralização de um produto ácido com álcali ou vice-versa pode ser ainda mais prejudicial. As lesões alcalinas são mais graves, havendo necessidade de uma irrigação prolongada, tendo em vista que álcalis não são precipitados pelas proteínas do olho (ao contrário do que acontece com os ácidos). É importante que haja remoção de qualquer material particulado retido, como o material normalmente presente em lesões que envolvem cimento e gesso de construção. Em muitos casos, haverá necessidade de eversão da pálpebra superior. A pupila deve ser dilatada com ciclopentolato a 1%, 1 gota 2x/dia, para alívio do desconforto; em seguida, será iniciada uma antibioticoterapia tópica profilática (Tab.7.2). Em casos de lesão moderada a grave, os pacientes também serão tratados com corticosteroides tópicos intensivos e vitamina C tópica e sistêmica. Transplantes de membrana amniótica podem promover a cicatrização do epitélio corneal. Podem ocorrer complicações, como deficiência de muco, formação de cicatrizes na córnea e na conjuntiva, simbléfaro (i.e., aderências entre as conjuntivas tarsal e bulbar), obstrução do canal lacrimal e infecção secundária. É importante fazer um exame com lâmpada de fenda para avaliar a gravidade das queimaduras químicas na superfície ocular.

Ahmmed AA et al. Epidemiology, economic and humanistic burdens of ocular surface chemical injury: a narrative review. Ocul Surf. 2021;20:199. [PMID: 33647471]

Sharma N et al. Treatment of acute ocular chemical burns. Surv Ophthalmol. 2018;63:214. [PMID: 28935121]

Precauções no tratamento de distúrbios oculares

1. Uso de anestésicos locais

A autoadministração não supervisionada de anestésicos locais é perigosa, pois esses agentes são tóxicos para o epitélio corneal, retardam a cicatrização e o paciente pode inadvertidamente ferir ainda mais o olho anestesiado.

Lee MD ... Seitzman GD. Cornea specialists do not recommend routine usage of topical anesthetics for corneal abrasions. Ann Emerg Med. 2019;74:463. [PMID: 31445551]

2. Dilatação da pupila

Muito ocasionalmente, a dilatação da pupila pode precipitar um glaucoma agudo se o paciente tiver um ângulo estreito da câmara anterior. Assim, esse procedimento deve ser feito com cautela nos pacientes cuja câmara anterior for visivelmente rasa (o que é facilmente determinado pela iluminação oblíqua do segmento anterior do olho). Deve ser empregado um agente midriático de curta ação (p. ex., tropicamida) nos exames diagnósticos de dilatação ocular, enquanto cicloplégicos de ação mais longa são terapeuticamente administrados em casos de uveíte. O paciente deve ser alertado, para que informe imediatamente qualquer ocorrência de desconforto ou vermelhidão ocular. É mais provável que ocorra fechamento do ângulo se o paciente for tratado com pilocarpina para resolver a dilatação pupilar, do que se a contração pupilar ocorrer naturalmente.

3. Tratamento com corticosteroides

Fica enfaticamente recomendado que o tratamento seja acompanhado pelo oftalmologista, para monitoração das complicações oculares decorrentes do tratamento com corticosteroides. O uso de cursos prolongados de corticosteroides locais pode ser complicado pela hipertensão ocular, o que poderá resultar em glaucoma de ângulo aberto; formação de

catarata; e exacerbação de infecções oculares, como herpes-simples (dendrítica) e ceratite fúngica. Além disso, o uso indiscriminado dos corticosteroides no tratamento da ceratite infecciosa pode causar perfuração da córnea. Ao prescrever corticosteroides sistêmicos para doenças como uveíte ou arterite de células gigantes, o clínico sempre deverá levar em conta a possibilidade de ocorrência ou de exacerbação de hipertensão sistêmica, diabetes *mellitus*, gastrite, osteoporose ou glaucoma.

4. Medicamentos oftalmológicos contaminados

As soluções oftálmicas são preparadas com o mesmo cuidado dedicado aos fluidos destinados à administração intravenosa; mas, depois que os frascos foram abertos, há o risco de contaminação, sobretudo para soluções de tetracaína, proparacaína, fluoresceína e qualquer prepara**ção** sem conservantes. Recomenda-se o uso de colírios de fluoresceína de uso único, ou tiras de papel de filtro estéril contendo fluoresceína, em vez de soluções de fluoresceína em recipientes para vários usos.

Seja em recipientes de plástico ou de vidro, depois da abertura do frasco as soluções oftálmicas não devem permanecer em uso por longos períodos. Habitualmente, o tempo máximo para utilização de uma solução contendo conservantes é de quatro semanas, antes que sejam descartadas. Preparações sem conservantes devem ser mantidas refrigeradas; em geral, devem ser descartadas dentro de 1 semana após a abertura do frasco. Produtos de uso único não devem ser reutilizados.

Nos casos em que o olho foi ferido por acidente ou trauma cirúrgico, é extremamente importante o uso de frascos recém-abertos contendo medicamentos estéreis, ou de produtos de uso único.

5. Reações tóxicas e de hipersensibilidade ao tratamento tópico

Em pacientes medicados com longos curtos de terapia tópica, é possível que ocorram reações locais tóxicas ou de hipersensibilidade ao agente ativo ou aos conservantes (Fig. 7.4), sobretudo se estiver ocorrendo uma secreção lacrimal inadequada. Os conservantes presentes em soluções para limpeza de lentes de contato podem causar problemas semelhantes. A sensação de queimação e a dor são exacerbadas pela aplicação de gotas ou inserção de lentes de contato; ocasionalmente, podem ocorrer fibrose e cicatrizes na conjuntiva e na córnea. Existem no mercado medicamentos tópicos e soluções para lentes de contato sem conservantes.

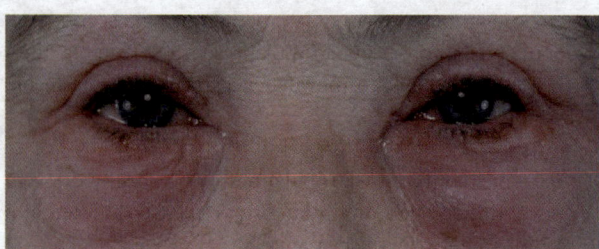

FIGURA 7.4 Dermatite de contato periocular causada por conservante de colírio.

A instilação de determinado antibiótico no olho pode sensibilizar o paciente para o agente, podendo causar uma reação alérgica em seguida a uma administração sistêmica subsequente. É sabido que anafilaxias potencialmente fatais ocorrem em até 0,3% dos pacientes tratados com fluoresceína intravenosa para angiografia. Também foram relatados casos de anafilaxia também após a aplicação tópica de fluoresceína.

6. Efeitos sistêmicos de medicamentos oculares

Devemos levar em consideração a absorção sistêmica de determinados medicamentos tópicos (através dos vasos conjuntivais e do sistema de drenagem lacrimal) nos casos de contraindicação clínica para uso sistêmico do medicamento. Soluções oftálmicas de betabloqueadores não seletivos (p. ex., timolol) podem piorar a bradicardia, IC ou asma. O uso de um colírio de fenilefrina pode precipitar crises hipertensivas e de angina. Também devem ser levadas em consideração as interações adversas entre medicamentos administrados sistemicamente e medicamentos oculares. O uso de apenas 1-2 gotas a cada vez e alguns minutos de oclusão nasolacrimal ou de fechamento palpebral são garantia de máxima eficácia ocular; além disso, essa estratégia diminui os efeitos colaterais sistêmicos dos agentes tópicos.

Efeitos oculares adversos de medicamentos sistêmicos

Os medicamentos administrados sistemicamente são capazes de causar uma ampla variedade de efeitos adversos no sistema visual. A Tabela 7.3 oferece uma listagem dos principais exemplos. Para a maioria das complicações, ocorre apenas

TABELA 7.3 Efeitos oftálmicos adversos de medicamentos sistêmicos (lista selecionada)

Medicações	Possíveis efeitos colaterais oftálmicos
Medicamentos respiratórios	
Broncodilatadores anticolinérgicos (p. ex., ipratrópio)	Glaucoma de ângulo fechado causado por midríase, visão turva causada por cicloplegia, xeroftalmia
Broncodilatadores simpaticomiméticos (p. ex., salbutamol) e descongestionantes (p. ex., efedrina)	Glaucoma de ângulo fechado causado por midríase
Medicamentos para o sistema cardiovascular	
Amiodarona	Depósitos na córnea (ceratopatia por vórtice), neuropatia óptica, doença ocular da tireoide
Anlodipino	Quemose (edema conjuntival)
Anticoagulantes	Hemorragia conjuntival, retiniana e vítrea
Inibidores da anidrase carbônica (p. ex., acetazolamida, metazolamida)	Miopia, glaucoma de ângulo fechado causado por edema de corpo ciliar
Clortalidona	Glaucoma de ângulo fechado causado por edema de corpo ciliar
Digoxina	Distúrbio da visão de cores, fotopsia, neuropatia óptica
Furosemida	Glaucoma de ângulo fechado causado por edema de corpo ciliar
Inibidores da fosfodiesterase tipo 5 (p. ex., sildenafila, tadalafila, vardenafila)	Alterações na visão de cores, neuropatia óptica isquêmica anterior não arterítica
Estatinas	Paralisia muscular extraocular (síndrome miastênica)
Tiazidas (p. ex., indapamida)	Glaucoma de ângulo fechado, miopia, xantopsia (visão amarela), ceratopatia em faixa causada por hipercalcemia, edema macular
Medicamentos gastrointestinais	
Agentes anticolinérgicos	Glaucoma de ângulo fechado causado por midríase, visão turva causada por cicloplegia, xeroftalmia
H$_2$-bloqueadores	Oclusão vascular retiniana, neuropatia óptica, neurite óptica retrobulbar
Medicamentos para o trato urinário	
Antagonistas dos receptores alfa-adrenérgicos (p. ex., doxazosina, prazosina, tansulosina, terazosina)	Síndrome intraoperatória da íris frouxa
Agentes anticolinérgicos	Glaucoma de ângulo fechado causado por midríase, visão turva causada por cicloplegia, xeroftalmia
Finasterida	Síndrome da íris frouxa durante cirurgia intraocular
Pentosano polissulfato de sódio	Maculopatia
Inibidores da fosfodiesterase tipo 5 (p. ex., sildenafila, tadalafila, vardenafila)	Alterações na visão de cores, neuropatia óptica isquêmica anterior não arterítica
Medicamentos para o SNC	
Anfetaminas	Alargamento da fissura palpebral, visão turva causada por midríase, pressão intraocular elevada

(continua)

TABELA 7.3 Efeitos oftálmicos adversos de medicamentos sistêmicos (lista selecionada) (*continuação*)

Medicações	Possíveis efeitos colaterais oftálmicos
Agentes anticolinérgicos, incluindo medicamentos pré-operatórios	Glaucoma de ângulo fechado causado por midríase, visão turva causada por cicloplegia, xeroftalmia
Aripiprazol	Miopia
Diazepam	Nistagmo
Haloperidol	Catarata capsular
Carbonato de lítio	Proptose, crise oculogírica, nistagmo
Inibidores da MAO	Nistagmo, alucinações visuais, diplopia, miastenia *gravis*
Morfina/opioides	Miose, alucinações visuais, diplopia, xeroftalmia
Neostigmina	Nistagmo, miose
Olanzapina	Glaucoma de ângulo fechado causado por midríase
Fenotiazinas (p. ex., clorpromazina)	Depósitos pigmentares na conjuntiva, córnea, cristalino e retina; crise oculogírica Clorpromazina causa síndrome da íris frouxa durante cirurgia intraocular
Fenitoína	Nistagmo
Quetiapina	Síndrome da íris frouxa durante cirurgia intraocular
Retigabina	Pigmentação ocular e retinopatia
Risperidona, paliperidona	Síndrome da íris frouxa durante cirurgia intraocular
IRSN (p. ex., venlafaxina)	Glaucoma de ângulo fechado, midríase, xeroftalmia
ISRS (p. ex., paroxetina, sertralina)	Glaucoma de ângulo fechado, neuropatia óptica isquêmica, catarata
Tioridazina	Depósitos na córnea e no cristalino, retinopatia, crise oculogírica
Topiramato	Glaucoma de ângulo fechado causado por edema de corpo ciliar, miopia, pregas maculares, uveíte anterior, edema da córnea
Agentes tricíclicos (p. ex., imipramina)	Glaucoma de ângulo fechado causado por midríase, visão turva causada por cicloplegia, xeroftalmia
Triptanos (p. ex., sumatriptana, zolmitriptana)	Glaucoma de ângulo fechado causado por edema de corpo ciliar, miopia
Vigabatrina	Constrição do campo visual, distrofia dos cones
Zonisamida	Glaucoma de ângulo fechado causado por edema de corpo ciliar, miopia
Medicamentos obstétricos	
Tocolíticos simpaticomiméticos	Glaucoma de ângulo fechado causado por midríase
Agentes hormonais	
Inibidores da aromatase (p. ex., anastrozol)	Xeroftalmia, tração vitreorretiniana, hemorragias retinianas
Cabergolina	Glaucoma de ângulo fechado
Hormônios sexuais femininos	Oclusão da artéria retiniana, oclusão da veia retiniana, papiledema, paralisia dos nervos cranianos, neuropatia óptica isquêmica
Tamoxifeno	Depósitos cristalinos na retina e na córnea, percepção alterada das cores, catarata, neuropatia óptica, edema macular, alteração pigmentar da retina
Imunomoduladores	
Interferon-alfa	Retinopatia, ceratoconjuntivite, xeroftalmia, neuropatia óptica
Corticosteroides	Catarata (subcapsular posterior); suscetibilidade a infecções virais (herpes-simples), bacterianas e fúngicas; glaucoma induzido por esteroides; hipertensão intracraniana idiopática; retinopatia serosa central
Ciclosporina	Leucoencefalopatia reversível posterior
Fingolimode	Edema macular, oclusão da veia retiniana
Aine	Opacidade da córnea, ceratopatia por vórtice, edema periorbital, xeroftalmia
Tacrolimo	Neuropatia óptica, leucoencefalopatia posterior reversível
Antibióticos	
Cloranfenicol	Neuropatia óptica
Clofazimina	Depósitos cristalinos (conjuntiva, córnea, íris)
Etambutol	Neuropatia óptica
Fluoroquinolonas	Diplopia, descolamento de retina
Isoniazida	Neuropatia óptica
Linezolida	Neuropatia óptica
Rifabutina	Uveíte
Estreptomicina	Neuropatia óptica, necrólise epidérmica
Sulfonamidas	Miopia, glaucoma de ângulo fechado causado por edema de corpo ciliar
Tetraciclina, doxiciclina, minociclina	Papiledema

(*continua*)

TABELA 7.3 Efeitos oftálmicos adversos de medicamentos sistêmicos (lista selecionada) (*continuação*)

Medicações	Possíveis efeitos colaterais oftálmicos
Antivirais	
Cidofovir	Uveíte
Agentes antimaláricos	
Cloroquina, hidroxicloroquina	Degeneração da retina envolvendo principalmente a mácula, ceratopatia por vórtice
Quinina	Toxicidade da retina, anomalias pupilares
Amebicidas	
Diiodohidroxiquinolina	Neuropatia óptica
Agentes quimioterápicos	
Bortezomibe	Calázio
Clorambucila	Neuropatia óptica
Cisplatina	Neuropatia óptica
Docetaxel	Obstrução lacrimal (canalicular)
Fluoruracila	Obstrução lacrimal (canalicular)
Inibidores MEK: trametinibe, selumetinibe, cobimetinibe, pimasertibe	Descolamento seroso multifocal da retina, oclusão de veia retiniana, edema macular cistoide
Vincristina	Neuropatia óptica
Agentes quelantes	
Desferroxamina, deferasirox	Retinopatia, neuropatia óptica, opacidade do cristalino
Penicilamina	Penfigoide ocular, neuropatia óptica, paralisia muscular extraocular (síndrome miastênica)
Agentes hipoglicemiantes orais	
Clorpropamida	Erro refrativo, necrólise epidérmica, neuropatia óptica
Tiazolidinedionas (glitazonas)	Aumento no edema macular diabético
Vitaminas	
Vitamina A	Papiledema
Vitamina D	Ceratopatia em forma de faixa
Agentes reumatológicos	
Cloroquina, hidroxicloroquina	Degeneração da retina com envolvimento principalmente da mácula, ceratopatia por vórtice
Sais de ouro	Depósitos na córnea, conjuntiva e cristalino
Aine (p. ex., ibuprofeno, naproxeno, indometacina)	Ceratopatia de vórtice (ibuprofeno, naproxeno), depósitos na córnea (indometacina), degeneração retiniana com envolvimento principalmente da mácula (indometacina)
Penicilamina	Penfigoide ocular, neuropatia óptica, paralisia muscular extraocular (síndrome miastênica)
Salicilatos	Hemorragias subconjuntivais e retinianas, nistagmo
Agentes dermatológicos	
Dupilumabe	Conjuntivite
Retinoides (p. ex., isotretinoína, tretinoína, acitretina e etretinato)	Papiledema, blefaroconjuntivite, opacidades da córnea, diminuição da tolerância às lentes de contato, diminuição da adaptação ao escuro, anormalidades oculares teratogênicas, hipertensão intracraniana idiopática, neurite óptica
Bisfosfonatos	
Alendronato, pamidronato	Esclerite, episclerite, uveíte

raramente; mas, caso ocorram alterações da visão enquanto o paciente estiver sendo medicado com esses agentes, deverá ser encaminhado ao oftalmologista para um exame oftalmológico. Em pacientes sob tratamento prolongado com cloroquina ou hidroxicloroquina, é recomendável rastreamento para retinopatia tóxica. Se não houver anormalidade, o rastreamento deverá ser anualmente repetido, tendo início após 5 anos. Esse rastreamento deverá ser mais frequente em pacientes tratados com doses > 5,0 mg/kg/dia de hidroxicloroquina ou > 2,3 mg/kg/dia de cloroquina, em pacientes com doença renal ou macular, ou nos medicados com tamoxifeno.

Pacientes medicados com cursos prolongados de corticosteroides sistêmicos se encontram sob maior risco de sofrer complicações oculares variadas, como glaucoma, catarata e retinopatia serosa central. Esses pacientes devem ser encaminhados ao oftalmologista para um exame oftalmológico inicial, antes da introdução do curso de corticosteroides – e a qualquer momento, se houver queixa de visão reduzida ou embaçada.

Antes de uma cirurgia para catarata, o oftalmologista deve ser informado se o paciente está sendo medicado ou se já tomou antagonistas dos receptores alfa-adrenérgicos (p. ex., tansulosina), porque esses medicamentos aumentam o risco de síndrome intraoperatória da íris frouxa, o que poderá tornar mais desafiadora a cirurgia de catarata. Se houver possibilidade, essa cirurgia deverá ser realizada antes do início do tratamento com antagonistas dos receptores alfa-adrenérgicos.

O uso de inibidores quimioterápicos da MEK está associado a complicações oculares, como descolamento seroso da retina, edema macular cistoide e oclusão de veia retiniana. Pacientes medicados com inibidores da MEK devem passar por um completo exame oftalmológico basal, antes da introdução desses agentes; além disso, devem ser encaminhados para exame oftalmológico se houver queixa de turvação ou diminuição da visão durante o tratamento com inibidores da MEK.

Arora S et al. Retinal toxicities of systemic anticancer drugs. Surv Ophthalmol. 2022;67:97. [PMID: 34048859]

Park SSE et al. Dealing with floppy iris syndrome. Curr Opin Ophthalmol. 2022;33:3. [PMID: 34711714]

Somisetty S et al. The impact of systemic medications on retinal function. Asia Pac J Ophthalmol (Phila). 2023;12:115. [PMID: 36971705]

Yusuf I et al. Hydroxychloroquine-induced retinal toxicity. Front Pharmacol. 2023;14:1196783. [PMID: 37324471]

8

Distúrbios otorrinolaringológicos

Elliott D. Kozin, MD

Rosh Sethi, MD

Lawrence R. Lustig, MD

Revisão científica da edição brasileira: Dra. Letícia Oliveira

DOENÇAS DO OUVIDO

Perda auditiva

> **FUNDAMENTOS DO DIAGNÓSTICO**
>
> - Geralmente, a perda auditiva é categorizada como condutiva ou neurossensorial.
> - Na avaliação diagnóstica, rotineiramente são realizados testes audiológicos.

Classificação e epidemiologia

A Tabela 8.1 categoriza a perda auditiva como normal, leve, moderada, grave ou profunda e descreve o equivalente vocal, bem como a faixa de decibéis.

A. Perda condutiva da audição

A perda condutiva da audição é decorrente de uma interrupção mecânica do conduto auditivo externo ou do ouvido médio. São vários os mecanismos causais de comprometimento da passagem de vibrações sonoras para o ouvido interno, como as obstruções (p. ex., impactação por cerume), preenchimento (p. ex., efusão do ouvido médio), rigidez (p. ex., otosclerose) e descontinuidade (p. ex., ruptura de ossículo). Mais comumente, a ocorrência das perdas condutivas em adultos é decorrente de impactação por cerume ou de uma disfunção temporária da trompa auditiva, causada por uma infecção do trato respiratório superior. Geralmente, as perdas condutivas persistentes são causadas por infecção crônica do ouvido, trauma ou otosclerose. Perfurações da membrana timpânica também podem causar perda condutiva da audição. Esse tipo de perda auditiva geralmente pode ser corrigido com tratamento clínico (p. ex., uso de aparelho auditivo) e/ou cirúrgico (p. ex., reparo da membrana timpânica e da cadeia ossicular). Pode-se recorrer a tomografia computadorizada (TC) do osso temporal como complemento do exame físico, com o objetivo de determinar a possível causa da perda condutiva da audição.

B. Perda neurossensorial da audição

As perdas auditivas neurossoriais ocorrem comumente em adultos; em geral, são decorrentes de deficiências do ouvido interno ou da via auditiva central. A perda auditiva sensorial ocorre por deterioração da cóclea, geralmente em consequência da destruição de células ciliadas sensoriais no interior do órgão de Corti. A forma mais comum de perda neurossensorial da audição é a **perda auditiva ligada ao envelhecimento**; esse tipo se manifesta como uma perda auditiva progressiva e predominantemente de alta frequência. Há outras causas de perda neurossensorial da audição, como excessiva exposição a ruídos, traumatismo craniano, medicamentos ototóxicos (p. ex., quimioterapia à base de cisplatina) e doenças sistêmicas.

A maioria dos tipos de perda neurossensorial da audição ocorre gradativamente, mas também pode ser repentina. **A perda neurossensorial *súbita* da audição, com frequência chamada de perda neurossensorial súbita da audição idiopática, é considerada emergência otológica e pode ser tratada com corticosteroides orais ou intratimpânicos, se essas medicações forem administradas dentro de algumas semanas a contar do surgimento do problema.** Os tipos graves a profundos da perda neurossensorial da audição prolongada, causados por deficiências no ouvido interno, podem ser corrigidos cirurgicamente, p. ex., com implante coclear. A perda neurossensorial também pode ser causada por deficiências na via auditiva central, como ocorre nas lesões com envolvimento do VIII nervo craniano, núcleos auditivos, tratos ascendentes ou córtex auditivo. São exemplos de causas centrais para a perda da audição casos de neuroma acústico, esclerose múltipla e neuropatia auditiva. Em geral, o tratamento das perdas auditivas decorrentes de causas centrais tem por objetivo abordar a patologia subjacente.

TABELA 8.1 Classificação das perdas de audição

Classificação	Equivalente vocal	Faixa de decibéis (dB)
Normal	Sussurro suave	0-20
Leve	Voz suave falada	20-40
Moderada	Voz normal falada	40-60
Grave	Voz alta falada	60-80
Profunda	Grito	> 80

US Preventive Services Task Force; Krist AH et al. Screening for hearing loss in older adults: US Preventive Services Task Force recommendation statement. JAMA. 2021;325:1196. [PMID: 33755083]

Avaliação da audição (audiologia)

Em uma sala silenciosa, é possível estimar o nível de audição do paciente pedindo que repita em voz alta palavras pronunciadas em sussurros suaves, em voz falada normal ou na forma de um grito. A voz falada normal mede cerca de 60 decibéis. Nessa avaliação, é importante contar com um diapasão de 512 Hz para que se possa diferenciar a perda condutiva da audição da neurossensorial. No **teste de Weber**, o diapasão deve ser colocado diretamente na testa ou nos dentes da frente do paciente. Em casos de perda condutiva, o som é ouvido com maior intensidade no ouvido com *audição mais fraca*; no entanto, em pacientes com perda neurossensorial, o som se irradia para o ouvido *que ouve melhor*, e não para o outro ouvido. No **teste de Rinne**, o diapasão deve ser colocado alternadamente no osso mastoide (condução óssea) e diante do conduto auditivo (condução aérea). Em pacientes com perdas condutivas > 25 dB, a condução óssea soa mais alta, em comparação com a condução aérea.

Os estudos audiométricos formais devem ser realizados em uma sala à prova de som. Limiares de tons puros em decibéis (dB) são obtidos na faixa de 250-8.000 Hz. As perdas condutivas criam uma "lacuna" entre os limiares para a transmissão através do ar e do osso, enquanto nos pacientes com perdas neurossensoriais, ocorre diminuição dos limiares, tanto para o ar quanto para o osso. A discriminação da fala mede a clareza da audição, descrita como um percentual de correção (considera-se como normal 90-100%). O método de triagem de resposta auditiva evocada do tronco encefálico é utilizado com maior frequência na triagem neonatal; esse teste pode determinar a localização aproximada da lesão (p. ex., cóclea ou cérebro). A ressonância magnética (RM) é considerada o exame de maior sensibilidade e especificidade para determinar a possível localização de problemas causadores de perda neurossensorial da audição.

Todos os pacientes que relatam perda da audição devem ser encaminhados para avaliação audiológica, a menos que a causa seja facilmente remediável (p. ex., impactação por cerume, otite média). É indicado encaminhamento audiométrico imediato para pacientes com perda neurossensorial súbita da audição idiopática, pois esse distúrbio exige tratamento (com corticosteroides) dentro de um período limitado de apenas algumas semanas.

Feltner C et al. Screening for hearing loss in older adults: updated evidence report and systematic review for the US Preventive Services Task Force. JAMA. 2021;325:1202. [PMID: 33755082]
Irace AL et al. Longitudinal associations of subclinical hearing loss with cognitive decline. J Gerontol A Biol Sci Med Sci. 2022;77:623. [PMID: 34516645]
Sharma RK et al. Age-related hearing loss and the development of cognitive impairment and late-life depression: a scoping overview. Semin Hear. 2021;42:10. [PMID: 33883788]

Amplificação auditiva

Pacientes com perda da audição não corrigível por tratamento clínico podem ser beneficiados com o uso da amplificação auditiva. Os aparelhos auditivos modernos estão comparativamente livres de distorção, tendo sido miniaturizados a ponto de ficarem totalmente contidos no interior do conduto auditivo ou discretamente posicionados por trás da orelha.

Para pacientes com perda condutiva ou perda neurossensorial profunda unilateral, os aparelhos auditivos de condução óssea estimulam diretamente a cóclea ipsilateral (nos casos de perda condutiva), ou o ouvido contralateral (nos casos de perda neurossensorial profunda unilateral). Para a maioria dos adultos com perda sensorial da audição severa a profunda, o **implante coclear** – isto é, um dispositivo eletrônico implantado cirurgicamente na cóclea para estimulação do nervo auditivo – oferece reabilitação auditiva socialmente benéfica.

Buchman CA et al. Unilateral cochlear implants for severe, profound, or moderate sloping to profound bilateral sensorineural hearing loss: a systematic review and consensus statements. JAMA Otolaryngol Head Neck Surg. 2020;146:942. [PMID: 32857157]
Dixon PR et al. Health-related quality of life changes associated with hearing loss. JAMA Otolaryngol Head Neck Surg. 2020;146:630. [PMID: 32407468]
Lindquist NR et al. Cochlear implants for single-sided deafness: quality of life, daily usage, and duration of deafness. Laryngoscope. 2023;133:2362. [PMID: 36254870]
Zeitler DM et al. American Cochlear Implant Alliance Task Force: Recommendations for determining cochlear implant candidacy in adults. Laryngoscope. 2024;134 (Suppl 3):S1. [PMID: 37435829]

Doenças da aurícula

Entre os distúrbios da aurícula está o câncer de pele causado pela exposição ao sol. O hematoma auricular traumático deve ser drenado para que não ocorra uma deformidade estética significativa, conhecida como "ouvido de couve-flor" ou um bloqueio do canal, em decorrência da dissolução da cartilagem de sustentação. Da mesma forma, deve-se tratar imediatamente os casos de celulite do ouvido, para prevenção de pericondrite e da resultante deformidade. A **policondrite recidivante** se caracteriza por episódios bilaterais dolorosos e recorrentes de eritema e edema auricular que, em alguns casos, envolvem progressivamente a árvore traqueobrônquica cartilaginosa. O tratamento com corticosteroides pode ajudar a prevenir a dissolução da cartilagem. Casos de policondrite e de pericondrite podem ser diferenciados da celulite, por não ocorrer envolvimento do lóbulo do ouvido, que não contém cartilagem.

Akdoğan Ö et al. Sudden sensorineural hearing and vestibular loss in a case of relapsing polychondritis. Ann Otol Rhinol Laryngol. 2021;130:1412. [PMID: 33813869]
Dalal PJ et al. Risk factors for auricular hematoma and recurrence after drainage. Laryngoscope. 2020;130:628. [PMID: 31621925]
Mertz P et al. Relapsing polychondritis: Best Practice & Clinical Rheumatology. Best Pract Res Clin Rheumatol. 2023;37: 101867. [PMID: 37839908]

Doenças do conduto auditivo

1. Impactação por cerume

O cerume é uma secreção protetora produzida pela parte externa do conduto auditivo. Na maioria das pessoas, o conduto auditivo é autolimpante, sendo dispensada qualquer medida de higiene. É mais frequente que a impactação por cerume seja autoinduzida, em decorrência das tentativas de limpeza inadequadas, com a invasão do próprio canal; p. ex., trauma causado pelo dedo ou o uso de um cotonete. A impactação por cerume pode ser corrigida pelo próprio paciente, com a instilação de gotas de detergente auricular (p. ex., peróxido de hidrogênio a 3%; peróxido de carbamida a 6,5%) e pela irrigação, ou o médico poderá intervir com remoção mecânica, sucção ou irrigação. A irrigação deve ser realizada com água na temperatura corporal, para que não ocorra uma resposta calórica vestibular. O jato de água deve ser direcionado para a parede posterior do conduto auditivo situada adjacente ao tampão de cerume. Entretanto, o procedimento apenas será realizado se a membrana timpânica estiver intacta.

Deve-se evitar o uso de irrigadores a jato (p. ex., WaterPik), pois sua prática poderá resultar em perfurações da membrana timpânica. Após a irrigação, o conduto auditivo deve ficar completamente seco (p. ex., pelo paciente, com o uso de um secador de cabelo regulado em baixa potência; ou pelo médico, pela instilação de álcool isopropílico); o objetivo da secagem é minimizar a probabilidade de uma otite externa. Fica indicado o encaminhamento para o especialista se o paciente apresentar recorrência frequente da impactação, se não tiver respondido às medidas de rotina ou se ocorrer perfuração da membrana timpânica ou otite média crônica.

Horton GA et al. Cerumen management: an updated clinical review and evidence-based approach for primary care physicians. J Prim Care Community Health. 2020;11:2150132720904181. [PMID: 31994443]

2. Corpos estranhos

Corpos estranhos no conduto auditivo são mais frequentes em crianças do que em adultos. Materiais rígidos podem ser removidos com uma cureta ou um gancho, tomando o devido cuidado para que não ocorra deslocamento medial do objeto, em direção à membrana timpânica; nesse procedimento, orientação microscópica é um bom recurso. Não se deve fazer irrigação aquosa diante de corpos estranhos orgânicos (p. ex., feijões, insetos), porque a água pode provocar inchaço. No caso de um inseto vivo, deve-se imobilizá-lo antes da remoção; para tanto, o médico preenche o conduto auditivo com lidocaína ou óleo mineral. Ressalta-se que a lidocaína jamais deve ser usada em paciente com possível perfuração da membrana timpânica, pois poderá resultar em uma resposta vestibular profunda.

Kim KH et al. Clinical characteristics of external auditory canal foreign bodies in children and adolescents. Ear Nose Throat J. 2020;99:648. [PMID: 31814447]

3. Otite externa

> **FUNDAMENTOS DO DIAGNÓSTICO**
>
> - Otalgia.
> - Eritema, edema e purulência da pele do conduto auditivo externo.
> - Pacientes imunocomprometidos ou com diabetes correm risco de sofrer otite externa "maligna" (i.e., osteomielite da base do crânio).

Considerações gerais

Pacientes com otite externa, frequentemente conhecida como "ouvido de nadador", apresentam-se com otalgia e edema associado do conduto auditivo externo e com uma secreção purulenta. Em geral, a história revela recente exposição à água ou ocorrência de trauma mecânico (p. ex., arranhões, uso de cotonetes). Em geral, a otite externa é causada por bastonetes Gram-negativos (p. ex., *Pseudomonas*, *Proteus*) ou fungos (p. ex., *Aspergillus*), que florescem em presença de umidade excessiva. Em pacientes imunocomprometidos ou diabéticos, otite externa persistente poderá evoluir para osteomielite da base do crânio (a chamada **otite externa maligna**). Geralmente causada por *Pseudomonas aeruginosa*, a osteomielite se inicia no assoalho do conduto auditivo, podendo se estender até o assoalho da fossa média, clivo e até mesmo base craniana contralateral.

Achados clínicos

O exame revela eritema e edema da pele do conduto auditivo, achados frequentemente acompanhados por exsudato purulento (Fig. 8.1) e também por celulite periauricular circunjacente. A manipulação da aurícula provoca dor. Em muitos casos, observa-se que a superfície lateral da membrana timpânica está eritematosa. No paciente cuja pele do canal está muito edemaciada, pode ser impossível visualizar a membrana timpânica. Em pacientes imunocomprometidos (p. ex., diabéticos), geralmente a otite externa maligna se apresenta na forma de uma otorreia persistente; com tecido de granulação no conduto auditivo; otalgia profunda; e, em casos avançados, com a paralisia progressiva dos nervos cranianos (VI, VII, IX, X, XI ou XII nervos cranianos). O diagnóstico de otite externa maligna é confirmado por TC, pela demonstração da erosão óssea; e por exames laboratoriais que revelam elevação dos marcadores inflamatórios, como velocidade de hemossedimentação (VHS) e proteína C reativa (PCR). Geralmente, é importante obter uma RM, para descarte de abscessos que ser decorrentes da otite externa maligna.

Tratamento

O tratamento da otite externa envolve a proteção do ouvido contra umidade e evitar a ocorrência de mais lesões mecânicas, (p. ex., quando o paciente coça o local). Nos casos de umidade no ouvido (p. ex., ouvido de nadador), geralmente faz-se a acidificação com um agente de secagem (i.e., uma mistura 50/50 de

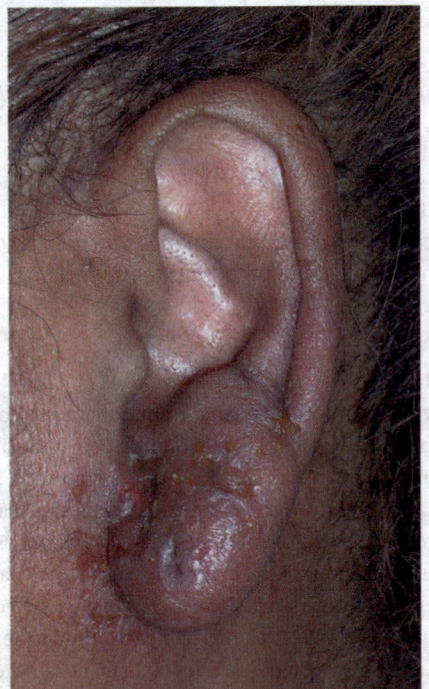

FIGURA 8.1   Otite externa maligna em mulher de 40 anos com diabetes *mellitus,* apresentando edema típico e crostas cor de mel no ouvido. Havia envolvimento do conduto auditivo externo e também do osso temporal na infecção por *Pseudomonas.*
Reproduzida de E.J. Mayeaux Jr, MD, em Usatine RP, Smith MA, Mayeaux EJ Jr, Chumley H. *The Color Atlas of Family Medicine,* 2.ed. McGraw-Hill, 2013.

álcool isopropílico/vinagre branco). Se houver infecção, pode ser eficaz o uso de uma solução ou suspensão antibiótica ótica contendo um aminoglicosídeo (p. ex., neomicina/polimixina B) ou fluoroquinolona (p. ex., ciprofloxacina), com ou sem um corticosteroide (p. ex., hidrocortisona). É preciso que os resíduos purulentos que ocupam o conduto auditivo sejam removidos suavemente, para que a medicação tópica possa penetrar. As gotas devem ser usadas abundantemente (≥ 5 gotas, 3-4x/dia) para penetração até as profundezas do canal. Nos casos em que um edema substancial da parede do canal esteja impedindo a penetração das gotas no conduto auditivo, o médico colocará um pavio, para facilitar sua entrada. Nos casos persistentes – em particular quando ocorreu celulite do tecido periauricular – devem ser administradas fluoroquinolonas VO (p. ex., ciprofloxacino, 500 mg 2x/dia durante 1 semana), por serem agentes eficazes contra *Pseudomonas.* Medicamentos mais modernos, que são suspensões de ciprofloxacina, prometem melhorar os resultados da otite externa. *Qualquer caso de otite externa persistente em pacientes imunocomprometidos ou diabéticos deverá ser encaminhado para avaliação especializada.*

O tratamento da otite externa maligna depende de administração prolongada de antibióticos antipseudomonas, habitualmente por vários meses. Embora, com frequência, o tratamento inicial deva ser IV (p. ex., ciprofloxacina 200-400 mg a cada 12 horas), pacientes selecionados podem receber medicação VO (ciprofloxacina 500-1.000 mg 2x/dia). Para que

não ocorram recaídas, a antibioticoterapia deverá ter continuidade, mesmo em pacientes assintomáticos, até que uma triagem com gálio indique redução acentuada ou resolução da inflamação. O desbridamento cirúrgico do osso infectado ficará reservado para pacientes que se apresentem com deterioração, apesar do tratamento clínico.

Jackson EA et al. Acute otitis externa: rapid evidence review. Am Fam Physician. 2023;107:145. [PMID: 36791445]
Plum AW et al. An overview of acute otitis externa. Otolaryngol Clin North Am. 2023;56:891. [PMID: 37516653]
Smith ME et al; INTEGRATE (The UK ENT Trainee Research Network). Acute otitis externa: consensus definition, diagnostic criteria and core outcome set development. PLoS One. 2021;16:e0251395. [PMID: 33989313]

4. Prurido

É comum a ocorrência de prurido no conduto auditivo externo, em particular no meato. Embora o prurido possa estar associado a otite externa, dermatite seborreica ou psoríase, muitos dos casos são autoinduzidos por escoriações ou por limpeza excessiva do ouvido. Para que ocorra a regeneração do manto protetor de cerume, os pacientes devem ser instruídos a evitar o uso de água e sabão ou de cotonetes no conduto auditivo; também devem evitar qualquer arranhão. Pacientes com ressecamento excessivo da pele do canal podem ser beneficiados com a aplicação de óleo mineral; essa substância ajuda a neutralizar o ressecamento e a repelir a umidade. Em casos de inflamação, a aplicação tópica de um corticosteroide (p. ex., triancinolona a 0,1%) poderá ajudar.

5. Exostoses e osteomas

Crescimentos ósseos excessivos do conduto auditivo são achados incidentais frequentes e raramente terão algum significado clínico. Esses crescimentos ósseos se apresentam na forma de montículos ósseos revestidos por pele no conduto auditivo medial, obscurecendo variavelmente a membrana timpânica. Osteomas solitários não devem preocupar, desde que não causem obstrução ou infecção. Os casos de várias exostoses, geralmente adquiridas pela exposição repetida à água fria (p. ex., "ouvido de surfista"), exigem remoção cirúrgica, pois podem evoluir com obstrução completa do conduto auditivo externo ou infecções frequentes.

Wille AE et al. Prevention of external auditory canal exostosis in the Colorado whitewater community. J Osteopath Med. 2022;122:431. [PMID: 35355493]

6. Neoplasias

O carcinoma de células escamosas é a neoplasia de ocorrência mais comum no conduto auditivo. *Quando uma aparente otite externa não é curada com o tratamento, o médico deverá suspeitar de malignidade e fazer uma biópsia.* A taxa de mortalidade para essa doença em cinco anos é muito alta, porque o tumor tende a invadir os vasos linfáticos da base do crânio, devendo ser tratado com uma ampla ressecção cirúrgica, em combinação com a radioterapia. Em geral, os tumores adenomatosos, originários das glândulas ceruminosas, têm um curso mais indolente.

Komune N et al. Prognostic impact of tumor extension in patients with advanced temporal bone squamous cell carcinoma. Front Oncol. 2020;10:1229. [PMID: 32850367]

Piras G et al. Management of squamous cell carcinoma of the temporal bone: long-term results and factors influencing outcomes. Eur Arch Otorhinolaryngol. 2021;278:3193. [PMID: 32979119]

Seligman KL et al. Temporal bone carcinoma: treatment patterns and survival. Laryngoscope. 2020;130:E11. [PMID: 30874314]

Doenças da trompa de Eustáquio
1. Disfunção da trompa de Eustáquio

FUNDAMENTOS DO DIAGNÓSTICO

- Plenitude auricular.
- Desconforto com alterações da pressão barométrica.
- Retração timpânica.

O tubo que conecta o ouvido médio à nasofaringe – a trompa auditiva, ou trompa de Eustáquio – proporciona ventilação e drenagem para o ouvido médio. Normalmente a trompa fica fechada, e sua abertura ocorre apenas durante a deglutição ou quando o indivíduo boceja. Nos casos de comprometimento funcional, o ar preso no interior do ouvido médio é absorvido e o resultado é uma pressão negativa. As causas mais comuns de disfunção da trompa auditiva são doenças associadas a edema do revestimento, como infecções virais do trato respiratório superior e alergias sazonais. Em geral, o paciente relata sensação de plenitude no ouvido e de comprometimento leve a moderado da audição. Nos casos de bloqueio apenas parcial da trompa, a deglutição ou o boceje podem provocar um som de estalo ou de crepitação. A otoscopia pode revelar retração da membrana timpânica e diminuição de sua mobilidade. Após uma doença viral, esse distúrbio poderá ocorrer temporariamente (por alguns dias ou semanas). Para melhora sintomática, podem ser utilizados descongestionantes sistêmicos e intranasais (p. ex., pseudoefedrina, 60 mg VO a cada 4-6 horas; oximetazolina, *spray* a 0,05%, a cada 8-12 horas), em combinação com **autoinsuflação** por expiração forçada contra as narinas fechadas. Não se recomenda a autoinsuflação para pacientes com infecção intranasal ativa, pois essa manobra poderá precipitar uma infecção do ouvido médio. Pacientes alérgicos também podem ser beneficiados com o uso de corticosteroides intranasais (p. ex., dipropionato de beclometasona, 2 jatos em cada narina 2x/dia durante 2-6 semanas). O paciente deve se abster de viagens aéreas, mudanças rápidas de altitude e mergulhos subaquáticos até que ocorra a resolução do problema.

Casos de trompa auditiva excessivamente aberta ("**trompa auditiva patulosa**") são problemas relativamente raros, embora causem bastante angústia. Em geral, os pacientes descrevem uma sensação de plenitude no ouvido e também autofonia (i.e., capacidade exagerada de ouvir a própria respiração e fala). Casos de trompa auditiva patulosa podem ocorrer durante

uma rápida perda ponderal, como ocorre após a gestação, ou o problema pode ter origem idiopática. Contrastando com a disfunção da trompa de Eustáquio, em geral a pressão auditiva piora com o esforço e pode diminuir durante uma infecção do trato respiratório superior. Embora geralmente nada seja detectado de anormal durante o exame físico, ocasionalmente podem ser observadas excursões respiratórias da membrana timpânica durante uma respiração vigorosa. No tratamento, devem ser evitados produtos descongestionantes; raramente haverá necessidade de cirurgia na própria trompa auditiva.

Froehlich MH et al. Eustachian tube balloon dilation: a systematic review and meta-analysis of treatment outcomes. Otolaryngol Head Neck Surg. 2020;163:870. [PMID: 32482125]

Kaderbay A et al. Balloon dilation for persistent unilateral chronic obstructive Eustachian tube dysfunction is effective: a prospective multicentre study. Eur Arch Otorhinolaryngol. 2023;280:1101. [PMID: 35932313]

Kjær Krogshede S et al. Balloon dilation of the Eustachian tube: a randomized controlled trial with 6 months follow-up. J Int Adv Otol. 2022;18:501. [PMID: 36349672]

Yang HH et al. Clinical predictors of symptom improvement following eustachian tube balloon dilation. Ann Otol Rhinol Laryngol. 2023;132:1032. [PMID: 36226334]

2. Otite média serosa

FUNDAMENTOS DO DIAGNÓSTICO

- A pressão negativa gerada pela obstrução da trompa auditiva provoca transudação de fluido para o ouvido médio e também estase.
- A membrana timpânica fica opaca e hipomóvel.

Disfunções prolongadas da trompa auditiva, com resultante pressão negativa no interior do ouvido médio, podem causar transudação de fluido. Em adultos, a otite média serosa geralmente é decorrente de infecção do trato respiratório superior, barotrauma ou rinite alérgica crônica. Se for persistente e unilateral, o médico deverá excluir a possibilidade de carcinoma nasofaríngeo. A membrana timpânica fica opacificada e com hipomotilidade; ocasionalmente, esses achados são acompanhados por bolhas de ar no ouvido médio e por perda condutiva da audição. O tratamento da otite média serosa é semelhante ao da disfunção da trompa auditiva. Alguns médicos defenderam um curso breve de corticosteroides VO (p. ex., prednisona, 40 mg/dia por 7 dias), assim como a antibioticoterapia VO (p. ex., amoxicilina, 250 mg 3x/dia por 7 dias) – ou mesmo uma combinação desses dois tratamentos. Ainda há controvérsia, mas é provável que ambas condutas resultem em poucos ganhos duradouros. Nos casos sem alívio depois de vários meses de medicação, a instalação de um tubo de ventilação através da membrana timpânica poderá restaurar a audição e aliviar a sensação de plenitude auditiva.

Mulvaney CA et al. Antibiotics for otitis media with effusion (OME) in children. Cochrane Database Syst Rev. 2023;10: CD015254. [PMID: 37870130]

Otteson T. Otitis media and tympanostomy tubes. Pediatr Clin North Am. 2022;69:203. [PMID: 35337534]

3. Barotrauma

Pessoas com funcionamento deficiente da trompa auditiva (p. ex., estenose congênita ou edema de mucosa adquirido) podem não ser capazes de equalizar o estresse barométrico imposto ao ouvido médio pelas viagens aéreas, mudanças rápidas de altitude ou por um mergulho subaquático. Em geral, o problema se torna mais agudo durante a descida do avião, tendo em vista que a pressão negativa no ouvido médio tende a colapsar e bloquear a trompa auditiva, causando dor. Contamos com várias estratégias para melhorar a função da trompa auditiva e evitar a ocorrência de um barotrauma. O paciente deve ser aconselhado a fazer movimentos de deglutição, bocejar e fazer autoinsuflações frequentes durante a descida da aeronave. Descongestionantes VO (p. ex., pseudoefedrina, 60-120 mg) devem ser tomados algumas horas antes do horário previsto de chegada do avião, para que seu efeito seja maximizado durante a descida. Descongestionantes tópicos, como fenilefrina a 1% ou *spray* nasal de oximetazolina, devem ser administrados 1 hora antes da chegada.

Nos casos de persistência de uma pressão negativa aguda no ouvido médio após a aterrissagem, o tratamento consiste em descongestionantes e em tentativas de autoinsuflação. O procedimento de miringotomia (com ou sem colocação de um tubo de timpanostomia) proporciona alívio imediato, sendo medida apropriada para casos graves de otalgia e perda da audição.

Em comparação com o que ocorre nos voos, o mergulho subaquático pode representar um estresse barométrico ainda mais significativo para o ouvido. Os pacientes devem ser alertados para que evitem mergulhar se estiverem com uma infecção do trato respiratório superior ou com um episódio de alergia nasal. Durante a fase de descida do mergulho, se não tiver ocorrido a inflação do ouvido médio através da trompa auditiva, o mergulhador sentirá dor nos primeiros 15 pés; nesse caso, o mergulho deverá ser abortado. Qualquer que seja o caso, os mergulhadores devem descer lentamente, buscando o equilíbrio em estágios para evitar a incidência de pressões negativas muito intensas no tímpano, que poderão causar hemotímpano ou a formação de fístula perilinfática. Nesse último caso, ocorre ruptura da janela oval ou redonda, resultando em perda sensorial da audição e em vertigem aguda. Durante a fase de ascensão de um mergulho, poderão ocorrer perda sensorial da audição ou vertigem como o primeiro (ou único) sintoma da doença de descompressão. Em tal situação, a recompressão imediata fará com que as bolhas de gás intravasculares que se formaram se solubilizem, com consequente restauração da microcirculação do ouvido interno.

Uma membrana timpânica perfurada é contraindicação absoluta ao mergulho, pois o paciente vivenciará um estímulo térmico desequilibrado nos canais semicirculares e poderá sentir vertigem, desorientação e até mesmo êmese.

Millan SB et al. Prevention of middle ear barotrauma with oxymetazoline/fluticasone treatment. Undersea Hyperb Med. 2021;48:149. [PMID: 33975404]

Scarpa A et al. Inner ear disorders in SCUBA divers: a review. J Int Adv Otol. 2021;17:260. [PMID: 34100753]

Doenças do ouvido médio

1. Otite média aguda

FUNDAMENTOS DO DIAGNÓSTICO

- Otalgia.
- Fluido purulento no ouvido médio.
- Eritema e hipomobilidade da membrana timpânica.

Considerações gerais

A otite média aguda é uma infecção bacteriana dos espaços do ouvido médio revestidos por mucosa e contendo ar. O material purulento pode se estender até as células aéreas mastoides pneumatizadas e ao ápice petroso da base lateral do crânio. *Em geral, a otite média aguda é precipitada por uma infecção viral do trato respiratório superior causadora de obstrução da trompa auditiva.* Em decorrência disso, ocorre acúmulo de fluido e muco, que acabam secundariamente infectados por bactérias. Os patógenos mais comumente detectados são *Streptococcus pneumoniae, Haemophilus influenzae* e *Streptococcus pyogenes.*

Achados clínicos

A otite média aguda não tem preferência por idade. Os sinais e sintomas apresentados são: otalgia, plenitude auricular, diminuição da audição e, frequentemente, febre. Os achados físicos típicos são: eritema e diminuição da mobilidade da membrana timpânica (Fig. 8.2). Ocasionalmente, podem ser observadas bolhas na membrana timpânica.

Raramente, nos casos de empiema grave do ouvido médio, ocorre projeção da membrana timpânica para fora. Nesses casos, será iminente a ruptura timpânica. Essa ruptura é acompanhada por uma diminuição repentina da dor, vindo logo em seguida a otorreia. Com o tratamento adequado, ocorre cura espontânea da membrana timpânica na maioria dos casos. A mastoidite aguda é resultante de uma infecção que se alastra desde o ouvido médio até as células aéreas mastoides. O diagnóstico de mastoidite se faz pela presença de dor, eritema retroauricular e, ocasionalmente, proptose auricular. Edema evidente sobre o osso mastoide ou uma associação com neuropatias cranianas ou achados centrais sugerem doença grave, que depende de cuidados urgentes. Na avaliação, o médico deve se apoiar em imagens (p. ex., TC) para que seja determinada a presença de "coalescência" de células aéreas em associação com abscessos de tecido mole.

Tratamento

O tratamento da otite média aguda consiste na antibioticoterapia específica, geralmente em combinação com descongestionantes nasais. O antibiótico de primeira escolha é amoxicilina

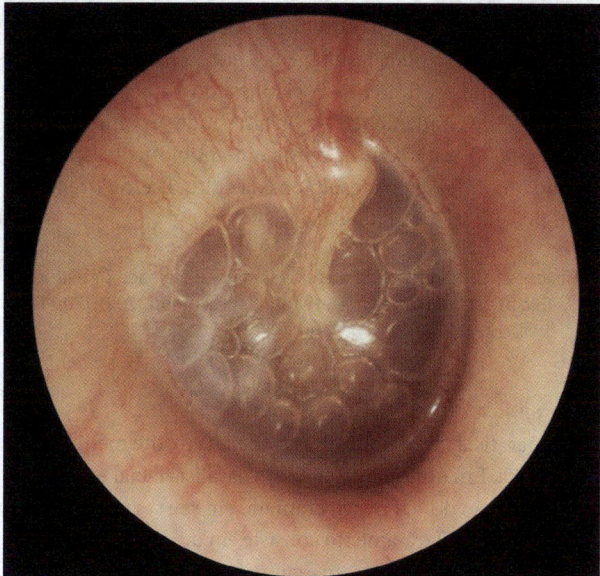

FIGURA 8.2 Otite média aguda com efusão no ouvido direito, apresentando vários níveis de ar-líquido visíveis através de uma membrana timpânica translúcida, ligeiramente retraída e não eritematosa.

Reproduzida de Frank Miller, MD, em Usatine RP, Smith MA, Mayeaux EJ Jr, Chumley H. *The Color Atlas of Family Medicine*, 2.ed. McGraw-Hill, 2013.

1 g VO a cada 8 horas durante 5-7 dias. São alternativas (úteis nos casos resistentes): amoxicilina-clavulanato 875/125 mg ou 2 g/125 mg ER a cada 12 horas durante 5-10 dias; ou cefuroxima 500 mg ou cefpodoxima 200 mg VO a cada 12 horas durante 5-7 dias. Pacientes com otite média aguda recorrente podem ser tratados com cursos longos de profilaxia antibiótica. Esses pacientes são medicados com doses VO únicas diárias de sulfametoxazol (500 mg) ou amoxicilina (250 ou 500 mg) durante 1-3 meses. Se esse regime não obtiver sucesso no controle da infecção, fica indicada a inserção de tubos de ventilação.

Os procedimentos de drenagem cirúrgica do ouvido médio (miringotomia) e/ou de desbridamento do mastoide (mastoidectomia) devem ficar reservados para pacientes padecendo de otalgia grave ou nos casos em que ocorreram complicações da otite (p. ex., mastoidite, meningite).

> Hoberman A et al. Tympanostomy tubes or medical management for recurrent acute otitis media. N Engl J Med. 2021;384:1789. [PMID: 33979487]
> Venekamp RP et al. Antibiotics for acute otitis media in children. Cochrane Database Syst Rev. 2023;11:CD000219. [PMID: 37965923]

2. Otite média crônica

FUNDAMENTOS DO DIAGNÓSTICO

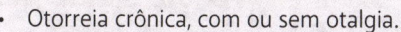

- Otorreia crônica, com ou sem otalgia.
- Perfuração da membrana timpânica com perda condutiva da audição.
- Frequentemente responde à correção cirúrgica.

Considerações gerais

Em geral, a infecção crônica do ouvido médio e do mastoide ocorre como uma consequência de otite média aguda recorrente, embora possa também se instalar após outras doenças e traumas. Pode estar presente uma perfuração ou retração da membrana timpânica. Há diferenças entre os agentes etiológicos da otite média crônica e da otite média aguda. Os microrganismos mais comumente detectados são *P. aeruginosa*, *Proteus* spp., *Staphylococcus aureus* e infecções anaeróbicas mistas.

Achados clínicos

A *característica clínica da otite média crônica é a presença de uma otorreia purulenta*. A drenagem pode ser contínua ou intermitente, sendo observada maior gravidade durante a infecção do trato respiratório superior ou após exposição à água. É pouco comum que o paciente sinta dor, exceto durante as exacerbações agudas. Ocorre perda condutiva da audição como resultado da destruição da membrana timpânica e/ou da cadeia ossicular.

Tratamento

O tratamento clínico da otite média crônica consiste na remoção periódica dos detritos infectados, uso de protetores auriculares para proteção contra exposição à água e gotas antibióticas tópicas (ofloxacina a 0,3% ou ciprofloxacina com dexametasona) para as exacerbações. A medicação com ciprofloxacina VO (com atividade contra *Pseudomonas*) na dose de 500 mg 2x/dia por 1-6 semanas pode auxiliar a secar o ouvido com secreção crônica.

Na maioria dos casos, o tratamento cirúrgico é definitivo para as perfurações da membrana timpânica, associadas ou não com destruição ossicular. Em cerca de 90% dos casos é possível obter sucesso com a reconstrução da membrana timpânica com tecido autólogo, p. ex., a fáscia temporal; em geral, esse procedimento também resulta em melhora na audição condutiva.

> Roychowdhury P...Kozin ED et al. In-office repair of tympanic membrane perforation. Otol Neurotol. 2021;42:e1636. [PMID: 34420025]
> Sainsbury E et al. Tissue engineering and regenerative medicine strategies for the repair of tympanic membrane perforations. Biomater Biosyst. 2022;6:100046. [PMID: 36824158]

Complicações da otite média
A. Colesteatoma

O colesteatoma é uma variedade especial de otite média crônica (Fig. 8.3). A causa mais comum é uma prolongada disfunção da trompa auditiva, com migração para o interior da porção flácida superior da membrana timpânica. Essa situação faz com que se forme um saco revestido por epitélio escamoso, que – se houver obstrução – poderá se encher de queratina descamada e ficar cronicamente infectado. Em geral, os colesteatomas promovem a erosão dos ossos, inclusive da cadeia ossicular, com extensão até o mastoide. Com o tempo, a erosão causada pelo colesteatoma pode alcançar o ouvido

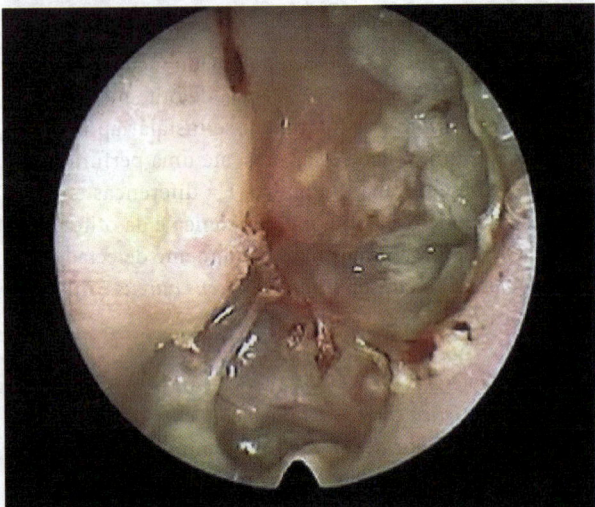

FIGURA 8.3 Colesteatoma.

Reproduzida de Vladimir Zlinsky, MD, em Roy F. Sullivan, PhD: Audiology Forum: Video Otoscopy, www.RCSullivan.com; de Usatine RP, Smith MA, Mayeaux EJ Jr, Chumley H. *The Color Atlas of Family Medicine*, 2.ed. McGraw-Hill, 2013.

interno, envolver o nervo facial e, em raras ocasiões, se alastrar pela área intracraniana. O exame otoscópico pode revelar uma bolsa formada pela retração da membrana timpânica, ou uma perfuração marginal da membrana por onde sai um exsudato de restos de queratina ou tecido de granulação. Os colesteatomas devem ser tratados cirurgicamente, por marsupialização do saco ou sua completa remoção. Essa estratégia poderá exigir a criação de uma "tigela mastoide" na qual o conduto auditivo e o mastoide ficam unidos em uma grande cavidade comum, que deve ser periodicamente higienizada.

Basonbul RA et al. Systematic review of endoscopic ear surgery outcomes for pediatric cholesteatoma. Otol Neurotol. 2021;42:108. [PMID: 33165162]
Manzoor NF et al. Comparative analysis of recidivism after endoscopic and microscopic-based cholesteatoma resection. Otol Neurotol. 2022;43:466. [PMID: 35287152]

B. Mastoidite

A mastoidite supurativa aguda geralmente evolui após várias semanas em pacientes com otite média aguda inadequadamente tratada. Essa doença se caracteriza por dor e por uma celulite pós-auricular, sendo acompanhada por febre alta. A TC revela coalescência das células aéreas mastoides como decorrência da destruição de seus septos ósseos. O tratamento inicial consiste na administração de antibióticos IV (p. ex., cefazolina 0,5-1,5 g a cada 6-8 horas) específicos contra os microrganismos agressores mais comuns (*S. pneumoniae, H. influenzae* e *S. pyogenes*) e em procedimento de miringotomia para cultura e drenagem. Caso o tratamento clínico não resolva o problema, indica-se drenagem cirúrgica, p. ex., por uma mastoidectomia.

C. Apicite petrosa

É possível que a porção medial do osso petroso entre o ouvido interno e o clivo se torne um local de infecção persistente,

nos casos de bloqueio da drenagem de seus tratos de células pneumáticas. Isso pode resultar em uma secreção fétida, otalgia e retro-orbital profunda e em paralisia do VI nervo craniano (síndrome de Gradenigo). O problema pode se complicar com meningite. O tratamento é feito com antibioticoterapia prolongada (com base nos resultados da cultura) e/ou drenagem cirúrgica via apicectomia petrosa.

Isaac H et al. Transmastoid and transtemporal drainage of petrous apicitis with otitis media. Ann Otol Rhinol Laryngol. 2021;130:314. [PMID: 32772562]

D. Paralisia facial

A paralisia facial pode estar associada à otite média aguda ou crônica. Em um cenário agudo, a paralisia facial é resultado da inflamação do VII nervo craniano em seu segmento para o ouvido médio. O tratamento consiste em um procedimento de miringotomia para drenagem e cultura, seguido por antibióticos IV (com base nos resultados da cultura). Há controvérsia com relação ao uso de corticosteroides. O prognóstico é excelente; na maioria dos casos, a recuperação é completa.

Em geral, casos de paralisia facial associada à otite média crônica evoluem lentamente, em decorrência da pressão crônica exercida pelo colesteatoma sobre o VII nervo craniano no ouvido médio ou no mastoide. O tratamento dependerá de correção cirúrgica da doença subjacente. Nesses casos, o prognóstico é menos favorável, em comparação com a paralisia facial associada à otite média aguda.

Fichera P et al. Acute otitis media and facial paralysis in children: A systemic review and proposal of an operative algorithm. Audiol Res. 2023;13:889. [PMID: 37987335]
Mohan S et al. Considerations in management of acute otitis media in the COVID-19 era. Ann Otol Rhinol Laryngol. 2021;130:520. [PMID: 32911957]

E. Trombose do seio sigmoide

A infecção confinada às células aéreas mastoides adjacentes ao seio sigmoide pode causar tromboflebite séptica. Essa complicação é caracterizada por sinais de sepse sistêmica (picos de febre, calafrios), em alguns casos acompanhados por aumento da pressão intracraniana (cefaleia, letargia, náusea e vômito, papiledema). O diagnóstico pode ser estabelecido por procedimento não invasivo, através de venografia por RM (VRM). O tratamento primário consiste na administração de antibióticos IV (com base nos resultados da cultura). Diante de suspeita de embolia, pode haver indicação para tratamento adicional, como anticoagulação, drenagem cirúrgica, ligadura da veia jugular interna ou alguma combinação desses procedimentos.

Ziv O et al. Post-operative clinical course in children undergoing mastoidectomy due to complicated acute mastoiditis. Eur Arch Otorhinolaryngol. 2022;279:3891. [PMID: 34714371]

F. Infecção do sistema nervoso central

A complicação intracraniana mais comum para infecções do ouvido é a meningite otogênica. No contexto de uma otite média supurativa aguda, esse problema decorre da disseminação bacteriana hematogênica, mais comumente *H. influenzae* e *S. pneumoniae*. Em pacientes com otite média crônica, o problema resulta do trânsito da infecção por vias pré-formadas, como a linha de sutura petroescamosa, ou da extensão direta da doença pelas placas durais da pirâmide petrosa.

Os abscessos epidurais têm origem na extensão direta da doença no contexto da cronicidade da infecção. Em geral, esses abscessos são assintomáticos, mas podem se apresentar com uma dor local profunda, cefaleia e febre baixa. Abscessos epidurais são frequentemente achados incidentais durante uma cirurgia. O abscesso cerebral pode se originar no lobo temporal ou no cerebelo, em decorrência de uma tromboflebite séptica adjacente a um abscesso epidural. Os microrganismos causais predominantes são: *S. aureus*, *S. pyogenes* e *S. pneumoniae*. A ruptura no espaço subaracnóideo resultará em meningite; nesse caso, frequentemente ocorre a morte do paciente. (Ver Cap. 32.)

Botti C et al. Pneumolabyrinth: a systematic review. Eur Arch Otorhinolaryngol. 2021;278:4619. [PMID: 33881577]

3. Otosclerose

A otosclerose é uma doença progressiva com tendência familiar marcante que afeta a cápsula ótica óssea. Lesões envolvendo a platina do estribo resultam em aumento da impedância à passagem do som pela cadeia ossicular, produzindo perda condutiva da audição. Isso pode ser tratado com aparelho auditivo ou substituição cirúrgica do estribo por prótese (estapedectomia). Quando lesões otoscleróticas envolvem a cóclea ("otosclerose coclear"), pode ocorrer perda sensorial permanente da audição.

Gillard DM et al. Cost-effectiveness of stapedectomy vs hearing aids in the treatment of otosclerosis. JAMA Otolaryngol Head Neck Surg. 2020;146:42. [PMID: 31697352]

Patel S et al. A systematic review of the effectiveness of bisphosphonates for otosclerosis. Otol Neurotol. 2022;43:530. [PMID: 35213475]

Teaima AA et al. Comparison of the efficacy of cochlear implantation and stapes surgery in far advanced otosclerosis: a meta-analysis study. Eur Arch Otorhinolaryngol. 2023;280:77. [PMID: 35687184]

4. Trauma no ouvido médio

A perfuração da membrana timpânica pode resultar de lesão por impacto ou trauma acústico explosivo (Fig. 8.4). Na maioria dos casos, a cura ocorre espontaneamente. A persistência da perfuração pode ter como causa uma infecção secundária provocada pela exposição à água. Durante o processo de cicatrização, os pacientes devem ser orientados a usar protetores auriculares ao nadar ou tomar banho. Após trauma contuso ou barotrauma extremo, poderá ocorrer hemotímpano. O curso habitual é a resolução espontânea ao longo de algumas semanas. Nos casos de persistência de perda condutiva da audição maior que 30 dB por mais de três meses depois do trauma, o médico deverá suspeitar de ruptura da cadeia ossicular. Em

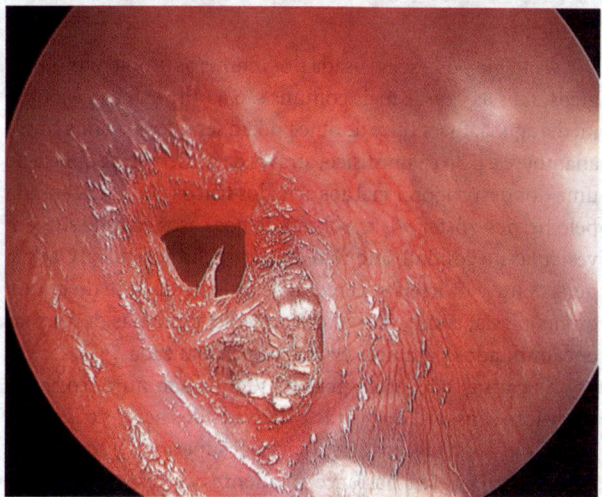

FIGURA 8.4 Perfuração traumática da membrana timpânica esquerda.
Reproduzida de William Clark, MD, em Usatine RP, Smith MA, Mayeaux EJ Jr, Chumley H. *The Color Atlas of Family Medicine*, 2.ed. McGraw-Hill, 2013.

geral, a exploração do ouvido médio com reconstrução da cadeia ossicular, em combinação com o reparo da membrana timpânica (se houver necessidade), restaura a audição.

Simani L et al. Paper patching versus watchful waiting of traumatic tympanic membrane perforations: a meta-analysis. Laryngoscope. 2021;131:2091. [PMID: 33881175]

Straughan AJ et al. Feel the burn! Fireworks-related otolaryngologic trauma. Ann Otol Rhinol Laryngol. 2021;130:1369. [PMID: 33834893]

Zhao X et al. The latest progress of tympanic membrane repair materials. Am J Otolaryngol. 2022;43:103408. [PMID: 36031699]

5. Neoplasia do ouvido médio

Tumores primários do ouvido médio são raros. Os **tumores glômicos** surgem na cavidade timpânica (*glomus tympanicum*) ou no bulbo jugular, acompanhados por uma erosão ascendente no hipotímpano (*glomus jugulare*). A apresentação clínica desses tumores consiste em zumbido pulsátil e perda da audição. Pode ser observada uma massa vascular por trás de uma membrana timpânica intacta. Com frequência, tumores do *glomus jugulare* de grandes dimensões são associados a várias neuropatias cranianas, sobretudo as com envolvimento dos nervos cranianos VII, IX, X, XI e XII. Geralmente, o tratamento depende de cirurgia e/ou radioterapia. Assim, *a presença de um zumbido pulsátil justifica a solicitação de uma angiografia por ressonância magnética (ARM) e de uma VRM para descartar uma massa vascular.*

Dharnipragada R et al. Modern management of complex tympanojugular paragangliomas: a systematic review and meta-analysis. World Neurosurg. 2023;170:149. [PMID: 36400356]

Taïeb D et al. Clinical consensus guideline on the management of phaeochromocytoma and paraganglioma in patients harbouring germline SDHD pathogenic variants. Lancet Diabetes Endocrinol. 2023;11:345. [PMID: 37011647]

Otalgia

A otalgia pode ser causada por inúmeros problemas otológicos, mas as causas mais comuns são a otite externa e a otite média aguda. Esses tipos de otite podem ser diferenciados com a anamnese e pelo exame físico, através da otoscopia. A queixa de uma dor desproporcional aos achados físicos pode ser causada pelo herpes-zóster *oticus*, sobretudo nos casos em que surgem vesículas no conduto auditivo ou na concha auricular. Otalgia persistente e otorreia sugerem osteomielite da base do crânio ou neoplasia; assim, pacientes com esses sintomas devem ser encaminhados para uma avaliação especializada.

As causas não otológicas da otalgia são numerosas. A inervação sensorial do ouvido é derivada dos nervos trigêmeo, facial, glossofaríngeo, vagal e cervical superior. Graças a essa rica inervação, são bastante frequentes os casos de otalgia referida. A disfunção da articulação temporomandibular é causa comum de otalgia referida. A otalgia fica exacerbada pela mastigação ou pelo ranger psicogênico dos dentes (bruxismo) e pode estar associada a uma oclusão dentária imperfeita. Podem ser observados episódios repetidos de uma otalgia lancinante grave em casos de neuralgia do glossofaríngeo. Infecções e neoplasias com envolvimento da orofaringe, hipofaringe e laringe frequentemente causam otalgia. Otalgias persistentes impõem encaminhamento para exclusão de neoplasia do trato aerodigestivo superior.

Norris CD et al. Secondary otalgia: referred pain pathways and pathologies. AJNR Am J Neuroradiol. 2020;41:2188. [PMID: 33093134]

Doenças do ouvido interno

1. Perda neurossensorial da audição

Doenças da cóclea e da via auditiva central causam perda da audição geralmente irreversível. Os principais objetivos no tratamento de pacientes com perda sensorial da audição são a prevenção de perdas futuras e a melhora funcional por meio da reabilitação auditiva, p. ex., o uso de aparelho auditivo ou de um implante coclear.

A. Presbiacusia

A presbiacusia, ou perda da audição ligada ao processo de envelhecimento, é a causa mais frequente de perda sensorial progressiva da audição. Essa perda é predominantemente de alta frequência e simétrica. Existem vários fatores etiológicos (p. ex., trauma prévio por ruído, exposição a medicamentos, predisposição genética) que podem contribuir para a presbiacusia. Em sua maioria, os pacientes relatam perda de discriminação da fala, que se torna especialmente pronunciada em ambientes barulhentos. *Cerca de 25% das pessoas entre 65-75 anos e quase 50% das pessoas com > 75 anos apresentam dificuldades auditivas.* Ultimamente, surgiram evidências indicando que a audiometria convencional talvez não consiga capturar totalmente a perda da audição (conhecida como "perda oculta da audição"). Muitos pacientes podem se apresentar com perda subclínica da audição. Novas modalidades de exames estão sendo criadas com o objetivo de detectar perda da audição em pacientes com audiogramas normais.

Choi JY et al. The impact of hearing loss on clinical dementia and preclinical cognitive impairment in later life. J Alzheimers Dis. 2021;81:963. [PMID: 33867361]

Drennan WR. Identifying subclinical hearing loss: extended audiometry and word recognition in noise. Audiol Neurootol. 2022;27:217. [PMID: 34727540]

Yeo BSY et al. Association of hearing aids and cochlear implants with cognitive decline and dementia: a systematic review and meta-analysis. JAMA Neurol. 2023;80:134. [PMID: 36469314]

B. Trauma por ruído

O trauma por ruído é a segunda causa mais comum de perda neurossensorial da audição. Sons superiores a 85 dB durante ≥ 8 horas são potencialmente prejudiciais à cóclea. Em geral, a perda começa nas frequências altas (em especial 4.000 Hz); se a exposição tiver continuidade, progredirá até envolver as frequências da fala. As fontes mais comuns de ruídos prejudiciais são máquinas industriais, armas de fogo e música excessivamente alta. O monitoramento dos níveis de ruído no local de trabalho por agências reguladoras resultou na formulação de programas preventivos, que diminuíram a frequência das perdas ocupacionais. Recentemente, passaram a ser comercializados relógios digitais com capacidade de medir os níveis de ruído ambiental. Pessoas de todas as idades, em especial aquelas já com perdas auditivas existentes, devem usar protetores auriculares quando expostas a ruídos moderadamente altos; e devem usar dispositivos auriculares especialmente projetados, quando expostas a ambientes geradores de ruídos explosivos.

Chen XM et al. The role of genetic variants in the susceptibility of noise-induced hearing loss. Front Cell Neurosci. 2022;16:946206. [PMID: 35903368]

Fischer T et al. Are smartwatches a suitable tool to monitor noise exposure for public health awareness and otoprotection? Front Neurol. 2022;13:856219. [PMID: 35432148]

Le Prell CG et al. Noise-induced hearing loss and its prevention: current issues in mammalian hearing. Curr Opin Physiol. 2020;18:32. [PMID: 32984667]

C. Trauma físico

O traumatismo craniano concussivo tem efeitos no ouvido interno semelhantes aos do trauma acústico grave. Pode ocorrer certo grau de perda sensorial da audição depois de uma concussão; essa perda é frequente após uma fratura lateral da base do crânio.

Bartholomew RA ... Kozin ED et al. Labyrinthine concussion: historic otopathologic antecedents of a challenging diagnosis. Laryngoscope Investig Otolaryngol. 2020;5:267. [PMID: 32337358]

D. Ototoxicidade

Substâncias ototóxicas podem afetar tanto o sistema auditivo quanto o vestibular. Os medicamentos ototóxicos de uso mais comum são os aminoglicosídeos; diuréticos de alça; e vários agentes antineoplásicos, notavelmente cisplatina. *Esses medicamentos podem causar perda irreversível da audição, mesmo quando administrados em doses terapêuticas.* Ao prescrever tais medicamentos, é importante que o médico identifique pacientes de alto risco, como os com perdas auditivas preexistentes ou com doença renal. Pacientes simultaneamente medicados com vários agentes ototóxicos estão sob particular risco, por causa da sinergia ototóxica. Audiometrias seriadas, monitoramento dos níveis séricos de pico e de vale e, sempre que possível, a substituição por medicamentos não ototóxicos equivalentes são medidas úteis que podem diminuir o risco de uma lesão ototóxica.

É possível que, ao entrarem no ouvido médio, agentes tópicos aplicados sejam absorvidos pelo ouvido interno através da janela redonda. Nos casos em que há perfuração da membrana timpânica, será mais sensato evitar o uso de gotas auriculares com potencial ototóxico (p. ex., neomicina, gentamicina).

Correa-Morales JE et al. Prevention and treatment of cisplatin-induced ototoxicity in adults: a systematic review. Clin Otolaryngol. 2024;49:1. [PMID: 37818931]
Dillard LK et al. Global burden of ototoxic hearing loss associated with platinum-based cancer treatment: a systematic review and meta-analysis. Cancer Epidemiol. 2022;79:102203. [PMID: 35724557]
Tan WJT et al. Molecular characteristics of cisplatin-induced ototoxicity and therapeutic interventions. Int J Mol Sci. 2023;24:16545. [PMID: 38003734]

E. Perda sensorial repentina e idiopática da audição

Casos de perda repentina e idiopática da audição podem ocorrer em qualquer idade, mas geralmente esse problema acomete pessoas > 20 anos. No contexto de um exame físico otológico normal, os sintomas da perda podem ser: perda da audição, plenitude auditiva, zumbido e tontura. Desconhecemos a causa desse problema; no entanto, a perda repentina e idiopática da audição pode ser decorrente de uma infecção viral ou de uma repentina oclusão vascular da artéria auditiva interna. Depois do diagnóstico, é fundamental a obtenção de uma RM, para que possa ser descartada a possibilidade de uma patologia retrococlear (p. ex., tumores); mas esse procedimento não deve atrasar o tratamento. Foi demonstrado que o tratamento imediato com corticosteroides melhora as probabilidades de recuperação. A administração intratimpânica de corticosteroides como monoterapia ou em associação com corticosteroides VO foi associada a um prognóstico equivalente ou mais favorável. Tendo em vista que aparentemente o tratamento é mais eficaz se realizado o mais próximo possível do início da perda e considerando sua ineficácia depois de transcorridas seis semanas, *deve ser imediatamente obtido um audiograma para todos os pacientes que se apresentem com perda súbita da audição sem a presença de uma patologia óbvia do ouvido médio.* O prognóstico é variável: muitos pacientes viverão com surdez permanente no ouvido envolvido, enquanto outros conseguirão uma recuperação completa.

Chaushu H et al. Spontaneous recovery rate of idiopathic sudden sensorineural hearing loss: a systematic review and meta-analysis. Clin Otolaryngol. 2023;48:395. [PMID: 36640119]
Chrysouli K et al. The effectiveness of intratympanic steroid injection in addition to systemic corticosteroids in the treatment of idiopathic sudden sensorineural hearing loss. Am J Otolaryngol. 2023;44:103872. [PMID: 37060782]
Yoon CY et al. Epidemiology of idiopathic sudden sensorineural hearing loss in the era of big data. Eur Arch Otorhinolaryngol. 2023;280:2181. [PMID: 36239782]

F. Perda autoimune da audição

A ocorrência simultânea da perda neurossensorial da audição em ambos os ouvidos pode estar associada a uma ampla gama de distúrbios autoimunes sistêmicos, como lúpus eritematoso sistêmico (LES), granulomatose com poliangeíte e síndrome de Cogan (perda da audição, ceratite, aortite). Mais frequentemente, a perda é progressiva. Em muitos casos, o nível de audição flutua: períodos de deterioração se alternam com remissões parciais ou mesmo completas. Normalmente, ocorre uma evolução gradual da perda da audição permanente que, em muitos casos, se estabiliza com alguma função auditiva residual, mas ocasionalmente prossegue para surdez completa. A disfunção vestibular, particularmente refletida por um desequilíbrio e instabilidade postural, pode acompanhar os sintomas auditivos.

Em muitos casos, o padrão autoimune de disfunção audiovestibular se apresenta na ausência de uma doença autoimune sistêmica reconhecida. A resposta ao tratamento com corticosteroides VO ajuda no estabelecimento do diagnóstico e constitui terapia de primeira linha. Se a estabilização da audição se tornar dependente do uso prolongado de corticosteroides, talvez devam ser introduzidos regimes imunossupressores poupadores de esteroides.

Balouch B et al. Use of biologics for treatment of autoimmune inner ear disease. Am J Otolaryngol. 2022;43:103576. [PMID: 35963108]
Gordis TM et al. Disease-modifying antirheumatic drugs in the treatment of autoimmune inner ear disease: a systematic review and meta-analysis of auditory and vestibular outcomes. Otol Neurotol. 2023;44:2. [PMID: 36509432]
Yuen E et al. Hearing loss in patients with systemic lupus erythematosus: a systematic review and meta-analysis. Lupus. 2021;30:937. [PMID: 33645314]

2. Zumbido

FUNDAMENTOS DO DIAGNÓSTICO

- Ruídos ou sons fantasmas.
- Zumbido persistente frequente, embora nem sempre indique a presença de perda da audição.
- Períodos intermitentes de zumbido leve e agudo, com duração de segundos a minutos, ocorrem comumente em pessoas com audição normal.

Considerações gerais

O zumbido é definido como a sensação de som na ausência de uma fonte sonora exógena. Pode acompanhar qualquer forma de perda da audição, e sua presença não oferece valor diagnóstico para a determinação da causa de perda da audição. Em geral, aproximadamente 15% da população experimenta algum tipo de zumbido, com prevalência > 20% em populações idosas.

Achados clínicos

A. Sintomas e sinais

Embora seja comum associar o zumbido à perda da audição, a gravidade do zumbido não tem boa correlação com o grau de perda da audição. Cerca de 1 em cada 7 portadores de zumbido vivencia um incômodo intenso, e 4% sofrem incapacitação grave. Nos casos em que é grave e persistente, o zumbido pode interferir no sono e na capacidade de concentração, acarretando sofrimento psicológico considerável.

O **zumbido pulsátil** – frequentemente descrito pelo paciente como "ouvir o próprio batimento cardíaco" – deve ser diferenciado do **zumbido tonal**. Embora em muitos casos seja atribuído à perda condutiva da audição, o zumbido pulsátil pode ser muito mais grave, podendo ser indício de uma anormalidade vascular, como um tumor glômico, estenose do seio venoso, doença vaso-oclusiva carotídea, malformação arteriovenosa ou aneurisma.

Um **zumbido de "clique"** em *staccato* pode ser decorrente de espasmo muscular da cavidade timpânica (mioclonia da cavidade timpânica) ou, em alguns casos, de mioclonia palatal. Normalmente, o paciente percebe uma série rápida de estalos, com duração de segundos a alguns minutos, com uma sensação de vibração no ouvido. Procedimentos especializados de timpanometria são capazes de diagnosticar formalmente esse problema. Normalmente, o tratamento é cirúrgico.

B. Exames diagnósticos

Para casos de rotina de zumbido não pulsátil, o médico deve solicitar audiometria para que possa descartar uma perda da audição associada. Para casos de zumbido unilateral, em particular quando associado à perda da audição na ausência de um fator causal evidente (i.e., trauma por ruído), deve-se solicitar RM para que descartar lesão retrococlear, p. ex., um schwannoma vestibular. O médico deverá considerar a obtenção de ARM e VRM e de uma TC do osso temporal para pacientes com zumbido pulsátil, com o objetivo de excluir a possibilidade de lesão vascular ou anormalidade do seio sigmoide causal.

Tratamento

O tratamento mais importante para o zumbido consiste em evitar exposição a ruídos excessivos, agentes ototóxicos e outros fatores que possam causar danos cocleares. O mascaramento do zumbido com música ou por meio da amplificação de sons normais com o uso de um aparelho auditivo também é uma estratégia que pode resultar em algum alívio. Além das técnicas de mascaramento, também poderão ser benéficas as técnicas de habituação (p. ex., terapia de retreinamento do zumbido e terapia cognitivo-comportamental) para os pacientes com sintomas refratários. Entre os pacientes que estavam sofrendo emocionalmente por causa do zumbido, vários medicamentos antidepressivos e antipsicóticos foram testados. Infelizmente, esses medicamentos não tratam diretamente o zumbido, mas podem permitir que o paciente enfrente melhor esse problema.

Conlon B et al. Different bimodal neuromodulation settings reduce tinnitus symptoms in a large randomized trial. Sci Rep. 2022;12:10845. [PMID: 35773272]

Perrotta MV et al. Bimodal stimulation for the reduction of tinnitus using vibration on the skin. Int Tinnitus J. 2023;27:1. [PMID: 38050877]

3. Hiperacusia

A sensibilidade excessiva ao som pode ocorrer após perda da audição, como a decorrente de trauma por ruído, em pacientes suscetíveis a enxaquecas ou por razões psicológicas. É comum que pacientes com disfunção coclear experimentem um "recrutamento", isto é, demonstrem uma sensibilidade anormal a sons altos, apesar de terem sensibilidade reduzida para sons mais suaves. Na adaptação de aparelhos auditivos e de outros dispositivos de amplificação para pacientes com recrutamento, é importante o uso de circuitos de compressão, para que não ocorra uma superamplificação desconfortável.

Kim EH et al. Exploring the origins of decreased sound tolerance in tinnitus patients. Front Neurol. 2023;14:1273705. [PMID: 38020634]

Pienkowski M. Loud music and leisure noise is a common cause of chronic hearing loss, tinnitus and hyperacusis. Int J Environ Res Public Health. 2021;18:4236. [PMID: 33923580]

Ren J et al. Prevalence of hyperacusis in the general and special populations: a scoping review. Front Neurol. 2021;12:706555. [PMID: 34539554]

4. Vertigem

FUNDAMENTOS DO DIAGNÓSTICO

- Sensação de movimento quando não há movimento ou sensação exagerada de movimento em resposta a um movimento.
- As chaves para o diagnóstico são a duração dos episódios de vertigem em associação com perda da audição ou com outros problemas neurológicos.
- A avaliação deve contemplar audiograma, eletronistagmografia (ENG) ou videonistagmografia (VNG) e RM da cabeça.

Considerações gerais

A vertigem pode ser causada por etiologia periférica e/ou central (Tab. 8.2).

TABELA 8.2   Causas de vertigem

Causas periféricas

Vertigem posicional paroxística benigna
Intoxicação por etanol
Barotraumas do ouvido interno
Doença de Ménière
Deiscência do canal semicircular
Neurite/labirintite vestibular

Causas centrais

Síndromes de ataxia cerebelar
Malformação de Chiari
Esclerose múltipla
Convulsão
Encefalopatia de Wernicke

Causas centrais e periféricas mistas

Tumores do ângulo pontocerebelar
    Schwannoma vestibular
    Meningioma
Endocrinopatias
    Hipotireoidismo
    Síndrome de Pendred
Síndromes de hiperviscosidade
    Macroglobulinemia de Waldenström
Infecções
    Doença de Lyme
    Sífilis
Enxaqueca
AVE e insuficiência vascular
    AVE da artéria cerebelar inferior anterior
    AVE da artéria cerebelar inferior posterior
    Vasculites
        Doença de Behçet
        Síndrome de Cogan
        Granulomatose com poliangiite
        Síndrome de Susac
    Insuficiência da artéria vertebral
Compressão vascular

Achados clínicos

A. Sintomas e sinais

A vertigem é o sintoma fundamental da doença vestibular. Caracteristicamente, o paciente percebe a vertigem como uma sensação distinta de "rotação" ou uma sensação de queda para frente ou para trás. Esse problema deve ser diferenciado do desequilíbrio, da tontura e da síncope – todos com origem não vestibular (Tab. 8.3).

1. **Doença vestibular periférica** – A vestibulopatia periférica pode causar vertigem de início súbito, pode ser tão grave a ponto de não permitir que o paciente ande ou fique de pé, e frequentemente é acompanhada por náusea e vômito. Pode haver associação entre zumbido e perda da audição; esse achado fornece base robusta para origem periférica (i.e., otológica).

    Os elementos característicos são: duração dos episódios discretos de vertigem (segundos, minutos ou até horas ou dias) e sintomas associados (perda da audição). O médico deverá procurar por gatilhos, como dieta (p. ex., aumento da ingestão de sal em pacientes com doença de Ménière), estresse, fadiga e luzes brilhantes (p. ex., tontura associada à enxaqueca).

TABELA 8.3   Distúrbios vestibulares comuns: diagnóstico diferencial com base em apresentações clássicas

Duração dos episódios típicos de vertigem	Sintomas auditivos presentes	Sintomas auditivos ausentes
Segundos	Fístula perilinfática	Vertigem posicional paroxística benigna (cupulolitíase), insuficiência vertebro-basilar, vertigem associada à enxaqueca
Horas	Doença de Ménière, sífilis	Vertigem associada à enxaqueca
Dias	Labirintite, doença autoimune do ouvido interno, tumor do ângulo cerebelopontino, ototoxicidade	Neurite vestibular, vertigem associada à enxaqueca, esclerose múltipla, degeneração cerebelar

O exame físico do paciente com vertigem envolve avaliação dos ouvidos, observação do movimento dos olhos e de nistagmo em resposta ao virar da cabeça, exame dos nervos cranianos e realização do teste de Romberg. Em pacientes com lesões periféricas agudas, geralmente o nistagmo é horizontal com um componente rotatório; o batimento da fase rápida geralmente *se afasta* do lado acometido. A fixação visual tende a inibir o nistagmo, exceto em casos muito agudos de lesões periféricas ou em pacientes com doença do sistema nervoso central (SNC). Em pacientes com vertigem posicional paroxística benigna, o **teste de Dix-Hallpike** (que consiste em abaixar rapidamente o paciente para a posição supina com a cabeça projetada sobre a borda da maca, posicionada 30° abaixo do corpo e voltada para a esquerda ou para direita) provocará um nistagmo fatigável de início tardio (aprox. 10 segundos). A ocorrência de nistagmo não fatigável nesta posição indica doença do SNC.

Considerando que a fixação visual frequentemente suprime o nistagmo observado, muitas dessas manobras são realizadas com óculos de Frenzel, que impedem a fixação visual, em muitos casos revelando formas sutis de nistagmo. O **teste de Fukuda** pode demonstrar a ocorrência de assimetria vestibular quando o paciente pisa no mesmo lugar com os olhos fechados e gira consistentemente em uma direção.

2. **Doença central** – A vertigem decorrente de uma doença do SNC (Tab. 8.2) tende a ter evolução gradativa para, em seguida, se tornar progressivamente mais grave e debilitante. Não é em todos os casos que o nistagmo está presente, mas pode ocorrer em qualquer direção, pode estar dissociado nos dois olhos e frequentemente não é fatigável, com orientação vertical em vez de horizontal, sem latência e não é suprimido pela fixação visual. A ENG é importante para a documentação dessas características. Para que seja feita uma avaliação da disfunção audiovestibular, há necessidade de recorrer a uma RM do cérebro.

A vertigem episódica pode ocorrer em pacientes com diplopia por oftalmoplegia externa, tendo máxima intensidade quando o paciente olha na direção em que é maior a separação das imagens. Lesões cerebrais com envolvimento do córtex temporal também podem causar vertigem; em alguns casos, esse é o primeiro sintoma de uma convulsão. Finalmente, a vertigem pode ser uma característica de diversos distúrbios sistêmicos; também pode ocorrer como efeito colateral de certos medicamentos anticonvulsivantes, antibióticos, hipnóticos, analgésicos e tranquilizantes; ou do consumo de bebidas alcoólicas.

Arshad Q et al. What visuospatial perception has taught us about the pathophysiology of vestibular migraine. Curr Opin Neurol. 2024;37:32. [PMID: 38018799]

Chari DA et al. Telemedicine algorithm for the management of dizzy patients. Otolaryngol Head Neck Surg. 2020;163:857. [PMID: 32600170]

Tarnutzer AA et al. What's in a name? Chronic vestibular migraine or persistent postural perceptual dizziness? Brain Sci. 2023;13:1692. [PMID: 3813714]

B. Exames vestibulares

Em pacientes com vertigem persistente ou nos casos de suspeita de doença do SNC, há indicação para investigações vestibulares, p. ex., avaliação audiológica, estimulação calórica, ENG ou VNG, potencial evocado miogênico vestibular (Vemp) e RM. Esses estudos ajudam a diferenciar lesões centrais e periféricas e a identificar causas dependentes de tratamento específico. Um estudo de ENG proporciona o registro objetivo do nistagmo induzido por movimentos da cabeça e do corpo, pelo olhar e por estimulação calórica. ENG é importante para a quantificação do grau de hipofunção vestibular.

Grove CR et al. Vestibular perceptual testing from lab to clinic: a review. Front Neurol. 2023;14:1265889. [PMID: 37859653]

Pastras CJ et al. Vestibular testing- New physiological results for the optimization of clinical VEMP stimuli. Audiol Res. 2023;13:910. [PMID: 37987337]

Síndromes de vertigem causadas por lesões periféricas

A. Doença de Ménière

Desconhecemos a causa da doença de Ménière. A síndrome clássica consiste na ocorrência de vertigem episódica; as crises discretas de vertigem duram de 20 minutos até várias horas, em associação com uma flutuante perda neurossensorial da audição, geralmente na faixa de baixa frequência, tinido (geralmente de tom baixo e com qualidade de "sopro") e uma sensação de pressão auditiva unilateral (Tab. 8.3). Na presença de cefaleias ou enxaquecas, esses sintomas podem sugerir tontura associada à enxaqueca. O tratamento primário tem como meta diminuir os episódios de tontura. Não existe tratamento para a diminuição da perda da audição. Em geral, o tratamento de pacientes com a doença de Ménière envolve medidas preventivas, como o consumo de dieta com baixo teor de sal e o uso diário de diuréticos (p. ex., acetazolamida). Para o alívio sintomático de ataques agudos de vertigem, pode-se prescrever

lorazepam (0,5-1 mg) ou diazepam (2-5 mg). As náuseas podem ser tratadas com meclizina VO (25 mg). Em casos refratários, os pacientes podem ser tratados com injeções intratimpânicas de corticosteroides ou de gentamicina, descompressão do saco endolinfático ou secção cirúrgica ou do nervo vestibular. Há relatos crescentes do uso de exames de imagem (p. ex., TC ou RM), para avaliação da doença de Ménière.

Bächinger D et al. Radiological feature heterogeneity supports etiological diversity among patient groups in Meniere's disease. Sci Rep. 2023;13:10303. [PMID: 37365255]

B. Labirintite

Os pacientes com labirintite padecem de um início agudo de vertigem contínua, geralmente muito intensa, com duração de vários dias, acompanhada por perda da audição e zumbido. Durante o período de recuperação (que se prolonga por várias semanas), a vertigem melhora gradualmente. No ouvido envolvido, a audição pode retornar ao normal ou permanecer permanentemente prejudicada. Desconhecemos a causa da labirintite. O tratamento consiste na administração de antibióticos nos pacientes febris ou com sintomas de infecção bacteriana, corticosteroides VO e cuidados de apoio. Os supressores vestibulares ajudam durante a fase aguda do ataque (p. ex., diazepam), mas esses medicamentos devem ser descontinuados com a maior rapidez possível, para que não ocorra desequilíbrio no longo prazo, por causa de uma compensação inadequada.

Cohen HS et al. Relationship between clinical measures of hearing and clinical measures of vestibular function. Am J Otolaryngol. 2024;45:104052. [PMID: 37801744]

Schoo DP et al. New frontiers in managing the dizzy patient. Otolaryngol Clin North Am. 2021;54:1069. [PMID: 34294438]

C. Vertigem de posicionamento paroxística benigna

Em geral, pacientes que convivem com crises recorrentes de vertigem (com duração de 10-15 segundos por crise), associadas a mudanças na posição da cabeça (frequentemente provocadas ao rolar na cama), estão acometidos por vertigem de posicionamento paroxística benigna (VPPB). O termo "vertigem de posicionamento" é mais preciso que "vertigem posicional", porque o problema é provocado por mudanças na posição da cabeça, e não pela manutenção de uma postura específica.

Os sintomas típicos da VPPB ocorrem em períodos que persistem por vários dias. Há um breve período de latência (10-15 segundos) após um movimento da cabeça, antes do surgimento dos sintomas; e a vertigem aguda desaparece em 10-60 segundos, embora o paciente possa permanecer desequilibrado por algumas horas. Os casos de tontura que se prolonga por mais do que alguns segundos (i.e., alguns minutos ou horas) não são VPPB. A repetição constante da mudança da posição resulta em habituação. Tendo em vista que alguns distúrbios do SNC podem mimetizar VPPB (p. ex., insuficiência vertebrobasilar), os casos recorrentes justificam a solicitação de um estudo por RM/ARM da cabeça. Os pacientes com lesões centrais, não apresentam o período de latência, fatigabilidade nem habituação dos sinais e sintomas. O tratamento da VPPB consiste em protocolos de fisioterapia (p. ex., **manobra de Epley** ou **exercícios de Brandt-Daroff**), com base na teoria de que essa doença é decorrente de uma *cupulolitíase* (estatoconia flutuante livre, também conhecida como otoconia) no interior de um canal semicircular.

Gurberg J et al. Benign paroxysmal vertigo of childhood. Handb Clin Neurol. 2023;198:229. [PMID: 38043965]
Saishoji Y et al. Epley manoeuvre's efficacy for benign paroxysmal positional vertigo (BPPV) in primary-care and subspecialty settings: a systematic review and meta-analysis. BMC Prim Care. 2023;24:262. [PMID: 38042776]

D. Neurite vestibular

Em pacientes com neurite vestibular, ocorre um ataque paroxístico de vertigem, geralmente único, sem que haja comprometimento da função auditiva. Esse ataque persistirá por alguns dias, antes de diminuir gradualmente. Durante a fase aguda, o exame revela nistagmo e ausência de respostas uni ou bilaterais à estimulação calórica. Ainda não se tem certeza sobre a causa desse distúrbio, embora se presuma que seja de fundo viral. O tratamento consiste em cuidados de apoio; supressores vestibulares, p. ex., diazepam 2-5 mg a cada 6-12 horas apenas durante as fases agudas da vertigem; é possível o uso de corticosteroides VO; e também antieméticos, p. ex., ondansetrona e meclizina, seguidos por terapia vestibular nos casos em que não houve compensação completa.

Farhat R et al. The "Vestibular Eye Sign"- "VES": a new radiological sign of vestibular neuronitis can help to determine the affected vestibule and support the diagnosis. J Neurol. 2023;270:4360. [PMID: 37219605]
Lee JY et al. Clinical characteristics of acute vestibular neuritis according to involvement site. Otol Neurotol. 2020;41:143. [PMID: 31789808]

E. Vertigem traumática

Depois de um traumatismo craniano, a causa mais comum de vertigem é a **concussão labiríntica**. Em geral, ocorrerá diminuição dos sintomas ao longo de alguns dias, mas podem persistir por um mês ou até mais. Com frequência, as fraturas da base do crânio que atravessam o ouvido interno resultarão em vertigem grave, podendo se prolongar por até uma semana, além da surdez no ouvido envolvido. Os casos crônicos de vertigem pós-traumática podem ser decorrentes de cupulolitíase. Essa situação ocorre quando estatocônios (otocônios) descolados pelo traumatismo se instalam na ampola do canal semicircular posterior, causando um grau excessivo de deflexão cupular em resposta aos movimentos da cabeça. Clinicamente, esse quadro se apresenta como uma vertigem de posicionamento episódica. Seu tratamento consiste em cuidados de apoio e na administração de medicação supressora vestibular (diazepam) durante a fase aguda do ataque, além da terapia vestibular.

Aljabri A et al. The efficacy of vestibular rehabilitation therapy for mild traumatic brain injury: a systematic review and meta-analysis. J Head Trauma Rehabil. 2024;39:E59. [PMID: 37335202]
Schlemmer E et al. Vestibular rehabilitation effectiveness for adults with mild traumatic brain injury/concussion: a mini-systematic review. Am J Audiol. 2022;31:228. [PMID: 35077655]

F. Fístula perilinfática

O vazamento de fluido perilinfático do ouvido interno para o ouvido médio através da janela redonda ou oval é uma causa raríssima de vertigem e de perda sensorial da audição. Em geral, os casos resultam de alguma lesão física (p. ex., traumatismo craniano contundente, um tapa no ouvido), barotrauma extremo durante voo aéreo, mergulho no mar, etc.; ou manobras de Valsalva muito vigorosas (p. ex., durante levantamento de peso). O tratamento pode exigir exploração do ouvido médio e vedação da janela com enxerto de tecido.

Sarna B et al. Perilymphatic fistula: a review of classification, etiology, diagnosis, and treatment. Front Neurol. 2020;11:1046. [PMID: 33041986]
Sasaki A et al. Prevalence of perilymphatic fistula in patients with sudden-onset sensorineural hearing loss as diagnosed by Cochlin-tomoprotein (CTP) biomarker detection: its association with age, hearing severity, and treatment outcomes. Eur Arch Otorhinolaryngol. 2024;281:2373. [PMID: 38123733]

G. Vertigem cervicogênica

Em termos fisiológicos, os receptores de posição localizados nas facetas da coluna cervical são importantes para a coordenação dos movimentos da cabeça e dos olhos. A disfunção proprioceptiva cervical é causa comum de vertigem desencadeada por movimentos do pescoço. Em geral, esse distúrbio começa após uma lesão no pescoço, particularmente por hiperextensão; a vertigem cervicogênica também está associada às doenças degenerativas da coluna cervical. Embora os sintomas variem, a vertigem pode ser desencadeada quando a pessoa posiciona a cabeça de forma específica, em vez de se movimentar para alcançar uma nova posição (esta última é típica da disfunção labiríntica). Com frequência, a vertigem cervical pode ser confundida com vertigem associada à enxaqueca, que também está associada ao movimento da cabeça. O tratamento baseia-se em exercícios de mobilização do pescoço, até onde seja possível, devendo ser levadas em conta as considerações ortopédicas.

Han E et al. Predictive model for diagnosing central lesions in emergency department patients with isolated dizziness who undergo diffusion-weighted magnetic resonance imaging. Acad Emerg Med. 2022;29:15. [PMID: 34414635]
Piromchai P et al. The efficacy of self-exercise in a patient with cervicogenic dizziness: a randomized controlled trial. Front Neurol. 2023;14:1121101. [PMID: 36864911]
Seemungal BM et al. The Bárány Society position on 'Cervical Dizziness'. J Vestib Res. 2022;32:487. [PMID: 36404562]

H. Vertigem migranosa

Frequentemente, casos de vertigem episódica estão associados à enxaqueca. Traumatismo craniano também pode ser uma característica precipitante. A vertigem pode estar temporalmente relacionada à cefaleia e se prolongar por algumas horas, mas também pode surgir na ausência de qualquer cefaleia. A vertigem migranosa pode se assemelhar à doença de Ménière, mas sem que haja associação com perda da audição ou tinido. Pode estar acompanhada por pressão na cabeça, sensibilidade visual, de movimento ou auditiva, e fotossensibilidade. Caracteristicamente, os sintomas pioram com a falta de sono e em estados de ansiedade ou estresse. Alguns dos alimentos que funcionam como "gatilhos" são cafeína, chocolate e álcool. Em muitos casos, o paciente tem história de intolerância ao movimento (i.e., enjoava facilmente quando criança). A vertigem migranosa pode ser familiar. O tratamento envolve mudanças na dieta e no estilo de vida (melhora no padrão de sono, prevenção do estresse) e medicação profilática contra a enxaqueca.

Chu H et al. Prophylactic treatments for vestibular migraine: a systematic review and network meta-analysis of randomized clinical trials. Front Pharmacol. 2023;14:1332973. [PMID: 38186654]
Mallampalli MP et al. Care gaps and recommendations in vestibular migraine: an expert panel summit. Front Neurol. 2022;12:812678. [PMID: 35046886]

I. Deiscência do canal semicircular superior

A deficiência na cobertura óssea do canal semicircular superior pode estar associada a episódios de vertigem desencadeados pela exposição a ruídos muito intensos, ao esforço e a uma aparente perda condutiva da audição. Uma característica comum também é a autofonia. O diagnóstico fica estabelecido com estudo de TC de alta resolução coronal e Vemp. Uma cirurgia de revestimento (*resurfacing*) ou de obstrução do canal deiscente poderá melhorar os sintomas.

Eberhard KE et al. Current trends, controversies, and future directions in the evaluation and management of superior canal dehiscence syndrome. Front Neurol. 2021;12:638574. [PMID: 33889125]
Eberhard KE et al. Transmastoid surgery for superior canal dehiscence: prospective longitudinal objective and patient-reported audiovestibular outcomes. Otol Neurotol. 2024;45: 184. [PMID: 38206067]

Síndromes de vertigem causadas por lesões centrais

As causas da vertigem derivadas do SNC são: vasculopatia do tronco cerebral, malformações arteriovenosas, tumores do tronco cerebral e cerebelo, esclerose múltipla e enxaqueca vertebrobasilar (Tab. 8.2). Frequentemente, as vertigens de origem central tornam-se permanentes e incapacitantes. Em geral, o nistagmo associado é do tipo não fatigável, de orientação vertical em vez de horizontal, sem latência e não é suprimido pela fixação visual. Um estudo ENG ajudará na documentação dessas características. Geralmente estão presentes outros sinais de disfunção do tronco cerebral (p. ex., paralisias de nervo craniano; déficits motores, sensoriais ou cerebelares nas extremidades) ou de aumento da pressão intracraniana. Normalmente, ocorre preservação da função auditiva. A causa subjacente deve ser tratada.

Bassett A et al. Exploring vestibular assessment in patients with headache and dizziness. Otolaryngol Clin North Am. 2022;55:549. [PMID: 35490043]
Chari DA et al. The efficient dizziness history and exam. Otolaryngol Clin North Am. 2021;54:863. [PMID: 34294439]
Dieterich M et al. Central vestibular networking for sensorimotor control, cognition, and emotion. Curr Opin Neurol. 2024;37:74. [PMID: 38032266]

Doenças dos sistemas auditivo e vestibular centrais

Lesões do VIII nervo craniano e das vias audiovestibulares centrais podem acarretar perda da audição e tontura (Tab. 8.3). Uma característica da perda da audição neural é a deterioração da discriminação da fala, em um grau desproporcional à diminuição dos limiares de tom puro. Outra característica é a adaptação auditiva, pela qual um tom estável parece decair e acabar desaparecendo para o ouvinte. A obtenção de respostas auditivas evocadas ajuda na diferenciação entre perdas cocleares e perdas neurais; além disso, esse estudo pode oferecer uma visão sobre o local da lesão no âmbito das vias centrais.

Em geral, a avaliação de distúrbios audiovestibulares centrais necessita de imagens do conduto auditivo interno, do ângulo cerebelopontino e do cérebro com um estudo de RM contrastada.

1. Schwannoma vestibular (neuroma acústico)

Schwannomas do VIII nervo craniano estão situados entre os tumores intracranianos mais comuns. A maioria desses tumores é unilateral, mas cerca de 5% estão associados à síndrome hereditária neurofibromatose tipo 2, na qual tumores bilaterais do VIII nervo craniano podem estar acompanhados por meningiomas e por outros tumores intracranianos e espinhais. Essas lesões benignas aparecem no interior do conduto auditivo interno, crescendo gradativamente até o envolvimento do ângulo cerebelopontino, terminando por comprimir a ponte e resultando em hidrocefalia. Seus sintomas auditivos característicos são: perda unilateral da audição acompanhada por deterioração da discriminação da fala que excede o previsto pelo grau de perda de tom puro. São bastante comuns algumas apresentações não clássicas, como a súbita perda unilateral da audição. *Qualquer indivíduo que se apresente com perda neurossensorial unilateral ou assimétrica da audição deve ser avaliado em busca de um tumor intracraniana*. É mais frequente que a disfunção vestibular assuma a forma de um desequilíbrio contínuo, e não de uma vertigem episódica. O diagnóstico fica estabelecido pela RM contrastada. O tratamento consiste na observação do paciente, excisão microcirúrgica ou radioterapia estereotáxica, na dependência de fatores como idade, saúde subjacente e dimensões do tumor.

Barrett TF et al. Single-cell multi-omic analysis of the vestibular schwannoma ecosystem uncovers a nerve injury-like state. Nat Commun. 2024;15:478. [PMID: 38216553]

Gambacciani C et al. Surgical management of skull base meningiomas and vestibular schwannomas. Curr Opin Oncol. 2022;34:713. [PMID: 36093884]

Kalogeridi MA et al. Stereotactic radiosurgery and radiotherapy for acoustic neuromas. Neurosurg Rev. 2020;43:941. [PMID: 30982152]

2. Comprometimento vascular

A insuficiência vertebrobasilar é causa comum de vertigem em idosos. Geralmente, esse distúrbio é desencadeado por mudanças na postura ou pela extensão do pescoço. A diminuição do fluxo no sistema vertebrobasilar pode ser demonstrada de forma não invasiva, com um estudo ARM. O tratamento empírico é feito com vasodilatadores e ácido acetilsalicílico (AAS).

Clark M et al. A review of carotid and vertebral artery dissection. Br J Hosp Med (Lond). 2022;83:1. [PMID: 35506728]

3. Esclerose múltipla

Pacientes com esclerose múltipla podem padecer de vertigem episódica e desequilíbrio crônico. Nessa doença, geralmente a perda auditiva é unilateral, tendo início rápido. A recuperação pode ocorrer espontaneamente.

Kattah JC et al. Eye movements in demyelinating, autoimmune and metabolic disorders. Curr Opin Neurol. 2020;33:111. [PMID: 31770124]

Manifestações otológicas da Aids

Pacientes com Aids podem apresentar muitos sinais e sintomas otológicos. O ouvido e o conduto auditivo externo podem ser afetados pelo sarcoma de Kaposi e por infecções fúngicas persistentes e potencialmente invasivas (em particular por *Aspergillus fumigatus*). Casos de otite média serosa, decorrentes de disfunção da trompa auditiva, podem ter sua origem numa hipertrofia adenoideana (linfadenopatia por HIV), em infecções virais recorrentes da mucosa ou em um tumor nasofaríngeo obstrutivo (p. ex., linfoma). Infelizmente, apenas raros casos serão beneficiados com o tratamento com tubos de ventilação; além disso, esses dispositivos podem desencadear uma intensa otorreia aquosa. Em geral, a otite média aguda é causada por microrganismos bacterianos típicos, como *Proteus*, *Staphylococcus* e *Pseudomonas* e, raramente, *Pneumocystis jirovecii*. É comum que ocorra perda neurossensorial da audição e, em alguns casos, essa complicação é resultante de uma infecção viral do SNC. Em casos de perda auditiva progressiva, o médico deverá excluir meningite criptocócica e sífilis. É comum a ocorrência de paralisia facial aguda causada pela infecção por herpes-zóster (**síndrome de Ramsay-Hunt**); essa complicação segue um curso clínico semelhante ao de pacientes não imunocomprometidos. O tratamento consiste na administração de aciclovir em altas doses (ver Cap. 34). O tratamento adjuvante com corticosteroides também pode demonstrar eficácia.

Dawood G et al. Nature and extent of hearing loss in HIV-infected children: a scoping review. Int J Pediatr Otorhinolaryngol. 2020;134:110036. [PMID: 32335463]

DOENÇAS DO NARIZ E DOS SEIOS PARANASAIS

Infecções do nariz e dos seios paranasais

A rinossinusite pode ser classificada pela duração dos sintomas. Essa infecção é chamada de **rinossinusite aguda** se seu curso for inferior a 4 semanas; ou **rinossinusite crônica** se durar > 12 semanas, com ou sem exacerbações agudas. A rinossinusite aguda também pode ser classificada pela etiologia presumida, p. ex., rinossinusite viral ou rinossinusite bacteriana aguda.

1. Rinossinusite viral (resfriado comum)

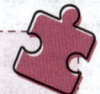

FUNDAMENTOS DO DIAGNÓSTICO

- Em associação com mal-estar, cefaleia e tosse.
- Congestão nasal, pressão facial, rinorreia e hiposmia.
- Mucosa nasal eritematosa e ingurgitada, sem purulência intranasal.
- Os sintomas são autolimitados, geralmente se prolongando por < 10 dias.

Achados clínicos

Tendo em vista os numerosos tipos sorológicos do rinovírus, do adenovírus e de outros agentes virais, a suscetibilidade dos pacientes ao resfriado comum permanece durante toda a vida. Essas infecções, embora geralmente benignas e autolimitadas, têm sido implicadas na ocorrência ou na exacerbação de problemas mais graves, como sinusite bacteriana aguda e otite média aguda, asma, fibrose cística e bronquite. Congestão nasal, diminuição do olfato, rinorreia e espirros acompanhados por mal-estar geral, desconforto na garganta e, ocasionalmente, cefaleia, são achados típicos em pacientes com infecções virais. Geralmente, o exame nasal revela mucosa eritematosa, edematosa e secreção aquosa. A presença de secreção nasal purulenta sugere rinossinusite bacteriana.

Najafloo R et al. Mechanism of anosmia caused by symptoms of COVID-19 and emerging treatments. ACS Chem Neurosci. 2021;12:3795. [PMID: 34609841]

Vance H et al. Addressing post-COVID symptoms: a guide for primary care physicians. J Am Board Fam Med. 2021;34:1229. [PMID: 34772779]

Tratamento

O principal tratamento para rinite viral consiste em cuidados de suporte, como repouso, hidratação e uso de analgésicos e descongestionantes de venda livre. Não contamos com terapias antivirais eficazes para prevenção ou tratamento da maioria das rinites virais, apesar de uma equivocada percepção, comum entre os pacientes, de que os antibióticos resolvem. A irrigação nasal com solução salina hipertônica tamponada (3-5%) demonstrou melhorar os sintomas e diminuir a necessidade de anti-inflamatórios não esteroides (Aine). Outras medidas de suporte, como o uso de descongestionantes VO (pseudoefedrina, 30-60 mg a cada 4-6 horas; ou 120 mg 2x/dia), podem proporcionar algum alívio da rinorreia e da obstrução nasal.

Os *sprays* nasais, como oximetazolina ou fenilefrina, são rapidamente eficazes; contudo, esses agentes não devem ser usados por mais do que alguns dias, para que não ocorra uma congestão de rebote. A descontinuação da medicação após o uso prolongado provoca **rinite medicamentosa**, que se traduz por uma necessidade quase viciante de uso contínuo. No tratamento da rinite medicamentosa, o primeiro passo é a cessação obrigatória dos *sprays* e, geralmente, tal medida é extremamente frustrante para os pacientes. Corticosteroides tópicos intranasais (p. ex., flunisolida, 2 borrifadas em cada narina 2x/dia), anticolinérgicos intranasais (*spray* nasal de ipratrópio a 0,06%, 2-3 borrifadas a cada 8 horas, conforme a necessidade) ou um curso breve com redução gradativa de prednisona VO podem ajudar durante o processo de descontinuação do medicamento.

Complicações

Além de leve disfunção da trompa auditiva ou de efusão transitória do ouvido médio, as complicações da rinite viral são raras. A rinossinusite bacteriana aguda secundária é uma complicação da rinite viral aguda, sendo sugerida pela persistência dos sintomas depois que se passaram mais de 10 dias; ocorrem secreção nasal purulenta de coloração amarelo-esverdeada e dor facial ou dentária unilateral.

Dhama K et al. Coronavirus disease 2019-COVID-19. Clin Microbiol Rev. 2020;33:e00028. [PMID: 32580969]

2. Rinossinusite bacteriana

FUNDAMENTOS DO DIAGNÓSTICO

- Início agudo dos sintomas.
- Secreção nasal ou expectoração amarelo-esverdeada purulenta.
- Dor facial ou pressão sobre os seios nasais afetados.
- Obstrução nasal.
- Associação com tosse, mal-estar, febre e cefaleia.

Considerações gerais

Comparadas com a rinite viral, as infecções agudas da rinossinusite bacteriana são incomuns, mas ainda afetam anualmente quase 20 milhões de norte-americanos, sendo responsáveis por gastos com a saúde que ultrapassam os 2 bilhões de dólares. Acredita-se que a rinossinusite bacteriana aguda seja o resultado do comprometimento da depuração mucociliar, de inflamação da mucosa da cavidade nasal e da obstrução do complexo ostiomeatal. A mucosa edemaciada provoca a obstrução do complexo, resultando no *acúmulo de muco na cavidade sinusal, que fica secundariamente infectada por bactérias*. O maior desses complexos ostiomeatais avança até o turbinado médio no meato médio. Na verdade, esse complexo consiste em uma confluência de complexos que drenam os seios maxilar, etmoidal e frontal. O seio esfenoide é drenado por um complexo distinto, situado entre o septo e a concha superior.

Os patógenos característicos causadores da rinossinusite bacteriana são *S. pneumoniae*, outros estreptococos, *H. influenzae* e, menos comumente, *S. aureus* e *Moraxella catarrhalis*. Dependendo da região, esses patógenos variam, tanto em termos de prevalência quanto em resistência aos medicamentos; calcula-se que cerca de 25% dos indivíduos saudáveis e assintomáticos também podem abrigar tais bactérias, se seus aspirados sinusais forem cultivados.

Achados clínicos
A. Sintomas e sinais

Não há critérios universalmente aceitos para o estabelecimento do diagnóstico de rinossinusite bacteriana aguda em adultos. Os principais sintomas são: corrimento nasal purulento, obstrução ou congestão nasal, dor/pressão facial, alteração da olfação, tosse e febre. Os sintomas menos expressivos são: cefaleia, otalgia, halitose, odontalgia e fadiga. Muitos dos sinais e sintomas mais específicos têm relação com os seios nasais afetados. A rinossinusite bacteriana pode ser diferenciada da rinite viral pela persistência dos sintomas por > 10 dias após seu início, ou pela deterioração dos sintomas dentro dos 10 dias que se seguem à melhora inicial. A rinossinusite aguda é definida como uma doença com duração < 4 semanas e a rinossinusite subaguda como uma doença com duração de 4-12 semanas.

Sinusite maxilar aguda é a forma mais comum de rinossinusite bacteriana aguda, porque o seio maxilar é o maior seio e, além disso, possui apenas uma via de drenagem, que pode ficar facilmente obstruída. São sintomas comuns dessa doença: plenitude facial unilateral e pressão e sensibilidade na bochecha; mas nem sempre esses sintomas estarão presentes. Pode ocorrer dor referida aos dentes incisivos e caninos superiores através de ramos do nervo trigêmeo, que atravessam o assoalho do seio maxilar. Corrimento nasal purulento deve ser observado com a obstrução das vias aéreas nasais ou com dor facial (por pressão). A sinusite maxilar pode ser decorrente de infecção dentária, e os dentes sensíveis devem ser cuidadosamente examinados em busca de sinais de abscesso. Geralmente, a drenagem do abscesso periapical ou a remoção do dente enfermo resolvem a infecção sinusal.

Quase sempre os casos de **etmoidite aguda** em adultos estão acompanhados por sinusite maxilar, e os sintomas são semelhantes aos descritos no parágrafo anterior. Pacientes com sinusite etmoidal localizada podem se apresentar com dor e pressão sobre a parede lateral alta do nariz, entre os olhos, podendo haver irradiação para a órbita.

Normalmente, observa-se a **sinusite esfenoidal** no contexto de uma pansinusite ou infecção de todos os seios paranasais em pelo menos um dos lados da face. O paciente pode relatar dor "no meio da cabeça" e apontar frequentemente para o vértice.

Casos de **sinusite frontal aguda** podem causar dor e sensibilidade na testa. Esses sinais são mais facilmente perceptíveis pela palpação do teto orbital, logo abaixo da extremidade medial da sobrancelha.

A **sinusite adquirida no hospital** é uma forma de rinossinusite bacteriana aguda, que pode se apresentar sem os sintomas habituais. Em vez disso, pode ser uma causa da febre que acomete pacientes gravemente enfermos. Esse tipo de sinusite está frequentemente associado à presença prolongada de um tubo nasogástrico ou, raramente, de um tubo nasotraqueal, causando inflamação da mucosa nasal e obstrução do complexo ostiomeatal. A pansinusite localizada no lado do tubo pode ser comumente observada em exames de imagens.

B. Exames de imagem

Em geral, pode-se estabelecer um diagnóstico de rinossinusite bacteriana aguda apenas com base em critérios clínicos. *Embora mais sensíveis do que o exame clínico, as radiografias de rotina não têm bom custo-benefício nem são recomendadas pela Agency for Health Care Policy and Research ou pelas orientações da American Association of Otolaryngology.* As diretrizes de consenso recomendam a realização de exames de imagem nos casos de difícil avaliação dos critérios clínicos; quando o paciente não responde ao tratamento apropriado ou quando foi repetidamente tratado com antibióticos; quando há suspeita de envolvimento intracraniano ou rinorreia do líquido cefalorraquiano (LCR); quando há suspeita de infecção dentária complicada; ou quando são observados sintomas de uma infecção mais preocupante.

Nos casos de necessidade desses estudos, as tomografias coronais de triagem não contrastadas oferecem custo-benefício mais favorável e fornecem mais informações do que as radiografias sinusais convencionais. A TC é uma modalidade rápida e eficaz para a avaliação de todos os seios paranasais, identificação das áreas mais preocupantes (p. ex., com deiscência óssea, elevação periosteal, ou exposição da raiz do dente maxilar no interior do seio) e orientação do tratamento apropriado.

As TC possuem sensibilidade razoável, mas sem especificidade. Pode ser tarefa difícil diferenciar entre tecido mole inchado e partes fluidas, nos casos em que a opacificação do seio é decorrente de outros problemas, p. ex., rinossinusite crônica, polipose nasal, ou cistos de retenção de muco. Na maioria dos pacientes com infecção do trato respiratório superior, podem ser observadas anormalidades sinusais, enquanto na rinossinusite bacteriana ocorre em apenas 2%.

Se o médico suspeitar de malignidade, de extensão intracraniana ou de infecção oportunista, deverá solicitar RM com gadolínio, em lugar da (ou junto com a) TC. O estudo de RM fará a diferenciação entre o tumor e as partes fluidas e entre a inflamação e o muco espessado de uma forma muito mais adequada, em comparação com os resultados obtidos pela TC; além disso, com a RM o médico terá um melhor delineamento da extensão do tumor (p. ex., envolvimento de estruturas adjacentes, como a órbita, base do crânio e palato).

Por outro lado, a destruição óssea pode ser demonstrada tanto pela RM como pela TC.

Tratamento

Todos os pacientes com rinossinusite bacteriana aguda devem passar por cuidadosa avaliação da dor. Com relação à diminuição dos sintomas em pacientes com rinite viral e com rinossinusite bacteriana descomplicadas, o European Position Paper on Rhinosinusitis and Nasal Polyps (EPOS) 2012 recomenda Aine, *sprays* nasais salinos e descongestionantes nasais (pseudoefedrina, 30-60 mg a cada 6 horas, até 240 mg/dia; oximetazolina nasal a 0,05% ou oximetazolina a 0,05-0,1%, 1 ou 2 borrifadas em cada narina a cada 6-8 horas por até 3 dias). Em casos com suspeita de rinossinusite bacteriana, a administração de corticosteroides intranasais (p. ex., furoato de mometasona em alta dose, 200 mcg em cada narina 2x/dia durante 21 dias) se revelou eficaz para a diminuição dos sintomas. Outros medicamentos, como os mucolíticos, vitamina C, probióticos e anti-histamínicos, não demonstraram eficácia no tratamento da rinossinusite aguda.

A *antibioticoterapia deve ficar reservada para casos de rinossinusite bacteriana aguda complicada ou prolongada.* Foi verificado que 40-69% dos pacientes com rinossinusite bacteriana aguda melhoram sintomaticamente em duas semanas, sem necessidade de antibioticoterapia. A antibioticoterapia é motivo de controvérsia em casos não complicados de rinossinusite bacteriana aguda clinicamente diagnosticada, pois apenas 5% dos pacientes notarão menor duração da doença com esse tratamento; por outro lado, está associada a quase o dobro do número de eventos adversos *versus* placebo. O médico poderá considerar o uso de antibióticos para pacientes com uma sintomatologia que já se prolonga por > 10 dias ou quando os sintomas (i.e., febre, dor facial e edema da face) são graves, ou ainda quando os casos apresentam complicações (p. ex., imunodeficiência). Nesses pacientes, a administração de antibióticos reduz em 50% a incidência de insucesso clínico, sendo ainda a estratégia terapêutica mais econômica.

Geralmente, a seleção do antibiótico é empírica e toma por base uma série de fatores, p. ex., padrões regionais de resistência e/ou alergia a antibióticos, custo da medicação e tolerância do paciente. Para adultos com < 65 anos acometidos por rinossinusite bacteriana aguda leve a moderada, recomenda-se como tratamento de primeira linha a administração de amoxicilina-clavulanato (500 mg/125 mg VO 3x/dia, ou 875 mg/125 mg VO 2x/dia durante 5-7 dias). Para os pacientes com sinusite grave, recomenda-se a administração de altas doses de amoxicilina-clavulanato (2.000 mg/125 mg de liberação prolongada VO 2x/dia durante 7-10 dias). Em pacientes com alto risco de infecção por *S. pneumoniae* resistente à penicilina (idade > 65 anos, hospitalização nos últimos cinco dias, uso de antibióticos no mês anterior, estado imunocomprometido, várias comorbidades, ou infecção sinusal grave), o tratamento de primeira linha recomendado é uma opção por altas doses de amoxicilina-clavulanato (2.000 mg/125 mg de liberação prolongada VO 2x/dia durante 7-10 dias). Para pacientes alérgicos à penicilina ou com insuficiência hepática são opções: doxiciclina (100 mg VO 2x/dia ou 200 mg VO 1x/dia por 5-7 dias) ou clindamicina (150-300 mg a cada 6 horas) com acréscimo de cefalosporina (cefixima 400 mg VO 1x/dia ou cefpodoxima proxetil 200 mg VO 2x/dia) durante 10 dias. Não é recomendável o uso de macrolídeos, sulfametoxazol-trimetoprima e de cefalosporinas de 2ª ou 3ª geração para tratamento empírico. Dupilumabe, um anticorpo monoclonal com inibição de IL-4 e IL-13, foi aprovado para pacientes com sinusite crônica acompanhada por polipose nasal.

As infecções hospitalares em pacientes gravemente enfermos são tratadas de forma diferente das infecções adquiridas na comunidade. Algumas intervenções críticas e frequentemente curativas em pacientes com casos leves não submetidos à antibioticoterapia consistem na remoção da sonda nasogástrica e na melhoria da higiene nasal (uso de *sprays* nasais salinos, umidificação do oxigênio nasal suplementar e administração de descongestionantes nasais). Em casos complicados, a obtenção de culturas endoscópicas ou transantrais poderá auxiliar na orientação do tratamento clínico. Além disso, pode haver necessidade de uma cobertura antibiótica de amplo espectro contra *P. aeruginosa*, *S. aureus* (inclusive cepas resistentes à meticilina) e anaeróbios.

Complicações

As complicações locais da rinossinusite bacteriana aguda são: celulite e abscesso orbitais, osteomielite, trombose do seio cavernoso e extensão intracraniana.

Em geral, as complicações orbitais ocorrem pela extensão da sinusite etmoidal através da lâmina papirácea, uma fina camada óssea que compõe a parede orbital medial. *Qualquer alteração no exame ocular impõe a necessidade de obtenção imediata de imagens de TC*. Nessa área, a extensão da infecção pode causar celulite orbital, o que acarretará proptose, restrição do olhar fixo e dor orbital. Casos selecionados respondem à antibioticoterapia IV, acompanhada ou não por corticosteroides; esses pacientes devem ser tratados com a supervisão de um oftalmologista e/ou otorrinolaringologista. A extensão da infecção através da lâmina papirácea também pode resultar na formação de um abscesso subperiosteal (abscesso orbital). Esses abscessos causam acentuada proptose, oftalmoplegia e dor durante o olhar fixo medial. Embora alguns casos respondam aos antibióticos, esses achados devem fazer com que o médico encaminhe seu paciente imediatamente para o especialista, para orientações sobre descompressão e evacuação. Se não houver intervenção rápida, o resultado poderá ser um paciente com deficiência visual permanente e com um "globo congelado".

O tratamento da osteomielite requer o uso prolongado de antibióticos e também a remoção do osso necrosado. A parte mais afetada é o seio frontal; o envolvimento ósseo fica sugerido por um edema sensível da testa (**tumor edematoso de Pott**). Depois do tratamento, talvez haja necessidade da realização de procedimentos reconstrutivos estéticos secundários.

Embora raras, as complicações intracranianas da sinusite podem ocorrer por disseminação hematogênica, p. ex., trombose do seio cavernoso e meningite; ou por extensão direta, como é o caso dos abscessos cerebrais epidurais e intraparen-

quimatosos. A **trombose do seio cavernoso** é anunciada pelas ocorrências de oftalmoplegia, quemose e perda visual; o diagnóstico é confirmado mais comumente por um estudo de RM. Nos casos em que foi identificada precocemente, geralmente a trombose do seio cavernoso responde à antibioticoterapia IV. Com frequência, os abscessos epidurais frontais e intracranianos são clinicamente silenciosos, mas os pacientes afetados podem se apresentar com alteração no estado mental, febre persistente ou cefaleia intensa.

Quando encaminhar

A não resolução de uma rinossinusite bacteriana aguda após o tratamento adequado com antibióticos VO impõe a necessidade de encaminhamento do paciente ao otorrinolaringologista para avaliação. Culturas endoscópicas podem orientar outras opções terapêuticas. Há indicação para endoscopia nasal e TC aos pacientes com persistência dos sintomas por > 4-12 semanas. Qualquer paciente com suspeita de extensão da doença para além dos seios nasais deverá ser urgentemente avaliado pelo otorrinolaringologista; além disso, devem ser obtidos exames de imagens.

Quando hospitalizar

- Edema facial e eritema indicativos de celulite facial.
- Proptose.
- Alteração da visão ou anormalidade do olhar fixo, indicativas de celulite orbital.
- Abscesso ou envolvimento do seio cavernoso.
- Alterações do estado mental sugestivas de extensão intracraniana.
- Não resposta ao tratamento de primeira linha apropriado ou persistência dos sintomas por > 4 semanas.

Hoy SM. Dupilumab: a review in chronic rhinosinusitis with nasal polyps. Drugs. 2020;80:711. [PMID: 32240527]

Papacharalampous GX et al. Chronic rhinosinusitis with nasal polyps (CRSwNP) treated with omalizumab, dupilumab, or mepolizumab: a systematic review of the current knowledge towards an attempt to compare agents' efficacy. Int Forum Allergy Rhinol. 2024;14:96. [PMID: 37394893]

Poto R et al. Imaging of chronic rhinosinusitis with nasal polyps in the era of biological therapies. Curr Opin Allergy Clin Immunol. 2024 Jan 11. [Epub ahead of print] [PMID: 38205820]

3. Vestibulite nasal e *S. aureus* colonização nasal

A inflamação do vestíbulo nasal pode ser resultante de uma foliculite dos pelos que revestem esse orifício, sendo em geral causada por manipulação nasal ou de epilação dos pelos. Fica indicada a administração de antibióticos sistêmicos eficazes contra *S. aureus* (como dicloxacilina, 250 mg VO 4x/dia durante 7-10 dias). Pomada nasal tópica de mupirocina a 2% (aplicada 2-3x/dia) também pode ser uma adição válida, capaz de prevenir ocorrências futuras. Se a inflamação for recorrente, a adição de rifampicina (10 mg/kg VO 2x/dia para os últimos 4 dias de tratamento com dicloxacilina) poderá eliminar o estado de portador de *S. aureus*. Se houver furúnculo, deverá ser incisado e drenado, de preferência por via intranasal (IN). É importante que seja realizado um tratamento adequado, para que seja prevenida a disseminação retrógrada da infecção através de veias avalvuladas até o seio cavernoso e as estruturas intracranianas.

S. aureus é o principal patógeno nosocomial e o transporte nasal é um fator de risco bem definido na ocorrência e disseminação de infecções nosocomiais. As colonizações nasais e extranasais de *S. aureus* resistente à meticilina (MRSA) estão associadas a um risco de 30% de ocorrência de uma infecção invasiva por MRSA durante períodos de internação hospitalar. Embora a grande maioria não tenha sintomas de vestibulite, a triagem por *swabs* nasais e por PCR demonstrou a ocorrência de 30% de colonização por *S. aureus* em pacientes hospitalizados e 11% de colonização por MRSA em pacientes internados em UTI. A eliminação do estado de portador é tarefa desafiadora, mas estudos envolvendo a aplicação de pomada nasal de mupirocina a 2% com lavagem facial com clorexidina (40 mg/mL) 2x/dia durante 5 dias demonstraram a ocorrência de descolonização em 39% dos pacientes.

Ontario Health (Quality). Pre-surgical nasal decolonization of *Staphylococcus aureus*: a health technology assessment. Ont Health Technol Assess Ser. 2022;22:1. [PMID: 36160757]

4. Sinusite fúngica invasiva

A sinusite fúngica invasiva é rara, ocorrendo tanto como **mucormicose rinocerebral** (por *Mucor, Absidia* e *Rhizopus* spp.) quanto na forma de outras infecções fúngicas invasivas, como as causadas por *Aspergillus*. O fungo se espalha rapidamente pelos canais vasculares e poderá causar a morte do paciente, se não for detectado precocemente. Quase que invariavelmente, os pacientes com mucormicose apresentam imunocomprometimento em certo grau, como *diabetes mellitus*, tratamento com cursos prolongados de corticosteroides, neutropenia associada à quimioterapia para malignidade hematológica ou doença renal em estágio terminal. Casos ocasionais de infecção nasossinusal com *Aspergillus* spp. foram relatados em pacientes com HIV/Aids não tratados. Os sintomas iniciais podem ser semelhantes aos da rinossinusite bacteriana aguda, embora frequentemente os pacientes se queixem de dor facial mais intensa. Caracteristicamente, o corrimento nasal é transparente ou cor de palha, não sendo purulento; na apresentação, é possível observar sintomas visuais, na ausência de achados nasais significativos. No exame físico, o achado clássico de uma mucormicose é uma escara preta no corneto médio; contudo, esse achado não é universal e talvez não fique evidenciado nos casos de infecção profunda ou em posição elevada no interior dos ossos nasais. Frequentemente, a mucosa tem aspecto normal ou simplesmente se mostra pálida e seca. Esses achados podem ser também observados no palato duro. O diagnóstico precoce depende da suspeita da doença e de uma biópsia nasal com coloração argêntea, que revelará hifas amplas e não septadas no interior dos tecidos, além de necrose com oclusão vascular. Inicialmente, os exames de imagem (TC ou RM) podem revelar apenas alterações em tecidos moles. Subsequentemente, a biópsia e, em última análise, o

desbridamento devem tomar por base o cenário clínico, em lugar da demonstração radiográfica da destruição óssea ou de alterações intracranianas.

A **sinusite fúngica invasiva representa uma emergência clínica e cirúrgica**. Depois de identificada, o médico pode iniciar o tratamento com voriconazol por infusão IV, estando indicado um desbridamento cirúrgico amplo e imediato para pacientes com deficiência imunológica reversível (p. ex., hiperglicemia mal controlada em pacientes diabéticos). Outros agentes antifúngicos, como a anfotericina ou a anfotericina B lipídica, que é menos nefrotóxica (AmBisome®), e a caspofungina são alternativas ao voriconazol; dependendo do fungo agressor, esses medicamentos podem ser acrescentados ao voriconazol. O tratamento cirúrgico, embora necessário para que haja qualquer possibilidade de cura, frequentemente resulta em desfiguração e em déficits funcionais (p. ex., em muitos casos, a cirurgia resultará na perda de pelo menos um olho). Mesmo com um diagnóstico precoce e com a intervenção imediata apropriada, o prognóstico é cauteloso. Em diabéticos, a taxa de mortalidade alcança cerca de 20%. Se o paciente também estiver sofrendo de doença renal ou ela vier a se desenvolver, a mortalidade será > 50%. Já no contexto de Aids ou de malignidade hematológica acompanhada por neutropenia, a mortalidade se aproximará dos 100%. A opção por um tratamento cirúrgico agressivo deve ser considerada criteriosamente, pois muitos pacientes já estão gravemente enfermos no momento do diagnóstico, e a sobrevida geral específica para essa doença é de apenas cerca de 57%.

Khullar T et al. CT imaging features in acute invasive fungal rhinosinusitis – recalling the oblivion in the COVID era. Curr Probl Diagn Radiol. 2022;51:798. [PMID: 35249797]

Luo YT et al. Diagnostic and therapeutic strategies of acute invasive fungal rhinosinusitis. Asian J Surg. 2023;46:58. [PMID: 35589479]

Tessler I et al. Impact of azole antifungal treatment on outcome in acute invasive fungal rhinosinusitis with orbitocranial involvement: a surgical perspective. Rhinology. 2023;61:561. [PMID: 37566791]

Rinite alérgica

FUNDAMENTOS DO DIAGNÓSTICO

- Rinorreia transparente, espirros, lacrimejamento, irritação ocular e prurido.
- Os sintomas associados são: tosse, broncoespasmo e dermatite eczematosa.
- Exposição a alérgenos ambientais em presença de IgE específica para alérgeno.

Considerações gerais

A rinite alérgica é muito comum nos EUA; alguns estudos populacionais relatam prevalência de 20-30% para adultos e de até 40% para crianças. Afeta negativamente o desempenho escolar e profissional; e as despesas anuais, nesse país, chegam a cerca de 6 bilhões de dólares, refletidas nos custos diretos do tratamento e também nos custos indiretos representados pela privação do sono, fadiga e redução da produtividade ou absenteísmo. Os casos de rinite alérgica sazonal são causados mais comumente por pólens e esporos. Pólens de arbustos e árvores floridas são mais comuns na primavera; plantas florescentes e gramíneas no verão; e a tasneira (ambrósia) e mofos no outono. *As mudanças climáticas podem influenciar a ocorrência de rinite alérgica*, uma vez que o aumento da temperatura e a exposição ao dióxido de carbono promovem maior produção de pólen em plantas como a tasneira, e também devido à correlação entre a duração prolongada do verão e períodos mais longos de produção de pólen por essas e por outras ervas daninhas florescentes. Poeira, ácaros domésticos, poluição do ar e pelos de animais de estimação podem produzir sintomas durante todo o ano, conhecidos como "**rinite perene**".

Achados clínicos

Os sintomas da "febre do feno" são semelhantes aos da rinite viral, mas geralmente menos persistentes e podem apresentar variação sazonal. Em geral, os sintomas nasais são acompanhados por irritação ocular, prurido, eritema conjuntival e lacrimejamento excessivo. Muitos pacientes apresentam uma robusta história familiar de atopia ou de alergia.

O médico deve se cercar de cautela, para diferenciar entre rinite alérgica e outros tipos de rinite não alérgica. A **rinite vasomotora** (chamada por alguns de **rinite senil**) é causada pelo aumento da sensibilidade do nervo vidiano, sendo causa comum de uma rinorreia transparente em idosos. Com frequência, os pacientes relatam uma rinorreia preocupante em resposta a vários estímulos nasais, inclusive ar quente ou frio, odores ou aromas, luz ou material particulado. Também foram descritos outros tipos de rinite, como as rinorreias gustativa, atrófica e induzida por medicamentos.

No exame físico, geralmente a mucosa dos cornetos assume uma coloração pálida ou violácea, causada pelo ingurgitamento venoso. Esse achado contrasta com o eritema da rinite viral. A presença de pólipos nasais, que são massas amareladas e amolecidas de uma mucosa hipertrófica, está associada à rinite alérgica de longa duração.

Tratamento

A. Corticosteroides intranasais

Sprays de corticosteroides intranasais continuam sendo a base do tratamento da rinite alérgica. Esses agentes são mais eficazes – e frequentemente mais baratos – do que os anti-histamínicos não sedativos, embora os pacientes devam ser lembrados de que pode haver atraso de ≥ 2 semanas para o início do alívio. Os *sprays* de corticosteroides também podem fazer com que a mucosa nasal hipertrófica e os pólipos nasais regridam, proporcionando assim melhor drenagem das vias aéreas nasais e do complexo ostiomeatal. Graças a esse efeito, os corticosteroides intranasais são essenciais no tratamento de alergias em pacientes propensos à rinossinusite bacteriana aguda recorrente ou à rinossinusite crônica. As preparações disponíveis são: beclometasona (42 mcg/*spray* 2x/dia por narina), flunisolida (25 mcg/*spray* 2x/dia por narina), furoato de mometasona (200 mcg 1x/dia por narina), budesonida (100 mcg 2x/dia por narina) e propionato de fluticasona (200 mcg 1x/dia por narina). Todos esses agentes são considerados igualmente eficazes, sendo a aderência com o uso rotineiro e a introdução adequada na cavidade nasal os fatores mais críticos a considerar. Para administrações da medicação na região do meato médio, a aplicação adequada consiste em segurar o frasco numa posição vertical com a cabeça inclinada para a frente e em *apontar o frasco na direção do ouvido ipsilateral ao pulverizar o produto*. Os efeitos colaterais são limitados; o mais incômodo é a ocorrência de epistaxe (talvez relacionada à administração incorreta da medicação, na direção do septo nasal).

B. Anti-histamínicos

Os anti-histamínicos oferecem controle temporário, mas imediato, de muitos dos sintomas mais preocupantes da rinite alérgica. Alguns dos anti-histamínicos VO eficazes, mas não sedativos, são loratadina (10 mg 1x/dia), desloratadina (5 mg 1x/dia) e fexofenadina (60 mg 2x/dia ou 120 mg 1x/dia); e cetirizina minimamente sedativa (10 mg 1x/dia). Bronfeniramina ou clorfeniramina (4 mg VO a cada 6-8 horas, ou 8-12 mg VO a cada 8-12 horas em forma de comprimido de liberação controlada) e clemastina (1,34-2,68 mg VO 2x/dia) podem ser mais baratos, mas geralmente seu uso está associado a alguma sonolência. A segurança e eficácia dos anti-histamínicos mais recentes e menos sedativos são tão convincentes que um deles, o *spray* nasal contendo azelastina, um antagonista do receptor H_1 (1-2 borrifadas/dia por narina), atualmente faz parte das orientações terapêuticas de muitas declarações de consenso; no entanto, alguns pacientes fazem restrições ao seu sabor amargo. Além da sedação, outros efeitos colaterais dos anti-histamínicos VO são: xerostomia e tolerância aos anti-histamínicos (com eventual retorno dos sintomas de alergia depois de alguns meses de uso, apesar do benefício inicial). Em tais pacientes, sobretudo naqueles com alergia perene, a alternância periódica de anti-histamínicos eficazes pode controlar os sintomas em longo prazo. A Food and Drug Administration (FDA) aprovou o Ryaltris®, um *spray* nasal contendo mometasona (corticosteroide 25 mcg) e cloridrato de olopatadina (inibidor de H_1 665 mcg) para tratamento de rinite alérgica sazonal. Devem ser administradas duas borrifadas/dia em cada narina. Desconhecemos a eficácia deste medicamento no longo prazo.

C. Medidas terapêuticas adjuvantes

Medicamentos antileucotrieno, como o montelucaste (10 mg/dia VO) – como monoterapia ou associado à cetirizina (10 mg/dia VO) ou à loratadina (10 mg/dia VO) –, podem melhorar a rinorreia nasal, os espirros e a congestão. A cromolina e o nedocromil sódicos podem ter utilidade como agentes adjuvantes para pacientes com rinite alérgica. Esses agentes estabilizam os mastócitos e previnem a liberação de mediadores pró-inflamatórios. Como agentes tópicos, causam pouquíssimos efeitos colaterais, mas devem ser introduzidos no tratamento bem antes da exposição ao alérgeno (até quatro semanas antes). É provável que a forma mais benéfica da cromolina seja a preparação oftalmológica depositada gota a gota na cavidade nasal. A eliminação da cromolina intranasal ocorre rapidamente; esse produto deve ser administrado 4x/dia para obtenção de um alívio contínuo dos sintomas. Mas, na prática, a cromolina não é tão eficaz quanto o corticosteroide inalatório.

Agentes anticolinérgicos intranasais, como os *sprays* de brometo de ipratrópio a 0,03% ou a 0,06% (42-84 mcg 3x/dia por narina), podem funcionar como auxiliares úteis nos pacientes em que a rinorreia é um sintoma importante. Não são tão eficazes no tratamento da rinite alérgica, mas têm maior utilidade no tratamento da rinite vasomotora.

Evitar ou diminuir a exposição a alérgenos transportados pelo ar é o meio mais eficaz de aliviar os sintomas da rinite alérgica. Dependendo do alérgeno, pode ser uma tarefa extremamente difícil. Vale a pena tentar manter um ambiente livre de alérgenos cobrindo travesseiros e colchões com capas de plástico, usando materiais sintéticos (colchão de espuma, acrílico) em lugar de produtos de origem animal (lã, crina de cavalo) e removendo utensílios domésticos que acumulam poeira (carpetes, cortinas, colchas, vime), como uma forma de ajudar pacientes mais problemáticos. Purificadores de ar e filtros de poeira também podem ajudar a manter um ambiente livre de alérgenos. Irrigações nasais com solução salina são um complemento importante no tratamento, pois removem mecanicamente os alérgenos localizados na cavidade nasal. Nos casos em que os sintomas são extremamente incômodos, uma pesquisa por alérgenos ofensivos por meio de teste radioalergosorvente sérico (RAST) ou com uma prova cutânea realizada por um alergologista poderá ajudar.

Em alguns casos, o alívio dos sintomas da rinite alérgica é obtido de maneira inadequada com o uso de medicamentos e medidas de prevenção. Com frequência, esses pacientes apresentam história familiar significativa de atopia e, além disso, também podem estar sofrendo de manifestações do trato respiratório inferior, p. ex., asma alérgica. Pode ser bastante apropriado o encaminhamento ao otorrinolaringologista ou alergologista para cuidados de **imunoterapia**. Esse tratamento envolve a identificação adequada dos alérgenos ofensivos, o uso de doses progressivamente maiores de alérgeno(s) e a eventual administração de doses de manutenção por um período de 3-5 anos. Foi demonstrado que a imunoterapia diminui os níveis circulantes de IgE em pacientes com rinite alérgica, além de reduzir a necessidade de medicamentos para alergia. Tanto a imunoterapia subcutânea quanto a imunoterapia tópica demonstraram eficácia em tratamentos prolongados de pacientes com rinite alérgica refratária.

Park M et al. Sublingual immunotherapy persistence and adherence in real-world settings: a systematic review. Int Forum Allergy Rhinol. 2023;13:924. [PMID: 36083179]

Wang H et al. A systematic review and meta-analysis of loratadine combined with montelukast for the treatment of allergic rhinitis. Front Pharmacol. 2023;14:1287320. [PMID: 37915414]

Disfunção olfatória

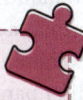

FUNDAMENTOS DO DIAGNÓSTICO

- Sensação subjetiva de diminuição do olfato ou do paladar.
- Ausência de uma obstrução nasal objetiva.
- Diminuição objetiva do olfato demonstrada por testes.

Considerações gerais

O bloqueio anatômico da cavidade nasal com subsequente interrupção do fluxo de ar é a causa mais comum de disfunção olfativa (hiposmia ou anosmia). Pode ser motivado por pólipos, deformidades septais e tumores nasais. Por causa da inflamação localizada, em geral, a disfunção olfativa transitória acompanha casos de resfriado comum, alergias nasais e rinite perene, por meio de alterações no epitélio nasal e olfativo. Cerca de 20% dos casos de disfunção olfativa são de fundo idiopático, embora esse distúrbio geralmente ocorra após uma doença viral.

Algumas neoplasias do SNC, sobretudo as que envolvem o sulco olfativo ou o lobo temporal, também podem afetar o olfato, e o médico deve considerar essa possibilidade em pacientes sem outra explicação para sua hiposmia. Traumatismos cranianos também são causa rara, porém grave, de disfunção olfativa, por causa do cisalhamento das células sensoriais olfativas; além de serem responsáveis por < 5% dos casos de hiposmia; sua ocorrência está mais comumente associada à anosmia, do que à hiposmia. A ausência, redução ou distorção do olfato foi relatada em ampla variedade de distúrbios endócrinos, nutricionais e nervosos.

Achados clínicos

Na avaliação da disfunção olfativa, o médico deve se fundamentar em uma anamnese completa, questionando presença de doenças sistêmicas e de uso de medicamentos; também se apoiará em um exame físico com foco no nariz e no sistema nervoso. Obstruções nasais (por pólipos, trauma, corpos estranhos ou massas nasais) podem causar hiposmia funcional. Em sua maioria, os consultórios médicos não estão preparados para testar o olfato; mas, em alguns casos, esses testes podem ajudar, mesmo que seja apenas para avaliar se determinado paciente ainda tem algum olfato residual. O *Teste de Identificação de Olfato da Universidade da Pensilvânia (UPSIT)* está disponível comercialmente; trata-se de um teste simples e autoadministrado, em que o paciente "coça e cheira" e que tem utilidade na diferenciação entre hiposmia, anosmia e simulação.

Tratamento

A disfunção olfativa secundária a polipose nasal, obstrução e rinossinusite crônica pode responder à remoção cirúrgica do bloqueio anatômico, como acontece em pacientes tratados por cirurgia endoscópica dos seios nasais. Infelizmente, não contamos com um tratamento específico para a interrupção primária do olfato; mas, em alguns casos, o distúrbio desaparece espontaneamente. O grau de disfunção olfativa é o maior preditor para a recuperação; o percentual de recuperação é muito maior para pacientes com disfunção olfativa mais benigna. Em casos de disfunção olfativa permanente, o médico deve oferecer aconselhamento sobre temperos alimentares (como usar a pimenta, que estimula os quimiorreceptores trigeminais e olfativos, em lugar do sal de cozinha) e sobre questões ligadas à segurança (i.e., como instalar alarmes de fumaça em casa, uso de aparelhos elétricos em vez de aparelhos a gás).

Cabrera CI et al. Comparison of the incidence of smell and taste disorders between influenza and COVID-19. Am J Otolaryngol. 2023;45:104176. [PMID: 38157588]

Krishnakumar HN et al. Pathogenesis and progression of anosmia and dysgeusia during the COVID-19 pandemic. Eur Arch Otorhinolaryngol. 2023;280:505. [PMID: 36209486]

Minutello KM. Olfactory-related adverse events: an analysis of the Food and Drug Administration Adverse Events Reporting System. Otolaryngol Head Neck Surg. 2023 Dec 29. [Epub ahead of print] [PMID: 38156529]

O'Byrne L et al. Interventions for the treatment of persistent post--COVID-19 olfactory dysfunction. Cochrane Database Syst Rev. 2022;9:CD013876. [PMID: 36062970]

Schepens EJA et al. Diagnostic accuracy of the screenings Sniffin' Sticks Test (SST-12) in COVID-19 induced olfactory disorders. PLoS One. 2024;19:e0295911. [PMID: 38198490]

Epistaxe

FUNDAMENTOS DO DIAGNÓSTICO

- São mais comuns os sangramentos unilaterais por uma cavidade nasal anterior, ao longo do septo.
- Na maioria dos casos, o tratamento da epistaxe obterá sucesso exercendo pressão direta no local do sangramento durante 15 minutos. Quando essa manobra é inadequada, geralmente o uso de simpaticomiméticos tópicos e de qualquer dos diversos métodos de tamponamento nasal resolverá o problema.
- Pacientes com epistaxe posterior, bilateral ou de grande volume devem ser imediatamente encaminhados para o especialista em um ambiente de terapia intensiva.

Considerações gerais

A epistaxe é um problema extremamente comum nos ambientes de cuidados primários. O sangramento ocorre mais comumente no septo anterior, local em que uma confluência de veias forma um plexo venoso superficial (plexo de Kiesselbach). Os fatores predisponentes para a epistaxe são: trauma nasal ("cutucar" o nariz, corpos estranhos, assoar o nariz com força), rinite, ressecamento da mucosa nasal em decorrência da baixa umidade ou da administração suplementar de oxigênio nasal, desvio do septo nasal, aterosclerose, telangiectasia hemorrágica hereditária (síndrome de Osler-Weber-Rendu),

inalação de cocaína (ou de outras drogas) e abuso de bebidas alcoólicas. Há uma associação entre hipertensão mal controlada e epistaxe. Medicamentos anticoagulantes ou antiplaquetários podem estar associados a uma maior incidência, recorrências mais frequentes e a maior dificuldade no controle da epistaxe; entretanto, tais medicamentos não são causais.

Achados clínicos

Pode haver indicação para uma avaliação laboratorial dos parâmetros de sangramento, especialmente no caso de pacientes que apresentam epistaxe recorrente. Logo que o episódio agudo tenha passado, fica indicado um exame cuidadoso do nariz e dos seios paranasais, para que o médico possa descartar neoplasia e telangiectasia hemorrágica hereditária. Após controle da epistaxe e remoção de qualquer tampão porventura usado, o médico deverá avaliar o paciente novamente, para que possa estabelecer um diagnóstico de hipertensão clinicamente significativa e seu tratamento.

Tratamento

Em sua maioria, os casos de epistaxe anterior podem ser tratados com sucesso pela pressão direta no local, por meio da compressão contínua das narinas durante 15 minutos. A pressão venosa fica reduzida na posição sentada e com uma leve inclinação para a frente. Não é recomendável posicionar a cabeça do paciente para trás, pois essa postura poderá fazer com que o sangue flua em direção às vias aéreas, com possível aspiração. Da mesma forma, em geral, o beliscamento da ponte nasal constitui medida pouco eficaz, tendo em vista que, na maioria dos casos, a origem do sangramento se situa na ponta do nariz. O uso de um descongestionante nasal tópico de curta ação (p. ex., fenilefrina, solução a 0,125-1%, 1-2 borrifadas; ou oximetazolina) pode ajudar por sua ação vasoconstritora. Nos casos em que a hemorragia não é interrompida prontamente, o médico deverá examinar o nariz com boa iluminação e sucção, na tentativa de localizar o local do sangramento. Nos casos em que o local do sangramento está visível, pode-se cauterizar com nitrato de prata, diatermia ou eletrocautério. Em complemento, também pode ser aplicado um adesivo hemostático de Surgicel ou Gelfoam, com uma barreira de umidade, como as pomadas à base de vaselina, para que não ocorra ressecamento nem formação de crostas.

Ocasionalmente, o local de sangramento pode não ser acessível para controle direto; ou as tentativas de controle direto podem ter sido malsucedidas. Nesses casos, há outras diversas alternativas, como quando o local do sangramento está situado anteriormente, poderá ser suficiente a aplicação de um selante hemostático, tamponamento nasal pneumático ou de outro tipo, ou de uso de enchimento anterior com gaze (para essa última alternativa, o médico pode introduzir gaze com iodofórmio lubrificado; o material deve ser sistematicamente aplicado ao assoalho nasal e, em seguida, na abóbada nasal).

Cerca de 5% dos casos de sangramento têm origem na cavidade nasal posterior; esse tipo de hemorragia está comumente associado à aterosclerose e à hipertensão. Pode ser necessário consultar o otorrinolaringologista para a obtenção de um tampão oclusor da coana antes da aplicação de um tampão (ou gaze) na área anterior. Em situações de emergência, o uso de um cateter de balão duplo (Epistat) pode facilitar o controle rápido do sangramento, proporcionando pouco ou nenhum trauma na mucosa. Tendo em vista o desconforto causado por esse dispositivo, a possível persistência do sangramento e a probabilidade de ocorrência de uma síncope vasovagal, fica indicada a hospitalização do paciente para monitoramento e estabilização. O tampão nasal posterior é bastante desconfortável; assim, talvez seja necessário administrar um analgésico opioide para controle da dor.

Há indicação para tratamento cirúrgico da epistaxe por meio da ligadura do aporte arterial nasal (artéria maxilar interna e artérias etmoidais) nos casos em que fracassaram as manobras de pressão direta e de uso do tampão. A abordagem terapêutica cirúrgica mais comum é a ligadura endoscópica da artéria esfenopalatina. Estudos relataram uma eficácia de 73-100% com o uso desse método; no entanto, ele pode não detectar os sangramentos causados pelo aporte arterial etmoidal. Como alternativa, o controle endovascular da epistaxe é procedimento altamente eficaz (75-92%), sendo capaz de resolver todas as origens de sangramento intranasal, exceto as com localização na artéria etmoidal anterior. Seu uso pode ficar reservado para os casos de insucesso cirúrgico, pois o controle endovascular está associado a um risco de 1,1-1,5% de ocorrência de acidente vascular encefálico.

Uma vez controlada a epistaxe, o médico deve orientar o paciente a evitar esforço e exercícios físicos vigorosos por alguns dias, além de aplicar com frequência uma solução salina nasal ao tampão, para que permaneça úmido. Também é aconselhável que o paciente evite o cigarro e alimentos quentes ou picantes, pois seu uso pode causar vasodilatação nasal. Obviamente, o paciente deve evitar traumas nasais (inclusive "cutucar" o nariz). Outras medidas adjuvantes úteis são lubrificação com vaselina ou pomada de bacitracina e aumento da umidade em casa. Finalmente, em geral, há indicação para a administração de antibióticos antiestafilocócicos (p. ex., cefalexina, 500 mg VO 4x/dia; ou clindamicina, 150 mg VO 4x/dia) para que seja minimizado o risco de ocorrência de síndrome do choque tóxico enquanto o tampão permanece no lugar (pelo menos durante 5 dias).

Quando encaminhar

- Pacientes com epistaxe recorrente, muito volumosa e episódica em associação com obstrução nasal devem ser encaminhados ao otorrinolaringologista para avaliação endoscópica e possível obtenção de exames de imagens.
- Se o médico não estiver preparado para tratar casos de epistaxe aguda, pacientes com sangramento contínuo durante mais de 15 minutos devem ser encaminhados ao pronto-socorro local.

Chitsuthipakorn W et al. Treatments of epistaxis in hereditary hemorrhagic telangiectasia: systematic review and network meta-analysis. Curr Allergy Asthma Rep. 2023;23:689. [PMID: 37995018]

D'Aguanno V et al. Clinical recommendations for epistaxis management during the COVID-19 pandemic. Otolaryngol Head Neck Surg. 2020;163:75. [PMID: 32366173]

Thiele B et al. Sclerotherapy for hereditary hemorrhagic telangiectasia-related epistaxis: a systematic review. Ann Otol Rhinol Laryngol. 2023;132:82. [PMID: 35152768]

Tran QK et al. Nasal packing in the emergency department: a practical review for emergency providers. Open Access Emerg Med. 2021;13:527. [PMID: 34880690]

Tran QK et al. Prophylactic antibiotics for anterior nasal packing in emergency department: a systematic review and meta-analysis of clinically-significant infections. Am J Emerg Med. 2020;38:983. [PMID: 31839514]

Trauma nasal

A pirâmide nasal é o osso mais frequentemente fraturado no corpo. A fratura fica sugerida por crepitação ou pela palpação de segmentos ósseos móveis. É comum que o paciente se apresente com epistaxe e dor, e também com hematomas de tecidos moles ("olho roxo"). É importante que o médico se certifique da inexistência de um degrau palpável na borda infraorbital, indicativo de fratura do complexo zigomático. Em alguns casos, a confirmação radiológica pode ter utilidade, mas não há necessidade desse exame em casos de fratura nasal não complicada. Também é importante avaliar a presença simultânea de outras possíveis lesões (faciais, espinhais, pulmonares ou intracranianas), quando sugerido pelas circunstâncias da lesão, p. ex., em pacientes de acidentes automobilísticos e de motocicleta.

A finalidade do tratamento é manter a longo prazo a permeabilidade e a estética das vias aéreas nasais. A redução fechada pode ser realizada sob anestesia local ou geral; quando sob anestesia geral, esse procedimento parece proporcionar maior satisfação do paciente e menor necessidade de uma subsequente septoplastia ou rinoplastia de revisão.

Em todos os casos de trauma nasal, o médico deverá realizar um exame intranasal, para descartar hematoma septal, que fica evidenciado como um alargamento do septo anterior, visível na área imediatamente posterior à columela. A cartilagem septal é nutrida exclusivamente por seu mucopericôndrio intimamente aderente. Caso não seja tratado, um hematoma subpericondrial resultará na destruição da cartilagem nasal, acompanhada pela resultante deformidade do "nariz em sela" e/ou por perfuração septal. Os hematomas septais podem estar infectados (mais frequentemente com *S. aureus*), devendo ser drenados bilateralmente com uma incisão no mucopericôndrio inferior. O fluido drenado deve ser enviado para cultura.

Em geral, a aplicação de tampão durante 2-5 dias será útil para ajudar na prevenção da formação de um novo hematoma. O paciente deverá ser medicado com antibióticos antiestafilocócicos (p. ex., cefalexina, 500 mg 4x/dia; ou clindamicina, 150 mg 4x/dia) por 3-5 dias, ou durante o período de aplicação do tampão, para minimizar o risco de ocorrência de síndrome do choque tóxico.

Tumores e doença granulomatosa

1. Tumores nasais benignos

A. Pólipos nasais

Pólipos nasais são massas pálidas, edematosas e cobertas de mucosa, comumente observadas em pacientes com rinite alérgica. Esses pólipos podem causar obstrução nasal crônica e diminuição do olfato. Em pacientes com pólipos nasais e história de asma, deve-se evitar a prescrição de AAS, porque esse fármaco poderá precipitar um episódio grave de broncoespasmo, conhecido como **tríade da asma** (tríade de Samter). Esses pacientes podem ter sensibilidade imunológica aos salicilatos.

O uso de corticosteroides intranasais tópicos melhora a qualidade de vida dos pacientes com polipose nasal e rinossinusite crônica. Em geral, o tratamento inicial (ver seção Rinite alérgica, para medicamentos específicos) ao longo de 1-3 meses será bem-sucedido para pólipos de pequenas dimensões e, além disso, poderá diminuir a necessidade de operação. Também poderá ser benéfico um curso breve de corticosteroides VO (p. ex., prednisona, curso de 6 dias com a administração de um total de 21 comprimidos [cada comprimido com 5 mg] distribuídos como se segue: 6 comprimidos [30 mg] no dia 1, com diminuição de 1 comprimido [5 mg] a cada dia); mas nos casos de pólipos maiores ou nos quais o tratamento médico não obteve sucesso, os pólipos causadores de obstrução poderão ser cirurgicamente removidos. A remoção pode ser facilmente realizada com o uso de técnicas de cirurgia endoscópica dos seios nasais. Pode haver necessidade de remover os pólipos dos seios etmoidais, esfenoidais e maxilares, o que proporcionará um alívio mais duradouro, além de promover a abertura dos seios afetados. Depois da remoção, o paciente deverá continuar com os corticosteroides intranasais para evitar recorrências, e o médico deve considerar a realização de um teste de alérgenos para que possa determinar o alérgeno ofensivo e as medidas de prevenção. Ultimamente, produtos biológicos (p. ex., dupilumabe) estão sendo utilizados no tratamento da rinossinusite crônica acompanhada por pólipos.

Barroso B et al. Improvement in smell using monoclonal antibodies among patients with chronic rhinosinusitis with nasal polyps: a systematic review. J Investig Allergol Clin Immunol. 2023;33:419. [PMID: 37669083]

Papacharalampous GX et al. Chronic rhinosinusitis with nasal polyps (CRSwNP) treated with omalizumab, dupilumab, or mepolizumab: a systematic review of the current knowledge towards an attempt to compare agents' efficacy. Int Forum Allergy Rhinol. 2024;14:96. [PMID: 37394893]

Wang Q et al. Efficacy and safety of anti-interleukin-5 therapies in chronic rhinosinusitis with nasal polyps: a systematic review and meta-analysis of randomized controlled trials. Int Arch Allergy Immunol. 2022;183:732. [PMID: 35108711]

Wu Q et al. Which is the best biologic for nasal polyps: dupilumab, omalizumab, or mepolizumab? A network meta-analysis. Int Arch Allergy Immunol. 2022;183:279. [PMID: 34607329]

B. Papilomas invertidos

Os papilomas invertidos são tumores benignos causados pelo HPV que surgem geralmente na parede nasal lateral. Pacientes com esses tumores se apresentam com obstrução nasal unilateral e, ocasionalmente, hemorragia. Em geral, os papilomas invertidos são facilmente visualizados pela rinoscopia anterior, em forma de crescimentos semelhantes à couve-flor, no interior ou ao redor do meato médio. *Como o carcinoma de células escamosas é diagnosticado em cerca de 10%*

dos papilomas invertidos ou schneiderianos, fica enfaticamente recomendada sua excisão completa. Em geral, haverá necessidade de uma maxilectomia medial endoscópica. Embora ocorram raramente, casos de doença muito extensa talvez tenham que ser tratados por uma maxilectomia inferior aberta ou total, para sua completa remoção. Tendo em vista relatos de percentuais de recorrência para papilomas invertidos de até 20%, é imperativo que, subsequentemente, o paciente fique sob acompanhamento clínico e radiológico. Todo o tecido excisado (não apenas uma parte) deverá ser cuidadosamente revisado pelo patologista, para certificar-se da inexistência de um carcinoma.

El-Adem D et al. The role of positron emission tomography for the management of sinonasal malignancies: a systematic review. Am J Rhinol Allergy. 2023;37:593. [PMID: 37229633]

Ferreli F et al. Association between human papillomavirus infection and malignant transformation of sinonasal inverted papilloma: a systematic review and meta-analysis. Am J Otolaryngol. 2022;43:103614. [PMID: 36113312]

2. Tumores malignos da nasofaringe e dos seios paranasais

Embora raros, os tumores malignos do nariz, nasofaringe e seios paranasais são bastante problemáticos, pois tendem a permanecer assintomáticos até o final de seu curso. *O carcinoma de células escamosas é o câncer mais comumente detectado nos seios nasais e na nasofaringe*. Essa neoplasia é particularmente comum na nasofaringe, onde causa obstrução da trompa auditiva, resultando em otite média serosa. Habitualmente, o carcinoma nasofaríngeo (linfoepitelioma ou carcinoma de células escamosas não queratinizante) está associado a elevações nos níveis de anticorpos IgA para o antígeno do capsídeo viral do vírus de Epstein-Barr (EBV). Esse tipo de neoplasia é particularmente comum em pacientes de ascendência da China meridional; sua associação com o tabaco não é tão expressiva, em comparação com outros carcinomas de células escamosas da cabeça e pescoço. Adenocarcinomas, melanomas de mucosa, sarcomas e linfomas não Hodgkin são neoplasias menos comumente encontradas nessa região.

Os primeiros sintomas são inespecíficos, mimetizando a sintomatologia da rinite ou da sinusite. Obstrução nasal unilateral, otite média e secreção ocorrem comumente; e a presença de dor e hemorragias recorrentes frequentemente apontam para o diagnóstico de câncer. *Todos os adultos com sintomas nasais unilaterais persistentes ou com otite média nova devem ser cuidadosamente avaliados por endoscopia nasal e também por nasofaringoscopia*. Um alto índice de suspeita continua sendo essencial para o estabelecimento de um diagnóstico precoce desses tumores. Em geral, os pacientes se apresentam com sintomas avançados, como proptose, expansão de uma das bochechas ou dentaduras maxilares mal ajustadas. Em tumores do seio maxilar, é comum a presença de hipestesia malar, causada pelo envolvimento do nervo infraorbital. A biópsia possibilitará o estabelecimento de um diagnóstico definitivo, e a RM é o melhor estudo de imagens para que seja definida a extensão da doença e para o planejamento da cirurgia e radioterapia apropriadas.

O tratamento depende do tipo de tumor e da extensão da doença. Neoplasias em estágio inicial podem ser tratadas apenas com radioterapia, mas o carcinoma nasofaríngeo avançado será tratado mais adequadamente com uso concomitante de radioterapia e quimioterapia. A terapia por quimiorradiação diminui significativamente os insucessos locais, nodais e remotos; além disso, aumenta as sobrevidas livres de progressão e global em pacientes com a doença avançada. Em casos selecionados, o carcinoma nasofaríngeo localmente recorrente poderá ser tratado com protocolos de repetição da irradiação ou por cirurgia; mas esses procedimentos resultam apenas em sucesso moderado e em grande preocupação com a cicatrização local da ferida. O tratamento de outros carcinomas de células escamosas obterá melhores resultados se for possível sua ressecção – por meio de uma combinação de cirurgia e irradiação. A cirurgia da base do crânio, que pode ser realizada por procedimento endoscópico com uso de navegação de imagens, parece ser uma modalidade eficaz para melhora do prognóstico geral em pacientes portadores de malignidades do seio paranasal com erosão do teto etmoidal. Embora o prognóstico seja reservado para pacientes com tumores avançados, os resultados do tratamento de tumores ressecáveis com origem no seio paranasal melhoraram com o uso mais amplo de ressecções da base do crânio e com a aplicação de radioterapia de intensidade modulada. Com frequência, os percentuais de cura chegam a 45-60%.

Guven DC et al. Immunotherapy in the first-line treatment of advanced nasopharyngeal carcinoma: a systematic review and meta-analysis. Laryngoscope. 2024;134:7. [PMID: 37227161]

Luo J et al. Efficacy and safety of PD-1 inhibitors in recurrent or metastatic nasopharyngeal carcinoma patients after failure of platinum-containing regimens: a systematic review and meta-analysis. BMC Cancer. 2023;23:1172. [PMID: 38037076]

Masarwy R et al. Neoadjuvant PD-1/PD-L1 inhibitors for resectable head and neck cancer: a systematic review and meta-analysis. JAMA Otolaryngol Head Neck Surg. 2021;147:871. [PMID: 34473219]

3. Doença inflamatória nasossinusal (Granulomatose com poliangeíte e sarcoidose)

Em mais de 90% dos casos de **granulomatose com poliangeíte**, há envolvimento do nariz e dos seios paranasais. Em muitos quadros, não se percebe que o envolvimento nesses locais é mais comum do que dos pulmões ou rins. O exame físico revela crostas ensanguentadas e mucosa friável. A biópsia, quando positiva, revela granulomas necrosantes e de vasculite. A subglote e o ouvido médio são outros locais identificados de ocorrência de granulomatose acompanhada por poliangeíte na cabeça e no pescoço. Para o tratamento de casos de granulomatose com poliangeíte, ver Capítulo 22.

Comumente, a **sarcoidose** envolve os seios paranasais, sendo clinicamente semelhante a outros processos inflamatórios nasossinusais crônicos. Alguns sintomas nasossinusais, como rinorreia, obstrução nasal e hiposmia ou anosmia, podem preceder o diagnóstico de sarcoidose em outros sistemas do organismo. Clinicamente, os cornetos têm um aspecto ingurgitado, com pequenos granulomas brancos. A biópsia revela granulomas não caseosos clássicos. É digno de nota que o controle da sarcoidose em outros sistemas do organismo se torna mais problemático em pacientes com envolvimento sinonasal.

Reticulose polimórfica (reticulose maligna, doença destrutiva idiopática, granuloma letal – todos da linha média) – como o grande número de termos descritivos adequados sugere – não é uma entidade bem compreendida, mas parece ser um linfoma nasal de células T ou de células NK. Contrastando com os casos de granulomatose com poliangeíte em pacientes com reticulose polimórfica, o envolvimento fica limitado à parte média da face, podendo ocorrer uma extensa destruição. Na verdade, muitas lesões destrutivas da mucosa e de estruturas nasais, equivocadamente tidas como reticulose polimórfica, são linfomas não-Hodgkin com origem em células NK ou células T. Na avaliação histológica, é essencial a imunofenotipagem, especialmente para a expressão de CD56. Mesmo quando parecem ser localizados, esses linfomas têm prognóstico reservado: progressão e morte dentro de um ano.

Almuhanna A et al. Current therapeutic approaches to subglottic stenosis in patients with GPA: a systematic review. Ear Nose Throat J. 2024;103:117. [PMID: 34392732]

Guzman-Soto MI et al. From head to toe: granulomatosis with polyangiitis. Radiographics. 2021;41:1973. [PMID: 34652975]

Pavlidis P et al. Morphological changes in nasal mucosa in patients with sarcoidosis. Clin Otolaryngol. 2022;47:212. [PMID: 34555266]

DOENÇAS DA CAVIDADE ORAL E DA FARINGE

Leucoplaquia, eritroplaquia, líquen plano e câncer de orofaringe

FUNDAMENTOS DO DIAGNÓSTICO

- **Leucoplasia:** lesão branca semelhante a uma placa que não pode ser removida esfregando a superfície da mucosa.
- **Eritroplasia:** semelhante à leucoplasia, mas com um componente eritematoso definido.
- **Líquen plano oral:** geralmente se apresenta em forma de leucoplasia rendada, mas pode ser erosiva; o diagnóstico definitivo requer biópsia.
- **Câncer oral:** as lesões iniciais surgem como leucoplasia ou eritroplasia; lesões mais avançadas serão maiores, dolorosas e podem envolver a língua, gengivas, palato duro, revestimento interno dos lábios ou bochecha. Pode haver ulceração.
- **Câncer de orofaringe:** massas que surgem da garganta (amígdala, base da língua, palato mole ou parede da faringe); caracteristicamente os pacientes apresentam deglutição dolorosa, otalgia persistente e perda ponderal.

Quanto ao tamanho, as regiões leucoplásicas variam, desde pequenas até aquelas com alguns centímetros de diâmetro

(Fig. 8.5). Histologicamente, com frequência são hiperqueratoses que se formam em resposta à irritação crônica (p. ex., de dentaduras, tabaco, líquen plano); mas cerca de 2-6% representam displasia ou carcinoma espinocelular invasivo precoce. É importante que seja feita a distinção entre *leucoplasia* e *eritroplasia*, *porque cerca de 90% dos casos de eritroplasia são displasia ou carcinoma*. Noventa por cento das neoplasias orais são **carcinomas das células escamosas**. O uso de bebidas alcoólicas e o tabagismo são os principais fatores de risco epidemiológicos.

O diagnóstico diferencial pode envolver candidíase oral, sialometaplasia necrosante, hiperplasia pseudoepeliomatosa, glossite romboide mediana e doença inflamatória vesiculoerosiva, como o líquen plano erosivo. Não se deve fazer confusão com a pigmentação melanínica gengival marrom-escura – difusa ou salpicada – comum em pessoas não brancas, com fragmentos de amálgama dentário incrustados de coloração azul-escura, nem com outros distúrbios sistêmicos associados à pigmentação geral (neurofibromatose, polipose familiar, doença de Addison). O melanoma intraoral é extremamente raro e tem prognóstico reservado.

Qualquer área de eritroplasia, de aumento de leucoplasia ou lesão que demonstre uma profundidade submucosa à palpação ou com aspecto irregular associado à dor ou a outros sintomas deve sofrer incisão. As lesões ulcerativas são particularmente suspeitas e preocupantes. Esses pacientes devem ser precocemente encaminhados para o especialista, tanto para diagnóstico quanto para tratamento. Em qualquer exame físico geral, o médico deve também fazer um exame intraoral sistemático que envolva o aspecto lateral da língua, assoalho da boca, gengiva, área bucal, palato e fossas tonsilares, bem como uma palpação do pescoço para hipertrofia de linfonodos. Tabagistas e ex-tabagistas ou com história de consumo moderado de álcool têm em maior risco de sofrer malignidade. Para tais pacientes, o médico deve considerar a solicitação de um exame indireto ou

por fibra óptica da nasofaringe, orofaringe, hipofaringe e laringe por um otorrinolaringologista ou cirurgião de cabeça e pescoço, sempre que for relatada odinofagia ou otalgia sem explicação ou persistente, sangramento oral ou nasal, ou eritroplasia oral. Se o médico detectar um linfonodo aumentado, biópsia por aspiração por agulha fina (Paaf) poderá agilizar o diagnóstico.

Até o momento, não há tratamentos aprovados para reversão ou estabilização da leucoplasia ou da eritroplasia. Estudos clínicos sugeriram bom desempenho de betacaroteno, celecoxibe, vitamina E, injeção de quimioterápicos locais como 5-fluorouracil e retinoides na obtenção da regressão da leucoplasia e diminuição da incidência de carcinomas de células escamosas recorrentes. Estudos de grande porte não demonstraram benefícios com o uso de qualquer desses agentes que, atualmente, não são de uso geral. Os pilares do tratamento são a vigilância após a eliminação dos irritantes cancerígenos (p. ex., fumar cigarro, mascar tabaco ou noz de betel, consumir bebidas alcoólicas) e biópsias e excisões seriadas.

O **líquen plano oral** é uma doença autoimune inflamatória crônica relativamente comum (0,5-2% da população). Pode ser difícil estabelecer um diagnóstico clínico, diante de seus numerosos subtipos fenotípicos distintos. O padrão reticular, p. ex., pode mimetizar a candidíase ou a hiperqueratose, enquanto o padrão erosivo pode mimetizar um carcinoma de células escamosas. O tratamento do líquen plano oral tem início com a diferenciação de outras lesões orais. Ficam indicadas citologia esfoliativa ou pequena biópsia incisional ou excisional, sobretudo em caso de suspeita de carcinoma de células escamosas. O tratamento do líquen plano objetiva controlar a dor e o desconforto. O uso diário de corticosteroides tópicos continua sendo o tratamento mais eficaz para o líquen plano sintomático; mas também têm sido usados ciclosporina, retinoides e tacrolimus. Muitos especialistas acreditam na existência de um baixo percentual (1%) de carcinomas de células escamosas que surge no interior do líquen plano (além da possibilidade de diagnósticos clínicos incorretos); e a prevenção da transformação maligna continua sendo uma das metas do tratamento dessa doença.

A **leucoplasia pilosa** ocorre na borda lateral da língua, sendo achado inicial comum em pacientes com HIV (ver Cap. 33). Em geral, a leucoplasia pilosa evolui rapidamente e surge na forma de áreas leucoplásicas levemente elevadas, apresentando uma superfície corrugada ou "pilosa" (Fig. 8.6). Embora muito mais prevalente em pacientes com HIV, a leucoplasia pilosa pode ocorrer em pacientes transplantados de órgão sólido, estando associada à infecção por EBV e ao uso prolongado de corticosteroides sistêmicos. Ao longo do tempo, a leucoplasia pilosa aumenta e diminui, acompanhada por sintomas irritativos geralmente modestos. Aciclovir, valaciclovir e fanciclovir foram usados no seu tratamento, mas esses agentes apenas promovem uma resolução temporária. Ao que parece, a leucoplasia pilosa não é fator predisponente para transformação maligna.

Pode ser difícil estabelecer uma diferença entre **carcinoma de células escamosas da cavidade oral** e outras lesões orais, mas a detecção precoce é essencial para o sucesso do tratamento

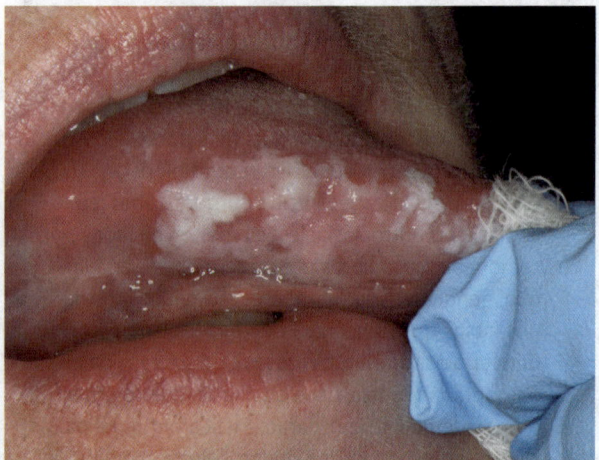

FIGURA 8.5 Leucoplasia acompanhada por displasia moderada na borda lateral da língua.

Reproduzida de Ellen Eisenberg, DMD, em Usatine RP, Smith MA, Mayeaux EJ Jr, Chumley H. *The Color Atlas of Family Medicine*, 2.ed. McGraw-Hill, 2013.

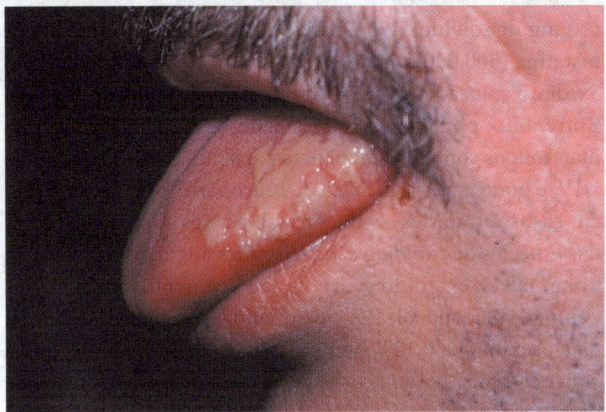

FIGURA 8.6 Leucoplasia pilosa oral na lateral da língua em paciente com Aids.

Reproduzida de Richard P. Usatine, MD, em Usatine RP, Smith MA, Mayeaux EJ Jr, Chumley H. *The Color Atlas of Family Medicine*, 2.ed. McGraw-Hill, 2013.

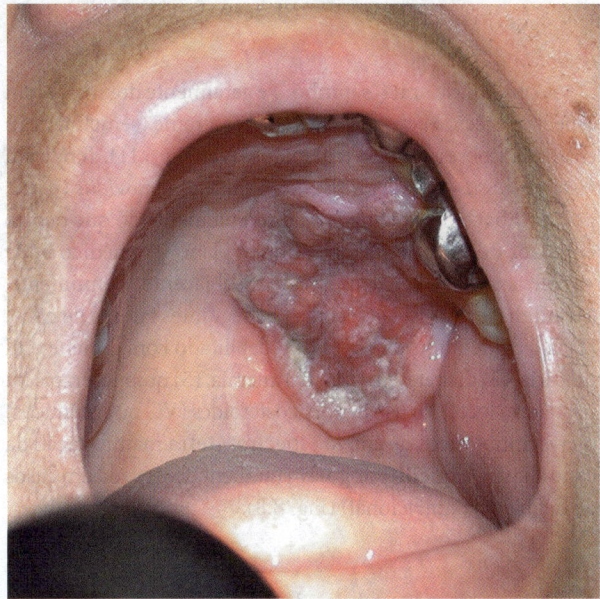

FIGURA 8.7 Carcinoma de células escamosas do palato.

Reproduzida de Frank Miller, MD, em Usatine RP, Smith MA, Mayeaux EJ Jr, Chumley H. *The Color Atlas of Family Medicine*, 2.ed. McGraw-Hill, 2013.

(Fig. 8.7). Lesões elevadas, firmes e ulcerativas devem levantar grande suspeita; em geral, são bastante dolorosas, mesmo à palpação suave. As lesões com < 3 mm de profundidade têm baixa propensão para metástases. Na maioria dos casos em que o tumor foi detectado antes de atingir 2 cm de diâmetro, os pacientes são curados por ressecção local. A radiação é destinada a pacientes com metástases ou tumores com características adversas; e a quimioterapia deverá ser adicionada se houver margens positivas, ou se ocorrer extensão extranodal dos linfonodos envolvidos. Geralmente, os tumores de grandes dimensões devem ser tratados com uma combinação de ressecção, remoção de linfonodos do pescoço (dissecção do pescoço) e radiação por feixe externo. Em caso de necessidade, a reconstrução deve ser realizada no momento da ressecção, com possível uso de retalhos miocutâneos ou de transferência de tecido livre vascularizado com ou sem osso. Encontram-se em fase de desenvolvimento novas cirurgias guiadas por fluorescência para aprimoramento da detecção das margens e diminuição das recorrências.

O **carcinoma de células escamosas de orofaringe** geralmente se apresenta mais tarde do que o carcinoma de células escamosas da cavidade oral. As lesões tendem a ser maiores e, em geral, são sepultadas no interior do tecido linfoide das amígdalas palatinas ou linguais. Na maioria dos casos, o paciente observa apenas uma odinofagia unilateral e perda ponderal, mas o médico cuidadoso consegue identificar uma linfadenopatia cervical ipsilateral. Embora esses tumores estejam caracteristicamente associados a carcinógenos conhecidos, como o tabaco e o álcool, sua epidemiologia foi drasticamente alterada nos últimos 25 anos. Apesar das reduções demonstradas no uso do tabaco e do álcool em nações desenvolvidas, houve aumento na incidência de carcinoma das células escamosas de orofaringe durante esse período. Considerado como uma possível causa de câncer de cabeça e pescoço desde 1983, acredita-se que o *HPV – mais comumente, tipo 16/18 – seja a causa de até 70% de todos os carcinomas de células escamosas*

de orofaringe. Os tumores positivos para HPV são facilmente diferenciados pela imunocoloração do tumor primário ou por amostras de biópsia por Paaf para a proteína p16 – uma proteína supressora de tumor que tem alta correlação com a presença de HPV. Habitualmente, esses tumores se apresentam em estágios avançados da doença, com metástases em linfonodos cervicais regionais (estágios III e IV), mas o prognóstico é mais favorável, em comparação com lesões em estágios semelhantes em usuários de tabaco e de álcool. Essa diferença no controle da doença ficou tão evidente em estudos multicêntricos que, em 2018, foram introduzidos dois sistemas de estadiamento distintos, com base na presença ou ausência da proteína p16.

Pal R et al. Fluorescence lifetime of injected indocyanine green as a universal marker of solid tumours in patients. Nat Biomed Eng. 2023;7:1649. [PMID: 37845517]

Worthington HV et al. Interventions for the treatment of oral cavity and oropharyngeal cancers: surgical treatment. Cochrane Database Syst Rev. 2023;8:CD006205. [PMID: 37650478]

Candidíase oral

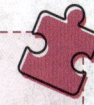

FUNDAMENTOS DO DIAGNÓSTICO

- Desconforto flutuante na garganta ou na boca.
- Associada à imunossupressão sistêmica ou local, p. ex., o uso recente de corticosteroides, quimioterapia ou antibióticos.
- Eritema da cavidade oral ou da orofaringe com manchas branco-creme, semelhantes à coalhada.
- Resolução rápida dos sintomas com o tratamento adequado.

Achados clínicos

A. Sintomas e sinais

A candidíase oral ("**sapinho**") é geralmente dolorosa, com aspecto parecido com manchas branco-creme (semelhantes à coalhada) sobre a mucosa eritematosa (ver Fig. 6.11). Tendo em vista que *essas áreas brancas são facilmente removidas* (p. ex., por um abaixador de língua) – diferentemente do que ocorre em casos de leucoplasia ou de líquen plano – o médico pode visualizar apenas o eritema irregular subjacente. Comumente, a candidíase oral está associada aos seguintes fatores de risco: (1) uso de dentaduras, (2) estado debilitado com higiene oral precária, (3) diabetes *mellitus*, (4) anemia, (5) quimioterapia ou irradiação local, (6) uso de corticosteroides (VO ou sistêmicos) ou (7) antibióticos de amplo espectro. Outra manifestação da candidíase é a **queilite angular** (também observada em casos de deficiência nutricional) (Fig. 8.8).

B. Estudos diagnósticos

O diagnóstico é estabelecido em bases clínicas. Uma preparação úmida com uso de hidróxido de potássio revelará a presença de esporos e pode mostrar micélios não septados. A biópsia demonstrará pseudomicélios intraepiteliais de *Candida albicans*.

Com frequência, a candidíase é a primeira manifestação da infecção pelo HIV, e o teste de HIV deve ser considerado em pacientes sem causa predisponente conhecida para o crescimento excessivo de *Candida* (ver Cap. 33). Nos EUA, o Department of Health Services Clinical Practice Guideline for Evaluation and Management of Early HIV Infection recomenda o exame da mucosa oral em cada consulta médica, bem como um exame odontológico semestral para pessoas convivendo com HIV.

Tratamento

A candidíase pode ser resolvida satisfatoriamente com terapia antifúngica com qualquer dos agentes a seguir: fluconazol (100 mg VO/dia por 7 dias), cetoconazol (200-400 mg VO no café da manhã [requer ambiente gástrico ácido para sua absorção] durante 7-14 dias), trociscos de clotrimazol

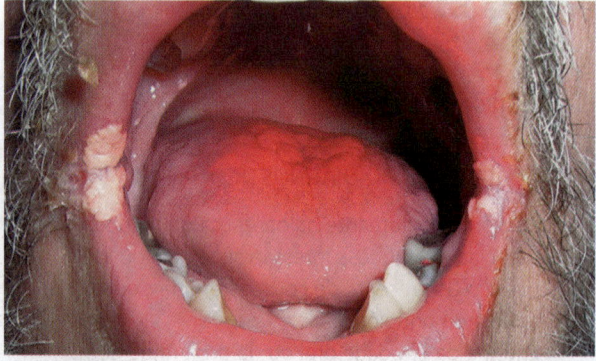

FIGURA 8.8 Queilite angular grave em homem com HIV e com candidíase oral.

Reproduzida de Richard P. Usatine, MD, em Usatine RP, Smith MA, Mayeaux EJ Jr, Chumley H. *The Color Atlas of Family Medicine*, 2.ed. McGraw-Hill, 2013.

(10 mg dissolvidos VO 5x/dia) ou enxaguatórios bucais de nistatina (500.000 unidades [5 mL de 100.000 unidades/mL] 3x/dia; a solução deve ser mantida na boca antes de engolir). Entretanto, pode haver necessidade de cursos terapêuticos mais longos com fluconazol para pacientes com infecção pelo HIV; e pode haver indicação de itraconazol VO (200 mg/dia) em casos refratários ao fluconazol. Nesses pacientes, muitas das espécies de *Candida* são resistentes aos azóis de primeira linha, talvez exigindo o uso de medicamentos mais novos, como o voriconazol. Por outro lado, enxaguatórios bucais de clorexidina a 0,12% ou de peróxido de hidrogênio (meia concentração) podem fornecer alívio local. Os usuários de dentaduras podem ser beneficiados com o uso, durante algumas semanas, de nistatina em pó (100.000 unidades/g) aplicada em dentaduras 3-4x/dia e depois enxaguada.

Fang J et al. Efficacy of antifungal drugs in the treatment of oral candidiasis: a Bayesian network meta-analysis. J Prosthet Dent. 2020:S0022-3913(20)30076. [PMID: 32165010]

Vila T et al. Oral candidiasis: a disease of opportunity. J Fungi (Basel). 2020;16;6:15. [PMID: 31963180]

Glossite, glossodínia e síndrome da boca ardente

A inflamação da língua com perda de papilas filiformes resulta em uma língua avermelhada e de superfície lisa (**glossite**). Raramente dolorosa, a glossite pode ser secundária a deficiências nutricionais (p. ex., niacina, riboflavina, ferro ou vitamina E), desidratação, reações medicamentosas irritantes, reações a alimentos e líquidos e, possivelmente, a reações autoimunes ou a psoríase. Se não for possível identificar e corrigir a causa primária, poderá ser válida a terapia de reposição nutricional empírica.

Glossodínia é uma queimação e dor na língua que pode ocorrer com ou sem glossite. Na ausência de qualquer achado clínico, esse distúrbio tem sido denominado "**síndrome da boca ardente**". Casos de glossodinia juntamente com glossite têm sido associados ao diabetes *mellitus*, medicamentos (p. ex., diuréticos), uso de tabaco, xerostomia e candidíase, bem como às causas listadas para a glossite. Normalmente, a síndrome da boca ardente não tem fatores de risco associados identificáveis; aparentemente, é mais comum em mulheres na pós-menopausa. É possível a resolução dos sintomas da glossite com o tratamento das causas subjacentes, mudança da medicação de uso prolongado para medicamentos alternativos e parar de fumar. Os tratamentos considerados eficazes para pacientes com síndrome da boca ardente consistem no uso de ácido alfa-lipoico e de clonazepam. O clonazepam é mais eficaz na forma de comprimido de dissolução rápida colocado sobre a língua em doses de 0,25-0,5 mg a cada 8-12 horas. Tanto a glossodinia quanto a síndrome da boca ardente são distúrbios benignos, podendo-se tranquilizar o paciente de que não há infecção nem tumor. A presença de sintomas unilaterais, que não podem ser relacionados a algum medicamento específico e sinais e sintomas envolvendo regiões atendidas por outros nervos cranianos pode sugerir neuropatologia; nesses casos, o médico deverá considerar a obtenção de imagens por RM do cérebro, tronco cerebral e base do crânio.

Alvarenga-Brant R et al. Treatments for burning mouth syndrome: a network meta-analysis. J Dent Res. 2023;102:135. [PMID: 36214096]

de Lima-Souza RA et al. Clinical and epidemiological profile of burning mouth syndrome patients following the International Headache Society classification: a systematic review and meta-analysis. Oral Surg Oral Med Oral Pathol Oral Radiol. 2023;S2212-4403(23)00684-3. [PMID: 38155008]

Lesões ulcerativas intraorais

1. Gengivite ulcerativa necrosante (boca de trincheira, angina de Vincent)

A gengivite ulcerativa necrosante, frequentemente causada por uma infecção com espiroquetas e bacilos fusiformes, ocorre comumente em adultos jovens sob estresse (classicamente em estudantes na época de exames). Algumas doenças sistêmicas subjacentes também podem ser predisponentes para esse distúrbio. Clinicamente, ocorre uma inflamação gengival aguda dolorosa, com necrose, frequentemente com sangramento, halitose, febre e linfadenopatia cervical. Enxaguatórios mornos com peróxido de hidrogênio (meia concentração) e penicilina VO (250 mg 3x/dia por 10 dias) podem ajudar. Em alguns casos, talvez haja necessidade de curetagem gengival dentária.

Salgado-Peralvo AO et al. Prevalence of aphthous stomatitis in patients with inflammatory bowel disease after the treatment with monoclonal antibodies: a systematic review and meta-analysis. Med Oral Patol Oral Cir Bucal. 2022;27:e588. [PMID: 36173720]

Schroeder FMM et al. Clinical and immunological features of chronic ulcerative stomatitis: a systematic review. J Oral Pathol Med. 2022;51:501. [PMID: 35092104]

2. Úlcera aftosa (afta, estomatite ulcerativa)

As úlceras aftosas são muito comuns e podem ser facilmente identificadas. Não há certeza quanto à sua causa, embora tenha sido sugerida uma associação com o herpes-vírus humano 6. Localizadas em mucosas não queratinizadas e de mobilidade livre (p. ex., mucosa bucal e labial e gengiva ou palato não aderidos), as aftas podem ocorrer isoladamente ou podem ser numerosas, geralmente são recorrentes e surgem como pequenas ulcerações redondas e dolorosas com centros fibrinoides amarelo-acinzentados, cercados por halos vermelhos. As menores úlceras aftosas medem < 1 cm de diâmetro, geralmente cicatrizando em 10-14 dias. As maiores úlceras aftosas podem medir > 1 cm de diâmetro, podendo ser incapacitantes, por causa do grau de intensidade da dor oral associada à lesão. Ao que parece, o estresse é um fator predisponente importante para a erupção de úlceras aftosas.

O tratamento é realmente desafiador, porque, isoladamente, não há tratamento sistêmico comprovadamente eficaz. Evitar irritantes locais, como certos cremes dentais, pode atenuar os sintomas e diminuir os episódios. Ao que parece, muitos pacientes obtêm alívio com o uso de corticosteroides tópicos

(triancinolona acetonida a 0,1%, ou pomada de fluocinonida a 0,05%) em base adesiva (*Orabase Plain*). Outros tratamentos tópicos que se revelaram eficazes em estudos controlados são o diclofenaco 3% em hialuronano a 2,5%, doximicina-cianoacrilato, enxaguatórios bucais contendo as enzimas amiloglucosidase e glicose oxidase, e amlexanox em pasta oral a 5%. Prednisona, por uma semana, com redução gradativa da dose (40-60 mg/dia) também foi prescrito com sucesso. A terapia de manutenção com cimetidina poderá ajudar em pacientes com úlceras aftosas recorrentes. Em pacientes com HIV, talidomida tem sido usada seletivamente em ulcerações aftosas recorrentes.

Áreas extensas ou persistentes de estomatite ulcerativa podem ser secundárias a um eritema multiforme ou a alergias a medicamentos, herpes simples agudo, pênfigo, penfigoide, epidermólise bolhosa adquirida, líquen plano bolhoso, doença de Behçet ou doença inflamatória intestinal (DII). Ocasionalmente, o carcinoma de células escamosas pode ter apresentação semelhante. Nos casos em que não há certeza do diagnóstico, fica indicada uma biópsia incisional.

Chaitanya N et al. Efficacy of improvised topical zinc (1%) ora-base on oral mucositis during cancer chemo-radiation – a randomized study. J Nutr Sci Vitaminol (Tokyo). 2020;66:93. [PMID: 32350185]

Philipone EM et al. Ulcerative and inflammatory lesions of the oral mucosa. Oral Maxillofac Surg Clin North Am. 2023;35:219. [PMID: 36805903]

3. Estomatite por herpes

A gengivoestomatite por herpes é comum, benigna e de curta duração. Clinicamente, ocorre queimação inicial, seguida pelo surgimento de pequenas vesículas típicas que se rompem e formam crostas. Essas lesões são observadas mais comumente na inserção gengival e na junção mucocutânea do lábio, mas também podem se formar na língua, mucosa bucal e palato mole. Na maioria dos casos, a intervenção é dispensável. Mas em pessoas imunocomprometidas, a reativação da infecção pelo vírus herpes simples ocorre frequentemente, podendo ser grave. Aciclovir (200-800 mg VO 5x/dia por 7-10 dias) ou valaciclovir (1.000 mg VO 2x/dia durante 7-10 dias) podem abreviar o curso e reduzir a dor pós-herpética. *Esses tratamentos podem ser eficazes somente se forem iniciados dentro de 24-48 horas a contar do início dos sintomas iniciais (dor, prurido, queimação); não são eficazes depois do surgimento das vesículas.* O diagnóstico diferencial abrange estomatite aftosa, eritema multiforme, cancro sifilítico e carcinoma.

Barros AWP et al. Is low-level laser therapy effective in the treatment of herpes labialis? Systematic review and meta-analysis. Lasers Med Sci. 2022;37:3393. [PMID: 36214942]

Coppola N et al. Supportive care and antiviral treatments in primary herpetic gingivostomatitis: a systematic review. Clin Oral Investig. 2023;27:6333. [PMID: 37733027]

Khalil M et al. Association of photodynamic therapy and photobiomodulation as a promising treatment of herpes labialis: a systematic review. Photobiomodul Photomed Laser Surg. 2022;40:299. [PMID: 35483089]

Faringite e amigdalite

Considerações gerais

A faringite e a amigdalite são responsáveis por mais de 10% de todas as consultas médicas de atenção primária e por 50% do uso ambulatorial de antibióticos. Aqui, a principal preocupação é determinar qual paciente tem probabilidade de estar com uma **infecção por estreptococos beta-hemolíticos do grupo A (SBHGA)**, pois esse achado poderá levar a complicações subsequentes, como a febre reumática e a glomerulonefrite. Uma segunda preocupação com as políticas de saúde pública é diminuir o custo (tanto em dólares quanto no desenvolvimento de *S. pneumoniae* resistente a antibióticos) associado ao uso desnecessário de antibióticos.

Achados clínicos

A. Sintomas e sinais

As características clínicas mais sugestivas de faringite por SBHGA são febre acima de 38°C, adenopatia cervical anterior sensível, ausência de tosse e presença de exsudato faringotonsilar (Fig. 8.9). Quando presentes, essas quatro características (**os critérios de Centor**), sugerem fortemente uma infecção por SBHGA. Quando 2 ou 3 dos 4 critérios estão presentes, há probabilidade intermediária de SBHGA. Quando apenas um critério está presente, não é provável que haja uma infecção por SBHGA. A odinofagia pode ser muito intensa, acompanhada por adenopatia sensível e erupção cutânea escarlatiniforme.

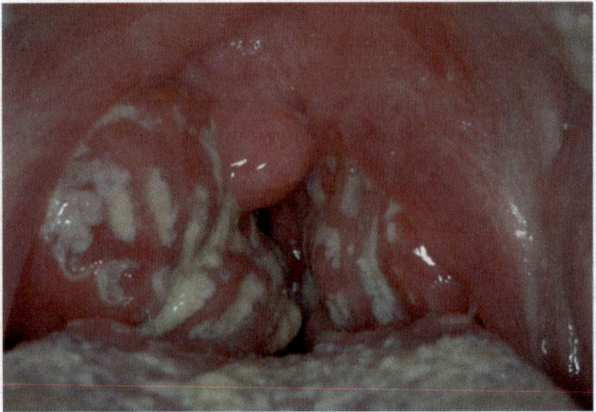

FIGURA 8.9 Amigdalite e faringite exsudativa acentuada causada por estreptococos beta-hemolíticos do grupo A.
Reproduzida de Lawrence B. Stack, MD, em Knoop KJ, Stack LB, Storrow AB, Thurman RJ. *The Atlas of Emergency Medicine*, 5.ed. McGraw Hill, 2021.

Também são possíveis uma contagem leucocitária elevada e um desvio para a esquerda. Rouquidão, tosse e coriza não são achados sugestivos dessa doença. Também é rara a ocorrência de infecção por SBHGA em crianças com < 3 anos de idade.

A presença de linfadenopatia acentuada e exsudato tonsilar branco-purpúreo e "desalinhado" (*shaggy*) que geralmente se estende até a nasofaringe sugerem mononucleose, sobretudo se o paciente é um adulto jovem. Proporções de linfócitos/leucócitos > 35%, com cerca de 90% de sensibilidade, sugerem infecção por EBV e não amigdalite. O médico poderá corroborar o diagnóstico diante de hepatoesplenomegalia e de um teste positivo para aglutinação heterófila ou um título anti-EBV elevado. Mas, cerca de um terço dos pacientes acometidos por mononucleose infecciosa também sofrem amigdalite estreptocócica secundária, exigindo tratamento. *Como rotina, deve-se evitar a administração de ampicilina, se houver suspeita de mononucleose,* porque esse antibiótico induz uma erupção cutânea que pode ser equivocadamente interpretada pelo paciente como uma alergia à penicilina. Casos de difteria (de ocorrência extremamente rara, mas descrita em pessoas com transtorno por uso de álcool) se apresentam com febre baixa e um paciente enfermo com pseudomembrana tonsilar cinza.

Além do SBHGA, os patógenos mais comuns no diagnóstico diferencial de odinofagia são agentes virais, *Neisseria gonorrhoeae*, *Mycoplasma* e *Chlamydia trachomatis*. Rinorreia e ausência de exsudato sugeririam um agente viral, mas, na prática, não é possível diferenciar com segurança entre uma infecção viral do trato respiratório superior e uma infecção por SBHGA apenas com base em critérios clínicos. Infecções por *Corynebacterium diphtheria*, estreptococos anaeróbicos e *Corynebacterium haemolyticum* (que responde melhor à eritromicina *versus* penicilina) também podem mimetizar uma faringite causada pela infecção por SBHGA. Ver Capítulo 35 para considerações bacterianas.

B. Achados laboratoriais

As sensibilidades de detecção de SBHGA para cultura de garganta de um *swab* e para o teste rápido de detecção de antígeno (TR-Ag são, respectivamente, de 90-95% e de 90-99%). Os resultados do TR-Ag são obtidos em cerca de 15 minutos. Também pode ser útil a obtenção rotineira de culturas da garganta em casos refratários, que servirão para orientar a seleção de antibióticos ou para identificar microrganismos menos comuns associados à infecção crônica.

Tratamento

A Infectious Diseases Society of America recomenda a confirmação laboratorial do diagnóstico clínico por meio de uma cultura da garganta ou por TR-Ag do *swab* da garganta. O American College of Physicians – American Society of Internal Medicine (ACP-ASIM), em colaboração com o Centers for Disease Control and Prevention (CDC), preconiza o uso apenas de um algoritmo clínico – em lugar dos testes microbiológicos – para confirmação do diagnóstico em adultos sob suspeita significativa de infecção estreptocócica. Outros especialistas analisaram as pressuposições da orientação da ACP-ASIM para o uso exclusivo de um algoritmo clínico, pondo em dúvida se essas recomendações alcançarão o objetivo declarado, isto é, reduzir drasticamente o uso excessivo de antibióticos. Nesse aspecto, uma estratégia razoável é que os pacientes com nenhum ou com apenas um critério de Centor estão sob baixíssimo risco de infecção por SBHGA; assim, dispensariam culturas de garganta ou TR-Ag do *swab* de garganta, não devendo ser medicados com antibióticos. Já para os pacientes com 2 ou 3 critérios de Centor dependerão de culturas de garganta ou TR-Ag do *swab* de garganta, tendo em vista que um resultado positivo justificaria a antibioticoterapia. E provavelmente os pacientes com todos os quatro critérios de Centor têm infecção por SBHGA e poderão ser tratados empiricamente, sem a necessidade de cultura de garganta ou TR-Ag.

O tratamento de primeira linha consiste na antibioticoterapia VO. Tanto penicilina V potássica (250 mg VO 3x/dia ou 500 mg VO 2x/dia por 10 dias) como cefuroxima axetil (250 mg VO 2x/dia durante 5-10 dias) são eficazes. Ao que parece, a eficácia de um curso de cinco dias de penicilina V potássica se assemelha à de um de dez dias, com 94% de respostas clínicas e com 84% de erradicação estreptocócica. A administração de eritromicina (que também tem atividade contra *Mycoplasma* e *Chlamydia*) é uma alternativa razoável à penicilina em pacientes alérgicos. Em comparação com a penicilina, as cefalosporinas são um pouco mais eficazes na produção de curas bacteriológicas. Pacientes obtiveram sucesso com administrações de cinco dias de cefpodoxima e cefuroxima. Também foi relatado sucesso com o uso de antibióticos macrolídeos em duração mais curta. Graças à sua longa meia-vida, o paciente deverá tomar azitromicina (500 mg 1x/dia) durante apenas 3 dias. Para pacientes com dúvidas sobre a adesão à medicação ou aqueles incapazes de tomar medicação oral, uma alternativa eficaz é a aplicação de injeção única IM de penicilina benzatina ou de penicilina procaína (1,2 milhão de unidades).

Em geral, o tratamento adequado com antibióticos evita as complicações estreptocócicas de escarlatina, miocardite reumática, glomerulonefrite e formação de abscessos locais.

Há alguma controvérsia com relação aos antibióticos que deverão ser administrados em pacientes que não obtiveram sucesso com o tratamento. Surpreendentemente, a frequência de isolamento de cepas tolerantes à penicilina em pacientes com tratamentos malsucedidos não é maior, em comparação com pacientes que obtiveram sucesso com o tratamento com penicilina. As razões para o insucesso parecem ser complexas, sendo razoável a tentativa com um segundo curso de tratamento com o mesmo medicamento. Algumas alternativas à penicilina são cefuroxima e outras cefalosporinas, dicloxacilina (que é resistente à beta-lactamase) e amoxicilina com clavulanato. Nos casos de história de alergia à penicilina, o médico deverá recorrer a alternativas, como a eritromicina. A resistência à eritromicina – com cerca de 25% de insucesso – é um problema crescente em muitas regiões. Em pacientes com alergia grave à penicilina, o médico deverá evitar as cefalosporinas, pois ocorre reação cruzada em mais de 8% dos casos.

O tratamento complementar da faringite envolve o uso de analgésicos e de agentes anti-inflamatórios, como AAS, paracetamol e corticosteroides. Uma metanálise constatou que o uso de corticosteroides aumentou três vezes a probabilidade de resolução completa da dor em 24 horas, sem que houvesse aumento na recorrência ou nos eventos adversos. Alguns pacientes acreditam que o gargarejo com água salgada tem efeito calmante. Em casos graves, gargarejos e pastilhas anestésicas (p. ex., benzocaína) podem proporcionar alívio sintomático extra. Ocasionalmente, a odinofagia é tão intensa a ponto de tornar necessária a hospitalização do paciente para hidratação IV (ver Cap. 35).

Pacientes com febre reumática devem ser tratados por profilaxia antimicrobiana contínua (penicilina G, 500 mg 1x/dia VO; ou eritromicina, 250 mg 2x/dia VO) durante no mínimo 5 anos.

Chow EPF et al. STI pathogens in the oropharynx: update on screening and treatment. Curr Opin Infect Dis. 2024;37:35. [PMID: 38112085]
Cohen JF et al. Efficacy and safety of rapid tests to guide antibiotic prescriptions for sore throat. Cochrane Database Syst Rev. 2020;6:CD012431. [PMID: 32497279]
Sykes EA et al. Pharyngitis: approach to diagnosis and treatment. Can Fam Physician. 2020;66:251. [PMID: 32273409]

Abscesso e celulite peritonsilares

Nos casos em que a infecção penetra na cápsula tonsilar e envolve os tecidos circunjacentes, o resultado é uma celulite peritonsilar. Depois do tratamento, a celulite geralmente desaparece ao longo de alguns dias ou então evolui para a formação de um abscesso. Pacientes com celulite e abscesso peritonsilar (*quinsy* em inglês) se apresentam com uma odinofagia muito intensa, odinofagia, trismo, desvio medial do palato mole e da prega peritonsilar; além disso, sua voz está anormalmente abafada ("batata quente"). O estudo de TC pode ser um complemento útil para a suspeita clínica, mas não há necessidade de imagens para o estabelecimento do diagnóstico. A existência de um abscesso pode ser confirmada pela aspiração de pus da prega peritonsilar, num ponto imediatamente superior e medial ao polo superior da amígdala. Uma agulha de calibre 19 ou 21 deve ser introduzida medialmente ao molar, não atingindo profundidade superior a 1 cm, pois a artéria carótida interna pode se apresentar em uma posição mais medial do que sua localização habitual, com curso posterior e profundo à fossa tonsilar. É mais comum que pacientes com abscesso peritonsilar se apresentem ao pronto-socorro e sejam medicados com uma dose de amoxicilina parenteral (1 g), amoxicilina-sulbactam (3 g) ou clindamicina (600-900 mg). Casos menos graves e pacientes capazes de tolerar a ingestão oral podem ser tratados durante 7-10 dias com antibióticos VO, p. ex., amoxicilina, 500 mg 3x/dia; amoxicilina-clavulanato, 875 mg 2x/dia; ou clindamicina, 300 mg 4x/dia.

Embora haja consenso geral quanto à antibioticoterapia para abscessos peritonsilares, há controvérsias quanto ao tratamento cirúrgico desse problema. Os métodos são: aspiração por agulha, incisão e drenagem, e amigdalectomia. Alguns médicos fazem incisão e drenagem da área e continuam o tratamento com antibióticos parenterais, enquanto outros apenas fazem a aspiração e mantêm o paciente sob monitoração ambulatorial. Os dados dos estudos são amplamente ambíguos para essas três abordagens. Em pacientes com abscessos peritonsilares mais graves ou recorrentes, uma solução que pode ser apropriada é a amigdalectomia imediata (amigdalectomia por *quinsy*) nos cenários de uma infecção aguda, embora os médicos tenham deixado de lado essa abordagem por causa de seu potencial para ocorrência de complicações. Depois de resolvida a infecção, cerca de 10% dos pacientes com abscesso peritonsilar apresentam indicações relativas para amigdalectomia. Todas as três abordagens são eficazes. Independentemente do método escolhido, o médico deverá se certificar de que o abscesso foi tratado adequadamente, por ser possível o surgimento de complicações (p. ex., extensão para os espaços retrofaríngeo, cervical profundo e mediastino posterior. Também pode ocorrer aspiração de bactérias para os pulmões, o que resultará em pneumonia. Questiona-se se a presença de um único abscesso seja indicação suficiente para a amigdalectomia; cerca de 30% dos pacientes, com idade entre 17-30 anos, e não submetidos a uma amigdalectomia precoce planejada, após um abscesso peritonsilar acabam sendo submetidos à cirurgia, e apenas cerca de 13% dos pacientes com > 30 anos sofrerão remoção das amígdalas. O médico também deverá avaliar os abscessos peritonsilares recorrentes ou atípicos em idosos, para alguma malignidade de cabeça e pescoço subjacente.

Klug TE et al. Complications of peritonsillar abscess. Ann Clin Microbiol Antimicrob. 2020;19:32. [PMID: 32731900]
Luo MS et al. Needle aspiration versus incision and drainage under local anaesthesia for the treatment of peritonsillar abscess. Eur Arch Otorhinolaryngol. 2020;277:645. [PMID: 31555918]

Infecções profundas do pescoço

FUNDAMENTOS DO DIAGNÓSTICO

- Dor aguda acentuada e edema no pescoço.
- Os abscessos devem ser tratados como emergências, pois poderá ocorrer um rápido comprometimento das vias aéreas.
- Essas infecções podem se disseminar para o mediastino ou causar sepse.

Considerações gerais

Em geral, os **abscessos cervicais profundos** têm sua origem em infecções odontogênicas. Outras causas da doença são: linfadenite supurativa; disseminação direta de infecção da faringe; trauma penetrante; corpos estranhos faringoesofágicos; osteomielite cervical; e injeção IV na veia jugular interna, especialmente em pessoas com transtornos por uso de substâncias. **Angina de Ludwig** é a infecção do espaço cervical mais comumente detectada. Trata-se de uma celulite dos espaços sublingual e submaxilar, geralmente causada por uma infecção da dentição mandibular. **A angina de Ludwig é uma emergência, pois pode causar rápido comprometimento das vias aéreas superiores e necessitar da criação de uma via aérea cirúrgica.** A presença de infecção cervical profunda recorrente pode sugerir lesão congênita subjacente, p. ex., um cisto branquial. Diante da presença de linfadenopatia supurativa em pacientes de meia-idade fumantes e consumidores habituais de bebidas alcoólicas, o médico deve considerar tais achados manifestações de malignidade (tipicamente um carcinoma das células escamosas metastático) até que o diagnóstico seja excluído.

Achados clínicos

Pacientes com angina de Ludwig se apresentam com edema e eritema na parte superior do pescoço, abaixo do queixo e, frequentemente, no assoalho da boca. Pode ocorrer deslocamento superior e posterior da língua pela disseminação posterior da celulite e, em geral, observa-se coalescência de pus no assoalho da boca. Tal situação poderá causar oclusão das vias aéreas. Os isolados microbiológicos são estreptococos, estafilococos, *Bacteroides* e *Fusobacterium*. Em pacientes diabéticos, a flora pode variar, inclusive com a presença de *Klebsiella*, e seu curso clínico será mais agressivo.

Em geral, pacientes com abscessos cervicais profundos se apresentam com dor e edema acentuados no pescoço. A febre é comum, mas nem sempre estará presente. Abscessos cervicais profundos constituem emergências, pois podem comprometer rapidamente as vias aéreas. Não tratados ou tratados inadequadamente, esses abscessos podem se alastrar até o mediastino ou causar sepse.

Geralmente, uma TC contrastada reforça o exame clínico para a definição da extensão da infecção. Em muitos casos, a TC estabelece a diferença entre inflamação e flegmão (que devem ser tratados com antibióticos) de um abscesso (que deve ser tratado por drenagem), definindo para o cirurgião a extensão do abscesso. A TC com RM também pode identificar uma tromboflebite da veia jugular interna secundária à inflamação da orofaringe. Esse problema, conhecido como **síndrome de Lemierre**, é raro e geralmente está associado a cefaleias intensas. O achado de infiltrados pulmonares consistentes com êmbolos sépticos no contexto de um abscesso cervical deve fazer com que o médico suspeite de síndrome de Lemierre e/ou do uso de drogas injetáveis.

Tratamento

Uma boa estratégia terapêutica inicial consiste na administração de doses de rotina de penicilina com metronidazol, ampicilina-sulbactam, clindamicina ou cefalosporinas seletivas para tratamento da angina de Ludwig. Em sequência, o médico deverá utilizar os dados de cultura e de sensibilidade para refinamento de sua escolha. Nesses casos, é aconselhável uma consulta odontológica, para tratamento do(s) dente(s) acometido(s). Haverá necessidade de uma drenagem externa por meio de incisões submentonianas bilaterais nos casos em que a via aérea esteja ameaçada ou quando o tratamento clínico não conseguiu reverter o processo.

O tratamento de abscessos cervicais profundos envolve proteção da via aérea, administração de antibióticos IV e procedimentos de incisão e drenagem. Nos casos em que há envolvimento do assoalho da boca, da base da língua ou do espaço supraglótico ou paraglótico pela infecção, a via aérea pode ser protegida por intubação ou traqueostomia. A traqueostomia é a opção preferível em pacientes com edema substancial da faringe, pois as tentativas de intubação poderão precipitar uma obstrução aguda da via aérea. É muito raro que ocorra sangramento associado a um abscesso cervical profundo, mas sua presença sugere envolvimento da artéria carótida ou da veia jugular interna. Nesses casos, há necessidade de uma exploração imediata do pescoço, tanto para drenagem de pus quanto para o controle vascular.

Para todos os pacientes com síndrome de Lemierre, o médico deverá instituir imediatamente a antibioticoterapia apropriada para combate de *Fusobacterium necrophorum*, bem como para os patógenos mais comuns das vias aéreas superiores. Não foi comprovado benefício da anticoagulação terapêutica.

Fiorella ML et al. New laboratory predictive tools in deep neck space infections. Acta Otorhinolaryngol Ital. 2020;40:332. [PMID: 3329922]

Lee WS et al. Lemierre's syndrome: a forgotten and re-emerging infection. J Microbiol Immunol Infect. 2020;53:513. [PMID: 32303484]

Sheikh Z et al. The assessment and management of deep neck space infections in adults: a systematic review and qualitative evidence synthesis. Clin Otolaryngol. 2023;48:540. [PMID: 37147934]

Stein JM et al. Imaging of head and neck infections. Neuroimaging Clin N Am. 2023;33:185. [PMID: 36404043]

Ronco

FUNDAMENTOS DO DIAGNÓSTICO

- Ruído produzido durante a inspiração, em decorrência do bloqueio do trato aerodigestivo superior durante o sono.
- O ronco está associado a apneia obstrutiva do sono (AOS), mas per se pode não prejudicar a qualidade do sono.

Considerações gerais

Os distúrbios de ventilação durante o sono são extremamente comuns. *A AOS ocorre em 5-10% dos norte-americanos, enquanto o ronco clinicamente relevante pode ocorrer em até 59%.* Em geral, os problemas respiratórios desordenados são atribuídos a uma estenose do trato aerodigestivo superior durante o sono, em decorrência de mudanças na posição, tônus muscular e hipertrofia ou flacidez dos tecidos moles. Os locais mais comuns para a ocorrência de obstrução são a orofaringe e a base da língua. O espectro desse problema varia, desde um simples ronco sem que ocorra cessação do fluxo de ar até AOS com longos períodos de apneia e sequelas fisiológicas, com risco de vida. A AOS está discutida no Capítulo 9. Em contraste com

a AOS, o ronco é quase exclusivamente um *problema social* e, apesar de sua prevalência e da associação com AOS, é relativamente pouco o que sabemos sobre o tratamento.

Achados clínicos
A. Sintomas e sinais

Todos os pacientes que relatam ronco devem ser avaliados para AOS, conforme será discutido no Capítulo 9. Os sintomas de AOS (i.e., ronco, sonolência diurna excessiva, cefaleias diurnas e ganho de peso) podem ser observados em até 30% dos pacientes sem apneia ou hipopneia demonstráveis pelos testes formais. Ao examinar o paciente, o médico deve incluir exames da cavidade nasal, nasofaringe, orofaringe e laringe; para facilitar a exclusão de outras causas de obstrução dinâmica das vias aéreas. Em muitos casos de ronco isolado, o palato e a úvula parecem estar aumentados e alongados, com excessiva mucosa pendente por baixo da porção muscular do palato mole.

B. Exames e imagens diagnósticas

Na avaliação de um paciente que relata ronco, fica enfaticamente recomendado um exame do sono por polissonografia. Em geral, imagens radiográficas da cabeça ou do pescoço são dispensáveis. Como exames adicionais, o médico poderá incluir uma endoscopia do sono.

Tratamento

Soluções terapêuticas rápidas e baratas para o ronco são testadas, frequentemente trazendo pouco ou nenhum benefício. Modificações na dieta e a prática do exercício físico podem promover melhoras por meio da perda ponderal e do fortalecimento do tônus faríngeo que acompanha o condicionamento físico em geral. Também pode ser eficaz a mudança de posição durante o sono, e tratamentos consagrados pelo uso, como a colocação de uma bola de golfe ou tênis em uma bolsa costurada na parte de trás do pijama, podem eliminar satisfatoriamente os sintomas, pois garantem que o paciente ficará deitado de lado. Já foram recomendados numerosos tratamentos farmacológicos, mas nenhum demonstrou qualquer utilidade significativa.

O tratamento anatômico pode ser tarefa problemática. Assim como ocorre em pacientes com AOS, o ronco pode ser proveniente de vários locais do trato aerodigestivo superior. Embora a correção clínica ou cirúrgica da obstrução nasal possa ajudar a aliviar os problemas, a maioria das intervenções tem por objetivo melhorar o fluxo de ar através da nasofaringe e da orofaringe. As opções não cirúrgicas disponíveis são: aparelhos de avanço mandibular projetados para tracionar anteriormente a base da língua; e pressão positiva contínua nas vias aéreas por meio de uma máscara facial ou nasal. Mas a adesão dos pacientes a essas duas opções terapêuticas é problemática, tendo em vista que as pessoas que roncam, mas não sofrem AOS não conseguem perceber os benefícios fisiológicos decorrentes do uso desses dispositivos – benefícios que são observados por pacientes com apneia do sono.

Mais comumente, a correção cirúrgica do ronco é direcionada para o palato mole e a base da língua. Historicamente, as abordagens envolviam a ressecção da mucosa redundante e da úvula, um procedimento semelhante à uvulopalatofaringoplastia usada em pacientes com AOS. Independentemente de quão limitada seja a abrangência do procedimento ou de qual técnica tenha sido usada, a dor pós-operatória, o custo da anestesia geral e os elevados percentuais de recorrência limitam a utilidade desses procedimentos. Por causa dessas limitações, as abordagens realizadas no consultório são mais amplamente utilizadas. Em sua maioria, esses procedimentos objetivam o enrijecimento do palato para evitar a vibração, em vez de removê-la. Diversos procedimentos, p. ex., roncoplastia por injeção, fibrose térmica por radiofrequência e o uso de um dispositivo palatino implantável foram usados com graus variáveis de sucesso e de tolerância do paciente. Esses procedimentos podem ser tecnicamente desafiadores. Após o tratamento inicial podem ocorrer sintomas persistentes, o que imporá a necessidade de recorrer a procedimentos novos e dispendiosos (e em alguns casos dolorosos). Também ainda não ficou definida qual é a vida útil desses procedimentos para o alívio dos sintomas, e defeitos tardios poderão causar frustração – tanto no paciente como em seu médico. Uma abordagem mais recente envolve a estimulação do nervo hipoglosso (que estimula diretamente o movimento da língua), com o objetivo de aumentar o espaço da via aérea.

Kim DH et al. Hypoglossal nerve stimulation effects on obstructive sleep apnea over time: a systematic review and meta-analysis. Otolaryngol Head Neck Surg. 2024;170:736. [PMID: 38123511]

Suzuki M et al. Effect of position therapy and oral devices on sleep parameters in patients with obstructive sleep apnea. Eur Arch Otorhinolaryngol. 2021;278:4545. [PMID: 33864481]

Yap YY. Evaluation and management of snoring. Sleep Med Clin. 2022;17:25. [PMID: 35216759]

DOENÇAS DAS GLÂNDULAS SALIVARES

Distúrbios inflamatórios agudos das glândulas salivares

1. Sialadenite

A sialadenite bacteriana aguda afeta com mais frequência a glândula parótida ou submandibular. Em geral, pacientes com essa doença apresentam edema agudo da glândula, dor crescente e edema durante as refeições, além de sensibilidade e eritema na abertura do ducto. Em geral, o pus pode ser expelido pela massagem do ducto. Em muitos casos, a sialadenite ocorre em um cenário de desidratação ou em associação com alguma doença crônica. A síndrome de Sjögren e a periodontite crônica subjacentes podem ser fatores contributivos. A obstrução ductal, geralmente causada por um tampão mucoso espessado, é seguida por estase salivar e infecção secundária. *S. aureus* é o microrganismo mais comumente recuperado da saliva purulenta drenada. O tratamento da sialadenite consiste na administração de antibióticos IV, p. ex., nafcilina (1 g IV a cada 4-6 horas) e em medidas para aumento do fluxo salivar, como hidratação, aplicação de compressas mornas, administração de sialagogos (p. ex., gotas de limão) e massagem da glândula. Com base na melhora clínica e nos resultados microbiológicos, em geral, o tratamento poderá ser substituído para um agente oral, até completar um curso terapêutico de 10 dias. Os casos menos graves costumam ser tratados com antibioticoterapia VO com espectro semelhante. A resolução completa do edema e da dor da parótida pode levar de 2-3 semanas. Se não ocorrer melhora do processo e se, ao final desse regime, não houver resolução, pode-se desconfiar de formação de abscesso, estenose ductal ou formação de cálculo ou de tumor causando a obstrução. Estudos de ultrassonografia ou de TC poderão ajudar no estabelecimento do diagnóstico. No contexto de uma doença aguda, o problema poderá evoluir para forma grave e potencialmente fatal de sialadenite, às vezes chamada de sialadenite supurativa. Em geral, o microrganismo causal é *S. aureus*, mas frequentemente não ocorre corrimento purulento pela papila de Stensen. Na maioria dos casos, esses pacientes não respondem à reidratação nem aos antibióticos IV; assim, poderão necessitar de incisão e drenagem cirúrgica para resolução da infecção. Nos pacientes que se apresentam com sialadenite parotídea bilateral, o médico deve considerar a possibilidade de caxumba.

2. Sialolitíase

A formação de cálculos é mais comum no ducto de Wharton (que drena as glândulas submandibulares), do que no ducto de Stensen (que drena as glândulas parótidas). Clinicamente, o paciente pode perceber dor pós-prandial e edema local, frequentemente tendo história de sialadenite aguda recorrente. No ducto de Wharton, geralmente os cálculos são maiores, enquanto os cálculos no ducto de Stensen normalmente exibem radiolucência e são menores. Os cálculos situados muito perto do orifício do ducto de Wharton podem ser manualmente palpados no assoalho anterior da boca e removidos intraoralmente por dilatação ou incisão da porção distal do ducto. Já os situados a mais de 1,5-2 cm do ducto estão muito perto do nervo lingual para serem removidos com segurança por esses procedimentos. Da mesma forma, o médico pode aliviar a estenose distal ou permitir a passagem de um pequeno cálculo; para tanto, deve promover a dilatação do ducto de Stensen, localizado na superfície bucal oposta ao segundo molar maxilar. No tratamento da sialolitíase crônica, a sialoendoscopia é superior à litotripsia extracorpórea por ondas de choque e à recuperação com cesta guiada por fluoroscopia. Normalmente, os episódios repetidos de sialadenite estão associados à presença de estenose e de infecção crônica. Se o médico não puder remover ou dilatar a obstrução com segurança, talvez haja necessidade de excisar a glândula para aliviar os sintomas recorrentes.

Aframian DJ et al. Integrated therapy of intraductal irrigations and sialoendoscopies of salivary glands to improve mouth dryness. Oral Dis. 2023 Jan 11. [Epub ahead of print] [PMID: 36630587]

Ferneini EM. Managing sialolithiasis. J Oral Maxillofac Surg. 2021;79:1581. [PMID: 34215413]

Koch M et al. Treatment of sialolithiasis: what has changed? An update of the treatment algorithms and a review of the literature. J Clin Med. 2021;11:231. [PMID: 35011971]

Soriano-Martín D et al. Sialendoscopy approach in treating juvenile recurrent parotitis: a systematic review. J Otolaryngol Head Neck Surg. 2023;52:53. [PMID: 37598195]

Distúrbios inflamatórios e infiltrativos crônicos das glândulas salivares

Numerosos distúrbios infiltrativos podem causar hipertrofia uni ou bilateral da glândula parótida. A síndrome de Sjögren e a sarcoidose são exemplos de doenças linfoepiteliais e granulomatosas que podem afetar as glândulas salivares. Distúrbios metabólicos, como o transtorno por uso de bebidas alcoólicas, diabetes *mellitus* e deficiências vitamínicas, também podem causar um aumento glandular difuso. Diversos medicamentos foram associados à hipertrofia da parótida, p. ex., as tioureias, iodo e medicamentos com efeitos colinérgicos (p. ex., fenotiazinas), que estimulam o fluxo salivar e provocam a produção de uma saliva mais viscosa.

Tumores das glândulas salivares

Uma regra geral é que, quanto menor o tamanho da glândula salivar contendo uma massa, maior a probabilidade de malignidade. Aproximadamente 80% dos tumores das glândulas salivares ocorrem na glândula parótida. Em adultos, cerca de 80% desses tumores são benignos. No triângulo submandibular, às vezes é difícil estabelecer a diferença entre um tumor primário da glândula submandibular e um nódulo metastático do espaço submandibular. Apenas 50-60% dos tumores submandibulares primários são benignos. É mais provável que os tumores menores das glândulas salivares sejam malignos, havendo predomínio do carcinoma adenoide cístico; tais tumores podem ser observados por toda a cavidade oral ou na orofaringe.

Quase todos os tumores da parótida se apresentam em forma de uma massa assintomática na parte superficial da glândula. Sua presença pode ter sido notada pelo paciente ao longo de meses, ou mesmo anos. Um envolvimento do nervo facial e a presença de dor têm forte correlação com malignidade. Os tumores podem se estender profundamente ao plano do nervo facial ou podem ter origem no espaço parafaríngeo. Em tais casos, torna-se visível um desvio medial do palato mole ao exame intraoral. A RM e a TC substituíram amplamente a sialografia para a definição da extensão do tumor. Pelo menos um estudo demonstrou benefícios potenciais com o uso da RM contrastada para a diferenciação entre tumores de Warthin e adenomas pleomórficos e tumores malignos de glândulas salivares. A ultrassonografia é um estudo inicial simples e eficaz para identificação de massas suspeitas.

Nos casos em que o médico se vê diante de um paciente com massa localizada em uma glândula salivar de resto assintomática e cujo diagnóstico mais provável seja um tumor, suas escolhas são: excisão simples da massa por meio de uma parotidectomia com dissecção do nervo facial; excisão da glândula submandibular; ou a imediata obtenção de uma biópsia por Paaf. O Milan System for Reporting Salivary Gland Cytopathology é o guia adotado para o estabelecimento de diagnósticos e para tratamento de lesões da glândula salivar com base nos resultados da biópsia. Em tumores benignos e malignos pequenos de baixo grau, não há necessidade de qualquer tratamento suplementar. Há indicação para irradiação pós-operatória em pacientes com neoplasias maiores e de alto grau.

Benchetrit L et al. Major salivary gland cancer with distant metastasis upon presentation: patterns, outcomes, and imaging implications. Otolaryngol Head Neck Surg. 2022;167:305. [PMID: 34784258]

Di Santo D et al. Current evidence on diagnosis and treatment of parotid gland lymphomas: a systematic review. Eur Arch Otorhinolaryngol. 2023;280:5219. [PMID: 37638999]

Kang YJ et al. Diagnostic value of various criteria for deep lobe involvement in radiologic studies with parotid mass: a systematic review and meta-analysis. Radiol Med. 2022;127:1124. [PMID: 36018486]

Montenegro C et al. Treatment and outcomes of minor salivary gland cancers of the larynx and trachea: a systematic review. Acta Otorhinolaryngol Ital. 2023;43:365. [PMID: 37814980]

DOENÇAS DA LARINGE

Rouquidão e estridor

Os principais sintomas da doença da laringe são rouquidão e estridor. A **rouquidão** é causada por uma vibração anormal das pregas vocais. A pessoa fica com a voz ofegante com a passagem de grandes volumes de ar por pregas vocais em incompleta oposição, como em casos de paralisia unilateral ou de massa na prega vocal. Por outro lado, a voz fica áspera quando as pregas vocais estão enrijecidas e vibram irregularmente, como ocorre em casos de laringite ou de malignidade. Pregas vocais pesadas e edematosas fazem com que a voz tenha uma qualidade vocal áspera e grave. O **estridor** (um som agudo, caracteristicamente inspiratório) é o resultado da turbulência do fluxo de ar, ao passar por uma via aérea superior estenosada. O estreitamento das vias aéreas nas pregas vocais ou acima dessas estruturas gera o estridor inspiratório. A estenose das vias aéreas abaixo das pregas vocais produz um estridor expiratório ou bifásico. O momento e a rapidez do início do estridor são aspectos extremamente importantes para que o médico possa determinar a gravidade do problema. Todos os casos de estridor devem ser avaliados pelo especialista e **o estridor de início rápido deve ser avaliado em regime de emergência**.

A avaliação de uma voz anormal começa com a informação das circunstâncias que precederam seu início e com um exame das vias aéreas. *Todos os pacientes com rouquidão persistente por > 2 semanas devem ser avaliados pelo otorrinolaringologista com a ajuda da laringoscopia*. Especialmente em pacientes com história de uso de tabaco, o médico deverá considerar fortemente a possibilidade de câncer de laringe ou de pulmão (que leva à paralisia de um nervo laríngeo recorrente) ou em caso de preocupação com tosse e aspiração. Além das causas estruturais da disfonia, a laringoscopia pode ajudar na identificação de problemas funcionais com a voz, p. ex., paralisia das pregas vocais, disfonia por tensão muscular e disfonia espasmódica.

Dewan K et al. Complementary and integrative medicine and the voice. Otolaryngol Clin North Am. 2022;55:1007. [PMID: 36088156]

Saccente-Kennedy B et al. A systematic review of speech-language pathology interventions for presbyphonia using the rehabilitation treatment specification system. J Voice. 2024 Jan 8:S0892-1997(23)00396-X. [Epub ahead of print] [PMID: 38195333]

Distúrbios comuns da laringe

1. Laringite aguda

É provável que a laringite aguda seja a causa mais comum de rouquidão, que pode persistir por uma semana ou mais depois do desaparecimento de outros sintomas de uma infecção respiratória superior. Os cuidados de suporte consistem em repousar a voz, beber líquido suficiente para se manter hidratado e respirar ar umidificado. O paciente deve ser alertado para que evite o uso vigoroso da voz (cantar, gritar) até que ela volte ao normal, pois o uso persistente pode acarretar a formação de hemorragia traumática nas pregas vocais, pólipos e cistos. Embora alguns acreditem que as laringites agudas têm origem viral, tanto *M. catarrhalis* como *H. influenzae* podem ser isolados da nasofaringe em frequências maiores do que o esperado. Apesar dessa descoberta, *uma metanálise* não conseguiu demonstrar qualquer evidência convincente de que o uso de antibióticos altere significativamente a resolução natural da laringite aguda. A administração de eritromicina pode acelerar a melhora da rouquidão e da tosse, em 1 e 2 semanas respectivamente, quando medida subjetivamente. Em pacientes vocalistas profissionais, pode-se indicar corticosteroides VO ou IM para acelerar a recuperação e permitir a realização de apresentações programadas. Antes do início do tratamento com corticosteroide, são obrigatórios exames das pregas e avaliação da técnica vocal, tendo em vista que pregas vocais inflamadas estão em maior risco de hemorragia e subsequente ocorrência de uma patologia traumática dessas estruturas.

Huang T et al. Efficacy of inhaled budesonide on serum inflammatory factors and quality of life among children with acute infectious laryngitis. Am J Otolaryngol. 2021;42:102820. [PMID: 33188988]

2. Refluxo laringofaríngeo

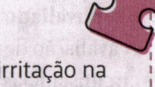

FUNDAMENTOS DO DIAGNÓSTICO

- Comumente associado à rouquidão, irritação na garganta, pirose restroesternal, sensação de corpo estranho e tosse crônica.
- Muitos pacientes não apresentam pirose retroesternal clássica. Geralmente, os sintomas ocorrem quando o paciente está em pé.
- A laringoscopia é essencial para excluir outras causas de rouquidão.
- Em geral, o diagnóstico é feito com base na resposta à terapia com um inibidor da bomba de prótons (IBP).
- É comum o insucesso do tratamento com IBP, o que sugere outras etiologias.

O refluxo gastroesofágico na laringe (refluxo laringofaríngeo) é considerado uma causa de rouquidão crônica, depois que foram excluídas pela laringoscopia outras causas de vibração anormal das pregas vocais (p. ex., tumor ou nódulos). Também foi sugerida a doença do refluxo gastroesofágico

(DRGE) como um fator contributivo para outros sintomas, como pigarro, desconforto na garganta, tosse crônica, sensação de gotejamento pós-nasal, espasmo esofágico e alguns casos de asma. Considerando que menos da metade dos pacientes com exposição ao ácido laríngeo apresentam sintomas característicos de pirose retroesternal e de regurgitação, a ausência de tais sintomas não deve ser interpretada pelo médico como motivo para eliminação dessa causa. Na verdade, *a maioria dos pacientes com refluxo laringofaríngeo sintomático, como é atualmente denominado, não atende aos critérios para DRGE pela pHmetria esofágica*; essas entidades devem ser consideradas separadamente. Debate-se muito na literatura a prevalência desse distúrbio, e o refluxo laringofaríngeo talvez não seja tão comum quanto se pensava.

De início, a avaliação deve excluir outras causas de disfonia com a ajuda da laringoscopia, sendo aconselhável consultar o otorrinolaringologista. Muitos médicos optam por uma tentativa empírica com IBP, pois não existe um padrão áureo para diagnosticar esse distúrbio. Entretanto, *esse teste empírico não deve preceder a visualização das pregas vocais, para que sejam excluídas outras causas de rouquidão*. Se paciente for tratado com IBP, a American Academy of Otolaryngology – Head and Neck Surgery recomenda terapia 2x/dia com IBP, concentração total (p. ex., omeprazol 40 mg VO 2x/dia ou equivalente) por no mínimo três meses. Depois de transcorrido esse período, os pacientes podem notar melhora nos sintomas, mas as alterações na laringe geralmente levam seis meses para desaparecer. Se os sintomas melhorarem e a descontinuação do tratamento resultar novamente no surgimento dos sintomas, então será retomada a medicação com IBP na menor dose eficaz para a remissão, em geral, diariamente, mas em alguns casos sob demanda. Embora os antagonistas do receptor H_2 sejam uma alternativa aos IBP, em geral são menos eficazes clinicamente, além de serem mais dispendiosos. Os pacientes que não responderem devem ser submetidos a determinações do pH e à manometria. O monitoramento do pH da faringe durante 24 horas deverá ser capaz de documentar mais adequadamente o refluxo laringofaríngeo; esse procedimento é defendido por alguns estudiosos como a etapa inicial do tratamento; entretanto, esse procedimento é caro, de realização mais difícil e está menos disponível do que o monitoramento apenas da porção esofágica inferior. A *pHmetria esofágica dupla* (sondas esofágicas proximais e distais) é a melhor opção para avaliação, uma vez que o monitoramento exclusivo do pH da porção esofágica inferior não tem boa correlação com os sintomas do refluxo laringofaríngeo. Pode-se usar a pHmetria orofaríngea, mas desconhecemos sua capacidade de prever a resposta ao tratamento do refluxo em pacientes com refluxo laringofaríngeo.

Chae M et al. A prospective randomized clinical trial of combination therapy with proton pump inhibitors and mucolytics in patients with laryngopharyngeal reflux. Ann Otol Rhinol Laryngol. 2020;129:781. [PMID: 32186395]

Krause AJ et al. An update on current treatment strategies for laryngopharyngeal reflux symptoms. Ann N Y Acad Sci. 2022;1510:5. [PMID: 34921412]

Lechien JR et al. Association between laryngopharyngeal reflux, gastroesophageal reflux and recalcitrant chronic rhinosinusitis: a systematic review. Clin Otolaryngol. 2023;48:501. [PMID: 36895147]

Lechien JR et al. Normative ambulatory reflux monitoring metrics for laryngopharyngeal reflux: a systematic review of 720 healthy individuals. Otolaryngol Head Neck Surg. 2022;166: 802. [PMID: 34313507]

3. Papilomatose respiratória recorrente

Papilomas são lesões que ocorrem comumente na laringe e em outros locais de encontro entre os epitélios ciliado e escamoso. Ao contrário dos papilomas orais, a papilomatose respiratória recorrente geralmente se torna sintomática, ocorrendo uma rouquidão que ocasionalmente evolui ao longo de semanas a meses. Esses papilomas são quase sempre causados pelos tipos 6 e 11 do HPV. A base do tratamento dessa doença consiste em repetidas vaporizações a *laser* ou ressecções com bisturi frio por meio de laringoscopia cirúrgica. Casos graves podem resultar em comprometimento das vias aéreas em adultos, podendo exigir tratamentos a cada 6 semanas, para que haja manutenção da permeabilidade das vias aéreas. O problema pode se estender até a traqueia e os pulmões. Se possível, deve-se evitar a traqueostomia, pois esse procedimento introduz uma junção escamociliar adicional pela qual os papilomas parecem ter afinidade. Há muitos anos encontra-se sob investigação o tratamento com interferon, mas essa modalidade fica indicada apenas em casos graves com envolvimento pulmonar. Foram relatados casos raros de transformação maligna (geralmente em fumantes), mas, em geral, deve-se considerar a papilomatose respiratória recorrente como uma condição benigna. Cidofovir (um análogo de nucleotídeo de citosina em uso para tratamento da retinite por citomegalovírus) tem sido empregado com sucesso como tratamento intralesional em casos de papilomatose respiratória recorrente. Foi constatado, porém, que causa adenocarcinomas em animais de laboratório; assim, seu potencial para carcinogênese vem sendo monitorado. As vacinas quadrivalentes e as novas vacinas de nove sorotipos recombinantes de HPV humano (Gardasil e Gardasil 9) representam uma esperança para a eventual prevenção dessa doença benigna, mas terrivelmente mórbida.

Allen CT. Biologics for the treatment of recurrent respiratory papillomatosis. Otolaryngol Clin North Am. 2021;54:769. [PMID: 34099306]

Park I et al. Systematic review of the use of human papillomavirus vaccine as adjuvant therapy for juvenile-onset recurrent respiratory papillomatosis. Int J Pediatr Otorhinolaryngol. 2022;162:111314. [PMID: 36116179]

Zagzoog FH et al. Intralesional cidofovir vs. bevacizumab for recurrent respiratory papillomatosis: a systematic review and indirect meta-analysis. Eur Arch Otorhinolaryngol. 2024;281:601. [PMID: 37831132]

4. Epiglotite

O médico deve suspeitar de epiglotite (ou, mais corretamente, supraglotite) quando um paciente se apresenta com uma odinofagia de rápida ocorrência, ou quando a odinofagia (i.e., dor ao engolir) é desproporcional com relação aos achados orofaríngeos aparentemente mínimos no exame. A epiglotite ocorre mais comumente em pacientes diabéticos, podendo ter origem viral ou bacteriana. Na era da vacina para *H. influenzae* tipo b, raramente ocorre isolamento dessa bactéria em adultos. Ao contrário do que ocorre nas crianças, geralmente a laringoscopia indireta é técnica segura, podendo revelar uma epiglote inchada e eritematosa. Uma projeção radiográfica lateral pode demonstrar um aumento da epiglote (o "sinal do polegar" da epiglote). O tratamento inicial consiste na hospitalização do paciente para antibioticoterapia IV – p. ex., ceftizoxima, 1-2 g IV a cada 8-12 horas; ou cefuroxima, 750-1500 mg IV a cada 8 horas; e dexametasona, geralmente 4-10 mg como bólus inicial, seguido por 4 mg IV a cada 6 horas – juntamente com a observação das vias aéreas. Os corticosteroides poderão ser reduzidos à medida que os sinais e sintomas forem desaparecendo. Da mesma forma, pode ser apropriada a substituição por antibióticos VO, para que se complete um curso de 10 dias. Menos de 10% dos adultos necessitarão de intubação. As indicações para intubação são: dispneia, um ritmo rápido de odinofagia (nesse caso, pode ocorrer uma progressão para o comprometimento das vias aéreas antes que corticosteroides e antibióticos façam efeito) e abscesso endolaríngeo observado nas imagens de TC. Se o paciente não estiver intubado, será prudente que se faça monitoração da saturação de oxigênio com oximetria de pulso contínua, e que o paciente seja inicialmente internado em uma unidade monitorada.

Gottlieb M et al. Ultrasound for airway management: an evidence-based review for the emergency clinician. Am J Emerg Med. 2020;38:1007. [PMID: 31843325]

Kravietz A et al. A large cohort analysis of epiglottic phenotypes and pharyngeal residue. Ann Otol Rhinol Laryngol. 2024; 133:375. [PMID: 38197379]

Sideris A et al. A systematic review and meta-analysis of predictors of airway intervention in adult epiglottitis. Laryngoscope. 2020;130:465. [PMID: 31173373]

Massas da laringe
1. Lesões traumáticas das pregas vocais

Nódulos das pregas vocais são lesões lisas e pareadas que se formam na junção do terço anterior e dos dois terços posteriores das pregas vocais. Esses nódulos são causa comum de rouquidão resultante do abuso vocal. Em adultos, essas formações são conhecidas como "nódulos do cantor"; em crianças, são os "nódulos do gritador". O tratamento consiste na modificação dos hábitos vocais, estando indicado o encaminhamento do paciente ao fonoaudiólogo. Embora quase todos os nódulos verdadeiros acabem desaparecendo com a modificação de comportamento, nódulos recalcitrantes talvez tenham que ser tratados por excisão cirúrgica. Com frequência, o médico poderá descobrir outras patologias adicionais, p. ex., pólipos ou cistos.

Pólipos das pregas vocais são massas unilaterais que se formam no interior da lâmina própria superficial da prega vocal. Essas formações estão relacionadas a traumas vocais; ao que parece, surgem depois da resolução de hemorragias da prega vocal. Medidas conservadoras (p. ex., repouso vocal e corticosteroides) podem curar os pólipos pequenos e sésseis; mas pólipos maiores são frequentemente irreversíveis, dependendo de remoção cirúrgica para a restauração da voz normal.

Os **cistos das pregas vocais** também são considerados lesões traumáticas; podem ser cistos verdadeiros com revestimento epitelial ou pseudocistos. Normalmente, os cistos se formam a partir das glândulas secretoras de muco localizadas no aspecto inferior das pregas vocais. Os cistos podem variar de tamanho de uma semana para outra, e podem causar graus variáveis de rouquidão. Raramente – ou mesmo nunca – ocorrerá o desaparecimento completo dessas formações; se elas forem descomprimidas ou marsupializadas, poderão deixar como sequela um sulco ou cicatriz na prega vocal. E essas cicatrizes podem ser causa frustrante de disfonia permanente.

A **cordite polipoide** difere dos pólipos das pregas vocais, podendo se formar pela perda de fibras de elastina e pelo afrouxamento das junções intracelulares no interior da lâmina própria. Essa perda permite o edema da matriz gelatinosa da lâmina própria superficial (i.e., **edema de Reinke**). Existe forte associação entre essas alterações nas pregas vocais e o tabagismo, mas também ao abuso vocal, a irritantes químicos industriais e ao hipotireoidismo. Embora a cordite polipoide ocorra comumente em fumantes de ambos os sexos, aparentemente as mulheres ficam mais incomodadas pelo declínio característico do tom modal, causado pelo aumento de massa das pregas vocais. Se o paciente parar de fumar, ou se as lesões estiverem causando estridor e obstrução das vias aéreas, poderá haver indicação para uma ressecção cirúrgica da mucosa hiperplásica das pregas vocais, com o objetivo de melhorar a voz e/ou as vias aéreas.

Uma causa comum de rouquidão e de odinofonia, mas que frequentemente passa despercebida, é a presença de **úlceras de contato** ou de **granulomas**. Essas duas lesões se formam nos processos vocais das cartilagens aritenoides e, em geral, os pacientes podem informar corretamente ao médico qual o lado afetado. Há controvérsia sobre a causa, mas tais lesões estão claramente relacionadas a traumas; e também podem estar relacionadas à exposição do pericôndrio subjacente. Úlceras de contato e granulomas são comuns em pacientes pós-intubação; em geral, desaparecem muito rapidamente. A formação de ulcerações crônicas ou de granulomas tem sido associada ao refluxo gastroesofágico, mas sua ocorrência também é comum em pacientes com disfonia por tensão muscular. Normalmente, o tratamento é multimodal, e o uso de um corticosteroide inalatório (p. ex., fluticasona 440 mcg 2x/dia) pode ser o tratamento farmacológico de maior eficácia. As medidas terapêuticas adjuvantes consistem no tratamento com um IBP (omeprazol 40 mg VO 2x/dia ou equivalente) e na terapia vocal, com atenção especial à higiene vocal. Casos raros podem ser bastante resistentes e persistentes, sem terapia eficaz. Em pacientes com lesões não obstrutivas, raramente – ou mesmo nunca – haverá necessidade de recorrer à remoção cirúrgica.

Alegria R et al. Effectiveness of voice therapy in patients with vocal fold nodules: a systematic search and narrative review. Eur Arch Otorhinolaryngol. 2020;277:2951. [PMID: 32444967]

Bar R et al. Laryngeal office-based procedures: a safe approach. Am J Otolaryngol. 2023;45:104128. [PMID: 38039913]

Fan RS et al. Clinical voice outcomes for two voice rest protocols after phonomicrosurgery. Laryngoscope. 2024 Jan 13. [Epub ahead of print] [PMID: 38217412]

Wu CH et al. Vocal fold steroid injection for benign vocal lesions in professional voice users. J Voice. 2021;8:S0892-1997 (21)00057-6. [PMID: 33707029]

2. Leucoplasia da laringe

É comum que o médico detecte uma leucoplasia das pregas vocais em associação com rouquidão em pacientes fumantes. Em quase todos os casos, é aconselhável um exame laringoscópico direto com biópsia. Geralmente, o exame histológico demonstra uma displasia leve, moderada ou grave. Em alguns casos, está presente um carcinoma das células escamosas invasivo na amostra da biópsia inicial. Em pacientes que decidem parar de fumar, pode ocorrer reversão ou estabilização de casos leves a moderados de displasia. Alguns pacientes – estimados em menos de 5% daqueles com displasia leve e em cerca de 35-60% dos com displasia grave – evoluirão subsequentemente para um carcinoma das células escamosas. As opções terapêuticas consistem na administração de IBP, acompanhamento por videolaringoestroboscopia, ressecção seriada e radioterapia com feixe externo.

Campo F et al. Role of narrow band imaging endoscopy in preoperative evaluation of laryngeal leukoplakia: a review of the literature. Ear Nose Throat J. 2022;101:NP403. [PMID: 33213196]

Klimza H et al. Vocal fold leukoplakia recurrence risk model. Sci Rep. 2024;14:266. [PMID: 38168150]

3. Carcinoma de células escamosas da laringe

FUNDAMENTOS DO DIAGNÓSTICO

- Alterações de voz recentes e persistentes (duração > 2 semanas) e rouquidão, especialmente em fumantes.
- Odinofagia persistente, especialmente durante a deglutição; perda ponderal; massa cervical; hemoptise.
- Estridor ou outros sintomas de comprometimento de via aérea.

Considerações gerais

O carcinoma de células escamosas da laringe, a malignidade mais comum da laringe, ocorre quase que exclusivamente em pacientes com história de uso significativo de tabaco. A prevalência e a mortalidade do câncer de laringe são estimadas em

2,76 casos/ano por 100.000 indivíduos, 14,33 casos/ano por 100.000 indivíduos e 1,66 mortes/ano por 100.000 indivíduos, respectivamente. Nas últimas três décadas, a incidência e a prevalência aumentaram em 12 e 24%, respectivamente. A mortalidade diminuiu em aproximadamente 5%. Geralmente, o carcinoma de células escamosas é detectado em homens com idades entre 50-70 anos. Pode existir uma associação entre câncer de laringe e infecção por HPV tipo 16 ou 18, mas essa associação é muito menos robusta do que entre HPV 16 ou 18 e câncer orofaríngeo. Em ambos os tipos de neoplasia, a associação com HPV parece ser mais forte em não fumantes. A detecção precoce é o ponto essencial para que se possa maximizar a função da voz, a deglutição e a respiração pós-tratamento.

Achados clínicos

A. Sintomas e sinais

Mais frequentemente, uma mudança na qualidade da voz é o sintoma de apresentação, embora possam ocorrer odinofagia ou otalgia, hemoptise, disfagia, perda ponderal e comprometimento das vias aéreas. Em decorrência de seu impacto precoce na qualidade vocal, os cânceres glóticos se situam entre as menores malignidades humanas detectáveis; sendo muito elevado o percentual de sucesso terapêutico em pacientes com lesões precoces. As metástases cervicais não são comuns em casos de **câncer de glote** (prega vocal verdadeira) **em fase inicial**, no qual há mobilidade das pregas vocais, mas um terço dos pacientes com comprometimento da mobilidade da prega também se apresentará com envolvimento de linfonodos, ao ser realizada a dissecção do pescoço. Por outro lado, frequentemente ocorrem metástases para ambos os lados do pescoço no início do carcinoma **supraglótico** (pregas vocais falsas, pregas ariepiglóticas, epiglote). É obrigatório exame completo da cabeça e do pescoço, inclusive com laringoscopia, para qualquer pessoa com os sintomas preocupantes listados nos Fundamentos do diagnóstico.

B. Exames laboratoriais e exames de imagens

É importante a obtenção de um estudo radiológico por TC ou RM para que o médico possa avaliar a extensão do tumor. As imagens avaliam linfonodos cervicais, volume do tumor e esclerose ou destruição da cartilagem. Quase sempre há indicação para TC de tórax, para que seja avaliada uma segunda lesão primária ou metástases. A avaliação laboratorial consiste na obtenção de um hemograma completo e de provas bioquímicas de função hepática. Também pode haver indicação para uma avaliação cardiopulmonar formal, especialmente se estiver sendo considerada uma cirurgia parcial da laringe. Todos os candidatos para a laringectomia parcial devem ter uma boa a excelente função pulmonar e também tolerância ao exercício, porque, após o procedimento, pode-se esperar por uma microaspiração crônica. Finalmente, poderá haver indicação para uma tomografia por emissão de pósitrons (PET) ou TC por emissão de pósitrons (TC-PET) para uma avaliação de metástases remotas, nos casos em que aparentemente há doença local ou regional avançada.

C. Biópsia

O diagnóstico fica determinado pela biópsia obtida no momento da laringoscopia, quando poderão ser avaliadas a mobilidade da prega verdadeira e a fixação da cartilagem aritenoide, bem como a extensão da superfície tumoral. Quase todos os otorrinolaringologistas recomendam a realização simultânea da esofagoscopia e da broncoscopia, para exclusão de um tumor primário síncrono. Embora já possa ter sido obtida uma biópsia de um nódulo cervical hipertrofiado por Paaf, em geral, é aceitável assumir que a presença radiográfica de nódulos cervicais aumentados (> 1-1,5 cm) ou de nódulos com centros necrosados são metástases cervicais. Deve ser *desencorajada* a obtenção de biópsias abertas de metástases nodais, porque tal procedimento poderá resultar em maiores percentuais de insucesso no tratamento do tumor.

D. Estadiamento do tumor

O estadiamento do American Joint Committee on Cancer (AJCC) para cânceres de laringe usa o sistema TNM para descrever a extensão do tumor; esse sistema pode ser usado para a formulação de um prognóstico. Cânceres de laringe precoces, isto é, lesões T1 e T2 (estágio I e II), envolvem localmente 1-2 subsítios laríngeos, com preservação da mobilidade normal das pregas vocais; além disso, não apresentam metástases nodais nem anormalidades funcionais profundas. As lesões T3 e T4 podem envolver vários subsítios laríngeos e estão acompanhadas por uma limitação da mobilidade das pregas vocais. Essas lesões localmente avançadas são tumores de estágio III ou IV, e um tumor de qualquer tamanho com metástases nodais regionais deve ser classificado pelo menos como um tumor de estágio III. Em geral, as lesões de estágio I e II são tratadas com apenas uma modalidade terapêutica (cirurgia ou radiação), enquanto a terapia multimodal, que geralmente envolve uma associação de quimioterapia com radioterapia, fica reservada para lesões mais avançadas, de estágio III e IV.

Tratamento

O tratamento do carcinoma de laringe visa alcançar quatro objetivos: cura, preservação da deglutição segura e eficaz, preservação da vocalização útil e prevenção da traqueostomia permanente. Para cânceres glóticos e supraglóticos em fase inicial, a radioterapia é o padrão de tratamento, pois essa modalidade alcança percentuais de cura > 95 e > 80%, respectivamente. Por outro lado, a radioterapia traz consigo uma morbidade substancial; assim, muitos tumores em fase inicial (lesões T1 e T2, sem envolvimento de linfonodos) e tumores avançados selecionados (T3) podem ser tratados por uma laringectomia parcial, se houver possibilidade de preservar pelo menos uma unidade cricoaritenóidea. Os percentuais de cura locorregional para cinco anos excedem 80-90% com o tratamento cirúrgico, sendo excelente a satisfação relatada pelos pacientes. Nos casos de tumores supraglóticos, mesmo quando clinicamente classificados como N0, fica indicada uma dissecção cervical eletiva limitada após ressecção cirúrgica, tendo em vista o alto risco de envolvimento dos linfonodos cervicais.

Tumores avançados em estágio III e IV representam um dilema terapêutico desafiador e em constante mudança. Vinte e cinco anos atrás, os especialistas frequentemente recomendavam laringectomia total para esses pacientes. No entanto, o estudo VA de 1994 (com indução combinada de cisplatina e 5-fluorouracil, seguida por radioterapia) demonstrou que houve preservação da laringe em dois terços dos pacientes. Estudos subsequentes definiram com mais detalhes a **terapia multimodal**. A quimioterapia à base de cisplatina com o uso simultâneo da radioterapia demonstrou ser opção superior *versus* uso exclusivo da irradiação, ou quimioterapia de indução seguida por radioterapia. Os mesmos benefícios foram alcançados com o uso de cetuximabe, um bloqueador do receptor do fator de crescimento epidérmico, mas com menor toxicidade sistêmica e melhor tolerância do paciente. No entanto, a quimiorradiação com uso de cetuximabe ou cisplatina está associada a disfagia prolongada dependente de gastrostomia.

O elevado percentual de disfagia e morbidade associadas a estenose grave da laringe seguida à quimiorradiação motivou a busca de tratamentos com preservação de órgãos. Deve-se considerar a cirurgia de preservação de órgãos, sendo discutida como uma alternativa à quimiorradiação; entretanto, essa opção talvez dependa do encaminhamento do paciente para um centro regional apropriado, onde tais técnicas sejam oferecidas. Depois de uma avaliação completa do candidato e da discussão sobre as opções de tratamento, a escolha do paciente tem importância fundamental na decisão final de prosseguir com a cirurgia ou com a quimiorradiação, como modalidade terapêutica definitiva. O paciente e os médicos responsáveis pelo tratamento devem levar em conta cuidadosamente os diferentes efeitos colaterais precoces e tardios e as complicações associadas às diferentes modalidades de tratamento.

A presença de uma adenopatia cervical maligna afeta significativamente o prognóstico. Tumores supraglóticos fazem metástases precocemente nos dois lados do pescoço, e esse aspecto deve ser levado em consideração nos planos terapêuticos, mesmo nos casos em que aparentemente não haja envolvimento cervical. Nos tumores glóticos em que a mobilidade das pregas vocais verdadeiras está preservada (T1 ou T2), o percentual de envolvimento nodal é < 5%; quando há imobilidade de uma das pregas, o percentual de envolvimento nodal ipsilateral sobe para cerca de 30%. Pacientes com envolvimento cervical são tratados por cirurgia e/ou por quimiorradiação. Essa decisão dependerá do tratamento escolhido para a laringe e da extensão do envolvimento cervical.

A laringectomia total fica amplamente reservada para pacientes com tumores ressecáveis avançados e com disseminação extralaríngea ou com envolvimento da cartilagem; para pacientes com tumor persistente após a quimiorradiação; e para pacientes com tumor primário recorrente ou com um segundo tumor primário depois de tratamento com radioterapia. Nesses casos, a laringe será totalmente removida, deixando o paciente afônico e com um estoma cervical permanente, através do qual ele respira. A reabilitação vocal por meio de uma punção traqueoesofágica primária ou secundária seguida pela colocação de uma prótese vocal, resulta em uma fala inteligível e

operacional em cerca de 75-85% dos pacientes. Em lugar das próteses inseridas pelo paciente (que devem ser trocadas com maior frequência), uma alternativa de uso comum é a prótese permanente que é trocada a cada 3-6 meses.

É fundamental que o paciente com câncer de cabeça e pescoço tenha um acompanhamento duradouro. Além do percentual anual de 3-4% de segundos tumores e do monitoramento para recorrências, são comuns certos aspectos psicossociais derivados do tratamento. Disfagia, comunicação comprometida e alteração da aparência poderão resultar em dificuldades do paciente em se adaptar ao seu local de trabalho e às interações sociais. Por outro lado, o abandono do cigarro e a diminuição do consumo de bebidas alcoólicas são desafios comuns. No entanto, cerca de 65% dos pacientes com câncer de laringe conseguem a cura, a maioria deles apresentam uma fala útil e muitos retomam suas atividades anteriores, com as devidas adaptações.

Quando encaminhar

- O paciente deve ser imediatamente encaminhado para centros especializados, para diagnóstico e tratamento.

Quando hospitalizar

- Comprometimento das vias aéreas, hemorragia, desidratação, perda ponMderal significativa.
- Para que seja determinado um regime eficaz de controle para pacientes padecendo de dor intensa.

Hrelec C. Management of laryngeal dysplasia and early invasive cancer. Curr Treat Options Oncol. 2021;22:90. [PMID: 34424405]
Saba NF et al. Novel immunotherapeutic approaches to treating HPV-related head and neck cancer. Cancers. 2023;15:1959. [PMID: 37046621]
Scarini JF et al. Head and neck squamous cell carcinoma: exploring frontiers of combinatorial approaches with tyrosine kinase inhibitors and immune checkpoint therapy. Crit Rev Oncol Hematol. 2022;180:103863. [PMID: 36334881]
Wang W et al. Characterization of the immune cell function landscape in head and neck squamous carcinoma to assist in prognosis prediction and immunotherapy. Aging. 2023;15:12588. [PMID: 37955651]

Paralisia das pregas vocais

A paralisia das pregas vocais pode ser o resultado de uma lesão ou dano ao nervo vago ou ao nervo laríngeo recorrente. A paralisia pode causar disfonia respiratória, esforço vocal, aspiração e, raramente, comprometimento das vias aéreas. São causas comuns de envolvimento **unilateral do nervo laríngeo recorrente** as cirurgias da tireoide (e ocasionalmente o câncer de tireoide), outras cirurgias do pescoço (discectomia anterior e endarterectomia carotídea) e envolvimento mediastinal ou apical por câncer de pulmão. Os tumores da base do crânio geralmente envolvem ou se apoiam nos nervos cranianos inferiores e podem afetar diretamente o nervo vago; ou o nervo vago pode ficar danificado durante o tratamento cirúrgico da lesão. Embora a lesão iatrogênica seja a causa mais comum de paralisia unilateral das pregas vocais, a segunda causa mais comum é idiopática. Mas antes de decidir se a paralisia se deve a uma lesão iatrogênica ou é idiopática, o médico deverá excluir outras causas, p. ex., malignidade. Na ausência de outras neuropatias cranianas, deve ser obtida uma TC contrastada desde a base do crânio até a janela aortopulmonar (i.e., a extensão do nervo laríngeo recorrente). Se o médico observar outras deficiências de nervos cranianos ou se detectar uma debilidade vagal alta acompanhada por paralisia do palato, haverá necessidade de uma ressonância magnética do cérebro e do tronco cerebral.

Ocasionalmente, a paralisia unilateral da prega vocal é uma ocorrência temporária, mas talvez tenha que transcorrer mais de um ano para uma resolução espontânea. Nas últimas décadas, houve progressos no tratamento cirúrgico de casos persistentes ou irrecuperáveis de paralisia unilateral sintomática da prega vocal. Aqui, o objetivo principal é a medialização da prega paralisada para que seja criada uma plataforma estável para a vibração da prega vocal. Outros objetivos a serem alcançados são a melhora da dieta e do *clearance* pulmonar, para facilitar a tosse. Ao longo dos anos, há relatos de sucesso terapêutico com a laringoplastia por injeção com uso de Teflon, Gelfoam, gordura e colágeno. Tão logo o médico tenha determinado que a paralisia é permanente, poderá ser realizada uma tireoplastia de medialização formal, que consiste na criação de uma pequena janela na cartilagem tireoide e na colocação de um implante entre o músculo tireoaritenóideo e a tábua interna da cartilagem tireoide. Esse procedimento mobiliza medialmente a prega vocal e cria uma plataforma estável para vibração bilateral e simétrica da mucosa.

Ao contrário do que ocorre em casos de paralisia unilateral, geralmente a **paralisia bilateral da prega vocal** provoca estridor inspiratório quando o paciente inspira profundamente e, além disso, pode causar um rápido comprometimento das vias aéreas. Nos casos em que o início da paralisia bilateral da prega é insidioso, o problema pode ser assintomático em repouso, e o paciente pode ter uma voz normal. Contudo, **os casos com início agudo da paralisia bilateral da prega vocal, acompanhada por estridor inspiratório em repouso, deverão ser tratados imediatamente por um especialista, em um ambiente de terapia intensiva.** As causas de paralisia bilateral da prega são: cirurgia da tireoide, câncer de esôfago e funcionamento defeituoso do *shunt* ventricular. Também é possível observar uma imobilidade uni ou bilateral da prega em casos de trauma, artrite cricoaritenóidea secundária a uma artrite reumatoide avançada, lesões causadas por intubação, estenose glótica e subglótica e câncer de laringe. O objetivo da intervenção é a criação de uma via aérea segura que resulte em mínima redução na qualidade da voz e que proteja a via aérea contra a aspiração. Têm sido preconizados diversos procedimentos de lateralização da prega em casos de paralisia bilateral, como uma forma de remoção do traqueotubo.

Liao LJ et al. Management of unilateral vocal fold paralysis after thyroid surgery with injection laryngoplasty: state of art review. Front Surg. 2022;9:876228. [PMID: 35465431]

van Lith-Bijl JT et al. Laryngeal reinnervation: the history and where we stand now. Adv Otorhinolaryngol. 2020;85:98. [PMID: 33166981]

Cricotirotomia e traqueostomia

As três principais abordagens para que o paciente tenha assegurada uma via aérea são a intubação endotraqueal, a cricotireotomia e a traqueostomia. Em uma emergência aguda de via aérea em que ocorreu bloqueio da via aérea acima da traqueia (i.e., por causa de trauma, massa ou sangramento), a proteção da via aérea ocorrerá mais rapidamente com um procedimento de cricotireotomia, do que com uma traqueostomia, e com menos possíveis complicações imediatas (p. ex., pneumotórax e hemorragia). Dependendo do grau de emergência nas vias aéreas, talvez a cricotireotomia tenha que ser convertida em uma traqueostomia, depois de garantida uma via aérea funcional.

São duas as indicações principais para uma traqueostomia: obstrução das vias aéreas na altura da laringe ou acima, e insuficiência respiratória dependente de ventilação mecânica prolongada. As traqueostomias podem ser realizadas por meio de uma abordagem aberta ou percutânea. Em mãos experientes, foi documentado que os diversos métodos de traqueostomia são procedimentos seguros para pacientes cuidadosamente selecionados. Uma videobroncoscopia simultânea pode diminuir a incidência de complicações importantes. As despesas médicas serão diminuídas mais significativamente se houver possibilidade de evitar a sala de cirurgia. Uma redução de custos semelhantes é obtida com a realização da traqueostomia à beira-leito (na UTI); essa opção é defendida por alguns especialistas, como sendo um pouco menos dispendiosa do que os procedimentos percutâneos.

A indicação mais comum para uma traqueostomia eletiva é a necessidade de ventilação mecânica prolongada. Não existe uma regra definida com relação ao número necessário de dias de intubação do paciente antes que seja aconselhável uma conversão para traqueostomia. A incidência grave, p. ex., estenose subglótica, aumenta com o prolongamento da intubação endotraqueal. *Assim que se tornar óbvio que o paciente precisará de suporte ventilatório prolongado, a traqueostomia deverá substituir o tubo endotraqueal.* Algumas indicações menos frequentes para traqueostomia são: pneumonia por aspiração com risco de vida; necessidade de melhorar o *clearance* pulmonar para a correção de problemas relacionados à eliminação insuficiente das secreções traqueobrônquicas; e apneia obstrutiva do sono.

Depois da traqueostomia, os pacientes necessitarão receber ar umidificado, para que as secreções não formem crostas e ocluam a cânula interna do traqueotubo. O traqueotubo deve ser higienizado várias vezes ao dia. A complicação precoce mais frequente em pacientes traqueostomizados é o deslocamento do traqueotubo. A reinserção de um traqueotubo desalojado pode ser facilitada pela criação cirúrgica de um retalho traqueal com base inferior suturado à pele da porção inferior do pescoço. Os médicos devem ter em mente que o ato de engolir depende da elevação da laringe, o que fica limitado pela traqueostomia. Assim, haverá necessidade de sucção traqueais e brônquicas frequentes, com o objetivo de eliminar a saliva aspirada e também as secreções traqueobrônquicas em maior volume. Também são importantes os cuidados com a pele ao redor do estoma traqueal, para que não ocorram maceração e infecção secundária.

Ji Y et al. Tracheostomy timing and clinical outcomes in ventilated COVID-19 patients: a systematic review and meta-analysis. Crit Care. 2022;26:40. [PMID: 35135597]

McGrath BA et al. Tracheostomy in the COVID-19 era: global and multidisciplinary guidance. Lancet Respir Med. 2020;8:717. [PMID: 32422180]

Medvecz AJ et al. Acquired tracheomalacia requiring urgent tracheostomy exchange in patients with COVID-19. Am Surg. 2023;89:3281. [PMID: 36852728]

Romem A et al. Percutaneous tracheostomy in the ICU: a review of the literature and recent updates. Curr Opin Pulm Med. 2023;29:47. [PMID: 36378112]

Rosario E et al. Coronavirus disease tracheostomy complications: a scoping review. J Laryngol Otol. 2023;137:7. [PMID: 36217670]

Szafran A et al. Early versus late tracheostomy in critically ill COVID-19 patients. Cochrane Database Syst Rev. 2023;11:CD015532. [PMID: 37982427]

CORPOS ESTRANHOS NO TRATO AERODIGESTIVO SUPERIOR

Corpos estranhos na traqueia e brônquios

Comparativamente ao que ocorre em crianças, a aspiração de corpos estranhos adultos ocorre com muito menos frequência. Idosos e pessoas usuárias de dentaduras parecem estar em maior risco. Maior familiaridade com a **manobra de Heimlich** tem diminuído o número de mortes. Em um cenário agudo, poderá haver necessidade de cricotireotomia, se a manobra não for bem-sucedida.

Nos pacientes sem comprometimento das vias aéreas, uma radiografia torácica poderá revelar corpos estranhos radiopacos. A detecção de corpos estranhos radiolúcidos pode ser obtida por TC ou por exames inspiratórios-expiratórios, capazes de demonstrar o sequestro de ar distalmente ao segmento obstruído. Mais tarde, poderão ocorrer atelectasia e pneumonia. Os corpos estranhos localizados na traqueia e nos brônquios devem ser removidos com o paciente sob anestesia geral, por meio de broncoscopia rígida ou flexível; esse procedimento deve ser conduzido por um endoscopista qualificado, operando em conjunto com um anestesiologista experiente.

Corpos estranhos no esôfago

Em geral, a presença de um corpo estranho esofágico não representa situação de risco de vida. No entanto, a acuidade pode aumentar, dependendo do tipo de corpo estranho (p. ex., uma bateria tipo botão) ou se o paciente estiver com a via aérea comprometida. **A ingestão de uma bateria tipo botão constitui emergência cirúrgica**. Nos casos em que não há preocupação com a ingestão de produtos cáusticos ou com comprometimento das vias aéreas, geralmente o médico terá tempo suficiente para consultar o otorrinolaringologista com relação ao tratamento. Pacientes babando ou que não conseguem lidar com as secreções sinalizam para um diagnóstico de obstrução completa. Com frequência, o paciente é capaz de apontar para o nível exato de ocorrência da obstrução. Em muitos casos, a laringoscopia indireta revela acúmulo de saliva na entrada do esôfago. Os corpos estranhos radiopacos, p. ex., ossos de galinha, podem ser detectados por radiografia simples. Moedas tendem a se alinhar no plano coronal no esôfago e na direção sagital na traqueia. Caso haja suspeita de corpo estranho, TC ou procedimento radiográfico com deglutição de bário também ajudarão no estabelecimento do diagnóstico.

O tratamento de um corpo estranho esofágico dependerá da identificação de sua causa. Em crianças, é comum a detecção de objetos engolidos não derivados da alimentação. Mas em adultos, os corpos estranhos alimentares são mais comuns, havendo maior possibilidade de uma patologia esofágica subjacente. Nos casos de corpo estranho não pontiagudo (como é o caso dos ossos), alguns médicos preconizam um período de observação de 24 horas com o paciente hospitalizado antes da esofagoscopia, considerando que o trânsito espontâneo do corpo estranho ocorrerá em 50% dos pacientes adultos. No tratamento das obstruções por pedaços de carne, deve ser desincentivada a administração de papaína (um amaciante de carne), pois esse produto pode causar danos à mucosa esofágica e resultar em estenose ou em perfuração. A retenção de um corpo estranho esofágico deverá ser cirurgicamente resolvida. Geralmente, a remoção e o exame por endoscopia são mais satisfatórios com o uso da esofagoscopia flexível ou da laringoscopia e esofagoscopia rígida. Mediastinite ou erosão traqueal (em associação com traqueíte) são complicações causadas por corpos estranhos esofágicos penetrantes ou erosivos.

Philteos J et al. Airway complications resulting from pediatric esophageal button battery impaction: a systematic review. JAMA Otolaryngol Head Neck Surg. 2022;148:677. [PMID: 35616924]

Tambakis G et al. Management of foreign body ingestion in adults: time to STOP and rethink endoscopy. Endosc Int Open. 2023;11:E1161. [PMID: 38094028]

Doenças que se apresentam como massas no pescoço

O diagnóstico diferencial para massas cervicais depende muito da sua localização no pescoço, da idade do paciente e da presença de processos patológicos associados. Massas sensíveis de crescimento rápido sugerem um processo inflamatório, enquanto massas firmes, indolores e de crescimento lento são frequentemente neoplásicas. Em adultos jovens, geralmente as massas cervicais são benignas (cisto branquial, cisto do ducto tireoglosso ou linfadenite reativa), embora o médico sempre deva considerar a possibilidade de uma malignidade (linfoma e carcinoma metastático da tireoide). A linfadenopatia ocorre comumente em pessoas com HIV, mas uma massa em crescimento ou dominante pode representar um linfoma. *Em adultos com > 40 anos, câncer é a causa mais comum de massa cervical persistente; essa possibilidade deve ser definitivamente descartada.* Deve-se suspeitar do surgimento de uma metástase de carcinoma de células escamosas na boca, faringe, laringe ou porção superior do esôfago. Os fatores de risco para ocorrência de carcinoma de células escamosas são o tabagismo e a exposição ao HPV. Especialmente entre pacientes com menos de 30 ou com mais de 70 anos, também deve-se considerar a possibilidade de um linfoma. Em todos os casos, deverá ser realizado um exame otorrinolaringológico completo. Nos casos em que o exame físico não evidenciou um tumor primário, o próximo passo provavelmente será uma avaliação por imagens e uma biópsia por Paaf da massa cervical.

Lesões congênitas que se apresentam como massas no pescoço em adultos

1. Cistos branquiais

Geralmente, os cistos branquiais se apresentam na forma de uma massa cística macia situada ao longo da borda anterior do músculo esternocleidomastóideo. Normalmente, essas lesões são identificadas na 2ª ou 3ª década de vida, sobretudo quando edemaciam ou infeccionam repentinamente. Para que sejam evitadas infecções recorrentes e um possível carcinoma, esses cistos devem ser completamente excisados, com seus tratos fistulosos.

Os cistos branquiais do primeiro arco branquial se localizam na parte alta do pescoço; em alguns pacientes, logo abaixo do ouvido. Pode estar presente uma conexão fistulosa com o assoalho do conduto auditivo externo. Os cistos do segundo arco branquial, muito mais comuns, podem se comunicar com a fossa tonsilar. Os cistos do terceiro arco branquial ocorrem raramente, estão presentes na parte inferior do pescoço e podem se comunicar com o seio piriforme.

2. Cistos do ducto tireoglosso

Os cistos do ducto tireoglosso ocorrem ao longo do curso embriológico da descida da tireoide, desde o tubérculo ímpar na base da língua até sua posição normal na porção inferior do pescoço. Embora possam ocorrer em qualquer idade, esses cistos são observados mais comumente antes dos 20 anos, na forma de uma massa na linha média do pescoço, geralmente logo abaixo do osso hioide, que se move com a deglutição. É recomendável a excisão cirúrgica, para que sejam prevenidas infecções recorrentes e, em raros casos, malignidade. O procedimento exige a remoção de todo o trato fistuloso com a porção média do osso hioide, por onde passam muitas das fístulas. No pré-operatório, frequentemente são obtidos estudos de TC e/ou de ultrassonografia, para que o médico possa melhor compreender a anatomia cervical associada, inclusive a posição da tireoide.

Massas infecciosas e inflamatórias no pescoço

1. Linfadenopatia cervical reativa

Em geral, os linfonodos cervicais normais medem < 1 cm de comprimento. Em muitos casos, as infecções com envolvimento da faringe, glândulas salivares e do couro cabeludo provocam aumento sensível nas dimensões dos linfonodos cervicais. A hipertrofia linfonodal é comum em pessoas com HIV. Exceto por aquele linfonodo ocasional que supura e que precisa ser tratado por incisão e drenagem, o tratamento deve visar o combate da infecção subjacente. É importante que um linfonodo hipertrofiado (> 1,5 cm) ou com um centro necrosado que não esteja associado a uma infecção óbvia seja avaliado

mais detalhadamente, sobretudo se o paciente tem história de tabagismo, uso de bebidas alcoólicas ou se já teve câncer. A persistência ou o crescimento contínuo de um linfonodo são indicações comuns para biópsia por Paaf. As causas comuns de adenopatia cervical são câncer (p. ex., carcinoma de células escamosas, linfoma, metástases ocasionais provenientes de locais não relacionados à cabeça e pescoço) e infecção (p. ex., linfonodos reativos, micobactérias e doença da arranhadura do gato). São causas raras de adenopatia a doença de Kikuchi (linfadenite necrosante histiocítica) e a adenopatia autoimune.

2. Linfadenite micobacteriana tuberculosa e não tuberculosa

Nos EUA, são raras as massas granulomatosas cervicais, a menos que haja fatores de risco específicos para determinadas exposições infecciosas ou em pacientes com doenças granulomatosas hereditárias ou autoimunes. O diagnóstico diferencial deve incluir a adenite micobacteriana, sarcoidose e doença da arranhadura do gato causada por *Bartonella henselae*. A incidência de linfadenite micobacteriana vem aumentando, tanto em pessoas imunocomprometidas quanto em pessoas imunocompetentes. Em geral, a doença granulomatosa no pescoço se apresenta simplesmente na forma de nódulos isolados ou emaranhados. Embora a adenite micobacteriana possa avançar até a pele e drenar para o exterior (conforme descrição para micobactérias atípicas e para escrófulas), atualmente essa apresentação passou a ser observada apenas raramente.

Normalmente, a melhor abordagem diagnóstica inicial se faz com biópsia diagnóstica inicial com aspiração por agulha fina (Paaf); mas também podem ser obtidos estudos de citologia, esfregaço para bacilos álcool-ácido resistentes, cultura micobacteriana e teste de sensibilidade. A determinação de PCR no material de uma Paaf (ou de tecido excisado) é o exame mais sensível, sendo particularmente útil quando o médico não chegou a um diagnóstico com a ajuda dos métodos convencionais, mas continua tendo uma impressão clínica consistente com infecção tuberculosa. Embora a Paaf tenha alta sensibilidade (cerca de 88%), sua especificidade é baixa (49%); assim, frequentemente haverá necessidade de uma biópsia excisional para confirmação do diagnóstico.

Ver Tabela 9.15 para o tratamento atualmente recomendado para infecção por tuberculose acompanhada por infecção dos linfonodos (linfadenopatia tuberculosa). Para casos de infecção atípica (não tuberculosa) dos linfonodos, o tratamento dependerá dos resultados de sensibilidade da cultura, mas a antibioticoterapia provavelmente recomendada envolverá seis meses de isoniazida e rifampicina e, pelo menos nos primeiros dois meses, etambutol – todos os agentes nas suas dosagens de rotina. Alguns profissionais retirariam totalmente os nódulos envolvidos antes da quimioterapia, dependendo de sua localização e de outros fatores, mas essa opção poderá acarretar o surgimento de fístulas drenantes crônicas.

Thomas N et al. Extrapulmonary tuberculosis: an otorhinolaryngologist's perspective. Indian J Otolaryngol Head Neck Surg. 2022;74:5562. [PMID: 36742503]

3. Doença de Lyme

A doença de Lyme, causada pela espiroqueta *Borrelia burg-dorferi* e transmitida por carrapatos do gênero *Ixodes*, pode ter manifestações multifacetadas; contudo, mais de 75% dos pacientes apresentam sintomas com envolvimento da cabeça e do pescoço. Os problemas mais comuns são paralisia facial, perda auditiva, disestesias, disgeusia ou outras neuropatias cranianas. Também podem ocorrer cefaleia, dores e linfadenopatia cervical. É essencial que o médico questione o paciente que se apresenta com neuropatias cranianas sobre os fatores de risco para a doença de Lyme. Ver Capítulo 36 para uma discussão detalhada.

Dersch R et al. Efficacy and safety of pharmacological treatments for Lyme neuroborreliosis: an updated systematic review. Eur J Neurol. 2023;30:3780. [PMID: 37565386]

Sébastien P et al. Diagnosis and treatment of "chronic Lyme": primum non nocere. BMC Infect Dis. 2023;23:642. [PMID: 37784031]

Zhou G et al. Antibiotic prophylaxis for prevention against Lyme disease following tick bite: an updated systematic review and meta-analysis. BMC Infect Dis. 2021;21:1141. [PMID: 34749665]

Metástases do câncer

Em idosos, 80% das massas firmes, persistentes e em crescimento presentes no pescoço têm origem metastática. Em sua maioria, essas massas são oriundas de carcinomas de células escamosas do trato aerodigestivo superior (i.e., nasofaringe, amígdalas, base da língua e laringe). Um exame completo da cabeça e do pescoço pode revelar o câncer que originou as metástases, mas em muitos casos haverá necessidade de imagens diagnósticas e de um exame sob anestesia para que o médico possa detectar a lesão primária. É fundamental que a lesão primária seja descoberta, para a melhor escolha das modalidades de tratamento oncológico. Os exames iniciais para triagem radiológica geralmente incluem TC, RM ou PET. Depois da obtenção das imagens, muitos pacientes necessitarão passar por laringoscopia direta, esofagoscopia e traqueobroncoscopia para melhor compreensão da lesão primária. A essa altura, poderão ser obtidas biópsias das lesões suspeitas. A Paaf de massas no pescoço também é um exame de rotina que pode ajudar no estabelecimento do diagnóstico, enquanto a avaliação da malignidade primária está em andamento. *A biópsia cervical aberta deve ser realizada apenas por cirurgiões de cabeça e pescoço com experiência no tratamento de neoplasias dessas regiões, pois as complicações advindas desse procedimento podem fazer com que as dissecções cervicais formais subsequentes se tornem mais problemáticas, se um câncer for detectado.* Com exceção do carcinoma papilar da tireoide, metástases cervicais de cânceres de células não escamosas são pouco frequentes. Neoplasias não primárias na cabeça ou pescoço raramente fazem metástases para os linfonodos cervicais; por outro lado, frequentemente observa-se envolvimento dos linfonodos supraclaviculares por cânceres de pulmão, gastroesofágicos e de mama. Com exceção do carcinoma de células renais e do câncer de testículo, é rara a ocorrência de metástases cervicais com origem em cânceres infradiafragmáticos.

Chen AM. Management of unknown primary head and neck cancer with radiation therapy in the era of human papillomavirus (HPV): no longer cutting down the tree to get an apple. Radiother Oncol. 2023;189:109952. [PMID: 37844736]

Madani G et al. The radiological unknown primary of the head and neck: recommendations for imaging strategies based on a systematic review. Clin Otolaryngol. 2024;49:16. [PMID: 37846889]

Pellini R et al. Narrow band imaging in head and neck unknown primary carcinoma: a systematic review and meta-analysis. Laryngoscope. 2020;130:1692. [PMID: 31714611]

Siddiq S et al. Robotic lateral oropharyngectomy following diagnostic tonsillectomy is oncologically safe in patients with human papillomavirus-related squamous cell cancer: long-term results. Head Neck. 2022;44:2753. [PMID: 36056651]

Linfoma

Cerca de 10% dos linfomas ocorrem na cabeça e no pescoço. A presença de vários linfonodos fibroelásticos, sobretudo em adultos jovens ou em pacientes com Aids, sugere linfoma. Um exame físico completo poderá demonstrar outros locais de envolvimento de nódulos ou órgãos. A biópsia por Paaf pode ser diagnóstica, mas geralmente haverá necessidade de uma biópsia aberta para determinar a arquitetura e o curso terapêutico apropriado.

Al-Khafaf AE et al. Lymphomas of the salivary glands: a systematic review. Acta Otolaryngol. 2023;143:610. [PMID: 37572309]

Di Santo D et al. Current evidence on diagnosis and treatment of parotid gland lymphomas: a systematic review. Eur Arch Otorhinolaryngol. 2023;280:5219. [PMID: 37638999]

Distúrbios pulmonares

Rime Abbas, MD

Mazen El Ali, MD

Meghan E. Fitzpatrick, MD

Belinda Rivera-Lebron, MD, MS, FCCP

Revisão científica da edição brasileira: Dr. Daniel Costa Guimarães

DISTÚRBIOS DAS VIAS AÉREAS

Os distúrbios das vias aéreas podem ser classificados como os que envolvem as vias aéreas superiores – aquelas acima das pregas vocais com inclusão dessas estruturas – e aqueles com envolvimento das vias aéreas inferiores.

Distúrbios das vias aéreas superiores

A **obstrução aguda das vias aéreas superiores** pode colocar o paciente em imediato risco de vida e deve ser prontamente aliviada, para que não ocorra asfixia. As causas da obstrução aguda das vias aéreas superiores são trauma na laringe ou faringe, aspiração de corpo estranho, laringoespasmo, edema de laringe por lesão térmica ou angioedema, infecções (epiglotite aguda, angina de Ludwig, abscesso faríngeo ou retrofaríngeo) e laringite alérgica aguda.

A **obstrução crônica das vias aéreas superiores** pode ser causada por bócio, carcinoma da faringe ou laringe, estenose laríngea ou subglótica, granulomas ou membranas laríngeas ou paralisia bilateral das pregas vocais. Nos pacientes afetados, a estenose laríngea ou subglótica pode se tornar evidente semanas ou até mesmo meses após a intubação endotraqueal. Laringomalácia refere-se ao colapso das estruturas supraglóticas durante a inspiração. Como achados característicos, pode-se observar estridor inspiratório, retrações intercostais na inspiração, um frêmito inspiratório palpável sobre a laringe e sibilância localizada no pescoço ou na traqueia na ausculta. *Loops* de fluxo-volume podem revelar limitações de fluxo características. As radiografias dos tecidos moles do pescoço podem revelar estenose supraglótica ou infraglótica. Tomografias computadorizadas e RM podem definir os locais exatos de obstrução. A endoscopia flexível pode ser diagnóstica, mas é necessário cuidado para evitar a exacerbação do edema das vias aéreas superiores, o que poderia precipitar um estreitamento crítico das vias aéreas.

A **disfunção das pregas vocais** (também conhecida como **obstrução laríngea induzida** [OLI]) se caracteriza por um estreitamento temporário e reversível da laringe, causado pela ocorrência de uma adução paradoxal das pregas vocais durante a inspiração e/ou expiração. A OLI se apresenta como uma dispneia e sibilância que podem mimetizar a asma, ou a asma induzida pelo exercício; contudo, esse problema pode ser diferenciado pela falta de resposta à terapia broncodilatadora, pela espirometria normal imediatamente seguida a um ataque, evidências espirométricas de obstrução das vias aéreas superiores diante de um *loop* de fluxo-volume e um teste de broncoprovocação negativo. Mas a disfunção das pregas vocais pode coexistir em pacientes com asma, ou pode ser induzida pelo exercício, por exposições a irritantes inalatórios (fumaça, vapores, produtos químicos de limpeza), refluxo laringofaríngeo de conteúdo gástrico ou estresse psicológico. O diagnóstico definitivo dependerá da visualização direta da adução das pregas vocais durante a inspiração. O tratamento consiste em abordar os precipitantes subjacentes (p. ex., os fatores psicogênicos contributivos) e em fonoterapia. Alguns pacientes têm sido medicados com injeções de toxina botulínica em casos refratários, com o objetivo de tratar hipomobilidade bilateral das pregas vocais, distonia laríngea e OLI.

Koh J et al. A new paradigm for vocal cord dysfunction/ inducible laryngeal obstruction: swift diagnosis and streamlined management pathways. Respirology. 2023;28:911. [PMID: 37612245]

Leong P et al. Diagnosis of vocal cord dysfunction/inducible laryngeal obstruction: an international Delphi consensus study. J Allergy Clin Immunol. 2023;152:899. [PMID: 37343843]

Distúrbios das vias aéreas inferiores

A **obstrução traqueal** pode ocorrer em nível intratorácico (abaixo da incisura supraesternal) ou extratorácico. A obstrução traqueal fixa pode ser causada por uma estenose traqueal adquirida ou congênita, por neoplasias traqueais primárias ou secundárias, por uma compressão extrínseca (tumores do pulmão, timo ou tireoide; linfadenopatia; anéis vasculares congênitos; aneurismas etc.), aspiração de corpo estranho, granulomas e papilomas traqueais, trauma traqueal ou estenose subglótica idiopática. Casos de obstrução traqueal variável ou dinâmica podem ser ocasionados por traqueomalácia, aspiração de corpo estranho ou retenção de secreções.

Em geral, a **estenose traqueal** adquirida ocorre secundariamente a uma traqueotomia ou intubação endotraqueal prévia. É importante que o tubo endotraqueal (TET) receba cuidados diários, p. ex., monitoramento da pressão do *cuff* (idealmente, 20-30 cm de H_2O) para que não ocorra inflação excessiva, aspiração oral e endotraqueal de secreções, e a rotação regular do TET. Esses cuidados podem ajudar a prevenir estenose traqueal. Dispneia, tosse e incapacidade de eliminar as secreções pulmonares poderão ocorrer semanas e até meses depois da decanulação ou da extubação traqueal. Os achados do exame físico poderão estar ausentes até que o diâmetro traqueal tenha sofrido uma redução ≥ 50%, ocasião em que poderão ser detectados sibilos, um frêmito traqueal palpável e sons respiratórios ásperos. O diagnóstico será confirmado por uma TC da traqueia ou pela broncoscopia. O médico terá algumas opções de tratamento, como dilatação por balão, ressecção cirúrgica seguida por reconstrução, colocação de um *stent* ou laserterapia. Pacientes com doença refratária poderão ser tratados por traqueostomia.

A **obstrução brônquica** pode ser causada pela retenção de secreções pulmonares, por aspiração, por corpos estranhos, broncomalácia, carcinoma broncogênico, compressão por massas extrínsecas e tumores com metástase para as vias aéreas. Os achados clínicos e radiográficos variam, dependendo da localização da obstrução e do grau de estreitamento das vias aéreas. Podem ser observados os seguintes sintomas: dispneia, tosse, sibilos e, em caso de infecção, febre e calafrios. Um histórico de pneumonia recorrente no mesmo lobo ou segmento, ou de resolução lenta (> 3 meses) da pneumonia em radiografias sucessivas, é sugestivo de possibilidade de obstrução brônquica e de necessidade de broncoscopia.

Os achados radiográficos são: atelectasia (colapso parenquimatoso local), infiltrados pós-obstrutivos e aprisionamento de ar causado por uma obstrução expiratória unidirecional. Um estudo de TC poderá demonstrar a natureza e a localização exata da obstrução. A broncoscopia é o estudo diagnóstico definitivo, sobretudo se houver suspeita de tumor ou de aspiração de corpo estranho. O tratamento envolve o uso de eletrocautério broncoscópico, coagulação por plasma de argônio e ablação por *laser* e radiofrequência.

Catano J et al. Presentation, diagnosis, and management of subglottic and tracheal stenosis during systemic inflammatory diseases. Chest. 2022;161:257. [PMID: 34324839]

Ravikumar N et al. The role of bronchoscopy in the multidisciplinary approach to benign tracheal stenosis. J Thorac Dis. 2023;31:15:3998. [PMID: 37559626]

Russotto V et al. Intubation practices and adverse peri-intubation events in critically ill patients from 29 countries. JAMA. 2021;325:1164. [PMID: 33755076]

Asma

FUNDAMENTOS DO DIAGNÓSTICO

- Sintomas respiratórios como chiado, dispneia ou tosse, que podem variar quanto à duração e à gravidade.
- Limitação variável no fluxo de ar expiratório observada em testes da função pulmonar (TFP) ou com um teste positivo para broncoprovocação.

Considerações gerais

A asma é uma doença comum, afetando aproximadamente 8-10% da população. Sua incidência é ligeiramente maior em crianças do sexo masculino (< 14 anos) e em mulheres adultas. Existe uma predisposição genética para a ocorrência de asma. Nos EUA, vem sendo observado nos últimos 20 anos um aumento na prevalência, nas hospitalizações e na ocorrência de casos fatais de asma. Nesse país, ocorrem anualmente cerca de 10 milhões de consultas clínicas, 1,8 milhão de visitas ao pronto-socorro e mais de 3.500 mortes atribuídas à asma. Os percentuais de hospitalização são mais altos entre pessoas e crianças negras, com taxas de mortalidade consistentemente mais elevadas entre pessoas negras de 15-24 anos. O relatório da Global Initiative for Asthma (*Gina*) foi atualizado em 2023 com o objetivo de proporcionar um recurso abrangente, que aborda o diagnóstico, a avaliação, o tratamento e recomendações baseadas em evidências para a asma.

Definição e patogênese

A asma é um distúrbio crônico das vias aéreas; sua presença resulta em uma série de sinais e sintomas respiratórios e é caracterizada por níveis variáveis de obstrução expiratória das vias aéreas e hiper-reatividade. As patogêneses mais comuns para a asma são: inflamação das vias aéreas com presença de eosinófilos, neutrófilos e linfócitos (sobretudo células T); hiperplasia de células caliciformes; obstrução de pequenas vias aéreas com muco; deposição de colágeno sob a membrana basal; hipertrofia da musculatura lisa dos brônquios; edema das vias aéreas; ativação de mastócitos; e desnudação do epitélio das vias aéreas. A fisiopatologia da asma é heterogênea, mas já foi demonstrada a importância de uma divisão em endótipos T2-alto e T2-baixo (caracterizados por níveis altos e baixos, respectivamente, de citocinas Th2 clássicas, como a interleucina [IL]-4, IL-5 e IL-13), na seleção de terapias biológicas orientadas.

Já foram identificados muitos fenótipos clínicos para a asma. O mais comum desses fenótipos é a **asma alérgica**, que geralmente se inicia na infância e está associada a outras enfermidades alérgicas, p. ex., eczema, rinite alérgica ou alergia alimentar. A exposição de pacientes sensíveis a alérgenos inalados pode causar sintomas imediatos (resposta asmática precoce) ou que ocorrerão 4-6 horas após a exposição ao alérgeno (resposta asmática tardia). Os alérgenos mais comuns são os ácaros da poeira doméstica (frequentemente encontrados em travesseiros, colchões, móveis estofados, carpetes e cortinas), baratas, pelos de gato e polens sazonais. **Asma alérgica, asma T2-alta de início tardio** e **doença respiratória associada a ácido acetilsalicílico/Aine** são fenótipos do endótipo T2-alto. Os fenótipos de asma T2-baixo são a **asma não alérgica**, que tende a ocorrer em adultos, que se caracteriza pela presença de uma inflamação neutrofílica e de resposta variável aos tratamentos de rotina. Acredita-se que a **asma com limitação persistente do fluxo de ar** seja decorrente de uma remodelagem das vias aéreas. **Asma com obesidade** refere-se a sintomas respiratórios importantes em pacientes obesos, havendo pouca inflamação das vias aéreas.

Alguns dos **precipitantes inespecíficos** da asma são: infecções do trato respiratório superior, rinossinusite, gotejamento pós-nasal, aspiração, refluxo gastroesofágico, mudanças no clima, estresse e exercício. A exposição a **produtos de combustão** (p. ex., tabaco, metanfetaminas, óleo diesel e outros agentes) reforça os sintomas de asma e a necessidade de tratamento farmacológico, além de causar redução da função pulmonar. A **poluição do ar** (aumento dos níveis de partículas respiráveis, ozônio, SO_2 e NO_2) precipita os sintomas da asma e aumenta as idas ao pronto-socorro e o número de hospitalizações. Certas pessoas podem apresentar sintomas de asma depois de expostos ao ácido acetilsalicílico (i.e., doença respiratória exacerbada pelo ácido acetilsalicílico), a Aines ou a corantes de tartrazina. Outros **medicamentos** podem precipitar sintomas da asma (ver Tab. 9.23). A **asma ocupacional** é desencadeada por diversos agentes existentes no local de trabalho; poderá ocorrer semanas e até anos após a exposição e sensibilização iniciais. As mulheres podem se apresentar com **asma catamenial** em determinados momentos durante o ciclo menstrual. A **broncoconstrição induzida pelo exercício** tem seu início durante a prática do exercício ou dentro de 3 minutos após seu término, atinge o pico em 10-15 minutos, para em seguida desaparecer em cerca de 60 minutos. Acredita-se que esse fenômeno seja uma consequência do aquecimento das vias aéreas e da umidificação de maior volume de ar expirado durante a prática do exercício. Pessoas com **asma variante de tosse** se apresentam com tosse (em vez de chiado) como o sintoma predominante da hiper-reatividade brônquica.

Achados clínicos

Os sinais e sintomas variam amplamente entre pacientes, bem como num mesmo indivíduo ao longo do tempo. O nível de controle da asma deve ser avaliado pela frequência dos sintomas diurnos e noturnos e pela necessidade do uso de medicamentos para alívio, conforme está listado na Tabela 9.1.

A. Sintomas e sinais

A asma se caracteriza por um chiado episódico, falta de ar, sensação de aperto no peito e tosse. Os sintomas variam ao longo do tempo e em intensidade; geralmente pioram à noite ou no início da manhã. Os sintomas da asma podem ocorrer espontaneamente, ou podem ser precipitados ou exacerbados por muitos "gatilhos" diferentes, conforme foi discutido anteriormente.

Alguns achados do exame físico aumentam a probabilidade de asma. Edema da mucosa nasal, aumento das secreções e a presença de pólipos são achados frequentes em pacientes com asma alérgica. Também podem estar presentes eczema, dermatite atópica ou outros distúrbios cutâneos alérgicos. Sibilos e/ou uma fase expiratória prolongada durante a respiração normal são achados sugestivos de obstrução do fluxo de ar; esse não é o caso de sibilos que ocorram durante a expiração forçada. O exame torácico em pacientes com asma leve pode ter resultado normal entre exacerbações. Durante as exacerbações graves da asma, pode ocorrer uma limitação do fluxo de ar grande a ponto de não ocorrer a produção de sibilos; assim, durante a ausculta do paciente, a única pista diagnóstica pode ser a detecção de sons respiratórios globalmente reduzidos durante uma expiração prolongada. Ombros recurvados e o uso de músculos acessórios da respiração são achados sugestivos de aumento do esforço respiratório.

B. Achados laboratoriais

As determinações dos gases sanguíneos arteriais (GSA) podem estar normais durante uma exacerbação leve da asma, mas são comuns a presença de alcalose respiratória (com $PaCO_2$ baixo) e um aumento na diferença de oxigênio alveoloarterial (A-a-DO_2). Durante exacerbações graves, ocorre hipoxemia e a $PaCO_2$ retorna a seu nível normal, em decorrência da retenção. A combinação de aumento na $PaCO_2$ e de acidose respiratória pode ser indicativa de iminente insuficiência respiratória e da necessidade de recorrer à ventilação mecânica.

C. Provas de função pulmonar

As provas de função pulmonar pela espirometria ou por medições do pico de fluxo expiratório (PFE) são importantes para o estabelecimento do diagnóstico e para o tratamento de pacientes com asma.

As **medições espirométricas** importantes são: VEF_1, CVF e VEF_1/CVF, que devem ser obtidas antes e depois da administração de um broncodilatador de curta ação. Essas medições ajudam a determinar a presença e a extensão da obstrução do fluxo de ar, e se tal obstrução pode ser imediatamente revertida.

TABELA 9.1 Avaliação do controle da asma

Componentes do controle da asma	Classificação do controle da asma		
	Bem controlada	Parcialmente controlada	Não controlada
Sintomas de asma diurnos > 2x/semana Despertares noturnos devido à asma Interferência na atividade normal devido à asma Medicamentos de alívio necessários para sintomas de asma > 2x/semana	Nenhum desses componentes nas últimas 4 semanas	1-2 desses componentes nas últimas 4 semanas	3-4 desses componentes nas últimas 4 semanas

Fonte: National Asthma Education and Prevention Program. Expert Panel Report 3: Guidelines for the Diagnosis and Management of Asthma. National Institutes of Health Pub. No. 08-4051. Bethesda, MD, 2007, e Global Initiative for Asthma. Global Strategy for Asthma Management and Prevention 2022. Disponível em https://ginasthma.org.

A obstrução do fluxo de ar fica indicada por uma relação VEF$_1$/CVF reduzida, geralmente < 0,7 ou no limite inferior do normal. A reversibilidade significativa da obstrução do fluxo de ar foi definida anteriormente por um aumento ≥ 12% e 200 mL no VEF$_1$ ou CVF após a inalação de um broncodilatador de curta ação. Com base nas diretrizes publicadas em 2022, resposta ao broncodilatador é definida por um aumento no VEF$_1$ ou CVF > 10% em comparação com o valor previsto. Uma resposta positiva ao broncodilatador reforça o diagnóstico de asma, mas a ausência de resposta não impede que o paciente responda a um ensaio clínico com terapia broncodilatadora. Obstruções graves do fluxo de ar resultam em um significativo aprisionamento de ar; em consequência, ocorre aumento do volume residual e subsequente redução da CVF. O resultado é um padrão que pode mimetizar um defeito ventilatório restritivo.

O **teste de broncoprovocação** com inalação de histamina ou metacolina poderá ser de utilidade nos casos de suspeita de asma, apesar de uma espirometria não diagnóstica. Não é recomendável fazer uma broncoprovocação se VEF$_1$ < que 65% do previsto. Um teste de metacolina positivo é definido como uma queda no VEF$_1$ ≥ 20% na exposição a uma concentração de metacolina ≤ 8 mg/mL. Um teste negativo para metacolina tem um valor preditivo negativo de 95% para a presença de asma. O teste de provocação pelo exercício físico poderá ajudar em pacientes com sintomas de broncoespasmo induzido pelo exercício.

Os medidores de **PFE** são dispositivos portáteis projetados para monitoramento pessoal. O monitoramento do PFE pode estabelecer a variabilidade do pico de fluxo, quantificar a gravidade da asma e fornecer ao paciente e a seu médico medições objetivas, nas quais o médico poderá apoiar suas decisões terapêuticas. Deve-se ter em mente que a comparação com valores de referência não é tão válida quanto a comparação com o valor basal do próprio paciente. O PFE apresenta variação diurna; em geral é mais baixo logo ao despertar, e mais alto algumas horas antes da metade do dia. O PFE deve ser medido pela manhã, antes da administração de um broncodilatador, e à tarde, depois da administração de um broncodilatador. Uma alteração de 20% entre os valores para o PFE da manhã *versus* PFE da tarde, ou de um dia para o outro, sugere que a asma não está sendo adequadamente controlada. Valores de PFE < 200 L/minuto sugerem obstrução grave do fluxo de ar.

D. Outros testes

Em geral, as radiografias torácicas (RXT) de rotina em pacientes asmáticos são normais ou revelam apenas hiperinsuflação. O médico deverá solicitar uma RXT quando houver suspeita de pneumonia, que pode simular a asma, ou de uma complicação da asma, p. ex., pneumotórax.

Testes cutâneos ou *in vitro* (p. ex., IgE sérica total e IgE específica para alérgenos) para avaliação da sensibilidade a alérgenos ambientais podem identificar atopia em pacientes com asma persistente, que, então, poderão se beneficiar de terapias orientadas para sua diátese alérgica. O médico deverá considerar a realização de uma avaliação para doença dos seios paranasais ou refluxo gastroesofágico em pacientes com sintomas de asma persistentes, graves ou refratários. Uma contagem absoluta de eosinófilos poderá identificar pacientes elegíveis para terapia anti-IL-5, para o controle da doença eosinofílica das vias aéreas.

Complicações

A asma pode apresentar complicações, como exaustão, desidratação, infecção das vias aéreas, síncope tussiva e, em raros casos, pneumotórax. Em casos graves, poderá ocorrer insuficiência respiratória aguda hipercápnica e hipoxêmica.

Diagnóstico diferencial

Pacientes que apresentam sintomas atípicos ou com resposta insatisfatória ao tratamento podem estar sofrendo de qualquer das diversas condições que simulam asma. Os **distúrbios das vias aéreas superiores** que mimetizam a asma são a paralisia das pregas vocais, a síndrome de disfunção das pregas vocais, a estenose das vias aéreas supraglóticas, e massas ou disfunção da laringe. Para os **distúrbios das vias aéreas inferiores** que podem ser confundidos com asma são a aspiração de corpo estranho, massas ou estenose traqueal, traqueobroncomalácia, edema das vias aéreas (p. ex., angioedema ou lesão por inalação), DPOC não asmática (enfisema ou bronquite crônica), bronquiectasia, aspergilose broncopulmonar alérgica (uma micose), fibrose cística, pneumonia eosinofílica, pneumonite por hipersensibilidade, sarcoidose e bronquiolite obliterante. Casos de **vasculite sistêmica** com envolvimento pulmonar podem ter um componente asmático, p. ex., granulomatose eosinofílica com poliangeíte. Os **distúrbios cardíacos** podem ser IC ("asma cardíaca") e hipertensão pulmonar. As **causas psiquiátricas** para a asma são: transtornos de conversão (asma "funcional"), sibilância laríngea emocional ou discinesia laríngea episódica. Em raros casos, síndrome de Münchausen ou simulação podem explicar a apresentação dos sintomas de determinado paciente.

Abordagem terapêutica

O tratamento personalizado da asma é um ciclo contínuo que envolve avaliação, ajustes terapêuticos e revisão periódica, com o objetivo de alcançar um controle ideal dos sintomas; com minimização de riscos futuros (inclusive exacerbações); e prevenção de mortes relacionadas a essa doença, conforme recomendação do relatório *Gina* de 2023 atualizado para *asma*. A **avaliação da asma** deve levar em conta o nível de controle da doença, os fatores de risco para exacerbações, a gravidade da asma, ajustes terapêuticos e provas da função pulmonar periódicas.

1. **Controle da asma** – O médico avalia o nível de controle dessa doença pela análise atenta dos sintomas. Os pacientes devem ser questionados com relação às últimas 4 semanas, devendo informar a frequência de ocorrência dos sintomas (dias por semana), despertar do sono por estes e o uso de terapias para alívio (beta-agonista de curta duração [BACD],

corticosteroide inalatório [CI]-formoterol ou CI-BACD) para alívio dos sintomas (Tab. 9.1). Os pacientes também devem ser questionados acerca da limitação das atividades.

2. **Fatores de risco para exacerbações** – O controle inadequado dos sintomas aumenta o risco de ocorrência de exacerbações. Outros fatores de risco são: ocorrência de mais de uma exacerbação no ano anterior; uso inadequado de corticoides inalatórios (CI) (por causa de subtratamento, baixa adesão, ou técnica inalatória incorreta); e outras comorbidades, p. ex., sinusite crônica, DRGE, obesidade e tabagismo.

3. **Gravidade da asma** – A gravidade dessa doença deve ser avaliada retrospectivamente, a partir do nível de tratamento necessário para o controle dos sintomas e das exacerbações. A Tabela 9.2 descreve o tratamento em etapas, em um plano terapêutico personalizado para a asma. Normalmente a asma leve responde satisfatoriamente aos tratamentos da Etapa 1 ou 2; a asma moderada ao tratamento da Etapa 3; e a asma grave ao tratamento da Etapa 4 ou 5. É importante que seja estabelecida a diferença entre asma grave e asma não controlada em pacientes que estejam sendo tratados com medicação da Etapa 4 ou da Etapa 5. O médico deve avaliar a técnica de uso do inalador, a adesão à medicação, comorbidades, como a apneia obstrutiva do sono (AOS) ou DRGE, e uma exposição contínua a alérgenos, como possíveis causas para um controle precário da asma (asma "não controlada"). Se depois que esses problemas tiverem sido sanados o paciente ainda precisar do tratamento da Etapa 4 ou da Etapa 5, então se pode dizer que o paciente sofre de asma "grave" e deve ser encaminhado a um especialista em asma ou em doenças pulmonares. A obtenção seriada de provas de função pulmonar será benéfica no momento do diagnóstico, 3-6 meses após o início do tratamento, e

depois disso periodicamente, mas o médico não precisará solicitar o teste em todas as consultas.

4. **Ajustes do tratamento** – Os objetivos do tratamento de pacientes asmáticos são: minimização dos sintomas crônicos que interferem na atividade normal (inclusive exercícios), prevenção de exacerbações recorrentes, redução ou eliminação da necessidade de idas ao pronto-socorro ou de hospitalizações e manutenção da função pulmonar normal ou quase normal. Na abordagem da patogênese da doença e dos fatores de risco modificáveis, será melhor fazer uma abordagem multidisciplinar, com uso de estratégias farmacológicas e não farmacológicas. O médico deverá prescrever aqueles agentes farmacológicos que satisfaçam as expectativas do paciente com relação ao tratamento da asma, com o menor número de eventos adversos. O tratamento deverá ser intensificado se a asma permanecer descontrolada, apesar da adesão do paciente e da boa técnica de inalação; por outro lado, o tratamento deverá ser reduzido se a asma estiver bem controlada, até que seja definida a dose terapêutica mínima eficaz. As intervenções não farmacológicas a serem seguidas são o aumento da atividade física e a prática de exercícios respiratórios. Uma diminuição significativa na exposição a irritantes inespecíficos das vias aéreas para todos os pacientes, bem como a alérgenos inalados em pacientes atópicos, poderá atenuar os sintomas e a necessidade por medicamentos. Por outro lado, condições comórbidas que comprometem o tratamento da asma, como tabagismo, rinossinusite, DRGE, obesidade e AOS, devem ser identificadas e tratadas. Periodicamente, o médico deverá revisar o plano terapêutico para a asma, o nível de controle dos sintomas e a satisfação do paciente; essa tarefa fica facilitada pelas orientações do paciente

TABELA 9.2 Terapia em etapas no plano de tratamento personalizado da asma

	Preferencial	Alternativa
Etapas 1 e 2	CI-formoterol em baixa dose conforme a necessidade **ou** CI em baixa dose/dia e BACD conforme a necessidade **ou** CI e BACD concomitantes conforme a necessidade	LTRA/dia e BACD conforme a necessidade **ou** Cromolina **ou** Nedocromil **ou** Zileuton **ou** Teofilina e BACD conforme a necessidade
Etapa 3	Combinação de CI em baixa dose + formoterol/dia e conforme a necessidade	CI de dose média/dia e BACD conforme a necessidade **ou** CI de dose baixa-Baap/dia **ou** CI de dose baixa + Amla/dia **ou** CI de dose baixa + LTRA e BACD conforme a necessidade **ou** CI de dose baixa/dia + teofilina ou zileuton e BACD conforme a necessidade
Etapa 4	Combinação de CI-formoterol em média dose/dia e conforme a necessidade	CI de dose média-Baap/dia **ou** CI de dose média + Amla/dia e BACD conforme a necessidade **ou** CI de dose média + LTRA/dia **ou** CI de dose média + zileuton/dia e BACD conforme a necessidade **ou** CI de dose média + teofilina/dia
Etapa 5	CI-Baap em média-alta dose + Amla e BACD conforme a necessidade	CI de dose média-alta/dia **ou** CI de dose alta + LTRA e BACD conforme a necessidade
Etapa 6	CI-Baap em alta dose + corticosteroides sistêmicos orais + BACD conforme a necessidade	

para autotratamento e pelo treinamento de habilidades. O autotratamento deve incluir um automonitoramento dos sintomas ou dos picos de fluxo; um plano de ação por escrito; e a revisão periódica do controle da asma, de seu tratamento e das habilidades com um profissional de saúde.

5. **Provas da função pulmonar periódicas** – É importante fazer uma espirometria seriada no momento do diagnóstico, 3-6 meses após o início do tratamento e, periodicamente depois disso, para o monitoramento da trajetória da doença e da resposta do paciente à terapia.

Tratamento

A. Agentes farmacológicos

Os medicamentos para asma podem ser divididos em três categorias: (1) medicamentos **controladores de longo prazo** (Tab. 9.3), que são administrados durante longos períodos para reduzir a inflamação das vias aéreas, atenuar os sintomas e diminuir o risco de exacerbações futuras, (2) medicamentos **para alívio** (Tab. 9.4), usados conforme a necessidade para aliviar os sintomas mais exacerbados e (3) **terapias complementares** (*add-on*) para asma grave. A Tabela 9.2 resume um

TABELA 9.3 Medicamentos para controle prolongado da asma

Medicamento	Forma de dosagem	Dose para adultos	Comentários
Corticosteroides inalatórios (CI)			**(Ver Tab. 9.5)**
Corticosteroides sistêmicos			**(Aplica-se a todos os três corticosteroides)**
Metilprednisolona	Comprimidos de 2, 4, 6, 8, 16, 32 mg	40-60 mg	• Administrar dose única pela manhã, diariamente ou em dias alternados (a terapia em dias alternados pode produzir menos supressão adrenal), conforme a necessidade para controle. • Cursos curtos ou *bursts* em dose única ou duas doses divididas por 3-10 dias são eficazes para estabelecimento do controle ao iniciar a terapia, ou durante um período de deterioração gradual. • Não há evidências de que a redução gradual da dose após melhora no controle dos sintomas e na função pulmonar previna a recaída.
Prednisolona	Comprimidos de 5 mg; solução VO de 5 mg/5 mL, 15 mg/5 mL	40-60 mg	
Prednisona	Comprimidos de 1, 2,5, 5, 10, 20, 50 mg; Solução VO de 5 mg/mL	7,5-60 mg	
Baap inalatório			**Não deve ser usado para alívio dos sintomas ou exacerbações. Usar com CI.**
Formoterol	Inalação: nebulizador de 20 mcg/2 mL (DPI descontinuado pela FDA nos EUA)	20 mcg de 12-12 horas	• Doses adicionais não devem ser administradas por pelo menos 12 horas. • Os agentes devem ser usados apenas com seu inalador específico e não devem ser tomados VO. • A duração reduzida da proteção contra EIB pode ocorrer com o uso regular.
Salmeterol	DPI: 50 mcg/atuação	1 *blister* de 12-12 horas	
Medicamentos combinados			
Budesonida/formoterol	HFA IDM: 80 mcg/4,5 mcg 160 mcg/4,5 mcg	2 inalações 2x/dia; a dose depende da gravidade da asma	• 80/4,5 mcg para asma não controlada com CI de baixa a média dose. • 160/4,5 mcg para asma não controlada com CI de dose média a alta.
Fluticasona/salmeterol	DPI: 100 mcg/50 mcg 250 mcg/50 mcg 500 mcg/50 mcg HFA: 45 mcg/21 mcg 115 mcg/21 mcg 230 mcg/21 mcg	1 inalação 2x/dia; a dose depende da gravidade da asma	• 100/50 mcg DPI ou 45/21 mcg HFA para asma não controlada com CI de dose baixa a média. • 250/50 mcg DPI ou 115/21 mcg HFA para asma não controlada com CI de dose média a alta.
Furoato de fluticasona/vilanterol	DPI: 100 ou 200 mcg/25 mcg por *blister*	1 inalação/dia	• Manutenção da asma uma vez ao dia.

(continua)

TABELA 9.3 Medicamentos para controle prolongado da asma (*continuação*)

Medicamento	Forma de dosagem	Dose para adultos	Comentários
Mometasona/ formoterol	100 mcg/5 mcg/*spray* 200 mcg/5 mcg/*spray*	2 inalações 2x/dia	
Cromolina e nedocromil			
Cromolina	IDM: 0,8 mg/inalação Nebulizador: 20 mg/ ampola	2 inalações 4x/dia 1 ampola 4x/dia	• Pode ser necessário um teste de 4-6 semanas para determinar o benefício máximo. • A dose por IDM pode ser inadequada para afetar a hipercapacidade de resposta. • Uma dose antes do exercício ou exposição ao alérgeno fornece profilaxia eficaz por 1-2 horas. Não é tão eficaz para EIB quanto BACD. • Uma vez que o controle é alcançado, a frequência da dosagem pode ser reduzida.
Nedocromil	IDM: 1,75 mg/inalação	2 inalações 4x/dia	
Anticolinérgico inalatório de longa ação			**Não deve ser usado para alívio dos sintomas ou exacerbações. Use com CI.**
Tiotrópio	DPI: 18 mcg/*blister*	1 *blister*/dia	
Antagonistas do receptor de leucotrieno			
Montelucaste	Comprimido mastigável de 4 ou 5 mg; comprimido de 10 mg	10 mg/dia na hora de dormir	• Exibe uma curva dose-resposta plana. Doses > 10 mg não produzirão uma resposta maior em adultos.
Zafirlucaste	Comprimido de 10-20 mg	Comprimido de 20 mg 2x/dia	• A administração com as refeições diminui a biodisponibilidade; tomar pelo menos 1 hora antes ou 2 horas após as refeições. • Monitorar os sintomas e sinais de disfunção hepática.
Inibidor da 5-lipoxigenase			
Zileuton	Comprimido de 600 mg	600 mg 4x/dia	• Monitorar a enzima hepática (TGP).
Metilxantinas			
Teofilina	Líquidos, comprimidos de liberação prolongada e cápsulas	Dose inicial: 10 mg/kg/dia até 300 mg no máximo Dose máxima habitual: 800 mg/ dia	• Ajustar a dose para atingir a concentração sérica de 5-15 mcg/ mL após pelo menos 48 horas na mesma dose. • Devido à ampla variabilidade interpacientes na depuração metabólica da teofilina, o monitoramento rotineiro do nível sérico de teofilina é importante.
Anticorpos monoclonais			
Omalizumabe	Injeção SC	Dependendo do nível de IgE pré-tratamento; até 375 mg de 2-2 semanas	• Liga-se à IgE; previne a interação com o receptor de IgE em mastócitos e basófilos. • Tem um aviso de tarja preta de anafilaxia. • Nível de IgE sugerido de 30-1500 UI/mL.
Mepolizumabe	Injeção SC	100 mg de 4-4 semanas	• Liga-se à IL-5; previne a interação com o receptor. • AEC sugerido ≥ 150-300/mcL (0,15-0,3 × 10^9/L).
Reslizumabe	Injeção IV	3 mg/kg de 4-4 semanas	• Liga-se à IL-5; previne interação com receptor. • Tem um aviso de tarja preta de anafilaxia. • AEC sugerido ≥ 400/mcL (0,4 × 10^9/L).
Benralizumabe	Injeção SC	30 mg de 4-4 semanas para 3 doses, depois a cada 8 semanas	• Liga-se ao receptor de IL-5; bloqueia a interação receptor-ligante e também causa apoptose de basófilos e eosinófilos. • AEC sugerido ≥ 300/mcL (0,3 × 10^9/L).
Dupilumabe	Injeção SC	200 ou 300 mg de 2-2 semanas	• Liga-se a IL-4Ralpha; bloqueia a sinalização de IL-4 e IL-13. • AEC sugerido ≥ 150/mcL (0,15 × 10^9/L) e/ou Feno ≥ 25 ppb.

AEC: contagem absoluta de eosinófilos; Baap, beta-2-agonista de longa ação; BACD, beta-2-agonista de curta ação; DPI, inalador de pó seco; EIB, broncoespasmo induzido por exercício; Feno, óxido nítrico exalado fracionado; HFA, hidrofluoroalcano; IDM, inalador dosimetrado.

plano terapêutico personalizado para asma, para controle dos sintomas e minimização do risco futuro.

Na maioria dos casos, os medicamentos para asma são administrados por inalação ou VO. A inalação de um agente apropriado resulta em um início mais rápido dos efeitos pulmonares e em menos efeitos sistêmicos *versus* a dose oral necessária para a obtenção do mesmo efeito. Uma técnica adequada de inalação e o uso de uma câmara de inalação (i.e., um "espaçador") com inaladores dosimetrados (IDM) minimizam a deposição orofaríngea do medicamento e melhoram a administração do medicamento nos pulmões. A terapia com nebulizador deve ficar reservada para pacientes gravemente doentes e para aqueles que não são capazes de usar inaladores por causa de dificuldades de coordenação, compreensão ou cooperação.

1. **Corticosteroides inalatórios** – Os corticosteroides inalatórios (CI) são medicamentos controladores essenciais (Tabs. 9.4 e 9.5). Depois de definido o diagnóstico de asma, o início imediato do tratamento com um CI resulta em melhora mais satisfatória na função pulmonar em comparação com o tratamento mais tardio. No início do tratamento da asma, a prescrição de CI controladores diários ou de uso conforme a necessidade passa uma mensagem positiva aos pacientes asmáticos – de que tanto o controle dos sintomas quanto a diminuição dos riscos são os pilares do tratamento de sua

TABELA 9.4 Medicamentos para alívio da asma

Medicamentos	Forma de dosagem	Dose para adultos	Comentários
Beta-2-agonistas de ação curta (BACD) por inalação			
Albuterol CFC	IDM: 90 mcg/inalação, 200 inalações/recipiente	2 inalações 5 minutos antes do exercício 2 inalações a cada 4-6 horas, conforme a necessidade	• Uso crescente ou falta do efeito esperado indica controle diminuído da asma. • Não recomendado para tratamento diário de longo prazo. O uso regular > 2 dias/semana para controle dos sintomas (não prevenção de EIB) indica necessidade de intensificar a terapia. • Há diferenças na potência, mas todos os produtos são essencialmente comparáveis em uma base por inalação. • Pode dobrar a dose usual para exacerbações leves. • Preparar o inalador liberando quatro atuações antes do uso. • Limpar periodicamente o ativador HFA, pois o medicamento pode bloquear/obstruir o orifício.
Albuterol HFA	IDM: 90 mcg/inalação, 200 inalações/recipiente	2 inalações 5 minutos antes do exercício 2 inalações a cada 4-6 horas, conforme a necessidade	
Pirbuterol CFC	IDM: 200 mcg/inalação, 400 inalações/recipiente	2 inalações 5 minutos antes do exercício 2 inalações a cada 4-6 horas, conforme a necessidade	
Levalbuterol HFA	IDM: 45 mcg/inalação, 200 inalações/recipiente	2 inalações 5 minutos antes do exercício 2 inalações a cada 4-6 horas, conforme a necessidade	
Albuterol	Solução para nebulização: 0,63 mg/3 mL 1,25 mg/3 mL 2,5 mg/3 mL 5 mg/mL (0,5%)	1,25-5 mg em 3 mL de solução salina a cada 4-8 horas, conforme a necessidade	• Pode misturar com suspensão inalatória de budesonida, cromolina ou soluções nebulizadoras de ipratrópio. • Pode dobrar a dose para exacerbações graves.
Levalbuterol (R-albuterol)	Solução para nebulização: 0,31 mg/3 mL 0,63 mg/3 mL 1,25 mg/0,5 mL 1,25 mg/3 mL	0,63-1,25 mg de 8-8 horas, conforme a necessidade	• Compatível com suspensão inalatória de budesonida. O produto é um frasco de dose unitária, estéril e sem conservantes.
Anticolinérgicos			
Ipratrópio HFA	IDM: 17 mcg/inalação, 200 inalações/recipiente	2-3 inalações de 6-6 horas	• Faltam evidências de que os anticolinérgicos geram benefício adicional aos beta-2-agonistas na terapia de controle da asma de longo prazo.
	Solução para nebulização: 0,25 mg/mL (0,025%)	0,25 mg de 6-6 horas	
Ipratrópio com albuterol	IDM: 18 mcg/inalação de bromento de ipratrópio e 90 mcg/inalação de albuterol, 200 inalações/recipiente	2-3 inalações de 6-6 horas	
	Solução nebulizadora: 0,5 mg/3 mL de bromento de ipratrópio e 2,5 mg/3 mL de albuterol	3 mL a cada 4-6 horas	• Contém EDTA para evitar descolorações da solução. Esse aditivo não induz broncoespasmo.
Anti-inflamatórios (CI de baixa dosagem e broncodilatador de ação rápida)			
CI-albuterol	Albuterol/budesonida IDM: 90 mcg/80 mcg por atuação	2 inalações a cada 4 horas, conforme a necessidade	Máx. 12 inalações/dia
Budesonida/ formoterol	IDM: 80 mcg/4,5 mcg por atuação	1-2 inalações a cada 4 horas, conforme a necessidade	• Máx. 12 inalações/dia incluindo manutenção total + conforme a necessidade, fornecendo no máximo 54 mcg de formoterol. • Não deve ser usado para alívio se mantido em diferentes CI/Baap.

(continua)

TABELA 9.4 Medicamentos para alívio da asma (*continuação*)

Medicamentos	Forma de dosagem	Dose para adultos	Comentários
Beclometasona/ formoterol	IDM: 100 mcg/6 mcg por atuação	1-2 inalações a cada 4 horas, conforme a necessidade	Máx. 8 inalações por dia
Corticosteroides sistêmicos			
Metilprednisolona	Comprimidos de 2, 4, 6, 8, 16, 32 mg	40-60 mg/dia em dose única ou em 2 doses divididas	• Cursos curtos ou *bursts* são eficazes para estabelecimento do controle ao iniciar a terapia ou durante um período de deterioração gradual. • O *burst* deve ser continuado até que os sintomas desapareçam e o PFE esteja pelo menos 80% do melhor pessoal. Isso geralmente requer de 3-10 dias, mas pode exigir mais tempo. Não há evidências de que a redução gradual da dose após as melhorias evite a recaída.
Prednisolona	Comprimidos de 5 mg; solução VO de 5 mg/5 mL, 15 mg/5 mL	40-60 mg/dia em dose única ou dividida em 2 doses	
Prednisona	Comprimidos de 1, 2,5, 5, 10, 20, 50 mg; solução VO de 5 mg/mL	40-60 mg/dia em dose única ou dividida em 2 doses	
Acetato de metilprednisolona	Injeção de repositório: 40 mg/mL 80 mg/mL	240 mg intramuscular uma vez	• Pode ser usado no lugar de uma curta dose de corticosteroides VO em pacientes que estão vomitando ou se a adesão ao tratamento for um problema.

CFC: clorofluorcarbono; EIB: broncoespasmo induzido por exercício; HFA: hidrofluoroalcano; IDM: inalador dosimetrado.
Fonte: National Asthma Education and Prevention Program. Expert Panel Report 3: Guidelines for the Diagnosis and Management of Asthma. National Institutes of Health Pub. No. 08-4051. Bethesda, MD, 2007.

TABELA 9.5 Dosagens diárias clinicamente comparáveis estimadas para corticosteroides inalatórios para adultos com asma

Medicamentos	Dose baixa diária	Dose média diária	Dose alta diária
Dipropionato de beclometasona HFA 40 ou 80 mcg/inalação	80-240 mcg	> 240-480 mcg	> 480 mcg
Dipropionato de budesonida DPI 90, 180 ou 200 mcg/inalação	180-400 mcg	> 400-800 mcg	> 800 mcg
Flunisolida 250 mcg/inalação	500-1.000 mcg	> 1.000-2.000 mcg	> 2.000 mcg
Flunisolida HFA 80 mcg/inalação	320 mcg	> 320-640 mcg	> 640 mcg
Propionato de fluticasona **HFA/IDM:** 44, 110 ou 220 mcg/inalação **DPI:** 50, 100 ou 250 mcg/inalação	88-264 mcg 100-300 mcg	> 264-440 mcg > 300-500 mcg	> 440 mcg > 500 mcg
Furoato de mometasona furoato DPI 200 mcg/inalação	200 mcg	400 mcg	> 400 mcg
Triancinolona acetonida 75 mcg/inalação	300-750 mcg	> 750-1.500 mcg	> 1.500 mcg

DPI: inalador de pó seco; HFA: hidrofluoroalcano; IDM: inalador dosimetrado.
Observações:
• O determinante mais importante de uma dosagem apropriada é o julgamento do médico com relação à resposta do paciente à terapia. A maioria dos benefícios clínicos da terapia com corticosteroides inalatórios é observada em doses baixas; a capacidade de resposta varia entre pacientes.
• Interações medicamentosas potenciais: Vários corticosteroides inalatórios, como fluticasona, budesonida e mometasona, são metabolizados no trato gastrointestinal e no fígado pelas isoenzimas CYP 3A4. Inibidores potentes do CYP 3A4, como ritonavir e cetoconazol, têm o potencial de aumentar as concentrações sistêmicas desses corticosteroides inalatórios, pelo aumento da disponibilidade oral e diminuição da depuração sistêmica. Foram relatados alguns casos de síndrome de Cushing clinicamente significativos e insuficiência adrenal secundária.
Fonte: National Asthma Education and Prevention Program. Expert Panel Report 3: Guidelines for the Diagnosis and Management of Asthma. National Institutes of Health Pub. No. 08-4051. Bethesda, MD, 2007, e: Global Initiative for Asthma. Global Strategy for Asthma Management and Prevention, 2019. (Disponível em: www.ginasthma.org.)

doença. Os determinantes mais importantes na escolha do medicamento, do dispositivo e da dose são os sintomas e os fatores de risco do paciente, juntamente com questões mais práticas (p. ex., o custo e o mecanismo de administração). As doses dos CI são classificadas como baixas, médias e altas, mas a administração de baixas doses do CI proporciona benefício clínico, sendo suficiente para a maioria dos pacientes com asma. As doses para os CI variam, dependendo do agente específico e do dispositivo de administração (Tab. 9.5). Para pacientes que devem ser tratados com altas doses de CI para que possam obter um controle adequado dos sintomas, a dose de CI deve ser diminuída depois de transcorridos 3 meses de um bom controle, até que seja definida a menor dose capaz de preservar o controle dos sintomas e minimizar o risco de exacerbação.

O uso simultâneo de um IDM e de uma câmara de inalação, juntamente com a lavagem bucal depois da administração do CI, diminuem a absorção sistêmica e os efeitos colaterais locais (tosse, disfonia, candidíase orofaríngea). Os inaladores de pó seco (IPS) não são usados juntamente com a câmara de inalação. Podem ocorrer efeitos sistêmicos (supressão adrenal, osteoporose, adelgaçamento da pele, fragilidade capilar e catarata) em pacientes tratados com altas doses de CI. Os inaladores combinados com um CI e um beta-2-agonista de ação prolongada (Baap) oferecem tratamento conveniente para pacientes asmáticos. O relatório da *Gina* recomenda o uso preferencial de um corticosteroide inalatório/formoterol em baixas doses com base em evidências clínicas, mas observando que seu custo e disponibilidade em diferentes países devem ser levados em consideração. A combinação budesonida/formoterol está listada como medicamento essencial para a OMS.

2. **Agonistas beta-adrenérgicos** – Os beta-agonistas são divididos em BACD e Baap. Os BACD (Tab. 9.4), como albuterol, levalbuterol, bitolterol, pirbuterol e terbutalina, são os pilares da terapia para alívio ou recuperação em pacientes com asma. Não há evidências convincentes que imponham o uso de um agente em detrimento do outro. Todos os pacientes asmáticos devem ter acesso imediato a um broncodilatador, de preferência BACD, por serem os broncodilatadores mais eficazes nos episódios de exacerbação, além de proporcionar alívio imediato dos sintomas. Antes da prática do exercício, a administração de um BACD previne com eficácia a broncoconstrição induzida pelo esforço.

A terapia inalatória com BACD é tão eficaz quanto a terapia oral ou parenteral com um beta-agonista no relaxamento da musculatura lisa das vias aéreas e na melhora da asma aguda, além de oferecer as vantagens de um rápido início de ação (< 5 minutos) e com menos efeitos colaterais sistêmicos. A repetida administração promove uma broncodilatação crescente. Em geral, bastam 1-2 inalações de um BACD em um IDM para sintomas leves a moderados. Em muitos casos, as exacerbações graves dependerão de doses mais altas: p. ex., 6-12 inalações de albuterol a cada 30-60 minutos por IDM com uso de uma câmara de inalação, ou 2,5 mg por nebulizador, proporcionam uma broncodilatação equivalente. A administração por nebulização não será mais eficaz do que o que se consegue com o uso correto do IDM, mas fornecerá doses mais altas. Na maioria dos BACD, a dose recomendada por nebulizador para asma aguda (albuterol, 2,5 mg) é 25-30 vezes maior que a administrada por uma única ativação do IDM (albuterol, 0,09 mg). Essa grande diferença sugere que a dose-padrão para inalações com um IDM pode ser insuficiente no contexto de uma exacerbação aguda. Independentemente da dose, a terapia com nebulização poderá obter resultados mais favoráveis em pacientes que não conseguem coordenar a inalação dos medicamentos de um IDM por causa da idade, agitação ou gravidade da exacerbação.

A *Gina* recomenda que o tratamento da asma em adultos ou adolescentes não seja realizado exclusivamente com um BACD; também não endossa o uso diário programado de BACD. Embora os BACD sejam eficazes como medicação para alívio rápido, pacientes tratados apenas com BACD correm maior risco de morte relacionada à asma e da necessidade de cuidados médicos urgentes, mesmo que seus sintomas estejam controlados.

Depois da administração de apenas uma dose, os Baap proporcionam broncodilatação por até 12 horas. Nos EUA, salmeterol e formoterol são Baap disponíveis para tratamento da asma. Em combinação com um CI, esses agentes estão indicados para terapia de manutenção da asma. Os Baap não devem ser usados como monoterapia, pois não têm efeito anti-inflamatório e porque dois grandes estudos associaram a monoterapia a um pequeno, mas significativo, aumento no risco de ataques de asma graves ou fatais. Com base em dados obtidos com estudos clínicos em pacientes com asma leve, os inaladores combinados contendo formoterol e budesonida em baixa dosagem são a opção de escolha, por terem demonstrado uma diminuição de 64% nas exacerbações graves *versus* tratamento exclusivamente com um BACD; além disso, também ficou determinada sua não inferioridade para exacerbações graves *versus* monoterapia em baixas doses com um CI.

3. **Corticosteroides sistêmicos** – Os corticosteroides sistêmicos (prednisona ou prednisolona VO, ou metilprednisolona parenteral) são mais eficazes para a rápida obtenção do controle da asma durante exacerbações agudas. Esses agentes também demonstraram eficácia como tratamentos primários para pacientes com exacerbações de asma moderadas a graves, bem como para pacientes com exacerbações que não responderam pronta e completamente à terapia com um BACD inalatório. Os corticosteroides sistêmicos aceleram a resolução da obstrução do fluxo de ar e baixam os percentuais de recidiva. Atrasos na administração de corticosteroides podem ter como resultado um comprometimento progressivo. Assim, para pacientes com asma moderada a grave, seus médicos devem prescrever corticosteroides VO para que essa medicação esteja disponível em suas casas para administração rápida, quando houver

necessidade. Ainda não foi definida a dose mínima eficaz de corticosteroides sistêmicos para pacientes com asma. A terapia ambulatorial por *burst* com prednisona é de 0,5-1 mg/kg/dia (normalmente 40-60 mg) em 1-2 doses durante 3-7 dias. Pacientes com exacerbações graves que dependam de hospitalização geralmente necessitarão de 1 mg/kg de prednisona ou metilprednisolona a cada 6-12 horas durante 48 horas, ou até que o VEF_1 (ou taxa de PFE) retorne a 50% do previsto (ou 50% do valor basal). Então, a dose deverá ser reduzida para 0,5 mg/kg/dia até que o PFE atinja 70% do previsto, ou do melhor valor pessoal. Nenhuma vantagem clara foi observada para doses mais altas de corticosteroides. Pode ser prudente administrar corticosteroides IV em pacientes gravemente enfermos, para evitar preocupações com relação a alterações na absorção gastrointestinal.

Em pacientes com asma refratária e mal controlada, ou em pacientes com exacerbações frequentes apesar da terapia inalatória otimizada, pode haver necessidade de recorrer ao uso de corticosteroides sistêmicos para a supressão dos sintomas a longo prazo. O médico deverá se esforçar ao máximo para reduzir a dose ao mínimo necessário para o controle dos sintomas. O paciente também deverá ser tratado simultaneamente com suplementos de cálcio e vitamina D, para prevenir a perda mineral óssea induzida pelo corticosteroide, diante de um curso prolongado. Um teste para densidade mineral óssea após 3 ou mais meses de exposição cumulativa a corticosteroides sistêmicos poderá orientar o uso de bifosfonatos para tratamento da osteoporose induzida por esteroides. Uma descontinuação rápida do corticosteroide sistêmico em seguida a um curso prolongado pode precipitar insuficiência adrenal.

4. **Anticolinérgicos** – Os agentes anticolinérgicos revertem o broncoespasmo mediado pelo nervo vago, mas não o broncoespasmo induzido por alérgenos ou pela prática de exercícios. Esses agentes podem diminuir a hipersecreção das glândulas mucosas. Estão disponíveis **antagonistas muscarínicos de curta ação (Amca)** e **antagonistas muscarínicos de longa ação (Amla)**. O brometo de ipratrópio, um Amca, é menos eficaz que o BACD para alívio do broncoespasmo agudo, mas é o medicamento inalatório de escolha para pacientes com intolerância ao BACD ou com broncoespasmo causado por medicamentos betabloqueadores. O brometo de ipratrópio diminui o percentual de internações hospitalares quando adicionado a um BACD inalatório em pacientes com exacerbações de asma moderadas a graves. Estudos demonstraram que a adição de tiotrópio a doses médias de corticosteroides inalatórios e salmeterol melhora a função pulmonar e diminui a frequência de exacerbações da asma.

5. **Modificadores de leucotrienos** – Os leucotrienos são mediadores potentes que contribuem para a obstrução das vias aéreas e dos sintomas de asma ao promover a contração da musculatura lisa das vias aéreas, aumentar a permeabilidade vascular e a secreção de muco e atrair e ativar células inflamatórias das vias aéreas. **Zileuton** é um inibidor da 5-lipoxigenase que diminui a produção dos leucotrienos, e **zafirlucaste** e **montelucaste** são antagonistas dos receptores de leucotrienos cisteinílicos. Em estudos randomizados e controlados (RCT), esses agentes promoveram melhoras modestas na função pulmonar, diminuíram os sintomas de asma e reduziram a necessidade da instituição de terapia recuperação com BACD. Esses agentes são menos eficazes do que os corticosteroides inalatórios para a diminuição das exacerbações ou como terapia de controle de primeira linha, mas podem ser considerados como alternativas em pacientes asmáticos que não podem usar corticosteroides inalatórios ou que apresentem efeitos colaterais indesejáveis com o uso de corticosteroides.

6. **Anticorpos monoclonais** – Pacientes asmáticos que necessitam de tratamento com anticorpos monoclonais devem ser avaliados por um pneumologista ou alergologista com experiência no uso desses agentes. **Omalizumabe** é um anticorpo recombinante que se liga à IgE sem ativar os mastócitos. Estudos clínicos em pacientes com asma moderada a grave e com níveis séricos elevados de IgE observaram que o omalizumabe, quando administrado por via SC a cada 2-4 semanas, diminuiu a necessidade de corticosteroides. Três outros anticorpos monoclonais antagonistas de IL-5 (anti-IL-5/5R) foram aprovados para tratamento de asma grave com eosinofilia no sangue periférico e que não responderam aos tratamentos de rotina: **reslizumabe** (administrado IV de 4-4 semanas), **mepolizumabe** (administrado de 4-4 semanas) e **benralizumabe** (administrado SC a cada 4-8 semanas). **Dupilumabe** é um anticorpo monoclonal (anti-IL-4R-alfa) que, quando administrado SC de 2-2 semanas, inibe a sinalização hiperativa de IL-4 e IL-13.

7. **Inibidor da fosfodiesterase** – A **teofilina** proporciona broncodilatação leve em pacientes asmáticos. Também possui propriedades anti-inflamatórias e imunomoduladoras, melhora a depuração mucociliar e fortalece a contratilidade do diafragma. Foi demonstrado que preparações de teofilina de liberação sustentada são eficazes no controle de sintomas noturnos, e também como terapia adicional em pacientes com asma persistente de intensidade moderada ou grave e cujos sintomas estejam sendo inadequadamente controlados com o uso de corticosteroides inalatórios. A teofilina de liberação sustentada em baixa dose faz parte do tratamento da etapa 3 como opção menos eficaz. Não se deve recomendar nem teofilina nem aminofilina para tratamento de exacerbações agudas da asma.

8. **Inibidores de mediadores** – **Cromoglicato de sódio** e **nedocromil** são medicamentos de controle de uso prolongado, capazes de prevenir os sintomas da asma e melhorar a função das vias aéreas em pacientes com asma leve persistente ou induzida por exercício.

B. Dessensibilização

Pode-se considerar a **imunoterapia** para alérgenos específicos em pacientes asmáticos selecionados que sofrem exacerbações quando expostos a alérgenos aos quais são sensíveis, e quando não respondem às medidas de controle ambiental ou a outras terapias. Estudos demonstraram diminuição nos sintomas da asma em pacientes tratados com imunoterapia por alérgeno único. Considerando o risco de broncoconstrição induzida pela imunoterapia, essa modalidade deve ser administrada apenas em um ambiente onde tais complicações possam ser imediatamente tratadas.

C. Vacinação

Todos os pacientes asmáticos adultos devem ser adequadamente vacinados contra pneumococos, gripe e Covid-19. (Ver Pneumonia adquirida na comunidade: prevenção, para uma descrição completa.) Em crianças pequenas, o uso da vacina intranasal com vírus vivo atenuado contra a gripe pode estar associado a exacerbações da asma.

Tratamento das exacerbações da asma

Painéis de especialistas em asma, incluindo *Gina* e o *National Asthma Education and Prevention Program*, reiteram a importância da educação dos pacientes para a identificação precoce e a intervenção para as exacerbações da asma. Os pacientes podem ser ajudados em sua rotina diária de cuidados e na descrição dos sinais ou sintomas de piora sugestivos de necessidade de avaliação por um médico, se estiverem amparados por plano de ação para a asma desenvolvido por profissionais de saúde. Os sintomas de exacerbação são: falta de ar progressiva, aumento da pressão torácica, diminuição do pico de fluxo e não ocorrência de melhora em seguida ao

tratamento com um BACD (Tab. 9.6). Na maioria das vezes, os casos de asma não são brandos e podem ser controlados pelo próprio paciente em sua casa com um plano de autotratamento. Exacerbações mais graves acompanhadas por sintomas persistentes ou que pioram devem ser avaliadas e tratadas por um profissional de saúde que possa avaliar a gravidade da exacerbação, o estado respiratório do paciente e os fatores de risco para mortalidade ligada à asma, e que possa direcionar adequadamente o tratamento (Fig. 9.1).

A. Exacerbações leves a moderadas

As exacerbações leves da asma se caracterizam tão somente por pequenas alterações na função das vias aéreas (PFE > 60% do melhor resultado), juntamente com sinais e sintomas mínimos de disfunção das vias aéreas. Muitos desses pacientes respondem rápida e completamente a apenas um BACD inalatório, que talvez deva ter continuidade em doses maiores, p. ex., a cada 3-4 horas durante 24-48 horas. Para esses pacientes, talvez haja necessidade de, durante um curto período, aumentar a dose do corticosteroide inalatório, para 4x a dose habitual. Em pacientes que não melhorarem após 48 horas, pode haver necessidade de um curso terapêutico de 5-7 dias com corticosteroides orais (p. ex., prednisona VO 0,5-1 mg/kg/dia).

Os principais objetivos do tratamento de exacerbações moderadas da asma são corrigir a hipoxemia, reverter a obstrução do fluxo de ar e reduzir a probabilidade de recorrência da obstrução.

TABELA 9.6 Avaliação e classificação da gravidade das exacerbações da asma

	Leve	Moderado	Grave	Parada respiratória iminente
Sintomas				
Falta de ar	Ao caminhar	Em repouso, limita a atividade	Em repouso, interfere na conversa	Em repouso, mudo
Conversa	Frases	Frases	Palavras	Silencioso
Estado de alerta	Pode ficar agitado	Geralmente agitado	Geralmente agitado	Sonolento ou confuso
Sinais				
Frequência respiratória	Aumentado	Aumentado	Frequentemente > 30/minuto	> 30/minuto
Posição corporal	Pode deitar	Prefere sentar	Senta-se ereto	Incapaz de reclinar
Uso dos músculos acessórios, retrações supraesternais	Geralmente não	Comumente	Geralmente	Movimento toracoabdominal paradoxal
Sibilos	Moderado, geralmente apenas expiratório final	Alto; durante a expiração	Geralmente alto; durante a inspiração e expiração	Ausente
Pulso/minuto	< 100	100-120	> 120	Bradicardia
Pulso paradoxal	Ausente < 10 mmHg	Pode estar presente 10-25 mmHg	Frequentemente presente > 25 mmHg	Ausência sugere fadiga muscular respiratória
Avaliação funcional				
PFE ou VEF_1 % prevista ou melhor % pessoal	≥ 70%	40-69%	< 40%	< 25%
PaO_2 (no ar, mmHg)	Normal[1]	≥ 60[1]	< 60: possível cianose	< 60: possível cianose
PcO_2 (mmHg)	< 42[1]	< 42[1]	≥ 42[1]	≥ 42[1]
SaO^2 (no ar)	> 95%[1]	90-95%1	< 90%[1]	< 90%[1]

[1] Habitualmente não há necessidade de teste.
SaO_2: saturação do oxigênio.
Adaptada de National Asthma Education and Prevention Program. Expert Panel Report 3: Guidelines for the Diagnosis and Management of Asthma. National Institutes of Health Pub. No. 08-4051. Bethesda, MD, 2007.

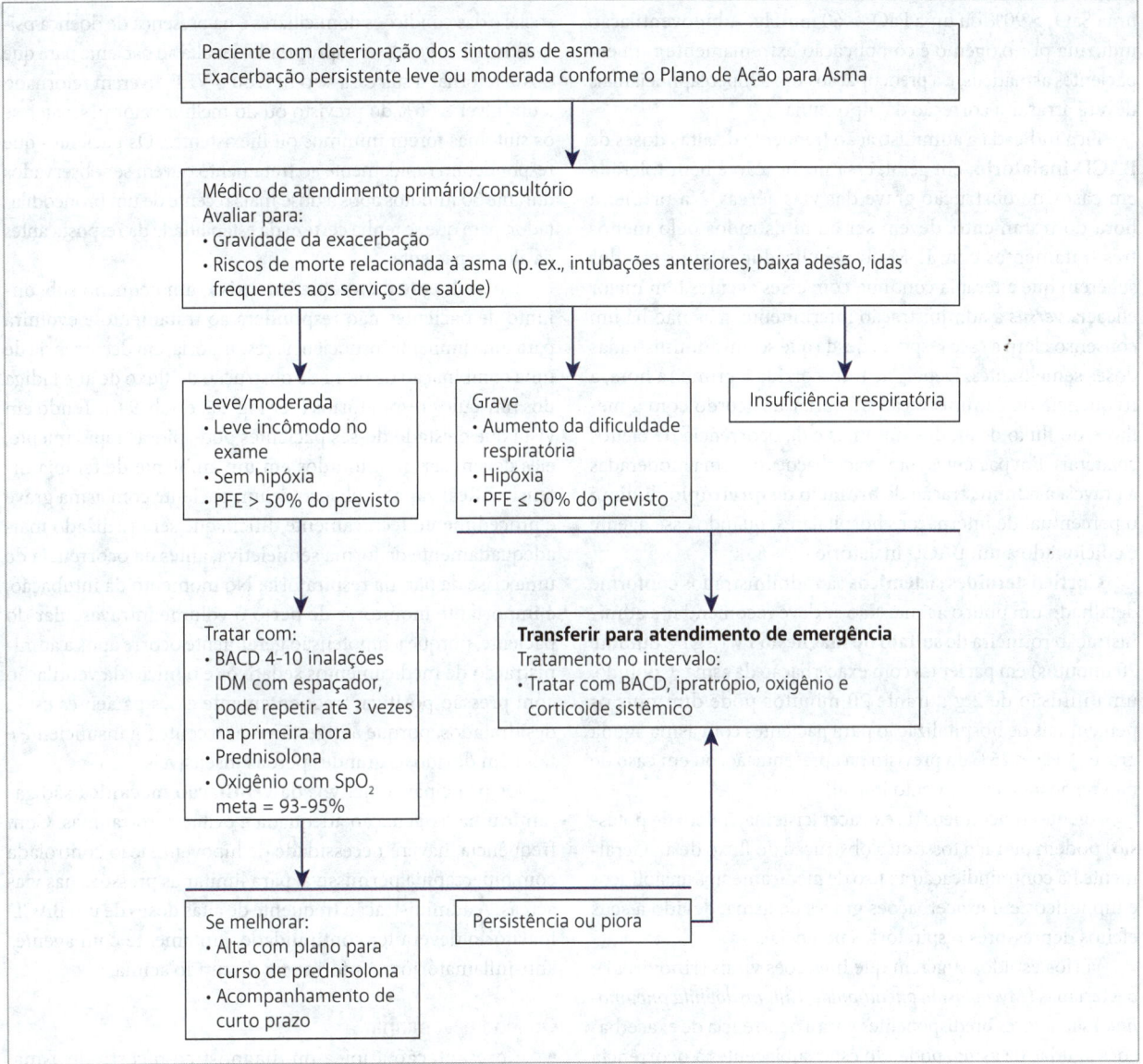

FIGURA 9.1 Tratamento de exacerbações leves ou moderadas da asma em cuidados primários. BACD: beta-2-agonista de curta duração (as doses são para salbutamol).

Uma pronta intervenção pode diminuir a gravidade e abreviar a duração de uma exacerbação. O tratamento da obstrução do fluxo de ar consiste na administração contínua de **BACD inalatório** e na administração precoce de **corticosteroides sistêmicos**. Os corticosteroides sistêmicos devem ser administrados a pacientes que apresentam pico de fluxo < 70% do valor basal, ou que não responderam a vários tratamentos com BACD. Nesse cenário, será útil obter medições seriadas da função pulmonar, com o objetivo de quantificar a gravidade da obstrução do fluxo de ar e sua resposta ao tratamento. A melhora no VEF_1 após 30-60 minutos de tratamento tem correlação significativa com a gravidade da exacerbação da asma. A medição seriada do fluxo de ar no pronto-socorro pode diminuir o percentual de internações hospitalares de pacientes com exacerbações da asma. É importante que seja elaborado um planejamento dos cuidados pós-exacerbação. Todos os pacientes, independentemente da gravidade, devem receber (1) os medicamentos necessários, além de instruções para seu uso, (2) instruções sobre autoavaliação, (3) uma consulta de acompanhamento e (4) um plano de ação para o controle de recorrências.

B. Exacerbações graves

As exacerbações graves da asma podem ser fatais, exigindo tratamento sem demora. Imediatamente, os pacientes devem receber **oxigênio**, altas doses de **BACD inalatório** e **corticosteroides sistêmicos**. Um breve histórico pertinente à exacerbação poderá ser obtido enquanto o tratamento estiver sendo iniciado. Avaliações mais detalhadas, p. ex., estudos laboratoriais pouco acrescentarão, devendo ser adiadas até depois da instituição do tratamento. O início precoce da **oxigenoterapia** é fundamental, pois asfixia é uma causa comum de morte por asma. O paciente deverá receber oxigênio complementar para que seja mantida uma SaO_2 > 90% ou uma PaO_2 > 60 mmHg. A hipoventilação induzida por oxigênio é complicação extremamente rara em pacientes asmáticos, e a preocupação com a hipercapnia jamais deverá atrasar a correção da hipoxemia.

Fica indicada a administração frequente de altas doses de **BACD inalatório**; em geral, essa medicação é bem tolerada em casos de obstrução grave das vias aéreas. Na primeira hora do tratamento, devem ser administrados pelo menos três tratamentos com IDM ou nebulizador. Alguns estudos sugerem que a terapia contínua com esses agentes tem maior eficácia *versus* a administração intermitente, mas não há um consenso claro a esse respeito, desde que sejam administradas doses semelhantes. Depois de transcorrida a primeira hora, a frequência de administração irá variar de acordo com a melhora do fluxo de ar, dos sintomas e da ocorrência de efeitos colaterais. Em pacientes com exacerbações de asma moderadas a graves, a administração de **brometo de ipratrópio** diminui o percentual de internações hospitalares, quando esse agente é adicionado a um BACD inalatório.

Corticosteroides sistêmicos são administrados conforme detalhado um pouco acima. Não se deve recomendar a administração rotineira de **sulfato de magnésio IV** (2 g IV durante 20 minutos) em pacientes com exacerbação da asma. Contudo, uma infusão de 2 g durante 20 minutos pode diminuir os percentuais de hospitalização para pacientes com asma aguda grave (VEF_1 < 25% do previsto na apresentação, ou em caso de não resposta ao tratamento inicial).

Agentes mucolíticos (p. ex., acetilcisteína, iodeto de potássio) podem piorar a tosse ou a obstrução do fluxo de ar. Geralmente há contraindicação ao uso de medicamentos ansiolíticos e hipnóticos em exacerbações graves da asma, devido a seus efeitos depressores respiratórios potenciais.

Vários estudos sugerem que infecções virais (rinovírus) e bacterianas (*Mycoplasma pneumoniae*, *Chlamydophila pneumoniae*) são fatores predisponentes para a ocorrência de exacerbações agudas da asma, podendo estar subjacentes à ocorrência de casos de asma crônica e grave. Mas não é recomendável a antibioticoterapia empírica nas exacerbações rotineiras da asma, pois não contamos com evidências sólidas que demonstrem melhores resultados clínicos. Deve-se considerar o uso de **antibióticos** nos casos com alta probabilidade de infecção bacteriana aguda do trato respiratório, p. ex., nos casos em que os pacientes se apresentam com febre ou expectoração purulenta e com evidências de pneumonia ou sinusite bacteriana.

No **pronto-socorro**, devem ser realizadas repetidas avaliações de pacientes com exacerbações graves em seguida à dose inicial de um BACD inalatório e novamente depois de três doses de um BACD inalatório (i.e., 60-90 minutos após o início do tratamento). A resposta ao tratamento inicial é melhor preditor da necessidade de hospitalização, em comparação com a gravidade da exacerbação na apresentação. A decisão de hospitalizar um paciente deve se fundamentar na duração e gravidade dos sintomas, na gravidade da obstrução do fluxo de ar, nos resultados dos GSA (se disponíveis), no curso e na gravidade de exacerbações anteriores, no uso de medicamentos no momento da exacerbação, no acesso a cuidados médicos e a medicamentos, na adequação do apoio social e das condições domiciliares e na presença de doença psiquiátrica. Em geral, será apropriado dar alta ao paciente para que possa retornar à sua casa se o PFE ou o VEF_1 tiverem retornado a um nível ≥ 60% do previsto ou do melhor valor pessoal; e se os sintomas forem mínimos ou inexistentes. Os pacientes que responderam rapidamente ao tratamento devem ser observados durante 30 minutos após a dose mais recente de um broncodilatador, para que se tenha certeza da estabilidade da resposta antes da alta do paciente.

No **ambiente de terapia intensiva**, um pequeno subconjunto de pacientes não responderá ao tratamento e evoluirá para uma iminente insuficiência respiratória, em decorrência de uma combinação de piora da obstrução do fluxo de ar e fadiga dos músculos respiratórios (ver Fig. 9.2 e Tab. 9.6). Tendo em vista que o estado desses pacientes pode piorar rapidamente, eles devem ser monitorados em um ambiente de terapia intensiva. Realizar a intubação de um paciente com asma grave é procedimento tecnicamente difícil, que será realizado mais adequadamente de forma semieletiva, antes da ocorrência de uma crise de parada respiratória. No momento da intubação, é importante monitorar de perto o volume intravascular do paciente, porque a hipotensão geralmente ocorre após a administração de medicamentos sedativos e o início da ventilação com pressão positiva; frequentemente esses pacientes estão desidratados, porque a ingestão oral recente foi insuficiente e também devido às grandes perdas insensíveis.

Os principais objetivos da **ventilação mecânica** são garantir uma oxigenação adequada e evitar barotraumas. Com frequência, haverá necessidade de hipoventilação controlada com hipercapnia permissiva, para limitar as pressões nas vias aéreas. A administração frequente de altas doses de um BACD inalatório deverá ter continuidade, juntamente com agentes anti-inflamatórios, conforme foi discutido acima.

Quando encaminhar

- Apresentação atípica ou diagnóstico incerto de asma, principalmente se forem necessários exames diagnósticos adicionais (teste de broncoprovocação, teste cutâneo para alergias, rinoscopia, consideração de possível exposição ocupacional).
- Problemas comórbidos complicadores, p. ex., rinossinusite, várias alergias ambientais, suspeita de aspergilose broncopulmonar alérgica.
- Asma ocupacional.
- Sintomas não controlados, apesar do uso de um corticosteroide inalatório e de um Baap em dose moderada.
- O paciente não alcança as metas terapêuticas para a asma depois de 3-6 meses de tratamento.
- Utilização frequente de cuidados de saúde relacionados com a asma.
- Mais de dois ciclos de tratamento com corticosteroides VO nos últimos 12 meses.
- Qualquer exacerbação da asma com risco de vida, ou exacerbação que exija hospitalização nos últimos 12 meses.
- Presença de problemas sociais ou psicológicos que interferem no tratamento da asma.

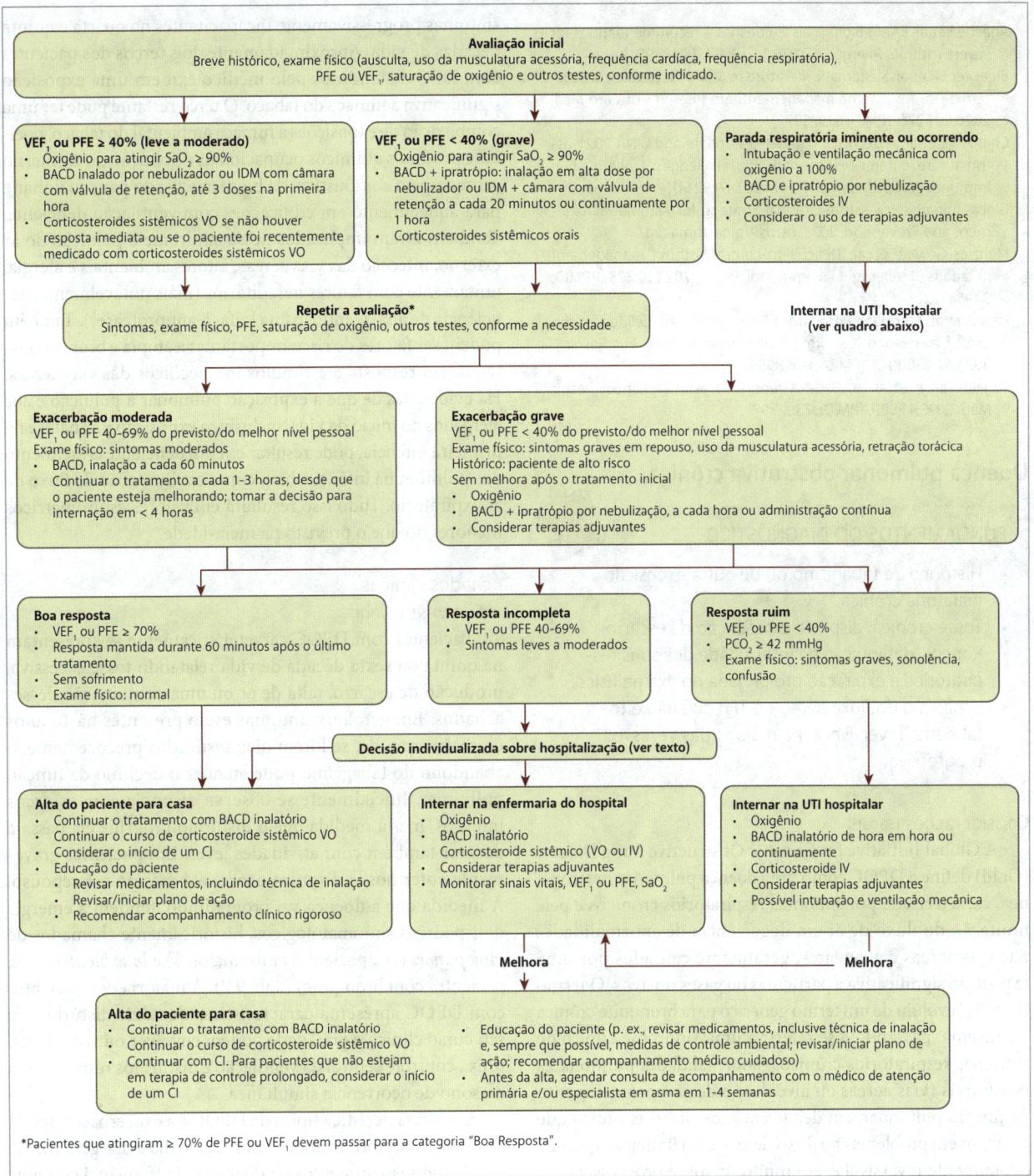

FIGURA 9.2 Tratamento das exacerbações da asma em unidade de terapia intensiva (p. ex., pronto-socorro). BACD: beta-2-agonista de curta ação; CI: corticosteroides inalatórios; IDM: inalador dosimetrado; PFE: pico de fluxo expiratório; VEF₁: volume expiratório forçado em 1 segundo.

Reproduzida de Hasegawa K, Craig SS, Teach SJ, Camargo CA Jr. Management of Asthma Exacerbations in the Emergency Department. J Allergy Clin Immunol Pract. 2021;9(7):2599-2610.

Agache I et al. EAACI Biologicals Guidelines – recommendations for severe asthma. Allergy. 2021;76:14. [PMID: 32484954]

Bleecker ER et al. Systematic literature review of systemic corticosteroid use for asthma management. Am J Respir Crit Care Med. 2020;201:276. [PMID: 31525297]

Chipps BE et al. 2020 NAEPP guidelines update and GINA 2021-asthma care differences, overlap, and challenges. J Allergy Clin Immunol Pract. 2022;10:S19. [PMID: 34718214]

Global Initiative for Asthma. Global Strategy for Asthma Management and Prevention, 2023. https://ginasthma.org/

Menzies-Gow A et al. Difficult-to-control asthma management in adults. J Allergy Clin Immunol Pract. 2022;10:378. [PMID: 34954122]

Papi A et al. European Respiratory Society short guidelines for the use of as-needed ICS/formoterol in mild Asthma. Eur Respir J. 2023;62:2300047. [PMID: 37678955]

Venkatesan P et al. 2023 GINA report for asthma. Lancet Respir Med. 2023;11:589. [PMID:37302397]

Doença pulmonar obstrutiva crônica

FUNDAMENTOS DO DIAGNÓSTICO

- Histórico de tabagismo ou de outra exposição inalatória crônica.
- Tosse crônica, dispneia e produção de escarro.
- Roncos, diminuição da intensidade dos sons respiratórios e expiração prolongada no exame físico.
- Limitação do fluxo aéreo no TFP que não é totalmente reversível e, na maioria das vezes, é progressiva.

Considerações gerais

A Global Initiative for Chronic Obstructive Lung Disease (Gold) define a DPOC como uma doença pulmonar heterogênea, caracterizada por sintomas respiratórios crônicos e pela limitação do fluxo de ar em decorrência de anormalidades nas vias aéreas e alveolares, geralmente causadas por uma exposição significativa a partículas ou gases nocivos. O termo "DPOC" evoluiu de um termo genérico para bronquite crônica e enfisema, passando a se referir a uma síndrome clínica de sintomas respiratórios crônicos, anormalidades pulmonares estruturais (vias aéreas ou alvéolos) e de comprometimento da função pulmonar, em decorrência de diversas causas que resultam em problemas no fluxo de ar – uma limitação que não é totalmente reversível e, em muitos casos, é progressiva. Os sintomas são tosse, dispneia e produção de escarro. A DPOC é uma das principais causas de morbidade crônica e a terceira principal causa de morte em nível mundial.

As causas mais importantes da DPOC são o tabagismo no mundo desenvolvido e o cozimento com biomassa nos países em desenvolvimento. A maioria dos fumantes sofre declínio acelerado na função pulmonar, que depende da dose e da duração da agressão. Um estudo importante que recrutou fumantes ativos relatou reduções anuais no VEF_1 de 66 mL/ano em homens e 54 mL/ano em mulheres, em comparação com 30 mL/ ano em homens e 22 mL/ano em mulheres que pararam de fumar. Quinze por cento dos fumantes serão acometidos por sintomas progressivamente incapacitantes na quarta e quinta décadas de vida. Aproximadamente dois terços dos pacientes com DPOC atendidos pelo médico exibem uma exposição significativa à fumaça do tabaco. O terço restante pode ter uma combinação de exposições à fumaça ambiental do tabaco, poeiras e produtos químicos ocupacionais e poluição do ar interno causada pelo combustível de biomassa usado para cozinhar e para aquecimento em edificações com ventilação deficiente. Também foram implicados nessa síndrome a poluição do ar externo, infecção das vias aéreas, fatores ambientais e alergia, juntamente com fatores hereditários (mais notavelmente, deficiência de alfa-1-antitripsina [alfa-1-antiprotease]). Também podem ser fatores de risco importantes a atopia e broncoconstrição em resposta a estímulos inespecíficos das vias aéreas. Há evidências de que a exposição pulmonar à poluição e aos alérgenos no início da vida, inclusive a exposição pré-natal e na primeira infância, pode resultar em um deficiente crescimento dos pulmões na infância, bem como em limitação do fluxo de ar expiratório. Tudo isso resultará em valores espirométricos menores do que o previsto na meia-idade.

Achados clínicos

A. Sintomas e sinais

Pacientes com DPOC caracteristicamente se apresentam na quinta ou sexta década de vida relatando tosse excessiva, produção de escarro, falta de ar ou uma combinação desses achados. Em geral, os sintomas estão presentes há 10 anos ou mais; contudo, se forem diagnosticados precocemente, o abandono do tabagismo pode atenuar o declínio da função pulmonar. Inicialmente se observa dispneia com esforços intensos, mas à medida que o distúrbio progride ela passa a ocorrer também com atividades leves. Em pacientes gravemente enfermos, a dispneia ocorre até mesmo em repouso. À medida que a doença vai progredindo, tendem a emergir dois padrões sintomatológicos, historicamente chamados de *pink puffers* (i.e., pacientes enfisematosos) e *blue bloaters* (i.e., pacientes com bronquite) (Tab. 9.7). A maioria dos pacientes com DPOC apresenta características dos dois distúrbios, e seu curso clínico e gravidade podem envolver outros fatores, p. ex., controle central da ventilação e distúrbios respiratórios do sono de ocorrência simultânea.

Uma característica típica da DPOC é a exacerbação aguda dos sintomas, afora a variação normal do dia a dia, geralmente consistindo em aumentos da dispneia, da frequência ou gravidade da tosse e do volume de escarro, ou em alteração nas características do escarro. Comumente, essas exacerbações são precipitadas por uma infecção (mais frequentemente viral, em vez de bacteriana) ou por fatores ambientais. Pneumonia, hipertensão pulmonar, IC do lado direito e insuficiência respiratória crônica caracterizam o estágio tardio da DPOC.

B. Achados laboratoriais

A espirometria proporciona informações objetivas sobre a função pulmonar e, além disso, avalia a resposta ao tratamento. As provas de função pulmonar no início do curso da DPOC poderão revelar apenas uma anormalidade no volume de fe-

TABELA 9.7 Padrões da doença em pacientes com DPOC avançada

	Tipo A: enfisema predominante	Tipo B: bronquite predominante
Histórico e exame físico	A principal queixa é dispneia, frequentemente grave, geralmente se apresentando após os 50 anos. A tosse é rara, com escarro mucoide claro escasso. Os pacientes são magros; é comum a perda de peso recente. Parecem desconfortáveis, com uso evidente dos músculos acessórios da respiração. O peito está muito silencioso, sem sons adventícios. Sem edema periférico.	A principal queixa é tosse crônica, produtiva de escarro mucopurulento, com exacerbações frequentes causadas por infecções no peito. Frequentemente se apresenta no final dos 30 e 40 anos. Dispneia geralmente leve, embora os pacientes possam relatar limitações ao exercício. Pacientes frequentemente acima do peso e cianóticos, mas parecem confortáveis em repouso. Edema periférico é comum. O peito é ruidoso, com roncos invariavelmente presentes; sibilos são comuns.
Estudos laboratoriais	Hemoglobina geralmente normal (12-15 g/dL). PaO_2 normal a ligeiramente reduzida (65-75 mmHg), mas SaO_2 normal em repouso. $PaCO_2$ normal a ligeiramente reduzida (35-40 mmHg). O RXT revela hiperinsuflação com diafragmas achatados. As marcações vasculares estão diminuídas, particularmente nos ápices.	Hemoglobina geralmente elevada (15-18 g/dL). PaO_2 reduzida (45-60 mmHg) e $PaCO_2$ ligeira a acentuadamente elevada (50-60 mmHg). O RXT revela aumento das marcações intersticiais ("pulmões sujos"), especialmente nas bases. Os diafragmas não estão achatados.
Testes de função pulmonar	Onipresença de obstrução do fluxo de ar. TLC aumentada, às vezes acentuadamente. Dlco reduzida. Complacência pulmonar estática aumentada.	Onipresença de obstrução do fluxo de ar. TLC geralmente normal, mas pode estar ligeiramente aumentada. Dlco normal. Complacência pulmonar estática normal.
Avaliações especiais		
Teste de ventilação-perfusão	Aumento da ventilação para áreas com $\dot{V}/\dot{Q}$ elevado, isto é, ventilação com grande espaço morto.	Aumento da perfusão para áreas com baixo $\dot{V}/\dot{Q}$.
Hemodinâmica	Débito cardíaco normal a ligeiramente baixo. Pressões da artéria pulmonar levemente elevadas; aumentam com o exercício.	Débito cardíaco normal. Pressões da artéria pulmonar elevadas, às vezes acentuadamente; pioram com o exercício.
Ventilação noturna	Grau de dessaturação do oxigênio leve a moderado, não habitualmente associado com AOS.	Dessaturação grave de oxigênio, frequentemente associada à AOS.
Ventilação de exercício	Ventilação minuto aumentada para o nível de consumo de oxigênio; PaO_2 tende a cair; $PaCO_2$ levemente elevado.	Ventilação minuto reduzida para o nível de consumo de oxigênio. PaO_2 pode aumentar; $PaCO_2$ pode aumentar significativamente.

$\dot{V}/\dot{Q}$: ventilação-perfusão.

chamento e diminuição nas taxas de fluxo expiratório médio. Reduções no VEF_1 e na relação entre VEF_1 e capacidade vital (VEF_1% ou relação VEF_1/CVF) estabelecem a presença de uma obstrução do fluxo aéreo. Em casos graves, observa-se redução acentuada na CVF. As medições do volume pulmonar revelam aumento no volume residual (VR) e na CPT, e elevação da relação VR/CPT; esses achados indicam aprisionamento do ar e hiperinsuflação, o que é particularmente comum em pacientes enfisematosos. No contexto da obstrução do fluxo de ar, uma redução na difusão do monóxido de carbono (D_{LCO}) de respiração única é fator preditor de enfisema anatômico. Uma D_{LCO} severamente reduzida é fator preditor de dessaturação da oxi-hemoglobina por esforço, estando associada a uma hipertensão pulmonar coexistente. Existe associação entre distância percorrida em 6 minutos ≤ 350 m e aumento da mortalidade.

Caracteristicamente, a determinação da gasometria arterial não demonstra qualquer anormalidade no início da DPOC, exceto um aumento de A-a-DO_2. Na verdade, não há necessidade de medir a gasometria arterial, a menos que (1) o médico esteja suspeitando de hipoxemia ou hipercapnia ou (2) o VEF_1 ou a D_{LCO} estejam abaixo de 40% do previsto. A hipoxemia ocorre mais precocemente em doenças com predomínio de bronquite crônica. Ocorrerá compensação da hipercapnia e da acidose respiratória à medida que a doença for progredindo, e o quadro poderá piorar durante o sono e a prática do exercício, bem como durante exacerbações agudas.

O achado de culturas positivas para bactérias no escarro tem pouca correlação com exacerbações agudas, que mais comumente são precedidas por infecções virais. O ECG pode revelar taquicardia sinusal e, em pacientes com a doença avançada, podem ser observadas anormalidades no ECG típicas de IC do lado direito. Também ocorrem arritmias supraventriculares (taquicardia atrial multifocal, *flutter* atrial e fibrilação atrial) e irritabilidade ventricular.

C. Exames de imagem

Em geral, as radiografias de pacientes com bronquite crônica revelam apenas marcações peribrônquicas e perivasculares inespecíficas. As radiografias simples têm pouca sensibilidade para um diagnóstico de enfisema; em metade dos casos, observa-se hiperinsuflação com achatamento do diafragma ou deficiência arterial periférica. A TC torácica pode identificar e quantificar o fenótipo de enfisema associado à perda de tecido, além de detectar estenoses das vias aéreas e espessamentos parietais característicos do fenótipo brônquico. Em casos avançados, pode haver uma sugestão de hipertensão pulmonar pela dilatação das artérias pulmonares centrais em radiografias tomográficas ou em TC do tórax, e a ecocardiografia Doppler fornece uma estimativa da pressão na artéria pulmonar.

Diagnóstico diferencial

Os achados clínicos, de imagem e laboratoriais devem permitir uma diferenciação entre DPOC e outras doenças pulmonares obstrutivas, p. ex., asma, bronquiectasia, fibrose cística, aspergilose broncopulmonar e obstrução central do fluxo de ar. A asma se caracteriza pela reversibilidade completa ou quase completa da obstrução do fluxo de ar. A bronquiectasia se distingue da DPOC pela presença de pneumonia e hemoptise recorrentes, baqueteamento dos dedos das mãos e anormalidades imagísticas características. A fibrose cística ocorre em crianças, adolescentes e adultos jovens e apresenta alterações imagísticas características, além de anormalidades endócrinas e hepáticas. A aspergilose broncopulmonar se caracteriza pela presença de eosinofilia; níveis elevados de imunoglobulina E e piora episódica caracterizada por febre, mal-estar, tosse produtiva e infiltrados radiográficos. A obstrução mecânica das vias aéreas centrais pode ser diferenciada da DPOC pelas alças de fluxo-volume.

Complicações

Bronquite aguda, pneumonia, tromboembolia pulmonar, disritmias atriais (p. ex., fibrilação atrial, *flutter* atrial e taquicardia atrial multifocal) e uma simultânea insuficiência ventricular esquerda podem piorar uma DPOC que de outra forma seria estável. Hipertensão pulmonar, IC do lado direito e insuficiência respiratória crônica são achados comuns em pacientes com DPOC avançada. Ocorre pneumotórax espontâneo em pequena fração de pacientes enfisematosos. Pode ocorrer hemoptise como resultado de uma bronquite crônica; ou pode ser um sinal de carcinoma broncogênico.

Prevenção

Em muitos casos, é possível prevenir a ocorrência de DPOC pela eliminação à exposição prolongada à fumaça do tabaco, aos produtos da combustão de combustíveis de biomassa ou a outras toxinas inaladas. Em fumantes com evidências precoces de limitação do fluxo de ar, é possível alterar significativamente o curso de sua doença se pararem de fumar. A vacinação contra a gripe diminui a frequência e a gravidade de doenças similares à gripe, e também a quantidade de exacerbações da DPOC. A vacinação pneumocócica parece diminuir tanto a frequência de pneumonia adquirida na comunidade quanto a quantidade de exacerbações da DPOC. A vacinação contra Covid-19 reduz a mortalidade.

Tratamento

O tratamento da DPOC deve ser orientado pela gravidade dos sintomas ou pela presença de uma exacerbação de sintomas estáveis. Os padrões da American Thoracic Society e do Gold (um comitê conjunto de especialistas do National Heart, Lung, and Blood Institute e da OMS) para tratamento de pacientes com DPOC estável e de exacerbações da DPOC

estão incorporados nas recomendações que se seguem. Há três formas de uso comum para a identificação de pacientes com DPOC de alto risco que podem necessitar de tratamento mais intenso: (1) VEF_1 < 50% do previsto, (2) > 2 exacerbações no ano anterior e (3) uma ou mais hospitalizações para exacerbação da DPOC no ano anterior.

A. Pacientes ambulatoriais

1. **Cessação do tabagismo** – Em pacientes fumantes com DPOC, a intervenção mais importante é facilitar a cessação do tabagismo (ver Cap. 1). Simplesmente dizer ao paciente para parar de fumar funciona apenas em 5% das vezes. Abordagens comportamentais, que vão desde o aconselhamento clínico até programas intensivos em grupo, podem melhorar os percentuais de cessação. A terapia farmacológica consiste na administração de bupropiona, reposição de nicotina (adesivo transdérmico, goma de mascar, pastilha, inalador ou *spray* nasal) e vareniclina (um agonista parcial dos receptores nicotínicos de acetilcolina). Os médicos têm recomendado farmacoterapias combinadas (duas formas de substituição da nicotina, ou substituição de nicotina e administração de bupropiona), acompanhadas ou não por abordagens comportamentais. A vareniclina é eficaz, mas seu uso tem sido limitado por preocupações com efeitos colaterais neuropsiquiátricos. Os pacientes não devem recorrer ao uso de cigarros eletrônicos como auxílio para parar de fumar, em parte devido à preocupação com lesões pulmonares associadas ao cigarro eletrônico e ao *vaping* (Evali) (ver adiante).

2. **Oxigenoterapia** – O fornecimento de oxigênio suplementar para pacientes com hipoxemia em repouso (PaO_2 < 56 mmHg) é a única terapia com evidências de melhora na história natural da DPOC. Os benefícios comprovados da oxigenoterapia domiciliar em pacientes hipoxêmicos são: maior sobrevida, diminuição das hospitalizações e melhor qualidade de vida. A sobrevida em pacientes hipoxêmicos com DPOC e tratados com oxigenoterapia suplementar é diretamente proporcional ao número de horas por dia de fornecimento de oxigênio: em pacientes hipoxêmicos com DPOC tratados continuamente com oxigênio ao longo de todas as 24 horas do dia, a sobrevida após 36 meses é de cerca de 65% – um percentual significativamente melhor do que a taxa de sobrevivência de cerca de 45% naqueles tratados apenas com oxigênio noturno. O fornecimento de oxigênio por sonda nasal deve ocorrer por pelo menos 15 horas/dia, a menos que a terapia seja especificamente destinada apenas à prática do exercício ou ao sono. Mas diversos estudos sobre oxigenoterapia suplementar não demonstraram qualquer benefício para a sobrevida em pacientes com DPOC com níveis de oxigênio em repouso limítrofes ao normal (PaO_2 = 56-69 mmHg). Em um estudo de pacientes com DPOC estável e dessaturação moderada induzida por exercício ou em repouso, a prescrição de oxigênio suplementar durante longos períodos não resultou em maior tempo transcorrido até a primeira hospitalização ou até a morte *versus* nenhum oxigênio suplementar por

longos períodos, nem resultou em benefícios contínuos para quaisquer outros resultados avaliados. A Tabela 9.8 resume os requisitos, nos EUA, para a obtenção de cobertura do Medicare para uso domiciliar de oxigênio e de equipamento de oxigenação pelo paciente. Deve-se dar preferência à análise da gasometria arterial em lugar da oximetria para a orientação da oxigenoterapia inicial. Pacientes hipoxêmicos com hipertensão pulmonar, IC crônica do lado direito, eritrocitose, comprometimento da função cognitiva, intolerância ao exercício, inquietação noturna ou cefaleia matinal provavelmente se beneficiarão com o uso da oxigenoterapia domiciliar.

O oxigênio para uso domiciliar pode ser fornecido por sistemas de oxigênio líquido, cilindros de gás comprimido ou concentradores de oxigênio. A maioria dos pacientes será beneficiada com o uso de sistemas estacionários e portáteis. Para muitos pacientes, uma taxa de fluxo de 1-3 L/minuto permite alcançar uma $PaO_2 > 55$ mmHg. Existem sistemas de conservação do oxigênio, como os *pendants* ou cânulas nasais com reservatório e sistemas de fornecimento de oxigênio por demanda (pulsados).

3. **Broncodilatadores inalatórios** – Os broncodilatadores não alteram o declínio inexorável da função pulmonar característico da DPOC, mas melhoram os sintomas, a tolerância ao exercício, o VEF_1 e o estado geral de saúde. A agressividade da terapia broncodilatadora deve se adequar à gravidade da doença do paciente. Em pacientes que não apresentarem melhora sintomática, os broncodilatadores devem ser descontinuados.

TABELA 9.8 Oxigenoterapia domiciliar: requisitos para cobertura do Medicare[1]

Grupo I (qualquer um dos seguintes):
1. $PaO_2 \leq 55$ mmHg ou $SaO_2 \leq 88\%$ medidos enquanto o paciente está acordado, em repouso, respirando ar ambiente.
2. Durante o sono (prescrição apenas para uso noturno de oxigênio): $PaO_2 \leq 55$ mmHg ou $SaO_2 \leq 88\%$ para um paciente acordado, em repouso, PaO2 no ar ambiente ≥ 56 mmHg ou $SaO_2 \geq 89\%$, *ou* diminuição em $PaO_2 > 10$ mmHg ou diminuição em $SaO_2 > 5\%$ em associação com sinais ou sintomas razoavelmente atribuídos à hipoxemia (p. ex., comprometimento dos processos cognitivos, inquietação noturna, insônia).
3. Durante o exercício (prescrição para uso de oxigênio somente durante o exercício): $PaO_2 \leq 55$ mmHg ou $SaO_2 \leq 88\%$ medidos durante o exercício para um paciente acordado, descansando, PaO_2 no ar ambiente ≥ 56 mmHg ou $SaO_2 \geq 89\%$; há evidências de que o uso de oxigênio suplementar durante o exercício melhora a hipoxemia, o que ficou demonstrado durante o exercício enquanto o paciente respirava ar ambiente.

Grupo II[2]:
$PaO_2 = 56$-59 mmHg ou $SaO_2 = 89\%$ se houver evidência de qualquer um dos seguintes:
1. Edema em áreas dependentes sugestivo de IC.
2. *P. pulmonale* no ECG (onda P > 3 mm nas derivações II, III ou aVF comuns).
3. Hematócrito > 56%.

[1] Centers for Medicare and Medicaid Services, 2003.
[2] Os pacientes neste grupo devem passar por um segundo teste de oxigênio 3 meses após a configuração inicial para o oxigênio.

Os broncodilatadores de curta ação mais comumente prescritos são o Amca **brometo de ipratrópio** e os BACD (p. ex., albuterol/salbutamol), administrados por IDM ou como solução inalatória por nebulizador. Alguns médicos preferem prescrever ipratrópio como agente de primeira linha, devido à maior duração de ação e ausência de efeitos colaterais simpatomiméticos. Alguns estudos sugeriram que o ipratrópio proporciona broncodilatação superior em pacientes com DPOC. As doses típicas são de 2-4 inalações (36-72 mcg) de 6-6 horas. Outros médicos preferem os BACD, por terem preço mais acessível e também pelo início de ação mais rápido, o que geralmente resulta em maior satisfação do paciente. Não foi observada diferença consistente na eficácia demonstrada entre BACD e Amca.

Amla (p. ex., **tiotrópio, aclidínio, umeclidínio, glicopirrolato**) e Baap (p. ex., **formoterol, salmeterol, indacaterol, arformoterol, vilanterol, olodaterol**) parecem resultar em uma broncodilatação equivalente ou superior ao ipratrópio, além de proporcionarem melhoras similares na saúde do paciente. Embora sejam medicamentos mais caros do que os agentes de ação curta, os broncodilatadores de ação prolongada podem ter eficácia clínica superior em pessoas com doença avançada. Um RCT que estudou a administração prolongada de **tiotrópio** adicionado ao tratamento padrão relatou menor número de exacerbações ou de hospitalizações e melhores pontuações para dispneia no grupo tratado com tiotrópio, mas nenhum efeito prolongado na função pulmonar. Um Amla deve ser o medicamento inicial de escolha para pacientes com doença muito leve e sem exacerbações. Se o paciente se apresentar com uma dispneia mais significativa e com obstrução do fluxo de ar, a atualização Gold de 2023 recomenda o início precoce do tratamento com Amla juntamente com Baap para tratamento da DPOC estável, em lugar da monoterapia com um Amla, ocorrendo melhora do VEF_1 e diminuição da redução dos problemas decorrentes da dispneia.

Já estão firmemente estabelecidos os benefícios sintomáticos dos broncodilatadores de ação prolongada. O aumento das exacerbações e da mortalidade relatado em alguns pacientes asmáticos tratados com salmeterol não foi observado em pacientes com DPOC, e alguns estudos descrevem uma tendência de menor mortalidade em pacientes tratados exclusivamente com salmeterol *versus* placebo. Além disso, um estudo com duração de 4 anos para avaliação do tiotrópio relatou menor número de eventos cardiovasculares no grupo de intervenção. Metanálises subsequentes para Amla de ação prolongada, com inclusão do estudo de 4 anos com tiotrópio, não observaram aumento nos eventos cardiovasculares. Para a maioria dos médicos, os benefícios documentados da terapia anticolinérgica superam quaisquer riscos potenciais.

4. **Corticosteroides** – Diversos estudos clínicos de grande porte relataram redução na frequência de exacerbações da DPOC e aumento no estado funcional autorrelatado em pacientes com DPOC tratados com corticosteroides inalatórios. Esses mesmos estudos não demonstram qualquer

efeito do CI na mortalidade ou no declínio característico da função pulmonar, vivenciado por pacientes com DPOC. Os benefícios dos CI devem ser comparados em relação ao maior risco de catarata, diminuição da densitometria óssea, e de ocorrência de pneumonia bacteriana, sobretudo em pacientes com DPOC grave. Por essas razões, as diretrizes Gold 2023 não incentivam o uso de CI nos estágios iniciais da DPOC, sugerindo o uso criterioso de CI em pacientes com DPOC mais grave e com exacerbações frequentes, em pacientes com eosinofilia no sangue periférico ≥ 300 células/mcL, simultaneamente com asma, ou com histórico de hospitalizações em decorrência de exacerbações de DPOC. O médico deverá considerar a descontinuação dos corticosteroides inalatórios quando os pacientes estiverem estáveis por 2 anos.

Além das exacerbações agudas, geralmente a DPOC não responde à terapia com corticosteroides orais. Por causa dos riscos de efeitos colaterais adversos, não se recomenda o uso de corticosteroides orais para o tratamento prolongado da DPOC.

5. Teofilina – A teofilina oral em baixas doses é um agente de quarta linha para o tratamento de pacientes com DPOC que não consigam um controle adequado dos sintomas com as terapias anticolinérgicas inalatórias, com beta-2-agonistas ou com corticosteroides. Em muitos pacientes com DPOC estável, a administração de teofilina melhora as classificações para a dispneia, o desempenho nos exercícios e a função pulmonar. A toxicidade da teofilina é uma preocupação significativa, em função da estreita janela terapêutica desse medicamento; assim, cursos prolongados de teofilina exigem um monitoramento cuidadoso dos níveis séricos. As diretrizes Gold recomendam o uso da teofilina apenas como último recurso, se não houver disponibilidade de outros broncodilatadores, ou se esses agentes inacessíveis, com sua descontinuação se não houver melhora clínica.

6. Antibióticos – Habitualmente, os antibióticos são prescritos para pacientes ambulatoriais com DPOC para as seguintes indicações: (1) tratamento de uma exacerbação aguda, (2) tratamento de bronquite aguda e (3) prevenção de exacerbações agudas de bronquite crônica (profilaxia antibiótica). Ao que parece, os antibióticos melhoram ligeiramente os resultados em todas as três situações, mas acredita-se que os pacientes mais beneficiados serão aqueles com exacerbação da DPOC associada ao aumento da purulência do escarro e acompanhada por dispneia ou por um aumento no volume do escarro. A escolha do antibiótico dependerá dos padrões locais de resistência bacteriana e do risco individual de infecção por *Pseudomonas aeruginosa* (histórico de isolamento de *Pseudomonas*, VEF_1 < 50% do previsto, hospitalização recente [≥ 2 dias nos últimos 3 meses], > 3 ciclos de antibioticoterapia no último ano, uso de corticoides sistêmicos). As opções para os antibióticos orais são: doxiciclina (100 mg de 12-12 horas), trimetoprima-sulfametoxazol (160/800 mg de 12-12 horas) e uma cefalosporina (p. ex., cefpodoxima 200 mg de 12-12 horas ou cefprozil 500 mg de 12-12 horas), um macrolídeo (p. ex., azitromicina 500 mg seguida por 250 mg/dia durante 5 dias), uma fluoroquinolona (p. ex., ciprofloxacino 500 mg de 12-12 horas) e amoxicilina-clavulanato (875/125 mg de 12-12 horas). A duração sugerida para a antibioticoterapia é de 3-5 dias, dependendo da resposta ao tratamento. Até agora, foram poucos os estudos controlados de antibióticos em pacientes com exacerbações graves de DPOC, mas a administração imediata é medida apropriada, particularmente em pessoas com fatores de risco para maus resultados (idade > 65 anos, VEF_1 < 50% do previsto, ≥ 3 exacerbações no último ano, antibioticoterapia nos últimos 3 meses, comorbidades [p. ex., cardiopatia]). Em pacientes com DPOC sujeitos a exacerbações frequentes apesar da farmacoterapia ideal, a administração de azitromicina (250 mg/dia ou 500 mg 3x/semana) ou de moxifloxacina (um curso de 5 dias, 1 a cada 8 semanas, ao longo de 48 semanas) demonstrou modesta eficácia na redução da frequência de exacerbações; nesses casos, é essencial o monitoramento para perda auditiva e para o prolongamento do intervalo QT.

7. Reabilitação pulmonar – Programas de exercícios físicos aeróbicos graduais (p. ex., caminhar 20 minutos 3x/semana ou andar de bicicleta) ajudam a prevenir a deterioração do estado físico e a melhorar a capacidade dos pacientes para a realização de suas atividades diárias. Em alguns pacientes, o treinamento dos músculos inspiratórios, mediante a inspiração contra cargas resistivas progressivamente maiores, diminui a dispneia e melhora a tolerância ao exercício, o estado de saúde e a força dos músculos respiratórios. Também em alguns pacientes, a respiração com os lábios franzidos, com o objetivo de diminuir a frequência respiratória, e a prática de exercícios de respiração abdominal para aliviar a fadiga dos músculos acessórios da respiração, são medidas que poderão atenuar a dispneia. Muitos pacientes praticam esses exercícios e intervenções educacionais em um programa de reabilitação estruturado. Vários estudos demonstraram que a reabilitação pulmonar melhora a capacidade do paciente para a prática de exercício, diminui hospitalizações e melhora a qualidade de vida. É altamente recomendável que pacientes com dispneia grave, diminuição da qualidade de vida ou hospitalizações frequentes apesar da farmacoterapia ideal sejam encaminhados para um programa de reabilitação abrangente.

8. Inibidor da fosfodiesterase tipo 4 – Foi demonstrado que o **roflumilaste** diminui a frequência de exacerbações em pacientes com DPOC moderada ou grave (VEF_1 < 50% do previsto) e bronquite crônica, com exacerbações frequentes, e que estão tomando Baap/corticosteroide inalatório sem um Amla, ou somente um Amla.

9. Outras medidas – Em pacientes com bronquite crônica, pode-se conseguir um aumento da mobilização das secreções por meio de hidratação sistêmica adequada, métodos eficazes de treinamento da tosse, ou uso de um dispositivo vibratório portátil e drenagem postural, em alguns casos com percussão ou vibração torácica. A drenagem postural e a percussão torácica devem ser aplicadas apenas a pacientes selecionados que apresentem volumes excessivos

de retenção de secreções que não podem ser eliminadas pela tosse e por outros métodos; essas medidas não são benéficas em pacientes exclusivamente com enfisema. Em geral, acredita-se que a terapia expectorante-mucolítica seja inútil para pacientes com bronquite crônica. Deve-se evitar a administração de supressores da tosse e sedativos.

A **alfa-1-antitripsina humana** pode ser empregada na terapia de reposição em pacientes com enfisema decorrente de deficiência congênita (PiZZ ou genótipo nulo) de alfa-1-antitripsina (alfa-antiprotease). Pacientes com > 18 anos apresentando obstrução do fluxo de ar detectada por espirometria e com níveis séricos < 11 mmol/L (aprox. 50 mg/dL) são candidatos potenciais para a terapia de reposição. A alfa-1-antitripsina é administrada IV na dose de 60 mg/kg de peso corporal, 1x/semana.

A presença de dispneia grave, apesar do tratamento farmacológico ideal, pode justificar uma tentativa clínica com um **opioide** (p. ex., morfina 5-10 mg VO a cada 3-4 horas, oxicodona 5-10 mg VO a cada 4-6 horas, morfina de liberação prolongada 10 mg VO 1x/dia). Medicamentos sedativos-hipnóticos (p. ex., diazepam, 5 mg 3x/dia) melhoram marginalmente a dispneia intratável, mas causam sonolência significativa; esses medicamentos têm beneficiado pacientes muito ansiosos. A ventilação transnasal domiciliar com pressão positiva, com o objetivo de dar descanso aos músculos respiratórios, é uma abordagem que melhora a função dos músculos respiratórios e diminui a dispneia em pacientes com DPOC grave.

Ver Capítulo 39 para uma discussão sobre viagens aéreas em pacientes com doença pulmonar.

B. Pacientes hospitalizados

O tratamento de pacientes hospitalizados com exacerbação aguda de DPOC consiste em (1) oxigênio suplementar (titulado para manter SaO_2 entre 90-94% ou PaO_2 entre 60-70 mmHg); (2) agonistas beta-2 inalatórios (p. ex., albuterol 2,5 mg diluído em solução salina até um total de 3 mL por nebulizador, ou IDM, 90 mcg por inalação, 4-8 inalações via espaçador, a cada 1-4 horas, conforme a necessidade) com ou sem brometo de ipratrópio inalatório (500 mcg por nebulizador, ou 36 mcg por IDM com espaçador, de 4-4 horas, conforme a necessidade); (3) corticosteroides (prednisona 0,5 mg/kg/dia VO durante 7-10 dias geralmente é suficiente; até 5 dias podem bastar); (4) antibióticos de amplo espectro; e (5) em casos selecionados, fisioterapia respiratória.

Para pacientes sem fatores de risco para *Pseudomonas*, as opções de tratamento são uma fluoroquinolona (p. ex., levofloxacina 750 mg VO ou IV por dia, ou moxifloxacina 400 mg VO ou IV de 24-24 horas) ou uma cefalosporina de terceira geração (p. ex., ceftriaxona 1 g IV, ou cefotaxima 1 g IV de 8-8 horas).

Para pacientes com fatores de risco para *Pseudomonas*, as opções terapêuticas são piperacilina-tazobactam (4,5 g IV de 6-6 horas), ceftazidima (1 g IV de 8-8 horas), cefepima (1 g IV de 12-12 horas) ou levofloxacina (750 mg IV/dia durante 3-7 dias).

A oxigenoterapia não deve ser suspensa por temor de um agravamento da acidemia respiratória; A hipoxemia é mais prejudicial do que a hipercapnia. Casos de IC do lado direito geralmente respondem a medidas que reduzem a pressão na artéria pulmonar, como o fornecimento de oxigênio suplementar e a correção da acidemia; o repouso na cama, a restrição de sal e o uso diuréticos podem resultar em alguns benefícios. Em geral, as disritmias cardíacas, particularmente taquicardia atrial multifocal, respondem ao tratamento agressivo da própria DPOC. Fibrilação e *flutter* atrial podem exigir cardioversão por corrente contínua (CC) em seguida à instituição da terapia descrita acima. A teofilina não deve ser iniciada em situações agudas, mas é importante que sejam obtidos níveis séricos desse agente, com sua manutenção na faixa terapêutica em pacientes medicados com teofilina antes da hospitalização aguda. Se o paciente apresentar insuficiência respiratória progressiva, haverá necessidade de intubação traqueal e de ventilação mecânica. Em estudos clínicos que envolveram pacientes com DPOC e insuficiência respiratória aguda hipercápnica, a **ventilação não invasiva com pressão positiva** (VNIPP) administrada por máscara facial diminuiu a necessidade de intubação e abreviou o tempo de permanência na UTI. Outros estudos sugeriram menor risco de infecções nosocomiais e menor uso de antibióticos em pacientes com DPOC tratados com ventilação nasal intermitente com pressão positiva (VNIPP).

C. Procedimentos para DPOC

1. Transplante de pulmão – Para que ocorra o transplante de pulmão, o paciente deve atender aos seguintes requisitos: doença pulmonar grave, limitação das atividades da vida diária, esgotamento dos tratamentos clínicos, *status* ambulatorial, potencial para reabilitação pulmonar, expectativa de vida limitada sem um transplante, função adequada dos demais sistemas orgânicos e um bom sistema de suporte social. Em seguida ao transplante de pulmão para DPOC, a taxa de sobrevida em dois anos é de 75%. As complicações possíveis são: rejeição aguda, infecção oportunista e bronquiolite obliterativa. Em pacientes transplantados, foram observadas melhorias substanciais na função pulmonar e no desempenho do exercício.

2. Cirurgia de redução do volume pulmonar – A cirurgia de redução do volume pulmonar, ou pneumoplastia de redução, é uma abordagem cirúrgica que objetiva aliviar a dispneia e melhorar a tolerância ao exercício em pacientes com enfisema difuso avançado e hiperinsuflação pulmonar. A ressecção bilateral de 20-30% do volume pulmonar em pacientes selecionados resulta em modesta melhora da função pulmonar, do desempenho do exercício e da dispneia. Ainda permanece incerta a duração da melhora, bem como de qualquer benefício em termos de mortalidade. No pós-operatório, ocorrem vazamentos de ar prolongados em até 50% dos pacientes. As taxas de mortalidade em centros com maior experiência em cirurgia de redução do volume pulmonar variam de 4-10%.

O National Emphysema Treatment Trial comparou a cirurgia de redução do volume pulmonar com o tratamento clínico em um estudo clínico randomizado multi-cêntrico que recrutou 1.218 pacientes com enfisema grave. No geral, a cirurgia melhorou a capacidade de exercício (mas não a taxa de mortalidade) *versus* tratamento clínico.

3. **Bulectomia** – A bulectomia é um antigo procedimento cirúrgico paliativo para a dispneia em pacientes com enfisema bolhoso grave. A bulectomia é realizada com mais frequência nos casos em que uma única bolha ocupa pelo menos 30-50% do hemitórax.

Prognóstico

O desfecho para pacientes com DPOC clinicamente significativa é ruim. O grau de disfunção pulmonar no momento do primeiro atendimento é um importante fator preditor de sobrevida: a sobrevida média de pacientes com $VEF_1 \leq 1$ L é de cerca de 4 anos. Um índice multidimensional (índice Bode), consistindo em IMC, obstrução das vias aéreas (VEF_1), dispneia (pontuação de dispneia modificada do Medical Research Council) e capacidade de exercício, é uma ferramenta que prognostica mais adequadamente a morte e as hospitalizações, em comparação com o uso isolado de VEF_1. Programas de cuidados abrangentes, cessação do tabagismo e fornecimento de oxigênio suplementar podem diminuir a velocidade de declínio da função pulmonar, mas o tratamento com broncodilatadores e com outras abordagens provavelmente causará pouco ou nenhum impacto no curso natural da DPOC.

No final da vida, a dispneia pode ser extremamente desconfortável e angustiante, tanto para o paciente como para sua família. À medida que os pacientes se aproximam do fim da vida, passa a ser essencial a máxima atenção aos cuidados paliativos, para que a dispneia possa ser eficazmente controlada (ver Cap. 5).

Quando encaminhar

- Início da DPOC antes dos 40 anos.
- Exacerbações frequentes (≥ 2/ano), apesar do tratamento ideal.
- DPOC grave ou rapidamente progressiva.
- Sintomas desproporcionais à gravidade da obstrução do fluxo de ar.
- Necessidade de oxigenioterapia prolongada.
- Início de doenças comórbidas (p. ex., bronquiectasia, IC ou câncer de pulmão).

Quando hospitalizar

- Sintomas graves ou piora aguda que não respondem ao tratamento ambulatorial.
- Hipoxemia aguda ou agravada, hipercapnia, edema periférico ou alteração do estado mental.
- Cuidados domiciliares inadequados, ou incapacidade de dormir ou manter nutrição/hidratação em decorrência dos sintomas.
- Presença de comorbidades de alto risco.

Barnes PJ. Endo-phenotyping of COPD patients. Expert Rev Respir Med. 2021;15:27. [PMID: 32730716]

Christenson SA et al. Chronic obstructive pulmonary disease. Lancet. 2022;399:2227. [PMID: 35533707]

Global Initiative for Chronic Obstructive Lung Disease (GOLD). 2023 Global strategy for the prevention, diagnosis, and management of chronic obstructive lung disease. https://goldcopd.org/2022-gold-reports-2/

Lacasse Y et al; INOX Trial Group. Randomized trial of nocturnal oxygen in chronic obstructive pulmonary disease. N Engl J Med. 2020;383:1129. [PMID: 32937046]

Venkatesan P et al. GOLD COPD report: 2023 update. Lancet Respir Med. 2023;11:18. [PMID: 36462509]

Bronquiectasia

FUNDAMENTOS DO DIAGNÓSTICO

- Tosse produtiva crônica acompanhada por dispneia e sibilância.
- Achados radiográficos de vias aéreas dilatadas e espessadas e opacidades dispersas e irregulares.

Considerações gerais

Bronquiectasia é uma doença congênita ou adquirida dos grandes brônquios, que se caracteriza por dilatação anormal e destruição permanente das paredes brônquicas. Pode ser causada por inflamação ou infecção recorrente das vias aéreas, sendo localizada ou difusa. As causas da bronquiectasia são: fibrose cística, infecções (tuberculose e micobactérias não tuberculosas, infecções fúngicas, abscesso pulmonar, pneumonia), imunodeficiências (hipogamaglobulinemia congênita ou adquirida; imunodeficiência comum variável; subclasse seletiva de IgA, IgM e IgG; plasma; Aids; leucemia), deficiência de alfa-1-antitripsina, discinesia ciliar primária, doenças reumáticas (artrite reumatoide, síndrome de Sjögren), aspergilose broncopulmonar alérgica (ABPA) e obstrução localizada das vias aéreas (corpo estranho, tumor, impactação mucoide).

Achados clínicos

A. Sintomas e sinais

Os sintomas de bronquiectasia são uma tosse crônica com produção de grandes volumes de um escarro purulento, hemoptise, dor torácica pleurítica, dispneia e perda de peso. Os achados físicos podem incluir crepitações nas bases pulmonares e sibilos.

B. Achados laboratoriais e de imagem

Devem ser solicitados os exames laboratoriais a seguir: HMG completo com contagem diferencial, quantificação de imunoglobulinas (IgG, IgM, IgA); teste para fibrose cística com nível de cloreto no suor e/ou análise de mutação do gene *CFTR* e cultura de escarro para bactérias, micobactérias não tuberculosas e fungos. Se houver necessidade, podem ser solicitados outros exames, como anticorpos anti-*Aspergillus*, IgE, nível e/ou genótipo de alfa-1-antitripsina, teste ciliar, sorologias autoimunes e avaliação da deglutição. Doença pulmonar obstrutiva é o achado mais comum nos TFP. TCAR é o estudo diagnóstico de escolha. As anormalidades radiográficas observadas são dilatação e espessamento dos brônquios, que podem ser visualizados como "trilhos de bonde" ou como marcas do tipo *end-on ring*; e podem estar presentes tampões de muco nas vias aéreas, atelectasia e consolidação focal.

C. Microbiologia

Haemophilus influenzae, Moraxella catarrhalis, Pseudomonas aeruginosa e *Staphylococcus aureus* são comumente identificados. Micobactérias não tuberculosas, *Streptococcus pneumoniae* e *Stenotrophomonas maltophilia* são microrganismos observados com menos frequência. A infecção crônica por *Pseudomonas* é um marcador para gravidade da doença, exacerbações frequentes, um curso acelerado e um rápido declínio da função pulmonar.

Tratamento

O tratamento das exacerbações agudas consiste na administração de antibióticos, desobstrução das vias aéreas (drenagem postural, percussão torácica, nebulização hipertônica) e no uso de broncodilatadores inalatórios. Dispositivos portáteis de válvula de vibração podem ter eficácia similar à da a fisioterapia torácica na eliminação de secreções. A antibioticoterapia deve ser orientada por esfregaços de escarro e culturas previamente obtidos. Se não for possível isolar um patógeno bacteriano específico, então deverá ser instituída a antibioticoterapia oral empírica com amoxicilina ou amoxicilina-clavulanato, ampicilina, uma cefalosporina de segunda ou terceira geração, doxiciclina, azitromicina ou uma fluoroquinolona durante 10-14 dias. Para pacientes com exacerbações recorrentes, foi constatado que o tratamento preventivo com macrolídeos durante 6-12 meses diminui a frequência das exacerbações. Alternativamente, podem ser considerados antibióticos inalatórios ou ciclos alternados de antibióticos orais.

Hemoptise é a complicação mais comum da bronquiectasia. A angiotomografia de tórax e a broncoscopia podem ajudar a localizar o ponto de sangramento. Casos de hemoptise maciça podem exigir embolização das artérias brônquicas, o uso de técnicas de hemostasia broncoscópica local (tamponamento com balão, uso tópico de um vasoconstritor, laserterapia) ou ressecção cirúrgica.

Aliberti S et al. Criteria and definitions for the radiological and clinical diagnosis of bronchiectasis in adults for use in clinical trials: international consensus recommendations. Lancet Respir Med. 2022;10:298. [PMID: 34570994]
O'Donnell AE. Bronchiectasis – a clinical review. N Engl J Med. 2022;387:533. [PMID: 35947710]
Tejada S et al. Inhaled antibiotics for treatment of adults with non--cystic fibrosis bronchiectasis: a systematic review and meta-analysis. Eur J Intern Med. 2021;90:77. [PMID: 33947626]

Aspergilose broncopulmonar alérgica

ABPA é um distúrbio de hipersensibilidade pulmonar causado por alergia a antígenos fúngicos que colonizam a árvore traqueobrônquica – mais comumente a antígenos de espécies de *Aspergillus* em indivíduos com asma atópica ou com fibrose cística. Os principais critérios para o diagnóstico de ABPA são (1) histórico clínico de asma ou de fibrose cística; (2) níveis séricos elevados de IgE total (> 1.000 UI/mL); (3) hipersensibilidade cutânea imediata aos antígenos de *Aspergillus* ou níveis séricos elevados de IgE específicos para *Aspergillus fumigatus*; e (4) pelo menos dois dos seguintes: (a) precipitação de anticorpos séricos para o antígeno de *Aspergillus* ou elevação de IgG sérico para *Aspergillus* por imunoteste, (b) anormalidades radiográficas pulmonares consistentes com ABPA, ou (c) contagem de eosinófilos no sangue periférico > 500 células/mcL (0,5 × 10⁹/L). As anormalidades radiográficas observadas são: opacidades transitórias, impactação mucoide e bronquiectasia proximal ou central. O tratamento de escolha consiste na administração de altas doses de corticosteroides (p. ex., prednisona 0,5-1 mg/kg VO/dia) durante pelo menos 2 semanas, com redução gradual. Pacientes com doença dependente de corticosteroides podem ser beneficiados com o uso de itraconazol ou voriconazol. As recaídas são frequentes. Para aqueles pacientes com exacerbações frequentes ou que não conseguem descontinuar os esteroides, foi demonstrado que o uso de um agente biológico, como anti-IgE (omalizumabe), anti-IL-5 (mepolizumabe, benralizumabe) ou antirreceptor de IL4 (dupilumabe), melhora os resultados. Nesse cenário, também poderão ter utilidade broncodilatadores (ver Tab. 9.4). As complicações possíveis são: hemoptise, bronquiectasia grave e fibrose pulmonar.

Agarwal R et al. Allergic bronchopulmonary aspergillosis. Clin Chest Med. 2022;43:99. [PMID: 35236565]
Lewington-Gower E et al. Review of current and future therapeutics in ABPA. Ther Adv Chronic Dis. 2021;12:20406223211047003. [PMID: 34729149]
Moldoveanu B et al. Pulmonary aspergillosis: spectrum of disease. Am J Med Sci. 2021;361:411. [PMID: 33563417]

Fibrose cística

FUNDAMENTOS DO DIAGNÓSTICO

- Transtorno autossômico recessivo.
- Doença pulmonar: tosse produtiva crônica ou recorrente, dispneia e sibilância; infecções recorrentes ou colonização crônica das vias aéreas com *H. influenzae, P. aeruginosa, S. aureus* ou *Burkholderia cenocepacia*; bronquiectasia e cicatrizes em RXT; obstrução do fluxo de ar na espirometria.
- Doença extrapulmonar: seios nasais (sinusite crônica e polipose nasal); gastrointestinais (insuficiência pancreática, pancreatite recorrente, doença hepatobiliar, íleo meconial e obstrução intestinal distal); trato geniturinário (ausência de ducto deferente e infertilidade masculina).
- Diagnóstico: concentração de cloreto no suor > 60 mEq/L em duas ocasiões; ou presença de duas mutações causadoras de doenças no gene regulador da condutância transmembrana da fibrose cística (*CFTR*); ou concentração de cloreto no suor na faixa de 30-59 mEq/L acompanhada por uma mutação causadora de doenças no gene *CFTR*.

Considerações gerais

A fibrose cística (FC) é a doença pulmonar crônica que ocorre com maior frequência em adultos jovens. De acordo com a CF Foundation, cerca de 40 mil pessoas padecem de FC nos EUA. Trata-se de uma doença autossômica recessiva que é mais comum em pessoas brancas, mas que pode afetar indivíduos de todas as origens raciais e étnicas. A FC é causada por anormalidades na proteína reguladora da condutância transmembrana da fibrose cística (CFTR), resultando em alterações no transporte de cloreto e no fluxo de água através da superfície apical das células epiteliais. A mutação mais comum é ΔF508.

Achados clínicos

A. Sintomas e sinais

Graças ao rastreamento obrigatório de recém-nascidos para FC em muitos países (inclusive nos EUA), foi observado um aumento no número de pessoas identificadas antes da ocorrência dos sintomas. Em bebês e crianças, a FC geralmente se apresenta com íleo meconial, sintomas respiratórios ou retardo de crescimento. Em adultos, deve-se suspeitar em pessoas com histórico de doença pulmonar crônica (especialmente bronquiectasia), pancreatite recorrente ou infertilidade. As queixas típicas são tosse, produção de escarro, diminuição da tolerância ao exercício, hemoptise recorrente, sintomas de rinossinusite crônica, esteatorreia, diarreia e dor abdominal. Pacientes com fibrose cística geralmente estão desnutridos e têm baixo IMC. Os achados do exame físico são: baqueteamento dos dedos da mão (Fig. 6.41), aumento do diâmetro anteroposterior do tórax, hiper-ressonância à percussão e crepitações apicais. Quase todos os homens com FC apresentam ausência bilateral congênita dos ductos deferentes, o que resulta em azoospermia. Podem ocorrer cirrose biliar e formação de cálculos biliares.

B. Provas de função pulmonar

A maioria dos pacientes com FC exibe um padrão obstrutivo nas provas de função pulmonar. À medida que a doença vai avançando, nota-se declínio contínuo no VEF_1 e na relação VEF_1/CVF, e pode haver redução na CVF e na CPT. Comumente se observa aprisionamento de ar (elevada proporção VR/TLC) e diminuição na capacidade de difusão pulmonar.

C. Exames de imagem

A hiperinsuflação pode ser observada no início do processo patológico. As TC dos pulmões geralmente revelam a formação de manguitos peribrônquicos, tampões de muco, bronquiectasias (sombras em anel e cistos), aumento das marcas intersticiais, pequenas opacidades periféricas arredondadas e atelectasias focais.

D. Diagnóstico

O **teste quantitativo do suor** revela níveis elevados de sódio e cloreto (> 60 mEq/L) no suor de pacientes com fibrose cística. O diagnóstico fica confirmado pela presença de uma concentração elevada de cloreto no suor em duas ocasiões; ou pela presença de duas mutações *CFTR*; ou ainda por uma con-centração de cloreto no suor de 30-59 mEq/L, acompanhada por uma mutação *CFTR*. Um teste normal para cloreto no suor não exclui o diagnóstico; nesse caso – e se houver grande suspeita clínica de CF –, o médico deverá solicitar uma genotipagem do *CFTR*, ou outros estudos diagnósticos (p. ex., determinação da diferença de potencial da membrana nasal, análise do sêmen, ou avaliação da função pancreática).

Tratamento

A identificação precoce e o tratamento multidisciplinar abrangente em um centro especializado em FC melhoram o controle dos sintomas e a sobrevida do paciente. O tratamento consiste na administração de medicamentos moduladores do CFTR, eliminação e redução das secreções das vias aéreas inferiores, reversão da broncoconstrição, tratamento de infecções do trato respiratório e da agressão bacteriana nas vias aéreas, reposição de enzimas pancreáticas e suporte nutricional e psicossocial (inclusive com aconselhamento genético e ocupacional).

Todos os pacientes com fibrose cística devem ser submetidos à genotipagem de *CFTR* para que seja determinada sua elegibilidade para terapia moduladora de CFT. Os **moduladores de CFTR** são medicamentos que alteram o tráfego, a dobragem ou o funcionamento do CFTR. Esses medicamentos estão disponíveis apenas para pacientes com mutações específicas do *CFTR*. São exemplos: **ivacaftor**, que aumenta o tempo de abertura do canal para CFTR depois de sua ativação; e **lumacaftor**, **tezacaftor** e **elexacaftor**, que funcionam melhorando o dobramento da proteína CFTR e o tráfego na superfície celular.

A **desobstrução das vias aéreas** pode ser promovida por drenagem postural, técnicas de percussão ou vibração torácica, dispositivos de respiração com pressão expiratória positiva ou válvula de vibração; ou com tosse direcionada e outras técnicas respiratórias. A desoxirribonuclease humana recombinante inalada (rhDNase, dornase alfa) cliva o DNA extracelular no escarro, diminuindo sua viscosidade. Quando administrada em cursos longos em uma dose diária de 2,5 mg por nebulizador, esse tratamento melhora o VEF_1 e diminui as exacerbações relacionadas à FC e a necessidade do uso de antibióticos IV. A inalação de solução salina hipertônica (7%) melhora a eliminação do muco das vias aéreas; essa prática está associada a pequenas melhorias na função pulmonar e a menor número de exacerbações pulmonares.

Antibióticos de curto prazo são administrados para tratamento de infecções ativas das vias aéreas, com base nos resultados da cultura e dos testes de sensibilidade no escarro. Comumente estão presentes *S. aureus* (inclusive cepas resistentes à meticilina) e *P. aeruginosa*. *H. influenzae*, *Stenotrophomonas maltophilia* e *B. cenocepacia* (um microrganismo altamente resistente a medicamentos) são ocasionalmente isolados. A **antibioticoterapia para uso prolongado**, como a azitromicina e vários antibióticos inalatórios (p. ex., tobramicina, aztreonam, colistina e levofloxacina), ajuda a retardar a progressão da doença e diminui as exacerbações em pacientes com culturas de escarro positivas para *P. aeruginosa*. A incidência de colonização micobacteriana atípica é mais frequente em pacientes com FC, estando recomendado o tratamento com antibióticos direcionados para pacientes com exacerbações frequentes, declínio progressivo da função pulmonar, ou retardo de crescimento.

Deve-se considerar o uso de **broncodilatadores inalatórios** (p. ex., albuterol) em pacientes que demonstrem aumento de pelo menos 12% no VEF_1 depois da medicação com um broncodilatador inalatório. Deve-se adicionar um **corticosteroide inalatório** ao regime terapêutico para pacientes com FC e com asma persistente ou ABPA.

Pode-se pensar em um **transplante de pulmão** para pacientes com a doença avançada.

É altamente recomendável a **vacinação** contra infecções pneumocócicas, por coronavírus e a vacinação anual contra a gripe.

Uma sugestão: fazer o **rastreamento** de familiares e o aconselhamento genético.

Prognóstico

A longevidade dos pacientes com FC vem aumentando. A morte ocorre por causa de complicações pulmonares (p. ex., pneumonia, pneumotórax ou hemoptise) ou por insuficiência respiratória crônica terminal e IC do lado direito.

Barry PJ et al. VX18-445-104 Study Group. Triple therapy for cystic fibrosis *Phe508del/*-gating and -residual function genotypes. N Engl J Med. 2021;385:815. [PMID: 34437784]

Bierlaagh MC et al. A new era for people with cystic fibrosis. Eur J Pediatr. 2021;180:2731. [PMID: 34213646]

Ong T et al. Cystic fibrosis: a review. JAMA. 2023;329:1859. [PMID: 37278811]

Bronquiolite

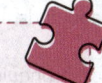

FUNDAMENTOS DO DIAGNÓSTICO

- Início insidioso de tosse e dispneia.
- Obstrução irreversível do fluxo de ar e aprisionamento de ar nos TFP.
- Achados mínimos na RXT; aprisionamento de ar na TC do tórax.
- Exposição relevante ou fatores de risco: vapores tóxicos, infecções virais, transplante de órgãos, doença do tecido conjuntivo.

Considerações gerais

Bronquiolite é um termo genérico aplicado a diversos processos inflamatórios que afetam os bronquíolos, que são pequenas vias aéreas condutoras com < 2 mm de diâmetro. Embora menos comum em adultos do que em crianças, a bronquiolite pode ser observada em diversos cenários clínicos, como lesões pós-infecciosas, lesões inalatórias (p. ex., uso do *vaping*), transplantes de órgãos, doenças do tecido conjuntivo e pneumonite por hipersensibilidade.

A abordagem clínica à bronquiolite divide os pacientes em grupos com base na etiologia, mas diferentes síndromes clínicas podem ter achados histopatológicos idênticos. Como

resultado, ainda não contamos com um esquema de classificação de grande aceitação; além disso, existe uma série de termos sobrepostos para a descrição desses distúrbios, dos pontos de vista do médico, do patologista e do radiologista.

Achados clínicos

A **bronquiolite aguda** é rara em adultos, mas pode estar presente em seguida a infecções virais.

A **bronquiolite constritiva** (também conhecida como bronquiolite obliterante) pode ser causada por lesão por inalação (amônia, fumaça de solda e metais pesados); artrite reumatoide; reações farmacológicas (busulfano, ouro e penicilamina); e rejeição crônica após transplante de coração-pulmão, de pulmão ou de células-tronco hematopoiéticas (síndrome da bronquiolite obliterante). Pacientes com bronquiolite constritiva se apresentam com obstrução do fluxo de ar e aprisionamento de ar na espirometria; RXT de rotina sem alterações, mas com um aprisionamento de ar heterogêneo nas TC torácicas; e um curso clínico progressivo e deteriorante.

A **bronquiolite proliferativa (pneumonia em organização, antes conhecida como bronquiolite obliterante idiopática com pneumonia em organização [Boop])** está associada a diversos distúrbios pulmonares, p. ex., infecção, aspiração, síndrome do desconforto respiratório agudo (SDRA), pneumonite por hipersensibilidade e transplantes. É mais provável que seja obtida uma RXT ou TC do tórax anormal, exibindo consolidação irregular, opacidades "em vidro fosco" ou aparência nodular. Geralmente as provas de função pulmonar revelam um defeito ventilatório restritivo.

É mais comum observar casos de **bronquiolite folicular** associados a doenças do tecido conjuntivo, especialmente artrite reumatoide e síndrome de Sjögren, e a estados de imunodeficiência, como HIV ou imunodeficiência comum variável. A bronquiolite folicular pode ser observada em pacientes com pneumonia intersticial linfoide. A TC do tórax pode revelar a presença de nódulos centrolobulares e peribrônquicos.

A **bronquiolite respiratória** é a forma mais comum de bronquiolite em adultos e geralmente está relacionada ao tabagismo. Normalmente esse distúrbio é assintomático, ou não demonstra evidências fisiológicas de comprometimento pulmonar. A bronquiolite respiratória pode ser observada em casos de doença pulmonar intersticial associada à bronquiolite respiratória. A TC do tórax pode revelar nódulos centrolobulares, opacidades "em vidro fosco" irregulares, aprisionamento de ar e opacidades do tipo "árvore em brotamento".

Os diagnósticos de **panbronquiolite difusa** ocorrem com maior frequência no Japão. Os homens são afetados cerca de duas vezes mais que as mulheres; dois terços são não fumantes; e a maioria dos pacientes tem histórico de pansinusite crônica. As provas de função pulmonar revelam anormalidades obstrutivas, e a RXT revela um padrão distinto de sombras nodulares, pequenas e difusas com hiperinsuflação.

Tratamento

A **bronquiolite constritiva** responde relativamente pouco aos corticosteroides, sendo frequentemente progressiva. Em geral, os corticosteroides são eficazes em casos de **bronquio-lite proliferativa**, e a melhora pode ocorrer rapidamente. O tratamento deve ser iniciado com prednisona 1 mg/kg/dia VO durante 1-3 meses. Depois desse período, a dose deverá ser lentamente reduzida para 20-40 mg/dia, dependendo da resposta, e também reduzida ao longo dos 3-6 meses subsequentes, de acordo com a tolerância do paciente. Recaídas são comuns se houver descontinuação prematura ou diminuição muito rápida dos corticosteroides. O paciente poderá ser medicado com azitromicina para tratamento eficaz da **panbronquiolite difusa**; além disso, esse agente pode retardar a progressão da **síndrome da bronquiolite obliterante** em receptores de transplante de pulmão.

Dalziel SR et al. Bronchiolitis. Lancet 2022;400:392. [PMID: 35785792]

INFECÇÕES PULMONARES

Pneumonia

A pneumonia tem sido classicamente considerada em termos do microrganismo infeccioso (Tab. 9.9). Essa abordagem facilita a discussão de apresentações clínicas características, mas é um guia limitado para o tratamento do paciente, tendo em vista que, por ocasião da apresentação inicial, geralmente não há informações microbiológicas específicas disponíveis. Os esquemas de classificação enfatizam fatores epidemiológicos que podem prever a etiologia e orientam o tratamento inicial. A pneumonia pode ser classificada como **pneumonia adquirida na comunidade** (PAC) ou **pneumonia nosocomial** e, dentro desta última, como **pneumonia adquirida em hospital** (PAH) ou **pneumonia associada à ventilação mecânica** (PAV). Essas categorias tomam por base diferentes cenários

TABELA 9.9 Características de pneumonias selecionadas

Microrganismo; aparência em esfregaço de escarro	Cenário clínico	Complicações
Streptococcus pneumoniae (pneumococo). Diplococos Gram-positivos.	Doença cardiopulmonar crônica; segue-se à infecção do trato respiratório superior	Bacteremia, meningite, endocardite, pericardite, empiema
Haemophilus influenzae. Cocobacilos Gram-negativos pleomórficos.	Doença cardiopulmonar crônica; segue-se à infecção do trato respiratório superior	Empiema, endocardite
Staphylococcus aureus. Cocos Gram-positivos roliços em aglomerados.	Residência em unidade de cuidados contínuos, associação com hospital, epidemias de gripe, fibrose cística, bronquiectasia, uso de drogas injetáveis	Empiema, cavitação
Klebsiella pneumoniae. Bastonetes Gram-negativos roliços encapsulados.	Abuso de álcool, diabetes *mellitus*; associação com hospital	Cavitação, empiema
Escherichia coli. Bastonetes Gram-negativos.	Associação com hospital; raramente, adquirida na comunidade	Empiema
Pseudomonas aeruginosa. Bastonetes Gram-negativos.	Associação com hospital; fibrose cística, bronquiectasia	Cavitação
Anaeróbios. Flora mista.	Aspiração, higiene dental precária	Pneumonia necrosante, abscesso, empiema
Mycoplasma pneumoniae. PMN e monócitos; nenhuma bactéria.	Jovens adultos; verão e outono	Erupções cutâneas, anemia hemolítica, encefalite
Espécies de *Legionella.* Poucos PMN; nenhuma bactéria.	Verão e outono; exposição a canteiro de obras e água contaminada, ar-condicionado; adquirida na comunidade ou associada a hospital	Empiema, cavitação, endocardite, pericardite
Chlamydophila pneumoniae. Inespecífico.	Clinicamente semelhante a *M. pneumoniae*, mas os sintomas prodrômicos duram mais (até 2 semanas); dor de garganta com ocorrência comum de rouquidão; pneumonia leve em adolescentes e adultos jovens	A reinfecção em idosos com DPOC ou IC subjacente pode ser grave ou até fatal
Moraxella catarrhalis. Diplococos Gram-negativos.	Doença pulmonar preexistente; pacientes idosos; tratamento com corticosteroides ou imunossupressores	Raramente, derrames pleurais e bacteremia
Pneumocystis jirovecii. Inespecífico.	Aids, tratamento com medicamentos imunossupressores ou citotóxicos, câncer	Pneumotórax, insuficiência respiratória, SDRA, morte
Sars-CoV-2. Inespecífico.	Pandemia. Pneumonia mais leve (adolescentes, adultos jovens); pneumonia mais grave (idosos, imunocomprometidos, muitas comorbidades em adultos)	Insuficiência respiratória, SDRA, morte

PMN: leucócito polimorfonuclear; Sars-CoV-2: síndrome respiratória aguda grave devido ao coronavírus-2; SDRA: síndrome do desconforto respiratório agudo (ver discussão sobre Covid-19, Cap. 34, e ver https://www.coronavirus.gov para obter as informações mais recentes do CDC).

e agentes infecciosos e dependem de diferentes intervenções diagnósticas e terapêuticas. **Pneumonia anaeróbica e abscesso pulmonar** podem ocorrer tanto em ambientes hospitalares quanto na comunidade.

Esta seção estabelece a avaliação e o tratamento de infiltrados pulmonares em pessoas imunocompetentes, em separado da abordagem a pessoas imunocomprometidas – definidas como aquelas com doença pelo HIV, contagens absolutas de neutrófilos < 1.000/mcL ($1,0 \times 10^9$/L), ou exposição atual ou recente a medicamentos mielossupressores ou imunossupressores.

1. Pneumonia adquirida na comunidade

FUNDAMENTOS DO DIAGNÓSTICO

- Febre ou hipotermia, taquipneia, tosse com ou sem expectoração, dispneia, desconforto no peito, suores e/ou calafrios.
- Ausculta torácica: sons respiratórios brônquicos, roncos ou crepitações inspiratórias.
- Opacidade parenquimatosa na RXT (ocasionalmente não evidente na apresentação).
- Ocorre fora do hospital ou dentro de 48 horas depois da hospitalização.

Considerações gerais

A pneumonia adquirida na comunidade (PAC) é uma doença comum, com aproximadamente 4 a 5 milhões de casos diagnosticados a cada ano nos EUA, dos quais pelo menos 25% necessitarão de hospitalização. É a doença infecciosa mais mortal naquele país e se situa rotineiramente entre as 10 principais causas de morte. Em casos mais leves e tratados em regime ambulatorial, a mortalidade fica abaixo de 1%. Entre os pacientes hospitalizados por PAC, a mortalidade hospitalar chega a aproximadamente 10-12%, e a mortalidade em 1 ano (em pacientes com > 65 anos) é superior a 40%. Os fatores de risco para a ocorrência de PAC são idade avançada; tabagismo; consumo excessivo de bebidas alcoólicas; comorbidades presentes, especialmente DPOC ou outras doenças pulmonares crônicas; imunossupressão; e infecção viral do trato respiratório superior recente.

O histórico do paciente, o exame físico e os estudos de imagem são essenciais para estabelecer um diagnóstico de PAC. Para a identificação de patógenos específicos, o exame de escarro pode ser útil, mas 40% dos pacientes não conseguem produzir uma amostra de escarro satisfatória para avaliação; além disso, as características dos testes de coloração de Gram e da cultura do escarro variam de acordo com o microrganismo e não têm sensibilidade para algumas das causas mais comuns de pneumonia. Considerando que os resultados dos pacientes melhoram quando a escolha inicial do antibiótico é apropriada para o microrganismo infeccioso, a American Thoracic Society e a Infectious Diseases Society of America recomendam o tratamento empírico com base em dados epidemiológicos (Tab. 9.10). Esse tratamento melhora a cobertura inicial pelos

antibióticos, diminui hospitalizações desnecessárias e melhora a sobrevida em 30 dias.

Definição e patogênese

A PAC é diagnosticada fora do ambiente hospitalar ou nas primeiras 48 horas que se seguem à hospitalização. Normalmente os mecanismos de defesa pulmonar (reflexo da tosse, sistema de depuração mucociliar, respostas imunes) impedem a ocorrência de infecções do trato respiratório inferior pós-aspiração de secreções orofaríngeas contendo bactérias ou pela inalação de aerossóis infectados. A PAC ocorre quando há deficiência em um ou mais desses mecanismos normais de defesa, ou quando um grande inóculo infeccioso ou um patógeno virulento sobrecarrega a resposta imune.

Estudos prospectivos deixam de identificar a causa da PAC em 30-60% dos casos; e em até um terço dos casos são identificadas duas ou mais causas. O patógeno bacteriano mais comumente identificado na maioria dos estudos sobre PAC é *S. pneumoniae*, responsável por aproximadamente dois terços dos isolados bacterianos. Outros patógenos bacterianos comuns são *H. influenzae*, *M. pneumoniae*, *C. pneumoniae*, *S. aureus*, *Moraxella catarrhalis*, *Klebsiella pneumoniae*, outros bacilos Gram-negativos e espécies de *Legionella*. As causas virais comuns da PAC são coronavírus (Sars-CoV-2, MERS), vírus da gripe, VSR, adenovírus e vírus da parainfluenza. Uma avaliação detalhada dos fatores de risco epidemiológicos pode auxiliar no diagnóstico de pneumonias com causa incomum, p. ex., *Chlamydophila psittaci* (psitacose); *Cushiella burnetii* (febre Q); *Francisella tularensis* (tularemia); *Blastomyces*, *Coccidioides*, *Histoplasma* (fungos endêmicos); e vírus Sin Nombre (síndrome pulmonar por hantavírus).

Achados clínicos
A. Sintomas e sinais

A maioria dos pacientes com PAC apresenta início agudo ou subagudo de febre, tosse com ou sem produção de escarro e dispneia. Outros sintomas comuns são calafrios, tremores exagerados, pleurisia, fadiga, mialgias, anorexia, cefaleia e dor abdominal. Mas pessoas com > 80 anos podem ter apresentação atípica, com inclusão de *delirium*, letargia e anorexia.

Os achados físicos comuns para a PAC são febre ou hipotermia, taquipneia e taquicardia. Muitos pacientes parecem estar gravemente doentes. Geralmente o exame do tórax revela crepitações inspiratórias, roncos e sons respiratórios brônquicos. Em alguns pacientes, pode-se observar macicez à percussão, se houver consolidação lobar ou derrame pleural parapneumônico. A sensibilidade da avaliação clínica fica abaixo dos 50%, em comparação com as imagens do tórax para o diagnóstico de PAC (ver Exames de imagem, adiante). Na maioria dos pacientes, portanto, a imagem será essencial para a avaliação de uma suspeita de PAC.

B. Exames diagnósticos

Em geral, não há indicação para a solicitação de exames diagnósticos para uma causa infecciosa específica de PAC em

TABELA 9.10 Antibióticos empíricos recomendados para tratamento de pneumonia bacteriana adquirida na comunidade

Tratamento ambulatorial

1. Para pacientes previamente saudáveis sem fatores de risco para MRSA ou *Pseudomonas*:
   a. Amoxicilina, 1 g VO 3x/dia, *ou*
   b. Doxiciclina, 100 mg VO 2x/dia, *ou*
   c. Em regiões com taxas baixas (< 25%) de infecção por *Streptococcus pneumoniae* resistente a macrolídeos de alto nível (MIC ≥ 16 mcg/mL), tratar com um macrolídeo (claritromicina, 500 mg VO 2x/dia; ou azitromicina, 500 mg VO como primeira dose e então 250 mg VO/dia durante 4 dias, ou 500 mg VO/dia durante 3 dias).
2. Para pacientes com comorbidades, p. ex., cardiopatia, doença pulmonar, hepática ou renal crônica; diabetes *mellitus*; transtorno por uso de bebidas alcoólicas; malignidade; asplenia; distúrbios imunossupressores ou uso de medicamentos imunossupressores; ou uso de antibióticos nos últimos 3 meses (nesse caso, selecionar agente de diferente classe de antibióticos):
   a. Um macrolídeo *ou* doxiciclina (como acima) + um betalactâmico VO (amoxicilina/clavulanato 500 mg/125 mg 3x/dia, amoxicilina/ clavulanato 875 mg/125 mg 2x/dia, amoxicilina/clavulanato 2 g/125 mg 2x/dia; cefpodoxima, 200 mg 2x/dia; cefuroxima, 500 mg 2x/dia).
   b. Monoterapia com uma fluoroquinolona VO (moxifloxacina, 400 mg/dia; gemifloxacina, 320 mg/dia; levofloxacina, 750 mg/dia).

Tratamento hospitalar de pneumonia não grave (normalmente não necessitando de terapia intensiva)

1. Uma fluoroquinolona respiratória. Doses orais e intravenosas equivalentes: moxifloxacina, 400 mg/dia ou levofloxacina, 500-750 mg/ dia *ou*
2. Um macrolídeo (veja acima para terapia VO) + um betalactâmico (veja acima para terapia VO com betalactâmico). Para terapia IV: ampicilina/sulbactam, 1,5-3 g de 6-6 horas; cefotaxima, 1-2 g de 8-8 horas; ceftriaxona, 1-2 g a cada 12-24 horas; ceftarolina, 600 mg de 12-12 horas.
3. Para pacientes com isolamento prévio de MRSA no trato respiratório, considerar firmemente a adição de cobertura para MRSA e obter culturas ou PCR nasal para confirmação da infecção ou permitir a redução da terapia: vancomicina, normalmente iniciando com 15 mg/kg IV de 12-12 horas com a dosagem intervalada com base na função renal, para alcançar uma concentração sérica mínima de 15-20 mcg/mL *ou* linezolida, 600 mg VO ou IV de 12-12 horas.
4. Para pacientes com isolamento prévio de *Pseudomonas aeruginosa* no trato respiratório, considerar firmemente a adição de cobertura para *P aeruginosa* e obter culturas para confirmação da infecção ou permitir a redução da terapia. Apenas terapia IV: piperacilina- tazobactam, 3,375-4,5 g de 6-6 horas; cefepima, 1-2 g de 8-8 horas; imipenem, 0,5-1 g de 6-6 horas; meropenem, 1 g de 8-8 horas; ou aztreonam 2 g de 8-8 horas.

Tratamento hospitalar de pneumonia grave (normalmente necessitando de terapia intensiva). Todos os agentes IV, exceto quando indicado.

1. Azitromicina (500 mg VO como primeira dose e depois 250 mg VO/dia durante 4 dias, ou 500 mg VO/dia durante 3 dias) *ou* uma fluoroquinolona respiratória (como acima) + um betalactâmico antipneumocócico IV (como acima).
2. Para pacientes alérgicos a antibióticos betalactâmicos, uma fluoroquinolona + aztreonam (2 g de 8-8 horas).
3. Para pacientes em risco de *P. aeruginosa*, adicionar cobertura para *P. aeruginosa* e obter culturas para confirmação da infecção ou para permitir a redução da terapia: piperacilina-tazobactam, 3,375-4,5 g de 6-6 horas; cefepima, 1-2 g de 8-8 horas; imipenem, 0,5-1 g de 6-6 horas; meropenem, 1 g de 8-8 horas; ou aztreonam 2 g de 8-8 horas.
4. Para pacientes com risco de infecção por *Pseudomonas* E que estejam gravemente doentes, em maior risco de resistência a medicamentos, ou se a incidência local de *Pseudomonas* resistente à monoterapia for > 10%, considerar a adição de uma fluoroquinolona antipseudomonas (ciprofloxacino 400 mg a cada 8-12 horas ou levofloxacino 750 mg/dia) *ou* um aminoglicosídeo (gentamicina, tobramicina, amicacina, todas as dosagens baseadas no peso do paciente, administradas diariamente e ajustadas para os níveis de vale apropriados).
5. Para pacientes em risco de infecção por MRSA, adicionar cobertura para MRSA e obter culturas e/ou PCR nasal para confirmação da infecção, ou permitir a redução da terapia: vancomicina, normalmente iniciando com 15 mg/kg IV de 12-12 horas com a dosagem intervalada com base na função renal, para alcançar uma concentração sérica mínima de 15-20 mcg/mL, ou linezolida, 600 mg de 12-12 horas.

MIC: concentração inibitória mínima; MRSA, *Staphylococcus aureus* resistente à meticilina.
Fonte: Metlay JP et al. Diagnosis and treatment of adults with community-acquired pneumonia. An official clinical practice guideline of the American Thoracic Society and Infectious Diseases Society of America. Am J Respir Crit Care Med. 2019;200(7):e45-e67.

pacientes ambulatoriais, porque a antibioticoterapia empírica quase sempre terá eficácia nessa população. Em pacientes ambulatoriais cuja apresentação (histórico de viagens, exposição) sugere uma etiologia não coberta pela terapia padrão (p. ex., *Coccidioides*) ou preocupações no âmbito da saúde pública (p. ex., Sars-CoV-2, *Mycobacterium tuberculosis*, vírus da gripe), será apropriada a solicitação de exames diagnósticos. Por diversos motivos, os exames diagnósticos também são recomendados em pacientes hospitalizados com PAC: a probabilidade de uma causa infecciosa que não responda à terapia padrão é maior em doenças mais graves, o ambiente hospitalar permite uma limitação da amplitude de cobertura com antibióticos, graças à disponibilidade de informações diagnósticas específicas, e o

rendimento decorrente dos exames será maior em pacientes agudamente enfermos.

Os exames diagnósticos são solicitados para ajudar no ajuste do tratamento empiricamente escolhido, bem como para facilitar a análise epidemiológica. Há três testes de diagnóstico amplamente disponíveis que podem orientar o tratamento: a coloração de Gram e a cultura do escarro; testes de antígeno urinário para *S. pneumoniae* e espécies de *Legionella*; e testes para agentes virais, como influenza e Sars-CoV-2 (ver sobre Covid-19, Cap. 34). A utilidade da coloração de Gram do escarro reside na ampliação da cobertura inicial em pacientes hospitalizados por PAC, mais comumente para a cobertura de *S. aureus* (com inclusão de cepas de *S. aureus* resistentes à meticilina adquiridas na comunidade [CA-MRSA]) ou de bacilos Gram-negativos (inclusive *P. aeruginosa* e Enterobacteriaceae). Os testes para antígeno urinário para *Legionella pneumophila* e *S. pneumoniae* são pelo menos tão sensíveis e específicos quanto a coloração de Gram e a cultura do escarro. Os resultados dos testes para antígeno não são afetados pelo início da antibioticoterapia, e os testes positivos podem permitir um estreitamento da cobertura antibiótica inicial. O teste para antígeno urinário deve ser solicitado para pacientes com leucopenia ou asplenia, ou para aqueles gravemente enfermos. O teste para antígeno urinário para *L. pneumophila* deve ser solicitado para pacientes em uma área que esteja passando por um surto, que tenham viajado recentemente, gravemente enfermos ou para os quais exista um alto índice clínico de suspeita. Os testes rápidos para influenza e Sars-CoV-2 têm sensibilidade intermediária, mas alta especificidade; sua sensibilidade depende do método de detecção (os testes baseados em ácido nucleico ou PCR têm maior sensibilidade *versus* detecção antígeno-dependente). Testes positivos para agente viral podem direcionar o isolamento de pacientes hospitalizados, mas não necessariamente diminuem a necessidade da antibioticoterapia, tendo em vista a possibilidade de coinfecção com patógenos bacterianos.

Vêm sendo cada vez mais disponibilizados os testes de amplificação multiplex-PCR de resposta rápida a partir de amostras do trato respiratório inferior. Diferentes produtos comercializados podem identificar diversas cepas bacterianas e virais, além dos genes codificadores de resistência a antibióticos. A experiência inicial com PCR multiplex demonstrou melhor rendimento diagnóstico geral, particularmente em casos de infecções virais, além de maior incidência de coinfecções bacterianas/virais do que se pensava anteriormente. A PCR multiplex tem suas limitações, p. ex., seu custo e disponibilidade, além do desafio de interpretar resultados potencialmente falso-positivos de um teste altamente sensível, tendo em vista que tanto patógenos virais quanto bacterianos podem colonizar as vias aéreas. Atualmente se encontram em andamento estudos em grande escala avaliando o impacto de abordagens diagnósticas moleculares rápidas, que ajudarão a esclarecer sua futura utilidade.

Outros testes microbiológicos, p. ex., culturas de escarro pré-antibiótico e hemoculturas (pelo menos duas amostras em locais distintos), têm sido uma prática de rotina para pacientes com PAC necessitados de hospitalização. Entretanto, o rendimento das hemoculturas e de escarro é baixo, pois são comuns os resultados falso-positivos; além disso, o resultado das culturas tem pequeno impacto nos desfechos para os pacientes. Em decorrência disso, é recomendável o uso de testes direcionados para pacientes gravemente enfermos e para aqueles tratados empiricamente para infecção por MRSA ou *P. aeruginosa*. O papel das culturas é possibilitar o estreitamento da cobertura empírica antibiótica inicial, o ajuste da cobertura com base em padrões específicos de resistência a antibióticos, a identificação de patógenos insuspeitos e não cobertos pela terapia inicial e o fornecimento de informações para análise epidemiológica. Pacientes em risco ou tratados empiricamente para MRSA devem passar por um teste de rastreamento nasal

para MRSA. O resultado negativo para esse teste pode orientar a redução da cobertura empírica para MRSA em pacientes que estejam incapacitados de expectorar uma amostra de escarro.

Além dos testes microbiológicos, os pacientes hospitalizados devem ser submetidos a um HMG completo com contagem diferencial e a um painel bioquímico (com inclusão de glicose sérica, eletrólitos, ureia, creatinina, bilirrubina e enzimas hepáticas). Em pacientes hipoxêmicos, será coletada uma amostra para GSA. Os resultados dos testes ajudarão o médico na avaliação da gravidade da doença e orientarão a avaliação e o tratamento. Deve-se considerar a obtenção de um teste para HIV em todos os pacientes adultos; esse teste será realizado nos pacientes com fatores de risco.

C. Exames de imagem

A detecção de uma opacidade pulmonar na RXT de rotina ou na TC é condição para o estabelecimento de um diagnóstico de PAC. Em comparação com a RXT, a TC do tórax é mais sensível e específica, podendo haver indicação para esse exame em casos selecionados. Os achados radiográficos variam, desde opacidades maculosas do espaço aéreo até a consolidação lobar com broncogramas aéreos e até opacidades alveolares ou intersticiais difusas. Também podem ser observados derrames pleurais e cavitação. As imagens torácicas não conseguem identificar uma causa microbiológica específica para a PAC; e nenhum padrão de anormalidades radiográficas tem valor patognomônico para qualquer causa infecciosa. A ultrassonografia do tórax – um recurso que pode estar mais imediatamente disponível em ambientes com recursos limitados – demonstrou sensibilidade e especificidade variáveis para pneumonia, quando comparada à TC.

As imagens do tórax podem ajudar na avaliação da gravidade e da resposta à terapia ao longo do tempo. A progressão das opacidades pulmonares durante a antibioticoterapia ou a falta de melhora radiográfica ao longo do tempo são sinais de mau prognóstico que levantam preocupações sobre processos pulmonares secundários ou alternativos. Em pacientes com PAC, a eliminação das opacidades pulmonares pode levar 6 semanas ou mais. Geralmente a resolução é mais rápida em pacientes mais jovens, não fumantes e naqueles com envolvimento de um único lobo.

D. Exames especiais

Pacientes com PAC que se apresentam com coleções significativas de líquido pleural podem necessitar de toracocentese diagnóstica (uma amostra do líquido pleural será enviada para determinação dos níveis de glicose, DHL e proteína total; contagem de leucócitos com diferencial; determinação do pH; e coloração de Gram e cultura). Culturas pleurais positivas ou características de derrame parapneumônico complicado indicam a necessidade de drenagem por toracostomia tubular.

Em pacientes com opacidades cavitárias, devem ser solicitadas culturas de escarro para fungos e micobactérias.

Há indicação para a indução de escarro ou para broncoscopia por fibra óptica para obtenção de amostras de secreções do trato respiratório inferior em pacientes com um curso clínico em deterioração e que não estejam em condições de fornecer amostras de escarro expectorado, ou ainda que possam estar com pneumonia por infecção por *M. tuberculosis* ou por certas infecções oportunistas, p. ex., *Pneumocystis jirovecii*.

Diagnóstico diferencial

O diagnóstico diferencial de infecção do trato respiratório inferior é amplo, p. ex., infecções do trato respiratório superior, doenças reativas das vias aéreas, IC, pneumonias intersticiais, câncer de pulmão, vasculite pulmonar, doença tromboembólica pulmonar e atelectasia.

Tratamento

Depois de firmado o diagnóstico de PAC, dois princípios gerais orientarão a antibioticoterapia: o início **imediato** de uma medicação à qual o patógeno etiológico seja **sensível**.

Em pacientes que necessitam de uma avaliação diagnóstica específica, devem ser obtidas amostras para cultura de escarro e para hemocultura antes do início do tratamento com antibióticos. Tendo em vista que a administração precoce de antibióticos a pacientes gravemente enfermos está associada a melhores resultados, a obtenção de outras amostras diagnósticas ou a espera dos resultados dos testes não devem adiar a administração da dose antibiótica inicial.

A terapia antibiótica ideal seria orientada ao patógeno, mas normalmente o médico não contará com um diagnóstico microbiológico definitivo na apresentação do paciente. Uma abordagem sindrômica à terapia, baseada na apresentação clínica e na imagem do tórax, não permite prever de forma confiável a microbiologia da PAC. Assim, as escolhas iniciais dos antibióticos são empíricas, baseadas na acuidade (i.e., tratamento ambulatorial, hospitalar ou na UTI), nos fatores de risco do paciente para patógenos específicos, e nos padrões locais de resistência aos antibióticos (Tab. 9.10).

Considerando que *S. pneumoniae* continua sendo uma causa comum de PAC em todos os grupos de pacientes, a prevalência local desse microrganismo resistente a medicamentos afeta significativamente a escolha inicial do antibiótico. O tratamento prévio com um antibiótico de determinada classe farmacológica (p. ex., betalactâmico, macrolídeo, fluoroquinolona) predispõe ao surgimento de cepas de *S. pneumoniae* resistentes a medicamentos, com o desenvolvimento de resistência contra a classe de antibióticos à qual o patógeno foi previamente exposto. A atual eficácia *in vivo* parece justificar a manutenção dos macrolídeos como terapia de primeira linha, exceto nas regiões sabidamente com alta prevalência de cepas resistentes. A resistência aos macrolídeos aumentou (aproximadamente um terço dos isolados de *S. pneumoniae* apresentam resistência *in vitro*); no entanto, os insucessos terapêuticos relatados continuam sendo raros em comparação com o número de pacientes tratados. Nos EUA, a resistência de *S. pneumoniae* às fluoroquinolonas é rara, mas vem aumentando.

O CA-MRSA é genética e fenotipicamente diferente das cepas de MRSA adquiridas em hospitais, sendo mais virulento. CA-MRSA é causa rara de pneumonia necrosante, empiema, insuficiência respiratória e choque; aparentemente, há uma associação entre esse microrganismo e infecção prévia pelo vírus da gripe. Pode ser preferível administrar linezolida (em lugar da vancomicina) para tratamento de infecções pulmonares por CA-MRSA, por causa da inibição da toxina bacteriana. **Não** se deve usar daptomicina usada em nenhuma pneumonia causada por MRSA, pois esse antibiótico não alcança uma concentração adequada nos pulmões. Para discussões mais detalhadas sobre antibióticos específicos, ver Capítulo 32.

A. Tratamento de pacientes ambulatoriais

Ver Tabela 9.10 para dosagens específicas dos medicamentos. As etiologias mais comuns para a PAC em pacientes ambulatoriais que dispensam hospitalização são *S. pneumoniae*; *M. pneumoniae*; *C. pneumoniae*; e vírus respiratórios, inclusive gripe. Para pacientes previamente saudáveis e não medicados recentemente (90 dias) com antibióticos, o tratamento recomendado é amoxicilina, um macrolídeo (claritromicina ou azitromicina), ou doxiciclina. Em regiões de alta incidência de *S. pneumoniae* resistente a macrolídeos, pacientes sem comorbidades podem ser inicialmente tratados com uma combinação de um betalactâmico e um macrolídeo, ou de uma fluoroquinolona respiratória.

Em pacientes ambulatoriais portadores de doença cardíaca, pulmonar, hepática ou renal crônica; diabetes *mellitus*; transtorno por uso de bebidas alcoólicas; malignidade; ou asplenia, ou que recentemente (90 dias) foram medicados com antibióticos, recomenda-se o tratamento com um macrolídeo ou doxiciclina em combinação com um betalactâmico (amoxicilina e amoxicilina-clavulanato em altas doses), em lugar de cefpodoxima e cefuroxilina-clavulanato; ou por monoterapia com uma fluoroquinolona respiratória (moxifloxacina, gemifloxacina ou levofloxacina).

O padrão para a duração da antibioticoterapia em pacientes com PAC é de 5 dias; e os fatores que podem afetar a duração da terapia são a estabilidade clínica, a etiologia (MRSA e *P. aeruginosa* exigem no mínimo 7 dias de tratamento, p. ex.), a gravidade da doença, complicações e problemas clínicos com comorbidades.

B. Tratamento de pacientes hospitalizados e em UTI

1. **Antibióticos** – As etiologias mais comuns de PAC em pacientes que necessitam de hospitalização, mas não de cuidados intensivos, são *S. pneumoniae*, *M. pneumoniae*, *C. pneumoniae*, *H. influenzae*, espécies de *Legionella* e vírus respiratórios. Alguns pacientes apresentam aspiração como precipitante imediato da PAC sem etiologia bacteriana específica. A terapia de primeira linha em pacientes hospitalizados é a combinação de um macrolídeo (claritromicina ou azitromicina) acrescido de um betalactâmico (cefotaxima, ceftriaxona, ceftarolina ou ampicilina-sulbactam) ou monoterapia com uma fluoroquinolona respiratória (p. ex., ormifloxacina, gecinfloxacina) (Tab. 9.10).

Quase todos os pacientes hospitalizados para tratamento de PAC recebem antibióticos intravenosos. Entretanto, nenhum estudo em pacientes hospitalizados demonstrou resultados superiores para o uso de antibióticos intravenosos *versus* antibióticos orais, desde que os pacientes fossem capazes de tolerar a terapia oral e o medicamento fosse bem absorvido. A duração do tratamento com antibióticos para pacientes internados é a mesma que para pacientes ambulatoriais.

As etiologias mais comuns para PAC em pacientes que necessitam de internação em UTI são *S. pneumoniae*, espécies de *Legionella*, *H influenzae*, espécies de Enterobacteriaceae, *S. aureus*, espécies de *Pseudomonas* e vírus respiratórios. A terapia antibacteriana de primeira linha em pacientes de UTI com PAC é um betalactâmico antipneumocócico (cefotaxima, ceftriaxona, ceftarolina ou ampicilina-sulbactam) juntamente com azitromicina ou com uma fluoroquinolona respiratória (moxifloxacino, gemifloxacina).

O médico deverá levar em conta os fatores de risco para infecção por *Pseudomonas*, Enterobacteriaceae ou MRSA ao escolher a terapia antibiótica empírica para pacientes internados com PAC. Os fatores de risco específicos para esses microrganismos incluem (1) isolamento prévio do patógeno, (2) hospitalização nos últimos 90 dias ou (3) exposição a antibióticos intravenosos nos últimos 90 dias. Em pacientes com fatores de risco específicos para infecção por *Pseudomonas*, deve-se combinar um betalactâmico antipneumocócico e antipseudomonas (piperacilina-tazobactam, cefepima, imipenem, meropenem) com azitromicina ou uma fluoroquinolona respiratória (gemifloxacina, gemifloxacina). Em pacientes gravemente enfermos, naqueles com risco aumentado de resistência aos medicamentos, ou se a incidência de *Pseudomonas* resistente à monoterapia for > 10% na unidade de atendimento, deve-se considerar o uso de dois agentes com eficácia antipseudomonas: ciprofloxacino ou levofloxacina juntamente com os antibióticos precedentes, antipneumocócicos betalactâmicos antipseudomonas ou um betalactâmico antipneumocócico, um agente antipseudomonas acrescido de um aminoglicosídeo (gentamicina, tobramicina, amicacina) e de azitromicina ou uma fluoroquinolona respiratória. Pacientes com fatores de risco específicos para MRSA devem ser tratados com vancomicina ou linezolida. Pacientes gravemente enfermos (insuficiência respiratória que requer ventilação mecânica, ou choque séptico) também devem ser seriamente considerados candidatos à terapia para MRSA. Desde que o paciente esteja apresentando melhora clínica, as culturas de escarro e hemoculturas negativas obtidas antes do início dos antibióticos podem dar suporte à diminuição da amicíssima antibioticoterapia. Além disso, todos os pacientes com prescrição para vancomicina ou linezolida devem fazer exames das vias nasais para MRSA; se os resultados do material colhido com cotonete forem negativos, será possível reduzir com segurança cobertura para MRSA, mesmo nos casos em que não houve possibilidade de obter amostras adequadas de escarro.

Pacientes com PAC que estejam gripados devem ser tratados com o antiviral oseltamivir, independentemente da identificação da gripe por patógeno único ou como coinfecção, juntamente com um patógeno bacteriano. O oseltamivir é mais eficaz quando iniciado dentro de 2 dias, mas ainda pode ser benéfico vários dias após o início dos sintomas, principalmente em pacientes com PAC grave.

2. **Tratamento adjuvante: corticosteroides** – O papel da corticoterapia no tratamento da PAC tem sido cercado por controvérsias. Metanálises prévias com base em estudos de grande porte não conseguiram detectar algum benefício na mortalidade em associação com o uso de corticosteroides em pacientes com PAC leve ou moderada. Com base em dados limitados e também em função da possibilidade de complicações (p. ex., hiperglicemia), as diretrizes da Infectious Diseases Society of America/American Thoracic Society (IDSA/ATS) de 2019 optaram por não recomendar o uso de corticosteroides no tratamento de PAC com qualquer gravidade. Contudo, um grande RCT publicado em 2023 com uma população de adultos com PAC grave hospitalizados em uma UTI identificou menor risco de mortalidade em 28 dias para pacientes tratados com hidrocortisona (200 mg/dia durante 4-7 dias, seguida por redução gradual) do que pacientes tratados com placebo (6,2% *versus* 11,9%, respectivamente) e menor necessidade de ventilação mecânica. Embora o papel dos corticosteroides em pacientes com PAC tenha sido avaliado mais detalhadamente, esses agentes são recomendados para pacientes com PAC que também possam ter choque séptico grave, exacerbação aguda de asma ou da DPOC ou insuficiência adrenal. O tratamento com corticosteroides para pacientes com pneumonia causada por influenza pode estar associado a maior mortalidade; portanto, deve ser evitado. O tratamento com corticosteroides é recomendado para casos de pneumonia por Sars-CoV-2, nos casos em que haja necessidade de oxigênio; ver Capítulo 34 para uma discussão mais aprofundada.

Prevenção

As **vacinas pneumocócicas** previnem ou diminuem a gravidade das infecções pneumocócicas em pacientes imunocompetentes. Duas classes de vacinas pneumocócicas para adultos estão disponíveis e foram aprovadas para uso nos EUA: uma contendo antígenos polissacarídeos capsulares para 23 cepas comuns de *S. pneumoniae* (PPSV23) e várias outras vacinas policonjugadas, p. ex., vacinas 13-valente (PCV13), 15-valente (PCV15) e 20-valente (PCV20).

A vacinação é importante para todos os adultos com ≥ 65 anos e para adultos de 19-64 anos portadores de certas comorbidades clínicas (diabetes, doença pulmonar crônica, doença hepática crônica), em maior risco de meningite (vazamento de LCR, implante coclear) ou que estejam na condição de imunocomprometimento, inclusive com asplenia. As recomendações atualizadas do Advisory Committee on Immunization Practices publicadas pelo CDC variam de acordo com idade, distúrbio subjacente e recebimento de vacinação anterior.

Adultos com ≥ 65 anos: é recomendável que todos os adultos com ≥ 65 anos, com ou sem distúrbios clínicos crônicos ou causadores de imunocomprometimento, sejam vacinados apenas com a vacina PCV20. Alternativamente, os pacientes podem ser sequenciadamente vacinados com PCV15, seguida pela vacinação com PPSV23 pelo menos um ano depois. Para adultos com ≥ 65 anos portadores de algum distúrbio com imunocomprometimento ou que tenham implante coclear, a vacina PPSV23 deve ser administrada 8 semanas (ou mais) a contar da data da vacinação com PCV15. Muitos pacientes já terão sido vacinados com uma vacina pneumocócica ou com uma série de vacinas. Adultos (com ou sem distúrbios clínicos subjacentes) vacinados anteriormente apenas com PPSV23 devem ser vacinados com PCV20 ou PCV15 depois de transcorrido um ano (ou mais) da data da vacinação com PPSV23. Adultos anteriormente vacinados com PCV13 e não que apresentam distúrbios imunocomprometedores isolados devem ser vacinados com PCV20 ou PPSV23, pelo menos 1 ano depois; aqueles com imunossupressão subjacente ou com implante coclear devem ser vacinados com PPSV23 8 semanas (ou mais) a contar da data da vacinação com PCV13. Adultos com ≥ 65 anos vacinados com PCV13 E com PPSV23 antes dos 65 anos devem ser vacinados com uma dose única de PVC20 5 anos (ou mais) a contar da data da última vacina.

Adultos com ≥ 19 anos portadores de distúrbios imunocomprometedores ou com comorbidades clínicas: é recomendável a vacinação apenas com PCV20 para adultos com distúrbios imunocomprometedores, insuficiência renal crônica, asplenia, ou que estejam em maior risco de meningite (vazamento de LCR ou implante coclear). Alternativamente, esses adultos podem ser vacinados na sequência com PCV15/PPSV23; e a vacina PPSV23 deverá ser administrada em um intervalo reduzido de 8 ou mais semanas. Adultos de 19-64 anos com distúrbios de alto risco e anteriormente vacinados com PCV13 ou PPSV23 devem voltar a ser vacinados com uma dose única de PVC20, depois de transcorrido um ou mais anos. Adultos de 19-64 anos previamente vacinados com PCV13 e PPSV23 devem receber PCV20 um ou mais anos após a última vacina. Se PCV20 estiver em falta, PPSV23 é uma alternativa aceitável.

Ainda há controvérsia sobre a "revacinação" pneumocócica subsequente, em seguida à primeira vacina, em pessoas com ≥ 65 anos. Pacientes imunocomprometidos e aqueles em alto risco de sofrer uma infecção pneumocócica fatal devem ter a vacinação atualizada com PCV20 cinco anos após a última vacinação, independentemente da idade.

A **vacina contra a gripe** é eficaz na prevenção de doenças graves causadas pelo vírus da gripe; essa vacina resulta em um impacto positivo, tanto em pacientes com pneumonia primária por gripe quanto nas pneumonias bacterianas secundárias. Recomenda-se a vacinação anual contra a gripe sazonal para todas as pessoas com mais de 6 meses de idade, sem contraindicações, com prioridade para pessoas em risco de complicações da infecção por gripe (pessoas com ≥ 50 anos, pessoas imunocomprometidas, residentes em instituições de cuidados permanentes, pacientes com doenças pulmonares ou cardiovasculares, gestantes), bem como para profissionais de saúde e outras pessoas que possam transmitir a gripe para

pacientes de alto risco. Adultos com ≥ 65 devem ser vacinados com a vacina tetravalente.

A **vacinação contra Sars-CoV-2** é recomendada para todas as pessoas com mais de 6 meses de idade, sem contraindicações. As vacinas (incluindo reforços) reduzem a probabilidade de infecção, pneumonia, hospitalização e mortalidade (ver discussão sobre Covid-19, Cap. 34).

Recentemente, foi aprovada a **vacinação contra VSR** para adultos com > 60 anos, especialmente aqueles com condições clínicas crônicas subjacentes ou que sejam considerados como de maior risco para doença grave, com uso de um modelo de tomada de decisão compartilhada. Foi recomendado que, durante a temporada de VSR, gestantes com 32-36 semanas de gestação sejam vacinadas, como medida preventiva para doenças graves causadas pelo VSR no bebê.

Quando hospitalizar

Após o diagnóstico de PAC, a primeira decisão terapêutica é determinar o local onde será realizado o tratamento: é seguro tratar o paciente em sua casa ou ele precisa de hospitalização ou de internação em uma UTI? Contamos com duas regras para previsão clínica amplamente utilizadas para a orientação das decisões de internação e rastreamento: o **Índice de gravidade da pneumonia (IGP)** e o **CURB-65**.

A. Decisão de hospitalização

O IGP é um modelo de previsão validado que usa 20 itens de dados demográficos, histórico médico, exame físico, resultados laboratoriais e de imagem para a estratificação de pacientes em cinco grupos de risco. Em conjunto com o julgamento clínico, o IGP facilita a tomada de decisões seguras para o tratamento da PAC em ambiente ambulatorial. Uma calculadora de risco para IGP *on-line* pode ser obtida em https://www.thecalculator.co/health/Pneumonia-SeverityIndex-(IGP)-Calculator-977.html. O CURB-65 avalia cinco preditores simples e independentes de aumento da mortalidade (**C**onfusão, **U**remia, frequência **R**espiratória, pressão arterial [*Blood pressure*] e idade superior a **65** anos) para calcular a mortalidade prevista em 30 dias (https://www.mdcalc.com/curb-65-score-pneumonia-severity). Comparado com o IGP, o CURB-65 (que é mais simples) é menos discriminatório em termos de baixa mortalidade, mas é excelente na identificação de pacientes com alta taxa de mortalidade e que podem ser beneficiados com os cuidados em nível de UTI. Uma versão modificada (CRB-65) dispensa a ureia e elimina a necessidade de exames laboratoriais.

A decisão para a hospitalização do paciente também deve considerar as circunstâncias de atendimento independentes da gravidade da pneumonia, como a presença de comorbidades e a capacidade do paciente de autocuidado de forma eficaz em sua casa.

B. Decisão de internação na UTI

A opinião de especialistas definiu critérios principais e secundários para a identificação de alto risco de morte. Os principais critérios são: choque séptico dependente de suporte vasopressor e insuficiência respiratória dependente de ventilação mecânica. Os critérios secundários são: frequência respiratória de ≥ 30 respirações/minuto, hipoxemia (definida como $PaO_2/FiO_2 ≤ 250$), hipotermia (temperatura central < 36°C), hipotensão dependente de ressuscitação agressiva com líquidos, confusão/desorientação, opacidades pulmonares multilobares, leucopenia causada por infecção com contagem de leucócitos < 4.000/mcL ($< 4,0 \times 10^9/L$), trombocitopenia com contagem de plaquetas < 100.000/mcL ($< 100 \times 10^9/L$), uremia com ureia ≥ 20 mg/dL (≥ 7,1 mmol/L), acidose metabólica ou nível elevado de lactato sérico. Geralmente a existência de um critério principal ou de ≥ 3 critérios secundários de gravidade da doença exigirão cuidados em nível de UTI.

Dequin PF et al. Hydrocortisone in severe community-acquired pneumonia. N Engl J Med. 2023;388:1931. [PMID: 36942789]

Evans SE et al. Nucleic acid-based testing for noninfluenza viral pathogens in adults with suspected community-acquired pneumonia. An official American Thoracic Society clinical practice guideline. Am J Respir Crit Care Med. 2021;203:1070. [PMID: 33929301]

Kobayashi M et al. Pneumococcal vaccine for adults aged >=19 years: recommendations of the Advisory Committee on Immunization Practices, United States, 2023. MMWR Recomm Rep. 2023;72:1. [PMID: 37669242]

Melgar M et al. Use of respiratory syncytial virus vaccines in older adults: recommendations of the Advisory Committee on Immunization Practices – United States, 2023. MMWR Morb Mortal Weekly Rep. 2023;72:793. [PMID: 37471262]

Mohanty S et al. A multicenter evaluation of trends in antimicrobial resistance among Streptococcus pneumoniae isolates from adults in the United States. Open Forum Infect Dis. 2022;9:ofac420. [PMID: 36168549]

Ramirez JA et al. Treatment of community-acquired pneumonia in immunocompromised adults: a consensus statement regarding initial strategies. Chest. 2020;158:1896. [PMID: 32561442]

2. Pneumonia nosocomial (adquirida em hospital e associada ao uso do ventilador)

FUNDAMENTOS DO DIAGNÓSTICO

- A **pneumonia adquirida no hospital (PAH)** é diagnosticada em pacientes com características clínicas e exames de imagem consistentes com pneumonia, ocorrendo > 48 horas após a internação no hospital, com exclusão de quaisquer infecções presentes no momento da internação.
- A **pneumonia associada à ventilação mecânica (PAV)** requer a presença de características clínicas preocupantes para uma nova pneumonia com amostras respiratórias positivas ocorrentes > 48 horas após a intubação endotraqueal e o fornecimento de ventilação mecânica.

Considerações gerais

Pacientes hospitalizados são portadores de uma flora diferente, com padrões de resistência diferentes dos pacientes saudáveis na comunidade, e seu estado de saúde pode colocá-los em maior risco para infecções mais graves. A abordagem diagnóstica e o tratamento com antibióticos para pacientes com PAH são, portanto, diferentes dos destinados a pacientes com PAC. Da mesma forma, o tratamento de pacientes acometidos por PAV após intubação endotraqueal e o fornecimento de ventilação mecânica devem abordar questões específicas para esse grupo de pacientes.

Consideradas em conjunto, as pneumonias nosocomiais (PAH ou PAV) representam uma causa importante de morbidade e de mortalidade, apesar do uso generalizado de medidas preventivas, dos avanços nos exames diagnósticos e dos agentes antimicrobianos potentes. A PAH é uma das causas mais comuns de infecção entre pacientes internados em hospitais, sendo responsável pela maior incidência de morbidade e mortalidade. Pacientes em UTI e aqueles sob ventilação mecânica correm maior risco de PAH (e de PAV), apresentando maior morbidade/mortalidade em comparação com os demais pacientes internados. É raro que, durante a apresentação, se tenha conhecimento definitivo da causa infecciosa de uma infecção respiratória inferior; assim, o tratamento inicial com antibióticos é empírico, devendo ser orientado pelos dados epidemiológicos e do paciente, e não direcionado pelo patógeno específico.

Definição e patogênese

A PAH se instala mais de 48 horas após a admissão do paciente no hospital, e a PAV se desenvolve em um paciente sob ventilação mecânica mais de 48 horas após a intubação endotraqueal. Três fatores diferenciam a pneumonia nosocomial da PAC: (1) diferentes causas infecciosas; (2) diferentes padrões de sensibilidade aos antibióticos, especificamente, maior incidência de resistência aos medicamentos; e (3) pior estado de saúde subjacente dos pacientes, o que os coloca em risco de sofrer infecções mais graves. Como o acesso ao trato respiratório inferior ocorre principalmente por microaspiração, a pneumonia nosocomial se inicia com uma alteração na flora do trato respiratório superior. A colonização é promovida por fatores exógenos (p. ex., instrumentação das vias aéreas superiores com tubos nasogástricos e endotraqueais; contato com pessoal, equipamento e aerossóis contaminados; tratamento com antibióticos de amplo espectro que promovem o surgimento de microrganismos resistentes aos medicamentos); e por fatores do paciente (p. ex., desnutrição, idade avançada, alteração da consciência, distúrbios da deglutição e doenças pulmonares e sistêmicas subjacentes). O comprometimento de mecanismos de defesa celular e mecânicos nos pulmões de pacientes hospitalizados aumentam o risco de infecção pós-aspiração.

O ácido gástrico pode influenciar na proteção contra pneumonias nosocomiais. Estudos observacionais sugeriram que a elevação do pH gástrico decorrente do uso de antiácidos, antagonistas dos receptores de H_2, IBP, ou alimentação enteral, está associada a um crescimento microbiano gástrico excessivo, à colonização traqueobrônquica e à ocorrência de PAH/PAV. Uma metanálise de alguns RCT sugeriu aumento no risco de ocorrência de PAH entre pacientes sob alimentação entérica e medicados com profilaxia para úlcera por estresse. A IDSA e outras organizações profissionais recomendam a administração de medicamentos supressores de ácido (antagonistas dos receptores de H_2 e IBP) apenas para pacientes com alto risco de gastrite por estresse.

A microbiologia das pneumonias nosocomiais difere da PAC, mas é substancialmente a mesma entre PAH e PAV. Os microrganismos mais comuns responsáveis por PAH e PAV são *S. aureus* (*S. aureus* sensível à meticilina e MRSA), espécies de *Streptococcus*, *P. aeruginosa*, outros bacilos Gram-negativos, inclusive microrganismos produtores de beta-lactamase de espectro estendido (ESBL) (espécies de *Enterobacter*, *K. pneumoniae* e *Escherichia coli*), e microrganismos não produtores de ESBL. Pacientes com PAV podem estar infectados com espécies de *Acinetobacter* e *S. maltophilia*. Microrganismos anaeróbicos (*Bacteroides*, estreptococos anaeróbicos, *Fusobacterium*) também podem causar pneumonia em pacientes hospitalizados; quando esses microrganismos são isolados, geralmente fazem parte de uma flora polimicrobiana. A PAV que ocorre antes do 4º dia de internação em uma pessoa previamente saudável e sem exposição a antibióticos tem maior probabilidade de envolver a flora oral com perfis mínimos de resistência, em comparação com patógenos multirresistentes. Entretanto, os patógenos multirresistentes podem complicar a PAV de início precoce em pacientes que foram tratados com antibióticos nos últimos 90 dias, com hospitalização recente ou que sofreram colonização prévia com patógenos multirresistentes.

Achados clínicos

A. Sintomas e sinais

Os sinais e sintomas associados às pneumonias nosocomiais são inespecíficos. Entretanto, dois ou mais achados clínicos (febre, leucocitose, expectoração purulenta, piora do estado respiratório) juntamente com a presença de opacidades pulmonares novas ou progressivas nas imagens do tórax são características da pneumonia nosocomial. Outras descobertas estão listadas acima, na seção sobre PAC.

O diagnóstico diferencial de sinais e sintomas novos do trato respiratório inferior em pacientes hospitalizados deve considerar IC, atelectasia, aspiração, SDRA, tromboembolia pulmonar, hemorragia pulmonar e reações medicamentosas.

B. Achados laboratoriais

A avaliação diagnóstica para suspeita de pneumonia nosocomial deve incluir a solicitação de hemoculturas de dois locais diferentes. As hemoculturas podem identificar o patógeno em 15-20% dos pacientes com pneumonias nosocomiais; a positividade está associada a maior risco de complicações e de outros locais de infecção. Os hemogramas e os exames de bioquímica clínica não estabelecem um diagnóstico específico; no entanto, eles ajudam a definir a gravidade da doença e a identificar complicações. Em pacientes com derrame pleural, deve-se considerar uma toracocentese para análise do líquido pleural.

O exame das secreções do trato respiratório inferior fica prejudicado pelas mesmas desvantagens observadas em casos de PAC. As colorações de Gram e as culturas de escarro não são sensíveis nem específicas para o diagnóstico de pneumonias nosocomiais; a sensibilidade do escarro diminui depois da antibioticoterapia, principalmente depois de transcorridas 72 horas a contar da administração dos antibióticos. A identificação de um microrganismo bacteriano pela cultura de secreções do trato respiratório inferior não é prova de que o microrganismo seja um patógeno do trato respiratório inferior; no entanto, esse achado pode ser usado para ajudar na identificação de padrões de sensibilidade bacteriana a antibióticos, e também como um guia para o ajuste da terapia empírica. Tanto em pacientes com PAH como naqueles com PAV, é uma boa medida o uso de um *swab* nasal para detecção de MRSA por PCR – servindo para orientar a redução da antibioticoterapia de amplo espectro.

C. Exames de imagem

Em pacientes com PAH/PAV, os achados radiográficos são inespecíficos, sendo frequentemente confundidos com outros processos que resultaram na hospitalização ou na internação na UTI. (Ver Pneumonia adquirida na comunidade) As imagens podem demonstrar características complicadoras, p. ex., derrame, cavitação ou barotrauma.

D. Exames especiais

Nos casos de suspeita de PAH em um paciente que posteriormente necessitou de ventilação mecânica, suas secreções podem ser obtidas por expectoração espontânea, indução do escarro, aspiração nasotraqueal e aspiração endotraqueal (amostras qualitativas ou semiquantitativas); ou, de forma mais invasiva, por meio da coleta de amostras das vias aéreas inferiores por broncoscopia (amostras quantitativas). Qual a melhor abordagem continua sendo um tópico em debate, tendo em vista que o processamento de amostras qualitativas ou semiquantitativas terá maior probabilidade de retornar microrganismos não patogênicos; portanto, tais amostras estão associadas à maior exposição do paciente a antibióticos (sem que ocorra melhora na mortalidade), enquanto a coleta invasiva de amostras quantitativas aumenta o custo e também o risco para o paciente. A coleta invasiva de amostras qualitativas deve ser recomendada nos casos em que não houve melhora do paciente durante a terapia inicial direcionada para patógenos esperados ou isolados, ou para pacientes imunocomprometidos nos quais se suspeita de um patógeno oportunista.

Tratamento

O tratamento inicial de PAH e também para PAV toma por base os fatores de risco para MRSA e para diversos patógenos resistentes a medicamentos (Tab. 9.11), além dos antibiogramas e do risco de mortalidade locais. Portanto, o tratamento inicial é empírico (Tab. 9.12). A capacidade preditiva dos conjuntos de fatores de risco para microrganismos resistentes a medicamentos em pacientes com pneumonia nosocomial varia localmente; os fatores preditivos mais decisivos são o isolamento prévio de microrganismos resistentes a medicamentos, alta prevalência local de microrganismos resistentes a medicamentos, e exposição do paciente a antibióticos nos últimos 90 dias. Cada hospital deve gerar antibiogramas que

TABELA 9.11 Fatores de risco para patógenos multirresistentes (MDR), *Staphylococcus aureus* resistente à meticilina (MRSA) e Pseudomonas e outros bacilos Gram--negativos em pacientes com pneumonia adquirida no hospital (PAH) e com pneumonia associada à ventilação mecânica (PAV)

Fatores de risco para patógenos MDR
   Antibioticoterapia nos 90 dias anteriores
   Choque séptico
   SDRA anterior à PAV
   ≥ 5 dias no hospital antes da ocorrência de PAH/PAV
   Terapia de substituição renal aguda antes do início de PAH/PAV
   Tratamento em uma unidade onde > 10% dos isolados Gram-negativos são resistentes a um agente considerado para monoterapia
   Tratamento em uma unidade onde são desconhecidas as taxas de sensibilidade local a antibióticos
Fatores de risco para MRSA
   Antibioticoterapia nos 90 dias anteriores
   Terapia de substituição renal nos 30 dias anteriores
   Uso de agentes supressores de ácido gástrico
   Cultura positiva ou colonização prévia por MRSA, especialmente nos 90 dias anteriores
   Hospitalização em uma unidade onde > 20% dos isolados de *S. aureus* são MRSA
   Hospitalização em uma unidade onde a prevalência de MRSA não é conhecida
Fatores de risco para *Pseudomonas aeruginosa* e outros bacilos Gram-negativos
   Antibioticoterapia nos 90 dias anteriores
   Doença pulmonar estrutural (DPOC, especialmente com exacerbações recorrentes; bronquiectasia; ou fibrose cística)
   Hospitalizações recentes, especialmente com manipulação do trato aerodigestivo (nutrição nasoentérica, intubação)
   Coloração de Gram de alta qualidade para secreções respiratórias com bacilos Gram-negativos numerosos e predominantes
   Cultura positiva para *P. aeruginosa* no último ano

Fonte: Kalil AC et al. Management of adults with hospital acquired and ventilator-associated pneumonia: 2016 Clinical Practice Guidelines by the Infectious Diseases Society of America and the American Thoracic Society. Clin Infect Dis. 2016;63:e61.

TABELA 9.12 Antibióticos empíricos iniciais recomendados para pneumonia adquirida em hospital (PAH) e para pneumonia associada à ventilação mecânica (PAV)

PAH sem alto risco de mortalidade ou PAV sem fatores de risco para MRSA, MDR ou *Pseudomonas* e outros bacilos Gram-negativos
  USAR **um** dos seguintes:
   Piperacilina-tazobactam, 4,5 g IV de 6-6 horas[1]
   Cefepima, 2 g IV de 8-8 horas[1]
   Levofloxacino, 750 mg IV/dia
   Imipenem, 500 mg IV de 6-6 horas[1]
   Meropenem, 1 g IV de 8-8 horas[1]

PAH ou PAV com fatores de risco para MRSA, mas sem fatores de risco para MDR, *Pseudomonas* e outros bacilos Gram-negativos
  USAR **um** dos seguintes:
   Piperacilina-tazobactam, 4,5 g IV de 6-6 horas[1]
   Cefepima, 2 g IV de 8-8 horas[1]
   Ceftazidima, 2 g IV de 8-8 horas
   Levofloxacino, 750 mg IV/dia

(continua)

TABELA 9.12 Antibióticos empíricos iniciais recomendados para pneumonia adquirida em hospital (PAH) e para pneumonia associada à ventilação mecânica (PAV) *(continuação)*

   Ciprofloxacino, 400 mg IV de 8-8 horas
   Imipenem, 500 mg IV de 6-6 horas[1]
   Meropenem, 1 g IV de 8-8 horas[1]
   Aztreonam, 2 g IV de 8-8 horas
  MAIS **um** dos seguintes:
   Vancomicina, 15 mg/kg IV a cada 8-12 horas com o objetivo de atingir o nível mínimo = 15-20 mg/mL (considerar uma dose de ataque de 25-30 mg/kg 1x para doença grave)[2]
   Linezolida, 600 mg IV de 12-12 horas
PAH com fatores de risco para *Pseudomonas* e outros bacilos Gram-negativos, mas sem fatores de risco para MRSA e sem alto risco de mortalidade
  USAR **um** dos seguintes:
   Piperacilina-tazobactam, 4,5 g IV de 6-6 horas[1]
   Cefepima, 2 g IV de 8-8 horas[1]
   Ceftazidima, 2 g IV de 8-8 horas
   Imipenem, 500 mg IV de 6-6 horas[1]
   Meropenem, 1 g IV de 8-8 horas[1]
   Aztreonam, 2 g IV de 8-8 horas
  MAIS **um** dos seguintes:
   Levofloxacino, 750 mg IV/dia
   Ciprofloxacino, 400 mg IV de 8-8 horas
   Gentamicina, 5-7 mg/kg IV/dia[2]
   Tobramicina, 5-7 mg/kg IV/dia[2]
   Aztreonam, 2 g IV de 8-8 horas
PAH com alto risco de mortalidade ou PAV com fatores de risco para MRSA e fatores de risco para MDR, *Pseudomonas* e outros bacilos Gram-negativos
  USAR **um** dos seguintes:
   Piperacilina-tazobactam, 4,5 g IV de 6-6 horas[1]
   Cefepima, 2 g IV de 8-8 horas[1]
   Ceftazidima, 2 g IV de 8-8 horas
   Imipenem, 500 mg IV de 6-6 horas[1]
   Meropenem, 1 g IV de 8-8 horas[1]
   Aztreonam, 2 g IV de 8-8 horas
  MAIS **um** dos seguintes:
   Levofloxacino, 750 mg IV/dia
   Ciprofloxacino, 400 mg IV de 8-8 horas
   Amicacina, 15-20 mg/kg IV/dia[2]
   Gentamicina, 5-7 mg/kg IV/dia[2]
   Tobramicina, 5-7 mg/kg IV/dia[2]
   Meropenem, 1 g IV de 8-8 horas[1]
   Polimixina B, 2,5-3,0 mg/kg/dia dividido em 2 doses IV/dia
   Colistina: consultar o farmacêutico clínico para obter ajuda com a dosagem
  MAIS **um** dos seguintes:
   Vancomicina, 15 mg/kg IV a cada 8-12 horas com o objetivo de atingir o nível mínimo = 15-20 mg/mL (considerar uma dose de ataque de 25-30 mg/kg 1x vez para doença grave)[2]
   Linezolida, 600 mg IV de 12-12 horas

CrCl: depuração de creatinina; MDR: multirresistente a fármacos; MRSA: *Staphylococcus aureus* resistente à meticilina.
[1] Infusões prolongadas podem ser apropriadas.
[2] Há necessidade de monitoramento do nível do medicamento e de ajuste da dosagem.
Fonte: Kalil AC et al. Management of adults with hospital-acquired and ventilator-associated pneumonia: 2016 Clinical Practice Guidelines by the Infectious Diseases Society of America and the American Thoracic Society. Clin Infect Dis. 2016;63:e61.

orientem a escolha ideal dos antibióticos, com o objetivo de diminuir tanto a exposição dos pacientes a antibióticos desnecessários quanto o desenvolvimento de resistência aos antibióticos. Tendo em vista a alta taxa de mortalidade, o tratamento deverá ser iniciado tão logo haja suspeita de PAH ou de PAV. Depois do retorno dos resultados das culturas, haverá a possibilidade de estreitar a terapia, inicialmente ampla, para uso de agentes mais específicos. As culturas de material obtido por aspiração endotraqueal têm um significativo valor preditivo negativo, mas com limitado valor preditivo positivo no diagnóstico de causas infecciosas específicas para PAH/PAV. Se o médico optar por uma abordagem diagnóstica invasiva para suspeita de PAV com o uso de uma cultura quantitativa de lavado broncoalveolar (LBA), com material coletado com escova de amostra com proteção (EAP) ou com coleta brônquica às cegas (CBA), os antibióticos poderão ser interrompidos quando os resultados obtidos se situarem abaixo de um limite diagnóstico (LBA < 10^4 UFC/mL, EAP ou CBA < 10^3 UFC/mL). A antibioticoterapia deverá se prolongar por 7 dias, em conformidade com a resposta clínica, mas deverá ser individualizada com base no patógeno, nas complicações (empiema, pneumonia necrosante), na gravidade da doença, na resposta ao tratamento e nas comorbidades.

Para discussões mais detalhadas sobre antibióticos específicos, ver Capítulo 32.

Klompas M et al. Strategies to prevent ventilator-associated pneumonia, ventilator-associated events, and nonventilator hospital-acquired pneumonia in acute-care hospitals: 2022 Update. Infect Control Hosp Epidemiol. 2022;43:687. [PMID: 35589091]
Papazian L et al. Ventilator-associated pneumonia in adults: a narrative review. Intensive Care Med. 2020;46:888. [PMID: 32157357]

3. Pneumonia anaeróbica e abscesso pulmonar

FUNDAMENTOS DO DIAGNÓSTICO

- Histórico ou predisposição à aspiração.
- Sintomas indolentes, como febre, perda de peso e mal-estar.
- Má dentição.
- Expectoração purulenta com odor fétido (em muitos pacientes).
- Infiltrado em zona pulmonar baixa, com áreas únicas ou numerosas de cavitação ou derrame pleural.

Considerações gerais

Em indivíduos normais, ocorre aspiração de pequenas quantidades de secreções orofaríngeas durante o sono normais, mas raramente isso causará doença. As sequelas da aspiração de grandes quantidades do material são: asma noturna, pneumonite química, obstrução mecânica das vias aéreas por partículas, bronquiectasia e infecção pleuropulmonar. Os indivíduos com predisposição para a doença induzida por aspiração são

pessoas com níveis de consciência deprimidos em razão do uso de drogas ou de bebidas alcoólicas, com convulsões, em casos de anestesia geral ou de doença do SNC; indivíduos com a deglutição prejudicada em decorrência de doença esofágica ou de distúrbios neurológicos; e naqueles usuários de tubos traqueais ou nasogástricos, que interrompem as defesas mecânicas das vias aéreas.

Presença de doença periodontal e má higiene dental, que aumentam o número de bactérias anaeróbicas no material aspirado, estão associadas a um aumento na probabilidade de ocorrência de infecção pleuropulmonar anaeróbica. Inicialmente, a aspiração de conteúdo orofaríngeo infectado leva à pneumonia em zonas pulmonares dependentes, como, p. ex., os segmentos posteriores dos lobos superiores e os segmentos superior e basilar dos lobos inferiores. A posição do corpo no momento da aspiração determina quais zonas pulmonares estão dependentes. O início dos sintomas é insidioso: ao procurar atendimento médico, já pode haver evidência de pneumonia necrosante, abscesso pulmonar ou empiema.

Na maioria dos casos de aspiração e de pneumonia necrosante, abscesso pulmonar e empiema, os vários culpados pela infecção são espécies bacterianas anaeróbicas. Na maioria dos casos restantes, a infecção é causada por bactérias anaeróbicas e aeróbicas. Comumente são isoladas as seguintes bactérias anaeróbicas: *Prevotella melaninogenica*, *Peptostreptococcus*, *Fusobacterium nucleatum* e *bacteroides*. Nas síndromes com envolvimento de doença endovascular com embolização séptica, o abscesso pulmonar pode ocorrer independentemente da aspiração. Nesses casos, os microrganismos refletem aqueles associados à infecção endovascular.

Achados clínicos

A. Sintomas e sinais

Em geral, os pacientes com infecção pleuropulmonar anaeróbica apresentam sintomas constitucionais, como febre, perda de peso e mal-estar. Tosse com expectoração de escarro purulento e fétido sugere infecção anaeróbica, embora a ausência de tosse produtiva não descarte tal infecção. Geralmente o paciente tem má dentição. Em raros casos, os pacientes são desdentados; nesses casos, poderá haver uma lesão brônquica obstrutiva.

B. Achados laboratoriais

Pode ser difícil a interpretação de uma cultura de escarro expectorado, devido à contaminação pela flora do trato respiratório superior, mas a observação de alta contagem de colônias de determinado microrganismo na coloração de Gram ou na cultura provavelmente representa um verdadeiro patógeno. Anaeróbios e anaeróbios facultativos são difíceis de isolar em qualquer cultura, principalmente depois do início da antibioticoterapia; o líquido pleural do empiema pode ser revelador.

C. Exames de imagem

Os diferentes tipos de infecção pleuropulmonar anaeróbica são diferenciados por sua aparência radiográfica. O **abscesso pulmonar** surge como uma cavidade solitária de paredes espessas, cercada por consolidação. Geralmente se percebe um nível de hidroaéreo. Devem ser excluídas outras causas de doença pulmonar cavitária (tuberculose, micose, câncer, infarto, nódulos necrobióticos na artrite reumatoide e vasculites pulmonares). A **pneumonia necrosante** se distingue por numerosas áreas de cavitação no interior de uma área de consolidação. O **empiema** se caracteriza pela presença de um líquido pleural purulento, podendo acompanhar qualquer dos outros dois achados radiográficos. A ultrassonografia é importante para a localização dos líquidos; além disso, também pode revelar loculações pleurais.

Tratamento

Os medicamentos de escolha devem ser direcionados para microrganismos anaeróbicos ou estreptococos anaeróbicos facultativos; o paciente deve ser medicado com uma combinação de betalactâmico/inibidor da lactamase ou com um agente carbapenêmico. A terapia de segunda linha consiste em uma combinação de uma cefalosporina de terceira geração e metronidazol, ou uma fluoroquinolona. A duração da antibioticoterapia em pacientes com pneumonia anaeróbica é tópico controverso, mas em geral os pacientes são tratados por um período mínimo de 3 semanas, e alguns especialistas recomendam que o tratamento tenha continuidade até que ocorra a resolução da cavidade do abscesso nas imagens.

Abscessos pulmonares periféricos devem ser cuidadosamente diferenciados do empiema porque o empiema deve ser tratado com toracostomia tubular; se a toracostomia tubular invadir inadvertidamente uma cavidade de abscesso, poderão ocorrer complicações, p. ex., uma fístula broncopleural. É recomendável que o paciente faça uma consulta ao cirurgião torácico para abscessos grandes ou que não são resolvidos, ou para casos de ruptura de abscessos no espaço pleural. Em raros casos, um abscesso grande deverá ser tratado por intervenção cirúrgica (drenagem percutânea, segmentectomia, lobectomia ou pneumonectomia).

Makhnevich A et al. Aspiration pneumonia in older adults. J Hosp Med. 2019;14:429. [PMID: 30794136]

Infiltrados pulmonares em pacientes imunocomprometidos

Infiltrados pulmonares em pacientes imunocomprometidos (pacientes com doença por HIV, contagens absolutas de neutrófilos < 1.000/mcL [< 1 × 10⁹/L], exposição atual ou recente a medicamentos mielossupressores ou imunossupressores, ou pacientes medicados com > 20 mg/dia de prednisolona ou equivalente por > 4 semanas) tem sua origem em causas infecciosas ou não infecciosas. A infecção pode ser causada por patógenos bacterianos, micobacterianos, fúngicos, protozoários, helmínticos ou virais. Processos não infecciosos, como, p. ex., edema pulmonar, hemorragia alveolar, reações medicamentosas, doença tromboembólica pulmonar, malignidade e pneumonite por radiação, podem mimetizar infecção.

Embora praticamente qualquer patógeno possa causar pneumonia em um paciente imunocomprometido, dois instrumentos clínicos ajudam a limitar o diagnóstico diferencial. O primeiro desses instrumentos é o conhecimento do problema imunológico subjacente. Defeitos imunológicos específicos estão associados a infecções específicas. Defeitos na imunidade humoral predispõem a infecções bacterianas; defeitos na imunidade celular levam a infecções por vírus, fungos, micobactérias e protozoários. As presenças de neutropenia e de comprometimento funcional dos granulócitos são fatores predisponentes para infecções por *S. aureus*, *Aspergillus*, bacilos Gram-negativos e *Candida*. Em segundo lugar, o curso cronológico da infecção também fornece pistas sobre a etiologia da pneumonia nessa população de pacientes imunocomprometidos. Com frequência, uma pneumonia fulminante tem como causa uma infecção bacteriana, enquanto há maior propensão para que uma pneumonia insidiosa tenha como causa uma infecção viral, fúngica, por protozoário ou micobacteriana. Geralmente a pneumonia que ocorre de 2-4 semanas após o transplante de órgão é bacteriana; já nos transplantados cuja pneumonia surgiu vários meses (ou até mais) depois do transplante, observa-se com maior frequência *P. jirovecii*, algum agente viral (p. ex., citomegalovírus) e fungos (p. ex., *Aspergillus*).

Achados clínicos

Radiografias torácicas raramente se revelarão úteis para a limitação do diagnóstico diferencial. O exame do escarro expectorado em busca de bactérias, fungos, micobactérias, *Legionella* e *P. jirovecii* é importante, podendo evitar a necessidade de procedimentos diagnósticos invasivos e dispendiosos. Em geral, há necessidade da indução do escarro para o estabelecimento do diagnóstico. A sensibilidade do escarro induzido para detecção de *P. jirovecii* depende da experiência da instituição, do número de amostras analisadas e dos métodos de detecção.

Em muitos casos, a avaliação de rotina não consegue identificar o microrganismo causador. O médico poderá iniciar a terapia antimicrobiana empírica antes de prosseguir para procedimentos invasivos, como a broncoscopia, a aspiração transtorácica por agulha, ou a biópsia pulmonar aberta. A abordagem terapêutica deve tomar por base a gravidade da infecção pulmonar, a doença subjacente, os riscos da terapia empírica e a experiência e o conhecimento local com relação aos procedimentos diagnósticos. O lavado broncoalveolar (LBA) por meio de broncoscopia flexível é um método seguro e eficaz para obtenção de secreções pulmonares para estudos microbiológicos. Com esse método, há menor risco de sangramento e de outras complicações, em comparação com a biópsia transbrônquica. A biópsia pulmonar cirúrgica, atualmente realizada com frequência por toracoscopia assistida por vídeo, proporciona uma opção definitiva para o diagnóstico de infiltrados pulmonares em pacientes imunocomprometidos; no entanto, em apenas dois terços dos casos obtém-se um diagnóstico específico, e as informações obtidas podem não afetar o resultado.

Del Corpo O et al. Diagnostic accuracy of serum (1-3)-β-D-glucan for *Pneumocystis jirovecii* pneumonia: a systematic review and meta-analysis. Clin Microbiol Infect. 2020;26:1137. [PMID: 32479781]

Senecal J et al. Non-invasive diagnosis of *Pneumocystis jirovecii* pneumonia: a systematic review and meta-analysis. Clin Microbiol Infect. 2022;28:23. [PMID: 34464734]

Tuberculose pulmonar

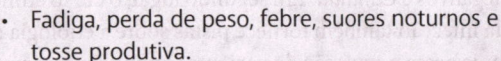

FUNDAMENTOS DO DIAGNÓSTICO

- Fadiga, perda de peso, febre, suores noturnos e tosse produtiva.
- Fatores de risco para aquisição de infecção: exposição domiciliar, encarceramento, uso de drogas, viagem para (ou residência em) área endêmica.
- Raio X torácico: opacidades pulmonares, inclusive nodulares ou cavitantes.
- Bacilos álcool-ácido resistentes em esfregaço de escarro, exame molecular rápido positivo ou cultura de escarro positiva para *M. tuberculosis*.

Considerações gerais

A tuberculose é uma das doenças mais disseminadas e mortais do mundo. *M. tuberculosis*, o microrganismo que causa a infecção; e a tuberculose, infecta um quarto da população mundial, quase 2 bilhões de pessoas. Com base em dados da OMS, houve 10,6 milhões de novos casos de tuberculose no mundo todo em 2022 e 1,3 milhão de mortes. A incidência aumentou desde 2020, após ter caído no período de 2005 a 2019. A pandemia de Covid-19 interrompeu o diagnóstico e o tratamento da tuberculose em todo o mundo, e isso resultou em um aumento na incidência global de 7,5 milhões em 2022 – o maior aumento desde 1995. Embora a maioria dos casos incidentes ocorra em países de renda baixa e média, a tuberculose está presente em todas as regiões do mundo. Nos EUA, estima-se que 13 milhões de pessoas estejam infectadas com *M. tuberculosis*; em 2023, foram comunicados 8.330 casos ativos. A tuberculose ocorre desproporcionalmente entre populações desfavorecidas, como entre os desnutridos e aqueles que vivem em moradias superlotadas ou precárias. Ocorre aumento na incidência de tuberculose entre indivíduos com HIV.

A infecção por *M. tuberculosis* começa quando uma pessoa suscetível inala núcleos de gotículas transportadas pelo ar contendo microrganismos viáveis. Os bacilos da tuberculose que chegam aos alvéolos são ingeridos pelos macrófagos alveolares. A infecção ocorrerá se o inóculo conseguir escapar da atividade microbicida dos macrófagos alveolares. Uma vez estabelecida a infecção, geralmente a disseminação linfática e hematogênica da tuberculose ocorre antes da formação de uma resposta imune eficaz. Em geral, esse estágio da infecção, a **tuberculose primária**, é clínica e radiograficamente silencioso. Na maioria das pessoas com imunidade celular intacta, células T e macrófagos circundam os microrganismos em granulomas que limitam sua multiplicação e disseminação. A infecção é

contida, mas não erradicada, pois os microrganismos viáveis poderão permanecer em estado de latência no interior dos granulomas durante anos ou décadas.

Indivíduos com **infecção tuberculosa latente** não apresentam a doença ativa e não podem transmitir o microrganismo para outras pessoas. Mas poderá ocorrer reativação da doença se houver comprometimento das defesas imunológicas do paciente. A **doença tuberculosa** (i.e., **tuberculose ativa**) se desenvolverá em 5-15% dos indivíduos com infecção tuberculosa latente não tratados por terapia preventiva; metade desses casos ocorrerá nos 2 anos seguintes à infecção primária. Há várias condições, p. ex., uma gastrectomia, silicose, diabetes *mellitus* e o comprometimento da resposta imune (p. ex., infecção pelo HIV; tratamento com corticosteroides, inibidores de TNF ou outros medicamentos imunossupressores) que estão associadas a maior risco de reativação da doença.

Em aproximadamente 5% dos casos, a resposta imune se mostra inadequada para conter a infecção primária; nesses casos, há o desenvolvimento da **tuberculose primária progressiva**, que vem acompanhada por sintomas pulmonares e constitucionais. A apresentação clínica não permite a diferenciação definitiva entre a doença primária e a reativação da infecção latente por tuberculose. O ensinamento acadêmico sustenta que 90% dos casos de tuberculose em adultos representam a ativação de doença latente; contudo, cerca de um terço dos novos casos em populações urbanas são infecções primárias resultantes da transmissão interpessoal.

A prevalência de cepas resistentes a medicamentos vem aumentando em todo o mundo, embora em países com muitos recursos, inclusive nos EUA, o percentual de isolados multirresistentes tenha caído para < 1%. Os fatores de risco para resistência aos medicamentos são a emigração de regiões com alta prevalência de tuberculose resistente à medicação, o contato próximo e prolongado com indivíduos portadores de tuberculose resistente à medicação, o insucesso ou a inadequação das terapias iniciais, e a não adesão ao tratamento. Pode ocorrer resistência a um ou a vários medicamentos. A **tuberculose monorresistente** é resistente a um medicamento antituberculoso de primeira linha – isoniazida ou rifampicina. A **tuberculose multirresistente (TB-MRD)** é resistente à isoniazida e à rifampicina, e possivelmente a mais outros agentes. A **tuberculose pré-extensivamente resistente a medicamentos (pré-XDR-TB)** é resistente à isoniazida e à rifampicina e também a uma fluoroquinolona, ou à isoniazida e à rifampicina e pelo menos a um dos seguintes agentes farmacológicos: amicacina, capreomicina ou canamicina. A **tuberculose extensivamente resistente a medicamentos (XDR-TB)** é resistente à isoniazida, à rifampicina e a uma fluoroquinolona, além de também ser resistente a um agente injetável de segunda linha (amicacina, capreomicina ou canamicina) ou à bedaquilina ou à linezolida. Os resultados do tratamento de pacientes com tuberculose resistente à medicação são piores, em comparação com os resultados para microrganismos da tuberculose sensíveis aos medicamentos; os desfechos parecem variar de acordo com o estado de HIV.

Achados clínicos

A. Sintomas e sinais

O paciente com tuberculose pulmonar geralmente apresenta sintomas constitucionais lentamente progressivos: mal-estar, anorexia, perda de peso, febre e suores noturnos. A tosse crônica é o sintoma pulmonar mais comum. Inicialmente, pode ser uma tosse seca, mas normalmente se torna produtiva com uma expectoração purulenta à medida que a doença avança. É comum uma expectoração com estrias de sangue, mas raramente uma hemoptise significativa será um sintoma manifesto; em pacientes com a doença avançada, pode ocorrer uma hemoptise com risco para a vida. É incomum a ocorrência de dispneia, a não ser na doença extensa. Ao exame físico, o paciente tem aspecto cronicamente enfermo e desnutrido, frequentemente apresentando linfadenopatia. No exame do tórax, não há achados físicos específicos para infecção por tuberculose. O exame pode ser considerado normal, ou poderá revelar achados clássicos, p. ex., estertores apicais pós-tussígenos.

B. Achados laboratoriais

O diagnóstico definitivo dependerá da recuperação de *M. tuberculosis* a partir de culturas ou da identificação do microrganismo por técnicas de amplificação de DNA ou RNA (juntamente com o contexto clínico apropriado). É recomendável a coleta de pelo menos três amostras consecutivas de escarro, que devem ser coletadas a intervalos de 8 horas; pelo menos uma das amostras deverá ser coletada nas primeiras horas da manhã. Inicialmente, faz-se uma coloração ácido-resistente de um esfregaço de escarro como um método de rastreamento; a sensibilidade e os valores preditivos negativos para um único esfregaço são baixos (50-80%), o resultado poderá melhorar para 90% se forem coletadas amostras seriadas. A sensibilidade do esfregaço será menor em pacientes com coinfecção pelo HIV. A demonstração de bacilos álcool-ácido resistentes no esfregaço de escarro não estabelece um diagnóstico de *M. tuberculosis*, tendo em vista que micobactérias não tuberculosas podem ter colonizado as vias aéreas e, além disso, esses microrganismos vêm sendo são cada vez mais reconhecidos como causadores de doenças clínicas em pacientes portadores de doença pulmonar estrutural subjacente.

A lenta taxa de crescimento das micobactérias; a urgência no fornecimento de um tratamento precoce e adequado aos pacientes para a obtenção de melhores resultados e para limitar a disseminação na comunidade; e preocupações sobre possíveis toxicidades medicamentosas em pacientes tratados empiricamente que não sejam portadores de infecção por tuberculose vem impulsionando o uso de técnicas de diagnóstico rápido (Tab. 9.13). O diagnóstico molecular oferece diversas

TABELA 9.13 Testes laboratoriais essenciais para a detecção de *Mycobacterium tuberculosis*[1]

Teste	Tempo transcorrido até o resultado	Características do teste
Microscopia óptica de bacilos álcool-ácido resistentes	1 dia	Três amostras matinais recomendadas. Sensibilidade combinada de 70% (54% para a primeira amostra, 11% para a segunda amostra e 5% para a terceira amostra). A primeira amostra matinal aumentou o rendimento em 12% *versus* amostra pontual.
Teste de amplificação de ácido nucleico, detecção (Naat-TB)	1 dia	Sensibilidade/especificidade alta para amostras de esfregaço positivas, 85-97% para ambas; a sensibilidade cai em amostras de esfregaço negativas para aprox. 66%. Será válido obter um Naat positivo em pacientes com esfregaço negativo com probabilidade pré-teste intermediária a alta (> 30%) para infecção por *M. tuberculosis*, enquanto um Naat negativo não terá utilidade. O teste não deve ser solicitado em pacientes com probabilidade pré-teste baixa para infecção por *M. tuberculosis*.
Teste de amplificação de ácido nucleico, marcadores de resistência (Naat-R)	1-2 dias	Há vários ensaios para rifampicina e isoniazida. Especificidade uniformemente alta, > 98%. A sensibilidade varia desde cerca de 84 até 96%, aumenta com a coleta de várias amostras. Ver texto para indicações do teste.
Detecção de crescimento micobacteriano Meio líquido (em caldo) Meio sólido (em ágar ou ovo)	Até 6-8 semanas Média 10-14 dias Média 3-4 semanas	Os métodos de cultura líquida são mais sensíveis do que os métodos de cultura sólida (aprox. 90 e 76%, respectivamente) e com menor tempo de detecção, porém com maior contaminação com crescimento bacteriano. A especificidade excede 99% para todos os métodos.
Identificação do complexo *M. tuberculosis* por sonda de DNA ou cromatografia líquida de alta eficiência	1 dia[1]	Pode ter utilidade em regiões de baixa incidência de *M. tuberculosis*, onde é comum o isolamento de micobactérias.
Teste de sensibilidade a medicamentos de primeira linha (meio líquido)	1-2 semanas[1]	Padrão ouro. Deve ser realizado rotineiramente no isolado inicial.
Teste de sensibilidade a medicamentos de segunda linha e novos compostos Meio líquido (baseado em caldo) Meio sólido (baseado em ágar ou ovo)	1-2 semanas[1] 3-4 semanas[1]	

[1] Após a detecção do crescimento micobacteriano.
Fonte: Diagnostic Standards and Classification of Tuberculosis in Adults and Children. Essa declaração oficial da American Thoracic Society and the Centers for Disease Control and Prevention foi adotada pelo ATS Board of Directors, July 1999. Esta declaração foi endossada pelo Council of the Infectious Disease Society of America, September 1999. Am J Respir Crit Care Med. 2000;161:1376.

opções e muitas vantagens, embora com custos maiores. O teste de amplificação de ácido nucleico não apenas detecta *M. tuberculosis* (NAAT-TB), mas também identifica marcadores de resistência (NAAT-R). O NAAT-TB pode identificar *M. tuberculosis* poucas horas depois do processamento do escarro, o que permite o isolamento e tratamento precoces do paciente, embora seu valor preditivo negativo seja menor em pacientes com esfregaços negativos. Diante da rapidez dos resultados, em conjunto com a identificação da resistência à rifampicina, a orientação da OMS publicada em 2020 recomenda a realização de testes moleculares rápidos iniciais para o diagnóstico e o estabelecimento do perfil de resistência em pessoas com suspeita de tuberculose pulmonar ou extrapulmonar.

Em pacientes incapazes de produzir amostras satisfatórias, ou quando o esfregaço do escarro espontaneamente expectorado teve resultado negativo para bacilos álcool-ácido resistentes, deve-se fazer a indução do escarro com solução salina hipertônica a 3%. A broncoscopia flexível com lavados brônquicos tem rendimento diagnóstico semelhante ao do escarro induzido; as biópsias pulmonares transbrônquicas não aumentam o rendimento diagnóstico, mas podem oferecer um diagnóstico mais precoce, pela identificação dos granulomas teciduais. Devem ser coletadas amostras de escarro expectorado pós-broncoscopia. Não é comum obter hemoculturas positivas para *M. tuberculosis* em pacientes com contagens normais de células CD4, mas o microrganismo poderá ser cultivado a partir do sangue em até 50% dos pacientes soropositivos para HIV e com tuberculose, cujas contagens de células CD4 são < 100/mcL (< 0,1 × 10^9/L); em tais pacientes, devem ser obtidas hemoculturas e urocultura para micobactérias.

Derrames pleurais tuberculosos podem ser diagnosticados clinicamente, sem testes confirmatórios, em pacientes com tuberculose pulmonar ativa nos quais não há suspeita de uma causa alternativa. Se houver suspeita de derrame tuberculoso em um paciente sem tuberculose pulmonar confirmada, recomenda-se uma toracocentese diagnóstica. Em 23-58% dos casos de tuberculose pleural, as culturas do líquido pleural são positivas para *M. tuberculosis*. A presença de uma concentração de adenosina desaminase no líquido pleural > 70 U/L tem sensibilidade e especificidade de 90% para tuberculose pleural. Se a toracocentese não for reveladora, a biópsia pleural por agulha revelará inflamação granulomatosa em aproximadamente 60% dos pacientes com derrames pleurais causados por *M. tuberculosis*. A cultura de três amostras de biópsia pleural em combinação com o exame microscópico de uma biópsia pleural resultará em um diagnóstico em até 90% dos pacientes com tuberculose pleural.

C. Exames de imagem

Em pacientes com tuberculose pulmonar, as anormalidades radiográficas não diferenciam de forma confiável a doença primária da reativação da tuberculose latente (Fig. 9.3). O padrão de imagens do tórax tradicionalmente associado à doença primária consiste em pequenos infiltrados unilaterais, aumento dos linfonodos hilares e paratraqueais e em atelectasia segmentar. Observa-se derrame pleural em 30-40% dos pacientes, às vezes

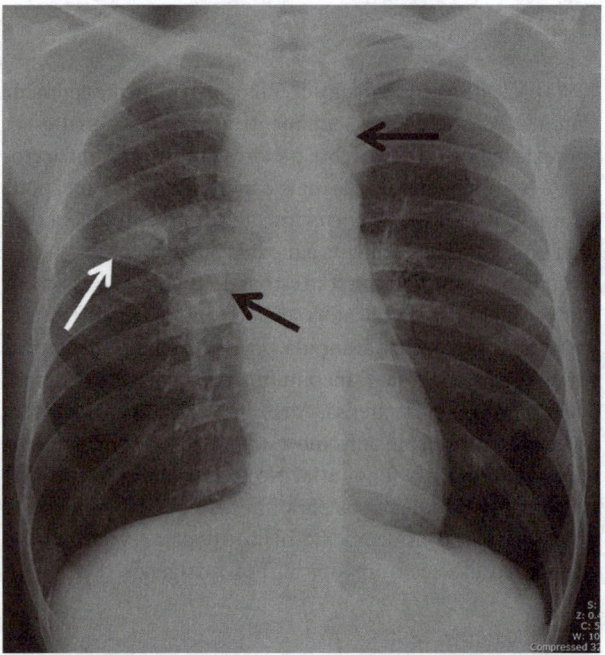

A

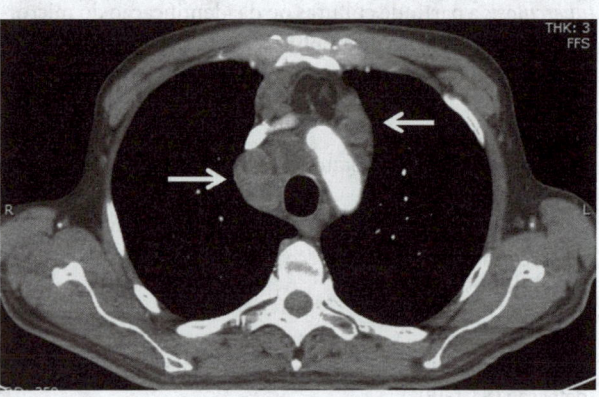

B

FIGURA 9.3 Tuberculose pulmonar. Tuberculose pulmonar primária em um homem de 20 anos com RXT (A) mostrando consolidação do lobo superior direito (seta branca) e linfadenopatia hilar e mediastinal direita (setas pretas) e TC com contraste (B) mostrando linfadenopatia mediastinal (setas).

Reproduzida de Carlos Santiago Restrepo, MD, em Usatine RP, Smith MA, Mayeaux EJ Jr, Chumley H. The Color Atlas of Family Medicine, 2.ed. McGraw-Hill, 2013.

como a única anormalidade radiográfica. Tradicionalmente, a tuberculose de reativação tem sido associada à doença apical fibrocavitária, nódulos discretos e infiltrados pneumônicos, geralmente nos segmentos apicais ou posteriores dos lobos superiores ou nos segmentos superiores dos lobos inferiores. Evidências radiográficas de doença em outros locais podem estar presentes em até 30% dos pacientes.

Pacientes que se apresentam com comprometimento da resposta imune têm maior probabilidade de apresentar um padrão atípico na RXT, ou seja, uma doença que não é cavitária nem associada ao lobo superior. Em pacientes mais idosos, frequentemente são observados infiltrados no lobo inferior, acompanhados ou não por derrame pleural. Pode-se observar um padrão "miliar" (i.e., pequenas densidades nodulares difusas), em decorrência da disseminação hematológica ou linfática do microrganismo. Pacientes imunocomprometidos – particularmente aqueles com infecção pelo HIV em estágio avançado – geralmente apresentam infiltrados na zona pulmonar inferior do tipo difuso ou miliar; derrames pleurais; e envolvimento dos linfonodos hilares e, em particular, dos linfonodos mediastinais.

A resolução da tuberculose ativa deixa achados radiográficos característicos. São comumente observados nódulos densos nos hilos pulmonares, com ou sem calcificação óbvia, cicatriz fibronodular no lobo superior e bronquiectasia com perda de volume. Em uma minoria de pacientes, são observados complexos de Ghon (foco primário calcificado) e de Ranke (foco primário e linfonodo hilar calcificados).

D. Exames especiais

Recorre-se ao teste para infecção latente por tuberculose com o objetivo de avaliar pacientes assintomáticos, mas sob suspeita de infecção por *M. tuberculosis* (p. ex., após uma exposição por contato) ou para estabelecer a prevalência da infecção por tuberculose em determinada população. O teste pode ser usado em uma pessoa com sintomas de tuberculose ativa, mas um teste positivo não consegue diferenciar entre infecção ativa e latente; por outro lado, um teste negativo não descarta doença ativa. Não é recomendável a realização de testes de rotina em indivíduos com baixo risco de tuberculose. Considera-se apropriada a instituição de um tratamento empírico para tuberculose latente sem a necessidade de testes em pessoas com HIV ou em contatos domiciliares jovens (< 5 anos de idade) de pessoas com tuberculose ativa em áreas endêmicas.

Tradicionalmente, a abordagem para testar infecção latente por tuberculose é o **teste cutâneo tuberculínico de Mantoux** (i.e., prova de tuberculina). O **diâmetro transversal (em milímetros) do endurecimento** no local de aplicação do teste cutâneo deve ser medido após 48-72 horas. Para otimização do desempenho do teste, os critérios para determinar uma reação positiva variam, dependendo da probabilidade de infecção. A Tabela 9.14 resume os critérios estabelecidos pelo CDC para interpretação dos testes. A sensibilidade e a especificidade do teste cutâneo são altas: 77 e 97%, respectivamente. A especificidade cai para 59% em populações previamente vacinadas com o bacilo de Calmette-Guérin (BCG, uma forma atenuada do *Mycobacterium bovis*). Reações falso-negativas na prova cutânea de tuberculina podem ser decorrentes de uma técnica inadequada na aplicação do teste; de infecções concomitantes, inclusive tuberculose fulminante; desnutrição; idade avançada; distúrbios imunológicos; malignidade; tratamento com corticosteroides; DRC; e infecção pelo HIV. Alguns indivíduos com infecção latente de tuberculose podem ter um resultado negativo para a prova de tuberculina, se forem testados muitos anos após a exposição. Não se recomenda a realização rotineira do teste de anergia para diferenciar entre um resultado negativo verdadeiro e anergia. A interpretação da prova de tuberculina

TABELA 9.14 Classificação das reações positivas à prova cutânea de tuberculina[1]

Tamanho do endurecimento	Grupo
≥ 5 mm	1. Pessoas com HIV. 2. Contatos recentes de uma pessoa com tuberculose infecciosa. 3. Pessoas com alterações fibróticas em RXT sugestivas de tuberculose prévia. 4. Pacientes com transplantes de órgãos e outros pacientes imunossuprimidos (medicados com o equivalente a > 15 mg/dia de prednisona durante ≥ 1 mês, ou pacientes medicados com antagonistas de TNF-alfa).
≥ 10 mm	1. Pessoas nascidas em países onde a doença da TB é comum. 2. Usuários de drogas injetáveis não infectados pelo HIV. 3. Pessoal de laboratórios de micobacteriologia. 4. Residentes e funcionários em ambientes congregados de alto risco: instituições correcionais; instalações de cuidados permanentes; hospitais e outras instalações de saúde; instalações residenciais para pacientes com HIV/Aids; e abrigos para pessoas em situação de rua. 5. Pessoas com problemas clínicos que aumentam o risco de progressão para tuberculose: gastrectomia, perda de peso: ≥ 10% abaixo do peso corporal ideal, *bypass* jejunoileal, diabetes *mellitus*, silicose, DRC avançada, alguns distúrbios hematológicos (p. ex., leucemias, linfomas) e outras malignidades específicas (p. ex., carcinoma de cabeça ou pescoço e carcinoma de pulmão). 6. Crianças < 5 anos, crianças e adolescentes expostos a adultos de alto risco.
≥ 15 mm	1. Pessoas sem fatores de risco conhecidos para tuberculose.

[1] Uma reação à prova cutânea de tuberculina é considerada positiva se o diâmetro transversal da área *endurecida* atingir o tamanho necessário para o grupo específico. Todas as outras reações são consideradas negativas. Fonte: https://www.cdc.gov/tb/publications/factsheets/testing/skintesting.htm.

em pessoas já vacinadas por BCG é idêntica à interpretação em pessoas não vacinadas com BCG.

Os **ensaios para dosagem de liberação de interferon gama** são testes *in vitro* de liberação de interferon gama mediada por células T CD4+ em resposta à estimulação por antígenos específicos de *M. tuberculosis*. Os antígenos estão ausentes em todas as cepas de BCG e na maioria das micobactérias não tuberculosas; assim, a especificidade dos ensaios para dosagem de liberação de interferon gama é superior à prova cutânea de tuberculina em indivíduos vacinados com BCG. A sensibilidade é comparável à prova cutânea de tuberculina: 60-90%, dependendo do ensaio específico e da população em estudo. A sensibilidade fica diminuída em indivíduos com infecção pelo HIV, particularmente em pacientes com baixas contagens de CD4. A especificidade é superior a 95%. As vantagens potenciais do teste para dosagem de liberação de interferon gama são o menor número de resultados falso-positivos em função da prévia vacinação com BCG, melhor discriminação de respostas positivas devido às micobactérias não tuberculosas e a necessidade de apenas um contato com o paciente. Suas desvantagens são a necessidade de equipamento e pessoal de laboratório especializados e o custo substancialmente maior, em comparação com a prova cutânea de tuberculina. Em áreas endêmicas, os ensaios para dosagem de liberação de interferon gama não são mais sensíveis do que a prova de tuberculina em casos de tuberculose ativa (20-40% de falso-negativos); além disso, esses testes não conseguem diferenciar entre doença ativa e latente.

No diagnóstico de infecções latentes, as diretrizes do CDC permitem que os ensaios para dosagem de liberação de interferon gama sejam aplicados de forma intercambiável com a prova cutânea de tuberculina. Os ensaios para dosagem de liberação de interferon gama devem ser preferidos em pacientes previamente vacinados com BCG. Em indivíduos positivos para prova de tuberculina, mas com baixa probabilidade prévia de infecção tuberculosa latente e com baixo risco de progressão para a doença ativa, o ensaio para dosagem de liberação de interferon gama poderá ser de utilidade como teste confirmatório, para exclusão de uma prova de tuberculina falso-positiva.

Tratamento

A. Medidas gerais

Os objetivos do tratamento são curar cada paciente individualmente, minimizar os riscos de morbidade e mortalidade relacionados ao tratamento, reduzir a transmissão do *M. tuberculosis* para outras pessoas e prevenir o surgimento de resistência clinicamente significativa dos bacilos da tuberculose aos medicamentos. Os princípios básicos do tratamento para a tuberculose são (1) administrar alguns medicamentos aos quais os microrganismos sejam sensíveis; (2) fornecer o tratamento mais seguro e eficaz no menor tempo possível; (3) garantir a adesão do paciente à terapia; e (4) adicionar pelo menos dois novos agentes antituberculose a um regime, quando houver suspeita de insucesso terapêutico.

Todos os casos suspeitos e confirmados de tuberculose devem ser notificados imediatamente às autoridades de saúde pública locais e estaduais. Pacientes com tuberculose devem ser tratados por médicos qualificados no tratamento dessa infecção. A experiência clínica é particularmente importante em casos de tuberculose resistente à medicação.

A não adesão do paciente ao tratamento antituberculose é uma das principais causas de insucesso do tratamento, da transmissão contínua da tuberculose e do desenvolvimento de resistência aos medicamentos. A adesão do paciente ao tratamento pode ser melhorada pelo fornecimento de orientações detalhadas sobre a tuberculose e seu tratamento, além de um controlador dos casos que supervisione todos os aspectos do atendimento de cada paciente. O **tratamento diretamente observado** (TDO), em que um profissional de saúde observa fisicamente que o paciente está tomando os medicamentos antituberculose em casa, na clínica, no hospital ou em qualquer outro lugar, também melhora a adesão ao tratamento. O CDC recomenda a prática do TDO para todos os pacientes com tuberculose resistente à medicação e para aqueles medicados intermitentemente (2-3x/semana). O TDO eletrônico ("eDOT") é uma estratégia promissora como modelo de atendimento mais eficiente em populações selecionadas.

Para a maioria dos pacientes, não haverá necessidade de hospitalização para o tratamento inicial da tuberculose. Deve-se considerar se um paciente é incapaz de cuidar de si mesmo ou se há uma probabilidade de exposição a novos indivíduos suscetíveis à tuberculose. Pacientes hospitalizados com a doença ativa necessitam de um quarto privativo provido de controles ambientais apropriados, como uma ventilação com pressão negativa quando disponível, até que os bacilos da tuberculose não sejam mais detectados em seu escarro ("esfregaço negativo") em três esfregaços consecutivos coletados em dias separados.

A Tabela 9.15 fornece as características dos medicamentos antituberculose. Outras considerações sobre o tratamento podem ser encontradas no Capítulo 35. Informações mais completas podem ser obtidas no site da Division of Tuberculosis Elimination do CDC em https://www.cdc.gov/tb/topic/treatment/default.htm ou o site da OMS sobre tuberculose em https://www.who.int/health-topics/tuberculosis/.

B. Tratamento da tuberculose em pessoas sem HIV

Na maioria dos casos, pacientes com tuberculose pulmonar previamente não tratada podem ser tratados efetivamente com um regime com duração de 4, 6 ou 9 meses; em 2021, foi acrescentado um regime de 4 meses, como opção terapêutica apropriada para muitos pacientes com TB pulmonar sensível a medicamentos, com certas limitações baseadas no perfil de efeitos colaterais. O regime de 4 meses consiste em 8 semanas de tratamento diário com rifapentina, moxifloxacina, isoniazida e pirazinamida, seguidas por 9 semanas de administração diária de rifapentina, moxifloxacina e isoniazida.

A fase inicial de um regime de 6 meses consiste em 2 meses de tratamento diário de isoniazida, rifampicina, pirazinamida e etambutol. Pode-se descontinuar o etambutol se ficar determinada a sensibilidade do isolado à isoniazida, à rifampicina e à pirazinamida. Se o isolado de *M. tuberculosis* for sensível à isoniazida e à rifampina, a segunda fase (continuação) do tratamento consistirá em isoniazida e rifampicina durante um mínimo de mais 4 meses; essa segunda fase deverá ser orientada por culturas de escarro para Baar e pelas imagens iniciais do tórax. Se nenhuma doença fibrocavitária estava presente na imagem inicial e a cultura do escarro para Baar for negativa depois de 2 meses, o médico deverá obter novas culturas para Baar a intervalos mensais. Se duas culturas consecutivas tiverem resultado negativo em 4 meses, o tratamento poderá ser considerado concluído em 6 meses. Por outro lado, se a doença fibrocavitária estiver presente na imagem inicial e a cultura de escarro for negativa em 2 meses, o mesmo se aplica, mas alguns especialistas estendem a duração total da terapia para 9 meses, conforme a tolerância do paciente. Se a cultura do escarro para Baar permanecer positiva no 2º mês (independentemente da imagem obtida na apresentação), a cultura deverá ser repetida no 3º mês. Se a cultura for negativa

TABELA 9.15   Características dos medicamentos antituberculose

Medicamento	Efeitos colaterais mais comuns	Exames e testes para efeitos colaterais	Interações medicamentosas	Observações
Isoniazida	Neuropatia periférica, hepatite, erupção cutânea, efeitos leves no SNC.	TGO e TGP; exame neurológico.	Fenitoína (sinérgica); dissulfiram.	Bactericida para microrganismos extracelulares e intracelulares. Piridoxina, 25-50 mg VO/dia, é administrada como profilaxia para neuropatia; 50-100 mg VO/dia também para esse tratamento.
Rifampicina	Hepatite, febre, erupção cutânea, doença semelhante à gripe, distúrbios gastrointestinais, problemas de sangramento, insuficiência renal.	HMG completo, plaquetas, TGO e TGP.	Rifampicina inibe o efeito de anticoncepcionais orais, quinidina, corticosteroides, varfarina, metadona, digoxina, hipoglicemiantes orais; o ácido aminossalicílico pode interferir na absorção da rifampicina. Interações significativas com inibidores de protease e inibidores da transcriptase reversa não nucleosídeos.	Bactericida para todas as populações de microrganismos. Colore em laranja a urina e outras secreções corporais. Pode descolorir lentes de contato.
Rifapentina	Supressão da medula óssea, hematúria/piúria, hepatite, distúrbios gastrointestinais, doença semelhante à gripe.	HMG completo, plaquetas, TGO e TGP.	Forte indutor do citocromo P450 com várias interações medicamentosas. O uso em pacientes com HIV medicados com terapia antirretroviral deve se limitar a especialistas em terapia antirretroviral.	Bactericida para microrganismos extracelulares e intracelulares. Colore em laranja a urina e outras secreções corporais. Meia-vida longa, pode ser administrado semanalmente na profilaxia de ITBL. Não deve ser usado na fase de indução da terapia.
Pirazinamida	Hiperuricemia, hepatotoxicidade, erupção cutânea, distúrbios gastrointestinais, dores nas articulações.	Ácido úrico, TGO, TGP.	Raro.	Bactericida para microrganismos intracelulares.
Etambutol	Neurite óptica (reversível com a descontinuação do medicamento; rara em 15 mg/kg); erupção cutânea.	Discriminação de cores vermelho-verde e acuidade visual.	Raro.	Bacteriostático para microrganismos intracelulares e extracelulares. Usado principalmente para inibir o desenvolvimento de mutantes resistentes. Usar com cautela em doenças renais ou quando testes oftalmológicos não forem viáveis.
Estreptomicina	Lesão do VIII nervo craniano, nefrotoxicidade	Função vestibular (audiogramas); ureia e creatinina.	Agentes bloqueadores neuromusculares podem ser potencializados e causar paralisia prolongada.	Bactericida para microrganismos extracelulares. Usar com cautela em pacientes idosos ou com doenças renais.

ITBL: infecção tuberculosa latente.

no 3º mês e novamente no 4º mês, o tratamento poderá ser concluído depois de transcorrido um total de 6 meses (alguns especialistas estender o período até 9 meses). Se a cultura do escarro para Baar permanecer positiva no 3º mês, o teste de sensibilidade deverá ser repetido, e a cultura do escarro para Baar permanecer positiva no 4º mês, esses achados refletirão o fracasso do tratamento.

Pacientes com contraindicações ao uso de pirazinamida (p. ex., gestantes; pessoas com efeitos colaterais graves do medicamento, p. ex., hepatotoxicidade) devem ser medicados diariamente com isoniazida e rifampicina, juntamente com etambutol, durante 2 meses. Se for demonstrada sensibilidade à isoniazida e à rifampicina, ou se for improvável a ocorrência de resistência à medicação, o médico poderá descontinuar o

etambutol; e a isoniazida e a rifampicina podem ser administradas por um total de 9 meses de tratamento. Se houver preocupação quanto à resistência aos medicamentos, os pacientes devem ser medicados durante 9 meses com isoniazida, rifampicina e etambutol.

C. Tratamento da tuberculose em pessoas com HIV

O tratamento da tuberculose é tarefa complexa em pacientes também infectados pelo HIV. É importante o envolvimento de especialistas no tratamento da tuberculose e da doença pelo HIV no cuidado desses pacientes. O CDC publicou recomendações detalhadas para o tratamento da tuberculose em pacientes com teste positivo para HIV (https://www.cdc.gov/tb/topic/treatment/tbhiv.htm).

A abordagem básica para pacientes com HIV e tuberculose é semelhante à detalhada um pouco acima para pacientes sem HIV. Outras considerações que devem ser levadas em conta em pacientes com teste positivo para HIV são (1) tratamento mais longo e (2) interações medicamentosas entre derivados de rifamicina, como rifampicina e rifabutina, prescritos para tratamento da tuberculose e com alguns dos inibidores de protease e inibidores não nucleosídeos da transcriptase reversa (NNRTI) prescritos para tratamento do HIV. É recomendável a instituição do TDO para todos os pacientes com tuberculose e HIV. Todos os pacientes com HIV e em tratamento com isoniazida devem ser medicados com piridoxina (vitamina B$_6$), 25-50 mg VO todos os dias, com o objetivo de atenuar os efeitos colaterais do sistema nervoso central e periférico.

D. Tratamento da tuberculose resistente à medicação

É importante que pacientes com infecção por *M. tuberculosis* resistente a medicamentos fiquem sob cuidadosa supervisão e tratamento. Os médicos não familiarizados com o tratamento da tuberculose resistente à medicação devem buscar por orientação especializada. Casos de tuberculose resistente apenas à isoniazida podem ser tratados com sucesso com um regime de 6 meses de rifampicina, pirazinamida e etambutol ou estreptomicina, ou com um regime de 12 meses de rifampicina e etambutol. Se for documentada resistência à isoniazida durante um regime de 9 meses sem pirazinamida, o médico deverá descontinuar a isoniazida. Se o etambutol fez parte do regime inicial, a rifampicina e o etambutol devem ser continuados por um período mínimo de 12 meses. Por outro lado, se o etambutol não fez parte do regime inicial, os testes de sensibilidade devem ser repetidos, devendo ser adicionados dois outros medicamentos aos quais o microrganismo seja sensível. É fundamental uma consulta especializada para pacientes tanto em tratamento para isolados de *M. tuberculosis* resistentes a agentes que não a isoniazida como em tratamento para resistência medicamentosa em pacientes com HIV.

Tanto a tuberculose multirresistente como a tuberculose pré-extensivamente resistente a medicamentos e a tuberculose extensivamente resistente a medicamentos exigem um plano de TDO diário e individualizado sob supervisão de um médico experiente. Os regimes terapêuticos tomam por base o estado geral do paciente e os resultados dos estudos de sensibilidade. Em 2022, a OMS publicou diretrizes que delineiam cursos terapêuticos totalmente orais abreviados para MDR-TB; os regimes de 6 ou 9 meses consistem na medicação com bedaquilina, pretomanida, linezolida e moxifloxacina; em 2023, foi aprovado um regime de curso mais longo com pretomanida, bedaquilina e linezolida para pacientes com MDR-TB resistente à fluoroquinolona.

E. Tratamento da tuberculose extrapulmonar

Na maioria dos casos, os regimes eficazes para tratamento da tuberculose pulmonar também são eficazes para tratamento da doença extrapulmonar. Mas muitos especialistas recomendam cursos de 9-12 meses de tratamento nos casos de doença miliar, meníngea ou óssea e articular. O tratamento da tuberculose esquelética pode ser melhorado por uma drenagem cirúrgica e desbridamento precoces do osso necrosado. Foi demonstrado que o tratamento com corticosteroides ajudou na prevenção da pericardite constritiva a partir de uma pericardite tuberculosa e na redução de complicações neurológicas da meningite tuberculosa (Cap. 35).

F. Tratamento de gestantes ou lactantes

Na gravidez, geralmente a tuberculose é tratada com isoniazida, rifampicina e etambutol ao longo de 2 meses e, em seguida, por isoniazida e rifampicina por mais 7 meses. Será possível interromper o etambutol depois do 1º mês se for confirmada a sensibilidade à isoniazida e à rifampicina. Tendo em vista que o risco de teratogenicidade com o uso de pirazinamida ainda não foi claramente definido, esse agente deverá ser prescrito apenas nos casos documentados de resistência a outros medicamentos e se for provável a sensibilidade do microrganismo à pirazinamida. A estreptomicina é contraindicada em gestantes, devido ao risco de causar surdez congênita. Gestantes medicadas com isoniazida devem tomar piridoxina (vitamina B$_6$), 10-25 mg VO 1x/dia, para prevenção da neuropatia periférica.

Há pequenas concentrações de medicamentos antituberculose no leite materno. Desconhecemos se o tratamento de primeira linha é, ou não, prejudicial a recém-nascidos amamentados nessas concentrações. Assim, não há contraindicação para a amamentação durante o tratamento de primeira linha para tuberculose. Mulheres lactantes que estejam sendo medicadas com outros agentes deverão consultar um especialista em tuberculose.

G. Monitoramento do tratamento

É recomendável que pacientes ambulatoriais tenham acompanhamento mensal, que deve consistir na obtenção de um esfregaço de escarro e de cultura para *M. tuberculosis* a intervalos mensais, até que as culturas sejam negativas em duas amostras consecutivas. No caso de pacientes com culturas de escarro negativas após 2 meses de tratamento, o médico deverá ordenar pelo menos mais um esfregaço de escarro e uma cultura, que devem ser obtidos ao final do tratamento. Pacientes com isolados resistentes à medicação devem ter culturas de escarro realizadas mensalmente durante todo o curso do tratamento. A obtenção de uma RXT ao final do tratamento fornecerá um cenário basal útil para qualquer comparação futura.

Pacientes cujas culturas não se tornam negativas ou cujos sintomas não desaparecem apesar de 3 meses de tratamento devem ser avaliados para não adesão ao regime terapêutico e para microrganismos resistentes a medicamentos. Se forem obtidas culturas de escarro positivas depois de 4 meses de tratamento, deve-se considerar que o tratamento foi malsucedido, devendo ser considerado o acréscimo de pelo menos dois medicamentos não administrados anteriormente, no aguardo da repetição do teste de sensibilidade medicamentosa. O médico deve buscar por assistência especializada se a resistência medicamentosa foi descoberta recentemente, se o paciente permanecer sintomático ou se os esfregaços ou culturas permanecerem positivos.

Pacientes apenas com diagnóstico clínico de tuberculose pulmonar (i.e., esfregaços e culturas negativos para *M. tuberculosis*) cujos sintomas e anormalidades radiográficas não sofrem mudança depois de 3 meses de tratamento geralmente padecem de outro processo, ou tiveram tuberculose no passado.

H. Tratamento da infecção latente por tuberculose

O tratamento da infecção latente por tuberculose é essencial para o controle e a eliminação da tuberculose, além de reduzir substancialmente o risco de progressão da infecção para a doença ativa. Exames direcionados, isto é, a prova cutânea de tuberculina ou ensaios para dosagem para dosagem de liberação de interferon gama, são utilizados na identificação de pessoas com alto risco de tuberculose e que sejam beneficiadas com o tratamento da infecção latente. A Tabela 9.14 descreve os critérios para a prova cutânea de tuberculina para tratamento de infecções tuberculosas latentes. É essencial que cada pessoa que atenda aos critérios para tratamento da infecção tuberculosa latente passe por uma avaliação cuidadosa, para exclusão de doença ativa, inclusive com exames de imagens do tórax. O médico deverá procurar por um histórico de tratamento prévio para tuberculose e por contraindicações ao tratamento. Todos os pacientes com risco de infecção pelo HIV devem fazer um teste de HIV. Pacientes com suspeita de doença tuberculosa ativa devem ser tratados com um dos regimes polifarmacológicos recomendados para a doença ativa, até que o diagnóstico seja confirmado ou excluído.

Alguns contatos próximos de pessoas com tuberculose ativa devem ser avaliados para tratamento de infecção tuberculosa latente, mesmo nos casos de uma reação negativa à prova cutânea de tuberculina (< 5 mm de endurecimento). Nessa população estão incluídas pessoas imunossuprimidas e aquelas nas quais a doença pode se desenvolver rapidamente, depois da infecção tuberculosa. Contatos próximos que tenham reação negativa à prova cutânea de tuberculina no exame inicial devem ser novamente testados depois de 10-12 semanas.

Há vários regimes terapêuticos disponíveis para pessoas com e sem HIV para tratamento da infecção tuberculosa latente: (1) **Isoniazida**: um regime oral de 9 meses (mínimo de 270 doses administradas em 12 meses) é preferível, em lugar de 6 meses de terapia. As opções de dosagem são: 5 mg/kg por dia (máximo de 300 mg/dia) ou 15 mg/kg 2x/semana (máximo de 900 mg/dose). Pessoas em risco de sofrer neuropatia periférica associada ao uso de isoniazida (i.e., com diabetes *mellitus*, uremia, desnutrição, transtorno por uso de bebidas alcoólicas, infecção por HIV, gravidez, ou transtorno convulsivo) podem ser medicadas com piridoxina suplementar (vitamina B_6), 10-50 mg/dia. (2) **Isoniazida e rifampicina**: um regime de 3 meses de isoniazida VO, 5 mg/kg por dia (máximo de 300 mg/dia) e rifampicina 10 mg/kg VO (máximo 600 mg/dose). (3) **Isoniazida e rifapentina**: um regime de 3 meses de isoniazida, 15 mg/kg VO 1x/semana (máximo 900 mg/dose) e rifapentina com base no peso. (4) **Rifampicina**: um regime de 4 meses de rifampicina, 10 mg/kg VO (máximo 600 mg/dia). Pacientes positivos para HIV medicados com inibidores de protease ou NNRTI e tratados com rifampicina ou rifapentina devem ser tratados por especialistas em tuberculose e em doença do HIV (ver Tratamento da tuberculose em pessoas com HIV).

Contatos de pessoas com tuberculose resistente à isoniazida e sensível à rifampicina devem seguir um regime de 2 meses de rifampicina e pirazinamida ou um regime de 4 meses de monoterapia diária com rifampicina. Contatos de pessoas com tuberculose resistente à medicação devem receber dois medicamentos aos quais o microrganismo infectante tenha demonstrado sensibilidade. Contatos HIV-soronegativos nos quais a prova cutânea de tuberculina ou o ensaio de liberação de interferon gama teve resultado negativo podem ser observados sem tratamento; ou podem ser tratados por 6 meses. Contatos com HIV devem ser tratados por 12 meses. Todos os contatos de pessoas com tuberculose multirresistente ou com tuberculose extensivamente resistente a medicamentos devem ficar sob acompanhamento durante 2 anos, independentemente do tipo de tratamento.

Pessoas com prova cutânea de tuberculina positiva (≥ 5 mm de endurecimento) e com lesões fibróticas sugestivas de tuberculose antiga em RXT sem evidência de doença ativa e nenhum histórico de tratamento para tuberculose deverão ser tratadas com isoniazida durante 9 meses, ou com rifampicina (com ou sem isoniazida) durante 4 meses. Mulheres gestantes ou em amamentação portadoras de tuberculose latente devem ser medicadas com isoniazida e piridoxina diariamente ou 2x/semana.

Há indicação para a obtenção de exames laboratoriais basais para pacientes em risco de doença hepática, pacientes com infecção pelo HIV, gestantes ou que estejam dentro de 3 meses do parto e pessoas que consomem regularmente bebidas alcoólicas. Pacientes tratados para infecção tuberculosa latente devem ser examinados uma vez por mês, para que o médico possa avaliar os sinais e sintomas de tuberculose ativa e de hepatite, bem como para verificação da adesão do paciente a seu regime terapêutico. Há indicação para a realização rotineira de exames laboratoriais durante o tratamento para pacientes com testes laboratoriais basais anormais e também para aqueles em risco de desenvolver doença hepática.

BCG é uma vacina antimicobacteriana desenvolvida a partir de uma cepa atenuada de *M. bovis*. Em todo o mundo, contam-se aos milhões os indivíduos vacinados com BCG. Em geral, a vacina não é recomendada nos EUA, devido à baixa prevalência da infecção tuberculosa, à interferência da vacina na capacidade em se determinar uma infecção tuberculosa latente mediante o uso da reatividade da prova cutânea de tuberculina e de sua eficácia variável na profilaxia da tuberculose pulmonar. Deve-se considerar caso a caso a vacinação dos profissionais de saúde em cenários com elevado percentual de pacientes com tuberculose infectados com cepas resistentes à isoniazida e à rifampicina, e para os quais são prováveis tanto a transmissão desse *M. tuberculosis* resistente a medicamentos quanto a infecção subsequente, e para os quais foram implementadas precauções abrangentes de controle da infecção tuberculosa, mas que não foram bem-sucedidas. A vacina BCG está contraindicada em pessoas com comprometimento das respostas imunológicas em decorrência de doenças ou da medicação.

Prognóstico

Pode-se obter a cura para quase todos os pacientes imunocompetentes com tuberculose tratados adequadamente. Com os regimes atuais, os percentuais de recaída são < 5%. A principal causa de insucesso do tratamento é a não adesão do paciente à terapia.

Acharya B et al. Advances in diagnosis of tuberculosis: an update into molecular diagnosis of Mycobacterium tuberculosis. Mol Biol Rep. 2020;47:4065. [PMID: 32248381]

Bateson A et al. Bedaquiline-pretomanid-linezolid regimens for drug-resistant tuberculosis. N Engl J Med. 2022;387:810. [PMID: 36053506]

Zhang M et al. The diagnostic utility of pleural markers for tuberculosis pleural effusion. Ann Transl Med. 2020;8:607. [PMID: 32566633]

Doença pulmonar causada por micobactérias não tuberculosas

FUNDAMENTOS DO DIAGNÓSTICO

- Tosse crônica, produção de escarro e fadiga; mais raramente: mal-estar, dispneia, febre, hemoptise e perda de peso.
- Opacidades parenquimatosas na RXT, mais frequentemente cavidades de paredes finas ou nódulos pequenos numerosos, associados à bronquiectasia.
- Isolamento de micobactérias não tuberculosas em uma cultura de escarro.

Considerações gerais

Micobactérias não tuberculosas (MNT), às vezes chamadas de micobactérias "atípicas", são onipresentes na água e no solo. Observa-se uma variabilidade geográfica significativa, tanto nas espécies de MNT quanto na prevalência da doença. Esses microrganismos não são considerados transmissíveis de pessoa para pessoa, embora transmissões associadas à assistência médica tenham ocorrido em grupos de pacientes vulneráveis (p. ex., com fibrose cística). As MNT exibem características laboratoriais distintas e são frequentemente resistentes a medicamentos antituberculose (Cap. 35). Dados epidemiológicos coletados durante longos períodos sugerem que a doença por MNT vem aumentando nos EUA.

Definição e patogênese

O diagnóstico de doença pulmonar causada por MNT se fundamenta em uma combinação de critérios clínicos, radiográficos e bacteriológicos e na exclusão de outras doenças que podem se assemelhar ao distúrbio. Os critérios diagnósticos específicos serão discutidos em seguida. É importante a coleta de dados complementares para o estabelecimento do diagnóstico, porque os microrganismos MNT podem colonizar as vias aéreas sem causar doença clínica.

O complexo Mycobacterium avium (CMA) é a causa mais frequente de doença pulmonar por MNT nos EUA. M. kansasii é o segundo patógeno pulmonar mais frequente. Outras causas de doença pulmonar por MNT são M. abscessus, M. xenopi, M. chelonae, M. fortuitum e M. malmoense; a lista de espécies etiológicas de MNT mais incomuns é longa. A maioria das MNT causa uma infecção pulmonar crônica que se assemelha à tuberculose, mas tende a progredir mais lentamente. É rara a ocorrência de doença disseminada em pessoas imunocompetentes; no entanto, doença disseminada pelo CMA é comum em pacientes portadores de Aids.

Achados clínicos

A. Sintomas e sinais

Com frequência a infecção por MNT entre pessoas imunocompetentes se apresenta com um dos três padrões prototípicos: lesões cavitárias no lobo superior em fumantes idosos do sexo masculino, que podem imitar M. tuberculosis; bronquiectasia nodular que afeta as zonas médias do pulmão em mulheres de meia-idade com tosse crônica; e pneumonite por hipersensibiliade após exposição ambiental. A maioria dos pacientes com infecção por MNT se apresenta com tosse crônica, produção de escarro e fadiga. Também podem ser observados sintomas menos comuns, como mal-estar, dispneia, febre, hemoptise e perda de peso. A presença de sintomas de doença pulmonar coexistente (DPOC, bronquiectasia, doença micobacteriana prévia, fibrose cística e pneumoconiose) pode confundir a avaliação. Em pacientes com bronquiectasia, a coinfecção com MNT e Aspergillus é um fator prognóstico negativo. São descritos infiltrados novos ou que pioram, bem como a presença de adenopatia e/ou derrame pleural em pacientes com infecção pelo HIV e por MNT como parte da síndrome inflamatória de reconstituição imunológica, em seguida à instituição da terapia antirretroviral.

B. Achados laboratoriais

O diagnóstico de infecção por MNT se fundamenta na recuperação do patógeno a partir de culturas. Culturas de escarro positivas para micobactérias atípicas não comprovam a presença de infecção, porque as MNT podem existir como saprófitas colonizadoras das vias aéreas, ou podem ser contaminantes ambientais. Os lavados brônquicos são mais sensíveis, em comparação com amostras de escarro expectorado; mas desconhecemos sua especificidade para a doença clínica.

Foram propostos critérios bacteriológicos com base em estudos de pacientes com doença cavitária causada por CMA ou por M. kansasii. Em pessoas imunocompetentes, os critérios diagnósticos são: resultados de cultura positivos para um mínimo de duas amostras coletadas separadamente de escarro expectorado; ou uma cultura positiva de pelo menos um lavado brônquico ou biópsia; ou uma cultura positiva de líquido pleural ou de qualquer outro local normalmente estéril. O diagnóstico também pode ser estabelecido pela demonstração de MNT cultivada a partir de uma biópsia pulmonar, lavado brônquico ou escarro, além de alterações histopatológicas, p. ex., inflamação granulomatosa em uma biópsia pulmonar. É possível fazer uma identificação rápida de algumas espécies de MNT com o uso de Naat ou por uma espectrometria de massa especializada.

Os critérios diagnósticos são menos rigorosos para pacientes com imunossupressão grave. Pacientes infectados pelo HIV podem apresentar um crescimento significativo de CMA na cultura de lavados brônquicos sem infecção clínica; portanto, o médico deverá considerar caso a caso seus pacientes com HIV em avaliação para infecção por CMA.

É recomendável obter um teste de sensibilidade a medicamentos em culturas de MNT para as seguintes MNT: (1) *Mycobacterium avium intracellulare* apenas para macrolídeos (claritromicina e azitromicina); (2) *M. kansasii* para rifampicina; e (3) MNT de crescimento rápido (como *M. fortuitum*, *M. chelonae* e *M. abscessus*) para amicacina, doxiciclina, imipenem, fluoroquinolonas, claritromicina, cefoxitina e sulfonamidas.

C. Exames de imagem

Os achados nas RXT são infiltrados progressivos ou persistentes durante pelo menos 2 meses, lesões cavitárias e numerosas densidades nodulares. Geralmente as cavidades exibem paredes finas e menos infiltrado parenquimatoso circundante do que o comumente observado em pacientes com infecções por MTB. Geralmente estão presentes evidências de disseminação por contiguidade e envolvimento pleural. Uma TCAR do tórax pode revelar numerosos nódulos de pequenas dimensões, com ou sem bronquiectasia multifocal. A progressão dos infiltrados pulmonares durante o tratamento, ou a não ocorrência da melhora radiográfica ao longo do tempo, são sinais de mau prognóstico e, além disso, também levantam preocupações sobre processos pulmonares secundários ou alternativos. A eliminação de infiltrados pulmonares devido a MNT ocorre lentamente.

Tratamento

Não há necessidade de tratamento para infecção por MNT em todos os casos, por dois motivos. Em primeiro lugar, a doença clínica talvez jamais venha a se desenvolver em alguns pacientes, sobretudo em pacientes assintomáticos com isolamento de poucos microrganismos a partir de amostras isoladas. Segundo o espectro de gravidade da doença clínica é muito amplo; em pacientes com sintomas leves ou de lenta progressão, o uso de regimes antimicrobianos tradicionais com uma combinação de agentes pode resultar no surgimento de efeitos colaterais induzidos por medicamentos considerados piores do que a própria doença. Essas características explicam, pelo menos em parte, a variabilidade, na prática, da adesão às diretrizes de tratamento.

Os regimes terapêuticos específicos e as respostas à terapia variam com as espécies de MNT. Geralmente pacientes HIV-soronegativos com doença pulmonar por CMA são medicados com uma combinação diária de claritromicina ou azitromicina, rifampicina ou rifabutina e etambutol. Para pacientes portadores de doença fibrocavitária grave, deve-se adicionar estreptomicina ou amicacina nos primeiros 2 meses. Desconhecemos a duração ideal do tratamento, mas o tratamento deve ter continuidade ao longo de 12 meses após a conversão do escarro. Inicialmente, o tratamento clínico obtém sucesso em cerca de dois terços dos casos, mas são comuns as recaídas após o tratamento; os benefícios a longo prazo ficam demonstrados em cerca de metade de todos os pacientes. Normalmente, aqueles pacientes que não responderam favoravelmente são portadores de doença ativa, mas estável. A ressecção cirúrgica é uma alternativa para aquele paciente com doença progressiva que responde insatisfatoriamente aos antimicrobianos. A doença causada por *M. kansasii* responde bem à terapia farmacológica. Geralmente se considera bem-sucedido um regime diário de rifampicina, isoniazida e etambutol em um curso mínimo de 18 meses com pelo menos 12 meses de culturas negativas. As micobactérias de crescimento rápido (*M. abscessus*, *M. fortuitum*, *M. chelonae*) são geralmente resistentes à terapia antituberculose de rotina.

Foram publicadas em 2022 algumas recomendações de tratamento para algumas MNT menos comuns (p. ex., *M. chelonae*, *M. fortuitum*, *M. genavense*, *M. gordonae*, *M. malmoense*, *M. simiae* e *M. szulgai*), baseadas principalmente em relatos de casos e em séries de casos; tais pacientes devem ter uma consulta especializada para que seja determinada a necessidade de tratamento.

Quando encaminhar

Pacientes com micobactérias de crescimento rápido ou com MNT incomuns devem ser encaminhados para tratamento especializado.

Abate G et al. Variability in the management of adults with pulmonary nontuberculous mycobacterial disease. Clin Infect Dis. 2021;72:1127. [PMID: 32198521]

Daley CL et al. Treatment of nontuberculous mycobacterial pulmonary disease: official ATS/ERS/ESCMID/IDSA clinical practice guideline. Eur Respir J. 2020;56:2000535. [PMID: 32636299]

Lange C et al. Consensus management recommendations for less common non-tuberculous mycobacterial pulmonary diseases. Lancet Infect Dis. 2022;22:e178. [PMID: 35090639]

NEOPLASIAS PULMONARES

Ver Capítulo 41 para discussões sobre Câncer de pulmão, câncer de pulmão secundário e mesotelioma.

Rastreamento para câncer de pulmão

O câncer de pulmão continua sendo a principal causa de mortalidade relacionada a cânceres, em grande parte secundária a estágios avançados no diagnóstico (Cap. 41). Várias organizações, como a USPSTF, a American Cancer Society, o American College of Chest Physicians e a National Comprehensive Cancer Network, recomendam um rastreamento anual por TC de baixa dosagem (TCBD) para aqueles pacientes em alto risco. Os critérios para alto risco são 50-80 anos de idade, histórico de tabagismo de pelo menos 20 maços/ano e pessoas atualmente fumantes ou que pararam de fumar nos últimos 15 anos. O rastreamento deverá ser interrompido depois de 15 anos a contar do momento em que a pessoa parou de fumar, ou se alguma comorbidade anular os benefícios do rastreamento. Modelos de simulação descobriram que o rastreamento anual com uso desses parâmetros é mais eficiente em termos da diminuição das mortes relacionadas ao câncer de pulmão, embora haja a expectativa de maior número de resultados de testes falso-positivos.

Não há recomendação para RXT anuais para rastreamento do câncer de pulmão em fumantes atuais ou antigos, pois não foi demonstrado qualquer benefício para a mortalidade com a realização de exames seriados em dois grandes RCT: o *Prostate, Lung, Colorectal and Ovarian Randomized Trial* (PLCO) e o *National Lung Cancer Screening Trial* (NLST). O NLST inscreveu 53.454 fumantes atuais ou antigos, aleatoriamente designados para três RXT em projeções anteroposteriores anuais *versus* três exames anuais de TCBD; os participantes foram monitorados durante mais 6,5 anos. Em comparação com a RXT, o TCBD detectou maior número de cânceres de pulmão em estágio inicial e menor número de cânceres de pulmão em estágio avançado, sugerindo que o rastreamento por TCBD transferiu sistematicamente o momento do diagnóstico para os estágios iniciais – o que proporciona para mais pessoas a oportunidade de receber um tratamento eficaz. Além disso, a coorte no grupo de três exames anuais de TCBD foi significativamente beneficiada em termos de mortalidade, com reduções nas mortes por câncer de pulmão (20,0%) e de mortalidade por todas as causas (6,7%).

Antes do encaminhamento do paciente para o rastreamento por TCBD, o médico deverá discutir os danos potenciais decorrentes de seu uso, p. ex., a ocorrência de resultados falso-positivos, a possibilidade de sobrediagnóstico, a radiação, e a ansiedade e sofrimento do paciente. Outras questões que continuam causando preocupação são (**1**) **Generalização da prática**: as instituições participantes do NLST demonstraram alto nível de especialização na interpretação das imagens e na avaliação diagnóstica. Noventa e seis por cento dos resultados na TC foram falso-positivos, mas a vasta maioria dos pacientes foi monitorada por imagens seriadas. Avaliações diagnósticas invasivas foram incomuns, tendo sido associadas a baixo percentual de complicações (1,4%). (**2**) **Duração do rastreamento**: não ocorreu queda no percentual de detecção de novos cânceres de pulmão em pessoas submetidas aos rastreamentos anuais subsequentes ao longo do estudo de 3 anos. Considerando que novos cânceres de pulmão se tornam detectáveis ao longo de cada intervalo de um ano entre rastreamentos, desconhece-se o número ideal de TC anuais, assim como o intervalo ideal entre rastreamentos. (**3**) **Sobrediagnóstico**: Depois de transcorridos 6,4 anos de observação pós-rastreamento, foram observados mais cânceres de pulmão na coorte de TC NLST *versus* coorte de RXC (1.089 e 969, respectivamente). Tendo em vista que os grupos foram randomizados e bem equilibrados, a incidência de câncer de pulmão deveria ter sido idêntica. Portanto, 18,5% dos cânceres de pulmão detectados por TC permaneceram clinicamente silenciosos e invisíveis na RXC durante 6,4 anos. Muitos, talvez a maioria, desses cânceres de pulmão jamais causariam doença clínica e representam sobrediagnóstico. (**4**) **Custo-benefício**: Estudos realizados nos EUA, Canadá e Europa sugerem que o rastreamento do câncer de pulmão tem bom custo-benefício; mas ainda não ficou determinado se esse custo-efetivo vale para todos os países. Todos os pacientes que participam de um programa de rastreamento, mas que ainda permanecem fumantes, devem passar por intervenções para cessação do tabagismo.

Adams SJ et al. Lung cancer screening. Lancet. 2023;401:390. [PMID: 36563698]

Becker N et al. Lung cancer mortality reduction by LDCT screening–results from the randomized German LUSI trial. Int J Cancer. 2020;146:1503. [PMID: 31162856]

de Koning HJ et al. Reduced lung-cancer mortality with volume CT screening in a randomized trial. N Engl J Med. 2020;382: 503. [PMID: 31995683]

Krist AH et al. Screening for lung cancer: US Preventive Services Task Force Recommendation Statement. JAMA. 2021;325:962. [PMID: 33687470]

Leiter A et al. The global burden of lung cancer: current status and future trends. Nat Rev Clin Oncol. 2023;20:624. [PMID: 37479810]

Sadate A et al. Systemic review and meta-analysis on the impact of lung cancer screening by low-dose computed tomography. Eur J Cancer. 2020;134:107. [PMID: 32502939]

Nódulo pulmonar solitário

Um nódulo pulmonar solitário, às vezes chamado de "lesão em moeda", é uma opacidade isolada e arredondada com menos de 3 cm nas imagens do tórax e delineada por um pulmão normal. Os nódulos pulmonares podem ser sólidos ou subsólidos, tendo um aspecto "em vidro fosco" ou com consistência mista. Na maioria dos casos, essa lesão é assintomática e representa um achado incidental nas RXT ou nas TC. Os nódulos solitários podem ser benignos ou malignos; o risco de malignidade varia, dependendo da população de pacientes em estudo. Em sua maioria, os nódulos benignos são granulomas infecciosos. Neoplasias benignas, como os hamartomas, são responsáveis por menos de 5% dos nódulos solitários. Estima-se em 1% a probabilidade de ocorrência de câncer em nódulos pulmonares detectados por TCBD. Nódulos malignos ocorrem raramente em pessoas com menos de 30 anos. Acima dos 30 anos, a probabilidade de malignidade aumenta com o passar do tempo e com um histórico de tabagismo. Pacientes que já sofreram de malignidade têm maior probabilidade de ter um nódulo solitário maligno.

Os objetivos da avaliação são a identificação e ressecção de tumores malignos em pacientes que se beneficiarão com a ressecção, devendo ser evitados os procedimentos invasivos em pacientes com doenças benignas. Nesse cenário, a tarefa é identificar nódulos com probabilidade suficientemente alta de malignidade, a ponto de justificar uma biópsia ou ressecção, ou com probabilidade suficientemente baixa de malignidade para justificar apenas a observação.

O médico pode lançar mão dos dados clínicos e de imagem em sua avaliação para a probabilidade de malignidade. A comparação de estudos de imagem precedentes e atuais permite uma estimativa do tempo de duplicação, que é um marcador importante para malignidade. A progressão rápida (tempo de duplicação < 30 dias) sugere infecção, enquanto uma estabilidade duradoura (tempo de duplicação > 465 dias) sugere benignidade. As características radiográficas, inclusive seu tamanho, ajudam na estimativa da probabilidade de malignidade. Há indicação para uma TC do tórax diante de qualquer nódulo pulmonar solitário suspeito. Para os nódulos solitários identificados por TC, foi determinado um percentual de malignidade de 1% naquelas lesões medindo 2-5 mm; 24% em nódulos com 6-10 mm; 33% nos medindo 11-20 mm; e 80% em nódulos com 21-45 mm. A visualização de uma borda lisa e bem definida é característica de um processo benigno. Margens mal definidas ou um aspecto lobular sugerem malignidade. Achados por TCAR de margens espiculadas e um halo periférico estão, ambos, altamente associados à malignidade. Presença de calcificação e seu padrão também são indícios úteis. As lesões benignas tendem a se apresentar com uma calcificação densa em um padrão central ou laminado. As lesões malignas estão associadas a uma calcificação mais esparsa, tipicamente pontilhada ou excêntrica. Lesões cavitárias com paredes espessas (> 16 mm) demonstram maior propensão para a malignidade. Os exames por TCAR oferecem melhor resolução dessas características (em comparação com os RXT), sendo mais provável que consigam detectar linfadenopatia ou a presença de várias lesões.

Tratamento

Com base em dados clínicos e radiológicos, o médico deve atribuir uma probabilidade específica de malignidade à lesão. A decisão de recomendar uma biópsia ou a excisão cirúrgica dependerá da interpretação dessa probabilidade, à luz do quadro clínico do paciente. Contamos com modelos de predição quantitativa (modelo Brock, modelo VA Cooperative) para a avaliação do risco de malignidade. As probabilidades entre parênteses a seguir representam apenas orientações, não devendo ser interpretadas como definitivas.

Em pacientes com nódulos pulmonares solitários, uma função contínua para probabilidade pode ser agrupada em três categorias. Em pacientes com **baixa probabilidade** (< 5%) **de malignidade** (p. ex., idade < 30 anos, lesões estáveis por > 2 anos, padrão característico de calcificação benigna), será apropriada uma espera vigilante. O tratamento consiste em estudos seriados de imagem a intervalos que possam identificar um crescimento sugestivo de malignidade. A reconstrução tridimensional de imagens por TCAR é um teste com maior sensibilidade para o crescimento.

Pacientes com **alta probabilidade** (> 60%) **de malignidade** devem ser diretamente encaminhados para a ressecção após o estadiamento, desde que o risco cirúrgico seja aceitável. Raramente as biópsias resultarão em um diagnóstico específico de benignidade; portanto, esse procedimento não deve ser realizado.

O tratamento ideal de pacientes com **probabilidade intermediária de malignidade** (5-60%) permanece tópico controverso. A abordagem tradicional consiste na obtenção de uma biópsia diagnóstica, por meio de broncoscopia ou de aspiração transtorácica por agulha (ATTA). A broncoscopia resultará em um diagnóstico em 10-80% dos procedimentos, dependendo do tamanho do nódulo e de sua localização. Em geral, o rendimento broncoscópico para nódulos com menos de

2 cm e periféricos é baixo, embora geralmente as complicações sejam raras. Estão sendo estudadas modalidades broncoscópicas mais recentes, como a navegação eletromagnética e a broncoscopia ultrafina, embora seu impacto nos resultados diagnósticos permaneça incerto. A ATTA apresenta maior rendimento diagnóstico, descrito como algo entre 50-97%. Mas o rendimento diagnóstico depende muito do operador, sendo afetado pela localização e tamanho da lesão. As complicações são em maior número, em comparação com a broncoscopia: ocorre pneumotórax em até 30% dos pacientes, e até um terço desses pacientes necessitará da colocação de um dreno torácico.

A constatação de rendimentos diagnósticos decepcionantes e altas taxas de falso-negativos (até 20-30% por ATTA) levaram à busca de abordagens alternativas. A **tomografia por emissão de pósitrons** (**PET**) é um exame com altas sensibilidade (85-97%) e especificidade (70-85%) para lesões malignas, podendo ter utilidade na avaliação de pacientes com achados inconclusivos pela TCAR. Um PET positivo aumenta a probabilidade de malignidade, e um PET negativo exclui a maioria dos cânceres. É possível a ocorrência de exames falso-negativos com PET em pacientes com tumores com baixa atividade metabólica (mais notavelmente, tumores carcinoides e adenocarcinomas, sobretudo adenocarcinomas minimamente invasivos ou *in situ*), assim, normalmente são obtidas imagens de acompanhamento por TC a intervalos discretos, como garantia para a ausência de crescimento. O exame PET apresenta várias outras desvantagens: a resolução < 1 cm é insatisfatória, o exame é caro e sua disponibilidade ainda permanece limitada.

A **citologia do escarro** é exame altamente específica, mas carece de sensibilidade. Esse exame é utilizado em pacientes com lesões centrais e naqueles que são maus candidatos para procedimentos diagnósticos invasivos.

Alguns centros recomendam a **ressecção por cirurgia toracoscópica videoassistida** (**RCTV**) para todos os nódulos pulmonares solitários com probabilidade intermediária de malignidade. Em alguns casos, o cirurgião removerá o nódulo e o avaliará, ainda na sala de cirurgia, por meio de uma secção de tecido congelado. Se o nódulo for maligno, o cirurgião prosseguirá com uma lobectomia e com coleta de amostras de linfonodo por toracoscopia ou pela conversão para uma toracotomia padrão. Essa abordagem é utilizada menos comumente nos casos em que haja disponibilidade de PET no pré-operatório.

Todos os pacientes devem ser informados sobre a estimativa da probabilidade de ocorrência de malignidade; suas preferências pessoais deverão ser levadas em conta na orientação das decisões diagnósticas e terapêuticas. No caso de pacientes desejosos de um diagnóstico definitivo, pode não ser preferível uma estratégia que recomende apenas observação. Da mesma forma, uma abordagem cirúrgica pode não ser agradável para todos os pacientes, a menos que se tenha certeza da presença de um câncer. O médico deverá tomar conhecimento das preferências do paciente, que deverá ser devidamente informado sobre os riscos e benefícios específicos associados à abordagem recomendada, bem como às estratégias alternativas.

Síndrome do lobo médio direito

A síndrome do lobo médio direito é uma atelectasia recorrente ou persistente do lobo médio direito. Esse colapso está relacionado ao comprimento relativamente longo e ao diâmetro estreito do brônquio do lobo médio direito e à sua abertura oval (em "boca de peixe") para o lobo, no contexto do comprometimento da ventilação colateral. Em geral, haverá necessidade de broncoscopia por fibra óptica ou de TC para o descarte de um tumor obstrutivo. É comum a ocorrência de um corpo estranho ou de outras causas benignas.

Tumores carcinoides brônquicos

Tumores carcinoides brônquicos são tumores pulmonares neuroendócrinos malignos de baixo e médio grau, com prognóstico favorável em comparação com tumores neuroendócrinos de alto grau, como o câncer de pulmão de pequenas células. Geralmente os carcinoides brônquicos ocorrem como crescimentos pedunculados ou sésseis nos brônquios centrais. Os sintomas comuns são hemoptise, tosse, sibilância focal e pneumonia pós-obstrutiva recorrente. A localização periférica desses tumores ocorre apenas raramente, e os nódulos pulmonares solitários são assintomáticos. A **síndrome carcinoide** (rubor, diarreia, sibilância, hipotensão) e a síndrome de Cushing paraneoplásica são raras. A broncoscopia por fibra óptica pode revelar um tumor róseo ou de coloração arroxeada em uma via aérea central. Essas lesões possuem um estroma bem vascularizado, e a biópsia pode ser complicada por um sangramento significativo. A TC tem utilidade na localização da lesão e no acompanhamento de seu crescimento ao longo do tempo. Também se pode recorrer à cintilografia com octreotida para a localização desses tumores.

Os tumores carcinoides brônquicos crescem lentamente; sua agressividade fica determinada pela histologia celular, o "carcinoide típico", um tumor de baixo grau, demonstra um curso mais indolente e favorável, em comparação com o "carcinoide atípico", que é um tumor de grau intermediário. O estadiamento do tumor carcinoide brônquico segue a mesma classificação TNM para outras neoplasias pulmonares. Em pacientes com doença localizada, recomenda-se a excisão cirúrgica com dissecção e ressecção dos linfonodos; nesses casos, geralmente o prognóstico é favorável. A maioria dos tumores carcinoides brônquicos responde mal à radiação e à quimioterapia (ver Cap. 41).

Em raros casos, adenomas, carcinomas e outras malignidades podem fazer metástases para os brônquios, resultando em lesões endobrônquicas. Hamartomas, mixomas e amiloides são outras entidades mais raras no diagnóstico diferencial de lesões endobrônquicas massais.

Chen B et al. Malignancy risk stratification for solitary pulmonary nodule: a clinical practice guideline. J Evid Based Med. 2022;15:142. [PMID: 35775869]

Nadig TR et al. Guided bronchoscopy for the evaluation of pulmonary lesions: an updated meta-analysis. Chest. 2023;163: 1589. [PMID: 36640994]

Girelli L et al. Results of surgical resection of locally advanced pulmonary neuroendocrine tumors. Ann Thorac Surg. 2021; 112:405. [PMID: 33130114]

Koehler K et al. Carcinoid tumors outside the abdomen. Cancer Med. 2023r;12:7893. [PMID: 36560885]

Singh S et al. Commonwealth Neuroendocrine Tumour Research Collaboration and the North American Neuroendocrine Tumor Society Guidelines for the Diagnosis and Management of Patients with Lung Neuroendocrine Tumors: an international collaborative endorsement and update of the 2015 European Neuroendocrine Tumor Society Expert Consensus Guidelines. J Thorac Oncol. 2020;15:1577. [PMID: 32663527]

Massas mediastinais

Vários distúrbios do desenvolvimento, neoplásicos, infecciosos, traumáticos e cardiovasculares podem resultar em massas mediastinais. Uma convenção prática divide arbitrariamente o mediastino em três compartimentos – anterior, médio e posterior – para a classificação de massas mediastinais e para ajudar no diagnóstico diferencial com base no conteúdo dessas regiões anatômicas. O compartimento anterior fica delimitado anteriormente pelo esterno e posteriormente pela superfície dos grandes vasos e pericárdio. O compartimento médio se estende desde a parte anterior do pericárdio até a superfície anterior da coluna torácica. O compartimento posterior é paravertebral. Massas mediastinais específicas têm predileção por um ou mais desses compartimentos; a maioria das massas se localiza no compartimento anterior ou médio.

O diagnóstico diferencial de uma **massa mediastinal anterior** deve levar em conta tumores do timo, p. ex., timoma e carcinoma tímico; teratoma; lesões da tireoide; linfoma; e tumores mesenquimais (lipoma, fibroma). O diagnóstico diferencial de uma **massa mediastinal média** deve considerar linfadenopatia, aumento da artéria pulmonar, aneurisma da aorta ou artéria inominada, cisto de desenvolvimento (broncogênico, entérico, pleuropericárdico), dilatação da veia áziga ou hemiáziga e hérnia do forame de Morgagni. O diagnóstico diferencial de uma **massa mediastinal posterior** leva em conta hérnia de hiato, tumor neurogênico, meningocele, tumor esofágico, hérnia do forame de Bochdalek, doenças da coluna torácica e hematopoiese extramedular. O grupo de tumores neurogênicos consiste no neurilemoma, neurofibroma, neurossarcoma, ganglioneuroma e feocromocitoma.

Os sinais e sintomas das massas mediastinais são inespecíficos, sendo geralmente causados pelos efeitos da massa nas estruturas circunjacentes. Com frequência, uma pista importante para a presença de uma massa mediastinal é um início insidioso de uma dor torácica retroesternal, de disfagia ou dispneia. Em cerca de metade dos casos, os sintomas estão ausentes e a massa é detectada em RXT de rotina. Os achados físicos variam, dependendo da natureza e da localização da massa.

A TC ajuda no tratamento; outros estudos radiográficos benéficos são uma endoscopia superior (em caso de suspeita de doença esofágica); ultrassonografia Doppler ou venografia das veias braquiocefálicas e da veia cava superior; e angiografia.

A RM oferece melhor delineamento das estruturas hilares e uma diferenciação entre vasos e massas. Em geral, haverá necessidade de um diagnóstico histológico com material obtido por agulha ou por biópsia excisional, nos casos de suspeita de algum processo neoplásico. O tratamento e o prognóstico dependerão da causa subjacente da massa mediastinal.

Ahuja J et al. Approach to imaging of mediastinal masses. Diagnostics (Basel). 2023;13:3171. [PMID: 37891992]

Miyazawa R et al. Incidental mediastinal masses detected at low--dose CT screening: prevalence and radiological characteristics. Jpn J Radiol. 2020;38:1150. [PMID: 32638279]

Taka M et al. Diagnostic approach for mediastinal masses with radiopathological correlation. Eur J Radiol. 2023;162:110767. [PMID: 36921376]

DOENÇA PULMONAR INTERSTICIAL (DOENÇA PULMONAR PARENQUIMATOSA DIFUSA)

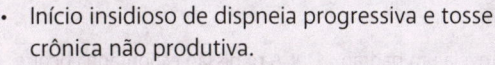

FUNDAMENTOS DO DIAGNÓSTICO

- Início insidioso de dispneia progressiva e tosse crônica não produtiva.
- Taquipneia, estertores secos bibasais; baqueteamento dos dedos da mão e IC direita em casos de doença avançada.
- TC de pulmão com distribuição irregular de opacidades em vidro fosco, reticulares, nodulares, reticulonodulares ou císticas.
- TFP com volumes pulmonares e capacidade de difusão reduzidas.
- Hipoxemia com exercício.

A doença pulmonar intersticial (DPI) compreende um grupo heterogêneo de distúrbios que compartilham apresentações comuns (dispneia), achados físicos (crepitações inspiratórias tardias) e de RXT (espessamento septal e alterações reticulonodulares). A Tabela 9.16 descreve uma lista selecionada de

TABELA 9.16 Diagnóstico diferencial para doença pulmonar intersticial

Relacionado a medicamentos
 Agentes antiarrítmicos (amiodarona)
 Agentes antibacterianos (nitrofurantoína, sulfonamidas)
 Agentes antineoplásicos (bleomicina, ciclofosfamida, metotrexato, nitrosoureias)
 Agentes antirreumáticos (sais de ouro, penicilamina)
 Fenitoína
Ambientais e ocupacionais (exposições por inalação)
 Gases, tabagismo e vapores (cloro, isocianatos, paraquate, dióxido de enxofre)
 Poeira inorgânica (amianto, berílio, metais duros, sílica)
 Poeira orgânica (actinomicetos termófilos, antígenos aviários, espécies de *Aspergillus*)
 Radiação ionizante
 Talco (usuários de drogas injetáveis)

(continua)

TABELA 9.16 Diagnóstico diferencial para doença pulmonar intersticial *(continuação)*

Infecções
 Fungos disseminados (*Blastomyces dermatitidis, Coccidioides immitis, Histoplasma capsulatum*)
 Micobactérias disseminadas
 Pneumocystis jirovecii
 Vírus
Doenças pulmonares primárias
 Pneumonia em organização criptogênica
 Pneumonia intersticial idiopática: pneumonia intersticial aguda, pneumonia intersticial descamativa, pneumonia intersticial inespecífica, pneumonia intersticial usual, doença pulmonar intersticial associada à bronquiolite respiratória
 Proteinose alveolar pulmonar
Doenças sistêmicas
 Amiloidose
 DII
 Disseminação linfangítica do câncer (carcinomatose linfangítica)
 Doença autoimune: dermatomiosite, polimiosite, artrite reumatoide, LES, esclerose sistêmica (esclerodermia)
 Doença venosa pulmonar hipertensão crônica
 Espondilite anquilosante
 Edema pulmonar
 Linfangioleiomiomatose
 Pneumonia eosinofílica crônica
 Poliangeíte granulomatosa
 Hemossiderose pulmonar idiopática
 Histiocitose de células de Langerhans (granuloma eosinofílico)
 Sarcoidose
 Síndrome de Goodpasture
 Síndrome do desconforto respiratório agudo

diagnósticos diferenciais para DPI. Na maioria dos pacientes, nenhuma causa específica pode ser identificada. No restante, as principais causas são medicamentos, diversos tipos de poeiras orgânicas e inorgânicas e doenças do tecido conjuntivo (artrite reumatoide, LES, esclerose sistêmica [esclerodermia], polimiosite-dermatomiosite, síndrome de Sjögren e outros distúrbios sobrepostos). O histórico – particularmente o histórico ocupacional e farmacológico – pode fornecer evidências de uma causa específica.

As causas conhecidas para a doença pulmonar intersticial são tratadas em suas seções específicas. As formas idiopáticas importantes serão discutidas mais adiante.

Pneumonias intersticiais difusas

FUNDAMENTOS DO DIAGNÓSTICO

- É importante identificar distúrbios fibrosantes específicos. Podem estar associadas a doenças do tecido conjuntivo ou podem ser idiopáticas.
- Geralmente o diagnóstico é firmado pela TC de alta resolução (TCAR) com achados característicos ou, menos comumente, por biópsia pulmonar.
- Um diagnóstico preciso identifica os pacientes com maior probabilidade de se beneficiarem com o tratamento.

Considerações gerais

A doença pulmonar intersticial pode ser categorizada com base nos fatores de risco clínicos listados na Tabela 9.16. O diagnóstico mais comum entre pacientes com doença pulmonar intersticial difusa é uma das pneumonias intersticiais, que são categorizadas na Tabela 9.17 por histopatologia e por critérios radiográficos de TCAR. Apenas um pequeno número de pacientes é submetido a biópsia pulmonar cirúrgica para diagnóstico. Um diagnóstico preciso determinará o tratamento e o prognóstico.

TABELA 9.17 Pneumonias intersticiais idiopáticas

Nome e apresentação clínica	Histopatologia	Padrão radiográfico	Resposta ao tratamento e prognóstico
Pneumonia intersticial usual (PIU) Idade 55-60, leve predominância masculina. Tosse seca insidiosa e dispneia com duração de meses a anos. Baqueteamento presente no diagnóstico em 25-50%. Crepitações inspiratórias tardias finas difusas na ausculta pulmonar. Defeito ventilatório restritivo e capacidade de difusão reduzida nos TFP. FAN e FR positivos em aprox. 25% na ausência de doença colágeno-vascular documentada.	Distribuição da fibrose maculosa, temporal e geograficamente não uniforme, alterações em favo de mel ("faveolamento") e pulmão normal. Ocorre perda de pneumócitos tipo I e há proliferação de células alveolares tipo II. "Focos de fibroblastos" e miofibroblastos ativamente proliferativos. Em geral, a inflamação é leve e consiste em pequenos linfócitos. Presença de um acúmulo de macrófagos intra-alveolares, mas não é uma característica importante.	Redução do volume pulmonar. TCAR revela aumento das opacidades bibasais e subpleurais lineares ou reticulares, com associação de alterações em favo de mel. A doença unilateral é rara. Mínima presença de opacidades em vidro fosco. Áreas de pulmão normal podem ocorrer adjacentes a áreas de fibrose avançada.	Nenhum estudo randomizado demonstrou melhora na sobrevida *versus* pacientes não tratados. Inexoravelmente progressiva. Sobrevida média de aprox. 3 anos, dependendo do estágio na apresentação. Nintedanibe e pirfenidona diminuem a taxa de declínio da função pulmonar. Encaminhar imediatamente para avaliação de transplante de pulmão.
Doença pulmonar intersticial associada à bronquiolite respiratória (RB-ILD)[1] Idade 40-45. Apresentação semelhante à da PIU, embora em pacientes mais jovens. Resultados semelhantes nos TFP, mas anormalidades menos graves. Invariavelmente, os pacientes com bronquiolite respiratória são fumantes inveterados.	Números aumentados de macrófagos uniformemente dispersos no interior dos espaços alveolares. Focos raros de fibroblastos, pouca fibrose, alteração em favo de mel típica. Na RB-ILD, o acúmulo de macrófagos está localizado no interior dos espaços aéreos peribronquiolares; na DIP[1], distribuição difusa. Preservação da arquitetura alveolar.	TCAR revela um padrão nodular ou reticulonodular, mais propenso a revelar opacidades difusas em vidro fosco. Rara presença de alterações em favo de mel. Também pode revelar enfisema do lobo superior.	A remissão espontânea ocorre em até 20% dos pacientes; assim, a história natural é incerta. A cessação do tabagismo é medida essencial. Claramente o prognóstico é melhor *versus* PIU: sobrevida média > 10 anos. Acredita-se que os corticosteroides sejam eficazes, mas não há estudos clínicos randomizados que apoiem essa suposição.
Pneumonia intersticial aguda (PIA) Clinicamente conhecida como síndrome de Hamman-Rich. Ampla faixa etária, muitos pacientes jovens. Início agudo de dispneia seguido por rápida ocorrência de insuficiência respiratória. Metade dos pacientes relata uma síndrome viral precedendo a doença pulmonar. Curso clínico indistinguível daquele para SDRA idiopática.	As alterações patológicas refletem a resposta aguda à lesão em um intervalo de dias a semanas. Assemelha-se à fase de organização da lesão alveolar difusa. Fibrose e deposição mínima de colágeno. Pode ter aspecto de PIU, mas há mais homogeneidade e não ocorre alteração em favo de mel – embora essa alteração possa ocorrer se o processo persistir por mais de um mês em um paciente em ventilação mecânica.	A TCAR revela consolidação bilateral difusa do espaço aéreo com áreas de atenuação em vidro fosco na TCAR.	São essenciais os cuidados de suporte (ventilação mecânica), mas o efeito dos tratamentos é incerto. Alta mortalidade inicial: porte de 50-90% dos pacientes dentro de 2 meses após o diagnóstico. Não progressiva se o paciente sobreviver. A função pulmonar pode retornar ao normal, ou pode ficar permanentemente comprometida.
Pneumonia intersticial inespecífica (PII) Idade 45-55. Leve predominância feminina. Como PIU, mas início de tosse e dispneia ao longo de meses, não anos.	Inespecífica, pois a histopatologia não se encaixa em categorias mais firmemente estabelecidas. Vários graus de inflamação e fibrose, com distribuição irregular, mas uniforme com o passar do tempo, sugerindo resposta a uma lesão isolada. A maioria exibe inflamação linfocítica e de células plasmáticas sem fibrose. Presença de alteração em favo de mel, mas de escassa abrangência. Alguns defenderam a divisão nos subtipos celular e fibrótico.	Pode ser indistinguível da PIU. A TCAR revela o quadro mais típico, com áreas bilaterais de atenuação em vidro fosco e fibrose. É rara a observação de alterações em favo de mel.	O tratamento com corticosteroides é considerado eficaz, mas nenhum estudo clínico prospectivo foi publicado. No geral, o prognóstico é bom, mas depende da extensão da fibrose por ocasião do diagnóstico. Sobrevida média > 10 anos.

(continua)

TABELA 9.17 Pneumonias intersticiais idiopáticas (*continuação*)

Nome e apresentação clínica	Histopatologia	Padrão radiográfico	Resposta ao tratamento e prognóstico
Pneumonia em organização criptogênica (POC) Normalmente idade 50-60, mas ampla variação. Início abrupto, frequentemente semanas a alguns meses após uma doença semelhante à gripe. Dispneia e tosse seca proeminentes, mas são comuns os sintomas constitucionais: fadiga, febre e perda de peso. Os TFP geralmente mostram restrição, mas até 25% mostram obstrução concomitante.	Incluída nas pneumonias intersticiais idiopáticas, sob o ponto de vista clínico. "Brotos" de tecido conjuntivo frouxo (corpos de Masson) e células inflamatórias ocupam os alvéolos e bronquíolos distais.	Volumes pulmonares normais. Geralmente o RXT revela doença intersticial e parenquimatosa com infiltrados alveolares e em vidro fosco periféricos discretos. É comum a observação de opacidades nodulares comuns. A TCAR revela consolidação subpleural e espessamento e dilatação da parede brônquica.	Dois terços dos pacientes respondem rapidamente ao tratamento com corticosteroides. A longo prazo, o prognóstico é geralmente bom os pacientes que responderam. Recaídas são comuns.

¹Inclui pneumonia intersticial descamativa (PID).

FR: fator reumatoide; PIU: pneumonia intersticial usual; SDRA: síndrome do desconforto respiratório agudo.

Achados clínicos

A. Sintomas, sinais e exames de imagem

A mais comum das pneumonias intersticiais difusas é a fibrose pulmonar associada ao padrão histopatológico de **pneumonia intersticial usual (PIU)**. Nos casos sem evidência de qualquer causa associada, a doença deve ser classificada como **fibrose pulmonar idiopática (FPI)**. Devem ser obtidos estudos sorológicos com o objetivo de descartar doenças reumatológicas associadas à PIU, p. ex., FAN, FR, CCP e, em casos selecionados, Jo1, SSA, SSB e Scl70. Pode-se estabelecer um diagnóstico de FPI em pacientes com (1) doença idiopática por histórico e crepitações inspiratórias no exame físico, (2) fisiologia restritiva em TFP e (3) padrão característico de PIU na TC de alta resolução de tórax (opacidades predominantemente basilares periféricas associadas a faveolamento e a bronquiectasia de tração) (Fig. 9.4). Para tais pacientes, a biópsia pulmonar cirúrgica pode

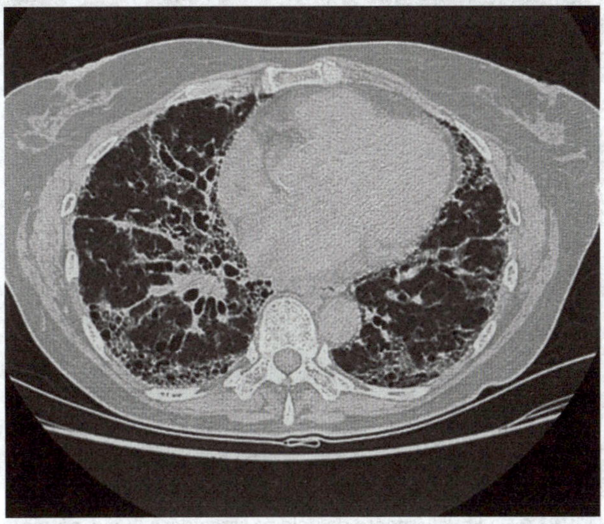

FIGURA 9.4 Fibrose pulmonar idiopática. TC dos pulmões mostrando o padrão radiográfico típico de fibrose pulmonar idiopática, com um padrão predominantemente basilar e periférico de bronquiectasia de tração, reticulação e faveolamento precoce.

ser dispensada. Recomenda-se uma avaliação da hipertensão pulmonar em pacientes com a doença avançada.

B. Estudos especiais

Três técnicas de diagnóstico são comumente usadas: lavado broncoalveolar (LBA), biópsia transbrônquica e biópsia pulmonar cirúrgica, seja por meio de um procedimento aberto ou com a ajuda de RCTV.

Pode haver indicação para um **LBA** para o estabelecimento de um diagnóstico em casos de infecção, particularmente por *P. jirovecii* ou por micobactérias, ou em casos de malignidade. Além disso, o LBA pode ter peso diagnóstico para pneumonia eosinofílica, histiocitose de células de Langerhans ou proteinose alveolar.

A **biópsia transbrônquica**, realizada com a ajuda de um broncoscópio flexível, é procedimento de fácil realização na maioria dos pacientes, tendo baixo risco de complicações. Essa técnica pode estabelecer um diagnóstico definitivo de sarcoidose, disseminação linfangítica carcinoma, proteinose alveolar pulmonar, tuberculose miliar e histiocitose de células de Langerhans. Em casos de FPI, a biópsia transbrônquica não consegue confirmar o diagnóstico, pois o diagnóstico histológico depende de um padrão de alterações, em vez de um único achado patognomônico; portanto, em casos de FPI deve-se dar preferência à biópsia pulmonar cirúrgica.

A **biópsia pulmonar cirúrgica** é o padrão para a obtenção de diagnósticos para doença pulmonar intersticial difusa. Duas ou três biópsias coletadas de vários locais no mesmo pulmão, com inclusão de tecido aparentemente normal, podem resultar em um diagnóstico específico; além disso, também podem fornecer informações prognósticas sobre a extensão da fibrose *versus* inflamação ativa. Pacientes com menos de 60 anos sem diagnóstico específico com base em características clínicas e radiográficas devem ser submetidos à biópsia pulmonar cirúrgica. Em pacientes idosos e enfermos, os riscos e benefícios deverão ser cuidadosamente ponderados, pois (1) a morbidade do procedimento pode ser significativa; (2) talvez não seja possível obter um diagnóstico definitivo, mesmo com a biópsia pulmonar cirúrgica; e (3) ao ser definido um diagnóstico específico, talvez não exista tratamento eficaz. Em alguns pacientes, o tratamento empírico ou nenhum tratamento pode ser preferível à biópsia pulmonar cirúrgica.

Tratamento

Sempre que possível, é recomendável que pacientes com pneumonia intersticial difusa sejam tratados por um pneumologista. A experiência clínica sugere que pacientes com RB-ILD, pneumonia intersticial inespecífica ou pneumonia em organização criptogênica (Tab. 9.17) frequentemente respondem a corticosteroides e devem passar por um ensaio terapêutico – normalmente prednisona, 1-2 mg/kg/dia por um mínimo de 2 meses. O tratamento com corticosteroides não ajuda pacientes com FPI, não sendo recomendada nesse cenário. Nintedanibe e pirfenidona são agentes aprovados para tratamento de FPI, com base na redução do percentual de declínio da função pulmonar e em um tempo mais dilatado até a primeira exacerbação, mas nenhum dos agentes consegue melhorar a sobrevida. O único tratamento definitivo para FPI é o transplante de pulmão. Os cuidados de suporte envolvem o fornecimento de oxigênio suplementar, quando necessário, e a reabilitação pulmonar. É recomendável que os pacientes fiquem sob vigilância para hipertensão pulmonar.

Quando encaminhar

- Pacientes com pneumonia intersticial difusa devem ser imediatamente encaminhados ao pneumologista para diagnóstico e tratamento especializado.
- Pacientes com FPI devem ser logo encaminhados a um programa de transplante de pulmão para avaliação.

Clark KP et al. Supplemental oxygen therapy in interstitial lung disease: a narrative review. Ann Am Thorac Soc. 2023;20:1541. [PMID: 37590496]

Pitre T et al. Medical treatments for idiopathic pulmonary fibrosis: a systematic review and network meta-analysis. Thorax. 2022;77:1243. [PMID: 35145039]

Raghu G et al. Idiopathic pulmonary fibrosis (an update) and progressive pulmonary fibrosis in adults: an official ATS/ERS/JRS/ALAT clinical practice guideline. Am J Respir Crit Care Med. 2022;205:e18. [PMID: 35486072]

Sarcoidose

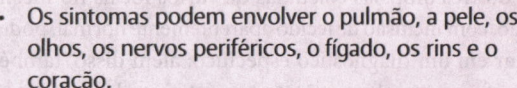

FUNDAMENTOS DO DIAGNÓSTICO

- Os sintomas podem envolver o pulmão, a pele, os olhos, os nervos periféricos, o fígado, os rins e o coração.
- O diagnóstico fica estabelecido pela demonstração de granulomas não caseosos em uma amostra coletada por biópsia.

Considerações gerais

A sarcoidose é uma doença sistêmica de etiologia desconhecida, caracterizada por inflamação granulomatosa, principalmente nos pulmões. A incidência é mais alta em norte-americanos negros e em pessoas brancas do norte da Europa. Entre as pessoas negras, a doença afeta com maior frequência as mulheres *versus* homens. Geralmente o início da doença ocorre na terceira ou quarta década de vida.

Achados clínicos

A. Sintomas e sinais

Os pacientes podem estar assintomáticos ou apresentar-se com dispneia de início insidioso. Podem ocorrer outros envolvimentos sistêmicos, p. ex., na pele (eritema nodoso, lúpus pérnio [Fig. 9.5]); também pode ocorrer irite, neuropatia periférica, artrite (Cap. 22) ou cardiomiopatia. Não são comuns os achados físicos para doença pulmonar intersticial com crepitações. Também podem ocorrer hipertrofia da glândula parótida, hepatoesplenomegalia e linfadenopatia.

B. Achados laboratoriais

Os exames laboratoriais podem revelar leucopenia, velocidade de hemossedimentação (VHS) elevada e hipercalcemia (cerca de 5% dos pacientes) ou hipercalciúria (20%). Os níveis de ECA estão elevados em 40-80% dos pacientes com a doença ativa, embora esse achado não seja sensível nem específico. Os testes fisiológicos podem revelar evidências de obstrução ou restrição do fluxo de ar com diminuição dos volumes pulmonares e/ou da capacidade de difusão. O ECG pode revelar bloqueio cardíaco e disritmias.

C. Exames de imagem

Os achados radiográficos são variáveis, com observação de adenopatia hilar bilateral isolada (estágio radiográfico I), adenopatia hilar e envolvimento parenquimatoso (estágio ra-

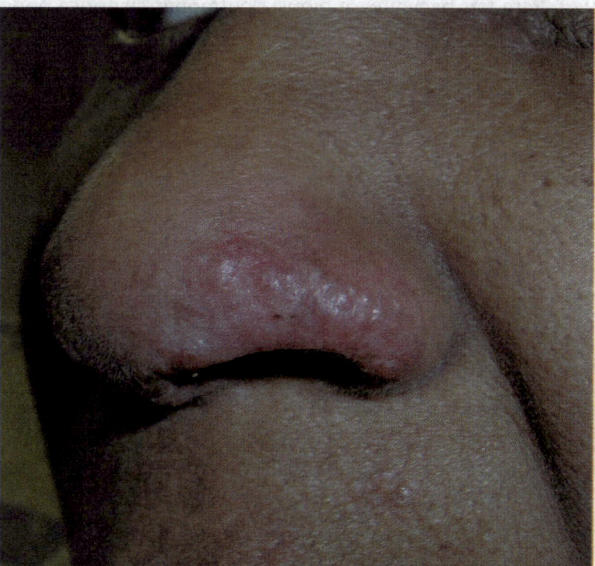

FIGURA 9.5 Envolvimento da pele na sarcoidose (lúpus pérnio), aqui envolvendo a borda nasal.

Reproduzida de Richard P. Usatine, MD, em Usatine RP, Smith MA, Mayeaux EJ Jr, Chumley HS. The Color Atlas and Synopsis of Family Medicine, 3.ed. McGraw-Hill, 2019.

diográfico II), envolvimento parenquimatoso isolado (estágio radiográfico III) ou alterações fibróticas avançadas sobretudo nos lobos superiores (estágio radiográfico IV). O envolvimento parenquimatoso geralmente se manifesta nas radiografias pela presença de infiltrados reticulares difusos, mas também podem ser observados infiltrados focais, sombras acinares, nódulos e, raramente, cavitação.

D. Exames especiais

O diagnóstico de sarcoidose geralmente dependerá da demonstração histológica de granulomas não caseosos em biópsias de um paciente que apresente outras manifestações típicas associadas. O médico deve excluir outras doenças granulomatosas (p. ex., beriliose, tuberculose, infecções fúngicas) e linfoma. A biópsia em locais facilmente acessíveis (p. ex., linfonodos palpáveis, lesões cutâneas ou glândulas salivares) pode ser um primeiro passo. A biópsia pulmonar transbrônquica também tem alto rendimento (75-90%), especialmente em pacientes com evidência radiográfica de envolvimento parenquimatoso. Alguns médicos acreditam que a biópsia histológica pode ser dispensada em pacientes com achados radiográficos de estágio I detectados em uma situação clínica que favoreça decisivamente um diagnóstico de sarcoidose. A biópsia será essencial sempre que achados clínicos e radiográficos sugerirem a possibilidade de um diagnóstico alternativo, p. ex., um linfoma. Anualmente, os pacientes devem passar por uma avaliação oftalmológica, por provas das funções hepática e renal, TFP e ECG. Deve-se dar preferência à RM cardíaca em lugar da PET em pacientes com suspeita de envolvimento cardíaco. Finalmente, em pacientes com a doença avançada, é recomendável o rastreamento para hipertensão pulmonar com ecocardiograma.

Tratamento

Há indicação para a medicação com corticosteroides orais (prednisona, 0,5-1 mg/kg/dia) em pacientes com sintomas constitucionais incapacitantes, hipercalcemia, irite, uveíte, artrite, envolvimento do SNC, envolvimento cardíaco, hepatite granulomatosa, lesões cutâneas diferentes de eritema nodoso e lesões pulmonares progressivas. Geralmente haverá necessidade de cursos terapêuticos prolongados, com duração de meses e até anos. Em pacientes intolerantes a corticosteroides ou que tenham uma doença refratária aos corticosteroides devem ser medicados com imunossupressores, mais comumente metotrexato, azatioprina ou infliximabe. Uma resposta favorável é definida por uma diminuição nos sintomas, pela atenuação das anormalidades radiográficas e pela melhora nos TFP.

Prognóstico

As perspectivas são melhores para pacientes apenas com adenopatia hilar ou acompanhada por eritema nodoso; a observação de um envolvimento radiográfico do parênquima pulmonar está associada a pior prognóstico. Cerca de 20% dos pacientes com envolvimento pulmonar sofrem comprometimento pulmonar irreversível, que se caracteriza por fibrose, bronquiectasia e cavitação progressivas. Em muitos casos, pneumotórax, hemoptise, formação de micetoma nas cavidades pulmonares, hipertensão pulmonar e insuficiência respiratória podem complicar esse estágio avançado. Ocorre sarcoidose miocárdica em 5% dos pacientes, podendo resultar em cardiomiopatia restritiva, disritmias cardíacas e distúrbios de condução em alguns pacientes. Ocorre morte por insuficiência respiratória em 5% dos pacientes. É importante que os pacientes sejam acompanhados por longos períodos.

Aitken M et al. Diagnostic accuracy of cardiac MRI versus FDG PET for cardiac sarcoidosis: a systematic review and meta-analysis. Radiology. 2022;304:566. [PMID: 35579526]

Baughman RP et al. ERS clinical practice guidelines on treatment of sarcoidosis. Eur Respir J. 2021;58:2004079. [PMID: 34140301]

Fernández-Ramón R et al. Systemic treatment in sarcoidosis: Experience over two decades. Eur J Intern Med. 2023;108:60. [PMID: 36446677]

Proteinose alveolar pulmonar

A proteinose alveolar pulmonar é uma doença rara caracterizada pelo acúmulo de material lipoproteico no interior dos espaços alveolares. Esse distúrbio pode ser primário (idiopático) ou secundário (ocorrendo em pacientes com imunodeficiência; malignidades hematológicas; inalação de poeiras minerais; ou após infecções pulmonares, p. ex., tuberculose e infecções virais). Dispneia progressiva é o sintoma de apresentação habitual. As RXT revelam infiltrados alveolares bilaterais, e os estudos de TC do tórax apresentam uma "pavimentação em mosaico" característica, que reflete opacidades em vidro fosco com sobreposição de espessamento septal interlobular e intralobular. O diagnóstico se fundamenta na demonstração de achados característicos no LBA (aspecto leitoso e material lipoproteinaceo positivo para ácido periódico de Schiff [PAS]) em associação com características clínicas e radiográficas. Em pacientes com doença secundária, um título elevado de anti-GM-CSF (fator antiestimulante de colônias de granulócitos-macrófagos) no soro ou no líquido coletado por LBA tem alta sensibilidade e especificidade.

O curso da doença varia. Alguns pacientes apresentam remissão espontânea; outros evoluirão para uma insuficiência respiratória progressiva. Para pacientes com mínima sintomatologia, recomenda-se a oxigenoterapia de suporte. O tratamento para pacientes com doença avançada consiste em uma lavagem pulmonar total periódica e/ou GM-CSF inalatório ou subcutâneo. Pode ocorrer superinfecção pulmonar por *Nocardia* ou por fungos.

Iftikhar H et al. Update on diagnosis and treatment of adult pulmonary alveolar proteinosis. Ther Clin Riks Manag. 2021;17:701. [PMID: 34408422]

Kim C et al. Characteristics of hospital admissions for pulmonary alveolar proteinosis: analysis of the nationwide inpatient sample (2012-2014). BMC Pulm Med. 2022;22:365. [PMID: 36153570]

Síndromes pulmonares eosinofílicas

As síndromes pulmonares eosinofílicas constituem um grupo diversificado de distúrbios tipicamente caracterizados por eosinofilia no sangue periférico (tipicamente > 500 células/mcL [> 0,5 × 10^9/L]), infiltrados pulmonares eosinofílicos, dispneia e tosse. Muitos pacientes apresentam sintomas constitucionais, p. ex., febre. São causas comuns certos medicamentos (nitrofurantoína, daptomicina, fenitoína, Aines, paracetamol, mesalamina, sulfassalazina) ou a infecção por helmintos (p. ex., *Ascaris*, ancilostomídeos, *Strongyloides*) ou filárias (p. ex., *Wuchereria bancrofti*, *Brugia malayi*, eosinofilia pulmonar tropical). A **síndrome de Löffler** se refere a infiltrados pulmonares eosinofílicos agudos em resposta à passagem transpulmonar de larvas de helmintos. A eosinofilia pulmonar também pode ser uma característica de outras doenças, p. ex., ABPA, granulomatose eosinofílica com poliangiite, síndromes hipereosinofílicas sistêmicas, granuloma eosinofílico pulmonar (apropriadamente chamado de histiocitose pulmonar de células de Langerhans), neoplasias e numerosas doenças pulmonares intersticiais. Se for identificada uma causa extrínseca, o tratamento consistirá na remoção do medicamento agressor ou no tratamento da infecção parasitária subjacente.

Um terço dos casos é de fundo idiopático, havendo duas síndromes comuns. A **pneumonia eosinofílica aguda** é uma doença febril aguda caracterizada por tosse e dispneia, em alguns casos evoluindo rapidamente para a insuficiência respiratória. O RXT demonstra anormalidade, mas que são inespecíficas. O líquido coletado por LBA frequentemente revela eosinofilia, mas no início dos sintomas é raro detectar eosinofilia no sangue periférico. A **pneumonia eosinofílica crônica** tem uma apresentação subaguda-crônica que se caracteriza por febre, suores noturnos, perda de peso e dispneia. Em metade dos casos, estão presentes asma ou atopia. O RXT geralmente revela infiltrados periféricos, o "negativo fotográfico" do edema pulmonar. Normalmente, o LBA revela acentuada eosinofilia, sendo observada eosinofilia no sangue periférico em < 80%. Tanto a pneumonia eosinofílica aguda quanto a pneumonia eosinofílica crônica tratadas com esteroides, geralmente resultando em melhora drástica. Os tratamentos direcionados para IL-5 vêm sendo cada vez mais utilizados.

Cottin V. Eosinophilic lung diseases. Immunol Allergy Clin North Am. 2023;43:289. [PMID: 37055090]
Rosenberg CE et al. Approach to eosinophilia presenting with pulmonary symptoms. Chest. 2021;159:507. [PMID: 33002503]

DISTÚRBIOS DA CIRCULAÇÃO PULMONAR

Tromboembolismo venoso pulmonar

FUNDAMENTOS DO DIAGNÓSTICO

- Terceira causa cardiovascular mais comum de morte nos EUA.
- Pode apresentar um ou mais dos seguintes achados: dispneia, dor torácica pleurítica, hemoptise, síncope.
- Podem estar presentes taquipneia, taquicardia e hipóxia.

- A estratificação de risco com pontuações clínicas, biomarcadores cardíacos e imagens do ventrículo direito é fundamental para o tratamento.

Considerações gerais

O TEP é um resultado comum, grave e potencialmente fatal da formação de trombos na circulação venosa profunda, que então migram para a circulação pulmonar. TEP é a terceira causa principal de morte entre pacientes hospitalizados. O tratamento exige uma abordagem sistemática e vigilante ao diagnóstico, bem como uma compreensão dos fatores de risco, para que possa ser instituída a terapia inicial apropriada.

Muitas substâncias podem embolizar para a circulação pulmonar. Embora o trombo seja a causa mais comum, outras causas são o ar (durante uma neurocirurgia, ou por cateteres venosos centrais), líquido amniótico (durante um trabalho de parto ativo), gordura (fraturas de ossos longos), corpos estranhos (talco em usuários de drogas injetáveis), ovos de parasitas (esquistossomíase), êmbolos sépticos (endocardite infecciosa aguda) e células tumorais (carcinoma de células renais). Os êmbolos pulmonares se desenvolverão em 50-60% dos pacientes com TVP proximal; e metade desses eventos embólicos será assintomática. Durante a avaliação, cerca de 50-70% dos pacientes com êmbolos pulmonares sintomáticos exibirão TVP de membro.

Os fatores de risco podem ser estase venosa, lesão na parede vascular e hipercoagulabilidade (tríade de Virchow). A estase venosa aumenta com a imobilidade (obesidade, derrame, repouso no leito – especialmente no período pós-operatório), lesão vascular (causada por cirurgia ortopédica ou por trauma), hipercoagulabilidade (causada por medicamentos [anticoncepcionais orais, terapia de reposição hormonal]), doenças (malignidade, cirurgia), defeitos genéticos herdados (fator V Leiden, mutação da protrombina) ou trombofilias adquiridas (deficiência de proteína C e proteína S, deficiência de antitrombina, anticorpos antifosfolípídeos).

O TEP provoca vários efeitos fisiológicos. A oclusão por trombos em mais de 20-25% do leito vascular pulmonar causa dilatação ou disfunção do ventrículo direito e aumento da resistência vascular pulmonar. A obstrução vascular aumenta o espaço morto fisiológico (ventilação perdida) e resulta em hipoxemia mediante um desvio da direita para a esquerda e uma diminuição do débito cardíaco.

Achados clínicos
A. Sintomas e sinais

O diagnóstico clínico de TEP é notoriamente desafiador, porque os sinais e sintomas clínicos são parecidos aos de outros distúrbios cardiopulmonares. É comum a ocorrência de dispneia e dor torácica durante a inspiração. O diagnóstico depende principalmente das pontuações para prognóstico clínico para calcular a probabilidade pré-teste de ocorrência de TEP. O sistema de pontuação mais comum é a pontuação de Wells; esse sistema quantifica a avaliação do risco clínico, possibilitando a separação dos pacientes em grupos de probabilidade baixa, intermediária ou alta, ou em grupos de TEP provável *versus* TEP improvável (Tab. 9.18). O sistema *Pulmonary Embolism Rule-out Criteria* (PERC) pode ser utilizado na identificação de pacientes para os quais não há indicação de outros exames (Tab. 9.19).

B. Achados laboratoriais

O **ECG** tem resultado anormal em 70% dos pacientes com TEP. Entretanto, as anormalidades mais comumente observadas são taquicardia sinusal e alterações inespecíficas das ondas ST

TABELA 9.18   Regra para prognóstico clínico para TEP

Variável	Pontos
Sintomas e sinais clínicos de TVP (edema nas pernas e dor à palpação de veias profundas)	3
Diagnóstico alternativo menos provável do que TEP	3
Frequência cardíaca > 100 BPM	1,5
Imobilização por > 3 dias ou cirurgia nas últimas 4 semanas	1,5
TEP ou TVP prévio	1,5
Hemoptise	1
Câncer (com tratamento nos últimos 6 meses ou em cuidados paliativos)	1

Adicionar **Pontos** *para determinar a* **Pontuação** *e, em seguida, consultar as* **avaliações de probabilidade** *abaixo:*

Avaliação de probabilidade clínica em três níveis (critérios de Wells)	Pontuação
Alta	> 6
Moderada	2-6
Baixa	< 2
Avaliação de probabilidade clínica dicotômica (critérios de Wells modificados)	**Pontuação**
TEP provável	> 4
TEP improvável	≤ 4

Fonte: Wells PS et al. Derivation of a simple clinical model to categorize patients' probability of pulmonary embolism: increasing the models' utility with the SimpliRED D-dimer. Thromb Haemost. 2000;83:416.

TABELA 9.19   Critérios de exclusão para embolia pulmonar (PERC) para pacientes de baixo risco

Para pacientes com uma pontuação de Wells modificado ≤ 4[1] que atendem a TODOS os critérios a seguir, deve-se excluir TEP, cessar a monitoração da anticoagulação e procurar por diagnósticos alternativos.
- Idade < 50 anos
- Frequência cardíaca < 100 bpm
- Saturação de oxi-hemoglobina em ar ambiente ≥ 95%
- Nenhum histórico prévio de TEV
- Nenhum trauma ou cirurgia recente (dentro de 4 semanas) que exija hospitalização
- Nenhuma hemoptise presente
- Nenhum tratamento com estrogênio
- Nenhum edema unilateral nas pernas

[1] Ver Tabela 9.18.

Fonte: Kline JA et al. Impact of a rapid rule-out protocol for pulmonary embolism on the rate of screening, missed cases, and pulmonary vascular imaging in an urban US emergency room. Ann Emerg Med. 2004;44:490.

e T, cada uma delas detectada em aproximadamente 40% dos pacientes. No estudo Pioped I, ≤ 5% dos pacientes tinham *P. pulmonale*, hipertrofia do coração direito (HCD), desvio do eixo direito e bloqueio do ramo direito.

Em geral, as determinações dos **GSA** revelam alcalose respiratória aguda, causada pela hiperventilação; também podem revelar hipoxemia.

Os níveis plasmáticos de **dímero D**, um produto de degradação da fibrina, estão elevados na presença de um trombo. Um resultado normal para o dímero D pode ser utilizado para a exclusão do diagnóstico de TEP em pacientes com baixa probabilidade pré-teste de TEP, ou com pouca probabilidade de TEP no sistema de pontuação de Wells. Além disso, um valor para o dímero D ajustado para a idade aumentou a especificidade, acima do valor de corte habitualmente geralmente especificado. Em decorrência dos percentuais muito maiores de resultados falso-positivos, o dímero D não tem utilidade para uso em pacientes hospitalizados.

São observadas elevações nos níveis séricos de troponina I e troponina T e no nível plasmático de peptídeo natriurético cerebral (BNP) em aproximadamente 25% dos pacientes com TEP; esses indicadores têm utilidade na estratificação de risco para TEP por se correlacionarem com resultados adversos, inclusive ventilação mecânica, hospitalização prolongada, choque e morte.

C. Exames de imagem e exames especiais

1. **Radiografia do tórax** – O médico deve obter uma radiografia do tórax para a exclusão de outras doenças pulmonares comuns, mas esse procedimento não estabelece *per se* um diagnóstico de TEP. Habitualmente, a radiografia do tórax geralmente tem resultado normal. Pode-se suspeitar fortemente de TEP em presença de uma hipóxia profunda com uma radiografia do tórax normal.

2. **Angiografia por TC pulmonar** – A TC-PA helicoidal *timed* com contraste intravenoso para a artéria pulmonar é o estudo diagnóstico considerado padrão ouro para suspeita de TEP, graças à alta sensibilidade e especificidade, e também pela ampla disponibilidade desse recurso nos hospitais. Em geral, a TC-PA fica recomendada para pacientes com probabilidade pré-teste baixa ou intermediária (ou com TEP improvável) e com um dímero D positivo, bem como para aqueles com alta probabilidade pré-teste (ou com TEP provável).

3. **Cintilografia pulmonar de ventilação-perfusão (V̇/Q̇)** – A cintilografia V̇/Q̇ pode ser utilizada como alternativa à TC-PA em pacientes com contraindicação para uso de meio de contraste, como nos casos de anafilaxia grave induzida por contraste ou com disfunção renal. A presença de um defeito na perfusão não acompanhada por um defeito correspondente na ventilação pode indicar um TEP, mas esse achado não é específico para o diagnóstico. Um exame V̇/Q̇ normal exclui o diagnóstico de um TEP clinicamente significativa (valor preditivo negativo = 91% no estudo Pioped I).

4. **Estudos de trombose venosa** – A **ultrassonografia venosa** é o exame de escolha para a detecção de TVP. A incapaci-

dade de comprimir as veias femorais ou poplíteas comuns em pacientes sintomáticos tem valor diagnóstico (valor preditivo positivo de 97%); a compressibilidade total nesses dois locais exclui TVP proximal (valor preditivo negativo de 98%). Uma ultrassonografia venosa normal não descarta TEP.

5. Angiografia pulmonar – Embora a angiografia pulmonar seja o padrão de referência histórico para diagnósticos de TEP, atualmente se recorre a essa técnica apenas durante o tratamento orientado por cateter (para administração de um trombolítico ou para trombectomia mecânica) no tratamento de pacientes com TEP agudo, ou para confirmação do diagnóstico de TEP crônica em pacientes com hipertensão pulmonar tromboembólica crônica.

Estratificação de risco para embolia pulmonar

Em seguida ao diagnóstico de TEP, o próximo passo é a estratificação do risco, que é importante para a orientação do tratamento. Há três categorias com base em dados de mortalidade: TEP de alto risco, TEP de risco intermediário e TEP de baixo risco. Pacientes com TEP de alto risco, também conhecida como TEP maciço, apresentam comprometimento hemodinâmico, definido como uma pressão arterial sistólica < 90 mmHg ou uma queda da pressão arterial sistólica ≥ 40 mmHg durante mais de 15 minutos, impondo o uso de um vasopressor ou causando parada cardíaca. Pacientes com TEP de risco intermediário, também conhecida como TEP submaciço, estão hemodinamicamente estáveis, mas apresentam sinais de distensão ou disfunção do ventrículo direito, seja nas imagens (TC-PA ou ecocardiograma), seja por um nível elevado de troponina. Pacientes com TEP de baixo risco se apresentam com normotensão, sem sinais de disfunção do ventrículo direito.

As pontuações para gravidade do TEP, p. ex., o *PE Severity Score Index* (Pesi) ou o Pesi simplificado, compilam características pertinentes do paciente com valor preditivo para o desfecho no paciente. Essas pontuações também podem ser usadas na decisão de quais pacientes podem ser apropriados para tratamento ambulatorial do TEP. As imagens do ventrículo direito, geralmente obtidas por TC-PA ou ecocardiograma, e biomarcadores cardíacos (troponina) são outros instrumentos úteis que podem ajudar na previsão de desfechos adversos.

Prevenção

O Capítulo 16 oferece uma discussão das estratégias para prevenção do TEV.

Tratamento

A. Anticoagulação

A anticoagulação é o principal tratamento para pacientes com TEV. Essa terapia impede a formação de novos trombos, permitindo que mecanismos fibrinolíticos endógenos desfaçam o coágulo existente; com isso, diminuem a mortalidade e a recorrência de TEP. O médico deve considerar o início da anticoagulação antes mesmo da confirmação do diagnóstico, nos casos com grande suspeita clínica e baixo risco de sangramento.

Recomenda-se o uso de anticoagulantes orais de ação direta (Doac) (em lugar dos antagonistas da vitamina K) [AVK ou varfarina]) como terapia de anticoagulação de primeira linha para a maioria dos pacientes. Os Doac oferecem farmacocinética e farmacodinâmica previsíveis com doses fixas, menos interações medicamentosas e meia-vida relativamente curta. A heparina não fracionada se liga à antitrombina e acelera a capacidade desse agente em inativar a trombina, o fator Xa e o fator IXa. Comparadas à heparina não fracionada, as heparinas de baixo peso molecular (HBPM) têm eficácia semelhante, mas com atividade terapêutica mais rápida no tratamento de pacientes com TEV.

A duração ideal da terapia de anticoagulação para TEV depende dos fatores de risco para recorrência desse distúrbio. O médico deve considerar a anticoagulação prolongada para pacientes sem fator de risco identificável para o evento-índice de TEP, para aqueles com TEV recorrente, aqueles com fatores de risco importantes e persistentes (malignidade) ou os com fatores de risco menos sérios (p. ex., imobilidade decorrente de viagens prolongadas de carro ou avião, obesidade, gravidez ou idade avançada). Mas, em pacientes com fatores de risco transitórios/reversíveis importantes (p. ex., fratura de membro inferior; cirurgia de quadril ou joelho; ou hospitalização causada por IC, fibrilação atrial ou IAM), o médico poderá considerar a descontinuação da anticoagulação após 3 meses. Além disso, a duração da terapia precisa levar em consideração a idade do paciente, a probabilidade e as consequências potenciais da hemorragia e as preferências para uma terapia continuada. Em pacientes que continuam tomando anticoagulação durante longos períodos, deve ser feita uma avaliação anual do risco-benefício da terapia contínua de anticoagulação.

A principal complicação da anticoagulação é a hemorragia. Os fatores de risco para hemorragia são: intensidade da anticoagulação; duração da terapia; coadministração de medicamentos, como ácido acetilsalicílico ou Aines, que interferem na função plaquetária; e características do paciente, particularmente idade avançada, hemorragia gastrointestinal precedente e doença renal ou hepática coexistente.

B. Terapia trombolítica

Estreptoquinase, uroquinase e ativadores do plasminogênio tecidual recombinante (rt-PA; alteplase) aumentam os níveis de plasmina e, com isso, lisam diretamente os trombos intravasculares, acelerando a resolução dos êmbolos. As diretrizes vigentes apoiam o uso de trombólise sistêmica para TEP de alto risco ou maciço (i.e., hemodinamicamente instável) com baixo risco de sangramento. Pacientes com TEP de risco intermediário ou submaciço (i.e., hemodinamicamente estáveis, com evidência de tensão cardíaca direita) não são beneficiados em termos dos índices de mortalidade com a terapia trombolítica, mas são favorecidos com uma redução significativa na incidência de colapso hemodinâmico; no entanto, também ocorre aumento nas principais complicações hemorrágicas, incluindo hemorragia intracraniana. As contraindicações absolutas à terapia trombolítica são sangramento ativo e acidente vascular encefálico nos últimos 3 meses. As contraindicações relativas são hipertensão não controlada e cirurgia ou trauma nas últimas 4 semanas.

A trombólise orientada por cateter administra uma dose baixa do agente trombolítico diretamente na TEP, revertendo assim a dilatação do ventrículo direito com mais rapidez do que o uso exclusivo da anticoagulação. Este procedimento pode ser considerado para pacientes com TEP de alto risco (embora implicando maiores riscos de sangramento) e para aqueles com TEP de risco intermediário e com maior risco de colapso hemodinâmico.

C. Outros tratamentos

Pode-se considerar uma embolectomia pulmonar mecânica/por sucção ou uma embolectomia cirúrgica para pacientes selecionados com contraindicações para trombólise ou em seguida ao insucesso da trombólise, principalmente nos pacientes com risco intermediário (submassiva) apresentando sinais de descompensação clínica (p. ex., hipoxemia grave, disfunção ventricular direita grave, taquicardia persistente) ou com TEP de alto risco e com contraindicações para trombólise.

Filtros de veia cava inferior devem ser inseridos em pacientes com contraindicações para anticoagulação (sangramento ativo) e em casos de TEP com TVP de membro inferior; ou naqueles pacientes com TEP recorrente apesar da anticoagulação adequada. O médico deverá ter especial consideração com pacientes com TEP agudo e presença de TVP flutuante de membro proximal, tendo em vista que esses casos representam maior risco de embolização. Uma vez colocado o filtro, o dispositivo deverá ser avaliado para remoção na primeira oportunidade.

Quando hospitalizar

A maioria dos pacientes com TEP agudo requer hospitalização. A decisão de internar pacientes com TEP agudo exige uma avaliação dos fatores que colocam tais pacientes em alto risco, como a gravidade da doença (p. ex., hipoxemia grave), comorbidades (p. ex., TVP, disfunção cardíaca), necessidade de orientação específica (p. ex., falta de conhecimento sobre TEP e seu tratamento) e/ou situações sociais problemáticas (p. ex., não adesão prévia aos cuidados durante o acompanhamento). Pacientes cuidadosamente selecionados com TEP de baixo risco podem ser tratados ambulatorialmente com segurança e eficácia, com o auxílio de sistemas integrados de embasamento para a decisão clínica.

Freund Y et al. Acute pulmonary embolism: a review. JAMA. 2022;328:1336. [PMID: 36194215]

Roy PM et al. Contemporary management of acute pulmonary embolism. Trends Cardiovasc Med. 2022;32:259. [PMID: 34214598]

Stevens SM et al. Antithrombotic therapy for VTE disease: second update of the CHEST Guideline and Expert Panel Report. Chest. 2021;160:e545. [PMID: 34352278]

Triantafyllou GA et al. Risk stratification in acute pulmonary embolism: the latest algorithms. Semin Respir Crit Care Med. 2021;42:183. [PMID: 33548934]

Hipertensão pulmonar

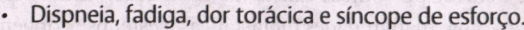

FUNDAMENTOS DO DIAGNÓSTICO

- Dispneia, fadiga, dor torácica e síncope de esforço.
- Divisão estreita do som da segunda bulha cardíaca com o componente pulmonar intenso; achados de HCD e IC na doença avançada.
- Evidência ecocardiográfica de dilatação, disfunção ou hipertrofia ventricular direita; aumento do átrio direito; ou elevação da pressão sistólica ventricular direita.
- Cateterismo cardíaco direito necessário para confirmação do diagnóstico.

Considerações gerais

A hipertensão pulmonar é um problema complexo, caracterizado pela elevação patológica da pressão arterial pulmonar. A pressão sistólica normal da artéria pulmonar em repouso é de 15-30 mmHg, com uma pressão média inferior a 20 mmHg. A circulação pulmonar é um sistema de baixa pressão e de baixa resistência, graças à sua grande área transversal, podendo acomodar aumentos significativos no fluxo sanguíneo durante a prática do exercício. O principal mecanismo patológico em casos de hipertensão pulmonar é um aumento na resistência da vasculatura pulmonar que resulta em um aumento na pressão sistólica pulmonar. Hipertensão pulmonar é definida como uma pressão arterial pulmonar média ≥ 20 mmHg aferida por cateterismo cardíaco em repouso.

A classificação clínica atualizada do World Symposium on Pulmonary Hypertension (WSPH) consiste em cinco grupos, são baseados na etiologia e no mecanismo.

Grupo 1 (hipertensão arterial pulmonar [PAH]): Este grupo compreende doenças das artérias pulmonares que resultam em alterações estruturais, hipertrofia da musculatura lisa e disfunção endotelial. Abrange PAH idiopática (antigamente, primária); PAH hereditária; PAH induzida por agentes farmacológicos e toxinas; PAH associada à infecção pelo HIV, hipertensão portal, distúrbios do tecido conjuntivo (mais comumente esclerodermia), cardiopatia congênita, e esquistossomose; e PAH com características de doença veno-oclusiva e hemangiomatose capilar pulmonar. A PAH é definida por meio de cateterismo cardíaco em repouso com a aferição de uma pressão arterial pulmonar média ≥ 20 mmHg, juntamente com uma pressão capilar pulmonar ≤ 15 mmHg e uma resistência vascular pulmonar ≥ 2 unidades Wood.

Grupo 2 (hipertensão venosa pulmonar causada por cardiopatia esquerda): Este grupo está constituído por disfunção sistólica ou diastólica do VE e cardiopatia valvular.

Grupo 3 (hipertensão pulmonar causada por doença pulmonar ou hipoxemia): Este grupo é uma decorrência de doença pulmonar avançada, inclusive DPOC, doença pulmonar intersticial e fibrose pulmonar, bem como outras causas de hipoxemia crônica, como respiração desordenada do sono, síndromes de hipoventilação alveolar e exposição a grandes altitudes.

Grupo 4 (hipertensão pulmonar decorrente de obstrução pulmonar): Este grupo é principalmente decorrente de hipertensão pulmonar tromboembólica crônica, mas também pode ocorrer por outras causas de obstrução pulmonar, p. ex., sarcoma, malignidades metastáticas e estenose congênita da artéria pulmonar.

Grupo 5 (hipertensão pulmonar secundária a mecanismos obscuros ou multifatoriais): Esses pacientes sofrem de hipertensão pulmonar secundária a distúrbios hematológicos (p. ex., anemia hemolítica crônica, anemia falciforme, distúrbios mieloproliferativos, esplenectomia), distúrbios sistêmicos (p. ex., sarcoidose, vasculite, histiocitose pulmonar de células de Langerhans, neurofibromatose tipo 1), distúrbios metabólicos (p. ex., doença de armazenamento do glicogênio, doença de Gaucher, doença da tireoide) e causas diversas (p. ex., DRET com ou sem hemodiálise, mediastinite fibrosante).

A gravidade clínica da hipertensão pulmonar foi classificada de acordo com o sistema de classificação NYHA/OMS, que se fundamenta principalmente nos sintomas e no estado funcional do paciente. **Classe I**: Nenhuma limitação para a atividade física; nenhuma dispneia, fadiga, dor no peito ou quase síncope está presente com esforço. **Classe II**: Leve limitação para a atividade física; nenhum sintoma em repouso, mas a atividade física comum causa dispneia, fadiga, dor no peito ou quase síncope. **Classe III**: Limitação acentuada para a atividade física; sem sintomas em repouso, mas a prática de atividade física menos intensa do que o normal causa dispneia, fadiga, dor no peito ou quase síncope. **Classe IV**: Incapacidade de praticar qualquer atividade física de forma assintomática; ocorrem dispneia e fadiga em repouso e os sintomas pioram com qualquer atividade.

Achados clínicos

A. Sintomas e sinais

Não há sinais ou sintomas específicos da hipertensão pulmonar, o que pode atrasar o diagnóstico e afetar significativamente a mortalidade. O sintoma típico é a ocorrência de dispneia com o esforço. Em pacientes com a doença avançada, pode ocorrer dispneia em repouso ou síncope. Os pacientes relatam ter dor no peito, tosse não produtiva e fadiga.

Ao exame físico, podem ser observados os seguintes achados: distensão da veia jugular, acentuação do componente valvar pulmonar da segunda bulha cardíaca, terceira bulha cardíaca direita, sopro de insuficiência tricúspide, hepatomegalia e edema dos membros inferiores.

B. Achados laboratoriais

Em geral, observa-se elevação do peptídeo natriurético cerebral (BNP) ou do pró-BNP. Todos os pacientes devem ser avaliados para HIV, disfunção hepática e distúrbios do tecido conjuntivo.

Tipicamente, o ECG está normal, exceto em casos de doença avançada, em que poderão ser observados HCD (desvio do eixo direito, bloqueio incompleto do ramo direito) e aumento do átrio direito (pico da onda P nas derivações inferior e direita).

C. Exames de imagem e exames especiais

Radiografias e tomografias computadorizadas do tórax são importantes para a determinação do diagnóstico. É comum a dilatação das artérias pulmonares principais direita e esquerda; um aumento do ventrículo e do átrio direitos pode ser observado em pacientes com a doença avançada. TC do tórax, TFP, estudos do sono ou uma combinação desses exames também ajudarão a determinar a causa da hipertensão pulmonar para pacientes no Grupo 3 (hipertensão pulmonar causada por doença pulmonar).

A ecocardiografia é o estudo mais adequado para o rastreamento. A avaliação do ventrículo direito deve ser feita pela medição do tamanho, da função e da pressão sistólica dessa parte do coração. Além disso, o ecocardiograma também ajudará na avaliação de alguma cardiopatia subjacente (p. ex., hipertensão pulmonar causada por cardiopatia esquerda).

O cateterismo cardíaco direito continua sendo o procedimento considerado padrão ouro para o diagnóstico e a avaliação da gravidade da doença; o procedimento deverá ser realizado antes do início das terapias vasodilatadoras. Embora as pressões estimadas pelo ecocardiograma tenham correlação com as determinações obtidas pelo cateterismo cardíaco direito, em mais de 50% dos casos ocorre uma variação em pelo menos 10 mmHg; assim, não devem ser empregadas na orientação do tratamento. O cateterismo cardíaco ajuda na diferenciação entre PAH e hipertensão venosa pulmonar, pela avaliação da queda de pressão na circulação pulmonar, também conhecida como gradiente transpulmonar. Durante o cateterismo cardíaco direito, o médico poderá fazer uma provocação com um vasodilatador; considera-se uma resposta vasodilatadora aguda significativa a ocorrência de uma queda na pressão pulmonar média > 10 mmHg (ou 20%) para um nível abaixo dos 40 mmHg.

Em todos os pacientes, especialmente naqueles com histórico de TEP ou com fatores de risco para doença tromboembólica, o médico deverá excluir hipertensão pulmonar tromboembólica crônica (Grupo 4) antes do estabelecimento de um diagnóstico de hipertensão pulmonar idiopática; para tanto, deverá obter uma cintilografia V̇/Q̇ pulmonar. Se o resultado do exame for anormal, o próximo passo será a obtenção de uma TC-PA ou de uma angiografia pulmonar para confirmação do diagnóstico e estabelecimento da distribuição e extensão da doença.

Tratamento

O médico conta com terapias avançadas, p. ex., vasodilatadores pulmonares, para o tratamento de pacientes com hipertensão pulmonar. Essas terapias devem ser escolhidas com base no estado funcional do paciente, em conformidade com a classificação NYHA/OMS. Os mecanismos de ação dos vasodilatadores pulmonares seguem três vias principais: (1) a via do óxido nítrico: inibidores da fosfodiesterase (sildenafil, tadalafil) e estimuladores da guanilato ciclase solúvel (riociguate); (2) a via da endotelina: antagonistas do receptor de endotelina (bosentana, ambrisentana, macitentana); e (3) a via da prostaciclina: análogos da prostaciclina (epoprostenol

IV; treprostinil IV, SC, inalatório ou VO; iloprosta inalatória) e um agonista do receptor da prostaciclina (selexipag). Esses vasodilatadores foram aprovados pela FDA apenas para pacientes com PAH do Grupo 1 com base na melhora dos sintomas, distância percorrida em 6 minutos, estado funcional segundo a OMS e medidas hemodinâmicas. Um RCT de grande porte demonstrou diminuição de um desfecho composto (morte, hospitalização, progressão ou resposta insatisfatória) para a terapia combinada (tadalafil e ambrisentana) *versus* monoterapia. Como resultado, os pacientes de classes funcionais II e III da OMS/NYHA em sua maioria devem ser medicados com uma combinação de um antagonista do receptor da endotelina e um inibidor da fosfodiesterase como tratamento de primeira linha. Para pacientes na classe funcional IV da OMS/NYHA, fica recomendada uma abordagem mais agressiva por infusão contínua de prostaciclina. Podem ser administrados bloqueadores orais dos canais de cálcio em pacientes que demonstraram uma resposta vasodilatadora significativa durante o cateterismo cardíaco. No passado, era comum o uso da anticoagulação, mas essa prática caiu em desuso devido à falta de eficácia.

O tratamento de pacientes com hipertensão pulmonar do Grupo 2 (causada por IC esquerda) está discutido no Capítulo 10. Nesse caso, o objetivo principal é diminuir a pressão venosa pulmonar pelo tratamento da IC e da sobrecarga de volume, sobretudo com o uso de diuréticos.

Pacientes com hipertensão pulmonar do Grupo 3 (causada por doença pulmonar) devem ser avaliados para hipoxemia (em repouso ou com a atividade física); se estiver presente, esses pacientes devem receber oxigênio suplementar. Pacientes com DPOC, doença pulmonar intersticial ou AOS devem ser tratados para a enfermidade subjacente. Treprostinil inalatório é o único vasodilatador pulmonar aprovado para pacientes com hipertensão pulmonar causada por doença pulmonar intersticial, pois foi demonstrado que seu uso melhorou a capacidade de exercício com base na avaliação do teste de caminhada de 6 minutos.

Pacientes com hipertensão pulmonar do Grupo 4 (causada por doença tromboembólica crônica) devem ser tratados por cursos prolongados de anticoagulação. Já pacientes com lesões cirurgicamente acessíveis e risco perioperatório aceitável devem ser submetidos a uma tromboendarterectomia pulmonar. No caso de pacientes que não possam se submeter à cirurgia, ou naqueles com hipertensão pulmonar residual no pós-operatório, pode-se considerar um tratamento clínico com riociguat e/ou angioplastia com balão da artéria pulmonar.

O transplante de pulmão é uma opção terapêutica para pacientes selecionados com hipertensão pulmonar, nos casos em que o tratamento clínico não for mais eficaz. O método preferido é o transplante duplo de pulmão; em alguns casos, haverá necessidade de transplante cardiopulmonar (os dois pulmões).

Quando encaminhar

Pacientes sob suspeita de hipertensão pulmonar ou com esse diagnóstico devem ser imediatamente encaminhados a um centro especializado em hipertensão pulmonar para um tratamento adequado.

Quando hospitalizar

- Pacientes com hipertensão pulmonar, sintomas graves e evidências de IC direita descompensada com sobrecarga de volume devem ser hospitalizados para diurese agressiva.
- Pacientes com hipertensão pulmonar do Grupo 1 e com sintomas de classe funcional IV devem ser internados em um centro especializado para a implementação de terapias avançadas, como a administração IV de prostaciclina.

Humbert M et al. 2022 ESC/ERS Guidelines for the diagnosis and treatment of pulmonary hypertension. Eur Heart J. 2022;43:3618. [PMID: 36017548]

Mayeux JD et al. Management of pulmonary arterial hypertension. Curr Cardiovasc Risk Rep. 2021;15:2. [PMID: 33224405]

Sommer N et al. Current and future treatments of pulmonary arterial hypertension. Br J Pharmacol. 2021;178:6. [PMID: 32034759]

Waxman A et al. Inhaled treprostinil in pulmonary hypertension due to interstitial lung disease. N Engl J Med. 2021;384:325. [PMID: 33440084]

Vasculite pulmonar

A vasculatura pulmonar pode estar envolvida em várias síndromes de vasculite. Essas síndromes são: **vasculites associadas a autoanticorpos citoplasmáticos antineutrófilos (Acan), granulomatose acompanhada por poliangiite, granulomatose eosinofílica com poliangiite** e **doença de anticorpo antimembrana basal glomerular** (**anti-GB**). O Capítulo 22 oferece uma revisão dessas síndromes.

Síndromes de hemorragia alveolar

A hemorragia alveolar difusa pode ocorrer em uma série de distúrbios imunológicos e não imunológicos. Dispneia aguda, anemia, hemoptise e, ocasionalmente, febre são características desse distúrbio. Achados do RXT ou da TC do tórax que demonstram rápida eliminação de infiltrados pulmonares difusos podem ser indicativos do diagnóstico de hemorragia alveolar difusa. Um LBA sequencial durante a broncoscopia é o método preferido para o estabelecimento do diagnóstico, em que as alíquotas do lavado vão se tornando progressivamente mais hemorrágicas.

A **hemorragia alveolar imune** difusa pode ser causada pela doença do anticorpo antimembrana basal (síndrome de Goodpasture), granulomatose com poliangiite, vasculite necrosante sistêmica, capilarite pulmonar associada à glomerulonefrite idiopática rapidamente progressiva, LES e outras doenças vasculares vasculíticas e colagenosas (Cap. 22). As **causas não imunes** da hemorragia difusa são: coagulopatia, estenose mitral, infecção pulmonar necrosante, fármacos (penicilamina), toxinas (anidrido trimelítico) e hemossiderose pulmonar idiopática.

A **hemossiderose pulmonar idiopática** é uma doença que acomete crianças ou adultos jovens, caracterizando-se por hemorragia pulmonar recorrente; um achado característico é a deficiência de ferro. Frequentemente se observa uma associação entre essa doença e a doença celíaca. O tratamento de episódios hemorrágicos agudos com corticosteroides poderá ajudar. Episódios recorrentes de hemorragia pulmonar podem resultar em fibrose intersticial e em insuficiência respiratória.

Reisman S et al. A review of clinical and imaging features of diffuse pulmonary hemorrhage. AJR Am J Roentgenol. 2021;216:1500. [PMID: 33826359]
Saha BK et al. Adult patients with idiopathic pulmonary hemosiderosis: a comprehensive review of the literature. Clin Rheumatol. 2022;41:1627. [PMID: 35179664]

DISTÚRBIOS PULMONARES AMBIENTAIS E OCUPACIONAIS

Inalação de fumaça

A inalação de produtos de combustão pode causar complicações respiratórias graves. Em cerca de um terço dos pacientes internados em unidades de tratamento de queimaduras, observa-se lesão pulmonar por inalação de fumaça. A morbidade e a mortalidade causadas pela inalação de fumaça podem exceder aquelas atribuídas às próprias queimaduras. As complicações pulmonares que se seguem às queimaduras e lesões por inalação são responsáveis por até 77% das mortes.

Todos os pacientes nos quais haja suspeita de inalação significativa de fumaça devem ser avaliados para as três consequências da inalação de fumaça: comprometimento da oxigenação tecidual, lesão térmica nas vias aéreas superiores e lesão nas vias aéreas inferiores e no parênquima pulmonar. O comprometimento da oxigenação tecidual pode ser uma decorrência da inalação de uma mistura de gases hipóxicos, monóxido de carbono ou cianeto, ou de alterações na correlação $\dot{V}/\dot{Q}$, constituindo uma ameaça imediata à vida. Nesse cenário, é essencial o tratamento imediato com oxigênio a 100%. O Capítulo 40 discute o tratamento de pacientes com envenenamento por monóxido de carbono e cianeto.

Lesões térmicas nas superfícies mucosas das vias aéreas superiores podem ocorrer pela inalação de gases superaquecidos. Em geral, as complicações, como o edema de mucosa, obstrução das vias aéreas superiores comprometimento na capacidade de eliminar as secreções orais, ficam evidenciadas em 18-24 horas e produzem estridor inspiratório. Em casos graves, ocorre insuficiência respiratória. O tratamento imediato (Cap. 39) envolve inclui o uso de uma máscara facial de alta umidade com fornecimento de oxigênio suplementar, sucção suave para evacuação das secreções orais, elevação da cabeça em 30 graus para promover a limpeza das secreções, e a aplicação tópica de adrenalina para reduzir o edema da membrana mucosa orofaríngea. Misturas de gás hélio-oxigênio (Heliox) podem atenuar a respiração difícil causada pela crítica estenose das vias aéreas superiores. É importante um rigoroso monitoramento com GSA e, depois, com oximetria. O exame das vias aéreas superiores com um broncoscópio ou laringoscópio de fibra óptica é superior ao exame físico de rotina. Com frequência, haverá necessidade de intubação endotraqueal para que seja mantida a permeabilidade das vias aéreas; provavelmente essa

medida será necessária em pacientes com queimaduras faciais profundas ou com edema orofaríngeo ou laríngeo. Se possível, a traqueotomia deverá ser evitada, devido ao maior risco de pneumonia e morte por sepse.

A inalação de gases tóxicos e de produtos de combustão, como aldeídos e ácidos orgânicos, causam lesões nas vias aéreas inferiores e no parênquima pulmonar. O local da lesão pulmonar depende da solubilidade dos gases inalados, da duração da exposição e do tamanho das partículas inaladas que transportam gases nocivos até as unidades pulmonares distais. Logo em seguida à exposição, ocorrem broncorreia e broncoespasmo, juntamente com dispneia, taquipneia e taquicardia. Também podem ocorrer dificuldades respiratórias e cianose. Nesse estágio, o exame físico revela sibilância difusa e roncos. Pode ocorrer edema brônquico e alveolar (p. ex., SDRA) dentro de 1-2 dias após a exposição. A descamação da mucosa bronquiolar pode ocorrer em 2-3 dias, o que resultará na obstrução das vias aéreas, em atelectasia e no agravamento da hipoxemia. Em 5-7 dias após a exposição, serão comuns a colonização bacteriana e a ocorrência de pneumonia.

O tratamento da inalação de fumaça consiste no fornecimento de oxigênio suplementar, broncodilatadores, sucção de detritos da mucosa e secreções mucopurulentas por meio de um tubo endotraqueal permanente, fisioterapia torácica para auxiliar na eliminação de secreções, e umidificação adequada dos gases inspirados. A pressão expiratória final positiva (Peep) tem sido defendida para tratamento do edema bronquiolar. O controle criterioso dos líquidos e um monitoramento rigoroso para infecção bacteriana secundária completam o protocolo terapêutico.

O uso rotineiro de corticosteroides em pacientes com lesão pulmonar por inalação de fumaça demonstrou ser ineficaz, podendo mesmo ser prejudicial. Não é recomendável o uso rotineiro ou profilático de antibióticos.

Os pacientes sobreviventes deverão ser observados para desenvolvimento tardio de bronquiolite obliterante.

Galeiras R et al. Prevalence and prognostic impact of inhalation injury among burn patients: a systematic review and meta-analysis. J Trauma Acute Care Surg. 2020;88:330. [PMID: 31688831]
Mercel A et al. Emerging therapies for smoke inhalation injury: a review. J Transl Med. 2020;18:141. [PMID: 32228626]

Lesão pulmonar associada a produtos do cigarro eletrônico ou *vaping*
Considerações gerais

A lesão pulmonar associada a produtos do cigarro eletrônico ou do *vaping* (Evali) foi observada pela primeira vez nos EUA em 2019. Aproximadamente 66% dos pacientes eram homens e 80% tinham menos de 35 anos. Mais de 95% dos casos relatados exigiram hospitalização: 47% foram internados em UTI, 22% foram intubados e muitos morreram. Com base nas características desses pacientes, o diagnóstico de Evali depende de um relato de uso do cigarro eletrônico ou de produtos da vaporização (i.e., *vaping*) dentro de 3 meses a contar do início dos sintomas, de achados compatíveis de imagens do tórax e uma avaliação que exclua etiologias infecciosas.

Não foi identificado um agente único causador. Os casos, em sua maioria, envolviam produtos da vaporização contendo tetra-hidrocanabinol (THC) e/ou nicotina. Os fatores contributivos postulados para a ocorrência de Evali são aromatizantes do cigarro eletrônico, exposição ao diacetil (um aromatizante de pipoca que tem sido associado a lesões pulmonares), THC, adulterações do THC, adulterações de dispositivos de administração e acetato de vitamina E (adicionado como agente espessante).

Achados clínicos

A. Sintomas e sinais

Os pacientes com Evali apresentam sintomas respiratórios (95%), como tosse, falta de ar, dor no peito e hemoptise; sintomas gastrointestinais (77%) (p. ex., náusea, vômito e diarreia); e sintomas constitucionais (85%) (p. ex., febre e calafrios). Geralmente a doença é aguda a subaguda, e os pacientes apresentam sintomas que se prolongarão por dias a semanas antes que o usuário busque atendimento médico.

Ocorrem respectivamente taquicardia e taquipneia em 55 e 45% dos pacientes; e 57% exibem saturação de oxigênio no ar ambiente < 95%. Considerando a natureza inespecífica da apresentação, especialmente durante a temporada de gripe e na pandemia de Covid-19, deve-se ter forte suspeita clínica, e o médico também deve perguntar especificamente aos pacientes sobre *vaping*.

B. Achados laboratoriais

Não existem achados laboratoriais específicos para o diagnóstico de Evali. O paciente pode se apresentar com leucocitose e elevações na PCR e na VHS. É importante excluir outras etiologias possíveis, como pneumonia infecciosa ou eosinofílica.

C. Exames de imagem

Os achados das imagens em pacientes com Evali revelam vários padrões de lesão pulmonar. Em geral, as RXT revelam opacidades pulmonares difusas bilaterais. Os achados da TC do tórax são inespecíficos, podendo mostrar uma distribuição bilateral com densidades em vidro fosco e com preservação subpleural.

Diagnóstico diferencial

A definição de um caso do Evali depende de um exame negativo para causas infecciosas. Outros diagnósticos a serem considerados são pneumonia eosinofílica aguda, SDRA, pneumonite por hipersensibilidade, pneumonia lipoide e pneumonia em organização. No período da gripe sazonal, o médico deverá obter um teste para o vírus influenza; e, se houver indicação, solicitará um teste de SarsCoV-2.

Tratamento

Relatórios publicados sobre pacientes hospitalizados com Evali medicados com corticosteroides descreveram rápida melhora. Os sintomas de fadiga, dispneia, diminuição da capacidade de praticar exercício e tosse podem persistir durante meses.

O'Callaghan M et al. Vaping-associated lung injury: a review. Medicina (Kaunas). 2022;58:412. [PMID: 35334588]

Park JA et al. Carcinoid tumors outside the abdomen. Cancer Med. 2023;12:7893. [PMID: 36560885]

Rebuli ME et al. The e-cigarette or vaping product use-associated lung injury epidemic: pathogenesis, management, and future directions: an official American Thoracic Society workshop report. Ann Am Thorac Soc. 2023;20:1. [PMID: 36584985]

Síndromes de aspiração pulmonar

1. Aspiração aguda de conteúdo gástrico (síndrome de Mendelson)

A aspiração aguda de conteúdo gástrico pode ser um evento catastrófico. A resposta pulmonar dependerá das características e da quantidade de conteúdo gástrico aspirado. Quanto mais ácido for o material, maior o grau de pneumonite química. A aspiração de ácido gástrico puro (pH < 2,5) provoca extensa descamação do epitélio brônquico, bronquiolite, hemorragia e edema pulmonar, podendo acarretar SDRA. Inicialmente, o quadro clínico reflete uma abrupta dificuldade respiratória, acompanhada por tosse, chiado, febre e taquipneia. Podem ser auscultadas crepitações nas bases dos pulmões, e ocorre hipoxemia logo em seguida à aspiração. Em algumas horas, as radiografias revelarão anormalidades, p. ex., opacidades alveolares maculosas em zonas pulmonares dependentes. Se ocorreu aspiração de material alimentar particulado junto com o ácido gástrico, poderão ser observadas características radiográficas de obstrução brônquica. Febre e leucocitose ocorrem comumente, mesmo na ausência de infecção.

O tratamento da aspiração aguda de conteúdo gástrico consiste na administração de oxigênio suplementar, em medidas para manutenção das vias aéreas e nas medidas habitualmente utilizadas para o tratamento de insuficiência respiratória aguda. Não contamos com evidências que apoiem o uso rotineiro de antibióticos ou corticosteroides profiláticos. Em geral, dentro de 2-3 dias após a aspiração o paciente será acometido por uma infecção pulmonar secundária, que ocorre em cerca de um quarto dos pacientes. Também podem ocorrer hipotensão ou choque secundário à lesão da membrana dos capilares alveolares e depleção do volume intravascular. Essas complicações devem ser tratadas com os cuidados de suporte habituais.

2. Aspiração crônica do conteúdo gástrico

A aspiração crônica do conteúdo gástrico pode ser resultante de distúrbios primários da laringe ou do esôfago, p. ex., acalasia, estenose esofágica, esclerose sistêmica (esclerodermia), carcinoma esofágico, esofagite e DRGE. Em pacientes com DRGE, o relaxamento do tônus do esfíncter esofágico inferior permite que ocorra refluxo do conteúdo gástrico para o esôfago, sendo fator predisponente para a aspiração pulmonar crônica, sobretudo quando a pessoa está em decúbito dorsal. Tabagismo, consumo de bebidas alcoólicas ou de cafeína e a medicação com teofilina são conhecidos por promover o relaxamento do esfíncter esofágico inferior. São observados distúrbios pulmonares ligados à DRGE e à aspiração crônica, como asma, tosse crônica, bronquiectasia e fibrose pulmonar. Mesmo na ausência de aspiração, o ácido presente no esôfago pode desencadear broncoespasmo ou hiper-reatividade brônquica, em decorrência de mecanismos reflexos.

O diagnóstico e o tratamento da DRGE e da aspiração crônica são desafiadores. Uma discussão sobre estratégias para avaliação, prevenção e tratamento de manifestações de refluxo extraesofágico pode ser encontrada no Capítulo 17.

3. Retenção de corpo estranho aspirado

A retenção de um corpo estranho aspirado na árvore traqueobrônquica pode causar problemas agudos e crônicos, p. ex., atelectasia, hiperinsuflação pós-obstrutiva, pneumonia aguda ou recorrente, bronquiectasia e abscesso pulmonar. Ocasionalmente, o médico estabelece um diagnóstico incorreto de asma, DPOC ou câncer de pulmão em pacientes adultos que aspiraram um corpo estranho. Geralmente a análise de uma RXT simples sugere a localização do corpo estranho. Em alguns casos, uma radiografia expiratória será de grande utilidade, por demonstrar a presença de hiperinsuflação regional causada por um efeito de válvula de retenção. Normalmente haverá necessidade de uma broncoscopia, para que o médico possa estabelecer o diagnóstico e para a tentativa de remoção do corpo estranho.

Jang G et al. Foreign-body aspiration into the lower airways in adults; multicenter study. PLoS One. 2022;17:e0269493. [PMID: 35793276]

Santos JMLG et al. Interventions to prevent aspiration pneumonia in older adults: an updated systematic review. J Speech Lang Hear Res. 2021;64:464. [PMID: 33405973]

Simpson AJ et al. BTS clinical statement on aspiration pneumonia. Thorax. 2023;78:s3. [PMID: 36863772]

Doenças pulmonares ocupacionais

Muitas doenças pulmonares agudas e crônicas estão ligadas à inalação de substâncias nocivas existentes no local de trabalho. Os distúrbios relacionados a exposições ocupacionais podem ser classificados em: (1) pneumoconioses, (2) pneumonite por hipersensibilidade, (3) distúrbios obstrutivos das vias aéreas, (4) lesão pulmonar tóxica, (5) câncer de pulmão, (6) doenças pleurais e (7) outros distúrbios.

1. Pneumoconioses

Pneumoconioses são doenças pulmonares fibróticas crônicas causadas pela inalação de poeiras inorgânicas inertes. As pneumoconioses variam desde distúrbios assintomáticos com opacidades nodulares difusas nas RXT até distúrbios graves sintomáticos, que abreviam a vida do paciente. São pneumoconioses clinicamente importantes a pneumoconiose do trabalhador do carvão, a silicose e a asbestose (Tab. 9.20). Pacientes com qualquer desses tipos deverão receber tratamento de suporte; também pode ser considerada a reabilitação pulmonar.

A. Pneumoconiose do trabalhador do carvão

Em casos de pneumoconiose do trabalhador do carvão, a absorção de pó de carvão inalado pelos macrófagos alveolares resulta na formação de máculas de carvão, geralmente com 2-5 mm de diâmetro, que ficam evidenciadas nas RXT como pequenas opacidades difusas, especialmente proeminentes no pulmão superior. Em geral, a pneumoconiose do trabalhador do carvão simples é enfermidade assintomática, tendo mínimo impacto nos TFP. Já em casos complicados de pneumoconiose do trabalhador do carvão ("**fibrose maciça progressiva**"), ocorrem conglomeração e contração nas zonas pulmonares superiores, com características radiográficas semelhantes às da silicose complicada.

B. Silicose

Em pacientes com silicose, a inalação prolongada ou de grandes quantidades de partículas livres de sílica (dióxido de silício) (p. ex., jateadores de areia, fundição, corte de granito e pedras, moldagem, cerâmica) na faixa respirável (0,3-5 mcm) provoca a formação de pequenas opacidades arredondadas (nódulos silicóticos) distribuídas por todo o pulmão. A calcificação na periferia dos linfonodos hilares (calcificação em "casca de ovo") é um achado radiográfico incomum fortemente sugestivo de silicose. Geralmente os casos simples de silicose são assintomáticos e não provocam alteração nos TFP de rotina; mas em casos complicados desse distúrbio surgem grandes densidades de conglomerados no pulmão superior,

TABELA 9.20 Pneumoconioses selecionadas

Doença	Agente	Ocupações
Asbestose	Amianto	Mineração, insulação de ambientes, construção, construção naval
Baritose	Sais de bário	Fabricação de vidro e inseticidas
Pneumoconiose do trabalhador do carvão	Pó de carvão	Mineração de carvão
Pneumoconiose do caulim	Areia, mica, silicato de alumínio	Mineração de caulim; cerâmica e trabalho com cimento
Doença de Shaver	Pó de alumínio	Fabricação de corindo
Siderose	Ferro metálico ou óxido de ferro	Mineração, soldagem, trabalho em fundição
Silicose	Sílica livre (dióxido de silício)	Mineração de rochas, pedreiras, corte de pedras, escavação de túneis, jateamento de areia, cerâmica, terra diatomácea
Estanose	Estanho, óxido de estanho	Mineração, trabalho com estanho, fundição
Talcose	Silicato de magnésio	Mineração, insulação de ambientes, construção, construção naval

acompanhadas por dispneia e disfunção pulmonar obstrutiva e restritiva. Ocorre aumento na incidência de tuberculose pulmonar em pacientes com silicose. Todos os pacientes com silicose devem ser submetidos a uma prova cutânea de tuberculina; além disso, será obtido um RXT para descartar a possibilidade de tuberculose.

C. Asbestose

A asbestose é uma fibrose intersticial nodular que ocorre em trabalhadores expostos a fibras de amianto (trabalhadores de estaleiros e na construção civil, encanadores, em insulação de ambientes) ao longo de muitos anos (normalmente de 10-20 anos). Geralmente os pacientes com asbestose procuram atendimento médico pela primeira vez pelo menos 15 anos após a exposição. Nessa primeira consulta, apresentam-se com os seguintes sinais e sintomas: dispneia progressiva, crepitações inspiratórias e, em alguns casos, baqueteamento dos dedos da mão e cianose. As características radiográficas da asbestose são: presença de estrias lineares nas bases pulmonares, opacidades de vários formatos e dimensões e alterações em favo de mel ("faveolamento") em casos avançados. A presença de placas pleurais pode ser uma pista para o diagnóstico. A TC de alta resolução é o melhor método diagnóstico por imagens para pacientes com asbestose, devido a sua capacidade de detectar fibrose parenquimatosa e de definir a presença de placas pleurais coexistentes. Nos trabalhadores com amianto, o tabagismo aumenta a prevalência de alterações radiográficas pleurais e parenquimatosas e também aumenta significativamente a incidência de carcinoma pulmonar. A asbestose também pode interferir na remoção das fibras curtas de amianto do pulmão. Os TFP revelam disfunção restritiva e diminuição na capacidade de difusão. Não existe um tratamento específico.

Leonard R et al. Coal mining and lung disease in the 21st century. Curr Opin Pulm Med. 2020;26:135. [PMID: 31815751]
Reynolds C et al. Occupational contributions to interstitial lung disease. Clin Chest Med. 2020;41:697. [PMID: 33153688]

2. Pneumonite por hipersensibilidade

A pneumonite por hipersensibiliade (também conhecida como alveolite alérgica extrínseca) é uma doença pulmonar inflamatória não atópica e não asmática que é precipitada pela exposição a um antígeno orgânico inalado, p. ex., antígenos microbianos, aviários e animais, e menos comumente pela exposição a um agente inorgânico (Tab. 9.21). A reação de hipersensibilidade imunológica leva à forma aguda da doença. É fundamental que o médico estabeleça o diagnóstico com presteza, pois os sintomas geralmente são reversíveis se o antígeno agressor for removido do ambiente do paciente no início do curso da doença. Uma exposição contínua poderá resultar em doença fibrótica ou não fibrótica progressiva. Os estudos histopatológicos da pneumonite por hipersensibilidade aguda se caracterizam por infiltrados intersticiais de linfócitos e plasmócitos, com a presença de granulomas não caseosos no interstício e nos espaços aéreos.

Achados clínicos
A. Doença aguda

Os pacientes sofrem tosse e dispneia dentro de dias até semanas após a exposição; são menos comuns os sintomas constitucionais, como febre baixa, calafrios e mal-estar. Quando presentes, chiados inspiratórios na ausculta torácica são característicos. Nas RXT podem ser observadas pequenas densidades nodulares que poupam os ápices e as bases dos pulmões. Os estudos laboratoriais revelam um aumento na contagem de leucócitos com desvio para a esquerda, hipoxemia e presença de anticorpos precipitantes para o agente agressor no soro. Estão disponíveis painéis para anticorpos antipneumonite por hipersensibilidade para detecção dos antígenos agressores comuns; a obtenção de resultados positivos, embora favoreça a análise da doença, não estabelece um diagnóstico definitivo. Os TFP revelam disfunção restritiva e diminuição da capacidade de difusão.

B. Doença subaguda e crônica

Uma síndrome de pneumonite por hipersensibiliade subaguda (15% dos casos) se caracteriza por seu início insidioso de uma tosse crônica e (diante da exposição contínua) uma dispneia lentamente progressiva, anorexia e perda de peso. Os achados característicos em uma TC de alta resolução (TCAR) de doença não fibrótica são opacidades nodulares ou em vidro fosco na parte superior ou média do pulmão e sinais de aprisionamento de ar. A doença fibrótica se caracteriza pela presença de reticulação em uma distribuição aleatória ou concentrada na zona pulmonar média. Poderá haver necessidade de uma biópsia pulmonar cirúrgica para o estabelecimento de um diagnóstico de pneumonite por hipersensibilidade subaguda e crônica, embora os padrões histopatológicos sejam inespecíficos e se sobreponham a diversas pneumonias intersticiais idiopáticas.

Tratamento

O tratamento da pneumonite por hipersensibilidade aguda consiste na identificação do agente agressor e na prevenção de subsequente exposição. Em casos graves (agudos ou prolongados), os pacientes poderão ser medicados com corticosteroides VO (prednisona, 0,5 mg/kg por dia em dose única pela manhã durante 2 semanas, com redução da dose até sua descontinuação ao longo de 4-6 semanas). Em muitos casos, a solução será a mudança de ocupação.

Barnes H et al. Management of fibrotic hypersensitivity pneumonitis. Clin Chest Med. 2021;42:311. [PMID: 34024406]
Koster MA et al. Diagnosis of hypersensitivity pneumonitis in adults, 2020 clinical practice guideline: summary for clinicians. Ann Am Thorac Soc. 2021;18:559. [PMID: 33141595]

3. Outras doenças pulmonares ocupacionais

Algumas doenças ocupacionais que acometem a pleura pulmonar podem ser decorrentes da exposição ao amianto ou ao talco. A inalação de talco resulta em placas pleurais semelhantes às causadas pelo amianto. Alguns trabalhadores

TABELA 9.21 Causas selecionadas de pneumonite por hipersensibiliade

Doença	Antígeno	Fonte
Pulmão do fazendeiro	*Saccharopolyspora rectivirgula* (antigamente, *Micropolyspora faeni*), *Thermoactinomyces vulgaris*	Feno mofado
Pulmão do "umidificador"	Actinomicetos termofílicos	Umidificadores, sistemas de aquecimento ou condicionadores de ar contaminados
Pulmão do criador de pássaros	Proteínas aviárias	Soro e excrementos de pássaros
Bagassose	*Thermoactinomyces sacchari* e *T. vulgaris*	Fibra de cana-de-açúcar (bagaço) mofada
Sequoiose	*Graphium, Aureobasidium* e outros fungos	Serragem de sequoia mofada
Doença do descascador de casca de bordo	*Cryptostroma (Coniosporium) corticale*	Troncos ou cascas de bordo podres
Doença do colhedor de cogumelos	O mesmo que pulmão do fazendeiro	Compostagem mofada
Suberose	*Penicillium frequentans*	Pó de cortiça mofado
Pulmão do trabalhador com detergente	Enzima de *Bacillus subtilis*	Aditivos enzimáticos

do amianto exibem derrames pleurais benignos por amianto (EPBA) tipicamente pequenos, unilaterais e que precedem o início de uma doença pulmonar intersticial. Aderências pleurais situadas no local das EPBA podem ser visualizadas nas RXT como uma "atelectasia arredondada". Alguns agentes ocupacionais também são responsáveis por outros distúrbios pulmonares, p. ex., asma ocupacional, DPOC ocupacional, doenças pulmonares intersticiais e câncer de pulmão. Por esse motivo, é importante que o médico obtenha um histórico ocupacional completo em qualquer paciente que apresente sintomas pulmonares.

Alguns exemplos específicos de agentes inorgânicos associados à ocorrência de doença pulmonar intersticial são: pó de carvão antracita (pneumoconiose dos trabalhadores do carvão), silicatos cristalinos e não fibrosos (silicose), amianto (asbestose, placas pleurais, derrame pleural benigna, adenoma, mesotelioma maligno), berílio (beriliose) e cobalto (doença pulmonar por metal duro). Poeira orgânica decorrente da agricultura, exposição a animais ou pássaros, ou o trabalho em locais de armazenamento de vegetais podem causar alveolite alérgica extrínseca ou pneumonite por hipersensibiliade.

Ocasionalmente, há relatos de episódios mais raros (p. ex., "pulmão do trabalhador com pipoca" e outras exposições a aromatizantes contendo diacetil e que causam bronquiolite obliterante, "pulmão do trabalhador em flocagem de náilon", em seguida à exposição a fibras sintéticas).

Barnes H et al. Occupational interstitial lung diseases. Immunol Allergy Clin North Am. 2023;43:323. [PMID: 37055091]
Carroll MB et al. Imaging of occupational and environmental lung disease. Semin Respir Crit Care Med. 2022;43:824. [PMID: 36181760]
Cohen RA et al. Global trends in occupational lung disease. Semin Respir Crit Care Med. 2023;44:317. [PMID: 37072021]

Doença pulmonar induzida por medicamentos (DPIM)

A Tabela 9.22 resume os padrões típicos de resposta pulmonar a determinados agentes farmacológicos implicados como causadores da doença respiratória induzida por medicamentos. A lesão pulmonar causada por medicamentos decorre de rea-

TABELA 9.22 Manifestações pulmonares de toxicidades por medicamentos selecionados

Asma
- Betabloqueadores
- Ácido acetilsalicílico
- Aines
- Histamina
- Metacolina
- Acetilcisteína
- Pentamidina aerossolizada
- Qualquer medicamento nebulizado

Tosse crônica
- IECA

Infiltração pulmonar
- Sem eosinofilia
  - Amitriptilina
  - Azatioprina
  - Amiodarona
- Com eosinofilia
  - Sulfonamidas
  - L-triptofano
  - Nitrofurantoína
  - Penicilina
  - Metotrexato
  - *Crack* (cocaína)

LES induzido por medicação
- Hidralazina
- Procainamida
- Isoniazida
- Clorpromazina
- Fenitoína

Pneumonia/fibrose intersticial
- Nitrofurantoína
- Bleomicina
- Busulfano
- Ciclofosfamida
- Inibidores do ponto de verificação imunológico
- Metisergida
- Fenitoína

Edema pulmonar
- Não cardiogênico
  - Ácido acetilsalicílico
  - Clordiazepóxido
  - Cocaína
  - Etclorovinol
  - Heroína/opiáceos
- Cardiogênico
  - Betabloqueadores

Derrame pleural
- Bromocriptina
- Nitrofurantoína
- Qualquer medicamento que induza LES
- Metisergida
- Agentes quimioterápicos (p. ex., carmustina, ciclofosfamida, dasatinibe, docetaxel, GM-CSF, metotrexato)
- Inibidores da tirosina quinase

Alargamento do mediastino
- Fenitoína
- Corticosteroides
- Metotrexato

Insuficiência respiratória
- Bloqueio neuromuscular
  - Aminoglicosídeos
  - Agentes paralíticos

Depressão do SNC
- Sedativos
- Hipnóticos
- Opioides
- Álcool
- Antidepressivos tricíclicos

GM-CSF: fator estimulador de colônias de granulócitos-macrófagos.

ções alérgicas, reações idiossincráticas, *overdose* medicamentosa ou efeitos colaterais indesejáveis. Na maioria dos pacientes, desconhece-se o mecanismo para a lesão pulmonar.

Com frequência, é tarefa difícil estabelecer o diagnóstico preciso da DPIM, pois os resultados de estudos laboratoriais de rotina não ajudam e os achados radiográficos são inespecíficos. Portanto, é essencial que o médico tenha um alto índice de suspeita e obtenha um histórico completo do uso de medicamentos para que possa estabelecer o diagnóstico de DPIM. Também será útil a observação de uma resposta clínica à descontinuação do agente farmacológico suspeito. Os episódios agudos de DPIM podem desaparecer 24-48 horas após a interrupção do medicamento, mas em pacientes com síndromes crônicas pode levar mais tempo para sua resolução. Os testes de provocação para confirmação do diagnóstico são procedimentos arriscados e raramente realizados.

O tratamento da DPIM consiste na imediata descontinuação do agente agressor, no controle adequado dos sintomas pulmonares e no tratamento com corticosteroides para os casos de toxicidade pulmonar rapidamente progressiva. Dados observacionais apoiam o uso de corticosteroides em casos graves; mas não contamos com dados controlados que apoiem essa medida. O uso de inibidores do *checkpoint* imunológico, que são medicamentos de uso comum para diversas malignidades e para distúrbios não malignos, está associado a um risco de 5% de ocorrência de pneumonite, com até 20% de mortalidade nos casos graves. Nessas circunstâncias, há dados observacionais que apoiam o tratamento concomitante com corticosteroides.

A **inalação de *crack*** pode causar um espectro de síndromes pulmonares agudas, como infiltração pulmonar com eosinofilia, pneumotórax e pneumomediastino, bronquiolite obliterante e insuficiência respiratória aguda associada a dano alveolar difuso e a hemorragia alveolar. Os corticosteroides têm sido administrados com sucesso variável no tratamento da hemorragia alveolar.

Conte P et al. Drug-induced interstitial lung disease during cancer therapies: expert opinion on diagnosis and treatment. ESMO Open. 2022;7:100404. [PMID: 35219244]

Lesão pulmonar por radiação

O pulmão é um órgão extremamente radiossensível que pode ser danificado pela radioterapia de feixe externo. O grau de lesão pulmonar fica determinado pelo volume de pulmão submetido à radiação, pela dose e taxa de exposição, e também por fatores potencializadores (p. ex., quimioterapia concomitante, radioterapia previamente realizada na mesma área e descontinuação simultânea da terapia com corticosteroides). Lesões pulmonares sintomáticas por radiação ocorrem em cerca de 10% dos pacientes tratados para carcinoma de mama, em 5-15% dos pacientes tratados para carcinoma de pulmão e em 5-35% dos pacientes tratados para linfoma. São observadas duas fases da resposta pulmonar: uma fase aguda (pneumonite por radiação) e uma fase crônica (fibrose por radiação).

1. Pneumonite por radiação

Geralmente, casos de pneumonite aguda por radiação ocorrem 4-12 semanas (intervalo de 1-6 meses) após a conclusão da radioterapia, e se caracterizam por um início insidioso de dispneia, tosse seca intratável, plenitude ou dor no peito, debilidade e febre. A pneumonite tardia por radiação poderá ocorrer 6-12 meses após a conclusão da radiação. Ocasionalmente, pacientes nos quais a radioterapia ocorreu meses ou anos antes vivenciarão um "*recall* de radiação", que se reflete por uma reação inflamatória na região irradiada em seguida a uma nova rodada de quimioterapia; esse fenômeno também foi relatado em pacientes medicados com inibidores de *checkpoint* imunológico. O médico poderá auscultar crepitações inspiratórias na área envolvida. Em pacientes com doença grave, são observadas dificuldade respiratória e cianose que são características da SDRA. São comuns contagens aumentadas de leucócitos e elevações da VHS. Os TFP revelam redução nos volumes pulmonares reduzidos e na complacência pulmonar, hipoxemia e diminuição da capacidade de difusão e da ventilação voluntária máxima. As RXT, que têm má correlação com a presença de sintomas, geralmente demonstram opacidades alveolares ou nodulares que se limitam à área irradiada. Frequentemente podem ser observados broncogramas aéreos. A presença de bordas nítidas em uma opacidade pode ajudar na diferenciação entre pneumonite por radiação e outros distúrbios, p. ex., pneumonia infecciosa, disseminação linfangítica de carcinoma e recorrência tumoral; mas a opacidade pode se estender para além do campo irradiado.

Não existe terapia específica comprovadamente eficaz para pacientes com pneumonite por radiação. Pacientes com a doença leve poderão ser beneficiados com uma resolução espontânea, mas é comum a medicação imediata com prednisona (1 mg/kg por dia VO) em pacientes com apresentação mais grave ou exibindo declínio da função pulmonar; doses mais altas podem ser administradas em pacientes gravemente enfermos. Transcorrida 1 semana, a dose deverá ser reduzida e mantida em 20-40 mg/dia ao longo de algumas semanas, para depois ser lentamente reduzida. Depois do início dos sintomas, a pneumonite por radiação poderá melhorar em 2-3 semanas, à medida que a fase exsudativa for se resolvendo. A insuficiência respiratória aguda, quando presente, deve ser tratada por terapia de suporte. Em pacientes com pneumonite por radiação, mortes por SDRA são incomuns.

Arroyo-Hernández M et al. Radiation-induced lung injury: current evidence. BMC Pulm Med. 2021;2:9. [PMID: 33407290]
Chen F et al. Re-evaluating the risk factors for radiation pneumonitis in the era of immunotherapy. J Clin Med. 2023;12:1442. [PMID: 36835977]

2. Fibrose pulmonar por radiação

A fibrose por radiação pode ocorrer tanto em pacientes previamente afetados como nos pacientes não afetados por pneumonite por radiação. Os achados radiográficos são obliteração das marcações pulmonares normais, fibrose intersticial e pleural densa, diminuição dos volumes pulmonares, protrusão diafragmática e um nítido delineamento da área irradiada. Não existe terapia específica que seja comprovadamente eficaz, e nesse cenário os corticosteroides não ajudam. Pode ocorrer fibrose pulmonar em seguida a um período interveniente (6-12 meses) de bem-estar em pacientes que apresentam pneumonite por radiação. A maioria dos pacientes medicados com um curso completo de radioterapia para câncer de pulmão ou de mama sofrerá fibrose pulmonar por radiação. Na maioria dos casos, os pacientes são assintomáticos, embora possa ocorrer uma dispneia lentamente progressiva.

Giuranno L et al. Radiation-induced lung injury (RILI). Front Oncol. 2019;9:877. [PMID: 31555602]

DOENÇAS PLEURAIS

Pleurite

A dor pleurítica ou "pleurisia" é causada pela inflamação da pleura parietal. Tipicamente, é uma dor bem localizada, aguda, passageira e que é exacerbada pela tosse, espirros, respiração profunda ou pelo movimento. A dor, que é sentida pelo paciente sobre a parede torácica, decorre da distribuição cutânea dos nervos intercostais que inervam a caixa torácica e a porção lateral de cada hemidiafragma. A inflamação da pleura parietal ou da porção central do diafragma (que são inervados por fibras nervosas frênicas) pode causar uma dor referida ao ombro ou pescoço ipsilateral. São numerosas as causas de pleurite. Em indivíduos jovens e saudáveis, geralmente a pleurite é causada por infecções respiratórias virais ou por uma pneumonia (p. ex., tuberculose em regiões endêmicas). Outras causas de pleurite são TEP, distúrbios inflamatórios (serosite), malignidades e reações medicamentosas. A presença de derrame pleural, espessamento pleural ou ar no espaço pleural imporá outras medidas diagnósticas e terapêuticas, p. ex., a coleta e análise do líquido pleural.

O tratamento da pleurite consiste no tratamento do distúrbio subjacente. Normalmente a administração de medicamentos analgésicos anti-inflamatórios ajudará no alívio da dor.

Bader AS et al. Imaging in the evaluation of chest pain in the primary care setting, part 2: sources of noncardiac chest pain. Am J Med. 2020;133:1135. [PMID: 32442508]

Derrame pleural

FUNDAMENTOS DO DIAGNÓSTICO

- Pode ser assintomática; dor torácica frequentemente observada no contexto de pleurite, trauma ou infecção; dispneia é comum em pacientes com grandes derrames.
- Macicez à percussão e diminuição dos sons respiratórios sobre a área de derrame.
- Evidência radiográfica de derrame pleural.
- Achados diagnósticos na toracocentese.

Considerações gerais

Derrame pleural é um acúmulo anormal de líquido no espaço pleural. Os derrames pleurais podem ser classificados por diagnóstico diferencial (Tab. 9.23) ou pela fisiopatologia subjacente. Cinco processos fisiopatológicos são responsáveis pela maioria dos derrames: aumento da produção de líquido no cenário de capilares normais, causado pelo aumento da pressão hidrostática ou pela diminuição das pressões oncóticas (**transudatos**); aumento da produção de líquido causada por uma permeabilidade capilar anormal (**exsudatos**); diminuição da depuração linfática do líquido do espaço pleural (**exsudatos**); infecção no espaço pleural (**empiema**); e sangramento no espaço pleural (**hemotórax**).

O médico deverá recorrer à **toracocentese diagnóstica** sempre que houver um novo derrame pleural sem nenhuma causa clinicamente aparente. Uma atitude de observação será apropriada em algumas situações (p. ex., derrames pleurais bilaterais simétricas no cenário de IC), mas uma apresentação atípica ou a não resolução do derrame conforme a expectativa justifica uma toracocentese em busca da identificação do processo subjacente.

Achados clínicos
A. Sintomas e sinais

Geralmente os pacientes com derrames pleurais relatam dispneia, tosse ou dor torácica respirofásica. Os sintomas são mais comuns em pacientes portadores de doença cardiopulmonar. Pequenos derrames pleurais têm menor probabilidade de serem sintomáticos *versus* derrames mais extensos. Normalmente os achados físicos estão ausentes em pacientes com derrames pequenos. Derrames maiores podem apresen-

TABELA 9.23 Causas de transudatos e exsudatos do líquido pleural

Transudatos	Exsudatos
IC	Pneumonia (derrame parapneumônico, inclusive empiema)
Cirrose com ascite	Câncer
Síndrome nefrótica	TEP
Diálise peritoneal	Infecção bacteriana (inclusive empiema)
Mixedema	
Atelectasia (aguda)	Tuberculose
Pericardite constritiva	Doença do tecido conjuntivo
Obstrução da veia cava superior	Infecção viral
TEP	Infecção fúngica
Hipoalbuminemia	Infecção por rickettsias
Hipertensão arterial pulmonar	Infecção parasitária
	Amianto
	Síndrome de Meigs
	Doença pancreática
	Uremia
	Atelectasia crônica
	Pulmão aprisionado
	Quilotórax
	Sarcoidose
	Reação medicamentosa (p. ex., dasatinibe)
	Síndrome pós-lesão miocárdica
	Perfuração esofágica
	Radioterapia torácica

tar macicez à percussão e diminuição ou ausência dos sons respiratórios sobre a área do derrame. Uma atelectasia compressiva pode resultar em sons respiratórios brônquicos e em uma egofonia que é percebida logo acima do derrame. Um derrame maciço com aumento da pressão intrapleural pode causar deslocamento contralateral da traqueia e abaulamento dos espaços intercostais. A presença de atrito pleural indica infarto pulmonar ou pleurite.

B. Achados laboratoriais

A aparência macroscópica do fluido pleural ajudará na identificação de vários tipos de derrame pleural. Um líquido visivelmente purulento significa empiema. Um líquido pleural branco leitoso deve ser centrifugado. A presença de um sobrenadante transparente sobre um *pellet* de leucócitos indica empiema, enquanto um sobrenadante persistentemente turvo sugere um **derrame quiloso**; a análise desse sobrenadante revela a presença de quilomícrons e um nível elevado de triglicerídeos (> 100 mg/dL [> 1 mmol/L]), o que geralmente se deve à ruptura do ducto torácico. O **derrame pleural hemorrágico** consiste em uma mistura de sangue e líquido pleural. A presença de 10.000 eritrócitos/mcL faz com que o líquido pleural tenha um aspecto sanguinolento; 100.000 eritrócitos/mcL (100×10^9/L) resultam em um líquido pleural extremamente sanguinolento. **Hemotórax** é a presença de sangue vivo no espaço pleural, geralmente em seguida a um trauma ou instrumentação torácica. O hemotórax é definido como uma proporção > 0,5 para hematócrito do líquido pleural/hematócrito do sangue periférico.

Amostras de líquido pleural devem ser coletadas e enviadas ao laboratório para determinação de proteína, glicose e DHL, além de contagens totais e diferenciais de leucócitos. As determinações bioquímicas são úteis na classificação dos derrames como transudatos ou exsudatos. Essa classificação é importante, pois o diagnóstico diferencial e a avaliação subsequente para cada entidade são variáveis (Tab. 9.23). **Exsudato pleural** é um derrame que apresenta uma ou mais das seguintes características laboratoriais: (1) relação proteína do líquido pleural/proteína sérica > 0,5; (2) relação de DHL do líquido pleural/DHL sérica > 0,6; e/ou (3) DHL do líquido pleural > dois terços do limite superior da DHL sérica normal. Contamos com alguns critérios diagnósticos alternativos que dispensam a coleta simultânea de amostras de soro, mas que têm desempenho semelhante: o "duplo teste" (colesterol do líquido pleural > 40-55 mg/dL, DHL do líquido pleural > 0,67 vez o limite superior da DHL sérica normal) e o "triplo teste" (no qual há o acréscimo de uma proteína do líquido pleural > 3 g/dL). **Transudatos pleurais** ocorrem no contexto de normalidade da integridade capilar e não apresentam qualquer das características laboratoriais dos exsudatos. A presença de transudato sugere a ausência de doença pleural local; os achados laboratoriais característicos são glicose do transudato próxima da glicose sérica, pH entre 7,40-7,55 e < 1.000 leucócitos/mcL (< $1,0 \times 10^9$/L) com predominância de mononucleócitos. A diferenciação entre exsudato e transudato é menos confiável nas proximidades dos valores de corte para qualquer dos critérios citados. Em distúrbios

como a IC, uma diurese eficaz pode aumentar a concentração de proteína ou de DHL no líquido pleural transudativo, à medida que a água vai sendo reabsorvida; com isso, é gerada uma química "pseudoexsudativa" limítrofe.

IC é responsável pela maioria dos transudatos. Pneumonia bacteriana, câncer e tuberculose (em regiões endêmicas) são as causas mais comuns para os derrames exsudativos. A Tabela 9.24 resume outras causas de exsudatos com achados laboratoriais característicos.

A determinação do pH do líquido pleural (normal = 7,60) tem utilidade na avaliação de derrames parapneumônicos, desde que possa ser medido de forma confiável; esse indicador tem maior utilidade do que a medida da glicose na determinação da necessidade de drenagem. Um pH < 7,20 sugere a presença de derrame pleural parapneumônico complexo que pode exigir um procedimento de drenagem; mas há outras causas, p. ex., artrite reumatoide, lúpus, malignidade, ruptura esofágica, hemotórax e fístula pancreático-pleural. Uma amilase elevada no líquido pleural sugere pancreatite aguda, pseudocisto pancreático, adenocarcinoma do pulmão ou do pâncreas ou ruptura esofágica.

Suspeitas de derrame pleural tuberculoso devem ser avaliadas por toracocentese seguida por cultura, embora sejam baixos os achados positivos para *M. tuberculosis* em culturas do líquido pleural. Outros exames que podem ajudar no diagnóstico, e em particular na tomada de decisão quanto ao uso de testes invasivos em pacientes complicados, são o teste para adenosina desaminase no líquido pleural (aprox. 90% de sensibilidade e de especificidade para tuberculose pleural em níveis > 60 U/L; rara possibilidade de tuberculose para níveis < 40 U/L) e interferon-gama (89% de sensibilidade, 97% de especificidade). Para finalidades diagnósticas, a biópsia pleural fechada tem maior sensibilidade do que a cultura do líquido pleural, revelando inflamação granulomatosa em aproximadamente 60% dos pacientes; e o médico obterá um diagnóstico em até 90% dos pacientes com os resultados da cultura de três amostras de biópsia pleural em combinação com o exame histológico de uma biópsia pleural em busca de granulomas.

Cerca de 40-80% dos derrames pleurais exsudativos são malignos, enquanto < 90% dos derrames pleurais malignos são exsudativos. Praticamente qualquer forma de câncer pode causar derrames, porém os mais comumente implicados são o câncer de pulmão (um terço) e de mama. Em 5-10% dos derrames pleurais malignos não ocorre identificação de nenhum tumor primário.

Em todos os casos de derrames exsudativos em pacientes com suspeita de malignidade subjacente, amostras de derrame pleural devem ser coletadas e enviadas para exame citológico. O rendimento diagnóstico dependerá da natureza e extensão da malignidade subjacente. A sensibilidade desse exame equivale a 50-65%, mas pode aumentar com a coleta seriada de amostras. Em um paciente com alta probabilidade prévia de malignidade, um exame citológico negativo deverá ser seguido por uma nova toracocentese. Se esse exame também for negativo, deve-se dar preferência à toracoscopia (sensibilidade de 92-96%) em lugar de uma biópsia pleural fechada.

TABELA 9.24 Características de derrames pleurais exsudativos importantes

Etiologia ou tipo de derrame	Aspecto macroscópico	Contagem de leucócitos (células/mcL)	Contagem de hemácias (células/mcL)	Glicose	Comentários
Malignidade	Turva a sanguinolenta; ocasionalmente serosa	1000-100.000 (1-100 × 10⁹/L) M	100 (0,1 × 10⁹/L) a várias centenas de milhares	Igual aos níveis séricos; < 60 mg/dL em 15% dos casos	Eosinofilia incomum; resultados positivos no exame citológico
Parapneumônico não complicado	Limpa a turva	5.000-25.000 (5-25 × 10⁹/L) P	< 5.000 (5,0 × 10⁹/L)	Igual aos níveis séricos	Teletoracostomia desnecessária
Empiema	Turva a purulenta	25.000-100.000 (25-100 × 10⁹/L) P	< 5.000 (5,0 × 10⁹/L)	Menor que os níveis séricos; frequentemente muito baixa	Drenagem necessária; odor pútrido sugere infecção anaeróbica
Tuberculose	Serosa a serossanguinolenta	5.000-10.000 (5-10 × 10⁹/L) M	< 10.000 (10 × 10⁹/L)	Igual aos níveis séricos; ocasionalmente < 60 mg/dL	Proteína > 4 g/dL (pode ser > 5 g/dL); o frequente há predomínio de linfócitos (> 50%); eosinófilos (> 10%) ou células mesoteliais (> 5%) o que torna improvável o diagnóstico; ver texto para outros exames diagnósticos
Reumatoide	Turva; coloração amarelo-esverdeada	1.000-20.000 (1-20 × 10⁹/L) M ou P	< 1.000 (1,0 × 10⁹/L)	< 40 mg/dL	Empiema secundário comum; DHL alto, complemento baixo, fator reumatoide alto, cristais de colesterol são característicos
Infarto pulmonar	Serosa a visivelmente sanguinolenta	1.000-50.000 (1-50 × 10⁹/L) M ou P	100 (0,1 × 10⁹/L) a > 100.000 (100 × 10⁹/L)	Igual aos níveis séricos	Achados variáveis; sem características patognomônicas
Ruptura esofágica	Turva a purulenta; coloração marrom-avermelhada	< 5.000 (5 × 10⁹/L) a > 50.000 (50 × 10⁹/L) P	1.000-10.000 (1-10 × 10⁹/L)	Geralmente baixa	Nível alto de amilase (origem salivar); pneumotórax em 25% dos casos; derrame geralmente no lado esquerdo; pH < 6 sugere fortemente o diagnóstico
Pancreatite	Turva a serossanguinolenta	1.000-50.000 (1-50 × 10⁹/L) P	1.000-10.000 (1-10 × 10⁹/L)	Igual aos níveis séricos	Geralmente do lado esquerdo; nível alto de amilase

M: predominância de células mononucleares; P: predominância de leucócitos polimorfonucleares.

C. Exames de imagem

O pulmão tem menor densidade do que a água, flutuando no líquido pleural acumulado em suas regiões mais baixas. Em uma RXT vertical de rotina (Fig. 9.6), aproximadamente 75-100 mL de líquido pleural devem se acumular no sulco costofrênico posterior para que o problema possa ser observado em uma projeção lateral; e serão necessários 175-200 mL no sulco costofrênico lateral para a visualização em uma projeção frontal. Na projeção decubital, haverá necessidade de pelo menos 1 cm de líquido para permitir a realização de uma toracocentese às cegas. A ultrassonografia aumenta a segurança da toracocentese; portanto, esse exame deve ser rotineiramente incorporado por operadores treinados. As tomografias computadorizadas do tórax podem identificar acúmulos de apenas 10 mL de líquido, e permitem a avaliação do tórax inteiro.

O líquido pleural pode ficar retido (loculado) por aderências pleurais; nesses casos, ocorre a formação de coleções incomuns ao longo da parede torácica lateral ou no interior das fissuras pulmonares. Coleções de fluido arredondadas ou ovais que se acumulam nas fissuras e que se assemelham a massas intraparenquimatosas são conhecidas como pseudotumores.

Tratamento

A. Derrame pleural transudativo

Os derrames pleurais transudativos ocorrem caracteristicamente na ausência de doença pleural. Portanto, o tratamento deve ser direcionado para o distúrbio subjacente. A realização de uma toracocentese terapêutica para dispneia grave geralmente oferece benefícios apenas temporários. Apenas em raros casos haverá indicação para uma pleurodese ou para a colocação de cateteres pleurais permanentes, mas tais procedimentos são apropriados para o tratamento de sintomas em pacientes selecionados cujos sintomas respondem à drenagem e cujos derrames se revelaram refratários ao tratamento farmacológico máximo.

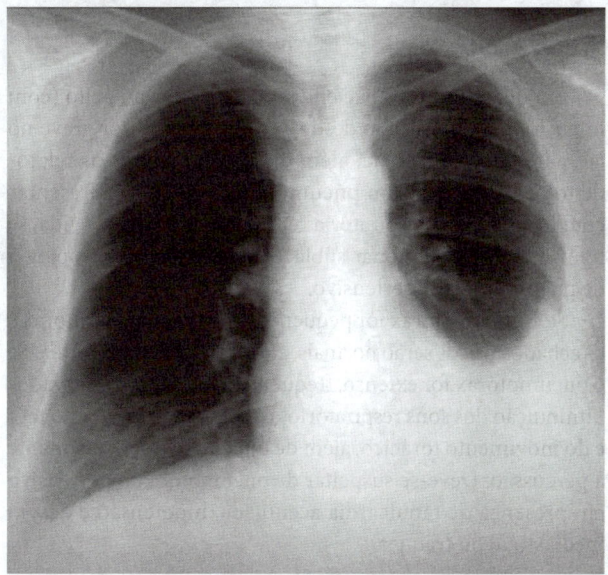

FIGURA 9.6 Derrame pleural esquerdo. Radiografia torácica frontal mostrando uma densidade em forma de menisco no sulco do ângulo costofrênico esquerdo, indicativo de um derrame pleural de tamanho moderado.

Reproduzida de Lechner AJ, Matuschak GM, Brink DS. Respiratory: An Integrated Approach to Disease. McGraw-Hill, 2012.

B. Derrame pleural maligno

A quimioterapia e/ou a radioterapia oferecem um controle temporário para alguns derrames malignos, mas geralmente tais procedimentos são ineficazes em pacientes com câncer de pulmão no espaço pleural, exceto em casos de câncer de pulmão de pequenas células. Em geral, derrames malignos assintomáticos não necessitam de tratamento específico. Os pacientes sintomáticos devem ser tratados com drenagem pleural, seja por meio de uma toracocentese terapêutica inicial para que seja determinada a resposta sintomática à drenagem (possivelmente seguida pela colocação de um cateter pleural permanente), seja pela imediata colocação de um cateter pleural permanente.

C. Derrame pleural parapneumônico

Os derrames pleurais parapneumônicos são divididos em três categorias, cuja classificação só poderá ser determinada pela coleta de uma amostra do líquido: derrames não complicados (simples), complicados, e empiema. **Os derrames parapneumônicos não complicados (simples)** consistem em exsudatos estéreis de fluxo livre, com dimensões modestas e que desapareçam rapidamente com a antibioticoterapia para a pneumonia. Esses pacientes dispensam a drenagem.

Os **derrames parapneumônicos complicados** representam as decisões terapêuticas mais difíceis. Esses derrames tendem a ser maiores do que derrames parapneumônicos simples, com mais evidências de estímulos inflamatórios, como baixos níveis de glicose, pH baixo ou evidência de loculação. A inflamação provavelmente reflete uma invasão bacteriana contínua do espaço pleural, apesar de resultados negativos para as culturas bacterianas. Nesses casos, uma toracostomia tubular deverá ser realizada se a glicose do líquido pleural < 60 mg/dL (< 3,3 mmol/L) ou com pH < 7,2. O médico também pode considerar a drenagem de uma efusão complicada se o pH do líquido pleural estiver situado entre 7,2-7,3 ou com um DHL > 1.000 U/L (> 20 mckat/L). Nesse cenário, a contagem de células e a determinação de proteínas no líquido pleural têm pouco valor diagnóstico.

Empiema é uma infecção macroscópica do espaço pleural, sugerida por uma coloração de Gram ou cultura positiva. O empiema deve ser drenado e em seguida o paciente deverá ser encaminhado ao especialista torácico para que seja determinada a necessidade de uma toracostomia tubular *versus* decorticação para facilitar a eliminação da infecção e diminuir a probabilidade da formação de um invólucro fibroso pulmonar permanente.

Em muitos casos, a drenagem por toracostomia tubular de um empiema ou de derrames parapneumônicos complicados se torna problemática pela presença de loculações, que impede uma drenagem adequada. Estudos controlados não demonstraram que a aplicação intrapleural isolada de agentes fibrinolíticos melhora a drenagem. A combinação da aplicação intrapleural de um ativador de plasminogênio tecidual e de desoxirribonuclease (DNase, uma enzima que catalisa o DNA extracelular e degrada a formação do biofilme no interior da cavidade pleural) demonstrou melhorar o resultado clínico (aumento da drenagem, menor tempo de internação e diminuição dos encaminhamentos cirúrgicos) *versus* placebo ou qualquer dos agentes usado isoladamente. Essa combinação deve ser considerada em pacientes com persistência de febre, leucocitose ou anorexia, apesar dos antibióticos e da toracostomia tubular, ou nos casos em que o pulmão não está conseguindo se reexpandir.

D. Hemotórax

Um hemotórax de pequeno volume, estável ou que revela melhoras nas RXT, pode ser controlado por uma observação cuidadosa. Em todos os outros casos, o hemotórax deve ser tratado com a imediata inserção de um tubo de toracostomia para (1) drenar o sangue e o coágulo existentes e evitar o aprisionamento pulmonar, (2) quantificar o volume de sangramento, (3) reduzir o risco de ocorrência de fibrotórax e (4) permitir a aposição das superfícies pleurais para diminuição da hemorragia. Esses pacientes devem ter uma consulta com o cirurgião torácico. Pode haver necessidade de toracotomia para o controle da hemorragia, remoção do coágulo e tratamento das complicações.

Bedawi EO et al. ERS/ESTS statement on the management of pleural infection in adults. Eur Respir J. 2023;61:2201062. [PMID: 36229045]

Porcel JM et al. Pleural fluid analysis: are Light's criteria still relevant after half a century? Clin Chest Med. 2021;42:599. [PMID: 34774168]

Roberts ME et al. British Thoracic Society Guideline for pleural disease. Thorax. 2023;78(Suppl 3):s1. [PMID: 37433578]

Zheng WQ et al. Pleural fluid biochemical analysis: the past, present and future. Clin Chem Lab Med. 2023;60:233. [PMID: 36383033]

Pneumotórax

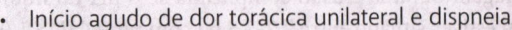

Considerações gerais

O pneumotórax, ou acúmulo de ar no espaço pleural, é classificado como espontâneo (primário ou secundário), traumático ou iatrogênico. O **pneumotórax espontâneo primário** ocorre na ausência de uma doença pulmonar subjacente, enquanto o **pneumotórax espontâneo secundário** é uma complicação de doença pulmonar preexistente. O **pneumotórax traumático** é resultante de um trauma penetrante ou contuso, com inclusão do **pneumotórax iatrogênico**, que ocorre em seguida a procedimentos como uma toracocentese, biópsia pleural, colocação de cateter na veia subclávia ou jugular interna, biópsia pulmonar percutânea, broncoscopia com biópsia transbrônquica e ventilação mecânica com pressão positiva. O **pneumotórax hipertensivo** geralmente ocorre no contexto de um trauma penetrante, infecção pulmonar, RCP ou ventilação mecânica com pressão positiva. Em pacientes com pneumotórax hipertensivo, a pressão do ar no espaço pleural excede as pressões alveolar e venosa ao longo do ciclo respiratório; esse cenário leva à compressão pulmonar e à diminuição do retorno venoso ao hemitórax; um mecanismo de válvula de retenção pode permitir que o ar penetre no espaço pleural durante a inspiração, impedindo sua saída na expiração.

É mais provável que ocorra pneumotórax espontâneo primário entre indivíduos altos, magros e jovens (idade < 45 anos), mais comumente homens. Acredita-se esse distúrbio seja decorrente da ruptura de bolhas apicais subpleurais em resposta às altas pressões intrapleurais negativas. Existe uma correlação entre o tabagismo e a ocorrência de pneumotórax espontâneo primário; essa correlação também é válida para distúrbios do tecido conjuntivo, como as síndromes de Marfan e de Ehlers-Danlos.

O pneumotórax secundário ocorre como uma complicação da DPOC, doença pulmonar intersticial, asma, fibrose cística, tuberculose, pneumonia por *Pneumocystis*, pneumonia bacteriana necrosante, menstruação (pneumotórax catamenial) e grande variedade de doenças pulmonares císticas, como linfangioleiomiomatose, esclerose tuberosa, histiocitose de células de Langerhans e síndrome de Birt-Hogg-Dube (um distúrbio hereditário em que ocorrem numerosos tumores benignos da pele, cistos pulmonares e maior risco de tumores renais benignos e malignos). O pneumotórax secundário, particularmente quando afeta pacientes com doença pulmonar sintomática subjacente, será menos tolerado, por causa da diminuição da reserva respiratória nesse grupo.

Achados clínicos

A. Sintomas e sinais

Em quase todos os pacientes, ocorrem dor no peito (com intensidades que variam desde dor mínima até dor grave no lado afetado) e dispneia; além disso, são comuns os relatos de tosse. Pacientes com pneumotórax podem se apresentar com insuficiência respiratória representando risco de vida, se houver doença pulmonar subjacente ou se ocorrer fisiologia de pneumotórax hipertensivo.

Se o pneumotórax for pequeno (< 15% de um hemitórax), os achados físicos serão normais, afora uma leve taquicardia. Se o pneumotórax for extenso, frequentemente serão observados diminuição dos sons respiratórios diminuídos, do frêmito tátil e do movimento torácico, além de uma nota hiper-ressonante à percussão. Deve-se suspeitar de pneumotórax hipertensivo em presença de taquicardia acentuada, hipotensão e desvio mediastinal ou traqueal.

B. Achados laboratoriais

Em muitos casos não haverá necessidade de uma análise dos GSA, mas esse teste revela hipoxemia e alcalose respiratória aguda na maioria dos pacientes. No ECG, o pneumotórax primário do lado esquerdo pode promover alterações no eixo QRS e na onda T precordial, que podem ser equivocadamente interpretadas como IAM agudo.

C. Exames de imagem

A demonstração radiográfica de uma lucência sem marcações pulmonares entre a parede torácica e o pulmão e a visualização da pleura visceral (uma "linha pleural") têm valor diagnóstico. Alguns pacientes exibem derrame pleural secundário, que demonstra um característico nível de hidroaéreo na radiografia do tórax. Em pacientes em decúbito dorsal, a RXT convencional pode demonstrar o pneumotórax na forma de um sulco costofrênico anormalmente radiolúcido (i.e., sinal do "sulco profundo"). Em pacientes com pneumotórax hipertensivo, as RXT revelam grande quantidade de ar no hemitórax afetado e um desvio contralateral do mediastino.

A ultrassonografia do tórax, efetuada junto ao leito do paciente por médicos ou técnicos experientes, demonstra achados característicos na região do pneumotórax. O ultrassom pode ter maior sensibilidade *versus* uma RXT supina (por circunstâncias clínicas, há necessidade de um posicionamento em decúbito dorsal) para a detecção de pneumotórax em pacientes que sofreram trauma; essa modalidade é frequentemente utilizada nos ambientes de terapia intensiva, embora as comparações entre ultrassom e RXT ou TC relatem características variáveis para os testes.

O médico poderá considerar o uso da TCAR no primeiro pneumotórax espontâneo, com o objetivo de avaliar uma possível doença pulmonar cística subjacente.

Diagnóstico diferencial

Se o paciente for jovem e com características clínicas típicas, geralmente o diagnóstico de pneumotórax espontâneo primário fica evidente, podendo ser confirmado pela RXT.

Ocasionalmente, casos de pneumotórax podem mimetizar IAM, TEP ou pneumonia.

Complicações

O pneumotórax hipertensivo pode ser fatal. Podem ocorrer pneumomediastino e enfisema subcutâneo como complicações do pneumotórax espontâneo. Se for detectada a ocorrência de pneumomediastino, o médico deverá considerar ruptura do esôfago ou de brônquio no diagnóstico diferencial.

Tratamento

O tratamento depende da gravidade do pneumotórax, sendo levados em conta seu tamanho e sintomas, e da natureza da doença subjacente. Em um paciente confiável com um pneumotórax primário estável e espontâneo, poderá ser suficiente uma atitude de observação; muitos casos são espontaneamente resolvidos, na medida em que o ar vai sendo absorvido do espaço pleural. Um estudo dos EUA publicado em 2020 demonstrou que mesmo um pneumotórax moderado a grande em um paciente estável (sem necessidade de oxigênio, sem limitação quanto à deambulação e sem crescimento do pneumotórax ao longo de 4 horas de monitoramento) pode ser controlado sem intervenção, desde que o paciente seja confiável. Em pacientes com pneumotórax primário espontâneo grande ou progressivo, pode-se fazer a drenagem simples do ar pleural por aspiração com agulha, com a ajuda de um cateter de pequeno calibre (p. ex., um angiocateter de calibre 16 ou um cateter de drenagem maior). O tempo de internação hospitalar parece ser menor para pacientes com pneumotórax espontâneo primário tratados por procedimento conservador (observação ou aspiração por agulha). A colocação de um dreno torácico de pequeno calibre (7F-14F) conectado a uma válvula de Heimlich unidirecional fornece proteção contra a ocorrência de pneumotórax hipertensivo; além disso, esse procedimento pode permitir que a observação seja feita na casa do paciente. O paciente deverá ser tratado sintomaticamente para tosse e dor torácica, e monitorado com RXT seriadas de 24-24 horas. Um relatório observacional publicado em 2021 sobre pneumotórax pós-biópsia pulmonar percutânea verificou que na maioria dos pacientes o monitoramento e o tratamento não invasivo serão suficientes.

Pacientes com pneumotórax secundário, pneumotórax hipertensivo, ou que estejam com sintomas graves, ou ainda aqueles que sofram um pneumotórax durante a ventilação mecânica, devem ser tratados com a colocação de um dreno torácico (toracostomia com dreno). O dreno torácico deve ser colocado sob drenagem com vedação hidráulica; a sucção será aplicada até que ocorra a expansão pulmonar. O dreno torácico poderá ser removido depois que o vazamento de ar tiver diminuído.

Todos os pacientes fumantes devem ser aconselhados a parar de fumar, sendo alertados para o maior risco de recorrência com a continuação do tabagismo.

As indicações para tratamento cirúrgico (cirurgia toracoscópica videoassistida) são recorrências de pneumotórax espontâneo, qualquer ocorrência de pneumotórax bilateral, e insucesso da toracostomia com dreno para o primeiro episódio (insucesso do pulmão em se reexpandir, ou vazamento de ar persistente). Também é geralmente recomendada a intervenção cirúrgica para qualquer paciente com pneumotórax secundário (presença de doença pulmonar subjacente) pelo elevado risco de recorrência e porque as consequências das recorrências são mais sérias. A cirurgia permite a ressecção ou o reparo das vesículas ou bolhas responsáveis pelo pneumotórax, bem como uma pleurodese mecânica ou química. Os pacientes considerados não candidatos cirúrgicos aceitáveis podem ser tratados com pleurodese química por meio de um dreno torácico.

Prognóstico

Cerca de 30% dos pacientes com pneumotórax espontâneo apresentam recorrência em seguida à observação ou a uma toracostomia com dreno para o primeiro episódio. A recorrência após a terapia cirúrgica é menos frequente. Em seguida a uma terapia bem-sucedida, não ocorrerão complicações a longo prazo. Nos casos não tratados por intervenção cirúrgica, o pneumotórax secundário tem até 50% de probabilidade de recorrência em seguida ao primeiro evento.

Roberts ME et al. British Thoracic Society Guideline for pleural disease. Thorax. 2023;78(Suppl 3):s1. [PMID: 37433578]

DISTÚRBIOS DO CONTROLE DA VENTILAÇÃO

As principais influências no controle ventilatório são a PcO_2 arterial, o pH, a PO_2 e o pH de tecido do tronco cerebral. Essas variáveis são monitoradas por quimiorreceptores periféricos e centrais. Em condições normais, o sistema de controle ventilatório mantém o pH arterial e a PCO_2 dentro de limites estreitos; já a PO_2 arterial é controlada de forma mais liberal.

O controle anormal da ventilação pode ser observado em diversas condições, que vão desde distúrbios raros, p. ex., hipoventilação alveolar primária, distúrbios neuromusculares, mixedema, inanição e ressecção do corpo carotídeo, até distúrbios mais comuns, p. ex., asma, DPOC, obesidade, IC e distúrbios respiratórios relacionados ao sono. Alguns desses distúrbios serão discutidos nesta seção.

Síndromes de hiperventilação

A hiperventilação é um aumento na ventilação minuto alveolar, resultando em hipocapnia. A hiperventilação pode ser causada por diversas condições, p. ex., gravidez, hipoxemia, doenças pulmonares obstrutivas e infiltrativas, sepse, disfunção hepática, febre e dor. A hiperventilação funcional pode ser aguda ou crônica. A **hiperventilação aguda** se apresenta com hiperpneia, ansiedade, parestesia, espasmo carpopedal e tetania. A **hiperventilação crônica** pode se apresentar com vários sintomas inespecíficos, como fadiga, dispneia, ansiedade, palpitações e tontura. O diagnóstico de síndrome de hiperventilação crônica pode ser estabelecido se os sintomas forem reproduzidos durante a hiperventilação voluntária. Quando os sintomas estão associados a parestesia e tontura, frequentemente o diagnóstico passa desapercebido. Depois de excluídas as causas orgânicas da hiperventilação, o tratamento da hiperventilação aguda consiste em fazer o paciente respirar pelos lábios franzidos ou pelo nariz com uma narina comprimida, ou na reinalação o gás expirado de um saco de papel mantido colado ao rosto, com o objetivo de diminuir a alcalemia respiratória e seus sintomas associados. Medicamentos ansiolíticos também podem ajudar.

Tavel ME. Hyperventilation syndrome: why is it regularly overlooked? Am J Med. 2021;134:13. [PMID: 32791056]

Síndrome de hipoventilação por obesidade (síndrome de Pickwick)

Na síndrome de hipoventilação por obesidade (SHO), a hipoventilação alveolar com a pessoa acordada parece ser decorrente de uma combinação de um impulso ventilatório embotado com um aumento da carga mecânica imposta ao tórax pela obesidade. A hiperventilação voluntária retorna a PCO_2 e a PO_2 aos valores normais, uma correção não observada em doenças pulmonares causadoras de insuficiência respiratória crônica, como a DPOC. Os critérios diagnósticos são: IMC > 30, pressão parcial arterial de dióxido de carbono > 45 mmHg, respiração desordenada no sono e exclusão de outras causas de hipoventilação alveolar. Na maioria das vezes, os pacientes com SHO também sofrem de AOS (90% dos pacientes com SHO), que deve ser tratada agressivamente se for identificada como comorbidade. O tratamento da SHO consiste principalmente em perda de peso, que melhorará a hipercapnia e a hipoxemia, além das respostas ventilatórias à hipóxia e à hipercapnia. Também é recomendável que o paciente evite tomar sedativo-hipnóticos, opioides e bebidas alcoólicas. A VNIPP será útil para muitos pacientes. Pacientes com SHO se encontram em maior risco de sofrer complicações no período perioperatório, p. ex., insuficiência respiratória, necessidade de intubação e IC. A identificação desses pacientes no período perioperatório é uma medida de segurança muito importante.

Kaw R et al. Obesity and obesity hypoventilation, sleep hypoventilation, and postoperative respiratory failure. Anesth Analg. 2021;132:1265. [PMID: 33857968]
Ramírez Molina VR et al. Effectiveness of different treatments in obesity hypoventilation syndrome. Pulmonology. 2020;26:370. [PMID: 32553827]

Distúrbios respiratórios relacionados ao sono

A ventilação anormal durante o sono se manifesta por apneia (cessação da respiração durante pelo menos 10 segundos) ou hipopneia (diminuição do fluxo de ar, com queda de pelo menos 4% na saturação de oxigênio). Os episódios de apneia são considerados **centrais** se o esforço ventilatório estiver ausente durante o episódio apneico, **obstrutivos** se o esforço ventilatório persistir durante todo o episódio apneico, mas sem que ocorra qualquer fluxo de ar devido à obstrução transitória das vias aéreas superiores, ou **mistos**. Apneias do sono dos tipos obstrutivo e misto são mais comuns; essas formas da doença podem estar associadas a uma sonolência diurna que afeta a qualidade de vida e, em suas formas graves, a uma grave hipoxemia durante o sono, podendo causar arritmias cardíacas com risco de vida, hipertensão pulmonar, IC do lado direito, hipertensão sistêmica e eritrocitose secundária. A apneia central do sono é menos prevalente na população geral. Esse tipo de apneia pode ser um achado isolado, ou pode ocorrer em pacientes com IC, AVE com lesões no tronco cerebral e uso de medicamentos opioides.

Folmer RL et al. Prevalence and management of sleep disorders in the Veterans Health Administration. Sleep Med Rev. 2020; 54:101358. [PMID: 32791487]
Gandhi KD et al. Excessive daytime sleepiness: a clinical review. Mayo Clin Proc. 2021;96:1288. [PMID: 33840518]

Apneia obstrutiva do sono

FUNDAMENTOS DO DIAGNÓSTICO

- Sonolência ou fadiga diurna.
- Histórico de ronco alto com eventos apneicos testemunhados.
- A polissonografia noturna demonstra episódios apneicos com hipoxemia.

Considerações gerais

Ocorre obstrução das vias aéreas superiores durante o sono quando a perda do tônus muscular faríngeo normal permite que a faringe entre passivamente em colapso durante a inspiração. Pacientes com vias aéreas superiores anatomicamente estreitas (p. ex., micrognatia, macroglossia, obesidade, hipertrofia tonsilar) estão predispostos à ocorrência de apneia obstrutiva do sono (AOS). A ingestão de bebidas alcoólicas ou de sedativos antes de dormir, ou obstrução nasal de qualquer tipo, como a decorrente de um resfriado comum, pode precipitar ou piorar a condição. Hipotireoidismo e tabagismo são outros fatores de risco para AOS. Antes do estabelecimento de um diagnóstico de AOS, o médico deverá obter um histórico do uso de medicamentos; também deverá excluir a possibilidade de distúrbio convulsivo, narcolepsia e depressão.

Achados clínicos
A. Sintomas e sinais

Na maioria dos casos, os pacientes com AOS ou apneia mista são homens obesos de meia-idade. A hipertensão arterial é um achado comum. Os pacientes podem relatar sonolência diurna excessiva, lentidão matinal e cefaleias, fadiga diurna, comprometimento cognitivo, ganho de peso recente e impotência. Os parceiros de cama geralmente relatam ronco cíclico alto, interrupção da respiração, apneias testemunhadas, inquietação e movimentos de "espancamento" com os membros durante o sono. Também é possível observar alterações de personalidade, capacidade prejudicada de julgamento, problemas relacionados ao trabalho, depressão e deterioração intelectual (comprometimento da memória, incapacidade de concentração). A USPSTF não recomenda o rastreamento de adultos assintomáticos para apneia do sono.

O exame físico pode ser normal, ou pode revelar hipertensão sistêmica e pulmonar, juntamente com IC do lado direito. O paciente pode parecer sonolento ou até mesmo adormecer durante a avaliação. Com frequência, observa-se orofaringe estreitada por dobras excessivas de tecido mole, amígdalas hipertrofiadas, alongamento da úvula, ou língua saliente. Podem ser observados obstrução nasal por desvio do septo, fluxo de ar nasal deficiente e um sotaque nasal durante a fala. Também é comum um aspecto de "pescoço de touro".

B. Achados laboratoriais

A eritrocitose é achado comum. Devem ser obtidas provas de função tireoidiana (TSH sérico, FT_4), para exclusão de hipotireoidismo.

C. Outros estudos

A observação do paciente durante o sono pode revelar roncos altos que são interrompidos por episódios de um esforço respiratório cada vez mais intenso, mas sem que ocorra produção de fluxo de ar. Em geral, um ronco alto acompanha a primeira respiração, em seguida a um episódio de apneia. A avaliação diagnóstica definitiva para suspeita de apneia do sono deve se apoiar em um exame otorrinolaringológico e em uma polissonografia noturna (i.e., o monitoramento de vários fatores fisiológicos durante o sono). Um **exame polissonográfico** completo consiste em eletroencefalografia, eletro-oculografia, eletromiografia, ECG, oximetria de pulso e medição do esforço respiratório e do fluxo de ar. A realização domiciliar de estudos do sono é mais eficaz em pacientes sem doença cardiorrespiratória e com uma probabilidade pré-teste moderada a alta para AOS. Embora os estudos domiciliares não tenham condições de quantificar os estágios do sono, podem fornecer indicadores confiáveis para eventos respiratórios e de dessaturação. A AOS fica determinada pelo cálculo do índice de apneia-hipopneia. O médico deverá considerar o tratamento nos casos em que for obtido um índice de apneia-hipopneia calculado > 5 eventos/hora com sintomas de sono, ou um índice > 15 eventos por hora sem sintomatologia.

Tratamento

Os primeiros passos no tratamento da AOS são a **perda de peso** e a abstinência rigorosa para bebidas alcoólicas e medicamentos hipnóticos. A perda de peso pode ser curativa, mas a maioria dos pacientes não consegue perder os necessários 10-20% do peso corporal. O uso noturno de **pressão positiva contínua nas vias aéreas** (CPAP) é curativo para muitos pacientes. Os aparelhos de pressão positiva automática nas vias aéreas (APAP) permitem uma faixa de pressões (5-20 cm H_2O) que se ajustam automaticamente com base na obstrução do fluxo de ar. Infelizmente, a adesão ao CPAP está abaixo no ideal, e apenas 75% dos pacientes continuam a usar essa terapia depois de transcorrido 1 ano. O fornecimento de oxigênio suplementar pode diminuir a gravidade da dessaturação noturna, mas também pode prolongar as apneias; assim, essa terapia não deve ser prescrita como rotina para o tratamento da AOS. Um **dispositivo mandibular oral** (i.e., dispositivo de reposicionamento mandibular) na hora de dormir, com o objetivo de manter a mandíbula projetada para a frente e de evitar a oclusão faríngea, tem eficácia semelhante à do CPAP no tratamento da AOS leve a moderada.

A **estimulação do nervo hipoglosso** pode ser uma opção para pacientes selecionados com AOS moderada a grave (índice de apneia-hipopneia entre 15-100 eventos/hora) que não toleram ou não respondem ao CPAP. São elegíveis os pacientes que apresentam ausência de colapso concêntrico completo das vias aéreas durante a endoscopia do sono induzida por medicamentos, IMC ≤ 35 (recentemente aprovado pela FDA para IMC < 40), e menos de 25% dos eventos respiratórios são decorrentes de apneias centrais.

A **uvulopalatofaringoplastia** (UPFP), um procedimento que consiste na ressecção do tecido mole da faringe e na amputação de aproximadamente 15 mm da borda livre do palato mole e da úvula, terá utilidade em aproximadamente 50% dos pacientes selecionados. Esse procedimento tem maior eficácia na eliminação do ronco, e não nos episódios apneicos. O médico recorrerá a uma **septoplastia nasal** se houver deformidade anatômica visível do septo nasal. A **traqueostomia** alivia a obstrução das vias aéreas superiores e suas consequências fisiológicas; esse procedimento é tratamento definitivo para a AOS. No entanto, a traqueostomia resulta em diversos efeitos adversos, como a formação de granuloma, dificuldade de fala e infecção do estoma e das vias aéreas. Além disso, pode ser tarefa difícil cuidar da traqueostomia no longo prazo, sobretudo em pacientes obesos. A traqueostomia e outras abordagens da cirurgia maxilofacial devem ficar reservadas para pacientes que se apresentem com arritmias que representem risco de vida ou com alguma incapacitação grave e que não responderam ao tratamento conservador.

Implantable Upper airway stimulation for obstructive sleep apnea (OSA): summary of safety and effectiveness data (SSED). US Food and Drug Administration (FDA). Available at: https://www.accessdata.fda.gov/cdrh_docs/pdf13/ P130008S090b.pdf
Randerath W et al. European Respiratory Society guideline on non--CPAP therapies for obstructive sleep apnoea. Eur Respir Rev. 2021;30:210200. [PMID: 34853097]
Suurna MV et al. Obstructive sleep apnea: non-positive airway pressure treatments. Clin Geriatr Med. 2021;37:429. [PMID: 34210448]

INSUFICIÊNCIA RESPIRATÓRIA AGUDA

A insuficiência respiratória é definida como uma disfunção respiratória que resulta em anormalidades da oxigenação ou da ventilação (eliminação de CO_2) suficientemente graves a ponto de ameaçar o funcionamento de órgãos vitais. Os critérios dos GSA para insuficiência respiratória não são absolutos, mas podem ser arbitrariamente estabelecidos como se segue: PO_2 < 60 mmHg (7,8 kPa) ou PCO_2 > 50 mmHg (6,5 kPa). A insuficiência respiratória aguda (IRA) pode ocorrer em uma variedade de distúrbios pulmonares e não pulmonares (Tab.

9.25). Nesta seção serão revisados apenas alguns princípios terapêuticos gerais selecionados.

Achados clínicos

Os sinais e sintomas da IRA são aqueles da doença subjacente, em combinação com os da hipoxemia ou hipercapnia.

TABELA 9.25 Causas selecionadas de IRA em adultos

Distúrbios das vias aéreas	Distúrbios neuromusculares e relacionados
Asma	Doenças neuromusculares primárias
Exacerbação aguda de bronquite crônica ou enfisema	Síndrome de Guillain-Barré
Obstrução da faringe, laringe, traqueia, brônquio principal ou brônquio lobar por edema, muco, massa ou corpo estranho	Miastenia grave
	Poliomielite
	Polimiosite
Edema pulmonar	Induzida por fármacos ou toxinas
Aumento da pressão hidrostática	Botulismo
Disfunção do VE (p. ex., isquemia miocárdica, IC)	Organofosforados
Regurgitação mitral	Agentes bloqueadores neuromusculares
Obstrução do fluxo de saída do átrio esquerdo (p. ex., estenose mitral)	Aminoglicosídeos
	Lesão da medula espinhal
Estados de sobrecarga de volume	Lesão ou disfunção do nervo frênico
Aumento da permeabilidade capilar pulmonar	Distúrbios eletrolíticos
	Hipocalemia
Síndrome do desconforto respiratório agudo	Hipofosfatemia
Lesão pulmonar aguda	Mixedema
Etiologia obscura	**Distúrbios do SNC**
Causa neurogênica	Fármacos: sedativos, hipnóticos, opioides, anestésicos
Pressão negativa (obstrução das vias aéreas inspiratórias)	Distúrbios do centro respiratório do tronco cerebral: trauma, tumor, distúrbios vasculares, hipotireoidismo
Reexpansão	
Causa associada a tocolíticos	Hipertensão intracraniana
	Infecções do SNC
Distúrbios pulmonares parenquimatosos	**Aumento da produção de CO$_2$**
Pneumonia	Febre
Doenças pulmonares intersticiais	Infecção
Síndromes de hemorragia alveolar difusa	Hiperalimentação com excesso de ingestão calórica e de carboidratos
Aspiração	Hipertireoidismo
Contusão pulmonar	Convulsões
Distúrbios vasculares pulmonares	Tremores intensos
Tromboembolia	Medicamentos/drogas
Embolia aérea	
Embolia por líquido amniótico	
Distúrbios da parede torácica, diafragma e pleura	
Fratura de costela	
Tórax instável	
Pneumotórax	
Derrame pleural	
Ascite massiva	
Distensão abdominal e síndrome de compartimento abdominal	

O principal sintoma da hipoxemia é a dispneia, embora possa existir uma hipoxemia profunda na ausência de queixas. Os sinais de hipoxemia são cianose, inquietação, confusão, ansiedade, *delirium*, taquipneia, bradicardia ou taquicardia, hipotensão ou hipertensão, disritmias cardíacas e tremores. Dispneia e cefaleia são os sintomas mais evidentes da hipercapnia. Os sinais de hipercapnia são hiperemia periférica e conjuntival, hipertensão, taquicardia, taquipneia, comprometimento da consciência, papiledema, mioclonia e asterixis. Os sinais e sintomas da IRA são pouco sensíveis e inespecíficos; assim, o médico deve ter uma atitude de forte suspeita; se estiver suspeitando de insuficiência respiratória, deverá solicitar uma análise de GSA.

Tratamento

O tratamento do paciente com IRA consiste em (1) tratamento específico direcionado à doença subjacente, (2) cuidados de suporte respiratório direcionados à manutenção adequada das trocas gasosas e (3) cuidados de suporte geral. Apenas os dois últimos aspectos serão discutidos a seguir.

A. Suporte respiratório

O suporte respiratório tem aspectos não ventilatórios e ventilatórios.

1. **Aspectos não ventilatórios** – O principal objetivo terapêutico em casos de insuficiência respiratória hipoxêmica aguda é a garantia de uma oxigenação adequada para os órgãos vitais. A concentração de oxigênio inspirado deve ser do menor valor que resulte em uma saturação de hemoglobina arterial ≥ 88% (PO$_2$ ≥ 55 mmHg ou 7,3 kPa). Não foi comprovado que tensões de oxigênio arterial mais altas sejam benéficas, podendo mesmo ser prejudiciais. Em casos raros, a restauração da normoxemia poderá causar hipoventilação em pacientes com hipercapnia crônica; mas o médico não deverá recusar a oxigenoterapia por causa dessa preocupação. Em pacientes com doença obstrutiva das vias aéreas, geralmente a hipoxemia pode ser corrigida com facilidade pela administração de oxigênio de baixo fluxo por cânula nasal (1-3 L/minuto) ou por máscara de Venturi (24-40%). Haverá necessidade de concentrações mais altas de oxigênio para corrigir a hipoxemia em pacientes com SDRA, pneumonia e outras doenças pulmonares parenquimatosas. O uso de cânulas nasais umidificadas de alto fluxo proporciona um fornecimento ajustável de oxigênio e a eliminação de dióxido de carbono (dependente do fluxo) pelas vias aéreas superiores, o que resultará em menor esforço respiratório e em melhor correspondência da demanda respiratória durante o desconforto respiratório. Em casos de hipoxemia causada por IRA, foi demonstrado que a oxigenação com o uso de cânulas nasais de alto fluxo umidificadas tem eficiência similar e, em alguns casos, superior à suplementação convencional de oxigênio de baixo fluxo e à ventilação não invasiva com pressão positiva (VNIPP); entretanto, o uso de cânulas nasais de alto fluxo não influencia as taxas de mortalidade, sendo incerto seu

impacto nos percentuais de intubação, tempo de internação, dispneia e conforto.

2. Aspectos ventilatórios – O suporte ventilatório consiste em manter a permeabilidade das vias aéreas e garantir uma ventilação alveolar adequada. O paciente poderá ser mecanicamente ventilado por máscara (não invasiva) ou por intubação traqueal.

A. **Ventilação não invasiva com pressão positiva** – A VNIPP administrada por máscara facial completa ou por máscara nasal é o tratamento de primeira linha em pacientes com DPOC e com insuficiência respiratória hipercápnica que possam proteger e manter a permeabilidade de suas vias aéreas, controlar suas próprias secreções e tolerar a máscara. Vários estudos demonstraram a eficácia dessa terapia em termos da redução dos percentuais de intubações e de internações na UTI em pacientes com insuficiência ventilatória. Para a maioria dos pacientes, o procedimento preferível é um modo de ventilação por pressão positiva em dois níveis. Pacientes com lesão pulmonar aguda ou SDRA, ou que estejam com um grave comprometimento da oxigenação, terão menos probabilidade de se beneficiar com esses procedimentos; portanto, deverão ser intubados se necessitarem de ventilação mecânica.

B. **Intubação traqueal** – As indicações para intubação traqueal são (1) hipoxemia, apesar do oxigênio suplementar; (2) obstrução das vias aéreas superiores; (3) comprometimento da proteção das vias aéreas; (4) incapacidade de eliminar secreções; (5) acidose respiratória; (6) fadiga geral progressiva, taquipneia, uso dos músculos respiratórios acessórios ou deterioração do estado mental; e (7) apneia. Pacientes com insuficiência respiratória submetidos a ventilação nasal intermitente com pressão positiva (VNIPP) e que não melhoraram em 30-90 minutos deverão ser intubados. Em situações de emergência ou de urgência, geralmente se deve dar preferência à intubação orotraqueal em lugar da intubação nasotraqueal, por ser procedimento mais fácil, rápido e menos traumático. A ponta do tubo endotraqueal deve ser posicionada 2-4 cm acima da carina, com verificação por RXT imediatamente após a intubação. Devem ser usados apenas tubos traqueais com *cuffs* cheios com ar de alto volume e baixa pressão. A pressão de inflação do *cuff* deve ser mantida abaixo dos 20 mmHg, se possível, para que a lesão da mucosa traqueal seja minimizada.

C. **Ventilação mecânica** – As indicações para ventilação mecânica são (1) apneia, (2) hipercapnia aguda não rapidamente revertida por terapia específica apropriada, (3) hipoxemia grave e (4) fadiga progressiva do paciente, apesar do tratamento apropriado.

O médico conta com vários modos de ventilação com pressão positiva. A ventilação mecânica controlada (VMC; também conhecida como *assist-control* [A-C]) e a ventilação mandatória intermitente sincronizada (VMIS) são modos ventilatórios nos quais o ventilador fornece a cada minuto um número mínimo de respirações dentro de um padrão especificado (i.e., um volume definido, ou uma pressão definida). Tanto na VMC como na VMIS, o paciente pode acionar o ventilador para fornecer respirações extras. Atualmente, contamos com diversos outros modos alternativos de ventilação mecânica; os mais populares são a ventilação de suporte de pressão (VSP), a ventilação assistida proporcional e o CPAP.

A pressão positiva expiratória final (Peep) pode ser aplicada para melhorar a oxigenação em pacientes com doença pulmonar parenquimatosa difusa, como SDRA. Peep deve ser usada com cautela em pacientes com doença parenquimatosa localizada, enfisema, hiperinsuflação, ou que necessite de pressão muito alta nas vias aéreas durante a ventilação mecânica.

D. **Complicações da ventilação mecânica** – São numerosas as complicações possíveis em pacientes sob ventilação mecânica. A migração da ponta do tubo endotraqueal para um brônquio principal pode causar atelectasia do pulmão contralateral e distensão excessiva do pulmão intubado. Barotrauma se refere à ruptura e perda de integridade do espaço alveolar, que ocorre secundariamente a altas pressões transmurais aplicadas durante a ventilação com pressão positiva. O barotrauma se manifesta pela ocorrência de enfisema subcutâneo, pneumomediastino, cistos aéreos subpleurais, pneumotórax ou embolia gasosa sistêmica. Algumas vezes, usa-se o termo volutrauma com referência à sutil lesão parenquimatosa decorrente da excessiva distensão dos alvéolos por volumes correntes excessivos sem que ocorra ruptura alveolar, sendo mediada por mecanismos inflamatórios, não físicos. A principal estratégia para evitar a ocorrência de volutrauma é o uso de ventilação com baixo volume corrente (a literatura sobre SDRA apoia o uso de um volume corrente de 6 mL/kg de peso corporal ideal).

A alcalose respiratória aguda causada pela hiperventilação ocorre comumente. Uma hipotensão induzida pela elevação da pressão intratorácica com diminuição do retorno de sangue venoso sistêmico ao coração poderá ser observada em pacientes tratados com Peep, e sobretudo naqueles com depleção de volume intravascular, mas também em pacientes com obstrução grave do fluxo de ar e em altas taxas respiratórias que promovem hiperinsuflação dinâmica ("empilhamento da respiração"). A pneumonia associada ao uso do ventilador é outra complicação grave da ventilação mecânica.

B. Cuidados gerais de suporte

A presença de hipocalemia e hipofosfatemia pode piorar a hipoventilação, devido à debilitação dos músculos respiratórios. O médico deverá titular cuidadosamente sedativo-hipnóticos e analgésicos opioides, para que não ocorra sedação excessiva nem *delirium*, o que resultará no prolongamento do tempo de intubação. Utiliza-se a paralisia temporária com um agente bloqueador neuromuscular não despolarizante para facilitação da ventilação mecânica e também para a redução do consumo de oxigênio. A debilidade muscular prolongada, causada por miopatia aguda, é uma possível complicação com o uso desses agentes.

Alguns aspectos vitais do tratamento abrangente para pacientes com IRA são suporte psicológico e emocional para o paciente e sua família, cuidados com a pele para que não ocorram lesões por pressão, e uma prevenção meticulosa para infecções ligadas aos cuidados clínicos e para as complicações associadas ao uso de tubos endotraqueais

Também deve ser dada atenção à prevenção de complicações associadas a doenças graves. É possível diminuir o risco de ocorrência de TVP e de TEP com a administração SC de heparina ou de heparina de baixo peso molecular (HBPM) (ver Tab. 16.14), ou pela aplicação de dispositivos de compressão sequencial nos membros inferiores.

Curso e prognóstico

O curso e o prognóstico da IRA variam e dependem da doença subjacente. O prognóstico para casos de IRA causados por *overdose* de sedativos ou de opioides não complicados é excelente. IRA em pacientes com DPOC que não necessitem de intubação nem de ventilação mecânica terão um bom prognóstico imediato. Por outro lado, pacientes com SDRA e insuficiência respiratória associadas à sepse têm mau prognóstico.

Grieco DL et al. Physiological comparison of high-flow nasal cannula and helmet noninvasive ventilation in acute hypoxemic respiratory failure. Am J Respir Crit Care Med. 2020;201:303. [PMID: 31687831]

Qaseem A et al. Appropriate use of high flow nasal oxygen in hospitalized patients for initial or postextubation management of acute respiratory failure: a clinical guideline from the American College of Physicians. Ann Intern Med. 2021; 174:977. [PMID: 33900796]

Richards H et al. Clinical benefits of prone positioning in the treatment of non-intubated patients with acute hypoxic respiratory failure: a rapid systematic review. Emerg Med J. 2021;38:594. [PMID: 34162630]

Schjørring OL et al; HOT-ICU Investigators. Lower or higher oxygenation targets for acute hypoxemic respiratory failure. N Engl J Med. 2021;384:1301. [PMID: 33471452]

SÍNDROME DO DESCONFORTO RESPIRATÓRIO AGUDO

FUNDAMENTOS DO DIAGNÓSTICO

- Início do desconforto respiratório, geralmente progredindo para insuficiência respiratória, dentro de 7 dias de um insulto clínico.
- Novas opacidades pulmonares radiográficas bilaterais não explicadas por derrame pleural, atelectasia ou nódulos.
- Insuficiência respiratória não totalmente explicada por IC ou sobrecarga de volume.

- Oxigenação prejudicada, com razão entre pressão parcial de oxigênio no sangue arterial (PaO2) e concentração fracionada de oxigênio inspirado (FiO2) < 300 mmHg, com Peep ≥ 5 cm H2O.

Considerações gerais

Enquanto síndrome clínica, a síndrome do desconforto respiratório agudo (SDRA) se fundamenta em três critérios de inclusão, juntamente com um critério de exclusão, conforme foi detalhado anteriormente. A estimativa da gravidade da SDRA se baseia no nível de comprometimento da oxigenação: **leve**, relação PaO_2/FiO_2 entre 200-300 mmHg; **moderada**, relação PaO_2/FiO_2 entre 100-200 mmHg; e **grave**, relação PaO_2/FiO_2 < 100 mmHg.

SDRA pode se seguir a uma ampla variedade de eventos clínicos (Tab. 9.26). Alguns dos fatores de risco comuns para SDRA são sepse, aspiração de conteúdo gástrico, choque, infecção, contusão pulmonar, trauma não torácico, inalação tóxica, quase afogamento e várias transfusões de sangue. Inicialmente, cerca de um terço dos pacientes com SDRA se apresentam com síndrome séptica. Danos às células endoteliais capilares e às células epiteliais alveolares ocorrem comumente em pacientes com SDRA, independentemente da causa ou do mecanismo de lesão pulmonar; tais danos resultam em um aumento da permeabilidade vascular e na diminuição da produção e da atividade do surfactante. Por sua vez, essas anormalidades resultam na formação de edema pulmonar intersticial e alveolar, colapso alveolar e hipoxemia.

TABELA 9.26 Distúrbios selecionados associados à SDRA

Insultos sistêmicos	Insultos pulmonares
Trauma	Aspiração de conteúdo gástrico
Sepse	Embolia por trombo, gordura, ar, ou líquido amniótico
Pancreatite	
Choque	Tuberculose miliar
Transfusões múltiplas	Pneumonia difusa (p. ex., Sars, Covid-19)
Coagulação intravascular disseminada	
Queimaduras	Pneumonia eosinofílica aguda
Medicamentos e *overdose* de medicamentos	Pneumonia em organização criptogênica
Opioides	Obstrução das vias aéreas superiores
Ácido acetilsalicílico	Fumar cocaína *freebase*
Fenotiazinas	Quase afogamento
Antidepressivos tricíclicos	Inalação de gás tóxico
Amiodarona	Dióxido de nitrogênio
Agentes quimioterápicos	Cloro
Nitrofurantoína	Dióxido de enxofre
Protamina	Amônia
Púrpura trombocitopênica trombótica	Fumaça
	Toxicidade por oxigênio
Bypass cardiopulmonar	Contusão pulmonar
Traumatismo craniano	Exposição à radiação
Paraquate	Exposição a grandes altitudes
	Reexpansão ou reperfusão pulmonar

Sars: síndrome respiratória aguda grave; SDRA: síndrome da angústia respiratória aguda.

Achados clínicos

SDRA se caracteriza pelo rápido início de uma dispneia profunda que geralmente ocorre de 12-48 horas após o evento inicial. Ao exame físico, pode-se observar respiração difícil, taquipneia, retrações intercostais e crepitações. A RXT revela a presença de infiltrados bilaterais difusos ou maculosos, que rapidamente se tornam confluentes; caracteristicamente esses infiltrados não afetam os ângulos costofrênicos. São observados broncogramas aéreos em cerca de 80% dos casos. Geralmente o coração tem dimensões normais, e os derrames pleurais são pequenos ou inexistentes. Também ocorre uma hipoxemia acentuada que se mostra refratária ao tratamento com oxigênio suplementar. Muitos pacientes com SDRA sofrem falência de múltiplos órgãos, com particular envolvimento dos rins, fígado, intestino, SNC e sistema cardiovascular.

Diagnóstico diferencial

Considerando que a SDRA é uma síndrome fisiológica e radiográfica, e não uma doença específica, não se aplica estritamente o conceito de diagnóstico diferencial. O médico deve excluir a possibilidade de edema pulmonar de permeabilidade normal ("cardiogênico" ou hidrostático), pois existe tratamento específico para esse distúrbio. Também devem ser excluídas hemorragia alveolar difusa, causas inflamatórias ou autoimunes e pneumonia bilateral. Pode haver necessidade da obtenção de um ecocardiograma de emergência ou de medição da pressão capilar pulmonar por meio de um cateter de artéria pulmonar direcionado ao fluxo em pacientes selecionados com suspeita de disfunção cardíaca; mas deve-se desencorajar o uso rotineiro desses procedimentos em pacientes com SDRA.

Prevenção

Ainda não foi identificada qualquer medida que efetivamente previna a SDRA. Especificamente, Peep, ácido acetilsalicílico profilático ou metilprednisolona IV não conseguem prevenir a SDRA quando administradas precocemente a pacientes com síndrome séptica ou com choque séptico.

Tratamento

O primeiro princípio no tratamento consiste na identificação e tratamento da condição primária que resultou na SDRA. O paciente deverá ficar sob cuidados de suporte meticulosos, para que seja compensada a grave disfunção do sistema respiratório associada à SDRA, e também para a prevenção de complicações.

Em geral, o tratamento da hipoxemia observada em pacientes com SDRA requer intubação traqueal e ventilação mecânica com pressão positiva. Devem ser selecionados os níveis mais baixos de Peep (usados para o recrutamento dos alvéolos atelectásicos) e de oxigênio suplementar necessários para a manutenção da $PaO_2 > 55$ mmHg (7,13 kPa) ou a SaO_2 > 88%. O médico deverá se esforçar para que a FiO_2 baixe com a maior rapidez possível, para que não ocorra toxicidade do oxigênio. Em caso de necessidade, a Peep poderá ser aumentada, se o débito cardíaco e o fornecimento de oxigênio não diminuírem e se as pressões nas vias aéreas não aumentarem excessivamente (i.e., as pressões de platô permanecerem < 30 cm H_2O). Com frequência, o posicionamento do paciente em pronação melhora a oxigenação, por ajudar no recrutamento dos alvéolos atelectásicos; alguns estudos demonstraram que essa posição traz algum benefício em termos de mortalidade em pacientes com SDRA grave. Há controvérsia sobre o uso rotineiro do bloqueio neuromuscular; um estudo de grande porte relatou melhora na taxa de mortalidade, mas um estudo subsequente (que pretendia ser confirmatório) não confirmou esse achado.

Contamos com diversas estratégias para ventilação mecânica. Nos últimos 20 anos, o reconhecimento da possibilidade de uma excessiva dilatação alveolar, causando lesão pulmonar, resultou na generalizada adoção da ventilação de baixo volume corrente. Um estudo multicêntrico com envolvimento de 800 pacientes demonstrou que um protocolo consistindo em ventilação de controle de volume com baixos volumes correntes (6 mL/kg do peso corporal ideal) resultou em uma redução absoluta da taxa de mortalidade de 8,8% *versus* terapia com volumes correntes padrão (definidos como 12 mL/kg do peso corporal ideal). Foram empregadas várias modalidades de ventilação; as modalidades convencionais de ventilação são essencialmente equivalentes, enquanto a ventilação oscilatória de alta frequência não deve ser usada como modalidade inicial.

Já foram minuciosamente estudadas as abordagens ao monitoramento hemodinâmico e ao controle dos líquidos em pacientes com lesão pulmonar aguda. Com base em um RCT prospectivo que comparou o controle hemodinâmico orientado por cateter de artéria pulmonar ou por cateter venoso central, não se deve usar rotineiramente o cateter de artéria pulmonar para tratamento de lesão pulmonar aguda. Um estudo clínico prospectivo e randomizado subsequente que estudou limitação na ingestão de líquidos e diurese conforme a necessidade para a manutenção da PVC < 4 mmHg ou da pressão de oclusão da artéria pulmonar < 8 mmHg (grupo de estratégia conservadora) *versus* um protocolo de controle de líquidos objetivando atingir uma PVC = 10-14 mmHg ou uma pressão de oclusão da artéria pulmonar = 14-18 mmHg (grupo de estratégia liberal) demonstrou que os pacientes participantes no grupo de estratégia conservadora tiveram melhora mais rápida na função pulmonar e passaram um número significativamente menor de dias em ventilação mecânica e na UTI, sem melhora na mortalidade em 60 dias ou piora da insuficiência de órgãos não pulmonares em 28 dias. O fornecimento de oxigênio poderá ser aumentado em pacientes anêmicos, com a garantia de que a concentração de hemoglobina seja de pelo menos 7 g/dL (70 g/L); provavelmente os pacientes não serão beneficiados com níveis mais altos.

Foram investigadas, ou se encontram em estudo, numerosas intervenções terapêuticas inovadoras objetivando melhorar os resultados em pacientes com SDRA. Infelizmente, até o momento, nenhuma dessas investigações relatou benefícios consistentes em estudos clínicos. Os corticosteroides sistêmicos foram exaustivamente estudados, mas com resultados variáveis e inconsistentes. Por isso, não devem ser recomendados.

Outra intervenção terapêutica é a oxigenação por membrana extracorpórea (Ecmo). Um estudo de 2018 que comparou o uso precoce de Ecmo em pacientes com SDRA muito grave *versus* estratégias convencionais baseadas em ventilação de baixo volume corrente não conseguiu demonstrar diferença na mortalidade em 60 dias; mas 28% dos participantes no grupo de controle foram transferidos e passaram a ser tratados com Ecmo. Parece improvável que a Ecmo venha a se tornar uma terapia de primeira linha padrão, mas provavelmente continuará sendo uma opção de salvação para pacientes com SDRA muito grave.

Curso e prognóstico

A mortalidade de pacientes com SDRA tratados com ventilação de baixo volume corrente é de cerca de 30%. As principais causas de morte são a doença primária e complicações secundárias, p. ex., falência de múltiplos órgãos ou sepse. Muitos pacientes que falecem em decorrência da SDRA e de suas complicações vêm a óbito em seguida à descontinuação da ventilação mecânica (ver Cap. 5). A mortalidade por SDRA em hospitais comunitários continua a ser maior do que a verificada em hospitais acadêmicos, possivelmente porque os hospitais comunitários ainda não adotaram a ventilação de baixo volume corrente.

As diferentes síndromes clínicas que resultam em SDRA apresentam prognósticos diferentes. Como exemplo, pacientes com SDRA associada a trauma têm melhor prognóstico (taxa de mortalidade próxima dos 20%), enquanto pacientes com doença hepática em estágio terminal têm uma taxa de mortalidade de 80%. Foi observada uma associação entre um fenótipo hiperinflamatório associado a altos níveis de IL-6 e do receptor de TNF solúvel em pacientes com SDRA precipitada por sepse e disfunções multiorgânicas mais expressivas e a maior mortalidade.

O insucesso em obter a melhora do paciente na primeira semana de tratamento é mau sinal de prognóstico, embora isso possa não valer para casos de SDRA de certas etiologias, como Covid-19. Pessoas que foram afetadas por SDRA tendem a ser jovens, geralmente ocorrendo recuperação da função pulmonar ao longo de 6-12 meses, embora em muitos casos haja permanência de anormalidades residuais, como certos defeitos restritivos ou obstrutivos, baixa capacidade de difusão e comprometimento das trocas gasosas durante a prática de exercício. Essas pessoas também sofrem diminuição na qualidade de vida, que fica afetada por sua saúde, especificamente por causa das doenças pulmonares, e também pelos efeitos sistêmicos (p. ex., atrofia muscular, fraqueza e fadiga).

Grasselli G et al. ESICM guidelines on acute respiratory distress syndrome: definition, phenotyping and respiratory support strategies. Intensive Care Med. 2023;49:727. [PMID: 37326646]

Pfortmueller CA et al. COVID-19-associated acute respiratory distress syndrome (CARDS): current knowledge on pathophysiology and ICU treatment – a narrative review. Best Pract Res Clin Anaesthesiol. 2021;35:351. [PMID: 34511224]

TRANSPLANTE DE PULMÃO

Introdução

O transplante de pulmão é uma opção terapêutica para pacientes com doença pulmonar em estágio terminal e que não responderam a outros tratamentos. Uma análise completa desse tópico está além dos objetivos deste texto; portanto, serão discutidas apenas as questões relacionadas à seleção de candidatos e aos cuidados pós-transplante.

Seleção de candidatos

Pacientes devem ser considerados para transplante de pulmão se forem portadores de doença pulmonar avançada e progressiva, apesar do tratamento clínico apropriado. As indicações mais comuns para o transplante são doença pulmonar intersticial, DPOC, fibrose cística e hipertensão arterial pulmonar. A International Society of Heart and Lung Transplantation elaborou diretrizes para seleção de candidatos; em termos gerais, o candidato ideal tem risco alto (> 50%) de morrer em 2 anos sem um transplante de pulmão, apresenta outras comorbidades mínimas, é muito provável que sobreviva ao transplante, e goza de bom suporte social. Por outro lado, as contraindicações são numerosas: obesidade, tabagismo ativo ou abuso de substâncias, infecção não controlada, malignidade ativa, disfunção orgânica significativa (p. ex., cirrose, DRC, IC, coronariopatia não revascularizável) e não adesão ao tratamento prescrito. Cada centro de transplante tem um processo de seleção ligeiramente diferente; no entanto, a prática comum envolve uma avaliação multidisciplinar detalhada. Idealmente, os pacientes devem ser encaminhados para centros de transplante antes que o transplante se torne uma necessidade urgente.

Cuidados após o transplante

Assim como em outros transplantes de órgãos sólidos, os cuidados do paciente pós-transplante de pulmão devem se deter sobretudo nos aspectos da imunossupressão e da profilaxia contra infecções, e também com o tratamento dos efeitos colaterais da imunossupressão. Na maioria dos casos, o paciente é imunossuprimido por uma combinação de um inibidor de calcineurina (p. ex., tacrolimus), um inibidor do ciclo celular (p. ex., micofenolato mofetila) e glicocorticoides. Muitos centros de transplante rastreiam a rejeição com determinações periódicas por TFP, e também com broncoscopias e biópsias, particularmente nos primeiros 1-2 anos após o transplante.

São complicações comuns: rejeição celular aguda (tratada com intensificação da imunossupressão), infecção, rejeição crônica (para a qual são poucos os tratamentos eficazes) e sequelas da imunossupressão (que podem ser: hipertensão, dislipidemia, diabetes *mellitus*, DRC, osteopenia/osteoporose e aumento do risco de malignidade, sobretudo câncer de pele). Assim, os cuidados pós-transplante dependem de uma cooperação íntima entre a equipe de transplante do paciente e demais médicos envolvidos.

Desfechos após o transplante

Embora o transplante de pulmão possa ser um evento transformador para pessoas que convivem com uma doença pulmonar avançada, a sobrevida a longo prazo permanece limitada a pacientes com transplante de rim ou fígado. De acordo com o relatório da International Society of Heart and Lung Transplantation de 2021, a sobrevida média após o transplante de pulmão era de aproximadamente 7 anos. A sobrevida pode ser afetada por muitas variáveis; duas descobertas consistentes foram que a sobrevida melhora em pacientes submetidos a transplante de pulmão duplo (*versus* único) e naqueles transplantados para fibrose cística (*versus* outras indicações).

Bos S et al. Survival in adult lung transplantation: where are we in 2020? Curr Opin Organ Transplant. 2020;25:268. [PMID: 32332197]

Chambers DC et al. The International Thoracic Organ Transplant Registry of the International Society for Heart and Lung Transplantation: Thirty-Eighth Adult Lung Transplantation Report – 2021; Focus on recipient characteristics. J Heart Lung Transplant. 2021;40:1060. [PMID: 34446355]

Gutierrez-Arias R et al. Exercise training for adult lung transplant recipients. Cochrane Database Syst Rev. 2021;7:CD012307. [PMID: 34282853]

van der Mark SC et al. Developments in lung transplantation over the past decade. Eur Respir Rev. 2020;29:190132. [PMID: 32699023]

Doenças coronarianas, valvares e outros tópicos importantes em cardiologia

Todd Kiefer, MD

Revisão científica da edição brasileira: Dra. Victoria Rivas Vial

CARDIOPATIA CONGÊNITA EM ADULTOS

Nos EUA, há muito mais adultos com doença cardíaca congênita do que crianças, com uma estimativa de 2 milhões de adultos que sobrevivem naquele país com esse problema. Em 2018, o American College of Cardiology (ACC) e a American Heart Association (AHA) divulgaram diretrizes atualizadas para a avaliação e tratamento de pacientes com doença cardíaca congênita em adultos. Em 2020, a European Society of Cardiology (ESC) concluiu sua atualização sobre o mesmo tópico. À medida que o número de pacientes com doença cardíaca congênita em adultos ia crescendo, passou-se a apreciar mais cuidadosamente a necessidade de mais treinamento e diretrizes. Foram fundados um conselho específico para a subespecialidade e foi estabelecido um programa de treinamento. Em 2015, a AHA também emitiu uma declaração científica revisando problemas comuns para adultos com doença cardíaca congênita subjacente e em 2017 publicou outra declaração para pacientes grávidas com doença cardíaca congênita. No mesmo ano, essa instituição publicou uma declaração tratando de problemas não cardíacos nessas pacientes.

Baumgartner H et al. 2020 ESC Guidelines for the management of adult congenital heart disease. Eur Heart J. 2021;42:563. [PMID: 32860028]

Stout KK et al. 2018 AHA/ACC guideline for the management of adults with congenital heart disease: a report of the American College of Cardiology/American Heart Association Task Force on Clinical Practice Guidelines. J Am Coll Cardiol. 2019;73:e81. [PMID: 30121239]

Estenose valvar pulmonar

FUNDAMENTOS DO DIAGNÓSTICO

- Casos graves podem apresentar IC do lado direito.
- P₂ atrasado e suave ou ausente.
- Geralmente, está presente um clique de ejeção pulmonar, que diminui com a inspiração – a única bulha cardíaca direita que *diminui* com a inspiração; todas as outras bulhas cardíacas direitos aumentam.
- A ecocardiografia/Doppler é diagnóstica.
- Pacientes com gradiente de pico da valva pulmonar > 64 mmHg ou com uma média de 35 mmHg por ecocardiografia/Doppler devem ser submetidos à intervenção, independentemente dos sintomas. Caso contrário, operar para sintomas ou evidências de disfunção do VD.

Considerações gerais

A estenose de valva pulmonar ou do infundíbulo do VD aumenta a resistência ao fluxo de saída do VD, aumenta a pressão nesse ventrículo e limita o fluxo sanguíneo pulmonar. Geralmente a estenose pulmonar tem origem congênita e está associada a outras lesões cardíacas. Em pacientes com estenose pulmonar valvar, o fluxo sanguíneo pulmonar avança preferencialmente para o pulmão esquerdo. Na ausência de *shunts* associados, a saturação arterial está normal. Uma estenose pulmonar periférica pode acompanhar a estenose pulmonar valvar e pode fazer parte de uma variedade de síndromes clínicas, p. ex., a síndrome da rubéola congênita. Pacientes que passaram pelo **procedimento de Ross** para valvopatia aórtica (transferência da valva pulmonar para a posição aórtica com um homoenxerto de valva pulmonar aplicado na posição pulmonar) podem apresentar estenose valvar pulmonar pós-operatória não congênita ou estenose da artéria pulmonar (AP) principal, em decorrência de uma resposta imune no homoenxerto. Também podem ocorrer obstruções do fluxo de saída do VD nos casos de um conduto do VD para a AP que fica estenosado em decorrência de alterações degenerativas ao longo do tempo, ou quando ocorre degeneração de uma bioprótese de substituição de valva pulmonar.

Achados clínicos
A. Sintomas e sinais

Casos leves de estenose pulmonar são assintomáticos; mas uma estenose pulmonar moderada a grave pode causar sintomas de dispneia de esforço, síncope, dor no peito e, eventualmente, falha do VD.

Ao exame, geralmente o médico observa uma elevação paraesternal palpável causada pela hipertrofia ventricular direita (HVD), e o trato de saída pulmonar pode ser palpável se a AP estiver dilatada. O médico também observa um sopro sistólico alto e áspero e, ocasionalmente, um frêmito proeminente no segundo e terceiro espaços intercostais esquerdos com localização paraesternal. O sopro irradia em direção ao ombro esquerdo em decorrência do padrão de fluxo no interior da AP principal, aumentando com a inspiração. Em pacientes com estenose pulmonar leve a moderada, pode ser auscultado um clique de ejeção alto precedendo o sopro; esse som diminui com a inspiração, pois o aumento do enchimento do VD pela inspiração abre prematuramente a valva durante a sístole atrial, quando ocorre aumento do fluxo sanguíneo inspiratório para o coração direito. Assim, a excursão da valva durante a sístole é menor com a inspiração do que com a expiração; portanto, o clique será audível durante a inspiração. *Esse é o único evento auscultatório do lado direito a diminuir com a inspiração.* Todos os outros eventos auscultatórios aumentam com o aumento do débito cardíaco direito que ocorre durante a inspiração. Em pacientes com estenose pulmonar grave, a segunda bulha fica obscurecida pelo sopro e o componente pulmonar de S_2 pode estar diminuído, atrasado ou ausente. O médico observará um S_4 do lado direito e uma onda *a* proeminente no pulso venoso nos casos de disfunção diastólica do VD; ou uma onda *c-v* poderá ser observada na pressão venosa jugular se houver regurgitação tricúspide. A regurgitação da valva pulmonar é relativamente incomum em pacientes com estenose pulmonar primária, podendo ser muito difícil de ouvir, pois o gradiente entre a pressão diastólica reduzida da AP e a pressão diastólica elevada do VD pode ser bem pequeno (i.e., regurgitação da valva pulmonar de baixa pressão).

B. ECG e radiografia de tórax

Observa-se desvio do eixo direito ou HVD; ondas P de pico fornecem evidências de sobrecarga do átrio direito (AD). O tamanho do coração pode estar normal nas radiografias, ou podem ser observados VD e AD proeminentes um aumento cardíaco geral, dependendo da gravidade. Frequentemente observa-se dilatação pós-estenótica das artérias pulmonares principal e esquerda. Em geral, a vascularização pulmonar geralmente está normal, embora tenda a haver fluxo preferencial para o pulmão esquerdo.

C. Estudos diagnósticos

Ecocardiografia/Doppler é o instrumento diagnóstico de escolha, pois pode fornecer evidências de uma valva abobadada *versus* uma valva displásica, pode determinar o gradiente através da valva e pode fornecer informações sobre obstrução subvalvar e a presença ou ausência de regurgitação valvar tricúspide ou pulmonar. A classificação da gravidade da estenose pulmonar toma por base o pico ou gradiente médio por ecocardiografia/Doppler (ver Tab. 10.1). Um gradiente menor pode ser significativo se houver disfunção do VD. Geralmente não haverá necessidade de cateterismo para o diagnóstico; essa opção deve ser usada somente se os dados não forem claros, ou em preparação para uma intervenção percutânea ou cirurgia.

Prognóstico e tratamento

Pacientes com estenose pulmonar leve levam uma vida normal sem necessidade de intervenção. Casos de estenose moderada podem ser assintomáticos na infância e na adolescência, mas os sintomas geralmente aparecem à medida que a idade vai aumentando. O grau de estenose piora com o tempo em alguns pacientes; assim, torna-se importante um acompanhamento seriado. Raramente os casos graves de estenose estão associados à morte súbita, mas poderá ocorrer IC direita em pacientes já na faixa dos 20-30 anos. Gravidez e exercícios físicos tendem a ser bem tolerados, exceto em pacientes com estenose grave.

As diretrizes da AHA/ACC e as diretrizes da ESC geralmente são concordantes, embora a ESC sugira que se leve em conta a possibilidade de uma estenose pulmonar grave se a pressão sistólica do VD for > 80 mmHg. As indicações de classe I (definitivas) para intervenção incluem todos os pacientes sintomáticos e todos aqueles com um gradiente pico-a-pico em repouso > 64 mmHg ou com uma média > 35 mmHg, independentemente dos sintomas. Os sintomas podem consistir em cianose em decorrência do desvio da direita para a esquerda por meio de um forame oval patente (FOP) ou de um defeito do septo atrial (DSA). A valvoplastia percutânea por balão é altamente bem-sucedida em pacientes com valva abobadada, sendo o tratamento de escolha. Também é possível recorrer a uma comissurotomia cirúrgica, ou à substituição da valva pulmonar (com uma prótese valvar ou homoenxerto) quando a regurgitação da valva pulmonar for muito grave ou no caso de uma displasia valvar. A obstrução do trato de saída pulmonar causado pela obstrução do conduto VD para AP ou pela estenose da valva pulmonar do homoenxerto pode frequentemente ser aliviada com uma valva pulmonar percutaneamente implantada (a valva *Medtronic Melody* e a valva *Edwards Sapien XT* foram aprovadas pela FDA). Frequentemente, o assentamento dessas valvas fica facilitado pela colocação, primeiramente, de um *stent* no interior do AP, seguido pelo dispositivo transcateter no interior desse *stent*. Tendo em vista que a nova valva do cateter poderá causar compressão da artéria coronária, *um dos requisitos de classe I é a avaliação do efeito do dispositivo na*

TABELA 10.1 Gravidade da estenose da valva pulmonar

Leve	Moderado	Grave
Velocidade de pico < 3 m/s	Velocidade de pico 3-4 m/s	Velocidade de pico > 4 m/s
Gradiente de pico < 36 mmHg	Gradiente de pico 36-64 mmHg	Gradiente de pico > 64 mmHg

Adaptada de J Am Coll Cardiol. 2019;73:e81.

coronária por meio de uma inflação temporária do balão antes da liberação do dispositivo. A substituição percutânea da valva pulmonar também já foi aprovada pela FDA para pacientes com estenose do conduto, ou em seguida à realização do procedimento de Ross. Também já foram realizadas substituições percutâneas da valva *off label* para pacientes com valvopatia pulmonar nativa, inclusive aqueles que passaram por reparo da tetralogia de Fallot (assumindo que as dimensões da raiz da AP sejam suficientemente pequenas para o assentamento de uma valva percutânea).

Não há necessidade de profilaxia para endocardite nos casos de valvas nativas, mesmo após valvoplastia, a menos que tenha havido endocardite prévia da valva pulmonar (uma ocorrência incomum). A profilaxia deverá ser feita se tiver ocorrido substituição cirúrgica ou percutânea da valva. Pesquisas demonstraram a ocorrência de endocardite infecciosa após substituição de valva pulmonar transcateter em 9,5% dos casos em 5 anos e em 16,9% dos casos em 8 anos. Mas a análise multivariada não mostrou qualquer associação entre endocardite infecciosa e tipo específico de valva transcateter.

Quando encaminhar

Todos os pacientes sintomáticos (independentemente do gradiente) e todos os pacientes assintomáticos cujo gradiente de pico da valva pulmonar seja > 64 mmHg ou cujo gradiente médio seja > 35 mmHg devem ser encaminhados a um cardiologista com experiência em cardiopatia congênita em adultos. Os pacientes também necessitarão de intervenção se a cianose tiver como causa um FOP ou DSA, ou se demonstrarem intolerância ao exercício.

McElhinney DB et al. Multicenter study of endocarditis after transcatheter pulmonary valve replacement. J Am Coll Cardiol. 2021;78:575. [PMID: 34353535]

Coarctação da aorta

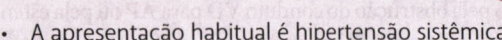

FUNDAMENTOS DO DIAGNÓSTICO

- A apresentação habitual é hipertensão sistêmica.
- A ecocardiografia/Doppler é diagnóstica; um gradiente de pico > 20 mmHg pode ser significativo em decorrência de colaterais ao redor da coarctação, que diminuem o gradiente apesar da obstrução grave.
- Associação com valva aórtica bicúspide em 50-80% dos pacientes.
- Atraso do pulso na artéria femoral *versus* artéria braquial.
- A pressão sistólica é maior nos membros superiores *versus* inferiores; as pressões diastólicas são semelhantes.

Considerações gerais

Coarctação da aorta consiste no estreitamento localizado do arco aórtico imediatamente distal à origem da artéria subclávia esquerda. Se a estenose for grave, haverá formação de circulação colateral ao redor do local da coarctação através das artérias intercostais e dos ramos das artérias subclávias, o que poderá resultar em menor gradiente transcoarctação, permitindo que o fluxo sanguíneo contorne a obstrução. *A coarctação é uma causa de hipertensão secundária e deve ser considerada em pacientes jovens com pressão arterial (PA) elevada*. Mas com frequência observam-se anormalidades no sistema renina-angiotensina, o que contribui para a hipertensão ocasionalmente verificada mesmo após o reparo da coarctação. Valvas bicúspides ocorrem em aproximadamente 50-80% dos casos, com aumento da incidência em pacientes com aneurisma cerebral. Uma coarctação aórtica nativa ou recorrente significativa foi definida como segue: um gradiente pico a pico em repouso de membro superior/membro inferior > 20 mmHg ou gradiente sistólico médio no Doppler > 20 mmHg; gradiente de membro superior/membro inferior > 10 mmHg ou gradiente médio no Doppler > 10 mmHg quando há diminuição da função sistólica do VE ou regurgitação aórtica; ou gradiente de membro superior/membro inferior < 10 mmHg ou gradiente médio no Doppler > 10 mmHg quando há evidência de fluxo colateral ao redor da coarctação. Esses achados devem ser avaliados juntamente com a evidência anatômica de coarctação da aorta, tipicamente definida por estudos de imagens avançados (RM cardíaca, angiografia por TC). As diretrizes da ESC expandiram os critérios de gravidade e atualmente sugerem que a aplicação de um *stent* será apropriada se o paciente for normotenso, mas se tiver um gradiente de pico > 20 mmHg (classe IIa) ou se estenose por angiografia for > 50% (classe IIb).

Achados clínicos
A. Sintomas e sinais

Se a insuficiência cardíaca não ocorrer na infância, geralmente não haverá sintomas até que a hipertensão cause insuficiência do VE. Pode ocorrer hemorragia cerebral, embora apenas raramente. Aproximadamente 10% dos pacientes com coarctação da aorta também se apresentam com aneurismas intracranianos identificados na angiografia por RM ou na angiografia por TC. Aumento da idade foi identificado como um fator de risco. São observadas fortes pulsações arteriais no pescoço e na incisura supraesternal. Há hipertensão nos braços, mas a pressão estará normal ou baixa nas pernas. Essa diferença se torna exagerada pelo exercício. As pulsações femorais são fracas e atrasadas *versus* pulso braquial ou radial. Pode estar presente um sopro contínuo auscultado superiormente e na linha média nas costas, ou sobre a porção anterior do lado esquerdo do tórax quando estão presentes grandes colaterais; essa é uma pista para a gravidade da coarctação. A coarctação *per se* pode resultar em sopros de ejeção sistólica auscultados no anteriormente no campo pulmonar superior esquerdo e, posteriormente, perto da coluna vertebral no lado esquerdo. Pode ser observada uma regurgitação aórtica ou sopro de estenose decorrente da associação com uma valva aórtica bicúspide. A coarctação está associada à síndrome de Turner (uma anormalidade cromossômica sexual [XO]); e esses pacientes podem exibir pescoço alado.

B. ECG e radiografia de tórax

O ECG geralmente revela HVE. A radiografia pode revelar erosão da porção inferior das costelas (**entalhe nas costelas**) decorrente da dilatação de artérias intercostais colaterais. Pode ocorrer dilatação da artéria subclávia esquerda e dilatação aórtica pós-estenótica juntamente com o aumento do VE. A região de coarctação e a dilatação pós-estenótica da aorta descendente podem resultar em um **sinal de "3"** ao longo da sombra aórtica nas radiografias torácicas AP (o entalhe no "3" representa a área de coarctação).

C. Estudos diagnósticos

A ecocardiografia/Doppler geralmente é diagnóstica e pode fornecer outras evidências para uma valva aórtica bicúspide. Tanto a RM como a TC podem fornecer imagens excelentes da anatomia da coarctação, e o médico sempre deverá solicitar qualquer dessas técnicas para que possa definir a estrutura anatômica da coarctação. Tanto a RM como a ecocardiografia/Doppler também podem fornecer estimativas do gradiente através da lesão. O cateterismo cardíaco oferece informações definitivas sobre o gradiente, sendo obviamente necessário se o médico estiver considerando uma colocação de *stent* percutâneo.

Prognóstico e tratamento

Em casos de coarctação grave, a insuficiência cardíaca será comum na infância e em pacientes com mais idade não tratados. Pacientes com um gradiente de pico demonstrado > 20 mmHg devem ser considerados para intervenção, especialmente diante de evidências de vasos sanguíneos colaterais. Conforme foi observado acima, as diretrizes da ESC incorporaram também a gravidade da estenose (> 50%) como definidora de coarctação grave. Muitos pacientes com coarctação grave não tratada morrem antes dos 50 anos por hipertensão, ruptura da aorta, endarterite infecciosa ou hemorragia cerebral. Também vem aumentando a frequência de ocorrência de dissecção aórtica. Qualquer que seja a significância da coarctação, esse problema poderá ser pouco tolerado por mulheres grávidas, por causa da incapacidade em suportar o fluxo placentário.

A ressecção do local da coarctação resulta em uma taxa de mortalidade cirúrgica de 1-4%, além do risco de lesão da medula espinhal. O procedimento intervencionista percutâneo de escolha é o *stent* endovascular; quando anatomicamente viável; já ficou estabelecida a vantagem no uso de *stents* revestidos autoexpansíveis e expansíveis por balão *versus stents* de metal descoberto. Esses *stents* revestidos foram aprovados pela FDA. A maioria dos reparos de coarctação em adultos é realizada percutaneamente. Se essa estratégia não for viável, deve-se recorrer à ressecção cirúrgica (geralmente com anastomose de ponta a ponta). Cerca de 25-50% dos pacientes submetidos à correção cirúrgica continuam a ser hipertensos anos após a cirurgia, em decorrência de alterações permanentes no sistema renina-angiotensina, disfunção endotelial, rigidez aórtica, alteração da morfologia do arco e aumento da rigidez ventricular. Se o reparo foi realizado por dilatação de balão, a aplicação de um *stent* ou uma ressecção cirúrgica poderão

fazer a diferença no desenvolvimento da hipertensão. A possível recorrência da estenose da coarctação pós-intervenção exige um acompanhamento de longo prazo.

Quando encaminhar

Todos os pacientes com coarctação da aorta e com qualquer gradiente detectável devem ser encaminhados a um cardiologista com experiência em cardiopatia congênita em adultos.

Defeito septal atrial e forame oval patente

FUNDAMENTOS DO DIAGNÓSTICO

- Frequentemente assintomático; descoberto em um exame físico de rotina.
- No caso de um DSA e de shunt esquerda-direita: elevação do VD; S2 amplamente dividido e fixo.
- Uma ecocardiografia/Doppler é diagnóstica.
- Os DSA devem ser fechados se houver evidência de sobrecarga de volume No VD, independentemente dos sintomas.
- Raramente um FOP, presente em 25% da população, poderá resultar em êmbolos paradoxais.

Considerações gerais

A forma mais comum de DSA (80% dos casos) é a persistência do *ostium secundum* no septo médio. Uma anormalidade menos comum é a persistência do *ostium primum* (mais abaixo no septo). Na maioria dos pacientes com defeito do *ostium primum*, existem "fendas" da valva mitral ou tricúspide, bem como um defeito do septo ventricular (DSV) como parte do defeito do septo atrioventricular (AV). Um defeito do seio venoso consiste em um orifício, geralmente na parte superior (ou raramente na parte inferior) do septo atrial, causado pela não ocorrência de uma fusão adequada entre a veia cava superior embrionária ou a veia cava inferior com os átrios. Geralmente, o defeito do seio venoso da veia cava superior está associado a uma conexão anômala da veia pulmonar superior direita na veia cava superior. O DSA do seio coronariano é raro; basicamente trata-se de um seio coronariano sem teto que resulta em um desvio do átrio esquerdo (AE) na direção do seio coronariano e, em seguida, para o AD.

Em todos os casos, *o sangue normalmente oxigenado proveniente do AE com alta pressão sofre desvio para o AD, aumentando o débito do VD e o fluxo sanguíneo pulmonar.* Em crianças, o grau de desvio através desses defeitos pode ser bastante considerável grande (relações entre fluxo sanguíneo pulmonar/sistêmico ≥ 3:1). À medida que a complacência do VD vai piorando em função da crônica sobrecarga de volume, a pressão do AD pode aumentar e, ao longo do tempo, o grau de desvio da esquerda para a direita pode diminuir. Eventualmente, se a pressão do AD exceder a pressão do AE, poderá ocorrer reversão do desvio, que passará a ser principalmente da direita para a esquerda. Quando isso acontece, ocorre cianose sistêmica. Assim, o principal fator interveniente na direção do fluxo do desvio é a complacência das respectivas câmaras atriais.

Na maioria dos pacientes com DSA decorrente do alto fluxo sanguíneo pulmonar, as pressões pulmonares estão modestamente elevadas, são realmente incomuns os casos de hipertensão pulmonar grave acompanhada por cianose (**fisiologia de Eisenmenger**), ocorrendo em apenas cerca de 15% dos pacientes com DSA isolado. Na infância ou na vida adulta jovem, é rara a ocorrência de aumento da resistência vascular pulmonar (RVP) e de hipertensão pulmonar secundária à doença vascular pulmonar em defeitos *secundum*; tais ocorrências são mais comuns em defeitos *primum*, especialmente diante de uma associação com DSV. Uma eventual falha do VD poderá ocorrer diante de qualquer *shunt* atrial de dimensões significativas; portanto, a maioria dos *shunts* deverá ser corrigida, a menos que sejam muito pequenos (i.e., *shunt* esquerda-direita < 1,5:1). Em adultos, um grande *shunt* esquerda-direita pode ter começado sofrer reversão; assim, é possível que a medição absoluta do *shunt* esquerda-direita (Qp/Qs, onde Qp = fluxo pulmonar e Qs = fluxo sistêmico) no momento em que o paciente esteja sendo estudado poderá subestimar o tamanho original do *shunt*. Além disso, na maioria das pessoas, é normal que a complacência do VE e do AE diminua ao longo do tempo mais do que a complacência do VD e do AD; por esse motivo, a história natural de pequenos *shunts* septais atriais indica o aumento do *shunt* esquerda-direita, à medida que o tempo passa. Geralmente, ocorre apenas um desvio trivial em pacientes com FOP *versus* pacientes com DSA verdadeiro. Os DSA predispõem à fibrilação atrial em decorrência da dilatação do o aumento do AD, e pode ocorrer a formação de êmbolos paradoxais da direita para a esquerda. Se ocorrer hipertensão pulmonar, as diretrizes de 2018 recomendam que o desvio ainda seja fechado, desde que o desvio da esquerda para a direita ainda seja > 1,5:1 e a pressão sistólica da AP seja menor que a metade da pressão arterial sistêmica e que, além disso, o cálculo da RVP seja menor que um terço da resistência vascular sistêmica.

Curiosamente, êmbolos paradoxais podem ser mais comuns em pacientes com FOP do que COM um verdadeiro DSA, especialmente em presença de um aneurisma do septo atrial. O aneurisma do septo atrial não é um aneurisma verdadeiro, mas simplesmente uma redundância do septo atrial que faz com que oscile para frente e para trás (> 10 mm). Quando presente em um paciente com FOP, a oscilação para frente e para trás tende a abrir o FOP, incentivando o desvio. Esse fenômeno pode ajudar a explicar o porquê da ocorrência mais desvios da direita para a esquerda em pacientes com um aneurisma do septo atrial e com FOP *versus* pacientes apenas com FOP. Esse cenário cria o substrato anatômico para a ocorrência de êmbolos paradoxais. Outros fatores podem distorcer o septo atrial (p. ex., uma dilatação da aorta) e resultar em maior desvio em pacientes com FOP. O desvio do FOP da direita para a esquerda pode ser mais importante na posição vertical *versus* supina, resultando em hipoxemia ortostática (**platipneia-ortodeoxia**). Também pode haver aumento do desvio em pacientes com FOP e apneia do sono, pois a complacência do AD pode piorar durante períodos apneicos, ocasiões em que ocorre aumento das pressões pulmonares.

Achados clínicos

A. Sintomas e sinais

Pacientes com DSA pequeno ou moderado ou com FOP são assintomáticos, a menos que ocorra alguma complicação. Em pacientes com FOP, o desvio é trivial, a menos que a pressão do AD aumente por algum outro motivo, ou o septo atrial esteja distorcido. Pacientes com DAS com desvios maiores poderão se apresentar com dispneia de esforço ou IC, mais comumente na quarta década de vida, ou ainda mais tarde. Nesses casos, pulsações importantes do VD e da AP poderão ser facilmente visualizadas e palpáveis. Será possível auscultar um sopro de ejeção sistólica moderadamente alto no segundo e terceiro espaços intervertebrais paraesternais, como resultado do aumento do fluxo através da valva pulmonar. Ocorre ampla divisão de S_2, que não varia com a respiração. O desvio da esquerda para a direita através do defeito diminui com a inspiração (com o aumento da pressão do RA aumenta), para em seguida aumentar com a expiração (conforme a pressão do RA diminui), mantendo assim o volume sistólico do VD relativamente constante, tanto na inspiração como na expiração. Disso resulta uma **divisão "fixa"** da segunda bulha. Em desvios muito grandes da esquerda para a direita, poderá ser auscultado um ronco tricúspide, decorrente do alto fluxo através da valva tricúspide na fase de diástole.

B. ECG e radiografia do tórax

Pode ocorrer desvio do eixo direito ou HVD, dependendo do nível da sobrecarga de volume do VD. Ocorre bloqueio incompleto ou completo do ramo direito em quase todos os casos de DSA, e pode-se observar um desvio do eixo superior (bloqueio fascicular anterior esquerdo) em pacientes com defeito septal AV completo, quando também ocorre frequentemente um bloqueio cardíaco completo. Em pacientes com defeitos do seio venoso, o eixo P se direciona para a esquerda em +15° devido à ativação atrial anormal, havendo perda do tecido do RA superior ao redor do nó sinusal. Esse cenário gera ondas P negativas nas derivações inferiores. A radiografia torácica revela grandes artérias pulmonares, aumento da vascularização pulmonar e aumento do AD e do VD, como ocorre em todos os *shunts* cardíacos esquerda-direita através da valva pré-tricúspide. Tradicionalmente não ocorre aumento do AE como decorrência de um *shunt* de DSA porque a câmara está sendo descomprimida.

C. Estudos diagnósticos

A ecocardiografia demonstra evidências de sobrecarga de volume do AD e do VD. Em geral, o defeito atrial pode ser observado pela ecocardiografia, embora defeitos do seio venoso possam ser elusivos, pois estão situados em locais elevados no septo atrial. Muitos pacientes com FOP também se apresentam com um aneurisma do septo atrial (definido como uma excursão do septo > 10 mm a partir da posição estática). A ecocardiografia com injeção salina (**contraste de microbolhas**) pode demonstrar o componente da direita para a esquerda do *shunt*, e os estudos de Doppler de fluxo pulsado e de fluxo colorido podem demonstrar o *shunt* em qualquer direção. Em pacientes com platipneia-ortodeoxia, o *shunt* pode resultar principalmente do sangue da veia cava inferior, podendo haver necessidade de uma injeção salina na veia femoral para demonstração do *shunt*. A ecocardiografia transesofágica (ETE) ajudará nos casos em que não tenha sido obtida uma ecocardiografia transtorácica de boa qualidade, porque a técnica melhora a sensibilidade para detecção de pequenos *shunts* e proporciona melhor avaliação da anatomia do FOP ou do DSA. Tanto a TC como a RM podem elucidar a anatomia do septo atrial, detectar mais adequadamente várias fenestrações e demonstrar lesões associadas, p. ex., conexões venosas pulmonares anômalas. A anatomia do septo atrial pode ser complexa, e a RM, a ETE ou a TC podem revelar se existe uma margem adequada ao redor do defeito que permita um posicionamento seguro de um dispositivo oclusor do septo atrial. Esses estudos também podem ajudar na identificação de quaisquer conexões venosas pulmonares anômalas. O cateterismo cardíaco pode definir o tamanho e a localização do *shunt* e também determinar a pressão pulmonar e a RVP.

Prognóstico e tratamento

Pacientes com pequenos *shunts* atriais vivem uma vida normal sem necessidade de intervenção. Mas grandes *shunts* geralmente causam incapacidade por volta da quarta década de vida. Considerando que os desvios da esquerda para a direita e a sobrecarga do VD tendem a aumentar com a diminuição normal na complacência do VE (e subsequentemente do AE) com o avanço da idade, as diretrizes da AHA/ACC e da ESC sugerem que *a realização do fechamento de todos os shunts esquerda-direita > 1,5:1 por um dispositivo percutâneo ou por cirurgia se houver aumento de qualquer estrutura cardíaca direita*. Se a pressão sistólica pulmonar for superior a dois terços da pressão sistólica sistêmica, a hipertensão pulmonar poderá impedir o fechamento do DSA. As diretrizes da ESC acrescentaram a resistência vascular pulmonar aos critérios e consideram como indicação de classe IIa se a RVP estiver situada entre 3-5 unidades Wood; além disso, as diretrizes proíbem o fechamento se a RVP for ≥ 5 unidades Wood. Em presença de hipertensão pulmonar, pode haver necessidade da realização de testes com oclusão transitória do *shunt* por balão e/ou com vasodilatadores pulmonares. A preservação do débito cardíaco em seguida à oclusão transitória com balão e evidências de preservação da vasorreatividade pulmonar por um teste com vasodilatador pulmonar favorecem o fechamento, em presença de hipertensão pulmonar e de pelo menos um *shunt* esquerda-direita de 1,5:1. As diretrizes da ESC também favorecem o retorno do paciente ao laboratório de cateterismo para novo teste com vasodilatadores pulmonares, em lugar do uso de testes agudos, para verificar se a RVP pode ser reduzida para < 5 unidades Wood. Por fim, as diretrizes da ESC sugerem que se considere o fechamento fenestrado em face da hipertensão pulmonar. Recomenda-se o uso de bosentana ou sildenafil diante de uma RVP > 5 unidades Wood e se houver um *shunt* direita-esquerda. Depois dos 40 anos de idade, arritmias cardíacas (especialmente fibrilação atrial) e IC passam a ocorrer com maior frequência, devido à sobrecarga crônica do volume cardíaco direito. A embolização arterial sistêmica paradoxal também se torna mais preocupante à medida que ocorre perda da complacência do VD e com o início da reversão do *shunt* esquerda-direita.

Em geral, os FOP não estão associados a algum *shunt* significativo; portanto, pacientes com esse defeito são hemodinamicamente assintomáticos e possuem um coração de tamanho normal. Mas os FOP podem ser responsáveis pela ocorrência de êmbolos paradoxais; além disso, constituem uma causa possível de **AVE criptogênico** em pacientes com menos de 55 anos. Alguns *shunts* podem ocorrer durante a prática de exercício em pessoas com aumento ou rigidez do coração direito. *Curiosamente, o risco de êmbolos paradoxais recorrentes é baixo, independentemente de o PFO estar ou não fechado, e essa observação diminuiu o valor do fechamento desses defeitos para AVE criptogênicos.* Confundindo ainda mais a vantagem do fechamento do PFO para evitar AVE criptogênicos ou ataques isquêmicos transitórios (AIT), foi descoberta a ocorrência de episódios frequentes de fibrilação atrial paroxística em pacientes com o defeito sob **monitoramento de 30 dias**, sugerindo que a fibrilação atrial seja, na verdade, o real fator de risco de AVE/AIT em alguns pacientes.

Ocasionalmente, um FOP até então não patológico pode se tornar responsável pela ocorrência de cianose, especialmente se a pressão do AD estiver elevada por causa de hipertensão pulmonar ou do VD ou por causa de uma regurgitação tricúspide grave.

A cirurgia envolve sutura ou remendo do forame. Para DSA de *ostium secundum*, deve-se dar preferência ao fechamento percutâneo pelo uso de uma variedade de dispositivos em lugar da cirurgia, nos casos com anatomia apropriada (geralmente isso significa que deve existir uma margem septal atrial adequada ao redor do defeito, onde o dispositivo oclusor possa ser fixado).

Pacientes com hipoxemia (sobretudo ao ficar em pé ou ao praticar exercícios) serão submetidos à oclusão do FOP se nenhuma outra causa para hipoxemia for evidente e se for observado um desvio da direita para a esquerda através do FOP. *Para pacientes que sofreram AVE criptogênico ou AIT, permanece incerto se o fechamento do FOP, seja por técnicas cirúrgicas abertas, seja por técnicas percutâneas, resulta em alguma vantagem com relação à anticoagulação com varfarina, um Doac ou ácido acetilsalicílico.*

Do ponto de vista prático, *pacientes com menos de 55 anos e que sofreram um AVE criptogênico/AIT e nenhuma outra causa identificável, exceto pela presença de um FOP, ainda devem ser considerados para fechamento do FOP.* Uma atualização de 2020 do subcomitê de diretrizes da American Academy of Neurology reafirmou a inexistência de qualquer mudança nesta política geral. A presença de um aneurisma de septo atrial (i.e., um septo com aspecto "mole" no ecocardiograma) foi associada a maior risco de AVE/AIT recorrente em pacientes que sofreram um AVE criptogênico/AIT. Uma investigação para qualquer causa de hipercoagulabilidade e um monitoramento de 30 dias devem fazer parte da avaliação clínica, com o objetivo de excluir outras causas potenciais de AVE criptogênico/AIT.

Em uma meta-análise de dados envolvendo pacientes com AVE criptogênico/AIT e FOP operados para oclusão do FOP, a recorrência de AVE isquêmico foi menos frequente *versus* pacientes que receberam tratamento clínico. A fibrilação atrial é mais frequente (mas principalmente temporária) em pacientes com fechamento por dispositivo. *Não há diferença em termos de AIT, mortalidade por todas as causas ou IAM entre pacientes tratados com medicamentos versus dispositivo de fechamento.* Em um grande estudo multicêntrico na França entre pacientes que tinham sofrido recentemente um AVE criptogênico atribuído a FOP e com um aneurisma do septo atrial ou com um grande *shunt* interatrial associado, o percentual de recorrência de AVE foi menor entre aqueles designados para fechamento de FOP em combinação com terapia antiplaquetária *versus* aqueles designados para monoterapia antiplaquetária. O fechamento do FOP foi associado a maior risco de fibrilação atrial. Um *shunt* residual em seguida ao fechamento do dispositivo também está presente em até 25% dos pacientes. Um relatório do Massachusetts General Hospital constatou que a presença de um *shunt* residual de tamanho médio a grande triplicou o risco de um AVE recorrente ou de AIT.

Quando encaminhar

- Todos os pacientes com DSA devem ser avaliados por um cardiologista com experiência em doenças congênitas em adultos, como garantia de que nenhuma outra doença estrutural esteja presente, bem como para investigar se há aumento do VD.
- Se os tamanhos do AD e do VD permanecerem normais, o paciente deverá passar por uma ecocardiografia seriada a cada 3-5 anos.
- Se os volumes do AD e do VD estiverem aumentados, justifica-se o encaminhamento do paciente a um cardiologista experiente em fechamentos percutâneos.
- Quando não houver identificação de nenhuma outra origem, exceto um FOP com desvio da direita para a esquerda, pacientes com menos de 55 anos que sofreram um AVE criptogênico deverão ser considerados para fechamento do FOP ou para tratamento clínico. A associação com um aneurisma do septo atrial ou evidências de hipercoagulabilidade aumentam o risco. A monoterapia com ácido acetilsalicílico parece *não* ser eficaz. Em pacientes com ou sem fechamento do FOP por dispositivo), a administração de Doac pode ter um papel na prevenção de AVE recorrente.
- Pacientes com cianose e um FOP com evidência de desvio da direita para a esquerda detectada num exame ecocardiográfico com salina agitada (contraste de microbolha), sobretudo se a cianose piorar ao assumir a postura ereta.

Deng W et al. Residual shunt after PFO closure and long-term stroke recurrence. Ann Intern Med. 2020;172:717. [PMID: 33253619]

Messé SR et al. Practice advisory update summary: patent foramen ovale and secondary stroke prevention: report of the Guideline Subcommittee of the American Academy of Neurology. Neurology. 2020;94:876. [PMID: 32350058]

Turc G et al. Atrial septal aneurysm, shunt size and recurrent stroke risk in patients with a PFO. J Am Coll Cardiol. 2020;75:2312. [PMID: 32381162]

Defeito septal ventricular

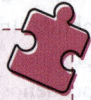

FUNDAMENTOS DO DIAGNÓSTICO

- Um DSV restritivo tem pequenas dimensões e produz um sopro mais intenso *versus* DSV irrestrito, geralmente em companhia de frêmito. Quanto maior o gradiente através do septo, menor o desvio da esquerda para a direita.
- Pequenos defeitos podem ser assintomáticos.
- Defeitos maiores resultam em hipertensão pulmonar (fisiologia de Eisenmenger) se não forem reparados, ou se o circuito pulmonar não for protegido pela obstrução do trato de saída do VD.
- A ecocardiografia/Doppler é diagnóstica.

Considerações gerais

DSV congênitos podem ocorrer em várias partes do septo ventricular. Defeitos septais membranosos e musculares podem fechar espontaneamente na infância, à medida que o septo cresce e hipertrofia. Ocorre um desvio da esquerda para a direita, e seu grau depende da pressão sistólica associada do VD. Quanto menor o defeito, maior o gradiente do VE para o VD e mais alto o sopro. A apresentação em adultos dependerá do tamanho do *shunt* e se há ou não uma associação com estenose pulmonar ou subpulmonar que protege o pulmão da pressão e do volume sistêmicos. Em pacientes com grandes *shunts*, a falta de proteção dos pulmões invariavelmente resulta em vasculopatia pulmonar e em hipertensão pulmonar grave (fisiologia de Eisenmenger). As dimensões do DSV são definidas pela comparação com o tamanho da raiz aórtica; por um diâmetro pequeno ou restritivo do DSV < 25% do diâmetro da raiz aórtica, por um diâmetro moderadamente restritivo do DSV = 25-75% da aorta e por um tamanho irrestrito do DSV > 75% do diâmetro aórtico. O tamanho do DSV também pode ser quantificado com base no Qp/Qs (*shunt* esquerda-direita); ocorre uma lesão restritiva com Qp/Qs < 1,5:1, uma DSV moderadamente restritiva com Qp/Qs = 1,5-2,2:1 e uma lesão irrestrita com Qp/Qs > 2,2:1. Em casos raros de DSV em local alto no septo ventricular, pode ocorrer prolapso de uma cúspide aórtica (cúspide coronariana direita) no DSV e diminuir o *shunt* pelo defeito, mas também poderá resultar em regurgitação aórtica aguda e em IC aguda.

Achados clínicos
A. Sintomas e sinais

As características clínicas dependem do tamanho do defeito e da presença ou ausência de obstrução do fluxo de saída do VD ou do aumento da RVP. Pequenos *shunts* são associados a sopros holossistólicos altos e ásperos no terceiro e quarto espaços intersticiais esquerdos ao longo do esterno. É comum a auscultação de um frêmito sistólico. *Shunts* maiores podem gerar uma sobrecarga de volume e pressão do VE e do VD. Se ocorrer hipertensão pulmonar, também poderá ocorrer regurgitação de alta pressão da valva pulmonar. A IC direita poderá se tornar gradualmente evidente no final do curso, e o *shunt* começará a se equilibrar ou a reverter conforme as pressões sistólicas do VD e do VE forem se igualando com o advento da hipertensão pulmonar. Nesse cenário, poderá então ocorrer cianose por *shunt* direita-esquerda em desenvolvimento. A presença de cianose acompanhada por hipertensão pulmonar e por um *shunt* intracardíaco definem a **síndrome de Eisenmenger**.

B. ECG e radiografia de tórax

O ECG pode ser normal ou pode revelar hipertrofia direita, esquerda ou biventricular, dependendo das dimensões do defeito e da RVP. Em pacientes com grandes *shunts*, a radiografia torácica revela dilatação do VE, do AE e das artérias pulmonares e aumento da vascularização pulmonar. O VD geralmente é normal até o final do processo. Se um aumento da RVP (hipertensão pulmonar) evoluir, será observado aumento do AP com remoção do leito vascular pulmonar distal.

C. Estudos diagnósticos

A ecocardiografia pode demonstrar o tamanho das câmaras sobrecarregadas e geralmente pode definir a anatomia do defeito. Um estudo Doppler pode avaliar qualitativamente a magnitude do *shunt* pela observação do gradiente de VE/VD e, se estiver presente alguma regurgitação tricúspide, será possível estimar a pressão sistólica do VD. O folheto septal da valva tricúspide pode fazer parte da anatomia do ÐSV e o complexo fica evidenciado como um "aneurisma" septal ventricular. Esses "aneurismas" septais membranosos se assemelham a uma "biruta" e podem fenestrar (resultando na presença de um *shunt* de DSV) ou podem permanecer intactos. Um Doppler de fluxo colorido ajuda a delinear a gravidade do *shunt* e a presença de regurgitação valvar. Em geral, os resultados da RM e da TC cardíaca poderão permitir a visualização do defeito, além de descrever quaisquer outras anormalidades anatômicas. A RM também pode proporcionar dados quantitativos do *shunt*.

Geralmente, o cateterismo deve ficar reservado para pacientes com *shunts* pelo menos moderados, para quantificação da RVP e do grau de hipertensão pulmonar. As diretrizes de 2018 sobre cardiopatia congênita em adultos sugerem que, se ainda houver pelo menos um *shunt* esquerda-direita de 1,5:1 e se a RVP for menor que um terço da resistência vascular sistêmica, e ainda se a pressão sistólica da AP for maior que a metade da pressão sistólica aórtica, será aceitável o risco de fechamento do DSV, que deverá ser realizado apesar de alguma hipertensão pulmonar. Se a razão RVP/resistência vascular sistêmica ou a razão pressão sistólica da AP/pressão sistólica aórtica for maior que dois terços ou se houver um *shunt* direita-esquerda persistente, o fechamento será contraindicado.

A vasorreatividade do circuito pulmonar poderá ser testada durante o cateterismo pelo uso de agentes como o óxido nítrico inalado. As diretrizes da AHA/ACC sugerem que se as pressões pulmonares puderem ser reduzidas o suficiente e as proporções citadas acima caírem abaixo dos dois terços, então o reparo será uma estratégia razoável, desde que o desvio do DSV da esquerda para a direita seja > 1,5:1. As diretrizes da ESC publicadas em 2020 não se concentram na proporção PA sistólica pulmonar/PA sistólica sistêmica, mas na pressão pulmonar e na RVP. A presença de uma RVP ≥ 5 unidades Wood é considerada inoperável, a menos que a administração de vasodilatadores pulmonares possa diminuir a RVP para níveis abaixo desse valor. As duas diretrizes atribuíram uma indicação de classe I para bosentana, um bloqueador do receptor endotelial que reduz a pressão pulmonar em pacientes com síndrome de Eisenmenger.

Prognóstico e tratamento

Pacientes com um pequeno DSV têm uma expectativa de vida normal, exceto pelo pequeno risco de uma endocardite infecciosa. A profilaxia antibiótica em seguida a procedimentos odontológicos será recomendável apenas quando o DSV for residual de um prévio fechamento com retalho ou diante de uma associação de hipertensão pulmonar e cianose. Em pacientes com grandes desvios de DSV, poderá ocorrer IC cedo na vida do paciente, não sendo comuns sobrevidas além dos 40 anos sem intervenção. Pequenos desvios (relação de fluxo pulmonar/sistêmico < 1,5) em pacientes assintomáticos dispensam cirurgia ou qualquer outra intervenção. A presença de estenose infundibular do VD ou de estenose da valva pulmonar pode ter efeito protetor para o circuito pulmonar, de modo que alguns pacientes, mesmo os portadores de um grande DSV, ainda podem ser candidatos cirúrgicos quando adultos, se não houver hipertensão pulmonar.

Em geral, o reparo cirúrgico de um DSV é um procedimento de baixo risco, a menos em casos de fisiologia de Eisenmenger significativa. Já há dispositivos para oclusão não cirúrgica de DSV musculares aprovados; e os dispositivos para DSV membranosos estão sendo implantados com resultados promissores; no entanto, distúrbios de condução constituem uma complicação importante. Dispositivos percutâneos também foram aprovados para oclusão de um DSV relacionado a IAM agudo, embora os resultados nesta população de pacientes com risco muito alto não tenham sido encorajadores. No cenário de um IAM agudo, dispositivos também foram aplicados através do septo ventricular durante a cirurgia, como uma forma de ajudar a proporcionar uma base firme, na o cirurgião possa suturar um remendo pericárdico, tendo em vista que casos de DSV em pacientes com IAM agudo estão frequentemente associados a uma com necrose generalizada e a inúmeras vias serpiginosas. Foi descrito um método percutâneo, em que os dois lados do dispositivo são suturados juntos, com uso de uma abordagem subxifoide. Os medicamentos usados para o tratamento da hipertensão pulmonar secundária a um DSV são semelhantes aos usados no tratamento da hipertensão pulmonar idiopática ("primária"); em alguns casos, esses fármacos podem se revelar bastante eficazes no alívio dos sintomas e na redução do grau de cianose. *Todos os pacientes com um shunt direita-esquerda devem receber filtros colocados nas linhas intravenosas, para evitar que qualquer contaminação ou bolhas de ar se tornem sistêmicas.*

Quando encaminhar

Todos os pacientes com um DSV devem ser encaminhados a um cardiologista com experiência em doenças congênitas em adultos para decidir sobre a necessidade, ou não, de um acompanhamento de longo prazo ou de estudos adicionais.

Tetralogia de Fallot

FUNDAMENTOS DO DIAGNÓSTICO

- Cinco aspectos são característicos:
  - DSV.
  - HVD concêntrica.
  - Obstrução do fluxo de saída do VD, causada por estenose infundibular.
  - Sobreposição septal da aorta em metade dos pacientes.
  - Arco aórtico do lado direito em 25%.
- A maioria dos pacientes adultos com tetralogia de Fallot foi operada, geralmente com um retalho para fluxo de saída do VD e fechamento do DSV. Se o patch se superpor ao anel da valva pulmonar, será comum a regurgitação pulmonar.
- Em seguida ao reparo clássico da tetralogia de Fallot, o exame físico poderá ser enganoso, sendo difícil detectar uma regurgitação grave da valva pulmonar.
- A ecocardiografia/Doppler pode subestimar uma regurgitação significativa da valva pulmonar. Deve-se ter cuidado, se o VD estiver aumentado ou aumentando.
- Arritmias são comuns; é recomendável o monitoramento ambulatorial periódico.
- Arritmias graves e morte súbita poderão ocorrer em pacientes com QRS largo e/ou com um VD muito grande.

Considerações gerais

Pacientes com tetralogia de Fallot se apresentam com DSV, estenose infundibular do VD, HVD e uma aorta dilatada (em cerca de metade dos pacientes, a aorta se sobrepõe ao septo). Se o paciente se apresentar com um DSA associado, o complexo passa a ser chamado de **pentalogia de Fallot**. A lesão básica é um grande DSV com migração do septo acima do DSV e abaixo da valva pulmonar. Também pode estar presente uma estenose da valva pulmonar, geralmente causada por uma valva pulmonar bicúspide ou por hipoplasia do fluxo de saída do VD. A aorta pode estar bastante dilatada e pode ocorrer regurgitação aórtica. Nos casos em que > 50% da aorta se sobrepõe ao septo ventricular, esse quadro recebe a denominação de dupla via de saída do VD. Duas anormalidades vasculares são comuns: um arco aórtico do lado direito (em 25%) e uma

artéria coronária descendente anterior esquerda anômala, com origem na cúspide direita (7-9%). Essa última anormalidade é importante, porque a correção cirúrgica deve evitar qualquer laceração da artéria coronária durante o reparo da obstrução do fluxo de saída do VD. Também pode estar presente uma estenose do ramo pulmonar.

A maioria dos pacientes adultos já passou por cirurgia anterior. Se houver obstrução significativa do fluxo de saída do VD no período neonatal, uma derivação arterial sistêmica para AP pode ser o procedimento cirúrgico inicial para melhorar o fluxo sanguíneo pulmonar, embora muitos bebês passem por reparo sem essa primeira etapa. Mas a maioria dos adultos já terá passado por esse reparo paliativo inicial. O procedimento paliativo permite que o sangue alcance o pulmão subperfundido, seja conectando diretamente uma das artérias subclávias a um ramo principal da AP (**shunt Blalock clássico**) ou, mais provavelmente, criando um conduto entre esses dois vasos (**shunt Blalock modificado**). Geralmente, o reparo total da tetralogia de Fallot envolve a aplicação de um retalho de DSV e de um retalho para ampliação do trato de saída de VD; além disso, o cirurgião remove qualquer derivação arterial-AP realizada previamente. Se o retalho do trato de saída de VD se estender através da valva pulmonar até o interior da AP (i.e., retalho transanular), ocorrerá regurgitação da valva pulmonar em graus variáveis. A maioria dos cirurgiões aborda o interior do VD através do átrio direito e através da valva tricúspide, na tentativa de evitar, se possível, um retalho transanular. Ao longo dos anos, a sobrecarga de volume causada pela regurgitação grave da valva pulmonar residual passou a ser o principal problema hemodinâmico a ser tratado em adultos. Um grande retalho de saída de VD é fator contributivo para uma relativa carga de volume do VD. Há possibilidade de ocorrência de arritmias ventriculares na borda do retalho de DSV ou do trato de saída, tendendo a aumentar em sua frequência, à medida que for aumentando o tamanho do VD.

Achados clínicos

Em sua maioria, os pacientes adultos com reparo da tetralogia de Fallot são relativamente assintomáticos, a menos que ocorra IC direita ou se as arritmias se tornarem problemáticas. Os pacientes podem ser ativos e geralmente não necessitam de tratamento específico.

A. Sintomas e sinais

O exame físico deve incluir a verificação dos dois braços para qualquer perda de pulso em decorrência de algum procedimento de derivação prévio realizado na infância. O pulso venoso jugular (PVJ) pode revelar um aumento da onda *a* em função da baixa complacência do VD ou, raramente, uma onda *c-v* devido à regurgitação tricúspide. O arco do lado direito não tem consequências. O precórdio pode estar ativo, geralmente com um persistente sopro de saída pulmonar. P_2 pode ou não ser audível. O examinador pode auscultar um galope do lado direito. E podem estar presentes um DSV residual ou um sopro de regurgitação aórtica.

B. ECG e radiografia de tórax

O ECG revela HVD e desvio do eixo direito; nos pacientes com a tetralogia reparada, geralmente observa-se um padrão de bloqueio do ramo direito. A radiografia torácica revela um coração clássico em forma de bota com proeminência do VD e uma concavidade no trato de saída do VD. Esses achados podem ser menos notáveis após o reparo. A aorta pode estar dilatada e localizada no lado direito. *É importante ressaltar que a importância do exame anual da largura do QRS no ECG, porque uma largura do QRS > 180 ms é um dos riscos para a ocorrência de morte súbita.* A maioria dos especialistas recomenda também um monitoramento ambulatorial periódico (a cada 1-2 anos), especialmente se o paciente se apresentar com palpitações. Outros fatores de risco identificados para arritmias ventriculares são: várias cirurgias cardíacas anteriores, uma pressão diastólica final do ventrículo esquerdo (PDFVE) elevada e idade avançada no momento do reparo. Na verdade, parece que quanto mais o lado esquerdo do coração estiver envolvido, maior o risco de morte súbita.

C. Estudos diagnósticos

A ecocardiografia/Doppler geralmente estabelece o diagnóstico, pela observação de um DSV irrestrito (grande), estenose infundibular do VD e dilatação da aorta. Em pacientes que tiveram sua tetralogia de Fallot reparada, a ecocardiografia/Doppler também proporciona dados sobre a quantidade de regurgitação valvar pulmonar residual em pacientes que receberam um retalho transanular, e sobre a função do VD e VE e a presença de regurgitação aórtica. Níveis sanguíneos elevados de peptídeo natriurético tipo B N-terminal (NT-proBNP) também foram correlacionados com maior aumento do VD.

A RM e a TC cardíacas podem quantificar tanto a regurgitação pulmonar quanto os volumes do VD. Além disso, essas modalidades diagnósticas podem também identificar se há uma estenose do ramo arterial pulmonar nativo ou uma estenose em um local distal a um *shunt* arterial-AP previamente aplicado, ou outras anomalias, p. ex., um DSA. A capacidade da RM cardíaca em quantificar com precisão a gravidade da regurgitação pulmonar e fornecer medições mais precisas para o volume do VD confere vantagem sobre outros estudos de imagens. Pode haver necessidade de cateterismo cardíaco para documentação do grau de regurgitação da valva pulmonar, porque os estudos não invasivos dependem de gradientes de velocidade. A angiografia pulmonar demonstra o grau de regurgitação da valva pulmonar, e a angiografia do VD ajuda a avaliar qualquer aneurisma do trato de saída no pós-operatório.

Alguns especialistas sugeriram a necessidade de estudos eletrofisiológicos com estimulação ventricular e possível ablação da taquicardia ventricular para pacientes que demonstraram evidências de taquicardia ventricular, síncope não explicada, QRS largo, com mais idade, ou estejam prestes a passar por substituição da valva pulmonar.

Prognóstico e tratamento

Alguns pacientes com "exatamente a quantidade certa" de estenose subpulmonar ingressam na idade adulta sem ter passado por correção cirúrgica. Mas a maioria dos pacientes adultos foi submetida a um reparo cirúrgico, inclusive com fechamento do DSV, ressecção do músculo infundibular e inserção de um remendo do trato de saída, para aliviar a obstrução subpulmonar. Pacientes com regurgitação da valva pulmonar devem ser monitorados, como uma forma de garantir que o volume do VD não está aumentando progressivamente. Recomenda-se que pacientes com tetralogia de Fallot passem por monitoramento ecocardiográfico transtorácico da regurgitação da valva pulmonar a cada 12-24 meses, com base no grau de regurgitação. É tarefa difícil diagnosticar uma regurgitação da valva pulmonar com baixa pressão, pelo fato de que as pressões diastólicas do VD tendem a ser elevadas e a pressão diastólica arterial pulmonar tende a ser baixa. Isso significa que existe pouco gradiente entre AP e VD na fase de diástole, de modo que pode o paciente poderá apresentar pouco sopro ou escassa evidência de turbulência no exame com Doppler de fluxo colorido. *Se o VD começar a aumentar, o médico deverá presumir que esse achado é uma decorrência da regurgitação da valva pulmonar, até prova em contrário.* A substituição cirúrgica precoce da valva pulmonar vem sendo cada vez mais favorecida. Os volumes do VD pela RM cardíaca são importantes para que se decida quando intervir se o paciente não for muito sintomático; recomenda-se como ponto de corte um índice de volume diastólico final do VD > 160 mm/m^2 ou um índice de volume sistólico final do VD > 80 mm/m^2. Há também diversos deflagradores para a intervenção, cujos detalhes podem ser encontrados nas diretrizes da AHA/ACC e da ESC. Ainda permanece limitada a abordagem percutânea em casos de regurgitação da valva pulmonar, pois frequentemente os diâmetros de valva percutânea disponíveis são muito pequenos para o diâmetro do anel pulmonar. A válvula Melody é uma prótese de veia jugular bovina de maior tamanho, 22 mm de diâmetro. Válvulas percutâneas stentadas, particularmente a Edwards Sapien XT, vêm sendo usadas com sucesso e podem atender a pacientes com raiz pulmonar com diâmetro maior. Com frequência, o cirurgião aplica um *stent* comum primeiramente no interior da AP; em seguida, coloca a válvula com *stent* no interior desse primeiro *stent*. A expansão da AP não deve impedir o fluxo através de qualquer das artérias coronárias; esse efeito deve ser testado com um teste por expansão de balão, com simultânea obtenção de imagens da artéria coronária (requisito de classe I). Foi observado aumento na incidência por válvula com *stent* em seguida à colocação da válvula Melody; esse achado vem sendo monitorado de perto.

Se houver alguma artéria coronária anômala, então poderá haver necessidade da implantação de um conduto extracardíaco ao redor do vaso anômalo, do VD para o AP, como parte do reparo da tetralogia. Depois de 20 anos de acompanhamento, foi constatada a necessidade de reoperação dos reparos comuns da tetralogia em cerca de 10-15% dos casos, não apenas para regurgitação grave da valva pulmonar, mas também para estenose infundibular residual. Habitualmente a valva pulmonar é substituída por um homoenxerto pulmonar, embora também seja adequada a substituição por uma prótese valvar orgânica porcina. Válvulas bioprotéticas percutâneas com *stent* válvula-em-válvula têm sido usadas com sucesso em pacientes com disfunção cirúrgica da válvula bioprotética. Em alguns casos, faz-se a crioablação do tecido que dá origem às arritmias no momento da reoperação. A estenose pulmonar do ramo pode ser ampliada percutaneamente com a aplicação de um *stent*. Se determinado conduto já tiver sido usado para reparo da obstrução do fluxo de saída do VD, poderá ser possível uma abordagem percutânea com a aplicação de uma valva pulmonar com *stent*. Todos os pacientes terão que passar por profilaxia para endocardite. Em sua maioria, os adultos com hemodinâmica estável poderão ser bastante ativos, e a maioria das mulheres podem engravidar sem maiores problemas, se a função do VD estiver preservada.

É comum a ocorrência de fibrilação atrial, arritmias atriais reentrantes e ectopia ventricular, especialmente após os 45 anos. Ao que parece, as cardiopatias esquerdas causam arritmias com mais frequência do que as cardiopatias direitas. À medida que o paciente vai envelhecendo, casos de disfunção biventricular não são consequências incomuns. Frequentemente, a causa da disfunção do VE associada é multifatorial e em muitos casos, pouco clara. Da mesma forma, a aorta pode sofrer dilatação com a regurgitação aórtica concomitante, e essas lesões poderão se tornar graves o suficiente a ponto de justificar uma intervenção cirúrgica. Pacientes com disfunção do VD e/ou do VE podem necessitar de um desfibrilador profilático.

Quando encaminhar

Todos os pacientes com tetralogia de Fallot devem ser encaminhados a um cardiologista com experiência em doença cardíaca congênita em adultos.

Ros D et al. Infectious endocarditis after percutaneous pulmonary valve implantation with a stent mounted bovine jugular vein valve. Clinical experience and the evaluation of the modified Duke criteria. Int J Cardiol. 2021;323;40. [PMID: 32860844]

VALVOPATIA CARDÍACA

A Tabela 10.2 descreve os achados típicos de cada lesão valvar nativa. A Tabela 10.3 descreve manobras realizadas junto ao leito do paciente para estabelecer diferenças entre os vários sopros sistólicos.

As diretrizes para valvopatia cardíaca da ACC/AHA publicadas em 2017 sugerem que todas as lesões podem ser classificadas clinicamente de forma mais adequada em uma das seis categorias a seguir, com base na anatomia e nos sintomas.

Estágio A: Pacientes em risco de valvopatia cardíaca.

Estágio B: Pacientes com valvopatia cardíaca progressiva (gravidade leve a moderada) e assintomáticos.

Estágio C: Pacientes assintomáticos que atingiram os critérios para valvopatia cardíaca grave.

C1: Lesão valvar grave. Assintomático. Função VE normal.

C2: Lesão valvar grave. Assintomático. Função VE anormal.

Estágio D: Pacientes sintomáticos como resultado de valvopatia cardíaca.

Em 2020, foi publicada a diretriz ACC/AHA para o tratamento de pacientes com valvopatia cardíaca, e este capítulo destacará as mudanças e acréscimos de diretrizes precedentes, publicadas pela primeira vez em 2014 e atualizadas em 2017.

Kronenberg F et al. Lipoprotein(a) in atherosclerotic cardiovascular disease and aortic stenosis: a European Atherosclerosis Society consensus statement. Eur Heart J. 2022;43:3925. [PMID: 36036785]

Otto CM et al. 2020 ACC/AHA guideline for the management of patients with valvular heart disease. J Am Coll Cardiol. 2021;77:450. [PMID: 33342587]

Estenose mitral

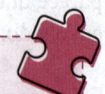

FUNDAMENTOS DO DIAGNÓSTICO

- Fadiga, dispneia de esforço e ortopneia quando a estenose se torna grave.
- Sintomas frequentemente precipitados pelo início de fibrilação atrial ou por gravidez.
- Intervenção indicada para sintomas, fibrilação atrial ou evidência de hipertensão pulmonar.
- A maioria dos pacientes sintomáticos tem uma área da valva mitral < 1,5 cm².

Considerações gerais

Presume-se que a maioria dos pacientes com estenose mitral de valva nativa sofre de doença cardíaca reumática, embora um histórico de febre reumática seja observado em apenas cerca de um terço dessa população (ver a seção sobre febre reumática). A estenose mitral reumática resulta em espessamento dos folhetos, fusão das comissuras mitrais, retração, espessamento e fusão das cordas tendíneas e deposição de cálcio na valva. A estenose mitral também pode ocorrer por causa de doença congênita, com a fusão de cordas tendíneas ou mau posicionamento dos músculos papilares. Os músculos papilares podem estar anormalmente próximos, às vezes tão próximos que se fundem em um único músculo papilar (i.e., **"valva mitral em paraquedas"**). Nesses pacientes, as cordas tendíneas e/ou o tecido valvar também podem estar fundidos. Em pacientes idosos e naqueles em diálise, a calcificação do anel mitral pode enrijecer a valva mitral e reduzir seu movimento, a ponto de ocorrer um gradiente mitral. No anel mitral, o cálcio virtualmente invade o folheto mitral, desde o anel em direção ao interior, ao contrário do que ocorre com o acúmulo de cálcio nos folhetos e comissuras, como pode ser observado em pacientes com doença cardíaca reumática. Também pode ocorrer obstrução da valva mitral em pacientes que passaram por reparo da valva mitral com um dispositivo anular mitral muito pequeno, ou em pacientes operados para substituição

TABELA 10.2 Diagnóstico diferencial para valvopatias cardíacas

	Estenose mitral	Regurgitação mitral	Estenose aórtica	Regurgitação aórtica	Estenose tricúspide	Regurgitação tricúspide
Inspeção	Eritema malar, protuberância precordial e pulsação difusa em pacientes jovens.	Normalmente impulso apical proeminente e hiperdinâmico à esquerda da LMC.	PIM sustentado, onda de enchimento atrial proeminente.	PIM hiperdinâmico à esquerda da LMC e descendente. Pulsações carotídeas visíveis. Leitos ungueais pulsantes (sinal de Quincke), movimento da cabeça (sinal de DeMusset).	Uma onda *a* gigante no pulso jugular com ritmo sinusal. Edema periférico e/ou ascite.	Grande onda *v* no pulso jugular; tempo com pulsação carotídea. Edema periférico e/ou ascite.
Palpação	Sensação de "batida" sobre a área esperada para o PIM. Pulsação do VD no terço esquerdo ao quinto EIC paraesternal quando há hipertensão pulmonar. P_2 pode ser palpável.	PIM forte e rápido; frêmito sistólico sobre PIM. Pulso normal, pequeno ou ligeiramente colapsado.	PIM potente e forte à esquerda e ligeiramente abaixo da LMC. Vibração sistólica sobre a área aórtica, incisura esternal ou artérias carótidas em caso de doença grave. Pulso carotídeo pequeno e lentamente crescente. Se for AS bicúspide, verificar se há atraso na artéria femoral para excluir coarctação.	Impulso apical forte e deslocado significativamente para a esquerda e descendente. Pulsos carotídeos proeminentes. Pulsos rapidamente ascendentes e colapsantes (pulso de Corrigan).	Fígado aumentado e pulsante na sístole ventricular.	Pulsação VD. Pulsação sistólica do fígado.
Bulhas cardíacas, ritmo e pressão arterial	S_1 alto se a valva tiver mobilidade. Clique de abertura após S_2. Quanto pior a doença, mais próximo o intervalo entre o clique de abertura-S_2.	S_1 normal ou imerso na parte inicial do sopro (exceção no prolapso mitral, onde o sopro pode ser tardio). Terceira bulha cardíaca proeminente em caso de RM grave. Fibrilação atrial comum. Pressão arterial normal. Cliques mesossistólicos podem estar presentes e podem ser numerosos.	A_2 normal, suave ou ausente. S_4 proeminente. Pressão arterial normal ou pressão sistólica normal com pressão diastólica alta.	S_1 normal ou reduzido, A_2 alto. Pressão de pulso ampla com pressão diastólica < 60 mmHg. Quando grave, a compressão suave da artéria femoral com o diafragma do estetoscópio pode revelar fluxo diastólico (Duroziez) e pressão na perna à palpação mais elevada (> 40 mmHg) *versus* braço (Hill).	S_1 frequentemente alto.	Pode haver fibrilação atrial.
Sopros						
Localização e transmissão	Localizado no ápice ou próximo a ele. O ronco diastólico é melhor ouvido na posição lateral esquerda; pode ser acentuado se o paciente fizer abdominais. Raramente, sopro diastólico curto ao longo da borda esternal esquerda inferior (Graham Steell) em casos de hipertensão pulmonar grave.	Mais intenso sobre PIM; jatos direcionados posteriormente (i.e., prolapso mitral anterior) transmitidos para a axila esquerda, área infraescapular esquerda; jatos direcionados anteriormente (i.e., prolapso mitral posterior) auscultados sobre o precórdio anterior. Sopro inalterado após batimento prematuro.	Segundo EIC direito paraesternal ou no ápice, auscultado nas artérias carótidas e ocasionalmente na área interescapular superior. Pode soar como insuficiência mitral (IAM) no ápice (fenômeno de Gallaverdin), mas o sopro ocorre após S_1 e para antes de S_2.	Diastólica: mais alta ao longo da borda esternal esquerda no terceiro ao quarto espaço intersticial. Auscultada sobre a área aórtica e ápice. Pode estar associada a sopro médio-diastólico de baixa frequência no ápice (Austin Flint) devido à estenose mitral funcional. Se for causada por dilatação da aorta, o sopro pode irradiar para a borda esternal direita.	Terceiro ao quinto EIC ao longo da borda esternal esquerda. O sopro aumenta com a inspiração.	Terceiro ao quinto EIC ao longo da borda esternal esquerda. Sopro difícil de ouvir, mas aumenta com a inspiração. Abdominais podem aumentar o débito cardíaco e acentuar o sopro.

(continua)

TABELA 10.2 Diagnóstico diferencial para valvopatias cardíacas (continuação)

	Estenose mitral	Regurgitação mitral	Estenose aórtica	Regurgitação aórtica	Estenose tricúspide	Regurgitação tricúspide
Tempo	Relação entre o clique de abertura e A_2 é importante. Quanto maior a pressão do AE, mais precoce o clique de abertura. Acentuação pré-sistólica antes de S_1 se em ritmo sinusal. Graham Steell começa com P_2 (diástole precoce) se houver hipertensão pulmonar associada.	Pansistólica: começa com S_1 e termina em ou após A_2. Pode ser sistólica tardia no prolapso da valva mitral.	Começa após S_1, termina antes de A_2. Quanto mais grave a estenose, mais tardiamente o sopro atinge o pico.	Começa imediatamente após a segunda bulha aórtica e termina antes da primeira bulha (distorcendo ambos); ajuda a diferenciar da RM.	O ronco geralmente segue um clique de abertura audível.	Às vezes, difícil de ouvir. Começa com S_1 e preenche a sístole. Aumenta com a inspiração.
Característica	Grave, sonoro; sopro pré-sistólico se funde com S_1, alto.	Soproso, agudo; sopro nalmente áspero ou musical.	Áspero, grave.	Sopro, geralmente fraco.	Como na estenose mitral.	Soproso, áspero ou musical.
Condições auscultatórias ideais	Após exercício, decúbito lateral esquerdo. Usar o sino do estetoscópio aplicado levemente.	Após o exercício; usar o diafragma do estetoscópio. No prolapso, os achados podem ser mais evidentes em pé.	Usar o diafragma do estetoscópio. Paciente em repouso, inclinado para frente, respiração presa em expiração completa.	Usar o diafragma do estetoscópio. Paciente inclinado para frente, respiração presa na expiração.	Usar o sino do estetoscópio. O sopro geralmente é mais intenso e no pico durante a inspiração. Paciente reclinado.	Usar o diafragma do estetoscópio. O sopro geralmente fica mais intenso durante a inspiração.
Radiografia	Borda cardíaca esquerda reta em decorrência do aumento do apêndice do AE aumentado. Elevação do brônquio principal esquerdo. VD e artéria pulmonar grandes, se houver hipertensão pulmonar. Calcificação na valva mitral em casos de estenose mitral reumática, ou no anel em casos de estenose mitral calcificada.	VE e AE aumentados.	HVE concêntrica. Aorta ascendente proeminente. É comum a calcificação da valva aórtica.	Aumento moderado a grave do VE. Raiz aórtica frequentemente dilatada.	Átrio direito aumentado com SVC proeminente e sombra da ázigos.	Átrio direito e VD aumentados.
ECG	Ondas P amplas em derivações de rotina; fase negativa ampla de P difásica em V_1. Se houver hipertensão pulmonar, surgem ondas P altas e pontiagudas, desvio do eixo para a direita ou HVD.	Desvio do eixo para a esquerda ou HVE evidente. Ondas P amplas, altas ou entalhadas nas derivações de rotina. Fase negativa ampla de P difásica em V_1.	HVE.	HVE.	Ondas P altas e pontiagudas. Possível HVD.	Eixo direito habitual.

(continua)

TABELA 10.2 Diagnóstico diferencial para valvopatias cardíacas (*continuação*)

	Estenose mitral	Regurgitação mitral	Estenose aórtica	Regurgitação aórtica	Estenose tricúspide	Regurgitação tricúspide
Ecocardiografia						
Ecocardiografia bidimensional	Válvula mitral espessada e imóvel com folhetos anterior e posterior se movendo em conjunto. Formato de "taco de hóquei" para folheto anterior aberto em casos de estenose mitral reumática. Calcificação anular com folhetos finos em casos de estenose mitral calcificada. Aumento do AE, VE normal a pequeno. O orifício pode ser tracejado para um cálculo aproximado da área do orifício da valva mitral.	Valva mitral espessada em casos de doença reumática; prolapso da valva mitral; podem ser observados vegetação ou folhetos flácidos. VE dilatado em sobrecarga de volume. Operar para dimensão sistólica final do VE < 4,5 cm.	Ecos densos e persistentes da valva aórtica com excursão deficiente dos folhetos. HVE tardia na doença. Valva bicúspide em pacientes mais jovens.	Valva aórtica anormal ou raiz aórtica dilatada. Vibrações diastólicas do folheto anterior da valva mitral e do septo. Em pacientes com regurgitação aórtica aguda, fechamento prematuro da valva mitral antes do QRS. Quando grave, VE dilatado com contratilidade-de normal ou diminuída. Operar quando a dimensão sistólica final do VE for > 5,0 cm.	Em pacientes com doença reumática, espessamento da valva tricúspide, diminuição da inclinação do enchimento diastólico precoce da valva tricúspide. Em pacientes com carcinoide, folhetos fixos, mas sem espessamento significativo.	VD aumentado com movimento septal paradoxal. Em geral, a valva tricúspide é aberta por cordas deslocadas.
Doppler e ETE de fluxo contínuo e colorido	A meia-vida de pressão prolongada através da valva mitral permite a estimativa do gradiente. AVM estimado a partir da meia-vida de pressão. Evidência indireta de hipertensão pulmonar pela observação da pressão sistólica elevada do VD medida a partir do jato de regurgitação tricúspide.	Fluxo regurgitante mapeado em AE. O uso da ASIP ajuda a avaliar a gravidade da RM. ETE é importante em casos de regurgitação prótese valvar mitral.	Aumento da velocidade do fluxo transvalvar; EA grave quando o jato de pico é > 4 m/s (64 mmHg). A estimativa da área da valva usando a equação de continuidade é pouco reprodutível.	Demonstra regurgitação e estima qualitativamente a gravidade com base no percentual de saída do VE preenchido com o jato e na distância de penetração do jato no VE. ETE é importante em casos de endocardite da valva aórtica para excluir abscesso. O padrão de fluxo mitral descreve a disfunção diastólica.	O tempo de meia pressão prolongado através da valva tricúspide pode ser usado para estimar o gradiente médio. Ocorre estenose tricúspide grave quando o gradiente médio > 5 mmHg.	Fluxo regurgitante mapeado no átrio direito e nas veias cavas. Pressão sistólica do VD estimada pela velocidade do jato da regurgitação tricúspide.

A_2: segundo som aórtico; EA: estenose aórtica; EIC: espaço intercostal; LMC: linha médio-clavicular; RM: regurgitação mitral; AE: átrio esquerdo; AVM: área valvar medida; P_2: segundo som pulmonar; ASIP: área de superfície de isovelocidade proximal; PIM: ponto de impulso máximo; S_1: primeira bulha cardíaca; S_2: segunda bulha cardíaca; S_4: quarta bulha cardíaca; VCS: veia cava superior; ETE: ecocardiografia transesofágica; V_1: derivação 1 do ECG de tórax.

TABELA 10.3 Efeito de várias intervenções em sopros sistólicos

Intervenção	Cardiomiopatia hipertrófica	Estenose aórtica	Regurgitação mitral	Prolapso mitral
Exercício	↑	↑ ou ×	↓	↑
Pegada manual ou agachamento	↓	↓ ou ×	↑	↓
De pé	↑	↑ ou ×	↓ ou ×	↑
Posição supina com pernas elevadas	↓	↑ ou ×	×	↓
Valsalva	↑	↓	↓ ou ×	↑ ou ↓

↑: aumentou; ↓: diminuiu; ×: inalterado.
Reproduzida de Paraskos JA. Combined valvar disease. Em: Dalen JE, Alpert JS, Rahimtoola SH (ed). Valvular Heart Disease, 3.ed. Filadélfia: Lippincott Williams & Wilkins, 2000.

cirúrgica da valva (incompatibilidade da prótese valvar com o paciente, ou degeneração da prótese valvar ao longo do tempo).

Achados clínicos

A. Sintomas e sinais

Duas síndromes clínicas ocorrem classicamente em pacientes com estenose mitral. Em pacientes com estenose mitral leve a moderada, a pressão do AE e o débito cardíaco podem estar essencialmente normais, e o paciente não demonstra sintomas, ou fica sintomático apenas diante de um esforço extremo. A área valvar medida geralmente se situa entre 1,5-1,0 cm². Em pacientes acometidos por estenose mitral grave (área valvar < 1,0 cm²), ocorre hipertensão pulmonar grave como resultado de uma "estenose secundária" do leito vascular pulmonar. Nesse distúrbio, é pouco comum a ocorrência de edema pulmonar, mas predominam os sintomas de baixo débito cardíaco e de IC. Qualquer área valvar medida < 1,5 cm² deve ser considerada significativa.

Um achado característico da estenose mitral reumática é um estalido **de abertura** após A_2, como resultado do enrijecimento da valva mitral. O intervalo entre o estalido de abertura e o som do fechamento aórtico é longo quando a pressão do AE está baixa, mas esse intervalo encurta à medida que a pressão do AE vai aumentando e se aproxima da pressão diastólica aórtica. À medida que a estenose mitral piora, passa a ser audível um sopro diastólico localizado de baixa frequência, cuja duração aumenta com a gravidade da estenose, pois o gradiente mitral continua interferindo por mais tempo na fase de diástole. O sopro diastólico pode ser auscultado mais apropriadamente no ápice, com o paciente deitado na posição lateral esquerda (Tab. 10.2). Também pode estar presente uma regurgitação mitral.

Eventualmente, ocorrerá fibrilação atrial paroxística ou crônica em 50-80% dos pacientes. Qualquer aumento na frequência cardíaca diminui o tempo de enchimento diastólico e aumenta o gradiente mitral. Um aumento repentino na frequência cardíaca pode precipitar a ocorrência de edema pulmonar. Portanto, *é importante que haja controle da frequência cardíaca*: frequências cardíacas lentas permitem maior enchimento diastólico do VE.

B. Estudos diagnósticos

A ecocardiografia é a técnica mais valiosa na avaliação da estenose mitral (Tab. 10.2). O tamanho do AE também pode ser determinado pela ecocardiografia; aumento no tamanho denota maior probabilidade de fibrilação atrial e formação de trombo.

Considerando que a ecocardiografia e a avaliação cuidadosa dos sintomas proporcionam ao médico a maioria das informações necessárias, o cateterismo cardíaco será usado principalmente na detecção de coronariopatia ou miocardiopatia associada, geralmente depois de tomada a decisão de intervir.

Tratamento e prognóstico

Na maioria dos casos, observa-se uma longa fase assintomática que se segue à infecção reumática inicial, sendo seguida por uma limitação sutil das atividades. A gravidez e o correlato aumento no volume sistólico e na frequência cardíaca resultam em um aumento do gradiente de pressão transmitral, podendo ocorrer precipitação dos sintomas. Em particular, mais para o final da gravidez o débito cardíaco continua a ser preservado por um aumento na frequência cardíaca, o que aumenta o gradiente mitral em decorrência do encurtamento do tempo diastólico. Se possível, mulheres portadoras de estenose mitral moderada a grave devem ter o problema corrigido antes de engravidar (quando a área da valva estiver medindo cerca de 2,0 cm²). Pacientes grávidas que se tornam sintomáticas podem ser tratadas cirurgicamente com sucesso, de preferência no terceiro trimestre, embora o tratamento de escolha seja a valvoplastia com balão, se a pontuação ecocardiográfica da valva for suficientemente baixa.

O início da fibrilação atrial frequentemente precipita os sintomas, que melhoram com o controle da frequência ventricular ou com a restauração do ritmo sinusal. Mais comumente, a conversão para o ritmo sinusal e sua manutenção obtêm maior sucesso nos casos de fibrilação atrial ocorrida há pouco tempo (menos de 6-12 meses) e diante de um AE não severamente dilatado (diâmetro < 4,5 cm). *Tão logo tenha ocorrido fibrilação atrial, o paciente deverá ser medicado com varfarina, mesmo que o ritmo sinusal tenha sido restaurado*, tendo em vista a frequente recorrência da fibrilação atrial, mesmo com o tratamento antiarrítmico; além disso, 20-30% desses pacientes sofrerão embolização sistêmica se não forem tratados. Em presença doença apenas leve a moderada, a embolização sistêmica não é indicação para cirurgia, mas deve ser tratada com varfarina. Os Doac (dabigatrana, apixabana, rivaroxabana, edoxabana) não são recomendados pelas diretrizes mais recentes, tendo em vista que a população de pacientes com fibrilação atrial foi excluída dos estudos de aprovação. Um estudo clínico randomizado publicado em 2022 apoia essa recomendação.

As indicações para intervenção se concentram em sintomas como um episódio de edema pulmonar, um declínio na capacidade de praticar exercício, ou em qualquer evidência de hipertensão pulmonar (pressão pulmonar sistólica de pico > 50 mmHg). Alguns especialistas acreditam que a presença de fibrilação atrial também deve ser levada em conta na decisão para uma intervenção. A maioria das intervenções não será realizada até que o paciente esteja sintomático (estágio D) (Fig. 10.1). Em alguns pacientes, os sintomas ocorrerão diante de áreas valvares mitrais calculadas entre 1,5-1,0 cm². Nesses pacientes, os sintomas, ou evidências de hipertensão pulmonar, devem orientar a decisão para a intervenção – e não a área valvar estimada.

Apenas em raros casos o cirurgião opta pela realização de uma comissurotomia mitral aberta; esse procedimento foi substituído pela valvoplastia percutânea por balão. Dados de acompanhamento de 10 anos que compararam a cirurgia *versus* valvoplastia por balão sugerem a inexistência de uma real diferença no resultado entre as duas modalidades. A

substituição da valva fica indicada em pacientes com uma combinação de estenose e regurgitação, ou quando o escore ecocardiográfico da valva mitral fica muito acima dos 8-10 pontos. Para determinar a pontuação da valva, números de 1 a 4 são atribuídos a quatro características da valva: mobilidade, calcificação, espessamento e cicatriz submitral. Assim, a pontuação máxima é 16. A valvoplastia percutânea por balão tem uma taxa de mortalidade muito baixa (menos de 0,5%), além de uma taxa de morbidade também baixa (3-5%). As taxas de mortalidade operatória também são baixas: 1-3% na maioria das instituições. A valvoplastia poderá ser repetida se a morfologia valvar permanecer adequada. Durante a cirurgia, o cirurgião poderá realizar simultaneamente um **procedimento de Maze**, com o objetivo de reduzir arritmias atriais recorrentes. Esse procedimento envolve uma série de incisões endocárdicas nos átrios direito e esquerdo, para a interrupção da atividade elétrica que mantém as arritmias atriais. Em muitas instituições, sutura-se o apêndice do AE é suturado, como uma forma de remover uma possível fonte futura de trombose.

As próteses valvares mitrais mecânicas demonstram maior propensão para trombose *versus* próteses valvares aórticas mecânicas. Assim, recomenda-se uma faixa de INR maior (INR =

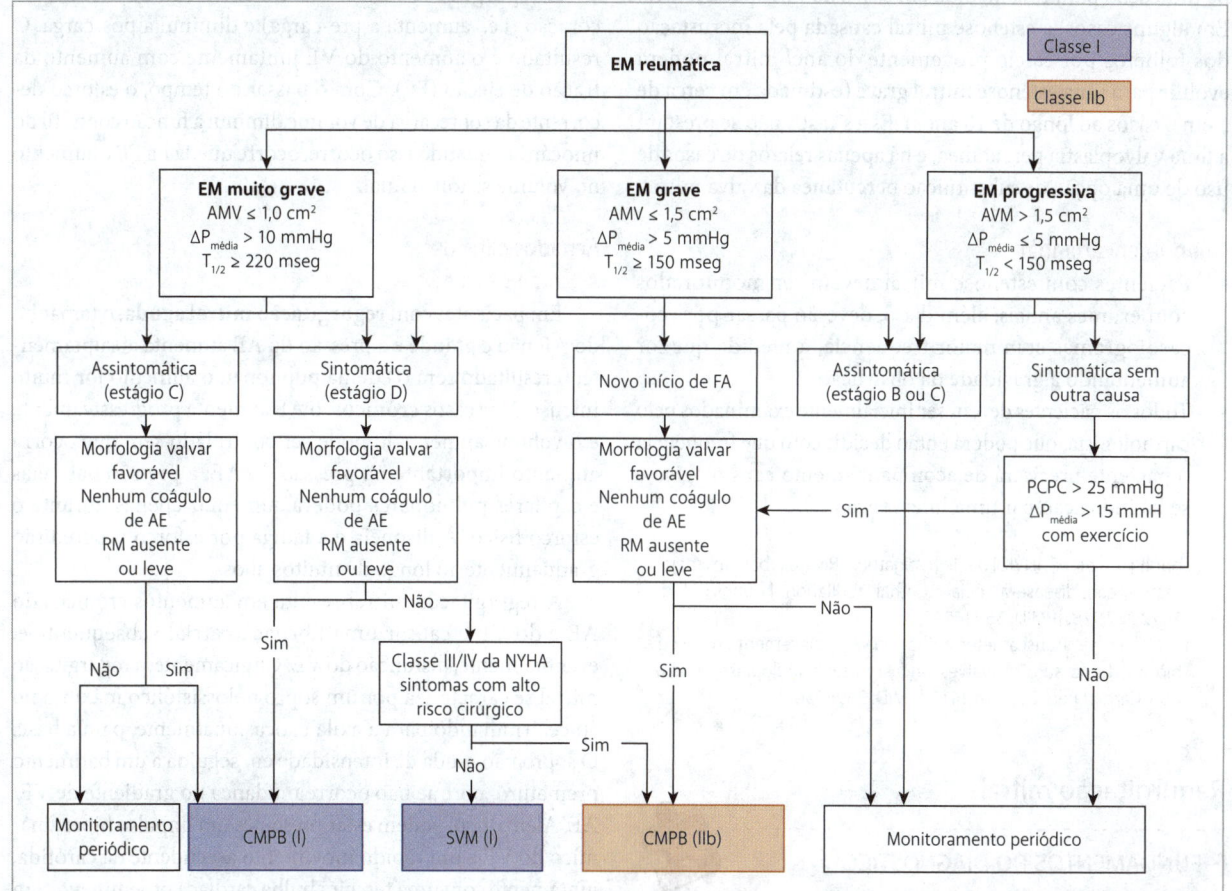

FIGURA 10.1 Diretrizes da AHA/ACC para intervenção em casos de estenose mitral. FA: fibrilação atrial; AE: átrio esquerdo; RM: regurgitação mitral; EM: estenose mitral; AVM: área da valva mitral; SVM: substituição da valva mitral; NYHA: New York Heart Association; CMPB: comissurotomia mitral percutânea por balão; PCPC: pressão capilar pulmonar em cunha; $\Delta P_{médio}$: gradiente de pressão médio; T½: meia-vida.

2,5-3,5 ou média de 3,0). Se o risco de sangramento for baixo, o paciente deverá ser medicado com ácido acetilsalicílico em baixa dosagem em conjunto com a varfarina. Nesses pacientes, não se deve administrar Doac como anticoagulantes. Uma recomendação de classe IIa sugere que varfarina seja administrada por até 6 meses após a implantação de uma bioprótese valvar mitral. As bioproteses valvares tendem a degenerar após cerca de 10-15 anos de uso. A valvoplastia percutânea com balão não é eficaz nos casos de estenose da prótese valvar, mas os procedimentos transcateter valva-em-valva têm sido bem-sucedidos. Os procedimentos transcateter valva-em-valva vêm se tornando mais comuns em pacientes com alto risco de uma substituição cirúrgica repetida da valva cardíaca. Relatos informaram resultados iniciais positivos em pacientes com bioproteses valvares, anuloplastia e até mesmo em alguns pacientes com estenose mitral calcificada. Acredita-se que pacientes mais jovens e pacientes com doença renal em estágio terminal (DRET) geralmente não sejam tão bem-sucedidos com a implantação de bioproteses valvares cardíacas, embora os dados tenham questionado o papel da DRC como fator de risco importante. Fica indicada a profilaxia para endocardite para pacientes usuários de próteses valvares cardíacas, mas não há indicação para essa medida em casos de valvopatia nativa. Em alguns casos, a estenose mitral causada pela incrustação dos folhetos por cálcio proveniente do anel mitral poderá evoluir para uma estenose mitral grave (estimada em cerca de 1 em 6 casos ao longo de 10 anos). Esses casos não se prestam a uma valvoplastia percutânea, e há apenas relatos de casos de uso de uma opção de substituição percutânea da valva mitral.

Quando encaminhar

- Pacientes com estenose mitral devem ser monitorados com exames anuais; além disso, deverão passar por ecocardiogramas com maior frequência, à medida que for aumentando a gravidade da obstrução.
- Todos os pacientes devem ser inicialmente examinados pelo cardiologista, que poderá então decidir com que frequência o paciente precisará de acompanhamento cardiológico e se há indicação par uma intervenção.

Connolly SJ et al; INVICTUS Investigators. Rivaroxaban in rheumatic heart disease-associated atrial fibrillation. N Engl J Med. 2022;387:978. [PMID: 36036525]
Eng MH et al. Transcatheter mitral valve replacement in failed bioprosthetic surgical valves and surgical annuloplasty rings. Curr Cardiol Rep. 2022;24:1417. [PMID: 35980565]

Regurgitação mitral

FUNDAMENTOS DO DIAGNÓSTICO

- Pode ser assintomático durante anos (ou por toda a vida).
- Uma regurgitação mitral grave pode causar IC do lado esquerdo e resultar em hipertensão pulmonar e IC do lado direito.

- Para casos de regurgitação mitral primária crônica, haverá indicação cirúrgica para sintomas, ou quando FEVE < 60%, ou ainda com um índice de dimensão sistólica final do VE ecocardiográfico >4,0 cm. Também há indicação cirúrgica em pacientes que apresentam aumento progressivo no tamanho do VE, ou declínio na FEVE.
- Em pacientes com prolapso mitral e regurgitação mitral grave, fica indicada uma intervenção cirúrgica mais precoce se o reparo mitral puder ser realizado com sucesso e com alto grau de certeza.
- Se possível, o reparo transcateter *edge-to-edge* pode ser realizado em pacientes sintomáticos em maior risco cirúrgico, independentemente de a regurgitação mitral ser primária ou secundária.
- Pacientes com regurgitação mitral crônica funcional podem melhorar com estimulação biventricular e tratamentos e terapias orientados pelas diretrizes.

Considerações gerais

A regurgitação mitral resulta em carga de volume no coração (i.e., aumenta a pré-carga) e diminui a pós-carga. O resultado é o aumento do VE juntamente com aumento da fração de ejeção (FE). Com o passar do tempo, o esforço decorrente da sobrecarga de volume diminui a função contrátil do miocárdio; quando isso ocorre, ocorre queda na FE e aumento no volume sistólico final.

Achados clínicos
A. Sintomas e sinais

Em pacientes com **regurgitação mitral aguda**, o tamanho do AE não é grande e a pressão do AE aumenta abruptamente; o resultado será o edema pulmonar, o aumento for muito intenso. Nos casos **crônicos**, o AE aumenta progressivamente e o volume aumentado pode ser controlado sem que ocorra aumento importante na pressão do AE; a pressão nas veias e capilares pulmonares poderá aumentar apenas durante o esforço físico. A dispneia e a fadiga por esforço progredirão gradualmente ao longo de muitos anos.

A regurgitação mitral resulta em aumentos crônicos do AE e do VE e causar uma fibrilação atrial subsequente e, eventualmente, disfunção do VE. Clinicamente, a regurgitação mitral se caracteriza por um sopro holossistólico máximo no ápice, irradiando para a axila e, ocasionalmente, para a base. O sopro não muda de intensidade em seguida a um batimento prematuro, porque não ocorre mudança no gradiente de VE/AE. Além disso, podem estar presentes um impulso hiperdinâmico do VE e um rápido movimento ascendente da carótida, juntamente com uma terceira bulha cardíaca proeminente, em decorrência do aumento do volume de retorno ao VE no início da diástole (Tabs. 10.1 e 10.2). Em pacientes com regurgitação mitral aguda, a intensidade do sopro pode ser modesta, em função da pequena diferença entre as pressões sistólicas do AE e do VE durante a sístole ventricular. O sopro da regurgitação mitral provocado pelo prolapso da valva mitral tende a irradiar anteriormente em presença de um prolapso do folheto posterior, e posteriormente quando o prolapso é sobretudo do folheto anterior. Nesses pacientes, a regurgitação mitral pode não ser pansistólica, ocorrendo somente após o clique mitral (até os estágios finais no processo da doença, quando então se torna progressivamente mais holossistólica).

B. Estudos diagnósticos

As informações ecocardiográficas demonstrativas do processo patológico subjacente (reumático, por calcificação, prolapso, folheto instável, endocardite, cardiomiopatia), do tamanho e função do VE, do tamanho do AE, da pressão do AP e do funcionamento do VD podem ser inestimáveis no planejamento do tratamento, bem como na identificação das lesões associadas. As diretrizes para a valvopatia cardíaca fornecem detalhes da classificação e medidas de gravidade para casos primários e secundários de regurgitação da valva mitral. As técnicas de Doppler fornecem estimativas qualitativas e semiquantitativas para a gravidade da regurgitação mitral. O ETE pode ajudar a revelar a causa da regurgitação, sendo técnica especialmente útil em pacientes que passaram por substituição da valva mitral, em suspeita de endocardite e na identificação de candidatos para reparo valvar. As dimensões e as medidas da função sistólica obtidas pela ecocardiografia são fundamentais para a tomada de decisão sobre o momento da cirurgia. Pacientes assintomáticos com regurgitação mitral grave (estágio C1), mas com preservação das dimensões do VE, devem ser submetidos a pelo menos uma ecocardiografia anual. A hemodinâmica sob estresse físico com ecocardiografia Doppler ou cateterismo cardíaco poderá ajudar nos casos em que os sintomas não se ajustam à gravidade anatômica da regurgitação mitral. Tanto o BNP como o NT-proBNP terá utilidade na identificação precoce da disfunção do VE em presença de regurgitação mitral e em pacientes assintomáticos; os valores desses indicadores com tendência para a aumentar ao longo do tempo parecem ter importância prognóstica.

Ocasionalmente, uma RM cardíaca será útil, especialmente se o médico estiver à busca de causas miocárdicas específicas (p. ex., amiloide ou miocardite) ou se houver necessidade de uma avaliação da viabilidade miocárdica antes de que o cirurgião se decida (ou não) pela adição de um enxerto de *bypass* da artéria coronária à cirurgia da valva mitral.

O cateterismo cardíaco proporciona uma avaliação extra da regurgitação e do seu impacto hemodinâmico, juntamente com a função do VE, débito cardíaco em repouso e pressão da AP. As diretrizes recomendam uma angiografia coronariana para determinar a presença incidental de DAC incidental antes da cirurgia valvar em todos os pacientes homens com mais de 40 anos e em mulheres na menopausa com fatores de risco coronariano. Em pacientes mais jovens, não há necessidade da angiografia coronariana, a menos que haja suspeita clínica de coronariopatia. A TC multidetector cardíaca coronariana pode ser técnica adequada para triagem de pacientes com valvopatia cardíaca para detecção de DAC assintomática. Um resultado normal na angiografia coronária por TC tem alto valor preditivo para normalidade ou doença insignificante.

Tratamento e prognóstico
A. Regurgitação mitral primária

O grau de aumento do VE reflete a gravidade e a cronicidade da regurgitação. Em última análise, a sobrecarga de volume do VE pode causar insuficiência do VE e diminuição do débito cardíaco. Pacientes com **regurgitação mitral crônica** podem exibir um considerável aumento do AE e tolerância a grandes volumes regurgitantes proveniente da regurgitação mitral. Portanto, pacientes com lesões crônicas podem permanecer assintomáticos ao longo de muitos anos. Haverá necessidade de cirurgia quando ao ocorrer o desenvolvimento de sintomas ou quando há evidências de disfunção do VE, tendo em vista que uma deterioração progressiva e irreversível da função do VE poderá ocorrer antes do surgimento dos sintomas. Há indicação para uma cirurgia precoce mesmo em pacientes assintomáticos e com FE reduzida (menos de 60%) ou que se apresentem com uma dilatação acentuada do VE e com redução na contratilidade (índice de dimensão sistólica final > 4,0 cm) (Fig. 10.2).

Em pacientes com FEVE > 60% e com índice de dimensão sistólica final do VE ainda < 4,0 cm, mas com imagens seriadas que revelam aumento progressivo para esse indicador, ou uma diminuição seriada na FE, há indicação de classe IIa para cirurgia da valva mitral. O desenvolvimento de hipertensão pulmonar sugere que a regurgitação mitral é grave e que o paciente deverá passar por uma intervenção.

A **regurgitação mitral aguda** pode ocorrer abruptamente, como nos casos de disfunção do músculo papilar pós-IAM, perfuração da valva em pacientes com endocardite infecciosa, em pacientes com cardiomiopatia hipertrófica (CMH), ou quando ocorreu ruptura de cordas tendíneas em pacientes com prolapso da valva mitral. Pode haver necessidade de uma cirurgia de emergência.

Alguns pacientes entrar em instabilidade hemodinâmica e necessitar de tratamento com vasodilatadores ou contrapulsação de balão intra-aórtico um procedimento que diminui o volume do fluxo regurgitante retrógrado, com isso diminuindo a resistência vascular sistêmica e melhorando o volume sistólico anterógrado. Há controvérsias com relação ao papel exercido pela redução da pós-carga em pacientes com regurgitação mitral crônica, uma vez que a lesão resulta inerentemente em uma diminuição da pós-carga, e não contamos com dados que apoiem a eficácia da diminuição da pós-carga crônica como uma forma de evitar a disfunção do VE ou uma intervenção cirúrgica. Um estado simpático acelerado levou alguns especialistas a sugerir que o uso do betabloqueio seja considerado rotineiramente, embora esse ponto também permaneça objeto de especulação. Em pacientes com cardiomiopatia relacionada à taquicardia, a regurgitação mitral poderá melhorar com a normalização da frequência cardíaca.

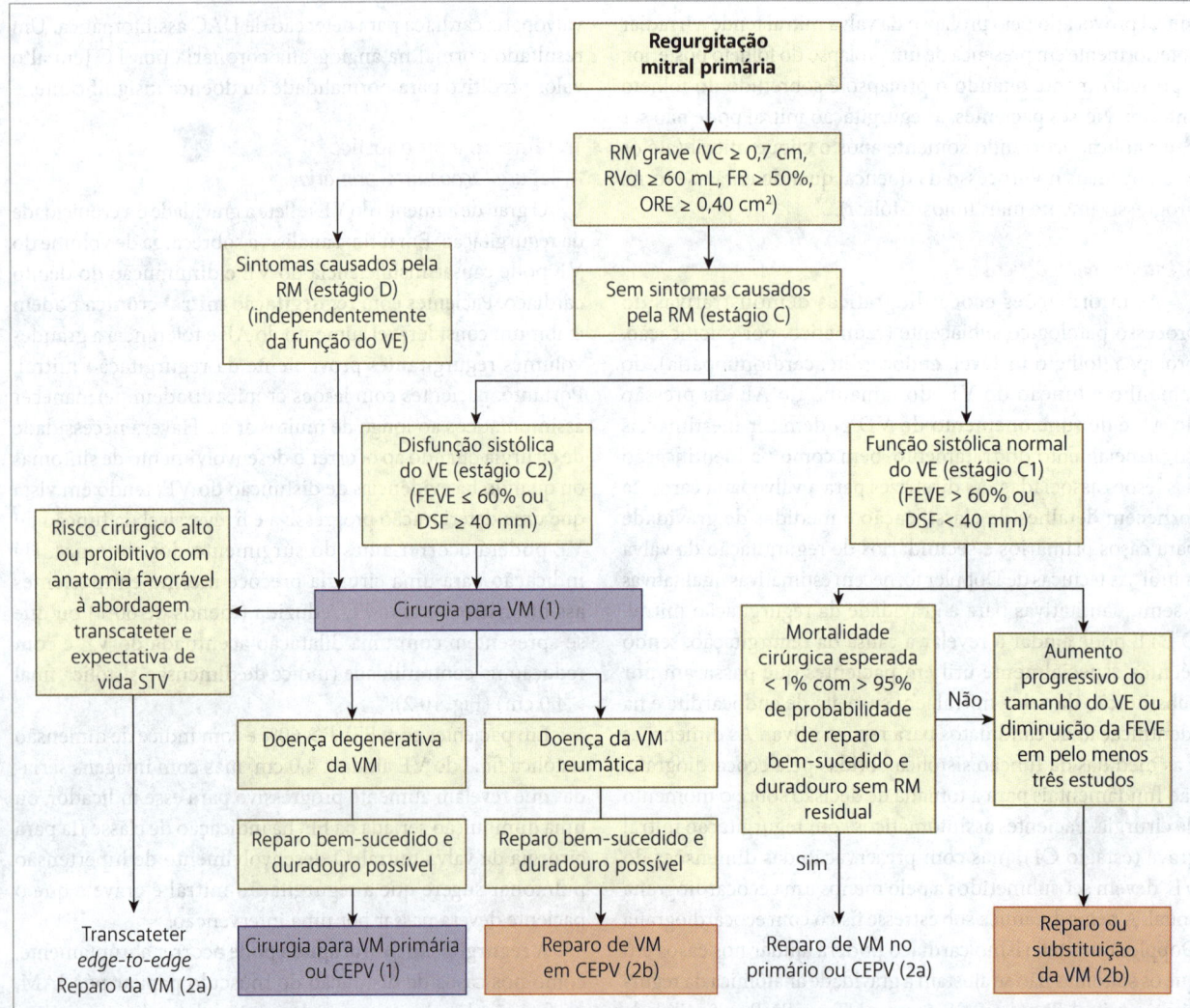

FIGURA 10.2 Algoritmo para intervenção em casos de regurgitação mitral primária. CEPV: centro especializado em procedimentos valvares; ORE: orifício regurgitante efetivo; DSF: dimensão sistólica final; RM: regurgitação mitral; VM: valva mitral; SVM: substituição da valva mitral; FR: fração regurgitante; RVol: volume regurgitante; VC: veia contraída.

Reproduzida do Journal of the American College of Cardiology, 77, Otto CM et al. 2020 ACC/AHA Guideline for the Management of Patients With Valvular Heart Disease: A Report of the American College of Cardiology/American Heart Association Joint Committee on Clinical Practice Guidelines, e25-e197, 2021, com permissão da Elsevier.

B. Miocardiopatia e regurgitação mitral (regurgitação mitral secundária)

Quando a regurgitação mitral é decorrente de uma disfunção cardíaca, poderá diminuir à medida que o infarto cicatriza ou a dilatação do VE diminui. Na maioria desses cenários, a causa da regurgitação é o deslocamento dos músculos papilares e da dilatação do anel, e não de isquemia do músculo papilar. O problema fundamental é a não coaptação do folheto durante a sístole (em decorrência do prolapso ou da retração do folheto). Em pacientes com IAM agudo, pode ocorrer ruptura de músculo papilar, com resultados catastróficos. Pode ocorrer uma regurgitação mitral temporária – mas às vezes grave – durante episódios de isquemia miocárdica, contribuindo para o surgimento instantâneo de edema pulmonar. Pacientes com cardiomiopatias dilatadas de qualquer origem podem se apresentar com **regurgitação mitral secundária** como decor-

rência do deslocamento do músculo papilar e/ou da dilatação do anel mitral. Se a substituição da valva mitral for realizada, a preservação das cordas tendíneas até a valva nativa ajudará na prevenção de mais dilatação ventricular pós-cirúrgica. De início, vários grupos de pesquisa relataram bons resultados com o reparo da valva mitral em pacientes com FEVE < 30% e com regurgitação mitral secundária. As diretrizes aconselham que o reparo/substituição da valva mitral pode ser tentado em pacientes com regurgitação mitral grave e com FE < 30% e/ou com um índice de dimensão sistólica final do VE > 5,5 cm, desde que haja possibilidade de realizar o reparo e de preservar as cordas tendíneas. A Figura 10.3 descreve as recomendações para intervenção em pacientes com regurgitação mitral secundária.

Em pacientes com cardiomiopatia isquêmica crônica, deve-se dar preferência à substituição da valva mitral com preservação das cordas tendíneas, em vez do reparo da valva

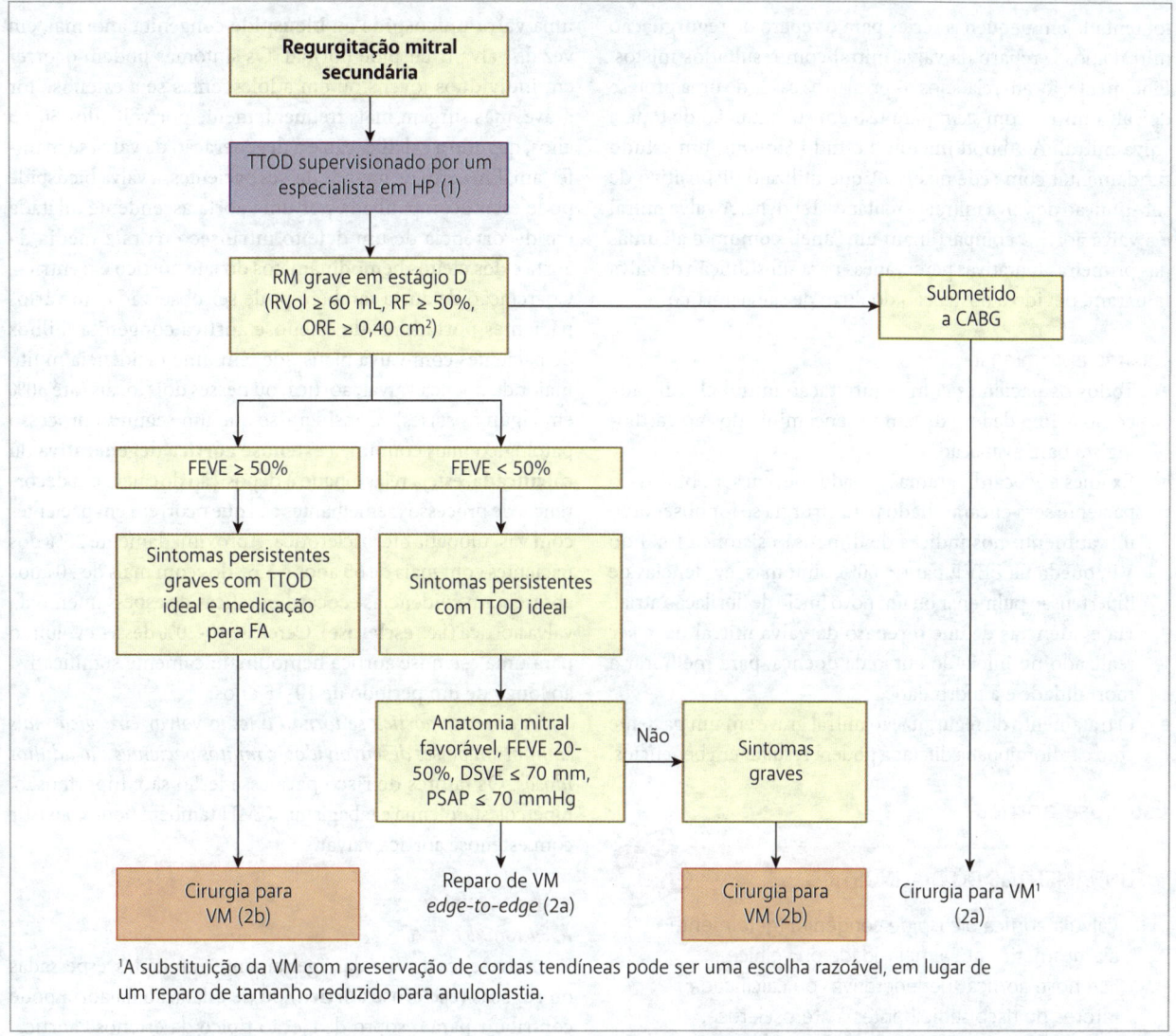

FIGURA 10.3 Algoritmo para intervenção em casos de regurgitação mitral secundária. FA: fibrilação atrial; CABG: enxerto de revascularização do miocárdio; ORE: orifício regurgitante efetivo; TTOD: tratamentos e terapias orientados por diretrizes; DSFVE: dimensão sistólica final do VE; RM: regurgitação mitral; VM: valva mitral; PSAP: pressão sistólica da artéria pulmonar; FR: fração regurgitante; RVol: volume regurgitante.

Reproduzida de Journal of the American College of Cardiology, 77, Otto CM et al. 2020 ACC/AHA Guideline for the Management of Patients With Valvular Heart Disease: A Report of the American College of Cardiology/American Heart Association Joint Committee on Clinical Practice Guidelines, e25-e197, 2021, com permissão de Elsevier.

mitral. A terapia de ressincronização cardíaca, com inserção de marcapasso biventricular – técnica que demonstrou diminuir a regurgitação mitral relacionada à cardiomiopatia – também pode ter um papel para muitos pacientes. As diretrizes recomendam a prática da estimulação biventricular antes do reparo cirúrgico em pacientes sintomáticos com regurgitação mitral funcional, desde estejam presentes que outros critérios (p. ex., QRS > 150 mseg e/ou bloqueio do ramo esquerdo) estejam presentes.

Atualmente, há vários estudos em andamento tratando de abordagens percutâneas com vistas à diminuição da regurgitação mitral. Essas abordagens consistem no uso de um dispositivo de **clipe mitral** (MitraClip) para a criação de uma valva mitral com duplo orifício, vários dispositivos com cateter coronariano para redução da área anular mitral e dispositivos para diminuição da dimensão ventricular septal-lateral e, em consequência, do diâmetro do orifício mitral. Destes dispositivos, o mais bem-sucedido foi o MitraClip *edge-to-edge*. As diretrizes aceitaram o uso do MitraClip em pacientes com regurgitação mitral secundária e com alto risco cirúrgico. Além disso, dispositivos de tamponamento e oclusores vasculares estão sendo usados em pacientes selecionados para a oclusão vazamentos perivalvares ao redor de próteses valvares mitrais. Uma valva com *stent* transcateter, que é usada como um dispositivo de **substituição de valva aórtica transcateter** (TAVR), pode ser usada para abrir uma prótese valvar mitral degenerada em qualquer posição (aórtica, mitral, tricúspide ou pulmonar). A substituição de valva transcateter também foi tentada em pequenas séries para o reparo de regurgitação mitral após o reparo da valva mitral com resultados mistos. Finalmente, foram relatados os primeiros casos de uma prótese de valva mitral com *stent* para uso em substituição de toda a valva mitral. A Abbott iniciou o estudo *Summit*, um estudo fundamental com sede nos EUA que utiliza o dispositivo de substituição de valva mitral percutânea Tendyne. A valva mitral e a valva aórtica compartilham um "anel" comum e algumas das primeiras tentativas percutâneas para substituição de valva falharam, devido à obstrução do fluxo de saída aórtico.

Quando encaminhar

- Todos os pacientes com regurgitação mitral classificada como acima de leve devem ser encaminhados ao cardiologista para avaliação.
- Exames e ecocardiogramas seriados devem ser obtidos e o paciente será encaminhado para cirurgia se for observado um aumento nos índices de dimensão sistólica final do VE, queda na FEVE para < 60%, sintomas, evidências de hipertensão pulmonar ou um novo início de fibrilação atrial.
- Há evidências de que o reparo da valva mitral deve ser realizado no início do curso da doença, para melhorar a mortalidade e a morbidade.
- O tratamento da regurgitação mitral grave em um paciente com cardiomiopatia dilatada poderá resultar em benefícios.

Estenose aórtica

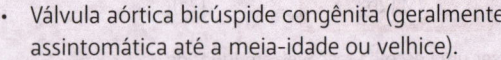

FUNDAMENTOS DO DIAGNÓSTICO

- Válvula aórtica bicúspide congênita (geralmente assintomática até a meia-idade ou velhice).
- Estenose aórtica "degenerativa" ou calcificada; fatores de risco semelhantes à aterosclerose.
- A observação visual da valva aórtica imóvel, juntamente com uma área da valva < 1,0 cm² define doença grave; assim, pode-se identificar uma estenose aórtica de baixo gradiente, mas considerada grave diante de um volume sistólico reduzido.
- A ecocardiografia/Doppler é diagnóstica.
- Normalmente, indicação cirúrgica para sintomas. TAVR foi aprovada para pacientes com estenose aórtica calcificada.
- A intervenção é apropriada mesmo em pacientes assintomáticos com estenose aórtica super grave (gradiente médio > 55 mmHg) ou quando submetidos a cirurgia cardíaca por outros motivos (p. ex., enxerto de *bypass* da artéria coronária).
- BNP é um marcador de insuficiência miocárdica precoce do VE, e níveis altos (o triplo do normal) sugerem um prognóstico sombrio, podendo ser uma indicação para intervenção.

Considerações gerais

Existem dois cenários clínicos comuns nos quais ocorre prevalência da estenose aórtica. O primeiro é decorrência de uma **valva unicúspide** ou **bicúspide** congênita anormal, em vez da valva tricúspide normal. Os sintomas podem ocorrer em indivíduos jovens ou em adolescentes se a estenose for grave, mas surgem mais frequentemente por volta dos 50-65 anos, quando a calcificação e a degeneração da valva se manifestam. Em cerca de metade desses pacientes, a valva bicúspide pode estar acompanhada por uma aorta ascendente dilatada em decorrência de um defeito intrínseco na raiz média da aorta e dos efeitos hemodinâmicos do jato aórtico excêntrico. Coarctação da aorta também pode ser observada em vários pacientes portadores de estenose aórtica congênita. Filhos de pacientes com valva bicúspide têm uma incidência muito maior da doença valvar, aórtica, ou nesses dois locais (até 30% em algumas séries). Considera-se que um segundo processo patológico mais comum, a **estenose aórtica degenerativa** ou **calcificada**, esteja relacionado à deposição de cálcio em decorrência de processos semelhantes aos que ocorrem em pacientes com vasculopatia aterosclerótica. Aproximadamente 25% dos pacientes com mais de 65 anos e 35% dos com mais de 70 anos apresentam evidências ecocardiográficas de espessamento da valva aórtica (i.e., **esclerose**). Cerca de 10-20% desses evoluirão para uma estenose aórtica hemodinamicamente significativa ao longo de um período de 10-15 anos.

A estenose aórtica se tornou a lesão valvar cirúrgica mais comum em países desenvolvidos, e muitos pacientes são adultos idosos. Os fatores de risco para essa lesão são: hipertensão, hipercolesterolemia e tabagismo. CMH também pode coexistir com estenose aórtica valvar.

Achados clínicos
A. Sintomas e sinais

A presença de válvulas ligeiramente estreitadas, espessadas ou rugosas (**esclerose aórtica**) ou de dilatação da aorta pode contribuir para o sopro de ejeção típico da estenose aórtica. Em casos leves ou moderados, em que a valva ainda se mostra flexível, um clique de ejeção pode preceder o sopro, havendo preservação do fechamento da valva (S_2) é preservado. O sopro de ejeção sistólica característico pode ser auscultado na área aórtica, sendo geralmente transmitido para o pescoço e para o ápice. Em pacientes com estenose aórtica grave, estará presente uma palpável elevação paraesternal ou frêmito do VE, um segundo som aórtico fraco a ausente ou a divisão reversa da segunda bulha (ver (Tab. 10.2). Em alguns casos, apenas os componentes agudos do sopro poderão ser auscultados no ápice, e o sopro poderá soar como uma regurgitação mitral (o chamado **fenômeno de Gallavardin**). Nos casos em que a área valvar < 0,8-1,0 cm² (normal, 3-4 cm²), a sístole ventricular se torna prolongada, estando presente o padrão típico de pulso carotídeo de curso ascendente tardio e baixa amplitude. No entanto, um curso ascendente tardio é um achado *não confiável* em pacientes mais idosos com doença vascular arteriosclerótica extensa e uma aorta rígida e não complacente. Ocorre aumento progressivo da HVE devido à sobrecarga de pressão, resultando eventualmente na elevação da pressão diastólica final ventricular. O débito cardíaco será preservado até que a estenose seja grave. Insuficiência do VE, angina *pectoris* ou síncope podem ser sintomas de apresentação em pacientes com uma estenose aórtica significativa; o mais importante é que todos os sintomas tendem a ocorrer primeiramente com esforço.

B. Redefinição da estenose aórtica grave

Existem quatro síndromes anatômicas diferentes que ocorrem em pacientes com estenose aórtica grave. A medida subjacente comum da **estenose aórtica grave** é uma área da valva aórtica < 1,0 cm² com evidência ecocardiográfica de uma valva aórtica imóvel. Em pacientes com FEVE e débito cardíaco normais, o limite para a intervenção é um gradiente aórtico de pico > 64 mmHg e um gradiente aórtico médio > 40 mmHg. Na mesma situação, **estenose aórtica super grave** é definida como um gradiente médio > 55 mmHg ou uma velocidade aórtica de pico > 5 m/s medida por Doppler.

Em alguns pacientes com uma área da valva aórtica < 1,0 cm² e com débito cardíaco e volume sistólico baixos, o gradiente médio pode ser < 40 mmHg. Esse cenário pode ocorrer num paciente com função sistólica do VE ruim (i.e., **estenose aórtica grave, com baixo gradiente e com baixa FEVE**) ou quando a função sistólica do VE está normal (i.e., **estenose aórtica grave paradoxal de baixo fluxo com FEVE normal**). Em tais situações, baixo fluxo (baixo débito) é definido por um índice de volume sistólico ecocardiográfico < 35 mL/min/m². Em pacientes com baixo gradiente, baixa área valvar, baixo débito e estenose aórtica com FEVE normal, o prognóstico pode ser pior *versus* pacientes com estenose aórtica tradicional de alto gradiente, baixa área valvar, débito normal e FEVE normal. Se o paciente se apresentar com uma estenose aórtica grave de baixo fluxo em face de uma FEVE baixa, em alguns casos o médico deverá instituir um teste provocativo com dobutamina ou nitroprussiato com o objetivo de aumentar o volume sistólico, para verificar se pode ser demonstrado um gradiente médio da valva aórtica de pelo menos 40 mmHg sem que ocorra aumento da área da valva aórtica. Se for possível aumentar a área da valva aórtica sem demonstração de um gradiente médio > 40 mmHg com a provocação inotrópica, o médico poderá presumir que o gradiente baixo é resultante de uma cardiomiopatia associada e não da estenose da valva aórtica. Nesta última situação, não há indicação para intervenção. As diretrizes reconhecem essas quatro situações (Tab. 10.4). Haverá indicação para intervenção em pacientes com estenose aórtica super grave, mesmo sem a apresentação de sintomas demonstráveis (grau C) e em qualquer uma das outras situações com sintomatologia presente: D1 define o paciente sintomático de alto gradiente; D2 o paciente sintomático de fluxo e gradiente baixos e com baixa FEVE; e D3 o paciente sintomático de fluxo e gradiente baixos e com FEVE normal.

Os sintomas de insuficiência VE podem ter início repentino ou podem evoluir gradualmente. A angina *pectoris* ocorre com frequência em pacientes com estenose aórtica por causa da hipoperfusão do endocárdio. Entre os pacientes com estenose aórtica calcificada e angina, metade demonstra uma associação com DAC significativa. Síncope (um achado tardio) ocorre em situações de esforço físico, à medida que a pressão do VE vai aumentando, com estimulação dos barorreceptores do VE para

TABELA 10.4 Resumo das definições das diretrizes da AHA/ACC para estenose aórtica grave sintomática

Categoria de estenose aórtica grave[1]	Propriedades
Alto gradiente	
Alto gradiente	> 4,0 m/s Velocidade do jato Doppler > 40 mmHg Gradiente médio
Super grave	> 5,0 m/s Velocidade do jato Doppler > 55 mmHg Gradiente médio
Baixo gradiente	
Baixo fluxo	FEVE reduzida (< 50%)
Baixo fluxo	Paradoxal com FEVE normal (> 50%)

[1] Todas as categorias de estenose aórtica grave apresentam abertura sistólica anormal da valva aórtica e área da valva aórtica < 1,0 cm².

causar vasodilatação periférica. Essa vasodilatação resulta na necessidade de aumento no volume sistólico, o que, por sua vez, aumenta novamente a pressão sistólica do VE, gerando um ciclo de vasodilatação e estimulação dos barorreceptores que eventualmente resultará na queda na pressão arterial sistêmica, pois a valva estenótica impede um aumento extra no volume sistólico. Em casos menos comuns, a síncope pode ser decorrente de arritmias (geralmente taquicardia ventricular, mas às vezes bloqueio AV, pois pode ocorrer invasão calcificante do sistema de condução da valva aórtica).

C. Estudos diagnósticos

Na maioria dos pacientes, o ECG revela alterações de HVE ou repolarização secundária, mas pode ter resultados normais em até 10%. A radiografia torácica pode revelar (1) uma silhueta cardíaca normal ou aumentada, (2) calcificação da valva aórtica e (3) dilatação e/ou calcificação da aorta ascendente. O ecocardiograma fornece dados preciosos sobre a calcificação da valva aórtica e a abertura dos folhetos, sobre a gravidade da espessura da parede do VE e a função ventricular em geral, enquanto o estudo Doppler pode fornecer uma excelente estimativa do gradiente da valva aórtica. *A estimativa ecocardiográfica da área da valva é um componente crítico do diagnóstico de estenose aórtica decorrente de problemas como estenose aórtica paradoxal de baixo fluxo (pacientes com gradiente e fluxo baixos e com FEVE normal).* Da mesma forma, a ecocardiografia/Doppler pode estimar o índice de volume sistólico usado na definição do estado de baixo fluxo em pacientes com pequena área da valva, mas com gradiente < 40 mmHg. Basicamente, o cateterismo cardíaco proporciona uma avaliação da consequência hemodinâmica da estenose aórtica e da anatomia das artérias coronárias. Os dados do cateterismo podem ser importantes nos casos de discrepância entre os sintomas e as informações obtidas com a ecocardiografia/Doppler com relação à gravidade da estenose aórtica. Em pacientes mais jovens e em pacientes com gradientes aórticos altos, não há necessidade de cruzar a valva aórtica durante o cateterismo. A regurgitação aórtica pode ser semiquantificada pela angiografia da raiz aórtica. Tanto BNP como NT-proBNP podem fornecer dados prognósticos extras no cenário de função VE deficiente e estenose aórtica. Um BNP > 550 pg/mL foi associado a maus desfechos para esses pacientes, independentemente dos resultados do teste de dobutamina. As diretrizes sugerem intervenção cirúrgica quando o valor do NT-proBNP equivale ao triplo do normal (indicação de classe IIa). O teste de estresse físico poderá ser realizado com cautela em pacientes nos quais a gravidade da estenose aórtica não corresponda aos sintomas relatados, para confirmação do estado clínico relatado. Esse teste não deverá ser feito em pacientes com estenose aórtica super grave.

Prognóstico e tratamento

Justifica-se uma intervenção valvar em todos os pacientes com estenose aórtica grave sintomática (Fig. 10.4). Também há

momentos em que a estenose aórtica assintomática deve ser submetida a uma intervenção. Em geral, pacientes assintomáticos com estenose aórtica grave (área da valva aórtica < 1,0 cm²) devem ser submetidos à intervenção, em conformidade com as seguintes diretrizes: (1) estão sendo submetidos a outra cirurgia cardíaca (i.e., CABG), (2) há evidências de diminuição da FEVE (< 50%), (3) quando o gradiente médio > 55 mmHg (velocidade de pico > 5 m/s), (4) quando há intolerância ao exercício físico ou quando a pressão arterial sofre uma queda superior a 10 mmHg com o exercício, (5) quando há presença de cálcio valvar considerada grave, (6) quando há evidências de um rápido aumento no gradiente aórtico de pico (> 0,3 m/s/ano),

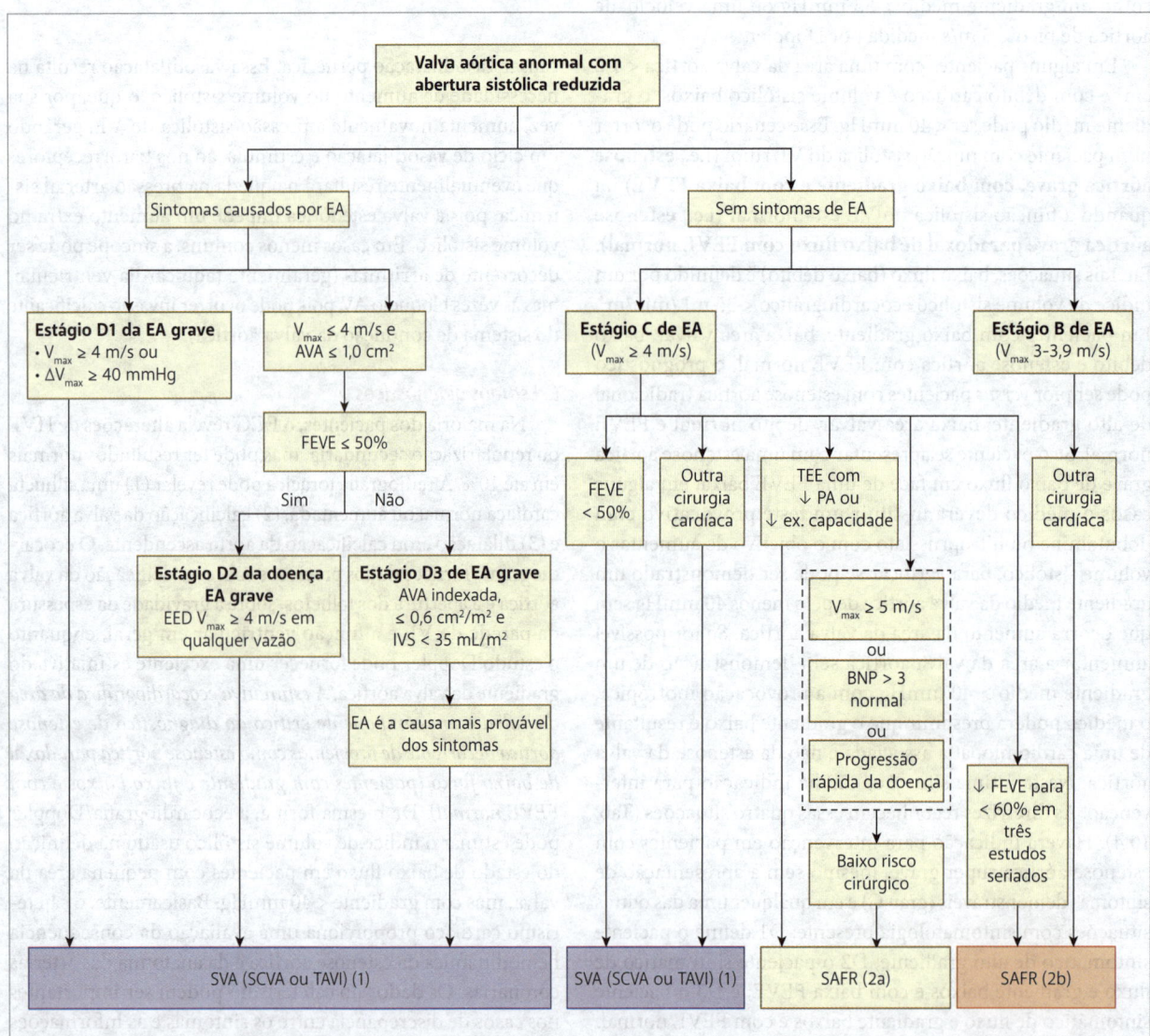

FIGURA 10.4 Algoritmo para o momento da intervenção em casos de estenose da valva aórtica. EA: estenose aórtica; AVA: área da valva aórtica; IAVA: índice de área da valva aórtica; SVA: substituição da valva aórtica; PA: pressão arterial; EED: ecocardiografia de estresse com dobutamina; TEE: teste de esforço em esteira; $\Delta P_{média}$: gradiente médio de pressão sistólica entre VE e a aorta; SCVA: substituição cirúrgica da valva aórtica; IVS: índice de volume sistólico; TAVI: implante transcateter de valva aórtica; STVA: substituição transcateter da valva aórtica; V_{max}: velocidade máxima.

(7) quando houve diminuição progressiva na FEVE, ou (8) quando o NT-proBNP equivale ao triplo do normal. Em seguida ao início da IC, angina ou síncope, o prognóstico sem tratamento cirúrgico é sombrio (taxa de mortalidade = 50% em 3 anos). O tratamento clínico poderá estabilizar pacientes com IC, mas há indicação de intervenção para todos os pacientes sintomáticos com evidência de estenose aórtica significativa.

A taxa de mortalidade cirúrgica para substituição de valva é baixa, mesmo em adultos idosos, variando de 2-5%. Esse baixo risco se deve à dramática melhora hemodinâmica que ocorre com o alívio do aumento da pós-carga. Entretanto, as taxas de mortalidade são substancialmente maiores nos casos de cardiomiopatia isquêmica associada. Em geral, as lesões coronarianas graves geralmente são tratadas por CABG simultaneamente à substituição da valva aórtica (SVA), embora sejam limitados os dados sugerindo que essa prática afeta o desfecho. Em alguns casos, pode ser considerado um procedimento em estágios, consistindo na colocação do *stent* coronariano antes da cirurgia, especialmente se o cirurgião estiver pensando em uma abordagem SVA percutânea. Cerca de um terço até metade de todos os pacientes com estenose aórtica apresentam DAC significativa, portanto, essa é uma preocupação comum. Com o sucesso da **TAVR** ou do **implante transcateter de valva aórtica (TAVI)**, as opções de tratamento se expandiram demais para muitos pacientes com estenose aórtica grave. Por esse motivo, torna-se obrigatória uma abordagem de **equipe de válvulas cardíacas**, com a reunião de cardiologistas invasivos e não invasivos, radiologistas, anestesiologistas e cirurgiões cardíacos; fatores clínicos (p. ex., fragilidade) e características anatômicas (p. ex., aorta calcificada, acesso vascular, etc.) podem afetar a tomada de decisão.

Até o momento, a terapia clínica objetivando a atenuação da progressão da doença *não* se mostrou eficaz. As estatinas foram avaliadas em quatro grandes estudos clínicos. Nenhuma delas revelou qualquer benefício na progressão da estenose aórtica ou nos resultados clínicos, apesar da associação da estenose aórtica com aterosclerose. Se os pacientes com estenose aórtica também estiverem com DAC, deverão ser obedecidas as diretrizes para uso de estatinas. Também se revelaram inúteis os esforços para a diminuição da progressão da estenose por meio do bloqueio do sistema renina-angiotensina, embora essa estratégia seja recomendada para pacientes que foram submetidos a uma TAVR. O controle da hipertensão sistêmica é um complemento importante, sendo bastante comum um controle inadequado da pressão arterial sistêmica, por causa de certas preocupações irracionais relativas ao fornecimento de demasiada diminuição da pós-carga em pacientes com estenose aórtica. É importante que a pressão arterial seja mantida nos níveis normais, pois o VE é afetado pela pós-carga total (pressão arterial sistêmica + gradiente da valva aórtica).

As opções intervencionistas em pacientes com estenose da valva aórtica se expandiram com o uso de TAVR e dependem do estilo de vida e da idade do paciente. A Figura 10.5 descreve o algoritmo para tomada de decisão sobre quando SVA é apropriada em várias situações.

A TAVR demonstrou ser equivalente à SVA cirúrgica (SAVR) em todos os estudos randomizados com pacientes sintomáticos, inclusive aqueles com baixo risco para cirurgia (< 4%). A cirurgia é recomendada para pacientes com menos de 65 anos ou com expectativa de vida superior a 20 anos. TAVR é recomendada para todos os pacientes com mais de 80 anos. Tanto SAVR como TAVR podem ser consideradas para todos os pacientes entre 65-80 anos. A decisão sobre a realização de uma SAVR ou TAVR deve ser tomada pela equipe de válvulas cardíacas; com frequência, certas questões anatômicas (p. ex., dilatação da aorta, uma coronária que pode ficar presa por um folheto durante a inserção da valva, um anel muito calibroso ou muito pequeno, grande quantidade de cálcio no trato de saída do VE, etc.) constituem fatores decisivos para possibilitar a realização da TAVR.

Em pacientes jovens e adolescentes, a valvoplastia percutânea por balão ainda desempenha papel muito modesto. A valvoplastia por balão está associada à reestenose precoce em adultos de mais idade; assim, apenas raramente essa técnica é escolhida, exceto como medida temporária antes de um procedimento mais permanente – uma SAVR ou uma TAVR. Os dados sugerem que a valvoplastia aórtica por balão em adultos de mais idade torna-se vantajosa apenas naqueles com preservação da função VE, mas em geral esses pacientes são excelentes candidatos para SAVR ou TAVR.

Geralmente, o **procedimento de Ross** ainda é considerado uma opção viável em pacientes mais jovens com uma valva bicúspide; consiste na mobilização da própria valva pulmonar do paciente e de uma parte de sua raiz para a posição aórtica, com substituição da valva pulmonar por um homoenxerto (ou raramente por uma prótese valvar). Há necessidade de reimplante das coronárias. Mas a dilatação do autoenxerto da valva pulmonar e a consequente regurgitação aórtica, além da estenose precoce do homoenxerto pulmonar na posição pulmonar, diminuíram o entusiasmo por essa abordagem na maioria das instituições. As diretrizes sugerem que o procedimento de Ross deva ser considerado apenas em pacientes com menos de 50 anos. Em geral, adultos de meia-idade e mais jovens podem tolerar a necessária terapia de anticoagulação para o uso de valvas aórticas mecânicas; assim, essa população (i.e., pacientes com menos de 50 anos) geralmente são submetidos a uma SVA com a implantação de uma valva mecânica de dois folhetos. Se a raiz aórtica também estiver severamente dilatada (> 4,5 cm), a valva poderá ser alojada em uma bainha de Dacron (**procedimento de Bentall**), com a substituição da raiz juntamente com a valva aórtica. Alternativamente, pode-se usar uma raiz de homoenxerto e a substituição da valva. Em pacientes com mais de 50 anos, bioproteses valvares (de pericárdio suíno ou bovino) que têm uma expectativa de vida de cerca de 10-15 anos são rotineiramente usadas, em lugar das valvas mecânicas, para evitar a necessidade de anticoagulação. Os dados favorecem o uso da valva de pericárdio bovino *versus* suíno. Nas valvas maiores, a degeneração da prótese valvar tem possibilidade de ser reparada por uma TAVR percutânea do tipo *valve-in-valve*. Se o anel aórtico for pouco calibroso,

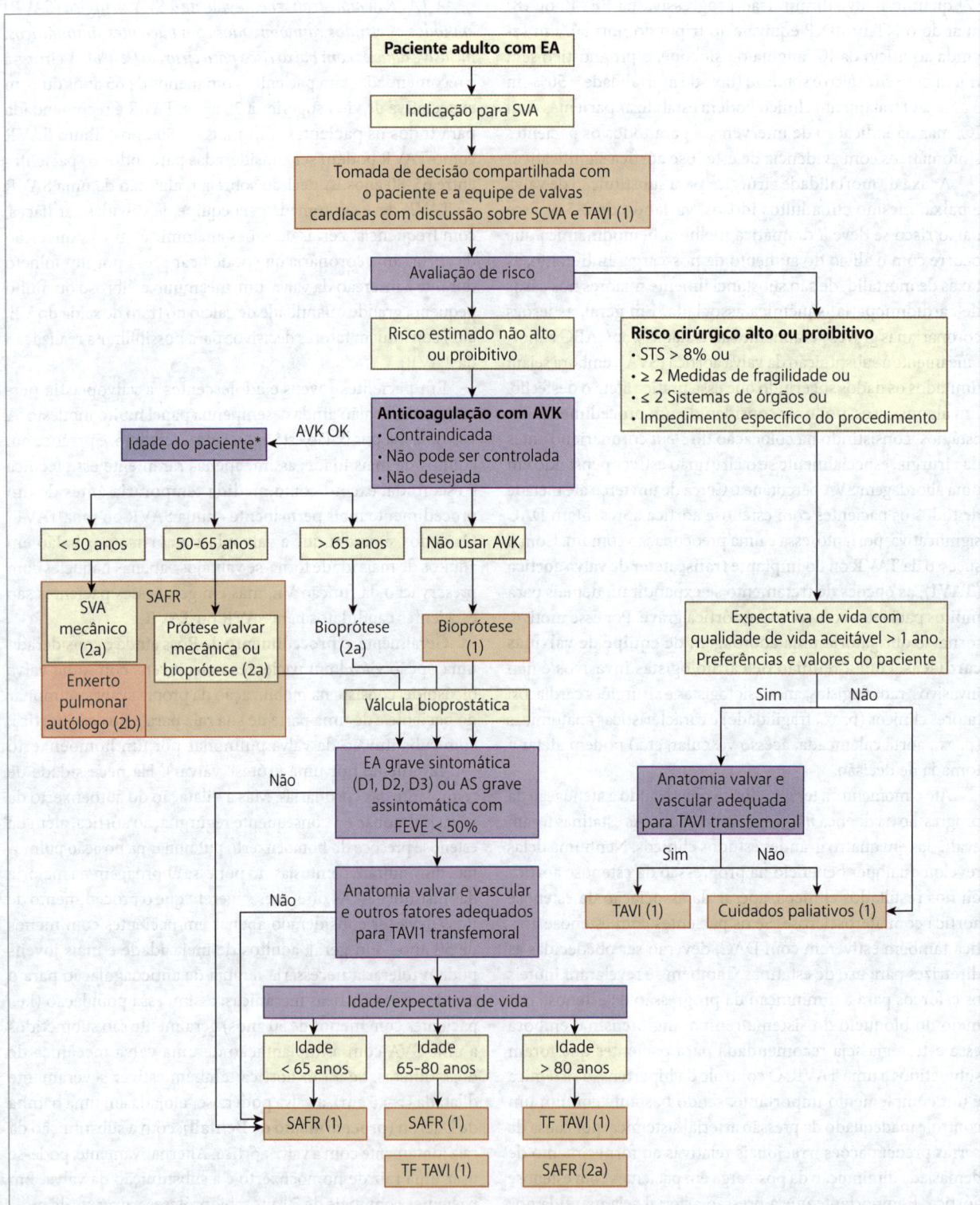

FIGURA 10.5 Algoritmo para o tipo de intervenção valvar em casos de estenose da valva aórtica. EA: estenose aórtica; SVA: substituição da valva aórtica; SCVA: substituição cirúrgica da valva aórtica; STS: Society of Thoracic Surgeons; TAVI: implante transcateter de valva aórtica; TF: transfemoral; AVK: antagonista da vitamina K.

Reproduzida de Journal of the American College of Cardiology, 77, Otto CM et al. 2020 ACC/AHA Guideline for the Management of Patients With Valvular Heart Disease: A Report of the American College of Cardiology/American Heart Association Joint Committee on Clinical Practice Guidelines, e25-e197, 2021, com permissão de Elsevier.

será possível suturar uma prótese valvar com uma bainha curta à parede aórtica (a SVA sem *stent*), em vez de suturar o anel da prótese ao anel aórtico. ("Anel" é um termo relativo quando se fala da valva aórtica, considerando que não existe um anel verdadeiro.) Outra opção cirúrgica popular em casos de dilatação da aorta é o uso do **procedimento de Wheat**, que consiste na substituição da raiz aórtica acima das artérias coronárias e na substituição da valva aórtica abaixo das artérias coronárias. Assim, as artérias coronárias permanecem presas à aorta nativa entre o novo enxerto e a prótese valvar, em vez de serem reimplantadas em uma bainha artificial ou em um homoenxerto. Os dispositivos mais modernos para substituição da valva aórtica podem ser rapidamente posicionados por meio de uma pequena incisão e geralmente precisam apenas de três pontos para sua firme fixação (i.e., **substituições com as valvas de Perceval** ou **Intuity**). O uso desses dispositivos pode abreviar o período de bombeamento durante a cirurgia.

Em pacientes portadores de uma valva aórtica bicúspide, cerca de metade possui também um aneurisma aórtico ascendente. Se a dimensão máxima da raiz aórtica for > 5,5 cm, é aconselhável dar prosseguimento à substituição da raiz, independentemente da gravidade da valvopatia aórtica. A intervenção também será apropriada em pacientes cujo diâmetro máximo da raiz aórtica for > 5,0 cm e cujo histórico familiar seja positivo para dissecção aórtica, ou se o diâmetro da raiz aórtica aumentar em > 0,5 cm em 1 ano. A valva aórtica pode ser simultaneamente substituída se o paciente tiver uma estenose aórtica pelo menos moderada; ou a valva aórtica poderá permanecer intocada, ou então reparada (operação de preservação da valva). Se houver indicação para SVA e o diâmetro da raiz for > 4,5 cm, a substituição da raiz também deverá ser realizada no momento da SAVR.

Com o passar do tempo, ocorreu uma mudança no uso da SVA com prótese mecânica *versus* bioprótese. A bioprótese valvar é aceitável para pacientes de qualquer idade para os quais terapia anticoagulante esteja contraindicada, não é desejada ou não pode ser administrada, sendo preferida para pacientes com mais de 65 anos. A valva aórtica mecânica deve ser aplicada em pacientes com menos de 50 anos de idade e que possam tomar varfarina. Nesses casos, é fundamental que a tomada de decisão seja compartilhada, sobretudo no caso de pacientes com 50-65 anos. Há necessidade de **anticoagulação** com varfarina em pacientes que receberão valvas aórticas mecânicas; e no caso de valvas de duplo folheto, o INR deverá ser mantido entre 2,0-3,0. Em geral, as valvas aórticas mecânicas estão menos sujeitas à trombose *versus* valvas mitrais mecânicas; além disso, dispensam a terapia de ponte com enoxaparina, a menos que haja outros fatores de risco tromboembólicos, a SVA seja de geração mais antiga. É recomendável a administração de ácido acetilsalicílico em baixa dosagem (p. ex., 81 mg/dia) em pacientes com baixo risco de sangramento. Algumas valvas mecânicas de duplo folheto mais modernas (On-X) possibilitam uma faixa de INR menor (1,5-2,0). Recomenda-se a administração de clopidogrel durante os primeiros 6 meses após a realização da TAVR em combinação com o tratamento com ácido acetilsalicílico em baixas doses ao longo do restante da vida do paciente (**terapia antiplaquetária dupla**). Não há recomendação para uso de Doac para nenhuma valva mecânica, mas esses agentes podem ser administrados em pacientes com bioprótese para SVA se estiverem em tratamento para fibrilação atrial ou trombose venosa.

O uso da TAVR cresceu dramaticamente. A valva Edwards Sapien é um *stent* valvar expansível por balão, enquanto a CoreValve é um *stent* valvar autoexpansivo quando impulsionado para fora da bainha do cateter. Os resultados obtidos por estudos que compararam SAVR *versus* TAVR não revelam nenhuma diferença em termos de taxa de mortalidade ou de ocorrência de AVE em cinco anos; foram observados menores percentuais de fibrilação atrial e menor tempo de internação com o procedimento em pacientes submetidos a TAVR. O custo continua sendo um grande problema. O custo da TAVR é semelhante ao da SAVR, sobretudo por causa do custo da própria valva. Ao considerar intervenções em pacientes com estenose aórtica, todas as sociedades profissionais enfatizam a importância de uma equipe de válvulas cardíacas.

TAVR também estão sendo utilizadas com maior frequência em **procedimentos do tipo *valve-in-valve*** para a diminuição do gradiente em casos de disfunção da prótese valvar em pacientes de alto risco de repetição da substituição cirúrgica de valva cardíaca (independentemente de estar na posição aórtica, mitral, tricúspide ou pulmonar). Embora os resultados para o uso de TAVR em pacientes com valvas aórticas bicúspides (ao contrário dos com válvulas tricúspides) tenham sido menos impressionantes, modificações mais recentes melhoraram as taxas de sucesso também nessas situações anatômicas. Esse avanço foi apoiado por dados do registro TVT, que demonstram resultados semelhantes para o procedimento e depois de 1 ano para pacientes com estenose da valva aórtica bicúspide ou tricúspide.

Quando encaminhar

- Todos os pacientes com evidência ecocardiográfica de estenose aórtica leve a moderada (gradiente de pico valvar estimado > 30 mmHg por ecocardiografia/Doppler) devem ser encaminhados ao cardiologista para avaliação e também para que seja determinada a frequência de acompanhamento.
- Qualquer paciente com sintomas sugestivos de estenose aórtica (i.e., sintomas de pressão no peito, falta de ar ou pré-síncope com o esforço) deve ser examinado por um cardiologista.

Halim SA et al. Outcomes of transcatheter aortic valve replacement in patients with bicuspid aortic valve disease: a report from the Society of Thoracic Surgeons/American College of Cardiology Transcatheter Valve Therapy Registry. Circulation. 2020;141:1071. [PMID: 32098500]

Mack MJ et al; PARTNER 3 Investigators. Transcatheter aortic-valve replacement in low-risk patients at five years. N Engl J Med. 2023;389:1949. [PMID: 37874020]

Regurgitação aórtica

> **FUNDAMENTOS DO DIAGNÓSTICO**
>
> - Geralmente assintomática até a meia-idade; apresenta-se com insuficiência do lado esquerdo ou, raramente, com dor no peito.
> - A ecocardiografia/Doppler é diagnóstica.
> - Cirurgia para sintomas, FE menor que 50%, índice de dimensão sistólica final do VE > 50 mm ou índice de dimensão diastólica final do VE > 65 mm.

Considerações gerais

Entre todos os pacientes com doença valvar aórtica isolada, em cerca de 13% ocorre uma regurgitação aórtica predominante. A regurgitação aórtica reumática tornou-se muito menos comum do que na era pré-antibióticos; atualmente, predominam as causas não reumáticas. Entre as causas não reumáticas, podem ser citadas valvas bicúspides congênitas, endocardite infecciosa e hipertensão. Muitos pacientes também se apresentam com uma regurgitação aórtica secundária a doenças da raiz aórtica, como a associada à síndrome de Marfan ou à dissecção aórtica. Raramente, podem estar implicadas doenças inflamatórias, p. ex., espondilite anquilosante.

Achados clínicos
A. Sintomas e sinais

A apresentação clínica fica determinada pela rapidez com que a regurgitação se desenvolve. Em pacientes com **regurgitação aórtica crônica**, durante muitos anos o único sinal pode ser um sopro diastólico aórtico suave. À medida que a gravidade da regurgitação aórtica aumenta, ocorre queda da pressão arterial diastólica e o VE aumenta progressivamente. A maioria dos pacientes permanece assintomática por longos períodos, mesmo quando já chegaram nesse ponto. A insuficiência do VE é um evento tardio que pode ocorrer repentinamente. Dispneia e fadiga ao esforço são os sintomas mais frequentes, mas também podem ocorrer dispneia paroxística noturna e edema pulmonar. Ocasionalmente, os pacientes podem relatar angina *pectoris* ou dor torácica atípica. DAC associada e pré-síncope ou à síncope são menos comuns do que em pacientes com estenose aórtica.

Por causa da dilatação compensatória do VE, hemodinamicamente os pacientes ejetam grandes volumes sistólicos, que são adequados para a manutenção do débito cardíaco anterógrado até tardiamente no curso da doença. Ao ocorrer IC, a pressão diastólica do VE poderá aumentar. A função sistólica anormal do VE, que se manifesta pela queda na FE (< 50%) e um aumento do volume sistólico final do VE (> 5,0 cm), são sinais de que há necessidade de uma intervenção cirúrgica.

Em pacientes com regurgitação aórtica crônica, os principais achados físicos estão relacionados ao alto volume sistólico que está sendo ejetado no sistema vascular sistêmico, com rápido escoamento, à medida que a regurgitação ocorre (ver Tab. 10.2). Esse quadro resulta em uma **pressão de pulso arterial ampla**. O pulso exibe rápidas subidas e descidas (**pulso de martelo d'água** ou **pulso de Corrigan**), com uma pressão sistólica elevada e baixa pressão diastólica. O grande volume sistólico e o fluxo de retorno para o coração também são responsáveis por achados característicos, p. ex., **pulsos de Quincke** (pulsações capilares no leito ungueal), **sinal de Duroziez** (um sopro em vai e vem sobre uma artéria femoral periférica sob compressão parcial) e sinal de Musset (movimento de balanço da cabeça a cada pulso). Em pacientes mais jovens, o aumento do volume sistólico pode somar-se à onda de pressão refletida desde a periferia, gerando uma pressão sistólica maior do que a esperada nos membros inferiores, em comparação com a aorta central. Tendo em vista que o leito periférico é muito maior na perna do que no braço, a pressão arterial na perna pode ser mais de 40 mmHg superior à pressão arterial no braço (**sinal de Hill**) em casos de regurgitação aórtica grave. O impulso apical é importante, exibe deslocamento lateral, em geral hiperdinâmico e pode ser constante. Em geral, observa-se um sopro de fluxo sistólico que pode ser bastante suave e localizado; e o sopro diastólico aórtico geralmente é agudo e em decrescendo. Em casos avançados da regurgitação aórtica, é possível auscultar um sopro mitral diastólico médio ou tardio de tom grave (**sopro de Austin Flint**), devido à obstrução relativa do fluxo mitral promovido pelo fechamento parcial da valva mitral pelo rápido aumento da pressão diastólica do VE por causa da regurgitação aórtica.

Em pacientes com **regurgitação aórtica aguda** (geralmente decorrente de dissecção aórtica ou endocardite infecciosa), a insuficiência do VE se manifesta principalmente na forma de edema pulmonar, podendo ocorrer rapidamente; nesses casos, impõe-se uma cirurgia de emergência. Pacientes com regurgitação aórtica aguda não apresentam o VE dilatado da regurgitação aórtica crônica, e o volume extra do VE é deficientemente controlado. Por isso mesmo, o sopro diastólico é mais breve, podendo ter mínima intensidade; além disso, pode não ocorrer amplitude da pressão de pulso, o que dificulta o diagnóstico clínico. Pode ocorrer fechamento prematuro da valva mitral, até mesmo antes do início da sístole do VE (**pré-fechamento**), por causa do rápido aumento da pressão diastólica do VE. Como resultado, a primeira bulha cardíaca fica diminuída ou inaudível. A ecocardiografia detecta com facilidade o pré-fechamento da valva mitral; esse achado é considerado uma indicação para intervenção cirúrgica urgente.

B. Estudos diagnósticos

Em geral, o ECG geralmente revela HVE moderada a grave. As radiografias revelam cardiomegalia com proeminência do VE e, em alguns casos, dilatação da aorta.

A ecocardiografia demonstra as principais características diagnósticas, inclusive se a lesão inclui (ou não) a raiz aórtica proximal e qual a patologia valvar presente. Avaliações anuais das dimensões e da função do VE são essenciais para que o médico possa determinar o momento apropriado para a substituição da valva, quando estiver diante de uma regurgitação aórtica grave. A diretriz ACC/AHA de 2020 para valvas cardíacas fornece critérios para a avaliação da gravidade da regurgitação aórtica. Tanto a RM como a TC para o coração podem estimar as dimensões da raiz aórtica, sobretudo quando há preocupação com um aneurisma ascendente. A RM pode fornecer uma fração regurgitante, um dado que ajudará a confirmar a gravidade. Em pacientes mais jovens, principalmente naqueles com regurgitação aórtica aguda, o cateterismo cardíaco poderá ser de pouca ajuda; por outro lado, essa técnica poderá ter utilidade no pré-operatório de pacientes com mais idade para a definição da hemodinâmica, anormalidades da raiz aórtica e presença de DAC associada. Estão surgindo cada vez mais dados de que os valores séricos do BNP ou do NTproBNP podem se constituir em um sinal precoce de disfunção do VE, e é possível que, no futuro, esses dados sejam adicionados às recomendações para intervenção cirúrgica.

Tratamento e prognóstico

A regurgitação aórtica que surge, ou que piora, durante ou após um episódio de endocardite infecciosa ou de dissecção aórtica pode levar à insuficiência aguda grave do VE ou a uma progressão subaguda ao longo de semanas ou meses. O primeiro caso geralmente se apresenta em forma de edema pulmonar; a substituição cirúrgica da valva fica indicada mesmo durante a infecção ativa. Esses pacientes podem ser melhorados ou estabilizados temporariamente por vasodilatadores.

A regurgitação aórtica crônica pode ser tolerada por muitos anos, mas sem a cirurgia o prognóstico passa a ser sombrio ao surgirem os sintomas. Como a regurgitação aórtica implica

aumento na pré-carga (volume) e na pós-carga no VE, os medicamentos que diminuem a pós-carga podem reduzir a gravidade da regurgitação, embora não contemos com dados convincentes de que a redução da pós-carga altere a mortalidade. *As recomendações defendem a redução da pós-carga em pacientes com regurgitação aórtica apenas quando haja associação com hipertensão sistólica (AP sistólica > 140 mmHg).* A redução da pós-carga em pacientes normotensos não parece justificada. BRA, em vez de betabloqueadores, são as adições preferidas ao tratamento clínico para pacientes com dilatação da aorta, como na síndrome de Marfan, devido à capacidade teórica de um BRA em reduzir a rigidez aórtica (pelo bloqueio de TGF-beta) e diminuir a velocidade da dilatação aórtica. No entanto, estudos clínicos que avaliam a eficácia dos BRA para a redução da rigidez aórtica e diminuição da velocidade de dilatação aórtica não produziram um resultado positivo que apoie o uso desses agentes.

Há indicação cirúrgica assim que surgirem os sintomas ou para qualquer evidência de disfunção do VE (i.e., evidências ecocardiográficas de redução na FEVE para < 55% ou aumento no diâmetro sistólico final do VE para > 50 mm). Além disso, sugere-se que a cirurgia seja considerada mesmo em pacientes com VE excessivamente aumentado (diâmetro diastólico final do VE > 65 mm). As diretrizes também sugerem que se pense na cirurgia (classe IIb) se a imagem seriada revelar aumento progressivo no tamanho do VE (Fig. 10.6).

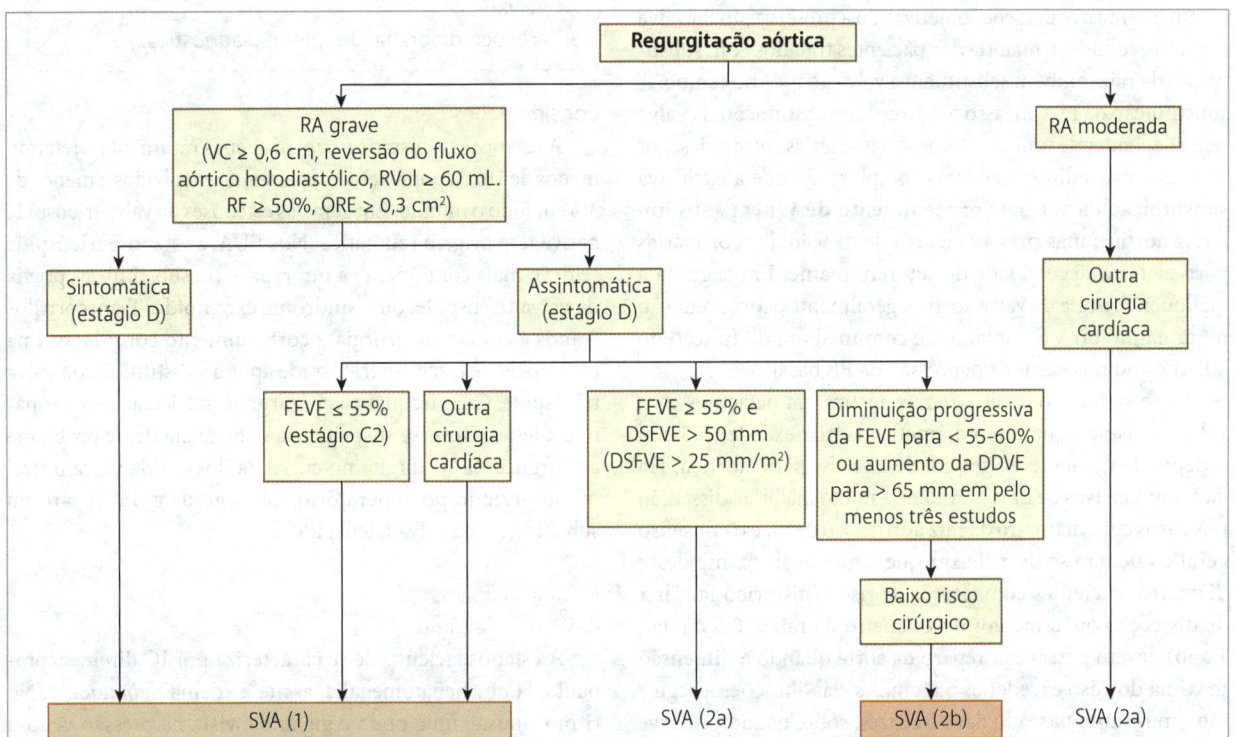

FIGURA 10.6 Algoritmo para intervenção em casos de regurgitação aórtica. RA: regurgitação aórtica; SVA: substituição da valva aórtica; DEF: dimensão diastólica final; ORE: orifício regurgitante efetivo; DSFVE: dimensão sistólica final do VE; FR: fração regurgitante; RVol: volume regurgitante; VC: veia contraída.

Os problemas com a implantação para valvas SVA abordados em seção anterior sobre estenose aórtica devem ser estudados aqui. Os primeiros estudos sobre TAVR demonstraram alta incidência de regurgitação aórtica residual pós-procedimento (18,8% em um estudo). As valvas TAVR mais novas reduziram muito a regurgitação aórtica residual quando usadas em pacientes exclusivamente com regurgitação aórtica nativa (4,2%). Na análise multivariável, a presença de uma regurgitação aórtica pelo menos moderada pós-procedimento foi independentemente associada à mortalidade por todas as causas em 1 ano. Em comparação com amplitude da os dispositivos de primeira geração, a TAVR realizada com dispositivos de última geração foi associada a melhores resultados do procedimento no tratamento de pacientes exclusivamente com regurgitação aórtica nativa. Em pacientes com esse tipo de problema, a presença de uma regurgitação aórtica significativa pós-procedimento foi independentemente associada ao aumento da mortalidade.

Ocasionalmente, a regurgitação aórtica causada por um defeito da prótese paravalvar pode ser ocluída com o uso de dispositivos oclusores percutâneos. A escolha da prótese valvar para SVA depende da idade do paciente e de sua compatibilidade com a anticoagulação por varfarina, como ocorre nas escolhas para SVA em pacientes com estenose aórtica.

A mortalidade operatória para SVA geralmente se situa na faixa de 3-5%. Uma regurgitação aórtica causada por doença da raiz aórtica deve ser tratada por reparo ou substituição da raiz, além do tratamento cirúrgico da valva aórtica. Embora recentemente as operações objetivando a preservação da valva tenham evoluído, a maioria dos pacientes tratados com substituição da raiz também substituem a valva ao mesmo tempo. A substituição da raiz em associação com a substituição da valva pode depender de uma anastomose das artérias coronárias; por isso, esse procedimento é mais complexo do que a exclusiva substituição da valva. O **procedimento de Wheat** substitui a raiz aórtica, mas preserva a área de fixação das coronárias para evitar a necessidade de seu reimplante. Em seguida a qualquer cirurgia da valva aórtica, geralmente ocorre redução no tamanho do VE, juntamente com melhora da função do VE, mesmo nos casos de depressão da FE basal.

Deve-se fazer o reparo da raiz aórtica em pacientes com valva bicúspide quando o diâmetro da raiz exceder 5,5 cm, independentemente da gravidade da valvopatia aórtica. Há dados indicativos de uma prevalência muito maior de dissecção nos casos com diâmetro da raiz aórtica > 6,0 cm, e o consenso geral é que não se deve deixar que a raiz se aproxime desse diâmetro. Pacientes com fatores de risco (histórico familiar de dissecção ou aumentos do diâmetro da raiz > 0,5 cm em 1 ano) devem passar por reparo da aorta quando a dimensão máxima do vaso exceder os 5,0 cm. As classificações a seguir são um resumo baseado das diretrizes, sobre quando se deve operar a raiz aórtica em pacientes com valva aórtica bicúspide:

Indicação de **classe I** (nível de evidência [NdE] C): diâmetro da raiz aórtica nos seios ou na aorta ascendente > 5,5 cm (independentemente da necessidade de SVA).

Indicação de **classe IIa** (NdE C): diâmetro da raiz aórtica nos seios ou na aorta ascendente > 5,0 cm quando houver fatores de risco associados (histórico familiar de dissecção ou de aumento do diâmetro > 0,5 cm em 1 ano).

Indicação de **classe IIa** (NdE C): diâmetro da raiz aórtica > 4,5 cm se o paciente estiver sendo operado por SVA por razões valvares.

Quando encaminhar

- Pacientes com regurgitação aórtica audível devem ser examinados, pelo menos inicialmente, por um cardiologista que poderá determinar se o paciente necessita de acompanhamento.
- Pacientes com dilatação da raiz aórtica devem ser monitorados pelo cardiologista, pois pode haver necessidade de recorrer a diferentes estudos de imagem por radiografia torácica ou ecocardiograma para que seja decidido o momento da cirurgia.

Estenose tricúspide

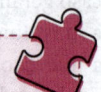

FUNDAMENTOS DO DIAGNÓSTICO

- Predominância feminina.
- É mais provável um histórico de doença cardíaca reumática. Nos EUA, as etiologias mais comuns são doença carcinoide e degeneração da prótese valvar.
- A ecocardiografia/Doppler é diagnóstica.

Considerações gerais

A estenose tricúspide é ocorre apenas raramente, afetando menos de 1% da população em países desenvolvidos e menos de 3% em todo o mundo. Em geral, as estenoses da valva tricúspide nativa têm origem reumática. Nos EUA, a estenose tricúspide se deve mais comumente a um reparo ou substituição prévia da valva tricúspide, ou à síndrome carcinoide. Transcorridos 8 anos a contar da cirurgia, ocorre aumento considerável na incidência de estenose tricúspide após a substituição da valva tricúspide. Com frequência, regurgitação tricúspide acompanha a lesão. Deve-se suspeitar da ocorrência desse problema ao surgir uma IC direita no curso da doença da valva mitral ou no período pós-operatório, em seguida a um reparo ou substituição da valva tricúspide.

Achados clínicos
A. Sintomas e sinais

A estenose tricúspide se caracteriza por IC direita acompanhada por hepatomegalia, ascite e edema dependente. No ritmo sinusal, uma onda *a* gigante é vista na pressão venosa jugular (PVJ), que também está elevada (ver (Tab. 10.2). O **rumble** **diastólico** típico ao longo da borda esternal esquerda inferior mimetiza a estenose mitral, embora em pacientes com estenose tricúspide o ruído aumente com a inspiração. No ritmo sinusal, pode ser observada uma pulsação hepática pré-sistólica. Deve-se pensar em estenose tricúspide em pacientes que apresentem sinais de síndrome carcinoide.

B. Estudos diagnósticos

Na ausência de fibrilação atrial, o ECG revela aumento do AD. A radiografia torácica pode revelar cardiomegalia acentuada, mas com uma AP de dimensões normais. Pode haver dilatação das veias cava superior e ázigos.

Normalmente, a área da valva tricúspide equivale a 10 cm²; portanto, a estenose deve ser significativa para que ocorra um gradiente. Hemodinamicamente, um gradiente de pressão diastólica média > 5 mmHg é considerado significativo, embora até mesmo um gradiente de 2 mmHg possa ser considerado anormal. Esse cenário pode ser demonstrado por ecocardiografia ou por cateterismo cardíaco. A atualização de 2017 das diretrizes da AHA/ACC publicadas em 2014 sugere que uma área valvar tricúspide < 1,0 cm² e uma meia-vida de pressão > 190 mseg devam ser definidas como significativas, pois o gradiente pode variar, dependendo da frequência cardíaca.

Tratamento e prognóstico

A estenose tricúspide pode ser progressiva, eventualmente causando IC grave do lado direito. A terapia inicial deve ser orientada para a redução da congestão por líquidos, basicamente pela administração de diuréticos (ver Tratamento, Insuficiência cardíaca). Em pacientes com edema intestinal considerável, torsemida ou bumetanida podem ser vantajosas *versus* diuréticos de alça, como a furosemida, porque são absorvidos mais adequadamente pelo intestino. Os inibidores de aldosterona também ajudam, principalmente se houver ingurgitamento hepático ou ascite. Nem a valvoplastia cirúrgica nem a percutânea são particularmente eficazes para o alívio da estenose tricúspide, pois é comum a ocorrência de uma regurgitação tricúspide residual. A substituição da valva tricúspide é a abordagem cirúrgica preferida. É rara a opção de substituição mecânica da valva tricúspide, porque o baixo fluxo predispõe à ocorrência de trombose e também porque a valva mecânica não poderá ser cruzada se houver necessidade de cateterismo cardíaco direito ou de implante de marcapasso. *Portanto, quase sempre a preferência recai nas biopróteses valvares*. Frequentemente, a substituição da valva tricúspide é realizada em conjunto com a substituição da valva mitral em pacientes com estenose mitral reumática ou regurgitação mitral. A substituição percutânea da valva transcateter (valva com *stent*) tem sido usada em pacientes com estenose degenerativa da prótese valvar tricúspide; encontra-se sob investigação um dispositivo de substituição percutânea da valva tricúspide. As indicações para substituição da valva em casos graves de estenose tricúspide grave são claras:

Indicação de **classe I** (NdE C): no momento da operação para valvulopatia do lado esquerdo.
Indicação de **classe I** (NdE C): se o paciente estiver sintomático.
Indicação de **classe IIb** (NdE C): raramente uma comissurotomia percutânea por balão para estenose tricúspide

isolada em pacientes de alto risco sem regurgitação tricúspide significativa.

Quando encaminhar

Todos os pacientes com qualquer evidência ecocardiográfica de estenose tricúspide devem ser examinados e monitorados pelo cardiologista, para avaliação do momento em que poderá haver necessidade de intervenção.

Regurgitação tricúspide

FUNDAMENTOS DO DIAGNÓSTICO

- Frequentemente ocorre em pacientes com doença pulmonar ou cardíaca com sobrecarga de pressão ou de volume no VD.
- A regurgitação da valva tricúspide decorrente da colocação do eletrodo do marcapasso vem se tornando mais comum.
- A ecocardiografia ajuda na determinação da causa (regurgitação tricúspide de baixa ou alta pressão).

Considerações gerais

Em geral, a regurgitação valvar tricúspide ocorre sempre que haja dilatação do VD por qualquer causa. À medida que a regurgitação tricúspide vai aumentando, o tamanho do VD aumenta ainda mais, tracionando a valva para fora por causa do deslocamento das cordas tendíneas e do músculo papilar. Por sua vez, esses eventos aumentam a gravidade da regurgitação tricúspide. Além disso, o anel tricúspide tem o formato de uma sela equina. Com a insuficiência do VD, o anel sofre achatamento e assume uma forma elíptica, distorcendo ainda mais a relação entre os folhetos e as inserções cordais. Na maioria dos casos, a causa da regurgitação tricúspide é a geometria do VD (funcional) e não a valvopatia tricúspide primária. Pode estar presente um VD dilatado e hipertrofiado em pacientes com hipertensão sistólica do VD causada por estenose valvar ou subvalvar da valva pulmonar, hipertensão pulmonar por qualquer motivo, em casos de regurgitação valvar pulmonar grave ou em pacientes com cardiomiopatia. O VD também pode ter sido lesionado por um IAM ou pode estar intrinsecamente dilatado em decorrência de doenças infiltrativas (displasia do VD ou sarcoidose). Em geral, a dilatação do VD ocorre secundariamente à IC esquerda. Algumas das anormalidades inerentes da valva tricúspide são a **anomalia de Ebstein** (i.e., o deslocamento dos folhetos septal e posterior, mas não do folheto anterior, para o interior do VD), prolapso da valva tricúspide, formação de placa carcinoide, inflamação por doença do colágeno, tumores valvares ou endocardite tricúspide. Além disso, uma lesão valvar causada pelo eletrodo do marcapasso é uma causa iatrogênica cada vez mais frequente.

Achados clínicos
A. Sintomas e sinais

Os sinais e sintomas de regurgitação tricúspide são idênticos aos resultantes da insuficiência do VD por qualquer causa.

Generalizando, é possível estabelecer o diagnóstico por meio de uma inspeção cuidadosa da PVJ. A forma de onda da PVJ deve declinar durante a sístole ventricular (i.e., a descida *x*). É possível observar o momento desse declínio pela palpação da artéria carótida oposta. À medida que a regurgitação tricúspide vai piorando, um espaço cada vez maior do vale de descida *x* na PVJ vai sendo preenchido com a onda regurgitante, até que toda a descida x seja obliterada e uma forma de onda sistólica positiva seja observada na PVJ. Um sopro de regurgitação tricúspide associado pode ou não ser audível e pode ser distinguido da regurgitação mitral pela localização paraesternal esquerda e por seu aumento durante a inspiração (**sinal de Carvallo**). Um S$_3$ pode acompanhar o sopro; isso tem relação com o alto fluxo de retorno ao VD proveniente do AD. Pode haver cianose se a maior pressão do AD distender o septo atrial e abrir um FOP, ou se estiver presente um DSA verdadeiro (p. ex., em cerca de 50% dos pacientes com anomalia de Ebstein). A regurgitação tricúspide grave resulta em hepatomegalia, edema e ascite.

B. Estudos diagnósticos

Geralmente, o ECG é inespecífico, embora seja comum a ocorrência de *flutter* ou de fibrilação atrial. A radiografia torácica pode revelar evidências de aumento do AD ou de dilatação da veia ázigos e derrame pleural. O ecocardiograma ajuda a avaliar a gravidade da regurgitação tricúspide (critérios disponíveis nas diretrizes da AHA/ACC para valvopatia cardíaca publicadas em 2014). Por outro lado, a ecocardiografia/Doppler fornece a pressão sistólica do VD, bem como as dimensões e a função do VD. Pode estar presente um septo interventricular com mobilidade paradoxal, em decorrência da sobrecarga de volume no VD. O cateterismo confirmará a presença da onda regurgitante no AD e de pressões elevadas nesse átrio. Se a pressão sistólica da AP ou do VD for < 40 mmHg, o médico deverá suspeitar de regurgitação valvar tricúspide primária. Além disso, em pacientes com regurgitação tricúspide grave e com ascite, pode-se obter uma pressão venosa hepática em cunha durante o cateterismo cardíaco direito. Se for observado um alto gradiente entre a pressão média do AD e a cunha hepática média, então é provável que o paciente esteja cirrótico. Normalmente, obtém-se um gradiente trans-hepático < 5 mmHg. Devemos suspeitar de cirrose leve se o gradiente medido for de 5-10 mmHg, de doença moderada se for de 10-15 mmHg e de cirrose significativa se for > 15 mmHg.

Tratamento e prognóstico

A regurgitação tricúspide leve é comum e geralmente pode ser satisfatoriamente controlada com diuréticos. Em pacientes com regurgitação tricúspide grave, o edema intestinal pode diminuir a eficácia dos diuréticos (p. ex., furosemida); então, inicialmente o paciente deverá ser medicado com diuréticos IV. Nesse cenário, torsemida ou bumetanida são mais bem absorvidas com a adição de diuréticos VO. Os antagonistas da aldosterona também podem ajudar, sobretudo em pacientes com ascite. Em certos casos, é possível aumentar a eficácia dos diuréticos de alça pela adição de um diurético tiazídico (ver Tratamento, Insuficiência cardíaca).

Tendo em vista que a maioria das regurgitações tricúspides é do tipo secundário, em geral o tratamento definitivo depende da eliminação da causa da disfunção do VD. Em pacientes com regurgitação tricúspide secundária (funcional), raramente haverá indicação para substituição cirúrgica da valva, até que o médico tome conhecimento da causa da disfunção do VD. Se o problema for uma cardiopatia esquerda, o tratamento dos problemas cardíacos esquerdos poderá baixar as pressões pulmonares, diminuir o tamanho do VD e resolver a regurgitação tricúspide. O tratamento para as causas primárias e secundárias de hipertensão pulmonar geralmente atenuará a regurgitação tricúspide. As diretrizes sugerem que levemos em conta a cirurgia da valva tricúspide nos casos de dilatação do anel tricúspide ao final da diástole > 4,0 cm em um paciente sintomático. As diretrizes recomendam (classe I) a realização de um procedimento de anuloplastia tricúspide quando houver regurgitação tricúspide significativa e estiver em curso uma substituição ou reparo da valva mitral para tratamento da regurgitação mitral. O procedimento de anuloplastia sem a inserção de uma prótese anular (**anuloplastia DeVega**) também pode ser eficaz para a diminuição da dilatação do anel tricúspide. Ocasionalmente, o próprio folheto valvar poderá ser reparado, sobretudo em casos de endocardite de valva tricúspide. Se for observado um defeito estrutural intrínseco na valva tricúspide que não possa ser reparado, justifica-se a substituição dessa valva. Quase sempre a opção recai em uma prótese valvar (em vez de uma valva mecânica), porque haverá maior risco de trombose da valva mecânica se o INR não for estável. Com o uso de bioproteses valvares, não haverá necessidade de anticoagulação, a menos que haja fibrilação ou *flutter* atrial associada. Foi demonstrado que a regurgitação tricúspide causada pela degeneração bioprotética responde à substituição da valva transcateter. Há relatos iniciais de sucesso com a substituição percutânea da valva tricúspide para tratamento de regurgitação tricúspide da valva nativa. Além disso, foi demonstrado recentemente que o conceito de reparo transcateter *edge-to-edge*, como é comumente utilizado no tratamento de casos de regurgitação da valva mitral, é procedimento seguro e eficaz para a diminuição do grau de regurgitação tricúspide e também na melhora da qualidade de vida em pacientes com regurgitação tricúspide funcional grave que foram randomizados para tratamento com o dispositivo TriClip *versus* tratamento clínico.

Quando encaminhar

- Qualquer paciente que apresente regurgitação tricúspide moderada ou grave deve ser examinado pelo menos uma vez pelo cardiologista, para que seja determinada a necessidade (ou não) de estudos e intervenções.
- Casos graves de regurgitação tricúspide necessitam de acompanhamento periódico pelo cardiologista.

Sorajja P et al; TRILUMINATE Pivotal Investigators. Transcatheter repair for patients with tricuspid regurgitation. N Engl J Med. 2023;388:1833. [PMID: 36876753]

Regurgitação da válvula pulmonar

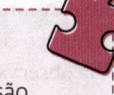

FUNDAMENTOS DO DIAGNÓSTICO

- Na maioria dos casos, a causa é hipertensão pulmonar, resultando em regurgitação da valva pulmonar de alta pressão.
- O ecocardiograma é definitivo em casos com alta pressão, mas pode ser menos definitivo em pacientes com regurgitação da valva pulmonar de baixa pressão.

Considerações gerais

A regurgitação da valva pulmonar pode ser dividida em **causas de alta pressão** (em decorrência de hipertensão pulmonar) e em **causas de baixa pressão** (geralmente em decorrência de dilatação de um anel pulmonar, uma valva pulmonar congênita anormal [bicúspide ou displásica], por placa de doença carcinoide, substituição cirúrgica da valva pulmonar ou pela fisiologia residual em seguida à aplicação cirúrgica de um retalho transanular para diminuição do gradiente de saída em pacientes com tetralogia de Fallot). Considerando que o VD demonstra melhor tolerância para cargas de volume *versus* cargas de pressão, o VD tende a tolerar a regurgitação da valva pulmonar de baixa pressão por longos períodos, sem que ocorra disfunção.

Achados clínicos

Na maioria dos casos, o paciente não demonstra sintomas. Pacientes com uma acentuada regurgitação valvar pulmonar podem apresentar sintomas de sobrecarga de volume cardíaco direito. Ao exame, geralmente o médico pode palpar um VD hiperdinâmico (**elevação do VD**). Se ocorreu dilatação da AP, o médico também poderá palpar o vaso ao longo da borda esternal esquerda. Em presença de hipertensão pulmonar, P_2 será palpável; além disso, ocasionalmente são percebidos frêmitos sistólicos e diastólicos. Durante a ausculta, a segunda bulha cardíaca pode estar amplamente dividida, em decorrência de uma sístole VD prolongada ou de um bloqueio de ramo direito associado. Também pode ser notado um clique sistólico da valva pulmonar, bem como um ritmo de galope no lado direito. Se a estenose pulmonar também estiver presente, o clique de ejeção pode diminuir com a inspiração, mas qualquer sopro pulmonar sistólico associado irá aumentar. Em pacientes com regurgitação valvar pulmonar de alta pressão, o sopro diastólico pulmonar (**Graham Steell**) pode ser facilmente audível. Frequentemente esse som fica reforçado pela presença de um anel pulmonar dilatado. O sopro aumenta com a inspiração e diminui durante uma manobra de Valsalva. Em pacientes com regurgitação da valva pulmonar de baixa pressão, a pressão diastólica da AP poderá ser superior à pressão diastólica do VD em apenas alguns mmHg, e o gradiente diastólico é insuficiente para a produção de um sopro ou dos achados ecocardiográficos/Doppler característicos. Em alguns casos, somente a angiografia contrastada ou a RM da AP principal demonstrará a regurgitação da valva pulmonar de fluxo livre em um paciente com regurgitação da valva pulmonar de baixa pressão. Essa situação é comum em pacientes pós-reparo de tetralogia de Fallot, casos em que, apesar do pequeno sopro, é realmente possível a inexistência de qualquer valva pulmonar. Pode-se suspeitar dessa situação pela observação de um aumento do VD.

Geralmente, o ECG geralmente pouco ajudará, embora o bloqueio do ramo direito seja comum, e seja possível haver critérios de ECG para HVD. A radiografia torácica pode revelar apenas dilatações do VD e da AP. A ecocardiografia pode demonstrar evidências de sobrecarga de volume do VD (i.e., movimento septal paradoxal e dilatação do VD), e o Doppler pode determinar a pressão sistólica máxima do VD, além de demonstrar qualquer regurgitação tricúspide associada. Em casos de hipertensão pulmonar, o septo interventricular pode ter um aspecto achatado. É possível determinar as dimensões da AP principal e o Doppler de fluxo colorido pode demonstrar regurgitação da valva pulmonar, particularmente na situação de alta pressão. A RM e a TC cardíacas podem ajudar na avaliação das dimensões da AP, com vistas a uma estimativa do fluxo regurgitante, para a exclusão de outras causas de hipertensão pulmonar (p. ex., doença tromboembólica, estenose periférica da AP) e também na avaliação da função do VD. O cateterismo cardíaco tem valor apenas confirmatório.

Tratamento e prognóstico

Apenas em raros casos a regurgitação da valva pulmonar necessitará de tratamento específico, além do tratamento da causa primária. Em pacientes com regurgitação da valva pulmonar de baixa pressão causada pelo reparo cirúrgico transanular da tetralogia de Fallot, pode haver indicação para substituição da valva pulmonar se for observado aumento ou disfunção do VD. Em pacientes com tetralogia de Fallot, ocorrerá alargamento do QRS relacionado ao declínio da função do VD (entre outras características, um QRS > 180 ms sugere maior risco de morte súbita) e o observação de maiores volumes no VD deve levar a uma avaliação para possível regurgitação grave da valva pulmonar. Em pacientes com doença cardíaca carcinoide, pode-se substituir a valva pulmonar por uma bioprótese suína, embora a placa causada por esse distúrbio venha futuramente cobrir a prótese valvar pulmonar, o que limita a vida útil desses dispositivos. Em pacientes com regurgitação da valva pulmonar de alta pressão, é fundamental a instituição de tratamento para controle da causa da hipertensão pulmonar. A regurgitação da valva pulmonar de alta pressão é pouco tolerada, sendo distúrbio grave que deve passar por uma avaliação minuciosa para detecção da causa e para a escolha do tratamento. Na maioria dos casos, a substituição da valva pulmonar requer o uso de uma prótese valvar. Pode-se reparar a regurgitação da valva pulmonar causada por um conduto VD para AP ou pela substituição por autoenxerto pulmonar como parte do procedimento de Ross com a implantação percutânea de uma valva pulmonar (valva Melody). A regurgitação da bioprótese valvar pulmonar também tem sido tratada com uma valva percutânea (Edwards Sapien). Nos casos de substituição percutânea da valva pulmonar, frequentemente a AP é dilatada com um *stent* para a obtenção de uma plataforma para a valva percutânea.

Quando encaminhar

Pacientes com regurgitação da valva pulmonar que resulte em aumento do VD devem ser encaminhados ao cardiologista, independentemente das pressões pulmonares estimadas.

Controle da anticoagulação para pacientes com próteses valvares cardíacas

O risco de tromboembolismo é muito menor com o uso de bioproteses valvares *versus* próteses valvares mecânicas. Próteses valvares mitrais mecânicas também representam maior risco de trombose *versus* valvas aórticas mecânicas. Por esse motivo, *o INR deve ser mantido entre 2,5 e 3,5 para valvas protéticas mitrais mecânicas, mas pode ser mantido entre 2,0 e 2,5 para a maioria das valvas protéticas aórticas mecânicas.* Se estiverem presentes outros fatores de risco em pacientes com uma SVA mecânica (fibrilação atrial, tromboembolismo prévio, disfunção do VE, estado hipercoagulável ou presença de valva mais antiga, p. ex., do tipo *ball-in-cage*), então o INR para uma SVA mecânica deve ser semelhante ao para uma substituição de valva mitral mecânica. As diretrizes também sugerem o seguinte: (1) uma recomendação (classe IIa) para expandir o uso de antagonistas da vitamina K (AVKs), como a varfarina, por até 6 meses após a substituição inicial da prótese valvar; (2) um INR-alvo < 1,5-2,0 para uma SVA mecânica, com uso da valva On-X (classe IIb); e (3) uma consideração do uso de AVK com um INR = 2,5 durante um mínimo de 3 meses depois da TAVR (classe IIa). Dados de 2018 sugerem que os medicamentos antiplaquetários são inferiores à varfarina para prevenção de trombos em pacientes implantados com a valva mecânica On-X. A preocupação com a formação de trombos em bioproteses valvares (p. ex., valvas TAVR) também resultou em uma recomendação de classe I para o uso de imagens multimodais para a identificação de tais trombos (classe I). *Foi constatado que rivaroxabana, um Doac, não evitou a ocorrência de AVE relacionado a êmbolos de TAVR e, portanto, não deve ser usado.* Mas aceita-se o uso de um Doac no tratamento de fibrilação atrial em pacientes com bioproteses valvares. Para pacientes implantados com uma valva TAVR, é razoável usar a terapia antiplaquetária dupla (clopidogrel e ácido acetilsalicílico) durante 3-6 meses após o procedimento. Transcorrido esse tempo, o paciente deverá tomar ácido acetilsalicílico em baixa dosagem durante o resto da vida. Conforme foi anteriormente observado, é medida razoável o uso de varfarina durante um mínimo de 3 meses após TAVR (classe IIb), embora haja grande variação com o uso dessa prática. Estudos randomizados *não* demonstraram benefício com o uso de Doac pós-TAVR.

O European Registry of Pregnancy and Cardiac Disease (Ropac) fez um relato de registro comparativo entre gestantes tratadas com substituição de valvas mecânicas e bioprotéticas *versus* gestantes sem essas terapias. A mortalidade materna foi semelhante entre pacientes com valva mecânica e bioprotética (1,5% e 1,4%, respectivamente), mas foi muito maior *versus* pacientes não tratadas com valva artificial (0,2%). Em seguida a um exame mais detalhado das pacientes com valvas mecânicas ou bioprotéticas, os pesquisadores descobriram que gestantes com valvas mecânicas tinham maior probabilidade de sofrer eventos adversos *versus* mulheres com bioproteses valvares. Houve eventos hemorrágicos em 23,1% *versus* 9,2%, aborto espontâneo com varfarina em 28,6% *versus* 9,2%, e morte fetal tardia observada em 7,1% *versus* 0,7%, respectivamente. Esses dados *sugerem altos riscos de mortalidade e morbidade para pacientes grávidas implantadas com valvas cardíacas mecânicas,* e na Classificação de Risco Cardíaco Materno da OMS, a presença de uma valva mecânica é considerada um risco de classe III (afora IV) para complicações na gravidez.

Da mesma forma, a descontinuação da varfarina para cirurgias não cardíacas também dependerá de qual valva mecânica está envolvida, dos fatores de risco específicos do paciente e do procedimento previsto. Há maior risco de ocorrência de tromboembolismo nos primeiros meses subsequentes à substituição da valva. Embora a interrupção da terapia com varfarina seja procedimento geralmente seguro, muitos dos casos de trombose valvar ocorrem durante períodos de anticoagulação inadequada; portanto, o intervalo de tempo sem cobertura deverá ser mantido no mínimo possível. São características de alto risco: fibrilação atrial, histórico prévio de tromboembolismo, IC ou FEVE baixa, estado hipercoagulável, valva mecânica na posição mitral, valva sabidamente de alto risco (p. ex., *ball-in-cage*) ou estado hipercoagulável simultâneo (p. ex., em decorrência de um câncer associado). A Tabela 10.5 resume o uso de AVK *de ponte,* heparina não fracionada, heparina de baixo peso molecular (HBPM) e antifibrinolíticos em várias situações clínicas para pacientes com valvopatia cardíaca. Em geral, procedimentos de baixo risco (p. ex., implante de marcapasso, remoção de catarata e procedimento odontológico de rotina) não exigem a descontinuação dos AVK; mas em outras situações, a varfarina poderá ser interrompida 3 dias antes do procedimento, sendo reinstituída na noite seguinte ao procedimento (p. ex., em pacientes com valvas aórticas de duplo folheto) sem necessidade de qualquer ponte de heparina não fracionada ou de HBPM. É razoável considerar o uso de uma ponte com base na pontuação CHA2DS2-VASc em pacientes com bioproteses valvares cardíacas ou com dispositivos de anuloplastia medicados com anticoagulantes para fibrilação atrial. Em pacientes de alto risco, principalmente naqueles com valva mitral mecânica, a varfarina deverá ser interrompida, seguida pela instituição da ponte com heparina não fracionada ou com HBPM tão logo o INR caia para valores abaixo dos níveis terapêuticos. Em casos de hemorragia grave, a administração de plasma fresco congelado ou de concentrado de complexo de protrombina em uma situação de emergência é medida razoável para a reversão aguda. *Para a maioria dos pacientes com valva mecânica, não se deve reverter a varfarina revertida com vitamina K, se isso puder ser evitado, pois tal medida poderá resultar em um estado hipercoagulável transitório; em tal cenário, talvez transcorram muitos dias para que seja novamente alcançado um INR terapêutico.*

A varfarina causa anormalidades esqueléticas fetais em até 2% das pacientes que engravidam enquanto tomam o medicamento; assim, devem ser feitos todos os esforços para o adiamento da substituição da valva mecânica em mulheres até depois da idade fértil. Mas se uma mulher com uma valva

TABELA 10.5 Recomendações para administração de tratamento com antagonistas da vitamina K (AVK) em pacientes submetidos a procedimentos ou em pacientes com certas condições clínicas

Procedimentos	Recomendações
Ponte para valvas cardíacas mecânicas	Obrigatório apenas para pacientes de alto risco de tromboembolismo (geralmente apenas pacientes com uma valva mitral mecânica [não aórtica]) Ponte com HNF ou HBPM e interrupção da HNF 4-6 horas antes do procedimento, ou interrupção da HBPM 24 horas antes do procedimento Retomar 48-72 horas após o procedimento
Geral	Interromper o AVK 5 dias antes e retomar 12-24 horas após o procedimento

Situações clínicas	Recomendações
Uso de ácido acetilsalicílico em pacientes com prótese valvar	
Substituição bioprótese valvar aórtica ou mitral	Ácido acetilsalicílico (50-100 mg) por tempo indeterminado. É razoável considerar AVK para atingir INR = 2,5 nos primeiros 3 meses
Substituição de valva transcateter	Ácido acetilsalicílico (50-100 mg) indefinidamente
Reparo mitral ou aórtico	Ácido acetilsalicílico (50-100 mg) indefinidamente
Fibrilação atrial e estenose mitral moderada ou grave	AVK (INR-alvo = 2,0-3,0) Se o paciente optar por não receber AVK, ácido acetilsalicílico (50-100 mg) + clopidogrel (75 mg)
Endocardite	
Endocardite de valva nativa ou bioprotética	Não é recomendável a anticoagulação
Endocardite de valva mecânica	Suspender AVK até que seja "seguro retomar" (geralmente quando o aneurisma micótico é descartado ou não há necessidade de cirurgia urgente)
Fibrilação atrial intermitente ou histórico de embolia sistêmica e estenose mitral	AVK (INR-alvo = 2,0-3,0)
Anticoagulação de longa duração após substituição valvar	
Bioprótese valvar em ritmo sinusal normal	Ácido acetilsalicílico (50-100 mg). É razoável a anticoagulação com AVK para atingir um INR = 2,5 durante os primeiros 3 meses após a bioprótese cirúrgica SVM ou SVA em pacientes com baixo risco de sangramento
Substituição valvar mecânica	AVK (INR-alvo = 2,0-3,0 para valva aórtica mecânica, INR-alvo = 1,5-2,5 para valva aórtica On-X após os primeiros 3 meses com um INR-alvo inicial = 2,0-3,0, INR-alvo = 2,5-3,5 para valva mitral mecânica)
Gravidez e uma valva cardíaca mecânica	Adicionar ácido acetilsalicílico (50-100 mg) para pacientes de alto risco AVK pode ser usado durante o primeiro trimestre e durante toda a gravidez se a dose de varfarina for ≤ 5 mg/dia Se a dose de AVK normalmente for > 5 mg/dia, então ajustar a dose de HBPM 2x/dia durante toda a gravidez (seguir anti-Xa 4 horas após a dose, com meta de 0,8-1,2 U/mL); ou HBPM pode ser administrada apenas durante o primeiro trimestre, depois retomar AVK durante o segundo e terceiro trimestres **ou** Dose ajustada de HNF de 12-12 horas durante a gravidez (TTPa > 2 vezes o controle) ou HNF pode ser usada apenas durante o primeiro trimestre, depois retomar AVK durante o segundo e terceiro trimestres. Recomenda-se a descontinuação do AVK com o início da HNF (2 vezes o TTP normal) antes do parto vaginal planejado.
Trombose de prótese valvar	
Válvula do lado direito	Terapia fibrinolítica de infusão lenta ou heparina IV
Válvula do lado esquerdo	Cirurgia precoce se o trombo for grande (> 0,8 cm²), sintomático de obstrução valvar, alto risco cirúrgico ou trombo no AE. Inicialmente, pode-se tentar trombólise com heparina ou terapia fibrinolítica de infusão lenta se o paciente estiver estável Se o trombo for evidente na prótese valvar criando aumento do gradiente, será razoável o uso de AVK para avaliar se o gradiente obstrutivo pode ser melhorado
Ritmo sinusal e estenose mitral	Se o tamanho do átrio esquerdo for > 5,5 cm, considerar AVK (meta: 2,0-3,0)

aTTP: tempo de tromboplastina parcial ativada; SVA: substituição da valva aórtica; HBPM: heparina de baixo peso molecular; SVM: substituição da valva mitral; TTP: tempo de tromboplastina parcial. HNF: heparina não fracionada.
Adaptada de Nishimura RA et al. 2014 AHA/ACC guidelines for the management of patients with valvar heart disease: executive summary. Circulation. 2014;129:2440-92; e de: Nishimura RA et al. 2017 AHA/ACC focused update of the 2014 AHA/ACC guideline for the management of patients with valvar heart disease. J Am Coll Cardiol. 2017;70:252-289.

mecânica engravidar enquanto está sendo medicada com varfarina, o risco decorrente da interrupção do anticoagulante pode ser maior para a mãe do que o risco de continuar com a varfarina para o feto. O risco do uso de varfarina para o esqueleto fetal é mais significativo durante o primeiro trimestre; é digno de nota que esse risco está mais relacionado à dose do que ao nível do INR. As diretrizes sugerem que é razoável continuar com a varfarina durante o primeiro trimestre se a dose for ≤ 5 mg/dia. Se a dose for > 5 mg/dia, será apropriado considerar o uso de HBPM (desde que o anti-Xa esteja sendo monitorado [intervalo: 0,8-1,2 U/mL 4-6 horas após a dose]) ou o uso contínuo de heparina não fracionada IV (se o tempo de tromboplastina parcial ativada [TTPa] puder ser monitorado e for equivalente a pelo menos o dobro do controle). As diretrizes sugerem também que varfarina e ácido acetilsalicílico em baixa dosagem são seguras durante o segundo e terceiro trimestres e que, em seguida, deverão ser descontinuadas com a antecipação do parto. Por ocasião do parto vaginal, é desejável administrar heparina não fracionada IV com um TTPa pelo menos equivalente ao dobro do controle. Os Doac (inibidores da antitrombina ou de Xa) não devem ser administrados em lugar da varfarina em casos de valvas protéticas mecânicas, pois não há dados que declarem sua segurança durante a gravidez ou que tais agentes sejam seguros para valvas mecânicas em geral.

O tratamento da suspeita de trombose de valva mecânica depende do posicionamento da valva – se do lado esquerdo ou direito, do tamanho do trombo e do estado clínico do paciente. Um estudo de fluoroscopia simples poderá ajudar na avaliação do movimento da valva mecânica, embora haja indicação para um ETE para a avaliação do tamanho do trombo. *Deve-se administrar heparina não fracionada terapêutica a todos os pacientes com valva trombosada*, e geralmente essa medicação *per se* é eficaz. Há indicação para terapia fibrinolítica se o tratamento com heparina não obtiver sucesso e se for ineficaz e o problema clínico tiver surgido há menos de 2 semanas, se o trombo for < 0,8 cm², se os sintomas de classe da New York Heart Association (NYHA) forem leves (classe funcional I ou II) ou se a valva estiver situada no lado direito. Apenas raramente haverá indicação cirúrgica; a cirurgia deve ficar reservada para aqueles pacientes com valvas mecânicas do lado esquerdo e classificados na classe funcional III ou IV da NYHA IC ou ainda nos quais o ETE demonstra um trombo móvel > 0,8 cm². A implementação de um tratamento inicial de urgência para uma valva mecânica trombosada deve consistir em terapia fibrinolítica em baixa dose com infusão lenta ou na realização de cirurgia urgente em pacientes sintomáticos.

DOENÇA CARDÍACA CORONARIANA (DAC ATEROSCLERÓTICA, DOENÇA CARDÍACA ISQUÊMICA)

DAC, ou DAC aterosclerótica, é a principal causa de morte nos EUA e no mundo. A cada minuto nos EUA, uma pessoa morre em decorrência de DAC. Cerca de 37% das pessoas que sofrem um evento coronariano agudo, seja angina ou IAM, acabarão morrendo por essa causa no mesmo ano. Desde 1968,

as taxas de mortalidade para DAC vêm diminuindo a cada ano; e aproximadamente metade do declínio de 1980 a 2000 foi decorrente dos tratamentos, e a outra metade foi decorrente da melhora nos fatores de risco. DAC ainda é responsável por 1 em cada 4 de todas as mortes nos EUA, totalizando mais de 659 mil mortes anuais. A cada ano, 805 mil indivíduos sofrem um ataque cardíaco nesse país. A DAC aflige quase 18,2 milhões de norte-americanos, e a prevalência aumenta constantemente com a idade; portanto, o envelhecimento em curso na população dos EUA promete aumentar a incidência geral de DAC.

Fatores de risco para DAC

A maioria dos pacientes com DAC tem algum fator de risco identificável. Tais fatores de risco são: **histórico familiar positivo** (quanto mais cedo em sua vida um parente de primeiro grau sofre DAC, maior o risco), **sexo masculino**, **anormalidades lipídicas no sangue**, **diabetes *mellitus***, **hipertensão**, **inatividade física**, **obesidade abdominal**, **tabagismo**, **fatores psicossociais** e **baixo consumo de frutas e vegetais e consumo excessivo de bebidas alcoólicas**. Muitos desses fatores de risco são modificáveis. O tabagismo continua sendo a principal causa evitável de morte e de doença nos EUA. Embora os percentuais de tabagismo tenham diminuído nesse país nas últimas décadas, 11,5% dos adultos fumavam cigarros em 2021. De acordo com a OMS, um ano após parar de fumar, o risco de DAC diminui em 50%. Há várias intervenções que aumentam a probabilidade de uma cessação bem-sucedida do tabagismo (ver Cap. 1).

A **hipercolesterolemia** é um importante fator de risco modificável para DAC. O risco aumenta progressivamente diante de níveis mais elevados de colesterol LDL e diminui com níveis mais elevados de colesterol HDL. Escores de risco compostos, p. ex., o **escore de Framingham** e a **calculadora de risco de DCV aterosclerótica para 10 anos** (http://my.americanheart.org/cvriskcalculator), fornecem estimativas para a probabilidade em 10 anos de ocorrência de DCC que podem orientar as estratégias de prevenção primária. A Diretriz ACC/AHA publicada em 2018 sobre o tratamento do colesterol no sangue para diminuição do risco cardiovascular aterosclerótico em adultos sugere o tratamento com uma estatina em quatro populações: pacientes com (1) aterosclerose clínica, (2) colesterol LDL ≥ 190 mg/dL, (3) diabetes com idade entre 40-75 anos e (4) um risco aterosclerótico estimado em 10 anos ≥ 7,5 com idade entre 40-75 anos (Fig. 10.7). É importante ressaltar *que as diretrizes não recomendam o tratamento para um colesterol LDL-alvo*. Os pacientes inseridos nessas categorias devem ser tratados com uma estatina de intensidade moderada ou alta; as estatinas de alta intensidade devem ficar reservadas para populações em maior risco. As estatinas de intensidade moderada são: rosuvastatina 5-10 mg, atorvastatina 10-20 mg, sinvastatina 20-40 mg, ou pravastatina 40-80 mg. As estatinas de alta intensidade são: rosuvastatina 20-40 mg, ou atorvastatina 40-80 mg. A fórmula para estimativa de DCV aterosclerótica da ACC/AHA permite que os médicos determinem o risco de doença cardiovascular aterosclerótica (DCVA) em 10 anos para que possam formular suas decisões terapêuticas (http://tools.

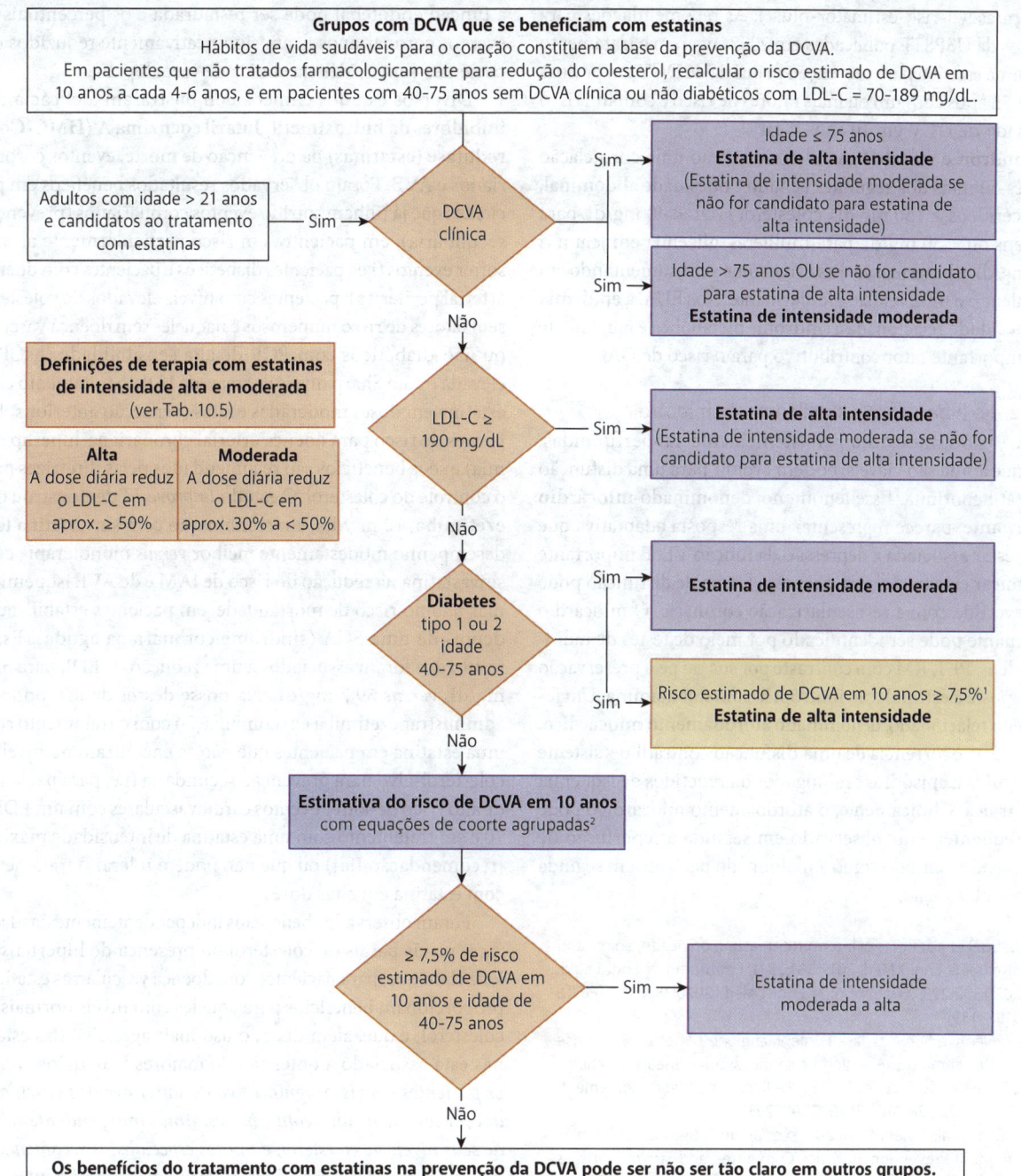

Grupos com DCVA que se beneficiam com estatinas
Hábitos de vida saudáveis para o coração constituem a base da prevenção da DCVA.
Em pacientes que não tratados farmacologicamente para redução do colesterol, recalcular o risco estimado de DCVA em 10 anos a cada 4-6 anos, e em pacientes com 40-75 anos sem DCVA clínica ou não diabéticos com LDL-C = 70-189 mg/dL.

Adultos com idade > 21 anos e candidatos ao tratamento com estatinas — Sim →

DCVA clínica

Sim → Idade ≤ 75 anos
Estatina de alta intensidade
(Estatina de intensidade moderada se não for candidato para estatina de alta intensidade)

Sim → Idade > 75 anos OU se não for candidato para estatina de alta intensidade
Estatina de intensidade moderada

Não

Definições de terapia com estatinas de intensidade alta e moderada
(ver Tab. 10.5)

Alta	**Moderada**
A dose diária reduz o LDL-C em aprox. ≥ 50%	A dose diária reduz o LDL-C em aprox. 30% a < 50%

LDL-C ≥ 190 mg/dL

Sim → **Estatina de alta intensidade**
(Estatina de intensidade moderada se não for candidato para estatina de alta intensidade)

Não

Diabetes tipo 1 ou 2 idade 40-75 anos

Sim → **Estatina de intensidade moderada**

Sim → Risco estimado de DCVA em 10 anos ≥ 7,5%[1]
Estatina de alta intensidade

Não

Estimativa do risco de DCVA em 10 anos
com equações de coorte agrupadas[2]

≥ 7,5% de risco estimado de DCVA em 10 anos e idade de 40-75 anos

Sim → Estatina de intensidade moderada a alta

Não

Os benefícios do tratamento com estatinas na prevenção da DCVA pode ser não ser tão claro em outros grupos.
Em pacientes selecionados, considerar fatores adicionais que influenciam o risco de DCVA[3] e potenciais benefícios e efeitos adversos do risco de DCVA, interações medicamentosas e preferências do paciente quanto ao tratamento com estatinas.

[1] A redução percentual no LDL-C pode ser usada como uma indicação de resposta e adesão à terapia, mas não é *per se* uma meta terapêutica.

[2] As equações de coorte agrupadas podem ser usadas para estimar o risco de DCVA em 10 anos em pacientes com e sem diabetes. Uma planilha que pode ser baixada na internet e permite estimar o risco de DCVA em 10 anos e ao longo da vida. Uma calculadora também está disponível em http://my.americanheart.org/cvriskcalculator e em http://www.cardiosource.org/science-andquality/practice-guidelines-and-quality-standards/2013-prevention-guideline-tools.aspx.

[3] LDL-C primário ≥ 160 mg/dL ou outra evidência de hiperlipidemia genética, histórico familiar de DCVA prematura com início < 55 anos de idade em parente de primeiro grau do sexo masculino ou < 65 anos de idade em parente de primeiro grau do sexo feminino, proteína C-reativa de alta sensibilidade > 2 mg/L, escore CAC ≥ 300 unidades Agatston ou ≥ 75º percentil para idade, sexo e etnia, índice tornozelo-braquial < 0,9 ou risco elevado de DCVA ao longo da vida.

FIGURA 10.7 Principais recomendações para o tratamento com estatinas para prevenção de DCV aterosclerótica. DCVA: DCV aterosclerótica; CAC: cálcio da artéria coronária; LDL-C: colesterol LDL.
Adaptada de Stone NJ et al. 2013 ACC/AHA guideline on the treatment of blood cholesterol to reduce aterosclerótica cardiovascular risk in adults: a report of the American College of Cardiology/American Heart Association Task Force on Practice Guidelines. Circulation. 2014;129 :S1.

acc.org/ascvd-risk-estimator-plus/). As recomendações para lipídios da USPSTF publicadas em 2022 sugerem o tratamento com uma estatina para prevenção primária de DCV em pessoas de 40-75 anos com um ou mais fatores de risco e com um risco estimado de DCV em 10 anos ≥ 10%.

Síndrome metabólica é definida como uma constelação de três ou mais dos seguintes achados: obesidade abdominal, triglicerídeos ≥ 150 mg/dL, colesterol HDL < 40 mg/dL para homens ou < 50 mg/dL para mulheres, glicemia em jejum ≥ 110 mg/dL e hipertensão. Essa síndrome vem aumentando em prevalência a uma velocidade alarmante. Nos EUA, a **epidemia de obesidade** relacionada à síndrome metabólica é igualmente um importante fator contributivo para o risco de DAC.

Miocárdio hibernante e atordoamento miocárdico

Áreas do miocárdio persistentemente subperfundidas, mas que ainda são viáveis, podem evoluir para uma disfunção contrátil contínua. Esse fenômeno, denominado **miocárdio hibernante**, parece representar uma resposta adaptativa que pode estar associada à depressão da função VE. É importante identificar esse fenômeno, pois essa forma de disfunção pode ser revertida com a revascularização coronária. O miocárdio hibernante pode ser identificado por meio de testes de radionuclídeos, PET, RM com contraste por sua ou pela preservação da resposta à estimulação inotrópica com dobutamina. Um fenômeno relacionado, denominado **atordoamento miocárdico**, consiste na ocorrência de uma disfunção contrátil persistente em seguida a episódios prolongados ou repetidos de isquemia miocárdica. Clinicamente, o atordoamento miocárdico pode ser frequentemente observado em seguida à reperfusão de IAM, sendo definido como a melhora do paciente em seguida à revascularização.

de Cabo R et al. Effects of intermittent fasting on health, aging, and disease. N Engl J Med. 2019;381:2541. Erratum in: N Engl J Med. 2020;382:298. Erratum in: N Engl J Med. 2020;382:978. [PMID: 31881139]

US Preventive Services Task Force; Mangione CM et al. Statin use for the primary prevention of cardiovascular disease in adults: US Preventive Services Task Force Recommendation Statement. JAMA. 2022;328:746. [PMID: 35997723]

Virani SS et al; American Heart Association Council on Epidemiology and Prevention Statistics Committee and Stroke Statistics Subcommittee. Heart disease and stroke statistics – 2021 update: a report from the American Heart Association. Circulation. 2021;143:e254. [PMID: 33501848]

Prevenção primária e secundária de DAC

Embora muitos fatores de risco para DAC não sejam modificáveis, atualmente já foi esclarecido que certas intervenções, como a cessação do tabagismo, o tratamento de dislipidemia e a redução da pressão arterial podem prevenir doenças coronárias e retardar sua progressão, bem como o surgimento de complicações depois de sua manifestação.

A redução dos níveis de LDL retarda a progressão da aterosclerose e, em alguns casos, pode resultar em regressão. Mesmo na ausência de regressão, a formação de novas lesões diminui,

a função endotelial pode ser restaurada e os percentuais de eventos coronarianos ficam significativamente reduzidos em pacientes com evidência clínica de vasculopatia.

Diversos estudos clínicos demonstraram a eficácia dos **inibidores da hidroximetilglutaril coenzima A (HMG-CoA) redutase (estatinas)** na prevenção de morte, eventos coronarianos e AVE. Foram observados resultados benéficos em pacientes que já tinham sofrido eventos coronarianos (prevenção secundária), em pacientes em risco particularmente alto de sofrer eventos (i.e., pacientes diabéticos e pacientes com doença arterial periférica), pacientes com níveis elevados de colesterol sem fatores de risco numerosos e naqueles sem doença vascular ou não-diabéticos com PCR de alta sensibilidade (hsCRP) elevada e com Sharp níveis normais de LDL. o tratamento com estatina em doses moderadas e altas (ver seção anterior sobre fatores de risco para doença arterial coronariana-hiperlipidemia) e seus benefícios são recomendados pelas diretrizes para o controle do colesterol. O estudo *Improve-IT* demonstrou que **ezetimiba**, 10 mg/dia, em combinação com sinvastatina teve desempenho modestamente melhor *versus* monoterapia com sinvastatina na redução do risco de IAM e de AVE isquêmico, mas *não* no risco de mortalidade, em pacientes estabilizados depois de uma SCA (síndrome coronariana aguda). Esses resultados foram associados a uma redução de LDL para 53,7 mg/dL *versus* 69,7 mg/dL. Na posse desses dados, pode-se administrar ezetimiba em combinação com o tratamento com uma estatina em pacientes que não se encontram no nível de colesterol-alvo para prevenção secundária (i.e, para pacientes de alto risco de sofrer eventos cardiovasculares com um LDL > 70 e em tratamento com uma estatina de intensidade máxima [recomendação IIa]) ou que não podem tolerar o tratamento com estatina em altas doses.

Foram observados benefícios independentemente da idade, raça, níveis basais de colesterol ou presença de hipertensão. Está claro que, para pacientes com doença vascular, as estatinas proporcionam benefícios para aqueles com níveis normais de colesterol, e que, além disso, o uso mais agressivo das estatinas está associado à obtenção de maiores benefícios. *Todos os pacientes em risco significativo de sofrer eventos vasculares devem ser medicados com uma estatina, independentemente de seus níveis de colesterol; e muitos especialistas recomendam a redução do LDL para níveis < 70 mg/dL para pacientes que tenham previamente sofrido algum evento cardiovascular.*

Os anticorpos monoclonais inibidores da **proproteína convertase subtilisina/kexina tipo 9 (PCSK9)** baixam significativamente os níveis de colesterol LDL, para além dos níveis associados ao tratamento tradicional com uma estatina. Essas terapias foram avaliadas em estudos randomizados que envolveram pacientes em tratamento com máxima tolerância às estatinas (e também pacientes com intolerância à estatina), tendo ocorrido diminuição do LDL com sinais de resultados cardiovasculares melhores. O estudo *Fourier* demonstrou que o inibidor de PCSK9 evolocumabe, adicionado a uma estatina, reduziu em 20% a composição de resultados aterotrombóticos, mas *não* reduziu a mortalidade. O estudo *Odyssey Outcomes* demonstrou que a administração de alirocumabe diminuiu os eventos cardiovasculares em pacientes com SCA. *Alirocumabe e evolocumabe foram aprovados pela FDA para uso em pacientes em tratamento maximamente tolerado com uma estatina e portadores de hipercolesterolemia familiar e/ou doença vascular aterosclerótica, e que necessitavam de uma redução adicional do LDL.* Anualmente, os EUA gastam vários milhares de dólares com esses medicamentos. Alirocumabe também foi aprovado pela FDA para prevenção secundária de eventos cardiovasculares. Inclisirano (um pequeno RNA interferente com ação no fígado e que previne a produção de PCSK9) foi estudado como injeção semestral; os resultados demonstraram diminuição do LDL. Inclisirano foi aprovado pela FDA no início de 2022.

O *Clear Outcomes*, um estudo duplo-cego controlado por placebo, randomizou 13.970 pacientes com histórico de DCVA e com LDL-C > 100 mg/dL para tratamento com ácido bempedoico ou placebo. O tratamento com ácido bempedoico, um inibidor da ATP citrato liase, resultou na redução do desfecho primário composto de morte cardiovascular, IAM não fatal, AVE não fatal ou procedimento de revascularização coronária. Esta importante investigação proporciona outra opção para a redução de eventos cardíacos adversos importantes em pacientes em risco e que não toleram ou preferem não fazer o tratamento com estatinas.

Não foi demonstrado que o uso de suplementos de óleo de peixe resulte consistentemente em benefícios para a diminuição do risco. A AHA *não* recomenda a administração de ácidos graxos ômega-3 para prevenção primária de DCV em pacientes de alto risco ou na prevenção primária de AVE. A AHA afirma que o tratamento é razoável para a prevenção secundária de DAC e de morte cardíaca súbita entre pacientes com DAC prevalente. O estudo *Reduce-IT* demonstrou benefícios com o uso de etil icosapente, um ácido eicosapentaenoico concentrado em alta dose. Nesse estudo, pacientes com DCV estabelecida ou com diabetes e outros fatores de risco, com nível de triglicerídeos em jejum de 135-499 mg/dL e que estavam sendo tratados com estatinas foram randomizados para 2 g de etil icosapente 2x/dia *versus* placebo. Os pesquisadores observaram redução de 26% no risco relativo para morte cardiovascular, IAM e AVE, bem como uma redução de 20% no risco relativo para morte cardiovascular. Etil icosapente foi aprovado pela FDA como complemento ao tratamento de máxima tolerância com uma estatina para a diminuição do risco de IAM, AVE, revascularização coronariana ou de angina instável que exija hospitalização em pacientes com triglicerídeos ≥ 150 mg/ e DCV estabelecida, ou com diabetes *mellitus* e dois ou mais fatores de risco adicionais. O papel dos ácidos graxos ômega-3 em altas doses foi estudado *versus* óleo de milho; os pesquisadores concluíram que o ômega-3 não diminui os eventos cardiovasculares, o que resultou em maior interesse pelos estudos comparativos.

O tratamento para o aumento dos níveis de HDL não demonstrou benefício. O estudo *AIM High* não constatou qualquer benefício com a adição de niacina em pacientes com doença vascular e LDL sérico próximo a 70 mg/dL e que estavam sendo medicados com estatinas. O estudo *HPS2-Thrive* também não demonstrou benefícios; por outro lado, foi constatado um dano substancial com a administração de niacina de libera-ção prolongada (2 g) juntamente com laropiprant (um agente anti-rubor) para a prevenção de eventos vasculares em uma população de mais de 25.000 pacientes com doença vascular e que vinham sendo medicados com sinvastatina.

Na prevenção primária, *o uso de ácido acetilsalicílico resulta em limitado benefício geral, inclusive para pacientes com diabetes estabelecido; assim, esse agente não é recomendado para a maioria dos pacientes.* Em 2022, a USPSTF publicou orientações sobre o uso de ácido acetilsalicílico para prevenção primária de eventos cardiovasculares. O documento recomendou que pacientes com idades entre 40-59 anos e com risco ≥ 10% para DCVA em 10 anos conversem com seu médico para uma tomada de decisão compartilhada com relação ao risco potencial e aos benefícios da introdução do tratamento com ácido acetilsalicílico para prevenção primária. O documento também recomendou que pacientes com ≥ 60 anos não iniciem ácido acetilsalicílico para prevenção primária de DCV.

A terapia antiplaquetária é uma medida muito eficaz para prevenção secundária; e pacientes com doença vascular estabelecida devem ser tratados com ácido acetilsalicílico. A dose exata para o ácido acetilsalicílico em casos crônicos de DAC (81 mg *versus* 325 mg) foi avaliada em um grande estudo pragmático (*Adaptable*). O modelo singular desse estudo clínico demonstrou que o uso da dose de 81 mg de ácido acetilsalicílico foi associado a um risco favorável para eventos cardiovasculares e para o risco de sangramento *versus* 325 mg/dia.

Embora clopidogrel tenha sido considerado eficaz na prevenção de eventos vasculares durante 9-12 meses após procedimentos de SCA e embora possam ser colhidos alguns benefícios no prolongamento da terapia antiplaquetária dupla em seguida à aplicação do *stent* coronariano, o estudo *Charisma não* considerou clopidogrel eficaz na prevenção de eventos vasculares, quando em combinação com ácido acetilsalicílico para tratamento prolongado. Este estudo recrutou pacientes com aterotrombose estável clinicamente evidente ou com vários fatores de risco; todos os participantes foram tratados com ácido acetilsalicílico e observados por uma mediana de 28 meses.

No estudo *Compass*, foi demonstrado que rivaroxabana, um inibidor direto do fator Xa, na dose de 2,5 mg 2x/dia, juntamente com 100 mg de ácido acetilsalicílico, reduziu a incidência de morte cardiovascular, IAM e AVE por uma redução do risco relativo de 24% *versus* monoterapia com 100 mg de ácido acetilsalicílico em pacientes estáveis com DAC e com doença arterial periférica. Houve modesto aumento do sangramento. Também ocorreu diminuição (18%) da mortalidade por todas as causas. Esse regime foi aprovado pela FDA, sendo usado para tratamento prolongado de pacientes com DAC e doença arterial periférica; seu uso deve ser considerado neste grupo de alto risco para eventos cardíacos adversos, mas com perfil de baixo risco de sangramento.

Os estudos *Hope* e *Europa* demonstraram que os IECA (ramipril 10 mg/dia e perindopril 8 mg/dia, respectivamente) diminuíram eventos vasculares fatais e não fatais (mortes cardiovasculares, IAM não fatais e AVE não fatais) em 20-25% em pacientes de alto risco, inclusive pacientes diabéticos com fatores de risco extras, ou pacientes com aterosclerose coronariana, cerebral ou periférica clínica. Uma análise geral desses estudos demonstrou que, embora pacientes de baixo risco possam não obter benefícios substanciais com o uso de IECA, *a maioria dos pacientes portadores de doença vascular, mesmo na ausência de IC ou de disfunção do VE, deverá ser tratada com um IECA.*

Uma abordagem interessante para a prevenção secundária de eventos cardiovasculares foi investigada no estudo *Secure.* Utilizando uma polipílula (ácido acetilsalicílico, ramipril e atorvastatina) *versus* tratamento clínico padrão com diversos agentes, 2.499 pacientes com histórico de IAM nos 6 meses anteriores foram randomizados para tratamento com polipílula ou por uma abordagem padrão com diversos agentes; os grupos foram acompanhados ao longo de 3 anos. A adesão à medicação foi estatisticamente maior na coorte medicada com a polipílulas e esse aspecto foi associado a uma redução estatisticamente significativa no percentual de eventos cardíacos adversos importantes.

Mais de um terço dos pacientes com doença vascular também sofre de diabetes tipo 2. Além do controle dos fatores de risco, do uso de estatinas de alta intensidade e IECA ou BRA, *os pacientes são comprovadamente beneficiados pela diminuição dos eventos cardiovasculares com o uso de inibidores orais de SGLT-2 (especificamente, empagliflozina, dapagliflozina ou canagliflozina) ou de agonistas do receptor GLP1 (liraglutida, semaglutida, dulaglutida) injetáveis.* Os benefícios cardiovasculares parecem ser independentes dos modestos efeitos na redução da glicose, e os inibidores de SGLT-2 são benéficos para pacientes com IC, independentemente de serem diabéticos ou terem IC com FE reduzida ou preservada (ver seção Insuficiência cardíaca). Mais importante ainda, o RCT *Select* recrutou 17.604 pacientes *com IMC > 27 e sem histórico de diabetes mellitus,* tendo demonstrado uma redução estatisticamente significativa no desfecho primário composto de morte cardiovascular, IAM não fatal ou AVE não fatal no grupo tratado com semaglutida.

Outra abordagem para a prevenção secundária de eventos cardiovasculares evoluiu a partir de polipílulas estudos clínicos que avaliaram colchicina, que é comumente utilizada para tratamento de pacientes com gota, em uma dose < 0,5 mg/dia. Este regime resultou em uma redução de 23% nos eventos cardíacos adversos importantes em pacientes pós-IAM e de 31% em pacientes com DAC estável. Em 2021, a European Society of Cardiology adotou a colchicina em suas diretrizes de prevenção secundária. A FDA aprovou a colchicina para prevenção secundária em junho de 2023.

Anker SD et al; EMPEROR-Preserved Trial Investigators. Empagliflozin in heart failure with a preserved ejection fraction. N Engl J Med. 2021;385:1451. [PMID: 34449189]

Castellano JM et al; SECURE Investigators. Polypill strategy in secondary cardiovascular prevention. N Engl J Med. 2022;387: 967. [PMID: 36018037]

Jones WS et al; ADAPTABLE Team. Comparative effectiveness of aspirin dosing in cardiovascular disease. N Engl J Med. 2021;384:1981. [PMID: 33999548]

Lincoff AM et al; SELECT Trial Investigators. Semaglutide and cardiovascular outcomes in obesity without diabetes. N Engl J Med. 2023;389:2221. [PMID: 37952131]

Nelson K et al. Low-dose colchicine for secondary prevention of coronary artery disease: JACC Review Topic of the Week. J Am Coll Cardiol. 2023;82:648. [PMID: 37558377]

Nicholls SJ et al. Effect of high-dose omega-3 fatty acids vs corn oil on major adverse cardiovascular events in patients at high cardiovascular risk: the STRENGTH randomized clinical trial. JAMA. 2020;324:2268. [PMID: 33190147]

Nissen SE et al; CLEAR Outcomes Investigators. Bempedoic acid and cardiovascular outcomes in statin-intolerant patients. N Engl J Med. 2023;388:1353. [PMID: 36876740]

US Preventive Services Task Force; Davidson KW et al. Aspirin use to prevent cardiovascular disease: US Preventive Services Task Force recommendation statement. JAMA. 2022;327:1577. [PMID: 35471505]

Angina *pectoris* crônica estável (síndromes coronarianas crônicas)

FUNDAMENTOS DO DIAGNÓSTICO

- Dor torácica precordial, geralmente precipitada por estresse ou esforço, aliviada rapidamente por repouso ou nitratos.
- Evidência de ECG ou cintilografia de isquemia durante teste de dor ou estresse.
- Demonstração angiográfica de obstrução significativa dos principais vasos coronarianos.

Considerações gerais

A **angina *pectoris*** é a manifestação de DAC estável ou de síndromes coronarianas crônicas, sendo geralmente causada por doença cardíaca aterosclerótica. O vasoespasmo coronariano pode ocorrer no local de uma lesão ou, menos frequentemente, em vasos aparentemente normais. Outras causas incomuns de obstrução da artéria coronária, p. ex., anomalias congênitas, êmbolos, arterite ou dissecção, podem causar isquemia ou infarto. A angina também pode ocorrer na ausência de obstrução da artéria coronária, como resultado de uma hipertrofia miocárdica grave, estenose ou regurgitação aórtica grave, ou em resposta a maiores demandas metabólicas, como no caso de hipertireoidismo, anemia acentuada ou taquicardias paroxísticas com taxas ventriculares rápidas.

Achados clínicos
A. Sintomas

O diagnóstico de angina *pectoris* depende principalmente do histórico, que deve incluir especificamente as seguintes informações: circunstâncias que precipitam e aliviam a angina, características do desconforto, sua localização e radiação, duração dos ataques e efeito da nitroglicerina.

1. **Circunstâncias que precipitam e aliviam a angina** – A angina ocorre mais comumente durante a atividade, sendo aliviada pelo repouso. Os pacientes podem preferir permanecer eretos em vez de deitar, pois o aumento da pré-carga em decúbito aumenta o esforço do miocárdio. A quantidade de atividade necessária para causar angina pode ser relativamente consistente em circunstâncias

físicas e emocionais comparáveis, ou pode variar de um dia para o outro. Em geral, o limiar para a ocorrência de angina é mais baixo após as refeições, durante momentos de excitação ou na exposição ao frio. O limiar também é mais baixo pela manhã ou após uma emoção intensa; nesse último caso, ataques poderão ser provocados na ausência de esforço. Além disso, o desconforto pode ocorrer durante a atividade sexual, em repouso ou à noite, como resultado de um espasmo coronariano.

2. **Características do desconforto** – Geralmente, os pacientes não se referem à angina como "dor", mas como uma sensação de compressão, aperto, queimação, pressão, asfixia, mal-estar, rompimento, "gases", indigestão ou um desconforto mal caracterizado. Com frequência a angina se caracteriza pelo paciente que cerra o punho sobre a parte central do peito. Raramente a angústia decorrente da tem nítida localização e não é espasmódica.

3. **Localização e irradiação** – A distribuição da angústia pode variar amplamente em diferentes pacientes, mas geralmente é a mesma para cada paciente, a menos que sobrevenha uma angina instável ou IAM. Na maioria dos casos, o paciente sente o desconforto atrás ou ligeiramente à esquerda da parte média do esterno. Quando o desconforto tem seu início mais para a esquerda ou, incomumente, mais para a direita, caracteristicamente esse desconforto se desloca subesternalmente para o centro. Embora a angina possa irradiar para qualquer dermátomo de C8 até T4, ela se irradia mais frequentemente para o ombro esquerdo e para o braço, frequentemente se deslocando inferiormente pelo aspecto volar interno do braço até o cotovelo, antebraço, punho ou quarto e quinto dedos. A irradiação também pode ocorrer para o ombro ou braço direito, maxilar, pescoço ou até mesmo para as costas.

4. **Duração dos ataques** – Em geral, a angina é de curta duração e desaparece completamente, sem deixar desconforto residual. Se o ataque for precipitado por esforço e o paciente parar imediatamente para descansar, geralmente a angina se prolongará por menos de 3 minutos. Os ataques que se seguem a uma refeição pesada ou que são causados por ataques de raiva geralmente duram 15-20 minutos. Os ataques que se prolongam por mais de 30 minutos são raros e sugerem a ocorrência de uma SCA com angina instável, IAM ou com algum diagnóstico alternativo.

5. **Efeito da nitroglicerina** – O diagnóstico de angina *pectoris* ficará reforçado se a administração sublingual de nitroglicerina encurtar rápida e invariavelmente um ataque e se os nitratos profiláticos permitirem que o paciente faça maiores esforços ou se prevenirem completamente a angina.

B. Sinais

Um exame realizado durante a angina frequentemente revela uma elevação significativa nas pressões arteriais sistólica e diastólica, embora também possa ocorrer hipotensão, e pode refletir uma isquemia mais grave ou isquemia inferior (especialmente com bradicardia) causada por um **reflexo de Bezold-Jarisch**. Ocasionalmente, serão percebidos (apenas durante a dor) um ritmo de galope e um sopro sistólico apical causados pela regurgitação mitral transitória decorrente da disfunção dos músculos papilares. Podem ocorrer arritmias supraventriculares ou ventriculares, seja como fatores precipitantes ou como um resultado da isquemia.

É importante que o médico procure detectar sinais de doenças que possam contribuir para a aterosclerose cardíaca ou que sejam concomitantes, p. ex., diabetes *mellitus* (retinopatia ou neuropatia), xantelasma, xantomas tendíneos, hipertensão, tireotoxicose, mixedema ou arteriopatia periférica. O médico deverá procurar por estenose ou regurgitação aórtica, cardiomiopatia hipertrófica (CMH) e prolapso da valva mitral, pois tais distúrbios podem causar angina ou outras formas de dor no peito.

C. Achados laboratoriais

Além dos exames laboratoriais de rotina para a avaliação de SCA (troponina e CK-MB) e dos fatores contributivos para isquemia (p. ex., anemia), bem como para o meio de fatores de risco que possam aumentar a probabilidade de uma DAC verdadeira (p. ex., hiperlipidemia e diabetes *mellitus*), os exames de sangue não são têm utilidade para o estabelecimento de um diagnóstico de angina crônica.

D. ECG

Frequentemente o ECG em repouso está normal em pacientes com histórico de angina. Nos restantes, podem ser observadas as seguintes anormalidades: IAM antigo, alterações ST-T inespecíficas e alterações decorrentes de HVE. Durante os episódios anginosos e também durante uma isquemia assintomática, a alteração característica do ECG é uma depressão horizontal ou descendente do segmento ST que se reverte em seguida ao desaparecimento da isquemia. Também pode ocorrer achatamento ou inversão da onda T. Menos frequentemente, observa-se uma elevação temporária do segmento ST; esse achado sugere isquemia grave (transmural) por oclusão coronariana, podendo ocorrer com um espasmo coronariano.

E. Probabilidade pré-teste

O médico deve usar o histórico (conforme foi detalhado acima), os achados do exame físico e os achados laboratoriais e de ECG para que possa formular uma probabilidade pré-teste de DAC como causa dos sintomas clínicos. Outros fatores importantes a serem incluídos no cálculo da probabilidade pré-teste para DAC são a idade, o sexo e os sintomas clínicos do paciente. Pacientes com probabilidade pré-teste baixa a intermediária para DAC devem ser submetidos a testes de esforço não invasivos, enquanto pacientes com alta probabilidade pré-teste são geralmente encaminhados para cateterismo cardíaco. Nos EUA, a revisão nacional de achados de cateterismo cardíaco diagnóstico em pacientes sem DAC conhecida submetidos a angiografia revelou que entre 38-40% dos pacientes não sofrem doença obstrutiva.

F. ECG de esforço

ECG de esforço é o procedimento não invasivo de uso mais comum para a avaliação de isquemia induzível em pacientes com angina. Frequentemente, usa-se uma combinação de um ECG de esforço com estudos de imagens (nuclear ou ecocardiografia), mas em pacientes de baixo risco e sem anormalidades basais do segmento ST, ou nos quais não há necessidade de localização anatômica, o ECG de esforço continua sendo o procedimento inicial de escolha, tendo em vista considerações de custo, conveniência e dados prognósticos para longos períodos.

O ECG de esforço pode ser realizado em uma esteira motorizada ou com uma bicicleta ergométrica. São utilizados vários protocolos de esforço; o mais comum deles é o **protocolo de Bruce**, que aumenta a velocidade e a elevação da esteira a cada 3 minutos até que esses acréscimos sejam limitados pelos sintomas. Devem ser monitoradas continuamente pelo menos duas derivações de ECG.

1. **Precauções e riscos** – O risco do teste de esforço é de cerca de um infarto ou morte por 1.000 testes, mas pacientes que sofrem dor em repouso ou com atividade mínima se encontram em maior risco; portanto, não devem ser testados. *Atualmente, muitas das exclusões tradicionais, como IAM ou IC recente, deixaram de ser usadas se o paciente estiver estável e ambulatorial, mas a estenose aórtica sintomática continua sendo uma contraindicação relativa.*

2. **Indicações** – O teste de esforço é usado (1) para confirmação do diagnóstico de angina; (2) para determinação da gravidade da limitação das atividades causada pela angina; (3) para avaliação do prognóstico em pacientes com doença coronária conhecida, inclusive aqueles em recuperação de IAM, com detecção de grupos de alto ou baixo risco; e (4) para avaliação das respostas ao tratamento. Como os testes falso-positivos geralmente excedem os testes realmente positivos – o que é motivo para muita ansiedade do paciente e para uma incapacitação autoimposta ou obrigatória, *o teste de esforço em indivíduos assintomáticos deverá ser realizado apenas para aqueles cujas ocupações os colocam (ou colocam terceiros) em risco especial (p. ex., pilotos de linha aérea).*

3. **Interpretação** – O critério habitual para que se considere um ECG de esforço positivo é o achado de uma depressão do segmento ST *horizontal* ou *descendente* de 1 mm (0,1 mV) (além da linha de base) medida 80 ms após o ponto J. Por esse critério, 60-80% dos pacientes com doença coronária anatomicamente significativa terão um teste positivo, mas 10-30% dos pacientes não portadores de doença significativa também serão positivos. Os falso-positivos são incomuns nos casos em que haja uma depressão de 2 mm. Outras informações serão inferidas a partir do momento do início e da duração das alterações do ECG, sua magnitude e configuração, alterações da pressão arterial e da frequência cardíaca, duração do exercício e presença de sintomas correlatos. Em geral, pacientes que apresentam depressão mais grave do segmento ST (> 2 mm) em baixas cargas de esforço (< 6 minutos no protocolo de Bruce) ou das frequências cardíacas (< 70% do máximo previsto para a idade) – sobretudo se houver limitação na duração do exercício e no aumento da pressão arterial, ou ainda se ocorrer hipotensão durante o teste – são considerados com doença mais grave e prognóstico pior. Dependendo do estado dos sintomas, da idade e de outros fatores, esses pacientes devem ser encaminhados para arteriografia coronariana e possível revascularização. Por outro lado, testes positivos menos impressionantes em pacientes assintomáticos são frequentemente "falso-positivos". Portanto, os resultados do teste de esforço que não estão de acordo com a suspeita clínica devem ser confirmados por exames de imagens sob esforço.

G. Imagens de estresse miocárdico

Exames de imagens de estresse miocárdico (cintilografia, ecocardiografia ou RM) ficam indicados (1) quando um ECG em repouso dificulta a interpretação do ECG de esforço (p. ex., bloqueio de ramo esquerdo, alterações basais de ST-T, baixa voltagem); (2) para confirmação dos resultados do ECG de esforço, quando tais resultados são contrários à impressão clínica (p. ex., um teste positivo em um paciente assintomático); (3) para localização da região isquêmica; (4) para a diferenciação entre miocárdio isquêmico e miocárdio infartado; (5) para avaliação da completude da revascularização em seguida a uma cirurgia de *bypass* ou angioplastia coronariana; ou (6) como um indicador prognóstico em pacientes com doença coronariana conhecida. Os critérios publicados resumem essas indicações para um teste de estresse.

1. **Cintilografia de perfusão miocárdica** – Este exame, também conhecido como **imagem por radionuclídeos**, fornece imagens nas quais a captação de radionuclídeo é proporcional ao fluxo sanguíneo no momento da injeção. São usados isótopos de tálio-201, tecnécio-99m sestamibi e tetrafosmina.

A imagem de estresse resultará positiva em cerca de 75-90% dos pacientes com doença coronariana anatomicamente significativa e em 20-30% daqueles não portadores da doença. Ocasionalmente, outros distúrbios, p. ex., doenças infiltrativas (sarcoidose, amiloidose), bloqueio do ramo esquerdo e cardiomiopatia dilatada, podem gerar defeitos de perfusão persistentes ou em repouso. Testes de radionuclídeos falso-positivos podem ocorrer como resultado da atenuação diafragmática ou, em mulheres, da atenuação através do tecido mamário. A imagem tomográfica (TC por emissão de fóton único [SPECT]) pode atenuar a intensidade dos artefatos.

2. **Angiografia por radionuclídeos** – Este procedimento, também conhecido como *scan* de **aquisição** *multi-gated*, ou **varredura Muga**, usa traçadores de radionuclídeos para obter imagens do VE e medir sua FE e os movimentos parietais. Em pacientes com doença coronariana, a observação de anormalidades em repouso geralmente representa infarto, e anormalidades observadas apenas durante o esforço geralmente indicam isquemia induzida

por estresse. A angiografia por radionuclídeos de esforço tem aproximadamente a mesma sensibilidade da cintilografia de perfusão miocárdica, mas é menos específica em pacientes idosos e naqueles com outras formas de doença cardíaca. Por outro lado, graças à sua precisão em torno da FEVE, esse exame também é utilizado na monitoração de pacientes expostos a terapias cardiotóxicas (p. ex., alguns agentes quimioterápicos).

3. Ecocardiografia de estresse – Ecocardiogramas realizados durante exercícios supinos ou imediatamente após a prática de exercícios na posição ereta podem demonstrar *anormalidades do movimento das paredes segmentares* induzidas pelo exercício como um indicador de isquemia. Em laboratórios experientes, a precisão desse exame é comparável à obtida com a cintilografia – embora com maior percentual de exames considerados como tecnicamente inadequados. Embora o estresse preferido seja o exercício físico, graças a outras informações derivadas, pode-se recorrer ao estresse farmacológico com a aplicação de **dobutamina em alta dose** (20-40 mcg/kg/min) como alternativa ao exercício.

H. Outras imagens

1. PET – As varreduras PET e SPECT podem diferenciar com precisão entre miocárdio disfuncional transitório ("atordoado") e tecido cicatricial.

2. TC e RM – A TC pode fazer imagens do coração e, com o uso de um meio de contraste e da tecnologia multislice, também das artérias coronárias. *A angiografia por TC multislice pode ter utilidade para a avaliação de pacientes com baixa probabilidade de DAC significativa, como uma forma de descartar a doença.* Seu uso foi associado a menor mortalidade em 5 anos *versus* tratamento de rotina em pacientes com dor torácica estável. Com menor exposição à radiação do que com a tecnologia de imagens SPECT com radionuclídeos, a angiografia por TC também pode ajudar na avaliação da dor torácica e de suspeita de SCA. No grande estudo randomizado comparativo de eficácia *Promise*, pacientes com dor torácica estável submetidos a imagens anatômicas com angiografia por TC tiveram resultados semelhantes aos pacientes submetidos a testes funcionais (ECG de esforço, radionuclídeos de estresse ou ecocardiografia de estresse). A angiografia por TC com avaliação funcional não invasiva para estenose coronariana (reserva de fluxo fracionada), denominada **CT-RFF**, também foi avaliada em pacientes com probabilidade baixa-intermediária de DAC. Foi demonstrado que CT-RFF diminui o número de pacientes sem doença coronariana que dependentes de angiografia invasiva. A CT-RFF foi aprovada para uso clínico e vem sendo utilizada na prática clínica nos EUA e na Europa. A diretriz ACC/AHA para avaliação e diagnóstico de dor torácica, publicada em 2021, endossou o uso da CT-RFF com uma recomendação de nível IIa para pacientes em risco intermediário, com dor torácica, sem histórico prévio de DAC e com estenose de 40-90% nas imagens de TC, como orientação para necessidade de revascularização.

A **TC por feixe de elétrons (EBCT) (para pontuação do cálcio coronariano)** pode quantificar a calcificação da artéria coronária, um dado altamente correlacionado com presença de placa ateromatosa. esse exame tem alta sensibilidade (mas baixa especificidade) para doença coronariana obstrutiva. A TC por feixe de elétrons não tem sido tradicionalmente usada em pacientes sintomáticos. De acordo com a AHA, pessoas em pequeno risco (< 10% de risco em 10 anos) ou em grande risco (> 20% de risco em 10 anos) para doença coronariana obstrutiva não são beneficiadas com a avaliação do cálcio coronariano (classe III, nível de evidência: B). Mas em pacientes clinicamente selecionados, em risco intermediário (5-7,5% para DCV aterosclerótica), pode ser uma estratégia razoável a determinação da carga da aterosclerose com o uso de EBCT para o refinamento da previsão de risco clínico e também para a seleção de pacientes para valores-alvo mais agressivos para as terapias de redução de lipídios (classe IIb, nível de evidência: B).

A **RM cardíaca com uso de gadolínio** fornece imagens de alta resolução do coração e dos grandes vasos, sem que haja exposição do paciente à radiação ou o uso de meios de contraste iodados. O uso do gadolínio tem sido associado a uma complicação rara, mas fatal, em pacientes com doença renal grave, conhecida como **fibrose sistêmica nefrogênica**. O gadolínio pode demonstrar a perfusão, com o uso de dobutamina ou adenosina para a produção de estresse farmacológico. Avanços têm ocorrido no campo da obtenção de imagens das artérias coronárias proximais. Talvez a indicação de maior uso clínico para a RM cardíaca seja na identificação de casos de **fibrose miocárdica**, seja por IM ou por infiltração; nesses casos, com uso do contraste com gadolínio. Essa técnica possibilita a obtenção de imagens de alta resolução da viabilidade miocárdica e de cardiomiopatias infiltrativas.

I. Monitoramento ambulatorial por ECG

Os gravadores do ECG ambulatorial podem monitorar a depressão isquêmica do segmento ST, mas essa modalidade raramente é usada para detecção de isquemia. Em pacientes com DAC, esses episódios geralmente significam isquemia, mesmo quando assintomáticos ("silenciosos").

J. Angiografia coronariana

A arteriografia coronariana seletiva é o procedimento diagnóstico definitivo para DAC. A técnica pode ser realizada com baixa taxa de mortalidade (cerca de 0,1%) e de morbidade (1-5%), mas devido à sua natureza invasiva e ao custo elevado, a angiografia coronariana é recomendada apenas para pacientes com alta probabilidade pré-teste de DAC.

A arteriografia coronariana deve ser realizada nas seguintes circunstâncias, se o médico estiver considerando uma angioplastia coronariana transluminal percutânea ou uma cirurgia de *bypass*:

1. Angina estável com limitações para a vida do paciente, apesar de um regime clínico adequado.

2. A apresentação clínica (angina instável, angina pós-infarto, etc.) ou testes não invasivos sugerem uma doença de alto risco (ver Indicações para revascularização).

3. Valvopatia aórtica e angina *pectoris* concomitantes, para determinar se a angina decorre de uma doença coronariana concorrente.

4. Pacientes idosos assintomáticos submetidos à cirurgia valvar, de modo que um *bypass* possa ser realizado simultaneamente se a anatomia for propícia.

5. Recorrência de sintomas em seguida à revascularização coronariana, para determinar se há (ou não) oclusão de enxertos de *bypass* ou vasos nativos.

6. Insuficiência cardíaca nos casos de suspeita de lesão cirurgicamente corrigível, p. ex., aneurisma do VE, regurgitação mitral ou disfunção isquêmica reversível.

7. Pacientes que sofreram morte súbita, arritmias sintomáticas ou com risco de vida, quando a DAC pode ser uma causa corrigível.

8. Dor torácica de causa incerta ou cardiomiopatia de causa desconhecida.

9. Cateterismo cardíaco de emergência, com a intenção de realizar uma intervenção coronariana percutânea (ICP) primária em pacientes com suspeita de IAM.

Um estreitamento superior a 50% do diâmetro luminal é considerado hemodinamicamente (e clinicamente) significativo, embora na maioria das vezes as lesões causadoras de isquemia estejam associadas a estreitamentos superiores a 70%. Naqueles pacientes com ECG de esforço ou com estudos cintilográficos significativamente positivos, pode estar presente a doença de três vasos ou do tronco principal esquerdo em 75-95%, dependendo dos critérios usados. O **ultrassom intravascular (IVUS)** é ferramenta útil como complemento para a avaliação dos resultados da angioplastia ou da colocação de *stent*. Além disso, o IVUS é o método diagnóstico invasivo de escolha para lesões do tronco ostial principal esquerdo e para dissecções coronarianas. No cálculo da **reserva de fluxo fracionada (FFR)**, o operador insere um fio-guia de pressão para medir a mudança relativa na pressão através de uma lesão coronariana em seguida à indução de hiperemia pela adenosina. A revascularização com base em uma FFR anormal melhora os resultados clínicos, em comparação com revascularização de todas as lesões angiograficamente estenosadas. A reserva de fluxo fracionada é uma ferramenta invasiva importante para auxiliar na revascularização induzida por isquemia e se tornou o procedimento padrão para a avaliação de lesões limítrofes em casos nos quais a equipe clínica está avaliando o significado clínico e hemodinâmico de uma estenose coronariana. Além disso, pressões distalmente/pressões proximalmente durante um período livre de ondas na diástole demonstraram resultados clínicos semelhantes à reserva de fluxo fracionada, sem o uso da adenosina.

Em geral, a **angiografia do VE** é realizada ao mesmo tempo que a arteriografia coronariana. Com essa técnica, o operador visualiza as funções global e regional do VE, bem como a regurgitação mitral, se estiver ocorrendo. A função do VE é um determinante importante do prognóstico para pacientes com DAC.

Diagnóstico diferencial

A isquemia é menos provável em pacientes que se apresentam com características atípicas – como uma duração prolongada (horas ou dias) ou com dores agudas ou em pontada no ápice ou sobre o precórdio.

A **síndrome da parede torácica anterior** se caracteriza por uma sensibilidade nitidamente localizada nos músculos intercostais. A inflamação das junções condrocostais pode resultar em dor torácica difusa, que também pode ser reproduzida pela aplicação de pressão local (**síndrome de Tietze**). A neurite intercostal (causada, p. ex., por herpes-zóster ou diabetes *mellitus*) também mimetiza a angina.

Doenças da coluna cervical ou torácica com envolvimento das raízes dorsais causam uma repentina dor torácica aguda e muito intensa sugestiva de angina, tanto em sua localização como na "irradiação", mas que está relacionada a movimentos específicos do pescoço ou da coluna, à posição de decúbito e ao esforço ou levantamento de pesos. A dor causada por discopatia cervical ou torácica envolve o aspecto externo ou dorsal do braço e os dedos polegar e indicador, não os dedos anelar e mínimo.

Esofagite de refluxo, úlcera péptica, colecistite crônica, espasmo esofágico e doença GI funcional podem resultar em uma dor sugestiva de angina *pectoris*. O quadro pode ser particularmente confuso porque uma dor isquêmica também pode estar associada a sintomas GI superiores, e os distúrbios da motilidade esofágica podem ser melhorados pela administração de nitratos e bloqueadores dos canais de cálcio. Nesse cenário, a avaliação da motilidade esofágica pode ter utilidade.

Lesões degenerativas e inflamatórias do ombro esquerdo e síndromes do desfiladeiro torácico podem causar dor no peito, uma decorrência da irritação nervosa ou da compressão muscular; em geral, os sintomas são precipitados pelo movimento do braço e do ombro e estão associados a parestesias.

Pneumonia, EP e pneumotórax espontâneo também podem causar dor no peito, além de dispneia. A dissecção da aorta torácica pode causar dor torácica intensa; comumente os pacientes afetados sentem uma dor nas costas de início súbito e que alcança imediatamente máxima intensidade e que, além disso, pode estar associada a alterações nos pulsos. Outros distúrbios cardíacos, como prolapso da valva mitral, cardiomiopatia hipertrófica, miocardite, pericardite, valvopatia aórtica ou HVD, podem causar dor torácica atípica ou até mesmo isquemia miocárdica.

Tratamento

Nitroglicerina sublingual é o medicamento de escolha para tratamento agudo; o fármaco age em cerca de 1-2 minutos. Logo no início do ataque, o paciente deve colocar um novo comprimido sob a língua. Essa ação pode ser repetida a intervalos de 3-5 minutos, mas se a dor não for aliviada nem melhorar depois de transcorridos 5 minutos, o paciente deverá ligar para 192; *dores que não respondem a três comprimidos ou com duração superior a 20 minutos podem representar infarto em evolução.* A dose (0,3, 0,4 ou 0,6 mg) e o número de comprimidos a serem usados antes que a pessoa busque por atenção médica devem ser individualizados. Também foi comercializado um *spray* bucal de nitroglicerina em forma de um sistema de administração dosado (0,4 mg). Essa formulação tem as vantagens de ser mais conveniente para pacientes com dificuldades no manuseio de comprimidos e de ser mais estável.

Prevenção de novos ataques
A. Fatores agravantes

A angina pode ser agravada por hipertensão, insuficiência VE, arritmia (geralmente por taquicardia), atividade extenuante, baixas temperaturas e estados emocionais. Quando possível, esses fatores devem ser identificados e tratados.

B. Nitroglicerina

Os pacientes devem usar nitroglicerina (0,3-0,6 mg por via sublingual ou 0,4-0,8 mg por via translingual por *spray*) 5 minutos antes de qualquer atividade que possa precipitar angina. O dinitrato de isossorbida sublingual (2,5-5 mg) tem ação apenas um pouco mais longa *versus* nitroglicerina sublingual.

C. Nitratos de ação prolongada

As preparações com nitrato de ação prolongada são: dinitrato de isossorbida, 10-40 mg VO 3x/dia; mononitrato de isossorbida, 10-40 mg VO 2x/dia ou 60-120 mg 1x/dia em uma preparação de liberação sustentada; preparações orais de nitroglicerina de liberação sustentada, 6,25-12,5 mg 2-4x/dia; pomada de nitroglicerina a 2%, 7,5-30 mg pela manhã e 6 horas depois; e adesivos transdérmicos de nitroglicerina liberadores do agente em velocidades de 0,2, 0,4 e 0,6 mg/hora (0,1-0,8 mg/hora) que deverão ser descartados depois de 12-14 horas de uso, seguindo-se um intervalo diário de 10-12 horas sem uso do adesivo. A principal limitação para a terapia com nitrato de ação prolongada é a *tolerância* do paciente, que poderá ser melhorada pelo uso de um regime que inclua um período mínimo de 8-10 horas/dia sem uso de nitratos. O dinitrato de isossorbida pode ser administrado 3x/dia (a última dose deverá ser administrada após o jantar), ou o paciente poderá usar mononitrato de isossorbida de ação mais longa 1x/dia. Na maioria dos pacientes, as preparações com nitrato transdérmico deverão ser removidas para o período noturno.

Com frequência, a terapia com nitrato fica limitada pela cefaleia. Outros efeitos colaterais são: náusea, tontura e hipotensão. É importante ressaltar que os inibidores da fosfodiesterase de uso comum para disfunção erétil não devem ser tomados dentro de 24 horas a contar do uso de nitrato.

D. Betabloqueadores

Os betabloqueadores são os únicos agentes antianginosos que demonstraram prolongar a vida em pacientes com doença coronariana (pós-IAM). *Os betabloqueadores devem ser considerados para terapia de primeira linha na maioria dos pacientes com angina crônica*, sendo recomendados nessa capacidade pelas diretrizes para doença cardíaca isquêmica estável.

O uso de betabloqueadores com atividade simpatomimética intrínseca, como o pindolol, é menos desejável, pois esses agentes podem exacerbar a angina em alguns pacientes e, além disso, não demonstraram eficácia em estudos de prevenção secundária. Afora isso, apesar das diferenças em cardiosseletividade, vasodilatação e solubilidade lipídica, todos os betabloqueadores parecem ser igualmente eficazes para tratamento de pacientes com doença cardíaca isquêmica estável. A farmacologia e os efeitos colaterais dos betabloqueadores estão discutidos no Capítulo 13 (ver Tabs. 13.10 e 13.11). No tratamento da angina, as dosagens para todos esses medicamentos são semelhantes. As principais contraindicações para esses agentes são: doença broncoespástica grave, bradiarritmias e IC descompensada.

E. Ranolazina

A ranolazina está indicada para medicação de pacientes com angina crônica. Esse agente ranolazina não exerce efeito sobre a frequência cardíaca e a pressão arterial; além disso, estudos clínicos demonstraram que a ranolazina prolonga a duração dos exercícios e dilata o tempo até a ocorrência da angina, tanto como monoterapia quanto na administração conjunta com o tratamento antianginoso convencional. É seguro usar ranolazina com medicamentos para disfunção erétil. A dose habitual é de 500 mg VO 2x/dia. Tendo em vista que esse agente pode causar prolongamento do intervalo QT, seu uso está contraindicado em pacientes com prolongamento do intervalo QT existente; em pacientes medicados com agentes que prolongam o intervalo QT, como os antiarrítmicos de classe I ou III (p. ex., quinidina, dofetilida, sotalol); e naqueles medicados com inibidores potentes e moderados do CYP450 3A (p. ex., claritromicina e rifampicina). Mas é importante saber que, apesar do prolongamento do intervalo QT, foi observado um percentual significativamente menor de arritmias ventriculares com seu uso em pacientes pós-SCA, conforme demonstrou o estudo *Merlin*.

F. Agentes bloqueadores dos canais de cálcio

Ao contrário dos betabloqueadores, os bloqueadores dos canais de cálcio *não* demonstraram diminuir a mortalidade pós-infarto e, em alguns casos, seu uso aumentou as taxas de isquemia e mortalidade. Este parece ser o caso com algumas di-hidropiridinas (p. ex., nifedipino) e com diltiazem e verapamil em pacientes com IC clínica ou disfunção VE moderada a grave. Meta-análises sugeriram que a administração de nifedipino de curta ação em doses moderadas a altas provoca aumento na taxa de mortalidade. Não se sabe se essas descobertas são relevantes para as di-hidropiridinas de ação mais prolongada. Mas, considerando as incertezas e a ausência de resultados sugestivos de um efeito favorável, os bloqueadores dos canais de cálcio devem ser considerados medicamentos anti-isquêmicos de terceira linha para pacientes pós-infarto. Da mesma forma, esses agentes, com exceção do anlodipino (considerado seguro em pacientes com IC no estudo *Praise-2*), devem ser evitados em pacientes com IC ou FE baixas.

Os efeitos farmacológicos e colaterais dos bloqueadores dos canais de cálcio estão discutidos no Capítulo 13 e resumidos na Tabela 13.8. Deve-se dar preferência a diltiazem, anlodipino e verapamil, pois o uso desses agentes resulta em menos taquicardia reflexa e também porque pelo menos o primeiro (i.e., diltiazem) pode causar menos efeitos colaterais. Nifedipino, nicardipino e anlodipino também são agentes aprovados para medicação em pacientes anginosos. Isradipino, felodipino e nisoldipino não estão aprovados para pacientes com angina, mas provavelmente são tão eficazes quanto as outras di-hidropiridinas.

G. Ivabradina

Ivabradina bloqueia seletivamente a corrente marcapasso I_f e baixa especificamente a frequência cardíaca. Foi demonstrado que esse agente atenua a angina em pacientes com angina estável crônica; seu uso foi aprovado na Europa. Mas o estudo *Signify* não detectou qualquer diferença geral nos resultados clínicos em pacientes sem IC e angina; além disso, seus pesquisadores constataram a possível ocorrência de danos em pacientes com angina significativa, com relação aos resultados de morte cardiovascular e IAM.

H. Terapias alternativas e combinadas

Pacientes que não respondem a uma classe de medicamentos antianginosos geralmente respondem a outra classe. Assim, antes de avançar para combinações farmacológicas, poderá valer a pena o uso de um agente alternativo. *As diretrizes para doença cardíaca isquêmica estável recomendam fazer o tratamento com um betabloqueador como terapia inicial, seguido por nitratos de ação prolongada, bloqueadores dos canais de cálcio ou ranolazina.* Alguns pacientes exibirão uma resposta adicional com um regime que inclua todos os quatro agentes.

I. Agentes inibidores de plaquetas

Vários estudos demonstraram benefícios com o uso de medicamentos antiplaquetários para pacientes com vasculopatia estável e instável. Portanto, a menos que haja contraindicação, o médico deverá prescrever ácido acetilsalicílico (81 mg VO/dia) para todos os pacientes com angina. **Clopidogrel**, um inibidor de $P2Y_{12}$, na dose de 75 mg VO/dia, diminui a ocorrência de eventos vasculares em pacientes com vasculopatia estável (i.e., como uma alternativa ao ácido acetilsalicílico) e em pacientes com SCA (i.e., além do ácido acetilsalicílico). Portanto, clopidogrel também é uma boa alternativa para pacientes intolerantes a ácido acetilsalicílico. No estudo *Charisma*, que envolveu pacientes com DCV ou com vários fatores de risco, foi constatado que a adição de clopidogrel ao ácido acetilsalicílico não diminuiu IAM, AVE ou morte cardiovascular, por outro lado, os sangramentos aumentaram em 50%. Mas a combinação de clopidogrel e ácido acetilsalicílico poderá ser razoável para certos pacientes de alto risco com doença coronariana estabelecida, conforme avaliação no estudo *Dual Antiplatelet Therapy* (DAPT). Especificamente, o uso prolongado da terapia antiplaquetária dupla com ácido acetilsalicílico e clopidogrel poderá resultar em benefícios para pacientes pós-*stent* percutâneo que receberam *stents* liberadores de fármacos (que apresentam baixo risco de sangramento).

Ticagrelor, outro inibidor de $P2Y_{12}$, foi capaz de reduzir os eventos cardiovasculares em pacientes com SCA. Além disso, em pacientes com IAM prévio, a administração de cursos prolongados com ticagrelor e ácido acetilsalicílico diminuiu os eventos cardiovasculares *versus* monoterapia com ácido acetilsalicílico. Em pacientes com arteriopatia periférica, a monoterapia com ticagrelor não diminuiu os eventos cardiovasculares *versus* clopidogrel.

Vorapaxar é um inibidor do receptor-1 ativado por protease. O estudo TRA 2P demonstrou que esse agente diminui os eventos cardiovasculares em pacientes com aterosclerose estável e com histórico de IAM ou de arteriopatia periférica. Vorapaxar está contraindicado para pacientes com histórico de AVE ou AIT, por causa do maior risco de ocorrência de e hemorragia intracraniana.

Quando administrada na dose de 2,5 mg 2x/dia em combinação com ácido acetilsalicílico em baixa dose, **rivaroxabana**, um inibidor direto do fator Xa, diminuiu os eventos cardiovasculares (p. ex., morte cardiovascular, IAM ou AVE) *versus* monoterapia com ácido acetilsalicílico em pacientes sabidamente com DAC ou com arteriopatia periférica. Este agente está aprovado, sendo mais uma opção para tratamento dos pacientes.

As diretrizes recomendam *a terapia antiplaquetária dupla (tratamento com ácido acetilsalicílico e um agente anti-$P2Y_{12}$) em pacientes com IAM recente (dentro de 1 ano) ou que receberam recentemente um stent (dentro de 6 meses) e para tratamento prolongado (> 1 ano) em pacientes com alto risco isquêmico (doença coronariana multiarterial ou doença polivascular) e baixo risco de sangramento.*

J. Redução do risco

Pacientes com doença coronariana devem adotar uma atitude de **agressiva modificação dos fatores de risco**. Com essa abordagem, com enfoque particular no tratamento com estatinas, tratamento da hipertensão, cessação do tabagismo, e prática de exercícios físicos e controle de peso (sobretudo para pacientes com síndrome metabólica ou em risco de diabetes), os resultados poderão melhorar significativamente. Para pacientes diabéticos e com DCV, ainda pairam incertezas com relação ao controle ideal do açúcar no sangue. O estudo *Advance* sugeriu algum benefício para o controle rigoroso da glicemia com um HbA_{1C}-alvo $\leq 6,5\%$, mas o estudo *Accord* constatou que a agressiva segmentação de rotina para controle da glicemia para $HbA_{1C} < 6,0\%$ em pacientes diabéticos e com doença coronariana foi associada ao *aumento* da mortalidade. Portanto, *deve-se evitar um controle rigoroso da glicemia, sobretudo em pacientes com histórico de hipoglicemia grave, diabetes de longa duração e com vasculopatia avançada.* No estudo *Accord*, o controle agressivo da pressão arterial (PA sistólica-alvo < 120 mmHg) não foi associado à diminuição de eventos de DAC, apesar da diminuição nas ocorrências de AVE. Em contraste, o estudo *Sprint*, que não incluiu pacientes diabéticos, demonstrou uma diminuição nos eventos cardiovasculares em pacientes; seus pesquisadores observaram diminuição nas mortes por qualquer causa e redução dos IAM em pacientes com PA sistólica-alvo

< 120 mmHg *versus* PA sistólica-alvo < 140 mmHg. Foi observado algum aumento nos eventos adversos. Com base nesses achados e na totalidade dos resultados, *a AHA recomendou definir hipertensão no nível de 130 mmHg.*

K. Revascularização

1. **Indicações** – Há consenso geral de que pacientes saudáveis inseridos nos grupos a seguir devem ser tratados com revascularização: (1) pacientes com sintomas inaceitáveis, apesar da tratamento clínico até seus limites toleráveis; (2) pacientes com estenose da artéria coronária principal esquerda > 50%, com ou sem sintomas; (3) pacientes com doença de três vasos e com disfunção do VE (FE < 50% ou infarto transmural prévio); (4) pacientes com angina instável que, em seguida ao controle dos sintomas por tratamento clínico, continuam a apresentar isquemia no teste de esforço ou ao longo do monitoramento; e (5) pacientes pós-IAM com angina contínua ou isquemia grave em testes não invasivos. A seguir, será discutido o uso da revascularização para pacientes com SCA e IAM com elevação aguda do segmento ST (IAMCSST).

Dados do estudo *Courage* revelaram que, para pacientes com angina crônica, bons candidatos para ICP e que estejam em rigoroso tratamento clínico orientado por diretrizes para diminuição do risco e para obtenção de resultados antianginosos, a ICP não oferece nenhum benefício extra em termos de mortalidade (além dos ganhos já alcançados isoladamente com uma excelente terapia clínica), resultando apenas em melhora sintomática relativamente moderada a longo prazo. Portanto, *para pacientes com DAC leve a moderada e com sintomas limitados, é possível que a revascularização não resulte em benefício significativo em termos da qualidade de vida para o status funcional.* Para pacientes com estenose coronariana moderada a significativa, p. ex., pacientes com doença de dois vasos associada a uma disfunção VE subjacente, com lesões anatomicamente críticas (estenoses proximais > 90%, sobretudo na artéria descendente anterior esquerda proximal) ou com evidência fisiológica de isquemia grave (testes de esforço iniciais positivos, grandes defeitos (detectados por cintilografia com tálio induzidos por exercício, ou episódios frequentes de isquemia no monitoramento ambulatorial), pode haver necessidade do apoio de uma equipe cardíaca composta por médicos de revascularização (cardiologistas e cirurgiões intervencionistas) para a revisão do caso e oferecimento, aos pacientes, das melhores opções de revascularização. Mais recentemente, outro estudo examinou o papel da revascularização por ICP juntamente com a tratamento clínico ideal orientado por diretrizes *versus* uso isolado do tratamento clínico ideal orientado por diretrizes em 700 pacientes randomizados portadores de cardiomiopatia isquêmica (FE < 35%) e viabilidade miocárdica. Em comparação com o tratamento clínico ideal isolado, ICP *não* melhorou a mortalidade, percentual de hospitalização por IC, ou FE.

O estudo *Ischemia* constatou que, para pacientes com isquemia moderada a grave submetidos a testes de estresse, a angiografia coronariana e a revascularização não diminuíram o risco de morte cardiovascular, IAM, hospitalização por angina instável, IC ou parada cardíaca ressuscitada. Assim, no contexto do tratamento clínico ideal objetivando a prevenção de eventos cardiovasculares, pode ser razoável estabelecer um limite mais alto para quais pacientes deverão ser avaliados por testes de estresse e por angiografia coronariana.

2. **Tipo de procedimento**

A. **Intervenção coronariana percutânea com uso de stent** – O procedimento de ICP, com angioplastia com balão e *stent* coronariano, pode resultar na efetiva abertura de artérias coronárias estenosadas. O uso de um *stent* coronariano (tanto com *stent* de metal descoberto como com *stent* liberador de fármacos) diminuiu substancialmente os casos de reestenose. O *stent* também pode ser usado seletivamente em pacientes com estenose da coronária principal esquerda, particularmente quando há contraindicação para CABG ou quando esse procedimento é considerado de alto risco.

A realização de ICP é possível, mas geralmente o procedimento obtém menos sucesso em casos de estenoses causadas por enxerto de *bypass*. Operadores experientes conseguem dilatar lesões com sucesso em > 90% das tentativas. A principal complicação precoce é a dissecção da íntima, seguida pela oclusão do vaso, embora essa complicação ocorra apenas raramente nas aplicações de *stents* coronarianos. O uso IV de inibidores da glicoproteína plaquetária IIb/IIIa (abciximabe, eptifibatide, tirofiban) diminui substancialmente o percentual de ocorrência de IAM periprocedural, e a colocação de *stents* intracoronarianos melhora significativamente os resultados angiográficos iniciais e de longo prazo, sobretudo em pacientes com lesões complexas e longas. Em seguida ao procedimento de ICP, todos os pacientes deverão ter CK-MB e troponina medidos. A definição de um *infarto periprocedimento* tem sido objeto de discussão: muitos especialistas defendem uma definição clínica que incorpore diferentes pontos de corte enzimáticos, achados angiográficos e evidências eletrocardiográficas. A ocorrência de uma trombose aguda posteriormente à colocação do *stent* pode ser amplamente evitada pela instituição de uma terapia antitrombótica agressiva (cursos longos de ácido acetilsalicílico, 81-325 mg, + clopidogrel [dose de carga de 300-600 mg, seguida de 75 mg/dia durante 30 dias até 1 ano] + uso agudo de inibidores da glicoproteína plaquetária IIb/IIIa).

Uma limitação importante para o procedimento de ICP tem sido a reestenose, que ocorre nos primeiros 6 meses em menos de 10% dos vasos tratados com *stents* liberadores de fármacos, em 15-30% dos vasos tratados com *stents* de metal descoberto e em 30-40% dos vasos sem *stent*. Os fatores associados a percentuais mais altos de reestenose são: diabetes, pequeno diâmetro luminal, lesões mais longas e complexas e lesões em óstios coronarianos ou na artéria coronária descendente anterior esquerda. *Stents* liberadores de fármacos que liberam agentes antiproliferativos, como sirolimus, everolimus, zotarolimus ou paclitaxel, diminuíram substancialmente os casos de reestenose. Casos de reestenose intra-*stent* são frequentemente tratados pela reaplicação de *stents* liberadores de fármacos e, em raros casos, por braquiterapia. Os quase 2 milhões de ICP introduzidos anualmente em todo o mundo excedem em muito o número de operações com CABG, mas para muitos dos procedimentos realizados em pacientes com angina estável, a justificativa deve ser a redução dos sintomas anginosos. Além disso, dados publicados em 2021 para os EUA relataram a realização de 706.263 ICP de 2018 a 2019.

Um estudo randomizado com a participação de 1706 pacientes analisou o papel dos testes de estresse funcionais rotineiros aplicados em seguida a um procedimento de ICP, com o objetivo de melhorar os resultados para os pacientes. Não foi observada diferença em termos de morte por todas as causas, IAM ou hospitalização por angina instável entre aqueles participantes designados para o teste de estresse de vigilância em 1 ano depois da ICP *versus* participantes que receberam tratamento padrão; este é um forte argumento em desfavor de um papel para a realização rotineira de testes de estresse em pacientes assintomáticos pós-ICP.

Os estudos *Courage* e *Orbita* (controlado por simulacro) confirmaram estudos precedentes, ao revelarem que, mesmo para pacientes com sintomas anginosos moderados e com testes de estresse positivos, ICP não proporciona nenhum benefício *versus* tratamento clínico com relação à mortalidade ou IAM. ICP se mostrou mais eficaz no alívio da angina, embora a maioria dos pacientes no grupo com tratamento clínico também tenha apresentado melhora nos sintomas. ICP também não foi mais eficaz *versus* tratamento clínico ideal em termos do tempo de prática de exercício em pacientes com coronariopatia univascular. Assim, *em pacientes com sintomas estáveis leves ou moderados, a terapia agressiva antianginosa e para redução de lipídios pode ser uma estratégia inicial preferível, com a ICP reservada para pacientes com sintomas significativos e refratários, ou para pacientes impossibilitados de tomar os medicamentos prescritos.*

Já foram publicados diversos estudos sobre ICP (inclusive estudos que abordaram *stents* liberadores de fármacos) *versus* CABG em pacientes com doença multiarterial. O estudo *Syntax*, e também estudos publicados anteriormente com uso de *stent* liberador de fármacos em pacientes com ICP, revelam taxas de mortalidade e percentuais de infarto comparáveis em períodos de acompanhamento de 1-3 anos, mas com

elevados percentuais (aprox. 40%) de procedimentos repetidos pós-ICP. Os percentuais de ocorrência de AVE são maiores em pacientes tratados com CABG. Em função desses achados, a escolha do procedimento de revascularização poderá depender de detalhes da anatomia coronariana, sendo geralmente uma questão de preferência do paciente. Mas devemos ter em mente que menos de 20% dos pacientes com doença multiarterial atendem aos critérios de ingresso em estudos clínicos; assim, não se pode generalizar esses resultados para todos os pacientes com doença multiarterial. Em geral, os resultados obtidos com a revascularização percutânea em pacientes diabéticos geralmente foram inferiores aos obtidos em pacientes tratados com CABG. O estudo *Freedom* demonstrou que a cirurgia de CABG foi superior ao procedimento de ICP em relação à mortalidade, IAM e AVE para pacientes diabéticos e com coronariopatia multiarterial após 5 anos em todos os subgrupos anatômicos do escore *Syntax*.

B. **Enxerto de revascularização da artéria coronária** – pacientes saudáveis e com função cardíaca preservada tratados com CABG apresentam taxas de mortalidade muito baixas (1-3%). Mas a taxa de mortalidade desse procedimento sobe para 4-8% em pacientes idosos e nos que já tinham passado previamente por uma CABG.

Enxertos com uso de uma ou ambas **artérias mamárias internas** (geralmente até a artéria descendente anterior esquerda, ou seus ramos) obtêm os melhores resultados a longo prazo em termos de permeabilidade e fluxo. Também são utilizados segmentos da veia safena (ou, menos idealmente, de outras veias) ou da artéria radial interpostos entre a aorta e as artérias coronárias distalmente às obstruções. Comumente, são realizadas 1-5 anastomoses distais.

Como técnicas cirúrgicas minimamente invasivas, pode-se realizar uma esternotomia limitada, toracotomia lateral (MIDCAB) ou toracoscopia (*port-access*). Esses procedimentos são tecnicamente mais exigentes, geralmente não são adequados em casos com mais de dois enxertos e sua durabilidade ainda não foi determinada. A cirurgia de *bypass* pode ser realizada tanto com suporte circulatório (com bomba) quanto sem suporte circulatório direto (sem bomba). Estudos clínicos randomizados não demonstraram benefício em pacientes tratados por cirurgia de *bypass* sem bomba, mas técnicas cirúrgicas minimamente invasivas permitem uma mobilização precoce e altas hospitalares pós-operatórias mais rápidas.

Foi observado aumento na taxa de mortalidade operatória em pacientes com função VE deficiente (FEVE < 35%) ou naqueles que dependiam de outros procedimentos (p. ex., substituição de valva ou aneurismectomia ventricular). Pacientes com mais de 70 anos de idade, pacientes submetidos a procedimentos repetidos ou aqueles com doença não cardíaca importante (especialmente DRC e diabetes) ou com um estado de saúde geral precário também apresentam taxas de mortalidade e morbidade operatórias mais elevadas; além disso, sua completa recuperação é lenta. Portanto, os procedimentos CABG devem ficar reservados para pacientes neste grupo com sintomatologia mais grave. Os percentuais médios de permeabilidade do enxerto nos primeiros meses (1-6 meses) pós-cirurgia são de 85-90% (maiores para enxertos mamários internos), e os percentuais subsequentes de oclusão do enxerto chegam a cerca de 4% ao ano. É comum a ocorrência de falha precoce do enxerto em pacientes com vasos com fluxo distal insuficiente, enquanto as oclusões tardias são mais frequentes em pacientes que continuam fumando e naqueles com hiperlipidemia não tratada. A terapia antiplaquetária com ácido acetilsalicílico melhora os percentuais de permeabilidade do enxerto. Os pacientes devem parar de fumar e aderir a um tratamento vigoroso das anormalidades lipídicas sanguíneas (particularmente com o uso de estatinas). Pode haver necessidade de repetição da revascularização, devido dos sintomas recorrentes causados pela progressão da doença do vaso nativo e das oclusões do enxerto. A reoperação é procedimento tecnicamente exigente, sendo menos frequentes os resultados totalmente bem-sucedidos *versus* operação inicial. Além disso, em pacientes com regurgitação mitral isquêmica, a realização do reparo mitral durante a realização de uma CABG *não* resultará em nenhum benefício clínico.

L. Contrapulsação extracorpórea mecânica

A contrapulsação extracorpórea consiste na repetida inflação de uma câmara de alta pressão ao redor da metade inferior do corpo durante a fase diastólica do ciclo cardíaco, em sessões diárias de 1 hora ao longo de um período de 7 semanas. Estudos randomizados revelaram que a contrapulsação extracorpórea diminui a angina; assim, pode-se considerar o uso desse procedimento para alívio da angina refratária em pacientes com coronariopatia estável.

M. Neuromodulação

Pode-se recorrer à estimulação da medula espinhal na busca de alívio para pacientes com angina refratária crônica. Os estimuladores da medula espinhal podem ser implantados subcutaneamente por meio de um procedimento minimamente invasivo e sob anestesia local.

Prognóstico

O prognóstico para a angina *pectoris* melhorou com o desenvolvimento de terapias voltadas para a prevenção secundária. As taxas de mortalidade variam, dependendo do número de vasos enfermos, da gravidade da obstrução, do estado funcional do VE e da presença (ou não) de arritmias complexas. As taxas de mortalidade aumentam progressivamente em pacientes com doença de um, dois e três vasos e naqueles com

obstrução da artéria coronária principal esquerda (variando de 1-25%/ano). *As perspectivas para cada paciente considerado individualmente são imprevisíveis, e quase metade das mortes ocorrem subitamente.* Portanto, deve-se tentar a estratificação de risco. Pacientes com sintomas acelerados terão prognósticos piores. No grupo de pacientes estáveis, aqueles cuja tolerância ao exercício fica severamente limitada pela isquemia (< 6 minutos no protocolo da esteira de Bruce) e aqueles com isquemia extensa constatada em um ECG de esforço ou pela cintilografia apresentam uma doença anatômica mais grave e pior prognóstico. A **Pontuação de esteira de Duke**, que se fundamenta em um teste padronizado de exercícios na esteira pelo protocolo de Bruce, oferece uma estimativa do risco de morte em 1 ano. Para essa estimativa, o teste computa o tempo de permanência na esteira, o grau de depressão do segmento ST e a presença de angina (Tab. 10.6).

Quando encaminhar

Todos os pacientes com sintomas *de novo* ou agravados que supostamente representem angina progressiva e/ou com um teste de estresse positivo para isquemia miocárdica acompanhada por angina contínua apesar do tratamento clínico devem ser encaminhados ao cardiologista.

Quando hospitalizar

- Pacientes com biomarcadores cardíacos elevados, achados de ECG isquêmicos ou instabilidade hemodinâmica.
- Pacientes com sintomas *de novo* ou agravados, possivelmente considerados isquêmicos, mas que não apresentam características de alto risco, podem ser observados com ECG e biomarcadores seriados, recebendo alta hospitalar se o teste de estresse revelar achados de baixo risco.

Castro-Dominguez YS et al. Predicting in-hospital mortality in patients undergoing percutaneous coronary intervention. J Am Coll Cardiol. 2021;78:216. [PMID: 33957239]

Knuuti J et al. 2019 ESC Guidelines for the diagnosis and management of chronic coronary syndromes. Eur Heart J. 2020; 41:407. [PMID: 31504439]

Park DW et al; POST-PCI Investigators. Routine functional testing or standard care in high-risk patients after PCI. N Engl J Med. 2022;387:905. [PMID: 36036496]

Perera D et al; REVIVED-BCIS2 Investigators. Percutaneous revascularization for ischemic left ventricular dysfunction. N Engl J Med. 2022;387:1351. [PMID: 36027563]

TABELA 10.6 Pontuação de Duke para esteira: cálculo e interpretação

Tempo em minutos no protocolo de Bruce	= _____
-5 × quantidade de depressão (em mm)	= _____
-4 × índice de angina 0 = sem angina no teste 1 = angina não limitante 2 = angina limitante	= _____

Pontuação total somada	Grupo de risco	Mortalidade anual
≥ 5	Baixo	0,25%
-10 a 4	Intermediário	1,25%
≤ -11	Alto	5,25%

Writing Committee Members; Gulati M et al. 2021 AHA/ACC/ ASE/CHEST/SAEM/SCCT/SCMR guideline for the evaluation and diagnosis of chest pain: a report of the American College of Cardiology/American Heart Association Joint Committee on Clinical Practice Guidelines. J Am Coll Cardiol. 2021;78:e187. [PMID: 34756653]

Vasoespasmo coronariano e angina ou IAM com arteriogramas coronarianos normais

FUNDAMENTOS DO DIAGNÓSTICO

- Dor torácica precordial, geralmente ocorrendo em repouso durante o estresse ou sem fator precipitante conhecido, aliviada rapidamente por nitratos.
- ECG com evidências de isquemia durante a dor, às vezes com elevação do segmento ST.
- Demonstração angiográfica de:
  - Nenhuma obstrução significativa dos principais vasos coronarianos.
  - Espasmo coronariano que responde a bloqueadores dos canais de cálcio ou à nitroglicerina intracoronariana.

Considerações gerais

Embora a maioria dos sintomas de isquemia miocárdica resulte de uma estenose fixa das artérias coronárias, hemorragia intraplaca ou trombose no local das lesões, alguns eventos isquêmicos podem ser precipitados ou exacerbados pela vasoconstrição coronariana.

Espasmos das grandes artérias coronárias, com consequente diminuição do fluxo sanguíneo coronariano, podem ocorrer espontaneamente ou podem ser induzidos pela exposição ao frio, estresse emocional ou pelo uso de medicamentos vasoconstritores, p. ex., agentes derivados do ergot. Esses espasmos podem ocorrer tanto em artérias coronárias normais quanto em vasos estenosados. Até mesmo o IAM pode ocorrer como resultado de um espasmo em pacientes sem DAC obstrutiva visível, embora a maioria dos casos de tais espasmos coronarianos ocorra em presença de estenose coronariana.

A cocaína pode induzir isquemia e infarto do miocárdio por causar vasoconstrição da artéria coronária ou ao aumentar as necessidades energéticas do miocárdio. Essa droga também pode contribuir para a aceleração da aterosclerose e da trombose. A isquemia em casos de **angina de Prinzmetal (variante)** geralmente é resultante da vasoconstrição coronariana. A isquemia tende a envolver a artéria coronária direita e há casos em que não ocorrem estenoses fixas. A isquemia miocárdica também pode ocorrer em pacientes com artérias coronárias normais, em decorrência de alguma doença da microcirculação coronariana ou de uma reatividade vascular anormal. IAM sem doença coronariana obstrutiva ocorre com maior frequência em mulheres; foi demonstrado que em 80% dos casos o distúrbio se deve à aterosclerose ou à ruptura de placas. As diretrizes da ESC publicadas em 2020 recomendam um estudo de RM cardíaca como ajuda na ergonomia determinação da causa do IAM em pacientes sem doença coronariana obstrutiva.

Achados clínicos

A isquemia pode ser silenciosa ou pode resultar em angina *pectoris*.

Angina de Prinzmetal (variante) é uma síndrome clínica em que o paciente sente dor no peito sem a presença dos fatores precipitantes usuais, estando associada à elevação do segmento ST, não em sua depressão. Essa variante geralmente afeta mulheres com menos de 50 anos de idade, ocorrendo caracteristicamente no início da manhã, despertando os pacientes do sono, e pode estar associada a arritmias ou a defeitos de condução. A angina de Prinzmetal pode ser diagnosticada por uma provocação com ergonovina (um vasoconstritor), embora os resultados dessa provocação não sejam específicos e envolvam risco.

Tratamento

Em pacientes com dor torácica associada à elevação do segmento ST, deve ser obtido um estudo de arteriografia coronariana para determinar a presença, ou não, de lesões estenosadas fixas. Se estiverem presentes, o paciente deverá fazer tratamento clínico agressivo ou será submetido a revascularização, pois a presença dessas lesões pode representar uma fase instável da doença. Mas se não foram observadas lesões significativas, ainda pode ter ocorrido ruptura endotelial e ruptura da placa. Se houver suspeita de espasmo, a principal prioridade será evitar os fatores precipitantes, como o tabagismo e a cocaína. Em geral, os episódios de espasmo coronariano respondem bem ao tratamento com nitratos, e tanto nitratos quanto bloqueadores dos canais de cálcio (p. ex., nifedipino de ação prolongada, diltiazem ou anlodipino [ver Tab. 13.8]) serão eficazes como profilaxia. Ao permitir a ocorrência de vasoconstrição mediada por alfa-1 sem oposição, os betabloqueadores exacerbaram o vasoespasmo coronariano, mas podem ter alguma função no tratamento de pacientes com espasmo associado a estenoses fixas.

Quando encaminhar

Todos os pacientes com sintomas persistentes de dor torácica com possibilidade de representar espasmo devem ser encaminhados ao cardiologista.

Síndromes coronarianas agudas sem elevação do segmento ST

FUNDAMENTOS DO DIAGNÓSTICO

- Em casos de SCA, é essencial diferenciar entre pacientes com e sem elevação do segmento ST na apresentação, para que seja determinada a necessidade (ou não) da terapia de reperfusão.

- A terapia fibrinolítica é prejudicial para pacientes com SCA sem elevação do segmento ST, ao contrário dos casos com elevação do segmento ST, nos quais a reperfusão aguda salva vidas.
- Os pilares do tratamento são as terapias antiplaquetárias e anticoagulantes e a intervenção coronariana.

Considerações gerais

As **SCA** *abrangem o espectro de isquemia cardíaca instável, desde uma angina instável até IAM.* As SCA são classificadas com base no ECG de apresentação como **IAM com elevação do segmento ST (IAMCSST) ou IAM sem elevação do segmento ST (IAMSSST)**. Essa diferenciação permite uma classificação imediata e também orienta o médico na decisão de considerar (ou não) o paciente para a terapia de reperfusão aguda. Então, a evolução dos biomarcadores cardíacos permitirá que seja determinado se ocorreu IAM.

As SCA representam um *estado dinâmico*, no qual os pacientes frequentemente mudam de uma categoria para outra, pois há possibilidade de uma nova elevação do segmento ST depois da apresentação e os biomarcadores cardíacos podem se tornar anormais diante de episódios isquêmicos recorrentes.

Achados clínicos
A. Sintomas e sinais

Em geral, os pacientes com SCA apresentam sinais e sintomas de isquemia miocárdica em repouso ou com esforço mínimo. Esses sinais e sintomas são semelhantes aos sintomas da angina crônica descritos anteriormente, consistindo em dor torácica subesternal ou em um desconforto que pode irradiar para a mandíbula, ombro esquerdo ou braço. Dispneia, náusea, diaforese ou síncope podem acompanhar o desconforto torácico, ou esse pode ser o único sintoma de SCA. *Cerca de um terço dos pacientes com IAM não apresentam dor torácica per se* – esses pacientes tendem a ser idosos, do sexo feminino, diabéticos e correm maior risco de mortalidade subsequente. Pacientes com SCA apresentam sinais de IC em cerca de 10% dos casos; esse achado também está associado a maior risco de morte.

Muitos hospitais criaram **unidades de observação de dor torácica** que possibilitam uma abordagem sistemática para estratificação de risco seriada, como uma forma de aprimorar o processo de triagem. Em muitos casos, os pacientes que não apresentaram nova dor torácica e têm alterações pouco significativas no ECG e nenhuma elevação de biomarcador cardíaco são submetidos a testes de esforço em esteira ou a procedimentos de imagens para a exclusão de isquemia ao final de um período de 8-24 horas; e se esses testes forem negativos, receberão alta diretamente no pronto-socorro.

B. Achados laboratoriais

Dependendo do tempo transcorrido desde o início dos sintomas até a apresentação do paciente, os achados laboratoriais iniciais podem ser normais. O médico poderá usar os marcadores de necrose de miócitos cardíacos (**mioglobina, CK-MB e troponina I e T**) para a identificação de IAM, embora *a troponina de alta sensibilidade seja o biomarcador recomendado para o diagnóstico de IAM* (ver Achados laboratoriais, Infarto agudo do miocárdio com elevação do segmento ST). Em pacientes com IAMCSST, geralmente esses marcadores iniciais se encontram dentro dos limites normais, enquanto o paciente está sendo levado às pressas para imediata reperfusão. Em pacientes sem elevação do segmento ST, é a presença de valores anormais para CK-MB ou troponina que está associada à ocorrência de necrose de miócitos e ao diagnóstico de IAM. Os testes para troponina de alta sensibilidade permitem uma rápida avaliação do IAM em pronto-socorros com o uso de algoritmos de exclusão de 1-2 horas. IAM é universalmente definido como um aumento dos biomarcadores cardíacos com pelo menos um valor acima do 99º percentil do limite de referência superior, juntamente com evidências de isquemia miocárdica com pelo menos um dos seguintes achados: sintomas de isquemia, alterações do ECG indicativos de nova isquemia, novas ondas Q ou evidências imagísticas de perda *de novo* de miocárdio viável ou de nova anormalidade do movimento parietal.

A creatinina sérica é um importante fator determinante de risco, sendo importante determinar a depuração estimada de creatinina para orientação da dosagem de certos antitrombóticos, inclusive eptifibatida e enoxaparina.

C. ECG

Muitos pacientes com SCA exibirão alterações de ECG durante o episódio de dor – elevação do segmento ST, depressão do segmento ST ou achatamento ou inversão da onda T. O desvio dinâmico do segmento ST é o achado mais específico para SCA. A elevação do segmento ST na derivação AVR sugere doença do tronco principal esquerdo ou doença de três vasos.

Tratamento
A. Medidas gerais

O tratamento de pacientes com SCA sem elevação do segmento ST deve ser multifacetado. Pacientes com risco médio ou alto devem ser hospitalizados, mantidos em repouso no leito ou com grande limitação das atividades nas primeiras 24 horas; também devem ser monitorados e receber oxigênio suplementar. Em caso de ansiedade, a sedação com um agente benzodiazepínico poderá ajudar.

B. Medidas específicas

A Figura 10.8 ilustra um algoritmo para o tratamento inicial de IAMSSST.

C. Terapia antiplaquetária e anticoagulante

Na apresentação, os pacientes devem ser tratados com uma combinação de agentes antiplaquetários e anticoagulantes. *A terapia fibrinolítica deve ser evitada em pacientes sem elevação do segmento ST, pois em geral esses pacientes não têm oclusão coronariana aguda; além disso, o risco dessa terapia parece superar seus benefícios.*

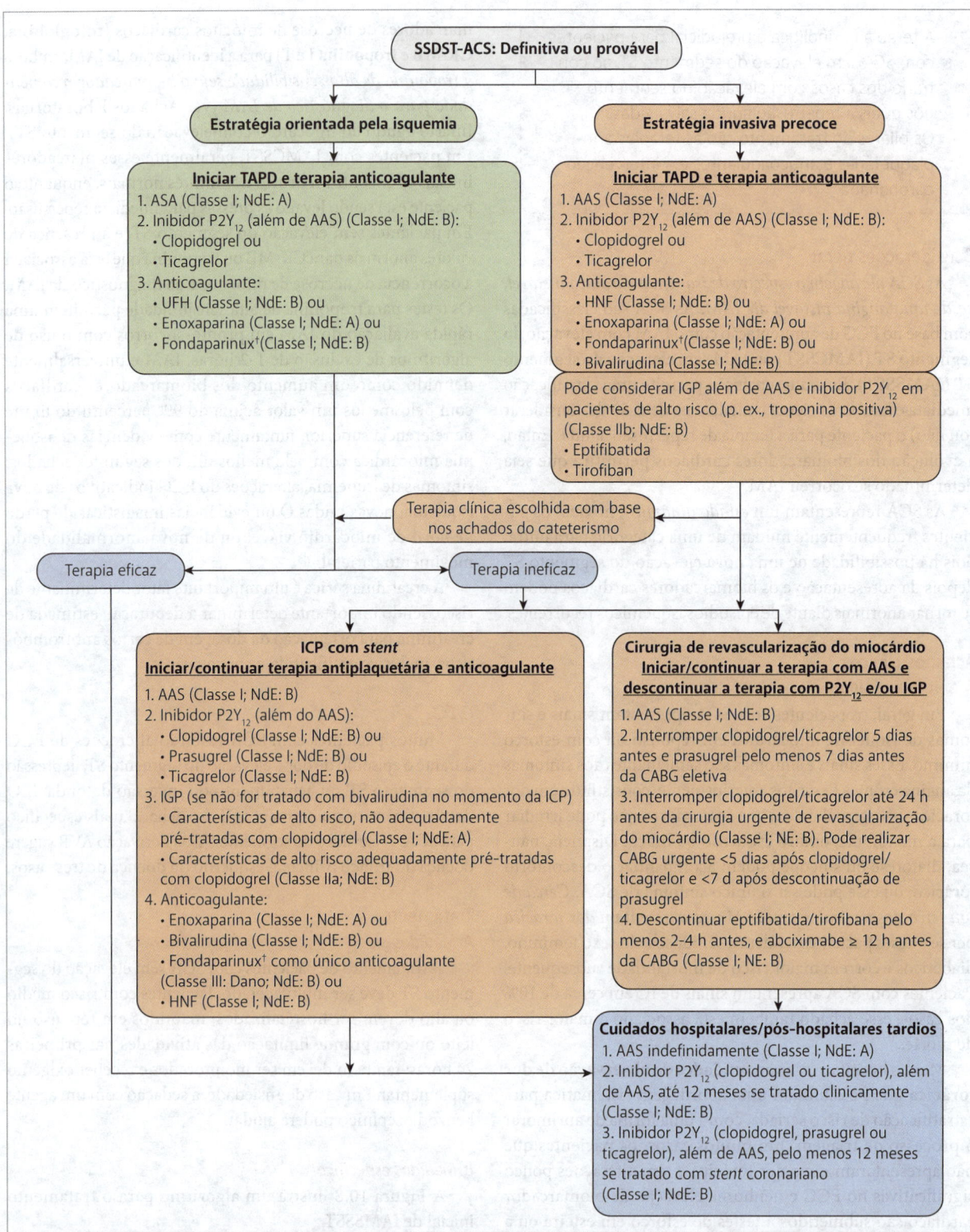

FIGURA 10.8   Algoritmo para tratamento de pacientes com SCA-NSTE definida ou provável.

* Ver recomendações correspondentes no texto integral e nas notas de rodapé explicativas.

† Em pacientes que foram tratados com fondaparinux (como terapia inicial) e que estão sendo submetidos a ICP, um anticoagulante adicional com atividade anti-IIa deve ser administrado no momento da ICP em decorrência do risco de trombose de cateter. AAS: ácido acetilsalicílico; CABG: enxerto de revascularização do miocárdio; CdR: Classe de Recomendação; TAPD: terapia antiplaquetária dupla; IGP: inibidor da glicoproteína IIb/IIIa; NdE: nível de evidência; SSDST-ACS: SCA sem supradesnivelamento do segmento ST; ICP: intervenção coronariana percutânea; HNF: heparina não fracionada.

Reproduzida de Amsterdam EA, Wenger NK, Brindis RG, et al. 2014 AHA/ACC Guideline for the Management of Patients with Non-STElevation Acute Coronary Syndromes: a report of the American College of Cardiology/American Heart Association Task Force on Practice Guidelines [Há uma correção publicada no J Am Coll Cardiol. 2014 Dec 23;64(24):2713-4. Erro de dosagem no texto do artigo]. J Am Coll Cardiol. 2014;64(24):e139-e228.

1. **Terapia antiplaquetária**

   A. **Ácido acetilsalicílico** – Os pacientes devem ser imediatamente medicados com ácido acetilsalicílico na dose de ataque de 162-325 mg, seguida por 81 mg/dia; essa medicação terá continuidade durante o primeiro mês. As diretrizes da ESC publicadas em 2020 consideram preferível a administração de ácido acetilsalicílico 75-100 mg/dia, em lugar de doses mais altas, em pacientes com ou sem *stent* coronariano.

   B. **Inibidores de P2Y$_{12}$** – As diretrizes da ACC/AHA sugerem um inibidor P2Y$_{12}$ (clopidogrel, prasugrel [no momento da ICP] ou ticagrelor) como uma recomendação de classe I. As diretrizes da ESC propõem uma recomendação mais robusta para o uso antecipado de um inibidor de P2Y$_{12}$ como uma recomendação de classe IA para todos os pacientes. Esses dois conjuntos de diretrizes recomendam o adiamento da cirurgia eletiva de CABG por pelo menos 5 dias após a última dose de clopidogrel ou ticagrelor e por pelo menos 7 dias após a última dose de prasugrel, por causa do risco de sangramento.

   O estudo *Cure* demonstrou uma redução de 20% no ponto final composto para morte cardiovascular, IAM e AVE com o acréscimo de clopidogrel (dose de carga 300 mg, 75 mg/dia durante 9-12 meses) ao ácido acetilsalicílico em pacientes com SCA que não apresentem elevação do segmento ST. *Current*, um estudo de grande porte, demonstrou que o uso de clopidogrel em "dose dupla" (dose inicial de carga 600 mg VO, seguida de 150 mg VO/dia) durante 7 dias diminuiu os casos de trombose de *stent* com um aumento modesto nos sangramentos importantes (mas não fatais); portanto, essa é uma opção válida para pacientes com SCA submetidos a ICP.

   As diretrizes da ESC recomendam a administração de ticagrelor para todos os pacientes com risco moderado a alto de SCA (recomendação de classe I). Prasugrel é recomendado para pacientes ainda não medicados com outro inibidor de P2Y$_{12}$, com planejamento para uma ICP não apresentem alto risco de sangramento com risco de vida. Clopidogrel deve ficar reservado para pacientes que não podem possam ser medicados com ticagrelor ou prasugrel. Alguns estudos demonstraram uma associação entre provas de função plaquetária residual e risco trombótico durante o tratamento com inibidores de P2Y$_{12}$, e as diretrizes europeias e norte-americanas não recomendam a realização, como rotina, de provas de função plaquetária para orientação do tratamento (recomendação de classe IIb).

   Prasugrel é mais potente e inicia sua ação com maior rapidez *versus* clopidogrel. O estudo *Triton* comparou prasugrel *versus* clopidogrel em pacientes com IAMCSST ou IAMSSST e com planejamento para uma ICP; a administração de prasugrel resultou em uma redução relativa de 19% nas mortes por causas cardiovasculares, IAM ou AVE, mas com um aumento nos sangramentos graves (inclusive hemorragias fatais). Os casos de trombose de *stent* foram reduzidos pela metade. Considerando que os pacientes com AVE ou AIT prévios estavam sob maior risco de sofrer hemorragia intracraniana, prasugrel está contraindicado nesses pacientes. Os sangramentos também foram maiores em pacientes com baixo peso corporal (< 60 kg) e com idades ≥ 75 anos; assim, deve-se ter cautela no tratamento dessas populações. Para pacientes com IAMCSST tratados com ICP, prasugrel parece ser especialmente eficaz (*versus* clopidogrel), sem que ocorra aumento substancial no sangramento. Para pacientes que não receberão revascularização, o uso de prasugrel, quando comparado ao clopidogrel, não resultou em benefício geral no estudo *Trilogy* (redução da dose de prasugrel para pacientes idosos). Com base no estudo *Isar-React 5*, prasugrel parece ser pelo menos comparável ao ticagrelor em termos de segurança e eficácia para uso em pacientes com IAMCSST.

   Ticagrelor tem início de ação mais rápido e um efeito mais consistente e potente *versus* clopidogrel. O estudo *Plato* demonstrou que, quando ticagrelor foi iniciado no momento da apresentação de pacientes com SCA (angina instável [AI]/IAMSSST e IAMCSST), o agente diminuiu em 16% as mortes cardiovasculares, IAM e AVE *versus* clopidogrel. Além disso, foi observada uma redução de 22% no risco relativo de mortalidade com o uso de ticagrelor. Os percentuais gerais de sangramento foram semelhantes entre ticagrelor e clopidogrel, embora o sangramento não relacionado à CABG tenha sido modestamente maior. Nos EUA, a descoberta de um efeito menor do tratamento pode ter sido relacionada ao uso de ácido acetilsalicílico em doses mais altas; assim, ao prescrever ticagrelor, o médico deve recomendar o uso de ácido acetilsalicílico em baixas doses (81 mg/dia).

   C. **Inibidores da glicoproteína IIb/IIIa** – Inibidores de moléculas pequenas do receptor da glicoproteína IIb/IIIa plaquetária são adjuvantes úteis em pacientes de alto risco (geralmente definido por depressão flutuante do segmento ST ou pela presença de biomarcadores positivos) com SCA, particularmente quando estão sendo submetidos a uma ICP. Tanto tirofiban, 25 mcg/kg ao longo de 3 minutos, seguido por 0,15 mcg/kg/min, como eptifibatida, bólus de 180 mcg/kg seguido por infusão contínua de 2 mcg/kg/min, demonstraram eficácia. Haverá necessidade de fazer ajustes descendentes das doses de infusão em pacientes com comprometimento da função renal. Entretanto, o bólus ou a dose de carga permanecerá sem ajuste. Se a depuração estimada de creatinina for < 50 mL/min, p. ex., a infusão de eptifibatida deverá ser reduzida pela metade, para 1 mcg/kg/min.

2. **Terapia anticoagulante**

A. **Heparina** – Vários estudos demonstraram que HBPM (enoxaparina 1 mg/kg SC de 12-12 horas) é um pouco mais eficaz *versus* heparina não fracionada para a prevenção de eventos isquêmicos recorrentes em pacientes com SCA. Mas o estudo *Synergy* demonstrou que a heparina não fracionada e a enoxaparina tiveram taxas semelhantes de mortalidade ou de (re)infarto num cenário de frequente intervenção coronariana precoce.

B. **Fondaparinux** – O estudo *Oasis-5* considerou fondaparinux, um inibidor específico do fator Xa (2,5 mg SC 1x/dia), como sendo tão eficaz como enoxaparina em uma população de 20 mil pacientes em termos da prevenção de morte precoce, IAM e isquemia refratária; o uso desse agente resultou em 50% de diminuição nos sangramentos graves. Essa redução nos sangramentos graves se traduziu em uma diminuição significativa na mortalidade (e em mortes ou IAM) após 30 dias. Embora casos de trombose relacionada ao cateter tenham ocorrido mais comumente durante procedimentos de intervenção coronariana com em pacientes tratados com fondaparinux, o estudo *Futura* verificou que a trombose pode ser controlada pela adição de heparina não fracionada (na dose de 85 U/kg sem uso de inibidores da glicoproteína IIb/IIIa, e 60 U/kg com inibidores da glicoproteína IIb/IIIa) durante o procedimento. As diretrizes recomendam o uso de fondaparinux e descrevem o fármaco como especialmente favorável para pacientes inicialmente tratados por estratégias clínicas e que apresentam alto risco de sangramento, p. ex., pacientes idosos.

C. **Inibidores diretos da trombina** – O estudo *Acuity* demonstrou que bivalirudina parece ser uma alternativa razoável à heparina (heparina não fracionada ou enoxaparina) juntamente com um antagonista da glicoproteína IIb/IIIa, para muitos pacientes com SCA sendo submetidos a uma intervenção coronariana precoce. Bivalirudina (sem um inibidor da glicoproteína IIb/IIIa de rotina) está associada a um número substancialmente menor de sangramentos *versus* heparina + um inibidor da glicoproteína IIb/IIIa, embora possa ter aumentado o número de eventos cardiovasculares. O estudo *Isar-React-4* revelou que bivalirudina tem eficácia semelhante *versus* abciximabe, mas apresentou melhores resultados para os sangramentos em pacientes com IA/IAMSSST. A bivalirudina não tem uma indicação aprovada pela FDA para tratamento de IA/IAMSSST.

D. Descontinuação temporária da terapia antiplaquetária para procedimentos

Pacientes tratados recentemente com *stents* coronarianos correm risco de sofrer eventos trombóticos, inclusive trombose de *stent*, se os inibidores de P2Y$_{12}$ forem descontinuados para a realização de procedimentos (p. ex., procedimentos odontológicos ou colonoscopia). Se possível, esses procedimentos devem ser adiados até o final do período de tratamento necessário com inibidores de P2Y$_{12}$, que geralmente é de pelo menos 1 mês com *stents* de metal descoberto e de 3-6 meses com *stents* liberadores de fármacos. No caso dos *stents* liberadores de fármacos de última geração, nos pacientes com *stents* eletivos e com risco de sangramento, os inibidores de P2Y$_{12}$ poderão ser interrompidos antes de 3 meses. Antes desse tempo, se houver necessidade de algum procedimento, o médico deverá avaliar o risco e o benefício da continuação com a terapia antiplaquetária durante o procedimento. Geralmente, o ácido acetilsalicílico deverá ter continuidade durante todo o período do procedimento. Pacientes com *stents* revestidos com fármacos sem polímero, com alto risco de sangramento e medicados com um breve curso de terapia antiplaquetária dupla sofreram menos eventos cardiovasculares e hemorrágicos. Da mesma forma, no estudo *Master-Dapt*, pacientes com alto risco de sangramento tratados durante 1 mês com terapia antiplaquetária dupla (DAPT) tiveram resultados não inferiores com relação a eventos cardíacos adversos importantes *versus* DAPT de duração mais longa com menores taxas de sangramento. *O cardiologista deverá ser consultado antes da descontinuação temporária desses agentes.*

E. Nitroglicerina

Os nitratos constituem tratamento de primeira linha para pacientes com SCA que apresentam dor no peito. Geralmente, basta a medicação não parenteral com agentes sublinguais ou orais, ou com uma pomada de nitroglicerina. Se a dor persistir ou houver recorrência, o paciente deverá ser medicado com nitroglicerina IV. A dosagem inicial habitual é de 10 mcg/min. A dosagem deve ser titulada para cima em 10-20 mcg/min (até um máximo de 200 mcg/min) até que a angina desapareça ou que a pressão arterial média baixe em 10%. Há necessidade de um monitoramento cuidadoso – geralmente contínuo – da pressão arterial em pacientes medicados com nitroglicerina IV. Deve-se evitar hipotensão (pressão arterial sistólica < 100 mmHg). É comum a tolerância à infusão contínua de nitrato.

F. Betabloqueadores

Os betabloqueadores constituem uma parte importante do tratamento inicial de pacientes com angina instável, a menos que haja alguma contraindicação para esses agentes. A farmacologia desses agentes está discutida no Capítulo 13 e resumida nas Tabelas 13.10 e 13.11. Nesse cenário, deve-se evitar o uso de agentes com atividade simpatomimética intrínseca. Na maioria dos pacientes, a medicação oral será adequada, mas o efeito será mais rápido com o tratamento intravenoso com metoprolol, administrado em 3 doses de 5 mg a intervalos de 5 minutos, conforme a tolerância do paciente e na ausência de IC. A terapia oral deve ser titulada para cima, sempre com atenção à pressão arterial.

G. Bloqueadores dos canais de cálcio

Não foi demonstrado que os bloqueadores dos canais de cálcio afetam favoravelmente o resultado em pacientes com angina instável; assim, esses agentes devem ser administrados sobretudo como tratamento de terceira linha em pacientes com angina contínua que estejam sendo medicados com nitratos e betabloqueadores ou naqueles que não sejam candidatos a esses medicamentos. No caso de medicação com nitratos sem uso de betabloqueadores, dá-se preferência a diltiazem ou verapamil, tendo em vista que nifedipino e demais di-hidropiridinas demonstram maior propensão para causar taquicardia reflexa ou hipotensão. A dosagem inicial deve ser baixa, mas a titulação ascendente deverá prosseguir de forma constante (ver Tab. 13.8).

H. Estatinas

O estudo *Prove-IT* fornece evidências para a prescrição de uma estatina nos dias imediatamente seguintes a uma SCA. Neste estudo, um tratamento mais intensivo com atorvastatina 80 mg/dia, independentemente do nível de colesterol total ou LDL, melhorou os resultados *versus* pravastatina 40 mg/dia, com as curvas de mortes ou de evento cardiovascular grave se separando apenas 3 meses depois do início do tratamento. Recomenda-se o uso de estatinas de alta intensidade para todos os pacientes com SCA.

Indicações para angiografia coronariana

Para pacientes com SCA, inclusive IAMSSST, é importante fazer uma estratificação do risco, para que o médico possa determinar a intensidade do tratamento. Vários tratamentos, p. ex., inibidores da glicoproteína IIb/IIIa, heparina HBPM e cateterismo invasivo precoce, demonstraram resultar no maior benefício em pacientes de alto risco com SCA. Conforme está descrito nas diretrizes da ACC/AHA, pacientes com qualquer característica de alto risco (Tab. 10.7) geralmente justificam a implementação de uma estratégia invasiva precoce com cateterismo e revascularização. Para pacientes sem essas características de alto risco, pode-se optar por uma abordagem invasiva ou não invasiva, com uso de um teste de estresse por exercício (ou de estresse farmacológico para pacientes incapazes de se exercitar), com o objetivo de identificar pacientes com isquemia residual e/ou que estejam em alto risco. Além disso, com base no estudo *Ictus*, é aceitável uma estratégia baseada em uma angiografia coronariana seletiva e na revascularização para casos de isquemia instável e/ou induzível, mesmo para pacientes com troponina positiva (recomendação ACC/AHA classe IIb).

A internet disponibiliza duas ferramentas de estratificação de risco, que podem ser usadas à beira do leito do paciente: o *Grace Risk Score* (http://www.outcomes-umassmed.org/grace) e o *Timi Risk Score* (http://www.timi.org). O *Grace Risk Score*, que se aplica a pacientes com ou sem elevação do segmento ST, foi desenvolvido com base em uma população de registro mais generalizável, apresentando melhor discriminação de risco. Essa ferramenta inclui as seguintes variáveis: idade (como variável contínua), classe Killip, pressão arterial, desvio do segmento ST, parada cardíaca na apresentação, creatinina sérica, elevação da creatina quinase (CK)-MB ou da troponina e frequência cardíaca. O *Timi Risk Score* consiste em sete variáveis: idade

TABELA 10.7 Indicações para cateterismo e intervenção coronariana percutânea[1]

SCA (angina instável e IAM sem supradesnivelamento do segmento ST)	
Classe I	Estratégia invasiva precoce para qualquer um dos seguintes indicadores de alto risco:
	Angina/isquemia recorrente em repouso ou com atividade de baixo nível
	Troponina elevada
	Depressão do segmento ST
	Isquemia recorrente com evidência de IC
	Resultado do teste de esforço de alto risco
	FE < 40%
	Instabilidade hemodinâmica
	Taquicardia ventricular contínua
	ICP em 6 meses
	CABG prévio
	Na ausência desses achados, pode-se optar precocemente por uma estratégia conservadora ou uma estratégia invasiva.
Classe IIa	Estratégia invasiva precoce para pacientes com repetidas apresentações de SCA apesar do tratamento
Classe III	Comorbidades importantes em pacientes para os quais os benefícios da revascularização provavelmente não superam os riscos
	Dor torácica aguda com baixa probabilidade de SCA
IAM após terapia fibrinolítica	
Classe I	Choque cardiogênico ou IC aguda grave que ocorre após a apresentação inicial
	Resultados de risco intermediário ou alto em testes de isquemia não invasivos antes da alta hospitalar
	Isquemia miocárdica espontânea ou facilmente provocada
Classe IIa	Insucesso na reperfusão ou reoclusão após terapia fibrinolítica
	Pacientes estáveis[2] após fibrinólise bem-sucedida, antes da alta hospitalar e idealmente entre 3 e 24 horas

[1] Classe I indica que o tratamento é útil e eficaz; classe IIa indica que o peso das evidências favorece a utilidade/eficácia; classe IIb indica que o peso das evidências não está suficientemente estabelecido; e classe III indica que a intervenção não é útil/eficaz e pode ser prejudicial. Nível de evidência: As recomendações A são derivadas de estudos clínicos randomizados de grande porte, e as recomendações B são derivadas de estudos clínicos randomizados menores ou de análises observacionais cuidadosamente conduzidas.
[2] Embora as circunstâncias individuais variem, a estabilidade clínica é definida pelas ausências de baixo débito, hipotensão, taquicardia persistente, choque aparente, taquiarritmias ventriculares de alto grau ou supraventriculares sintomáticas e isquemia recorrente espontânea.
ACC/AHA: American College of Cardiology Foundation/American Heart Association; CABG: enxerto de revascularização da artéria coronária; ICP: intervenção coronariana percutânea.
Fonte: O'Gara PT et al. 2013 ACCF/AHA guideline for the management of ST-elevation myocardial infarction: a report of the American College of Cardiology Foundation/American Heart Association Task Force on Practice Guidelines. Circulation. 2013;127:e362-e425.

≥ 65 anos, ≥ 3 fatores de risco cardíaco, estenose coronariana prévia ≥ 50%, desvio do segmento ST, 2 eventos anginosos nas últimas 24 horas, ácido acetilsalicílico nos últimos 7 dias e marcadores cardíacos elevados.

Quando encaminhar

- Todos os pacientes com IAM devem ser encaminhados ao cardiologista.
- Pacientes que estejam sendo medicados com um inibidor de P2Y$_{12}$ após colocação de *stent* coronariano devem consultar o cardiologista antes de interromper o tratamento para procedimentos não emergenciais.

Collet JP et al. 2020 ESC Guidelines for the management of acute coronary syndromes in patients presenting without persistent ST-segment elevation. Eur Heart J. 2021;42:1289. [PMID: 32860058]

Valgimigli M et al; MASTER DAPT Investigators. Dual antiplatelet therapy after PCI in patients at high bleeding risk. N Engl J Med. 2021;385:1643. [PMID: 34449185]

Writing Committee Members; Lawton JS et al. 2021 ACC/AHA/ SCAI Guideline for Coronary Artery Revascularization: a report of the American College of Cardiology/American Heart Association Joint Committee on Clinical Practice Guidelines. J Am Coll Cardiol. 2022;79:e21. Erratum in: J Am Coll Cardiol. 2022;79:1547. [PMID: 34895950]

Infarto agudo do miocárdio com elevação do segmento ST

FUNDAMENTOS DO DIAGNÓSTICO

- Ocorrência súbita, mas não instantânea, de um desconforto torácico anterior prolongado (> 30 minutos) (às vezes sentido como "gases" ou pressão).
- Às vezes indolor, mascarado como IC aguda, síncope, AVE ou choque.
- ECG: elevação do segmento ST ou bloqueio do ramo esquerdo.
- Justifica-se o imediato tratamento com reperfusão.
- Uma ICP primária dentro de 90 minutos do primeiro contato com médico é o objetivo, sendo superior à terapia fibrinolítica.
- A meta é a instituição da terapia fibrinolítica dentro de 30 minutos da apresentação do paciente no hospital; essa medida diminui a mortalidade, caso seja administrada dentro de 12 horas do início dos sintomas.

Considerações gerais

Na maioria dos casos, o IAMCSST é resultante de um trombo coronariano oclusivo no local de uma placa aterosclerótica preexistente (embora não necessariamente grave). Mais raramente, o infarto pode resultar de um vasoespasmo prolongado, da inadequação do fluxo sanguíneo miocárdico (p. ex., hipotensão) ou por uma demanda metabólica excessiva. Muito raramente, o IAM pode ter como causa uma oclusão embólica, vasculite, dissecção da raiz aórtica ou da artéria coronária, ou aortite. Cocaína, uma causa de infarto, deve ser levada em conta em pacientes jovens sem fatores de risco. Uma condição que pode mimetizar um IAMCSST é a cardiomiopatia por estresse (também conhecida como **takotsubo** ou **síndrome do balonismo apical**). *A elevação do segmento ST conota uma oclusão coronariana aguda e justifica a imediata terapia de reperfusão, com a devida ativação dos serviços de emergência.*

Achados clínicos

A. Sintomas

1. **Dor premonitória** – Geralmente ocorre deterioração no padrão anginoso que precede o início dos sintomas do IM; classicamente, o início da angina ocorre com esforço mínimo ou mesmo em repouso.

2. **Dor do infarto** – Diferentemente dos episódios anginosos, a maioria dos infartos ocorre *em repouso* e, mais comumente, no início da manhã. A dor é semelhante à angina em termos de localização e de irradiação, mas pode ser mais intensa e aumentar rapidamente, ou pode ocorrer em ondas até alcançar a intensidade máxima ao longo de alguns minutos ou pouco mais. Nesse cenário, a nitroglicerina pouco ajudará; e mesmo os opioides podem não aliviar a dor.

3. **Sintomas associados** – Os pacientes podem suar frio, sentir-se debilitados e apreensivos e podem se movimentar na busca de posição confortável. Preferem não ficar deitados quietos. Podem ocorrer isoladamente ou em qualquer combinação: tontura, síncope, dispneia, ortopneia, tosse, chiados, náusea e vômito ou distensão abdominal.

4. **Infarto indolor** – Um terço dos pacientes com IAM *não* se apresentam com dor no peito; assim, esses pacientes tendem a ser subtratado, com resultados sombrios. Pacientes de mais idade, mulheres e pacientes com diabetes *mellitus* têm maior probabilidade de não sentir dor no peito. Cerca de 25% dos infartos são detectados no ECG de rotina sem que o paciente possa se lembrar de qualquer episódio agudo.

5. **Morte súbita e arritmias precoces** – Entre todas as mortes causadas por IAM, cerca de metade ocorrerá antes que os pacientes cheguem ao hospital; presumivelmente, a causa da morte é fibrilação ventricular.

B. Sinais

1. **Gerais** – Os pacientes podem parecer ansiosos e, às vezes, suar profusamente. A frequência cardíaca pode variar, desde uma bradicardia acentuada (mais comumente em infartos inferiores) até taquicardia, baixo débito cardíaco ou arritmia. A pressão arterial pode estar elevada, sobretudo em pacientes previamente hipertensos, ou poderá estar baixa em pacientes em choque. A dificuldade respiratória geralmente indica IC. Uma febre geralmente baixa poderá surgir após 12 horas, persistindo por alguns dias.

2. **Tórax** – A **classificação de Killip** é o modo padronizado para a classificação de IC em pacientes com IAM; essa ferramenta possui enorme valor prognóstico. A classe I de Killip significa ausência de estertores e S$_3$, a classe II consiste na presença de estertores que não desaparecem com a tosse sobre um terço ou menos dos campos pulmonares, ou presença de S$_3$, a classe III representa estertores que não desaparecem com a tosse em mais de um terço dos campos pulmonares e a classe IV significa presença

de choque cardiogênico (estertores, hipotensão e sinais de hipoperfusão).

3. Coração – O exame cardíaco pode ser pouco expressivo, ou muito anormal. A distensão da veia jugular reflete hipertensão do AD, e um sinal de Kussmaul (não ocorrência de diminuição da pressão venosa jugular durante a inspiração) sugere infarto do VD. A auscultação de bulhas cardíacas suaves pode indicar disfunção do VE. Como regra, são percebidos galopes atriais (S_4), enquanto galopes ventriculares (S_3) são menos comuns e indicativos de uma disfunção significativa do VE. Não são raros os sopros de regurgitação mitral, podendo indicar disfunção dos músculos papilares ou, raramente, sua ruptura. Os atritos pericárdicos são pouco comuns nas primeiras 24 horas, mas podem surgir mais tarde.

4. Extremidades – Em geral, não há edema. A presença de cianose e temperatura fria indica baixo débito. O médico deverá tomar os pulsos periféricos, pois a ocorrência posterior de choque ou de êmbolos poderá alterar o exame.

C. Achados laboratoriais

Os marcadores cardíacos específicos para lesão do miocárdio são: determinações quantitativas de CK-MB, troponina I altamente sensível e convencional e troponina T. Cada um desses marcadores poderá se tornar positivo em até 4-6 horas após o início de um IAM, e os resultados deverão ser anormais em 8-12 horas. As troponinas são mais sensíveis e específicas *versus* CK-MB. Em 2017, foram aprovados testes para troponina "altamente sensíveis" ou "de quarta geração". Na maior parte da Europa, esses marcadores são considerados como padrão, tendo um limite de detecção 10-100 vezes mais baixo; essa característica permite que o IAM seja detectado mais precocemente, com o uso de mudanças nos valores ao longo de 3 horas.

Os níveis circulantes de troponinas podem permanecer elevados ao longo de 5-7 dias ou mais; portanto, geralmente esses marcadores não ajudam muito na avaliação de suspeita de reinfarto precoce. Em geral, os níveis elevados de CK-MB normalizam 24 horas; portanto, esses marcadores serão mais úteis na avaliação do reinfarto. Elevações menores para as troponinas em pacientes com DRC grave podem não estar relacionadas à doença coronariana aguda, mas sim a uma função da eliminação fisiológica do marcador. Embora muitos distúrbios, p. ex., IC crônica, estejam associados a níveis elevados nos testes de troponina de alta sensibilidade, esses ensaios podem ser particularmente úteis se forem negativos, para a exclusão de IAM em pacientes que relatam dor no peito.

D. ECG

A extensão das anormalidades do ECG, especialmente o somatório da quantidade total de *desvio do segmento ST*, constitui um bom indicador da extensão do infarto agudo e do risco de eventos adversos subsequentes. A evolução clássica das alterações ocorre da seguinte maneira: ondas T de pico ("hiperagudas"), prosseguindo com a elevação do segmento ST, depois para o desenvolvimento da onda Q, e finalmente para a inversão da onda T. Esse processo poderá ocorrer ao longo de algumas horas ou mesmo de vários dias. *A evolução de novas ondas Q (> 30 ms de duração e 25% da amplitude da onda R) tem valor diagnóstico, mas ondas Q não ocorrem em 30-50% dos infartos agudos* (**infartos sem onda Q**, normalmente não associados à elevação do segmento ST). O bloqueio do ramo esquerdo, especialmente quando *de novo* (ou não identificado como antigo), em um paciente com sintomas de IAM é considerado um "**equivalente de IAMCSST**"; os pacientes assim afetados devem ser tratados com reperfusão. A coincidente elevação do segmento ST concordante (i.e., a elevação do segmento ST em derivações com um complexo QRS geral positivo) com um bloqueio do ramo esquerdo é um achado específico, indicativo de IAMCSST.

E. Radiografia de tórax

A radiografia torácica pode demonstrar sinais de IC, mas essas alterações geralmente ocorrem depois dos achados clínicos. O médico deverá buscar por sinais de dissecção aórtica, inclusive alargamento mediastinal, como possível diagnóstico alternativo.

F. Ecocardiografia

A ecocardiografia proporciona uma avaliação conveniente à beira do leito do paciente para o funcionamento global e regional do VE. Isso pode ajudar no diagnóstico e tratamento do infarto; A ecocardiografia tem sido usada com sucesso pelos médicos em seus julgamentos sobre internação e tratamento de pacientes com suspeita de infarto, inclusive pacientes com elevação do segmento ST ou com bloqueio do ramo esquerdo de significado incerto, tendo em vista que um movimento normal da parede torna improvável a presença de infarto. Habitualmente, a ecocardiografia Doppler é o procedimento mais conveniente para o diagnóstico de regurgitação mitral pós-infarto ou DSV.

G. Outros estudos não invasivos

O diagnóstico de IAM e a extensão do infarto podem ser avaliados por meio de vários estudos de imagem, além da ecocardiografia. A **RM com contraste de gadolínio** é o exame mais sensível para a detecção e quantificação da extensão do infarto; essa técnica tem capacidade de detectar apenas 2 g de IAM. A **cintilografia com pirofosfato de tecnécio 99m**, quando o contraste é injetado pelo menos 18 horas após o infarto, forma complexos com o cálcio no miocárdio necrosado resultando em uma imagem de "pontos quentes" do infarto. Este exame não tem sensibilidade para infartos pequenos; assim, podem ocorrer resultados falso-positivos, e por isso seu uso fica limitado a pacientes nos quais não há possibilidade do diagnóstico por ECG e por enzimas, principalmente naqueles pacientes que se apresentam alguns dias após o evento ou que sofrem infarto intraoperatório. A **cintilografia com traçadores de perfusão com tálio-201 ou tecnécio** demonstrará "pontos frios" em regiões de menor perfusão, que geralmente representam infarto quando o radiotraçador é administrado em repouso, mas as anormalidades detectadas não diferenciam danos recentes de danos antigos. O médico poderá considerar a realização de qualquer desses exames depois da revascularização do paciente.

H. Medidas hemodinâmicas

Essas medidas podem ter utilidade no tratamento do paciente com suspeita de choque cardiogênico. Mas em geral, o uso de cateteres de AP *não* tem sido associado a melhores resultados; portanto, o uso desses dispositivos deve se limitar a pacientes com comprometimento hemodinâmico grave, para os quais a deve-se antecipar as informações, na expectativa de alteração do tratamento.

Tratamento
A. Ácido acetilsalicílico, inibidores de P2Y12 (prasugrel, ticagrelor e clopidogrel)

Todos os pacientes com IAM definido ou suspeito devem ser medicados com ácido acetilsalicílico na dose única de 162 mg ou 325 mg, independentemente de considerações sobre a terapia fibrinolítica ou mesmo se o paciente já estiver tomando ácido acetilsalicílico. O ácido acetilsalicílico mastigável proporciona níveis sanguíneos mais rápidos. Pacientes com alergia conhecida ao ácido acetilsalicílico devem ser tratados com um inibidor de $P2Y_{12}$ (clopidogrel, prasugrel ou ticagrelor).

Foi demonstrado que os inibidores de $P2Y_{12}$, em combinação com ácido acetilsalicílico, proporcionam benefícios importantes para pacientes com IAMCSST agudo. Portanto, as diretrizes recomendam a adição de *um inibidor de P2Y$_{12}$ ao ácido acetilsalicílico para todos os pacientes com IAMCSST, independentemente da administração de reperfusão, e que essa medicação tenha continuidade por pelo menos 14 dias e geralmente por 1 ano.* Os inibidores de $P2Y_{12}$ de escolha são prasugrel (60 mg VO no dia 1, depois 10 mg/dia) ou ticagrelor (180 mg VO no dia 1, depois 90 mg 2x/dia). Esses dois agentes demonstraram resultados superiores *versus* clopidogrel em estudos clínicos de pacientes com ICP primária. Clopidogrel deve ser administrado em uma dose de ataque de 300-600 mg VO para que a ação tenha início mais rápido *versus* dose de manutenção de 75 mg. No caso da terapia fibrinolítica, ticagrelor parece ser uma alternativa razoável ao clopidogrel, pelo menos depois de uma dose inicial de clopidogrel. Prasugrel está contraindicado em pacientes com histórico de AVE ou com mais de 75 anos.

B. Terapia de reperfusão

Pacientes com IAMCSST que procuram atendimento médico dentro de 12 horas a contar do início dos sintomas devem ser tratados com terapia de reperfusão, seja por ICP primária ou por terapia fibrinolítica. Pacientes sem elevação do segmento ST (antigamente denominados infartos "sem onda Q") não se beneficiam com essa estratégia, podendo mesmo sofrer danos com a trombólise.

1. **Intervenção coronariana percutânea primária**

A realização imediata da angiografia coronariana e da ICP primária (com colocação de *stent*) na artéria relacionada ao infarto demonstraram ser *superiores* à trombólise

quando realizadas por operadores experientes em centros de alto volume operatório e com pouco tempo transcorrido entre o primeiro contato com o médico até a intervenção ("da porta até o balão"). *As diretrizes vigentes nos EUA e na Europa exigem que o tempo transcorrido desde o primeiro contato com o médico, ou o tempo porta-balão, seja igual ou inferior a 90 minutos.* Vários estudos já demonstraram que, se forem implementados sistemas de transferência eficientes, a transferência de pacientes com IAM desde um hospital sem capacidade para fazer ICP primária até um hospital preparado para esse procedimento em 120 minutos ou menos poderá melhorar o resultado, em comparação com a terapia fibrinolítica realizada no hospital de apresentação, embora tal eficiência dependa de sistemas sofisticados que assegurem uma rápida identificação/transferência, além da imprescindível experiência em ICP. Tendo em vista que o procedimento de ICP também apresenta menor risco de complicações hemorrágicas, inclusive de hemorragia intracraniana, essa pode ser a estratégia de escolha para muitos pacientes de mais idade, bem como para outros pacientes com contraindicações à terapia fibrinolítica (ver Tab. 10.8 para fatores a serem considerados na escolha da terapia fibrinolítica *versus* ICP primária).

A. **Aplicação de *stent* –** *A ICP com stent é padrão para pacientes com IAM.* Embora alguns estudos randomizados tenham demonstrado benefício em relação a menor número de intervenções repetidas para reestenose com o uso de ***stents liberadores de fármacos*** em pacientes com IAMCSST, e embora esses dispositivos de última geração exibam percentuais semelhantes ou menores de trombose de *stent versus stents* de metal descoberto, **stents de metal descoberto** ainda podem ser usados em pacientes selecionados que não tenham capacidade de obter e de cumprir com a terapia com um inibidor de $P2Y_{12}$. No subgrupo de pacientes com choque cardiogênico, o cateterismo precoce e a revascularização percutânea ou cirúrgica são o tratamento de escolha, e seu uso diminuiu a mortalidade.

Foi demonstrado que os inibidores da glicoproteína IIb/IIIa, e especificamente o abciximabe, diminuem os principais eventos trombóticos e possivelmente a mortalidade, quando adicionados à heparina em pacientes tratados com ICP primária.

Não é recomendável o uso da ICP "facilitada", na qual o paciente recebe uma combinação de medicamentos (agentes fibrinolíticos em dose integral ou reduzida, com ou sem inibidores da glicoproteína IIb/IIIa) e, imediatamente depois, é submetido ao procedimento de ICP. Os pacientes devem ser tratados com ICP primária ou com agentes fibrinolíticos (e por imediata ICP de resgate, em casos de insucesso na reperfusão), se essa estratégia puder ser prontamente implementada, conforme descrição nas diretrizes da ACC/AHA e europeias. O acesso oportuno à reperfusão mais apropriada, inclusive por ICP primária, pode ser ampliado com o desenvolvimento de sistemas regionais de atendimento, p. ex., sistemas de atendimento de emergência e redes hospitalares. Pacientes tratados com

TABELA 10.8 Terapia fibrinolítica para infarto agudo do miocárdio

	Alteplase; ativador de plasminogênio tecidual (t-PA)	Reteplase	Tenecteplase (TNK-t-PA)	Estreptoquinase
Fonte	DNA recombinante	DNA recombinante	DNA recombinante	*Streptococcus* do grupo C
Meia-vida	5 minutos	15 minutos	20 minutos	20 minutos
Dose habitual	100 mg	20 unidades	40 mg	1,5 milhões de unidades
Administração	Bólus inicial de 15 mg, seguido de 50 mg por infusão nos 30 minutos seguintes e 35 mg nos 60 minutos seguintes	10 unidades em bólus durante 2 minutos, repetidas após 30 minutos	Bólus único ajustado ao peso, 0,5 mg/kg	750.000 unidades em 20 minutos, seguidas de 750.000 unidades em 40 minutos
Anticoagulação após infusão	Ácido acetilsalicílico, 325 mg/dia; heparina, 5.000 unidades em bólus, seguidas por infusão de 1.000 unidades/hora, depois ajustada para manter TTP = 1,5-2 vezes o controle	Ácido acetilsalicílico, 325 mg; heparina da mesma forma que com t-AP	Ácido acetilsalicílico, 325 mg/dia	Ácido acetilsalicílico, 325 mg/dia; não há evidências de que o tratamento adjuvante com heparina melhore o resultado após a estreptoquinase.
Seletividade do coágulo	Alta	Alta	Alta	Baixa
Fibrinogenólise	+	+	+	+++
Sangramento	+	+	+	+
Hipotensão	+	+	+	+++
Reações alérgicas	+	+	+	++
Reoclusão	10-30%	−	5-20%	5-20%
Custo aproximado[1]	10.560,43 dólares	5.964,98 dólares	7.462,63 dólares	

[1] Preço médio no atacado (PMA) para genérico com classificação AB, quando disponível) para a quantidade listada.
TTP: tempo de tromboplastina parcial.
Fonte: IBM Micromedex, Red Book (versão eletrônica). IBM Watson Health, Greenwood Village, CO, USA. Disponível no site https://www.micromedexsolutions.com (acessado em 8 de abril de 2020). O PMA pode não representar com precisão o custo real na farmácia, diante das grandes variações contratuais entre instituições.

terapia fibrinolítica parecem ter melhores resultados se forem transferidos dentro de 24 horas para a realização de angiografia coronariana de rotina e ICP. A AHA gerencia um programa denominado "Mission: Lifeline" que apoia o desenvolvimento de sistemas regionais de assistência (http://www.heart.org/missionlifeline).

B. **Terapia antiplaquetária depois da implantação de stents liberadores de fármacos ou de metal descoberto** – Em todos os pacientes com SCA, há indicação para terapia antiplaquetária dupla durante 1 ano (inclusive pacientes em tratamento farmacológico e nos submetidos à revascularização, independentemente do tipo de *stent* usado). O estudo *DAPT* (*Dual Antiplatelet Therapy*) revelou a ocorrência de menor número de mortes, IAM e eventos de AVE no grupo tratado durante mais tempo com a **terapia antiplaquetária dupla** (até 30 meses) em pacientes que receberam *stents* liberadores de fármacos, mas também demonstrou a ocorrência de maior número de sangramentos e uma tendência para maior mortalidade. Portanto, o tratamento com clopidogrel durante mais de 1 ano a contar do tratamento com *stents* liberadores de fármacos deve ser individualizado com base nos riscos de trombose e de sangramento. Para os pacientes submetidos a uma ICP eletiva ou estável (não no contexto de SCA), a duração da terapia antiplaquetária dupla deve ser de pelo menos 1 mês para pacientes que receberam *stents* de metal descoberto e por pelo menos 3 meses para pacientes que receberam *stents* liberadores

de fármacos. Essas recomendações se fundamentam tanto na duração das terapias observadas em estudos que avaliaram os *stents*, quanto na compreensão fisiopatológica do momento da endotelização subsequente à implantação de um *stent* de metal descoberto *versus* *stent* liberador de fármacos.

2. **Terapia fibrinolítica**

A. **Benefícios** – A terapia fibrinolítica diminui a mortalidade e limita as dimensões do infarto em pacientes com IAMCSST (definido como ≥ 0,1 mV em 2 derivações inferiores ou laterais ou em 2 derivações precordiais contíguas) ou com bloqueio de ramo esquerdo (desconhecido, por ser antigo). O maior benefício ocorrerá se o tratamento for iniciado nas primeiras 3 horas após o momento da apresentação, quando será possível conseguir uma redução de até 50% na taxa de mortalidade. A magnitude do benefício diminui rapidamente depois de transcorrido esse tempo, mas uma redução de 10% na mortalidade relativa ainda poderá ser alcançada até 12 horas após o início da dor no peito. O benefício para a sobrevida será maior em pacientes com infartos grandes, geralmente anteriores. *No entanto, a ICP primária (com colocação de stent) na artéria relacionada ao infarto tem resultados superiores versus trombólise, quando o procedimento é realizado por operadores experientes e com pouco tempo transcorrido desde o primeiro contato com o médico até o momento da intervenção ("porta-balão").*

B. **Contraindicações** – Complicações hemorrágicas graves ocorrem em 0,5-5% dos pacientes; a mais grave é a hemorragia intracraniana. Os principais fatores de risco para sangramento intracraniano são idade ≥ 75 anos, hipertensão na apresentação (especialmente > 180/110 mmHg), baixo peso corporal (< 70 kg) e o uso de agentes fibrinolíticos específicos para fibrina (alteplase, reteplase, tenecteplase). Embora pacientes com mais de 75 anos tenham uma taxa de mortalidade muito maior em casos de IAM e, portanto, possam ser mais beneficiados, o risco de sangramento grave também é maior, sobretudo entre pacientes com fatores de risco para hemorragia intracraniana, como hipertensão grave ou AVE recente. Pacientes que se apresentam mais de 12 horas após o início da dor no peito também podem conseguir um pequeno benefício, principalmente se a dor e a elevação do segmento ST persistirem, mas raramente esse benefício irá superar o risco associado.

São contraindicações absolutas à terapia fibrinolítica: AVE hemorrágico precedente, outros acidentes vasculares cerebrais ou eventos cerebrovasculares ocorridos no período de 1 ano, neoplasia intracraniana conhecida, traumatismo craniano recente (inclusive traumas leves), sangramento interno ativo (exclusive menstruação) ou suspeita de dissecção aórtica. *As contraindicações relativas* são: pressão arterial > 180/110 mmHg na apresentação, outra patologia intracerebral não listada acima como contraindicação, diátese hemorrágica conhecida, trauma ocorrido dentro de 2-4 semanas, cirurgia de grande porte ocorrida dentro de 3 semanas, RCP prolongada (mais de 10 minutos) ou traumática, hemorragia interna recente (dentro de 2-4 semanas), punções vasculares não compressíveis, retinopatia diabética ativa, gravidez, úlcera péptica ativa, histórico de hipertensão grave, uso atual de anticoagulantes (INR > 2,0-3,0) e (para estreptoquinase) reação alérgica ou exposição prévia à estreptoquinase ou à anistreplase dentro de 2 anos.

C. **Agentes fibrinolíticos** – Contamos com quatro agentes fibrinolíticos para tratamento de IAM; esses agentes estão caracterizados na Tabela 10.8.

(1) Seleção do agente fibrinolítico – Nos EUA, a maioria dos pacientes é tratada com alteplase, reteplase ou tenecteplase. As diferenças de eficácia entre eles são pequenas, em comparação com o benefício potencial decorrente do tratamento de um conjunto maior de candidatos apropriados e de maneira mais rápida. O objetivo principal deve ser a administração de um agente trombolítico dentro de 30 minutos a contar da apresentação – ou mesmo durante o transporte do paciente. A possibilidade de administrar tenecteplase em um único bólus é uma característica atrativa, que pode facilitar o tratamento mais precoce. A combinação de um trombolítico em dose reduzida administrado com um inibidor da glicoproteína plaquetária IIb/IIIa

não diminui a mortalidade, mas realmente causa um modesto aumento nas complicações hemorrágicas.

(2) Tratamento pós-fibrinolítico – Terminada a infusão fibrinolítica, o paciente deverá continuar com o ácido acetilsalicílico (81-325 mg/dia) e com a anticoagulação até a revascularização, ou durante a internação hospitalar (ou até por 8 dias). Deve-se dar preferência à anticoagulação com HBPM (enoxaparina ou fondaparinux), em lugar da heparina não fracionada.

(A) **Heparina de baixo peso molecular** – No estudo *Extract*, enoxaparina diminuiu significativamente as mortes e IAM depois de transcorridos 30 dias *versus* heparina não fracionada, mas esses benefícios ocorreram às custas de um modesto aumento no sangramento. Pacientes com < 75 anos foram medicados com enoxaparina em forma de bólus IV de 30 mg, seguido por 1 mg/kg SC de 12-12 horas; pacientes com ≥ 75 anos não receberam um bólus do agente, tendo sido medicados com 0,75 mg/kg SC de 12-12 horas. Aparentemente essa estratégia atenuou o risco de hemorragia intracraniana em adultos idosos tratados com enoxaparina em dose completa. Fondaparinux é outra opção antitrombótica, administrado na dose de 2,5 mg SC 1x/dia. Não foi observado benefício com o uso de fondaparinux entre pacientes tratados por ICP primária; esse agente não é recomendado como monoterapia anticoagulante durante a ICP por causa do risco de trombose do cateter.

(B) **Heparina não fracionada** – A anticoagulação com heparina IV (dose inicial: 60 U/kg em bólus até um máximo de 4.000 unidades, seguida POR infusão de 12 U/kg/hora até um máximo de 1.000 U/hora, depois ajustada para manutenção de um aTTP = 50-75 segundos começando com um aPTT obtido 3 horas após o agente trombolítico) deverá ter continuidade durante pelo menos 48 horas após a medicação com alteplase, reteplase ou tenecteplase, e com a continuação de um anticoagulante até a revascularização (se for realizada) ou até a alta hospitalar do paciente (ou até o 8º dia).

O estudo *Validate* não detectou qualquer benefício com o uso de bivalirudina *versus* heparina não fracionada com relação aos resultados para mortalidade, IAM ou sangramento grave.

(C) **Terapia profilática contra hemorragias** – Para todos os pacientes com IAMCSST tratados intensivamente com terapia antitrombótica, é aconselhável um tratamento profilático com IBP ou antiácidos, juntamente com um bloqueador H_2. Entretanto, certos IBP, p. ex., omeprazol e esomeprazol, podem diminuir o efeito clínico do clopidogrel; nesses casos, as melhores opções na classe dos IBP podem ser pantoprazol, lansoprazol e dexlansoprazol.

3. Avaliação da reperfusão miocárdica, dor isquêmica recorrente, reinfarto – A reperfusão miocárdica pode ser clinicamente identificada pela cessação precoce da dor e

pela resolução da elevação do segmento ST. Embora pelo menos 50% das resoluções da elevação do segmento ST em 90 minutos possam ocorrer sem a reperfusão coronariana, a resolução do segmento ST é um preditor importante de melhores resultados. Mesmo com a anticoagulação, 10-20% dos vasos reperfundidos sofrerão reoclusão durante a hospitalização, embora aparentemente ocorra uma diminuição nos casos de reoclusão e de reinfarto após a intervenção. O **reinfarto**, que fica indicado pela recorrência da dor e pela elevação do segmento ST, pode ser tratado por nova administração de um agente trombolítico ou pela imediata realização da angiografia e da ICP.

C. Medidas gerais

O monitoramento do paciente na unidade de cuidados cardíacos deve ser instituído com a maior rapidez possível. Transcorridas 24 horas, os pacientes sem complicações poderão ser transferidos para uma unidade de telemetria. Inicialmente, as atividades devem se limitar ao repouso na cama, mas poderão ser incrementadas em até 24 horas. Se o paciente puder tolerar, uma deambulação progressiva deverá ser iniciada depois de transcorridas 24-72 horas. Para pacientes sem complicações, parece ser apropriada a alta hospitalar até por volta do 4º dia. O paciente deverá receber oxigenoterapia de baixo fluxo (2-4 L/min) se a saturação de oxigênio estiver reduzida, mas nada se ganha com o uso rotineiro de oxigênio.

D. Analgesia

Deve-se fazer uma tentativa inicial para aliviar a dor do paciente com nitroglicerina sublingual. Entretanto, se nenhuma resposta ocorrer depois de 2-3 comprimidos, o uso de um opioide intravenoso proporcionará uma analgesia mais rápida e eficaz; além disso, essa medicação também poderá diminuir a congestão pulmonar. Deve-se administrar sulfato de morfina, 4-8 mg, ou meperidina, 50-75 mg. Subsequentemente, poderão ser administradas pequenas doses a cada 15 minutos até que a dor diminua.

Durante a hospitalização por IAMCSST, o uso de Aine (exceto ácido acetilsalicílico) deve ser evitado, por causa do aumento do risco de mortalidade, ruptura do miocárdio, hipertensão, IC e lesão renal.

E. Agentes bloqueadores beta-adrenérgicos

Estudos demonstraram modesto benefício a curto prazo com o uso de betabloqueadores iniciados durante as primeiras 24 horas após um IAM, caso não haja contraindicações (metoprolol 25-50 mg VO 2x/dia). Um betabloqueio agressivo pode aumentar o choque, com possíveis danos gerais em pacientes com IC. Portanto, é importante evitar um betabloqueio precoce em pacientes com IC de qualquer grau, com evidência de estado de baixo débito, com maior risco de choque cardiogênico, ou com outras contraindicações relacionadas ao betabloqueio. Carvedilol (iniciando com 6,25 mg 2x/dia, titulado até 25 mg 2x/dia) resultou em benefício no estudo *Capricorn*, em seguida à fase aguda de um IAM importante.

F. Nitratos

Nitroglicerina é o agente de escolha para dor isquêmica contínua ou recorrente; esse agente também tem utilidade para baixar a pressão arterial ou aliviar a congestão pulmonar. Mas não se deve recomendar a administração rotineira de nitrato, considerando que os pesquisadores dos estudos *Isis-4* ou *Gissi-3* não observaram qualquer melhora nos resultados. Nitratos devem ser evitados em pacientes que foram medicados com inibidores da fosfodiesterase (sildenafil, vardenafil e tadalafil) nas últimas 24 horas.

G. Inibidores da ECA (IECA)

Uma série de estudos clínicos (*Save, Aire, Smile, Trace, Gissi-3* e *Isis-4*) observaram melhoras na sobrevida em curto e longo prazo em pacientes tratados com IECA. Os benefícios foram maiores em pacientes com FE ≤ 40%, com infartos importantes, ou com evidências clínicas de IC. Considerando que os benefícios para a sobrevida ocorrem substancialmente no primeiro dia, o tratamento com IECA deve ser iniciado imediatamente em pacientes não hipotensos, especialmente em pacientes com IAM importante ou com IAM anterior. Tendo em vista os benefícios dos IECA para pacientes com vasculopatia, é razoável seu uso para todos os pacientes depois de um IAMCSST e que não tenham contraindicações.

H. Bloqueadores dos receptores de angiotensina

Embora tenham sido observadas inconsistências com relação aos efeitos de diferentes BRA na mortalidade de pacientes pós-IAM com IC e/ou disfunção do VE, o estudo *Valiant* demonstrou que o uso de valsartana 160 mg VO 2x/dia é equivalente ao captopril na redução da mortalidade. Portanto, valsartana deve ser administrada para todos os pacientes com intolerância aos IECA, sendo uma alternativa razoável, embora mais cara, ao captopril. A combinação de captopril e valsartana (em dose reduzida) não foi melhor *versus* qualquer desses agentes isoladamente e, além disso, resultou em mais efeitos colaterais.

I. Antagonistas da aldosterona

O estudo *Rales* demonstrou que a administração de espironolactona 25 mg pode diminuir a taxa de mortalidade para pacientes com IC avançada, e o estudo *Ephesus* mostrou uma redução de 15% no risco relativo de mortalidade com o uso de eplerenona 25 mg/dia para pacientes pós-IAM com disfunção do VE (FEVE ≤ 40%) e com IC clínica ou diabetes. Disfunção renal ou hipercalemia são contraindicações, e os pacientes devem ser cuidadosamente monitorados para ocorrência de hipercalemia.

J. Bloqueadores dos canais de cálcio

Não há estudos que apoiem o uso rotineiro de bloqueadores dos canais de cálcio para na maioria dos pacientes com IAM e, de fato, eles têm o potencial de exacerbar a isquemia e causar morte por taquicardia reflexa ou depressão miocárdica. Bloqueadores de canais de cálcio de ação prolongada geralmente devem ser reservados para o tratamento de hipertensão ou isquemia como medicamentos de segunda ou terceira linha após betabloqueadores e nitratos.

K. Terapia antitrombótica prolongada

A alta com o paciente medicado com ácido acetilsalicílico, 81-325 mg/dia, por ser esse medicamento altamente eficaz, barato e bem tolerado, é um indicador-chave de qualidade do tratamento do IAM. Pacientes que receberam um *stent* coronariano também devem receber um inibidor de P2Y$_{12}$ (ver Terapia antiplaquetária após *stents* liberadores de fármacos ou de metal descoberto, acima).

Pacientes que receberam um *stent* coronariano e que necessitam de anticoagulação com varfarina representam um desafio particular, uma vez que a "**terapia tripla**" com ácido acetilsalicílico, clopidogrel e varfarina traz consigo alto risco de sangramento. A terapia tripla deve (1) ficar limitada a pacientes com indicação clara para varfarina (p. ex., escore CHADS$_2$ ≥ 2 ou uma prótese valvar mecânica), (2) permanecer em uso pelo menor período (p. ex., 1 mês após a colocação de um *stent* de metal descoberto; *stents* liberadores de fármacos que exigiriam uma duração maior de clopidogrel devem ser evitados, se possível), (3) ser usada com ácido acetilsalicílico em baixa dosagem e com estratégias para diminuição do risco de sangramento (p. ex., IBP para pacientes com histórico de sangramento gastrointestinal), e (4) ser usada levando em conta intensidade-alvo de anticoagulação mais baixa (INR = 2,0-2,5, pelo menos para a indicação de fibrilação atrial) durante o período de tratamento simultâneo com ácido acetilsalicílico e com o inibidor de P2Y$_{12}$. O estudo *Pioneer* avaliou três regimes terapêuticos para pacientes com fibrilação atrial que receberam um *stent* coronariano com desfecho primário de sangramento: (1) rivaroxabana 2,5 mg 2x/dia + clopidogrel, (2) rivaroxabana 15 mg 1x/dia + clopidogrel e (3) varfarina + ácido acetilsalicílico + clopidogrel. Foram observados menos sangramentos nos pacientes que receberam rivaroxabana + clopidogrel *versus* pacientes medicados com a "terapia tripla", embora o estudo não tivesse poder para avaliar a eficácia. Portanto, a baixa dose de rivaroxabana pode ser inadequada. Declarações de consenso recomendam que a anticoagulação oral (com varfarina ou um Doac) seja combinada com clopidogrel e tenha duração relativamente curta para o ácido acetilsalicílico (1-4 semanas) nos casos típicos com fibrilação atrial e *stents* coronarianos. Dabigatrana, 110 mg e 150 mg, também foi estudada em pacientes com fibrilação atrial tratados com ICP. A terapia dupla com dabigatrana e clopidogrel resultou benefício em termos de sangramento *versus* terapia tripla, com percentuais semelhantes de eventos cardiovasculares trombóticos. Entretanto, ocorreram poucos eventos trombóticos para que se possa ter certeza acerca da eficácia da descontinuação do ácido acetilsalicílico, e foi sugerido que IAM e trombose de *stent* foram mais frequentes em pacientes medicados com a dose de 110 mg de dabigatrana *versus* monoterapia com clopidogrel. *Consideradas as evidências obtidas pelos estudos até o momento, é razoável usar, em pacientes típicos, um Doac e clopidogrel,* com a interrupção do ácido acetilsalicílico no momento da alta hospitalar ou 1-4 semanas após a colocação do stent.

O estudo *Augustus*, que testou apixabana *versus* varfarina e ácido acetilsalicílico *versus* placebo em um estudo fatorial, verificou que o uso de apixabana resultou em 31% menos sangramentos graves e sangramentos não graves, mas clinicamente relevantes *versus* varfarina para pacientes com fibrilação atrial e *stents* coronarianos e/ou SCA. A estratégia de evitar o ácido acetilsalicílico, depois de 6 dias em média após a ICP, resultou em menor número de sangramentos e em um aumento não significativo na trombose de *stent*. É razoável interromper o uso de ácido acetilsalicílico por ocasião da alta hospitalar ou no 7º dia para pacientes com fibrilação atrial que estejam em medicação com apixabana ou varfarina no momento da alta, embora a continuação do ácido acetilsalicílico por mais 1 mês possa reduzir a trombose de *stent*.

L. Angiografia coronariana

Para pacientes que não reperfundem devido à não resolução de pelo menos 50% da elevação do segmento ST, deve-se fazer uma **angioplastia de resgate**; foi demonstrado que esse procedimento diminui o risco composto de morte, reinfarto, AVE ou IC grave. Pacientes tratados com angiografia coronariana e ICP cerca de 3-24 horas depois da terapia fibrinolítica apresentaram melhores resultados. Pacientes com dor isquêmica recorrente antes da alta hospitalar devem ser submetidos ao cateterismo e, se houver indicação, à revascularização. Em geral, não se deve fazer ICP de uma artéria relacionada ao infarto e totalmente ocluída mais de 24 horas depois do IAMCSST em pacientes assintomáticos com doença de um ou dois vasos e sem evidência de isquemia grave.

Quando encaminhar

Todos os pacientes com infarto agudo do miocárdio devem ser encaminhados ao cardiologista.

Writing Committee Members; Lawton JS et al. 2021 ACC/AHA/ SCAI Guideline for Coronary Artery Revascularization: a report of the American College of Cardiology/American Heart Association Joint Committee on Clinical Practice Guidelines. J Am Coll Cardiol. 2022;79:e21. Erratum in: J Am Coll Cardiol. 2022;79:1547. [PMID: 34895950]

Complicações

São várias as complicações que podem ocorrer após um IAM, mesmo nos casos em que o tratamento foi imediatamente iniciado.

A. Isquemia pós-infarto

Em estudos clínicos sobre trombólise, cerca de um terço dos pacientes sofreu isquemia recorrente; essa complicação foi mais comum após IAMSSST *versus* IAMCSST, e teve implicações prognósticas importantes, tanto a curto como a longo prazo. Nesses casos, deve-se instituir um vigoroso tratamento clínico, p. ex., nitratos e betabloqueadores, e também ácido acetilsalicílico 81-325 mg/dia, terapia anticoagulante (heparina não fracionada, enoxaparina ou fondaparinux) e clopidogrel (75 mg VO/dia). A maioria dos pacientes com angina pós-infarto – e todos os pacientes refratários ao tratamento clínico – deverão ser imediatamente submetidos a cateterismo e à revascularização por ICP ou CABG.

B. Arritmias

São comuns as anormalidades do ritmo e da condução.

1. **Bradicardia sinusal** – Essa complicação é mais comum em infartos inferiores ou pode ser precipitada por medicamentos. Habitualmente, será suficiente manter o paciente sob observação ou descontinuar o agente agressor. Se a bradicardia sinusal estiver acompanhada por sinais de baixo débito cardíaco, geralmente a administração IV de atropina será eficaz. Em raros casos, haverá necessidade de um marcapasso temporário.

2. **Taquiarritmias supraventriculares** – A taquicardia sinusal é uma complicação comum e pode refletir um aumento da estimulação adrenérgica ou um comprometimento hemodinâmico, causado pela hipovolemia ou por insuficiência da bomba. Neste último caso, o betabloqueio está contraindicado. Batimentos prematuros supraventriculares são comuns e podem ser premonitórios de fibrilação atrial. As anormalidades eletrolíticas e a hipóxia devem ser corrigidas e os agentes causadores (especialmente aminofilina) devem ser interrompidos. *A fibrilação atrial deve ser rapidamente controlada ou convertida para um ritmo sinusal.* Os betabloqueadores IV, p. ex., metoprolol (2,5-5 mg IV a cada 2-5 minutos, máximo de 15 mg/10 minutos) ou esmolol de curta ação (50-200 mcg/kg/min), são os agentes de escolha se A função cardíaca estiver adequada. Diltiazem IV (5-15 mg/hora) pode ser usado se houver contraindicação para o uso de betabloqueadores, ou se esses agentes se mostrarem ineficazes. Pode haver necessidade de cardioversão elétrica (iniciando com 100 J) se a fibrilação atrial for complicada por hipotensão, IC ou isquemia, mas é requente a recorrência da arritmia. Amiodarona (bólus IV de 150 mg, seguido por 15-30 mg/hora IV, ou dose de carga rápida VO para cardioversão de 400 mg 3x/dia) poderá ajudar na restauração ou manutenção do ritmo sinusal.

3. **Arritmias ventriculares** – As arritmias ventriculares ocorrem mais comumente nas primeiras horas que se seguem ao infarto e constituem um marcador de alto risco. Batimentos ventriculares prematuros podem ser premonitórios de taquicardia ou de fibrilação ventricular, mas geralmente não devem ser tratados na ausência de uma taquicardia ventricular frequente ou sustentada. *Não* é recomendável usar lidocaína como medida profilática.

Casos de taquicardia ventricular sustentada devem ser tratados com lidocaína, bólus de 1 mg/kg, se o paciente estiver estável; ou, se não estiver, por cardioversão elétrica (100-200 J). Se a lidocaína não conseguir suprimir a arritmia, o médico deverá iniciar procainamida (bólus de 100 mg ao longo de 1-2 minutos de 5-5 minutos, até uma dose cumulativa de 750-1.000 mg) ou amiodarona IV (150 mg ao longo de 10 minutos, podendo ser repetida conforme a necessidade, seguida de 360 mg ao longo de 6 horas e depois 540 mg ao longo de 18 horas); em seguida, deverá fazer uma infusão de 0,5 mg/min (720 mg/24 horas). A fibrilação ventricular será tratada por cardioversão elétrica (300-400 J). Todos os pacientes que tomam antiarrítmicos devem ser monitorados por telemetria ou ECG durante o início da medicação. Os casos de fibrilação ventricular sem resposta devem ser tratados com amiodarona adicional, com repetição da cardioversão durante a administração da RCP.

Ritmo idioventricular acelerado é um ritmo regular e amplo, com frequência de 60-120/min. Pode ocorrer com ou sem reperfusão e *não* deve ser tratado com agentes antiarrítmicos, que podem causar assistolia.

4. **Distúrbios da condução** – No curso de um IAM, é possível a ocorrência de bloqueio AV de qualquer grau. O bloqueio ao nível do nó AV é mais comum do que o bloqueio infranodal, ocorrendo em aproximadamente 20% dos IAM inferiores. O bloqueio de primeiro grau é o mais comum e não necessita de tratamento. Em geral, o bloqueio de segundo grau é do tipo Mobitz I (Wenckebach), normalmente temporário e deverá ser tratado apenas se estiver associado a uma frequência cardíaca lenta o suficiente a ponto de causar sintomas. O bloqueio AV completo ocorre em até 5% dos infartos agudos inferiores, sendo geralmente precedido por um bloqueio de segundo grau Mobitz, normalmente ocorrendo resolução espontânea, embora esse distúrbio possa persistir por horas até várias semanas. O ritmo de escape se origina no nó AV distal ou na junção AV; portanto, esse distúrbio apresenta um complexo QRS estreito e é confiável, embora frequentemente lento (30-50 batimentos/min). Geralmente, haverá necessidade de tratamento, por causa da hipotensão resultante e do baixo débito cardíaco. A administração de atropina IV (1 mg) geralmente restaura temporariamente a condução AV, mas se o complexo de escape for amplo ou se houver necessidade de tratamentos repetidos com atropina, fica indicada uma estimulação ventricular temporária. Para esses pacientes o prognóstico é apenas um pouco pior, em comparação com pacientes nos quais não há desenvolvimento de bloqueio AV.

Em infartos anteriores, o bloqueio está localizado distalmente, abaixo do nó AV, sendo geralmente resultado de danos extensos ao sistema His-Purkinje e aos ramos do feixe. Não é comum a ocorrência de um novo bloqueio de primeiro grau (prolongamento do intervalo PR) em casos de infarto anterior; O bloqueio AV tipo Mobitz II, ou bloqueio cardíaco completo, pode ser precedido por defeitos da condução intraventricular ou pode ocorrer abruptamente. O ritmo de escape, se presente, é do tipo idioventricular de complexo largo e não confiável. Nesses casos, é obrigatória a estimulação ventricular em regime de urgência, mas mesmo diante de uma estimulação bem-sucedida, a morbidade e a mortalidade são elevadas, causa dos extensos danos ao miocárdio. Novas anormalidades da condução, p. ex., bloqueio de ramo direito ou esquerdo ou bloqueios fasciculares, podem pressagiar a progressão, geralmente súbita, para um bloqueio AV de segundo ou terceiro grau. É recomendável fazer estimulação ventricular temporária em casos de bloqueio bilateral alternado de ramo com início recente, bloqueio bifascicular, ou bloqueio de ramo com piora do bloqueio AV de primeiro grau. Em pacientes com infarto anterior que evolua para um bloqueio de segundo ou terceiro grau, mesmo que temporariamente, deverá ser considerada, antes da alta hospitalar, a inserção profilática de um marcapasso ventricular permanente.

C. Disfunção miocárdica

Pacientes com uma hipotensão que não responde à ressuscitação volêmica ou com IC refratária ou ainda com choque cardiogênico devem ser considerados para ecocardiografia urgente, com o objetivo de avaliar as funções ventriculares esquerda e direita e também para complicações mecânicas, para um cateterismo cardíaco direito e para a obtenção de medições contínuas da pressão arterial. Essas medições permitem que o médico avalie com precisão o estado do volume e, além disso, podem facilitar na tomada de decisão sobre ressuscitação volêmica, uso seletivo de vasopressores e inotrópicos e suporte mecânico.

1. **Insuficiência aguda do VE** – Presença de dispneia, estertores difusos e hipoxemia arterial geralmente são achados indicativos de insuficiência do VE. As medidas mais gerais são: fornecimento de oxigênio suplementar para aumentar a saturação arterial acima dos 95% e elevação do tronco. Em geral, os diuréticos geralmente são o tratamento inicial, a menos que haja infarto do ventrículo direito. Os diuréticos de escolha são furosemida IV (10-40 mg) ou bumetanida IV (0,5-1 mg), graças ao seu início rápido e confiável e à curta duração da ação desses medicamentos. O paciente poderá ser medicado com doses maiores se a resposta for inadequada. Sulfato de morfina (4 mg IV seguido por incrementos de 2 mg) é medicação muito útil para pacientes com edema pulmonar agudo.

Em geral, os diuréticos são eficazes; entretanto, considerando que a maioria dos pacientes com infarto agudo não apresenta sobrecarga de volume, a resposta hemodinâmica pode ser limitada, e talvez associada à hipotensão. Em pacientes com IC leve, o uso de dinitrato de isossorbida sublingual (2,5-10 mg de 2-2 horas) ou pomada de nitroglicerina (6,25-25 mg de 4-4 horas) poderá ajudar a diminuir a pressão capilar pulmonar em cunha (PCPC). Em pacientes com insuficiência mais grave, especialmente se o débito cardíaco estiver reduzido e a pressão arterial estiver normal ou alta, nitroprussiato de sódio pode ser o agente preferido. Essa medicação deverá ser iniciada somente com monitoramento da pressão arterial; A dose inicial deve ser baixa (0,25 mcg/kg/min) para que não ocorra uma excessiva hipotensão, mas poderá ser aumentada em incrementos de 0,5 mcg/kg/min a cada 5-10

minutos, até 5-10 mcg/kg/min, até que tenha sido obtida a resposta hemodinâmica desejada. Devem ser evitadas tanto uma hipotensão excessiva (pressão arterial média < 65-75 mmHg) como a taquicardia (aumento > 10/min).

Nitroglicerina IV (começando com 10 mcg/min) também poderá ser eficaz, mas também poderá provocar diminuição da PCPC com menos hipotensão. Em geral, haverá necessidade da terapia vasodilatadora oral ou transdérmica com nitratos ou IECA depois de transcorridas as primeiras 24-48 horas.

Se possível, os agentes inotrópicos devem ser evitados, pois geralmente aumentam a frequência cardíaca e as necessidades do miocárdio por oxigênio e pioram os resultados clínicos. Dobutamina tem o melhor perfil hemodinâmico; esse agente aumenta o débito cardíaco e diminui modestamente a PCPC, geralmente sem taquicardia, hipotensão nem arritmias excessivas. A dosagem inicial é de 2,5 mcg/kg/min, podendo ser aumentada em incrementos semelhantes até 15-20 mcg/kg/min a intervalos de 5-10 minutos. Dopamina tem maior utilidade em presença de hipotensão, pois esse agente promove vasoconstrição periférica, mas seu efeito é menos benéfico na PCPC. Digoxina não tem ajudado muito em pacientes com infarto agudo, exceto no controle da resposta ventricular na fibrilação atrial, mas sua administração poderá resultar em benefício se houver persistência da IC crônica.

2. **Hipotensão e choque** – *Deve-se presumir que pacientes com hipotensão (pressão arterial sistólica < 90 mmHg, individualizada dependendo da pressão arterial precedente) e com sinais de perfusão diminuída (baixo débito urinário, confusão, extremidades frias) que não respondem à ressuscitação com líquidos estejam com choque cardiogênico; assim, devem ser considerados para cateterização e revascularização urgentes.* Também pode-se considerar o uso moderado de uma **bomba de balão intra-aórtico (IABP)** como suporte e o monitoramento hemodinâmico com um **cateter para pressão arterial**, embora não tenha sido demonstrado que essas últimas medidas melhorem o resultado. Até 20% desses pacientes terão achados indicativos de hipovolemia intravascular (causada por diaforese, vômito, diminuição do tônus venoso, medicamentos – p. ex., diuréticos, nitratos, morfina, betabloqueadores, bloqueadores dos canais de cálcio e agentes trombolíticos – e ingestão oral nula). Tais pacientes devem ser tratados com bólus sucessivos de 100 mL de solução salina normal até que a PCPC atinja 15-18 mmHg, para que se possa determinar se o débito cardíaco e a pressão arterial responderam. O médico deverá considerar a possibilidade de tamponamento pericárdico causado por pericardite hemorrágica (sobretudo em seguida à terapia trombolítica ou RCP) ou ruptura ventricular; tais suspeitas serão excluídas pela ecocardiografia, se houver indicação clínica. O infarto do VD, caracterizado por uma PCPC normal, mas com elevação da pressão do AD, pode causar hipotensão. Esse tópico será discutido mais adiante.

Na maioria dos casos, pacientes com choque cardiogênico se apresentará com disfunção sistólica do VE moderada a grave, com FE média = 30% no estudo *Shock*. Se a hipotensão for apenas modesta (pressão sistólica > 90 mmHg) e se a PCPC estiver elevada, o paciente deverá receber diuréticos. Se a pressão arterial cair, o médico deverá introduzir suporte inotrópico. Um grande estudo randomizado não constatou qualquer benefício com o uso do suporte BIA em pacientes com choque cardiogênico.

Em geral, a noradrenalina (0,1-0,5 mcg/kg/min) é considerada o inotrópico/vasopressor mais apropriado para tratamento de pacientes com choque cardiogênico, com base em evidências limitadas provenientes de estudos clínicos randomizados que sugeriram menor número de arritmias e melhores resultados *versus* dopamina. Mas dopamina também é uma opção, podendo ser iniciada na base de 2-4 mcg/kg/min e aumentada a intervalos de 5 minutos até o ponto final hemodinâmico apropriado. Em dosagens menores que 5 mcg/kg/min, dopamina melhora o fluxo sanguíneo renal; em dosagens intermediárias (2,5-10 mcg/kg/min), estimula a contratilidade miocárdica; em dosagens mais altas (> 8 mcg/kg/min), passa a ser um potente agonista alfa-1-adrenérgico. Em geral, ocorre aumento da pressão arterial e do índice, mas a PCPC não cai. Dopamina pode ser combinada com nitroprussiato ou dobutamina (ver dosagem acima), ou dobutamina poderá ser administrada em seu ligar, dobutamina poderá ser administrada em seu lugar, se a hipotensão não for grave.

Pacientes com choque cardiogênico não causado por hipovolemia têm prognóstico sombrio, com taxas de mortalidade em 30 dias de 40-80%. O estudo *IABP-Shock II* constatou que o uso de uma IABP não resulta em benefício para a mortalidade em 30 dias ou em 1 ano *versus* tratamento de rotina com revascularização rápida, e provavelmente IABP não tem utilidade nesse cenário. Nos casos refratários, pode-se recorrer a dispositivos para assistência ventricular implantados cirurgicamente (ou percutâneos). Um cateterismo cardíaco e angiografia coronariana de emergência, seguidos por revascularização percutânea ou cirúrgica, são os procedimentos que oferecem a melhor chance de sobrevivência. Além disso, a revascularização em pacientes com choque deve ser direcionada apenas para a artéria culpada, para que não ocorra ICP multiarterial.

D. Infarto do VD

O infarto do VD ocorre em um terço dos pacientes com infarto da parede inferior, mas é clinicamente significativo em menos de 50% deles. O problema se apresenta como hipotensão com relativa preservação da função VE e *deve ser considerado sempre que pacientes com infarto inferior apresentarem PA baixa, pressão venosa elevada e pulmões limpos*. Com frequência, a hipotensão fica exacerbada por medicamentos que diminuem o volume intravascular ou produzem venodilatação, como os diuréticos, nitratos e opioides. A pressão do AD e a PVJ estão altas, enquanto a PVPC está normal ou baixa, com pulmões limpos. O diagnóstico fica sugerido pela elevação do segmento ST nas derivações torácicas anteriores do lado direito, particularmente RV$_4$. O diagnóstico pode ser confirmado por ecocardiografia ou por medidas hemodinâmicas. O tratamento consiste na administração de uma carga de líquidos, começando com 500 mL de solução salina a 0,9% ao longo de 2 horas para melhora do enchimento do VE; em caso de necessidade, o paciente também será medicado com agentes inotrópicos.

E. Defeitos mecânicos

A ruptura parcial ou completa de um músculo papilar ou do septo interventricular ocorre em menos de 1% dos infartos agudos, qualquer dessas ocorrências tem prognóstico sombrio. Essas complicações ocorrem em infartos anteriores e inferiores, *geralmente 3-7 dias depois do evento agudo*. Elas são detectadas pelo surgimento de um novo sopro sistólico e pela deterioração clínica, geralmente acompanhada por edema pulmonar. As duas lesões podem ser diferenciadas pela localização do sopro (apical *versus* paraesternal) e pela ecocardiografia Doppler. O monitoramento hemodinâmico é essencial para que o paciente possa ser adequadamente tratado; o procedimento revela aumento na saturação de oxigênio entre o AD e AP em casos de DSV e, em muitos casos, uma grande onda V com regurgitação mitral. O tratamento com nitroprussiato e, de preferência, com **balão intra-aórtico de contrapulsação (IABC)** diminuem a regurgitação ou a derivação, mas nesses casos a correção cirúrgica é obrigatória. Em pacientes que permanecem hemodinamicamente instáveis ou que necessitem de tratamento farmacológico parenteral contínuo ou de contrapulsação, é recomendável que a cirurgia seja logo realizada, mesmo diante das elevadas taxas de mortalidade (de 15% a quase 100%, dependendo da função ventricular residual e do estado clínico). Pacientes clinicamente estabilizados poderão ser operados mais tardiamente e com riscos menores (10-25%), embora essa redução na taxa de mortalidade possa ser decorrente da morte dos pacientes mais enfermos, alguns dos quais poderiam ter sido salvos por uma cirurgia mais precoce.

F. Ruptura do miocárdio

Rupturas completas da parede livre do VE ocorrem em menos de 1% dos pacientes e geralmente resultam em morte imediata. Esse problema ocorre 2-7 dias depois do infarto, em geral envolve a parede anterior e é mais frequente em mulheres de mais idade. A ruptura incompleta ou gradual pode ter sido selada pelo pericárdio, com criação de um pseudoaneurisma. Esse quadro pode ser identificado por ecocardiografia, angiografia radioisotópica ou angiografia do VE, geralmente como um achado incidental, demonstrando uma conexão de colo estreito com o VE. Esse problema deve ser cirurgicamente reparado, pois é comum a ocorrência de ruptura tardia.

G. Aneurisma do VE

Em 10-20% dos pacientes sobreviventes de um infarto agudo ocorre a formação de um aneurisma do VE, que consiste em uma área cicatricial bem delimitada que se projeta paradoxalmente durante a sístole. Em geral, essa complicação ocorre em seguida a infartos anteriores com elevação do segmento ST. Os aneurismas são reconhecidos pela elevação persistente do segmento ST (depois de transcorridas 4-8 semanas), e é possível demonstrar a presença de um colo largo do VE por ecocardiografia, cintilografia ou angiografia com contraste. Raramente ocorrerá ruptura desses aneurismas, mas sua presença pode estar associada à ocorrência de êmbolos arteriais, arritmias ventriculares e IC. Se outras medidas forem malsucedidas, poderá ser realizada uma ressecção cirúrgica para essas indicações. Os melhores resultados (taxas de mortalidade de 10-20%) são alcançados quando o miocárdio residual demonstra boa contração e quando são contornadas (i.e, *bypassadas*) lesões coronarianas significativas que irrigam as regiões adjacentes.

H. Pericardite

O pericárdio está envolvido em aproximadamente 50% dos infartos, mas em geral a pericardite não é clinicamente significativa. Em 20% dos pacientes com infartos com elevação do segmento ST, o médico poderá auscultar um atrito audível se os pacientes forem repetidamente examinados. A dor pericárdica ocorre aproximadamente na mesma proporção depois de transcorridos 2-7 dias, sendo identificada por variar com a respiração e a posição (melhora se o paciente se sentar). Em muitos casos, não haverá necessidade de qualquer tratamento, mas a administração de ácido acetilsalicílico (650 mg a cada 4-6 horas) geralmente alivia a dor. Indometacina e corticosteroides podem comprometer a cicatrização do infarto e predispor à ruptura do miocárdio; portanto, esses agentes geralmente devem ser *evitados* no período inicial pós-IAM. Da mesma forma, a anticoagulação deve ser usada com cautela, pois sua introdução pode resultar em uma pericardite hemorrágica.

Entre 1-12 semanas após o infarto, menos de 5% dos pacientes serão acometidos pela **síndrome de Dressler** (síndrome pós-IAM). Este é um fenômeno autoimune que se apresenta como uma pericardite associada a febre, leucocitose e, ocasionalmente, derrame pericárdico ou pleural. Essa síndrome pode voltar a ocorrer ao longo dos meses. O tratamento é idêntico ao usado em outras formas de pericardite. Um curto curso terapêutico com agentes não esteroidais ou corticosteroides poderá ajudar a aliviar os sintomas, mas deve-se ter em vista que o uso de agentes não esteroidais nas primeiras semanas pós-IAM poderá prejudicar a cura do infarto.

I. Trombo mural

Trombos murais são comuns em grandes infartos anteriores, mas não em infartos em outros locais. Êmbolos arteriais ocorrem em aproximadamente 2% dos pacientes sabidamente infartados, geralmente dentro de 6 semanas. A anticoagulação com heparina, seguida por um breve curso terapêutico com varfarina (3 meses) (ou terapia com um Doac com base na limitada experiência proveniente de relatos de casos) resultará na resolução do coágulo, além de prevenir a formação da maioria dos êmbolos. Essa estratégia deverá ser considerada para todos os pacientes com grandes infartos anteriores e com evidências de trombos no VE. A presença de trombos murais pode ser detectada por ecocardiografia ou RM cardíaca. Se o trombo desaparecer em 3 meses, a anticoagulação poderá ser descontinuada.

Tratamento pós-infarto

Transcorridas as primeiras 24 horas, o foco do tratamento do paciente deve recair na prevenção da recorrência da isquemia, melhora da cicatrização do infarto e na prevenção da remodelação, bem como na prevenção de eventos vasculares recorrentes. Pacientes com comprometimento hemodinâmico – que se encontram em elevado risco de morte – devem ser cuidadosamente monitorados, com controle do estado do volume.

A. Estratificação de risco

A estratificação de risco é importante para o tratamento de IAMCSST. Nesse cenário, os escores de risco *Grace* e *Timi* podem ser ferramentas úteis. Pacientes com isquemia recorrente (espontânea ou provocada), instabilidade hemodinâmica, comprometimento da função VE, IC ou com arritmias ventriculares graves devem ser submetidos a cateterismo cardíaco (ver Tab. 10.7). Pacientes com IC clínica ou FEVE ≤ 40% devem ser tratados com um IECA (ou BRA). Também fica indicado o bloqueio com aldosterona para pacientes com FEVE ≤ 40% e com IC ou diabetes *mellitus*.

Para pacientes não submetidos a cateterismo cardíaco, um teste de estresse **submáximo** (ou teste de estresse farmacológico para pacientes incapazes de se exercitar) antes da alta hospitalar, ou um teste **máximo** após 3-6 semanas (esse último teste tem maior sensibilidade para isquemia) deve ser realizado, pois ajudará pacientes e médicos a planejar o retorno à atividade normal. A obtenção de imagens em conjunto com o teste de estresse aumentará a sensibilidade para isquemia, além de fornecer informações sobre a localização. Tanto o teste de estresse físico quanto as imagens do teste de estresse farmacológico têm prognosticado com sucesso os desfechos subsequentes. O médico deverá usar um desses testes antes da alta hospitalar em pacientes medicados com terapia trombolítica, como uma forma de selecionar candidatos apropriados para a angiografia coronariana.

B. Prevenção secundária

O tratamento pós-infarto deve ter seu início com a identificação e modificação dos fatores de risco. O tratamento da hiperlipidemia e a cessação do tabagismo previnem infartos recorrentes e morte. O tratamento com estatinas deverá ser iniciado antes que o paciente receba alta hospitalar, para reduzir a recorrência de eventos aterotrombóticos. Também são recomendáveis o controle da pressão arterial, bem como a reabilitação cardíaca e a prática de exercício físico. Tais medidas podem resultar em benefícios psicológicos consideráveis e parecem melhorar o prognóstico.

Os betabloqueadores melhoram as taxas de sobrevivência, principalmente por diminuir a incidência de morte súbita em subconjuntos de pacientes de alto risco, embora seu valor possa ser menor para pacientes sem complicações e com pequenos infartos e com testes de exercício normais. Embora diversos betabloqueadores tenham se revelado úteis, no caso de pacientes com disfunção do VE em tratamento contemporâneo, foi demonstrado que a administração de carvedilol titulado para

25 mg VO 2x/dia diminui a mortalidade. Betabloqueadores com atividade simpatomimética intrínseca *não* resultaram em benefício para pacientes pós-infarto.

O uso de agentes antiplaquetários resulta em benefícios; é recomendável o tratamento com ácido acetilsalicílico (75-100 mg/dia após a dose inicial) e com um inibidor de P2Y$_{12}$ durante 1 ano. Prasugrel proporciona maior diminuição nos desfechos trombóticos *versus* clopidogrel, porém às custas de maior número de eventos hemorrágicos; entretanto, o uso de prasugrel é contraindicado para pacientes com AVE anterior. Da mesma forma, o uso de ticagrelor proporciona benefícios, em comparação com clopidogrel. Não foi demonstrado que o uso de bloqueadores de canais de cálcio melhora o prognóstico em geral; esses agentes não devem ser prescritos simplesmente para prevenção secundária. A terapia antiarrítmica com agentes diferentes dos betabloqueadores não demonstrou eficácia, exceto em pacientes com arritmias sintomáticas. Amiodarona foi analisada em diversos estudos com pacientes pós-infarto com disfunção VE ou com episódios frequentes de ectopia ventricular. Embora as taxas de sobrevida não tenham melhorado, a amiodarona não foi prejudicial – ao contrário do que ocorre com outros agentes neste cenário. Portanto, amiodarona é *o agente de escolha para indivíduos com arritmias supraventriculares pós-infarto sintomáticas*. Embora o uso de desfibriladores implantáveis melhore a sobrevida para pacientes com disfunção VE pós-infarto e com IC, o estudo *Dinamit* não encontrou nenhum benefício com a implantação de desfibriladores implantáveis nos 40 dias seguintes a um IAM.

C. IECA e BRA em pacientes com disfunção VE

Pacientes que sofreram danos miocárdicos substanciais frequentemente sofrem posteriormente dilatação e disfunção do VE progressivas, cujos resultados são IC clínica e diminuição da sobrevida no longo prazo. Em pacientes com FE < 40%, o tratamento prolongado com um IECA (ou BRA) previne a dilatação do VE e o início da IC, além de prolongar a sobrevida. O estudo *Hope* e também um apanhado geral dos estudos sobre IECA na prevenção secundária demonstraram uma diminuição de aproximadamente 20% nas taxas de mortalidade e na ocorrência de IAM e AVE não fatais em pacientes com vasculopatia coronariana ou periférica e sem disfunção sistólica do VE confirmada tratados com ramipril. Portanto, deve-se considerar enfaticamente o tratamento com um IECA neste grupo mais amplo de pacientes – e em especial em pacientes diabéticos e naqueles com hipertensão sistólica leve, pois os maiores benefícios foram observados nesse último grupo (ver Tab. 13.6).

D. Revascularização

As indicações para CABG são semelhantes às para pacientes com síndromes coronarianas crônicas, p. ex., estenose do tronco principal esquerdo e doença multiarterial (particularmente em pacientes com diabetes tipo 2 e/ou com disfunção do VE). Para pacientes que foram submetidos a uma ICP primária e se apresentam com doença residual do tronco principal esquerdo ou com problemas multiarteriais, a CABG pode ser um pro-

cedimento apropriado, mas o na definição do momento para sua realização, o médico deverá levar em consideração o alto risco de trombose de *stent* se houver interrupção do tratamento com o inibidor de P2Y$_{12}$. No caso de pacientes com DAC não ligada ao infarto, essas lesões geralmente deverão ser tratadas com o implante de *stent* antes da alta hospitalar.

FEBRE REUMÁTICA

FUNDAMENTOS DO DIAGNÓSTICO

- Mais comum em países em desenvolvimento (100 casos/100 mil habitantes) *versus* EUA (aprox. 2 casos/100 mil habitantes).
- Pico de incidência entre os 5-15 anos.
- Presença de dois critérios principais de Jones ou de um critério principal e dois secundários.
- Pode envolver valvas mitrais e outras valvas agudamente, raramente resultando em IC.

Considerações gerais

A febre reumática é um processo imunológico sistêmico, sendo sequela de uma infecção estreptocócica beta-hemolítica da faringe. Trata-se de um grande flagelo em países em desenvolvimento, sendo responsável por 320 mil mortes anuais de jovens em todo o mundo. Mais de 15 milhões de pessoas apresentam evidências de doença cardíaca reumática. Em geral, os sinais da **febre reumática aguda** têm início 2-3 semanas após a infecção, mas podem surgir em até uma semana ou tão tardiamente quanto 5 semanas. A doença se tornou bastante incomum nos EUA, exceto em imigrantes. O pico de incidência ocorre entre os 5-15 anos; são raros os casos de febre reumática antes dos 4 anos ou após os 40 anos. A cardite e a valvulite reumáticas podem ser autolimitadas ou poderão evoluir para uma deformidade valvar lentamente progressiva. A lesão característica é uma reação granulomatosa perivascular acompanhada por valvulite. Em 75-80% dos casos, ocorre ataque agudo da valva mitral; a valva aórtica é afetada 30% dos casos (mas raramente como única valva envolvida) e as valvas tricúspide e pulmonar são infectadas em menos de 5% dos casos.

O perfil clínico da infecção consiste em cardite em 50-70% e em artrite em 35-66% dos casos, seguida por coreia (10-30%, predominantemente em meninas), depois por nódulos subcutâneos (0-10%) e por eritema *marginatum* (< 6%). A ecocardiografia foi considerada superior à ausculta, e as diretrizes publicadas em 2015 introduziram **cardite subclínica** nos critérios de Jones ma representação dos achados ecocardiográficos anormais em casos nos quais a auscultação não descobriu (ou identificou) achados.

A **doença cardíaca reumática crônica** é uma decorrência de ataques isolados ou repetidos de febre reumática que causam rigidez e deformidade das cúspides valvares, fusão das comissuras ou encurtamento e fusão das cordas tendíneas. Essa doença resulta em estenose valvar ou em regurgitação, com frequente coexistência desses dois achados. Em pacientes com doença cardíaca reumática crônica, a ocorre anormalidade isolada da valva mitral em 50-60% dos casos; lesões combinadas das valvas aórtica e mitral ocorrem em 20%; as lesões exclusivamente aórticas são menos comuns. O envolvimento da valva tricúspide ocorre em cerca de 10% dos casos, mas apenas em associação com doença mitral ou aórtica; acredita-se tais casos sejam mais comuns se houver infecções recorrentes. Apenas raramente ocorrerá infecção da valva pulmonar afetada no longo prazo. O médico poderá obter um histórico de febre reumática em apenas 60% dos pacientes com doença cardíaca reumática. Embora tenham sido testemunhados progressos no tratamento desta doença, ela permanece sendo problema cardiovascular considerável nas regiões mais pobres do mundo.

Achados clínicos

A presença de dois critérios principais – ou de um critério principal e dois secundários – estabelece o diagnóstico. Enquanto a Índia, a Nova Zelândia e a Austrália tenham publicado revisões das diretrizes desde 2001, as recomendações de 2015 revisaram os critérios de Jones em uma declaração científica da AHA, definindo que atualmente é possível identificar cardite subclínica com o advento da ecocardiografia. Os critérios revisados também reconhecem a importância do uso de um limite inferior para o diagnóstico de febre reumática aguda em populações de alto risco.

A. Critérios principais

1. **Cardite** – É mais provável que a cardite esteja evidenciada em crianças e adolescentes. Qualquer dos seguintes achados sugere a presença de cardite: (1) pericardite; (2) cardiomegalia detectada por sinais físicos, radiografia ou ecocardiografia; (3) IC do lado direito ou esquerdo – o primeiro caso talvez mais importante em crianças, com ingurgitamento hepático doloroso causado pela regurgitação tricúspide; e (4) sopros de regurgitação mitral ou aórtica, indicativos de dilatação de um anel valvar, acompanhados ou não por uma valvulite associada, ou achados morfológicos de valvulite reumática na ecocardiografia. Pode ser observado um sopro mitral mesodiastólico curto de **Carey-Coombs** causado pela inflamação da valva mitral. Essa é uma indicação de classe I (NdE B) para a obtenção de estudos de ecocardiografia/Doppler em todos os casos de febre reumática aguda suspeita ou confirmada.

2. **Eritema *marginatum* e nódulos subcutâneos** – O eritema *marginatum* tem início em forma de máculas de rápido crescimento que podem ser menos notáveis em tons de pele mais escuros e que assumem a forma de anéis ou de crescentes com centros claros. Essas formas podem ser elevadas, confluentes e transitórias ou persistentes e geralmente se situam no tronco ou nas extremidades proximais. Nódulos subcutâneos são incomuns, exceto em crianças. São formações pequenas (≤ 2 cm de diâmetro), firmes e indolores, que se prendem à fáscia ou às bainhas dos tendões situados sobre saliências ósseas. Os nódulos persistem por dias ou semanas, são recorrentes e são indistinguíveis de nódulos reumatoides. Nem a erupção cutânea nem os nódulos ocorrem como única manifestação de febre reumática aguda.

3. **Coreia de Sydenham** – Esta é a manifestação mais definitiva da febre reumática aguda. Definida como a presença de movimentos coreoatetoides involuntários principalmente da face, língua e membros superiores, a coreia de Sydenham pode ser a única manifestação de febre reumática. Meninas são mais frequentemente afetadas do que meninos, e a ocorrência em adultos é rara.

4. **Poliartrite** – Trata-se de uma poliartrite migratória que envolve sequenciadamente as grandes articulações. Em adultos e em certas populações com risco moderado a alto, apenas uma única articulação pode ser afetada. A artrite se prolonga por 1-5 semanas e desaparece sem deixar deformidade residual. É característica uma resposta rápida da artrite a doses terapêuticas de salicilatos ou de agentes não esteroides.

B. Critérios secundários

Os critérios secundários são: febre, poliartralgia, prolongamento reversível do intervalo PR e VHS ou PCR elevados. Define-se um limite inferior para pacientes de alto risco. As diretrizes publicadas em 2015 estipulam que a evidência de uma infecção estreptocócica precedente pode ser definida por um aumento ou elevação do título de antiestreptolisina O ou pela presença de anticorpos estreptocócicos (anti-DNAase B), uma cultura de garganta positiva para *Streptococcus* beta-hemolíticos do grupo A ou um teste rápido positivo para antígeno de carboidrato estreptocócico do grupo A em uma criança com alta probabilidade pré-teste de faringite estreptocócica.

Tratamento
A. Medidas gerais

O paciente deve ser mantido em repouso absoluto até que a temperatura retorne ao normal (sem o uso de medicamentos antipiréticos) e depois que VHS, juntamente com a frequência cardíaca em repouso e o ECG tenham retornado aos níveis basais.

B. Medidas clínicas

1. **Salicilatos** – Os salicilatos baixam significativamente a febre e aliviam a dor e o edema nas articulações. Esses agentes não têm efeito no curso natural da doença. Adultos podem precisar de grandes doses de ácido acetilsalicílico, 0,6-0,9 g de 4-4 horas; as crianças são tratadas com doses menores.

2. **Penicilina** – Os pacientes devem ser medicados com penicilina (penicilina benzatina, dose única de 1,2 milhão de unidades IM, ou penicilina procaína, 600.000 unidades IM/dia durante 10 dias) para erradicação da infecção estreptocócica, se presente. Pode-se substituir a penicilina pela eritromicina (40 mg/kg/dia). Um estudo randomizado publicado em 2022 demonstrou diminuição na progressão da doença cardíaca reumática latente com o uso de penicilina benzatina em pacientes acompanhados durante 2 anos.

3. **Corticosteroides** – Não há provas de que o dano cardíaco possa ser prevenido ou minimizado com a administração

de corticosteroides. Um curso curto de corticosteroides (prednisona, 40-60 mg VO/dia, com redução gradual ao longo de 2 semanas) geralmente resultará em rápida melhora dos sintomas articulares; seu uso está indicado nos casos em que a resposta aos salicilatos foi inadequada.

Prevenção da febre reumática recorrente

É essencial que ocorram melhora no *status* socioeconômico e na saúde pública para que possam ser atenuados os surtos de febre reumática. Em geral, o episódio inicial de febre reumática pode ser prevenido pelo imediato tratamento da faringite estreptocócica com penicilina (ver Cap. 34). Também é essencial a prevenção de episódios recorrentes de febre reumática. Recorrências de febre reumática são mais comuns em pacientes que tiveram cardite durante seu episódio inicial e em crianças, 20% das quais sofrerão um segundo episódio dentro de 5 anos. O método profilático de escolha é a administração de penicilina G benzatina, 1,2 milhão de unidades IM de 4-4 semanas. Penicilina VO (250 mg 2x/dia) é medicação menos confiável.

Se o paciente for alérgico à penicilina, poderá ser substituída por sulfadiazina (ou sulfisoxazol) VO 1 g/dia, ou eritromicina, 250 mg VO 2x/dia. Azitromicina, um macrolídeo, é tem eficácia similar contra infecções estreptocócicas do grupo A. Se o paciente não sofreu uma reação de hipersensibilidade imediata (tipo anafilático) à penicilina, então também poderá ser usada uma cefalosporina.

Recorrências são incomuns depois de transcorridos 5 anos a contar do primeiro episódio e em pacientes com mais de 21 anos de idade. Em geral, a profilaxia deverá ser descontinuada após esses períodos, exceto em grupos com alto risco de infecção estreptocócica – pais ou professores de crianças pequenas, enfermeiros, recrutas militares, etc. A prevenção secundária da febre reumática dependerá da ocorrência, ou não, de cardite. As diretrizes sugerem que, se não houver evidência de cardite, a terapia preventiva poderá ser interrompida aos 21 anos. Se ocorreu cardite, mas não acompanhada por valvopatia residual, a terapia preventiva poderá ser interrompida 10 anos depois do episódio de febre reumática aguda. Se a cardite ocorreu e se houve envolvimento valvar residual, a terapia preventiva deverá ter continuidade por 10 anos após o último episódio, ou até os 40 anos de idade, se o paciente estiver em uma situação em que haja expectativa de reexposição.

Prognóstico

Os episódios iniciais de febre reumática podem se prolongar por meses em crianças e por semanas em adultos. A taxa de mortalidade imediata é de 1-2%. A presença de cardite reumática persistente acompanhada por cardiomegalia, IC e pericardite implica um prognóstico sombrio; 30% das crianças afetadas morrerão nos 10 anos seguintes ao ataque inicial. Depois de transcorridos 10 anos, anormalidades valvares (geralmente valvas espessadas com mobilidade limitada) poderão ser detectadas em dois terços dos pacientes, mas casos de valvopatia cardíaca sintomática significativa ou de cardiomiopatia persistente ocorrerão em menos de 10% dos pacientes com um único episódio. Nos países em desenvolvimento, a febre

reumática aguda ocorre mais cedo na vida e se repete com mais frequência; assim, nesses países a evolução para uma doença valvar crônica fica acelerada e com maior gravidade.

Beaton A et al. Secondary antibiotic prophylaxis for latent rheumatic heart disease. N Engl J Med. 2022;386:230. [PMID: 34767321]
Dooley LM et al. Rheumatic heart disease: a review of the current status of global research activity. Autoimmun Rev. 2021;20:102740. [PMID: 33333234]

DOENÇAS DO PERICÁRDIO

Pericardite inflamatória aguda

> **FUNDAMENTOS DO DIAGNÓSTICO**
>
> - Dor torácica pleurítica anterior que aumenta em decúbito dorsal *versus* em pé.
> - Atrito pericárdico.
> - É comum a ocorrência de febre.
> - Valores geralmente elevados para VHS ou PCR inflamatória.
> - O ECG revela elevação difusa do segmento ST em associação com depressão PR.

Considerações gerais

A inflamação aguda (< 2 semanas) do pericárdio pode ter origem infecciosa ou pode ser decorrente de doenças sistêmicas (síndromes autoimunes, uremia), neoplasia, radiação, toxicidade medicamentosa, hemopericárdio, cirurgia pós-cardíaca ou processos inflamatórios contíguos no miocárdio ou no pulmão. Em muitas dessas condições, o processo patológico envolve tanto o pericárdio quanto o miocárdio. Em geral, a pericardite é responsável por 0,2% das internações hospitalares e cerca de 5% dos pacientes com dor torácica não isquêmica são atendidos no pronto-socorro. Em 2015, o ESC propôs quatro categorias de pericardite: aguda, incessante, recorrente e crônica. Cada categoria tem seus próprios critérios diagnósticos. Em pacientes com **pericardite aguda**, há quatro critérios: (1) dor torácica pericárdica, (2) atrito pericárdico, (3) nova elevação generalizada do segmento ST ou depressão do PR e (4) derrame pericárdico novo ou que vem piorando. Para que se possa estabelecer um diagnóstico de pericardite aguda, pelo menos dois desses quatro critérios devem estar presentes. **Pericardite incessante** é definida por sua duração; o distúrbio se prolonga por > 4-6 semanas, mas está presente há < 3 meses sem remissão. **Pericardite recorrente** pode ser diagnosticada em pacientes com um episódio relatado de pericardite, mas que esteja assintomático por pelo menos 4-6 semanas. Finalmente, a **pericardite crônica** é diagnosticada quando o problema persiste por mais de 3 meses.

Infecções virais (especialmente infecções por vírus coxsackie e enterovírus, mas também por influenza, Epstein-Barr, varicela, hepatite, caxumba e vírus HIV) constituem a causa mais comum de pericardite aguda, sendo provavelmente responsáveis por muitos casos classificados como idiopáticos. Covid-19 tem sido associada à pericardite aguda e mesmo ao tamponamento cardíaco. Homens – geralmente com menos de 50 anos – os indivíduos mais comumente afetados. O diagnóstico diferencial depende principalmente da exclusão de IAM. Casos de **pericardite tuberculosa** são raros em países desenvolvidos, mas continua sendo patologia comum em certas regiões do mundo. Esse tipo de pericardite é resultante de enterovírus disseminação linfática ou hematogênica direta; pode não haver envolvimento clínico dos pulmões, ou esse envolvimento pode ser pouco intenso, embora seja comum a ocorrência de efusões pleurais associadas. A **pericardite bacteriana** é igualmente rara e geralmente é um resultado da extensão direta de infecções pulmonares. Mas os pneumococos podem causar uma infecção pericárdica primária. *Borrelia burgdorferi*, o microrganismo responsável pela doença de Lyme, também pode causar miopericardite (e, ocasionalmente, bloqueio cardíaco). **Pericardite urêmica** é uma complicação comum da DRC. Sua patogênese é incerta; a pericardite urêmica ocorre tanto em casos de uremia não tratada quanto em pacientes dialisados e estáveis. A disseminação de um câncer de pulmão adjacente, bem como a invasão por câncer de mama, carcinoma de células renais, doença de Hodgkin e linfomas são os **processos neoplásicos** mais comuns para envolvimento do pericárdio; em muitos países, esses processos passaram a ser considerados como as causas mais frequentes de tamponamento pericárdico países. Casos de pericardite podem ocorrer 2-5 dias após um infarto, em decorrência de uma reação inflamatória à necrose miocárdica transmural (**pericardite pós-IAM ou pós--cardiotomia [síndrome de Dressler]**). A radioterapia poderá dar início a um processo fibrinoso e fibrosante no pericárdio, que se apresenta na forma de uma pericardite subaguda ou de constrição. Geralmente, a pericardite por radiação surge após tratamentos com a administração de > 4.000 cGy em portais com inclusão de > 30% do coração.

A pericardite pode ter outras causas, p. ex., **doenças do tecido conjuntivo**, como LES e artrite reumatoide, **pericardite induzida por medicamentos** (minoxidil, penicilinas, clozapina) e **mixedema**. Além disso, a pericardite pode ser decorrente de uma **lesão ao pericárdio** causada por procedimentos cardíacos invasivos (p. ex., perfuração por marcapasso e pelo desfibrilador cardíaco e ablação intracardíaca, sobretudo ablação de fibrilação atrial) e implantação de dispositivos intracardíacos (p. ex., dispositivos oclusores de DSA).

Pode haver coexistência de pericardite com miocardite em 20-30% dos pacientes. Frequentemente suspeita-se de miocardite diante de uma elevação das troponinas séricas, embora não existam dados sugerindo uma associação entre elevações desse marcador e um prognóstico sombrio.

Achados clínicos
A. Sintomas e sinais

A apresentação e o curso da pericardite inflamatória dependem de sua causa, mas a maioria das síndromes vem acompanhada por dor torácica, geralmente pleurítica e postural (i.e., aliviada quando o paciente se senta). A dor é subesternal,

mas pode irradiar para o pescoço, ombros, costas ou epigástrio. Também pode ocorrer dispneia e em geral o paciente está febril. Um achado característico é um **atrito pericárdico**, com ou sem evidência de acúmulo de líquido ou constrição. A apresentação da pericardite tuberculosa tende a ser subaguda, mas podem estar presentes sintomas inespecíficos (febre, sudorese noturna, fadiga) durante dias e até meses. Ocorre envolvimento pericárdico em 1-8% dos pacientes com tuberculose pulmonar. Os sinais e sintomas da pericardite bacteriana são semelhantes aos dos demais tipos de pericardite inflamatória, mas os pacientes têm aspecto tóxico e geralmente estão gravemente enfermos. Pacientes com pericardite urêmica podem se apresentar com ou sem sintomas; não há febre. Em muitos casos a pericardite neoplásica é indolor e os sintomas apresentados estão relacionados ao comprometimento hemodinâmico ou à enfermidade primária. Em alguns casos, o derrame pericárdico é consideravelmente volumoso, o que é consistente com sua natureza crônica. Pacientes com pericardite pós-IAM ou pós-cardiotomia (síndrome de Dressler) geralmente se apresentam com recorrência de uma dor com características pleuropericárdicas. Com frequência o médico pode auscultar um atrito, e as alterações de repolarização no ECG podem ser confundidas com isquemia. Efusões muito volumosas são incomuns, e em geral, ocorre resolução espontânea em alguns dias. A síndrome de Dressler ocorre dias, semanas e até alguns meses depois do IAM ou de uma cirurgia cardíaca aberta, pode ser recorrente e provavelmente representa uma síndrome autoimune. Tipicamente, os pacientes se apresentam com dor, febre, mal-estar e leucocitose. Em raros casos, poderão ser observados outros sintomas de um distúrbio autoimune, como dor nas articulações e febre. *É rara a ocorrência de tamponamento em pacientes com síndrome de Dressler em seguida a um IAM, mas não quando a síndrome ocorre no pós-operatório.* Em geral, o início clínico da pericardite por radiação ocorre no primeiro ano, mas esse início poderá ficar adiado vários anos; em muitos casos, poderá ter se passado toda uma década, ou até mais, antes que a constrição se torne evidente.

B. Achados laboratoriais e estudos diagnósticos

O diagnóstico de pericardite viral geralmente é estabelecido com bases clínicas; frequentemente ocorre leucocitose. É possível obter títulos virais crescentes em soros pareados para confirmação, mas raramente esses procedimentos são realizados. As enzimas cardíacas podem estar levemente elevadas, refletindo um componente de miocardite epicárdica. Geralmente o ecocardiograma está normal ou revelará apenas um volume trivial de líquido extra durante o processo inflamatório agudo. É possível inferir um diagnóstico de pericardite tuberculosa se forem detectados bacilos álcool-ácido resistentes em outro local. As efusões pericárdicas tuberculosas são geralmente pequenas ou moderadas, mas podem ser volumosas em casos crônicos. A detecção de microrganismos micobacterianos por meio de uma pericardiocentese é baixa; a biópsia pericárdica promove resultados melhores, mas esse exame também pode ser negativo, talvez havendo necessidade de uma pericardiectomia. Se houver suspeita de pericardite bacteriana por motivos clínicos, uma pericardiocentese diagnóstica poderá confirmar a infecção. Em pacientes urêmicos não dialisados, a incidência de pericardite tem correlação aproximada com os níveis de ureia e de creatinina. Em pacientes com pericardite urêmica, o pericárdio está caracteristicamente "felpudo" e o derrame é do tipo hemorrágico e exsudativo. Ocasionalmente, o médico pode estabelecer um diagnóstico de pericardite neoplásica pelo exame citológico do derrame ou por uma biópsia pericárdica, mas pode ser tarefa difícil estabelecer clinicamente se o paciente foi submetido a radioterapia mediastinal no ano anterior. As efusões pericárdicas neoplásicas vão se formando ao longo de longos período, podendo eventualmente alcançar grandes volumes (> 2 L). Em pacientes com pericardite pós-IAM ou na pós-cardiotomia, a velocidade de hemossedimentação (VHS) está aumentada; esse marcador pode ajudar na confirmação do diagnóstico. São frequentes as grandes efusões pericárdicas e efusões pleurais concomitantes. Em geral, efusões pericárdicas mixedematosas causadas por hipotireoidismo geralmente se caracterizam pela presença de cristais de colesterol no líquido.

C. Outros estudos

Geralmente o ECG revela alterações generalizadas de ST e da onda T, podendo manifestar uma progressão característica que tem início com uma elevação difusa de ST, seguida por um retorno à linha de base e então pela inversão da onda T. com frequência há indicação de lesão atrial, que se manifesta por depressão de PR, especialmente nas derivações dos membros. Em muitos pacientes a radiografia torácica está normal, mas pode revelar aumento do coração (se houver líquido pericárdico) e também bem sinais de uma doença pulmonar correlata. Lesões massais e hipertrofia de linfonodos podem sugerir um processo neoplásico. Cerca de 60% dos pacientes exibem um derrame pericárdico (geralmente leve) que pode ser detectado por ecocardiografia. Em casos de pericardite neoplásica, estudos de RM e de TC podem visualizar um tumor contíguo ao pericárdio. Em muitos casos, deve-se recomendar, para triagem, uma TC ou RM de tórax, como garantia da inexistência de doenças extracardíacas contíguas ao pericárdio. Uma declaração de consenso da American Society of Echocardiography propõe o acréscimo de um PCR elevado e um realce tardio do pericárdio com gadolínio aos critérios de confirmação para o diagnóstico de pericardite. Há dados indicativos de que o grau de realce tardio quantitativo do pericárdio está associado a maiores percentuais de pericardite recorrente. Também se pode recorrer à tomografia por emissão de pósitrons para ajudar na definição da inflamação pericárdica.

Tratamento

Em pacientes com pericardite aguda, os especialistas sugerem restrição nas atividades até a resolução dos sintomas. No caso de atletas, a duração da restrição para o exercício físico deve se prolongar até a resolução dos sintomas e a normalização de todos os exames laboratoriais (geralmente 3 meses). As diretrizes da ESC publicadas em 2015 recomendam a administração de ácido acetilsalicílico 750-1.000 mg VO de 8-8 horas durante 1-2 semanas, com redução gradual da dose por alíquotas de 250-500 mg a cada 1-2 semanas; ou ibuprofeno 600 mg VO de 8-8 horas durante 1-2 semanas com uma redução gradual da dose em alíquotas de 200-400 mg a cada 1-2 semanas. Nesse tratamento, o médico deve incluir gastroproteção. Alguns estudos apoiam o tratamento inicial do episódio agudo com colchicina, com o objetivo de prevenir recorrências. Colchicina deve ser adicionada ao Aine na dose de 0,5-0,6 mg 1x/dia (para pacientes com < 70 kg), ou 2x/dia (para pacientes com > 70 kg), devendo ter continuidade por pelo menos 3 meses. A redução gradual da colchicina não é obrigatória; mas na última semana de tratamento, a dosagem poderá ser reduzida de 2-2 dias para pacientes com < 70 kg, ou para 1x/dia para pacientes com > 70 kg. *Pacientes com pericardite pós-IAM (síndrome de Dressler) devem ser medicados com ácido acetilsalicílico e colchicina, em vez de Aine*, tendo em vista que o uso de Aine e de corticosteroides poderá ter efeito adverso na cura do miocárdio. O tratamento recomendado para pacientes com síndrome de Dressler consiste na administração de ácido acetilsalicílico em doses de 750-1.000 mg 3x/dia durante 1-2 semanas, juntamente com 3 meses de colchicina. Apesar do tratamento inicial, foram relatadas recorrências em cerca de 30% dos pacientes.

A colchicina deve ser usada durante um mínimo de 6 meses como terapia em todos os casos refratários, bem como em pacientes com pericardite recorrente. Em certas situações, a terapia deverá se prolongar por mais tempo. Valores de PCR são utilizados na avaliação da eficácia do tratamento; depois da normalização desse marcador, será iniciada uma redução gradual. Também pode ser considerado o uso de indometacina 25-50 mg de 8-8 horas para pacientes com pericardite recorrente, em lugar do ibuprofeno. Corticosteroides sistêmicos poderão ser adicionados ao tratamento para pacientes com sintomas graves, em casos refratários ou em pacientes com etiologias imunomediadas; entretanto, essa terapia pode resultar em maior risco de recorrência e, na verdade, poderá mesmo prolongar a doença. Recomenda-se a adição de colchicina aos corticosteroides, também durante pelo menos 3 meses, como ajuda na prevenção de recorrências. Geralmente, sugere-se o uso de prednisona em doses de 0,25-0,5 mg/kg/dia VO com redução gradual da dose ao longo de um período de 4-6 semanas. Estudos confirmaram que a adição de anakinra, um antagonista do receptor de interleucina-1, é vantajosa no tratamento de pacientes com pericardite recorrente, especialmente em casos de pericardite dependente de corticosteroides e resistente à colchicina.

Como regra, os sintomas diminuem em alguns dias a semanas. A principal complicação precoce é o **tamponamento**, que ocorre em menos de 5% dos pacientes. Pode haver recorrências nas primeiras semanas ou meses. Raramente, quando a monoterapia com colchicina falha ou não pode ser tolerada (geralmente em decorrência de sintomas gastrointestinais), poderá haver necessidade de uma imunossupressão mais significativa para a pericardite, p. ex., com ciclofosfamida, azatioprina, imunoglobulinas humanas intravenosas, antagonistas do receptor de interleucina-1 (anakinra) ou metotrexato. Se a colchicina, juntamente com uma imunossupressão mais significativa, não resolverem, poderá ser considerada a remoção cirúrgica do pericárdio em casos recorrentes, mesmo sem evidências clínicas de uma pericardite constritiva.

Em geral, a terapia medicamentosa antituberculose de rotina obtém sucesso em casos de pericardite tuberculosa (ver Cap. 9), mas pode ocorrer pericardite constritiva. A pericardite urêmica geralmente pode ser resolvida pela instituição de diálise, ou com maior agressividade na diálise já em curso. O tamponamento ocorre com alguma frequência, podendo haver necessidade de uma pericardiectomia (i.e., **janela pericárdica**) parcial. Embora o uso de agentes anti-inflamatórios possa aliviar a dor e a febre associadas à pericardite urêmica, a administração de indometacina e de corticosteroides sistêmicos não afeta sua história natural. Em pacientes com derrame neoplásico, o prognóstico deve ser considerado sombrio; apenas uma pequena minoria desses pacientes terá sobrevida de 1 ano. Se o derrame estiver comprometendo o conforto clínico do paciente, deverá inicialmente ser drenado por via percutânea. Uma janela pericárdica, seja por uma abordagem subxifoide ou por cirurgia torácica assistida por vídeo, permite a realização da pericardiectomia parcial. Pode-se instituir agentes quimioterápicos ou tetraciclina com o objetivo de diminuir o percentual de recorrências. Terapia sintomática é a abordagem inicial em pacientes com pericardite por radiação, mas geralmente efusões recorrentes e presença de constrição deverão ser tratadas por cirurgia.

Prognóstico

Pacientes com pericardite aguda e qualquer um dos critérios a seguir têm o prognóstico mais sombrio: febre > 38°C, início subagudo, grande derrame acompanhado ou não por tamponamento, não resposta à medicação anti-inflamatória depois de 1 semana, miopericardite, pericardite traumática e pacientes em anticoagulação oral. Cerca de 15% dos pacientes têm pelo menos um desses achados de alto risco.

Quando encaminhar

Pacientes que não responderam inicialmente ao tratamento conservador, que sofrem recorrências ou que parecem estar evoluindo para uma pericardite constritiva devem ser encaminhados ao cardiologista para uma avaliação mais aprofundada.

Imazio M et al. Anakinra for corticosteroid-dependent and colchicine-resistant pericarditis. The IRAP (International Registry of Anakinra for Pericarditis) study. Eur J Prev Cardiol 2020;27:956. [PMID: 31610707]

Derrame e tamponamento pericárdicos

FUNDAMENTOS DO DIAGNÓSTICO

Derrame pericárdico
- Impacto clínico determinado pela velocidade de acumulação.
- Pode ou não causar dor.

Tamponamento
- Taquicardia com PVJ elevada e hipotensão ou pulso paradoxal.
- Baixa voltagem ou alternância elétrica no ECG.
- A ecocardiografia é diagnóstica.

Considerações gerais

Derrames pericárdicos podem se desenvolver durante qualquer um dos processos de pericardite aguda. Como o pericárdio reveste a aorta ascendente e o arco aórtico, uma dissecção e/ou ruptura da aorta também podem resultar em tamponamento. A velocidade de acumulação determinará a importância fisiológica do derrame. Por causa do estiramento pericárdico, derrames com volumes > 1.000 mL e com lento desenvolvimento poderão não resultar em efeitos hemodinâmicos. Por outro lado, derrames menores de rápido surgimento poderão causar tamponamento, devido à relação curvilínea entre o volume do líquido e a pressão intrapericárdica. *O tamponamento se caracteriza por elevação da pressão intrapericárdica elevada (> 15 mmHg)*, que restringe o retorno venoso e o enchimento ventricular. Como resultado, ocorre queda tanto no volume sistólico como na pressão de pulso arterial, com aumento da frequência cardíaca e da pressão venosa. Pacientes com esse quadro podem entrar em choque e morrer.

Achados clínicos
A. Sintomas e sinais

Derrames pericárdicos podem ocorrer em associação com dor, se fizerem parte de um processo inflamatório agudo; ou podem ser indolores, como geralmente é o caso em pacientes com derrame neoplásico ou urêmico. Dispneia e tosse ocorrem comumente, sobretudo em pacientes com tamponamento. O tamponamento cardíaco pode ser uma síndrome que representa risco para a vida, evidenciado por taquicardia, hipotensão, pulso paradoxal, aumento da PVJ, bulhas cardíacas abafadas e queda da voltagem ou alternância elétrica no ECG. Também podem ser observados outros sintomas decorrentes da doença primária. O prognóstico fica estabelecido em função da causa. Grandes derrames crônicos idiopáticos (com duração > 3 meses) representam um risco de 30-35% de progressão para um tamponamento cardíaco.

O médico pode auscultar um atrito pericárdico, mesmo em pacientes com grandes derrames. Em pacientes com tamponamento cardíaco, são achados característicos: taquicardia, taquipneia, pressão de pulso estreita e pressão sistólica relativamente preservada. ***Pulsus paradoxus*** é definido como um declínio > 10 mmHg na pressão sistólica durante a inspiração. O VD e o VE compartilham o mesmo pericárdio; assim, em casos de derrame pericárdico significativo, à medida que o VD aumenta durante o enchimento inspiratório, o movimento septal em direção à câmara do VE reduz o enchimento do VE. O resultado é uma queda acentuada no volume sistólico e na pressão arterial sistêmica durante a inspiração (i.e., o **pulso paradoxal**). A PVC fica elevada e, tendo em vista que as pressões intrapericárdicas e, portanto, as pressões intra-cardíacas, estão elevadas mesmo no início da diástole, não fica evidenciada uma descida *y* nos traçados hemodinâmicos do AD, do VD ou do VE, pois a pressão pericárdica impede o enchimento ventricular precoce. Esse quadro difere do que ocorre em casos de constrição, nos quais a maior parte do enchimento inicial do VD e do VE ocorre durante o início da diástole (descida *y* rápida); apenas da metade para o final da diástole os ventrículos não mais conseguirão encher. Em casos de tamponamento, o enchimento ventricular fica inibido durante a diástole. Raramente serão observados edema ou ascite em casos de tamponamento; esses sinais falam em favor de um processo mais crônico.

B. Achados laboratoriais

Os exames laboratoriais tendem a refletir os processos subjacentes (ver causas de pericardite em Considerações gerais, anteriormente).

C. Estudos diagnósticos

A radiografia torácica pode sugerir um derrame crônico pela visualização do aumento da silhueta cardíaca com uma configuração globular, mas o coração pode ter aspecto normal em situações agudas. Frequentemente o ECG revela alterações inespecíficas da onda T e voltagem reduzida do QRS. Apenas ocasionalmente será observada **alternância elétrica**, mas esse achado é patognomônico; acredita-se que a alternância elétrica seja decorrente da oscilação do coração no interior do grande derrame. A ecocardiografia é o principal método para demonstração de efusões pericárdicas com bastante sensibilidade. Em casos de tamponamento, a alta pressão intrapericárdica pode provocar o colapso de estruturas cardíacas de menor pressão, como o AD e o VD. Estudos de TC e RM cardíacas também demonstram líquido pericárdico, espessamento pericárdico e qualquer outra lesão contígua associada no interior do tórax. Pode haver indicação para a realização de uma pericardiocentese diagnóstica ou para a obtenção de biópsia para estudos microbiológicos e citológicos; pode-se obter uma biópsia pericárdica de forma relativamente simples por meio de uma pequena incisão subxifoide ou pelo uso de um procedimento cirúrgico toracoscópico assistido por vídeo. Infelizmente, *a qualidade do líquido pericárdico per se raramente resultará no estabelecimento de um diagnóstico*; e qualquer tipo de líquido (seroso, serossanguinolento, sanguinolento, etc.) poderá ser coletado na maioria das doenças. A análise do líquido pericárdico terá maior utilidade para a exclusão de uma causa bacteriana; ocasionalmente, essa análise ajuda em casos de malignidade. Derrames causados por hipotireoidismo ou por obstrução linfática podem conter colesterol ou ter natureza quilosa, respectivamente.

Tratamento

Pequenos derrames podem ser clinicamente acompanhados por meio de observações cuidadosas da PVJ e por testes para detecção de alterações no pulso paradoxal. A causa mais comum para a ocorrência de um pulso paradoxal é a doença pulmonar grave, especialmente asma; nesse caso, ocorrem mudanças significativas nas pressões intrapleurais com a inspiração e a expiração. Se nenhuma intervenção for imediatamente contemplada, fica indicada a obtenção de ecocardiogramas seriados. Devemos evitar o uso de vasodilatadores e diuréticos. **Nos casos de tamponamento, o paciente deverá ser submetido a uma pericardiocentese ou cirurgia cardíaca em regime de urgência**. Considerando que a relação entre pressão-volume no líquido pericárdico tem forma curvilínea e é ascendente, a remoção de até mesmo pequeno volume do líquido frequentemente resultará em drástica queda na pressão intrapericárdica e em imediato benefício hemodinâmico; mas nesses casos é preferível fazer uma drenagem completa com um cateter. Pode haver indicação para uma drenagem contínua ou repetida indicada, especialmente em pacientes com derrames malignos. As janelas pericárdicas realizadas por toracoscopia assistida por vídeo têm se revelado particularmente eficazes para a prevenção de recorrências, em pacientes cuja causa subjacente do derrame ainda persiste; as janelas têm maior eficácia *versus* pericardiocentese por agulha, janelas cirúrgicas subxifoides ou pericardiotomia percutânea por balão. Derrames relacionados a uma pericardite inflamatória recorrente podem ser tratados conforme foi descrito um pouco acima (ver Pericardite inflamatória aguda). A presença de líquido pericárdico em pacientes com hipertensão pulmonar é sinal de prognóstico sombrio.

Quando encaminhar

- Pacientes com qualquer derrame pericárdico sem explicação devem ser encaminhados ao cardiologista.
- Derrames pericárdicos triviais ocorrem comumente, especialmente em pacientes com IC, que não precisarão ser encaminhados, a menos que os sintomas de pericardite sejam evidentes.
- Hipotensão ou pulso paradoxal sugestivos de comprometimento hemodinâmico do paciente pelo derrame pericárdico são emergências clínicas que exigem drenagem imediata.
- Qualquer sinal ecocardiográfico de tamponamento.

Pericardite constritiva

FUNDAMENTOS DO DIAGNÓSTICO

- Evidência clínica de IC direita.
- Nenhuma queda ou elevação da PVJ durante a inspiração (sinal de Kussmaul).
- Evidência ecocardiográfica de salto septal e velocidades de entrada mitral reduzidas com a inspiração.
- Em alguns casos, há dificuldade em diferenciar pericardite constritiva de cardiomiopatia restritiva.

Considerações gerais

A inflamação do pericárdio pode resultar em um pericárdio espessado, fibrótico e aderente, que limita o enchimento diastólico e gera pressões venosas cronicamente elevadas. No passado, tuberculose era a causa mais comum de pericardite constritiva, mas, esse quadro não tenha sofrido alteração em países subdesenvolvidos, atualmente sua ocorrência é rara no resto do mundo. Em casos raros, a pericardite constritiva ocorre em seguida a uma pericardite recorrente. O risco de pericardite constritiva causada por uma pericardite viral ou idiopática é inferior a 1%. Sua ocorrência aumenta em seguida a uma pericardite imunomediada ou neoplásica (2-5%) e sua incidência torna-se mais alta em seguida à pericardite bacteriana purulenta (20-30%). Outras causas para a pericardite constritiva são: pós-cirurgia cardíaca, radioterapia e distúrbios do tecido conjuntivo. Em pequeno número de casos, a pericardite constritiva é induzida por medicamentos ou ocorre secundariamente a trauma, asbestose, sarcoidose ou uremia. Em alguns pacientes, pode haver coexistência de tamponamento pericárdico e pericardite constritiva – uma condição conhecida como **pericardite efusiva-constritiva**. A única maneira definitiva de diagnosticar essa condição é desvendar a fisiologia constritiva subjacente, em seguida à drenagem do líquido pericárdico. A diferenciação entre pericardite constritiva e uma cardiomiopatia restritiva pode depender de cateterismo cardíaco e da utilização de todos os métodos não invasivos de imagens disponíveis.

Achados clínicos

A. Sintomas e sinais

Os principais sintomas são dispneia, fadiga e fraqueza lentamente progressivas. Em geral, estão presentes edema, congestão hepática e ascite crônicas. Em geral, a ascite parece ser desproporcional ao grau de edema periférico. O exame revela esses sinais e uma pressão venosa jugular caracteristicamente elevada com uma rápida descida *y*. Esse achado pode ser detectado à beira do leito do paciente, com uma cuidadosa observação do pulso jugular e pela observação de uma onda de pulso aparentemente aumentada ao final da sístole ventricular (causada pela relativa acentuação da onda *v* pela rápida descida *y*). O **sinal de Kussmaul** – a não ocorrência de queda da PVJ com a inspiração – também é um achado frequente. Pode ocorrer realmente uma retração do ápice durante a sístole, sendo possível auscultar uma "batida" pericárdica no início da diástole. Não é comum a observação de um pulso paradoxal. A fibrilação atrial ocorre comumente.

B. Estudos diagnósticos

Em alguns casos, é extremamente difícil diferenciar entre pericardite constritiva e cardiomiopatia restritiva; essas duas condições podem coexistir. Se não for possível fazer essa distinção, haverá necessidade de recorrer a exames não invasivos e ao cateterismo cardíaco para resolver a diferença.

1. Achados radiográficos – A radiografia torácica pode revelar dimensões cardíacas normais, ou cardiomegalia. A calcificação pericárdica poderá ser visualizada mais adequadamente em uma projeção lateral; esse é um achado pouco comum. Raramente a calcificação envolve o ápice do VE,

e o achado de calcificação nesse local é mais sugestivo de aneurisma do VE.

2. Ecocardiografia – Apenas raramente o estudo ecocardiográfico demonstrará um pericárdio espessado. Mas é comum a presença de um **"salto" septal**, que reflete o rápido enchimento precoce. A interação RV/VE pode ser demonstrada por uma redução inspiratória no padrão Doppler de influxo mitral > 25%, de forma parecida em casos de tamponamento. Normalmente, o influxo mitral inicial para o VE é muito rápido, e isso pode ser demonstrado também pelo padrão de influxo Doppler (onda E). Outras características ecocardiográficas, como a relação entre os movimentos anulares mitrais medial e lateral (velocidade e'), o desvio septal relacionado à respiração e a razão de reversão diastólica expiratória da veia hepática, também sugerem uma fisiologia constritiva.

3. TC e RM cardíacas – Apenas ocasionalmente, esses exames de imagens terão utilidade. O espessamento pericárdico de > 4 mm deve estar presente para que se possa estabelecer o diagnóstico, mas nenhum espessamento pericárdico será demonstrável em 20-25% dos pacientes com pericardite constritiva. Algumas técnicas de RM demonstram o salto septal e podem fornecer mais evidências para a interação ventricular.

4. Cateterismo cardíaco – Em muitos casos esse procedimento é confirmatório ou pode ter valor diagnóstico em casos difíceis, onde as características ecocardiográficas são pouco claras ou variáveis. Em termos gerais, a pressão pulmonar é baixa em casos de constrição (ao contrário do que ocorre na cardiomiopatia restritiva). Em pacientes com pericardite constritiva, tendo em vista a necessidade de demonstrar a interação VD/VE, o cateterismo cardíaco deve obter a medição simultânea dos traçados de pressão do VE e do VD durante as fases de inspiração e de expiração. Esta interação pode ser demonstrada por RM cardíaca. Hemodinamicamente, pacientes com constrição apresentam uma têm equalização das pressões diastólicas finais em todas as câmaras cardíacas, ocorre um rápido enchimento precoce e, em seguida, um aumento abrupto na pressão diastólica (**sinal da "raiz quadrada"**), a pressão diastólica final do VD é fica acima de um terço da pressão sistólica, medições simultâneas das pressões sistólicas do VD e do VE revelam discordância durante a inspiração (a pressão do VD sobe enquanto o a pressão do VE cai) e geralmente observa-se um sinal de Kussmaul (não ocorrência de queda na pressão do AD durante a inspiração). Em pacientes com cardiomiopatia restritiva, observa-se concordância das pressões sistólicas do VD e do VE com a inspiração.

Tratamento

Inicialmente, o tratamento deve ser direcionado para a etiologia específica. Se houver evidência laboratorial de inflamação contínua, é possível que a medicação anti-inflamatória possa ter algum papel. Uma vez que os exames tenham evidenciado os aspectos hemodinâmicos, o paciente deverá ser basicamente tratado por diuréticos. Como em outros distúrbios da IC direita, a diurese deve ser agressiva, com opção pelos diuréticos de alça (torsemida ou bumetanida VO em caso de suspeita de edema intestinal, ou furosemida IV), tiazídicos e antagonistas da aldosterona (especialmente na presença de ascite e congestão hepática). Deve-se recomendar pericardiectomia cirúrgica nos casos em que os diuréticos não conseguirem controlar os sintomas. Mas a pericardiectomia remove apenas o pericárdio entre as vias do nervo frênico; a maioria dos pacientes ainda dependerá dos diuréticos depois do procedimento, embora em geral os sintomas melhorem drasticamente. Em seguida à pericardiectomia a morbidade e a mortalidade são altas (até 15%) e serão ainda mais elevadas em pacientes mais deficientes antes do procedimento. Os preditores para um prognóstico sombrio são: radioterapia prévia, disfunção renal, pressões sistólicas pulmonares mais elevadas, função sistólica anormal do VE, baixo nível sérico de sódio, disfunção hepática e idade avançada. O cálcio pericárdico não causa impacto na sobrevivência.

Quando encaminhar

Se o diagnóstico de pericardite constritiva não for claro ou se os sintomas de retenção de líquido resistirem ao tratamento clínico, justifica-se o encaminhamento ao cardiologista, para estabelecimento do diagnóstico e recomendações terapêuticas.

Anasari-Gilani K et al. Multimodality approach to the diagnosis and management of constrictive pericarditis. Echocardiography. 2020;30:632. [PMID: 32240548]
Goldstein JA et al. Hemodynamics of constrictive pericarditis and restrictive cardiomyopathy. Catheter Cardiovasc Interv. 2020;95:1240. [PMID: 31904891]

Hipertensão pulmonar

FUNDAMENTOS DO DIAGNÓSTICO

- Pressão média da AP ≥ 25 mmHg.
- Dispneia e (frequentemente) cianose.
- Artérias pulmonares dilatadas na radiografia torácica.
- PVJ elevada e elevação paraesternal do VD.
- A ecocardiografia geralmente é diagnóstica.

Considerações gerais

O leito pulmonar normal oferece resistência ao fluxo sanguíneo equivalente a um décimo da resistência ao sistema arterial sistêmico. Com base no *Sixth World Symposium on Pulmonary Hypertension* (Sexto simpósio mundial sobre hipertensão pulmonar) realizado em 2019, a definição de hipertensão pulmonar sofreu alteração. Na ocasião, hipertensão pulmonar foi definida por uma pressão média da AP (artéria pulmonar) = 20 mmHg com uma RVP (resistência vascular pulmonar) ≥ 3 unidades Wood. Na ocasião, foram definidas três categorias:

1. **Hipertensão pulmonar pré-capilar:** pressão média da AP > 20 mmHg, RVP ≥ 3,0 unidades Wood, pressão capilar pulmonar em cunha (PCPC) ≤ 15 mmHg.
2. **Hipertensão pulmonar pós-capilar isolada:** pressão média da AP > 20 mmHg, RVP < 3,0 unidades Wood, PCPC > 15 mmHg.
3. **Hipertensão pré e pós-pulmonar combinada:** pressão média da AP > 20 mmHg, RVP ≥ 3,0 unidades Wood, PCPC > 15 mmHg.

O Sexto simpósio mundial sobre hipertensão pulmonar elaborou uma classificação clínica para a hipertensão pulmonar.

O **grupo I** considera **hipertensão arterial pulmonar (HAP)** relacionada a uma vasculopatia pulmonar subjacente. Inclui a antiga "hipertensão pulmonar primária" sob o termo "hipertensão pulmonar idiopática", sendo definida como hipertensão pulmonar e RVP elevada na ausência de outra doença pulmonar ou cardíaca. Sua causa é desconhecida. Cerca de 6-10% têm HAP hereditária. A hipertensão pulmonar farmacológica e tóxica foi descrita como associada ao uso de agentes anorexígenos que aumentam a liberação de serotonina e bloqueiam sua captação. Estes agentes são: fumarato de aminorex, fenfluramina e dexfenfluramina. Em alguns casos, há uma ligação epidemiológica com a ingestão de óleo de colza ou de L-triptofano e ao uso de drogas recreativas, como anfetaminas e cocaína. A hipertensão pulmonar associada à doença do tecido conjuntivo envolve casos associados à esclerose sistêmica – até 8-12% dos pacientes com esclerose sistêmica podem ser afetados. A hipertensão pulmonar também tem sido associada à infecção pelo HIV, hipertensão portal, cardiopatia congênita (síndrome de Eisenmenger), esquistossomose e anemia hemolítica crônica (p. ex., anemia falciforme). Em casos raros, pode ocorrer obstrução da circulação venosa pulmonar (doença veno-oclusiva pulmonar e hemangiomatose capilar).

O **grupo II** envolve todos os casos relacionados à cardiopatia esquerda. O **grupo III** inclui casos decorrentes de doença pulmonar parenquimatosa, comprometimento do controle respiratório ou vida em locais de elevada altitude. Este grupo abrange aqueles pacientes com fibrose pulmonar idiopática e DPOC. O **grupo IV** representa pacientes com doença tromboembólica crônica ou outra obstrução qualquer da AP. O **grupo V** inclui causas multifatoriais, como distúrbios hematológicos, sistêmicos e metabólicos.

Achados clínicos
A. Sintomas e sinais

Comum a todos os grupos, observa-se dispneia de esforço, dor no peito, fadiga e tontura como sintomas iniciais; os sintomas subsequentes são síncope, distensão abdominal, ascite e edema periférico, à medida que vai piorando a função do VD. Doenças pulmonares crônicas, sobretudo a apneia do sono, geralmente são negligenciadas como causadoras de hipertensão pulmonar, assim como a doença tromboembólica crônica. Tipicamente, pacientes com hipertensão pulmonar idiopática são mulheres jovens com evidências de uma IC direita progressiva, resultando na morte em 2-8 anos se não houver tratamento. Este é um prognóstico decididamente diferente daquele para pacientes com fisiologia de Eisenmenger causada por um *shunt* esquerda-direita; 40% dos pacientes com fisiologia de Eisenmenger estarão vivos 25 anos depois do estabelecimento do diagnóstico. Os pacientes apresentam manifestações de baixo débito cardíaco, juntamente com fraqueza e fadiga; e também edema e ascite com a evolução da IC direita. Ocorre cianose periférica e também pode ser observada síncope por esforço.

B. Estudos diagnósticos

Em 2019, a ESC e a European Respiratory Society atualizaram as diretrizes para diagnóstico e tratamento da hipertensão pulmonar. *Todos os pacientes com alto risco para HAP devem ter o distúrbio confirmado por cateterismo cardíaco direito.*

A avaliação laboratorial da hipertensão pulmonar idiopática deve excluir uma causa secundária. Deve-se pesquisar a possibilidade de um estado hipercoagulável pela determinação dos níveis de proteína C e S, presença de um anticoagulante lúpico, um nível do fator V Leiden, mutações do gene da protrombina e dímero D. Deve ser excluída a possibilidade de embolias pulmonares crônicas (geralmente por cintilografia pulmonar de ventilação-perfusão ou TC espiral contrastada); a cintilografia de ventilação-perfusão é o exame mais sensível, mas não é específico. Se o resultado for normal, então haverá pouca probabilidade de uma hipertensão pulmonar tromboembólica crônica. A radiografia torácica ajuda a excluir uma etiologia pulmonar primária – evidências de um edema pulmonar irregular podem levantar a suspeita de doença veno-oclusiva pulmonar, causada por uma obstrução localizada na drenagem venosa pulmonar. Pode haver justificativa para a realização de um estudo do sono se houver suspeita de apneia do sono. Em geral, o ECG é consistente com aumentos de HVD e do AD. A ecocardiografia com Doppler ajuda a excluir um *shunt* intracardíaco e geralmente demonstra aumentos do VD e do AD – que, em alguns casos, podem estar enormes e hipocontráteis. Pode estar presente uma regurgitação grave da valva pulmonar ou tricúspide. O achatamento do septo interventricular, observado no ecocardiograma, é compatível com hipertensão pulmonar. A pesquisa do jato de regurgitação tricúspide por Doppler fornece uma estimativa da pressão sistólica do VD. As provas de função pulmonar (PFP) ajudam a excluir outros distúrbios, embora a hipertensão pulmonar primária possa se apresentar apenas com redução na capacidade de difusão de monóxido de carbono (DL_{CO}) ou com grave dessaturação (particularmente se ocorreu distensão de um forame oval patente [FOP] e se estiver presente um *shunt* direita-esquerda). Uma DL_{CO} em declínio pode preceder a ocorrência de hipertensão pulmonar em um paciente com esclerose sistêmica. A TC do tórax demonstra artérias pulmonares dilatadas e exclui outras causas (p. ex., enfisema ou doença pulmonar intersticial). A angiografia pulmonar (ou angiografia por RM, ou ainda angiografia por TC) revelará a perda dos vasos pulmonares acinares menores e afilamento dos vasos mais calibrosos. O cateterismo permite a medição das pressões pulmonares e a realização de um teste de vasorreatividade com uso de diversos agentes, mas o óxido nítrico é o agente de escolha para esse teste, graças à sua facilidade de uso e curta meia-vida. Uma resposta positiva é definida como a ocorrência de queda da pressão pulmonar média > 10 mmHg, com uma pressão média final da AP < 40 mmHg. A ultrassonografia abdominal deve ser realizada para exclusão de hipertensão portal. Atualmente, biópsias pulmonares não são mais sugeridas como relevantes para o diagnóstico.

Tratamento e prognóstico

O tratamento da HAP continua a evoluir e depende da etiologia. Para pacientes do grupo I com PCPC normal, o tratamento está relacionado à resposta ao teste de vasorreatividade com o óxido nítrico: pacientes responsivos devem ser inicialmente tratados com bloqueadores dos canais de cálcio. Infelizmente, a grande maioria dos pacientes não responde ao teste de vasorreatividade aguda. Portanto, nessa situação é recomendável um tratamento específico para pacientes com HAP, que deve começar com monoterapia, mas que deverá se expandir para uma terapia medicamentosa sequenciada nos casos sem melhora nas pressões pulmonares. Em pacientes hipotensos gravemente doentes, pode haver necessidade de suporte inotrópico e, eventualmente, pode-se pensar em um transplante de pulmão. A septostomia atrial com balão é considerada como recomendação IIb (supondo-se que o aumento do *shunt* direita-esquerda irá o débito cardíaco), mas esse procedimento é rarissimamente utilizado.

A monoterapia medicamentosa tem eficácia variável, dependendo da classificação etiológica. Somente aqueles pacientes na classe I que respondem ao óxido nítrico devem ser medicados com bloqueadores dos canais de cálcio. Os tratamentos medicamentosos são: bloqueadores do receptor de endotelina (ambrisentana, bosentana, macitentana), inibidores da fosfodiesterase tipo 5 (sildenafil, tadalafil e vardenafil), um estimulador da guanilato ciclase (riociguate), prostanoides (epoprostenol, iloprosta, teprostinil e beraprosta) e um agonista do receptor IP (selexipag). Há várias combinações farmacológicas já aprovadas e, quando ineficazes, pode-se recorrer a tratamentos medicamentosos sequenciados. Há muitos medicamentos que interferem no tratamento do HIV, e esse aspecto deverá ser avaliado, se for relevante. Devido à doença pulmonar ou cardiopatia esquerda inerente, não existe tratamento específico para HAP. Bosentana, um bloqueador do receptor de endotelina, recebeu uma indicação de classe I para pacientes com síndrome de Eisenmenger. A anticoagulação é frequentemente recomendada, e deverá acompanhar o paciente com hipertensão pulmonar tromboembólica crônica por toda a sua vida. A partir da publicação de resultados favoráveis, aumentou drasticamente o número de pacientes com hipertensão pulmonar tromboembólica crônica inoperável que atualmente são tratados com angioplastia pulmonar com balão. Nesse último grupo, riociguat continua sendo o único tratamento clínico aprovado para pacientes com hipertensão pulmonar tromboembólica crônica.

Também são importantes o aconselhamento e a educação do paciente. O médico deverá recomendar a prática de exercícios aeróbicos, mas o paciente deverá se abster de qualquer esforço físico mais intenso, ou da prática de exercícios isométricos. É aconselhável que sejam seguidas as imunizações de rotina. A gravidez deve ser enfaticamente desencorajada, devendo ser tomadas medidas preventivas para garantir que isso não ocorra. Em mulheres com HAP grave, a mortalidade materna pode alcançar até 50%.

Deve-se recomendar a anticoagulação com varfarina para todos os pacientes com HAP idiopática e sem contraindicação. Os diuréticos ajudam no tratamento da IC do lado direito; a experiência clínica sugere que se dê preferência aos diuréticos de alça (torsemida ou bumetanida, que são absorvidos mesmo no caso de edema intestinal), juntamente com espironolactona. Deve-se administrar oxigênio para manutenção da saturação de oxigênio acima dos 90%. O teste de vasorreatividade aguda (geralmente com óxido nítrico) deve ser realizado em todos os pacientes com HAP idiopática que sejam possíveis candidatos para tratamento prolongado com bloqueadores dos canais de cálcio. Pacientes com HAP causada por outros problemas que não HAP idiopática não respondem satisfatoriamente aos bloqueadores dos canais de cálcio orais; nesses pacientes, a realização do teste de vasorreatividade será de pouca ajuda.

Quando encaminhar

Todos os pacientes com suspeita de hipertensão pulmonar devem ser encaminhados ao cardiologista ou ao pneumologista especializado em hipertensão pulmonar.

DOENÇAS NEOPLÁSICAS DO CORAÇÃO

Tumores cardíacos primários

Tumores cardíacos primários são raros e constituem apenas uma pequena fração de todos os tumores que envolvem o coração ou o pericárdio. O tumor primário mais comum é o **mixoma atrial**; esse tumor representa cerca de 50% de todos os tumores em séries de casos em adultos. Em geral, o mixoma atrial está ligado ao septo atrial, sendo mais provável que cresça no lado AE do septo, em vez de no AD. Apenas raramente pacientes com mixoma poderão se apresentar com as características de uma doença sistêmica, com obstrução do fluxo sanguíneo no nível da valva mitral ou com sinais de embolização periférica. A síndrome consiste em febre, mal-estar, perda de peso, leucocitose, VHS elevada e formação de êmbolos (periféricos ou pulmonares, dependendo da localização do tumor). Em alguns casos, esse quadro é confundido com endocardite infecciosa, linfoma, outros cânceres ou doenças autoimunes. Na maioria dos casos, o tumor pode crescer até atingir dimensões consideráveis, resultando em sintomas pela simples obstrução do fluxo mitral. Poderão resultar um edema pulmonar episódico (classicamente ocorrendo quando uma o paciente assume uma postura ereta) e sinais de baixo débito. O exame físico pode revelar um som diastólico relacionado ao movimento do tumor ("*plop* tumoral") ou um sopro diastólico semelhante ao da estenose mitral. Mixomas do lado direito podem causar sintomas de insuficiência do lado direito. Mixomas familiares ocorrem como parte do complexo de Carney, que consiste em mixomas, lesões pigmentadas da pele e neoplasia endócrina.

O diagnóstico de mixoma atrial fica estabelecido por ecocardiografia ou por um estudo patológico de material embólico. A RM cardíaca tem utilidade como exame complementar. Em muitos casos, não há necessidade de angiografia de contraste, embora essa técnica possa demonstrar um "rubor tumoral" quando a massa é vascular. Em geral, a excisão cirúrgica tem efeito curativo, embora venham a ocorrer recidivas; assim, é recomendável um acompanhamento ecocardiográfico seriado.

Os tumores cardíacos primários que ocupam o segundo lugar em termos de frequência são os **fibroelastomas papilíferos valvares** e **os lipomas septais atriais**. Esses tumores tendem a ser benignos e geralmente dispensam tratamento. Normalmente, os fibroelastomas papilares se localizam nas valvas pulmonares ou aórticas, podem embolizar ou causar disfunção valvar e devem ser removidos, se forem móveis e de grandes dimensões. Outros tumores cardíacos primários são: rabdomiomas (que geralmente ocorrem em grande número no VD e no VE), histiocitomas fibrosos, hemangiomas e uma série de histiócitos sarcomas pouco comuns. Alguns sarcomas podem atingir dimensões consideráveis antes da descoberta. Também podem ocorrer tumores pericárdicos primários, como os mesoteliomas relacionados à exposição ao amianto. O diagnóstico pode ser embasado por um contorno cardíaco anormal nas radiografias. Em geral, a ecocardiografia tem utilidade, mas essa técnica pode não detectar tumores infiltrados na parede ventricular. Para todos os tumores cardíacos, a RM cardíaca é o procedimento diagnóstico de escolha, juntamente com a imagem de TC *gated*.

Tumores cardíacos secundários

Metástases de tumores malignos também podem afetar o coração. *Isso ocorre com mais frequência com o melanoma maligno*, mas outros tumores conhecidos por fazer metástases para o coração são o carcinoma broncogênico; carcinoma de mama; linfoma; carcinoma de células renais; sarcomas; e, em pacientes com Aids, sarcoma de Kaposi. Com frequência, esses tumores são clinicamente silenciosos, mas podem resultar em tamponamento pericárdico, arritmias e distúrbios da condução, IC e embolia periférica. O ECG pode revelar ondas Q regionais. Geralmente, o diagnóstico fica estabelecido pela ecocardiografia, mas em muitos casos a RM cardíaca e a TC podem delinear mais nitidamente a extensão do envolvimento. Tumores metastáticos, sobretudo os provenientes do pulmão ou da mama, podem invadir o pericárdio, resultando em efusões pericárdicas muito volumosas, por causa do lento acúmulo de líquido. Para todos os tumores cardíacos secundários o prognóstico é sombrio e, em geral, o tratamento é paliativo. Ocasionalmente, os sintomas poderão ser aliviados pela ressecção cirúrgica para redução de volume ou remoção do tumor e pela quimioterapia.

Tratamento

Muitos tumores primários podem ser ressecáveis. Os mixomas atriais devem ser cirurgicamente removidos por causa da elevada incidência da formação de êmbolos provenientes desses tumores friáveis. As recorrências exigem monitoramento com ecocardiografia durante toda a vida dos pacientes. Em geral, os fibroelastomas papilares são tumores benignos, mas devem ser removidos se demonstrarem mobilidade e se medirem > 10 mm de diâmetro, ou se houver evidência de embolização no momento da descoberta. Grandes efusões pericárdicas causadas por tumores metastáticos podem ser drenadas para conforto do paciente, mas invariavelmente ocorrerá retorno do líquido. Os rabdomiomas podem ser cirurgicamente curados se o tumor for acessível e puder ser removido, restando ainda suficiente miocárdio funcional intacto.

Quando encaminhar

Todos os pacientes com suspeita de tumores cardíacos devem ser encaminhados ao cardiologista ou cirurgião cardíaco para avaliação e possível tratamento.

Rahouma M et al. Cardiac tumors prevalence and mortality: a systematic review and meta-analysis. Int J Surg. 2020;76:178. [PMID: 32169566]

DOENÇA CARDÍACA TRAUMÁTICA

O trauma é a principal causa de morte em pacientes de 1-44 anos; traumas cardíacos e vasculares fica atrás apenas das lesões neurológicas como razão para essas mortes. Com frequência, os ferimentos penetrantes no coração são letais, a menos que sejam passem imediatamente por reparo cirúrgico. Em uma revisão de 20 anos para traumas penetrantes em uma mesma instituição, foi constatado que os ferimentos causados por projéteis de arma de fogo levaram a fatalidades com frequência 13 vezes maior *versus* ferimentos de faca; e que todos os fatores a seguir – hipotensão, Escore de coma de Glasgow < 8, *Revised Trauma Score* < 7,84, lesões associadas e aumento da gravidade dos ferimentos (*Injury Severity Score* > 25) – aumentavam o risco de mortalidade e morbidade.

Trauma contuso é uma causa mais frequente de lesões cardíacas. Este tipo de lesão é comum em acidentes automobilísticos e pode ocorrer com qualquer forma de trauma torácico, inclusive durante os esforços para RCP. As lesões mais comuns são contusões ou hematomas miocárdicos. O VD está particularmente sujeito a sofrer contusões, por se situar diretamente abaixo do esterno. Outras formas de lesão cardíaca não isquêmica são: lesão metabólica causada por queimaduras, descargas elétricas ou sepse. Essas lesões podem ser assintomáticas (sobretudo num contexto de lesões mais graves) ou os pacientes podem se apresentar com dor torácica de natureza inespecífica ou, não raramente, com um componente pericárdico. Elevações de enzimas cardíacas são frequentes e seus níveis podem alcançar grandes valores; mas esses níveis não têm correlação com o prognóstico. Foram publicados alguns dados indicando que a presença de determinados biomarcadores cardíacos, como NT-proBNP, têm melhor correlação com lesão miocárdica significativa. A ecocardiografia pode revelar um segmento miocárdico acinético ou um derrame pericárdico. A RM cardíaca também pode sugerir

lesão aguda. Tanto a angiotomografia-CT coronariana como a angiografia simples podem revelar uma dissecção coronariana ou uma oclusão aguda, se houver esse tipo de preocupação. Justifica-se uma pericardiocentese se houver evidência de tamponamento. Conforme foi observado um pouco acima, é possível que pacientes se apresentem com disfunção miocárdica segmentar transitória de takotsubo, em decorrência do estresse que acompanha esse distúrbio.

Traumas graves também podem causar ruptura miocárdica ou valvar. Na ruptura cardíaca, pode haver envolvimento de qualquer câmara, mas a sobrevivência será mais provável se a lesão ocorreu em um dos átrios ou no VD. A apresentação clínica habitual é a de tamponamento hemopericárdico ou pericárdico; e quase sempre haverá necessidade de tratamento cirúrgico. Pode ocorrer ruptura da valva mitral ou da valva aórtica durante um trauma contuso grave – presume-se que, no primeiro caso, o impacto ocorreu durante a sístole; e o segundo caso, durante a diástole. Os pacientes chegam ao hospital em choque ou com IC grave. É essencial a realização imediata do reparo cirúrgico. Os mesmos tipos de lesões podem resultar na transecção da aorta, seja ao nível do arco ou distalmente à saída da artéria subclávia esquerda no ligamento arterioso. A ecocardiografia transtorácica e o ETE são consideradas as técnicas diagnósticas de maior utilidade e, além disso, estão imediatamente disponíveis. Também pode haver necessidade de estudos de TC e RM para melhor definição da lesão, antes da intervenção cirúrgica.

O trauma contuso também pode causar danos às artérias coronárias. Nessas circunstâncias, a apresentação mais comum é a de trombose coronariana aguda ou subaguda. A síndrome clínica consiste em um IAM, juntamente com anormalidades do ECG, enzimáticas e contráteis. Em alguns casos, a revascularização de emergência é viável, seja pela via percutânea ou por cirurgia de revascularização do miocárdio. Aneurismas do VE são resultados comuns em casos de oclusão coronariana traumática, provavelmente em função da súbita oclusão, sem que haja suporte vascular colateral. Também pode ocorrer dissecção ou ruptura da artéria coronária no contexto de um trauma cardíaco contuso.

Como é de se esperar, pacientes com distúrbios graves preexistentes se terão resultados piores em seguida a um trauma cardíaco. Dados do *ReConect*, um consórcio de traumas, revelam que a taxa de mortalidade está ligada ao volume de casos observados em vários centros, a uma coronariopatia ou IC preexistente, intubação, idade e a um índice de pontuação para a gravidade.

Qamar SR et al. State of the art imaging review of blunt and penetrating cardiac trauma. Can Assoc Radiol J. 2020;71:301. [PMID: 32066272]

DOENÇA CARDÍACA E GRAVIDEZ

Os princípios gerais a serem discutidos com a paciente envolvem aconselhamento pré-concepção, avaliação de risco da gravidez, riscos genéticos, riscos ambientais e controle da gravidez. Para algumas pacientes, o médico também poderá discutir com a paciente sobre tópicos de contracepção, interrupção da gravidez e uma conversa não apenas sobre o parto, mas também sobre o que acontecerá após a gravidez (inclusive questões como uma eventual necessidade de cirurgia ou transplante cardíaco). Em uma revisão de 1315 gestações em pacientes com doença cardíaca, 3,6% tiveram complicações cardiovasculares graves e metade foi considerada como evitável. Dois terços das complicações ocorreram no período pré-parto. Eventos adversos fetais e neonatais, como era de se esperar, foram muito mais comuns nas gestações com eventos cardiovasculares.

O sistema de pontuação da **Cardiac Disease in Pregnancy Investigation (*Carpreg I*)** para risco de eventos cardíacos para mulheres com doença cardíaca observou quatro fatores de risco principais: (1) IC classificada como NYHA FC III ou IV, (2) eventos cardíacos precedentes, (3) obstrução mitral ou aórtica e (4) FEVE < 40%. Para cada fator de risco, é atribuído 1 ponto. Pacientes com 0 pontos tiveram um risco imputado de 5%, aquelas com 1 ponto tiveram uma taxa de complicação de 27%, enquanto para aquelas com ≥ 2 pontos o risco foi de 74%. Outras revisões sugeriram que os principais riscos de resultados adversos ou de morte materna ou fetal são: hipertensão pulmonar (i.e., pressão pulmonar > três quartos da pressão sistêmica), cianose materna, disfunção ventricular sistêmica, classe funcional materna ruim, obstrução valvar grave do lado esquerdo, coarctação da aorta, dilatação significativa da raiz aórtica, defeitos cardíacos significativos não reparados e terapia com varfarina em pacientes com valvas mecânicas. Em 2018, este grupo relatou os resultados de um estudo de acompanhamento (*Carpreg II*). Complicações cardíacas ocorreram em 16% das gestações; essas complicações estavam relacionadas principalmente a arritmias e à IC. Embora os percentuais gerais de complicações cardíacas durante a gravidez não tenham mudado ao longo dos anos, a frequência de edema pulmonar diminuiu (8% de 1994-2001 *versus* 4% de 2001-2014). Foram identificados 10 preditores de complicações cardíacas maternas: cinco preditores gerais (eventos cardíacos ou arritmias precedentes, classe funcional ruim ou cianose, doença valvar de alto risco/obstrução do trato de saída do VE, disfunção ventricular sistêmica, nenhuma intervenção cardíaca anterior); quatro preditores específicos de lesão (valvas mecânicas, aortopatias de alto risco, hipertensão pulmonar, DAC); e um preditor de prestação de cuidados (avaliação tardia da gravidez). Esses 10 preditores foram incorporados a um novo índice de risco (*Carpreg II*) ilustrado na Figura 10.9.

A OMS oferece diretrizes para o controle da gravidez em pacientes com cardiopatia congênita. Esta diretriz de 2011 também descreve os riscos para o feto. A Tabela 10.9 resume as observações e recomendações. O uso de medicamentos durante a gravidez é sempre uma decisão difícil, *pois a maioria deles não foi estudada nesse contexto*. IECA e amiodarona são contraindicados. Em geral, betabloqueadores (p. ex., labetalol, metoprolol e sotalol), digoxina e bloqueadores dos canais de cálcio são bem tolerados (em especial nifedipino, anlodipino ou verapamil, embora haja controvérsia com relação ao diltiazem). Há preocupações sobre o uso de atenolol e partos prematuros; assim, esse agente não deve ser prescrito. Labetalol foi considerado particularmente útil no tratamento da hipertensão, assim como metildopa (embora esse agente raramente seja prescrito). Em geral, diuréticos geralmente podem ser administrados com segurança. A gravidez é um estado hipercoagulável; o uso de varfarina foi discutido um pouco acima, na seção sobre doenças valvares e doença cardíaca congênita, mas basicamente o risco com seu uso está relacionado à dose (não ao INR); portanto, varfarina pode ser usada durante o primeiro trimestre em doses ≤ 5 mg. Para muitas pacientes, a complicação potencial mais

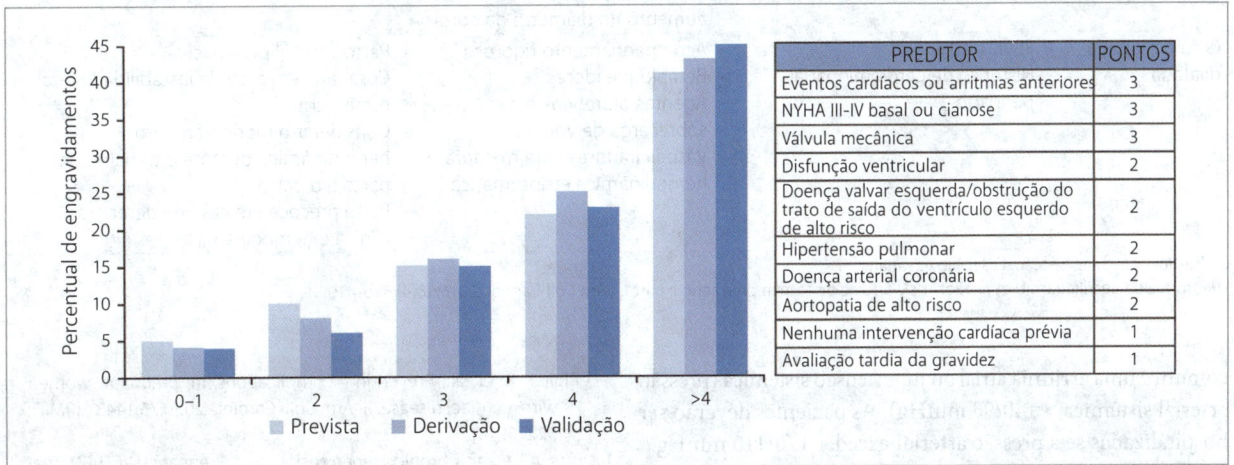

FIGURA 10.9 Índice de risco para complicações cardíacas maternas na gravidez (*Carpreg II*). O índice de risco é dividido em cinco categorias com base na soma dos pontos de determinada gravidez: 0 a 1 ponto; 2 pontos; 3 pontos; 4 pontos; e mais de 4 pontos. Os riscos previstos para eventos cardíacos primários estratificados de acordo com a pontuação foram de 0 a 1 ponto (5%), 2 pontos (10%), 3 pontos (15%), 4 pontos (22%) e mais de 4 pontos (41%). %). NYHA: New York Heart Association.

Reproduzida de Silversides CK, Grewal J, Mason J, et al. Pregnancy outcomes in women with heart disease: the CARPREG II Study. J Am Coll Cardiol. 2018;71(21):2419-2430.

TABELA 10.9   Estratégias terapêuticas para pacientes mulheres com doença valvar, cardiopatia congênita complexa, hipertensão pulmonar, aortopatia e cardiomiopatia dilatada

Doença cardíaca de alto risco na gravidez

- Aconselhamento pré-concepcional e estratificação do risco de gravidez para todas as mulheres com doença cardíaca de alto risco em idade fértil
- Em mulheres que consideram a possibilidade de engravidar: Mudar para medicamentos cardíacos mais seguros e enfatizar a importância de um monitoramento rigoroso
- Em mulheres que evitam a gravidez: Discutir opções de contracepção seguras e eficazes ou a interrupção no início da gravidez

Doença	Estratégia terapêutica		
	Gravidez não recomendada	Controle da gravidez	Parto
Valvopatia	• Doença grave da valva mitral e aórtica • Próteses valvares mecânicas se a anticoagulação eficaz não for possível	• Acompanhamento rigoroso • Farmacoterapia para IC ou arritmias • Valvoplastia por balão ou substituição cirúrgica da valva em casos refratários	• Parto vaginal preferível • Cesariana em caso de instabilidade fetal ou materna • Parto precoce para deterioração clínica e hemodinâmica • Considerar o monitoramento hemodinâmico durante o trabalho de parto e o parto
Cardiopatia congênita complexa	• Disfunção ventricular significativa • Disfunção grave da valva AV • Circulação de Fontan em queda • Saturação de oxigênio < 85%	• Acompanhamento rigoroso	• Parto vaginal preferível • Cesariana em caso de instabilidade fetal ou materna • Considerar o monitoramento hemodinâmico durante o trabalho de parto e o parto
Hipertensão pulmonar	• Hipertensão arterial pulmonar estabelecida	• Acompanhamento rigoroso • Instituição precoce de vasodilatadores pulmonares	• Parto vaginal preferível • Cesariana em caso de instabilidade fetal ou materna • O momento do parto depende da função clínica e do VD • Parto precoce aconselhável • Diurese após o parto para evitar sobrecarga de volume do VD • Prolongamento da internação hospitalar após o parto

Aortopatia	***Para algumas mulheres:***
	• Síndrome de Marfan
	• Válvula aórtica bicúspide
	• Síndrome de Turner
	• Crescimento rápido do diâmetro da aorta ou histórico familiar de dissecção prematura da aorta
		• Tratar hipertensão
		• Betabloqueadores para baixar a frequência cardíaca
		• Avaliação ecocardiográfica frequente
		• Cirurgia durante a gravidez ou após cesárea se houver grande aumento no diâmetro da aorta
			• Cesariana em casos de dilatação aórtica significativa
			  • Síndrome de Marfan > 40 mm
			  • Valva aórtica bicúspide > 45 mm
			  • Síndrome de Turner: índice de dimensão aórtica > 20 mm/m²

Cardiomiopatia dilatada	• FEVE < 40% • Histórico de cardiomiopatia periparto	• Acompanhamento rigoroso • Betabloqueadores • Agentes diuréticos para sobrecarga de volume • Vasodilatadores para melhora hemodinâmica e sintomática	• Parto vaginal preferível • Cesariana em caso de instabilidade fetal ou materna • Considerar o monitoramento hemodinâmico durante o trabalho de parto e o parto • Parto precoce em caso de deterioração clínica e hemodinâmica

AV: atrioventricular; Secção-C: secção cesariana.
Reproduzida de Elkayam U et al. High-risk cardiac disease in pregnancy: part I. J Am Coll Cardiol. 2016;68(4):396-410.

comum é uma arritmia atrial ou hipertensão sistêmica (pressão arterial sistêmica > 140/90 mmHg). As pacientes deverão ser hospitalizadas se a pressão arterial exceder 170/110 mmHg.

Pacientes com cardiopatia congênita adulta correm risco, não só de eventos cardiovasculares, mas também de eventos obstétricos, p. ex., hipertensão, pré-eclâmpsia, placenta prévia ou descolamento prematuro da placenta e parto prematuro.

Pfaller B et al. Preventing complications in pregnant women with cardiac disease. J Am Coll Cardiol. 2020;75:1443. [PMID: 32216913]
Tita AT et al; Chronic Hypertension and Pregnancy (CHAP) Trial Consortium. Treatment for mild chronic hypertension during pregnancy. N Engl J Med. 2022;386:1781. [PMID: 35363951]

Complicações cardiovasculares da gravidez

A hipertensão relacionada à gravidez (eclâmpsia e pré-eclâmpsia) está discutida no Capítulo 21.

1. Cardiomiopatia da gravidez (cardiomiopatia periparto)

Em cerca de 1 em 3.000-4.000 bebês nascidos vivos, ocorre cardiomiopatia dilatada materna no último mês de gravidez, ou dentro de 6 meses após o parto. Os fatores de risco para essa doença são: pré-eclâmpsia, gestações gemelares e raça negra (provavelmente por racismo, marginalização social). O curso da doença é variável; na maioria dos casos, ocorrerá melhora ou completa resolução ao longo de alguns meses, mas outros casos evoluem para uma IC refratária. Cerca de 60% das pacientes se recuperam completamente. Durante a gravidez, os níveis séricos de BNP estão rotineiramente elevados, mas pode ser uma boa estratégia a obtenção de valores seriados, para que se possa prever quem pode estar em maior risco de ter pior resultado. Betabloqueadores foram criteriosamente administrados a essas pacientes, e pelo menos foi relatado sucesso anedótico. Diuréticos, hidralazina e nitratos ajudam no tratamento da IC com risco mínimo para o feto. Sotalol é medicação aceitável para arritmias ventriculares ou atriais, quando outros betabloqueadores se revelarem ineficazes. Alguns especialistas defendem a anticoagulação, por causa do maior risco de ocorrência de eventos trombóticos, e tanto varfarina quanto heparina têm seus proponentes. Em casos graves, o uso temporário da oxigenação por membrana extracorpórea (ECMO) tem salvado vidas. Em gestações subsequentes, é comum que haja recorrências, particularmente nos casos em que a função cardíaca não foi completamente recuperada; gestações subsequentes devem ser desencorajadas se a FE da paciente permanecer < 55%. O risco de IC recorrente em uma gravidez subsequente foi estimado em 21%. O parto do bebê é fator importante, embora o pico de incidência do problema ocorra na primeira semana do pós-parto e também porque alguns casos da doença só irão se manifestar até 5 semanas depois do parto. Tendo em vista que um fragmento antiangiogênico clivado de prolactina é considerado causal para a cardiomiopatia periparto, foram relatados benefícios com o uso de bromocriptina (um inibidor da liberação de prolactina) nesse contexto. Um estudo europeu multicêntrico constatou melhora mais significativa da FEVE em pacientes com cardiomiopatia periparto medicadas com bromocriptina *versus* pacientes não medicadas com esse agente. Além disso, o tratamento com bromocriptina foi associado a um elevado percentual de recuperação total do VE e a baixas morbidade e mortalidade em pacientes com cardiomiopatia periparto *versus* outras coortes padecendo de cardiomiopatia periparto não tratadas com bromocriptina.

Para uma revisão completa dos problemas atuais relacionados à cardiomiopatia periparto, o leitor pode consultar o artigo de última geração citado abaixo.

Davis MB et al. Peripartum cardiomyopathy: JACC State-of-the- Art Review. J Am Coll Cardiol. 2020;75:207. [PMID: 31948651]

2. Anormalidades vasculares coronarianas e aórticas durante a gravidez

Ocorre um caso de SCA em 2,8-8,1 por 1 milhão de gestações. Muitas das mulheres afetadas têm mais de 35 anos. É sabido que a gravidez é fator predisponente para dissecção da aorta e de outras artérias, talvez em função das alterações ocorrentes no tecido conjuntivo que acompanham a gestação. Os riscos são particularmente significativos em pacientes com síndromes de Marfan, Ehlers-Danlos ou Loeys-Dietz. O risco é mais alto no terceiro trimestre, e as prevalências para dissecção coronariana, trombose e aterosclerose são quase iguais. Um estudo constatou que a causa mais frequente foi a dissecção coronariana; essa complicação tem um pico de incidência no período pós-parto inicial. Em alguns casos, foram implicadas embolias paradoxais através de um FOP até as artérias coronárias. Essencialmente, o tratamento clínico é semelhante ao de outros pacientes com infarto agudo, a menos que esteja presente algum distúrbio do tecido conjuntivo. Se houver dissecção não aterosclerótica, a intervenção coronariana poderá ser arriscada, pois poderá ocorrer agravamento de outra dissecção. Na maioria dos casos, justifica-se o tratamento conservador. Em alguns casos, a presença de uma dissecção aórtica extensa exigirá intervenção cirúrgica. Pacientes com síndrome de Marfan se mostram particularmente suscetíveis a uma expansão aórtica adicional durante a gravidez, se o diâmetro aórtico for > 4,5 cm (≥ 27 mm/m²); em tais situações, a gravidez deverá ser desencorajada. Mas alguns dados sugerem um aumento no risco de dissecção durante a gravidez, mesmo nos casos em que o reparo eletivo é estratégia razoável (i.e., quando a raiz aórtica é > 4,0 cm em mulheres com síndrome de Marfan que estejam pensando em engravidar). A ocorrência de infarto agudo durante a gravidez está associada a uma mortalidade materna de 8% e a uma incidência de 56% parto prematuro. Se for imprescindível a realização de uma ICP, atualmente recomenda-se a inserção de um *stent* liberador de fármacos, em lugar de um *stent* de metal descoberto. Os medicamentos aparentemente seguros durante a gravidez são: ácido acetilsalicílico, betabloqueadores, clopidogrel, heparina ou enoxaparina e nitratos. Os medicamentos que não são seguros são: inibidores de aldosterona, IECA ou BRA, Doac e estatinas. Em caso de necessidade, poderão ser administrados fibrinolíticos, inibidores de GP IIb/IIIa, bivalirudina e bloqueadores dos canais de cálcio.

Tweet MS et al. Pregnancy-associated myocardial infarction: prevalence, causes, and interventional management. Circ Cardiovasc Interv. 2020;13:e008687. [PMID: 32862672]

3. Controle do trabalho de parto

Embora o parto vaginal seja geralmente bem tolerado, pacientes instáveis (inclusive pacientes com hipertensão grave e com deterioração da IC) devem ter um planejamento para um parto cesariano. O uso da raquianestesia provoca uma grande queda na resistência vascular sistêmica, podendo piorar o *shunt* direita-esquerda. Foi observado um aumento no risco de ruptura aórtica durante o parto em pacientes com coarctação da aorta e dilatação grave da raiz aórtica e síndrome de Marfan; nessas pacientes, o parto vaginal deverá ser evitado. Mas para a maioria das pacientes, mesmo aquelas com cardiopatia congênita complexa, o parto vaginal é o método preferido. Imediatamente em seguida ao parto, várias mudanças na distribuição dos líquidos em decorrência da perda inicial de sangue, com redução da pré-carga; além disso, também deixa de ocorrer a redução da pós-carga que vinha sendo proporcionada pela placenta. Mas o retorno venoso aumenta rapidamente, pois o útero não está mais comprimindo a veia cava inferior e ocorre uma infusão de líquido no sistema vascular, pois o útero encolhe também rapidamente, de volta ao seu tamanho normal. Depois do parto, o aumento repentino na pré-carga e a perda da pós-carga podem resultar em IC durante as primeiras 48-72 horas do pós-parto – e esse continua sendo o período de alto risco para pacientes suscetíveis.

RASTREIO CARDIOVASCULAR DE ATLETAS

A morte súbita de um atleta competitivo inevitavelmente se torna uma ocasião para publicidade local, se não nacional. Em cada ocasião, o público e a comunidade médica desejam saber se tais eventos poderiam ser evitados por uma triagem mais cuidadosa ou completa. Embora cada evento fatal seja trágico, deve-se reconhecer que, nos EUA, em qualquer ano considerado existem aproximadamente 5 milhões de atletas competitivos ao nível de ensino médio ou superior. Desconhecemos o número de mortes cardíacas que ocorrem durante a participação esportiva, mas as estimativas ao nível do ensino médio variam de uma morte em 100.000-300.000 participantes. As taxas de mortalidade entre atletas mais maduros aumentam à medida que a prevalência de DAC aumenta. Essas estatísticas evidenciam o problema – de como ear mais efetivamente cada participante. Mesmo um teste barato como um ECG geraria um custo enorme, caso fosse exigido para todos os atletas, sendo provável que apenas um punhado de indivíduos com alto risco de morte súbita fossem detectados. A ecocardiografia, seja como um teste de rotina ou como um exame de acompanhamento para ECG anormais, seria proibitivamente dispendiosa, exceto para os atletas profissionais de elite. *Portanto, a abordagem mais viável é a de um histórico médico cuidadoso e de um exame cardíaco realizado por pessoal ciente dos distúrbios e condições responsáveis pela maioria das mortes súbitas em atletas competitivos.*

É importante ressaltar que a morte súbita é muito mais comum em atletas mais idosos, em comparação com atletas mais jovens. Em geral, os atletas de mais idade buscam aconselhamento sobre sua aptidão para participação. Esses indivíduos devem ter em mente que a prática de exercícios puxados está associada a maior risco de morte cardíaca súbita e que o treinamento apropriado diminui substancialmente esse risco. O rastreamento pré-participação para risco de morte súbita em atletas de mais idade é questão complexa; no momento, o foco está recaindo amplamente na identificação de isquemia induzível causada por doença coronariana significativa.

Em uma série de 158 mortes de atletas nos EUA entre 1985 e 1995, cardiomiopatia hipertrófica (36%) e anomalias coronarianas (19%) foram, de longe, os distúrbios subjacentes mais frequentes. HVE foi incriminada em outros 10%, ruptura da aorta (presumivelmente devido à síndrome de Marfan ou à necrose cística da média) em 6%, miocardite ou cardiomiopatia dilatada em 6%, estenose aórtica em 4% e displasia arritmogênica do VD em 3%. Além disso, pode ocorrer *commotio cordis*, ou morte súbita causada por lesão direta ao miocárdio. Mais comum em crianças, taquicardia ventricular ou fibrilação ventricular poderá ocorrer mesmo em seguida a um pequeno golpe direto no coração; acredita-se que o motivo seja a precipitação de uma CVP pouco antes do pico da onda T no ECG.

Um histórico familiar e clínico cuidadoso e um exame cardiovascular identificarão a maioria dos indivíduos em risco. Uma atualização em 2014 recomenda que *todos os atletas do ensino médio e de níveis superiores passem por um questionário de triagem e por um exame clínico*. A Tabela 10.10 descreve os 12 elementos constantes no exame.

Um histórico familiar de morte súbita prematura ou DCV, ou de qualquer uma dessas condições predisponentes, deve exigir um exame mais aprofundado, inclusive por ECG e ecocardiograma. Sintomas de fadiga ou dispneia não explicados, dor torácica por esforço, síncope ou quase síncope também justificam uma avaliação mais aprofundada. Aspecto semelhante a Marfan, elevação significativa da pressão arterial, anormalidades da frequência ou do ritmo cardíaco e bulhas ou sopros cardíacos patológicos também devem ser investigados,

---

TABELA 10.10 Recomendações da AHA de 12 elementos para triagem cardiovascular pré-participação de atletas de competição

Histórico clínico
Histórico pessoal
1. Dor/desconforto no peito causados por esforço
2. Síncope/quase síncope sem explicação
3. Esforço excessivo e dispneia/fadiga sem explicação
4. Identificação prévia de sopro cardíaco
5. Pressão arterial sistêmica elevada

Histórico familiar
6. Morte prematura (súbita e inesperada, ou por outra forma) antes dos 50 anos, causada por doença cardíaca em um ou mais parentes
7. Incapacidade decorrente de doença cardíaca em parente próximo com menos de 50 anos
8. Conhecimento específico de certos distúrbios cardíacos em membros da família: cardiomiopatia hipertrófica, cardiomiopatia dilatada, síndrome do QT longo ou outras canalopatias iônicas, síndrome de Marfan ou outras arritmias importantes

Exame físico
9. Sopro cardíaco
10. Pulso femoral diminuído (para exclusão de coarctação)
11. Fenótipo da síndrome de Marfan
12. Pressão arterial braquial (posição sentada)

AHA: American Heart Association.
Reproduzida de Lawless CE, Asplund C, Asif IM, et al. Protecting the heart of the American athlete: proceedings of the American College of Cardiology Sports and Exercise Cardiology Think Tank October 18, 2012, Washington, DC. J Am Coll Cardiol. 2014;64(20):2146-2171.

antes que o indivíduo seja liberado para participação atlética. Recomenda-se que essa avaliação seja realizada antes da participação para atletas nos níveis de ensino médio e superior e a cada 2 anos durante as competições esportivas.

A ocorrência de síncope induzida por estresse ou de pressão torácica pode ser a primeira pista para uma origem anômala de uma artéria coronária. Anatomicamente, esse tipo de lesão ocorre com maior frequência quando a artéria descendente anterior esquerda ou a coronária principal esquerda emerge da cúspide coronariana direita e segue seu curso entre a aorta e os troncos pulmonares. Acredita-se que o orifício "em forma de fenda" que resulta da angulação na origem do vaso provoque isquemia durante a prática de exercícios vigorosos, ocasião em que a aorta e as artérias pulmonares se dilatam, com consequente aplicação de tensão sobre a coronária.

A distinção mais difícil pode ser separar o atleta saudável com HVE do atleta com cardiomiopatia hipertrófica. Em geral, o coração do atleta saudável tem menos probabilidade de exibir padrões incomuns de HVE (p. ex., hipertrofia septal assimétrica) ou de sofrer aumento do AE, um ECG anormal, uma cavidade do VE < 45 mm de diâmetro ao final da diástole, um padrão de enchimento diastólico anormal ou um histórico familiar de cardiomiopatia hipertrófica. É mais provável que o atleta seja do sexo masculino, em comparação com indivíduos com cardiomiopatia hipertrófica, caso em que as mulheres correm o mesmo risco. A RM cardíaca vem surgindo como um meio útil de separação entre coração de atleta e cardiomiopatia hipertrófica obstrutiva. O aumento do risco também fica evidenciado em pacientes com síndrome de WPW, com um intervalo QTc prolongado ou naqueles que demonstram alterações anormais de ST nas derivações V_1 e V_2 consistentes com a síndrome de Brugada.

É recomendável o uso seletivo do ECG de rotina e de testes de estresse para homens com mais de 40 anos e para mulheres acima dos 50 anos que continuam a participar de exercícios vigorosos, e para indivíduos com menos idade, nos casos em que haja um histórico familiar positivo para DAC prematura, cardiomiopatia hipertrófica ou vários fatores de risco. Tendo em vista que pelo menos algumas das características de risco (QT longo, HVE, síndrome de Brugada, síndrome de WPW) podem ficar evidenciadas na triagem com um ECG de rotina, foram publicados diversos estudos de análise de custo-efetividade. A maioria desses estudos sugere que os ECG pré-participação têm utilidade potencial, embora não tenha sido esclarecido o que se deve fazer quando o QTc estiver levemente aumentado. Muitos especialistas acreditam que a grande incidência de estudos de ECG falso-positivos os torna pouco eficazes como ferramenta de triagem. Diante da baixa prevalência de anomalias cardíacas no público em geral, estimou-se que haveria necessidade de examinar individualmente 200 mil atletas para que fosse identificado o único indivíduo que sofreria morte súbita. Um relatório do Canadá que revisou 74 paradas cardíacas repentinas durante atividades esportivas observou que a grande maioria ocorreu durante esportes não competitivos. A incidência durante a prática de esportes competitivos foi de 0,76 por 100.000 atletas-ano, e na maioria dos casos não foi observada uma

associação clara com doença cardíaca estrutural. A realização de testes genéticos na população de atletas que demonstram inversões da onda T em seu ECG também se revelou ineficaz; os testes genéticos contribuíram com um diagnóstico extra em apenas 2,5% dos indivíduos, comparativamente ao resultado obtido pelos procedimentos clínicos de rotina.

Assim, a questão da triagem de rotina continua controversa. Um relatório do Reino Unido em 2018, que fez a triagem de jogadores de futebol adolescentes de 1996 a 2016 (consistindo em ECG e ecocardiografia), identificou doenças associadas à morte súbita em apenas 0,38% dos 11.168 atletas submetidos à triagem para um total de 118.351 pessoas-ano. A incidência de morte súbita foi de cerca de 7 por 100 mil atletas e a maioria estava relacionada a cardiomiopatias que não tinham sido detectadas nos procedimentos de triagem.

Em 2017, um documento de posicionamento de várias sociedades europeias apresentou argumentos sobre o uso de várias opções para a triagem pré-participação. O documento também forneceu informações oriundas de diversas organizações esportivas internacionais. Chegou-se à conclusão de que havia dados suficientes em apoio à obtenção do histórico clínico, realização de um exame físico e obtenção de um ECG de 12 derivações para todos os participantes. A ecocardiografia *não* foi recomendada como ferramenta de triagem.

Em 2017, foi publicada uma declaração de consenso da American Medical Society for Sports Medicine resumindo as recomendações para as opções de triagem apropriadas nos vários cenários clínicos. Tão logo tenha sido identificado um indivíduo com alto risco, podem ser utilizadas as diretrizes da conferência de Bethesda e da ESC como ajuda para que seja determinado se o atleta poderá continuar participando de eventos esportivos. A Tabela 10.11 oferece um resumo dessas recomendações.

A triagem para retorno à prática esportiva em seguida ao envolvimento miocárdico/pericárdico com Covid-19 é um tópico importante (ver Miocardite infecciosa no Cap. 11). Uma declaração de consenso de especialistas da ACC sugere o seguinte:

1. Para atletas que tiveram Covid-19, o ECG e a troponina de alta sensibilidade devem estar normais. Se permanecer qualquer preocupação clínica, deverá ser obtido um ecocardiograma transtorácico.
2. Não é recomendável que a ecocardiografia seja realizada no local de atendimento, pois as anormalidades mais comuns do ecocardiograma podem não ser detectadas pela técnica nesse ambiente. Algumas dessas anormalidades são: disfunção do VD, anormalidades diastólicas do VE e sinais precoces de disfunção do VE (p. ex., tensão longitudinal global anormal). Esses são os "sinais de alerta".
3. Se houver algum "sinal de alerta" do ecocardiograma, deverá ser obtida uma RM cardíaca. A RM fornece uma avaliação mais acurada da função do VD e das anormalidades do edema miocárdico (imagem T2), sinalização intracelular e extracelular (imagem T1) e realce tardio com gadolínio. Desconhece-se o significado desses achados a longo prazo.

TABELA 10.11 Recomendações para participação esportiva competitiva entre atletas com causas potenciais de MSC

Distúrbio	36ª Conferência de Bethesda	European Society of Cardiology
Anormalidades cardíacas estruturais		
CMH	Atletas com diagnóstico clínico provável ou definitivo devem ser excluídos de todos os esportes competitivos. Atletas com genótipo positivo/fenótipo negativo ainda podem competir.	Atletas com diagnóstico clínico provável ou definitivo devem ser excluídos de todos os esportes competitivos. Indivíduos com genótipo positivo/fenótipo negativo devem ser excluídos de esportes competitivos.
CAVD	Atletas com diagnóstico provável ou definitivo devem ser excluídos de esportes competitivos.	Atletas com diagnóstico provável ou definitivo devem ser excluídos de esportes competitivos.
ACAC	Exclusão de esportes competitivos. Três meses após uma cirurgia bem-sucedida, a participação em todos os esportes seria permitida para um atleta com isquemia, arritmia ventricular ou taquiarritmia, ou disfunção do VE durante o teste de exercício máximo.	Não aplicável.
Anormalidades cardíacas elétricas		
WPW	Atletas sem doença cardíaca estrutural, sem histórico de palpitações ou sem taquicardia podem participar de todos os esportes competitivos. Em atletas com sintomas, recomenda-se um estudo eletrofisiológico e ablação. O retorno aos esportes competitivos será permitido depois da ablação corretiva, desde que o ECG tenha normalizado.	Atletas sem doença cardíaca estrutural, sem histórico de palpitações ou sem taquicardia podem participar de todos os esportes competitivos. Em atletas com sintomas, recomenda-se um estudo eletrofisiológico e ablação. O retorno aos esportes competitivos será permitido depois da ablação corretiva, desde que o ECG tenha normalizado.
SQTL	Qualquer atleta que já tenha sofrido parada cardíaca ou episódio de síncope deve ser excluído de esportes competitivos. Pacientes assintomáticos ficarão restritos a esportes competitivos de baixa intensidade. Atletas com genótipo positivo/fenótipo negativo ainda podem competir.	Qualquer atleta com diagnóstico clínico ou genotípico deve ser excluído de esportes competitivos.
SBr	Exclusão de todos os esportes competitivos, exceto aqueles de baixa intensidade.	Exclusão de todos os esportes competitivos.
TVPC	Todos os pacientes com diagnóstico clínico devem ser excluídos de esportes competitivos. Pacientes com genótipo positivo/fenótipo negativo ainda podem competir em esportes de baixa intensidade.	Todos os pacientes com diagnóstico clínico devem ser excluídos de esportes competitivos. Pacientes com genótipo positivo/fenótipo negativo também são excluídos.
Anormalidades cardíacas adquiridas		
Commotio cordis	Em sobreviventes, a elegibilidade para retorno ao esporte competitivo é uma questão de julgamento clínico caso a caso. Os sobreviventes devem passar por um exame cardiovascular completo, inclusive ECG de 12 derivações, monitoramento ambulatorial de ECG e ecocardiografia.	Não aplicável.
Miocardite	Exclusão de todos os esportes competitivos. Período de convalescença de 6 meses. Os atletas poderão retornar às competições depois da normalização dos resultados dos exames.	Exclusão de todos os esportes competitivos. Período de convalescença de 6 meses. Os atletas poderão retornar às competições depois da normalização dos exames.

CAVD: cardiomiopatia arritmogênica do VD; SBr: síndrome de Brugada; ACAC: anomalias congênitas da artéria coronária; TVPC: taquicardia ventricular polimórfica catecolaminérgica; CMH: cardiomiopatia hipertrófica; SQTL: síndrome do QT longo; MCS: morte cardíaca súbita; WPW: síndrome de Wolff-Parkinson-White. Reproduzida de Chandra N et al. Sudden cardiac death in young athletes: practical challenges and diagnostic dilemmas. J Am Coll Cardiol. 2013;61(10):1027-1040.

4. Outras modalidades de imagem podem ser: TC coronariana, TC de tórax (pesquisa de EP, diante do estado hipercoagulável resultante da Covid-19) e raramente imagens PET.
5. Durante a fase aguda, deve-se evitar o teste de esforço cardiopulmonar, mas esse teste é importante 3-6 meses após a doença se os sintomas persistirem; e também como parte das diretrizes para retorno à prática esportiva.

> Phelan D et al. Screening of potential cardiac involvement in competitive athletes recovering from COVID-19: an expert consensus statement. JACC Cardiovasc Imaging. 2020;13: 2635. [PMID: 33303102]

Insuficiência cardíaca e cardiomiopatia

Christopher B. Granger, MD

Revisão científica da edição brasileira: Dr. Marcelo Arruda Candido

INSUFICIÊNCIA CARDÍACA

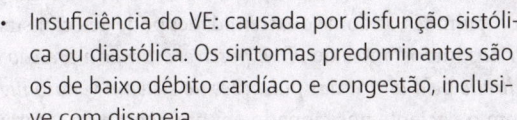

> **FUNDAMENTOS DO DIAGNÓSTICO**
>
> - Insuficiência do VE: causada por disfunção sistólica ou diastólica. Os sintomas predominantes são os de baixo débito cardíaco e congestão, inclusive com dispneia.
> - Insuficiência do VD: predominância dos sintomas de sobrecarga de volume; geralmente a insuficiência do VD é secundária à insuficiência do VE.
> - A avaliação da função do VE é parte crucial do diagnóstico e do tratamento.
> - O tratamento ideal para IC crônica envolve a combinação de tratamentos clínicos, p. ex., inibidores da ECA, antagonistas da aldosterona e betabloqueadores.

Considerações gerais

A insuficiência cardíaca (IC) é uma síndrome comum que vem aumentando em incidência e também em prevalência. Nos EUA, cerca de 6,7 milhões de pacientes sofrem de IC; a projeção até 2030 para novos casos é de 8 milhões ou mais. Nesse país, anualmente cerca de 1,297 milhão pacientes recebem alta hospitalar com diagnóstico de IC. Basicamente, essa é uma doença do envelhecimento, pois > 75% dos casos existentes e de novos ocorrem em indivíduos com mais de 65 anos. Setenta e cinco por cento dos pacientes com IC já sofriam de hipertensão. A prevalência de IC aumenta de menos 1% em pessoas com menos de 60 anos para quase 10% em pessoas com mais de 80.

A IC pode estar instalada no lado direito, no lado esquerdo ou nos dois lados. Pacientes com **IC esquerda** podem se apresentar com sintomas de baixo débito cardíaco e elevação da pressão venosa pulmonar; a característica predominante é a presença de dispneia. Em pacientes com **IC direita,** predominam os sinais de retenção de líquidos. Na maioria dos casos, os pacientes apresentam sinais ou sintomas de insuficiência dos lados direito e esquerdo, e uma disfunção do VE é a causa primária da insuficiência do VD. Cerca de metade dos pacientes com IC se apresenta com **preservação da função sistólica do VE**, geralmente com algum grau de **disfunção diastólica**. Pacientes com função sistólica reduzida ou preservada podem exibir sintomas semelhantes, e pode ser difícil fazer uma distinção clínica entre esses dois eventos com base exclusivamente nos sinais e sintomas. Em países desenvolvidos, a causa mais comum de IC sistólica é a presença de doença arterial coronariana (DAC), resultando em IAM e na perda de miocárdio funcional (**cardiomiopatia isquêmica**). A hipertensão sistêmica continua sendo causa importante de IC, sendo um fator de exacerbação em pacientes com disfunção cardíaca por outras causas, p. ex., DAC (com ocorrência ainda mais frequente nos EUA). Vários processos podem se apresentar com **cardiomiopatia dilatada** ou **congestiva**, que se caracteriza pela dilatação do VE ou por dilatação biventricular, juntamente com uma disfunção sistólica generalizada. Esses processos serão discutidos em outra parte deste capítulo, mas os de ocorrência mais comum são a cardiomiopatia alcoólica, a miocardite viral (inclusive infecções por HIV; ver a seção Covid-19 no Cap. 34) e as cardiomiopatias dilatadas causa subjacente sem óbvia (**cardiomiopatia idiopática**). Algumas causas raras de cardiomiopatia dilatada são: doenças infiltrativas (hemocromatose, sarcoidose, amiloidose etc.), outros agentes infecciosos, distúrbios metabólicos, cardiotoxinas e toxicidade medicamentosa. **Valvopatias cardíacas** – em particular a estenose aórtica degenerativa e a insuficiência aórtica ou mitral crônica – não são causas raras de IC. Uma taquicardia persistente, que frequentemente está relacionada à ocorrência de arritmia atrial, pode causar uma disfunção sistólica que pode ser revertida com o controle da frequência cardíaca. Casos de disfunção cardíaca diastólica estão associados ao processo de envelhecimento e ao concomitante enriquecimento do miocárdio, bem como à hipertrofia ventricular esquerda (HVE), comumente resultante da hipertensão. Distúrbios como a **cardiomiopatia hipertrófica** ou **restritiva**, o diabetes e doenças pericárdicas podem resultar no mesmo quadro clínico. A fibrilação atrial (com ou sem resposta ventricular rápida) pode ser fator contributivo para o comprometimento do enchimento do VE.

Com frequência, será possível prevenir a IC se os pacientes em risco forem detectados precocemente e se a intervenção for instituída com rapidez. A importância dessas abordagens é enfatizada pelas recomendações vigentes nos EUA, que incorporaram uma classificação para IC consistindo em quatro estágios. O **estágio A** envolve pacientes em risco de sofrer IC (p. ex., pacientes com hipertensão). Para a maioria desses pacientes, é possível prevenir a ocorrência de IC por meio de intervenções como o tratamento agressivo da hipertensão, a modificação dos fatores de risco coronarianos e a diminuição no consumo excessivo de bebidas alcoólicas. Estão enquadrados no **estágio B** pacientes portadores de doença cardíaca estrutural, aumento nas pressões de enchimento, aumento nos fatores de risco e nos biomarcadores, mas sem apresentar sintomas atuais ou previamente identificados de IC. Como exemplos, podem ser citados pacientes com IAM anterior, com outras causas de diminuição da função sistólica, HVE, ou doença valvar assintomática. Tanto os inibidores da ECA quanto os betabloqueadores promovem a prevenção da IC nos dois primeiros desses problemas, e o tratamento mais agressivo da hipertensão e uma intervenção cirúrgica precoce demonstram eficácia nos dois últimos. **Os estágios C** e **D** englobam, respectivamente, pacientes com IC clínica (atual ou antecedente) e o grupo relativamente pequeno de pacientes que se tornaram refratários aos tratamentos de rotina.

Achados clínicos
A. Sintomas

O sintoma mais comum em pacientes com **IC esquerda** é a falta de ar, principalmente uma dispneia de esforço inicial que, em seguida, evolui para ortopneia, dispneia paroxística noturna e dispneia em repouso. Esses pacientes podem exibir tosse crônica não produtiva, que geralmente piora na posição reclinada. Noctúria devido à excreção de líquido retido durante o dia e aumento da perfusão renal na posição reclinada são sintomas comuns não específicos de IC, assim como fadiga e intolerância ao exercício. *Esses sintomas não têm boa correlação com o grau de disfunção cardíaca.* Pacientes com **IC direita** apresentam sinais predominantes de retenção de líquidos; nesses casos, o paciente exibe edema, congestão hepática e, ocasionalmente, perda de apetite e náusea causadas pelo edema intestinal ou pelo comprometimento da perfusão gastrointestinal e pela ascite. Surpreende o fato de que alguns pacientes com disfunção grave do VE apresentarão poucos sinais de IC esquerda, aparentemente sofrendo apenas de IC direita. Na verdade, tais pacientes podem ser clinicamente indistinguíveis de pacientes com IC direita secundária a uma doença pulmonar.

Em geral, pacientes com IC aguda causada por IAM, miocardite e insuficiência valvar aguda causada por endocardite ou por outros distúrbios se apresentam com edema pulmonar. Pacientes com sintomas episódicos podem estar sofrendo uma disfunção do VE causada por isquemia intermitente. Os pacientes também podem apresentar exacerbações agudas de uma IC crônica estável. Essas exacerbações podem ser causadas por alterações no regime terapêutico (ou pela não adesão do paciente), pelo consumo excessivo de sal e líquidos, arritmia, atividade excessiva, embolia pulmonar, infecção intercorrente ou progressão da doença subjacente.

Com frequência, pacientes portadores de IC são categorizados pela classificação da NYHA como de **classe I** (assintomático), **classe II** (sintomático com atividade moderada), **classe III** (sintomático com atividade leve) ou **classe IV** (sintomático em repouso). Essa classificação é importante, porque alguns dos tratamentos são indicados com base nela.

B. Sinais

Muitos pacientes com IC, inclusive alguns apresentando sintomas graves, parecem ficar confortáveis em repouso. Outros apresentarão dispneia ao conversar ou durante atividades menos intensas; já pacientes portadores de IC grave antiga podem exibir um aspecto caquético ou cianótico. Os sinais vitais podem estar normais, mas podem estar presentes taquicardia, hipotensão e queda na pressão de pulso. Em geral, os pacientes exibem sinais de aumento da atividade do sistema nervoso simpático, como extremidades frias e diaforese. O exame do pescoço, pulmões, abdome e extremidades pode detectar sinais periféricos importantes de IC. *É possível estimar a pressão do átrio direito pela altura das pulsações no sistema venoso jugular.* Com o paciente posicionado em um ângulo de 45 graus, o médico deve medir a altura da pulsação a partir do ângulo esternal, acrescentando 5 cm para estimar a altura acima do átrio esquerdo; a determinação de uma pulsação presente acima de 8 cm é considerada anormal. Além da altura da pressão venosa, o médico deve verificar ondas *v* regurgitantes. Um exame do pulso carotídeo permitirá uma estimativa da pressão do pulso, bem como a detecção de estenose aórtica. O exame da tireoide poderá revelar casos ocultos de hipertireoidismo ou hipotireoidismo, causas facilmente tratáveis de IC. Crepitações nas bases pulmonares refletem transudação de líquido para o interior dos alvéolos. A presença de derrame pleural pode causar macicez bibasilar à percussão. Sibilos expiratórios e roncos podem ser sinais de IC. Pacientes com IC direita grave podem exibir hepatomegalia – com ou sem sensibilidade – causada pela congestão passiva. O médico pode sentir pulsações sistólicas em pacientes com regurgitação tricúspide. A ocorrência de pressão moderada contínua no fígado pode aumentar a pressão venosa jugular (PVJ) (o **refluxo hepatojugular** positivo consiste em um aumento > 1 cm, que se correlaciona com pressão capilar pulmonar em cunha [PCPC]). Ascite também pode estar presente. Edema depressível periférico é um sinal comum em pacientes com IC direita; esse edema pode se estender até as coxas e a parede abdominal.

Os sinais fundamentais do exame cardíaco são uma impulsão paraesternal, indicativa de hipertensão pulmonar; aumento e manutenção do impulso VE, indicativo de dilatação e hipertrofia do VE; diminuição da primeira bulha cardíaca, sugestiva de comprometimento da contratilidade; e ritmo de galope B_3 originado no VE e, em alguns casos, no VD. Geralmente, pode ser notado um B_4 presente em pacientes com IC diastólica. O médico deve procurar por sopros, para exclusão de doença valvular primária; é comum a ocorrência de sopros de regurgitação mitral secundária e de regurgitação tricúspide em pacientes com dilatação ventricular. Em pacientes com IC crônica, muitos dos sinais esperados para casos de IC podem estar ausentes, apesar da observação de anormalidades significativas da função cardíaca e das medidas hemodinâmicas.

C. Achados laboratoriais

Um hemograma pode revelar anemia e grande amplitude de distribuição dos eritrócitos (RDW); esses dois achados estão associados a um prognóstico ruim para pacientes com IC crônica, por meio de mecanismos ainda pouco compreendidos. A obtenção de provas de função renal poderá determinar se a IC está associada ao comprometimento da função renal – o que pode refletir má perfusão renal. Doença renal crônica (DRC) é outro fator de mau prognóstico para pacientes com IC, podendo limitar certas opções terapêuticas. A obtenção de eletrólitos séricos pode revelar hipocalemia, que aumenta o risco de ocorrência de arritmia; hipercalemia, que pode limitar o uso de inibidores do sistema renina-angiotensina; ou hiponatremia, indicativa de uma ativação significativa do sistema renina-angiotensina que também sinaliza um prognóstico sombrio. O médico deve ainda avaliar a função tireoidiana para possível detecção de tireotoxicose ou mixedema oculto; e devem ser verificados estudos de determinação de ferro para avaliação de hemocromatose. Em casos sem explicação, a obtenção de biópsias apropriadas poderá proporcionar um diagnóstico de amiloidose. E biópsias do miocárdio poderão excluir causas específicas de cardiomiopatia dilatada, mas raramente revelarão diagnósticos reversíveis específicos.

O peptídeo natriurético cerebral (BNP) sérico é um poderoso marcador prognóstico que contribui para a avaliação clínica para diferenciação da dispneia decorrente da IC por causas não cardíacas. Dois marcadores – **BNP** e **NT-proBNP** – proporcionam informações diagnósticas e prognósticas semelhantes. A expressão do BNP ocorre principalmente nos ventrículos; esse marcador está elevado em pacientes com pressões de enchimento ventricular altas. O BNP tem grande sensibilidade em pacientes com IC sintomática – seja por causa de uma disfunção sistólica ou diastólica –, mas é menos específico em pacientes idosos, em mulheres e em pacientes com DPOC. Estudos demonstraram que o BNP pode auxiliar na triagem realizada no pronto-socorro para o diagnóstico de IC descompensada aguda; assim, um *NT-proBNP < 300 pg/mL ou um BNP < 100 pg/mL, em combinação com um ECG normal, torna improvável a existência de IC*. Num cenário crônico, o BNP demonstra menores sensibilidade e especificidade para o diagnóstico de IC. O BNP pode ser útil para orientação do médico com relação à intensidade do diurético e a um uso mais consistente de tratamentos modificadores da doença, p. ex., inibidores da ECA e betabloqueadores, para o tratamento de pacientes com IC crônica. Observam-se elevações do BNP, mas não do NT-proBNP, com a administração de inibidores da neprilisina, tendo em vista que a neprilisina degrada o BNP. Assim, embora o NT-proBNP ainda seja um marcador confiável, *não* se deve usar o BNP na monitoração do grau de

IC em pacientes tratados com sacubitril/valsartana. Piora da falta de ar e/ou ganho de peso associados ao aumento do BNP podem fazer o médico aumentar a dose dos diuréticos. Mas *não foi observado benefício comprovado com o uso de determinações seriadas de peptídeo natriurético para orientação do tratamento*, conforme ficou demonstrado no estudo *Guide-It*. Em pacientes com IC crônica ou aguda, é comum uma elevação da troponina sérica e, em especial, da troponina de alta sensibilidade; essas elevações estão associadas a maior risco de resultados adversos.

D. ECG e radiografias torácicas

O ECG pode indicar arritmia subjacente ou secundária, IAM ou alterações inespecíficas (geralmente baixa voltagem, defeitos da condução intraventricular, HVE e alterações inespecíficas da repolarização). As radiografias torácicas proporcionam informações sobre as dimensões e o formato da silhueta cardíaca. Cardiomegalia é achado importante, sendo um sinal de mau prognóstico. As evidências de hipertensão venosa pulmonar são uma dilatação relativa das veias do lobo superior, edema perivascular (turvação dos contornos dos vasos), edema intersticial e presença de líquido alveolar. Em pacientes com IC aguda, esses achados têm correlação moderadamente boa com a pressão venosa pulmonar. Por outro lado, pacientes portadores de IC crônica podem se apresentar com uma vasculatura pulmonar relativamente normal, apesar das pressões muito elevadas. Derrames pleurais são comuns e tendem a ser bilaterais ou do lado direito.

E. Estudos adicionais

Em geral, diagnósticos clínicos de disfunção sistólica do miocárdio são imprecisos. Os principais distúrbios geradores dessa confusão são disfunção diastólica do coração, acompanhada de diminuição do relaxamento e do enchimento do VE (particularmente em casos de hipertensão e em estados hipertróficos) e doença pulmonar.

Os ecocardiogramas são os estudos mais importantes, por permitirem que o médico estabeleça uma diferença entre IC com e sem preservação da função sistólica do VE. Um ecocardiograma pode definir as dimensões e a função ventricular e atrial. Fração de ejeção do ventrículo esquerdo (Feve) é a medida de uso mais comum para definição da função sistólica. A função do VD é avaliada pela contratilidade e por outras medidas, p. ex., excursão sistólica do plano anular tricúspide. Os ecocardiogramas também possibilitarão a detecção de derrame pericárdico, anormalidades valvares, *shunts* intracardíacos e anormalidades do movimento da parede segmentar sugestivas de um IAM antigo, em contraposição a formas mais generalizadas de cardiomiopatia dilatada.

A angiografia de radionuclídeos e as imagens por ressonância magnética (RM) cardíaca também medem a Feve e possibilitam uma análise do movimento regional da parede. Esses exames são particularmente válidos nos casos em que a ecocardiografia não seja tecnicamente satisfatória, p. ex., nos pacientes com doença pulmonar grave. Com a ajuda de um estudo de RM, o médico poderá avaliar a presença de tecido cicatricial e de doença infiltrativa. Se houver suspeita de isquemia miocárdica como causa de disfunção do VE (como se deve pensar, a menos que tenha sido observada outra causa óbvia), o médico deverá ordenar um teste de esforço ou uma angiografia coronariana.

F. Cateterismo cardíaco

Na maioria dos pacientes com IC, o médico poderá determinar as dimensões e a função do VE, bem como a função valvar, pelo exame clínico e por testes não invasivos, para dar suporte e refinar o diagnóstico. Também poderá ajudar a realização de um cateterismo cardíaco esquerdo para definir a presença e extensão da DAC, embora uma angiografia por TC possa igualmente ser apropriada, em especial nos casos de pouca probabilidade de uma doença coronariana. A avaliação para presença de doença coronariana será particularmente importante naqueles pacientes nos quais a disfunção do VE pode ser parcialmente reversível pela revascularização. Com frequência, a combinação de angina (ou de evidência não invasiva de uma isquemia miocárdica significativa) com IC sintomática é uma indicação para uma angiografia coronariana, se o paciente for um candidato potencial para revascularização. A realização de um cateterismo cardíaco direito poderá ajudar na seleção e monitoramento do tratamento em pacientes que se mostraram refratários ao tratamento de rotina.

Tratamento: insuficiência cardíaca com diminuição da Feve

O tratamento da IC tem como objetivo aliviar os sintomas, melhorar o estado funcional e prevenir a morte e hospitalizações do paciente. *As evidências de ganhos clínicos (p. ex., diminuição da taxa de mortalidade e do percentual de hospitalização, bem como a redução no número de mortes cardíacas súbitas) com a maioria dos tratamentos se limitam a pacientes portadores de IC com diminuição da Feve (≤ 40%).* A única exceção a essa descoberta geral está representada pelos inibidores do SGLT-2, que diminuem o número de hospitalizações por IC para pacientes com preservação da FE. *Estima-se que o uso de inibidores do receptor de angiotensina-neprilisina, betabloqueadores, antagonistas dos receptores de mineralocorticoides e de medicamentos inibidores do SGLT-2 em doses apropriadas para IC com diminuição da Feve reduz a mortalidade em mais de 70%. Assim, esse objetivo é tão importante quanto qualquer outro em toda a cardiologia.* Atualmente já se aceita que pacientes com FE levemente reduzida (41-49%) podem ser beneficiados com o uso de sacubitril/valsartana (i.e., antagonista dos receptores de mineralocorticoides juntamente com um inibidor do receptor da angiotensina e da neprilisina [Inra]). O tratamento de pacientes com IC com Feve preservada (ou ICFEp) tem por objetivo melhorar os sintomas e tratar comorbidades. *É importante que seja atingida a dose-alvo (ou a dose tolerada ao máximo até a meta) para que os pacientes sejam beneficiados com esses tratamentos – um aspecto que ficou demonstrado em estudos clínicos (Tab. 11.1).*

TABELA 11.1 Doses baseadas em evidências para medicamentos modificadores da doença em estudos clínicos randomizados importantes sobre ICFEr ou pós-IAM

Medicamentos	Dose inicial	Dose-alvo
Inibidores da ECA		
Captopril	6,25 mg 3x/dia	50 mg 3x/dia
Enalapril	2,5 mg 2x/dia	10-20 mg 2x/dia
Lisinopril	2,5-5 mg 1x/dia	20-35 1x/dia
Ramipril	2,5 mg 1x/dia	10 mg 1x/dia
Trandolapril	0,5 mg 1x/dia	4 mg 1x/dia
Betabloqueadores		
Bisoprolol	1,25 mg 1x/dia	10 mg 1x/dia
Carvedilol	3,125 mg 2x/dia	25 mg 2x/dia
Succinato de metoprolol (CR/XL)	12,5-25 mg 1x/dia	200 mg 1x/dia
Nebivolol	1,25 1x/dia	10 mg 1x/dia
BRA		
Candesartana	4-8 mg 1x/dia	32 mg 1x/dia
Losartana	50 mg 1x/dia	150 mg 1x/dia
Valsartana	40 mg 2x/dia	160 mg 2x/dia
Antagonistas da aldosterona		
Eplerenona	25 mg 1x/dia	50 mg 1x/dia
Espironolactona	25 mg 1x/dia	50 mg 1x/dia
Inra		
Sacubitril/valsartana	49/51 mg 2x/dia	97/103 mg 2x/dia
Bloqueadores de canal I_f		
Ivabradina	5 mg 2x/dia	7,5 mg 2x/dia
Inibidores do SGLT-2		
Dapagliflozina	10 mg 1x/dia	10 mg 1x/dia
Empagliflozina	10 mg 1x/dia	10 mg 1x/dia

ICFEr: IC com FE reduzida; Inra: inibidor do receptor de angiotensina-neprilisina.

A. Correção de causas reversíveis

Em pacientes com IC com Feve reduzida (também conhecida como **IC sistólica crônica, ou ICFEr**), as principais causas reversíveis são lesões valvares, isquemia miocárdica, hipertensão não controlada, arritmia (especialmente taquicardias persistentes), depressão do miocárdio induzida por bebidas alcoólicas ou por drogas, hipotireoidismo, *shunts* intracardíacos e estados de débito alto. Bloqueadores dos canais de cálcio com inotropia negativa (especificamente verapamil ou diltiazem), medicamentos antiarrítmicos, tiazolidinedionas e Aine podem ser fatores contributivos importantes para o agravamento da IC. Pode-se reverter parcialmente algumas cardiomiopatias metabólicas e infiltrativas (p. ex., hemocromatose, sarcoidose e amiloidose), ou sua progressão pode ser retardada. Tão logo estejam sendo abordados os possíveis componentes reversíveis, as medidas descritas em seguida serão apropriadas.

B. Tratamento farmacológico

Ver, a seguir, a seção Insuficiência cardíaca aguda e edema pulmonar.

1. **Terapia diurética** – Os diuréticos constituem o meio mais eficaz de fornecer alívio sintomático a pacientes com IC moderada a grave acompanhada de dispneia e sobrecarga de volume, ou com IC com Feve reduzida ou preservada. Poucos pacientes com sinais ou sintomas de retenção de líquidos poderão ser tratados de maneira ideal sem recorrer a um diurético. No entanto, a diurese excessiva pode provocar desequilíbrio eletrolítico e ativação neuro-hormonal. *Para a maioria dos pacientes sintomáticos com ICFEr, o tratamento inicial deve consistir na combinação de um diurético e de um inibidor da ECA ou Inra, juntamente com a adição precoce de um betabloqueador e de um inibidor do SGLT-2.*

   Nos casos em que a retenção de líquidos é leve, poderá bastar o uso de **diuréticos tiazídicos** ou um tipo semelhante de agente (hidroclorotiazida, 25-100 mg; metolazona, 2,5-5 mg; clortalidona, 25-50 mg; etc.). Geralmente os diuréticos tiazídicos ou agentes afins propiciam melhor controle da hipertensão em comparação com agentes de alça de curta ação. Habitualmente, os tiazídicos não demonstram eficácia quando a taxa de filtração glomerular (TFG) cai para < 30-40 mL/min/1,73 m², uma ocorrência não rara em pacientes com IC grave. *A metolazona mantém sua eficácia até uma TFG de aproximadamente 20-30 mL/min/1,73 m².* Podem ocorrer reações adversas, p. ex., hipocalemia e depleção do volume intravascular com resultante azotemia pré-renal, erupções cutâneas, neutropenia e trombocitopenia, hiperglicemia, hiperuricemia e disfunção hepática.

   Os pacientes com IC de maior gravidade devem ser tratados com um dos **diuréticos de alça** VO. São a furosemida (20-320 mg/dia), a bumetanida (1-8 mg/dia) e a torsemida (20-200 mg/dia). Esses agentes têm início rápido e a duração de sua ação é relativamente curta. Em pacientes com função renal preservada, é preferível prescrever duas ou mais doses/dia em lugar de uma única dose maior. Em situações agudas ou quando houver dúvida com relação à absorção gastrointestinal, os diuréticos de alça devem ser administrados IV. A torsemida pode ser eficaz nos casos de ineficácia da furosemida (com relação à melhor absorção e a uma meia-vida mais longa), embora um grande estudo randomizado não tenha demonstrado qualquer diferença nos resultados clínicos entre esses diuréticos. Pode haver necessidade de administrar doses maiores (até 500 mg de furosemida ou equivalente) em pacientes com insuficiência renal grave. As principais reações adversas a essa medicação são depleção de volume intravascular, azotemia pré--renal e hipotensão. Um grande problema é a ocorrência de hipocalemia, em particular em pacientes comedicados com um agente digitálico. São efeitos colaterais mais raros as erupções cutâneas, desconforto gastrointestinal e ototoxicidade (esta última complicação ocorre mais comumente com ácido etacrínico, possivelmente sendo menos comum com bumetanida).

   Agentes orais poupadores de potássio são medicamentos que frequentemente se revelam úteis em combinação com diuréticos de alça e com diuréticos tiazídicos.

   Nesses casos, a primeira escolha deve ser espironolactona (12,5-100 mg/dia) ou eplerenona (25-100 mg/dia), ambos agentes inibidores de aldosterona. Esses medicamentos diminuem a mortalidade, além de exercer efeito diurético. Em pacientes com IC, são frequentes os aumentos da aldosterona. Esses medicamentos poupam a perda de potássio, exercem algum efeito diurético (sobretudo nas doses mais altas) e também melhoram os resultados clínicos, inclusive a taxa de sobrevivência. Entretanto, iniciam sua ação mais lentamente em comparação com o que ocorre com outros agentes poupadores de potássio, e o uso da espironolactona poderá resultar nos efeitos colaterais de ginecomastia e hipercalemia. Combinações de suplementos de potássio ou de inibidores da ECA com medicamentos poupadores de potássio podem aumentar o risco de hipercalemia, mas tais combinações têm sido usadas com sucesso em pacientes com hipocalemia persistente.

   Pacientes com edema refratário podem responder a combinações de um diurético de alça com agentes semelhantes a tiazídicos. O agente preferencial para essa combinação é a metolazona, graças à manutenção de sua atividade em pacientes com DRC. O médico deverá se cercar de extremo cuidado ao utilizar essa abordagem, tendo em vista as frequentes diureses abundantes e os desequilíbrios eletrolíticos; deverá prescrever 2,5 mg de metolazona VO em adição à dosagem antecedente do diurético de alça. Em muitos casos, haverá necessidade dessa medida apenas 1-2x/semana, mas doses de até 10 mg/dia têm sido usadas em alguns pacientes.

2. **Inibidores do sistema renina-angiotensina-aldosterona** – A inibição do sistema renina-angiotensina-aldosterona com inibidores da ECA deve fazer parte da terapia inicial dessa síndrome, com base em seus benefícios em relação à mortalidade.

A. **Inibidores da ECA** – Pelo menos sete inibidores da ECA demonstraram eficácia no tratamento de IC ou nas indicações de disfunção VE pós-infarto relacionada à IC (ver Tab. 13.6). Os inibidores da ECA diminuem a mortalidade em aproximadamente 20% para pacientes com IC sintomática; além disso, demonstraram ser capazes de prevenir hospitalizações, aumentar a tolerância ao exercício físico e diminuir os sintomas nesses pacientes. Como resultado, *geralmente os inibidores da ECA devem fazer parte do tratamento de primeira linha para pacientes com disfunção sistólica VE sintomática (FE < 40%), habitualmente em combinação com um agente diurético. Os inibidores da ECA também estão indicados para tratamento de pacientes com FE reduzida assintomáticos, por prevenirem a progressão para IC clínica.*

   Tendo em vista que inibidores da ECA podem induzir hipotensão significativa, sobretudo em seguida às doses iniciais, esses agentes devem ser iniciados de forma cautelosa. A hipotensão fica mais evidenciada em pacientes com PA já baixa (pressão sistólica < 100 mmHg), com hipovolemia, azotemia pré-renal (em especial se induzida por diurético) e hiponatremia (um indicador de ativação do sistema renina-angiotensina). Geralmente esses pacientes devem ser inicialmente medicados com doses baixas (captopril 6,25 mg VO 3x/dia, enalapril 2,5 mg VO/dia ou o equivalente); em outros pacientes a medicação poderá ser iniciada com o dobro dessas doses. Transcorridos alguns dias (para pacientes com marcadores de maior risco) ou no máximo em 2 semanas, o médico deverá questionar os pacientes com relação aos sintomas de hipotensão; além disso, tanto a função renal quanto os níveis de potássio devem ser monitorados.

Os inibidores da ECA devem ser titulados para as doses comprovadamente eficazes por estudos clínicos (captopril 50 mg 3x/dia, enalapril 10 mg 2x/dia, ramipril 10 mg/dia, lisinopril 20 mg/dia ou equivalente) durante um período de 1-3 meses. Na maioria dos casos, os pacientes tolerarão essas doses. *Hipotensão assintomática não é contraindicação para aumento ou continuação do uso de inibidores da ECA.* Alguns pacientes apresentam aumento nos níveis séricos de creatinina ou de potássio, mas não haverá necessidade de descontinuação se ocorrer estabilização dos níveis – mesmo em valores tão altos quanto 3 mg/dL e 5,5 mEq/L, respectivamente. A disfunção renal ocorre com maior frequência em pacientes diabéticos, em pacientes idosos e naqueles com baixas pressões sistólicas. Esses grupos devem ser monitorados mais cuidadosamente. Os efeitos colaterais mais comuns causados pelo uso de inibidores da ECA em pacientes com IC são tontura (geralmente não relacionada ao nível da PA) e tosse, embora este último efeito seja frequentemente uma decorrência tanto da IC como de problemas pulmonares intercorrentes, ou da administração do inibidor da ECA. Foi observado que a tosse induzida por inibidores da ECA é mais comum em mulheres *versus* homens.

B. **Bloqueadores do receptor de angiotensina II** – Outra abordagem objetivando a inibição do sistema renina-angiotensina-aldosterona é o uso de bloqueadores do receptor de angiotensina II (BRA) específicos (ver Tab. 13.6), capazes de atenuar os efeitos adversos da angiotensina II mediante o bloqueio do receptor AT_1.

Contudo, esses agentes *não* compartilham os efeitos dos inibidores da ECA em outras vias potencialmente importantes produtoras de aumentos de bradicinina, prostaglandinas e óxido nítrico no coração, nos vasos sanguíneos e em outros tecidos. Os BRA, especificamente candesartana ou valsartana, proporcionam benefícios importantes, funcionando como uma alternativa aos inibidores da ECA em pacientes com IC crônica e com Feve reduzida. (Um grande estudo que envolveu pacientes com IC crônica e com Feve preservada não detectou benefícios com o uso de irbesartana, um BRA.) Embora tenham o mesmo nível de recomendação nas diretrizes, *geralmente se dá preferência aos inibidores da ECA em detrimento dos BRA para uso em pacientes que os toleram, embora o início do tratamento com um BRA evite a necessidade de um período em que o paciente deixa de tomar o medicamento (i.e.,* washout*) ao fazer a transição para* sacubitril/valsartana.

C. **Espironolactona e eplerenona** – A inibição da aldosterona passou a ser considerada um pilar do tratamento da ICFEr sintomática. O estudo *Rales* comparou espironolactona 25 mg/dia com placebo em pacientes com IC avançada (classe IV atual ou recente) que já vinham sendo medicados com inibidores da ECA e com diuréticos, tendo concluído que houve uma diminuição de 29% na mortalidade e também reduções semelhantes em outros desfechos clínicos. Com base no estudo *Emphasis-HF*, a eficácia e a segurança do antagonismo da aldosterona – na forma de eplerenona VO, 25-50 mg/dia – estão estabelecidas para pacientes com IC leve ou moderada. Apenas raramente ocorreu hipercalemia em pacientes participantes em estudos clínicos de IC grave medicados com altas doses de diuréticos como terapia de manutenção; mas na prática clínica geral parece que a hipercalemia ocorre comumente em pacientes medicados com espironolactona. O médico deverá monitorar cuidadosamente os níveis séricos de potássio durante o início da medicação com espironolactona (depois de 1 e 4 semanas de terapia); passado esse tempo, os níveis de potássio deverão ser obtidos periodicamente, particularmente para pacientes com graus leves de lesão renal e para pacientes em tratamento com inibidores da ECA.

D. **Combinação de sacubitril e valsartana** – A combinação de valsartana e sacubitril é conhecida pela sigla **Inra**. Um grande estudo randomizado (*Paradigm-HF*) com pacientes que já vinham sendo medicados com um inibidor da ECA ou BRA demonstrou que o Inra reduziu em 20% as mortes cardiovasculares e a hospitalização por IC em pacientes com IC, além de reduzir a Feve, em comparação com pacientes que já vinham sendo medicados com o inibidor da ECA enalapril, A própria morte cardiovascular foi reduzida em 20%.

Essa evidência levou a uma recomendação de classe I constante nas recomendações da ACC/AHA e da European Society of Cardiology (ESC) para o uso de *sacubitril/valsartana como substituto para inibidores da ECA em pacientes com IC e FE reduzida que permanecem sintomáticos ao serem medicados com um inibidor da ECA, betabloqueador e inibidor mineralocorticoide.* O estudo *Paradigm* não incluiu pacientes com PA sistólica basal < 100 mmHg, e a hipotensão sintomática ocorre mais comumente em pacientes tratados com sacubitril/valsartana, em comparação com os medicados com um inibidor da ECA. No hospital, pode-se iniciar com segurança o tratamento com sacubitril/valsartana para pacientes internados com insuficiência descompensada, desde que estejam estáveis e com PA sistólica ≥ 100 mmHg e que tenham passado por um período de *washout* de 36 horas a contar da última dose do inibidor da ECA.

Embora o estudo *Paragon-HF* em uma população de pacientes com ICFEp (≥ 45%) tenha detectado alguma evidência de ganho, a administração de sacubitril/valsartana não resultou em melhora significativa para o desfecho primário de hospitalizações totais por IC nem para morte cardiovascular. No entanto, a FDA aprovou sacubitril/valsartana para uso nessa população, sobretudo para pacientes com FE "abaixo do normal", ou seja, para FE < 50%, inclusive para pacientes com *FE levemente reduzida (41-49%)*.

3. Betabloqueadores – Os betabloqueadores fazem parte da base do tratamento da IC crônica, graças a seus benefícios em termos de salvar vidas. O mecanismo de tais benefícios ainda não foi esclarecido, mas é provável que elevações crônicas das catecolaminas e da atividade do sistema nervoso simpático provoquem danos progressivos ao miocárdio, acarretando piora da função e dilatação do VE. A principal evidência para essa hipótese é que, ao longo de um período de 3-6 meses, os betabloqueadores geram aumentos substanciais e consistentes na FE (em média, um aumento absoluto = 10%) e reduções nas dimensões e massa do VE.

Há fortes evidências de diminuição da mortalidade com o uso de três medicamentos: **carvedilol** (um bloqueador não seletivo dos receptores beta-1 e beta-2), o **agente de liberação prolongada** seletivo para beta-1 **succinato de metoprolol** (mas não o tartarato de metoprolol, de curta ação) e **bisoprolol** (um agente seletivo para beta-1).

Recomenda-se enfaticamente que pacientes estáveis *(definidos como não apresentando deterioração recente nem evidência de sobrecarga de volume) com IC leve, moderada e até mesmo grave sejam tratados com um betabloqueador, a menos que haja contraindicação não cardíaca.* No estudo *Copernicus*, o carvedilol foi bem tolerado, tendo-se revelado altamente eficaz na diminuição da mortalidade e das hospitalizações por IC em um grupo de pacientes com sintomas graves (classe III ou IV da NYHA), mas os pesquisadores tiveram o cuidado de se assegurar que os pacientes não estavam retendo líquidos no momento do início do tratamento. Nesse estudo houve prevenção de 1 morte para cada 13 pacientes tratados durante 1 ano – um efeito tão extraordinário como qualquer outro observado com qualquer outra terapia farmacológica na história da medicina cardiovascular. O *Comet*, um estudo comparativo entre carvedilol e tartrato de metoprolol (de curta ação), detectou diminuições significativas na mortalidade por todas as causas e na mortalidade cardiovascular com o uso de carvedilol. Portanto, pacientes com IC crônica devem ser tratados com succinato de metoprolol de liberação prolongada, bisoprolol ou carvedilol, mas não com tartrato de metoprolol de curta ação curta.

Considerando que mesmo pacientes aparentemente estáveis podem piorar ao ser iniciado um betabloquea-dor, o início da medicação deve ser implementado gradativamente e com muita cautela. O carvedilol deve ser iniciado em uma dose de 3,125 mg VO 2x/dia, que pode ser aumentada para 6,25, 12,5 e 25 mg 2x/dia a intervalos de aproximadamente 2 semanas. Os protocolos para uso de metoprolol de liberação prolongada foram iniciados em 12,5 ou 25 mg VO/dia e dobrados a intervalos de 2 semanas até que se chegasse a uma dose-alvo de 200 mg/dia (com o uso de Toprol XL, uma preparação de liberação prolongada). Bisoprolol foi administrado em uma dose de 1,25, 2,5, 3,75, 5, 7,5 e 10 mg VO/dia, com incrementos a intervalos de 1-4 semanas. Com frequência, será mais conveniente optar por titulação mais gradativa, que poderá ser mais bem tolerada pelo paciente.

Os pacientes devem ser instruídos para monitorar seu peso em casa, como um indicador de retenção de líquidos. Deverão relatar imediatamente qualquer exacerbação ou alteração nos sintomas. Antes de cada aumento de dose, os pacientes devem ser recebidos e examinados pelo médico, como garantia de que não ocorreu retenção de líquidos nem deterioração dos sintomas. Se ocorrer piora da IC, geralmente esse problema poderá ser controlado pelo aumento das doses de diuréticos e pelo retardamento de novos aumentos nas doses dos betabloqueadores, embora em alguns casos seja necessário fazer ajustes para baixo, ou mesmo a descontinuação. Graças a sua atividade betabloqueadora, o carvedilol pode causar tontura ou hipotensão. Em geral, esses problemas podem ser controlados com a diminuição das doses de outros vasodilatadores e pelo retardo no ritmo dos aumentos de dose.

4. Inibidores do SGLT-2 – Quatro grandes estudos clínicos em pacientes com IC (dois em pacientes com Feve reduzida e dois em pacientes com Feve preservada) demonstraram que *dapagliflozina e empagliflozina, inibidores do SGLT-2, diminuem significativamente o risco de morte cardiovascular e de hospitalização por IC para pacientes com Feve reduzida ou preservada (tanto em pacientes diabéticos como nos não diabéticos).* Cada um desses medicamentos é administrado em dose única, 10 mg/dia, e ambos promovem rápidos benefícios (dentro de 2 semanas), sendo bem tolerados com relação à pressão arterial e à função renal. O uso de inibidores do SGLT-2 também retardou a progressão da doença renal; nesses estudos, foram incluídos pacientes com taxa de filtração glomerular estimada (eTFG) = 20 mL/min/1,73 m².

5. Glicosídeos digitálicos – Pelo menos quatro ensaios multi-cêntricos estabeleceram a eficácia dos glicosídeos digitálicos na atenuação dos sintomas de IC. Esses estudos demonstraram a existência de uma associação entre a descontinuação de digoxina e o agravamento dos sinais e sintomas de IC; hospitalizações mais frequentes para descompensação; e redução da tolerância ao exercício. O médico deverá considerar o uso de digoxina para pacientes que permaneçam sintomáticos sob medicação com diuréticos e inibidores da ECA, bem como para pacientes com IC em fibrilação atrial e que dependam de controle da frequência cardíaca.

Mas não há certeza com relação à segurança da digoxina nessa população com fibrilação atrial, sobretudo se forem administradas concentrações mais altas desse fármaco.

A digoxina tem meia-vida de 24-36 horas, sendo eliminada quase totalmente pelos rins. A dose de manutenção VO pode variar de 0,125 mg 3x/semana até 0,5 mg/dia. A dose será menor em pacientes com disfunção renal, em pacientes idosos e naqueles com menor massa corporal magra. Embora uma dose de carga VO de 0,75-1,25 mg (dependendo principalmente do volume da massa corporal magra) ao longo de 24-48 horas possa ser administrada nos casos em que é desejável um efeito rápido, para a maioria dos pacientes com IC crônica bastará iniciar com a dose de manutenção esperada (habitualmente 0,125-0,25 mg/dia). Amiodarona, quinidina, propafenona e verapamil estão entre medicamentos que podem aumentar os níveis de digoxina em até 100%. Uma medida prudente consiste em obter um nível sanguíneo depois de 7-14 dias (e pelo menos 6 horas depois da administração da última dose). Os níveis séricos ideais de digoxina se situam entre 0,7-1,2 ng/mL. O uso de digoxina pode induzir uma arritmia ventricular, em especial nos pacientes com hipocalemia ou com isquemia miocárdica. A toxicidade da digoxina está discutida no Capítulo 40.

6. **Nitratos e hidralazina** – A combinação de hidralazina e dinitrato de isossorbida demonstrou *melhorar os resultados em pessoas autoidentificadas como negras*. Atualmente, BRA ou Inra substituíram amplamente o uso da combinação de hidralazina-dinitrato de isossorbida em pacientes com intolerância a inibidores da ECA.

   A. **Nitratos** – Vasodilatadores intravenosos (nitroprussiato de sódio ou nitroglicerina) são usados principalmente em pacientes com IC aguda ou crônica gravemente descompensada, especialmente quando o distúrbio vem acompanhado por hipertensão ou isquemia miocárdica. Se nenhum desses problemas estiver presente, o início e o ajuste do tratamento serão efetuados mais efetivamente com base nas determinações hemodinâmicas. Habitualmente, a dose inicial para nitroglicerina é de cerca de 10 mcg/min, que deverá ser titulada para cima por 10-20 mcg/min (até um máximo de 200 mcg/min) até que ocorra uma queda de 10% na pressão arterial média. Deve ser evitada a hipotensão (PA sistólica < 100 mmHg). No caso do nitroprussiato de sódio, a dose inicial é de 5-10 mcg/min, com titulação para cima até a dose máxima de 400 mcg/min.

   Dinitrato de isossorbida, 20-40 mg VO 3x/dia, e pomada de nitroglicerina a 2%, 15-16 mg (1,4 polegada; 1 polegada = 15 mg), a cada 6-8 horas, parecem ser igualmente eficazes, embora em geral a pomada deva ficar reservada ao uso hospitalar. Os nitratos têm eficácia moderada no alívio da falta de ar, sobretudo em pacientes com sintomas leves a moderados, mas esses agentes não serão tão bem-sucedidos em casos avançados de IC, provavelmente por exercerem pouco efeito no débito cardíaco. Em geral, o tratamento com nitrato é bem tolerado, mas a ocorrência de dores de cabeça e de hipotensão pode limitar a dose de todos os agentes dessa classe. Com o uso prolongado de nitratos, pode ocorrer tolerância farmacológica. Esse problema pode ser minimizado pelo tratamento intermitente, especialmente se houver um intervalo diário de 8-12 horas sem uso de nitrato, mas é provável que até certo ponto venha a ocorrer tolerância na maioria dos pacientes medicados com esses agentes. Os adesivos transdérmicos de nitroglicerina não têm efeito prolongado em pacientes com IC, *não* devendo ser usados para essa indicação.

   B. **Hidralazina** – A hidralazina VO é um dilatador arteriolar potente. Não ficou demonstrado que a monoterapia com esse agente melhorou os sintomas ou a tolerância ao exercício físico durante o tratamento prolongado. Uma combinação de nitratos e hidralazina VO resulta em efeitos hemodinâmicos mais significativos e em benefícios clínicos.

7. **Ivabradina** – A ivabradina inibe o canal I_f no nó sinoatrial e tem o efeito específico de diminuir a frequência sinusal. Está aprovada pela FDA para uso em pacientes estáveis com IC e com frequência cardíaca = 70 batimentos/min que estejam sendo medicados com a dose máxima tolerada de betabloqueadores; ou em pacientes com contraindicação para uso de betabloqueadores. A ivabradina também foi aprovada pela Euroean Medicines Agency para uso em pacientes com frequência cardíaca ≥ 75 batimentos/min. As recomendações dos EUA e da Europa dão uma recomendação de classe IIa para pacientes em ritmo sinusal com frequência cardíaca de ≥ 70 batimentos/min, com FE ≤ 35% e sintomatologia persistente, apesar do tratamento com uma dose baseada em evidências de um betabloqueador (ou com uma dose máxima tolerada abaixo disso), um inibidor da ECA (ou BRA) e um antagonista da aldosterona (ou BRA). Em um estudo que envolveu pacientes com angina crônica, o uso de ivabradina não diminuiu os eventos cardiovasculares, sendo possível a ocorrência de maior número de eventos com ivabradina *versus* placebo em pacientes com angina sintomática.

8. **Vericiguat (um estimulador da guanilato ciclase solúvel)** – O vericiguat está aprovado pela FDA para redução do risco de morte cardiovascular e de hospitalização por IC em seguida a uma internação por IC em pacientes com IC crônica com Feve < 45%. O estudo *Victoria* detectou uma redução modesta, mas significativa, nas mortes cardiovasculares e nas hospitalizações por IC em pacientes tratados com vericiguat *adicionado a outros tratamentos eficazes*, nessa população de alto risco.

9. **Combinação de tratamentos clínicos** – O tratamento ideal da IC crônica envolve o uso de combinações de terapias comprovadamente capazes de salvar vidas. *Pacientes com ICFEr devem ser tratados com todos os quatro medicamentos salvadores de vidas: betabloqueadores, antagonistas dos receptores de mineralocorticoides (aldosterona), sacubitril/valsartana e inibidores do SGLT-2*. Essa combinação, titulada

para doses totalmente toleradas, acompanhada por um cuidadoso monitoramento da função renal e do potássio, proporcionará o maior ganho farmacológico à maioria dos pacientes com ICFEr. Foi demonstrado que, para que essa meta seja alcançada, será mais eficaz uma abordagem sistemática com vias terapêuticas e consultas médicas frequentes. Quando possível, pacientes hospitalizados com IC serão beneficiados se todos esses medicamentos forem iniciados antes da alta hospitalar.

10. **Tratamentos que podem prejudicar pacientes com ICFEr** – São vários os tratamentos que devem ser *evitados*, quando possível, em pacientes com IC sistólica. Alguns deles são as tiazolidinedionas (glitazonas), que pioram a IC; a maioria dos bloqueadores dos canais de cálcio (com exceção da anlodipino e da felodipino); Aine e inibidores da ciclo-oxigenase-2, causadores de retenção de sódio e água e de comprometimento renal, e a combinação de um inibidor da ECA, BRA e bloqueador de aldosterona, que aumenta o risco de hipercalemia.

11. **Anticoagulação** – Pacientes com insuficiência do VE e com FE reduzida estão sob risco um pouco maior de formar trombos intracardíacos e êmbolos em artérias sistêmicas. Mas esse risco parece ocorrer principalmente em pacientes com fibrilação atrial, que já sofreram tromboembolia ou que se apresentam com um trombo no VE. Os Doac parecem ser tão eficazes quanto a varfarina para pacientes com trombo no VE.

12. **Terapia antiarrítmica** – Pacientes com IC moderada a grave apresentam alta incidência de arritmias sintomáticas e assintomáticas. Embora < 10% dos pacientes venham a sofrer síncope ou pré-síncope em decorrência de taquicardia ventricular, o monitoramento ambulatorial revela que até 70% dos pacientes sofrem episódios assintomáticos de taquicardia ventricular não continuada. Essas arritmias indicam um mau prognóstico, independentemente da gravidade da disfunção do VE, mas provavelmente muitas das mortes não estão relacionadas à arritmia. Graças a seu efeito marcantemente favorável no prognóstico em geral e na incidência de morte súbita especificamente, os betabloqueadores devem ser iniciados nesses e em todos os demais pacientes com IC (veja Betabloqueadores, um pouco acima). Outros tratamentos para IC baseados em evidências, como inibidores da ECA, BRA, antagonistas dos receptores de mineralocorticoides, Inra e inibidores do SGLT-2, parecem diminuir a incidência de mortes cardíacas súbitas. No estudo *SCDHeFT*, o tratamento antiarrítmico empírico com amiodarona não melhorou os resultados, havendo contraindicação para a maioria dos outros agentes, em decorrência de seus efeitos pró-arrítmicos nessa população e também pelos efeitos adversos na função cardíaca. Para pacientes com IC sistólica e com fibrilação atrial, a aplicação de uma estratégia de controle do ritmo cardíaco *não* resultou em melhoras nos resultados em comparação com uma estratégia de controle da frequência cardíaca. Assim, e, portanto, a estratégia de controle do ritmo deve ficar reservada para pacientes com uma causa reversível de fibrilação atrial ou com sintomatologia refratária. Nesse caso, a amiodarona é o medicamento de escolha.

13. **Tratamento com estatinas** – Embora uma vasculopatia esteja presente em muitos pacientes com IC crônica, o papel das estatinas ainda não ficou bem definido em pacientes com IC. Os estudos *Corona* e *Gissi-HF* não demonstraram benefícios com o uso de estatinas em pacientes com IC crônica.

C. Tratamento não farmacológico

1. **Cardioversores desfibriladores implantáveis (CDI)** – As indicações para o uso de um CDI são não apenas para pacientes com arritmias sintomáticas ou assintomáticas, mas também com IC crônica e disfunção sistólica do VE que estejam com tratamento em curso para IC, inclusive betabloqueadores. No segundo Multicenter Automatic Defibrillator Implantation Trial (*Madit II*), 1.232 pacientes com IAM prévio e com FE < 30% foram randomizados para uso de um CDI *versus* grupo de controle. A mortalidade foi 31% menor no grupo do CDI, isto é, foram salvas 9 vidas para cada 100 pacientes que receberam o dispositivo, e foram monitorados ao longo de 3 anos. Os Centers for Medicare and Medicaid Services fornecem cobertura de reembolso para inclusão de pacientes com IC crônica e cardiomiopatia isquêmica ou não isquêmica com FE ≤ 35%.

2. **Estimulação biventricular (ressincronização)** – Muitos pacientes com IC causada por disfunção sistólica se apresentam com uma condução intraventricular anormal, cujo resultado são contrações dessincronizadas e, portanto, ineficientes. Vários estudos avaliaram a eficácia da estimulação "multilocal" com o uso de eletrodos que estimulam o VD desde seu ápice e o VE desde sua parede lateral, através do seio coronariano. Foram avaliados pacientes com complexos QRS largos (geralmente ≥ 150 ms), FE reduzidas e sintomas moderados a graves. Os resultados de estudos com até 2 anos de acompanhamento revelaram aumentos na FE, melhora nos sintomas e tolerância ao exercício físico, além da diminuição no número de mortes e de hospitalizações. Os melhores respondedores à terapia de ressincronização cardíaca são pacientes com QRS mais largo, bloqueio do ramo esquerdo e cardiomiopatia não isquêmica; já os menos respondedores são aqueles com QRS estreito e padrão de bloqueio do ramo não esquerdo. Assim, conforme recomendações nas diretrizes AHA/ACC/HFSA de 2022, *a terapia de ressincronização é indicada para pacientes com IC de classes II a III, FE ≤ 35%, ritmo sinusal e padrão de bloqueio de ramo esquerdo com duração do QRS ≥ 150 ms.*

3. **Controle dos casos, dieta e treinamento de exercícios físicos** – Trinta a 50% dos pacientes hospitalizados com IC serão novamente internados dentro de 3-6 meses. A implementação de estratégias de prevenção da deterioração clínica, como controle dos casos, monitoramento domiciliar do peso e do estado clínico e ajuste das doses de diuréticos pelo próprio paciente, pode evitar re-hospitalizações, devendo fazer parte do regime terapêutico dos casos avançados de IC. Ao que parece, o envolvimento de uma equipe multidisciplinar (em lugar de um único médico) e

a comunicação pessoal (em vez de apenas telefônica) são características importantes nos programas bem-sucedidos. O início dos medicamentos que salvam vidas durante a hospitalização para IC, acompanhado por uma rápida titulação em seguida à alta hospitalar, são medidas que podem melhorar os resultados.

Como rotina, os pacientes devem praticar *restrição moderada de sal* (2-2,5 g de sódio ou 5-6 g de sal/dia). Em geral, fica mais difícil conseguir uma restrição de sódio mais severa, não havendo necessidade de tal imposição, graças à disponibilidade de agentes diuréticos potentes.

O treinamento físico melhora significativamente a tolerância às atividades; sua prática reverte as anormalidades periféricas associadas à IC e ao descondicionamento. Em pacientes com IC grave, a restrição da atividade pode facilitar uma recompensação temporária. Em um grande estudo, não ficou demonstrado qualquer benefício (nem dano) significativo com um programa de treinamento físico estruturado para o número de mortes ou de hospitalizações, embora tenham sido observadas melhoras no estado funcional e nos sintomas. *Assim, em pacientes estáveis, pode ser incentivado um aumento prudente na atividade ou um regime regular de exercícios.* Na verdade, existe uma associação entre a realização de um programa gradativo de exercícios físicos e a diminuição dos sintomas e aumentos substanciais na capacidade de praticar o exercício.

4. Revascularização miocárdica – Tendo em vista que na maioria dos pacientes uma DAC subjacente é a causa da IC, acredita-se que a revascularização miocárdica seja capaz de melhorar os sintomas e prevenir a progressão do distúrbio. Embora o estudo *Stitch* não tenha demonstrado ganhos para sobrevida global com o tratamento por enxerto de artéria coronariana por *bypass*, ou CABG (*coronary artery bypass graft*), num acompanhamento de 5 anos para pacientes com doença coronariana multiarterial e candidatos a um CABG, mas que também se apresentavam com IC com Feve ≤ 35%, os pesquisadores observaram benefícios após 10 anos de acompanhamento. Assim, parece haver justificativa para a revascularização para alguns pacientes com IC, inclusive aqueles com angina mais grave ou com doença coronariana da esquerda principal (que não participaram do estudo *Stitch*).

5. Transplante de coração – Tendo em vista o mau prognóstico para pacientes com IC avançada, o transplante de coração é prática amplamente utilizada. Muitos centros apresentam percentuais de sobrevida em 1 ano superiores a 80-90% e percentuais de sobrevida > 70% em 5 anos. Nesses pacientes, as principais complicações têm sido hipertensão e disfunção renal causadas por ciclosporina, aterosclerose coronariana de rápida progressão e neoplasias relacionadas ao uso de imunossupressores. As enormes despesas e o número limitado de órgãos de doadores impõem a necessidade de uma cuidadosa seleção dos pacientes no início do curso.

6. Outras opções de tratamento cirúrgico – Pode-se recorrer ao uso de **dispositivos de assistência ventricular** implantáveis e energizados externamente em pacientes necessitados de suporte ventricular, como uma forma de possibilitar a recuperação do coração, ou como uma ponte até a realização do transplante. Os aparelhos de última geração são suficientemente pequenos para permitir que os pacientes usuários gozem de mobilidade irrestrita, possibilitando até mesmo a alta hospitalar. Ao que parece, os aparelhos de *fluxo contínuo* são mais eficazes em comparação com os dispositivos de *fluxo pulsátil*. No entanto, complicações ocorrem frequentemente, p. ex., sangramento, tromboembolismo e infecção. Além disso, esses dispositivos são muito caros, excedendo os 200 mil dólares nos primeiros 1-3 meses.

O estudo randomizado *Rematch* verificou que, embora a sobrevida após 1 ano tenha melhorado, todos os 129 pacientes participantes morreram no intervalo de 26 meses. Foi demonstrado que o uso dos dispositivos de assistência ventricular com bomba de fluxo contínuo de última geração resultou em sobrevida mais prolongada em comparação com o dispositivo de fluxo pulsátil de primeira geração usado no estudo *Rematch*.

7. Cuidados paliativos – Apesar dos avanços tecnológicos testemunhados nos últimos anos, deve-se ter em mente que muitos pacientes com IC crônica são idosos com várias comorbidades. Para muitos deles, não serão observados ganhos significativos na sobrevida com o uso de terapias agressivas. Para essa população de pacientes, o objetivo do tratamento – e para todos aqueles com doenças graves – deve consistir na busca da melhora sintomática e na instituição de cuidados paliativos, à medida que forem se aproximando do fim da vida (ver Cap. 5).

Tratamento: insuficiência cardíaca com Feve preservada

Embora metade de todos os casos de IC ocorra entre pacientes com Feve normal, frequentemente acometidos por disfunção diastólica, *o único tratamento que efetivamente reduziu o número de mortes cardiovasculares ou de hospitalizações por IC nessa população é a administração de inibidores do SGLT-2, especificamente dapagliflozina ou empagliflozina.* Com efeito, os inibidores do SGLT-2 e a terapia diurética para sobrecarga de volume constituem os pilares do tratamento da IC com FE preservada. Também é importante o tratamento das comorbidades, como hipertensão, diabetes, obesidade e arritmia (p. ex., fibrilação atrial e pressão venosa central [PVC] de alta carga).

A. Correção de causas reversíveis

Hipertensão, doença pericárdica e taquicardias atriais são fatores potencialmente reversíveis que podem contribuir para uma ICFEp. Tendo em vista que a presença de taquicardia está associada a menor tempo de enchimento diastólico geral, pode ser importante que as acelerações da frequência cardíaca sejam controladas. Com um tratamento eficaz disponível para cardiomiopatia por amiloidose por transtirretina (ATTR) familiar e selvagem (i.e., normal), o médico deverá levar em conta esse diagnóstico em pacientes portadores de IC com FE preservada não explicada. O tratamento da obesidade, em particular com **agonistas do receptor GLP-1**, revelou-se estratégia promissora para a melhora dos sintomas de IC e da função de exercício físico.

B. Tratamento farmacológico

1. **Terapia diurética** – Os diuréticos são importantes para o controle dos sintomas de sobrecarga de volume em pacientes com ICFEp, analogamente aos sintomas da IC sistólica.

2. **Inibidores do SGLT-2** – Foi demonstrado que o uso de empagliflozina e também de dapagliflozina diminui a mortalidade cardiovascular e as hospitalizações por insuficiência cardíaca ou por agravamento da IC de pacientes com insuficiência cardíaca com fração de ejeção preservada (ICFEp). Esses agentes promovem uma discreta diurese e leve redução na pressão arterial; portanto, ao iniciar essa medicação, o médico deve ter cuidado com pacientes que possam estar desidratados ou ter baixa pressão arterial.

3. **Inibidores do sistema renina-angiotensina-aldosterona** – *Não* foi demonstrado que o uso de inibidores da ECA e BRA melhore o resultado em pacientes com ICFEp, apesar de seus efeitos benéficos no tratamento da comorbidade de hipertensão. A administração de sacubitril/valsartana não melhora substancialmente o resultado em pacientes com ICFEp, embora pareça melhorar o resultado para pacientes com Feve levemente reduzida (41-50%). Em um estudo de grande porte com pacientes com ICFEp, *não* foram demonstradas melhoras nos resultados com o uso de espironolactona, mas pacientes oriundos das Américas com IC mais claramente definida podem ter tido algum benefício. A espironolactona deve ter seu lugar como opção terapêutica, sobretudo para pacientes que também sofrem de hipertensão.

C. Tratamento não farmacológico

Ao contrário de pacientes com ICFEr, os tratamentos com CDI e com dispositivos de ressincronização *não* devem ser instituídos em pacientes com Feve preservada. A aplicação de um CABG em pacientes com ICFEp deve ser orientada pelas mesmas considerações válidas para pacientes com ICFEr.

Prognóstico

Uma vez manifestada, a ICFEr traz consigo um mau prognóstico. Mesmo com o tratamento apropriado, a mortalidade em 5 anos é de aproximadamente 50%. As taxas de mortalidade variam desde < 5% ao ano em pessoas com poucos sintomas ou assintomáticas até > 30% ao ano em pessoas com sintomas graves e refratários. Esses números enfatizam a importância crítica para uma detecção/intervenção precoce. Existe uma relação entre aumento da mortalidade e idade avançada, menor Feve, sintomas mais graves, DRC e diabetes. O prognóstico para IC melhorou nas últimas duas décadas. É provável que isso tenha ocorrido, pelo menos em parte, por causa do uso mais difundido dos inibidores da ECA e dos betabloqueadores, que melhoram significativamente a sobrevida em pessoas com ICFEr.

Quando encaminhar

Pacientes com novos sintomas de uma IC não explicada por alguma causa óbvia devem ser encaminhados ao cardiologista. Pacientes com sintomas contínuos de ICFEr (≤ 35%) também devem ser encaminhados ao cardiologista para que seja considerada a necessidade de colocação de um CDI ou de terapia de ressincronização cardíaca (se a duração do QRS for ≥ 120 ms, especialmente com padrão de bloqueio do ramo esquerdo).

Quando hospitalizar

- Pacientes com surgimento recente ou agravamento não explicado de sintomas, ou com biomarcadores cardíacos positivos ligados à necrose miocárdica aguda.
- Pacientes com hipóxia, sobrecarga de volume significativa ou edema pulmonar não imediatamente resolvidos no ambiente ambulatorial.

Anker SD et al; EMPEROR-Preserved Trial Investigators. Empagliflozin in heart failure with a preserved ejection fraction. N Engl J Med. 2021;385:1451. [PMID: 34449189]

Heidenreich PA et al. 2022 AHA/ACC/HFSA Guideline for the Management of Heart Failure: executive summary: a report of the American College of Cardiology/American Heart Association Joint Committee on Clinical Practice Guidelines. J Am Coll Cardiol. 2022;79:1757. [PMID: 35379504]

Kosiborod MN et al; STEP-HFpEF Trial Committees and Investigators. Semaglutide in patients with heart failure with preserved ejection fraction and obesity. N Engl J Med. 2023;389: 1069. [PMID: 37622681]

McDonagh TA et al. 2021 ESC Guidelines for the diagnosis and treatment of acute and chronic heart failure: developed by the Task Force for the diagnosis and treatment of acute and chronic heart failure of the European Society of Cardiology (ESC). With the special contribution of the Heart Failure Association (HFA) of the ESC. Eur J Heart Fail. 2022;24:4. [PMID: 35083827]

Packer M et al. Cardiovascular and renal outcomes with empagliflozin in heart failure. N Engl J Med. 2020;383:1413. [PMID: 32865377]

Solomon SD et al; DELIVER Trial Committees and Investigators. Dapagliflozin in heart failure with mildly reduced or preserved ejection fraction. N Engl J Med. 2022;387:1089. [PMID: 36027570]

Insuficiência cardíaca aguda e edema pulmonar

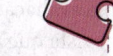

FUNDAMENTOS DO DIAGNÓSTICO

- Início agudo ou piora da dispneia em repouso.
- Taquicardia, diaforese, cianose.
- Estertores pulmonares, roncos; sibilos expiratórios.
- A radiografia revela edema intersticial e alveolar, com ou sem cardiomegalia.
- Hipoxemia arterial.

Considerações gerais

As causas típicas do edema pulmonar cardiogênico agudo são IAM ou isquemia grave, exacerbação de IC crônica, hipertensão aguda grave, insuficiência renal aguda (IRA), sobrecarga de volume aguda do VE (regurgitação valvar) e estenose mitral. Nos países desenvolvidos, claramente a apresentação mais comum para um edema pulmonar cardiogênico agudo é a deterioração aguda ou subaguda de uma IC crônica, precipitada pela descontinuação da medicação, ingestão excessiva de sal, isquemia miocárdica, taquiarritmia (especialmente fibrilação atrial rápida) ou infecção intercorrente. No último grupo é frequente uma sobrecarga de volume precedente, acompanhada por piora do edema e por uma falta de ar progressiva; em geral, uma intervenção precoce pode dispensar a necessidade de internação hospitalar.

Achados clínicos

Pacientes com edema pulmonar agudo se apresentam com um quadro clínico característico de dispneia grave, produção de escarro rosado e espumoso, diaforese e cianose. Estertores são auscultados em todos os campos pulmonares, assim como sibilos e roncos generalizados. O edema pulmonar pode surgir de forma aguda ou subaguda no contexto de uma IC crônica; ou pode ser a primeira manifestação de alguma cardiopatia, geralmente IAM, que pode ser doloroso ou silencioso. Em geral, as descompensações menos graves se apresentam com dispneia em repouso, estertores e outras evidências de retenção de líquidos, mas sem a presença de hipóxia grave.

São causas não cardíacas de edema pulmonar a administração IV de opioides, aumento da pressão intracerebral, altitudes elevadas, sepse, medicamentos, inalação de toxinas, reações transfusionais, choque e coagulação intravascular disseminada. O edema pulmonar por causa não cardíaca pode ser diferenciado do edema pulmonar cardiogênico pelo contexto clínico, histórico e por um exame físico. Por outro lado, na maioria dos casos o médico poderá detectar uma anormalidade cardíaca subjacente clinicamente ou com a ajuda de um ECG, raio X do tórax (RXT) ou ecocardiograma na maioria dos pacientes com edema pulmonar cardiogênico.

O RXT revela sinais de redistribuição da vasculatura pulmonar, contornos vasculares borrados, aumento das marcas intersticiais e, caracteristicamente, o padrão de borboleta da distribuição do edema alveolar. O coração pode estar com suas dimensões aumentadas ou normais, dependendo da presença antecedente, ou não, de uma IC. É importante que seja obtida uma avaliação da função cardíaca pela ecocardiografia, tendo em vista que um percentual significativo de pacientes tem FE normais diante de pressões atriais elevadas em decorrência da disfunção diastólica. Em pacientes com edema pulmonar cardiogênico, o BNP está elevado e a pressão capilar pulmonar em cunha (PCPC) está invariavelmente elevada, geralmente > 25 mmHg. Em casos de edema pulmonar não cardiogênico, a pressão em cunha poderá estar normal, ou até mesmo baixa.

Tratamento

Em casos de edema pulmonar completo, o paciente deve ser colocado na posição sentada com as pernas pendentes na beira da maca; essa posição facilita a respiração e diminui o retorno venoso. Será fornecido **oxigênio** por máscara, para

que seja obtida uma PO_2 arterial > 60 mmHg. A ventilação de suporte de pressão não invasiva pode melhorar a oxigenação e prevenir uma retenção grave de CO_2 enquanto as intervenções farmacológicas fazem efeito. No entanto, se o paciente continuar com desconforto respiratório grave, poderá haver necessidade de intubação endotraqueal e de ventilação mecânica.

Morfina é altamente eficaz em pacientes com edema pulmonar; esse agente poderá ajudar em casos menos graves de descompensação para o paciente que esteja desconfortável. A dosagem inicial é de 2-8 mg IV (em casos mais graves, a administração SC será mais eficaz). Essa dose poderá ser repetida depois de 2-4 horas. A morfina aumenta a capacitância venosa, diminui a pressão do AE e alivia a ansiedade, o que pode diminuir a eficiência da ventilação. Mas a morfina pode provocar retenção de CO_2 ao diminuir o impulso ventilatório. A morfina deve ser evitada em pacientes com edema pulmonar induzido por opioides, que poderão ser beneficiados com a administração de antagonistas opioides; também deve ser evitada em pacientes com edema pulmonar neurogênico.

Em geral, há indicação para a **terapia diurética IV** (furosemida, 40 mg, ou bumetanida, 1 mg – ou em doses mais altas, se o paciente estiver sob terapia diurética prolongada), *mesmo nos pacientes que não tenham apresentado previamente retenção de líquidos*. Antes do início da diurese, esses agentes promovem venodilatação. O estudo *DOSE* demonstrou que, para casos de IC descompensada aguda, doses em bólus de furosemida têm eficácia semelhante à da infusão IV contínua, e que a administração de furosemida em doses mais altas (2,5x a dose diária precedente) resultou em maior rapidez na remoção de líquidos, sem risco significativamente maior de comprometimento renal.

A **terapia com nitrato** acelera a melhora clínica ao baixar a PA e as pressões de enchimento do VE. A administração sublingual de nitroglicerina ou dinitrato de isossorbida, de nitroglicerina tópica ou de nitratos IV promoverá rápida melhora na dispneia antes do início da diurese; esses agentes são particularmente úteis para pacientes também hipertensos.

Nesiritida intravenosa, uma forma recombinante de BNP humano, é um vasodilatador potente capaz de baixar as pressões de enchimento ventricular e de melhorar o débito cardíaco. Seus efeitos hemodinâmicos se assemelham aos da nitroglicerina IV, mas apresentam curva dose-resposta mais previsível e maior duração da ação. Em estudos clínicos, a nesiritida (administrada na dose de 2 mcg/kg em bólus IV seguida por uma infusão de 0,01 mcg/kg/min, que pode ser aumentada em caso de necessidade) resultou em rápida melhora da dispneia e do quadro hemodinâmico. Seu uso tem como principal efeito adverso primário a hipotensão, que pode ser sintomática e contínua. Tendo em vista que a maioria dos pacientes com IC aguda responde bem à terapia convencional, o uso de nesiritida poderá ficar principalmente reservado para pacientes que permaneçam sintomáticos em seguida ao tratamento inicial com diuréticos e nitratos.

Um estudo randomizado controlado por placebo com 950 pacientes para avaliação de milrinona IV em pacientes hospitalizados por IC descompensada sem indicação definida para o tratamento inotrópico não demonstrou qualquer ganho em termos do prolongamento da sobrevida, diminuição do tempo de internação ou prevenção de reinternações. Além disso, os pesquisadores observaram que os percentuais de hipotensão persistente e de fibrilação atrial aumentaram significativamente. Assim, o papel dos agentes inotrópicos positivos parece se limitar aos pacientes com sintomas refratários e com sinais de baixo débito cardíaco, sobretudo nos casos com hipoperfusão de órgãos vitais com risco de vida (p. ex., deterioração da função renal). Em alguns casos, a administração de dobutamina ou de milrinona pode auxiliar na manutenção de pacientes que estejam aguardando um transplante cardíaco.

Pode ocorrer broncoespasmo em resposta ao edema pulmonar; *per se*, pode ocorrer exacerbação da hipoxemia e da dispneia. O tratamento com agonistas beta-adrenérgicos inalatórios ou aminofilina IV poderá ajudar, mas os agentes desses grupos farmacológicos também podem provocar taquicardia e arritmia supraventricular.

Na maioria dos casos, o edema pulmonar responde rapidamente ao tratamento. Quando o paciente tiver melhorado, o médico deverá determinar a causa ou o fator precipitante. Em pacientes sem IC antecedente, a avaliação consiste em uma ecocardiografia e, em muitos casos, cateterismo cardíaco e angiografia coronariana. Pacientes com descompensação aguda de IC crônica devem ser tratados para a obtenção do estado euvolêmico, com otimização de seu regime clínico. Em geral, deverá ser iniciado o tratamento VO com um diurético e um inibidor da ECA, e o clínico deverá confirmar sua eficácia e tolerabilidade antes da alta hospitalar. Em pacientes selecionados, o médico deverá considerar um início imediato, mas cuidadoso, de betabloqueadores em doses baixas.

MIOCARDITE E CARDIOMIOPATIAS

Miocardite infecciosa

FUNDAMENTOS DO DIAGNÓSTICO

- Frequentemente, a miocardite infecciosa se segue a uma infecção do trato respiratório superior.
- O paciente pode se apresentar com dor no peito (pleurítica ou inespecífica) ou com sinais de IC.
- O ecocardiograma documenta cardiomegalia e disfunção contrátil. Em geral, inicialmente o coração tem tamanho normal, mas com paredes espessadas.
- A biópsia do miocárdio, embora não tenha sensibilidade, poderá revelar um padrão inflamatório característico. A RM ajuda no diagnóstico.
- A miocardite por Covid-19 pode ocorrer em pessoas infectadas por esse vírus; e as taxas de lesão miocárdica variam dependendo da gravidade da doença, de distúrbios subjacentes e do tipo de imagem diagnóstica.

Considerações gerais

Em geral, a disfunção cardíaca causada por miocardite primária decorre de uma infecção viral aguda ou de uma resposta imune pós-viral. A miocardite secundária é resultante da inflamação causada por patógenos não virais, medicamentos, produtos químicos, agentes físicos, reações de hipersensibilidade ou doenças inflamatórias (p. ex., LES).

O tratamento da miopericardite causada por Covid-19 é semelhante ao tratamento das miocardites por qualquer causa. Especula-se que a proteína *spike* do SARS-CoV-2 pode ser capaz de se ligar ao receptor de membrana ECA-2 nos cardiomiócitos, causando lesão celular direta e citotoxicidade mediada por linfócitos T, ampliada por uma tempestade de citocinas. Esse processo ativa mais células T, com a formação de um ciclo de ativação de células T acompanhada pela liberação de citocinas.

A definição aceita de miocardite depende dos resultados da biópsia; assim, devem ser observados ≥ 14 linfócitos/mcL e até 4 monócitos/mcL e a presença de ≥ 7 linfócitos T CD3+/mcL. A lesão pode ser fulminante, subclínica ou crônica. Os processos inflamatórios celulares e humorais contribuem para a progressão até uma lesão crônica, havendo subgrupos que aparentemente são beneficiados pela imunossupressão.

Em pelo menos alguns casos, a predisposição genética é um fator provável. A miocardite autoimune (p. ex., miocardite de células gigantes) pode ocorrer na ausência de uma infecção viral identificável. A heterogeneidade das síndromes clínicas e a compreensão incompleta da imunopatologia são fatores que dificultam uma compreensão mais abrangente dos mecanismos envolvidos.

A miocardite pode se seguir a uma infecção por SARS-CoV-2 ou (em raros casos) após a vacinação. Em ambos os cenários, pacientes mais jovens do sexo masculino se encontram geralmente em maior risco para acometimento por esse evento raro. A miocardite ocorre apenas raramente em indivíduos vacinados: o CDC relata taxas de 5-97 casos por milhão de pessoas com 18-39 anos. No caso de infecção pela Covid-19, a miocardite afeta desproporcionalmente grupos com poucos recursos, com taxas de mortalidade mais elevadas entre pessoas autoidentificadas como negras. É provável que isso ocorra em função do maior número de comorbidades e das disparidades existentes nos serviços de assistência médica.

Achados clínicos
A. Sintomas e sinais

Os pacientes podem se apresentar alguns dias até algumas semanas depois do início de uma doença febril aguda ou de uma infecção respiratória; ou podem se apresentar com IC sem sintomas antecedentes. O início da IC pode ser gradativo, ou pode ser abrupto e fulminante. Em pacientes com miocardite fulminante aguda, podem estar presentes baixo débito e choque, juntamente com uma grave depressão da função sistólica do VE. Normalmente não se observa grande aumento da câmara do VE. Pode estar ocorrendo um atrito pericárdico. Os pesquisadores do European Study of Epidemiology and Treatment of

Inflammatory Heart Disease observaram que 72% dos participantes apresentaram dispneia, 32% dor no peito e 18% arritmias. Pode ocorrer a formação de êmbolos pulmonares e sistêmicos. É comum a presença de dor torácica pleuropericárdica. O exame revela taquicardia, ritmo de galope e outras evidências de IC ou de defeitos da condução. Em alguns pacientes, a apresentação pode mimetizar um IAM com alterações de ST, marcadores cardíacos positivos e anormalidades regionais dos movimentos da parede, apesar das coronárias normais. Também podem ocorrer microaneurismas, possivelmente associados a arritmias ventriculares graves. Foi estimado que aproximadamente 10% de todos os pacientes com cardiomiopatia dilatada têm como causa uma miocardite viral.

B. ECG e radiografia torácica

O ECG pode revelar taquicardia sinusal, outras arritmias, alterações inespecíficas da repolarização e anormalidades da condução intraventricular. A presença de ondas Q ou de um bloqueio de ramo esquerdo prognostica maior número de mortes ou de transplante cardíaco. Uma ectopia ventricular pode ser o achado clínico exclusivo e inicial. O RXT é inespecífico, mas frequentemente se observa cardiomegalia, embora não seja achado universal. São comuns as evidências de uma hipertensão venosa pulmonar, podendo estar presente um perceptível edema pulmonar.

C. Estudos diagnósticos

Não existe achado laboratorial específico consistentemente presente, embora geralmente sejam observadas elevações na contagem de leucócitos, na velocidade de hemossedimentação (VHS) e nos níveis de PCR. Em cerca de um terço dos pacientes são observadas elevações nos níveis de troponina I ou T, mas CK-MB está elevada em apenas 10%. Geralmente também estão elevados outros biomarcadores, como BNP e NT-proBNP. A ecocardiografia é a maneira mais conveniente de avaliar a função cardíaca; o exame pode excluir muitos outros processos. A RM com realce pelo gadolínio revela áreas irregulares de lesão por todo o miocárdio.

D. Biópsia endomiocárdica

A miocardite pode ser confirmada por evidências histológicas. As recomendações de classe I da AHA/ACC/ESC para biópsias são (1) em pacientes com IC, VE com dimensões normais ou dilatado menos de 2 semanas após o início dos sintomas, e com comprometimento hemodinâmico; ou (2) em pacientes com constatação de VE dilatado depois de 2 semanas a 3 meses a contar do início dos sintomas, novas arritmias ventriculares ou com bloqueio nodal AV (Mobitz II ou bloqueio cardíaco completo), ou que não responderam aos tratamentos de rotina após 1-2 semanas. Contudo, essas recomendações não estão fundamentadas em alto nível de evidência, portanto devem ser consideradas somente depois da realização de exames de imagens, p. ex., RM, e da avaliação, da qual que provavelmente será detectada uma causa tratável. Em alguns casos, a identificação de uma inflamação sem genomas virais por PCR sugere que a imunossupressão poderá ajudar. Tendo em vista que

frequentemente o envolvimento cardíaco é irregular, é possível que não se chegue a um diagnóstico, mesmo contando com a biópsia, em até metade dos casos.

Tratamento e prognóstico

Pacientes com miocardite fulminante podem se apresentar com choque cardiogênico agudo. A miocardite aguda foi implicada como causa de morte súbita em 5-22% desses casos em atletas com menos de 35 anos. Geralmente os ventrículos não estão dilatados, mas espessados (possivelmente em decorrência do mixedema). As taxas de mortalidade são elevadas. O tratamento deve ser orientado para o cenário clínico, com o uso de inibidores da ECA e de betabloqueadores nos pacientes com Feve < 40%. Aine serão prescritos nos casos de dor torácica relacionada à miopericardite. Em casos de predomínio de pericardite, foi sugerido o uso de colchicina.

Para pacientes com miocardite relacionada à Covid-19, geralmente se faz tratamento de suporte. Uma declaração de consenso do ACC publicada em 2022 sugere hospitalização para pacientes com miocardite leve ou pior, e que seja considerada a administração de corticosteroides para os pacientes com miocardite mais grave.

Há indicação para terapia antimicrobiana específica nos casos em que houve identificação de um agente infeccioso. Durante a fase de recuperação, os exercícios físicos deverão ser limitados. Alguns especialistas acreditam que se deve evitar o uso de digoxina; de qualquer modo, provavelmente esse agente será de pouca valia nesse cenário. Estudos controlados de terapia imunossupressora com corticosteroides e imunoglobulinas IV não concluíram por algum benefício, embora algumas pesquisas recomendem, em casos comprovados, a administração de imunoglobulina na dose de 2 g/kg ao longo de 24 horas. Estudos não controlados sugerem que o interferon pode ajudar como terapia de suporte. Da mesma forma, a medicação antiviral (como pleconaril para enterovírus) foi empiricamente tentada. Há carência de estudos sobre o momento para a descontinuação do tratamento escolhido para pacientes que venham a melhorar. Pacientes com miocardite fulminante dependem de um suporte agressivo e de curto prazo, p. ex., um BIA ou um dispositivo de assistência ventricular esquerda. Se forem observados infiltrados pulmonares graves acompanhando uma miocardite fulminante, poderá haver necessidade do uso temporário do suporte de oxigenação por membrana extracorpórea (ECMO, *extracorporeal membrane oxygenation*), com notável sucesso.

O que fazer com um atleta no qual foi observada evidência de miocardite por Covid-19? Nos EUA, essa questão deu origem a uma série de discussões nacionais, algumas motivadas pelos achados de RM cardíaca em adultos jovens com mínima sintomatologia, embora os primeiros relatos afirmando que esse era um achado comum não tenham sido reproduzidos. Geralmente os níveis mais elevados de troponina associados a desfechos mais sombrios ocorreram apenas em pacientes hospitalizados. E não ficou consistentemente demonstrado que os achados de uma RM cardíaca anormal resultarão, no longo prazo, em qualquer lesão cardíaca. A Tabela 11.2 descreve

TABELA 11.2 Diretrizes da American College of Cardiology Sports and Exercise Section para atletas com miocardite por Covid-19

Diagnóstico de miocardite, se as duas condições seguintes estiverem presentes

- Uma síndrome clínica com < 3 meses de duração.
- Aumento não explicado nos níveis séricos de troponina, alterações no ECG, arritmias, bloqueio AV de alto grau, anormalidades regionais do movimento da parede ou derrame pericárdico. Achados de RM sugestivos de miocardite, incluindo imagens ponderadas em T1 ou T2 ou realce tardio pelo gadolínio.

Qualificação para a prática de esportes pós-miocardite

- Deve-se obter um ECO em repouso, monitoramento por ECG ambulatorial de 24 horas e um ECG de esforço não antes de 3-6 meses após a doença (classe I, nível C).
- Pode retomar ao treinamento físico se TODOS os itens a seguir forem atendidos (classe IIa, nível C).
  - Função ventricular normal.
  - Retorno à normalidade dos marcadores séricos de lesão miocárdica, IC e inflamação.
  - Ausência de arritmias clinicamente relevantes no monitoramento por ECG ambulatorial ou no ECG de esforço.

AV: atrioventricular.

as recomendações sugeridas por uma força-tarefa da seção de esportes e exercícios do American College of Cardiology.

Quando encaminhar

Pacientes sob suspeita de miocardite devem ser examinados pelo cardiologista em um centro de atendimento terciário que conte com instalações diagnósticas disponíveis e também com tratamentos apropriados, caso venha a ocorrer um curso fulminante. Essas instalações devem contar com dispositivos de suporte ventricular e opções de transplante disponíveis.

Boehmer TK et al. Association between COVID-19 and myocarditis using hospital-based administrative data – United States, March 2020 – January 2021. MMWR Morb Mortal Wkly Rep. 2021;70:1228. [PMID: 34473684]

Gluckman TJ et al. 2022 ACC expert consensus decision pathway on cardiovascular sequelae of COVID-19 in adults: myocarditis and other myocardial involvement, post-acute sequelae of sars-cov-2 infection, and return to play: a report of the American College of Cardiology Solution Set Oversight Committee. J Am Coll Cardiol. 2022;79:1717. [PMID: 35307156]

Shimabukuro TT. Update on myocarditis following mRNA Covid-19 vaccination. 2022 Jun 23. https://www.cdc.gov/ vaccines/ acip/meetings/downloads/slides-2022-06-22-23/03-covid--shimabukuro-508.pdf

Siripanthong B et al. Recognizing Covid-19-related myocarditis: the possible pathophysiology and proposed guideline for diagnosis and management. Heart Rhythm. 2020;17:1463. [PMID: 32387246]

Miocardite não infecciosa

Diversos medicamentos, drogas recreativas e substâncias tóxicas podem causar lesões agudas ou crônicas ao miocárdio; assim, a apresentação clínica é amplamente variável. Fenotiazinas, lítio, cloroquina, disopiramida, compostos contendo antimônio e arsenicais também podem causar alterações no ECG, arritmias ou IC. Reações de hipersensibilidade às sulfonamidas, penicilinas e ao ácido aminosalicílico, bem como a outros medicamentos, podem resultar em disfunção cardíaca. A radiação pode causar uma reação inflamatória aguda, bem como uma fibrose crônica do miocárdio, geralmente acompanhada por pericardite.

A cardiotoxicidade da cocaína pode ocorrer em decorrência de um espasmo da artéria coronária, IAM, arritmias e miocardite. Também já foi descrita uma cardiomiopatia causada por cocaína. Tendo em vista que muitos desses processos são considerados mediados pelo efeito inibitório da cocaína na recaptação de noradrenalina pelos nervos simpáticos, pacientes com estenose fixa têm sido medicados com betabloqueadores. Nos casos documentados de espasmos coronarianos, a medicação com bloqueadores dos canais de cálcio e nitratos poderá ter bons resultados. Justifica-se o tratamento de rotina para IC ou para distúrbio do sistema de condução diante da ocorrência dos sintomas. Em vários relatos de casos, o uso de outras drogas recreativas tem sido associado à miocardite.

Certos distúrbios sistêmicos também estão associados à miocardite, p. ex., miocardite de células gigantes, miocardite eosinofílica, doença celíaca, granulomatose com poliangiite e sarcoidose. Diversos estudos observacionais (inclusive estudos direcionados principalmente para células T [i.e., com uso de muromonab-CD3]) sugeriram benefícios com a terapia imunossupressora, sobretudo em pacientes com miocardite de células gigantes. O tratamento da miocardite eosinofílica consiste no uso de corticosteroides em altas doses e na remoção do medicamento ofensivo ou do "gatilho" subjacente, se for conhecido. Em sua maioria, os estudos sugerem uma responsabilidade apenas indireta do HIV pela cardiomiopatia do HIV; foram implicados com maior frequência outros fatores, p. ex., proteína gp 120, reações adversas à terapia antirretroviral e infecções oportunistas. Os agentes virais Epstein-Barr e herpes simplex foram identificados no miocárdio de alguns pacientes.

Vem-se tornando cada vez maior o problema dos efeitos colaterais cardiovasculares dos agentes quimioterápicos utilizados no tratamento de neoplasias, a ponto de resultar na criação de uma nova área clínica na cardiologia, denominada **cardio-oncologia**. As antraciclinas (doxorrubicina, daunorrubicina, idarrubicina, epirrubicina e mitoxantrona) continuam constituindo a pedra angular do tratamento de muitas malignidades, mas o uso desses agentes poderá resultar em cardiomiopatia. Pode-se esperar pelo surgimento de IC em 5% dos pacientes tratados com uma dose cumulativa de 400-450 mg/m², e esse percentual dobrará em pacientes com > 65 anos. Embora os sintomas e as evidências de disfunção miocárdica geralmente surjam dentro de 1 ano a contar do início da terapia, manifestações tardias da IC poderão surgir em até uma década depois. Acredita-se que o principal mecanismo pra a ocorrência de cardiotoxicidade seja o estresse oxidativo induzido tanto pela apoptose quanto pela necrose de miócitos. Também ocorre rompimento do sarcômero. Esse entendimento patológico é a justificativa subjacente ao uso de dexrazoxano, um mimético da superóxido dismutase e agente quelante de ferro, para a proteção do coração contra lesões. O uso de trastuzumabe em combinação com antraciclinas aumenta em até 28% o risco de disfunção cardíaca; esse efeito é problemático, pois o uso combinado desses agentes se revelou particularmente eficaz em casos de câncer de mama *HER2*-positivo. Outros fatores de risco para pacientes medicados com antraciclinas são o uso de paclitaxel, o uso simultâneo de radioterapia e DCV preexistente (i.e., hipertensão, vasculopatia periférica, DAC e diabetes). A declaração da AHA de 2019 sobre cardio-oncologia traz um resumo dos agentes terapêuticos cardiotóxicos para câncer e seu papel.

Em pacientes sob quimioterapia, é importante a busca por sinais sutis de comprometimento cardiovascular. Estudos seriados de ecocardiografia e/ou RM cardíaca poderão oferecer fornecer dados concretos sobre a função do VE. O achado por ECO/Doppler de anormalidades da tensão global do miocárdio pode ser a primeira anomalia observada (mesmo antes de uma queda na Feve); por outro lado, uma avaliação do sinal T2 em uma RM cardíaca também pode levar à detecção precoce de cardiotoxicidade. Biomarcadores como BNP ou NT-proBNP podem ser de alguma valia, se forem obtidas determinações seriadas. Outros biomarcadores podem surgir precocemente no curso da lesão de miocárdio (em especial troponina e mielope-roxidase), possibilitando a detecção precoce de cardiotoxicidade antes que sejam evidenciados outros sinais. *Contamos com algumas evidências de que a terapia com betabloqueadores pode atenuar os efeitos negativos na função miocárdica.* Também há dados anedóticos obtidos com modelos animais sugerindo que os Aine podem ser prejudiciais em pacientes com miocardite. Esses agentes devem ser evitados, juntamente com as bebidas alcoólicas e com os exercícios físicos extenuantes.

Quando encaminhar

Muitos pacientes com lesão miocárdica causada por agentes tóxicos poderão ser monitorados com segurança se tiverem uma função ventricular relativamente preservada (FE > 40%) e na ausência de qualquer sintoma de IC. A disfunção diastólica pode ser sutil.

Tão logo a IC ou uma Feve reduzida fique evidenciada, ou se houver manifestação de doença significativa do sistema de condução, o paciente deverá ser avaliado e monitorado pelo cardiologista, caso venha a ocorrer piora na disfunção miocárdica e se torne necessária uma intervenção adicional.

Ye L et al. Myocardial strain imaging by echocardiography for the prediction of cardiotoxicity of chemotherapy treated patients: a meta-analysis. JACC Cardiovasc Imaging. 2020; 13:881. [PMID: 31734206]

Cardiomiopatia dilatada

FUNDAMENTOS DO DIAGNÓSTICO

- Sinais e sintomas de IC.
- O ecocardiograma confirma dilatação, adelgaçamento e disfunção global do VE.
- A gravidade da disfunção do VD é crítica para o prognóstico de longo prazo.

Considerações gerais

Ao longo dos anos, as definições de IC mudaram; e geralmente os pacientes com cardiomiopatia dilatada são alocados na categoria de ICFEr, na qual a Feve é definida como ≤ 40%. *Em cerca de metade dos pacientes nessa categoria se observa aumento do VE, e é esse grupo que define a cardiomiopatia dilatada.* Trata-se de um grande grupo de distúrbios miocárdicos heterogêneos caracterizados pela diminuição da contratilidade do miocárdio na ausência de condições de carga anormais, como a hipertensão ou uma doença valvar. Nos EUA, a prevalência média é de 36 casos/100.000 habitantes, sendo responsável por aproximadamente 10 mil mortes anuais. Pacientes negros são afetados três vezes mais do que pacientes brancos. O prognóstico é ruim; tão logo tenham surgido os sintomas, a mortalidade chega a 50% em 5 anos.

As causas são muitas e diversas. Em até 20-35% a etiologia é familiar. Comumente, causas hereditárias se apresentem de início com uma doença do sistema de condução, antes de uma Feve reduzida. Embora grande parte das causas de cardiomiopatia dilatada seja listada como idiopática, é provável que variantes genéticas possam ser responsáveis por muitos desses casos. As causas endócrinas, inflamatórias e metabólicas são: obesidade, diabetes, doença da tireoide, doença celíaca, LES, acromegalia e deficiência de hormônio do crescimento. A seção precedente lista as causas tóxicas, induzidas por medicamentos e inflamatórias. Também foram documentadas doenças nutricionais, como as deficiências de tiamina, selênio e carnitina. A cardiomiopatia dilatada também pode ser causada por uma taquicardia prolongada, seja por arritmias supraventriculares, por PVC muito frequentes (> 15% dos batimentos cardíacos) ou por estimulação frequente do VD. A cardiomiopatia dilatada também está associada ao HIV, doença de Chagas, distúrbios reumatológicos, sobrecarga de ferro, apneia do sono, amiloidose, sarcoidose, uso crônico de bebidas alcoólicas, doença renal em estágio terminal (DRET) ou exposição ao cobalto ("cardiomiopatia dos bebedores de cerveja de Quebec"). A cardiomiopatia do periparto e a doença induzida por estresse (Takotsubo) serão discutidas separadamente.

Achados clínicos
A. Sintomas e sinais

Na maioria dos pacientes, os sintomas de IC evoluem gradativamente. É importante pesquisar um histórico de cardiomiopatia dilatada familiar e identificar comportamentos possivelmente predisponentes à doença. O exame físico revela estertores, pressão venosa jugular (PVJ) elevada, cardiomegalia, ritmo de galope B_3, frequentemente sopros de regurgitação funcional mitral ou tricúspide, edema periférico ou ascite. Em casos graves de IC, podem ser observados respiração de Cheyne-Stokes, pulso alternante (*pulsus alternans*), palidez e cianose.

B. ECG e radiografia torácica

A Tabela 11.3 lista os principais achados. Taquicardia sinusal ocorre comumente. Outras anormalidades comuns são um bloqueio do ramo esquerdo e arritmias ventriculares ou

TABELA 11.3 Classificação das cardiomiopatias

	Dilatada	Hipertrófica	Restritiva
Causas frequentes	Idiopática, alcoólica, descarga importante de catecolaminas, miocardite, pós-parto, quimioterapia, endocrinopatias, doenças genéticas, CMHO em estágio final (*burnt out*), DAC, taquicardia induzida, cocaína	Síndrome hereditária, possivelmente hipertensão crônica em pacientes idosos	Amiloidose, pós-radiação, pós-cirurgia cardíaca aberta, diabetes, fibrose endomiocárdica, doença de Fabry, sarcoidose
Sintomas	IC esquerda ou biventricular	Dispneia, dor no peito, síncope	Dispneia, fadiga, IC direita > IC esquerda
Exame físico	Cardiomegalia, B_3, pressão venosa jugular elevada, estertores	Ponto de impulso máximo contínuo, B_4, sopro sistólico variável, pulso carotídeo *bisferiens*	Pressão venosa jugular elevada
ECG	Alterações ST-T, anormalidades da condução, ectopia ventricular	HVE, ondas Q septais exageradas	Alterações de ST-T, anormalidades da condução, baixa voltagem
RXT	Hipertrofia cardíaca, congestão pulmonar	Cardiomegalia leve	Cardiomegalia leve a moderada
Ecocardiograma, estudos nucleares, RM, PET, TC	Dilatação e disfunção do VE	HVE, espessura assimétrica da parede septal ou de outra parede do miocárdio > 15 mm, tamanho pequeno do VE, função normal ou supranormal, movimento mitral anterior sistólico, disfunção diastólica. Pode ser não obstrutiva ou apical	Tamanho de VE pequeno ou normal, função de VE normal ou levemente reduzida. Hiper-realce pelo gadolínio na RM
Cateterismo cardíaco	Dilatação e disfunção do VE, pressões diastólicas elevadas, baixo débito cardíaco. A angiografia coronária é importante para exclusão de causa isquêmica	VE pequeno e hipercontrátil, gradiente de fluxo dinâmico, disfunção diastólica	Pressão diastólica elevada, sinal da "raiz quadrada", função de VE normal ou levemente reduzida

CMHO: cardiomiopatia hipertrófica obstrutiva.

atriais. O RXT revela cardiomegalia, evidência de IC esquerda e/ou direita e derrames pleurais (no lado direito com mais frequência do que no lado esquerdo).

C. Estudos diagnósticos

Conforme a diretriz AHA/ACC/HFSA de 2022, deve-se determinar BNP ou NT-proBNP em pacientes com dispneia; esses indicadores ajudarão no estabelecimento do prognóstico e da gravidade da doença (classe I, nível A).

Há indicação para um ecocardiograma para a exclusão de lesões valvares ou de outras lesões não suspeitadas, e também para confirmação da presença de dilatação ventricular, função sistólica do VE reduzida e disfunção sistólica do VD associada, ou hipertensão pulmonar. A obtenção dos padrões de fluxo ao Doppler mitral também ajudará no estabelecimento de um diagnóstico de disfunção diastólica concomitante. O Doppler de fluxo colorido pode revelar regurgitação tricúspide ou mitral, e o Doppler contínuo pode oferecer uma estimativa das pressões da artéria pulmonar (AP). Ocasionalmente, observa-se uma trombose intracavitária. A obtenção de imagens por perfusão miocárdica de esforço ou de estresse farmacológico pode revelar uma coronariopatia subjacente. A ventriculografia de radionuclídeos possibilita uma medida não invasiva da FE e do movimento das paredes do VD e do VE, embora seu uso tenha sido substituído pela RM cardíaca na maioria das instituições. A RM cardíaca é particularmente importante em pacientes com processos inflamatórios ou infiltrativos, como a sarcoidose ou

a hemocromatose, sendo o estudo diagnóstico de escolha para displasia do VD. A RM também pode ajudar na definição de uma etiologia isquêmica pela observação de hiper-realce pelo gadolínio consistente com uma cicatriz miocárdica de infarto ou com uma miocardite antecedente. Apenas em raros casos o cateterismo cardíaco terá alguma utilidade específica, a menos que haja suspeita de isquemia miocárdica, embora o médico deva considerar um cateterismo cardíaco direito como ajuda na orientação do tratamento, quando houver indefinição quanto à síndrome clínica (indicação de classe I, nível C). E raramente uma biópsia miocárdica terá qualquer utilidade para o estabelecimento do diagnóstico, embora ocasionalmente possa detectar a causa subjacente (p. ex., sarcoidose, hemocromatose). O uso dessa modalidade é considerado como uma indicação de classe IIa com nível C. A biópsia miocárdica não deve ser utilizada rotineiramente. Biópsias são mais úteis em casos de rejeição de transplante.

Tratamento

O tratamento da IC está descrito na seção sobre IC. A terapia de rotina envolve o controle da PA e dos fatores contributivos, p. ex., obesidade, excesso de bebidas alcoólicas, tabagismo, diabetes ou agentes potencialmente cardiotóxicos. Todos os pacientes com Feve reduzida devem ser tratados com inibidores da ECA, BRA ou, idealmente, sacubitril/valsartana, bem como com betabloqueadores selecionados, espironolactona e inibidores do SGLT-2. Deve-se evitar o uso de bloqueadores dos canais de cálcio, exceto nos casos de necessidade, para controle da resposta ventricular em casos de *flutter* ou de fibrilação atrial, ou de hipertensão, depois que todos os tratamentos foram orientados pelas recomendações para IC. Se o paciente se apresentar com sintomas congestivos, deverá adicionar diuréticos ao tratamento. É muito importante ter cuidado com o uso de antagonistas dos receptores de mineralocorticoides nos pacientes com TFG < 30 mL/min/1,73 m^2 ou quando os níveis de potássio estiverem elevados. *Todos os pacientes diabéticos devem ser medicados com antagonistas dos receptores de mineralocorticoides diante de Feve ≤ 40%.* O controle sistêmico da PA é extremamente importante. Também foi aprovado o uso de ivabradina para baixar a frequência cardíaca em pacientes com frequência cardíaca em repouso > 70 batimentos/min, Feve < 35% e IC crônica estável. Mas a ivabradina não deve substituir os betabloqueadores. A digoxina é medicamento de segunda linha, mas alguns médicos continuam favorecendo seu uso como medicação adjuvante; além disso, a digoxina pode ter utilidade na diminuição das hospitalizações recorrentes e no controle da resposta ventricular em casos de fibrilação atrial em pacientes sedentários. Com base em evidências obtidas com estudos clínicos randomizados e controlados com indivíduos autoidentificados como negros, recomenda-se o uso da terapia combinada de hidralazina-nitrato como outra opção.

Nos casos de fibrilação atrial, são importantes o controle do ritmo (sobretudo com ablação da fibrilação atrial) e da frequência cardíaca.

Como ajuda na prevenção da morte súbita, é razoável o uso de CDI (classe IIa, nível B) em pacientes com cardiomiopatia isquêmica assintomática com Feve < 30% e com tratamento clínico apropriado (pelo menos 3 meses depois do IM). Muitos pacientes são possíveis candidatos para terapia de sincronização cardíaca com estimulação biventricular, se apresentarem regurgitação mitral significativa e largura do QRS > 150 mseg. A reabilitação cardíaca e o treinamento físico são fatores que melhoram consistentemente o quadro clínico.

São poucos os casos de cardiomiopatia passíveis de terapia específica para a causa subjacente. Em casos de cardiomiopatia alcoólica, os pacientes devem deixar de beber, pois geralmente serão beneficiados com uma recuperação acentuada da função cardíaca em seguida a um período de abstinência. As causas endócrinas (hipertireoidismo ou hipotireoidismo, acromegalia e feocromocitoma) devem ser tratadas. Não há indicação para terapia imunossupressora em pacientes com cardiomiopatia dilatada crônica. Alguns pacientes podem se beneficiar com o uso de dispositivos de assistência do VE implantáveis, que funcionarão como uma ponte para o transplante, ou como medida temporária até o retorno da função cardíaca. Os dispositivos de assistência do VE podem ser considerados como uma **terapia de destino** em pacientes que não sejam candidatos para transplante cardíaco. Embolias arteriais e pulmonares ocorrem mais comumente em pacientes com cardiomiopatia dilatada do que nos com cardiomiopatia isquêmica; e os candidatos adequados podem se beneficiar com uma anticoagulação prolongada. Todos os pacientes com fibrilação atrial devem ser tratados dessa forma. *Deve-se dar preferência ao uso de um Doac em lugar da varfarina, a menos que haja associação com autoidentificadas estenose mitral moderada ou grave.* Em geral, também se deve dar preferência aos Doac em lugar da varfarina (por serem mais seguros) em pacientes com um trombo de VE móvel observado no ecocardiograma.

Prognóstico

O prognóstico da cardiomiopatia dilatada sem IC clínica é considerado variável: alguns pacientes permanecerão estáveis, em outros a deterioração ocorrerá gradativamente, e ainda outros declinarão rapidamente. Tão logo a IC tenha se manifestado, sua história natural será semelhante à de outras causas de IC, com uma taxa de mortalidade anual de cerca de 11-13%. A causa subjacente da IC tem valor prognóstico para pacientes com cardiomiopatia não explicada. Ao que parece, pacientes com cardiomiopatia do periparto ou com cardiomiopatia induzida pelo estresse têm melhor prognóstico do que aqueles com outras formas de cardiomiopatia. Pacientes com cardiomiopatia causada por doenças miocárdicas infiltrativas, infecção por HIV ou terapia com doxorrubicina têm prognóstico especialmente sombrio.

Quando encaminhar

Pacientes com sintomas novos ou com agravamento dos sintomas de IC com cardiopatia dilatada devem ser encaminhados ao cardiologista. Pacientes com sintomas contínuos de ICFEr (≤ 35%) devem ser encaminhados para que seja definida a necessidade de colocação de um CDI, ou de terapia de ressincronização cardíaca (para durações de QRS ≥ 150 ms, sobretudo diante de um padrão de bloqueio do ramo esquerdo). Pacientes com sintomas refratários avançados devem ser encaminhados para consideração de transplante cardíaco ou de terapia com dispositivo de assistência VE.

Quando hospitalizar

Pacientes com hipóxia, sobrecarga de volume ou edema pulmonar não prontamente resolvidos em um ambiente ambulatorial devem ser internados.

Heidenreich PA et al. 2022 AHA/ACC/HFSA Guideline for the Management of Heart Failure: a report of the American College of Cardiology/American Heart Association Joint Committee on Clinical Practice Guidelines. J Am Coll Cardiol. 2022;79:e263. Erratum in: J Am Coll Cardiol. 2023;81:1551. [PMID: 35379503]

Mazzarotto F et al. Reevaluating the genetic contribution of monogenetic dilated cardiomyopathy. Circulation. 2020;141:387. [PMID: 31983221]

Rosenbaum AN et al. Genetics of dilated cardiomyopathy: practical implications for heart failure management. Nat Rev Cardiol. 2020;17:286. [PMID: 31605094]

Cardiomiopatia de Takotsubo

FUNDAMENTOS DO DIAGNÓSTICO

- Ocorre após uma grande descarga de catecolaminas.

- Falta de ar ou dor torácica aguda.
- Afeta predominantemente mulheres na pós-menopausa.
- Apresenta-se na forma de um IAM anterior agudo, mas com coronárias normais no cateterismo cardíaco.
- A imagem revela balonamento apical do VE, causado pela disfunção anteroapical do miocárdio.
- Para a maioria dos pacientes a recuperação é completa, embora ocorram complicações semelhantes ao IAM.

Considerações gerais

A **síndrome de Takotsubo** geralmente se segue a um alto pico de catecolaminas. O formato resultante do VE sugere agudamente uma forma de ampola arredondada semelhante a um pote japonês para polvos (pote de Takotsubo). Também foi descrito um balonamento medioventricular. A principal característica é que a disfunção miocárdica que ocorre não segue o padrão sugestivo de isquemia coronariana (embora cerca de 15% dos pacientes também se apresentem com DAC, e alguns possam ter sofrido um simultâneo IAM com ruptura de placa). *Mais de dois terços dos pacientes relatam um evento estressante* emocional ou físico *precedente*, p. ex., hipoglicemia, descargas elétricas (i.e., raios), terremotos, taquicardia ventricular, nos períodos de abstinência de bebidas alcoólicas, em seguida a uma cirurgia, durante o hipertireoidismo, em seguida a um acidente vascular encefálico, e depois de algum estresse emocional ("síndrome do coração partido"). Praticamente qualquer evento capaz de desencadear um excesso de catecolaminas já foi implicado em grande número de relatos de casos. Em casos isolados, já foram descritos pericardite e até tamponamento. Também foram descritos casos de recorrência. Em países ocidentais, *a síndrome de Takotsubo afeta predominantemente mulheres (até 90%), sobretudo quando na pós-menopausa*. Em comparação com pacientes com síndrome coronariana aguda (SCA), nos pacientes com cardiomiopatia de estresse são mais frequentes os distúrbios neurológicos e psiquiátricos. Pacientes com DPOC, enxaquecas ou distúrbios afetivos que estejam sendo medicados com beta-agonistas podem estar em maior risco para um desfecho ruim. Inicialmente o prognóstico era considerado benigno, mas estudos subsequentes demonstraram que, ao contrário do que se pensava, *a mortalidade é maior, tanto a curto como a longo prazo*. De fato, foi relatado um percentual de aproximadamente 4-5% de mortalidade durante a fase aguda em pacientes hospitalizados – um número comparável ao dos casos de infarto do miocárdio com supradesnivelamento do segmento ST (IMCSST) na era das intervenções coronarianas percutâneas primárias. Ocorrerão resultados adversos cardíacos e neurológicos no ano seguinte em cerca de 10% dos pacientes.

As estruturas que promovem a mediação da resposta ao estresse estão situadas nos sistemas nervosos central e autônomo. Os estressores agudos induzem a ativação cerebral, aumentando a biodisponibilidade de cortisol e das catecolaminas. Ocorrem aumentos significativos tanto na adrenalina quanto na noradrenalina circulantes, liberadas pelas células cromafins da medula suprarrenal, como na noradrenalina localmente liberada pelos terminais nervosos simpáticos. Esse pico de catecolaminas resulta em danos miocárdicos através de diversos mecanismos, p. ex., toxicidade direta das catecolaminas, danos mediados por adrenoceptores, vasoconstrição e/ou espasmo coronário epicárdico e microvascular e aumento da carga de trabalho cardíaco. A preponderância relativa da síndrome de Takotsubo entre mulheres na pós-menopausa sugere que a privação de estrogênio pode ter efeito facilitador, possivelmente por meio de disfunção endotelial.

Achados clínicos
A. Sintomas e sinais

Os sintomas são semelhantes aos de qualquer SCA. Normalmente estão presentes angina e dispneia típicas. É rara a ocorrência de síncope, embora arritmias não sejam incomuns.

B. ECG e radiografia torácica

O ECG revela elevação do segmento ST, bem como uma inversão profunda da onda T anterior. As inversões drásticas ocorrentes na onda T desaparecem gradativamente ao longo do tempo. O RXT tem resultados normais, ou revela uma congestão pulmonar.

C. Estudos diagnósticos

O ecocardiograma revela discinesia apical do VE, geralmente não consistente com nenhuma distribuição coronária específica. Um cateterismo cardíaco de urgência revela o balonamento apical do VE em associação com coronárias normais. Os biomarcadores cardíacos iniciais são positivos, mas em geral com rápida diminuição. Em quase todos os casos, os estudos de RM com hiper-realce não revelam cicatrizes antigas.

Tratamento

O tratamento imediato se assemelha ao para qualquer IAM. O início do tratamento de longa duração dependerá da persistência da disfunção do VE. Em sua maioria, os pacientes são medicados com ácido acetilsalicílico, betabloqueadores e inibidores da ECA, até que o VE tenha se recuperado totalmente. Apesar da suposta associação com níveis elevados de catecolaminas, o uso de inibidores da ECA ou BRA, mas não de betabloqueadores, foi associado ao aumento da sobrevida em longo prazo.

Prognóstico

O percentual de complicações hospitalares graves, p. ex., choque e morte, parece ser semelhante entre pacientes SCA e pacientes com Takotsubo. Em geral, o prognóstico é bom, a menos que tenha ocorrido alguma complicação grave (p. ex., regurgitação mitral, ruptura de ventrículo ou taquicardia ventricular). Transcorrido um período de dias a semanas, na maioria dos casos se pode esperar pela recuperação da Feve.

Quando encaminhar

Todos os pacientes com SCA devem ser atendidos em regime de urgência pelo cardiologista para avaliação adicional e monitoração, até que ocorra a resolução da disfunção ventricular.

Cardiomiopatia hipertrófica

FUNDAMENTOS DO DIAGNÓSTICO

- Pode apresentar dispneia, dor torácica, síncope.
- Embora o gradiente de saída do VE seja clássico, os sintomas estão relacionados principalmente à disfunção diastólica.
- O ecocardiograma é diagnóstico. Qualquer área de espessura da parede do VE > 1,5 cm define a doença.
- Risco aumentado de morte súbita.

Considerações gerais

Em 2020, um comitê conjunto ACC/AHA para estabelecimento de recomendações de prática clínica emitiu orientações atualizadas para o diagnóstico e tratamento da cardiomiopatia hipertrófica (CMH). As recomendações abordam muitos cenários clínicos e fornecem uma série de sugestões clinicamente relevantes. *Observa-se CMH quando o paciente apresenta HVE não relacionada a nenhuma sobrecarga de pressão ou de volume.* A definição evoluiu ao longo do tempo; embora tradicionalmente fosse definida pela obstrução do fluxo de saída do VE causada por uma hipertrofia septal, atualmente se considera que a CMH está presente sempre que *a medição de qualquer parte da parede do VE tem > 1,5 cm de espessura em um ecocardiograma*. Essa definição permite que muitas formas sejam consideradas, mesmo sem criar obstrução do fluxo de saída do VE. O aumento da espessura da parede diminui a tensão sistólica no VE, aumenta a FE e, ao final da sístole, pode resultar em um "ventrículo vazio". O septo interventricular pode estar desproporcionalmente envolvido (**hipertrofia septal assimétrica**), mas em alguns casos a hipertrofia se limita à porção média do ventrículo médio ou ao ápice ventricular. Em um coração normal, o ápice do VE pode ser fino como papel; em pacientes com CMH, a obstrução do VE pode reter o sangue logo acima do ápice e a pressão do VE pode ser muito alta no local. Essa situação pode fazer o ápice se tornar aneurismático. Em geral, o trato de saída do VE sofre estreitamento durante a sístole por causa do septo hipertrofiado; e o movimento anterior sistólico da valva mitral ocorre quando o folheto anterior da valva mitral é tracionado para o interior do fluxo de saída do VE. Ocorre agravamento da obstrução por fatores que aumentam a contratilidade do miocárdio (estimulação simpática, digoxina e batimento pós-extrassistólico) ou que diminuem o enchimento do VE (manobra de Valsalva, vasodilatadores periféricos). O grau de obstrução dependerá da pré-carga e da pós-carga, podendo variar de um dia para outro. *Como consequência da hipertrofia, ocorrerá uma elevação das pressões diastólicas do VE, e não uma disfunção sistólica*. Em casos raros, a disfunção sistólica se desenvolve tardiamente no curso da doença. Em geral, há maior envolvimento do VE em comparação com o VD, e em muitos casos os átrios ficam significativamente aumentados.

A CMH é herdada como um traço autossômico dominante com penetrância variável, sendo causada por variantes patogênicas de um entre grande número de genes, a maioria dos quais codifica cadeias pesadas de miosina ou proteínas reguladoras do manuseio do cálcio. O prognóstico está relacionado à variante patogênica do gene específico. Normalmente os pacientes se apresentam no início da idade adulta. Atletas de elite podem demonstrar uma hipertrofia cardíaca considerável, que pode ser confundida com CMH, mas geralmente sem disfunção diastólica no atleta; esse achado ajuda a fazer a diferença entre a doença patológica e a **hipertrofia cardíaca do atleta**. A variedade apical é particularmente comum em pessoas de ascendência asiática. Uma **CMH em idosos** (normalmente associada à hipertensão) também foi definida como entidade distinta (em muitos pacientes se observa um septo interventricular sigmoide com uma protuberância do músculo cardíaco abaixo da valva aórtica). Com frequência, pode-se observar uma calcificação do anel fibroso esquerdo. A regurgitação mitral é variável e frequentemente dinâmica, dependendo do grau de obstrução do trato de saída.

Achados clínicos
A. Sintomas e sinais

Os sintomas mais frequentemente observados são dispneia e dor torácica. A síncope também é comum, sendo caracteristicamente do tipo pós-esforço, quando o enchimento diastólico diminui por causa da perda de líquidos e da taquicardia, com aumento da obstrução do trato de saída do VE. As catecolaminas circulantes residuais acentuam as alterações. Arritmias constituem um problema importante. A fibrilação atrial é uma consequência de longo prazo da elevação crônica das pressões do AE, sendo sinal de mau prognóstico. Arritmias ventriculares também são comuns, podendo ocorrer morte súbita, frequentemente em seguida a um esforço extraordinário.

No exame físico, são achados característicos um pulso carotídeo *bisferiens*, um impulso apical triplo (causado pela onda de enchimento atrial importante e por impulsos sistólicos precoces e tardios) e um B_4 alto. A PVJ pode revelar uma onda *a* proeminente, em decorrência da redução da adaptação do VD. Em casos com obstrução do fluxo de saída do VE, observa-se um sopro sistólico alto ao longo da borda esternal esquerda; esse sopro aumenta com o paciente na postura ereta ou durante uma manobra de Valsalva e diminui com o agachamento. Essas manobras ajudam a diferenciar entre o sopro da CMH e o sopro da estenose aórtica. Em pacientes com CMH, a diminuição do volume do VE aumenta a obstrução do fluxo de saída e a intensidade do sopro, enquanto em casos de estenose aórtica valvular a diminuição do volume sistólico através da valva atenua o sopro. A regurgitação mitral também está frequentemente presente em muitos pacientes.

B. ECG e radiografia torácica

A HVE é quase universal em pacientes sintomáticos, embora estudos de ECG totalmente normais estejam presentes em até 25%, geralmente em pacientes com hipertrofia localizada. Ondas Q septais inferolateralmente exageradas podem mimetizar IAM. Em geral, o RXT pouco acrescenta. Ao contrário do que ocorre em casos de estenose aórtica, não há dilatação da aorta ascendente.

C. Estudos diagnósticos

O ecocardiograma é diagnóstico. Esse exame revela HVE (o envolvimento septal é mais comum do que o envolvimento das paredes posteriores), movimento anterior sistólico da valva mitral, fechamento precoce seguido pela reabertura da valva aórtica, VE pequeno e hipercontrátil e relaxamento e enchimento tardios do VE durante a diástole. Em geral, o septo equivale a 1,3-1,5 vez a espessura da parede posterior. O movimento septal tende a ficar reduzido. A ultrassonografia Doppler revela um fluxo turbulento e um gradiente dinâmico no trato de saída do VE e, comumente, regurgitação mitral. Ocorrem anormalidades no padrão de enchimento diastólico em 80% dos pacientes.

Geralmente a ecocardiografia pode estabelecer a diferença entre a doença e casos de **não compactação ventricular** (um padrão de miocardiopatia congênita com trabeculação acentuada que preenche parcialmente a cavidade do VE). Aa imagens da perfusão do miocárdio podem sugerir isquemia septal na presença de artérias coronárias normais. Uma RM cardíaca confirmará a hipertrofia, e o realce pelo contraste frequentemente revela evidências de uma cicatriz na junção de fixação do VD ao septo interventricular. Um cateterismo cardíaco confirmará o diagnóstico, definindo a presença ou ausência de DAC. Em muitos casos ocorre uma **ponte coronária** (i.e., compressão da coronária em sístole), especialmente nas artérias septais. É recomendável a realização de estudos de esforço para que se possa avaliar arritmias ventriculares e documentar a resposta da PA. Também é recomendável o monitoramento de alça, para determinação de ectopia ventricular.

Tratamento

Pacientes sintomáticos devem receber como medicação inicial um betabloqueador, sobretudo quando o ecocardiograma revela uma obstrução dinâmica do fluxo de saída. As frequências cardíacas mais lentas resultantes ajudam no enchimento diastólico do VE enrijecido. Dispneia, angina e arritmias respondem a essa medicação em cerca de 50% dos casos. Bloqueadores dos canais de cálcio, especialmente verapamil, também têm demonstrado eficácia em pacientes sintomáticos. Verapamil ou bloqueadores dos canais de cálcio não di-hidropiridínicos, p. ex., diltiazem, são recomendações de classe I. O efeito desses fármacos se dá principalmente pela melhora da função diastólica, mas suas ações vasodilatadoras também podem aumentar a obstrução do fluxo de saída e causar hipotensão. Pacientes hipotensos ou com ou um gradiente de repouso > 100 mmHg não devem ser medicados com verapamil. A disopiramida também é eficaz, graças a seus efeitos inotrópicos negativos; em geral, esse fár-

maco é prescrito como um complemento ao regime clínico, não como tratamento primário nem como adjuvante no controle de arritmias atriais. Com frequência haverá necessidade do uso de diuréticos VO, por causa das altas pressões diastólicas no VE e também pelas pressões elevadas no AE; entretanto, esses agentes devem ser usados com cautela para que não ocorra uma desidratação, que agravaria a obstrução. Há uma contraindicação relativa ao uso de digoxina, exceto em raros casos, quando será usada para controle da frequência cardíaca em fibrilação atrial. Para casos agudos de hipotensão que não responde aos líquidos, o médico poderá considerar o uso de fenilefrina. Pacientes com CMH sem obstrução do fluxo de saída deverão receber tratamento semelhante – mas somente se estiverem sintomáticos, e se o uso de diuréticos VO for mais seguro. Em um número muito pequeno desses pacientes, pode-se considerar uma miomectomia apical.

A FDA aprovou o mavacanteno, um inibidor da miosina cardíaca ATPase, para tratamento de pacientes adultos com cardiomiopatia hipertrófica obstrutiva sintomática classes II-III da NYHA, com o objetivo de melhorar a capacidade de praticar exercícios físicos e a sintomatologia.

O desempenho dos pacientes melhora em ritmo sinusal, e a fibrilação atrial deve ser tratada agressivamente com agentes antiarrítmicos ou pela ablação por radiofrequência. Em vez da varfarina, deve-se dar preferência aos Doac para pacientes com fibrilação atrial. *Pacientes com CMH devem ser tratados sem levar em conta sua pontuação CHA$_2$DB$_2$-VASc.*

As diretrizes da AHA/ACC de 2020 recomendam o uso de um CDI preventivo para pacientes com CMH e com parada cardíaca documentada ou com taquicardia ventricular contínua (classe I). Trata-se de uma recomendação de classe IIa para uso de um CDI em pacientes, se estiver presente um ou mais dos seguintes fatores de risco: (1) morte súbita em um ou mais parentes de primeiro grau ou em parentes próximos com até 50 anos, (2) espessura ≥ 30 mm para qualquer parede do VE, (3) ocorrência recente de qualquer síncope com probabilidade de ter sido arritmogênica, (4) aneurisma apical do VE ou (5) disfunção sistólica do VE (FE < 50%). Essa é uma recomendação de classe IIb para uso de um CDI se for observada uma intensificação tardia significativa (> 15%) com gadolínio em uma RM cardíaca. Nos pacientes que receberam um CDI, é importante que a estimulação (*pacing*) antitaquicardia seja programada, para minimizar choques. Mas o CDI não deverá ser implantado se a finalidade para seu uso for simplesmente possibilitar a prática de esportes competitivos pelo paciente.

Nos pacientes sintomáticos e que não respondem ao tratamento clínico, a excisão de parte do septo miocárdico de saída (**miotomia-miomectomia**) por cirurgiões experientes é um procedimento bem-sucedido. Alguns cirurgiões defendem a substituição da valva mitral, pois esse procedimento resulta na resolução do gradiente e, além disso, previne a insuficiência mitral correspondente. Em alguns casos, a miomectomia foi combinada com um ponto de Alfieri aplicado à valva mitral (i.e., um ponto que une a porção média dos folhetos das valvas mitrais anterior e posterior). Pode-se considerar a realização de um transplante cardíaco nos raros casos de progressão para a dilatação do VE, ou em pacientes com sintomas intratáveis. Pode-se realizar uma ablação septal não cirúrgica por meio da injeção de álcool nos ramos septais da artéria coronária esquerda, com o objetivo de criar um infarto do miocárdio controlado nas regiões de maior espessura da parede. Esse procedimento é considerado terapia de primeira linha (quando for viável), para pacientes com obstrução do trato de saída do VE > 50 mmHg e que não responderam ao tratamento clínico, ou ainda que não sejam considerados candidatos à cirurgia. Na CMH de estágio final (i.e., CMH do tipo *burnt out*), o tratamento clínico é semelhante ao preconizado para pacientes com cardiomiopatia dilatada. Em pacientes com arritmias refratárias ou com IC, uma opção é o transplante cardíaco.

A gravidez resulta em maior risco para pacientes sintomáticos ou com gradientes do trato de saída > 50 mmHg. Antes de uma concepção planejada, será importante recorrer ao aconselhamento genético. Em pacientes grávidas portadoras de CMH, é recomendável que o tratamento com betabloqueadores tenha continuidade. Para mais detalhes sobre o impacto da CMH nos esportes, nas atividades e na ocupação (p. ex., motoristas profissionais, ou pilotos de aeronave), o leitor deverá consultar as discussões constantes nas diretrizes AHA/ACC de 2020.

Quando encaminhar

Os pacientes devem ser encaminhados ao cardiologista para que seja determinado o tratamento, para consideração de testes genéticos, revisão da presença de qualquer característica de alto risco e para a discussão da medicação ou da necessidade de qualquer intervenção. Isso é particularmente importante no caso de pacientes sintomáticos.

Olivotto I et al. Mavacamten for treatment of symptomatic obstructive hypertrophic cardiomyopathy (EXPLORER-HCM): a randomised, double-blind, placebo-controlled, phase 3 trial. Lancet. 2020;396:759. [PMID: 32871100]

Ommen SR. 2020 AHA/ACC guidelines for the diagnosis and treatment of patients with hypertrophic cardiomyopathy: executive summary. Circulation. 2020;142:e533. [PMID: 33215938]

Cardiomiopatia restritiva

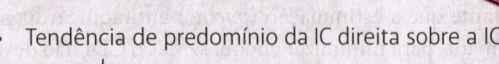

> **FUNDAMENTOS DO DIAGNÓSTICO**
>
> - Tendência de predomínio da IC direita sobre a IC esquerda.
> - Ocorre hipertensão pulmonar.
> - Amiloidose é a causa mais comum.
> - A ecocardiografia é exame essencial para estabelecimento do diagnóstico.
> - Imagens por radionuclídeos ou uma biópsia de miocárdio podem confirmar a amiloidose.

Considerações gerais

A cardiomiopatia restritiva se caracteriza pelo *comprometimento do enchimento diastólico, com razoável preservação das dimensões da câmara do VE*. Esse distúrbio é relativamente incomum, tendo a amiloidose como causa mais frequente.

Nos últimos anos, o número de diagnósticos de **amiloidose cardíaca** aumentou drasticamente, graças ao aprimoramento dos exames diagnósticos; além disso, a classe médica está mais consciente de sua prevalência. A prevalência da amiloidose AL é de aproximadamente 12 casos/milhão; a prevalência da amiloidose ATTR variante ou hereditária é de cerca de 0,3 caso/milhão; e a prevalência da amiloidose ATTR do tipo selvagem é de 155-191 casos/milhão. Muitos especialistas acreditam que a verdadeira prevalência da amiloidose ATTR do tipo selvagem seja muito maior. Embora as proteínas amiloides de cadeia leve (AL) possam ter efeito tóxico nos cardiomiócitos, também podem se internalizar em muitos outros tipos de células. Esse fenômeno pode explicar algumas das disfunções cardíacas observadas. ATTR refere-se à transtirretina, uma proteína normalmente encontrada no fígado, cuja função é auxiliar no transporte de hormônios da tireoide e de vitamina A. O tipo selvagem (normal) ocorre mais comumente em idosos e em homens; antigamente esse tipo era conhecido como "amiloidose sistêmica senil". A ATTR hereditária ou variante é transmitida geneticamente; sua deposição ocorre em pessoas com idades mais precoces e esse tipo causa um impacto neurológico associado. TTR é um tetrâmero que pode se dissociar em quatro monômeros que se agregam na forma de fibrilas amiloides. O diagnóstico diferencial para a cardiomiopatia restritiva deve considerar distúrbios infiltrativos diferentes da amiloidose, p. ex., sarcoidose, doença de Gaucher e síndrome de Hurler. Outros distúrbios que podem provocar o mesmo quadro são doenças do armazenamento como a hemocromatose, a doença de Fabry e as doenças do armazenamento de glicogênio. Em raros casos, podem ser implicadas doenças não infiltrativas, como a cardiomiopatia familiar e o pseudoxantoma elástico; e outras causas secundárias são o diabetes, a esclerose sistêmica (esclerodermia), radioterapia, quimioterapia, DAC e hipertensão prolongada.

Achados clínicos
A. Sintomas e sinais

A cardiomiopatia restritiva deve ser diferenciada da pericardite constritiva (ver Tab. 11.3). A principal característica para a diferenciação é que, em pacientes com pericardite constritiva, *a interação ventricular fica acentuada com a respiração; já em casos de cardiopatia restritiva, essa interação não ocorre*. Além disso, a pressão arterial pulmonar se encontra invariavelmente elevada em pacientes com cardiomiopatia restritiva, em decorrência da alta pressão capilar pulmonar, mas é normal em pacientes com pericardite constritiva não complicada. Os sintomas da cardiomiopatia restritiva podem ser: angina, síncope, acidente vascular encefálico e neuropatia periférica. Púrpura periorbital, língua espessada e hepatomegalia são todos achados físicos sugestivos de amiloidose.

B. Estudos diagnósticos

Para avaliar uma suspeita de amiloidose, em primeiro lugar o médico deve determinar o nível da proteína monoclonal com um teste de cadeia leve livre no soro, juntamente com um estudo de eletroforese de imunofixação sérica e urinária.

Se os resultados forem negativos, o médico poderá descartar a possibilidade de amiloidose primária ou de cadeia leve. Se forem positivos, o próximo passo será uma biópsia do tecido afetado. Com frequência são observados distúrbios da condução. A combinação de uma baixa voltagem no ECG com hipertrofia ventricular no ecocardiograma sugere a doença. **Imagens com pirofosfato de tecnécio (cintilografia óssea)** também podem identificar a deposição de amiloide no miocárdio; atualmente essa modalidade não invasiva para obtenção de imagens é considerada o procedimento de escolha para o diagnóstico de amiloidose por transtirretina (ATTR). Diante de achados cintilográficos característicos em pacientes sem gamopatia monoclonal, não há mais necessidade de biópsia para o estabelecimento do diagnóstico. Em casos de amiloidose, os estudos de RM cardíaca revelam um padrão distinto de hiper-realce difuso nas imagens com gadolínio, constituindo um exame útil para triagem. O hiper-realce tardio de alto grau pelo gadolínio sugere um envolvimento cardíaco mais extenso. O ecocardiograma revela um VE pequeno e espessado com miocárdio brilhante (salpicado), rápido enchimento diastólico precoce revelado pelo Doppler de entrada mitral, e aumento biatrial. A observação de padrões de deformação longitudinal característicos pode ajudar na identificação da amiloidose cardíaca. Em geral, a câmara do VE tem dimensões normais com Feve reduzida. O espessamento do septo atrial pode ser evidente, e foi descrita uma variante amiloide que afeta principalmente os átrios. Biópsias retais, da gordura abdominal ou gengivais podem confirmar o envolvimento sistêmico, mas ainda pode haver envolvimento do miocárdio, mesmo se o resultado das biópsias for negativo. Nesse caso, haverá necessidade de uma biópsia endomiocárdica para confirmação da presença de amiloide cardíaco. É essencial que seja demonstrada a infiltração tissular nas amostras de biópsia com o uso de colorações especiais; e em seguida devem ser realizados estudos imuno-histoquímicos e testes genéticos. De posse de tais informações, o médico poderá definir qual é a proteína especificamente envolvida. É altamente recomendável um sequenciamento do gene TTR em pacientes sob suspeita de presença de TTR tipo selvagem ou de TTR variante, além de uma espectroscopia de massa para todos os tecidos em questão. Tradicionalmente, observa-se elevação do BNP e do NT-proBNP; esses indicadores têm sido utilizados para ajudar na diferenciação entre pericardite constritiva e cardiomiopatia restritiva.

Tratamento

O tratamento para amiloidose AL consiste na quimioterapia baseada em alquilantes ou melfalano em altas doses; em seguida, o paciente deverá passar por um transplante autólogo de células-tronco. Em casos de amiloidose de cadeia leve de imunoglobina, normalmente o paciente será tratado por quimioterapia de rotina ou em altas doses, acompanhada pela recuperação de células-tronco. Atualmente, o tratamento da amiloidose ATTR se encontra em processo de evolução. O tafamidis meglumina, um agente aprovado para tratamento da amiloidose, ajuda a evitar a ocorrência de dobramento incorreto do tetrâmero TTR. Tafamidis é o único medicamento aprovado pela FDA atualmente disponível para todas as cardiomiopatias ATTR. Alguns estudos demonstraram que seu uso reduziu tanto a mortalidade por todas as causas como as hospitalizações cardiovasculares. Entretanto, o tafamidis é muito caro; assim, grande número de pacientes não tem acesso a esse tratamento.

Em casos agudos de IC, os diuréticos podem ajudar, mas a diurese excessiva pode resultar em piora da disfunção renal. Como ocorre na maioria dos pacientes com IC direita grave, a medicação com diuréticos de alça, tiazidas e antagonistas da aldosterona tem grande utilidade. Não é rara a ocorrência de trombos atriais, embora ainda permaneça indefinido o papel da anticoagulação em pacientes com amiloidose. O uso de digoxina pode precipitar arritmias; portanto, não se deve prescrever essa medicação. Os betabloqueadores ajudam a diminuir a frequência cardíaca e a melhorar o enchimento, por aumentarem a duração da diástole. É provável que a ação do verapamil se dê pela melhora do relaxamento miocárdico e pelo aumento do tempo de enchimento diastólico. É desejável que ocorram frequências cardíacas lentas, que permitirão maior tempo de enchimento diastólico. Em alguns casos, a inibição da ECA ou o bloqueio dos receptores da angiotensina II podem melhorar o relaxamento e o enchimento diastólico; esses medicamentos podem ser tentados com cautela em pacientes com PA sistêmica adequada. Os corticosteroides podem ajudar em pacientes com sarcoidose, mas esses agentes são mais eficazes para as anormalidades da condução ocorrentes nessa doença do que na IC.

Quando encaminhar

Todos os pacientes com diagnóstico de cardiomiopatia restritiva devem ser encaminhados ao cardiologista, para definição da etiologia e planejamento do tratamento apropriado. Em pacientes com HVE não explicada, com Feve relativamente preservada e com sintomas de IC, pode-se levantar a suspeita de amiloidose cardíaca, sobretudo porque hoje em dia a doença pode ser tratada de maneira eficaz.

Writing Committee; Kittleson MM et al. 2023 ACC Expert Consensus Decision Pathway on Comprehensive Multidisciplinary Care for the Patient With Cardiac Amyloidosis: a report of the American College of Cardiology Solution Set Oversight Committee. J Am Coll Cardiol. 2023;81:1076. Erratum in: J Am Coll Cardiol. 2023;81:1135. [PMID: 36697326]

Distúrbios do ritmo cardíaco

Kevin P. Jackson, MD

Revisão científica da edição brasileira: Dr. Raphael Tzung Lima Soares

DISTÚRBIOS DE FREQUÊNCIA E RITMO

As anormalidades do ritmo cardíaco e da condução podem ser sintomáticas (síncope, quase síncope, tontura, fadiga ou palpitações) ou assintomáticas. Além disso, as anormalidades podem ser letais (morte súbita cardíaca [MSC]) ou perigosas, na medida em que diminuem o débito cardíaco, com comprometimento da perfusão do cérebro e do miocárdio. Em geral, pacientes sem cardiopatia subjacente toleram bem a taquicardia supraventricular (TSV) estável, mas em pacientes com coronariopatia isso poderá resultar em um quadro de isquemia miocárdica ou de insuficiência cardíaca (IC), anormalidades valvares e disfunção miocárdica sistólica ou diastólica. Se prolongada, a taquicardia ventricular geralmente resultará em comprometimento hemodinâmico; se não for tratada, poderá se deteriorar em uma fibrilação ventricular.

Frequências cardíacas lentas podem causar sintomas em repouso ou com esforço, na dependência da manutenção, ou não, da perfusão cerebral e periférica; em geral, isso é uma função do posicionamento do paciente (se está em ortostase ou em decúbito dorsal) e se o funcionamento do ventrículo esquerdo (VE) está sendo adequado para que o volume sistólico seja mantido. Se o paciente se apresentar com diminuição abrupta da frequência cardíaca, como pode ocorrer no início de um bloqueio cardíaco completo ou em uma parada sinusal, poderá ser acometido por síncope e/ou convulsões. *A menos que o médico detecte uma causa clara e reversível, haverá necessidade de implantar um marca-passo permanente para a maioria dos pacientes sintomáticos.*

Com frequência, o diagnóstico de uma taquiarritmia anormal pode ser determinado por meio do monitoramento cardíaco: eletrocardiograma (ECG) ambulatorial e hospitalar, gravadores de eventos, telemetria cardíaca móvel contínua ou gravadores de *loop* implantáveis. Além disso, atualmente contamos com sensores ópticos em dispositivos portáteis, como relógios digitais, que utilizam um algoritmo passivo de notificação de pulso irregular para identificação de possível arritmia; esses dispositivos têm aproximadamente 85% de valor preditivo positivo para detecção de fibrilação atrial.

Dispositivos como o *Apple Watch*, *Fitbit* e *AliveCor* podem registrar ECG do ritmo cardíaco que podem ser transmitidos aos profissionais de saúde. Também podem ser solicitados exames mais invasivos, p. ex., estudos eletrofisiológicos com cateterismo (usados para avaliação da função do nó sinusal, da condução atrioventricular [AV] e da indutibilidade de arritmias) e provas da função do sistema nervoso autônomo (teste de mesa inclinada, ou *tilt test*).

O tratamento das taquiarritmias é variável, podendo ser realizado com o uso de modalidades, como os medicamentos antiarrítmicos e técnicas mais invasivas, p. ex., ablação por cateter.

Medicamentos antiarrítmicos

Os medicamentos antiarrítmicos são frequentemente prescritos no tratamento das arritmias, mas sua eficácia é variável. Além disso, causam efeitos colaterais frequentes (Tab. 12.1). Normalmente, os antiarrítmicos são divididos em classes, com base em suas ações eletrofarmacológicas; e muitos deles têm várias funções terapêuticas. O esquema de classificação de uso mais frequente é o de **Vaughan-Williams**, que prevê quatro classes.

Os agentes da **classe I** bloqueiam os canais de sódio de membrana. Essa classe está dividida em três subclasses, dependendo do efeito do agente no potencial de ação das fibras de Purkinje. Medicamentos da **classe Ia** (i.e., quinidina, procainamida, disopiramida) diminuem a velocidade de aumento do potencial de ação (V_{max}) e prolongam sua duração; com isso, ocorre retardo na condução e aumento da refratariedade. Agentes da **classe Ib** (i.e., lidocaína, mexiletina) abreviam a duração do potencial de ação; esses antiarrítmicos não afetam a condução nem a refratariedade. Agentes da **classe Ic** (i.e., flecainida, propafenona) prolongam o V_{max} e retardam a repolarização; com isso, retardam a condução e prolongam a refratariedade, porém com maior intensidade do que os agentes da classe Ia.

Os agentes da **classe II** são os betabloqueadores, que diminuem a automaticidade e prolongam a condução AV e a refratariedade.

TABELA 12.1 Medicamentos antiarrítmicos

Agente	Dose IV	Dose VO	Nível plasmático terapêutico	Via de eliminação	Efeitos colaterais
Classe Ia – Ação: bloqueadores dos canais de sódio: deprimem a despolarização da fase 0; condução lenta; prolongam a repolarização.					
Indicações: taquicardia supraventricular, taquicardia ventricular, batimentos ventriculares prematuros sintomáticos.					
Disopiramida		Liberação imediata: 100-200 mg a cada 6 horas Liberação sustentada: 200-400 mg a cada 12 horas	2-8 mg/mL	Renal	Retenção urinária, xerostomia, significativamente ↓ FVE, prolongamento do intervalo QT
Procainamida	Carga: 10-17 mg/kg a 20-50 mg/min Manutenção: 1-4 mg/min	50 mg/kg/dia em doses divididas a cada 4 horas (curta ação)	4-10 mg/mL; Napa (metabólito ativo), 10-20 mcg/mL	Renal	
Quinidina	6-10 mg/kg (IM ou IV) por 20 min (raramente usado por via parenteral)	324-648 mg a cada 8 horas	2-5 mg/mL	Hepática	GI, ↓ FVE, ↑ Dig
Classe Ib – Ação: encurtamento da repolarização.					
Indicações: taquicardia ventricular, prevenção de fibrilação ventricular, batimentos ventriculares prematuros sintomáticos.					
Lidocaína	Carga: 1 mg/kg Manutenção: 1-4 mg/min		1-5 mg/mL	Hepática	SNC, GI, ↓ FVE
Mexiletina		100-300 mg a cada 8-12 horas; máximo: 1.200 mg/dia	0,5-2 mg/mL	Hepática	SNC, GI, leucopenia
Classe Ic – Ação: deprime a repolarização da fase 0; condução lenta. (A propafenona é um fraco bloqueador dos canais de cálcio e betabloqueador e prolonga o potencial de ação e a refratariedade.)					
Indicações: taquicardia ventricular (na ausência de cardiopatia estrutural), taquicardia supraventricular refratária.					
Flecainida		50-150 mg 2x/dia	0,2-1 mg/mL	Hepática	SNC, GI, *flutter* atrial com condução 1:1, pró-arritmia ventricular
Propafenona		150-300 mg a cada 8-12 horas	Nota: metabólitos ativos	Hepática	SNC, GI, *flutter* atrial com condução 1:1, pró-arritmia ventricular
Classe II – Ação: betabloqueadores, retardo da condução AV.					
Indicações: taquicardia supraventricular, taquicardia ventricular, batimentos ventriculares prematuros sintomáticos, síndrome do QT longo.					
Esmolol	Carga: 500 mcg/kg por 1-2 minutos Manutenção: 50-300 mcg/kg/min	Outros betabloqueadores podem ser usados concomitantemente	Não estabelecido	Hepática	↓ FVE, bradicardia, bloqueio AV
Metoprolol	5 mg a cada 5 min até 3 doses	25-200 mg/dia	Não estabelecido	Hepática	↓ FVE, bradicardia, bloqueio AV, fadiga
Propranolol	1-3 mg a cada 5 min até o total de 5 mg	40-320 mg em 1-4 doses/dia (dependendo da preparação)	Não estabelecido	Hepática	↓ FVE, bradicardia, bloqueio AV, broncoespasmo
Classe III – Ação: prolongamento do potencial de ação.					
Indicações: *amiodarona:* taquicardia ventricular refratária, taquicardia supraventricular, prevenção de taquicardia ventricular, fibrilação atrial, fibrilação ventricular; *dofetilida:* fibrilação e *flutter* atrial; *dronedarona:* fibrilação atrial (não persistente); *ibutilida:* conversão de fibrilação e do *flutter* atrial; *sotalol:* taquicardia ventricular, fibrilação atrial.					
Amiodarona	150-300 mg por infusão rápida, seguida por 1 mg/min por infusão durante 6 horas; em seguida, 0,5 mg/min por 18 horas	800-1.600 mg/dia durante 7-14 dias; manter a 100-400 mg/dia	1-5 mg/mL	Hepática	Fibrose pulmonar, hipotireoidismo, hipertireoidismo, fotossensibilidade, depósitos na córnea e na pele, hepatite, neurotoxicidade, GI

(continua)

TABELA 12.1 Medicamentos antiarrítmicos (*continuação*)

Agente	Dose IV	Dose VO	Nível plasmático terapêutico	Via de eliminação	Efeitos colaterais
Dofetilida		125-500 mcg a cada 12 horas		Renal (a dose deve ser reduzida com disfunção renal)	*Torsades de pointes* em 3%; interação com inibidores do citocromo P-450
Dronedarona		400 mg 2x/dia		Hepática (contraindicada em comprometimento grave)	Contraindicada em IC (classe IV da NYHA ou descompensação recente), FA persistente
Ibutilida	1 mg ao longo de 10 min, seguido por segunda infusão de 0,5-1 mg ao longo de 10 min			Hepática e renal	*Torsades de pointes* em até 3% dos pacientes dentro de 3 horas após a administração; os pacientes devem ser monitorados com um desfibrilador por perto
Sotalol	75 mg a cada 12 horas	80-160 mg a cada 12 horas (máximo de 320 mg/dia)		Renal (o intervalo de dosagem deve ser estendido se a depuração de creatinina for < 60 mL/min)	*Torsades de pointes* em 1%; ↓ FVE, bradicardia, fadiga (e outros efeitos colaterais associados a betabloqueadores)
Classe IV – Ação: bloqueadores lentos de canais de cálcio.					
Indicações: taquicardia supraventricular, taquicardia ventricular (via de saída, idiopática).					
Diltiazem	0,25 mg/kg ao longo de 2 minutos; segundo bólus de 0,35 mg/kg após 15 minutos se a resposta for inadequada; taxa de infusão, 5-15 mg/hora	120-360 mg/dia em 1-3 doses dependendo da preparação		Metabolismo hepático, excreção renal	Hipotensão, ↓ FVE, bradicardia
Verapamil	Bólus de 2,5 mg seguido por *boluses* adicionais de 2,5-5 mg a cada 1-3 minutos; total de 20 mg ao longo de 20 minutos; manter em 5 mg/kg/min	80-120 mg a cada 6-8 horas; 240-480 mg 1x/dia com preparação de liberação sustentada	0,1-0,15 mg/mL	Hepática	Hipotensão, ↓ FVE, constipação
Diversos – Indicações: taquicardia supraventricular.					
Adenosina	Bólus de 6 mg seguido de lavagem rápida com solução salina; pode repetir com bólus de 12 mg após 1-2 minutos, se necessário			Estimulação do receptor de adenosina, metabolizada no sangue	Rubor transitório, dispneia, dor torácica, bloqueio AV, bradicardia sinusal; efeito ↓ por teofilina, ↑ por dipiridamol
Digoxina	0,5 mg ao longo de 20 minutos, seguido de incrementos de 0,25 ou 0,125 mg até 1-1,5 mg ao longo de 24 horas	1-1,5 mg ao longo de 24-36 horas em 3-4 doses; manutenção, 0,125-0,5 mg/dia	0,7-2 mg/mL	Renal	Bloqueio AV, arritmias, GI, alterações visuais
Ivabradina			5-7,5 mg a cada 12 horas	Renal e fecal	Bradicardia, fosfenos (brilho visual)

↓ LVF: função VE reduzida; AV: atrioventricular; Dig: elevação do nível sérico de digoxina; FA: fibrilação atrial; FVE: função ventricular esquerda; GI: gastrointestinal; IC: insuficiência cardíaca; Napa: N-acetilprocainamida; NYHA: New York Heart Association; SNC: sistema nervoso central.

Agentes da **classe III** (i.e., amiodarona, dronedarona, sotalol, dofetilida, ibutilida) bloqueiam os canais de potássio e prolongam a repolarização, resultando no prolongamento do intervalo QT. Ocorre indução farmacológica de *torsades de pointes* em até 3% dos pacientes medicados com sotalol e dofetilida; portanto, o uso desses agentes exige um cuidadoso monitoramento.

Os agentes da **classe IV** atuam como bloqueadores dos canais de cálcio, diminuindo a automaticidade e a condução AV.

Existem alguns agentes antiarrítmicos que não se enquadram em qualquer dessas categorias. Os mais prescritos são digoxina e adenosina. A digoxina inibe a bomba Na^+, K^+-ATPase. Esse agente prolonga a condução nodal AV e o período refratário nodal AV, mas abrevia o potencial de ação e diminui a refratariedade do miocárdio ventricular e das fibras de Purkinje. Por outro lado, a adenosina pode bloquear a condução nodal AV e abreviar a refratariedade atrial.

Embora já tenham sido definidos os efeitos eletrofisiológicos *in vitro* da maioria desses agentes, em grande parte, seu uso permanece empírico. *Todos eles podem exacerbar arritmias (efeito pró-arrítmico) e muitos deprimem a função do VE.*

Muitos estudos já enfatizaram os riscos decorrentes do uso de agentes antiarrítmicos, o mais notável deles sendo o *Coronary Arrhythmia Suppression Trial* (Cast), no qual a administração de dois agentes da classe Ic (flecainida, encainida) e de um agente da classe Ia (moricizina) aumentou as taxas de mortalidade em pacientes com ectopia ventricular assintomática pós-IAM. Assim, não se deve prescrever agentes antiarrítmicos da classe Ic para em pacientes com IAM ou com cardiopatia estrutural precedente.

Em seguida, será discutido o uso de agentes antiarrítmicos para pacientes com arritmias específicas.

Ablação por cateter para arritmias cardíacas

Atualmente, a ablação por cateter é a principal modalidade terapêutica para muitas arritmias supraventriculares sintomáticas, como a taquicardia por reentrada nodal AV, taquicardias com envolvimento das vias acessórias, taquicardia atrial paroxística e flutter *atrial.* A ablação por cateter em casos de fibrilação é procedimento mais complexo, envolvendo um completo isolamento elétrico das veias pulmonares (frequentemente os locais de surgimento da fibrilação atrial) e, em alguns casos, a aplicação de lesões lineares no interior dos átrios, com o objetivo de evitar a propagação ao longo de toda a câmara atrial. Considera-se que essa técnica seja uma terapia razoável para pacientes sintomáticos apresentando fibrilação atrial refratária à medicação, ou como alternativa à farmacoterapia antiarrítmica prolongada. Em pacientes mais jovens, a ablação por cateter da fibrilação atrial pode ser o tratamento de primeira linha para a melhora dos sintomas e prevenção da progressão para uma fibrilação atrial persistente. A ablação por cateter de arritmias ventriculares é procedimento mais complexo; entretanto, sua prática em instituições experientes obteve sucesso razoável para todos os tipos de taquicardias ventriculares, inclusive por reentrada de ramo, taquicardias com origem no trato de saída ventricular ou nos músculos papilares, taquicardias com origem

no sistema de condução especializado (taquicardia ventricular fascicular) e taquicardias ventriculares em pacientes portadores de cardiomiopatia isquêmica ou dilatada. Em muitas dessas arritmias, a ablação pode ser realizada a partir da superfície endocárdica, mediante a colocação de um cateter endovascular; ou o procedimento pode ser realizado na superfície epicárdica do coração por meio de uma abordagem subxifoide percutânea.

A ablação por cateter também foi realizada com sucesso no tratamento de pacientes com fibrilação ventricular, nos casos em que foi possível identificar uma contração ventricular prematura (CVP) uniforme. Além disso, também poderão ser considerados como candidatos para a ablação por cateter os pacientes com CVP sintomática ou com uma CVP ocorrendo em cargas suficientemente intensas a ponto de causar cardiomiopatia (geralmente mais de 10.000/dia).

Em geral, a ablação por cateter é procedimento seguro; o percentual geral de complicações graves varia de 1-5%. Danos vasculares graves durante a inserção do cateter ocorrem em < 2% dos pacientes. Também são baixas as incidências de perfuração da parede do miocárdio resultante em tamponamento cardíaco. Por outro lado, lesões involuntárias ao nó AV implicando necessidade de estimulação cardíaca permanente ocorrem em < 1% dos pacientes. Nos casos de necessidade de acesso transeptal através do septo interatrial, ou de um cateterismo retrógrado do VE, podem ocorrer outras complicações, p. ex., lesões às valvas cardíacas, danos a uma artéria coronária ou formação de êmbolos sistêmicos. Após a ablação por cateter de fibrilação atrial, pode ocorrer uma complicação rara, mas potencialmente fatal: o desenvolvimento de uma fístula atrioesofágica em decorrência da ablação da parede posterior do átrio esquerdo, logo acima do esôfago. Estima-se que essa grave complicação ocorra em < 0,1% dos procedimentos.

Arritmia, bradicardia e taquicardia sinusais

FUNDAMENTOS DO DIAGNÓSTICO

- Em indivíduos jovens e saudáveis, é comum uma ampla variação na frequência sinusal; em geral, esse achado não é patológico.
- A bradicardia sintomática pode exigir a implantação de um marca-passo permanente, sobretudo em pacientes idosos ou com cardiopatia subjacente.
- Em geral, a taquicardia sinusal ocorre secundariamente a outro processo subjacente (p. ex., febre, dor, anemia, abstinência de bebidas alcoólicas).
- A síndrome do nó sinusal se manifesta na forma de uma bradicardia sinusal, pausas, ou por uma resposta inadequada da frequência cardíaca às demandas fisiológicas (i.e., incompetência cronotrópica).

Considerações gerais

A **arritmia sinusal** é uma irregularidade da frequência cardíaca normal, definida como uma variação no intervalo

PP > 120 ms. A arritmia sinusal é comum em pessoas jovens e saudáveis, em função de alterações na influência vagal sobre o nó sinusal durante a respiração (fásica), ou independentemente da respiração (não fásica). Em geral, não se trata de uma arritmia patológica, dispensando uma avaliação cardíaca específica.

A **bradicardia sinusal** é definida como uma frequência cardíaca < 60 bpm; pode ser decorrente de um aumento da influência vagal no marca-passo sinoatrial normal ou de uma doença orgânica do nó sinusal. Em indivíduos saudáveis e, em particular, nos atletas, considera-se como achado normal uma bradicardia sinusal ≤ 50 bpm, sobretudo durante o sono. Mas em pacientes idosos e em pessoas com cardiopatia, a ocorrência de bradicardia sinusal pode ser uma indicação efetiva de uma patologia do nó sinusal. Nos casos em que ocorre severa diminuição da frequência sinusal, a junção atrioventricular ou a junção nodal-feixe de His poderá assumir uma atividade de marca-passo cardíaco, geralmente em uma frequência de 35-60 bpm.

A **taquicardia sinusal** é definida como uma frequência cardíaca > 100 bpm, provocada pela rápida formação de impulsos provenientes do nó sinoatrial. Trata-se de uma resposta fisiológica normal ao exercício físico ou a outras condições que promovam aumento na liberação de catecolaminas. Normalmente, o início e o término da taquicardia sinusal ocorrem gradativamente, ao contrário do que ocorre em casos de taquicardia supraventricular paroxística (TSVP) em decorrência de reentrada. Em casos raros, indivíduos saudáveis podem se apresentar com uma taquicardia sinusal "inadequada", na qual as frequências cardíacas basais persistentemente elevadas não correspondem às demandas fisiológicas. Entretanto, em longo prazo, são poucas as consequências desse distúrbio.

A **síndrome do nó sinusal** ("síndrome do seio doente") é um diagnóstico genérico aplicado a pacientes com parada sinusal, bloqueio de saída sinoatrial (detectado por uma pausa igual a um múltiplo do intervalo PP subjacente, ou pelo progressivo encurtamento do intervalo PP antes de uma pausa) ou com bradicardia sinusal persistente. Uma apresentação comum em pacientes idosos é a de TVS recorrente (frequentemente fibrilação atrial) acompanhada de bradiarritmias ("**síndrome taqui-bradi**"). As longas pausas que frequentemente se seguem ao término da taquicardia provocam os sintomas associados. A síndrome do nó sinusal também pode se manifestar na forma de uma **incompetência cronotrópica**, definida como uma resposta inadequada da frequência cardíaca às demandas fisiológicas do exercício físico ou do estresse, sendo causa pouco diagnosticada de baixa tolerância ao exercício.

Achados clínicos

Na ausência de cardiopatia subjacente ou outras comorbidades, a arritmia (bradicardia ou taquicardia) sinusal não causa sintomas na maioria dos pacientes. Mas quando uma bradicardia sinusal grave provoca baixo débito cardíaco, o paciente pode relatar fraqueza, confusão, ou síncope se a perfusão cerebral estiver comprometida. Em muitos casos, ocorre exacerbação farmacológica da bradicardia sinusal (p. ex., digitálicos, bloqueadores dos canais de cálcio, betabloqueadores, agentes simpatolíticos, antiarrítmicos). Assim, os medicamentos não essenciais possivelmente responsáveis devem ser descontinuados antes da determinação do diagnóstico.

Com frequência, a taquicardia sinusal é uma resposta normal a condições que exigem um aumento no débito cardíaco, como febre, dor, ansiedade, anemia, IC, hipovolemia ou tireotoxicose. O uso de bebidas alcoólicas e a abstinência de álcool são causas comuns de taquicardia sinusal e de outras arritmias supraventriculares. Em pacientes portadores de cardiopatia subjacente, a taquicardia sinusal pode causar dispneia ou dor torácica, por causa da maior demanda de oxigênio pelo miocárdio ou pela diminuição do fluxo sanguíneo nas artérias coronárias.

Os sintomas da disfunção do nó sinusal são inespecíficos e podem ter outras causas. Assim, é essencial demonstrar que os sintomas coincidem cronologicamente com as arritmias. Para tanto, poderá haver necessidade de monitoramento ambulatorial prolongado ou do uso de um gravador de eventos.

Tratamento

Normalmente, os pacientes assintomáticos dispensam tratamento. Para os pacientes sintomáticos com bradicardia ou síndrome do nódulo sinusal, uma indicação geral é a implantação de um marca-passo permanente. Naqueles pacientes sem evidência de anormalidade da condução do nódulo AV ou do ramo do feixe, uma medida razoável é a implantação de um marca-passo atrial de câmara única. Com base nos resultados de vários estudos randomizados controlados (ERC), *a estimulação com base no átrio (de câmara única ou dupla) oferece resultados superiores à estimulação exclusivamente ventricular para pacientes com disfunção do nódulo sinusal.* Ao ser implantado um marca-passo de câmara dupla em casos de disfunção do nódulo sinusal com condução AV intacta, é importante que seja evitada uma estimulação ventricular desnecessária, pois isso poderá exacerbar a IC, sobretudo em pacientes com disfunção VE preexistente. Na maioria das situações, a taquicardia sinusal irá melhorar ou desaparecer com o tratamento da causa subjacente. As taquicardias sinusais inadequadas em presença de sintomas (palpitações, tonturas, intolerância ao esforço) podem ser tratadas com um curso de betabloqueadores ou de bloqueadores dos canais de cálcio, embora frequentemente essa terapia seja desafiadora. Uma opção terapêutica eficaz pode ser a administração de ivabradina (5-7,5 mg 2x/dia), um inibidor seletivo do canal I_f de potássio específico para o nó sinusal.

Quando encaminhar

Pacientes com sintomas relacionados à bradicardia ou à taquicardia, depois da exclusão das etiologias reversíveis.

Bloqueio atrioventricular AV

FUNDAMENTOS DO DIAGNÓSTICO

- Distúrbio da condução entre o átrio e o ventrículo que pode ser fisiológico (pelo aumento do tônus vagal) ou patológico.

- O bloqueio ocorre no nó AV (bloqueio de primeiro grau, segundo grau Mobitz I) ou abaixo do nó AV (segundo grau Mobitz II, terceiro grau).
- Na ausência de uma causa reversível, um bloqueio AV ou um bloqueio abaixo do nó AV sintomático, geralmente é justificativa para a implantação de um marca-passo permanente.

Considerações gerais

O bloqueio atrioventricular (AV) pode ser fisiológico (decorrente de um aumento do tônus vagal) ou patológico (causado por uma cardiopatia subjacente, p. ex., isquemia, miocardite, fibrose do sistema de condução ou pós-cirurgia cardíaca). O bloqueio AV é categorizado como de **primeiro grau** (intervalo PR > 200 ms com a condução de todos os impulsos atriais), de **segundo grau** (bloqueio intermitente dos batimentos) ou de **terceiro grau** (bloqueio cardíaco completo, em que nenhum impulso atrial é conduzido para os ventrículos). O bloqueio AV de segundo grau é ainda subclassificado em **Mobitz I** (**Wenckebach**), em que o tempo de condução AV (intervalo PR) aumenta progressivamente antes do batimento bloqueado, e em **Mobitz II**, no qual há batimentos atriais intermitentemente não conduzidos e não precedidos pelo aumento da condução AV. Nos casos em que o ECG exiba apenas o bloqueio AV 2:1, torna-se mais difícil diferenciar entre Mobitz I e Mobitz II. Se o intervalo PR basal estiver prolongado (> 200 ms) ou se a largura do complexo QRS for estreita (< 120 ms), geralmente o bloqueio será nodal (Mobitz I); se o complexo QRS for largo (≥ 120 ms), é mais provável que o bloqueio seja infranodal (Mobitz II).

Ocorre **dissociação AV** quando um marca-passo ventricular intrínseco (ritmo idioventricular acelerado, batimentos ventriculares prematuros ou taquicardia ventricular) está disparando a uma velocidade mais rápida ou próxima da velocidade sinusal, de tal forma, pode não estar ocorrendo condução dos impulsos atriais que chegam a um nó AV refratário. Esse fenômeno não indica necessariamente um bloqueio AV; nesses casos, não há necessidade de qualquer tratamento, além do controle da arritmia causal.

Achados clínicos

Caracteristicamente, a apresentação clínica do bloqueio de primeiro grau e Mobitz I é benigna e raramente serão observados sintomas. Bloqueios fisiológicos normais desse tipo ocorrem em resposta a aumentos na saída parassimpática. Esse fenômeno pode ser comumente observado durante o sono, com a aplicação de massagem do seio carotídeo ou em atletas bem treinados. O fenômeno também pode ocorrer como um efeito da medicação (bloqueadores dos canais de cálcio, betabloqueadores, digitálicos ou antiarrítmicos). O médico deverá considerar a possibilidade de uma causa patológica, p. ex., isquemia ou infarto do miocárdio, processos inflamatórios (i.e., doença de Lyme), fibrose, calcificação ou infiltração (i.e., amiloidose ou sarcoidose).

Quase sempre o bloqueio Mobitz II e o bloqueio cardíaco completo (de terceiro grau) são decorrentes de alguma patologia com envolvimento do sistema de condução infranodal, sendo comumente observados sintomas como fadiga, dispneia, pré-síncope ou síncope. Nos casos de bloqueio cardíaco completo, em que nenhum impulso atrial chega ao ventrículo, geralmente a velocidade de escape ventricular é lenta (< 50 bpm) e a gravidade dos sintomas pode variar, dependendo da velocidade e da estabilidade do ritmo de escape. Quanto aos casos de bloqueio AV de graus menores, o médico deverá explorar as causas patológicas.

O **bloqueio de condução intraventricular** é relativamente comum, podendo ser transitório (i.e., relacionado a aumentos na frequência cardíaca) ou permanente. O **bloqueio do ramo direito** pode ser observado com frequência em pacientes com coração estruturalmente normal. O feixe esquerdo consiste em dois componentes (fascículos anterior e posterior) e o **bloqueio do ramo esquerdo** é mais frequentemente um marcador para uma cardiopatia subjacente, como a cardiopatia isquêmica, doença inflamatória ou infiltrativa, cardiomiopatia e cardiopatia valvular. Em pacientes assintomáticos que se apresentam com bloqueio bifascicular (bloqueio em 2 dos 3 componentes infranodais – feixe direito, fascículo anterior esquerdo e infra nodais fascículo posterior esquerdo), a incidência de bloqueios cardíacos completos ocultos, ou da progressão para esses eventos, é baixa (1% anualmente).

Tratamento

Pacientes assintomáticos com bloqueio AV de primeiro ou segundo grau Mobitz I dispensam qualquer tipo de tratamento específico. Os pacientes deverão ser tratados para qualquer causa potencialmente reversível (i.e., isquemia miocárdica ou efeitos farmacológicos). *Pacientes sintomáticos com bloqueio cardíaco de qualquer grau devem ser tratados em regime de urgência com atropina (dose inicial de 0,5 mg IV) ou pela aplicação de um marca-passo temporário (transcutâneo ou transvenoso).* São indicações para o uso de um marca-passo permanente as bradiarritmias sintomáticas com bloqueio AV de qualquer grau, ou pacientes com bloqueio AV assintomático de alto grau (bloqueio cardíaco de segundo grau Mobitz II ou bloqueio cardíaco de terceiro grau) não atribuível a uma causa reversível ou fisiológica. Pacientes com síncope cardíaca presumida e com frequência e ritmo cardíacos normais, mas com bloqueio bifascicular ou trifascicular detectado no ECG também devem ser considerados candidatos para o uso de marca-passo permanente.

Encontra-se em uso uma **nomenclatura padronizada para geradores de marca-passo**, normalmente composta por quatro letras. A primeira letra se refere à câmara estimulada (A: átrio; V: ventrículo; D: dual [para as duas câmaras]). A segunda letra se refere à câmara detectada (também A, V ou D). Uma opção adicional (O) indica ausência de detecção. A terceira letra se refere ao modo de resposta do marca-passo a um evento detectado (I: inibição por um impulso detectado; T: disparo por um impulso detectado; D: modos de resposta duplos; O: nenhuma resposta ao impulso detectado). A quarta letra se refere à capacidade de programação ou de resposta à frequência (R: modulação de frequência), uma função capaz de aumentar a frequência da estimulação em resposta ao movimento ou à frequência respiratória, nos casos de uma frequência cardíaca intrínseca inadequadamente baixa.

A abordagem mais fisiológica para a estimulação de pacientes com ritmo sinusal permanente consiste no uso de um marca-passo de câmara dupla que detecta e promove estimulação em ambas as câmaras. A **sincronia AV** é particularmente importante para pacientes nos quais a contração atrial produz um aumento significativo do volume sistólico. Para pacientes em fibrilação atrial permanente e que dependem de estimulação para uma bradicardia ou pausas sintomáticas, pode ser considerado o uso de um marca-passo sem eletrodos implantados através de um cateter diretamente no endocárdio do VD (ventrículo direito). Em pacientes com bloqueio cardíaco completo acompanhado por disfunção sistólica do VE, pode haver indicação para a implantação de um marca-passo com capacidade de captura direta do sistema de condução nativo especializado (feixe de His ou feixe esquerdo), ou a estimulação simultânea do VE e do VD (biventricular). As complicações que poderão ocorrer com um implante de marca-passo são infecção, hematoma, perfuração cardíaca, pneumotórax e deslocamento de eletrodo.

Quando encaminhar

Pacientes com bloqueio AV sintomático (de qualquer grau) com ou bloqueio AV assintomático de alto grau (segundo grau Mobitz II, ou terceiro grau), depois que foram excluídas as causas reversíveis.

Taquicardia supraventricular paroxística

FUNDAMENTOS DO DIAGNÓSTICO

- Taquicardia acelerada e regular, observada mais comumente em adultos jovens e caracterizada por início e término abruptos.
- QRS com duração estreita (< 120 ms), exceto em presença de bloqueio de ramo ou de via acessória.
- Frequentemente a taquicardia responde a manobras vagais, a bloqueadores do nó AV, ou à adenosina. Raramente haverá necessidade de cardioversão.

Considerações gerais

A **TSVP** é uma arritmia intermitente, caracterizada por início e fim súbitos e por resposta ventricular regular. Os episódios podem ter duração de alguns segundos até várias horas. Em geral, a TSVP ocorre em pacientes sem qualquer cardiopatia estrutural. O mecanismo mais comum para a ocorrência de uma TSVP é a reentrada, que pode ser iniciada ou encerrada por um batimento prematuro atrial ou ventricular fortuitamente cronometrado. Normalmente, o circuito reentrante envolve vias duplas (uma via lenta e outra rápida) no interior do nó

AV; esse evento é conhecido como **taquicardia por reentrada nodal AV**, sendo responsável por 60% dos casos de TSVP. Menos comumente (30% dos casos), a reentrada se deve a uma via acessória entre os átrios e os ventrículos, conhecida como **taquicardia AV recíproca AV (TAVR)**. A fisiopatologia e o tratamento das arritmias decorrentes de vias acessórias diferem em aspectos importantes; portanto, serão discutidos separadamente a seguir.

Achados clínicos
A. Sintomas e sinais

Os sintomas da TSVP podem ser bastante variáveis, dependendo do grau de elevação da frequência cardíaca, da hipotensão resultante ou da presença de outras comorbidades. Os sintomas detectados podem ser palpitações, diaforese, dispneia, tontura e dor torácica leve (mesmo na ausência de cardiopatia congênita associada). A síncope ocorre apenas raramente.

B. Eletrocardiograma

A realização de um ECG de 12 derivações, quando possível, será importante para ajudar na determinação do mecanismo da taquicardia. A duração do QRS será estreita (< 120 ms), exceto em casos de TSVP com condução aberrante (bloqueio do ramo esquerdo, bloqueio do ramo direito ou via acessória de condução anterógrada). A frequência cardíaca está regular, geralmente se situando na faixa de 160-220 bpm, mas pode ser superior a 250 bpm. Em geral o contorno da onda P difere dos batimentos sinusais e, em muitos casos, ocorre simultaneamente ou logo em seguida ao complexo QRS.

Tratamento

Na ausência de uma cardiopatia estrutural, efeitos graves acontecerão apenas raramente; ocorrendo resolução espontânea da maioria dos episódios. O médico deve se empenhar particularmente para que o episódio se encerre rapidamente caso ocorra insuficiência cardíaca, síncope ou dor anginosa, ou se o paciente apresentar cardiopatia ou (particularmente) doença coronariana subjacente. Tendo em vista que a reentrada é o mecanismo mais comum para TSVP, a condução deve ser interrompida em algum ponto do circuito reentrante para que o tratamento seja efetivo; e a grande maioria desses circuitos envolve o nó AV.

A. Medidas mecânicas

Há várias manobras atualmente em uso para a interrupção dos episódios; *os próprios pacientes podem executar essas manobras, depois de terem sido orientados*. Essas manobras promovem um aumento agudo no tônus vagal; consistem em fazer a manobra de Valsalva, **abaixar a cabeça entre os joelhos, tossir, borrifar água fria no rosto e prender a respiração**. A **manobra de Valsalva** deve ser realizada com o paciente semirreclinado (45°), com aplicação de cerca de 40 mmHg de pressão intratorácica (p. ex., soprando através de uma seringa de 10 mL) durante no mínimo 15 segundos. A movimentação do paciente para a posição supina imediatamente após a manobra de aplicação de pressão e o levantamento passivo de suas pernas por mais 15 segundos podem aumentar a eficácia da manobra. A **massagem do seio carotídeo** é mais uma técnica frequentemente utilizada pelos médicos, mas que *deve ser evitada se o paciente apresentar um sopro carotídeo.* Primeiramente, o médico deve aplicar uma pressão firme, mas suave, seguida por massagem sobre o seio carotídeo direito durante 10-20 segundos. Se essas manobras não forem bem-sucedidas, o médico deverá repetir a manobra sobre o seio carotídeo esquerdo. Mas a pressão não deve ser exercida simultaneamente nos dois lados. O **contato do rosto com a água fria** pode causar uma bradicardia transitória e o término da TSVP – um fenômeno conhecido como reflexo de mergulho. Quando realizadas corretamente, em 20-50% dos casos essas manobras resultam no término abrupto da arritmia.

B. Farmacoterapia

Se não for possível interromper a arritmia com as medidas mecânicas, deverão ser tentados agentes farmacológicos. Recomenda-se o uso de **adenosina IV** como agente de primeira linha, graças à curta duração de ação e também pela mínima atividade inotrópica negativa (Tab. 12.1). Tendo em vista que a meia-vida da adenosina é < 10 segundos, o medicamento deve ser administrado rapidamente (em 1-2 segundos) como um bólus de 6 mg seguido por 20 mL de soro fisiológico. Se esse regime não terminar a arritmia, poderá ser administrada uma segunda dose mais alta (12 mg). A adenosina provoca um bloqueio da condução elétrica através do nó AV, resultando no término da TSVP em aproximadamente 90% dos casos. É comum a ocorrência de efeitos colaterais menores, p. ex., rubor transitório, desconforto torácico, náusea e cefaleia. A adenosina pode provocar excitação dos tecidos atrial e ventricular, causando fibrilação atrial (em até 12% dos pacientes) ou, raramente, arritmias ventriculares. Portanto, a administração desse agente deve ser realizada sob monitoramento cardíaco contínuo; além disso, o médico deverá ter um desfibrilador externo disponível. A administração de adenosina também deve ser efetuada com cautela em pacientes com doença reativa das vias aéreas, pois pode causar broncoespasmo.

Em pacientes nos quais a adenosina não consegue terminar a arritmia ou se seu uso estiver contraindicado, poderão ser administrados **bloqueadores dos canais de cálcio IV**, p. ex., verapamil e diltiazem (Tab. 12.1). Foi demonstrado que o verapamil em particular é tão eficaz quanto a adenosina na promoção do término da TSVP nos cenários agudos (aprox. 90%). O médico deve ter cautela ao administrar bloqueadores dos canais de cálcio em pacientes com IC, por causa dos seus efeitos inotrópicos negativos. Em comparação com a adenosina, a meia-vida mais longa dos bloqueadores dos canais de cálcio pode resultar em uma hipotensão prolongada, apesar da restauração do ritmo normal. Estudos preliminares constataram que o uso de etripamil, um bloqueador dos canais de cálcio de curta ação autoadministrado por via intranasal, resulta em rápida conversão da TSVP em dois terços dos pacientes. Esse agente estava sob revisão da Food and Drug Administration (FDA) no início de 2024.

Esmolol (um betabloqueador de ação muito curta), propranolol e metoprolol são **betabloqueadores IV**. Embora os betabloqueadores causem menos depressão miocárdica em comparação com os bloqueadores dos canais de cálcio, ainda são limitadas as evidências de sua eficácia para o encerramento da TSVP. Embora a **amiodarona IV** seja segura, geralmente não há necessidade de seu uso; além disso, em muitos casos, não se mostra eficaz no tratamento dessas arritmias.

C. Cardioversão

Se o paciente estiver hemodinamicamente instável ou se adenosina, betabloqueadores e bloqueadores dos canais de cálcio forem contraindicados ou ineficazes, deve-se realizar a cardioversão elétrica sincronizada (começando em 100 J).

Prevenção
A. Ablação por cateter

Devido às preocupações sobre a segurança e a intolerabilidade dos medicamentos antiarrítmicos, *a ablação por radiofrequência é a abordagem preferida para pacientes com TSVP por reentrada sintomática recorrente*, em decorrência de duplas vias dentro do nó AV ou de vias acessórias.

B. Medicamentos

Os agentes bloqueadores do nó AV são os medicamentos de escolha como farmacoterapia de primeira linha (Tab. 12.1). Normalmente, os agentes inicialmente administrados são os betabloqueadores ou os bloqueadores dos canais de cálcio não di-hidropiridínicos, como diltiazem e verapamil. Pacientes não responsivos a agentes que aumentam a refratariedade do nó AV podem ser tratados com antiarrítmicos. Pacientes sem cardiopatia estrutural subjacente podem ser tratados com agentes da classe Ic (flecainida, propafenona). Pacientes com evidência de cardiopatia estrutural devem ser medicados com agentes da classe III, como sotalol ou amiodarona, por causa da menor incidência de pró-arritmia ventricular durante cursos terapêuticos prolongados.

Quando encaminhar

Todos os pacientes com TSVP contínua ou sintomática devem ser encaminhados ao cardiologista ou ao eletrofisiologista cardíaco em busca de opções terapêuticas de longo prazo (i.e., observação, farmacoterapia ou ablação).

Taquicardia supraventricular paroxística causada por vias atrioventriculares acessórias (síndromes de pré-excitação)

FUNDAMENTOS DO DIAGNÓSTICO

- Duas características clássicas do padrão Wolff-Parkinson-White (WPW) no ECG são intervalos PR curtos e complexos QRS largos e empastados, em decorrência da evidente pré-excitação (onda delta).

- A maioria dos pacientes com padrão WPW não tem história clínica de arritmia, mas se encontram sob maior risco de MSC devido à possibilidade de fibrilação atrial de rápida condução através da via acessória.
- Os fatores de risco para MSC em pacientes com WPW são idade < 20 anos, história de taquicardia e propriedades de condução rápida nos testes eletrofisiológicos.

Considerações gerais

As vias acessórias, ou tratos de *bypass* entre o átrio e o ventrículo, contornam o nó AV compacto e podem predispor a arritmias reentrantes, como TAVR e fibrilação atrial. Quando conexões AV diretas fazem condução anterógrada (com evidente pré-excitação), elas produzem um **padrão WPW** clássico no ECG basal. Esse padrão consiste em um intervalo PR curto e em um complexo QRS largo e empastado (**onda delta**), em decorrência da despolarização ventricular precoce da região adjacente à via. Embora a morfologia e a polaridade da onda delta possam sugerir a localização da via, o médico deverá obter um mapeamento por gravações intracardíacas, para que seja determinada com precisão a localização anatômica.

As vias acessórias ocorrem em 0,1-0,3% da população, sendo facilitadoras de arritmias reentrantes por causa da disparidade observada nos períodos refratários do nó AV e da via acessória. **Síndrome WPW** se refere a um paciente com padrão WPW basal no ECG em associação com uma TSV. Com frequência, consegue-se determinar se a taquicardia está associada a um complexo QRS estreito ou largo, se a condução anterógrada está ocorrendo através do nó (QRS estreito), ou do trato de *bypass* (QRS largo). Em alguns tratos de *bypass*, a condução ocorre apenas em uma direção retrógrada. Nesses casos, o trajeto do desvio é denominado "oculto" por não ser facilmente identificado em um ECG basal (sinusal). A **taquicardia reentrante ortodrômica** é responsável por aproximadamente 90% dos episódios de TAVR, caracterizando-se pela condução anterógrada através do nó AV e pela condução retrógrada pela via acessória, o que resulta em um complexo QRS estreito (a menos que esteja ocorrendo um bloqueio de ramo subjacente ou um atraso na condução interventricular). Na **taquicardia reentrante antidrômica,** a condução é anterógrada pela via acessória e retrógrada pelo nó AV. Isso resulta em um complexo QRS amplo e frequentemente de aspecto bizarro, que pode ser confundido com uma taquicardia ventricular. Geralmente, as vias acessórias têm períodos refratários mais curtos, em comparação com o tecido de condução especializado; assim, taquicardias com envolvimento das vias acessórias têm o potencial de serem mais rápidas.

Achados clínicos

Em geral, pacientes com WPW e com desenvolvimento de arritmia apresentam palpitações, tontura ou dor torácica leve. Em sua maioria, os pacientes com uma onda delta casualmente detectada no ECG (padrão WPW) não tem história clínica de

arritmia e, portanto, são assintomáticos. Mas em comparação com a população em geral, esses pacientes ainda se encontram sob maior risco de MSC. Até 30% dos pacientes com WPW serão acometidos por fibrilação atrial com condução anterógrada pela via acessória e por uma resposta ventricular rápida. Se essa condução for muito rápida, haverá a possibilidade de degenerar para uma fibrilação ventricular. O risco em 10 anos de ocorrência de MSC em pacientes com síndrome de WPW varia de 0,15-0,24%. Os fatores de risco são idade > 20 anos, história de taquicardia sintomática e presença de várias vias acessórias.

Já foram propostas muitas estratégias de estratificação de risco com o objetivo de identificar pacientes assintomáticos com ECG no padrão WPW, que podem estar em maior risco de sofrer arritmias cardíacas letais. Uma perda repentina de pré-excitação durante o monitoramento ambulatorial ou de um teste de esforço, provavelmente é indicativa de uma via acessória com propriedades de condução precárias e, portanto, com baixo risco de condução anterógrada rápida. Na ausência desse achado, os pacientes podem ser encaminhados para a realização de testes eletrofisiológicos invasivos. Durante esse estudo, os pacientes com o menor intervalo R-R pré-excitado durante uma fibrilação atrial ≤ 250 ms ou com TSV induzível estão sob maior risco de sofrer MSC, devendo ser submetidos a uma ablação por cateter.

Tratamento
A. Farmacoterapia

O tratamento inicial de ritmos reentrantes com complexo estreito envolvendo um trato de *bypass* (TAVR ortodrômico) é semelhante ao feito para outras formas de TSVP. O tratamento envolve o uso de manobras vagais e administração de adenosina ou verapamil IV. Por outro lado, o tratamento da taquicardia de complexo largo em presença de uma via acessória, seja do tipo reentrante (TAVR antidrômico) ou de fibrilação atrial com condução anterógrada pelo trato de *bypass*, deve ser administrado de forma diferente. Agentes como bloqueadores dos canais de cálcio e betabloqueadores podem aumentar a refratariedade do nó AV, com mínimo ou nenhum efeito na via acessória; geralmente, o uso desses fármacos resulta em velocidades ventriculares mais rápidas e em maior risco de fibrilação ventricular. Assim, esses agentes devem ser evitados. A administração de antiarrítmicos IV de classe Ia (procainamida) e de classe III (ibutilida) aumentará a refratariedade do trato de *bypass*, sendo os medicamentos de escolha para taquicardias de complexo amplo com envolvimento de vias acessórias. Nos pacientes com comprometimento hemodinâmico, justifica-se o uso de cardioversão elétrica.

B. Ablação por cateter

Para tratamentos prolongados, a ablação por cateter é o procedimento de escolha para pacientes com vias acessórias e sintomas recorrentes ou para pacientes assintomáticos com padrão WPW no ECG e com características de alto risco iniciais ou observadas durante o estudo eletrofisiológico. Os percentuais de sucesso para a ablação de vias acessórias com cateteres de radiofrequência são superiores a 95% para pacientes apropriados. Raramente ocorrem complicações importantes com o uso da ablação por cateter, mas são possíveis casos de bloqueio AV, tamponamento cardíaco e eventos tromboembólicos. Complicações menores, p. ex., hematoma no local de acesso ao cateter, ocorrem em 1-2% dos procedimentos. Para pacientes não candidatos à ablação por cateter, poderá ser considerado o uso de medicamentos antiarrítmicos da classe Ic ou da classe III.

Quando encaminhar

- Pacientes assintomáticos com padrão WPW detectado casualmente no ECG com fatores de alto risco.
- Pacientes com episódios de taquicardia recorrentes ou prolongados, apesar do tratamento com agentes bloqueadores do nó AV.
- Pacientes com pré-excitação e história de fibrilação atrial ou síncope.

Fibrilação atrial

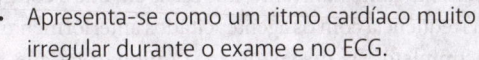

FUNDAMENTOS DO DIAGNÓSTICO

- Apresenta-se como um ritmo cardíaco muito irregular durante o exame e no ECG.
- Deve-se considerar a prevenção de acidente vascular encefálico (AVE) para todos os pacientes com fatores de risco (i.e., pacientes com IC, hipertensão, idade ≥ 65 anos, diabetes *mellitus*, história prévia de AVE ou ataque isquêmico transitório [AIT] ou vasculopatia).
- Em geral, há necessidade do controle da frequência cardíaca com betabloqueadores ou bloqueadores dos canais de cálcio. Em pacientes sintomáticos, restauração do ritmo sinusal com cardioversão, medicamentos antiarrítmicos ou ablação por cateter.

Considerações gerais

A fibrilação atrial é a arritmia crônica mais comum; estima-se que esse distúrbio tenha uma prevalência global de 50 milhões de indivíduos. Ocorre em pacientes com cardiopatias reumáticas e com outras formas de valvopatia, cardiomiopatia dilatada, hipertensão e doença arterial coronariana (DAC), bem como em pacientes sem cardiopatia aparente; pode ser o sinal inicial de tireotoxicose, e esse distúrbio deve ser excluído com o episódio inicial. Geralmente, a fibrilação atrial irrompe de forma **paroxística** antes de se transformar no ritmo estabelecido. Pericardite, trauma torácico, cirurgia torácica ou cardíaca, distúrbios da tireoide, apneia obstrutiva do sono ou doença pulmonar, bem como alguns medicamentos (agonistas beta-adrenérgicos, inotrópicos, bifosfonatos e certos quimioterápicos) podem causar crises em pacientes com corações normais. A fibrilação atrial pode ser precipitada pelo consumo excessivo e agudo de bebidas alcoólicas, assim como pela abstinência de álcool (i.e., **síndrome do coração de férias**). Para bebedores

habituais e moderados, a abstinência de álcool reduz em cerca de 50% as recorrências de fibrilação atrial.

A fibrilação atrial está associada a um risco 2 vezes maior de MSC, um risco 2,4 vezes maior de AVE e risco 5 vezes maior de IC. A fibrilação atrial aumenta a tendência para formação de trombos, em decorrência da estase circulatória no apêndice atrial esquerdo, resultando em uma embolização que é mais devastadora para a circulação cerebral. Sem tratamento, o percentual de ocorrência de AVE é de aproximadamente 5% ao ano. Mas o risco é substancialmente maior (de até quase 20% ao ano em presença de vários fatores de risco) para pacientes com valvopatia obstrutiva significativa, IC ou disfunção do VE crônica, diabetes *mellitus*, hipertensão ou idade > 75 anos e naqueles com história de AVE ou de outros eventos embólicos prévios. Entre os pacientes com AVE embólico de origem desconhecida (AVE criptogênico), será possível detectar, em uma parcela substancial, uma fibrilação atrial **assintomática** ou "**subclínica**" por gravadores de *loop* implantáveis. Esse achado possibilitará o início da anticoagulação VO, quando apropriado.

Achados clínicos
A. Sintomas e sinais

Raramente a fibrilação atrial *per se* será fatal; no entanto, ela poderá ter graves consequências se a frequência ventricular for suficientemente rápida a ponto de precipitar hipotensão, isquemia ou disfunção miocárdica induzida por taquicardia. Além disso – e particularmente em pacientes com fatores de risco – a fibrilação atrial é uma das principais causas evitáveis de AVE. Embora alguns pacientes – em particular aqueles com idade avançada ou com um estilo de vida sedentário – se apresentem com relativamente poucos sintomas, se sua frequência cardíaca estiver controlada, muitos pacientes têm ciência do ritmo irregular. Na maioria dos casos, o paciente relatará fadiga, independentemente da presença, ou não, de outros sintomas. A frequência cardíaca pode variar (desde bastante lenta até extremamente rápida), mas será uniformemente irregular, a não ser que esteja ocorrendo um bloqueio cardíaco completo subjacente acompanhado por um ritmo de escape juncional; ou se o paciente tiver um marca-passo ventricular permanente. *A fibrilação atrial é a única arritmia de ocorrência comum com uma frequência ventricular rápida e ritmo muito irregular.*

B. Eletrocardiograma

Normalmente, o ECG de superfície demonstra uma atividade atrial errática e desorganizada entre complexos QRS discretos ocorrendo em um padrão irregular. A atividade atrial pode ser muito tênue e de difícil detecção no ECG, ou pode ser bastante grosseira, sendo frequentemente confundida com *flutter* atrial.

C. Ecocardiografia

A ecocardiografia possibilita a avaliação dos volumes das câmaras, suas dimensões e da função do VE, ou a presença de cardiopatia valvular concomitante. Todos os pacientes com um novo diagnóstico de fibrilação atrial devem passar por estudo ecocardiográfico. A ecocardiografia transesofágica (ETE) é a modalidade de imagem mais sensível para a identificação de trombos no átrio esquerdo ou no apêndice atrial esquerdo; esse estudo deve ser obtido antes de qualquer tentativa de cardioversão química ou elétrica.

Tratamento

A. Fibrilação atrial recém-diagnosticada

1. **Tratamento inicial**

   A. **Paciente hemodinamicamente instável** – Se o paciente estiver hemodinamicamente instável, geralmente como resultado de uma frequência ventricular rápida ou de distúrbios cardíacos ou não cardíacos associados, haverá necessidade de hospitalização e tratamento imediato da fibrilação atrial. Em geral, a farmacoterapia IV com betabloqueadores (esmolol, propranolol e metoprolol) ou bloqueadores dos canais de cálcio (diltiazem e verapamil) será eficaz no controle da frequência cardíaca em cenários agudos. Haverá indicação para uma cardioversão elétrica urgente apenas pacientes em choque ou com hipotensão grave, edema pulmonar, ou IAM ou isquemia em curso. *Pacientes submetidos à cardioversão e não medicados com terapia anticoagulante estão em risco potencial de sofrer tromboembolismo, se a fibrilação atrial estiver presente há mais de 48 horas ou for de duração desconhecida*; mas em pacientes hemodinamicamente instáveis, a necessidade de controle imediato da frequência cardíaca supera esse risco. Deve ser administrado choque bifásico inicial com pelo menos 200 J em sincronia com a onda R. Se o ritmo sinusal não for restaurado, deve-se fazer outra tentativa, dessa vez, com 360 J. Se essa estratégia não for bem-sucedida, a cardioversão pode ser exitosa, após a administração de ibutilida IV (1 mg ao longo de 10 minutos, repetida em 10 minutos, em caso de necessidade).

   B. **Paciente hemodinamicamente estável** – Se o paciente estiver assintomático, não apresentar instabilidade hemodinâmica nem evidência de distúrbios precipitantes importantes (p. ex., isquemia ou IAM silencioso, IC descompensada ou doença valvar hemodinamicamente significativa), normalmente não haverá necessidade de hospitalização. Na maioria desses casos, a fibrilação atrial é um problema crônico ou paroxístico não identificado, que deve ser adequadamente tratado (ver Tratamento subsequente, mais adiante). Para casos de fibrilação atrial de início recente, devem ser obtidos os exames de sangue básicos (hemograma completo, painel metabólico e função tireoidiana), além de uma ecocardiografia para avaliação de valvopatia ou de doença miocárdica oculta.

   Em pacientes estáveis com fibrilação atrial, em geral, será adequada uma estratégia inicial de controle da frequência cardíaca e de anticoagulação. A escolha do agente deve ser orientada pelo quadro hemodinâmico do paciente, pelos distúrbios associados e pela urgência em atingir o controle da frequência. Em pacientes estáveis com fibrilação atrial, o agente de primeira linha para o controle da frequência ventricular é um bloqueador dos canais de cálcio não di-hidropiridínico ou um betabloqueador (VO ou IV). Nos pacientes com IAM ou isquemia, os betabloqueadores devem ser os agentes de escolha. Os fármacos de uso mais frequente são metoprolol (bólus IV de 2,5-5 mg, repetido até 3x a intervalos de 5 minutos, seguido por administração VO em doses diárias totais de 25-200 mg); ou, em pacientes instáveis, esmolol (bólus IV de 0,5 mg/kg, seguido por uma infusão titulada de 0,05-0,3 mg/kg/min). Se houver contraindicação para uso dos betabloqueadores, será obtida rápida eficácia com a administração de bloqueadores dos canais de cálcio. Em presença de hipotensão, deve-se optar por diltiazem (bólus de 10-20 mg, repetido após 15 minutos em caso de necessidade, seguido por uma infusão de manutenção de 5-15 mg/hora). Caso contrário, pode-se usar verapamil (5-10 mg IV durante 2-3 minutos, repetido após 30 minutos em caso de necessidade). O controle da frequência com digoxina ocorre de forma relativamente lenta (i.e., início da ação > 1 hora depois, com efeito máximo em 6 horas); mas esse agente pode ter utilidade como adjuvante, nos casos em que o controle da frequência com os agentes citados anteriormente foi incompleto. Da mesma forma, amiodarona, mesmo quando administrada IV, tem início de ação relativamente lento, tendo maior utilidade nos casos em que esteja planejada cardioversão para um futuro próximo. Deve-se ter cuidado em pacientes com hipotensão ou IC, porque a administração IV rápida de amiodarona pode piorar a hemodinâmica.

   Em até dois terços dos pacientes que sofreram um início agudo (< 36 horas) da fibrilação atrial, ocorrerá reversão espontânea para o ritmo sinusal, sem que haja necessidade de cardioversão. *Se a fibrilação atrial já ocorreu há mais de uma semana, será improvável que ocorra conversão espontânea*; pode-se então considerar a cardioversão para pacientes sintomáticos. É importante ressaltar que, nos casos em que *o início da fibrilação atrial ocorreu mais de 48 horas antes da apresentação (ou esse dado for desconhecido), deverá ser obtido um ETE antes da cardioversão, para exclusão da possibilidade de trombo atrial esquerdo*. Se um trombo for detectado, a cardioversão deverá ser adiada para depois de 3-6 semanas de anticoagulação terapêutica, com repetição do estudo de imagens. Tendo em vista a possibilidade de não recuperação da atividade contrátil atrial por várias semanas após a restauração do ritmo sinusal em pacientes que estiveram em fibrilação atrial por mais de 48 horas, é importante que o médico *faça a anticoagulação terapêutica antes da cardioversão. A anticoagulação terá continuidade sem interrupções por pelo menos 1 mês depois do procedimento*. Em pacientes mais jovens sem IC, diabetes, hipertensão ou outros fatores de risco para AVE, pode não haver necessidade da anticoagulação prolongada.

2. **Tratamento subsequente** – Se a cardioversão não for realizada imediatamente, em geral será possível obter um controle prolongado adequado da frequência com o uso de betabloqueadores ou de bloqueadores dos canais de cálcio não di-hidropiridínicos. A escolha do medicamento inicial para o controle da frequência será mais criteriosa se tomar por base a presença de distúrbios concomitantes: pacientes hipertensos podem ser medicados com betabloqueadores ou com bloqueadores dos canais de cálcio (ver Tabs. 13.8, 13.10 e 13.11). Pacientes com DAC ou IC devem ser medicados de preferência com um betabloqueador (carvedilol, metoprolol de ação prolongada ou bisoprolol); por outro lado, devemos evitar o uso de betabloqueadores em pacientes com doença pulmonar obstrutiva crônica (DPOC) grave ou asma. Digoxina pode ser administrada como segundo agente nos casos de inadequação do controle da frequência com a monoterapia com betabloqueadores ou bloqueadores dos canais de cálcio (concentração sérica-alvo de 0,5-1,2 ng/mL). Em pacientes sintomáticos, *o alvo é a obtenção de uma frequência cardíaca em repouso < 80 bpm*. Em pacientes assintomáticos e sem disfunção do VE, será razoável uma frequência cardíaca em repouso mais branda, na faixa de 85-110 bpm. Deve-se considerar o monitoramento ambulatorial para avaliação da frequência cardíaca durante o exercício para todos os pacientes cuja meta consiste em não exceder a frequência cardíaca máxima prevista (220 - idade).

A. **Anticoagulação** – *Para pacientes com fibrilação atrial, mesmo quando do tipo paroxístico ou de rara ocorrência, o médico deverá avaliar a necessidade de anticoagulação VO; e o tratamento será iniciado para pacientes sem contraindicação significativa*. Pacientes com < 65 anos e com fibrilação atrial na ausência de cardiopatia associada, hipertensão, vasculopatia aterosclerótica, diabetes *mellitus* ou história de AVE ou AIT não precisam de terapia antitrombótica. Pacientes com **fibrilação atrial transitória**, como ocorre no contexto de IAM ou pneumonia, mas sem história prévia de arritmia, estão sob alto risco de futura ocorrência de fibrilação atrial; nesses casos, deve ser iniciada uma anticoagulação apropriada com base nos fatores de risco. Se a causa for reversível, p. ex., após uma cirurgia de revascularização do miocárdio, ou se estiver associada a hipertireoidismo, então provavelmente não haverá necessidade de anticoagulação prolongada.

Os médicos contam com vários escores de risco baseados em fatores clínicos para orientação do uso de anticoagulantes em pacientes com fibrilação atrial. O escore **CHA₂DS₂-VASc** é considerado o mais validado; nele, estão incluídos os cinco fatores de risco tradicionais componentes do escore **CHADS₂** (IC, hipertensão, idade ≥ 75 anos, diabetes *mellitus* e [2 pontos para] história de AVE ou AIT), além de mais três fatores (idade de 65-74 anos, sexo feminino e presença de vasculopatia) (Tab. 12.2). Diante de um escore CHA₂DS₂-VASc ≥ 2 em homens ou ≥ 3 em mulheres, fica recomendada

TABELA 12.2 Escore de risco CHA2DS2-VASc para avaliação do risco de AVE e para seleção de terapia antitrombótica para pacientes com fibrilação atrial

Escore de risco CHA₂DS₂-VASc	
IC ou Feve ≤ 40%	1
Hipertensão	1
Idade ≥ 75 anos	2
Diabetes *mellitus*	1
AVE, ataque isquêmico transitório ou tromboembolismo	2
Vasculopatia (IAM prévio, doença arterial periférica ou placa aórtica)	1
Idade 65-74 anos	1
Sexo feminino (mas não é fator de risco se sexo feminino for o único fator)	1

Taxa de AVE ajustada de acordo com o escore CHA₂DS₂-VASc

Escore CHA₂DS₂-VASc	Pacientes (n = 7.329)	Taxa de AVE ajustada (%/ano)
0	1	0
1	422	1,3
2	1.230	2,2
3	1.730	3,2
4	1.718	4,0
5	1.159	6,7
6	679	9,8
7	294	9,6
8	82	6,7
9	14	15,2

Escore CHA₂DS₂-VASc = 0: não recomendar terapia antitrombótica

Escore CHA₂DS₂-VASc = 1 (homens) ou 2 (mulheres): considerar terapia antitrombótica com anticoagulação VO

Escore CHA₂DS₂-VASc > 1 (homens) ou > 2 (mulheres): recomendar terapia antitrombótica com anticoagulação VO

AVE: acidente vascular encefálico; CHA₂DS₂-VASc: insuficiência cardíaca, hipertensão, idade ≥ 75 anos (dobro), diabetes, AVE (dobro), doença vascular, idade 65-74 anos e categoria de sexo (feminino); Feve: fração de ejeção do ventrículo esquerdo; IC: insuficiência cardíaca; IAM: infarto agudo do miocárdio. Fonte: Camm AJ et al. 2012 focused update of the ESC Guidelines for the management of atrial fibrillation: an update of the 2010 ESC Guidelines for the management of atrial fibrillation.

a anticoagulação VO. Para pacientes considerados de risco baixo a moderado (escore CHA₂DS₂-VASc 1 em homens, 2 em mulheres), pode-se considerar a anticoagulação VO, desde que sejam levados em conta o risco, os benefícios e as preferências do paciente. Em pacientes com fibrilação atrial e nenhum fator de risco clínico (escore CHA₂DS₂-VASc 0), não há indicação para terapia anticoagulante ou antitrombótica. Em geral, a menos que haja indicação para terapia antiplaquetária (DAC, vasculopatia periférica), não se deve prescrever ácido aceltisalicílico (AAS) para prevenção de AVE em pacientes com fibrilação atrial.

Quatro Doac – dabigatrana, rivaroxabana, apixabana e edoxabana – demonstraram eficácia semelhante à da varfarina para a prevenção de AVE em pacientes com fibrilação atrial; esses Doac foram aprovados pela FDA para essa indicação (Tab. 12.3). Esses fármacos

TABELA 12.3 Doac para prevenção de AVE em pacientes com fibrilação atrial

	Apixabana	Dabigatrana	Edoxabana	Rivaroxabana
Classe	Inibidor do fator Xa	Antitrombina	Inibidor do fator Xa	Inibidor do fator Xa
Risco de sangramento *versus* varfarina	Risco substancialmente menor de sangramento grave Menos sangramento intracraniano	Menos sangramento intracraniano Maior incidência de sangramento GI	Menor risco de sangramento grave Menor sangramento intracraniano	Menos sangramento intracraniano Maior incidência de sangramento GI
Dosagem	5 mg 2x/dia	150 mg 2x/dia	60 mg 1x/dia	20 mg 1x/dia (administrar com alimentos)
Ajustes de dosagem	2,5 mg 2x/dia para pacientes com pelo menos 2 dos 3 fatores de risco: 1. Idade ≥ 80 anos 2. Peso corporal ≤ 60 kg 3. Creatinina sérica ≥ 1,5 mg/dL	75 mg 2x/dia para depuração de creatinina[1] = 15-30 mL/min	30 mg 1x/dia para depuração de creatinina[1] ≤ 50 mL/min FDA recomenda não usar se depuração de creatinina[1] > 95 mL/min	15 mg 1x/dia para depuração de creatinina[1] < 50 mL/min

[1] Depuração de creatinina calculada pela equação de Cockcroft-Gault.
AVE: acidente vascular encefálico; Doac: anticoagulantes orais diretos; GI: gastrointestinal.
Fonte: Nishimura RA et al. 2014 AHA/ACC guideline for the management of patients with valvular heart disease: a report of the American College of Cardiology/American Heart Association Task Force on Practice Guidelines. Circulation. 2014;129(23):e521-643.

não foram estudados em pacientes com estenose mitral moderada ou grave e não devem ser usados em pacientes com válvulas protéticas mecânicas. O termo "fibrilação atrial não valvar" caiu em desuso nas diretrizes norte-americanas ou europeias, pois muitos pacientes com cardiopatia valvar (exceto estenose mitral) foram incluídos em estudos de avaliação, que demonstraram que os Doac são igualmente eficazes nesses pacientes.

Dabigatrana (avaliada no estudo RE-LY) é superior à varfarina para a prevenção de AVE na dose de 150 mg 2x/dia, não sendo inferior na dose de 110 mg 2x/dia, embora essa dose não seja aprovada para tratamento de fibrilação atrial nos EUA. Essas duas dosagens resultam em menor número de hemorragias intracranianas *versus* varfarina; por outro lado, causam mais sangramentos GI *versus* varfarina. Dabigatrana e os Doac não devem ser administrados em pacientes com próteses valvares mecânicas, para os quais os medicamentos são menos eficazes e mais arriscados.

Rivaroxabana não é inferior à varfarina para prevenção de AVE em pacientes com fibrilação atrial (pelo estudo Rocket-AF). A rivaroxabana é administrada na dose de 20 mg 1x/dia; a dose é reduzida (15 mg/dia) para pacientes com depuração de creatinina entre 15-50 mL/min. *Deve ser ingerida com alimentos*, porque essa estratégia resulta em um aumento de 40% na absorção do medicamento. Assim como ocorre com a dabigatrana, o risco de ocorrência de hemorragia intracraniana é substancialmente menor com o uso de rivaroxabana *versus* varfarina.

Apixabana é mais eficaz comparada a varfarina na prevenção de AVE; além disso, seu uso representa risco substancialmente menor de sangramento grave (pelo estudo Aristotle), bem como risco menor de mortalidade por todas as causas. Deve ser administrada na dose de 5 mg 2x/dia ou 2,5 mg 2x/dia para pacientes com 2 dos 3 critérios de alto risco (idade ≥ 80 anos, peso corporal ≤ 60 kg e creatinina sérica ≥ 1,5 mg/dL). O uso de apixabana está associado a menor ocorrência de hemorragias intracranianas, sendo medicação bem tolerada. Foi avaliada em um pequeno estudo de pacientes em hemodiálise; os estudos farmacocinéticos sugerem que uma dose de 2,5 mg 2x/dia nesses pacientes resulta em concentrações séricas equivalentes a 5 mg 2x/dia em pacientes com função renal normal.

Edoxabana, 60 mg 1x/dia, não é inferior à varfarina para prevenção de AVE, com menores percentuais de sangramento grave e de AVE hemorrágico (pelo estudo Engage-AF). Na embalagem, a rotulagem da FDA alerta que esse agente *não* deve administrado em pacientes com depuração de creatinina > 95 mL/min, por ser menos eficaz nessa população. A dose deve ser reduzida para 30 mg/dia para pacientes com depuração de creatinina ≤ 50 mL/min.

Esses quatro Doac têm vantagens importantes em comparação com a varfarina; assim, devem ser preferencialmente recomendados, em detrimento dos antagonistas da vitamina K (AVK). Na prática, esses medicamentos são frequentemente subdosados. Eles devem ser administrados nas doses que se mostraram eficazes nos estudos clínicos, conforme ilustra a Tabela 12.3. *Embora rotulados para fibrilação atrial "não valvular", os Doac constituem medicação segura e eficaz para pacientes com anormalidades valvares moderadas ou graves, bem como naqueles com estenose mitral moderada ou grave.* Em parte, devido aos percentuais mais baixos de hemorragia intracerebral, os *Doac* são particularmente vantajosos comparados a varfarina para uso em pacientes idosos e em pacientes fragilizados, como pacientes com história de quedas. Para esses pacientes, o médico deve optar por uma tomada de decisão compartilhada, com ponderação dos riscos e benefícios. Mas, em geral, deve-se dar continuidade à anticoagulação VO.

A varfarina continua sendo a terapia de primeira linha em pacientes com válvulas protéticas mecânicas, estenose mitral moderada ou grave e para pacientes que não podem arcar com as despesas com o uso dos Doac. Pacientes estabilizados durante longos cursos com varfarina e que permaneceram durante muito tempo na faixa de INR-alvo e que, além disso, representam menor risco de hemorragia intracraniana obterão relativamente menos benefícios com uma troca para um Doac. Um modo de reduzir o sangramento em pacientes medicados com anticoagulantes VO é evitar o uso simultâneo de AAS, a menos que haja uma indicação clara para essa medicação, p. ex., um IAM recente ou um *stent* coronariano. Mesmo assim, uma abordagem considerada razoável pode ser o uso de um anticoagulante VO com clopidogrel, sem uso de AAS, ou com apenas um breve período de terapia "tripla", seguida pela descontinuação de AAS.

Há algumas questões práticas importantes a serem levadas em conta com o uso dos Doac. No início do tratamento, é importante *monitorar o hemograma completo e a função renal, o que deve ser repetido pelo menos duas vezes por ano*, ou mais frequentemente para aqueles pacientes com comprometimento da função renal. Qualquer um dos Doac interage com outros medicamentos que afetam a via da glicoproteína P, p. ex., o cetoconazol, verapamil, droneterona e fenitoína VO. Para a transição do paciente, da medicação com varfarina para um Doac, deve-se esperar até que o INR diminua para cerca de 2,0. Cada um dos Doac tem meia-vida de cerca de 10-12 horas para pacientes com função renal normal. Para procedimentos eletivos, a administração dos medicamentos deve ser interrompida 2-3 meias-vidas (geralmente 24-48 horas) antes de procedimentos que representem risco de sangramento baixo a moderado (i.e., colonoscopia, extração dentária, cateterismo cardíaco) e 5 meias-vidas antes de uma cirurgia de grande porte. Os períodos de descontinuação deverão ser prolongados em pacientes que apresentem comprometimento da função renal, sobretudo se medicados com dabigatrana. Para pacientes cuja descontinuação do Doac ocorreu periprocedural-mente, não há necessidade de uma anticoagulação de ponte. Embora não contemos com testes práticos para uma avaliação imediata do efeito anticoagulante dos medicamentos, um TTpa normal sugere pouco efeito com o uso de dabigatrana, e uma protrombina normal sugere pouco efeito com rivaroxabana. Não são recomendáveis determinações rotineiras das concentrações plasmáticas dos Doac, em decorrência da inexistência de faixas terapêuticas estabelecidas.

Aproximadamente 2-4% dos pacientes em anticoagulação VO sofrem sangramento importante que poderá exigir intervenção. Nesses casos, devem ser instituídas medidas padrão (i.e., diagnóstico e controle da origem, interrupção dos agentes antitrombóticos e reposição de hemoderivados). Se o Doac foi tomado nas 6-8 horas anteriores, pode-se usar carvão ativado VO como uma forma de diminuir a absorção. Se o paciente estiver tomando AAS, deve-se considerar uma transfusão de plaquetas. Tendo em vista a breve meia--vida dos Doac (10-12 horas em pacientes com função renal normal), as medidas de suporte (controle local, concentrados de hemácias, plaquetas) podem bastar, até que tenha ocorrido a eliminação da medicação. Devemos considerar o uso de antídotos em pacientes com sangramento representando risco de vida, ou para pacientes que dependam de uma cirurgia imediata. Um paciente que apresente sangramento durante sua medicação com dabigatrana pode ser tratado com o agente de reversão **idarucizumabe** (infusão IV de 5 g ao longo de 5 minutos), um anticorpo monoclonal humanizado que se liga à medicação, resultando em rápida reversão de seu efeito anticoagulante. Alfa--andexanet (administrado como bólus de 400 mg a uma velocidade de 30 mg/min, seguido de 4 mg/min durante até 120 minutos) tem a função de "enganar" o fator Xa. Esse agente foi aprovado pela FDA para reversão dos inibidores do fator Xa rivaroxabana e apixabana. Em casos de sangramento com risco de vida em pacientes medicados com varfarina ou com outros AVK, a administração do **concentrado de complexo protrombínico de quatro fatores**, com vitamina K IV, pode reverter parcialmente o efeito anticoagulante, sendo preferível ao plasma fresco congelado.

Em pacientes não candidatos para anticoagulação prolongada devido ao risco excessivo de sangramento, foi demonstrado que os **oclusores do apêndice atrial esquerdo** (p. ex., dispositivos Watchman e Amulet) têm ação protetora contra o AVE, embora possam não ser tão eficazes quanto a varfarina para prevenção do AVE isquêmico. Durante a cirurgia cardíaca, a oclusão do apêndice atrial esquerdo proporciona proteção extra contra um AVE isquêmico que vai além da proporcionada pelo uso contínuo de anticoagulante VO.

B. **Controle de frequência ou controle de ritmo** – Após a avaliação do risco de AVE e depois de iniciada a anticoagulação (quando for apropriado), contamos com duas estratégias terapêuticas principais para o tratamento prolongado da fibrilação atrial: o controle de frequência ou o controle de ritmo, embora essas duas estratégias não sejam mutuamente exclusivas. *O controle de frequência deve ser considerado como tratamento de base para quase todos os pacientes com fibrilação atrial, independentemente da eventual busca pela restauração do ritmo, podendo ser considerado como tratamento primário para pacientes com sintomatologia mínima ou inexistente em relação à fibrilação atrial de longa duração.* Em pacientes com fibrilação atrial de início recente (< 1 ano), o estudo EAST-AFNET 4 constatou que o controle do ritmo com o uso de medicação antiarrítmica ou de ablação por cateter está associado a menor risco de morte por causas cardiovasculares, AVE ou hospitalização por IC.

Com frequência, a decisão de buscar o controle do ritmo é individualizada, com base nos sintomas, tipo de fibrilação atrial (paroxística ou persistente), comorbidades (p. ex., IC), bem como no estado geral de saúde do paciente. Em pacientes cuja fibrilação atrial é considerada de início recente, ou quando foi identificado um fator precipitante, recomenda-se como primeiro tratamento a cardioversão eletiva (≥ 200 J, energia bifásica). A cardioversão também será uma opção apropriada para pacientes que permanecem sintomáticos com relação ao ritmo, apesar dos esforços em busca do controle da frequência. Em pacientes com uma fibrilação atrial com duração > 48 horas (ou com duração desconhecida), será preciso um curso mínimo de três semanas de anticoagulação, ou então será realizada uma ETE antes da cardioversão para exclusão de trombo atrial esquerdo. A anticoagulação deverá ter continuidade por pelo menos quatro semanas após a cardioversão, para prevenir tromboembolismo. Em pacientes que se apresentam com oclusão prévia do apêndice atrial esquerdo, são escassos os dados sobre o risco de AVE durante a cardioversão e sobre estratégias para anticoagulação. No entanto, é recomendável que seja obtido um ETE para exclusão de trombo relacionado ao dispositivo, ou de um vazamento em torno do dispositivo que possa impor a introdução de um anticoagulante.

Em pacientes com necessidade de cardioversão eletiva, o procedimento pode ser realizado por meio farmacológico ou elétrico. O paciente pode ser tratado por cardioversão farmacológica com ibutilida IV (1 mg ao longo de 10 minutos, repetida em 10 minutos, em caso de necessidade) ou procainamida IV (15 mg/kg ao longo de 30 minutos) em ambiente no qual monitoramento contínuo por ECG possa ser instituído ao longo de no mínimo 4-6 horas após a administração. O pré-tratamento com magnésio IV (1-2 g) pode prevenir episódios raros de *torsades de pointes* associados à administração de ibutilida. A incidência de *torsades de pointes* com o uso de ibutilida é maior em pacientes com função cardíaca reduzida; assim, esse agente deve ser evitado em pacientes com fração de ejeção (FE) do VE ≤ 40%. Nos pacientes para os quais o médico se decidiu pela continuação da terapia antiarrítmica com o objetivo de manter o ritmo sinusal (ver parágrafo a seguir), a cardioversão poderá ser tentada em associação com um agente que esteja sendo considerado para uso prolongado. Exemplificando: depois da introdução da anticoagulação terapêutica, pode-se iniciar amiodarona em regime ambulatorial (400 mg 2x/dia durante 2 semanas; seguida de 200 mg 2x/dia por pelo menos 2-4 semanas; e então 200 mg/dia como dose de manu-

tenção). Tendo em vista que a amiodarona aumenta o tempo de protrombina em pacientes medicados com varfarina; e que também aumenta os níveis de digoxina, o paciente deverá ficar sob cuidadoso monitoramento dos níveis de anticoagulação e da medicação.

Propafenona, flecainida, dronedarona, dofetilida e sotalol são outros medicamentos antiarrítmicos úteis na terapia de manutenção prolongada. Dofetilida (125-500 mcg VO 2x/dia) deve ser iniciada no hospital, por causa do risco potencial de ocorrência de *torsades de pointes* e também pelo ajuste para baixo da dose, necessário para pacientes com prolongamento significativo do intervalo QT. Deve-se evitar o uso de propafenona (150-300 mg VO a cada 8 horas) e flecainida (50-150 mg VO 2x/dia) em pacientes com cardiopatia estrutural (doença cardíaca congênita [DCC], disfunção sistólica ou hipertrofia ventricular esquerda [HVE] significativa); esses agentes devem ser usados com um medicamento bloqueador do nó AV, sobretudo se o paciente tiver história de *flutter* atrial. Em pacientes com cardiopatia estrutural, sotalol (80-160 mg VO 2x/dia) deverá ser iniciado no hospital, tendo em vista o risco de ocorrência de *torsades de pointes*; esse agente não é muito eficaz para conversão da fibrilação atrial, mas pode ter utilidade na manutenção do ritmo sinusal depois da cardioversão. Dronedarona não deve ser usada em pacientes com IC descompensada recente ou naqueles em que a fibrilação atrial se tornou persistente.

Em pacientes sob tratamento prolongado com um agente antiarrítmico, ocorrerá persistência do ritmo sinusal em 30-50%. Diante desse elevado percentual de recorrência da arritmia, a decisão de manutenção de uma anticoagulação prolongada deverá tomar por base os fatores de risco (escore CHA_2DS_2-VASc, Tab. 12.2) e não na percepção de presença ou ausência de fibrilação atrial, tendo em vista que episódios futuros poderão ser assintomáticos.

B. Fibrilação atrial recorrente e refratária

1. **Fibrilação atrial paroxística recorrente** – Para pacientes selecionados que se apresentam com episódios sintomáticos, mas raros (poucas vezes por ano) de fibrilação atrial, uma estratégia de tratamento eficaz consiste na cardioversão farmacológica sob demanda, conhecida como **tratamento de "comprimido dentro do bolso"**. Na ausência de cardiopatia coronariana ou estrutural, no início dos sintomas os pacientes podem ser medicados com flecainida (200-300 mg) ou propafenona (450-600 mg), além de um betabloqueador ou um bloqueador dos canais de cálcio não di-hidropiridínico em dose única. É recomendável que o primeiro tratamento ocorra em um ambiente monitorado (p. ex., em um pronto-socorro ou hospital) para que sejam avaliadas sua segurança e eficácia. Nos casos de episódios arrítmicos sintomáticos mais frequentes, o tratamento de primeira linha consiste na administração diária de agentes antiarrítmicos; mas em geral essa estratégia não obtém

sucesso na prevenção de todos os episódios de fibrilação atrial paroxística; além disso, a tolerabilidade a longo prazo é baixa.

2. **Fibrilação atrial refratária** – A fibrilação atrial deve ser considerada refratária se o paciente se apresentar com sintomas persistentes ou se houver limitação em suas atividades, apesar das tentativas de controle da frequência ou do ritmo. Se não houver melhora nos sintomas com a medicação antiarrítmica ou de controle da frequência, pode ser considerada uma **ablação por cateter** em torno das veias pulmonares, com o objetivo de isolar os gatilhos que iniciam e mantêm a fibrilação atrial. Trata-se de uma terapia razoável para pacientes com fibrilação atrial paroxística ou persistente sintomática que se mostrou refratária à farmacoterapia; e para pacientes selecionados (< 65 anos ou com IC concomitante) como terapia de primeira linha. *O principal benefício da ablação por cateter é a melhora na qualidade de vida*. No estudo *Cabana*, os pesquisadores observaram que houve diferença no desfecho primário de morte, AVE incapacitante, sangramento grave ou parada cardiorrespiratória em pacientes randomizados para ablação por cateter *versus* tratamento clínico como primeiro tratamento para fibrilação atrial sintomática. A ablação será bem-sucedida em cerca de 50-70% dos casos, mas pode haver necessidade de repetição do procedimento em até 20% dos pacientes. Esse procedimento é rotineiramente realizado no laboratório de eletrofisiologia. A abordagem se faz por cateter, e os percentuais de ocorrência de eventos adversos são baixos, desde que o procedimento seja realizado por operadores experientes. O paciente também poderá ser tratado no centro cirúrgico por uma **ablação cirúrgica**; o procedimento é realizado toracoscopicamente, por meio de uma abordagem subxifoide por toracotomia ou esternotomia mediana, como procedimento independente ou adjuvante. Finalmente, em pacientes sintomáticos que se apresentam com controle de frequência ruim e que são considerados inadequados para isolamento da veia pulmonar, a **ablação por radiofrequência** do nó AV e a **estimulação permanente por marca-passo** asseguram o controle da frequência e também podem facilitar uma resposta de frequência mais fisiológica às atividades; contudo, esse procedimento será tentado somente depois que outras terapias fracassaram.

Quando encaminhar

- Fibrilação atrial sintomática com ou sem controle de frequência adequado.
- Fibrilação atrial assintomática com controle de frequência ruim, apesar dos bloqueadores do nó AV.
- Pacientes em risco de AVE que não toleraram anticoagulantes VO.

Joglar J et al. 2023 ACC/AHA/ACCP/HRS guideline for the diagnosis and management of atrial fibrillation. Circulation. 2024;149:e1. [PMID: 38033089]

Parkash R et al. Randomized ablation-based rhythm-control versus rate-control trial in patients with heart failure and atrial fibrilla-

tion: results from the RAFT-AF trial. Circulation. 2022;145:1693. [PMID: 35313733]

Whitlock RP et al. Left atrial appendage occlusion during cardiac surgery to prevent stroke. N Engl J Med. 2021;384:2081. [PMID: 33999547]

Flutter atrial

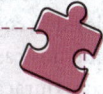

FUNDAMENTOS DO DIAGNÓSTICO

- Taquicardia regular acelerada, com uma apresentação clássica de bloqueio de 2:1 no nó AV e frequência cardíaca ventricular de 150 bpm.
- O ECG revela um padrão de atividade atrial em "dente de serra" (frequência de 300 bpm).
- O risco de AVE deve ser considerado equivalente ao risco de fibrilação atrial.
- A ablação por cateter é procedimento altamente bem-sucedido, sendo considerado tratamento definitivo para o *flutter* atrial típico.

Considerações gerais

O *flutter* atrial é menos comum do que a fibrilação atrial, podendo ocorrer em pacientes com corações estruturalmente normais. Esse distúrbio é observado mais comumente em pacientes com DPOC, cardiopatia valvar ou estrutural, defeito do septo atrial (DAS) ou cardiopatia congênita cirurgicamente reparada.

Achados clínicos

Em geral, os pacientes relatam palpitações, fadiga ou tontura leve. Nas situações em que a arritmia permaneceu não identificada por um período prolongado, poderão ocorrer sinais e sintomas de IC (dispneia, intolerância ao esforço, edema) em decorrência de uma cardiomiopatia induzida por taquicardia. O ECG demonstra caracteristicamente nas derivações inferiores (II, III e AVF) um **padrão em "dente de serra"** para a atividade atrial. O circuito reentrante gera frequências atriais de 250-350 bpm, geralmente com a transmissão de cada segundo, terceiro ou quarto impulso através do nó AV para os ventrículos.

Tratamento

O médico obtém o controle da frequência ventricular com o uso dos mesmos agentes administrados na fibrilação atrial, mas, em geral, terá maior dificuldade em conseguir o controle. Também é tarefa difícil a conversão do *flutter* atrial para ritmo sinusal com o uso de agentes antiarrítmicos da classe I, e a administração desses medicamentos foi associada à desaceleração da frequência do *flutter* atrial até um ponto em que pode ocorrer uma condução AV 1:1 em frequências > 200 bpm, com subsequente colapso hemodinâmico. Ibutilida, um agente antiarrítmico IV da classe III, tem se revelado significativamente mais eficaz na conversão do *flutter* atrial (ver Tab. 12.1). Dentro de 60-90 minutos após a infusão desse agente, ocorre retorno do ritmo sinusal em cerca de 50-70% dos pacientes. A cardioversão elétrica também é muito eficaz em casos de *flutter* atrial; ocorre conversão em aproximadamente 90% dos pacientes após a aplicação de choques sincronizados de 100-200 J.

Embora a organização da função contrátil atrial em pacientes com essa arritmia possa oferecer alguma proteção contra a formação de trombos, *o risco de tromboembolismo deve ser considerado equivalente ao risco em casos de fibrilação atrial*, devido à comum coexistência dessas arritmias. Da mesma forma que nos casos de fibrilação atrial, pacientes com *flutter* atrial com duração superior a 48 horas, ou com duração desconhecida, deverão passar por um curso mínimo de três semanas de anticoagulação ou por uma ETE antes da cardioversão, para exclusão da possibilidade de trombo. A anticoagulação deverá ter continuidade por pelo menos quatro semanas após a cardioversão elétrica ou química, e indefinidamente em pacientes com fatores de risco para tromboembolismo.

A ablação por cateter é o tratamento de escolha para o controle do flutter *atrial a longo prazo,* tendo em vista o elevado percentual de sucesso e segurança com esse procedimento. A anatomia do circuito típico é bem definida e a ablação por cateter no interior do átrio direito resultará na eliminação imediata e permanente do *flutter* atrial em > 90% dos pacientes. Mas tendo em vista a frequente coexistência de *flutter* atrial com fibrilação atrial, alguns pacientes deverão ser tratados com ablação por cateter das duas arritmias. Se o médico optar pela farmacoterapia, geralmente, dá-se preferência aos antiarrítmicos da classe III (amiodarona ou dofetilida) (ver Tab. 12.1).

Quando encaminhar

Todos os pacientes com *flutter* atrial devem ser encaminhados ao cardiologista ou ao eletrofisiologista cardíaco para definição do tratamento definitivo com ablação por cateter.

Taquicardia atrial

FUNDAMENTOS DO DIAGNÓSTICO

- Caracterizada por episódios de uma taquicardia rápida e regular.
- Taquicardia atrial multifocal observada comumente em pacientes com DPOC grave; o distúrbio se apresenta com três ou mais morfologias distintas de onda P no ECG, frequentemente confundida com fibrilação atrial.
- A estratégia terapêutica mais eficaz é o tratamento da doença pulmonar subjacente.

Considerações gerais

A **taquicardia atrial** é uma forma rara de TSV, caracterizada por paroxismos ou episódios de uma arritmia rápida e regular, provocados por impulsos atriais focais com origem externa ao nó sinusal normal. Os locais mais comuns são o anel tricúspide, a *crista terminalis* do átrio direito e o seio coronariano. A **taquicardia atrial multifocal** é um subtipo

especial, que pode ser observado em pacientes com DPOC grave, caracterizando-se por uma morfologia variável da onda P (por definição, três ou mais focos) e por intervalos PP significativamente irregulares. Em geral, a frequência se situa entre 100-140 bpm, sendo frequentemente confundida com fibrilação atrial. **Batimentos atriais prematuros solitários** constituem um achado benigno e geralmente não estão associados a qualquer cardiopatia subjacente. Esse tipo de batimento ocorre quando um foco ectópico situado nos átrios dispara antes do próximo impulso do nó sinusal. Em geral, o contorno da onda P difere do complexo normal do paciente, a menos que o foco ectópico esteja situado perto do nó sinusal. Normalmente, a aceleração da frequência cardíaca por qualquer meio elimina a maioria dos batimentos prematuros.

Achados clínicos

Habitualmente, as taquicardias atriais focais são intermitentes e autolimitadas, embora haja formas incessantes que podem se apresentar com sinais e sintomas de IC em decorrência da cardiomiopatia induzida pela taquicardia. Na maioria dos casos, o paciente relata palpitações com um início abrupto, semelhante a outras formas de TPSV. Pacientes portadores de patologia cardíaca subjacente (p. ex., DAC) podem se apresentar com dispneia ou angina. A inspeção cuidadosa da onda P num ECG de 12 derivações sugere um foco distante do nó sinusal, embora certos locais (p. ex., *crista terminalis* atrial direita alta) possam mimetizar uma taquicardia sinusal. Diante desse quadro, o início e o término abruptos da arritmia são sinais úteis para a diferenciação entre uma taquicardia atrial de uma sinusal, embora em alguns casos haja necessidade de recorrer a um estudo eletrofisiológico.

Tratamento

O tratamento inicial para uma taquicardia atrial é semelhante ao tratamento para outros tipos de TPSV; contudo, geralmente as manobras vagais e a administração de adenosina IV são menos eficazes. Betabloqueadores ou bloqueadores dos canais de cálcio IV podem ser administrados em pacientes hemodinamicamente estáveis, com a previsão de uma transição para formulações VO para tratamento de longo prazo. O médico deverá considerar o uso de medicamentos antiarrítmicos ou de uma ablação por cateter em pacientes que continuam tendo episódios sintomáticos. Não há indicação para anticoagulação prolongada em pacientes sem fibrilação atrial ou *flutter* atrial coexistente.

No caso de pacientes com taquicardia atrial multifocal, é fundamental tratar do distúrbio subjacente (p. ex., DPOC); a medicação com verapamil VO, 240-480 mg/dia em doses divididas, poderá ser eficaz em alguns pacientes.

Quando encaminhar

Todos os pacientes com taquicardia atrial que não obtiveram sucesso com os cuidados médicos iniciais devem ser encaminhados ao cardiologista ou ao eletrofisiologista cardíaco.

Batimentos ventriculares prematuros (extrassístoles ventriculares)

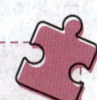

FUNDAMENTOS DO DIAGNÓSTICO

- Comum, mas raramente sintomático.
- Monitoramento por ECG ambulatorial para quantificar a carga diária de CVP.
- Pacientes assintomáticos com > 10% de carga de CVP devem fazer ecocardiogramas periodicamente, para exclusão da ocorrência de disfunção do VE.

Considerações gerais

Os batimentos ventriculares prematuros, ou **CVP**, são batimentos isolados, caracteristicamente originários do trato de saída ou regiões His-Purkinje do tecido ventricular. A presença de CVP é um achado benigno para a maior parte dos pacientes; contudo, em casos raros, os batimentos ventriculares prematuros poderão desencadear taquicardia ou fibrilação ventricular, sobretudo em pacientes portadores de cardiopatia subjacente.

Achados clínicos

Os pacientes podem estar assintomáticos ou apresentar palpitações, tonturas ou uma dor torácica vaga. Alguns pacientes percebem o batimento irregular; contudo, frequentemente os sintomas podem ser secundários ao aumento da contratilidade pós-CVP, ou a uma pausa compensatória. Em geral, o aumento da frequência sinusal com a prática de exercícios físicos elimina os batimentos prematuros em pacientes com coração normal. Os CVP se caracterizam por complexos QRS largos que diferem morfologicamente dos batimentos normais do paciente. Em geral, não são precedidos por uma onda P, embora possa ocorrer condução ventriculoatrial retrógrada. **Bigeminismo** e **trigeminismo** são arritmias nas quais cada segundo ou terceiro batimento é prematuro. Um monitoramento por ECG ambulatorial poderá revelar CVP mais frequentes e complexos, em comparação com o que pode ser observado em um único ECG de rotina. Um aumento da frequência de CVP durante o exercício está associado a maior risco de mortalidade cardiovascular; portanto, esse achado deve ser investigado mais detalhadamente.

Tratamento

Se o paciente não tiver nenhuma cardiopatia associada e se os batimentos ectópicos forem assintomáticos, não haverá indicação para qualquer tipo de tratamento. Os sintomas leves ou a ansiedade decorrente das palpitações podem ser aliviados; para tanto, o médico deve tranquilizar seu paciente quanto à natureza benigna dessa arritmia. Se os CVP forem frequentes (padrão bigeminal ou trigeminal) ou multifocais, o médico deverá excluir anormalidades eletrolíticas (i.e., hipocalcemia ou hipercalcemia e hipomagnesemia) e alguma cardiopatia oculta (i.e., cardiopatia isquêmica ou disfunção do VE). Além disso, em pacientes com uma carga de CVP > 10.000/dia documentada pelo monitoramento por ECG ambulatorial, o

médico deverá obter um ecocardiograma. A farmacoterapia deverá ser instituída apenas para pacientes sintomáticos, ou para pacientes com uma cardiomiopatia considerada como resultante da alta carga de CVP (geralmente > 10% dos batimentos cardíacos diários). Betabloqueadores ou bloqueadores dos canais de cálcio não di-hidropiridínicos são boas escolhas como terapia de primeira linha. Os agentes antiarrítmicos das classes I e III (ver Tab. 12.1) podem obter sucesso na redução das CVP, mas, geralmente, não são bem tolerados e, além disso, podem ter efeito pró-arrítmico em até 5% dos pacientes. A ablação por cateter é uma terapia consagrada para uso em pacientes sintomáticos que não responderam à medicação, ou para aqueles cuja carga de batimentos ectópicos resultou em uma cardiomiopatia.

Quando encaminhar

Pacientes com CVP sintomáticos que não responderam aos cuidados médicos iniciais, ou pacientes assintomáticos com carga diária de CVP > 10% no monitoramento por ECG ambulatorial devem ser encaminhados ao cardiologista ou ao eletrofisiologista cardíaco.

Taquicardia ventricular

FUNDAMENTOS DO DIAGNÓSTICO

- O ECG revela um complexo QRS rápido e largo.
- Associada à cardiopatia isquêmica, sobretudo em pacientes idosos.
- Na ausência de causa reversível, o cardioversor desfibrilador implantável (CDI) é recomendado se a expectativa de vida significativa for > 1 ano.

Considerações gerais

A taquicardia ventricular é definida como a ocorrência de três ou mais batimentos ventriculares prematuros consecutivos. É classificada como **não sustentada** (com duração < 30 segundos, com término espontâneo) ou **sustentada** (com uma frequência cardíaca > 100 bpm). Em pacientes sem cardiopatia, geralmente a taquicardia ventricular não sustentada está associada a um prognóstico benigno. Em pacientes portadores de cardiopatia estrutural, a taquicardia ventricular não sustentada está associada a maior risco de taquicardia ventricular sintomática e de morte súbita subsequentes, sobretudo se for observada > 48 horas após o IAM.

A taquicardia ventricular é uma complicação frequente do IAM e da cardiomiopatia dilatada, mas pode também ocorrer em pacientes com coronariopatia crônica, cardiomiopatia hipertrófica (HCM), miocardite e na maioria das outras formas de miocardiopatia. A taquicardia ventricular também pode ser uma consequência de formas atípicas de cardiomiopatias, p. ex., a cardiomiopatia arritmogênica do VD. No entanto, uma taquicardia ventricular idiopática também pode ocorrer em pacientes com corações estruturalmente normais. **Ritmo idioventricular acelerado** é um ritmo regular de complexo amplo com uma frequência de 60-120 bpm, geralmente com início gradual. É comum que esse distúrbio ocorra em casos de infarto agudo e após a reperfusão com medicamentos trombolíticos. Não há indicação para tratamento, a menos que o paciente apresente comprometimento hemodinâmico ou arritmias mais graves. ***Torsades de pointes***, uma forma de taquicardia ventricular na qual a morfologia do QRS se torce em torno da linha basal, pode ocorrer no contexto de hipomagnesemia ou hipocalemia grave, ou em casos de prolongamento do intervalo QT (de causa hereditária ou farmacologicamente induzida).

Achados clínicos

A. Sintomas e sinais

Normalmente, os pacientes apresentam palpitações, dispneia ou tontura, mas em raras ocasiões podem estar livres de sintomas. Síncope ou parada cardiorrespiratória podem ser sintomas de apresentação em pacientes com cardiopatia subjacente ou com outras comorbidades graves. Os episódios podem ser desencadeados pelo exercício físico ou por algum estresse emocional.

B. Estudos diagnósticos

Deve ser obtido um painel laboratorial hematológico completo, tendo em vista que a taquicardia ventricular *pode ocorrer num contexto de hipocalemia e hipomagnesemia*. Os marcadores cardíacos podem estar elevados em pacientes nos quais a taquicardia ventricular se apresenta no contexto de um IAM, ou como consequência de DAC subjacente e de isquemia de demanda. Em pacientes com taquicardia ventricular sustentada e hemodinamicamente tolerada, o médico deverá obter um ECG de 12 derivações durante a taquicardia. Pode se justificar uma avaliação cardíaca por ecocardiografia ou RM cardíaca, monitoramento por ECG ambulatorial e um teste de esforço, dependendo do quadro clínico. Sobreviventes de parada cardiorrespiratória ou com arritmia ventricular com risco de vida devem ser avaliados para cardiopatia isquêmica (TC ou angiografia coronariana invasiva) e, quando apropriável, submetidos à revascularização.

Em geral, os estudos eletrofisiológicos invasivos não devem ser solicitados em pacientes com taquicardia ventricular sustentada e que atendam aos critérios para CDI. Em pacientes com cardiopatia estrutural e síncope por causa desconhecida, ou em situações nas quais não há certeza quanto ao mecanismo da taquicardia de complexo largo, um estudo eletrofisiológico poderá proporcionar informações importantes.

C. Diferenciação entre batimentos supraventriculares com condução aberrante e batimentos ventriculares

Em pacientes com taquicardia de complexo largo, pode ser difícil estabelecer a distinção entre uma taquicardia ventricular e uma TSV com condução aberrante com base em um ECG de 12 derivações; mas essa diferenciação é importante, por causa das diferentes implicações prognósticas e terapêuticas de cada tipo. Os achados que favorecem uma **origem ventricular** são: (1) dissociação AV; (2) duração do QRS > 0,14 segundos; (3) batimentos de fusão ou de captura sinusal; (4) desvio do eixo esquerdo com morfologia de bloqueio do ramo direito; (5) complexos monofásicos (R) ou bifásicos (qR, QR ou RS) em V_1; e (6) complexo qR ou QS em V6. Haverá maior probabilidade de uma **origem supraventricular** se for observada: (1) uma morfologia característica de bloqueio do ramo direito ou esquerdo; (2) duração do QRS < 0,14 segundos; e (3) presença de síndrome de pré-excitação, sugerida pela história ou detectada em um ECG prévio. *Nos casos em que o diagnóstico não estiver bem definido, o médico deverá presumir que pacientes com taquicardia de complexo largo, em especial aqueles com cardiopatia conhecida, apresentam taquicardia ventricular.*

Tratamento

A. Tratamento inicial

O tratamento da taquicardia ventricular aguda dependerá do grau de comprometimento hemodinâmico e da duração da arritmia. Em pacientes com corações estruturalmente normais, em geral, o prognóstico é benigno, sendo rara a ocorrência de síncope. Em muitos casos, a etiologia é desencadeada pela atividade do trato de saída do VD ou do VE, e o imediato tratamento do paciente com a administração IV de um betabloqueador de curta ação ou verapamil pode pôr fim ao episódio.

Na presença de cardiopatia estrutural conhecida ou suspeitada, a avaliação da estabilidade hemodinâmica determinará a necessidade urgente de uma cardioversão por corrente contínua. Nos casos em que a taquicardia ventricular esteja causando hipotensão, IC ou isquemia miocárdica, o paciente deverá ser tratado em regime de urgência com uma cardioversão sincronizada por corrente contínua com 100-200 J. Se houver recorrência da taquicardia ventricular, deverá ser medicado com amiodarona IV (bólus de 150 mg seguido por infusão de 1 mg/min durante 6 horas, seguido por 0,5 mg/min durante 18 horas), para obtenção de um ritmo estável; em seguida – e se houver necessidade, serão feitas mais tentativas durante a cardioversão. Pode ocorrer uma hipotensão significativa com a administração de infusões rápidas de amiodarona.

Em pacientes com taquicardia ventricular sustentada e hemodinamicamente estáveis, pode-se recorrer ao tratamento clínico com amiodarona, lidocaína ou procainamida IV; mas a cardioversão de corrente contínua deverá ser realizada se a taquicardia ventricular não for interrompida, ou se os sintomas piorarem. A reposição empírica de magnésio (1-2 g IV) poderá ajudar, sobretudo em pacientes com taquicardia ventricular polimórfica. Se a taquicardia ventricular polimórfica retornar, o aumento da frequência cardíaca com uma infusão de isoproterenol (até 20 mcg/min) ou a estimulação atrial com um marca-passo temporário (a 90-120 bpm) encurtará efetivamente o intervalo QT, como uma forma de evitar novos episódios. Em pacientes com taquicardia ventricular polimórfica acompanhada por intervalos QT normais, o médico deverá considerar a possibilidade de uma isquemia miocárdica; nesse caso, o paciente deverá ser imediatamente avaliado e, se houver indicação, submetido a uma revascularização coronariana.

B. Tratamento em longo prazo

Pacientes com taquicardia ventricular sintomática ou sustentada na ausência de uma causa precipitante reversível (IAM ou isquemia, desequilíbrio eletrolítico, toxicidade farmacológica etc.) estão sob grande risco de recorrência. Em pacientes com corações estruturalmente normais e com um ECG que revela taquicardia ventricular com aparência característica de via de saída (bloqueio de ramo esquerdo com eixo inferior) ou com fascículo posterior esquerdo (bloqueio de ramo direito com eixo superior), o médico poderá tentar um tratamento supressivo com um betabloqueador ou com um bloqueador dos canais de cálcio não di-hidropiridínico. Nos casos em que não houve resolução do problema com o tratamento inicial, pode-se tentar a ablação por cateter, que é um procedimento com elevado percentual de sucesso. Em pacientes com disfunção VE significativa, é comum a subsequente ocorrência de morte súbita; assim, é recomendável que recebam um implante de CDI, se houver expectativa de uma sobrevida produtiva superior a 1 ano. Os betabloqueadores constituem a base para o tratamento clínico da taquicardia ventricular em pacientes com cardiopatia estrutural. Estudos não demonstraram que os medicamentos antiarrítmicos (p. ex., amiodarona ou sotalol) conseguem diminuir a mortalidade, mas esses agentes podem atenuar os episódios subsequentes e reduzir o número de choques decorrentes do uso do CDI. A ablação por cateter é uma opção terapêutica importante para pacientes com taquicardia recorrente que não respondem ou que sejam intolerantes à farmacoterapia. Considerando os efeitos colaterais potenciais do uso prolongado de antiarrítmicos, pode-se considerar a ablação por cateter como tratamento de primeira linha, em especial para pacientes com cardiomiopatia isquêmica.

Quando encaminhar

Qualquer paciente com taquicardia ventricular sustentada ou com síncope de causa desconhecida em presença de uma cardiopatia estrutural subjacente.

Arenal Á et al. 2022 Substrate ablation vs antiarrhythmic therapy for symptomatic ventricular tachycardia. J Am Coll Cardiol. 2022;79:1441. [PMID: 35422240]

Fibrilação ventricular e morte súbita

FUNDAMENTOS DO DIAGNÓSTICO

- Quase todos os pacientes com MSC têm uma cardiopatia congênita subjacente.
- Na ausência de causa reversível, recomenda-se o uso de um CDI.

Considerações gerais

A MSC é definida como morte inesperada, não traumática, em pacientes com bom estado clínico ou clinicamente estáveis em que a morte ocorre dentro de 1 hora após o início dos sintomas. *Na maioria dos casos, o ritmo responsável* é a fibrilação ventricular. **Parada cardiorrespiratória súbita** é um termo reservado para a ressuscitação bem-sucedida de pacientes com fibrilação ventricular, seja espontânea ou por meio de intervenção (i.e., desfibrilação).

Achados clínicos

Aproximadamente 70% dos casos de MSC são atribuíveis a uma DAC subjacente; em até 40% dos pacientes, MSC pode ser a manifestação inicial da DAC. Em pacientes com < 35 anos, a causa da maioria dos casos de MSC é uma cardiopatia hereditária (síndrome do QT longo, taquicardia ventricular polimórfica catecolaminérgica, síndrome de Brugada, HCM, cardiomiopatia arritmogênica do VD, cardiomiopatia dilatada). Em indivíduos acima dos 35 anos, DAC é a causa mais comum de MSC, embora causas hereditárias sejam comuns até os 50 anos. Algumas formas não hereditárias de cardiopatia também podem resultar em MSC, p. ex., cardiopatia valvar (estenose aórtica, estenose pulmonar), cardiopatia congênita e miocardite. Após a ressuscitação, deve ser imediatamente iniciada uma avaliação para exclusão de causas reversíveis de parada cardiorrespiratória súbita. Devem ser obtidos exames laboratoriais para exclusão de anormalidades eletrolíticas graves (sobretudo hipocalemia e hipomagnesemia) e para determinação da acidose, bem como para uma avaliação dos biomarcadores cardíacos. Mas o médico deverá se cercar de cautela ao atribuir a parada cardiorrespiratória exclusivamente a um distúrbio eletrolítico, porque as anormalidades laboratoriais podem ser secundárias à ressuscitação, e não as causadoras do evento. Deve ser obtido um ECG de 12 derivações para que o médico possa avaliar uma isquemia em andamento ou alguma patologia do sistema de condução. E a função ventricular também deve ser avaliada com uma ecocardiografia. Por outro lado, o médico avaliará o paciente para cardiopatia isquêmica (TC ou angiografia coronariana) para exclusão de uma coronariopatia como causa subjacente, tendo em vista que a revascularização poderá prevenir a recorrência. Caso os exames não tenham detectado uma coronariopatia, poderá ser obtida uma RM cardíaca contrastada, para avaliação da presença de cicatriz miocárdica – um importante preditor de taquicardia ventricular/fibrilação ventricular recorrente em pacientes com cardiomiopatia não isquêmica.

Tratamento

A menos que a fibrilação ventricular ocorra logo em seguida ao IAM, esteja associada à isquemia ou seja observada com um processo passível de correção (p. ex., uma anormalidade eletrolítica, ou toxicidade medicamentosa), os pacientes sobreviventes necessitarão de uma intervenção, pois nesses casos as recorrências são frequentes. Os resultados a longo prazo para os sobreviventes de uma parada cardiorrespiratória serão mais favoráveis se um **protocolo de controle direcionado de temperatura (CDT)** for rapidamente iniciado e continuado por 24-36 horas após a parada cardiorrespiratória.

Os sobreviventes de uma parada cardiorrespiratória súbita exibem elevada incidência de recorrência; portanto, geralmente há indicação para um **CDI**. Em um cenário de isquemia aguda ou infarto, a parada cardiorrespiratória súbita deve ser tratada com revascularização coronária imediata. No entanto, a implantação profilática de um CDI imediatamente depois da ocorrência do IAM está associada a uma tendência para resultados piores. Esses pacientes podem ser tratados com

desfibrilador cardioversor vestível até que seja possível avaliar por ecocardiografia a recuperação da função ventricular em uma data posterior (6-12 semanas após o IAM ou da intervenção coronariana). Em pacientes em que a função ventricular permanece baixa (FE ≤ 35%), deverá ser implantado um CDI subcutâneo permanente (nos casos em que não haja necessidade de um marca-passo) ou um CDI transvenoso.

Quando encaminhar

Todos os sobreviventes de parada cardiorrespiratória súbita devem ser encaminhados ao cardiologista ou ao eletrofisiologista cardíaco.

Síndromes arrítmicas hereditárias

> ### FUNDAMENTOS DO DIAGNÓSTICO
>
> - São a síndrome do QT longo, síndrome de Brugada, cardiomiopatia arritmogênica do VD e taquicardia ventricular polimórfica catecolaminérgica.
> - Teste genético para pacientes sob suspeita de síndrome do QT longo congênita com base na história familiar, no ECG ou em um teste de esforço, ou intervalo QT exageradamente prolongado (> 500 ms) em ECG seriados.
> - Pacientes com síndrome do QT longo ou com taquicardia ventricular polimórfica catecolaminérgica devem ser tratados por longos períodos com betabloqueador VO (nadolol ou propranolol).
> - Há indicação para CDI em pacientes com arritmia ventricular ou síncope, apesar do tratamento clínico.

Considerações gerais

Síndromes arrítmicas hereditárias podem resultar em arritmias ventriculares com risco de vida, em decorrência de mutações genéticas nos canais cardíacos que, por sua vez, resultam em anormalidades na regulação eletrolítica através das membranas das células cardíacas. A **síndrome do QT longo congênita** é uma doença rara (1 em 2.500 nascidos vivos), caracterizada por um intervalo QT longo (geralmente > 470 ms) e por arritmia ventricular, tipicamente uma taquicardia ventricular polimórfica. Em geral, a **síndrome do QT longo adquirida** ocorre secundariamente ao uso de agentes antiarrítmicos (sotalol, dofetilida), metadona, medicamentos antidepressivos ou certos antibióticos; anormalidades eletrolíticas; isquemia miocárdica; ou bradicardia significativa. A **síndrome de Brugada** é responsável por até 20% das MSC na ausência de alguma cardiopatia estrutural; mais frequentemente, essa síndrome é causada por um defeito em um gene do canal de sódio. A **cardiomiopatia arritmogênica do VD** é hereditária. Afeta predominantemente o VD que se caracteriza por áreas de substituição do miocárdio por fibrose e tecido adiposo, que são causa frequente de arritmia ventricular. A **taquicardia ventricular polimórfica catecolaminérgica** é uma causa rara, mas importante, de MSC associada ao exercício físico.

Achados clínicos

A apresentação clínica de pacientes portadores de uma síndrome arrítmica hereditária é variável; esses pacientes podem estar assintomáticos ou podem se apresentar com palpitações, taquiarritmia sustentada, síncope ou parada cardiorrespiratória súbita. Em pacientes jovens, episódios sincopais podem ser equivocadamente diagnosticados como distúrbio convulsivo primário. Para todos os pacientes, o médico deverá revisar cuidadosamente as histórias pessoal e familiar. Deve ser obtido um ECG de 12 derivações, com cuidadosa atenção a qualquer anormalidade no segmento ST, onda T e intervalo QT. Na ausência de uma causa secundária (medicação ou anormalidade eletrolítica), o achado de um intervalo QT corrigido > 500 ms em ECG seriados identifica um subconjunto de alto risco composto por pacientes com síndrome do QT longo. Pode-se recorrer ao monitoramento por ECG ambulatorial para a avaliação de arritmias ventriculares, bem como para alterações dinâmicas no intervalo QT ou na onda T. Também pode ser realizado um teste de esforço com ECG em pacientes sob suspeita de síndrome do QT longo, para que seja avaliada a ausência de um encurtamento apropriado do intervalo QT com frequências cardíacas mais altas. Em casos de suspeita de causa hereditária para uma parada cardiorrespiratória súbita, é recomendável a obtenção de um teste genético sob a orientação de uma equipe multidisciplinar de geneticistas, para que se possa determinar o diagnóstico e facilitar a identificação de familiares de primeiro grau em risco de sofrer a mesma doença.

Tratamento

O tratamento da taquicardia ventricular polimórfica (*torsades de pointes*) que ocorre no contexto de um intervalo QT longo, difere do tratamento de outras formas de taquicardia ventricular. Devemos evitar o uso de antiarrítmicos da classe Ia ou III, que prolongam o intervalo QT; e esses agentes devem ser imediatamente descontinuados se estiverem sendo usados em pacientes com síndrome do QT longo. Betabloqueadores IV podem ser eficazes no tratamento de tempestade elétrica causada por uma síndrome do QT longo ou taquicardia ventricular polimórfica catecolaminérgica. Uma abordagem eficaz consiste em aumentar a frequência cardíaca, seja por infusão de um beta-agonista (dopamina ou isoproterenol), seja por estimulação atrial ou ventricular temporária; essa abordagem pode interromper e prevenir o ritmo.

O tratamento prolongado de pacientes com síndrome arrítmica hereditária dependerá da presença (ou não) de características de alto risco. O uso de betabloqueadores (em particular, propranolol ou nadolol) é a base do tratamento para pacientes com síndrome do QT longo ou com taquicardia ventricular polimórfica catecolaminérgica. Deve ser considerada uma simpatectomia cervicotorácica cirúrgica para pacientes não respondentes ou intolerantes à medicação betabloqueadora. Não existe farmacoterapia confiável para a síndrome de Brugada; a prevenção das arritmias deve se concentrar no tratamento imediato de gatilhos exacerbadores, particularmente a febre. Deve-se evitar o uso de medicamentos antiarrítmicos em pacientes com síndromes arrítmicas hereditárias, exceto para as anormalidades genéticas específicas identificadas sob a orientação de um especialista. Em geral, recomenda-se o implante de CDI para pacientes portadores de uma síndrome de arritmia hereditária, nos quais uma parada cardiorrespiratória súbita foi a apresentação inicial. Devemos considerar o uso de um CDI em pacientes que, apesar do tratamento clínico, estejam com arritmias ventriculares sustentadas recorrentes ou com síncope.

Quando encaminhar

Qualquer paciente com síndrome arrítmica hereditária conhecida ou suspeitada, ou com um prolongamento do intervalo QT corrigido grave (> 500 ms em ECG seriados) deve ser encaminhado ao cardiologista ou ao eletrofisiologista cardíaco.

Stiles MK et al. 2020 APHRS/HRS expert consensus statement on the investigation of decedents with sudden unexplained death and patients with sudden cardiac arrest, and of their families. Heart Rhythm. 2021;18:e1. [PMID: 33091602]

Síncope

FUNDAMENTOS DO DIAGNÓSTICO

- Perda temporária de consciência e do tônus postural por causas vasodepressoras ou cardiogênicas, com recuperação rápida sem necessidade de medidas de ressuscitação.
- São características de alto risco história de cardiopatia estrutural, ECG anormal e idade > 60 anos.

Considerações gerais

Síncope é um sintoma definido como perda temporária e autolimitada da consciência, geralmente levando a uma queda. Trinta por cento da população adulta experimentará pelo menos um episódio de síncope; sendo responsável por aproximadamente 3% das idas ao pronto-socorro. Durante a avaliação inicial, será identificada uma causa específica em aproximadamente metade dos casos. O prognóstico é relativamente favorável, exceto quando o paciente também se apresenta com cardiopatia. Em muitos pacientes com síncope ou quase síncope recorrente, arritmias não são a causa. Isso é particularmente válido nos casos em que o paciente não exibe evidências de cardiopatia associada pela história, exames, ECG de rotina ou por testes não invasivos. Na avaliação para identificação da causa da síncope, a história é o componente mais importante.

A **síncope reflexa** (**neuralmente mediada**) pode ser decorrente de um tônus vagal excessivo ou de um comprometimento do controle reflexo da circulação periférica. O tipo mais frequente é a **síncope vasovagal** ou o "desmaio comum", geralmente deflagrado por uma experiência estressante, dolorosa ou claustrofóbica. O aumento do tônus vagal com uma hipotensão resultante é a causa da síncope em casos de **hipersensibilidade do seio carotídeo** e da **síncope miccional**. Bradicardia sinusal induzida pelo vago, parada sinusal

e bloqueio AV são acompanhamentos comuns e podem, eles próprios, ser causadores de síncope.

Hipotensão ortostática (postural) é outra causa comum de síncope vasodepressora, sobretudo em pacientes idosos; diabéticos ou com neuropatia autonômica; com perda de sangue ou hipovolemia; e medicados com vasodilatadores, diuréticos e bloqueadores adrenérgicos. Além disso, existe uma síndrome de **hipotensão ortostática idiopática crônica** que acomete principalmente homens idosos. Na maioria desses distúrbios, a resposta vasoconstritora normal à postura ereta, que compensa a diminuição abrupta do retorno venoso, fica prejudicada.

Uma **síncope cardiogênica** pode ocorrer por estímulo mecânico ou arrítmico. Geralmente, não há pródromo; assim, é comum que o paciente sofra lesões secundárias a quedas. Alguns problemas mecânicos que podem causar síncope são: estenose aórtica (i.e., a síncope pode ocorrer devido à incapacidade cardíaca em aumentar adequadamente o volume sistólico, em circunstâncias de maior demanda periférica), estenose pulmonar, HCM, lesões congênitas associadas à hipertensão pulmonar ou ao *shunt* direita-esquerda e mixoma atrial esquerdo com obstrução da valva mitral. Habitualmente os episódios são causados durante um esforço, ou logo em seguida. Mais comumente, a síncope cardíaca é causada por distúrbios da automaticidade (síndrome do nó sinusal), distúrbios de condução (bloqueio AV) ou taquiarritmias (em especial, taquicardia ventricular e TVS com frequência ventricular rápida).

Achados clínicos
A. Sinais e sintomas

Com frequência, a síncope vasovagal exibe um pródromo de **sintomas premonitórios vasodepressores**, p. ex., náusea, diaforese, taquicardia e palidez. Os episódios de síncope podem ser evitados se o indivíduo se deitar ou remover o estímulo incitante. Por outro lado, a síncope cardiogênica tem início caracteristicamente abrupto; com frequência, resulta em lesão, é transitória (i.e., com duração de segundos até alguns minutos) e, na sequência, ocorre uma rápida recuperação da consciência plena. Em casos de hipotensão ortostática (postural), observa-se um declínio maior que o normal (20 mmHg) da PA; esse declínio ocorre imediatamente ao levantar da posição supina para a posição em pé, com ou sem taquicardia, dependendo do estado da função autonômica (barorreceptora).

B. Exames diagnósticos

A avaliação do paciente para uma síncope depende de achados da história e do exame físico (sobretudo a avaliação da PA ortostática, ausculta das artérias carótidas e exame cardíaco).

1. **ECG** – Para todos os pacientes em avaliação para síncope, recomenda-se a obtenção de um ECG em repouso. Os achados do ECG indicativos de alto risco são: ritmo não sinusal, bloqueio completo ou parcial do ramo esquerdo e critérios de voltagem indicativos de HVE. Em pacientes com avaliação inicial considerada normal, inclusive com história e exame físico sem alterações, ausência de car-

diopatia ou comorbidades significativas e com ECG basal normal, outros exames e testes podem ser dispensáveis. Nos casos em que a avaliação inicial sugere possível arritmia cardíaca, porém, poderão ser considerados monitoramento contínuo por ECG ambulatorial e o uso de um gravador de eventos (para episódios infrequentes) ou de um monitor cardíaco vestível ou implantável. É importante ter cautela antes que se atribua o evento sincopal de um paciente a anormalidades do ritmo ou da condução observadas durante o monitoramento, mas sem a presença de sintomas concomitantes. Exemplificando: a ocorrência de tontura ou síncope em um paciente idoso pode não ter relação com bradicardia, anormalidades do nó sinusal ou ectopia ventricular incidentalmente observada.

2. Testes autonômicos – O **teste de inclinação da mesa** (i.e., *tilt test*) pode ser de utilidade para pacientes com suspeita de síncope vasovagal, para os quais não foi possível definir um diagnóstico depois da avaliação inicial, especialmente quando a síncope é recorrente. A resposta hemodinâmica à inclinação determinará se há uma resposta cardioinibitória, vasodepressora ou mista. Em geral, pode-se aumentar a utilidade desse teste nos casos em que haja grande probabilidade pré-teste de uma síncope neuralmente mediada, visto que tanto a sensibilidade como a especificidade do teste na população em geral são apenas moderadas.

3. Estudos eletrofisiológicos – Têm papel limitado na avaliação da síncope, particularmente em pacientes não afetados por cardiopatia estrutural ou quando há pouca suspeita de uma etiologia arrítmica. Em pacientes com cardiopatia isquêmica, disfunção do VE, doença de condução conhecida ou arritmia, um estudo eletrofisiológico poderá ajudar a elucidar o mecanismo da síncope, tendo também utilidade na orientação das decisões terapêuticas. O sucesso diagnóstico em pacientes com cardiopatia estrutural é de aproximadamente 50%.

Tratamento

Em pacientes com síncope vasovagal, o tratamento consiste principalmente em orientações acerca da natureza benigna desse problema e no aconselhamento para que sejam evitadas situações predisponentes. **Manobras de contrapressão** (agachamento, cruzamento de pernas, contração abdominal) poderão ajudar na limitação ou encerramento dos episódios. O tratamento clínico deve ficar reservado para pacientes sintomáticos, apesar de terem seguido essas medidas. Midodrine é um alfa-agonista que pode aumentar a vasoconstrição periférica e diminuir o acúmulo venoso durante episódios vasovagais. Estudos randomizados de pequeno porte demonstraram que esse agente diminui a frequência de episódios sincopais. Também foram usados fludrocortisona e betabloqueadores, mas em geral

os benefícios com esses medicamentos são mínimos. O uso de inibidores seletivos de recaptação de serotonina (ISRS) resultou em algum benefício em pacientes selecionados. Em geral, o uso de implantes permanentes de marca-passo em pacientes com síncope vasovagal nada acrescentará, com exceção de pacientes com > 40 anos que apresentem episódios prolongados (> 3 segundos) sintomáticos de assistolia, documentados por monitoramento ambulatorial. Raramente haverá indicação para implante de marca-passo com base exclusivamente na resposta assistólica (cardioinibitória) induzida pelo teste da mesa inclinada. Em um pequeno ERC, a ablação por cateter de plexos ganglionares (cardioneuroablação) em pacientes com síncope vasovagal e com resposta cardioinibitória acentuada diminuiu significativamente a recorrência da síncope *versus* tratamento clínico. Estudos futuros ajudarão a lançar luz sobre o papel da cardioneuroablação no tratamento mais amplo da síncope vasovagal.

Se houver detecção de bradiarritmias ou taquiarritmias supraventriculares sintomáticas, e se esses distúrbios forem considerados causadores da síncope, geralmente o tratamento poderá ser iniciado sem outros estudos diagnósticos. Há indicação para **estimulação permanente com marca-passo** em pacientes com síncope cardiogênica e com pausas graves documentadas (> 3 segundos), bradicardia ou bloqueio AV de alto grau (segundo grau Mobitz II ou bloqueio cardíaco completo) quando existe uma correlação entre os sintomas e a arritmia.

Um aspecto importante a ser considerado em pacientes que sofreram síncope, taquicardia ventricular sintomática ou morte súbita abortada é o oferecimento de recomendações sobre **restrições na condução de veículos**. Depois de recuperados, os pacientes com síncope tida como decorrente de fatores temporários (IAM, bradiarritmias subsequentemente tratadas com estimulação permanente, efeito de medicamentos, desequilíbrio eletrolítico) devem ser aconselhados a não dirigir durante pelo menos uma semana. Em pacientes com taquicardia ventricular sintomática ou com morte súbita abortada (não importando se sob farmacoterapia, com um CDI ou com terapia de ablação), é justificável restrição mais longa na condução de veículos (3-6 meses). Nos EUA, as restrições legais variam muito, dependendo da região, e os médicos devem estar familiarizados com as leis e restrições locais para a condução de veículos, aconselhando seus pacientes de maneira adequada.

Quando encaminhar

- Pacientes com síncope e cardiopatia estrutural subjacente, arritmia documentada ou distúrbio de condução.
- Etiologia pouco clara para a síncope com características de alto risco (IC, achados anormais no ECG, idade avançada, muitos episódios sem explicação).

13

Hipertensão sistêmica

Michael Sutters, MD, MRCP (Reino Unido)

Revisão científica da edição brasileira: Dr. Marcelo Arruda Candido

Introdução

O National Health and Nutrition Examination Survey de 2017-2020, mostrou que, nos EUA, 32,9% dos adultos atendem aos critérios tradicionais para hipertensão (PA > 140/90 mmHg ou em tratamento para hipertensão). Estima-se que 79% das pessoas com hipertensão definida por esses critérios estejam cientes do diagnóstico. Entre as pessoas conhecedoras do diagnóstico, 91% estão recebendo tratamento anti-hipertensivo. Contudo, a pressão arterial (PA) está controlada abaixo de 140/90 mmHg em apenas 48% das pessoas medicadas com agentes anti-hipertensivos. Com o aumento das PA sistólica e diastólica, aumentam a morbidade e a mortalidade cardiovasculares, mas em pessoas > 50 anos, a pressão sistólica e a pressão de pulso são melhores preditores de complicações, em comparação com a pressão diastólica. A prevalência de hipertensão aumenta com a idade. Um controle adequado da PA diminui a incidência de síndrome coronariana aguda (SCA) em 20-25%, o acidente vascular encefálico (AVE) em 30-35% e a insuficiência cardíaca (IC) em 50%.

Como se mede a pressão arterial e como é diagnosticada a hipertensão?

A PA deve ser medida com um esfigmomanômetro bem calibrado. A largura da bexiga inserida no manguito deve circundar pelo menos 80% da circunferência do braço. As leituras devem ser feitas depois que o paciente descansar confortavelmente por pelo menos 5 minutos, com as costas apoiadas na posição sentada ou na posição supina; se fumou cigarro ou tomou café, a medição deverá ocorrer 30 minutos após. As leituras da PA obtidas no consultório com dispositivos que possibilitam várias medições automatizadas depois de um período de descanso pré-programado resultam na obtenção de dados independentes do viés de preferência de número (tendência a favorecer números que terminam com 0 ou 5); além disso, evitam o fenômeno do "jaleco branco" (i.e., ocorre elevação da PA na clínica, mas com valores normais em casa). As medições de PA obtidas fora do consultório, seja por automonitoramento intermitente (PA domiciliar) ou com um dispositivo automatizado programado para fazer medições a intervalos regulares (PA ambulatorial), são preditores mais significativos dos desfechos; assim, as diretrizes clínicas preconizam o uso desses métodos.

Uma única leitura de PA elevada não basta para o estabelecimento de um diagnóstico de hipertensão. As principais exceções a essa regra são uma hipertensão que se apresenta com evidência inequívoca de dano a órgão final com risco de vida, como é o caso nas emergências hipertensivas, ou, na ausência de lesão de órgão final com risco de vida em pacientes com PA > 220/125 mmHg. Em casos menos graves, o diagnóstico de hipertensão dependerá de uma série de medições de PA, pois as leituras podem variar; além disso, com o passar do tempo elas tendem a regredir em direção à média. Em pacientes com PA inicial na faixa hipertensiva, observa-se a maior queda em direção à faixa normal entre a primeira e a segunda consulta. Mas é importante que a preocupação com a precisão do diagnóstico seja contrabalançada por uma apreciação da importância do estabelecimento, com a maior rapidez possível, de um diagnóstico de hipertensão, tendo em vista a associação entre atraso de três meses no tratamento da hipertensão em pacientes de alto risco e aumento de duas vezes na morbidade e na mortalidade cardiovascular. As diretrizes do American College of Cardiology e da American Heart Association (ACC/AHA) de 2017 (com base em medições convencionais no consultório) propõem as seguintes definições:

> PA normal < 120/80 mmHg
> PA elevada 120-129/< 80 mmHg
> Hipertensão no estágio 1: 130-139/80-89 mmHg
> Hipertensão no estágio 2: ≥ 140/90 mmHg

Como foi exemplificado nas diretrizes da Hypertension Canada (Fig. 13.1), as medições da PA automatizadas e domiciliares assumiram maior destaque nos algoritmos diagnósticos publicados por muitos grupos de trabalho nacionais sobre hipertensão. A Tabela 13.1 descreve PA equivalentes para esses diferentes modos de medição da PA. Medições domiciliares podem proporcionar dados confiáveis: devem ser feitas 2x/dia (manhã e noite) durante 3 dias consecutivos. A pessoa

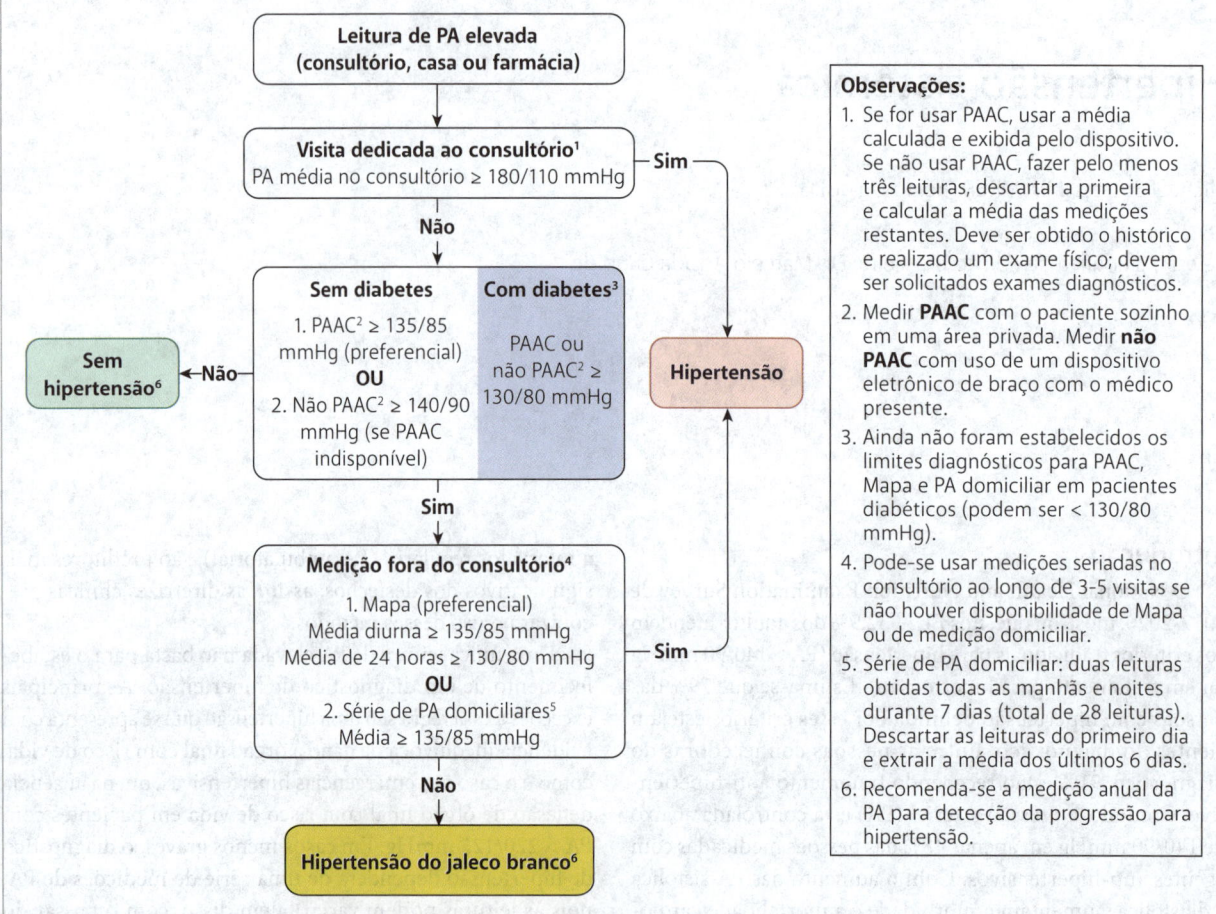

FIGURA 13.1 De acordo com essas recomendações, se as medições automatizadas não estiverem disponíveis, as PA registradas manualmente no consultório podem ser usadas em substituição, desde que tomadas como a média das 2 últimas leituras de 3 leituras consecutivas. Observar que nessas diretrizes o limite da PA para o diagnóstico de hipertensão é mais elevado, se o registro foi obtido manualmente. Se o monitoramento domiciliar da PA não estiver disponível, poderão ser substituídas pelas medições obtidas no consultório e registradas em 3 a 5 visitas separadas. Mapa: medição ambulatorial da PA; PAAC: PA automatizada no consultório; PA: pressão arterial.

Reproduzida de Leung AA, Daskalopoulou SS, Dasgupta K, et al. Hypertension Canada's 2017 guidelines for diagnosis, risk assessment, prevention, and treatment of hypertension in adults. Can J Cardiol. 2017;33(5):557-576.

TABELA 13.1 Valores de pressão arterial correspondentes em diferentes métodos de aferição

Medição manual na clínica[1] (mmHg)	Medição domiciliar (mmHg)	Medição ambulatorial (diurna) (mmHg)	Medição ambulatorial (noturna) (mmHg)	Medição ambulatorial (24 horas) (mmHg)
120/80	120/80	120/80	100/65	115/75
130/80	130/80	130/80	110/65	125/75
140/90	135/85	135/85	120/70	130/80
160/100	145/90	145/90	140/85	145/90

[1] Basicamente, as pressões arteriais (PA) manuais clínicas dependem da técnica. Em geral, o uso de dispositivos automatizados em um ambiente sem acompanhamento resulta em PA sistólicas 9-13 mmHg mais baixas do que as PA manuais no consultório. Fonte: Greenland P et al. The New 2017 ACC/AHA Guidelines "up the pressure" on diagnosis and treatment of hypertension. JAMA. 2017;318:2083.

deve medir a PA depois de ter descansado por 5 minutos; com obtenção de duas leituras separadas por 1 minuto.

Normalmente, a PA fica mais baixa à noite e a não ocorrência dessa queda noturna é um preditor dominante de risco cardiovascular, em particular de risco de AVE trombótico. Foi observada uma associação entre um acentuado aumento

matinal e maior probabilidade de ocorrência de uma hemorragia cerebral.

É importante ressaltar que nem todos os pacientes com diagnóstico de hipertensão precisam de tratamento por farmacoterapia; essa decisão dependerá do cenário clínico e da avaliação do risco cardiovascular.

Hipertensão do "jaleco branco", mascarada e lábil

A expressão hipertensão do "jaleco branco" se aplica a pacientes com leituras elevadas da PA no consultório, mas com determinações normais em casa. Esses pacientes têm maior risco cardiovascular, porém, menor do que em casos de hipertensão estabelecida. Hipertensão mascarada é um termo que descreve a situação oposta, em que as leituras de PA estão normais no consultório, mas elevadas em casa. A hipertensão "mascarada" está associada a um risco cardiovascular tão alto quanto em casos de hipertensão estabelecida. A variabilidade da PA sistólica, frequentemente descrita como hipertensão lábil, é preditora de eventos cardiovasculares, independentemente da PA sistólica média.

> Filippone EJ et al. Controversies in Hypertension I: the optimal assessment of blood pressure load and implications for treatment. Am J Med. 2022;135:1043. [PMID: 35636476]

Abordagem à hipertensão
Etiologia e classificação
A. Hipertensão primária

Hipertensão primária, também chamada de hipertensão essencial, descreve o tipo de hipertensão ocorrente em 95% dos pacientes com esse problema. Essa PA elevada é decorrente de interações complexas entre diversos fatores genéticos e ambientais. Em geral, seu início ocorre entre 25-50 anos, sendo raro antes dos 20 anos. As vias mais conhecidas subjacentes à hipertensão são a superativação dos sistemas nervoso simpático e renina-angiotensina-aldosterona (SRAA), embotamento da relação pressão-natriurese, variações nos desenvolvimentos cardiovascular e renal e níveis intracelulares elevados de sódio e cálcio.

Os **fatores de exacerbação** são obesidade, apneia do sono, aumento da ingestão de sal, consumo excessivo de bebidas alcoólicas, policitemia, tratamento com anti-inflamatórios não esteroides (Aine) e baixo consumo de potássio. Café e tabagismo podem causar aumentos transitórios na PA, mas não parecem estar associados a elevações continuadas. Em pessoas obesas, foi observada associação entre aumento no volume intravascular; elevação do débito cardíaco; ativação do sistema renina-angiotensina; e, provavelmente, aumento do fluxo simpático. A redução de peso decorrente de mudanças no estilo de vida promove modesta redução da PA comparada às perdas de peso drásticas, resultantes da cirurgia bariátrica, que proporcionam melhora da PA ou até mesmo remissão da hipertensão em 20-40% em alguns casos. Em pacientes com apneia do sono, o tratamento por pressão positiva contínua nas vias aéreas (CPAP) foi associado a melhorias na PA. É provável que o aumento do consumo de sal aumente a PA em alguns indivíduos; assim, é recomendável a restrição alimentar de sal em pacientes hipertensos. O consumo excessivo de bebidas alcoólicas também aumenta a PA, possivelmente pelo aumento dos níveis plasmáticos de catecolaminas. Pode ser difícil controlar a hipertensão de pacientes que consomem mais de 40 g de etanol (duas doses) diariamente ou que bebem desregradamente. O tabagismo aumenta a PA, por aumentar os níveis plasmáticos de noradrenalina. Embora sejam menos claros os efeitos prolongados com tabagismo na PA, estão bem documentados os efeitos sinérgicos do tabagismo e da hipertensão no risco cardiovascular. As opiniões sobre a relação entre exercício e hipertensão variam. O exercício aeróbico reduz a PA em pessoas previamente sedentárias, mas esse efeito será menos expressivo com a prática progressivamente extenuante do exercício em indivíduos já ativos. Ainda não foi estabelecida uma relação entre estresse e hipertensão. A policitemia, seja primária, farmacologicamente induzida ou em decorrência da diminuição do volume plasmático, aumenta a viscosidade do sangue e pode aumentar a PA. A medicação com Aine promove aumentos médios de 5 mmHg; assim, esses agentes devem ser evitados em pacientes com pressões arteriais limítrofes ou elevadas. Em alguns pacientes, a baixa ingestão de potássio está associada a PA mais altas; nesses casos, recomenda-se uma ingestão de 90 mmol/dia.

A **"síndrome metabólica"**, isto é, um complexo de anormalidades consistindo em obesidade da parte superior do corpo, resistência à insulina e hipertrigliceridemia, está associada à ocorrência de hipertensão e a maior risco de desfechos cardiovasculares adversos. Em geral, os pacientes afetados pela síndrome metabólica também se apresentam com baixos níveis de colesterol HDL e com níveis elevados de catecolaminas e de marcadores inflamatórios como proteína C reativa (PCR).

B. Hipertensão secundária

Aproximadamente 5% dos pacientes sofrem hipertensão secundária a causas específicas identificáveis (Tab. 13.2). Deve-se suspeitar de hipertensão secundária em pacientes nos quais a hipertensão surgiu em idade precoce, ou depois dos 50 anos, e em pacientes previamente bem controlados, mas que se tornaram refratários ao tratamento. Outro indício é uma hipertensão resistente a doses máximas de três medicamentos, embora o controle da hipertensão em pacientes diabéticos dependa do uso de vários medicamentos.

1. **Causas genéticas** – A hipertensão pode ser causada por variantes patogênicas em genes isolados de herança mendeliana. Embora raros, esses problemas oferecem indícios importantes sobre a regulação da PA e, possivelmente, sobre a base genética da hipertensão primária. O aldosteronismo remediável por agentes glicocorticoides é uma causa autossômica dominante de hipertensão de início precoce diante de níveis normais ou elevados de aldosterona e baixos de renina. A síndrome da hipertensão exacerbada na gravidez tem base hereditária, como traço autossômico dominante. Nessas pacientes, uma variante do receptor dos mineralocorticoides faz com que haja resposta anormal à progesterona e, paradoxalmente, à espironolactona. A síndrome de Liddle é um distúrbio autossômico dominante que se caracteriza por hipertensão de início precoce, alcalose hipocalêmica e por baixos níveis de renina e de aldosterona. A síndrome de Gordon, ou pseudo-hipoaldosteronismo tipo II, é transmitida com maior frequência em um padrão autossômico dominante; os pacientes com essa condição se

TABELA 13.2 Causas de hipertensão secundária

Renais
Doença renal parenquimatosa
Doença renal policística
Esclerose sistêmica (esclerodermia)
Rim de Page (compressão subcapsular do rim)
Variantes em genes que codificam proteínas de transporte de íons

Vasculares
Estenose da artéria renal
Coarctação

Endócrinas
Síndrome de Conn (hiperaldosteronismo)
Alcaçuz
Síndrome de Cushing (hipercortisolismo)
Doença da tireoide
Feocromocitoma
Acromegalia
Variantes em domínios regulatórios de genes esteroidais
Hipercalcemia

Autonômicas
Neurogênicas

Medicamentos
Aine (anti-inflamatórios não esteroides)
Corticosteroides
Inibidores de calcineurina
Estimulantes
Descongestionantes
Inibidores de angiogênese
Inibidores de tirosina quinase
Estrogênio
Eritropoetina
Álcool, cocaína
Gencitabina
Antipsicóticos atípicos
Inibidores da MAO (monoamina oxidase)

Outros
Apneia obstrutiva do sono
Gravidez

apresentam com hipertensão de início precoce associada a achados de hipercalemia, acidose metabólica e supressão relativa da aldosterona.

2. **Doença renal** – Doenças do parênquima renal constituem a causa mais comum de hipertensão secundária. A PA fica elevada na doença renal crônica (DRC) em decorrência de aumentos do volume intravascular, da atividade do SRAA e da ativação do sistema nervoso simpático.

3. **Hipertensão vascular renal** – Ocorre estenose da artéria renal em 1-2% dos pacientes hipertensos. A causa mais comum é a aterosclerose, mas deve-se suspeitar de displasia fibromuscular em mulheres com < 50 anos. Ocorre liberação excessiva de renina devido à diminuição da pressão de perfusão renal, enquanto a atenuação da natriurese pressórica contribui para a hipertensão em pacientes com lesões renais uni ou bilaterais.

Deve-se suspeitar de hipertensão vascular renal nas seguintes circunstâncias: (1) o início documentado ocorreu antes dos 20 anos ou depois dos 50 anos; (2) a hipertensão não responde a três ou mais medicamentos; (3) observação de sopros epigástricos ou da artéria renal; (4) presença de doença aterosclerótica da aorta ou de artérias periféricas

(15-25% dos pacientes com vasculopatia aterosclerótica sintomática dos membros inferiores sofrem estenose da artéria renal); (5) ocorrência de um aumento abrupto (> 25%) nos níveis séricos de creatinina após a administração de inibidores da enzima conversora de angiotensina (ECA); ou (6) episódios de edema pulmonar associados a picos abruptos na PA. (Ver Estenose da artéria renal, Cap. 24)

4. **Hiperaldosteronismo primário** – A causa remediável mais comum de hipertensão secundária é o aumento da secreção de aldosterona por um adenoma adrenal ou por hiperplasia adrenal bilateral.

Deve-se considerar um diagnóstico de hiperaldosteronismo em pacientes com hipertensão resistente, PA consistentemente > 150/100 mmHg, hipocalemia (embora frequentemente esse indicador não esteja presente) ou incidentaloma adrenal, e naqueles com história familiar de hiperaldosteronismo. Também podem ser observadas hipernatremia e alcalose metabólica leves. Em pacientes hipertensos, a aldosterona desempenha papel importante, mas ainda pouco avaliado. As estimativas da prevalência do hiperaldosteronismo excedem os percentuais de identificação dos casos. Excesso de aldosterona resultará em danos significativos a vários sistemas de órgãos, não apenas pelo aumento da PA, mas também por efeitos diretos indutores de fibrose miocárdica e renal e de enrijecimento da parede arterial. Casos de adenoma adrenal secretor podem ser curados por adrenalectomia. Nos pacientes que se apresentam com desregulação da secreção de aldosterona em ambas as suprarrenais ou quando não há viabilidade para uma adrenalectomia, as ações da aldosterona podem ser bloqueadas, pelo menos parcialmente, por bloqueadores dos receptores de aldosterona (p. ex., espironolactona, eplerenona) e pela amilorida. Novos antagonistas não esteroidais dos receptores dos mineralocorticoides e inibidores da aldosterona sintase prometem uma reversão ainda mais abrangente dos efeitos da aldosterona.

Na maioria dos casos de hiperaldosteronismo primário, não são observadas as características clínicas clássicas. Em geral, os exames de triagem convencionais, que dependem de medições pontuais para a aldosterona plasmática, não conseguem detectar a secreção excessiva de aldosterona por causa do liberador episódico de aldosterona da glândula adrenal. Alguns especialistas sugerem a determinação da excreção urinária de aldosterona ao longo de 24 horas em pacientes com hipertensão recente e que se apresentam com níveis plasmáticos de renina < 1 ng/mL (8 mU/L); segundo essa abordagem, fica sugerida a presença de hiperaldosteronismo primário com uma excreção urinária total de aldosterona > 12 mcg/24 horas. Em pacientes com hipertensão estabelecida e que estejam em tratamento, a detecção de queda na PA sistólica > 10 mmHg, depois de tratamento de quatro semanas com espironolactona, indica presença de hipertensão dependente de aldosterona.

5. **Síndrome de Cushing** – Cerca de 80% dos pacientes com síndrome de Cushing espontânea também são hipertensos.

A ação do excesso de glicocorticoides pode ocorrer por retenção de sal e água (via efeitos mineralocorticoides), elevação dos níveis de angiotensinogênio, ou efeitos permissivos na regulação do tônus vascular. O diagnóstico e o tratamento da síndrome de Cushing estão discutidos no Capítulo 28.

6. **Feocromocitoma** – Os feocromocitomas estão discutidos no Capítulo 28. Esses tumores são observados em < 0,1% de todos os pacientes hipertensos e em aproximadamente 2 indivíduos/1 milhão de habitantes. A vasoconstrição crônica dos leitos arterial e venoso resulta na redução do volume plasmático, sendo fator predisponente para a hipotensão postural. Alguns pacientes se tornam intolerantes à glicose. Em casos de feocromocitoma, a crise hipertensiva pode ser precipitada por diversas classes de medicamentos, p. ex., antidepressivos tricíclicos, agentes antidopaminérgicos, metoclopramida e naloxona.

7. **Coarctação da aorta** – Esta causa rara de hipertensão foi discutida no Capítulo 10. O médico deve pesquisar evidências de atraso radial-femoral em todos os pacientes hipertensos mais jovens.

8. **Hipertensão associada à gravidez** – Uma das causas mais comuns de morbidade e mortalidade materna e fetal é a hipertensão *de novo* ou que piora durante a gravidez, inclusive com pré-eclâmpsia e eclâmpsia (ver Cap. 21). Autoanticorpos com potencial de ativação do receptor de angiotensina II tipo 1 foram causalmente implicados em casos de pré-eclâmpsia, de hipertensão resistente e de esclerose sistêmica progressiva.

9. **Uso de estrogênio** – Na maioria das mulheres usuárias de anticoncepcionais orais, ocorre pequena elevação na PA. Um aumento sistólico/diastólico mais significativo, de 8/6 mmHg, pode ser observado em cerca de 5% das mulheres, principalmente nas com obesidade com > 35 anos e que estão sendo tratadas por > 5 anos. Esse quadro resulta do aumento da síntese hepática de angiotensinogênio. Em geral, a dose mais baixa de estrogênio na pós-menopausa não causa hipertensão; em vez disso, mantém uma vasodilatação mediada pelo endotélio.

10. **Outras causas de hipertensão secundária** – A hipertensão tem sido associada à hipercalcemia, acromegalia, hipertireoidismo, hipotireoidismo, disfunção dos barorreceptores (por vezes observada após tratamento de câncer de cabeça e pescoço), compressão da medula ventrolateral e elevação da pressão intracraniana. Certos medicamentos podem causar ou agravar a hipertensão, sobretudo ciclosporina, tacrolimus, inibidores de angiogênese e agentes estimulantes da eritropoiese (p. ex., eritropoietina). Também não devem ser negligenciados os descongestionantes, Aine, cocaína e álcool, bem como os produtos de venda sem receita médica.

Quando encaminhar

Devem ser encaminhados ao especialista os casos de hipertensão grave, resistente ou de início precoce/tardio; ou quando a triagem sugeriu uma hipertensão secundária.

Bhalla V et al; American Heart Association Council on the Kidney in Cardiovascular Disease; Council on Hypertension; Council on Peripheral Vascular Disease; and Council on Cardiovascular Radiology and Intervention. Revascularization for renovascular disease: a scientific statement from the American Heart Association. Hypertension. 2022;79:e128. [PMID: 35708012]

Funder JW. Primary aldosteronism: three strikes and out. Hypertension. 2021;77:900. [PMID: 33566688]

Singh V et al. Monogenic etiology of hypertension. Med Clin North Am. 2024;108:157. [PMID: 37951648]

Complicações da hipertensão não tratada

Em pacientes hipertensos, uma PA elevada promoverá alterações estruturais e funcionais na vasculatura e no coração. Muitos resultados adversos estão associados à trombose, e não ao sangramento; é possível que isso ocorra porque o aumento do estresse de cisalhamento vascular converte o endotélio normalmente anticoagulante em um estado protrombótico. O aumento da morbidade e da mortalidade relacionadas à hipertensão praticamente dobra para cada elevação de 6 mmHg na PA diastólica. Os danos aos órgãos-alvo variam acentuadamente entre pacientes apresentando níveis semelhantes de hipertensão no consultório; para a previsão dos danos aos órgãos-alvo, as pressões domiciliares e ambulatoriais se mostraram superiores às leituras no consultório.

A. Doença cardiovascular hipertensiva

As complicações cardíacas são as principais causas de morbidade e mortalidade de pacientes com hipertensão primária. Para qualquer nível de PA, a hipertrofia ventricular esquerda (HVE) está associada a um risco cardiovascular crescente em associação com IC (por disfunção sistólica ou diastólica), arritmias ventriculares, isquemia miocárdica e morte súbita.

A terapia anti-hipertensiva diminui em 50% a ocorrência de IC. Da mesma forma, ocorre regressão da HVE com a terapia, havendo uma relação mais íntima com o grau de diminuição da PA sistólica. Em comparação com outras classes farmacoterapêuticas, os diuréticos promoveram reduções iguais ou maiores da massa do ventrículo esquerdo (VE). Os betabloqueadores convencionais demonstram menor eficácia na redução da HVE, mas desempenham um papel específico em pacientes com doença arterial coronariana (DAC) estabelecida ou com comprometimento da função do VE.

B. Doença cerebrovascular hipertensiva e demência

A hipertensão é a principal causa predisponente para AVE hemorrágico e isquêmico. As complicações cerebrovasculares estão mais intimamente correlacionadas com o grau de elevação da PA sistólica (em lugar da elevação da PA diastólica). A terapia anti-hipertensiva diminui significativamente a incidência dessas complicações. Existe uma associação entre hipertensão prévia e maior incidência subsequente de demência dos tipos vascular e de Alzheimer. Para pacientes idosos, os dados obtidos com as leituras de PA domiciliar e ambulatorial podem ser preditores mais confiáveis do declínio cognitivo, em comparação com as leituras obtidas no consultório. O controle eficaz da PA diminui o risco de uma futura ocorrência de disfunção cognitiva.

C. Doença renal hipertensiva

Existe uma associação entre hipertensão crônica e a ocorrência de lesões renais nos seus compartimentos vascular, glomerular e tubulointersticial. A nefroesclerose é achado particularmente prevalente em pessoas de ascendência africana subsaariana, nas quais a suscetibilidade está ligada a variantes *APOL1*; nesses casos, a hipertensão é decorrente de uma nefropatia, em vez de causá-la.

D. Dissecção da aorta

A hipertensão é um fator contributivo em muitos pacientes com dissecção da aorta. Seu diagnóstico e tratamento estão discutidos no Capítulo 14.

E. Complicações ateroscleróticas

Muitos norte-americanos hipertensos morrerão por complicações da aterosclerose, mas o impacto do tratamento anti-hipertensivo em tais complicações não é tão claro como o que se observa na prevenção de IC, AVE e nefropatia. É provável que a prevenção dos resultados cardiovasculares relacionados à aterosclerose dependa de vários fatores de risco, dos quais a hipertensão é apenas um deles.

Supiano MA et al. New guidelines and SPRINT results: implications for geriatric hypertension. Circulation. 2019;140:976. [PMID: 31525101]

Achados clínicos

Os achados clínicos e laboratoriais da hipertensão são decorrentes do envolvimento dos órgãos-alvo: coração, cérebro, rins, olhos e artérias periféricas.

A. Sintomas

A **hipertensão primária leve a moderada** é um distúrbio em grande parte assintomático por muitos anos. Seu sintoma mais frequente – cefaleia – é inespecífico. Alguns pacientes acreditam que podem sentir quando sua PA está alta; essa é uma barreira para um monitoramento domiciliar eficaz da PA.

A classificação das apresentações mais urgentes foi reduzida a duas categorias: hipertensão não controlada e emergência hipertensiva.

Em geral, a **hipertensão não controlada** é assintomática e normalmente é descoberta de forma incidental.

Emergências hipertensivas são definidas como eventos em que uma hipertensão não controlada causa danos aos órgãos-alvo. Os sintomas de apresentação dependerão do padrão de lesão nos órgãos. A encefalopatia hipertensiva se caracteriza por cefaleia, sonolência e vômitos que geralmente melhoram com um controle rápido da hipertensão. O complexo de sintomas associado à síndrome da encefalopatia reversível posterior envolve cefaleia, convulsões, alteração da consciência e distúrbio da visão. A presença de deficiências neurológicas focais é indicativa de infarto ou hemorragia cerebral. A hemorragia intracraniana pode ser intraparenquimatosa, ventricular ou subaracnóidea; em geral, o paciente percebe o problema como um início abrupto da pior cefaleia já sentida. A hemorragia subaracnóidea pode provocar perda de consciência e rigidez cervical.

Angina e dispneia são os sintomas associados à elevação aguda da pós-carga do VE. A ocorrência de dissecção ou de ruptura da aorta causa dor torácica ou abdominal, geralmente de grande intensidade.

Em geral, a hipertensão que acomete pacientes com feocromocitoma (i.e., tumores que predominantemente secretam noradrenalina) é persistente, mas pode ser episódica. O ataque característico se prolonga de minutos até horas; o ataque está associado a cefaleia, ansiedade, palpitação, transpiração intensa, palidez, tremor, náusea e vômito. A PA sofre elevação significativa, podendo ocorrer angina ou edema pulmonar agudo. Em casos de hiperaldosteronismo primário, os pacientes podem se apresentar com astenia muscular, poliúria e noctúria em decorrência da hipocalemia; apenas raramente ocorrerá uma emergência hipertensiva. Uma hipertensão crônica frequentemente resultará em HVE e em disfunção diastólica; os pacientes com esse quadro poderão se apresentar com dispneia noturna paroxística e de esforço. Em casos de hipertensão crônica, o envolvimento cerebral se manifesta na forma de AVE, causado por trombose ou por hemorragias de microaneurismas nas pequenas artérias intracranianas penetrantes.

B. Sinais

Assim como ocorre com os sintomas, os achados físicos dependem da causa, da duração, da gravidade, e do grau dos efeitos causados nos órgãos-alvo.

1. **Pressão arterial** – A PA é medida em ambos os braços (e se for observada redução ou atraso nos pulsos das extremidades inferiores, também nas pernas), para exclusão de coarctação da aorta. Se for observada diferença na PA entre os braços direito e esquerdo, a leitura mais alta deverá ser anotada como a PA real, sendo levantada a suspeita de estenose subclávia no outro braço. Em pacientes com feocromocitoma, frequentemente observa-se queda ortostática de pelo menos 20/10 mmHg. Pacientes idosos podem ter leituras falsamente elevadas pela esfigmomanometria, por causa da presença de vasos não compressíveis. O médico poderá suspeitar desse problema em presença do sinal de Osler – uma artéria braquial ou radial palpável quando o manguito é inflado acima da pressão sistólica. Ocasionalmente, pode haver necessidade da obtenção de medições diretas da pressão intra-arterial, especialmente em pacientes com evidente hipertensão grave e intolerantes ao tratamento.

2. **Retinas** – Estenose do diâmetro arterial < 50% do diâmetro venoso, aspecto de fio de cobre ou prata, presença de exsudatos, hemorragia e retinopatia hipertensiva são achados associados a um prognóstico pior. A Figura 13.2 ilustra as alterações características da retinopatia hipertensiva grave (ver Cap. 7).

3. **Coração** – Um levantamento (i.e., *heave*) do VE indica hipertrofia grave. É possível auscultar a regurgitação aórtica em até 5% dos pacientes, e a ecocardiografia Doppler pode

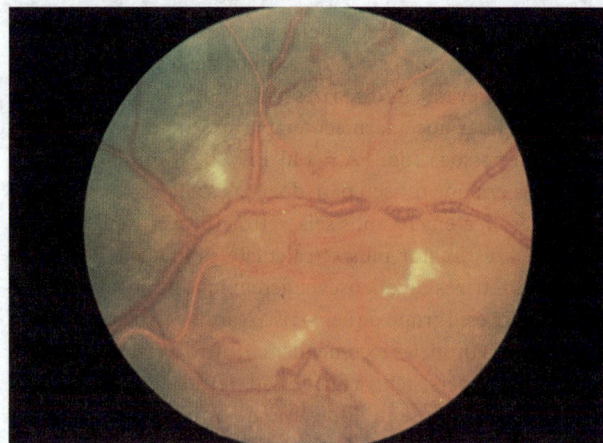

FIGURA 13.2 Retinopatia hipertensiva crônica grave; presença de exsudatos duros, aumento dos reflexos luminosos vasculares e veias em formato de salsicha.
De Richard E. Wyszynski, MD, em Knoop KJ, Stack LB, Storrow AB, Thurman RJ. The Atlas of Emergency Medicine, 4.ed. McGraw-Hill, 2016.

detectar uma regurgitação aórtica hemodinamicamente pouco significativa em 10-20% dos pacientes. É bastante comum o achado de um galope pré-sistólico (B_4) decorrente da diminuição da complacência do VE em pacientes em ritmo sinusal.

4. Pulsos – O atraso radial-femoral sugere coarctação da aorta; a perda de pulsos periféricos ocorre por causa da aterosclerose, menos comumente por dissecção aórtica e raramente por arterite de Takayasu. Poderá haver envolvimento das artérias renais em todos esses cenários.

C. Achados laboratoriais

Os exames recomendados são: hemoglobina; eletrólitos séricos e creatinina sérica; nível de açúcar no sangue em jejum (hipertensão é fator de risco para ocorrência de diabetes, e hiperglicemia pode ser uma característica de apresentação em pacientes com feocromocitoma); lipídios plasmáticos (exame necessário para o cálculo do risco cardiovascular, e como fator de risco modificável); ácido úrico sérico (hiperuricemia é contraindicação relativa ao tratamento com diuréticos); e urinálise (EAS).

D. Eletrocardiograma e radiografia de tórax

Os critérios eletrocardiográficos são altamente específicos, mas com baixa sensibilidade para HVE. O padrão de "tensão" das alterações da onda ST-T é um sinal de doença mais avançada; esse padrão está associado a um prognóstico ruim. Não há necessidade de radiografias torácicas na investigação de hipertensão não complicada.

E. Ecocardiografia

A ecocardiografia se presta principalmente para a avaliação dos sinais ou sintomas clínicos de cardiopatia.

F. Estudos diagnósticos

Haverá indicação para outros estudos diagnósticos somente nos casos em que a apresentação clínica ou os exames de rotina sugerirem hipertensão secundária ou complicada. Esses estudos adicionais podem consistir em uma dosagem de cortisol livre na urina de 24 horas, metanefrinas na urina ou no plasma e concentrações plasmáticas de aldosterona e renina, para rastreamento de possíveis causas endócrinas da hipertensão. A ultrassonografia renal detectará alterações estruturais (p. ex., rins policísticos, assimetria e hidronefrose); um aumento da ecogenicidade e a redução do volume cortical são indicadores confiáveis de DRC avançada. A avaliação para estenose da artéria renal deve ser realizada em conjunto com uma consulta de especialista.

G. Resumo

Tendo em vista que a maioria dos casos de hipertensão é do tipo primário, haverá necessidade de poucos estudos além dos listados. Se o tratamento convencional não obtiver sucesso, ou se houver suspeita de hipertensão secundária, haverá indicação para outros estudos mais específicos e talvez para o encaminhamento ao especialista em hipertensão.

Terapia não farmacológica

Uma recomendação universal para todos os pacientes com PA elevada é a modificação do estilo de vida. Em um estudo da China com pessoas > 60 anos ou com história de AVE e hipertensão, foram randomizados para ingestão de sal comum *versus* um substituto do sal contendo 75% de cloreto de sódio e 25% de cloreto de potássio (por massa). No grupo que usou o substituto do sal, os pesquisadores observaram um declínio de 14% no percentual para o desfecho primário de AVE, além de um declínio de aproximadamente 12% nos desfechos secundários de eventos cardiovasculares e mortalidade por todas as causas. Foi demonstrado que uma dieta rica em frutas, vegetais e laticínios com baixo teor de gordura e pobre em gorduras saturadas e totais (dieta Dash) reduz a PA. O aumento da fibra alimentar causa redução da PA. Para cada 7 g de fibra alimentar ingerida, o risco cardiovascular pode ser reduzido em 9%. O efeito da dieta na PA pode ser mediado por mudanças nas espécies microbianas no intestino, a microbiota intestinal. Exercícios de aperto de mão três vezes por semana podem reduzir a PA sistólica em 6 mmHg. O protocolo para esse exercício consiste em 4 repetições de 2 minutos a 30% da força máxima (usando um dinamômetro portátil) com intervalos de descanso de 1-3 minutos entre contrações. O aumento agudo da PA sistólica, acima da PA sistólica em repouso, ocorrido durante a prática de exercícios físicos vigorosos (o que é conhecido como resposta pressórica do exercício), chega a cerca de 50 mmHg em pessoas normais. Em pessoas hipertensas, a resposta pressórica do exercício sofre uma elevação para cerca de 75 mmHg. Não é possível reduzir essa resposta exagerada com medicamentos anti-hipertensivos, mesmo naqueles pacientes com hipertensão sob controle por outras modalidades; essa resposta fica exacerbada pelo aumento do consumo de sódio na dieta. Estudos randomizados comprovaram a eficácia do uso de aplicativos de celular em apoio às mudanças comportamentais objetivando reduzir a PA. Contamos com evidências limitadas para benefícios prolongados com o uso de estratégias de diminuição do estresse, p. ex., *biofeedback*, ioga e atenção plena. Também não se tem certeza quanto ao impacto exercido por diversos suplementos alimentares (p. ex., extrato de alho e óleo de peixe) no controle da PA em longo prazo. A Tabela 13.3 apresenta resumo dos efeitos promovidos por uma série de mudanças no estilo de vida sobre a PA.

Kario K et al. Digital therapeutics in hypertension: evidence and perspectives. Hypertension. 2022;79:2148. [PMID: 35726619]

Maniero C et al. Non-pharmacological factors for hypertension management: a systematic review of international guidelines. Eur J Prev Cardiol. 2023;30:17. [PMID: 35947982]

Neal B et al. Effect of salt substitution on cardiovascular events and death. N Engl J Med. 2021;385:1067. [PMID: 34459569]

Rodrigues GD et al. Are home-based exercises effective to reduce blood pressure in hypertensive adults? A systematic review. Clin Hypertens. 2022;28:28. [PMID: 36104807]

Quem deve ser tratado com medicamentos?

O médico deve oferecer tratamento a todos os pacientes para os quais a queda da PA, independentemente de seus níveis iniciais, diminuirá o risco cardiovascular, com um percentual aceitavelmente baixo de efeitos adversos associados à medicação. Independentemente, a ACC/AHA, a Hypertension Canada e a European Society of Hypertension e a European Society of Cardiology (ESH/ESC) formularam diretrizes para avaliação e tratamento da hipertensão. Há amplo consenso sobre a necessidade da farmacoterapia para pacientes com PA medidas no consultório > 160/100 mmHg, independentemente do risco cardíaco. Da mesma forma, as diretrizes norte-ame-

ricanas, canadenses e europeias concordam que os limites terapêuticos devem ser menores em pacientes com risco cardiovascular elevado. As diretrizes norte-americanas se destacam ao recomendar que a farmacoterapia anti-hipertensiva tenha início em pessoas com PA = 140-159/90-99 mmHg, mesmo nos casos em que o risco para doença cardiovascular (DCV) aterosclerótica em 10 anos seja < 10% (https://tools.acc.org/ascvd-risk-estimator-plus/#!/calculate/estimate/). Por outro lado, as diretrizes canadenses sugerem modificações no estilo de vida para esse grupo de baixo risco cardiovascular, enquanto as diretrizes europeias recomendam o início da farmacoterapia somente com persistência da pressão elevada nesta população de baixo risco, após a modificação do estilo de vida. A AHA ampliou as diretrizes europeias para tratamento escalonado de pacientes com baixo risco cardiovascular, para indivíduos hipertensos em estágio 1 (130-139/80-89 mmHg), embora a entidade reconheça que não foram publicados dados de RCT que tenham demonstrado a diminuição da mortalidade ou o do risco de eventos cardiovasculares com o tratamento da hipertensão leve em pacientes de baixo risco. A Tabela 13.4 compara as diretrizes dos EUA, Canadá e Europa para tratamento da hipertensão. Considerando que a avaliação do risco cardiovascular total (Tab. 13.5) é fator importante na decisão de quem deve ser tratado com medicamentos anti-hipertensivos, as calculadoras de risco são consideradas ferramentas clínicas essenciais. O ACC disponibiliza um *kit* de ferramentas *on-line* relevante para a prevenção primária (https://tools.acc.org/ascvd-risk-estimator-plus/#!/calculate/estimate/) e um aplicativo correlato denominado ASCVD Risk Estimator Plus (para *download* em https://www.acc.org/ASCVDApp). Além disso, a interação entre risco e idade merece cuidadosa atenção. Qualquer que seja o nível de risco calculado, é bastante provável que o tratamento terá um impacto maior nos jovens do que nos idosos. Em consequência, a definição de limites de risco absolutos para o tratamento poderá resultar no subtratamento dos jovens e no sobretratamento dos idosos.

Objetivos do tratamento

Tradicionalmente, o objetivo de mais ampla aceitação para o controle da PA tem sido a obtenção de níveis abaixo de 140/90 mmHg. Mas estudos observacionais de indivíduos não tratados sugerem que não parece haver um nível de PA abaixo do qual ocorra diminuição nos decréscimos no risco cardiovascular; além disso, vários RCT sugeriram que o tratamento visando metas de PA consideravelmente abaixo de 140 mmHg pode resultar em benefícios para certos grupos de pacientes.

Os pesquisadores do estudo *Sprint* sugerem melhora nos desfechos em pacientes não diabéticos com risco cardiovascular consideravelmente elevado, quando o tratamento diminuiu a pressão sistólica para < 120 mmHg *versus* < 140 mmHg. Por outro lado, no estudo *Heart Outcomes Prevention Evaluation (Hope-3)* de pacientes em grande parte não diabéticos e com risco um pouco menor do que naqueles pacientes do estudo *Sprint*, a redução média da PA sistólica/diastólica em 6/3 mmHg, a partir de valores basais de 138/82 mmHg, não resultou em benefícios significativos nos desfechos. Assim, parece que as

TABELA 13.3 Impacto das modificações no estilo de vida

Modificação	Intervenção	Diminuição resultante na PA
Perda de peso	IMC alvo = 18,5-24,9	5-20 mmHg/perda de 10 kg
Dieta Dash	Frutas, vegetais, laticínios desnatados	8-14 mmHg
Ingestão de sódio	< 100 mmol/dia (< 6 g de sal)	2-8 mmHg
Ingestão de álcool	Masculino ≤ 2 drinques/dia Feminino ≤ 1 drinque/dia	4 mmHg
Exercício	Aeróbico 30 minutos/dia Dinâmico 90-150 minutos/semana Isométrico (preensão manual: 4 repetições 3 vezes/semana)	5-10 mmHg
Atenção plena	Meditação e controle da respiração	5 mmHg

Dash: *Dietary approaches to stop hypertension* (Abordagens dietéticas para interrupção da hipertensão).

TABELA 13.4 Comparação entre os limites terapêuticos para a PA nas diretrizes ACC/AHA de 2017, Hypertension Canada de 2020 e ESH/ESC de 2018

Diretrizes[1]	Risco cardiovascular	Limiar para farmacoterapia (mmHg)	Alvo (mmHg)
ACC/AHA	Não aumentou	> 140/90	< 130/80 (razoável)
Hypertension Canada	Não aumentou	> 160/100	< 140/90 (< 130/80 para diabetes)
ESH/ESC	Não aumentou	> 140/90[2]	Todos < 140/90, a maioria < 130/80, não < 120
ACC/AHA	Aumentou	< 130/80	< 130/80 (recomendado)
Hypertension Canada	Aumentou	> 130 sistólica[3]	< 120 sistólica
ESH/ESC	Aumentou	> 130/80	120-130/< 80
ACC/AHA > 65 anos	Risco decorrente da idade avançada	> 130/80	< 130 sistólica
Hypertension Canada (Idade >75 anos)[4]	Não aumentou[4]	< 130 sistólica[4]	< 120 sistólica
ESH/ESC > 65 anos	Não aumentou	> 140/90[5]	130-140/> 80[6]

[1] Nas diretrizes da Hypertension Canada, os valores da PA se baseiam em leituras automatizadas da PA no consultório. As diretrizes da ACC/AHA e da ESH/ESC empregam medições não automatizadas de PA no consultório.
[2] Considerar a farmacoterapia se as mudanças no estilo de vida não controlarem a PA.
[3] Considerar a farmacoterapia para PA sistólica > 130 mmHg se o risco for muito alto, p. ex., DCV estabelecida, especialmente doença coronariana.
[4] As diretrizes da Hypertension Canada não declaram explicitamente recomendações para pessoas > 75 anos. Removeram metas distintas para idosos, mas consideram a idade > 75 anos um significante de risco que desencadeia uma abordagem que muitos considerariam excessivamente agressiva em pessoas com idade muito avançada.
[5] As diretrizes europeias indicam um limite terapêutico ligeiramente mais conservador, de > 160/90 mmHg para pessoas > 80 anos.
[6] Essa faixa-alvo também é sugerida nas diretrizes europeias para pacientes > 80 anos.
ACC: American College of Cardiology; AHA: American Heart Association; ESC: European Society of Cardiology; ESH: European Society of Hypertension.

TABELA 13.5 Fatores de risco cardiovascular

Principais fatores de risco
Hipertensão[1]
Tabagismo
Obesidade (IMC ≥ 30)[1]
Inatividade física
Dislipidemia[1]
Diabetes *mellitus*[1]
Microalbuminúria ou TFG estimada < 60 mL/min/1,73 m²
Idade (> 55 anos para homens, > 65 anos para mulheres)
História familiar de DCV prematura (< 55 anos para homens, < 65 anos para mulheres)

Lesão de órgão-alvo
Coração
  HVE
  Angina ou IAM prévio
  Revascularização coronariana prévia
  IC
Cérebro
  AVE ou ataque isquêmico transitório
DRC
Doença arterial periférica
Retinopatia

[1] Componentes da síndrome metabólica.
AVE: acidente vascular encefálico; DCV: doença cardiovascular; HVE: hipertrofia ventricular esquerda; IC: insuficiência cardíaca; IAM: infarto agudo do miocárdio; TFG: taxa de filtração glomerular.
Fonte: Chobanian AV et al. The Seventh Report of the Joint National Committee on Prevention, Detection, Evaluation, and Treatment of High Blood Pressure: the JNC 7 report. JAMA. 2003;289:2560.

metas para PA devem ser mais baixas em pacientes com maior risco cardiovascular estimado. Como resposta ao estudo *Sprint*, as diretrizes da Hypertension Canada de 2020 recomendam que os prescritores considerem uma meta de PA < 120/80 mmHg em pacientes considerados de alto risco para eventos cardiovasculares. As diretrizes da ACC/AHA de 2017 adotam uma abordagem diferente, ao definir uma meta de 130/80 mmHg como "razoável" em pacientes sem hipertensão de alto risco, reforçando-a para "recomendada" em pacientes com hipertensão de alto risco. As diretrizes da ESH/ESC de 2018 especificam uma meta geral de PA sistólica < 140 mmHg e < 130 mmHg para a maioria, se tolerável. As metas terapêuticas para idosos serão discutidas logo em seguida. Alguns especialistas observaram que as determinações manuais da PA de cerca de 130/80 mmHg no consultório provavelmente se assemelham às metas mais baixas de PA especificadas no estudo *Sprint* (que usou aparelhos automatizados para medição de PA no consultório, com leituras de até 16/7 mmHg abaixo das leituras manuais no consultório). As diretrizes canadenses reconhecem essa disparidade nos métodos de medição, ao especificar que o uso de dispositivos automatizados no consultório deve ser direcionado para o monitoramento de pacientes selecionados para uma meta agressiva de PA < 120/80 mmHg. A Tabela 13.4 compara as recomendações de limites e metas terapêuticas estabelecidos nas diretrizes norte-americanas, canadenses e europeias.

A redução da PA sistólica para < 130 mmHg parece ser particularmente importante na prevenção de AVE. O estudo *Accord* examinou o efeito do tratamento de pressões sistólicas para < 130-135 mmHg em pacientes diabéticos. Na análise original, a meta terapêutica de PA mais baixa aumentou significativamente o risco de efeitos adversos graves (sem que houvesse qualquer ganho adicional em termos de doença cardíaca, renal ou retiniana). Mas os pesquisadores observaram uma diminuição adicional significativa no risco de AVE; esse achado sugere que podem ser justificáveis as tentativas de atingir metas de PA mais baixas em pacientes diabéticos e com alto risco de sofrer eventos cerebrovasculares. Os resultados do estudo *SPS3* de pacientes com história de AVE lacunar foram consistentes com os resultados do estudo *Accord*, demonstrando que o tratamento para uma PA sistólica média de 127 mmHg *versus* 138 mmHg diminuiu o risco de AVE recorrente. O tratamento da PA em um cenário de AVE agudo será discutido mais adiante.

Até onde baixar?

Embora alguns estudos observacionais tenham sugerido que a relação pressão-risco permanece válida em níveis < 120 mmHg, tem havido incerteza sobre se essa relação se mantém para os casos de PA tratada. Essa questão foi abordada em uma análise secundária de dados dos estudos *Ontarget* e *Transcend* nos quais participantes com alto risco cardiovascular, mas sem história de AVE, foram tratados com telmisartana (com ou sem ramipril) *versus* placebo. O risco do desfecho cardiovascular composto foi menor em uma faixa de PA sistólica tratada entre 120 mmHg e 140 mmHg. Foi observado maior risco em participantes com PA abaixo e acima dessa faixa. O risco de AVE foi a única exceção; os pesquisadores observaram ganhos crescentes de uma PA sistólica tratada abaixo de 120 mmHg. Com relação à PA diastólica no grupo em tratamento, o risco composto começou a aumentar em níveis < 70 mmHg. Isso sugere que a relação pressão-risco cardiovascular, evidente em estudos observacionais de hipertensão não tratada, pode não ter validade no caso de PA tratada e que, além disso, há motivo para que o médico se cerque de cautela em tratamentos de pacientes abaixo de uma PA sistólica de 120 mmHg.

Na busca por uma simplificação da tomada de decisões no tratamento de pacientes com hipertensão, alguns autores sugeriram que uma meta de PA sistólica na faixa de 120-130 mmHg seria segura e eficaz em pacientes de alto risco, e que uma PA sistólica de cerca de 130 mmHg seria razoável em pacientes de baixo risco, independentemente das pressões diastólicas. A PA diastólica acompanhará a PA sistólica; no caso da PA diastólica, a principal preocupação é que o tratamento fará com que reduza muito em pacientes com pressões de pulso mais amplas. Mas ao que parece, uma PA diastólica mais baixa, em consequência do tratamento, não anula os benefícios oriundos do controle da PA sistólica, embora pressões de pulso basais mais amplas estejam associadas à mortalidade cardiovascular. Em particular, o risco atribuível à PA diastólica mais baixa provavelmente tem relação com a isquemia miocárdica, tendo em vista que a reperfusão coronariana atenua o problema.

Tratamento de outros fatores de risco cardiovascular

Dados obtidos de vários estudos sugerem a importância do uso das estatinas na estratégia escolhida para redução do risco cardiovascular geral. O estudo *Hope-3*, que envolveu pessoas com risco cardiovascular intermediário, demonstrou que 10 mg de rosuvastatina fizeram baixar o colesterol LDL médio de 130 mg/dL para 90 mg/dL (3,36-2,33 mmol/L) e diminuíram significativamente o risco de vários eventos cardiovasculares, p. ex., IAM e revascularização coronariana. Não se recomenda mais a administração de aspirina em baixas doses (81 mg/dia) para a prevenção primária de IAM ou AVE. O ácido ace-

tilsalicílico (AAS) em baixas doses tem eficácia na prevenção de eventos cardiovasculares recorrentes, mas inicialmente é preciso controlar a PA, para que fique minimizado o risco de hemorragia cerebral. Apesar de seus efeitos modestos na PA, inibidores de SGLT-2, antagonistas não esteroidais dos receptores dos mineralocorticoides e agonistas de GLP-1 diminuem o risco cardiovascular por meio da modulação de diversas vias de lesão.

Jones DW et al; American Heart Association Council on Hypertension; Council on the Kidney in Cardiovascular Disease; Council on Arteriosclerosis, Thrombosis and Vascular Biology; Council on Cardiovascular Radiology and Intervention; Council on Lifelong Congenital Heart Disease and Heart Health in the Young; and Stroke Council. Management of stage 1 hypertension in adults with a low 10-year risk for cardiovascular disease: filling a guidance gap: a scientific statement from the American Heart Association. Hypertension. 2021;77:e58. [PMID: 33910363]
Visseren FLJ et al; ESC Scientific Document Group. 2021 ESC Guidelines on cardiovascular disease prevention in clinical practice. Eur J Prev Cardiol. 2022;29:5. [PMID: 34558602]

Farmacoterapia: agentes anti-hipertensivos atualmente em uso

As classes específicas de medicamentos anti-hipertensivos serão discutidas adiante.

A. Inibidores da enzima de conversão da angiotensina

Os inibidores da ECA (IECA) são comumente usados como medicação inicial em casos leves a moderados de hipertensão (Tab. 13.6). Seu modo de ação primário é a inibição do SRAA, esses agentes também inibem a degradação da bradicinina, estimulam a síntese de prostaglandinas vasodilatadoras e podem reduzir a atividade do sistema nervoso simpático. Ao que parece, os IECA são mais eficazes em pacientes brancos mais jovens. Eles são relativamente menos eficazes em pessoas negras e mais idosas e em casos de hipertensão predominantemente sistólica. Embora o uso desses agentes como monoterapia proporcione controle anti-hipertensivo adequado em cerca de apenas 40-50% dos pacientes, a combinação de um IECA com um diurético ou com um bloqueador dos canais de cálcio ganha em potência.

Os IECA são os agentes de escolha em pacientes com diabetes tipo 1 e com proteinúria ou ainda, com evidência de disfunção renal, por retardarem a progressão para doença renal em estágio terminal (Dret). Muitas autoridades expandiram essa indicação de modo a incluir pacientes com diabetes *mellitus* tipo 1 e tipo 2 com microalbuminúria e que não atendem aos critérios habituais para a terapia anti-hipertensiva. Os IECA também podem retardar a progressão de doenças renais não diabéticas. O estudo *Hope* demonstrou que ramipril, um IECA, diminuiu o número de mortes cardiovasculares, infartos do miocárdio não fatais e AVE não fatais e que, além disso, também reduziu a incidência de IC, disfunção renal e diabetes de início recente em uma população de pacientes com alto risco de eventos vasculares. Embora essa não fosse especificamente uma população hipertensiva, os benefícios alcançados foram

TABELA 13.6 Medicamentos anti-hipertensivos: inibidores da renina, IECA e BRA

Medicamento	Dosagem oral	Efeitos adversos	Comentários
Inibidores da renina			
Alisquireno	*Inicial:* 150 mg 1x/dia *Intervalo:* 150-300 mg 1x/dia	Angioedema, hipotensão, hipercalemia. Contraindicado na gravidez.	Provavelmente metabolizado pelo CYP3A4. A absorção é inibida por refeições ricas em gordura.
Alisquireno e HCTZ	*Inicial:* 150 mg/12,5 mg 1x/dia *Intervalo:* 150 mg/12,5 mg-300 mg/ 25 mg 1x/dia		
IECA			
Benazepril	*Inicial:* 10 mg 1x/dia *Intervalo:* 5-40 mg em 1-2 doses	Tosse, hipotensão, tontura, hipercalemia, disfunção renal, angioedema; alteração do paladar e erupção cutânea (pode ser mais frequente com captopril); raramente, proteinúria, discrasia sanguínea. Contraindicado na gravidez.	A maior parte do fosinopril é excretada pelo fígado em pacientes com disfunção renal (pode ou não haver necessidade de redução da dose). Captopril e lisinopril são ativos sem metabolismo. Captopril, enalapril, lisinopril e quinapril foram aprovados para IC.
Benazepril e HCTZ	*Inicial:* 5 mg/6,25 mg 1x/dia *Intervalo:* 5 mg/6,25 mg-20 mg/25 mg		
Benazepril e anlodipino	*Inicial:* 10 mg/2,5 mg 1x/dia *Intervalo:* 10 mg/2,5 mg-40 mg/10 mg		
Captopril	*Inicial:* 6,25-25 mg 2-3x/dia *Intervalo:* 50-150 mg em 2-3 doses		
Captopril e HCTZ	*Inicial:* 25 mg/15 mg 2x/dia *Intervalo:* 25 mg/15 mg-50 mg/25 mg		
Enalapril	*Inicial:* 5 mg 1x/dia *Intervalo:* 5-40 mg em 1-2 doses		
Enalapril e HCTZ	*Inicial:* 5 mg/12,5 mg 1x/dia *Intervalo:* 5 mg/12,5 mg-20 mg/50 mg		
Fosinopril	*Inicial:* 10 mg 1x/dia *Intervalo:* 10-80 mg 1x/dia		
Fosinopril e HCTZ	*Inicial:* 10 mg/12,5 mg 1x/dia *Intervalo:* 10 mg/12,5 mg-80 mg/50 mg		
Lisinopril	*Inicial:* 5-10 mg 1x/dia *Intervalo:* 5-40 mg 1x/dia		
Lisinopril e HCTZ	*Inicial:* 10 mg/12,5 mg 1x/dia *Intervalo:* 10 mg/12,5 mg-80 mg/50 mg		
Moexipril	*Inicial:* 3,75-7,5 mg 1x/dia *Intervalo:* 7,5-30 mg em 1 ou 2 doses		
Perindopril	*Inicial:* 4 mg 1x/dia *Intervalo:* 4-16 mg 1x/dia		
Perindopril e anlodipino	*Inicial:* 3,5 mg/2,5 mg 1x/dia *Intervalo:* 3,5 mg/2,5-14 mg/10 mg 1x/dia		
Quinapril	*Inicial:* 10-20 mg 1x/dia *Intervalo:* 10-80 mg em 1-2 doses		
Quinapril e HCTZ	*Inicial:* 10 mg/12,5 mg 1x/dia *Intervalo:* 10 mg/12,5 mg-20 mg/25 mg		
Ramipril	*Inicial:* 2,5 mg 1x/dia *Intervalo:* 2,5-20 mg em 1-2 doses		
Trandolapril	*Inicial:* 1 mg 1x/dia *Intervalo:* 1-4 mg 1x/dia		
Trandolapril e verapamil (LS)	*Inicial:* 2 mg/180 mg 1x/dia *Intervalo:* 2 mg/180 mg – 4 mg/240 mg		

(continua)

TABELA 13.6 Medicamentos anti-hipertensivos: inibidores da renina, IECA e BRA (*continuação*)

Medicamento	Dosagem oral	Efeitos adversos	Comentários
BRA			
Azilsartana	*Inicial:* 40 mg 1x/dia *Intervalo:* 40-80 mg 1x/dia	Hipercalemia, disfunção renal, angioedema (raro). Combinações têm efeitos colaterais adicionais. Contraindicado na gravidez.	Losartana tem uma curva dose-resposta plana. Valsartana e irbesartana têm intervalos de dose-resposta mais amplos e maiores durações da ação. A adição de um diurético em baixa dose (separadamente ou na forma de comprimidos combinados) aumenta a resposta.
Azilsartan e clortalidona	*Inicial:* 40 mg/12,5 mg 1x/dia *Intervalo:* 40 mg/12,5-40 mg/25 mg 1x/dia		
Candesartan cilexetil	*Inicial:* 8 mg 1x/dia *Intervalo:* 8-32 mg 1x/dia		
Candesartan cilexetil e HCTZ	*Inicial:* 16 mg/12,5 mg 1x/dia *Intervalo:* 32 mg/12,5 mg 1x/dia		
Eprosartana	*Inicial:* 600 mg 1x/dia *Intervalo:* 400-800 mg em 1-2 doses		
Irbesartana	*Inicial:* 150 mg 1x/dia *Intervalo:* 150-300 mg 1x/dia		
Irbesartana e HCTZ	*Inicial:* 150 mg/12,5 mg 1x/dia *Intervalo:* 150 mg/12,5 mg-300 mg/25 mg 1x/dia		
Losartan e HCTZ	*Inicial:* 50 mg/12,5 mg 1x/dia *Intervalo:* 50 mg/12,5 mg-100 mg/25 mg 1x/dia		
Olmesartana	*Inicial:* 20 mg 1x/dia *Intervalo:* 20-40 mg 1x/dia		
Olmesartana e HCTZ	*Inicial:* 20 mg/12,5 mg 1x/dia *Intervalo:* 20 mg/12,5 mg-40 mg/25 mg 1x/dia		
Olmesartana e anlodipino	*Inicial:* 20 mg/5 mg 1x/dia *Intervalo:* 20 mg/5 mg-40 mg/10 mg		
Olmesartana, anlodipino e HCTZ	*Inicial:* 20 mg/5 mg/12,5 mg 1x/dia *Intervalo:* 20 mg/5 mg/12,5 mg-40 mg/10 mg/25 mg 1x/dia		
Telmisartana	*Inicial:* 20-40 mg 1x/dia *Intervalo:* 20-80 mg 1x/dia		
Telmisartana e HCTZ	*Inicial:* 40 mg/12,5 mg 1x/dia *Intervalo:* 40 mg/12,5 mg-80 mg/25 mg 1x/dia		
Telmisartana e anlodipino	*Inicial:* 40 mg/5 mg 1x/dia *Intervalo:* 40 mg/5 mg-80 mg/10 mg 1x/dia		
Valsartana	*Inicial:* 80 mg 1x/dia *Intervalo:* 80-320 mg 1x/dia		
Valsartana e HCTZ	*Inicial:* 80 mg/12,5 mg 1x/dia *Intervalo:* 80 mg/12,5 mg-320 mg/25 mg 1x/dia		
Valsartana e anlodipino	*Inicial:* 160 mg/5 mg 1x/dia *Intervalo:* 160 mg/5 mg-320 mg/10 mg 1x/dia		
Outros produtos combinados			
Anlodipino, valsartana e HCTZ	*Inicial:* 5 mg/160 mg/12,5 mg 1x/dia *Intervalo:* 5 mg/160 mg/12,5 mg-10 mg/320 mg/25 mg 1x/dia		

HCTZ: hidroclorotiazida; LS: liberação sustentada.

associados a uma modesta redução na PA, e os resultados apoiam por inferência o uso de IECA em pacientes hipertensos assemelhados. Os IECA são medicamento de escolha (geralmente em conjunto com um diurético e um betabloqueador) para pacientes com IC e com fração de ejeção (FE) reduzida, sendo também indicados para pacientes assintomáticos com FE reduzida.

Como iniciar o tratamento – O médico deve obter os níveis basais de potássio sérico e creatinina antes de iniciar qualquer medicação que interfira no SRAA; esses exames deverão ser repetidos 1-2 semanas após o início do tratamento, com o objetivo de detectar hipercalemia ou qualquer elevação desproporcional da creatinina. Pequenos ajustes de dose desses medicamentos raramente desencadearão mudanças significativas nesses valores.

Efeitos colaterais – Uma vantagem dos IECA é relativa ausência de efeitos colaterais incômodos (Tab. 13.6). É possível a ocorrência de hipotensão grave em pacientes com estenose bilateral da artéria renal. Aumentos na creatinina sérica maiores que 25% em relação aos níveis basais sugerem contração de volume ou doença renovascular; geralmente, esses aumentos podem ser revertidos com a descontinuação do IECA. Pode ocorrer hipercalemia em pacientes com nefropatia e acidose tubular renal tipo IV (comumente observada em diabéticos) e em idosos. É comum que o paciente se apresente com tosse seca crônica, que pode ser observada em ≥ 10% dos pacientes e pode impor a interrupção do medicamento. Podem ocorrer erupções cutâneas com o uso de qualquer IECA. Com o uso de qualquer dos agentes dessa classe, pode ocorrer angioedema como efeito colateral incomum, mas potencialmente perigoso, em decorrência da inibição da cininase. Em mulheres grávidas, a exposição do feto a IECA durante o 2º e 3º trimestres da gravidez foi associada a diversos tipos de defeitos, em decorrência da hipotensão e da diminuição do fluxo sanguíneo renal.

B. Bloqueadores do receptor da angiotensina II

A administração de bloqueadores do receptor da angiotensina II (BRA) pode melhorar os resultados cardiovasculares em pacientes hipertensos, bem como em pacientes com IC e com diabetes tipo 2 acompanhado por nefropatia. Os BRA ainda não foram comparados com IECA em RCT em pacientes hipertensos, mas dois estudos comparativos entre losartana e captopril em casos de IC e de disfunção VE pós-IAM revelaram tendências para resultados piores no grupo tratado com losartana. Por outro lado, aparentemente a valsartana é tão eficaz quanto os IECA nesses cenários. A heterogeneidade da potência anti-hipertensiva e da duração da ação no âmbito do grupo pode explicar tais observações. O estudo *Losartan Intervention for Endpoints (Life)* que abrangeu perto de 9 mil pacientes hipertensos e com evidência eletrocardiográfica de HVE; e que comparou losartana *versus* atenolol, um betabloqueador, como terapia inicial, demonstrou uma redução significativa nos casos de AVE com o uso da losartana. É importante notar que em pacientes diabéticos, também ocorreu diminuição nas mortes e nos IAM. O tratamento com losartana também foi associado a menor ocorrência de diabetes de início recente.

Em uma análise de subgrupo do estudo *Life*, o atenolol pareceu ser superior *versus* losartana em pacientes afro-americanos, enquanto ocorreu o oposto em pacientes não afro-americanos. No estudo *Antihypertensive and Lipid-Lowering Treatment to Prevent Heart Attach Trial (ALLHAT)*, os pesquisadores observaram uma redução semelhante na eficácia do lisinopril *versus* diuréticos e bloqueadores dos canais de cálcio em pacientes negros, sugerindo que os IECA e os BRA talvez não sejam os agentes de escolha para pacientes negros (ver Tab. 13.14). No tratamento da hipertensão, não deve ser recomendado um tratamento combinado de um IECA e um BRA, porque essa estratégia aumenta o risco de DRC e de hipercalemia, além de não oferecer qualquer vantagem *versus* monoterapia na dose máxima, com a adição de uma classe farmacológica complementar nos casos de necessidade.

Efeitos colaterais – Ao contrário dos IECA, os BRA raramente causam tosse; além disso, é menos provável que seu uso venha a se associar com erupções cutâneas ou angioedema (Tab. 13.6). Como já foi observado com o uso dos IECA, os BRA podem causar uma hipercalemia problemática, e pacientes com estenose bilateral da artéria renal podem apresentar hipotensão e piora da função renal. O uso de olmesartana foi associado a uma síndrome semelhante à doença espru; o paciente apresenta dor abdominal, perda de peso e náusea, que desaparece com a descontinuação do medicamento. Contamos com evidências de um estudo observacional sugerindo menor propensão para uma associação entre BRA e IECA e depressão, em comparação com bloqueadores dos canais de cálcio e betabloqueadores.

C. Inibidores da renina

Considerando que a clivagem do angiotensinogênio pela renina é a etapa limitante da velocidade da cascata renina-angiotensina, seria de se esperar por uma inativação mais eficiente desse sistema com a inibição da renina. É provável que os IECA convencionais e os BRA ofereçam um bloqueio incompleto, mesmo quando combinados. O alisquireno, um inibidor da renina, liga-se ao sítio proteolítico da renina, o que impede a clivagem do angiotensinogênio. O alisquireno faz baixar efetivamente a PA, reduz a albuminúria e limita a HVE, mas não foi estabelecido como medicamento de primeira linha, porque ainda estão por ser publicados dados de estudos prospectivos em larga escala. A combinação de alisquireno com IECA ou com BRA em pacientes com diabetes *mellitus* tipo 2 não oferece qualquer vantagem e, além disso, pode mesmo aumentar o risco de consequências cardíacas ou renais adversas.

D. Agentes bloqueadores dos canais de cálcio

Esses agentes funcionam causando vasodilatação periférica, mas com menos taquicardia reflexa e retenção de líquido, em comparação com outros vasodilatadores (Tab. 13.7). Como monoterapia, os agentes bloqueadores dos canais de cálcio (BCC) são eficazes em cerca de 60% dos pacientes em todos os grupos demográficos e em todos os graus de hipertensão (Tab. 13.8). Por essas razões, esses agentes podem ser preferíveis aos betabloqueadores e IECA em pacientes negros e em pacientes idosos. É importante ter cautela na combinação de verapamil e

TABELA 13.7 Propriedades especiais dos BCC

Medicamento	Vasodilatação periférica	Automaticidade e condução cardíaca	Contratilidade
Anlodipino	+++	↓/0	↓/0
Anlodipino e atorvastatina	+++	↓/0	↓/0
Diltiazem	++	↓↓	↓↓
Felodipino	+++	↓/0	↓/0
Isradipino	+++	↓/0	↓
Nicardipino	+++	↓/0	↓
Nifedipino			
Nisoldipino	+++	↓/0	↓
Verapamil	++	↓↓↓	↓↓↓

TABELA 13.8 Medicamentos anti-hipertensivos: agentes BCC

Medicamento (nome comercial nos EUA)	Dosagens orais	Efeitos adversos	Comentários
Agentes não di-hidropiridina			
Diltiazem			
(Cardizem SR)	*Inicial:* 90 mg LS 2x/dia *Intervalo:* 180-360 mg LS em 2 doses	Edema, cefaleia, bradicardia, inchaço e constipação, tontura, bloqueio AV, IC, frequência urinária.	Também aprovado para angina
(CD Cardizem)	*Inicial:* 180 mg LP 1x/dia *Intervalo:* 180-360 mg LP 1x/dia		
(Cartia XT)	*Inicial:* 180 ou 240 mg LP 1x/dia *Intervalo:* 180-480 mg LP 1x/dia		
(Dilt-XR)	*Inicial:* 180 ou 240 mg LP 1x/dia *Intervalo:* 180-540 mg LP 1x/dia		
(Taztia XT)	*Inicial:* 120 ou 180 mg LP 1x/dia *Intervalo:* 120-540 mg LP 1x/dia		
(Tiazac)	*Inicial:* 120 ou 240 mg LP 1x/dia *Intervalo:* 120-540 mg LP 1x/dia		
Verapamil			
(Calan)	*Inicial:* 40 mg 3x/dia *Intervalo:* 120-480 mg em 3 doses	O mesmo que diltiazem, mas com maior probabilidade de causar constipação e IC.	Também aprovado para angina e arritmias
(Calan SR)	*Inicial:* 120 mg LP 1x/dia *Intervalo:* 120-480 mg LP em 1 ou 2 doses		
(Verelan)	*Inicial:* 120 ou 240 mg LP 1x/dia *Intervalo:* 240-480 mg LP 1x/dia		
(Verelan PM)	*Inicial:* 100 ou 200 mg LP 1x/dia na hora de dormir *Intervalo:* 100-400 mg LP 1x/dia na hora de dormir		
Di-hidropiridinas			
Anlodipino (Norvasc)	*Inicial:* 2,5 mg 1x/dia *Intervalo:* 2,5-10 mg 1x/dia	Edema, tontura, palpitações, rubor, cefaleia, hipotensão, taquicardia, inchaço e constipação, frequência urinária.	Também aprovado para angina
Anlodipino e atorvastatina (Caduet)	*Inicial:* 2,5 mg/10 mg 1x/dia *Intervalo:* 10 mg/80 mg 1x/dia	Edema (anlodipino), miopatia e hepatoto-xicidade (atorvastatina).	Anlodipino aprovada para angina
Felodipino (Plendil)	*Inicial:* 5 mg LP 1x/dia *Intervalo:* 5-10 mg LP 1x/dia		
Isradipino (DynaCirc)	*Inicial:* 2,5 mg 2x/dia *Intervalo:* 2,5-5 mg 2x/dia		
Nicardipino (Cardene)	*Inicial:* 20 mg 3x/dia *Intervalo:* 20-40 mg 3x/dia		Também aprovado para angina
Nifedipino (Procardia XL)	*Inicial:* 30 ou 60 mg LP 1x/dia *Intervalo:* 30-120 mg LP 1x/dia		Também aprovado para angina
Nifedipino (Sular)	*Inicial:* 17 mg/dia *Intervalo:* 17-34 mg/dia		

LP: liberação prolongada; LS: liberação sustentada.

diltiazem com betabloqueadores, tendo em vista seu potencial de provocar depressão da condução atrioventricular (AV) e da automaticidade do nó sinusal, bem como da contratilidade.

Os BCC são equivalentes aos IECA e diuréticos tiazídicos na prevenção de doença arterial coronariana (DAC), eventos cardiovasculares graves, morte cardiovascular e mortalidade total. Já ficou devidamente estabelecido um efeito protetor contra o AVE com o uso de BCC e, em dois estudos (*ALLHAT* e o *Systolic Hypertension in Europe*), aparentemente esses agentes foram mais eficazes *versus* tratamento baseado em diuréticos. **Efeitos colaterais** – Os efeitos colaterais mais comuns dos BCC são cefaleia, edema periférico, bradicardia e constipação (especialmente com verapamil em idosos) (Tab. 13.8). Em pacientes medicados com agentes di-hidropiridínicos – nifedipino, nicardipino, isradipino, felodipino, nisoldipino e anlodipino – há maior probabilidade de ocorrência de sintomas de vasodilatação, como cefaleia, rubor, palpitações e edema periférico. O edema pode ser minimizado pela coadministração de um IECA ou um BRA. Os BCC têm efeitos inotrópicos negativos; portanto, devem ser administrados com cautela em pacientes com disfunção cardíaca. O anlodipino é o único BCC cuja segurança foi estabelecida para pacientes com IC grave.

E. Diuréticos

Os diuréticos tiazídicos (Tab. 13.9) são os anti-hipertensivos mais extensivamente estudados e considerados como mais consistentemente eficazes em estudos clínicos. Esses agentes baixam inicialmente a PA com a diminuição do volume plasmático, mas durante cursos terapêuticos prolongados, seu principal efeito hemodinâmico é a diminuição da resistência vascular periférica. Esses agentes alcançam a maior parte do seu efeito anti-hipertensivo em doses mais baixas (caracteristicamente, 12,5 mg de hidroclorotiazida ou equivalente), mas seus efeitos bioquímicos e metabólicos estão relacionados à dose. Estudos clínicos sugeriram que a clortalidona tem a vantagem de proporcionar melhor controle da PA em 24 horas *versus* hidroclorotiazida. As tiazidas podem ser usadas em doses mais altas diante de níveis plasmáticos de potássio > 4,5 mmol/L. Os diuréticos de alça (p. ex., furosemida) podem provocar depleção de eletrólitos e de volume mais rapidamente do que as tiazidas, e têm curta duração de ação. Por causa desses efeitos adversos, os diuréticos de alça devem ficar reservados para uso em pacientes com disfunção renal (creatinina sérica > 2,5 mg/dL [208,3 mcmol/L]; RFG estimado < 30 mL/min/1,73 m²); nesses casos, esses agentes são mais eficazes do que as tiazidas no controle do excesso de volume. Mas os resultados do estudo *Click* demonstraram que o efeito anti-hipertensivo da clortalidona foi integralmente mantido em pacientes com RFG = 15-29 mL/min/1,73 m². Em relação aos betabloqueadores e aos IECA, os diuréticos exercem ação mais potente em pacientes negros, idosos, obesos e em outros subgrupos, com aumento do volume plasmático e/ou baixa atividade da renina plasmática. Os diuréticos são relativamente mais eficazes em fumantes *versus* não fumantes. A administração prolongada de uma tiazida também atenua a perda de conteúdo mineral ósseo em mulheres idosas em risco de osteoporose.

Em geral, os diuréticos administrados como monoterapia controlam a PA em 50% dos pacientes com hipertensão leve a moderada; esses agentes podem ser efetivamente usados em combinação com todos os demais agentes, inclusive bloqueadores de SGLT-2. Os diuréticos também têm bom desempenho para redução da hipertensão isolada ou predominantemente sistólica.

Efeitos colaterais – Os efeitos adversos dos diuréticos estão relacionados principalmente às alterações metabólicas listadas na Tabela 13.9. Disfunção erétil, erupções cutâneas e fotossensibilidade são menos frequentes. Hipocalemia tem sido uma preocupação, mas esse problema ocorre apenas raramente nas dosagens recomendadas. O risco po,de ser minimizado com a limitação do sal ou com o aumento do potássio na dieta; em geral, não há necessidade de reposição de potássio para manter o K⁺ sérico > 3,5 mmol/L. Uma medida prudente é o estabelecimento de níveis séricos mais elevados de K⁺ em pacientes particularmente em risco de sofrer depleção de potássio intracelular, p. ex., aqueles medicados com digoxina ou que tenham história de arritmias ventriculares; nesses casos, pode ser administrado um agente poupador de potássio. Em comparação com os IECA e BRA, a terapia diurética está associada a uma incidência ligeiramente maior de diabetes leve de início recente. Diuréticos de todos os tipos podem causar hiponatremia, mas esse efeito colateral ocorre com maior frequência com o uso das tiazidas; nesse sentido, a fisiopatologia é complexa e incompletamente compreendida. Os diuréticos também aumentam o ácido úrico sérico, podendo precipitar gota. Podem ocorrer aumentos na glicemia, triglicerídeos e colesterol LDL, mas tais eventos são relativamente menores durante os cursos prolongados em baixas doses. O potencial de agravamento do diabetes é compensado pelas vantagens decorrentes do controle da PA; portanto, não se deve negar diuréticos para pacientes diabéticos.

F. Bloqueadores dos receptores dos mineralocorticoides

Espironolactona e eplerenona, agentes bloqueadores esteroidais dos receptores dos mineralocorticoides, renasceram para o tratamento da hipertensão, particularmente em casos de hipertensão resistente, sendo acréscimos úteis à maioria dos demais medicamentos anti-hipertensivos. Consistentemente com a importância da aldosterona em casos de hipertensão primária, os bloqueadores esteroidais dos receptores dos mineralocorticoides são agentes eficazes na redução da PA em pacientes negros e em todos os demais pacientes hipertensos, independentemente do nível de renina. A aldosterona desempenha um papel fundamental nos danos aos órgãos-alvo, inclusive com a ocorrência de hipertrofia ventricular e vascular e de fibrose renal e miocárdica. Até certo ponto, os antagonistas dos receptores dos mineralocorticoides amenizam essas consequências da hipertensão, independentemente dos efeitos na PA. Isso vale sobretudo para a finerenona, um bloqueador não esteroidal dos receptores dos mineralocorticoides, que diminui significativamente o risco de ocorrência de lesões cardiovasculares e renais em diabéticos, embora tenha apenas modesta atividade de redução da PA. A amilorida bloqueia a

TABELA 13.9 Medicamentos anti-hipertensivos: diuréticos

Medicamento	Doses orais	Efeitos adversos	Comentários
Tiazidas e diuréticos relacionados			
Clortalidona	*Inicial:* 12,5 ou 25 mg 1x/dia *Intervalo:* 12,5-50 mg 1x/dia	$\downarrow K^+$, $\downarrow Mg^{2+}$, $\uparrow Ca^{2+}$, $\downarrow Na^+$, $\uparrow$ ácido úrico, $\uparrow$ glicose, $\uparrow$ colesterol LDL, $\uparrow$ triglicerídeos; erupção cutânea, disfunção erétil.	Melhor controle da PA de 24 horas *versus* HCTZ devido à meia-vida mais longa.
Hidroclorotiazida (HCTZ)	*Inicial:* 12,5 ou 25 mg 1x/dia *Intervalo:* 12,5-50 mg 1x/dia		Baixas dosagens são eficazes em muitos pacientes sem anormalidades metabólicas associadas.
Metolazona	*Inicial:* 2,5-5 mg 1x/dia *Intervalo:* 1,25-20 mg em 1 ou 2 doses divididas		Mais eficaz com doença renal concomitante.
Indapamida[4]	*Inicial:* 2,5 mg 1x/dia *Intervalo:* 2,5-5 mg 1x/dia		Não altera os níveis séricos de lipídios.
Bendroflumetiazida	*Inicial:* 2,5 mg 1x/dia		Não disponível nos EUA.
Diuréticos de alça			
Furosemida	*Inicial:* 20 mg 2x/dia *Intervalo:* 40-320 mg em 2-3 doses	O mesmo que tiazidas, mas com maior risco de diurese excessiva e desequilíbrio eletrolítico. Aumenta a excreção de cálcio.	A curta duração da ação é uma desvantagem; seu uso deve ficar reservado para pacientes com doença renal ou retenção de líquido. Anti-hipertensivo fraco.
Ácido etacrínico	*Inicial:* 25-50 mg 1x/dia *Intervalo:* 50-400 mg 1-2x/dia		
Bumetanida	*Inicial:* 0,25 mg 2x/dia *Intervalo:* 0,5-10 mg em 2-3 doses		
Torsemida	*Inicial:* 10-20 mg 1x/dia *Intervalo:* 10-100 mg 1-2x/dia		Medicamento eficaz para PA em baixa dosagem.
Bloqueadores do receptor de aldosterona			
Espironolactona	*Inicial:* 12,5 ou 25 mg 1x/dia *Intervalo:* 12,5-100 mg 1x/dia	Hipercalemia, acidose metabólica, ginecomastia.	Pode ser terapia complementar útil em pacientes com hipertensão refratária.
Amilorida	*Inicial:* 5 mg 1x/dia *Intervalo:* 5-10 mg em 1-2 doses divididas		
Eplerenona	*Inicial:* 25 mg 1x/dia *Intervalo:* 25-100 mg 1x/dia		
Produtos combinados			
HCTZ e triantereno (25/37,5 mg)	*Inicial:* 25 mg/37,5 mg 1x/dia *Intervalo:* 25 mg/37,5 mg-50 mg/75 mg 1x/dia	O mesmo que tiazidas + distúrbios GI, hipercalemia em vez de hipocalemia, cefaleia; triantereno pode causar cálculos renais e disfunção renal; espironolactona causa ginecomastia. Pode ocorrer hipercalemia se essa combinação for usada em pacientes com doença renal avançada ou aqueles medicados com IECA.	O uso deve ser limitado para pacientes com necessidade demonstrável de medicação por um agente poupador de potássio.
HCTZ e amilorida	*Inicial:* 25 mg/2,5 mg 1x/dia *Intervalo:* 50 mg/5 mg-100 mg/10 mg 1x/dia		
HCTZ e espironolactona (25/25 mg; 50/50 mg)	*Inicial:* 25 mg/25 mg 1x/dia *Intervalo:* 25 mg/25 mg-100 mg/100 mg 1x/dia		

ativação do canal de sódio epitelial mediada pela aldosterona; além disso, tem utilidade na prevenção da hipocalemia associada ao uso de diuréticos e baixa a PA em pacientes com hiperaldosteronismo e em casos de hipertensão resistente. Em pacientes com hiperaldosteronismo primário, os bloqueadores dos receptores dos mineralocorticoides e, em menor grau, a amilorida, oferecem uma alternativa à adrenalectomia.

Efeitos colaterais – A espironolactona pode causar mastalgia e ginecomastia em homens por sua atividade no receptor de progesterona, um efeito que não foi observado com o uso da eplerenona, mais específica. A espironolactona é um agonista fraco do receptor de andrógenos, devendo ser evitada em pacientes com câncer de próstata tratados com inibidores da andrógeno sintase. Haverá maior probabilidade de hipercalemia se o nível plasmático de potássio obtido antes do tratamento exceder 4,5 mmol/L, ou se estiver abaixo de 45 mL/min/1,73 m². Em pacientes medicados com finerenona, a hipercalemia é menos pronunciada.

G. Agentes betabloqueadores

Esses medicamentos baixam a PA ao diminuir a frequência e o débito cardíaco. Os betabloqueadores também diminuem a liberação de renina e são mais eficazes em populações com atividade elevada da renina plasmática, como é o caso de pacientes brancos mais jovens. Os betabloqueadores neutralizam a taquicardia reflexa causada pelos vasodilatadores, tendo utilidade em pacientes com problemas associados que possam ser beneficiados com os efeitos cardioprotetores desses agentes. Nesse grupo, estão incluídos pacientes com angina de peito, IAM prévio, taquicardia sinusal persistente e IC estável, bem como aqueles com enxaqueca e manifestações somáticas de ansiedade.

Embora todos os betabloqueadores pareçam ser semelhantes em termos de potência anti-hipertensiva, esses agentes diferem em suas propriedades farmacológicas (as Tabs. 13.10 e 13.11 resumem essas diferenças), p. ex., a especificidade para os receptores beta-1 cardíacos (cardiosseletividade) e bloqueiam os receptores beta-2 nos brônquios e na vasculatura; *mas em doses mais altas, todos os agentes são não seletivos*. Os betabloqueadores também diferem em sua farmacocinética, solubilidade lipídica – fator que determina se podem atravessar a barreira hematoencefálica, com predisposição para efeitos colaterais no SNC – e via metabólica. O succinato de metoprolol diminui a mortalidade e a morbidade em pacientes com IC estável crônica e com FE reduzida (ver Cap. 11). O carvedilol e o nebivolol preservam o débito cardíaco, sendo também benéficos para esses pacientes. Esses dois últimos betabloqueadores podem diminuir a resistência vascular periférica por meio de um bloqueio alfa concomitante (carvedilol) e pelo aumento na liberação de óxido nítrico (nebivolol). Tendo em vista a baixa eficácia na prevenção primária do IAM e sua inferioridade em comparação com outros medicamentos na prevenção de AVE e de HVE, não devemos optar pelo uso dos betabloqueadores tradicionais como agentes de primeira linha no tratamento da hipertensão, sem que haja indicações específicas convincentes (p. ex., uma DAC ativa).

Efeitos colaterais – Os betabloqueadores têm como efeitos colaterais a indução ou exacerbação do broncoespasmo em pacientes predispostos; disfunção do nó sinusal e depressão da condução AV (o que resulta em bradicardia ou bloqueio AV); congestão nasal; fenômeno de Raynaud; e sintomas do SNC consistindo em pesadelos, excitação, depressão e confusão. Também podem ocorrer fadiga, letargia e disfunção erétil. Os betabloqueadores tradicionais (mas não os betabloqueadores vasodilatadores carvedilol e nebivolol) exercem efeito adverso nos lipídios e no metabolismo da glicose. Devemos usar esses agentes com cautela em pacientes com diabetes tipo 1, pois os betabloqueadores podem mascarar os sintomas da hipoglicemia e prolongar esses episódios, pela inibição da gliconeogênese. Esses medicamentos também devem ser usados criteriosamente em pacientes com vasculopatia periférica avançada associada a dor em repouso ou não cicatrizam, mas geralmente são bem tolerados por pacientes com claudicação leve. O nebivolol pode ser usado com segurança em pacientes com claudicação em estágio II (claudicação a 200 m).

Em pacientes com feocromocitoma, os betabloqueadores não devem ser administrados até depois do estabelecimento do bloqueio alfa (p. ex., fentolamina). Caso contrário, o bloqueio dos receptores beta-2-adrenérgicos vasodilatadores permitirá a ativação do receptor alfa-adrenérgico vasoconstritor sem que haja oposição – e o resultado é o agravamento da hipertensão. *Pelo mesmo motivo, os betabloqueadores não devem ser administrados para tratamento da hipertensão decorrente do uso de cocaína.*

Caso seja tomada a decisão de remover algum betabloqueador do regime terapêutico na ausência de indicações convincentes, isso deverá ser feito com muito cuidado, porque a retirada abrupta desses agentes pode precipitar eventos coronarianos agudos e graves elevações na PA.

Messerli FH et al. β blockers switched to first-line therapy in hypertension. Lancet. 2023;402:1802. [PMID: 37844590]

H. Alfa-antagonistas

Prazosina, terazosina e doxazosina (Tab. 13.12) bloqueiam receptores alfa pós-sinápticos, relaxam o músculo liso e baixam a PA ao diminuir a resistência vascular periférica. Esses agentes demonstraram eficácia como monoterapia em alguns pacientes, mas poderão ocorrer episódios de taquifilaxia durante cursos terapêuticos prolongados. Ao contrário de alguns betabloqueadores e diuréticos, os alfabloqueadores não exercem efeitos adversos nos níveis séricos de lipídios. Na verdade, os alfabloqueadores aumentam o colesterol HDL, enquanto reduzem o colesterol total; ainda não ficou estabelecido se esses efeitos são benéficos a longo prazo.

Efeitos colaterais – Os efeitos colaterais são relativamente comuns (Tab. 13.12). Pode ocorrer hipotensão acentuada depois da primeira dose (que, portanto, deve ser pequena e administrada na hora de dormir). Durante o tratamento prolongado, os pacientes poderão sentir palpitações, dores de cabeça e nervosismo depois que tomarem a medicação; esses sintomas poderão ser menos frequentes ou graves se estiverem tomando doxazosina, graças ao seu início de ação mais gradativo. Mas no estudo *ALLHAT*, ocorreu um aumento significativo nas hospitalizações por IC e em maior incidência de AVE no grupo dos participantes medicados com doxazosina como tratamento inicial *versus* participantes medicados com diuréticos. Isso resultou na descontinuação desse ramo do estudo. Em pacientes expostos a alfabloqueadores, a catarata pode ser complicada pela síndrome da íris frouxa, mesmo depois da descontinuação do medicamento; portanto, antes da cirurgia de catarata o oftalmologista deverá ser alertado de que o paciente estava tomando o medicamento.

TABELA 13.10 Medicamentos anti-hipertensivos: agentes betabloqueadores

Medicamento	Dosagem oral	Comentários[1]
Acebutolol	*Inicial:* 200-400 mg 1x/dia *Intervalo:* 200-1.200 mg em 2 doses	FAN positivo; síndrome rara semelhante ao lúpus; também indicado para arritmias. Doses > 800 mg têm efeitos beta-1 e beta-2.
Atenolol	*Inicial:* 25 mg 1x/dia *Intervalo:* 25-100 mg em 1-2 doses	Também indicado para angina e pós-IAM. Doses > 100 mg têm efeitos beta-1 e beta-2.
Atenolol/clortalidona	*Inicial:* 50 mg/25 mg 1x/dia *Intervalo:* 50 mg/25 mg-100 mg/25 mg 1x/dia	
Betaxolol	*Inicial:* 5-10 mg 1x/dia *Intervalo:* 10-20 mg 1x/dia	
Bisoprolol	*Inicial:* 2,5-5 mg 1x/dia *Intervalo:* 5-20 mg 1x/dia	Também eficaz para IC.
Bisoprolol e hidroclorotiazida	*Inicial:* 2,5 mg/6,25 mg 1x/dia *Intervalo:* 2,5 mg/6,25 mg-10 mg/6,25 mg 1x/dia	Combinação de baixa dose aprovada para tratamento inicial.
Carvedilol	*Inicial:* 6,25 mg 2x/dia *Intervalo:* 12,5-25 mg 2x/dia	Atividade alfa:beta bloqueadora alfa:beta = 1:9; pode causar sintomas ortostáticos; eficaz para IC. Óxido nítrico potencializa a atividade vasodilatadora.[2]
Carvedilol	*Inicial:* 20 mg LP 1x/dia *Intervalo:* 20-80 mg LP 1x/dia	
Labetalol	*Inicial:* 100 mg 2x/dia *Intervalo:* 200-2.400 mg em 2 doses	Atividade bloqueadora alfa:beta = 1:3; mais hipotensão ortostática, febre, hepatotoxicidade.
Succinato de metoprolol	*Inicial:* 25 mg 1x/dia *Intervalo:* 25-400 mg 1x/dia	Também indicado para angina. Aprovado para IC. Doses > 100 mg têm efeitos beta-1 e beta-2.
Tartarato de metoprolol	*Inicial:* 50 mg 2x/dia *Intervalo:* 50-200 mg 2x/dia	Também indicado para angina e pós-IAM. Doses > 100 mg têm efeitos beta-1 e beta-2.
Metoprolol e hidroclorotiazida	*Inicial:* 50 mg/12,5 mg 2x/dia *Intervalo:* 50 mg/25 mg-200 mg/50 mg em doses únicas ou divididas	
Nadolol	*Inicial:* 20 mg 1x/dia *Intervalo:* 20-320 mg 1x/dia	
Nebivolol	*Inicial:* 5 mg 1x/dia *Intervalo:* 40 mg 1x/dia	Óxido nítrico potencializa a atividade vasodilatadora.[2]
Pindolol	*Inicial:* 5 mg 2x/dia *Intervalo:* 10-60 mg em 2 doses	Em adultos, depuração renal de 35%.
Propranolol (nome comercial nos EUA)		
(Inderal)	*Inicial:* 20 mg 2x/dia *Intervalo:* 40-320 mg em 2 doses	Também indicado para angina e pós-IAM.
(Inderal LA)	*Inicial:* 80 mg LP 1x/dia *Intervalo:* 120-320 mg LP 1x/dia	
(InnoPran XL)	*Inicial:* 80 mg LP 1x à noite *Intervalo:* 80-120 mg LP 1x à noite	
Propranolol e hidroclorotiazida (genérico)	*Inicial:* 40 mg/25 mg 2x/dia *Intervalo:* 40 mg/25 mg-80 mg/25 mg 2x/dia	
Timolol (genérico)	*Inicial:* 10 mg 2x/dia *Intervalo:* 10-60 mg em 2 doses	Também indicado para pós-IAM; depuração hepática de 80%.

[1] Efeitos adversos para todos os betabloqueadores: broncoespasmo, fadiga, distúrbios do sono e pesadelos, bradicardia e bloqueio atrioventricular, deterioração da IC, extremidades frias, distúrbios TGI, disfunção erétil, ↑ triglicerídeos, ↓ colesterol HDL, discrasias sanguíneas (raras).

[2] Carvedilol e nebivolol estimulam a liberação de óxido nítrico pelo endotélio vascular, o que pode aumentar os efeitos vasodilatadores de medicamentos como hidralazina e prazosina.

HCTZ: hidroclorotiazida; LP: liberação prolongada; LS: liberação sustentada.

Resumindo: em geral, os alfabloqueadores não devem ser usados como agentes iniciais para tratamento da hipertensão – exceto, talvez, em homens com prostatismo sintomático ou que venham tendo pesadelos relacionados ao transtorno do estresse pós-traumático (TEPT).

I. Medicamentos com ação simpatolítica central

Metildopa, clonidina, guanabenz e guanfacina (Tab. 13.12) baixam a PA ao estimular os receptores alfa-adrenérgicos no SNC; com isso, reduzem o fluxo simpático periférico eferente. É considerável a experiência acumulada com o uso de metildopa

TABELA 13.11 Propriedades especiais dos agentes betabloqueadores

Medicamento	Seletividade beta-1[1]	ASI[2]	AEM[3]	Lipidossolubilidade	Eliminação renal *versus* hepática
Acebutolol	+	+	+	+	H > R
Atenolol	+	0	0	0	R
Atenolol/clortalidona	+	0	0	0	R
Betaxolol	+	0	0	+	H > R
Bisoprolol	+	0	0	0	R = H
Bisoprolol e HCTZ	+	0	0	0	R = H
Carvedilol	0	0	0	+++	H > R
Labetalol	0	0/+	0	++	H
Succinato de metoprolol	+	0	+	+++	H
Tartarato de metoprolol	+	0	+	+++	H
Metoprolol e HCTZ	+	0	+	+++	H
Nadolol	0	0	0	0	R
Nebivolol	+	0	0	++	H
Pindolol	0	++	+	+	H > R
Propranolol	0	0	++	+++	H
Propranolol e HCTZ	0	0	++	+++	H
Timolol	0	0	0	++	H > R

[1] Agentes com seletividade beta-1 têm menor propensão para precipitação de broncoespasmo e diminuição do fluxo sanguíneo periférico em doses baixas, mas a seletividade é apenas relativa.

[2] Agentes com ASI (atividade simpatomimética intrínseca) causam menos bradicardia em repouso e alterações lipídicas.

[3] Em geral, ocorre AEM (atividade estabilizadora de membrana) em concentrações maiores do que as necessárias para betabloqueio. Ainda não ficou definida a importância clínica da AEM por betabloqueadores.

0: nenhum efeito; +: algum efeito; ++: efeito moderado; +++: efeito máximo. AEM: atividade estabilizadora de membrana; ASI: atividade simpatomimética intrínseca; HCTZ: hidroclorotiazida; LS: liberação sustentada.

em mulheres grávidas, e esse agente ainda é prescrito para essa população. A clonidina está disponível em adesivos, que podem ter uma solução particularmente válida em pacientes não aderentes. Todos esses agentes simpatolíticos centrais são eficazes como monoterapia para determinados pacientes, mas geralmente são prescritos como medicamentos de 2ª ou 3ª linha, por causa da alta frequência de intolerância ao medicamento. **Efeitos colaterais** – Os efeitos colaterais dos medicamentos com ação simpatolítica central são sedação, fadiga, boca seca, hipotensão postural e disfunção erétil. Uma preocupação importante é a hipertensão de rebote, que pode se seguir à descontinuação da medicação. A metildopa também causa hepatite e anemia hemolítica; assim, seu uso deve se limitar a pacientes que já toleraram longos cursos terapêuticos.

J. Inibidores simpáticos periféricos

Em geral, esses agentes são usados apenas em pacientes com hipertensão refratária. A reserpina continua sendo um agente anti-hipertensivo de baixo custo (Tab. 13.12). O agente se tornou impopular em decorrência de sua reputação, de induzir depressão mental, e também por seus outros efeitos colaterais – sedação, congestão nasal, distúrbios do sono e úlceras pépticas, embora esses problemas sejam raros em baixas dosagens. Guanetidina e guanadrel inibem a liberação de catecolaminas dos neurônios periféricos, mas frequentemente causam hipotensão ortostática (sobretudo pela manhã ou após a prática de exercício físico), diarreia e retenção de líquidos.

K. Dilatadores arteriolares

A hidralazina e o minoxidil (Tab. 13.12) promovem o relaxamento da musculatura lisa vascular e produzem vasodilatação periférica. Quando administrados isoladamente, esses agentes estimulam a taquicardia reflexa; aumentam a contratilidade miocárdica; e causam dores de cabeça, palpitações e retenção de líquidos. Para que esses efeitos sejam neutralizados, em geral esses medicamentos são administrados em combinação com diuréticos e betabloqueadores em pacientes resistentes. A hidralazina causa distúrbios gastrointestinais frequentes e também pode induzir o surgimento de uma síndrome semelhante ao lúpus. Minoxidil causa hirsutismo e retenção acentuada de líquido; este agente, que é muito potente, deve ficar reservado para os casos mais refratários.

Medicamentos anti-hipertensivos e risco de câncer

Vários estudos observacionais examinaram a associação entre exposição prolongada a medicamentos anti-hipertensivos e câncer. Alguns desses estudos sugeriram associações fracas, mas os resultados foram inconclusivos. Na ausência de estudos prospectivos de grande porte com o câncer como uma medida de desfecho pré-especificada, permanece incerto o efeito dos medicamentos anti-hipertensivos no risco de câncer. Por outro lado, já ficou claramente estabelecido o efeito benéfico desses medicamentos nos desfechos cardiovasculares. Não devemos minimizar a preocupação com o aumento do risco de câncer, mas no momento não contamos com dados

TABELA 13.12 Agentes bloqueadores alfa, simpaticolíticos e vasodilatadores

Medicamento	Dosagem	Efeitos adversos	Comentários
Alfa-bloqueadores			
Doxazosina	*Inicial:* 1 mg na hora de dormir *Intervalo:* 1-16 mg 1x/dia	Síncope com a primeira dose; hipotensão postural, tontura, palpitações, cefaleia, fraqueza, sonolência, disfunção sexual, efeitos anticolinérgicos, incontinência urinária; os efeitos da primeira dose podem ser menores com doxazosina.	Pode ↑ HDL e ↓ LDL colesterol. Pode proporcionar alívio de curto prazo dos sintomas prostáticos obstrutivos. Menos eficaz na prevenção de eventos cardiovasculares *versus* diuréticos.
Doxazosina	*Inicial:* 4 mg LP 1x/dia *Intervalo:* 4-8 mg LP 1x/dia		
Prazosina	*Inicial:* 1 mg 2-3x/dia; tomar a primeira dose na hora de dormir *Intervalo:* 2-20 mg em 2-3 doses		
Terazosina	*Inicial:* 1 mg na hora de dormir *Intervalo:* 1-20 mg em 1-2 doses		
Simpatolíticos centrais			
Clonidina	*Inicial:* 0,1 mg 2x/dia *Intervalo:* 0,2-0,6 mg em 2 doses	Sedação, boca seca, disfunção sexual, cefaleia, bradiarritmias; os efeitos colaterais podem ser menores com guanfacina. Dermatite de contato com adesivo de clonidina.	Pode ocorrer hipertensão de "rebote" mesmo após a descontinuação gradativa.
Clonidina (adesivo transdérmico)	*Inicial:* adesivo de 0,1 mg/dia semanalmente *Intervalo:* adesivo de 0,1-0,3 mg/dia semanalmente		
Clonidina e clortalidona	*Inicial:* 0,1 mg/15 mg 1-3x/dia *Intervalo:* 0,1 mg/15 mg-0,6 mg/30 mg em doses únicas ou divididas		
Guanfacina	*Inicial:* 0,5-1 mg 1x/dia na hora de dormir *Intervalo:* 1-3 mg 1x/dia		
Metildopa	*Inicial:* 250 mg 2-3x/dia *Intervalo:* 500-3.000 mg em 2 doses	Hepatite, anemia hemolítica, febre.	Evitar em favor de agentes mais seguros.
Antagonistas neuronais periféricos			
Reserpina	*Inicial:* 0,1 mg 1x/dia *Intervalo:* 0,05-0,25 mg 1x/dia	Depressão (menos provável em dosagens < 0,25 mg), terrores noturnos, congestão nasal, sonolência, doença péptica, distúrbios GI, bradicardia.	
Vasodilatadores diretos			
Hidralazina	*Inicial:* 10 mg 4x/dia *Intervalo:* 50-300 mg em 2-4 doses	Distúrbios TGI, taquicardia, cefaleia, congestão nasal, erupção cutânea, síndrome semelhante ao lúpus.	Pode piorar ou precipitar angina.
Minoxidil (genérico)	*Inicial:* 5 mg 1x/dia *Intervalo:* 10-40 mg em 1-3 doses divididas	Taquicardia, retenção de líquidos, cefaleia, hirsutismo, AVE pericárdico, trombocitopenia.	Deve ser usado em combinação com um betabloqueador e um diurético.

LP: liberação prolongada.

convincentes para que seja promovida uma mudança nos padrões prescricionais.

Kidoguchi S et al. Antihypertensive drugs and cancer risk. Am J Hypertens. 2022;35:767. [PMID: 35595533]

Procedimentos que modulam a atividade do sistema nervoso autônomo

Antes do advento dos medicamentos anti-hipertensivos, recorria-se à simpatectomia lombar para baixar a PA. Em uma abordagem mais específica e menos invasiva, pode-se fazer a ablação dos nervos simpáticos renais por meio da superfície luminal das artérias renais. O estudo *Spyral HTN-OFF MED*, que lançou mão de uma estratégia de ablação intensiva e rigorosamente controlada, demonstrou uma baixa modesta, mas clinicamente significativa, da PA *versus* um grupo de controle tratado por intervenção simulada. Vários estudos subsequentes confirmaram esse efeito na PA, que equivale ao efeito de um medicamento anti-hipertensivo. Estudos que envolveram a ablação de nervo simpático chegaram a um percentual de não resposta de 20-30%. Parece provável que a ablação do nervo simpático renal emergirá como modalidade alternativa ou adjuvante no tratamento da hipertensão, podendo ser de particular valia no tratamento da hipertensão resistente e em pacientes com intolerância à medicação. Entretanto, não contamos com dados de resultados cardiovasculares em apoio ao procedimento; além disso, seu custo é substancial. Por outro lado, a hipertensão resistente também é frequentemente pseudorresistente, surgindo como uma consequência da não adesão não reconhecida – que poderá ser tratada, tão logo tenha sido identificada. Os possíveis candidatos para denervação simpática renal devem ser encaminhados a centros com experiência na identificação de candidatos adequados e com habilidade comprovada no procedimento de denervação.

Estruturação de um regime anti-hipertensivo

Historicamente, os dados provenientes de estudos de grande porte controlados por placebo apoiaram a conclusão geral de que a terapia anti-hipertensiva com diuréticos e betabloqueadores teve grande efeito benéfico em um amplo espectro de desfechos cardiovasculares, com redução da incidência de AVE em 30-50% e de IC em 40-50%, além da interrupção da progressão para síndromes de hipertensão acelerada. As reduções em casos fatais e não fatais de DCC e de mortalidade cardiovascular e total foram menos drásticas, variando de 10-15%. Em geral, inexistem dados semelhantes derivados de estudos controlados por placebo e relativos aos fármacos mais recentes, exceto para a redução do percentual de AVE com o bloqueador de canal de cálcio nitrendipino, no estudo *Systolic Hypertension in Europe*. No entanto, contamos com evidências substanciais de que os IECA e, em menor extensão, os BRA, atenuam os desfechos cardiovasculares adversos em outras populações correlatas (p. ex., pacientes com nefropatia diabética, IC ou pós-IAM e indivíduos em alto risco de sofrer eventos cardiovasculares). Em sua maioria, os grandes estudos clínicos que compararam os desfechos em pacientes relativamente não selecionados não conseguiram demonstrar uma diferença entre os agentes mais recentes – como os IECA, BCC e BRA – e os regimes mais antigos, que se baseavam no uso de diuréticos, com relação à sobrevida, IAM e AVE. Onde foram observadas, as diferenças foram principalmente atribuídas a assimetrias sutis no controle da PA, e não a qualquer vantagem inerente de um agente sobre o outro. As recomendações para o tratamento inicial identificam os IECA, BRA e BCC como escolhas válidas. Tendo em vista seu perfil metabólico adverso, pode ser melhor estratégia limitar o tratamento inicial com agentes tiazídicos aos pacientes idosos. As tiazidas são aceitáveis como terapia de primeira linha para pacientes negros devido à eficácia específica desses agentes nesse grupo.

Conforme já foi discutido, os betabloqueadores não são medicamentos de primeira linha ideais para tratamento da hipertensão na ausência de indicações convincentes para seu uso (p. ex., DAC ativa ou IC). Os betabloqueadores vasodilatadores (como carvedilol e nebivolol) promover melhores resultados, em comparação com os betabloqueadores tradicionais; mas essa possibilidade ainda precisa ser testada.

Em princípio, parece ser desejável a restauração da queda noturna na PA pela administração de alguns medicamentos anti-hipertensivos ao final do dia. Mas ainda desconhecemos o impacto da dosagem noturna de medicamentos anti-hipertensivos no controle da hipertensão e nos desfechos clínicos. O estudo *Hygia* relatou benefícios significativos com a dosagem noturna *versus* dosagem matinal. Entretanto, não foram poucos os que criticaram esse estudo. Por causa do risco de ocorrência de eventos isquêmicos da hipotensão noturna profunda e considerando que ainda são incertos os benefícios clínicos de tal estratégia, em geral, a dosagem noturna não é recomendada.

Os medicamentos que interrompem a cascata renina-angiotensina são mais eficazes em jovens brancos, nos quais a renina tende a ser mais alta. BCC e diuréticos são mais eficazes em pessoas negras ou idosas, que geralmente apresentam níveis de renina mais baixos. Muitos pacientes necessitarão de dois ou mais medicamentos e, mesmo assim, um percentual significativo não conseguirá alcançar a PA desejada. A Tabela 13.13 descreve uma abordagem terapêutica gradativa para o tratamento farmacológico da hipertensão. Em pacientes diabéticos, geralmente haverá necessidade de três ou quatro medicamentos para baixar a PA sistólica até a meta almejada. Em muitos pacientes, nenhuma combinação farmacológica será capaz de controlar adequadamente a PA. Diante disso, a discussão sobre qual o agente de primeira linha apropriado é menos importante do que a determinação das combinações de agentes mais apropriadas.

Pode-se recorrer ao recurso mnemônico ABCD para lembrar as quatro classes de medicamentos anti-hipertensivos. Essas quatro classes podem ser divididas em duas categorias: AB e CD. AB se refere a medicamentos que bloqueiam o SRAA

TABELA 13.13 Abordagem de cuidados escalonados para o início e titulação de medicamentos anti-hipertensivos[1,2]

Etapa 1	IECA/BRA **ou**[3] Bloqueador do canal de cálcio **ou** Diurético tiazídico[4]
Etapa 2	IECA/BRA **+** Bloqueador do canal de cálcio **ou** diurético tiazídico[5]
Etapa 3	IECA/BRA + bloqueador do canal de cálcio + diurético tiazídico
Etapa 4	IECA/BRA + bloqueador do canal de cálcio + diurético tiazídico + espironolactona[6]

[1] Aguardar 2 semanas para atingir o efeito total de cada agente. Prosseguir com as etapas até que seja atingida a PA-alvo.

[2] Betabloqueadores podem ser usados em qualquer estágio, se houver indicação específica, p. ex., IC ou angina.

[3] Deve-se considerar o início do tratamento combinado para pacientes com níveis mais altos de PA e maior risco cardiovascular.

[4] Uma tiazida ou um bloqueador de canal de cálcio é tratamento inicial mais eficaz em pessoas negras e em idosos.

[5] Se houver necessidade, adicionar um BCC em vez de um diurético em pacientes mais jovens, para que não ocorra exposição a longo prazo aos efeitos colaterais metabólicos dos diuréticos.

[6] As alternativas à espironolactona são: eplerenona, amilorida ou triantereno. Observar a hipercalemia, sobretudo se o paciente também estiver sendo medicado com um IECA/BRA. Evitar diuréticos poupadores de potássio em casos avançados de DRC. Se houver necessidade de mais de três medicamentos na dose máxima, considerar o encaminhamento do paciente para o especialista.

(IECA/BRA [do inglês ACE/ARB] e **b**etabloqueadores). CD representa os medicamentos com ação em outras vias (BCC e **d**iuréticos). As combinações medicamentosas envolvendo as duas categorias são mais potentes do que combinações em apenas uma categoria. Muitos especialistas recomendam o uso de uma combinação de dose fixa (entre as duas categorias) de agentes anti-hipertensivos como tratamento de primeira linha para pacientes com pressões sistólicas substancialmente elevadas (> 160/100 mmHg) ou em casos de hipertensão de difícil controle (geralmente estão associados ao diabetes ou à disfunção renal). Considerando os efeitos metabólicos indesejados dos tiazídicos, os BCC podem ser o segundo agente preferido na medicação de pacientes mais jovens que já estejam tomando um IECA ou um BRA. Mas estudos confirmaram repetidamente a eficácia dos diuréticos tiazídicos como agentes de primeira linha para a prevenção de vários desfechos clínicos. Com base nos resultados do estudo *Accomplish*, pode ser uma opção ideal a combinação de um IECA e um BCC para pacientes em alto risco de eventos cardiovasculares. O uso inicial de combinações em baixa dosagem permite uma redução mais rápida da PA; além disso, é provável que essa opção seja melhor aceita pelos pacientes. Dados do estudo *Altitude* (em pacientes com diabetes tipo 2 e DRC e/ou DCV) indicou piores resultados com a adição de alisquireno ao BRA ou ao IECA; assim, essa estratégia não pode ser recomendada, pelo menos nessa população. A Tabela 13.14 descreve uma abordagem terapêutica adaptada à demografia do paciente.

Em resumo, o paciente deverá ser informado sobre os efeitos colaterais mais comuns e sobre a necessidade de seu empenho para adesão ao tratamento. Em pacientes com PA < 160/90 mmHg e com indicação para farmacoterapia, o tratamento deve ser iniciado apenas com um agente, ou com uma combinação de dois medicamentos em baixa dose. Em geral, as consultas de acompanhamento devem ocorrer em intervalos de 4-6 semanas, para dar tempo ao estabelecimento dos efeitos completos da medicação (sobretudo no caso dos diuréticos), antes de nova titulação ou ajuste. Se, após a titulação para doses habituais, o paciente demonstrar uma resposta perceptível, mas incompleta, e se comprovou boa tolerância ao medicamento inicial, o médico deverá adicionar outro medicamento (Ver Objetivos do tratamento). Como regra geral, pode-se esperar por uma redução da PA de 10 mmHg para cada agente anti-hipertensivo adicionado ao regime e titulado até a dose ideal. Nos pacientes com hipertensão mais grave ou que apresentem comorbidades (p. ex., diabetes) que provavelmente os tornarão resistentes ao tratamento, é aconselhável que a terapia combinada seja iniciada, havendo indicação para um acompanhamento mais frequente. No tratamento inicial da hipertensão, foram constatadas eficácia e boa tolerância com o uso de "polipílulas", que combinam vários medicamentos em um mesmo comprimido. Em geral, as diretrizes recomendam o uso de monitores domiciliares de PA para o diagnóstico de hipertensão. A tecnologia digital possibilitou a monitoração de respostas automedidas pelo paciente ao tratamento, com transmissão direta das leituras de PA para a clínica. Com a disponibilidade de perfis de PA gerados a partir de vários pontos de dados coletados na casa do paciente e em intervalos contínuos, o médico poderá controlar com maior precisão a carga hipertensiva cumulativa.

Deve-se considerar uma avaliação de hipertensão secundária em pacientes com boa aderência aos seus medicamentos, mas que não respondem aos regimes combinados convencionais.

Não adesão à medicação

A adesão ao tratamento anti-hipertensivo é alarmantemente baixa. Em um estudo europeu de adesão à medicação anti-hipertensiva, apenas 39% dos pacientes vinham tomando continuamente seus medicamentos ao longo de um período de 10 anos. O atendimento colaborativo, com envolvimento de médicos, farmacêuticos, assistentes sociais e enfermeiros com o objetivo de incentivar a adesão, teve um efeito variável – e em muitos casos modesto – no controle da PA. A adesão

TABELA 13.14 Escolha do agente anti-hipertensivo com base em considerações demográficas[1,2]

	Pessoas negras, todas as idades[3]	Todos os outros, idade < 55 anos	Todos os outros, idade > 55 anos
Primeira linha	BCC ou diurético[4,5]	IECA ou BRA[6] ou BCC ou diurético[4,5]	BCC ou diurético[4,5]
Segunda linha	BRA[6] ou IECA[6,7] ou betabloqueador vasodilatador[8]	Betabloqueador vasodilatador[8]	IECA[6] ou BRA[6] ou betabloqueador vasodilatador[8]
Hipertensão resistente	Bloqueador dos receptores de aldosterona	Bloqueador dos receptores de aldosterona	Bloqueador dos receptores de aldosterona
Outras opções	Alfa-agonista de ação central ou alfa-antagonista periférico[9]	Alfa-agonista de ação central ou alfa-antagonista periférico[9]	Alfa-agonista de ação central ou alfa-antagonista periférico[9]

[1] Indicações convincentes podem alterar a seleção de um medicamento anti-hipertensivo.

[2] Iniciar com a dose completa de um agente, ou com doses menores no tratamento combinado. Em casos de hipertensão mais grave (≥ 140/90 mmHg), considerar o início do tratamento com uma combinação de dose fixa.

[3] As razões pelas quais as respostas a alguns medicamentos tendem a diferir em pacientes negros são complexas e ainda pouco compreendidas. Observações como essas jamais devem ser tomadas como evidência de diferenças biológicas com base em categorias raciais.

[4] Para pacientes com disfunção renal significativa, usar diurético de alça em vez de agente tiazídico.

[5] Deve-se levar em conta os efeitos metabólicos adversos dos diuréticos tiazídicos e dos betabloqueadores em pacientes mais jovens, mas essa consideração pode ser menos importante em pacientes idosos.

[6] Mulheres em idade fértil devem evitar IECA e BRA ou interromper seu uso, tão logo a gravidez tenha sido diagnosticada.

[7] Apesar do risco elevado de angioedema e de tosse em pacientes negros, em geral os IECA são bem tolerados e são um complemento útil.

[8] Há vantagens teóricas no uso de betabloqueadores vasodilatadores (p. ex., carvedilol e nebivolol).

[9] O uso dos alfa-antagonistas pode precipitar ou exacerbar a hipotensão ortostática em pacientes idosos.

BCC: bloqueador dos canais de cálcio.

pode ser melhorada pela orientação do paciente e pelo uso da medição domiciliar. Também é muito importante a escolha da medicação anti-hipertensiva, pois há relatos de maior adesão em pacientes cujos medicamentos podem ser tomados 1x/dia, ou em forma de comprimidos combinados. A adesão aumenta em pacientes tomando IECA e BRA, piorando com o uso de betabloqueadores e diuréticos.

Considerações específicas para o sexo na hipertensão

Tendo em vista a preponderância do recrutamento masculino em estudos clínicos em grande escala, ainda permanece incerto qual a influência do sexo do paciente na avaliação e no tratamento da hipertensão. Os limitados dados existentes sugerem uma relação mais acentuada para as mulheres entre a PA sistólica ambulatorial de 24 horas e noturna e o risco de eventos cardiovasculares. São muitos os efeitos especificamente ligados ao sexo nos mecanismos e no impacto da hipertensão nos órgãos-alvo. Em adultos mais jovens, é maior a propensão para a hipertensão em homens *versus* mulheres – uma relação que se inverte mais tarde na vida. A regressão da HVE em resposta aos IECA é menos pronunciada em mulheres. Além disso, as mulheres estão mais propensas a sofrer hipertensão sistólica isolada, provavelmente por apresentarem uma função sistólica do VE mais dinâmica e pela maior rigidez vascular do que em homens. Casos de displasia fibromuscular da artéria renal são muito mais comuns em mulheres do que em homens. Comparativamente ao que ocorre em homens, os efeitos colaterais de muitos medicamentos anti-hipertensivos são mais pronunciados em mulheres, p. ex., a tosse associada a IECA e a ocorrência de hiponatremia e hipocalemia em resposta aos diuréticos. Por outro lado, as tiazidas podem ajudar na preservação da densidade óssea. É mais provável a ocorrência de edema postural causado pelo anlodipino em mulheres, que também são mais sensíveis aos betabloqueadores. Não contamos com dados que favoreçam uma meta diferente para a PA em mulheres, mas essa questão ainda não foi devidamente examinada em estudos clínicos dedicados.

Tratamento da hipertensão para diabéticos

Pacientes hipertensos e diabéticos se encontram sob risco particularmente alto de sofrer eventos cardiovasculares. Dados do estudo *Accord*, que envolveu pacientes diabéticos, demonstraram que muitos dos benefícios provenientes da baixa da PA foram observados com uma meta sistólica < 140 mmHg. Embora tenha sido observada uma redução no risco de AVE com uma meta sistólica < 120/70 mmHg, o tratamento para essa meta mais baixa foi associado a maior risco de ocorrência de efeitos adversos graves. As diretrizes vigentes nos EUA e no Canadá recomendam uma meta de PA < 130/80 mmHg para pacientes diabéticos. Graças aos efeitos benéficos dos IECA na nefropatia diabética, esses agentes devem fazer parte do regime terapêutico inicial. BRA (ou talvez inibidores da renina) podem ser bons substitutos a pacientes com intolerância aos IECA. Embora o estudo *Ontarget* tenha demonstrado que combinações de IECA e BRA em pacientes com aterosclerose ou com diabetes tipo 2 e com danos em órgãos-alvo aparen-

temente minimizaram a proteinúria, essa estratégia aumentou ligeiramente os riscos de progressão para diálise e de morte. Assim, ela não é recomendável nessa população. A maioria dos pacientes diabéticos depende de combinações de 3-5 agentes para que possam atingir a PA-alvo, geralmente com a inclusão de um diurético e de um BCC ou betabloqueador. Os pacientes com diabetes tipo 2 podem ser tratados com medicamentos não considerados anti-hipertensivos tradicionais, mas que provavelmente melhoram os resultados cardiovasculares, independentemente de seus modestos efeitos na redução da PA. Os inibidores da proteína de transporte de sódio-glicose-2 (SGLT-2) são amplamente prescritos na prática clínica. No estudo *Credence*, que envolveu pacientes com nefropatia diabética, a canagliflozina, um inibidor de SGLT-2, melhorou o controle glicêmico, reduziu modestamente a PA em 3-4 mmHg, melhorou os resultados renais e diminuiu o risco cardiovascular. No estudo *Figaro-DKD* com pacientes diabéticos e DRC em estágio 2-4, o uso de finerenona reduziu a PA em modestos 3 mmHg, mas resultou em ganhos significativos na prevenção de desfechos cardiovasculares e um possível benefício no retardo da progressão da doença renal. Os desfechos cardiovasculares e renais em pacientes com diabetes tipo 2 também melhoram com o uso de agonistas de GLP-1, apesar das modestas reduções na PA. Não contamos com dados de desfecho em pacientes com diabetes tipo 1, mas parece provável que ganhos semelhantes seriam observados com o uso dessas três classes farmacológicas. Deve-se ter em mente que os inibidores de SGLT-2 aumentam o risco de cetoacidose diabética em pacientes com diabetes tipo 1. Além de um controle rigoroso da PA, o tratamento de pacientes diabéticos deve também incluir um tratamento agressivo de outros fatores de risco.

Neuen BL et al. Estimated lifetime cardiovascular, kidney and mortality benefits of combination treatment with SGLT2 inhibitors, GLP-1 receptor agonists, and non-steroidal MRA compared with conventional care in patients with type 2 diabetes and albuminuria. Circulation. 2024;149:450. [PMID: 37952217]
Tonelli M et al. Increasing societal benefit from cardiovascular drugs. Circulation. 2022;146:1627. [PMID: 36409780]

Tratamento da hipertensão em pacientes com doença renal crônica

Quarenta por cento dos pacientes com TFG < 60-90 mL/min/1,73 m² e 75% dos pacientes com TFG < 30 mL/min/1,73 m² também são hipertensos. A velocidade de progressão da DRC sofre retardo significativo com o tratamento da hipertensão. No estudo *Sprint*, uma diminuição do risco cardiovascular associada a metas de PA mais baixas também foi observada no subgrupo com TFG < 60 mL/min/1,73 m². Entretanto, o efeito provocado por metas de PA mais baixas na desaceleração da progressão da DRC parece se limitar àqueles pacientes com pronunciada proteinúria. Ainda no estudo *Sprint*, a meta de PA mais baixa foi associada ao aumento do risco de insuficiência renal aguda (IRA), mas foi possível reverter esse risco, que não estava associado com a elevação de biomarcadores para lesão isquêmica. A maioria dos especialistas recomenda uma meta de PA < 130/80 mmHg em pacientes com DRC, sendo considerada uma redução mais intensiva nos casos de proteinúria > 1 g por 24 horas. O uso de medicamentos que interrompem a cascata renina-angiotensina pode retardar a progressão da doença renal; esses agentes são os preferidos para tratamento inicial, especialmente naqueles pacientes com albuminúria > 300 mg/g de creatinina. Em geral, haverá necessidade de transição de um diurético tiazídico para um diurético de alça, com o objetivo de controlar a expansão de volume quando a TFGe cai para < 30 mL/min/1,73 m², mas deve-se ter em mente que os diuréticos tiazídicos mantêm a eficácia anti-hipertensiva em pacientes com DRC avançada. A proteção e a segurança dos IECA persistem em casos de doença renal associada a uma proteinúria significativa e diante de níveis séricos de creatinina muito elevados, de até 5 mg/dL (380 mcmol/L). Mas o uso de medicamentos bloqueadores da cascata do SRAA em pacientes com DRC avançada deve ser supervisionado pelo nefrologista. A função renal e os eletrólitos devem ser determinados uma semana após o início do tratamento; em seguida, esses parâmetros deverão ser cuidadosamente monitorados em pacientes com doença renal. Um aumento de 20-30% na creatinina é aceitável e esperado; por outro lado, respostas mais exageradas sugerem a possibilidade de estenose da artéria renal, ou de contração do volume. Embora níveis mais baixos de PA estejam associados a reduções agudas na TFG, aparentemente esse achado não se traduz em maior risco de ocorrência de Dret a longo prazo. A persistência do tratamento com um IECA ou com um BRA diante de níveis séricos de potássio > 5,5 mEq/L provavelmente não se justifica, tendo em vista a disponibilidade de outros medicamentos anti-hipertensivos nefroprotetores – desde que as pressões arteriais-alvo sejam mantidas. Agentes diuréticos e inibidores de SGLT-2 podem ajudar no controle da hipercalemia leve e, atualmente, contamos com novos polímeros de troca catiônica (p. ex., patirômero) que sequestram o potássio no intestino e, além disso, são mais eficazes e mais bem tolerados do que o poliestireno sulfonato de sódio. Os efeitos nefroprotetores dos inibidores de SGLT-2 observados em pacientes diabéticos também foram demonstrados em pacientes não diabéticos com DRC e proteinúria.

Tratamento da hipertensão em pacientes negros

Evidências substanciais sugerem que os negros norte-americanos não são apenas mais propensos a se tornarem hipertensos e mais suscetíveis às complicações cardiovasculares e renais da hipertensão, mas também respondem diferentemente a muitos medicamentos anti-hipertensivos. O estudo *Regards* ilustra essas diferenças. Em pressões arteriais sistólicas < 120 mmHg, negros e brancos norte-americanos entre 45-64 anos apresentaram risco igual de AVE. Para um aumento de 10 mmHg na PA sistólica, o risco de AVE foi três vezes maior para os participantes negros. Em níveis > 140-159/90-99 mmHg, os pesquisadores constataram uma taxa de risco para AVE = 2,35 em participantes negros *versus* brancos entre 45-64 anos. Essa maior suscetibilidade pode refletir fatores ambientais, como racismo estrutural, dieta, atividades, estresse ou acesso a serviços de saúde; diferenças na ocorrência de comorbidades, p. ex., diabetes ou obesidade; ou ancestralidade genética e epigenética. É muito importante que sejam realizados mais estudos para que possa ser determinada a origem dessas diferenças; além disso, devemos ter em mente que as disparidades raciais não são sinônimas de diferenças biológicas inerentes com base na raça. Justifica-se para todas as pessoas hipertensas um programa multifacetado de educação e modificação do estilo de vida. Duas abordagens promissoras são as intervenções baseadas na comunidade e o automonitoramento da PA. Foi preconizada uma introdução precoce da terapia combinada, mas não contamos com dados de estudos clínicos em apoio a uma meta de PA mais baixa do que o normal em pacientes negros. Tendo em vista a aparente menor eficácia dos IECA e dos BRA – na ausência do uso concomitante de diuréticos – em pacientes negros em comparação com pacientes brancos, geralmente o tratamento inicial para os pacientes negros deverá consistir em um diurético, ou em um diurético em combinação com um BCC. No entanto, os inibidores do SRAA baixam a PA nessa população e são adjuvantes úteis aos diuréticos e BCC recomendados, devendo ser prescritos para pacientes hipertensos e com indicações convincentes, p. ex., IC e doença renal (sobretudo em presença de proteinúria) (Tab. 13.15). *Os pacientes negros estão sob risco elevado de angioedema e tosse associados aos IECA; assim, a escolha preferida seria um BRA.*

Tratamento da hipertensão em idosos

Vários estudos com pessoas com mais de 60 anos de idade confirmaram que a terapia anti-hipertensiva previne casos fatais e não fatais de IAM, além de diminuir a mortalidade cardiovascular geral. Diretrizes atualizadas sugerem que, em

TABELA 13.15 Medicações anti-hipertensivas recomendadas para indicações coexistentes

Medicação anti-hipertensiva						
Indicação	Diurético	Betabloqueador	IECA	BRA	Bloqueador de canais de cálcio	Antagonista da aldosterona
IC	√	√	√	√		√
Após IAM		√	√			√
Alto risco de doença coronária	√	√	√		√	
Diabetes	√	√	√	√	√	
Doença renal crônica			√	√		
Prevenção de AVE recorrente	√		√			

AVE: acidente vascular encefálico; IC: insuficiência cardíaca; IAM: infarto agudo do miocárdio.

geral, as metas de PA não devem ser influenciadas apenas pela idade. Uma análise de subgrupo do estudo *Sprint* constatou que pessoas com > 75 anos foram beneficiadas na meta de tratamento para PA sistólica = 120 mmHg. É importante ressaltar que esses benefícios também ficaram evidenciados em pacientes classificados como pessoas frágeis. Mas essa abordagem mais agressiva foi associada a aumento no risco de quedas e deterioração da função renal, sugerindo a necessidade de um monitoramento rigoroso para pacientes idosos em tratamento para baixar a PA. Também é importante observar a não inclusão, no estudo *Sprint*, de pacientes diabéticos, com AVE ou com hipotensão ortostática.

As metas de tratamento da PA devem ser individualizadas nos pacientes idosos. No estudo *Sprint Mind*, a meta de PA sistólica mais baixa, de 120 mmHg, foi associada a uma redução de 15% na incidência de comprometimento cognitivo leve e provável demência por todas as causas *versus* 140 mmHg no grupo-alvo. Com base nesses dados, o controle agressivo da hipertensão em idosos em alto risco teria impacto significativo na prevalência de demência. Conforme foi colocado anteriormente, é importante ter em mente que as medições da PA no estudo *Sprint* foram feitas por aparelhos automatizados, que sabidamente apresentam leituras mais baixas, em comparação com as medições convencionais no consultório.

Como iniciar o tratamento anti-hipertensivo em pacientes idosos – Nessa população, são empregados os mesmos medicamentos, mas em doses 50% menores. A pressão deve ser reduzida mais gradualmente, optando-se por uma meta segura de PA sistólica intermediária de 160 mmHg. Após o início do tratamento, os pacientes idosos deverão ser cuidadosamente monitorados para ortostase, alterações da cognição e distúrbios eletrolíticos. Os idosos são particularmente suscetíveis a problemas associados à polifarmácia, p. ex., interações medicamentosas e erros de dosagem.

Tratamento da hipertensão supina em pacientes com hipotensão ortostática

A hipertensão supina ocorre comumente em pacientes com hipotensão ortostática; estando associada a maior risco cardiovascular. O tratamento da ortostase pode exacerbar a hipertensão supina e vice-versa. Em pacientes com disfunção profunda do sistema nervoso autônomo, é frequente que ocorra redução na expectativa de vida. Para o tratamento da hipertensão noturna, pode-se considerar o uso de agentes de ação mais curta (p. ex., captopril, hidralazina, losartana ou nifedipino de liberação rápida). Em pacientes com hipertensão supina, os medicamentos empregados para aumentar a PA durante o dia não devem ser tomados nas 5 horas anteriores à hora de dormir.

Acompanhamento de pacientes em tratamento para hipertensão

Tão logo o paciente esteja com sua PA controlada com um regime terapêutico bem tolerado, as consultas de acompanhamento poderão ser mais espaçadas e os exames laboratoriais se limitarão àqueles apropriados para o paciente e para os medicamentos prescritos. É recomendável um monitoramento anual dos lipídios sanguíneos, e o paciente poderá ter um ECG repetido a intervalos de 2-4 anos, dependendo de estarem ou não presentes as anormalidades iniciais e em presença de fatores de risco coronariano. Pacientes que gozaram de um excelente controle da PA ao longo dos anos, especialmente se perderam peso e deram início a modificações favoráveis no estilo de vida, podem ser considerados para um teste de redução da medicação anti-hipertensiva.

Chapman N et al. Arterial hypertension in women: state of the art and knowledge gaps. Hypertension. 2023;80:1140. [PMID: 36919603]

Ferdinand KC et al. Eliminating hypertension disparities in U.S. non--Hispanic black adults: current and emerging interventions. Curr Opin Cardiol. 2023;38:304. [PMID: 37115906]

Milani RV et al. New aspects in the management of hypertension in the digital era. Curr Opin Cardiol. 2021;36:398. [PMID: 33871402]

O'Hagan ET et al. Hypertension therapy using fixed-dose polypills that contain at least three medications. Heart. 2023;109:1273. [PMID: 36810213]

Suchard MA et al. Comprehensive comparative effectiveness and safety of first-line antihypertensive drug classes: a systematic, multinational, large-scale analysis. Lancet. 2019;394:1816. [PMID: 31668726]

Supiano MA et al. New guidelines and SPRINT results: implications for geriatric hypertension. Circulation. 2019;140:976. [PMID: 31525101]

Hipertensão resistente

Hipertensão resistente é definida como o insucesso em controlar a PA em pacientes aderentes a doses completas de um regime terapêutico apropriado com três medicamentos (incluindo um diurético). A adesão é um problema importante: nesse grupo de pacientes, o percentual de não adesão (parcial ou completa) provavelmente chega perto dos 50%. Na abordagem à hipertensão resistente, primeiramente o médico deve confirmar a adesão e descartar a "hipertensão do jaleco branco", idealmente com o uso de medição ambulatorial ou domiciliar da PA. Devem ser levados em conta possíveis fatores de exacerbação (conforme foi descrito anteriormente). Finalmente, o médico deve buscar causas identificáveis de hipertensão resistente (Tab. 13.16). A aldosterona pode ter um papel importante em casos de hipertensão resistente; nesse cenário, podem ter grande utilidade os bloqueadores dos receptores de aldosterona e a amilorida. Se, concluídas essas etapas, não for possível atingir a PA desejada, deve ser considerada uma consulta com o especialista em hipertensão. Na ausência de outras opções para esses pacientes, pode-se pensar na ablação do nervo simpático renal; contudo, não contamos com estudos que tenham determinado resultados clinicamente relevantes em longo prazo.

Azzam O et al. Taming resistant hypertension: the promise of novel pharmacologic approaches and renal denervation. Br J Pharmacol. 2024;181:319. [PMID: 37715452]

TABELA 13.16   Causas de hipertensão resistente

Medição inadequada da PA
Não adesão
Sobrecarga de volume e pseudotolerância[1]
- Ingestão excessiva de sódio
- Retenção de volume por doença renal
- Terapia diurética inadequada
Causas induzidas por medicamentos ou outras causas
- Doses inadequadas
- Combinações inadequadas
- Aine; inibidores da ciclooxigenase-2
- Cocaína, anfetaminas, outras drogas ilícitas
- Simpaticomiméticos (descongestionantes, anorexígenos)
- Contraceptivos orais
- Esteroides adrenais
- Ciclosporina e tacrolimus
- Eritropoetina
- Alcaçuz (inclusive algum tabaco de mascar)
- Suplementos alimentares e medicamentos de venda livre selecionados (p. ex., efedra, *ma huang*, laranja amarga)
Distúrbios associados
- Obesidade
- Ingestão excessiva de bebidas alcoólicas
Causas identificáveis de hipertensão (ver Tab. 13.2)

[1] Pseudotolerância é a atenuação da ação anti-hipertensiva dos vasodilatadores, devido à promoção da retenção de sal.
Fonte: Chobanian AV et al. The Seventh Report of the Joint National Committee on Prevention, Detection, Evaluation, and Treatment of High Blood Pressure: the JNC 7 report. JAMA. 2003;289:2560.

Hipertensão não controlada e emergência hipertensiva

Historicamente, a literatura criou inúmeros termos descritivos para várias formas de apresentações hipertensivas agudas, p. ex., crise hipertensiva, hipertensão acelerada, emergência hipertensiva, hipertensão maligna, encefalopatia hipertensiva, síndrome da encefalopatia reversível posterior, urgência hipertensiva, e hipertensão não controlada. Algumas diretrizes especializadas condensaram os termos descritivos em duas categorias: hipertensão não controlada e emergência hipertensiva, que se fundamentam na ausência (hipertensão não controlada) ou na presença (emergência hipertensiva) de lesão aguda de órgão-alvo mediada pela hipertensão.

O diagnóstico de emergência hipertensiva pode ser firmado quando a hipertensão significativa (geralmente, mas nem sempre, > 180/120 mmHg) é a causa de lesão no coração, retina, cérebro, rins, grandes artérias ou na microcirculação. Pré-eclâmpsia é um caso especial discutido no Capítulo 21. Por outro lado, hipertensão não controlada é a elevação aguda da PA na ausência de evidências de lesão em órgão-alvo. Esse esquema diferencia pacientes cuja PA deve ser controlada imediatamente, daqueles em que há garantia, com segurança, do controle da PA ao longo de horas ou dias. Nos pacientes com emergência hipertensiva, há necessidade de internação hospitalar, para o tratamento das consequências da lesão aos órgãos e monitoração cuidadosa da resposta da PA à terapia IV de redução da PA. Em contraste, pacientes com hipertensão não controlada podem ser cuidados com terapia hipotensiva VO convencional, com um período limitado de observação e acompanhamento ambulatorial; não há necessidade de inter-

nação hospitalar desses pacientes. Em um caso de emergência hipertensiva, o perfil da lesão orgânica determinará a escolha do agente anti-hipertensivo, a velocidade de redução da PA e o intervalo e as metas finais para a PA em resposta ao tratamento.

A. Como detectar uma lesão em órgão terminal na emergência hipertensiva

Em muitos casos, a presença de uma lesão em órgão terminal fica evidenciada com base na história e no exame físico, na forma de uma deficiência neurológica focal ou global óbvia, por um exame de retina anormal, pela ausência de pulsos, leituras assimétricas da PA, dor torácica intensa, dor nas costas ou evidente edema pulmonar. O médico deverá selecionar os exames de sangue tendo em vista o rastreamento de microangiopatia trombótica, IRA e danos ao miocárdio. A urina deve ser examinada para presença de sangue e proteína, bem como para a triagem de substâncias de abuso (tipicamente cocaína ou *ecstasy*). Nos casos em que haja indicação clínica, contamos com diversas modalidades de imagem que poderão confirmar a presença de edema pulmonar, disfunção miocárdica, dissecção aórtica, ou sangramento intracraniano agudo, trombose, ou lesão microvascular cerebral (p. ex., síndrome da encefalopatia reversível posterior).

Microangiopatia hipertensiva aguda – Um complexo de PA elevada em associação com uma retinopatia (hemorragias retinianas, manchas algodonosas, ou papiledema), IRA e microangiopatia trombótica foi denominado **hipertensão maligna**. Em aproximadamente 10% dos pacientes apresentando esse complexo, também serão observadas evidências de encefalopatia hipertensiva (convulsões, letargia, cegueira cortical ou coma) que nem sempre está acompanhada por uma retinopatia hipertensiva clássica. A suscetibilidade da área cerebral posterior às lesões hipertensivas decorre da escassez de inervação simpática nessa região e, consequentemente, de sua limitada capacidade de autorregulação. As alterações microangiopáticas de trombocitopenia, esquistócitos e DHL elevado também ocorrem em pacientes com síndrome hemolítico-urêmica (SHU) ou com púrpura trombocitopênica trombótica (PTT), o que resulta em grande desafio diagnóstico. Mas a presença de alterações retinianas avançadas sugere que hipertensão é a causa primária provável, enquanto anormalidades hematológicas associadas à PTT ou à SHU são caracteristicamente mais dramáticas.

B. Tratamento de emergência hipertensiva com base no tipo de dano ao órgão final

1. **Microangiopatia hipertensiva aguda** – Em geral, a meta inicial consiste em baixar a PA em não mais do que 25% (dentro de minutos e até em 1-2 horas), prosseguindo então para alcançar um nível de 160/100 mmHg dentro de 2-6 horas. O risco de isquemia de órgão em decorrência de reduções excessivas na PA fica minimizado pelo uso de agentes com efeito anti-hipertensivo previsível, dependente da dose, temporário e progressivo (Tab. 13.17). *Nesse sentido, é melhor evitar o uso de preparações sublinguais ou VO de nifedipino de ação rápida.*

TABELA 13.17 Tratamento das emergências hipertensivas, dependendo do local primário do dano ao órgão final. Ver Tabela 13.18 para dosagens

Tipo de emergência hipertensiva	Opções e combinações de medicamentos recomendadas	Medicamentos a evitar
Microangiopatia hipertensiva aguda	Labetalol Nicardipino	
Encefalopatia hipertensiva e síndrome de encefalopatia reversível posterior	Labetalol Nicardipino	Nitroprussiato, metildopa, clonidina, nitroglicerina
Isquemia e infarto do miocárdio	Nicardipino + esmolol[1] Nitroglicerina + labetalol Nitroglicerina + esmolol[1]	Hidralazina, diazóxido, minoxidil, nitroprussiato
Lesão renal aguda	Fenoldopam Nicardipino Clevidipino	
Dissecção aórtica	Esmolol + nicardipino Esmolol + clevidipino Labetalol Esmolol + nitroprussiato	Hidralazina, diazóxido, minoxidil
Edema pulmonar agudo, disfunção sistólica do VE	Nicardipino + nitroglicerina[2] + um diurético de alça Clevidipino + nitroglicerina[2] + um diurético de alça	Hidralazina, diazóxido, betabloqueadores
Edema pulmonar agudo, disfunção diastólica	Esmolol + nitroglicerina em baixa dosagem + um diurético de alça Labetalol + nitroglicerina em baixa dosagem + um diurético de alça	
AVE isquêmico (PA sistólica > 180-200 mmHg)	Nicardipino Clevidipino Labetalol	Nitroprussiato, metildopa, clonidina, nitroglicerina
Hemorragia intracerebral (PA sistólica > 140-160 mmHg)	Nicardipino Clevidipino Labetalol	Nitroprussiato, metildopa, clonidina, nitroglicerina
Estados hiperadrenérgicos, inclusive uso de cocaína	Nicardipino + um benzodiazepínico Clevidipino + um benzodiazepínico Fentolamina Labetalol	Betabloqueadores
Pré-eclâmpsia, eclâmpsia	Labetalol Nicardipino	Diuréticos, IECA
Crise renal da esclerodermia	Captopril ou enalaprilato IV	

[1] Evitar se houver disfunção sistólica do VE.
[2] Medicamento de escolha nos casos de associação da disfunção sistólica do VE com isquemia.
AVE: acidente vascular encefálico; ECA: enzima conversora de angiotensina.

2. **AVE isquêmico agudo** – Em geral, esse distúrbio está associado à elevação acentuada da PA, geralmente seguida por uma queda espontânea. Nesses casos, o paciente será tratado com anti-hipertensivos apenas se a PA sistólica exceder 180-200 mmHg; além disso, as reduções da PA devem ser feitas cautelosamente em 10-15% ao longo de 24 horas (Tab. 13.17). Se o paciente for medicado com um agente trombolítico, a PA deverá ser mantida abaixo de 185/110 mmHg durante o tratamento, e por mais 24 horas depois do tratamento.

3. **Hemorragia intracerebral** – O objetivo do tratamento para hemorragia intracerebral é minimizar o sangramento; na maioria dos pacientes, a PA sistólica deverá ser reduzida para 140 mmHg nas primeiras 6 horas. Em pacientes com hemorragia subaracnoidea aguda, no período em que a origem do sangramento permanecer sem correção, o médico deve estabelecer um meio-termo entre a prevenção de mais sangramento e a manutenção da perfusão cerebral ante vasoespasmo cerebral. Nessa situação, as metas de PA dependerão da PA habitual do paciente. Em pacientes previamente normotensos, a meta deve ser uma PA sistólica = 110-120 mmHg; em pacientes hipertensos, a PA deve ser reduzida para 20% abaixo da pressão basal. No tratamento de emergências hipertensivas complicadas (ou precipitadas) por uma lesão do SNC, labetalol e nicardipino são boas escolhas, pois esses agentes não têm ação sedativa nem parecem causar aumentos significativos no fluxo sanguíneo cerebral ou na pressão intracraniana. Pacientes com hemorragia subaracnóidea devem ser medicados com nimodipino durante as 3 semanas seguintes à apresentação, com o objetivo de minimizar o vasoespasmo cerebral. *Em emergências hipertensivas decorrentes de mecanismos catecolaminérgicos, p. ex., feocromocitoma ou uso de cocaína, o uso de betabloqueadores pode piorar a hipertensão, em decorrência da inexistência de oposição à vasoconstrição periférica; deve-se dar preferência a nicardipino, clevidipino ou fentolamina. A administração de labetalol ajudará esses pacientes se houver necessidade de controlar a frequência*

cardíaca, mas esse agente não deverá ser usado como tratamento de primeira linha, por promover maior bloqueio beta, do que alfa.

4. **Dissecção aguda da aorta** – A PA sistólica e a frequência cardíaca devem ser reduzidas em 30 minutos para um nível abaixo de 120 mmHg e para menos de 60 bpm; para tanto, deve ser administrada uma combinação de vasodilatação e betabloqueio.

A Tabela 13.17 descreve as estratégias terapêuticas para perfis específicos de danos em órgãos-alvo, como os associados à lesão cardíaca, pré-eclâmpsia, crise renal esclerodérmica e estados hiperadrenérgicos.

Farmacoterapia
A. Agentes parenterais

Na maioria das situações, o controle adequado da PA é obtido com maior sucesso pelo uso de combinações de nicardipino ou clevidipino com labetalol ou esmolol; o nitroprussiato de sódio não é mais considerado tratamento de escolha para problemas hipertensivos agudos. (A Tab. 13.18 relaciona medicamentos, dosagens e efeitos adversos.)

1. **Nicardipino** – Nicardipino IV é o BCC parenteral mais potente e de ação mais prolongada. Por ser basicamente um vasodilatador arterial, esse agente tem o potencial de precipitar uma taquicardia reflexa. Por esse motivo, a nicardipino deve ser usada com um betabloqueador em pacientes com DAC.

2. **Clevidipino** – Clevidipino IV é um BCC do tipo L com meia-vida de 1 minuto, o que facilita um controle rápido e rigoroso da hipertensão grave. Age nos vasos de resistência arterial, não tendo efeitos venodilatadores ou cardiodepressores.

3. **Labetalol** – Esse agente alfa-beta-bloqueador combinado é o bloqueador adrenérgico de maior potência em casos que requeiram uma rápida redução da PA. Os demais betabloqueadores são menos potentes. Não é comum a ocorrência de quedas excessivas da PA. No tratamento das síndromes hipertensivas associadas à gravidez, a experiência com esse agente tem sido favorável.

4. **Esmolol** – Esse betabloqueador de ação rápida foi aprovado apenas para tratamento de pacientes com taquicardia supraventricular, mas é usado com frequência na redução da PA. O esmolol é menos potente que o labetalol, e seu uso deve ficar reservado para pacientes nos quais haja especial preocupação com relação a eventos adversos graves ligados ao uso de betabloqueadores.

5. **Fenoldopam** – Fenoldopam é um agonista do receptor periférico de dopamina-1 (DA_1). Seu uso provoca uma redução dependente da dose na PA sem evidência de tolerância, rebote, abstinência ou deterioração da função renal. Em faixas de dosagem mais elevadas, poderá ocorrer taquicardia. Esse medicamento é natriurético, fato que pode simplificar o tratamento de volume em pacientes com IRA.

6. **Enalaprilato** – É a forma ativa do enalapril, um IECA. Geralmente, o início da ação ocorre em 15 minutos, mas o efeito de pico pode ser retardado por até 6 horas. Assim, enalaprilato é principalmente prescrito como agente adjuvante.

7. **Diuréticos** – Diuréticos de alça IV podem ajudar pacientes que se apresentam com sinais de IC ou de retenção de líquido, mas o início de sua resposta hipotensiva é lento. Assim, em pacientes com emergência hipertensiva, os diuréticos são utilizados como adjuvantes, não como agentes primários. Inicialmente, devem ser tratados com dosagens baixas (furosemida, 20 mg, ou bumetanida, 0,5 mg). Os diuréticos facilitam a resposta aos vasodilatadores, que frequentemente estimulam a retenção de líquido.

8. **Hidralazina** – Pode ser administrada por via IV ou IM, mas seu efeito é menos previsível do que o de outros medicamentos nesse grupo. A hidralazina causa taquicardia reflexa; por isso, não deve ser administrada desacompanhada de betabloqueadores em pacientes com possível doença coronariana ou dissecção aórtica. É principalmente usada em mulheres grávidas e em crianças, mas mesmo nessas situações não é medicamento de primeira linha.

9. **Nitroglicerina IV** – Esse agente deve ficar reservado a pacientes com síndromes isquêmicas coronarianas agudas concomitantes.

10. **Nitroprussiato de sódio** – É administrado por infusão IV controlada, titulada gradualmente até o efeito desejado. O nitroprussiato de sódio baixa a PA em segundos por sua ação direta na dilatação arteriolar e venosa. O monitoramento do paciente com uma linha intra-arterial evita a hipotensão. O nitroprussiato, em combinação com um betabloqueador, tem utilidade em pacientes com dissecção aórtica.

B. Agentes orais

Com frequência, pacientes com síndromes hipertensivas agudas menos graves podem ser tratados VO. A escolha dos medicamentos adequados fará baixar a PA ao longo de horas. Naqueles pacientes que se apresentam em consequência da não adesão ao tratamento, geralmente basta restaurar o regime VO previamente estabelecido para o paciente.

1. **Clonidina** – Normalmente a medicação com clonidina, 0,2 mg VO, seguida por 0,1 mg a cada hora até um total de 0,8 mg, fará baixar a PA ao longo de algumas horas. Frequentemente ocorre sedação; também pode ocorrer hipertensão de rebote, se o medicamento for interrompido.

2. **Captopril** – Captopril, 12,5-25 mg VO, baixa a PA em 15-30 minutos. A resposta é variável, podendo ser excessiva. Captopril é o medicamento de escolha para o tratamento das crises hipertensivas da esclerose sistêmica.

3. **Nifedipino** – O efeito das cápsulas de nifedipino de ação rápida é imprevisível e pode ser excessivo, resultando possivelmente em hipotensão e taquicardia reflexa. Tendo em vista relatos de ocorrência de IAM e AVE nesse cenário, não é recomendável o uso de nifedipino sublingual. O uso de nifedipino *retard*, 20 mg VO, parece ser seguro e eficaz.

TABELA 13.18 Medicamentos para emergências e urgências hipertensivas

Agente	Ação	Dosagem	Início	Duração	Efeitos adversos	Comentários
Emergências hipertensivas						
Nicardipino	Bloqueador do canal de cálcio	5 mg/hora IV; pode aumentar em 1-2,5 mg/hora de 15-15 minutos para 15 mg/hora	1-5 minutos	3-6 horas	Hipotensão, taquicardia, cefaleia.	Pode precipitar isquemia miocárdica.
Clevidipino	Bloqueador do canal de cálcio	1-2 mg/hora IV inicialmente; duplicar a cada 90 segundos até perto da meta, então prosseguir em doses menores a cada 5-10 minutos até um máximo de 32 mg/hora	2-4 minutos	5-15 minutos	Cefaleia, náusea, vômito.	Emulsão lipídica: contraindicada em pacientes com alergia a soja ou ao ovo.
Labetalol	Beta e alfabloqueador	20-40 mg IV a cada 10 minutos para 300 mg; infusão de 2 mg/min	5-10 minutos	3-6 horas	Náusea, hipotensão, broncoespasmo, bradicardia, bloqueio cardíaco.	Evitar em disfunção sistólica aguda do VE, asma. Pode ser continuado VO.
Esmolol	Betabloqueador	Dose de ataque 500 mcg/kg IV ao longo de 1 minuto; manutenção, 25-200 mcg/kg/min	1-2 minutos	10-30 minutos	Bradicardia, náusea.	Evitar em disfunção sistólica aguda do VE, asma. Anti-hipertensivo fraco.
Fenoldopam	Agonista do receptor de dopamina	0,1-1,6 mcg/kg/min IV	4-5 minutos	< 10 minutos	Taquicardia reflexa, hipotensão, aumento da pressão intraocular.	Pode proteger a função renal.
Enalaprilato	IECA	1,25 mg IV de 6-6 horas	15 minutos	6 horas ou mais	Hipotensão excessiva.	Aditivo com diuréticos; pode ser continuado por via oral.
Furosemida	Diurético	10-80 mg VO ou IV	15 minutos	4 horas	Hipocalemia, hipotensão.	Adjuvante ao vasodilatador.
Hidralazina	Vasodilatador	5-20 mg IV; pode repetir após 20 minutos	10-30 minutos	2-6 horas	Taquicardia, cefaleia, vômito, diarreia;	Evitar em DAC, dissecção. Raramente usado, exceto na gravidez.
Nitroglicerina	Vasodilatador	0,25-5 mcg/kg/min IV	2-5 minutos	3-5 minutos	Cefaleia, náusea, hipotensão, bradicardia.	Pode ocorrer tolerância. Útil principalmente em isquemia miocárdica.
Nitroprussiato	Vasodilatador	0,25-10 mcg/kg/min IV	Segundos	3-5 minutos	Ansiedade, aumento da pressão intracraniana, vômito, obstrução intestinal; toxicidade por tiocianato e cianeto, em especial com disfunção renal e hepática; hipotensão. Roubo coronariano, diminuição do fluxo sanguíneo cerebral, aumento da pressão intracraniana.	Não é mais o agente de primeira linha.
Urgências hipertensivas						
Clonidina	Simpaticolítico central	0,1-0,2 mg VO inicialmente; então 0,1 mg a cada hora até 0,8 mg VO	30-60 minutos	6-8 horas	Sedação.	Pode ocorrer rebote.
Captopril	IECA	12,5-25 mg VO	15-30 minutos	4-6 horas	Hipotensão excessiva.	
Nifedipino	Bloqueador do canal de cálcio	10 mg VO inicialmente; pode ser repetido após 30 minutos	15 minutos	2-6 horas	Hipotensão excessiva, taquicardia, cefaleia, angina, IAM, AVE.	Resposta imprevisível.

AVE: acidente vascular encefálico; ECA: enzima conversora de angiotensina; IAM: infarto agudo do miocárdio.

C. Terapia subsequente

Depois de obtido o controle da PA, poderão ser acrescentadas combinações de agentes anti-hipertensivos VO, com redução gradativa dos medicamentos parenterais ao longo de 2-3 dias.

Rossi GP et al. Modern management of hypertensive emergencies. High Blood Press Cardiovasc Prev. 2022;29:33. [PMID: 34813055]

Distúrbios dos vasos sanguíneos e linfáticos

Warren J. Gasper, MD

James C. Iannuzzi, MD, MPH

Meshell D. Johnson, MD

Revisão científica da edição brasileira: Dr. Raphael Tzung Lima Soares

DOENÇA VASCULAR PERIFÉRICA ATEROSCLERÓTICA

Lesões ateroscleróticas oclusivas nos membros, ou doença arterial periférica (DAP), são evidências de um processo aterosclerótico sistêmico. A prevalência de DAP é de 30% em pacientes com 70 anos e sem outros fatores de risco, ou com 50 anos com fatores de risco presentes, p. ex., diabetes *mellitus* ou tabagismo. As alterações patológicas da aterosclerose podem ser difusas, mas as estenoses limitadoras de fluxo ocorrem em segmentos. Nos membros inferiores, classicamente as estenoses ocorrem em três segmentos anatômicos da árvore arterial: aortoilíaco, femoropoplíteo e infrapoplíteo ou tibial.

Doença oclusiva: aorta e artérias ilíacas

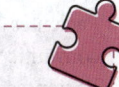

FUNDAMENTOS DO DIAGNÓSTICO

- Claudicação: dor em cãibra ou fadiga na panturrilha, coxa ou quadril ao caminhar.
- Diminuição dos pulsos femorais.
- Perda de tecido (ulceração, gangrena) ou dor em repouso.

Considerações gerais

Classicamente, ocorrem lesões na aorta distal e nas artérias ilíacas comuns proximais em homens brancos fumantes com idade entre 50-60 anos. A progressão da doença pode resultar em completa oclusão de uma ou ambas as artérias ilíacas comuns, o que poderá precipitar a oclusão de toda a aorta abdominal até as artérias renais.

Achados clínicos
A. Sintomas e sinais

Nas lesões aortoilíacas, a dor pode se estender até a coxa e as nádegas; poderá ocorrer disfunção erétil em casos de doença bilateral das artérias ilíacas comuns. Em raros casos, os pacientes sentem apenas fraqueza nas pernas ao caminhar, ou uma fadiga extrema dos membros. Os sintomas são aliviados pelo repouso e podem ser reproduzidos com a retomada da caminhada. Os pulsos femorais e distais estão ausentes, ou muito fracos. Pode-se ouvir sopros pela auscultação sobre a aorta, artérias ilíacas e artérias femorais.

B. Achados vasculares e de Doppler

Um exame de ultrassonografia com Doppler demonstra que a proporção da pressão arterial (PA) sistólica no tornozelo, em comparação com a PA na artéria braquial (índice tornozelo-braquial [ITB]) cai para < 0,9 (faixa de proporção normal = 0,9-1,2); essa diferença fica exacerbada pelo exercício físico. O médico deve obter as PA da artéria dorsal do pé e também da artéria tibial posterior, devendo usar nos cálculos a maior das duas pressões medidas. As gravações das formas de onda ou do volume de pulso obtidas por extensometria com o uso de manguitos de PA segmentares revelam a presença de embotamento da forma de onda arterial ao longo de todo o membro inferior.

C. Exames de imagem

A angiografia por TC (ATC) e a angiografia por ressonância magnética (ARM) podem identificar a localização anatômica da doença. Devido à presença de gás intestinal sobrejacente, a ultrassonografia duplex tem pouca utilidade para imagens aortoilíacas. Um estudo de imagens será necessário apenas em pacientes cujos sintomas exijam uma intervenção, o médico poderá localizar os níveis envolvidos da árvore arterial pela análise da história e pelo exame físico com testes vasculares.

Tratamento
A. Tratamento clínico e fisioterapia

Os pilares do tratamento das doenças aortoilíacas são a redução dos fatores de risco cardiovascular e a implementação de um programa de exercícios físicos.

1. **Redução dos fatores de risco** – Essencialmente, essa etapa consiste no abandono do tabagismo, instituição de terapia antiplaquetária, perda de peso e controle lipídico e da PA. Já estão estabelecidos os benefícios da terapia de reposição de nicotina, medicação com bupropiona e vareniclina, e aconselhamento em termos da cessação do tabagismo

(ver Cap. 1). Embora não sejam mais recomendados para prevenção primária de doenças cardiovasculares (DCV), é importante o uso de agentes antiplaquetários (ácido acetilsalicílico [AAS] [81 mg VO/dia] ou clopidogrel [75 mg VO/dia]) para a prevenção secundária de eventos cardiovasculares em pacientes com DAP, e também para diminuição da morbidade vascular periférica. Em pacientes sintomáticos, a medicação com rivaroxabana em baixa dose (2,5 mg VO 2x/dia) associada ao AAS (81 mg VO/dia) atenua os principais eventos adversos cardiovasculares e também os relacionados aos membros. Todos os pacientes com DAP devem ser medicados com altas doses de uma estatina (p. ex., atorvastatina 80 mg/dia, se tolerada) para o tratamento da hipercolesterolemia e da inflamação arterial. Cilostazol, 100 mg VO 2x/dia, aumenta aproximadamente em dois terços a distância percorrida pelos pacientes, mas poderão transcorrer de 2-4 semanas para sua eficácia, e 12 semanas até que seu efeito seja percebido integralmente.

2. Programas de exercícios – Os programas de exercícios supervisionados para pacientes com DAP proporcionam melhorias significativas na dor, distância percorrida e qualidade de vida, podendo dar melhores resultados do que o tratamento endovascular isoladamente. Como meta mínima, o paciente deverá fazer uma sessão de caminhada com duração de 30-45 minutos, pelo menos 3 dias por semana, ao longo de um mínimo de 12 semanas. Também podem ser eficazes os programas de exercícios estruturados domiciliares ou comunitários, bem como a prática de exercícios alternativos (ciclismo, ergometria para a parte superior do corpo). Em alguns estudos-piloto, os aplicativos digitais se mostraram promissores em aumentar a distância percorrida e melhorar o modo como os pacientes lidam com sua doença.

B. Tratamento endovascular

As lesões ateroscleróticas focais na aorta ou nas artérias ilíacas podem ser tratadas adequadamente por angioplastia e colocação de *stent*; os resultados correspondem aos da cirurgia para estenoses isoladas, mas sua eficácia e durabilidade diminuem em pacientes com estenoses mais longas ou com várias estenoses.

C. Intervenção cirúrgica

Um tratamento de grande eficácia e durabilidade é o enxerto aortofemoral com *bypass* que contorna os segmentos enfermos da aorta ou da artéria ilíaca. Outra opção cirúrgica válida é a aplicação de um enxerto da artéria axilar para as artérias femorais (enxerto de *bypass* axilofemoral), ou de um enxerto da artéria femoral contralateral (*bypass* femorofemoral) em pacientes com doença ilíaca unilateral. Há menor risco operatório com os enxertos de *bypass* axilofemoral e femorofemoral, por não haver penetração da cavidade abdominal nem pinçamento da aorta; entretanto, esses enxertos são menos duráveis.

Complicações

As complicações do *bypass* aortofemoral são semelhantes às de qualquer cirurgia abdominal de grande porte em uma população de pacientes com alta prevalência de DCV. A mortalidade é baixa (2-3%), mas a morbidade é maior, algo em torno de 5-10% de ocorrência de IM. Embora as abordagens endovasculares sejam mais seguras e as complicações não passem de 1-3%, esses procedimentos são menos duráveis em casos de doença mais extensa.

Prognóstico

Nos casos de doença aortoilíaca isolada não tratada, é possível que os pacientes possam sofrer alguma redução na distância de caminhada, mas os sintomas raramente evoluirão até a dor em repouso, ou a ponto de ameaçar o membro. A expectativa de vida fica limitada pela presença simultânea da DCV, e a mortalidade em 5 anos chega a 25-40%.

Em geral, os pacientes obtêm excelente alívio sintomático com a prática de exercícios supervisionados ou após a intervenção. O *bypass* aortofemoral tem 90% de permeabilidade após 5 anos. Em pacientes com estenoses curtas, a permeabilidade endovascular e o alívio dos sintomas também são satisfatórios; 80% dos pacientes permanecerão assintomáticos após 3 anos. Em casos mais extensos de doença aortoilíaca, os percentuais de recorrência aumentam para 30-50%.

Quando encaminhar

Pacientes com redução progressiva na distância percorrida, apesar da modificação dos fatores de risco, da prática adequada de exercícios, ou que exibam limitações que interfiram em suas atividades cotidianas, devem ser encaminhados para avaliação cirúrgica vascular.

Quando hospitalizar

- Pacientes com isquemia aguda de membro, para tratamento com anticoagulação IV, controle da dor e avaliação cirúrgica.
- Pacientes com evidências de isquemia crônica com risco para o membro, sentindo dor em repouso e com perda de tecido dos membros inferiores devem ser hospitalizados, pois esse quadro pode evoluir rapidamente para a amputação do pé ou da perna.

Bonaca M P et al. Rivaroxaban in peripheral artery disease after revascularization. N Engl J Med. 2020;382:1994. [PMID: 32222135]
Dittman JM et al. Medical optimization of the peripheral artery disease patient. Semin Vasc Surg. 2022;35:113. [PMID: 35672101]

Doença oclusiva: artérias femorais e poplíteas

FUNDAMENTOS DO DIAGNÓSTICO

- Dor de cãibra ou debilidade na panturrilha com a prática de exercícios.
- Diminuição dos pulsos poplíteos e pediosos.
- Dor no pé em repouso, aliviada pela posição pendente.
- Gangrena ou úlceras isquêmicas no pé.

Considerações gerais

A artéria femoral superficial é a artéria periférica que mais comumente sofre oclusão pela aterosclerose. Em geral, a aterosclerose do segmento femoropoplíteo ocorre cerca de uma década após o surgimento da doença aortoilíaca, se apresenta com uma distribuição uniforme entre homens e mulheres e afeta mais comumente pacientes negros e de origem latina. Essa doença ocorre frequentemente no local onde a artéria femoral superficial passa pelo tendão do adutor magno na parte distal da coxa (i.e., o canal de Hunter). É menos frequente que a artéria femoral comum e a artéria poplítea sejam acometidas; mas as lesões nesses vasos são debilitantes e resultam em claudicação, mesmo quando o paciente percorre curtas distâncias.

Achados clínicos

A. Sintomas e sinais

Os sintomas de claudicação intermitente causados por lesões na artéria femoral comum, artéria femoral superficial e artéria poplítea ficam confinados à panturrilha. Ocorre claudicação em distâncias de 2-4 quarteirões, nos casos de oclusão ou estenose da artéria femoral superficial no canal adutor, desde que tenham sido preservados bons vasos colaterais da profunda femoral. Mas em pacientes que se apresentam também com doença na artéria femoral profunda ou na artéria poplítea, distâncias muito mais curtas poderão desencadear os sintomas. Pacientes que claudicam em curtas distâncias podem exibir um rubor do pé por pendência; palidez com a elevação do pé do paciente estabelece a diferença entre rubor e eritema. Estados crônicos de baixo fluxo sanguíneo também causarão alterações atróficas na perna e no pé; nesses casos, serão observados perda de pelos, adelgaçamento da pele e dos tecidos subcutâneos e atrofia muscular por desuso. Em pacientes com doença oclusiva segmentar da artéria femoral superficial, a pulsação da artéria femoral comum está normal, mas os pulsos poplíteo e pedioso ficam diminuídos.

B. Achados vasculares e de Doppler

Valores de ITB < 0,9 estabelecem um diagnóstico de DAP; e níveis < 0,4 coincidem com uma isquemia crônica com risco para o membro (previamente denominada isquemia crítica de membro inferior). As leituras de ITB dependem da compressão arterial; assim, tendo em vista a possível ocorrência de calcificação vascular em pacientes diabéticos, com DRC e em pacientes idosos, as leituras do ITB podem ser enganosas. Em tais pacientes, geralmente as leituras para o índice dedo do pé-braquial são confiáveis; valores < 0,7 são considerados diagnósticos para DAP. As gravações de volumes de pulso com a aplicação de manguitos na porção proximal da coxa, intermédia da coxa, na panturrilha e no tornozelo delinearão os níveis de obstrução pela leitura de pressões reduzidas e de formas de onda embotadas.

C. Exames de imagem

A ultrassonografia duplex, a ATC e a ARM determinam adequadamente a localização anatômica das lesões obstrutivas; mas esses exames serão solicitados apenas se uma revascularização estiver sendo planejada. Em seguida à revascularização, os pacientes poderão ser monitorados por meio de ultrassonografias anuais.

Tratamento

A. Tratamento clínico e fisioterapia

Assim como nos casos de doença aortoilíaca, diminuição dos fatores de risco, otimização clínica com o uso de um agente antiplaquetário, medicação com uma estatina em altas doses e prática de exercícios físicos constituem a base do tratamento. Essa estratégia terapêutica pode diminuir em dois terços a mortalidade em 5 anos. O duplo tratamento com rivaroxabana (2,5 mg VO 2x/dia) e AAS (81 mg VO/dia) diminui os percentuais de amputação grave, eventos adversos cardiovasculares e relacionados aos membros. Os sintomas de claudicação intermitente podem ser melhorados com cilostazol, 100 mg VO 2x/dia.

B. Intervenção cirúrgica

Há indicação para intervenção cirúrgica nos pacientes com claudicação progressiva, incapacitante ou que esteja interferindo significativamente nas atividades cotidianas, emprego ou qualidade de vida. A intervenção será crítica nos casos de dor isquêmica em repouso, ou se úlceras isquêmicas estiverem ameaçando o pé.

1. **Cirurgia de *bypass*** – O tratamento mais eficaz e duradouro para as lesões na artéria femoral superficial é a aplicação de um *bypass* femoropoplíteo com veia safena autóloga. É possível usar material sintético, geralmente politetrafluoroetileno; mas esses enxertos não têm a durabilidade do *bypass* de segmento venoso único.

2. **Técnicas endovasculares** – Em pacientes com lesões na artéria femoral superficial, é frequente o tratamento com uso de técnicas endovasculares, p. ex., angioplastia e colocação de *stent*. Essas técnicas resultam em menor morbidade, em comparação com a cirurgia de *bypass*, mas sua durabilidade também é reduzida e, além disso, podem limitar as futuras opções de colocação de *bypass*.

   A terapia endovascular é mais eficaz em pacientes submetidos a uma modificação agressiva dos fatores de risco e cujas lesões medem < 10 cm de comprimento. O uso de *stents* liberadores de paclitaxel ou de balões revestidos de paclitaxel resulta em melhoras modestas, comparativamente ao uso de *stents* metálicos e balões não revestidos. O percentual de permeabilidade em 1 ano é de 50% para a angioplastia com balão, 70% para balões revestidos com fármacos, 80% para *stents* de metal não revestidos e 90% para *stents* liberadores de fármacos. No entanto, depois de transcorridos 3 anos, a permeabilidade piora significativamente, em comparação com a técnica do *bypass* para todas essas quatro técnicas, sendo comum uma segunda intervenção para reestenose. Embora uma metanálise tenha indicado um aumento da mortalidade em 3-5 anos para pacientes tratados com dispositivos revestidos de paclitaxel, análises subsequentes nos estudos *Swedepad* e *Vo-*

yager PAD não observaram diferença de mortalidade entre dispositivos revestidos com fármacos *versus* angioplastia.

3. Tromboendarterectomia – A remoção de placa aterosclerótica deve se limitar às lesões na artéria femoral comum e na artéria femoral profunda, locais em que as técnicas endovasculares são pouco eficazes.

Complicações

Procedimentos cirúrgicos abertos nos membros inferiores, sobretudo nos casos de desvios longos envolvendo coleta de veias, estão sob maior risco de infecção da ferida, em comparação com outros locais do corpo. Pode ocorrer infecção da ferida ou um seroma em até 10-15% dos casos. Os percentuais de IAM após uma cirurgia aberta chegam a 5-10%, com mortalidade de 1-4%. Os percentuais de ocorrência de complicações da cirurgia endovascular são de 1-5%; fazendo com que essas terapias sejam atrativas, apesar de sua menor durabilidade.

Prognóstico

O prognóstico para pacientes motivados com doença arterial femoral superficial isolada é excelente, não havendo recomendação de cirurgia para claudicação leve ou moderada para essa população. Mas, nos casos em que a claudicação esteja limitando significativamente as atividades cotidianas e a saúde cardiovascular, pode haver justificativa para a intervenção. Qualquer que seja a intervenção, é essencial que, após o procedimento, o paciente seja cuidadosamente acompanhado com repetidos monitoramentos por ultrassonografia, para que um possível estreitamento recorrente seja detectado e imediatamente tratado por angioplastia ou *bypass*, evitando uma oclusão completa. O percentual de permeabilidade relatada em 3 anos para enxertos de *bypass* da artéria femoral, da artéria femoral superficial e da artéria poplítea é de 65-70%, enquanto a permeabilidade para a angioplastia fica abaixo dos 50%.

Devido à extensão da doença aterosclerótica, inclusive com lesões coronarianas associadas, a sobrevida em 5 anos para pacientes com DAP de membro inferior é de 70%; esse percentual cai para 50% se houver envolvimento das artérias tibiais. Mas foi relatada uma melhora substancial na sobrevida para pacientes com modificação agressiva dos fatores de risco.

Quando encaminhar

Pacientes com sintomas progressivos, claudicação em curtas distâncias, dor em repouso, ou que se apresentem com qualquer ulceração devem ser encaminhados ao especialista em doenças vasculares periféricas.

Quando hospitalizar

Justifica-se a internação de pacientes com isquemia crônica com risco para o membro (p. ex., dor isquêmica em repouso, perda de tecido), diante do alto risco de uma rápida progressão para a perda de membro. No caso de preocupação com uma infecção no pé, sobretudo em pacientes diabéticos, deve-se considerar a internação para antibioticoterapia de amplo espectro e também para uma avaliação cirúrgica de emergência,

pois pode haver necessidade de desbridamento de emergência como prevenção de infecções ascendentes, que podem ser fatais.

Bauersachs RM et al. Total ischemic event reduction with rivaroxaban after peripheral arterial revascularization in the VOYAGER PAD Trial. J Am Coll Cardiol. 2021;78:317. [PMID: 34010631]
Nordanstig J et al. Mortality with paclitaxel-coated devices in peripheral artery disease. N Engl J Med. 2020;383:2538. [PMID: 33296560]

Doença oclusiva: artérias tibiais e pediosas

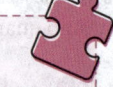

FUNDAMENTOS DO DIAGNÓSTICO

- Dor intensa no antepé que é aliviada com o pé pendente (dor isquêmica em repouso).
- Dor ou dormência do pé ao caminhar.
- Úlcera ou gangrena (não a claudicação) é uma manifestação inicial frequente.
- Rubor quando o pé está pendendo e palidez quando o pé é elevado.

Considerações gerais

Processos oclusivos das artérias tibiais na perna e artérias pediosas no pé ocorrem principalmente em pacientes diabéticos. Geralmente, nota-se extensa calcificação da parede arterial.

Achados clínicos
A. Sintomas e sinais

As manifestações da doença tibial isolada são dor em repouso, presença de úlceras ou gangrena, em lugar da claudicação. Isquemia crítica de membro é definida como a presença de dor isquêmica em repouso ou de úlceras; essa doença está associada ao maior percentual de amputação. Classicamente, a dor isquêmica em repouso fica confinada ao dorso do antepé, sendo aliviada com a perna pendente: o paciente não sente dor ao ficar de pé, sentado ou balançando a perna além da beira da cama. Essa dor é muito intensa, com característica de ardência, e o paciente sente a dor ao decúbito, o que possivelmente faz com que acorde.

Durante o exame, os pulsos femoral e poplíteo podem ou não estar presentes, dependendo da extensão da doença; mas os pulsos pediosos palpáveis estarão ausentes. O rubor de pendência pode ser muito evidente, mas com a elevação da perna, observa-se palidez. Em geral, a pele do pé está fria, atrófica e sem pelos.

B. Achados vasculares e de Doppler

Geralmente, a medição do ITB fica abaixo de 0,4; contudo, podem ocorrer falsas elevações desse indicador, em decorrência da calcificação da camada média arterial em pacientes diabéticos ou com DRC (esclerose calcificante medial de Mönckeberg), que pode não ser compressível. Assim, na avaliação da perfusão e na previsão da cicatrização de feridas, deve-se dar preferência ao índice dedo do pé-braquial.

C. Exames de imagem

A angiografia por subtração digital é o método de excelência para o delineamento da anatomia do segmento tibial-poplíteo. Os estudos de ARM ou de ATC são menos úteis para a detecção de lesões nesse local, tendo em vista a pequena vasculatura, além de outros problemas técnicos relacionados à resolução das imagens.

Diagnóstico diferencial

É importante diferenciar a dor em repouso da disestesia neuropática diabética. Com frequência, os pacientes descrevem a dor neuropática como uma sensação de queimação na superfície plantar, que não é aliviada com perna pendente. Da mesma forma, as câimbras noturnas nas pernas não devem ser confundidas com dor isquêmica em repouso. É muito comum que o rubor de pendência em presença de uma ferida em um dedo do pé seja confundido com celulite; a ocorrência de palidez com a elevação da perna ajuda a confirmar o diagnóstico de rubor.

Tratamento

Bons cuidados com os pés podem prevenir a ocorrência de úlceras, e a maioria dos pacientes diabéticos será beneficiada por seguir um regime conservador e ter cuidados específicos para os pés. No entanto, se surgirem ulcerações sem que haja cura significativa em 2-3 semanas, deverão ser obtidos estudos de fluxo sanguíneo (índice tornozelo-braquial/índice dedo do pé-braquial). Um fluxo sanguíneo deficiente e a presença de uma úlcera no pé, ou de dor isquêmica noturna em repouso, são indicações firmes para uma rápida revascularização, para que não ocorra uma amputação substancial.

A. Técnicas de bypass e endovasculares

A técnica de *bypass* com um segmento de veia safena para tratamento da dor em repouso e para a cura de úlceras isquêmicas no pé resulta em percentuais de sobrevida e de preservação de membro significativamente melhores do que os alcançados em pacientes tratados com as terapias endovasculares. No entanto, uma estratégia de "fazer primeiro a terapia endovascular" exibe percentuais de sobrevida e de preservação de membro semelhantes, em comparação com a técnica de *bypass* com uso de outro conduto, diferente de um segmento único de veia safena.

B. Amputação

Pacientes com dor isquêmica em repouso ou com úlceras estão sob risco de 30-40% em 1 ano para sofrer amputação importante. Pacientes diabéticos e com doença tibial podem estar assintomáticos em decorrência da neuropatia periférica; mais frequentemente, se apresentam com perda de tecido. Pacientes diabéticos e com DAP estão sob risco 4 vezes maior de sofrer isquemia crônica com risco de amputação, em comparação com pacientes com DAP, mas não diabéticos; além disso, pacientes diabéticos e com DAP estão sob um risco até 20 vezes maior de sofrer amputação, quando comparados a uma população da mesma idade. A doença da artéria tibial

é um fator de risco importante para amputação, tendo sido incluída como um fator nas diretrizes vasculares do *Global Limb Anatomic Staging System* (Glass).

Complicações

As complicações da intervenção são semelhantes às listadas para doença da artéria femoral superficial, e o risco cardiovascular geral em decorrência da intervenção aumenta com a diminuição do ITB. É muito importante que pacientes com isquemia crítica de membro modifiquem os fatores de risco. Pacientes com úlcera no pé estão em maior risco de sofrer infecção depois do procedimento de *bypass*.

Prognóstico

Pacientes com aterosclerose tibial apresentam extensa agressão aterosclerótica e alta prevalência de diabetes. Sem intervenção, o prognóstico é ruim, sendo ainda complicado pelo risco de amputação.

Quando encaminhar

Pacientes diabéticos e com úlceras nos pés devem ser encaminhados para avaliação vascular formal e para cuidados específicos para os pés.

Quando hospitalizar

Qualquer paciente diabético que se apresente com úlceras e infecção nos pés deve ser avaliado para uma incisão operatória e drenagem de emergência. Deverão ser medicados empiricamente com antibióticos de amplo espectro por via IV (p. ex., vancomicina para *Staphylococcus aureus* resistente à meticilina [MRSA] com ertapenem ou piperacilina/tazobactam para microrganismos Gram-negativos e anaeróbicos). Os centros multidisciplinares de preservação de membros, que contam com cirurgiões vasculares, cirurgiões plásticos e ortopedistas, especialistas em próteses e órteses e especialistas em diabetes, melhoraram os percentuais de salvamento de membros.

Conte MS et al. Global vascular guidelines on the management of chronic limb-threatening ischemia. J Vasc Surg. 2019;69:3. [PMID: 31159978]

Farber A et al. Surgery or endovascular therapy for chronic limb-threatening ischemia. N Engl J Med. 2022;387:2305. [PMID: 36342173]

Gallagher KA et al. Current status and principles for the treatment and prevention of diabetic foot ulcers in the cardiovascular patient population: a scientific statement from the American Heart Association. Circulation. 2024;149:e232. [PMID: 38095068]

Oclusão arterial aguda de um membro

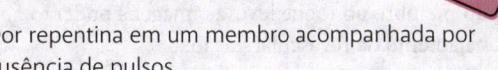

FUNDAMENTOS DO DIAGNÓSTICO

- Dor repentina em um membro acompanhada por ausência de pulsos.
- Geralmente, alguma disfunção neurológica, com dormência, fraqueza ou paralisia completa.

> - A perda da sensibilidade ao toque leve exige revascularização dentro de 3 horas para a viabilidade do membro.

Considerações gerais

A oclusão aguda pode ser decorrente de um êmbolo ou da trombose de um segmento aterosclerótico enfermo. Quase sempre, os êmbolos suficientemente grandes a ponto de ocluir artérias proximais nos membros inferiores são de origem cardíaca. Fibrilação atrial é a causa mais comum de formação de trombos cardíacos; no entanto, há outras causas, como valvulopatia ou formação de trombo na superfície ventricular de um infarto do miocárdio anterior.

Em geral, os êmbolos de origem arterial, p. ex., ulcerações endoluminais ou excrescências calcificadas, são pequenos, sendo transportados para a árvore arterial distal (dedos dos pés).

Pacientes com trombose primária normalmente relatarão história de claudicação e de uma deterioração abrupta dos sintomas. Nos casos de estenose crônica, ocorrerá a formação de vasos sanguíneos colaterais; assim, a oclusão resultante poderá causar apenas um aumento mínimo nos sintomas.

Achados clínicos
A. Sintomas e sinais

O início repentino de dor nos membros acompanhada por perda ou diminuição dos pulsos, tem valor diagnóstico para oclusão arterial aguda. Problemas como esse, geralmente são acompanhados por alguma disfunção neurológica, p. ex., parestesia ou paralisia, em casos extremos. Em uma oclusão poplítea, os sintomas podem afetar apenas o pé. Já nas oclusões proximais, toda a perna pode ser afetada. Os sinais de isquemia arterial grave são palidez, membros frios e manchas. Um comprometimento da função neurológica que evoluiu para a anestesia acompanhada por paralisia indica lesão irreversível, que deverá ser tratada por amputação.

B. Achados vasculares e de Doppler

Exame Doppler constatará pouco ou nenhum fluxo nos vasos distais. A imagem, quando obtida, pode revelar uma interrupção abrupta do meio de contraste em decorrência do êmbolo. O exame de sangue poderá demonstrar mioglobinemia e acidose metabólica.

C. Exames de imagem

Sempre que possível, as imagens devem ser feitas na sala de cirurgia, pois a obtenção de uma angiografia, ARM ou ATC poderá retardar a revascularização do membro, o que comprometerá sua viabilidade. No entanto, em pacientes com sintomas apenas modestos e com manutenção da sensibilidade do membro ao toque leve, as imagens poderão ajudar no planejamento da revascularização.

Tratamento

Há necessidade de uma revascularização imediata em todos os casos de trombose arterial aguda sintomática. *Evidências de lesão neurológica, como a perda da sensibilidade ao toque leve, são indicativas de inadequação do fluxo colateral para a manutenção da viabilidade do membro; nesses casos, a revascularização deverá ser realizada dentro de 3 horas.* Atrasos maiores poderão se refletir em um risco significativo de dano tecidual irreversível, que chega perto dos 100% em 6 horas.

A. Heparina

Após o estabelecimento do diagnóstico, o paciente deverá ser tratado com um bólus IV inicial de heparina não fracionada (80 U/kg), seguido pela infusão contínua de heparina, para que o tempo de tromboplastina parcial ativada (TTPa) seja mantido na faixa terapêutica (60-85 segundos) (12-18 unidades/kg/hora). Essa terapia ajuda a prevenir a propagação do coágulo e, além disso, também pode atenuar o espasmo vascular associado. A anticoagulação pode melhorar os sintomas, mas, ainda assim, o paciente deverá ser tratado por revascularização.

B. Técnicas endovasculares

O uso de um cateter de trombectomia farmacomecânica possibilita a obtenção de uma revascularização rápida; esses dispositivos demonstram maior eficácia no tratamento das artérias menores da perna. Pode-se recorrer à trombólise química do coágulo orientada por cateter com ativador do plasminogênio tecidual (TPA), mas, geralmente, esse procedimento requer ≥ 24 horas para que o trombo sofra uma lise completa. O uso do TPA se limita a pacientes com isquemia leve, o que deve ser determinado por um exame neurológico intacto. Para pacientes com isquemia moderada a grave, a escolha deve recair em uma revascularização imediata. As contraindicações absolutas para TPA são diátese hemorrágica, sangramento do trato gastrointestinal (GI), trauma intracraniano ou neurocirurgia realizada nos últimos 3 meses. Durante o procedimento trombolítico, deverão ser efetuados exames frequentes da vasculatura e do local de acesso, como proteção para a formação de um hematoma.

C. Intervenção cirúrgica

O paciente deverá estar sob anestesia geral para a exploração cirúrgica de uma oclusão arterial aguda de um membro; se a exploração se limitar à artéria femoral comum, pacientes de alto risco poderão receber anestesia local. Em casos extremos, pode haver necessidade de tromboembolectomia dos vasos femoral, poplíteo e até mesmo dos vasos do pé para a revascularização do membro. Um procedimento que melhora os resultados consiste no uso combinado de dispositivos de pulverização e aspiração de coágulos e de trombólise intraoperatória com TPA.

Complicações

As complicações da revascularização de um membro com isquemia aguda são acidose metabólica grave, hipercalemia, insuficiência renal aguda (IRA) e parada cardiorrespiratória. Se mesmo depois de transcorridas algumas horas ainda for possível a recuperação do tecido viável, durante a revascularização poderão ser liberados na circulação níveis significativos de ácido láctico, potássio e de outros agentes danosos, como a mioglobina. Antes do restabelecimento do fluxo arterial, o paciente deverá receber bicarbonato de sódio (150 mEq de NaHCO$_3$ em 1 L de dextrose a 5% a uma taxa de 1-1,5 L na primeira hora; em seguida, a taxa será ajustada para controle da acidose). Cirurgias realizadas em presença de agentes trombolíticos e de heparina acarretam alto risco de formação de hematoma pós-operatório da ferida.

Prognóstico

Em casos de oclusão arterial embólica aguda, corre-se risco de 10-25% de amputação, com um percentual de mortalidade hospitalar ≥ 25%. Em geral, o prognóstico para oclusão trombótica aguda de um segmento aterosclerótico é mais favorável, porque o fluxo colateral pode manter a viabilidade do membro. A sobrevida em longo prazo é um reflexo do estado geral do paciente. Em pacientes de alto risco, uma oclusão arterial aguda está associada a um mau prognóstico.

Doença cerebrovascular oclusiva

> ### FUNDAMENTOS DO DIAGNÓSTICO
> - Início súbito de fraqueza e parestesia de um membro ou da face, afasia, disartria ou cegueira unilateral (amaurose fugaz).
> - Sopro de maior intensidade auscultado na região cervical.

Considerações gerais

Ao contrário de outros territórios vasculares, os sintomas da doença cerebrovascular isquêmica decorrem predominantemente da presença de êmbolos. Quando a perfusão é restabelecida pelo fluxo colateral, ocorre reversão da isquemia (ataques isquêmicos transitórios [AIT]), mas isso sinaliza para um alto risco de novos êmbolos e de AVE. Os êmbolos causadores de AVE isquêmicos têm suas origens no coração (local mais comum) e artérias (25% dos AVE isquêmicos). Cerca de 90% dos êmbolos com origem arterial surgem na artéria carótida interna proximal, uma área singularmente propensa ao desenvolvimento de aterosclerose. O arco aórtico também pode ser uma origem ateroembólica. As lesões ateroscleróticas intracranianas não são comuns em populações ocidentais, mas em populações asiáticas, são a localização mais frequente de doença cerebrovascular.

Achados clínicos
A. Sintomas e sinais

Geralmente, os sintomas de um AIT são breves (segundos a minutos), mas podem se prolongar por até 24 horas, enquanto um AVE é definido como a persistência para além desse período. As lesões mais comuns associadas à doença carotídea abrangem a circulação anterior no córtex, com envolvimento motor e sensorial. A ocorrência de êmbolos na artéria retiniana provoca uma cegueira unilateral; a cegueira monocular transitória é conhecida como "amaurose fugaz". Os sintomas da circulação posterior referentes ao tronco cerebral,

cerebelo e regiões occipitais do cérebro podem ser decorrentes da aterosclerose nos sistemas basilares vertebrais; esses casos são bem mais raros.

Entre os sinais da doença cerebrovascular, há casos de sopros na artéria carótida. No entanto, é fraca a correlação entre o grau de estenose e a presença do sopro. Além disso, a presença de um sopro não tem correlação com o risco de um AVE. É raro que sintomas não focais, p. ex., tontura e instabilidade, estejam relacionados à aterosclerose cerebrovascular.

B. Exames de imagem

A ultrassonografia duplex é a modalidade diagnóstica de escolha, graças à alta especificidade e sensibilidade para detecção e classificação do grau de estenose na bifurcação carotídea (ver Cap. 26).

Os estudos de ARM ou ATC possibilitam a obtenção de uma excelente representação da anatomia completa da circulação cerebrovascular, desde o arco aórtico até o crânio (Fig. 14.1). No entanto, quaisquer dessas modalidades diagnósticas por imagem poderão produzir achados falso-positivos ou falso-negativos. Considerando que a decisão de intervir em casos de estenose carotídea depende de uma avaliação precisa do grau de estenose, é recomendável o uso de, no mínimo, duas modalidades para a confirmação do grau de estenose. A angiografia cerebral diagnóstica deve ficar reservada nos casos de planejamento de um *stent* de artéria carótida, ou se houver contraindicação para o uso de outras modalidades diagnósticas por imagem.

Tratamento

Ver Capítulo 26 para uma discussão sobre o tratamento clínico das doenças cerebrovasculares oclusivas.

A. Pacientes assintomáticos

Estudos em grande escala demonstraram uma diminuição nas ocorrências de AVE, de 11,5% para 5,0% em 5 anos, em pacientes submetidos ao tratamento cirúrgico de estenoses carotídeas assintomáticas superiores a 60%; esses pacientes podem ser beneficiados com a intervenção carotídea se o risco decorrente da intervenção for baixo e se a expectativa para sobrevida for > 5 anos. Nesses pacientes, a modificação agressiva dos fatores de risco, inclusive com a administração de estatinas de alta potência, pode ser tão importante quanto a própria intervenção cirúrgica; um estudo de grande porte, *Crest2*, patrocinado pelo NIH está examinando essa questão.

A presença de um distúrbio leve a moderado (estenose = 30-50%) indica a necessidade de monitoramento contínuo e da modificação agressiva dos fatores de risco. É provável que pacientes com uma estenose carotídea que piora repentinamente tenham uma placa instável, estando em risco particularmente alto de sofrer um AVE embólico.

B. Pacientes sintomáticos

Grandes estudos randomizados demonstraram que pacientes com AIT ou com AVE com recuperação completa ou quase completa serão beneficiados com uma intervenção

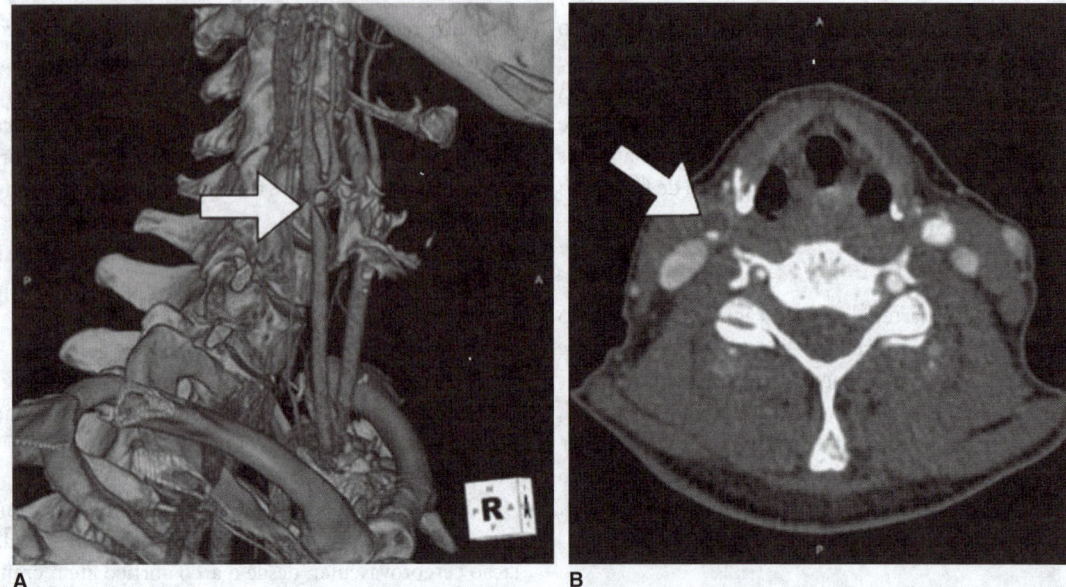

FIGURA 14.1 Doença oclusiva da bifurcação carotídea. **A:** o angiograma por tomografia computadorizada (TC) tridimensional do pescoço demonstra estenose da bifurcação carotídea. **B:** a vista de TC axial demonstra a lesão.
Reproduzida de Doherty GM. Current Diagnosis & Treatment: Surgery, 15.e. Nova York: McGraw-Hill 2020.

carotídea, desde que a artéria carótida ipsilateral apresente uma estenose > 70%; a intervenção deve ser considerada para estenoses de 50-69% em decorrência do benefício potencial. Nessas situações, a endarterectomia carotídea (EAC) e, em casos selecionados, a colocação de um *stent* na artéria carótida, exercem um efeito duradouro na prevenção de eventos futuros. Em pacientes sintomáticos, idealmente a intervenção deverá ser planejada em até duas semanas, pois atrasos aumentam o risco de ocorrência de um segundo evento.

Complicações

A complicação mais comum para uma intervenção é a lesão de nervo craniano, enquanto a mais temida é um AVE por embolização ou oclusão carotídea. Para essas intervenções, a American Heart Association recomenda como limites superiores aceitáveis para morbidade e mortalidade combinadas: 3% para pacientes com estenose carotídea assintomática; 5% para aqueles com AIT; e 7% para pacientes com AVE prévio. Percentuais mais elevados de morbidade e mortalidade invalidam os benefícios terapêuticos da intervenção carotídea.

A. Endarterectomia carotídea

O risco de AVE em pacientes tratados por EAC é de 1-2%. A EAC também representa um risco de 1-2% para lesão permanente de nervo craniano (geralmente o nervo vago). A formação de um hematoma cervical pós-operatório pode resultar em comprometimento agudo das vias aéreas. A maioria desses pacientes tem como comorbidade uma DAC, e as ocorrências de IAM após uma EAC são de aproximadamente 2-6%

B. Angioplastia carotídea e colocação de stent

A colocação de um *stent* da artéria carótida é feita a partir de uma abordagem transcervical ou transfemoral, com riscos

relatados de AVE de 1-2 e 3-4%, respectivamente. Os resultados da colocação de um *stent* transfemoral são piores para pacientes com ≥ 70 anos, ou para mulheres. A abordagem deve ser ditada pela anatomia do paciente e por seus fatores de risco. O risco de ocorrência de IAM é menor com a colocação de um *stent* na artéria carótida, comparativamente com o procedimento de EAC (1,1 *versus* 2,3%). Há indicação para colocação de um *stent* na artéria carótida para casos de reoperação, de radiação prévia no pescoço e de bifurcações carotídeas altas, não acessíveis cirurgicamente. Mas a formação de êmbolos ocorre mais comumente durante a colocação do *stent* na artéria carótida transfemoral, apesar dos dispositivos de proteção embólica, sobretudo naqueles pacientes com artéria carótida intensamente calcificada. O *stent* na carótida transcervical, colocado por meio de uma pequena incisão na base do pescoço, evita o arco aórtico, utiliza a reversão do fluxo protetor cerebral e resulta em percentuais mais baixos de embolização, em comparação com a colocação do *stent* na carótida transfemoral.

Prognóstico

Vinte e cinco por cento dos pacientes com estenose carotídea e um AIT ou pequeno AVE serão novamente acometidos por isquemia cerebral dentro de 18 meses; a maioria dos eventos ocorrerá nos primeiros 6 meses. Historicamente, supõe-se que pacientes com estenose carotídea assintomática apresentavam um percentual anual de AVE pouco superior a 2%; esse percentual pode ser mais baixo nessa era das estatinas. Recomenda-se uma triagem ultrassonográfica prospectiva, pelo menos anualmente, em pacientes assintomáticos e sabidamente com estenose carotídea, para que se possa identificar a progressão da placa, o que torna maior o risco de AVE. É comum que o paciente sofra simultaneamente de DAC; esse é um fator importante tanto para o risco perioperatório quanto para o prognóstico de longo prazo. É essencial que o médico prescreva uma modificação agressiva dos fatores de risco para pacientes com doença cerebrovascular, independentemente da intervenção planejada.

Quando encaminhar

Tanto pacientes assintomáticos como sintomáticos com estenose carotídea ≥ 70% pelos critérios ultrassonográficos, quanto pacientes com estenose carotídea ≥ 50% com sintomas de AIT ou AVE, devem ser encaminhados ao especialista vascular para consulta.

Quando hospitalizar

Pacientes com AIT ou AVE devem ser hospitalizados para a realização de exames e avaliação complementares. Para esses pacientes, há necessidade de mais exames de imagem; e a anticoagulação com heparina deverá ser iniciada tão logo tenha sido excluída a possibilidade de um AVE hemorrágico.

Columbo JA et al. Procedural safety comparison between transcarotid artery revascularization, carotid endarterectomy, and carotid stenting: perioperative and 1-year rates of stroke or death. J Am Heart Assoc. 2022;11:e024964. [PMID: 36172943]

Wang J et al. Carotid stenting versus endarterectomy for asymptomatic carotid artery stenosis: a systematic review and meta-analysis. Stroke. 2022;53:3047. [PMID: 35730457]

Insuficiência da artéria visceral (angina intestinal)

FUNDAMENTOS DO DIAGNÓSTICO

- Dor abdominal pós-prandial intensa.
- Perda de peso com "medo de comer".
- Isquemia mesentérica aguda: dor abdominal intensa, mas achados mínimos no exame físico.

Considerações gerais

A **isquemia mesentérica aguda** é uma decorrência de arteriopatia mesentérica oclusiva, seja por oclusão embólica, seja por trombose primária de pelo menos uma artéria mesentérica principal.

A **isquemia mesentérica não oclusiva** pode ocorrer em estados de baixo fluxo, p. ex., IC grave, sepse ou hipotensão.

A **isquemia mesentérica crônica**, também denominada angina intestinal, ocorre quando as maiores demandas de fluxo durante as refeições não são atendidas, resultando em dor abdominal. Graças à abundante rede mesentérica colateral, geralmente deverão ser afetados pelo menos 2 dos 3 principais vasos viscerais (artérias celíaca, mesentérica superior e inferior) antes que o paciente se torne sintomático.

A **colite isquêmica** é uma variante da isquemia mesentérica, geralmente ocorrendo na distribuição da artéria mesentérica inferior. Se for subperfundida, a mucosa intestinal sofrerá descamação, por ser a parte mais sensível à isquemia.

Achados clínicos

A. Sintomas e sinais

1. **Isquemia mesentérica aguda** – A embolia arterial visceral se apresenta agudamente com uma dor abdominal intensa. Por outro lado, pacientes com trombose arterial visceral primária frequentemente relatam história antecedente que é consistente com isquemia mesentérica crônica. O principal achado em pacientes com isquemia mesentérica aguda é dor abdominal intensa, constante e difusa, sem sensibilidade ou distensão focal. Essa "dor desproporcional" aos achados do exame físico acontece porque a isquemia ocorre inicialmente na mucosa, não afetando o peritônio até que a isquemia transmural venha a causar inflamação do revestimento peritoneal. Os achados tardios são alta contagem de leucócitos, acidose láctica, hipotensão e distensão abdominal.

2. **Isquemia mesentérica crônica** – Em geral, os pacientes têm > 45 anos e podem exibir evidências de aterosclerose em outros vasos. O paciente pode se apresentar com sintomas de dor pós-prandial epigástrica ou periumbilical com duração de 1-3 horas. Para evitar a dor, os pacientes passam a limitar a ingestão de alimentos e podem ficar "com medo de comer". A perda de peso ocorre universalmente. Em casos graves de angina intestinal, pode ocorrer desidratação, o que, por sua vez, pode causar hipotensão e trombose aguda.

3. **Colite isquêmica** – Os sintomas característicos da colite isquêmica são dor e sensibilidade no quadrante inferior esquerdo, cólicas abdominais e diarreia leve (com ou sem sangue). A secreção retal terá um aspecto semelhante ao muco ou será sanguinolenta.

B. Exames de imagem e colonoscopia

A TC contrastada é um exame preciso na identificação da presença de um intestino isquêmico. Em pacientes com isquemia mesentérica aguda ou crônica, estudos de ATC ou ARM podem demonstrar um estreitamento dos vasos viscerais proximais. Em casos de isquemia mesentérica não oclusiva decorrente de um estado de baixo fluxo, haverá necessidade de uma angiografia para revelar uma aparência característica de "árvore podada" do leito vascular visceral distal. A ultrassonografia dos vasos mesentéricos poderá demonstrar velocidades de fluxo elevadas em casos graves de estenose, além de lesões obstrutivas proximais.

Pacientes com colite isquêmica deverão passar por uma sigmoidoscopia flexível, para que se possa avaliar o grau da isquemia, que ocorre com mais frequência em áreas "de divisor de águas" (i.e., isquemia *watershed*), como o sigmoide retal e a flexura esplênica.

Tratamento

1. **Isquemia mesentérica aguda** – Se houver grande suspeita de isquemia mesentérica aguda, o médico deverá avaliar imediatamente a viabilidade intestinal de seu paciente. Se o intestino estiver viável, poderá ser realizado um desvio arterial com uso de um conduto protético desde a aorta supracelíaca ou da artéria ilíaca comum até as artérias

celíaca e mesentérica superior. O paciente também poderá ser tratado por angioplastia e colocação de *stents*, mas, em geral, haverá necessidade de uma avaliação da viabilidade intestinal com cirurgia aberta.

2. Isquemia mesentérica crônica – Angioplastia e colocação de *stent* no vaso proximal podem ser opções válidas, dependendo da anatomia da estenose. Se não houver disponibilidade de uma solução endovascular, o tratamento de escolha será um desvio da artéria aortovisceral. Em longo prazo, os resultados são altamente duráveis.

3. Colite isquêmica – A base do tratamento é a manutenção da PA e da perfusão sanguínea, até que ocorra um estabelecimento satisfatório da circulação colateral. O paciente deve ser cuidadosamente monitorado para evidências de perfuração que necessitem de ressecção.

Prognóstico

Os percentuais combinados de morbidade e mortalidade em decorrência da intervenção cirúrgica para pacientes com isquemia mesentérica aguda são de 50-69%, embora apenas 25% dos pacientes venham a sobreviver após 1 ano. Os percentuais combinados de morbidade e mortalidade em decorrência da intervenção cirúrgica para pacientes com isquemia mesentérica crônica são de 10-15%, em parte devido à desnutrição e à fragilidade dos pacientes. Entretanto, sem a intervenção, tanto a isquemia mesentérica aguda quanto a crônica são uniformemente fatais. Em geral, ocorre um desenvolvimento adequado da circulação colateral em pacientes com colite isquêmica, e esse distúrbio tem prognóstico melhor *versus* isquemia mesentérica crônica.

Quando encaminhar

Qualquer paciente sob suspeita de isquemia mesentérica deve ser encaminhado urgentemente para a realização de exames de imagem e possível intervenção. Em presença de uma "dor desproporcional ao exame", justifica-se um alto índice de suspeita para a agilização do diagnóstico.

Quando hospitalizar

Havendo dor abdominal desproporcional aos achados físicos anormais (não há achados de peritonite e o abdome está flácido), ou história de deterioração da angina intestinal, com incapacidade de tolerar uma dieta.

Andraska EA et al. Contemporary management of acute and chronic mesenteric ischemia: 10-year experience from a multihospital healthcare system. J Vasc Surg. 2022;75:1624. [PMID: 34788652]

Huber TS et al. Chronic mesenteric ischemia: clinical practice guidelines from the Society for Vascular Surgery. J Vasc Surg. 2021;73:87S. [PMID: 33171195]

Lehane DJ et al. Survival, reintervention, and value of open and endovascular repair for chronic mesenteric ischemia. Ann Vasc Surg. 2023;97:203. [PMID: 37659648]

Oclusão aguda da veia mesentérica

As características da oclusão aguda da veia mesentérica são dor pós-prandial e evidência de um estado hipercoagulável. A oclusão aguda da veia mesentérica se apresenta de forma semelhante às síndromes oclusivas arteriais, mas é bem mais rara. Os pacientes em risco apresentam hemoglobinúria paroxística noturna; deficiências de proteína C, proteína S ou antitrombina; ou mutação JAK2. Trombólise é a base da terapia e, em longo prazo, o paciente deverá passar por uma anticoagulação agressiva.

DOENÇA VASCULAR NÃO ATEROSCLERÓTICA

Tromboangeíte obliterante (doença de Buerger)

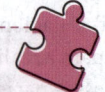

FUNDAMENTOS DO DIAGNÓSTICO

- Ocorre tipicamente em homens fumantes.
- Envolvimento dos membros distais com isquemia grave, evoluindo para perda tecidual.
- Pode ocorrer trombose das veias superficiais.
- Cessar o tabagismo é essencial para a interrupção da progressão da doença.

Considerações gerais

A tromboangeíte obliterante (doença de Buerger) é um processo segmentar, inflamatório e trombótico das artérias mais distais e, ocasionalmente, das veias dos membros. O exame patológico revela a presença de arterite nos vasos afetados. Não se conhece a causa, mas raramente casos de tromboangeíte obliterante são observados em pacientes não fumantes. As artérias mais comumente afetadas são os vasos plantares e digitais do pé e da perna. Em estágios avançados, pode haver envolvimento das mãos e de seus dedos. A incidência de tromboangeíte obliterante vem diminuindo drasticamente.

Achados clínicos
A. Sintomas e sinais

Inicialmente, pode ser tarefa difícil estabelecer uma diferença entre tromboangeíte obliterante e vasculopatia periférica aterosclerótica. Na maioria dos casos, as lesões se localizam nos pododáctilos e o paciente tem < 40 anos. A observação de uma tromboflebite superficial pode auxiliar no diagnóstico. Considerando que geralmente os vasos distais são afetados, não é comum que ocorra claudicação intermitente, mas frequentemente há dor em repouso, em especial a dor na parte mais distal do membro (i.e., pododáctilos). Geralmente essa dor evolui para a perda de tecido e para a amputação, a menos que o paciente pare de fumar. Ao que parece, a doença progride intermitentemente, com episódios agudos e dramáticos seguidos por alguns períodos de remissão.

B. Exames de imagem

Estudos de RM ou de angiografia invasiva podem demonstrar a obliteração da árvore arterial distal, característica da tromboangeíte obliterante.

Diagnóstico diferencial

Em pacientes com vasculopatia periférica aterosclerótica, o início da isquemia histológica tende a ser menos dramático, em comparação com o que ocorre na tromboangeíte obliterante, havendo predominância dos sintomas de envolvimento arterial proximal, p. ex., claudicação.

Pode ser problemático diferenciar os sintomas da doença de Raynaud dos sintomas da tromboangeíte obliterante; essas doenças podem coexistir em 40% dos pacientes. A repetida ocorrência de ateroêmbolos também pode mimetizar a tromboangeíte obliterante. E imagens da árvore arterial proximal ajudarão na exclusão de origens dos microêmbolos.

Tratamento

A cessação do tabagismo é a base do tratamento; na maioria dos casos, a doença será interrompida. Tendo em vista a oclusão da árvore arterial distal, geralmente não há possibilidade de revascularização. Em casos selecionados, a infusão intra-arterial de análogos de prostaciclina pode melhorar a cicatrização da úlcera. A simpatectomia apenas raramente será eficaz.

Prognóstico

Com a abstinência do tabagismo, o prognóstico para pacientes com tromboangeíte obliterante pode ser melhor, em comparação com as perspectivas para a vasculopatia periférica prematura. Mas se o paciente continuar fumando, geralmente o prognóstico será sombrio, com possível necessidade de amputação dos membros superior e inferior.

> Cacione DG et al. Pharmacological treatment for Buerger's disease. Cochrane Database Syst Rev. 2020;5:CD011033. [PMID: 32364620]

ANEURISMAS ARTERIAIS

Aneurisma aórtico abdominal

FUNDAMENTOS DO DIAGNÓSTICO

- A maioria dos aneurismas aórticos é assintomática, até que ocorra sua ruptura.
- Oitenta por cento dos aneurismas aórticos abdominais (AAA) medindo 5 cm são palpáveis; o limite habitual para tratamento é de 5,5 cm em homens e 5,0 cm em mulheres.
- A ruptura pode ser precedida por dor nas costas ou dor abdominal acompanhada por sensibilidade aneurismática.
- A ruptura é catastrófica: uma dor abdominal excruciante que se irradia para as costas; hipotensão.

Considerações gerais

A dilatação da aorta infrarrenal é parte normal do processo de envelhecimento. A aorta de um jovem saudável tem um diâmetro de aproximadamente 2 cm. Um aneurisma está presente quando o diâmetro da aorta excede 3 cm, mas apenas raramente ocorrerá uma ruptura, até que seu diâmetro exceda 5 cm. AAA são observados em 2% dos homens com > 55 anos de idade; a proporção entre homens e mulheres é de 4:1. Noventa por cento dos aneurismas ateroscleróticos abdominais se originam abaixo das artérias renais. Habitualmente os aneurismas envolvem a bifurcação aórtica e frequentemente envolvem as artérias ilíacas comuns.

Em pacientes com aneurismas ateroscleróticos, é raro que ocorra inflamação aórtica; essa complicação pode ser decorrente da inflamação causada por uma vasculite aórtica, como na doença de Takayasu ou na doença de Behçet. Em raros casos, a aortite inflamatória é causada por infecções, p. ex., *Salmonella*, tuberculose e sífilis. A inflamação periaórtica desacompanhada de vasculite ou de infecção (aneurisma inflamatório) é causada por fibrose retroperitoneal, idiopática ou secundária (doença relacionada à IgG_4).

Achados clínicos

Em geral, os pacientes também estão sofrendo de DAC, doença carotídea, doença renal e enfisema, normalmente observados em homens idosos e fumantes. Os aneurismas aórticos são menos comuns em pacientes diabéticos.

A. Sintomas e sinais

1. **Assintomático** – embora 80% dos aneurismas infrarrenais de 5 cm sejam palpáveis nos exames físicos de rotina, a maioria dos aneurismas é descoberta pela ultrassonografia ou pela TC, como parte de um programa de triagem, ou mesmo incidentalmente. Em sua maioria, os aneurismas apresentam uma camada trombótica espessa que reveste o saco aneurismático, mas a embolização para os membros inferiores ocorre apenas raramente.

2. **Sintomático**
   A. **Dor** – A expansão aneurismática pode estar acompanhada de um desconforto leve a intenso na região média do abdome, geralmente irradiando para a parte inferior das costas. A dor pode ser constante ou intermitente, sendo exacerbada até mesmo por uma pressão suave no saco aneurismático. A dor também pode acompanhar aneurismas inflamatórios.
   B. **Ruptura** – O escape repentino de sangue para o espaço retroperitoneal causa dor intensa e hipotensão. A ruptura direta para a cavidade peritoneal é um evento letal.

B. Achados laboratoriais

Em casos agudos de ruptura retroperitoneal contida, o hematócrito pode estar normal, tendo em vista que não houve oportunidade para hemodiluição.

C. Exames de imagem

A ultrassonografia abdominal é o estudo diagnóstico de escolha para triagem inicial da presença de um aneurisma. Em aproximadamente três quartos dos pacientes com aneurismas, radiografias simples do abdome ou do dorso permitem detectar calcificações curvilíneas que delineiam porções da parede do aneurisma. As TC oferecem uma avaliação mais confiável do diâmetro do aneurisma; assim, esse estudo deverá ser solicitado nos casos em que o diâmetro do aneurisma se aproxima do limite para tratamento (5,5 cm). As TC contrastadas revelam as artérias acima e abaixo do aneurisma. Em muitos casos, as imagens de TC demonstram a presença de um trombo mural no interior do aneurisma, mas essa não é uma indicação para anticoagulação.

Uma vez que um aneurisma é identificado, o acompanhamento de rotina com ultrassonografia determinará o tamanho e a taxa de crescimento. A frequência da imagem depende do tamanho do aneurisma: a cada 3 anos para aneurismas de 3-3,9 cm, a cada 12 meses para aneurismas de 4-4,9 cm e a cada 6 meses para aneurismas de 5 cm ou maiores. Quando um aneurisma mede aproximadamente 5 cm, uma ATC com contraste deve ser feita para definir a anatomia arterial e avaliar com mais precisão o tamanho do aneurisma.

Triagem

As diretrizes recomendam a realização de triagem ultrassonográfica abdominal em homens com 65-75 anos com exposição a ≥ 100 cigarros ao longo da vida, mas essas orientações entram em conflito sobre o rastreamento, ou não, de mulheres com essa mesma exposição. Se o diâmetro da aorta for de 2-2,9 cm, as diretrizes sugerem um novo exame ultrassonográfico em 10 anos. Durante o monitoramento, os pacientes devem ser orientados a parar de fumar, além de tratar da hipertensão, hiperlipidemia e diabetes subjacentes.

Tratamento
A. Reparo eletivo

O risco de ruptura aumenta com o diâmetro do aneurisma. Em geral, há indicação para um reparo eletivo em pacientes com um AAA ≥ 5,5 cm de diâmetro em homens ou ≥ 5 cm em mulheres. Outra indicação para o reparo eletivo é o crescimento do aneurisma (> 0,5 cm em 6 meses). Sintomas como dor ou sensibilidade podem ser indicativos de ruptura iminente, exigindo reparo urgente, independentemente do diâmetro. Não contamos com terapias farmacológicas capazes de prevenir a ruptura do aneurisma.

B. Ruptura do aneurisma

Um aneurisma rompido é um evento letal. Aproximadamente metade dos pacientes sofrem exsanguinação antes de chegar ao hospital. No restante dos casos, o sangramento pode ser temporariamente contido no retroperitônio (ruptura contida); isso permite que o paciente seja submetido a uma cirurgia de emergência. Mas apenas metade desses pacientes sobreviverá ao procedimento. O reparo endovascular é recomendável para tratamento de aneurismas rompidos; os resultados desse procedimento oferecem melhora *versus* reparo aberto.

C. Inflamação aórtica/aneurisma inflamatório

A inflamação aórtica ou periaórtica requer tratamento clínico para a causa subjacente (vasculite, infecção ou fibrose retroperitoneal). As indicações para tratamento cirúrgico se fundamentam no diâmetro do aneurisma (≥ 5,5 cm), na compressão associada de estruturas retroperitoneais (p. ex., ureter) ou na presença de dor à palpação. Depois do reparo,

ocorre regressão da inflamação circunjacente ao aneurisma inflamatório.

D. Avaliação do risco operatório

Os aneurismas são uma variante da aterosclerose sistêmica, e pacientes com aneurismas exibem elevados percentuais de doença coronariana, mas dados provenientes de estudos demonstram mínimo valor no tratamento da DAC estável antes da ressecção do aneurisma. No caso de pacientes com sintomas significativos de DAC, essa doença deve ser tratada em primeiro lugar. O reparo do aneurisma deverá ocorrer logo em seguida, por causa de um risco ligeiramente aumentado de ruptura após os procedimentos coronarianos.

E. Ressecção cirúrgica aberta versus reparo endovascular

No reparo cirúrgico aberto, o cirurgião sutura um enxerto aos vasos não dilatados acima e abaixo do aneurisma. Esse procedimento envolve uma incisão abdominal, extensa dissecção e interrupção do fluxo sanguíneo aórtico. O percentual de mortalidade é baixo (2-5%) em centros cirúrgicos com grande volume para esse procedimento, e quando o reparo cirúrgico é realizado em pacientes considerados com bons riscos. É possível que pacientes idosos e enfermos não tolerem o estresse cardiopulmonar derivado da operação. Nos casos de reparo endovascular da aorta (Reva), o cirurgião introduz um enxerto de *stent* através de pequenas incisões sobre as artérias femorais, posicionando o dispositivo no interior da aorta sob orientação fluoroscópica. O *stent* deve ser capaz de fazer vedação com segurança contra a parede da aorta acima e abaixo do aneurisma; com isso, ocorre a exclusão do fluxo de sangue para o saco aneurismático. Para que um aneurisma seja tratado com sucesso, os requisitos anatômicos para a realização dos reparos endovasculares são mais precisos do que para reparos abertos. Muitos estudos verificaram que o Reva resulta em morbidade e mortalidade operatórias reduzidas, e também em períodos de recuperação mais curtos. A sobrevivência em longo prazo é equivalente para as duas técnicas. Após o reparo endovascular, os pacientes deverão ser monitorados ao longo da vida, por causa de uma incidência de 10-15% de crescimento contínuo do aneurisma pós-reparo endovascular.

Complicações

A complicação mais comum é a ocorrência de IAM, que afeta até 10% dos pacientes submetidos a reparo aberto de aneurisma. A incidência de IAM é substancialmente menor em pacientes tratados com reparo endovascular. Nos casos de aneurismas infrarrenais de rotina, não é comum a ocorrência de lesão renal; mas quando ocorre, ou se a creatinina basal estiver elevada, esse será um fator complicador significativo no período pós-operatório. As complicações respiratórias são semelhantes às observadas na maioria das cirurgias abdominais de grande porte. A ocorrência de hemorragia GI, mesmo anos após a realização da cirurgia aórtica, sugere uma possível **fístula entérica do enxerto**, localizada mais comumente entre a aorta e o duodeno distal. A incidência dessa complicação é maior nos casos em que a cirurgia inicial foi realizada emergencialmente.

Prognóstico

A mortalidade para uma ressecção cirúrgica eletiva aberta é de 2-5%, e a mortalidade para terapia endovascular é de 0,5-2%. Entre aqueles pacientes que sobreviveram à cirurgia, aproximadamente 60% estarão vivos em 5 anos; a ocorrência de um IAM é a principal causa de morte. As sobrevidas em longo prazo (≥ 5 anos) após reparos abertos e endovasculares são equivalentes.

A mortalidade em decorrência de aneurismas não tratados varia com o diâmetro do aneurisma: 12% de risco anual de ruptura em pacientes com um aneurisma com > 6 cm de diâmetro, e 25% de risco anual de ruptura em aneurismas com > 7 cm de diâmetro. Em geral, um paciente com um aneurisma aórtico > 5,5 cm de diâmetro tem uma probabilidade três vezes maior de morrer por ruptura do aneurisma, do que de morrer por causa da ressecção cirúrgica.

O reparo endovascular do aneurisma pode ser menos definitivo do que o reparo cirúrgico aberto e requer um cuidadoso acompanhamento com um procedimento de imagem. Migração do dispositivo, separação de componentes e trombose ou torção do ramo do enxerto são motivos comuns para a repetição da intervenção. Uma vez obtida a completa exclusão do sangue no interior do saco aneurismático, ocorre redução da pressão, fazendo com que ocorra encolhimento do aneurisma. Um *endoleak* pela zona de vedação superior ou inferior (tipo 1) ou por meio de um defeito do enxerto (tipo 3) foi associado a risco persistente de ruptura. O vazamento indireto de sangue através dos ramos mesentéricos inferiores e lombares do aneurisma (tipo 2) gera um quadro intermediário, com a pressão um pouco reduzida no saco, encolhimento lento, e baixo risco de ruptura. Em longo prazo, a não ocorrência da regressão do saco aneurismático após um Reva está associada a uma sobrevida mais breve.

Quando encaminhar

- Qualquer paciente com um aneurisma aórtico ≤ 4,5 cm deve ser encaminhado ao especialista vascular para observação e avaliação.
- Se houver queixa de dor e a palpação suave do aneurisma confirmar que o defeito é a origem da dor, o paciente deverá ser encaminhado com urgência, independentemente do tamanho do aneurisma.

Quando hospitalizar

- Pacientes com um aneurisma sensível à palpação ou com sinais de ruptura aórtica devem ser hospitalizados com a máxima urgência.
- Evidência de infecção após o reparo.

Jin J. Screening for abdominal aortic aneurysm. JAMA Patient Page. JAMA. 2019;322:2256. [PMID: 31821432]

LeFevre N et al. How best to diagnose and manage abdominal aortic aneurysms. J Fam Pract. 2023;72:325. [PMID: 37862627]

Schanzer A et al. Management of abdominal aortic aneurysms. N Engl J Med. 2021;385:1690. [PMID: 34706173]

Aneurismas da aorta torácica

FUNDAMENTOS DO DIAGNÓSTICO

- Mediastino alargado na radiografia torácica.
- Com ruptura, início súbito de dor torácica que irradia para as costas.

Considerações gerais

Em sua maioria, os aneurismas da aorta torácica são causados pela aterosclerose; sífilis é uma causa rara. Distúrbios do tecido conjuntivo e síndromes de Ehlers-Danlos e Marfan também são causas raras, mas com implicações terapêuticas importantes. Falsos aneurismas traumáticos, causados por uma ruptura parcial da parede aórtica em lesões por desaceleração, podem ocorrer logo além da origem da artéria subclávia esquerda. Menos de 10% dos aneurismas da aorta ocorrem na aorta torácica.

Achados clínicos

A. Sintomas e sinais

Quase todos os aneurismas torácicos são assintomáticos. Nos casos com sintomas, eles dependem em grande parte das dimensões e da posição do aneurisma e de sua velocidade de crescimento. O paciente pode sentir dor na região dorsal ou cervical. Pressão na traqueia, esôfago ou veia cava superior pode resultar nos seguintes sinais e sintomas: dispneia, estridor ou tosse áspera e forte, disfagia e edema no pescoço e braços, bem como na distensão das veias cervicais. O alongamento do nervo laríngeo recorrente esquerdo provoca rouquidão. Em pacientes com aneurismas da aorta ascendente, pode ocorrer regurgitação aórtica, resultante da dilatação do anel da válvula aórtica. A ruptura de um aneurisma torácico é evento catastrófico, pois apenas raramente o sangramento poderá ser contido, não dando tempo para um reparo de emergência.

B. Exames de imagem

O aneurisma pode ser diagnosticado nas radiografias torácicas pelo contorno calcificado da aorta dilatada. A TC contrastada é a modalidade de escolha, mas pode-se usar a ARM para a demonstração da anatomia e do tamanho do aneurisma, e também para exclusão de lesões que podem mimetizar aneurismas, p. ex., neoplasias ou bócio mergulhante. Não contamos com alternativas de baixo custo (p. ex., ultrassonografia) para a triagem ou vigilância do paciente. Pode haver necessidade de um cateterismo cardíaco e de ecocardiografia para a descrição da relação dos vasos coronarianos em pacientes com um aneurisma da aorta ascendente.

Tratamento

As indicações para reparo do aneurisma dependem da localização da dilatação, sua velocidade de crescimento, dos sintomas associados e do estado geral do paciente. Os aneurismas com envolvimento do arco aórtico proximal ou da aorta ascendente representam problemas particularmente desafiadores; essas lesões podem ser consideradas para reparo se tiverem diâmetro de 5,5 cm. Em geral, haverá necessidade de uma cirurgia aberta; esse procedimento traz consigo um risco substancial de morbidade (p. ex., AVE, lesão neurológica difusa e deficiência intelectual) por causa da necessidade de interrupção do fluxo sanguíneo do arco. Aneurismas torácicos descendentes com diâmetros ≥ 5,5 cm devem ser considerados para reparo, tendo em vista que, quando não tratados, a sobrevida de 5 anos chega a 54%. Como rotina, os aneurismas da aorta torácica descendente são tratados por enxerto endovascular. Reparos de aneurismas do arco aórtico deverão ser realizados apenas se houver disponibilidade de uma equipe cirúrgica qualificada, com história aceitável de resultados para esses complexos procedimentos. A disponibilidade de técnicas de endoprótese aórtica torácica com o uso de reconstruções endovasculares ramificadas complexas para aneurismas com envolvimento do arco ou da aorta visceral (enxertos personalizados com ramificações para os vasos envolvidos) não muda as indicações para reparo de aneurisma.

Complicações

Com exceção do reparo endovascular para aneurismas saculares discretos localizados na aorta torácica descendente, a morbidade e a mortalidade decorrentes do reparo de aneurisma torácico é maior, em comparação com o reparo de AAA infrarrenal. A paraplegia continua sendo uma complicação devastadora. Em sua maioria, as séries mais importantes relatam a ocorrência de aproximadamente 4-10% de paraplegias após reparo endovascular de aneurismas da aorta torácica. A irrigação arterial espinhal é segmentada através dos ramos intercostais da aorta, havendo graus variáveis de conexão intersegmentar. Portanto, quanto mais extenso for o aneurisma, maior será o risco de paraplegia como resultado do reparo. O risco de paraplegia aumenta em pacientes previamente submetidos a uma cirurgia aórtica abdominal infrarrenal, com oclusão da artéria subclávia ou ilíaca interna e com hipotensão. O envolvimento do arco aórtico também aumenta o risco de AVE, mesmo nos casos em que o aneurisma não está afetando diretamente a artéria carótida.

Prognóstico

Geralmente, ocorre crescimento dos aneurismas degenerativos da aorta torácica (em média, 0,1 cm/ano), sendo necessária sua reparação para evitar morte por ruptura. São obtidos bons resultados com o reparo endovascular de aneurismas saculares, em particular, os localizados distalmente à artéria subclávia esquerda e à aorta torácica descendente. O procedimento de ressecção de aneurismas do arco aórtico depende da disponibilidade de uma equipe cirúrgica qualificada; essa opção deverá ser tentada apenas em pacientes de baixo risco. O uso da tecnologia de enxerto endovascular ramificado/fenestrado reduziu a morbidade e a mortalidade e expandiu a elegibilidade para a realização do reparo.

Quando encaminhar

- Aneurismas da aorta ascendente com diâmetros > 4,5 cm devem ser encaminhados ao cirurgião cardíaco para observação e avaliação, sendo considerados para reparo ao atingirem 5,5 cm.
- Pacientes com aneurisma da aorta torácica descendente devem ser encaminhados ao especialista vascular para observação e avaliação quando a lesão chegar a 5 cm, e para possível reparo com 5,5 cm.

Quando hospitalizar

Qualquer paciente sabidamente com (ou sob suspeita de) um aneurisma da aorta torácica que se apresente com dor no peito ou nas costas deve ser hospitalizado para realização urgente de estudos de imagem, para exclusão do aneurisma como a causa da dor.

Dias-Neto M et al. Outcomes of elective and non-elective fenestrated-branched endovascular aortic repair for treatment of thoracoabdominal aortic aneurysms. Ann Surg. 2023;278:568. [PMID: 37395613]

Upchurch GR et al. Society for Vascular Surgery clinical practice guidelines of thoracic endovascular aortic repair for descending thoracic aortic aneurysms. J Vasc Surg. 2021;73:55S. [PMID: 32628988]

Aneurismas de artéria periférica

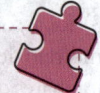

FUNDAMENTOS DO DIAGNÓSTICO

- Pulsos ampliados e salientes.
- Dor aguda na perna ou no pé e parestesia com perda de pulsos distais.
- Associação significativa entre aneurisma poplíteo e AAA.

Considerações gerais

Assim como nos aneurismas aórticos, os aneurismas arteriais periféricos são lesões silenciosas, até que sejam criticamente sintomáticos. Entretanto, diferentemente dos aórticos, as manifestações apresentadas pelos aneurismas arteriais periféricos são decorrências da embolização periférica e da trombose. Os aneurismas da artéria poplítea representam 70% dos aneurismas arteriais periféricos. Os aneurismas poplíteos podem embolizar repetidamente ao longo do tempo, resultando em oclusão das artérias distais. Em função da irrigação arterial paralela redundante para o pé, não ocorrerá isquemia até que um êmbolo final venha a ocluir o fluxo.

Aneurismas primários da artéria femoral são muito menos comuns. No entanto, a incidência de pseudoaneurismas da artéria femoral após punções arteriais para arteriografia e cateterismo cardíaco varia de 0,05-6%.

Achados clínicos
A. Sintomas e sinais

Nos casos de localização do aneurisma na virilha, o paciente pode perceber uma massa pulsátil, mas geralmente os aneurismas poplíteos não são detectados – pelo paciente ou pelo médico. Em casos raros, um aneurisma periférico pode causar sintomas ao comprimir a veia ou o nervo local. O primeiro sintoma pode ser decorrente da isquemia provocada pela oclusão arterial aguda. Os sintomas variam, desde dor e paralisia de início súbito até claudicação que ocorre em curtas distâncias, e que vai diminuindo lentamente à medida que ocorre o desenvolvimento da circulação colateral. Geralmente, os sintomas da embolização recorrente na perna são transitórios (se chegarem a ocorrer). Uma isquemia súbita pode ser detectada em um pododáctilo ou em parte do pé, seguida por lenta resolução, podendo haver indefinição quanto ao real diagnóstico. O surgimento de episódios recorrentes de dor no pé, sobretudo quando acompanhados por cianose, sugere embolização; nesses casos, haverá necessidade de uma investigação cardíaca e da árvore arterial proximal.

Tendo em vista a relativa dificuldade na palpação dos pulsos poplíteos, mesmo em indivíduos normais, a presença de um pulso particularmente saliente ou de fácil percepção sugere aneurisma; nesses casos, a investigação deve prosseguir com ultrassonografia. Considerando que os aneurismas poplíteos são bilaterais em 60% dos casos, em muitos casos, o estabelecimento de um diagnóstico de trombose de um aneurisma poplíteo pode ser auxiliado pela palpação de um aneurisma pulsátil no espaço poplíteo contralateral. Em aproximadamente 50% dos pacientes com aneurismas poplíteos, a aorta abdominal também está aneurismática.

B. Estudos de imagens

A ultrassonografia colorida duplex é a investigação mais eficiente para confirmação dos diagnósticos de aneurisma periférico, medição de seu diâmetro e configuração e demonstração da presença de trombo mural. É importante a obtenção de exames de ARM ou ATC para uma definição do aneurisma e da anatomia arterial local com fins de reconstrução. Não há recomendação para arteriografia, pois o trombo mural reduz o diâmetro aparente do lúmen na angiografia. Pacientes com aneurismas poplíteos devem passar por uma ultrassonografia abdominal, para verificação da possível presença de um AAA.

Tratamento

Há indicação para *bypass* cirúrgico aberto nos casos em que um aneurisma poplíteo ou femoral esteja associado a qualquer embolização periférica, se aneurisma > 2 cm, ou se um trombo mural estiver presente. Pode-se fazer a exclusão endovascular do aneurisma, esse procedimento tem restrições anatômicas, devendo ficar reservado para pacientes de alto risco. Há indicação para cirurgia imediata ou urgente (para que não ocorra a perda do membro) nos casos em que a embolia aguda ou a trombose provocou isquemia aguda da perna. O paciente com isquemia aguda poderá ser tratado por trombólise intra-arterial, se o exame (toque leve) permanecer intacto, sugerindo que não há necessidade de uma cirurgia imediata. Pseudoaneurismas agudos da artéria femoral causados por punções arteriais podem ser tratados com sucesso pela aplicação de compressão orientada por ultrassom, ou por injeção de trombina.

Prognóstico

Em pacientes não tratados, ocorrerão complicações em cerca de um terço no período de 1 ano e em dois terços, em 5 anos. Em geral, a permeabilidade em longo prazo de enxertos de *bypass* para aneurismas femorais e poplíteos é excelente, mas isso depende da adequação do trato de saída. Casos de oclusão tardia do enxerto são menos comuns, em comparação com o que ocorre em cirurgias semelhantes para tratamento de doenças oclusivas.

Quando encaminhar

Pacientes com aneurismas arteriais periféricos com 2 cm ou com evidência ultrassonográfica de presença de trombo no interior do aneurisma devem ser encaminhados ao especialista vascular.

Quando hospitalizar

Pacientes com sintomas de isquemia ou com qualquer sinal de embolização devem ser hospitalizados.

Farber et al. The Society for Vascular Surgery clinical practice guidelines on popliteal artery aneurysms. J Vasc Surg. 2022;75:109S. [PMID: 34023430]

Dissecção da aorta

FUNDAMENTOS DO DIAGNÓSTICO

- Dor torácica lancinante e repentina com irradiação para as costas, abdome ou região cervical em um paciente hipertenso.
- Mediastino alargado na radiografia torácica.
- Discrepância entre pulsos nos membros.
- Pode ocorrer regurgitação aórtica aguda.

Considerações gerais

A dissecção da aorta ocorre quando há uma ruptura espontânea da íntima, e o sangue disseca para o interior da camada média da aorta. A ruptura pode resultar de torques repetidos na aorta ascendente e na aorta descendente proximal durante o ciclo cardíaco; a hipertensão é componente importante desse processo patológico. As dissecções são classificadas pelo ponto de entrada e pela sua extensão distal. A **dissecção tipo A** envolve o arco proximal à artéria subclávia esquerda, e a **dissecção tipo B** ocorre na aorta torácica descendente proximal, geralmente logo depois da artéria subclávia esquerda. Pode haver dissecção na ausência de hipertensão, mas nesses casos deverão ser levadas em consideração possíveis anormalidades do músculo liso, tecido conjuntivo ou colágeno. Gestação, válvula aórtica bicúspide, arco aórtico bovino e coarctação estão associados a maior risco de dissecção.

O sangue que penetra na ruptura da íntima pode ampliar a dissecção até a aorta abdominal, membros inferiores, artérias carótidas ou, menos comumente, artérias subclávias. Tanto a PA absoluta quanto a pressão de pulso são importantes na propagação da dissecção. *A dissecção da aorta é uma emergência, que depende de um imediato controle da PA para limitação de sua extensão*. A dissecção tipo A tem o pior prognóstico; nesses casos, a morte pode ocorrer em poucas horas, em função do rompimento da dissecção no saco pericárdico, ou da dissecção nas artérias coronárias, resultando em IM. Também é possível que ocorra ruptura da cavidade pleural. O retalho de íntima/média da parede aórtica resultante da dissecção pode ocluir ramos aórticos importantes, resultando em isquemia cerebral, intestinal, renal ou dos membros.

Achados clínicos
A. Sintomas e sinais

Dor torácica persistente e intensa de início súbito, que se irradia para o dorso ou possivelmente para a região torácica anterior, é uma característica importante. Essa dor também pode se irradiar para o pescoço. Em geral, o paciente sofre hipertensão. Podem ocorrer síncope, hemiplegia ou paralisia dos membros inferiores. Alguns pacientes também poderão se apresentar com isquemia mesentérica ou lesão renal. Os pulsos periféricos podem estar diminuídos ou desiguais. Pode ser auscultado um sopro diastólico, causado pela dissecção na aorta ascendente nas proximidades da valva aórtica, que pode causar regurgitação valvar, IC ou tamponamento cardíaco.

B. Achados eletrocardiográficos

Com frequência, observa-se hipertrofia ventricular esquerda (HVE) causada por hipertensão de longa data. Também ocorrem alterações agudas sugestivas de isquemia miocárdica nos casos de envolvimento do óstio da artéria coronária pela dissecção. Classicamente, há predomínio das anormalidades da parede inferior, pois a dissecção resulta no comprometimento da artéria coronária direita, em vez da esquerda. Alguns pacientes podem se apresentar com eletrocardiograma (ECG) normal.

C. Exames de imagem

A modalidade diagnóstica por imagem de escolha é a TC multiplanar contrastada; para qualquer paciente hipertenso relatando dor no peito e com achados duvidosos no ECG, a TC, que deve incluir o tórax, abdome e pelve para possibilitar um completo delineamento da extensão da aorta dissecada. ARM é uma excelente modalidade diagnóstica por imagem em casos de dissecção crônica, mas em casos agudos o tempo mais longo para a obtenção das imagens e a dificuldade de monitoramento dos pacientes no *scanner* de RM fazem com que seja preferível uma TC. As radiografias torácicas podem revelar contorno aórtico anormal ou alargamento do mediastino superior. Embora a ecocardiografia transesofágica (ETE) seja um excelente método diagnóstico por imagem, em geral, esse recurso não está imediatamente disponível no cenário agudo.

Diagnóstico diferencial

É muito comum que casos de dissecção da aorta sejam erroneamente diagnosticados como IAM ou embolia pulmonar. As dissecções podem ocorrer com dor mínima, e a oclusão da ramificação vascular no membro inferior pode mimetizar uma embolia arterial.

Tratamento
A. Clínico

Nos casos de suspeita de dissecção da aorta, o clínico deverá iniciar medidas agressivas para baixar a PA e a frequência cardíaca, mesmo antes do estabelecimento de um diagnóstico definitivo. O tratamento tem por objetivo obter uma redução simultânea da PA sistólica para 100-120 mmHg e da frequência cardíaca para 60-70 batimentos/minuto (bpm). O tratamento de primeira linha consiste na administração de betabloqueadores, por diminuírem a força de ejeção do VE que enfraquece a parede arterial. O alfa e betabloqueador labetalol, 20 mg IV ao longo de 2 minutos, diminui a frequência cardíaca e consegue controlar a PA com rapidez. Doses adicionais de 40-80 mg IV podem ser administradas de 10-10 minutos (dose máxima: 300 mg) até que seja alcançada a PA desejada. Alternativamente, essa medicação pode ser administrada por infusão IV, 2 mg/minuto, com titulação até o efeito desejado. A curta meia-vida do esmolol permite uma titulação rápida; essa medicação também pode ser administrada como teste para a reação do paciente a um betabloqueador, nos casos em que haja preocupação com asma ou bradicardia. O paciente deve ser medicado com uma dose de ataque de esmolol, 0,5 mg/kg IV durante 1 minuto, seguida de uma infusão de 0,0025-0,02 mg/kg/minuto. O clínico deve titular a infusão para uma frequência cardíaca-alvo de 60-70 bpm. Para pacientes que não toleram betabloqueadores ou que necessitam de um segundo agente para controle da hipertensão, uma alternativa é a infusão IV de um bloqueador dos canais de cálcio, p. ex., nicardipina (deve ser iniciada na dose de 5 mg/hora IV, com titulação da infusão para o efeito desejado). Se houver necessidade de um agente adicional para o controle da hipertensão, poderá ser adicionado 50 mg de nitroprussiato em 1.000 mL de dextrose a 5% e água, por infusão a uma velocidade de 0,5 mL/minuto para pacientes com 70 kg (0,3 mcg/kg/minuto); a velocidade de infusão será aumentada em 0,5 mL de 5-5 minutos, até que a pressão adequada esteja sob controle. Para alívio da dor, o medicamento apropriado é o sulfato de morfina. Em longo prazo, o tratamento clínico desses pacientes deverá incluir betabloqueadores em seu regime anti-hipertensivo.

B. Intervenção cirúrgica

1. **Dissecção tipo A** – *Há necessidade de intervenção cirúrgica urgente para todas as dissecções tipo A*. Nos casos em que não se possa contar com uma equipe cardiovascular qualificada, o paciente deverá ser transferido para um centro apropriado. O procedimento envolve a substituição da parte enferma do arco por um enxerto e pelo desvio do vaso braquiocefálico, conforme a necessidade. Talvez haja necessidade de substituição da válvula aórtica, com reinserção das artérias coronárias.

2. **Dissecção tipo B com má perfusão** – *Há necessidade de intervenção cirúrgica urgente para dissecções tipo B, se for observado comprometimento do ramo aórtico resultando em má perfusão dos vasos renais, viscerais ou dos membros*. O objetivo imediato da cirurgia consiste em restaurar o fluxo

para o tecido isquêmico. A colocação de um *stent* endovascular na ruptura de entrada na artéria subclávia poderá resultar na obliteração do falso lúmen e na restauração do fluxo do lúmen verdadeiro até a ramificação vascular.

3. **Dissecção tipo B sem má perfusão** – Em casos de dissecção aguda tipo B sem má perfusão, o principal objetivo do tratamento é o controle da PA. A longo prazo, a sobrevivência específica da aorta e as taxas de formação tardia de aneurismas melhoram com um reparo precoce com enxertos de *stent* torácicos, sobretudo em pacientes saudáveis com características anatômicas de alto risco (diâmetro da aorta > 4 cm ou trombose parcial do falso lúmen).

Prognóstico e acompanhamento

Em pacientes com dissecção tipo A não tratada, as taxas de mortalidade são de aproximadamente 1% por hora para 72 horas e > 90% em 3 meses. A mortalidade também é extremamente alta em pacientes com dissecção tipo B com má perfusão ou ruptura não tratada. Os procedimentos cirúrgicos e endovasculares para tratamento de dissecções aórticas são tecnicamente exigentes e dependem da presença de uma equipe experiente para que sejam obtidas mortalidades perioperatórias < 10%. Poderá ocorrer um aumento aneurismático do falso lúmen residual, apesar do tratamento anti-hipertensivo adequado. O paciente deverá ser anualmente submetido a TC para monitoramento do desenvolvimento do aneurisma. As indicações para um reparo tardio do aneurisma serão determinadas pelo seu diâmetro (≥ 6 cm), de modo similar ao que ocorre nos aneurismas torácicos não dissecados.

Quando hospitalizar

- Todos os pacientes com dissecção aguda devem ser hospitalizados para controle da PA e observação.
- Há indicação para um reparo cirúrgico de urgência para todas as dissecções tipo A e para as dissecções tipo B com má perfusão, ruptura, sintomas persistentes ou hipertensão descontrolada.

Carrel T et al. Acute aortic dissection. Lancet. 2023;401:773. [PMID: 36640801]

DOENÇAS VENOSAS

Varizes

FUNDAMENTOS DO DIAGNÓSTICO

- Veias superficiais dilatadas e tortuosas nas pernas.
- Assintomático, desconforto incômodo ou dor.
- Frequentemente hereditárias.
- Maior frequência após a gravidez.

Considerações gerais

As veias varicosas se formam nos membros inferiores. São fatores contributivos os períodos de alta pressão venosa relacionados a ficar em pé por muito tempo ou ao levantamento

de pesos, mas a maior incidência ocorre em mulheres após a gravidez. Varizes estão presentes em > 20% de todos os adultos.

A característica mais marcante das doenças venosas crônicas é uma combinação de refluxo venoso progressivo com hipertensão venosa. Há envolvimento das veias superficiais, normalmente a veia safena magna e suas tributárias, mas a veia safena parva (na parte posterior da perna) também pode ser afetada. A distensão venosa impede que ocorra a coaptação dos folhetos valvares, gerando incompetência e refluxo de sangue em direção ao pé.

Pode ocorrer formação de varizes secundárias em decorrência de alterações obstrutivas e de danos valvares no sistema venoso profundo após uma tromboflebite; ou raramente como resultado de oclusão venosa proximal causada por neoplasia ou fibrose. Também existe uma associação entre fístulas arteriovenosas ou malformações venosas congênitas ou adquiridas e as varizes; essa possibilidade deve ser levada em conta em pacientes jovens com varizes.

Achados clínicos
A. Sintomas e sinais

Não há correlação entre a gravidade dos sintomas e o número e o tamanho das varizes; varizes extensas podem não acarretar sintomas subjetivos, enquanto varizes mínimas podem causar muitos sintomas. A queixa mais comum é uma sensação imprecisa de peso e de pernas doloridas, ou uma sensação de fadiga nas pernas causada por períodos em ortostase. Pode ocorrer uma coceira causada pelo eczema venoso acima do tornozelo ou em direta sobreposição a grandes varicosidades.

Com o paciente em ortostase, podem ser observadas e palpadas veias dilatadas e tortuosas na coxa e na panturrilha. Varizes muito antigas podem progredir para uma insuficiência venosa crônica acompanhada por edema de tornozelo, hiperpigmentação da pele (coloração acastanhada) e enrijecimento ou captação fibrose crônica da pele. Em pacientes com varizes primárias, jamais serão auscultados sopros ou frêmitos; mas quando presentes, sinalizam uma fístula ou malformação arteriovenosa.

B. Exames de imagem

É importante identificar a origem do refluxo venoso que alimenta as veias sintomáticas, para que se possa prosseguir com um tratamento cirúrgico eficaz. O exame de escolha para o planejamento do tratamento é uma ultrassonografia duplex realizada por um operador experiente no diagnóstico e na localização de refluxos venosos. Na maioria dos casos, o refluxo emergirá da veia safena magna.

Diagnóstico diferencial

Devemos diferenciar entre varizes causadas pelo refluxo venoso superficial primário e varizes secundárias à obstrução prévia ou contínua das veias profundas (síndrome pós-trombótica). A dor ou o desconforto da neuropatia devem ser diferenciados dos sintomas associados a varizes coexistentes. Da mesma forma, os sintomas venosos devem ser diferenciados da dor causada pela claudicação intermitente, que ocorre após uma quantidade previsível de exercício e que desaparece com o repouso. Em pacientes adolescentes que se apresentam com varizes, é obrigatória a obtenção de imagens do sistema venoso profundo, com o objetivo de excluir malformação congênita ou atresia das veias profundas. *Nesses pacientes, não há indicação para o tratamento cirúrgico das varizes, tendo em vista que as varicosidades podem estar desempenhando uma função significativa na drenagem venosa do membro.*

Complicações

É rara a ocorrência de tromboflebite superficial de veias varicosas. A apresentação característica é uma dor aguda localizada, com veias sensíveis e firmes. Em geral o processo é autolimitado, desaparecendo em algumas semanas. O risco de trombose venosa profunda (TVP) ou embolização é muito baixo, a menos que ocorra uma extensão da tromboflebite até a veia safena magna, na parte superomedial da coxa. As condições predisponentes para essa complicação são gravidez, trauma local ou imobilidade.

Em pacientes idosos, pode ocorrer sangramento de varizes superficiais, mesmo com traumas leves. O volume de sangramento pode ser alarmante, devido à alta pressão nas varicosidades.

Tratamento
A. Medidas conservadoras

O tratamento conservador é eficaz. Meias elásticas de compressão graduada (pressão = 20-30 mmHg) reduzem a pressão venosa na perna e podem prevenir a progressão da doença. Também pode-se conseguir um controle satisfatório dos sintomas se as meias forem usadas diariamente durante as horas de vigília e se as pernas ficarem em posição elevada, especialmente à noite. As meias de compressão atendem satisfatoriamente àqueles pacientes idosos, ou que não queiram se submeter à cirurgia.

B. Escleroterapia de veias varicosas

A injeção de um agente esclerosante aplicada diretamente induz fibrose permanente e obliteração das veias-alvo. Frequentemente são utilizados irritantes químicos (p. ex., glicerina) ou solução salina hipertônica usados para veias reticulares menos calibrosas (i.e., < 4 mm de diâmetro) ou para telangiectasias. No tratamento da veia safena magna, de veias varicosas > 4 mm e de veias perfurantes, usa-se a escleroterapia com espuma. A escleroterapia de veias varicosas não acompanhada pelo tratamento do refluxo da veia safena subjacente está associada a percentuais de recorrência de varizes superiores a 50%, visto que o refluxo não corrigido dilata progressivamente as veias adjacentes. É possível a ocorrência de complicações como flebite, necrose tecidual ou infecção, qualquer que tenha sido o agente esclerosante utilizado.

C. Tratamento cirúrgico do refluxo

O tratamento para refluxo da veia safena magna oblitera esse vaso cirurgicamente (i.e., remoção [*stripping*] da veia) ou endovenosamente, com a aplicação de energia térmica (*laser* ou cateter de radiofrequência), injeção de cola de cianoacrilato ou injeção de espuma esclerosante.

Com frequência, basta apenas a anestesia local para os tratamentos endovenosos, e o sucesso inicial equivale ao alcançado com a remoção da veia. Em longo prazo, obtém-se maior sucesso com a remoção da veia e com os tratamentos térmicos; quanto à aplicação da cola de cianoacrilato e de espuma, desconhecemos sua durabilidade a longo prazo. Uma complicação importante dos tratamentos térmicos é a trombose da veia profunda induzida por calor endotérmico; nesses casos, pode haver necessidade de anticoagulação prolongada. São origens menos comuns de refluxo a veia safena parva (para varizes na panturrilha posterior) e veias perfurantes incompetentes que emergem diretamente do sistema venoso profundo. A correção do refluxo é feita ao mesmo tempo que a excisão das veias varicosas sintomáticas. Nos casos de refluxo venoso superficial presente, com frequência, refluxo coexistente no sistema venoso profundo ocorre secundariamente à sobrecarga de volume, que desaparecerá com a correção do refluxo superficial.

Prognóstico

São excelentes os resultados derivados do tratamento cirúrgico do refluxo venoso superficial e da excisão de veias varicosas. O percentual de sucesso em 5 anos (definido como ausência de dor e de varizes recorrentes) é de 85-90%. Nos pacientes tratados com excisão simples (flebectomia) ou com escleroterapia por injeção sem a correção do refluxo, o percentual de recorrência fica acima dos 50%. Mesmo após o tratamento adequado, as alterações secundárias dos tecidos poderão persistir.

Quando encaminhar

- As indicações absolutas para encaminhamento para ablação da safena são tromboflebite e sangramento.
- Preocupações com a dor e a estética são responsáveis pela maioria dos encaminhamentos para ablação.

Gloviczki P et al. The 2023 Society for Vascular Surgery, American Venous Forum, and American Vein and Lymphatic Society clinical practice guidelines for the management of varicose veins of the lower extremities. Part II: Endorsed by the Society of Interventional Radiology and the Society for Vascular Medicine. J Vasc Surg Venous Lymphat Disord. 2024;12:101670. [PMID: 37652254]

Tromboflebite venosa superficial

FUNDAMENTOS DO DIAGNÓSTICO

- Endurecimento, rubor e dor ao longo de uma veia superficial, geralmente no local de aplicação recente de uma linha IV.
- Pode não ocorrer edema acentuado do membro.

Considerações gerais

As causas mais comuns de tromboflebite superficial são a cateterização venosa temporária de veias superficiais do braço e o uso prolongado de linhas de cateter central de inserção periférica (PICC). Os locais de introdução do cateter devem ser observados diariamente em busca de sinais de inflamação local; o dispositivo deverá ser removido se ocorrer uma reação local na veia. Se esse protocolo não for seguido, poderão ocorrer complicações trombóticas ou sépticas graves; *S. aureus* é o patógeno mais comumente envolvido. Pode haver envolvimento de outros microrganismos, inclusive fungos.

Tromboflebites superficiais podem ocorrer espontaneamente, afetando frequentemente mulheres grávidas ou no pós-parto, ou pessoas com varizes; ou ainda, podem estar associadas a algum trauma, p. ex., um golpe na perna ou após terapia IV com soluções irritantes. As tromboflebites também podem ser manifestação de hipercoagulabilidade sistêmica em paciente com câncer abdominal, p. ex., um carcinoma do pâncreas, sendo talvez o sinal mais precoce da doença. Em cerca de 20% dos casos, a tromboflebite superficial relacionada ao uso de um PICC pode estar associada a TVP oculta, mas a associação entre TVP oculta e tromboflebite superficial espontânea da veia safena é muito menos comum (cerca de 5% dos casos). Embolias pulmonares são muito raras e ocorrem a partir de uma TVP associada (ver Caps. 9 e 16).

Achados clínicos

A. Sintomas e sinais

Em pacientes com tromboflebite superficial espontânea, o vaso envolvido com maior frequência é a veia safena magna. Em geral, o paciente sente uma dor incômoda na região da veia envolvida. Os achados locais consistem em endurecimento, vermelhidão e sensibilidade ao longo do trajeto de uma veia. O processo pode ser localizado, ou pode envolver a maior parte da veia safena magna, além de suas tributárias. Em geral, a reação inflamatória desaparece em 1-2 semanas; mas talvez permaneça um cordão firme por um período muito mais longo. Não é comum a ocorrência de um edema do membro.

A presença de vermelhidão e endurecimento localizados no local de uma linha IV recentemente aplicada exigem urgente atenção. A extensão proximal do endurecimento e dor acompanhada por calafrios e febre alta sugerem flebite séptica, que impõem tratamento urgente.

B. Exames de imagem

Como rotina, deve-se obter uma ultrassonografia duplex do membro envolvido, para que seja determinada a extensão da tromboflebite superficial e detectada a presença de TVP.

Diagnóstico diferencial

A natureza linear (não circular) da lesão e a distribuição ao longo do curso de uma veia superficial estabelecem a diferença entre flebite superficial e celulite, eritema nodoso, eritema *induratum*, paniculite e fibrosite. O clínico também deverá considerar a possibilidade de linfangite e de tromboflebite profunda.

Tratamento

Para casos de tromboflebite focal e espontânea não próxima à junção safeno-femoral, geralmente a aplicação local de calor e a administração de Aine conseguem limitar o processo. É recomendável a administração de uma dose profilática de fondaparinux

ou de rivaroxabana em pacientes com tromboflebite superficial das veias safenas medindo ≥ 5 cm de comprimento (Tab. 16.14); a anticoagulação completa deve ficar reservada para os casos em que esteja ocorrendo rápida progressão da doença, ou se houver preocupação com uma extensão da doença até o sistema profundo (Tab. 16.16). Malignidade ativa, história de tromboembolismo venoso (TEV) e trombofilia conhecida também são indicações para uma anticoagulação completa. Habitualmente, o curso terapêutico para as tromboflebites superficiais é de 6 semanas. Quando a trombose superficial de membro inferior mede < 5 cm, mas o paciente tem fatores de risco, p. ex., hospitalização, imobilização ou cirurgia recente, pode-se adiar a anticoagulação profilática, a menos que seja observada uma extensão do trombo em uma ultrassonografia repetida 7-10 dias depois. Se o endurecimento for extenso ou estiver progredindo em direção à junção safeno-femoral (perna) ou à junção cefaloaxilar (braço) apesar da anticoagulação, haverá indicação de ligadura e divisão da veia na junção entre as veias profundas e superficiais.

A tromboflebite superficial séptica consiste em um abscesso intravascular que exige tratamento urgente com heparina ou fondaparinux (ver Tab. 16.16), com o objetivo de limitar a formação de trombos e, nas infecções ligadas ao cateter, remover o dispositivo que está causando o problema (ver Cap. 32). O paciente deverá ser tratado com antibióticos (p. ex., vancomicina, 15 mg/kg IV a cada 12 horas, juntamente com ceftriaxona, 1 g IV a cada 24 horas). Se as hemoculturas forem positivas, a antibioticoterapia deverá ter continuidade por mais 7-10 dias, ou por 4-6 semanas, se não for possível excluir uma endocardite complicadora. Em alguns casos, também poderá haver necessidade de excisão cirúrgica da veia envolvida para controlar a infecção.

Prognóstico

Em pacientes com tromboflebite espontânea, geralmente o curso é benigno e breve. Em pacientes com flebite secundária a veias varicosas, é provável que o paciente sofra episódios recorrentes, a menos que seja tratado por correção do refluxo venoso subjacente e excisão das varicosidades. Por outro lado, a mortalidade por tromboflebite séptica é elevada (≥ 20%), exigindo tratamento agressivo. Mas nos casos de envolvimento localizado, a mortalidade é baixa e o prognóstico será bom se o paciente for imediatamente tratado.

Duffett L et al. Treatment of superficial vein thrombosis: a systematic review and meta-analysis. Thromb Haemost. 2019;119:479. [PMID: 30716777]

Insuficiência venosa crônica

FUNDAMENTOS DO DIAGNÓSTICO

- História prévia TVP ou lesão na perna.
- Edema, hiperpigmentação da pele (dermatite ocre), lipodermatoesclerose subcutânea na perna.
- Úlceras venosas: grandes ulcerações no aspecto medial do tornozelo ou acima dele.

Considerações gerais

A insuficiência venosa crônica é uma manifestação grave da hipertensão venosa. Uma das etiologias mais comuns para esse problema é uma tromboflebite venosa profunda precedente, embora cerca de 25% dos pacientes não tenham história conhecida de TVP. Nesses casos, pode ser coletada história de trauma ou de cirurgia na perna; e a obesidade costuma ser um fator complicador. Outra causa comum é o refluxo venoso superficial progressivo, além de obstrução congênita ou neoplásica das veias pélvicas e fístulas arteriovenosas congênitas ou adquiridas.

Basicamente, a patologia consiste na não coaptação dos folhetos das valvas venosas, por estarem espessados e cicatriciais (síndrome pós-trombótica) ou em folhetos numa veia dilatada; assim, os folhetos se tornam funcionalmente inadequados. Tendo em vista que as valvas não conseguem impedir que o sangue venoso retorne ao pé (refluxo venoso), ocorrerá hipertensão venosa na perna; desencadeando a transmissão de uma força hidrostática anormalmente alta para as veias subcutâneas e para os tecidos da perna. O edema resultante provoca alterações secundárias dramáticas e deletérias. Os estigmas da insuficiência venosa crônica são esclerose causada pela fibrose do tecido subcutâneo e da pele, pigmentação da pele (resultado da absorção de hemossiderina pelos macrófagos dérmicos) e, mais tarde, ulceração, cuja cura é extremamente lenta. O prurido pode precipitar a formação de úlceras ou de celulite no local da ferida. Também pode ocorrer dilatação das veias superficiais, resultando na formação de varizes. Embora o tratamento cirúrgico para refluxo venoso possa melhorar os sintomas, geralmente o controle do edema e das alterações cutâneas secundárias torna necessária uma terapia de compressão permanente.

Achados clínicos

A. Sintomas e sinais

O principal sintoma é um edema progressivo e depressivo no membro (em particular na perna), geralmente acompanhado por um desconforto que piora com o paciente ortostase. É comum a ocorrência de dermatite, geralmente pruriginosa. Ao longo do tempo, ocorrem alterações secundárias na pele e nos tecidos subcutâneos. Em geral, a pele do tornozelo fica brilhosa e distendida por causa do edema. Também pode ser observada uma pigmentação acastanhada (hemossiderina). Em casos antigos de insuficiência venosa crônica, os tecidos subcutâneos estarão espessados e escleróticos. A celulite, geralmente de difícil diferenciação da pigmentação causada pela hemossiderina, pode ser diagnosticada pela presença de um eritema branqueável e pela dor (Fig. 14.2).

Ulcerações – Pode ocorrer a formação de úlceras por insuficiência venosa (estase venosa); em geral essas lesões se situam logo acima do tornozelo, no aspecto medial ou anterior da perna, e geralmente são dolorosas. A úlcera típica apresenta uma base limpa com um exsudato fibrinoso e pode exibir um corrimento seroso abundante (Figs. 14.3 e 14.4). Pode haver dificuldade para o estabelecimento de um diagnóstico de celulite no contexto de uma úlcera por insuficiência venosa. Culturas

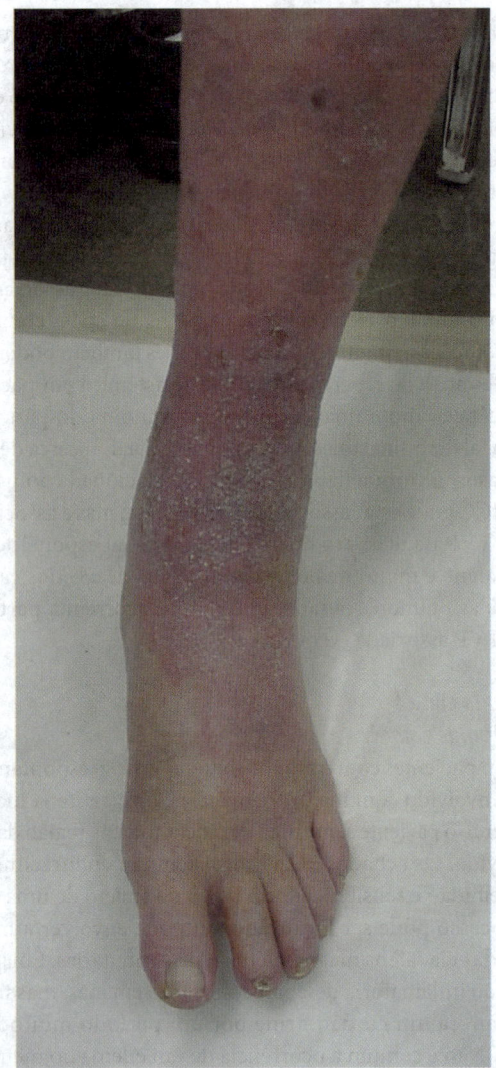

FIGURA 14.2 Celulite em paciente idoso com dermatite por estase venosa.
Reproduzida de Richard P. Usatine, MD, em Usatine RP, Smith MA, Mayeaux EJ Jr, Chumley HS. The Color Atlas of Family Medicine, 3.ed. McGraw-Hill, 2019.

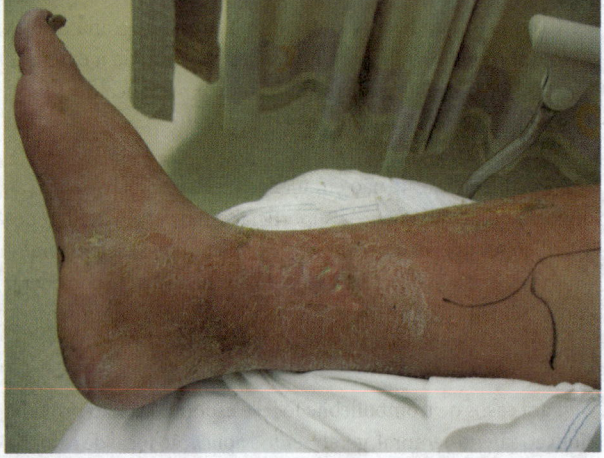

FIGURA 14.3 Úlcera por insuficiência venosa (estase venosa).
Reproduzida de Lindy Fox, MD.

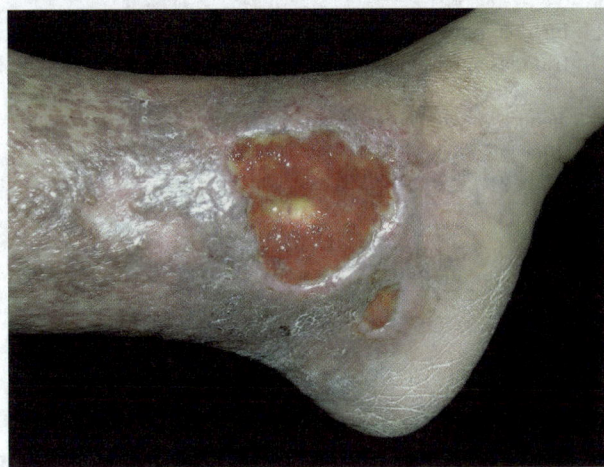

FIGURA 14.4 Úlcera por estase venosa.
Reproduzida de Richard P. Usatine, MD, em Usatine RP, Smith MA, Mayeaux EJ Jr, Chumley H. The Color Atlas of Family Medicine, 3.ed. McGraw-Hill, 2019.

de material da superfície pouco esclarecerão. O médico deverá considerar a possibilidade de celulite nos casos em que haja calor e um eritema expansivo ao redor da ulceração, com ou sem aumento da dor causada pela ulceração.

A cura resulta em uma cicatriz fina sobre uma base fibrosada que geralmente se rompe com traumas leves ou com novos episódios de edema nas pernas. Pode ocorrer formação de varizes associadas a veias perfurantes incompetentes.

B. Exames de imagem

Pacientes com síndrome pós-trombótica ou com sinais de insuficiência venosa crônica devem ser submetidos a ultrassonografia duplex para que seja determinada a presença, ou não, de um refluxo superficial, bem como para avaliar o grau de refluxo profundo e de obstrução. Para pacientes idosos e também naqueles com úlceras venosas, é recomendável uma avaliação para insuficiência arterial coexistente, pela obtenção de um índice tornozelo-braquial.

Diagnóstico diferencial

Pacientes com IC, DRC ou doença hepática descompensada podem se apresentar com edema bilateral dos membros inferiores. Muitos medicamentos podem causar edema (p. ex., bloqueadores dos canais de cálcio, Aine, tiazolidinedionas). O inchaço do linfedema envolve os pés e pode ser unilateral, mas em alguns pacientes não há inchaço. O edema decorrente dessas causas é facilmente depressível, sendo rara a ocorrência de uma descoloração intensa. Lipedema é um distúrbio do tecido adiposo que ocorre quase exclusivamente em mulheres, com apresentação bilateral e simétrica e que se caracteriza por sua interrupção em uma linha distinta logo acima dos tornozelos.

Pode ser difícil estabelecer uma diferença entre varizes primárias e varicosidades secundárias decorrentes de síndrome pós-trombótica ou de obstrução venosa.

O médico deverá considerar outros distúrbios associados às úlceras crônicas da perna, p. ex., úlceras neuropáticas diabéticas, insuficiência arterial (que frequentemente se manifesta

em forma de úlceras dolorosas no aspecto lateral do tornozelo e com ausência de pulsos, contrariamente às úlceras que ocorrem no aspecto medial do tornozelo, geralmente causadas por insuficiência venosa), doenças autoimunes (p. ex., vasculite, síndrome de Felty), anemia falciforme, eritema *induratum* (bilateral e geralmente no aspecto posterior da perna), pioderma gangrenoso e infecções fúngicas. O médico também deverá considerar outros diagnósticos, diante de úlceras que aparecem nos pés, nos dedos dos pés, ou acima dos joelhos. Nos casos de incerteza diagnóstica, poderá ter utilidade uma biópsia por punção da borda (não da base) da lesão.

Prevenção

É possível diminuir as alterações teciduais irreversíveis e as complicações associadas nas pernas por meio de uma anticoagulação precoce e agressiva da TVP aguda, para que sejam minimizados os danos valvares. Se o edema é resultante de uma insuficiência venosa, o tratamento mais importante para a prevenção de complicações consiste no uso de meias de compressão (ver adiante). O tratamento da TVP iliofemoral aguda por meio da trombólise orientada por cateter ou por trombectomia mecânica não reduzirá a síndrome pós-trombótica nem a insuficiência venosa crônica.

Tratamento
A. Medidas gerais

O tratamento essencial consiste no uso de meias de compressão ajustadas e graduadas (pressão ≥ 20-30 mmHg) abrangendo desde o pé até logo abaixo do joelho que devem ser usadas de dia e de noite; em geral, as meias resolvem, mas elas não devem ser usadas por pacientes com insuficiência arterial e um ITB < 0,7. Nos casos em que as meias de compressão são insuficientes, evitar longos períodos sentado ou em ortostase, elevar intermitentemente a perna envolvida e dormir com as pernas mantidas acima do nível do coração são algumas medidas que ajudarão no controle do edema. Em casos refratários, pode-se recorrer à compressão pneumática da perna (que pode bombear o fluido para fora da perna), mas muitos pacientes sentem uma dor intensa com a ação de "ordenha" do dispositivo de bombeamento.

B. Celulite

Pacientes com celulite deverão ser tratados com antibióticos VO. Em geral, cefalexina, 500 mg 3x/dia, ou clindamicina, 300 mg 3x/dia, durante 1 semana, são terapias adequadas.

C. Ulceração

Tendo em vista que a patologia primária consiste no edema e na hipertensão venosa, não será possível curar as úlceras até que o edema tenha sido controlado e seja aplicada compressão. O uso de bandagens não elásticas aplicadas na circunferência da perna aumenta a ação de bombeamento dos músculos da panturrilha para o fluxo sanguíneo venoso eferente. Com frequência, certas lesões poderão ser ambulatorialmente tratadas por meio de uma bota de gaze semirrígida feita com pasta Unna (Gelocast, Medicopaste) ou com curativo compressivo em várias camadas (p. ex., Profore). Inicialmente, o clínico deverá desbridar a úlcera, e a bota deverá ser trocada a cada 2-3 dias, o que possibilita o controle da drenagem da úlcera. Com a diminuição do edema e da drenagem, a bota poderá ser trocada a cada 5-7 dias, até que ocorra a cicatrização. O clínico deverá proteger adequadamente a úlcera, os tendões e as saliências ósseas por acolchoamento. Nos casos de mínima drenagem da ferida, o paciente poderá ser tratado com uma meia de compressão graduada até a altura do joelho e com um curativo absorvente.

A medicação com pentoxifilina, 400 mg VO 3x/dia administrada com curativos compressivos, ajuda na aceleração da cicatrização das úlceras de perna causadas por insuficiência venosa. São poucas as evidências favoráveis ao uso de antibióticos tópicos em pacientes sem celulite. Nos casos úlcera com coexistência da celulite, é recomendável a antibioticoterapia VO (ver tópico B. Celulite). Para que ocorra a cicatrização das úlceras, alguns pacientes deverão ser hospitalizados para repouso completo e elevação da perna. Devem começar a cicatrizar dentro de algumas semanas, com cicatrização completa em 4-6 meses. Casos de não cicatrização da úlcera ou de persistência da drenagem devem levar a uma reavaliação para insuficiência arterial, osteomielite subjacente, ou para etiologias não venosas. Após a cicatrização das úlceras, passa a ser obrigatório o tratamento diário com meias de compressão graduadas, para que sejam evitadas recorrências.

D. Tratamento venoso (refluxo ou obstrução)

O tratamento do refluxo venoso superficial (ver Varizes) demonstrou diminuir os percentuais de recorrência de úlceras venosas. Nos pacientes com obstrução substancial do sistema venoso femoral ou poplíteo profundo, as varicosidades superficiais suprem o retorno venoso, não devendo ser removidas.

Em casos graves, o uso de *stents* venosos para tratamento de estenose ou obstrução crônica da veia ilíaca profunda pode favorecer a cicatrização das úlceras venosas e diminuir os percentuais de recorrência.

Prognóstico

Frequentemente há recorrência do edema, sobretudo se o paciente não estiver usando consistentemente meias de suporte com pelo menos 20-30 mmHg de compressão. A não cicatrização de ulcerações causadas por insuficiência venosa se deve mais frequentemente ao uso inadequado dos métodos terapêuticos de primeira linha. O controle contínuo do edema é um dado essencial para que sejam evitadas ulcerações recorrentes, sendo fundamental que o paciente passe a usar meias de compressão após a cicatrização da úlcera. Os percentuais de recorrência são 2-20 vezes maiores em pacientes que não usaram meias de compressão.

Quando encaminhar

- Pacientes com refluxo safeno significativo devem ser avaliados para ablação.
- Pacientes com úlceras devem ser monitorados por uma equipe interdisciplinar especializada no tratamento de feridas, para que essas feridas desafiadoras possam ser tratadas agressivamente.

Raffetto JD et al. Why venous leg ulcers have difficulty healing: overview on pathophysiology, clinical consequences, and treatment. J Clin Med. 2020;10:29. [PMID: 33374372]

Obstrução da veia cava superior

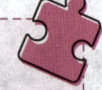

FUNDAMENTOS DO DIAGNÓSTICO

- Edema cervical, de face e membros superiores.
- Veias dilatadas sobre a parte superior do tórax e o pescoço

Considerações gerais

A obstrução parcial ou completa da veia cava superior é relativamente rara; sendo, em geral, secundária a processos neoplásicos ou inflamatórios no mediastino superior. As causas mais frequentes de obstrução parcial ou completa da veia cava superior são (1) neoplasias, p. ex., carcinoma de pulmão com extensão direta (> 80%), linfomas ou tumores mediastinais malignos primários; (2) mediastinite fibrosante crônica, de origem desconhecida, ou secundária à tuberculose, histoplasmose, infecções piogênicas, ou agentes farmacológicos (em especial metisergida); (3) TVP, frequentemente por extensão do processo oriundo na veia axilar ou subclávia para as veias inominada e cava, em associação com a cateterização dessas veias para diálise ou para hiperalimentação; (4) aneurisma do arco aórtico; e (5) pericardite constritiva.

Achados clínicos
A. Sintomas e sinais

Os sintomas têm início agudo ou subagudo. O paciente pode se apresentar com edema cervical, de face e membros superiores. Com frequência os sintomas são percebidos como congestão, e o paciente relata cefaleia, tontura, distúrbios visuais, estupor, síncope ou tosse. Ocorre obstrução progressiva da drenagem venosa cefálica, do pescoço e dos membros superiores. As veias cutâneas da parte superior do tórax e da parte inferior do pescoço ficam dilatadas, e ocorre rubor no rosto e pescoço. Mais adiante no processo, ocorrerá edema muscular do rosto, pescoço e braços, quando então surge cianose nessas áreas. Em última análise, o edema cerebral e laríngeo resultará em comprometimento da função cerebral, bem como em insuficiência respiratória. Posições encurvadas ou em decúbito acentuam os sintomas; em geral, é desejável sentar-se calmamente. As manifestações serão mais graves se a obstrução ocorrer rapidamente e se houver obstrução da junção ázigos ou da veia cava situada entre esse vaso e o coração.

B. Achados laboratoriais

No braço, a pressão venosa está elevada (geralmente > 20 cm de H_2O), e está normal na perna. Considerando que câncer de pulmão é uma causa comum, frequentemente o paciente é submetido a uma broncoscopia; mas há contraindicação relativa para uma biópsia transbrônquica, por causa da hipertensão venosa e do risco de sangramento.

C. Exames de imagem

O RXT e uma TC podem definir a localização e, muitas vezes, a natureza do processo obstrutivo; e a venografia contrastada ou a venografia por ressonância magnética (VRM) mapearão a extensão e o grau da obstrução venosa e da circulação colateral. Tanto a venografia braquial como a cintilografia com radionuclídeos após injeção IV de pertecnetato de tecnécio (Tc-99m) demonstrarão bloqueio no fluxo do meio de contraste para o coração direito, bem como a dilatação das veias colaterais. Essas técnicas também permitem a estimativa do fluxo sanguíneo ao redor da oclusão, além de possibilitar uma avaliação seriada da resposta ao tratamento.

Tratamento

É importante que o paciente assuma medidas conservadoras, como a elevação da cabeceira da cama e a modificação do estilo de vida para não dobrar o corpo. A angioplastia com balão para o segmento caval obstruído, em combinação com a colocação de um *stent*, proporciona alívio imediato dos sintomas, sendo o procedimento de escolha para todas as etiologias. Ocasionalmente, haverá necessidade de tratamento com anticoagulação, mas apenas raramente por trombólise.

Em casos de neoplasia, o tratamento urgente consiste em: (1) uso cauteloso de diuréticos IV; e (2) irradiação do mediastino, a começar dentro de 24 horas. O plano terapêutico deve ser projetado para a administração diária de uma alta dose de radiação, mas com um breve curso terapêutico total, com o objetivo de uma rápida redução do tumor local. Em combinação com a quimioterapia, a radioterapia intensiva amenizará o processo em até 90% dos pacientes. Em pacientes com apresentação subaguda, em geral será suficiente recorrer apenas à radioterapia. A quimioterapia deverá ser adicionada se o paciente for diagnosticado com um linfoma ou carcinoma de pequenas células.

A longo prazo, os desfechos ficam complicados pelo risco de reoclusão por trombose ou pela expansão da neoplasia. Os procedimentos cirúrgicos para contornar a obstrução ficam complicados pelo sangramento decorrente da alta pressão venosa. Em casos de trombose secundária a um cateter permanente, pode-se tentar a trombólise. É importante uma avaliação clínica criteriosa, pois coágulos mais antigos podem estar fibrosados e, além disso, o risco de sangramento pode pesar mais do que os possíveis benefícios.

Prognóstico

O prognóstico depende da natureza e do grau da obstrução e também da velocidade de seu início. As formas com lento desenvolvimento secundárias à fibrose podem ser toleradas durante anos. Com frequência, um alto grau de uma obstrução de início rápido e secundária a uma neoplasia resultará em fatalidade dentro de alguns dias ou semanas, em decorrência do aumento da pressão intracraniana e da hemorragia cerebral. Entretanto, o tratamento do tumor por radioterapia e com

medicamentos quimioterápicos poderá oferecer resultados paliativos significativos. Um bom alívio pode ser conseguido pela angioplastia com balão e colocação de um *stent*, mas essas medidas poderão resultar na necessidade de novo tratamento para sintomas recorrentes causados por trombose ou reestenose.

Quando encaminhar

Qualquer paciente que se apresente com inchaço progressivo da cabeça e pescoço deve ser encaminhado para exclusão de síndrome da veia cava superior.

Quando hospitalizar

Deve ser hospitalizado qualquer paciente que se apresente com edema agudo de cabeça e pescoço ou com sinais e sintomas de comprometimento das vias aéreas, como rouquidão ou estridor.

Azizi AH et al. Superior vena cava syndrome. JACC Cardiovasc Interv. 2020;13:2896. [PMID: 33357528]

DOENÇAS DOS CANAIS LINFÁTICOS

Linfangite e linfadenite

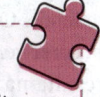

> **FUNDAMENTOS DO DIAGNÓSTICO**
>
> - Estria vermelha causada pela ferida, ou celulite em direção aos linfonodos regionais, que geralmente estão aumentados e dolorosos.
> - Podem estar presentes calafrios, febre e mal-estar.

Considerações gerais

Linfangite e linfadenite são manifestações comuns de uma infecção bacteriana que geralmente é causada por estreptococos hemolíticos ou *S. aureus* (ou por ambos os microrganismos); essas infecções se tornam invasivas, geralmente a partir de uma ferida infectada, celulite ou abscesso. A ferida pode ser muito pequena ou superficial, ou pode ser um abscesso consolidado que fornece bactérias para os vasos linfáticos. Em geral, o envolvimento dos vasos linfáticos se manifesta por uma estria cutânea vermelha que avança na direção dos linfonodos regionais.

Achados clínicos
A. Sintomas e sinais

Em geral, o paciente sente uma dor latejante no local da invasão bacteriana de uma ferida, celulite ou abscesso. Mal-estar, sudorese, calafrios e febre de 38-40°C ocorrerão rapidamente, em geral com um pulso rápido. Quando presente, a estria vermelha pode estar bem definida, ou pode ser inconspícua, quase imperceptível, sobretudo em pacientes de pele escura. Pode ocorrer hipertrofia significativa dos linfonodos regionais envolvidos, que geralmente estão sensíveis. A infecção pode progredir rapidamente, em questão de horas, podendo resultar em septicemia e morte.

B. Achados laboratoriais

Em geral, o hemograma demonstra leucocitose com desvio à esquerda. As hemoculturas podem ser positivas, mais frequentemente para espécies estafilocócicas ou estreptocócicas. Estudos de cultura e sensibilidade do exsudato ou do pus da ferida poderão ajudar no tratamento das infecções mais graves ou refratárias, mas em geral são de difícil interpretação, devido aos contaminantes da pele.

Diagnóstico diferencial

Nos casos de tromboflebite superficial, o eritema e o endurecimento ficam confinados ao interior e em torno da veia trombosada. A trombose venosa não está associada à linfadenite e, em geral, não se observa ferida de entrada com celulite secundária.

A febre da arranhadura do gato (*Bartonella henselae*) é uma das causas de linfadenite; os nódulos, embora geralmente muito volumosos, são relativamente indolores. É comum a exposição a gatos, mas é possível que o paciente tenha se esquecido da arranhadura.

É extremamente importante diferenciar a celulite como origem da linfangite versus gangrena hemolítica estreptocócica aguda ou infecção necrosante do tecido mole. Essas são infecções mais profundas que podem ser muito extensas e potencialmente letais. Os pacientes ficam mais gravemente doentes; pode ocorrer vermelhidão devido ao vazamento de eritrócitos, que resulta na formação de um eritema não branqueável; uma crepitação subcutânea (um achado tardio), pode ser palpada ou auscultada; e uma radiografia ou TC poderá revelar enfisema subcutâneo. Se houver suspeita de infecção necrosante, haverá necessidade imediata de uma consulta cirúrgica, para a realização de um desbridamento amplo de todos os tecidos profundos envolvidos.

Tratamento

A. Medidas gerais

O tratamento imediato deve consistir na aplicação de calor (compressas quentes e úmidas, ou almofada térmica), elevação quando possível, e imobilização da área infectada. O paciente poderá ser medicado com analgésicos para dor.

B. Medidas específicas

A antibioticoterapia empírica para estreptococos hemolíticos ou *S. aureus* (ou ambos os organismos) deve sempre ser instituída. Cefalosporinas ou penicilinas de espectro estendido são comumente prescritas (p. ex., cefalexina, 0,5 g VO 4x/dia durante 7-10 dias; ver Tab. 32.6). também deve ser considerada a medicação com trimetoprima-sulfametoxazol (2 comprimidos de dupla dosagem VO 2x/dia durante 7-10 dias), se houver preocupação com possível *Staphylococcus aureus* resistente à meticilina (MRSA) (ver Tabs. 32.5 e 32.6). Pacientes com sinais de resposta inflamatória sistêmica são medicados com vancomicina, 15 mg/kg IV a cada 12 horas.

C. Cuidados com as feridas

Qualquer ferida que seja o local de início da linfangite deve ser tratada agressivamente. Todo tecido necrótico deve ser desbridado, com drenagem do pus loculado.

Prognóstico

Com o tratamento adequado, com inclusão de um antibiótico eficaz contra as bactérias invasoras, geralmente a infecção poderá ser controlada em questão de dias. Atrasos no tratamento ou o uso de terapias inadequadas poderão resultar em uma infecção avassaladora, acompanhada por septicemia.

Quando hospitalizar

- Infecções causadoras de linfangite devem ser tratadas no hospital com antibióticos IV.
- Talvez haja necessidade de desbridamento, sendo prudente uma consulta cirúrgica imediata.

Linfedema

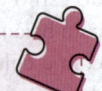

FUNDAMENTOS DO DIAGNÓSTICO

- Edema indolor persistente de um ou ambos os membros inferiores, principalmente em mulheres jovens.
- Edema depressível sem ulceração, sem varizes e sem pigmentação de estase.
- Podem ocorrer linfangite e celulite.

Considerações gerais

A **forma primária** do linfedema é causada por vasos linfáticos proximais ou distais com hipoplasia ou hiperplasia congênita. Nos casos de doença extensa ou progressiva, a obstrução pode estar localizada nos canais e linfonodos pélvicos ou lombares. A **forma secundária** envolve uma obstrução linfática inflamatória ou mecânica por trauma, ressecção ou irradiação de linfonodos regionais, ou por um envolvimento extenso de linfonodos regionais em decorrência de malignidade ou filariose. O linfedema pode surgir após a remoção cirúrgica dos linfonodos inguinais ou axilares. Pode ocorrer superposição de episódios de inflamação aguda e crônica, acompanhados por estase e por fibrose secundária.

Achados clínicos

Em casos muito avançados, observa-se hipertrofia do membro acompanhada por espessamento e fibrosamento significativos da pele e do tecido subcutâneo (Fig. 14.5).

A RM ponderada em T_2 tem sido usada para identificação dos linfáticos e massas obstrutivas proximais. A linfangiografia e os estudos com isótopos radioativos podem identificar defeitos focais no fluxo linfático, mas não ajudarão muito no planejamento terapêutico.

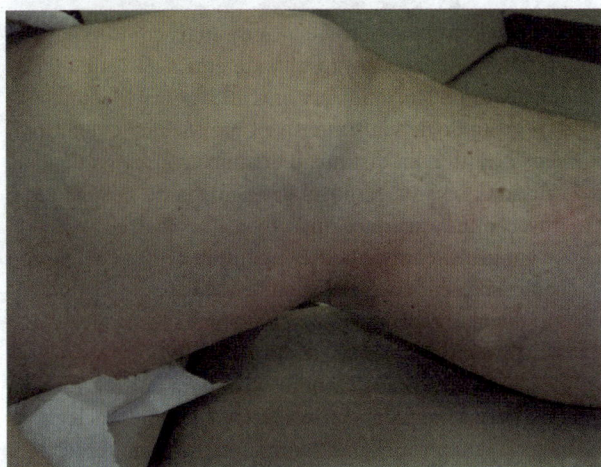

FIGURA 14.5 Linfangite ascendente, caracterizada por estrias linfáticas na perna em homem de 55 anos com celulite.
Reproduzida de Richard P. Usatine, MD, em Usatine RP, Smith MA, Mayeaux EJ Jr, Chumley HS. The Color Atlas of Family Medicine, 3.ed. McGraw-Hill, 2019.

Tratamento

Não há cura eficaz para o linfedema; entretanto, estratégias terapêuticas podem controlá-lo e permitir um funcionamento normal. Em sua maioria, os pacientes podem ser tratados com algumas das medidas a seguir: (1) Ajudar o fluxo de linfa para fora do membro por meio de elevação intermitente, em especial durante as horas de sono (i.e., elevação do pé em 15-20° com a colocação de travesseiros sob o colchão); uso constante de meias elásticas de compressão graduadas e massagem em direção ao tronco – manualmente ou por meio de dispositivos de pressão pneumática projetados para a eliminação de edema de membro. Nesse tocante, poderão ser úteis os centros de tratamento de feridas especializados. (2) Evitar a ocorrência de infecção secundária por meio de boa higiene e do tratamento de qualquer tricofitose nos dedos dos pés. Tão logo tenha início a infecção, deverá ser tratada por períodos de elevação e por antibioticoterapia com cobertura para *Staphylococcus* e *Streptococcus* (ver Tab. 32.6). Essas infecções podem ser muito problemáticas e recorrentes; além disso, são de difícil controle. A administração profilática de antibióticos não resultou em ganhos para o paciente. (3) Em raros casos, os pacientes serão beneficiados com cursos intermitentes de terapia diurética, especialmente em casos de exacerbações pré-menstruais ou sazonais. (4) O membro será amputado apenas nos casos da rara complicação de linfangiossarcoma.

Prognóstico

Com um tratamento agressivo com dispositivos de compressão pneumática, o paciente poderá obter alívio dos sintomas. A longo prazo, a perspectiva será ditada pelas comorbidades e pela prevenção de celulite recorrente.

Chen K et al. Surgical management of postmastectomy lymphedema and review of the literature. Ann Plast Surg. 2021;86:S173. [PMID: 33346539]

CHOQUE

FUNDAMENTOS DO DIAGNÓSTICO

- Hipotensão, taquicardia, oligúria, alteração do estado mental.
- Hipoperfusão periférica e comprometimento no fornecimento de oxigênio.
- Quatro classificações: hipovolêmico, cardiogênico, obstrutivo ou distributivo.

Considerações gerais

O choque ocorre quando a taxa do fluxo sanguíneo arterial é inadequada para atender às necessidades metabólicas dos tecidos. Esse quadro resulta em hipóxia regional e subsequente acidose láctica em decorrência do metabolismo anaeróbico em tecidos periféricos, bem como em eventuais lesões e falência de órgãos terminais.

Classificação

A Tabela 14.1 descreve as causas e os mecanismos comuns associados a cada tipo de choque.

A. Choque hipovolêmico

O choque hipovolêmico é resultante da diminuição do volume intravascular, causada pela perda de sangue ou de fluidos e eletrólitos. A etiologia do choque hipovolêmico pode ser sugerida pelo cenário clínico (p. ex., trauma) ou por sinais e sintomas de perda de sangue (p. ex., sangramento GI), ou ainda pela desidratação (p. ex., vômito ou diarreia). A PA pode ser temporariamente mantida pela vasoconstrição compensatória, mas perdas não repostas superiores a 15% do volume intravascular podem resultar em hipotensão e em hipóxia progressiva dos tecidos.

B. Choque cardiogênico

O choque cardiogênico é resultante da incapacidade do coração em bombear sangue suficiente para a manutenção de uma perfusão adequada dos tecidos. O choque cardiogênico é clinicamente definido como a constatação de hipóxia tecidual em decorrência da diminuição do débito cardíaco (índice cardíaco $\leq 2,2$ L/min/m²) em presença de um volume intravascular adequado. Esse quadro é causado com mais frequência por IAM, mas também pode ser decorrente de uma cardiomiopatia, contusão do miocárdio, incompetência ou estenose valvar ou por arritmias. Ver Capítulos 10, 11 e 12.

C. Choque obstrutivo

Tamponamento pericárdico, pneumotórax hipertensivo e embolia pulmonar (EP) maciça podem causar uma diminuição aguda no débito cardíaco, resultando em choque. Esses distúrbios constituem emergências clínicas, exigindo diagnóstico e tratamento imediatos.

TABELA 14.1 Classificação do choque por mecanismo e causas comuns

Choque hipovolêmico
  Perda de sangue
    Hemorragia traumática
      Exsanguinação
      Hemotórax
      Hemoperitônio
      Fratura (fêmur e pelve)
    Hemorragia não traumática
      Sangramento GI
      Ruptura de AAA
      Ruptura de gestação ectópica
  Perda de volume
    Queimaduras
    Perda de integridade da pele (necrólise epidérmica tóxica)
    Vômito
    Diarreia
    Estados hiperosmolares (p. ex., estado hiperglicêmico hiperosmolar)
    Líquido no terceiro espaço (p. ex., ascite, pancreatite)
    Diminuição da ingestão
Choque cardiogênico
  Cardiomiopatia
    Infarto ventricular esquerdo ou direito
    Cardiomiopatia dilatada
  Mecânico
    Valvar
      Regurgitação aórtica por dissecção
      Ruptura de músculo papilar por isquemia
      Ruptura valvar aguda por abscesso
    Ruptura de aneurisma ventricular
    Ruptura do septo ventricular
    Ruptura da parede livre do ventrículo
  Arritmia
    Bradicardias e bloqueios
    Taquicardias
Choque obstrutivo
  Pneumotórax hipertensivo
  Doença pericárdica
    Tamponamento pericárdico
    Pericardite constritiva
  EP de alto risco (de grandes dimensões)
  Hipertensão pulmonar grave
  Auto-Peep por ventilação mecânica
Choque distributivo (vasodilatador)
  Choque anafilático
  Choque séptico
  Choque neurogênico
  Vasodilatação induzida por medicamentos
  Insuficiência adrenal

Reproduzida de Stone CK, Humphries RL (editores). Current Emergency Diagnosis & Treatment, 7.ed. NY: McGraw-Hill, 2011.
AAA: aneurisma de aorta abdominal; Peep: pressão expiratória final positiva.

D. Choque distributivo

O choque distributivo ou vasodilatador tem muitas causas, p. ex., sepse, anafilaxia, lesão traumática da medula espinhal, ou insuficiência adrenal aguda. A diminuição da resistência vascular sistêmica (RVS) provoca uma inadequação no débito cardíaco e hipoperfusão dos tecidos, apesar de um volume circulatório normal.

1. **Choque séptico** – Sepse é a causa mais comum para os choques distributivos, resultando em 20-50% de mortalidade. Em 2016, a Society of Critical Care Medicine e a European Society of Intensive Care Medicine definiram **sepse** como uma disfunção orgânica com risco de vida, causada por uma resposta desregulada do hospedeiro à infecção por qualquer microrganismo (bacteriano, viral ou fúngico). Clinicamente, o **choque séptico** é definido como a presença de sepse acompanhada por uma hipotensão que não responde à fluidoterapia (PA sistólica < 100 mmHg), nível sérico de lactato > 2 mmol/L e necessidade da administração de vasopressores para que a PA média (PAM) seja mantida > 65 mmHg. As infecções bacterianas constituem a causa mais comum de choque séptico em pacientes hospitalizados, mas a infecção por SARS-CoV-2 (Covid-19) aumentou significativamente a contribuição das infecções virais para a ocorrência do choque séptico. Os casos de sepse causados por microrganismos multirresistentes e por fungos vêm aumentando, mas continuam abaixo dos casos decorrentes de infecção bacteriana. Os fatores de risco para choque séptico são bacteremia, extremos de idade, diabetes *mellitus*, câncer, imunossupressão e história de procedimento invasivo recente.

Instrumentos clínicos para identificação de sepse e choque séptico – Contamos com vários instrumentos para o rastreamento da sepse. O Third International Consensus Definitions for Sepsis and Septic Shock (Sepsis-3) recomenda o uso do escore *Sequential Organ Failure Assessment* (Sofa) para definir sepse (https://en.wikipedia.org/wiki/SOFA_score); em pacientes com infecção, um aumento ≥ 2 pontos no escore *Sofa* tem valor diagnóstico para sepse, com mortalidade prevista de 10%.

Os critérios para síndrome de resposta inflamatória sistêmica (SRIS) são outro instrumento para triagem. SRIS é definida como uma resposta sistêmica a um insulto infeccioso ou não infeccioso inespecífico, resultando em pelo menos dois dos seguintes achados: (1) temperatura corporal > 38°C ou < 36°C; (2) frequência cardíaca > 90 bpm; (3) frequência respiratória > 20 respirações/minuto ou hiperventilação acompanhada por pressão parcial de dióxido de carbono ($PaCO_2$) < 32 mmHg; ou (4) leucometria anormal (> 12.000/mcL ou < 4.000/mcL ou > 10% de formas imaturas [bastonetes]). Em casos de SRIS, geralmente o choque vasodilatador é provocado por queimaduras, pancreatite, distúrbios autoimunes (p. ex., vasculite ou colite inflamatória), embolia aérea ou por líquido amniótico, isquemia ou trauma. O sistema Sofa de pontuação rápida (qSofa) possui baixa sensibilidade e os especialistas são enfáticos nas recomendações contra seu uso como instrumento isolado para triagem. Independentemente dos instrumentos de triagem escolhidos, são altamente incentivados os programas de melhora do desempenho para triagem de sepse e também os procedimentos terapêuticos padronizados.

2. Choque neurogênico – Os choques neurogênicos são causados por lesão traumática da medula espinhal ou pelos efeitos de uma anestesia epidural ou raquidiana. Como resultado, ocorre perda do tônus simpático com a queda na RVS e hipotensão sem taquicardia compensatória. A estimulação parassimpática vagal reflexa estimulada pela dor, dilatação gástrica ou pelo susto pode simular choque neurogênico, com surgimento de hipotensão, bradicardia e síncope.

3. Choque endócrino – O choque endócrino pode ter sua origem em casos de hipertireoidismo ou de hipotireoidismo, ou por insuficiência adrenal (crise adrenal primária da doença de Addison, ou insuficiência adrenal secundária [ver Cap. 28]). A insuficiência adrenal ocorre com maior frequência pela interrupção abrupta do uso prolongado de corticosteroides, mas também pode ser precipitada por infecção, trauma, cirurgia ou lesão hipofisária. Além da hipotensão, os sintomas do choque endócrino são fraqueza, náusea, dor abdominal e confusão. O hipotireoidismo pode levar ao coma mixedematoso, em que o paciente se apresenta com vasodilatação e depressão do débito cardíaco. O choque causado por hipertireoidismo geralmente causa insuficiência cardíaca de alto débito.

4. Choque anafilático – O choque anafilático é uma reação de hipersensibilidade aguda a um alérgeno, geralmente veneno de inseto, alimento ou medicamento, com risco para a vida do paciente. Os sintomas são urticária, edema dos lábios, língua e garganta, broncoespasmo e hipotensão. A identificação e o tratamento imediatos com adrenalina podem salvar vidas.

Achados clínicos
A. Sintomas e sinais

Hipotensão é definida como uma PA sistólica ≤ 90 mmHg ou uma PAM < 60-65 mmHg, mas esse problema deve ser avaliado levando em consideração a PA normal do paciente. Queda na pressão sistólica > 10-20 mmHg ou aumento no pulso > 15 bpm com mudança de posição sugerem depleção do volume intravascular. É provável que a PA não seja o melhor indicador de perfusão dos órgãos finais, pois poderão entrar em ação mecanismos compensatórios, p. ex., aumento da frequência cardíaca, aumento da contratilidade cardíaca e vasoconstrição, para prevenir a hipotensão. Em geral, pacientes hipotensos se apresentam com membros frios ou manchados e pulsos periféricos fracos ou filiformes. A vasoconstrição esplâncnica pode provocar oligúria, isquemia intestinal e disfunção hepática – com possível falência de múltiplos órgãos. O estado mental pode estar normal, ou os pacientes podem ficar inquietos, agitados, confusos, letárgicos ou comatosos, como resultado da perfusão inadequada do cérebro.

O **choque hipovolêmico** fica evidenciado se estiverem presentes sinais de hipoperfusão, como oligúria, alteração do estado mental e membros frios. A pressão venosa jugular está baixa e a pressão de pulso, estreita, indicativa de redução do volume sistólico. Uma rápida reposição de fluidos poderá restaurar a perfusão dos tecidos. Em pacientes com **choque cardiogênico**, também são observados sinais de hipoperfusão global, com oligúria, alteração do estado mental e membros frios. A pressão venosa jugular está elevada e pode haver evidência de edema pulmonar com comprometimento respiratório num cenário de IC do lado esquerdo. *Um ecocardiograma transtorácico (ETT) ou um ecocardiograma transesofágico (ETE) são modalidades diagnósticas eficazes para o estabelecimento da diferença entre choque hipovolêmico e choque cardiogênico.* Em pacientes com choque hipovolêmico, o VE estará pequeno por causa da diminuição do enchimento, mas frequentemente com preservação da contratilidade. Já no choque cardiogênico, ocorre diminuição na contratilidade do VE. O VE pode ter aspecto dilatado e cheio, em decorrência de sua incapacidade em ejetar um volume sistólico suficiente.

Em pacientes com **choque obstrutivo**, a pressão venosa central (PVC) pode estar elevada, mas o ETT ou o ETE podem demonstrar redução no enchimento do VE, derrame pericárdico no caso de tamponamento, espessamento do pericárdio – na pericardite, ou disfunção ventricular direita – na EP maciça. Em situações de choque obstrutivo, uma pericardiocentese ou construção de uma janela pericárdica para quadros de tamponamento pericárdico, colocação de um dreno torácico para pneumotórax hipertensivo, ou terapia trombolítica orientada por cateter para EP maciça são procedimentos terapêuticos que podem salvar vidas.

No **choque distributivo**, os sinais observados são bulhas cardíacas hiperdinâmicas, membros inicialmente quentes e uma pressão de pulso ampla, indicativa de grande volume sistólico. O ecocardiograma poderá revelar um VE hiperdinâmico. O **choque séptico** é diagnosticado quando há evidência clínica de infecção no contexto de uma hipotensão persistente, e também evidência de hipoperfusão de órgãos, p. ex., acidose láctica, diminuição do débito urinário ou alteração do estado mental, apesar da ressuscitação volêmica adequada (ver Instrumentos clínicos para identificação de sepse e choque séptico). O **choque neurogênico** pode ser diagnosticado quando há evidência de lesão do SNC e hipotensão persistente, apesar da ressuscitação volêmica adequada. História de uso prolongado de corticosteroides ou presença de doença da tireoide pode aumentar a probabilidade de **choque endócrino**.

B. Achados laboratoriais e exames de imagem

Os exames de sangue devem consistir em hemograma completo, eletrólitos, glicose, gasometria arterial (GSA), coagulograma, níveis de lactato, tipagem e compatibilidade cruzada, hemoculturas bacterianas e fúngicas, culturas de urina e escarro e *swabs* nasais para determinação de PCR para patógenos respiratórios, inclusive Covid-19, gripe e VSR. Um ECG e um RXT também devem fazer parte da avaliação inicial. A ultrassonografia no local de atendimento poderá permitir uma rápida avaliação da função cardíaca global, presença de derrame pericárdico e o estado do volume intravascular pela inspeção da veia cava inferior em casos de hipotensão indiferenciada. Um ETT pode avaliar mais formalmente as pressões de enchimento do lado direito e esquerdo e também o débito cardíaco.

Tratamento
A. Medidas gerais

O tratamento inicial consiste em suporte básico de vida com avaliação da circulação, das vias aéreas e da respiração do paciente. Para tanto, talvez haja necessidade de intubação das vias aéreas e de oferecimento de ventilação mecânica. Juntamente com a sedação, a ventilação mecânica pode diminuir a demanda de oxigênio dos músculos respiratórios, permitindo melhor fornecimento de oxigênio aos tecidos hipoperfundidos. Devemos antecipar uma insuficiência ventilatória em pacientes com acidose metabólica grave causada pelo choque. Devemos instituir um acesso IV e fazer ressuscitação por fluidoterapia, juntamente com o monitoramento cardíaco e a avaliação de parâmetros hemodinâmicos, como a PA e a frequência cardíaca. O monitoramento cardíaco poderá detectar isquemia miocárdica ou arritmias malignas, que podem ser tratadas pelos protocolos padronizados para suporte avançado de vida cardiovascular (SAVC) (https://hospitalhandbook.ucsf.edu/content/20-advanced-cardiac-life-support).

Em pacientes minimamente responsivos ou não responsivos, os níveis de glicose devem ser imediatamente verificados e, se estiverem baixos, deve ser administrada 1 ampola de dextrose a 50% IV. Se sua glicemia estiver normal e o *Glasgow Coma Score* (GCS) < 8, deverão ser intubados para proteção das vias aéreas. Além disso, será colocada uma linha arterial para medição contínua da PA, além da inserção de um cateter urinário permanente para monitoramento do débito urinário.

B. Medidas hemodinâmicas

O médico deve considerar a colocação de um cateter venoso central (CVC) (também conhecido como linha central) para infusão de fluidos e medicamentos e também para medições da pressão hemodinâmica. O CVC pode fornecer medições da PVC e da saturação venosa central de oxigênio ($ScvO_2$). Essas duas medidas podem ser utilizadas no controle dos choques séptico e cardiogênico. Cateteres de artéria pulmonar (CAP) permitem a medição da pressão da artéria pulmonar, da pressão de enchimento do lado esquerdo ou da pressão capilar pulmonar (PCWP), saturação venosa mista de oxigênio (SvO_2) e débito cardíaco. Vários estudos sugerem que os CAP não aumentam a mortalidade geral ou o tempo de internação hospitalar, mas estão associados ao maior uso de inotrópicos e vasodilatadores IV em grupos selecionados de pacientes gravemente enfermos. Os riscos associados aos CAP (infecção, arritmias, trombose venosa e ruptura da artéria pulmonar) podem chegar a 4-9%; assim, não se pode recomendar o uso rotineiro de CAP. Mas em situações complexas, os CAP podem ser válidos para o estabelecimento da diferenciação entre choque cardiogênico e séptico. Em consequência, o uso desse dispositivo deve ser cuidadosamente ponderado para cada paciente. O TTE é uma alternativa não invasiva ao CAP, e pode medir a função cardíaca e o débito cardíaco. O $ScvO_2$, obtido por meio do CVC, pode ser empregado como um substituto para o SvO_2. Em casos de ressuscitação volêmica, a variação da pressão de pulso, que pode ser determinada pela análise da forma de onda da linha arterial, ou variação do volume sistólico, demonstra maior sensibilidade do que a PVC como medida dinâmica de resposta à fluidoterapia, mas essas medições foram validadas apenas para uso em pacientes sob ventilação mecânica e com volumes correntes de 8 mL/kg, sem acionamento do ventilador e em ritmo sinusal normal. Medições ultrassonográficas da veia cava inferior (VCI) obtidas no ponto de atendimento podem sugerir o estado do volume intravascular e orientar a reposição de fluidos. Se o paciente estiver sob ventilação mecânica e se ocorrer dilatação da VCI dilatar em aproximadamente 15-20% com a inspiração, é provável que ele responda à fluidoterapia IV. Se o paciente estiver respirando espontaneamente, poderá reagir à fluidoterapia se sua VCI tiver < 2 cm de diâmetro e colapsar em > 50% a cada inspiração.

A presença de uma PVC < 5 mmHg sugere hipovolemia; uma PVC > 18 mmHg sugere sobrecarga de volume, insuficiência cardíaca, tamponamento ou hipertensão pulmonar. Um índice cardíaco < 2 L/min/m^2 indica a necessidade de suporte inotrópico. Um índice cardíaco > 4 L/min/m^2 em um paciente hipotensivo é compatível com choque séptico em fase inicial. As determinações para RVS estarão baixas (< 800 dinas × s/cm^{-5}) em casos de sepse e de choque neurogênico e anafilático; e a RVS estará elevada (> 1.500 dinas × s/cm^{-5}) em casos de choque hipovolêmico e cardiogênico. O tratamento deve ser orientado para a manutenção de uma PVC = 8-12 mmHg, uma PAM ≥ 65 mmHg, um índice cardíaco = 2-4 L/min/m^2 e uma $ScvO_2$ > 70%.

C. Reposição de volume

A reposição de volume é terapia essencial no tratamento inicial do choque.

O **choque hemorrágico** é tratado com as providências imediatas para alcançar a hemostasia e por infusões rápidas de substitutos sanguíneos, como concentrado de hemácias (CH) específicas para o tipo sanguíneo do paciente, ou do tipo O negativo, ou de sangue total, que fornece um volume extra e também fatores de coagulação. Cada unidade de CH ou de sangue total aumenta o hematócrito em 3%.

O **choque hipovolêmico** secundário à desidratação é controlado com bólus rápidos de soluções cristaloides isotônicas, geralmente em incrementos de 1 L.

Na ausência de sobrecarga de fluidos, o tratamento do **choque cardiogênico** requer a administração de bólus menores de fluidos cristaloides, geralmente em incrementos de 250 mL.

Em geral, o **choque séptico** deve ser tratado com volumes maiores de fluido para ressuscitação (caracteristicamente, 30 mL/kg), pois o vazamento capilar associado ao choque libera fluido para o espaço extravascular. Normalmente, são administrados 2-3 L de fluidos, mas em pacientes com IC ou DRC serão administrados volumes menores. Deve-se ter cautela em casos de ressuscitação com uso de grandes volumes de fluidos não aquecidos, pois poderá ocorrer hipotermia – o que, por sua vez, pode causar coagulopatia induzida por hipotermia. O aquecimento dos fluidos antes da administração pode evitar essa complicação.

Escolha do fluido de ressuscitação – A solução cristaloide é o fluido de ressuscitação de escolha para a maioria dos cenários.

Historicamente, a solução salina a 0,9% era a solução cristaloide mais amplamente usada nos procedimentos de ressuscitação. Os dados sugerem que os cristaloides balanceados, como a solução de Ringer lactato ou Plasma-Lyte, estão associados a menor lesão renal, menos casos de acidose metabólica hiperclorêmica e à redução da mortalidade. As comparações entre soluções salinas a 0,9% *versus* soluções coloides (albumina) em pacientes gravemente enfermos não detectaram qualquer diferença no resultado, exceto em pacientes com lesão cerebral traumática, para os quais a ressuscitação com albumina resultou em maior mortalidade. Assim, devemos optar pela solução cristaloide balanceada para ressuscitação volêmica em pacientes em choque. Se não houver resposta do paciente à ressuscitação com fluidos, deverá ser considerado o uso imediato de vasopressores.

D. Terapia precoce direcionada a metas

Choques compensados podem ocorrer no cenário de normalização dos parâmetros hemodinâmicos e persistência de hipóxia tecidual global. Assim, os desfechos tradicionais para ressuscitação, como PA, frequência cardíaca, débito urinário, estado mental e perfusão cutânea, podem ser enganosos. Denomina-se **terapia precoce direcionada a metas** (TPDM) ao seguimento de protocolos definidos para tratamento do choque séptico com ajuste do uso de fluidos, vasopressores e inotrópicos, com a finalidade de atingir as metas hemodinâmicas (MAP $\geq$ 65 mmHg, PVC = 8-12 mmHg, ScvO^2 > 70%). Pode-se usar a depuração de lactato (i.e., declínio dos níveis de lactato) > 10% como um substituto para os critérios de ScvO$_2$ se não houver disponibilidade de monitoramento desse indicador.

Nos EUA, a campanha de sobrevivência à sepse de 2021 para pacientes com sepse ou choque séptico recomendam a determinação do nível de lactato; obtenção de hemoculturas antes da administração de antibióticos de amplo espectro (*o que deve ocorrer dentro de 1 hora a contar do momento do diagnóstico de sepse*) e a administração de 30 mL/kg de cristaloide balanceado (solução de Ringer lactato ou Plasma-Lyte) para hipotensão ou para um lactato > 4 mmol/L nas primeiras 3 horas da apresentação. Volumes menores para ressuscitação podem ser mais adequados para pacientes com IC, cirrose ou doença renal avançada. Vasopressores deverão ser administrados em casos de hipotensão não responsiva à ressuscitação inicial com fluidoterapia, para manutenção da PAM $\geq$ 65 mmHg. Uma nova leitura do lactato deverá ser obtida em pacientes cujo nível inicial estava elevado, e o médico deverá reavaliar com frequência suas condições de volume e a perfusão dos tecidos. Uma metanálise de estudos de otimização hemodinâmica sugere que o pronto tratamento, antes que ocorra falência de órgãos, resulta em maior sobrevida, e os pacientes que responderam satisfatoriamente aos esforços terapêuticos iniciais demonstraram ganhos de sobrevida *versus* pacientes não respondedores.

E. Medicamentos

1. **Terapia vasoativa** – Vasopressores e agentes inotrópicos devem ser administrados somente após uma fluidoterapia adequada para ressuscitação. A escolha da terapia vasoativa depende da etiologia presumida do choque e de como está o débito cardíaco. Se o paciente persistir com a hipotensão e com alto débito cardíaco após uma adequada ressuscitação de volume (como no choque séptico), então haverá necessidade do suporte vasopressor para melhorar o tônus vasomotor. Se o paciente demonstrar baixo débito cardíaco com altas pressões de enchimento, haverá necessidade do suporte inotrópico para melhorar a contratilidade.

A. **Choque distributivo (vasodilatador)** – Nos casos em que haja necessidade de aumento da vasoconstrição para manutenção de uma pressão de perfusão adequada, geralmente os médicos administram catecolaminas agonistas alfa-adrenérgicos (como a noradrenalina e a fenilefrina). Embora a noradrenalina seja um agonista alfa-adrenérgico e beta-adrenérgico, esse agente aumenta preferencialmente a PAM, em relação ao débito cardíaco. A dose inicial é de 1-2 mcg/min por infusão IV, titulada para manutenção da PAM $\geq$ 65 mmHg. A dose de manutenção habitual é de 2-4 mcg/min IV (dose máxima = 30 mcg/min). Pacientes com choque refratário podem necessitar de dosagens de 10-30 mcg/min IV. Pacientes com choque grave e durante ressuscitação aguda podem ser medicados com adrenalina, uma catecolamina que também tem efeitos alfa-adrenérgicos e beta-adrenérgicos. A adrenalina é o vasopressor de escolha para tratamento do choque anafilático. Para casos graves de choque, inicialmente a adrenalina deve ser administrada na dose de 1 mcg/min como infusão IV contínua, sendo em seguida titulada até a resposta hemodinâmica; a faixa de dosagem habitual é de 1-10 mcg/min IV. De preferência, a administração de vasopressores deve ser feita por meio de uma linha central, mas o acesso periférico também pode ser usado com segurança, enquanto se aguarda a colocação da linha central.

Dopamina tem efeitos que variam de acordo com a dosagem. Em doses baixas (2-5 mcg/kg/min IV), a estimulação dos receptores dopaminérgicos e beta-adrenérgicos resulta no aumento da filtração glomerular, da frequência cardíaca e da contratilidade. Em doses de 5-10 mcg/kg/min, predominam os efeitos beta-1-adrenérgicos, resultando no aumento da frequência e da contratilidade cardíacas. Em doses ainda mais elevadas > 10 mcg/kg/min, os efeitos alfa-adrenérgicos predominam, resultando em vasoconstrição periférica. Tipicamente, a dose máxima é 50 mcg/kg/min.

Não contamos com evidências que documentem algum benefício para a sobrevida ou a superioridade de algum vasopressor específico em pacientes com choque séptico. A noradrenalina é o vasopressor inicial de escolha para pacientes com choque séptico, com o objetivo de manter a PAM $\geq$ 65 mmHg. Pacientes com choque séptico hiperdinâmico podem ser medicados com fenilefrina, se arritmias ou taquicardias impedirem o uso de agentes com atividade beta-adrenérgica. Em metanálises, o uso de dopamina como vasopressor de primeira linha em pacientes com choque séptico resultou em *aumento* da mortalidade em 28 dias, e em maior incidência de eventos arrítmicos. O uso da dopamina deve ficar reservado exclusivamente como uma alternativa à noradrenalina em pacientes selecionados com choque séptico, isto é, pacientes com bradicardia significativa ou com baixo potencial para taquiarritmias.

A vasopressina (ADH) é frequentemente usada como *terapia adjuvante* aos vasopressores catecolamínicos no tratamento de choque distributivo. Esse agente promove vasoconstrição periférica por meio de receptores V1 localizados em células musculares lisas, e também potencializa os efeitos das catecolaminas na vasculatura e estimula a produção de cortisol. A infusão IV de vasopressina em baixa dose (0,01-0,04 unidades/min) como segundo agente para a noradrenalina em pacientes sépticos com hipotensão refratária à ressuscitação de fluidos e vasopressores de catecolamina convencionais demonstrou bons resultados. Doses mais altas de vasopressina diminuem o débito cardíaco e podem colocar os pacientes em maior risco de isquemia esplâncnica e da artéria coronária. Os estudos não favorecem o uso de vasopressina como terapia de primeira linha.

A angiotensina II, um componente do eixo do sistema renina-angiotensina-aldosterona, é um potente vasoconstritor direto que atua nas artérias e veias aumentando a PA. A angiotensina II (Giapreza) pode ser considerada um agente adicional para pacientes com choque vasodilatador refratário à terapia com catecolaminas e vasopressina. A dose inicial recomendada é de 20 ng/kg/min por infusão IV contínua através de um CVC. A angiotensina II pode ser titulada a cada 5 minutos em incrementos de até 15 ng/kg/min, conforme a necessidade, para que sejam alcançadas as metas de PAM, mas não deve exceder 80 ng/kg/min durante as primeiras 3 horas de uso. As doses de manutenção não devem exceder 40 ng/kg/min. Fica indicada a simultânea profilaxia para TEV, pois estudos revelaram maior incidência de TEV com o uso de angiotensina II.

B. **Choque cardiogênico** – Considerando as metanálises que documentam diminuição da mortalidade, a norepinefrina deve ser o vasopressor de primeira linha para medicação de pacientes com choque cardiogênico. A dobutamina, um agonista predominantemente beta-adrenérgico, aumenta a contratilidade e diminui a pós-carga. Esse agente é utilizado em pacientes com baixo débito cardíaco e PCWP alta, mas que não sejam hipotensos. Pode-se adicionar dobutamina a um vasopressor se o paciente estiver com sua função miocárdica reduzida (diminuição do débito cardíaco e elevação da PCWP) ou se houver sinais de hipoperfusão, apesar da ressuscitação de volume e PAM adequadas. A dose inicial é de 0,1-0,5 mcg/kg/min por infusão IV, que pode ser titulada a cada poucos minutos para obtenção do efeito hemodinâmico; a faixa de dosagem habitual é de 2-20 mcg/kg/min IV. Pode ocorrer taquifilaxia depois de 48 horas a contar da regulação negativa dos receptores beta-adrenérgicos. Milrinona é um inibidor da fosfodiesterase que pode ser administrada em substituição à dobutamina. Um estudo de 2021 de pacientes com choque cardiogênico não detectou qualquer diferença significativa na mortalidade ao comparar milrinona *versus* dobutamina.

2. Antibióticos – A terapia definitiva para choque séptico consiste na pronta administração empírica de antibióticos de amplo espectro (ver Tab. 32.1) depois da obtenção das culturas apropriadas e dentro de 1 hora a contar da identificação do choque séptico. Estudos por imagens podem ajudar na localização das origens de infecção. Também pode haver necessidade de tratamento cirúrgico em pacientes com tecido necrosado ou com infecções loculadas, nas tentativas de controlar a origem da infecção.

3. Corticosteroides – Esses agentes são o tratamento de escolha em pacientes com choque secundário à insuficiência adrenal, que é definida como uma resposta de cortisol ≤ 9 mcg/dL após uma injeção de 250 mcg de corticotropina. Os estudos que apoiam o uso de corticosteroides em pacientes com choque por sepse ou com outras etiologias são contraditórios, mas algumas metanálises favorecem modestamente seu uso. O estudo *Adrenal* demonstrou menor tempo para resolução do choque (3 dias *versus* 4 dias), mas nenhuma diferença na mortalidade após 90 dias. O estudo *Aprocchss* demonstrou menor mortalidade por todas as causas depois de transcorridos 90 dias para pacientes medicados com hidrocortisona e fludrocortisona. Essa combinação foi citada em uma análise retrospectiva recentemente publicada como potencialmente capaz de diminuir a mortalidade, mas há necessidade de um estudo clínico randomizado em grande escala para que essa recomendação fique fortalecida. Deve-se ressaltar que alguns desfechos piores foram observados em decorrência do aumento dos percentuais de infecções secundárias. Os corticosteroides podem ser administrados em pacientes com choque refratário com o propósito de abreviar a duração do choque; o regime atualmente recomendado consiste na administração de hidrocortisona 50 mg IV a cada 6 horas durante 5-7 dias.

F. Outras modalidades terapêuticas

Em pacientes com IC pode haver necessidade da colocação de uma bomba de balão intra-arterial ou de um dispositivo de assistência VE, ou a instituição de suporte de vida extracorpóreo. Ao que parece, a revascularização emergencial por angioplastia percutânea ou cirurgia de revascularização do miocárdio melhora o desfecho em longo prazo, tendo sido observada maior sobrevida *versus* estabilização clínica inicial para pacientes com isquemia miocárdica causadora de choque cardiogênico (ver Cap. 10). Pode haver indicação para a terapia de substituição renal urgente para manutenção do equilíbrio de fluidos e eletrólitos em casos de IRA que tenha resultado em choque de diversas modalidades. Os estudos não favorecem a administração IV de vitamina C ou de tiamina no tratamento da sepse, mas há estudos em andamento avaliando o uso de azul de metileno.

Bosch NA et al. Comparative effectiveness of fludrocortisone and hydrocortisone vs hydrocortisone alone among patients with septic shock. JAMA Intern Med. 2023;183:451. [PMID: 36972033]

Evans L et al. Surviving sepsis campaign: international guidelines for management of sepsis and septic shock 2021. Intensive Care Med. 2021;47:1181. [PMID: 34599691]

Hammond DA et al. Balanced crystalloids versus saline in critically ill adults: a systemic review with meta-analysis. Ann Pharmacother. 2020;54:5. [PMID: 31364382]

Mathew R et al. Milrinone as compared with dobutamine in the treatment of cardiogenic shock. N Engl J Med. 2021;385:516. [PMID: 34347952]

Meyhoff TS et al. Restriction of intravenous fluid in ICU patients with septic shock. N Engl J Med. 2022;386:2459. [PMID: 35709019]

Sevransky JE et al; VICTAS Investigators. Effect of vitamin C, thiamine, and hydrocortisone on ventilator- and vasopressor-free days in patients with sepsis: the VICTAS randomized clinical trial. JAMA. 2021;325:742. [PMID: 33620405]

Distúrbios sanguíneos

Lloyd E. Damon, MD

Charalambos Babis Andreadis, MD, MSCE

Revisão científica da edição brasileira: Dra. Letícia Oliveira

ANEMIAS

Abordagem geral das anemias

A anemia estará presente em adultos com hematócritos < 41% (hemoglobina < 13,6 g/dL [135 g/L]) em homens ou < 36% (hemoglobina < 12 g/dL [120 g/L]) em mulheres. Pode-se suspeitar de anemia congênita pelo histórico pessoal e familiar do paciente. *A causa mais comum de anemia é a deficiência de ferro.* Uma dieta pobre pode resultar em deficiência de ácido fólico e contribuir para a deficiência de ferro, mas *o sangramento é a causa mais comum de deficiência de ferro em adultos.* O exame físico demonstra palidez. É importante prestar atenção aos sinais físicos para doenças hematológicas primárias (linfadenopatia; hepatoesplenomegalia; ou sensibilidade óssea, especialmente no esterno e na tíbia anterior). Alterações na mucosa, p. ex., língua lisa, sugerem anemia megaloblástica.

As anemias são classificadas de acordo com sua base fisiopatológica, isto é, se estão relacionadas à diminuição da produção (reticulocitopenia relativa ou absoluta) ou ao aumento da produção em decorrência da perda acelerada de eritrócitos (reticulocitose) (Tab. 15.1) e de acordo com o tamanho dos eritrócitos (Tab. 15.2). Ocorre **reticulocitose** em um dos três estados fisiopatológicos: perda aguda de sangue, reposição recente de algum nutriente eritropoiético ausente ou diminuição da sobrevida dos eritrócitos (i.e., hemólise). Uma anemia gravemente microcítica (volume corpuscular médio [VCM] < 70 fL) pode ser causada por deficiência de ferro ou talassemia, enquanto uma anemia macrocítica grave (VCM > 120 fL) é quase sempre causada por uma anemia megaloblástica ou por aglutininas frias no sangue analisado em temperatura ambiente. Em geral, haverá necessidade de uma **biópsia da medula óssea** para que o médico possa concluir a avaliação da anemia, nos casos em que a avaliação laboratorial do sangue não revelar uma etiologia, quando há presença de outras citopenias, ou diante de suspeita de um processo primário ou secundário subjacente da medula óssea.

Anemia por deficiência de ferro

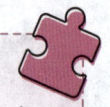

> **FUNDAMENTOS DO DIAGNÓSTICO**
>
> - Deficiência de ferro: ferritina sérica < 12 ng/mL (27 pmol/L) ou < 30 ng/mL (67 pmol/L) se o paciente também estiver anêmico.
> - Causada por sangramento, a menos que haja prova do contrário.
> - Responde à terapia com ferro.

Considerações gerais

Globalmente, a causa mais comum de anemia é a deficiência de ferro. A Tabela 15.3 resume as causas. Além dos eritrócitos circulantes, a principal localização do ferro no corpo é o *pool* de armazenamento em forma de ferritina ou de hemossiderina nos macrófagos.

Nos EUA, as pessoas ingerem em média 10-15 mg de ferro por dia. Em condições ácidas, o estômago, o duodeno e o segmento superior do jejuno absorvem cerca de 10% dessa quantidade. O ferro alimentar presente em forma heme é absorvido eficientemente (10-20%), mas a absorção é menos eficiente para o ferro não heme (1-5%); isso ocorre em grande parte por causa da interferência de fosfatos, taninos e outros constituintes alimentares. O principal transportador de ferro na alimentação através do lúmen intestinal é a ferroportina, que também facilita o transporte do mineral para a apotransferrina nos macrófagos no seu aporte para as células progenitoras eritroides na medula óssea, que estão preparadas para sintetizar hemoglobina. A hepcidina, cuja síntese aumenta durante inflamações, regula negativamente o transporte de ferro por promover a degradação da ferroportina. Normalmente ocorre uma perda de pequenas quantidades de ferro – aproximadamente 1 mg/dia – por meio da esfoliação da pele e das células da mucosa gastrointestinal.

A perda de sangue menstrual desempenha um papel importante no metabolismo do ferro. Em média, as mulheres perdem

TABELA 15.1 Classificação da anemia pela fisiopatologia dos eritrócitos

Produção reduzida de eritrócitos (reticulocitopenia relativa ou absoluta)

Infiltração da medula óssea: carcinoma, linfoma, fibrose, sarcoidose, doença de Gaucher, outros

Lesão da síntese de DNA: anemia megaloblástica, deficiência de ácido fólico, medicamentos inibidores da síntese de DNA

Lesão de células-tronco hematopoiéticas: anemia aplásica (síndrome do telômero curto), leucemia

Lesão da síntese de hemoglobina: deficiência de ferro, talassemia, anemia de doença crônica, hipoeritropoietinemia

Inibição imunomediada: anemia aplásica, aplasia puramente de eritrócitos

Aumento da destruição de eritrócitos ou perda acelerada de eritrócitos (reticulocitose)

Perda aguda de sangue

Hemólise (extrínseca)

Imunológica: anticorpo quente, anticorpo frio

Hemólise (intrínseca)

Lesão da membrana: esferocitose hereditária, eliptocitose hereditária

Lesão da hemoglobina: anemia falciforme, talassemia, hemoglobina instável

Lesão por glicólise: deficiência de piruvato quinase

Lesão por oxidação: deficiência de glicose-6-fosfato desidrogenase

Hiperesplenismo

Infecção: *Clostridium perfringens*, malária

Microangiopática: coagulação intravascular disseminada, púrpura trombocitopênica trombótica, síndrome hemolítico--urêmica, válvula cardíaca mecânica, vazamento paravalvar

TABELA 15.2 Classificação da anemia pelo volume corpuscular médio (VCM) dos eritrócitos

Microcítica

Anemia de doença crônica

Deficiência de ferro

Toxicidade de chumbo

Talassemia

Deficiência de zinco

Normocítica

Deficiência de cobre

Doença renal

Forma leve da maioria das etiologias microcíticas ou macrocíticas adquiridas de anemia

Insuficiência de glândula endócrina (exceto tireoide)

Macrocítica (megaloblástica)

Inibidores da síntese de DNA

Deficiência de folato

Deficiência de vitamina B_{12}

Macrocítica (não megaloblástica)

Anemia aplásica

Estado de insuficiência da medula óssea (p. ex., aplasia puramente de eritrócitos, distúrbio infiltrativo da medula, etc.)

Deficiência de cobre

Hipotireoidismo

Doença hepática

Mielodisplasia

Reticulocitose

TABELA 15.3 Causas da deficiência de ferro

Perda de sangue (crônica)

Doação de sangue

GI

Hemoglobinúria

Menstrual

Absorção diminuída

Gastrite autoimune

Doença celíaca

Gastrite por *Helicobacter pylori*

Anemia ferropriva hereditária refratária ao ferro

Deficiência de zinco

Dieta deficiente

Idiopática

Maior necessidade

Lactação

Gravidez

Sequestro de ferro

Hemossiderose pulmonar

cerca de 50 mL de sangue pela menstruação, mas essa perda pode ser cinco vezes maior em algumas mulheres. Mulheres que sofrem grandes perdas menstruais devem absorver todos os dias 3-4 mg de ferro da dieta, para que possam manter reservas adequadas de ferro – o que normalmente não ocorre. Se não houver suplementação, quase sempre as mulheres com hipermenorreia se tornarão deficientes em ferro.

Em geral, ocorre equilíbrio do metabolismo do ferro entre absorção e perda da ordem de 1 mg/dia. A gravidez e a lactação alteram o equilíbrio do ferro, em decorrência do aumento das necessidades para 2-5 mg de ferro/dia. O ferro normalmente consumido na alimentação não tem condições de suprir essas necessidades, *havendo necessidade da suplementação de ferro durante a gravidez e a lactação*. A menor absorção de ferro também pode causar deficiência do mineral, p. ex., em pessoas afetadas pela doença celíaca (enteropatia de glúten), que também ocorre comumente em seguida à ressecção gástrica ou a uma cirurgia de *bypass* jejunal.

A causa mais importante da anemia ferropriva em adultos é a perda crônica de sangue, em especial a perda de sangue menstrual e gastrointestinal. *A deficiência de ferro exige a busca por uma origem do sangramento gastrointestinal, se foram excluídos outros locais de perda de sangue (excesso de sangramento uterino, hematúria e doações repetidas de sangue).* Esse quadro pode ser causado pelo uso prolongado de aspirina ou de outro Aine, na ausência de uma lesão estrutural documentada. A doença celíaca, mesmo quando assintomática, pode causar deficiência de ferro por má absorção no trato GI (gastrointestinal). Deficiência de zinco é outra causa de má absorção de ferro. A hemoglobinúria crônica pode resultar em deficiência de ferro, mas isso é incomum. Também devem ser levadas em consideração as possibilidades de hemólise traumática em razão de uma prótese valvar cardíaca e por outras causas de hemólise intravascular (p. ex., hemoglobinúria paroxística noturna). A causa da deficiência de ferro deixa de ser desvendada em até 5% dos casos.

A deficiência puramente de ferro pode ser refratária à reposição oral de ferro. Refratariedade é definida como aumentos na hemoglobina < 1 g/dL (10 g/L) após 4-6 semanas de administração VO de 100 mg/dia de ferro elementar. Nesses casos, o diagnóstico diferencial (Tab. 15.3) deve incluir má absorção por gastrite autoimune, infecção gástrica por *Helicobacter pylori*, doença celíaca e anemia ferropriva refratária hereditária. A **anemia ferropriva refratária** (**AFPR**) é uma doença autossômica recessiva rara, causada por mutações no gene da serina protease transmembrana 6 (*TMPRSS6*), cuja função normal é a regulação negativa da hepcidina. Em pacientes com AFPR, os níveis de hepcidina estão normais a elevados e os níveis de ferritina estão em níveis normais baixos, apesar da deficiência de ferro.

Achados clínicos

A. Sintomas e sinais

Os principais sintomas da anemia ferropriva são os da própria anemia (cansar-se facilmente, taquicardia, palpitações e dispneia de esforço). Casos graves de deficiência causam alterações na pele e na mucosa, como língua lisa, unhas quebradiças, unhas em concha (coiloníquia) e queilose. Em casos de deficiência grave de ferro, pode ocorrer disfagia, decorrente da formação de membranas esofágicas (**síndrome de Plummer-Vinson**). Muitos pacientes com deficiência de ferro são acometidos por alotriofagia (i.e., desejo por determinados alimentos [pedaços de gelo, etc.] pobres em ferro).

B. Achados laboratoriais

A deficiência de ferro evolui em estágios. O primeiro desses estágios é a depleção das reservas de ferro na ausência de anemia, seguida por anemia na qual os eritrócitos têm tamanho normal (VCM normal); em seguida, a anemia se apresenta com diminuição do tamanho dos eritrócitos (VCM baixo). Observa-se uma contagem de reticulócitos baixa ou inadequadamente normal. A determinação de *ferritina é uma medida das reservas totais de ferro no organismo*. Na ausência de escorbuto, a determinação de valores de ferritina < 12 ng/mL (27 pmol/L) é um indicador altamente confiável da redução nas reservas de ferro. É importante observar que, nas mulheres, o limite inferior da faixa de normalidade para ferritina frequentemente fica abaixo de 12 ng/mL (27 pmol/L), pelo fato de que a determinação da faixa normal de ferritina leva em conta mulheres menstruadas saudáveis que estão deficientes em ferro, mas que não estão anêmicas. Mas tendo em vista que os níveis séricos de ferritina podem aumentar em resposta à inflamação ou a outros estímulos, a obtenção de um nível de ferritina normal ou elevado não exclui um diagnóstico de deficiência de ferro. Níveis de ferritina < 30 ng/mL (67 pmol/L) quase sempre indicam deficiência de ferro em qualquer pessoa anêmica. Com a progressão da deficiência de ferro, os valores séricos para o mineral diminuem para < 30 mcg/dL (67 pmol/L), com elevação dos níveis de **transferrina** (a proteína transportadora de ferro) para compensar, o que resulta em saturações de transferrina < 15%. Baixas saturações de transferrina também são observadas em casos de anemia

da inflamação; portanto, o médico deve se cercar de cautela na interpretação desse teste. Pacientes com anemia ferropriva isolada se apresentam com baixos níveis de hepcidina, cuja determinação ainda não está clinicamente disponível. À medida que o VCM cai (i.e., microcitose), o esfregaço de sangue revela a presença de células microcíticas hipocrômicas. Com a progressão, ocorrerão **anisocitose** (variação no tamanho dos eritrócitos) e **poiquilocitose** (variação no formato dos eritrócitos). Casos de deficiência grave de ferro resultarão em um esfregaço de sangue periférico bizarro, com células intensamente hipocrômicas, células em alvo e células em forma de lápis ou charuto. É rara a realização de uma biópsia da medula óssea para avaliação das reservas de ferro. Mas se a biópsia for feita, uma coloração pelo azul da Prússia revelará a ausência de ferro nas células progenitoras eritroides. Comumente, a contagem de plaquetas está aumentada, mas em geral permanece abaixo de 800.000/mcL (800×10^9/L).

Diagnóstico diferencial

Outras causas de anemia microcítica que devem ser consideradas são a anemia de doença crônica (especificamente, anemia de inflamação), talassemia, envenenamento por chumbo, deficiência de zinco e anemia sideroblástica congênita ligada ao cromossomo X. A anemia de doença crônica se caracteriza por reservas de ferro normais ou aumentadas em macrófagos da medula óssea e por um nível de ferritina também normal ou elevado, com baixa saturação sérica de ferro e transferrina, muitas vezes de forma drástica; e a **capacidade total de ligação de ferro** (**CTLF**) (i.e., a capacidade de ligação do ferro à transferrina no sangue) e a transferrina estão normais ou baixas. A talassemia resulta em maior grau de microcitose para qualquer nível de hemoglobina, em comparação com a deficiência de ferro e, ao contrário de praticamente todas as demais causas de anemia, se apresenta com uma hematimetria normal ou elevada (em vez de baixa), bem como com reticulocitose. Em pacientes com talassemia, os esfregaços de sangue periférico revelam uma morfologia dos eritrócitos que se assemelha à deficiência grave de ferro.

Tratamento

O diagnóstico de anemia ferropriva pode ser estabelecido pela demonstração laboratorial de um estado de deficiência de ferro ou pela avaliação da resposta a um *teste terapêutico* de reposição de ferro. Considerando que a anemia em si raramente é fatal, a parte mais importante do tratamento é a identificação da causa – sobretudo uma origem para perda de sangue oculta.

A. Ferro oral

A administração de sulfato ferroso, 325 mg 1×/dia ou em dias alternados com o estômago vazio, é a abordagem de rotina para reposição das reservas de ferro. Tendo em vista que o ferro oral estimula a produção de hepcidina, a dosagem 1×/dia ou em dias alternados maximiza a absorção do mineral, em comparação com várias doses diárias, com a vantagem de causar menos efeitos colaterais. Náuseas e constipação limitam a adesão ao sulfato ferroso. Sulfato ferroso de liberação prolongada com mucoprotease é uma preparação oral bem tolerada. A ingestão do sulfato ferroso com o alimento diminui os efeitos colaterais, mas também sua absorção. Uma resposta apropriada ao ferro VO é um retorno do hematócrito à metade do nível normal em 3 semanas, ocorrendo um retorno integral ao nível basal após 2 meses. *A terapia com ferro deve continuar por 3-6 meses após a restauração dos valores hematológicos normais, para que sejam repostas as reservas de ferro.* Em geral, o insucesso na resposta à terapia com ferro se deve à não adesão do paciente, embora pacientes ocasionais possam absorver deficientemente o mineral, sobretudo se o estômago estiver acloridrico. Esses pacientes podem ser ajudados com a administração simultânea de ácido ascórbico VO. Outras razões para respostas insatisfatórias são um diagnóstico incorreto (anemia de doença crônica, talassemia), doença celíaca e uma perda contínua de sangue superior à velocidade da formação de novos eritrócitos (i.e., eritropoiese). Em casos apropriados, o tratamento de infecções por *H. pylori* pode melhorar a absorção oral de ferro.

B. Ferro parenteral

As indicações para a administração de ferro por via parenteral são intolerância ou refratariedade ao ferro oral (inclusive pacientes com AFPR), doença GI (geralmente DII) que impeça o uso de ferro oral, e perda contínua de sangue que não pode ser corrigida, p. ex., hemodiálise crônica. Historicamente, algumas preparações para administração parenteral de ferro, como o dextrano de ferro de alto peso molecular, eram problemáticas, por causa dos prolongados tempos de infusão (horas), pela poliartralgia e por reações de hipersensibilidade, inclusive anafilaxia. As atuais preparações parenterais de ferro revestem o mineral em revestimentos protetores de carboidratos ou contêm dextrano de ferro de baixo peso molecular. São preparações seguras e a duração da administração pode ser de 15 minutos até 1 hora. Em sua maioria, os pacientes com deficiência de ferro necessitam de 1-1,5 g de ferro parenteral; essa dose corrige o déficit de ferro e repõe as reservas de ferro para uso futuro.

Quando encaminhar

Os pacientes devem ser encaminhados ao hematologista se o diagnóstico suspeito não for confirmado ou se não houver resposta à terapia VO com ferro.

Cappellini MD et al. Iron deficiency anaemia revisited. J Intern Med. 2020;287:153. [PMID: 31665543]

Kumar A et al. Iron deficiency anaemia: pathophysiology, assessment, practical management. BMJ Open Gastroenterol. 2022;9:e000759. [PMID: 34996762]

Pasricha SR et al. Iron deficiency. Lancet. 2021;397:233. [PMID: 33285139]

Anemia de doença crônica

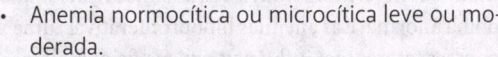

FUNDAMENTOS DO DIAGNÓSTICO

- Anemia normocítica ou microcítica leve ou moderada.
- Ferritina normal ou aumentada e transferrina normal ou reduzida.
- Doença crônica subjacente.

Considerações gerais

Muitas doenças sistêmicas crônicas estão associadas a uma anemia leve ou moderada. As anemias de doença crônica são caracterizadas conforme a etiologia e a fisiopatologia. Primeiramente, a **anemia da inflamação** está associada a estados inflamatórios crônicos (como DII, distúrbios reumatológicos, infecções crônicas e malignidade). Sendo mediada pela hepcidina (um regulador negativo da ferroportina), sobretudo por meio de uma IL-6 elevada, resultando em diminuição da captação de ferro no intestino e em menor transferência de ferro dos macrófagos para as células progenitoras eritroides na medula óssea. Esse quadro é conhecido como **eritropoiese com restrição de ferro**, pois o paciente exibe repleção de ferro. Também ocorre diminuição na resposta à eritropoietina, síntese de hemolisinas que abreviam a sobrevivência dos eritrócitos e produção de outras citocinas inflamatórias que diminuem a produção de eritrócitos. Em pacientes com anemia da inflamação, os níveis séricos de ferro e a saturação de ferro estão baixos. Em segundo lugar, a **anemia da falência de órgãos** pode ocorrer em pacientes com doença renal, falência hepática e falência de glândula endócrina. A produção de eritropoietina fica reduzida e o hematócrito diminui em resposta à diminuição do sinal para produção de eritrócitos; o ferro sérico está normal (exceto em pacientes com DRC, em que os níveis de ferro ficam baixos por causa da redução da depuração de hepcidina e pela subsequente maior degradação de ferroportina). Em terceiro lugar, a **anemia dos idosos** ocorre em até 20% dos indivíduos com mais de 85 anos, nos quais a avaliação completa para uma explicação da anemia resultou negativa. A anemia é uma consequência de (1) uma resistência relativa à produção de eritrócitos em resposta à eritropoietina, (2) uma diminuição na produção de eritropoietina em relação à massa de néfrons, (3) uma atenuação da eritropoiese causada pelos níveis elevados de citocinas inflamatórias crônicas em idosos e/ou (4) a presença de diversas variantes patogênicas somáticas em genes mieloides tipicamente associados às neoplasias mieloides. Atualmente, essa última condição é conhecida como **citopenias clonais de significância indeterminada**, que têm uma taxa de transformação de 15-20% ao ano para neoplasias mieloides, p. ex., uma síndrome mielodisplásica (SMD). O ferro sérico está normal.

Achados clínicos
A. Sintomas e sinais

As características clínicas são aquelas derivadas do distúrbio causal e da anemia. Deve-se suspeitar do diagnóstico em pacientes sabidamente portadores de doença crônica. *Em pacientes significativamente anêmicos, deve-se suspeitar de deficiências de ferro, de ácido fólico ou de vitamina B₁₂ coexistentes.* A diminuição da ingestão alimentar de ferro ou ácido fólico é comum em pacientes com doenças crônicas, muitos dos quais também terão perdas contínuas de sangue pelo trato GI. Normalmente, pacientes hemodialisados perdem ferro e ácido fólico durante a diálise.

B. Achados laboratoriais

O hematócrito raramente cai para < 60% em comparação com os níveis basais (exceto em casos de insuficiência renal). Em geral, o VCM está normal ou ligeiramente diminuído, com morfologia dos eritrócitos geralmente normal e com contagens de reticulócitos levemente diminuída ou normal.

1. Anemia inflamatória – Em pacientes com anemia inflamatória, os valores séricos de ferro e transferrina estão baixos, e a saturação de transferrina pode ser extremamente baixa; levando a um diagnóstico errôneo de deficiência de ferro. Ao contrário do que ocorre com a deficiência de ferro, os valores séricos de ferritina devem estar normais ou aumentados. Um valor sérico de ferritina < 30 ng/mL (67 pmol/L) indica deficiência de ferro coexistente. Pacientes com anemia inflamatória exibem níveis elevados de hepcidina; mas atualmente não existe teste clínico disponível para esse indicador. Um desafio especial é o diagnóstico de deficiência de ferro no cenário da anemia inflamatória, para a qual os níveis séricos de ferritina podem ser muito altos, de até 200-500 ng/mL (450-1.125 pmol/L). O diagnóstico fica estabelecido por uma biópsia de medula óssea com coloração para o ferro (embora esse exame raramente seja realizado com essa finalidade). A ausência de coloração do ferro indica deficiência de ferro, enquanto a localização do ferro em macrófagos da medula indica anemia inflamatória pura. Outro exame que reforça a suspeita de deficiência de ferro nos cenários de inflamação é a concentração de hemoglobina de reticulócitos < 28 pg. Nos casos de suspeita de deficiência de ferro, um teste funcional que pode ajudar é a resposta da hemoglobina ao ferro oral ou parenteral no contexto de uma inflamação. Um alerta: certos casos de eritropoiese com restrição de ferro (p. ex., malignidade) responderão parcialmente à infusão parenteral de ferro, mesmo quando suas reservas estiverem repletas, em decorrência da imediata distribuição do ferro para as células progenitoras eritropoiéticas após a infusão.

2. Outras anemias da doença crônica – Nas anemias de falência de órgãos e dos idosos, em geral os resultados dos estudos de ferro estão normais. A anemia dos idosos é um diagnóstico de exclusão. Para o diagnóstico de citopenias clonais de significância indeterminada, o médico deverá enviar uma amostra de sangue ou de medula óssea para sequenciamento do gene mieloide.

Tratamento

Na maioria dos casos, não há necessidade de qualquer tratamento da anemia de doença crônica; basicamente, deve-se tratar a condição que esteja causando a anemia. Nos casos de anemia grave ou que esteja afetando adversamente a qualidade de vida ou o estado funcional do paciente, o tratamento deverá consistir em transfusões de eritrócitos ou de **eritropoetina**

recombinante parenteral (epoetina alfa ou darbepoetina). As indicações aprovadas pela FDA para eritropoietina recombinante são: hemoglobina < 10 g/dL e anemia decorrente de artrite reumatoide, DII, hepatite C, terapia com zidovudina em pacientes infectados pelo HIV, quimioterapia mielossupressora de malignidade sólida (tratada apenas com intenção paliativa) ou DRC (TFGe < 60 mL/min/1,73 m²). A dosagem e o cronograma para administração da eritropoietina recombinante devem ser individualizados para que a hemoglobina seja mantida entre 10 g/dL (100 g/L) e 12 g/dL (120 g/L). O uso da eritropoietina recombinante está associado a maior risco de venotromboembolismo e de episódios trombóticos arteriais, sobretudo se a hemoglobina aumentar para > 12 g/dL (120 g/L). *Há preocupação de que o uso da eritropoietina recombinante esteja associado à diminuição da sobrevida em pacientes com malignidade.*

Quando encaminhar

Em geral, não há necessidade de encaminhar o paciente ao hematologista.

De Las Cuevas Allende R et al. Anaemia of chronic diseases: pathophysiology, diagnosis and treatment. Med Clin (Barc). 2021;156:235. [PMID: 33358297]
Katsumi A et al. Anemia in older adults as a geriatric syndrome: a review. Geriatr Gerontol Int. 2021;21:549. [PMID: 34085375]
Osman AEWG. When are idiopathic and clonal cytopenias of unknown significance (ICUS or CCUS)? Hematology Am Soc Hematol Educ Program. 2021;2021:399. [PMID: 34889436]
Weeks LD et al. Prediction of risk for myeloid malignancy in clonal hematopoiesis. NEJM Evid. 2023;2:10.10566. [PMID: 37483562]

Talassemias

FUNDAMENTOS DO DIAGNÓSTICO

- Microcitose desproporcional ao grau de anemia.
- Histórico familiar positivo.
- Histórico pessoal de anemia microcítica ao longo da vida.
- Contagem de eritrócitos normal ou elevada.
- Morfologia anormal de eritrócitos, com presença de microcitose, hipocromia, acantócitos e células em alvo.
- Na beta-talassemia, níveis elevados de hemoglobina A_2 e F.

Considerações gerais

As talassemias são distúrbios hereditários caracterizados pela redução na síntese de cadeias da globina (alfa ou beta). A diminuição na síntese das cadeias da globina resulta em diminuição na síntese de hemoglobina e em anemia microcítica hipocrômica, resultante de hemoglobinização insuficiente dos eritrócitos. As talassemias podem ser consideradas entre as anemias hemolíticas hiperproliferativas, as anemias relacionadas à hemoglobina anormal e as anemias hipoproliferativas, uma vez que todos esses fatores têm influência em sua fisiopatologia. *As características laboratoriais significativas são eritrócitos pequenos (baixo VCM) e pálidos (baixos níveis de hemoglobina corpuscular média [HCM]), anemia e uma contagem de eritrócitos normal a elevada (i.e., estão sendo produzidos eritrócitos pequenos e pálidos em grandes quantidades).* Embora seja frequente observar uma contagem elevada de reticulócitos, em geral o grau de produção dos reticulócitos é inadequado para fazer frente ao grau de destruição dos eritrócitos (hemólise) que ocorre na medula óssea, e os pacientes continuam anêmicos.

A hemoglobina A é a principal hemoglobina adulta normal, representando aproximadamente 98% da hemoglobina circulante. A **hemoglobina A** é formada a partir de um tetrâmero de duas cadeias alfa e duas cadeias beta da globina, recebendo a designação de alfa2beta2. Duas cópias do gene da alfa-globina estão localizadas em cada cromossomo 16, e não há substituto para a alfa-globina na formação da hemoglobina adulta. Uma cópia do gene da beta-globina reside em cada cromossomo 11 adjacente aos genes que codificam as globinas delta e gama semelhantes à beta-globina (a chamada região do *cluster* do gene da beta-globina). O tetrâmero de alfa2delta2 forma a **hemoglobina A$_2$**, que normalmente compõe 1-3% da hemoglobina adulta. O tetrâmero alfa2gama2 forma a **hemoglobina F**, que é a principal hemoglobina da vida fetal e que compõe < 1% da hemoglobina adulta normal.

As talassemias são descritas como **traço talassêmico** nos casos de características laboratoriais sem impacto clínico significativo; **talassemia intermediária** quando há necessidade ocasional de transfusão de eritrócitos ou de outro impacto clínico moderado; e **talassemia maior** quando o distúrbio é fatal e o paciente é dependente de transfusão. A maioria dos pacientes com talassemia maior morre em decorrência da sobrecarga de ferro das transfusões de eritrócitos, apesar da moderna terapia de quelação do ferro.

A **alfa-talassemia** resulta principalmente de deleções de genes que causam diminuição na síntese das cadeias alfa da globina (Tab. 15.4). Cada gene de alfa-globina produz um quarto da quantidade total de alfa-globina; portanto, ocorre uma redução proporcional e previsível na produção de alfa-globina com a perda de qualquer dos genes de alfaglobina. Considerando que todas as hemoglobinas adultas contêm alfa, *a alfa-talassemia não produz nenhuma alteração nas proporções de hemoglobinas A, A$_2$ e F na eletroforese de hemoglobina.* Em formas graves de alfa-talassemia, o excesso de cadeias beta pode formar um tetrâmero beta-4 conhecido como **hemoglobina H**. Na pre-

TABELA 15.4 Síndromes de alfa-talassemia

Número de genes alfa da globina transcritos	Síndrome	Hematócrito	VCM
4	Normal	Normal	Normal
3	Portador silencioso	Normal	Normal
2	Talassemia menor (ou traço)	28-40%	60-75 fL
1	Doença da hemoglobina H[1]	22-32%	60-70 fL
0	Hidropisia fetal[2]	< 18%	< 60 fL

[1] beta4.
[2] Hemoglobina de Barts (gama4).
VCM: volume corpuscular médio.

sença de uma diminuição das cadeias alfa, ocorre instabilidade e precipitação das cadeias beta em excesso, causando danos às membranas eritrocitárias. Esse quadro resulta em hemólise intramedular (i.e., na medula óssea) e no sangue periférico.

Em geral **beta-talassemias** são causadas por mutações pontuais, não por deleções (Tab. 15.5). Essas mutações resultam na terminação prematura da cadeia ou em problemas com a transcrição do RNA, acabando por causar uma diminuição ou ausência na síntese da cadeia beta da globina. Os defeitos moleculares que originam a beta-talassemia são numerosos e heterogêneos. Os defeitos que resultam na ausência da expressão da cadeia beta da globina são denominados **beta^0**, enquanto aqueles causadores de redução na síntese, mas não em sua ausência, são denominados **beta$^+$**. Em pacientes com talassemia beta$^+$, nota-se consistência no grau de redução da síntese da beta-globina no âmbito familiar, mas esse grau varia bastante entre famílias. Na beta-talassemia, a diminuição da síntese da cadeia beta da globina resulta em um aumento relativo nas proporções de hemoglobinas A$_2$ e F em comparação com a hemoglobina A na eletroforese de hemoglobina, pois as globinas semelhantes a beta (delta e gama) substituem as cadeias beta ausentes. Na presença de cadeias beta reduzidas, o excesso de cadeias alfa é instável e precipita, causando danos às membranas dos eritrócitos. Isso leva à hemólise intramedular (medula óssea) e periférica. A medula óssea demonstra hiperplasia eritroide sob a estimulação da anemia e da eritropoiese ineficaz (destruição intramedular das células eritroides em desenvolvimento). Em casos de beta-talassemia grave, a

TABELA 15.5 Síndromes de beta-talassemia

	Genes beta da globina transcritos	Hb A	Hb A$_2$	Hb F	Transfusões
Normal	Beta homozigoto	97-99%	1-3%	< 1%	Nenhuma
Talassemia menor	Beta^0 heterozigoto	80-95%	4-8%	1-5%	Nenhuma
	Beta$^+$ heterozigoto	80-95%	4-8%	1-5%	Nenhuma
Talassemia intermediária	Beta$^+$ homozigoto (leve)	0-30%	4-8%	6-10%	Ocasional
Talassemia maior	Beta^0 homozigoto	0%	4-10%	90-96%	Dependente
	Beta$^+$ homozigoto (grave)	0-10%	4-10%	90-96%	Dependente

Hb: hemoglobina; beta^0: nenhuma beta-globina produzida; beta$^+$: alguma beta-globina produzida.

expansão acentuada do compartimento eritroide na medula óssea pode causar deformidades ósseas graves, osteopenia e fraturas ósseas patológicas, além de hematopoiese extramedular (i.e., hematopoiese fora da medula óssea).

Achados clínicos

A. Sintomas e sinais

As síndromes de **alfa-talassemia** são observadas principalmente em pessoas do sudeste da Ásia e da China e, menos comumente, em negros e pessoas de origem mediterrânea (Tab. 15.4). Normalmente, os adultos têm quatro cópias da cadeia de globina alfa. Quando três genes de globina alfa estão presentes, o paciente exibe normalidade hematológica (**portador silencioso**). Quando dois genes de globina alfa estão presentes, diz-se que o paciente tem **traço de talassemia alfa**, uma forma de talassemia menor. No traço de talassemia alfa-1, a deleção do gene alfa é heterozigótica (alfa –/alfa –) e afeta principalmente indivíduos de ascendência asiática. No traço de talassemia alfa-2, a deleção do gene alfa é homozigótica (alfa alfa/– –), afetando principalmente indivíduos negros. Clinicamente, esses pacientes são normais e têm expectativa de vida e desempenho normais, embora apresentem uma leve anemia microcítica. Mas se estiver presente apenas uma cadeia alfa de globina (alfa –/– –), o paciente será portador de **doença da hemoglobina H** (alfa-talassemia-3). Trata-se de uma anemia hemolítica crônica de gravidade variável (talassemia menor ou intermediária). O exame físico pode revelar palidez e esplenomegalia. Em geral, os indivíduos afetados não precisam de transfusões; mas elas poderão ser necessárias durante períodos transitórios de exacerbação hemolítica causada por infecção ou por outros estressores, ou durante períodos de interrupção da eritropoiese causada por certos vírus ("crise aplásica"). Em indivíduos nos quais ocorreu deleção de todos os quatro genes alfa da globina, não ocorre qualquer síntese de hemoglobina normal, ocorrendo natimortalidade fetal (**hidropisia fetal**). Nesses casos, a única espécie de hemoglobina produzida é a gama, conhecida como **hemoglobina de Bart** (gama 4).

A **beta-talassemia** afeta principalmente pessoas de origem mediterrânea (italianos, gregos) e, em menor extensão, asiáticos e negros (Tab. 15.5). Pacientes homozigotos para beta-talassemia (beta^0/beta^0 ou alguns com beta$^+$/beta$^+$) sofrem de **beta-talassemia maior** (anemia de Cooley). Ao nascer, as crianças afetadas são normais, mas após 6 meses – quando a síntese da hemoglobina muda de hemoglobina F para hemoglobina A – surge uma anemia grave que exige transfusão. Diante disso, surgem vários problemas clínicos, p. ex., crescimento atrofiado, deformidades ósseas (estrutura facial anormal, fraturas ósseas patológicas), hepatoesplenomegalia, icterícia (causada pela formação de cálculos biliares e/ou cirrose relacionada à hepatite) e trombofilia. O curso clínico pode ser significativamente modificado pela terapia transfusional, mas a **sobrecarga por ferro transfusional (hemossiderose)** resultará em um quadro clínico semelhante à hemocromatose, com ocorrência de IC, arritmias cardíacas, cirrose, endocrinopatias e pseudoxantoma elástico (calcificação e fragmentação das fibras elásticas da pele, retina e sistema cardiovascular), em geral depois da transfusão

de > 100 unidades de eritrócitos. A sobrecarga de ferro ocorre porque o corpo humano não possui um mecanismo excretor ativo para o mineral. Antes da existência do transplante alogênico de células-tronco e do desenvolvimento de formas mais eficazes de quelação de ferro, a morte por sobrecarga de ferro geralmente ocorria entre as idades de 20-30 anos.

Pacientes homozigotos para uma forma mais branda de beta-talassemia (beta$^+$/beta$^+$, mas que permite maior taxa de síntese de beta-globina) são portadores de **beta-talassemia intermediária**. Esses pacientes se apresentam com anemia hemolítica crônica, mas não necessitam de transfusões, exceto em períodos de estresse ou durante crises aplásicas. Também podem ser acometidos por sobrecarga de ferro em decorrência das transfusões periódicas. Os pacientes com beta-talassemia intermediária sobrevivem até a vida adulta, mas com hepatoesplenomegalia e deformidades ósseas. Pacientes heterozigotos para beta-talassemia (beta/beta^0 ou beta/beta$^+$) são portadores de **beta-talassemia menor**, se apresentando com uma anemia microcítica clinicamente insignificante.

O diagnóstico pré-natal está disponível; deve-se oferecer aconselhamento genético, com uma discussão sobre a oportunidade para determinação de um diagnóstico pré-natal.

B. Achados laboratoriais

1. **Traço alfa-talassêmico** – Esses pacientes se apresentam com anemia leve ou ausente, com hematócritos entre 28-40%. O VCM é surpreendentemente baixo (60-75 fL) apesar da anemia modesta, e a contagem de eritrócitos está normal ou aumentada. O esfregaço de sangue periférico revela microcitose, hipocromia, células em alvo ocasionais e acantócitos (células com projeções pontiagudas irregularmente espaçadas). A contagem de reticulócitos está normal ou levemente aumentada. Os resultados da eletroforese de hemoglobina são normais. Portanto, geralmente o diagnóstico de traço alfa-talassêmico é obtido por exclusão. Existem testes genéticos para demonstração da deleção do gene da alfa-globina.

2. **Doença da hemoglobina H** – Os pacientes afetados exibem anemia mais acentuada, com hematócritos entre 22-32%. O VCM está notavelmente baixo (60-70 fL) e o esfregaço de sangue periférico exibe resultado significativamente anormal, com hipocromia, microcitose, células em alvo e poiquilocitose. A contagem de reticulócitos está elevada e a contagem de eritrócitos está normal ou elevada. A eletroforese de hemoglobina revelará uma hemoglobina de migração rápida (hemoglobina H), representando 10-40% da hemoglobina. Um esfregaço de sangue periférico pode ser corado com corantes supravitais para demonstração da presença de hemoglobina H.

3. **Beta-talassemia menor** – Esses pacientes se apresentam com uma anemia modesta, com hematócrito entre 28-40%. O VCM varia de 55-75 fL, a contagem de eritrócitos está normal ou aumentada. A contagem de reticulócitos está normal ou levemente aumentada. O esfregaço de sangue periférico demonstra leve anormalidade, com hipocromia, microcitose e células em alvo. Em contraste

com a alfa-talassemia, observa-se pontilhado basofílico. A eletroforese de hemoglobina revela elevação da hemoglobina A_2 para 4-8% e elevações ocasionais da hemoglobina F para 1-5%.

4. Beta-talassemia intermediária – Esses pacientes se apresentam com anemia moderada, com hematócrito entre 17-33%. O VCM varia de 55-75 fL, e a contagem de eritrócitos está normal ou aumentada. A contagem de reticulócitos está elevada. O esfregaço de sangue periférico revela anormalidade, com hipocromia, microcitose, pontilhado basofílico e células em alvo. A eletroforese de hemoglobina mostra até 30% de hemoglobina A, uma elevação da hemoglobina A_2 de até 10% e elevação de hemoglobina F de 6-10%.

5. Beta-talassemia maior – Esses pacientes sofrem anemia grave e, sem transfusão, o hematócrito pode cair para < 10%. O esfregaço de sangue periférico tem resultados bizarros, demonstrando poiquilocitose grave, hipocromia, microcitose, células em alvo, pontilhado basofílico e eritrócitos nucleados. Pouca ou nenhuma hemoglobina A está presente. São observadas quantidades variáveis de hemoglobina A_2, com predomínio da hemoglobina F.

Diagnóstico diferencial

As formas benignas de talassemia devem ser diferenciadas da deficiência de ferro. Em comparação com a anemia por deficiência de ferro, pacientes com talassemia apresentam menor VCM, contagem de eritrócitos normal ou elevada (em vez de baixa), um esfregaço de sangue periférico mais anormal em níveis modestos de anemia e geralmente reticulocitose. Os estudos do ferro são normais, ou haverá elevação da saturação de transferrina e/ou ferritina. Formas graves de talassemia podem ser confundidas com outras hemoglobinopatias. O diagnóstico de beta-talassemia é firmado pelos achados acima e por uma eletroforese de hemoglobina que revela níveis elevados de hemoglobinas A_2 e F (desde que o paciente apresente repleção de ferro), ou pelo sequenciamento do gene da beta-globina. O diagnóstico de alfa-talassemia é estabelecido por exclusão, considerando a inexistência de alteração na proporção das espécies normais de hemoglobina adulta; ou será confirmado por estudos de deleção do gene alfa. *Deficiência de ferro em um paciente com policitemia vera é a única outra anemia microcítica com contagem de eritrócitos normal ou elevada.*

Tratamento

Pacientes com talassemia leve (traço alfa-talassêmico ou beta-talassemia menor) dispensam tratamento, mas devem ser identificados para que não sejam submetidos a avaliações repetidas e a tratamentos equivocados para deficiência de ferro. Pacientes com doença da hemoglobina H devem receber suplementação de ácido fólico (1 mg/dia VO), evitando o uso de ferro medicinal e de medicamentos oxidativos, como as sulfonamidas. Pacientes com talassemia grave devem ser mantidos em um esquema regular de transfusão de eritrócitos (em parte para suprimir a eritropoiese endógena e, portanto, a expansão da medula óssea) e receber suplementação de ácido fólico. Esses pacientes serão submetidos à esplenectomia se o

hiperesplenismo causar aumento acentuado na necessidade de transfusão, ou se surgirem sintomas refratários. Pacientes com necessidade periódica de transfusão devem ser tratados com quelação de ferro (oral e/ou parenteral), como prevenção ou retardo de lesões a órgãos que limitem sua sobrevida em decorrência da sobrecarga de ferro. O luspatercept foi aprovado pela FDA para tratamento de pacientes com beta-talassemia dependente de transfusão. Trata-se de uma "armadilha" do ligante TGF-beta, que promove a maturação eritroide e diminui as necessidades de transfusão.

O tratamento de escolha para crianças com beta-talassemia maior consiste no transplante alogênico de células-tronco. Crianças que ainda não sofreram danos aos órgãos por sobrecarga de ferro obtêm bons resultados, com prolongada sobrevida em mais de 80% dos casos. Já está disponível a terapia genética com células-tronco hematopoiéticas autólogas (i.e., betibeglogene autotemcel contém um gene *beta*$^{A-T87Q}$) para beta-talassemia dependente de transfusão em crianças.

Quando encaminhar

Todos os pacientes com talassemia intermediária ou maior devem ser encaminhados ao hematologista. Qualquer paciente com anemia microcítica não explicada também deve ser encaminhado, para ajudar no estabelecimento de um diagnóstico. Pacientes com talassemia menor ou intermediária devem receber aconselhamento genético, porque os filhos de casais talassêmicos correm o risco de herdar talassemia maior.

Cappellini MD et al. The use of luspatercept for thalassemia in adults. Blood Adv. 2021;5:326. [PMID: 33570654]

Hokland P et al. Thalassaemia-a global view. Br J Haematol. 2023;201:199. [PMID: 36799486]

Horvei P et al. Advances in the management of α-thalassemia major: reasons to be optimistic. Hematolog Am Soc Hematol Educ Program. 2021;2021:592. [PMID: 34889445]

Locatelli F et al. Betibeglogene autotemcel gene therapy for non-β0/β0 genotype β-thalassemia. N Engl J Med. 2022;386:415. [PMID: 34891223]

Taher AT et al. β-Thalassemias. N Engl J Med. 2021;384:727. [PMID: 33626255]

Deficiência de vitamina B_{12}

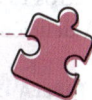

FUNDAMENTOS DO DIAGNÓSTICO

- Anemia macrocítica.
- Esfregaço de sangue megaloblástico (macro-ovalócitos e neutrófilos hipersegmentados).
- Baixos níveis séricos de vitamina B_{12}.

Considerações gerais

A vitamina B_{12} pertence à família das cobalaminas e funciona como cofator para duas reações importantes em humanos. Como metilcobalamina, é cofator para a metionina sintetase na conversão de homocisteína em metionina, e como adenosilcobalamina para a conversão de metilmalonil-coenzima A (CoA) em succinil-CoA. A vitamina B_{12} é obtida pela alimentação, estando presente em todos os alimentos de origem animal. A absorção diária de vitamina B_{12} é de 5 mcg.

O fígado contém 2-5 mg de vitamina B_{12} armazenada. Como a utilização diária é de 3-5 mcg, em geral nosso organismo tem reservas suficientes de vitamina B_{12}, de modo que deverão transcorrer mais de 3 anos para a ocorrência de deficiência de vitamina B_{12}, se toda a ingestão ou absorção cessar imediatamente.

Tendo em vista a presença de vitamina B_{12} em alimentos de origem animal, a deficiência alimentar é rara, mas pode ser observada em veganos – vegetarianos estritos que evitam todos os laticínios, carnes, peixe e suplementação vitamínica (Tab. 15.6). A **anemia perniciosa** é uma doença autoimune em que os autoanticorpos destroem as células parietais gástricas (que sintetizam o fator intrínseco) e causam gastrite atrófica e/ou se ligam ao fator intrínseco, provocando sua neutralização. Cirurgias abdominais podem levar à deficiência de vitamina B_{12} por várias maneiras. A gastrectomia eliminará o local da produção do fator intrínseco; a síndrome da alça cega causará competição pela vitamina B_{12}, graças ao crescimento excessivo de bactérias no lúmen intestinal; e a ressecção cirúrgica do íleo eliminará o local de absorção da vitamina B_{12}. A metformina pode causar deficiência de vitamina B_{12}. Algumas causas raras de deficiência de vitamina B_{12} são: infecção por tênia de peixe (*Diphyllobothrium latum*), em que esse parasita utiliza vitamina B_{12} luminal; insuficiência pancreática (em que deixa de ocorrer a inativação das proteínas concorrentes de ligação à cobalamina [fatores R]); doença de Crohn grave, que causa suficiente destruição do íleo a ponto de prejudicar a absorção da vitamina B_{12}; e talvez uso prolongado de IBP.

Achados clínicos

A. Sintomas e sinais

A deficiência de vitamina B_{12} causa anemia moderada a grave de início lento; os pacientes podem exibir poucos sintomas, em comparação com o grau de anemia. Em casos avançados, a anemia pode ser grave, com hematócritos baixíssimos, de até 10-15%, podendo estar acompanhada por leucopenia e trombocitopenia. A deficiência também produz alterações nas células da mucosa, resultando em glossite, bem como em outros distúrbios GI indefinidos, como anorexia e diarreia. A deficiência de vitamina B_{12} também pode resultar em uma

TABELA 15.6 Causas da deficiência de vitamina B_{12}

Competição por vitamina B_{12} no intestino
 Síndrome da alça cega
 Tênia do peixe (rara)
Diminuição da absorção ileal de vitamina B_{12}
 Doença de Crohn
 Ressecção cirúrgica
Diminuição da produção ou da disponibilidade do fator intrínseco
 Gastrectomia
 Anemia perniciosa (autoimune)
Deficiência alimentar
Infecção por *Helicobacter pylori*
Insuficiência pancreática
IBP
Deficiência de transcobalamina II (rara)

síndrome neurológica complexa. Em geral, os nervos periféricos são afetados primeiro, e os pacientes se queixam inicialmente de parestesias. À medida que ocorre comprometimento das colunas posteriores da medula espinal, os pacientes passam a se queixar também de dificuldade com o equilíbrio e/ou a propriocepção. Em casos mais avançados, também poderá ocorrer alteração da função cerebral e, ocasionalmente, demência e outras anormalidades neuropsiquiátricas. É fundamental reconhecer a possibilidade de manifestações não hematológicas da deficiência de vitamina B_{12}, *apesar de um hemograma completamente normal.*

Em geral, os pacientes se apresentam com palidez, podendo estar levemente ictéricos. Mais adiante no curso da doença, tipicamente o exame neurológico poderá revelar déficits de sensibilidade vibratória, de propriocepção e/ou de memória.

B. Achados laboratoriais

O diagnóstico de deficiência de vitamina B_{12} é determinado pelos baixos níveis séricos de vitamina B_{12} (cobalamina). O nível normal de vitamina B_{12} é > 300 pg/mL (221 pmol/L), enquanto a maioria dos pacientes com deficiência evidente dessa vitamina exibem níveis séricos < 200 pg/mL (148 pmol/L), e os pacientes sintomáticos frequentemente têm níveis < 100 pg/mL (74 pmol/L). O médico poderá determinar mais adequadamente o diagnóstico de deficiência de vitamina B_{12} diante de valores baixos ou baixos-normais (nível de 200-300 pg/mL [147,6-221,3 pmol/L]) se for detectado um nível sérico elevado de ácido metilmalônico ou de homocisteína. Vale ressaltar que a elevação dos níveis séricos de ácido metilmalônico podem ser decorrentes de uma doença renal.

Tipicamente, a anemia da deficiência de vitamina B_{12} tem intensidade moderada a grave, com VCM bastante elevado (110-140 fL). Entretanto, é possível observar pacientes com deficiência de vitamina B_{12} e com VCM normal, em decorrência de talassemia ou deficiência de ferro coexistente; em outros casos, o motivo é incerto. *Pacientes com sinais e sintomas neurológicos sugestivos de possível deficiência de vitamina B_{12} devem ser avaliados para essa deficiência, apesar do VCM normal ou da ausência de anemia.* Em casos típicos, o esfregaço de sangue periférico apresenta eritrócitos megaloblásticos (i.e. eritrócitos que assumem a forma de macro-ovalócitos – embora geralmente também estejam presentes outras alterações da forma), além de neutrófilos hipersegmentados (neutrófilos com ≥ 6 lóbulos, ou com contagens médias de lóbulos de neutrófilos > 4). Ocorre baixa contagem de reticulócitos. Considerando que a deficiência de vitamina B_{12} pode afetar todas as linhagens de células hematopoiéticas, em casos graves são observadas reduções nas contagens de leucócitos e de plaquetas.

Podem ocorrer outras anormalidades laboratoriais, como elevação da desidrogenase láctica sérica (DHL) e aumento modesto na bilirrubina indireta. Esses dois achados refletem a destruição intramedular de eritrócitos em desenvolvimento.

Caracteristicamente, observam-se anormalidades na morfologia da medula óssea. Está presente uma hiperplasia eritroide acentuada, como resposta à produção defeituosa de eritrócitos (eritropoiese ineficaz). Também ocorrem alterações na série eritroide, surgindo eritrócitos megaloblásticos com tamanho anormalmente grande e maturação assíncrona do núcleo e do citoplasma. A maturação citoplasmática tem continuidade, enquanto a síntese comprometida do DNA causa retardo no desenvolvimento do núcleo. Na série mieloide, são tipicamente observados bastonetes gigantes e metamielócitos.

Diagnóstico diferencial

É importante fazer a diferença entre deficiência de vitamina B_{12} e deficiência de ácido fólico, a outra causa comum de anemia megaloblástica (em que os níveis de ácido fólico estão baixos, enquanto os níveis séricos de vitamina B_{12} estão normais). Às vezes, os achados da medula óssea em pacientes com deficiência de vitamina B_{12} são confundidos com uma SMD ou mesmo com leucemia eritrocítica aguda. A diferenciação entre deficiência de vitamina B_{12} e mielodisplasia se baseia na morfologia característica e nos níveis baixos de vitamina B_{12} e nos níveis elevados de ácido metilmalônico.

Tratamento

Inicialmente, pacientes com deficiência grave de vitamina B_{12} devem ser tratados em geral com terapia parenteral. São adequadas doses de 100-1.000 mcg de vitamina B_{12} em injeções IM ou SC (inicialmente, é recomendável a dose mais alta). Em geral, a reposição ocorre em esquema diário na primeira semana, semanal no mês seguinte e, em seguida, mensal. Em lugar da terapia parenteral, o paciente poderá ser medicado com metilcobalamina ou cianocobalamina VO ou sublingual (1 mg/dia), tão logo a deficiência inicial tenha sido corrigida. A reposição oral ou sublingual é eficaz, mesmo em casos de anemia perniciosa, uma vez que ocorre absorção de aproximadamente 1% da dose no intestino por difusão passiva, na ausência de transporte ativo. Essa terapia deve ter continuidade indefinidamente; os níveis séricos de vitamina B_{12} devem ser monitorados, como garantia de uma reposição adequada. A deficiência retornará se os pacientes descontinuarem a terapia. Para pacientes com sintomas neurológicos causados pela deficiência de vitamina B_{12}, é recomendável um curso prolongado de terapia parenteral com a vitamina B_{12}, embora não contemos com comprovação de sua superioridade em comparação com a terapia oral. Como alguns pacientes se apresentam simultaneamente deficientes em ácido fólico por causa da atrofia da mucosa intestinal, é recomendável que se faça reposição conjunta de ácido fólico (1 mg/dia) durante os primeiros meses de reposição da vitamina B_{12}.

Os pacientes respondem à terapia com melhora imediata em sua sensação de bem-estar. A hipocalemia pode complicar os primeiros dias da terapia, sobretudo nos casos de anemia grave. Ocorre uma reticulocitose rápida em 5-7 dias, e o quadro hematológico se normalizará em 2 meses. Os sintomas e sinais do SNC poderão ser revertidos se estiverem presentes há menos de 6 meses. Raramente haverá necessidade de recorrer a transfusões de eritrócitos, apesar da gravidade da anemia; mas os pacientes transfundidos deverão tomar diuréticos para evitar IC, porque essa anemia evolui lentamente, sendo observada expansão do volume plasmático no momento do diagnóstico.

Quando encaminhar

Em geral, não há necessidade de encaminhamento para o hematologista.

Lewis CA et al. Iron, vitamin B12, folate and copper deficiency after bariatric surgery and the impact on anaemia: a systematic review. Obes Surg. 2020;30:4542. [PMID: 32785814]
Sahu P et al. Neuropsychiatric manifestations in vitamin B12 deficiency. Vitam Horm. 2022;119:457. [PMID: 35337631]
Socha DS et al. Severe megaloblastic anemia: vitamin deficiency and other causes. Cleve Clin J Med. 2020;87:153. [PMID: 32127439]

Deficiência de ácido fólico

FUNDAMENTOS DO DIAGNÓSTICO

- Anemia macrocítica.
- Esfregaço de sangue megaloblástico (macro-ova-lócitos e neutrófilos hipersegmentados).
- Níveis reduzidos de ácido fólico nas hemácias (eritrócitos) ou no soro.
- Nível sérico normal de vitamina B_{12}.

Considerações gerais

"Ácido fólico" é o termo comumente empregado em lugar de ácido pteroilmonoglutâmico (vitamina B_9). O ácido fólico está presente na maioria das frutas e vegetais (especialmente frutas cítricas e vegetais de folhas verdes). As necessidades alimentares diárias são de 50-100 mcg. As reservas totais de ácido fólico no organismo são de aproximadamente 5 mg, o suficiente para suprir as necessidades por 2-3 meses.

A causa mais comum de deficiência de ácido fólico é alimentação inadequada (Tab. 15.7). Indivíduos que abusam de bebidas alcoólicas ou são anoréxicos, pessoas sem hábito de comer frutas e vegetais frescos e pessoas que cozinham demais seus alimentos são candidatos à deficiência de ácido fólico. Raramente se observa uma absorção reduzida de ácido fólico, uma vez que a absorção ocorre ao longo de todo o trato GI. No entanto, medicamentos como fenitoína, sulfametoxazol-trimetoprima ou sulfassalazina podem interferir em sua absorção. Em alguns pacientes com deficiência de vitamina B_{12} a absorção de ácido fólico é baixa, por causa da atrofia da mucosa

TABELA 15.7 Causas da deficiência de ácido fólico

Absorção diminuída
    Doença celíaca
    Deficiência concomitante de vitamina B_{12}
    Medicamentos: fenitoína, sulfassalazina, trimetoprim-sulfametoxazol
Deficiência alimentar
Perda excessiva: hemodiálise
Maior necessidade
    Anemia hemolítica crônica
    Doença cutânea esfoliativa
    Gravidez
Inibição da redução para a forma ativa
    Metotrexato

GI. As necessidades de ácido fólico aumentam na gravidez, anemia hemolítica e doença cutânea esfoliativa; nesses casos, o aumento das necessidades (5-10 vezes o normal) talvez não seja resolvido com uma dieta normal.

Achados clínicos
A. Sintomas e sinais

As características clínicas são semelhantes às da deficiência de vitamina B_{12}. Mas casos de deficiência isolada de ácido fólico *não* resultam em anormalidades neurológicas. Em pacientes hospitalizados com deficiência de ácido fólico, a mortalidade hospitalar é maior *versus* pacientes com níveis normais de ácido fólico.

B. Achados laboratoriais

A anemia megaloblástica é idêntica à anemia resultante da deficiência de vitamina B_{12}. Níveis eritrocitários de ácido fólico < 150 ng/mL (340 nmol/L) são diagnósticos de deficiência de ácido fólico. Ainda é questionável se o médico deve solicitar um nível sérico ou um nível eritrocitário de folato, pois há poucos (se houver) dados em apoio de qualquer desses testes em detrimento do outro. *Normalmente, o nível sérico de vitamina B_{12} está normal, mas esse indicador sempre deverá ser medido quando houver suspeita de deficiência de ácido fólico.* Em alguns casos, a deficiência de ácido fólico é uma consequência da atrofia da mucosa GI causada pela deficiência de vitamina B_{12}.

Diagnóstico diferencial

A anemia megaloblástica da deficiência de ácido fólico deve ser diferenciada da deficiência de vitamina B_{12} pelos achados de um nível normal de vitamina B_{12} e de um nível reduzido de ácido fólico nos eritrócitos (ou no soro). Pacientes que abusam de bebidas alcoólicas (e que frequentemente sofrem deficiência nutricional) também podem estar sofrendo de anemia de doença hepática. A anemia puramente causada por doença hepática provoca uma anemia macrocítica, mas não gera alterações morfológicas megaloblásticas no sangue periférico; em vez disso, frequentemente são observadas células em alvo. O hipotireoidismo está associado à macrocitose leve e também à anemia perniciosa.

Tratamento

A deficiência de ácido fólico é tratada com a administração VO diária (1 mg) de ácido fólico. A resposta à terapia é semelhante à observada no tratamento de pacientes com deficiência de vitamina B_{12}. Ocorre melhora rápida e sensação de bem-estar, reticulocitose em 5-7 dias e correção total de anormalidades hematológicas em 2 meses. Em pacientes com deficiência de vitamina B_{12}, o uso de grandes doses de ácido fólico pode melhorar os parâmetros hematológicos. No entanto, caso a suplementação de vitamina B_{12} não seja realizada, há progressão dos danos neurológicos; assim, é fundamental a obtenção de um nível sérico de vitamina B_{12} em caso de suspeita de deficiência de ácido fólico.

Quando encaminhar

Em geral, não há necessidade de encaminhamento para o hematologista.

Shulpekova Y et al. The concept of folic acid in health and disease. Molecules. 2021;26:3731. [PMID: 34207319]

Skorochod R et al. Incidence of inpatient folate deficiency and effect on overall in-hospital mortality. Am J Med. 2021;134: e235. [PMID: 33637191]

Socha DS et al. Severe megaloblastic anemia: vitamin deficiency and other causes. Cleve Clin J Med. 2020;87:153. [PMID: 32127439]

Anemias hemolíticas

As anemias hemolíticas constituem um grupo de distúrbios nos quais ocorre redução episódica ou contínua na sobrevivência dos eritrócitos. A medula óssea tem a capacidade de aumentar a produção eritroide em até oito vezes em resposta à menor sobrevivência dos eritrócitos; portanto, ocorrerá anemia apenas em pacientes nos quais foi superada a capacidade de compensação da medula óssea. Isso ocorrerá quando a sobrevivência eritrocitária for extremamente curta, ou quando a capacidade compensatória da medula óssea estiver comprometida.

Em geral, os distúrbios hemolíticos são classificados levando em conta se o defeito é intrínseco ao eritrócito, ou se é causado por algum fator externo (Tab. 15.8). **Defeitos intrínsecos** foram descritos em todos os componentes do eritrócito, inclusive a membrana, sistemas enzimáticos e hemoglobina; a maioria desses distúrbios é hereditária. Anemias hemolíticas causadas por **fatores externos** são classificadas como imunes, microangiopáticas, induzidas por medicamentos, por infecção eritrocitária, ou ligadas a queimaduras.

Certas características laboratoriais são comuns a todas as anemias hemolíticas. Em distúrbios hemolíticos, ocorre diminuição da **haptoglobina**, uma proteína plasmática que se

TABELA 15.8   Classificação das anemias hemolíticas

Extrínsecas
- Queimaduras
- Hiperesplenismo
- Imunológicas: autoimune, doença linfoproliferativa, induzida por medicamentos, idiopática
- Infecção: *Plasmodium*, *Clostridium*, *Borrelia*
- Microangiopáticas: púrpura trombocitopênica trombótica, síndrome hemolítico-urêmica, coagulação intravascular disseminada, hemólise valvar, gravidez, familiar, adenocarcinoma metastático, vasculite, sobrecarga de cobre

Intrínsecas
- Defeitos glicolíticos: deficiência de piruvato quinase, hipofosfatemia grave
- Hemoglobinopatias: síndromes falciformes, talassemia, hemoglobinas instáveis
- Defeitos de membrana: esferocitose hereditária, eliptocitose hereditária, hemoglobinúria paroxística noturna
- Vulnerabilidade à oxidação: deficiência de glicose-6-fosfato desidrogenase, metemoglobinemia

liga à hemoglobina, eliminando-a. Mas o nível de haptoglobina sofre influência de muitos fatores; por isso, nem sempre é um indicador confiável de hemólise, em particular nos casos de doença hepática em estágio terminal (onde a haptoglobina é sintetizada). Nos casos de hemólise intravascular, ocorre uma hemoglobinemia transitória. A hemoglobina é filtrada através do glomérulo renal, sendo geralmente reabsorvida pelas células tubulares. A hemoglobinúria estará presente apenas nos casos em que a capacidade de reabsorção da hemoglobina pelas células tubulares renais for excedida. Em pacientes sem hemoglobinúria, a presença de hemossiderina nas células tubulares renais eliminadas é evidência de hemólise intravascular prévia (teste positivo para hemossiderina urinária). Diante de uma hemólise intravascular grave, podem estar presentes tanto hemoglobinemia como meta-hemalbuminemia. A hemólise aumenta a bilirrubina indireta, e a bilirrubina total pode aumentar (≥ 4 mg/dL [68 mcmol/L]). Níveis de bilirrubina superiores podem indicar algum grau de disfunção hepática. Em casos de hemólise microangiopática (púrpura trombocitopênica trombótica, síndrome hemolítico-urêmica) os níveis séricos de desidrogenase láctica (DHL) ficam notavelmente elevados; também podem estar elevados em outras anemias hemolíticas.

Hemoglobinúria paroxística noturna

FUNDAMENTOS DO DIAGNÓSTICO

- Hemoglobinúria episódica.
- Trombose é comum.
- Suspeita em casos confusos de anemia hemolítica, com ou sem pancitopenia.
- A citometria de fluxo demonstra deficiências de CD55 e CD59.

Considerações gerais

A hemoglobinúria paroxística noturna (HPN) é um distúrbio raro de células-tronco hematopoiéticas clonais adquiridas, que resulta em sensibilidade anormal da membrana do eritrócito à lise pelo complemento e, portanto, hemólise. Após a hemólise dos eritrócitos, a hemoglobina livre é liberada no sangue, ligando-se ao óxido nítrico (NO) circulante. Assim, há depleção de NO tecidual, podendo causar espasmos esofágicos, disfunção erétil masculina, lesões renais e trombose, além de hemólise episódica. Pacientes com HPN significativa têm sua sobrevida reduzida; sendo trombose a principal causa de morte.

Achados clínicos

A. Sintomas e sinais

Classicamente, os pacientes relatam hemoglobinúria episódica, com uma alteração marrom-avermelhada da urina. A hemoglobinúria é mais frequentemente observada na primeira urina da manhã, em decorrência da redução do pH do sangue durante o sono (hipoventilação), o que facilita essa hemólise. Além da anemia, pacientes com HPN demonstram propensão para trombose, especialmente nas veias mesentéricas e hepáticas, veias do SNC (veia sagital) e vasos cutâneos

(com formação de nódulos dolorosos). Como se trata de um distúrbio das células-tronco hematopoiéticas, a HPN pode surgir *de novo* ou surgir no contexto de uma anemia aplásica ou de mielodisplasia, com possível progressão para leucemia mieloide aguda (LMA). É comum que pacientes com anemia aplásica idiopática tenham um clone pequeno de HPN (< 2%) na análise do sangue ou da medula óssea; esse achado não deve ser considerado *per se* como HPN verdadeira, sobretudo na ausência de reticulocitose ou trombose.

B. Achados laboratoriais

Anemia apresenta gravidade e frequência variáveis, assim, em qualquer momento a reticulocitose pode ou não estar presente. As anormalidades observadas no esfregaço sanguíneo não têm valor diagnóstico, mas podem revelar macro-ovalócitos e policromasia. Tendo em vista que a hemólise episódica é principalmente intravascular, a **hemossiderina urinária** é um bom teste auxiliar. Caracteristicamente, o DHL sérico está bastante elevado. É comum ocorrer deficiência de ferro, que está relacionada à perda crônica de ferro pela hemoglobinúria.

As contagens de leucócitos e de plaquetas podem estar diminuídas – e sempre estarão diminuídas no contexto de anemia aplásica. A **citometria de fluxo** é o melhor exame de triagem dos eritrócitos, granulócitos e monócitos sanguíneos, para demonstração de deficiência de CD55 e CD59. O percentual de eritrócitos com deficiência nessas proteínas pode ser baixo, em comparação com os granulócitos e monócitos, em decorrência da contínua destruição dos eritrócitos afetados. O **ensaio FLAER** (proaerolisina marcada com fluoresceína) por citometria de fluxo é mais sensível. A morfologia da medula óssea é variável, podendo revelar hipoplasia generalizada e/ou hiperplasia eritroide. O cariótipo da medula óssea pode estar normal, ou pode demonstrar uma anormalidade clonal.

Tratamento

Muitos pacientes com HPN exibem doença leve que dispensa intervenção. Em casos graves e naqueles que ocorrem no contexto de mielodisplasia ou anemia aplásica, o paciente poderá ser curado pelo transplante alogênico de células-tronco hematopoiéticas. Em pacientes com hemólise grave (geralmente exigindo transfusões de eritrócitos) e/ou trombose, justifica-se o tratamento com bloqueadores do complemento. Eculizumabe é um anticorpo monoclonal humanizado antiproteína C5 do complemento, devendo ser administrado a cada 2 semanas. A ligação do eculizumabe ao C5 impede sua clivagem, impedindo o reagrupamento do complexo de ataque à membrana. Eculizumabe melhora a qualidade de vida e diminui a hemólise, as necessidades de transfusão, a fadiga e o risco de trombose. Mas esse agente também aumenta o risco de infecções por *Neisseria meningitidis*; portanto, pacientes medicados com esse anticorpo humanizado devem ser protegidos pela vacinação meningocócica (com inclusão de vacinas para o sorogrupo ACWY), além de fazer profilaxia meningocócica VO com penicilina (ou equivalente). Ravulizumabe é uma versão do eculizumabe com ação mais prolongada, devendo ser administrado a cada 8 semanas. Seu uso demonstrou menor número de episódios hemolíticos impactantes do que eculizumabe. Pegcetacoplan, um inibidor de C3, também está disponível para pacientes com HPN; esse agente bloqueia as vias de hemólise intra e extravasculares, resultando em níveis mais elevados de hemoglobinas do que o bloqueio de C5. Deve-se fazer terapia de reposição de ferro para o tratamento de deficiência, quando presente, o que pode melhorar a anemia, embora também possa fazer com que a hemólise aumente temporariamente.

Quando encaminhar

A maioria dos pacientes com HPN deve estar sob os cuidados do hematologista.

Brodsky RA. How I treat paroxysmal nocturnal hemoglobinuria. Blood. 2021;137:1304. [PMID: 33512400]

Hillmen P et al. Pegcetacoplan versus eculizumab in paroxysmal nocturnal hemoglobinuria. N Engl J Med. 2021;384:1028. [PMID: 33730455]

Szlendak U et al. Paroxysmal nocturnal hemoglobinuria: advances in the understanding of pathophysiology, diagnosis, and treatment. Pol Arch Intern Med. 2022;132:16271. [PMID: 35699625]

Deficiência de glicose-6-fosfato desidrogenase

FUNDAMENTOS DO DIAGNÓSTICO

- Distúrbio recessivo ligado ao X, comum em homens negros norte-americanos.
- Hemólise episódica em resposta a medicamentos oxidantes ou à infecção.
- Bite cells e hemácias em bolha no esfregaço de sangue periférico.
- Níveis reduzidos de glicose-6-fosfato desidrogenase entre episódios hemolíticos.

Considerações gerais

A deficiência de glicose-6-fosfato desidrogenase (G6PD) é um defeito enzimático hereditário causador de anemia hemolítica episódica, devido à diminuição da capacidade dos eritrócitos de controlar o estresse oxidativo. A deficiência de G6PD acarreta um excesso de glutationa oxidada, o que força a desnaturação da hemoglobina, com formação de precipitantes denominados **corpúsculos de Heinz**. Os corpúsculos de Heinz causam danos à membrana eritrocitária, o que, por sua vez, provoca a remoção prematura dos eritrócitos pelas células reticuloendoteliais esplênicas (i.e., hemólise extravascular).

Já foram descritas diversas isoenzimas G6PD. A isoenzima habitualmente observada em negros norte-americanos é designada G6PD-A, e a isoenzima observada em indivíduos brancos é designada G6PD-B, ambas com função e estabilidade normais e, portanto, sem promover anemia hemolítica. Mas 10-15% dos negros norte-americanos possuem a isoenzima G6PD variante designada A–, em que há uma redução na atividade enzimática normal e diminuição em sua estabilidade. Depois que o eritrócito ultrapassou os 40 dias de existência, ocorre rápida diminuição da atividade da isoenzima A–, um

fato que explica os achados clínicos nesse distúrbio. Já foram descritas mais de 150 variantes da isoenzima G6PD, incluindo algumas variantes mediterrâneas, judaicas asquenazes e asiáticas com atividade enzimática muito baixa, hemólise episódica e exacerbações por substâncias oxidantes, p. ex., feijões-fava. Ao que parece, os pacientes com deficiência de G6PD estão protegidos contra as infecções parasitárias da malária, sofrem menos DAC e possivelmente menor número de cânceres; além disso, apresentam maior longevidade.

Achados clínicos

A deficiência de G6PD é um distúrbio ligado ao cromossomo X que afeta 10-15% dos homens negros hemizigotos norte-americanos e raras mulheres homozigotas. As portadoras raramente são afetadas – apenas nos casos em que ocorre inativação de um percentual anormalmente alto de células produtoras da enzima normal pelo cromossomo X.

A. Sintomas e sinais

Em geral, os pacientes são saudáveis, sem anemia hemolítica crônica nem esplenomegalia. A hemólise ocorre episodicamente, em função do estresse oxidativo nos eritrócitos gerado por infecção ou pela exposição a certos medicamentos. Os medicamentos que deflagram a hemólise – e que devem ser evitados – são dapsona, azul de metileno, fenazopiridina, primaquina, rasburicase, azul de toluidina, nitrofurantoína, sulfametoxazol-trimetoprima, sulfadiazina, pegloticase e quinolonas. Também foram implicados outros medicamentos, p. ex., cloranfenicol, cloroquina, colchicina, diaminofenil sulfona, difenidramina, gliburida, quinina, aspirina em altas doses e isoniazida, mas não há tanta certeza de que sejam responsáveis pelo problema, pois geralmente são administrados durante infecções. Mesmo com o uso contínuo do medicamento agressor, o episódio hemolítico é autolimitado, pois ocorre a remoção dos eritrócitos mais velhos (portanto, com baixa atividade enzimática), sendo substituídos por uma população de eritrócitos novos (reticulócitos) com níveis funcionais adequados de G6PD. A deficiência grave de G6PD (p. ex., nas variantes mediterrâneas) pode causar anemia hemolítica crônica.

B. Achados laboratoriais

No período entre episódios hemolíticos, o sangue está normal. Durante os episódios de hemólise, a hemoglobina raramente cai para < 8 g/dL (80 g/L), sendo observada reticulocitose e aumento sérico da bilirrubina indireta. O esfregaço de células sanguíneas periféricas frequentemente revela pequeno número de *bite cells* – células que parecem ter sofrido uma mordida em sua periferia, ou de hemácias em "bolhas". Esses achados indicam a formação de depressões de agregados de hemoglobina de membrana precipitada (i.e., corpúsculos de Heinz) pelos macrófagos esplênicos. Os corpúsculos de Heinz podem ser demonstrados pela coloração de um esfregaço de sangue periférico com violeta de cresil; essas formações não são visualizadas nos esfregaços de sangue corados habitualmente pelo corante de Wright-Giemsa. Ensaios enzimáticos específicos para G6PD revelam baixos níveis; contudo, os ensaios podem ter resultado falsamente normal se forem realizados durante ou logo após um episódio hemolítico, e durante o período de reticulocitose. Nesses casos, os ensaios enzimáticos deverão ser repetidos semanas após a resolução da hemólise. Em casos graves de deficiência de G6PD, os níveis enzimáticos estão sempre baixos.

Tratamento

Não há necessidade de qualquer tratamento, exceto evitar medicamentos oxidantes conhecidos.

Garcia AA et al. Treatment strategies for glucose-6-phosphate dehydrogenase deficiency: past and future perspectives. Trends Pharmacol Sci. 2021;42:829. [PMID: 34389161]

Nannelli C et al. Genetic variants causing G6PD deficiency: clinical and biochemical data support new WHO classification. 2023;202:1024. [PMID: 37415281]

Pfeffer DA et al. Genetic variants of glucose-6-phosphate dehydrogenase and their associated enzyme activity: a systematic review and meta-analysis. Pathogens. 2022;11:1045. [PMID: 36145477]

Anemia falciforme e síndromes relacionadas

FUNDAMENTOS DO DIAGNÓSTICO

- Episódios de dor recorrentes.
- Histórico familiar positivo e histórico vitalício de anemia hemolítica.
- Células falciformes irreversíveis em esfregaço de sangue periférico.
- A hemoglobina S é a principal hemoglobina vista na eletroforese.

Considerações gerais

A **anemia falciforme** é uma doença autossômica recessiva na qual uma hemoglobina anormal acarreta uma anemia hemolítica crônica com inúmeras consequências clínicas. Uma única mudança na base do DNA leva a uma substituição de aminoácido, de valina por glutamato na sexta posição na cadeia beta da globina. A cadeia beta anormal é designada **beta^S** e o tetrâmero de alfa-2beta^S-2 é denominado **hemoglobina SS**. A **hemoglobina S** é instável e polimeriza no contexto de estressores variados, p. ex., hipoxemia e acidose, o que resulta na formação de eritrócitos falciformes. Por sua vez, as células falciformes sofrem hemólise, provocando liberação de ATP, que é convertido em adenosina. Quando a adenosina se liga ao receptor A2B, resulta em produção de 2,3-bifosfoglicerato e na indução de mais falcização. Também se liga ao receptor A2A em células *natural killer*, promovendo inflamação pulmonar. A hemoglobina liberada pela hemólise elimina óxido nítrico, causando disfunção endotelial, lesão vascular e hipertensão pulmonar.

O percentual de falcização é influenciado pela concentração intracelular de hemoglobina S e pela presença de outras hemoglobinas no interior da célula. A hemoglobina F não pode participar da formação de polímeros, e sua presença retarda significativamente a falcização. Os fatores que aumentam a falcização são a desidratação dos eritrócitos e fatores que levam à formação de desoxi-hemoglobina S (p. ex., acidose e hipoxemia), sistêmica ou local nos tecidos. As crises hemolíticas podem estar relacionadas ao sequestro esplênico de células falciformes (sobretudo na infância, antes que tenha ocorrido infarto esplênico como resultado da repetida falcização), ou com distúrbios coexistentes, p. ex., a deficiência de G6PD.

Dos negros norte-americanos, 8% são portadores do gene beta^S, e 1 em cada 400 crianças norte-americanas negras nascerá com anemia falciforme. Em casos de suspeita de anemia falciforme, pode-se estabelecer o diagnóstico no período pré-natal. Da mesma forma, o aconselhamento genético deve ser disponibilizado para os pacientes.

Achados clínicos
A. Sintomas e sinais

O distúrbio tem início durante o primeiro ano de vida, quando ocorre uma queda nos níveis de hemoglobina F em decorrência do envio de um sinal para a mudança da produção de gama-globina para beta-globina. A anemia hemolítica crônica produz icterícia, cálculos biliares pigmentados (bilirrubinato de cálcio), esplenomegalia (no início da vida) e úlceras cutâneas de difícil cicatrização na região inferior da tíbia. Pode ocorrer também uma anemia grave com risco de vida durante crises hemolíticas ou aplásicas; estas últimas geralmente estão associadas a infecções virais ou a outras infecções causadas por uma imunoincompetência decorrente do hipoesplenismo, ou por deficiência de ácido fólico, que resulta na diminuição da eritropoiese.

O paciente pode sofrer episódios dolorosos agudos, causados pela **oclusão vascular** aguda por aglomerados (*clusters*) de eritrócitos falciformes, que podem ocorrer espontaneamente ou ser provocados por infecção, desidratação ou hipóxia. Os locais de comum ocorrência de episódios dolorosos agudos são a coluna vertebral e os ossos apendiculares longos. Esses episódios duram horas e até dias, podendo causar febre baixa. A oclusão vascular aguda também pode causar AVE, em decorrência da trombose venosa do seio sagital, ou por isquemia arterial benigna ou hemorrágica do SNC. Além disso, a oclusão vascular pode ainda causar priapismo. Não há associação entre os episódios vaso-oclusivos e o aumento da hemólise.

A repetição dos episódios de oclusão vascular afeta especialmente o coração, os pulmões e o fígado. A **síndrome torácica aguda** se caracteriza por dor torácica aguda, hipoxemia e infiltrados pulmonares em uma radiografia torácica, devendo ser diferenciada de uma pneumonia infecciosa. Pode ocorrer necrose isquêmica dos ossos, fazendo com que estes fiquem suscetíveis à osteomielite causada por salmonelas e (com menor frequência) por estafilococos. O infarto papilar da medula renal causa defeitos de concentração na tubulação renal e hematúria macroscópica, o que é observado mais comumente em casos de traço falciforme (**hemoglobina AS**) do que em pacientes com anemia falciforme. Com frequência observa-se retinopatia, que pode acarretar deficiência visual. Também pode ocorrer hipertensão pulmonar, que está associada a um mau prognóstico. Esses pacientes são propensos a uma puberdade tardia. Existe uma relação entre um aumento na incidência de infecções com o hipoesplenismo, e também com defeitos na via alternativa do complemento.

Em geral, o exame revela que os pacientes estão cronicamente enfermos e ictéricos. Normalmente observa-se hepatomegalia, mas o baço não é palpável na vida adulta. Pode ocorrer hipertrofia cardíaca, com um precórdio hiperdinâmico e sopros sistólicos; em alguns casos, nota-se hiperfonia de B_2. Podem estar presentes úlceras cutâneas que não cicatrizam na perna e também retinopatia.

B. Achados laboratoriais

Os pacientes se apresentam com anemia hemolítica crônica. Em geral, o hematócrito está na faixa dos 20-30%. Caracteristicamente, o esfregaço de sangue periférico é anormal, exibindo células falciformes que compreendem 5-50% dos eritrócitos. Outros achados são reticulocitose (10-25%), presença de eritrócitos nucleados e características de hipoesplenismo (i.e., corpúsculos de Howell-Jolly e células em alvo). Tipicamente, a leucometria está elevada, na faixa de 12.000-15.000/mcL ($12-15 \times 10^9$/L), podendo ocorrer trombocitose reativa. Os níveis de bilirrubina indireta estão elevados.

O diagnóstico de anemia falciforme pode ser confirmado pela eletroforese de hemoglobina (Tab. 15.9). Geralmente a hemoglobina S compõe 85-98% da hemoglobina total. Em pacientes com doença homozigótica S, a hemoglobina A estará totalmente ausente. Em alguns casos, os níveis de hemoglobina F aumentam, e a presença de níveis elevados de hemoglobina F (15-20%) está associada a um curso clínico mais benigno. Pacientes com S-beta[+]-talassemia e com SS alfa-talassemia também têm curso clínico mais benigno, comparado ao curso para pacientes com anemia falciforme (SS).

Tratamento

A base do tratamento para a anemia falciforme é a prestação de cuidados de suporte. O paciente deve ser mantido com suplementação de ácido fólico (1 mg VO/dia), recebendo transfusões para crises aplásicas ou hemolíticas. No caso de episódios dolorosos agudos, o médico deverá identificar os fatores precipitantes e tratar as infecções, quando presentes. O paciente deve ser mantido com boa hidratação, tratado com analgésicos substanciais e, se estiver hipoxêmico, também com oxigenoterapia. A vacinação pneumocócica reduz a incidência de infecções com esse patógeno, enquanto medicação com a hidroxiureia e L-glutamina diminui as hospitalizações por dor aguda. É recomendável o uso de inibidores da ECA em pacientes com microalbuminúria.

Há indicação para transfusões de troca no tratamento das crises vaso-oclusivas agudas graves ou intratáveis e em casos de síndrome torácica aguda, priapismo e AVE. A terapia transfusional prolongada demonstrou eficácia na redução do risco de AVE recorrente em crianças. É recomendável a transfusão de eritrócitos fenotipicamente compatíveis, para que fique minimizado o risco de aloimunização eritrocitária. Também recomenda-se a obtenção de um ultrassom transcraniano anual em crianças na faixa etária de 2-16 anos portadoras de SS; se for constatada uma velocidade Doppler anormal (≥ 200 cm/s), o médico não deverá pensar duas vezes para dar início à transfusão, como prevenção de um AVE. Nos pacientes em terapia transfusional crônica, haverá necessidade de quelação do ferro.

As opções farmacológicas atualmente existentes promovem a modulação da gravidade da doença: hidroxiureia aumenta epigeneticamente os níveis de hemoglobina F. A administração VO de hidroxiureia (15-35 mg/kg/dia) reduz a frequência das crises dolorosas em pacientes que sofrem interrupções na qualidade de vida por episódios frequentes de crise vaso-oclusiva (≥ 3 por ano). Longos períodos de acompanhamento de pacientes medicados com hidroxiureia demonstraram que esse agente aumenta a sobrevida geral e melhora a qualidade de vida, havendo pouca evidência de malignidade secundária. A suplementação de ácido graxo ômega-3 (n-3) também pode reduzir os episódios vaso-oclusivos e diminuir as necessidades de transfusão em pacientes com anemia falciforme. Foi demonstrado que L-glutamina modula favoravelmente as crises da dor falciforme e também a síndrome torácica aguda. O uso de um anticorpo monoclonal (crizanlizumabe-tmca) reduziu em 50% os episódios vaso-oclusivos. Esse agente bloqueia a P-selectina em células endoteliais ativadas; com essa ação, interrompe as interações adversas das plaquetas, eritrócitos e leucócitos com a parede endotelial. Voxelotor inibe a polimerização dos eritrócitos falciformes desoxigenados e aumenta os níveis de hemoglobina em pacientes com SS com ≥ 12 anos; portanto, seu uso pode diminuir as necessidades de transfusão.

Nos EUA, dois produtos de células-tronco geneticamente modificadas, que são utilizados em transplantes autólogos, estão aprovados para uso em pacientes com 12 anos ou mais portadores de doença grave. Seu uso oferece a possibilidade de controle prolongado da doença. São: lovotibeglogene autotemcel, que produz uma hemoglobina antifalciforme (HgA[T87Q]), e exagamglogene autotemcel, que usa terapia de edição genética de repetições palindrômicas curtas regularmente interespaçadas (CRISPR) para aumento dos níveis de hemoglobina F.

Prognóstico

Os casos de anemia falciforme evoluem até se tornarem uma doença crônica multissistêmica, com falência de órgãos e diminuição da sobrevida. Com cuidados de suporte adequados, atualmente a expectativa de vida média está em torno dos 40-50 anos de idade.

Quando encaminhar

Os cuidados para pacientes com anemia falciforme devem ser prestados em coordenação com o hematologista; e se houver disponibilidade, encaminhados para um centro especializado em anemia falciforme.

Quando hospitalizar

Os pacientes devem ser internados para tratamento de síndrome torácica aguda, crise aplásica ou episódios dolorosos refratários às intervenções ambulatoriais.

DeBaun MR et al. American Society of Hematology 2020 guidelines for sickle cell disease: prevention, diagnosis, and treatment of cerebrovascular disease in children and adults. Blood Adv. 2020;4:1554. [PMID: 32298430]

Esrick EB et al. Post-transcriptional genetic silencing of *BCL11A* to treat sickle cell disease. N Engl J Med. 2021;384:205. [PMID: 33283990]

Howard J et al. Voxelotor in adolescents and adults with sickle cell disease (HOPE): long-term follow-up results of an international, randomised, double-blind, placebo-controlled, phase 3 trial. Lancet Haematol. 2021;8:e323. [PMID: 33838113

Kanter J et al. Biologic and clinical efficacy of LentiGlobin for sickle cell disease. N Engl J Med. 2022;386:617. [PMID: 34898139]

Pecker LH et al. Sickle cell disease. Ann Intern Med. 2021;174:ITC1. [PMID: 33428443]

Traço falciforme

Pessoas com o genótipo de heterozigose para hemoglobina AS são portadoras de **traço falciforme**. Hematologicamente, essas pessoas são normais, sem anemia e com eritrócitos normais no esfregaço de sangue periférico. A eletroforese de hemoglobina revelará que aproximadamente 40% da hemoglobina é do tipo S (Tab. 15.9). Pessoas com traço falciforme sofrem mais rabdomiólise durante a prática de exercícios vigorosos, mas sem aumento da mortalidade, em comparação com a população em geral. Elas podem estar em maior risco de TEV. A falcização crônica de eritrócitos na medula renal acidótica resulta em hematúria, tanto microscópica como macroscópica, hipostenúria (baixa capacidade de concentração da urina) e possivelmente DRC. Não há necessidade de tratamento, mas é recomendável o aconselhamento genético.

Ataga KI et al. The nephropathy of sickle cell trait and sickle cell disease. Nat Rev Nephrol. 2022;18:361. [PMID: 35190716]

Talassemia falciforme

Pacientes com **anemia falciforme e alfa-talassemia homozigóticas** exibem hemólise menos vigorosa e níveis mais elevados de hemoglobinas do que os pacientes SS. Isso ocorre por causa da menor falcização dos eritrócitos, relacionada à concentração mais baixa de hemoglobinas dentro dos eritrócitos e aos níveis mais elevados de hemoglobina F (Tab. 15.9). O VCM é baixo, e os eritrócitos são hipocrômicos.

Pacientes **heterozigotos tanto para beta[s] como para beta-talassemia** são clinicamente afetados por síndromes falciformes. Clinicamente, a **beta[0]-talassemia falciforme** é muito semelhante à doença SS homozigótica. As crises vaso-oclusivas podem ser um pouco menos graves, e nem sempre o baço estará infartado. O VCM está baixo, em contraste com o VCM normal da anemia falciforme. A eletroforese de hemoglobina não revela hemoglobina A, mas demonstrará aumentos nas hemoglobinas A_2 e F (Tab. 15.9).

A **beta[+]-talassemia falciforme** é um distúrbio mais benigno do que a doença SS homozigótica; com menor número de episódios de dor, mas com síndrome torácica mais aguda em comparação com casos de beta[0]-talassemia falciforme. Em geral, o baço pode ser palpado. A anemia hemolítica é menos grave, e habitualmente o hematócrito se situa na faixa de 30-38% e a contagem de reticulócitos em torno dos 5-10%. A eletroforese de hemoglobina demonstra alguma hemoglobina A e elevações das hemoglobinas A_2 e F (Tab. 15.9). O VCM está baixo.

Anemia hemolítica autoimune

FUNDAMENTOS DO DIAGNÓSTICO

- Anemia hemolítica adquirida, causada por autoanticorpo IgG.
- Esferócitos e reticulocitose no esfregaço de sangue periférico.
- Teste positivo para antiglobulina (Coombs).

Considerações gerais

A **anemia hemolítica autoimune tipo quente** (AHAIQ) é um distúrbio adquirido no qual ocorre formação de um autoanticorpo IgG que se liga a uma proteína da membrana eritrocitária. Essa ligação ocorre mais avidamente na temperatura corporal (i.e., um autoanticorpo "quente"). Mais comumente o anticorpo é direcionado contra um componente básico do sistema Rh presente nos eritrócitos. Ao revestir o eritrócito, a porção Fc do anticorpo IgG é reconhecida pelos macrófagos presentes no baço e outras partes do sistema reticuloendotelial. A interação entre macrófagos esplênicos e os eritrócitos

TABELA 15.9 Distribuição da hemoglobina nas síndromes falciformes

Genótipo	Diagnóstico clínico	Hb A	Hb S	Hb A$_2$	Hb F
AA	Normal	97-99%	0%	1-2%	< 1%
AS	Traço falciforme	60%	40%	1-2%	< 1%
AS, alfa-talassemia	Traço falciforme, alfa-talassemia	70-75%	25-30%	1-2%	< 1%
SS	Anemia falciforme	0%	86-98%	1-3%	5-15%
SS, alfa-talassemia (3 genes)	SS alfa-talassemia (silenciosa)	0%	90%	3%	7-9%
SS, alfa-talassemia (2 genes)	SS alfa-talassemia (traço)	0%	80%	3%	11-21%
S, beta[0]-talassemia	Beta[0]-talassemia falciforme	0%	70-80%	3-5%	10-20%
S, beta[+]-talassemia	Beta[+]-talassemia falciforme	10-20%	60-75%	3-5%	10-20%

Hb: hemoglobina; beta[0]: nenhuma beta-globina produzida; beta[+]: alguma beta-globina produzida.

revestidos pelo anticorpo resulta na remoção da membrana eritrocitária e na formação de um esferócito, em decorrência da diminuição da relação superfície-volume do eritrócito sobrevivente. Como resultado, essas células esferocíticas têm menor deformabilidade e ficam impossibilitadas de passar pelas fenestrações de 2 mcm dos sinusoides esplênicos; assim, ficam retidas na polpa vermelha do baço. Nos casos com grande quantidade de IgG presente nos eritrócitos, também pode ocorrer fixação do complemento. É raro que ocorra lise direta do complemento das células, mas a presença de C3b na superfície dos eritrócitos permite que as células de Kupffer no fígado participem do processo hemolítico por meio de receptores C3b. *A destruição de eritrócitos no baço e no fígado caracteriza essa ocorrência como hemólise extravascular*. Nem sempre é tranquila a diferenciação clínica entre hemólise extravascular e hemólise intravascular.

Aproximadamente metade de todos os casos de anemia hemolítica autoimune é idiopática. O distúrbio também pode ser observado em associação com LES, com outros distúrbios reumáticos e com leucemia linfocítica crônica (LLC) ou linfomas. É importante diferenciá-la da anemia hemolítica induzida por medicamentos. Quando penicilina (ou outros medicamentos, sobretudo cefotetano, ceftriaxona e piperacilina) reveste a membrana dos eritrócitos, o autoanticorpo fica direcionado contra o complexo membrana-fármaco (i.e., a hemólise é mediada por hapteno). Fludarabina, um antineoplásico, causa anemia hemolítica autoimune por meio da imunoincompetência: ocorre uma vigilância autoimune *versus* não autoimune defeituosa, permitindo a fuga de um clone de célula B que produz o autoanticorpo agressor.

Achados clínicos

A. Sintomas e sinais

Em geral, a anemia hemolítica autoimune evolui para uma anemia de início rápido que pode ser fatal. Os pacientes se queixam de fadiga e dispneia e podem sofrer angina de peito ou IC, ou ainda sintomas isquêmicos do SNC. Ao exame, geralmente estão presentes icterícia e esplenomegalia.

B. Achados laboratoriais

A anemia é de grau variável, mas pode ser muito grave, com um hematócrito < 10%. Ocorre reticulocitose e o esfregaço de sangue periférico revela a presença de esferócitos. Em casos de hemólise grave, a medula óssea estressada também pode liberar eritrócitos nucleados. Assim como ocorre em outros distúrbios hemolíticos, os níveis séricos de bilirrubina indireta estão aumentados, e os níveis de haptoglobina estão baixos. Aproximadamente 10% dos pacientes com anemia hemolítica autoimune sofrem trombocitopenia imune coincidente (**síndrome de Evans**).

O teste de antiglobulina (Coombs) constitui a base para o diagnóstico. O reagente de Coombs é um anticorpo IgM de coelho formado contra IgG humana ou contra complemento humano. O **teste de antiglobulina direta** (**TAD**), ou **teste de Coombs direto**, é realizado pela mistura dos eritrócitos do paciente com o reagente de Coombs; em seguida, verifica-se se houve aglutinação, um achado indicativo da presença de IgG, ou de complemento e IgG na superfície do eritrócito. No **teste de antiglobulina indireta** (**teste de Coombs indireto**), faz-se a mistura de soro do paciente com um painel de eritrócitos tipo O. Em seguida à incubação do soro de teste e dos eritrócitos do painel, adiciona-se o reagente de Coombs. Nesse sistema, a aglutinação indica a presença de anticorpo livre (autoanticorpo ou aloanticorpo) no soro do paciente.

O teste de antiglobulina direta é positivo (para IgG, ou para IgG e complemento) em cerca de 90% dos pacientes com anemia hemolítica autoimune. Nos 10% do grupo negativo, um teste "super-Coombs" poderá ter resultado positivo. O teste de antiglobulina indireta pode ou não ser positivo. Um resultado positivo para o teste de antiglobulina indireta indica a presença de grande quantidade de autoanticorpos, causando saturação dos sítios de ligação no eritrócito e, em consequência, presença de autoanticorpos no soro. Considerando que geralmente o soro do paciente contém o autoanticorpo, pode ser difícil obter uma prova cruzada "compatível" com eritrócitos homólogos para as transfusões, pois a prova cruzada indica a possível presença (verdadeira ou falsa) de um "aloanticorpo" eritrocitário.

Tratamento

O tratamento inicial consiste em prednisona VO, 1-2 mg/kg/dia durante várias semanas; em seguida, a dose deve ser lentamente reduzida. Pacientes com hemólise autoimune quente TAD-positiva e TAD-negativa têm resposta igualmente satisfatória aos corticosteroides. Os eritrócitos transfundidos sobreviverão de forma parecida com os eritrócitos do próprio paciente (i.e., diminuição da sobrevida). Diante da dificuldade em realizar a prova cruzada, pode haver necessidade de transfundir sangue possivelmente "incompatível". As decisões sobre possíveis transfusões devem ser tomadas conjuntamente com o hematologista e com o especialista em banco de sangue. Poderá ocorrer morte por colapso cardiovascular no contexto de hemólise rápida. Em casos de hemólise rápida, o paciente deverá ser submetido a uma plasmaférese terapêutica no início do tratamento, para a remoção dos autoanticorpos.

Os pacientes com AHAIQ refratária à prednisona também podem ser tratados com diversos agentes. Em muitos casos, o tratamento com rituximabe, um anticorpo monoclonal antiantígeno CD20 de células B obterá bons resultados. A dose sugerida é de 375 mg/m^2 IV/semana durante 4 semanas. Como terapia inicial em alguns pacientes com doença grave, o rituximabe deve ser administrado com corticosteroides. Em pacientes com infecção prévia pelo vírus da hepatite B (HBV), o rituximabe deve ser administrado com um agente anti-HBV, pois há a possibilidade de reativação do HBV, hepatite fulminante e, raramente, morte. Comparativamente ao tratamento da trombocitopenia imune, a eficácia do danazol, 400-800 mg/dia VO, é menos frequente, mas esse agente é satisfatório para cursos terapêuticos prolongados, graças ao seu baixo perfil de toxicidade. O paciente também poderá ser medicado com um agente imunossupressor, p. ex., ciclofosfamida, vincristina, azatioprina, micofenolato de mofetila, alentuzumabe (um anticorpo anti-CD52) ou ciclosporina. A imunoglobulina IV em altas doses (1 g/kg/dia durante 2 dias) pode ser eficaz no controle da hemólise, mas esse ganho é de curta duração (1-3 semanas); além disso, a imunoglobulina é muito cara. Se a prednisona ou outras terapias clínicas fracassarem, pode-se considerar uma esplenectomia, que pode ser curativa. A longo prazo, o prognóstico para pacientes com esse distúrbio é bom, sobretudo se não houver outro distúrbio autoimune ou linfoproliferativo subjacente. O tratamento de um distúrbio linfoproliferativo associado também terá efeito terapêutico para a anemia hemolítica. Os inibidores da tirosina quinase de Bruton (BTK) demonstraram eficácia no tratamento da hemólise autoimune acompanhada por LLC, havendo algumas evidências de que esses agentes podem ser benéficos em casos idiopáticos.

Quando encaminhar

Pacientes com anemia hemolítica autoimune devem ser encaminhados ao hematologista para confirmação do diagnóstico e cuidados subsequentes.

Quando hospitalizar

Pacientes com anemia sintomática ou com níveis de hemoglobina em queda rápida devem ser hospitalizados.

Autore F et al. Autoimmune hemolytic anemia in chronic lymphocytic leukemia: a comprehensive review. Cancers (Basel). 2021;13:5804. [PMID: 34830959]

Barcellini W et al. How I treat warm autoimmune hemolytic anemia. Blood. 2021;137:1283. [PMID: 33512406]

Berentsen S et al. Autoimmune hemolytic anemias. N Engl J Med. 2021;385:1407. [PMID: 34614331]

Robak E et al. Bruton's kinase inhibitors for the treatment of immunological diseases: current status and perspectives. J Clin Med. 2022;11:2807. [PMID: 35628931]

Doença da aglutinina fria

FUNDAMENTOS DO DIAGNÓSTICO

- Reticulócitos aumentados no esfregaço de sangue periférico.
- Teste de antiglobulina (Coombs) positivo apenas para complemento.
- Título positivo para aglutinina fria.

Considerações gerais

A doença da aglutinina fria é uma anemia hemolítica adquirida, causada por um *autoanticorpo IgM (conhecido como "aglutinina fria") geralmente direcionado contra o antígeno I/i nos eritrócitos*. Em geral, esses autoanticorpos IgM reagem mal com as células a 37°C, mas reagem avidamente em temperaturas mais baixas, em geral de 0-4°C (i.e., autoanticorpo "frio"). Como a temperatura do sangue (mesmo nas partes mais periféricas do corpo) raramente fica abaixo de 20°C, apenas autoanticorpos frios reativos em temperaturas relativamente mais altas produzirão efeitos clínicos. A hemólise é um resultado indireto da ligação de IgM, que nas partes mais frias da circulação

(dedos, nariz, orelhas) se liga e fixa o complemento. Quando o eritrócito retorna a uma temperatura mais quente, ocorre dissociação do anticorpo IgM, deixando o complemento na célula. Raramente ocorrerá lise do complemento eritrocitário. Em vez disso, C3b, presente nos eritrócitos, é reconhecido pelas células de Kupffer do fígado (que possui receptores para C3b), o que resulta em sequestro e destruição de eritrócitos no fígado (hemólise extravascular). Mas em alguns casos ocorre formação do complexo de ataque à membrana (CAM) do complemento, provocando lise de eritrócitos (hemólise intravascular).

Muitos casos de doença crônica da aglutinina fria são idiopáticos. Outros casos ocorrem em associação com a macroglobulinemia de Waldenström, linfoma ou LLC, enfermidades produtoras de uma paraproteína IgM monoclonal. Casos de doença da aglutinina fria pós-infecciosa aguda ocorrem após uma pneumonia por micoplasma ou uma infecção viral (mononucleose infecciosa, sarampo, caxumba ou citomegalovírus [CMV] com autoanticorpo direcionado contra o antígeno i, em vez de I).

Achados clínicos
A. Sintomas e sinais

Em casos crônicos da doença da aglutinina fria, os sintomas relacionados à aglutinação eritrocitária ocorrem quando a pessoa se expõe a baixas temperaturas, e os pacientes podem se queixar de manchas ou dormência nos dedos das mãos ou dos pés, acrocianose, dor lombar episódica e urina escura. Ocasionalmente, a anemia hemolítica é grave, mas a hemoglobinúria episódica pode ocorrer na exposição ao frio. Em pacientes com síndromes agudas pós-infecciosas, é raro que a anemia hemolítica seja grave.

B. Achados laboratoriais

Ocorre uma anemia leve, acompanhada por reticulocitose e, raramente, por esferócitos. O esfregaço de sangue montado à temperatura ambiente revela eritrócitos aglutinados (não ocorre aglutinação em um esfregaço de sangue montado na temperatura corporal). *O teste direto de antiglobulina (Coombs direto) será positivo apenas para complemento.* O título para aglutinina fria sérica semiquantifica o autoanticorpo. Com frequência, a eletroforese de proteínas séricas demonstra a presença de um IgM monoclonal, achado que é confirmado pela imunoeletroforese sérica. Nota-se hiperbilirrubinemia indireta e os níveis de haptoglobina estão baixos durante períodos de hemólise. Frequentemente, a hemoglobina livre sérica está elevada, ocorrendo hemoglobinúria com a hemólise intravascular.

Tratamento

O tratamento é amplamente sintomático, baseado em evitar a exposição ao frio. Em geral, a esplenectomia e a administração de prednisona são ineficazes (exceto quando o problema está associado a um distúrbio linfoproliferativo), tendo em vista que a hemólise ocorre tanto no fígado como na corrente sanguínea. Rituximabe é o tratamento de escolha, mas em pacientes com infecção prévia por HBV, esse agente deve ser administrado com a profilaxia anti-HBV. A dose sugerida de rituximabe é de 375 mg/m² IV/semana durante 4 semanas. As recidivas podem ser efetivamente tratadas. O uso de imunoglobulina IV em alta dose (2 g/kg) pode ter eficácia temporária, mas apenas raros pacientes são tratados com esse agente, por ser muito caro e pelos benefícios de curta duração. Pacientes portadores de doença grave podem ser tratados com agentes citotóxicos, p. ex., bendamustina (com rituximabe), ciclofosfamida, fludarabina ou bortezomibe, ou com agentes imunossupressores, como a ciclosporina. O bloqueio do complemento da proteína C1s com sutinlimabe (uma proteína monoclonal) já foi aprovado pela FDA para tratamento da hemólise da aglutinina fria. Como ocorre na hemólise autoimune quente mediada por IgG, pode ser difícil encontrar sangue compatível para transfusão. Os eritrócitos devem ser transfundidos com um aquecedor de sangue em linha.

Berentsen S. How I treat cold agglutinin disease. Blood. 2021;137:1295. [PMID: 33512410]

Berentsen S et al. Autoimmune hemolytic anemias. N Engl J Med. 2021;385:1407. [PMID: 34614331]

Jäger U et al. Diagnosis and treatment of autoimmune hemolytic anemia in adults: recommendations from the First International Consensus Meeting. Blood Rev. 2020;41:100648. [PMID: 31839434]

Röth A et al. Sutimlimab in cold agglutinin disease. N Engl J Med. 2021;384:1323. [PMID: 33826820]

Anemia aplásica

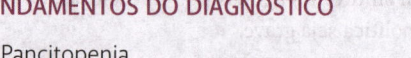

FUNDAMENTOS DO DIAGNÓSTICO

- Pancitopenia.
- Nenhuma célula hematopoiética anormal observada no sangue ou na medula óssea.
- Medula óssea hipocelular.

Considerações gerais

A anemia aplásica é um distúrbio de insuficiência da medula óssea que decorre da supressão e/ou lesão das células-tronco hematopoiéticas. A medula óssea se torna hipoplásica, não forma células sanguíneas maduras e exibe pancitopenia.

São várias as causas para a anemia aplásica (Tab. 15.10). A lesão direta das células-tronco hematopoiéticas pode ser causada por radiação, quimioterapia, toxinas ou agentes farmacológicos. Em raros casos, o LES pode causar supressão das células-tronco hematopoiéticas por um autoanticorpo IgG direcionado contra elas. No entanto, a patogênese mais comum da anemia aplásica parece ser a supressão autoimune da hematopoiese por um mecanismo celular mediado por células T, a chamada **anemia aplásica idiopática**. Em alguns casos de anemia aplásica idiopática, foram identificados defeitos na manutenção do comprimento do telômero das células-tronco hematopoiéticas (p. ex., disceratose congênita) ou nas vias de reparo do DNA (p. ex., anemia de Fanconi); é provável que esses defeitos estejam ligados tanto ao início da insuficiência da medula óssea quanto à propensão para uma subsequente

TABELA 15.10 Causas de anemia aplásica

Autoimune: idiopática, LES
Quimioterapia, radioterapia
Congênita: defeitos na manutenção do comprimento do telômero ou no reparo do DNA (disqueratose congênita, anemia de Fanconi, etc.)
Malignidade: leucemia linfocítica granular de células T (T-LGL)
Medicamentos: cloranfenicol, sais de ouro, sulfonamidas, fenitoína, carbamazepina, quinacrina, tolbutamida
Vírus não hepáticos (EBV, parvovírus, CMV, ecovírus 3, outros)
Hemoglobinúria paroxística noturna
Hepatite pós-viral (agente viral conhecido ou desconhecido)
Gravidez
Toxinas: benzeno, tolueno, inseticidas

CMV: citomegalovírus; EBV: vírus de Epstein-Barr.

progressão para mielodisplasia, HPN ou LMA. Outras causas de anemia aplásica são as respostas imunológicas prejudiciais complexas a agentes virais.

Achados clínicos

A. Sintomas e sinais

Os pacientes buscam atendimento médico por causa das consequências da insuficiência da medula óssea. A anemia resulta no surgimento de sintomas de fraqueza e fadiga, a neutropenia causa vulnerabilidade a infecções bacterianas ou fúngicas e a trombocitopenia resulta em sangramento da mucosa e da pele. O exame físico pode revelar sinais de palidez, púrpura e petéquias. *Não* devem estar presentes outras anormalidades, como hepatoesplenomegalia, linfadenopatia ou sensibilidade óssea; assim, sua presença deve fazer com que o médico questione o diagnóstico.

B. Achados laboratoriais

A marca distintiva da anemia aplásica é a presença de **pancitopenia (neutropenia, anemia e trombocitopenia)**. Mas em sua fase inicial, pode ocorrer redução em apenas uma ou duas linhagens celulares.

A anemia pode ser grave e sempre está associada à reticulocitopenia. Nada há de especial na morfologia dos eritrócitos, mas pode ocorrer macrocitose leve (aumento do VCM). As contagens de neutrófilos e plaquetas estão reduzidas, e nenhuma forma imatura ou anormal é observada no esfregaço de sangue. O aspirado de medula óssea e a biópsia de medula óssea têm aspecto hipocelular, sendo observadas apenas quantidades escassas de progenitores hematopoiéticos morfologicamente normais. A antiga máxima, de que o cariótipo da medula óssea (ou a linha germinativa, se variante normal) deve estar normal evoluiu; assim, *podem estar presentes algumas anormalidades clonais ou outras aberrações genéticas, mesmo no cenário de uma anemia aplásica idiopática.*

Diagnóstico diferencial

A anemia aplásica deve ser diferenciada de outras causas de pancitopenia (Tab. 15.11). Ocasionalmente, pode haver confusão entre formas hipocelulares de mielodisplasia ou leucemia aguda e anemia aplásica. Essas enfermidades são

TABELA 15.11 Causes de pancitopenia
Distúrbios da medula óssea
Leucemia aguda
Anemia aplásica
Mielofibrose idiopática crônica
Doença infiltrativa: linfoma, mieloma, carcinoma, leucemia de células pilosas, etc.
Mielodisplasia
Distúrbios não relacionados à medula óssea
Quimioterapia citotóxica
Hiperesplenismo (com ou sem hipertensão portal)
Infecção: tuberculose, HIV, leishmaniose, brucelose, CMV, parvovírus B19
Radiação ionizante
Deficiência nutricional (anemia megaloblástica)
Medicamentos
LES

CMV: citomegalovírus; LES: lúpus eritematoso sistêmico.

diferenciadas pela presença de anormalidades morfológicas celulares, aumento do percentual de blastos, ou pelo cariótipo anormal em células da medula óssea típicas de SMD ou de leucemia aguda. A leucemia de células pilosas com hipocelularidade tem sido equivocadamente diagnosticada como anemia aplásica; a neoplasia deve ser identificada pela esplenomegalia e pela presença de células linfoides "pilosas" anormais em uma biópsia de medula óssea hipocelular. A presença de pancitopenia com uma medula óssea normocelular pode ser resultante de LES, infecção disseminada, hiperesplenismo, deficiência nutricional (p. ex., vitamina B_{12} ou folato) ou mielodisplasia. Pode ocorrer precocemente uma trombocitopenia isolada durante a evolução da anemia aplásica, e pode haver confusão com trombocitopenia imune.

Tratamento

Casos leves de anemia aplásica idiopática podem ser tratados com cuidados de suporte, p. ex., fatores de crescimento eritropoiético (epoetina ou darbepoetina, ou biossimilares) e/ou mieloide (filgrastim ou sargramostim, ou outros biossimilares), ou ambos. O paciente deverá receber transfusões de eritrócitos e de plaquetas conforme a necessidade, além de antibióticos para tratamento ou prevenção de infecções.

A anemia aplásica grave é definida por contagens de neutrófilos < 500/mcL ($0,5 \times 10^9$/L), de plaquetas < 20.000/mcL (20×10^9/L), de reticulócitos < 1% e com celularidade da medula óssea < 20%. O tratamento de escolha para adultos jovens (< 40 anos) que tenham um irmão ou doador não aparentado com HLA compatível é o transplante de medula óssea alogênico. Diante dos maiores riscos associados ao transplante de medula óssea alogênico de doador não aparentado *versus* doadores irmãos, em muitos casos esse tratamento fica reservado para pacientes que não responderam à terapia imunossupressora.

Para adultos com mais de 40 anos ou para aqueles sem doadores de medula óssea hematopoiética HLA compatível, o tratamento de escolha para anemia aplásica idiopática grave é a imunossupressão e a estimulação hematopoiética com globulina antitimócito equina, em associação com ciclosporina e eltrombopag (um mimético de trombopoietina) (as taxas de resposta se aproximam dos 90%). A globulina antitimócito equina deve ser administrada no hospital, juntamente com transfusão e suporte antibiótico. Um regime estabelecido consiste na administração de globulina antitimócito equina, 40 mg/kg/dia IV durante 4 dias, em combinação com ciclosporina, 6 mg/kg VO 2×/dia, e eltrombopag, 150 mg/dia VO. A globulina antitimócito equina é superior à de coelho; sua administração resulta em maiores taxas de resposta e em melhor sobrevivência. Deve ser administrada em combinação com corticosteroides (prednisona ou metilprednisolona 1-2 mg/kg/dia VO durante 1 semana, seguida por redução gradual ao longo de 2 semanas) para evitar reações contra a infusão de globulina antitimócito e a doença do soro. Em geral, as respostas (comumente apenas parciais) ocorrem em 1-3 meses, mas as contagens sanguíneas aumentam o suficiente para possibilitar que os pacientes tenham uma vida segura e livre de transfusões. Geralmente, os benefícios totais da imunossupressão deverão ser avaliados 4 meses depois da administração da globulina antitimócito equina. A medicação com eltrombopag deverá ser mantida em doses completas durante 6 meses, quando então a medicação será interrompida em pacientes responsivos; normalmente a ciclosporina terá continuidade durante 2 anos. No passado, andrógenos (p. ex., fluoximesterona 10-20 mg/dia VO em doses divididas, ou danazol 200 mg VO 2×/dia) foram amplamente utilizados; essa medicação demonstrou baixas taxas de resposta, mas poderá ser considerada em casos leves.

Curso e prognóstico

Se não forem tratados, os pacientes com anemia aplásica grave sofrerão uma doença rapidamente fatal. O transplante alogênico de medula óssea de um doador irmão com HLA compatível resulta em taxas de sobrevida > 80% em receptores com < 20 anos e de cerca de 65-70% em pessoas com 20-50 anos. As respectivas taxas de sobrevida caem em 10-15% se o doador tiver HLA compatível, mas não for parente do paciente. O tratamento imunossupressor com globulina antitimócito equina e ciclosporina resulta em resposta em aproximadamente 70% dos pacientes (inclusive pacientes com anemia aplásica associada ao vírus da hepatite) e, com a adição de eltrombopag, em até 90% dos pacientes. Depois do tratamento baseado em globulina antitimócito, ocorrerão recidivas da anemia aplásica em até um terço dos pacientes. Após 10 anos de acompanhamento, também poderão ocorrer distúrbios hematológicos clonais, p. ex., HPN, LMA ou mielodisplasia, em um quarto dos pacientes tratados com terapia imunossupressora. Os fatores preditores de resposta ao tratamento com globulina antitimócito e ciclosporina são a idade do paciente, a contagem de reticulócitos, a contagem de linfócitos e o comprimento do telômero ajustado pela idade dos leucócitos no momento do diagnóstico.

Quando encaminhar

Todos os pacientes devem ser encaminhados ao hematologista.

Quando hospitalizar

O paciente deve ser internado para tratamento de infecção neutropênica, administração de globulina antitimócito ou transplante alogênico de medula óssea.

DeZern AE et al. Approach to the diagnosis of aplastic anemia. Blood Adv. 2021;5:2660. [PMID: 34156438]

Georges GE et al. Severe aplastic anemia: allogeneic bone marrow transplantation as first line treatment. Blood Adv. 2020;2:2020. [PMID: 30108110]

Pan P et al. Autoimmune pathogenesis, immunosuppressive therapy and pharmacological mechanism in aplastic anemia. Int Immunopharmacol. 2023;117:110036. [PMID: 36940553]

Peffault de Latour R et al. Eltrombopag added to immunosuppression in severe aplastic anemia. N Engl J Med. 2022;386:11. [PMID: 34986284]

Zhu Y et al. Allo-HSCT compared with immunosuppressive therapy for acquired aplastic anemia: a system review and meta-analysis. BMC Immunol. 2020;2:10. [PMID: 32138642]

Neutropenia

FUNDAMENTOS DO DIAGNÓSTICO

- Neutrófilos < 1.800/mcL ($1,8 \times 10^9$/L).
- Grave, se a contagem de neutrófilos < 500/mcL ($0,5 \times 10^9$/L).

Considerações gerais

Ocorre neutropenia em contagens absolutas de neutrófilos < 1.800/mcL ($1,8 \times 10^9$/L), embora *negros, asiáticos meridionais e outros indivíduos em grupos étnicos específicos possam ter contagens normais de neutrófilos muito baixas, de até 800-1.200/mcL ($1,2 \times 10^9$/L) ou ainda menores*. Em geral, africanos com neutropenia isolada têm um fenótipo eritrocitário Duffy-nulo (que protege contra malária). O paciente neutropênico fica cada vez mais vulnerável à infecção por bactérias Gram-positivas e Gram-negativas e por fungos. O risco de infecção está relacionado à gravidade da neutropenia. O risco de ocorrência de uma infecção grave aumenta acentuadamente diante de contagens de neutrófilos < 500/mcL ($0,5 \times 10^9$/L); por outro lado, haverá grande risco de infecção dentro de poucos dias diante de contagens de neutrófilos < 100/mcL ($0,1 \times 10^9$/L) (**neutropenia profunda**). A classificação das síndromes neutropênicas é insatisfatória, pois ocorre sobreposição da fisiopatologia e da história natural de diferentes síndromes. Pacientes com "**neutropenia benigna crônica**" estão livres de infecção, apesar das contagens de neutrófilos estabilizadas em níveis muito baixos; esses pacientes respondem adequadamente a infecções e a estímulos inflamatórios com a liberação apropriada de neutrófilos pela medula óssea. Por outro lado, a contagem de neutrófilos de pacientes com **neutropenia cíclica** oscila periodicamente (em geral em ciclos de 21 dias) entre níveis normais e baixos, com infecções que ocorrem durante os níveis mais baixos (i.e., nadir). A neutropenia congênita é uma neutropenia permanente, pontuada por episódios de infecção.

Há diversos distúrbios da medula óssea e problemas não medulares capazes de causar neutropenia (Tab. 15.12). Todas

TABELA 15.12 Causas de neutropenia

Distúrbios da medula óssea
Congênitos
    Disqueratose congênita
    Anemia de Fanconi
Neutropenia congênita
Neutropenia cíclica
Leucemia de células pilosas
Distúrbio linfoproliferativo granular grande
Mielodisplasia

Distúrbios não relacionados à medula óssea
Anemia aplásica
Neutropenia crônica benigna
Hiperesplenismo
Medicamentos: agentes antirretrovirais, cefalosporinas, clorpromazina, clorpropamida, cimetidina, metimazol, quimioterapia citotóxica mielossupressora, penicilina, fenitoína, procainamida, rituximabe, sulfonamidas
Outras causas imunológicas
    Autoimune (idiopático)
    Síndrome de Felty
    Infecção por HIV
    LES
Aplasia puramente leucocitária
Sepse

LES: lúpus eritematoso sistêmico.

as causas de anemia aplásica (Tab. 15.10) e de pancitopenia (Tab. 15.11) podem também cursar com neutropenia. A causa mais frequente de novos surgimentos de neutropenia isolada é uma reação idiossincrática a um medicamento, e os casos de **agranulocitose** (ausência completa de neutrófilos no sangue periférico) são quase sempre decorrentes de uma reação medicamentosa. Nesses casos, o exame da medula óssea revela uma ausência quase completa de precursores de granulócitos, mas com as demais linhagens celulares inalteradas. A ocorrência de neutropenia em presença de uma medula óssea normal pode decorrer da destruição periférica imunológica (**neutropenia autoimune**), de sepse ou de hiperesplenismo. A presença de anticorpos antineutrófilos no soro favorece um diagnóstico de neutropenia autoimune, mas não serve como prova de que essa é a razão fisiopatológica para a neutropenia. **Síndrome de Felty** é uma neutropenia imune associada à artrite reumatoide nodular soropositiva e a uma esplenomegalia. Neutropenias graves podem estar associadas a distúrbios clonais de linfócitos T; frequentemente, observa-se uma morfologia de grandes linfócitos granulares, o que é conhecido como distúrbio linfoproliferativo granular grande de células T CD3-positivas. Neutropenia isolada é uma apresentação incomum da leucemia de células pilosas ou da SMD. Por sua natureza, pode-se prever a ocorrência de neutropenia em pacientes tratados por quimioterapia citotóxica mielossupressora.

Achados clínicos

A neutropenia causa estomatite e infecções por bactérias aeróbias Gram-positivas ou Gram-negativas, ou por fungos como *Candida* ou *Aspergillus*. As síndromes infecciosas mais comuns são sinusite, celulite, pneumonia, septicemia e febre neutropênica de origem desconhecida. *Em pacientes neutro-*

pênicos, no início devemos sempre assumir que a febre tem uma origem infecciosa, até prova em contrário (Cap. 32).

Tratamento

O tratamento da neutropenia depende de sua causa. Os medicamentos suspeitos devem ser descontinuados. Em seguida à descontinuação dos medicamentos agressores, a administração de fatores de crescimento da linhagem mieloide (filgrastim ou sargramostim, ou fatores de crescimento da linhagem mieloide biossimilares) ajudarão na recuperação dos neutrófilos. A administração crônica de fator de crescimento mieloide (diária ou em dias alternados) tem eficácia na atenuação da neutropenia observada em casos de neutropenia cíclica ou congênita. Nos casos em que a síndrome de Felty leva a infecções bacterianas repetidas, a esplenectomia vem sendo o tratamento de escolha, mas também é eficaz o uso contínuo de fatores de crescimento da linhagem mieloide, além de ser uma alternativa conservadora. Pacientes portadores de neutropenia autoimune respondem rapidamente à imunossupressão com corticosteroides; para esses pacientes, o tratamento mais adequado consiste na administração de doses intermitentes de fatores de crescimento da linhagem mieloide. A neutropenia associada ao distúrbio linfoproliferativo granular grande pode responder à terapia VO com metotrexato, ciclofosfamida ou ciclosporina.

Febres que surgem durante a neutropenia devem ser consideradas infecciosas até prova em contrário. Neutropenia febril é uma situação em que o paciente corre risco de vida. A principal preocupação deve se centrar nas bactérias Gram-negativas entéricas; com frequência, esses microrganismos são tratados empiricamente com fluoroquinolonas ou cefalosporinas de terceira ou quarta geração (ver Infecções no paciente imunocomprometido, Cap. 32). Em casos de neutropenia prolongada, o problema pode ser causado por uma infecção fúngica, sendo recomendável a cobertura empírica com azóis (fluconazol para leveduras e voriconazol, itraconazol, posaconazol ou isavuconazol para fungos) ou com equinocandinas. Pode-se esperar por uma neutropenia em seguida à quimioterapia mielossupressora, que pode ser parcialmente contornada com fatores de crescimento da linhagem mieloide. Para pacientes com leucemia aguda submetidos a uma quimioterapia intensa ou para pacientes portadores de câncer sólido submetidos a uma quimioterapia de alta dose, é recomendável a administração profilática de agentes antimicrobianos e de fatores de crescimento da linhagem mieloide.

Quando encaminhar

O paciente deve ser encaminhado ao hematologista se as contagens de neutrófilos estiverem < 1.000/mcL ($1,0 \times 10^9$/L) de maneira persistente e inexplicável.

Quando hospitalizar

A neutropenia *per se* não é indicação para hospitalização. No entanto, muitos pacientes com neutropenia grave podem também sofrer alguma doença subjacente séria que pode exigir tratamento hospitalar. Muitos pacientes com neutropenia febril devem ser hospitalizados para tratamento da infecção.

Dale DC et al. Outcomes for patients with severe chronic neutropenia treated with granulocyte colony-stimulating factor. Blood Adv. 2022;6:3861. [PMID: 35476051]

Frater JL. How I investigate neutropenia. Int J Lab Hematol. 2020;42:121. [PMID: 32543073]

Van Driest SL et al. Association between a common, benign genotype and unnecessary bone marrow biopsies among African American patients. JAMA Intern Med. 2021;181:1100. [PMID: 34180972]

LEUCEMIAS E OUTRAS NEOPLASIAS MIELOPROLIFERATIVAS

Os distúrbios mieloproliferativos são decorrentes de *anormalidades clonais adquiridas da célula-tronco hematopoiética.* Tendo em vista que a célula-tronco dá origem às células mieloides, eritroides e plaquetas, são observadas mudanças qualitativas e quantitativas em todas essas linhagens celulares. Classicamente, os distúrbios mieloproliferativos geram síndromes típicas, com características clínicas e laboratoriais bem definidas (Tabs. 15.13 e 15.14). Mas esses distúrbios são agrupados porque, em sua evolução, podem mudar de um tipo para outro e também pela comum observação de distúrbios híbridos. Todos os distúrbios mieloproliferativos podem evoluir para LMA.

O cromossomo Filadélfia (Ph1), detectado em casos de leucemia mieloide crônica (LMC) foi a primeira anormalidade citogenética recorrente a ser descrita em uma malignidade humana. Desde então, foi testemunhado um tremendo progresso

TABELA 15.13 Classificação da OMS para neoplasias mieloides (modificada)

Neoplasias mieloproliferativas
Leucemia mieloide crônica
Leucemia neutrofílica crônica
Policitemia vera
Mielofibrose primária (MFP)
Trombocitemia essencial
Leucemia eosinofílica crônica
Neoplasia mieloproliferativa, sem outra especificação
Leucemia mielomonocítica juvenil
Mastocitose
Neoplasias mielodisplásicas/mieloproliferativas (SMD/MPN)
Neoplasias mielodisplásicas
Leucemia mieloide aguda e neoplasias relacionadas
Leucemia mieloide aguda com anormalidades genéticas definidoras
Leucemia mieloide aguda definida por diferenciação
Leucemia mieloide aguda relacionada à mielodisplasia
Sarcoma mieloide
Neoplasias mieloides associadas à predisposição da linha germinativa
Neoplasias mieloides pós-terapia citotóxica
Leucemias agudas de linhagem ambígua
Leucemia/linfoma linfoblástico B
Leucemia/linfoma linfoblástico T

na elucidação da natureza genética desses distúrbios, com a identificação de variantes patogênicas de *JAK2*, *MPL*, *CALR*, *CSF3R* e outros genes.

Schwede M et al. Diagnosis and management of neutrophilic myeloid neoplasms. Clin Adv Hematol Oncol. 2021;19:450. [PMID: 34236344]

Policitemia vera

FUNDAMENTOS DO DIAGNÓSTICO

- Variante patogênica de *JAK2* (*V617F*).
- Esplenomegalia.
- Saturação arterial de oxigênio normal.
- Geralmente, contagem elevada de leucócitos e plaquetas.

Considerações gerais

A policitemia vera é um distúrbio mieloproliferativo adquirido que causa superprodução de todas as três linhagens de células hematopoiéticas, com maior predomínio dos eritrócitos. Sessenta por cento dos pacientes são homens, e a idade média na apresentação é de 60 anos. Raramente a policitemia vera ocorrerá em pessoas com < 40 anos. A produção eritroide independe da eritropoietina, e o nível sérico de eritropoietina está baixo. A eritrocitose verdadeira em que ocorre elevação do hematócrito, deve ser diferenciada da eritrocitose espúria causada pela constrição do volume plasmático.

Foi demonstrada uma variante patogênica no éxon 14 de *JAK2* (*V617F*), uma molécula de sinalização, em 95% dos casos. Foram identificadas outras variantes de *JAK2* (éxon 12), sugerindo que *JAK2* está envolvida na patogênese dessa doença, sendo, portanto, um alvo terapêutico.

Achados clínicos

A. Sintomas e sinais

Cefaleia, tontura, zumbido, visão turva e fadiga são queixas comuns relacionadas à expansão do volume sanguíneo e ao aumento da viscosidade do sangue. O prurido generalizado, sobretudo após um banho quente, está relacionado à liberação de histamina decorrente da basofilia. Ocorrências de epistaxe estão relacionadas ao ingurgitamento dos vasos sanguíneos da mucosa em combinação com uma hemostasia anormal.

O exame físico revela pletora e ingurgitamento das veias retinianas. O baço pode ser palpado em 75% dos casos, mas ao ser examinado, quase sempre pode ser observada uma espleno-megalia. Trombose é a complicação mais comum da policitemia vera, sendo a principal causa de morbidade e mortalidade para esse distúrbio. Ao que parece, a trombose está relacionada tanto ao aumento da viscosidade sanguínea quanto à função plaquetária anormal. Uma policitemia não controlada resulta em uma incidência muito alta de complicações trombóticas da cirurgia; assim, as cirurgias eletivas devem ser adiadas até que o problema tenha sido tratado. Paradoxalmente, além da trombose, pode ocorrer aumento do sangramento. Observa-se também elevada incidência de úlcera péptica.

B. Achados laboratoriais

De acordo com os critérios do ICC e dos critérios revisados da OMS, a característica marcante da policitemia vera é um *hematócrito (ao nível do mar) > 49% em homens ou > 48% em mulheres*. Os eritrócitos se apresentam com morfologia normal (Tab. 15.14). Em geral, a contagem de leucócitos está elevada, para uma faixa de 10.000-20.000/mcL (10-20 × 10^9/L), e a contagem de plaquetas aumenta de forma variável, em alguns casos superando 1.000.000/mcL (1.000 × 10^9/L). Em geral, observa-se normalidade morfológica das plaquetas. Geralmente, os leucócitos estão normais, mas com frequência estão presentes basofilia e eosinofilia. Ocorre supressão da eritropoetina, com níveis séricos geralmente baixos. O diagnóstico deve ser confirmado com a triagem para presença de uma variante patogênica *JAK2*. A ausência de uma variante no éxon 14 (mais comum) ou no éxon 12 deve fazer com que o médico questione o diagnóstico.

Observa-se hipercelularidade da medula óssea, com hiperplasia de todos os elementos hematopoiéticos; entretanto, não há necessidade de um exame da medula óssea para o estabelecimento do diagnóstico. Geralmente, as reservas de ferro na medula óssea desapareceram, tendo sido transferidas para a maior massa de eritrócitos circulantes. A deficiência de ferro também pode ser decorrente da perda crônica de sangue pelo trato GI. O sangramento pode fazer com que o hematócrito diminua para a faixa normal (ou mesmo fique abaixo da faixa), o que gera confusão diagnóstica e pode resultar em um caso com microcitose significativa, mas com um hematócrito normal.

Os níveis de vitamina B_{12} estão surpreendentemente elevados, por causa dos níveis aumentados de transcobalamina III (secretada pelos leucócitos). A produção excessiva de ácido úrico pode resultar em hiperuricemia.

Embora em geral seja observada normalidade morfológica dos eritrócitos, depois do tratamento por flebotomia será possível observar microcitose, hipocromia e poiquilocitose como resultado da deficiência de ferro. Um hiperesplenismo

TABELA 15.14 Características laboratoriais para neoplasias mieloproliferativas

	Contagem de leucócitos	Hematócrito	Contagem de plaquetas	Morfologia dos eritrócitos
Leucemia mieloide crônica	↑↑	N ou ↓	N ou ↑ ou ↓	N
Trombocitose essencial	N ou ↑	N	↑↑	N
Policitemia vera	N ou ↑	↑↑	N ou ↑	N
Mielofibrose primária	N ou ↓ ou ↑	↓	↓ ou N ou ↑	An

An: anormal; N: normal.

progressivo também pode causar eliptocitose (p. ex., com eritrócitos de tamanho e formato equivalentes aos que ocorrem na eliptocitose hereditária).

Diagnóstico diferencial

A **policitemia espúria**, na qual observa-se uma elevação do hematócrito causada pela contração do volume plasmático, e não pelo aumento da massa eritrocitária, pode estar relacionada ao uso de diuréticos, ou pode ocorrer sem causa óbvia.

Deve-se suspeitar de uma **causa secundária de policitemia** na ausência de esplenomegalia e se o elevado hematócrito não estiver acompanhado por aumentos nas demais linhagens celulares. As causas secundárias de policitemia são hipóxia e tabagismo; nos fumantes, os níveis de carboxi-hemoglobina podem estar elevados (Tab. 15.15). Pode-se considerar a obtenção de uma TC ou ultrassonografia renal para a pesquisa de cisto ou tumor secretor de eritropoietina. Um histórico familiar positivo deve levar à investigação da presença de hemoglobina congênita de alta afinidade ao oxigênio. A ausência de uma variante patogênica em *JAK2* sugere um diagnóstico diferente. Mas também é comum a detecção de variantes *JAK2* em outros distúrbios mieloproliferativos, na trombocitose essencial e na mielofibrose.

A policitemia vera deve ser diferenciada de outros distúrbios mieloproliferativos (Tab. 15.14). Elevações acentuadas da leucometria (> 30.000/mcL [30×10^9/L]) sugerem LMC. Uma morfologia eritrocitária anormal e eritrócitos nucleados no sangue periférico são observados em casos de mielofibrose. Trombocitose essencial fica sugerida diante de contagens de plaquetas excepcionalmente elevadas.

Tratamento

O tratamento de escolha é a flebotomia. Uma unidade de sangue (aproximadamente 500 mL) deve ser removida semanalmente, até alcançar um hematócrito < 45%; se houver necessidade, o hematócrito será mantido em < 45% por repetidas flebotomias. Pacientes que tenham problemas com a flebotomia (por causa de acesso venoso ruim ou por razões logísticas) podem ser tratados principalmente com hidroxiureia. Tendo em vista que as repetidas flebotomias causarão deficiência de ferro intencionalmente, é importante que a frequência de flebotomias diminua gradualmente. Também é importante evitar a suplementação de ferro medicinal, pois essa estratégia poderá frustrar os objetivos de um programa de flebotomia. Não há necessidade de seguir uma dieta pobre em ferro, mas essa estratégia aumentará os intervalos entre flebotomias. Foi demonstrado que a manutenção do hematócrito em níveis normais diminui a incidência de complicações tromboticas.

Ocasionalmente, há indicação de terapia mielossupressora. As indicações são: grande necessidade de flebotomia, trombocitose e prurido intratável. Há evidências de que a diminuição da contagem de plaquetas para < 600.000/mcL (600×10^9/L) reduzirá o risco de ocorrência de complicações tromboticas. Historicamente, recorre-se à hidroxiureia nos casos em que haja indicação para uma terapia mielossupressora. A dose habitual é de 500-1.500 mg/dia VO, ajustada para manutenção do nível plaquetário < 500.000/mcL (500×10^9/L), sem redução da contagem de neutrófilos para < 2.000/mcL ($2,0 \times 10^9$/L).

Um estudo randomizado de fase 3 que comparou ropeginterferon alfa-2b (um novo interferon) *versus* hidroxiureia demonstrou melhores taxas de controle da doença em pacientes sem esplenomegalia; 53% *vs.* 38% dos pacientes obtiveram uma resposta hematológica completa e melhoria da carga representada pela doença em 3 anos de acompanhamento. Com relação à toxicidade do agente, foram obtidos exames bioquímicos hepáticos anormais no grupo medicado com ropeginterferon alfa-2b, e leucopenia e trombocitopenia no grupo da terapia-padrão, com eventos adversos graves em 2% no primeiro grupo e 4% no outro grupo. Como resultado, o ropeginterferon alfa-2b foi aprovado como tratamento de primeira linha para pacientes sem esplenomegalia sintomática. O estudo randomizado de fase 3 *Response-2* estabeleceu ruxolitinibe, um inibidor de JAK1/2, 10 mg 2×/dia, como terapia de segunda linha de escolha para pacientes com hematócrito refratário e sem esplenomegalia; seu uso resultou em 22% com melhora durável no controle do hematócrito.

Foi demonstrado que o uso de aspirina em baixa dose (75-81 mg/dia VO) diminui o risco de trombose sem sangramento excessivo; assim, esse fármaco deve fazer parte do tratamento para todos os pacientes sem contraindicações à aspirina. Entretanto, a aspirina deverá ser usada com cautela em pacientes com trombocitose extrema, por causa da probabilidade de doença de von Willebrand adquirida. Pode haver indicação de alopurinol, 300 mg/dia VO, para combate da hiperuricemia. Para o controle do prurido, recorre-se à terapia anti-histamínica com difenidramina ou com outros bloqueadores H_1 e, raramente, com ISRS.

Prognóstico

A policitemia é uma doença indolente com sobrevida média superior a 15 anos. A principal causa de morbidade e mortalidade é a trombose arterial. Com o tempo, a policitemia vera pode se converter em mielofibrose. Em aproximadamente 5% dos casos, o distúrbio evolui para LMA, geralmente refratária ao tratamento.

Quando encaminhar

Pacientes com policitemia vera devem ser encaminhados ao hematologista.

Quando hospitalizar

Raramente haverá necessidade de atendimento hospitalar.

TABELA 15.15 Causas de policitemia

Policitemia vera
Policitemia secundária
    Hemoglobinas anormais (raro)
    Carboxiemoglobina: tabagismo
    Tumores secretores de eritropoietina, p. ex., lesões renais (raro)
    Hipóxia: doença cardíaca, doença pulmonar, altitude elevada
Policitemia espúria

Gangat N et al. *JAK2* unmutated erythrocytosis: current diagnostic approach and therapeutic views. Leukemia. 2021;35:2166. [PMID: 34021251]

Gotlib J. Treatment and clinical endpoints in polycythemia vera: seeking the best obtainable version of the truth. Blood. 2022;139:2871. [PMID: 35271702]

Khoury JD et al. The 5th edition of the World Health Organization classification of haematolymphoid tumours: myeloid and histiocytic/dendritic neoplasms. Leukemia. 2022;36:1703. [PMID: 35732831]

Tefferi A et al. Polycythemia vera: 2024 update on diagnosis, risk-stratification, and management. Am J Hematol. 2023;98:1465. [PMID: 37357958]

Trombocitose essencial

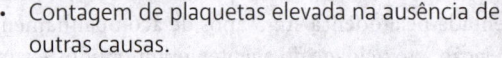

FUNDAMENTOS DO DIAGNÓSTICO

- Contagem de plaquetas elevada na ausência de outras causas.
- Massa de eritrócitos normal.
- Ausência do gene *bcr/abl* (cromossomo Filadélfia).

Considerações gerais

A trombocitose essencial é um distúrbio mieloproliferativo incomum, em que a proliferação acentuada dos megacariócitos na medula óssea resulta em elevação da contagem de plaquetas. Assim como ocorre na policitemia vera, a descoberta da grande frequência de variantes patogênicas de *JAK2* e de outras variantes nesses pacientes aumentou a compreensão desse distúrbio.

Achados clínicos

A. Sintomas e sinais

A média de idade na apresentação é de 50-60 anos, e há uma incidência ligeiramente maior em mulheres. Com frequência, suspeita-se desse distúrbio quando se obtém uma contagem elevada de plaquetas. Menos frequentemente, seu primeiro sinal é a ocorrência de trombose, que é o problema clínico mais comum. O risco de trombose aumenta com a idade. Tromboses venosas podem ocorrer em locais incomuns, p. ex., veia mesentérica, hepática ou porta. Alguns pacientes se apresentam com eritromelalgia, uma sensação dolorosa de queimação nas mãos acompanhada de eritema. Esse sintoma pode ser aliviado de forma confiável pela aspirina. É menos comum a ocorrência de um sangramento tipicamente mucoso; esse sintoma está relacionado a um defeito plaquetário qualitativo coexistente. Em pelo menos 25% dos pacientes, observa-se esplenomegalia.

B. Achados laboratoriais

Uma contagem elevada de plaquetas é a marca distintiva desse distúrbio; podem ser observadas contagens superiores a 2.000.000/mcL (2.000 × 10⁹/L) (Tab. 15.14). Com frequência, observa-se leve elevação da contagem de leucócitos, em geral não acima de 30.000/mcL (30 × 10⁹/L), mas com a observação de algumas formas mieloides imaturas. O hematócrito está normal. O esfregaço de sangue periférico revela plaquetas grandes, mas não são observadas as formas gigantes com de-granulação observadas em casos de mielofibrose. Os eritrócitos estão morfologicamente normais.

O exame da medula óssea revela aumento no número de megacariócitos, mas nenhuma outra anormalidade morfológica. O sangue periférico deve ser testado para o gene de fusão *bcr/abl* (**cromossomo Filadélfia**), pois seu achado pode estabelecer um diagnóstico diferencial com LMC, onde o gene está presente, e trombocitose essencial, onde o gene está ausente.

Diagnóstico diferencial

A trombocitose essencial deve ser diferenciada das causas secundárias à ocorrência de contagens elevada de plaquetas. Em casos de trombocitose reativa, a contagem de plaquetas raramente excede 1.000.000/mcL (1.000 × 10⁹/L). Distúrbios inflamatórios, p. ex., artrite reumatoide e colite ulcerativa, causam elevações significativas na contagem das plaquetas, da mesma forma que as infecções crônicas. Observa-se trombocitose da deficiência de ferro apenas em pacientes com anemia significativa. A contagem de plaquetas fica temporariamente elevada em seguida a uma esplenectomia. Variantes patogênicas de *JAK2* são encontradas em mais de 50% dos casos. Variantes de *MPL* e *CALR* ocorrem frequentemente em pacientes com trombocitose essencial *JAK2*-negativa.

Em relação a outros distúrbios mieloproliferativos, a ausência de eritrocitose diferencia a trombocitose essencial da policitemia vera. Ao contrário do que ocorre na mielofibrose, os eritrócitos são morfologicamente normais, eritrócitos nucleados estão ausentes e não são observadas plaquetas gigantes com de granulação. Em pacientes com LMC, o cromossomo Filadélfia (ou *bcr/abl* determinado por teste molecular) estabelece o diagnóstico.

Tratamento

Considera-se que os pacientes estão em alto risco para trombose se tiverem > 60 anos, se apresentarem uma variante patogênica *JAK2* e se tiverem histórico prévio de trombose. Também se encontram em maior risco de sangramento. É possível diminuir o risco de trombose pelo controle da contagem de plaquetas, que deve ser mantida abaixo de 500.000/mcL (500 × 10⁹/L). O tratamento de escolha consiste na administração de hidroxiureia VO, 500-1.000 mg/dia. Em casos raros de pacientes sem boa tolerância à hidroxiureia por causa da anemia, podem ser acrescentadas doses baixas de anagrelida, 1-2 mg/dia VO. A administração desse agente em dose mais alta pode ter como complicações cefaleia, edema periférico e IC. A administração de interferon alfa-2 peguilado pode induzir respostas hematológicas significativas e tem o potencial de visar o clone maligno em casos com a variante *CALR*. Em um estudo randomizado de fase 3, foi demonstrado que interferon alfa-2 peguilado foi mais eficaz na normalização das contagens hematológicas e na diminuição da carga de mutação *driver*, enquanto a hidroxiureia resultou em mais respostas histopatológicas. Apesar dessas diferenças, o estudo não observou diferença entre esses dois agentes na limitação de eventos trombóticos e na progressão da doença em pacientes de alto risco com trombocitose essencial.

Os sintomas vasomotores, p. ex., eritromelalgia e parestesias, respondem rapidamente à aspirina. Historicamente, aspirina em baixa dose (81 mg/dia VO) tem sido administrada com o objetivo de diminuir o risco de complicações trombóticas em pacientes de baixo risco, mas a dose 1×/dia não é tão eficaz, em comparação com um regime de 12-12 horas. No raro caso de ocorrência de um sangramento grave, pode ocorrer rápida queda na contagem de plaquetas, que deve ser controlada com plaquetaférese. Em casos de trombocitose acentuada (≥ 1.000.000/mcL [1.000 × 10^9/L]) ou diante de qualquer evidência de sangramento, devemos excluir a possibilidade de uma **síndrome de von Willebrand adquirida** antes de iniciar a aspirina em baixa dose. Para todos os pacientes, torna-se obrigatório um controle rigoroso dos fatores de risco cardiovascular coexistentes.

Curso e prognóstico

A trombocitose essencial é um distúrbio indolente que permite ao paciente uma sobrevida prolongada. A sobrevida média ultrapassa os 15 anos a contar do diagnóstico, e a sobrevida de pacientes com < 50 anos não parece diferente dos controles compatíveis. É possível reduzir a ocorrência da principal origem da morbidade – trombose – por um controle plaquetário apropriado. No final do curso da doença, a medula óssea pode se tornar fibrosa; além disso, também pode ocorrer uma enorme esplenomegalia, em alguns casos com infarto esplênico. Transcorridos 15 anos, há um risco de 10-15% de progressão para mielofibrose; e ao longo de 20 anos, há um risco de 1-5% de transformação para leucemia aguda.

Quando encaminhar

Pacientes com trombocitose essencial devem ser encaminhados ao hematologista.

Godfrey AL et al. Essential thrombocythemia: challenges in clinical practice and future prospects. Blood. 2023;141:1943. [PMID: 36379024]

Mazza GL et al; Myeloproliferative Neoplasms Research Consortium (MPN-RC) 111 and 112 trial teams. Symptom burden and quality of life in patients with high-risk essential thrombocythaemia and polycythaemia vera receiving hydroxyurea or pegylated interferon alfa-2a: a post-hoc analysis of the MPN-RC 111 and 112 trials. Lancet Haematol. 2022;9:e38. [PMID: 34971581]

Rocca B et al. A randomized double-blind trial of 3 aspirin regimens to optimize antiplatelet therapy in essential thrombocythemia. Blood. 2020;136:171. [PMID: 32266380]

Mielofibrose primária

FUNDAMENTOS DO DIAGNÓSTICO

- Notável esplenomegalia.
- Poiquilocitose em lágrima no esfregaço periférico.
- Quadro hematológico leucoeritroblástico; presença de plaquetas gigantes anormais.
- Medula óssea inicialmente hipercelular; depois, hipocelularidade acompanhada por fibrose de reticulina ou colágeno.

Considerações gerais

A mielofibrose primária (MFP) é um distúrbio mieloproliferativo caracterizado por hematopoiese clonal que é frequentemente, mas nem sempre, acompanhada por variantes patogênicas dos genes *JAK2*, *CALR* ou *MPL*; fibrose da medula óssea; anemia; esplenomegalia; e por um quadro sanguíneo periférico leucoeritroblástico com **poiquilocitose em lágrima**. Em resposta à fibrose da medula óssea, a hematopoiese extramedular ocorre no fígado, baço e linfonodos. De acordo com as classificações da OMS e da ICC, a mielofibrose primária "pré-fibrótica" se diferencia da mielofibrose primária "ostensivamente fibrótica"; a primeira pode imitar a trombocitose essencial em sua apresentação, sendo prognosticamente relevante o estabelecimento dessa diferenciação. A segunda também pode *ocorrer como um processo secundário em seguida a outros distúrbios mieloproliferativos (p. ex., policitemia vera, trombocitose essencial).*

Achados clínicos
A. Sintomas e sinais

A mielofibrose primária ocorre em adultos com > 50 anos, geralmente com início insidioso. Normalmente, os pacientes se apresentam com fadiga decorrente da anemia, ou com plenitude abdominal relacionada à esplenomegalia. São apresentações pouco comuns o sangramento e dores ósseas. O exame detecta quase que invariavelmente uma esplenomegalia, em geral enorme. Ocorre hipertrofia hepática em > 50% dos casos.

Mais adiante no curso da doença, ocorre insuficiência progressiva da medula óssea com o avanço da fibrose. A trombocitopenia progressiva resultará em sangramento. O baço continua a crescer, fazendo com que ocorra saciedade precoce. Podem ocorrer episódios dolorosos de infarto esplênico. O paciente fica caquético e pode sentir dores ósseas intensas, especialmente na porção superior das pernas. A hematopoiese hepática causa hipertensão portal acompanhada por ascite e varizes esofágicas; ocasionalmente, a ocorrência de mielopoiese no espaço epidural causa mielite transversa.

B. Achados laboratoriais

Na apresentação, quase invariavelmente os pacientes estão anêmicos. A leucometria é variável – podendo ser baixa, normal ou elevada – e pode aumentar para 50.000/mcL (50 × 10^9/L). A contagem de plaquetas é variável. O esfregaço de sangue periférico exibe achados dramáticos, com poiquilocitose significativa e numerosos eritrócitos em forma de lágrima. São observados eritrócitos nucleados e a série mieloide exibe desvio; e há formas imaturas com pequeno percentual de promielócitos ou mieloblastos. A morfologia plaquetária pode ser bizarra, e podem ser observadas formas plaquetárias gigantes com degranulação (fragmentos de megacariócitos). *A tríade de poiquilocitose em forma de lágrima, sangue leucoeritroblástico e plaquetas gigantes anormais é altamente sugestiva de mielofibrose.*

Em geral, não é possível fazer aspiração da medula óssea (i.e., punção seca), embora biópsias obtidas no início do curso da doença demonstrem hipercelularidade, com aumento acentuado de megacariócitos. Nesse estágio, a fibrose pode ser detectada com uma coloração de prata demonstrando aumento de fibras de reticulina. Mais adiante no curso, a biópsia revela fibrose mais grave, com eventual substituição dos precursores hematopoiéticos por colágeno. Não se observa anormalidade cromossômica característica. Ocorre mutação de *JAK2* em aproximadamente 65% dos casos, e mutação de *MPL* e *CALR* na maioria dos casos restantes.

Diagnóstico diferencial

Pode-se observar um quadro sanguíneo leucoeritroblástico por outras causas em resposta a uma infecção grave, inflamação ou processos infiltrativos da medula óssea. No entanto, não serão observadas poiquilocitose em lágrima e formas plaquetárias gigantes anormais. É possível observar fibrose da medula óssea em pacientes com carcinoma metastático, linfoma de Hodgkin e leucemia de células pilosas. Essas neoplasias são diagnosticadas pela morfologia característica dos tecidos envolvidos.

Entre as demais doenças mieloproliferativas, LMC é diagnosticada quando há leucocitose acentuada, morfologia normal dos eritrócitos e presença do gene de fusão *bcr/abl*. A policitemia vera se caracteriza por um hematócrito elevado. A trombocitose essencial exibe sobretudo elevações na contagem de plaquetas.

Tratamento

A observação acompanhada por cuidados de suporte é uma estratégia terapêutica razoável para pacientes assintomáticos com baixo risco ou com risco intermediário, em especial na ausência de variantes genéticas patogênicas de alto risco. Transfusões ajudarão os pacientes anêmicos. A anemia também pode ser controlada com andrógenos, prednisona ou lenalidomida. O tratamento de primeira linha para esplenomegalia associada à mielofibrose consiste na administração de hidroxiureia 500-1.000 mg/dia VO, tendo eficácia na redução do tamanho do baço pela metade em aproximadamente 40% dos pacientes. Como rotina, não se recorre à esplenectomia, mas essa cirurgia fica indicada nos casos de aumento esplênico refratário a medicamentos, causando episódios dolorosos recorrentes, trombocitopenia grave ou a necessidade inaceitável de transfusão. É possível a ocorrência de complicações perioperatórias em 28% dos pacientes, incluindo infecções, trombose da veia abdominal e sangramento. A radioterapia pode ajudar pacientes com locais dolorosos de hematopoiese extramedular, hipertensão pulmonar ou dores ósseas graves. Também pode ser considerada a realização de uma derivação portossistêmica intra-hepática, para alívio dos sintomas da hipertensão portal.

Atualmente, a farmacoterapia em pacientes com MFP tem finalidade paliativa; seus alvos são a anemia, a esplenomegalia e os sintomas constitucionais. Em pacientes medicados com ruxolitinibe, o primeiro agente inibidor de *JAK2*, ocorrem redução do tamanho do baço e melhora dos sintomas constitucionais, mas esse agente não induz remissões clínicas ou citogenéticas completas. Além disso, o uso de ruxolitinibe pode exacerbar as citopenias. Outro inibidor seletivo de *JAK2*, fedratinibe, pode resultar em uma diminuição prolongada da esplenomegalia e

em melhora dos sintomas associados à doença para pacientes com mielofibrose em estágio avançado. No entanto, fedratinibe também traz consigo um risco significativo de encefalopatia grave e fatal, como a encefalopatia de Wernicke; por esse motivo, os médicos devem avaliar periodicamente os níveis de tiamina em todos os pacientes medicados com esse agente. O mais novo inibidor de *JAK2*, pacritinibe, é uma opção para pacientes com contagens de plaquetas < 50.000/mcL (50×10^9/L). Lenalidomida e pomalidomida, dois agentes imunomoduladores, promovem o controle da anemia em 25% dos casos, e da trombocitopenia em aproximadamente 58% dos casos, mas sem que ocorra uma redução significativa na esplenomegalia.

Certos pacientes de risco intermediário e pacientes de grande ou muito grande risco devem ser considerados para transplante de células-tronco alogênicas; atualmente essa é a única modalidade terapêutica potencialmente curativa para casos de mielofibrose primária. Os candidatos não transplantados podem ser tratados para controle dos sintomas com inibidores de *JAK2* ou com agentes imunomoduladores.

Curso e prognóstico

A sobrevida média a partir do momento do diagnóstico é de aproximadamente 5 anos. Ao que parece, as terapias com agentes biológicos e o transplante de células-tronco alogênicas de intensidade reduzida parecem oferecer uma possibilidade de resultados melhores para muitos pacientes. A mielofibrose em estágio terminal se caracteriza por astenia generalizada, insuficiência hepática e sangramento decorrente da trombocitopenia; o desfecho de alguns casos é a LMA. Recentemente, foram introduzidos dois novos sistemas prognósticos para mielofibrose primária: **GIPSS** (*genetically inspired prognostic scoring system*) e **MIPSS70+ versão 2.0** (MIPSSv2; *mutation-and karyotype-enhanced international prognostic scoring system*). O GIPSS se baseia exclusivamente em mutações e nos cariótipos. O MIPSSv2 envolve, além das variantes genéticas e cariotípicas, fatores de risco clínicos. Pacientes com certas variantes patogênicas, p. ex., as mutações SRSF2, ASXL1 e U2AF1-Q157, têm prognóstico adverso, independentemente das características clínicas. Por outro lado, pacientes com variantes *CALR* tipo 1/ *like*, em comparação com suas contrapartes possuidoras de outras mutações *driver*, apresentam sobrevida significativamente mais favorável. Por fim, as mutações RAS/CBL prognosticam resistência ao tratamento com ruxolitinibe.

Quando encaminhar

Pacientes com suspeita de mielofibrose devem ser encaminhados ao hematologista.

Quando hospitalizar

Em geral, não há necessidade de internação.

Tefferi A. Primary myelofibrosis: 2023 update on diagnosis, risk-stratification, and management. Am J Hematol. 2023;98:801. [PMID: 36680511]

Waksal JA et al. Novel therapies in myelofibrosis: beyond JAK inhibitors. Curr Hematol Malig Rep. 2022;17:140. [PMID: 35984598]

Leucemia mieloide crônica

FUNDAMENTOS DO DIAGNÓSTICO

- Contagem elevada de leucócitos.
- Série mieloide com nítido desvio à esquerda, mas com baixo percentual de promielócitos e blastos.
- Presença do gene *bcr/abl* (cromossomo Filadélfia).

Considerações gerais

LMC é um distúrbio mieloproliferativo que se caracteriza pela excessiva produção de células mieloides. Essas células mieloides continuam a se diferenciar e a circular em números cada vez maiores no sangue periférico.

A LMC se caracteriza por uma anormalidade cromossômica e por uma anormalidade molecular específicas. O **cromossomo Filadélfia** é uma translocação recíproca entre os braços longos dos cromossomos 9 e 22. O gene de fusão *bcr/abl* produz uma nova proteína com atividade de tirosina quinase. Esse distúrbio é o primeiro exemplo identificado para a "dependência" das células cancerígenas pela tirosina quinase.

Os casos de LMC precoce ("fase crônica") não se comportam como doença maligna. Há preservação das funções normais da medula óssea, os leucócitos se diferenciam e, apesar de algumas anormalidades qualitativas, os neutrófilos combatem normalmente as infecções. Mas a LMC não tratada se torna intrinsecamente instável e, sem tratamento, a doença pode evoluir para uma fase "blástica aguda", que é morfologicamente indistinguível da leucemia aguda.

Achados clínicos

A. Sintomas e sinais

A LMC é um distúrbio da meia-idade (a média de idade na apresentação é de 55 anos). Em geral, os pacientes se queixam de fadiga, suores noturnos e febres baixas relacionadas ao estado hipermetabólico causado pela excessiva produção de leucócitos. Os pacientes também podem se queixar de plenitude abdominal, ligada à esplenomegalia. Em alguns casos, uma elevação da leucometria é descoberta incidentalmente. Em casos raros, o paciente se apresentará com uma síndrome clínica ligada à leucostase, com turvação da visão, dificuldades respiratórias, ou priapismo. Nesses casos, a contagem de leucócitos geralmente ultrapassa os 100.000/mcL (100 × 10⁹/L), mas ficando abaixo de 500.000/mcL (500 × 10⁹/L). Ao exame, o baço está aumentado (frequentemente de forma acentuada) e pode haver sensibilidade esternal, possivelmente sinalizando hiperexpansão da medula. Em casos diagnosticados durante um monitoramento laboratorial de rotina, geralmente esses achados estão ausentes. Em muitos casos, a aceleração da doença está associada a um estado febril (na ausência de infecção), dores ósseas e esplenomegalia.

B. Achados laboratoriais

A LMC se caracteriza por uma contagem elevada de leucócitos; a contagem média de leucócitos por ocasião do diagnóstico é de 150.000/mcL (150 × 10⁹/L), embora em alguns casos seja observada uma leucometria apenas modestamente aumentada (Tab. 15.14). O sangue periférico é característico. A série mieloide exibe desvio à esquerda, com predominância de formas maduras e com células geralmente presentes em proporção ao seu grau de maturação. Os blastos geralmente ficam abaixo de 5%. Podem estar presentes basofilia e eosinofilia. Na apresentação, geralmente o paciente não está anêmico. A morfologia eritrocitária está normal, e eritrócitos nucleados raramente são visualizados. A contagem de plaquetas pode estar normal ou elevada (às vezes em níveis surpreendentemente altos). É essencial a obtenção de uma biópsia da medula óssea para que fique assegurado material suficiente para a realização de um cariótipo completo e para avaliação morfológica, com o objetivo de confirmar a fase da doença. Observa-se hipercelularidade na medula óssea e mielopoiese com desvio à esquerda. Os mieloblastos compõem < 5% das células da medula. A característica principal da doença é a presença do gene *bcr/abl*, que é detectado pelo teste de PCR do sangue periférico e da medula óssea.

Com a progressão para a fase blástica, ocorrem anemia e trombocitopenia progressivas, com aumento no percentual de blastos no sangue e na medula óssea. Pode-se diagnosticar uma LMC em fase blástica quando a contagem de blastos ultrapassa os 20% das células da medula óssea.

Diagnóstico diferencial

A LMC precoce deve ser diferenciada da leucocitose reativa associada à infecção. Nesses casos, a contagem de leucócitos geralmente fica abaixo dos 50.000/mcL (50 × 10⁹/L), não ocorre esplenomegalia e o gene *bcr/abl* está ausente.

A LMC deve ser diferenciada de outras doenças mieloproliferativas (Tab. 15.14). O hematócrito não deve estar elevado, os eritrócitos estão morfologicamente normais e os eritrócitos nucleados ocorrem raramente, ou estão ausentes. O diagnóstico definitivo é estabelecido pela detecção do gene *bcr/abl*.

Tratamento

Em geral, o paciente não precisa ser tratado em regime de urgência, mesmo diante de contagens de leucócitos > 200.000/mcL (200 × 10⁹/L), tendo em vista que a maioria das células circulantes são células mieloides maduras, que são menores e mais deformáveis do que os blastos leucêmicos primitivos. Nos raros casos em que os sintomas são resultantes de uma hiperleucocitose extrema (priapismo, dificuldades respiratórias, turvação da visão, alteração do estado mental), deve-se realizar uma leucoaférese em regime de emergência, juntamente com a terapia mielossupressora.

Em pacientes com LMC em fase crônica, o objetivo do tratamento é a normalização das anormalidades hematológicas e a supressão do clone maligno que expressa *bcr/abl*. O tratamento de escolha consiste em um **inibidor da tirosina quinase** (p. ex., imatinibe, nilotinibe, dasatinibe, bosutinibe), que tem como alvo a quinase abl aberrantemente ativa. Espera-se uma remissão hematológica completa, com normalização das contagens hematológicas e com o desaparecimento da esplenomegalia, dentro de 3 meses a contar do início do tratamento. Um segundo objetivo é alcançar uma redução das transcrições *bcr/abl* para < 10% na escala internacional, idealmente dentro de 3 meses, mas com certeza dentro de 6 meses. Finalmente, é desejável uma resposta molecular importante (≤ 0,1% de transcrições) dentro de 12 meses. Para os pacientes beneficiados com esse nível de resposta molecular, o prognóstico será excelente, com sobrevida global se aproximando de 100%, considerando ser incomum a progressão da doença. Por outro lado, os pacientes terão um prognóstico pior se não conseguirem concretizar essas metas, se vier a ocorrer perda da resposta molecular posteriormente, ou se ocorrer desenvolvimento de novas variantes patogênicas ou anormalidades citogenéticas.

O mesilato de imatinibe foi o primeiro inibidor de tirosina quinase a receber aprovação; seu uso na dose de 400 mg/dia resulta em um controle hematológico quase universal (98%) da doença em fase crônica. O percentual para uma resposta molecular importante com o uso do mesilato de imatinibe em pacientes com a doença em fase crônica é de aproximadamente 30% em 1 ano. Nilotinibe, dasatinibe e bosutinibe que são inibidores da tirosina quinase de segunda geração, também são administrados como terapia de primeira linha e podem aumentar significativamente as taxas de resposta molecular importante *versus* imatinibe; além disso, resultam em menor taxa de progressão para estágios avançados da doença. Mas o uso desses agentes está associado a maior toxicidade e, além disso, não foram demonstrados ganhos em termos da sobrevida global. Considerando que esses inibidores da tirosina quinase ainda podem salvar 90% dos pacientes que não responderam ao tratamento com imatinibe, podem ficar reservados para uso nessa situação.

Os pacientes medicados com inibidores da tirosina quinase devem ser monitorados com um teste quantitativo para PCR. Pacientes com um aumento consistente no transcrito *bcr/abl* ou aqueles com uma resposta molecular não ideal, conforme ficou definido no parágrafo anterior, devem ser submetidos a testes para uma variante patogênica de *abl* e, em seguida, sua medicação deve ser trocada para um inibidor da tirosina quinase alternativo. A variante *T315I* de *abl* é especificamente resistente ao tratamento com imatinibe, dasatinibe, nilotinibe e bosutinibe, mas parece ser sensível ao agente de terceira geração ponatinibe. Contudo, o uso de ponatinibe foi associado a uma elevada taxa de complicações trombóticas vasculares. Para pacientes portadores da variante *T315I*, bem como para pacientes que não responderam ao uso de vários inibidores da tirosina quinase, inclusive ponatinibe, pode-se fazer uma tentativa com o inibidor alostérico asciminibe. O uso desse agente resultou em um percentual de resposta hematológica completa de 54% e uma resposta molecular importante persistente de 48% em pacientes que anteriormente estavam sob tratamento intensivo. Os efeitos tóxicos limitantes de dose são elevações assintomáticas no nível de lipase e pancreatite clínica. Olverembatinibe é outro inibidor da tirosina quinase de terceira geração administrado VO, com atividade contra a variante *T315I*. Por fim, a omacetaxina – uma terapia não inibidora de tirosina quinase aprovada para pacientes com LMC resistente a pelo menos dois inibidores da tirosina quinase – pode promover respostas citogenéticas importantes em 18% dos pacientes. Pacientes nos quais não foi possível obter uma boa resposta molecular a qualquer desses agentes, ou nos quais a doença esteja progredindo apesar do tratamento, devem ser considerados para transplante alogênico de células-tronco.

Pacientes com crise blástica mieloide ou linfoide devem ser tratados exclusivamente com um inibidor da tirosina quinase, ou em combinação com quimioterapia mielossupressora. Nesse cenário, geralmente as doses dos inibidores da tirosina quinase são maiores do que as apropriadas para pacientes com a doença na fase crônica. Nessas condições, a duração da resposta aos inibidores da tirosina quinase é limitada; assim, os pacientes portadores de doença acelerada ou na fase blástica devem, em última análise, ser considerados para transplante alogênico de células-tronco.

Curso e prognóstico

Pacientes com boas respostas moleculares à terapia com inibidor da tirosina quinase têm prognóstico excelente, essencialmente com 100% de sobrevivência no último acompanhamento. Estudos sugerem que a terapia com um inibidor da tirosina quinase poderá ser descontinuada com segurança após 2 anos em pacientes com persistência de uma resposta molecular importante; cerca de 50% dos pacientes permanecerão em remissão molecular durante pelo menos 1 ano após o tratamento. É importante ter em mente que mais de 80% das recorrências ocorrem dentro dos primeiros 6-8 meses após a interrupção da terapia, sendo rara a perda de uma resposta molecular importante depois de transcorrido 1 ano. Cerca de 90-95% dos pacientes que apresentam recorrência molecular recuperam seu nível molecular inicial em seguida ao reinício da terapia com um inibidor da tirosina quinase.

Quando encaminhar

Todos os pacientes com LMC devem ser encaminhados ao hematologista.

Quando hospitalizar

Raramente haverá necessidade de hospitalização, que deve ficar reservada para sintomas de leucostase no diagnóstico ou para casos de transformação em leucemia aguda.

Cortes J. How to manage CML patients with comorbidities. Hematology Am Soc Hematol Educ Program. 2020;2020:237. [PMID: 33275749]

García-Gutiérrez V et al. A clinician perspective on the treatment of chronic myeloid leukemia in the chronic phase. J Hematol Oncol. 2022;15:90. [PMID: 35818053]

Hochhaus A et al. European LeukemiaNet 2020 recommendations for treating chronic myeloid leukemia. Leukemia. 2020;34:966. [PMID: 32127639]

Jabbour E et al. Chronic myeloid leukemia: 2022 update on diagnosis, therapy, and monitoring. Am J Hematol. 2022;97:1236. [PMID: 35751859]

Neoplasias mielodisplásicas

Considerações gerais

A **síndrome mielodisplásica** (**SMD**) consiste em um grupo de neoplasias clonais adquiridas da célula-tronco hematopoiética. Essas neoplasias se caracterizam pela constelação de citopenias, uma medula geralmente hipercelular, displasia morfológica e anormalidades genéticas. Em geral, os distúrbios são idiopáticos, mas podem ser causados pela exposição prévia à quimioterapia citotóxica e/ou radiação. Além da citogenética, o sequenciamento pode detectar variantes genéticas patogênicas em 80-90% dos pacientes com SMD. É importante ressaltar que variantes clonais adquiridas idênticas às observadas em casos de SMD podem ocorrer nas células hematopoiéticas de aproximadamente 10% dos indivíduos idosos aparentemente saudáveis, o que define o distúrbio da **hematopoiese clonal** (**HC**).

A SMD abrange várias neoplasias heterogêneas. Uma distinção fundamental é se está presente aumento de blastos na medula óssea (> 5% dos elementos medulares). A categoria da **SMD com aumento de blastos** representa uma forma mais agressiva da doença, geralmente evoluindo para uma LMA. Pacientes sem aumento de blastos são caracterizados pela presença de alterações genéticas definidoras, p. ex., mutações *SF3B1* ou *TP53*. Pacientes com **perda isolada de 5q** constituem um subgrupo importante de pacientes com uma história natural diferente. Por fim, há a **leucemia mielomonocítica crônica** (**LMMC**), uma síndrome proliferativa que envolve uma monocitose persistente no sangue periférico com contagens > 1.000/mcL ($1,0 \times 10^9$/L) – um distúrbio que compartilha características de neoplasias mielodisplásicas e mieloproliferativas. Um **Sistema internacional de pontuação prognóstica** (**IPSS**, *International prognostic scoring system*) classifica os pacientes pela situação de risco com base no percentual de blastos na medula óssea, na citogenética e na gravidade das citopenias. O IPSS está associado à taxa de progressão para LMA e à sobrevida global, que pode variar desde uma média de 6 anos para o grupo de baixo risco até 5 meses para os pacientes de alto risco.

Achados clínicos

A. Sintomas e sinais

Em geral, os pacientes têm mais de 60 anos. Muitos pacientes estão assintomáticos por ocasião do diagnóstico, por causa da descoberta acidental de contagens sanguíneas anormais. Em geral, os sinais e sintomas de apresentação são fadiga, infecção e sangramento relacionados à insuficiência da medula óssea. O curso pode ser indolente, e a doença pode se apresentar como uma enfermidade debilitante, com febre, perda de peso e debilidade geral. Ao exame, pode-se observar esplenomegalia acompanhada por palidez, sangramento e diversos sinais de infecção. A SMD também pode estar acompanhada por uma variedade de síndromes paraneoplásica, antes ou depois desse diagnóstico.

B. Achados laboratoriais

A anemia pode ser significativa, com um VCM normal ou aumentado; em alguns casos, pode haver necessidade de suporte por transfusão. O esfregaço de sangue periférico revela a presença de macro-ovalócitos. Geralmente, a contagem de leucócitos está normal ou reduzida, sendo comum a ocorrência de neutropenia. Os neutrófilos podem exibir anormalidades morfológicas, inclusive quantidade deficiente de grânulos ou segmentação deficiente do núcleo, e até mesmo um núcleo bilobado (a chamada **anormalidade de Pelger-Huët**). A série mieloide pode exibir desvio à esquerda; também podem ser observadas pequenas quantidades de promielócitos ou blastos. A contagem de plaquetas está normal ou reduzida, e podem estar presentes plaquetas hipogranulares.

Tipicamente, nota-se hipercelularidade medular, mas às vezes a medula óssea pode estar hipocelular. É comum a ocorrência de hiperplasia eritroide, e os sinais de eritropoiese anormal se expressam por características megaloblásticas, "brotamento" nuclear ou por precursores eritroides multinucleados. A coloração pelo azul da Prússia pode demonstrar sideroblastos em anel. Também na medula óssea a série mieloide exibe frequentemente desvio à esquerda, com aumentos variáveis no número de blastos. Podem ser observados grânulos deficientes ou anormais. Uma anormalidade característica é a presença de **megacariócitos anões com um núcleo unilobado**. Algumas anormalidades genéticas definem a SMD; ocorrem frequentemente anormalidades citogenéticas com envolvimento dos cromossomos 5 e 7. Alguns pacientes com uma forma indolente da doença exibem deleção parcial isolada do cromossomo 5 (SMD com del[5q] isolado). Além das anormalidades citogenéticas, os genes mais comuns com variantes patogênicas são *SF3B1*, *TET2*, *SRSF2*, *ASXL1*, *DNMT3A*, *RUNX1*, *U2AF1*, *TP53* e *EZH2*.

Diagnóstico diferencial

A SMD deve ser diferenciada da anemia megaloblástica, anemia aplásica, mielofibrose, citopenias associadas ao HIV e de efeitos agudos ou crônicos de certos medicamentos. Em casos sutis, uma avaliação citogenética da medula óssea pode ajudar na diferenciação entre esse distúrbio clonal e outras causas de citopenia. À medida que o número de blastos aumenta na medula óssea, a mielodisplasia pode ser arbitrariamente diferenciada da LMA pela presença de < 20% de blastos.

Tratamento

A mielodisplasia é uma doença heterogênea, e o tratamento apropriado depende de vários fatores. Para pacientes anêmicos com baixos níveis séricos de eritropoietina (≤ 500 U/L), a administração de agentes estimuladores da eritropoiese podem aumentar o hematócrito e diminuir em 40% a necessidade de transfusão de eritrócitos A adição de uma terapia intermitente com fator estimulante de colônias de granulócitos (G-CSF) pode aumentar a resposta eritroide à epoetina. Infelizmente, os pacientes que mais necessitam de transfusão e os pacientes com níveis de eritropoietina > 200 U/L são aqueles com menor propensão para responder. Os pacientes ainda dependentes de transfusão de eritrócitos e que possam tolerar o procedimento devem ser medicados com o quelante de ferro deferasirox, 20 mg/kg/dia VO em doses divididas, para que seja evitada a ocorrência de sobrecarga grave de ferro. Pacientes afetados principalmente com neutropenia grave podem se beneficiar com o uso de fatores de crescimento da linhagem mieloide, p. ex., filgrastim. Em casos de mielodisplasia, análogos orais da trombopoietina, p. ex., romiplostim e eltrombopag, demonstraram eficácia em aumentar a contagem de plaquetas. Finalmente, pacientes ocasionais podem ser beneficiados com a terapia imunossupressora, p. ex., globulina antitimócito. Alguns dos prognosticadores de resposta à globulina antitimócito são: idade < 60 anos, ausência de 5q– e presença de HLA DR15.

Para pacientes que não responderam a essas intervenções, há várias opções terapêuticas. Lenalidomida é o tratamento de escolha para pacientes com SMD com del(5q) isolado; esse agente obteve respostas significativas em 70% dos pacientes; tipicamente, as respostas se prolongaram por mais de 2 anos. Além disso, quase metade desses pacientes entra em remissão citogenética com a eliminação do clone 5q– anormal. A dose inicial recomendada de lenalidomida é de 10 mg/dia VO. Os efeitos colaterais mais comuns dessa medicação são neutropenia e trombocitopenia, mas pode ocorrer trombose venosa, o que justifica a profilaxia com aspirina, 81 mg/dia VO. Luspatercept tem como alvo a sinalização por meio da via SMAD2–SMAD3, que fica constitutivamente aumentada nas células da medula óssea de pacientes com SMD e com eritropoiese ineficaz. Para pacientes que não responderam ou não são candidatos a agentes estimuladores da eritropoiese, o luspatercept pode induzir uma independência das transfusões em 38% dos pacientes com SMD de baixo risco. Os eventos adversos mais comuns com o uso desse agente foram fadiga, diarreia, astenia, náusea e tontura.

Para pacientes portadores de SMD de alto risco, o tratamento de escolha consiste na administração de agentes hipometilantes. Azacitidina pode melhorar os sintomas e as contagens sanguíneas e prolongar a sobrevida global e o tempo de conversão para leucemia aguda. Esse agente é administrado na dose de 75 mg/m²/dia durante 5-7 dias a cada 28 dias e haver necessidade de até 6 ciclos de tratamento para que seja obtida uma resposta. Decitabina, um agente hipometilante correlato, administrado na dose de 20 mg/m²/dia durante 5 dias a cada 28 dias, pode resultar em respostas hematológicas semelhantes, mas não demonstrou benefício em termos de sobrevida global *versus* apenas o tratamento de suporte. A terapia VO com decitabina (35 mg) e cedazuridina (100 mg)/dia durante 5 dias a cada 28 dias possibilita uma dosagem mais conveniente para os pacientes. Infelizmente, os avanços testemunhados na última década na compreensão dos complexos mecanismos moleculares subjacentes à SMD ainda não se traduziram em novas opções terapêuticas. Recentemente, foi demonstrado que a adição de venetoclax, um inibidor de BCL2, à 5-azacitidina foi bem tolerada, podendo resultar em maiores taxas de resposta.

O transplante alogênico de células-tronco é o único tratamento curativo em casos de mielodisplasia, mas seu papel fica limitado pela idade avançada de muitos pacientes e pelo curso variavelmente indolente da doença.

Curso e prognóstico

A mielodisplasia é uma doença fatal, e o transplante alogênico é o único tratamento curativo, alcançando taxas de cura de 30-60%, dependendo principalmente da situação de risco da doença. Em geral, a morte ocorre por infecção ou sangramento. Pacientes com SMD com del(5q) isolado têm prognóstico favorável, com taxas de sobrevida em 5 anos superiores a 90%. Outros pacientes com doença de baixo risco (i.e., sem um número excessivo de blastos e sem citogenética adversa) também podem se sair bem, tendo sobrevida semelhante. Mas pacientes com aumento no número de blastos ou com LMMC estão em maior risco (30-50%) de evoluir para leucemia aguda e de encurtamento da sobrevida (< 2 anos) sem um transplante alogênico.

Quando encaminhar

Todos os pacientes com mielodisplasia devem ser encaminhados ao hematologista.

Quando hospitalizar

A hospitalização será necessária apenas nos casos de complicações específicas, p. ex., uma infecção grave.

Chan O et al. Chronic myelomonocytic leukemia diagnosis and management. Leukemia. 2021;35:1552. [PMID: 33714974]

DiNardo CD et al. Targeted therapy with the mutant IDH2 inhibitor enasidenib for high-risk IDH2-mutant myelodysplastic syndrome. Blood Adv. 2023;11:2378. [PMID: 35973199]

Feurstein S et al. Germline predisposition variants occur in myelodysplastic syndrome patients of all ages. Blood. 2022;140:2533. [PMID: 35969835]

Kröger N et al. Comparison between 5-azacytidine treatment and allogeneic stem-cell transplantation in elderly patients with advanced MDS according to donor availability (VidazaAllo Study). J Clin Oncol. 2021;39:3318. [PMID: 34283629]

Platzbecker U et al. Current challenges and unmet medical needs in myelodysplastic syndromes. Leukemia. 2021;35:2182. [PMID: 34045662]

Stomper J et al. Hypomethylating agents (HMA) for the treatment of acute myeloid leukemia and myelodysplastic syndromes: mechanisms of resistance and novel HMA-based therapies. Leukemia. 2021;35:1873. [PMID: 33958699]

Leucemia aguda

FUNDAMENTOS DO DIAGNÓSTICO

- Curta duração dos sintomas, inclusive fadiga, febre e sangramento.
- Citopenias ou pancitopenia.
- Blastos no sangue periférico em 90% dos pacientes.
- Mais de 20% de blastos na medula óssea.

Considerações gerais

A leucemia aguda é uma malignidade da célula progenitora hematopoiética. Células imaturas malignas proliferam de forma descontrolada e substituem elementos normais da medula óssea. Na maioria das vezes, a leucemia aguda irrompe sem uma causa clara. No entanto, a radiação e algumas toxinas (benzeno) são leucemogênicas. Além disso, vários agentes quimioterápicos (em especial ciclofosfamida, melfalano, outros agentes alquilantes e etoposídeo) podem causar leucemia. Em geral, as leucemias observadas em seguida à exposição à toxina ou à quimioterapia se desenvolvem a partir de um próe dromo mielodisplásico, estando frequentemente associadas a anormalidades nos cromossomos 5 e 7. As leucemias agudas relacionados ao uso de etoposídeo ou das antraciclinas podem exibir anormalidades no cromossomo 11q23 (*locus* MLL).

Em sua maioria, os achados clínicos em casos de leucemia aguda decorrem da substituição de elementos normais da medula óssea pelas células malignas. Manifestações menos comuns são resultantes da infiltração de órgãos (pele, trato GI, meninges). A leucemia aguda pode ser curada com uma quimioterapia combinada.

O subtipo mieloblástico, LMA, é principalmente uma doença dos adultos; a média de idade à apresentação é de 60 anos, com crescimento da incidência com o avanço da idade. A leucemia promielocítica aguda (LPA) se caracteriza pela translocação cromossômica t(15;17), que produz o gene de fusão *PML-RAR-alfa*; ocorre um bloqueio na diferenciação que pode ser contornado com a administração de doses farmacológicas de ácido retinoico. O subtipo linfoblástico da leucemia aguda, LLA, representa 80% das leucemias agudas da infância. A incidência máxima ocorre entre os 3-7 anos de idade. A LLA também ocorre em adultos, sendo responsável por aproximadamente 20% das leucemias agudas nessa população.

Classificação das leucemias
A. Leucemia mieloide aguda (LMA)

A LMA é categorizada principalmente com base em anormalidades cromossômicas e moleculares estruturais recorrentes. As anormalidades citogenéticas podem ser identificadas pela **cariotipagem** tradicional ou pela **hibridização *in situ* por fluorescência (FISH)** na metáfase e as anormalidades moleculares são identificadas por sequenciamento direcionado a parte ou a todo o genoma do DNA do tumor. Citogenéticas favoráveis, p. ex., t(8;21) que produz uma proteína quimérica RUNX1/RUNX1T1, e inv(16)(p13;q22) são observadas em 15% dos casos; essas citogenéticas foram denominadas **leucemias de "fator de ligação ao núcleo"**. Pacientes com esse tipo de citogenética têm maior probabilidade de obter o controle da doença a curto e a longo prazo. Citogenéticas desfavoráveis conferem um prognóstico sombrio, consistindo em translocações cromossômicas [t(6;9), t(3;3) ou inv (3), t(v;11q23)], monossomia isolada do cromossomo 5 ou 7, presença de duas ou mais outras monossomias ou três ou mais anormalidades citogenéticas distintas, respondendo por 25% dos casos. Na maioria dos casos de LMA, o risco é considerado intermediário pela citogenética tradicional, com cariótipo normal ou

com anormalidades cromossômicas que não conferem forte significância prognóstica. Mas nesse subgrupo existem diversas variantes patogênicas genéticas recorrentes com significância prognóstica. Por um lado, a duplicação interna em tandem no gene *FLT3* ocorre em aproximadamente 30% dos casos de LMA, estando condicionalmente associada a um mau prognóstico no contexto do *NPM1* do tipo selvagem. Outras variantes patogênicas que conferem mau prognóstico ocorrem em *RUNX1*, *ASXL1* e *TP53*. Por outro lado, foi identificado um grupo relativamente favorável de pacientes que não possuem variantes patogênicas *FLT3-ITD*, com inclusão de variantes de nucleofosmina 1 (*NPM1*) ou que são portadores de variantes bialélicas *CEBPA*.

B. Leucemia promielocítica aguda (LPA)

Ao considerar os vários tipos de LMA, a LPA deve ser discutida separadamente por causa de suas características biológicas singulares e da resposta a tratamentos não quimioterápicos. A LPA se caracteriza pelo achado citogenético de t(15;17) e pelo gene de fusão *PML-RAR-alfa*. Essa é uma forma altamente curável de leucemia (> 90%) com a integração do ácido all-trans-retinoico (Atra) e de trióxido de arsênio (ATO) em regimes de indução, consolidação e manutenção.

C. Leucemia linfoblástica aguda (LLA)

Pode-se classificar mais adequadamente a LLA da seguinte forma: de **célula B** (**cromossomo Filadélfia positivo ou negativo**) e de **célula T**. Hiperdiploidia (> 50 cromossomos), em especial dos cromossomos 4, 10 e 17, e translocação t(12;21) (TEL-AML1), está associada a prognósticos mais favoráveis. As citogenéticas desfavoráveis são: hipodiploidia (< 44 cromossomos), presença do cromossomo Filadélfia t(9;22), translocação t(4;11) (com genes de fusão envolvendo o gene *MLL* em 11q23) e um cariótipo complexo com mais de cinco anormalidades cromossômicas.

D. Leucemia aguda de linhagem ambígua (Lala)

Essas leucemias consistem em blastos que não apresentam diferenciação ao longo da linhagem linfoide ou mieloide, ou blastos que expressam antígenos específicos da linhagem mieloide e linfoide. Esse grupo é considerado de risco muito alto e de mau prognóstico. Os dados limitados disponíveis sugerem ser aconselhável a implementação de um regime para "leucemia linfoblástica aguda-*like*", seguido por um transplante alogênico de células-tronco, sendo recomendável a adição de um inibidor da tirosina quinase em pacientes com translocação t(9;22).

Achados clínicos
A. Sintomas e sinais

Na maioria dos casos, o paciente adoeceu há apenas dias ou semanas. Ocorre sangramento (em geral causado por trombocitopenia) pela pele e superfícies mucosas; observa-se sangramento gengival, epistaxe ou menorragia. Mais raramente, observa-se um sangramento generalizado em pacientes com coagulação intravascular disseminada (CIVD) (em casos de LPA e leucemia monocítica). A infecção é causada pela neutropenia, e o risco de infecção aumentará diante de contagens de neutrófilos < 500/mcL ($0,5 \times 10^9$/L). Nas apresentações comuns, o paciente pode exibir celulite, pneumonia e infecções peri-retais; pode ocorrer morte em poucas horas se houver adiamento do tratamento com os antibióticos apropriados. Também é comum a ocorrência de infecções fúngicas.

Os pacientes também podem procurar o médico por causa de hipertrofia gengival e das dores ósseas e articulares. A apresentação mais dramática é a de hiperleucocitose, em que uma contagem de blastos circulantes acentuadamente elevada (leucometria global > 100.000/mcL [100×10^9/L]) provoca comprometimento circulatório, que se reflete em cefaleia, confusão e dispneia. *Esses pacientes devem ser submetidos à quimioterapia em regime emergencial, com leucoaférese adjuvante*, visto que a mortalidade se aproxima dos 40% nas primeiras 48 horas.

Ao serem examinados, os pacientes exibem palidez, púrpura e petéquias; e podem estar ausentes sinais de infecção. Em pacientes com leucemia monocítica, podem ser observadas estomatite e hipertrofia gengival, assim como fissuras retais. O fígado, baço e linfonodos exibem hipertrofia variável. Pode haver sensibilidade óssea, sobretudo no esterno, tíbia e fêmur.

B. Achados laboratoriais

A marca característica da leucemia aguda é uma combinação de pancitopenia com blastos circulantes. Mas em até 10% dos casos, os blastos podem estar ausentes do esfregaço de sangue periférico ("**leucemia aleucêmica**"). Geralmente ocorre hipercelularidade da medula óssea, com predomínio de blastos (> 20%).

Pode ocorrer hiperuricemia. Se o paciente se apresentar com CIVD, os exames revelarão baixo nível de fibrinogênio, prolongamento do tempo de protrombina e presença de produtos da degradação da fibrina ou dímeros D. Em pacientes com LLA (especialmente de células T), a RX de tórax pode revelar uma massa mediastinal. Em casos de leucemia meníngea, serão observados blastos no líquido cerebrospinal, presentes em aproximadamente 5% dos casos por ocasião do diagnóstico; esse achado é mais comum em tipos monocíticos de LMA, podendo ser detectado com LLA.

O **bastonete de Auer**, uma inclusão eosinofílica citoplasmática em forma de agulha, é uma característica da LMA (embora também seja observada em alguns casos de LPA, SMD de grau elevado e em distúrbios mieloproliferativos). Normalmente, o fenótipo das células leucêmicas fica demonstrado por citometria de fluxo ou pela imuno-histoquímica. Geralmente, as células da LMA expressam antígenos mieloides, como CD13 ou CD33, e mieloperoxidase. As células da LLA da linhagem B expressarão CD19, e a maioria dos casos expressará CD10, antes conhecido como "antígeno comum da LLA". Normalmente, as células LLA da linhagem T não expressarão marcadores de células T maduras, como CD3, CD4 ou CD8, mas expressarão alguma combinação de CD2, CD5 e CD7, e não expressarão imunoglobulina de superfície. Quase todas as células expressam desoxinucleotidil transferase terminal (TdT).

Diagnóstico diferencial

Os casos de LMA devem ser diferenciados de outros distúrbios mieloproliferativos, LMC e SMD. A leucemia aguda também pode se assemelhar a uma medula óssea com desvio à esquerda em processo de recuperação de algum acometimento tóxico prévio. Se o médico estiver em dúvida quanto ao diagnóstico, deverá solicitar um novo estudo da medula óssea depois de transcorridos alguns dias, para que possa verificar se houve, ou não, maturação. A LLA deve ser diferenciada de outras doenças linfoproliferativas, como LLC, linfomas e leucemia de células pilosas. A LLA também pode ser confundida com uma linfocitose atípica da mononucleose e da coqueluche.

Tratamento

A leucemia aguda é considerada uma doença curável, sobretudo no grupo de pacientes mais jovens e sem comorbidades significativas. O primeiro passo no seu tratamento consiste na obtenção de uma remissão completa, definida como um sangue periférico normal, com resolução das citopenias; medula óssea normal sem excesso de blastos; e estado clínico normal. O tipo de quimioterapia inicial dependerá do subtipo da leucemia.

1. **LMA** – Na maioria dos casos, os pacientes com LMA tratados com intenção curativa são medicados com uma combinação de uma antraciclina (daunorrubicina ou idarrubicina) e citarabina, isoladamente ou em combinação com outros agentes (p. ex., gentuzumabe ozogamicina). Esse tratamento resultará em remissões completas em 80-90% dos pacientes com < 60 anos e em 50-60% dos pacientes com mais idade (ver Tab. 41.2). Os pacientes portadores de LMA secundária (que evoluiu a partir de distúrbios mielodisplásicos ou mieloproliferativos anteriores) ou de LMA associada ao tratamento devem ser medicados com Vyxeos (i.e., uma formulação lipossomal de daunorrubicina e citarabina). Os pacientes que apresentam uma variante patogênica de *FLT3* serão beneficiados com a adição de midostaurina, um inibidor da FLT3 quinase, ao regime terapêutico. As opções para a terapia pós-remissão são quimioterapia adicional e transplante alogênico de células-tronco. Pacientes com perfil genético favorável podem ser tratados exclusivamente com quimioterapia ou apenas com transplante autólogo, tendo sido observadas taxas de cura na faixa de 60-80%. No caso de pacientes com LMA e risco intermediário, as taxas de cura são de 35-40% com a quimioterapia e de 40-60% com o transplante alogênico. Em pacientes que não conseguiram a remissão (insucesso com a indução primária) ou naqueles com genética de alto risco, as taxas de cura ficarão abaixo dos 10% se forem tratados apenas com a quimioterapia; esses pacientes devem ser encaminhados para transplante alogênico de células-tronco.

   Os pacientes não tratados inicialmente com intenção curativa (com > 75 anos ou com comorbidades significativas) podem melhorar com o uso de um dos novos agentes direcionados, como venetoclax (um inibidor de bcl2), adicionados a um agente hipometilante ou à citarabina em baixa dose, enasidenibe (direcionado para as mutações *IDH2*), ivosidenibe e olutasidenibe (direcionados para as mutações *IDH1*) ou glasdegibe. Se for alcançado um controle satisfatório da doença, alguns desses pacientes ainda poderão ser beneficiados com um transplante alogênico de intensidade reduzida.

Se houver recidiva da leucemia em seguida à quimioterapia inicial, o prognóstico é ruim. Para pacientes em segunda remissão, o transplante alogênico oferece uma oportunidade de cura na faixa de 20-30%. As terapias direcionadas descritas no parágrafo anterior ajudarão pacientes selecionados, podendo oferecer controle da doença a longo prazo.

2. LLA – Adultos com LLA são tratados com quimioterapia combinada (daunorrubicina, vincristina, prednisona e asparaginase). Em 90% dos casos, esse tratamento resultará em remissões completas. Pacientes com LLA positiva para o cromossomo Filadélfia (ou LLA positiva para *bcr-abl*) devem ser medicados com um inibidor da tirosina quinase, como dasatinibe ou ponatinibe, adicionado à quimioterapia inicial. Na terapia de indução da remissão para LLA, ocorre menos mielossupressão do que no tratamento para LMA; além disso, não ocorre necessariamente aplasia medular prolongada. Esses pacientes também devem receber profilaxia para o SNC, para que não ocorra sequestro meníngeo de células leucêmicas.

Depois de obtida uma remissão completa, os pacientes podem ser tratados por ciclos adicionais de quimioterapia, ou por quimioterapia de alta dose e transplante de células-tronco. As decisões terapêuticas devem ser tomadas levando em conta a idade do paciente e os fatores de risco da doença. Em adultos com < 39 anos, os resultados são uniformemente melhores ao serem tratados sob protocolos pediátricos. Para pacientes com mais idade, um teste precoce de doença residual mínima poderá identificar pacientes de alto risco que não serão curados apenas com a quimioterapia e que obterão melhor resultado com um transplante alogênico. Nos casos de doença recidivante, blinatumomabe, um anticorpo biespecífico direcionado para CD19, e inotuzumabe ozogamicina, conjugado anticorpo-droga direcionado para CD22, demonstraram notável atividade, sendo considerados superiores às opções quimioterápicas tradicionais. Com base em sua atividade, o blinatumomabe foi promovido para a terapia de primeira linha no tratamento da LLA para pacientes de mais idade e também como uma abordagem de consolidação para todos os subgrupos da doença. A terapia modificadora de células T pelo receptor de antígeno quimérico (CAR) direcionado ao CD19 é tratamento aprovado para pacientes com LLA-B recidivada ou refratária; mas atualmente esse agente é usado como uma ponte para o transplante alogênico.

Prognóstico

Aproximadamente 70-80% dos adultos com LMA com < 60 anos conseguem remissão completa e cerca de 50% são curados com terapia pós-remissão adaptada ao risco. Adultos de mais idade com LMA obtêm remissão completa em até 50% dos casos. As taxas de cura para pacientes com idade avançada portadores de LMA têm sido muito baixas (aproximadamente 10-20%), mesmo para os que alcançaram remissão e tenham condições de receber quimioterapia pós-remissão.

Pacientes com LLA e < 39 anos terão excelentes resultados depois da quimioterapia, seguida por intensificação adaptada ao risco e por transplante (taxas de cura de 60-80%). Em pacientes com citogenética adversa, resposta inadequada à quimioterapia ou idade avançada, a probabilidade de cura é muito menor (taxas de cura de 20-40%).

Quando encaminhar

Todos os pacientes devem ser encaminhados ao hematologista.

Quando hospitalizar

A maioria dos pacientes com leucemia aguda deverá ser internada para tratamento.

Advani AS et al. SWOG 1318: a phase II trial of blinatumomab followed by POMP maintenance in older patients with newly diagnosed Philadelphia chromosome-negative B-cell acute lymphoblastic leukemia. J Clin Oncol. 2022;40:1574. [PMID: 35157496]

Curran E et al. Innovative approaches to the management of acute lymphoblastic leukemia across the age spectrum. Am Soc Clin Oncol Educ Book. 2022;42:1. [PMID: 35503981]

Dholaria B et al. The evolving role of allogeneic haematopoietic cell transplantation in the era of chimaeric antigen receptor T-cell therapy. Br J Haematol. 2021;193:1060. [PMID: 33928630]

El Chaer F et al. How I treat AML incorporating the updated classifications and guidelines. Blood. 2023;141:2813. [PMID: 36758209]

Gupta S et al. Determinants of outcomes and advances in CD-19-directed chimeric antigen receptor therapy for B-cell acute lymphoblastic leukemia. Eur J Haematol. 2024;112:51. [PMID: 38105391]

McMurry H et al. IDH inhibitors in AML – promise and pitfalls. Curr Hematol Malig Rep. 2021;16:207. [PMID: 33939107]

Sekeres MA et al. American Society of Hematology 2020 guidelines for treating newly diagnosed acute myeloid leukemia in older adults. Blood Adv. 2020;4:3528. [PMID: 32761235]

Swaminathan M et al. Novel therapies for AML: a round-up for clinicians. Expert Rev Clin Pharmacol. 2020;13:1389. [PMID: 33412978]

Leucemia linfocítica crônica

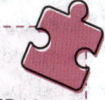

FUNDAMENTOS DO DIAGNÓSTICO

- Linfocitose de células B com expressão de CD19 > 5.000/mcL (> 5,0 × 10⁹/L).
- Coexpressão de CD19, CD5 em linfócitos.

Considerações gerais

LLC é uma malignidade clonal de linfócitos B. Geralmente, a doença é indolente, ocorrendo um acúmulo lentamente progressivo de pequenos linfócitos de vida longa. Essas células são imunoincompetentes e respondem insatisfatoriamente à estimulação antigênica. A LLC se manifesta clinicamente por imunossupressão, insuficiência da medula óssea e infiltração linfocitária de órgãos. A imunodeficiência também está relacionada à produção inadequada de anticorpos pelas células B anormais. Em pacientes com a doença avançada, a LLC pode causar danos por infiltração direta dos tecidos.

Normalmente, a LLC segue um curso indolente. Em 5-10% dos casos, a LLC pode ser complicada por anemia hemolítica autoimune ou trombocitopenia autoimune. Em aproximadamente 5% dos casos, poderá ocorrer o surgimento de um linfoma de grandes células agressivo (**síndrome de Richter**).

Achados clínicos

A. Sintomas e sinais

A LLC é uma doença de pacientes idosos; 90% dos casos ocorrem depois dos 50 anos, e a média de idade na apresentação é de 70 anos. Muitos pacientes serão incidentalmente descobertos, em razão de uma linfocitose. Outros se apresentam com fadiga ou linfadenopatia. Ao exame, 80% dos pacientes exibirão linfadenopatia difusa e em 50% haverá hepatomegalia ou esplenomegalia.

O antigo **sistema de classificação Rai** continua tendo utilidade em termos de determinação do prognóstico: estágio 0, apenas linfocitose; estágio I, linfocitose com linfadenopatia; estágio II, organomegalia (baço, fígado); estágio III, anemia; estágio IV, trombocitopenia. Esses estágios podem ser resumidos naqueles de baixo risco (estágios 0-I), de risco intermediário (estágio II) e de alto risco (estágios III-IV).

B. Achados laboratoriais

A marca distintiva da LLC é a presença de linfocitose isolada. A contagem de leucócitos está elevada, podendo ser significativamente anormal (com elevações de até algumas centenas de milhares). Normalmente, 75-98% das células circulantes são linfócitos. Os linfócitos têm aspecto de células pequenas e maduras, exibem condensação da cromatina nuclear e são morfologicamente indistinguíveis dos linfócitos normais, mas poderão ser observadas menores quantidades de linfócitos maiores e ativados. Na apresentação, normalmente o hematócrito e a contagem de plaquetas são normais. A medula óssea exibe infiltração variável com pequenos linfócitos. O imunofenótipo da LLC demonstra coexpressão do marcador de linhagem de linfócitos B CD19 com o marcador de linfócitos T CD5; esse achado é comumente observado apenas em casos de LLC e de linfoma de células do manto. A LLC se distingue do linfoma de células do manto pela expressão de CD23, CD200 e LEF-1, pela baixa expressão de imunoglobulina de superfície e de CD20, e pela ausência de translocação ou superexpressão de ciclina D1. Pacientes cujas células LLC exibem variantes patogênicas do gene da imunoglobulina (mutação somática IgVH) são portadores de uma forma mais indolente da doença; em geral, essas células expressam baixos níveis do antígeno de superfície CD38 e não expressam a proteína associada à cadeia zeta (ZAP-70). Por outro lado, pacientes cujas células possuem genes IgVH não variantes e altos níveis de expressão de ZAP-70 obtêm resultados piores, devendo ser tratados mais

cedo. A avaliação das alterações genômicas por FISH fornece informações prognósticas importantes. Um achado de deleção do cromossomo 17p (TP53) confere o pior prognóstico; já a deleção de 11q (ATM) confere um prognóstico inferior para o genótipo médio, e a deleção isolada de 13q tem resultado mais favorável. Em 50% dos pacientes observa-se hipogamaglobulinemia, esse achado se torna mais comum em pacientes com doença avançada. Em alguns pacientes, observa-se pequena quantidade de paraproteína IgM no soro.

Diagnóstico diferencial

São poucas as síndromes que podem ser confundidas com LLC. Infecções virais geradoras de linfocitose devem ficar evidentes pela presença de febre e de outros achados clínicos; mas pode ocorrer febre em pacientes com LLC, em decorrência de uma infecção bacteriana coexistente. A coqueluche pode causar uma contagem total de linfócitos particularmente alta. Outras doenças linfoproliferativas (p. ex., macroglobulinemia de Waldenström, leucemia de células pilosas ou linfoma [especialmente linfoma de células do manto ou linfoma de pequenos linfócitos]) na fase leucêmica podem ser diferenciadas com base na morfologia e no imunofenótipo dos linfócitos circulantes e na medula óssea. A linfocitose monoclonal de células B é um distúrbio que se caracteriza por contagens de células B < 5.000/mcL ($5,0 \times 10^9$/L), sendo considerada como um precursor da LLC-B.

Tratamento

O tratamento da LLC vem evoluindo, tendo em vista a atual disponibilidade de vários agentes ativos com direcionamento. Na maioria dos casos de LLC indolente precoce, os pacientes não precisam de terapia específica, e o padrão terapêutico para a doença em estágio inicial tem sido a observação atenta. As indicações para tratamento incluem fadiga progressiva, linfadenopatia sintomática, anemia ou trombocitopenia. Esses pacientes têm doença sintomática e progressiva no estágio Rai II ou no estágio Rai III/IV. Para a maioria dos pacientes com LCC, o tratamento inicial consiste na terapia biológica direcionada. As opções são a monoterapia com um inibidor de BTK (ibrutinibe, acalabrutinibe ou zanubrutinibe), ou venetoclax (um inibidor de bcl2 que resulta em apoptose) em combinação com terapia anticorpo anti-CD20. A escolha entre esses agentes se baseia na toxicidade e também na preferência. Os inibidores de BTK são agentes orais que dependem da administração contínua para que sejam eficazes; são agentes bem tolerados, mas podem estar associados à ocorrência de hipertensão, fibrilação atrial e sangramento. É importante que se tenha cautela nos casos em que esses agentes são administrados em conjunto com anticoagulantes (Doac) e nos cenários pré e pós-operatório. Normalmente, venetoclax (titulado lentamente até 400 mg/dia) deve ser administrado para um curso terapêutico autolimitado; seu uso está associado à síndrome de lise tumoral e à ocorrência de neutropenia; alguns pacientes talvez tenham que ser hospitalizados para o tratamento inicial. Venetoclax deve ser combinado com um anticorpo monoclonal anti-CD20, geralmente obinutuzumabe, o que pode resultar em reações infusionais. A quimioterapia combinada tradicional será usada apenas em casos selecionados (ver Tab. 41.3). Para pacientes idosos, outra opção de tratamento consiste na administração de clorambucil, 0,6-1 mg/kg VO de 4-4 semanas, em combinação com obinutuzumabe.

Pacientes que recidivam durante a medicação com um inibidor de BTK devem ser submetidos a testes de identificação das variantes patogênicas recorrentes de BTK (p. ex., *C481S*) que podem responder ao novo agente pirtobrutinibe. Alternativamente, esses pacientes podem ser tratados com uma combinação de venetoclax e um anticorpo anti-CD20. Nos casos de recidiva após terapia baseada em venetoclax, recorre-se frequentemente a um inibidor de BTK. A terapia modificadora de células T pelo receptor de antígeno quimérico (CAR) direcionado ao CD19 é outra opção para pacientes com LLC refratários; esse tratamento poderá resultar em remissões duradouras. Por fim, o transplante alogênico pode representar um tratamento potencialmente curativo para pacientes com LLC, mas essa opção deve ser usada apenas em pacientes em que não tenha sido possível controlar a doença pelas terapias disponíveis, em decorrência das altas morbidade e mortalidade associadas aos transplantes alogênicos.

É importante ter em mente que os inibidores de BTK podem estar inicialmente associados a uma linfocitose acentuada, em decorrência da liberação de células tumorais dos linfonodos para o sangue periférico. Isso resulta em uma significativa redução precoce da linfadenopatia, mas também em uma depuração potencialmente enganosa e mais tardia de linfócitos do sangue periférico e da medula óssea.

A ocorrência de anemia hemolítica autoimune ou de trombocitopenia imune associada pode exigir tratamento com rituximabe ou prednisona, ou por esplenectomia. Pacientes que anteriormente tiveram infecção por HBV devem ser medicados com rituximabe, juntamente com profilaxia com um agente anti-HBV. Pacientes com infecções bacterianas recorrentes e com hipogamaglobulinemia serão beneficiados com infusões profiláticas de gamaglobulina (0,4 g/kg/mês), mas esse tratamento é incômodo e caro; assim, seu uso se justifica apenas nos casos de infecção grave.

Prognóstico

As terapias direcionadas mudaram o prognóstico para a LLC. Em pacientes com a doença em estágio 0 ou I, a sobrevida média chega a 10-15 anos, e esses pacientes podem ter a certeza de ter uma vida normal. No passado, os pacientes com a doença em estágio III ou IV tinham uma sobrevida média inferior a 2 anos; mas com as terapias modernas, chegam a > 70% as sobrevidas de 5 anos; além disso, as perspectivas a longo prazo parecem melhorar substancialmente. Em pacientes portadores de formas de LLC de alto risco e resistentes, há evidências de que o transplante alogênico pode contornar os fatores de risco, com possibilidade de controle da doença a longo prazo.

Quando encaminhar

Todos os pacientes com LLC devem ser encaminhados ao hematologista.

Quando hospitalizar

Raramente haverá necessidade de hospitalização.

Ahn IE et al. Targeting Bruton's tyrosine kinase in CLL. Front Immunol. 2021;12:687458. [PMID: 34248972]

Chirino A et al. Resisting the resistance: navigating BTK mutations in chronic lymphocytic leukemia (CLL). Genes (Basel). 2023;14:2182. [PMID: 38137005]

Hampel PJ et al. Chronic Lymphocytic Leukemia Treatment Algorithm 2022. Blood Cancer J. 2022;12:161. [PMID: 36446777]

Lew TE et al. How I treat chronic lymphocytic leukemia after venetoclax. Blood. 2021;138:361. [PMID: 33876212]

Stevenson FK et al. Exploring the pathways to chronic lymphocytic leukemia. Blood. 2021;138:827. [PMID: 34075408]

Leucemia de células pilosas

FUNDAMENTOS DO DIAGNÓSTICO

- Pancitopenia.
- Esplenomegalia, geralmente enorme.
- Células pilosas presentes no esfregaço de sangue e especialmente em biópsia de medula óssea.

Considerações gerais

A leucemia de células pilosas é uma malignidade rara de células-tronco hematopoiéticas diferenciadas como linfócitos B maduros com projeções citoplasmáticas pilosas. A variante patogênica V600E no gene *BRAF* é reconhecida como o evento genético causal da leucemia de células pilosas, pois pode ser detectada em quase todos os casos no diagnóstico e está presente na recidiva.

Achados clínicos
A. Sintomas e sinais

Tipicamente, a doença se apresenta em homens de meia-idade. A média de idade na apresentação é de 55 anos, e há impressionante *predominância masculina de 5:1*. A maioria dos pacientes se apresenta com um início gradual de fadiga; outros se queixam de sintomas relacionados a um baço acentuadamente aumentado e alguns chamam a atenção por causa de infecção.

A esplenomegalia está quase invariavelmente presente e pode ser enorme. Em 50% dos casos ocorre hepatomegalia; não é comum a ocorrência de linfadenopatia.

Em geral, a leucemia de células pilosas é um distúrbio indolente, cujo curso é dominado por pancitopenia e por infecções recorrentes, inclusive infecções micobacterianas.

B. Achados laboratoriais

A marca característica da leucemia de células pilosas é a pancitopenia. A anemia é quase universal, e 75% dos pacientes se apresentam com trombocitopenia e neutropenia. No esfregaço de sangue periférico, geralmente as "**células pilosas**" são observadas em pequeno número, tendo um aspecto característico, com numerosas projeções citoplasmáticas. Normalmente, não é possível obter uma amostra de medula óssea pela aspiração (punção seca), e o diagnóstico deve ser estabelecido pela morfologia característica observada em uma biópsia da medula óssea. As células pilosas têm um padrão característico de coloração histoquímica com fosfatase ácida resistente a tartarato (Trap). A imunofenotipagem revela que as células coexpressam os antígenos CD11c, CD20, CD22, CD25, CD103 e CD123. O exame patológico do baço demonstra infiltração acentuada da polpa vermelha com células pilosas. Esse achado contrasta com a habitual predileção dos linfomas em envolver a polpa branca do baço.

Diagnóstico diferencial

A leucemia de células pilosas deve ser diferenciada de outras doenças linfoproliferativas com envolvimento da medula óssea. E também pode ser confundida com outras causas de pancitopenia, p. ex., hiperesplenismo por qualquer causa, anemia aplásica e hemoglobinúria paroxística noturna.

Tratamento

Pacientes sintomáticos devem ser tratados, aqueles com desconforto esplênico, infecções recorrentes ou citopenias significativas. O tratamento de escolha é a administração de um análogo de nucleosídeo, especificamente pentostatina ou cladribina, para um único curso, que resulta em remissão completa em 70-95% dos pacientes. Esse tratamento está associado a complicações infecciosas, e os pacientes devem ser cuidadosamente monitorados. A duração média da resposta é superior a 8 anos; e as recidivas que ocorram 1 ano ou mais após a terapia inicial podem ser tratadas novamente com um desses agentes. No cenário de recidiva, pode-se administrar rituximabe isoladamente ou em combinação com um análogo de nucleosídeo. O uso de vemurafenibe, um inibidor de *BRAF*, resulta em um percentual global de resposta de aproximadamente 100% em pacientes com leucemia de células pilosas refratária/recidivante, com remissões completas em 35-40% dos casos. A média para sobrevida livre de recidiva é de aproximadamente 19 meses em pacientes que alcançaram remissão completa; e de 6 meses naqueles que obtiveram resposta parcial. Pode-se usar vemurafenibe em combinação com um anticorpo anti-CD20 como terapia inicial para pacientes fragilizados ou com infecções ativas. Pode-se usar dabrafenibe, um inibidor de *BRAF* de próxima geração, em combinação com trametinibe para pacientes refratários à terapia inicial baseada em análogos de nucleosídeo.

Curso e prognóstico

Mais de 95% dos pacientes com leucemia de células pilosas sobrevivem por mais de 10 anos.

Bohn JP et al. The biology of classic hairy cell leukemia. Int J Mol Sci. 2021;22:7780. [PMID: 34360545]

Falini B et al. How I treat refractory/relapsed hairy cell leukemia with BRAF inhibitors. Blood. 2022;139:2294. [PMID: 35143639]

Kreitman R et al. Dabrafenib plus trametinib in patients with relapsed/refractory BRAF V600E mutation-positive hairy cell leukemia. Blood. 2023;141:996. [PMID: 36108341]

Tiacci E et al. Vemurafenib plus rituximab in refractory or relapsed hairy-cell leukemia. N Engl J Med. 2021;384:1810. [PMID: 33979489]

LINFOMAS

Linfomas não Hodgkin

FUNDAMENTOS DO DIAGNÓSTICO

- Frequentemente presentes com linfadenopatia indolor.
- O diagnóstico é estabelecido por biópsia de tecido.

Considerações gerais

Os linfomas não Hodgkin constituem um grupo heterogêneo de neoplasias linfocíticas que geralmente se apresentam na forma de hipertrofia dos linfonodos. Os distúrbios variam na apresentação clínica e no curso, desde indolentes a até rapidamente progressivos.

A biologia molecular forneceu indícios para a patogênese desses distúrbios – geralmente uma questão de translocações cromossômicas equilibradas, nas quais *um oncogene se torna justaposto ao lado de um gene de imunoglobulina (linfoma de células B) ou do gene do receptor de células T ou gene correlato (linfoma de células T)*. O resultado final é a superexpressão do oncogene e o desenvolvimento do linfoma. O exemplo estudado em maior profundidade é o **linfoma de Burkitt**, no qual foi identificada uma anormalidade citogenética característica de translocação entre os braços longos dos cromossomos 8 e 14. O proto-oncogene *c-myc* sofre translocação de sua posição normal no cromossomo 8 para o *locus* da cadeia pesada da imunoglobulina no cromossomo 14. A superexpressão do *c-myc* está relacionada à transformação maligna, decorrente da proliferação excessiva de células B. Em casos de linfoma folicular, a translocação t(14;18) é característica, com superexpressão de *bcl-2*, resultando em proteção contra a apoptose, que é o mecanismo habitual de morte das células B.

A classificação dos linfomas é uma área dinâmica ainda em evolução. O **agrupamento de 2022** (Tab. 15.16) separa as doenças com base em características clínicas e patológicas. Oitenta e cinco por cento dos linfomas não Hodgkin têm origem em células B e 15% são originários de células T ou células NK. Embora os linfomas não Hodgkin representem um grupo distinto de doenças, foram historicamente divididos em duas categorias, com base no comportamento clínico e na patologia: linfomas não Hodgkin **indolentes** (de baixo grau) e **agressivos** (de grau intermediário ou alto).

Achados clínicos
A. Sintomas e sinais

Pacientes com linfomas não Hodgkin geralmente apresentam linfadenopatia. Os linfonodos envolvidos podem ter localização periférica ou central (no retroperitônio, mesentério

TABELA 15.16 Classificação de linfomas da OMS (modificada da versão de 2022)

Linfoma linfoblástico precursor de células B

Linfomas de células B maduras

    Leucemia linfocítica crônica/linfoma linfocítico pequeno

    Linfocitose monoclonal de células B

    Leucemia de células pilosas

    Linfoma difuso de grandes células B

    Linfoma difuso primário de grandes células B do SNC

    Linfoma de células B de alto grau, com rearranjos *MYC* e *BCL2* e/ou *BCL6*

    Linfoma de células B grandes mediastínico (tímico)

    Linfoma folicular

    Linfoma linfoplasmocitário (macroglobulinemia de Waldenström)

    Linfoma de células do manto

    Linfoma de Burkitt

    Linfoma da zona marginal

    Proliferações linfoides e linfomas de células B associados a KSHV/HHV8

Linfomas de células T maduras (e de células NK)

    Linfoma anaplásico de grandes células

    Linfoma angioimunoblástico de células T

    Linfoma de células T periférico, NEO

    Linfoma cutâneo de células T (micose fungoide, síndrome de Sézary)

    Linfoma extranodal de células T/NK, tipo nasal

    Leucemia/linfoma de células T adultas

    Leucemia linfocítica granular grande de células T

Linfoma de Hodgkin

    Linfoma de Hodgkin predominantemente linfocitário nodular

    Linfoma de Hodgkin clássico

Distúrbios linfoproliferativos pós-transplante

Neoplasias de células dendríticas e histiocíticas

KSHV: vírus do herpes associado ao sarcoma de Kaposi; HHV8: herpes-vírus humano-8 (também conhecido como vírus do herpes do sarcoma de Kaposi); NEO: não especificado de outra forma.

e pelve). Em geral, os linfomas indolentes já se disseminaram por ocasião do diagnóstico, sendo frequente o envolvimento da medula óssea. Muitos pacientes portadores de linfoma apresentam sintomas constitucionais, como febre, suores noturnos intensos e perda de peso > 10% do peso corporal prévio (conhecidos como "**sintomas B**").

Ao exame, a linfadenopatia pode ser isolada ou difusa, e podem ser detectadas localizações extranodais da doença (p. ex., pele, trato GI, fígado e medula óssea). Pacientes com linfoma de Burkitt relatam dor ou plenitude abdominais, em virtude da predileção da doença pelo abdome.

Uma vez estabelecido o diagnóstico patológico, deve-se fazer o estadiamento do linfoma com a ajuda de uma tomografia por emissão de pósitrons (PET)/tomografia computadorizada (TC) de corpo inteiro e uma biópsia da medula óssea. Em pacientes com linfoma de alto grau ou de grau intermediário com características de alto risco, deve ser efetuada uma punção lombar.

B. Achados laboratoriais

Em geral, o sangue periférico nada revela de anormal, mesmo diante de um envolvimento extenso da medula óssea pelo linfoma. Comumente, não são observadas células circulantes de linfoma no sangue.

O envolvimento da medula óssea se manifesta na forma de agregados linfoides monoclonais paratrabeculares. Em alguns linfomas de alto grau, há envolvimento das meninges e podem ser observadas células malignas na citologia do LCE. O DHL sérico, um marcador prognóstico útil, deve ser incorporado na estratificação de risco do tratamento.

O *diagnóstico de linfoma* é firmado pela análise de uma biópsia de tecido. A aspiração por agulha pode fornecer evidências de linfoma não Hodgkin, mas há necessidade de uma biópsia de linfonodo (ou biópsia de tecido extranodal envolvido) para a formulação de um diagnóstico e classificação precisos.

Tratamento

A. Linfomas indolentes

Nesse grupo, os linfomas mais comuns são o **linfoma folicular, linfomas da zona marginal** e **linfoma linfocítico de pequenas células** (LLPC). O tratamento para linfomas indolentes depende do estágio da doença e do quadro clínico do paciente. Um pequeno número de pacientes se apresenta com doença limitada, com apenas um ou dois grupos de linfonodos anormais contíguos; esses casos podem ser tratados com irradiação localizada com intenção curativa. No entanto, a maioria dos pacientes (85%) com linfoma indolente se apresenta com a doença disseminada no momento do diagnóstico, que não é considerada curável. *Historicamente, o tratamento desses pacientes não afetou a sobrevida global; portanto, o tratamento será oferecido apenas ao surgirem os sintomas, ou para grandes volumes tumorais.* Depois de cada resposta ao tratamento, os pacientes apresentarão recaída a intervalos tradicionalmente mais curtos. Alguns pacientes apresentarão remissões espontâneas temporárias (8%). Vem crescendo o número de opções terapêuticas razoáveis para pacientes com linfomas indolentes, mas ainda não se chegou a um consenso com relação à melhor estratégia. Habitualmente, o paciente é tratado com rituximabe (375 mg/m^2 IV/semana durante 4 semanas) isoladamente ou em combinação com a quimioterapia; este pode ser o único agente a afetar a sobrevida global nesses distúrbios. Os pacientes devem ser rastreados para hepatite B, pois foram descritos casos raros de hepatite fulminante fatal com o uso de terapias monoclonais anti-CD20 sem acompanhamento da profilaxia com agente anti-HBV. Rituximabe deve ser adicionado aos regimes quimioterápicos com uso de bendamustina; ciclofosfamida, vincristina e prednisona (R-CVP) ou de ciclofosfamida, doxorrubicina, vincristina e prednisona (R-CHOP) (ver Tab. 41.2). O uso de lenalidomida, um agente imunomodulador, em combinação com terapia anti-CD20, é uma opção alternativa com resultados semelhantes aos da quimioterapia. Os regimes mencionados anteriormente também podem ser instituídos para pacientes com recidiva da doença. O anticorpo biespecífico CD20:CD3 mosunetuzumabe demonstra grande atividade em pacientes que progrediram depois de dois cursos terapêuticos; seu uso pode resultar em uma resposta geral em 80% dos pacientes, com duração média de 22,8 meses. A terapia modificadora de células

T pelo receptor de antígeno quimérico (CAR) direcionado ao CD19 também está disponível para pacientes com pelo menos duas recidivas. O transplante de células-tronco (alogênico ou autólogo) é outra opção para esses pacientes.

Pacientes com tumores de **tecido linfoide associado à mucosa (Malt)** do estômago podem ser tratados adequadamente com antibióticos combinados direcionados contra *H. pylori* e com bloqueio ácido, mas requerem monitoramento endoscópico frequente. Alternativamente, os tumores Malt confinados ao estômago também podem ser curados com radioterapia de estômago inteiro. Os tumores Malt do baço geralmente são associados à hepatite C e podem remitir após a terapia de erradicação da hepatite C.

B. Linfomas agressivos

Pacientes com **linfoma difuso de grandes células B** são tratados com intenção curativa. A maioria dos pacientes é tratada com seis ciclos de imunoquimioterapia, p. ex., com R-CHOP (ver Tab. 41.2). Em pacientes com doença volumosa ou extranodal, pode-se adicionar a radioterapia com envolvimento nodal. Cerca de 25% dos pacientes com linfoma difuso de grandes células B foram identificados como "expressores de proteína dupla", isto é, com superexpressão de proteínas MYC e BCL2 por imuno-histoquímica; seus resultados são um tanto inferiores. Os casos de **linfoma de alto grau** com translocações cromossômicas afetando *MYC*, como t(8;14), e com translocações afetando *BCL2*, como t(14;18), ou *BCL6* (3q27), também chamado de "linfoma de duplo impacto", têm cursos muito agressivos. Pacientes com essa doença podem obter melhores desfechos com R-EPOCH ajustado à dose como terapia de primeira linha.

Pacientes com linfoma difuso de grandes células B ou com linfoma de alto grau que recidivaram após a quimioterapia inicial ainda podem ser curados com a terapia modificadora de células T pelo receptor de antígeno quimérico (CAR) direcionado ao CD19; essa terapia resulta em taxas de resposta completa durável de cerca de 40%. A quimioterapia de alta dose acompanhada por transplante autólogo de células-tronco hematopoiéticas é outra opção potencialmente curável; entretanto, atualmente seu uso é menos frequente. Os anticorpos biespecíficos anti-CD20:CD3 epcoritamabe e glofitamabe demonstraram atividade clínica em pacientes que demonstraram progressão em seguida a dois cursos terapêuticos.

Os regimes imunoquimioterápicos de rotina não tratam efetivamente do **linfoma de células do manto**. A imunoquimioterapia inicial intensiva, inclusive com transplante autólogo de células-tronco hematopoiéticas, demonstrou melhorar os resultados. Os inibidores de BTK ibrutinibe, acalabrutinibe e zanubrutinibe demonstram atividade em pacientes portadores de linfoma de células do manto recidivados ou refratários. Com base em sua atividade, esses agentes estão atualmente migrando para a terapia de primeira linha e podem significar uma alternativa ao transplante de células-tronco. A terapia modificadora de células T pelo receptor de antígeno quimérico (CAR) direcionado ao CD19 (CART19) com brexucabtagene autoleucel demonstra atividade promissora em pacientes cuja doença progrediu em seguida ao tratamento com inibidores de BTK. O transplante alogênico de células-tronco de intensidade reduzida oferece potencial curativo para pacientes selecionados. Em casos de **linfoma primário do SNC**, ciclos repetidos de metotrexato IV em altas doses em associação com rituximabe no início do tratamento obtêm melhores resultados e menos comprometimento cognitivo, em comparação com a radioterapia de cérebro inteiro.

Pacientes com **linfomas altamente agressivos** (de Burkitt ou linfoblásticos) devem ser hospitalizados para quimioterapia cíclica urgente e intensiva, semelhante à administrada para LLA, e também requerem quimioterapia intratecal como profilaxia para o SNC.

Pacientes com **linfomas periféricos de células T** geralmente se apresentam com doença nodal e extranodal em estágio avançado; caracteristicamente, esses pacientes obtêm taxas de resposta à terapia mais baixas em comparação com pacientes portadores de linfomas agressivos de células B. Com frequência, o transplante autólogo de células-tronco é incorporado à terapia de primeira linha. Brentuximabe vedotina, um conjugado anticorpo-droga, exibe atividade significativa em pacientes com linfomas periféricos de células T CD30-positivos, como o linfoma anaplásico de grandes células. A combinação de brentuximabe vedotina com ciclofosfamida, doxorrubicina e prednisona é o tratamento inicial de escolha para linfomas de células T periféricos CD30-positivos.

Prognóstico

A sobrevida média de pacientes com linfomas indolentes é de 10-15 anos. Essas doenças acabam se tornando refratárias à quimioterapia. Geralmente essa refratariedade ocorre no momento da progressão histológica da doença para uma forma mais agressiva de linfoma.

O Índice de prognóstico internacional é um instrumento de amplo uso na categorização dos pacientes com linfoma agressivo em grupos de risco. Os fatores que conferem um prognóstico adverso são idade > 60 anos, DHL sérico elevado, doença em estágio III ou IV, mais de uma localização extranodal da doença e baixo *status* de desempenho. As taxas de cura variam, desde > 80% para pacientes de baixo risco (zero fator de risco) até < 50% para pacientes de alto risco (≥ 4 fatores de risco).

Para pacientes que recidivaram após a quimioterapia inicial, a terapia modificadora de células T pelo receptor de antígeno quimérico (CAR) direcionado ao CD19 ou o transplante autólogo de células-tronco hematopoiéticas podem oferecer uma probabilidade de 40-50% de sobrevida livre de linfoma a longo prazo.

O tratamento de pacientes idosos com linfoma tem sido difícil, tendo em vista a menor tolerância à quimioterapia agressiva. Nesses casos, deve-se dar preferência ao uso de regimes de intensidade reduzida (p. ex., R-miniCHOP) com fatores de crescimento da linhagem mieloid e profilaxia antibiótica.

Quando encaminhar

Todos os pacientes com linfoma devem ser encaminhados ao hematologista ou ao oncologista.

Quando hospitalizar

A internação será necessária apenas em casos de complicações específicas do linfoma ou do seu tratamento e para o tratamento de todos os linfomas de alto grau.

Armitage JO et al. Mantle-cell lymphoma. N Engl J Med. 2022; 386:2495. [PMID: 35767440]

Habringer S et al. A prospective observational study of real-world treatment and outcome in secondary CNS lymphoma. Eur J Cancer. 2024;196:113436. [PMID: 38008033]

Nastoupil LJ et al. Management of aggressive lymphoma after CAR T-cell therapy failure. Hematology Am Soc Hematol Educ Program. 2023;2023:364. [PMID: 38066908]

Rossi D et al. Marginal-zone lymphomas. N Engl J Med. 2022;386:5681. [PMID: 35139275]

Sehn LH et al. Diffuse large B-cell lymphoma. N Engl J Med. 2021;384:842. [PMID: 33657296]

Tavares A et al. Diffuse large B-cell lymphoma in very elderly patients: towards best tailored treatment – a systematic review. Crit Rev Oncol Hematol. 2021;160:103294. [PMID: 33675907]

Tilly H et al. Polatuzumab vedotin in previously untreated diffuse large B-cell lymphoma. N Engl J Med. 2022;386:351. [PMID: 34904799]

Westin JR et al. Efficacy and safety of CD19-directed CAR-T cell therapies in patients with relapsed/refractory aggressive B-cell lymphomas: observations from the JULIET, ZUMA-1, and TRANSCEND trials. Am J Hematol. 2021;96:1295. [PMID: 34310745]

Linfoma de Hodgkin

FUNDAMENTOS DO DIAGNÓSTICO

- Frequentemente, linfadenopatia indolor.
- Sintomas constitucionais podem ou não estar presentes.
- Diagnóstico patológico por biópsia de linfonodo.

Considerações gerais

O linfoma de Hodgkin se caracteriza pela biópsia de linfonodo que revela **células de Reed-Sternberg** em um cenário celular reativo apropriado. A célula maligna é derivada de linfócitos B com origem no centro germinativo.

Achados clínicos

Há uma distribuição etária bimodal, com um pico na faixa dos 20 anos e um segundo pico acima dos 50 anos. A maioria dos pacientes procura atendimento médico em decorrência de uma massa indolor, comumente situada no pescoço. Outros pacientes podem buscar atendimento médico por causa de sintomas constitucionais, p. ex., febre, perda de peso, ou suores noturnos intensos, ou ainda por causa de um prurido generalizado. Um sintoma incomum do linfoma de Hodgkin é a dor em um linfonodo envolvido, em seguida à ingestão de bebidas alcoólicas.

Uma característica importante do linfoma de Hodgkin é sua tendência a surgir em áreas de linfonodos únicos e de se disseminar de forma ordenada para áreas linfonodais contíguas. Mais adiante no curso da doença, a invasão vascular resulta em disseminação hematogênica generalizada.

O linfoma de Hodgkin se divide em dois subtipos: **Hodgkin clássico** (esclerose nodular, celularidade variada, abundância de linfócitos e depleção de linfócitos) e **Hodgkin não clássico** (predominância de linfócitos nodulares). Deve-se distinguir patologicamente o linfoma de Hodgkin de outros linfomas malignos; ocasionalmente, pode ser confundido com linfonodos reativos observados em casos de mononucleose infecciosa, doença da arranhadura do gato ou em reações farmacológicas (p. ex., fenitoína).

Os pacientes devem passar por uma avaliação de estadiamento para que seja determinada a extensão da doença, com bioquímica sérica, PET/TC de corpo inteiro e biópsia da medula óssea.

Tratamento

A quimioterapia é a base do tratamento para o linfoma de Hodgkin; sua dosagem depende do risco da doença. Pacientes de baixo risco se apresentam com doença em estágio I ou II, com ausência de linfadenopatia volumosa e sem evidência de inflamação sistêmica excessiva. Tradicionalmente, esses pacientes são tratados com uma combinação de quimioterapia de curta duração e radioterapia com envolvimento nodal, mas esse último procedimento pode ser eliminado em pacientes com uma PET/TC precoce negativa, sem mudança significativa nos resultados (ver Tab. 41.3). ABVD (doxorrubicina, bleomicina, vimblastina, dacarbazina) continua sendo o regime padrão de primeira linha para esses pacientes, graças à sua toxicidade controlável.

Os pacientes considerados de alto risco são portadores de doença em estágio III ou IV ou com doença em estágio II e uma grande massa mediastinal, ou com outra massa volumosa ou inflamação sistêmica. Esses pacientes são tratados com um ciclo completo de quimioterapia por seis ciclos. A substituição do conjugado anticorpo-droga brentuximabe vedotina por bleomicina no protocolo ABVD (denominado AAVD) demonstrou sobrevida global e livre de progressão um tanto superior, o protocolo é frequentemente usado em pacientes com doença em estágio III ou IV de alto risco. Esse tratamento requer suporte com um fator de crescimento, em decorrência do maior risco de complicações infecciosas. Se o paciente estiver em uso do protocolo ABVD, deve-se prestar atenção à sua função pulmonar, pois a bleomicina pode estar associada a uma toxicidade pulmonar significativa, que pode resultar em fibrose e morte. É aconselhável a obtenção de uma PET provisória depois de dois ciclos de quimioterapia ABVD. Em pacientes com uma tomografia negativa, a bleomicina pode ser eliminada de seu tratamento, sem que haja comprometimento da eficácia. Pacientes com um exame positivo devem ser tratados por intensificação com BEACOPP (bleomicina, etoposídeo, doxorrubicina, ciclofosfamida, vincristina, procarbazina, prednisona), que está associado a melhores resultados nesse cenário, embora também com maior toxicidade.

O linfoma de Hodgkin clássico que recidivou em seguida ao tratamento inicial poderá ser tratado com quimioterapia de alta dose e com um transplante autólogo de células-tronco hematopoiéticas. Essa estratégia oferece uma probabilidade de cura de 35-50%, nos casos em que a doença ainda está respondendo à quimioterapia. Foi demonstrado que a inibição do *checkpoint* imunológico pelo bloqueio de PD1 com nivolumabe ou pembrolizumabe exerce atividade notável em pacientes com doença recidivante ou refratária (taxa de resposta geral [TRG] = 65%). Esses agentes, e também o brentuximabe vedotina, vêm sendo cada vez mais incorporados aos regimes de segunda linha antes (ou, para pacientes não elegíveis, em lugar) do transplante de células-tronco.

Prognóstico

Todos os pacientes devem ser tratados com intenção curativa. O prognóstico no linfoma de Hodgkin em estágio avançado é influenciado por sete características: estágio, idade, sexo, hemoglobina, albumina, contagem de leucócitos e contagem de linfócitos. O percentual de cura chega a 75% se estiverem presentes 0-2 características de risco; e a 55% quando ≥ 3 características de risco estiverem presentes. O prognóstico para pacientes com doença em estágio IA ou IIA é excelente, com taxas de sobrevida de 10 anos passam dos 90%. Pacientes com doença avançada (estágio III ou IV) têm taxas de sobrevida de 10 anos na faixa de 50-60%. Resultados inferiores observados em pacientes idosos, naqueles com doença volumosa e naqueles com depleção de linfócitos ou que apresentam celularidade variável no exame histológico. O linfoma de Hodgkin predominantemente linfocitário nodular (LHPLN) exibe elevadas taxas de cura apenas com a radioterapia para a doença em estágio inicial; no entanto, nos casos de doença em estágio avançado, essa enfermidade se caracteriza por longas sobrevidas, mas acompanhadas por repetidas recidivas após a quimioterapia ou a terapia com anticorpo monoclonal anti-CD20.

Quando encaminhar

- Todos os pacientes devem ser encaminhados ao oncologista ou ao hematologista.
- Pode ser apropriado um encaminhamento secundário ao rádio-oncologista.

Quando hospitalizar

Os pacientes devem ser internados quando houver complicações da doença ou do seu tratamento.

Ansell SM et al; ECHELON-1 Study Group. Overall survival with brentuximab vedotin in stage III or IV Hodgkin's lymphoma. N Engl J Med. 2022;387:310. [PMID: 35830649]

Kuruvilla J et al; KEYNOTE-204 investigators. Pembrolizumab versus brentuximab vedotin in relapsed or refractory classical Hodgkin lymphoma (KEYNOTE-204): an interim analysis of a multi-centre, randomised, open-label, phase 3 study. Lancet Oncol. 2021;22:512. [PMID: 33721562]

Longley J et al. Personalized medicine for Hodgkin lymphoma: mitigating toxicity while preserving cure. Hematol Oncol. 2021;39:39. [PMID: 34105815]

Zhang Y et al. Novel agents for relapsed and refractory classical Hodgkin lymphoma: a review. Front Oncol. 2022;12:929012. [PMID: 35928877]

Mieloma de células plasmáticas

> ### FUNDAMENTOS DO DIAGNÓSTICO
>
> - Dores ósseas, geralmente na coluna, costelas ou ossos longos proximais.
> - Imunoglobulina monoclonal (i.e., paraproteína) no soro ou urina.
> - Células plasmáticas clonais na medula óssea ou em uma biópsia de tecido, ou ambos.
> - Lesões em órgãos em razão de células plasmáticas (p. ex., ossos, rins, hipercalcemia, anemia) ou outros critérios definidos.

Considerações gerais

O mieloma de células plasmáticas (antes denominado "mieloma múltiplo") é uma malignidade de células-tronco hematopoiéticas terminalmente diferenciadas como células plasmáticas. Essa doença se caracteriza por infiltração da medula óssea, destruição óssea e produção de paraproteína. O diagnóstico fica estabelecido quando células plasmáticas monoclonais (limitadas à cadeia leve kappa ou lambda) são observadas na medula óssea (qualquer percentual) ou em um tumor (plasmocitoma). Esses achados estão associados a lesões em órgãos-alvo (p. ex., lesões líticas observadas em radiografias ósseas, na RM ou na PET/TC, anemia [hemoglobina < 10 g/dL {100 g/L}], hipercalcemia [cálcio > 11 mg/dL {2,75 mmol/L}], ou lesão renal [creatinina > 2 mg/dL {176,8 mcmol/L}] ou depuração de creatinina < 40 mL/min]), com ou sem síntese de paraproteína. Também são diagnósticos de mieloma de células plasmáticas os achados de ≥ 60% de células plasmáticas clonais na medula óssea, ou de uma correlação entre cadeias livres kappa/lambda no soro > 100 ou < 0,01 (ambos os critérios independentemente de lesões em órgãos-alvo). Mieloma latente é definido como a presença de 10-59% de células plasmáticas clonais na medula óssea, e/ou um nível sérico de paraproteína ≥ 3 g/dL (30 g/L), sem ocorrência de lesão aos órgãos-alvo ligados às células plasmáticas.

As células plasmáticas malignas podem levar à formação de tumores (**plasmocitomas**) que, por sua vez, podem provocar compressão da medula espinal ou outros problemas relacionados aos tecidos moles. É comum a ocorrência de osteopatia; e por causa da ativação excessiva dos osteoclastos, mediada em grande parte pela interação do ativador do receptor do fator nuclear kappa-B (RANK) com seu ligante (RANKL). Em pacientes com mieloma de células plasmáticas, ocorre subprodução de osteoprotegerina (um receptor chamariz para RANKL); isso promove a ligação de RANK com RANKL e subsequente excesso na reabsorção óssea.

As **paraproteínas** (**imunoglobulinas monoclonais**) secretadas pelas células plasmáticas malignas podem causar outros problemas. Níveis muito altos de paraproteína (IgG ou IgA) podem causar **hiperviscosidade**, embora essa complicação ocorra mais comumente com a paraproteína IgM, como é o caso na macroglobulinemia de Waldenström. Em geral, o componente de cadeia leve da imunoglobulina, quando produzido em excesso, resulta em lesão renal (frequentemente agravada por hipercalcemia e/ou hiperuricemia). Pode ocorrer deposição dos componentes da cadeia leve nos tecidos, em forma de amiloide, resultando em insuficiência renal acompanhada por albuminúria e por uma vasta gama de outras síndromes sistêmicas (cardiomiopatia restritiva, neuropatia autônoma e periférica, macroglossia, etc.).

Pacientes portadores de mieloma são propensos a infecções recorrentes por uma série de razões, como neutropenia, subprodução de imunoglobulinas normais (a chamada **imunoparesia**) e efeitos imunossupressores da quimioterapia. Esses pacientes também demonstram especial tendência para infecções com microrganismos encapsulados, como *Streptococcus pneumoniae* e *Haemophilus influenzae*; portanto, devem ser adequadamente vacinados.

Achados clínicos
A. Sintomas e sinais

O mieloma é uma doença de idosos (média de idade 65 anos). À apresentação, as queixas mais comuns são aquelas relacionadas à anemia, dores ósseas, doença renal e infecção. A dor óssea ocorre mais comumente nas costas, quadris ou costelas, ou pode se apresentar na forma de uma fratura patológica, especialmente do colo do fêmur ou das vértebras. Os pacientes também podem buscar atendimento médico por causa de uma compressão da medula espinal por um plasmocitoma, ou por causa da síndrome de hiperviscosidade (sangramento pelas mucosas, vertigem, náusea, distúrbios visuais, alterações no estado mental, hipóxia). Em muitos casos, os pacientes são diagnosticados pelos achados laboratoriais de elevação na proteína total, hipercalcemia, proteinúria, VHS elevada ou por anormalidades em uma eletroforese de proteína sérica obtida para pesquisa de sintomas ou em estudos de acompanhamento de rotina. Alguns pacientes buscam atendimento médico em razão da disfunção orgânica causada pela amiloidose.

O exame pode revelar palidez, sensibilidade óssea ou massas de tecido mole. Os pacientes podem exibir sinais neurológicos relacionados à neuropatia ou à compressão da medula espinal. Episódios de febre ocorrem principalmente em casos de infecção. Pode estar presente uma lesão renal oligúrica ou não oligúrica aguda decorrente de hipercalcemia, hiperuricemia, lesão por cilindros de cadeia leve, ou por amiloidose primária.

B. Achados laboratoriais

A anemia é quase universal. Os eritrócitos estão morfologicamente normais, mas a formação em *rouleaux* ocorre comumente, podendo ser acentuada. Mas a ausência de formação em *rouleaux* não exclui o mieloma de células plasmáticas nem a presença de uma paraproteína sérica. Em geral, as contagens de neutrófilos e de plaquetas estão normais na apresentação. Apenas em raros casos serão visualizadas células plasmáticas no esfregaço de sangue periférico (leucemia de células plasmáticas, se > 20%).

A marca distintiva do mieloma é a descoberta de uma paraproteína na **eletroforese de proteínas** (**EFP**) séricas ou urinárias ou na **eletroforese de imunofixação** (**EFI**). Na maioria dos pacientes, pode-se observar um pico monoclonal visível na região de gama ou beta-globulina da EFP. A semiquantificação da paraproteína na EFP é chamada de proteína M, e a EFI revelará que se trata de uma imunoglobulina monoclonal. Na EFP, aproximadamente 15% dos pacientes não terão paraproteína demonstrável no soro, pois suas células de mieloma sintetizam apenas cadeias leves e não a imunoglobulina intacta (mas a paraproteína será frequentemente observada na EFI sérica), e as cadeias leves transitam rapidamente pelo glomérulo a caminho da urina. Em geral, nesse cenário a EFP e a EFI urinárias demonstram a paraproteína de cadeia leve. Em alguns casos, o **ensaio quantitativo de cadeia leve livre** demonstrará um excesso de cadeias leves monoclonais no soro e na urina; para um pequeno percentual de pacientes, esse será o único meio de identificação e de quantificação da paraproteína que está sendo produzida. Em geral, a paraproteína representa IgG (60%), IgA (20%), ou apenas cadeia leve (15%) no mieloma de células plasmáticas; o restante representa casos raros de IgD, IgM ou de gamopatia biclonal. Em casos esporádicos, nenhuma paraproteína estará presente ("**mieloma não secretor**"); pacientes com esse quadro sofrem de uma doença particularmente agressiva.

A medula óssea estará infiltrada por quantidades variáveis de células plasmáticas monoclonais. As células plasmáticas podem ser morfologicamente anormais, muitas vezes são multinucleadas e exibem vacuolização. As células plasmáticas exibirão uma distorção acentuada com relação à proporção normal entre as cadeias leves kappa/lambda – achado indicativo de sua clonalidade. Muitos processos inflamatórios benignos podem resultar em plasmocitose da medula óssea, mas na ausência de clonalidade e de atipia morfológica.

C. Exames de imagem

É importante a obtenção de radiografias ósseas para que se possa estabelecer o diagnóstico de mieloma. Lesões líticas são observadas mais comumente no esqueleto axial: crânio, coluna, ossos longos proximais e costelas. Em outras ocasiões, observa-se apenas uma osteoporose generalizada. A cintilografia óssea com radionuclídeos não ajuda na detecção de lesões ósseas em pacientes com mieloma, pois há pouco componente osteoblástico. Na avaliação de pacientes com mieloma de células plasmáticas identificado ou suspeito, os exames por RM e PET/TC demonstram maior sensibilidade na detecção de osteopatias do que as radiografias simples; assim, devem ter preferência.

Diagnóstico diferencial

Ao se descobrir a presença de paraproteína em um paciente, deve-se estabelecer a distinção entre mieloma de células plasmáticas ou outra malignidade linfoproliferativa com presença de paraproteína (LLC/LLS, macroglobulinemia de Waldenström, linfoma não Hodgkin, amiloide primário, crioglobulinemia) e gamopatia monoclonal de significado indeterminado (GMSI). Por outro lado, mieloma de células plasmáticas, mieloma de células plasmáticas latente e GMSI devem ser diferenciados da hipergamaglobulinemia policlonal reativa (benigna) (comumente observada em pacientes com cirrose ou inflamação crônica).

Tratamento

Pacientes com mieloma latente de baixo risco devem ficar sob observação. Pacientes com doença latente de alto risco podem ser tratados com lenalidomida (um agente imunomodulador) e dexametasona, pois essa terapia prolonga o tempo até o surgimento do mieloma sintomático e, além disso, pode prolongar a sobrevida, em comparação com nenhum tratamento, embora à custa de efeitos colaterais de origem farmacológica.

Na maioria das vezes, pacientes com mieloma de células plasmáticas devem ser tratados já por ocasião do diagnóstico, por causa das dores ósseas ou de outros sintomas e complicações relacionados à doença. Em geral, o tratamento inicial consiste na administração de um agente imunomodulador, p. ex., lenalidomida; um inibidor de proteassoma, como o bortezomibe ou carfilzomibe; o anticorpo monoclonal anti--CD38, daratumumabe; e dexametasona em dose moderada ou alta. No contexto de lesão renal, em alguns casos o agente imunomodulador é substituído por ciclofosfamida, um agente alquilante. Os principais efeitos colaterais da lenalidomida são neutropenia e trombocitopenia, erupção cutânea, TEV, neuropatia periférica e possivelmente defeitos congênitos. Bortezomibe e carfilzomibe têm as vantagens de dar respostas rápidas e de serem eficazes em mielomas com mau prognóstico. O principal efeito colateral do bortezomibe é a neuropatia (periférica e autônoma), que pode ser amplamente melhorada quando administrada por via SC em vez de IV. Carfilzomibe raramente causa neuropatia, mas às vezes provoca hipertensão pulmonar aguda ou disfunção sistólica cardíaca, geralmente reversível. Em pacientes com mieloma de células plasmáticas, inclusive quando recém-diagnosticados e não qualificados para transplante de células-tronco autólogas, bem como em pacientes recidivantes ou refratários, deve-se administrar daratumumabe (1.800 mg) em associação com hialuronidase-fihj (30.000 unidades) SC durante 3-5 minutos.

Ixazomibe, um inibidor de proteassoma administrado por via oral, pode ser usado em pacientes com doença recidivante. Pomalidomida, um agente imunomodulador, é eficaz como terapia após uma recidiva. Estão disponíveis outros agentes de resgate, p. ex., daratumumabe, elotuzumabe (um anticorpo monoclonal anti-SLAMF7), selinexor (causa parada do ciclo celular e apoptose) e belantamabe mafodotina (um anticorpo anti-BCMA conjugado a um agente citotóxico).

Em seguida ao tratamento inicial, muitos pacientes com < 80 anos serão consolidados com um transplante autólogo de células-tronco hematopoiéticas em seguida à administração de altas doses de melfalano (um agente quimioterápico alquilante). O transplante autólogo de células-tronco prolonga o tempo de remissão e a sobrevida em geral. Lenalidomida ou talidomida prolongam a remissão e a sobrevida, quando administradas como terapia de manutenção pós-transplante, mas à custa de

taxas elevadas de malignidades secundárias. Depois do transplante autólogo de células-tronco em pacientes de alto risco, os inibidores de proteassoma prolongam as remissões. Para pacientes com doença refratária à polifarmácia, a terapia com antígeno direcionado por células T do receptor de antígeno quimérico ao antígeno de maturação de células B (BCMA) demonstrou notável atividade, com taxas de resposta superiores a 70% e com duração média da resposta ultrapassando os 11 meses. Por fim, dois anticorpos engajadores de células T, teclistamabe (direcionado para BCMA:CD3) e talquetamabe (um acoplador de células T CD3 direcionado para GPRC5D), demonstraram atividade nesse cenário, com uma média de sobrevida livre de progressão de cerca de 11 meses.

A radioterapia localizada pode ter utilidade como paliativo para as dores ósseas, ou para a erradicação do tumor no local da fratura patológica. O colapso vertebral com sua dor concomitante e os distúrbios mecânicos decorrentes podem ser tratados por vertebroplastia ou cifoplastia. A hipercalcemia e a hiperuricemia devem ser tratadas agressivamente por imobilização e hidratação. A administração IV mensal de bifosfonatos (pamidronato ou ácido zoledrônico) ou de denosumabe (um inibidor de RANKL) diminui a ocorrência de fraturas patológicas em casos de osteopatia. Esses medicamentos são adjuvantes importantes para esse subconjunto de pacientes. Os bifosfonatos também são usados no tratamento da hipercalcemia ligada ao mieloma. Mas cursos prolongados de bifosfonatos têm sido associados a um risco de osteonecrose mandibular e em outras áreas ósseas; portanto, para a maioria dos pacientes o uso desses agentes deve ficar limitado a 1-2 anos após a terapia inicial definitiva. Pacientes portadores de mieloma com doença renal oligúrica ou anúrica causada por níveis elevados de cadeia leve livre e detectada por ocasião do diagnóstico devem ser tratados agressivamente com quimioterapia, sendo ainda considerados para troca plasmática terapêutica (a fim de diminuir a concentração de paraproteína), pois em alguns casos a função renal poderá retornar.

Prognóstico

A perspectiva para pacientes com mieloma vem melhorando constantemente. A sobrevida média dos pacientes é superior a 7 anos. Pacientes com doença em baixo estágio e que não apresentam alterações genômicas de alto risco responderão de forma muito satisfatória ao tratamento, obtendo benefícios significativos com um transplante autólogo de células-tronco hematopoiéticas. Nesse cenário, terão uma sobrevida próxima a uma década. O *International staging system* (Sistema internacional de estadiamento) para o mieloma depende de dois fatores: beta-2-microglobulina e albumina. Pacientes em estágio 1 têm concentrações de beta-2-microglobulina < 3,5 mg/L e de albumina > 3,5 g/dL (sobrevida superior a 5 anos). O estágio 3 fica determinado com beta-2-microglobulina > 5,5 mg/L (sobrevida < 2 anos). O estágio 2 fica determinado diante de valores situados entre os estágios 1 e 3. Há outros achados prognósticos adversos, como um DHL sérico elevado ou anormalidades genéticas da medula óssea estabelecidas por FISH, com envolvimento do *locus* da cadeia pesada da imunoglobulina no cromossomo 14q32, várias cópias do *locus* 1q21-23, ou anormalidades do cromossomo 17p (causando a perda ou mutação do *TP53*).

Quando encaminhar

Todos os pacientes com mieloma de células plasmáticas devem ser encaminhados ao hematologista ou ao oncologista.

Quando hospitalizar

Há indicação de hospitalização para tratamento de IRA, hipercalcemia ou suspeita de compressão da medula espinal, para certos regimes quimioterápicos, ou para transplante autólogo de células-tronco hematopoiéticas.

Cowan AJ et al. Diagnosis and management of multiple myeloma: a review. JAMA. 2022;327:464. [PMID: 35103762]

Mailankody S et al. T-cell engagers – modern immune-based therapies for multiple myeloma. N Engl J Med. 2022;387:558. [PMID: 35947712]

Moreau P et al. Teclistamab in relapsed or refractory multiple myeloma. N Engl J Med. 2022;387:495. [PMID: 35661166]

Moreau P et al. Treatment of relapsed and refractory multiple myeloma: recommendations from the International Myeloma Working Group. Lancet Oncol. 2021;22:e105. [PMID: 33662288]

van de Donk NWCJ et al. CAR T-cell therapy for multiple myeloma: state of the art and prospects. Lancet Haematol. 2021;8:e446. [PMID: 34048683]

Zamagni E et al. How I treat high-risk multiple myeloma. Blood. 2022;139:2889. [PMID: 34727187]

Gamopatia monoclonal de significado indeterminado

FUNDAMENTOS DO DIAGNÓSTICO

- Imunoglobulina monoclonal (i.e., paraproteína) no soro (< 3 g/dL [< 30 g/L]) e/ou na urina.
- Células plasmáticas clonais na medula óssea < 10%.
- Sem sintomas ou lesões aos órgãos pela paraproteína.

Considerações gerais

A GMSI está presente em 1% de todos os adultos (3% em pessoas com mais de 50 anos e mais de 5% naquelas com mais de 70 anos). Entre todos os pacientes com paraproteínas, *a ocorrência de GMSI é muito mais comum do que o mieloma de células plasmáticas*. GMSI é definida como a presença de < 10% de células plasmáticas clonais na medula óssea no contexto de uma paraproteína no soro e/ou na urina (proteína M sérica < 3 g/dL [30 g/L]), na ausência de lesão a órgão-alvo relacionada à célula plasmática. Se ficar comprovado um excesso de cadeias leves livres (kappa ou lambda) no soro, a proporção entre kappa/lambda deve ser menor que 100 e maior que 0,01 (caso contrário, o achado será diagnóstico de mieloma de células plasmáticas). Em aproximadamente um quarto dos casos, GMSI evolui para uma malignidade evidente após uma década (em média). *A transformação de GMSI em mieloma de*

células plasmáticas é de aproximadamente 1% ao ano. São dois os fatores de risco adversos para progressão da GMSI para uma malignidade linfoide ou de células plasmáticas: uma proporção anormal entre cadeias leves livres kappa/lambda, e um nível de proteína monoclonal sérica (proteína M) ≥ 1,5 g/dL. Pacientes com GMSI têm sobrevida reduzida (média de 8,1 anos *vs.* 12,4 anos para controles compatibilizados por idade e sexo). Além disso, 12% dos pacientes com GMSI sofrerão conversão para amiloidose primária em uma média de 9 anos. Mieloma de células plasmáticas, mieloma de células plasmáticas latente e GMSI devem ser diferenciados da hipergamaglobulinemia policlonal reativa (benigna) (que é comum em casos de cirrose ou de inflamação crônica).

Achados laboratoriais

Para estabelecer o diagnóstico, o soro e a urina do paciente devem ser enviados para análise por EFP e EFI (i.e., pesquisa de uma proteína monoclonal); o soro deve ser enviado para análise de cadeias leves livres e para determinação quantitativa de imunoglobulinas. Outros exames que podem ajudar são hemoglobina e albumina, cálcio e creatinina séricas. Se os resultados para esses exames forem normais (ou, se forem anormais, mas tiverem outra explicação), então em geral a solicitação de uma biópsia de medula óssea será adiada, desde que a proteína M sérica seja < 3 g/dL (< 30 g/L). Pacientes assintomáticos devem ser submetidos a um exame radiográfico do esqueleto; mas se houver alguma queixa óssea ou alguma dúvida sobre possível osteopatia, deve-se dar preferência às imagens por RM ou por PET/TC. O paciente receberá um diagnóstico de GMSI se não atender aos critérios para mieloma de células plasmáticas latente, ou para mieloma de células plasmáticas.

Tratamento

Pacientes com GMSI devem ficar sob observação, sem tratamento. É recomendável um monitoramento anual por EFP sérica, cadeias leves livres séricas, hemograma completo e bioquímica sérica.

Castaneda-Avila MA et al. Risk factors for monoclonal gammopathy of undetermined significance: a systematic review. Ann Hematol. 2021;100:855. [PMID: 33416902]

Kaur J et al. Monoclonal gammopathy of undetermined significance: a comprehensive review. Clin Lymphoma Myeloma Leuk. 2023;23:e195. [PMID: 36966041]

Seth S et al. Monoclonal gammopathy of undetermined significance: current concepts and future prospects. Curr Hematol Malig Rep. 2020;15:45. [PMID: 32222885]

Macroglobulinemia de Waldenström

FUNDAMENTOS DO DIAGNÓSTICO

- Paraproteína IgM monoclonal.
- Infiltração da medula óssea por linfócitos plasmocíticos.
- Ausência de doença óssea lítica.
- Variante patogênica *L265P* no gene *MYD88*.

Considerações gerais

A macroglobulinemia de Waldenström é uma síndrome de *hipergamaglobulinemia de IgM* que ocorre no contexto de um linfoma não Hodgkin de baixo grau (linfoma linfoplasmocitário) caracterizado por células B que, morfologicamente, são um híbrido de linfócitos e células plasmáticas. Caracteristicamente, essas células secretam a paraproteína IgM, e muitas manifestações clínicas da doença estão relacionadas a essa macroglobulina.

Achados clínicos

A. Sintomas e sinais

Essa doença se desenvolve caracteristicamente de forma insidiosa em pacientes na sexta ou sétima década de vida. Em geral, os pacientes se apresentam com fadiga relacionada à anemia. A hiperviscosidade do soro pode se manifestar de várias maneiras. O sangramento pelas mucosas e no trato GI está relacionado ao ingurgitamento de vasos sanguíneos e à disfunção plaquetária. Pode haver outras queixas, como náusea, vertigem e distúrbios visuais. As alterações na consciência variam, desde uma letargia leve até o estupor e o coma. A paraproteína IgM também pode causar sintomas de doença da aglutinina fria (hemólise) ou de neuropatia periférica desmielinizante crônica.

Ao exame, pode-se observar hepatoesplenomegalia ou linfadenopatia. As veias da retina estão ingurgitadas. Pode haver púrpura. Não deve ser observada sensibilidade óssea.

B. Achados laboratoriais

A anemia é de ocorrência quase universal, e a formação em *rouleaux* é comum, embora ocorra aglutinação dos eritrócitos se o esfregaço de sangue periférico for preparado à temperatura ambiente. Em parte, a anemia está relacionada à expansão do volume plasmático em 50-100%, em decorrência da presença da paraproteína. Geralmente, as demais contagens sanguíneas estão normais. Pode ser observado pequeno número de linfócitos plasmocitários anormais no esfregaço de sangue periférico. Caracteristicamente, observa-se infiltração da medula óssea pelos linfócitos plasmocitários. A variante patogênica *L265P* em *MYD88* pode ser detectada em > 90% dos pacientes.

A marca característica da macroglobulinemia é a detecção, na EFP sérica, de um pico de IgM monoclonal na região das betaglobulinas. Geralmente, a viscosidade sérica está aumentada acima do normal de 1,4-1,8 vez a viscosidade da água. Normalmente, os sintomas de hiperviscosidade ficam evidenciados em viscosidades séricas superiores a quatro vezes a viscosidade da água; e quando a viscosidade for superior a seis vezes a da água, geralmente o paciente passará a exibir sintomas significativos. Tendo em vista a variação das paraproteínas em suas propriedades físico-químicas, não existe uma correlação absoluta entre a concentração de paraproteína e a viscosidade sérica.

A paraproteína IgM pode resultar em um teste de antiglobulina (Coombs) positivo para complemento e se apresentar com propriedades de aglutinina fria ou de crioglobulina. Se o médico suspeitar de macroglobulinemia, mas com uma EFP sérica que revelou apenas hipogamaglobulinemia, o exame deverá ser repetido, sendo instituídas medidas especiais para que o sangue seja mantido em 37°C, considerando que a paraproteína pode precipitar na temperatura ambiente. As radiografias ósseas estão normais e não há evidências de lesão renal.

Diagnóstico diferencial

A macroglobulinemia de Waldenström pode ser diferenciada da GMSI pelo achado de infiltração da medula óssea com células malignas monoclonais. Também se distingue da LLC pela morfologia da medula e pela ausência de expressão de CD5 e de linfocitose; finalmente, ela se diferencia do mieloma de células plasmáticas pela morfologia da medula óssea, pelo achado da paraproteína IgM característica e pela ausência de osteopatia lítica.

Tratamento

Pacientes com síndrome de hiperviscosidade acentuada (estupor, coma, edema pulmonar) devem ser tratados em caráter de emergência com plasmaférese. Em caráter crônico, alguns pacientes podem ser tratados apenas periodicamente com plasmaférese. Assim como em outras doenças linfoides malignas indolentes, rituximabe (375 mg/m² IV/semana durante 4-8 semanas) tem atividade significativa. Mas aqui cabe uma palavra de cautela: *em geral, a IgM aumenta primeiro após o tratamento com rituximabe, antes de cair; assim, em pacientes com hiperviscosidade será simultaneamente instituído um agente citotóxico adicional.* É recomendável a terapia combinada para pacientes com doença avançada (ver Tab. 41.3), a adição de bendamustina demonstrou excelentes taxas de resposta. Os inibidores de BTK orais ibrutinibe (420 mg/dia VO) e zanubrutinibe (160 mg VO 2×/dia) demonstraram ter atividade significativa, com 90% de respostas e com 73% de respostas importantes com possibilidade de resultar em remissões duráveis. Os inibidores de proteassoma (bortezomibe, carfilzomibe), o inibidor de bcl2 venetoclax, e lenalidomida também demonstraram atividade em pacientes com essa enfermidade. O transplante autólogo de células-tronco hematopoiéticas deve ficar reservado para pacientes recidivados ou refratários.

Prognóstico

A macroglobulinemia de Waldenström é uma doença indolente com uma taxa de sobrevida de 5 anos em média, e 10% dos pacientes estarão vivos depois de transcorridos 15 anos.

Quando encaminhar

Todos os pacientes devem ser encaminhados ao hematologista ou ao oncologista.

Quando hospitalizar

Os pacientes devem ser hospitalizados para tratamento da síndrome de hiperviscosidade.

Castillo JJ et al. Venetoclax in previously treated Waldenström macroglobulinemia. J Clin Oncol. 2022;40:63. [PMID: 34793256]

Gertz MA. Waldenstrom macroglobulinemia: tailoring therapy for the individual. J Clin Oncol. 2022;40:2600. [PMID: 35700418]

Amiloidose

Considerações gerais

A amiloidose é uma condição rara, na qual ocorre deposição anormal de uma proteína nos tecidos, resultando em disfunção orgânica. A propensão de uma proteína a ser amiloidogênica é uma consequência do dobramento proteico translacional ou pós-translacional defeituoso e, como consequência, da baixa solubilidade na água. O ingresso da proteína amiloide nos tecidos supera em muito sua saída; assim, o acúmulo de amiloide prossegue inexoravelmente até que ocorra disfunção orgânica e, por fim, falência orgânica e morte prematura.

A amiloidose é classificada de acordo com o tipo de proteína amiloide depositada. As seis categorias principais são: **primária** (cadeia leve de imunoglobulina [AL]), **secundária** (proteína A sérica, produzida em condições inflamatórias [AA]), **hereditária** (transtirretina mutada [TTR]; muitas outras), **senil** (TTR de tipo selvagem; peptídeo natriurético atrial; outras), **relacionada à diálise** (beta-2-microglobulina, não filtrada pelas membranas de diálise [Abeta-2M]) e **LECT2** (associada à etnia latina). A amiloidose é ainda classificada como **localizada** (depósitos amiloides apenas em um único tipo de tecido ou órgão) ou, mais comumente, **sistêmica** (deposição generalizada do amiloide).

Achados clínicos

A. Sintomas e sinais

Pacientes com **amiloidose localizada** apresentam sinais e sintomas relacionados ao órgão especificamente afetado, p. ex., rouquidão (cordas vocais) ou proptose e distúrbio visual (órbitas). Pacientes com **amiloidose sistêmica** apresentam sinais e sintomas de síndromes clínicas sem explicação, como IC (cardiomiopatia infiltrativa/restritiva), síndrome nefrótica, má absorção e perda de peso, disfunção hepática, insuficiência autônoma, síndrome do túnel do carpo (geralmente bilateral) e neuropatia periférica sensório-motora. Outros sinais e sintomas incluem macroglossia; formação de placas cutâneas cerosas e ásperas; contusões (inclusive na região periorbital); tosse ou dispneia; e problemas de deglutição. Esses sinais e sintomas surgem insidiosamente, e em geral o diagnóstico de amiloidose é estabelecido tardiamente no processo da doença.

B. Achados laboratoriais

O diagnóstico de proteína amiloide depende de uma biópsia de tecido que demonstre a deposição de uma substância intersticial rosada no tecido corado pela técnica da hematoxilina e eosina. Com a coloração do vermelho Congo, essa proteína se cora em vermelho, assumindo uma coloração verde-maçã quando sob luz polarizada. Amiloide é uma fibrila de fita tripla composta de proteína amiloide, proteína amiloide P e glicosaminoglicano. As fibrilas amiloides formam folhetos beta-pregueados, que podem ser evidenciados pela microscopia eletrônica. Em pacientes com amiloidose primária, a proteína amiloide é a cadeia leve de imunoglobulina kappa ou lambda.

Nos casos de suspeita de amiloidose sistêmica, uma aspiração às cegas de gordura abdominal revelará a presença de amiloide em dois terços das vezes. Se esse procedimento não for esclarecedor, haverá necessidade de obter uma biópsia do órgão afetado. Em 90% dos pacientes com amiloidose primária, as análises do soro e da urina por EFP, EFI ou ensaio de cadeia leve livre revelarão uma paraproteína de cadeia leve kappa ou lambda; nos demais pacientes, a espectroscopia de massa demonstrará a cadeia leve na biópsia do tecido. O amiloide lambda ocorre mais comumente do que o amiloide kappa, em uma proporção relativamente oposta à estequiometria normal das células B. Na maioria dos casos de amiloidose primária, há um pequeno excesso de células plasmáticas com predominância de cadeia kappa ou lambda na medula óssea (mas < 10%). A medula óssea pode ou não demonstrar deposição de amiloide intersticial ou nos vasos sanguíneos.

Pacientes com **amiloidose cardíaca primária** se apresentam com uma cardiomiopatia infiltrativa com paredes ventriculares espessas no ecocardiograma que, em alguns casos, demonstra um padrão salpicado específico. Paradoxalmente, ocorrem baixas voltagens do QRS no ECG. A RM cardíaca exibe um distinto contraste tardio de gadolínio que é praticamente diagnóstico. Nos casos de amiloidose renal, observa-se presença de albuminúria, que pode estar situada na faixa nefrótica. Mais adiante no envolvimento dos rins, ocorre redução da função renal (ver Cap. 24, Amiloidose renal).

Diagnóstico diferencial

A amiloidose deve ser diferenciada de GMSI e do mieloma de células plasmáticas ou de outros distúrbios linfoproliferativos malignos em associação com uma paraproteína. Vale ressaltar que 12% dos pacientes com GMSI converterão para amiloidose primária em uma média de 9 anos. Um quinto dos pacientes portadores de amiloidose primária atenderá aos critérios diagnósticos para mieloma de células plasmáticas; por outro lado, 5% dos pacientes com mieloma de células plasmáticas exibirão deposição amiloide de sua paraproteína por ocasião do diagnóstico.

Tratamento

A abordagem terapêutica para a amiloidose primária se assemelha muito à do mieloma de células plasmáticas. Estudos prospectivos e randomizados de quimioterapias para pacientes com mieloma de células plasmáticas *versus* colchicina demonstraram ganhos na sobrevida em favor da quimioterapia. O objetivo é a redução da produção das cadeias leves e, em consequência, a diminuição da deposição nos tecidos, como um meio de interromper a disfunção progressiva do órgão-alvo. No tratamento da amiloidose primária os agentes ativos são melfalano, ciclofosfamida, dexametasona, lenalidomida, bortezomibe e daratumumabe (ver Tab. 41.3). Assim como ocorre em casos de mieloma de células plasmáticas, pacientes com função orgânica razoável e com bom *status* de desempenho são submetidos ao transplante autólogo de células-tronco hematopoiéticas, em seguida à medicação com melfalano em doses elevadas. Mas deve-se ter em mente que a mortalidade ligada ao tratamento é maior em pacientes com amiloidose primária, em comparação com o que ocorre em casos de mieloma de células plasmáticas (6% *vs.* 1%). Depois do tratamento, alguns pacientes demonstrarão melhora do órgão-alvo. Encontram-se em desenvolvimento agentes facilitadores da dissolução do amiloide ou que corrigem anormalidades de dobramento proteico ocorrentes na proteína amiloide. Em casos de amiloide AA, deve-se tratar a causa subjacente da inflamação. O tratamento do amiloide TTR familiar consiste no transplante de fígado; já pacientes com TTR adquirida ou hereditária devem ser tratados com tafamidis ou inotersena.

Prognóstico

Se não for tratada, a amiloidose primária estará fadada à falência progressiva dos órgãos-alvo e à morte prematura. Não existe cura conhecida para a amiloidose primária. Embora praticamente todos os tecidos examinados nas autópsias contenham amiloide, em geral os pacientes com amiloidose primária se apresentam com insuficiência em um ou dois órgãos primários, que determinarão clinicamente a apresentação e o prognóstico. Os biomarcadores cardíacos BNP, pro-BNP N-terminal e troponinas T e I são prognósticos para essa doença, independentemente do envolvimento clínico do coração. Historicamente, pacientes com apresentações predominantemente cardíacas ou do sistema nervoso autônomo tiveram sobrevida de 3-9 meses, pacientes com síndrome do túnel do carpo ou nefrose tiveram sobrevida de 1,5-3 anos; e aqueles com neuropatia periférica tiveram sobrevida de 5 anos. *Essas sobrevidas podem ser aproximadamente duplicadas com um tratamento semelhante ao do mieloma de células plasmáticas.* Nos pacientes que possam ser tratados com transplante autólogo de células-tronco hematopoiéticas, a sobrevida média será de aproximadamente 5 anos (chegando perto dos 10 anos para aqueles pacientes em completa remissão hematológica).

Quando encaminhar

- Todos os pacientes com amiloidose primária ou sob suspeita devem ser encaminhados ao hematologista ou ao oncologista.
- Pacientes com amiloidose hereditária devem ser encaminhados ao hepatologista para consideração de transplante de fígado.

Quando hospitalizar

- Pacientes com amiloidose sistêmica devem ser hospitalizados para tratamento das exacerbações da insuficiência de órgãos-alvo, inclusive coração, fígado ou rim.

- Pacientes com amiloidose primária devem ser hospitalizados para transplante autólogo de células-tronco hematopoiéticas.

Basset M et al. Early cardiac response is possible in stage IIIb cardiac AL amyloidosis and is associated with prolonged survival. Blood. 2022;140:1964. [PMID: 35772003]

Brunger AF et al. Causes of AA amyloidosis: a systematic review. Amyloid. 2020;27:1. [PMID: 31766892]

Gertz MA et al. Systemic amyloidosis recognition, prognosis, and therapy: a systematic review. JAMA. 2020;324:79. [PMID: 32633805]

Kastritis E et al; ANDROMEDA Trial Investigators. Daratumumab-based treatment for immunoglobulin light-chain amyloidosis. N Engl J Med. 2021;385:46. [PMID: 34192431]

Palladini G et al. Diagnosis and treatment of AL amyloidosis. Drugs. 2023;83:203. [PMID: 36652193]

TRANSFUSÕES DE SANGUE

A maioria dos hemoderivados passa por leucorredução por filtragem na linha de transfusão durante a aquisição do sangue; portanto, são produtos provavelmente pobres em leucócitos. Os hemoderivados leucorreduzidos diminuem a incidência de reações de leucoaglutinação, aloimunização plaquetária, lesão pulmonar aguda relacionada à transfusão e exposição ao CMV.

Transfusões de hemácias

As transfusões de hemácias são administradas para aumentar os níveis de hemoglobina em pacientes com anemia clinicamente significativa, ou para substituir perdas após episódios agudos de sangramento.

Preparações de hemácias para transfusão

Há vários tipos disponíveis de preparações contendo hemácias (sangue total, concentrados de hemácias, hemácias congeladas ou hemácias autólogas não congeladas).

A. Sangue total fresco

A vantagem do sangue total para transfusão é a presença simultânea de hemácias, plasma e plaquetas frescas. Não há necessidade absoluta de sangue total fresco, considerando que os componentes citados estão disponíveis separadamente. As principais indicações para uso de sangue total são cirurgia cardíaca com hemorragia, ou hemorragia abundante, nos casos em que haja necessidade de mais de 10 unidades de sangue em um período de 24 horas.

B. Concentrados de hemácias

O concentrado de hemácias é o componente de uso mais comum para aumentar a hemoglobina. Cada unidade tem um volume de cerca de 300 mL, dos quais aproximadamente 200 mL consistem em hemácias. Em geral, uma unidade de concentrado de hemácias aumentará a hemoglobina em aproximadamente 1 g/dL. As diretrizes atuais recomendam um limite de hemoglobina de "gatilho" para a transfusão de 7-8 g/dL (70-80 g/L) para pacientes hospitalizados, inclusive aqueles gravemente doentes, ou submetidos a cirurgia cardiotorácica ou a reparo de fratura de quadril, aqueles com sangramento do trato GI superior e pacientes com malignidade hematológica submetidos a quimioterapia ou a transplante de células hematopoiéticas.

C. Concentrado de hemácias autólogas

Pacientes programados para cirurgia eletiva podem doar sangue para transfusão autóloga. Essas unidades podem ser armazenadas por até 35 dias antes que haja necessidade de congelamento.

Prova de compatibilidade

Antes da transfusão, o sangue do receptor e do doador são tipados e cruzados para que sejam evitadas **reações transfusionais hemolíticas**. Embora existam muitos sistemas de antígenos presentes nas hemácias, são testados especificamente apenas os sistemas ABO e Rh, antes da realização de qualquer transfusão. Os antígenos A e B são os mais importantes, porque todas as pessoas não possuidoras de um ou de ambos antígenos eritrocitários possuem isoanticorpos IgM (denominados isoaglutininas) em seu plasma contra o(s) antígeno(s) ausente(s). As isoaglutininas ativam o complemento e podem causar rápida lise intravascular das hemácias incompatíveis. Em uma situação de emergência, *pode-se fornecer sangue tipo O/Rh negativo a qualquer receptor*, mas geralmente são administrados concentrados de hemácias, para que seja minimizada a transfusão de plasma do doador contendo anticorpos anti-A e anti-B com o uso de sangue total.

O outro antígeno importante que é testado rotineiramente é o antígeno D do sistema Rh. Aproximadamente 15% da população não possui esse antígeno. Em pacientes não portadores do antígeno, anticorpos anti-D não estão naturalmente presentes, mas o antígeno D é altamente imunogênico. Um receptor cujas hemácias não têm D e que recebe transfusão de sangue D-positivo frequentemente formará anticorpos anti-D, havendo possibilidade de causar lise grave por transfusões subsequentes de hemácias D-positivas; ou pode ocorrer aborto de um feto D-positivo.

A tipagem sanguínea consiste em um teste de compatibilidade cruzada do soro do receptor contra aloanticorpos anti-hemácias do doador; para tanto, o soro do receptor é misturado com painéis de hemácias que representam antígenos eritrocitários menores comumente encontrados. A triagem é particularmente importante nos casos em que o receptor já foi anteriormente transfundido, ou em mulheres grávidas.

Reações transfusionais hemolíticas

As reações transfusionais hemolíticas mais graves são agudas (temporalmente relacionadas à transfusão), envolvendo divergências incompatíveis no sistema ABO que são mediadas por isoaglutininas. Muitos desses casos são decorrentes de erros administrativos e de espécimes incorretamente rotulados. Graças aos modernos testes de compatibilidade

e aos sistemas administrativos de dupla verificação, o risco atual de ocorrência de uma reação hemolítica aguda é de 1 em 76.000 unidades de hemácias transfundidas. A morte por reação hemolítica aguda ocorre em 1 em 1,8 milhão de unidades transfundidas. Quando ocorre hemólise, ela é rápida e intravascular, liberando hemoglobina livre no plasma. A gravidade dessas reações dependerá da dose de hemácias administradas. As reações de maior gravidade ocorrem em pacientes cirúrgicos sob anestesia.

As reações transfusionais hemolíticas **tardias** são causadas por pequenas discrepâncias nos antígenos eritrocitários, sendo tipicamente de menor gravidade. Em geral, a hemólise ocorre em menor velocidade, sendo mediada por aloanticorpos IgG e resultando em destruição extravascular de eritrócitos. Essas reações transfusionais podem sofrer um retardo de 5-10 dias após a transfusão. Nesses casos, o receptor recebeu hemácias contendo um antígeno imunogênico e, no tempo transcorrido desde a transfusão, ocorreu a formação de um novo aloanticorpo. Os antígenos mais comumente envolvidos em tais reações são Duffy, Kidd, Kell e os *loci* C e E do sistema Rh. O risco atual de uma reação transfusional hemolítica tardia é de 1 em 6.000 unidades transfundidas de eritrócitos.

A. Sintomas e sinais

As principais reações transfusionais hemolíticas agudas causam febre e calafrios; o paciente transfundido sente dor nas costas e cefaleia. Em casos graves, pode demonstrar apreensão e sofrer dispneia, hipotensão e colapso cardiovascular. Pacientes sob anestesia geral não manifestarão tais sintomas, e a primeira indicação da reação transfusional pode ser taquicardia, sangramento generalizado ou oligúria. *A transfusão deve ser interrompida imediatamente.* Em casos graves, pode ocorrer CIVD aguda e/ou IRA por necrose tubular. Ocorre morte do paciente transfundido em 4% das reações hemolíticas agudas, em decorrência da incompatibilidade ABO. Em geral, as reações transfusionais hemolíticas tardias são assintomáticas, ou ocorrem apenas sintomas ou sinais leves.

B. Achados laboratoriais

Se houver suspeita de um episódio transfusional hemolítico agudo, deve-se checar novamente a identidade do receptor e o rótulo da bolsa do produto transfusional. Tanto a bolsa do produto transfusional como seu tubo piloto devem ser devolvidos ao banco de sangue, e uma amostra recente do sangue do receptor deve acompanhar a bolsa para nova tipagem e nova prova cruzada das amostras de sangue do doador e do receptor. Em seguida a uma transfusão, a hemoglobina não aumentará na quantidade esperada. Exames bioquímicos e de coagulação podem revelar evidências de IRA ou CIVD aguda. No receptor, ocorrerá elevação da hemoglobina livre no plasma, resultando em hemoglobinúria.

Em casos de reações hemolíticas tardias, ocorrerá uma queda inesperada na hemoglobina e aumento nas bilirrubinas total e indireta. O novo aloanticorpo agressor pode ser facilmente detectado no soro do paciente.

C. Tratamento

Se houver suspeita de uma reação transfusional hemolítica aguda, a transfusão deve ser interrompida imediatamente. O paciente deve ser vigorosamente hidratado para prevenir necrose tubular aguda (NTA). A promoção de uma diurese forçada com manitol pode ajudar a prevenir ou a minimizar IRA.

Reações de leucoaglutinina

A maioria das reações transfusionais não é do tipo hemolítico; elas representam reações a antígenos presentes em leucócitos "passageiros" transfundidos em pacientes previamente sensibilizados para antígenos leucocitários em decorrência de transfusões anteriores, ou na gravidez. Produtos transfusionais com relativa abundância em plasma rico em leucócitos, sobretudo plaquetas, têm maior probabilidade de causar esse tipo de reação. Ocorrem **reações de leucoaglutinina** moderadas a graves em 1% das transfusões de hemácias e em 2% das transfusões de plaquetas. O risco de uma reação de leucoaglutinação será mínimo se, depois da coleta, o hemoderivado transfundido passar por leucorredução por filtragem em linha. Mais comumente, os pacientes afetados ficam febris e sentem calafrios dentro de 12 horas após a transfusão. Em casos graves, podem ocorrer tosse e dispneia e as radiografias pulmonares podem revelar infiltrados pulmonares transitórios. Tendo em vista a não ocorrência de hemólise, a hemoglobina aumenta na quantidade esperada, apesar da reação.

As reações com leucoaglutinina podem responder à administração de paracetamol (500-650 mg VO) e de difenidramina (25 mg VO ou IV); também será importante o uso de corticosteroides, p. ex., hidrocortisona (1 mg/kg IV). No geral, as reações de leucoaglutinação vêm diminuindo, graças ao uso rotineiro da retenção de leucócitos (*leukotrapping*) em linha durante a doação de sangue (i.e., sangue leucorreduzido). Os pacientes que passam por episódios graves de leucoaglutinação, apesar de terem recebido transfusões de sangue leucorreduzido, devem ser transfundidos com hemoderivados leucopobres ou lavados.

Reações de hipersensibilidade

Durante ou logo após uma transfusão, podem ocorrer episódios de urticária ou broncoespasmo. Essas reações são quase sempre causadas pela exposição a proteínas plasmáticas alogênicas, em vez de leucócitos. O risco envolvido é baixo o suficiente para que o uso rotineiro de pré-medicações anti-histamínicas tenha sido abandonado antes das transfusões de concentrados de hemácias. Mas podem ocorrer reações de hipersensibilidade acompanhadas por choque anafilático em pacientes com deficiência de IgA; a reação é causada por anticorpos anti-IgA no plasma do paciente, direcionados contra a IgA presente no hemoderivado transfundido. Diante de tais reações, o mais sensato é que esses pacientes sejam transfundidos com hemácias lavadas, ou mesmo congeladas, para evitar reações graves futuras.

Sangue contaminado

Os hemoderivados podem estar contaminados com bactérias. As plaquetas demonstram especial propensão para a contaminação bacteriana porque não podem ser refrigeradas. A contaminação bacteriana ocorre em 1 em cada 30.000 doações de hemácias, e em 1 em cada 5.000 doações de plaquetas. A transfusão de um hemoderivado contaminado com bactérias Gram-positivas causará febre e bacteremia, mas raramente evoluirá para uma síndrome de sepse. O recebimento de um hemoderivado contaminado com bactérias Gram-negativas geralmente causará choque séptico, CIVD aguda e IRA como resultado da endotoxina transfundida, sendo em geral fatal. As estratégias para redução da contaminação bacteriana consistem em uma cuidadosa limpeza da pele no local da punção venosa, descarte dos primeiros mililitros de sangue doado, uso de hemoderivados de um só doador (em vez do uso de produtos com *pool* de doadores) e rastreamento bacteriano rápido no ponto de coleta para descarte de unidades questionáveis. Os hemoderivados infundidos com psoraleno e em seguida expostos à radiação UVA não conterão microrganismos vivos, mas esses procedimentos encarecem a aquisição do hemoderivado. O risco atual para ocorrência de uma reação séptica causada por transfusão de uma unidade de plaquetas de doador único (não tratadas com psoraleno) negativa para cultura é de 1 em 60.000. Em qualquer paciente que possa ter sido transfundido com sangue contaminado, o sangue do receptor e a bolsa de sangue do doador devem ser cultivados; e o receptor será imediatamente tratado com antibióticos.

Doenças infecciosas transmitidas por transfusão

Apesar do uso tão somente de doadores de sangue voluntários e da triagem de rotina do sangue, as doenças virais associadas à transfusão continuam causando problemas. *Todos os hemoderivados (hemácias, plaquetas, plasma, crioprecipitado) podem transmitir doenças virais*. Todos os doadores de sangue passam por uma triagem, respondendo questionários projetados para a detecção (e, portanto, a rejeição) de doadores com alto risco de transmissão de doenças infecciosas. Como exemplo, a Cruz Vermelha norte-americana não aceita doações de sangue de pessoas com o vírus SARS-CoV-2 ou de contatos de pessoas que tenham ou estejam sob suspeita de ter o vírus SARS-CoV-2 causal. Todo sangue coletado é examinado para presença de antígeno de superfície da hepatite B, anticorpo para antígeno do *core* da hepatite B, anticorpo para sífilis, anticorpos para HIV-1 e HIV-2 e NAT (amplificação de ácido nucleico) para HIV, anticorpo para vírus da hepatite C (HCV) e NAT para hepatite C, anticorpo para vírus linfotrópico/leucemia de células T humanas (HTLV) e NAT para vírus do Nilo Ocidental. O rastreamento para contaminação pelo vírus Zika é feito pelo questionário respondido pelo doador, mas ainda não foi uniformemente adotado o uso rotineiro de um teste de detecção aprovado pela FDA para triagem do sangue doado. É recomendável que os doadores de sangue sejam rastreados uma vez para anticorpos anti-*Trypanosoma cruzi*, o agente infeccioso causador da doença de Chagas (se o resultado for negativo, ficam dispensadas triagens futuras para outras doações de sangue).

Com os progressos ocorridos na área da triagem, vem diminuindo constantemente o risco de aquisição de hepatite pós-transfusional depois do recebimento de hemoderivados "negativos" rastreados. Nos EUA, o risco de aquisição de hepatite B é de cerca de 1 em 200.000 unidades transfundidas, e o risco de aquisição de hepatite C é de 1 em 1,5-2 milhões de unidades transfundidas. O risco de aquisição de HIV é de 1 em 2 milhões de unidades transfundidas. Aparentemente, os hemoderivados não rastreados, mas leucorreduzidos, são equivalentes aos hemoderivados negativos rastreados para CMV em termos do risco de transmissão de CMV para um receptor soronegativo para esse vírus.

Doença do enxerto-*versus*-hospedeiro transfusional

Linfócitos passageiros alogênicos presentes em hemoderivados transfundidos formarão enxertos em alguns receptores e montarão um ataque aloimune contra tecidos que expressam antígenos HLA discrepantes, causando doença do enxerto-contra-hospedeiro (DECH). Os sinais e sintomas da DECH transfusional são febre, erupções cutâneas, diarreia, hepatite, linfadenopatia e pancitopenia grave. Geralmente, o resultado é fatal. A DECH associada à transfusão ocorre mais frequentemente em receptores com defeitos imunológicos, distúrbios linfoproliferativos malignos, tumores sólidos em tratamento com quimioterapia ou imunoterapia, tratamento com medicamentos imunossupressores (em especial análogos de purina, como fludarabina) ou em pacientes idosos submetidos a cirurgia cardíaca. A infecção pelo HIV *per se* não aumenta o risco. O uso de hemoderivados leucorreduzidos não serve de prevenção para a DECH associada à transfusão. Essa complicação pode ser evitada pela irradiação dos hemoderivados (≥ 25 Gy), como prevenção da proliferação de linfócitos em hemoderivados administrados a receptores em alto risco de sofrer DECH transfusional.

Lesão pulmonar aguda relacionada à transfusão

A lesão pulmonar aguda relacionada à transfusão (TRALI) ocorre em 1 em cada 5.000 unidades de hemoderivados transfundidas. Clinicamente, a TRALI é definida como um edema pulmonar não cardiogênico que surge, sem outra explicação, em seguida a uma transfusão de hemoderivados. Ao que parece, pacientes cirúrgicos e pacientes gravemente enfermos transfundidos constituem a população mais suscetível. Essa complicação tem sido associada à presença de anticorpos alogênicos no componente plasmático do doador, que se ligam a antígenos leucocitários do receptor, inclusive antígenos HLA e outros antígenos específicos de granulócitos e monócitos (p. ex., o antígeno neutrofílico humano [HNA]-1a, -1b, -2a e -3a). Em 20% dos casos, nenhum anticorpo antileucocitário será identificado; isso leva à suposição de que lipídios bioativos, ou outras substâncias que se acumulam durante o armazenamento do hemoderivado, também podem mediar a ocorrência de TRALI em receptores suscetíveis. Dez a 20% das doadoras de sangue do sexo feminino e 1-5% dos doadores de sangue do sexo masculino possuem anticorpos antileucócitos no soro. O risco de TRALI fica diminuído com o uso de doadores de plasma exclusivamente masculinos, quando possível. Não existe tratamento específico para TRALI, apenas cuidados de suporte.

Transfusões de plaquetas

Há indicação para transfusões de plaquetas em casos de trombocitopenia causada pela diminuição da produção de plaquetas. Essas transfusões são de alguma utilidade em pacientes com trombocitopenia imune, nos casos de evidente sangramento ativo; entretanto, a depuração das plaquetas transfundidas ocorre rapidamente, pois esses elementos ficam expostos às mesmas forças fisiopatológicas incidentes nas plaquetas endógenas do receptor. Haverá aumento no risco de sangramento diante de contagens de plaquetas inferiores a 80.000/mcL (80×10^9/L), e o risco de um sangramento espontâneo com risco para a vida do receptor aumentará com contagens de plaquetas inferiores a 5.000/mcL (5×10^9/L). Por esses motivos, *frequentemente as transfusões profiláticas de plaquetas são administradas nesses níveis muito baixos, em geral quando as contagens estão abaixo de 10.000/mcL (10×10^9/L)*. Antes da realização de procedimentos invasivos ou de cirurgias, pacientes trombocitopênicos também são transfundidos com plaquetas, geralmente com o objetivo de aumentar a contagem de plaquetas para ≥ 50.000/mcL (50×10^9/L).

Habitualmente, as plaquetas reservadas para transfusão são derivadas de coleções obtidas de um mesmo doador por aférese (aproximadamente o equivalente às plaquetas recuperadas de seis doações de sangue total). Da transfusão de uma unidade de plaquetas de doador único deve aumentar a contagem de plaquetas em 50.000-60.000 plaquetas/mcL ($50\text{-}60 \times 10^9$/L) em um receptor jamais transfundido e sem hiperesplenismo ou distúrbio de consumo plaquetário em curso. Geralmente, as plaquetas transfundidas têm vida útil de 2-3 dias. As respostas à transfusão de plaquetas podem ficar abaixo do esperado, com a ocorrência de baixos aumentos nas contagens e com tempos abreviados para a sobrevida plaquetária. Isso pode ocorrer por uma série de causas, por exemplo, febre, sepse, hiperesplenismo, CIVD, *habitus* corporal significativo, doses baixas de plaquetas na transfusão, ou aloimunização plaquetária (por transfusões, gravidez ou transplante de órgão ocorridos anteriormente). Muitos (mas não todos) aloanticorpos causadores de destruição das plaquetas são direcionados para os antígenos HLA. Deve-se monitorar pacientes que precisam receber transfusões de plaquetas durante longos períodos, para documentação das respostas adequadas às transfusões; isso possibilitará o uso do produto mais apropriado. Se as transfusões aleatórias de plaquetas não forem bem-sucedidas, deverão ser feitas provas cruzadas do sangue do paciente com doadores em potencial, possivelmente mais capazes de propiciar transfusões com aumentos adequados de plaquetas e maior sobrevida plaquetária. Para os pacientes que necessitam continuamente de transfusões de plaquetas e que se tornaram aloimunizados, a transfusão de plaquetas HLA-compatíveis derivadas de doadores voluntários ou de familiares poderá ajudar.

Transfusão de componentes do plasma

O **plasma fresco congelado** (**PFC**) está disponível em unidades de aproximadamente 200 mL. Esse hemoderivado contém níveis normais de todos os fatores de coagulação (cerca de 1 unidade/mL de cada fator). O PFC é usado para a correção de deficiências de fatores de coagulação (p. ex., em doenças do fígado) e também para tratamento da púrpura trombocitopênica trombótica ou de outras microangiopatias trombóticas. O PFC também tem utilidade na correção ou prevenção de coagulopatias em pacientes de trauma submetidos a transfusões maciças de concentrado de hemácias (CH). *Uma proporção PFC:CH ≥ 1:2 está associada a maior sobrevida em pacientes de trauma que necessitam de transfusões maciças, independentemente da presença de uma coagulopatia. Um protocolo de transfusão maciça recomendado é conhecido como 1:1:1 (1 unidade de hemácias, 1 unidade de PFC, 1 unidade de plaquetas de doadores aleatórios).*

O **crioprecipitado** é obtido a partir do plasma fresco; consiste no resfriamento do plasma a 4°C e na coleta do precipitado. Uma unidade de crioprecipitado tem um volume aproximado de 15-20 mL, contendo cerca de 250 mg de fibrinogênio e 80-100 unidades de fator VIII e de fator de von Willebrand.

O uso mais comum do crioprecipitado é a suplementação de fibrinogênio em casos de hipofibrinogenemia adquirida (p. ex., CIVD aguda) ou em raros casos de hipofibrinogenemia congênita. A transfusão de uma unidade de crioprecipitado aumentará o nível de fibrinogênio em cerca de 8 mg/dL (0,24 mcmol/L). Em certas circunstâncias, utiliza-se o crioprecipitado para correção temporária da disfunção plaquetária qualitativa adquirida associada à doença renal.

Carson JL et al. Red blood cell transfusion: 2023 AABB International Guidelines. JAMA. 2023;330:1892. [PMID: 37824153]

Frank SM et al. Clinical utility of autologous salvaged blood: a review. J Gastrointest Surg. 2020;24:464. [PMID: 31468332]

Solves Alcaina P. Platelet transfusion: and update on challenges and outcomes. J Blood Med. 2020;11:19. [PMID: 32158298]

Stanworth SJ et al. How I use platelet transfusions. Blood. 2022;140:1925. [PMID: 35926105]

Distúrbios de hemostasia, trombose e terapia antitrombótica

Andrew D. Leavitt, MD

Erika Leemann Price, MD, MPH

Revisão científica da edição brasileira: Dr. Raphael Tzung Lima Soares

Na avaliação de pacientes para defeitos de hemostasia, deve-se considerar cuidadosamente o contexto clínico (Tab. 16.1). Os **distúrbios hereditários** são sugeridos por um sangramento com início na infância que é recorrente e ocorre em vários locais anatômicos, embora sejam possíveis outros padrões de apresentação. Em geral, os **distúrbios adquiridos** da hemostasia estão associados a sangramentos que começam mais tarde na vida e podem estar relacionados à introdução de medicamentos (p. ex., agentes que afetam a atividade plaquetária) ou ao aparecimento de enfermidades clínicas subjacentes (como doença renal, doença hepática, estenose aórtica, uso de próteses para valva aórtica, neoplasias mieloproliferativas) ou, ainda, podem ser idiopáticos (hemofilia A adquirida, doença de von Willebrand adquirida). No entanto, é importante ressaltar que um problema hemostático em grau suficiente (p. ex., trauma grave) pode causar um sangramento excessivo, mesmo em indivíduos com hemostasia normal. Assim, na avaliação de um paciente para um possível distúrbio hemorrágico, é essencial obter seu histórico de problemas hemostáticos (p. ex., circuncisão, trauma, lesões durante esportes juvenis, extrações dentárias, cirurgias precedentes, gestação e parto), bem como o histórico familiar de sangramento.

TRANSTORNOS PLAQUETÁRIOS

Trombocitopenia

A Tabela 16.2 resume causas selecionadas de trombocitopenia. A idade do paciente e a presença de comorbidades podem ajudar no direcionamento da investigação diagnóstica.

Normalmente não ocorre aumento apreciável do risco de sangramento espontâneo clinicamente relevante (p. ex., hemorragia petequial e hematomas) até que a contagem de plaquetas caia para < 10.000-20.000/mcL (10-20 × 10^9/L), embora pacientes com plaquetas disfuncionais ou com defeitos vasculares locais possam sangrar, mesmo com contagens de plaquetas mais altas. A Tabela 16.3 é uma listagem das contagens de plaquetas sugeridas para a prevenção de sangramento espontâneo ou para o fornecimento de uma hemostasia ade-

quada no momento de procedimentos invasivos. Contudo, a maioria dos centros médicos desenvolve diretrizes locais para o oferecimento de uma abordagem consistente diante de situações tão complexas.

Diminuição da produção de plaquetas
1. Insuficiência da medula óssea

> **FUNDAMENTOS DO DIAGNÓSTICO**
>
> - Determinar se a insuficiência da medula óssea é congênita ou adquirida.
> - Em sua maioria, os distúrbios congênitos de insuficiência medular se apresentam na infância.

Considerações gerais

Geralmente as **doenças congênitas** causadoras de trombocitopenia apresentam trombocitopenia isolada. São exceções a anemia de Fanconi e a disqueratose congênita, que normalmente apresentam citopenias em outras linhagens de células sanguíneas (Tab. 16.2). Existe um número crescente de variantes patogênicas associadas à trombocitopenia hereditária (p. ex., *FLI1, MYH9, GATA1, ETV6, RUNX1*) que reconhecidamente causam trombocitopenia. As **causas adquiridas** de insuficiência da medula óssea (ver Cap. 15) conducentes à trombocitopenia são: anemia aplástica adquirida, síndrome mielodisplásica (SMD), consumo de bebidas alcoólicas, medicamentos e esplenomegalia (Tab. 16.2). Ao contrário do que ocorre na anemia aplástica, a SMD é mais comum entre pacientes idosos.

Achados clínicos

Ver Capítulo 15 para sinais e sintomas de anemia aplástica. Habitualmente, a anemia aplástica adquirida se apresenta com diminuição em várias linhagens de células sanguíneas, e o hemograma revela pancitopenia (anemia, trombocitopenia e neutropenia). Nesses casos, há necessidade de uma biópsia da medula óssea para o estabelecimento do diagnóstico; a biópsia revela uma acentuada hipocelularidade. A SMD também se apresenta na forma de citopenias, e pode exibir pancitope-

TABELA 16.1 Avaliação do paciente com sangramento

Componente necessário para avaliação	Correlato diagnóstico
Localização	
Mucocutâneo (hematomas, petéquias, gengivas, epistaxe, gastrointestinal, geniturinário)	Sugere defeitos plaquetários qualitativos/quantitativos; DvW; THH
Articulações, tecidos moles	Sugere distúrbios dos fatores de coagulação
Início	
Primeira/segunda infância	Sugere uma condição hereditária
Idade adulta	Sugere condição hereditária mais leve ou defeito adquirido de hemostasia (p. ex., PTI, medicação, deficiência adquirida de fator VIII; DvW adquirida)
Contexto clínico	
Pós-cirúrgico	Deve-se descartar defeito anatômico/cirúrgico
Gestação	DvW, síndrome HELLP, PTI, inibidor adquirido do fator VIII
Sepse	Pode indicar CIVD
Exposição a anticoagulantes	Descartar anticoagulação excessiva
História pessoal[1]	
Ausente	Sugere defeito adquirido em vez de congênito ou defeito anatômico/cirúrgico (se aplicável)
Presente	Sugere defeito adquirido estabelecido ou distúrbio congênito
História familiar	
Ausente	Sugere defeito adquirido ou ausência de defeito de hemostasia
Presente	Pode significar hemofilia A ou B, DvW, outros distúrbios hemorrágicos hereditários, como THH

[1] Sangramento espontâneo prévio e sangramento excessivo por circuncisão, menstruação, extrações dentárias, trauma, procedimentos menores (p. ex., endoscopia, biópsias) e procedimentos maiores (cirurgia).

CIVD: coagulação intravascular disseminada; DvW: doença de von Willebrand; HELLP: hemólise, enzimas hepáticas elevadas, plaquetas baixas; THH: telangiectasia hemorrágica hereditária; PTI: trombocitopenia imune.

nia; mas tipicamente a medula demonstra hipercelularidade e características displásicas. A presença de macrocitose e de sideroblastos em anel em uma coloração do aspirado de medula óssea para presença de ferro, bem como displasia de elementos hematopoéticos ou anormalidades citogenéticas (em especial, monossomia 5 ou 7 e trissomia 8), são achados mais sugestivos de SMD.

Diagnóstico diferencial

Pacientes adultos com trombocitopenia amegacariocítica adquirida (de rara ocorrência) apresentam trombocitopenia isolada e diminuição ou ausência de megacariócitos na medula óssea; esse achado, juntamente com o insucesso em responder aos regimes imunomoduladores tipicamente administrados

TABELA 16.2 Causas selecionadas de trombocitopenia

Diminuição da produção de plaquetas
Insuficiência congênita da medula óssea
    Trombocitopenia amegacariocítica, síndrome de Wiskott-Aldrich, anemia de Fanconi, síndrome da trombocitopenia ausente do rádio, disqueratose congênita
Insuficiência medular adquirida
    Anemia aplástica, síndrome mielodisplásica, leucemia
    Exposição à quimioterapia, irradiação, medicamentos (https://ouhsc.edu/platelets/ditp.html)
    Infiltração medular (neoplásica, infecciosa)
    Nutricional (deficiência de vitamina B12, folato)
    Outros: HIV, álcool
Outras trombocitopenias hereditárias
    Síndrome de Bernard-Soulier, síndrome das plaquetas cinzentas, anomalia de May-Hegglin, síndrome de Hermansky Pudlak, mutações MYH9 e outros
Aumento da destruição de plaquetas
Trombocitopenia imune (primária)
Trombocitopenia imune (secundária), inclusive distúrbios linfoproliferativos induzidos por medicamentos (p. ex., LLC) ou infecções virais (p. ex., vírus da hepatite C, vírus Epstein-Barr ou HIV)
Trombocitopenia induzida por heparina
Microangiopatia trombótica/anemias hemolíticas microangiopáticas
Coagulação intravascular disseminada
Púrpura pós-transfusão
Mecânica (disfunção de valva aórtica; *bypass* extracorpóreo)
Doença de von Willebrand, tipo 2B
Hemofagocitose (linfo-histiocitose hemofagocítica)
Aumento do sequestro de plaquetas
Hiperesplenismo (p. ex., cirrose, distúrbios mieloproliferativos, linfoma)
Outros distúrbios causadores de trombocitopenia
Trombocitopenia gestacional
Pseudotrombocitopenia

LLC: leucemia linfocítica crônica.

para pacientes com trombocitopenia imune (PTI), diferencia-os dos pacientes com PTI. Com frequência, haverá necessidade de recorrer a uma biópsia da medula óssea e a testes genéticos para que se possa estabelecer um diagnóstico.

Tratamento
A. Doenças congênitas

O tratamento é variado, mas pode consistir na administração de derivados do sangue, fatores de crescimento de células sanguíneas, andrógenos, e em alguns casos se pode recorrer a um transplante alogênico de células-tronco hematopoéticas.

B. Doenças adquiridas

Pacientes com anemia aplástica grave devem ser tratados com terapia imunossupressora ou por um transplante alogênico de células-tronco hematopoéticas (ver Cap. 15).

Caso esteja ocorrendo um sangramento clinicamente significativo ou se o risco de sangramento for alto, na maioria dos casos o tratamento da trombocitopenia causada por SMD se limitará à transfusão crônica de plaquetas (Tab. 16.3). Tratamentos adicionais são discutidos no Capítulo 15.

TABELA 16.3 Faixas desejadas para contagem de plaquetas

Cenário clínico	Contagem de plaquetas/mcL (× 10⁹/L)
Prevenção de sangramento mucocutâneo espontâneo	> 10.000-20.000 (> 10-20)
Inserção de cateteres venosos centrais	> 20.000-50.000[1] (> 20-50)
Administração de anticoagulação terapêutica	> 30.000-50.000 (> 30-50)
Cirurgia menor e procedimentos invasivos selecionados[2]	> 50.000-80.000 (> 50-80)
Cirurgia maior	> 80.000-100.000 (> 80-100)

[1] Para cateteres tunelizados, há necessidade de uma meta para plaquetas dentro da faixa de referência mais alta.
[2] P. ex., endoscopia com biópsia.

Lassandro G et al. "CHildren with Inherited Platelet disorders Surveillance" (CHIPS) retrospective and prospective observational cohort study by Italian Association of Pediatric Hematology and Oncology (AIEOP). Front Pediatr. 2022;10: 967417. [PMID: 36507135]
Warren JT et al. Genetics of inherited thrombocytopenias. Blood. 2022;139:3264. [PMID: 35167650]

2. Infiltração da medula óssea

A substituição dos elementos normais da medula óssea por células leucêmicas, mieloma de células plasmáticas, linfoma ou tumores não hematológicos, ou ainda por infecções (como doença micobacteriana ou erliquiose), pode causar trombocitopenia. Mas geralmente são observadas anormalidades em outras linhagens celulares sanguíneas. Essas entidades são diagnosticadas com facilidade, por meio de um exame da biópsia e de um aspirado de medula óssea, ou pela determinação do microrganismo infectante com base em uma amostra aspirada. Em muitos casos, tais entidades patológicas resultam em um esfregaço de sangue periférico leucoeritroblástico (i.e., células da linhagem mieloide com desvio à esquerda, eritrócitos nucleados e dacriócitos). O tratamento da trombocitopenia deve ser orientado para a erradicação do distúrbio infiltrativo subjacente, mas poderá ser necessária uma transfusão de plaquetas em pacientes que apresentem sangramento clinicamente significativo.

3. Quimioterapia e irradiação

A medicação com agentes quimioterápicos e o uso de irradiação podem causar trombocitopenia por toxicidade direta dos megacariócitos e/ou das células progenitoras hematopoiéticas. A gravidade e a duração das quedas induzidas pela quimioterapia na contagem de plaquetas dependerão do agente específico e do regime utilizado, embora a resolução da contagem de plaquetas habitualmente ocorra com maior lentidão em seguida a insulto quimioterápico, em comparação com a neutropenia ou a anemia, sobretudo em pacientes nos quais foram administrados vários ciclos terapêuticos. Até que o paciente se recupere, deverá receber suporte com transfusão de plaquetas no caso de haver sangramento, ou se o risco de sangramento for alto (Tab. 16.3). Estudos sugerem que os fatores de crescimento plaquetário, como eltrombopague e romiplostim, podem ajudar na prevenção da trombocitopenia induzida pela quimioterapia, além de permitir que os pacientes recebam as doses completas de quimioterapia dentro dos prazos estabelecidos. Inibidores de *checkpoint* também podem causar uma trombocitopenia que mimetiza a púrpura trombocitopênica imune.

Kuter DJ. Treatment of chemotherapy-induced thrombocytopenia in patients with non-hematologic malignancies. Haematologica. 2022;107:1243. [PMID: 35642485]
Soff GA et al. Romiplostim treatment of chemotherapy-induced thrombocytopenia. J Clin Oncol. 2019;37:2892. [PMID: 31545663]

4. Deficiências nutricionais

Tipicamente em associação com uma anemia, pode-se observar trombocitopenia com deficiência de folato (que pode acompanhar casos de transtorno por uso de álcool) ou de vitamina B12 (podem estar evidentes achados neurológicos concomitantes). Além disso, pode-se observar trombocitopenia em pacientes que se apresentam com uma deficiência de ferro muito grave (embora raramente), embora seja muito mais comum observar trombocitose. O tratamento da deficiência de vitaminas ou minerais resultará em contagens de plaquetas mais satisfatórias.

5. Trombocitopenia cíclica

Trombocitopenia cíclica é uma doença rara, causadora de oscilações cíclicas na contagem de plaquetas, geralmente com periodicidade de 3-6 semanas. Ainda não ficou bem esclarecido o mecanismo fisiopatológico responsável por essa patologia. Em geral, a trombocitopenia e o sangramento graves ocorrem no nadir plaquetário. Pacientes com essa doença têm sido tratados com sucesso por medicação oral: contraceptivos, andrógenos, azatioprina e fatores de crescimento trombopoiético.

Aumento da destruição de plaquetas
1. Trombocitopenia imune

FUNDAMENTOS DO DIAGNÓSTICO

- Trombocitopenia isolada (descartar pseudotrombocitopenia, com uma revisão por esfregaço periférico).
- Avaliar se a causa é algum medicamento recém-introduzido, infecções por HIV, hepatite B, hepatite C e *Helicobacter pylori*.
- A trombocitopenia imune (PTI) é um diagnóstico de exclusão.

Considerações gerais

PTI é uma doença autoimune na qual anticorpos patogênicos se ligam às plaquetas, o que acelera sua eliminação da circulação. Outro mecanismo fisiopatológico é uma influência das células T. Em muitos pacientes com PTI também é observada a inexistência de uma produção compensatória adequada de plaquetas; acredita-se que isso, pelo menos em parte, reflita o efeito do anticorpo na megacariocitopoiese e na trombopoiese. Na maioria dos pacientes adultos a PTI é primária (idiopática), embora possa ser secundária (i.e., em associação com doenças autoimunes, como o LES; doenças linfoproliferativas, como o linfoma; determinados medicamentos; e infecções causadas pelo vírus da hepatite C, HIV e por *H. pylori*). Por outro lado, a PTI pode ser exacerbada pela vacinação contra SARS-CoV-2. Os anticorpos antiplaquetários têm como alvos as glicoproteínas IIb/IIIa e Ib/IX na membrana plaquetária, embora seja possível demonstrar sua presença em apenas dois terços dos pacientes; o teste para tais anticorpos não é procedimento de rotina, em função no número significativo de resultados falsos positivos e falsos negativos. Além da produção de anticorpos antiplaquetários, os vírus HIV e da hepatite C podem causar trombocitopenia por meio de outros mecanismos (p. ex., por supressão direta da produção de plaquetas [HIV] e pela diminuição da produção de trombopoietina [TPO] relacionada à cirrose e à esplenomegalia secundária [vírus da hepatite C]).

> Lee EJ... Leavitt AD et al. SARS-CoV-2 vaccination and immune thrombocytopenia in de novo and pre-existing ITP patients. Blood. 2022;139:1564. [PMID: 34587251]

Achados clínicos

A. Sintomas e sinais

O paciente pode se apresentar com sangramento mucocutâneo, dependendo da contagem de plaquetas. Hematomas espontâneos clinicamente relevantes, epistaxe, sangramento gengival ou outros tipos de hemorragia geralmente não ocorrerão até que a contagem de plaquetas caia para < 10.000-20.000/mcL (10-20 × 10^9/L). Pacientes com PTI secundária (ver anteriormente) podem apresentar achados adicionais específicos para a doença.

B. Achados laboratoriais

Normalmente, os pacientes apresentam uma trombocitopenia isolada. Nos casos em que ocorreu um sangramento substancial, o paciente também poderá estar anêmico. É importante a exclusão dos vírus da hepatite B e C e de infecções por HIV por meio de exames sorológicos. Em alguns casos, infecções por *H. pylori* podem causar uma trombocitopenia isolada.

Também é importante o exame da medula óssea em pacientes com citopenias inexplicáveis em duas ou mais linhagens celulares, em pacientes > 40 anos que se apresentam com trombocitopenia isolada, ou naqueles que não respondam ao tratamento primário específico para PTI. Em pacientes mais jovens não há necessidade de biópsia da medula óssea para todos os casos com o objetivo de estabelecer um diagnóstico de PTI. Os achados de anormalidade morfológica dos megacariócitos e hipocelularidade ou hipercelularidade não são características da PTI. Em geral, pacientes com PTI têm contagens aumentadas de megacariócitos na medula óssea. Nos casos com achados clínicos sugestivos de malignidade linfoproliferativa, o paciente deverá passar por uma tomografia computadorizada. Na ausência de tais achados, pode-se considerar como tendo

PTI todos os pacientes assintomáticos com menos de 40 anos sem as infecções acima citadas e com uma trombocitopenia isolada de início recente não explicada

Tratamento

Devem ser tratados todos os pacientes com contagem de plaquetas inferior a 25.000-30.000/mcL (25-30 × 10^9/L) ou que se apresentem com um sangramento significativo; pacientes com contagens de plaquetas mais elevadas podem ser monitorados sequencialmente para progressão, mas o ponto de corte para a contagem de plaquetas é decisão específica para cada paciente. Basicamente, o tratamento inicial consiste em um ciclo curto de prednisona com ou sem imunoglobulina intravenosa (IVIG) ou anti-D (WinRho) (Fig. 16.1). Para o tratamento inicial, também é uma opção a prescrição de um ciclo curto de dexametasona em altas doses (normalmente 40 mg VO/dia durante 4 dias). Em geral, a resposta aos corticosteroides pode ser observada dentro de 3-7 dias após o início do tratamento; caracteristicamente, observa-se uma resposta à IVIG em 24-36 horas. Em casos com sangramento ativo, podem ser simultaneamente administradas transfusões de plaquetas. A adição de rituximabe, um anticorpo monoclonal anticélulas B, aos corticosteroides como tratamento de primeira linha pode melhorar a velocidade de resposta inicial, mas a administração de rituximabe está associada a aumento da toxicidade. Por isso, na maioria dos centros seu uso não é considerado rotineiramente como tratamento de primeira linha.

Embora mais de dois terços dos pacientes com PTI respondam ao tratamento inicial com corticosteroides VO, ocorre recidiva depois da redução da dose do corticosteroide. Pacientes que apresentam persistentes contagens de plaquetas < 30.000/mcL (30 × 10^9/L) ou com sangramento clinicamente significativo são candidatos apropriados para tratamentos de segunda linha (Fig. 16.1). O médico escolhe empiricamente esses tratamentos, levando em consideração as possíveis toxicidades e a preferência do paciente. IVIG ou anti-D (WinRho) aumenta temporariamente a contagem de plaquetas (duração de até 3 semanas, raramente mais). Para alguns pacientes adultos, uma opção consiste no tratamento sequenciado com IVIG ou anti-D, enquanto o médico busca um tratamento alternativo seguro. Rituximabe (um anticorpo anti-CD20) e outras opções terapêuticas com o uso de anticorpos anti-CD20 biossimilares resultam em respostas clínicas para cerca de 50% dos pacientes com PTI crônica refratária a corticosteroides; esse percentual diminui para cerca de 20% em 5 anos. Romiplostim (SC semanalmente), eltrombopague (VO diariamente) e avatrombopag (VO diariamente) – todos agentes miméticos da TPO – são administrados em pacientes adultos com PTI crônica não responsiva de forma duradoura aos corticosteroides. O paciente poderá ser medicado indefinidamente com romiplostim, eltrombopague ou avatrombopag para manutenção da resposta plaquetária; esses medicamentos também podem ser administrados como terapia de segunda linha, mas muitos pacientes podem descontinuar o uso desses agentes e ainda assim manter uma contagem plaquetária adequada (> 30.000/mcL [30 × 10^9/L]). A decisão de usar

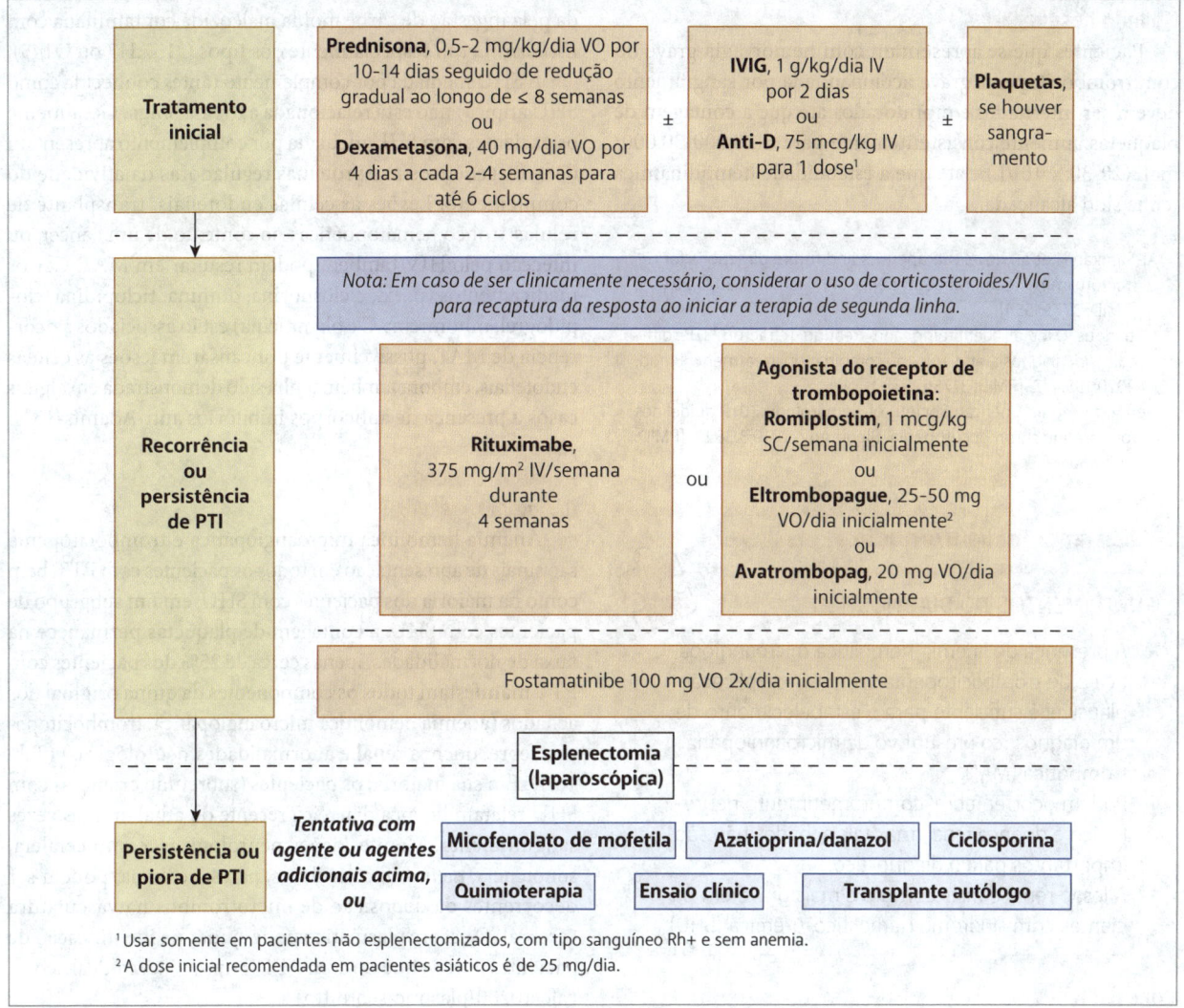

FIGURA 16.1 Tratamento da trombocitopenia imune (PTI): uma visão geral simplificada.

um anticorpo anti-CD20 antes ou depois de um mimético da TPO dependerá de cada paciente. Fostamatinibe, um O inibidor de Syk, pode ser administrado para tratamento da PTI em pacientes que não responderam a corticosteroides, miméticos de TPO ou rituximabe. É pouco frequente o recurso à esplenectomia, mas ainda assim esse procedimento pode ajudar pacientes selecionados; tem um percentual de resposta duradoura > 50% e pode ser considerado para casos de PTI grave que não respondam de forma duradoura ao tratamento inicial ou que sejam refratários aos agentes de segunda linha. Os pacientes deverão ser vacinados com a vacina pneumocócica, *Haemophilus influenzae* tipo B e meningocócica pelo menos 2 semanas antes da esplenectomia terapêutica. Se disponível, deve-se dar preferência à esplenectomia laparoscópica. A Figura 16.1 resume outros tratamentos para PTI.

Em pacientes com trombocitopenia associada ao HIV ou ao vírus da hepatite C, na maioria dos casos o tratamento eficaz de qualquer uma dessas infecções resultará em melhoria da trombocitopenia; casos de trombocitopenia refratária talvez tenham que ser tratados com IVIG, esplenectomia, um agente

mimético da TPO ou terapia anti-CD20. Ocasionalmente a resposta ao tratamento da PTI fica comprometida pela presença de infecção por *H. pylori;* nos casos pertinentes, essa possibilidade deve ser descartada.

PTI associada à gestação – Os objetivos do tratamento são uma contagem de plaquetas ≥ 30.000/mcL (30×10^9/L) durante a gestação e ≥ 50.000/mcL (50×10^9/L) antes da cesariana ou do parto vaginal. Duas opções terapêuticas de rotina consistem na administração de prednisona VO em doses moderadas, ou infusões intermitentes de IVIG. A esplenectomia deve ficar reservada para a ausência de resposta a esses tratamentos; o procedimento pode ser realizado no primeiro ou no segundo trimestre. Esse tratamento depende de uma interação próxima entre o obstetra e o hematologista. Os agentes miméticos da TPO não estão aprovados para uso durante a gestação.

Quando encaminhar

Diante das complexidades que envolvem a tomada de decisão, todos os pacientes com PTI devem ser tratados pelo hematologista.

Quando hospitalizar

Pacientes que se apresentam com hemorragia grave ou com trombocitopenia grave acompanhada por sangramento devem ser internados e monitorados até que a contagem de plaquetas aumente consistentemente para > 20.000-30.000/mcL (20-30 × 10⁹/L) e até que a estabilidade hemodinâmica tenha sido alcançada.

Al-Samkari H et al. Novel therapeutics and future directions for refractory immune thrombocytopenia. Br J Haematol. 2023;203:65. [PMID: 37735554]

Miltiadous O et al. Identifying and treating refractory ITP: difficulty in diagnosis and role of combination treatment. Blood. 2020;135:472. [PMID: 31756253]

Neunert C et al. American Society of Hematology 2019 guidelines for immune thrombocytopenia. Blood Adv. 2019;3:3829. [PMID: 31794604]

2. Microangiopatia trombótica

FUNDAMENTOS DO DIAGNÓSTICO

- A presença de anemia hemolítica microangiopática e de trombocitopenia sem outra explicação plausível é suficiente para o estabelecimento de um diagnóstico presuntivo de microangiopatia trombótica (MAT).
- Podem ocorrer febre, comprometimento neurológico e doença renal, mas tais achados não são importantes para o diagnóstico.
- A lesão renal é mais comum e mais grave em pacientes com síndrome hemolítico-urêmica (SHU).

Considerações gerais

MAT consistem em (mas não estão limitadas a) púrpura trombocitopênica trombótica (PTT) e SHU. Esses distúrbios se caracterizam pela presença de trombocitopenia causada pela incorporação de plaquetas em trombos de fibrina na microvasculatura, e de anemia hemolítica microangiopática, decorrente do cisalhamento de eritrócitos em redes de fibrina na microcirculação.

Em casos idiopáticos de PTT, autoanticorpos anti-Adamts-13 (uma desintegrina e metaloproteinase com repetição de trombospondina tipo 1, membro 13), também conhecida como protease de clivagem do fator de von Willebrand (FvW) (FvWCP), provocam um acúmulo de multímeros de FvW de enormes dimensões. Esses multímeros criam pontes e agregam plaquetas na ausência de gatilhos hemostáticos, o que, por sua vez, provoca obstrução do vaso e várias disfunções orgânicas observadas em pacientes com PTT. Em alguns casos de MAT associada à gestação, pode-se observar a presença de um anticorpo anti-Adamts-13. Por outro lado, a atividade do Adamts-13 em casos congênitos de PTT está diminuída em decorrência de uma mutação no gene codificador da molécula. Acredita-se que a SHU clássica, denominada SHU mediada por toxina Shiga, ocorra secundariamente a danos endoteliais mediados pela toxina. Com frequência, a SHU clássica é contraída pela ingestão de carne moída malcozida contaminada com *Escherichia coli* (especialmente dos tipos O157:H7 ou O145).

A SHU mediada por complemento (antes conhecida como SHU atípica) não está relacionada à toxina Shiga. Geralmente os pacientes com SHU mediada por complemento apresentam defeitos genéticos nas proteínas reguladoras da atividade do complemento. Lesões às células endoteliais, transplante de células-tronco hematopoéticas no contexto de um câncer, ou infecção pelo HIV também podem resultar em MAT. Certos medicamentos (p. ex., ciclosporina, quinina, ticlopidina, clopidogrel, mitomicina C e bleomicina) estão associados à ocorrência de MAT, possivelmente por causarem lesões às células endoteliais, embora também tenha sido demonstrada em alguns casos a presença de anticorpos inibitórios anti-Adamts-13.

Achados clínicos

A. Sintomas e sinais

Anemia hemolítica microangiopática e trombocitopenia são sinais de apresentação em todos os pacientes com PTT, bem como na maioria dos pacientes com SHU; em um subgrupo de pacientes com SHU, a contagem de plaquetas permanece na faixa de normalidade. Apenas cerca de 25% dos pacientes com PTT manifestam todos os componentes da quina original dos achados (anemia hemolítica microangiopática, trombocitopenia, febre, doença renal e anormalidades neurológicas) (Tab. 16.4). Em sua maioria, os pacientes (sobretudo crianças) com SHU relatam doença diarreica recente ou atual, muitas vezes sanguinolenta. Manifestações neurológicas, como cefaleia, sonolência, *delirium*, convulsões, paresia e coma, podem ser decorrentes da deposição de microtrombos na vasculatura cerebral. O escore plasmático pode ajudar na identificação de pacientes possivelmente com PTT (https://www.mdcalc.com/calc/10200/plasmic-score-ttp).

B. Achados laboratoriais

As características laboratoriais da MAT são: trombocitopenia; anormalidades associadas à anemia hemolítica microangiopática (anemia, DHL elevado, bilirrubina indireta elevada, diminuição da haptoglobina, esquizócitos no esfregaço sanguíneo, contagem elevada de reticulócitos e teste direto da antiglobulina negativo); creatinina elevada; cultura de fezes positiva para *E. coli* O157:H7, ou testes fecais positivos para toxina Shiga (SHU); diminuições na atividade de Adamts-13 com presença (PTT adquirida) ou ausência (PTT hereditária) do inibidor de Adamts-13; e mutações em genes codificadores de proteínas do complemento (SHU mediada por complemento; requer avaliação laboratorial especializada). Para a maioria dos pacientes com PTT ou SHU, os estudos de coagulação de rotina (tempo de protrombina [TP], tempo de tromboplastina parcial ativada [TTPa], fibrinogênio) se situam dentro da faixa normal.

Tratamento

Com exceção de crianças ou adultos com SHU endêmica associada à diarreia, que geralmente se recuperam apenas com cuidados auxiliares, em todos os casos de PTT suspeitada ou confirmada deve-se dar início à plasmaférese. *A imediata*

TABELA 16.4 Apresentação e tratamento de microangiopatias trombóticas

	PTT	SHU mediada por complemento	SHU mediada por toxina Shiga
População de pacientes	Adultos	Crianças (ocasionalmente adultos)	Geralmente crianças, frequentemente após diarreia sanguinolenta
Patogênese	Autoanticorpo adquirido anti-Adamts-13	Alguns casos: deficiência hereditária na função de proteínas reguladoras do complemento	Bacteriana (como *Escherichia coli* enterotoxigênica; toxina Shiga)
Trombocitopenia	Normalmente grave, exceto em curso clínico muito precoce	Variável	Pode ser leve/ausente em uma minoria de pacientes
Febre	Típica	Variável	Atípica
Doença renal	Típica, mas pode ser leve	Típica	Típica
Dano neurológico	Variável	Menos da metade dos casos	Menos da metade dos casos
Investigação laboratorial	Atividade diminuída de Adamts-13; inibidor geralmente identificado	Defeitos em proteínas reguladoras do complemento	Atividade Adamts-13 habitualmente normal. Cultura de fezes positiva para *E. coli* 0157:H7 ou anticorpo detectável para toxina Shiga
Tratamento	TPE imediata na maioria dos casos. Hemodiálise para doença renal grave. Caplacizumabe (pacientes selecionados). Transfusões de plaquetas estão contraindicadas, a menos que TPE esteja em andamento	TPE imediata inicialmente na maioria dos casos. Eculizumabe. Cuidados auxiliares. Hemodiálise para doença renal grave	Hemodiálise para doença renal grave. Cuidados auxiliares. TPE raramente será benéfica (exceção: casos selecionados em adultos)

Adamts-13: desintegrina e metaloproteinase com um *motif* de trombospondina tipo 1, membro 13; PTT: púrpura trombocitopênica trombótica; SHU: síndrome hemolítico-urêmica; TPE: troca plasmática terapêutica.

introdução da plasmaférese é essencial para os pacientes com PTT, porque a taxa de mortalidade sem tratamento é > 95%. Em geral, a plasmaférese é administrada 1x/dia até que a contagem de plaquetas seja > 150.000/mcL (150×10^9/L) por pelo menos 2 dias; em seguida, a frequência dos tratamentos poderá ser gradativamente reduzida ou interrompida, enquanto continua a monitoração para contagem de plaquetas e DHL, com vistas a possíveis recaídas. Em casos de resposta insuficiente à plasmaférese 1x/dia, podem ser considerados tratamentos 2x/dia. Nos casos de recidiva da PTT em seguida ao tratamento inicial, a plasmaférese deverá ser reinstituída. Plasma fresco congelado (PFC) pode ser administrado nos casos em que não se tenha acesso imediato à plasmaférese, ou em casos de MAT familiar. *Raramente serão utilizadas transfusões de plaquetas* para o tratamento de MAT, pois há relatos de piora dessa condição, possivelmente como decorrência da propagação de microtrombos ricos em plaquetas. Entretanto, em casos documentados de sangramento com risco de vida, as transfusões de plaquetas podem ser administradas lentamente e de preferência depois da instituição da plasmaférese. Em casos de anemia clinicamente significativa, podem ser administradas transfusões de hemácias. Deve-se considerar a hemodiálise para pacientes com lesão renal significativa. Caplacizumabe, um anticorpo biespecífico que impede a interação do FvW com o receptor da glicoproteína plaquetária Ib-IX-V, pode reduzir o tempo até a normalização da contagem de plaquetas e a taxa de mortalidade em 30 dias. Ainda permanece motivo de controvérsia qual subconjunto de pacientes deveria ser medicado com caplacizumabe para PTT, por se tratar de medicação de alto custo e também pela

incerteza quanto aos possíveis benefícios gerais, apesar de sua inclusão nas orientações de 2020 para DvW.

Além da plasmaférese, a imunossupressão com corticosteroides deve ser instituída no início do tratamento de pacientes com PTT. Com frequência, pacientes são medicados com rituximabe com os objetivos de proporcionar imunossupressão prolongada e minimizar o uso de corticosteroides. Em casos refratários, deve-se considerar a repetição de rituximabe, o uso de vincristina ou ciclofosfamida e a realização de esplenectomia.

Para a maioria dos pacientes com PTT idiopática, essa é uma doença autoimune recidivante (inibidor de anticorpos para Adamts-13). Um monitoramento cuidadoso da atividade e do *status* do inibidor da Adamts-13 e a subsequente imunossupressão com um anticorpo anti-CD20 podem prevenir a ocorrência de recaídas perigosas.

Casos de SHU mediada por complemento podem responder inicialmente à infusão de plasma; contudo, nos casos em que o médico tem forte suspeita desse diagnóstico, normalmente a aférese é descontinuada, sendo administradas infusões seriadas de um anticorpo anticomplemento C5, como eculizumabe ou ravulizumabe. Em alguns pacientes, essa estratégia pode resultar em remissões sustentadas. Pode haver necessidade de hemodiálise ou de transplante renal em pacientes com lesão renal irreversível.

Quando encaminhar

No momento da apresentação, o paciente deve ser encaminhado para uma consulta com o hematologista ou especialista em medicina transfusional familiarizado com plasmaférese.

Pacientes com MAT e PTT necessitam de cuidados contínuos pelo hematologista.

Quando hospitalizar

Todos os pacientes com suspeita recente ou diagnóstico de MAT devem ser imediatamente hospitalizados.

Goshua G et al. Cost effectiveness of caplacizumab in acquired thrombotic thrombocytopenic purpura. Blood. 2021;137:969. [PMID: 33280030]

Scully M et al; HERCULES Investigators. Caplacizumab treatment for acquired thrombotic thrombocytopenic purpura. N Engl J Med. 2019;380:335. [PMID: 30625070]

Zheng XL et al. ISTH guidelines for the diagnosis of thrombotic thrombocytopenic purpura. J Thromb Haemost. 2020;18: 2486. [PMID: 32914582]

Zheng XL et al. ISTH guidelines for treatment of thrombotic thrombocytopenic purpura. J Thromb Haemost. 2020;18: 2496. [PMID: 32914526]

3. Trombocitopenia induzida por heparina

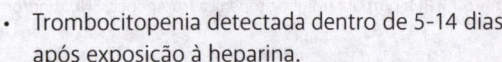

FUNDAMENTOS DO DIAGNÓSTICO

- Trombocitopenia detectada dentro de 5-14 dias após exposição à heparina.
- Declínio na contagem inicial de plaquetas ≥ 50%.
- A trombose ocorre em até 50% dos casos; sangramentos são incomuns.

Considerações gerais

A trombocitopenia induzida por heparina (TIH) é um distúrbio adquirido que afeta cerca de 3% dos pacientes expostos à heparina não fracionada e cerca de 0,3-0,6% dos expostos à heparina de baixo peso molecular (HBPM). Esse problema é consequência da formação de anticorpos IgG contra complexos heparina-fator 4 plaquetário (F4); o complexo anticorpo:heparina-PF4 liga-se e ativa as plaquetas independentemente da hemostasia fisiológica, e o resultado é trombocitopenia e trombose. Foi postulado que FvW tem influência nos eventos trombóticos ocorrentes muito tempo depois de ter ocorrido eliminação da heparina do sistema do paciente.

Achados clínicos
A. Sintomas e sinais

Com frequência os pacientes estão assintomáticos, e, graças à natureza pró-trombótica da TIH, geralmente não há sangramento. Contudo, é possível detectar trombose (em qualquer sítio venoso ou arterial) em até 50% dos pacientes e até 30 dias após o diagnóstico. Se a trombose ainda não tiver sido detectada, deve-se considerar uma ultrassonografia Doppler duplex das extremidades inferiores, com o objetivo de descartar a possibilidade de TVP subclínica.

B. Achados laboratoriais

O médico estabelece um diagnóstico presuntivo de TIH ao detectar uma trombocitopenia de início recente em um paciente (geralmente hospitalizado) dentro de 5-14 dias após a exposição inicial à heparina. Outras apresentações (p. ex., TIH de início rápido) são menos comuns e refletem recente exposição prévia à heparina. É característico um declínio ≥ 50% na contagem basal de plaquetas. O escore 4T (//www.qxmd.com/calculate) é uma regra de predição clínica que serve para avaliar a probabilidade pré-teste para presença de TIH. Foi demonstrado maior valor preditivo para exclusão de TIH com baixas pontuações do escore 4T *versus* pontuações intermediárias ou altas para previsão de sua presença. Diante da suspeita clínica de TIH, o médico deve estabelecer o diagnóstico solicitando um teste Elisa de rastreamento para anticorpos PF4-heparina. Se o resultado desse teste for positivo, o diagnóstico deverá ser confirmado com a ajuda de um exame funcional (p. ex., um teste de liberação de serotonina). A magnitude de um resultado positivo para Elisa tem correlação com a probabilidade clínica de TIH, mas deve-se ter em mente que mesmo valores elevados do Elisa para densidade óptica podem ser falsamente positivos. Portanto, é essencial um ensaio funcional para confirmação.

Tratamento

O tratamento deve ser iniciado assim que houver suspeita de TIH, antes mesmo que os resultados dos testes laboratoriais estejam disponíveis.

O tratamento da TIH (Tab. 16.5) envolve a descontinuação imediata de todas as formas de heparina. Apesar da trombocitopenia, raramente haverá necessidade de transfusões de plaquetas, devendo ser evitadas. Tendo em vista a frequência substancial de tromboses entre pacientes com TIH, o médico deverá administrar imediatamente um anticoagulante alternativo enquanto aguarda os exames de confirmação. Em casos críticos, é preferível usar um inibidor direto da trombina (IDT), como argatrobana ou bivalirudina, graças à menor duração de ação. O uso de fondaparinux, um inibidor indireto anti-Xa subcutâneo, para tratamento inicial da TIH é uma opção razoável em pacientes clinicamente estáveis. Para casos confirmados de TIH, o IDT deverá ter continuidade até que tenha ocorrido recuperação da contagem de plaquetas para pelo menos 100.000/mcL (100×10^9/L); nesse ponto, pode ser iniciado o tratamento com um antagonista da vitamina K (varfarina) ou um agente anti-Xa VO. Se for escolhido um antagonista da vitamina K, o IDT parenteral deverá ter continuidade até que tenha sido alcançada a anticoagulação terapêutica (i.e., INR = 2-3); a infusão de argatrobana deve ser temporariamente interrompida antes que seja alcançado o INR, para que possa refletir o efeito anticoagulante isolado da varfarina. Para todos os pacientes com TIH, deverá ter continuidade por um mínimo de 30 dias alguma forma de anticoagulação (varfarina, fondaparinux ou um agente anti-Xa oral), devido ao risco persistente de trombose, mesmo após a recuperação da contagem de plaquetas. Em pacientes com trombose documentada (trombocitopenia e trombose induzidas por heparina; Hitt), a anticoagulação deverá continuar por 3-6 meses.

Em todos os pacientes com histórico prévio de TIH, devem ser evitadas exposições subsequentes à heparina, se possível. Se o uso de heparina for considerado necessário para algum

TABELA 16.5 Tratamento de TIH suspeitada ou comprovada

I. Descontinuar todas as formas de heparina. Enviar PF4-heparina Elisa
Enviar ensaio confirmatório de liberação de serotonina se o teste Elisa for positivo.

II. Iniciar o tratamento com inibidor direto da trombina ou, em algumas circunstâncias, fondaparinux

Agente	Indicação	Dosagem
Argatrobana	Profilaxia ou tratamento de TIH	Infusão intravenosa contínua de 0,5-1,2 mcg/kg por minuto, titulação para TTPa = 1,5-3 × o valor basal[1] Velocidade máxima de infusão = 10 mcg/kg por minuto
Bivalirudina	Intervenção coronariana percutânea[2]	Bólus de 0,75 mg/kg IV seguido por infusão IV contínua inicial de 1,75 mg/kg por hora. O fabricante indica que o monitoramento deve ser por TCA.
Fondaparinux	Tratamento de TIH	5-10 mg SC (de acordo com o peso)

III. Obter ultrassom Doppler das extremidades inferiores para descartar trombose subclínica (se houver indicação).

IV. Acompanhar diariamente a contagem de plaquetas, até a recuperação.

V. Depois da recuperação da contagem de plaquetas, fazer a transição da anticoagulação para varfarina, fondaparinux ou para um agente anti-Xa VO; tratar por 30 dias (TIH) ou 3-6 meses (HITT).

VI. Documentar alergia à heparina no prontuário médico (casos confirmados).

[1] Insuficiência hepática: velocidade inicial de infusão = 0,5 mcg/kg/min.
[2] Não aprovado para TIH/TIHT.
PF4: fator plaquetário 4; TCA: tempo de coagulação ativado; TIH: trombocitopenia induzida por heparina; TIHT: trombocitopenia com trombose induzidas por heparina; TTPa: tempo de tromboplastina parcial ativada.

Cuker A et al. American Society of Hematology 2018 guidelines for management of venous thromboembolism: heparin-induced thrombocytopenia. Blood Adv. 2018;2:3360. [PMID: 30482768]
Johnston I et al. Recognition of PF4-VWF complexes by heparin-induced thrombocytopenia antibodies contributes to thrombus propagation. Blood. 2020;135:1270. [PMID: 32077913]
Warkentin TE. Laboratory diagnosis of heparin-induced thrombocytopenia. Int J Lab Hematol. 2019;41:15. [PMID: 31069988]
Warkentin TE et al. Laboratory testing for heparin-induced thrombocytopenia and vaccine-induced immune thrombotic thrombocytopenia antibodies: a narrative review. Semin Thromb Hemost. 2023;49:621. [PMID: 36455619]

4. Coagulação intravascular disseminada

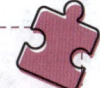

FUNDAMENTOS DO DIAGNÓSTICO

- Associada a pacientes com câncer, sepse, trauma e obstetrícia.
- TP e TTPa prolongados e fibrinogênio baixo/em declínio.
- Trombocitopenia.

Considerações gerais

A coagulação intravascular disseminada (CIVD) é causada por um descontrole na ativação local ou sistêmica da coagulação, resultando na depleção dos fatores de coagulação e do fibrinogênio, e muitos casos evoluirão para trombocitopenia à medida que as plaquetas forem sendo ativadas e consumidas.

São numerosos os distúrbios associados à CIVD, p. ex., sepse (na qual a coagulação é ativada pela presença de lipopolissacarídeos), câncer, trauma, queimaduras e complicações associadas à gestação (em que ocorre liberação do fator tecidual). Aneurisma da aorta e hemangiomas cavernosos podem promover coagulação intravascular localizada, e picadas de cobra podem resultar em CIVD pela ação de toxinas exógenas.

Achados clínicos

A. Sintomas e sinais

Em casos de CIVD, geralmente o sangramento ocorre em vários locais, p. ex., cateteres intravenosos ou incisões, e também pode ser generalizado (púrpura fulminante). CIVD relacionada à malignidade pode se manifestar principalmente na forma de trombose (síndrome de Trousseau).

B. Achados laboratoriais

Em casos de CIVD precoce, em geral a contagem de plaquetas e os níveis de fibrinogênio permanecem dentro da faixa de normalidade, embora com redução em comparação com os níveis basais. Observa-se trombocitopenia progressiva (raramente grave), prolongamento do TP, diminuição dos níveis de fibrinogênio e, eventualmente, elevação do TTPa. Normalmente os níveis de dímero D estão elevados por causa da ativação da coagulação e da interligação difusa da fibrina, seguida por fibrinólise. Ao exame do esfregaço de

---

procedimento, essa medicação deverá ser suspensa até que o teste Elisa não consiga mais detectar anticorpos PF4-heparina (geralmente, 100 dias após um episódio de TIH), e a exposição deve se limitar ao menor período possível. Um exemplo comum é o cateterismo cardíaco. A heparina desaparece antes do retorno do anticorpo; assim, a TIH é evitada.

Quando encaminhar

Tendo em vista o enorme potencial trombótico da doença e a complexidade do uso do IDT, todos os pacientes com TIH devem ser avaliados pelo hematologista.

Quando hospitalizar

Em sua maioria, os pacientes com TIH são hospitalizados no momento da detecção da trombocitopenia. A internação é uma decisão clínica para aquele paciente ambulatorial com suspeita de TIH e que seja candidato ao uso de fondaparinux SC ou de um agente anti-Xa VO. Outros pacientes ambulatoriais podem precisar de internação para IDT intravenosos. Independentemente disso, é muito importante o envolvimento do hematologista tão logo haja suspeita diagnóstica ou indicação de tratamento.

sangue, observa-se a presença de esquizócitos em 10-20% dos pacientes; esse achado decorre do cisalhamento dos eritrócitos ao longo da microvasculatura. As anormalidades laboratoriais observadas na síndrome HELLP (hemólise, enzimas hepáticas elevadas, baixa contagem de plaquetas), que é uma forma grave de CIVD com taxa de mortalidade particularmente alta e que acomete mulheres no período do periparto, são: elevação das transaminases hepáticas e lesão renal causada por hemoglobinúria grave e por nefropatia pigmentar. Inicialmente, os casos de CIVD relacionada à malignidade podem apresentar contagens de plaquetas e estudos de coagulação normais, mas que serão seguidos por queda na contagem de plaquetas e do fibrinogênio e por aumento do INR; esses achados destacam a importância da obtenção de valores laboratoriais seriados para o estabelecimento do diagnóstico.

Tratamento

O distúrbio causal subjacente (p. ex., antimicrobianos, quimioterapia, cirurgia, ou extração do feto) deve ser imediatamente tratado. Diante de um sangramento clinicamente significativo, deve-se promover a hemostasia (Tab. 16.6).

O paciente receberá hemoderivados sempre que se tiver ocorrido hemorragia clinicamente significativa, ou houver suposição de tal probabilidade sem uma intervenção baseada no aumento progressivo do TP e do PTT e na progressiva diminuição dos níveis de fibrinogênio e plaquetas (Tab. 16.6). Na maioria dos casos, o objetivo a ser alcançado com a terapia

TABELA 16.6 Tratamento de CIVD

I. Avaliar a causa subjacente da CIVD e tratar.	
II. Estabelecer contagem basal de plaquetas, TP, TTPa, dímero D, fibrinogênio.	
III. Transfundir hemoderivados somente se houver sangramento contínuo ou alto risco de sangramento.	**Plaquetas:** meta > 20.000/mcL (20 × 10⁹/L) (maioria dos pacientes) ou > 50.000/mcL (50 × 10⁹/L) (sangramento grave, p. ex., hemorragia intracraniana)
	Crioprecipitado: meta para fibrinogênio > 80-100 mg/dL
	Plasma fresco congelado: meta para TP e TTPa < 1,5 × normal
	Hemácias concentradas: meta para hemoglobina > 8 g/dL ou melhora na anemia sintomática
IV. Acompanhar plaquetas, TTPa, TP, fibrinogênio a cada 4-12 horas conforme indicado clinicamente.	
V. Se há sangramento persistente causado por consumo grave ou consumo que exija uso excessivo de hemoderivados, considerar o uso de heparina[1] (infusão inicial, 5 unidades/kg por hora) e titular para as metas clínicas desejadas; não administrar bólus.	
VI. Acompanhar os parâmetros laboratoriais a cada 4-12 horas conforme indicado clinicamente, até resolução da CIVD.	

[1] Contraindicado se não for possível manter as plaquetas > 50.000/mcL (50 × 10⁹/L), em casos de sangramento gastrointestinal ou SNC, em distúrbios que possam depender de cirurgia, ou em casos de descolamento prematuro da placenta.

CIVD: coagulação intravascular disseminada; TP: tempo de protrombina; TTPa: tempo de tromboplastina parcial ativada.

plaquetária é uma contagem > 20.000/mcL (20 × 10⁹/L) ou > 50.000/mcL (50 × 10⁹/L) para os casos com sangramento grave, p. ex., hemorragia intracraniana. Normalmente apenas pacientes com TTPa e TP prolongados, bem como pacientes com sangramento, serão tratados com PFC. Casos com hipofibrinogenemia < 100 mg/dL ou superior, mas com declínio ativo, receberão crioprecipitado ou concentrados de fibrinogênio (p. ex., RiaSTAP). O nível de fibrinogênio deve ser corrigido antes da administração de PFC para TP e TTPa prolongados, com o objetivo de verificar se a reposição de fibrinogênio *per se* corrigirá o TP e o TTPa. Pacientes gravemente enfermos com CIVD devem ser monitorados para TP, TTPa, fibrinogênio e contagem de plaquetas pelo menos a cada 6-8 horas.

Em alguns casos de sangramento refratário, mesmo depois da reposição de hemoderivados, pode-se considerar a administração de heparina em baixas doses. Tendo em vista que CIVD é principalmente um distúrbio de coagulação excessiva acompanhada secundariamente por fibrinólise, a heparina pode interferir na geração de trombina, e isso resulta em menor consumo de proteínas da coagulação e de plaquetas. Com um julgamento clínico apropriado, o paciente pode ser tratado com uma infusão de 5 unidades/kg por hora (não em bólus), titulada conforme a indicação clínica. *Mas pode haver contraindicação para o uso de heparina, se a contagem de plaquetas não puder ser mantida > 20.000-30.000/mcL (20-30 × 10⁹/L), e em casos de hemorragia do SNC, sangramento gastrointestinal, descolamento prematuro da placenta e algum distúrbio que provavelmente exigirá cirurgia iminente.* Pode-se considerar a administração de inibidores da fibrinólise em pacientes selecionados com CIVD acompanhada por sangramento, mas essa medicação poderá promover uma perigosa coagulação. Assim, ela deve ser administrada com muita cautela e somente em consulta com o hematologista.

1. **Síndrome HELLP** – O tratamento deve consistir na evacuação do útero (p. ex., parto de um bebê a termo ou próximo do termo, ou remoção de fragmentos placentários ou fetais retidos).
2. **Síndrome de Trousseau** – Os pacientes devem ser tratados para a malignidade subjacente e com a administração de heparina não fracionada ou HBPM em dose terapêutica SC como tratamento para trombose, tendo em vista que normalmente a varfarina é menos eficaz na prevenção secundária do tromboembolismo no distúrbio. Em geral, pode-se esperar que o tratamento com heparina ou HBPM fará o fibrinogênio, o TP (INR), o TTPa e a contagem de plaquetas retornarem gradativamente ao normal, mas talvez tenham que transcorrer semanas para que isso ocorra. Também se pode considerar o uso de agentes anti-Xa VO ou IDT VO depois da estabilização do paciente com heparina ou HBPM parenteral, mas nesse cenário frequentemente se usa HBPM estendida.

Em pacientes com CIVD associada a leucemia promielocítica aguda (LPA), é importante que o tratamento clínico seja imediatamente iniciado (i.e., geralmente dentro de 24 horas após o diagnóstico) juntamente com a administração de hemoderivados conforme a indicação clínica.

Quando encaminhar

- Pacientes com sangramento difuso que não responda à administração de hemoderivados devem ser avaliados pelo hematologista.
- Sem exceção, todos os pacientes com CIVD devem ser atendidos pelo hematologista antes que seja iniciado o tratamento com heparina ou HBPM.

Quando hospitalizar

Em sua maioria, pacientes com CIVD são hospitalizados tão logo a doença tenha sido detectada.

Cuker A et al. American Society of Hematology 2018 guidelines for management of venous thromboembolism: heparin-induced thrombocytopenia. Blood Adv. 2018;2:3360. [PMID: 30482768]

Iba T et al. Disseminated intravascular coagulation: the past, present, and future consideration. Semin Thromb Hemost. 2022;48:978. [PMID: 36100234]

Levi M et al. Disseminated intravascular coagulation: an update on pathogenesis and diagnosis. Expert Rev Hematol. 2018;11:663. [PMID: 29999440]

Levi M. Pathogenesis and diagnosis of disseminated intravascular coagulation. Int J Lab Hematol. 2018;40:15. [PMID: 29741245]

Warkentin TE et al. Direct oral anticoagulants for treatment of HIT: update of Hamilton experience and literature review. Blood. 2017;130:1104. [PMID: 28646118]

Outros problemas causadores de trombocitopenia

1. Trombocitopenia induzida por medicamentos

Com frequência a trombocitopenia induzida por medicamentos é imunomediada, mas alguns casos também podem ser decorrentes da supressão da medula. A Tabela 16.7 lista os medicamentos associados à trombocitopenia. Tipicamente, a apresentação da trombocitopenia induzida por medicamentos e mediada por anticorpos é uma trombocitopenia grave com sangramento mucocutâneo 5-14 dias após a exposição a um novo medicamento, embora seja possível haver diversas apresentações. Na maioria dos casos, a descontinuação do agente agressor resultará na resolução da trombocitopenia dentro de 3-7 dias, mas a cinética da recuperação dependerá da velocidade de depuração do medicamento, que pode ser afetada pelas funções hepática e renal. Pacientes com trombocitopenia grave devem receber transfusões de plaquetas, acompanhadas ou não por IGIV.

2. Púrpura pós-transfusional

A púrpura pós-transfusional (PPT) é um distúrbio raro que consiste no súbito surgimento de trombocitopenia, dentro de 1 semana após a transfusão de eritrócitos, plaquetas ou plasma. Na maioria dos indivíduos com PPT, são detectados anticorpos antiantígeno plaquetário humano PL[A1]. Com frequência, os pacientes com PPT são mulheres multíparas ou pessoas que anteriormente tinham recebido transfusões. Tipicamente, estão presentes trombocitopenia e hemorragias graves. O tra-

TABELA 16.7 Medicamentos selecionados causadores de trombocitopenia farmacológica[1]

Classe	Exemplos
Agentes analgésicos	Acetaminofeno
	Diclofenaco
	Ibuprofeno
	Naproxeno
	Sulindaco
Agentes anticoagulantes	Heparina
	Heparina de baixo peso molecular
Agentes antimicrobianos	Adefovir
	Fluconazol
	Indinavir
	Isoniazida
	Linezolida
	Penicilinas
	Remdesivir
	Rifampicina
	Ritonavir
	Sulfonamidas
	Vancomicina
Agentes antiplaquetários	Abciximabe
	Anagrelida
	Eptifibatida
	Ticlopidina
	Tirofibana
Agentes cardiovasculares	Amiodarona
	Atorvastatina
	Captopril
	Digoxina
	Hidroclorotiazida
	Procainamida
	Sinvastatina
Quimioterapia	Maioria dos agentes
Agentes gastrointestinais	Cimetidina
	Famotidina
Agentes imunomoduladores	Interferon-alfa
	Rituximabe
Agentes imunossupressores	Micofenolato de mofetila
	Tacrolimus
Agentes neuropsiquiátricos	Carbamazepina
	Haloperidol
	Metildopa
	Fenitoína
Outros agentes	Imunizações
	Corante de contraste iodado

[1] Ver https://www.ouhsc.edu/platelets/.

tamento inicial consiste na administração de IVIG (1 g/kg por dia durante 2 dias). O paciente deve ser medicado com IVIG tão logo o médico suspeite do diagnóstico. Não há indicação para administração de plaquetas, a não ser que o paciente apresente uma hemorragia grave; se forem administradas, é preferível optar por plaquetas HLA negativas para PL[A1]. Em pacientes refratários, pode haver necessidade de um segundo curso ou IVIG, plasmaférese, corticosteroides, miméticos da TPO ou um procedimento de esplenectomia. Para transfusões subsequentes, deve-se dar preferência a produtos sanguíneos PL[A1]-negativos ou lavados; entretanto, são limitados os dados que apoiam diversas opções de tratamento.

Vu K, Leavitt AD. Posttransfusion purpura with antibodies against human platelet antigen-4a following checkpoint inhibitor therapy: a case report and review of the literature. Transfusion. 2018;58:2265. [PMID: 30222869]

3. Doença de von Willebrand tipo 2B

A doença de von Willebrand tipo 2B causará uma trombocitopenia crônica, normalmente leve a moderada, em decorrência de uma molécula anormal do FvW que se liga às plaquetas com maior afinidade, resultando em agregação e eliminação (ver Doença de von Willebrand, mais adiante).

4. Sequestro de plaquetas

Tipicamente, um terço da massa plaquetária normal fica sequestrado no baço. A esplenomegalia, devido a uma variedade de distúrbios, pode causar uma trombocitopenia de gravidade variável. Quando possível, deve-se buscar o tratamento da doença subjacente, mas em casos selecionados pode-se recorrer a: esplenectomia, embolização esplênica ou irradiação esplênica.

5. Gestação

Acredita-se que a trombocitopenia gestacional seja decorrente da expansão progressiva do volume sanguíneo, uma ocorrência normal durante a gestação, o que resultará em hemodiluição. As citopenias ocorrerão mesmo diante de uma produção normal ou mesmo aumentada das células sanguíneas. Mas contagens de plaquetas < 100.000/mcL (100×10^9/L) são observadas em menos de 10% das gestantes no terceiro trimestre. Reduções para < 70.000/mcL (70×10^9/L) devem fazer o médico considerar uma PTI relacionada à gestação, mas também deve ter em mente a possibilidade de pré-eclâmpsia ou de microangiopatia trombótica relacionada à gestação.

6. Infecção ou sepse

Ainda não foi devidamente esclarecido o mecanismo exato subjacente à trombocitopenia relacionada à sepse. Uma destruição imunomediada e maior eliminação pelo fígado são explicações possíveis; por outro lado, pode haver uma sobreposição significativa e concomitante com CIVD. Apesar disso, geralmente a contagem de plaquetas melhora com um tratamento antimicrobiano eficaz, ou em seguida à resolução da infecção. Em alguns pacientes gravemente enfermos, pode ocorrer hemofagocitose; um defeito na imunomodulação pode fazer os macrófagos da medula óssea (histiócitos) fagocitarem os componentes celulares da medula. Normalmente esse fenômeno desaparece com a resolução da infecção, mas diante de certas infecções (vírus Epstein-Barr) talvez haja necessidade de imunossupressão. Também pode ocorrer hemofagocitose em pacientes com malignidade; nesses casos, geralmente o distúrbio não responde ao tratamento imunossupressivo, havendo necessidade de tratamento da malignidade.

7. Pseudotrombocitopenia

A pseudotrombocitopenia é um resultado da agregação plaquetária induzida pelo ácido etilenodiaminotetracético (EDTA), um anticoagulante. Normalmente a pseudotrombocitopenia desaparece quando o sangue é coletado em um tubo contendo o anticoagulante citrato. Para o estabelecimento de um diagnóstico de pseudotrombocitopenia, deve-se fazer a revisão do esfregaço de sangue periférico; esse distúrbio não está associado a sangramento.

Ghimire S et al. Current understanding and future implications of sepsis-induced thrombocytopenia. Eur J Haematol. 2021;106:301. [PMID: 33191517]
Koyama K et al. Time course of immature platelet count and its relation to thrombocytopenia and mortality in patients with sepsis. PLoS One. 2018;13:e0192064. [PMID: 29381746]

Transtornos plaquetários qualitativos

Distúrbios congênitos da função plaquetária

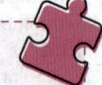

FUNDAMENTOS DO DIAGNÓSTICO

- Geralmente diagnosticados na infância.
- Em geral, o histórico familiar é positivo.
- Podem ser diagnosticados na idade adulta em casos de sangramento excessivo.

Considerações gerais

Os distúrbios plaquetários qualitativos hereditários são muito menos comuns do que os distúrbios adquiridos da função plaquetária, e causam sangramentos graves e variáveis, geralmente com início na infância. No entanto, ocasionalmente os distúrbios da função plaquetária podem passar despercebidos até mais tarde na vida do indivíduo, quando ocorre sangramento excessivo em seguida a algum problema hemostático suficiente. Assim, a real incidência dos distúrbios plaquetários qualitativos hereditários é desconhecida.

A síndrome de Bernard-Soulier (SBS) é um distúrbio hemorrágico autossômico recessivo de rara ocorrência. É causada pela diminuição ou anormalidade da expressão da glicoproteína Ib/IX (receptor do FvW) na membrana plaquetária.

A trombastenia de Glanzmann decorre de uma anormalidade no receptor da glicoproteína plaquetária IIb/IIIa localizado na membrana plaquetária. A glicoproteína IIb/IIIa é o receptor de fibrinogênio essencial para a interligação das plaquetas durante a agregação plaquetária inicial/formação do tampão plaquetário. Trata-se de uma herança autossômica recessiva.

Em circunstâncias normais, as plaquetas ativadas liberam o conteúdo dos grânulos plaquetários para reforço da resposta agregatória. A doença do *pool* de armazenamento plaquetário consiste em um espectro de defeitos na liberação de grânulos plaquetários alfa ou densos (delta), ou de ambos (doença do *pool* de armazenamento plaquetário alfa-delta).

Achados clínicos
A. Sintomas e sinais

Habitualmente, o sangramento causado pela presença de plaquetas defeituosas é mucocutâneo, mas não se limita apenas a essas superfícies. Em pacientes com trombastenia de Glanzmann, geralmente o início do sangramento ocorre na infância, mas algumas formas são mais benignas e se apresentam mais tarde na vida do indivíduo. O grau de deficiência em IIb/IIIa pode não ter boa correlação com os sintomas hemorrágicos. Pacientes com doença do *pool* de armazenamento plaquetário são afetados por um sangramento variável, que vai desde o leve, relacionado a um trauma, até o espontâneo.

B. Achados laboratoriais

Os pacientes com síndrome de Bernard-Soulier apresentam plaquetas anormalmente grandes (de dimensões aproximadamente eritrocitárias), trombocitopenia moderada e tempo de sangramento prolongado. Os estudos de agregação plaquetária revelam um defeito acentuado na resposta à ristocetina, com agregação plaquetária normal em resposta a outros agonistas; a adição de plaquetas normais corrige a agregação anormal. O diagnóstico pode ser confirmado por citometria de fluxo plaquetário.

Em pacientes com trombastenia de Glanzmann, os estudos de agregação plaquetária revelam um comprometimento acentuado da agregação em resposta à estimulação com vários agonistas. Esse achado reflete o papel essencial do receptor de fibrinogênio na formação do tampão plaquetário.

A doença do *pool* de armazenamento plaquetário envolve defeitos no número, conteúdo ou função das plaquetas alfa ou dos grânulos densos (delta), ou de ambos. A síndrome das plaquetas cinzentas consiste em anormalidades dos grânulos alfa das plaquetas, em trombocitopenia e em fibrose medular. O esfregaço de sangue revela plaquetas agranulares, e o diagnóstico dessa doença pode ser confirmado por microscopia eletrônica.

Tratamento

A base do tratamento (inclusive profilaxia periprocedural) é a transfusão de plaquetas normais, embora o acetato de desmopressina (DDAVP), agentes antifibrinolíticos e o fator VII humano recombinante ativado desempenhem, cada um, algum papel em situações clínicas selecionadas.

Orsini S et al; European Hematology Association-Scientific Working Group (EHA-SWG) on thrombocytopenias and platelet function disorders. Bleeding risk of surgery and its prevention in patients with inherited platelet disorders. Haematologica. 2017;102:1192. [PMID: 28385783]

Distúrbios adquiridos da função plaquetária

São mais comuns os casos adquiridos de disfunção plaquetária, em comparação com os casos hereditários; o uso generalizado de medicamentos modificadores de plaquetas é responsável pela maioria dos casos de defeitos qualitativos. Nos pacientes com função plaquetária irreversivelmente alterada, normalmente ocorre a recuperação da inibição plaquetária dentro de 7-9 dias após a descontinuação do medicamento – que é o tempo necessário para a substituição de todas as plaquetas danificadas por plaquetas recém-produzidas. Nos casos com função plaquetária afetada de forma não irreversível, a inibição plaquetária se recuperará com a eliminação

do medicamento do sistema. Em pacientes com sangramento clinicamente significativo, pode haver necessidade de recorrer à transfusão de plaquetas.

Lee RH et al. Impaired hemostatic activity of healthy transfused platelets in inherited and acquired platelet disorders: mechanisms and implications. Sci Transl Med. 2019;11:eaay0203. [PMID: 31826978]

Zheng SL et al. Association of aspirin use for primary prevention with cardiovascular events and bleeding events: a systematic review and meta-analysis. JAMA. 2019;321:277. [PMID: 30667501]

DISTÚRBIOS DA COAGULAÇÃO

Distúrbios congênitos da coagulação
1. Hemofilia A e B

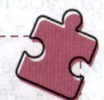

> **FUNDAMENTOS DO DIAGNÓSTICO**
>
> - **Hemofilia A:** deficiência congênita do fator VIII de coagulação.
> - **Hemofilia B:** deficiência congênita do fator IX de coagulação.
> - Hemartroses e artropatias recorrentes.
> - Risco de formação de anticorpos inibitórios antifator VIII ou antifator IX.
> - Muitos pacientes idosos receberam produtos sanguíneos contaminados com HIV ou com o vírus da hepatite C.

Considerações gerais

A hemofilia A ocorre em aproximadamente 1 em 5.000 bebês nascidos vivos do sexo masculino, enquanto a hemofilia B ocorre em cerca de 1 em 25.000. Para os dois tipos de hemofilia, a herança é recessiva ligada ao cromossomo X – ou seja, os homens são afetados e as mulheres portadoras (afetadas), com tendências variáveis de sangramento. Filhas de todos os homens afetados são portadoras obrigatórias. Não há preferência racial. Fica indicado um teste de atividade de fator para bebês do sexo masculino com linhagem materna hemofílica assintomáticos ou que apresentem sangramento excessivo, para todas as filhas de homens afetados (100% de chance de serem afetadas) e mães portadoras (50% de chance de serem afetadas), bem como para adolescentes ou adultos assintomáticos que apresentem um inesperado sangramento excessivo por trauma ou por procedimento invasivo.

Ocorre desenvolvimento de inibidores para o fator VIII em cerca de 20-25% dos pacientes com hemofilia A grave; por outro lado, há desenvolvimento de inibidores para o fator IX em menos de 5% dos pacientes com hemofilia B grave. Há risco de formação de inibidores tanto para produtos de fator derivado de plasma quanto para produtos de fator recombinante.

Na década de 1980, um percentual significativo de pacientes idosos hemofílicos foi infectado por HIV ou HCV (ou por ambos) em decorrência da exposição a concentrados de fatores e a produtos sanguíneos contaminados.

Achados clínicos
A. Sintomas e sinais

A hemofilia grave (atividade do fator VIII < 1%) se manifesta em bebês ou na primeira infância com sangramento espontâneo nas articulações, tecidos moles ou outros locais. O sangramento espontâneo é muito menos comum em pacientes com hemofilia leve (atividade do fator VIII > 5%), mas ocorrem frequentemente hemorragias em casos de sangramento provocado (p. ex., cirurgia, trauma). Sintomas clínicos intermediários podem ser observados em pacientes com hemofilia moderada (atividade do fator VIII = 1-5%). As mulheres portadoras de hemofilia podem exibir grande variedade de atividades do fator VIII; assim, podem se apresentar com tendências hemorrágicas variáveis.

A artropatia hemofílica significativa pode ser minimizada em pacientes em profilaxia rotineira prolongada com concentrado de fator ou com produtos não fatores (p. ex., emicizumabe para hemofilia A) com início na primeira infância, enquanto a doença articular destrutiva é comum em adultos que sofreram hemartroses recorrentes. Os pacientes tendem a ter uma ou duas articulações "alvo", onde ocorrem sangramentos com maior frequência.

A formação de inibidores do fator VIII ou do fator IX se caracteriza por sangramento *de novo* ou atípico e por episódios hemorrágicos resistentes ao tratamento com concentrado de fator de coagulação VIII ou IX.

B. Achados laboratoriais

O diagnóstico da hemofilia A ou B fica estabelecido por um nível de atividade isolada do fator VIII ou do fator IX reprodutivamente baixa, na ausência de outros distúrbios. Se o TTPa estiver prolongado, normalmente esse indicador será corrigido em seguida à mistura com plasma normal. Dependendo do nível de atividade residual do fator VIII ou do fator IX e da sensibilidade da tromboplastina utilizada na reação do TTPa para coagulação, o TTPa pode ou não estar prolongado, embora normalmente esteja acentuadamente prolongado em pacientes com hemofilia grave. A hemofilia deve ser classificada de acordo com o nível de atividade do fator no plasma:

A **hemofilia leve** apresenta >5% a cerca de 50% de atividade do fator.

A **hemofilia moderada** apresenta 1-5% de atividade do fator.

A **hemofilia grave** apresenta < 1% de atividade do fator.

Mulheres portadoras podem apresentar sintomas caso tenha ocorrido lionização favorecendo o gene defeituoso do fator VIII ou do fator IX e levando a níveis de atividade do fator VIII ou do fator IX < 50%. Normalmente ocorre uma diátese hemorrágica clínica nos casos com atividade do fator < 20-30%, mas esse aspecto parece ser específico do paciente; e o sangramento poderá ocorrer em casos de trauma, cirurgia e de parto com atividades do fator < 50%, e sangramento menstrual intenso em níveis abaixo do normal. Na presença de um inibidor do fator VIII ou do fator IX, ocorre depuração acelerada (e uma elevação abaixo do ideal ou ausente) da atividade medida do fator infundido; nessa situação, o TTPa não fica corrigido com a mistura com plasma normal. O ensaio de inibidor de Bethesda mede a potência do inibidor.

Tratamento
A. Produtos do fator VIII ou IX

A base do tratamento vem sendo o uso de produtos do fator VIII ou IX derivados do plasma ou recombinantes, mas produtos não fatoriais estão sendo cada vez mais utilizados em subgrupos de pacientes. O tratamento ideal para pacientes com hemofilia grave consiste na profilaxia primária: por volta dos 4 anos de idade, a maioria das crianças com hemofilia grave já iniciou infusões de fator 2-3x/semana, para prevenção do sangramento articular recorrente que, de outra forma, caracterizaria o distúrbio e resultaria em grave morbidade musculoesquelética. Em casos menos graves de hemofilia, ou como complemento à profilaxia em pacientes com hemofilia grave, o tratamento com produtos de fator deve ser administrado na fase periprocedural, antes da prática de atividades de alto risco (p. ex., esportes) ou conforme a necessidade, diante de episódios hemorrágicos (Tab. 16.8). Em pacientes tratados profilaticamente, o uso de moléculas recombinantes de fator VIII e fator IX obtidas por bioengenharia para que tenham meia-vida prolongada pode permitir maiores intervalos entre doses. A decisão de mudar para um produto de meia-vida prolongada (MVP) deve ser individualizada. Ficou claro que o fator IX MVP e alguns produtos do fator VIII MVP têm valor agregado na diminuição da frequência das injeções de fator – em muitos casos para aplicações semanais ou ainda menos frequentes. Pacientes com hemofilia A leve podem responder ao DDAVP IV ou intranasal conforme o necessário para cada caso. O uso de agentes antifibrinolíticos poderá ajudar em casos de sangramento da mucosa; esses medicamentos são usados com frequência como terapia complementar, p. ex., em seguida a procedimentos odontológicos.

B. Tratamentos não fatoriais

Emicizumabe é um novo anticorpo biespecífico que reúne os fatores IX ativado e o fator X, sendo capaz de substituir efetivamente a função de cofator do fator VIII na cascata de coagulação, além de proporcionar um grande avanço terapêutico para pacientes com hemofilia A e com inibidores. Também foi demonstrado que o emicizumabe é opção eficaz para pacientes sem inibidores. Esse anticorpo deve ser administrado SC semanalmente, em semanas alternadas ou de 4-4 semanas. Isso facilita sua aplicação, em comparação com produtos contendo fator IV. Encontram-se em fase de desenvolvimento novos produtos não fatoriais para pacientes com hemofilia A e B e com inibidores.

C. Terapia genética

Estudos clínicos envolvendo terapia genética para hemofilia A e B se revelaram muito promissores para pacientes de casos graves. Na maioria dos pacientes, a terapia genética eliminou o sangramento espontâneo, e também a necessidade de reposição de fator. Esses estudos clínicos se restringiram a pacientes com ≥ 18 anos, sem histórico de inibidores de fator e com extensa

TABELA 16.8 Tratamento de sangramento em distúrbios hereditários hemostásicos selecionados

Distúrbio	Subtipo	Tratamento para sangramento menor	Tratamento para sangramento grave	Comentário
Hemofilia A	Leve Moderado ou grave	DDAVP[1] Produto com fator VIII	DDAVP[1] ou produto com fator VIII Produto com fator VIII	Tratar durante 3-10 dias para sangramento grave ou em seguida a uma cirurgia, mantendo o nível da atividade do fator em 50-80% inicialmente. A terapia adjuvante com EACA ou TXA pode ajudar em procedimentos ou no sangramento por mucosa
Hemofilia B	Leve, moderado ou grave	Produto com fator IX	Produto com fator IX	
Doença de von Willebrand	Tipo 1 Tipo 2 Tipo 3	DDAVP[1] DDAVP,[1] produto com FvW Produto com FvW	DDAVP,[1] produto com FvW Produto com FvW Produto com FvW	
Deficiência de fator XI	–	PFC ou EACA	PFC	Deve-se usar terapia adjuvante com EACA ou TXA em procedimentos ou no sangramento de mucosa

[1] Pacientes com hemofilia A leve e DvW tipo 2A ou 2B: a tentativa terapêutica deve ter confirmado previamente uma resposta adequada (i.e., elevação do nível de atividade do fator VIII ou do FvW até a faixa normal) e (para DvW tipo 2B) nenhuma exacerbação da trombocitopenia. Normalmente, DDAVP não terá eficácia para pacientes com DvW tipo 2M. É preferível administrar um concentrado de fator VIII contendo FvW no tratamento da DvW tipo 2N.

Observações:

A dose de **DDAVP** é de 0,3 mcg/kg IV em 50 mL de solução salina ao longo de 20 minutos, ou *spray* nasal de 300 mcg para pesos > 50 kg ou 150 mcg para < 50 kg de 24 em 24 horas, para um máximo de 3 doses em um período de 72 horas. Se mais forem administradas mais de 2 doses em um período de 48 horas, serão essenciais a restrição da ingestão de água livre e o monitoramento da hiponatremia.

Dose de **EACA** = 50 mg/kg VO 4x/dia durante 3-5 dias; no máximo, de 24 g/dia; essa medicação ajuda no sangramento de mucosa/procedimentos odontológicos.

Dose do **produto do fator VIII** = 50 unidades/kg IV para hemofilia A grave inicialmente, seguida por 25 unidades/kg de 8-8 horas, seguida então por doses menores administradas a intervalos maiores, desde que tenha ocorrido hemostasia.

Dose do **produto do fator IX** = 100 unidades/kg (120 unidades/kg se o paciente estiver usando Benefix) IV inicialmente para hemofilia B grave, seguida por 50 unidades/kg (60 unidades/kg se estiver usando Benefix) de 8 em 8 horas, seguida então por doses menores em intervalos maiores, desde que tenha ocorrido hemostasia.

Dose do **produto do fator VIII contendo FvW** = 60-80 unidades de RCoF/kg IV de 12 em 12 horas inicialmente, seguida de doses menores em intervalos maiores, desde que tenha ocorrido hemostasia.

Normalmente, **PFC** é administrado em bólus de 4 unidades; talvez não precise repetição em seguida à administração inicial, graças à longa meia-vida do fator XI.

DDAVP: acetato de desmopressina; EACA: ácido épsilon-aminocaproico; PFC: plasma fresco congelado; TXA: ácido tranexâmico; FvW: fator de von Willebrand.

exposição prévia a fatores exógenos. A FDA aprovou o primeiro produto para terapia genética de pacientes com hemofilia B em 2022, e para hemofilia A em 2023.

D. Inibidores do fator VIII ou IX

Os inibidores de fator (anticorpos que interferem na atividade ou na meia-vida) constituem grande problema clínico para pacientes hemofílicos. É possível suplantar inibidores com baixo título (< 5 unidades Bethesda [BU]) com a administração de doses maiores do fator; por outro lado, o tratamento de hemorragia em presença de um inibidor de alto título (> 5 BU) impõe a infusão de um concentrado de complexo protrombínico ativado (como FEIBA [*fator eight inhibitor bypassing activity*]) ou de fator VII ativado recombinante. O fator VIII recombinante de origem suína também é uma opção, mas esse produto deve ficar reservado para circunstâncias especiais, devido ao alto custo. Com a indução da tolerância ao inibidor, obtida com a administração de grandes doses (50-300 unidades/kg de fator VIII IV diariamente) durante 6-18 meses, é possível erradicar o inibidor em 70% dos pacientes com hemofilia A e em 30% dos pacientes com hemofilia B. Contudo, os pacientes com hemofilia B medicados com indução de tolerância a inibidores correm o risco de sofrer síndrome nefrótica e reações anafiláticas; isso torna mais problemática a erradicação de seus

inibidores. Uma imunomodulação adicional pode permitir a erradicação do inibidor em pacientes selecionados que sejam refratários à indução de tolerância ao inibidor.

Quando encaminhar

Todos os pacientes hemofílicos devem ser examinados periodicamente em um centro especializado no tratamento da hemofilia.

Quando hospitalizar

- Procedimentos invasivos de grande porte, por causa da necessidade de infusões seriadas de concentrado de fator de coagulação.
- Sangramentos que não respondem ao tratamento ambulatorial.

Mahlangu J et al. Emicizumab prophylaxis in patients who have hemophilia A without inhibitors. N Engl J Med. 2018;379:811. [PMID: 30157389]

Mahlangu J... Leavitt AD et al; GENEr8-1 Trial Group. Two-year outcomes of valoctocogene roxaparvovec therapy for hemophilia A. N Engl J Med. 2023;388:694. [PMID: 36812433]

Pasi KJ et al. Multiyear follow-up of AAV5-hFVIII-SQ gene therapy for hemophilia A. N Engl J Med. 2020;382:29. [PMID: 31893514]

Pipe SW et al. Gene therapy with etranacogene dezaparvovec for hemophilia B. N Engl J Med. 2023;388:706. [PMID: 36812434]

2. Doença de von Willebrand

FUNDAMENTOS DO DIAGNÓSTICO

- É o distúrbio hemorrágico hereditário mais comum.
- O FvW liga as plaquetas às superfícies subendoteliais, promove agregação plaquetária e prolonga a meia-vida do fator VIII.

Considerações gerais

O FvW é uma glicoproteína multimérica excepcionalmente grande que se liga ao colágeno subendotelial e a seu receptor plaquetário, a glicoproteína Ib, ligando as plaquetas à matriz subendotelial no local da lesão vascular e contribuindo para sua ligação no tampão plaquetário. O FvW também possui um sítio de ligação para o fator VIII, o que prolonga a meia-vida desse fator na circulação.

Entre 75-80% dos pacientes com DvW estão afetados pelo tipo 1, uma *anormalidade quantitativa* da molécula do FvW que habitualmente não apresenta mutação causal identificável no gene do FvW.

Observa-se a DvW tipo 2 em 15-20% dos pacientes portadores da doença. Em pacientes com DvW tipo 2A ou 2B, o causador do problema é um *defeito qualitativo* na molécula do FvW. Já os tipos 2N e 2M da DvW são resultantes de defeitos no FvW que diminuem sua ligação ao fator VIII ou às plaquetas, respectivamente. A DvW 2M apresenta um padrão multimérico normal. É importante ressaltar que, clinicamente, a DvW tipo 2N pode se assemelhar à hemofilia A, pois ocorre diminuição nos níveis de atividade do fator VIII, e a atividade do FvW e do antígeno (Ag) são normais. Raramente são observados casos de DvW tipo 3, e, como no tipo 1, trata-se de um defeito quantitativo, em que uma homozigosidade mutacional ou heterozigosidade composta produz níveis muito baixos de FvW e sangramento grave na infância. Tendo em vista sua função de transportador do fator VIII, níveis de FvW excessivamente baixos resultam em baixa atividade do fator VIII e no prolongamento do TTPa.

Achados clínicos

A. Sintomas e sinais

Em geral, os pacientes com DvW tipo 1 apresentam sangramento do tipo plaquetário (mucocutâneo) leve ou moderado, que pode ser evidenciado já na infância. Sangramentos mais intensos podem ocorrer durante a menstruação, procedimentos cirúrgicos ou no pós-parto. Por outro lado, os pacientes com DvW tipo 2 geralmente sofrem sangramentos moderados a graves que se manifestam na infância ou adolescência. Os pacientes com DvW tipo 3 exibem um fenótipo hemorrágico grave, que normalmente se manifesta na infância.

B. Achados laboratoriais

Nos casos de DvW tipo 1, a atividade do FvW (cofator de ristocetina ou ensaio VWF:GPIbM) e o FvW Ag estão levemente deprimidos, enquanto o padrão multimérico do FvW está normal (Tab. 16.9). Normalmente, os exames laboratoriais para a DvW tipo 2A ou 2B revelam uma proporção de atividade FvW Ag:FvW de aproximadamente 2:1 e um padrão multimérico que não apresenta os multímeros de maior peso molecular. Achados de trombocitopenia são comuns em pacientes com DvW tipo 2B, em decorrência de mutação que resulta em ganho de função da molécula do FvW – o que conduz a um aumento da ligação do FvW a seu receptor plaquetário, resultando em depuração plaquetária. Um estudo de agregação plaquetária induzida por ristocetina (Ripa) revelou aumento na agregação plaquetária em resposta a baixas concentrações de ristocetina. Exceto nas formas mais graves de DvW, nas quais a atividade do fator VIII está significativamente diminuída, é mais comum que o TTPa esteja normal em pacientes com essa doença. TP não é afetado pela DvW. Pacientes com DvW tipo 2N exibem antígeno e atividade do FvW normais, mas com níveis baixos do fator VIII, em decorrência de uma deficiência na ligação do FvW ao fator VIII.

Tratamento

A Tabela 16.8 descreve o tratamento da DvW. Na maioria dos casos de DvW tipo 1 e em alguns casos de DvW tipo 2, a administração de DDAVP pode combater sangramentos leves. O DDAVP promove a liberação do FvW e do fator VIII em seus locais de armazenamento (as células endoteliais). Isso resulta em um aumento de 2-7 vezes no FvW e no fator VIII. Antes de recorrer ao DDAVP como opção terapêutica, é fundamental obter um ensaio terapêutico com DDAVP para documentação de um aumento suficiente no nível de FvW. Devido à taquifilaxia e ao risco de uma hiponatremia significativa como decorrência da retenção de líquidos, o tratamento com DDAVP deve ficar limitado a 1 dose a cada 24 horas, e não mais do que 3 doses

TABELA 16.9 Diagnóstico laboratorial para doença de von Willebrand

Tipo		Atividade de FvW	Antígeno FvW	Fator VIII	APIR	Padrão dos multímeros
1		↓	↓	Nl ou ↓	↓	Padrão normal; ↓ intensidade uniforme das bandas
2	A	↓↓	↓	↓	↓	Diminuição ou ausência de multímeros grandes e intermediários
	B	↓↓	↓	↓	↑	Diminuição ou ausência de multímeros grandes e intermediários
	M	↓	↓	↓	↓	Diminuição ou ausência de multímeros grandes Padrão normal; ↓ intensidade uniforme das bandas
	N	Nl	Nl	↓↓	Nl	Nl
3		↓↓↓	↓↓↓	↓↓↓	↓↓↓	Multímeros ausentes

APIR: agregação plaquetária induzida por ristocetina; Nl: normal; FvW: fator de von Willebrand.

ao longo de 5 dias. Em todos os demais cenários clínicos e também nos casos em que o DDAVP não conseguiu controlar o sangramento, são utilizados concentrados de fator VIII contendo FvW ou produtos de FVW recombinante. Na prática clínica, não se usa mais crioprecipitado como fonte de DvW. O médico poderá recorrer ao uso de agentes antifibrinolíticos (p. ex., ácido aminocaproico ou ácido tranexâmico) como terapia complementar para casos de sangramento de mucosa ou para procedimentos. Geralmente, pacientes grávidas com DvW tipo 1 dispensam o tratamento no momento do parto, graças ao aumento fisiológico nos níveis de FvW (até três vezes o valor basal), o que é observado em tais situações. Mas esses níveis devem ser confirmados ao final da gestação; nas pacientes que estiverem com níveis baixos, ou se for observado um sangramento excessivo, pode-se administrar produtos de FvW. Além disso, as pacientes correm o risco de sofrer sangramento significativo 1-2 semanas após o parto, ocasião em que ocorre queda nos níveis de FvW em decorrência da queda nos níveis de estrogênio e ao correlato retorno aos níveis basais de FvW.

Connell NT et al. ASH ISTH NHF WFH 2021 guidelines on the management of von Willebrand disease. Blood Adv. 2021;5: 301. [PMID: 33570647]
James PD et al. ASH ISTH NHF WFH 2021 guidelines on the diagnosis of von Willebrand disease. Blood Adv. 2021;5:280. [PMID: 33570651]

3. Deficiência do fator XI

A deficiência do fator XI (também conhecida como hemofilia C) é distúrbio hereditário autossômico recessivo; sua presença acarreta defeitos heterozigotos, heterozigotos compostos ou homozigotos. Há prevalência de deficiência do fator XI em indivíduos de ascendência judaica Ashkenazi, mas deve estar no diagnóstico diferencial de qualquer TTPa prolongado não explicado. Contrastando com as hemofilias A e B, não há boa correlação entre os níveis do fator XI e os sintomas hemorrágicos. Mais comumente, ocorrem sangramentos leves, e em geral o médico estabelece o diagnóstico em seguida a um sangramento excessivo e inesperado, causado por cirurgia ou trauma. É importante enfatizar que em casos de deficiência do fator XI – que pode levar a um excessivo sangramento provocado – nem sempre ocorre prolongamento do TTPa. Em casos de indisponibilidade do concentrado de fator XI derivado do plasma, a base do tratamento passa a ser a administração de PFC. Deve-se administrar ácido aminocaproico ou ácido tranexâmico como adjuvante em pacientes submetidos a procedimentos ou com episódios hemorrágicos envolvendo mucosas (Tab. 16.8).

4. Distúrbios hereditários de coagulação menos comuns

Deficiências congênitas dos fatores de coagulação II, V, VII e X são raras e normalmente herdadas em um padrão autossômico recessivo. Caracteristicamente, observa-se um prolongamento do TP (e do TTPa, em casos de deficiência de fatores X, V e II), que será corrigido após mistura com plasma normal. O

diagnóstico definitivo depende da realização de ensaios para atividade de fator específico. A deficiência de fator II é tratada com concentrado de complexo de protrombina; a deficiência de fator V é tratada com infusões de PFC ou de plaquetas (que contêm fator V em seus grânulos alfa); a deficiência de fator VII é tratada com fator VII humano recombinante ativado. A deficiência de fator X é tratada com um produto de fator X derivado de plasma aprovado pela FDA (Coagadex).

Caracteristicamente, a deficiência do fator XIII provoca sangramento retardado, que ocorrerá horas a dias depois de algum problema hemostático, p. ex., uma cirurgia ou trauma. Em geral, esse distúrbio hereditário dura a vida toda e, ao que parece, hemorragias intracranianas espontâneas e perdas gestacionais recorrentes ocorrem com maior frequência nesses pacientes, em comparação com portadores de outras deficiências congênitas. Pode-se recorrer ao uso do crioprecipitado para fornecimento do fator XIII, mas se houver disponibilidade deve-se dar preferência ao concentrado de fator XIII derivado de plasma (Corifact) para o tratamento do sangramento ou como profilaxia cirúrgica. Fica indicada uma reposição profiláctica periódica do fator XIII nos casos com deficiência grave de fator XIII. O fator XIII tem subunidades A e B. A subunidade A do fator XIII recombinante (Tretten) é uma opção válida para pacientes com deficiência da subunidade A. A deficiência de fator XIII não causa prolongamento do TP ou do TTPa.

National Hemophilia Foundation. Products Licensed in the US. https://www.hemophilia.org/healthcare-professionals/guidelines-on-care/products-licensed-in-the-us8

Distúrbios da coagulação adquiridos

1. Anticorpos antifator II adquiridos

Ocasionalmente, pacientes com anticorpos antifosfólipides apresentam especificidade de anticorpos antifator II de coagulação (protrombina), o que acelera a depuração do fator II e pode causar hipoprotrombinemia e sangramento graves. Os estudos de mistura com plasma normal poderão ou não revelar a presença de um inibidor, tendo em vista que o anticorpo normalmente se liga a uma porção não enzimaticamente ativa da molécula, o que resulta em depuração acelerada; mas caracteristicamente o TP está prolongado e os níveis do fator II estão baixos. Nesses pacientes, o tratamento do sangramento deve consistir na administração de PFC. O tratamento é imunossupressor.

2. Anticorpos antifator V adquiridos

O uso de produtos contendo fator V bovino (como trombina tópica ou cola de fibrina, produtos usados com frequência em procedimentos cirúrgicos) poderá resultar na formação de um anticorpo antifator V que reage de forma cruzada com o fator V humano. As manifestações clinicopatológicas variam desde um prolongamento do TP em pacientes assintomáticos sob os demais aspectos, até a ocorrência de hemorragia grave. Estudos de mistura com plasma normal sugerem a presença de um inibidor, com baixos níveis de atividade do fator V. Em casos de sangramento grave ou que representem risco de vida, tais pacientes devem ser tratados com transfusões de IVIG ou de plaquetas (ou ambas); e pode ser oferecido um tratamento imunossupressor (p. ex., como se faz para inibidores do fator VIII adquiridos).

3. Anticorpos antifator VIII adquiridos

A hemofilia A adquirida decorrente de inibidores do fator VIII é o distúrbio hemorrágico específico para fator adquirido mais comumente observado. Anticorpos espontâneos antifator VIII podem ocorrer em adultos sem histórico prévio de hemofilia; estão em maior risco adultos idosos e pacientes com malignidade linfoproliferativa ou com doença autoimune, bem como mulheres no pós-parto ou pacientes pós-cirúrgicos. Na apresentação clínica, que deve ser considerada como uma emergência clínica, é normal a observação de equimoses extensas de tecidos moles, hematomas e sangramento de mucosas, ao contrário da hemartrose característica da hemofilia A congênita. Normalmente o TTPa está prolongado, não sendo corrigido após a mistura com plasma normal; há baixa atividade do fator VIII e um ensaio Bethesda revelará o título do inibidor. Em alguns casos, os inibidores de título baixo (< 5 BU) podem ser suplantados pela infusão de altas doses de concentrados de fator VIII, enquanto inibidores de título alto (> 5 BU) devem ser tratados com infusões seriadas de concentrados de complexo de protrombina ativado, fator VII humano recombinante ativado, ou fator VIII suíno recombinante. Emicizumabe também é uma opção terapêutica. Juntamente com a implementação da hemostasia por uma dessas medidas terapêuticas, o paciente será tratado com imunossupressores, p. ex., corticosteroides acompanhados ou não por medicação VO (ciclofosfamida ou rituximabe), com o objetivo de erradicar o autoanticorpo. Em casos refratários, pode-se considerar o tratamento com IGIV e com plasmaférese. Ao contrário da deficiência congênita de fator VIII da hemofilia A, não existe boa correlação entre o sangramento do paciente e o nível de atividade do fator VIII; assim, o médico deve ficar atento a qualquer elevação do TTPa secundária ao inibidor do fator VIII adquirido. Todos esses pacientes devem ser imediatamente encaminhados ao hematologista.

Gibson CJ et al. Clinical problem-solving. A bruising loss. N Engl J Med. 2016;375:76. [PMID: 27406351]
Thomas VM et al. Off-label use of emicizumab in persons with acquired haemophilia A and von Willebrand disease: a scoping review of the literature. Haemophilia. 2022;28:4. [PMID: 34820989]

4. Deficiência de vitamina K

Pode ocorrer deficiência de vitamina K em casos de ingestão deficiente dessa vitamina (presente em vegetais de folhas verdes, soja e outras fontes), má-absorção ou diminuição da produção por bactérias intestinais (em decorrência de quimioterapia ou antibioticoterapia). A vitamina K é essencial para o funcionamento normal da enzima epóxido redutase da vitamina K, que auxilia na gama-carboxilação pós-traducional dos fatores de coagulação II, VII, IX e X, necessários para que exerça sua atividade. Assim, casos leves a moderados de deficiência de vitamina K apresentam normalmente um prolongamento do TP, que é corrigido após a mistura com plasma normal. Também ocorrerá prolongamento do TTPa se a deficiência for mais grave e se os níveis de atividade individual dos fatores de coagulação II, VII, IX e X estiverem caracteristicamente baixos. É importante ter em mente que o achado de um nível simultaneamente baixo de atividade do fator V não é indicativo de deficiência isolada de vitamina K; esse quadro pode ser indicativo de um defeito subjacente na função de síntese hepática. Pacientes hospitalizados e medicados com antibióticos de amplo espectro e com pouca ou nenhuma ingestão oral estão sob grande risco de sofrer deficiência de vitamina K.

O tratamento pode consistir na administração IV ou VO de vitamina K1 (fitonadiona); não é recomendável a administração SC, por causa da absorção errática. A dose VO é de 5-10 mg/dia e em geral a absorção é excelente; deve-se observar pelo menos uma melhora parcial no TP dentro de 18-24 horas após a administração. A administração IV (2-10 mg) resulta em normalização mais rápida do TP prolongado em comparação com a administração VO. Em decorrência de reações adversas graves, raramente relatadas, as doses parenterais devem ser administradas lentamente (p. ex., durante 30 minutos), devendo ser simultaneamente monitoradas.

5. Coagulopatia de doença hepática

Comprometimentos da função hepática em pacientes com cirrose ou por outras causas causam diminuição da síntese dos fatores de coagulação, inclusive os fatores II, V, VII, IX, X e fibrinogênio. Entretanto, os níveis do fator VIII, que é produzido em grande parte nas células endoteliais, podem estar elevados, apesar dos níveis reduzidos de outros fatores de coagulação. Normalmente ocorre prolongamento do TP (e, na doença avançada, também do TTPa); geralmente esse problema pode ser corrigido pela mistura com plasma normal. O achado de um nível normal de fator V acompanhado pela diminuição da atividade dos fatores II, VII, IX e X é sugestivo de deficiência de vitamina K e não de doença hepática. Também são prevalentes as deficiências qualitativas e quantitativas de fibrinogênio em pacientes com doença hepática avançada, geralmente acarretando prolongamentos no TP, tempo de trombina e tempo de reptilase.

Em geral, casos de coagulopatia da doença hepática dispensam tratamento hemostático, a menos que ocorra sangramento. Poderá ser considerada a infusão de PFC em pacientes com sangramento ativo e com prolongamento do TTPa e do TP; mas o efeito do PFC é temporário e a preocupação com a sobrecarga de volume pode limitar as infusões. Pacientes que apresentam sangramento e níveis de fibrinogênio consistentemente < 80-100 mg/dL devem ser tratados com crioprecipitado. Se for viável, o transplante de fígado resultará na produção de fatores de coagulação em níveis normais. Há controvérsia com relação ao uso de fator VII recombinante humano ativado em pacientes com varizes hemorrágicas, embora esse tratamento possa beneficiar alguns subgrupos de pacientes. A coagulopatia da doença hepática pode ser fator predisponente para a ocorrência de hemorragia ou de trombose; portanto, deve-se ter cautela e experiência, para que o paciente seja tratado satisfatoriamente.

Saner FH et al. Assessment and management of coagulopathy in critically-ill patients with liver failure. Curr Opin Crit Care. 2019;25:179. [PMID: 30855324]

Roberts LN. How to manage hemostasis in patients with liver disease during interventions. Am Soc Hematol Educ Program. 2023;2023:274. [PMID: 38066857]

6. Ingestão de varfarina

Ver a seção Terapia antitrombótica, mais adiante.

7. Coagulação intravascular disseminada

Ver Coagulação intravascular disseminada, anteriormente.

8. Uso de heparina/fondaparinux/anticoagulante oral de ação direta

Ver Classes de anticoagulantes, mais adiante.

9. Anticoagulantes lúpicos

Os anticoagulantes lúpicos prolongam o TTPa, interferindo nas interações entre a cascata de coagulação e a superfície fosfolipídica na qual funcionam, mas não causam sangramento. O uso desses agentes é fator predisponente para trombose. Os anticoagulantes lúpicos receberam esse nome por causa de sua identificação precoce em pacientes com doenças autoimunes, embora também ocorram com maior frequência em indivíduos com infecção, inflamação ou malignidade subjacente, e também possam ocorrer em indivíduos assintomáticos na população em geral. Pode-se observar um prolongamento no TTPa que não é corrigido completamente pela mistura com plasma normal, mas que se normaliza com um excesso de fosfolipídios. Exames especializados, p. ex., um ensaio positivo de neutralização fosfolipídica de fase hexagonal, um tempo prolongado no teste do veneno de víbora de Russell diluído e testes positivos de neutralização plaquetária, podem confirmar a presença de um anticoagulante lúpico. Em raros casos, os anticorpos também interferem na atividade do fator II; e esse pequeno subconjunto de pacientes com anticoagulantes lúpicos corre o risco de sangramento.

Müller-Calleja N et al. Tissue factor pathway inhibitor primes monocytes for antiphospholipid antibody-induced thrombosis. Blood. 2019;134:1119. [PMID: 31434703]

Outras causas de sangramento

Ocasionalmente, anormalidades vasculares e tegumentares podem causar sangramento, apesar de uma hemostasia normal; os causadores podem ser distúrbios congênitos ou adquiridos. As anomalias congênitas são: síndrome de Ehlers-Danlos, osteogênese imperfeita, telangiectasia hemorrágica hereditária (doença de Osler-Weber-Rendu) (ver Cap. 42) e síndrome de Marfan. Os distúrbios adquiridos podem ser: adelgaçamento do tegumento resultante de cursos prolongados de corticoste-

roides ou do processo normal de envelhecimento, amiloidose, vasculite e escorbuto (defeitos adquiridos). Costuma ocorrer prolongamento do tempo de sangramento. Se possível, deve-se tratar da doença subjacente, mas se isso não for possível ou viável (i.e., no caso de síndromes congênitas) pode-se considerar a medicação com agentes hemostáticos globais, p. ex., agentes antifibrinolíticos ou DDAVP para tratamento de sangramento.

TERAPIA ANTITROMBÓTICA

Os anticoagulantes atualmente disponíveis são: heparina não fracionada, heparinas de baixo peso molecular (HBPM), fondaparinux, antagonistas da vitamina K (i.e., varfarina) e Doac (i.e., dabigatrana, rivaroxabana, apixabana, edoxabana). Para uma discussão sobre inibidores diretos da trombina injetáveis, ver Trombocitopenia induzida por heparina, anteriormente.

Classes de anticoagulantes
A. Heparina não fracionada e HBPM

As heparinas funcionam pela indução de uma alteração conformacional na antitrombina; esse efeito conduz à inativação do fator Xa ativado; a heparina não fracionada também inativa a trombina. As moléculas de heparina não fracionada variam muito em comprimento, e apenas cerca de um terço delas contém a crucial sequência pentassacarídica, necessária para sua ligação à antitrombina e para que possa exercer um efeito anticoagulante. A farmacocinética da heparina não fracionada é aleatória; assim, as dosagens terapêuticas devem ser monitoradas pelos níveis de TTPa ou anti-Xa. Os rins metabolizam minimamente a heparina, o que torna seu uso seguro para a maioria dos pacientes com doença renal significativa.

Em comparação com a heparina não fracionada, a farmacocinética das HBPM é mais previsível, graças à menor ligação proteica e celular. Isso permite o uso de dosagens fixas com base no peso do paciente. *Todas as HBPM são principalmente eliminadas por via renal; seu uso deve ser evitado em pacientes com depuração de creatinina < 30 mL/min.* Comparadas à heparina não fracionada, as HBPM têm meia-vida mais longa. Assim, as HBPM podem ser administradas SC 1-2x/dia, com maior conveniência, além de possibilitar a terapia ambulatorial em casos selecionados. Para a maioria dos pacientes a monitoração pode ser dispensada, embora o monitoramento com uso do nível de atividade anti-Xa seja apropriado para pacientes com doença renal moderada, para pacientes com IMC alto, ou com baixo peso, e para pacientes gestantes selecionadas. As HBPM estão associadas à menor frequência de TIH e de trombose (aprox. 0,6%) *versus* heparina não fracionada (3%).

B. Fondaparinux

Fondaparinux é uma molécula sintética que consiste na sequência de pentassacarídeos altamente ativa existente nas HBPM. Assim, o agente praticamente não exerce inibição da trombina, atuando pela inibição indireta do fator Xa através da ligação à antitrombina. *O fondaparinux, assim como as HBPM, é quase exclusivamente metabolizado pelos rins, devendo ser* *evitado em pacientes com depuração de creatinina < 30 mL/ min.* Sua previsível farmacocinética permite uma dosagem baseada no peso.

C. Antagonista da vitamina K (varfarina)

A varfarina, um antagonista da vitamina K, inibe a carboxilase dependente da vitamina K, que é responsável pela modificação pós-traducional dos fatores de coagulação II, VII, IX e X. Embora a varfarina seja tomada VO – o que é uma vantagem significativa em comparação com as heparinas –, as diferenças individuais em termos do estado nutricional, comorbidades, uso simultâneo de medicamentos e polimorfismos genéticos resultam em respostas anticoagulantes pouco previsíveis. Os pacientes usuários de varfarina devem ser acompanhados por monitoramento periódico para verificação da intensidade do efeito anticoagulante, descrito como INR.*

D. Anticoagulantes orais de ação direta

Ao contrário da varfarina, os Doac têm atuação direta contra os fatores de coagulação. Dabigatrana é um inibidor direto da trombina (IDT); rivaroxabana, apixabana e edoxabana são inibidores diretos do fator Xa. Os Doac (1) exercem um efeito de dose previsível e não necessitam de monitoramento laboratorial, (2) têm atividade anticoagulante independente da vitamina K, sem necessidade de estase alimentar, e (3) são metabolizados em graus variados pelos rins, o que impõe restrições ou diminuições na dose relacionadas à função renal (Tab. 16.10). Embora os Doac exibam menos interações medicamentosas do que a varfarina, é importante ter em mente que, se Doac forem usados juntamente com medicamentos potencialmente interatuantes, não existe um meio confiável de avaliar o impacto de tal administração concomitante na atividade anticoagulante. Também não existe um meio confiável de avaliar a adesão do paciente. O médico deve se cercar de cuidados, levando em conta a função renal, a medicação administrada concomitantemente, a indicação, a candidatura do paciente para um tratamento parenteral inicial (conforme a necessidade, para tratamento do tromboembolismo venoso [TEV] agudo apenas com edoxabana e dabigatrana), seu peso e a previsão de sua adesão à medicação. (Ver Tab. 16.10 para detalhes.) Para pacientes com obesidade mórbida (> 120 kg ou IMC ≥ 40), o médico deverá optar por doses padrão de apixabana ou rivaroxabana, em lugar de dabigatrana ou edoxabana. Os Doac não são recomendados para tratamento de TEV agudo em seguida a uma cirurgia bariátrica, por causa de preocupações com a absorção, mas seu uso pode ser considerado para tratamento contínuo depois de transcorridas as primeiras 4 semanas de terapia; quando disponíveis, os níveis mínimos de apixabana ou rivaroxabana podem ser verificados para garantir que estejam dentro dos intervalos esperados.

Agentes de reversão estão disponíveis para dabigatrana e para apixabana, rivaroxabana e edoxabana (Tab. 16.11).

Não é recomendável uma **monitorização de rotina** para pacientes medicados com Doac. Mas existem cenários clínicos em que a avaliação da atividade anticoagulante pode ajudar, p. ex., pacientes com hemorragia ativa, cirurgia urgente pendente, suspeita de erro terapêutico ou preocupações com a acumulação. Não estão amplamente disponíveis os níveis de anti-Xa específicos para o medicamento; além disso, são poucas as orientações relativas à abordagem clínica aos resultados. Doac promovem efeitos variados no TP e no TTPa. Na ausência de níveis específicos para o medicamento, a presença de um tempo de trombina diluída normal exclui a presença de níveis de dabigatrana clinicamente relevantes; um TTPa elevado sugere níveis clinicamente relevantes de dabigatrana. Um TP elevado sugere níveis clinicamente relevantes de rivaroxabana. No entanto, a obtenção de um TTPa normal ou de um TP normal não exclui quantidades clinicamente significativas de dabigatrano ou rivaroxabana, respetivamente. Um nível indetectável de anti-Xa para HBPM sugere a inexistência de um nível clinicamente significativo de um medicamento inibidor de Xa oral.

Douxfils J et al. Laboratory testing in patients treated with direct oral anticoagulants: a practical guide for clinicians. J Thromb Haemost. 2018;16:209. [PMID: 29193737]

Prevenção do tromboembolismo venoso

A frequência de TEV entre pacientes hospitalizados é amplamente variável. Nos EUA, estima-se que a cada ano 900 mil pessoas sofram eventos de TEV, que resultam em 100 mil mortes prematuras. Cerca de 50% desses casos de TEV ocorrem durante ou após a hospitalização; a incidência é particularmente elevada entre pacientes em estado crítico e em pacientes cirúrgicos de alto risco.

Um objetivo importante da profilaxia farmacológica é evitar um TEP fatal. As Tabelas 16.12 e 16.13 fornecem uma estratificação do risco para TVP/TEV entre pacientes cirúrgicos e clínicos hospitalizados. A Tabela 16.14 lista os regimes profiláticos farmacológicos de rotina; os regimes para a anticoagulação profiláctica diferem em termos da duração de uso recomendada. As estratégias profilácticas devem ser orientadas pela estratificação do risco individual; todos os pacientes considerados de risco moderado e alto devem receber profilaxia farmacológica, a menos que haja alguma contraindicação. A Tabela 16.15 lista as contraindicações para a profilaxia de TEV para pacientes hospitalizados com alto risco de sofrer esse distúrbio. Os pacientes com alto risco de TEV e com contraindicações absolutas à profilaxia farmacológica devem receber dispositivos mecânicos, p. ex., aparelhos de compressão pneumática intermitente, idealmente portáteis, devendo usá-los durante pelo menos 18 horas todos os dias.

1. Profilaxia primária de TEV para pacientes clínicos – A profilaxia de TEV deve ser introduzida criteriosamente em pacientes clínicos hospitalizados que não estejam gra-

---

* É importante ressaltar que, como o INR não é padronizado para anormalidades do fator V e do fibrinogênio, esse indicador deve ser utilizado apenas em referência à anticoagulação em pacientes que estejam sendo medicados com varfarina.

TABELA 16.10 Doac para profilaxia e tratamento de TEV

	Dabigatrana	Rivaroxabana	Apixabana	Edoxabana
Mecanismo	Inibidor oral direto da trombina	Inibidor oral direto do fator Xa	Inibidor oral direto do fator Xa	Inibidor oral direto do fator Xa
Usos aprovados para TEV	Tratamento de TEV e prevenção secundária Profilaxia de TEV pós-substituição do quadril	Tratamento de TEV e prevenção secundária Profilaxia de TEV pós-artroplastia de quadril ou joelho Profilaxia de TEV em pacientes adultos selecionados hospitalizados por doença clínica aguda	Tratamento de TEV e prevenção secundária Profilaxia de TEV pós-artroplastia de quadril ou joelho	Tratamento de TEV e prevenção secundária
Dosagem para TEV	TEV agudo: 150 mg 2x/dia após 5 dias de introdução parenteral para TEV agudo Profilaxia pós-cirúrgica: 110 mg no primeiro dia, depois 220 mg 1x/dia CrCl < 30 mL/min; evitar o uso Nenhuma orientação para insuficiência hepática	TEV agudo: 15 mg/dia com alimento durante os primeiros 21 dias de terapia para TEV agudo, depois 20 mg/dia Profilaxia pós-cirúrgica ou prevenção secundária: 10 mg/dia com alimento CrCl < 15 mL/min: evitar o uso Insuficiência hepática: nenhum ajuste de dose para Child-Pugh classe A (incapacidade leve); recomenda-se cautela para Child-Pugh classe B (incapacidade moderada); não recomendado em doença hepática grave (Child-Pugh classe C)	TEV agudo: 10 mg 2x/dia durante os primeiros 7 dias de terapia de TEV agudo, depois 5 mg 2x/dia Profilaxia pós-cirúrgica ou prevenção secundária: 2,5 mg 2x/dia Dados limitados para pacientes com CrCl < 15 mL/min Insuficiência hepática: nenhum ajuste de dose para Child-Pugh classe A (incapacidade leve); recomenda-se cautela para Child-Pugh classe B (incapacidade moderada); não recomendado em doença hepática grave (Child-Pugh classe C)	TEV agudo: 60 mg 1x/dia após 5 dias de introdução parenteral para TEV agudo CrCl 15-50 mL/min, ou peso ≤ 60 kg, ou se certos inibidores de P-gp estiverem presentes: 30 mg 1x/dia CrCl < 15 mL/min: evite o uso Insuficiência hepática: nenhum ajuste de dose para Child-Pugh Classe A (incapacidade leve); recomenda-se cautela para Child-Pugh classe B (incapacidade moderada); não recomendado em doença hepática grave (Child-Pugh classe C)
Alimentos	Com ou sem alimentos	Com alimento (para comprimidos de 15 e 20 mg)	Com ou sem alimentos	Com ou sem alimentos
Triturável?	Não	Pode triturar; não administrar via tubo J	Pode triturar e administrar VO ou por sonda NG	Sem dados
Depuração renal	80%	30-60%	25%	50%
Cinética	t ½ = 12-17 horas; tmáx = 2 horas	t ½ = 5-9 horas; tmax = 3 horas	t ½ = 12 horas; tmáx = 3 horas	t ½ = 10-14 horas; tmáx = 2 horas
Impacto no INR	↑ (ou →)	↑↑ (ou → em baixas concentrações)	↑ (ou →)	↑
Impacto no TTPa	↑↑	↑	↑	↑

(continua)

TABELA 16.10 Doac para profilaxia e tratamento de TEV (*continuação*)

	Dabigatrana	Rivaroxabana	Apixabana	Edoxabana
Interações medicamentosas (lista não completa)	**Evitar** rifampicina, erva-de-são-joão e possivelmente carbamazepina **Cuidado** com amiodarona, claritromicina, dronedarona, cetoconazol, quinidina, verapamil Nenhum ajuste de dose se CrCl > 50 mL/min **Reduzir a dose** para 75 mg VO 2x/dia se CrCl 30-50 mL/min e uso concomitante de dronedarona ou cetoconazol	**Evitar** carbamazepina, conivaptan, indinavir/ritonavir, itraconazol, cetoconazol, lopinavir/ritonavir, fenitoína, rifampicina, ritonavir, erva-de-são-joão **Cuidado** com o uso concomitante de inibidores combinados de P-gp e/ou inibidores fracos ou moderados de CYP3A4 (p. ex., amiodarona, azitromicina, diltiazem, dronedarona, eritromicina, felodipina, quinidina, ranolazina, verapamil), particularmente em pacientes com função renal prejudicada	**Evitar** carbamazepina, fenitoína, rifampicina, erva-de-são-joão. Se estiver tomando apixabana 5 mg 2x/dia, diminuir para 2,5 mg 2x/dia se estiver iniciando itraconazol, cetoconazol ou ritonavir. Se já estiver tomando uma dose reduzida de apixabana, evitar coadministração. **Cuidado** com claritromicina	**Evitar** rifampicina **Reduzir a dose** com certos inibidores da P-gp (p. ex., amiodarona, azitromicina, verapamil, cetoconazol, claritromicina). O uso não foi estudado com muitos outros inibidores e indutores da P-gp Alguns especialistas recomendam evitar completamente o uso concomitante
Mudança de Doac para varfarina (conforme AC Forum Clinical Guidance)	Iniciar varfarina e sobrepor com dabigatrana; CrCl > 50 mL/min, sobrepor 3 dias CrCl 30-50 mL/min, sobrepor 2 dias CrCl 15-30 mL/min, sobrepor 1 dia	Parar Doac; iniciar varfarina e HBPM no momento da próxima dose programada de Doac e fazer a ponte até INR ≥ 2	Parar Doac; iniciar varfarina e HBPM no momento da próxima dose programada de Doac e fazer a ponte até INR ≥ 2	Para dose = 60 mg; reduzir a dose para 30 mg e iniciar varfarina concomitantemente Para dose = 30 mg, reduzir a dose para 15 mg e iniciar varfarina concomitantemente Parar edoxabana quando INR ≥ 2
Varfarina para Doac	Iniciar quando INR < 2	Iniciar quando INR < 3	Iniciar quando INR < 2	Iniciar quando INR ≤ 2,5
Considerações especiais	Dispepsia é comum e começa nos primeiros 10 dias Risco de sangramento gastrointestinal maior com dabigatrana *versus* varfarina	Risco de sangramento gastrointestinal maior com rivaroxabana *versus* varfarina		

Ver Tabela 12.3 para dosagem de anticoagulação em pacientes com fibrilação atrial.

TABELA 16.11 Medicamentos a serem considerados para reverter o efeito anticoagulante durante sangramento com risco de vida[1]

Anticoagulantes	Orientações
Parenterais	
Heparinas	A protamina proporciona reversão total (para heparina não fracionada) ou parcial (para HBPM) do efeito anticoagulante. • Administração: infusão muito lenta • Dose máxima: 50 mg IV • Cuidado: risco de reações anafilactóides e reações de hipersensibilidade verdadeiras, especialmente se houver alergia a outros medicamentos contendo protamina (p. ex., insulina NPH) ou a peixes (aviso de tarja preta) • A dosagem depende da dose administrada e do tempo decorrido • Calculadora de dosagem em https://clincalc.com/Protamine/
Heparina não fracionada	Protamina (neutralização de 100%) • 1 mg de protamina neutraliza aproximadamente 100 unidades de sulfato de heparina • Monitorar a atividade do medicamento com TTPa e/ou atividade anti-Xa da heparina
HBPM (enoxaparina, dalteparina)	Protamina (neutralização de aproximadamente 60%) • Última dose < 8 horas atrás: 1 mg de protamina para cada 100 unidades de dalteparina ou 1 mg de enoxaparina • Última dose > 8 horas atrás: 0,5 mg de protamina para cada 100 unidades de dalteparina ou 1 mg de enoxaparina • O grau de reversão pode ser avaliado com a atividade anti-Xa de HBPM
Orais	
Doac	Orientação para todos os sangramentos graves associados a Doac: • Medidas auxiliares recomendadas para todos os pacientes • Se tomados dentro de 2 horas, administrar carvão ativado • O agente de reversão é recomendado SOMENTE se o sangramento representar risco para a vida ou se ocorrer em um órgão crítico • Não é recomendável um agente de reversão para *overdose* de Doac sem sangramento
Dabigatrana	Idarucizumabe 5 g IV intravenosa 1 vez Se idarucizumabe não estiver disponível: administrar APCC 50 unidades/kg IV
Apixabana	Alfa-andexanete: Última dose ≤ 5 mg E dentro de 8 horas: dose baixa[2] Última dose > 5 mg E dentro de 8 horas: dose alta[3] Última dose > 8 horas atrás: dose baixa[2] Se alfa-andexanete não estiver disponível: administrar PCC de quatro fatores, 2.000 unidades
Rivaroxabana	Alfa-andexanete: Última dose ≤ 10 mg E dentro de 8 horas: dose baixa[2] Última dose > 10 mg E dentro de 8 horas: dose alta[3] Última dose > 8 horas atrás: dose baixa[2] Se alfa-andexanete não estiver disponível: administrar PCC de quatro fatores, 2.000 unidades
Varfarina	Ver Tabela 16.21

[1] Orientação adotada do Anticoagulation Forum de 2019 e das diretrizes da American Society of Hematology de 2019.
[2] Alfa-andexanete em baixa dose: bólus IV inicial de 400 mg na velocidade-alvo de 30 mg/min seguido por infusão contínua de 4 mg/min por até 120 minutos.
[3] Alfa-andexanete em alta dose: bólus IV inicial de 800 mg na velocidade-alvo de 30 mg/min seguido por infusão contínua de 8 mg/min por até 120 minutos. Iniciar a infusão dentro de 2 minutos após o bólus intravenoso, para evitar a atividade de rebote de anti-Xa.
APCC: concentrado de complexo de protrombina de três fatores; HBPM: heparina de baixo peso molecular; PCC: concentrado de complexo de protrombina de quatro fatores; PFC: plasma fresco congelado.
Fonte: Cuker A et al. Reversal of direct oral anticoagulants: Guidance from the Anticoagulation Forum. Am J Hematol. 2019;94(6):697-709; fonte: Witt DM et al. American Society of Hematology 2018 guidelines for management of venous thromboembolism: optimal management of anticoagulation therapy. Blood Adv. 2018;2(22):3257-3291.

vemente enfermos, uma vez que uma revisão abrangente de evidências sugeriu a ocorrência de danos causados por sangramento em pacientes de baixo risco que tinham sido medicados com heparina em baixas doses, além de necrose cutânea causada por meias de compressão em pacientes com AVE. Alguns modelos de avaliação de risco, como a Pontuação de Risco de Pádua (Tab. 16.13) e o *escore de risco Improve*, podem ajudar na identificação de pacientes candidatos para profilaxia para TVP. Os pesquisadores do *Improve* também desenvolveram um modelo de risco de sangramento que pode ter utilidade na identificação de pacientes internados com doença aguda e em maior risco de sangramento: https://www.outcomes-umassmed.org/

IMPROVE/risk_score/index.html. Rivaroxabana foi aprovada para profilaxia prolongada em seguida à alta hospitalar de pacientes clinicamente enfermos; mas ainda não ficou esclarecido um modo de identificar aqueles pacientes que serão clinicamente beneficiados com essa prática. Para a profilaxia de TEV em casos graves de Covid-19, ver mais adiante.

2. **Profilaxia primária de TEV para pacientes cirúrgicos** – O escore de Caprini pode ajudar a orientar na tomada de decisões para pacientes cirúrgicos com relação à profilaxia de TEV (https://www.mdcalc.com/caprini-score-venous-thromboembolism-2005). Além disso, certos pacientes cirúrgicos de alto risco devem ser considerados para uma

TABELA 16.12 Estratificação do risco para TVP/TEV entre pacientes cirúrgicos internados

Alto risco[1]
- Cirurgia ortopédica/artroplastia/fratura recente
- Câncer abdominal/pélvico passando por cirurgia
- Lesão da medula espinal[2] ou trauma grave em 90 dias
- Mais de três dos fatores de risco intermediários (ver mais adiante)

Risco intermediário
- Não caminhar de maneira independente para fora do quarto pelo menos 2x/dia
- Processo infeccioso ou inflamatório ativo
- Malignidade ativa
- Cirurgia grave (não ortopédica)
- Histórico de TEV
- AVE
- Acesso venoso central ou linha PICC
- DII
- Imobilização prévia (> 72 horas) no pré-operatório
- Obesidade (IMC > 30)
- Idade do paciente > 50 anos
- Reposição hormonal ou terapia contraceptiva VO
- Estado hipercoagulável
- Síndrome nefrótica
- Queimaduras
- Celulite
- Varizes
- Paresia
- IC (disfunção sistólica)
- Exacerbação da DPOC

Baixo risco
- Procedimento menor e idade < 40 anos sem outros fatores de risco
- Ambulatório com tempo previsto de internação < 24 horas; ou cirurgia menor

[1] Risco mais alto no primeiro mês, persistindo por até 90 dias.
[2] Trauma direto da medula espinal é uma contraindicação para profilaxia de TEV no período imediatamente após a lesão; consultar o especialista em neurocirurgia sobre o momento oportuno para o início do procedimento.
PICC: cateter central de inserção periférica.

TABELA 16.13 Modelo de avaliação de risco de Pádua para profilaxia de TEV em pacientes clínicos hospitalizados

Problema	Pontos[1]
Câncer ativo, histórico de TEV, imobilidade, trombofilia laboratorial	3 pontos cada
Trauma e/ou cirurgia recente (≤ 1 mês)	2 pontos cada
Idade ≥ 70 anos; IM agudo ou AVE isquêmico; infecção aguda ou distúrbio reumatológico; IMC ≥ 30; terapia hormonal	1 ponto cada

[1] Pontuações ≥ 4 conotam alto risco de TEV em pacientes clínicos não criticamente doentes; e indicação para profilaxia farmacológica na ausência de contraindicações absolutas.
AVE: acidente vascular encefálico.

profilaxia prolongada de até 1 mês; nesse grupo devem ser incluídos aqueles submetidos a artroplastia total de quadril, reparo de fratura de quadril e cirurgia de neoplasia abdominal e pélvica. Para pacientes cirúrgicos em alto risco de TEV e que também apresentam sangramento ativo ou considerados de alto risco para sangramento (Tab. 16.12), dispositivos mecânicos, como os aparelhos

de compressão pneumática intermitente e meias de compressão graduada, propiciam tromboprofilaxia em certa medida, embora a profilaxia farmacológica deva ser iniciada tão logo seja possível e quando essa estratégia for considerada segura.

3. **Profilaxia primária de TEV para pacientes oncológicos ambulatoriais** – Alguns pacientes oncológicos ambulatoriais em regime de quimioterapia considerados de risco moderado a alto de TEV (escore de risco Khorana ≥ 2) (https://www.mdcalc.com/khorana-risk-score-venous-thromboembolism-cancer-patients) podem ser beneficiados com a profilaxia farmacológica para TVP, embora ocorra maior risco de sangramento, sendo importante que o médico seja cauteloso, sobretudo em pacientes com malignidade gastrointestinal ou intracraniana, e diante de outros fatores de risco para sangramento relacionado ao uso de anticoagulantes, p. ex., trombocitopenia e disfunção renal. Doac devem ser evitados nos casos em que haja possível interação com agentes quimioterápicos.

Tratamento do TEV
A. Terapia anticoagulante para TEV

O tratamento para TEV deve ser oferecido a pacientes com TVP ou TEP objetivamente confirmado, ou para pacientes com suspeita clínica muito significativa para esse distúrbio, mas que ainda não passaram por exames diagnósticos (ver Cap. 9). O tratamento do TEV envolve principalmente a administração de anticoagulantes para prevenção de recorrência, extensão ou embolização da trombose, e também para a diminuição do risco de ocorrência de síndrome pós-trombótica. A Tabela 16.16 resume os regimes sugeridos.

B. Estratificação do risco para terapia anticoagulante inicial apropriada para TEV

1. **TVP sem TEP** – Para a maioria dos pacientes afetados apenas com TVP, o tratamento pode ser ambulatorial, desde que o risco de sangramento seja baixo e que tais pacientes tenham um bom acompanhamento. A Tabela 16.17 descreve os critérios de seleção propostos para tratamento ambulatorial de TVP.

   Entre os pacientes com TEP, a estratificação do risco efetuada no momento do diagnóstico deve orientar tanto o tratamento como o rastreio.

2. **Pacientes com TEP e baixo risco** – Para esses pacientes, a taxa de mortalidade relacionada ao TEP é < 3%. O índice simplificado de gravidade do TEP (Pesi) e o escore de Bova (https://www.mdcalc.com/bova-score-pulmonary-embolism-complications) identificam com precisão os pacientes com baixo risco de mortalidade ligada ao TEP em 30 dias (Tab. 16.18), além de fornecer uma estratificação para o risco subsequente. Para pacientes com zero ponto nas pontuações simplificadas Pesi e Bova, os critérios Hestia (https://www.mdcalc.com/calc/3918/hestia-criteria-outppatient-pulmonary-embolism-treatment) podem ajudar na identificação de pacientes adequados para uma rápida alta hospitalar ou para tratamento ambulatorial; esses critérios levam em

TABELA 16.14 Profilaxia farmacológica para TEV em cenários clínicos selecionados[1]

Anticoagulante	Dose	Frequência	Cenário clínico	Comentário
HBPM e fondaparinux				
Enoxaparina	40 mg SC	1x/dia	Pacientes clínicos internados com alto risco de TEV, e a maioria dos pacientes de cuidados intensivos[2]	–
			Pacientes cirúrgicos (risco moderado de TEV)	–
			Cirurgia de câncer abdominal/pélvico	Considerar continuação por 4 semanas de duração total após a cirurgia de câncer abdominopélvico. Podem ser necessárias doses mais altas.
		2x/dia	Cirurgia bariátrica	
	30 mg SC	2x/dia	Cirurgia ortopédica[3]	Administrar por pelo menos 10 dias. Para STQ, STJ ou CFQ, considerar continuação até 35 dias após a cirurgia em pacientes de alto risco.
			Trauma grave	Não aplicável a pacientes com trauma isolado de extremidade inferior.
			Lesão da medula espinal[4]	–
Dalteparina	2.500 unidades SC	1x/dia	Pacientes clínicos internados com alto risco de TEV[2]	–
			Cirurgia abdominal (risco moderado de TEV)	Administrar por 5-10 dias.
	5.000 unidades SC	1x/dia	Cirurgia ortopédica[3]	Primeira dose = 2.500 unidades. Administrar por pelo menos 10 dias. Para STQ, STJ ou CFQ, considerar continuação até 35 dias após a cirurgia em pacientes de alto risco.
			Cirurgia abdominal (risco mais alto de TEV)	Administrar por 5-10 dias. Considerar continuação por 4 semanas de duração total após a cirurgia de câncer abdominopélvico.
			Pacientes clínicos internados	–
Fondaparinux	2,5 mg SC	1x/dia	Cirurgia ortopédica[3]	Administrar por pelo menos 10 dias. Para STQ, STJ ou CFQ, considerar continuação até 35 dias após a cirurgia em pacientes de alto risco.
Anticoagulantes orais de ação direta				
Rivaroxabana	10 mg oral	1x/dia	Cirurgia ortopédica: STQ, STJ	Administrar por 12 dias após STJ; administrar por 35 dias após STQ.
Apixabana	2,5 mg oral	2x/dia	Após STQ ou STJ	Administrar por 12 dias após STJ; administrar por 35 dias após STQ.
Dabigatrana	110 mg VO no primeiro dia, depois 220 mg	1x/dia	Após STQ	Para pacientes com CrCl > 30 mL/min. Considerar continuação até 1 mês após a cirurgia em pacientes de alto risco.
Heparina não fracionada				
Heparina não fracionada	5.000 unidades SC	3x/dia	Maior risco de TEV com baixo risco de sangramento	Inclui cirurgia ginecológica para malignidade e cirurgia urológica, pacientes clínicos com vários fatores de risco para TEV.
	5.000 unidades SC	2x/dia	Pacientes hospitalizados com risco intermediário de TEV	Inclui cirurgia ginecológica (risco moderado).
			Pacientes com cateteres peridurais	HBPM geralmente evitadas devido ao risco de hematoma espinal.
			Pacientes com doença renal grave[5]	HBPM contraindicadas.
Varfarina e AAS				
Varfarina	(Variável) VO	1x/dia	Cirurgia ortopédica[3]	Titular para meta INR = 2,5. Administrar por pelo menos 10 dias. Para pacientes de alto risco submetidos a STQ, STJ ou CFQ, considerar continuação até 1 mês após a cirurgia.
AAS	81 mg VO	2x/dia	STJ, STQ	Para pacientes com baixo risco de TEV após cirurgia ortopédica de grande porte. Administrar por pelo menos 14 dias.

[1] Todos os regimes administrados SC, exceto varfarina. Ver Tabela 16.15 para contraindicações.
[2] Ver o texto Prevenção de tromboembolismo venoso, anteriormente, para definição de pacientes em alto risco.
[3] Inclui STJ, STQ e CFQ.
[4] Trauma direto da medula espinal é contraindicação para profilaxia de TEV no período imediatamente pós-lesão; consultar especialistas em neurocirurgia sobre o momento do início do procedimento.
[5] Definido como depuração de creatinina < 30 mL/min.
AAS: ácido acetilsalicílico; CFQ: cirurgia de fratura de quadril; CrCl: depuração de creatina; HBPM: heparina de baixo peso molecular; P-gp: glicoproteína P; STJ: substituição total do joelho; STQ: substituição total do quadril.

TABELA 16.15 Contraindicações para profilaxia de TEV para pacientes internados em hospitais médicos ou cirúrgicos com alto risco de TEV

Contraindicações absolutas

Hemorragia aguda de feridas, drenos ou lesões

Hemorragia intracraniana nas últimas 24 horas

Trombocitopenia induzida por heparina (TIH): considerar uso de fondaparinux

Traumatismo craniano grave, medula espinal ou extremidades

Anestesia peridural/bloqueio espinal nas 12 horas seguintes ao início da anticoagulação (o uso concomitante de um cateter peridural e anticoagulação diferente com baixas doses profilácticas de heparina não fracionada requer revisão e aprovação pelo serviço que realizou o procedimento peridural ou espinal, p. ex., serviço de anestesia/dor; em muitos casos, deve-se evitar completamente)

Atualmente recebendo varfarina ou heparina ou HBPM ou inibidor direto da trombina para outras indicações

Contraindicações relativas

Coagulopatia (INR > 1,5)

Lesão intracraniana ou neoplasia

Trombocitopenia grave (contagem de plaquetas < 50.000/mcL [50×10^9/L])

Hemorragia intracraniana nos últimos 6 meses

Hemorragia gastrointestinal ou geniturinária nos últimos 6 meses

HBPM: heparina de baixo peso molecular.
Adaptada das diretrizes seguidas pelo Veterans Affairs Medical Center, San Francisco, CA.

conta outros fatores importantes, como disfunção renal ou hepática, necessidade de controle de sintomas, e gestação.

3. **TEP subsegmentar isolado** – Diante de um TEP limitado aos ramos subsegmentares das artérias pulmonares, o médico deverá avaliar TVP. Os fatores de risco para progressão ou descompensação são: hospitalização, necessidade de oxigênio, câncer ativo, histórico prévio de TEV e trombofilia identificada. Para pacientes com TEP subsegmentar descoberto incidentalmente ou que seja assintomático, com baixo risco de progressão ou recorrência e que, além disso, não se apresentam com TVP, a anticoagulação pode ser adiada em favor de uma observação mais cuidadosa, sobretudo nos casos de alto risco de sangramento. Mas nesses cenários é importante repetir a ultrassonografia dos membros inferiores depois de transcorridos 5-7 dias. Mesmo para pacientes com baixo risco, com TEP subsegmentar e ausência de TVP na ultrassonografia seriada dos membros inferiores, o risco de TEP recorrente continua maior em comparação com o risco na população geral, especialmente em pacientes mais idosos e naqueles com vários TEP subsegmentares observados no diagnóstico inicial.

4. **Pacientes de risco intermediário com TEP** – Para pacientes com TEP hemodinamicamente estáveis e não definitivamente classificados como de baixo risco, deve ser realizada uma avaliação extra para disfunção do VD, para diferenciar entre TEP de baixo risco e de risco intermediário-alto. Como o escore de Bova inclui a determinação de troponina sérica e evidências de disfunção do VD (por tomografia computadorizada ou ecocardiografia), esse índice identifica os pacientes com TEP de risco intermediário-alto (i.e., "submaciço") que merecem ser acompanhados por um monitoramento rigoroso e que precisam ser internados em um nível mais alto de cuidados hospitalares. Uma relação VD/VE < 1 na angiotomografia do tórax representa bom valor preditivo negativo para desfecho adverso, mas essa relação apresenta variabilidade interobservador. Em caso de dúvida, a ecocardiografia pode fornecer uma avaliação mais consistente da disfunção do VD. Biomarcadores séricos como o BNP e a troponina têm maior utilidade por seu valor preditivo negativo, sobretudo quando em combinação com outros preditores. Pacientes de risco intermediário-alto apresentam taxa de mortalidade de até 15%, e o médico deverá levar em conta a trombólise caso a caso. Para pacientes considerados maus candidatos para trombólise sistêmica, uma opção pode ser o uso de técnicas dirigidas por cateter realizadas em centros especializados.

5. **Pacientes de alto risco com TEP** – Pacientes com instabilidade hemodinâmica persistente são classificados como pacientes de alto risco (anteriormente classificados como tendo "TEP maciço"), com mortalidade precoce ligada ao TEP > 15%. Esses pacientes devem ser internados na UTI, onde geralmente serão submetidos a trombólise e a anticoagulação com heparina IV.

A seleção de um anticoagulante inicial deve ser determinada pelas características do paciente (função renal, risco imediato de sangramento, peso) e pelo cenário clínico (p. ex., se está sendo considerada a trombólise, se há câncer ativo, a localização da trombose), conforme está descrito na Tabela 16.16.

C. Anticoagulantes parenterais e orais para TEV

1. **Anticoagulantes parenterais para TEV**

Heparinas – Em pacientes para os quais está sendo considerado o uso de anticoagulação parenteral, frequentemente se dá preferência às HBPM para tratamento inicial, em lugar da heparina não fracionada, por causa de sua farmacocinética previsível, que permite a administração SC 1-2x/dia, sem necessidade de monitoramento para a maioria dos pacientes. As HBPM também podem ser mais eficazes do que a heparina não fracionada (HNF) para o tratamento imediato de TEV; além disso, representam menor risco de ocorrência de TIH. Os cenários que justificam o uso de HNF IV como tratamento imediato do TEV são: doença renal grave (depuração de creatinina < 30 mL/min), que traz consigo o risco de sangramento em decorrência do acúmulo de HBPM, e outras situações em que esteja presente maior risco de hemorragia (sangramento recente, estado pós-operatório, trombocitopenia), tendo em vista a meia-vida mais breve e a reversibilidade da HNF. Também é preferível usar heparina não fracionada quando está sendo considerada uma trombólise concomitante. A heparina não fracionada pode ser neutralizada com sulfato de protamina, enquanto a administração de protamina pode ter apenas um efeito de reversão parcial para as HBPM. O uso de heparina não fracionada causa

TABELA 16.16 Anticoagulação inicial para TEV[1]

Anticoagulante	Dose/frequência	Cenário clínico TVP da extremidade superior ou inferior ou TEP	Cenário clínico TVP da extremidade superior ou inferior ou TEP	Cenário clínico TVP da extremidade superior ou inferior ou TEP	Comentário
Heparina não fracionada					
Heparina não fracionada	80 unidades/kg em bólus IV, depois infusão IV contínua de 18 unidades/kg por hora	X	X		Bólus pode ser omitido se o risco de sangramento for percebido como elevado. Bólus máximo, 10.000 unidades. Requer TTPa ou monitoramento de heparina anti-Xa. A maioria dos pacientes: inicia a varfarina no momento do início da heparina
	330 unidades/kg SC × 1, depois 250 unidades/kg SC a cada 12 horas	X			Dose fixa; nenhum monitoramento de TTPa necessário
HBPM e fondaparinux					
Enoxaparina[3]	1 mg/kg SC a cada horas **Ou** 1,5 mg/kg SC/dia	X			A maioria dos pacientes inicia a varfarina no momento do início da HBPM
Dalteparina[3]	200 unidades/kg SC 1x/dia no 1º mês, depois 150 unidades/kg por dia	X		X	HBPM preferida para pacientes com câncer; administrar por pelo menos 3-6 meses (sem transição para varfarina)
Fondaparinux	5 mg SC 1x/dia para peso corporal < 50 kg; 7,5 mg para peso corporal de 50-100 kg 10 mg para peso corporal > 100 kg	X			
Anticoagulantes orais de ação direta (Doac)					
Rivaroxabana	15 mg VO 2x/dia com alimento por 21 dias, depois 20 mg VO/dia com alimento	X		X	Contraindicada se CrCl < 15 mL/min Monoterapia sem necessidade de terapia parenteral inicial Cuidado em neoplasia gastrointestinal luminal ou geniturinária
Apixabana	10 mg VO 2x/dia durante os primeiros 7 dias, depois 5 mg 2x/dia	X		X	Dados limitados para CrCl < 15 mL/min Monoterapia sem necessidade de terapia parenteral inicial
Edoxabana	5-10 dias de anticoagulação parenteral, depois 60 mg VO 1x/dia; 30 mg 1x/dia recomendado se CrCl for 15-50 mL/min, se peso ≤ 60 kg, ou se certos inibidores da P-gp estiverem presentes	X		X	Contraindicada se CrCl < 15 mL/min Necessidade inicial de terapia parenteral Cuidado em neoplasia gastrointestinal luminal ou geniturinária
Dabigatrana	5-10 dias de anticoagulação parenteral, depois começar 150 mg VO 2x/dia	X			Contraindicado se CrCl < 30 mL/min Necessidade inicial de terapia parenteral

[1] Obter valores basais para hemoglobina, contagem de plaquetas, TTPa, PT/INR e creatinina antes do início da anticoagulação. *Contraindicação para anticoagulação no contexto de sangramento ativo.*
[2] Definido como depuração de creatinina < 30 mL/min.
[3] Se o peso corporal < 50 kg, reduzir a dose e monitorar os níveis de anti-Xa.
CrCl: depuração de creatinina; P-gp: P-glicoproteína.
Observação: "X" denota o uso apropriado do anticoagulante.

TABELA 16.17 Seleção de pacientes para tratamento ambulatorial de TVP

Pacientes considerados adequados para tratamento ambulatorial

Nenhum sinal ou sintoma clínico de TEP e dor controlada

Capacidade confirmada de pagar pela medicação (por seguro-saúde ou meio próprio)

Capaz e disposto a cumprir com um acompanhamento frequente

Inicialmente, talvez haja necessidade de exames presenciais diários ou semanais

Possíveis contraindicações para o tratamento ambulatorial

TVP envolvendo veia cava inferior, ilíaca, femoral comum ou veia de extremidade superior (esses pacientes podem se beneficiar com uma intervenção vascular)

Comorbidades que exigem tratamento hospitalar

Úlcera péptica ativa, sangramento gastrointestinal nos últimos 14 dias, disfunção da síntese hepática

Metástases cerebrais, lesão/cirurgia atual ou recente do SNC ou da medula espinal nos últimos 10 dias, AVE ≤ 4-6 semanas

Diátese hemorrágica familiar

Sangramento ativo de outra fonte que não gastrointestinal

Trombocitopenia

Depuração de creatinina < 30 mL/min

Peso < 55 kg (masculino) ou < 45 kg (feminino)

Cirurgia recente, anestesia espinal ou epidural nos últimos 3 dias

Histórico de trombocitopenia induzida por heparina

Incapacidade de tomar de forma confiável os medicamentos em casa, de identificar mudanças no estado de saúde ou de compreender ou seguir instruções

AVE: acidente vascular encefálico.

TABELA 16.18 Índice simplificado de gravidade para tromboembolismo pulmonar (Pesi)

	Pontos
Idade > 80 anos	1
Câncer	1
Doença cardiopulmonar crônica	1
Pressão arterial sistólica < 100 mmHg	1
Saturação de oxigênio ≤ 90%	1

Classe de gravidade	Pontos	Mortalidade em 30 dias
Baixo risco	0	1%
Alto risco	≥ 1	10%

Fonte: Jiménez D et al; RIETE Investigators. Simplification of the pulmonary embolism severity index for prognostication in patients with acute symptomatic pulmonary embolism. Arch Intern Med. 2010;170:1383.

TIH e trombose em cerca de 3% dos pacientes; por causa dessas complicações, é recomendável a obtenção diária de hemogramas durante os primeiros 10-14 dias de exposição.

Também pode ser administrado fondaparinux SC diariamente em dose fixa com base no peso do paciente para o tratamento inicial de TVP e TEP, sem que ocorra aumento do sangramento em relação ao observado em pacientes medicados com HBPM. A ausência de reversibilidade do fondaparinux e a meia-vida longa e depuração renal limitam seu uso em pacientes em maior risco aumentado de sangramento ou que sofram de doença renal.

2. **Anticoagulantes orais para TEV**

A. **Anticoagulantes orais de ação direta** – Os Doac têm efeito de dose previsível, poucas interações medicamentosas e início rápido de ação; além disso, dispensam o monitoramento laboratorial (Tab. 16.10). Dabigatrana, rivaroxabana, apixabana e edoxabana são Doac aprovados para tratamento de TVP e TEP agudos. Embora rivaroxabana e apixabana possam ser administradas como monoterapia, é importante que os pacientes tratados com dabigatrana ou edoxabana sejam primeiramente tratados com 5-10 dias de anticoagulação parenteral, fazendo em seguida a transição para o agente oral, de acordo com as informações da prescrição. Ao contrário do que ocorre com a varfarina, os Doac dispensam a sobreposição com outras medicações, tendo em vista seu início da ação imediato; assim, o Doac deve ser iniciado no momento em que o agente parenteral for descontinuado. Em comparação com varfarina e HBPM, os Doac não são inferiores na prevenção de casos recorrentes de TEV; tanto rivaroxabana quanto apixabana apresentam menor risco de sangramento *versus* varfarina com transição de HBPM. Embora o uso dos Doac seja recomendado como terapia de primeira linha para casos agudos de TEV, deve-se selecionar o agente caso a caso, levando em consideração a função renal do paciente, o uso concomitante de outros medicamentos, a indicação, o custo e a adesão do paciente. Talvez seja preferível optar pelas heparinas como terapia inicial para pacientes hospitalizados que estejam apresentando instabilidade clínica e flutuações na função renal ou hepática; nos casos com alto risco de sangramento; ou quando pode haver necessidade de trombólise.

B. **Varfarina** – Se o médico optar pelo uso de varfarina como anticoagulante oral, a medicação deve ser iniciada juntamente com o anticoagulante parenteral (que terá continuidade até que o INR esteja situado na faixa terapêutica). Para a maioria dos pacientes, pode ser prescrita uma dose de 5 mg de varfarina/dia para o tratamento inicial, mas deve ser considerada a administração de doses mais baixas (2,5/dia) para pacientes idosos e para pacientes com hipertireoidismo, IC, doença hepática, cirurgia importante recente, desnutrição ou certos polimorfismos para os genes *CYP2C9* ou *VKORC1*, bem como para pacientes simultaneamente tratados com medicamentos que aumentam a sensibilidade à varfarina. Por outro lado, pacientes com IMC elevado ou com hipotireoidismo, ou pacientes medicados com agentes que aceleram o metabolismo da varfarina (p. ex., rifampicina), podem necessitar de doses iniciais mais altas (7,5 mg/dia). Os resultados do INR devem ser obtidos diariamente para orientação dos ajustes posológicos para pacientes hospitalizados, enquanto os resultados do INR obtidos pelo menos quinzenalmente orientarão a dosagem para pacientes ambulatoriais durante o período inicial da terapia (Tab. 16.19). Estão

TABELA 16.19 Diretrizes para ajuste da dosagem de varfarina para início da terapia com esse agente

Dia de medição	INR	Ação
Para pacientes hospitalizados no início da terapia		
Dia 1		5 mg (2,5 ou 7,5 mg em populações selecionadas[1])
Dia 2	< 1,5	Continuar dose
	≥ 1,5	Diminuir ou manter dose[2]
Dia 3	≤ 1,2	Aumentar dose[2]
	> 1,2 e < 1,7	Continuar dose
	≥ 1,7	Diminuir dose[2]
Dia 4 até a dose terapêutica	Aumento diário < 0,2 unidades	Aumentar dose[2]
	Aumento diário 0,2-0,3 unidades	Continuar dose
	Aumento diário 0,4-0,6 unidades	Diminuir dose[2]
	Aumento diário ≥ 0,7 unidades	Manter dose
Para pacientes ambulatoriais no início da terapia		
Medir TP/INR no Dia 1	Nível basal	Iniciar tratamento com 2-7,5 mg
Medir TP/INR no Dia 3-4	< 1,5	Aumentar dose semanal em 5-25%
	1,5-1,9	Sem alteração de dosagem
	2-2,5	Diminuir dose semanal em 25-50%
	> 2,5	Diminuir dose semanal em 50% ou MANTER dose
Medir TP/INR no Dia 5-7	< 1,5	Aumentar dose semanal em 10-25%
	1,5-1,9	Aumentar dose semanal em 0-20%
	2-3	Sem alteração de dosagem
	> 3	Diminuir dose semanal em 10-25% ou MANTER dose
Medir TP/INR no Dia 8-10	< 1,5	Aumentar dose semanal em 15-35%
	1,5-1,9	Aumentar dose semanal em 5-20%
	2-3	Sem alteração de dosagem
	> 3	Diminuir dose semanal em 10-25% ou MANTER dose
Medir TP/INR no Dia 11-14	< 1,6	Aumentar dose semanal em 15-35%
	1,6-1,9	Aumentar dose semanal em 5-20%
	2-3	Nenhuma alteração na dosagem
	> 3	Diminuir a dose semanal em 5-20% ou MANTER a dose

[1] Ver texto.
[2] Em geral, os ajustes de dosagem não devem exceder 2,5 mg ou 50%.
Fonte: Kim YK et al. J Thromb Haemost. 2010;8:101. Do Center for Health Quality, Outcomes, and Economic Research, VA Medical Center, Bedford, MA.

disponíveis na internet calculadoras de dosagem de varfarina, que incorporam fatores clínicos e genéticos, e podem ajudar os médicos na escolha das doses iniciais apropriadas (p. ex., http://www.warfarindosing.org). Considerando que serão necessários em média 5 dias para obter uma redução estável na atividade dos fatores de coagulação dependentes da vitamina K, o anticoagulante parenteral deverá ter continuidade por um mínimo de 5 dias e até que seja alcançado um INR > 2. Todos os pacientes medicados com varfarina devem ser meticulosamente acompanhados, por causa do risco de sangramento associado à fase inicial da terapia. Uma vez estabilizado, o INR deve ser verificado a intervalos não superiores a 6 semanas e a dosagem de varfarina deverá ser ajustada de acordo com as diretrizes (Tab. 16.20), visto que essa estratégia se mostrou capaz de melhorar o tempo de permanência dos pacientes na faixa terapêutica e também seus resultados clínicos. Os INR supraterapêuticos devem ser controlados de acordo com diretrizes baseadas em evidências (Tab. 16.21).

D. Duração da terapia anticoagulante para TEV

O cenário clínico no qual o paciente sofreu a trombose é o preditor mais robusto de recorrência; na maioria dos casos, esse cenário orientará a duração da anticoagulação (Tab. 16.22). No primeiro ano após a descontinuação da terapia anticoagulante, a frequência de recorrências de TEV, nos casos em que a trombose ocorreu no contexto de um fator de risco temporário, importante e reversível (p. ex., uma cirurgia) é de aproximadamente 3% depois de 3 meses de anticoagulação, em comparação com ≥ 8% para pacientes cuja trombose não foi provocada, e > 20% em pacientes com neoplasia. Os homens têm risco duas vezes maior de sofrer TEV recorrente *versus* mulheres; é mais provável que pacientes com TEP clinicamente evidente venham a sofrer recorrência de TEP (com uma taxa de letalidade de casos de quase 10%) *versus* pacientes apenas com TVP. Por outro lado, casos de TVP proximal apresentam maior risco de recorrência do que casos de TVP distal.

1. **TEV provocado versus não provocado** – Em geral, pacientes com TEV provocado são tratados com anticoagulação durante um período mínimo de 3-6 meses. Em pacientes com TEV não provocado, deve-se considerar uma anticoagulação indefinida, desde que o paciente não apresente alto risco de sangramento, tendo em vista que o TEV não provocado acarreta um risco de recorrência > 30% em 10 anos (e 4% das recorrências resultam na morte do paciente). Em pacientes com TEP não provocado, o prolongamento

TABELA 16.20 Diretrizes para ajustes na dosagem de varfarina para pacientes em terapia prolongada, com INR-alvo = 2-3

INR do paciente	Mudança semanal na dosagem	INR de acompanhamento
	Mudança na dose	
≤ 1,5	Aumentar em 10-15%	Dentro de 1 semana
1,51-1,79	Se cair ou ficar baixo em 2 ou mais ocasiões, aumentar a dose semanal em 5-10%.	7-14 dias
1,80-2,29	Considerar não mudar a dose, a menos que tenha sido observado um padrão consistente.	7-14 dias
2,3-3 (na faixa)	Sem mudança na dose.	28 dias (42 dias se INR estiver na faixa 3 vezes consecutivas)
3,01-3,20	Considerar não mudar a dose, a menos que tenha sido observado um padrão consistente.	7-14 dias
3,21-3,69	Não suspender varfarina. Se aumentar ou ficar alto em 2 ou mais ocasiões, diminuir a dose semanal em 5-10%.	7-14 dias
3,70-4,99	Suspender varfarina por 1 dia e diminuir a dose semanal em 5-10%.	Dentro de 1 semana, antes se houver indicação clínica
5-8,99	Suspender varfarina. Avaliação clínica para sangramento. Quando o INR estiver no nível terapêutico, reiniciar com 1 dose menor (diminuir a dose semanal em 10-15%). Verificar o INR pelo menos semanalmente até que esteja estável. Considerar vitamina K se o risco de sangramento for alto (ver Tab. 16.21).	Dentro de 1 semana, antes se houver indicação clínica; em seguida, semanalmente até estabilizar
≥ 9	Ver Tabela 16.21	

Do Center for Health Quality, Outcomes, and Economic Research, VA Medical Center, Bedford, MA. Fonte: Kim YK et al. J Thromb Haemost. 2010;8:101. Ver Variation in warfarin dose adjustment practice is responsible for differences in the quality of anticoagulation control between centers and countries: an analysis of patients receiving warfarin in the randomized evaluation of longterm anticoagulation therapy (RE-LY) trial. Circulation. 2012;126:2309.

TABELA 16.21 Diretrizes de prática clínica baseadas em evidências do American College of Chest Physicians para o controle de INR supraterapêutico

Situação clínica	INR	Recomendações
Sem sangramento significativo	Acima da faixa terapêutica, mas < 5	• Diminuir a dose ou omitir a dose (ver Tab. 16.20). • Monitorar com maior frequência e retomar a dose mais baixa quando INR estiver dentro da faixa terapêutica (se INR estiver apenas ligeiramente acima da faixa, pode não haver necessidade de diminuir a dose)
	≥ 5, mas < 9	• Manter as próximas 1-2 doses • Monitorar com maior frequência e retoma a terapia com uma dose mais baixa (ver Tab. 16.20) quando INR estiver dentro da faixa terapêutica • *Pacientes com alto risco de sangramento;*[1] Suspender varfarina e considerar o uso de vitamina K1 1-2,5 mg VO; verificar INR em 24-48 horas para garantir resposta à terapia
	≥ 9	• Suspender varfarina • Vitamina K1 2,5-5 mg VO • Monitorar com frequência e retomar a terapia com uma dose mais baixa quando INR estiver dentro da faixa terapêutica
Sangramento grave/com risco de vida		• Suspender varfarina e administrar 10 mg de vitamina K por infusão IV lenta suplementada por PFC, PCC ou fator VIIa recombinante (é preferível PCC)

[1] Idosos são os pacientes em maior risco de sangramento; e os distúrbios que aumentam o risco de sangramento são: doença renal, hipertensão, quedas, doença hepática e histórico de sangramento gastrointestinal ou geniturinário.
PFC: plasma fresco congelado; PCC: concentrado de complexo de protrombina.

do curso de anticoagulação para além de 3 meses não diminuirá o risco de recorrência em seguida à descontinuação do anticoagulante. A estratificação individual do risco poderá ajudar na identificação dos pacientes com maior probabilidade de sofrer recorrência – aqueles, portanto, com maior probabilidade de se beneficiarem com a terapia anticoagulante contínua (ver mais adiante). A presença de níveis normais do dímero D1 obtidos 1 mês após a descontinuação da anticoagulação está associada a menor risco de recorrência, embora alguns especialistas argumentem que esses níveis não são suficientemente baixos para que se possa considerar a interrupção da terapia anticoagulante, sobretudo em pacientes homens.

2. **Sistemas de pontuação de risco para orientação da duração da terapia** – O sistema de pontuação de risco HERDOO2 utiliza IMC, idade, dímero D e sintomas pós-flebíticos para a identificação de mulheres e menor risco de recorrência após TEV não provocado (https://www.mdcalc.com/herdoo2-rule-discontinuing-anticoagulation-unprovoked-vte). O Modelo de Previsão de Viena, um sistema de pontuação

TABELA 16.22 Duração do tratamento para TEV

Cenário	Duração sugerida do tratamento	Comentários
Provocada por um fator de risco temporário importante (p. ex., cirurgia de grande porte, trauma grave, hospitalização importante)	3 meses; considerar até 6 meses se o evento principal e o risco de sangramento permitirem	Profilaxia para TEV em seguida a uma futura exposição a fator de risco temporário
Não provocado	Pelo menos 3 meses; considerar indefinidamente se o risco de sangramento permitir	Pode-se estratificar o risco individualmente para recorrência com dímero D, escores de risco clínico e apresentação clínica Considerar transição para dose de prevenção secundária de Doac em seguida ao curso terapêutico inicial
Não provocado recorrente	Indefinido	Se houver recorrência apesar da anticoagulação terapêutica, considerar uma consulta com o hematologista para avaliação e orientação adicionais
Relacionado ao câncer	≥ 3-6 meses ou enquanto o câncer estiver ativo, o que demorar mais	HBPM ou um Doac cuidadosamente selecionado: medicação recomendada para tratamento inicial (ver Tab. 16.16)
Trombofilia significativa subjacente (p. ex., síndrome do anticorpo antifosfolípide, deficiência de antitrombina, deficiência de proteína C, deficiência de proteína S, ≥ duas condições trombofílicas concomitantes)	Indefinido	Para evitar falsos-positivos, considerar o adiamento da investigação laboratorial para trombofilia até 3 meses após o evento

HBPM: heparina de baixo peso molecular.

simples baseado em idade, sexo, dímero D e localização da trombose, pode ajudar a estimar o risco de recorrência de determinado paciente, para orientação da duração das decisões terapêuticas.

3. **TEV ligado ao câncer** – As HBPM têm sido a base do tratamento para TEV ligado ao câncer, com base na menor recorrência de TEV em pacientes com neoplasia tratados com dalteparina em comparação com varfarina. Estudos recentemente publicados demonstraram que os Doac (edoxabana, rivaroxabana e apixabana) são pelo menos tão eficazes quanto a HBPM no tratamento do TEV. No entanto, o uso de edoxabana e rivaroxabana está associado ao aumento do sangramento, particularmente em pacientes com câncer gastrointestinal. A International Society for Thrombosis and Haemostasis sugere o uso de apixabana, rivaroxabana ou edoxabana (inibidores orais do fator Xa) para pacientes cancerosos diagnosticados com TEV agudo, sem interações medicamentosas e com baixo risco de sangramento. O uso de HBPM fica sugerido para pacientes em alto risco de sangramento, como os portadores de câncer gastrointestinal luminal e aqueles com risco de sangramento do trato geniturinário ou do trato gastrointestinal (TGI). Para pacientes portadores de malignidade intracraniana e TEV, o risco de sangramento dependerá do tipo de tumor; em geral, os tumores metastáticos, como melanoma, carcinoma de células renais, CHC, câncer de tireoide e coriocarcinoma, apresentam maior risco de sangramento em comparação com os tumores primários. Para pacientes portadores de tumores metastáticos de alto risco e TEV, é recomendável a obtenção de exames de imagens cerebrais para pesquisa de metástases; sempre que possível, recomenda-se uma consulta interdisciplinar (p. ex., com o oncologista e o neurocirurgião), o que ajudará

na determinação do risco decorrente do início da anticoagulação e na individualização da decisão clínica. Ao que parece, Doac não representam maior risco de sangramento em comparação com HBPM em pacientes com tumores cerebrais. Os médicos devem estar cientes de uma possível interação dos agentes quimioterápicos com os Doac, e o uso desses anticoagulantes deverá ser evitado nos casos de possíveis interações, pois não existe meio confiável de avaliar o efeito anticoagulante dos Doac.

4. **Investigação da trombofilia na determinação da duração** – Não se deve recomendar como rotina uma investigação laboratorial para trombofilia com o objetivo de determinar a duração da terapia, pois a apresentação clínica é um preditor muito mais robusto do risco de recorrência. A investigação pode ser realizada em pacientes < 50 anos, com história familiar significativa, com coágulos em locais incomuns ou que apresentem tromboses recorrentes (Tab. 16.23). Também se pode considerar uma investigação para trombofilia em mulheres em idade fértil, para as quais os resultados podem influenciar a fertilidade e a gestação, e também o tratamento; ou naqueles pacientes para os quais os resultados influenciarão a duração da terapia. A American Society of Hematology sugere que sejam considerados testes para trombofilia em pacientes com TEV provocado por um fator de risco temporário não cirúrgico, em pacientes que sofreram TEV associado à gestação ou ao período pós-parto; e em pacientes com TEV associado a contraceptivos orais, casos em que a obtenção de resultados negativos poderá fazer o médico considerar a interrupção do tratamento. Um importante estado de hipercoagulabilidade que deve ser identificado é a síndrome antifosfolipídica, pois os pacientes com essa síndrome se apresentam com um aumento acentuado nos percentuais

TABELA 16.23 Candidatos para investigação de trombofilia se os resultados influenciarem o tratamento

Pacientes < 50 anos de idade

Histórico familiar consistente para TEV

Coágulo em locais incomuns

Tromboses recorrentes

Mulheres em idade fértil

Suspeita de SAF (evitar Doac diante de forte suspeita ou confirmação de SAF)

TEV provocado por fator de risco temporário não grave

TEV associado à gestação ou ao período pós-parto

TEV associado ao uso de contraceptivos orais

SAF: síndrome do anticorpo antifosfolípide.

de recorrência, correm o risco de sofrer trombose arterial e venosa, geralmente devem ser medicados com terapia de transição durante qualquer interrupção da anticoagulação e não devem usar Doac como terapia antitrombótica de primeira linha por causa do aumento dos eventos arteriais, em comparação com a varfarina. Em decorrência dos efeitos dos anticoagulantes e da trombose aguda em muitos dos testes, a investigação da trombofilia deverá ser adiada na maioria dos casos por pelo menos 3 meses depois do evento agudo, se de alguma forma ela for indicada (Tab. 16.24). Os benefícios decorrentes da anticoagulação devem ser ponderados em relação aos riscos hemorrágicos suscitados, e o médico deverá avaliar a relação de risco-benefício no início do tratamento, depois de transcorridos 3 meses e, em

seguida, pelo menos anualmente para qualquer paciente sob terapia anticoagulante prolongada. Foram desenvolvidas pontuações para risco de sangramento, como o escore Riete (https://www.mdcalc.com/riete-score-risk-hemorrhage--pulmonary-embolism-treatment), com o objetivo de estimar o risco de tais complicações. Mas deve-se ter em mente que o desempenho desses escores pode não oferecer nenhuma vantagem em relação à avaliação subjetiva do médico, sobretudo em pacientes idosos. A consideração do risco de hemorragia é de particular importância para a identificação dos candidatos a terapia de longa duração para TEV não provocado; devem ser considerados cursos definidos para pacientes em alto risco de sangramento.

E. Prevenção secundária

Deve-se considerar a terapia antitrombótica para prevenção secundária, oferecida depois dos 3-6 meses iniciais de tratamento, em pacientes com TEV não provocado majoritariamente; essa modalidade se justifica mais para pacientes com TEV não provocado. Para a maioria dos pacientes medicados com apixabana ou rivaroxabana e que continuam com a medicação para a prevenção de recorrências, será possível reduzir a dose até seu nível profiláctico depois dos primeiros 6 meses de tratamento. Em pacientes considerados maus candidatos ao uso contínuo de Doac ou de varfarina, mas para os quais se justifica alguma prevenção secundária, pode ser prescrito ácido acetilsalicílico em doses baixas (81-100 mg); no entanto, essa medicação fará o risco de TEV recorrente diminuir pouquíssimo, embora com um risco de sangramento semelhante.

TABELA 16.24 Avaliação laboratorial da trombofilia

Estado hipercoagulável	Quando suspeitar	Exame laboratorial	Influência da anticoagulação e trombose aguda
Síndrome do anticorpo antifosfolípide	TVP/TEP não explicado AVE/AIT antes dos 50 anos Trombose recorrente (apesar da anticoagulação) Trombose em local incomum Trombose arterial e venosa *Livedo reticularis*, fenômeno de Raynaud, trombocitopenia, perda precoce e recorrente da gestação	Título médio ou alto de IgM e/ou IgG anticardiolipina (i.e., > 40 GPL ou MPL, ou > 99º percentil)[1] Título médio ou alto de IgM e/ou IgG antibeta-2 glicoproteína I (> 99º percentil)[1] Anticoagulante lúpico[1]	O anticoagulante lúpico pode ser falso-positivo ou falso-negativo durante a anticoagulação
Deficiências de proteína C, S, antitrombina	Trombose < 50 anos de idade com histórico familiar de TEV	Triagem com atividade de proteína C, proteína S livre, atividade de antitrombina;[2] se a proteína S livre estiver normal, verificar a atividade da proteína S	A trombose aguda pode resultar em diminuição da atividade das proteínas C, S e antitrombina. Varfarina pode diminuir a atividade da proteína C e S; heparina pode diminuir a atividade da antitrombina. Doac podem aumentar a atividade da proteína C, S e da antitrombina
Fator V Leiden, mutação do gene da protrombina	Trombose em ACO, trombose venosa cerebral, TVP/TEP na população branca	PCR para fator V Leiden ou mutação do gene da protrombina	Sem influência
Hiper-homocisteinemia		Homocisteína em jejum	Sem influência

[1] Detectado em duas ocasiões com intervalo não < 12 semanas.
[2] Síndrome nefrótica e doença hepática podem reduzir proteína C, proteína S e antitrombina; gestação causa diminuição da proteína S livre.
AVE/AIT: acidente vascular encefálico/ataque isquêmico transitório; ACO: anticoncepcionais orais.

Cuker A et al. Reversal of direct oral anticoagulants: guidance from the Anticoagulation Forum. Am J Hematol. 2019;94:697. [PMID: 30916798]

Konstantinides SV et al. The 2019 ESC Guidelines on the diagnosis and management of acute pulmonary embolism. Eur Heart J. 2019;40:3453. [PMID: 31697840]

Le Gal G et al. Risk for recurrent venous thromboembolism in patients with subsegmental pulmonary embolism managed without anticoagulation: a multicenter prospective cohort study. Ann Intern Med. 2022;175:29. [PMID: 34807722]

Middeldorp S et al. American Society of Hematology 2023 guidelines for management of venous thromboembolism: thrombophilia testing. Blood Adv. 2023;7:7101. [PMID: 37195076]

Stevens SM et al. Antithrombotic therapy for VTE disease: second update of the CHEST Guideline and Expert Panel Report. Chest. 2021;160:e545. [PMID: 34352278]

Streiff MB et al. Cancer-associated venous thromboembolic disease, version 2.2021, NCCN Clinical Practice Guidelines in Oncology. J Natl Compr Canc Netw. 2021;19:1181. [PMID: 34666313]

Witt DM et al. American Society of Hematology 2018 guidelines for management of venous thromboembolism: optimal management of anticoagulation therapy. Blood Adv. 2018;2: 3257. [PMID: 30482765]

F. Terapia trombolítica

1. **Terapia trombolítica para TEP maciço de alto risco** – O uso da anticoagulação como monoterapia é um tratamento apropriado para a maioria dos pacientes com TEP. No entanto, pacientes com TEP maciço de alto risco (definido como um TEP causador de hipotensão contínua [pressão arterial sistólica < 90 mmHg]), ou com necessidade de suporte inotrópico), têm uma taxa de mortalidade hospitalar que chega perto dos 30% e, na ausência de contraindicações (Tab. 16.25), dependem da realização de trombólise imediata em combinação com a anticoagulação (Tab. 16.26).

TABELA 16.25 Contraindicações à terapia trombolítica para TEP

	Contraindicação		
	Absoluta	**Maior**	**Relativa**
American Heart Association	Hemorragia intracraniana prévia Doença intracraniana estrutural AVE isquêmico em até 3 meses Suspeita de dissecção aórtica Sangramento ativo ou diátese hemorrágica Cirurgia recente com invasão do canal espinal ou do cérebro Trauma craniano ou facial recente fechado com evidência radiográfica de fratura óssea ou lesão cerebral		Idade > 75 anos Terapia anticoagulante Gestação Punções vasculares não compressíveis RCP traumática ou prolongada (> 10 minutos) Sangramento interno recente (dentro de 2-4 semanas) Hipertensão crônica mal controlada PA sistólica > 180 mmHg ou PA diastólica > 110 mmHg Demência AVE isquêmico > 3 meses atrás Cirurgia de grande porte dentro de 3 semanas
European Society of Cardiology	AVE hemorrágico prévio ou AVE de origem desconhecida Danos ou neoplasias no SNC AVE isquêmico em até 6 meses Sangramento gastrointestinal em até 1 mês Trauma grave, cirurgia ou lesão craniana recente nas 3 semanas anteriores Risco conhecido de sangramento		AIT nos 6 meses anteriores Terapia anticoagulante Gestação Local de punção não compressível Ressuscitação traumática Úlcera péptica ativa Endocardite infecciosa Hipertensão refratária (PA sistólica > 180 mmHg) Doença hepática avançada
American College of Chest Physicians		Hemorragia intracraniana prévia Doença intracraniana estrutural AVE isquêmico em 3 meses Sangramento ativo Diátese hemorrágica Cirurgia cerebral ou espinal recente Traumatismo craniano recente com fratura ou lesão cerebral	Idade > 75 anos Terapia anticoagulante Gestação Procedimento invasivo recente RCP traumática Sangramento não intracraniano recente Pericardite ou fluido pericárdico PA sistólica > 180 mmHg ou PA diastólica > 110 mmHg Peso < 60 kg AVE isquêmico > 3 meses antes Cirurgia recente Retinopatia diabética Mulheres Raça negra

Reproduzida de Kaplovitch E, Shaw JR, Douketis J. Thrombolysis in pulmonary embolism: an evidence-based approach to treating life-threatening pulmonary emboli. Crit Care Clin. 2020;36(3):465-480.

TABELA 16.26 Regimes trombolíticos para TEP agudo

Alteplase[1]		Estreptoquinase[1]		Uroquinase[1]		Reteplase	Tenecteplase
Regime clássico	Regime acelerado	Regime clássico	Regime acelerado	Regime clássico	Regime acelerado		
Infusão de 100 mg durante 2 horas	Bólus de 0,6 mg/kg (até 50 mg) durante 15 minutos	Bólus de 250.000 UI em 30 minutos, seguido de 100.000 UI/hora em 12-24 horas	Infusão de 1,5 milhão de UI em 2 horas	Bólus de 4400 UI/kg seguido de infusão de 4.400 UI/kg/hora durante 12-24 horas	Infusão de 3 milhões de UI em 2 horas	2 bólus de 10 unidades administrados com 30 minutos de intervalo	Bólus baseado no peso ao longo de 5 s: < 60 kg: 30 mg ≥ 60 a < 70 kg: 35 mg ≥ 70 a < 80 kg: 40 mg ≥ 80 a < 90 kg: 45 mg ≥ 90 kg: 50 mg

[1] Trombolítico aprovado pela FDA para TEP.
Reproduzida de Kaplovitch E, Shaw JR, Douketis J. Thrombolysis in pulmonary embolism: an evidence-based approach to treating life-threatening pulmonary emboli. Crit Care Clin. 2020;36(3):465-480.

2. **Terapia trombolítica para TEP submaciço de risco intermediário** – A terapia trombolítica sistêmica tem sido usada em pacientes cuidadosamente selecionados com TEP submaciço de risco intermediário (definido como um TEP sem instabilidade hemodinâmica, mas com evidência de comprometimento do VD e de lesão miocárdica). Nessa coorte, a realização da trombólise diminui o risco de comprometimento hemodinâmico, mas aumenta o risco de ocorrência de hemorragia grave e de acidente vascular encefálico. Alguns estudos de pequeno porte avaliaram uma dose mais baixa de alteplase (tPA) *versus* a dose habitualmente administrada para tratamento de TEP (50 mg em vez de 100 mg). Pode-se considerar a terapia dirigida por cateter realizada em pacientes com TEP agudo, também para pacientes com TEP de alto risco ou de risco intermediário nos casos em que não houve sucesso com a trombólise sistêmica, ou como alternativa à terapia trombolítica sistêmica, quando houver disponibilidade de profissional com suficiente experiência.

3. **Terapia trombolítica para outras indicações** – Estudos clínicos randomizados produziram apenas dados limitados com relação aos benefícios obtidos com a trombólise dirigida por cateter (além da anticoagulação) em pacientes com TVP iliofemoral proximal de grandes dimensões, mas esses mesmos estudos revelam que há maior risco de ocorrência de sangramentos graves. A terapia trombolítica deve ficar reservada para aqueles pacientes em maior risco de isquemia das extremidades por causa de trombose aguda extensa.

Chiasakul T et al. Thrombolytic therapy in acute venous thromboembolism. Hematology Am Soc Hematol Educ Program. 2020;2020:612. [PMID: 33275702]
Kiser TH et al. Half-dose versus full-dose alteplase for treatment of pulmonary embolism. Crit Care Med. 2018;46:1617. [PMID: 29979222]
Konstantinides SV et al. 2019 ESC guidelines on the diagnosis and management of acute pulmonary embolism. Eur Heart J. 2019;40:3453. [PMID: 31697840]

G. Terapia não farmacológica

1. **Meias de compressão graduada** – As meias de compressão graduada podem proporcionar alívio sintomático a pacientes selecionados que se apresentem com edema contínuo; contudo, não diminuem o risco de síndrome pós-trombótica depois de 6 meses. Essas meias estão contraindicadas em pacientes com vasculopatia periférica.

2. **Filtros de veia cava inferior (VCI)** – São limitados os dados em apoio ao uso de filtros permanentes ou recuperáveis de VCI para prevenção de TEP em qualquer cenário clínico. Foram publicados dois estudos randomizados e controlados sobre filtros de VCI para prevenção do TEP. No primeiro estudo, pacientes com TVP documentada foram tratados com anticoagulação de intensidade total por um período limitado, com ou sem colocação do filtro permanente na VCI. Nos pacientes com filtros permanentes de VCI, foi observado menor percentual de ocorrência de TEP assintomático não fatal depois de 12 dias, mas com aumento do percentual de TVP depois de 2 anos. No segundo estudo, pacientes com TEP sintomático e TVP proximal residual e que também apresentavam pelo menos um fator de risco adicional para gravidade do TEP foram tratados com anticoagulação de intensidade total com ou sem filtro recuperável de VCI. Não foi observada diminuição no risco de TEP recorrente sintomático depois de 3 meses com o uso do filtro de VCI. Embora fosse comum o uso de filtros de VCI para a prevenção de recorrência do TEV no contexto de insucesso com a anticoagulação, atualmente muitos especialistas recomendam a mudança para um agente alternativo, ou o aumento da intensidade do regime anticoagulante que estiver em uso. Em sua maioria, os especialistas concordam com a colocação de um filtro recuperável de VCI em pacientes com TVP ou TEP proximal agudo e com contraindicação absoluta à anticoagulação; faltam evidências em apoio a essa prática, mas há controvérsia quanto às demais indicações (TEP submaciço/risco intermediário, TVP iliofemoral flutuante,

diminuição do risco perioperatório). Sempre que possível, o filtro deverá ser removido tão logo a anticoagulação tenha sido iniciada e se tiver sido demonstrada a boa tolerância. Os percentuais de recuperação do filtro de VCI são muito baixos, geralmente devido a alguma falha nos arranjos para a remoção do dispositivo. Portanto, em pacientes que receberam esse dispositivo, sua remoção deverá ser planejada no momento da colocação.

As complicações dos filtros de VCI são: trombose local, inclinação, migração, quebra e impossibilidade de recuperação do dispositivo. Se estiver sendo considerada a colocação de um filtro de VCI, é melhor que se tenha em mente as complicações de curto e longo prazo, uma vez que dispositivos destinados à remoção podem, afinal, se tornar permanentes. Para aumentar a segurança dos pacientes, as instituições médicas devem criar sistemas que orientem uma seleção adequada dos pacientes para colocação, rastreamento e remoção do filtro de VCI.

3. **Embolectomia mecânica** – Se houver disponibilidade de profissionais com experiência e recursos locais adequados, pacientes com TEV de alto risco e com risco de sangramento muito alto podem ser tratados por embolectomia mecânica.

Quando encaminhar

- Histórico de TIH ou de prolongamento do TTP, juntamente com insuficiência renal; encaminhamento para regimes alternativos de anticoagulação.
- Consideração da colocação do filtro de VCI.
- Coágulos em locais incomuns (p. ex., veia renal, hepática ou cerebral) ou tromboses arterial e venosa ocorrendo simultaneamente; encaminhamento para avaliação da possibilidade de um estado de hipercoagulabilidade.
- TEV recorrente durante o tratamento com anticoagulação terapêutica.

Quando hospitalizar

- TEP de alto risco, para realização de embolectomia urgente ou terapias direcionadas por cateter.
- TEP de risco intermediário, se estiver sendo considerada uma trombólise.
- TEP documentado ou suspeitado com alto risco de sangramento; ou candidato inadequado para tratamento ambulatorial.
- TVP com dor mal controlada, alto risco de sangramento ou preocupações com relação ao acompanhamento.
- Presença de TEV iliofemoral de grandes dimensões, TVP não provocada nas extremidades superiores, trombose da VCI, trombose da veia porta ou síndrome de Budd-Chiari; internação para que se considere uma trombólise dirigida por cateter.
- Hospitalização de acordo com os critérios de Hestia.
- TEP/TVP agudo e contraindicação absoluta para anticoagulação; internação para colocação de filtro de VCI.
- Trombose venosa, apesar da anticoagulação terapêutica.

- Suspeita de síndrome de Paget-Schroetter (trombose espontânea das extremidades superiores relacionada à síndrome do desfiladeiro torácico).

Prevenção e tratamento primários para TEV em casos graves de Covid-19

Pacientes hospitalizados com Covid-19 grave apresentam maior incidência de complicações trombóticas, p. ex., eventos venosos (TVP, TEP) e arteriais (acidente vascular encefálico, oclusão de extremidades). Embora ainda sejam pouco compreendidas as razões para essa hipercoagulabilidade, acredita-se que a profunda resposta inflamatória sistêmica associada à Covid-19 grave tenha alguma participação.

Achados clínicos

Embora a hipercoagulabilidade em casos de Covid-19 se assemelhe à CIVD, os resultados laboratoriais e clínicos são um pouco diferentes. Em pacientes com Covid-19 grave, os resultados laboratoriais podem incluir uma elevação acentuada do dímero D e um modesto prolongamento do tempo de protrombina. Mas os pacientes com Covid-19 tendem a apresentar níveis elevados de fibrinogênio; a trombocitopenia ocorre apenas raramente e sem gravidade; e são raras as complicações hemorrágicas. Nesses pacientes, a trombose está associada a um prognóstico sombrio, ocorrendo frequentemente, apesar da profilaxia farmacológica de rotina.

Estratificação do risco e prognóstico inicial para pacientes com Covid-19 grave

Tendo em vista a prevalência e o valor prognóstico dos achados laboratoriais anormais na apresentação, pacientes hospitalizados por Covid-19 grave devem ter TP/INR, TTP, dímeros D e fibrinogênio medidos na apresentação. Deve-se considerar um monitoramento seriado, mesmo em pacientes clinicamente estáveis. A deterioração dos parâmetros laboratoriais durante a hospitalização do paciente deve fazer com que seja considerada sua transferência para um nível de atendimento mais elevado e uma suspeita clínica mais robusta de trombose.

Profilaxia de TEV para Covid-19 grave

Na ausência de contraindicações significativas, todos os pacientes hospitalizados com Covid-19 devem passar por profilaxia farmacológica para TEV. Deve-se dar preferência para HBPM, em lugar da heparina não fracionada, para que seja minimizada a exposição da equipe e a possibilidade de TIH.

Para pacientes que previamente sofreram TEV e que no momento da internação estejam sob medicação com anticoagulante VO para prevenção secundária, deve-se considerar a transição para HBPM, graças à sua meia-vida mais breve e a suas possíveis propriedades anti-inflamatórias.

Alguns pacientes hospitalizados na UTI por causa de Covid-19 com valores muito elevados do dímero D (> 4 vezes o limite superior da normalidade), necessitando de oxigênio suplementar e com baixo risco de sangramento, podem ser beneficiados com uma dosagem terapêutica de anticoagulação com a administração de HBPM ou HNF. Não ficou demonstrado qualquer benefício com essa dosagem terapêutica em pacientes gravemente enfermos internados em UTI. Também não foram observados ganhos claros com a profilaxia para TEV em pacientes com Covid-19 não candidatos a hospitalização. Para pacientes hospitalizados por Covid-19 selecionados, sob maior risco de sofrer tromboembolismo (escore *Improve* TEV ≥ 4 ou pontuação = 2-3 com elevação do dímero D) (https://www.mdcalc.com/calc/10349/improve-risk-score-venous--tromboembolism-vte) e sem risco aumentado de sangramento, pode-se considerar o prolongamento da profilaxia depois da alta hospitalar com rivaroxabana VO 10 mg/dia durante 35 dias.

Para a obtenção de recomendações atualizadas sobre dosagem farmacológica e profilaxia pós-alta hospitalar, ver diretrizes da sociedade profissional (*links* no final desta seção), tendo em vista a rápida evolução das orientações nessa área.

Diagnóstico e tratamento de TEV em pacientes com Covid-19 grave

São vários os desafios logísticos que complicam o estabelecimento de um diagnóstico de tromboembolismo em pacientes com Covid-19. Em geral, os dímeros D estão elevados em pacientes hospitalizados, internados por apresentarem sintomas de Covid-19. Uma elevação substancial nos dímeros D pode sugerir coagulopatia associada à Covid-19, acompanhada ou não por eventos trombóticos. Os médicos devem manter uma atitude de vigilância permanente com relação aos sinais e sintomas de trombose, e devem considerar a obtenção de exames laboratoriais de acompanhamento pelo menos a cada 3-4 dias, com baixo limiar para exames de imagem. Idealmente,

a trombose será radiograficamente confirmada, mas, nos casos em que seja impossível obter esses estudos com segurança e diante de uma suspeita clínica muito significativa, pode-se considerar o tratamento empírico.

Os médicos devem consultar as orientações do Anticoagulation Forum (https://acforum.org/web/), da International Society for Thrombosis and Haemostasis (https://www.isth.org/page/covid-guidelines) e da American Society for Hematology (https: //www.hematology.org/covid-19).

ATTACC Investigators; ACTIV-4a Investigators; REMAP-CAP Investigators; Lawler PR et al. Therapeutic anticoagulation with heparin in noncritically ill patients with Covid-19. N Engl J Med. 2021;385:790. [PMID: 34351721]

Barnes GD et al. Thromboembolic prevention and anticoagulant therapy during the COVID-19 pandemic: updated clinical guidance from the anticoagulation forum. J Thromb Thrombolysis. 2022;54:197. [PMID: 35579732]

Carrier M et al; AVERT Investigators. Apixaban to prevent venous thromboembolism in patients with cancer. N Engl J Med. 2019;380:711. [PMID: 30511879]

Farge D et al; International Initiative on Thrombosis and Cancer (ITAC) advisory panel. 2022 international clinical practice guidelines for the treatment and prophylaxis of venous thromboembolism in patients with cancer, including patients with COVID-19. Lancet Oncol. 2022;23:e334. [PMID: 35772465;]

REMAP-CAP Investigators; ACTIV-4a Investigators; ATTACC Investigators; Goligher EC et al. Therapeutic anticoagulation with heparin in critically ill patients with Covid-19. N Engl J Med. 2021;385:777. [PMID: 34351722]

Schulman S et al; International Society of Thrombosis and Haemostasis. ISTH guidelines for antithrombotic treatment in COVID-19. J Thromb Haemost. 2022;20:2214. [PMID: 35906716]

Distúrbios gastrointestinais

Kenneth R. McQuaid, MD

Revisão científica da edição brasileira: Dra. Larissa S. C. Alexandre

SINTOMAS E SINAIS DE DOENÇA GASTROINTESTINAL

Dispepsia

FUNDAMENTOS DO DIAGNÓSTICO

- Dor ou desconforto epigástrico predominante.
- Pode estar associada a pirose retroesternal, náusea, plenitude pós-prandial ou vômito.
- A endoscopia justifica-se em todos os pacientes com ≥ 60 anos e em pacientes mais jovens selecionados que apresentem sinais de alarme.
- Em todos os demais pacientes, é recomendável teste para *Helicobacter pylori*; se positivo, o faz-se tratamento antibacteriano.
- Pacientes negativos para *H. pylori* ou que não melhoraram após a erradicação de *H. pylori* devem passar por teste de terapia empírica com IBP.
- Pacientes com sintomas persistentes devem passar por teste com antidepressivo tricíclico.

Considerações gerais

Dispepsia refere-se a uma dor epigástrica aguda, crônica ou recorrente, queimação ou desconforto, saciedade precoce ou plenitude pós-prandial. Esses sintomas também podem estar associados à ocorrência de náusea, edema ou vômito. Os sintomas de dispepsia que estejam presentes por pelo menos 1 mês são clinicamente relevantes. A dispepsia ocorre em 10-20% da população adulta, sendo responsável por 3% das consultas clínicas gerais. Devemos diferenciar pirose retroesternal da dispepsia. Quando a pirose retroesternal é a queixa principal, quase sempre está acompanhada por refluxo gastroesofágico. Dispepsia funcional refere-se à dispepsia para a qual nenhuma etiologia orgânica, sistêmica ou metabólica foi determinada por endoscopia ou por quaisquer outros testes. Esta é a causa mais comum de dispepsia *crônica*, sendo responsável por até 75% dos pacientes.

Etiologia

Uma má digestão aguda e autolimitada pode ser causada por comer demais, comer muito rápido, comer alimentos ricos em gordura, comer durante situações estressantes ou consumir excesso de bebidas alcoólicas ou de ou café. Tanto medicamentos prescritos como de venda livre devem ser cuidadosamente revisados, pois muitos podem causar dispepsia.

A úlcera péptica está presente em 5-15% dos pacientes com dispepsia e a DRGE em até 20%, mesmo sem a presença de pirose retroesternal significativa. A infecção gástrica crônica por *H. pylori* é causa importante de úlcera péptica, podendo causar dispepsia em um subconjunto de pacientes na ausência de úlcera péptica. O câncer gástrico ou esofágico é identificado em menos de 1%; essa neoplasia é extremamente rara em pessoas com menos de 60 anos que se apresentem com dispepsia não complicada. Em alguns casos, diabetes *mellitus*, doença da tireoide, DRC, isquemia miocárdica, malignidade intra-abdominal, gastroparesia, volvo gástrico ou hérnia paraesofágica, isquemia gástrica ou intestinal crônica e gravidez estão acompanhados por dor ou desconforto epigástrico agudo ou crônico. Carcinoma pancreático e pancreatite crônica podem causar dor epigástrica crônica, mas geralmente é uma dor mais intensa, estando associada a anorexia, perda rápida de peso, esteatorreia ou icterícia. Infecções parasitárias (*Giardia*, *Strongyloides*, *Anisakis*) são outras causas de dispepsia.

Achados clínicos

A. Sintomas e sinais

Tendo em vista a natureza inespecífica dos sintomas dispépticos, o histórico do paciente tem limitada utilidade diagnóstica. A história clínica deve esclarecer a cronicidade, localização e qualidade da dor epigástrica e sua relação com as refeições. Perda de peso paralela, vômito persistente, dor constante ou intensa, disfagia progressiva, hematêmese, melena ou anemia por deficiência de ferro inexplicada justificam exame endoscópico alto ou TC abdominal. O médico deve identificar medicamentos potencialmente agressores e o uso excessivo de bebidas alcoólicas; se possível, tais agentes deverão ser descontinuados. O paciente deve ser questionado sobre histórico familiar de câncer do trato gastrointestinal (TGI) alto. Além disso, o médico deve determinar qual o motivo do paciente que o levou a procurar atendimento. Mudanças recentes no emprego, discórdia conjugal, abuso físico e sexual, ansiedade, depressão e medo de doenças graves podem contribuir para a ocorrência e o relato dos sintomas. Geralmente, os pacientes que se apresentam com dispepsia funcional são mais jovens, relatam diversas queixas abdominais e extra gastrointestinais, demonstram sinais de ansiedade ou de depressão ou já usaram medicamentos psicotrópicos.

Apenas o perfil sintomatológico não consegue estabelecer uma diferença entre dispepsia funcional e distúrbios gastrointestinais orgânicos. Com base exclusivamente no histórico clínico, os médicos de atendimento primário diagnosticam equivocadamente quase metade dos pacientes com úlceras pépticas ou com refluxo gastroesofágico.

Apenas em raros casos o exame físico raramente será de alguma utilidade. Sinais de doenças orgânicas graves, como perda de peso, organomegalia, massa abdominal ou sangue oculto nas fezes, devem ser avaliados mais detalhadamente.

B. Achados laboratoriais

Em pacientes com menos de 60 anos que se apresentam com dispepsia não complicada (nos quais o câncer gástrico ocorre apenas raramente), o médico deverá solicitar em primeiro lugar um exame não invasivo para *H. pylori* (teste respiratório de ureia, prova de antígeno fecal) – ambos com 95% de precisão. Os testes sorológicos para anticorpos anti-*H. pylori* não são recomendados devido a suas características de mau desempenho. Se os resultados do teste respiratório para *H. pylori* ou da prova de antígeno fecal forem negativos em um paciente não medicado com Aine, pode-se virtualmente excluir a possibilidade de úlcera péptica. Em pacientes com mais de 60 anos, a bateria de exames laboratoriais iniciais deve incluir hemograma completo, eletrólitos séricos, enzimas hepáticas, nível de cálcio e provas de função tireoidiana; entretanto, ainda é incerta a relação custo-benefício para esses estudos.

C. Endoscopia digestiva alta

Há indicação para endoscopia digestiva alta (EDA) principalmente para a pesquisa por malignidade gástrica ou esofágica alta em todos os pacientes com mais de 60 anos que estejam sofrendo com dispepsia de início recente (para os quais há maior risco de malignidade). Em pacientes com menos de 60 anos, o risco de malignidade fica abaixo de 1%; diante disso, as diretrizes mais recentes recomendam o não uso rotineiro da EDA para a maioria dos pacientes mais jovens – exceto para aqueles com sinais de alarme importantes, p. ex., perda progressiva de peso, disfagia progressiva, vômito persistente, evidência de sangramento ou anemia por deficiência de ferro, massa abdominal palpável ou histórico familiar de câncer gastrointestinal alto. Para pacientes nascidos em regiões com maior incidência de câncer gástrico, como na América Central ou do Sul, China e Sudeste Asiático ou África, poderá ser mais adequado um limite de idade de 45 anos.

A EDA também pode ser justificada quando os sintomas não responderam ao tratamento empírico inicial, ou quando o paciente sofre recidivas frequentes dos sintomas em seguida à descontinuação do tratamento empírico.

D. Outros exames

Em pacientes com sintomas refratários ou apresentando perda progressiva de peso, o médico poderá solicitar testes de anticorpos para doença celíaca ou exame de fezes para ovos e parasitas, ou ainda testes para antígeno de *Giardia*, gordura ou elastase. Imagens abdominais (ultrassonografia ou TC) serão obtidas apenas quando houver suspeita de doença pancreática, da via biliar ou vascular; ou volvo. Estudos de esvaziamento gástrico poderão ter utilidade no caso de pacientes com náusea e vômito recorrentes que não responderam aos tratamentos empíricos.

Tratamento

Recomenda-se inicialmente tratamento empírico para pacientes com menos de 60 anos sem sinais de alarme graves ou preocupantes que possam justificar exames mais aprofundados, como endoscopia ou imagens abdominais. Os pacientes cujos sintomas não responderam ou recidivaram em seguida ao tratamento empírico devem ser submetidos a EDA; o tratamento subsequente deverá ser orientado ao distúrbio específico identificado (p. ex., úlcera péptica, refluxo gastroesofágico, câncer). Durante a realização da endoscopia, deverão ser obtidas biópsias gástricas para a realização de testes para infecção por *H. pylori*. Se isso for constatado, o paciente deverá ser tratado com antibioticoterapia.

A. Tratamento empírico

Pacientes com menos de 60 anos devem ser testados para *H. pylori* e, se o resultado for positivo, serão tratados de forma consistente (ver Tab. 17.10). O tratamento de erradicação do *H. pylori* será definitiva para pacientes com úlceras pépticas subjacentes; além disso, poderá melhorar os sintomas em um pequeno subconjunto (menos de 10%) de pacientes infectados e com dispepsia funcional.

É provável que pacientes negativos para *H. pylori* e pacientes com dispepsia persistente em seguida à erradicação do *H. pylori* tenham dispepsia funcional ou DRGE atípica, devendo ser tratados com inibidor da bomba de prótons (IBP) durante 4 semanas. Uma metanálise de seis RCT relatou melhora dos sintomas em 50% dos pacientes tratados com IBP *versus* 27% dos tratados com placebo. Nos pacientes que apresentam recidiva dos sintomas em seguida à descontinuação do IBP, poderá ser considerado um tratamento intermitente ou em curso prolongado com um IBP.

B. Tratamento da dispepsia funcional

Pode-se supor que pacientes sem achados endoscópicos significativos, bem como pacientes com menos de 60 anos que não respondem à erradicação do *H. pylori* ou ao tratamento empírico com IBP, estejam sofrendo de dispepsia funcional. Pacientes com sintomas leves e intermitentes poderão ser satisfatoriamente tratados por tranquilização e por mudanças no estilo de vida ou na dieta. Uma boa estratégia consiste em manter um diário no qual o paciente registra os alimentos consumidos, os sintomas e os eventos diários. Essas anotações podem revelar precipitantes dietéticos ou psicossociais da dor. Terapias herbais (hortelã-pimenta, cominho) podem resultar em benefícios, com pouco risco de efeitos adversos. Em RCT publicado em 2022, o canabidiol (CBD) não foi mais eficaz *versus* placebo no alívio da dispepsia funcional.

Os medicamentos antissecretores (IBP ou antagonistas do receptor H_2) demonstraram eficácia limitada no tratamento de pacientes com dispepsia funcional. Um pequeno número de pacientes (< 10%) pode ser beneficiado com a terapia de erradicação do *H. pylori*. Baixas doses de antidepressivos tricíclicos (p. ex., desipramina ou nortriptilina, 25-50 mg VO na hora de dormir) beneficiam alguns pacientes, possivelmente moderando a sensibilidade aferente visceral. As doses devem ser aumentadas lentamente, para que os efeitos colaterais sejam minimizados. Os ISRS não apresentaram benefícios. Embora o uso de alguns procinéticos tenha resultado em modesta melhora nos sintomas globais *versus* placebo em estudos controlados, os agentes mais eficazes dessa classe farmacológica não estão disponíveis nos EUA (domperidona), ou foram removidos do mercado devido à ocorrência de eventos adversos raros, mas graves (cisaprida). O uso de metoclopramida (5-10 mg 3x/dia) pode melhorar os sintomas, mas esse agente não pode ser recomendado para uso prolongado, por causa do risco de ocorrência de discinesia tardia.

Atieh J et al. Cannabidiol for functional dyspepsia with normal gastric emptying: a randomized controlled trial. Am J Gastroenterol. 2022;117:1296. [PMID: 35537858]

Ford AC et al. Systematic review and network meta-analysis: efficacy of drugs for functional dyspepsia. Aliment Pharmacol Ther. 2021;53:8. [PMID: 32936964]

Jones MP et al. Factors associated with placebo treatment response in functional dyspepsia clinical trials. Am J Gastroenterol. 2023;118:685. [PMID: 36729385]

Nasseri-Moghaddam S et al. What is the prevalence of clinically significant endoscopic findings in subjects with dyspepsia? Updated systematic review and meta-analysis. Clin Gastroenterol Hepatol. 2023;21:1739. [PMID: 35738355]

Náusea e vômito

Náusea é uma sensação vaga e intensamente desagradável de indisposição ou enjoo, sendo diferenciada da anorexia. Em geral, seguem-se episódios de vômito ou de ânsia de vômito. O vômito deve ser diferenciado da regurgitação, que é o refluxo (sem forçar) de líquido ou de alimento do estômago; e da ruminação, que consiste na mastigação e deglutição de alimentos que, em seguida, são regurgitados voluntariamente após as refeições.

O centro de vômito do tronco cerebral está composto por um grupo de áreas neuronais bulbares internas que coordenam a êmese. O centro do vômito pode ser estimulado por quatro origens de impulsos aferente: (1) fibras vagais aferentes das vísceras gastrointestinais são ricas em receptores de serotonina 5-HT_3; esses receptores podem ser estimulados pela distensão biliar ou gastrointestinal, irritação da mucosa ou do peritônio, ou por infecções; (2) fibras do sistema vestibular, que apresentam altas concentrações de histamina H_1 e de receptores colinérgicos muscarínicos; (3) centros superiores do SNC (amígdala); aqui, certas visualizações, odores ou experiências emocionais podem induzir episódios de vômito; (4) zona de gatilho do quimiorreceptor, localizada exteriormente à barreira hematoencefálica na área bulbar e rica em receptores opioides, e de serotonina 5-HT_3, neurocinina 1 (NK_1) e dopamina D_2. Essa região pode ser estimulada por fármacos e por agentes quimioterápicos, toxinas, pela hipóxia, uremia, acidose e radioterapia. Embora sejam numerosas as causas de náusea e vômito, a Tabela 17.1 apresenta uma lista simplificada.

Achados clínicos
A. Sintomas e sinais

Sintomas agudos sem a presença de dor abdominal são tipicamente causados por intoxicação alimentar, gastroenterite infecciosa, medicamentos ou doença sistêmica. O médico deve investigar mudanças recentes na medicação, na dieta, outros sintomas intestinais, ou doenças semelhantes em membros da família. A infecção por Covid-19 pode estar associada às ocorrências de náusea, vômito ou dor abdominal. O início agudo de uma dor intensa acompanhada por vômito sugere irritação peritoneal, obstrução gástrica ou intestinal aguda ou doença pancreatobiliar. Vômitos persistentes sugerem gravidez, obstrução da saída gástrica, gastroparesia, dismotilidade intestinal, distúrbios psicogênicos e distúrbios do SNC ou sistêmicos. O vômito que ocorre pela manhã, antes do desjejum, é comum em mulheres grávidas, em casos de uremia, ingestão de bebidas alcoólicas e aumento da pressão intracraniana. O médico deve investigar o uso de produtos derivados de *Cannabis*. E deve suspeitar da síndrome de hiperêmese canabinoide em pacientes que fazem uso prolongado desses produtos, sobretudo naqueles que relatam compulsão por banhos ou duchas. Vômitos que ocorrem imediatamente após as refeições sugerem enfaticamente bulimia ou causas psicogênicas. Vômitos de alimentos não digeridos com ocorrência uma a várias vezes após as refeições são característicos de gastroparesia ou de obstrução da saída gástrica; o exame físico pode revelar respingos durante a agitação ou palpação. Pacientes com sintomas agudos ou crônicos deverão ser questionados acerca de sintomas neurológicos (p. ex., cefaleia, rigidez de nuca, vertigem e parestesia ou fraqueza focal) sugestivos de causa do SNC.

B. Exames especiais

Diante de vômitos graves ou prolongados, o médico deverá solicitar eletrólitos séricos em busca de hipocalemia, aumento de compostos nitrogenados no sangue (azotemia) ou alcalose metabólica resultante da perda de conteúdo gástrico. Em pacientes com dor intensa ou sob suspeita de obstrução mecânica, também deverão ser solicitadas radiografias abdominais planas e verticais, ou TC abdominal, para pesquisa de presença de ar intraperitoneal livre ou de dilatação de alças do intestino delgado. A causa da obstrução da saída gástrica será demonstrada mais eficientemente pela EDA; e a causa

TABELA 17.1 Causas de náusea e vômito

Estimulação aferente visceral	**Obstrução mecânica** Obstrução da saída gástrica: úlcera péptica, malignidade, volvo gástrico Obstrução do intestino delgado: aderências, hérnias, volvo, doença de Crohn, carcinomatose **Dismotilidade** Gastroparesia: diabética, pós-viral, pós-vagotomia Intestino delgado: esclerose sistêmica (esclerodermia), amiloidose, pseudo-obstrução intestinal crônica, mioneuropatias familiares **Irritação peritoneal** Peritonite: víscera perfurada, apendicite, peritonite bacteriana espontânea **Infecções** Gastroenterite viral: agente de Norwalk, rotavírus, SARS-CoV-2 "Intoxicação alimentar": toxinas de *Bacillus cereus*, *Staphylococcus aureus*, *Clostridium perfringens* Infecções sistêmicas agudas **Distúrbios hepatobiliares ou pancreáticos** Pancreatite aguda ou crônica Colecistite ou coledocolitíase **Irritantes gastrointestinais tópicos** Álcool, Aine, antibióticos orais **Pós-operatório** **Outros** Doença cardíaca: IAM, IC Doença urológica: cálculos, pielonefrite Vascular: isquemia mesentérica crônica, síndrome da artéria mesentérica superior
Distúrbios vestibulares	**Distúrbios vestibulares** Labirintite, síndrome de Ménière, enjoo de movimento
Distúrbios do SNC	**Aumento da pressão intracraniana** Tumores do SNC, hemorragia subdural ou subaracnóidea **Enxaqueca** **Síndrome do vômito cíclico** **Infecções** Meningite, encefalite **Psicogênico** Vômito antecipatório, anorexia nervosa e bulimia, transtornos psiquiátricos
Irritação da zona de gatilho do quimiorreceptor	**Quimioterapia antitumoral** **Medicamentos e drogas** Opioides Maconha Anticonvulsivantes Medicamentos antiparkinsonianos Betabloqueadores, antiarrítmicos, digoxina Contraceptivos orais Inibidores da colinesterase Medicamentos para diabetes (metformina, acarbose, pranlintida, exenatida) **Radioterapia** **Distúrbios sistêmicos** Cetoacidose diabética Uremia Crise adrenocortical Doença da paratireoide Hipotireoidismo Gravidez Síndrome paraneoplásica

da obstrução do intestino delgado ficará evidenciada com maior certeza por TC abdominal. A gastroparesia poderá ser confirmada por estudos cintilográficos nucleares ou por testes respiratórios com ácido ^{13}C-octanoico, que revelam retardo no esvaziamento gástrico, e por endoscopia alta ou por séries gastrointestinais altas contrastadas com bário que não revelem evidências de obstrução mecânica da saída gástrica. Uma bioquímica hepática anormal ou elevação da amilase ou da lipase são sugestivas de doença pancreatobiliar, que poderá ser investigada por ultrassonografia abdominal ou TC. Possíveis causas do SNC serão avaliadas mais adequadamente por TC ou por RM de crânio.

Complicações

As complicações possíveis são desidratação, hipocalemia, alcalose metabólica, aspiração, ruptura do esôfago (síndrome de Boerhaave) e sangramento secundário a ruptura da mucosa na junção gastroesofágica (síndrome de Mallory-Weiss).

Tratamento

A. Medidas gerais

Na maioria das vezes, as causas de episódios agudos de vômito são benignas, autolimitadas e dispensam tratamento específico. Os pacientes devem ingerir líquidos simples (caldos, chás, sopas, bebidas carbonatadas) e pequenas quantidades de alimentos secos (p. ex., bolachas de água e sal). O gengibre pode ser um tratamento não farmacológico eficaz. Em pacientes com vômito agudo mais grave, poderá haver necessidade de sua hospitalização. Pacientes incapazes de comer e que estejam perdendo líquidos gástricos podem sofrer desidratação, o que resultará em hipocalemia com alcalose metabólica. Na maioria dos casos, o paciente será medicado com solução salina IV a 0,45% com 20 mEq/L de cloreto de potássio, para manutenção da hidratação. A introdução de uma sonda nasogástrica para casos de obstrução gástrica ou mecânica do intestino delgado fará o paciente se sentir mais confortável, além de permitir o monitoramento da perda de líquidos.

B. Medicamentos antieméticos

O paciente poderá ser tratado com medicamentos para prevenção ou controle do vômito. Em alguns pacientes, o uso de combinações de medicamentos de diferentes classes poderá proporcionar melhor controle dos sintomas, com menos toxicidade. A Tabela 17.2 descreve o manejo de dosagem para antieméticos comuns.

1. **Antagonistas do receptor 5-HT$_3$ da serotonina** – Ondansetrona, granisetrona e palonosetrona são agentes eficazes para a prevenção de êmese induzida por quimioterapia e pela radiação, se o paciente for medicado antes do início desses tratamentos; o uso de dolasetrona foi descontinuado nos EUA. Graças à sua meia-vida prolongada e à internalização do receptor 5-HT$_3$, palonosetrona é opção superior a outros antagonistas do receptor 5-HT$_3$ para a prevenção de êmese aguda e tardia induzida pela quimioterapia em pacientes tratados com quimioterápicos moderada ou intensamente emetogênicos. Embora os antagonistas do receptor 5-HT$_3$ sejam eficazes como monoterapia para a prevenção de náusea e vômito induzidos pela quimioterapia, tornam-se mais eficazes se forem combinados a um corticosteroide (dexametasona) e a um antagonista do receptor NK$_1$. Os antagonistas da serotonina vêm sendo cada vez mais prescritos para a prevenção de náusea e vômito pós-operatórios, em decorrência do aumento das restrições ao uso de outros agentes antieméticos (p. ex., droperidol).

2. **Corticosteroides** – Os corticosteroides (p. ex., dexametasona) têm propriedades antieméticas, mas a base para esses efeitos ainda não foi desvendada. Esses agentes aumentam a eficácia dos antagonistas do receptor de serotonina na prevenção de náusea e vômito agudos e tardios em pacientes medicados com quimioterápicos de moderada a intensamente emetogênicos.

3. **Antagonistas do receptor de neurocinina** – Aprepitanto, fosaprepitanto e rolapitanto são antagonistas altamente seletivos para receptores NK$_1$ na área postrema. Esses

TABELA 17.2 Regimes comuns de dosagem de antieméticos

	Dosagem	Via
Antagonistas da serotonina 5-HT$_3$		
Ondansetrona	As doses variam: 4-8 mg para náuseas e vômitos pós-operatórios	IV, VO
	8 mg 1x IV ou 8 mg 2x/dia VO para quimioterapia moderadamente ou altamente emetogênica	IV, VO
Granisetrona	1 mg 1x/dia	IV
	1-2 mg 1x/dia	VO
Palonosetrona	0,25 mg 1x como dose única 30 minutos antes do início da quimioterapia	IV
	0,5 mg 1x como dose única	VO
Corticosteroides		
Dexametasona	4-12 mg 1x na pré-indução para prevenção de náusea e vômito pós-operatórios	IV, VO
	8 mg 1x/dia para quimioterapia	IV, VO
Antagonistas do receptor de dopamina		
Metoclopramida	10-20 mg ou 0,5 mg/kg a cada 6-8 horas	IV
	10-20 mg a cada 6-8 horas	VO
Proclorperazina	5-10 mg a cada 4-6 horas	IV, IM, VO
	25 mg supositório de 12-12 horas	*Per rectum*
Prometazina	12,5-25 mg a cada 6-8 horas	IV, VO
	25 mg a cada 6-8 horas	*Per rectum*
Trimetobenzamida	200 mg a cada 6-8 horas	VO
	250-300 mg a cada 6-8 horas	IV, VO
Olanzapina	5-10 mg 1x/dia nos dias 1-4 para quimioterapia	
Antagonistas do receptor de neurocinina[1]		
Aprepitante	125 mg 1x antes da quimioterapia; então 80 mg nos dias 1 e 2 após a quimioterapia	VO
Fosaprepitante	150 mg 1x 30 minutos antes da quimioterapia	IV
Rolapitante	180 mg 1x antes da quimioterapia	VO
Netupitanto/ palonosetrona	Netupitanto 300 mg/ palonosetrona 0,50 mg 1x antes da quimioterapia	VO

[1] Os antagonistas dos receptores de neurocinina são administrados apenas nos casos de regimes de quimioterapia altamente emetogênicos, em combinação com antagonistas 5-HT$_3$ e/ou dexametasona.

agentes são usados em combinação com corticosteroides e com antagonistas da serotonina para a prevenção de náusea e vômito agudos e tardios decorrentes dos quimioterápicos altamente emetogênicos. Netupitanto é outro antagonista oral do receptor NK$_1$ que é administrado em uma combinação de dose fixa com palonosetrona. A terapia combinada com um antagonista do receptor NK$_1$ previne a êmese aguda em 80-90% e a êmese tardia em mais de 70% dos pacientes tratados com terapias intensamente emetogênicas.

4. **Antagonistas da dopamina** – As fenotiazinas, butirofenonas e benzamidas substituídas (p. ex., proclorperazina, pro-

metazina) possuem propriedades antieméticas resultantes do bloqueio dopaminérgico, bem como de seus efeitos sedativos. A administração de altas doses desses agentes está associada à ocorrência de efeitos colaterais antidopaminérgicos, como reações extrapiramidais e depressão. Com o advento de antieméticos mais eficazes e seguros, hoje em dia esses agentes são prescritos com pouca frequência, principalmente em pacientes ambulatoriais com sintomas menores e autolimitados. Olanzapina, um agente antipsicótico atípico, tem propriedades antieméticas potentes que podem ser mediadas pelo bloqueio dos neurotransmissores dopamina e serotonina. Em pacientes sob quimioterapia intensamente emetogênica, a adição de olanzapina à terapia padrão (dexametasona, um antagonista do receptor de serotonina-5HT$_3$ e um antagonista do receptor NK$_1$) diminui significativamente o risco de ocorrência de náusea e vômito agudos e tardios.

5. **Anti-histamínicos e anticolinérgicos** – Esses medicamentos (p. ex., dimenidrinato de meclizina, escopolamina transdérmica) podem ter grande utilidade na prevenção do vômito decorrente da estimulação do labirinto, ou seja, o enjoo por movimento (cinetose), vertigem e enxaqueca. Esses agentes podem induzir sonolência. O American College of Obstetricians and Gynecologists recomenda uma combinação para uso oral de vitamina B6 e doxilamina como tratamento de primeira linha para náuseas e vômitos durante a gravidez.

6. **Canabinoides** – A maconha tem sido amplamente usada como estimulante do apetite e antiemético. Alguns estados norte-americanos permitem o uso da maconha medicinal com a aprovação de um médico. O médico poderá escolher variedades de maconha medicinal com diferentes proporções para os diversos canabinoides naturais (principalmente THC e CBD), como uma forma de minimizar seus efeitos psicoativos. Canabinoides em excesso podem causar náusea, vômito e dor abdominal (síndrome de hiperêmese canabinoide), que poderão ser temporariamente aliviados com banhos ou duchas quentes.

Hsu YC et al. Effectiveness of palonosetron versus granisetron in preventing chemotherapy-induced nausea and vomiting: a systematic review and meta-analysis. Eur J Clin Pharmacol. 2021;77:1597. [PMID: 33993343]

Laszkowska M et al. Disease course and outcomes of COVID-19 among hospitalized patients with gastrointestinal manifestations. Clin Gastroenterol Hepatol. 2021;19:1402. [PMID: 33007514]

Rapoport BL et al. 2023 updated MASCC/ESMO consensus recommendations: prevention of nausea and vomiting following multiple-day, high-dose chemotherapy, and breakthrough nausea and vomiting. Support Care Cancer. 2023;32:36. [PMID: 38105286]

Weibel S et al. Drugs for preventing postoperative nausea and vomiting in adults after general anaesthesia: an abridged Cochrane network meta-analysis. Anaesthesia. 2021;76:962. [PMID: 33170514]

Soluços

Embora geralmente seja um incômodo benigno e autolimitado, os soluços podem ser persistentes e podem sinalizar para doença subjacente grave. Em pacientes sob ventilação mecânica, os soluços podem desencadear um ciclo respiratório completo e resultar em alcalose respiratória.

Os soluços benignos e autolimitados são causados por distensão gástrica (bebidas carbonatadas, "engolir ar", comer em excesso), mudanças bruscas de temperatura (líquidos quentes seguidos por líquidos gelados, banho quente e depois frio), ingestão de bebidas alcoólicas e estados de intensificação emocional (excitação, estresse, gargalhar). Já foram anotadas mais de 100 causas de soluços recorrentes ou persistentes, causados por distúrbios gastrointestinais, do SNC, cardiovasculares e torácicos. Soluços persistentes podem ser uma apresentação atípica em pacientes com Covid-19.

Achados clínicos

A avaliação do paciente com soluços persistentes deve consistir em um exame neurológico detalhado, dosagem sérica de creatinina, bioquímica hepática e RXT. Nos casos em que não foi possível esclarecer a causa, o médico poderá ter melhor ideia do problema com a obtenção de estudos de TC ou RM de crânio, tórax e abdome; endoscopia digestiva alta; e ecocardiografia.

Tratamento

Há várias medidas simples que poderão ter utilidade para pacientes com episódios agudos de soluços benignos: (1) irritação da nasofaringe por tração da língua, elevação da úvula com uma colher, estimulação da nasofaringe por um cateter, ou ingestão de 1 colher de chá (7 g) de açúcar granulado seco; (2) interrupção do ciclo respiratório, fazendo o paciente prender a respiração, manobra de Valsalva, forçar, promover respiração ofegante (estímulo de susto), ou reinspiração em um saco de papel; (3) estimulação do nervo vago por meio de massagem carotídea; (4) irritação do diafragma por manter os joelhos junto ao peito ou pelo fornecimento de pressão positiva contínua nas vias aéreas durante a ventilação mecânica; e (5) alívio da distensão gástrica por forçar eructação (arrotos) ou pela inserção de sonda nasogástrica.

Vários medicamentos foram valorizados como tendo utilidade no tratamento de soluços. Clorpromazina, 25-50 mg VO ou IM, é o agente de uso mais comum. Outros agentes citados como eficazes são: anticonvulsivantes (fenitoína, carbamazepina), benzodiazepínicos (lorazepam, diazepam), metoclopramida, baclofeno e gabapentina. Em pacientes com soluços graves e intratáveis, bloqueio do nervo frênico, a estimulação do nervo vago e, ocasionalmente, a anestesia geral vêm sendo usados, com eficácia variável.

Adam E. A systematic review of the effectiveness of oral baclofen in the management of hiccups in adult palliative care patients. J Pain Palliat Care Pharmacother. 2020;34:43. [PMID: 31910072]

Bahr TA et al. 56-year-old man with hiccups. Mayo Clin Proc. 2023;98:1564. [PMID: 37793371]

Constipação

A constipação ocorre em 10% dos adultos e em até um terço dos idosos; trata-se de um motivo comum para a procura por atendimento médico. A constipação ocorre mais comumente em mulheres. Pessoas idosas têm predisposição à constipação por apresentarem comorbidades clínicas, uso de medicamentos, maus hábitos alimentares, diminuição da mobilidade e, em alguns casos, incapacidade física de sentar-se no vaso sanitário (i.e., pacientes acamados). O primeiro passo na avaliação do paciente é determinar o que se entende por "constipação". Os pacientes podem definir constipação como fezes pouco frequentes (< 3 vezes/semana), fezes duras ou grumosas, esforço excessivo durante a evacuação ou sensação de evacuação incompleta. A Tabela 17.3 resume as muitas causas de constipação, que serão discutidas em seguida.

Etiologia

A. Constipação primária

A maioria dos pacientes sofre constipação que não pode ser atribuída a nenhuma anormalidade estrutural ou doença sistêmica. Esses pacientes podem ser categorizados como pessoas com tempo de trânsito colônico normal, trânsito lento, ou portadoras de distúrbios evacuatórios (com ou sem trânsito colônico lento). O tempo de trânsito colônico normal é de aproximadamente 35 horas; períodos superiores a 72 horas devem ser considerados significativamente anormais. Comumente, o trânsito colônico lento tem fundo idiopático (causado por disfunção do sistema nervoso entérico), mas faz parte de uma síndrome de dismotilidade gastrointestinal generalizada. A evacuação normal requer a coordenação entre o relaxamento do esfíncter anal e da musculatura do assoalho pélvico, enquanto a pressão abdominal aumenta. Pacientes com distúrbios evacuatórios (também conhecidos como evacuação dissinérgica) – que ocorrem mais frequentemente em mulheres – sofrem de comprometimento do relaxamento ou de contração paradoxal do esfíncter anal e/ou músculos do assoalho pélvico durante a tentativa de evacuar, o que impede o movimento intestinal. Esse problema pode ter sido adquirido durante a infância, ou na idade adulta. Os pacientes podem descrever um esforço excessivo, sensação de evacuação incompleta, necessidade de manipulação digital ou a adoção de posição não sentada (p. ex., de pé) durante a defecação. O diagnóstico mais apropriado para pacientes com queixas predominantes de dor ou edema abdominal em casos de constipação idiopática crônica é o de síndrome do intestino irritável (SII) com constipação.

B. Constipação secundária

A constipação pode ser causada por distúrbios sistêmicos, medicamentos ou lesões colônicas obstrutivas. Os distúrbios sistêmicos capazes de causar constipação são disfunção intestinal neurológica, miopatias, distúrbios endócrinos ou distúrbios eletrolíticos (p. ex., hipercalcemia ou hipocalemia);

TABELA 17.3 Causas de constipação em adultos
Mais comuns
Ingestão inadequada de fibras ou líquidos
Maus hábitos intestinais
Síndrome do intestino irritável
Doença sistêmica
Endócrina: hipotireoidismo, hiperparatireoidismo, diabetes *mellitus*
Metabólica: hipocalemia, hipercalcemia, uremia, porfiria
Neurológica: doença de Parkinson, esclerose múltipla, dano ao nervo sacral (cirurgia pélvica prévia, tumor), paraplegia, neuropatia autonômica
Medicamentos
Opioides
Diuréticos
Bloqueadores dos canais de cálcio
Anticolinérgicos
Psicotrópicos
Suplementos de cálcio e ferro
Clonidina
Colestiramina
Anormalidades estruturais
Anorretais: prolapso retal, retocele, intussuscepção retal, estenose anorretal, fissura anal, síndrome da úlcera retal solitária
Deiscência perineal
Massa colônica com obstrução: adenocarcinoma
Estenose colônica: radiação, isquemia, diverticulose
Doença de Hirschsprung
Megarreto idiopático
Trânsito colônico lento
Idiopático: trânsito lento exclusivamente no cólon
Psicogênico
Transtornos alimentares
Pseudo-obstrução intestinal crônica
Dissinergia do assoalho pélvico

com frequência, efeitos colaterais de certos medicamentos são os responsáveis (p. ex., anticolinérgicos ou opioides). Lesões colônicas obstrutivas do trânsito fecal, como neoplasias e estenoses, são causas incomuns, mas importantes, em pacientes com constipação de início recente. Tais lesões devem ser excluídas em pacientes com mais de 50 anos, em pacientes com sinais ou sintomas de alarme (hematoquezia, perda de peso, anemia, ou positivos para pesquisa de sangue oculto nas fezes [Psof] ou teste imunoquímico fecal [TIF]) e em pacientes com histórico familiar de câncer de cólon ou DII. As dificuldades durante a evacuação também podem ser causadas por uma série de problemas anorretais que impedem ou obstruem o fluxo (deiscência perineal, prolapso retal, retocele), alguns dos quais podem exigir cirurgia, e por doença de Hirschsprung (geralmente sugerida por um estado de constipação ao longo da vida do paciente).

Achados clínicos

A. Sintomas e sinais

Para todos esses pacientes, o médico deverá obter um histórico e fazer um exame físico, para que possa diferenciar as causas primárias das secundárias da constipação. O exame físico deve consistir em um exame de toque retal para a avaliação de anormalidades anatômicas (p. ex., estenose anal, retocele, prolapso retal ou deiscência perineal durante o esforço), além de avaliação dos movimentos do assoalho pélvico durante simulação de evacuação (i.e., a capacidade do paciente de "expelir o dedo do examinador"). Também deverão ser realizados outros estudos diagnósticos em pacientes com qualquer dos eventos a seguir: sinais de doença sistêmica, início recente da constipação sem causa aparente, sintomas de alarme (hematoquezia, perda de peso, anemia, Psof ou TIF positivo), histórico familiar de câncer de cólon ou DII, e idade de 45-50 anos ou mais em paciente que jamais tenha realizado colonoscopia de rastreio. Esses estudos devem consistir em exames laboratoriais (hemograma completo; dosagem sérica de eletrólitos, cálcio, glicose e TSH) e em colonoscopia ou sigmoidoscopia flexível.

B. Exames especiais

Pacientes com constipação refratária que não respondem ao tratamento clínico de rotina justificam a realização de outros estudos diagnósticos. Em primeiro lugar, deve ser realizada manometria anorretal, com inclusão de um teste de expulsão do balão, para que o médico possa avaliar distúrbios evacuatórios. A incapacidade de expelir um balão (conectado a uma sonda vesical de demora de 16F) contendo 50 mL de água morna em 1-2 minutos enquanto está sentado em um vaso sanitário sugere enfaticamente uma dissinergia do assoalho pélvico. Também pode ser considerada uma defecografia – que serve para melhor avaliação da função do assoalho pélvico – em pacientes selecionados. Haverá recomendação para estudos subsequentes de trânsito colônico somente após a exclusão de distúrbios evacuatórios. O tempo de trânsito colônico pode ser avaliado por marcadores radiopacos, cintilografia, ou pelo uso de uma cápsula de motilidade sem fio.

Tratamento
A. Constipação crônica

1. **Medidas dietéticas e de estilo de vida** – Os pacientes devem ser instruídos sobre a função evacuatória normal e sobre hábitos ideais de higiene, p. ex., a periodicidade, o posicionamento adequado e a pressão abdominal. Deve ser enfatizada a importância de uma ingestão adequada de líquidos e fibras na dieta. O consumo de kiwis verdes, frutas contendo sorbitol e frutas secas (ameixas, ameixas secas, damascos, cerejas, mangas) é bem tolerado; esses alimentos estão associados a melhora na consistência e na frequência das fezes. O aumento da fibra alimentar pode causar distensão ou flatulência, mas que geralmente diminui ao longo de alguns dias. Suplementos de fibras solúveis (p. ex., *psyllium*, metilcelulose) constituem uma forma conveniente e bem tolerada de aumentar a quantidade de fibra alimentar (Tab. 17.4). A resposta à terapia com fibras não é imediata, e o paciente deverá aumentar a dosagem gradualmente, ao longo de 7-10 dias. É mais provável que as fibras beneficiem pacientes com trânsito colônico normal. Mas é possível que as fibras não ajudem pacientes com sintomas de inércia colônica, distúrbios evacuatórios, constipação induzida por opioides ou SII; nesses casos, as fibras podem mesmo exacerbar esses sintomas. A prática regular de exercícios físicos está associada a menor risco de constipação. Quando possível, o médico deverá interromper os medicamentos que possam estar causando ou contribuindo para a constipação. Uma metanálise de RCT sugere que o uso de probióticos melhora a frequência e a consistência das fezes; contudo, há necessidade de mais estudos para confirmação, ou não, dessa suposição.

2. **Laxantes** – Os laxantes podem ser administrados de forma intermitente ou crônica para pacientes cuja constipação não responde a mudanças na dieta e no estilo de vida (Tab. 17.4). Em pesquisa publicada em 2020 com adultos dos EUA com sintomas de constipação, 45% estavam tomando suplementos de fibras ou laxantes sem receita; apenas 3% estavam sendo medicados com laxantes prescritos. Não há evidências de que o uso prolongado desses agentes cause danos.

A. **Laxantes osmóticos** – Em geral, o tratamento é iniciado com o uso regular (diário) de um laxante osmótico. Agentes osmóticos não absorvíveis promovem a evacuação por aumentarem a retenção de água no lúmen intestinal, o que resulta no amolecimento das fezes e na estimulação secundária do peristaltismo colônico. Na maioria das situações, o agente de primeira linha deve ser polietilenoglicol 3350, graças a sua eficácia estabelecida em estudos clínicos controlados e à baixa incidência de eventos adversos. Polietilenoglicol 3350 17 g 1x/dia demonstrou superioridade *versus* placebo, lactulose e prucaloprida. Carboidratos não digeríveis (sorbitol, lactulose) também são eficazes, mas são menos utilizados, pois podem provocar edema, cólicas e flatulência. Laxantes contendo magnésio (hidróxido de magnésio [leite de magnésia], óxido de magnésio, sulfato de magnésio) podem ser adequados para o tratamento intermitente, mas não devem ser administrados a pacientes com insuficiência renal crônica. Quando usados em doses convencionais, geralmente os agentes osmóticos começam a atuar em 24 horas. Para um tratamento mais rápido da constipação aguda, os pacientes poderão ser medicados com laxantes purgativos, p. ex., citrato de magnésio (aprox. 227-283 g) ou soluções de polietilenoglicol em grande volume (2-4 L, administrados ao longo de 2-4 horas). O citrato de magnésio pode causar hipermagnesemia.

B. **Laxantes estimulantes** – Para pacientes com resposta incompleta à administração de agentes osmóticos, o médico poderá prescrever laxantes estimulantes, de acordo com a necessidade, como um agente de resgate ou em bases regulares (i.e., diariamente, ou em dias alternados). Esses agentes estimulam a secreção de líquidos e a contração colônica, resultando em evacuação dentro de 6-12 horas após a ingestão oral, ou dentro de 15-60 minutos após a administração via retal. Normalmente os agentes orais são administrados 1x/dia, na hora de dormir. Bisacodil e senna são preparações comuns de venda livre (Tab. 17.4).

TABELA 17.4 Tratamento farmacológico da constipação

Agente	Dosagem	Início da ação	Comentários
Laxantes de fibra			
Psyllium	1 colher de sopa (3,5 g de fibra) 1-2x/dia	Dias	(Metamucil; Perdiem)
Metilcelulose	1 colher de sopa (2 g de fibra) 1-2x/dia	Dias	(Citrucel) Menos gases, flatulência
Policarbófilo de cálcio	1-2 comprimidos 1-2x/dia	12-24 horas	(FiberCon) Não causa gases; forma de pílula
Goma guar	1 colher de sopa 1-2x/dia	Dias	(Benefiber) Não granuloso, insulso, menos gases
Surfactantes fecais			
Docusato de sódio	100 mg 1-2x/dia	12-72 horas	(Colace) Benefício marginal
Óleo mineral	15-45 mL 1-2x/dia	6-8 horas	Pode causar pneumonia lipoide se aspirado
Laxantes osmóticos			
Hidróxido de magnésio	15-30 mL VO 1-2x/dia	6-24 horas	(Leite de magnésia) Pode causar hipermagnesemia se houver DRC
Lactulose ou sorbitol 70%	15-60 mL VO 1-3x/dia	6-48 horas	Cólicas, edema, flatulência
Polietilenoglicol (PEG 3350)	17 g em aprox. 230 mL de líquido 1-2x/dia	6-24 horas	(MiraLAX) Mais eficaz, menos edema *versus* lactulose, sorbitol
Laxantes estimulantes			
Bisacodil	5-10 mg VO conforme necessário	6-8 horas	Pode causar cólicas; evitar o uso diário, se possível
Supositório de bisacodil	10 mg *per rectum* conforme necessário	1 hora	–
Senna	17,2-34,4 mg VO	8-12 horas	(ExLax; Senekot; SennaS) Pode causar cólicas; evitar o uso diário, se possível
Lubiprostona	24 mcg VO 2x/dia	12-48 horas	Caro; pode causar náusea. Contraindicado na gravidez
Linaclotida	72-145 mcg VO 1x/dia	1 semana	Caro; contraindicado em pacientes pediátricos
Plecanatida	3 mg VO 1x/dia	1 semana	Caro; contraindicado em pacientes pediátricos
Prucaloprida	1-2 mg VO 1x/dia	2-6 horas	Caro
Enemas			
Água da torneira	500 mL *per rectum*	5-15 minutos	–
Enema de fosfato de sódio	120 mL *per rectum*	5-15 minutos	Comumente usado para constipação aguda ou para induzir movimento antes de procedimentos médicos
Enema de óleo mineral	100-250 mL *per rectum*	5-15 minutos	Para amolecer e lubrificar a impactação fecal
Agentes usados como purgantes agudos ou para limpeza do intestino antes de procedimentos clínicos			
Polietilenoglicol (PEG 3350)	4 L administrados VO ao longo de 2-4 horas	< 4 horas	(GoLYTELY; CoLYTE; NuLYTE, MoviPrep) Usado para limpeza do intestino antes da colonoscopia
Citrato de magnésio	300 mL VO	3-6 horas	Sabor de limão

C. **Secretagogos** – Vários agentes estimulam a secreção intestinal de cloreto por meio da ativação dos canais de cloreto (lubiprostona) ou da guanilciclase C (linaclotida e plecanatida), resultando em um aumento do líquido intestinal e na aceleração do trânsito colônico. Em estudos multicêntricos controlados, pacientes tratados com lubiprostona 24 mcg VO 2x/dia, linaclotida 145 mcg 1x/dia ou plecanatida 3 mg 1x/dia aumentaram o número de evacuações *versus* pacientes tratados com placebo. Considerando os altos preços desses agentes, devem ficar reservados para pacientes com resposta não ideal, ou que apresentaram efeitos colaterais com o uso de agentes menos dispendiosos.

D. **Agonista do receptor 5-HT$_4$ da serotonina** – Prucaloprida é um agonista de 5-HT$_4$ de alta afinidade aprovado nos EUA para tratamento de constipação crônica (2 mg 1x/dia). Estudos clínicos constataram que 19-38% dos pacientes tratados com prucaloprida apresentaram pelo menos três evacuações espontâneas por semana – 5-23% a mais *versus* placebo.

E. **Antagonistas do receptor opioide** – O uso prolongado de opioides pode causar constipação, em decorrência do aumento das contrações colônicas tônicas e não propulsivas, que, por sua vez, levam a maior absorção de líquidos intestinais e à formação de fezes secas e duras. Metilnaltrexona (450 mg VO 1x/dia), naloxegol (12,5-25 mg VO 1x/dia) e naldemedina (0,2 mg VO 1x/dia) são antagonistas dos receptores mu-opioides que bloqueiam os receptores opioides periféricos (inclusive no trato gastrointestinal – TGI) sem afetar a analgesia central. Esses medicamentos são recomendados para tratamento da constipação induzida por opioides em pacientes medicados com cursos prolongados de opioides e que não apresentaram uma resposta laxativa adequada com o uso de um agente osmótico (geralmente PEG-3300) e de um laxante estimulante (geralmente bisacodil ou senna) (ver Cap. 5). Uma formulação subcutânea de metilnaltrexona também está aprovada para tratamento de pacientes sob cuidados paliativos para doenças avançadas e que não responderam aos regimes laxantes convencionais.

B. Impactação fecal

A impactação grave de fezes na cúpula retal pode resultar em obstrução ao fluxo fecal, o que resulta em obstrução parcial ou completa do cólon. Os fatores predisponentes para esse problema são certos medicamentos (p. ex., opioides), doença psiquiátrica grave, redução ou ausência de mobilidade, distúrbios colônico-neurogênicos e distúrbios da medula espinal. A apresentação clínica envolve diminuição do apetite, náusea e vômito e dor e distensão abdominais. Pode ocorrer uma diarreia paradoxal, pois as fezes líquidas vazam em torno das fezes impactadas. Ao exame de toque digital da cúpula retal, podem ser palpados fecalomas. O tratamento inicial deve ser direcionado para o alívio da impactação com enemas (solução salina, óleo mineral ou diatrizoato) ou pela ruptura digital do material fecal impactado. O tratamento de longo prazo deve ser orientado para a manutenção de fezes amolecidas e de evacuações regulares (como foi descrito anteriormente).

Quando encaminhar

- Pacientes com sintomas de alarme ou com mais de 45-50 anos devem ser encaminhados para colonoscopia.
- Pacientes com constipação refratária devem ser considerados candidatos a manometria anorretal, teste de expulsão do balão e para um estudo de trânsito colônico.
- Pacientes com distúrbios evacuatórios podem ser beneficiados com a terapia de *biofeedback*.
- Raramente, há necessidade de cirurgia (colectomia subtotal) para pacientes com inércia colônica grave.

Chang L et al. American Gastroenterological Association – American College of Gastroenterology clinical practice guideline: pharmacological management of chronic idiopathic constipation. Am J Gastroenterol. 2023;118:936. [PMID: 37211280]

Gearry R et al. Consumption of 2 green kiwifruits daily improves constipation and abdominal discomfort – results of an international multicenter randomized controlled trial. Am J Gastroenterol. 2023;118:1058. [PMID: 36537785]

Naito T et al. Effects of bowel training and defecation posture on chronic constipation in older adults with dementia: a randomized controlled trial. Am J Gastroenterol. 2023;118:531. [PMID: 36066478]

Rao S et al. Efficacy and safety of over-the-counter therapies for chronic constipation: an updated systematic review. Am J Gastroenterol. 2021;116:1156. [PMID: 33767108]

Rao SSC et al. Recognizing and defining occasional constipation: expert consensus recommendations. Am J Gastroenterol. 2022;117:1753. [PMID: 35971230]

Gases gastrointestinais

1. Arroto

Arroto (eructação) é a liberação involuntária ou voluntária de gás do estômago ou do esôfago. Ocorre mais frequentemente após as refeições, quando a distensão gástrica resulta em relaxamento temporário do esfíncter esofágico inferior (EEI). Arrotar é um reflexo normal e não denota disfunção gastrointestinal. Praticamente todos os gases gástricos vêm do ar engolido. A cada deglutição, 2-5 mL de ar são ingeridos, e quantidades excessivas podem resultar em distensão, flatulência e dor abdominal. Isso pode ocorrer quando a pessoa come rapidamente, ao mascar chiclete, ao fumar e pela ingestão de bebidas gaseificadas. A avaliação deve ficar restrita a pacientes com outras queixas, como disfagia, azia, saciedade precoce ou vômito.

Arrotos excessivos crônicos são quase sempre causados por eructações supragástricas (contração diafragmática voluntária, seguida de relaxamento da parte superior do esôfago com entrada de ar nesse órgão) ou pela deglutição verdadeira de ar (aerofagia), ambos distúrbios comportamentais mais comuns em pacientes com ansiedade ou com transtornos psiquiátricos. Esses pacientes podem se beneficiar com um encaminhamento ao terapeuta comportamental ou ao fonoaudiólogo.

2. Distensão e flatos

O empachamento é uma queixa de aumento da pressão abdominal que pode ou não estar acompanhado por uma distensão abdominal visível. As causas orgânicas de aumento do volume abdominal de maneira aguda, vômito e/ou dor são ascite, doença celíaca, gastroparesia, supercrescimento bacteriano do intestino delgado, obstrução gastrointestinal (fundoplicatura gástrica, obstrução da saída gástrica, obstrução do intestino delgado ou do cólon) e constipação. Relatos de distensão ou aumento do volume abdominal crônico são comuns. Alguns pacientes engolem ar em excesso (aerofagia, dentaduras mal ajustadas, apneia do sono e o hábito de comer rapidamente) ou produzem excesso de gás por má-absorção. Outros sofrem de comprometimento da propulsão ou expulsão de gás, aumento da tensão da parede intestinal, aumento da sensibilidade visceral ou alteração dos reflexos viscerossomáticos, o que resulta em protrusão abdominal. Muitos desses pacientes apresentam algum distúrbio gastrointestinal funcional subjacente, como SII ou dispepsia funcional. A constipação deve ser tratada, e o médico deve recomendar exercícios (que aceleram a propulsão de gás). Também devem ser evitados medicamentos que inibem a motilidade gastrointestinal (opioides e bloqueadores dos canais de cálcio).

Adultos saudáveis eliminam **flatos** até 20 vezes ao dia e excretam um volume de até 750 mL. Os flatos são derivados de duas origens: ar engolido (principalmente nitrogênio) e fermentação bacteriana de carboidratos não digeridos (que produz H_2, CO_2 e metano). O inchaço e os gases normalmente são decorrentes da ingestão de diversos tipos de alimentos contendo carboidratos de cadeia curta (do inglês *Fodmap* [oligossacarídeos, dissacarídeos, monossacarídeos e polióis fermentáveis]) variados, que são absorvidos de forma incompleta no intestino delgado e passam para o cólon, onde seu metabolismo pode liberar gases. Entre esses carboidratos, podem ser citados lactose (laticínios); frutose (frutas, xaropes de milho e alguns adoçantes); polióis (frutas de caroço, cogumelos e alguns adoçantes); e oligossacarídeos (leguminosas, lentilhas, vegetais crucíferos, alho, cebola, macarrão e grãos integrais). São causas menos comuns de produção anormal de gases alguns distúrbios de má-absorção, p. ex., doença celíaca, supercrescimento bacteriano do intestino delgado, insuficiência pancreática e doença de Crohn. A flatulência com odor fétido pode ser causada pela ingestão de alho, cebola, berinjela, cogumelos e certas ervas e especiarias.

É tarefa difícil determinar quantidades anormais de flatos em relação ao que se considera normal. Pacientes que relatam excesso de flatos também podem descrever aumento do volume abdominal, cólicas e hábitos evacuatórios alterados (diarreia ou constipação). Pacientes com histórico de longos períodos de flatulência e sem outros sinais ou sintomas de distúrbios da má-absorção podem ser tratados de forma conservadora. O médico deve informar aos pacientes que deverão evitar gomas de mascar e bebidas carbonatadas, de modo a diminuir a deglutição de ar. A intolerância à lactose pode ser avaliada por um teste de 2 semanas de uma dieta sem lactose, ou por um teste respiratório de hidrogênio. Os pacientes devem receber uma lista de alimentos contendo *Fodmap*; os alimentos ricos em *Fodmap* devem ser eliminados por 2-4 semanas. Se os sintomas melhorarem, o paciente poderá introduzir sequencialmente grupos de *Fodmap*, para que sejam indicados os alimentos deflagradores (i.e., "gatilhos"). Estão disponíveis diversos guias nutricionais com baixo teor de *Fodmap*; mas poderá ser válido o encaminhamento do paciente a um nutricionista experiente.

A enzima alfa-d-galactosidase, um agente de venda livre (nos EUA), reduz os gases causados por alimentos contendo galacto-oligossacarídeos (leguminosas, grão-de-bico, lentilhas), mas nenhum outro *Fodmap*. O carvão ativado pode proporcionar alívio. A simeticona não tem efeito benéfico comprovado.

Gibson PR et al. Diet as a therapeutic tool in chronic gastrointestinal disorders: lessons from the FODMAP journey. J Gastroenterol Hepatol. 2022;37:644. [PMID: 34994019]

Lacy BE et al. Management of chronic abdominal distention and bloating. Clin Gastroenterol Hepatol. 2021;19:219. [PMID: 32246999]

Moshiree B et al. AGA Clinical Practice update on evaluation and management of belching, abdominal bloating, and distention: expert review. Gastroenterology. 2023;165:791. [PMID: 37452811]

Oh JE et al. Abdominal bloating in the United States: results of a survey of 88,795 Americans examining prevalence and health-care seeking. Clin Gastroenterol Hepatol. 2023;21:2370. [PMID: 36396061]

Diarreia

A diarreia pode variar em gravidade, desde um episódio agudo autolimitado até uma doença grave representando risco de vida. Para avaliar adequadamente a queixa, o médico deve determinar o padrão intestinal normal do paciente e a natureza dos sintomas atuais.

Aproximadamente 10 L/dia de líquidos entram no duodeno; e todo esse volume, exceto 1,5 L/dia, é absorvido pelo intestino delgado. O cólon absorve a maior parte do líquido restante, ocorrendo uma perda inferior a 200 mL/dia pelas fezes. Embora em alguns casos a diarreia seja definida como um peso fecal > 200-300 g/24 horas, haverá necessidade de quantificação do peso das fezes apenas para alguns pacientes com diarreia crônica. Na maioria dos casos, a definição operacional dos médicos para a diarreia é um aumento da frequência da evacuação (> 3 evacuações/dia) ou a produção de fezes líquidas.

As causas da diarreia são inúmeras. Na prática clínica, tem utilidade diferenciar diarreia aguda de diarreia crônica, pois a avaliação e o tratamento são totalmente diferentes (Tabs. 17.5 e 17.6).

1. Diarreia aguda

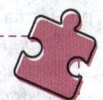

FUNDAMENTOS DO DIAGNÓSTICO

- A diarreia com duração de menos de 2 semanas é mais comumente causada por patógenos invasivos ou não invasivos e por suas enterotoxinas.

Diarreia aguda não inflamatória

- Aquosa, não sanguinolenta.
- Geralmente benigna, autolimitada.
- Causada por um vírus; bactéria não invasiva produtora de toxinas; ou parasita.
- A avaliação diagnóstica deve se limitar a pacientes com diarreia grave ou persistente por mais de 7 dias.

Diarreia inflamatória aguda

- Presença de sangue ou pus, febre.
- Geralmente causada por uma bactéria invasiva ou produtora de toxinas.
- Para todos os pacientes, a avaliação diagnóstica depende de exames de rotina para bactérias fecais (inclusive para *E. coli* O157:H5 e O157:H7); e de testes conforme indicação clínica em outros pacientes para *Clostridioides difficile* e parasitas.

Etiologia e achados clínicos

Diarreias de surgimento agudo e que persistam por menos de 2 semanas têm como causa mais comum agentes infecciosos, toxinas bacterianas (pré-formadas ou produzidas no intestino), parasitas ou medicamentos. Surtos na comunidade (p. ex., norovírus e Sars-CoV-2 em casas de repouso, escolas, navios de cruzeiro) sugerem etiologia viral ou origem alimentar comum. Doenças de ocorrência recente e semelhantes em membros da família sugerem origem infecciosa. A ingestão de alimentos armazenados ou preparados de forma inadequada implica "intoxicação alimentar", causada por toxinas bacterianas presentes no alimento ingerido (pré-formadas) ou produzidas no TGI após a ingestão. Mulheres grávidas estão em maior risco de acometimento por listeriose. O uso de *day cares* ou a exposição à água não tratada (acampamento, natação) pode resultar em infecção por *Giardia* ou *Cryptosporidium*. Grandes surtos de *Cyclospora* foram rastreados até produtos contaminados. Viagens recentes ao exterior sugerem "diarreia do viajante" (ver Cap. 32). A administração de antibióticos nas semanas precedentes aumenta a probabilidade de colite por *C. difficile*.

TABELA 17.5 Causas de diarreia infecciosa aguda

Diarreia não inflamatória	Diarreia inflamatória
Viral	**Viral**
Norovírus, astrovírus, adenovírus, rotavírus, sapovírus, SARS-CoV-2	Citomegalovírus
Por protozoário	**Por protozoário**
Giardia lamblia *Cryptosporidium* *Cyclospora*	*Entamoeba histolytica*
Bacteriana	**Bacteriana**
1. Produção de enterotoxina pré-formada	1. Produção de citotoxina *E. coli* enteroemorrágica O157:H5 e O157:H7 (EHEC)
Staphylococcus aureus *Bacillus cereus* *Clostridium perfringens*	*Vibrio parahaemolyticus* *Clostridioides difficile*
2. Produção de enterotoxina *Escherichia coli* enterotoxigênica (Etec) *Vibrio cholerae, Vibrio vulnificus*	2. Invasão da mucosa *Shigella* *Campylobacter jejuni* *Salmonella* *E. coli* enteroinvasiva (Eiec) *Listeria monocytogenes* *Aeromonas* *Yersinia enterocolitica*
	3. Proctite infecciosa *Chlamydia* *Neisseria gonorrhoeae*

Finalmente, o médico deverá determinar os fatores de risco para infecção por HIV ou IST. (A diarreia associada à Aids está discutida no Cap. 33; a proctite infecciosa será discutida mais adiante neste capítulo, na seção Infecções anorretais.) Pessoas que praticam sexo anal e/ou oral-anais correm o risco de sofrer uma série de infecções que podem causar proctite, como gonorreia, sífilis, linfogranuloma venéreo e herpes simples.

A natureza da diarreia ajuda a distinguir entre diferentes causas infecciosas (Tab. 17.5 e Cap. 32, Tab. 32.3).

A. Diarreia não inflamatória

Uma diarreia aquosa e não sanguinolenta associada a cólicas periumbilicais, distensão abdominal, náusea ou vômito sugere uma origem no intestino delgado causada por vírus (rotavírus, norovírus, adenovírus, astrovírus, coronavírus), uma bactéria produtora de toxinas (*E. coli* enterotoxigênica [Etec], *Staphylococcus aureus, Bacillus cereus, Clostridium perfringens*) ou um parasita (*Giardia, Cryptosporidium*) que interrompe a absorção e o processo secretor normais no intestino delgado. A ocorrência de vômito volumoso sugere enterite viral ou intoxicação alimentar causada por toxina pré-formada (*S. aureus, B. cereus*). Embora tipicamente benigna, a diarreia (que se origina no intestino delgado) pode ser volumosa e resultar em desidratação acompanhada por hipocalemia e acidose metabólica (p. ex., cólera). Tendo em vista a não ocorrência de dos tecidos, não são observados leucócitos fecais.

TABELA 17.6 Causas de diarreia crônica

Diarreia osmótica
PISTAS: O volume das fezes diminui com o jejum; aumento do intervalo osmótico das fezes
1. Medicamentos: antiácidos, lactulose, sorbitol
2. Deficiência de dissacaridase: intolerância à lactose
3. Diarreia factícia: magnésio (antiácidos, laxantes)

Diarreia secretora
PISTAS: Grande volume (> 1 L/dia); pouca alteração com o jejum; intervalo osmótico das fezes normal
1. Mediada hormonalmente: VIPoma, carcinoide, carcinoma medular da tireoide (calcitonina), síndrome de Zollinger-Ellison (gastrina)
2. Diarreia factícia (abuso de laxantes); fenolftaleína, senna
3. Adenoma viloso
4. Má-absorção de sais biliares (idiopática, ressecção ileal; ileíte de Crohn; pós-colecistectomia)
5. Medicamentos

Condições inflamatórias
PISTAS: Febre, hematoquezia, dor abdominal
1. Colite ulcerativa
2. Doença de Crohn
3. Colite microscópica
4. Malignidade: linfoma, adenocarcinoma (com obstrução e pseudodiarreia)
5. Enterite por radiação

Medicamentos
Agressores comuns: ISRS, inibidores da colinesterase, Aine, IBP, BRA, metformina, alopurinol

Síndromes de má-absorção
PISTAS: Perda de peso, valores laboratoriais anormais; gordura fecal > 10 g/24 horas
1. Distúrbios da mucosa do intestino delgado: doença celíaca, espru tropical, doença de Whipple, gastroenterite eosinofílica, ressecção do intestino delgado (síndrome do intestino curto), doença de Crohn
2. Obstrução linfática: linfoma, carcinoide, infeccioso (tuberculose, MAI), sarcoma de Kaposi, sarcoidose, fibrose retroperitoneal
3. Doença pancreática: pancreatite crônica, carcinoma pancreático
4. Supercrescimento bacteriano: distúrbios de motilidade (diabetes, vagotomia), esclerose sistêmica (esclerodermia), fístulas, divertículos do intestino delgado

Distúrbios de motilidade
PISTAS: Cirurgia abdominal prévia ou doença sistêmica
1. Pós-cirúrgico: vagotomia, gastrectomia parcial, alça cega com supercrescimento bacteriano
2. Distúrbios sistêmicos: esclerose sistêmica (esclerodermia), diabetes *mellitus*, hipertireoidismo
3. Síndrome do intestino irritável

Infecções crônicas
1. Parasitas: *Giardia lamblia*, *Entamoeba histolytica*, *Strongyloides stercoralis*, *Capillaria philippinensis*
2. Relacionadas à Aids: viral: citomegalovírus; bacterianas: *Clostridioides difficile*, MAI; por protozoários: microsporídios (*Enterocytozoon bieneusi*), *Cryptosporidium*, *Cystoisospora belli* (anteriormente *Isospora belli*)

Diarreia factícia
Ver Diarreia osmótica e Diarreia secretora, acima

MAI: *Mycobacterium avium-intracellulare*.

B. Diarreia inflamatória

A presença de febre e de diarreia sanguinolenta (disenteria) indica danos ao tecido colônico causados por invasão (shigelose, salmonelose, infecção por *Campylobacter* ou *Yersinia*, amebíase) ou por uma toxina (*C. difficile*, *E. coli* produtora de toxina Shiga [Stec; também conhecida como *E. coli* enteroemorrágica]). Considerando que esses microrganismos envolvem predominantemente o cólon, a diarreia tem pequeno volume (< 1 L/dia), estando associada a cólicas no quadrante inferior esquerdo, urgência e tenesmo. Em geral, estão presentes leucócitos fecais ou lactoferrina em infecções causadas por microrganismos invasores. *E. coli* O157:H7 é um microrganismo não invasivo produtor da toxina Shiga, que é mais comumente adquirido pelo consumo de carne contaminada, sendo causador de diversos surtos de colite hemorrágica aguda, geralmente grave. Uma complicação importante da Stec é a síndrome hemolítico-urêmica, que se desenvolve em 6-22% dos casos. Em pacientes imunossuprimidos e em pacientes com HIV, o citomegalovírus (CMV) pode causar ulceração intestinal acompanhada por uma diarreia aquosa ou sanguinolenta. *Listeria monocytogenes* foi implicada em vários surtos de gastroenterite de origem alimentar, caracterizados por febre (60-100%), diarreia aquosa e náusea ou vômito.

Casos de disenteria infecciosa devem ser diferenciados da colite ulcerativa aguda, que também pode se apresentar agudamente com febre, dor abdominal e diarreia sanguinolenta. O tratamento com um inibidor *checkpoint* imunológico para pacientes com malignidades pode causar efeitos colaterais gastrointestinais em 8-27% dos pacientes; esses efeitos variam desde uma diarreia leve até uma enterocolite grave caracterizada por dor abdominal e diarreia inflamatória com muco, sangue, elevação do nível de lactoferrina ou calprotectina e colite observada na endoscopia. A diarreia persistente por mais de 14 dias não deve ser atribuída a patógenos bacterianos (exceto *C. difficile*), devendo ser avaliada como diarreia crônica.

Avaliação

Em mais de 90% dos pacientes com diarreia aguda não inflamatória, a doença é leve e autolimitada, respondendo em 5 dias à terapia de reidratação simples ou à administração de agentes antidiarreicos. O percentual de isolamento de patógenos bacterianos por culturas fecais em pacientes com diarreia aguda não inflamatória fica abaixo dos 3%; assim, não há necessidade de uma investigação diagnóstica, exceto no caso de suspeita de surto ou em pacientes com alto risco de transmissão da infecção para outras pessoas.

A avaliação inicial da diarreia aguda tem por objetivo diferenciar pacientes com doença leve daqueles com doença mais grave. Há indicação para uma avaliação clínica imediata nas seguintes situações (Fig. 17.1): (1) sinais de diarreia inflamatória manifestada por qualquer um dos seguintes achados: febre (> 38,5°C), leucócitos ≥ 15.000/mcL (15×10^9/L), diarreia sanguinolenta ou dor abdominal intensa; (2) presença de ≥ 6 evacuações não formadas em 24 horas; (3) diarreia aquosa abundante e desidratação; (4) pacientes idosos fragilizados ou residentes em asilos; (5) pacientes imunossuprimidos (Aids,

pós-transplante); (6) exposição a antibióticos; (7) diarreia adquirida no hospital (início depois de um mínimo de 3 dias de hospitalização); ou (8) doença sistêmica.

Durante o exame físico, o médico deve observar o nível de hidratação do paciente, seu estado mental e a presença de sensibilidade abdominal ou peritonite. Achados peritoneais podem estar presentes em casos de infecção por *C. difficile* ou Stec. Pacientes gravemente desidratados, com falência de órgãos, dor abdominal acentuada ou com alteração do estado mental devem ser hospitalizados.

Pacientes com disenteria (fezes com sangue), doença grave ou diarreia persistente por mais de 7 dias deverão ter suas fezes enviadas para avaliação microbiana. Até recentemente, as amostras de fezes eram enviadas para microscopia (para avaliação de leucócitos fecais e protozoários) e para cultura bacteriana. Esses métodos tradicionais forneciam um diagnóstico positivo em 60-75% dos pacientes com diarreia disentérica, mas dependiam de uma espera de 48-72 horas. Atualmente, muitos centros realizam a avaliação microbiana usando técnicas moleculares multiplex com amplificação de ácido nucleico (p. ex., ensaios de PCR) que rastreiam um painel de patógenos, inclusive agentes virais, protozoários e bactérias, dentro de 1-5 horas. Se o ensaio de PCR detectar um patógeno bacteriano, é recomendável obter uma cultura de fezes para confirmação e para o teste de sensibilidade a antibióticos. Em pacientes hospitalizados ou com histórico de exposição a antibióticos, uma amostra de fezes deverá ser testada para *C. difficile*. Pacientes com diarreia grave ou disenteria e com histórico conhecido de DII ou de tratamento prévio com um inibidor de *checkpoint* imunológico dependerão de uma avaliação rápida com exames de fezes e possível sigmoidoscopia ou colonoscopia, com obtenção de biópsia para exclusão de infecção (*C. difficile*, outras bactérias, CMV) antes da instituição do tratamento IV com corticosteroides intravenosos.

Tratamento

A. Dieta

Na maioria dos casos, diarreias leves não causarão desidratação, desde que o paciente tome líquidos orais adequados que contenham carboidratos e eletrólitos. Os pacientes se sentem mais confortáveis se "descansarem" o intestino evitando alimentos ricos em fibras, gorduras, laticínios, cafeína e álcool. Os pacientes devem ser incentivados a tomar chá e bebidas carbonatadas (sem gás) e a comer alimentos moles e de fácil digestão (p. ex., sopas, biscoitos, bananas, purê de maçã, arroz, torradas).

B. Reidratação

Em casos mais graves de diarreia, a desidratação poderá ocorrer rapidamente, sobretudo em crianças e idosos fragilizados. Quando houver possibilidade, é preferível que a reidratação oral se dê com líquidos contendo glicose, Na⁺, K⁺, Cl⁻ e bicarbonato ou citrato. Uma preparação conveniente consiste em misturar 1/2 colher de chá de sal (3,5 g), 1 colher de chá de bicarbonato de sódio (2,5 g de $NaHCO_3$), 8 colheres de chá de açúcar (40 g) e 227 g de suco de laranja (1,5 g de

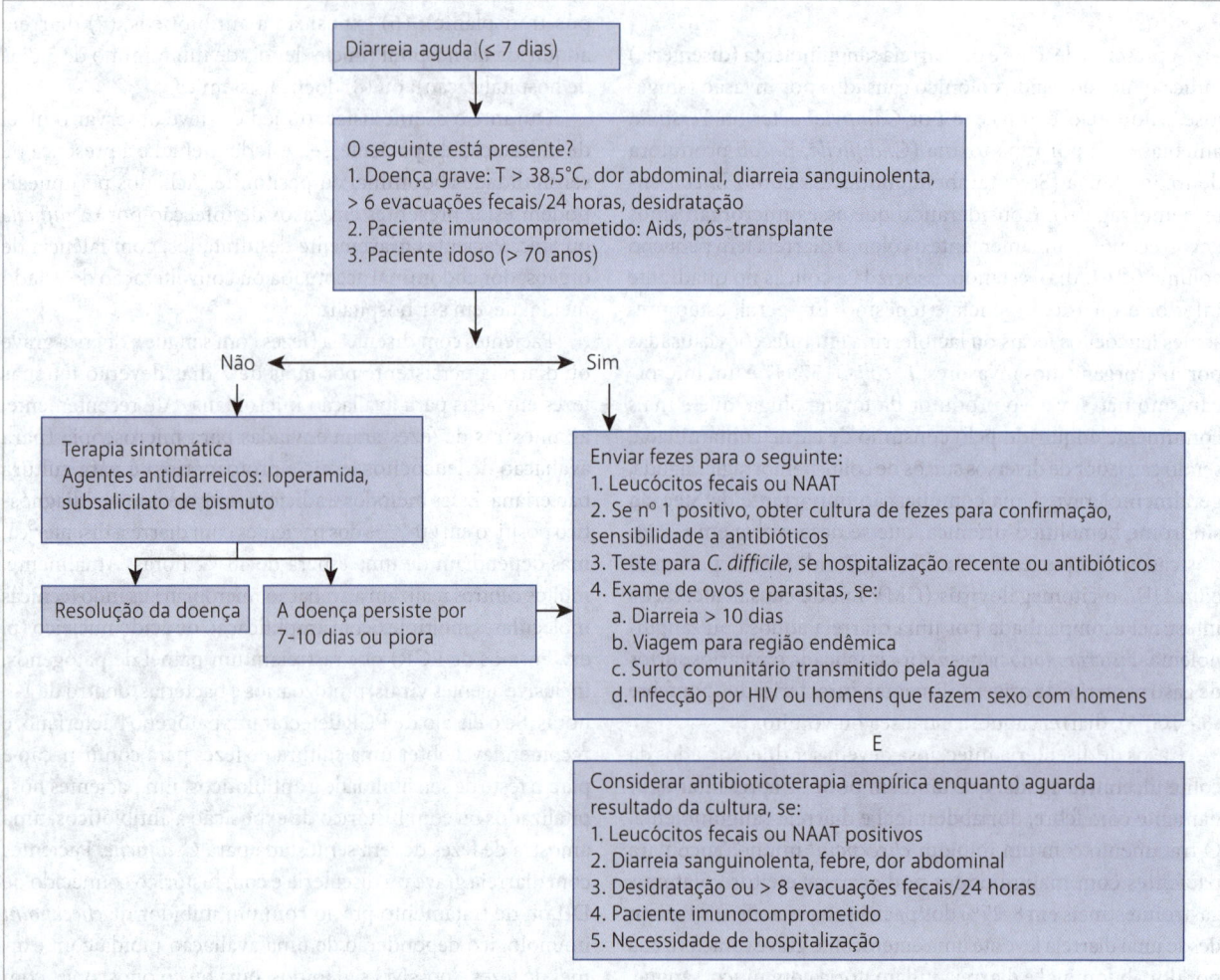

FIGURA 17.1 Avaliação da diarreia aguda. NAAT: teste de amplificação de ácido nucleico.

KCl), diluídos para 1 L com água. Alternativamente, podem ser usadas soluções eletrolíticas orais (p. ex., Gatorade) de fácil aquisição. Os líquidos devem ser administrados em taxas de 50-100 mL/kg/24 horas, dependendo do estado de hidratação. A administração de líquidos IV (como Ringer lactato) é preferível em pacientes com desidratação grave.

C. Agentes antidiarreicos

Agentes antidiarreicos podem ser usados com segurança em pacientes com doenças diarreicas leves a moderadas, com o objetivo de fazer o paciente se sentir mais confortável. Agentes opioides ajudam a diminuir o número e a liquidez das fezes e controlam a urgência fecal. Mas tais agentes não devem ser usados em pacientes com diarreia sanguinolenta, febre alta ou toxicidade sistêmica; além disso, deverão ser descontinuados em pacientes cuja diarreia esteja piorando, apesar da terapia. Com essas ressalvas, os opioides proporcionam excelente alívio sintomático. O agente de escolha é a loperamida, na dose inicial de 4 mg VO, seguida de 2 mg após cada produção de fezes moles (máximo: 8 mg/24 horas). Agentes anticolinérgicos (p. ex., de ringer com atropina) são contraindicados para

pacientes com diarreia aguda, por causa da rara precipitação de megacólon tóxico.

D. Antibioticoterapia

1. **Tratamento empírico** – Em geral, não há indicação para a antibioticoterapia empírica para pacientes com diarreia aguda adquirida na comunidade. Mesmo pacientes com diarreia inflamatória causada por patógenos invasivos geralmente apresentam sintomas que desaparecerão em alguns dias sem a medicação antimicrobiana. Em centros que não contam com o teste microbiano de fezes com ensaios moleculares rápidos, pode-se considerar o tratamento empírico enquanto a cultura bacteriana das fezes estiver incubando, sobretudo em pacientes com diarreia não hospitalar e com febre moderada a grave, tenesmo ou hematoquezia e nenhuma suspeita de infecção por Stec. O tratamento empírico também deve ser considerado em pacientes imunossuprimidos ou com desidratação significativa. Os medicamentos orais de escolha para o tratamento empírico são as fluoroquinolonas (p. ex., ciprofloxacina 500 mg 2x/dia, ofloxacina 400 mg ou levofloxacina 500 mg 1x/

dia durante 1-3 dias) ou azitromicina (p. ex., dose única de 1 g ou 500 mg/dia durante 3 dias). O tratamento empírico da diarreia do viajante não inflamatória será discutido no Capítulo 32.

2. **Tratamento antimicrobiano específico** – Não é recomendável o uso de antibióticos para pacientes com *Salmonella, Campylobacter* ou *Yersinia* não tifoides, exceto diante de doença grave, porque essa medicação não acelera a recuperação nem diminui o período de excreção bacteriana fecal. A infecção por Stec não deve ser tratada com antibióticos, pois corre-se maior risco de síndrome hemolítico-urêmica, especialmente em crianças. As diarreias bacterianas infecciosas com recomendação para antibioticoterapia são por shigelose, cólera, salmonelose extraintestinal, listeriose e *C. difficile*. As infecções parasitárias para as quais há indicação de tratamento são amebíase, giardíase, criptosporidiose, ciclosporíase e infecção por *Enterocytozoon bieneusi*. O tratamento para diarreia do viajante, proctite infecciosa (sexualmente transmissível) e diarreia relacionada à Aids está apresentado nos Capítulos 32 e 33.

Quando hospitalizar

- Desidratação grave para reposição de líquidos IV, especialmente se o paciente estiver vomitando ou se não for possível manter uma ingestão suficiente de líquidos orais.
- Diarreia sanguinolenta grave ou piorando, para diferenciar entre causa infecciosa e não infecciosa.
- Dor abdominal grave, preocupante para colite tóxica, DII, isquemia intestinal ou abdome agudo cirúrgico.
- Sinais de infecção grave ou de sepse (temperatura > 39,5°C, leucocitose, erupção cutânea).
- Diarreia grave ou em piora em pacientes com mais de 70 anos ou imunocomprometidos.
- Sinais de síndrome hemolítico-urêmica (IRA, trombocitopenia, anemia hemolítica).

Marx T et al. A systematic review of tools for predicting complications in patients with acute infectious diarrhea. Am J Emerg Med. 2023;64:78. [PMID: 36469970]

Siciliano V et al. Clinical management of infectious diarrhea. Rev Recent Clin Trials. 2020;15:298. [PMID: 32598272]

2. Diarreia crônica

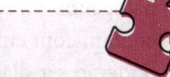

FUNDAMENTOS DO DIAGNÓSTICO

- Diarreia presente por mais de 4 semanas.
- Antes de iniciar um exame aprofundado, devem ser excluídas as causas comuns, como medicamentos, infecções crônicas e SII.

Etiologia

As causas da diarreia crônica podem ser agrupadas nas seguintes categorias fisiopatológicas principais: por medicamento, diarreias osmóticas, distúrbios secretores, distúrbios inflamatórios, distúrbios de má-absorção, distúrbios da motilidade, infecções crônicas e distúrbios sistêmicos (Tab. 17.6).

A. Medicamentos

Vários medicamentos podem causar diarreia. Todos devem ser cuidadosamente revisados, devendo ser considerada a descontinuação dos possíveis causadores.

B. Diarreias osmóticas

À medida que as fezes deixam o cólon, a osmolalidade se iguala à osmolalidade sérica, ou seja, aproximadamente 290 mOsm/kg. Em circunstâncias normais, os principais osmoles são Na^+, K^+, Cl^- e HCO_3^-. O médico pode estimar a osmolalidade das fezes multiplicando o ($Na^+ + K^+$) das fezes × 2. **Gap osmolar** é a diferença entre a osmolalidade medida das fezes (ou no soro) e a osmolalidade estimada das fezes; normalmente essa diferença é de menos de 50 mOsm/kg. Um *gap* osmolar aumentado (> 75 mOsm/kg) sugere que a diarreia é causada pela ingestão ou má-absorção de uma substância osmoticamente ativa. As causas mais comuns são má-absorção de carboidratos (lactose, frutose, sorbitol), abuso de laxantes e síndromes de má-absorção. As diarreias osmóticas desaparecem durante o jejum. As diarreias causadas pela má-absorção de carboidratos se caracterizam por distensão abdominal, inchaço e flatulência, causados pela maior produção de gás colônico.

A má-absorção de carboidratos é comum, e sua possibilidade deve ser levada em conta em todos os pacientes com diarreia crônica pós-prandial. Os pacientes devem ser questionados sobre a ingestão de laticínios (lactose), frutas e adoçantes artificiais (frutose e sorbitol), alimentos processados e refrigerantes (xarope de milho rico em frutose) e bebidas alcoólicas. O diagnóstico de má-absorção de carboidratos pode ser estabelecido por um teste de eliminação com duração de 2-3 semanas, ou por testes respiratórios de hidrogênio.

Em pacientes com diarreia crônica sem causa definida, deve ser considerada a ingestão de compostos contendo magnésio ou fosfato (laxantes, antiácidos).

C. Distúrbios secretores

No intestino, aumentos da secreção ou diminuições na absorção resultarão em diarreia aquosa de grande volume, mas com um *gap* osmolar normal. Durante os períodos de jejum, ocorre pouca alteração na produção de fezes, podendo ocorrer desidratação e desequilíbrio eletrolítico. As causas possíveis são tumores endócrinos (que estimulam a secreção intestinal ou pancreática), má-absorção de sais biliares (com estímulo para a secreção colônica) e colite microscópica. A colite microscópica é causa comum de diarreia aquosa crônica em idosos (ver Doença inflamatória intestinal).

D. Distúrbios inflamatórios

A maioria dos pacientes com DII (colite ulcerativa, doença de Crohn) sofre com diarreia. Podem estar presentes vários outros sintomas, p. ex., dor abdominal, febre, perda de peso e hematoquezia.

E. Distúrbios da má-absorção

As principais causas de má-absorção são doenças da mucosa do intestino delgado, ressecções intestinais, obstrução linfática, supercrescimento bacteriano no intestino delgado e insuficiência pancreática. As características da má-absorção são perda de peso, diarreia osmótica, esteatorreia e deficiências nutricionais. Uma diarreia significativa na ausência de perda de peso provavelmente não tem a má-absorção como causa. As anormalidades físicas e laboratoriais relacionadas a deficiências de vitaminas ou minerais serão discutidas no Capítulo 31.

F. Distúrbios da motilidade (inclusive síndrome do intestino irritável)

SII é a causa mais comum de diarreia crônica em adultos jovens (ver Síndrome do intestino irritável). Essa doença deve ser considerada em pacientes com dor abdominal baixa e com alteração dos hábitos intestinais e que não apresentem qualquer outra evidência de doença orgânica grave (perda de peso, diarreia noturna, anemia ou sangramento gastrointestinal). A ocorrência de motilidade intestinal anormal secundária a distúrbios sistêmicos, enterite por radiação ou cirurgia poderá resultar em diarreia em decorrência do trânsito rápido ou da estase do conteúdo intestinal com subsequente supercrescimento bacteriano, o que resulta em má-absorção.

G. Infecções crônicas

As infecções parasitárias crônicas podem causar diarreia por vários mecanismos. Os patógenos mais comumente associados à diarreia são os protozoários *Giardia*, *Entamoeba histolytica* e *Cyclospora*, e também os nematoides intestinais. O médico deverá excluir estrongiloidíase e capilaríase em pacientes residentes em regiões endêmicas, sobretudo na presença de eosinofilia. Infecções bacterianas por *C. difficile* e, raramente, por *Aeromonas* e *Plesiomonas* podem causar diarreia crônica.

Pacientes imunocomprometidos são suscetíveis à ação de microrganismos infecciosos que podem causar diarreia aguda ou crônica (ver Cap. 33), p. ex., microsporídios, *Cryptosporidium*, CMV, *Cystoisospora belli* (anteriormente *Isospora belli*), *Cyclospora* e o complexo *Mycobacterium avium*.

H. Distúrbios sistêmicos

Condições sistêmicas crônicas, p. ex., doenças da tireoide, diabetes e distúrbios vasculares colagenosos, podem causar diarreia em decorrência de alterações na motilidade ou na absorção intestinal.

Achados clínicos

A história e o exame físico geralmente sugerem a fisiopatologia subjacente, que orientará subsequentemente o estabelecimento do diagnóstico (Fig. 17.2). O médico deve determinar se a diarreia é contínua ou intermitente, se tem relação com as refeições e se ocorre à noite ou durante o jejum. A aparência das fezes pode sugerir um distúrbio de má-absorção (fezes gordurosas ou malcheirosas), distúrbio inflamatório (fezes contendo sangue ou muco) ou um processo secretor (fezes aquosas). A presença de dor abdominal sugere SII ou DII. O médico também deve revisar medicamentos, dieta e estressores psicossociais recentes. O exame físico deve avaliar sinais de desnutrição, desidratação e DII.

Tendo em vista que a diarreia crônica pode ser causada por muitas etiologias, a abordagem diagnóstica subsequente deverá ser orientada pela suspeita relativa da causa subjacente, e não contamos com nenhum algoritmo específico que possa ser seguido em todos os pacientes. Antes de se envolver em uma avaliação mais aprofundada, o médico deverá levar em conta as causas mais comuns de diarreia crônica, inclusive medicamentos, SII e intolerância à lactose. A presença de diarreia noturna, perda de peso, anemia ou de resultados positivos no Psof são inconsistentes com esses distúrbios e justificam uma avaliação complementar. A diarreia associada à Aids será discutida no Capítulo 33.

A. Exames diagnósticos iniciais

1. **Exames laboratoriais de rotina** – Para a maioria dos pacientes, o médico deverá solicitar um hemograma completo, eletrólitos séricos, bioquímica hepática, cálcio, fósforo, albumina, TSH, níveis de vitamina A e D, tempo de protrombina com INR, VHS e PCR. Também é importante que sejam obtidos testes sorológicos para doença celíaca, com um teste de transglutaminase tecidual IgA (IgA anti-tTG), na avaliação da maioria dos pacientes com diarreia crônica, mesmo na ausência de sinais de má-absorção. Ocorre anemia em pacientes com síndromes de má-absorção (deficiência de folato, ferro ou vitamina B12), bem como em distúrbios inflamatórios. Haverá hipoalbuminemia em casos de má-absorção, enteropatias depletoras de proteína e doenças inflamatórias. Hiponatremia e acidose metabólica não *gap* aniônico ocorrem em diarreias secretoras. Aumento de VHS ou PCR sugere DII. A observação de níveis séricos elevados em jejum (> 48 ng/mL) do precursor do ácido biliar 7αC4 são fortemente preditivos de diarreia por ácido biliar.

2. **Exames fecais de rotina** – Amostras de fezes devem ser analisadas para presença de ovos e parasitas, eletrólitos (para cálculo do *gap* osmolar), coloração qualitativa para gordura (coloração Sudan), sangue oculto e presença de leucócitos ou de calprotectina ou lactoferrina fecal. Infecções parasitárias (*Giardia*, *E. histolytica*, *Cryptosporidia* e *Cyclospora*) podem ser diagnosticadas com ensaios de PCR multiplex de fezes (esses ensaios testam um painel de patógenos em apenas 1-5 horas); ou, nos centros que não contam com ensaios de PCR, essas infecções parasitárias poderão ser diagnosticadas por microscopia com uso de colorações especiais. Conforme discutido anteriormente, um aumento no *gap* osmolar sugere diarreia osmótica ou distúrbio de má-absorção. Uma coloração positiva para gordura fecal sugere distúrbio de má-absorção. Em pacientes com gordura fecal positiva ou suspeita de pancreatite crônica, o médico deverá enviar uma amostra de fezes para determinação da elastase pancreática, que estará baixa em pacientes com insuficiência pancreática. A presença de leucócitos fecais ou de elevação do nível de calprotectina ou de lactoferrina pode sugerir DII.

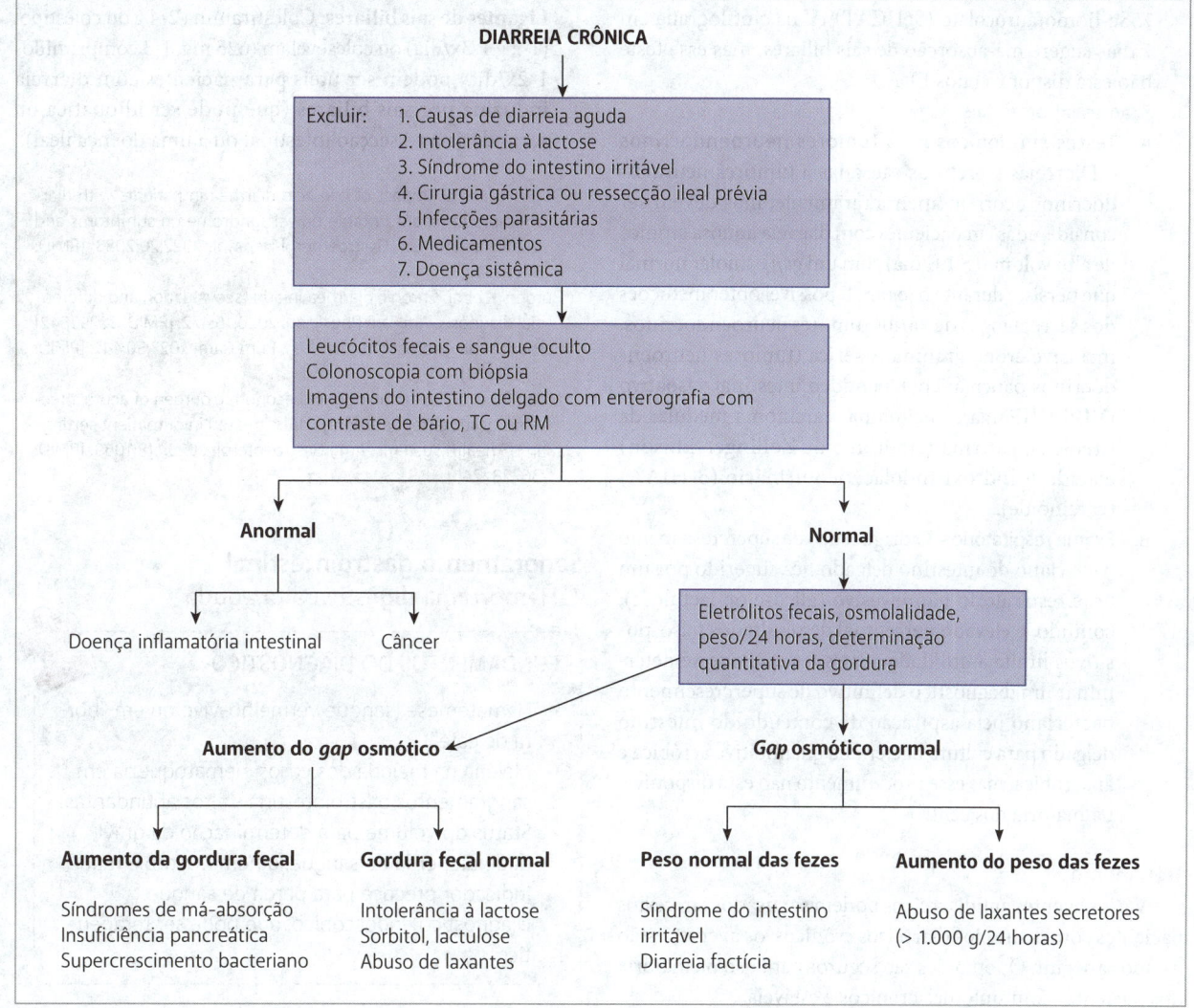

FIGURA 17.2 Diagrama de tomada de decisão para diagnóstico de causas de diarreia crônica.

3. **Exame endoscópico e biópsia da mucosa** – Na maioria das vezes, pacientes com diarreia crônica persistente passam por uma colonoscopia com biópsia da mucosa para a exclusão de DII (i.e., doença de Crohn e colite ulcerativa), colite microscópica e neoplasia colônica. A endoscopia digestiva alta com biópsia do intestino delgado será realizada nos casos de suspeita de distúrbio de má-absorção do intestino delgado (doença celíaca, doença de Whipple), com base em estudos laboratoriais anormais ou em uma coloração positiva para gordura fecal. Esse exame (EDA) também pode ser realizado em pacientes com Aids avançada, para documentação de infecção por *Cryptosporidium*, microsporídios e *M. avium intracellulare*.

B. Outros estudos

Se o médico ainda não estiver ciente da causa da diarreia, poderá recorrer a outros estudos.

1. **Quantificação da gordura e do peso fecal total em fezes de 24 horas** – Fezes pesando menos de 200-300 g/24 horas

excluem diarreia; esse resultado é sugestivo de distúrbio funcional, p. ex., SII. Um resultado > 10.00-1.500 g sugere um processo secretor significativo, inclusive a possibilidade de tumores neuroendócrinos. A determinação de gordura fecal > 10 g/24 horas confirma um distúrbio de má-absorção. Elastase fecal < 100 mcg/g pode ter como causa uma insuficiência pancreática (ver Doença celíaca e testes específicos para má-absorção).

2. **Outros estudos de imagens** – A presença de calcificação em uma radiografia abdominal simples confirma um diagnóstico de pancreatite crônica, embora TC abdominal e ultrassonografia endoscópica sejam exames mais sensíveis para o diagnóstico de pancreatite crônica, bem como para câncer de pâncreas. Imagens do intestino delgado obtidas com enterografia por TC ou RM ajudarão no estabelecimento do diagnóstico de doença de Crohn, linfoma do intestino delgado, carcinoide e divertículos jejunais. Tumores neuroendócrinos podem ser localizados com a ajuda da TC, e metástases podem ser detectadas usando PET-CT com receptor de somatostatina. A retenção inferior a 11% em

75Se-homotaurocolato (SeHCAT) IV na cintilografia em 7 dias sugere má-absorção de sais biliares; mas esse teste não está disponível nos EUA.

3. **Exames laboratoriais**

   A. **Testes sorológicos para tumores neuroendócrinos** – Diarreias secretoras causadas a tumores neuroendócrinos ocorrem apenas raramente, mas devem ser consideradas em pacientes com diarreia aquosa crônica de alto volume (> 1 L/dia) com um *gap* osmolar normal que persiste durante o jejum. É possível obter medições dos secretagogos de vários tumores neuroendócrinos, inclusive cromogranina A sérica (tumores neuroendócrinos pancreáticos), peptídeo intestinal vasoativo (VIP) (VIPoma), calcitonina (carcinoma medular da tireoide), gastrina (síndrome de Zollinger-Ellison) e ácido 5-hidroxi-indolacético urinário (5-HIAA) (carcinoide).

   B. **Exame respiratório** – O diagnóstico de supercrescimento bacteriano do intestino delgado fica sugerido por um teste respiratório não invasivo (glicose ou lactulose); contudo, o elevado percentual de resultados falso-positivos limita a utilidade desses testes. Pode-se determinar um diagnóstico definitivo de supercrescimento bacteriano pela aspiração de conteúdo do intestino delgado para cultura bacteriana quantitativa aeróbica e anaeróbica, mas esse procedimento não está disponível na maioria dos centros.

Tratamento

Vários agentes antidiarreicos podem ser usados em certos pacientes com distúrbios diarreicos crônicos; os agentes estão listados a seguir. Os opioides são seguros para uso na maioria dos pacientes com sintomas crônicos e estáveis.

Loperamida: inicialmente, 4 mg VO; depois, 2 mg após produção de fezes moles (máximo: 16 mg/dia).

Difenoxilato com atropina: 1 comprimido VO 3-4x/dia, conforme a necessidade.

Codeína e tintura desodorizada de ópio: Por causa de possível habituação, esses medicamentos devem ser evitados, exceto em casos de diarreia crônica intratável. A codeína pode ser administrada em uma dosagem de 15-60 mg VO de 4-4 horas e a tintura de ópio, 0,3-1,2 mL VO de 6-6 horas, conforme a necessidade.

Clonidina: Os agonistas alfa-2-adrenérgicos inibem a secreção intestinal de eletrólitos. A administração de clonidina, 0,1-0,3 mg VO 2x/dia, ou um adesivo de clonidina, 0,1-0,2 mg/dia, pode ajudar alguns pacientes com diarreias secretoras, diarreia diabética ou criptosporidiose.

Octreotida: Este análogo da somatostatina estimula a absorção de líquidos e eletrólitos intestinais, além de inibir a secreção de líquidos intestinais e a liberação de peptídeos gastrointestinais. Octreotida deve ser administrada em pacientes com diarreias secretoras causadas por tumores neuroendócrinos (VIPomas, carcinoides). As doses efetivas variam de 50-250 mcg SC 3x/dia.

Ligantes de sais biliares: Colestiramina 2-4 g ou colestipol (1-2 g 1-3x/dia) ou colesevelam (625 mg, 1-3 comprimidos 1-2x/dia) podem ser úteis para pacientes com diarreia induzida por sais biliares (que pode ser idiopática ou secundária à ressecção intestinal ou a uma doença ileal).

BouSaba J et al. Impact of bile acid diarrhea in patients with diarrhea-predominant irritable bowel syndrome on symptoms and quality of life. Clin Gastroenterol Hepatol. 2022;20:2083. [PMID: 34871814]

Burgers K et al. Chronic diarrhea in adults: evaluation and differential diagnosis. Am Fam Physician. 2020;15:472. [PMID: 32293842]

Ferris A et al. Approach to diarrhea. Prim Care. 2023;50:447. [PMID: 37516513]

Moon RC et al. Epidemiology and economic burden of acute infectious gastroenteritis among adults treated in outpatient settings in US health systems. Am J Gastroenterol. 2023;118:1069. [PMID: 36728224]

Sangramento gastrointestinal
1. Hemorragia digestiva alta aguda

FUNDAMENTOS DO DIAGNÓSTICO

- Hematêmese (sangue vermelho-vivo ou em "borra de café").
- Melena na maioria dos casos; hematoquezia em sangramentos gastrointestinais altos abundantes.
- Status do volume para determinação da gravidade da perda de sangue; o hematócrito é mau indicador precoce para perda de sangue.
- Diagnóstico endoscópico, que pode ser terapêutico.

Considerações gerais

Nos EUA, ocorrem mais de 250 mil hospitalizações por ano por hemorragia digestiva alta aguda. Nesse país, a taxa de mortalidade por hemorragia digestiva alta aguda não varicosa vem diminuindo constantemente nos últimos 20 anos, sendo atualmente de 2,1%. Contudo, essa taxa pode estar aumentando novamente, devido ao uso generalizado de terapias antiplaquetárias e anticoagulantes. A mortalidade é mais alta em pacientes com mais de 60 anos e em pacientes nos quais o sangramento surge durante a hospitalização. É raro que a morte ocorra por sangramento maciço; em geral, os pacientes morrem em decorrência de complicações de uma doença subjacente.

A apresentação mais comum de hemorragia digestiva alta é hematêmese ou melena. A hematêmese pode se evidenciar em forma de sangue vermelho-vivo ou como um material marrom (borra de café). Ocorre melena em seguida a apenas 50-100 mL de perda de sangue no TGI alto, enquanto a hematoquezia apenas se evidenciará diante de perdas superiores a 1.000 mL. Embora a presença de hematoquezia geralmente sugira uma fonte de sangramento inferior (p. ex., hemorragia colônica), em 10% dos casos a hemorragia digestiva alta grave pode se apresentar com hematoquezia.

Em 80% dos pacientes, a hemorragia digestiva alta é autolimitada; no restante, é essencial a instituição urgente do tratamento clínico e de uma avaliação endoscópica. Pacientes com hemorragia em curso por mais de 48 horas antes da apresentação estão sob baixo risco de sangramento recorrente.

Etiologia

Úlceras pépticas são responsáveis por 40% das hemorragias digestivas altas graves, com taxa de mortalidade geral de menos de 5%. Na América do Norte, a incidência de sangramento por úlceras vem diminuindo, graças à erradicação de *H. pylori* e à profilaxia com IBP em pacientes de alto risco.

Hipertensão portal é responsável por 10-20% das hemorragias digestivas altas. Em geral, sangramento surge de varizes esofágicas e, menos comumente, de varizes gástricas ou duodenais ou de gastropatia hipertensiva portal. Aproximadamente 25% dos pacientes com cirrose possuem varizes esofágicas médias e grandes, das quais 30% apresentarão uma hemorragia varicosa aguda em um período de 2 anos. Devido às melhores condições de atendimento, a taxa de mortalidade hospitalar caiu nos últimos 20 anos, de 40 para 15%. Contudo, há a expectativa de uma taxa de mortalidade de 60-80% em 1-4 anos, em função das hemorragias recorrentes, ou de outras complicações da doença hepática crônica.

Lacerações da junção gastroesofágica causam 5-10% dos casos de hemorragia digestiva alta aguda. Muitos pacientes relatam um histórico de consumo abusivo de bebidas alcoólicas, ou de náusea. Menos de 10% apresentam sangramento contínuo ou recorrente.

Anomalias vasculares são observadas por todo o TGI e podem ser a origem da hemorragia gastrointestinal crônica ou aguda. Essas anomalias são responsáveis por 7% dos casos de hemorragia digestiva alta aguda. As mais comuns são **angioectasias** (angiodisplasias), que são vasos submucosos anômalos e distorcidos com diâmetros de 1-10 mm, causados pela obstrução crônica e intermitente de veias submucosas. As angioectasias têm uma aparência estrelada de cor vermelho-vivo e ocorrem ao longo de todo o TGI, porém mais comumente no cólon direito. **Evag** (ectasias vasculares do antro gástrico) são capilares mucosos dilatados (frequentemente associados à hipertensão portal) que surgem no antro gástrico em forma de lesões vermelhas difusas ou listradas. **Telangiectasias** são pequenas lesões de cor vermelho-cereja causadas pela dilatação de vênulas que podem fazer parte de distúrbios sistêmicos (telangiectasia hemorrágica hereditária, síndrome Crest) ou que podem ocorrer esporadicamente. A **lesão de Dieulafoy** é uma artéria submucosa aberrante e de grande calibre, mais comumente na porção proximal do estômago e que causa sangramento recorrente e intermitente.

Neoplasias gástricas causam cerca de 1% das hemorragias digestivas altas.

A gastrite erosiva tem localização superficial, portanto é causa relativamente incomum de hemorragia digestiva alta (menos de 5% dos casos); mais comumente sua presença resulta em perda crônica de sangue. Erosões da mucosa gástrica são causadas por Aine, bebidas alcoólicas ou doença clínica ou cirúrgica grave (doença da mucosa relacionada ao estresse).

Em casos raros, a esofagite erosiva grave causada por um refluxo gastroesofágico crônico poderá causar hemorragia digestiva alta significativa, especialmente em pacientes acamados por longos períodos.

Uma fístula aortoentérica complica 2% dos enxertos aórticos abdominais ou, em casos raros, pode ocorrer como apresentação inicial de um aneurisma não previamente tratado. São causas incomuns de hemorragia digestiva alta a hemobilia (decorrente de tumor hepático, angioma, trauma penetrante) e a malignidade e o pseudoaneurisma pancreático (*hemosuccus pancreaticus*).

Avaliação e tratamento iniciais
A. Estabilização

A etapa inicial consiste na avaliação do estado hemodinâmico. Pressão arterial sistólica < 100 mmHg identifica um paciente de alto risco com sangramento agudo grave. Frequência cardíaca > 100 batimentos/min com pressão arterial sistólica > 100 mmHg significa perda sanguínea aguda moderada. Pressão arterial sistólica e frequência cardíaca normais sugerem hemorragia relativamente pequena. Quando presentes, os achados de hipotensão postural e taquicardia têm utilidade, mas podem ser decorrentes de outras causas, além da perda sanguínea. Tendo em vista que o hematócrito pode levar de 24-72 horas para se equilibrar com o líquido extravascular, ele não é um indicador confiável da gravidade do sangramento agudo.

Em pacientes com hemorragia significativa, o médico deverá introduzir dois acessos intravenosos calibre 18 ou maiores iniciados de solicitar mais exames diagnósticos. Uma amostra de sangue será enviada para um hemograma completo, tempo de protrombina com INR, creatinina sérica, enzimas hepáticas e tipagem e rastreio sanguíneo (em antecipação à possível necessidade de transfusão). Em pacientes sem comprometimento hemodinâmico ou sangramento ativo evidente, a reposição agressiva de líquidos poderá ser adiada até que o médico saiba mais sobre a extensão do sangramento. Pacientes com evidência de comprometimento hemodinâmico devem receber infusão de solução salina a 0,9% ou Ringer lactato, sendo feita a prova cruzada para 2-4 U de concentrado de hemácias. Raros pacientes deverão receber sangue de tipo específico ou O negativo. Em alguns casos, é desejável um monitoramento da pressão venosa central, mas a colocação da linha não deve interferir na ressuscitação rápida por volume.

As diretrizes clínicas não recomendam a colocação rotineira de uma sonda nasogástrica, mas esse procedimento pode ter utilidade na avaliação inicial e na triagem de pacientes selecionados com suspeita de sangramento ativo do TGI alto. A aspiração de sangue vermelho-vivo ou em borra de café confirma uma origem de sangramento no TGI alto, embora até 18% dos pacientes com confirmação de uma origem de sangramento do TGI alto exibam aspirados não sanguinolentos – especialmente quando o sangramento tem origem duodenal. A administração IV de eritromicina (250 mg) 30 minutos antes da endoscopia alta promove o esvaziamento gástrico e pode melhorar a qualidade da avaliação endoscópica nos casos de suspeita de quantidades substanciais de sangue ou coágulo no estômago. Esforços para interromper ou retardar o sangramento por lavagem gástrica com grandes volumes de líquido não ajudarão e, além disso, expõem o paciente a maior risco de aspiração.

B. Reposição de sangue

A quantidade de líquido e hemoderivados necessária se baseia em uma avaliação dos sinais vitais, evidência de sangramento ativo no aspirado nasogástrico e em exames laboratoriais. Em pacientes hemodinamicamente estáveis, é recomendável seguir uma política restritiva para transfusão de hemácias, com uso de um limite abaixo de 7 g/dL para a maioria dos pacientes, mas menos de 8 g/dL em pacientes sabidamente com doenças cardiovasculares. Na ausência de sangramento contínuo, a hemoglobina deve aumentar aproximadamente 1 g/dL para cada unidade de concentrado de hemácias transfundida. O paciente deverá ser transfundido com um volume suficiente de concentrado de hemácias para que seja mantida hemoglobina de 7-9 g/dL. Em pacientes com sangramento gastrointestinal grave, é desejável transfundir sangue antes que a hemoglobina atinja 7 g/dL para que não ocorram quedas abaixo desse nível, em decorrência da hemodiluição resultante da ressuscitação com líquidos. Não se deve postergar transfusão de sangue em pacientes com sangramento ativo abundante, independentemente do nível de hemoglobina. Pacientes com sangramento ativo devem ser transfundidos com plaquetas se a contagem de plaquetas estiver abaixo de 50.000/mcL (50 × 10⁹/L). As diretrizes recomendam contra a transfusão de plaquetas em pacientes com comprometimento da função plaquetária causado por ácido acetilsalicílico ou por clopidogrel. Pacientes urêmicos (que também têm plaquetas disfuncionais) com sangramento ativo são tratados com três doses de desmopressina (DDAVP), 0,3 mcg/kg IV, a intervalos de 12 horas. Em pacientes com sangramento ativo em terapia anticoagulante, os benefícios da reversão da anticoagulação (i.e., redução do sangramento e da necessidade de hemoderivados) devem ser pesados contra os riscos (tromboembolia, isquemia). Em pacientes medicados com varfarina, a endoscopia pode ser realizada com segurança e o médico pode tratar o paciente eficazmente com hemostasia diante de um INR < 2,5. Em pacientes com hemorragia abundante e/ou com INR supraterapêutico, é preferível administrar concentrados de complexo de protrombina de quatro fatores (4F-PCC) (em vez de plasma fresco congelado) por ser medida mais rápida e eficaz na correção do INR; além disso, requer menor volume. Em pacientes medicados com terapia anticoagulante com dabigatrana, um inibidor direto da trombina, ou com um inibidor do fator Xa (rivaroxabana, apixabana, edoxabana), geralmente a restauração da anticoagulação normal necessitará de 24-48 horas (na suposição de função renal e hepática normais). Portanto, a reversão deverá ser considerada apenas em pacientes com sangramento representando risco de vida.

Idarucizumabe (um anticorpo monoclonal intravenoso) foi aprovado para a reversão de dabigatrana, e andexanet alfa (uma proteína chamariz modificada do fator Xa) foi aprovada para a reversão de apixabana e de rivaroxabana. Para o tratamento de anormalidades de coagulação em pacientes cirróticos e com hemorragia digestiva alta, ver Varizes esofágicas.

C. Triagem inicial

Uma avaliação preliminar do risco com base em vários fatores clínicos ajudará na ressuscitação, bem como em uma triagem racional do paciente. Os preditores clínicos de maior risco de novos sangramentos e de morte são doença hepática, IC, síncope, pressão arterial sistólica < 110 mmHg, pulso > 100 batimentos/min, sangue vermelho-vivo no aspirado nasogástrico ou no exame de toque retal e hemoglobina inicial < 13 g/dL (em homens) ou < 12 g/dL (em mulheres).

1. **Alto risco** – Pacientes com sangramento ativo evidenciado por hematêmese ou pela presença de sangue vermelho-vivo no aspirado nasogástrico, em choque, com distúrbio hemodinâmico persistente apesar da ressuscitação com líquidos, com comorbidade clínica grave ou com evidência de doença hepática avançada devem ser internados em UTI. A maioria dos pacientes deverá passar por uma endoscopia dentro de 12-24 horas, mas somente depois de ressuscitação hemodinâmica adequada e do tratamento de outras comorbidades ativas (p. ex., síndrome coronariana aguda [SCA]). Em um grande RCT envolvendo pacientes com hemorragia digestiva alta aguda considerada de alto risco para sangramento recorrente ou morte, não houve diferença na mortalidade em 30 dias entre pacientes com endoscopia dentro de 6 horas *versus* dentro de 6-24 horas.

2. **Risco baixo a moderado** – Todos os outros pacientes devem ser internados em unidade de observação, enfermaria clínica ou área de atendimento intermediário em seguida à estabilização apropriada, para nova avaliação e outras terapias. Os pacientes sem evidência de sangramento ativo serão submetidos a endoscopia não emergencial, geralmente dentro de 24 horas.

Avaliação e tratamento subsequentes

O tratamento específico das diversas causas de hemorragia digestiva alta está discutido em outra parte deste capítulo. Os comentários gerais a seguir se aplicam à maioria dos pacientes com sangramento.

A impressão do médico com respeito à origem do sangramento estará correta em apenas 40% dos casos. Sinais de doença hepática crônica implicam sangramento causado por hipertensão portal, mas uma lesão diferente será identificada em 25% dos pacientes com cirrose. Um histórico de dispepsia, uso de Aine ou de úlcera péptica sugere úlcera péptica. Sangramento agudo precedido por ingestão excessiva de bebidas alcoólicas ou por ânsia de vômito sugere ruptura de Mallory-Weiss, embora a maioria dos pacientes com esse tipo de lesão não esteja vomitando nem tenha bebido em excesso.

A. Endoscopia alta

Praticamente todos os pacientes com hemorragia digestiva alta devem passar por endoscopia alta dentro de 24 horas após sua chegada ao pronto-socorro. Nesse cenário, a endoscopia alta é triplamente benéfica.

1. **Para identificar a fonte do sangramento** – O tratamento clínico agudo e de longo prazo apropriado será determinado pela causa do sangramento. Pacientes com hipertensão portal serão tratados de forma diferente daqueles com doença ulcerosa. Se houver necessidade de cirurgia ou de terapia radiológico-intervencionista para sangramento não controlado, a origem do sangramento identificada na endoscopia determinará a abordagem.

2. **Para determinar o risco de ressangramento e orientar a triagem** – Pacientes com laceração de Mallory-Weiss na ausência de sangramento, esofagite, gastrite e úlceras com base limpa e branca estão em risco muito baixo (< 5%) de ressangramento. Pacientes com um desses achados e com menos de 60 anos, sem instabilidade hemodinâmica ou necessidade de transfusão, sem doença coexistente grave e que possuam rede de suporte estável poderão ter alta do pronto-socorro ou da enfermaria clínica em seguida à endoscopia com acompanhamento ambulatorial. Todos os demais pacientes portadores de uma dessas lesões de baixo risco devem ficar sob observação em uma enfermaria clínica durante 24-48 horas. Pacientes com úlceras em sangramento ativo ou que exibam um coágulo vascular ou aderente visível, ou com sangramento varicoso, geralmente necessitarão de hospitalização por pelo menos 3 dias, inicialmente com observação mais cuidadosa em uma UTI ou em área de atendimento intermediário.

3. **Para instituir a terapia endoscópica** – O médico pode conseguir a hemostasia em pacientes portadores de lesões com sangramento ativo com o uso de modalidades endoscópicas, p. ex., cautério, injeção, endoclipes, clipes aplicados localmente ou pó hemostático tópico. É possível tratar imediatamente e de forma eficaz cerca de 90% das varizes sangrantes ou não sangrantes com a aplicação de faixas elásticas nas varizes. Da mesma forma, 90% das úlceras sangrantes, angiomas ou rupturas de Mallory-Weiss podem ser controladas com a aplicação de injeção endoscópica de epinefrina, cauterização direta do vaso com sonda térmica ou de eletrocautério multipolar, com o uso de clipes ou pela aplicação de um *spray* de pó hemostático. Certas lesões não sangrantes, como úlceras com vasos sanguíneos visíveis e angioectasias, também são tratadas com essas terapias. Em outra parte deste capítulo, discutimos a terapia endoscópica específica para varizes, úlceras pépticas e rupturas de Mallory-Weiss.

B. Terapias farmacológicas agudas

1. **Terapia inibidora de ácido** – A **administração de IBP IV** (esomeprazol ou pantoprazol, bólus de 80 mg, seguido por infusão contínua de 8 mg/hora durante 72 horas) diminui o risco de ressangramento em pacientes com úlceras pépticas com características de alto risco (sangramento ativo, vaso visível, ou coágulo aderente) depois da terapia endoscópica. A **administração de IBP VO** (omeprazol, esomeprazol ou pantoprazol 40 mg; lansoprazol ou dexlansoprazol 30-60 mg) 1-2x/dia será suficiente para tratamento de lesões com baixo risco de ressangramento (p. ex., esofagite, gastrite, úlceras de base limpa e lágrimas de Mallory-Weiss).

Antes da endoscopia, a administração contínua de IBP IV resulta na diminuição do número de úlceras com lesões que necessitem de terapia endoscópica. Assim, em muitas instituições a prática clínica padrão consiste em administrar um IBP IV ou VO em alta dose antes da endoscopia em pacientes com hemorragia digestiva alta significativa. Com base nos achados durante a endoscopia, o IBP IV poderá ter continuidade, ou ser descontinuado.

2. **Octreotida** – A infusão IV contínua de octreotida (bólus de 100 mcg, seguido de 50-100 mcg/hora) reduz o fluxo sanguíneo esplâncnico e as pressões sanguíneas portais, sendo eficaz no controle inicial do sangramento ligado à hipertensão portal. Octreotida deve ser imediatamente administrada a todos os pacientes com hemorragia digestiva alta ativa e com evidência de doença hepática ou de hipertensão portal, até que o médico possa determinar a origem do sangramento por endoscopia. Em países onde há disponibilidade, pode-se dar preferência a terlipressina em lugar da octreotida para tratamento de sangramento ligado à hipertensão portal, graças a seu efeito redutor contínuo das pressões portal e varicosa e também pela comprovada diminuição na mortalidade. Em 2022, terlipressina obteve aprovação da FDA para tratamento da síndrome hepatorrenal com piora aguda da função renal, apesar da expansão do volume com albumina.

C. Outros tratamentos

1. **Embolização intra-arterial** – O tratamento angiográfico se aplica a pacientes com sangramento persistente por úlceras, angiomas ou rupturas de Mallory-Weiss que não foram bem-sucedidos com a terapia endoscópica e que se apresentam com baixo risco operatório. Comparada à intervenção cirúrgica para sangramento recorrente ou refratário, a embolização alcança percentuais de sucesso clínico equivalentes, com menor mortalidade.

2. *Shunts* **portossistêmicos intra-hepáticos transvenosos (Tips)** – A colocação de um *stent* de fio da veia hepática através do fígado até a veia porta proporciona descompressão eficaz do sistema venoso portal e o controle do sangramento varicoso agudo. Tips está indicado em pacientes que não obtiveram sucesso no controle do sangramento varicoso agudo com modalidades endoscópicas.

Abraham NS et al. American College of Gastroenterology – Canadian Association of Gastroenterology clinical practice guideline: management of anticoagulants and antiplatelets during acute gastrointestinal bleeding and the periendoscopic period. Am J Gastroenterol. 2022;117:542. [PMID: 35297395]

Jung DH et al. Comparison of a polysaccharide hemostatic powder and conventional therapy for peptic ulcer bleeding. Clin Gastroenterol Hepatol. 2023;21:2844. [PMID: 36906081]

Laine L et al. ACG Clinical Guideline: upper gastrointestinal and ulcer bleeding. Am J Gastroenterol. 2021;116:899. [PMID: 33929377]

Lau JYW et al. Comparison of over-the-scope clips to standard endoscopic treatment as the initial treatment in patients with bleeding from a nonvariceal upper gastrointestinal cause: a randomized controlled trial. Ann Intern Med. 2023;176:455. [PMID: 36877964]

2. Hemorragia digestiva baixa aguda

FUNDAMENTOS DO DIAGNÓSTICO

- Hematoquezia geralmente presente.
- Dez por cento dos casos de hematoquezia têm origem digestiva alta.
- Avaliação por colonoscopia em pacientes estáveis.
- Um sangramento ativo abundante exige avaliação com angiotomografia, seguida por endoscopia alta ou por angiografia.

Considerações gerais

O sangramento gastrointestinal inferior (i.e., hemorragia digestiva baixa) é definido como aquele que surge abaixo do ligamento de Treitz, ou seja, no intestino delgado ou cólon; no entanto, até 95% dos casos têm origem colônica. A gravidade da hemorragia digestiva baixa varia desde um sangramento anorretal leve até uma hematoquezia massiva e de grande volume. Sangue vermelho-vivo que pinga no vaso sanitário após a evacuação ou misturado com fezes sólidas marrons significa sangramento leve, geralmente de origem anorretossigmoide, e pode ser avaliado em ambiente ambulatorial. Em pacientes hospitalizados com sangramento gastrointestinal, a hemorragia digestiva baixa ocorre com frequência equivalente a um terço das hemorragias digestivas altas e tende a ter um curso mais benigno. Pacientes hospitalizados com hemorragia digestiva baixa têm menos probabilidade de sofrer choque ou ortostase (< 5%) ou de necessitar de transfusões (< 40%). Ocorre cessação espontânea do sangramento em mais de 75% dos casos, e a mortalidade hospitalar é de aproximadamente 1%.

Etiologia

A causa dessas lesões depende da idade do paciente e da gravidade do sangramento. Em pacientes com menos de 50 anos, as causas mais comuns são colite infecciosa, doença anorretal e DII. Em pacientes mais idosos, uma hematoquezia significativa é observada com maior frequência juntamente com diverticulose, angioectasias, malignidade ou isquemia. Pacientes medicados com ácido acetilsalicílico, agentes antiplaquetários não ácido acetilsalicílico, Aine e anticoagulantes estão em maior risco de sofrer hemorragia digestiva baixa.

A. Diverticulose

A hemorragia ocorre em 3-5% de todos os pacientes com diverticulose, sendo a causa mais comum de hemorragia digestiva baixa; a diverticulose responde em mais de 60% dos casos. O sangramento diverticular geralmente se apresenta na forma de uma hematoquezia aguda, indolor, de grande volume e com coloração marrom ou vermelho-vivo em pacientes com mais de 50 anos. Mais de 95% dos casos necessitarão da transfusão de menos de 4 unidades de sangue. O sangramento diminui espontaneamente em 80% dos casos, mas pode ocorrer novamente em até 25% dos pacientes.

B. Angioectasias

Angioectasias (angiodisplasias) ocorrem em todo o trato gastrointestinal (superior e inferior), causando um sangramento indolor variável, desde melena ou hematoquezia até a perda de sangue oculto. As angioectasias são responsáveis por 2-5% dos casos de hemorragia digestiva baixa, sendo observadas com maior frequência no ceco e no cólon ascendente. São lesões planas e vermelhas (2-10 mm) com vasos periféricos ectásicos que se irradiam de um vaso central, sendo mais comuns em pacientes com mais de 70 anos e naqueles com DRC. Em pacientes mais jovens, o sangramento tem sua origem mais comum no intestino delgado.

Ectasias podem ser identificadas em até 6% das pessoas com mais de 60 anos; assim, apenas a presença de ectasias não prova que a lesão é a origem do sangramento, uma vez que sangramentos ativos apenas raramente são observados.

C. Neoplasias

Pólipos benignos e carcinomas malignos estão associados à perda crônica de sangue oculto ou a uma hematoquezia anorretal intermitente, sendo causadores de até 3% das hemorragias digestivas baixas agudas.

Após a remoção endoscópica de pólipos colônicos, pode ocorrer um sangramento importante em até 2 semanas depois em 0,1-1% dos pacientes em geral, mas em 3-10% dos pacientes submetidos a ressecção de pólipos grandes (> 2 cm) da mucosa. Em até metade dos casos haverá necessidade de colonoscopia para o tratamento da hemorragia pós-polipectomia e também para que a necessidade de transfusões seja minimizada.

D. Doença inflamatória intestinal

Pacientes com DII (sobretudo aqueles com colite ulcerativa) geralmente apresentam diarreia com volumes variáveis de hematoquezia. O sangramento varia desde a perda de sangue oculto até uma hematoquezia recorrente misturada com as fezes. Frequentemente são observados sintomas de dor abdominal, tenesmo e urgência.

E. Doença anorretal

Em geral, a presença de doença anorretal (hemorroidas, fissuras) resultará em pequenos volumes de sangue vermelho-vivo observados no papel higiênico, estrias nas fezes ou gotejamento no vaso sanitário; em alguns casos, pode ocorrer perda de sangue clinicamente significativa. Hemorroidas originam esse sangramento em 2-10% dos pacientes hospitalizados com hemorragia digestiva baixa. Úlceras retais podem ser responsáveis por até 8% das hemorragias digestivas baixas, geralmente em idosos ou em pacientes debilitados com constipação.

F. Colite isquêmica

Este distúrbio é comumente observado em pacientes idosos, a maioria dos quais sofre aterosclerose. Em muitos casos, a colite isquêmica ocorre espontaneamente, em decorrência de episódios transitórios de isquemia não oclusiva. O distúrbio também pode ocorrer em 5% dos pacientes em seguida a uma cirurgia para aneurisma ileoaórtico ou para aneurisma aórtico abdominal (AAA). Pacientes mais jovens podem ser acometidos por isquemia colônica em decorrência de vasculite, distúrbios da coagulação, tratamento com estrogênio e pela prática de corridas de longa distância. A colite isquêmica resulta em hematoquezia ou em diarreia sanguinolenta associada a cólicas leves. Na maioria dos pacientes, o sangramento é leve e autolimitado.

G. Outras etiologias

Alterações crônicas induzidas pela radioterapia no reto podem causar sangramento anorretal que ocorrerá meses a anos após a radioterapia pélvica para malignidades urológicas, ginecológicas ou anorretais. A endoscopia revela inúmeras ectasias vasculares retais (proctopatia por radiação). A colite infecciosa aguda (ver Diarreia aguda) é causa comum de diarreia sanguinolenta. Algumas causas raras de hemorragia digestiva baixa são isquemia vasculítica, úlcera retal solitária, úlceras induzidas por Aine no intestino delgado ou no cólon direito, divertículos do intestino delgado e varizes colônicas.

Achados clínicos
A. Sintomas e sinais

A cor das fezes ajuda a fazer a diferença entre hemorragia digestiva alta e hemorragia digestiva baixa, especialmente quando o material é observado pelo médico. Fezes marrons misturadas ao sangue ou com listras sanguinolentas são preditores de origem no retossigmoide ou no ânus. Grandes volumes de sangue vermelho-vivo sugerem origem colônica; fezes de cor marrom implicam lesão no cólon direito ou no intestino delgado; e fezes escurecidas (melena) são preditoras de origem proximal ao ligamento de Treitz. Embora 10% dos pacientes internados com hematoquezia autorrelatada tenham origem gastrointestinal baixa para a hemorragia (p. ex., úlcera péptica), esse cenário quase sempre ocorre no contexto de hemorragia maciça acompanhada por instabilidade hemodinâmica. Grandes volumes de sangramento indolor geralmente são sugestivos de sangramento diverticular. Achados de diarreia sanguinolenta associada a cólicas abdominais, urgência ou tenesmo são característicos de DII, colite infecciosa ou colite isquêmica.

B. Exames diagnósticos

Ao tratar seu paciente, o médico deve considerar cuidadosamente a exclusão de uma origem do TGI alto, a realização de anuscopia, e sigmoidoscopia, colonoscopia, angiotomografia e angiografia e enteroscopia *push* (de empurrão) do intestino delgado, ou imagens da cápsula endoscópica. Na seleção dos estudos, o médico deve levar em conta a gravidade do sangramento na apresentação e a presença de instabilidade hemodinâmica com suspeita de sangramento ativo e contínuo.

1. **Anuscopia e sigmoidoscopia** – Em pacientes saudáveis não anêmicos e com menos de 45 anos que se apresentam com sangramento de pequeno volume, deve-se fazer anuscopia e sigmoidoscopia com o objetivo de procurar por evidências de doença anorretal, DII ou colite infecciosa. Se uma lesão for detectada, não haverá necessidade imediata de qualquer outra avaliação adicional, a menos que o sangramento persista ou seja recorrente. Em pacientes com mais de 45 anos que se apresentam com hematoquezia de pequeno volume, todo o cólon deve ser avaliado por colonoscopia, para que seja excluída a possibilidade de tumor.

2. **Colonoscopia** – Em pacientes com sangramento agudo de grande volume que exija hospitalização, a colonoscopia é o estudo inicial de escolha na maioria dos casos. Para pacientes com sinais vitais estáveis e cuja hemorragia digestiva baixa parece ter cessado (> 75% dos pacientes), a colonoscopia poderá ser realizada eletivamente durante a internação hospitalar, em seguida à ressuscitação apropriada e limpeza intestinal. Para pacientes ressuscitados e hemodinamicamente estáveis, mas que ainda apresentam sinais de sangramento ativo contínuo (< 25% dos pacientes), o médico poderá considerar colonoscopia mais precoce (dentro de 12-24 horas) em seguida à administração oral de uma solução para lavagem colônica (4-8 L de GoLytely, CoLYTE ou NuLyte) ao longo de 2-5 horas, para livrar o intestino de coágulos. É possível identificar o local provável do sangramento em 70-85% dos pacientes, e em até 25% dos pacientes poderá ser identificada lesão de alto risco.

3. **Angiotomografia** – Em pacientes com hemorragia digestiva baixa abundante, instabilidade hemodinâmica e suspeita de sangramento ativo, justifica-se a obtenção em regime de urgência de imagens radiográficas. Uma boa opção é a angiotomografia com multidetectores, que é recomendada para a detecção de sangramento arterial ativo e também como ajuda na localização de sangramento no estômago, TGI alto, intestino delgado, cólon direito ou cólon esquerdo. Em pacientes com sangramento ativo comprovado por angiotomografia, o médico deverá fazer uma angiografia urgente, na tentativa de facilitar a terapia de embolização transcateter seletiva.

4. **Exclusão de origem no TGI alto** – Para que possa excluir uma origem no TGI alto para a hematoquezia, o médico deverá considerar endoscopia digestiva alta em pacientes com fatores de risco para origem nesse local (p. ex., úlcera péptica prévia, doença hepática descompensada, ou relação ureia/creatinina elevada [Ur/Cr > 30]) e também em pacientes com hematoquezia e instabilidade hemodinâmica, a menos que a angiotomografia, obtida anteriormente, tenha demonstrado um local de sangramento no TGI inferior.

Tratamento

A estabilização inicial, a reposição de sangue e a triagem são conduzidas da mesma forma descrita um pouco acima, na seção Hemorragia digestiva baixa aguda. Em pacientes com sangramento contínuo, deve-se considerar a descontinuação temporária de agentes antiplaquetários e anticoagulantes por até 7 dias. Em seguida à cessação do sangramento, é recomendável a retomada dos agentes antiplaquetários ou anticoagulantes (se houver indicação clínica) com o objetivo de diminuir o risco de ocorrência de eventos cardiovasculares e tromboembólicos graves, embora ocorra aumento no risco de recorrência da hemorragia.

A. Colonoscopia terapêutica

Lesões de alto risco (p. ex., angioectasia ou presença de divertículo, úlcera retal com sangramento ativo ou com vaso visível) podem ser tratadas por meio da endoscopia com injeção de adrenalina, cauterização (sonda bipolar ou térmica), aplicação de endoclipes ou faixas metálicas, ou pela aplicação de pó hemostático. As ectasias vasculares associadas à radioterapia podem ser efetivamente tratadas com cauterização, de preferência com coagulador de plasma de argônio ou com ablação por ondas de radiofrequência, ou ainda pela aplicação endorretal de formalina.

B. Embolização intra-arterial

Ao ser identificada uma lesão sangrante, pode-se conseguir uma hemostasia imediata pelo uso da angiografia com embolização seletiva em mais de 95% dos pacientes. Complicações importantes ocorrem em 5% (principalmente colite isquêmica), e ressangramento ocorre em até 25% dos pacientes.

C. Tratamento cirúrgico

Pacientes com hemorragia digestiva baixa aguda apenas raramente necessitarão de cirurgia de emergência, graças à eficácia das terapias colonoscópicas e angiográficas.

A cirurgia pode ser considerada em pacientes com hemorragia diverticular recorrente, dependendo da gravidade do sangramento e de comorbidades que estejam afetando o paciente.

Gobinet-Suguro M et al. Treatment strategies for reducing early and late occurrences of colonic diverticular bleeding based on stigmata of recent hemorrhage: a large multicenter study. Gastrointest Endosc. 2022;95:1210. [PMID: 34979112]

Sengupta N et al. Management of patients with acute lower gastrointestinal bleeding: an updated ACG guideline. Am J Gastroenterol. 2023;118:208. [PMID: 36735555]

Triantafyllou K et al. Diagnosis and management of acute lower gastrointestinal bleeding: European Society of Gastrointestinal Endoscopy (ESGE) guideline. Endoscopy. 2021;53:850. [PMID: 34062566]

3. Suspeita de sangramento do intestino delgado

O sangramento do intestino delgado pode estar evidente ou ser oculto. Um sangramento evidente do intestino delgado se manifesta na forma de melena, fezes de cor marrom ou com sangue vermelho-vivo pelo reto. Até 5-10% dos pacientes com sangramento gastrointestinal clinicamente evidente e internados em hospitais não têm uma causa identificada na endoscopia alta ou na colonoscopia e podem estar sob suspeita de ter origem no intestino delgado. Sangramento oculto do intestino delgado refere-se ao sangramento que se manifesta pela positividade recorrente nos exames de sangue oculto nas fezes (Psof) ou nos testes imunoquímicos fecais (TIF) e/ou por anemia por deficiência de ferro recorrente, na ausência de perda de sangue visível.

Avaliação de suspeita de sangramento evidente do intestino delgado

As causas mais comuns de sangramento do intestino delgado em pacientes com menos de 40 anos são neoplasias (tumores estromais, linfomas, adenocarcinomas, carcinoides), doença de Crohn, doença celíaca e divertículo de Meckel. Esses distúrbios também ocorrem em pacientes com mais de 40 anos; no entanto, nessa população as angioectasias e as úlceras induzidas por Aine são muito mais comuns.

A avaliação de suspeita de sangramento evidente do intestino delgado depende da idade e do estado geral de saúde do paciente, dos sintomas associados e da gravidade do sangramento. Antes de prosseguir com a avaliação do intestino delgado, a endoscopia alta e a colonoscopia são frequentemente repetidas para verificar se alguma lesão nessas regiões passou despercebida. Se esses estudos não forem reveladores e se o paciente estiver hemodinamicamente estável, o paciente passará por endoscopia por cápsula para a avaliação do intestino delgado. O prosseguimento do tratamento dependerá dos achados na endoscopia por cápsula, mais comumente, angioectasias (25%), úlceras (10-25%) e neoplasias (1-10%). O médico poderá considerar enterografia por TC multifásica se a endoscopia por cápsula não for reveladora, pois a enterografia tem maior sensibilidade na detecção de neoplasias do intestino delgado e, além disso, pode excluir origens hepáticas ou pancreáticas do sangramento. Justifica-se uma laparotomia se a endoscopia por cápsula ou estudos radiográficos identificarem um tumor do intestino delgado. Em sua maioria, as outras lesões identificadas por imagens por cápsula poderão ser avaliadas subsequentemente com enteroscópios que usam *overtubes* com balões para ampliação da inspeção ao longo da maior parte do intestino delgado em direção anterógrada e retrógrada (enteroscopia assistida por balão). Neoplasias, se presentes, podem ser biopsiadas ou ressecadas, e angioectasias podem ser cauterizadas.

No caso de sangramento agudo ativo e hemodinamicamente significativo, a angiotomografia pode ter utilidade para a identificação e localização de sangramento ativo do intestino delgado, servindo também de orientação para a subsequente angiografia com embolização em regime de urgência. Em pacientes com menos de 30 anos, o médico deverá obter uma cintilografia nuclear para o divertículo de Meckel. Com o advento das imagens por cápsula e das tecnologias endoscópicas avançadas para avaliação e tratamento de lesões hemorrágicas no intestino delgado, hoje em dia raramente haverá necessidade de recorrer à enteroscopia intraoperatória do intestino delgado.

Estevinho MM et al. Diagnostic and therapeutic yields of capsule endoscopy and device-assisted enteroscopy in the setting of overt GI bleeding: a systematic review with meta-analysis. Gastrointest Endosc. 2022;95:610. [PMID: 34952093]

4. Sangramento gastrointestinal oculto

Sangramento gastrointestinal oculto refere-se ao sangramento não evidente para o paciente. Perda crônica de sangue gastrointestinal inferior a 100 mL/dia pode não causar qualquer alteração apreciável no aspecto das fezes. Assim, o sangramento oculto em um adulto deve ser identificado por um Psof ou TIF positivo ou pela presença de anemia por deficiência de ferro na ausência de perda de sangue visível. Psof ou TIF podem ser realizados em pacientes com sintomas gastrointestinais ou como testes de rastreio para neoplasia colorretal (ver Cap. 41). De 2-6% dos pacientes em programas de rastreio terão um Psof ou TIF positivo.

Nos EUA, 2% dos homens e 5% das mulheres têm anemia por deficiência de ferro (ferritina sérica > 30-45 mcg/L). Em mulheres na pré-menopausa, a anemia por deficiência de ferro é atribuída mais frequentemente à perda de ferro associada à menstruação e à gravidez; mas em 10% está presente uma origem gastrointestinal de perda crônica de sangue. A perda de sangue oculto pode surgir de qualquer local no TGI. Nos homens e em mulheres na pós-menopausa, pode-se identificar uma causa gastrointestinal potencial de perda de sangue no cólon em 15-30% dos casos e no TGI alto em 35-55%; ocorre malignidade no TGI inferior em 8,9% e no TGI alto em 2% dos pacientes. Em raras ocasiões, a deficiência de ferro é causada por má-absorção (especialmente em casos de doença celíaca) ou desnutrição. As causas mais comuns de sangramento oculto acompanhado por deficiência de ferro são (1) neoplasias; (2) anormalidades vasculares (angioectasias); (3) lesões ácido-pépticas (esofagite, úlcera péptica, erosões em hérnia de hiato); (4) infecções (nematoides, especialmente ancilostomíase; tuberculose); (5) medicamentos (especialmente Aine ou ácido acetilsalicílico); e (6) outras causas, como DII.

Avaliação de sangramento oculto

Adultos assintomáticos com Psof ou TIF positivos realizados em rastreios de rotina para câncer colorretal devem ser submetidos a colonoscopia (ver Cap. 41). Todos os adultos sintomáticos com Psof ou TIF positivos ou com anemia por deficiência de ferro devem ter avaliação dos tratos gastrointestinais inferior e alto por colonoscopia e endoscopia alta, a menos que a anemia possa ser definitivamente atribuída a uma origem não gastrointestinal (p. ex., menstruação, doação de sangue ou cirurgia recente). Pacientes com anemia por deficiência de ferro devem ser avaliados para possível doença celíaca por IgA anti-tTG ou por biópsia duodenal. Mesmo depois da avaliação dos TGI superior e inferior por endoscopia alta e colonoscopia, a origem do sangramento oculto permanece inexplicada em 30-50% dos pacientes. Em alguns desses pacientes, suspeita-se de que a origem do sangramento oculto se situe no intestino delgado.

Para pacientes com anemia ferropriva que não apresentem achados significativos na endoscopia alta ou na colonoscopia e que não demonstrem sintomas de doença do intestino delgado, recomenda-se uma tentativa terapêutica empírica inicial com ferro. A recomendação habitual é a administração de formulações orais contendo 150 mg de ferro elementar VO 1x/dia, mas doses diárias mais baixas (60-100 mg) ou a administração das doses em dias alternados podem ser igualmente eficazes, com melhor tolerância. A observação de aumento persistente nos níveis de ferritina e de hemoglobina ao longo de 1-2 meses de terapia com ferro poderá evitar a necessidade de estudos adicionais.

Recomenda-se investigação mais aprofundada do intestino delgado em pacientes com a anemia que respondeu insatisfatoriamente à suplementação empírica de ferro, que apresentam sinais de sangramento contínuo (sangue oculto nas fezes) ou que exibem sintomas preocupantes (dor abdominal, perda de peso). Para a maioria dos pacientes, um bom estudo inicial é a endoscopia por cápsula, com o objetivo de pesquisar ectasias vasculares e de excluir neoplasia do intestino delgado ou DII. Se o exame identificar origem no intestino delgado, o paciente deverá ser avaliado por enteroscopia *push* (de empurrão), enteroscopia assistida por balão, TC abdominal, angiografia ou laparotomia, dependendo da indicação. Sempre que possível, os agentes antiplaquetários (ácido acetilsalicílico, Aine, clopidogrel) deverão ser descontinuados. Os pacientes com sangramento oculto e sem identificação de origem do sangramento em seguida a endoscopia alta, colonoscopia e endoscopia por cápsula têm baixo risco de sofrer sangramento recorrente e geralmente poderão ser tratados com observação cuidadosa.

Ko CW et al. AGA Clinical Practice Guidelines on the gastrointestinal evaluation of iron deficiency anemia. Gastroenterology. 2020;159:1085. [PMID: 32810434]

DOENÇAS DO PERITÔNIO

Avaliação do paciente com ascite
Etiologia da ascite

O termo "ascite" denota o acúmulo patológico de líquido na cavidade peritoneal. As causas da ascite podem ser classificadas em duas grandes categorias fisiopatológicas: aquelas associadas a um peritônio normal e as que ocorrem na presença de peritônio comprometido (Tab. 17.7). A causa mais comum de ascite é a hipertensão portal secundária a doença hepática crônica, responsável por mais de 80% dos pacientes com ascite. O tratamento da ascite hipertensiva portal está discutido no Capítulo 18. As causas mais comuns da ascite hipertensiva não portal são infecções (peritonite tuberculosa), malignidade intra-abdominal, distúrbios inflamatórios do peritônio e rupturas ductais (quilosa, pancreática, biliar).

Achados clínicos
A. Sintomas e sinais

Em geral, a história informa aumento da circunferência abdominal, com a presença de uma dor abdominal que de-

TABELA 17.7 Causas de ascite

Peritônio normal

Hipertensão portal (Gasa ≥ 1,1 g/dL)

1. Congestão hepática[1]
  IC
  Pericardite constritiva
  Insuficiência tricúspide
  Síndrome de Budd-Chiari
  Doença veno-oclusiva

2. Doença hepática[2]
  Cirrose
  Hepatite alcoólica
  Insuficiência hepática fulminante
  Metástases hepáticas maciças
  Fibrose hepática
  Fígado gorduroso agudo da gravidez

3. Oclusão da veia porta

4. Diversos
  Mixedema

Hipoalbuminemia (Gasa < 1,1 g/dL)
  Síndrome nefrótica
  Enteropatia perdedora de proteína
  Desnutrição grave com anasarca

Condições diversas (Gasa < 1,1 g/dL)
  Ascite quilosa
  Ascite pancreática
  Ascite biliar
  Ascite nefrogênica
  Ascite urinária
  Doença ovariana

Peritônio enfermo (Gasa < 1,1 g/dL)[2]

Infecções
  Peritônio bacteriano
  Peritônio tuberculoso
  Peritônio fúngico
  Peritônio associado ao HIV

Malignidades
  Carcinomatose peritoneal
  Mesotelioma primário
  Pseudomixoma peritoneal
  Metástases hepáticas volumosas
  CHC

Outras condições
  Febre familiar do Mediterrâneo
  Vasculite
  Peritônio granulomatoso
  Peritônio eosinofílico

[1] Em geral, a congestão hepática está associada a Gasa ≥ 1,1 g/dL e a uma proteína total do líquido ascítico > 2,5 g/dL.
[2] Pode haver casos de "ascite mista" em que a ascite hipertensiva portal é complicada por um processo secundário, como infecção. Nesses casos, o Gasa é ≥ 1,1 g/dL.
Gasa: gradiente de albumina sérica-ascítica = albumina sérica menos albumina do líquido ascítico; CHC: carcinoma hepatocelular.

penderá da causa. Considerando que a maioria dos casos de ascite é secundária a doença hepática crônica acompanhada por hipertensão portal, os pacientes devem ser questionados sobre os fatores de risco para doença hepática, sobretudo o consumo de bebidas alcoólicas, transfusões, tatuagens, uso de drogas injetáveis, histórico de hepatite viral ou icterícia e nascimento em área endêmica para hepatite. Histórico de câncer ou de perda de peso acentuada levanta suspeitas que

apontam para ascite maligna. Febres podem sugerir infecção do líquido peritoneal, que pode ser uma peritonite bacteriana (espontânea ou secundária). Pacientes com doença hepática crônica e com ascite estão em maior risco de sofrer peritonite bacteriana espontânea. Em imigrantes, hospedeiros imunocomprometidos ou pessoas gravemente desnutridas com transtorno por uso de bebidas alcoólicas, o médico deverá considerar a possibilidade de peritonite tuberculosa.

O exame físico deve procurar por sinais de hipertensão portal e de doença hepática crônica. Estase jugular pode sugerir IC do lado direito ou pericardite constritiva. Fígado hipertrofiado e sensível é característico de hepatite alcoólica aguda ou de síndrome de Budd-Chiari (trombose das veias hepáticas). O achado de grandes veias da parede abdominal com fluxo em direção cefálica sugere hipertensão portal; se o fluxo estiver direcionado para baixo, pode-se pensar em obstrução da veia hepática. Alguns dos sinais de doença hepática crônica são eritema palmar, angiomas aracneiformes cutâneos, ginecomastia, atrofia muscular e asterixis da encefalopatia hepática. Pode ser observada anasarca, resultante de IC ou de síndrome nefrótica com hipoalbuminemia. Finalmente, o achado de linfonodos firmes na região supraclavicular esquerda ou na área do umbigo sugere malignidade intra-abdominal.

O exame físico tem relativamente pouca sensibilidade para a detecção de líquido ascítico. Com esse método, geralmente os pacientes devem ter acumulado pelo menos 1.500 mL de líquido para detecção de forma confiável. Mesmo o médico experiente pode encontrar dificuldades na diferenciação entre obesidade e ascite de pequeno volume. A ultrassonografia abdominal estabelece a presença de líquido.

B. Achados laboratoriais

1. Paracentese abdominal – Em todos os pacientes com novo início de ascite, faz-se uma paracentese abdominal como parte da avaliação diagnóstica, para ajudar na determinação da causa. A paracentese também é recomendável em pacientes hospitalizados com cirrose e ascite (nos quais a prevalência de peritonite bacteriana é de 10-20%) e quando ocorre deterioração clínica de pacientes sabidamente com ascite (i.e., febre, dor abdominal, agravamento da encefalopatia hepática ou da função renal), para exclusão de peritonite bacteriana.

A. **Inspeção** – Observa-se turvação do líquido ascítico em casos de infecção. A presença de líquido leitoso indica ascite quilosa (causada por hipertrigliceridemia). Líquido sanguinolento sugere paracentese traumática ou ascite maligna (em até 20% dos casos).

B. **Estudos de rotina**

   (1) Contagem de células – Uma contagem de leucócitos ascíticos com diferencial é o exame mais importante. O líquido ascítico normal contém menos de 500 leucócitos/mcL ($0,5 \times 10^9$/L) e < 250 neutrófilos polimorfonucleares (PMN)/mcL. Qualquer problema inflamatório pode resultar em contagem elevada de leucócitos ascíticos. Contagem de PMN > 250/mcL ($0,25 \times 10^9$/L) (ascite neutrocítica) acompanhada por

mais de 75% de PMN na totalidade dos leucócitos é altamente sugestiva de peritonite bacteriana, seja peritonite primária espontânea ou peritonite secundária (causada por infecção com origem intra-abdominal, p. ex., víscera perfurada, ou apendicite). Leucometria elevada com predominância de linfócitos justifica a suspeita de tuberculose ou carcinomatose peritoneal.

(2) Albumina e proteína total – Isoladamente, o gradiente de albumina sérica-ascítica (Gasa) é o melhor teste para a classificação da ascite em causas hipertensivas portais e hipertensivas não portais (Tab. 17.7). Calculado pela subtração da albumina presente no líquido ascítico da albumina sérica, o Gasa tem correlação direta com a pressão portal. Gasa ≥ 1,1 g/dL sugere hipertensão portal subjacente, enquanto gradientes < 1,1 g/dL implicam causas hipertensivas não portais.

Na classificação da ascite, a precisão do Gasa excede 95%. Mas o médico deve ter em mente que aproximadamente 4% dos pacientes se apresentam com "ascite mista", ou seja, com cirrose subjacente com hipertensão portal complicada por uma segunda causa para a formação de ascite (p. ex., malignidade ou tuberculose). Assim, um Gasa alto é indicativo de hipertensão portal, mas não exclui a possibilidade de malignidade concomitante.

A proteína total do líquido ascítico fornece algumas pistas adicionais para a causa da ascite. Um valor elevado para Gasa juntamente com um nível elevado de proteína (> 2,5 g/dL) podem ser observados na maioria dos casos de congestão hepática secundária a doença cardíaca ou à síndrome de Budd-Chiari. Contudo, níveis elevados de proteína no líquido ascítico também são observados em até 20% dos casos de cirrose não complicada e em dois terços dos pacientes com ascite maligna.

(3) Cultura e coloração de Gram – A melhor técnica consiste na inoculação de frascos de hemocultura aeróbica e anaeróbica com 5-10 mL de líquido ascítico junto ao leito do paciente; esse procedimento aumenta a sensibilidade para mais de 85% na detecção de peritonite bacteriana em pacientes com ascite neutrocítica (i.e., > 250 PMN/mcL [0,25 × 10⁹/L]) *versus* cerca de 50% de sensibilidade com culturas convencionais em placa de ágar ou caldo.

C. **Estudos opcionais** – Há outros exames laboratoriais úteis com líquido ascítico: glicose e DHL (ajudam na diferenciação entre peritonite bacteriana espontânea e peritonite secundária); amilase (níveis mais altos sugerem ascite pancreática ou perfuração do TGI com vazamento de secreções pancreáticas); e creatinina (sugere vazamento de urina da bexiga ou dos ureteres). Concentração de bilirrubina ascítica maior que bilirrubina sérica sugere perfuração da árvore biliar. O médico poderá solicitar exame citológico do líquido ascítico se estiver suspeitando de carcinomatose peri-

toneal. A determinação de adenosina desaminase pode ter utilidade no diagnóstico de peritonite tuberculosa.

C. Exames de imagem

A ultrassonografia abdominal tem utilidade na confirmação da presença de ascite e também como orientação para a paracentese. Tanto a ultrassonografia como a TC são técnicas válidas para a diferenciação entre causas de ascite hipertensiva portal e não portal. A ultrassonografia Doppler e a TC podem detectar casos de síndrome de Budd-Chiari. Em pacientes com ascite hipertensiva não portal, esses estudos ajudarão a detectar linfadenopatia e massas no mesentério, fígado, ovários e pâncreas. Além disso, eles também possibilitam a obtenção de amostras das lesões por meio de biópsias percutâneas orientadas por agulha. Entretanto, nem o ultrassom nem a TC serão de utilidade na detecção de carcinomatose peritoneal. Finalmente, nesse cenário ainda não ficou esclarecido o papel das imagens por PET.

D. Laparoscopia

Por avaliar alguns pacientes com ascite hipertensiva não portal (Gasa baixo) ou com ascite mista, a laparoscopia permite a visualização direta e a coleta de biópsias do peritônio, fígado e alguns linfonodos intra-abdominais. Pacientes sob suspeita de tuberculose peritoneal ou de malignidade não diagnosticadas pelas imagens de TC e pela citologia do líquido ascítico serão mais bem avaliados por laparoscopia.

> Aithal GP et al. Guidelines on the management of ascites in cirrhosis. Gut. 2021;70:9. [PMID: 33067334]

Peritonite bacteriana espontânea

FUNDAMENTOS DO DIAGNÓSTICO

- Histórico de ascite e doença hepática crônica.
- Febre e dor abdominal.
- Sinais peritoneais raramente observados no exame.
- Contagem de neutrófilos no líquido ascítico > 250 leucócitos/mcL (0,25 × 10⁹/L).

Considerações gerais

Infecções bacterianas espontâneas do líquido ascítico ocorrem na ausência de origem intra-abdominal aparente de infecção. Com poucas exceções, essas infecções são observadas em pacientes com ascite causada por doença hepática crônica. A translocação de bactérias entéricas através da parede intestinal ou pelos vasos linfáticos mesentéricos resulta na disseminação do líquido ascítico, assim como a bacteremia proveniente de outros locais. Aproximadamente 20-30% dos pacientes cirróticos com ascite são acometidos por peritonite espontânea; mas essa incidência torna-se superior a 40% em pacientes com proteína total do líquido ascítico < 1 g/dL, provavelmente em função da diminuição da atividade opsônica do líquido ascítico.

Praticamente todos os casos de peritonite bacteriana espontânea são causados por infecção monomicrobiana. Os patógenos mais comuns são bactérias Gram-negativas entéricas (*E. coli*, *Klebsiella pneumoniae*) ou bactérias Gram-positivas (*Streptococcus pneumoniae*, *Streptococcus viridans*, espécies de *Enterococcus*). Não existe associação entre bactérias anaeróbicas e peritonite bacteriana espontânea.

Achados clínicos
A. Sintomas e sinais

A peritonite bacteriana espontânea é sintomática em 80-90% dos pacientes; febre e dor abdominal são os sintomas mais comuns (presentes em dois terços). Mas em muitos casos a apresentação é sutil (p. ex., mudança no estado mental em decorrência da precipitação ou exacerbação da encefalopatia hepática, por agravamento repentino da função renal).

Em geral, o exame físico revela sinais de doença hepática crônica juntamente com ascite. Nota-se sensibilidade abdominal em menos de 50% dos pacientes, e sua presença sugere outros processos. A peritonite bacteriana espontânea pode estar presente em 10-20% dos pacientes hospitalizados com doença hepática crônica; alguns desses pacientes estão assintomáticos e sem sinais sugestivos.

B. Achados laboratoriais

O exame diagnóstico mais importante é a paracentese abdominal. O líquido ascítico deve ser enviado ao laboratório para contagem de células com diferencial, e frascos de hemocultura devem ser inoculados à beira-leito; tanto a coloração de Gram como as tiras reagentes não são sensíveis.

No ambiente clínico adequado, contagem de PMN no líquido ascítico > 250 células/mcL (ascite neutrocítica) pode ser considerada como evidência presuntiva de peritonite bacteriana. O percentual de PMN é superior a 50-70% da totalidade dos leucócitos presentes no líquido ascítico, frequentemente se aproximando dos 100%. Supõe-se que os pacientes com ascite neutrocítica estejam infectados e, portanto, deverão começar com a medicação antibiótica, independentemente dos sintomas. Embora 10-30% dos pacientes com ascite neutrocítica tenham resultados negativos para culturas bacterianas ascíticas ("ascite neutrocítica com cultura negativa"), o médico poderá presumir que, apesar disso, esses pacientes estão com uma peritonite bacteriana. Então, devem ser tratados empiricamente. Ocasionalmente, o microrganismo é identificado por hemocultura positiva, mas com cultura do líquido ascítico negativa.

Diagnóstico diferencial

A peritonite bacteriana espontânea deve ser diferenciada da peritonite bacteriana secundária, na qual o líquido ascítico foi infectado secundariamente por infecção intra-abdominal. A infecção bacteriana secundária é responsável por 3% dos casos de líquido ascítico infectado. As causas para essa infecção são apendicite, diverticulite, úlcera péptica perfurada e vesícula biliar perfurada. Mesmo na presença de perfuração, os sintomas e sinais clínicos de peritonite podem estar ausentes,

em decorrência da separação dos peritônios visceral e parietal pelo líquido ascítico.

Determinações de proteína total, DHL e glicose do líquido ascítico têm utilidade na diferenciação entre peritonite bacteriana espontânea e infecção secundária. Até dois terços dos pacientes com peritonite bacteriana secundária apresentam pelo menos dois dos seguintes indicadores: nível de glicose diminuído (< 50 mg/dL), nível de DHL elevado (acima do nível sérico) e proteína total elevada (> 1 g/dL). Contagens de neutrófilos ascíticos > 10.000/mcL (10×10^9/L) também devem levantar suspeita; no entanto, a maioria dos pacientes com peritonite secundária apresenta contagens de neutrófilos dentro da faixa para a peritonite espontânea. A presença de vários microrganismos na coloração de Gram ou na cultura do líquido ascítico é diagnóstica para peritonite secundária.

Se houver suspeita de peritonite bacteriana secundária, o médico deverá obter imagens de TC abdominal abrangendo o TGI superior e inferior, para a busca de evidências de origem intra-abdominal da infecção. Se esses estudos forem negativos e se o médico continuar suspeitando de peritonite secundária, deverá realizar nova paracentese 48 horas depois da antibioticoterapia, para conferir se ocorreu diminuição na contagem de PMN. Em casos de peritonite bacteriana secundária, transcorridas as 48 horas a contagem de PMN não estará abaixo do valor pré-tratamento.

Casos de ascite neutrocítica também podem ser observados em alguns pacientes com carcinomatose peritoneal, ascite pancreática ou ascite tuberculosa. Mas nessas circunstâncias, os PMN representarão menos de 50% dos leucócitos ascíticos.

Prevenção

Até 70% dos pacientes que sobreviveram a um episódio de peritonite bacteriana espontânea sofrerão outro episódio dentro de 1 ano. A terapia profilática com ciprofloxacina, 500 mg VO 1x/dia, ou com sulfametoxazol+trimetoprima, um comprimido de dosagem dupla, demonstrou reduzir a taxa de infecções recorrentes para < 20%. A profilaxia deve ser considerada também para pacientes que jamais tiveram peritonite bacteriana, mas que estejam sob maior risco de infecção devido a ascite com baixo nível de proteína (proteína ascítica total < 1,5 g/dL), com comprometimento da função renal (creatinina sérica ≥ 1,2 g/dL) ou com cirrose descompensada (classe C de Child-Pugh). Quando administrada em pacientes de alto risco adequadamente selecionados, a profilaxia antibiótica está associada a menor risco de ocorrência de peritonite bacteriana espontânea, síndrome hepatorrenal e mortalidade.

Tratamento

Em pacientes com peritonite bacteriana espontânea, o tratamento empírico deve ser iniciado com uma cefalosporina de terceira geração (p. ex., cefotaxima, 2 g IV a cada 8-12 horas, ou ceftriaxona, 1-2 g IV de 24-24 horas) ou com uma combinação de betalactâmico/betalactamase (p. ex., ampicilina/sulbactam, 2 g/1 g IV de 6-6 horas). Embora desconheçamos a duração ideal do tratamento, é recomendável um curso empírico de 5-10 dias, ou a continuação do tratamento até que a contagem de PMN do líquido ascítico caia para < 250 células/mcL. Para a maioria das infecções, 5 dias serão suficientes; no entanto, infecções causadas por patógenos mais graves e virulentos (*S. aureus*, *Streptococcus viridans*, *Pseudomonas* ou *Enterobacteriaceae*) justificam um ciclo terapêutico de 10 dias. Pacientes que não apresentam melhora clínica significativa depois de 5 dias devem ser submetidos a nova paracentese, para que o médico possa avaliar a eficácia do tratamento. Se a contagem de neutrófilos ascíticos não tiver diminuído em 25%, a cobertura antibiótica deverá ser ajustada (i.e., orientada pelos resultados da cultura e pelos testes de sensibilidade, se disponíveis), com exclusão de causas secundárias para a peritonite. Se a contagem de PMN ascíticos tiver diminuído, mas ainda permanecendo em > 250 células/mcL, a antibioticoterapia deverá ter continuidade por mais 2-3 dias antes que a paracentese seja repetida. Pacientes sob suspeita de peritonite bacteriana secundária devem ser medicados com cobertura de amplo espectro para flora entérica aeróbica e anaeróbica com uma cefalosporina de terceira geração e metronidazol, na dependência da identificação e do tratamento definitivo (geralmente cirúrgico) da causa.

Ocorre lesão renal em até 40% dos pacientes; essa é uma das principais causas de morte. A administração IV de albumina aumenta o volume circulante arterial efetivo e a perfusão renal; com isso, consegue-se diminuir tanto a lesão renal quanto a mortalidade. Albumina IV, 1,5 g/kg no primeiro dia e 1 g/kg no terceiro dia deve ser administrada a pacientes em alto risco de sofrer insuficiência hepatorrenal (i.e., pacientes com creatinina basal > 1 mg/dL, ureia > 30 mg/dL ou bilirrubina > 4 mg/dL). A administração de betabloqueadores não seletivos aumenta o risco de síndrome hepatorrenal em pacientes com peritonite bacteriana. Esses agentes devem ser permanentemente descontinuados devido, por causa de seu impacto adverso no débito cardíaco, na perfusão renal e na sobrevida a longo prazo em pacientes com cirrose avançada.

Prognóstico

A taxa de mortalidade em pacientes com peritonite bacteriana espontânea é de 25%, mas, se a doença for identificada e tratada precocemente, essa taxa cai para menos de 10%. Tendo em vista que a maioria dos pacientes com essa infecção também sofre de doença hepática grave subjacente, muitos poderão morrer em decorrência de insuficiência hepática, síndrome hepatorrenal ou por complicações hemorrágicas da hipertensão portal. Transplante de fígado é o tratamento mais eficaz para pacientes com peritonite bacteriana espontânea recorrente.

Biggin S et al. Diagnosis, evaluation, and management of ascites, spontaneous bacterial peritonitis and hepatorenal syndrome: 2021 Practice Guidance by the American Association for the Study of Liver Disease. Hepatology. 2021;74:1014. [PMID: 33942342]
Leache L et al. Meta-analysis: efficacy and safety of albumin in the prevention and treatment of complications in patients with cirrhosis. Aliment Pharmacol Ther. 2023;57:620. [PMID: 36524316]
Long B et al. Emergency medicine updates: spontaneous bacterial peritonitis. Am J Emerg Med. 2023;80:84. [PMID: 37244043]

Ascite maligna

Dois terços dos casos de ascite maligna são causados por carcinomatose peritoneal. As causas mais comuns são adenocarcinomas primários do ovário, útero, pâncreas, estômago, cólon, pulmão ou mama. Para o terço restante, a causa é a obstrução linfática ou hipertensão portal resultante do carcinoma hepatocelular (CHC) ou de metástases hepáticas difusas. Os pacientes se apresentam com desconforto abdominal inespecífico e perda de peso associada ao aumento da circunferência abdominal. Os episódios de náusea ou vômito podem ser causados por obstrução intestinal parcial ou completa. A TC abdominal pode ajudar na demonstração da malignidade primária ou de metástases hepáticas, mas raramente irá confirmar o diagnóstico de carcinomatose peritoneal. Em pacientes com carcinomatose, a paracentese demonstra baixo gradiente de albumina sérica-ascítica (Gasa) (< 1,1 mg/dL), aumento da proteína total (> 2,5 g/dL) e elevação dos leucócitos (frequentemente neutrófilos e células mononucleares), mas com predominância de linfócitos. A citologia é positiva em mais de 95% dos casos, mas pode haver necessidade de laparoscopia em pacientes com citologia negativa, tanto para a confirmação do diagnóstico como para a exclusão de peritonite tuberculosa (com a qual pode ser confundida). Geralmente a ascite maligna atribuível à hipertensão portal está associada a aumento do Gasa (> 1,1 g/dL), a valores variáveis para a proteína total e a citologia ascítica negativa. A ascite causada por carcinomatose peritoneal não responde a diuréticos.

Os pacientes podem ser beneficiados com alívio sintomático com a realização de paracenteses periódicas de grande volume. Pacientes que se aproximam do fim da vida e que necessitam de paracenteses periódicas também poderão receber cateteres permanentes para alívio sintomático. Em certos casos usa-se quimioterapia intraperitoneal para a diminuição do tumor, mas o prognóstico geral é extremamente negativo: a sobrevida é de apenas 10% em 6 meses. Os cânceres de ovário representam uma exceção a essa regra. Com os tratamentos mais recentes, que consistem na redução cirúrgica e na quimioterapia intraperitoneal, pacientes com câncer de ovário poderão ser beneficiados com uma sobrevida prolongada.

Bleicher J et al. A palliative approach to management of peritoneal carcinomatosis and malignant ascites. Surg Oncol Clin N Am. 2021;30:475. [PMID: 34053663]
Mendoza R et al. Practical approach to the evaluation of malignant peritoneal fluids in the setting of gynecologic neoplasms. Acta Cytol. 2023;67:143. [PMID: 36572015]

Febre familiar do Mediterrâneo

Esta é uma doença autossômica recessiva rara e de patogênese desconhecida, que afeta quase exclusivamente pessoas de ascendência mediterrânea, especialmente judeus sefarditas, armênios, turcos e árabes. Nesses pacientes, falta uma prolongada protease nos líquidos serosos que normalmente inativa a interleucina-8 e o fator quimiotático do complemento 5A. Na maioria dos pacientes, os sintomas ficam evidenciados antes dos 20 anos de idade. A febre familiar do Mediterrâneo (FFM) se caracteriza por ataques episódicos de peritonite aguda que podem estar associados a serosite que envolve as articulações e a pleura. Os ataques peritoneais se caracterizam pelo início súbito de febre, dor abdominal intensa e sensibilidade abdominal do tipo defensivo ou de rebote. Se não forem tratados, os ataques desaparecerão em 24-48 horas. Tendo em vista que os sintomas se assemelham aos da peritonite cirúrgica, em alguns casos os pacientes poderão ser submetidos desnecessariamente a laparotomia exploradora. Foi demonstrado que a administração de colchicina, 0,6 mg VO 2-3x/dia, diminui a frequência e a gravidade dos ataques.

Accetturo M. Improvement of MEFV gene variants classification to aid treatment decision making in familial Mediterranean fever. Rheumatology. 2020;59:754. [PMID: 31411330]
Bodur H et al. Familial Mediterranean fever: assessment of clinical manifestations, pregnancy, genetic mutational analyses, and disease severity in a national cohort. Rheumatol Int. 2020;40:29. [PMID: 31522233]

Mesotelioma

(Ver Cap. 41.)

Doenças do esôfago

(Ver Cap. 41 para Câncer de esôfago.)

Sintomas

Azia, disfagia e odinofagia quase sempre indicam um distúrbio esofágico primário.

A. Azia

Azia (pirose) é a sensação de queimação retroesternal, geralmente com irradiação para o pescoço. Mais comumente causada pelo refluxo de material ácido (ou, raramente, alcalino) para o esôfago, a azia é altamente sugestiva de DRGE.

B. Disfagia

A disfagia é definida como dificuldade em engolir alimentos ou líquidos, em decorrência da sensação de que eles ficam presos na garganta ou no peito, havendo desconforto ou sensação de asfixia. Até 15% dos adultos relatam disfagia que requer manobras compensatórias (evitar certos alimentos ou cortá-los em pedaços menores; comer mais devagar; beber líquidos). Dificuldades na deglutição podem surgir de problemas na transferência do bolo alimentar da orofaringe para o esôfago superior (disfagia orofaríngea) ou do comprometimento do transporte do bolo alimentar ao longo do corpo do esôfago (disfagia esofágica). O histórico geralmente sugere o diagnóstico correto.

1. **Disfagia orofaríngea** – A fase orofaríngea da deglutição é um processo complexo que requer elevação da língua, fechamento da nasofaringe, relaxamento do esfíncter esofágico superior, fechamento das vias aéreas e peristaltismo faríngeo. Há diversos problemas mecânicos e neuromusculares que podem interromper esse processo (Tab. 17.8). Problemas com a fase oral da deglutição causam excesso de saliva ou derramamento de comida da boca, incapacidade de mastigar ou iniciar a deglutição, ou ressecamento da boca. A disfagia faríngea se caracteriza pela sensação imediata de retenção do bolo alimentar no pescoço, necessidade de engolir repetidamente para remover a comida da faringe, tosse ou engasgo durante as refeições. Pode ocorrer disfonia, disartria ou outros sintomas neurológicos correlatos.

2. **Disfagia esofágica** – A disfagia esofágica pode ser causada por **obstruções mecânicas** do esôfago ou por distúrbios da motilidade (Tab. 17.9). Pacientes com **obstrução mecânica** apresentam disfagia, principalmente para alimentos sólidos. Essa situação é recorrente e previsível; e, se a lesão progredir, irá piorar à medida que o lúmen vai se estreitando. Pacientes com **distúrbios da motilidade** sofrem disfagia para sólidos e líquidos. A disfagia esofágica é episódica, imprevisível e pode ser progressiva.

C. Odinofagia

Odinofagia é uma dor subesternal aguda durante o ato de engolir que pode limitar a ingestão oral. Geralmente a odinofagia reflete uma doença erosiva grave. Esse distúrbio está associado com mais frequência a uma esofagite infecciosa causada por *Candida*, herpes-vírus ou CMV, especialmente em pacientes imunocomprometidos. A odinofagia também pode ser causada por lesão corrosiva decorrente da ingestão de produtos cáusticos e por úlceras induzidas por pílulas.

TABELA 17.8 Causas de disfagia orofaríngea

Distúrbios neurológicos
AVE do tronco cerebral, tumor
Esclerose lateral amiotrófica, esclerose múltipla, paralisia pseudobulbar, síndrome pós-pólio, síndrome de Guillain-Barré
Doença de Parkinson, doença de Huntington, demência
Discinesia tardia

Distúrbios musculares e reumatológicos
Miopatias, polimiosite
Distrofia oculofaríngea
Síndrome de Sjögren

Distúrbios metabólicos
Tireotoxicose, amiloidose, doença de Cushing, doença de Wilson
Efeitos colaterais de medicamentos: anticolinérgicos, fenotiazinas
Doenças infecciosas
Pólio, difteria, botulismo, doença de Lyme, sífilis, mucosite (*Candida*, herpes)

Distúrbios estruturais
Divertículo de Zenker
Osteófitos cervicais, barra cricofaríngea, membranas esofágicas proximais
Tumores orofaríngeos
Alterações pós-cirúrgicas ou por radiação
Lesão induzida por pílula

Distúrbios da motilidade
Disfunção do esfíncter esofágico superior

TABELA 17.9 Causas de disfagia esofágica

Causa	Pistas
Obstrução mecânica	Alimentos sólidos piores que líquidos
Anel de Schatzki	Disfagia intermitente; não progressiva
Estenose péptica	Azia crônica; disfagia progressiva
Câncer de esôfago	Disfagia progressiva; idade > 50 anos
Esofagite eosinofílica	Adultos jovens; lúmen de pequeno calibre, estenose proximal, anéis corrugados ou pápulas brancas
Distúrbio da motilidade	**Alimentos sólidos e líquidos**
Acalasia	Disfagia progressiva
Distúrbios esofágicos espásticos	Intermitente; não progressiva; possível dor no peito
Esclerose sistêmica (esclerodermia)	Azia crônica; fenômeno de Raynaud
Motilidade esofágica ineficaz	Intermitente; não progressiva; comumente associada à DRGE

Estudos diagnósticos
A. Endoscopia alta

Endoscopia é o estudo de escolha para a avaliação de casos de azia persistente, disfagia, odinofagia e anormalidades estruturais detectadas na esofagografia com bário. Além da visualização direta, a endoscopia alta permite a biópsia de material coletado de anormalidades da mucosa e também da mucosa normal (para avaliação de esofagite eosinofílica); com essa técnica, também se pode fazer dilatação de estenoses.

B. Videoesofagografia

Casos de disfagia orofaríngea podem ser mais bem avaliados por uma videoesofagografia de sequência rápida.

C. Esofagografia com bário

Em geral, pacientes com disfagia esofágica são inicialmente avaliados por uma esofagografia com bário, com o objetivo de diferenciar entre lesões mecânicas e distúrbios da motilidade. Esse exame fornece informações importantes sobre estes últimos casos em particular. Em pacientes sob grande suspeita de lesão mecânica, muitos médicos procederão primeiro à avaliação endoscópica, pois esse procedimento identifica mais satisfatoriamente as lesões da mucosa (p. ex., erosões), além de possibilitar biópsias da mucosa e a dilatação do órgão. Contudo, o estudo com bário tem maior sensibilidade na detecção de estenoses esofágicas sutis, em decorrência de anéis, acalasia e lesões esofágicas proximais.

D. Manometria esofágica

A motilidade esofágica pode ser avaliada mais adequadamente com o uso da manometria de alta resolução com vários sensores de pressão estreitamente espaçados. Há indicação para esse procedimento (1) para determinar a localização do EEI, com vistas a um posicionamento preciso de uma sonda de pH de eletrodo convencional; (2) para estabelecer a etiologia da disfagia em pacientes nos quais não foi possível localizar obstrução mecânica, especialmente se houver suspeita (por en-doscopia ou estudo com bário) de diagnóstico de acalasia; e (3) para a avaliação pré-operatória de pacientes que estejam sendo considerados para cirurgia antirrefluxo, com vistas à exclusão de algum diagnóstico alternativo (p. ex., acalasia), ou possivelmente para avaliar a função peristáltica no corpo esofágico.

A sonda de imagem de lúmen funcional (Flip) é um dispositivo aprovado pela FDA que pode ser usado durante a endoscopia alta para avaliar o diâmetro e a distensibilidade da junção gastroesofágica (usando um balão cheio de líquido) e a resposta contrátil do corpo esofágico (usando sensores de impedância de pressão). Embora a manometria de alta resolução continue sendo o padrão ouro para testes de motilidade, o uso da Flip tem utilidade para uma avaliação mais aprofundada da junção gastroesofágica nos casos em que a manometria detectou pressões elevadas de relaxamento da junção gastroesofágica e em seguida ao tratamento cirúrgico ou endoscópico da acalasia.

E. Registro de pH esofágico e teste de impedância

É possível monitorar continuamente o pH no interior do lúmen esofágico por 24-96 horas. Existem dois tipos de sistemas em uso: os baseados em cateter e os sem fio. Os sistemas baseados em cateter consistem em um longo cateter transnasal que se conecta diretamente ao dispositivo de registro. Nos sistemas sem fio, uma cápsula é fixada diretamente na mucosa esofágica sob visualização endoscópica e os dados são transmitidos por radiotelemetria para o dispositivo de gravação. A gravação fornece informações sobre a quantidade de refluxo ácido esofágico e as correlações temporais entre sintomas e refluxo.

Os aparelhos para monitoramento de pH esofágico fornecem informações sobre a quantidade de refluxo ácido esofágico, mas não de refluxo não ácido. Técnicas que usam uma combinação de pH e impedância intraluminal multicanal permitem a avaliação dos refluxos – tanto de líquido ácido como não ácido. Essas técnicas podem ter utilidade na avaliação de pacientes com sintomas de refluxo atípicos ou com sintomas persistentes apesar do tratamento com IBP, para diagnosticar hipersensibilidade, sintomas funcionais e sintomas causados por refluxo não ácido.

Carlson DA et al. The tailored approach to manometric esophagogastric junction outflow obstruction: treat the clinical diagnosis not the manometry pattern. Am J Gastroenterol. 2023;118:5. [PMID: 36602829]

Chheda NN. Upper esophageal dysphagia. Surg Clin North Am. 2022;102:199. [PMID: 35344692]

Patel DA et al. Esophageal motility disorders: current approach to diagnostics and therapeutics. Gastroenterology. 2022;162: 1617. [PMID: 35227779]

Doença do refluxo gastroesofágico

FUNDAMENTOS DO DIAGNÓSTICO

- Azia; pode ser exacerbada por refeições, inclinação do corpo ou posições de decúbito.
- Casos típicos não complicados dispensam estudos diagnósticos.

- A endoscopia demonstra anormalidades em um terço dos pacientes.

Considerações gerais

A doença do refluxo gastroesofágico (DRGE) é um distúrbio que ocorre quando o refluxo do conteúdo gástrico causa complicações ou sintomas incômodos. Aproximadamente 30% dos adultos apresentam sintomas de DRGE pelo menos semanalmente. Os dois sintomas mais comuns são pirose e regurgitação. No entanto, podem ocorrer outros sintomas de DRGE, p. ex., dispepsia, disfagia, arrotos, dor no peito, tosse, rouquidão e sono prejudicado. Embora a maioria dos pacientes sofra um distúrbio leve, ocorrem lesões à mucosa esofágica (esofagite de refluxo) em até um terço; outros pacientes serão acometidos por complicações mais sérias. Vários fatores podem contribuir para a ocorrência da DRGE.

A. Disfunção da junção gastroesofágica

A barreira antirrefluxo na junção gastroesofágica depende da pressão do esfíncter esofágico inferior (EEI), da localização intra-abdominal do esfíncter e da compressão extrínseca do esfíncter pelo diafragma crural. Embora a maioria dos pacientes com DRGE tenha pressões normais no EEI, um subconjunto se apresenta com um EEI incompetente, o que resulta em aumento do refluxo ácido, especialmente quando a pessoa está em decúbito dorsal ou quando ocorre aumento das pressões intra-abdominais, ao se levantar ou flexionar o corpo. Em até 50% dos pacientes com DRGE erosiva grave, está presente um esfíncter hipotensivo.

Hérnias de hiato podem ser detectadas em um quarto dos pacientes com DRGE não erosiva, em três quartos dos pacientes com esofagite erosiva grave e em mais de 90% dos pacientes com esôfago de Barrett. Estas hérnias são causadas pelos movimentos supradiafragmáticos do EEI, resultando em disfunção da barreira de refluxo da junção gastroesofágica. Hérnias de hiato são comuns e podem ser assintomáticas; no entanto, em pacientes com refluxo gastroesofágico, elas estão associadas a maiores quantidades de refluxo ácido e a uma depuração tardia do ácido esofágico, que conduz a uma esofagite mais grave e a um esôfago de Barrett. Episódios exacerbados de refluxo ocorrem durante o relaxamento normal induzido pela deglutição, em relaxamentos transitórios do EEI e durante o esforço provocado pelo refluxo de ácido do saco herniário hiatal para o esôfago.

A obesidade central pode contribuir para a DRGE; supõe-se que isso se deva a um aumento da pressão intra-abdominal, que contribui para a disfunção da junção gastroesofágica e para maior probabilidade de ocorrência de hérnia hiatal.

B. Efeitos irritantes do refluxo

Os danos causados à mucosa esofágica estão relacionados à potência do refluxo e à duração do tempo de contato com a mucosa. O líquido gástrico ácido (pH menor que 4) é extremamente cáustico para a mucosa esofágica, sendo o principal agente lesivo na maioria dos casos. Em alguns pacientes, o refluxo de bile ou de secreções pancreáticas alcalinas pode ser um fator contributivo.

C. Depuração esofágica anormal

Normalmente, o refluxo ácido é depurado e neutralizado pelo peristaltismo esofágico e pelo bicarbonato salivar. Mas pacientes com DRGE grave podem se apresentar com diminuição da depuração, em decorrência das contrações peristálticas fracas e ineficazes. Certos distúrbios clínicos, p. ex., esclerose sistêmica (esclerodermia), estão associadas à diminuição do peristaltismo. Síndrome de Sjögren, medicamentos anticolinérgicos e radioterapia oral podem exacerbar a DRGE, em função de uma salivação prejudicada.

D. Esvaziamento gástrico retardado

A DRGE pode ser potencializada por um comprometimento no esvaziamento gástrico, causado por gastroparesia ou por obstrução parcial da saída gástrica.

E. Hipersensibilidade esofágica

Pacientes com hipersensibilidade ao refluxo apresentam sintomas de refluxo que se correlacionam com alguns eventos de refluxo ácido, mas exibem níveis totais de refluxo ácido esofágico normais nas medições ao longo de um período de 24 horas para registro do pH esofágico. Essa maior sensibilidade pode ser exacerbada por situações de estresse ou ansiedade.

Achados clínicos
A. Sintomas e sinais

O sintoma típico é azia, que ocorre com maior frequência 30-60 minutos após as refeições e ao se reclinar. Em geral, os pacientes relatam alívio ao tomar antiácidos ou bicarbonato de sódio. Mas muitos pacientes apresentam sintomas dispépticos menos específicos, com ou sem azia. Não há correlação entre a gravidade da pirose retroesternal e a presença ou gravidade do dano tecidual. Na verdade, alguns pacientes portadores de esofagite grave se mostram apenas levemente sintomáticos. Os pacientes podem relatar regurgitação – o refluxo espontâneo de conteúdo gástrico azedo ou amargo na boca. Ocorre disfagia em um terço dos pacientes; esse problema pode ser decorrente da esofagite erosiva, de peristaltismo esofágico anormal ou da formação de estenose esofágica. No geral, diagnósticos clínicos de refluxo gastroesofágico têm sensibilidade e especificidade de apenas 65%.

Alguns pacientes podem se apresentar com manifestações atípicas ou "extraesofágicas" da doença gastroesofágica, como asma, tosse crônica, laringite crônica, dor de garganta, dor torácica não cardíaca e distúrbios do sono. Na ausência de azia ou de regurgitação, é improvável que os sintomas atípicos estejam relacionados ao refluxo gastroesofágico.

Tanto o exame físico como os dados laboratoriais estão normais em pacientes com doença não complicada.

B. Exames especiais

É recomendável a realização de endoscopia digestiva alta para pacientes com sintomas de alarme (disfagia, odinofagia, anemia ferropriva, perda de peso) para que possam ser identificadas complicações da doença do refluxo; esse exame também será útil para pacientes em maior risco de esôfago de Barrett (i.e., refluxo crônico com duração superior a 5 anos e com ≥ 3 fatores de risco: idade com mais de 50 anos, obesidade, raça branca, sexo masculino, uso de tabaco e histórico familiar). Não se justifica a realização dos estudos diagnósticos iniciais para pacientes com sintomas típicos de DRGE sugestivos de doença do refluxo não complicada e que não apresentem qualquer sintoma de alarme. Esses pacientes devem ser tratados empiricamente com um IBP 1x/dia durante 4-8 semanas. Por outro lado, justifica-se uma investigação mais aprofundada por meio de endoscopia digestiva alta e/ou monitoramento ambulatorial do pH esofágico para pacientes com sintomas persistentes, apesar da terapia empírica para inibição do ácido.

1. **Endoscopia alta** – A endoscopia alta é um exame excelente para a documentação do tipo e da extensão do dano tecidual em pacientes com refluxo gastroesofágico; para a detecção de outras lesões gastroesofágicas que possam mimetizar a DRGE; e para a detecção de complicações da DRGE, como estenose esofágica, metaplasia de Barrett e adenocarcinoma esofágico. Em pacientes não tratados previamente com terapia antissecretora, até um terço dos pacientes com DRGE se apresentam com dano visível à mucosa (o que é conhecido como esofagite de refluxo), que se caracteriza por erosões ou úlceras isoladas ou múltiplas no esôfago distal, na junção escamocolunar. Em pacientes tratados com um IBP antes da endoscopia, a esofagite de refluxo preexistente pode estar parcial ou completamente curada. A classificação de Los Angeles (LA) classifica a esofagite de refluxo em uma escala de A (uma ou mais rupturas isoladas da mucosa medindo ≤ 5 mm e que não avançam entre os topos de duas dobras da mucosa) até D (uma ou mais rupturas da mucosa com envolvimento de pelo menos 75% da circunferência esofágica).

2. **Esofagografia de bário** – Este estudo não deve ser realizado rotineiramente para o diagnóstico de DRGE. Em pacientes com disfagia grave, em certas circunstâncias faz-se uma esofagografia de bário antes da endoscopia, com o objetivo de identificar uma possível estenose. O estudo também é realizado antes da cirurgia antirrefluxo, para avaliar o tamanho da hérnia de hiato.

3. **Teste de pH esofágico ou teste combinado de pH-impedância esofágica** – O monitoramento do pH esofágico mede a quantidade de refluxo ácido esofágico, enquanto o teste combinado de pH-impedância mede os refluxos ácido e não ácido. Ambos os testes também podem ser úteis para determinar se há uma relação temporal entre eventos de refluxo e sintomas. Estes são os estudos de maior precisão para documentar o refluxo gastroesofágico, mas são desnecessários para a maioria dos pacientes que se apresentem com sintomas típicos e com resposta satisfatória à terapia antissecretora empírica. Esses estudos estão indicados em pacientes com sintomas típicos, mas que apresentaram resposta insatisfatória à terapia antissecretora empírica; pacientes com sintomas atípicos ou extraesofágicos; e pacientes que estão sendo considerados para cirurgia antirrefluxo.

Diagnóstico diferencial

Os sintomas da DRGE podem ser semelhantes aos de outras doenças, p. ex., angina *pectoris*, esofagite eosinofílica, distúrbios da motilidade esofágica, dispepsia, úlcera péptica ou distúrbios funcionais. A esofagite erosiva de refluxo pode ser confundida com os danos induzidos por pílula, esofagite eosinofílica ou infecções (CMV, herpes, *Candida*).

Complicações
A. Esôfago de Barrett

Este é um distúrbio no qual o epitélio escamoso do esôfago é substituído por epitélio colunar metaplásico contendo células caliciformes e colunares (metaplasia intestinal especializada). Presente em 1% da população geral e em 5-9% dos pacientes com refluxo crônico, acredita-se que o esôfago de Barrett surja a partir da lesão crônica induzida por refluxo no epitélio escamoso esofágico; no entanto, também ocorre com mais frequência em pacientes com obesidade central independentemente de DRGE. Pode-se suspeitar de esôfago de Barrett na endoscopia pela presença de epitélio gástrico de coloração alaranjada (salmão) que se estende superiormente por mais de 1 cm a partir da junção gastroesofágica para o esôfago tubular distal em forma de língua, ou circunferencialmente. Biópsias obtidas na endoscopia confirmam o diagnóstico. Podem ser identificados três tipos de epitélio colunar: da cárdia gástrica, fúndico gástrico e metaplasia intestinal especializada. É este último tipo que representa maior risco de displasia.

A complicação mais grave do esôfago de Barrett é o adenocarcinoma esofágico. Acredita-se que a maioria dos adenocarcinomas do esôfago e muitos desses tumores da cárdia gástrica surgem do epitélio displásico no esôfago de Barrett. Estima-se que a incidência de adenocarcinomas em pacientes com esôfago de Barrett seja de 0,2-0,5% ao ano. Embora este seja um risco 11 vezes maior em comparação com pacientes não portadores de esôfago de Barrett, o adenocarcinoma do esôfago continua sendo uma malignidade relativamente incomum nos EUA (9.000 casos/ano). O prognóstico para adenocarcinomas do esôfago diagnosticados após o início dos sintomas (p. ex., disfagia, dor, anemia) é ruim. Diante disso, sociedades profissionais defendem o rastreio endoscópico de pacientes com DRGE crônica com o objetivo de detectar metaplasia intestinal no esôfago (esôfago de Barrett), displasia esofágica ou adenocarcinoma em estágio inicial. Tendo em vista o grande número de adultos com DRGE crônica em relação ao pequeno número de indivíduos nos quais ocorre o adenocarcinoma e considerando os custos e os riscos da endoscopia alta, as diretrizes do American College of Gastroenterology de 2022 recomendam a realização da rastreio endoscópico tão somente em adultos que tiveram pelo menos sintomas semanais de DRGE ao longo de 5 anos ou mais e que tenham três ou mais fatores de risco para adenocarcinoma (idade > 50 anos, obesidade central, histórico atual ou prévio de tabagismo, sexo masculino, ou histórico familiar de adenocarcinoma esofágico).

Com o uso de endoscópios de alta definição, qualquer epitélio colunar visualizado que se estenda para o esôfago para além de 1 cm acima da junção gastroesofágica deve ser cuidadosamente examinado e submetido a várias biópsias com pinça para que seja determinada, ou não, a presença de metaplasia intestinal especializada (esôfago de Barrett) acompanhada ou não por displasia. Como alternativa ao rastreio endoscópico, a diretriz de 2022 do ACG também endossa o uso de um dispositivo deglutível de coleta (cápsula) para citologia esponjosa esofágica, como método de avaliação de biomarcadores preditores da presença de esôfago de Barrett.

Em pacientes sabidamente portadores de esôfago de Barrett não displásico, recomenda-se acompanhamento endoscópico a cada 3-5 anos (dependendo da duração da alteração de Barrett no esôfago) para pesquisa de displasia de baixo ou alto grau, ou de adenocarcinoma. Durante a endoscopia, são obtidas biópsias de mucosa nodular ou irregular (que apresentam maior risco de displasia de alto grau, ou de câncer), e também biópsias aleatórias do esôfago a espaços de 1-2 cm. Em um estudo populacional publicado em 2021, o acompanhamento endoscópico inicial detectou displasia de baixo grau em 10,6% dos indivíduos examinados, displasia de alto grau em 3,1% e câncer de esôfago em 1,8%. Em pacientes com esôfago de Barrett não displásico, o risco de progressão para displasia de alto grau ou para câncer está relacionado ao comprimento do epitélio de Barrett. Foi constatado que esse risco é de 0,29%/ano para aqueles com comprimentos de epitélio colunar de 1-3 cm (segmento curto) e de 0,91%/ano para aqueles com comprimentos superiores a 3 cm (segmento longo). Um achado de displasia deve ser confirmado por um segundo patologista especialista. A detecção das displasias melhora com o uso da técnica Wats (i.e., amostragem transepitelial de área ampla), que prevê o implante de uma escova através do endoscópio para obtenção de amostras epiteliais profundas que serão analisadas por um computador no laboratório central.

A terapia endoscópica é o padrão terapêutico para pacientes com esôfago de Barrett com displasia de alto grau ou com adenocarcinoma mucoso bem diferenciado (Tis ou T1a). Para os pacientes com displasia de baixo grau, pode-se recomendar terapia endoscópica ou acompanhamento endoscópico rigoroso a intervalos de 6-12 meses. O tratamento deve ser realizado por endoscopistas com experiência em técnicas avançadas de ressecção e ablação. Todos os nódulos devem ser removidos com técnicas de ressecção ou dissecção endoscópica da mucosa por alça, seguida pela avaliação da presença e profundidade do câncer. Após a ressecção, a ablação de qualquer mucosa de Barrett remanescente deverá ser feita com eletrocautério por ondas de radiofrequência. A eficácia das terapias de ablação endoscópica em pacientes com displasia de Barrett já foi confirmada por diversos estudos. Em pacientes medicados com IBP em altas doses para normalização do pH intraesofágico, a ablação por ondas de radiofrequência e a erradicação do epitélio colunar de Barrett por eletrocautério serão seguidas pela cura completa, com epitélio escamoso normal em mais de 78% dos pacientes e eliminação da displasia em 91%.

Há possibilidade de complicações com o uso das técnicas de ablação endoscópica (sangramento, perfuração, estenoses). Assim, a terapia de erradicação endoscópica não deve ser recomendada para pacientes com esôfago de Barrett não displásico, nos quais há baixo risco de ocorrência de câncer de esôfago e também porque nesses casos o tratamento não parece ter bom custo-benefício.

B. Estenose péptica

A formação de estenose ocorre em até 5% dos pacientes com esofagite. A estenose se manifesta pelo desenvolvimento gradual de disfagia com a ingestão de alimentos sólidos que progride ao longo de meses a anos. Na maioria dos casos, a estenose se localiza na junção gastroesofágica. Em todos os casos, a endoscopia com biópsia é obrigatória, para que o médico possa diferenciar entre estenose péptica e estenose por carcinoma esofágico. Com frequência, uma esofagite erosiva ativa está presente. Até 90% dos pacientes sintomáticos podem ser tratados eficazmente por dilatação com cateteres de polivinila graduados, introduzidos sobre um fio colocado no momento da endoscopia ou com ajuda da fluoroscopia, ou por balões passados fluoroscopicamente ou através de um endoscópio. A dilatação deverá ter continuidade por uma até várias sessões. Em geral, um diâmetro luminal de 15-18 mm será suficiente para aliviar a disfagia. Há necessidade de tratamento prolongado com um IBP, para diminuir a probabilidade de recorrência da estenose.

Tratamento
A. Tratamento clínico

O objetivo do tratamento é fornecer alívio sintomático, curar a esofagite (se estiver presente) e prevenir complicações. Na maioria dos pacientes com a doença não complicada, fica indicado o tratamento empírico, que deverá tomar por base um histórico compatível, sem que haja necessidade de estudos adicionais para confirmação. Pacientes que não respondem ao tratamento clínico ou que estejam sob suspeita de complicações devem passar por uma avaliação mais aprofundada por endoscopia alta ou por um registro ambulatorial do pH esofágico.

1. **Sintomas leves e intermitentes** – Pacientes com sintomas leves ou intermitentes que não estejam afetando negativamente a qualidade de vida podem ser beneficiados com modificações no estilo de vida e, conforme a necessidade, com intervenções clínicas. Os pacientes podem constatar que a ingestão de refeições menos volumosas e a eliminação de alimentos ácidos (frutas cítricas, tomate, café, alimentos picantes), alimentos que precipitam o refluxo (alimentos gordurosos, chocolate, hortelã, álcool) e cessação do tabagismo podem reduzir os sintomas. O médico deve recomendar a perda de peso para pacientes com sobrepeso ou que recentemente tiveram ganho de peso. Todos os pacientes devem ser aconselhados para que não se deitem dentro de 3 horas após as refeições (i.e., o período de maior refluxo).

Pacientes com sintomas noturnos também devem elevar a cabeceira da cama com blocos de cerca de 15 cm por baixo do colchão, ou devem usar uma cunha de espuma de modo a diminuir o refluxo e melhorar a depuração esofágica. Dormir sobre o lado esquerdo diminui significativamente a exposição noturna ao ácido esofágico, em comparação com o lado direito e com as posições supinas.

Pacientes com pirose retroesternal infrequente (menos de 1 vez por semana) podem ser tratados por via oral, de acordo com a necessidade, com antiácidos ou antagonistas do receptor H_2. Os antiácidos proporcionam alívio rápido da azia; no entanto, sua duração de ação é inferior a 2 horas. Muitos desses agentes podem ser adquiridos sem receita. As formulações contendo alginato podem ser superiores a outros antiácidos para a atenuação dos sintomas pós-prandiais. Antiácidos contendo magnésio ou alumínio não devem ser usados por pacientes com doença renal.

Os pacientes com sintomas intermitentes de pirose retroesternal podem tomar antagonistas orais do receptor H_2 conforme a necessidade, ou podem tomar esses agentes como profilaxia antes das refeições que sabidamente provocam os sintomas. Esses agentes são comercializados em uma série de dosagens: cimetidina 200 mg; famotidina 10 e 20 mg; e nizatidina 75 e 150 mg. Na maioria dos casos, esses medicamentos e dosagens podem ser adquiridos sem necessidade de receita. Quando tomados para azia ativa, esses agentes demoram a agir por pelo menos 30 minutos. No entanto, depois que fazem efeito, o paciente ficará livre da azia por até 8 horas.

2. **Sintomas incômodos**

A. **Tratamento inicial** – Pacientes com sintomas mais frequentes ou incômodos devem ser tratados com um IBP VO 1x/dia por 4-8 semanas. Os IBP fornecem inibição irreversível da enzima H^+/K^+ ATPase. Em seguida à dosagem diária pré-prandial (30-60 minutos antes do café da manhã), esses agentes promovem uma supressão ácida significativa, que diminui durante o período noturno. Os compostos disponíveis são: omeprazol ou omeprazol de liberação imediata, 20 mg; rabeprazol, 20 mg; lansoprazol, 30 mg; dexlansoprazol, 30-60 mg; esomeprazol, 20-40 mg; ou pantoprazol, 40 mg. Como há pouca diferença entre esses agentes em termos de eficácia ou dos perfis de efeitos colaterais, a escolha do agente dependerá do preço. Para pacientes com uma resposta inadequada dos sintomas, a dosagem poderá ser aumentada para 2x/dia (30 minutos antes do café da manhã e do jantar) ou o paciente passará a ser medicado com outro IBP. Omeprazol, 20 mg VO, esomeprazol, 20 mg VO, e lansoprazol, 15 mg VO, são produtos de venda livre. Com a administração de IBP 1x/dia, consegue-se um controle adequado da pirose retroesternal em 70-80% dos pacientes, resolução completa da azia em mais de 50% e cura da esofagite erosiva (quando presente) em 75-85%. Por outro lado, os IBP são menos eficazes para a redução da regurgitação incômoda. Graças à sua eficácia superior e à facilidade de uso, os IBP são preferidos, em lugar dos antagonistas do receptor H_2, para o tratamento inicial da DRGE aguda e crônica problemática.

Vonoprazana é um novo bloqueador competitivo reversível do canal de K^+ do IBP que foi aprovado em 2023 para o tratamento de pacientes com esofagite erosiva. Em contraste com os IBP padrão, vonoprazana pode ser administrado com as refeições, conseguindo uma supressão ácida potente e sustentada tanto durante o dia quanto à noite, tendo início no primeiro dia de tratamento. Em um RCT de pacientes com esofagite erosiva, vonoprazana (20 mg VO 1x/dia) obteve maior cura *versus* lansoprazol (30 mg VO 1x/dia), 93% *versus* 85%, respectivamente. Entre os pacientes com esofagite erosiva grave (graus C e D da LA), vonoprazana obteve cura significativamente *versus* lansoprazol, 92% *versus* 72%, respectivamente. No aguardo de mais dados de experiência e segurança, pode-se considerar o uso de vonoprazana em pacientes com esofagite erosiva ou azia noturna persistente que não responderam ao tratamento com IBP.

B. **Terapia de longo prazo** – Naqueles pacientes que obtiveram bom alívio sintomático com um curso de IBP empírico 1-2x/dia, a terapia pode ser descontinuada após 4-8 semanas. Mais de 80% dos pacientes apresentarão recidiva dos sintomas da DRGE, geralmente dentro de 3 meses. Pacientes cujos sintomas recidivam podem ser tratados continuamente com um IBP (prescrito na menor dose eficaz), com terapia alternativa diurna, cursos intermitentes de 2-4 semanas ou terapia sob demanda (ou seja, medicamento tomado até que os sintomas diminuam), dependendo da frequência dos sintomas e da preferência do paciente. Pacientes que necessitam de tratamento com IBP 2x/dia para controle inicial dos sintomas e pacientes com complicações da DRGE, inclusive esofagite erosiva grave, esôfago de Barrett ou estenose péptica, devem ser mantidos em tratamento prolongado com um IBP 1-2x/dia titulado para a menor dose eficaz que consiga um controle satisfatório dos sintomas.

Os IBP são considerados medicamentos extremamente seguros. Embora uma série de preocupações de segurança tenha sido levantada em estudos observacionais retrospectivos, é difícil determinar se as modestas associações identificadas são devidas a uma relação causal. O uso prolongado de IBP provavelmente tem pequeno aumento no risco de gastroenterite infecciosa (inclusive por *C. difficile*), supercrescimento bacteriano no intestino delgado e deficiências de micronutrientes (ferro, vitamina B_{12}, magnésio). Grandes estudos prospectivos não observaram maior risco de outros eventos adversos relatados anteriormente, p. ex., pneumonia, fraturas ósseas, doença renal (causada por nefrite intersticial), demência ou IAM. O tratamento com longos cursos de IBP deve ser prescrito para pacientes com indicações apropriadas e na menor dose efetiva.

3. **Doença não responsiva** – Até um terço dos pacientes relatam alívio inadequado da azia ou da regurgitação quando tratados com IBP 1x/dia. Pacientes que não responderam ao esquema de 1x/dia devem ser submetidos a endoscopia para detecção de esofagite de refluxo erosiva tratada inadequadamente e para outros distúrbios gastroesofágicos (p. ex., esofagite eosinofílica e acalasia) que possam mimetizar DRGE. A esofagite erosiva refratária pode ser causada por não adesão à medicação, resistência ao IBP ou gastrinoma com hipersecreção de ácido gástrico (síndrome de Zollinger-Ellison). Pacientes com esofagite erosiva persistente podem responder a um aumento no tratamento com IBP para 2x/dia (30 minutos antes do café da manhã ou do jantar) ou com vonoprazana 20 mg VO 1x/dia. Pacientes sem esofagite endoscopicamente visível devem fazer monitoramento ambulatorial do pH esofágico e monitoramento de impedância para determinar se os sintomas têm correlação com episódios de refluxo (refluxos ácido e não ácido). Para pacientes com sintomas refratários e sem evidência clara de doença do refluxo, fica recomendado um teste ambulatorial para o pH esofágico que será realizado após a interrupção do tratamento com IBP durante 96 horas, para determinar se há refluxo ácido esofágico significativo e se os sintomas estão associados a episódios de refluxo. Aproximadamente 30% dos pacientes com sintomas não responsivos não apresentam aumento do refluxo nem qualquer correlação significativa dos sintomas com episódios de refluxo; esses pacientes recebem um diagnóstico de azia funcional, ou seja, um distúrbio funcional. Esses pacientes poderão ser ajudados com terapia cognitivo-comportamental, instruções sobre respiração diafragmática ou com o tratamento com um antidepressivo tricíclico em baixa dose (p. ex., imipramina ou nortriptilina 25 mg VO na hora de dormir).

4. **Manifestações de refluxo extraesofágico** – É tarefa difícil estabelecer uma relação causal entre refluxo gastroesofágico e sintomas extraesofágicos (p. ex., asma, rouquidão, tosse, distúrbios do sono). Raramente o refluxo gastroesofágico será a única causa dos distúrbios extraesofágicos, mas pode ser um fator contributivo. Embora o teste ambulatorial do pH esofágico possa documentar a presença de aumento do refluxo ácido esofágico, ele não serve como prova de conexão causal. As diretrizes recomendam uma tentativa com um IBP 2x/dia durante 2-3 meses para pacientes sob suspeita de síndromes de DRGE extraesofágica que também apresentem sintomas típicos de DRGE. A melhora dos sintomas extraesofágicos sugere – mas não prova – que o refluxo ácido é o fator causal. Pode-se recomendar um teste de impedância esofágica-pH em pacientes cujos sintomas extraesofágicos persistam após 3 meses do tratamento com IBP; esse estudo pode ser considerado antes do tratamento com IBP em pacientes sem sintomas típicos de DRGE e nos quais foram excluídas outras causas de sintomas extraesofágicos.

B. Tratamento cirúrgico

A fundoplicatura cirúrgica proporciona alívio bom a excelente dos sintomas e a cura da esofagite em mais de 85% dos pacientes adequadamente selecionados; esse procedimento pode ser realizado laparoscopicamente, com baixas taxas de complicação na maioria dos casos. Embora a fundoplicatura apresente alto grau de satisfação entre os pacientes, ocorre recidiva dos sintomas típicos de refluxo em 10-30% dos casos. Além disso, novos sintomas de disfagia, edema, aumento da flatulência, dispepsia ou diarreia ocorrerão em mais de 30% dos pacientes. Em um RCT publicado em 2019 em uma população de pacientes com azia refratária e refluxo confirmado (ácido ou não ácido) apesar do tratamento com um IBP 2x/dia, a fundoplicatura resultou em 67% de alívio adequado dos sintomas em 1 ano *versus* 12-28% no grupo em tratamento clínico contínuo. O tratamento cirúrgico não é recomendado para pacientes bem controlados com terapias clínicas, mas deve ser considerado para aqueles com doença de refluxo grave e que não estejam dispostos a aceitar um tratamento clínico para toda a vida em função das despesas, inconveniências ou riscos teóricos, bem como para pacientes com sintomas comprovados de DRGE refratária ou com regurgitação incômoda, apesar do tratamento com um IBP. O *bypass* gástrico (em vez da fundoplicatura) deve ser considerado para pacientes com obesidade que também sofrem DRGE.

A FDA aprovou um esfíncter artificial magnético minimamente invasivo para tratamento de DRGE em pacientes com hérnias de hiato com menos de 3 cm de tamanho. Em estudos clínicos prospectivos com até 5 anos de acompanhamento, o aumento do esfíncter magnético demonstrou alívio dos sintomas da DRGE equivalente ao obtido com a fundoplicatura laparoscópica, mas com bem menos efeitos colaterais (disfagia prolongada 4-10%, edema 8%, diarreia 2%, náusea/vômito 2%). Em pacientes com regurgitação moderada a grave, o aumento do esfíncter magnético resultou em melhora significativa da regurgitação em 96% dos pacientes *versus* 19% dos pacientes tratados com um IBP 2x/dia. Diante dos excelentes dados de segurança e eficácia demonstrados com esse dispositivo até o momento, o uso do esfíncter artificial magnético deve ser considerado como alternativa à cirurgia de fundoplicatura para pacientes com DRGE, sobretudo para aqueles com regurgitação problemática e hérnias de hiato com menos de 3 cm de tamanho.

Já foram desenvolvidos vários procedimentos endoscópicos para tratamento da DRGE; mas até a presente data nenhum deles teve ampla aceitação, em grande parte devido à limitada eficácia no longo prazo.

Quando encaminhar

- Pacientes com DRGE típica cujos sintomas não se resolveram com o tratamento empírico com um IBP 2x/dia.
- Pacientes sob suspeita de sintomas de DRGE extraesofágica que não desapareceram depois de 3 meses de tratamento com um IBP 2x/dia.
- Pacientes com disfagia significativa ou com outros sintomas de alarme para endoscopia alta.

- Pacientes com esôfago de Barrett, para acompanhamento endoscópico.
- Pacientes com esôfago de Barrett com displasia ou câncer de mucosa em fase inicial.
- Pacientes em consideração para terapia cirúrgica.

Fass R. Gastroesophageal reflux disease. N Engl J Med. 2022;387: 1207. [PMID: 36170502]

Katz PO et al. ACG Clinical Guideline for the diagnosis and management of gastroesophageal reflux disease. Am J Gastroenterol. 2022;117:27. [PMID: 34807007]

Laine L et al. Vonoprazan versus lansoprazole for healing and maintenance of erosive esophagitis: a randomized trial. Gastroenterology. 2023;164:61. [PMID: 36228734]

Lo CH et al. Association of proton pump inhibitor use with all-cause and cause specific mortality. Gastroenterology. 2022;163: 852. [PMID: 35788344]

Mehta RS et al. Association of proton pump inhibitor use with incident dementia and cognitive decline in older adults: a prospective cohort study. Gastroenterology. 2023;165:564. [PMID: 37315867]

Schuitenmaker JM et al. Sleep positional therapy for nocturnal gastroesophageal reflux: a double-blind, randomized, sham-controlled trial. Clin Gastroenterol Hepatol. 2023;20:2753. [PMID: 35301135]

Shaheen NJ et al. Diagnosis and management of Barrett's esophagus: an updated ACG guideline. Am J Gastroenterol. 2022;117:559. [PMID: 35354777]

Sharma P. Barrett esophagus: a review. JAMA. 2022;328:663. [PMID: 35972481]

Yadlapati R et al; CGIT GERD Consensus Conference Participants. AGA Clinical Practice Update on the personalized approach to the evaluation and management of GERD: expert review. Clin Gastroenterol Hepatol. 2022;20:984. [PMID: 35123084]

Esofagite infecciosa

> **FUNDAMENTOS DO DIAGNÓSTICO**
>
> - Paciente imunossuprimido.
> - Odinofagia, disfagia e dor torácica.
> - A endoscopia com biópsia estabelece o diagnóstico.

Considerações gerais

A esofagite infecciosa ocorre mais comumente em pacientes imunossuprimidos. Pacientes com Aids, transplantados com órgãos sólidos, com leucemia, linfoma e aqueles medicados com agentes imunossupressores estão em particular risco de sofrer infecções oportunistas. *Candida albicans*, herpes simples e CMV são os patógenos mais comuns. A infecção por *Candida* pode ocorrer também em pacientes com diabetes não controlado e naqueles em tratamento com corticosteroides sistêmicos, radioterapia ou antibioticoterapia sistêmica. O herpes simples pode afetar hospedeiros normais; nesses casos, a infecção é geralmente autolimitada.

Achados clínicos
A. Sintomas e sinais

Os sintomas mais comuns são odinofagia e disfagia. Alguns pacientes relatam dor torácica subesternal. Em alguns casos, pacientes com esofagite por *Candida* são assintomáticos. A candidíase oral ocorre em apenas 75% dos pacientes com esofagite por *Candida*, mas também ocorre em 25-50% dos pacientes com esofagite viral; portanto, esse é um indicador pouco confiável da causa da infecção esofágica. Pacientes com infecção esofágica por CMV podem ter infecção em outros locais, como no cólon e na retina. Frequentemente há uma associação entre úlceras orais (herpes labial) e esofagite por herpes simples.

B. Exames especiais

O tratamento pode ser empírico. Para que se tenha certeza diagnóstica, deve-se dar preferência à endoscopia com realização de biópsia e material coletado por escova (para análise microbiológica e histopatológica), graças a sua grande precisão diagnóstica. Os sinais endoscópicos da esofagite por *Candida* são placas amarelo-esbranquiçadas, lineares e difusas aderentes à mucosa. A esofagite por CMV se caracteriza pela presença de uma a várias ulcerações grandes, rasas e superficiais. A esofagite herpética resulta em numerosas ulcerações pequenas e profundas.

Tratamento
A. Esofagite por Candida

Os pacientes com candidíase esofágica devem ser tratados sistemicamente. Com frequência, o paciente é submetido a um tratamento-teste antifúngico, sem a realização da endoscopia diagnóstica. Geralmente, o tratamento inicial consiste em fluconazol, 400 mg VO no primeiro dia, depois 200-400 mg/dia VO durante 14-21 dias. Pacientes que não responderem ao tratamento empírico dentro de 3-5 dias deverão ser submetidos uma endoscopia com escovação, biópsia e cultura para que o médico possa diferenciar entre infecção fúngica resistente e outras infecções (p. ex., CMV, herpes). A candidíase esofágica que não respondeu ao tratamento com fluconazol pode ser tratada com uma suspensão de itraconazol (não cápsulas), 200 mg/dia VO, ou com voriconazol, 200 mg VO 2x/dia. A infecção refratária pode ser tratada com caspofungina IV 50 mg/dia.

B. Esofagite por citomegalovírus

Em pacientes com infecção por HIV, a restauração imunológica com a terapia antirretroviral é o meio mais eficaz para o controle da doença por CMV. O tratamento inicial consiste na administração de ganciclovir, 5 mg/kg IV de 12-12 horas durante 3-6 semanas. Neutropenia é um efeito colateral frequente que limita a dose. Tão logo tenha ocorrido a resolução dos sintomas, poderá ser possível concluir o curso do tratamento com valganciclovir, 900 mg VO 1x/dia. Pacientes que não responderam ou não toleram ganciclovir devem ser tratados agudamente com foscarnet, 90 mg/kg IV de 12-12 horas durante 3-6 semanas. As principais toxicidades observadas são IRA, hipocalcemia e hipomagnesemia.

C. Esofagite herpética

Pacientes imunocompetentes podem ser tratados sintomaticamente e geralmente dispensam antiviral específica. Pacientes imunossuprimidos podem ser tratados com aciclovir oral, 400 mg VO 5x/dia, ou 250 mg/m2 IV a cada 8-12 horas, geralmente durante 14-21 dias. Famciclovir, 500 mg VO 3x/dia, ou valaciclovir VO, 1 g 2x/dia, também são eficazes, mas são produtos mais caros do que o aciclovir genérico. Os não respondedores devem ser tratados com foscarnet, 40 mg/kg IV de 8-8 horas durante 21 dias.

Prognóstico

A maioria dos pacientes com esofagite infecciosa pode ser tratada efetivamente, obtendo resolução completa dos sintomas. Dependendo da imunodeficiência subjacente, se não forem tratados a recaída dos sintomas poderá causar dificuldades. Em certos casos, há necessidade de tratamento supressivo prolongado.

Hasoda K et al. Herpetic esophagitis in healthy young adult. J Clin Gastroenterol. 2023;16:803. [PMID: 37713095]

Esofagite induzida por pílula

Vários tipos de medicamentos podem causar lesão ao esôfago. Os mais comumente implicados são os Aine, pílulas de cloreto de potássio, quinidina, zalcitabina, zidovudina, alendronato e risedronato, brometo de emeprônio, ferro, vitamina C e antibióticos (doxiciclina, tetraciclina, clindamicina, sulfametoxazol-trimetoprima). Tendo em vista que a ocorrência de uma lesão será mais provável se as pílulas forem engolidas sem água ou em decúbito dorsal, os pacientes hospitalizados ou acamados correm maior risco. Os sintomas são dor torácica retroesternal intensa, odinofagia e disfagia, geralmente com início algumas horas após a ingestão de uma pílula. Esses sintomas podem ocorrer repentinamente e persistir por dias. Alguns pacientes (especialmente os idosos) sentem dores de intensidade relativamente baixa e apresentam disfagia. A endoscopia pode revelar uma ou várias úlceras discretas superficiais ou profundas. Lesões crônicas podem resultar em esofagite grave acompanhada por estenose, hemorragia ou perfuração. A cura ocorre rapidamente com a eliminação do agente agressor. Para prevenir danos induzidos por pílulas, os pacientes devem tomar as medicações com aproximadamente 120 mL de água e permanecer em pé por 30 minutos após a ingestão. Agentes sabidamente agressores não devem ser administrados a pacientes com dismotilidade esofágica, disfagia ou estenoses.

Angelette AL et al. Tetracycline-, doxycycline-, minocycline-induced pseudotumor cerebri and esophageal perforation. Adv Ther. 2023;40:1366. [PMID: 36763302]

Syed M. Pill-induced oesophagitis. Postgrad Med J. 2021;97:349. [PMID: 32423921]

Lesões esofágicas benignas
1. Síndrome de Mallory-Weiss (laceração da mucosa da junção gastroesofágica)

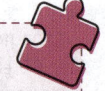

> ### FUNDAMENTOS DO DIAGNÓSTICO
>
> - Hematêmese; geralmente autolimitada.
> - Histórico prévio de vômitos; ânsia de vômito em 50%.
> - A endoscopia estabelece o diagnóstico.

Considerações gerais

A síndrome de Mallory-Weiss se caracteriza por uma ruptura não penetrante da mucosa na junção gastroesofágica com origem em eventos que aumentam repentinamente a pressão transabdominal, como levantar peso, e episódios de ânsia de vômito ou vomitar. O transtorno por uso de bebidas alcoólicas é alto fator predisponente. As rupturas de Mallory-Weiss são responsáveis por aproximadamente 5% dos casos de sangramento gastrointestinal alto.

Achados clínicos
A. Sintomas e sinais

Em geral, os pacientes se apresentam com hematêmese acompanhada ou não por melena. Em cerca de 50% dos casos, obtém-se um histórico de ânsia de vômito, vômito ou esforço.

B. Exames especiais

Assim como em outras causas de hemorragia gastrointestinal superior, a endoscopia alta deve ser realizada em seguida a uma ressuscitação adequada do paciente. O diagnóstico fica estabelecido pela identificação de uma ruptura linear da mucosa medindo 0,5-4 cm, geralmente localizada na junção gastroesofágica ou, mais comumente, logo abaixo da junção, na mucosa gástrica.

Diagnóstico diferencial

Na endoscopia, outras causas potenciais de hemorragia gastrointestinal alto são detectadas em mais de 35% dos pacientes com rupturas de Mallory-Weiss, como úlcera péptica, gastrite erosiva, malformações arteriovenosas e varizes esofágicas. Pacientes com hipertensão portal subjacente se encontram em maior risco de sangramento contínuo ou recorrente.

Tratamento

Inicialmente, os pacientes são tratados conforme a necessidade com ressuscitação por líquidos e transfusões de sangue. A maioria dos pacientes para de sangrar espontaneamente, dispensando tratamento. Pacientes que apresentam sangramento ativo contínuo devem receber terapia hemostática endoscópica. Injeção com adrenalina (1:10.000), cauterização com um dispositivo de coagulação bipolar ou sonda térmica ou ainda por compressão mecânica da artéria pela aplicação de um endoclipe ou banda são eficazes em 90-95% dos casos. Pacientes malsucedidos com a terapia endoscópica deverão passar por embolização arterial angiográfica ou por intervenção cirúrgica.

Mertens A et al. A systematic analysis of incidence, therapeutic strategies, and in-hospital mortality of Mallory-Weiss syndrome in Germany. J Clin Gastroenterol. 2023 Sep 4. [Epub ahead of print] [PMID: 37668412]

2. Esofagite eosinofílica
Considerações gerais

A eosinofilia do esôfago pode ser causada por esofagite eosinofílica e DRGE (e, raramente, por doença celíaca, doença de Crohn e pênfigo).

Supõe-se que a esofagite eosinofílica (EE) seja causada por antígenos alimentares ou ambientais que estimulam uma resposta inflamatória. A inflamação contínua pode resultar na formação de estenoses e anéis. EE ocorre mais comumente em crianças e em adultos jovens ou de meia-idade (prevalência estimada de 43/100.000). Um histórico de alergias ou condições atópicas (asma, eczema, febre do feno) está presente em mais da metade dos pacientes.

Achados clínicos

A maioria dos adultos se apresenta com um longo histórico de disfagia para alimentos sólidos ou com um episódio de impactação alimentar. Azia ou dor no peito podem estar presentes. A gravidade dos sintomas pode aumentar com a ansiedade ou hipervigilância. Os exames laboratoriais revelam que alguns pacientes apresentam eosinofilia ou níveis elevados de IgE. Estudos de deglutição de bário podem demonstrar um esôfago de pequeno calibre; estenoses focais ou longas e cônicas; ou vários anéis concêntricos. No entanto, para o estabelecimento do diagnóstico, deverá ser realizada uma endoscopia com biópsia esofágica e avaliação histológica. Os achados endoscópicos são **E**dema, **A**néis concêntricos ("traquealização"), **E**xsudatos (placas brancas), **S**ulcos (linhas verticais) e **E**stenoses (Eaese); no entanto, observa-se um esôfago visivelmente normal em até 5% dos pacientes. Devem ser obtidas algumas biópsias (6-8) das partes média/proximal e distal do esôfago, para demonstração de numerosos eosinófilos (> 15/campo de grande ampliação) na mucosa. O médico deverá levar em consideração os distúrbios que podem causar aumento do número de eosinófilos esofágicos, p. ex., síndrome hipereosinofílica, gastroenterite eosinofílica, acalasia, distúrbios do tecido conjuntivo, hipersensibilidade a medicamentos e doença de Crohn. O teste cutâneo para alergias alimentares poderá ajudar na identificação dos fatores causais.

Tratamento

Os objetivos do tratamento são a melhora dos sintomas, redução da inflamação e prevenção e tratamento de estenoses esofágicas. As opções terapêuticas são IBP, corticosteroides tópicos, dietas de eliminação de alimentos e dilatação esofágica. O tratamento de primeira linha para a maioria dos adultos é um IBP VO 2x/dia durante 2-3 meses, seguido por uma nova endoscopia com biópsia da mucosa. Até um terço dos pacientes sintomáticos com aumento de eosinófilos esofágicos apresentam melhora clínica e histológica com o tratamento com IBP. O tratamento com IBP deverá ser descontinuado em pacientes com sintomas e inflamação persistentes.

Em pacientes que se apresentam com sintomas contínuos, não se tem certeza quando ao tratamento ideal. Pode-se considerar o encaminhamento do paciente ao alergologista para avaliação de distúrbios atópicos coexistentes e para testes de alérgenos alimentares e ambientais. Os alimentos alergênicos mais comuns são laticínios, ovos, trigo e soja, seguidos por amendoim e mariscos. A eliminação empírica de alérgenos alimentares suspeitos resulta em melhora clínica em 80% e à remissão histológica em até 60% dos adultos. Corticosteroides tópicos resultam na resolução dos sintomas em 70% dos adultos. Os pacientes devem ser medicados com budesonida (em suspensão de sucralose), 1 mg, ou com fluticasona em pó, 880 mcg (com Diskus®, um inalador de pó seco revestido com papel alumínio) 2x/dia durante 8-12 semanas, com eficácia semelhante. Os comprimidos orodispersíveis de budesonida 0,5 ou 1 mg 2x/dia foram aprovados na Europa para tratamento inicial e de manutenção em pacientes com EE. Estudos clínicos demonstraram que 53-93% dos pacientes tratados com suspensão oral de budesonida ou com comprimidos dispersíveis obtiveram remissão histológica *versus* 1-4% do grupo de placebo. Em seguida à descontinuação do tratamento, recaídas sintomáticas são comuns; esse cenário pode exigir terapia tópica de manutenção com corticosteroides. Ocorre candidíase oral e esofágica em até 20% dos pacientes tratados. A dilatação esofágica gradual de estenoses ou de um esôfago pouco calibroso pode melhorar a disfagia em até 95% dos pacientes; esse procedimento deve ser realizado com cautela, diante do maior risco de perfuração e da dor torácica pós-procedimento. Em 2022, a FDA aprovou dupilumabe (300 mg SC 1x/semana) para tratamento de pacientes com EE. Estudos clínicos constataram remissão histológica após 24 semanas de tratamento em 59% dos pacientes medicados com dupilumabe *versus* 5% com placebo. Pode-se considerar o tratamento com dupilumabe em pacientes com EE que se apresentem com outras condições alérgicas ou que não responderam ou sejam intolerantes a outras terapias.

Aceves SS et al. Endoscopic approach to eosinophilic esophagitis: American Society for Gastrointestinal Endoscopy Consensus Conference. Gastrointest Endosc. 2022;96:576. [PMID: 35965102]
Mayerhofer C et al. Efficacy of elimination diets in eosinophilic esophagitis: a systematic review and meta-analysis. Clin Gastroenterol Hepatol. 2023;21:2197. [PMID: 36731591]
Sauer BG et al. Strategies for the use of dupilumab in eosinophilic esophagitis. Am J Gastroenterol. 2023;118:780. [PMID: 36716447]
Von Arnim U et al. Monitoring patients with eosinophilic esophagitis in routine clinical practice – international expert recommendations. Clin Gastroenterol Hepatol. 2023;21:2526. [PMID: 36572109]

3. Membranas e anéis esofágicos

Membranas esofágicas são membranas finas, semelhantes a diafragmas, de mucosa escamosa que ocorrem tipicamente no esôfago médio ou superior; podem ocorrer em grande número. As membranas esofágicas podem ser congênitas, mas também são observadas em pacientes com esofagite eosinofílica, doença do enxerto contra o hospedeiro, penfigoide, epidermólise bolhosa, pênfigo vulgar e, raramente, em associação com anemia ferropriva (síndrome de Plummer-Vinson). Os anéis esofágicos de Schatzki são estruturas mucosas lisas, circunferenciais e finas (< 4 mm de espessura) localizadas no esôfago distal, na junção escamocolunar. Sua patogênese é controversa. Os anéis de Schatzki estão associados a quase todos os casos de hérnia de hiato, sendo comuns os sintomas de refluxo; isso sugere que o refluxo gastroesofágico ácido pode ser fator contributivo em muitos casos. Em sua maioria, as membranas e os anéis medem mais de 20 mm de diâmetro, não causando sintomas. Casos de disfagia com alimento sólido ocorrem mais frequentemente em pacientes com anéis com menos de 13 mm de diâmetro. Caracteristicamente, a disfagia é intermitente e não progressiva. Há maior propensão para o surgimento de sintomas com a ingestão de bolos alimentares volumosos e pouco mastigados. Os bolos alimentares obstrutivos podem transitar pelo esôfago com a ingestão de líquidos extras, ou em seguida à regurgitação. Em alguns casos, um bolo impactado terá que ser extraído por endoscopia. As membranas e anéis esofágicos podem ser visualizados por um esofagograma de bário ou pela endoscopia alta.

Em sua maioria, pacientes sintomáticos com um único anel ou membrana podem ser tratados efetivamente com a passagem de um dilatador de balão (bougie) ou com um endoscópico, de modo a romper a lesão, ou com uma incisão do anel por eletrocirurgia endoscópica. Em geral, a obtenção de um diâmetro mínimo de 15-18 mm para o lúmen esofágico resultará na remissão dos sintomas. Uma única dilatação pode ser suficiente, mas em muitos pacientes o procedimento terá que ser repetido. Pacientes com azia ou que necessitem de repetidas dilatações devem ser tratados com longos cursos de terapia supressora de ácido com um IBP.

Rodrigues-Pinto E et al. How to prevent and treat the most adverse events related to luminal dilation and stenting in benign disease. Am J Gastroenterol. 2023;118:1521. [PMID: 36946679]

4. Divertículo de Zenker

O divertículo de Zenker é uma protrusão da mucosa faríngea que se desenvolve na junção faringoesofágica entre o constritor faríngeo inferior e o cricofaríngeo. Acredita-se que esse distúrbio seja causado pela perda de elasticidade do esfíncter esofágico superior, resultando em uma restrição da abertura durante a deglutição. Os sintomas de disfagia e regurgitação tendem a se desenvolver insidiosamente ao longo dos anos em pacientes idosos, com predomínio do sexo masculino. Os sintomas iniciais são uma leve disfagia orofaríngea acompanhada por tosse ou desconforto na garganta. À medida que o divertículo vai aumentando e retém alimentos, os pacientes podem notar halitose, regurgitação espontânea de alimentos não digeridos, engasgos noturnos, gorgolejo na garganta ou uma saliência cervical. As complicações são pneumonia por aspiração, bronquiectasia e abscesso pulmonar. O diagnóstico será estabelecido mais adequadamente por uma videoesofagografia. Pacientes sintomáticos requerem miotomia cricofaríngea com incisão do septo entre o divertículo e o esôfago. São preferíveis as abordagens intraluminais minimamente invasivas com o uso de endoscópios flexíveis ou esofagoscópios rígidos. Ocorre melhora significativa em mais de 90% dos pacientes, com 11% de recorrência. Também podem ser detectados pequenos divertículos assintomáticos.

Fair L et al. Modern approaches to treating Zenker's diverticulum. Curr Opin Gastroenterol. 2023;39;333. [PMID: 37278290]
Rudler F et al. Management of the Zenker diverticulum: multicenter retrospective comparative study of open surgery and rigid endoscopy versus flexible endoscopy. Surg Endos. 2023;37;7064. [PMID: 37380740]

5. Varizes esofágicas

> **FUNDAMENTOS DO DIAGNÓSTICO**
>
> - Desenvolvem-se secundariamente à hipertensão portal.
> - Encontradas em 50% dos pacientes com cirrose.
> - Em um terço dos pacientes com varizes, ocorre hemorragia digestiva alta.
> - O diagnóstico fica estabelecido por endoscopia digestiva alta.

Considerações gerais

Varizes esofágicas são veias submucosas dilatadas que se desenvolvem em pacientes com hipertensão portal subjacente e que podem resultar em hemorragia digestiva alta grave. As causas da hipertensão portal são discutidas no Capítulo 18. Em circunstâncias normais, há um gradiente de pressão de 2-6 mmHg entre a veia porta e a veia cava inferior. Quando o gradiente excede 10-12 mmHg, ocorre hipertensão portal significativa. Varizes esofágicas são a causa mais comum de sangramento gastrointestinal devido à hipertensão portal, embora o sangramento também possa ter como causa uma gastropatia hipertensiva portal, Evag, varizes gástricas e, raramente, varizes intestinais. O sangramento de varizes esofágicas ocorre mais comumente nos 5 cm distais do esôfago.

A causa mais comum de hipertensão portal é a cirrose. Aproximadamente 50% dos pacientes com cirrose têm varizes esofágicas. O sangramento varicoso ocorre em 30% dos pacientes com varizes esofágicas. Na ausência de qualquer tratamento, o sangramento varicoso é interrompido espontaneamente em cerca de 50% dos pacientes. Pacientes que sobrevivem a esse episódio de sangramento têm 60% de probabilidade de esofagoscopias sangramento varicoso recorrente, geralmente nas primeiras 6 semanas. Com os tratamentos atuais, a mortalidade hospitalar associada ao sangramento de varizes esofágicas chega a 15%.

Vários fatores foram identificados como preditores de maior risco de sangramento por varizes esofágicas. Os mais importantes são (1) o diâmetro das varizes; (2) a presença endoscópica de marcas cordiformes vermelhas (vênulas longitudinais dilatadas na superfície varicosa); (3) a gravidade da doença hepática (avaliação pela pontuação de Child); e (4) abuso ativo de bebidas alcoólicas – pacientes com cirrose que continuam a beber estão sob risco extremamente alto de sangramento varicoso.

Achados clínicos
A. Sintomas e sinais

Pacientes com sangramento de varizes esofágicas apresentam sintomas e sinais de hemorragia gastrointestinal aguda (ver Hemorragia digestiva alta aguda). Em alguns casos, o paciente pode relatar ânsia de vômito ou dispepsia precedentes, atribuíveis à gastrite alcoólica ou à abstinência. Varizes não causam *per se* sintomas de dispepsia, disfagia ou ânsia de vômito. O sangramento varicoso geralmente é grave, resultando em hipovolemia que se manifesta por sinais vitais posturais ou por choque. Mas 20% dos pacientes com doença hepática crônica e acometidos por sangramento têm uma origem de sangramento não varicosa.

B. Achados laboratoriais

Os achados laboratoriais são idênticos aos listados um pouco acima, na seção sobre Hemorragia digestiva alta aguda.

Tratamento inicial
A. Ressuscitação aguda

O tratamento inicial de pacientes com hemorragia digestiva alta aguda também está discutido na seção sobre esse distúrbio (i.e., Hemorragia digestiva alta aguda). A hemorragia varicosa põe em risco a vida do paciente; assim, é essencial uma avaliação rápida, seguida por procedimentos de ressuscitação com líquidos ou hemoderivados. Deve-se evitar a transfusão excessiva por resultar em aumento das pressões venosas central e portal, o que, por sua vez, aumenta o risco de ressangramento. A maioria dos pacientes com sangramento por varizes esofágicas também sofre de doença hepática avançada acompanhada por coagulopatia decorrente de trombocitopenia; deficiências dos fatores de coagulação derivados do fígado I (fibrinogênio), II, VII, IX e X; e fibrinólise intravascular acelerada. O INR não proporciona um reflexo preciso da coagulopatia em pacientes com doença hepática avançada. Pacientes com INR elevado não devem receber plasma fresco congelado como rotina, pois tal procedimento não resulta em benefício comprovado; além disso, poderá causar danos, como um aumento das pressões portais e risco de complicações trombóticas, p. ex., TVP ou trombose da veia porta. Da mesma forma, a administração de fator VIIa recombinante, concentrados do complexo de protrombina e crioprecipitado não demonstraram eficácia; geralmente esses produtos não são recomendados. Em pacientes com cirrose descompensada e com hemorragia digestiva alta grave ativa,

é recomendável a transfusão de plaquetas diante de contagens de plaquetas < 50.000/mcL (50×10^9/L). Pacientes com doença hepática avançada encontram-se sob elevado risco de desfecho sombrio, independentemente da origem de sangramento, devendo ser internados em UTI. Em seguida à ressuscitação aguda, é comum a realização de ultrassonografia abdominal com Doppler, para exclusão de trombose da veia porta.

B. Farmacoterapia

1. **Profilaxia antibiótica** – A probabilidade de ocorrência de uma infecção bacteriana grave (peritonite bacteriana, pneumonia ou ITU) durante a hospitalização de pacientes cirróticos internados com hemorragia digestiva alta é superior a 50%. Na maioria dos casos, a infecção é causada por microrganismos Gram-negativos de origem intestinal. A administração profilática IV de cefalosporinas de terceira geração (p. ex., ceftriaxona, 1 g/dia) durante 5-7 dias diminui o risco de infecção grave para 10-20%, e também diminui a mortalidade hospitalar, sobretudo em pacientes com cirrose de classe C de Child-Pugh.

2. **Medicamentos vasoativos** – Infusões de octreotida e somatostatina reduzem as pressões portais por mecanismos ainda pouco compreendidos. Octreotida (bólus IV de 50 mcg seguido por 50 mcg/hora) ou somatostatina (250 mcg/hora) – não disponível nos EUA – reduz os fluxos sanguíneos esplâncnico e hepático e as pressões portais em pacientes cirróticos. Aparentemente, esses dois agentes proporcionam um controle agudo do sangramento varicoso em até 80% dos pacientes, embora nenhum deles tenha demonstrado diminuir a mortalidade. O tratamento combinado de uma infusão de octreotida ou somatostatina e terapia endoscópica com ligadura elástica (ou escleroterapia) se revelou superior a qualquer modalidade administrada isoladamente no controle do sangramento agudo e do ressangramento precoce; essa estratégia pode melhorar a sobrevida. Em pacientes com doença hepática avançada e com hemorragia digestiva alta, uma estratégia razoável consiste em iniciar o tratamento com octreotida ou somatostatina por ocasião da internação, continuando a terapia ao longo de 3-5 dias se houver confirmação das varizes por endoscopia. Se a endoscopia determinar que o sangramento não é secundário à hipertensão portal, a infusão poderá ser descontinuada.

Terlipressina, 1-2 mg IV de 4-4 horas, é um análogo sintético da vasopressina capaz de reduzir as pressões portal e varicosa de modo significativo e sustentado, com preservação da perfusão renal. Há muitos anos disponível em vários países fora dos EUA, a terlipressina geralmente é preferida à somatostatina ou à octreotida. Em 2022, a FDA aprovou a terlipressina (Terlivaz; 0,85 mg IV de 6-6 horas durante 3 dias) para tratamento da síndrome hepatorrenal com declínio agudo da função renal em pacientes que não tenham respondido por mais de 2 dias a uma infusão de albumina. Nos EUA, ainda estão aguardando orientação o papel e a dosagem apropriados em pacientes com hemorragia varicosa aguda. Terlipressina está contraindicada em pacientes com vasculopatia coronariana, cerebral ou periférica significativa.

3. **Vitamina K** – Pacientes cirróticos com tempo de protrombina anormal devem ser medicados com vitamina K (10 mg IV).

4. **Lactulose** – A ocorrência de encefalopatia pode complicar um episódio de sangramento gastrointestinal em pacientes com doença hepática grave. Pacientes com encefalopatia devem receber lactulose na dose de 30 mL VO a cada 1-2 horas até que ocorra a evacuação; em seguida, a medicação será reduzida para 15-45 mL/hora a cada 8-12 horas, conforme a necessidade, para que o paciente faça 2-3 movimentos intestinais/dia (ver Cap. 18).

C. Endoscopia de emergência

A endoscopia de emergência deve ser realizada depois de uma estabilização adequada do estado hemodinâmico do paciente (geralmente dentro de 12-24 horas). Em pacientes com sangramento ativo, habitualmente se faz intubação endotraqueal com o objetivo de protegê-lo contra a aspiração durante a endoscopia. Faz-se um exame endoscópico para que fique confirmado que as varizes esofágicas são a origem provável do sangramento gastrointestinal e também para a exclusão de outras causas, ou de eventos causais associados. Em muitos pacientes, ocorre interrupção espontânea do sangramento varicoso no momento da endoscopia, e assim o diagnóstico de sangramento varicoso é firmado presuntivamente. Em geral, o tratamento endoscópico imediato das varizes é realizado com o uso de bandagem. A bandagem interrompe o sangramento ativo em 80-90% dos pacientes e diminui para cerca de 20% a probabilidade de um sangramento recorrente no hospital.

D. Tamponamento com tubo e balão

Em pacientes com sangramento gastrointestinal varicoso abundante, o tamponamento mecânico com tubos nasogástricos especialmente projetados e providos de grandes balões gástricos e esofágicos (tubos Minnesota ou de Sengstaken-Blakemore) pode proporcionar um controle inicial da hemorragia em 60-90% dos pacientes. Recorre-se ao tamponamento com balão como uma medida procrastinadora, apenas em pacientes que se apresentem com sangramento não controlável com as técnicas farmacológicas ou endoscópicas, até que possa ser fornecida uma terapia descompressiva mais definitiva (p. ex., Tips).

E. Shunt *portossistêmico intra-hepático transvenoso de emergência (Tips)*

Em 10-20% dos pacientes com sangramento varicoso não controlável por terapia farmacológica ou endoscópica, o médico poderá considerar a descompressão portal de emergência com Tips.

Nesse procedimento, um *stent* de malha de arame expansível (8-12 mm de diâmetro) é passado através do parênquima hepático por meio de um cateter com fio inserido na veia jugular, criando um *shunt* portossistêmico da veia porta para a veia hepática. O Tips pode controlar hemorragias agudas em mais de 90% dos pacientes com sangramento ativo por varizes gástricas ou esofágicas. No entanto, quando o Tips é realizado

no paciente com sangramento ativo, a mortalidade se aproxima dos 40%, sobretudo em pacientes que estejam necessitando de suporte ventilatório ou de suporte para pressão arterial, bem como em pacientes com insuficiência renal, bilirrubina > 3 mg/dL ou com encefalopatia. Assim, o médico deverá considerar o uso de Tips nos 10-20% dos pacientes com sangramento varicoso agudo não controlável por terapia farmacológica e endoscópica, mas esse procedimento pode não se justificar em pacientes com prognóstico particularmente sombrio.

Prevenção de ressangramento

Uma vez que o episódio inicial de sangramento tenha sido controlado, justifica-se a instituição de um tratamento com o objetivo de diminuir o elevado risco (60%) de ressangramento.

A. Combinação de betabloqueadores e ligadura elástica de varizes

Os betabloqueadores não seletivos (carvedilol, propranolol, nadolol) diminuem o risco de ressangramento por varizes esofágicas para cerca de 40%. O grupo de consenso internacional Baveno VII favorece o carvedilol em detrimento dos demais betabloqueadores não seletivos, graças aos seus efeitos antialfa-adrenérgicos promotores de vasodilatação, bem como pela redução mais expressiva nas pressões portais. Da mesma forma, o tratamento prolongado com ligaduras elásticas aplicadas por endoscopia reduz a incidência de ressangramento para cerca de 30%. Na maioria dos pacientes, haverá necessidade de 2-6 sessões terapêuticas de ligadura elástica (realizadas a intervalos de 2-4 semanas) para a erradicação das varizes.

Metanálises de RCT sugerem que uma combinação de ligadura elástica com a administração de betabloqueadores é superior ao uso isolado da ligadura elástica para varizes ou da monoterapia com betabloqueadores. Portanto, a terapia combinada deve ser recomendada para pacientes sem contraindicações aos betabloqueadores. As doses iniciais recomendadas para esses agentes são carvedilol (6,25 mg VO 1x/dia), propranolol (20 mg VO 2x/dia), propranolol de ação prolongada (60 mg VO 1x/dia) ou nadolol (20-40 mg VO 1x/dia); as doses devem ser gradualmente aumentadas a cada 1-2 semanas, até que a frequência cardíaca caia em 25% ou fique na faixa de 55-60 batimentos/min, desde que a pressão arterial sistólica permaneça acima de 90 mmHg e o paciente não sofra efeitos colaterais. Esses betabloqueadores têm como doses médias: carvedilol 12,5 mg 1x/dia, propranolol de ação prolongada 120 mg 1x/dia e nadolol 80 mg 1x/dia. Um terço dos pacientes com cirrose apresentam contraindicações ou são intolerantes aos betabloqueadores, demonstrando fadiga ou hipotensão. Em tais pacientes, fica recomendado o uso exclusivo da ligadura para varizes.

B. Shunt *portossistêmico intra-hepático transvenoso (Tips)*

Em comparação com a ligadura elástica, o uso do Tips resultou em redução significativa no sangramento recorrente. Depois de transcorrido 1 ano, as médias dos percentuais de ressangramento em pacientes tratados com Tips ou com diversas terapias endoscópicas são de 20 e 40%, respectivamente. Mas o uso de um Tips está associado a maior incidência de encefalopatia (35% *versus* 15%); entretanto, seu uso realmente resulta em um decréscimo na mortalidade. Outra limitação do Tips é que, com o passar do tempo, ocorrem estenose e trombose dos *stents* na maioria dos pacientes, com consequente risco de ressangramento. Considerados esses problemas, o uso do Tips deve ficar reservado para pacientes com episódios recorrentes (≥ 2) de sangramento varicoso que não obtiveram sucesso nas terapias endoscópicas ou farmacológicas. Esse procedimento também será de utilidade para pacientes com sangramento recorrente de varizes gástricas ou com gastropatia hipertensiva portal (casos em que não há possibilidade de recorrer às terapias endoscópicas). O Tips também deve ser considerado em pacientes que não cooperam com outras terapias ou que vivem em locais remotos (sem acesso a cuidados de emergência).

C. Transplante de fígado

A indicação para transplante ortotópico de fígado deve ser avaliada em todos os pacientes com doença hepática crônica e que apresentem sangramento causado por hipertensão portal. Os candidatos ao transplante devem ser tratados com ligadura elástica ou Tips para controle do sangramento pré-transplante.

Prevenção de primeiros episódios de sangramento varicoso

Entre pacientes com varizes sem episódio de sangramento prévio, o sangramento ocorrerá em 12% deles a cada ano, com um risco de 30% para toda a vida. Tendo em vista a elevada taxa de mortalidade associada à hemorragia varicosa, é desejável a prevenção do episódio inicial. Portanto, é recomendável que os pacientes com doença hepática crônica com cirrose compensada ou com suspeita de cirrose sejam submetidos à endoscopia por cápsula ou à endoscopia diagnóstica para que fique determinada a presença (ou não) de varizes. A elastografia transitória (FibroScan) é um método não invasivo que avalia a rigidez e a fibrose do fígado; esse método pode ser usado na estratificação de pacientes com alto risco de varizes (e que podem ser beneficiados com a endoscopia) *versus* pacientes de baixo risco (nos quais não há necessidade de endoscopia). Varizes estão presentes em 40% dos pacientes com cirrose Child-Pugh classe A e em 85% com cirrose Child-Pugh classe C. Em pacientes não varicosos pela endoscopia de rastreio, é recomendável uma nova endoscopia em 3 anos, pois anualmente ocorre formação de varizes em 8% dos pacientes. Pacientes com varizes estão em maior risco de sangramento se tiverem varizes com mais de 5 mm, varizes com marcas cordiformes vermelhas, ou com cirrose Child-Pugh classe B ou C. O risco de sangramento em pacientes com varizes com menos de 5 mm equivale a 5% ao ano; para aqueles com varizes calibrosas, o risco anual é de 15-20%. No caso de pacientes com pequenas varizes sem marcas cordiformes vermelhas e com cirrose compensada (Child-Pugh classe A), é baixo o risco de sangramento; assim, não há necessidade de profilaxia, mas a endoscopia deverá ser repetida em 1-2 anos para reavaliar o calibre das varizes.

Em pacientes sem contraindicações para agentes bloqueadores beta-adrenérgicos não seletivos e que tenham varizes médias/grandes, ou que apresentem varizes pequenas com cirrose avançada (Child-Pugh classe B ou C), é recomendável o tratamento com carvedilol, nadolol ou propranolol, para diminuição do risco de uma primeira hemorragia varicosa. (ver Combinação de betabloqueadores e ligadura elástica de varizes, um pouco acima.) Para pacientes com cirrose compensada, as diretrizes de 2022 favorecem o uso de carvedilol para a prevenção primária de sangramentos varicosos. Essa medicação deve ser iniciada na dose de 6,25 mg VO 1x/dia, sendo aumentada, conforme a tolerância do paciente, até um máximo de 12,5 mg 1x/dia, desde que a pressão arterial sistólica permaneça > 90 mmHg. Em comparação com pequenos outros betabloqueadores não seletivos, o tratamento com carvedilol (que causa vasodilatação em decorrência de uma leve inibição alfa-adrenérgica) alcança maiores reduções nas pressões portais e menores percentuais de sangramento varicoso. Carvedilol não é recomendável para pacientes com cirrose descompensada. Pode ser preferível o uso profilático da ligadura elástica, em lugar dos betabloqueadores para pacientes em maior risco de sangramento, em especial pacientes com varizes médias/grandes e com marcas cordiformes vermelhas ou com cirrose avançada (Child-Pugh classe B ou C), bem como para pacientes com contraindicações ou intolerância aos betabloqueadores. A ligadura elástica não deve ser usada em varizes pequenas, por causa das dificuldades técnicas na aplicação da banda.

Quando encaminhar

- Todos os pacientes com hemorragia digestiva alta e com suspeita de varizes devem ser avaliados por um médico especializado em endoscopia terapêutica.
- Pacientes que estejam sendo considerados para procedimentos Tips ou para transplante de fígado.
- Pacientes com cirrose, para avaliação endoscópica de varizes.

Quando hospitalizar

Todos os pacientes com hemorragia digestiva alta aguda e com suspeita de cirrose devem ser internados na UTI.

Boike JR et al. North American practice-based recommendations for transjugular intrahepatic portosystemic shunts in portal hypertension. Clin Gastroenterol Hepatol. 2022;20: 1636. [PMID: 34275511]

De Franchis R et al. Baveeno VII: renewing consensus in portal hypertension. J Hepatol. 2022;76:959. [PMID: 35120736]

Pierre-Emmanuel R et al. Bleeding and thrombotic complications in patients with cirrhosis: a state-of-the-art appraisal. Clin Gastroenterol Hepatol. 2023;21:2110. [PMID: 37121529]

Tapper EB et al. Diagnosis and management of cirrhosis and its complications: a review. JAMA. 2023;329:1589. [PMID: 37159031]

Zuckerman MJ et al. Endoscopic treatment of esophageal varices. Clin Liver Dis. 2022;26:21. [PMID: 34802661]

Distúrbios da motilidade esofágica
1. Acalasia

FUNDAMENTOS DO DIAGNÓSTICO

- Disfagia gradual e progressiva para sólidos e líquidos.
- Regurgitação de alimentos não digeridos.
- Esofagograma de bário com esôfago distal em "bico de pássaro".
- A manometria esofágica confirma o diagnóstico.

Considerações gerais

Acalasia é um distúrbio da motilidade idiopático que se caracteriza pela perda do peristaltismo nos dois terços distais (músculo liso) do esôfago pelo comprometimento do relaxamento do esfíncter esofágico inferior (EEI). Ao que parece, ocorre denervação do esôfago, resultante principalmente da perda de neurônios inibitórios produtores de óxido nítrico no plexo mioentérico. Desconhecemos a causa da degeneração neuronal.

Achados clínicos
A. Sintomas e sinais

A incidência da acalasia aumenta constantemente com a idade; no entanto, esse distúrbio pode ser observado em indivíduos muito jovens, com até 25 anos. Os pacientes relatam o início gradual da disfagia para alimentos sólidos e, na maioria dos casos, também para líquidos. Os sintomas na apresentação podem persistir ao longo de meses a anos. Os pacientes podem relatar desconforto subesternal ou sensação de plenitude após as refeições. Muitos pacientes comem mais lentamente e adotam manobras específicas, como levantar o pescoço ou lançar os ombros para trás, com o objetivo de melhorar o esvaziamento esofágico. É comum a regurgitação de alimentos não digeridos, podendo ocorrer durante as refeições ou até várias horas depois. A ocorrência de regurgitação noturna pode provocar tosse ou aspiração. Até 50% dos pacientes relatam dor torácica subesternal não ligada às refeições ou à prática de exercícios físicos, que podem se prolongar até por horas. É comum a perda de peso. O exame físico não tem utilidade.

B. Exames de imagem

As radiografias torácicas podem revelar um nível de ar-líquido no esôfago dilatado e ocupado por líquido. A esofagografia com contraste de bário revela achados característicos, como dilatação esofágica, perda do peristaltismo esofágico, deficiência no esvaziamento esofágico e afilamento suave e simétrico do esôfago distal em formato de "bico de pássaro". Cinco minutos após a ingestão de aproximadamente 230 mL de bário, a observação de uma altura de coluna com mais de 2 cm reflete sensibilidade e especificidade superior a 85% para a diferenciação entre acalasia e outras causas de disfagia. Sem tratamento, o esôfago poderá sofrer uma acentuada dilatação ("esôfago sigmoide").

C. Exames especiais

Após a esofagografia, a endoscopia deverá sempre ser realizada com o objetivo de avaliar o esôfago distal e a junção gastroesofágica, com vistas à exclusão de uma estenose distal ou de um carcinoma infiltrante submucoso. O diagnóstico será confirmado pela manometria esofágica de alta resolução, demonstrando ausência do peristaltismo normal e comprometimento do relaxamento da junção esofagogástrica em seguida à deglutição. Uma pressão de relaxamento integrada pós-deglutição > 15 mmHg reflete uma sensibilidade diagnóstica de 97%. Três subtipos de acalasia foram identificados, com base na contratilidade esofágica e nos padrões de pressão: tipos I e II (ambos com 100% de falhas no peristaltismo) e tipo III (falhas no peristaltismo com ≥ 20% de contrações "espásticas" distais prematuras).

Diagnóstico diferencial

A doença de Chagas está associada a uma disfunção esofágica que é indistinguível da acalasia idiopática; essa doença deve ser levada em consideração em pacientes de regiões endêmicas (América Central e do Sul); a doença de Chagas vem se tornando mais comum no sul dos EUA. Tumores primários ou metastáticos podem invadir a junção gastroesofágica, resultando em um quadro semelhante ao da acalasia, ou "pseudoacalasia". Em casos suspeitos, pode haver necessidade de um estudo de ultrassonografia endoscópica e de TC de tórax para um exame do esôfago distal.

Tratamento

Contamos com várias opções terapêuticas eficazes, todas promotoras de melhor esvaziamento esofágico, por baixarem a pressão esofágica distal por meio de uma injeção endoscópica com toxina botulínica, ou pela disrupção do esfíncter esofágico inferior por dilatação pneumática com balão ou por miotomia cardioesofágica (cirúrgica ou endoscópica).

A. Injeção de toxina botulínica

A injeção de toxina botulínica endoscopicamente guiada e aplicada diretamente no esfíncter esofágico inferior resulta em acentuada redução na pressão do EEI, com melhora inicial dos sintomas em 65-85% dos pacientes. Entretanto, ocorrerão recidivas dos sintomas em mais de 50% dos pacientes dentro de 6-9 meses e em todos os pacientes dentro de 2 anos. Esta terapia pode ter maior utilidade para pacientes com comorbidades e que sejam maus candidatos para procedimentos mais invasivos.

B. Dilatação pneumática

Mais de 80% dos pacientes obtêm alívio bom a excelente da disfagia depois de passarem por 1-3 sessões de dilatação pneumática do esfíncter esofágico inferior. A dilatação será menos eficaz em pacientes com menos de 45 anos, com a variante tipo III ou com esôfago dilatado. As perfurações ocorrem em < 3% dos procedimentos de dilatação, mas raramente necessitarão de reparo operatório. Com base em dados de uma metanálise em rede de RCT, a miotomia de Heller por laparoscopia e a miotomia endoscópica por via oral (Mepo) não tiveram resultados significativamente diferentes com relação ao sucesso do tratamento, mas ambas foram superiores à dilatação pneumática. Pacientes que não responderam ao tratamento inicial com dilatação pneumática podem ser tratados com cardiomiotomia (Heller ou Mepo).

C. Cardiomiotomia cirúrgica de Heller

Uma cardiomiotomia de Heller modificada do EEI e do cárdia (geralmente realizada por abordagem laparoscópica) obtém melhora sintomática em cerca de 90% dos pacientes. Tendo em vista que o refluxo gastroesofágico ocorrerá em até 20% dos pacientes após a miotomia, muitos cirurgiões também complementam a técnica com um procedimento antirrefluxo (fundoplicatura); em sua maioria, esses pacientes também serão medicados com um IBP 1x/dia. Há recorrência dos sintomas em mais de 5-15% dos casos em 10 anos, mas geralmente tais casos respondem à dilatação pneumática.

D. Miotomia endoscópica por via oral (Mepo)

A Mepo é um procedimento endoscópico menos invasivo, em que o endoscópio disseca através do espaço submucoso até o esfíncter esofágico inferior, onde estão localizadas as fibras musculares circulares da cárdia e do esôfago distal. Tendo em vista a não realização de uma fundoplicatura, o médico deverá instituir uma terapia antissecretora prolongada com um IBP para a maioria dos pacientes, com o objetivo de combater o refluxo gastroesofágico. Mepo pode ser a modalidade terapêutica de escolha para acalasia tipo III (casos em que há indicação para uma miotomia esofágica distal mais alongada). Um RCT que recrutou 221 pacientes com acalasia demonstrou que, 2 anos após o tratamento, havia equivalência na melhora sintomática considerada satisfatória, tanto em pacientes tratados com Mepo (83%) *versus* tratados com miotomia cirúrgica (81,7%). Eventos adversos graves ocorreram em 2,7% dos pacientes no grupo Mepo *versus* 7,3% miotomia cirúrgica, mas a esofagite de refluxo pós-operatória ocorreu mais vezes no grupo Mepo (44%) *versus* miotomia cirúrgica (29%).

Em resumo, o tratamento ideal da acalasia depende da idade do paciente, do subtipo da acalasia, da experiência do médico responsável e das preferências ou preocupações do paciente em relação à cirurgia ou ao refluxo gastroesofágico pós-tratamento.

Tratamento de acalasia refratária

Será necessário realizar uma esofagectomia completa ou gastrostomia percutânea naquele 1% dos pacientes que evoluíram para uma dilatação excessiva do esôfago (megaesôfago), apesar dos procedimentos de dilatação ou de miotomia. Em pacientes com megaesôfago, a disfagia, a retenção de alimentos e a regurgitação podem diminuir o quadro nutricional e a qualidade de vida, além de aumentar o risco de aspiração.

Gaber CE et al. Epidemiologic and economic burden of achalasia in the United States. Clin Gastroenterol Hepatol. 2022;20:342. [PMID: 33652152]

Haseeb M et al. Short-term outcomes after peroral myotomy, Heller myotomy, and pneumatic dilation in patients with achalasia: a nationwide analysis. Gastrointest Endosc. 2023;97:871. [PMID: 36639060]

Modayil RJ et al. Peroral endoscopic myotomy: 10-year outcomes from a large, single-center U.S. series with high follow-up completion and comprehensive analysis of long-term efficacy, safety, objective GERD, and endoscopic functional luminal assessment. Gastrointest Endosc. 2021;94:930. [PMID: 33989646]

Mundre P et al. Efficacy of surgical or endoscopic treatment of idiopathic achalasia: a systematic review and network meta-analysis. Lancet Gastroenterol Hepatol. 2021;6:30. [PMID: 33035470]

2. Outros distúrbios primários da motilidade esofágica
Achados clínicos
A. Sintomas e sinais

Anormalidades na motilidade esofágica podem causar disfagia ou dor no peito. A disfagia para líquidos e sólidos tende a ser intermitente e não progressiva. Períodos de deglutição normal podem alternar com períodos de disfagia, que geralmente são leves, embora incômodos – raramente graves o suficiente para resultar em alterações significativas no estilo de vida ou em perda de peso. A disfagia pode ser provocada por estresse, bolos volumosos de alimentos ou líquidos quentes ou frios. Alguns pacientes podem sentir uma dor torácica anterior que pode ser confundida com angina *pectoris*, mas que geralmente não é causada por esforço. Normalmente a dor não está relacionada à alimentação.

B. Exames diagnósticos

A avaliação de uma suspeita de distúrbios da motilidade esofágica deve levar em conta esofagografia com contraste de bário, endoscopia digestiva alta e, em alguns casos, manometria esofágica. A esofagografia com contraste de bário tem utilidade para a exclusão de obstrução mecânica e avaliação da motilidade esofágica. A presença de contrações simultâneas (espasmo), peristaltismo desordenado ou falhado ou de retardo no esvaziamento apoia um diagnóstico de dismotilidade esofágica. O paciente também deve ser submetido a endoscopia digestiva alta para a exclusão de obstrução mecânica (como causa da disfagia) e para a busca por evidências de esofagite de refluxo erosiva (uma causa comum de dor torácica) ou de esofagite eosinofílica (confirmada por biópsia esofágica). A manometria não é exame de rotina em pacientes com sintomas leves a moderados, porque os achados raramente influenciarão o tratamento clínico posterior; entretanto, esse procedimento pode ter utilidade em pacientes com disfagia persistente e incapacitante, para a exclusão de acalasia e também para a pesquisa de outros distúrbios da motilidade esofágica. Esses distúrbios são a obstrução do fluxo de saída da junção esofagogástrica, distúrbios esofágicos espásticos (espasmo esofágico distal e esôfago hipercontrátil ["britadeira"]) e hipomotilidade esofágica (peristaltismo ineficaz inexistente).

Tratamento

Para pacientes com sintomas leves de disfagia, o tratamento deve ser direcionado para a atenuação e tranquilização do paciente. Os pacientes devem ser instruídos a mastigar cuida-dosamente, comer mais devagar e dar mordidas menores nos alimentos, com líquidos. Tendo em vista que o refluxo gastroe-sofágico não identificado pode resultar em disfagia, o paciente deverá passar por um teste com um IBP (esomeprazol 40 mg, pantoprazol 40 mg) VO 1x/dia durante 4-8 semanas. Opioides podem exacerbar a dismotilidade esofágica; portanto, devem ser descontinuados, se possível. Não contamos com medicamento que tenha demonstrado melhorar os sintomas em pacientes com hipomotilidade esofágica. Pacientes com disfagia grave ou com dor torácica atribuída a distúrbios espásticos devem ser tratados empiricamente. Estudos não controlados relatam benefícios com (1) relaxantes da musculatura lisa (isosorbida [10-20 mg 4x/dia] ou nitroglicerina [0,4 mg por via sublingual, conforme a necessidade]); (2) bloqueadores dos canais de cálcio (nifedipino [10 mg] ou diltiazem [60-90 mg] 30-45 minutos antes das refeições); (3) inibidores da fosfodiesterase tipo 5 (p. ex., sildenafil); (4) injeção de toxina botulínica no esôfago inferior; (5) dilatação esofágica; ou (6) Mepo.

De Bortoli N et al. Hypercontractile esophagus from pathophysio-logy to management: proceedings from the Pisa symposium. Am J Gastroenterol. 2021;116:263. [PMID: 33273259]

DeLay K et al. Clinical updates in esophageal motility disorders beyond achalasia. Clin Gastroenterol Hepatol. 2021;19:1789. [PMID: 34405804]

Patel DA et al. Esophageal motility disorders: current approach to diagnostics and therapeutics. Gastroenterology. 2022;162: 1617. [PMID: 35227779]

Yadlapati R et al. Esophageal motility disorders on high-resolution manometry: Chicago Classification version 4.0. Neurogastroen-terol Motil. 2021;33:e14058. [PMID: 33373111]

DOENÇAS DO ESTÔMAGO E DUODENO

(Ver Cap. 41 para Cânceres gástricos.)

Gastrite e gastropatia

Devemos usar o termo "gastropatia" para denotar distúrbios nos quais ocorra dano epitelial ou endotelial sem inflamação, e o termo "gastrite" deve ser usado para denotar condições nas quais há evidência histológica de inflamação. Na prática clínica, o termo "gastrite" é de aplicação comum a três categorias: (1) "gastrite" erosiva e hemorrágica (gastropatia); (2) gastrite não erosiva, não específica (histológica); e (3) tipos específicos de gastrite, caracterizados por atributos histológicos e endoscó-picos diferenciados e diagnósticos de distúrbios específicos.

1. "Gastrite" erosiva e hemorrágica (gastropatia)

FUNDAMENTOS DO DIAGNÓSTICO

- Mais comumente observada em pacientes com transtorno do uso de bebidas alcoólicas, pacien-tes gravemente enfermos ou pacientes medica-dos com Aine.

- Frequentemente assintomática; pode causar dor epigástrica, náusea e vômito.
- Pode causar hematêmese; sangramento geral-mente insignificante.

Considerações gerais

As causas mais comuns de gastropatia erosiva são medica-mentos (especialmente Aine), consumo de bebidas alcoólicas, estresse causado por doença clínica ou cirúrgica grave e hi-pertensão portal ("gastropatia portal"). Os principais fatores de risco para gastrite de estresse são ventilação mecânica, coagulopatia, trauma, queimaduras, choque, sepse, lesão do SNC, insuficiência hepática, doença renal e insuficiência multiorgânica. O uso de nutrição enteral diminui o risco de sangramento relacionado ao estresse. Algumas causas pouco comuns de gastropatia erosiva são: isquemia, ingestão de pro-dutos cáusticos e radiação. Em geral, as gastropatia erosivas e hemorrágicas são diagnosticadas por endoscopia que, em muitos casos, é realizada por causa de dispepsia ou de hemor-ragia digestiva alta. Com a endoscopia, podem ser observados os seguintes achados: hemorragias subepiteliais, petéquias e erosões. Essas lesões são superficiais, têm dimensões variáveis e podem ser focais ou difusas. Geralmente os exames histológicos não revelam inflamação significativa.

Achados clínicos
A. Sintomas e sinais

Em geral, a gastropatia erosiva é assintomática. Os sintomas, quando ocorrem, são anorexia, dor epigástrica, náusea e vômito. Há pouca correlação entre os sintomas e o número ou gravidade das anormalidades endoscópicas. A manifestação clínica mais comum da gastrite erosiva é a hemorragia digestiva alta, que se apresenta em forma de hematêmese, êmese em borra de café ou como um aspirado sanguinolento em um paciente tratado com sucção nasogástrica, ou ainda como melena. Tendo em vista que a gastrite erosiva é superficial, é rara a ocorrência de sangramento hemodinamicamente significativo.

B. Achados laboratoriais

Os achados laboratoriais são inespecíficos. Em casos de sangramento significativo, o hematócrito estará baixo; pode ser observada deficiência de ferro.

C. Exames especiais

A endoscopia digestiva alta é o método diagnóstico mais sensível. Embora o sangramento da gastrite seja geralmente insignificante, sua ocorrência não pode ser clinicamente diferenciada de lesões mais graves, p. ex., úlceras pépticas ou varizes esofágicas. Portanto, geralmente se faz uma endoscopia dentro de 24 horas em pacientes com hemorragia digestiva alta com o objetivo de identificar a origem.

Diagnóstico diferencial

A dor epigástrica pode ser causada por úlcera péptica, refluxo gastroesofágico, câncer gástrico, doença da via biliar, intoxicação alimentar, gastroenterite viral e dispepsia funcional. Em pacientes com dor intensa, o médico deverá considerar a possibilidade de úlcera perfurada ou penetrante, doença pancreática, ruptura esofágica, ruptura de aneurisma aórtico, volvo gástrico, isquemia gastrointestinal e isquemia miocárdica. As hemorragias digestivas altas têm como causa úlceras pépticas, varizes esofágicas, ruptura de Mallory-Weiss e angioectasias.

Causas específicas e tratamento

A. Gastrite por estresse

1. **Profilaxia** – Erosões da mucosa ligada ao estresse e hemorragias subepiteliais poderão ocorrer em até 72 horas em pacientes gravemente enfermos. Ocorre um sangramento clinicamente evidente em 6% dos pacientes internados em UTI, mas os sangramentos clinicamente importantes acometem < 1,5%. O sangramento está associado a taxa de mortalidade mais alta, mas raramente o sangramento é a causa da morte. Dois dos fatores de risco mais importantes para sangramento são a presença de uma coagulopatia (plaquetas 50.000/mcL [50×10^9/L] ou INR > 1,5) e insuficiência respiratória que implique ventilação mecânica por mais de 48 horas. Nos pacientes em que esses dois fatores de risco estão ausentes, o risco de um sangramento significativo é de apenas 0,1%. Outros fatores de risco são lesão cerebral traumática, queimaduras graves, sepse, choque, doença hepática e histórico prévio de úlcera péptica e sangramento gastrointestinal. A alimentação enteral precoce pode diminuir o risco de sangramento significativo.

Como rotina, pacientes gravemente enfermos e com fatores de risco para sangramento significativo por ocasião da internação devem receber profilaxia. A supressão profilática do ácido gástrico com agentes antagonistas do receptor H_2 (IV) ou com um IBP (VO ou IV) demonstrou reduzir a incidência de sangramento clinicamente evidente e significativo. Uma metanálise de RCT sugere que os IBP são mais eficazes *versus* antagonistas do receptor H_2 para a redução de sangramentos clinicamente significativos, mas há a possibilidade de maior risco de pneumonia.

Ainda há incerteza quanto ao regime profilático ideal e econômico; assim, as práticas clínicas variam. Para pacientes com tubos nasoentéricos, pode ser preferível a administração de omeprazol de liberação imediata (40 mg em 1 e 6 horas no 1º dia; depois 40 mg 1x/dia a partir do 2º dia), graças ao menor custo e à facilidade de administração. Em pacientes dependentes de administração intravenosa, o uso de infusões IV contínuas de antagonistas do receptor H_2 proporciona um controle adequado do pH intragástrico para a maioria dos pacientes, nas seguintes doses ao longo de 24 horas: cimetidina (900-1.200 mg) ou famotidina (20 mg). Não há certeza quanto à dose ideal para os IBP IV; mas alguns estudos clínicos sugeriram que doses de pantoprazol variando de 40-80 mg administradas a cada 8-24 horas parecem ser igualmente eficazes.

2. **Tratamento** – Tão logo tenha ocorrido o sangramento, os pacientes devem ser medicados com infusões contínuas de um IBP (esomeprazol ou pantoprazol, bólus IV de 80 mg, seguido por infusão contínua de 8 mg/hora), além de uma suspensão de sucralfato, 1 g VO a cada 4-6 horas. A endoscopia deverá ser realizada em pacientes com sangramento clinicamente significativo, com o objetivo de procurar por causas tratáveis, sobretudo úlceras pépticas ligadas ao estresse com sangramento ativo ou com vasos visíveis. Quando o sangramento tem como origem uma gastrite difusa, não haverá qualquer ganho com o uso das técnicas de hemostasia endoscópica.

B. Gastrite por Aine

Dos pacientes medicados com Aine em estudos clínicos, 25-50% sofrem gastrite e 10-20% têm úlceras detectadas pela endoscopia; contudo, surgirão sintomas de dispepsia significativa em cerca de 5%. Aine mais seletivos para a enzima ciclo-oxigenase (COX)-2 ("coxibes"), como celecoxibe, etodolac e meloxicam, diminuem em aproximadamente 75% a incidência de úlceras endoscopicamente visíveis e em até 50% as complicações significativas das úlceras *versus* Aine não seletivos (nsAine). Aine seletivos para COX-2 estão associados a maior risco de ocorrência de complicações cardiovasculares; portanto, esses agentes devem ser usados com cautela em pacientes com fatores de risco cardiovascular (ver Úlcera péptica – Úlceras induzidas por Aine).

A dispepsia aumenta em 1,5-2 vezes com o uso de nsAine e coxibes. No entanto, os sintomas dispépticos demonstram baixa correlação com anormalidades da mucosa (erosões ou úlceras) ou com a ocorrência de eventos clínicos adversos (sangramento ou úlcera perfurada). Pacientes com sinais ou sintomas de alarme, como dor intensa, perda de peso, vômito, sangramento gastrointestinal ou anemia, devem ser submetidos a endoscopia digestiva alta diagnóstica. Para outros pacientes, os sintomas poderão melhorar com a descontinuação do agente, redução para a menor dose eficaz, ou pela administração junto com as refeições. Os IBP demonstraram eficácia em estudos controlados para o tratamento de dispepsia relacionada ao uso de Aine e superioridade *versus* antagonistas do receptor H_2 para a cura de úlceras ligadas a Aine, mesmo no contexto de uso contínuo dessa medicação. Assim, recomenda-se um teste empírico de 2-4 semanas com um IBP VO (omeprazol, rabeprazol ou esomeprazol, 20-40 mg/dia; lansoprazol ou dexlansoprazol, 30 mg/dia; pantoprazol, 40 mg/dia) para pacientes com dispepsia ligada a Aine, especialmente nos com necessidade de tratamento contínuo com Aine. Se os sintomas não melhorarem, então o paciente deverá ser submetido a uma endoscopia diagnóstica alta.

C. Gastrite alcoólica

O consumo excessivo de bebidas alcoólicas pode levar à dispepsia, náusea, êmese e a uma hematêmese menos importante – uma condição rotulada por alguns como "gastrite alcoólica". Mas ainda não ficou provado que a exclusiva ação do álcool sozinho cause efetivamente uma gastrite erosiva significativa. Em geral, esses pacientes podem ser tratados empiricamente com antagonistas do receptor H_2, IBP ou sucralfato durante 2-4 semanas.

D. Gastropatia hipertensiva portal

Em geral, a hipertensão portal resulta em congestão de capilares e vênulas da mucosa e da submucosa gástrica; esse achado tem correlação com a gravidade da hipertensão portal e com a doença hepática subjacente. Geralmente assintomática, a gastropatia hipertensiva portal pode causar um sangramento gastrointestinal crônico em 10% dos pacientes e, menos comumente, um sangramento clinicamente significativo acompanhado por hematêmese. O tratamento com propranolol ou nadolol reduz a incidência de sangramento agudo recorrente, por baixar as pressões portais. Pacientes que não foram bem-sucedidos com o tratamento com propranolol podem ser tratados com sucesso por meio de procedimentos descompressivos portais (ver seção acima sobre tratamento de varizes esofágicas).

Wang Y et al. Efficacy and safety of gastrointestinal bleeding prophylaxis in critically ill patients: a systematic review and network meta-analysis. BMJ. 2020;368:l6744. [PMID: 31907166]

Young PJ et al. Effect of stress ulcer prophylaxis with proton pump inhibitors vs histamine-2 receptor blockers on in-hospital mortality among ICU patients receiving invasive mechanical ventilation. JAMA. 2020;323:616. [PMID: 31950977]

2. Gastrite não erosiva inespecífica e metaplasia intestinal

A gastrite não erosiva se caracteriza por inflamação histológica. Os principais tipos de gastrite não erosiva são os decorrentes da infecção por *H. pylori*, os associados à anemia perniciosa e à gastrite eosinofílica, e possivelmente a outros fatores genéticos e ambientais (ver Tipos específicos de gastrite). O diagnóstico de gastrite não erosiva se fundamenta na avaliação histológica de biópsias da mucosa. Em muitos casos, os achados endoscópicos são normais, não servindo como preditores confiáveis da presença de inflamação histológica. Embora na maioria dos pacientes seja clinicamente silenciosa, a inflamação e a destruição glandular contínuas podem resultar em atrofia maculosa ou difusa da mucosa cárdica, fúndica ou antral normal, com desenvolvimento subsequente de metaplasia e atrofia intestinal gástrica, diagnosticada histologicamente pela presença de células caliciformes e de células de Paneth. Acredita-se que a metaplasia intestinal gástrica seja precursor importante para o surgimento do câncer gástrico. A prevalência de metaplasia gástrica varia dramaticamente em todo o mundo, com 3-5% nos EUA e em países do norte da Europa até mais de 20% no leste da Ásia e na América do Sul. Nos EUA, a prevalência é maior entre pessoas latinas, negras e indígenas americanas. O risco estimado de ocorrência de câncer gástrico diante de metaplasia intestinal é de 1,6% em 10 anos. As diretrizes profissionais não endossam a realização de rastreamento populacional para metaplasia intestinal e câncer gástrico precoce em regiões com baixa incidência desse tipo de câncer, mas o procedimento é praticado em regiões com alta incidência.

Em pacientes submetidos à endoscopia para outras indicações com obtenção de biópsias gástricas, é possível a identificação incidental de metaplasia intestinal gástrica e de gastrite atrófica. Recomenda-se a realização do teste para *H. pylori*; se o teste for positivo, deverá ser seguido pela erradicação da bactéria – o que está associado a uma diminuição de 46% no risco de ocorrência de câncer gástrico. As diretrizes profissionais também não recomendam o acompanhamento de rotina para presença de câncer em pacientes com displasia gástrica, mas esse procedimento pode ser considerado de 3 em 3 anos em indivíduos em alto risco, como aqueles com gastrite atrófica avançada ou com histórico familiar de câncer gástrico.

Altayar O et al. AGA technical review on gastric intestinal metaplasia – epidemiology and risk factors. Gastroenterology. 2020;158:732. [PMID: 31816301]

Gawron AJ et al. AGA technical review on gastric intestinal metaplasia – natural history and clinical outcomes. Gastroenterology. 2020;158:705. [PMID: 31816300]

Shah SC et al. AGA Clinical Practice Update on the diagnosis and management of atrophic gastritis: expert review. Gastroenterology. 2021;161:1325. [PMID: 34454714]

A. Gastrite por Helicobacter pylori

H. pylori é um bacilo Gram-negativo em forma de espiral que se abriga sob a camada mucosa gástrica adjacente às células epiteliais gástricas. Embora não seja invasivo, causa inflamação da mucosa gástrica por meio de PMN e linfócitos.

Em países desenvolvidos, a prevalência de *H. pylori* vem diminuindo rapidamente. Nos EUA, a prevalência aumenta de < 10% em não imigrantes com menos de 30 anos para mais de 50% em pessoas com mais de 60 anos. A prevalência é maior em não brancos e em imigrantes de países em desenvolvimento, estando inversamente correlacionada com a situação socioeconômica. A transmissão é interpessoal, principalmente durante a primeira e segunda infâncias; no entanto, desconhecemos o modo de transmissão.

A infecção aguda por *H. pylori* pode causar uma doença clínica transitória caracterizada por náusea e dor abdominal e que pode se prolongar por vários dias; a infecção está associada a uma gastrite histológica aguda com presença de PMN. Depois da resolução desses sintomas, a maioria dos casos evoluirá para uma infecção crônica, com inflamação crônica e difusa da mucosa (gastrite) que se caracteriza pela presença de PMN e linfócitos. Em sua maioria, as pessoas são assintomáticas e não sofrem sequelas. Muitos pacientes exibem uma inflamação predominante no antro gástrico, mas que poupa o corpo gástrico (local de secreção do ácido). Pessoas com esse fenótipo tendem a ter aumento na produção de gastrina; aumento da produção de ácido; e maior risco de ocorrência de úlceras pépticas, especialmente úlceras duodenais. Com o tempo, a inflamação pode se tornar mais difusa, envolvendo o corpo gástrico. Em alguns pacientes, esse quadro poderá causar a destruição de glândulas secretoras de ácido, seguida pela atrofia da mucosa resultante, diminuição da secreção ácida, metaplasia intestinal e atrofia. Esse fenótipo está associado a maior risco de ocorrência de úlceras gástricas e de câncer gástrico. A gastrite crônica por *H. pylori* conduz à formação de úlceras duodenais ou gástricas em até 10% dos casos, ao câncer gástrico em 0,1-3% e ao linfoma gástrico de células B de baixo grau (linfoma do tecido linfoide associado à mucosa; MALToma) em menos de 0,01%. Estima-se que o *H. pylori* seja responsável por 80-89% dos cânceres gástricos não cárdicos.

A erradicação do *H. pylori* pode ser alcançada com antibióticos em mais de 85% dos pacientes; com isso, ocorrerá a resolução da gastrite crônica, além da interrupção da progressão para metaplasia gástrica e gastrite atrófica (ver Tab. 17.10). O teste para *H. pylori* fica indicado para pacientes com úlcera péptica ativa ou com histórico documentado, metaplasia gástrica (ver acima), MALToma gástrico ou histórico pessoal ou familiar de carcinoma gástrico. O teste e o tratamento empírico demonstraram bom custo-benefício em pacientes jovens (< 60 anos de idade) com dispepsia não complicada antes de uma avaliação clínica mais aprofundada. O teste e o tratamento

---

TABELA 17.10   Opções de tratamento para úlcera péptica

Úlcera ativa associada a *Helicobacter pylori*

1. Tratar com regime anti-*H. pylori* durante 14 dias. Melhores opções de tratamento empírico:

Terapia quádrupla padrão com bismuto
- IBP VO 2x/dia[1,2]
- Subsalicilato de bismuto 262 mg, 2 comprimidos VO 4x/dia
- Tetraciclina 500 mg VO 4x/dia
- Metronidazol 500 mg 3x/dia

OU
- IBP VO 2x/dia[1]
- Subcitrato de bismuto potássico 140 mg/metronidazol 125 mg/tetraciclina 125 mg (Pylera) 3 cápsulas VO 4x/dia[3]

Terapia tripla à base de rifabutina (Talicia)[4]
- Omeprazol 40 mg VO de 8-8 horas
- Rifabutina 50 mg VO de 8-8 horas
- Amoxicilina 1.000 mg VO de 8-8 horas

Terapia tripla com vonoprazana (Voquenza Triple Pak[5])
- Vonoprazan 20 mg VO, 2x/dia
- Amoxicilina 1 g VO, 2x/dia
- Claritromicina 500 mg VO, 2x/dia

Terapia dupla com Vonoprazan (Voquenza Dual Pak[5])
- Vonoprazan 20 mg VO, 2x/dia
- Amoxicilina 1 g VO, 3x/dia

Terapia tripla padrão (não é mais recomendada, exceto em locais onde a resistência à claritromicina seja < 15%)
- IBP VO 2x/dia
- Claritromicina 500 mg VO 2x/dia
- Amoxicilina 1 g VO 2x/dia (ou, se houver alergia à penicilina, metronidazol 500 mg VO 2x/dia)

2. Após a conclusão do curso terapêutico para erradicação do *H. pylori*, continuar o tratamento com IBP[1] 1x/dia por 4-6 semanas se a úlcera for grande (> 1 cm) ou complicada.

3. Confirmar a erradicação bem-sucedida de *H. pylori* com teste para antígeno fecal ou ensaio de PCR, ou por endoscopia com biópsia pelo menos 4 semanas após a conclusão da antibioticoterapia e 2 semanas após a conclusão do tratamento com IBP.

Úlcera ativa não atribuível a *H. pylori*

Considerar outras causas: Aine, síndrome de Zollinger-Ellison, malignidade gástrica. Opções de tratamento:
- IBP[1]:
    Úlcera duodenal não complicada: tratar durante 4 semanas
        Úlcera gástrica não complicada: tratar durante 8 semanas
- Antagonistas do receptor H₂:
    Úlcera duodenal não complicada: cimetidina 800 mg, nizatidina 300 mg, famotidina 40 mg VO 1x/dia na hora de dormir por 6 semanas
    Úlcera gástrica não complicada: cimetidina 400 mg, nizatidina 150 mg, famotidina 20 mg VO 2x/dia por 8 semanas
    Úlceras complicadas: IBP[1] são os medicamentos preferidos

Prevenção de recidiva de úlcera

1. Úlcera induzida por Aine: terapia profilática para pacientes de alto risco (doença ulcerosa prévia ou complicações de úlcera, uso de corticosteroides ou anticoagulantes, idade > 60 anos, comorbidades graves). Opções de tratamento:
- IBP 1x/dia
- Celecoxib (contraindicado em pacientes em maior risco de DCV)
- Misoprostol 200 mcg VO 4x/dia

2. Terapia de "manutenção" de longo prazo indicada em pacientes com úlceras recorrentes e que sejam *H. pylori*-negativos ou que falharam nas tentativas de terapia de erradicação: IBP oral 1x/dia[1]

[1] IBP orais: omeprazol 40 mg, rabeprazol 20 mg, lansoprazol 30 mg, dexlansoprazol 30-60 mg, pantoprazol 40 mg, esomeprazol 40 mg. Os IBP são administrados 30 minutos antes das refeições.

[2] Regime preferido em regiões com alta resistência à claritromicina ou em pacientes previamente tratados com um macrolídeo ou que são alérgicos à penicilina. Eficaz contra microrganismos resistentes ao metronidazol.

[3] Pylera é uma formulação aprovada pela FDA contendo subcitrato de bismuto 140 mg/tetraciclina 125 mg/metronidazol 125 mg por cápsula. Embalado para um curso de 10 dias; no entanto, é recomendado o tratamento com duração de 14 dias.

[4] Talicia é uma formulação combinada aprovada pela FDA; cada cápsula contém omeprazol 10 mg/rifabutina 12,5 mg/amoxicilina 250 mg.

[5] Voquenza Triple Pak é um produto coembalado aprovado pela FDA; contém vonoprazana 20 mg, amoxicilina 500 mg e claritromicina 500 mg. Voquenza Dual Pak contém apenas vonoprazana 20 mg e amoxicilina 500 mg.

para *H. pylori* também são geralmente recomendados para pacientes com dispepsia funcional (ver Dispepsia, um pouco acima). Além disso, para diminuir o risco de sangramento ligado à úlcera, recomenda-se um teste para (e, se positivo, o tratamento da) infecção por *H. pylori* para pacientes medicados durante longos períodos com baixas doses de ácido acetilsalicílico ou Aine. Alguns grupos recomendam o rastreamento populacional de todas as pessoas assintomáticas em regiões de alta prevalência de *H. pylori* e de câncer gástrico (p. ex., Japão, Coreia e China) como uma forma de prevenção da progressão para gastrite atrófica e de diminuição da incidência de câncer gástrico. Em um RCT conduzido em adultos infectados por *H. pylori* na China que foram acompanhados durante 26,5 anos, os participantes com erradicação bem-sucedida de *H. pylori* foram beneficiados com uma redução de 54% na incidência de câncer gástrico *versus* participantes do grupo placebo. Até o momento, não há recomendação para rastreamento populacional de indivíduos assintomáticos nos países ocidentais, que apresentam baixa incidência de câncer gástrico; mas um estudo retrospectivo publicado em 2023 com pacientes filiados ao plano de saúde Northern of California Kaiser Permanente com infecção por *H. pylori* relatou que os pacientes tratados para infecção por *H. pylori* alcançaram uma acentuada redução na ocorrência de câncer gástrico em 8 anos (HR 0,37) *versus* grupo sem tratamento. No aguardo de novas diretrizes para rastreamento e tratamento de *H. pylori* na população geral de países ocidentais, o rastreamento é recomendado para imigrantes de regiões de alta prevalência.

1. **Exames não invasivos para *H. pylori*** – Os exames não invasivos recomendados para detecção de *H. pylori* são o imunoensaio para antígeno fecal ou o ensaio molecular (PCR), ambos com excelente sensibilidade e especificidade (> 95%). Exames recentemente disponibilizados no comércio combinam testes de PCR bacteriano com técnicas de sequenciamento de última geração para mutações genéticas bacterianas associadas à resistência a antibióticos. Agentes IBP ou antibióticos recentes diminuem significativamente a sensibilidade dos ensaios de antígeno fecal. Antes da realização do teste, os IBP devem ser descontinuados por 14 dias e os antibióticos por pelo menos 28 dias. Por causa da sensibilidade e da especificidade menores para infecções ativas, atualmente as diretrizes clínicas não estão mais endossando o uso de testes sorológicos para infecção por *H. pylori*.

2. **Exame endoscópico para *H. pylori*** – Quando a endoscopia alta é realizada em pacientes com sintomas sugestivos de doença do TGI alto (dispepsia, disfagia, vômito, perda de peso, sangramento gastrointestinal), o examinador poderá obter amostras por biópsia gástrica para histologia e detecção de *H. pylori*, alcançando sensibilidade e especificidade superior a 95%. Estão à venda no comércio testes moleculares com base em amostras obtidas por biópsia para verificação de sensibilidade a antibióticos.

Hung KW et al. AGA Institute quality measure development for the management of gastric intestinal metaplasia with Helicobacter pylori. Gastroenterology. 2022;163:3. [PMID: 35337856]

Li D et al. Effect of Helicobacter pylori eradication therapy on the incidence of noncardia gastric adenocarcinoma in a large diverse population in the United States. Gastroenterology. 2023;165:391. [PMID: 37142201]

Moss SF et al. Comparable results of Helicobacter pylori antibiotic resistance testing of stools vs gastric biopsies using next-generation sequencing. Gastroenterology. 2022;162:2095. [PMID: 35196541]

Yan L et al. Effect of Helicobacter pylori eradication on gastric cancer prevention: updated report from a randomized controlled trial with 26.5 years of follow-up. Gastroenterology. 2022;13:154. [PMID: 35364066]

B. Gastrite autoimune (anemia perniciosa)

A gastrite por anemia perniciosa é uma doença autoimune rara que envolve as glândulas fúndicas, com acloridria resultante (o que, por sua vez, resulta em diminuição da absorção de ferro) e diminuição da secreção do fator intrínseco (resultando em má-absorção de vitamina B_{12} seguida por anemia macrocítica). Entre os pacientes com deficiência de vitamina B12, apenas um pequeno número sofre anemia perniciosa. Em pacientes com esse tipo de anemia, a histologia fúndica se caracteriza por atrofia glandular grave e por metaplasia intestinal causada pela destruição autoimune da mucosa fúndica gástrica. Anticorpos antifator intrínseco e anticorpos anti-células parietais podem ser detectados em 70% dos pacientes. Esses pacientes podem se apresentar com outros distúrbios autoimunes associados, como tireoidite autoimune e diabetes *mellitus* tipo 1. Com a progressão da gastrite atrófica, o risco de adenocarcinoma gástrico aumentará três vezes, com prevalência de 1-3%. Pacientes com anemia perniciosa devem passar por endoscopia com biópsia no momento do diagnóstico, devendo ser considerados procedimentos de acompanhamento subsequentes a cada 3 anos naqueles pacientes portadores de gastrite atrófica avançada. A acloridria provoca uma hipergastrinemia pronunciada (> 1.000 pg/mL) que poderá induzir hiperplasia de células gástricas enterocromafins-símiles e a formação de pequenos tumores carcinoides multicêntricos em 5% dos pacientes. A disseminação metastática não é comum em pacientes com lesões com menos de 2 cm. A anemia perniciosa está discutida com detalhes no Capítulo 15.

Shah SC et al. AGA Clinical Practice Update on the diagnosis and management of atrophic gastritis: expert review. Gastroenterology. 2021;161:1325. [PMID: 34454714]

3. Tipos específicos de gastrite
Infecções

A infecção bacteriana aguda da submucosa gástrica e da mucosa muscular por diversos microrganismos aeróbicos ou anaeróbicos resulta em um distúrbio raro, rapidamente progressivo e com risco de vida, conhecido como gastrite flegmonosa ou necrosante, que exige antibioticoterapia de amplo espectro e, em muitos casos, ressecção gástrica de emergência. A infecção viral por CMV pode ser observada em pacientes com Aids e em pacientes pós-transplantados de medula óssea ou órgão sólido. A endoscopia revela pregas gástricas espessadas e ulcerações. Podem ocorrer infecções fúngicas com mucormicose e *Candida* em pacientes imunocomprometidos e diabéticos. Larvas de *Anisakis marina* ingeridas em peixe cru ou *sushi* podem ficar incrustadas na mucosa gástrica, causando dor abdominal intensa. A dor persiste por vários dias, até que as larvas morram. A remoção endoscópica das larvas proporciona rápido alívio sintomático.

Úlcera péptica

FUNDAMENTOS DO DIAGNÓSTICO

- Histórico de dispepsia presente em 80-90% dos pacientes com uma relação variável com as refeições.
- Sintomas de úlcera caracterizados por ritmicidade e periodicidade.
- Complicações de úlcera estão presentes sem sintomas prévios em 10-20% dos pacientes.
- Na maioria dos casos, as úlceras induzidas por Aine são assintomáticas.
- Uma endoscopia alta com biópsia gástrica para *H. pylori* é o procedimento diagnóstico de escolha na maioria dos pacientes.
- Biópsia de úlcera gástrica ou documentação de cura completa necessária para excluir malignidade gástrica.

Considerações gerais

Úlcera péptica é uma ruptura na mucosa gástrica ou duodenal que surge quando os fatores defensivos normais da mucosa ficam comprometidos ou estão são sobrecarregados por fatores luminais agressivos, como ácido e pepsina. Nos EUA, ocorrem cerca de 500 mil novos casos/ano de úlceras pépticas e 4 milhões de recorrências de úlceras. As úlceras se localizam no duodeno, onde mais de 95% se situam no bulbo ou no canal pilórico; ou no estômago, onde as úlceras benignas se localizam mais comumente no antro (60%) ou na junção do antro com o corpo na curvatura menor (25%).

A incidência de úlceras duodenais vem diminuindo drasticamente nos últimos 30 anos (graças à erradicação do *H. pylori*), mas essa diminuição não vem ocorrendo com as úlceras gástricas (em decorrência do uso generalizado de Aine e ácido acetilsalicílico em baixas doses).

Etiologia

Existem duas causas principais para a ocorrência de úlceras pépticas: Aine e infecção crônica por *H. pylori*. O médico deve buscar por evidências de infecção por *H. pylori* ou de ingestão de Aine em todos os pacientes diagnosticados com úlcera péptica. Bebidas alcoólicas, fatores alimentares e estresse não parecem causar úlcera. Menos de 5-10% das úlceras são causadas por outras condições, p. ex., estados de hipersecreção ácida (p. ex.,

síndrome de Zollinger-Ellison ou mastocitose sistêmica), CMV (sobretudo em receptores de transplante), doença de Crohn, linfoma, medicamentos (p. ex., alendronato) ou enfermidade clínica crônica (cirrose ou DRC). Essas úlceras também podem ser idiopáticas.

A. Úlceras associadas a H. pylori

A infecção por *H. pylori* em associação com gastrite parece ser um cofator necessário para a maioria das úlceras duodenais e gástricas não associadas ao uso de Aine. A doença ulcerosa ocorrerá em cerca de 10% dos pacientes infectados. A prevalência de infecção por *H. pylori* em pacientes com úlcera duodenal é de 70-90%. A associação da infecção por *H. pylori* com úlceras gástricas é menor, mas esse bacilo é detectado na maioria dos pacientes com possível implicação de Aine.

A história natural da úlcera péptica associada a *H. pylori* está bem definida. Na ausência de antibioticoterapia específica objetivando erradicar o microrganismo, dentro de um ano 85% dos pacientes terão recorrência endoscopicamente visível. Metade desses pacientes exibirá sintomas. Em seguida a uma erradicação bem-sucedida do *H. pylori* com antibióticos, ocorre uma queda drástica nos percentuais de recorrência das úlceras, para 5-20% em um ano. A maioria dessas recorrências de úlcera se deve ao uso de Aine ou, raramente, à reinfecção por *H. pylori*.

B. Úlceras induzidas por Aine

Há uma prevalência de 10-20% de úlceras gástricas e uma prevalência de 2-5% de úlceras duodenais em usuários de Aine durante longos períodos. Aproximadamente 2-5%/ano dos usuários de Aine em longo prazo terão uma úlcera que causará dispepsia clinicamente significativa ou alguma complicação séria. A incidência de complicações gastrointestinais graves (hospitalização, sangramento, perfuração) é de 0,2-1,9%/ano. Metanálises de estudos clínicos detectaram maior risco de hemorragia digestiva alta em pacientes tomando ácido acetilsalicílico em baixa dosagem (1/1.000), coxibes (2/1.000) e nsAine (4-6/1.000). O risco de complicações de Aine é maior nos primeiros 3 meses de terapia e em pacientes com mais de 60 anos; com histórico prévio de doença ulcerosa; ou que tomam Aine em combinação com ácido acetilsalicílico, corticosteroides ou anticoagulantes.

Os nsAine tradicionais e o ácido acetilsalicílico inibem as prostaglandinas por meio da inibição das enzimas COX-1 e COX-2. O ácido acetilsalicílico causa inibição irreversível da COX-1 e COX-2. Os coxibes (ou Aine seletivos) inibem preferencialmente a COX-2 – a principal enzima envolvida na produção de prostaglandinas em locais de inflamação – enquanto proporcionam uma relativa preservação da COX-1, a principal enzima envolvida com a citoproteção da mucosa no estômago e duodeno. Celecoxib é o único coxibe atualmente disponível nos EUA, embora outros Aine mais antigos (etodolac, meloxicam) possam ter seletividade semelhante para COX-2/COX-1.

Em comparação com os nsAine, os coxibes diminuem em aproximadamente 75% a incidência de úlceras endoscopicamente visíveis e em até 50% o risco de eventos clínicos significativos (obstrução, perfuração, sangramento). No entanto, a incidência de complicações cardiovasculares (IAM, AVE e morte) dobrou em pacientes medicados com coxibes altamente seletivos (rofecoxibe, valdecoxibe) *versus* placebo, o que resultou em sua retirada do mercado. Uma revisão por um painel da FDA sugeriu que todos os Aine (exceto ácido acetilsalicílico e, possivelmente, naproxeno) podem estar associados a maior risco de complicações cardiovasculares, mas concluiu que celecoxib, que tem menos seletividade para COX-2 em comparação com rofecoxibe e valdecoxibe, não representa risco maior do que outros Aine não esteroides quando usado nas doses recomendadas (200 mg/dia). Em um grande estudo randomizado que comparou ibuprofeno, naproxeno e celecoxib em pacientes com artrite e com risco cardiovascular aumentado, nenhuma diferença foi observada em termos de segurança cardiovascular entre os três medicamentos ao longo de 3 anos. No entanto, o uso de celecoxib foi associado a uma redução de 30% em eventos gastrointestinais graves.

O uso de ácido acetilsalicílico em baixas doses (81-325 mg/dia) acarreta um risco duas vezes maior de complicações por sangramento gastrointestinal (1,2%/ano). Mas pacientes com histórico prévio de úlceras pépticas ou de sangramento gastrointestinal estão sob um risco significativamente maior de complicações com o uso de ácido acetilsalicílico em baixas doses. Devemos ter em mente que o ácido acetilsalicílico em baixas doses em combinação com um Aine ou com coxibes aumenta o risco de complicações por úlcera em até dez vezes, em comparação com a monoterapia com Aine ou ácido acetilsalicílico em baixas doses. A terapia antiplaquetária dupla com ácido acetilsalicílico e uma tienopiridina (p. ex., clopidogrel) incorre em um risco 2-3 vezes maior de sangramento, em comparação com a monoterapia com ácido acetilsalicílico.

A infecção por *H. pylori* aumenta o risco de doença ulcerosa e complicações em mais de três vezes em pacientes que tomam Aine ou ácido acetilsalicílico em baixas doses. Há a hipótese de que o início do Aine pode potencializar ou agravar a doença ulcerosa em indivíduos infectados suscetíveis.

Achados clínicos

A. Sintomas e sinais

A dor epigástrica (dispepsia) – a marca registrada da úlcera péptica – está presente em 80-90% dos pacientes. No entanto, essa queixa não tem sensibilidade ou especificidade suficiente para servir como um critério diagnóstico confiável para as úlceras pépticas. Menos de 25% dos pacientes com dispepsia apresentam úlcera na endoscopia. Vinte por cento dos pacientes com complicações da úlcera, como sangramento, não apresentam sintomas antecedentes ("úlceras silenciosas"). Quase 60% dos pacientes com complicações da úlcera ligadas ao uso de Aine não apresentam sintomas prévios.

Caracteristicamente, a dor está bem localizada no epigástrio e não é muito intensa. Os pacientes descrevem essa dor como sendo corrosiva, persistente, "dor surda" ou "parecida com fome". Aproximadamente 50% dos pacientes relatam alívio da dor com a alimentação ou uso de antiácidos. No entanto,

muitos pacientes negam qualquer relação com as refeições, ou relatam um recrudescimento da dor. Podem ocorrer náuseas e anorexia. Dois terços das úlceras duodenais e um terço das úlceras gástricas causam uma dor noturna que chega a despertar o paciente. Uma mudança do típico desconforto rítmico do paciente para uma dor constante ou irradiada pode refletir a penetração ou perfuração da úlcera. Não é comum a ocorrência de vômito e perda de peso significativos em pacientes com doença ulcerosa não complicada; tais ocorrências são sugestivas de obstrução da saída gástrica ou de malignidade gástrica. Muitos pacientes vivenciam períodos sintomáticos que se prolongam por até várias semanas, com intervalos de meses e até anos sem que sintam dor (periodicidade).

Pacientes com doença ulcerosa péptica não complicada geralmente têm exame físico normal. Com uma palpação profunda, o médico poderá perceber uma leve sensibilidade epigástrica localizada. Em um terço dos pacientes, Psof ou TIF terá resultado positivo.

B. Achados laboratoriais

Em pacientes com doença ulcerosa péptica não complicada, os exames laboratoriais estão normais, mas o médico solicita os testes para que possa excluir complicações da úlcera ou entidades patológicas confusas. Em casos de perda aguda de sangue por uma úlcera sangrante (ou, menos comumente, de perda crônica de sangue), poderá ocorrer anemia. A presença de leucocitose sugere penetração ou perfuração da úlcera. Amilase sérica elevada em paciente com dor epigástrica muito intensa sugere penetração de úlcera no pâncreas. Em alguns pacientes, pode ser solicitado um nível sérico de gastrina em jejum para rastreamento de gastrinoma (síndrome de Zollinger-Ellison).

C. Endoscopia

Endoscopia alta é o procedimento de escolha para o diagnóstico de úlceras duodenais e gástricas. Praticamente nunca as úlceras duodenais serão malignas e dispensam biópsia. Mas 3-5% das úlceras gástricas com aparência benigna são malignas. Assim, quase sempre são obtidas biópsias da margem da úlcera. Desde que a úlcera gástrica tenha aspecto benigno para o endoscopista e desde que amostras de biópsia adequadas não revelem evidências de câncer, displasia ou atipia, o paciente poderá ser monitorado sem a necessidade de outra endoscopia. Se essas condições não forem atendidas, deverá ser realizada endoscopia de acompanhamento 12 semanas após o início do tratamento, para documentação da cura completa; deve-se suspeitar de malignidade diante de úlceras que não cicatrizam.

D. Exames de imagem

Estudos de TC abdominal devem ser obtidos em pacientes sob suspeita de complicações da úlcera péptica (perfuração, penetração ou obstrução). A série gastrointestinal superior com bário não é mais recomendada.

E. Testes para H. pylori

Em pacientes nos quais uma úlcera foi diagnosticada por endoscopia, devem ser obtidas biópsias da mucosa gástrica para avaliação histológica. Pode-se fazer uma avaliação não invasiva para *H. pylori* com um ensaio de antígeno fecal ou de PCR em pacientes com histórico de úlcera péptica, com o objetivo de diagnosticar infecção ativa; ou em pacientes em seguida ao tratamento, para confirmar o sucesso na erradicação; esses ensaios têm sensibilidade e especificidade de 95% para infecção. O uso de IBP pode causar ensaios de antígeno fecal falso-negativo; assim, esses agentes devem ser descontinuados por pelo menos 14 dias antes do teste. Devido a sua menor sensibilidade (85%) e especificidade (79%), testes sorológicos não devem ser realizados, a menos que não haja possibilidade de solicitar um ensaio de antígeno fecal.

Diagnóstico diferencial

A úlcera péptica deve ser diferenciada de outras causas de incômodo epigástrico (dispepsia). Mais de 50% dos pacientes com dispepsia não têm uma explicação orgânica óbvia para seus sintomas, sendo, portanto, classificados como portadores de dispepsia funcional (ver acima sobre Dispepsia e Dispepsia funcional). Um refluxo gastroesofágico atípico pode se manifestar por sintomas epigástricos. Doenças da via biliar se caracterizam por episódios discretos e intermitentes de dor, que não devem ser confundidos com outras causas de dispepsia. A ocorrência de uma dor epigástrica muito intensa é atípica para úlcera péptica, exceto diante de uma complicação por perfuração ou penetração. Outras causas possíveis são pancreatite aguda, colecistite ou coledocolitíase aguda, ruptura esofágica, volvo gástrico, isquemia gástrica ou intestinal e ruptura de aneurisma aórtico.

Agentes farmacológicos

Os agentes utilizados para tratamento das úlceras pépticas são agentes antissecretores de ácido que facilitam a cura de úlceras pépticas e agentes promotores da cura pela erradicação do *H. pylori*.

A. Agentes antissecretores de ácido

1. **IBP** – Os IBP se ligam covalentemente à enzima secretora de ácido H^+-K^+-ATPase, ou "bomba de prótons", promovendo sua permanente inativação.

   Atualmente, contamos com IBP orais disponíveis: omeprazol, rabeprazol, esomeprazol, lansoprazol, dexlansoprazol e pantoprazol. Apesar de pequenas diferenças em sua farmacologia, esses agentes são igualmente eficazes no tratamento da doença ulcerosa péptica. O tratamento com IBP orais resultará na cura de mais de 90% das úlceras duodenais após 4 semanas e em 90% das úlceras gástricas após 8 semanas. Esses IBP devem ser administrados 1x/dia (30 minutos antes do café da manhã) nas seguintes doses recomendadas: omeprazol, 20-40 mg; esomeprazol, 40 mg; rabeprazol, 20 mg; lansoprazol, 30 mg; dexlansoprazol, 30-60 mg; e pantoprazol, 40 mg. Em comparação com os antagonistas do receptor H_2, os IBP proporcionam alívio mais rápido da dor e cura mais rápida da úlcera. Os IBP são notavelmente seguros em cursos terapêuticos breves.

(Para possíveis riscos com o uso prolongado, ver Doença do refluxo gastroesofágico.)

2. **Antagonistas do receptor H_2** – Embora os antagonistas do receptor H_2 tenham eficácia no tratamento da úlcera péptica, os IBP são os agentes de escolha, graças à sua facilidade de uso e eficácia superior. Estão comercializados três antagonistas do receptor H_2: cimetidina, famotidina e nizatidina. Para pacientes com úlceras pépticas não complicadas, os antagonistas do receptor H_2 podem ser administrados 1x/dia na hora de dormir, nas seguintes doses: nizatidina 300 mg, famotidina 40 mg e cimetidina 800 mg. Com o uso desses agentes, são obtidos percentuais de cura para a úlcera duodenal e para a úlcera gástrica de 85-90% em 6 semanas e 8 semanas, respectivamente.

Terapia de erradicação de *H. pylori*

A erradicação de *H. pylori* tem se mostrado tarefa difícil. Os médicos devem recorrer a regimes combinados consistindo em dois ou três antibióticos com um IBP ou bismuto para que sejam alcançados percentuais adequados de erradicação e para a redução do número de insucessos em decorrência da resistência aos antibióticos. Nos EUA, aproximadamente 30% das cepas são resistentes ao metronidazol ou à levofloxacina, e 50% são resistentes à claritromicina. A resistência à tetraciclina e à amoxicilina permanece baixa.

Idealmente, o regime terapêutico ideal seria determinado por testes de sensibilidade a antibióticos. Até muito recentemente, essa informação dependia de biópsias endoscópicas com cultura e testes de sensibilidade, uma estratégia onerosa, invasiva e trabalhosa para a maioria dos laboratórios clínicos. Por isso, até o momento os regimes antibióticos têm sido empiricamente selecionados. À medida que a resistência aos antibióticos ia aumentando, caía a eficácia dos regimes clínicos de rotina. Atualmente, os laboratórios comerciais oferecem testes moleculares (PCR) com base em amostras de fezes ou coletadas por biópsia, com sequenciamento de última geração para genes associados à resistência aos antibióticos. Hoje em dia, recomenda-se o ensaio de PCR com sequenciamento de última geração para pacientes com infecção persistente por *H. pylori* em seguida ao tratamento empírico inicial, com a finalidade de determinar o regime ideal para a continuação do tratamento.

A Tabela 17.10 apresenta uma listagem dos regimes terapêuticos recomendados. Nos EUA, até recentemente, era recomendado como tratamento de primeira linha um curso de 14 dias da chamada terapia tripla com um IBP, claritromicina e amoxicilina ou metronidazol (no caso de alergia à penicilina). Mas as diretrizes atualizadas recomendam que a terapia tripla não seja mais usada (por causa do aumento da resistência à claritromicina), exceto em regiões sabidamente com resistência de baixo nível à claritromicina (< 15%), ou nos casos de confirmação da sensibilidade por testes moleculares. Na maioria dos cenários, recomenda-se o tratamento empírico durante 14 dias com um regime de terapia quádrupla à base de bismuto, ou com um regime de terapia tripla à base de rifabutina. Essas duas estratégias alcançam uma taxa de erradicação superior a 85%. O regime de terapia quádrupla à base de bismuto consiste na administração de bismuto, tetraciclina, um IBP e metronidazol ou tinidazol (Tab. 17.10). Esse regime é eficaz até mesmo para cepas resistentes ao metronidazol. O regime à base de rifabutina contém omeprazol, rifabutina e amoxicilina (Talicia). Os pacientes devem tomar quatro cápsulas VO de 8-8 horas. Cepas resistentes à rifabutina são raras.

Em 2022, a FDA aprovou dois novos regimes combinados para tratamento de *H. pylori* (Voquenza Dual Pak e Triple Pak). Esses regimes consistem em vonoprazana 20 mg, amoxicilina 1.000 mg e claritromicina 500 mg, todos tomados 2x/dia durante 14 dias; ou vonoprazana 20 mg 2x/dia e amoxicilina 1.000 mg 3x/dia durante 14 dias. Vonoprazan é um novo agente com ação competitiva pelo o sítio K^+ da bomba H^+/K^+ ATPase, provocando uma inibição do ácido rápida (início em 2-3 horas), potente (pH médio = 6) e reversível durante 24 horas. Em um RCT de fase 3 na Europa e nos EUA, a erradicação do *H. pylori* depois de 14 dias de tratamento foi comparada em grupos tratados com terapia tripla com vonoprazana, terapia dupla com vonoprazana e terapia tripla padrão com um IBP (lansoprazol), amoxicilina e claritromicina (LAC). Os percentuais de erradicação para pacientes com infecções por *H. pylori* não resistentes foram: terapia tripla com vonoprazana, 84,7%; terapia dupla com vonoprazana, 78,5%; e terapia tripla com lansoprazol, 78,8%. Os percentuais de erradicação para cepas resistentes à claritromicina foram: terapia tripla com vonoprazana, 65,8%; terapia dupla com vonoprazana, 69,6%; e terapia tripla com lansoprazol, 37,7%.

Há necessidade de diretrizes terapêuticas atualizadas que esclareçam o papel dos regimes terapêuticos para erradicação do *H. pylori* baseados em vonoprazana. Quando disponíveis, os regimes terapêuticos ideais devem ser determinados em consideração aos padrões de resistência a antibióticos (especialmente claritromicina) com base em ensaios de PCR individuais ou nos padrões de vigilância comunitária. No aguardo por novas orientações, nos locais em que a resistência à claritromicina é sabidamente alta (ou com demonstração por PCR), a opção preferida é a terapia quádrupla baseada em bismuto. Mas a terapia dupla com vonoprazana/amoxicilina pode ser uma alternativa aceitável, com a diminuição do número de comprimidos e dos efeitos colaterais.

Tratamento clínico

Os pacientes devem ser incentivados a consumir refeições balanceadas a intervalos regulares. Não há justificativa para dietas pastosas ou restritivas. Os pacientes não são prejudicados pelo consumo moderado de bebidas alcoólicas. O tabagismo retarda a velocidade da cicatrização da úlcera e aumenta a frequência de recorrências; portanto, deve ser cessado.

A. Tratamento de úlceras associadas a H. pylori

1. **Tratamento de úlcera ativa** – Os objetivos do tratamento de úlceras ativas associadas a *H. pylori* consistem em aliviar os sintomas dispépticos, promover a cicatrização da úlcera e erradicar a infecção por *H. pylori*. Úlceras não complicadas associadas a *H. pylori* devem ser tratadas durante 10-14 dias com um dos regimes de erradicação de *H. pylori* baseados em IBP ou vonoprazana listados na Tabela 17.10. A essa altura, nenhuma terapia antissecretora adicional será necessária, desde que a úlcera seja pequena (< 1 cm) e desde que os sintomas dispépticos tenham sido resolvidos. Para pacientes com úlceras grandes ou complicadas, o tratamento com um IBP 1x/dia deverá ter continuidade por mais 2-4 semanas (úlcera duodenal) ou 4-6 semanas (úlcera gástrica) em seguida à conclusão do regime com antibióticos, como garantia para uma cura completa da úlcera (conforme está listado na Tab. 17.10). É importante que a erradicação do *H. pylori* seja confirmada para todos os pacientes depois de transcorridas mais de 4 semanas após a conclusão da antibioticoterapia e mais de 2 semanas após a descontinuação do IBP, por meio de testes não invasivos (teste respiratório de ureia, ensaio de antígeno fecal) ou por endoscopia com realização de biópsias para histologia.

2. **Tratamento para prevenção de recorrências** – O sucesso na erradicação do *H. pylori* diminui as recorrências da úlcera para < 20% depois de 1-2 anos. A causa mais comum de recorrência pós-antibioticoterapia é o insucesso em alcançar uma erradicação bem-sucedida. Depois de obtida a cura, os percentuais de reinfecção ficam abaixo de 0,5%/ano. Para todos os pacientes com úlceras recorrentes, o médico deverá excluir a possibilidade do uso de Aine (não intencional ou sub-reptício) e os estados hipersecretores (p. ex., gastrinoma).

B. Tratamento de úlceras induzidas por Aine

1. **Tratamento de úlceras ativas** – Em pacientes com úlceras induzidas por Aine, sempre que possível o agente agressor deve ser descontinuado. Úlceras gástricas e duodenais respondem rapidamente ao tratamento com um IBP (ou com antagonistas do receptor H_2) (Tab. 17.10) tão logo os Aine tenham sido eliminados. Todos os pacientes com úlceras associadas ao uso de Aine devem ser submetidos a testes para infecção por *H. pylori*. A antibioticoterapia de erradicação deverá ser instituída se os testes para *H. pylori* forem positivos.

2. **Prevenção de úlceras induzidas por Aine** – Os médicos devem pesar cuidadosamente os benefícios do tratamento com Aine contra os riscos de complicações cardiovasculares e gastrointestinais. Anualmente, ocorrem complicações da úlcera em até 2% de todos os pacientes tratados com Aine, mas as complicações ocorrem em até 10-20% por ano em pacientes com vários fatores de risco. Alguns desses fatores são: idade superior a 60 anos, histórico de doença ulcerosa ou de complicações, uso simultâneo de terapia antiplaquetária (ácido acetilsalicílico em baixa dosagem e/ou clopidogrel), tratamento simultâneo concomitante com anticoagulantes ou corticosteroides; e enfermidade clínica subjacente grave. Depois de levar em consideração o risco de ocorrência de complicações cardiovasculares e gastrointestinais para o paciente com o uso de Aine, o

médico poderá decidir que tipo de Aine (nsAine *versus* coxibe) será mais apropriado e quais estratégias devem ser implementadas para a atenuação do risco de tais complicações. Para que os riscos cardiovasculares e gastrointestinais sejam minimizados, todos os Aine devem ser usados na menor dose eficaz e pelo menor tempo necessário.

A. **Exames para infecção por *H. pylori* e tratamento** – Todos os pacientes com histórico conhecido de úlcera péptica e sob tratamento com Aine ou agentes antiplaquetários (ácido acetilsalicílico, clopidogrel) devem ser testados para infecção por *H. pylori* e, no caso de um resultado positivo, tratados. Embora a erradicação do *H. pylori* possa diminuir o risco de complicações relacionadas ao uso de Aine, ainda assim haverá necessidade do tratamento combinado com um IBP em pacientes de alto risco.

B. **IBP** – O tratamento com um IBP oral administrado 1x/dia (rabeprazol 20 mg, omeprazol 20-40 mg, lansoprazol 30 mg, dexlansoprazol 30-60 mg, pantoprazol 40 mg ou esomeprazol 40 mg) demonstrou eficácia para a prevenção de úlceras gástricas e duodenais induzidas por Aine; esse tratamento foi aprovado pela FDA para essa indicação. Mas os IBP não conferem proteção total em pacientes de alto risco na prevenção de complicações relacionadas ao uso de Aine. Em ensaios prospectivos e controlados em pacientes com histórico prévio de complicações de úlcera relacionadas ao uso de Aine, a incidência de sangramento recorrente foi de quase 5% depois de 6 meses em pacientes medicados com Aine não esteroides e um IBP. Em estudos prospectivos e controlados de pacientes com histórico prévio de complicações da úlcera relacionadas à medicação com ácido acetilsalicílico em baixa dose, a incidência de sangramento recorrente de úlcera em pacientes em monoterapia com ácido acetilsalicílico em baixa dose foi de aproximadamente 15% ao ano *versus* 0-2% ao ano em pacientes medicados com ácido acetilsalicílico em baixa dose e um IBP. Portanto, os IBP são medicamentos altamente eficazes para a prevenção de complicações relacionadas ao ácido acetilsalicílico tomado em baixa dose, mesmo em pacientes de alto risco. O uso de ácido acetilsalicílico com revestimento entérico pode diminuir os danos tópicos diretos ao estômago, mas não diminui suas outras complicações.

C. **Recomendações para a diminuição do risco de complicações da úlcera pelo uso de Aine e coxibes** – Para pacientes com baixo risco de DCV e sem fatores de risco para complicações gastrointestinais, o tratamento poderá consistir na monoterapia com um Aine não esteroide. Para pacientes com um ou dois fatores de risco gastrointestinais, deve-se administrar apenas um coxibe, ou um nsAine deve ser administrado com um IBP 1x/dia para diminuição do risco de complicações gastrointestinais. Em pacientes com vários fatores de risco, devemos evitar o uso de Aine, quando possível; mas se houver necessidade, recomenda-se um trata-

mento combinado com celecoxibe, ou um nsAine parcialmente seletivo para COX-2 (etodolac, meloxicam) com um IBP 1x/dia. Para pacientes em maior risco de complicações cardiovasculares, sempre que possível deve-se evitar o uso de Aine.

D. **Recomendações para a redução do risco de complicações da úlcera com o uso de agentes antiplaquetários** – O risco de complicações gastrointestinais significativas em pessoas que tomam ácido acetilsalicílico em baixa dose (81-325 mg/dia) e/ou clopidogrel para profilaxia cardiovascular é de 0,5%/ano. Ácido acetilsalicílico na dose de 81 mg/dia é recomendado para a maioria dos pacientes, por representar menor risco de complicações gastrointestinais, mas com proteção cardiovascular equivalente em comparação com doses mais altas desse agente. As complicações aumentam com as combinações de ácido acetilsalicílico e clopidogrel, ou de ácido acetilsalicílico e anticoagulantes. Pacientes com dispepsia ou doença ulcerosa prévia devem ser testados para infecção por *H. pylori* e, em caso de um resultado positivo, devem ser tratados. Pacientes com menos de 60-70 anos que não apresentem outros pacientes fatores de risco para complicações gastrointestinais podem ser tratados com ácido acetilsalicílico em baixa dose ou com terapia antiplaquetária dupla sem uso de um IBP. Praticamente todos os demais pacientes que devam ser tratados com ácido acetilsalicílico em baixa dose ou em co-tratamento com ácido acetilsalicílico e um anticoagulante devem ser também medicados com um IBP 1x/dia.

Atualmente, não há certeza sobre o tratamento ideal para pacientes que necessitam de terapia antiplaquetária dupla com clopidogrel e ácido acetilsalicílico. Clopidogrel é um profármaco que é ativado pela enzima CYP2C19 do citocromo P450. Todos os IBP inibem em graus variados a enzima CYP2C19; omeprazol e esomeprazol apresentam o maior nível de inibição. A FDA emitiu um aviso indicando que os pacientes devem evitar o uso de clopidogrel com omeprazol e esomeprazol. Painéis de consenso de especialistas concluíram que se pode recomendar o tratamento 1x/dia com outro IBP oral (pantoprazol 40 mg; rabeprazol 20 mg; lansoprazol ou dexlansoprazol 30 mg) para pacientes em maior risco de hemorragia digestiva alta (histórico prévio de úlcera péptica ou de sangramento gastrointestinal; uso concomitante de Aine). Para pacientes em menor risco de sangramento gastrointestinal, o médico deverá pesar os riscos e benefícios com o uso dos IBP. Uma alternativa aceitável aos IBP é o tratamento com um antagonista oral do receptor H_2 (famotidina 20 mg, nizatidina 150 mg) 2x/dia; mas os IBP demonstram maior eficácia na prevenção das hemorragias digestivas altas. Cimetidina é um inibidor da enzima CYP2C19 e não deve ser prescrita. Uma estratégia alternativa consiste no uso de ticagrelor, um agente antiplaquetário aprovado para uso juntamente com ácido acetilsalicílico em baixa dose no tratamento da síndrome coronariana aguda (SCA). Assim como o clopidogrel, o ticagrelor bloqueia o receptor ADP p2y12 plaquetário; contudo, ticagrelor não necessita de ativação hepática, não interage com a enzima CYP2C19 e sua eficácia não fica diminuída pelos IBP.

C. Úlceras refratárias

Atualmente, são incomuns as úlceras realmente refratárias ao tratamento clínico. Menos de 5% das úlceras não cicatrizam após 8 semanas de tratamento 1x/dia com um IBP, e quase todas as úlceras benignas cicatrizam com o tratamento 2x/dia. Portanto, a não adesão é a causa mais comum da não cicatrização de úlceras. O uso de Aine e ácido acetilsalicílico, às vezes sub-reptício, é comumente implicado em úlceras refratárias e deve ser interrompido. Úlceras gástricas lineares solitárias ou múltiplas podem ocorrer em grandes hérnias de hiato, onde o estômago desliza de um lado para outro através do hiato diafragmático ("lesões de Cameron"); isso pode ser uma causa de anemia por deficiência de ferro. Outras causas de úlceras que não cicatrizam são hipersecreção ácida causada por gastrinoma (síndrome de Zollinger-Ellison), malignidade não identificada (adenocarcinoma ou linfoma), medicamentos que causam ulceração no TGI (p. ex., ferro ou bifosfonatos), doença de Crohn e infecções incomuns (*H. heilmannii*, CMV, mucormicose). O médico deverá obter níveis séricos de gastrina em jejum para que possa excluir gastrinoma com hipersecreção ácida (síndrome de Zollinger-Ellison). Biópsias repetidas de úlcera são obrigatórias depois de transcorridos 2-3 meses de tratamento para todas as úlceras não cicatrizadas, na busca de malignidade ou infecção. Pacientes com úlceras persistentes que não cicatrizam deverão ser encaminhados para tratamento cirúrgico, após a exclusão do uso de Aine e de infecção persistente por *H. pylori*.

Argueta EA et al. How we approach difficult to eradicate Helicobacter pylori. Gastroenterology. 2022;162:32. [PMID: 34743914]

Ho JJC et al. Helicobacter pylori antibiotic resistance in the United States between 2011 and 2021: a systematic review and meta-analysis. Am J Gastroenterol. 2022;117:1221. [PMID: 35509128]

Howden CW et al. Recent developments pertaining to H pylori infection. Am J Gastroenterol. 2021;116:1. [PMID: 33378314]

Hulten KG et al. National and regional US antibiotic resistance to Helicobacter pylori: lessons from a clinical trial. Gastroenterology. 2021;161:342. [PMID: 33798524]

Kurlander JE et al. Trials of dual antiplatelet therapy after percutaneous coronary intervention lack strategies to ensure appropriate gastroprotection. Am J Gastroenterol. 2021;116:821. [PMID: 33982954]

Yunusa E et al. Cost-effectiveness of vonoprazan-based and rifabutin-based vs other regimens as first-line treatment of Helicobacter pylori infection in the United States. Am J Gastroenterol. 2023;118:635. [PMID: 36693030]

Complicações da doença da úlcera péptica
1. Hemorragia gastrointestinal

> ### FUNDAMENTOS DO DIAGNÓSTICO
> - Êmese, hematêmese, melena ou hematoquezia em "borra de café".
> - A endoscopia alta de emergência é diagnóstica e terapêutica.

Considerações gerais

Aproximadamente 50% de todos os episódios de sangramento gastrointestinal superior são causados por úlcera péptica. Ocorre sangramento clinicamente significativo em 10% dos pacientes com úlcera. Cerca de 80% dos pacientes param de sangrar espontaneamente e geralmente se recuperam sem intercorrências; os 20% restantes apresentam sangramento mais grave. O percentual geral de mortalidade para sangramento de úlcera é de 7%, mas esse percentual aumenta em pacientes idosos, em pacientes com problemas clínicos de comorbidade e em pacientes com sangramento associado à hospitalização. A mortalidade também aumenta para pacientes que se apresentam com hipotensão ou choque persistentes, sangue vermelho-vivo no vômito ou no líquido de lavagem nasogástrica, ou com coagulopatia grave.

Achados clínicos
A. Sintomas e sinais

Até 20% dos pacientes não apresentam sintomas antecedentes de dor; isso vale particularmente para pacientes medicados com Aine. Os sinais de apresentação comuns são melena e hematêmese. A presença de hemorragia digestiva alta abundante ou de trânsito gastrointestinal rápido poderá resultar em hematoquezia, em lugar de melena; esses achados podem ser mal interpretados como significando origem fonte de sangramento no trato inferior.

B. Achados laboratoriais

Poderá ocorrer queda no hematócrito, como resultado de sangramento ou da expansão do volume intravascular com líquidos intravenosos. Pode ser observado aumento na ureia, como resultado da absorção de nitrogênio do intestino delgado pelo sangue e de azotemia pré-renal.

Tratamento
A. Tratamento clínico

1. **Agentes antissecretores** – Pacientes com úlceras cujo aspecto endoscópico sugere alto risco de ressangramento após terapia endoscópica deverão ser medicados com um IBP intravenoso durante 3 dias. O uso de IBP intravenosos têm sido associado à diminuição do ressangramento, das

transfusões, da necessidade de terapia endoscópica adicional e das cirurgias no subconjunto de pacientes com úlceras de alto risco, ou seja, úlcera com sangramento ativo, visibilidade de vasos, ou coágulo aderente. Após um bem-sucedido tratamento endoscópico inicial para a hemorragia da úlcera, a administração intravenosa de esomeprazol, pantoprazol ou omeprazol (injeção em bólus de 80 mg, seguida por infusão contínua de 8 mg/hora durante 72 horas) reduzirá o percentual de ressangramento de algo em torno dos 20% para menos de 10%; no entanto, o omeprazol intravenoso não está disponível nos EUA. Os antagonistas do receptor H_2 para uso intravenoso não demonstraram benefícios no tratamento de sangramentos agudos de úlceras.

2. **Prevenção do ressangramento a longo prazo** – Se nenhum tratamento específico for administrado, ocorrerá sangramento recorrente pela úlcera dentro de 3 anos em um terço dos pacientes. Em pacientes com úlceras sangrantes positivos para *H. pylori*, a erradicação bem-sucedida desse microrganismo previne efetivamente o sangramento recorrente da úlcera em quase todos os casos. Portanto, é recomendável que todos os pacientes com úlceras sangrantes sejam testados para infecção por *H. pylori* e, se positivos, sejam tratados. (Ver Tratamento de úlceras associadas a *H. pylori*.) Quatro semanas após a conclusão da antibioticoterapia, o paciente deverá ser submetido a um teste de respiração de ureia ou será obtido exame de antígeno fecal para *H. pylori*; ou será realizada endoscopia com biópsia e histologia para confirmação do sucesso da erradicação.

B. Endoscopia

A endoscopia é o procedimento diagnóstico de escolha em quase todos os casos de sangramento gastrointestinal superior, por causa de sua alta precisão diagnóstica, capacidade de prever a probabilidade de sangramento recorrente e disponibilidade para intervenção terapêutica em lesões de alto risco. Na maioria dos casos, a endoscopia deverá ser realizada dentro de 24 horas. Em casos de sangramento ativo grave, a endoscopia deverá ser realizada em seguida a uma ressuscitação adequada, com os pacientes hemodinamicamente estáveis.

Com base em critérios clínicos e endoscópicos, é possível prever quais pacientes apresentam maior risco de ressangramento; com isso, é possível fazer um uso mais racional dos recursos hospitalares. Em úlceras não sangrantes com menos de 2 cm de diâmetro e com uma base limpa, a probabilidade de ressangramento fica abaixo dos 5%. Em sua maioria, os pacientes jovens (com menos de 60 anos), saudáveis e com úlceras de base limpa podem receber alta do pronto-socorro ou do hospital com segurança em seguida à endoscopia. Úlceras que apresentam mancha plana de coloração vermelha ou negra plana têm menos de 10% de probabilidade de ressangramento significativo. Pacientes hemodinamicamente estáveis e com esses achados devem ser internados em uma enfermaria hospitalar durante 24-72 horas, podendo começar a alimentação oral imediata e a medicação antiúlcera (ou anti-*H. pylori*).

Por outro lado, o risco de ocorrência de ressangramento ou de sangramento contínuo em úlceras com um vaso visível, mas sem sangramento, é de 50%, e nos casos com sangramento ativo, 80-90%. A terapia endoscópica com termocoagulação (sondas bipolares ou térmicas) ou a aplicação de clipes endoscópicos (semelhantes a um grampo) é o padrão terapêutico para tais lesões, porque tais procedimentos diminuem o risco de ressangramento, o número de transfusões e a necessidade de cirurgia subsequente. Há controvérsias sobre o tratamento ideal de úlceras contendo um coágulo denso que permanece aderido apesar de uma lavagem vigorosa; pode-se considerar a remoção do coágulo, seguida pela terapia endoscópica de um vaso subjacente, em pacientes selecionados e considerados em alto risco. Nos casos de úlceras com sangramento ativo, usa-se comumente uma combinação de injeção de adrenalina seguida por termocoagulação ou pela aplicação de clipes. Essas técnicas conseguem sucesso na hemostasia de lesões com sangramento ativo em 90% dos pacientes. Após a terapia endoscópica seguida da administração de um IBP intravenoso, um ressangramento significativo ocorrerá em menos de 10% dos casos, dentre os quais mais de 70% poderão ser controlados com sucesso com a repetição da terapia endoscópica. Em seguida à terapia endoscópica, os pacientes devem permanecer hospitalizados durante um mínimo de 72 horas, quando o risco de ressangramento cai para menos de 3%.

Atualmente, na maioria dos cenários clínicos a aplicação endoscópica de um pó hemostático tópico tem seu papel limitado a terapia adjuvante para proporcionar hemostasia temporária em pacientes com sangramento abundante que esteja interferindo com uma aplicação eficaz da termocoagulação ou na colocação de endoclipes, bem como para o tratamento de sangramentos difusos da mucosa em pacientes com malignidades. Em um RCT publicado em 2022 envolvendo pacientes com sangramento gastrointestinal superior ativo com várias origens, ocorreu sangramento recorrente de úlceras pépticas com exsudação ativa em 11,7% após hemostasia com pó hemostático *versus* 16,7% dos participantes que receberam tratamento convencional. Embora haja necessidade de mais estudos, a diretriz do ACG de 2021 recomendou um uso condicional do pó hemostático tópico para úlceras com sangramento ativo.

C. Sangramento recorrente

Menos de 5% dos pacientes apresentam sangramento persistente ou recorrente não passível de controle com o uso de técnicas endoscópicas. A disponibilidade de clipes com maior alcance (i.e., *over-the-scope*) mais modernos e maiores diminuiu ainda mais o risco de sangramento persistente dependente de outras intervenções mais agressivas. Para pacientes nos quais a terapia endoscópica não foi bem-sucedida, deve-se considerar a embolização radiológica percutânea ou cirurgia. A mortalidade cirúrgica geral para casos de emergência de sangramento de úlcera é inferior a 6%. O prognóstico se tornará mais sombrio para pacientes com mais de 60 anos, pacientes com doenças clínicas subjacentes graves ou DRC, e para aqueles que necessitem de mais de 10 unidades de transfusão de sangue.

2. Úlcera perfurada

Ocorrem perfurações em menos de 5% dos pacientes com úlcera, geralmente de úlceras localizadas na parede anterior do estômago ou do duodeno. A perfuração resulta em uma peritonite química que provoca dor abdominal generalizada, repentina e grave, fazendo com que a maioria dos pacientes procure por atendimento imediato. Pacientes idosos ou debilitados e aqueles em tratamento prolongado com corticosteroides podem apresentar sintomas iniciais mínimos, apresentando-se mais tardiamente com peritonite bacteriana, sepse e choque. Ao exame físico, os pacientes parecem adoentados, com abdome rígido e não ruidoso e com sensibilidade de rebote. A hipotensão ocorrerá mais tarde, após o surgimento da peritonite bacteriana. Se o paciente estiver precocemente hipotenso com o início da dor, o médico deverá considerar outras emergências abdominais, como uma ruptura de aneurisma aórtico, infarto mesentérico ou pancreatite aguda. Quase sempre há leucocitose. Em certos casos de úlcera perfurada, observa-se amilase sérica levemente elevada (abaixo do dobro do nível normal). Em geral, a TC abdominal estabelece o diagnóstico, sem a necessidade de outros estudos. A ausência de ar livre pode levar a um diagnóstico incorreto de pancreatite, colecistite ou apendicite. Em muitos centros, as perfurações poderão ser ocluídas com o uso da laparoscopia, reduzindo significativamente a morbidade operatória *versus* laparotomia aberta.

3. Obstrução da saída gástrica

A obstrução da saída gástrica ocorre em menos de 2% dos pacientes com doença ulcerosa, sendo decorrência de edema ou de estreitamento cicatricial do piloro ou do bulbo duodenal. Com o advento da terapia antissecretora potente com IBP e a erradicação de *H. pylori*, atualmente as úlceras pépticas causam menor número de obstruções, em comparação com as obstruções causadas por neoplasias gástricas ou pela obstrução duodenal extrínseca por neoplasias intra-abdominais. Os sintomas mais comuns são saciedade precoce, vômito e perda de peso. Os pacientes podem estar desidratados e exibir alcalose metabólica e hipocalemia. Ao exame físico, um ruído de respingos de sucussão pode ser ouvido no epigástrio. Na maioria dos casos, a aspiração nasogástrica resultará na evacuação de grande volume (> 200 mL) de um líquido com odor fétido, o que estabelece o diagnóstico. Os pacientes devem ser inicialmente tratados por via intravenosa com uma solução salina isotônica e KCl, com o objetivo de corrigir distúrbios de líquidos e eletrólitos; serão medicados com um IBP IV e por descompressão nasogástrica do estômago. Transcorridas 24-72 horas, o paciente passará por uma endoscopia digestiva alta para que seja definida a natureza da obstrução, para a exclusão de neoplasia gástrica e para a dilatação por balão da estenose pilórica, nos casos em que a estenose for causada por úlcera péptica.

Jensen DM et al. Randomized controlled trial of over-the-scope clip as initial treatment of nonvariceal upper gastrointestinal bleeding: a multicenter, noninferiority, randomized trial. Clin Gastroenterol Hepatol. 2022;19:2315. [PMID: 32828873]

Lau JYW et al. Comparison of hemostatic powder and standard treatment in the control of active bleeding from upper nonvariceal lesions. Ann Intern Med. 2022;175:171. [PMID: 34871051]

Síndrome de Zollinger-Ellison (gastrinoma)

FUNDAMENTOS DO DIAGNÓSTICO

- Úlcera péptica; pode ser grave e atípica.
- Hipersecreção de ácido gástrico.
- Diarreia comum, aliviada por sucção nasogástrica.
- A maioria dos casos é esporádica; 25% ocorrem em pacientes com neoplasia endócrina múltipla tipo 1 (NEM 1).

Considerações gerais

A síndrome de Zollinger-Ellison é causada por tumores neuroendócrinos intestinais secretores de gastrina (gastrinomas), resultando em hipergastrinemia e hipersecreção ácida. Menos de 1% das úlceras pépticas tem como causa um gastrinoma. Gastrinomas primários podem surgir no pâncreas (25%), parede duodenal (45%) ou linfonodos (5-15%), bem como em outras localidades, p. ex., locais primários desconhecidos (20%). Aproximadamente 80% dos gastrinomas surgem no interior do "triângulo do gastrinoma", um espaço delimitado pela porta hepática, colo do pâncreas e a terceira porção do duodeno. Na maioria dos casos, os gastrinomas são nódulos solitários ou multifocais potencialmente ressecáveis. Aproximadamente 25% dos pacientes exibem pequenos gastrinomas multicêntricos associados à NEM 1, que oferecem maior dificuldade para ressecar. Mais de dois terços dos gastrinomas são malignos; na apresentação inicial, um terço deles já fez metástases para o fígado.

Achados clínicos
A. Sintomas e sinais

Mais de 90% dos pacientes com síndrome de Zollinger-Ellison desenvolvem úlceras pépticas. Na maioria dos casos, os sintomas são indistinguíveis de outras causas de doença ulcerosa péptica e, portanto, a síndrome pode passar despercebida por anos. As úlceras geralmente são solitárias e localizadas no bulbo duodenal, mas podem ser numerosas, ou podem ter uma localização mais distal no duodeno. Não são observadas úlceras gástricas isoladas. Com frequência, os pacientes exibem sintomas de refluxo gastroesofágico. A hipersecreção de ácido gástrico pode causar lesão direta da mucosa intestinal e inativação de enzimas pancreáticas, resultando em diarreia, esteatorreia e perda de peso; a aspiração nasogástrica do ácido estomacal interrompe a diarreia. Em pacientes com úlceras refratárias aos tratamentos de rotina, úlceras gigantes (> 2 cm), úlceras localizadas distalmente ao bulbo duodenal, úlceras duodenais numerosas, recorrências frequentes de úlceras, úlceras associadas a diarreia, úlceras que ocorrem após cirurgia de úlcera e úlceras com complicações, deve-se fazer o rastreio para síndrome de Zollinger-Ellison com níveis de gastrina em jejum. Pacientes com úlcera e com hipercalcemia ou histórico familiar de úlceras (sugerindo NEM 1) também devem ser rastreados. Finalmente, pacientes com úlceras pépticas negativas para *H. pylori* e que não estejam sendo medicados com Aine também devem ser rastreados.

B. Achados laboratoriais

O método mais sensível e específico para identificação da síndrome de Zollinger-Ellison é a demonstração do aumento na concentração sérica de gastrina em jejum (> 150 pg/mL [150 ng/L]). Se possível, os níveis devem ser obtidos em pacientes que não tenham tomado antagonistas do receptor H_2 por 24 horas ou IBP por 6 dias; mas a descontinuação do IBP pode resultar em acentuada hipersecreção gástrica, com consequências graves. Assim, esses pacientes devem ser monitorados de perto. O nível mediano de gastrina é de 500-700 pg/mL (500-700 ng/L), e 60% dos pacientes têm níveis menores que 1.000 pg/mL (1.000 ng/L). Presença de hipocloridria com aumento do pH gástrico é uma causa muito mais comum de hipergastrinemia do que um gastrinoma. Portanto, a determinação do pH gástrico deverá ser realizada em pacientes com hipergastrinemia em jejum. Um pH gástrico maior que 3 implica hipocloridria e exclui gastrinoma. Nos pacientes com um nível sérico de gastrina > 1.000 pg/mL (1.000 ng/L) e com pH gástrico < 2, esses achados determinam um diagnóstico de síndrome de Zollinger-Ellison. Diante de níveis mais baixos de gastrina (150-1.000 pg/mL [150-1.000 ng/L]) e de secreção ácida, poderá ser solicitado um teste de estimulação de secretina, para que o médico diferencie a síndrome de Zollinger-Ellison de outras causas de hipergastrinemia. Em todos os pacientes com síndrome de Zollinger-Ellison, deverão ser obtidos os níveis séricos de hormônio da paratireoide (PTH), prolactina, LH-FSH e hormônio do crescimento (GH), para exclusão de NEM 1.

C. Exames de imagem

Deverão ser solicitados estudos de imagem na tentativa de determinar se há doença metastática e, em caso contrário, para identificar o local do tumor primário. Comumente, o médico solicita inicialmente TC e RM com o objetivo de procurar por grandes metástases hepáticas e por lesões primárias, mas essas técnicas têm baixa sensibilidade para lesões pequenas. As varreduras de corpo inteiro com ^{68}Ga-PET (de preferência em combinação com TC) têm sensibilidade superior a 90% para detecção de tumor primário no pâncreas, duodeno e linfonodos, bem como para detecção de metástases hepáticas e ósseas. Nos centros que contam com essa técnica, a ^{68}Ga-PET/TC suplantou a cintilografia para receptor de somatostatina com PET isolado. Em pacientes com resultado negativo para 68Ga-PET/TC ou para cintilografia para receptor de somatostatina, a ultrassonografia endoscópica poderá ajudar na detecção de pequenos gastrinomas localizados na parede duodenal, pâncreas ou linfonodos peripancreáticos.

Diagnóstico diferencial

Gastrinomas constituem um dos diversos tumores neuroendócrinos intestinais com características histopatológicas semelhantes e que têm origem intestino ou no pâncreas. Esses tumores são: carcinoide, insulinoma, VIPoma, glucagonoma e somatostatinoma. Geralmente esses tumores são diferenciados pelos peptídeos intestinais que secretam; mas alguns tumores neuroendócrinos pouco diferenciados podem não secretar nenhum hormônio. Os pacientes podem apresentar sintomas causados por metástases tumorais (icterícia, hepatomegalia), em lugar de sintomas funcionais. Depois de estabelecido o diagnóstico de um tumor neuroendócrino com base em uma biópsia hepática, o tipo específico de tumor poderá ser determinado subsequentemente. Tanto os tumores carcinoides quanto os gastrinomas podem ser detectados incidentalmente durante uma endoscopia, em seguida à biópsia de um nódulo submucoso, devendo ser diferenciados por estudos subsequentes.

A hipergastrinemia decorrente do gastrinoma deve ser diferenciada de outras causas de hipergastrinemia. A gastrite atrófica acompanhada pela redução da secreção ácida pode ser detectada pela análise da secreção gástrica. Outras condições associadas à hipergastrinemia (p. ex., obstrução da saída gástrica, vagotomia, DRC) estão associadas a um resultado negativo para o teste de estimulação de secretina.

Tratamento
A. Doença metastática

O preditor mais importante para a sobrevida do paciente é a presença de metástases (hepáticas ou ósseas). Em pacientes com várias metástases, o tratamento inicial deve ser direcionado ao controle da hipersecreção. Os IBP orais (omeprazol, esomeprazol, rabeprazol, pantoprazol, lansoprazol, dexlansoprazol) são administrados na dose de 40-120 mg/dia, devendo ser titulados para alcançar uma produção basal de ácido < 10 mEq/hora. Nesse nível, ocorre alívio sintomático completo e a cura da úlcera. Os tratamentos sistêmicos consistem em análogos da somatostatina de ação prolongada (octreotida LAR, lanreotida), inibidores da tirosina quinase e a terapia com radionucleotídeos receptores de peptídeos. Graças ao lento crescimento desses tumores, 30% dos pacientes com metástases hepáticas têm uma sobrevida de 10 anos.

B. Doença localizada

A cura poderá se concretizar somente se o gastrinoma puder ser ressecado antes que tenha ocorrido disseminação metastática hepática. Metástases de linfonodos não afetam adversamente o prognóstico. A laparotomia deve ser considerada para todos os pacientes nos quais os estudos pré-operatórios não conseguiram demonstrar metástases hepáticas ou outras metástases remotas. Na maioria dos casos, uma combinação de estudos pré-operatórios, duodenotomia com cuidadosa inspeção duodenal e palpação e ultrassonografia intraoperatórias permitirá a localização e a ressecção bem-sucedidas. Em pacientes sem metástases hepáticas na apresentação inicial, a sobrevida de 15 anos é superior a 95%. Em geral, não se deve recomendar a cirurgia em pacientes com NEM 1, devido à presença de tumores multifocais e à sobrevida a longo prazo sem cirurgia para a maioria dos pacientes.

Bhattacharya S et al. Validity of secretin stimulation testing on proton pump inhibitor therapy for diagnosis of Zollinger- Ellison syndrome. Am J Gastroenterol. 2022;116:2216. [PMID: 34515664]
Rossi RE et al. Gastrinoma and Zollinger Ellison syndrome: a roadmap for the management between new and old therapies. World J Gastroenterol. 2021;27:5890. [PMID: 34629807]

DOENÇAS DO INTESTINO DELGADO

Má-absorção

O termo "má-absorção" denota distúrbios nos quais há uma interrupção da digestão e da absorção de nutrientes. A Tabela 17.11 resume as manifestações clínicas e laboratoriais da má-absorção.

1. Doença celíaca

FUNDAMENTOS DO DIAGNÓSTICO

- *Sintomas típicos*: perda de peso, diarreia crônica, distensão abdominal, retardo do crescimento.
- *Sintomas atípicos*: dermatite herpetiforme, anemia por deficiência de ferro, osteoporose.
- Resultados anormais de testes sorológicos.
- Biópsia anormal do intestino delgado.
- Melhora clínica com dieta sem glúten.

Considerações gerais

A doença celíaca (também chamada de espru, espru celíaco e enteropatia do glúten) é um distúrbio alimentar permanente causado por uma resposta imunológica ao glúten, uma proteína de armazenamento encontrada em certos cereais, que resulta em danos difusos à mucosa proximal do intestino delgado, com má-absorção de nutrientes. Embora os sintomas possam se manifestar entre os 6-24 meses de idade após a introdução de alimentos pós-desmame, a maioria dos casos se apresenta na infância ou na idade adulta. O rastreio populacional com testes sorológicos sugere que a prevalência global desta doença é de 1,4%. Na América do Norte, a prevalência da doença confirmada por biópsia é de 0,5%. Embora a patogênese da doença celíaca ainda não tenha sido completamente esclarecida, esse distúrbio ocorre em um pequeno subconjunto de indivíduos geneticamente suscetíveis (-DQ2 ou -DQ8), quando o glúten presente na alimentação estimula uma resposta imunológica inadequada.

Achados clínicos

O passo mais importante no diagnóstico da doença celíaca é considerar o diagnóstico. Devido a suas manifestações mul-

tifacetadas, a doença celíaca é subdiagnosticada na população adulta.

A. Sintomas e sinais

Os sintomas e sinais gastrointestinais da doença celíaca dependem do comprimento do segmento de intestino delgado envolvido e da idade do paciente por ocasião da apresentação da doença. Os sintomas "clássicos" de má-absorção, como diarreia, esteatorreia, perda de peso, distensão abdominal, fraqueza, perda muscular ou retardo de crescimento, aparecem mais comumente em bebês (< 2 anos). Crianças mais crescidas e adultos demonstram menor propensão para manifestar sinais de má-absorção grave. Esses pacientes podem relatar diarreia, dispepsia ou flatulência crônica causada pela digestão bacteriana colônica de nutrientes mal absorvidos, mas a intensidade da perda de peso é variável. Muitos adultos têm sintomas gastrointestinais mínimos ou mesmo estão assintomáticos, mas apresentam manifestações extraintestinais atípicas, p. ex., fadiga, depressão, anemia por deficiência de ferro, osteoporose, baixa estatura, puberdade tardia, amenorreia ou diminuição da fertilidade. Aproximadamente 40% dos pacientes com testes sorológicos positivos consistentes com a doença não apresentam seus sintomas; não foi esclarecida a história natural desses pacientes com doença "silenciosa".

O exame físico pode ser normal em casos leves ou pode revelar sinais de má-absorção, como perda de massa muscular ou de gordura subcutânea, palidez causada pela anemia, facilidade de sofrer contusões devido à deficiência de vitamina K, hiperqueratose em decorrência da deficiência de vitamina A, dor óssea causada pela osteomalácia, ou sinais neurológicos (neuropatia periférica, ataxia) por deficiência de vitamina B_{12} ou vitamina E (Tab. 17.11). O exame abdominal pode revelar distensão com presença de sons intestinais hiperativos.

A **dermatite herpetiforme** é considerada uma variante cutânea da doença celíaca. Trata-se de uma erupção cutânea característica que consiste em papulovesículas pruriginosas sobre as superfícies extensoras das extremidades e sobre o tronco, couro cabeludo e pescoço. A dermatite herpetiforme ocorre em menos de 10% dos pacientes com doença celíaca; no entanto, quase todos os pacientes que se apresentam com dermatite herpetiforme demonstram evidências de doença celíaca na biópsia da mucosa intestinal, embora sem evidências clínicas.

B. Achados laboratoriais

1. Exames laboratoriais de rotina – Dependendo da gravidade da doença e da extensão do envolvimento intestinal, podem estar presentes anormalidades laboratoriais inespecíficas, que podem fazer com que o médico suspeite de má-absorção e de doença celíaca (Tab. 17.11). Um envolvimento proximal limitado poderá resultar apenas em anemia microcítica, causada pela deficiência de ferro. Até 3% dos adultos com deficiência de ferro não decorrente da perda de sangue pelo TGI sofrem de doença celíaca não diagnosticada. A presença de anemia megaloblástica pode ser decorrente da deficiência de folato ou de vitamina B12 (em função do envolvimento do íleo terminal ou da gastrite autoimune

TABELA 17.11 Manifestações clínicas e achados laboratoriais na má-absorção de vários nutrientes

Manifestações	Resultados laboratoriais	Nutrientes mal absorvidos
Esteatorreia (fezes volumosas e de coloração clara)	Aumento da gordura fecal; diminuição do colesterol sérico; diminuições séricas de caroteno, vitamina A, vitamina D	Triglicerídeos, ácidos graxos, fosfolipídios, colesterol. Vitaminas lipossolúveis: A, D, E, K
Diarreia (aumento de água fecal)	Aumento do volume e peso das fezes; aumento da gordura fecal; aumento do *gap* osmolar das fezes	Gorduras, carboidratos
Perda de peso; perda de massa muscular	Aumento da gordura fecal; diminuição da absorção de carboidratos (D-xilose)	Gorduras, proteína, carboidratos
Anemia microcítica	Baixo nível de ferro sérico	Ferro
Anemia macrocítica	Diminuição da vitamina B_{12} sérica ou do folato eritrocitário	Vitamina B_{12} ou ácido fólico
Parestesia; tetania; sinais de Trousseau e Chvostek positivos	Diminuição do cálcio ou magnésio sérico	Cálcio, vitamina D, magnésio
Dor óssea; fraturas patológicas; deformidades esqueléticas	Osteopenia na radiografia; osteoporose (adultos); osteomalácia (crianças)	Cálcio, vitamina D
Tendência para sangramento (equimoses, epistaxe)	Tempo de protrombina prolongado ou prolongamento de INR	Vitamina K
Edema	Diminuição da proteína total e da albumina sérica; aumento da perda de alfa-1-antitripsina pelas fezes	Proteína
Intolerância ao leite (cólicas, edema, diarreia)	Teste de tolerância à lactose anormal	Lactose

associada). Baixo nível sérico de cálcio ou fosfatase alcalina elevada podem refletir um comprometimento na absorção de cálcio ou de vitamina D e, em decorrência, o surgimento de osteomalácia ou osteoporose. É recomendável obter um estudo de absorciometria de raios X de dupla energia (Dexa) para todos os pacientes com doença celíaca, como triagem para a osteoporose. Elevações do tempo de protrombina ou níveis diminuídos de vitamina A ou D refletem um comprometimento da absorção de vitaminas lipossolúveis. Albumina sérica baixa pode refletir perda de proteína pelo intestino delgado ou má nutrição. Deficiências de zinco e vitamina B_6 também são possíveis. Pequenas elevações das aminotransferases são observadas em até 40% dos casos.

2. **Exames sorológicos** – O médico deverá solicitar exames sorológicos para todos os pacientes sob suspeita de doença celíaca. A autoeliminação do glúten pelo paciente antes do exame sorológico poderá resultar em resultados falso-negativos. O exame recomendado é o anticorpo IgA antitransglutaminase tecidual (tipo 2) (IgA anti-tTG2), que tem 98% de sensibilidade e de especificidade para o diagnóstico de doença celíaca. Os anticorpos antigliadina não devem ser recomendados devido a sua menor sensibilidade e especificidade. Nos casos de forte suspeita de doença celíaca, o médico deverá solicitar um nível de IgA para pacientes com um anticorpo IgA TG negativo, porque até 3% dos pacientes com doença celíaca têm deficiência de IgA. Em pacientes com deficiência de IgA, os testes disponíveis para determinação de anticorpos IgG antitransglutaminase tecidual (IgG tTG) ou de anticorpos antipeptídeos de gliadina deaminada (anti-DGP) têm excelentes sensibilidade e especificidade. Os níveis de todos os anticorpos não poderão mais ser detectados depois de transcorridos 3-24 meses a contar da exclusão do glúten da dieta; esses indicadores podem ser usados na monitoração da adesão à dieta, especialmente em pacientes cujos sintomas não desapareceram após a instituição de uma dieta sem glúten.

C. Biópsia de mucosa

A biópsia endoscópica da mucosa do duodeno proximal (bulbo) e do duodeno distal é o método padrão para confirmação do diagnóstico em pacientes com exame sorológico positivo para doença celíaca. Durante a endoscopia, pode-se observar atrofia ou ondulação das pregas duodenais. As anormalidades histológicas observadas são: linfocitose intraepitelial, hipertrofia das criptas intestinais e perda total ou embotamento das vilosidades intestinais. Em pacientes nos quais inicialmente há suspeita de doença celíaca com base em biópsias intestinais, deverão ser obtidos exames sorológicos celíacos para confirmação do diagnóstico. Depois que o paciente adere a uma dieta sem glúten, observa-se melhora dos sintomas na (80%) dentro de 2-6 meses; e dentro de 1-2 anos, os níveis dos exames sorológicos diminuem (e geralmente alcançam valores normais). Depois de transcorridos 2-3 anos, é recomendável a realização de outra endoscopia superior com biópsias duodenais em pacientes beneficiados com boa melhora clínica com a dieta sem glúten, como confirmação de cura histológica completa; outros pacientes cujos sintomas persistiram ou recorreram apesar da boa adesão à dieta também deverão repetir a endoscopia superior.

Diagnóstico diferencial

Muitos pacientes com diarreia ou flatulência crônica recebem equivocadamente um diagnóstico de síndrome do intestino irritável. A doença celíaca deve ser diferenciada de outras causas de má-absorção, conforme foi descrito anteriormente. Praticamente em todos os casos, má-absorção grave e generalizada envolvendo numerosos nutrientes terá como causa uma doença da mucosa. A aparência visual ou histológica da doença celíaca pode se assemelhar a outras doenças da mucosa, como espru tropical, supercrescimento bacteriano, enterite eosinofílica, enteropatia autoimune, imunodeficiência comum variável, e a danos à mucosa causados pela hipersecreção ácida associada ao gastrinoma.

Na última década, foi observado um percentual crescente (atualmente, 10%) da população relatando sintomas em seguida à ingestão de glúten, mas sem evidência sorológica ou histológica de doença celíaca. Esse cenário fez com que a indústria de restaurantes e de produtos alimentícios passasse a aumentar as ofertas de produtos sem glúten. Os alimentos com glúten geralmente contêm vários outros Fodmap (i.e., oligossacarídeos, dissacarídeos, monossacarídeos e polióis fermentáveis. Estudos clínicos cegos sugerem que a sensibilidade autorrelatada ao trigo não decorre da intolerância ao glúten e que a melhora dos sintomas relatada por pacientes sob restrição de glúten se deve a uma eliminação mais generalizada dos Fodmap.

Tratamento

A remoção de todo o glúten (trigo, centeio e cevada) da dieta é essencial para o tratamento, mas uma adesão conscienciosa pode ser de difícil consecução. Mesmo entre os pacientes que relatam sua adesão à dieta sem glúten, peptídeos do glúten podem ser detectados em quase 40% das amostras de fezes e urina em um período de 4 semanas. Embora a aveia seja um alimento seguro para os pacientes, os produtos comerciais com aveia podem ter sido contaminados com trigo ou cevada durante o processamento. Devido ao uso generalizado de produtos com glúten em alimentos e aditivos industrializados, bem como em medicamentos e por restaurantes, é fundamental que os pacientes e suas famílias consultem um nutricionista experiente para que possam aderir satisfatoriamente a essa dieta – que é para toda a vida. O paciente pode ter acesso a vários guias dietéticos excelentes e a grupos de apoio ao paciente. A maioria dos pacientes com doença celíaca também tem intolerância à lactose, temporária ou permanentemente; esses pacientes devem evitar o consumo de laticínios até que os sintomas intestinais melhorem com a dieta sem glúten. Nos estágios iniciais do tratamento, os pacientes deverão tomar suplementos alimentares (folato, ferro, zinco, cálcio e vitaminas A, B6, B12, D e E), mas geralmente esses suplementos poderão ser dispensados a longo prazo pelos pacientes fiéis à dieta sem glúten. Pacientes com osteoporose confirmada podem precisar de longos cursos terapêuticos com cálcio, vitamina D e bifosfonatos.

A melhora dos sintomas deve ficar evidente em algumas semanas de adesão à dieta sem glúten. O motivo mais comum para o insucesso do tratamento é a remoção incompleta do glúten da dieta.

Prognóstico e complicações

Se forem diagnosticados e tratados adequadamente, os pacientes com doença celíaca terão um prognóstico excelente. A doença celíaca pode estar associada a outros distúrbios autoimunes, p. ex., doença de Addison, doença de Graves, diabetes *mellitus* tipo 1, miastenia *gravis*, esclerose sistêmica,

síndrome de Sjögren, gastrite atrófica e insuficiência pancreática. Em alguns pacientes, a doença celíaca poderá evoluir e se tornar refratária à dieta sem glúten. A causa mais comum dessa complicação é a não adesão alimentar, intencional ou não intencional, um problema que pode ficar sugerido por resultados positivos dos exames sorológicos. A doença celíaca verdadeiramente refratária à retirada do glúten ocorre em 0,5-1,5% dos casos; e geralmente reflete em um mau prognóstico. Há dois tipos de doença refratária, que são diferenciados por seu fenótipo de linfócitos intraepiteliais.

O tratamento com corticosteroides (budesonida ou prednisona VO em cápsula aberta) é eficaz no tratamento da doença celíaca refratária dos tipos I e II. Nos pacientes com o tipo I, a população de linfócitos é normal (policlonal), e a maioria dos casos responde aos corticosteroides (prednisona ou budesonida); no entanto, geralmente haverá necessidade de tratamento prolongado. Pacientes com a doença do tipo II exibem uma população aberrante, que se caracteriza pela baixa expressão de superfície de CD3 e CD8 e pelo rearranjo monoclonal do receptor de células T de superfície nos exames por PCR. Esses pacientes (i.e., do tipo II) respondem menos ao tratamento com corticosteroides. Pacientes com a doença do tipo II correm grande risco de progressão para um linfoma de células T (50% em 5 anos), uma complicação que traz consigo um mau prognóstico, tanto com a quimioterapia como com o transplante autólogo de medula óssea. Esse diagnóstico deve ser considerado em pacientes que previamente responderam à dieta sem glúten, mas nos quais ocorreu nova perda de peso, dores abdominais e má-absorção. Assim, todos os pacientes portadores da doença do tipo II devem ser submetidos a uma endoscopia por cápsula e a uma enterografia por RM ou TC no momento do diagnóstico.

Celiac Disease Foundation, 20350 Ventura Blvd, Suite #240, Woodland Hills, CA 91364. https://celiac.org

Green PH et al. AGA Clinical Practice Update on management of refractory celiac disease: expert review. Gastroenterology. 2022;163:1461. [PMID: 36137844]

Rubio-Tapia A et al. American College of Gastroenterology guidelines update: diagnosis and management of celiac disease. Am J Gastroenterol. 2023;118:59. [PMID: 36602836]

2. Doença de Whipple

FUNDAMENTOS DO DIAGNÓSTICO

- Doença multissistêmica.
- Febre, linfadenopatia, artralgias.
- Perda de peso, má-absorção, diarreia crônica.
- Biópsia duodenal com macrófagos positivos para ácido periódico de Schiff (PAS) com bacilo característico.

Considerações gerais

A doença de Whipple é uma doença multissistêmica rara com prevalência estimada de 1 por 100 mil habitantes. Essa doença é causada pela infecção pelo bacilo *Tropheryma whipplei*, podendo ocorrer em qualquer idade, mas afetando mais comumente homens brancos da quarta à sexta décadas de vida. Desconhecemos a origem da infecção, mas nenhum caso de disseminação de humano para humano foi documentado.

Achados clínicos

A. Sintomas e sinais

As manifestações clínicas são variadas; no entanto, as mais comuns são artralgias, diarreia, dor abdominal e perda de peso. Artralgias ou artrite migratória não deformante ocorrem em 80% dos pacientes afetados, sendo geralmente o primeiro sintoma vivenciado. Sintomas gastrointestinais ocorrem em aproximadamente 75% dos casos; são dor abdominal, diarreia e certo grau de má-absorção, juntamente com distensão, flatulência e esteatorreia. A perda de peso é o sintoma de apresentação mais comum – observado em quase todos os pacientes. A perda de proteína causada pelo envolvimento intestinal ou linfático pode resultar em uma enteropatia perdedora de proteína acompanhada por hipoalbuminemia e edema. Na ausência de sintomas gastrointestinais, o diagnóstico geralmente ficará adiado por vários anos. Uma febre baixa e intermitente ocorre em mais de 50% dos casos.

O exame físico pode revelar hipotensão (um achado tardio), febre baixa e evidência de má-absorção (ver Tab. 17.11). Observa-se linfadenopatia em 50% dos casos. Podem estar evidenciados sopros cardíacos, causados pelo envolvimento valvar. As articulações periféricas podem estar inchadas ou quentes, e pode ocorrer um edema periférico. Os achados neurológicos são multifacetados e incluem oftalmoplegia, demência (confusão, perda de memória), ataxia cerebelar, meningite crônica, mielopatia e convulsões. A hiperpigmentação em áreas expostas ao sol fica evidenciada em até 40% dos pacientes.

B. Achados laboratoriais

Se houver má-absorção significativa, os pacientes podem apresentar anormalidades laboratoriais, conforme está descrito na Tabela 17.11. Pode ocorrer esteatorreia.

C. Avaliação histológica

O diagnóstico da doença de Whipple fica determinado em 90% dos casos por biópsia endoscópica do duodeno com avaliação histológica; o material demonstra infiltração da lâmina própria com macrófagos PAS-positivos contendo bacilos Gram-positivos (não álcool-ácido resistentes) e dilatação dos lácteos. O restante dos casos pode ser diagnosticado por um PCR específico para *T. whipplei* ou pela imuno-histoquímica de biópsias duodenais ou de líquidos extraintestinais (cefalorraquidiano, sinovial) ou de tecidos (linfonodos, sinóvia, endocárdio). Tendo em vista a ocorrência de infecção assintomática do SNC em 40% dos pacientes, exames do LCR por PCR para *T whipplei* devem ser rotineiramente realizados.

Diagnóstico diferencial

A doença de Whipple deve ser considerada em pacientes que apresentem sinais de má-absorção, febre de origem desconhecida, linfadenopatia, artrite soronegativa, endocardite com cultura negativa, ou doença multissistêmica. A biópsia do intestino delgado diferencia prontamente a doença de Whipple de outros distúrbios de má-absorção da mucosa, p. ex., como a doença celíaca.

Tratamento

A antibioticoterapia resulta em dramática melhora clínica ao longo de algumas semanas, mesmo em alguns pacientes com envolvimento neurológico. Desconhecemos o regime ideal. Deve-se dar preferência a medicamentos que atravessam a barreira hematoencefálica. Os regimes terapêuticos eficazes são: ceftriaxona 1 g IV 2x/dia ou meropenem 1 g IV 3x/dia durante 2 semanas, seguido por sulfametoxazol-trimetoprima 160/800 mg 2x/dia durante pelo menos 12 meses. Concluído o tratamento, a cada 6 meses deverão ser obtidas novas biópsias duodenais para análise histológica e para um ensaio PCR para o LCR, por pelo menos 1 ano. A ausência de material PAS-positivo é preditor de baixa probabilidade de recidiva clínica.

Prognóstico

Se não for tratada, a doença é fatal. Considerando que alguns sinais neurológicos podem ser permanentes, o objetivo do tratamento é prevenir essa progressão. Depois de concluído o tratamento, os pacientes deverão ser acompanhados de perto, para sinais de recorrência dos sintomas.

Holstein A et al. Gastrointestinal Whipple's disease: often taught but rarely seen and diagnosed late. Gastroenterol Hepatol. 2023;38:1679. [PMID: 37231581]

3. Supercrescimento bacteriano

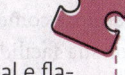

FUNDAMENTOS DO DIAGNÓSTICO

- Sintomas de diarreia, distensão abdominal e flatulência.
- Casos avançados associados à perda de peso, esteatorreia e deficiências de ferro ou vitaminas A, D e B12.
- Diagnóstico sugerido por testes respiratórios, com uso de glicose ou lactulose como substratos.
- Diagnóstico confirmado por aspiração jejunal com culturas bacterianas quantitativas.

Considerações gerais

Normalmente, o intestino delgado contém pequeno número de bactérias. O crescimento excessivo de bactérias no intestino delgado – qualquer que seja a causa – poderá resultar em má-absorção por mecanismos variados. O trânsito de ácidos biliares e carboidratos mal absorvidos para o cólon resultará em diarreia osmótica e secretora e aumento da flatulência.

As causas do crescimento bacteriano excessivo são (1) acloridria gástrica (inclusive por tratamento com IBP); (2) anormalidades anatômicas do intestino delgado, com estagnação (gastrojejunostomia Billroth II com ramo aferente, ressecção da válvula ileocecal, divertículos do intestino delgado, obstrução, alça cega); (3) distúrbios da motilidade do intestino delgado (vagotomia, esclerose sistêmica, enteropatia diabética, pseudo-obstrução intestinal crônica); (4) fístula gastrocólica ou coloentérica (doença de Crohn, malignidade, ressecção cirúrgica); e (5) distúrbios diversos. O crescimento bacteriano excessivo é uma causa importante de diarreia em pacientes idosos, talvez devido à diminuição da acidez gástrica ou ao comprometimento da motilidade intestinal. Esse distúrbio também pode estar presente em um subconjunto de pacientes com SII.

Achados clínicos

Muitos pacientes com crescimento bacteriano excessivo são assintomáticos. Os sintomas são inespecíficos, podendo ocorrer diarreia, distensão abdominal, flatulência e, às vezes, esteatorreia com perda de peso. O crescimento bacteriano excessivo deve ser considerado em qualquer paciente com esses sintomas, especialmente naqueles com alguma causa predisponente (p. ex., cirurgia gastrointestinal prévia) e em adultos idosos com diarreia não explicada e com perda de peso. A síntese bacteriana de ácido fólico e o consumo de cobalamina podem causar níveis elevados de folato sérico e diminuição dos níveis de vitamina B12. Casos graves podem resultar em deficiências vitamínicas e minerais clinicamente significativas, p. ex., vitaminas lipossolúveis A ou D e baixa albumina sérica (Tab. 17.11). O médico poderá estabelecer com firmeza um diagnóstico específico apenas por meio de um aspirado e cultura de secreção duodenal distal que demonstre mais de 10^3 organismos/mL. No entanto, esse é um teste invasivo e trabalhoso, que depende de técnicas cuidadosas de coleta e cultura; assim, ele não é acessível na maioria dos ambientes clínicos. Em geral, dá-se preferência aos testes respiratórios de hidrogênio e metano, com glicose ou lactulose como substratos, por serem não invasivos e também por sua facilidade de uso. Em seguida à ingestão de 75 g de glicose ou de 10 g de lactulose, a verificação de um aumento ≥ 20 ppm no hidrogênio respiratório exalado ou ≥ 10 ppm no metano respiratório exalado dentro de 90 minutos é sugestivo de supercrescimento bacteriano. Também pode ser solicitado um estudo do intestino delgado (enterografia por TC ou RM, radiografia com contraste de bário) com o objetivo de procurar fatores mecânicos predisponentes à estase intestinal.

Uma diretriz do American College of Gastroenterology publicada em 2020 sugere a realização de um teste respiratório nos casos de suspeita de supercrescimento bacteriano. Mas muitos médicos preferem fazer um teste empírico com antibióticos, como estratégia diagnóstica e terapêutica.

Tratamento

Sempre que possível, o defeito anatômico que potencializou o supercrescimento bacteriano deve ser corrigido. Caso contrário, o tratamento durante 7-10 dias com antibióticos orais de amplo espectro irá melhorar os sintomas em até 90% dos pacientes por períodos de semanas a meses. Os regimes recomendados são ciprofloxacina, 250 mg VO 2x/dia; amoxicilina-clavulanato, 875 mg VO 2x/dia; sulfametoxazol-trime-toprima (um comprimido de dupla concentração) VO 2x/dia; rifaximina, 400 a 550 mg VO 3x/dia; ou uma combinação de neomicina, 500 mg VO 2x/dia juntamente com metronidazol, 250 mg VO 3x/dia.

Nos 6 primeiros meses após a conclusão da antibioticoterapia, mais de 25% dos pacientes sofrerão recorrência dos sintomas. Em pacientes com recidiva sintomática mais frequente, poderá ser suficiente uma antibioticoterapia cíclica (p. ex., 1 em cada 4 semanas). Se possível, deve-se evitar o uso contínuo de antibióticos, para que não venha a ocorrer resistência bacteriana aos antibióticos.

Liu JJ et al. Updates and caveats to breath testing for intestinal overgrowth. Am J Gastroenterol. 2022;117:1390. [PMID: 35642082]
Rangan V et al. Small intestinal bacterial overgrowth breath testing in gastroenterology: clinical utility and pitfalls. Clin Gastroenterol Hepatol. 2022;20:1450. [PMID: 35301986]

4. Síndrome do intestino curto

Síndrome do intestino curto é o problema de má-absorção que surge secundariamente à remoção de segmentos significativos do intestino delgado. As causas mais comuns em adultos são doença de Crohn, infarto mesentérico, enterite por radiação, volvo, ressecção de tumor e trauma. O tipo e o grau de má-absorção dependem do comprimento e do local da ressecção, bem como do grau de adaptação do intestino restante.

Ressecção do íleo terminal

A ressecção do íleo terminal resulta em má-absorção de sais biliares e vitamina B12, que são normalmente absorvidos nesta região. Pacientes com baixos níveis séricos de vitamina B12 ou que passaram por uma ressecção de mais de 50 cm do íleo deverão ser medicados com injeções mensais de vitamina B12 SC ou IV. Em pacientes com menos de 100 cm de ressecção ileal, a má-absorção de sais biliares estimula a secreção de líquidos pelo cólon, resultando em uma diarreia aquosa. Esse problema pode ser tratado com a administração de resinas de ligação de sais biliares 1-3x/dia durante as refeições (colestiramina, 2-4 g/dia VO, comprimidos de colestipol, 2 g VO, ou colesevelam, 625 mg VO). A ressecção de segmentos com mais de 100 cm de íleo resulta em redução no *pool* de sais biliares, que, por sua vez, causa esteatorreia e má-absorção de vitaminas lipossolúveis. Nesse caso, o tratamento se faz com uma dieta com baixos teores de gordura e com a suplementação de vitaminas com triglicerídeos de cadeia média, que dispensam a solubilização micelar. Também é comum a ocorrência de cálculos biliares de colesterol, em função da diminuição dos sais biliares. Em pacientes que sofreram ressecção da válvula ileocolônica, pode ocorrer crescimento bacteriano excessivo no intestino delgado, o que complica ainda mais a má-absorção.

Ressecção extensa do intestino delgado

Em geral, ressecções de até 40-50% do comprimento total do intestino delgado são bem toleradas. Uma ressecção mais extensa pode resultar na "síndrome do intestino curto", que se caracteriza por perda de peso e diarreia, decorrentes da má-absorção de nutrientes, água e eletrólitos. Se houve preservação do cólon, 100 cm de jejuno proximal podem ser suficientes para a manutenção de nutrição oral adequada com uma dieta pobre em gorduras e rica em carboidratos complexos, embora as perdas de líquidos e eletrólitos ainda possam ser significativas. Em pacientes que sofreram remoção do cólon, pelo menos 200 cm de jejuno proximal são normalmente necessários para que a nutrição oral seja preservada. Agentes antidiarreicos (loperamida, 2-4 mg VO 3x/dia) retardam o trânsito intestinal e diminuem o volume diarreico. Octreotida reduz o tempo de trânsito intestinal e diminui a secreção de líquidos e eletrólitos. Inicialmente, a hipersecreção gástrica complica a ressecção intestinal, devendo ser tratada com IBP.

Em praticamente todos os casos de pacientes com menos de 100-200 cm de jejuno proximal, haverá necessidade de nutrição parenteral. Teduglutida (recombinante) é um análogo do peptídeo-2 semelhante ao glucagon que estimula o crescimento e a absorção do intestino delgado; esse agente foi aprovado pela FDA para tratamento da síndrome do intestino curto. Estudos clínicos demonstraram que seu uso resultou em menor necessidade de nutrição parenteral. Em pacientes com transplante de intestino delgado, a sobrevida relatada para o enxerto em 5 anos é de 40%. Essa cirurgia é realizada principalmente em pacientes tendo graves problemas com a nutrição parenteral.

Bering J et al. Short bowel syndrome in adults. Am J Gastroenterol. 2022;117:876. [PMID: 35383576]

Harpain F et al. Teduglutide in short bowel syndrome patients: a way back to normal life? JPEN J Parenter Enteral Nutr. 2022;46:300. [PMID: 34614239]

Iyer K et al. AGA Clinical Practice Update on the management of short bowel syndrome: expert review. Clin Gastroenterol Hepatol. 2022;20:2185. [PMID: 35700884]

5. Deficiência de lactase

> **FUNDAMENTOS DO DIAGNÓSTICO**
>
> - Diarreia, edema, flatulência e dor abdominal após ingestão de produtos contendo leite.
> - O diagnóstico fica reforçado pela melhora sintomática com uma dieta sem lactose.
> - O diagnóstico fica confirmado por um teste respiratório de hidrogênio.

Considerações gerais

Lactase é uma enzima presente na borda em escova do intestino delgado com a função de hidrolisar o dissacarídeo lactose em glicose e galactose. Por ocasião do nascimento, os bebês apresentam altas concentrações nos níveis enzimáticos de lactase: mas, na maioria das pessoas de ascendência não europeia, a concentração vai diminuindo constantemente durante a infância e adolescência e também na idade adulta. Cerca de 90% dos asiático-americanos, 70% dos afro-americanos, 95% dos nativos americanos, 50% dos mexicano-americanos

e 60% dos judeus americanos são intolerantes à lactose, em comparação com menos de 25% dos adultos brancos de outras etnias. A deficiência de lactase também pode surgir secundariamente a outros distúrbios gastrointestinais que venham a afetar a mucosa proximal do intestino delgado, como doença de Crohn, doença celíaca, gastroenterite viral, giardíase, síndrome do intestino curto e desnutrição. A lactose pouco absorvida é fermentada pelas bactérias intestinais, produzindo gás e ácidos orgânicos. A lactose não metabolizada e os ácidos orgânicos resultam em maior carga osmótica nas fezes, com perda obrigatória de líquidos.

Achados clínicos

A. Sintomas e sinais

Os pacientes exibem grande variabilidade nos sintomas clínicos, dependendo tanto da gravidade da deficiência de lactase quanto da quantidade de lactose ingerida. Considerando a natureza inespecífica desses sintomas, observa-se uma tendência para que tanto indivíduos não tolerantes à lactose como indivíduos tolerantes atribuam equivocadamente uma série de sintomas abdominais à intolerância à lactose. Muitos pacientes com intolerância à lactose poderiam beber pelo menos uma porção equivalente a 227 mL de leite (i.e., 12 g de lactose) todos os dias sem apresentar sintomas, embora raros pacientes demonstrem intolerância quase completa. Nos casos de má-absorção para quantidades pequenas a moderadas de lactose, os pacientes podem se apresentar com edema, cólicas abdominais e flatulência. Com ingestões maiores de lactose, serão acometidos por uma diarreia osmótica. Isoladamente, a deficiência de lactase não resulta em outros sinais de má-absorção nem em perda de peso. Se o médico observar esses achados, deverá estender sua investigação para outros distúrbios gastrointestinais.

B. Achados laboratoriais

O exame mais amplamente disponível para o diagnóstico de deficiência de lactase é o teste respiratório de hidrogênio. Em seguida à ingestão de 50 g de lactose, um aumento no hidrogênio respiratório superior a 20 ppm em 90 minutos é um teste positivo, indicativo do metabolismo bacteriano de carboidratos. Na prática clínica, muitos médicos prescrevem uma tentativa empírica que consiste em seguir uma dieta sem lactose durante 2 semanas. A resolução dos sintomas (edema, flatulência, diarreia) sugere deficiência de lactase (embora não se possa excluir uma resposta de placebo), que poderá ser confirmada, se necessário, com um teste respiratório de hidrogênio.

Diagnóstico diferencial

Os sintomas de intolerância à lactose de início tardio são inespecíficos e podem mimetizar diversos distúrbios gastrointestinais, como DII, distúrbios de má-absorção da mucosa, SII e insuficiência pancreática. Além disso, com frequência a deficiência de lactase ocorre secundariamente a outros distúrbios gastrointestinais (conforme já foi listado).

Tratamento

O objetivo do tratamento para pacientes com deficiência isolada de lactase é trazer conforto ao paciente. Em geral, os pacientes encontram seu "limiar" de ingestão, a partir do qual ocorrerão os sintomas. Alguns alimentos ricos em lactose são o leite (12 g/xícara), sorvete (9 g/xícara) e queijo *cottage* (8 g/xícara). Queijos envelhecidos têm menor teor de lactose (0,5 g). Iogurte não pasteurizado contém bactérias produtoras de lactase, sendo alimento geralmente bem tolerado.

Ao distribuir a ingestão de laticínios ao longo do dia em quantidades inferiores a 12 g de lactose (1 xícara de leite), a maioria dos pacientes poderá consumir laticínios sem a ocorrência de sintomas, dispensando suplementos de lactase. Muitos mercados de alimentos fornecem leite pré-tratado com lactase, fazendo com que o produto seja 100% livre de lactose (p. ex., Fairlife). A reposição da enzima lactase foi comercializada em formulações de venda livre (Lactaid, Lactrase, Dairy Ease). Comprimidos ou gotas de lactase podem ser tomados com produtos lácteos; esses produtos melhoram a absorção de lactose e eliminam os sintomas. O número de comprimidos ingeridos dependerá do grau de intolerância à lactose de cada paciente. Pacientes que optarem por restringir ou eliminar os produtos lácteos devem considerar a suplementação de cálcio (citrato de cálcio 650 mg 2 comprimidos VO 2x/dia) para que sejam atendidas suas necessidades de ingestão de cálcio e também para diminuir o risco de osteoporose.

Catanzaro R et al. Lactose intolerance: an update on its pathogenesis, diagnosis, and treatment. Nutr Res. 2021;89:23. [PMID: 33887513]

Distúrbios da motilidade intestinal
1. Íleo paralítico agudo

> ### FUNDAMENTOS DO DIAGNÓSTICO
>
> - Fatores precipitantes: cirurgia, peritonite, anormalidades eletrolíticas, medicamentos, doença clínica grave.
> - Náusea, vômito, obstipação, distensão.
> - Sensibilidade abdominal mínima; diminuição dos sons intestinais.
> - Radiografia abdominal simples com distensão de gás e líquido no intestino delgado e grosso.

Considerações gerais

Íleo paralítico é um distúrbio em que ocorre insuficiência neurogênica ou perda de peristaltismo intestinal na ausência de qualquer obstrução mecânica. O íleo é observado habitualmente em pacientes hospitalizados, como resultado de (1) processos intra-abdominais, como cirurgia gastrointestinal ou abdominal recente, ou irritação peritoneal (peritonite, pancreatite, ruptura de víscera, hemorragia); (2) doença clínica grave, como pneumonia, insuficiência respiratória dependente de intubação, sepse ou infecções graves, uremia, cetoacidose diabética e anormalidades eletrolíticas (hipocalemia, hipercal-

cemia, hipomagnesemia, hipofosfatemia); e (3) medicamentos que afetam a motilidade intestinal (opioides, anticolinérgicos, fenotiazinas). Após a cirurgia, habitualmente a motilidade volta à normalidade primeiro no intestino delgado (geralmente em poucas horas), seguida pelo estômago (24-48 horas) e pelo cólon (48-72 horas). O íleo pós-operatório fica minimizado se o procedimento cirúrgico foi minimamente invasivo (p. ex., laparoscopia), com o uso de analgesia controlada pelo paciente ou de anestesia epidural e pelo não uso de opioides intravenosos, bem como pela deambulação precoce, pelo ato de mascar chiclete e pela introdução de uma dieta líquida leve.

Achados clínicos
A. Sintomas e sinais

Pacientes conscientes relatam um leve desconforto abdominal difuso e contínuo, acompanhado por náusea e vômito. Ocorre uma distensão abdominal generalizada, juntamente com mínima sensibilidade abdominal, mas sem sinais de irritação peritoneal (a menos que isso se deva à doença primária). Os sons intestinais estão diminuídos ou ausentes.

B. Achados laboratoriais

As alterações laboratoriais são atribuíveis ao problema subjacente. O médico deverá solicitar dosagens séricas de eletrólitos (sódio, potássio), magnésio, fósforo e cálcio para exclusão de anormalidades como fatores contributivos.

C. Exames de imagem

A radiografia simples do abdome demonstra alças distendidas e cheias de gás, tanto do intestino delgado como do cólon. Podem ser observados níveis de ar-líquido. Em certos cenários, pode ser tarefa difícil estabelecer uma diferença entre íleo e obstrução parcial do intestino delgado. Uma TC poderá ajudar em tais casos, para a exclusão de obstrução mecânica, especialmente em pacientes pós-operatórios.

Diagnóstico diferencial

Em geral, a dor causada pela obstrução mecânica do intestino delgado é intermitente, do tipo cólico e associada inicialmente a vômito profuso. Em pacientes com íleo, também podem ocorrer gastroenterite aguda, apendicite aguda e pancreatite aguda.

Tratamento

Deve-se tratar da doença clínica ou cirúrgica primária que precipitou o íleo adinâmico. Na maioria dos casos, o paciente com íleo responderá à restrição da ingestão oral, com gradual liberação da dieta, à medida que o funcionamento intestinal for retornando. Íleo grave ou de longa duração exigirá sucção nasogástrica e administração parenteral de líquidos e eletrólitos. Alvimopan é um antagonista do receptor mu-opioide de ação periférica com absorção ou atividade sistêmica limitada que reverte a inibição da motilidade intestinal induzida por opioides.

Wells CI et al. Post-operative ileus: definitions, mechanisms and controversies. ANZ J Surg. 2022;92:62. [PMID: 34676664]

2. Pseudo-obstrução colônica aguda (síndrome de Ogilvie)

> **FUNDAMENTOS DO DIAGNÓSTICO**
>
> - Distensão abdominal grave.
> - Surge no estado pós-operatório ou em caso de doença clínica grave.
> - Pode ser precipitada por desequilíbrios eletrolíticos e também por medicamentos.
> - Dor abdominal ausente ou leve; mínima sensibilidade.
> - Dilatação importante do ceco ou cólon direito.

Considerações gerais

Pode ocorrer uma dilatação espontânea significativa do ceco e do cólon proximal em muitos cenários diferentes em pacientes hospitalizados. A dilatação cecal progressiva pode resultar em isquemia e perfuração espontânea, com consequências terríveis. O risco de perfuração aumenta com a duração da distensão para além de 6 dias, tem pouca correlação com o tamanho absoluto do ceco. É importante uma detecção e tratamento precoces para a redução da morbidade e da mortalidade. A pseudo-obstrução colônica é detectada mais habitualmente em pacientes pós-cirúrgicos (média de 3-5 dias), em seguida a um trauma e em pacientes clínicos com insuficiência respiratória, desequilíbrio metabólico, malignidade, IAM, IC, pancreatite ou que tenham sofrido algum evento neurológico recente (AVE, hemorragia subaracnóidea, trauma). Em pacientes suscetíveis, o uso liberal de opioides ou de agentes anticolinérgicos pode precipitar uma pseudo-obstrução colônica.

Achados clínicos

A. Sintomas e sinais

Muitos pacientes estão em suporte ventilatório ou não conseguem relatar sintomas devido a seu estado mental alterado. Com frequência, o médico observa a distensão abdominal como o primeiro sinal, muitas vezes levando à obtenção de uma radiografia simples que demonstra a dilatação colônica. Alguns pacientes estão assintomáticos, embora a maioria relate uma dor abdominal constante, mas de pouca intensidade. Podem ocorrer náusea e vômito. Podem não ocorrer movimentos intestinais, mas até 40% dos pacientes continuam a eliminar fezes ou flatos. O médico poderá perceber a sensibilidade abdominal com algum grau de defesa ou de sensibilidade de rebote; entretanto, não há sinais de peritonite, a menos que tenha ocorrido perfuração. Os sons intestinais podem estar normais ou diminuídos.

B. Achados laboratoriais

Os achados laboratoriais refletem os problemas clínicos ou cirúrgicos subjacentes. Devem ser obtidos níveis séricos de sódio, potássio, magnésio, fósforo e cálcio para a exclusão de anormalidades como fatores contributivos. Febre significativa ou leucocitose devem levantar preocupações sobre isquemia ou perfuração colônica.

C. Exames de imagem

As radiografias demonstram dilatação colônica, geralmente confinada ao ceco e cólon proximal. O limite superior do normal para o tamanho do ceco é 9 cm. Um diâmetro cecal acima dos 10-12 cm está associado a maior risco de perfuração colônica. Podem ser observados graus variáveis de dilatação do intestino delgado e de níveis de líquido-ar em decorrência do íleo adinâmico. Em geral, deverá ser obtida uma TC para a exclusão de obstrução mecânica colônica distal causada por malignidade, volvo ou impactação fecal.

Diagnóstico diferencial

A pseudo-obstrução colônica deve ser diferenciada da obstrução mecânica colônica distal (como foi colocado acima) e do megacólon tóxico, que é a dilatação aguda do cólon causada por DII ou por infecção (colite associada ao *C. difficile*, CMV). Pacientes com megacólon tóxico manifestam febre; desidratação; dor abdominal significativa; leucocitose; e diarreia, que geralmente é sanguinolenta.

Tratamento

O tratamento conservador é o primeiro passo apropriado para pacientes com mínima ou nenhuma sensibilidade abdominal, afebris, sem leucocitose e com um diâmetro cecal abaixo dos 12 cm. A doença subjacente deve ser adequadamente tratada. Devem ser aplicadas uma sonda nasogástrica e uma sonda retal. Os pacientes devem caminhar, ou devem ser periodicamente rolados de um lado para o outro no leito, e também para a posição de joelho-peito, em um esforço para promover a expulsão do gás colônico. Se possível, todo e qualquer medicamento que diminua a motilidade intestinal (opioides, anticolinérgicos e bloqueadores dos canais de cálcio) deverá ser descontinuado. Se a radiografia evidenciar grandes quantidades de fezes, poderão ser criteriosamente administrados enemas. Laxantes orais não ajudarão e, além disso, poderão causar perfuração, dor ou anormalidades eletrolíticas.

O tratamento conservador obtém sucesso dentro de 1-2 dias em mais de 80% dos casos. Os pacientes devem ser observados para sinais de deterioração da distensão ou da sensibilidade abdominal. O diâmetro do ceco deverá ser avaliado a cada 12 horas por radiografias abdominais. O médico deverá considerar uma intervenção em pacientes que apresentam qualquer um dos seguintes: (1) nenhuma melhora, ou deterioração clínica após 24-48 horas de tratamento conservador; (2) dilatação cecal maior que 10 cm por um período prolongado (mais de 3-4 dias); ou (3) dilatação cecal superior a 12 cm. O médico administrará uma injeção de neostigmina, a menos que haja contraindicação. Uma dose única (2 mg IV) resultará em rápida descompressão colônica (em 30 minutos) em 75-90% dos pacientes. Deve-se instituir o monitoramento cardíaco durante a infusão de neostigmina, para possível bradicardia, que poderá exigir a administração de atropina. A descompressão colonoscópica fica indicada em pacientes que não responderam à neostigmina. Em pacientes nos quais a colonoscopia não foi bem-sucedida, pode-se criar uma cecostomia por tubo através de uma pequena laparotomia, ou por colocação percutânea radiologicamente guiada.

Prognóstico

Na maioria dos casos, o prognóstico está relacionado à doença subjacente. O risco de perfuração ou de isquemia aumenta com diâmetros cecais acima dos 12 cm e quando em distensões presentes por mais de 6 dias. Com um tratamento agressivo, será rara a ocorrência de perfuração.

Naveed M et al. American Society for Gastrointestinal Endoscopy guideline on the role of endoscopy in the management of acute colonic pseudo-obstruction and colonic volvulus. Gastrointest Endosc. 2020;91:228. [PMID: 31791596]

3. Gastroparesia e pseudo-obstrução intestinal crônica

A gastroparesia e a pseudo-obstrução intestinal crônica são distúrbios crônicos que se caracterizam por sintomas e sinais intermitentes, crescentes e decrescentes, de obstrução gástrica ou intestinal na ausência de qualquer lesão mecânica para justificar os achados. Esses distúrbios são causados por um grupo heterogêneo de distúrbios endócrinos (diabetes *mellitus*, hipotireoidismo, deficiência de cortisol), por condições pós-cirúrgicas (vagotomia, ressecção gástrica parcial, fundoplicatura, *bypass* gástrico, procedimento de Whipple), condições neurológicas (doença de Parkinson, distrofia muscular e miotônica, disfunção autonômica, esclerose múltipla, síndrome pós-pólio, porfiria), síndromes reumatológicas (esclerose sistêmica progressiva), infecções (pós-virais, doença de Chagas), amiloidose, síndromes paraneoplásicas, certos medicamentos e distúrbios alimentares (anorexia); nem sempre será possível identificar uma causa.

Achados clínicos
A. Sintomas e sinais

O envolvimento gástrico leva a sintomas crônicos ou intermitentes de gastroparesia; o paciente sente saciedade precoce, náusea, vômito (1-3 horas após as refeições) e dor epigástrica. Os sintomas abdominais superiores não têm boa correlação com a gravidade do esvaziamento gástrico. Pacientes com predomínio no envolvimento do intestino delgado podem apresentar distensão abdominal, vômito, diarreia e desnutrição em graus variáveis. Dor abdominal não é um achado comum e deve levar à investigação de causas estruturais para a obstrução. O crescimento excessivo de bactérias no intestino estagnado pode resultar em má-absorção. Por outro lado, o envolvimento colônico pode resultar em constipação, ou alternância entre diarreia e constipação.

B. Exames de imagem

A radiografia simples pode demonstrar dilatação do esôfago, estômago, intestino delgado ou cólon, tendo semelhanças com íleo ou obstrução mecânica. A obstrução mecânica do estômago, intestino delgado ou cólon é muito mais comum, em comparação à gastroparesia ou à pseudo-obstrução intestinal;

portanto, as suspeitas de obstrução mecânica devem ser excluídas com endoscopia ou enterografia por TC, especialmente em pacientes previamente submetidos a uma cirurgia, com início recente de sintomas ou que apresentem dor abdominal. Em casos de origem incerta, devem ser obtidos estudos baseados no quadro clínico para a exclusão de doença sistêmica subjacente. A cintilografia gástrica em seguida a uma refeição sólida com baixo teor de gordura continua sendo o método de escolha para avaliação do esvaziamento gástrico. Não é normal uma retenção gástrica de 60% após 2 horas, ou de mais de 10% após 4 horas. O médico também tem à disposição um exame com cápsula de motilidade sem fio e um teste respiratório não radioativo ou marcado com ^{13}C com uso de cianobactérias (*Spirulina platensis*). A manometria gástrica e do intestino delgado ajudará na diferenciação entre distúrbios viscerais e distúrbios miopáticos e também na exclusão de casos de obstrução mecânica de difícil diagnóstico por endoscopia ou por estudos radiográficos.

Tratamento

Não há tratamento específico para gastroparesia ou para pseudo-obstrução. As exacerbações agudas são tratadas com sucção nasogástrica e líquidos intravenosos. O tratamento de longo prazo deve ser direcionado à manutenção da nutrição. Os pacientes devem fazer refeições pouco volumosas e frequentes, com baixos teores de fibras, leite, alimentos formadores de gás e gordura. Alguns dos alimentos bem tolerados são chá, refrigerante de gengibre, sopa, arroz branco, batata-inglesa e batata-doce, peixes, alimentos sem glúten e compota de maçã. Alguns pacientes podem precisar de suplementação entérica líquida. Deverão ser evitados agentes redutores da motilidade gastrointestinal (opioides, anticolinérgicos, agonistas do receptor GLP-1). Em pacientes diabéticos, os níveis de glicose devem ser mantidos abaixo de 200 mg/dL, pois a hiperglicemia pode retardar o esvaziamento gástrico, mesmo na ausência de neuropatia diabética, e os análogos de amilina e GLP-1 (exenatida ou pranlintida) devem ser descontinuados.

Em pacientes com gastroparesia, o uso dos agentes procinéticos atualmente disponíveis demonstrou melhora limitada no esvaziamento gástrico ou nos sintomas do TGI superior. Metoclopramida (5-10 mg VO ou SC, administrada 15 minutos antes das refeições, 3x/dia) pode melhorar o esvaziamento gástrico, mas não tem ação em casos de dismotilidade do intestino delgado. O uso de metoclopramida por mais de 3 meses está associado a pequeno risco (2,5 por 100 mil pacientes-ano) de discinesia tardia; o médico deverá aconselhar seus pacientes para que descontinuem a medicação se vierem a ocorrer efeitos colaterais neuromusculares, sobretudo particularmente movimentos involuntários. Para pacientes que necessitam de tratamento crônico, alguns médicos recomendam descontinuação do agente de 3-3 meses durante 10-14 dias. Domperidona (10-20 mg 3x/dia) é outro agente antidopaminérgico que melhora o esvaziamento gástrico e é eficaz como agente antiemético. Ao contrário da metoclopramida, a domperidona não atravessa a barreira hematoencefálica; portanto, não causa efeitos colaterais neuropsiquiátricos. Embora indisponível nos

EUA, esse agente pode ser obtido na maioria dos outros países, onde é medicação de escolha. Alguns especialistas endossam o uso de piridostigmina (60 mg VO antes de cada refeição), um inibidor da acetilcolinesterase, como sendo benéfico para alguns pacientes com gastroparesia diabética. Outros estudos sugerem a eficácia da prucaloprida (2 mg VO ao dia), um agonista do receptor 5-HT4 da serotonina e tradipitant (85 mg VO 2x/dia), um antagonista do receptor da neurocinina-1. Mas uma metanálise de RCT sugere que somente a metoclopramida e a domperidona são mais eficazes *versus* placebo para a melhora dos sintomas globais. No caso de pacientes com sintomas refratários, estudos clínicos abertos e não controlados sugerem que tanto a piloroplastia cirúrgica como a piloromiotomia endoscópica (G-Mepo) reduzem a pressão intrapilórica e melhoram o esvaziamento gástrico e os sintomas. Em uma revisão sistemática de 10 estudos envolvendo 292 pacientes, a piloromiotomia endoscópica resultou em melhora sintomática em 84%. O crescimento bacteriano excessivo deve ser tratado com antibioticoterapia intermitente. Pacientes com distensão predominante do intestino delgado talvez tenham que ser tratados com gastrostomia de ventilação para alívio de seu sofrimento. Alguns pacientes podem necessitar da colocação de uma jejunostomia para nutrição enteral de longo prazo. Pacientes que não possam manter uma nutrição enteral adequada deverão receber NPT ou um transplante de intestino delgado. Os casos complicados deverão ser encaminhados para centros especializados nessa área.

Camilleri M. Beyond metoclopramide for gastroparesis. Clin Gastroenterol Hepatol. 2022;20:18. [PMID: 34547280]

Camilleri M et al. ACG Clinical Guideline: gastroparesis. Am J Gastroenterol. 2022;117:1197. [PMID: 35926490]

Ingross MR et al. Efficacy and safety of drugs for gastroparesis: systematic review and network meta-analysis. Gastroenterology. 2023;164:642. [PMID: 36581089]

Labonde A et al. Gastric peroral endoscopic myotomy in refractory gastroparesis: long-term outcomes and predictive score to improve patient selection. Gastrointest Endosc. 2022; 96:500. [PMID: 35413333]

Ramos GP et al. Diagnosis and management of gastroparesis. Am J Gastroenterol. 2022;117:1894. [PMID: 36114770]

Apendicite

FUNDAMENTOS DO DIAGNÓSTICO

- *No início*: dor periumbilical; *tardia*: dor e sensibilidade no quadrante inferior direito.
- Anorexia, náusea e vômito, obstipação.
- Sensibilidade ou rigidez localizada no ponto de McBurney.
- Febre baixa e leucocitose.

Considerações gerais

Apendicite é a emergência cirúrgica abdominal mais comum, afetando aproximadamente 10% da população. A apendicite ocorre com maior frequência em pessoas com idades de 10-30 anos. Sua presença fica iniciada pela obstrução do apêndice por um fecalito, inflamação, corpo estranho ou neoplasia. A obstrução resulta em aumento da pressão intraluminal, congestão venosa, infecção e trombose dos vasos intramurais. Se a apendicite não for tratada, o processo evoluirá para gangrena e perfuração em 36 horas.

Achados clínicos
A. Sintomas e sinais

A apendicite geralmente começa com uma vaga dor periumbilical ou epigástrica, muitas vezes do tipo cólico. Em 12 horas, a dor se transfere para o quadrante inferior direito, manifestando-se como uma dor constante que piora quando a pessoa caminha ou tosse. Quase todos os pacientes se apresentam com náusea e com um ou dois episódios de vômito. Vômito prolongado ou vômito que começa antes do início da dor sugerem outro diagnóstico. É típica uma sensação de constipação, e alguns pacientes tomam catárticos na tentativa de aliviar seus sintomas – embora alguns relatem diarreia. Uma febre baixa (< 38°C) é achado típico; febre alta ou calafrios sugerem outro diagnóstico, ou perfuração apendicular.

Ao exame físico, o médico poderá promover uma sensibilidade localizada (que provoca gestos de proteção) no quadrante inferior direito com a palpação suave da área com um dedo. Quando solicitados a tossir, os pacientes podem ser capazes de localizar precisamente a área dolorida – um sinal de irritação peritoneal. A percussão leve também pode provocar dor. Embora a sensibilidade de rebote também esteja presente, não há necessidade de provocar esse achado se o médico já tiver observado os sinais acima descritos. O sinal do psoas (i.e., dor com a extensão passiva do quadril direito) e o sinal do obturador (dor com movimentos passivos de flexão e rotação interna do quadril direito) são indicativos de inflamação adjacente e fortemente sugestivos de apendicite.

B. Apresentações atípicas de apendicite

Tendo em vista a localização variável do apêndice, os pacientes podem demonstrar uma série de apresentações "atípicas". Considerando que o apêndice retrocecal não faz contato com a parede abdominal anterior, a dor permanece menos intensa e mal localizada; a sensibilidade abdominal é mínima e pode ser provocada no flanco direito. O sinal do psoas pode ser positivo. Em pacientes com apendicite pélvica, nota-se dor no abdome inferior, geralmente do lado esquerdo, e o paciente demonstra vontade de urinar ou defecar. Não há sensibilidade abdominal, mas esse sinal torna-se evidente no exame pélvico ou retal; o sinal obturador pode estar presente. Em pacientes idosos, é frequente que ocorra atraso no diagnóstico de apendicite, porque os pacientes apresentam sintomas mínimos e vagos e apenas uma leve sensibilidade abdominal.

C. Achados laboratoriais

É comum uma leucocitose moderada (10.000-20.000/mcL [10-20 × 10^9/L]) com neutrofilia. A microscopia revela hematúria e piúria em 25% dos pacientes.

D. Exames de imagem

Tanto a ultrassonografia abdominal quanto a TC ajudam no diagnóstico de apendicite, bem como na exclusão de outras doenças com sintomatologia semelhante, p. ex., doença anexial em mulheres mais jovens. Mas a TC parece ser mais precisa (sensibilidade de 94%, especificidade de 95%, LR positivo = 13,3, LR negativo = 0,09). Uma TC abdominal também terá utilidade em casos de suspeita de perfuração apendicular, para o estabelecimento de um diagnóstico de abscesso periapendicular. Em pacientes sob grande suspeita clínica de apendicite, alguns cirurgiões acreditam que não há necessidade do estabelecimento de um diagnóstico pré-operatório por imagem. No entanto, alguns estudos sugerem que, mesmo nesse grupo, os estudos de imagem sugerem um diagnóstico alternativo em até 15% dos casos.

Diagnóstico diferencial

Tendo em vista sua frequência e as apresentações variadas, a apendicite deve ser considerada no diagnóstico diferencial para todos os pacientes que se apresentem com dor abdominal. Em geral, um período de algumas horas de observação cuidadosa com reavaliações esclarecerá o diagnóstico. Mais comumente, o diagnóstico deixa de ser estabelecido em mulheres, pacientes com comorbidades e pacientes que apresentavam dor abdominal acompanhada por constipação. Qualquer dos achados seguintes – ausência da migração clássica da dor (do epigástrio para o abdome inferior direito); de dor no quadrante inferior direito; de febre; ou de movimentos de proteção – torna a apendicite menos provável. O uso generalizado da ultrassonografia e da TC diminuiu o número de diagnósticos incorretos para menos de 2%. Ainda assim, em alguns casos haverá necessidade de laparotomia ou laparoscopia diagnóstica.

As causas mais comuns para a confusão diagnóstica são a presença de gastroenterite e distúrbios ginecológicos. Pacientes com gastroenterite viral se apresentam com náusea, vômito, febre baixa e diarreia; pode haver dificuldade para a diferenciação entre essa doença e a apendicite. O início do vômito antes do surgimento da dor torna a apendicite menos provável. Como regra, a dor da gastroenterite é mais generalizada e a sensibilidade, menos bem localizada. O médico deverá considerar a salpingite aguda ou um abscesso tubo-ovariano em pacientes mulheres jovens e sexualmente ativas com febre e sensibilidade abdominal ou pélvica bilateral. Uma torção de cisto ovariano também pode causar dor intensa e repentina. O início repentino de uma dor abdominal inferior na metade do ciclo menstrual sugere *Mittelschmerz*. Os achados de dor abdominal intensa e repentina com sensibilidade pélvica difusa e choque sugerem ruptura de gravidez ectópica. Um teste de gravidez positivo e uma ultrassonografia pélvica têm valor diagnóstico. Casos de apendicite retrocecal ou retroileal (frequentemente associados à presença de piúria ou de hematúria) podem ser confundidos com cólica ureteral ou pielonefrite. Há outros distúrbios que que podem se assemelhar à apendicite, p. ex., diverticulite, carcinoide apendicular, câncer colônico perfurado, ileíte de Crohn, perfuração de úlcera péptica, colecistite e adenite mesentérica. É praticamente impossível diferenciar apendicite e diverticulite de Meckel, mas esses dois distúrbios exigem tratamento cirúrgico.

Complicações

Ocorre perfuração em 20% dos pacientes; essa complicação deve ser suspeitada em pacientes com dor persistente por mais de 36 horas, febre alta, sensibilidade abdominal difusa ou com achados peritoneais, massa abdominal palpável ou leucocitose acentuada. A perfuração localizada resulta em abscesso confinado, geralmente na pelve. Uma perfuração aberta resultará em peritonite supurativa acompanhada por toxicidade. Em raros casos, observa-se tromboflebite séptica (pileflebite) do sistema venoso portal; essa complicação fica sugerida por febre alta, calafrios, bacteremia e icterícia.

Tratamento

Para a maioria dos pacientes, o tratamento da apendicite em fase inicial e descomplicada é a apendicectomia cirúrgica. Quando possível, deve-se dar preferência a uma abordagem laparoscópica, em lugar da laparotomia exploratória. Antes da cirurgia, os pacientes devem ser medicados com antibióticos de amplo espectro com cobertura Gram-negativa e anaeróbica, para diminuição da incidência de infecções pós-operatórias. Os regimes intravenosos recomendados no pré-operatório são: cefoxitina ou cefotetana 1-2 g IV de 8-8 horas; ampicilina-sulbactam 3 g IV de 6-6 horas; ou ertapenem 1 g IV em dose única.

Até 80-90% dos pacientes com apendicite descomplicada tratados exclusivamente com antibióticos durante 7 dias apresentam resolução dos sintomas e sinais. Assim, pode-se considerar o tratamento conservador exclusivo com antibióticos em pacientes com apendicite não perfurada e com contraindicações cirúrgicas, ou que demonstrem desejo intenso de evitar a cirurgia; mas em geral a apendicectomia ainda é recomendada para a maioria dos pacientes, para prevenção da recorrência da apendicite (20-35% em 1 ano).

Pacientes com apendicite perfurada e com peritonite generalizada devem ser submetidos a uma apendicectomia de emergência. Há controvérsias com relação ao tratamento ideal de pacientes estáveis com apendicite perfurada e com um abscesso confinado. Nesse cenário, a cirurgia pode ser difícil. Muitos especialistas recomendam a drenagem percutânea de abscesso orientada por TC, com administração intravenosa de líquidos e antibióticos para redução da inflamação. Transcorridas 6 semanas, o paciente poderá ser submetido a uma apendicectomia de intervalo para a prevenção de recorrência da apendicite.

Prognóstico

A taxa de mortalidade por apendicite não complicada é extremamente baixa. Mesmo em pacientes com apendicite perfurada, a taxa de mortalidade na maioria dos grupos é de apenas 0,2%, embora se aproxime dos 15% em pacientes idosos.

Di Saverio S et al. Diagnosis and treatment of acute appendicitis: 2020 update of the WSES Jerusalem guidelines. World J Emerg Surg. 2020;15:27. [PMID: 32295644]

Mahajan P et al. Factors associated with potentially missed diagnosis of appendicitis in the emergency department. JAMA Netw Open. 2020;3:e200612. [PMID: 32150270]

Sippola S et al. Effect of oral moxifloxacin versus intravenous ertapenem plus oral levofloxacin for treatment of uncomplicated acute appendicitis: the APPAC II randomized clinical trial. JAMA. 2021;325:353. [PMID: 33427870]

Zagales I et al. Comparing outcomes of appendectomy versus non-operative antibiotic therapy for acute appendicitis: a systematic review and meta-analysis of randomized clinical trials. Am Surg. 2023;89:2644. [PMID: 35818927]

Tuberculose intestinal

A tuberculose intestinal é doença comum em países subdesenvolvidos, mas rara nos EUA, exceto em grupos de imigrantes ou em pacientes com Aids não tratada. Essa doença é causada por *Mycobacterium tuberculosis* e por *M. bovis*. A doença pulmonar ativa ocorre em menos de 50% dos pacientes. O local mais frequentemente envolvido é a região ileocecal; mas pode haver envolvimento de qualquer região do TGI. Os pacientes podem estar assintomáticos, ou podem relatar dor abdominal crônica, sintomas obstrutivos, perda de peso e diarreia. É possível palpar uma massa abdominal. As complicações são obstrução intestinal, hemorragia e formação de fístula. A prova cutânea de derivado de proteína purificada (PPD) pode ter resultado negativo, especialmente em pacientes com perda de peso ou com Aids. O estudo de TC abdominal pode revelar espessamento do ceco e da válvula ileocecal e uma linfadenopatia massiva. A colonoscopia pode demonstrar massa ulcerada, várias úlceras com bordas acentuadas e pequenos pólipos sésseis adjacentes, pequenas úlceras ou erosões ou pequenos divertículos, mais comumente localizados na região ileocecal. O diagnóstico diferencial deve considerar doença de Crohn, carcinoma, linfoma e amebíase intestinal. O diagnóstico fica estabelecido por uma biópsia endoscópica ou cirúrgica; as amostras coletadas revelarão a presença de bacilos álcool-ácido resistentes, granuloma caseoso ou culturas positivas para o microrganismo. Atualmente, o procedimento mais sensível para o diagnóstico é a detecção de bacilos da tuberculose em amostras de biópsia analisadas por PCR.

O tratamento com regimes antituberculosos padrão (Tab. 9.15) é eficaz.

Mor P et al. Recent updates in diagnosis of abdominal tuberculosis with emphasis on nucleic acid amplification tests. Expert Rev Gastroenterol Hepatol. 2022;16:33. [PMID: 34923892]

Enteropatia perdedora de proteínas

A enteropatia perdedora de proteínas abrange uma série de condições que resultam em perda excessiva de proteínas séricas no TGI.

Hipoalbuminemia é a condição *sine qua non* da enteropatia perdedora de proteínas. Mas também ocorre perda de outras proteínas séricas, como a alfa-1-antitripsina, pelo epitélio intestinal. Em pacientes com enteropatia perdedora de proteínas causada por obstrução linfática, a perda de líquido linfático comumente resultará em linfocitopenia (< 1.000/mcL), hipoglobulinemia e hipocolesterolemia.

Na maioria dos casos, o médico identifica a enteropatia perdedora de proteínas como sequela de algum distúrbio gastrointestinal conhecido. Em pacientes com a doença sem uma causa evidente, deverá ser feita uma avaliação orientada pela suspeita clínica. A enteropatia perdedora de proteínas deve ser diferenciada de outras causas de hipoalbuminemia, p. ex., doença hepática e síndrome nefrótica, e também da IC. A enteropatia perdedora de proteínas pode ser confirmada pela determinação da depuração intestinal de alfa-1-antitripsina ([volume de fezes de 24 horas × concentração fecal de alfa-1-antitripsina] ÷ concentração sérica de alfa-1-antitripsina). Depuração superior a 27 mL/24 horas é considerada anormal.

Para a avaliação laboratorial da enteropatia perdedora de proteínas, o médico deverá solicitar eletroforese de proteínas séricas, contagem de linfócitos e determinação do colesterol sérico, em busca de evidências de obstrução linfática. Os níveis séricos de AAN e C3 ajudarão no rastreio de distúrbios autoimunes. Amostras de fezes devem ser examinadas para a presença de ovos e parasitas. Evidências de má-absorção serão avaliadas por meio de uma determinação qualitativa da gordura fecal em amostra de fezes. As imagens intestinais serão obtidas por enteroscopia do intestino delgado, enterografia por TC ou endoscopia por cápsula sem fio do intestino delgado. Possíveis doenças colônicas são excluídas pela colonoscopia. O estudo por TC do abdome tem utilidade na busca de evidências de neoplasias ou de obstrução linfática. Em raros casos a linfangiografia terá utilidade. Em alguns cenários, haverá necessidade de recorrer a laparotomia com biópsia intestinal de espessura total para o estabelecimento do diagnóstico.

O tratamento deve ser orientado à causa subjacente.

Elli L et al. Protein-losing enteropathy. Curr Opin Gastroenterol. 2020;36:238. [PMID: 32073507]

Tseng YJ et al. Protein-losing enteropathy and primary intestinal lymphangiectasia. QJM. 2020;113:224. [PMID: 31309229]

DOENÇAS DO CÓLON E DO RETO

(Ver Cap. 41 para Câncer colorretal.)

Síndrome do intestino irritável

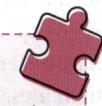

FUNDAMENTOS DO DIAGNÓSTICO

- Distúrbio funcional crônico, caracterizado por dor abdominal com alterações nos hábitos intestinais.
- Os sintomas geralmente se iniciam no final da adolescência e até o início da segunda década de vida.
- Avaliação limitada, para exclusão de causas orgânicas dos sintomas.

Considerações gerais

A síndrome do intestino irritável (SII) pode ser definida como uma entidade clínica idiopática que se caracteriza por uma dor abdominal crônica (> 3 meses) que ocorre em associação com a alteração dos hábitos intestinais. Esses sintomas podem ser contínuos ou intermitentes. O Rome IV publicou em 2016 a definição de consenso para SII: uma dor abdominal recorrente que surge em média pelo menos 1 dia/semana e que está associada a duas ou mais das três características a seguir: (1) ligada à evacuação (alívio ou piora), (2) associada a uma mudança na frequência das fezes ou (3) associada a uma mudança na forma (aspecto) das fezes. Outros sintomas que corroboram o diagnóstico são: frequência anormal da evacuação; forma anormal das fezes (grumosas ou duras; moles ou aquosas); trânsito anormal das fezes (esforço, urgência ou sensação de evacuação incompleta); e edema abdominal ou sensação de distensão abdominal.

Os pacientes podem relatar outras queixas somáticas ou psicológicas, p. ex., dispepsia, pirose retroesternal, dor no peito, cefaleias, fadiga, mialgias, disfunção urológica, sintomas ginecológicos, ansiedade ou depressão.

SII é um problema comum, que se apresenta tanto a gastroenterologistas quanto a médicos de atenção primária. Até 5% dos adultos apresentam sintomas compatíveis com o diagnóstico, mas a maioria jamais procura por atendimento médico. Aproximadamente dois terços dos pacientes com SII são mulheres.

Patogênese
A. Motilidade anormal

Diversas anormalidades mioelétricas e motoras anormais têm sido identificadas no cólon e no intestino delgado. Em alguns casos, essas anormalidades estão cronologicamente correlacionadas com episódios de dor abdominal ou de estresse emocional. São relatadas diferenças entre pacientes com síndromes predominantemente de constipação (trânsito intestinal lento ou dissinergia do assoalho pélvico) e predominantemente de diarreia (trânsito intestinal rápido, má-absorção de ácido biliar).

B. Hipersensibilidade visceral

Em geral, os pacientes exibem um limiar mais baixo para a dor visceral, relatando dor abdominal diante de volumes menores de insuflação de gás no cólon ou na inflação de um balão colônico *versus* controles. Muitos pacientes relatam edema e distensão, que podem ser decorrentes de vários fatores diferentes, como aumento da sensibilidade visceral, aumento da produção de gás, comprometimento do trânsito dos gases pelo intestino ou comprometimento da expulsão retal. Muitos pacientes também relatam urgência retal, apesar dos pequenos volumes de fezes no reto.

C. Inflamação intestinal

Foi postulado que fatores alimentares, certos medicamentos (antibióticos) ou infecções podem aumentar a permeabilidade intestinal, causando uma inflamação intestinal que pode contribuir para a ocorrência de alterações na motilidade intestinal ou na hipersensibilidade visceral.

Em seguida a um episódio de gastroenterite bacteriana, sintomas compatíveis com SII surgirão dentro de um ano em mais de 10% dos pacientes *versus* menos de 2% dos controles. Mulheres e pacientes com exposição a antibióticos ou sob estresse psicológico no início da gastroenterite parecem estar em maior risco de acometimento por uma SII "pós-infecciosa".

Alterações na composição do microbioma intestinal podem causar aumento na produção de gases pós-prandiais, além de edema e distensão, em decorrência da degradação de carboidratos fermentáveis não digeridos no intestino delgado ou no cólon. Um subconjunto de pacientes com SII parece apresentar supercrescimento bacteriano no intestino delgado. Mas as estimativas para os percentuais de pacientes afetados variam amplamente, em parte devido aos diferentes métodos usados para o diagnóstico do supercrescimento bacteriano. Em uma metanálise de 2020 abrangendo 25 estudos de pacientes com SII submetidos a testes para supercrescimento bacteriano, foi relatado um aumento na excreção de hidrogênio ou de metano na respiração em 62% após a ingestão de lactulose, mas em 21% após a ingestão de glicose, e em apenas 14% dos participantes avaliados pelo padrão ouro de aspirados jejunais e culturas bacterianas.

D. Anormalidades psicossociais

Mais de 50% dos pacientes com intestino irritável que procuram atendimento médico sofrem depressão, ansiedade ou somatização subjacente. As anormalidades psicológicas podem influenciar a percepção do paciente ou sua reação à doença e a pequenas sensações viscerais. O estresse crônico pode alterar a motilidade intestinal ou modular as vias que afetam o processamento central e espinal da sensação aferente visceral.

Achados clínicos
A. Sintomas e sinais

O intestino irritável é um distúrbio crônico. Geralmente os sintomas têm início ao final da adolescência e até a segunda década de vida. O diagnóstico fica determinado em presença de sintomas compatíveis e no uso criterioso dos testes para a exclusão de enfermidades orgânicas.

Geralmente a dor abdominal é intermitente, do tipo cólico e se localiza na região abdominal inferior. Tipicamente, a dor está associada a uma mudança na frequência ou forma das fezes, podendo melhorar ou piorar com a evacuação. Essa dor não costuma ocorrer à noite nem interferir no sono. Pacientes com SII podem ser classificados em uma das quatro categorias a seguir, com base nos hábitos fecais predominantes e na forma das fezes: SII com diarreia, SII com constipação, SII com uma mescla de constipação e diarreia ou SII não subtipada. É importante que fique bem claro o que o paciente quer dizer com essas queixas. Pacientes com intestino irritável e constipação relatam evacuações pouco frequentes (< 3/semana), fezes duras ou grumosas ou esforço para defecar. Pacientes com SII e diarreia relatam fezes moles ou aquosas, evacuações frequentes (> 3/dia), urgência ou incontinência fecal. Muitos pacientes relatam que evacuam fezes firmes pela manhã, seguidas de movimentos progressivamente mais moles. São comuns as queixas de distensão e edema visíveis, embora nem sempre estejam clinicamente evidentes.

O paciente deve ser questionado sobre sintomas de alarme que sugerem um diagnóstico diferente de SII e que justificam uma investigação mais aprofundada. O início agudo dos sintomas aumenta a probabilidade de doença orgânica, sobretudo em pacientes com mais de 45 anos. Diarreia noturna, constipação ou diarreia grave, hematoquezia, perda de peso e febre são achados incompatíveis com um diagnóstico de SII e justificam a continuação da investigação para uma doença subjacente. Pacientes com histórico familiar de câncer, DII ou doença celíaca devem ser avaliados mais cuidadosamente. Finalmente, o médico deverá avaliar os hábitos alimentares e a ingestão de nutrientes pelo paciente na busca de possíveis transtornos alimentares.

Ao exame físico, o médico buscará evidências de doença orgânica e também procurará aliviar a ansiedade do paciente. Em geral, o exame físico é normal. É comum a observação de sensibilidade abdominal não pronunciada, especialmente no abdome inferior. Também deve ser realizado um exame de toque retal em pacientes constipados, para a verificação de compressão anal paradoxal durante a tentativa de esforço – achado que pode sugerir dissinergia do assoalho pélvico. Também é recomendável um exame pélvico para mulheres na pós-menopausa com constipação de início recente e com dor na porção abdominal inferior, para triagem de malignidade ginecológica.

B. Achados laboratoriais e exames especiais

Embora a natureza vaga dos sintomas e a ansiedade do paciente possam levar os médicos a considerar uma variedade de estudos diagnósticos, o excesso de testes deve ser evitado, por ser baixa a probabilidade de uma doença orgânica grave. No entanto, as diretrizes de prática da AGA e da ACG recomendam testes laboratoriais selecionados em pacientes com diarreia crônica, para que sejam excluídos outros diagnósticos. Deve ser obtido um hemograma completo para rastreamento de anemia por deficiência de ferro e um PCR para rastreamento de inflamação. Também é recomendável um nível de calprotectina para rastreamento de DII; um valor > 50 mcg/g pode justificar uma avaliação adicional por endoscopia. E devem ser obtidos exames sorológicos para doença celíaca (TG IgA). No caso de pacientes com maior probabilidade de infecção parasitária (p. ex., trabalhadores de creches, campistas, viajantes estrangeiros), amostras de fezes devem ser enviadas para exames fecais para antígeno de *Giardia* ou para diversos microrganismos (*Giardia, Cryptosporidium, Cyclospora, Entamoeba histolytica*) com ensaios de amplificação de ácido nucleico (PCR). Se esses exames forem negativos, não haverá necessidade de mais testes para a maioria dos pacientes, sendo recomendados a orientação e tranquilização do paciente e um tratamento empírico inicial. Estudos de rotina por sigmoidoscopia ou colonoscopia não são recomendados para pacientes com menos de 45 anos com sintomas de SII mas sem sintomas de alarme; entretanto, esses estudos devem ser considerados, juntamente com outros testes laboratoriais, para pacientes que não melhoraram com o tratamento conservador. Todos os pacientes com 45 anos ou mais que não passaram por avaliação anterior deverão fazer uma colonoscopia para exclusão de malignidade. Com a realização da colonoscopia, devem ser obtidas biópsias aleatórias da mucosa, que terão utilidade na busca de evidências de colite microscópica (que podem ter sintomatologia semelhante). Pacientes com sinais ou sintomas de distúrbio do assoalho pélvico (i.e., evacuação dissinérgica) devem ser encaminhados para testes de fisiologia anorretal (manometria e teste de expulsão do balão). Não estão recomendados exames de rotina (i.e., testes respiratórios de hidrogênio) para supercrescimento bacteriano.

Diagnóstico diferencial

Vários distúrbios podem apresentar sintomas semelhantes. São exemplos: neoplasia colônica, DII (colite ulcerativa, doença de Crohn, colite microscópica), diarreia biliar, hiper ou hipotireoidismo, parasitismo, má-absorção (em especial doença celíaca, supercrescimento bacteriano, deficiência de lactase), causas de diarreia secretora crônica (carcinoide) e distúrbios ginecológicos (endometriose, câncer de ovário). Também devem ser considerados transtornos psiquiátricos como depressão, transtorno do pânico e ansiedade. Em mulheres com sintomas refratários, há maior incidência de abuso sexual e físico prévio. Esses diagnósticos devem ser excluídos em pacientes sob suspeita de SII e que não melhorarem dentro de 2-4 semanas de tratamento empírico, ou que subsequentemente venham a apresentar sintomas de alarme.

Tratamento
A. Medidas gerais

Assim como em outros distúrbios funcionais, as intervenções mais importantes que o médico pode oferecer são a tranquilização do paciente, orientações e suporte. Durante essas intervenções, o médico deve identificar e responder às preocupações do paciente de forma sensível e sem julgamentos, explicar cuidadosamente a fisiopatologia e a história natural do distúrbio, definir metas terapêuticas realistas e envolver o paciente no processo de tratamento. Tendo em vista que sintomas do intestino irritável são crônicos, o médico deverá determinar os motivos do paciente para buscar atendimento a essa altura. Esses motivos podem ser: a ocorrência de grandes eventos em sua vida ou estressores psicossociais recentes, mudanças na dieta ou na medicação, preocupações sobre doenças subjacentes graves, ou diminuição da qualidade de vida e o comprometimento das atividades do dia a dia. Ao discutir com o paciente a importância da interação mente-intestino, poderá ser importante explicar que alterações viscerais na motilidade e na sensibilidade podem ser exacerbadas por fatores ambientais, sociais ou psicológicos, como alimentação, medicamentos, hormônios e estresse. Sintomas como dor, edema e alteração dos hábitos intestinais podem causar ansiedade e sofrimento – fatores que, por sua vez, podem agravar ainda mais os distúrbios intestinais, em decorrência de desordenação na comunicação entre o intestino e o SNC. O médico deverá amenizar as angústias de seu paciente (p. ex., o medo de que os sintomas progridam, exijam cirurgia ou degenerem em doenças graves). O paciente deve entender que a SII é uma doença crônica que se caracteriza por períodos de exacerbação e de quiescência. A ênfase deve ser mudada: de determinar a causa dos sintomas para encontrar uma maneira de enfrentá-los. A prática moderada de exercícios físicos ajudará. Os médicos devem resistir à tentação de correr atrás de queixas crônicas com estudos diagnósticos novos ou repetidos.

B. Terapia dietética

Geralmente os pacientes relatam intolerâncias alimentares. Os mecanismos propostos para a intolerância alimentar são alergia a alimento, hipersensibilidade, efeitos dos hormônios intestinais, alterações na flora bacteriana, aumento da produção de gases bacterianos (que surgem no intestino delgado ou grosso) e irritação química causada diretamente. Muitos pacientes com SII têm pouca tolerância para alimentos gordurosos, álcool, cafeína, alimentos picantes e cereais. Em pacientes com diarreia, edema e flatulência, o médico deve excluir a intolerância à lactose com um teste respiratório de hidrogênio ou com um experimento de dieta sem lactose. Em alguns pacientes, a má-absorção de diversos oligossacarídeos, dissacarídeos, monossacarídeos e polióis fermentáveis (Fodmap) pode exacerbar o edema, a flatulência e a diarreia. Nesse grupo estão incluídos seis grupos alimentares: frutose (xaropes de milho, maçãs, peras, mel, melancia, passas), lactose, frutanos (alho, cebola, alho-poró, aspargos, alcachofras), produtos à base de trigo (pães, massas, cereais, bolos), sorbitol (frutas de caroço) e rafinose (leguminosas, lentilhas, couve-de-bruxelas, soja, repolho). A restrição alimentar desses carboidratos fermentáveis por um período de 2-4 semanas poderá melhorar os sintomas (sobretudo a dor abdominal e o edema) em 50-65% dos pacientes. Os pacientes que responderem a essa terapia deverão reintroduzir gradualmente diferentes Fodmap, como uma forma de identificar os deflagradores alimentares. A ingestão de um suplemento de alfa-galactosidase ("Beano") nas refeições compostas por alimentos com altos teores de galactosídeos (p. ex., feijões, ervilhas, lentilhas, soja) poderá melhorar os sintomas intestinais. Não foi demonstrado que a ingestão de glúten exacerba os sintomas intestinais, independentemente de outros Fodmap; assim, não se deve recomendar uma dieta sem glúten.

O consumo de fibras solúveis pouco fermentáveis (*psyllium*, metilcelulose, aveia, polpa de frutas e vegetais) pode melhorar globalmente os sintomas, sobretudo a constipação; essas fibras são recomendadas pela diretriz do American College of Gastroenterology de 2021 e pela atualização da American Gastroenterological Association Clinical Practice de 2022. Fibra fermentáveis ou insolúveis (farelo de cereais, grãos integrais, cascas de frutas e vegetais) podem aumentar a produção de gases e o edema.

C. Medidas farmacológicas

Mais de dois terços dos pacientes com SII apresentam sintomas leves que responderão prontamente às orientações e informações tranquilizadoras do médico, além das intervenções dietéticas. O tratamento farmacológico deve ficar reservado para pacientes com sintomas moderados a graves que não respondam às medidas conservadoras. Esses medicamentos devem ser considerados adjuvantes, não curativos. Considerando o amplo espectro de sintomas, não se deve esperar que um único agente forneça alívio para todos os pacientes, ou mesmo para a maioria. Mas certamente o tratamento orientado para o sintoma dominante específico (p. ex., dor, constipação ou diarreia) poderá resultar em benefícios.

1. **Agentes antiespasmódicos** – Formulações de óleo de hortelã-pimenta com revestimento entérico de venda livre (produto considerado capaz de promover relaxamento do intestino liso) podem ser facilmente adquiridas. Em um RCT publicado em 2020, uma formulação de liberação no intestino delgado melhorou a dor abdominal em maior percentual de pacientes tratados (47%) *versus* pacientes que receberam placebo (34%). Com base nesses resultados e em uma metanálise de sete outros estudos clínicos randomizados e controlados que sugeriram benefícios, a diretriz da ACG de 2021 sugeriu que o óleo de hortelã-pimenta pode ser medicação útil para alívio dos sintomas globais da SII e a dor abdominal. Apesar da falta de estudos bem elaborados que demonstrem eficácia, os agentes anticolinérgicos também são recomendados pelas diretrizes atuais para tratamento da dor e do edema. Os agentes disponíveis são hiosciamina, 0,125 mg VO (ou sublingual, conforme a necessidade) ou de liberação sustentada, 0,037 mg ou 0,75 mg VO 2x/dia; diciclomina, 10-20 mg VO; ou metescopolamina, 2,5-5 mg VO antes das refeições e na hora de dormir. Efeitos colaterais anticolinérgicos ocorrem comumente: retenção urinária, constipação, taquicardia e boca seca. Portanto, esses agentes devem ser usados com cautela em pacientes idosos e nos com constipação.

2. **Agentes antidiarreicos** – Loperamida (2 mg VO 3-4x/dia) é eficaz para tratamento de pacientes com diarreia; esse agente diminui a frequência, liquidez e urgência das fezes, embora não melhore a dor abdominal. Um melhor uso para a loperamida é como "profilaxia" nas situações em haja antecipação da diarreia (p. ex., em situações estressantes) ou quando sua ocorrência seria inconveniente (p. ex., compromissos sociais). O aumento dos ácidos biliares intracolônicos em decorrência de alterações na circulação enteroepática pode contribuir para a diarreia em um subconjunto de pacientes com esse problema. Pode-se considerar uma tentativa empírica com agentes de ligação de sais biliares (colestiramina, 2-4 g 1-3x/dia nas refeições; colesevelam, 625 mg, 1-3 comprimidos 2x/dia). Pacientes com sintomas graves e persistentes poderão ser medicados com eluxadolina ou alosetrona considerados. Eluxadolina (75-100 mg 2x/dia) é um agente de ação mista: agonista de receptores opioides υ e κ e antagonista dos receptores opioides δ, já aprovado para tratamento de pacientes com SII com diarreia. Em estudos de fase 3, seu uso diminuiu a dor abdominal e melhorou a consistência das fezes em

aproximadamente 25% dos pacientes *versus* 16-19% no grupo de placebo. Devido a um pequeno risco de pancreatite de espasmo do esfíncter de Oddi, eluxadolina está contraindicada para uso em pacientes sem vesícula biliar ou com maior consumo de bebidas alcoólicas. Alosetrona (0,5-1 mg VO 2x/dia) é um antagonista seletivo de 5-HT3. Devido a um pequeno risco de colite isquêmica (1,03 casos/1.000 pacientes-ano), seu uso está restrito a mulheres com SII grave e com diarreia inscritas como participantes em um programa de controle de risco.

3. **Agentes anticonstipantes** – O tratamento com laxantes osmóticos orais, como polietilenoglicol 3350 (MiraLAX, 17-34 g/dia), pode aumentar a frequência e melhorar a consistência das fezes e também reduzir o esforço evacuatório, mas não melhora a dor abdominal. Lactulose e sorbitol produzem aumento de flatos e distensão, devendo ser evitados em pacientes com SII. Para pacientes com resposta inadequada ao polietileno glicol, há diversos agentes disponíveis que podem resultar em melhora modesta na frequência e forma das fezes, na dor abdominal e nos sintomas globais da SII. Os secretagogos lubiprostona (8 mcg VO 2x/dia), linaclotida (290 mcg VO 1x/dia), plecanatida (3 mg VO 1x/dia) e tenapanor (50 mg VO 2x/dia) foram aprovados pela FDA para tratamento de pacientes com SII e com constipação, com base na modesta eficácia modesta demonstrada; as diretrizes ACG de 2021 e AGA de 2022 recomendam seu uso. Por meio de diferentes mecanismos, esses agentes estimulam o aumento da secreção de fluidos, resultando em aceleração do trânsito colônico. Estudos clínicos demonstraram que a administração de lubiprostona resultou em melhora global dos sintomas em 18% dos pacientes *versus* 10% no grupo de placebo (i.e., 8% de ganho terapêutico). Com o uso de diferentes resultados-alvo aprovados pela FDA para resposta clínica significativa (redução de 30% na dor abdominal e > 3 evacuações espontâneas/semana), os estudos de fase 3 para linaclotida e plecanatida demonstraram ganhos terapêuticos semelhantes: linaclotida 12,5% *versus* placebo 4% e plecanatida 26% *versus* placebo 16%. Tenapanor foi aprovado pela FDA em 2022 para o tratamento de pacientes com SII e com constipação. Trata-se de uma pequena molécula com ação local que inibe a bomba trocadora de Na^+/H^+ na superfície apical dos intestinos delgado e grosso, aumentando a secreção de líquidos no lúmen intestinal. Em estudos clínicos de fase 3, 34,7% dos pacientes tratados com tenapanor alcançaram o desfecho aprovado pela FDA *versus* 21,7% tratados com placebo. Em 6,5% dos participantes, a ocorrência de diarreia levou à descontinuação dessa medicação. Tegaserod é um agonista dos receptores 5-HT4 com ação estimulante do peristaltismo; mas em 2007 esse agente foi voluntariamente retirado do mercado devido a preocupações com a segurança cardiovascular. Em 2019, depois de uma avaliação dos dados clínicos e de segurança de 29 estudos controlados por placebo e de posse de dados mais recentes para resultado terapêutico, tegaserod (6 mg VO 2x/dia) foi novamente aprovado pela FDA para uso em mulheres com menos de 65 anos com SII e constipação. Assim, esse agente pode ser uma opção para o tratamento desse grupo de pacientes com um ou nenhum fator de risco cardiovascular e que não melhoraram com o tratamento secretagogo. Pacientes com constipação intratável devem passar por uma avaliação mais aprofundada para trânsito colônico lento e disfunção do assoalho pélvico (ver Constipação).

4. **Agentes psicotrópicos** – Pacientes com sintomas predominantes de dor ou edema podem ser beneficiados com baixas doses de antidepressivos tricíclicos, agentes que, segundo se acredita, exercem efeitos na motilidade, na sensibilidade visceral e na percepção central da dor que independem de seus efeitos psicotrópicos. Graças a seus efeitos anticolinérgicos, esses agentes podem ter maior utilidade para pacientes nos quais a diarreia (e não a constipação) é o sintoma predominante. Esses pacientes podem ser tratados com a formulação oral de nortriptilina, desipramina ou imipramina em dosagem baixa, 10 mg na hora de dormir, com aumento gradual até um máximo de 30-50 mg, conforme a tolerância. Os percentuais de resposta não têm correlação com a dosagem, e muitos pacientes respondem a doses de ≤ 50 mg/dia. É comum a ocorrência de efeitos colaterais, e o insucesso terapêutico com um desses agentes não inviabiliza o tratamento com qualquer dos outros (que poderão ser eficazes). Os agentes com maior atividade anticolinérgica podem melhorar a diarreia, mas piorar a constipação. A melhora deve ficar evidenciada em 4 semanas. O médico poderá prescrever ISRS orais (sertralina, 25-100 mg/dia; citalopram, 10-20 mg/dia; paroxetina, 20-50 mg/dia; ou fluoxetina, 10-40 mg/dia) para tratamento do intestino irritável, e também para tratamento de transtornos do humor. O uso desses agentes pode acelerar o trânsito gastrointestinal e melhorar a constipação. Pacientes com SII não devem ser medicados com ansiolíticos, por causa do potencial de habituação. Pacientes com depressão grave ou com transtornos de ansiedade devem ser identificados e tratados com doses terapêuticas dos agentes apropriados.

5. **Antibióticos não absorvíveis** – O médico poderá considerar o uso de rifaximina (550 mg, 3x/dia durante 14 dias) em pacientes com sintomas refratários, especialmente edema. Metanálise publicada em 2012 identificou uma melhora 9,9% maior no edema em pacientes medicados com rifaximina *versus* placebo – um ganho modesto, semelhante ao de outras terapias menos dispendiosas. A melhora dos sintomas pode ser atribuída à supressão de bactérias no intestino delgado ou no cólon, resultando na redução da fermentação bacteriana de carboidratos e na diminuição da diarreia e do edema.

6. **Probióticos** – Metanálises que reuniram pequenos estudos clínicos controlados sobre probióticos relatam melhora dos sintomas de dor, edema e flatulência em alguns pacientes, mas não há comprovação de benefícios. As diretrizes da AGA de 2020 e da ACG de 2021 não recomendam os probióticos para tratamento de pacientes com SII.

D. Terapias psicológicas

Terapias cognitivo-comportamentais, técnicas de relaxamento, ioga e hipnoterapia parecem ter efeito benéfico em alguns pacientes. Pacientes com anormalidades psicológicas subjacentes podem se beneficiar com a avaliação de um psiquiatra ou psicólogo. Pacientes com grave incapacitação devem ser encaminhados a um centro de tratamento da dor.

Prognóstico

Na maioria dos casos, pacientes com SII aprendem a lidar com seus sintomas e são capazes de levar uma vida produtiva.

Camilleri M. Diagnosis and treatment of irritable bowel syndrome: a review. JAMA. 2021;325:865. [PMID: 33651094]

Chang L et al. AGA Clinical Practice Guideline on the pharmacologic management of irritable bowel syndrome with constipation. Gastroenterology. 2022;163:118. [PMID: 35738724]

Chey WD et al. AGA Clinical Practice Update on the role of diet in irritable bowel syndrome: expert review. Gastroenterology. 2022;162:1737. [PMID: 35337654]

D'Silva A et al. Meditation and yoga for irritable bowel syndrome: a randomized clinical trial. Am J Gastroenterol. 2023; 118:329. [PMID: 36422517]

Lacy BE et al. ACG Clinical Guideline: management of irritable bowel syndrome. Am J Gastroenterol. 2021;116:17. [PMID: 33315591]

Lembo A et al. AGA Clinical Practice Guideline on the pharmacologic management of irritable bowel syndrome with diarrhea. Gastroenterology. 2022;163:137. [PMID: 35738725]

Colite associada a antibióticos

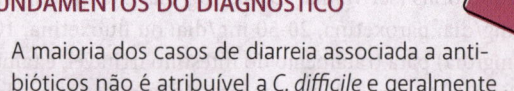

FUNDAMENTOS DO DIAGNÓSTICO

- A maioria dos casos de diarreia associada a antibióticos não é atribuível a *C. difficile* e geralmente é leve e autolimitada.
- Os sintomas da colite associada a antibióticos variam, desde leves até fulminantes; quase todos os casos de colite são atribuíveis a *C. difficile*.
- Na maioria dos casos, o diagnóstico fica determinado pelo exame de fezes.

Considerações gerais

A diarreia associada a antibióticos é uma ocorrência clínica comum. Caracteristicamente, a diarreia ocorre durante o período de exposição ao antibiótico, tem relação com a dose e desaparece espontaneamente após a descontinuação do antibiótico. Na maioria dos casos, trata-se de uma diarreia leve, autolimitada e que dispensa qualquer avaliação ou tratamento laboratorial específico. Geralmente o exame de fezes não revela leucócitos fecais, e as culturas de fezes não revelam patógenos. Embora *C. difficile* seja identificado nas fezes de 15-25% dos casos de diarreia associada a antibióticos, essa bactéria também é identificada em 5-10% dos pacientes tratados com antibióticos que não se apresentam com diarreia. A maioria dos casos de diarreia associada a antibióticos se deve a alterações na fermentação bacteriana dos carboidratos no cólon e não é causada por *C. difficile*.

A **colite associada a antibióticos** é um problema clínico significativo, quase sempre causado pela infecção por *C. difficile*; esse microrganismo coloniza o cólon e libera duas toxinas: TcdA e TcdB. Encontrado em todos os hospitais em quartos de pacientes e nos banheiros, *C. difficile* é facilmente transmitido para os pacientes pela equipe do hospital. Uma lavagem cuidadosa das mãos e o uso de luvas descartáveis são medidas úteis que minimizam a transmissão e diminuem infecções em pacientes hospitalizados. Nesses pacientes, a colite por *C. difficile* ocorre em aproximadamente 20% dos indivíduos já colonizados na admissão e em 3,5% daqueles não colonizados. Em infecções hospitalares e comunitárias, muitos dos episódios de colite ocorrem em pessoas medicadas com antibióticos que alteram a flora intestinal normal, possibilitando o florescimento das bactérias. Embora quase todos os antibióticos tenham sido implicados, a colite ocorre mais comumente em seguida à medicação com ampicilina, clindamicina, cefalosporinas de terceira geração e fluoroquinolonas. Geralmente os sintomas têm início durante ou logo após o tratamento com antibióticos, mas podem ser adiados por até 8 semanas. Todos os pacientes com diarreia aguda devem ser questionados sobre a exposição recente a antibióticos. Pacientes idosos; debilitados; imunocomprometidos; medicados com vários antibióticos ou em antibioticoterapia prolongada (> 10 dias); aqueles alimentados por sonda enteral ou medicados com um IBP ou por quimioterapia; ou que estejam sofrendo de DII estão sob maior risco de adquirir *C. difficile* e desenvolver diarreia associada a esse microrganismo.

As cepas patogênicas de *C. difficile* produzem duas toxinas: a toxina TcdA, que é uma enterotoxina, e a toxina TcdB, que é uma citotoxina. A presença de uma cepa mais virulenta de *C. difficile* (NAP1), que contém uma deleção de 18 pares de bases do gene inibidor de TcdC, resulta em maior produção das toxinas A e B. Essa cepa hipervirulenta é mais prevalente entre infecções hospitalares, estando associada a surtos da doença grave, mas atualmente parece estar diminuindo em sua incidência.

Achados clínicos
A. Sintomas e sinais

Em muitos casos, os pacientes relatam uma diarreia aquosa esverdeada, fétida, leve a moderada, com frequência de 3-15 vezes por dia e acompanhada por cólicas abdominais inferiores. O exame físico tem resultado normal ou revela uma leve sensibilidade no quadrante inferior esquerdo. As fezes podem apresentar muco, mas raramente sangue visível. Mais da metade dos pacientes hospitalizados com um diagnóstico de colite por *C. difficile* se apresentam com a doença grave, definida por uma contagem de leucócitos > 15.000/mcL (15 × 10^9/L) ou com uma creatinina sérica > 1,5 g/dL. Não é comum a ocorrência de febre.

Casos de doença fulminante ocorrem em até 10% dos pacientes. A doença fulminante se caracteriza por hipotensão ou choque, íleo ou megacólon. Na maioria dos casos, o paciente apresenta dor ou sensibilidade abdominal, distensão e diarreia abundante; mas pacientes com íleo podem não se apresentar com diarreia, ou pode parecer que a diarreia está melhorando. Os dados laboratoriais sugestivos de doença grave são contagem de leucócitos > 30.000/mcL (30×10^9/L), albumina sérica < 2,5 g/dL (resultante de uma enteropatia perdedora de proteína) e elevações de lactato e de creatinina no soro.

B. Exames especiais

1. **Estudos de fezes** – É recomendável a obtenção de um exame fecal para *C. difficile* em pacientes hospitalizados com disenteria ou com ≥ 3 evacuações líquidas em 24 horas ou em pacientes ambulatoriais com diarreia persistente por mais de 1 semana. Há três tipos de exames diagnósticos de uso comum: (1) um imunoensaio para a proteína glutamato desidrogenase (GDH); esse estudo tem alta sensibilidade e valor preditivo negativo (95%) para detecção de *C. difficile* toxigênico e não toxigênico, embora não possa diferenciar entre uma infecção ativa e secreção de toxina em decorrência de colonização; (2) os ensaios de PCR, que amplificam o gene da toxina *C. difficile* (geralmente TcdB); esses exames possuem uma sensibilidade extremamente alta (97-99%) para detecção de *C. difficile*; além disso, são capazes de detectar a cepa NAP1 hipervirulenta. Entretanto, como ocorre com o imunoensaio GDH, não conseguem estabelecer a diferença entre infecção ativa e colonização; (3) imunoensaios enzimáticos (IEE) rápidos, que detectam a presença de toxinas TcdA e TcdB de *C. difficile* com sensibilidade de 75-95%, confirmando infecção ativa secretora de toxina. Como exame diagnóstico inicial, a maioria dos laboratórios faz uma triagem para *C. difficile* com o ensaio de PCR para gene de toxina ou com o ensaio para proteína GDH. Um resultado negativo para PCR ou GDH exclui efetivamente a infecção. O tratamento baseado apenas nos resultados dos testes PCR ou GDH poderá resultar em um tratamento desnecessário de pacientes apenas com colonização por *C. difficile*. Portanto, os laboratórios poderão realizar testes secundários com IEE para detecção de toxina, para o estabelecimento da diferença entre colonização e infecção ativa produtora de toxina.

2. **Sigmoidoscopia flexível** – Não há necessidade de sigmoidoscopia flexível em pacientes com sintomas típicos e com exame de fezes positivo. Mas a sigmoidoscopia poderá esclarecer o diagnóstico em pacientes com ensaios positivos para toxina de *C. difficile* que se apresentem com sintomas atípicos ou que exibam diarreia persistente apesar do tratamento apropriado. Em pacientes com sintomas leves a moderados, é possível que não sejam detectadas anormalidades, ou que o médico constate apenas a presença de uma colite inespecífica, irregular ou difusa, indistinguível de outras causas. Em pacientes com a doença grave, observa-se uma **colite pseudomembranosa** verdadeira.

3. **Estudos de imagens** – Devem ser obtidas radiografias ou TC abdominais não contrastadas em pacientes com sintomas graves ou fulminantes com o objetivo de buscar por evidências de dilatação colônica e espessamento parietal. A TC abdominal também ajudará na avaliação de pacientes hospitalizados com dor abdominal ou íleo sem diarreia significativa, nos quais a presença de espessamento da parede colônica sugere colite e presença insuspeitada de *C. difficile*. A TC também terá utilidade na detecção de uma possível perfuração.

Diagnóstico diferencial

No paciente hospitalizado cuja diarreia aguda surge após sua internação, o diagnóstico diferencial deve incluir diarreia simples associada ao uso de antibióticos (não relacionada a *C. difficile*), alimentação enteral, alguns medicamentos e colite isquêmica. Outras causas infecciosas não são comuns em pacientes hospitalizados com diarreias que se desenvolvam mais de 72 horas após a internação; e a obtenção de culturas fecais não tem bom custo-benefício, a menos que os exames para *C. difficile* sejam negativos. *Klebsiella oxytoca* pode causar uma forma diferente de colite hemorrágica associada ao uso de antibióticos, com característica segmentar (geralmente no cólon direito ou no cólon transverso); que poupa o reto; e que acomete com mais frequência pacientes ambulatoriais mais jovens e saudáveis.

Complicações

A colite grave pode evoluir rapidamente para uma doença fulminante, resultando em instabilidade hemodinâmica, insuficiência respiratória, acidose metabólica, megacólon (> 7 cm de diâmetro), perfuração e morte do paciente. A colite crônica não tratada pode resultar em perda de peso e em enteropatia perdedora de proteína.

Tratamento

A. Tratamento inicial

Para que a transmissão nas unidades de saúde possa ser minimizada, pacientes sob suspeita ou com comprovação de infecção por *C. difficile* devem ser postos em um regime rígido de precauções de contato; e os profissionais de saúde devem sempre lavar cuidadosamente as mãos antes e depois do contato. Se possível, deve-se descontinuar o tratamento com o antibiótico inicial com a maior rapidez possível. O tratamento de um episódio inicial de colite por *C. difficile* fica determinado pela gravidade da doença. Para pacientes com doença benigna, fidaxomicina (200 mg VO 2x/dia) e vancomicina (125 mg VO 4x/dia) são igualmente eficazes para o tratamento inicial, mas os percentuais de recorrência são menores com fidaxomicina do que com vancomicina (15% *versus* 25%). Pode-se dar preferência à fidaxomicina como tratamento de primeira linha para pacientes considerados em maior risco de doença recorrente. Na maioria dos casos, recomenda-se que o tratamento se prolongue por 10 dias, mas o período será estendido para pacientes que necessitem de antibioticoterapia prolongada para outras infecções. Não se deve mais recomendar metronidazol (500 mg VO 3x/dia) para o tratamento inicial, exceto em casos leves da doença, quando não houver disponibilidade de vancomicina ou de fidaxomicina. A maioria dos pacientes terá melhora sintomática em cerca de 72 horas. Em seguida ao tratamento, os exames de fezes poderão permanecer positivos por algumas semanas após a resolução dos sintomas.

Para pacientes portadores da doença fulminante, recomenda-se o tratamento com vancomicina 500 mg VO 4x/dia, juntamente com metronidazol 500 mg IV de 8-8 horas. Pacientes com íleo poderão ser medicados com vancomicina por sonda nasoentérica e por enema retal (500 mg em 100 mL de solução salina normal por enema de 6-6 horas). A eficácia da fidaxomicina para pacientes com doença grave ou fulminante ainda está à espera de uma investigação mais aprofundada. Recomenda-se uma consulta cirúrgica precoce para todos os pacientes com doença grave ou fulminante. Pode haver necessidade de colectomia abdominal total ou de ileostomia em alça com lavagem colônica em pacientes com megacólon tóxico, perfuração, sepse ou hemorragia. No caso de pacientes maus candidatos cirúrgicos, deve-se considerar o transplante de microbiota fecal (TMF) administrado por colonoscopia a intervalos de 3-5 dias (ver mais adiante).

B. Tratamento das recidivas

Até 20% dos pacientes apresentam recidiva da diarreia por *C. difficile* dentro de 8 semanas após a descontinuação do tratamento inicial. Essa complicação pode ser resultante de reinfecção ou de insucesso na erradicação do microrganismo. As diretrizes recomendam que a primeira recorrência seja tratada com fidaxomicina 200 mg VO 2x/dia durante 10 dias, ou com um prolongado regime de redução gradual com vancomicina 125 mg VO 4x/dia durante 14 dias; 2x/dia durante 7 dias; 1x/dia durante 7 dias; e em seguida a cada 2-3 dias durante 2-8 semanas. A segunda recorrência deve ser tratada com um regime adicional de redução gradual de vancomicina, como acima.

Para pacientes que sofreram ≥ 2 recaídas, as diretrizes recomendam que seja considerado um TMF; nesse procedimento, administra-se ao paciente uma formulação de suspensão (ou uma cápsula) contendo espécimes da microbiota fecal derivados de doadores saudáveis em seguida ao tratamento com vancomicina ou fidaxomicina. Em 2023, a FDA aprovou duas formulações para prevenção da recorrência de *C. difficile* pós-antibioticoterapia. Rebyota é administrado uma vez em forma de enema retal (150 mL). Estudos clínicos constataram percentuais de recorrência de *C. difficile* em 8 semanas de 29% em pacientes tratados *versus* 42% em pacientes que receberam enemas de placebo. VOWST é uma formulação em cápsula; o paciente deve ser medicado na dose de 4 cápsulas VO, 1x/dia durante 3 dias. Estudos clínicos encontraram percentuais de recorrência de *C. difficile* em 8 semanas foram de 12,4% em pacientes tratados *versus* 38,8% no grupo de placebo. Os médicos registrados podem obter outras formulações colônicas e orais na OpenBiome, sob licença experimental.

Feuerstadt P et al. Practical use of RBX2660 for the prevention of recurrent Clostridioides difficile infection. Am J Gastroenterol. 2023;118:1303. [PMID: 36695753]

Feuerstadt P et al. SER-109, an oral microbiome therapy for recurrent Clostridioides difficile infection. N Engl J Med. 2022;386:220. [PMID: 35045228]

Gulati A et al. Fecal microbiota transplantation across the lifespan: balancing efficacy, safety, and innovation. Am J Gastroenterol. 2023;118:435. [PMID: 36580630]

Kelly CR et al. ACG Clinical Guidelines: prevention, diagnosis, and treatment of Clostridioides difficile infections. Am J Gastroenterol. 2021;116:1124. [PMID: 34003176]

Vaughn B et al. Effectiveness and safety of colonic and capsule fecal microbiota transplantation for Clostridioides difficile infection. Clin Gastroenterol Hepatol. 2023;21:1330. [PMID: 36126907]

Doença inflamatória intestinal

O termo "doença inflamatória intestinal" abrange casos de retocolite ulcerativa e de doença de Crohn. O diagnóstico e o tratamento de cada uma dessas entidades serão revisados nas seções a seguir. Depois de um aumento acentuado (de até 4 vezes) nos últimos 40 anos em países do norte da Europa e nos EUA, a incidência nessas regiões pode ter se estabilizado. Nos EUA, há aproximadamente 2,4 milhões de pessoas com DII (0,7%) com uma incidência anual ajustada de 10,9 casos/100 mil pessoas-ano. Em comparação com a doença de Crohn, a prevalência de colite ulcerativa é ligeiramente maior. Essas doenças podem ocorrer em qualquer idade, mas geralmente têm seu início em adolescentes e em adultos com menos de 40 anos. A história natural de ambas é variável, desde sintomas leves, muitas vezes intermitentes, até doenças graves caracterizadas pela elevação de marcadores inflamatórios e por ulcerações da mucosa que podem resultar em complicações intestinais (sangramento, estenoses, fístulas, cirurgia), deficiências nutricionais e comprometimento da qualidade de vida. As duas doenças podem estar associadas a várias manifestações extraintestinais, como úlceras orais, artrite periférica não deformante oligoarticular ou poliarticular, espondilite ou sacroileíte, episclerite ou uveíte, eritema nodoso, pioderma gangrenoso, hepatite e colangite esclerosante, e eventos tromboembólicos.

Farmacoterapia

Embora a colite ulcerativa e a doença de Crohn pareçam ser entidades distintas, os médicos recorrem a vários agentes farmacológicos para tratamento conjunto. Por muitos anos, as principais opções terapêuticas se limitavam ao ácido 5-aminossalicílico, corticosteroides e medicamentos imunomoduladores (tiopurinas e metotrexato). Na última década, as opções terapêuticas se expandiram muito, com a inclusão de outros agentes de moléculas pequenas (inibidores de JAK e moduladores do receptor de esfingosina 1-fosfato) e de terapias biológicas (antagonistas do fator de necrose tumoral (TNF), anticorpos IL 12/23, anti-integrinas). Ver Tabela 17.13.

A. Ácido 5-aminossalicílico (5-ASA)

5-ASA é um agente tópico ativo que promove diversos efeitos anti-inflamatórios. O médico conta com vários compostos orais e tópicos projetados para direcionamento do 5-ASA ao cólon ou intestino delgado distal.

1. Formulações orais – Compostos de mesalazina são formulações orais de 5-ASA revestidas por várias resinas sensíveis ao pH (Asacol, Apriso e Lialda) que liberam 5-ASA ao longo de todo o cólon, ou são formulações em cápsulas de liberação programada (Pentasa) que liberam 5-ASA no

intestino delgado e no cólon. São raros os efeitos colaterais desses compostos, mas pode haver náusea, erupção cutânea, diarreia, pancreatite e nefrite intersticial aguda. Sulfassalazina e balsalazida são formulações orais contendo 5-ASA unido por uma ligação azo a outro agente (sulfapiridina ou um peptídeo inerte, respectivamente) de modo a evitar a absorção no intestino delgado. Em seguida à clivagem da ligação azo por bactérias colônicas, o 5-ASA é liberado no cólon. O grupo sulfapiridina é absorvido e pode causar efeitos colaterais em 15-30% dos pacientes: náusea, oligospermia, leucopenia, agranulocitose, comprometimento do metabolismo de folato e hipersensibilidade (febre, erupção cutânea, anemia hemolítica, pneumonite). Por causa dos seus efeitos colaterais, atualmente a sulfassalazina é prescrita com menos frequência do que a balsalazida e outros agentes 5-ASA.

2. **Mesalazina tópica** – 5-ASA é fornecido na forma de supositórios (Canasa; 1.000 mg) e em enemas (Rowasa; 4 g/60 mL). Em comparação com os compostos orais, essas formulações podem fornecer concentrações muito maiores de 5-ASA ao cólon distal, os efeitos colaterais são pouco comuns.

B. Corticosteroides

Os médicos dispõem de grande variedade de formulações contendo corticosteroides intravenosos, orais e tópicos para a medicação de pacientes com DII. Essas formulações são úteis no tratamento de curto prazo de doenças moderadas a graves. Mas seu uso prolongado está associado a efeitos colaterais graves e potencialmente irreversíveis; assim, os corticosteroides devem ser evitados. Os agentes, a via de administração, a duração do uso e os regimes de redução empregados se baseiam mais nas inclinações e na experiência pessoal, e não em dados obtidos a partir de estudos clínicos rigorosos. Prednisona ou metilprednisolona são formulações orais. Budesonida é um corticosteroide oral com grande atividade anti-inflamatória tópica, mas baixa atividade sistêmica, em decorrência do intenso metabolismo hepático de primeira passagem. Budesonida está disponível em uma formulação com revestimento entérico (Entocort) cujo alvo é a administração do fármaco no íleo terminal e no cólon proximal; e em uma formulação multimatricial de liberação retardada (formulação de budesonida Multi Matrix [MMX] [Uceris]), com liberação do fármaco ao longo de todo o cólon. As preparações tópicas são veiculadas em forma de supositórios (25 e 30 mg), espuma (10%, 80 mg) e enemas (100 mg) contendo hidrocortisona, e em forma de espuma contendo budesonida (2 mg).

C. Medicamentos imunomoduladores e outras moléculas pequenas

1. **Tiopurinas (mercaptopurina e azatioprina)** – Na moderna prática clínica, esses medicamentos são administrados principalmente em combinação com agentes anti-TNF (ver seção D.1 adiante) em pacientes com doença de Crohn e colite ulcerativa moderada a grave com o objetivo de diminuir a formação de anticorpos contra o agente biológico e de melhorar a probabilidade de remissão clínica com o aumento nos níveis de medicamentos anti-TNF e de seus possíveis efeitos sinérgicos. Em alguns cenários, esses medicamentos continuam a ser administrados como monoterapia, visando manter a remissão em pacientes com doença quiescente. Os efeitos colaterais da mercaptopurina e da azatioprina, bem como as reações alérgicas (febre, erupção cutânea ou artralgias) e não alérgicas (náusea, vômito, pancreatite, hepatotoxicidade, supressão da medula óssea, infecções), ocorrem em 15% dos pacientes. As tiopurinas estão associadas a um risco até 2,5 vezes maior de ocorrência de linfomas não Hodgkin (0,5/1.000 pacientes-ano). O risco aumenta depois de 1-2 anos da exposição, sendo maior em homens com menos de 30 anos e em pacientes com mais de 50 anos. As tiopurinas também estão associadas a risco de displasia cervical ligada ao HPV e a maior risco de ocorrência de câncer de pele não melanoma. Pacientes mais jovens também correm o risco de sofrer infecção primária grave pelo vírus de Epstein-Barr (EBV), se não tiverem sido previamente expostos.

Cerca de 1 pessoa em 300 apresenta uma variante patogênica homozigótica de uma das enzimas que metabolizam a tiopurina metiltransferase (TPMT), com risco de imunossupressão profunda; 1 em 9 pessoas é heterozigótica para TPMT, o que resulta em atividade enzimática intermediária. Antes de iniciar o tratamento, é recomendável uma determinação da atividade funcional da TPMT. O tratamento deverá ser suspenso em pacientes com ausência da atividade de TPMT. Mercaptopurina é mais eficaz na dose de 1-1,5 mg/kg; para azatioprina, 2-3 mg/kg/dia é a dose mais eficaz. Em pacientes com atividade normal de TPMT, os dois medicamentos poderão ser iniciados na dose calculada pelo peso. O médico deverá obter semanalmente um hemograma completo durante 4 semanas, quinzenalmente durante 4 semanas e, em seguida, a cada 1-3 meses ao longo da duração do tratamento. Também devem ser periodicamente obtidas provas para bioquímica hepática. Alguns médicos preferem aumentar gradualmente a dose, sobretudo para pacientes com atividade intermediária de TPMT ou nos casos de indisponibilidade de meios para a medição de TPMT. Ambos os medicamentos podem ser iniciados na dose de 25 mg/dia, com incrementos de 25 mg a cada 1-2 semanas, e o médico deverá monitorar a mielossupressão até que a dose-alvo seja atingida. Se a contagem de leucócitos cair abaixo de 4.000/mcL ($4,0 \times 10^9$/L) ou se a contagem de plaquetas cair abaixo de 100.000/mcL (100 $\times 10^9$/L), a medicação deverá ser suspensa por pelo menos 1 semana antes da redução da dose diária em 25-50 mg. Na maioria dos pacientes, a medição dos metabólitos da tiopurina (6-TG e 6-MMP) não teve seu valor comprovado, mas deve ser recomendada para pacientes que não responderam à dosagem padrão baseada no peso ou naqueles pacientes acometidos por efeitos adversos.

2. **Metotrexato** – Metotrexato oral em baixa dosagem (12,5 mg 1x/semana) é usado em combinação com agentes anti-TNF para prevenção de imunogenicidade. O metotrexato causa os seguintes efeitos colaterais: náusea, vômito, estomatite,

infecções, supressão da medula óssea, fibrose hepática e pneumonite com risco de vida. O paciente deverá ser monitorado a cada 3 meses com um hemograma completo e bioquímica hepática. Deve-se fazer suplementação de folato (1 mg/dia). Tendo em vista que o metotrexato é teratogênico, esse agente deverá ser descontinuado em homens e também em mulheres pelo menos 6 meses antes da concepção e durante a gravidez.

3. **Inibidores da Janus quinase** – **Tofacitinibe** e **upadacitinibe** são pequenas moléculas não biológicas que inibem a Janus quinase, uma enzima envolvida na modulação de diversas interleucinas através da via JAK-STAT. Tofacitinibe tem maior capacidade de inibição de JAK1/3, enquanto upadacitinibe tem maior seletividade para JAK1. Em decorrência do maior risco de ocorrência de herpes-zóster (em até 5% dos pacientes), recomenda-se a vacinação com zóster recombinante inativado (i.e., não vivo) (Shingrix) para todos os pacientes. Outros eventos adversos que podem ocorrer são acne, infecções do trato urinário, câncer de pele não melanoma, linfoma e perfurações gastrointestinais. Infecções oportunistas, inclusive TB, ocorreram raramente. São também observadas anormalidades laboratoriais, como linfopenia, neutropenia e elevações de CK e lipídios. A FDA emitiu um alerta de tarja preta para tofacitinibe e upadacitinibe em decorrência do maior risco de ocorrência de trombose, inclusive IAM, AVE, trombose arterial, TVP, TEP e morte. Portanto, esses agentes não devem ser prescritos para pacientes considerados de alto risco para trombose.

4. **Moduladores do receptor de esfingosina 1-fosfato** – Ozanimode e etrasimode são agentes orais que se ligam aos receptores de esfingosina 1-fosfato (S1P) dos linfócitos, não permitindo que essas células deixem o tecido linfático, inclusive no TGI. Esses agentes resultam em redução média de 45% na contagem de linfócitos periféricos, que poderá se prolongar por até 4 semanas após a descontinuação do medicamento. O médico deverá obter exames de bioquímica hepática e hemograma completo 3-6 meses após o início do medicamento. A ocorrência de uma linfopenia grave < 200×10^9/L (< $0,2 \times 10^9$/L) deverá fazer o médico reduzir a dose do medicamento ou mesmo descontinuar seu uso. Há outros eventos adversos graves a serem considerados: hipertensão, elevação das transaminases hepáticas e edema macular. Tendo em vista um risco baixo de bradicardia e de atraso na condução atrioventricular (AV), o médico deverá obter um ECG antes de iniciar o tratamento, para que possa excluir anormalidades da condução; em pacientes com cardiopatia ou doença cerebrovascular, arritmias ou bloqueio AV, deverá ser considerada uma consulta com o cardiologista. Há casos em que ocorre reativação de herpes simplex ou herpes-zóster; portanto, é recomendável a vacinação contra zóster recombinante inativado (Shingrix).

D. Terapias biológicas

1. **Terapias anti-TNF** – Há quatro anticorpos monoclonais antifator de necrose tumoral (TNF) disponibilizados para o tratamento de DII: infliximabe, adalimumabe, golimumabe e certolizumabe. Todos esses quatro agentes se ligam e neutralizam o TNF solúvel e também o TNF ligado à membrana em macrófagos e linfócitos T ativados, dessa forma prevenindo a estimulação de células efetoras pelo TNF.

Infliximabe é um anticorpo IgG_1 quimérico (75% humano/25% de camundongo) administrado por infusão intravenosa. Ocorrem reações agudas à infusão em 5-10% dos casos, mas esses eventos são raros em pacientes com infusões regularmente programadas ou medicados concomitantemente com agentes imunomoduladores (i.e., azatioprina ou metotrexato). Na maioria dos casos a reação é leve e pode ser tratada pela diminuição da velocidade de infusão e pela administração de paracetamol e difenidramina. Reações graves (hipotensão, falta de ar grave, calafrios, desconforto torácico grave) ocorrem em menos de 1%; nesses casos, tais reações podem exigir o fornecimento de oxigênio e o uso de difenidramina, hidrocortisona e adrenalina. Em pacientes tratados com injeções IV repetidas e intermitentes, ocorre formação de anticorpos anti-infliximabe em até 40% dos pacientes, o que está associado à redução da duração da resposta ao medicamento, ou mesmo na ausência de resposta, bem como a maior risco de ocorrência de reações agudas ou tardias à infusão. A administração de infliximabe como terapia de manutenção periodicamente programada (p. ex., de 8-8 semanas) ou em combinação com outros agentes imunomoduladores (azatioprina, mercaptopurina ou metotrexato) diminui significativamente a formação desses anticorpos para < 10%.

Adalimumabe e golimumabe são anticorpos IgG1 totalmente humanos, administrados por injeção subcutânea. Em 2023, passou a ser disponibilizada uma nova formulação subcutânea de infliximabe. Certolizumabe é um composto de fusão, em que a porção Fab1 de um anticorpo TNF quimérico (95% humano/5% de camundongo) se liga ao polietilenoglicol de modo a prolongar a meia-vida do medicamento. Mas o certolizumabe é usado com pouca frequência, por causa de sua menor eficácia clínica. As reações de hipersensibilidade ocorrem apenas raramente em pacientes medicados com terapias anti-TNF subcutâneas. A ocorrência de reações no local da injeção (queimação, dor, vermelhidão, prurido) é relativamente comum, mas geralmente essas reações são de leve intensidade e autolimitadas. Ocorre a formação de anticorpos antiadalimumabe ou antigolimumabe em 5% dos pacientes; para certolizumabe, ocorre formação de anticorpos em 10%. Esse problema poderá resultar em redução da duração da resposta ao medicamento, ou mesmo na ausência de resposta.

Em 2-5% dos pacientes podem ocorrer infecções graves com o uso de terapias anti-TNF p. ex., sepse, pneumonia, abscesso e celulite; no entanto, esse aumento no risco é atribuível em parte ao aumento na gravidade da doença e ao uso concorrente de agentes corticosteroides ou imunomoduladores. Pacientes tratados com terapias anti-TNF estão em maior risco de sofrer infecções oportunistas com patógenos bacterianos intracelulares, inclusive tuberculose, micoses (candidíase, histoplasmose, coccidioidomicose, nocardiose) e listeriose, e também podem sofrer reativação de infecções virais, p. ex., hepatite B, herpes simplex, varicela-zóster e EBV. Antes da medicação com esses agentes, os pacientes devem ser rastreados para tuberculose latente com uma prova PPD e uma radiografia torácica. Anticorpos antinucleares (AAN) e anti-DNA ocorrem em elevado percentual de pacientes; mas é rara a ocorrência de lúpus induzido por medicamentos. Todos esses agentes podem causar reações hepáticas graves, que poderão evoluir para insuficiência hepática aguda; durante o tratamento, os pacientes devem ser rotineiramente monitorados com provas bioquímicas hepáticas. Terapias anti-TNF podem aumentar o risco de ocorrência de câncer de pele, assim, é recomendável a realização anual de exames dermatológicos. Pode haver pequeno risco de linfoma não Hodgkin em pacientes em monoterapia com anti-TNF; contudo, esse risco será muito maior em pacientes medicados com uma combinação de anti-TNF e uma tiopurina. Foram relatados casos raros de neurite óptica e de doenças desmielinizantes, inclusive esclerose múltipla. Em pacientes com cardiopatia, as terapias anti-TNF podem piorar a IC.

Em pacientes com DII ativa, o monitoramento dos níveis de vale (i.e., níveis mínimos) de anti-TNF e de quaisquer anticorpos antidrogas ajudará na otimização dos níveis farmacológicos e na orientação do tratamento. A manutenção dos níveis de vale farmacológicos acima dos limites especificados está associada a percentuais mais elevados de resposta clínica e a menor risco de formação de anticorpos neutralizadores. Há indicação para um monitoramento farmacoterápico em pacientes com resposta clínica insatisfatória ou sem resposta clínica. Em pacientes com altos títulos de anticorpos antidrogas, o médico deverá mudar a medicação para um agente anti-TNF diferente. Considera-se que a terapia anti-TNF fracassou quando os pacientes apresentam uma resposta ruim, apesar das concentrações mínimas adequadas do agente anti-TNF; nesses casos, deve ser tentada outra classe farmacológica. Os especialistas vêm recomendando cada vez mais que se faça a medição proativa das concentrações farmacológicas e dos anticorpos em todos os pacientes, como forma de otimizar a resposta clínica e minimizar a formação de anticorpos antidrogas (mais comum em níveis baixos para o medicamento administrado). Atualmente, as concentrações mínimas recomendadas durante o tratamento de manutenção são > 7 mcg/mL para infliximabe, > 7-10 mcg/mL para adalimumabe e > 1 mcg/mL para golimumabe.

2. **Anti-integrinas** – As anti-integrinas diminuem o tráfego de leucócitos circulantes pela vasculatura, reduzindo a inflamação crônica. Vedolizumabe é uma anti-integrina que bloqueia o heterodímero alfa$_4$beta$_7$, bloqueando seletivamente o tráfego dos linfócitos intestinais, mas não dos linfócitos cerebrais. Atualmente, vedolizumabe está aprovado como formulação intravenosa e subcutânea. A administração desse agente não está associada a maior risco de infecções graves ou de malignidade. São raras as reações infusionais. Ocorre formação de anticorpos em 3,7% dos pacientes, mas talvez não interfiram na eficácia do medicamento. Ao que parece, a terapia combinada com imunomoduladores não aumenta os percentuais de resposta clínica ou de remissão. Ainda é incerta a utilidade do monitoramento terapêutico do medicamento.

3. **Anticorpos anti-IL-12/23 e anti-IL-23** – **Ustequinumabe** é um anticorpo monoclonal IgG1 humano que se liga à subunidade p40 das IL-12 e IL-23, interferindo na ligação de seus receptores em células T, células NK e células apresentadoras de antígeno. Aprovados em 2023, **risanquizumabe e mirikizumabe** são anticorpos monoclonais IgG que se ligam à subunidade p19 da IL-23, inibindo seletivamente seu receptor (mas não o receptor da IL-12). Todos esses três anticorpos anti-IL estão disponíveis em uma formulação intravenosa para terapia de indução e em formulações subcutâneas para terapia de manutenção. Esses agentes podem causar efeitos adversos, p. ex., reações locais causadas pela infusão e pela injeção, artralgias e aumento no risco de infecções do trato urinário (ITU) e nasofaringite. Não foi demonstrado aumento em infecções graves ou em malignidades com o uso desses agentes; outros eventos graves ocorrem apenas raramente. Ocorre formação de anticorpos para esses agentes em menos de 4% dos pacientes; ainda não foi esclarecido qual o seu impacto na eficácia do tratamento. Ao que parece, a terapia combinada com imunomoduladores não aumenta os percentuais de resposta clínica ou de remissão. Ainda é incerta a utilidade do monitoramento terapêutico do medicamento.

Buisson A et al. Effectiveness of switching from intravenous to subcutaneous infliximab in patients with inflammatory bowel disease: the REMSWITCH study. Clin Gastroenterol Hepatol. 2023;21:2338. [PMID: 35987302]

Larsen L et al. Has the incidence of inflammatory bowel disease peaked? Evidence from the population-based NorIGD cohort 198-2020. Am J Gastroenterol. 2023;118:501. [PMID: 36728238]

Lim SH et al. Safety, effectiveness, and treatment persistence of subcutaneous vedolizumab in IBD: a multicenter study from the United Kingdom. Inflamm Bowel Dis. 2023 Aug 21. [Epub ahead of print] [PMID: 37603730]

Solitano V et al. Comparative risk of serious infections with biologic agents and small molecules in inflammatory bowel disease: a systematic review and meta-analysis. Clin Gastroenterol Hepatol. 2023;21:907. [PMID: 35944832]

Imunizações

Diante do maior risco de ocorrência de infecções preveníveis por vacina, o médico deverá confirmar o *status* de vacinação em **todos** os pacientes com DII. Vacinas inativadas – hepatite A e B, herpes-zóster recombinante (Shingrix), influenza e vacinas DTaP (tétano, difteria, coqueluche) – podem ser administradas com segurança em pacientes medicados com agentes imunossupressores; contudo, pode ocorrer atenuação de sua eficácia. Pacientes com mais de 65 anos ou que estejam sendo medicados com agentes imunossupressores devem ser vacinados com vacina pneumocócica. O médico deverá considerar a vacinação com vírus vivos (varicela; SCR) *antes* de iniciar imunossupressores para pacientes não previamente vacinados e sem evidência sorológica de infecção anterior. Pacientes medicados com agentes imunossupressores não devem ser vacinados com vacinas de vírus vivos.

Benchimol EI et al. Canadian Association for Gastroenterology clinical practice guideline for immunizations in patients with inflammatory bowel disease – Part 1: live vaccines. Gastroenterology. 2021;161:669. [PMID: 33617891]

Jones JL et al. Canadian Association of Gastroenterology clinical practice guideline for immunizations in patients with inflammatory bowel disease – Part 2: inactivated vaccines. Gastroenterology. 2021;161:681. [PMID: 34476339]

Estilo de vida e apoio social para os pacientes

DII é uma doença que acompanhará o paciente por toda a sua vida e que pode resultar em impactos físicos, psicológicos e sociais profundos, tanto no indivíduo como em sua família. É fundamental que haja um relacionamento terapêutico entre o paciente e o médico que envolva confiança, uma comunicação aberta e tomadas de decisão compartilhadas, para que sejam alcançados resultados ideais. A adesão a um estilo de vida saudável está associada a melhores resultados, inclusive à diminuição da mortalidade. O médico poderá incentivar seus pacientes para que parem ou evitem fumar, abandonem radicalmente o consumo de bebidas alcoólicas ou se limitem apenas a um consumo leve, e que passem a praticar atividade física moderada a vigorosa. O médico também pode incentivar seus pacientes sem estenose intestinal para que passem a se alimentar com dietas com baixo teor de gorduras saturadas e de carnes vermelhas e ricas em frutas e vegetais (p. ex., a dieta mediterrânea). Os pacientes devem ser rastreados para ansiedade e depressão e, quando apropriado, o médico deverá oferecer apoio psicológico (inclusive terapia cognitivo-comportamental). Os pacientes devem ser incentivados a se envolver na Crohn's and Colitis Foundation of America (CCFA), onde terão à disposição materiais educacionais centrados no paciente e acesso a grupos de apoio locais (https://www.crohnscolitis-foundation.org/).

Khan N et al. Efficacy of recombinant Zoster vaccine in patient with inflammatory bowel disease. Clin Gastroenterol Hepatol. 2022;20:1670. [PMID: 34274513]

Limketkai BN et al. Dietary interventions for the treatment of inflammatory bowel diseases: an updated systematic review and meta-analysis. Clin Gastroenterol. 2023;21:2508. [PMID: 36470529]

Lo CH et al. Healthy lifestyle is associated with reduced mortality in patients with inflammatory bowel disease. Clin Gastroenterol Hepatol. 2021;19:87. [PMID: 32142939]

1. Doença de Crohn

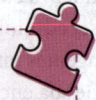

FUNDAMENTOS DO DIAGNÓSTICO

- Início insidioso.
- Crises intermitentes de febre baixa, diarreia e dor no quadrante inferior direito.
- Massa e sensibilidade no quadrante inferior direito.
- Doença perianal com abscesso, fístulas.
- Evidência radiográfica ou endoscópica de ulceração, estenose ou fístulas do intestino delgado ou cólon.

Considerações gerais

Um terço dos casos de doença de Crohn envolve apenas o intestino delgado, mais comumente o íleo terminal (ileíte). Em metade de todos os casos há envolvimento do intestino delgado e do cólon – mais frequentemente o íleo terminal e o cólon ascendente proximal adjacente (ileocolite). Em 20% dos casos, somente o cólon é afetado. Em um terço dos pacientes com doença de Crohn, observa-se uma doença perianal associada (fístulas, fissuras, abscessos). Menos de 5% dos pacientes se apresentam com envolvimento sintomático do TGI alto. Ao contrário do que ocorre em casos de colite ulcerativa, a doença de Crohn é um processo transmural que pode envolver qualquer segmento do TGI. Essa enfermidade resulta em inflamação e ulceração da mucosa, estenose e em formação de fístulas e abscessos. Existe forte associação entre tabagismo e doença de Crohn, resistência ao tratamento clínico e recidiva precoce da doença.

Achados clínicos
A. Sintomas e sinais

Em decorrência da localização variável do envolvimento e da gravidade da inflamação, pacientes com doença de Crohn podem se apresentar com uma variedade de sintomas e sinais. Ao obter o histórico, o médico deve observar especialmente febres, perda de peso, dor abdominal, número de evacuações líquidas por dia, sensação geral de bem-estar e ressecções cirúrgicas prévias. O exame físico deve se concentrar na temperatura, peso e estado nutricional do paciente, sensibilidade ou massa abdominal, em um exame retal e em manifestações extraintestinais. Aproximadamente 20-30% dos pacientes exibem um curso indolente e não progressivo. A maioria exigirá tratamentos específicos (em geral, com agentes biológicos) para diminuição da inflamação, melhora da qualidade de vida e diminuição do risco de hospitalização e de cirurgia. Mais comumente, o médico observará uma ou mais das constelações clínicas a seguir.

1. **Doença inflamatória luminal** – Essa é a apresentação mais comum (60-80%) por ocasião do diagnóstico. Os pacientes relatam mal-estar, perda de peso e perda de energia. Em pacientes com ileíte ou ileocolite, pode haver uma diarreia geralmente não sanguinolenta e frequentemente intermitente. Em pacientes sofrendo de colite com envolvimento do reto ou do cólon esquerdo, o paciente poderá relatar diarreia sanguinolenta e urgência fecal, que mimetizam os sintomas da colite ulcerativa. São comuns as queixas de

cólicas ou dor constante no quadrante inferior direito ou periumbilical. O exame físico revelará sensibilidade focal, geralmente no quadrante inferior direito. Poderá estar presente na porção inferior do abdome uma massa palpável e sensível que representa alças espessadas ou emaranhadas do intestino inflamado.

2. Estruturação intestinal – Pode ocorrer um estreitamento do intestino delgado como resultado de inflamação ou de estenose fibrótica. O paciente relata edema pós-prandial, cólicas e borborigmos altos. Esses achados podem estar presentes em pacientes com sintomas inflamatórios ativos; ou mais tarde na doença, por causa de fibrose crônica sem outros sinais ou sintomas sistêmicos de inflamação.

3. Doença e fístulas penetrantes – Em um subconjunto de pacientes, ocorre a formação de tratos sinusais que penetram através do intestino, onde podem ficar contidos ou formar fístulas até alcançar estruturas adjacentes. A penetração através do intestino pode resultar na formação de um flegmão ou abscesso intra-abdominal ou retroperitoneal, que se manifesta por febres, calafrios, uma massa abdominal sensível e leucocitose. Em geral, as fístulas localizadas entre o intestino delgado e o cólon são assintomáticas, mas podem resultar em diarreia, perda de peso, supercrescimento bacteriano e desnutrição. Na bexiga, as fístulas causam infecções recorrentes. Fístulas vaginais resultam na produção de uma drenagem malcheirosa e em problemas com a higiene pessoal. Geralmente, as fístulas na pele ocorrem no local de cicatrizes cirúrgicas.

4. Doença perianal – Um terço dos pacientes com envolvimento do intestino grosso ou delgado evolui para uma doença perianal que se manifesta por grandes crescimentos cutâneos dolorosos, fissuras anais, abscessos perianais e fístulas.

5. Manifestações extraintestinais – Podem ser observadas manifestações extraintestinais, p. ex., artralgias, artrite, irite ou uveíte, pioderma gangrenoso ou eritema nodoso. Lesões aftosas orais ocorrem com frequência.

B. Achados laboratoriais

Os valores laboratoriais podem refletir a atividade inflamatória ou complicações nutricionais da doença. Em todos os pacientes, o médico deverá obter um hemograma completo e um nível sérico de albumina. A presença de anemia pode refletir uma inflamação crônica, perda de sangue pela mucosa, deficiência de ferro ou má-absorção de vitamina B12 secundária a inflamação ou ressecção ileal terminal. A ocorrência de leucocitose pode refletir uma inflamação ou a formação de abscessos, ou pode ser secundária ao tratamento com corticosteroides. Hipoalbuminemia pode ser resultante da perda de proteína intestinal, má-absorção, supercrescimento bacteriano ou inflamação crônica. Durante a inflamação ativa, o nível de PCR estará elevado (> 5 mg/L) em muitos pacientes; mas 15% terão um nível de PCR normal. A calprotectina fecal é um excelente exame não invasivo. Níveis elevados de calprotectina fecal (> 150 mcg/g) têm correlação com inflamação ativa, o que pode ser demonstrado por uma ileocolonoscopia ou enterografia radiológica por TC ou RM.

Amostras de fezes devem ser enviadas para exame dos patógenos de rotina e para toxina de *C. difficile* por microscopia, cultura e teste de toxina, ou por uma avaliação diagnóstica rápida por PCR multiplex.

C. Estudos diagnósticos especiais

Na maioria dos pacientes, o diagnóstico inicial da doença de Crohn se fundamenta em um quadro clínico compatível com os achados endoscópicos, patológicos e radiográficos auxiliares. Geralmente, a colonoscopia é realizada em primeiro lugar com o objetivo de avaliar o cólon e o íleo terminal, bem como para obter biópsias da mucosa. Os achados endoscópicos típicos são úlceras aftoides, lineares ou estreladas, estenoses e envolvimento segmentar, em que são observadas áreas de mucosa de aspecto normal adjacentes à mucosa inflamada. Úlceras mucosas grandes ou profundas prognosticam maior risco de doença progressiva. Em 10% dos casos, pode ser tarefa difícil diferenciar entre uma colite ulcerativa e a doença de Crohn. Observam-se granulomas na biópsia em menos de 25% dos pacientes, mas esse achado é altamente sugestivo de doença de Crohn. A enterografia por TC ou RM deve ser realizada em pacientes sob suspeita de envolvimento do intestino delgado. Os achados sugestivos são ulcerações, estenoses e fístulas; além disso, a enterografia por TC ou RM poderá identificar o espessamento e a vascularização da parede intestinal, intensificação da mucosa e acúmulo de gordura. Quando disponível, a enterografia por RM pode ser preferível, graças à não exposição do paciente à radiação. Imagens por cápsula podem ajudar no estabelecimento de um diagnóstico nos casos de grande suspeita clínica de envolvimento do intestino delgado é alta, mas com radiografias normais ou não diagnósticas. A série gastrointestinal superior com bário com segmento do intestino delgado não deve mais ser realizada.

Complicações
A. Abscesso

A presença de uma massa abdominal sensível em paciente com febre e leucocitose sugere um abscesso. Há necessidade de uma TC ou RM de emergência do abdome para confirmação do diagnóstico. Os pacientes devem ser medicados com antibióticos de amplo espectro. Abscessos menores (< 3 cm) respondem à antibioticoterapia, mas abscessos maiores geralmente dependerão de drenagem percutânea ou cirúrgica.

B. Obstrução

A obstrução do intestino delgado pode ocorrer secundariamente a uma inflamação ativa ou à estenose fibrótica crônica; com frequência as obstruções são precipitadas agudamente por indiscrição alimentar. Os pacientes devem receber líquidos IV e sucção nasogástrica. Há indicação para a medicação com corticosteroides sistêmicos em pacientes com sinais ou sintomas de inflamação ativa, mas esses agentes não terão maior utilidade em pacientes com doença inativa e fixa. Pacientes que não melhoraram com o tratamento clínico deverão ser encaminhados para ressecção cirúrgica da área estenosada ou para uma estenoplastia.

C. Fístulas abdominais e retovaginais

Muitas fístulas são assintomáticas e dispensam qualquer tratamento específico. Em pacientes com fístulas sintomáticas, o tratamento clínico será eficaz em um subconjunto de pacientes, geralmente devendo ser testada primeiro em pacientes ambulatoriais estáveis sob os demais aspectos. A administração de agentes anti-TNF pode promover o fechamento das fístulas em até 60% dos casos com um tratamento ao longo de 10 semanas; mas ocorrerá recidiva em mais da metade dos pacientes após 1 ano, apesar do tratamento contínuo. Haverá necessidade de recorrer à cirurgia nos casos de fístulas sintomáticas que não responderam ao tratamento clínico. Fístulas que surgem acima de (proximais a) áreas de estenose intestinal geralmente deverão ser tratadas por procedimento cirúrgico.

D. Doença perianal

Pacientes com fissuras, fístulas e crescimentos cutâneos geralmente relatam desconforto perianal. O tratamento bem-sucedido da doença intestinal ativa também pode melhorar a doença perianal. Pode ser complicado o tratamento específico para a doença perianal; a melhor abordagem deve considerar a cooperação de um cirurgião com experiência em distúrbios colorretais. A ressonância magnética pélvica é considerada como o melhor estudo não invasivo para a avaliação das fístulas perianais. Os pacientes devem ser instruídos sobre os cuidados adequados com a pele perianal, inclusive limpeza suave com um pano pré-umedecido (lenços umedecidos para bebês), seguido por secagem com um secador de cabelo a frio, limpeza diária com banhos de assento ou lavagem com água e uso de bolas ou discos de algodão aplicados na área perianal para absorção da drenagem. A administração de antibióticos orais (metronidazol, 250 mg 3x/dia, ou ciprofloxacina, 500 mg 2x/dia) poderá promover melhora dos sintomas ou a cura em pacientes com fissuras ou fístulas não complicadas; mas será comum a recorrência dos sintomas. O tratamento com imunomoduladores e/ou agentes anti-TNF promove melhora sintomática de curto prazo para fístulas anais em dois terços dos pacientes, e o completo fechamento em até metade dos pacientes; contudo, menos de um terço desses pacientes conseguirá manter a remissão sintomática durante o tratamento de manutenção de longo prazo.

O médico deverá suspeitar de abscessos anorretais em pacientes que relatam dor perianal muito intensa e constante, ou dor perianal associada à febre. Abscessos superficiais ficarão evidenciados no exame perianal, mas talvez haja necessidade de recorrer ao exame digital ou a uma TC pélvica ou ressonância magnética em pacientes com abscessos perirretais profundos. Dependendo da localização do abscesso, pode-se fazer a drenagem cirúrgica por meio de uma incisão ou pela colocação de um cateter pararretais ou seton. Deve-se considerar o tratamento cirúrgico para pacientes com sintomas refratários graves, mas seu encaminhamento para a cirurgia será mais adequado depois que o tratamento clínico para a doença de Crohn tenha sido otimizado.

E. Carcinoma

Pacientes com doença de Crohn colônica estão sob maior risco de ocorrência de carcinoma de cólon; portanto, é recomendável um rastreio anual para detecção de displasia ou de câncer para pacientes com histórico de ≥ 8 anos de colite de Crohn. Pacientes com doença de Crohn estão sob maior risco de linfoma e adenocarcinoma do intestino delgado; mas nesse cenário, essas neoplasias são raras.

F. Hemorragia

Ao contrário da colite ulcerativa, é pouco comum a ocorrência de hemorragia grave em pacientes com doença de Crohn.

G. Má-absorção

A má-absorção pode ser resultante de ressecções cirúrgicas extensas do intestino delgado e do excessivo crescimento bacteriano em pacientes com fístulas enterocolônicas, estenoses e estase. Por ocasião do diagnóstico, o médico deverá obter níveis séricos das vitaminas A, D e B12; esses níveis serão periodicamente monitorados em pacientes com inflamação ou ressecção ileal.

Diagnóstico diferencial

Diarreia e cólicas abdominais crônicas são típicas tanto em casos de SII quanto de doença de Crohn, mas pacientes com SII têm exames radiográficos normais. A doença celíaca pode causar diarreia com má-absorção. A presença de uma febre aguda e de dor no quadrante inferior direito podem se assemelhar à apendicite ou a uma enterite por *Yersinia enterocolitica*. Linfoma intestinal causa febre, dor, perda de peso e radiografias anormais do intestino delgado, que podem mimetizar doença de Crohn. Pacientes com Aids não diagnosticada podem se apresentar com febre e diarreia. A colite segmentar pode ser causada por tuberculose, *E. histolytica*, clamídia ou colite isquêmica. Pode ocorrer infecção por *C. difficile* ou CMV em pacientes com DII, podendo mimetizar a recorrência da doença. Em pacientes que vivem em países endêmicos para tuberculose, pode ser extremamente difícil diferenciar entre tuberculose intestinal ativa e doença de Crohn, mesmo com a ajuda de biópsias e análises de PCR. Também pode ser tarefa difícil distinguir com bom grau de certeza entre uma diverticulite ou apendicite acompanhada por formação de abscesso e doença de Crohn. Os Aine podem exacerbar a DII e também podem causar colite induzida por Aine, que se caracteriza por pequenas úlceras do intestino delgado ou do cólon, erosões ou estenoses, frequentemente mais graves no íleo terminal e no cólon direito.

Tratamento da doença ativa

A doença de Crohn é uma doença crônica permanente, caracterizada por exacerbações e remissões. Embora não exista um tratamento específico, o tratamento precoce que consiga êxito na remissão endoscópica e histológica está associado a menor risco de complicações decorrentes da doença, como fístulas e necessidade de cirurgia. Assim, é medida apropriada a estratificação do risco para orientação do médico na seleção do tratamento ideal. Os fatores de risco para um curso agressivo da doença são (1) idade jovem no início da doença; (2) necessidade precoce de corticosteroides; (3) doença perianal, doença fistulizante ou estenosante, ou envolvimento do TGI superior; (4) marcadores laboratoriais para inflamação grave, inclusive baixos níveis de albumina ou de hemoglobina, PCR ou calprotectina fecal elevada; ou (5) achados endoscópicos de ulcerações profundas. Aproximadamente 20-30% dos pacientes se apresentam com doença leve e intermitente, com um curso não progressivo. Na maioria dos casos, os pacientes sofrem de uma doença moderada a grave, para a qual justifica-se o uso imediato de terapias biológicas com o objetivo de controlar a inflamação e também para retardar ou interromper a progressão da doença.

A. Doença benigna/de baixo risco

O médico deverá caracterizar o paciente como tendo doença leve com baixo risco de progressão da doença se tiver sintomas leves, nenhuma perda de peso significativa, marcadores inflamatórios normais ou apenas levemente elevados (PCR, calprotectina fecal, albumina sérica), ausência de complicações intestinais (estenose, abscesso, fístula, doença perianal) e envolvimento intestinal limitado com úlceras superficiais da mucosa.

1. **Nutrição** – Os pacientes devem ter uma dieta bem balanceada com o mínimo de restrições possível. Poderá ter utilidade a ingestão de refeições menores, porém mais frequentes. Pacientes com diarreia devem ser encorajados a beber líquidos para evitar desidratação. Muitos pacientes relatam que certos alimentos pioram os sintomas, especialmente alimentos fritos ou gordurosos. Tendo em vista a comum ocorrência da intolerância à lactose, justifica-se um teste sem consumo de laticínios, nos casos em que flatulência ou diarreia seja uma queixa importante. Probióticos não se revelaram benéficos para a doença de Crohn.

2. **Terapia sintomática** – A diarreia pode ser tratada com loperamida (2-4 mg), conforme a necessidade, até 4x/dia.

3. **Farmacoterapia** – Recomenda-se que o tratamento de pacientes com doença de Crohn leve e com baixo risco seja iniciado com medicamentos menos potentes, mas com menor risco para ocorrência de efeitos adversos. O tratamento farmacológico recomendado dependerá da localização do envolvimento da doença.

    A. **Doença do íleo terminal ou do cólon ascendente** – Para pacientes com doença leve com envolvimento do íleo terminal ou do cólon ascendente, recomenda-se que o tratamento inicial consista em budesonida de liberação prolongada (Entocort), 9 mg 1x/dia durante 8 semanas, com indução da remissão em 50-70% dos pacientes. Se ocorrer remissão da doença, a dose de budesonida será gradualmente reduzida ao longo de 2-4 semanas em decréscimo de 3 mg, com o paciente sob observação. Para o tratamento de pacientes com doença de Crohn

ileocolônica leve, os agentes 5-ASA continuam em uso clínico generalizado, apesar da ausência de dados de estudos clínicos que embasem sua eficácia. Formulações que liberam mesalazina no intestino delgado distal (Asacol 2,4-4,8 g/dia ou Pentasa 2-4 g/dia) são as mais frequentemente prescritas.

B. **Colite difusa ou do lado esquerdo** – Para pacientes com colite leve difusa ou que envolva apenas o lado esquerdo do cólon, é recomendável tratamento com corticosteroides orais (prednisona ou prednisolona). A dose inicial para esses dois agentes é de 40 mg 1x/dia durante 1-2 semanas. Nos pacientes que respondem, a dose deverá ser seguida por uma redução gradual de 5-10 mg/semana ao longo de 4-8 semanas. Sulfassalazina (1,5-3 g VO 2x/dia) parece ter eficácia para melhora dos sintomas e na indução da remissão em pacientes com doença de Crohn leve com envolvimento do cólon (não do intestino delgado); as diretrizes terapêuticas recomendam esse agente. O uso da sulfassalazina está associado a efeitos colaterais potencialmente graves em até 30% dos pacientes (ver Doença inflamatória intestinal: farmacoterapia). Para pacientes que responderam, a medicação com sulfassalazina 2-4 g/dia poderá ter continuidade como terapia de manutenção de longo prazo. Devido aos efeitos colaterais da sulfassalazina, muitos médicos prescrevem outros agentes 5-ASA orais para pacientes com colite de Crohn leve, apesar da ausência de dados clínicos que falem em favor de sua eficácia. Nesse grupo estão aqueles agentes que liberam 5-ASA por todo o cólon: mesalazina de liberação retardada (Lialda ou Asacol 2,4-4,8 g/dia; Apriso 2,25-4,5 g/dia) e balsalazida (2,25 g 3x/dia).

C. **Acompanhamento prolongado** – Em pacientes com doença de Crohn leve e que responderam ao tratamento inicial com budesonida ou prednisona, o tratamento deverá ser descontinuado, com a instituição de monitoração periódica do paciente para recorrência da doença (sintomas, PCR, calprotectina fecal ou endoscopia a cada 1-2 anos). Pacientes que responderam ao tratamento com sulfassalazina ou com outras formulações de agentes 5-ASA devem continuar com o tratamento de manutenção de longo prazo. Pacientes com doença leve que não responderam à terapia inicial, ou aqueles com recidiva dos sintomas ≥ 1 vez a cada 1-2 anos em seguida à redução gradual dos corticosteroides devem ser reclassificados como de risco moderado a alto para progressão da doença, sendo "intensificados" para tratamentos mais potentes (corticosteroides, imunomoduladores ou agentes biológicos por via oral).

B. Doença de Crohn moderada a grave/de alto risco

A doença moderada a grave pode ser caracterizada por diarreia frequente, perda de peso, dor abdominal diária, sensibilidade abdominal e doença perianal. Evidências de uma inflamação significativa podem ser obtidas por elevações de PCR, anemia, baixos níveis séricos de albumina, elevações da calprotectina fecal ou achados de ulceração profunda, estenose ou doença penetrante na endoscopia ou imagem radiológica. Nos pacientes caracterizados como portadores de doença de Crohn moderada a grave, justifica-se o tratamento precoce com agentes biológicos (com ou sem imunomoduladores) para a promoção de remissão clínica continuada e para cura da mucosa intestinal ("remissão endoscópica"). A escolha das terapias dependerá da idade e das comorbidades do paciente, da preferência do paciente, presença de manifestações extraintestinais e "classificação" do sistema de saúde (nos EUA). A remissão clínica sustentada acompanhada pela cura da mucosa intestinal deve ser o objetivo terapêutico para a maioria dos pacientes; no entanto, isso nem sempre será possível.

1. **Nutrição** – Pacientes com sintomas obstrutivos devem ser colocados em uma dieta com baixos teores de fibra, ou seja, sem frutas ou vegetais crus, pipoca, nozes etc. Por outro lado, o paciente deve evitar a ingestão de grandes volumes de alimentos processados, que estão associados a maior risco de DII. Em certos casos, usa-se nutrição parenteral total (NPT) durante um breve período em pacientes com doença ativa e perda progressiva de peso, em especial aqueles à espera de cirurgia e que estejam desnutridos, mas que não toleram alimentação enteral devido a uma obstrução de alto grau, fístulas de alto débito, diarreia grave ou dor abdominal. Comumente, haverá necessidade da administração parenteral de vitamina B12 (1.000 mcg SC/mês) e suplementação oral de vitamina D para pacientes com ressecção ileal anterior ou doença extensa do íleo terminal.

2. **Terapia sintomática** – O envolvimento do íleo terminal com a doença de Crohn ou uma ressecção ileal anterior poderá resultar em diminuição da absorção de ácidos biliares, o que poderá induzir diarreia secretora com origem no cólon. Casos de diarreia secretora respondem a agentes que se ligam aos sais biliares mal absorvidos: colestiramina 2-4 g ou colestipol 1-2 g 1-3x/dia com as refeições; ou colesevelam, 625 mg, 1-3 comprimidos 2x/dia. Pacientes com doença ileal extensa (i.e., necessitando de mais de 100 cm de ressecção ileal) se apresentam com grave má-absorção de sais biliares, resultando em esteatorreia. Esses pacientes podem se beneficiar com uma dieta de baixos teores de gordura; os agentes de ligação de sais biliares exacerbam a diarreia e não devem ser administrados. Pacientes com doença de Crohn correm o risco de apresentar supercrescimento bacteriano do intestino delgado, em decorrência de fístulas entéricas, ressecção ileal e comprometimento da motilidade; esses pacientes podem se beneficiar com um curso de antibióticos de amplo espectro (ver Supercrescimento bacteriano). Outras causas possíveis de diarreia são uma deficiência de lactase e a síndrome do intestino curto. Alguns pacientes podem ser beneficiados com o uso de agentes antidiarreicos orais.

3. **Farmacoterapia** – O objetivo do tratamento farmacológico para a doença de Crohn moderada a grave e de alto risco é induzir e manter a remissão clínica da doença, inclusive (sempre que possível) com cicatrização da mucosa.

A. **Corticosteroides** – Os corticosteroides suprimem drasticamente os sintomas e sinais clínicos agudos na maioria dos pacientes com doença do intestino delgado e do cólon; mas esses agentes não alteram a história natural da doença subjacente. Devido a sua rápida ação, os corticosteroides são comumente administrados em pacientes com doença moderada a grave, com o objetivo de promover melhora sintomática precoce, enquanto são introduzidos outros agentes modificadores da doença com início de ação mais lento. Justifica-se a hospitalização de alguns pacientes com sinais ou sintomas de doença grave, especialmente aqueles com febre alta, vômito persistente, evidência de obstrução intestinal, grande perda de peso, intensa sensibilidade abdominal ou suspeita de abscesso. Em pacientes com massa abdominal inflamatória sensível e palpável, o médico deverá solicitar uma TC do abdome antes da administração de corticosteroides, para que possa descartar a possibilidade de um abscesso. Se nenhum abscesso for identificado, o médico administrará corticosteroides parenterais (metilprednisolona 40-60 mg/dia). Pacientes ambulatoriais com doença moderada a grave podem ser tratados com prednisona ou metilprednisolona, 40 mg/dia VO durante 1-2 semanas, seguida por uma lenta redução de 5-10 mg/semana ao longo de 4-8 semanas. Depois de 8-16 semanas de tratamento, ocorrerá remissão ou melhora significativa em menos de 80% dos pacientes. Recomenda-se para a maioria dos pacientes a introdução de um agente biológico, à medida que o corticosteroide for sendo reduzido e finalmente descontinuado. Deve-se evitar o uso prolongado de baixas doses de corticosteroides, devido às complicações associadas. Se o médico decidir por não iniciar um agente biológico, deverá recomendar um curso prolongado com um imunomodulador (azatioprina, mercaptopurina ou metotrexato) na tentativa de proporcionar uma terapia de manutenção para a doença sem uso de esteroides. Mas em cerca de 20% dos pacientes, não será possível descontinuar completamente os corticosteroides, sem que venha a ocorrer um surto sintomático.

B. **Terapias biológicas** – A terapia de indução com um agente biológico deve ser recomendada para quase todos os pacientes com doença de Crohn moderada a grave; os pacientes com uma resposta clínica favorável à terapia de indução deverão ser mantidos em tratamento de longo prazo, com o objetivo de alcançar uma remissão clínica e endoscópica. As atuais opções terapêuticas são os **anticorpos monoclonais anti-TNF** (infliximabe, adalimumabe, certolizumabe), um **anticorpo monoclonal anti-integrina** (vedolizumabe) e **anticorpos monoclonais anti-IL** (ustequinumabe, risanquizumabe) (ver Doença inflamatória intestinal: farmacologia) Na ausência de estudos comparativos diretos para esses agentes, as diferenças relativas em eficácia e segurança são sugeridas por metanálises em rede. A escolha do agente biológico dependerá da gravidade da doença, idade e comorbidades do paciente, suas preferências e da estratificação do sistema de categorização de medicamentos prescritos em grupos com base no custo. Até o momento, os agentes anti--TNF vêm sendo considerados como o tratamento de primeira linha de escolha para a maioria dos pacientes, graças a sua eficácia estabelecida, às metanálises em rede sugestivas de sua superioridade *versus* outros agentes biológicos para tratamento de primeira linha, ao perfil de segurança conhecido, à ampla experiência clínica e (em muitos casos) pelos custos mais baixos. Mas o advento de agentes mais novos, também com boa eficácia, excelentes perfis de segurança e menor risco de imunogenicidade (que dispensam a necessidade de coterapia imunomoduladora) está começando a mudar a tomada de decisão, tanto dos médicos como dos pacientes.

(1) Terapias anti-TNF – Para a maioria dos pacientes com doença de Crohn moderada a grave, são recomendados dois tratamentos anti-TNF (infliximabe ou adalimumabe) como agentes de primeira linha de escolha para a indução da remissão, seja como monoterapia ou em combinação com agentes imunomoduladores (azatioprina, mercaptopurina ou metotrexato). Até dois terços dos pacientes apresentam melhora clínica significativa ao longo do tratamento para indução aguda (ver Doença inflamatória intestinal: farmacologia, para dosagem). Embora não tenham sido publicadas comparações diretas desses agentes anti-TNF, evidências indiretas sugerem que a infusão IV de infliximabe com base no peso do paciente pode ser preferida, em lugar da dose fixa de adalimumabe SC para pacientes com doença grave, manifestações extraintestinais, doença perianal ou obesidade. Certolizumabe parece ser inferior a outros agentes anti-TNF. Estudos clínicos sugerem que, em comparação com a monoterapia anti-TNF, a combinação de um agente anti-TNF (infliximabe ou adalimumabe) com um imunomodulador (azatioprina, mercaptopurina ou metotrexato) alcança maiores percentuais de cura clínica e da mucosa. Essa vantagem foi atribuída ao aumento dos níveis séricos do agente anti-TNF, à menor formação de anticorpos anti-TNF neutralizantes e aos efeitos anti-inflamatórios sinérgicos. Apesar desses benefícios, há controvérsias com relação ao papel da terapia combinada *versus* monoterapia, por causa do maior risco de eventos adversos, p. ex., mielossupressão, infecções e malignidades (linfoma, câncer de pele). Pensando na complexidade e nos maiores riscos para pacientes tratados com a terapia combinada, muitos médicos dão preferência à monoterapia acompanhada pelo monitoramento dos medicamentos para a otimização dos níveis mínimos de anti-TNF e atenuação do risco de formação dos anticorpos antidrogas. Dados derivados de estudos clínicos retrospectivos sugerem uma semelhança entre os percentuais de remissão para a terapia combinada *versus* monoterapia anti-TNF, quando os tratamentos são ajustados para os níveis mínimos. Os médicos favorecem o uso da terapia combinada para pacientes em maior risco de progressão da doença, ou que previamente formaram anticorpos para algum agente biológico.

Em seguida à resposta clínica inicial, ocorrerá recidiva dos sintomas em mais de 80% dos pacientes dentro de um ano na ausência de uma terapia de manutenção adicional. Portanto, é altamente recomendável a instituição de uma terapia de manutenção programada (p. ex., infliximabe, infusão de 5 mg/kg de 8-8 semanas; ou adalimumabe SC de 40 mg a cada 1-2 semanas). Com o uso de longos cursos de terapia de manutenção, aproximadamente dois terços dos pacientes obtêm resposta clínica contínua e até metade alcança uma remissão completa dos sintomas. O monitoramento terapêutico dos medicamentos com níveis séricos de vale (i.e., mínimos) para anti-TNF e com níveis séricos para anticorpos antidrogas poderá orientar o tratamento em pacientes que deixaram de responder. Em pacientes com baixos níveis séricos de vale para anti-TNF e com anticorpos antidrogas ausentes, o médico deverá aumentar a dose de anti-TNF (infliximabe 10 mg/kg; adalimumabe 80 mg) ou reduzir os intervalos entre doses (infliximabe de 6-6 semanas; adalimumabe semanalmente). Pacientes com níveis elevados de anticorpos para o agente anti-TNF e com baixos níveis de vale para anti-TNF devem ser trocados para outro agente (um novo anti-TNF ou um agente alternativo). Em pacientes com resposta inadequada, apesar dos níveis de vale adequados para anti-TNF, o médico deverá substituir o agente por um agente biológico alternativo, p. ex., vedolizumabe, ustequinumabe ou risanquizumabe. Em pacientes medicados com terapia combinada, o médico deverá considerar a descontinuação do agente imunomodulador ou a redução da dose após 6-12 meses para pacientes em remissão, sobretudo homens com menos de 30 anos em maior risco de linfoma de células T hepatoesplênicas e para adultos com mais de 50-60 anos e para os quais há maior risco de linfoma e complicações infecciosas.

(2) Anticorpos anti-IL – Tanto **ustequinumabe** como **risanquizumabe** podem ser administrados como terapia de indução de primeira linha para pacientes com doença de Crohn moderada a grave, especialmente naqueles considerados de maior risco para complicações do tratamento com um anti-TNF. Esses agentes também são recomendados para pacientes que não responderam ou deixaram de responder à terapia anti-TNF precedente. Em um estudo de fase 3 envolvendo 741 pacientes com doença de Crohn que não obtiveram sucesso com o tratamento anti-TNF, foi observada resposta clínica em 34% dos pacientes depois de transcorridas 6 semanas após uma dose

única de ustequinumabe IV *versus* 21,5% para o grupo de placebo. Em um segundo estudo de fase 3 que recrutou pacientes malsucedidos com o tratamento convencional com imunomoduladores ou corticosteroides (mas não com anti-TNF), ocorreu melhora clínica em 55% *versus* 28,7% para o grupo de placebo. Entre os pacientes desses dois estudos de indução que foram inscritos em um estudo de manutenção crônica (ustekinumab *versus* placebo SC de 8-8 semanas), 53% dos participantes medicados com ustekinumab estavam em remissão clínica na 44ª semana *versus* 36% dos que receberam placebo.

Em 2022, a FDA aprovou **risanquizumabe** para tratamento de pacientes com doença de Crohn moderada a grave. Em dois estudos clínicos de indução de fase 3 com duração de 12 semanas envolvendo grande número de pacientes malsucedidos com terapias biológicas prévias, 60% dos pacientes medicados com risanquizumabe obtiveram melhora clínica *versus* 30-37% dos pacientes tratados com placebo. No grupo de pacientes que demonstraram melhora clínica com o tratamento de indução com risanquizumabe, 57-61% dos pacientes em tratamento de manutenção com risanquizumabe (i.e., injeção SC de 180 ou 360 mg de 8-8 semanas) estavam em remissão após um ano *versus* 46% daqueles que receberam placebo. Em um estudo clínico controlado de comparação entre dois agentes publicado em 2023, pacientes com doença de Crohn que não responderam previamente a tratamentos anti-TNF foram randomizados para tratamento de indução e manutenção com risanquizumabe (360 mg SC de 8-8 semanas) ou ustequinumabe (90 mg SC de 8-8 semanas). Depois de transcorridas 48 semanas, foi observado que tanto a remissão clínica (61% *versus* 40%) como a remissão endoscópica (32% *versus* 16%) foram significativamente maiores no grupo tratado com risanquizumabe (61%) *versus* ustequinumabe (40%), sugerindo que risanquizumabe pode ser o agente anti-IL de escolha. Em uma meta-análise em rede publicada em 2023 que reuniu estudos sobre terapias com agentes biológicos e de pequenas moléculas, o risanquizumabe ficou em primeiro lugar em termos de eficácia para pacientes com doença de Crohn que tinham ou não sido previamente tratados com agentes biológicos.

(3) Anti-integrinas – Graças a sua relativa falta de supressão imunológica sistêmica, **vedolizumabe** pode ser escolhido como um agente de primeira linha para tratamento de indução em pacientes com doença de Crohn moderada que sejam considerados de maior risco para complicações causada por agentes anti-TNF ou por outros agentes biológicos, por causa da idade avançada, presença de várias comorbidades ou com malignidade prévia. Para pacientes que não responderam ou deixaram de responder a agentes anti-TNF, vedolizumabe parece ser menos eficaz, em comparação com os agentes anti-IL (risanquizumabe ou ustequinumabe). Um estudo de fase 3 constatou que, entre os pacientes que demonstraram melhora clínica inicial com a terapia de indução com vedolizumabe, 39% dos pacientes tratados prolongadamente com vedolizumabe (300 mg IV de 8-8 semanas) estavam em remissão depois de transcorrido um ano *versus* 21,6% dos pacientes que receberam placebo. Vedolizumabe pode ser menos eficaz do que agentes anti-TNF ou ustequinumabe no tratamento de manifestações extraintestinais e da doença fistulosa.

C. **Pequenas moléculas orais** – Em 2023, upadacitinibe, o inibidor de JAK veiculado por via oral, foi aprovado para tratamento de indução e manutenção para doença de Crohn. Dois estudos de indução de fase 3 verificaram que os percentuais de remissão clínica após 12 semanas entre os pacientes tratados com upadacitinibe 45 mg VO 1x/dia alcançaram 39-50% *versus* 21-29% com placebo. Transcorridas 52 semanas, os percentuais de remissão estavam mais altos com upadacitinibe 15 mg VO 1x/dia (37%) e 30 mg VO 1x/dia (48%) *versus* placebo (15%). As metanálises em rede sugerem que upadacitinibe pode ser equivalente aos agentes biológicos no tratamento da doença de Crohn, além de oferecer a conveniência do tratamento por via oral. No entanto, à luz dos riscos ainda incertos para os inibidores de JAK com relação a complicações graves (inclusive trombose, eventos cardiovasculares e malignidade), o uso do upadacitinibe deve ficar reservado para pacientes que não conseguiram sucesso com terapias biológicas.

Indicações para cirurgia

Mais de 50% dos pacientes passarão por pelo menos um procedimento cirúrgico. As principais indicações para cirurgia são a intratabilidade do paciente à terapia clínica, abscesso intra-abdominal, sangramento abundante, fístulas internas ou perianais refratárias sintomáticas e obstrução intestinal. Pacientes com sintomas obstrutivos crônicos causados por um segmento curto de estenose ileal serão tratados mais adequadamente por ressecção ou estenoplastia ileal (em lugar do tratamento clínico prolongado); esses procedimentos possibilitam um rápido retorno do bem-estar e a descontinuação dos corticosteroides. Em seguida à cirurgia, haverá evidência endoscópica de recorrência em 60% dos casos dentro de 1 ano. A recorrência endoscópica precede a recorrência clínica em meses e até em anos; a recorrência clínica ocorre em 20% dos pacientes dentro de um ano e em 80% dentro de 10-15 anos. Em um estudo controlado de 297 pacientes submetidos à ressecção ileocolônica, houve recorrência endoscópica em 30% dos pacientes tratados com infliximabe de 8-8 semanas *versus* 60% dos tratados com placebo. Após a cirurgia, pode ser uma estratégia razoável iniciar a medicação empírica com infliximabe em pacientes com alto risco de recorrência da doença e, em pacientes de baixo risco, fazer uma endoscopia 6 meses após a cirurgia com o objetivo de identificar pacientes com recorrência endoscópica precoce que poderão ser beneficiados com a terapia biológica.

Prognóstico

Com tratamento clínico e cirúrgico adequado, a maioria dos pacientes consegue lidar com essa doença crônica e com suas complicações, levando uma vida produtiva. São poucas as mortes como consequência direta da doença.

Quando encaminhar

- Na busca de experiência em procedimentos endoscópicos ou para endoscopia por cápsula.
- Para acompanhamento de qualquer paciente que necessite de hospitalização.
- Pacientes com doença moderada a grave que estejam sendo considerados para tratamento com imunomoduladores ou com agentes biológicos.
- Nos casos em que possa haver necessidade de cirurgia.

Quando hospitalizar

- Há suspeita de obstrução intestinal.
- Há suspeita de abscesso intra-abdominal ou perirretal.
- Há suspeita de complicação infecciosa grave, sobretudo em pacientes imunocomprometidos, em função do uso simultâneo de corticosteroides, imunomoduladores ou agentes anti-TNF.
- Pacientes com sintomas graves de diarreia, desidratação, perda de peso ou dor abdominal.
- Pacientes com sintomas graves ou persistentes, apesar do tratamento com corticosteroides.

Barberio B et al. Efficacy of biological therapies and small molecules in induction and maintenance of remission in luminal Crohn's disease: systematic review and network meta-analysis. Gut. 2023;72:264. [PMID: 35907636]

D'Haens G et al. Risankizumab as induction therapy for Crohn's disease: results from the phase 3 ADVANCE and MOTIVATE induction trials. Lancet. 2022;399:2015. [PMID: 35644154]

Ferrante M et al. Risankizumab as maintenance therapy for moderately to severely active Crohn's disease: results from the multicentre, randomised, double-blind, placebo-controlled, withdrawal phase 3 FORTIFY maintenance trial. Lancet. 2022;399:2031. [PMID: 35644155]

Loftus EV et al. Upadacitinib induction and maintenance therapy for Crohn's disease. N Engl J Med. 2023;388:1966. [PMID: 37224198]

Parian A et al. Management of perianal Crohn's disease. Am J Gastroenterol. 2023;118:1323. [PMID: 37207318]

2. Colite ulcerativa

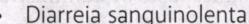

FUNDAMENTOS DO DIAGNÓSTICO

- Diarreia sanguinolenta.
- Cólicas abdominais inferiores e urgência fecal.
- Anemia, albumina sérica baixa.
- Estudos de fezes negativos para patógenos.
- A sigmoidoscopia é a chave para o diagnóstico.

Considerações gerais

A colite ulcerativa é uma doença crônica e recorrente que envolve apenas o cólon. É caracterizada por inflamação difusa da mucosa, resultando em friabilidade, erosões e úlceras com sangramento. Invariavelmente, a colite ulcerativa envolve o reto e pode se estender proximalmente e de forma contínua até envolver parte ou todo o cólon. Aproximadamente 30% dos pacientes têm a doença confinada ao reto (proctite), 40% se apresentam com uma doença que se estende até a flexura esplênica (colite do lado esquerdo) e 30% têm a doença que avança mais proximalmente (colite extensa). Em pacientes com colite distal, em 25% dos casos a doença avança com o passar do tempo até envolvimentos mais extensos. Há alguma correlação entre a extensão da doença e a gravidade dos sintomas. Na maioria dos pacientes, a doença se caracteriza por períodos de surtos sintomáticos intercalados com períodos de atividade leve ou de remissão. Cerca de 15% dos pacientes podem exibir um curso agressivo, com maior risco de hospitalização ou cirurgia. Entre os pacientes hospitalizados com colite grave, haverá necessidade de uma colectomia em até 30% para a doença não responsiva ou fulminante. A colite ulcerativa ocorre mais comumente em é mais comum em não fumantes e ex-fumantes. A doença pode não ser tão grave em fumantes ativos e pode piorar em pacientes que pararam de fumar.

Achados clínicos

A. Sintomas e sinais

O perfil clínico na colite ulcerativa é altamente variável. Sua marca registrada é uma diarreia sanguinolenta. Vários parâmetros clínicos e laboratoriais ajudam a classificar os pacientes como tendo doença leve, moderada ou grave (Tab. 17.12). O médico deve questionar os pacientes com relação à frequência das fezes, presença e quantidade de sangramento retal, cólicas, dor abdominal, urgência fecal, tenesmo e sintomas extraintestinais. O exame físico deve direcionar seu foco para o *status* de volume do paciente, conforme determinação pela pressão arterial ortostática e por medições de pulso e pelo estado nutricional. No exame abdominal, o médico deve procurar por sensibilidades e evidências de inflamação peritoneal. Pode ser observado sangue vermelho no exame retal digital.

1. **Doença leve a moderada** – Pacientes com doença leve a moderada têm < 4-6 evacuações/dia, sangramento retal

TABELA 17.12 Colite ulcerativa: avaliação da atividade da doença

	Leve	Moderada	Grave
Frequência das fezes (por dia)	< 4	4-6	> 6-10
Sangue nas fezes	Intermitente	Frequente	Contínuo
Hematócrito (%)	Normal	30-40	< 30
PCR	Normal ou elevado	Elevado	Elevado
VHS (mm/hora)	< 30	> 30	> 30
Subpontuação de endoscopia Mayo	1	2-3	3

leve a moderado e nenhum sintoma constitucional. As fezes podem ter consistência formada ou amolecida consistência. Por causa da inflamação retal, o paciente se apresenta com urgência fecal e tenesmo. É comum a presença de cólicas no quadrante inferior esquerdo, que são aliviadas pela evacuação, mas não há dor ou sensibilidade abdominal significativa. Pode estar ocorrendo uma anemia leve e hipoalbuminemia.

2. **Doença grave** – Pacientes com doença grave têm mais de 6 evacuações sanguinolentas/dia, resultando em uma anemia grave, hipovolemia e comprometimento da nutrição; também ocorre hipoalbuminemia. Estão presentes dor e sensibilidade abdominais. "Colite fulminante" é um subconjunto das doenças graves que se caracteriza por sintomas que pioram rapidamente, juntamente com sinais de toxicidade.

B. Achados laboratoriais

O grau de anormalidade do hematócrito, da albumina sérica e dos marcadores inflamatórios (VHS e PCR) reflete a gravidade da doença (Tab. 17.12). Para pacientes com colite ulcerativa previamente em remissão da doença, a recidiva aguda dos sintomas diante de um nível de PCR > 5 mg/L ou com uma calprotectina fecal > 150 mcg/g é altamente sugestiva de recidiva da doença.

C. Endoscopia

Em pacientes com colite aguda, o diagnóstico pode ser imediatamente estabelecido por uma sigmoidoscopia. A aparência da mucosa se caracteriza por edema, friabilidade, secreção mucopurulenta e erosões. O sistema de pontuação endoscópica "Mayo" tem uso comum na prática clínica e em ensaios terapêuticos. Uma pontuação de 0 indica normalidade ou uma colite inativa; 1 indica eritema, diminuição da vascularização; 2 indica friabilidade, eritema acentuado, erosões; e 3 indica ulcerações, friabilidade grave e sangramento espontâneo. As pontuações endoscópicas Mayo 1-2 são consistentes com doença de atividade clínica leve a moderada, e as pontuações Mayo 2-3 são geralmente observadas em pacientes com atividade clínica moderada a grave. A colonoscopia não deve ser realizada em pacientes com doença fulminante, em decorrência do risco de perfuração. Depois de demonstrações de melhora com o tratamento, será realizado o exame colonoscópico, com o objetivo de determinar a extensão da doença.

D. Exames de imagem

Em pacientes com colite grave, devem ser obtidas imagens abdominais por meio de radiografias simples ou por TC, com o objetivo de procurar por uma dilatação colônica significativa. Os enemas de bário têm pouca utilidade e, além disso, podem precipitar megacólon tóxico.

Diagnóstico diferencial

A apresentação inicial da colite ulcerativa é indistinguível, tanto clínica como endoscopicamente, de outras causas de colite. Assim, o médico deverá atribuir um diagnóstico de colite ulcerativa idiopática depois de excluídas outras causas conhecidas de colite. Casos de colite infecciosa devem ser excluídos pelo envio de amostras de fezes para os testes de rotina, com vistas à exclusão de *Salmonella*, *Shigella*, *Campylobacter*, *E. coli* O157, *C. difficile* e amebíase. Quando disponível, a avaliação microbiana com uso de técnicas moleculares multiplex proporciona resultados dentro de 1-4 horas, com excelente sensibilidade; deve-se dar preferência a esse teste em lugar da microscopia de fecal convencional, das culturas e dos testes de toxinas, que são muito trabalhosos. A colite por CMV ocorre em pacientes imunocomprometidos, inclusive pacientes sob tratamento prolongado com corticosteroides, sendo diagnosticada pelo exame de biópsias da mucosa. O médico deverá considerar a possibilidade de gonorreia, infecção por clamídia, herpes, mpox e sífilis em pacientes sexualmente ativos que se apresentem com proctite. Em pacientes idosos com DCV, a colite isquêmica pode envolver o retossigmoide. Um histórico de radiação na região pélvica poderá resultar em proctite até meses e anos depois. Casos de doença de Crohn com envolvimento do cólon, mas não do intestino delgado, podem ser confundidos com colite ulcerativa. Em 10% dos pacientes, pode não ser possível estabelecer distinção entre doença de Crohn e colite ulcerativa.

Tratamento

Existem três objetivos terapêuticos principais: (1) terminar o ataque agudo e sintomático; (2) alcançar uma remissão completa da atividade clínica e endoscópica da doença; e (3) prevenir a recorrência dos ataques. O tratamento da colite ulcerativa aguda dependerá da extensão do envolvimento do cólon e da gravidade da doença. Pacientes com sinais sistêmicos de inflamação (i.e., anemia, baixos níveis séricos de albumina, níveis elevados de PCR ou VHS) e ulcerações com demonstração de doença extensa pela colonoscopia estão em maior risco de hospitalização ou cirurgia, havendo necessidade de um tratamento agressivo e imediato com agentes biológicos.

A. Colite distal leve a moderada

Pacientes com a doença confinada ao reto ou à região retossigmoide geralmente apresentam sintomas leves a moderados, mas que são estressantes. Os pacientes podem ser tratados com mesalazina tópica, corticosteroides tópicos ou aminossalicilatos (5-ASA) orais, dependendo da preferência do paciente e das considerações de custo. Mesalazina tópica é o medicamento de escolha, sendo superior aos corticosteroides tópicos e ao 5-ASA oral. Mesalazina deve ser administrada durante 4-8 semanas em forma de supositório, 1.000 mg 1x/dia na hora de dormir para proctite, e como enema, 4 g na hora de dormir para proctossigmoidite; ocorre melhora em 75% dos casos. Pacientes que recusam ou que são incapazes de administrar a terapia tópica podem ser tratados com 5-ASA oral, conforme será discutido mais adiante. Embora os corticosteroides tópicos sejam uma alternativa menos dispendiosa em comparação com a mesalazina, também são menos eficazes. Pacientes com proctite ou proctossigmoidite devem ser tratados com um enema ou espuma de hidrocortisona (80-100 mg) ou com espuma de budesonida. Os efeitos sistêmicos do uso desses agentes no curto prazo são muito leves. Para pacientes com doença distal e que não melhoraram com o tratamento tópico ou oral com mesalazina depois de 6 semanas, as seguintes opções poderão ser consideradas: (1) uma combinação de um agente tópico com um agente 5-ASA oral; (2) um corticosteroide tópico; ou (3) a adição de prednisona oral (conforme descrição a seguir) ou de budesonida MMX 9 mg/dia durante 4-8 semanas ao 5-ASA retal e oral.

Na maioria dos casos, os pacientes com proctite ou proctossigmoidite que obtiverem remissão completa com o uso de 5-ASA oral ou retal deverão continuar indefinidamente com o mesmo tratamento, para que seja minimizada a probabilidade de recidiva sintomática. O tratamento de manutenção com 5-ASA diminui o percentual de recidiva em 12 meses de 75% para menos de 40%. Mas alguns pacientes talvez prefiram uma terapia intermitente para a recidiva sintomática. Os corticosteroides tópicos não são eficazes para a manutenção da remissão da colite distal.

B. Colite leve a moderada

1. **Agentes 5-ASA** – Pacientes com uma doença que se estenda acima do cólon sigmoide serão tratados mais adequadamente com um agente 5-ASA oral e retal. Para a indução da remissão, a dose ideal de 5-ASA oral (mesalazina) é de 2-4,8 g 1x/dia em combinação com um supositório de mesalazina de 1 g na hora de dormir. A maioria dos pacientes melhora em 4-8 semanas. Alguns pacientes talvez optem por iniciar o tratamento com um agente oral, com a adição do tratamento tópico se a resposta inicial for inadequada. Pacientes medicados com esses agentes alcançam melhora clínica em 75% dos casos e remissão em 20-30%. Raramente se prescreve sulfassalazina oral (1,5-2 g 2x/dia), por causa de seus efeitos colaterais.

2. **Corticosteroides** – Nos pacientes com colite leve a moderada que não melhoraram em 4-8 semanas de tratamento com 5-ASA deverão passar a tomar também um corticosteroide oral (budesonida MMX ou prednisona). Pode ser preferível a administração de budesonida MMX (Uceris) 9 mg/dia VO durante 4-8 semanas para pacientes com colite leve a moderada por causa de sua baixa incidência dos efeitos colaterais associados aos corticosteroides; essa medicação vale sobretudo em pacientes para os quais outros corticosteroides sistêmicos são considerados de alto risco. A dose de prednisona oral será detalhada mais adiante. Para pacientes que necessitem de mais de um curso terapêutico com corticosteroides a cada 1-2 anos para recidivas sintomáticas, o tratamento deve ser "reforçado" com a inclusão de uma tiopurina (azatioprina ou mercaptopurina) ou de um agente biológico, conforme está descrito logo em seguida para colite moderada a grave.

C. Colite moderada a grave

1. **Corticosteroides** – Comumente, o médico prescreve um corticosteroide oral (prednisona ou metilprednisolona) como agente de primeira linha para pacientes não hospitalizados com colite moderada a grave. A dose oral inicial de prednisona é de 40 mg/dia. Na maioria dos casos, observa-se uma rápida melhora em 2 semanas. Transcorrido esse período, deve-se prosseguir com a redução gradual da prednisona na base de 5 mg/semana. Depois que a redução gradual chegou aos 20 mg/dia, em certos casos haverá necessidade de tornar mais lenta a redução gradual (2,5 mg/semana). Para a maioria dos pacientes, será possível uma redução gradual completa da prednisona sem que ocorram surtos sintomáticos. Os corticosteroides não devem ter continuidade no longo prazo para o controle dos sintomas, por causa do risco inaceitável da ocorrência de efeitos colaterais adversos. Os pacientes que alcançarem a remissão deverão entrar em terapia de manutenção com mesalazina oral (2-4 g/dia). Até 30% dos pacientes não respondem à prednisona ou apresentam surtos sintomáticos durante a redução gradual, o que impossibilita uma descontinuação completa do agente. Em alguns casos, faz-se a adição de uma tiopurina (azatioprina ou mercaptopurina) para que se possa prosseguir com a descontinuação completa do esteroide, com manutenção da remissão a longo prazo. Pode-se recomendar agentes biológicos ou moléculas pequenas para pacientes impossibilitados de uma descontinuação completa dos corticosteroides ou que necessitem de mais de um curso de corticosteroides a cada 1-2 anos.

2. **Agentes biológicos e moléculas pequenas** – Anticorpos anti-TNF (infliximabe, adalimumabe, golimumabe), vedolizumabe (anticorpo anti-integrina), ustequinumabe (anticorpo anti-IL-12/23), mirikizumabe (anticorpo anti--IL-23), tofacitinibe (inibidor da JAK 1, 2, 3), upadacitinibe (inibidor da JAK1), etrazimode (modulador de S1P 1, 4, 5) e ozanimode (modulador de S1P 1, 5) demonstraram eficácia no tratamento de pacientes com colite moderada a grave. Ver Doença inflamatória intestinal: farmacologia para uma descrição dos mecanismos de ação, efeitos adversos e monitoramento. O agente preferido dependerá de várias considerações: exposição prévia e resposta a agentes biológicos; gravidade da doença; comorbidades do paciente; modo de administração preferido (intravenoso, subcutâneo, oral); e classificação das seguradoras por custo do medicamento. Contamos com poucos estudos comparativos que oponham tipos de tratamento; portanto, a norma é o uso de metanálises em rede para avaliação de sua eficácia relativa. Ver Tabela 17.13 para doses e eventos adversos.

A. **Tratamento de pacientes jamais tratados com agentes biológicos** – Uma diretriz da AGA publicada em 2020 recomenda **infliximabe** ou **vedolizumabe** como terapias de primeira linha para colite moderada a grave com base em seus perfis de eficácia e segurança. Em uma metanálise em rede envolvendo pacientes jamais tratados anteriormente com outras terapias biológicas, esses dois agentes tiveram as classificações mais altas para indução de remissão clínica, comparativamente a todos os demais agentes biológicos.

Infliximabe pode ser o agente mais eficaz, especialmente para pacientes com doença grave ou com mani-

TABELA 17.13 Agentes biológicos para tratamento de DII

	Indicações para doenças	Doses de indução	Doses de manutenção	Comentários	Eventos adversos
Antagonistas do TNF					
Infliximabe	Colite ulcerativa Doença de Crohn	5 mg/kg IV nas semanas 0, 2 e 6	5-10 mg/kg IV de 8-8 semanas 120 mg SC de 2-2 semanas	Podem ser usados em combinação com tiopurinas para aumentar a eficácia; podem ser usados com tiopurina ou metotrexato em baixa dosagem para diminuir a formação de anticorpos antidrogas.	Hipersensibilidade, reações no local da infusão ou injeção, hipersensibilidade, infecções oportunistas (tuberculose, fúngicas), sepse bacteriana, reativação da hepatite B, linfoma, câncer de pele não melanoma, psoríase, distúrbios desmielinizantes, autoimunidade, IC.
Adalimumabe	Colite ulcerativa Doença de Crohn	160 mg SC na semana 0, depois 80 mg SC na semana 2	40 mg SC de 2-2 semanas		
Golimumabe	Colite ulcerativa	200 mg SC na semana 0, depois 100 mg na semana 2	100 mg SC de 4-4 semanas		
Certolizumabe	Doença de Crohn	400 mg SC nas semanas 0, 2 e 4	400 mg SC de 4-4 semanas		
Antagonistas da interleucina					
Risanquizumabe (anti-IL-23)	Doença de Crohn	600 mg IV nas semanas 0, 4 e 8	180 ou 360 mg SC na semana 12 e de 8-8 semanas depois		Hipersensibilidade, reações no local da infusão ou injeção, infecções do trato respiratório superior (ITRS), outras infecções
Mirikizumabe (anti-IL-23)	Colite ulcerativa	300 mg IV nas semanas 0, 4 e 8	200 mg SC na semana 12 e a cada 4 semanas depois		
Ustecinumabe (anti-IL-12/23)	Colite ulcerativa Doença de Crohn	260-520 mg IV na semana 0 (com base no peso)	90 mg SC de 8-8 semanas		
Anti-integrinas					
Vedolizumabe	Colite ulcerativa Doença de Crohn	300 mg IV nas semanas 0, 2 e 6	300 mg IV de 8-8 semanas 108 mg SC de 2-2 semanas		Hipersensibilidade, reações no local da infusão ou injeção, nasofaringite, ITRS, artralgias
Inibidores de Janus quinase					
Upadacitinibe (JAK1)	Colite ulcerativa Doença de Crohn	45 mg VO/dia durante 8 semanas 45 mg VO/dia durante 12 semanas	15-30 mg VO/dia	Em decorrência de preocupações com o aumento de eventos CV com tofacitinibe, esta classe está atualmente restrita a pacientes com resposta inadequada aos bloqueadores de TNF. Doses de manutenção mais altas associadas a riscos aumentados de OI e evento CV	Hipersensibilidade, trombose, eventos CV (IAM, AVE), ITRS, infecções oportunistas, herpes (zóster, simplex), linfoma, cânceres de pele não melanoma, perfurações gastrointestinais, linfopenia, neutropenia, colesterol e CK elevados, acne
Tofacitinibe (JAK1,2,3)	Colite ulcerativa	10 mg VO/dia 2x/dia durante 8-16 semanas	5-10 mg VO 2x/dia		
Tofacitinibe XR (JAK1,2,3)	Colite ulcerativa	22 mg VO/dia durante 8-16 semanas	11-22 mg VO/dia		
Moduladores do receptor de esfingosina 1-fosfato					
Ozanimode	Colite ulcerativa	Escalonamento da dose ao longo de 7 dias de 0,23 mg VO diariamente para 0,92 mg VO diariamente	0,92 mg VO diariamente		Linfopenia, HTN, edema macular, bradicardia, atraso na condução AV, reativação de herpes (simplex, zóster), LMP
Etrazimode	Colite ulcerativa	2 mg VO diariamente	2 mg VO diariamente		

AV: atrioventricular; CK: creatina quinase; CV: cardiovascular; HTN: hipertensão; ITRS: infecção do trato respiratório superior; LMP: leucoencefalopatia multifocal progressiva; OI: infecções oportunistas.

festações extraintestinais. Um regime de indução com infliximabe (5 mg/kg IV em 0, 2 e 6 semanas) resulta em resposta clínica em 65% dos pacientes. Ao iniciar o tratamento de indução com agentes anti-TNF, muitos médicos adicionam um imunomodulador (azatioprina, mercaptopurina ou metotrexato) durante o primeiro ano, com o objetivo de melhorar a probabilidade de remissão da doença e reduzir a formação de anticorpos, que podem causar uma atenuação secundária da resposta às terapias anti-TNF. Se a monoterapia anti-TNF for preferida, o paciente deverá ficar sob monitoramento proativo dos níveis séricos de vale (i.e., níveis mínimos) e dos títulos de anticorpos antidrogas durante os tratamentos de indução e de manutenção, com vistas à otimização da dosagem do medicamento. Durante o tratamento de manutenção de longo prazo com infliximabe, aproximadamente 50% dos pacientes melhoram clinicamente ou obtêm remissão. As metanálises em rede sugerem superioridade do infliximabe (infusão IV com base no peso do paciente) em comparação com os outros agentes anti-TNF, adalimumabe e golimumabe (dose fixa, injeção SC). Mas o médico poderá selecionar adalimumabe ou golimumabe para o tratamento de pacientes com doença moderada (não grave) que priorizarem a conveniência da autoinjeção subcutânea. Em 2023, formulações subcutâneas de vedolizumabe e infliximabe foram aprovadas para tratamento de manutenção, mas não estão aprovadas para tratamento de indução.

A terapia de indução intravenosa com **vedolizumabe** resultou em melhora clínica para 47% dos pacientes *versus* 25% tratados com placebo. Entre os pacientes que demonstraram melhora clínica inicial, 42% dos medicados com tratamento de manutenção de longo prazo com vedolizumabe estavam em remissão clínica após um ano *versus* 16% dos participantes no grupo de placebo. Graças à sua eficácia e ao perfil de segurança superior, vedolizumabe (com sua seletividade intestinal) pode ser o agente biológico de primeira linha de escolha para pacientes idosos, ou para aqueles em maior risco de sofrer imunossupressão sistêmica. Em um dos únicos estudos comparativos com oposição de terapias biológicas, vedolizumabe intravenoso demonstrou superioridade *versus* adalimumabe para tratamento de indução e de manutenção em pacientes com colite ulcerativa moderada a grave.

B. **Tratamento de segunda linha para pacientes que não responderam a agentes anti-TNF ou ao vedolizumabe** – Em pacientes com colite moderada a grave que não responderam ou deixaram de responder à terapia biológica de primeira linha, os tratamentos com anticorpos anti-IL injetáveis (mirikizumabe ou ustequinumabe) ou com pequenas moléculas orais (inibidores de JAK e moduladores do receptor S1P) são favorecidos como terapia de segunda ou de terceira linha. Ver Tabela 17.13 para dosagem e eventos adversos. Na ausência de estudos comparativos com oposição de agentes, é tarefa difícil determinar sua eficácia relativa. Apesar da conveniência e da rápida resposta sintomática das pequenas moléculas orais, os antagonistas de IL injetáveis oferecem um perfil de segurança superior, especialmente para pacientes idosos ou em maior risco de sofrer eventos cardiovasculares ou trombose.

(1) Anticorpos IL – Entre os pacientes que não obtiveram sucesso no tratamento prévio com agentes biológicos, os percentuais de resposta clínica depois de 12 semanas a contar da administração de **mirikizumabe** IV *versus* placebo foram de 56% *versus* 31%, respectivamente; e 8 semanas após a medicação com **ustequinumabe** IV *versus* placebo foram de 52% *versus* 26%, respectivamente. Entre todos os pacientes que responderam ao tratamento e que entraram em tratamento de manutenção de longo prazo, a remissão clínica depois de transcorrido um ano foi significativamente maior com ustequinumabe (45%) ou mirikizumabe (51%) *versus* placebo (24-27%).

(2) Pequenas moléculas orais – Os inibidores de JAK de modelo pequeno (**upadacitinibe** e **tofacitinibe**) oferecem a conveniência da administração oral e da rápida melhora dos sintomas em 3 dias. Além disso, metanálises em rede sugerem que esses agentes são altamente eficazes para alcançar a remissão da doença em pacientes que não foram bem-sucedidos no tratamento com agentes biológicos. Contudo, esses dois agentes têm em suas embalagens uma tarja preta da FDA para maior risco potencial de trombose, eventos cardiovasculares, malignidade e infecções graves. Enquanto aguardam por mais experiência clínica, dados de segurança e a formulação de novas diretrizes, é provável que esses agentes permaneçam relegados ao tratamento de segunda ou terceira linha, particularmente em pacientes idosos, sabidamente com DCV ou em maior risco de eventos trombóticos. Em estudos de fase 3 envolvendo pacientes com colite ulcerativa moderada a grave, o tratamento de indução com upadacitinibe VO durante 8 semanas resultou em melhora clínica em 73% dos pacientes *versus* 26% dos selecionados para o grupo de placebo. Em um estudo de manutenção contínua, o percentual de remissão clínica depois de 52 semanas em pacientes medicados com upadacitinibe VO 15 mg 1x/dia foi de 42%; entre os medicados com 30 mg 1x/dia foi de 52%; e o grupo de placebo foi de 12%. A terapia de indução com tofacitinibe VO durante 8 semanas resultou em melhora clínica em 57% dos pacientes com colite ulcerativa *versus* 31% dos selecionados para placebo. Entre os respondedores clínicos, o percentual de remissão em 52 semanas com tofacitinibe VO 5 mg 1x/dia foi de 34%; com a dose de 10 mg 1x/dia foi de 41%; no grupo de placebo foi de 11%. Os moduladores do receptor S1P de molécula pequena **ozanimode** e **etrazimode** são agentes orais com administração VO 1x/dia aprovados pela FDA em 2021 e 2023, respectivamente, para tratamento de pacientes com colite ulcerativa moderada a grave. Durante a primeira semana de tratamento, a dosagem de ozanimode deve ser titulada para cima (dias 1-4: 0,23 mg VO 1x/dia; dias 5-7: 0,46 mg VO 1x/dia). No dia 8 e em seguida, a dose passa a ser de 0,92 mg VO 1x/dia. Etrazimode deve ser iniciado na dose recomendada de 2 mg VO 1x/dia, sem escalonamento. Em ensaios de fase 3 de pacientes com colite ulcerativa moderada a grave, esses dois agentes resultaram em maiores

percentuais de remissão clínica *versus* placebo depois de 10-12 semanas de tratamento de indução (ozanimode 18% *versus* placebo 6%; etrazimode 27% *versus* placebo 7%) e depois de 52 semanas de tratamento de manutenção (ozanimode 37% *versus* placebo 19%; etrazimode 32% *versus* placebo 7%). Os percentuais de remissão foram menores entre os pacientes que não tinham respondido anteriormente aos agentes anti-TNF. Diante dos possíveis riscos de bradicardia e bloqueio cardíaco com o uso dessa classe de agentes, recomenda-se cautela na prescrição de ozanimode em pacientes com cardiopatia ou com doença cerebrovascular, até que contemos com maior experiência clínica e com dados de segurança.

D. Colite grave e fulminante

Cerca de 15% dos pacientes com colite ulcerativa têm um curso mais grave. Destes, um pequeno subconjunto tem um curso fulminante com rápida progressão dos sintomas ao longo de 1-2 semanas e sinais de toxicidade grave. Esses pacientes tem um aspecto bastante depauperado, com febre, hipovolemia importante, hemorragia que requer transfusão e distensão abdominal acompanhada por sensibilidade. Ocorre megacólon tóxico em menos de 2% dos casos de colite ulcerativa. Essa complicação se caracteriza por uma dilatação colônica superior a 6 cm nas radiografias simples, acompanhada por sinais de toxicidade.

1. **Medidas gerais** – O médico deve interromper completamente a ingestão oral por 24-48 horas ou até que o paciente demonstre melhora clínica. Haverá indicação para NPT apenas em pacientes com mau estado nutricional ou se a alimentação não puder ser reinstituída dentro de 7-10 dias. Todos os agentes opioides ou anticolinérgicos devem ser descontinuados. Também deverá ser restaurado o volume circulante com líquidos e a correção das anormalidades eletrolíticas; e será considerado um procedimento de transfusão para anemia significativa (hematócrito < 25-28%). Por ocasião da internação do paciente, o médico deverá solicitar uma radiografia abdominal simples ou TC, para a busca de evidências de dilatação colônica. E enviará uma amostra fecal para avaliação de patógenos bacterianos, *C. difficile* e parasitas, seja por cultura bacteriana convencional, ensaio de toxina de *C. difficile* e exames de ovos e parasitas, seja por um ensaio rápido de PCR multiplex. A superinfecção por CMV deverá ser considerada em pacientes medicados com cursos prolongados com imunossupressores e que não estejam respondendo ao tratamento com corticosteroides. Diante do alto risco de doença TEV, a profilaxia para esse distúrbio deverá ser administrada a todos os pacientes hospitalizados com DII. E todos os pacientes com doença grave deverão ser encaminhados para uma consulta com o cirurgião.

    Pacientes com doença fulminante apresentam maior risco de megacólon tóxico ou perfuração, devendo ser cuidadosamente monitorados. Os exames abdominais devem ser repetidos, em busca de evidências de piora da distensão ou de aumento da dor. Não é recomendável a instituição da antibioticoterapia empírica de amplo espectro na ausência de infecção confirmada. A sucção nasogástrica deve ser iniciada. Pacientes com megacólon tóxico devem ser instruídos a rolar de um lado para o outro e também sobre o abdome, num esforço de descompressão do cólon distendido. Devem ser obtidas séries de radiografias abdominais simples em busca de piora da dilatação ou de sinais de isquemia. Pacientes com doença fulminante ou com megacólon tóxico que pioram ou não melhoram em 48-72 horas deverão ser submetidos a uma cirurgia para prevenção da perfuração. Se a operação for realizada antes da perfuração, provavelmente a taxa de mortalidade será baixa.

2. **Terapia com corticosteroides** – O paciente deve ser medicado com metilprednisolona IV, 40-60 mg. Parece não haver diferença na eficácia entre regimes de dose única, dose dividida ou infusão contínua. Enemas de hidrocortisona (100 mg) também podem ser administrados 2x/dia para tratamento de urgência ou para casos com tenesmo. A melhora clínica com a administração de corticosteroides sistêmicos deve ficar evidenciada em 3 dias. Uma vez que a melhora sintomática tenha ocorrido, líquidos orais deverão ser reinstituídos. Se esses líquidos forem bem tolerados, os corticosteroides intravenosos serão descontinuados e o paciente será iniciado com prednisona oral (conforme foi descrito para casos de doença moderada). Pacientes sem melhora significativa em 3 dias de tratamento com corticosteroides intravenosos devem ser encaminhados para cirurgia ou considerados para medicação com um agente anti-TNF ou para outras terapias. Os critérios indicativos de não ocorrência de resposta são: > 8 fezes/dia ou 3-8/dia com uma PCR > 45 mg/L.

3. **Tratamentos com agentes anti-TNF** – Infliximabe em infusão IV (5-10 mg/kg) é o agente de uso mais comum para o tratamento de pacientes com colite ulcerativa grave que não melhoraram em 3 dias de terapia com corticosteroides IV. Em um estudo controlado de pacientes hospitalizados por colite ulcerativa, houve necessidade de colectomia em 3 meses em 69% dos tratados com placebo *versus* 47% dos medicados com infliximabe. Estudos não controlados observaram percentuais mais baixos de colectomia em pacientes medicados com doses mais altas de infliximabe (3 infusões de 5-10 mg/kg em 2-3 semanas) *versus* dosagem convencional (5 mg/kg em 0, 2 e 6 semanas).

4. **Ciclosporina** – Ciclosporina IV (2-4 mg/kg/dia em infusão contínua) beneficia 60-75% dos pacientes com colite grave que não melhoraram após um curso com corticosteroides, mas seu uso está associado a toxicidade significativa (nefrotoxicidade, convulsões, infecção, hipertensão). Estudos sugerem eficácia semelhante (85%) em pacientes tratados com ciclosporina e infliximabe (85%).

5. **Tofacitinibe** – Estudos não controlados sugerem que tofacitinibe (10 mg, 3x/dia durante 3 dias, e em seguida 2x/dia) é um regime de salvação eficaz.

6. **Tratamento cirúrgico** – Pacientes com doença grave que não melhoraram após um curso com corticosteroides, infliximabe ou outras terapias de resgate provavelmente não responderão a outras terapias clínicas; nesses casos, deve-se recomendar o tratamento cirúrgico.

Monitoramento de pacientes em remissão da doença

Para todos os pacientes com colite ulcerativa aguda, um objetivo básico do tratamento consiste em alcançar uma remissão completa dos sintomas clínicos e, sempre que possível, a cura completa da mucosa. A atividade da doença deve ser avaliada pela sintomatologia clínica (frequência e consistência das fezes e sangramento retal), dados laboratoriais (hemoglobina, albumina), marcadores inflamatórios (PCR), calprotectina fecal e proctoscopia. Em pacientes com recorrência de sintomas leves, uma PCR > 5 mg/L ou uma calprotectina fecal > 150 mcg/g sugere possível recidiva da doença, justificando uma avaliação endoscópica para confirmação. Pode ser preferível um ajuste empírico do tratamento (*versus* avaliação endoscópica) para pacientes com sintomas moderados a graves e com marcadores inflamatórios elevados. A possibilidade da presença de infecções entéricas intercorrentes (p. ex., *C. difficile*) deve ser excluída. Entre os pacientes com recidiva da doença e que se mostram aderentes ao regime farmacológico prescrito, geralmente haverá necessidade de mudança no tratamento – seja uma escalada na dosagem do medicamento, seja uma mudança na classe farmacológica do medicamento. Para pacientes medicados com agentes anti-TNF, terá utilidade um monitoramento terapêutico com a determinação dos níveis de vale do medicamento e dos anticorpos antidrogas para que o médico possa determinar se a escalada do medicamento pode estar ajudando, ou se é preferível a troca para um agente anti-TNF alternativo (i.e., presença de anticorpos antidrogas) ou para outra classe terapêutica. Ainda é incerto o papel desempenhado pelo monitoramento terapêutico para outros agentes biológicos.

Risco de câncer de cólon

Pacientes com colite ulcerativa localizada proximalmente ao reto e em pacientes com colite de Crohn estão em maior risco de sofrer carcinoma de cólon. Esse risco vem diminuindo ao longo do tempo, graças a terapias clínicas aprimoradas e ao acompanhamento endoscópico. Estudos recentes sugerem um risco cumulativo de câncer de cólon de 0,02-1%, 3-4,8% e 7-13,9% após 10, 20 e 30 anos, respectivamente. As colonoscopias são recomendadas a partir de 8 anos após o estabelecimento do diagnóstico da doença. O uso de colonoscópios de alta definição com intensificação eletrônica ou aplicação de um *spray* de corante azul diluído (cromoendoscopia) aumenta a detecção de lesões mucosas sutis, o que melhora significativamente a detecção de displasia, em comparação com a colonoscopia padrão. Durante a colonoscopia, todas as lesões polipoides e não polipoides devem ser ressecadas, quando possível; e serão obtidas biópsias das lesões endoscopicamente não ressecáveis. Subsequentemente, o acompanhamento colonoscópico deverá ser realizado a cada 1-5 anos, dependendo da extensão e da atividade da colite ulcerativa, bem como da presença de cicatrizes colônicas, pseudopólipos ou displasia.

Cirurgia em pacientes com colite ulcerativa

Com o advento de terapias clínicas mais eficazes, vem diminuindo a necessidade da colectomia cirúrgica. Os atuais riscos para 1, 5 e 10 anos são 2,8, 7 e 9,6%, respectivamente. Hemorragia grave, perfuração e carcinoma documentado são indicações absolutas para cirurgia. Também há indicação cirúrgica em pacientes com colite fulminante ou com megacólon tóxico que não melhora em 48-72 horas, em pacientes com displasia plana invisível ou com lesões displásicas não ressecáveis endoscopicamente por ocasião da colonoscopia de acompanhamento e em pacientes com doença refratária que devam ser tratados com cursos prolongados de corticosteroides para o controle dos sintomas.

Embora a proctocolectomia total (com colocação de uma ileostomia) resulte na cura completa da doença, a maioria dos pacientes procura evitar essa solução, preocupados com o impacto que a proctocolectomia poderá ter na função intestinal, na autoimagem e nas interações sociais. Em seguida a uma colectomia completa, os pacientes poderão ser tratados com uma ileostomia padrão com um dispositivo externo ou com uma bolsa ileal interna, anastomosada ao canal anal (anastomose bolsa ileoanal). Esta última solução mantém a continuidade intestinal, evitando assim uma ostomia. Em circunstâncias ideais, os pacientes produzirão 5-7 evacuações moles/dia sem apresentar incontinência. A inflamação endoscópica ou histológica na bolsa ileal ("bolsite") ocorrerá em mais de 40% dos pacientes após um ano e em até 80% em prazos mais longos, resultando em aumento da frequência fecal, urgência fecal, cólicas e sangramento, mas geralmente essa complicação se resolve com um curso de 2 semanas de metronidazol (250-500 mg VO 3x/dia) ou ciprofloxacina (500 mg VO 2x/dia). Pacientes que se apresentem frequentemente com bolsite recorrente talvez tenham que ser medicados com antibioticoterapia contínua. Ao que parece, os probióticos não são benéficos.

Prognóstico

A colite ulcerativa é uma doença permanente, que se caracteriza por exacerbações e remissões. Para a maioria dos pacientes, a doença pode ser facilmente controlada com o tratamento clínico, sem necessidade de cirurgia. Em geral, os pacientes jamais precisarão ser hospitalizados. Entretanto, um subconjunto de pacientes com a doença mais grave deverá ser submetido ao tratamento cirúrgico, resultando na cura completa da doença. Com o tratamento adequado, a maioria dos pacientes com colite ulcerativa levará vidas produtivas quase normais.

Quando encaminhar

- Para colonoscopia, para avaliação da atividade e da extensão da doença ativa e para a instituição de acompanhamento para neoplasias em pacientes com doença quiescente com duração superior a 8 anos.
- Para acompanhamento de qualquer paciente que necessite de hospitalização.

Quando hospitalizar

- Pacientes com doença grave que se manifesta pela evacuação frequente de fezes com sangue e com anemia, perda de peso e febre.
- Pacientes com doença fulminante que se manifesta pela rápida progressão dos sintomas, recrudescimento da dor abdominal, distensão, febre alta e taquicardia.
- Pacientes com indicação para colectomia cirúrgica.

Coehlo-Prabhu N et al. Update on endoscopic surveillance in inflammatory bowel disease. Am J Gastroenterol. 2023; 118:1748. [PMID: 37543741]

D'Haens G et al. Mirikizumab as induction and maintenance therapy for ulcerative colitis. N Engl J Med. 2023;388:2444. [PMID: 37611136]

Danese S et al. Upadacitinib as induction and maintenance therapy for moderately to severely active ulcerative colitis: results from three phase 3, multicentre, double-blind, randomized trials. Lancet. 2022;399:2113. [PMID: 35644166]

Gros S et al. Ulcerative colitis in adults. A review. JAMA. 2023; 330:951. [PMID: 37698559]

Le Berre et al. Ulcerative colitis. Lancet. 2023;402:571. [PMID: 37573077]

Rabinowitz LG et al. Beyond the SCENIC route: updates in chromoendoscopy and dysplasia screening in patients with inflammatory bowel disease. Gastrointest Endosc. 2022;95:30. [PMID: 34363806]

Sandborn WJ et al. Efficacy and safety of extended induction with tofacitinib for the treatment of ulcerative colitis. Clin Gastroenterol Hepatol. 2022;20:1821. [PMID: 33127596]

Sandborn WJ et al. Etrasimod as induction and maintenance therapy for ulcerative colitis (ELEVATE): two randomized, double-blind, placebo controlled, phase 3 studies. Lancet. 2023;401:1159. [PMID: 36871574]

Shah SC et al. Colorectal cancer in inflammatory bowel disease: mechanisms and management. Gastroenterology. 2022;162:715. [PMID: 34757143]

Singh S et al. AGA Clinical Practice Guideline on the role of biomarkers for the management of ulcerative colitis. Gastroenterology. 2023;164:344. [PMID: 36822736]

3. Colite microscópica

A colite microscópica é um distúrbio idiopático observado em até 15% dos pacientes apresentando diarreia aquosa crônica ou intermitente com uma mucosa de aparência normal na endoscopia. Há dois subtipos principais: colite colagenosa e colite linfocítica. Nos dois subtipos, a avaliação histológica de biópsias da mucosa revela inflamação crônica (linfócitos, plasmócitos) na lâmina própria e um aumento de linfócitos intraepiteliais. A **colite colagenosa** é ainda caracterizada pela presença de uma faixa espessada (> 10 mcm) de colágeno subepitelial. As duas formas ocorrem mais comumente em mulheres, sobretudo na quinta à sexta décadas de vida. Os sintomas tendem a ser crônicos ou recorrentes, mas na maioria dos pacientes poderá ocorrer remissão depois de transcorridos alguns anos. Uma doença mais grave, que se caracteriza por dor abdominal, fadiga, desidratação e perda de peso, poderá acometer um subconjunto de pacientes. Em geral, desconhece-se a causa da **colite microscópica**. Diversos medicamentos foram implicados como agentes etiológicos, como Aine, IBP, ácido acetilsalicílico em baixas doses, ISRS, IECA, betabloqueadores e terapia hormonal com estrogênio na menopausa. Geralmente a diarreia desaparece dentro de 30 dias após a interrupção do medicamento causador da doença. Dois a 9% desses pacientes podem se apresentar também com doença celíaca; portanto, essa doença deverá ser excluída com testes sorológicos (IgA anti-tTG). Em grande medida, o tratamento é empírico, pois até agora foram publicados poucos estudos clínicos bem elaborados e controlados. A terapia antidiarreica com loperamida é o tratamento de primeira linha para pacientes com sintomas leves; esse agente proporciona melhora dos sintomas em até 70% dos casos. A opção seguinte é budesonida de liberação retardada, 9 mg/dia durante 6-8 semanas. Budesonida induz remissão clínica em mais de 80% dos pacientes; no entanto, ocorrerá recaída em dois terços deles em seguida à descontinuação do tratamento. A remissão será mantida em 75% dos pacientes tratados com longos cursos de budesonida em baixas doses. Na prática clínica, a dose de budesonida é reduzida até a menor dose eficaz capaz de suprimir os sintomas (3 mg em dias alternados até 6 mg/dia). Para aqueles pacientes que não responderam à budesonida, estudos não controlados relatam que o tratamento com agentes ligantes de sais biliares (colestiramina, colestipol) ou com 5-ASA (sulfassalazina, mesalazina) pode ser eficaz em alguns pacientes. Menos de 3% dos pacientes apresentam sintomas refratários ou graves, que poderão ser tratados com agentes imunossupressores (azatioprina ou metotrexato) ou com agentes anti-TNF (infliximabe, adalimumabe).

Tome J et al. Budesonide maintenance in microscopic colitis: clinical outcomes and safety profile from a population-based study. Am J Gastroenterol. 2022;117:1311. [PMID: 35417427]

Zhang SW et al. Drug exposure and risk of microscopic colitis: a systematic review and meta-analysis. Dig Dis. 2023;41:217. [PMID: 36067746]

Doença diverticular do cólon

A diverticulose colônica aumenta com a idade, variando desde uma prevalência de 5% em pessoas com menos de 40 anos até mais de 50% por volta dos 60 anos nas sociedades ocidentais. A maioria dos pacientes não apresenta sintomas, e a doença é descoberta incidentalmente durante a endoscopia ou em um enema com bário. Ocorrem complicações em menos de 5% dos pacientes: p. ex., sangramento gastrointestinal e diverticulite.

Os divertículos colônicos variam em tamanho, desde alguns milímetros até vários centímetros; e numericamente, desde um divertículo isolado até várias dezenas. Quase todos os pacientes com diverticulose se apresentam com envolvimento do cólon sigmoide e do cólon descendente; entretanto, apenas 15% se apresentam com a doença colônica proximal.

Por mais de 40 anos, acreditou-se que a diverticulose surgia após muitos anos com o uso de uma dieta deficiente em fibras. Entretanto, estudos epidemiológicos não identificaram qualquer associação entre prevalência de diverticulose assintomática e baixa ingestão de fibras alimentares ou constipação. Assim, atualmente não se tem certeza quanto à etiologia da diverticulose. Não se sabe até que ponto a motilidade anormal e fatores hereditários contribuem para a doença diverticular. Pacientes com tecido conjuntivo anormal também estão propensos à ocorrência de diverticulose, como nos casos de síndrome de Ehlers-Danlos, síndrome de Marfan e esclerose sistêmica.

1. Diverticulose não complicada

Mais de 90% dos pacientes com diverticulose se apresentam com uma doença descomplicada e sem sintomas específicos. No máximo, a diverticulose é um achado incidental detectado durante uma colonoscopia. Alguns pacientes apresentam queixas inespecíficas de constipação crônica, dor abdominal ou hábitos intestinais flutuantes. Geralmente o exame físico tem resultado normal, mas pode revelar leve sensibilidade no quadrante inferior esquerdo, podendo ser palpado um espessamento do cólon sigmoide e descendente. Em pacientes com diverticulose não complicada, os exames laboratoriais de triagem devem produzir resultados normais.

Não há razão para a obtenção de exames de imagem com a finalidade de diagnosticar doenças assintomáticas e descomplicadas. Os divertículos podem ser adequadamente visualizados na colonoscopia e na TC. É também possível que os segmentos envolvidos do cólon estejam estreitados e deformados.

Pacientes com a diverticulose evidenciada devem ser incentivados a aumentar a ingestão de fibras alimentares por meio da dieta (frutas, vegetais, grãos integrais) ou com suplementos de fibras (*psyllium*, metilcelulose), por sua associação a um menor risco de ocorrência de diverticulite em estudos de coorte prospectivos. Alguns estudos sugerem que o risco de diverticulite pode ficar ainda mais reduzido com a prática de exercícios e evitando o consumo de carnes vermelhas e a medicação com Aine.

2. Diverticulite

FUNDAMENTOS DO DIAGNÓSTICO

- Dor abdominal aguda e febre.
- Sensibilidade e massa no abdome inferior esquerdo.
- Leucocitose.

Achados clínicos
A. Sintomas e sinais

Diverticulite é definida como inflamação macroscópica de um divertículo que pode refletir um espectro que vai desde uma inflamação isolada, passando pela ocorrência de microperfuração com inflamação paracólica localizada, até a macroperfuração com abscesso ou peritonite generalizada. Portanto, a doença varia, desde uma microperfuração leve até grave. Na maioria dos casos, os pacientes com inflamação ou infecção localizada relatam dor abdominal leve a moderada, geralmente no quadrante inferior esquerdo. Pode estar ocorrendo constipação ou a produção de fezes moles. Náusea e vômito são frequentes. Em muitos casos, os sintomas são tão leves que o paciente talvez não busque atendimento médico até vários dias após seu início. Os achados físicos são febre

baixa, sensibilidade no quadrante inferior esquerdo e uma massa palpável. O sangue oculto nas fezes ocorre comumente, mas é raro o achado de hematoquezia. A leucocitose é leve a moderada. Pacientes com perfuração aberta se apresentam com um quadro mais dramático de dor abdominal generalizada e sinais peritoneais.

B. Exames de imagem

Naqueles pacientes que apresentam sintomas leves pela primeira vez, deve-se obter uma TC abdominal em busca de evidências de diverticulite (divertículos colônicos, espessamento parietal, infiltração da gordura pericólica) e também para a exclusão de outras causas de dor abdominal. Também há indicação para uma TC abdominal em pacientes com febre, leucocitose e sepse ou peritonite; ou naqueles pacientes imunocomprometidos, em busca de evidências de doença complicada (abscesso, flegmão, perfuração, fístula). Pacientes que responderem ao tratamento clínico agudo deverão ser submetidos a avaliação colônica completa (colonoscopia ou colonografia por TC) 6-8 semanas após a resolução dos sintomas clínicos, para a exclusão da possibilidade de câncer colorretal (que pode simular diverticulite). O câncer será identificado em 1% e 8% dos pacientes após um diagnóstico de diverticulite não complicada ou complicada, respectivamente. Exames endoscópicos e colonográficos estão contraindicados durante os estágios iniciais de um ataque agudo, em decorrência do risco de perfuração aberta.

Diagnóstico diferencial

A diverticulite deve ser diferenciada de outras causas de dor abdominal inferior, p. ex., carcinoma colônico perfurado, doença de Crohn, apendicite, colite isquêmica, colite associada a *C. difficile* e distúrbios ginecológicos (gravidez ectópica, torção ou cisto ovariano), com uma ultrassonografia abdominal ou com estudos radiográficos do cólon distal com uso de enemas de contraste hidrossolúveis.

Complicações

Complicações como flegmão, abscesso, perfuração, peritonite ou sepse ocorrem em aproximadamente 12% dos pacientes com diverticulite aguda. Uma inflamação crônica ou um abscesso não tratado poderão resultar em uma doença latente (dor contínua, leucocitose); formação de fístulas na bexiga, ureter, vagina, útero, intestino e parede abdominal; ou estenose colônica com obstrução parcial ou completa.

Tratamento
A. Tratamento clínico

É possível tratar a maioria dos pacientes com a doença não complicada com medidas conservadoras. Os pacientes com sintomas leves e sem sinais peritoneais podem ser inicialmente tratados ambulatorialmente com uma leve dieta líquida durante 2-3 dias. Embora seja comum a prescrição de antibióticos orais de amplo espectro com atividade anaeróbica, estudos clínicos de grande porte confirmaram que os antibióticos não resultam em benefícios para pacientes com doenças não complicadas. Os antibióticos devem ser seletivamente prescritos para pacientes com doenças não complicadas – pacientes imunocomprometidos, com comorbidade significativa, ou que apresentem pequenos abscessos pericolônicos (< 3-4 cm). São regimes razoáveis a administração de amoxicilina e clavulanato de potássio (875 mg/125 mg) 2x/dia; ou de metronidazol, 500 mg 3x/dia juntamente com ciprofloxacina, 500 mg 2x/dia, ou sulfametoxazol-trimetoprima, 160/800 mg 2x/dia VO, durante 7-10 dias ou até que o paciente fique afebril por 3-5 dias. Em geral, ocorre melhora sintomática em 3 dias, ocasião em que a dieta poderá ser melhorada. Depois de resolvido o episódio agudo, deve-se recomendar uma dieta rica em fibras.

Pacientes com uma dor que está aumentando, com febre ou incapacidade de tolerar líquidos orais deverão ser hospitalizados. A hospitalização será necessária para pacientes imunocomprometidos, com comorbidades significativas, com abscessos maiores que 3-4 cm ou com sinais de diverticulite grave (febre alta, leucocitose, ou sinais peritoneais). Os pacientes serão submetidos a um regime por via oral zero e devem receber líquidos intravenosos. Esses pacientes serão medicados com antibióticos intravenosos para cobertura de bactérias anaeróbicas e Gram-negativas. A monoterapia com uma cefalosporina de segunda geração (p. ex., cefoxitina), com piperacilina-tazobactam ou com ticarcilina-clavulanato parece ser tão eficaz quanto o tratamento combinado (p. ex., metronidazol ou clindamicina em associação com um aminoglicosídeo ou cefalosporina de terceira geração). A melhora sintomática deve ficar evidenciada dentro de 2-3 dias. Os antibióticos intravenosos deverão ter continuidade durante 5-7 dias, antes da mudança para a antibioticoterapia oral.

B. Tratamento cirúrgico

Todos os pacientes com doença grave ou que não tenham melhorado após 72 horas de tratamento clínico deverão ter uma consulta cirúrgica e a repetição da TC abdominal. Pacientes com abscesso abdominal localizado medindo 4 cm ou mais geralmente são tratados em regime de urgência com um dreno de cateter percutâneo colocado por um radiologista intervencionista. Esse procedimento possibilita o controle da infecção e a resolução do processo inflamatório infeccioso imediato. As indicações para um tratamento cirúrgico emergencial são peritonite generalizada, grandes abscessos não drenáveis e deterioração clínica, apesar do tratamento clínico e da drenagem percutânea. Em seguida à recuperação de uma diverticulite complicada, geralmente tem sido recomendada uma ressecção cirúrgica eletiva subsequente em um estágio, com o objetivo de diminuir os episódios recorrentes de doença complicada; mas em alguns casos, o médico poderá optar por uma abordagem conservadora. Pacientes com doença crônica que resultaram na formação de fístulas ou em obstrução colônica deverão passar por uma ressecção cirúrgica eletiva.

Prognóstico

Cerca de 15-20% dos pacientes clinicamente tratados sofrerão recorrência da diverticulite ao longo de 10-20 anos. Contudo, menos de 5% sofrerão mais de duas recorrências.

Entre os pacientes que se apresentam com um episódio de diverticulite não complicada, menos de 5% evoluirão subsequentemente para a doença complicada. Portanto, a ressecção cirúrgica eletiva não é mais recomendada como rotina para pacientes com episódios recorrentes de doença não complicada, mas essa opção deve ser individualizada, com base na preferência do paciente, idade, comorbidade e frequência e gravidade dos ataques. A diverticulose não está associada a maior risco de ocorrência de câncer colorretal.

Quando encaminhar

- O paciente não melhora dentro de 72 horas do tratamento médico.
- Presença de abscessos peridiverticulares significativos (≥ 4 cm) que necessitem de possível drenagem percutânea ou cirúrgica.
- Peritonite generalizada ou sepse.
- Ataques recorrentes.
- Complicações crônicas, inclusive estenoses ou fístulas colônicas.

Quando hospitalizar

- Dor muito intensa ou incapacidade de tolerar ingestão oral.
- Sinais de sepse ou de peritonite.
- TC revelando sinais de doença complicada (abscesso, perfuração, obstrução).
- O paciente não melhora com o tratamento ambulatorial.
- Paciente idoso, imunossuprimido ou frágil.

Long B et al. Emergency medicine updates: acute diverticulitis. Am J Emerg Med. 2023;76:1. [PMID: 37956503]

Morris AM et al. Recurrent lower abdominal pain, altered bowel habits, and malaise: conservative or surgical approach to a common disorder. Gastroenterology. 2023;164:541. [PMID: 36657527]

Strate L et al. Tips for the medical management of diverticulitis. Am J Gastroenterol. 2023;118:585. [PMID: 36434810]

3. Sangramento diverticular

Metade de todos os casos de sangramento gastrointestinal inferior agudo são atribuídos à diverticulose (ver Sangramento gastrointestinal inferior agudo).

Pólipos do cólon

Pólipos são lesões massais discretas que se projetam para o lúmen intestinal. Embora seja mais comum sua ocorrência esporádica, os pólipos podem ter sido herdados como parte de uma síndrome de polipose familiar. Os pólipos podem ser divididos em quatro grupos patológicos principais: pólipos adenomatosos da mucosa (tubulares, tubulovilosos e vilosos), pólipos serrilhados da mucosa (pólipos serrilhados sésseis hiperplásicos e adenoma serrilhado tradicional), pólipos não neoplásicos da mucosa (pólipos juvenis, hamartomas, pólipos inflamatórios) e lesões submucosas (lipomas, agregados linfoides, carcinoides, pneumatose cistoide intestinal). Dos pólipos removidos durante a colonoscopia, mais de 70% são adenomatosos; a maioria dos pólipos restantes é do tipo serrilhado.

Pólipos adenomatosos e serrilhados não familiares

Adenomas e pólipos serrilhados podem ser não polipoides (i.e., seriam planos, ligeiramente elevados ou deprimidos), sésseis ou pedunculados (i.e., contendo um pedúnculo). A importância dessas formações é que, segundo se acredita, mais de 95% dos casos de adenocarcinoma do cólon têm sua origem nessas lesões. A detecção precoce e a pronta remoção dessas lesões pré-cancerígenas por meio de programas de rastreio resultaram na redução de 34% nas mortes por câncer colorretal desde 2000. Foi proposta a ocorrência de uma sequência pólipo → carcinoma, através da qual ocorre a formação do câncer colorretal não familiar por meio de um processo contínuo que se inicia na mucosa normal, passando pela fase de pólipo adenomatoso ou serrilhado e terminando no carcinoma. Estima-se que 75% dos cânceres surgem a partir de adenomas em seguida à inativação do gene APC, causando instabilidade cromossômica e inativação ou perda de outros genes supressores de tumor. Os cânceres restantes (25%) surgem através da via serrilhada, em que os pólipos hiperplásicos desenvolvem mutações *Kras* (formando os adenomas serrilhados tradicionais) ou pela ativação do oncogene *BRAF* (formando lesões serrilhadas sésseis) com uma metilação generalizada das regiões promotoras ricas em CpG, levando à inativação dos genes supressores de tumor ou dos genes de reparo da incompatibilidade (*MLH1*) e à instabilidade dos microssatélites.

A. Adenomas

Adenomas estão presentes em mais de 30% dos homens e em 20% das mulheres com mais de 50 anos. A maioria dos adenomas mede menos de 5 mm, representando baixo risco de evolução para a malignidade. Os adenomas são classificados como "avançados" se medirem 1 cm ou mais ou apresentarem características vilosas ou displasia de alto grau. Na população em geral, a prevalência de adenomas avançados é de 6%. Acredita-se que lesões avançadas representem maior risco de desenvolvimento ou de progressão para a malignidade. Estudos longitudinais estimam que, em média, deverão transcorrer 5 anos para que ocorra o desenvolvimento de um pólipo de tamanho médio a partir de uma mucosa de aspecto normal; e 10 anos para o surgimento de um câncer macroscópico.

B. Pólipos serrilhados

Existem três tipos de pólipos serrilhados: pólipos hiperplásicos, lesões serrilhadas sésseis e adenomas serrilhados tradicionais. Acredita-se que as lesões serrilhadas sésseis (prevalência de 5-12%) e os adenomas serrilhados tradicionais (prevalência < 1%) representem um risco aumentado de câncer colorretal que é semelhante ou maior do que o risco para os adenomas; essas lesões representam até 20-30% dos casos de câncer colorretal. Muitos patologistas não conseguem estabelecer uma diferença com segurança entre pólipos hiperplásicos e lesões serrilhadas sésseis. Pólipos hiperplásicos diminutos (< 5 mm) são extremamente comuns (prevalência de 20-30%), especialmente no reto; acredita-se que essas formações não representem risco significativo.

A síndrome da polipose serrilhada é uma condição cada vez mais identificada, que se caracteriza por grande número de pólipos serrilhados e por maior risco de ocorrência de câncer colorretal. Foi estimada uma prevalência de 0,4-0,9% dos pacientes submetidos à colonoscopia de rastreio, com um risco de 20% para o desenvolvimento de um câncer colorretal. Ainda não foi identificado o defeito genético. Deve-se recomendar o acompanhamento colonoscópico a cada 1-2 anos, com remoção das lesões serrilhadas maiores que 3-5 mm.

Achados clínicos
A. Sintomas e sinais

Na maioria das vezes, pacientes com pólipos adenomatosos e serrilhados são completamente assintomáticos. A perda crônica de sangue oculto pode levar à anemia por deficiência de ferro. Pólipos grandes podem ulcerar, resultando em hematoquezia intermitente.

B. Exames de sangue oculto nas fezes ou estudos fecais de DNA multialvo

Testes Psof, TIF e de DNA fecal são disponibilizados como parte dos programas de rastreamento para câncer colorretal (ver Cap. 41). TIF é um teste imunoquímico fecal para hemoglobina em uma única amostra, com sensibilidade de aproximadamente 80% para câncer colorretal e de 20-30% para adenomas avançados, mas com sensibilidade muito menor para lesões serrilhadas. TIF tem maior sensibilidade que os testes com guaiaco para a detecção de câncer colorretal e de adenomas avançados. Cologuard® é um teste que combina um exame para DNA fecal com um ensaio imunoquímico fecal para hemoglobina nas fezes. Em um estudo prospectivo de comparação, conduzido em pessoas com risco médio de câncer colorretal submetidas a uma colonoscopia, a sensibilidade para detecção de colorretal com Cologuard® foi de 92,3% *versus* 73,8% para TIF; por outro lado, a sensibilidade para detecção de adenomas grandes (> 1 cm) ou de pólipos serrilhados com Cologuard® foi de 42,4% *versus* 23,8% para TIF.

C. Exames radiológicos

A colonografia por TC ("colonoscopia virtual") utiliza dados de uma TC helicoidal computadorizada com reconstrução de imagem luminal para a geração de imagens bidimensionais e tridimensionais do cólon. Utilizando um *software* de imagem otimizado com tomógrafos helicoidais multidetectores, vários estudos relataram uma sensibilidade de 90% ou mais para a detecção de pólipos maiores que 10 mm. Contudo, esses estudos observaram uma precisão significativamente menor para a detecção de pólipos de 5-9 mm de tamanho (sensibilidade de 50%). Uma pequena proporção desses pólipos diminutos revela histologia avançada (até 1,2%) ou carcinoma (< 1%). O uso da TC abdominal também resulta em exposição à radiação, representando um pequeno risco de câncer.

D. Testes endoscópicos

A colonoscopia possibilita a avaliação de todo o cólon, sendo considerada o melhor meio para detecção e remoção de pólipos adenomatosos e serrilhados. A colonoscopia deve ser realizada em todos os pacientes com testes Psof, TIF ou de DNA fecal positivos, ou que apresentem anemia por deficiência de ferro (ver Sangramento gastrointestinal oculto), tendo em vista o aumento da prevalência de neoplasias colônicas nesses pacientes. A colonoscopia também deve ser realizada em pacientes com pólipos detectados na colonografia por TC ou com adenomas detectados na sigmoidoscopia flexível, para que esses pólipos sejam removidos e também para que seja feita uma completa avaliação de todo o cólon. Os aparelhos de última geração para endoscopia por cápsula do cólon têm sensibilidade de 86% e especificidade de 88% para detecção de adenomas maiores que 6 mm, em comparação com a colonoscopia, mas apenas com sensibilidade de 29% e especificidade de 33% para pólipos serrilhados sésseis. Pode-se considerar uma endoscopia por cápsula em pacientes não adequados para a colonoscopia, ou que não queiram se submeter a esse procedimento, ou ainda que tenham uma colonoscopia incompleta.

Tratamento

A. Polipectomia colonoscópica

Na maioria dos casos, os pólipos adenomatosos e os pólipos serrilhados medem menos de 2 cm de tamanho, podendo ser facilmente removidos durante a colonoscopia; a remoção pode ser realizada com um pinça de biópsia ou por técnica a frio para excisão com alça para pólipos menores que 3 mm; por técnica a frio para excisão com alça para pólipos menores que 10 mm; ou por técnica de cauterização a frio ou a quente com alça para pólipos medindo 10-20 mm. Pólipos sésseis maiores que 2 cm podem ser removidos por médicos devidamente treinados, pelo uso de diversas técnicas endoscópicas (p. ex., ressecção ou dissecção da mucosa com solução salina) ou, raramente, poderão exigir ressecção cirúrgica. Pacientes com grandes pólipos sésseis que foram removidos de forma fragmentada deverão passar por uma nova colonoscopia em 6 meses, para constatação de uma completa remoção do pólipo. As complicações pós-polipectomia colonoscópica são: perfuração em 0,2% e sangramento clinicamente significativo em 0,3-1% de todos os pacientes, mas em 4-8% em seguida à ressecção da mucosa de grandes lesões.

B. Acompanhamento pós-polipectomia

Adenomas e pólipos serrilhados podem ser detectados em 30-40% dos pacientes submetidos a uma nova colonoscopia dentro de 3-5 anos depois do exame inicial e da remoção dos pólipos. Diante disso, recomenda-se a instituição de um acompanhamento colonoscópico periódico com o objetivo de detectar essas lesões "metacrônicas", que podem ser formações *de novo* ou que talvez tenham sido negligenciadas durante o exame inicial. Em geral, esses pólipos têm pequenas dimensões, não têm características de alto risco e são de pouco significado clínico imediato. A probabilidade de detecção de neoplasias avançadas pelas colonoscopias de acompanhamento depende do número, tamanho e características histológicas dos pólipos removidos durante a colonoscopia inicial (i.e., colonoscopia

índice). A *US Multi-Society Task Force Guideline* propõe as seguintes recomendações para a repetição da colonoscopia que dependem dos achados na colonoscopia inicial: (1) **10 anos:** colonoscopia normal ou menos de 20 pólipos hiperplásicos com menos de 10 mm no cólon distal ou no reto; (2) **7-10 anos:** 1-2 adenomas com menos de 10 mm; (3) **5-10 anos:** 1-2 pólipos serrilhados sésseis com menos de 10 mm; (4): **3-5 anos:** 3-4 adenomas ou pólipos serrilhados sésseis com menos de 10 mm; (5) **3 anos:** 5-10 adenomas *ou* pólipos serrilhados sésseis com menos de 10 mm; *ou* 1 ou mais adenomas ou pólipo serrilhado séssil medindo 10 mm ou mais, *ou* um adenoma contendo características vilosas ou displasia de alto grau, *ou* um pólipo serrilhado séssil com displasia. Pacientes com mais de 10 adenomas devem repetir a colonoscopia em 1 ano, podendo ser considerados para avaliação de uma síndrome de polipose familiar.

Issaka R et al. AGA Clinical Practice Update on risk stratification for colorectal cancer screening and post-polypectomy surveillance: expert review. Gastroenterology. 2023;165:1280. [PMID: 37737817]

Ladabaum U et al. Adenoma and sessile serrated lesion detection rates at screening colonoscopy for ages 45-49 years vs older ages since the introduction of new colorectal screening guidelines. Clin Gastroenterol Hepatol. 2022;20:2895. [PMID: 35580769]

Muller C et al. Risk of colorectal cancer in serrated polyposis syndrome: a systematic review and meta-analysis. Clin Gastroenterol Hepatol. 2022;20:622. [PMID: 34089849]

Rex DK et al. Cold versus hot snare resection with or without submucosal injection of 6- to 15-mm colorectal polyps: a randomized controlled trial. Gastrointest Endosc. 2022;96:330. [PMID: 35288147]

Síndromes hereditárias de câncer colorretal e de polipose

Até 4% de todos os cânceres colorretais são causados por variantes genéticas patogênicas da linha germinativa, fazendo com que os portadores estejam em alto risco de desenvolver um câncer colorretal ao longo da vida (ver Cap. 41). Tendo em vista que o diagnóstico desses distúrbios tem implicações importantes para o tratamento dos pacientes afetados e para o rastreamento de familiares, é importante que o médico considere esses distúrbios em pacientes com histórico familiar de câncer colorretal que tenha afetado mais de um membro da família; pacientes com histórico pessoal ou histórico familiar de câncer colorretal surgindo em idade precoce (≤ 50 anos); pacientes com histórico pessoal ou familiar de pólipos numerosos (> 10) e aqueles com histórico pessoal ou familiar de várias malignidades extracolônicas.

1. Polipose adenomatosa familiar

FUNDAMENTOS DO DIAGNÓSTICO

- Condição hereditária caracterizada pelo desenvolvimento precoce de centenas a milhares de pólipos adenomatosos colônicos.

- Grande variedade de manifestações extracolônicas (p. ex., adenomas duodenais, tumores desmoides e osteomas) e cânceres extracolônicos (estômago, duodeno, tireoide).
- Variante atenuada com menos de 100 (média = 25) adenomas colônicos.
- Testes genéticos confirmam uma variante patogênica do gene APC (90%) ou do gene MUTYH (8%).
- Colectomia profilática recomendada para prevenção do (sem esse procedimento) inevitável câncer colorretal (adenocarcinoma).

Considerações gerais

A polipose adenomatosa familiar (PAF) é uma síndrome que afeta 1:10.000 pessoas, sendo responsável por aproximadamente 0,5% dos cânceres colorretais. A forma clássica de PAF se caracteriza pelo desenvolvimento de centenas a milhares de pólipos adenomatosos colônicos e por uma variedade de manifestações extracolônicas. Dos pacientes com PAF clássica, aproximadamente 90% têm uma variante patogênica do gene *APC* que é herdada de forma autossômica dominante; e 8% têm variantes patogênicas no gene *MUTYH* que são herdadas de forma autossômica recessiva. A PAF surge *de novo* em 25% dos pacientes na ausência de variantes genéticas patogênicas nos pais. Uma variante atenuada da PAF também foi identificada, na qual ocorre uma formação média de apenas 25 pólipos (variação de 1-100).

Achados clínicos
A. Sintomas e sinais

Na PAF clássica, os pólipos colorretais se desenvolvem em pessoas por volta dos 15 anos de idade em média, e o câncer geralmente surge por volta dos 40 anos. A menos que seja realizada uma colectomia profilática, o câncer colorretal será inevitável aos 50 anos. Em casos atenuados de PAF, a idade média para o surgimento do câncer é de cerca de 56 anos.

Ocorre desenvolvimento de pólipos adenomatosos do duodeno e da área periampular em mais de 90% dos pacientes, resultando em risco de adenocarcinoma de 5-8% ao longo da vida. É menos frequente observar adenomas no antro gástrico e no intestino delgado; nesses locais, essas formações têm menor risco de sofrer transformação maligna. Pólipos das glândulas do fundo gástrico ocorrem em mais de 50%, mas com potencial para malignidade extremamente baixo (0,6%).

Em alguns pacientes com PAF, podem ser observadas diversas outras manifestações extraintestinais benignas, inclusive tumores de tecidos moles da pele, tumores desmoides, osteomas e hipertrofia congênita do pigmento da retina. Essas manifestações extraintestinais apresentam variações entre as famílias, dependendo em parte do tipo ou local da mutação no gene *APC*. Tumores desmoides são fibromas localmente invasivos, mais comumente intra-abdominais, que podem causar obstrução, isquemia ou hemorragia intestinal. Esses tumores ocorrem em 15% dos pacientes e constituem a segunda causa principal de morte em pacientes com PAF. Doenças malignas do SNC (síndrome de Turcot) e tumores da tireoide e do fígado (hepatoblastomas) também podem acometer pacientes com PAF.

B. Exames genéticos

O médico deve oferecer aconselhamento e testes genéticos para pacientes com diagnóstico endoscópico de grande número de pólipos adenomatosos, bem como aos familiares de primeiro grau de pacientes com PAF. Atualmente, muitos centros fazem testes genéticos com uso de um painel multigênico com 14-67 genes para câncer hereditário, inclusive *APC* e *MUTYH*. Variantes patogênicas do gene *APC* são identificadas em 80% dos pacientes com mais de 1.000 pólipos, e em 56% daqueles com 100-1.000 pólipos (i.e., o fenótipo clássico da PAF). As diretrizes atualmente vigentes recomendam que os médicos considerem o teste genético para pacientes com apenas 10 adenomas, para a exclusão de um diagnóstico de doença atenuada, principalmente em pacientes com menos de 50-60 anos.

Tratamento

Uma vez estabelecido o diagnóstico, deve-se recomendar uma proctocolectomia completa com anastomose ileoanal, ou uma colectomia com anastomose ileorretal para a maioria dos pacientes, geralmente antes dos 20 anos de idade. Também se pode considerar uma colonoscopia a cada 1-2 anos com polipectomia para pacientes com PAF atenuada e com baixo número de pólipos. A cada 1-3 anos, os pacientes devem passar por uma endoscópica alta do estômago, duodeno e área periampular com o objetivo de localizar adenomas ou carcinomas; durante o procedimento, o operador deverá ressecar pólipos duodenais ou ampulares medindo mais de 10 mm, que estejam em crescimento, ou que estejam sob suspeita de displasia de alto grau ou de câncer. Foi demonstrado que o tratamento com sulindaco e celecoxibe diminui o número e tamanho dos pólipos no coto retal, mas não no duodeno.

Kupfer SS et al. Patients in whom to consider genetic evaluation and testing for hereditary colorectal cancer syndromes. Am J Gastroenterol. 2020;115:1. [PMID: 31634263]
Yang J et al. American Society for Gastrointestinal Endoscopy guideline on the role of endoscopy in familial adenomatous polyposis syndromes. Gastrointest Endosc. 2020;91:963. [PMID: 32169282]

2. Síndromes de polipose hamartomatosa

As síndromes de polipose hamartomatosa são raras e representam menos de 0,1% dos cânceres colorretais. São a síndrome de Peutz-Jeghers, a polipose juvenil familiar e a doença de Cowden.

Boland RC et al. Diagnosis and management of cancer risk in gastrointestinal hamartomatous polyposis syndromes: recommendations from the US Multi-Society Task Force on Colorectal Cancer. Am J Gastroenterol. 2022;117:846. [PMID: 35487791]
Tacheci I et al. Peutz-Jeghers syndrome. Curr Opin Gastroenterol. 2021;37:245. [PMID: 33591027]

Wagner A et al. The management of Peutz-Jeghers syndrome: European Hereditary Tumour Group (EHTG) guideline. J Clin Med. 2021;10:473. [PMID: 33513864]

3. Síndrome de Lynch

FUNDAMENTOS DO DIAGNÓSTICO

- Condição hereditária autossômica dominante.
- Causada por variantes patogênicas em um gene que detecta e repara incompatibilidades de pares de bases de DNA, resultando em instabilidade de microssatélites do DNA e na inativação de genes supressores de tumor.
- Aumento do risco de câncer colorretal (22-75%), câncer endometrial (30-60%) e de outros tipos de câncer ao longo da vida; pode ocorrer em pessoas jovens.
- Justifica-se uma avaliação em pacientes com histórico pessoal de câncer colorretal de início precoce ou com histórico familiar de câncer colorretal, endometrial ou de outros cânceres ligados à síndrome de Lynch em indivíduos jovens ou em vários membros da família.
- Deve-se suspeitar desse diagnóstico pela coloração imuno-histoquímica do tecido tumoral para proteínas de reparo de incompatibilidade, ou por um teste de instabilidade de microssatélites.
- Diagnóstico confirmado por teste genético.

Considerações gerais

A síndrome de Lynch (também conhecida como câncer de cólon hereditário não polipoide [CCHNP]) é uma condição autossômica dominante na qual os portadores estão sob risco acentuadamente aumentado de desenvolvimento de um câncer colorretal, bem como de diversos outros tipos de câncer, p. ex., endométrio, ovário, rim, bexiga, hepatobiliar, próstata, cérebro, estômago e intestino delgado. Estima-se que a síndrome de Lynch seja responsável por até 3% de todos os cânceres colorretais. Ao longo da vida, os indivíduos afetados têm um risco de 22-75% de ter um câncer colorretal e um risco de 30-60% de ter um câncer endometrial, dependendo da variante genética. Ao contrário de indivíduos com polipose adenomatosa familiar, pacientes com síndrome de Lynch terão apenas alguns adenomas, que podem ser planos e que, mais frequentemente, exibem características vilosas ou displasia de alto grau. Em contraste com a progressão tradicional pólipo → câncer (que pode levar mais de 10 anos), acredita-se que esses pólipos passem por rápida transformação ao longo de 1-2 anos, desde o tecido normal → adenoma → câncer. O câncer de cólon e o câncer endometrial tendem a surgir em pessoas mais jovens (i.e., média de idade = 45-50 anos), em comparação com os cânceres esporádicos e não hereditários. Pode-se identificar uma variante patogênica da linha germinativa em 20% dos pacientes com um diagnóstico de câncer de cólon antes dos 50 anos. Comparativamente a pacientes com tumores esporádicos

de estágio patológico semelhante, pacientes com tumores da síndrome de Lynch gozarão de uma sobrevida mais prolongada. Mas cânceres síncronos ou metacrônicos poderão surgir dentro de 10 anos em até 45% dos pacientes.

A síndrome de Lynch é resultante de um defeito em um dos vários genes considerados importantes na detecção e reparo de incompatibilidades de pares de bases do DNA: *MLH1*, *MSH2*, *MSH6* e *PMS2* ou EPCAM, um promotor do *MSH2*. As variantes patogênicas da linha germinativa em *MLH1* e *MSH2* são responsáveis por quase 90% das variantes identificadas em famílias com síndrome de Lynch. Variantes em qualquer um desses genes de reparo de incompatibilidades resultarão em uma anormalidade fenotípica característica do DNA, conhecida como instabilidade de microssatélites.

Achados clínicos

Num cenário de síndrome de Lynch, é essencial a obtenção de um histórico familiar completo do câncer, para a identificação de famílias que possam ser afetadas pela síndrome, para que essas pessoas tenham acesso a testes genéticos e colonoscópicos adequados. A National Colorectal Cancer Roundtable recomenda o uso de um instrumento simples, consistindo em três perguntas, para a identificação de indivíduos em maior risco que mereçam uma avaliação mais detalhada: (1) Foi diagnosticado com câncer colorretal ou com pólipos antes dos 50 anos? (2) Tem três ou mais parentes com câncer colorretal? e (3) em algum parente de primeiro grau com câncer colorretal ou com outro câncer relacionado à síndrome de Lynch com diagnóstico antes dos 50 anos? O modelo de probabilidade *Premm5* foi disponibilizado para o cálculo da probabilidade de síndrome de Lynch com base nos históricos familiar e pessoal (https://premm.dfci.harvard.edu/). A avaliação genética deve ser realizada para aqueles pacientes com histórico pessoal ou familiar de câncer colorretal com idade abaixo dos de 50 anos, com histórico de vários membros da família com câncer, ou com probabilidade maior que 5% prevista pelo modelo *Premm5* para a síndrome de Lynch. Os testes genéticos podem ser realizados com o uso de painéis multigênicos que testam genes de câncer da linha germinativa (i.e., Lynch, polipose adenomatosa familiar e síndromes hamartomatosas), além de outras neoplasias de significado incerto. Para todos esses pacientes, recomenda-se encaminhamento a um conselheiro genético.

Os históricos pessoal e familiar não são suficientes por si para que se possa identificar um percentual significativo de pacientes com síndrome de Lynch. Por esse motivo, a National Comprehensive Cancer Network recomenda que *todos* os pacientes com cânceres colorretais sejam submetidos a testes para síndrome de Lynch por técnica imuno-histoquímica ou para instabilidade de microssatélites. O teste universal tem a maior sensibilidade para o diagnóstico da síndrome de Lynch e, além disso, tem bom custo-benefício. Indivíduos cujos tumores apresentam coloração imuno-histoquímica normal ou que não demonstram instabilidade de microssatélites provavelmente não têm variantes patogênicas da linha germinativa em genes de reparo de incompatibilidades, não necessitam de outros testes genéticos e dispensam um acompanhamento intensivo para câncer. Até 15% dos tumores esporádicos (não hereditários) apresentam instabilidade de microssatélites ou ausência de coloração para *MLH1* em decorrência da metilação somática (não hereditária) do promotor do gene *MLH1* e das variantes patogênicas *BRAF* somáticas, que devem ser excluídas antes que seja considerada a realização de testes genéticos adicionais. O teste de linha germinativa para variantes genéticas será positivo em mais de 90% dos indivíduos cujos tumores apresentam ausência de coloração histoquímica de um dos genes de reparo de incompatibilidades, ou que exibam alto nível de instabilidade de microssatélites na ausência de uma variante do gene BRAF.

Rastreamento e tratamento

Se uma variante patogênica for detectada em um dos genes de incompatibilidade conhecidos em um paciente com câncer, haverá indicação para a realização do teste genético em outros parentes de primeiro grau. Se o teste genético documentar uma variante do gene ligada à síndrome de Lynch, os parentes afetados deverão ser examinados por colonoscopia a cada 1-2 anos, a partir dos 25 anos de idade (ou com 5 anos menos que a idade que o membro afetado mais jovem da família tinha por ocasião do diagnóstico). Se houver detecção de câncer, o membro afetado deverá ser submetido a uma colectomia subtotal com anastomose ileorretal (seguida de acompanhamento anual para o coto retal). A partir dos 30-35 anos, as mulheres deverão passar por exames de rastreamento para câncer de endométrio e de ovário, juntamente com um exame pélvico, ultrassom transvaginal e coleta de amostra endometrial. É recomendável a profilaxia com histerectomia e ooforectomia para mulheres com 40 anos, ou depois que não terão mais filhos. Finalmente, deve-se considerar o rastreamento para câncer gástrico por meio de uma endoscopia digestiva alta a cada 2-3 anos, com início aos 30-35 anos.

Biller LH et al. Familial burden and other clinical factors associated with various types of cancer in individuals with Lynch syndrome. Gastroenterology. 2021;161:143. [PMID: 33794268]
Valle L et al. Lynch syndrome: a single hereditary cancer syndrome or multiple syndromes defined by different mismatch repair genes? Gastroenterology. 2023;165:20. [PMID: 37142200]

DOENÇAS ANORRETAIS

(Ver Cap. 41 para Carcinoma anal.)

Hemorroidas

FUNDAMENTOS DO DIAGNÓSTICO

- Sangue vermelho-vivo no reto.
- Protrusão, desconforto.
- Achados característicos na inspeção anal externa e no exame anuscópico.

Considerações gerais

Hemorroidas internas são "almofadas" vasculares subepiteliais constituídas por tecido conjuntivo, fibras musculares lisas e comunicações arteriovenosas entre ramos terminais da artéria retal superior e veias retais. As hemorroidas constituem uma entidade anatômica normal, que ocorre em todos os adultos e que contribui para a manutenção de pressões anais normais, além de garantir um fechamento estanque do canal anal. Em geral, essas formações ocorrem em três localizações principais: anterior direita, posterior direita e lateral esquerda. As hemorroidas externas surgem das veias hemorroidais inferiores localizadas abaixo da linha pectínea, sendo revestidas por epitélio escamoso do canal anal ou da região perianal.

As hemorroidas podem se tornar sintomáticas como resultado de atividades que aumentam a pressão venosa, resultando em distensão e ingurgitamento. Esforço para evacuar, diarreia, constipação, ficar sentado por muito tempo, gravidez, obesidade e dietas pobres em fibras são fatores contributivos. Com o tempo, pode ocorrer redundância e alargamento das almofadas venosas, com consequente sangramento ou protrusão.

Achados clínicos
A. Sintomas e sinais

Em geral, os pacientes geralmente atribuem uma série de queixas perianais às "hemorroidas". No entanto, os principais problemas atribuídos às hemorroidas internas são sangramento, prolapso e secreção mucoide. O sangramento se manifesta por um sangue vermelho-vivo, que pode variar, desde estrias de sangue visíveis no papel higiênico ou nas fezes, até um sangue vermelho-vivo que pinga no vaso sanitário após a evacuação. Em raros casos, a pessoa sofrerá um sangramento grave e prolongado o suficiente para resultar em anemia. Inicialmente, as hemorroidas internas ficam confinadas ao canal anal (estágio I). Com o tempo, as hemorroidas internas podem aumentar gradualmente de tamanho, projetando-se pela abertura anal. No início, esse prolapso da mucosa ocorre durante o esforço para a evacuação, diminuindo espontaneamente (estágio II). Com a progressão ao longo do tempo, as hemorroidas em prolapso podem depender de uma redução manual em seguida às evacuações (estágio III) ou podem permanecer cronicamente salientes (estágio IV). Hemorroidas cronicamente prolapsadas podem causar uma sensação de plenitude ou de desconforto, acompanhada por uma e secreção mucoide. A pele perianal fica irritada e as roupas íntimas ficam sujas. É rara a ocorrência de dor em pessoas com hemorroidas internas, a dor ocorre somente nos casos de inflamação extensa e de trombose de tecido irredutível, ou no caso de trombose de hemorroida externa.

B. Exame

As hemorroidas externas podem ser facilmente visíveis na inspeção perianal. As hemorroidas internas não prolapsadas não são visíveis, mas podem se projetar através do ânus diante de um pequeno esforço, durante o afastamento das nádegas pelo médico. As hemorroidas prolapsadas são visualizadas como nódulos roxos salientes e cobertos por mucosa. A região perianal também deve ser examinada, na busca de outros sinais de doença, como fístulas, fissuras, acrocordons, condilomas, câncer anal ou dermatite. Ao exame digital, as hemorroidas internas não complicadas não são palpáveis nem dolorosas. A avaliação anuscópica, que pode ser realizada mais adequadamente na posição de canivete, proporciona uma visualização ideal das hemorroidas internas.

Diagnóstico diferencial

Um sangramento retal de pequeno volume pode ser causado por alguma fissura ou fístula anal, por neoplasias do cólon distal ou do reto, por retocolite ulcerativa ou colite de Crohn, por uma proctite infecciosa ou por úlceras retais. O prolapso retal, em que ocorre a projeção concêntrica do reto em toda a sua espessura pelo ânus, pode ser facilmente diferenciado do prolapso hemorroidário da mucosa. Todos os pacientes com hematoquezia devem ser submetidos a uma proctossigmoidoscopia ou colonoscopia, com o objetivo de excluir doenças no reto ou no cólon sigmoide que possam ser mal interpretadas em presença de sangramento hemorroidário.

Tratamento

A. Medidas conservadoras

Na maioria dos casos, pacientes com a doença inicial (estágios I e II) pode ser manejada com tratamento conservador. Para diminuir o esforço ao evacuar, os pacientes devem receber instruções para que passem a se alimentar com uma dieta rica em fibras, devendo ser orientados a aumentar a ingestão de líquidos durante as refeições, evitar esforços e limitar para menos de 5 minutos o tempo sentado no vaso sanitário. A fibra alimentar poderá ser suplementada com farelo em pó (1-2 colheres de sopa 2x/dia, adicionado à comida, ou em aprox. 230 mL de líquido) ou com laxantes formadores de massa comercializados (p. ex., Benefiber, Metamucil, Citrucel). Supositórios e pomadas retais não se mostraram úteis no tratamento de casos leves. A secreção mucosa poderá ser tratada com eficácia pela aplicação local de uma bola de algodão colocada nas proximidades da abertura anal após as evacuações.

B. Tratamento clínico

Pacientes com hemorroidas no estágio I, II ou III e com sangramento recorrente apesar de medidas conservadoras podem ser tratados sem anestesia com a aplicação de uma ligadura elástica, por escleroterapia por injeção ou pela aplicação de eletrocoagulação (cautério bipolar ou fotocoagulação infravermelha). A escolha do tratamento será ditada pela preferência do operador, mas deve-se dar preferência à ligadura elástica, por causa da facilidade de uso e do elevado percentual de eficácia. As complicações graves (p. ex., sepse pélvica, abscesso pélvico, retenção urinária e sangramento) ocorrem em menos de 2% dos casos. A recorrência é comum, a menos que os pacientes alterem seus hábitos alimentares. Os casos de hemorroidas internas edematosas e prolapsadas (estágio IV) podem ser tratados agudamente com cremes e espumas tópicas ou com supositórios contendo várias combinações de emolientes, anes-

tésicos tópicos (p. ex., pramoxina, dibucaína), vasoconstritores (p. ex., fenilefrina), adstringentes (hamamelis) e corticosteroides. As preparações de uso comum são: Preparation H (várias formulações), Anusol HC, Proctofoam, Nupercainal, Tucks e Doloproct (não disponível nos EUA).

C. Tratamento cirúrgico

A excisão cirúrgica (hemorroidectomia tradicional ou hemorroidopexia com aplicação de grampos) deve ficar reservada para menos de 5-10% dos pacientes com sangramento crônico grave causado por hemorroidas em estágio III ou IV ou para pacientes com hemorroidas trombosadas agudas em estágio IV com presença de necrose. As complicações das hemorroidectomias cirúrgicas são uma dor pós-operatória (que pode persistir por 2-4 semanas) e o comprometimento da continência.

Hemorroida externa trombosada

A trombose do plexo hemorroidário externo resulta na formação de um hematoma perianal. Essa complicação ocorre mais comumente em adultos jovens e saudáveis, podendo ser desencadeada por tosse, levantamento de peso ou esforço para evacuar. Essa trombose se caracteriza pelo início relativamente agudo de um nódulo perianal extremamente doloroso, tenso e azulado, revestido por pele, que pode alcançar até vários centímetros de diâmetro. A dor é mais intensa nas primeiras horas, mas diminui gradualmente ao longo de 2-3 dias, à medida que o edema vai diminuindo. Os sintomas podem ser aliviados com banhos de assento mornos, e pelo uso de analgésicos e pomadas. Com a resolução dos sintomas, poderá persistir um pólipo fibroepitelial perianal, que poderá se transformar em uma fonte de irritação. Se o paciente for avaliado nas primeiras 24-48 horas, a remoção do coágulo poderá acelerar o alívio sintomático. Com o paciente em decúbito lateral, o médico deve injetar lidocaína SC a 1% na pele sobre o nódulo e à sua volta usando uma seringa de tuberculina com agulha de calibre 30. Em seguida, faz a excisão de uma elipse de pele e evacua o coágulo. Finalmente, faz um curativo de gaze seca que ficará aplicado por 12-24 horas. Depois, o paciente deverá tomar banhos de assento diários.

Quando encaminhar

- Estágio I, II ou III: Quando as medidas conservadoras falharam e há necessidade de mais experiência em procedimentos clínicos (injeção, aplicação de bandagem, termocoagulação).
- Estágio IV: Nos casos de necessidade de tratamento cirúrgico.

Quando hospitalizar

- Sangramento grave acompanhado por anemia (raro).
- Paciente com encarceramento e trombose de hemorroidas internas de grau IV.
- Celulite pélvica em seguida ao procedimento de bandagem ou de escleroterapia.

Muldoon R. Review of American Society of Colon and Rectal Surgeons clinical practice guidelines for the management of hemorrhoids. JAMA Surg. 2020;155:773. [PMID: 32584937]

Wald A et al. ACG Clinical Guideline: management of benign anorectal disorders. Am J Gastroenterol. 2021;116:1987. [PMID: 34618700]

Infecções anorretais

Vários microrganismos podem causar inflamação das mucosas anal e retal. Proctite se caracteriza por desconforto anorretal, tenesmo, constipação e secreção com muco ou sangue. Na maioria dos casos, a proctite é transmitida sexualmente, sobretudo por meio de relações sexuais anal-receptivas. A proctite infecciosa deve ser diferenciada das causas não infecciosas de sintomas anorretais, p. ex., fissuras ou fístulas anais, abscessos perirretais, carcinomas anorretais e DII (colite ulcerativa ou doença de Crohn).

Etiologia e tratamento

Vários microrganismos podem causar proctite infecciosa.

A. Neisseria gonorrhoeae

A gonorreia pode causar prurido, queimação, tenesmo e uma secreção mucopurulenta, embora muitas infecções anorretais sejam assintomáticas. O teste de amplificação do ácido nucleico para gonorreia e clamídia tem excelentes sensibilidade e especificidade, sendo o exame de escolha na maioria dos ambientes clínicos, graças à facilidade de transporte e processamento laboratorial. Amostras de esfregaço retal devem ser coletadas durante a anuscopia. Os esfregaços também devem ser coletados da faringe e da uretra em homens e da faringe e do colo do útero em mulheres. Pode haver necessidade da obtenção de cultura com teste de sensibilidade em pacientes com suspeita de recorrência de infecção. As complicações das infecções não tratadas são estenoses, fissuras, fístulas e abscessos perirretais. (Para tratamento, ver Cap. 35.)

B. Treponema pallidum

A sífilis anal pode ser assintomática ou pode causar dor e secreção perianal. Em casos de sífilis primária, o cancro pode estar situado na margem anal ou no interior do canal anal, podendo mimetizar uma fissura, fístula ou úlcera. Podem estar presentes proctite ou linfadenopatia inguinal. Em pacientes com sífilis secundária, podem ser observados condilomas latos (i.e., lesões verrucosas planas, de coloração marrom-clara), acompanhadas por uma secreção mucosa fétida. Embora o diagnóstico possa ser estabelecido por microscopia de campo escuro ou por um teste de anticorpos fluorescentes em raspados do cancro ou dos condilomas, esses procedimentos dependem de equipamento adequado e de pessoal treinado. O teste VDRL ou RPR tem resultado positivo em 75% dos casos primários e em 99% dos casos secundários. (Para tratamento, ver Cap. 36.)

C. Chlamydia trachomatis

A infecção por clamídia pode causar uma proctite semelhante à proctite gonorreica; no entanto, algumas infecções são assintomáticas. Clamídia também pode causar linfogranuloma venéreo, caracterizado por uma proctocolite com febre e diarreia sanguinolenta, ulcerações perianais dolorosas, estenoses e fístulas anorretais e adenopatia inguinal (bubões). Antigamente raro em países desenvolvidos, tem sido testemunhado um número crescente de casos entre homens que fazem sexo com homens. O diagnóstico fica estabelecido por meio de testes para a secreção retal ou por uma biópsia retal com um ensaio PCR. Esses casos devem ser tratados com doxiciclina 100 mg VO 2x/dia durante 21 dias.

D. Herpes simples tipo 2

O vírus do herpes simples tipo 2 é uma causa comum de infecção anorretal. Os sintomas ocorrem de 4-21 dias após a exposição, consistindo em uma dor intensa, prurido, constipação, tenesmo, retenção urinária e dor radicular decorrente do envolvimento das raízes nervosas lombares ou sacrais. Pequenas vesículas ou úlceras podem ser observadas na área perianal ou no canal anal. Em geral, não há necessidade de recorrer à sigmoidoscopia, mas esse procedimento pode revelar lesões vesiculares ou ulcerativas na porção distal do reto. O diagnóstico fica estabelecido por cultura viral, PCR ou ensaios de detecção de antígeno no líquido vesicular. Os sintomas desaparecem em 2 semanas, mas a eliminação viral pode continuar por várias semanas. Os pacientes podem permanecer assintomáticos com ou sem eliminação viral; ou podem ter recaídas recorrentes leves. Foi demonstrado que o tratamento da infecção aguda durante 7-10 dias com aciclovir, 400 mg VO, ou fanciclovir, 250 mg VO 3x/dia, ou ainda valaciclovir, 1 g VO 2x/dia, abreviou a duração dos sintomas e reduziu a eliminação viral. Pacientes com Aids e com recaídas recorrentes podem ser beneficiados com longos cursos de terapia supressiva (ver Cap. 33).

E. Condiloma acuminado

Condilomas acuminados (verrugas) constituem uma causa significativa de sintomas anorretais. Causados pelo HPV, os condilomas podem ocorrer na região perianal, no canal anal ou na genitália. Verrugas perianais ou anais são observadas em até 25% dos homens que fazem sexo com homens. Indivíduos com HIV e com condilomas apresentam maiores percentuais de recidiva após o tratamento e maior taxa de progressão para displasia de grau elevado ou para câncer anal. As verrugas se localizam na pele perianal e se estendem pelo interior do canal anal até 2 cm acima da linha pectínea. Os pacientes podem estar assintomáticos ou podem relatar prurido, sangramento e dor. As verrugas podem ser pequenas e achatadas ou verrucosas, ou podem formar uma massa confluente que pode obliterar a abertura anal. As verrugas devem ser diferenciadas do condiloma lata (sífilis secundária) ou do câncer anal. Devem ser obtidas biópsias de lesões grandes ou suspeitas. O tratamento desse distúrbio pode ser complexo. Os parceiros sexuais também devem ser examinados e tratados. O tratamento de verrugas anogenitais está discutido no Capítulo 32. A vacina contra HPV, Gardasil-9 valente, demonstrou eficácia na prevenção de verrugas anogenitais; atualmente, sua aplicação é recomendada para todas as crianças de 9-14 anos (2 ou 3 doses) e para pessoas de 15-45 anos (3 doses), e também para todos os homens de qualquer idade que fazem sexo com homens (ver Caps. 1 e 32). Indivíduos com HIV, com condilomas e que tenham níveis séricos detectáveis de RNA do HIV devem passar por acompanhamento anuscópico para câncer anal a cada 3-6 meses.

Blanco JL et al. Effective treatment of lymphogranuloma venereum proctitis with azithromycin. Clin Infect Dis. 2021;73:614. [PMID: 33462582]

Davidson KW et al. Screening for chlamydia and gonorrhea: US Preventive Services Task Force recommendations statement. JAMA. 2021;326:949. [PMID: 34519796]

Workowski KA et al. Sexually transmitted infection treatment guidelines, 2021. MMWR Recomm Rep. 2021;70:1. [PMID: 34292926]

Incontinência fecal

Em uma pesquisa de 2018, 4,7% dos adultos nos EUA relataram incontinência fecal nos últimos 30 dias. Há cinco requisitos gerais para a continência intestinal: (1) fezes sólidas ou semissólidas (mesmo adultos jovens e saudáveis têm dificuldade em manter a continência com um conteúdo retal líquido); (2) um reservatório retal distensível (à medida que o conteúdo sigmoide vai sendo esvaziado no reto, a abóbada retal deve se expandir para acomodar o bolo fecal); (3) uma sensação de plenitude retal (se o paciente não tiver essa sensibilidade, poderá ocorrer transbordamento antes que ele possa adotar a ação apropriada); (4) nervos e músculos pélvicos intactos; e (5) capacidade de chegar ao banheiro em tempo hábil.

Incontinência menor

Muitos pacientes descrevem incapacidade de controlar a flatulência ou uma leve sujidade nas roupas íntimas, que tende a ocorrer em seguida a uma evacuação ou com esforço ou tosse. Essa situação pode ser decorrente de problemas anais locais, p. ex., hemorroidas prolapsadas que dificultam a formação de um selamento anal firme, ou uma debilitação isolada do esfíncter anal interno, especialmente se as fezes estiverem um pouco moles. Os pacientes devem ser tratados com suplementos de fibras para o fornecimento de maior volume fecal. Café e outras bebidas contendo cafeína devem ser eliminados. A pele perianal deve ser higienizada com lenços umedecidos revestidos de lanolina (lenços umedecidos para bebês), como uma forma de diminuir escoriações e infecções. Após a limpeza, a aplicação de uma bola de algodão perto da abertura anal poderá absorver pequenas quantidades de fezes vazadas. Hemorroidas prolapsadas podem ser tratadas com ligadura elástica ou hemorroidectomia cirúrgica. O controle dos flatos e das excreções pode ser melhorado com a prática de exercícios perineais de Kegel. Alguns distúrbios, como a proctite ulcerativa (que causa tenesmo e urgência), problemas diarreicos crônicos e SII podem resultar em dificuldades em manter uma completa continência, especialmente se não houver um banheiro prontamente disponível. A administração de loperamida poderá ajudar a diminuir a incontinência de urgência em pacientes com fezes moles; esse agente pode ser tomado em situações em que o paciente não tenha um banheiro

prontamente disponível. Pacientes idosos talvez precisem de mais tempo ou de ajuda para chegar ao banheiro, o que poderá levar à incontinência. Uma boa prática é o uso programado do banheiro; também será útil contar com algum tipo de assento sanitário ao lado da cama. Pacientes idosos com constipação crônica podem vir a sofrer impactação de fezes, o que poderá provocar uma incontinência por "transbordamento".

Incontinência maior

A evacuação completa e descontrolada das fezes reflete um problema significativo na percepção central ou na função neuromuscular. Os casos de incontinência que ocorrem de forma não consciente sugerem alguma deficiência na consciência central (p. ex., demência, AVE, esclerose múltipla) ou alguma lesão ao nervo periférico (p. ex., lesão da medula espinal, síndrome da cauda equina, dano ao nervo pudendo causado por trauma obstétrico ou no assoalho pélvico, ou diabetes *mellitus*). A ocorrência de incontinência apesar da conscientização do indivíduo e de seus esforços ativos para a retenção das fezes sugere um dano esfincteriano, que pode ter sido causado por parto traumático (sobretudo um parto a fórceps), episiotomia, prolapso, cirurgia anal prévia e trauma físico.

Ao exame físico, o médico deverá fazer uma inspeção cuidadosa da área perianal em busca de hemorroidas, prolapso retal, fissuras, fístulas e qualquer defeito aberto ou em buraco de fechadura do esfíncter anal (indicativo de lesão esfincteriana grave ou de distúrbio neurológico). A pele perianal deve ser estimulada, para confirmação de um reflexo anocutâneo intacto. O exame digital durante o relaxamento fornece informações valiosas sobre o tônus em repouso (devido principalmente ao esfíncter interno) e sobre a contração do esfíncter externo e do assoalho pélvico durante a contração. O exame digital também exclui impactação fecal. Deve-se fazer uma anuscopia para avaliação de hemorroidas, fissuras e fístulas. A proctossigmoidoscopia é um procedimento útil para a exclusão de carcinoma retal ou proctite. A ultrassonografia anal e a RM pélvica são os exames mais confiáveis para a definição de defeitos anatômicos nos esfíncteres anais externo e interno. Finalmente, a manometria anal também pode ajudar na definição da intensidade do enfraquecimento, na avaliação da sensação e na prevenção da resposta ao treinamento de *biofeedback*.

Pacientes que se apresentam com incontinência apenas de fezes moles ou líquidas devem ser tratados com agentes de volume e com medicamentos antidiarreicos (p. ex., loperamida, 2 mg antes das refeições e profilaticamente antes de compromissos sociais, idas às compras etc.). Pacientes com incontinência de fezes sólidas serão beneficiados com o uso programado do banheiro em seguida à introdução de supositórios de glicerina ou a enemas de água da torneira. O treinamento de *biofeedback* com exercícios de fortalecimento do assoalho pélvico (Kegel) (i.e., alternância de 5 segundos de contração e 10 segundos de descanso durante 10 minutos 2x/dia) poderá ajudar pacientes motivados, para a diminuição do limiar de consciência do enchimento retal, fortalecimento do assoalho pélvico e melhora da continência pélvica. Em um RCT publicado em 2019, ocorreu melhora global dos sintomas de incontinência em 38% dos pacientes instruídos sobre exercícios diários de contração do assoalho pélvico (3 séries de 10 contrações mantidas por até 10 segundos e 2 séries de 3 contrações mantidas por até 30 segundos) *versus* 18% que não fizeram os exercícios. Raramente haverá necessidade de tratamento cirúrgico, mas essa opção deverá ser considerada em pacientes com incontinência grave causada por uma lesão prévia no esfíncter anal e que não estejam respondendo ao tratamento clínico.

Quando encaminhar

- As medidas conservadoras não obtiveram sucesso.
- O paciente precisa de exames anorretais (manometria, ultrassonografia, eletromiografia).
- Suspeita-se de lesão cirurgicamente corrigível.

Mazor Y et al. Factors associated with response to anorectal biofeedback therapy in patients with fecal incontinence. Clin Gastroenterol Hepatol. 2021;19:492. [PMID: 32251788]

Pasricha T et al. Fecal incontinence in the elderly. Clin Geriatr Med. 2021;37:71. [PMID: 33213775]

Rao SS et al. Optimizing the utility of anorectal manometry for diagnosis and therapy: a roundtable review and recommendations. Clin Gastroenterol Hepatol. 2023;21:2727. [PMID: 37302444]

Outros distúrbios anais

Fissuras anais

Fissuras anais são úlceras lineares ou em forma de foguete, geralmente com menos de 5 mm de comprimento. Acredita-se que a maioria das fissuras seja causada por traumas no canal anal durante a evacuação, talvez em decorrência do esforço, constipação ou por um grande tônus esfincteriano interno. As fissuras ocorrem mais comumente na linha média posterior, mas 10% têm localização anterior. Fissuras situadas fora da linha média devem levantar suspeita de doença de Crohn, HIV/Aids, tuberculose, sífilis ou carcinoma anal. Os pacientes relatam dor intensa e dilacerante durante a evacuação, seguida de um desconforto latejante que pode resultar em constipação, por causa do temor do retorno da dor. Pode haver associação com uma leve hematoquezia, com presença de sangue nas fezes ou no papel higiênico. As fissuras anais são confirmadas pela inspeção visual da borda anal; para tanto, o médico deve separar suavemente as nádegas do paciente. Fissuras agudas têm aspecto de rachaduras no epitélio. Fissuras crônicas resultam em fibrose e na formação de um acrocordon na borda mais externa (i.e., acrocordon sentinela). A realização de um exame digital ou anuscópico pode causar dor intensa; por isso, talvez não sejam possíveis. O tratamento clínico desses pacientes tem por objetivo a promoção de evacuações sem esforço e sem dor. O médico deverá prescrever suplementos de fibras e banhos de assento. A aplicação de anestésicos tópicos (lidocaína a 5%; lidocaína a 2,5% juntamente com procaína a 2,5%) poderá proporcionar alívio temporário. A cura deverá ocorrer dentro de 2 meses em até 45% dos pacientes tratados com procedimento conservador. Fissuras crônicas podem ser tratadas topicamente com pomada de nitroglicerina a 0,125-0,4%, pomada de diltiazem a 2% ou com nifedipino a 0,5% (1 cm de pomada) aplicada 2-3x/dia no interior do ânus com a ponta do dedo durante 4-8 semanas. As fissuras também podem ser tratadas por injeção de toxina botulínica (20 unidades) aplicada no esfíncter anal interno. Todos esses tratamentos serão curativos em 60-90% dos pacientes com fissura anal crônica; mas até 40% dos pacientes tratados com nitroglicerina sentirão cefaleias. A toxina botulínica provoca incontinência anal transitória. Depois do tratamento, fissuras reaparecerão em até 40% dos pacientes. Pacientes com fissuras crônicas ou recorrentes serão beneficiados com uma esfincterotomia interna lateral; no entanto, uma leve incontinência poderá complicar esse procedimento.

Lu Y et al. Diagnosis and treatment of anal fissures in 2021. JAMA. 2021;325:688. [PMID: 33591336]

Lunsford TN et al. A pain in the butt: hemorrhoids, fissures, fistulas, and other anorectal syndromes. Gastroenterol Clin North Am. 2022;51:123. [PMID: 35135658]

Wald A et al. ACG Clinical Guidelines: management of benign anorectal disorders. Am J Gastroenterol. 2021;116:1987. [PMID: 34618700]

Abscesso e fístula perianal

As glândulas anais localizadas na base das criptas anais na linha pectínea podem ser infectadas, resultando na formação de abscessos. Há outras causas de abscesso, p. ex., fissuras anais e doença de Crohn. Os abscessos podem se estender superior ou inferiormente através do plano interesfincteriano. Um sintoma do abscesso perianal é uma dor perianal latejante e contínua. Ao exame externo, o médico poderá observar eritema, flutuação e edema na região perianal; com um exame retal digital, esses achados poderão ser percebidos na fossa isquiorretal. Os abscessos perianais podem ser tratados por incisão e drenagem no consultório, enquanto os abscessos isquiorretais deverão ser drenados na sala de cirurgia. Depois da drenagem de um abscesso, restará uma fístula anorretal na maioria dos pacientes.

A fístula anorretal geralmente tem sua origem na cripta anal, sendo habitualmente precedida por um abscesso anal. Em pacientes com fístulas que se conectam ao reto, o médico deverá considerar outras doenças, p. ex., doença de Crohn, linfogranuloma venéreo, tuberculose retal e câncer. A presença de fístulas está associada à produção de uma secreção purulenta, sensibilidade e dor. O tratamento da fístula relacionada à doença de Crohn está discutido em outra parte deste capítulo. O tratamento das fístulas idiopáticas simples *in ano* se faz por incisão cirúrgica ou excisão sob anestesia. Deve-se tomar muito cuidado, para a preservação dos esfíncteres anais. A fistulotomia cirúrgica para tratamento de fissuras anais complexas (altas, transesfincterianas) traz consigo um alto risco de incontinência. Uma das técnicas para a cura da fístula com preservação do esfíncter consiste na aplicação de um retalho de avanço endoanal sobre a abertura interna e a inserção de um tampão bioprotético na abertura da fístula.

Amato A et al. Evaluation and management of perianal abscess and anal fistula: SICCR position statement. Tech Coloproctol. 2020;24:127. [PMID: 31974827]

Cooper CR et al. Perianal fistulas. Dis Colon Rectum. 2020;63:129. [PMID: 31914108]

Wasmann KA et al. Treatment of perianal fistulas in Crohn's disease, seton versus anti-TNF versus surgical closure following anti-TNF [PISA]: a randomised controlled trial. J Crohns Colitis. 2020;14:1049. [PMID: 31919501]

Prurido perianal

O prurido perianal se caracteriza por coceira e desconforto perianal. O prurido ser causado por má higiene anal em associação com a fístulas, fissuras, prolapso de hemorroidas, acrocordons e incontinência leve. Por outro lado, a limpeza excessiva com sabonetes pode contribuir para a irritação local ou para uma dermatite de contato. Deverão ser excluídos os seguintes distúrbios: dermatite de contato, dermatite atópica, infecções bacterianas (*Staphylococcus* ou *Streptococcus*), parasitas (oxiúros, sarna), infecção por *Candida* (especialmente em pacientes com diabetes), IST (condiloma acuminado, herpes, sífilis, molusco contagioso), além de outros problemas cutâneos (psoríase, doença de Paget, líquen escleroso). Em pacientes com prurido perianal idiopático, o exame pode revelar eritema, escoriações ou uma pele liquenificada e eczematosa. O sucesso do tratamento depende fundamentalmente da educação do paciente. Alimentos picantes, café, chocolate e tomates podem causar irritação e devem ser eliminados. Em seguida às evacuações, a área perianal deverá ser higienizada com lenços umedecidos com lanolina não perfumada, seguindo-se uma secagem suave. Uma mecha de algodão deve ser colocada próximo à abertura anal, para absorver a transpiração ou a secreção fecal. Pomadas e loções anais podem agravar o problema; assim, esses produtos devem ser evitados. Pode-se tentar um tratamento por breve período com um corticosteroide tópico de alta potência, embora a eficácia dessa terapia não tenha sido demonstrada. Em um estudo transversal duplo-cego, o uso de um creme de capsaicina diluído (0,006%) resultou no alívio sintomático em 75% dos pacientes.

Cohee MW et al. Benign anorectal conditions: evaluation and management. Am Fam Physician. 2020;101:24. [PMID: 31894930]

Distúrbios do fígado, via biliar e pâncreas

Lawrence S. Friedman, MD

Revisão científica da edição brasileira: Dra. Paula Fujimura Tomiyama

Icterícia e avaliação de testes bioquímicos anormais do fígado

FUNDAMENTOS DO DIAGNÓSTICO

- A icterícia é resultante do acúmulo de bilirrubina nos tecidos do corpo; a causa pode ser hepática ou não hepática.
- A hiperbilirrubinemia pode ser causada por anormalidades na formação, no transporte, no metabolismo ou na excreção de bilirrubina.
- Elevações leves persistentes dos níveis de transaminase são comuns na prática clínica e causadas com mais frequência por doença hepática esteatótica associada à disfunção metabólica (DHEADM) (antes denominada doença hepática gordurosa não alcoólica, DHGNA).
- A avaliação da icterícia obstrutiva inicia-se com uma ultrassonografia e depois geralmente por uma colangiografia.

Considerações gerais

A icterícia (*icterus*) é resultante do acúmulo de bilirrubina – um produto do metabolismo do heme – nos tecidos do corpo. A hiperbilirrubinemia pode ser causada por anormalidades na formação, no transporte, no metabolismo ou na excreção de bilirrubina. A bilirrubina sérica total é normalmente de 0,2-1,2 mg/dL (3,42-20,52 mcmol/L). Os níveis médios são maiores em homens do que em mulheres. A icterícia pode não ser reconhecível até que os níveis de bilirrubina sérica estejam em torno de 3 mg/dL (51,3 mcmol/L). A icterícia pode ser causada por aumentos na bilirrubina predominantemente não conjugada ou conjugada no soro (ver Tab. 18.1).

Achados clínicos

A. Hiperbilirrubinemia não conjugada

A hiperbilirrubinemia não conjugada pode ser resultante da superprodução de bilirrubina decorrente da hemólise; da captação hepática prejudicada de bilirrubina por causa de certos medicamentos; ou da conjugação prejudicada de bilirrubina por glicuronídeo, em razão de diminuições leves na uridina-difosfato (UDP) glicuronil-transferase (síndrome de Gilbert), ou diminuições moderadas (tipo II) ou ausência (tipo I) da UDP glicuronil transferase (síndrome de Crigler-Najjar). A hemólise sozinha raramente eleva o nível sérico de bilirrubina para mais de 7 mg/dL (119,7 mcmol/L). A cor das fezes e da urina é normal. Há icterícia leve e aumento da bilirrubina indireta (não conjugada) sérica, mas a bilirrubina não está presente na urina. A esplenomegalia ocorre com distúrbios hemolíticos crônicos, exceto na doença falciforme.

B. Hiperbilirrubinemia conjugada

A hiperbilirrubinemia predominantemente conjugada pode ser resultante da excreção prejudicada de bilirrubina do fígado por distúrbios hereditários de transporte hepatocanalicular (como síndrome de Dubin-Johnson, síndromes progressivas de colestase intra-hepática familiar e colestase intra-hepática da gravidez), doença hepatocelular, obstrução extra-hepática, medicamentos ou sepse. As características de algumas síndromes de hiperbilirrubinemia estão resumidas na Tabela 18.2.

1. **Hiperbilirrubinemia conjugada decorrente de lesão hepatocelular** – A hiperbilirrubinemia conjugada decorrente de lesão hepatocelular é frequentemente acompanhada de icterícia, colúria, acolia fecal e prurido; em mulheres, pode ocorrer amenorreia. Mal-estar, anorexia, febre baixa e desconforto no quadrante superior direito são frequentes, embora o paciente possa ser assintomático. Hepatomegalia e aumento de sensibilidade hepática, telangiectasias, eritema palmar, ascite, ginecomastia, pelos corporais ralos, *fetor hepaticus* e *asterixis* podem estar presentes dependendo da causa, da gravidade e da cronicidade da disfunção hepática.

2. **Hiperbilirrubinemia conjugada decorrente da obstrução biliar** – A hiperbilirrubinemia conjugada decorrente da obstrução biliar pode ser acompanhada de icterícia, colúria, acolia fecal, prurido, dor no quadrante superior direito e perda de peso (sugerindo carcinoma). Os sintomas e sinais podem ser intermitentes se causados por um cálculo, por

TABELA 18.1 Classificação da icterícia

Tipo de hiperbilirrubinemia	Localização e causa
Hiperbilirrubinemia não conjugada (predominantemente bilirrubina indireta)	Aumento da produção de bilirrubina (p. ex., anemias hemolíticas, reações hemolíticas, hematoma, infarto pulmonar) Captação e armazenamento de bilirrubina prejudicados (p. ex., hiperbilirrubinemia pós-hepatite, síndrome de Gilbert, síndrome de Crigler-Najjar, reações medicamentosas)
Hiperbilirrubinemia conjugada (predominantemente bilirrubina direta)	**Síndromes colestáticas hereditárias** (ver também Tab. 18.2) Excreção defeituosa de conjugados de bilirrubina (p. ex., síndrome de Dubin-Johnson, síndrome de Rotor) ou variante patogênica em genes que codificam proteínas de transporte de sais biliares (p. ex., síndromes progressivas de colestase intra-hepática familiar, colestase intra-hepática recorrente benigna e alguns casos de colestase intra-hepática da gravidez) **Lesão hepatocelular** Danos epiteliais biliares e hepatócitos (p. ex., hepatite, cirrose hepática) Colestase intra-hepática (p. ex., certos medicamentos, cirrose biliar, sepse, icterícia pós-operatória) Danos hepatocelulares ou colestase intra-hepática resultantes de causas diversas (p. ex., infecções por espiroquetas, mononucleose infecciosa, colangite, sarcoidose, linfomas, hipertireoidismo, toxinas industriais) **Obstrução biliar** Coledocolitíase, atresia biliar, carcinoma do ducto biliar, colangite esclerosante, colangite relacionada a IgG4, colangiopatia isquêmica, colangiopatia por Covid, cisto de colédoco, pressão externa no ducto biliar, pancreatite, neoplasias pancreáticas

Ig: imunoglobulina.

TABELA 18.2 Distúrbios de hiperbilirrubinemia

	Natureza da disfunção	Tipo de hiperbilirrubinemia	Características clínicas e patológicas
Síndrome de Gilbert[1]	Atividade reduzida da uridina difosfato glicuronil transferase	Bilirrubina não conjugada (indireta)	Icterícia hereditária benigna e assintomática. Hiperbilirrubinemia aumentada com jejum de 24-36 horas. Nenhum tratamento necessário. Associada à mortalidade reduzida por DCV
Síndrome de Dubin-Johnson[2]	Função excretora reduzida dos hepatócitos	Bilirrubina conjugada (direta)	Icterícia hereditária benigna e assintomática. A vesícula biliar não é visualizada na colecistografia oral. Fígado pigmentado com mancha escura no exame macroscópico. A biópsia mostra pigmento marrom centrolobular. Prognóstico excelente
Síndrome de Rotor[3]	Recaptação hepática reduzida de conjugados de bilirrubina	Bilirrubina conjugada (direta)	Semelhante à síndrome de Dubin-Johnson, mas o fígado não é pigmentado, e a vesícula biliar é visualizada na colecistografia oral. Prognóstico excelente
Colestase intra-hepática recorrente ou progressiva[4]	Colestase, geralmente de base familiar	Bilirrubina predominantemente conjugada (direta)	Crises episódicas ou icterícia progressiva, prurido e mal-estar. Surgimento no início da vida, pode persistir por toda a vida. Fosfatase alcalina aumentada. Colestase encontrada na biópsia hepática. (A biópsia pode ser normal durante a remissão.) O prognóstico é geralmente excelente para colestase intra-hepática recorrente "benigna", mas pode não ser para formas familiares
Colestase intra-hepática da gravidez[5]	Colestase	Bilirrubina predominantemente conjugada (direta)	Icterícia colestática benigna, que geralmente ocorre no terceiro trimestre da gravidez. Prurido, sintomas gastrointestinais, testes de função excretora hepática anormais e níveis elevados de ácido biliar sérico (> 10 mcmol/L). Colestase notada em biópsia hepática. O prognóstico é excelente, mas é característica a recorrência com gestações subsequentes ou uso de contraceptivos orais

[1] A síndrome de Gilbert geralmente resulta da adição de sequências TA de dinucleotídeos extras ao promotor TATA da enzima conjugadora *UGT1A1*.
[2] A síndrome de Dubin-Johnson geralmente é causada por uma variante patogênica no gene *ABCC2* que codifica a proteína 2 de resistência a múltiplos medicamentos do transportador de ânions orgânicos nos canalículos biliares no cromossomo 10q24.
[3] A síndrome de Rotor é causada por variantes patogênicas nos genes que codificam os polipeptídeos transportadores de ânions orgânicos OATP1B1 e OATP1B3 no cromossomo 12p.
[4] As variantes patogênicas em genes que controlam sistemas de transporte hepatocelular que estão envolvidos na formação da bile e herdados como traços autossômicos recessivos estão nos cromossomos 18q21-22, 2q24, 7q21, e outros em famílias com colestase intra-hepática familiar progressiva. As variantes patogênicas de genes no cromossomo 18q21-22 alteram uma ATPase do tipo P expressa no intestino delgado e no fígado e as que estão no cromossomo 2q24 alteram a bomba de exportação de ácido biliar e também causam colestase intra-hepática recorrente benigna. As variantes patogênicas no gene *ABCB4* no cromossomo 7 que codifica a proteína 3 de resistência a múltiplos medicamentos são responsáveis pela colestase intra-hepática familiar progressiva tipo 3. As causas menos comuns de colestase intra-hepática familiar progressiva são as variantes patogênicas em genes que codificam TJP2, FXR, MY05B e outros.
[5] As variantes patogênicas em genes (especialmente *ABCB4* e *ABCB11*) que codificam transportadores canaliculares biliares são responsáveis por muitos casos de colestase intra-hepática da gravidez.

carcinoma da ampola ou por colangiocarcinoma. Pode não haver dor no início do câncer pancreático. Sangue oculto nas fezes sugere câncer da ampola. Uma vesícula biliar palpável (sinal de Courvoisier) é característica, mas não específica nem sensível, de um tumor de cabeça pancreática. Febre e calafrios são mais comuns em obstrução benigna com colangite associada.

Estudos diagnósticos

(Ver Tabs. 18.3 e 18.4.)

A. Achados laboratoriais

Níveis elevados de TGP e TGO séricos refletem lesão hepatocelular. O limite superior do normal para TGP é de 29-33 U/L em homens e 19-25 U/L em mulheres. Os valores de referência normais para TGP e TGO são mais baixos do que os geralmente relatados quando pessoas com fatores de risco para esteatose hepática são excluídas. Os níveis diminuem com a idade, particularmente em homens, e se correlacionam com o IMC e a mortalidade por doença hepática e inversamente com o consumo de cafeína e atividade física. Níveis elevados de TGP e de TGO, frequentemente superiores a 1.000 U/L (20 mckat/L), são a característica distintiva da necrose ou da inflamação hepatocelular. A DHEADM é de longe a causa mais comum de níveis persistentes de transaminase de leve a moderadamente elevados. Os níveis são levemente elevados em mais de 25% das pessoas com doença celíaca não tratada e em pacientes diabéticos tipo 1 com a chamada hepatopatia glicogênica. A elevação de testes hepáticos pode ser devida à toxicidade causada por medicamentos, por suplementos fitoterápicos e dietéticos e por toxinas. Eles podem aumentar transitoriamente em pessoas saudáveis que começam a tomar 4 g de paracetamol por dia ou experimentam ganho de peso rápido numa dieta à base de *fast-food*. Os níveis podem aumentar de forma impressionante, mas transitoriamente, em pacientes com obstrução biliar aguda por coledocolitíase. As elevações modestas são frequentes em infecções sistêmicas, incluindo Covid-19.

Níveis elevados de fosfatase alcalina são vistos em colestase ou doença hepática infiltrativa (como tumor, doença granulomatosa ou amiloidose). Em pacientes com elevação isolada de fosfatase alcalina, uma origem hepática da fosfatase alcalina (em vez de uma origem óssea, intestinal ou placentária) é confirmada pela elevação concomitante dos níveis de gama-glutamil transpeptidase ou 5'-nucleotidase ou pelo fracionamento da fosfatase alcalina.

B. Exames de imagem

Demonstração de ductos biliares dilatados na ultrassonografia ou na TC indica obstrução biliar (sensibilidade de 90-95%). A ultrassonografia, a TC e a RM também podem demonstrar

TABELA 18.4 Causas de elevações de transaminase séricas[1]

Elevações leves (< 5 × normal)	Elevações severas (> 15 × normal)
Hepático: predominante em TGP	Hepatite viral aguda (A-E, herpes)
Hepatite crônica B, C e D	Medicamentos/toxinas
Hepatite viral aguda (A-E, EBV, CMV, outras)	Hepatite isquêmica
Esteatose/esteato-hepatite	Hepatite autoimune
Hemocromatose	Doença de Wilson
Medicamentos/toxinas	Obstrução aguda do ducto biliar
Hepatite autoimune	Síndrome de Budd-Chiari aguda
Deficiência de alfa-1-antitripsina (alfa-1-antiprotease)	Ligadura da artéria hepática
Doença de Wilson	
Doença celíaca	
Hepatopatia glicogênica	
Hepática: predominante em TGO	
Lesão hepática relacionada ao álcool (TGO:TGP > 2:1)	
Cirrose	
Covid-19	
Não hepática	
Exercício extenuante	
Hemólise	
Miopatia	
Doença da tireoide	
Macro-TGO	

[1] Quase todas as doenças hepáticas podem causar elevações moderadas de transaminase (5-15 × normal).
CMV: citomegalovírus; EBV: vírus Epstein-Barr.
Reproduzida de Green RM et al. AGA technical review on the evaluation of liver chemistry tests. *Gastroenterology*. 2002;123(4):1367-1384.

TABELA 18.3 Testes bioquímicos hepáticos: valores normais e alterações na icterícia hepatocelular e obstrutiva

Testes	Valores normais	Icterícia hepatocelular	Icterícia obstrutiva
Bilirrubina[1]			
Direta	0,1-0,3 mg/dL (1,71-5,13 mcmol/L)	Aumentada	Aumentada
Indireta	0,2-0,7 mg/dL (3,42-11,97 mcmol/L)	Aumentada	Aumentada
Bilirrubina na urina	nenhuma	Aumentada	Aumentada
Albumina sérica	3,5-5,5 g/dL (35-55 g/L)	Diminuída	Geralmente inalterada
Fosfatase alcalina	30-115 U/L (0,6-2,3 mkat/L)	Levemente aumentada (+)	Significativamente aumentada (++++)
Tempo de protrombina	INR de 1,0-1,4. Após a vitamina K, 10% de redução em 24 horas	Prolongado se o dano for grave; não responde à vitamina K parenteral	Prolongado se a obstrução for acentuada; geralmente responde à vitamina K parenteral
TGP, TGO	TGP, ≤ 30 U/L (0,6 mkat/L) (homens), ≤ 19 U/L (0,38 mkat/L) (mulheres); TGO, 5-40 U/L (0,1-0,8 mkat/L)	Aumentada, como na hepatite viral	Minimamente aumentada

[1] Medida pela reação de van den Bergh, que superestima a bilirrubina direta em pessoas normais.

hepatomegalia, tumores intra-hepáticos e hipertensão portal. A RM é a técnica mais precisa para identificar lesões hepáticas isoladas, como hemangiomas, hiperplasia nodular focal ou infiltração gordurosa focal, e para detectar sobrecarga de ferro no fígado. As técnicas mais sensíveis para detecção de pequenas metástases hepáticas individuais em pacientes elegíveis para ressecção são a TC helicoidal multifásica ou *multislice*; a RM com uso de gadolínio ou óxidos de ferro como agentes de contraste; a portografia arterial por TC, na qual a imagem é obtida após a infusão intravenosa de contraste por meio de um cateter colocado na artéria mesentérica superior; e a ultrasso-nografia intraoperatória. Em razão de seu custo muito menor, a ultrassonografia é preferível à TC (cerca de seis vezes mais cara) ou à RM (cerca de sete vezes mais cara) como um teste de triagem para CHC (carcinoma hepatocelular) em pessoas com cirrose. A tomografia por emissão de pósitrons (PET-CT) pode ser usada para detectar pequenos tumores pancreáticos e metástases. A ultrassonografia pode detectar cálculos biliares com uma sensibilidade de 95%.

A colangiopancreatografia por ressonância magnética (CPRM) é um método sensível e não invasivo para detectar cálculos, estenoses e dilatações do ducto biliar; no entanto, é menos confiável do que a colangiopancreatografia retrógrada endoscópica (CPRE), para distinguir entre estenoses malignas e benignas. A CPRE requer um endoscopista habilidoso e pode ser usada para demonstrar as causas pancreáticas ou ampulares da icterícia, para realizar esfincterotomia e extração de cálculos, para inserir um *stent* através de uma lesão obstrutiva ou facilitar a colangiopancreatoscopia direta. As complicações da CPRE incluem pancreatite (5% ou menos) e, menos comum, colangite, sangramento ou perfuração duodenal após esfinc-terotomia. A colangiografia trans-hepática percutânea (CTP) é uma abordagem alternativa para avaliar a anatomia da via biliar. Complicações sérias de CTP ocorrem em 3% e incluem febre, bacteremia, peritonite biliar e hemorragia intraperito-neal. A ultrassonografia endoscópica é o teste mais sensível para detectar ou excluir cálculos do ducto biliar. Também é usada para avaliar pequenas lesões da ampola ou da cabeça do pâncreas, para detectar invasão da veia porta pelo câncer pancreático e para orientar a aspiração por agulha fina e a biópsia de possíveis tumores pancreáticos.

C. Biópsia do fígado

A biópsia hepática percutânea é o estudo definitivo para determinar a causa e a gravidade histológica da disfunção hepatocelular ou da doença hepática infiltrativa, ainda que sujeita a erro de amostragem. Ela é geralmente realizada com ultrassom ou, em alguns pacientes com suspeita de doença metastática ou massa hepática, com orientação por TC. Uma via transjugular pode ser usada em pacientes com coagulopa-tia ou ascite, e em casos específicos a biópsia hepática guiada por ultrassom endoscópico provou ser vantajosa. O risco de sangramento maior após uma biópsia hepática percutânea é de aproximadamente 0,5% e aumenta em pessoas com contagem de plaquetas de 50.000/mcL (50 × 10⁹/L) ou menos. O risco de morte é de 0,01%. Painéis de exames de sangue (p. ex., Fi-

broSure, escore de fibrose DHGNA, escore de fibrose hepática aprimorada) e, mais precisamente, elastografia por ultrassom ou elastografia por RM para medir a rigidez do fígado são usados para estimar o estágio da fibrose hepática e o grau de hipertensão portal sem a necessidade de biópsia hepática; eles são mais úteis para excluir fibrose avançada.

Quando encaminhar

Pacientes com icterícia devem ser encaminhados para procedimentos diagnósticos.

Quando hospitalizar

Pacientes com insuficiência hepática devem ser hospita-lizados.

Mohamed MF et al. Choledocholithiasis can present with marked transaminases elevation: systematic review and meta-analysis. Dig Dis Sci. 2023;68:3428. [PMID: 37269372]

Mohamed MF et al. Etiologies and outcomes of transaminase ele-vation > 1000 IU/L: a systematic review and meta-analysis. Dig Dis Sci. 2023;68:2843. [PMID: 37184617]

Reutemann B et al. Evaluation of the patient with markedly abnor-mal liver enzymes. Clin Liver Dis. 2023;27:1. [PMID: 36400459]

Vítek L et al. Gilbert's syndrome revisited. J Hepatol. 2023;79:1049. [PMID: 37390966]

Yoosuf S et al. Prevalence of celiac disease in patients with liver di-seases: a systematic review and meta-analyses. Am J Gastroen-terol. 2023;118:820. [PMID: 36599134]

DOENÇAS DO FÍGADO

Ver Capítulo 41 para CHC.

Hepatite A aguda

FUNDAMENTOS DO DIAGNÓSTICO

- Pródromo de anorexia, náusea, vômito, mal-estar, aversão ao tabagismo.
- Febre, hepatomegalia e aumento de sensibilidade hepática, icterícia.
- Contagem de células brancas de normal a baixa; transaminase marcadamente elevadas.

Considerações gerais

A hepatite pode ser causada por vírus, incluindo os cinco vírus hepatotrópicos – A, B, C, D e E – e muitos medicamentos e agentes tóxicos; as manifestações clínicas podem ser seme-lhantes, independentemente da causa. O vírus da hepatite A (HAV) é um hepatovírus de RNA de 27 nm (na família dos picornavírus) que causa epidemias ou casos esporádicos de hepatite. A infecção pelo HAV é hiperendêmica em países em desenvolvimento. Globalmente, mais de 1,5 milhão de pessoas são infectadas com HAV por ano. O vírus é transmitido pela via fecal-oral, seja por contato de pessoa para pessoa ou inges-tão de alimentos ou água contaminados, e sua disseminação é favorecida por aglomerações e saneamento precário. Nos

EUA, cerca de 30% da população tem evidência sorológica de infecção prévia por HAV. Desde a introdução da vacina HAV nos EUA em 1995, a taxa de incidência de infecção por HAV caiu de até 14 para 0,4 por 100.000 habitantes, com um declínio correspondente na taxa de mortalidade de 0,1 para 0,02 morte por 100.000 habitantes e um aumento nas idades médias de infecção e morte. No entanto, a maioria das pessoas com 25 anos ou mais nos EUA ainda são suscetíveis ao HAV, e as populações vulneráveis estão especialmente em risco. Surtos de origens comuns resultantes de alimentos contaminados, incluindo mariscos mal cozidos, ou água subterrânea não tratada de poços continuam a ocorrer, embora nenhum surto associado à água potável tenha ocorrido nos EUA desde 2009. Além das pessoas em situação de rua, surtos podem ocorrer entre pessoas que injetam drogas ou residentes não vacinados em instituições e entre homens que fazem sexo com homens e entre adotados internacionais e seus contatos.

O período de incubação é em média de 30 dias. O HAV é excretado nas fezes por até 2 semanas antes da doença clínica, mas raramente após a primeira semana da doença. A taxa de mortalidade por hepatite A é baixa, e a insuficiência hepática aguda decorrente da hepatite A é incomum, exceto em casos raros em que ocorre em um paciente com hepatite C crônica concomitante. Não há estado de portador crônico.

Achados clínicos
A. Sintomas e sinais

A Figura 18.1 mostra o curso típico da hepatite A aguda. A doença clínica é mais grave em adultos do que em crianças, nas quais geralmente é assintomática. O início pode ser abrupto ou insidioso, com mal-estar, mialgia, artralgia, fadiga,

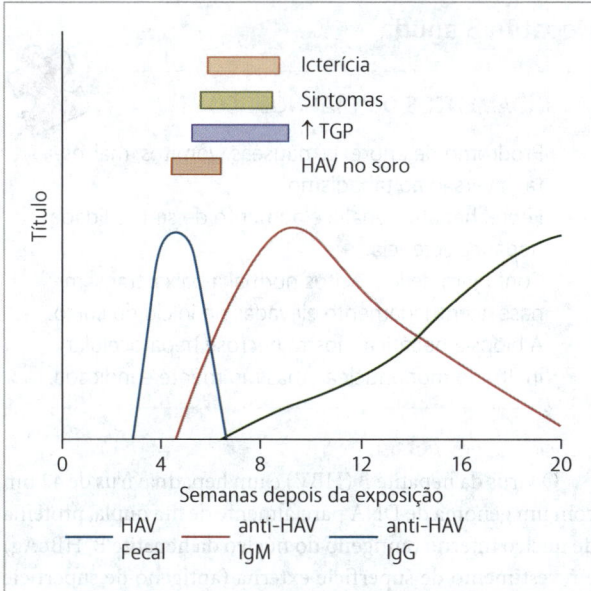

FIGURA 18.1 O curso típico da hepatite aguda do tipo A. Anti--HAV: anticorpo contra o vírus da hepatite A; HAV: vírus da hepatite A.

Reproduzida de Koff RS. Acute viral hepatitis. In: Friedman LS, Keeffe EB. *Handbook of Liver Disease*, 4.ed., Filadélfia: Saunders Elsevier, 2018.

sintomas nas vias aéreas superiores e anorexia. Uma aversão ao tabagismo, paralela à anorexia, pode ocorrer precocemente. Náuseas e vômitos são frequentes, e diarreia ou constipação podem ocorrer. Há geralmente a presença de febre, mas é baixa, exceto em casos ocasionais nos quais pode ocorrer toxicidade sistêmica. Defervescência e queda na frequência cardíaca frequentemente coincidem com o início da icterícia.

A dor abdominal em geral é leve e constante no quadrante superior direito ou epigástrio, muitas vezes agravada por movimentos bruscos ou esforço físico, e raramente pode ser grave o suficiente para simular colecistite. A icterícia ocorre após 5-10 dias, mas pode aparecer ao mesmo tempo que os sintomas iniciais. Em muitos pacientes, a icterícia nunca se desenvolve. Com o início da icterícia, os sintomas prodrômicos em geral pioram, seguidos por melhora clínica progressiva. As fezes podem ser acólicas durante essa fase. A hepatomegalia – raramente acentuada – está presente em mais da metade dos casos. A sensibilidade hepática geralmente está presente. A esplenomegalia é relatada em 15% dos pacientes, e linfonodos moles e aumentados – em especial nas áreas cervicais ou epitrocleares – podem ser notados.

A doença aguda costuma melhorar em torno de 2-3 semanas com a recuperação clínica e laboratorial completa por volta de 9 semanas.

Em alguns casos, a recuperação clínica, bioquímica e sorológica pode ser seguida por uma ou duas recaídas, mas a recuperação é a regra. A colecistite aguda ocasionalmente complica o curso da hepatite A aguda. Outras complicações extra-hepáticas ocasionais incluem IRA, artrite, vasculite, pancreatite aguda, anemia aplásica e uma variedade de manifestações neurológicas.

B. Achados laboratoriais

A contagem de glóbulos brancos é de normal a baixa, especialmente na fase pré-ictérica. Linfócitos atípicos maiores podem ser vistos ocasionalmente. Proteinúria leve é comum, e bilirrubinúria frequentemente precede o aparecimento da icterícia. Níveis de TGP ou TGO surpreendentemente elevados ocorrem precocemente, seguidos por elevações de bilirrubina e fosfatase alcalina; em uma minoria de pacientes, esta última persiste após os níveis de transaminase terem se normalizado. A colestase é ocasionalmente acentuada. O anticorpo para hepatite A (anti-HAV) aparece no início do curso da doença (Fig. 18.1). Tanto o IgM como o IgG anti-HAV são detectáveis no soro logo após o início. Os marcadores de pico de IgM anti-HAV ocorrem durante a primeira semana da doença clínica e geralmente desaparecem dentro de 3-6 meses. A detecção de IgM anti-HAV é um excelente teste para diagnosticar hepatite A aguda. Os marcadores de IgG anti-HAV aumentam após 1 mês da doença e podem persistir por anos. IgG anti-HAV (na ausência de IgM anti-HAV) indica exposição prévia ao HAV, não infectividade e imunidade.

Diagnóstico diferencial

O diagnóstico diferencial inclui outros vírus que causam hepatite, particularmente os vírus da hepatite B (HBV) e C

(HCV), e doenças como mononucleose infecciosa, infecção por citomegalovírus, infecção pelo vírus herpes simples, síndrome respiratória do Oriente Médio e infecções causadas por muitos outros vírus, incluindo *influenza*, vírus Ebola e SARS-CoV-2; doenças por espiroquetas como leptospirose e sífilis secundária; brucelose; doenças por infecções rickettsiais como a febre Q; lesão hepática induzida por medicamentos; e hepatite isquêmica (choque hepático). Ocasionalmente, a hepatite autoimune pode ter um início agudo, imitando a hepatite viral aguda. É raro que o câncer metastático do fígado, o linfoma ou a leucemia se apresentem como um quadro semelhante à hepatite.

A fase prodrômica da hepatite viral deve ser diferenciada de outras doenças infecciosas, como gripe e Covid-19, infecções das vias respiratórias superiores e estágios prodrômicos de doenças exantemáticas. A colestase pode imitar a icterícia obstrutiva.

Prevenção

O isolamento rigoroso dos pacientes não é necessário, mas é preciso lavar as mãos após evacuar. Pessoas não vacinadas que foram expostas ao HAV são aconselhadas a receber profilaxia pós-exposição com uma dose única de vacina contra o HAV ou imunoglobulina (0,01 mL/kg), ou ambas, dentro de 2 semanas após a exposição. A vacina é recomendada para pessoas saudáveis de 1-40 anos, enquanto a combinação de imunoglobulina e vacina é recomendada para pessoas com menos de 1 ano ou mais de 40 anos, imunocomprometidas ou com doença hepática crônica.

A vacinação com uma das duas vacinas inativadas eficazes contra a hepatite A disponíveis nos EUA fornece imunidade de longo prazo e é recomendada para pessoas que vivem ou viajam para áreas endêmicas (incluindo militares), pessoas com mais de 40 anos, pacientes com doença hepática crônica no momento do diagnóstico após pré-triagem para imunidade, homens que fazem sexo com homens, pessoas com infecção por HIV, pessoas que lidam com animais, pessoas que usam drogas injetáveis ou não injetáveis, pessoas em situação de rua, pessoas encarceradas, contatos pessoais próximos com adotados internacionais, pessoas que vivem em ambientes de grupo para pessoas com deficiências de desenvolvimento e pessoas que solicitam proteção contra o HAV. Para viajantes saudáveis, uma única dose da vacina a qualquer momento antes da partida pode fornecer proteção adequada. A vacinação de rotina é recomendada pelo Advisory Committee on Immunization Practices do CDC para todas as crianças de 12-23 meses nos EUA, com vacinação de reforço para crianças e adolescentes de 2-18 anos que não receberam anteriormente a vacina contra o HAV. A vacina contra o HAV também é eficaz na prevenção da disseminação secundária para contatos domiciliares de casos primários. A dose recomendada para adultos é de 1 mL (1.440 unidades Elisa) de Havrix (GlaxoSmithKline) ou 1 mL (50 unidades) de Vaqta (Merck) por via intramuscular, seguida de uma dose de reforço aos 6-18 meses. Uma vacina combinada contra hepatite A e B (Twinrix, GlaxoSmithKline) está disponível.

Tratamento

O repouso na cama é recomendado somente se os sintomas forem acentuados. Se náuseas e vômitos forem pronunciados ou se a ingestão oral for substancialmente reduzida, recomenda-se glicose intravenosa a 10%.

A dieta alimentar consiste em refeições palatáveis de acordo com tolerância, sem alimentação em excesso; o café da manhã em geral é mais bem tolerado. Esforços físicos extenuantes, álcool e agentes hepatotóxicos devem ser evitados. Pequenas doses de oxazepam são seguras porque o metabolismo não é hepático; já o sulfato de morfina deve ser evitado.

Prognóstico

Na maioria dos pacientes, a recuperação clínica geralmente se completa em 3 meses. Evidências laboratoriais de disfunção hepática podem persistir por um período mais longo, mas a maioria dos pacientes se recupera por completo. A hepatite A não causa doença hepática crônica, embora possa persistir por até 1 ano, e recidivas clínicas e bioquímicas podem ocorrer antes da recuperação completa. A taxa de mortalidade é inferior a 1,0%, com uma taxa mais alta em adultos mais velhos do que em pessoas mais jovens.

Quando hospitalizar

- Encefalopatia está presente.
- INR maior que 1,6.
- O paciente não consegue manter a hidratação.

Desai AN et al. Management of hepatitis A in 2020-2021. JAMA. 2020;324:383. [PMID: 32628251]

Gabrielli F et al. Treatment options for hepatitis A and E: a non-systematic review. Viruses. 2023;15:1080. [PMID: 37243166]

Hepatite B aguda

FUNDAMENTOS DO DIAGNÓSTICO

- Pródromo de anorexia, náuseas, vômitos, mal-estar, aversão ao tabagismo.
- Febre, hepatomegalia e aumento de sensibilidade hepática, icterícia.
- Contagem de leucócitos normal a baixa; transaminase acentuadamente elevadas no início do curso.
- A biópsia hepática mostra necrose hepatocelular e infiltrado mononuclear, mas raramente é indicada.

Considerações gerais

O vírus da hepatite B (HBV) é um hepadnavírus de 42 nm com um genoma de DNA parcialmente de fita dupla, proteína de núcleo interno (antígeno do núcleo da hepatite B, HBcAg) e revestimento de superfície externa (antígeno de superfície da hepatite B, (HBsAg). Existem 10 genótipos diferentes (A-J). O HBV é geralmente transmitido pela inoculação de sangue ou hemoderivados infectados ou por contato sexual, e está presente na saliva, no sêmen e nas secreções vaginais. Mães com HBsAg-positivo podem transmitir o HBV no parto.

Desde 1990, a incidência de infecção por HBV nos EUA diminuiu de 8,5 para 1,5 caso por 100.000 habitantes. A prevalência é de 0,27% em pessoas com 6 anos ou mais. Graças à vacinação universal desde 1992, a exposição ao HBV é baixa entre pessoas com 18 anos ou menos. O HBV é prevalente em homens que fazem sexo com homens e em pessoas que usam drogas injetáveis (cerca de 7% das pessoas infectadas pelo HIV são coinfectadas com o HBV), mas o maior número de casos é resultante da transmissão heterossexual. Outros grupos de risco incluem pacientes e funcionários de centros de hemodiálise, médicos, dentistas, enfermeiros e pessoas que trabalham em laboratórios clínicos e de patologia e em bancos de sangue. Metade de todos os pacientes com hepatite B aguda nos EUA já foram presos ou tratados para uma IST. A triagem para infecção por HBV é recomendada para grupos de alto risco pela USPSTF.

O período de incubação da hepatite B é de 6 semanas a 6 meses (média de 12-14 semanas). O início da hepatite B é mais insidioso e os níveis de transaminase são, em média, mais altos do que na infecção pelo HAV. A insuficiência hepática aguda ocorre em menos de 1%, com uma taxa de mortalidade de até 60%. Em decorrência da hepatite B aguda, a infecção pelo HBV persiste em 1-2% dos adultos imunocompetentes, mas em uma porcentagem maior de crianças e adultos imunocomprometidos. Estima-se que haja 2,4 milhões de pessoas (incluindo cerca de 1,47 milhão de estrangeiros de áreas endêmicas) com hepatite B crônica nos EUA e 296 milhões no mundo todo. Em comparação com a população em geral, a prevalência da infecção crônica pelo HBV aumenta de duas a três vezes em pessoas negras latinas ou não latinas e dez vezes em pessoas asiáticas. Pessoas com hepatite B crônica, particularmente quando a infecção pelo HBV é adquirida no início da vida e a replicação viral persiste, correm risco substancial de cirrose e CHC (até 25-40%); os homens correm maior risco do que as mulheres.

Achados clínicos

A. Sintomas e sinais

O quadro clínico da hepatite HBV é extremamente variável, indo de infecção assintomática sem icterícia a insuficiência hepática aguda e morte em poucos dias ou semanas. A Figura 18.2 mostra o curso típico da infecção aguda pelo HBV. O início pode ser abrupto ou insidioso, e as características clínicas são semelhantes às da hepatite A aguda. A doença sérica pode ser observada precocemente na hepatite B aguda. A febre geralmente está presente e é baixa. A defervescência e a queda na frequência cardíaca costumam coincidir com o início da icterícia. A infecção causada pelo HBV pode estar associada à glomerulonefrite, poliarterite nodosa e síndrome de Guillain-Barré.

A doença aguda geralmente desaparece em 2-3 semanas, com recuperação clínica e laboratorial completa em 16 semanas. Em 5-10% dos casos, o curso pode ser mais prolongado, mas menos de 1% desenvolverá insuficiência hepática aguda. A hepatite B pode se tornar crônica.

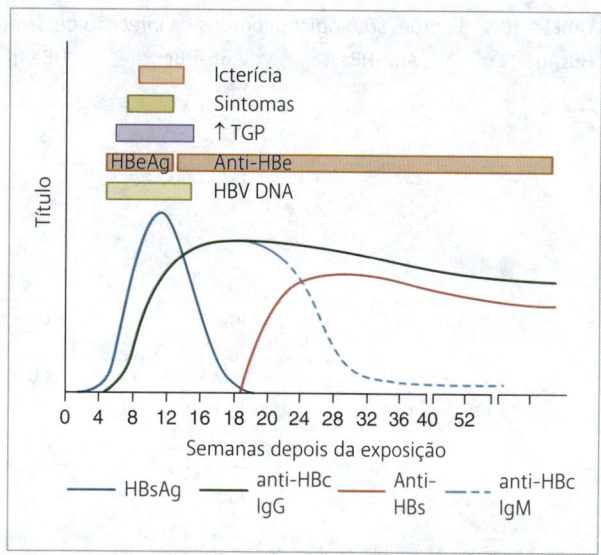

FIGURA 18.2 O curso típico da hepatite aguda tipo B. Anti-HBe: anticorpo para HBeAg; anti-HBc: anticorpo para o antígeno central da hepatite B; anti-HBs: anticorpo para HBsAg; HBeAg: antígeno da hepatite Be; HBsAg: antígeno de superfície da hepatite B. Reproduzida de Koff RS. Acute viral hepatitis. In: Friedman LS, Keeffe EB. *Handbook of Liver Disease*, 3.ed. Filadélfia: Saunders Elsevier, 2012.

B. Achados laboratoriais

As características laboratoriais são semelhantes às da hepatite A aguda, ainda que os níveis séricos de transaminase sejam mais altos em média na hepatite B aguda, e a colestase acentuada não seja uma característica. O prolongamento acentuado do tempo de protrombina na hepatite grave está correlacionado com o aumento da mortalidade.

Existem vários antígenos e anticorpos bem como o DNA do HBV que estão relacionados à infecção pelo HBV e são úteis no diagnóstico. A interpretação dos padrões sorológicos comuns é mostrada na Tabela 18.5.

1. **HBsAg** – O aparecimento de HBsAg no soro é a primeira evidência de infecção, aparecendo antes das evidências bioquímicas de doença hepática e persistindo durante toda a doença clínica. A persistência do HBsAg por mais de 6 meses após a doença aguda significa hepatite B crônica.

2. **Anti-HBs** – O anticorpo específico para HBsAg (anti-HBs) surge na maioria dos indivíduos após a eliminação do HBsAg e após a vacinação bem-sucedida contra a hepatite B. O desaparecimento do HBsAg e o surgimento do anti-HBs sinalizam a recuperação da infecção pelo HBV, a não infectividade e imunidade.

3. **Anti-HBc** – O anti-HBc IgM surge logo após a detecção do HBsAg. No quadro de hepatite aguda, o anti-HBc IgM indica um diagnóstico de hepatite B aguda e preenche a lacuna sorológica em pacientes excepcionais que eliminaram o HBsAg, mas ainda não apresentam anti-HBs detectável. O anti-HBc IgM pode persistir de 3-6 meses, às vezes mais, e pode ressurgir durante surtos de hepatite B crônica previamente inativa. O anti-HBc IgG também

TABELA 18.5 Padrões sorológicos comuns na infecção pelo vírus da hepatite B (HBV) e sua interpretação

HBsAg	Anti-HBs	Anti-HBc	HBeAg	Anti-HBe	Interpretação
+	−	IgM	+	−	Hepatite B aguda
+	−	IgG[1]	+	−	Hepatite B crônica com replicação de atividade viral
+	−	IgG	−	+	Estado de portador inativo de HBV (nível baixo de HBV DNA) ou hepatite B crônica HBeAg-negativa com replicação viral ativa (nível alto de HBV DNA)
+	+	IgG	+ ou −	+ ou −	Hepatite B crônica com anti-HBs heterotípico (cerca de 10% dos casos)
−	−	IgM	+ ou −	−	Hepatite B aguda
−	+	IgG	−	+ ou −	Recuperação da hepatite B (imunidade)
−	+	−	−	−	Vacinação (imunidade)
−	−	IgG	−	−	Falso-positivo; menos comumente, infecção em passado remoto

[1] Níveis baixos de IgM anti-HBc também podem ser detectados.

surge durante a hepatite B aguda, mas persiste por tempo indefinido, independentemente de o paciente se recuperar (com o surgimento de anti-HBs no soro) ou desenvolver hepatite B crônica (com persistência do HBsAg). Em pessoas assintomáticas, como doadores de sangue, um anti-HBc isolado sem outros resultados sorológicos positivos para HBV pode representar um resultado falsamente positivo ou infecção latente na qual o HBV DNA é detectável no soro apenas com o teste de PCR.

4. **HBeAg** – HBeAg é uma forma secretora de HBcAg que aparece no soro durante o período de incubação logo após a detecção de HBsAg. O HBeAg indica replicação viral e infectividade. A persistência do HBeAg por mais de 3 meses indica uma probabilidade aumentada de hepatite B crônica. Seu desaparecimento é com frequência seguido pelo surgimento de anti-HBe, geralmente significando diminuição da replicação viral e infectividade diminuída.

5. **HBV DNA** – A presença de HBV DNA no soro é geralmente paralela à presença do HBeAg, embora o HBV DNA seja um marcador mais sensível e preciso da replicação viral e da infectividade. Em alguns pacientes com hepatite B crônica, o HBV DNA está presente em níveis elevados sem HBeAg no soro pelo desenvolvimento de uma variante patogênica no promotor central ou na região pré-central do gene que codifica o HBcAg; essas variantes impedem a síntese de HBeAg em hepatócitos infectados. Quando variantes adicionais no gene central também estão presentes, a gravidade da infecção pelo HBV é aumentada e o risco de cirrose também.

Diagnóstico diferencial

O diagnóstico diferencial inclui hepatite A e os mesmos distúrbios listados para o diagnóstico diferencial da hepatite A aguda. Além disso, a coinfecção com o vírus da hepatite D (HDV) deve ser considerada.

Prevenção

O isolamento rigoroso dos pacientes não é necessário. É essencial que a equipe médica lave bem as mãos caso entre em contato com utensílios, roupas de cama ou vestimentas contaminadas. A equipe médica deve manusear as agulhas descartáveis com cuidado e não reutilizar nenhuma delas. A triagem de sangue doado para HBsAg, anti-HBc e anti-HCV reduziu significativamente o risco de hepatite associada à transfusão. Todas as mulheres grávidas devem ser submetidas ao teste de HBsAg. Pessoas infectadas pelo HBV devem praticar sexo seguro. A imunoprofilaxia do recém-nascido reduz o risco de transmissão perinatal da infecção pelo HBV; quando o nível sérico do HBV DNA da mãe for de 200.000 UI/mL ou mais, o tratamento antiviral da mãe também deve ser iniciado no terceiro trimestre (ver Hepatite B crônica e Hepatite D crônica). Profissionais de saúde infectados pelo HBV não são excluídos da prática da medicina ou da odontologia se seguirem as diretrizes do CDC.

A imunoglobulina contra hepatite B (HBIg) pode ser protetora – ou pode atenuar a gravidade da doença – se administrada dentro de 7 dias após a exposição (a dose para adultos é de 0,06 mL/kg de peso corporal), seguida pelo início da série de vacinas contra o HBV. Essa abordagem é recomendada para pessoas não vacinadas expostas a material contaminado com HBsAg através de membranas mucosas ou de feridas na pele e para indivíduos que tiveram contato sexual com uma pessoa com infecção por HBV (independentemente da presença ou ausência de HBeAg na origem). A HBIg também é indicada para recém-nascidos de mães HBsAg-positivas, com início da série vacinal ao mesmo tempo, ambas dentro de 12 horas após o nascimento (administradas em locais de aplicação diferentes).

O CDC recomenda a vacinação contra o HBV de todos os bebês e crianças nos EUA e, a partir de 2022, de todos os adultos com menos de 60 anos, bem como daqueles com 60 anos ou mais com fatores de risco para infecção pelo HBV. Mais de

90% dos vacinados produzem anticorpos protetores contra a hepatite B; pessoas imunocomprometidas, incluindo pacientes em diálise (especialmente aqueles com diabetes *mellitus*), não respondem bem (ver Tab. 32.7). O regime-padrão para adultos é de 10-20 mcg (dependendo da formulação), repetido entre 1 e 6 meses, mas esquemas alternativos foram aprovados, incluindo esquemas acelerados de 0, 1, 2 e 12 meses e de 0, 7, e 21 dias mais 12 meses. Para maior confiabilidade de absorção, o músculo deltoide é o local recomendado de inoculação. Em 2017, uma vacina mais atualizada, Heplisav-B, que usa um novo ingrediente estimulante do sistema imunológico, foi aprovada pela FDA para adultos. A imunização requer apenas duas injeções, e Heplisav-B parece ser mais eficaz do que as vacinas anteriores contra o HBV. Em 2022 uma vacina recombinante de três antígenos, em três doses contra o HBV (PreHevbrio), foi licenciada pela FDA; é pelo menos tão imunogênica quanto as vacinas de antígeno único mais antigas, mas não foi comparada com a Heplisav-B. Quando a documentação da soroconversão for considerada desejável, os títulos anti-HBs pós-imunização podem ser verificados. A proteção parece ser excelente mesmo se o título diminuir – persistindo por pelo menos 20 anos – e a imunização de reforço não é recomendada como rotina, e sim aconselhada para pessoas imunocomprometidas nas quais os títulos anti-HBs caem abaixo de 10 mUI/mL. Para aqueles que não respondem à vacina, três doses adicionais podem provocar níveis soroprotetores de anti-HBs em 30-50% das pessoas. A duplicação da dose-padrão ou o uso da Heplisav-B também podem ser eficazes. A vacinação universal de neonatos em países endêmicos para HBV reduziu a incidência de CHC. A imunização incompleta é o mais importante preditor de doença hepática entre vacinados. Infelizmente, cerca de 64 milhões de adultos de alto risco nos EUA continuam suscetíveis ao HBV.

Tratamento

O tratamento da hepatite B aguda é o mesmo da hepatite A aguda. Encefalopatia ou coagulopatia grave indicam insuficiência hepática aguda, e a hospitalização em um centro de transplante de fígado é obrigatória. A terapia antiviral é geralmente desnecessária em pacientes com hepatite B aguda, mas é comum sua prescrição em casos de insuficiência hepática aguda causada pelo HBV, bem como na reativação espontânea da hepatite B crônica que se apresenta como insuficiência hepática aguda sobre crônica (ver Insuficiência hepática aguda).

Prognóstico

Na maioria dos pacientes, a recuperação clínica é completa entre 3-6 meses. Evidências laboratoriais de disfunção hepática podem persistir por um período mais longo, mas a maioria dos pacientes se recupera completamente. A taxa de mortalidade para hepatite B aguda é de 0,1-1%, mas é maior com hepatite D associada.

A hepatite crônica, caracterizada por níveis elevados de transaminase por mais de 3-6 meses, se desenvolve em 1-2% dos adultos imunocompetentes com hepatite B aguda, mas em até 90% dos neonatos e bebês infectados e em uma proporção substancial de adultos imunocomprometidos. Em última análise, a cirrose se desenvolve em até 40% das pessoas com hepatite B crônica; o risco de cirrose é ainda maior em pacientes infectados pelo HBV e coinfectados com HCV ou HIV. Pacientes com cirrose apresentam risco de CHC a uma taxa de 3-5% ao ano. Mesmo na ausência de cirrose, pacientes com hepatite B crônica – particularmente aqueles com replicação viral ativa – apresentam risco aumentado de CHC.

Quando encaminhar

Encaminhar pacientes com hepatite aguda que necessitem de biópsia hepática para diagnóstico.

Quando hospitalizar

- Encefalopatia está presente.
- INR maior que 1,6.
- O paciente não consegue manter a hidratação.

Jeng WJ et al. Hepatitis B. Lancet. 2023;401:1039. [PMID: 36774930]
So S et al. Universal adult hepatitis B screening and vaccination as the path to elimination. JAMA. 2023;329:1639. [PMID: 36897598]

Hepatite C aguda e outras causas de hepatite viral aguda

Outros vírus além do HAV e do HBV que podem causar hepatite aguda são o vírus da hepatite C (HCV), o HDV e o vírus da hepatite E (HEV) (existe uma hepatite transmitida entericamente na forma epidêmica na Ásia, Oriente Médio e Norte da África e de modo esporádico em países ocidentais). O pegivírus humano (antigo vírus da hepatite G [HGV]) raramente, ou nunca, causa hepatite evidente. Em pessoas imunocomprometidas e excepcionalmente em imunocompetentes, o citomegalovírus, o vírus Epstein-Barr e o vírus da herpes simples devem ser considerados no diagnóstico diferencial da hepatite. Síndrome respiratória do Oriente Médio (MERS), síndrome respiratória aguda grave (SARS), infecção pelo coronavírus SARS (SARS-CoV-2), infecção pelo vírus Ebola e a *influenza* podem estar associadas a níveis séricos elevados de transaminase (ocasionalmente acentuados). Patógenos não identificados e outros patógenos raros são responsáveis por uma pequena porcentagem de casos de hepatite viral aguda.

1. Hepatite C

O HCV é um vírus de RNA de fita simples (hepacivírus) com propriedades semelhantes às dos flavivírus. Oito genótipos de HCV foram identificados. No passado, o HCV era responsável por mais de 90% dos casos de hepatite pós-transfusional; entretanto, o teste de HCV em sangue doado reduziu o risco de hepatite C associada à transfusão de 10% em 1990 para cerca de 1 caso por 2 milhões de unidades em 2011. Mais de 60% dos casos de infecção por HCV são transmitidos pelo uso de drogas injetáveis, e tanto a reinfecção quanto a superinfecção por HCV são comuns em pessoas que usam drogas injetáveis ativamente. *Piercings*, tatuagens e hemodiálise são fatores de risco. O risco de transmissão sexual e materno-neonatal é baixo e pode ser maior em um subconjunto de pacientes com altos níveis circulantes de HCV RNA. Ter múltiplos parceiros sexuais pode aumentar o risco de infecção pelo HCV, e coinfecção pelo HIV, relações sexuais anais receptivas desprotegidas com ejaculação e sexo sob efeito de metanfetamina aumentam o risco de transmissão do HCV em homens que fazem sexo com homens. A transmissão através da amamentação não foi documentada. Um surto de hepatite C em pacientes com deficiências imunológicas ocorreu em alguns receptores de imunoglobulina intravenosa. A transmissão adquirida em hospitais e ambulatórios ocorreu por meio de frascos multi-doses de solução salina usados para lavar cateteres portáteis; pela reutilização de seringas descartáveis; através de "desvio" de medicamentos e adulteração de opioides injetáveis por um profissional de saúde infectado; por meio da contaminação de frascos compartilhados de solução salina, de radiofármacos e de esclerosantes; por meio de equipamentos de endoscopia inadequadamente desinfetados; e entre pacientes hospitalizados em uma unidade hepática. No mundo em desenvolvimento, práticas médicas inseguras levam a um número substancial de casos de infecção pelo HCV. O encarceramento na prisão é um fator de risco, com uma soroprevalência de 26% nos EUA e taxas de até 90% em alguns estados. Em muitos pacientes, a origem da infecção é desconhecida. A coinfecção com o HCV é encontrada em pelo menos 30% das pessoas infectadas pelo HIV. A infecção pelo HIV leva a um risco aumentado de insuficiência hepática aguda e a uma progressão mais rápida da hepatite C crônica para cirrose; além disso, o HCV aumenta a hepatotoxicidade da terapia antirretroviral. O número de casos de infecções crônicas por HCV nos EUA teria diminuído de 3,2 milhões em 2001 para 2,3 milhões em 2013, com um pequeno aumento para 2,4 milhões entre 2013 e 2016, ainda que também haja relatos de uma estimativa de pelo menos 4,6 milhões de expostos e 3,5 milhões infectados. A incidência de novos casos de hepatite C aguda e sintomática diminuiu de 1992 a 2005, mas depois de 2002 foi observado um aumento em pessoas de 15-24 anos, devido ao uso de drogas injetáveis, e desde 2010 houve um aumento de 3,8 vezes na sua incidência geral. Também foi observado um aumento em mulheres em idade reprodutiva e gestantes (5,3 casos por 1.000 gestações em 2018). Globalmente, estima-se que 58 milhões de pessoas tenham infecção crônica pelo vírus da hepatite C, com cerca de 1,5 milhão de novas infecções ocorrendo por ano. A OMS estimou que, em 2019, cerca de 290.000 pessoas morreram de hepatite C, principalmente de cirrose e CHC.

Achados clínicos

A. Sintomas e sinais

A Figura 18.3 mostra o curso típico da infecção pelo HCV. O período de incubação da hepatite C é em média de 6-7 semanas. A doença clínica é assintomática em 70% ou leve e caracterizada por elevações crescentes e decrescentes de transaminase e uma alta taxa (maior que 80%) de hepatite crônica. Em pacientes grávidas com hepatite C crônica, os níveis séricos de transaminase frequentemente se normalizam apesar da persistência da viremia, apenas para aumentar de novo após o parto.

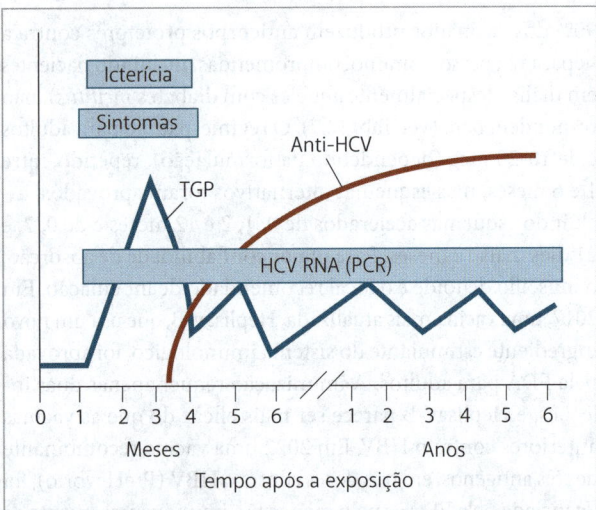

FIGURA 18.3 Curso típico da hepatite C aguda e crônica. Anti-HCV: anticorpo para o vírus da hepatite C por imunoensaio enzimático; HCV RNA PCR: RNA viral da hepatite C por PCR.

B. Achados laboratoriais

O diagnóstico da hepatite C é baseado em um imunoensaio enzimático (EIA) que detecta anticorpos contra o HCV. O anti-HCV não é protetor e, em pacientes com hepatite aguda ou crônica, sua presença no soro geralmente significa que o HCV é a causa. O diagnóstico da hepatite C pode ser confirmado por meio de um ensaio para HCV RNA. Ocasionalmente, há pessoas com anti-HCV sem HCV RNA no soro, sugerindo a recuperação de uma infecção por HCV no passado.

Complicações

O HCV é um fator patogênico na crioglobulinemia mista e na glomerulonefrite membranoproliferativa e pode estar relacionado ao líquen plano, tireoidite autoimune, sialoadenite linfocítica, fibrose pulmonar idiopática, porfiria cutânea tardia esporádica, gamopatias monoclonais, DCV e diabetes *mellitus* tipo 2. A infecção pelo HCV confere um risco 20-30% ou mais aumentado de linfoma não Hodgkin de células B. A infecção crônica pelo HCV (especialmente o genótipo 1) está associada a um risco aumentado de doença renal em estágio terminal. A esteatose hepática é uma característica particular da infecção pelo genótipo 3 do HCV e também pode ocorrer em pacientes infectados com outros genótipos do HCV que apresentam fatores de risco para doença hepática esteatótica. A infecção pelo HCV durante a gravidez está associada ao parto prematuro e à colestase intra-hepática da gravidez.

Prevenção

A USPSTF recomenda que adultos assintomáticos com idade entre 18-79 anos sejam examinados para infecção por HCV. O CDC recomenda a triagem do HCV para todas as pessoas com mais de 18 anos pelo menos uma vez na vida e para todas as mulheres grávidas (em ambos os casos, exceto em situações incomuns em que a prevalência da infecção pelo

HCV é inferior a 0,1%). Pessoas infectadas pelo HCV devem praticar sexo seguro, mas há poucas evidências de que o HCV seja transmitido facilmente por contato sexual ou no perinatal, e nenhuma medida preventiva específica é recomendada para pessoas infectadas em um relacionamento monogâmico ou para mulheres grávidas infectadas. Como a maioria dos casos de infecção pelo HCV é adquirida pelo uso de drogas injetáveis, autoridades de saúde pública recomendam evitar o compartilhamento de agulhas e criar programas de troca de agulhas para usuários de drogas injetáveis. Até o momento, não há vacina para o HCV. A vacinação contra o HAV (após pré-triagem para imunidade prévia) e o HBV é recomendada para pacientes com hepatite C crônica.

Tratamento

Foi demonstrado que um tratamento de 6 semanas com ledipasvir e sofosbuvir previne hepatite crônica em pacientes com hepatite C aguda do genótipo 1 sem eliminação espontânea após 3 meses (ver Hepatite viral crônica). O tratamento da hepatite C aguda pode ser vantajoso e é particularmente recomendado para pessoas que usam drogas injetáveis.

Prognóstico

Na maioria dos pacientes, a recuperação clínica está completa em 3-6 meses. Evidências laboratoriais de disfunção hepática podem persistir por um período mais longo. A taxa geral de mortalidade é inferior a 1%, mas a taxa é supostamente maior em pessoas mais velhas e vem diminuindo desde 2013. A insuficiência hepática aguda decorrente do HCV é rara nos EUA.

A hepatite crônica, que progride lentamente em muitos casos, se desenvolve em até 85% de todas as pessoas com hepatite C aguda. Por fim, a cirrose se desenvolve em até 30% das pessoas com hepatite C crônica; o risco de cirrose e descompensação hepática é maior em pacientes coinfectados com HCV e HBV ou HIV. Pacientes com cirrose apresentam risco de CHC em uma taxa de 3-5% ao ano. A morbidade e mortalidade a longo prazo em pacientes com hepatite C crônica é menor em pacientes negros do que em pacientes brancos e menor naqueles infectados com o genótipo 2 do HCV e maior naqueles com o genótipo 3 do HCV.

Bhattacharya D et al. Hepatitis C Guidance 2023 Update: AASLD-ID-SA recommendations for testing, managing, and treating hepatitis C virus infection. Clin Infect Dis. 2023:ciad319. [Epub ahead of print] [PMID: 37229695]

Chen P-H et al. Trends in the prevalence of hepatitis C infection during pregnancy and maternal-infant outcomes in the US, 1998 to 2018. JAMA Netw Open. 2023;6:e2324770. [PMID: 37477918]

Martinello M et al. Hepatitis C. Lancet. 2023;402:1085. [PMID: 37741678]

2. Hepatite D

O HDV é um vírus de RNA defeituoso que causa hepatite apenas em associação com a infecção pelo HBV e, especificamente, apenas na presença do HBsAg; e desaparece quando o último desaparece.

O HDV pode coinfectar com o HBV ou superinfectar uma pessoa com hepatite B crônica, geralmente por exposição percutânea. Quando a hepatite D aguda coincide com a infecção aguda pelo HBV, a infecção tem em geral a mesma gravidade da hepatite B aguda isolada, e ambos os vírus geralmente desaparecem. Na hepatite B crônica, a superinfecção por HDV acarreta um prognóstico pior a curto prazo, muitas vezes resultando em insuficiência hepática aguda ou hepatite crônica grave que progride rapidamente para cirrose, embora 50% dos pacientes tenham um curso mais indolente.

De 12-72 milhões de pessoas estão infectadas com HDV em todo o mundo. Novos casos de hepatite D são raros nos EUA, sobretudo em razão do controle da infecção pelo HBV, e os casos observados hoje são geralmente de coortes infectadas anos atrás, que sobreviveram ao impacto inicial da hepatite D e agora têm cirrose. Esses pacientes correm risco de descompensação e têm um risco três vezes maior de CHC. Estima-se que o HDV cause 18% dos casos de cirrose e 20% dos casos de CHC associados à infecção pelo HBV. Novos casos são observados principalmente em imigrantes de áreas endêmicas, incluindo África, Ásia Central, Europa Oriental e região amazônica do Brasil. Cerca de 13% dos portadores de HBV estão infectados com HDV em todo o mundo; os principais fatores de risco são o uso de drogas injetáveis, comportamento sexual de alto risco e coinfecções por HIV e HCV. O diagnóstico da hepatite D é feito pela detecção de anticorpos contra o antígeno da hepatite D (anti-HDV) e, quando disponível, antígeno da hepatite D (HDAg) ou HDV RNA no soro.

Asselah T et al. Hepatitis D virus infection. N Engl J Med. 2023;389:58. [PMID: 37407002]

Negro F et al. Hepatitis D: a review. JAMA. 2023;330:2376. [PMID: 37943548]

3. Hepatite E

O HEV é um hepevírus de RNA de 27 a 34 nm (da família *Hepeviridae*) e é a causa mais comum de hepatite viral aguda em todo o mundo. Os genótipos 1 e 2 do HEV causam hepatite aguda por transmissão fecal-oral em toda a Ásia Central e Sudeste Asiático. A infecção pelo HEV deve ser considerada em pacientes com hepatite aguda após uma viagem a uma área endêmica. Embora incomum nos EUA, cerca de 20% da população tem anticorpos contra o HEV. Em casos raros, a hepatite E pode ser confundida com lesão hepática induzida por medicamentos. Nos países industrializados, os genótipos 3 e 4 do HEV podem ser transmitidos de forma zoonótica, como por suínos, e ter um animal de estimação em casa e consumir vísceras mal cozidas ou leite de vaca infectado são fatores de risco. O risco parece aumentar em pacientes submetidos à hemodiálise.

A doença é geralmente autolimitada (estado de não portador), mas casos de hepatite crônica com rápida progressão para cirrose atribuída ao genótipo 3 do HEV foram relatados em receptores de transplante e, raramente, em pessoas com infecção pelo HIV, doença hepática preexistente ou em tratamento de câncer com quimioterapia. O diagnóstico da hepatite

E aguda é feito por meio de testes de IgM anti-HEV no soro, embora os testes disponíveis possam não ser confiáveis e não sejam aprovados pela FDA.

As manifestações extra-hepáticas relatadas incluem artrite, pancreatite, tireoidite, miocardite, glomerulonefrite, gamopatia monoclonal, trombocitopenia, anemia aplásica, uma variedade de complicações neurológicas, incluindo síndrome de Guillain-Barré e amiotrofia nevrálgica (que envolve os plexos braquiais bilateralmente), e linfo-histiocitose hemofagocítica. Em regiões endêmicas, a taxa de mortalidade é alta (15-25%) em mulheres grávidas. O risco de descompensação hepática e morte aumenta em pacientes com doença hepática crônica subjacente.

Há relatos de que um tratamento de 3 meses com ribavirina oral induziu a eliminação sustentada do HEV RNA do soro em 78% dos pacientes com infecção persistente pelo HEV e pode ser considerado em pacientes com hepatite E aguda grave. A melhoria da higiene pública reduz o risco de infecção pelo HEV em áreas endêmicas. Vacinas recombinantes contra o HEV mostraram-se promissoras em ensaios clínicos, e uma delas (Hecolin) foi aprovada na China.

Fontana RJ et al. Incidence of hepatitis E infection in American patients with suspected drug-induced liver injury is low and declining: the DILIN Prospective Study. Am J Gastroenterol. 2022;117:1462. [PMID: 35973149]
Willauer AN et al. Hepatitis E virus: has anything changed? Curr Opin Gastroenterol. 2023;39:169. [PMID: 36976855]

Insuficiência hepática aguda

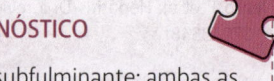

FUNDAMENTOS DO DIAGNÓSTICO

- Pode ser fulminante ou subfulminante; ambas as formas apresentam um prognóstico ruim.
- Paracetamol e reações medicamentosas idiossincráticas são as causas mais comuns.

Considerações gerais

A insuficiência hepática aguda pode ser fulminante ou subfulminante. A insuficiência hepática fulminante é caracterizada pelo desenvolvimento de encefalopatia hepática dentro de 8 semanas após o início da lesão hepática aguda. A coagulopatia (INR 1,5 ou superior) está invariavelmente presente. A insuficiência hepática subfulminante ocorre quando esses achados surgem entre 8 semanas e 6 meses após o início da lesão hepática aguda e prevê um prognóstico igualmente ruim. A insuficiência hepática aguda sobre crônica refere-se à deterioração aguda da função hepática (geralmente causada por infecção) e à insuficiência associada de outros órgãos em uma pessoa com doença hepática crônica preexistente.

Estima-se que 1.600 casos de insuficiência hepática aguda ocorram a cada ano nos EUA. A toxicidade causada pelo paracetamol (uma hepatotoxina direta) é a causa mais comum, respondendo por pelo menos 45% dos casos. As tentativas de suicídio são responsáveis por 44% dos casos de insuficiência

hepática induzida por paracetamol e *overdoses* não intencionais ("erros terapêuticos"), que geralmente resultam de uma diminuição na dose tóxica limite decorrente do uso crônico de álcool ou jejum e foram relatadas após a cirurgia para perda de peso, são responsáveis por pelo menos 48%. Outras causas incluem reações medicamentosas idiossincráticas (em alguns casos, imunomediadas) (a segunda causa mais comum, com antibióticos, medicamentos antituberculose e antiepilépticos habitualmente implicados e um aumento acentuado em casos devido a suplementos fitoterápicos e dietéticos a partir de 1995), hepatite viral, cogumelos venenosos (*Amanita phalloides*), choque, insolação, síndrome de Budd-Chiari, malignidade (mais comumente linfomas), doença de Wilson, síndrome de Reye, esteatose hepática da gravidez e outros distúrbios de oxidação de ácidos graxos, hepatite autoimune, infecção por parvovírus B19 e, raramente, convulsões do tipo epiléptico. A causa é indeterminada em aproximadamente 5% dos casos. O risco de insuficiência hepática aguda aumenta em pacientes com diabetes *mellitus*, e o resultado é agravado pela obesidade. Acredita-se que suplementos fitoterápicos e alimentares contribuam para a insuficiência hepática aguda em uma parcela substancial dos casos, independentemente da causa, e podem estar associados a menores taxas de sobrevida sem transplante. A insuficiência hepática aguda sobre crônica é frequentemente precipitada por uma infecção bacteriana ou por uma compulsão por álcool e hepatite associada ao álcool.

A hepatite viral é responsável por 12% de todos os casos de insuficiência hepática aguda. O declínio da hepatite viral como principal causa de insuficiência hepática aguda resultou em parte à vacinação universal de bebês e crianças contra a hepatite B e à disponibilidade da vacina contra a hepatite A. A insuficiência hepática aguda pode ocorrer após reativação da hepatite B em portadores que recebem terapia imunossupressora. Em áreas endêmicas, a hepatite E é uma causa importante de insuficiência hepática aguda, especialmente em mulheres grávidas. A hepatite C é uma causa rara de insuficiência hepática aguda nos EUA, mas as hepatites A ou B agudas associadas à hepatite C crônica podem causar insuficiência hepática aguda.

Achados clínicos

Sintomas gastrointestinais, resposta inflamatória sistêmica e disfunção renal são comuns. Sangramento clinicamente significativo é incomum e reflete inflamação sistêmica grave, ao invés de coagulopatia. Insuficiência adrenal e lesão miocárdica subclínica (manifestada como nível elevado de troponina I sérica) com frequência complicam a insuficiência hepática aguda. A icterícia pode estar ausente ou ser mínima no início do curso, mas os exames laboratoriais mostram danos hepatocelulares graves. Na toxicidade pelo paracetamol, as elevações séricas da transaminase costumam ser elevadas (maiores que 5.000 U/L), e o paracetamol é indetectável no plasma em 50% dos casos. Na insuficiência hepática aguda decorrente de esteatose microvesicular (p. ex., esteatose hepática da gravidez), as elevações séricas da transaminase podem ser modestas (menos de 300 U/L). Mais de 10% dos pacientes apresentam um nível sérico de amilase elevado, pelo menos três vezes acima do limite superior do normal, em geral pela disfunção renal. O nível de amônia no sangue é tipicamente elevado e se correlaciona (associado ao escore *MELD [Modelo para doença hepática terminal]*) com o desenvolvimento de encefalopatia e hipertensão intracraniana; a hipertensão intracraniana raramente se desenvolve quando o nível de amônia no sangue é menor que 75 mcmol/L, mas é inevitável quando é maior que 200 mcmol/L. A gravidade da disfunção de órgãos extra-hepáticos (avaliada pela *Sequential Organ Failure Assessment [SOFA]*) também se correlaciona com a probabilidade de hipertensão intracraniana. A IRA complica com frequência a insuficiência hepática aguda sobre crônica, que também pode ser complicada por insuficiência pulmonar, circulatória e cerebral.

Tratamento

O tratamento da insuficiência hepática aguda é direcionado para alcançar a estabilidade metabólica e hemodinâmica. O volume intravascular deve ser preservado, mas devem ser evitadas as infusões de grandes volumes de fluidos hipotônicos. A norepinefrina é o vasopressor recomendado; vasopressina pode ser adicionada para hipotensão persistente. A hipoglicemia deve ser prevenida. Pode ser necessária uma terapia de substituição renal intermitente. Para preservar a massa muscular e a função imunológica, a administração enteral de proteína, 1-1,5 g/kg/dia, é recomendada se o paciente não puder retomar a ingestão oral dentro de 5-7 dias, com monitoramento cuidadoso do nível de amônia. A coagulopatia geralmente não deve ser corrigida.

Edema cerebral e sepse são as principais causas de morte. A antibioticoterapia profilática reduz o risco de infecção, observado em até 90%, mas não tem efeito na sobrevida e não é rotineiramente recomendada. Culturas de triagem microbiológica devem ser obtidas para pacientes hospitalizados. Para suspeita de sepse, ampla abordagem é indicada. Apesar da alta taxa de insuficiência adrenal, os corticosteroides não reduzem a mortalidade e podem diminuir a sobrevida global em pacientes com escore *MELD* alto, embora possam reduzir a necessidade de vasopressores. Recomenda-se a profilaxia da gastropatia por estresse com um bloqueador do receptor H_2 ou inibidores da bomba de prótons (IBP). Administração de acetilcisteína (140 mg/kg via oral seguido de 70 mg/kg via oral a cada 4 horas por mais 17 doses ou 150 mg/kg de dextrose a 5% por via intravenosa durante 15 minutos seguido de 50 mg/kg durante 4 horas e depois 100 mg/kg durante 16 horas) previne a toxicidade do paracetamol se administrado dentro de 12 horas após a ingestão e pode ser benéfica quando administrada até 72 horas após a ingestão. Para *overdoses* maciças de paracetamol, o tratamento com acetilcisteína intravenosa pode ter que ser prolongado até que os níveis séricos de transaminase estejam diminuindo e os níveis séricos de paracetamol sejam indetectáveis. O tratamento com acetilcisteína melhora o fluxo sanguíneo cerebral e a oxigenação, bem como a sobrevida livre de transplante em pacientes com encefalopatia estágio 1 ou 2 decorrente de insuficiência hepática aguda de qualquer causa. A penicilina G (300.000 a 1 milhão de U/kg/dia) ou silibinina (silimarina ou cardo-mariano), que não é licenciada nos EUA, é administrada a pacientes com envenenamento por cogumelos.

Análogos de nucleosídeos são recomendados para pacientes com insuficiência hepática aguda causada pelo HBV (ver Hepatite viral crônica), e o aciclovir intravenoso demonstrou benefício em pacientes com hepatite pelo vírus herpes simples. A plasmaférese combinada com D-penicilamina tem sido usada na insuficiência hepática aguda decorrente da doença de Wilson. A atividade convulsiva subclínica é comum em pacientes com insuficiência hepática aguda, mas o efeito da fenitoína profilática é incerto.

A transferência precoce para um centro de transplante de fígado é essencial. A cabeceira da cama do paciente deve ser elevada a 30 graus, e pacientes com encefalopatia estágio 3 ou 4 devem ser intubados. Em alguns centros, sensores extradurais são colocados em pacientes com alto risco de hipertensão intracraniana para monitorar a pressão intracraniana na perspectiva de edema cerebral iminente. O objetivo é manter a pressão intracraniana abaixo de 20 mmHg e a pressão de perfusão cerebral acima de 70 mmHg, mas a colocação do sensor pode estar associada a complicações. Lactulose e rifaximina têm benefício incerto. Manitol, 0,5 g/kg, ou 100-200 mL de uma solução a 20% por infusão intravenosa durante 10 minutos, pode diminuir o edema cerebral, mas deve ser usado com cautela em pacientes com DRC avançada. A solução salina hipertônica administrada por via intravenosa para induzir hipernatremia (concentração sérica de sódio de 145-155 mEq/L [145-155 mmol/L]) também pode reduzir a hipertensão intracraniana. A hipotermia a uma temperatura de 32-34°C pode reduzir a pressão intracraniana quando outras medidas falharam e pode melhorar a sobrevida por tempo suficiente para permitir o transplante de fígado, embora um ensaio controlado não tenha mostrado nenhum benefício, e algumas autoridades recomendem uma temperatura central alvo de 35-36°C. O efeito da hiperventilação é incerto. Barbitúrico de ação curta, propofol ou bólus intravenosos de indometacina, 25 mg, são considerados para hipertensão intracraniana refratária. A hemodiálise aumenta a pressão intracraniana e deve ser evitada, mas a terapia de substituição renal contínua pode ser usada, se necessário, em pacientes com IRA.

Prognóstico

Com o reconhecimento precoce da insuficiência hepática aguda, a frequência de edema cerebral diminuiu e a sobrevida global melhorou de forma constante desde a década de 1970, chegando agora a 75%; entretanto, a taxa de sobrevida em casos de insuficiência hepática aguda com encefalopatia grave é de apenas 20%. A causa da lesão hepática é o mais importante determinante da sobrevida sem necessidade de transplante. Na hepatotoxicidade do paracetamol, a sobrevida sem necessidade de transplante é de 75%, e não mais do que 8% dos pacientes são submetidos a transplante de fígado. As taxas de sobrevida também são favoráveis para hepatite A, hepatite isquêmica e doença hepática relacionada à gravidez. Para pacientes com insuficiência hepática aguda não causada por paracetamol, a perspectiva é ruim em pacientes com menos de 10 e mais de 40 anos de idade e naqueles com uma reação medicamentosa idiossincrática, mas parece melhorar quando a acetilcisteína é administrada a pacientes em estágio 1 ou 2 de encefalopatia. Outros fatores de prognósticos adversos são um nível de bilirrubina sérica maior que 18 mg/dL (307,8 mcmol/L), INR maior que 6,5, início da encefalopatia mais de 7 dias após o início da icterícia e um nível baixo de fator V (menos de 20% do normal em pacientes com menos de 30 anos e 30% ou menos em pacientes com 30 anos ou mais). Para insuficiência hepática aguda induzida por paracetamol, os indicadores de um resultado ruim são acidose (pH < 7,3), INR maior que 6,5 e azotemia (creatinina sérica 3,4 mg/dL [283,22 mcmol/L] ou superior), enquanto o aumento do nível sérico de alfafetoproteína prevê um resultado favorável. Outros preditores de baixa sobrevida em pacientes com insuficiência hepática aguda são um nível elevado de lactato no sangue (maior que 3,5 mEq/L [3,5 mmol/L]), nível elevado de amônia no sangue (maior que 211 mcg/dL [124 mcmol/L]), e possivelmente hiperfosfatemia (maior que 3,7 mg/dL [1,2 mmol/L]). O desenvolvimento de trombocitopenia na primeira semana está associado ao desenvolvimento da falência de múltiplos órgãos e a um desfecho ruim.

Vários índices prognósticos foram propostos: o escore *BiLE*, baseado na bilirrubina sérica, lactato sérico e etiologia; o modelo *Acute Liver Failure Early Dynamic (ALFED)*, baseado no nível de amônia arterial, bilirrubina sérica, INR e encefalopatia hepática; e o índice do Acute Liver Failure Study Group (ALFSG), baseado no grau de coma, INR, níveis séricos de bilirrubina e de fósforo, e níveis séricos de M30, um produto de clivagem da caspase da citoqueratina-18. A probabilidade de sobrevida sem necessidade de transplante na admissão foi relatada como predita por um modelo de regressão que incorpora o grau de encefalopatia hepática, etiologia, uso de vasopressores e transformações logarítmicas da bilirrubina sérica e do INR. Para insuficiência hepática aguda induzida por paracetamol, um modelo que incorpora um grau de encefalopatia hepática igual ou superior a 3, escore de coma de Glasgow, insuficiência cardiovascular, pressão arterial média, INR, bilirrubina sérica, TGO sérico, creatinina sérica, pH arterial e lactato arterial demonstrou boa discriminação.

Em geral, o transplante de fígado de emergência é considerado para pacientes com encefalopatia em estágio 2 a 3 ou um escore *MELD* de 30,5 ou superior (ver Cirrose) e está associado a uma taxa de sobrevida de 70% em 5 anos. Em caso de envenenamento por cogumelos, o transplante de fígado deve ser considerado quando o intervalo entre a ingestão e o início da diarreia for inferior a 8 horas ou o INR for 6,0 ou superior, mesmo na ausência de encefalopatia. A insuficiência hepática aguda sobre crônica tem um prognóstico ruim, principalmente quando associada à disfunção renal, alguns pacientes podem ser candidatos ao transplante de fígado.

Quando hospitalizar

Todos os pacientes com insuficiência hepática aguda devem ser hospitalizados.

European Association for the Study of the Liver. EASL Clinical Practice Guidelines on acute-on-chronic liver failure. J Hepatol. 2023;79:461. [PMID: 37364789]

Shingina A et al. Acute liver failure guidelines. Am J Gastroenterol. 2023;118:1128. [PMID: 37377263]

Hepatite viral crônica

FUNDAMENTOS DO DIAGNÓSTICO

- Definida por infecção crônica (HBV, HCV, HDV) por mais de 3-6 meses.
- O diagnóstico geralmente é feito por testes de anticorpos e ácido nucleico viral no soro.

Considerações gerais

A hepatite crônica é definida como necroinflamação crônica do fígado com uma duração superior a 3-6 meses, demonstrada por níveis séricos de transaminase persistentemente elevados ou por achados histológicos característicos, em geral na ausência de sintomas. Em muitos casos, o diagnóstico de hepatite crônica pode ser feito na apresentação inicial. As causas da hepatite crônica incluem vírus (HBV, HCV e HDV); hepatite autoimune; esteato-hepatite associada ao álcool e à disfunção metabólica (MASH); certos medicamentos, como isoniazida e nitrofurantoína; doença de Wilson; deficiência de alfa-1-antitripsina (antiprotease); e, raramente, doença celíaca. A mortalidade por infecção crônica por HBV e HCV tem aumentado nos EUA, e o HCV ultrapassou o HIV como causa de morte. A hepatite crônica é categorizada com base na etiologia; no grau de inflamação portal, periportal e lobular (mínima, leve, moderada ou grave); e no estágio da fibrose (nenhum, leve, moderado, grave, cirrose). Na ausência de cirrose avançada, os pacientes geralmente são assintomáticos ou apresentam sintomas leves e inespecíficos. A OMS delineou uma estratégia ambiciosa para eliminar a hepatite viral crônica até 2030 (por meio da vacinação contra a hepatite B, garantindo a segurança do sangue e da injeção, a administração atempada da vacina contra a hepatite B no parto, a redução dos danos causados pela utilização de drogas injetáveis e a testagem e tratamento de pessoas coinfectadas com vírus da hepatite e HIV).

1. Hepatite B crônica e hepatite D crônica
Achados clínicos e diagnóstico

A hepatite B crônica afeta 296 milhões de pessoas no mundo todo (2 bilhões no total foram infectadas; as áreas endêmicas incluem a Ásia e a África subsaariana) e cerca de 2,4 milhões (predominantemente homens) nos EUA. Ela pode ser identificada como um *continuum* da hepatite B aguda ou diagnosticada pela detecção repetida de HBsAg no soro, geralmente com níveis elevados de transaminase.

São reconhecidas cinco fases da infecção crônica pelo HBV: fase imunotolerante, fase imunoativa (ou de depuração imunológica), estado de portador inativo do HBsAg, fase reativada da hepatite B crônica e fase HBsAg-negativa. Na *fase imunotolerante* (**infecção crônica pelo HBV HBeAg-positivo**), HBeAg e HBV DNA estão presentes no soro e são indicativos de replicação viral ativa, e os níveis séricos de transaminase são normais, com pouca necroinflamação no fígado. Essa fase é comum em bebês e crianças pequenas cujo sistema imunológico imaturo não consegue desenvolver uma resposta imunológica ao HBV.

Pessoas na fase de tolerância imunológica e aquelas que adquirem a infecção pelo HBV mais tarde na vida podem entrar em uma *fase imunológica ativa* (**hepatite B crônica HBeAg-positiva**), na qual os níveis de transaminase e HBV DNA estão elevados e há necroinflamação presente no fígado, com risco de progressão para cirrose (a uma taxa de 2-5,5% ao ano) e de CHC (a uma taxa de mais de 2% ao ano em pessoas com cirrose); níveis baixos de IgM anti-HBc estão presentes no soro em cerca de 70%.

Os pacientes entram no estado de *portador inativo de HBsAg* (**infecção crônica pelo HBV HBeAg negativo**) quando a melhora bioquímica ocorre após a depuração imunológica. Essa melhora coincide com o desaparecimento do HBeAg e a redução dos níveis de HBV DNA (menos de 10^5 cópias/mL, ou menos de 20.000 UI/mL) no soro, o aparecimento do anti-HBe e a integração do genoma do HBV no genoma do hospedeiro em hepatócitos infectados. Pacientes nessa fase apresentam baixo risco de cirrose (se ela ainda não tiver se desenvolvido) e de CHC, e aqueles com níveis séricos de transaminase persistentemente normais raras vezes apresentam doença hepática histologicamente significativa, sobretudo se o nível de HBsAg for baixo.

A *fase reativada da hepatite B crônica* (**hepatite B crônica HBeAg-negativo**) pode resultar da infecção por um mutante pré-core do HBV ou da mutação espontânea da região promotora pré-core ou core do genoma do HBV durante o curso da hepatite crônica causada pelo HBV de tipo selvagem. A hepatite B crônica HBeAg-negativo é responsável por menos de 10% dos casos de hepatite B crônica nos EUA, cerca de 50% no Sudeste Asiático e 90% nos países do Mediterrâneo, refletindo em parte as diferenças nas frequências dos genótipos do HBV. Na hepatite B crônica reativada, há um aumento nos níveis séricos do HBV DNA e possível progressão para cirrose (a uma taxa de 8-10% ao ano), particularmente quando variantes patogênicas adicionais no gene central do HBV estão presentes. Os fatores de risco para reativação incluem o sexo masculino e o HBV genótipo C, bem como imunossupressão. Há relatos de que o tratamento da infecção pelo HCV com agentes antivirais de ação direta leva a casos de reativação do HBV.

Em pacientes com hepatite B crônica HBeAg-positivo ou HBeAg-negativo, o risco de cirrose e de CHC se correlaciona com o nível sérico de HBV DNA. Outros fatores de risco incluem idade avançada, sexo masculino, uso de álcool, tabagismo, HBV genótipo C e coinfecção com HCV ou HDV. A coinfecção pelo HIV também está associada a um aumento na frequência de cirrose quando a contagem de CD4 é baixa.

Apenas 1% dos pacientes tratados e não tratados por ano atingem a *fase HBsAg-negativo*, na qual o anti-HBe pode permanecer detectável, os níveis séricos de TGP são normais e o HBV DNA é indetectável no soro, mas permanece presente no fígado. Essa fase também é chamada de "**cura funcional**". Em alguns casos, o anti-HBs aparece no soro.

A infecção aguda por **hepatite D** associada à infecção crônica por HBV pode resultar em hepatite crônica grave, podendo progredir rapidamente para cirrose e se tornar fatal. Pacientes com hepatites D e B crônicas de longa duração geralmente apresentam cirrose inativa e correm risco de descompensação e CHC. O diagnóstico é confirmado pela detecção de anti-HDV ou HDAg (ou HDV RNA) no soro.

Tratamento

Pacientes com replicação viral ativa (HBeAg e HBV DNA [10^5 cópias/mL ou mais, ou 20.000 UI/mL ou mais] no soro e níveis elevados de transaminase) podem ser tratados com análogo de nucleosídeo, com análogo de nucleotídeo ou ainda com interferon peguilado. Os análogos de nucleosídeos e de nucleotídeos são recomendados porque são mais bem tolerados e podem ser tomados por via oral. Para pacientes HBeAg-negativos, o limite para tratamento é um nível sérico de HBV DNA de 10^4 cópias/mL, ou 2.000 UI/mL. Cada vez mais, o tratamento é considerado se o nível de HBV DNA for detectável **ou** o nível sérico de TGP estiver elevado em pacientes com mais de 30 anos, particularmente se a biópsia hepática ou uma avaliação não invasiva da fibrose hepática demonstrar fibrose em estágio 2 (moderada) ou superior, ou ainda se houver histórico familiar para o CHC. A terapia visa reduzir e manter o nível sérico de HBV DNA nos níveis mais baixos possíveis, levando assim à normalização do nível de TGP e à melhora histológica. Um objetivo adicional em pacientes HBeAg-positivos é a soroconversão para anti-HBe, e alguns respondem com a eventual depuração do HBsAg. Embora os análogos de nucleosídeos e de nucleotídeos geralmente tenham sido descontinuados 6-12 meses após a soroconversão de HBeAg para anti-HBe, alguns pacientes (especialmente os asiáticos) sororrevertem para HBeAg após a descontinuação, apresentam um aumento nos níveis de HBV DNA e recorrência da atividade da hepatite, necessitando de terapia de longo prazo, que também é necessária quando a soroconversão não ocorre e em pacientes com cirrose (pelo menos até que o HBsAg desapareça e, possivelmente, indefinidamente). Cada vez mais, a terapia de longo prazo é preferível para todos os pacientes HBeAg-positivos. Pacientes HBeAg-negativos com hepatite B crônica também geralmente requerem terapia de longo prazo porque a recidiva é frequente quando a terapia é interrompida; um nível sérico baixo de HBsAg (menos de 100 UI/mL em asiáticos e menos de 1.000 UI/mL em brancos) no momento em que o tratamento é interrompido identifica pacientes HBeAg-negativos que apresentam baixo risco de recidiva e nos quais o HBsAg tem maior probabilidade de depuração se o tratamento com o análogo de nucleosídeo ou de nucleotídeo for interrompido após 3 anos ou se tiver de ser continuado indefinidamente. O objetivo da terapia é a "cura funcional", caracterizada pela perda do HBsAg, com ou sem aparecimento de anti-HBs, e HBV DNA indetectável no soro, associado a melhores resultados para os pacientes.

Os análogos de nucleosídeos e de nucleotídeos disponíveis – entecavir, tenofovir, lamivudina, adefovir e telbivudina – diferem em eficácia e taxas de resistência; entretanto, em pacientes HBeAg-positivos, todos eles atingem uma taxa de soroconversão de HBeAg para anti-HBe de cerca de 20% em 1 ano, com taxas mais altas após terapia mais prolongada. Os agentes orais de primeira linha recomendados são entecavir e tenofovir. O entecavir raramente é associado à resistência, a menos que o paciente já seja resistente à lamivudina. A dose diária é de 0,5 mg por via oral; o entecavir não deve ser administrado a pacientes que anteriormente se tornaram resistentes à lamivudina. A supressão do HBV DNA no soro ocorre em quase todos os pacientes tratados, e uma melhora histológica é observada em 70% dos pacientes. Há relatos de que o entecavir causa acidose láctica quando usado em pacientes com cirrose descompensada. O fumarato de tenofovir desoproxila, 300 mg via oral ao dia, é igualmente eficaz e tem sido usado como agente de primeira linha ou quando se desenvolveu resistência a um análogo de nucleosídeo. Assim como o entecavir, o tenofovir tem uma baixa taxa de resistência quando usado como terapia inicial. O uso prolongado de fumarato de tenofovir desoproxila pode levar a um nível elevado de creatinina sérica e a uma redução do nível de fosfato sérico (síndrome semelhante à de Fanconi), que é reversível com a descontinuação do medicamento. O tenofovir alafenamida, 25 mg via oral ao dia, é uma formulação mais recente de tenofovir que está associada a uma menor taxa de toxicidade renal e óssea do que fumarato de tenofovir desoproxila e é cada vez mais recomendada em relação a este.

Os análogos de nucleosídeos e de nucleotídeos são bem tolerados mesmo em pacientes com cirrose descompensada (para os quais o limite do tratamento pode ser um nível de HBV DNA menor que 10^4 cópias/mL e a terapia deve ser continuada indefinidamente) e podem ser eficazes em pacientes com hepatite B rapidamente progressiva ("hepatite colestática fibrosante") após transplante de órgãos.

Os análogos de nucleosídeos também são recomendados para prevenir a reativação tanto em portadores inativos de HBV quanto naqueles positivos apenas para anti-HBc antes do início da terapia imunossupressora (especialmente agentes depletores de células B, como rituximabe, e anticorpo anti-TNF ou terapia com corticosteroide em dose moderada ou alta) ou quimioterapia para câncer. Em pacientes infectados com HBV e HIV, a terapia antirretroviral, incluindo dois medicamentos ativos contra ambos os vírus (p. ex., tenofovir mais lamivudina ou emtricitabina), tem sido recomendada quando o tratamento da infecção pelo HIV é indicado. Tenofovir, telbivudina e lamivudina demonstraram ser seguros em mulheres grávidas. A terapia antiviral tem sido recomendada, começando no terceiro trimestre, quando o nível sérico de HBV DNA da mãe é de 200.000 UI/mL ou mais, para reduzir os níveis no momento do parto.

O peginterferon alfa-2a ainda é uma alternativa aos agentes orais em casos específicos. Uma dose de 180 mcg por via subcutânea uma vez por semana durante 48 semanas leva à normalização sustentada dos níveis de transaminase, ao desaparecimento do HBeAg e do HBV DNA do soro e ao aparecimento de anti-HBe em até 40% dos pacientes tratados, resultando em melhora da sobrevida. Uma resposta é mais provável em pacientes com um nível basal baixo de HBV DNA e altos níveis de transaminase e é mais provável naqueles que estão infectados com o genótipo A do HBV do que com outros genótipos (especialmente o genótipo D). Além disso, muitos respondedores completos eventualmente depuram o HBsAg e desenvolvem anti-HBs no soro. Recaídas são incomuns em respondedores completos que soroconvertem de HBeAg para anti-HBe. O peginterferon pode ser recomendado para evitar uma terapia de longo prazo com um agente oral, p. ex., mulheres jovens que podem querer engravidar no futuro. Pacientes com hepatite B crônica HBeAg-negativas apresentam uma taxa de resposta de 60% após 48 semanas de terapia com peginterferon, mas a resposta pode não ser duradoura quando o medicamento é interrompido. A resposta ao peginterferon é baixa em pacientes com coinfecção pelo HIV.

Na **hepatite D crônica**, o peginterferon alfa-2b (1,5 mcg/kg/ semana por 48 semanas) pode levar à normalização dos níveis séricos de transaminase, melhora histológica e eliminação do HDV RNA do soro em 20-50% dos pacientes, mas pode ocorrer recidiva, e a tolerância é baixa. Os análogos de nucleosídeos e de nucleotídeos geralmente não são eficazes no tratamento da hepatite D crônica.

Prognóstico

As sequelas da hepatite crônica secundária à hepatite B incluem cirrose, insuficiência hepática e CHC. A taxa de mortalidade em 5 anos é de 0-2% em pessoas sem cirrose, 14-20% em pessoas com cirrose compensada e 70-86% após descompensação. O risco de cirrose e CHC está correlacionado com os níveis séricos de HBV DNA, e o foco da terapia é suprimir os níveis de HBV DNA abaixo de 300 cópias/mL (60 UI/ mL). Em pacientes com cirrose, mesmo níveis baixos de HBV DNA no soro aumentam o risco de CHC em comparação com níveis indetectáveis. O genótipo C do HBV está associado a um risco maior de cirrose e CHC do que outros genótipos. O tratamento antiviral melhora o prognóstico em respondedores, previne (ou leva à regressão de) cirrose e diminui a frequência de complicações relacionadas ao fígado (embora o risco de CHC não se torne tão baixo quanto o de portadores inativos de HBV e o CHC possa ocorrer mesmo após depuração do HBsAg). Há relatos de que um escore de risco (*Page-B*) baseado em idade, sexo e contagem de plaquetas do paciente prevê o risco de CHC em 5 anos em pacientes brancos que tomam entecavir ou tenofovir.

Dieterich D et al. It is time for a simplified approach to hepatitis B elimination. Gastro Hep Advances. 2023;2:209.
European Association for the Study of the Liver. EASL Clinical Practice Guidelines on hepatitis delta virus. J Hepatol. 2023;79:433. [PMID: 37364791]
Pan C et al. Diagnosis and management of hepatitis delta virus infection. Dig Dis Sci. 2023;68:3237. [PMID: 37338616]

Su F et al. Chronic hepatitis B: treat all who are viremic? Clin Liver Dis. 2023;27:791. [PMID: 37778770]
Yardeni D et al. Current best practice in hepatitis B management and understanding long-term prospects for cure. Gastroenterology. 2023;164:42. [PMID: 36243037]

2. Hepatite C crônica
Achados clínicos e diagnóstico

A hepatite C crônica se desenvolve em até 85% dos pacientes com hepatite C aguda. Ela é clinicamente indistinguível da hepatite crônica decorrente de outras causas. Em todo o mundo, 57 milhões de pessoas estão infectadas com HCV, com 1,8% da população dos EUA infectada. O pico de prevalência nos EUA (cerca de 4%) ocorre em pessoas nascidas entre 1945 e 1964. Em aproximadamente 40% dos casos, os níveis séricos de transaminase são persistentemente normais. O diagnóstico é confirmado pela detecção do anti-HCV por EIA. Em casos raros de suspeita de hepatite C crônica, mas com EIA negativo, o HCV RNA é detectado pelo teste de PCR. A progressão para cirrose ocorre em 20% dos pacientes afetados após 20 anos, com risco aumentado em homens, naqueles que bebem mais de 50 g de álcool ao dia e naqueles que adquirem infecção pelo HCV após os 40 anos. A taxa de progressão da fibrose acelera após os 50 anos. Pessoas negras têm uma taxa maior de hepatite C crônica, mas taxas menores de progressão da fibrose e resposta à terapia do que pessoas brancas. Pessoas imunossuprimidas – incluindo pacientes com hipogamaglobulinemia ou infecção pelo HIV com baixa contagem de CD4 ou aqueles que recebem imunossupressores – parecem progredir mais rapidamente para cirrose do que pessoas imunocompetentes com hepatite C crônica. O tabagismo e o consumo de cannabis e a esteatose hepática também parecem promover a progressão da fibrose, enquanto o consumo de café parece retardar a progressão. Pessoas com hepatite C crônica e níveis séricos de transaminase persistentemente normais em geral apresentam hepatite crônica leve com progressão lenta ou ausente para cirrose; entretanto, a cirrose está presente em 10% desses pacientes. O teste de fibrose sérica (p. ex., FibroSure) ou elastografia pode ser usado para identificar a ausência de fibrose ou a presença de cirrose.

Tratamento

A introdução de agentes antivirais de ação direta expandiu rapidamente o arsenal terapêutico contra o HCV (Tab. 18.6). Com a disponibilidade de regimes totalmente orais, o critério para uma resposta virológica sustentada foi reduzido de 24 para 12 semanas após a conclusão do tratamento. O tratamento pode ser oferecido a todas as pessoas com infecção pelo HCV com o objetivo de alcançar a cura.

Vários tipos de agentes antivirais de ação direta foram desenvolvidos (Tabs. 18.6 e 18.7). Os inibidores de protease do HCV (sufixo "previr") geralmente têm alta potência antiviral, mas diferem em relação ao desenvolvimento de resistência (embora as substituições associadas à resistência no genoma do HCV tendam a não persistir após a interrupção da terapia com esses agentes). Os exemplos incluem glecaprevir e voxilaprevir. Os medicamentos dessa classe são contraindicados em pacientes com cirrose descompensada.

Os inibidores de NS5A (sufixo "asvir"), como ledipasvir e velpatasvir, são caracterizados pela alta potência antiviral em doses picomolares. A eficácia entre genótipos desses agentes varia.

Os inibidores de polimerase do HCV (sufixo "buvir") são categorizados como análogos de nucleosídeos ou de nucleotídeos e inibidores não nucleosídeos da polimerase. Os análogos de nucleosídeos e de nucleotídeos são ativos contra todos os genótipos do HCV e apresentam alta barreira à resistência. O sofosbuvir é o único agente disponível nessa categoria. Os inibidores da polimerase não nucleosídeos/nucleotídeos, como o dasabuvir, são a classe mais fraca de compostos contra o HCV pela baixa barreira à resistência. Os medicamentos dessa classe são geralmente mais ativos contra o genótipo 1b do HCV do que contra o genótipo 1a do HCV. Eles foram desenvolvidos para serem usados apenas em combinação com outros agentes antivirais de ação direta, principalmente inibidores de protease e inibidores de NS5A.

No final de 2019, a American Association for the Study of Liver Diseases and the Infectious Diseases Society of America recomendaram dois regimes de combinação indicados e altamente eficazes: glecaprevir mais pibrentasvir por 8 semanas para os genótipos 1-6 e sofosbuvir mais velpatasvir por 12 semanas para os genótipos 1, 2, 4, 5 ou 6; e posteriormente recomendou-se também o sofosbuvir mais velpatasvir para o genótipo 3 (ver Tab. 18.7). A combinação de glecaprevir e pibrentasvir é aprovada para 8 semanas em pacientes sem tratamento prévio, não cirróticos ou cirróticos compensados, e em pacientes não cirróticos que já passaram por tratamento, incluindo aqueles coinfectados com HIV, e para 12 semanas em pacientes cirróticos compensados que já passaram por tratamento. O sofosbuvir e o velpatasvir também devem ser administrados por 12 semanas em pacientes cirróticos compensados que já passaram por tratamento. Modificações adicionais talvez sejam necessárias em pacientes com cirrose compensada ou descompensada de genótipo 3 que já passaram por tratamento. A combinação de glecaprevir e pibrentasvir também é uma opção pangenotípica para pacientes com DRC, incluindo aqueles em diálise. A combinação de sofosbuvir, velpatasvir e voxilaprevir por 12 semanas pode ser usada como terapia de "resgate" em pacientes com não resposta ou recidiva após tratamento com um regime contendo NS5A. Ciclos mais longos ou a adição de ribavirina podem ser considerados em pessoas com infecção pelo genótipo 3, cirrose ou tratamento prévio com sofosbuvir mais velpatasvir. O valor do teste de substituições associadas à resistência antes do novo tratamento é incerto. O uso de qualquer regime que contenha um inibidor de protease é contraindicado em pacientes com cirrose descompensada.

A infecção pelo HCV é facilmente curada com agentes orais de ação direta, com taxas esperadas de resposta virológica sustentada bem acima de 90%. A falha do tratamento é pouco frequente e mais provável em pacientes infectados com o genótipo 1a ou 3 do HCV, particularmente em associação com cirrose. No entanto, as taxas gerais de tratamento de pacientes com HCV crônica ainda são inferiores a 20% e mais baixas entre pessoas latinas e pessoas com Medicaid ou seguro de assistên-

TABELA 18.6 Agentes antivirais de ação direta para infecção por HCV (em ordem alfabética dentro da classe)[1]

Agentes	Genótipo(s)	Dose[2]	Comentário
Inibidores de protease NS3/4A			
Glecaprevir	1-6	300 mg VO uma vez ao dia	Usado em combinação com pibrentasvir[3] com ou sem ribavirina
Grazoprevir	1 e 4	100 mg VO uma vez ao dia	Usado em combinação com elbasvir[4]
Paritaprevir	1 e 4	150 mg VO uma vez ao dia	Usado em combinação com ombitasvir e dasabuvir; ritonavir (100 mg) potenciado;[5] para genótipo 1b com cirrose e genótipo 1a, usado com ribavirina. Usado em combinação com ombitasvir, reforço de ritonavir e ribavirina para o genótipo 4[6]
Simprevir	1 e 4	150 mg VO uma vez ao dia	Usado em combinação com sofosbuvir
Voxilaprevir	1-6	100 mg VO uma vez ao dia	Usado em combinação com sofosbuvir e velpatasvir[7]
Inibidores NS5A			
Daclatasvir[8]	1-6	60 mg VO uma vez ao dia	Usado em combinação com sofosbuvir (genótipos 1-6, com ou sem ribavirina dependendo da presença de cirrose) ou com asunaprevir
Elbasvir	1 e 4	50 mg VO uma vez ao dia	Usado em combinação com grazoprevir (ver acima)
Ledipasvir	1, 4-6	90 mg VO uma vez ao dia	Usado em combinação com sofosbuvir[9]
Ombitasvir	1 e 4	25 mg VO uma vez ao dia	Usado em combinação com paritaprevir (ritonavir potenciado) com ou sem dasabuvir e com ou sem ribavirina conforme paritaprevir acima
Pibrentasvir	1-6	120 mg VO uma vez ao dia	Usado em combinação com glecaprevir com ou sem ribavirina
Velpatasvir	1-6	100 mg VO uma vez ao dia	Usado em combinação com sofosbuvir,[10] pode ser usado com sofosbuvir e voxilaprevir
Inibidor de polimerase nucleosídeo e nucleotídeo NS5B			
Sofosbuvir	1-6	400 mg VO uma vez ao dia	Usado em combinação com ribavirina (genótipos 2 e 3) ou com simeprevir (genótipos 1 e 4) ou com daclatasvir (todos os genótipos) ou com ledipasvir (genótipos 1, 3 e 4) ou com velpatasvir (todos os genótipos) ou com velpatasvir e voxilaprevir (todos os genótipos)
Inibidor da polimerase não nucleosídeo e nucleotídeo NS5B			
Dasabuvir	1 e 4	250 mg VO duas vezes ao dia	Usado em combinação com paritaprevir (ritonavir potenciado) e ombitasvir com ou sem ribavirina conforme paritaprevir acima

[1] Regimes aprovados pela FDA no início de 2022.
[2] O regime preferível e a duração do tratamento podem variar dependendo do genótipo do HCV, da presença ou ausência de cirrose ou DRC, ou da não resposta à terapia anterior para infecção pelo HCV. Em casos específicos, podem ser considerados os testes para substituições associadas à resistência.
[3] Comercializado como Mavyret.
[4] Comercializado como Zepatier (Merck) para infecção pelos genótipos 1 e 4 do HCV.
[5] Comercializado como Viekira Pak e Viekira XR (AbbVie).
[6] Comercializado como Technivie (AbbVie).
[7] Comercializado como Vosevi (Gilead Sciences).
[8] Aprovado pela FDA para uso com sofosbuvir na infecção pelos genótipos 1 e 3 do HCV, mas retirado do mercado nos EUA em 2019.
[9] Comercializado como Harvoni (Gilead Sciences).
[10] Comercializado como Epclusa (Gilead Sciences).

TABELA 18.7 Regimes preferenciais de tratamento antiviral de ação direta (AAD) oral aprovados pela FDA para infecção por HCV[1]

Regime	Indicação	Duração do tratamento em pacientes não cirróticos sem tratamento prévio (semanas)
Glecaprevir e pibrentasvir	Genótipos 1-6 e genótipo 1 experimentados com AAD	8
Sofosbuvir e velpatasvir	Genótipos 1-6 e genótipos 1b e 2 experimentados com AAD	12
Sofosbuvir, velpatasvir e voxilaprevir	Genótipos 1-6 experimentados com AAD	-

[1] Com base na orientação de 2018 da American Association for the Study of Liver Diseases/Infectious Diseases Society of America. No final de 2019, dois regimes preferenciais foram propostos: glecaprevir e pibrentasvir por 8 semanas (genótipos 1-6) e sofosbuvir e velpatasvir por 12 semanas (genótipos 1, 2, 4, 5, 6). Ver Orientação sobre HCV: Recomendação para testar, gerenciar e tratar hepatite C. http://www.hcvguidelines.org, acessado em 17 de dezembro de 2021.

cia a indigentes. O alto (mas decrescente) custo dos agentes antivirais de ação direta, mais a falta de cobertura de seguro, têm sido com frequência uma barreira ao seu uso. Fatores adicionais a serem considerados na seleção de um regime são a presença de cirrose ou de disfunção renal, tratamento anterior, potenciais interações medicamentosas (das quais há muitas) e a probabilidade de um paciente precisar de transplante de fígado no futuro. Certos medicamentos indutores do citocromo P450/ glicoproteína P, como carbamazepina, fenitoína e fenobarbital, contraindicam o uso de todos os regimes antivirais de ação direta contra o HCV.

A terapia antiviral demonstrou ser benéfica no tratamento da crioglobulinemia associada à hepatite C crônica; um surto agudo de crioglobulinemia pode exigir primeiramente um tratamento com rituximabe, ciclofosfamida mais metilpredni-solona ou plasmaférese. Conforme já observado, pacientes com coinfecção por HCV e por HIV demonstraram responder bem ao tratamento da infecção por HCV. Além disso, em pessoas coinfectadas com HCV e com HIV, a mortalidade a longo prazo relacionada à doença hepática aumenta à medida que a mortalidade relacionada à infecção pelo HIV é reduzida pela terapia antirretroviral. Alguns casos ocasionais de reativação da infecção pelo HBV, bem como do herpes-vírus, ocorreram com agentes antivirais de ação direta para a infecção pelo HCV, e todos os candidatos devem passar por uma pré-triagem para infecção pelo HBV, com o início da terapia profilática antiviral para aqueles que são HBsAg positivos antes do tratamento da infecção pelo HCV começar.

Prognóstico

A hepatite C crônica é uma doença indolente, muitas vezes subclínica, que pode levar à cirrose e ao CHC após décadas. A taxa de mortalidade geral em pacientes com hepatite C associada à transfusão pode não ser diferente daquela de uma população de controle com a mesma idade. No entanto, as taxas de mortalidade ou de transplante aumentam para 5% ao ano quando a cirrose se desenvolve. Foi proposto um escore de risco que combina idade, sexo, contagem de plaquetas e razão TGO/TGP. A terapia antiviral tem um efeito benéfico na mortalidade, eventos cardiovasculares, diabetes *mellitus* tipo 2 e qualidade de vida, é eficaz, parece retardar e até mesmo reverter a fibrose e reduz (mas não elimina) o risco de cirrose descompensada e CHC em respondedores com fibrose avançada. Mesmo os pacientes que alcançam uma resposta virológica sustentada permanecem com risco aumentado de mortalidade em comparação com a população em geral. Um risco aumentado de morte por cânceres extra-hepáticos foi descrito nesse grupo, bem como em pacientes que alcançam a supressão da infecção pelo HBV. Embora a mortalidade por cirrose e CHC decorrente da hepatite C ainda seja substancial, a necessidade de transplante de fígado para hepatite C crônica diminuiu, e a sobrevida após o transplante melhorou. O risco de mortalidade por drogadição é maior do que o de doença hepática em pacientes com hepatite C crônica. A infecção pelo HCV parece estar associada ao aumento da mortalidade cardiovascular, especialmente em pessoas com diabetes *mellitus* e

hipertensão. Há relatos de que o uso de estatinas está associado à melhora da resposta virológica à terapia antiviral e à diminuição da progressão da fibrose hepática e da frequência de CHC.

Quando encaminhar

- No caso de biópsia hepática.
- No caso de terapia antiviral.

Quando hospitalizar

- No caso de complicações de cirrose descompensada.

Cepeda JA et al. Impact of hepatitis C treatment uptake on cirrhosis and mortality in persons who inject drugs: a longitudinal, community-based cohort study. Ann Intern Med. 2022;175:1083. [PMID: 35816712]

Fleurence RL et al. A National Hepatitis C Elimination Program in the United States: a historic opportunity. JAMA. 2023;329:1251. [PMID: 36892976]

Hamill V et al. Mortality rates among patients successfully treated for hepatitis C in the era of interferon-free antivirals: population based cohort study. BMJ. 2023;382:e074001. [PMID: 37532284]

Ogawa E et al. Association of direct-acting antiviral therapy with liver and nonliver complications and long-term mortality in patients with chronic hepatitis C. JAMA Intern Med. 2023;183:97. [PMID: 36508196]

Hepatite autoimune

FUNDAMENTOS DO DIAGNÓSTICO

- Geralmente mulheres jovens ou de meia-idade.
- Hepatite crônica com globulinas séricas elevadas e histologia hepática característica.
- FAN positivo ou anticorpo de músculo liso, ou ambos, na maioria dos casos nos EUA.
- Responde aos corticosteroides.

Considerações gerais

A hepatite autoimune em geral é observada em mulheres jovens, mas pode ocorrer em ambos os sexos e em qualquer idade. A incidência, que vem aumentando, e a prevalência são estimadas em 2-4 e 26-31 por 100.000 habitantes, respectivamente. O risco de hepatite autoimune aumenta em parentes de primeiro grau de pacientes afetados e em pessoas com baixo consumo de café. A causa permanece desconhecida.

Achados clínicos
A. Sintomas e sinais

O início geralmente é insidioso. Cerca de 25% dos casos apresentam hepatite aguda grave (e às vezes insuficiência hepática aguda) e alguns casos seguem uma doença viral (como hepatite A, infecção por Epstein-Barr ou sarampo) ou exposição a um medicamento ou toxina (como nitrofurantoína, minociclina, hidralazina, metildopa, infliximabe ou um inibidor do ponto de controle imunológico). Podem ocorrer exacerbações no pós-parto. A amenorreia pode ser uma característica presente, e a frequência de depressão parece aumentar. Trinta e quatro por cento dos pacientes, principalmente os mais velhos, são assintomáticos. O exame pode revelar uma jovem mulher de aparência saudável com múltiplas telangiectasias, estrias cutâneas, acne, hirsutismo e hepatomegalia. As características extra-hepáticas incluem artrite, síndrome de Sjögren, tireoidite, nefrite, retocolite ulcerativa e anemia hemolítica com Coombs positivo. Pacientes, especialmente os mais velhos, com hepatite autoimune apresentam risco aumentado de cirrose, o que, por sua vez, aumenta o risco de CHC (a uma taxa de cerca de 1% ao ano).

B. Achados laboratoriais

Os níveis séricos de transaminase podem ser maiores que 1.000 U/L, e a bilirrubina total geralmente está aumentada. A hepatite autoimune foi classificada como tipo I ou tipo II, embora as características clínicas e a resposta ao tratamento sejam semelhantes entre os dois tipos. Na hepatite autoimune tipo I (clássica), anticorpos FAN ou de músculo liso (um ou ambos) geralmente são detectados no soro. Os níveis séricos de gamaglobulina são tipicamente elevados (até 5-6 g/dL [0,05-0,06 g/L]). Na hepatite autoimune aguda grave, em até 39% dos casos, o FAN está ausente e a IgG sérica é normal. Anticorpos contra antígeno hepático solúvel (anti-SLA) caracterizam uma variante do tipo I que é marcada por doença grave, pela alta taxa de recidiva após o tratamento e pela ausência dos anticorpos usuais (FAN e anticorpos do músculo liso). O tipo II, visto com mais frequência em meninas com menos de 14 anos na Europa, é caracterizado por anticorpos circulantes para o microssomo hepático-renal tipo 1 (anti-LKM1) sem anticorpos para músculo liso ou FAN. Em alguns casos, são detectados anticorpos contra o citosol hepático tipo 1. A hepatite autoimune tipo II pode ser observada em pacientes com síndrome poliglandular autoimune tipo 1. Colangite biliar primária (CBP) concomitante ou colangite esclerosante primária ("síndrome de *overlap*") foi reconhecida em 7-13% e 6-11% dos pacientes com hepatite autoimune, respectivamente. A biópsia hepática é indicada para ajudar a estabelecer o diagnóstico (hepatite de interface é a característica marcante), avaliar a gravidade da doença e o estágio da fibrose e determinar a necessidade de tratamento. Características histológicas da DHEADM são encontradas em 17-30% dos pacientes com hepatite autoimune. A cirrose está presente em 28-33% dos adultos na apresentação.

Critérios diagnósticos simplificados baseados na detecção de autoanticorpos (1 ponto para título maior que 1:40 ou 2 pontos para título maior que 1:80), níveis elevados de IgG (1 ponto para nível de IgG maior ou igual ao limite superior do normal ou 2 pontos para nível maior ou igual a 1,1 vez o limite superior do normal), características histológicas típica (1 ou 2 pontos, dependendo de quão típicas elas são) e exclusão de hepatite viral (2 pontos) podem ser úteis para o diagnóstico; uma pontuação total de 6 indica que é provável e uma pontuação de 7 indica hepatite autoimune definitiva com alto grau de especificidade, mas sensibilidade moderada.

Tratamento

Prednisona com ou sem azatioprina (geralmente iniciada 2 semanas após a prednisona) melhora os sintomas, diminui os níveis séricos de bilirrubina, de transaminase e de gamaglobulina, e reduz a inflamação hepática. Pacientes sintomáticos com níveis de transaminase elevados dez vezes (ou cinco vezes se as globulinas séricas estiverem elevadas pelo menos duas vezes) são candidatos ideais para terapia, e pacientes assintomáticos com elevações modestas de enzimas podem ser considerados para terapia dependendo das circunstâncias clínicas e da gravidade histológica; entretanto, pacientes assintomáticos geralmente permanecem assintomáticos, apresentam hepatite leve ou cirrose inativa em amostras de biópsia hepática e têm um bom prognóstico a longo prazo sem terapia.

A prednisona é administrada inicialmente em uma dose de 30 mg via oral ao dia com azatioprina, 50 mg via oral ao dia, o que geralmente é bem tolerado e permite o uso de doses menores de corticosteroides do que um regime que começa com somente prednisona 60 mg via oral ao dia. Uma diminuição nos níveis séricos de TGO em 80% após 8 semanas prevê a normalização dos níveis de TGO em 1 ano. Corticosteroides intravenosos ou prednisona, 60 mg via oral ao dia, são recomendados para pacientes com hepatite autoimune aguda grave, a azatioprina geralmente é iniciada 2 semanas depois. Em pacientes com hepatite autoimune não cirrótica, a budesonida, 3 mg via oral duas ou três vezes ao dia, pode ser eficaz como tratamento de primeira linha e possivelmente associada a menos efeitos colaterais do que a prednisona. Os pacientes devem ser submetidos a testes para o genótipo da tiopurina metiltransferase antes do tratamento com azatioprina para detectar aqueles com maior risco de toxicidade. Foi sugerido ajustar a dose de azatioprina com base nos níveis de metabólitos, como na doença inflamatória intestinal (DII). As contagens sanguíneas são monitoradas semanalmente durante os primeiros 2 meses de terapia e mensalmente depois disso em razão do pequeno risco de supressão da medula óssea. A dosagem de prednisona é reduzida de 30 mg/dia após 1 semana para 20 mg/dia e novamente após 2 ou 3 semanas para 15 mg/dia. O tratamento é guiado pela resposta e, por fim, uma dosagem de manutenção de 10 mg/dia deve ser alcançada. Embora a melhora sintomática seja frequentemente rápida, a melhora bioquímica é mais gradual, com normalização dos níveis séricos de transaminase após uma média de 22 meses. A resolução histológica da inflamação atrasa a remissão bioquímica em 3-6 meses e a repetição da biópsia hepática deve ser considerada em pessoas com pelo menos 2 anos de remissão bioquímica. A falha dos níveis de transaminase em retornar ao normal invariavelmente prevê falta de resolução histológica.

A taxa de resposta à terapia com prednisona e azatioprina é de 80%, com remissão em 65% em 3 anos. Pacientes mais velhos têm maior probabilidade de responder do que pacientes mais jovens e aqueles com hiperbilirrubinemia ou escore *MELD* alto (12 ou superior, ver Cirrose). A fibrose pode reverter com terapia e raramente progride após remissão bioquímica e histológica aparente. Uma vez alcançada a remissão completa, a terapia pode ser suspensa, mas a taxa de recidiva subsequente é de 90% em 3 anos. As recaídas podem ser tratadas da mesma maneira que o episódio inicial, com a mesma taxa de remissão. Após o tratamento bem-sucedido de uma recidiva, o paciente pode continuar tomando azatioprina (até 2 mg/kg) ou a menor dose de prednisona com ou sem azatioprina (50 mg/dia) necessária para manter os níveis de transaminase o mais próximo possível do normal; outra tentativa de retirada da terapia pode ser considerada em pacientes que permanecem em remissão por longo prazo (p. ex., 4 anos ou mais). Durante a gravidez, as crises podem ser tratadas com prednisona, e a azatioprina de manutenção não precisa ser descontinuada.

Pacientes que não respondem a corticosteroides e à azatioprina (falha na redução dos níveis séricos de transaminase em 50% em 4 semanas) podem ser considerados para um teste com ciclosporina, tacrolimo, sirolimo, everolimo, metotrexato, rituximabe ou infliximabe. O micofenolato de mofetila, 500 mg aumentado para 1 g duas vezes ao dia, é uma alternativa eficaz à azatioprina em pacientes que não a toleram, mas é menos eficaz em pacientes que não respondem à azatioprina e é um teratógeno conhecido que deve ser retirado antes da concepção. Pode ser eficaz em até 60% dos pacientes refratários ou intolerantes à terapia-padrão. A densidade óssea deve ser monitorada, principalmente em pacientes que recebem terapia de manutenção com corticosteroides, e medidas devem ser tomadas para prevenir ou tratar a osteoporose (ver Cap. 28). O transplante de fígado pode ser necessário para falhas de tratamento e pacientes com apresentação aguda grave (imediatamente naqueles com insuficiência hepática aguda e após 2 semanas naqueles com hepatite autoimune aguda grave e falta de melhora com corticosteroides). À medida que a imunossupressão é reduzida, a doença pode reaparecer em até 70% dos fígados transplantados em 5 anos. O sirolimo pode ser eficaz nesses casos.

Prognóstico

A mortalidade geral a longo prazo de pacientes com hepatite autoimune e cirrose parece ser duas vezes maior do que a da população em geral, apesar da resposta à terapia imunossupressora. Os fatores que predizem a necessidade de transplante de fígado ou que predizem a morte relacionada ao fígado incluem (1) idade de 20 anos ou menos ou idade de 60 anos ou mais na apresentação, (2) baixo nível de albumina sérica no diagnóstico, (3) cirrose no diagnóstico, (4) presença de anti-SLA e (5) normalização incompleta do nível sérico de TGO após 6 meses de tratamento. A doença parece ser mais agressiva em pacientes negros do que em pacientes brancos.

Quando encaminhar

- No caso de biópsia hepática.
- No caso de terapia imunossupressora.

Quando hospitalizar

- Encefalopatia hepática.
- INR maior que 1,6.

Bittermann TT et al. Sociodemographic and geographic differences in the US epidemiology of autoimmune hepatitis with and without cirrhosis. Hepatology. 2023;77:367. [PMID: 35810446]

Czaja AJ. Missing causality and heritability of autoimmune hepatitis. Dig Dis Sci. 2023;68:1585. [PMID: 36261672]

Díaz-González A et al. Budesonide as first-line treatment in patients with autoimmune hepatitis seems inferior to standard predniso(lo)ne administration. Hepatology. 2023;77:1095. [PMID: 36626622]

Pape S et al. Systematic review of response criteria and endpoints in autoimmune hepatitis by the International Autoimmune Hepatitis Group. J Hepatol. 2022;76:841. [PMID: 35066089]

Doença hepática associada ao álcool

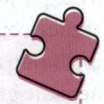

FUNDAMENTOS DO DIAGNÓSTICO

- A ingestão crônica de álcool geralmente excede 80 g/dia em homens e 30-40 g/dia em mulheres com hepatite ou cirrose associada ao álcool.
- A esteatose hepática geralmente é assintomática.
- Febre, dor no quadrante superior direito, hepatomegalia sensível e icterícia caracterizam hepatite associada ao álcool, mas o paciente pode ser assintomático.
- A TGO em geral está elevada, mas raramente > 300 U/L (6 mckat/L); TGO é > TGP, geralmente por um fator de dois ou mais.
- A hepatite associada ao álcool geralmente é reversível, mas é o precursor mais comum da cirrose nos EUA.

Considerações gerais

O consumo excessivo de álcool pode causar esteatose, hepatite e cirrose. Ferramentas validadas, como o Teste de identificação de transtornos por uso de álcool (Audit), podem ser usadas para identificar pessoas com abuso e dependência de álcool (ver Tab. 1.7). A hepatite associada ao álcool é caracterizada por inflamação aguda ou crônica e necrose parenquimatosa do fígado induzida pelo álcool e geralmente é uma doença reversível, mas é o precursor mais comum da cirrose nos EUA. Ela está associada a um número de hospitalizações e mortes 4-5 vezes maior do que a hepatite C. A mortalidade por doença hepática associada ao álcool vem aumentando desde 1999.

A frequência de cirrose associada ao álcool é estimada em 10-15% entre pessoas que consomem mais de 50 g de álcool (120 mL de uísque com 50% de teor alcoólico, 450 mL de vinho ou quatro latas de 360 mL de cerveja) diariamente durante mais de 10 anos. O risco de cirrose é menor (5%) na ausência de outros cofatores, como hepatite viral crônica e obesidade. Fatores genéticos, como a heterozigosidade do alelo Z do gene para deficiência de alfa-1-antitripsina e a resistência à insulina também podem ser responsáveis pelas diferenças na suscetibilidade e na gravidade da doença hepática. As mulheres parecem ser mais suscetíveis que os homens, em parte por causa dos níveis mais baixos de álcool desidrogenase na mucosa gástrica, mas os homens jovens que bebem em excesso correm maior risco de doença hepática mais tarde na vida, quando já não bebem tanto.

Achados clínicos

A. Sintomas e sinais

A apresentação clínica da doença hepática associada ao álcool pode variar de hepatomegalia assintomática a uma doença aguda rapidamente fatal (insuficiência hepática aguda sobre crônica) ou cirrose terminal. Um período recente de consumo excessivo de álcool, queixas de anorexia e náusea, e a demonstração de hepatomegalia e icterícia sugerem fortemente o diagnóstico. Dor e sensibilidade abdominal, esplenomegalia, ascite, febre e encefalopatia podem estar presentes. Infecções, incluindo aspergilose invasiva, são comuns em pacientes com hepatite grave associada ao álcool.

B. Achados laboratoriais

Em pacientes com esteatose, elevações leves das enzimas hepáticas podem ser a única anormalidade laboratorial. Anemia (geralmente macrocítica) pode estar presente. Leucocitose com desvio para a esquerda é comum em pacientes com hepatite grave associada ao álcool. Leucopenia é observada ocasionalmente e desaparece após a cessação do consumo de álcool. Cerca de 10% dos pacientes apresentam trombocitopenia relacionada ao efeito tóxico direto do álcool na produção de megacariócitos ou ao hiperesplenismo. A TGO em geral está elevada, mas raramente acima de 400 U/L (6 mckat/L). TGO é maior que TGP, geralmente por um fator de dois ou mais. A fosfatase alcalina sérica geralmente está elevada, mas em raras vezes mais de três vezes o valor normal. A bilirrubina sérica está aumentada em 60-90% dos pacientes com hepatite associada ao álcool. Níveis de bilirrubina sérica maiores que 10 mg/dL (171 mcmol/L) e prolongamento acentuado do tempo de protrombina (6 segundos ou mais acima do controle) indicam hepatite grave associada ao álcool com uma taxa de mortalidade acima de 30%. A albumina sérica está deprimida e o nível de gamaglobulina (especialmente IgA) está elevado em 50-75% dos indivíduos, mesmo na ausência de cirrose. Aumento da saturação de transferrina, estoques hepáticos de ferro e anemia sideroblástica são encontrados em muitos pacientes alcoólatras. A deficiência de ácido fólico pode coexistir.

C. Exames de imagem

Os exames de imagem podem detectar esteatose hepática moderada a grave de forma confiável, mas não inflamação ou fibrose. A ultrassonografia ajuda a excluir obstrução biliar e identifica ascite subclínica. A TC com contraste intravenoso ou a RM podem ser indicadas em casos selecionados para avaliar pacientes quanto a vasos colaterais, lesões do fígado que ocupam espaço ou doença concomitante do pâncreas.

D. Biópsia hepática

A biópsia hepática, se realizada, demonstra gordura macrovesicular e, em pacientes com hepatite associada ao álcool, infiltração polimorfonuclear com necrose hepática, corpos de Mallory (ou Mallory-Denk) (hialina alcoólica) e fibrose perivenular e perisinusoidal. Cirrose micronodular também pode estar presente. Os resultados são semelhantes aos da esteato-hepatite associada à disfunção metabólica (DHEADM).

Diagnóstico diferencial

A hepatite associada ao álcool pode ser muito semelhante a colecistite, colelitíase e toxicidade de medicamentos. Outras causas de hepatite ou doença hepática crônica podem ser excluídas por testes sorológicos ou bioquímicos, estudos de imagem ou biópsia hepática. Há relatos de que uma fórmula baseada na razão TGO/TGP, IMC, volume corpuscular médio e sexo distingue de forma confiável a doença hepática associada ao álcool da DHEADM.

Tratamento

A. Medidas gerais

A abstinência de álcool é essencial. Pacientes hospitalizados devem ser monitorados quanto à abstinência de álcool; a Clinical Institute Withdrawal Assessment for Alcohol-Revised (CIWA-Ar) é frequentemente usada na prática (ver Fig. 27.3). A esteatose hepática é rapidamente reversível com abstinência. Todos os esforços devem ser feitos para fornecer quantidades suficientes de carboidratos e de calorias em pacientes anoréxicos para reduzir o catabolismo proteico endógeno, promover a gliconeogênese e prevenir a hipoglicemia. O suporte nutricional (30-40 [e não menos que 21,5] kcal/kg com 1,0-1,5 g/kg de proteína) melhora a doença hepática, mas não necessariamente a sobrevida, em pacientes com desnutrição. No entanto, a nutrição enteral intensiva é difícil de implementar. A administração de micronutrientes, em particular ácido fólico, tiamina e zinco, é indicada, sobretudo quando são observadas deficiências; a administração de glicose aumenta a necessidade de tiamina e pode precipitar a síndrome de Wernicke-Korsakoff se a tiamina não for coadministrada. Medicamentos nefrotóxicos devem ser evitados em pacientes com hepatite grave associada ao álcool.

B. Medidas farmacológicas

A metilprednisolona, 32 mg/dia via oral, ou o equivalente, durante 1 mês, pode reduzir a mortalidade a curto prazo (1 mês, mas não 6 meses) em pacientes com hepatite e encefalopatia associadas ao álcool, um índice de função discriminante de Maddrey modificado (definido pelo tempo de protrombina do paciente menos o tempo de protrombina de controle vezes 4,6 mais a bilirrubina total em mg/dL) de 32 ou mais, ou um escore *MELD* de 20 ou mais, particularmente aqueles com um escore *MELD* entre 25 e 39 (ver Cirrose). Sangramento ou infecção gastrointestinal concomitante podem não impedir o tratamento com corticosteroides se indicado de outra forma, mas o tratamento com prednisolona aumenta o risco de infecções bacterianas e fúngicas graves durante e após a conclusão do tratamento. Há relatos de que a combinação de corticosteroides e N-acetilcisteína melhora ainda mais a sobrevida de 1 mês, mas não de 6 meses, e reduz o risco de síndrome hepatorrenal e infecções; a combinação pode ser superior aos corticosteroides isoladamente, porém são necessários mais dados.

Prognóstico

A. Curto prazo

A taxa geral de mortalidade para hepatite associada ao álcool é de 34% (20% em 1 mês) sem terapia com corticosteroides. Indivíduos nos quais o tempo de protrombina proíbe a biópsia hepática têm uma taxa de mortalidade de 42% em 1 ano. Outros fatores prognósticos desfavoráveis são idade avançada, bilirrubina sérica maior que 10 mg/dL (171 mcmol/L), encefalopatia hepática, coagulopatia, azotemia, leucocitose, sepse, pneumonia e outras infecções, síndrome da resposta inflamatória sistêmica (que está associada à falência de múltiplos órgãos), ausência de resposta à terapia com corticosteroides, baixo nível sérico de transferrina e possível escassez de esteatose em uma amostra de biópsia hepática e reversão do fluxo sanguíneo portal pela ultrassonografia Doppler. Sangramento gastrointestinal concomitante não parece piorar a sobrevida. A falha no declínio do nível de bilirrubina sérica após 7 (e provavelmente 4) dias de tratamento com corticosteroides prevê a não resposta e a baixa sobrevida a longo prazo, assim como o modelo de Lille (que inclui idade, creatinina sérica, albumina sérica, tempo de protrombina [ou INR], bilirrubina sérica na admissão e bilirrubina sérica no dia 7). O escore *MELD* usado para cirrose e o escore de Glasgow para hepatite associada ao álcool (com base na idade, contagem de leucócitos, ureia, razão do tempo de protrombina e nível de bilirrubina) também se correlacionam com a mortalidade por hepatite associada ao álcool e têm especificidades mais altas do que a função discriminante e o escore *Lille*. Um sistema de escore baseado na idade, bilirrubina sérica, INR e creatinina sérica (*Abic*) foi proposto, e pelo menos um estudo mostrou que o desenvolvimento de IRA é o preditor mais preciso de mortalidade em 90 dias. Outro sistema de escore baseado em encefalopatia hepática, síndrome de resposta inflamatória sistêmica e escore *MELD* também foi relatado como preditor de IRA e mortalidade. Um novo sistema de escore que prevê a mortalidade em 30 dias, o *The Mortality Index for Alcohol-Associated Hepatitis* (MIAAH), inclui idade, ureia, albumina, bilirrubina e INR. A combinação do escore *MELD* e do modelo de Lille foi relatada como o melhor preditor de mortalidade em curto prazo entre os sistemas de escore. As características histológicas associadas à mortalidade em 90 dias incluem o grau de fibrose e de infiltração de neutrófilos, presença de megamitocôndrias e bilirrubinostase.

B. Longo prazo

A taxa de mortalidade em 3 anos de pessoas que se recuperam de hepatite aguda associada ao álcool é 10 vezes maior do que a de indivíduos de controle de idade comparável; a taxa de mortalidade em 5 anos chega a 85%. Doença histologicamente grave está associada a taxas de mortalidade excessivas e contínuas após 3 anos, enquanto a taxa de mortalidade não aumenta após o mesmo período naqueles cujos espécimes de biópsia de fígado mostram apenas hepatite leve associada ao álcool. Complicações de hipertensão portal (ascite, sangramento de varizes, síndrome hepatorrenal), coagulopatia e icterícia grave após recuperação de hepatite aguda associada ao álcool também sugerem um prognóstico ruim a longo prazo.

O fator prognóstico mais importante a longo prazo na doença hepática associada ao álcool é o consumo excessivo e contínuo de álcool. A sobrevida geral de 10 anos entre todas as pessoas com doença hepática associada ao álcool é de 88% entre aqueles que são abstinentes, em comparação com 73% entre aqueles que sofrem uma recaída no consumo de álcool. Não existe um nível seguro de consumo de álcool para pessoas com doença hepática associada ao álcool ou outras doenças hepáticas. Em muitos países, o etil glicuronídeo (um metabólito do etanol) na urina ou o fosfatidil etanol sérico é usado como um marcador direto do consumo de álcool. O risco de cirrose associada ao álcool é maior em mulheres do que em homens e está associado a obesidade, tabagismo, hepatite C crônica e baixos níveis de vitamina D, o risco está inversamente associado ao consumo de café. A cirrose associada ao álcool é um fator de risco para fraturas ósseas e CHC; o risco de CHC é maior em portadores da variante patogênica *C282Y* para hemocromatose ou naqueles com aumento de ferro hepático. Geralmente, é necessário um período de abstinência de 6 meses antes que o transplante de fígado seja considerado, embora esse requisito tenha sido questionado e o transplante precoce de fígado tenha sido realizado em pacientes específicos com hepatite associada ao álcool, com bons resultados. Os candidatos ideais para transplante têm apoio social adequado, não fumam, não têm psicose ou transtorno de personalidade, são aderentes à terapia e têm consultas regulares com um psiquiatra ou psicólogo especializado em tratamento de dependência. Pacientes com doença hepática associada ao álcool apresentam maior risco de malignidade pós-transplante do que aqueles com outros tipos de doença hepática decorrente do uso de álcool e tabaco.

Quando encaminhar

Encaminhar pacientes com hepatite associada ao álcool que necessitem de biópsia hepática para diagnóstico.

Quando hospitalizar

- Encefalopatia hepática.
- INR maior que 1,6.
- Bilirrubina total 10 mg/dL ou mais.
- Incapacidade de manter a hidratação.

Hofer BS et al. Alcohol abstinence improves prognosis across all stages of portal hypertension in alcohol-related cirrhosis. Clin Gastroenterol Hepatol. 2023;21:2308. [PMID: 36481475]

Louvet A et al. Low alcohol consumption influences outcomes in individuals with alcohol-related compensated cirrhosis in a French multicenter cohort. J Hepatol. 2023;78:501. [PMID: 36423805]

Parker R et al. Trajectory of serum bilirubin predicts spontaneous recovery in a real-world cohort of patients with alcoholic hepatitis. Clin Gastroenterol Hepatol. 2022;20:e289. [PMID: 33516950]

Shetty A et al. Role of biomarkers to assess the use of alcohol. J Clin Gastroenterol. 2023;57:537. [PMID: 37039472]

Lesão hepática induzida por medicamentos e toxinas

> ### FUNDAMENTOS DO DIAGNÓSTICO
>
> - Lesões hepáticas induzidas por medicamentos podem imitar hepatite viral, obstrução da via biliar ou outros tipos de doença hepática.
> - Os médicos devem perguntar sobre o uso de muitos agentes terapêuticos, incluindo suplementos "naturais" e fitoterápicos e dietéticos de venda livre, em qualquer paciente com doença hepática.

Considerações gerais

Muitos agentes terapêuticos podem causar lesão hepática induzida por medicamentos, com icterícia ocorrendo em 30% dos casos e até 10% dos pacientes morrendo ou sendo submetidos a transplante de fígado dentro de 6 meses a partir do início. Em qualquer paciente com doença hepática, o médico deve perguntar cuidadosamente sobre o uso de medicamentos potencialmente hepatotóxicos ou exposição a hepatotoxinas, incluindo suplementos dietéticos e fitoterápicos de venda livre. Um recurso útil é o *site* do **NIH LiverTox**; várias ferramentas de avaliação de causalidade também estão disponíveis. Os medicamentos mais comumente envolvidos são os antibióticos em razão de seu uso generalizado. Em alguns casos, a coadministração de um segundo agente pode aumentar a toxicidade do primeiro (p. ex., isoniazida e rifampicina, paracetamol e álcool, combinações de inibidores do ponto de controle imunológico). O diagnóstico geralmente depende da exclusão de outras causas de doença hepática. Foi identificada uma relação entre níveis séricos aumentados de TGP em ensaios clínicos de pré-comercialização e relatos de hepatotoxicidade pós-comercialização. Com exceção dos medicamentos usados para tratar tuberculose e infecção pelo HIV, ácido obeticólico e possivelmente azitromicina, o risco de hepatotoxicidade não aumenta em pacientes com cirrose preexistente, mas a hepatotoxicidade pode ser mais grave e, quando ocorre, o resultado pode ser pior. Pessoas mais velhas podem ter maior risco de hepatotoxicidade por certos agentes, como amoxicilina-ácido clavulânico, isoniazida e nitrofurantoína, e maior probabilidade de apresentar lesão persistente e colestática, em vez de hepatocelular, em comparação com pessoas mais jovens. A toxicidade dos medicamentos pode ser categorizada com base na patogênese ou na aparência histológica predominante. O **valor R** (R = TGP/LSN dividido pela fosfatase alcalina/LSN) é usado para categorizar a hepatotoxicidade idiossincrática do medicamento como hepatocelular (R valor 5 ou superior), mista (R valor entre 2 e 5) ou colestática (R valor menor que 2). Lesões hepáticas induzidas por medicamentos podem imitar hepatite viral, obstrução da via biliar, síndrome do desaparecimento do ducto biliar ou outros tipos de doença hepática (e vice-versa). O desenvolvimento de icterícia em um paciente com níveis séricos de transaminase pelo menos três vezes acima do limite superior do normal prevê uma taxa de mortalidade de pelo menos 10% ("Lei de Hy"). Há relatos de que um modelo baseado na presença de comorbidades, no escore *MELD* e na albumina sérica prevê a mortalidade em 6 meses.

Categorização por patogênese

A. Hepatotoxicidade direta

A toxicidade hepática causada por esse grupo de medicamentos é caracterizada pela gravidade relacionada à dose, por um período latente após a exposição e pela suscetibilidade individual. Um exemplo é o paracetamol (cuja toxicidade pode ser estimada pelo nomograma de Rumack-Matthew), que é aumentada pela depleção de glutationa induzida pelo jejum e pela depleção de glutationa induzida pelo uso prolongado de álcool e pela indução de P450 2E1; por outro lado, a toxicidade do paracetamol pode ser reduzida por estatinas, fibratos, Aine e tratamento com acetilcisteína. Outros exemplos incluem álcool, cogumelos *Amanita phalloides*, tetracloreto de carbono, clorofórmio, metais pesados, mercaptopurina, niacina, ácido obeticólico, alcaloides vegetais, fósforo, pirazinamida, tetraciclinas, tipranavir, ácido valproico e vitamina A.

B. Reações idiossincráticas

Com exceção do paracetamol, a hepatotoxicidade mais grave é idiossincrática. Reações desse tipo são (1) esporádicas, (2) não relacionadas a doses acima do limite geral de 100 mg/dia e (3) ocasionalmente associadas a características que sugerem uma reação alérgica, como febre e eosinofilia (incluindo erupção cutânea medicamentosa com síndrome de eosinofilia e sintomas sistêmicos [síndrome de Dress]), que pode estar associada a um resultado favorável. A doença tende a ser mais grave em pessoas negras do que em pessoas brancas. Lesões hepáticas induzidas por medicamentos podem ser observadas durante a vigilância pós-comercialização, mas não durante os ensaios pré-clínicos. Exemplos incluem abacavir, abeparvoveque, alentuzumabe, atabecestate, amiodarona, ácido acetilsalicílico, carbamazepina, cloranfenicol, dapsona, diclofenaco, dissulfiram, duloxetina, ezetimiba, flavocóxido (um "alimento medicinal"), fluoroquinolonas, flutamida, halotano, isoniazida, cetoconazol, lamotrigina, metildopa, natalizumabe, nevirapina, oxacilina, fenitoína, pirazinamida, quinidina, rendesivir, rivaroxabana, estreptomicina, temozolomida, tiazolidinedionas, tolvaptano e talvez tacrina. As estatinas, como todos os agentes redutores do colesterol, podem causar elevações das transaminases séricas, mas raramente causam hepatite verdadeira e, ainda mais raramente, causam insuficiência hepática aguda, e não são mais consideradas contraindicadas em pacientes com doença hepática. A maioria das lesões hepáticas agudas idiossincráticas induzidas por medicamentos é reversível com a descontinuação do agente agressor. Os fatores de risco para cronicidade (mais de 1 ano) são idade avançada, dislipidemia e lesão aguda grave.

C. Hepatotoxicidade indireta

A hepatotoxicidade indireta refere-se à lesão hepática que ocorre quando o uso de um medicamento leva à exacerbação de uma doença hepática preexistente. Um exemplo é um surto de infecção por HBV em um quadro de terapia imunossupressora para uma doença autoimune não hepática.

Categorização por histopatologia

A. Lesão colestática

1. **Não inflamatória** – A colestase induzida por medicamentos resulta da inibição ou deficiência genética de vários sistemas transportadores hepatobiliares. Os seguintes medicamentos causam colestase: esteroides anabolizantes contendo um grupo alquila ou etinila no carbono 17, azatioprina, cetirizina, ciclosporina, diclofenaco, estrogênios, febuxostate, indinavir (risco aumentado de hiperbilirrubinemia indireta em pacientes com síndrome de Gilbert), mercaptopurina, metiltestosterona, tamoxifeno, temozolomida e ticlopidina.

2. **Inflamatória** – Os seguintes medicamentos causam inflamação das áreas portais com lesão do ducto biliar (colangite [e, em alguns casos, perda do ducto biliar ou lesão predominantemente de grandes ductos]), muitas vezes com características alérgicas, como eosinofilia: amoxicilina-ácido clavulânico (entre as causas mais comuns de lesão hepática induzida por medicamentos), azatioprina, azitromicina, captopril, celecoxibe, cefalosporinas, clorotiazida, clorpromazina, eritromicina, mercaptopurina, pazopanibe, penicilamina, proclorperazina, penicilinas semissintéticas (p. ex., cloxacilina), sulfadiazina e temozolomida. O abuso de cetamina pode causar cirrose biliar secundária. A toxicidade colestática e a toxicidade colestática-hepatocelular mista têm maior probabilidade do que a toxicidade hepatocelular pura de levar à doença hepática crônica.

B. Lesão hepatocelular

Os medicamentos que podem resultar em hepatite aguda ou crônica que é histologicamente e, em alguns casos, clinicamente semelhante à hepatite autoimune incluem minociclina e nitrofurantoína, mais comumente, bem como ácido acetilsalicílico, isoniazida (risco aumentado em portadores de HBV e HCV), metildopa, Aine, propiltiouracil, terbinafina, inibidores de TNF e vareniclina. As características histológicas que favorecem uma causa medicamentosa incluem neutrófilos do trato portal e colestase hepatocelular. A hepatite também pode ocorrer em pacientes que usam cocaína, diclofenaco, fumarato de dimetila, efavirenz, mesilato de imatinibe, ipilimumabe, nivolumabe e outros inibidores de ponto de verificação, que também podem causar colangite, metilenodioximetanfetamina (MDMA; *ecstasy*), nefazodona (tem um alerta em tarja preta para um potencial de causar insuficiência hepática), nevirapina (como outros inibidores de protease do HIV, risco aumentado em portadores de HBV e HCV), pioglitazona, ritonavir (taxa maior do que outros inibidores de protease do HIV), rosiglitazona, saquinavir, sulfonamidas, telitromicina, tocilizumabe, cúrcuma e zafirlucaste, bem como uma variedade de remédios alternativos (p. ex., cimicífuga, chaparral, *garcinia cambogia*, mato-branco, extrato de chá verde, produtos Herbalife, Hydroxycut, *jin bu huan*, *kava*, *saw palmetto*, *skullcap*, ácido úsnico e outras preparações herbais tradicionais chinesas), além de suplementos alimentares (p. ex., 1,3-dimetilamilamina no OxyElite Pro, um suplemento para perda de peso retirado do mercado dos EUA).

C. Outras reações

1. **Fígado esteatótico**

   A. **Macrovesicular** – Este tipo de lesão hepática pode ser causado por álcool, amiodarona, corticosteroides, haloperidol, irinotecano, lomitapida, metotrexato, mipomersen, tamoxifeno, cloreto de vinila (em trabalhadores expostos), zalcitabina e possivelmente oxaliplatina.

   B. **Microvesicular** – Frequentemente resultante de lesão mitocondrial, a esteatose microvesicular está associada ao ácido acetilsalicílico (síndrome de Reye), didanosina, linezolida, estavudina, tetraciclinas, ácido valproico e zidovudina.

2. **Granulomas** – Alopurinol, hidralazina, pembrolizumabe e outros inibidores do ponto de controle imunológico, fenitoína, pirazinamida, quinidina, quinina, sulfassalazina e vemurafenibe podem causar granulomas e, em alguns casos, hepatite granulomatosa.

3. **Fibrose e cirrose** – Metotrexato e vitamina A estão associados à fibrose e à cirrose.

4. **Síndrome de obstrução sinusoidal (doença veno-oclusiva)** – Este distúrbio pode resultar do tratamento com agentes antineoplásicos (p. ex., pré-transplante de medula óssea, bussulfano, gentuzumabe ozogamicina, inotuzumabe ozogamicina, oxaliplatina), micofenolato de mofetila e alcaloides pirrolizidínicos (p. ex., confrei).

5. **Peliose hepática (cavidades cheias de sangue)** – A peliose hepática pode ser causada por esteroides anabolizantes e esteroides contraceptivos orais, bem como pela azatioprina e a mercaptopurina, que também podem causar hiperplasia regenerativa nodular e outras formas de lesão hepática.

6. **Hiperplasia regenerativa nodular** – A hiperplasia regenerativa nodular pode ser causada pela azatioprina, 5-fluorouracil, oxaliplatina e tioguanina.

7. **Neoplasias** – Neoplasias podem resultar da terapia com esteroides contraceptivos orais, incluindo estrogênios (adenoma hepático, mas não hiperplasia nodular focal) e cloreto de vinila (angiossarcoma).

Quando encaminhar

Encaminhar pacientes com hepatite induzida por medicamentos e toxinas que necessitem de biópsia hepática para diagnóstico.

Quando hospitalizar

Pacientes com insuficiência hepática devem ser hospitalizados.

Andrade RJ et al. Nomenclature, diagnosis and management of drug-induced autoimmune-like hepatitis (DI-ALH): an expert opinion meeting report. J Hepatol. 2023;79:853. [PMID: 37164270]

Atallah E et al. Risk of liver fibrosis associated with long-term methotrexate therapy may be overestimated. J Hepatol. 2023;78:989. [PMID: 36702175]

Dart RC et al. Management of acetaminophen poisoning in the US and Canada: a consensus statement. JAMA Netw Open. 2023;6:e2327739. [PMID: 37552484]

Fontana RJ et al. AASLD practice guidance on drug, herbal, and dietary supplement-induced liver injury. Hepatology. 2023;77:1036. [PMID: 35899384]

National Institute of Diabetes and Digestive and Kidney Diseases. LiverTox. 13 November 2023. https://www.ncbi.nlm. nih.gov/books/NBK547852/

Doença hepática esteatótica associada à disfunção metabólica

FUNDAMENTOS DO DIAGNÓSTICO

- Frequentemente assintomático.
- Níveis elevados de transaminase, hepatomegalia ou esteatose na ultrassonografia.
- Esteatose predominantemente macrovesicular com ou sem inflamação e fibrose na biópsia hepática.

Considerações gerais

A doença hepática esteatótica (**DHE**) é o termo genérico para o excesso de gordura hepática. **DHEADM** indica a presença de pelo menos um componente da síndrome metabólica no contexto da DHE: sobrepeso ou obesidade, diabetes *mellitus* tipo 2, regulação prejudicada do glicogênio, hipertensão e dislipidemia (geralmente HDL reduzido). Estima-se que a DHEADM (anteriormente DHGNA) afete 36% da população adulta nos EUA e sua incidência aumentou pelo menos cinco vezes desde o final dos anos 1990. Até mesmo adolescentes e jovens adultos podem ser afetados. As principais causas da DHEADM são obesidade (presente em 40% ou mais dos pacientes afetados), diabetes *mellitus* (em 20% ou mais) e hipertrigliceridemia (em 20% ou mais) em associação com resistência à insulina como parte da síndrome metabólica. Além disso, mais de 25% dos pacientes consomem pelo menos 20 g de álcool diariamente, e o termo **doença hepática metabólica e associada ao álcool (MetALD)** é usado para esse grupo de pacientes. O risco de DHEADM em pessoas com síndrome metabólica é de 4-11 vezes maior do que em pessoas sem resistência à insulina. Pessoas não obesas (mais frequentemente asiáticos) representam 7-20% das pessoas com DHGNA e têm perfis metabólicos característicos de resistência à insulina. Outras causas de fígado esteatótico incluem corticosteroides, amiodarona, diltiazem, metotrexato, tamoxifeno, irinotecano, oxaliplatina, terapia antirretroviral, toxinas (cloreto de vinila, tetracloreto de carbono, fósforo amarelo), endocrinopatias como síndrome de Cushing e hipopituitarismo, síndrome dos ovários policísticos, hipotireoidismo, hipobetalipoproteinemia e outros distúrbios metabólicos, apneia obstrutiva do sono (com hipóxia intermitente crônica), consumo excessivo de frutose na dieta, desnutrição, síndrome de inanição e realimentação, e nutrição parenteral total. O risco de DHEADM aumenta em pessoas com psoríase e parece estar correlacionado com a atividade da psoríase. Há relatos de que o consumo de refrigerantes e carne vermelha, poluentes do ar ambiente e colecistectomia estão associados à DHEADM. A atividade física protege contra o desenvolvimento de DHEADM.

Além da esteatose macrovesicular, as características histológicas podem incluir infiltração focal por neutrófilos polimorfonucleares e hialina de Mallory, um quadro não diferenciável daquele da hepatite associada ao álcool e denominado esteato-hepatite associada à disfunção metabólica (**MASH**), que afeta 3-6% da população dos EUA e leva à cirrose em aproximadamente 20% das pessoas afetadas. Em pacientes com DHEADM, idade avançada, obesidade e diabetes *mellitus* são fatores de risco para fibrose hepática avançada e cirrose, enquanto o consumo de café reduz o risco. A frequência e a gravidade da DHEADM são maiores em homens do que em mulheres durante a idade reprodutiva, mas após a menopausa a frequência é maior em mulheres do que em homens, sugerindo que o estrogênio é protetor. Entretanto, em mulheres, o uso de hormônios sintéticos (contraceptivos orais e terapia de reposição hormonal) aumenta a gravidade histológica da MASH. A cirrose causada por MASH parece ser incomum em pessoas negras. Pessoas com DHEADM apresentam risco aumentado de DCV, DRC e câncer colorretal.

A esteatose microvesicular é observada na síndrome de Reye, na toxicidade causada por didanosina, estavudina, linezolida, ácido valproico ou tetraciclina em altas doses, e na esteatose hepática aguda da gravidez, podendo resultar em insuficiência hepática aguda.

Achados clínicos

A. Sintomas e sinais

A maioria dos pacientes com DHEADM é assintomática ou apresenta desconforto leve no quadrante superior direito. A hepatomegalia está presente em até 75% dos pacientes, mas estigmas de doença hepática crônica são incomuns. Sinais de hipertensão portal em geral significam fibrose hepática avançada ou cirrose, mas ocasionalmente ocorrem em pacientes com fibrose leve ou nenhuma fibrose e esteatose grave.

B. Achados laboratoriais

Estudos laboratoriais podem mostrar níveis levemente elevados de transaminase e fosfatase alcalina; entretanto, os valores laboratoriais podem ser normais em até 80% das pessoas com esteatose hepática. Por outro lado, com a doença hepática associada ao álcool, a proporção de TGP para TGO é quase sempre maior que 1,0 na DHEADM, mas diminui, geralmente para menos de 1,0, à medida que a fibrose avançada e a cirrose se desenvolvem. Anticorpos FAN ou de músculo liso e um nível elevado de ferritina sérica podem ser detectados em 30% dos pacientes com MASH. A deficiência de ferro também é comum e está associada ao sexo feminino, obesidade, aumento da circunferência da cintura, diabetes *mellitus* e pessoas negras ou nativas americanas.

C. Exames de imagem

A esteatose macrovascular pode ser identificada por ultrassonografia, TC ou RM. Entretanto, a imagem não distingue a esteatose da esteato-hepatite nem detecta fibrose. Quando disponível, o parâmetro de atenuação controlada medido durante a elastografia transitória, a fração de gordura com densidade de prótons na RM (RM-PDFF) ou a espectroscopia por ressonância magnética (ERM) permitem que o conteúdo de gordura hepática seja quantificado e parece estar correlacionado com o risco de progressão da fibrose; a elastografia por ultrassom ou a elastografia por ressonância magnética para avaliar a rigidez do fígado pode ser usada para estimar a fibrose hepática.

D. Biópsia hepática e escores de risco

A biópsia hepática percutânea é um método diagnóstico e tem sido a abordagem padrão para avaliar o grau de inflamação e fibrose. Os riscos do procedimento devem ser ponderados em relação ao impacto das informações adicionadas nas decisões de manejo e na avaliação do prognóstico. A biópsia hepática geralmente não é recomendada em pessoas assintomáticas com esteatose hepática detectada incidentalmente em exames de imagem, mas com resultados normais de exames de bioquímica hepática. O espectro histológico da DHEADM inclui fígado esteatótico, fibrose portal isolada, esteato-hepatite e cirrose. Atualmente, recomendam-se abordagens não invasivas para avaliação de fibrose, com biópsia hepática indicada quando os resultados dos testes não invasivos forem inconclusivos. Por sua simplicidade, o escore *FIB-4* é frequentemente usado para excluir fibrose avançada. Ele se baseia em idade, contagem de plaquetas e níveis séricos de TGO e TGP, e deve ser repetido a cada 1-2 anos. Outro escore de risco para fibrose avançada, o *NAFLD Fibrosis Score* (https://www.mdcalc.com/calc/3081/nafld-non-alcoholic-fatty-liverdisease-fibrosis-score) com base em idade, hiperglicemia, IMC, contagem de plaquetas, albumina e razão TGO/TGP, tem um valor preditivo positivo de mais de 80% e identifica pacientes com risco aumentado de complicações relacionadas ao fígado e morte. Um sistema de escore clínico para prever a probabilidade de MASH em pessoas com obesidade mórbida inclui seis fatores preditivos: hipertensão, diabetes *mellitus* tipo 2, apneia do sono, TGO maior que 27 U/L (0,54 mckat/L), TGP maior que 27 U/L (0,54 mckat/L) e raça não negra. O escore *Enhanced Liver Fibrosis* (ELF), composto por inibidor tecidual da metaloproteinase 1, propeptídeo amino-terminal do procolágeno tipo III e ácido hialurônico, mostra boa correlação com o estágio da fibrose e é cada vez mais usado quando o escore *FIB-4* está elevado. A medição da rigidez hepática por elastografia é outro método para avaliar o estágio da fibrose quando o escore *FIB-4* está elevado; em geral, os resultados podem ser menos precisos em pessoas obesas do que em pessoas não obesas.

Tratamento

O tratamento consiste em mudanças no estilo de vida para remover ou modificar os fatores causadores, geralmente no contexto de uma clínica multidisciplinar. Perda de peso, restrição calórica e de frutose na dieta, aumento de fibras alimentares e exercícios moderados (por meio da redução da obesidade abdominal) geralmente levam à melhora nos testes bioquímicos do fígado e na esteatose em pacientes obesos com DHEADM. Uma dieta mediterrânea pode reduzir a gordura do fígado sem perda de peso e é frequentemente recomendada. O jejum intermitente parece ser benéfico. Em geral, a perda de 5% do peso corporal parece necessária para melhorar a esteatose, a perda maior ou igual a 7% melhora a esteato-hepatite e a perda maior ou igual a 10% melhora a fibrose. O exercício pode reduzir a gordura do fígado com perda mínima ou nenhuma perda de peso e sem redução nos níveis de TGP. Os treinos de resistência e os exercícios aeróbicos são igualmente eficazes na redução do teor de gordura hepática em pacientes com DHEADM e diabetes *mellitus* tipo 2. Embora seja recomendado evitar o álcool, o consumo moderado de vinho pode não ser prejudicial para não fumantes.

Vários medicamentos para o tratamento de MASH estão em estudo. A vitamina E 800 UI/dia (para reduzir o estresse oxidativo) parece ser benéfica em pacientes com NASH que não têm diabetes *mellitus*. Há controvérsias se a vitamina E aumenta o risco de câncer de próstata em homens e de acidente vascular encefálico hemorrágico; além disso, o benefício geralmente não é permanente. As tiazolidinedionas revertem a resistência à insulina e, na maioria dos estudos relevantes, melhoraram os níveis séricos de transaminase e as características histológicas da esteato-hepatite, mas acarretaram ganho de peso. O ácido obeticólico, um agonista do receptor farnesoide X que foi aprovado para o tratamento de CBP, demonstrou melhorar a fibrose hepática em pacientes com MASH. Semaglutida e liraglutida, análogos da proteína-1 semelhante ao glucagon, e tirzepatida, que é adicionalmente um agonista do receptor polipeptídico insulinotrópico dependente de glicose, são usados como terapias para perda de peso e demonstraram eficácia na DHEADM, embora não esteja claro se esses agentes levam à reversão da fibrose. Em 2024, a FDA concedeu aprovação acelerada ao resmetirom, um agonista beta do receptor do hormônio tireoidiano, para pacientes com MASH e fibrose. As estatinas não são contraindicadas em pessoas com DHEADM e podem proteger contra a progressão histológica em alguns pacientes. A cirurgia bariátrica pode ser considerada em pacientes com IMC maior que 35 e leva à regressão histológica de MASH na maioria dos pacientes (mas piora em alguns). O transplante de fígado é indicado em candidatos adequados com cirrose avançada causada por MASH, a terceira indicação mais comum (e de crescimento mais rápido) para transplante de fígado nos EUA. O transplante de fígado para MASH com cirrose avançada pode estar associado ao aumento da mortalidade por DCV e sepse comparado ao transplante de fígado para outras indicações.

Prognóstico

A esteatose hepática em geral tem um curso benigno ou de progressão lenta e é facilmente reversível com a interrupção do álcool e o tratamento de outras condições subjacentes. Se não for tratada, a fibrose progride a uma taxa média de um estágio a cada 14 anos, com 20% dos pacientes progredindo mais rápido. Em pacientes com DHEADM, a probabilidade de MASH é aumentada pelos seguintes fatores: obesidade, idade avançada, etnia diferente de negra, sexo feminino, diabetes *mellitus*, hipertensão, nível mais alto de TGP ou TGO, razão TGO/TGP mais alta, baixa contagem de plaquetas, nível elevado de peptídeo C em jejum e alto escore de esteatose por ultrassom. A MASH pode estar associada à fibrose hepática em 40% dos casos, com progressão a uma taxa de um estágio cada 7 anos; a cirrose se desenvolve em 9-25%; e a cirrose descompensada ocorre em 30-50% dos pacientes cirróticos ao longo de 10 anos. O curso pode ser mais agressivo em pessoas diabéticas do que em pessoas não diabéticas. Nos EUA, a DHEADM está associada a 8% da mortalidade por todas as causas e a mais de um terço das mortes associadas à doença hepática e ao diabetes *mellitus*. A mortalidade é maior em pacientes com DHEADM, correlaciona-se com o estágio da fibrose e é resultado de DCV e malignidade (incluindo CHC, câncer colorretal e câncer de mama), bem como doença hepática. Os fatores de risco para mortalidade são idade avançada, sexo masculino, caucasiano, variante I148M do gene *PNPLA3*, tabagismo, IMC mais alto, hipertensão, diabetes *mellitus*, insegurança alimentar e estágio avançado de fibrose. Na população em geral, tanto o excesso de adiposidade quanto a redução da atividade são preditores significativos de mortalidade relacionada ao fígado. A esteatose é um cofator para a progressão da fibrose em pacientes com outras causas de doença hepática crônica, como hepatite C, e a DHEADM parece ser um fator de risco para DRC. O CHC é uma complicação da cirrose causada por MASH, assim como ocorre em outras causas de cirrose, e há relatos de ocorrer mesmo na ausência de cirrose. A NASH é responsável por uma porcentagem substancial de casos rotulados como cirrose criptogênica e pode ocorrer novamente após o transplante de fígado. A obesidade central é um fator de risco independente para morte por cirrose de qualquer causa.

Quando encaminhar

Encaminhar pacientes com DHEADM que necessitem de biópsia hepática para diagnóstico e aqueles com evidências de fibrose avançada para tratamento.

Harrison SA et al. A phase 3, randomized, controlled trial of resmetirom in NASH with liver fibrosis. N Engl J Med. 2024;390:497. [PMID: 38324483]

Jacobson IM et al. Expert Panel Consensus on Clinical Assertion Statements describing noninvasive tools for diagnosing nonalcoholic steatohepatitis. J Clin Gastroenterol. 2023;57:253. [PMID: 36251413]

Nabi O et al. Lean individuals with NAFLD have more severe liver disease and poorer clinical outcomes (NASH-CO Study). Hepatology. 2023;78:272. [PMID: 36815354]

Rinella ME et al. AASLD Practice Guidance on the clinical assessment and management of nonalcoholic fatty liver disease. Hepatology. 2023;77:1797. [PMID: 36727674]

Verrastro O et al. Bariatric-metabolic surgery versus lifestyle intervention plus best medical care in non-alcoholic steatohepatitis (BRAVES): a multicentre, open-label, randomised trial. Lancet. 2023;401:1786. [PMID: 37088093]

Wattacheril JJ et al. AGA Clinical Practice Update on the role of noninvasive biomarkers in the evaluation and management of nonalcoholic fatty liver disease: expert review. Gastroenterology. 2023;165:1080. [PMID: 37542503]

Cirrose

FUNDAMENTOS DO DIAGNÓSTICO

- Resultado de lesão que leva tanto à fibrose como à formação de nódulos de regeneração.
- Pode ser reversível se a causa for removida.
- As características clínicas resultam de disfunção das células hepáticas, desvio portossistêmico e hipertensão portal.

Considerações gerais

A cirrose é o resultado de lesão hepatocelular com inflamação que leva à fibrose e à formação de nódulos de regeneração em todo o fígado. A prevalência é de 0,27%, com uma estimativa de 1,5 bilhão de pessoas com doença hepática crônica e 2,14 milhões de mortes relacionadas ao fígado em todo o mundo (11ª causa principal). As taxas de hospitalização por cirrose e hipertensão portal estão aumentando nos EUA, e pacientes com doença hepática crônica têm internações hospitalares mais longas, mais readmissões e menos acesso a cuidados pós-agudos do que pacientes com outras doenças crônicas. As causas incluem álcool, DHEADM, hepatite viral crônica, toxicidade por medicamentos, doenças hepáticas autoimunes e metabólicas, e distúrbios diversos. A doença celíaca parece estar associada a um risco aumentado de cirrose. Muitos pacientes têm mais de um fator de risco (p. ex., hepatite crônica e uso de álcool) e provavelmente predisposição genética. Pessoas mexicanas-americanas e negras têm uma frequência maior de cirrose do que pessoas brancas em razão de uma taxa maior de fatores de risco. Em pessoas com maior risco de lesão hepática (p. ex., uso excessivo de álcool, obesidade, sobrecarga de ferro), maior consumo de café e chá e uso de estatinas reduzem o risco de cirrose.

Clinicamente, considera-se que a cirrose progride por três estágios que se correlacionam com a espessura dos septos fibrosos: compensada, compensada com varizes e descompensada (ascite, sangramento varicoso, encefalopatia ou icterícia).

O diagnóstico de insuficiência hepática aguda sobre crônica deve ser feito em um paciente com cirrose e descompensação aguda (ascite recente ou agravada, hemorragia gastrointestinal, encefalopatia evidente, agravamento da icterícia não obstrutiva ou infecção bacteriana associada à falência de outros órgãos). Os fatores precipitantes incluem infecções, instabilidade hemodinâmica, uso excessivo de álcool e hepatotoxicidade de medicamentos.

Achados clínicos
A. Sintomas e sinais

As características clínicas da cirrose resultam de disfunção dos hepatócitos, desvio portossistêmico e hipertensão portal. Os pacientes podem não apresentar sintomas por longos períodos. O início dos sintomas pode ser insidioso ou, menos frequentemente, abrupto. Fadiga, distúrbios do sono, cãibras musculares e perda de peso são comuns. Na cirrose avançada, a anorexia geralmente está presente e pode ser extrema, com náuseas associadas e vômitos ocasionais, bem como redução da força muscular e da capacidade de exercício. Dor abdominal pode estar presente e está relacionada ao aumento hepático e ao estiramento da cápsula fibrosa perivascular (de Glisson) ou à presença de ascite. Hérnias da parede abdominal ocorrem em 20% das pessoas com cirrose. Podem ocorrer anormalidades menstruais (geralmente amenorreia), disfunção erétil, perda de libido, esterilidade e ginecomastia. Hematêmese é o sintoma de apresentação em 15-25%. O risco de quedas aumenta em pacientes com cirrose, e quedas estão associadas à mortalidade.

As manifestações cutâneas consistem em telangiectasias (invariavelmente na metade superior do corpo), eritema palmar (vermelhidão rendilhada das eminências tenar e hipotenar), contraturas de Dupuytren e unhas de Terry. Evidências de deficiências vitamínicas (glossite e queilose) são comuns. Perda de peso, debilidade (decorrente da sarcopenia) e o aparecimento de doenças crônicas estão presentes na cirrose avançada. A icterícia – geralmente não é um sinal inicial – é leve no início aumentando de gravidade durante os estágios finais da doença. Em 70% dos casos, o fígado está aumentado, palpável e firme, se não duro, e tem uma borda afiada ou nodular; o lobo esquerdo pode predominar. A esplenomegalia está presente em 35-50% dos casos e está associada a um risco aumentado de complicações da hipertensão portal. As veias superficiais do abdome e do tórax estão dilatadas, refletindo a obstrução intra-hepática ao fluxo sanguíneo portal, assim como as varizes retais. As veias da parede abdominal se enchem por baixo quando comprimidas. Ascite, derrames pleurais, edema periférico e equimoses são achados tardios. A ascite é classificada como grau 1, ou leve, quando é detectável apenas por ultrassom; grau 2, ou moderado, quando associada à distensão abdominal simétrica; e grau 3, ou macroscópico, quando associada à distensão abdominal acentuada. A encefalopatia, caracterizada por inversão do dia para a noite, *asterixis*, tremor, disartria, *delirium*, sonolência e, por fim, coma, também ocorre tardiamente no curso; ela pode ser reversível quando precipitada por uma lesão hepatocelular aguda ou um episódio de sangramento ou infecção gastrointestinal. A febre está presente em até 35% dos pacientes e geralmente reflete hepatite associada ao álcool, peritonite bacteriana espontânea ou outra infecção concomitante.

B. Achados laboratoriais

Anormalidades laboratoriais estão ausentes ou são mínimas na cirrose inicial ou compensada. A anemia, um achado frequente, geralmente é macrocítica; as causas incluem supressão da eritropoiese pelo álcool, bem como deficiência de folato, hemólise, hiperesplenismo e perda de sangue oculta ou evidente do trato gastrointestinal. A contagem de leucócitos pode ser baixa, refletindo hiperesplenismo, ou alta, sugerindo infecção. A trombocitopenia, a citopenia mais comum em pacientes cirróticos, é secundária à supressão da medula induzida pelo álcool, sepse, deficiência de folato ou sequestro esplênico. O prolongamento do tempo de protrombina pode resultar da redução dos níveis de fatores de coagulação (exceto o fator VIII).

Entretanto, o risco de sangramento correlaciona-se mal com o tempo de protrombina por anormalidades concomitantes de fibrinólise e, entre pacientes hospitalizados com menos de 45 anos, a cirrose está associada a um risco aumentado de TEV.

A bioquímica sanguínea reflete lesão e disfunção hepatocelular, manifestada por elevações modestas de TGO e fosfatase alcalina e elevação progressiva da bilirrubina. A albumina sérica diminui à medida que a doença progride; os níveis de gama-globulina aumentam e podem ser tão altos quanto na hepatite autoimune. O risco de diabetes *mellitus* aumenta em pacientes com cirrose, principalmente quando associada à infecção pelo HCV, alcoolismo, hemocromatose ou DHEADM. Há relatos de deficiência de vitamina D em até 91% dos pacientes com cirrose. Na cirrose estas são as causas mais comuns: (1) respostas cardíacas inotrópicas e cronotrópicas reduzidas ao exercício, estresse e medicamentos, (2) prolongamento do intervalo QT no contexto de uma circulação hipercinética e (3) disfunção ventricular sistólica e diastólica na ausência de outras causas conhecidas de doença cardíaca ("cardiomiopatia cirrótica"). A insuficiência adrenal relativa parece ser comum em pacientes com cirrose avançada, mesmo na ausência de sepse, e naqueles com insuficiência hepática aguda sobre crônica.

C. Exames de imagem

A ultrassonografia é útil para avaliar o tamanho do fígado e detectar ascite ou nódulos hepáticos, incluindo pequenos CHC. Aliada a um estudo Doppler, pode estabelecer a patência das veias esplênica, porta e hepática. Os nódulos hepáticos são caracterizados ainda mais por TC ou RM com contraste. Nódulos indeterminados para malignidade podem ser biopsiados sob orientação de ultrassom ou TC.

D. Biópsia hepática

A biópsia hepática pode mostrar cirrose inativa (fibrose com nódulos de regeneração) sem características específicas que sugiram a causa subjacente. Alternativamente, pode haver características adicionais de doença hepática associada ao álcool, à hepatite crônica, a MASH ou a outras causas específicas de cirrose. A biópsia hepática geralmente é realizada pela técnica guiada por US, mas pode ser realizada por laparoscopia ou, em pacientes com coagulopatia e ascite, por uma abordagem ultrassonográfica transjugular ou endoscópica. Combinações de exames de sangue de rotina (p. ex., TGO, contagem de plaquetas), incluindo o teste *Fibro-Sure*, marcadores séricos de fibrose hepática (p. ex., ácido hialurônico, propeptídeo amino-terminal do colágeno tipo III, inibidor tecidual da metaloproteinase 1 da matriz), e a elastografia por ultrassom ou RM são alternativas potenciais à biópsia hepática para o diagnóstico ou exclusão de cirrose. Em pessoas com hepatite C crônica, p. ex., um escore baixo no *Fibro-Sure* ou na elastografia exclui de forma confiável a fibrose avançada, um escore alto prevê de forma confiável a fibrose avançada e escores intermediários são inconclusivos. A combinação de aumento da rigidez hepática e contagem de plaquetas abaixo de 150.000/mcL (150×10^9/L) é um indicador de hipertensão portal clinicamente significativa e uma indicação para triagem de varizes esofágicas.

E. Outros testes

A esofagogastroduodenoscopia confirma a presença de varizes e detecta causas específicas de sangramento no esôfago, estômago e duodeno proximal. Em casos específicos, a medição da pressão da veia hepática pode estabelecer a presença e a causa da hipertensão portal.

Diagnóstico diferencial

As causas mais comuns de cirrose são álcool, infecção crônica por HCV ou HBV e DHEADM. Hemocromatose é o distúrbio genético mais comumente identificado. Outras doenças associadas à cirrose incluem doença de Wilson, deficiência de alfa-1-antitripsina (alfa-1-antiprotease) e doença celíaca. A CBP ocorre com mais frequência em mulheres do que em homens. A cirrose biliar secundária pode resultar de obstrução biliar crônica decorrente de um cálculo, estenose ou neoplasia. A IC e a pericardite constritiva podem levar à fibrose hepática ("cirrose cardíaca") complicada por ascite. Telangiectasia hemorrágica hereditária pode levar à hipertensão portal por causa do desvio portossistêmico e da transformação nodular do fígado, bem como da IC de alto débito. Muitos casos de cirrose são "criptogênicos", nos quais a DHEADM não reconhecida pode desempenhar um papel.

Complicações

Sangramento do trato gastrointestinal superior pode ser decorrente de varizes, ectasia vascular antral gástrica, gastropatia hipertensiva portal ou úlcera gastroduodenal (ver Cap. 17). Varizes também podem resultar de trombose da veia porta, o que pode complicar a cirrose. A insuficiência hepática pode ser precipitada por alcoolismo, cirurgia e infecção. A disfunção das células de Kupffer hepáticas (reticuloendoteliais) e a diminuição da atividade opsônica levam a um risco aumentado de infecção sistêmica (que pode ser ainda maior pelo uso de IBP, que aumentam a mortalidade em quatro vezes). Essas infecções incluem infecções nosocomiais, que podem ser classificadas como infecções espontâneas da corrente sanguínea, ITU, infecções pulmonares, peritonite bacteriana espontânea, infecção por *Clostridioides difficile* e infecções relacionadas à intervenção. Essas infecções nosocomiais são cada vez mais causadas por bactérias multirresistentes. A osteoporose ocorre em 12-55% dos pacientes com cirrose. O risco de CHC aumenta muito em pessoas com cirrose (ver Cap. 41). Varizes, ascite e encefalopatia podem surgir quando há hipertensão portal clinicamente significativa (gradiente de pressão venosa hepática maior que 10 mmHg).

Tratamento
A. Medidas gerais

O mais importante é a abstinência de álcool. A dieta deve ser palatável, com calorias adequadas (20-40 kcal/kg de peso corporal por dia, dependendo do IMC do paciente e da presença ou ausência de desnutrição) e proteínas (1,2-1,5 g/kg/dia, dependendo da presença ou ausência de desnutrição) e, se houver retenção de líquidos, restrição de sódio. Na presença de encefalopatia hepática, a ingestão de proteínas deve ser reduzida para não menos que 60-80 g/dia. A suplementação vitamínica é desejável. Cãibras musculares podem ser aliviadas com L-carnitina, 300 mg via oral quatro vezes ao dia, cálcio, quinidina, baclofeno, relaxantes musculares, suco de picles ou albumina intravenosa. Em pacientes com hipertensão portal clinicamente significativa, o carvedilol, um antagonista não seletivo do receptor beta com atividade bloqueadora alfa-1, parece reduzir a frequência de eventos descompensadores, embora possa levar à hipotensão, particularmente em pacientes com cirrose descompensada. Pacientes com cirrose devem receber as vacinas HAV, HBV, pneumocócica e Covid-19, além de uma vacina anual contra a gripe. O transplante de fígado em candidatos apropriados é curativo. Foi demonstrado que a coordenação de cuidados e os cuidados paliativos, quando apropriados, melhoram os resultados e reduzem as taxas de readmissão.

B. Tratamento de complicações

1. **Ascite e edema** – A paracentese diagnóstica é indicada para pacientes que apresentam nova ascite ou que foram hospitalizados por uma complicação de cirrose; reduz a mortalidade, especialmente se realizada dentro de 12 horas da admissão. Complicações graves da paracentese, incluindo sangramento, infecção ou perfuração intestinal, ocorrem em 1,6% dos procedimentos e estão associadas à paracentese terapêutica (*vs.* diagnóstica) e possivelmente à classe C de Child-Pugh, uma contagem de plaquetas menor que 50.000/mcL (50×10^9/L) e cirrose associada ao álcool. Em pacientes com coagulopatia, entretanto, transfusões profiláticas de pré-paracentese não são necessárias. Além da contagem de células e cultura, o nível de albumina ascítica deve ser determinado: um gradiente de albumina soro-ascite (albumina sérica menos albumina do líquido ascítico) maior ou igual a 1,1 sugere hipertensão portal. Um nível elevado de adenosina desaminase ascítica é sugestivo de peritonite tuberculosa, mas a sensibilidade do teste é reduzida em pacientes com hipertensão portal. Ocasionalmente, a ascite cirrótica é quilosa (rica em triglicerídeos); outras causas de ascite quilosa são malignidade, tuberculose e cirurgia ou trauma abdominal recente.

Em indivíduos com ascite, a concentração urinária de sódio é frequentemente inferior a 10 mEq/L (10 mmol/L). A excreção de água livre também é prejudicada na cirrose, podendo ocorrer hiponatremia.

Em todos os pacientes com ascite cirrótica, a ingestão alimentar de sódio pode ser inicialmente restrita a 2.000 mg/dia; a ingestão de sódio pode ser ligeiramente liberada após o início da diurese. Os Aine são contraindicados, e aminoglicosídeos, inibidores da ECA e antagonistas da angiotensina II devem ser evitados. Em alguns pacientes, a ascite diminui rapidamente apenas com repouso no leito e restrição de sódio na dieta. A ingestão de líquidos é frequentemente restrita (para 800-1.000 mL/dia) em pacientes com hiponatremia. O tratamento da hiponatremia grave (sódio sérico inferior a 120 mEq/L [120 mmol/L]) com antagonistas dos receptores da vasopressina (p. ex., conivaptano intravenoso, 20 mg ao dia) pode ser considerado, mas esse tratamento é caro, causa sede e não melhora a sobrevida; o tolvaptano oral é contraindicado em pacientes com doença hepática pela potencial hepatotoxicidade. Há relatos de que a administração intravenosa de albumina em longo prazo melhora a sobrevida de 18 meses em pacientes com ascite cirrótica.

A. **Diuréticos** – Espironolactona, geralmente em combinação com furosemida, deve ser usada em pacientes que não respondem apenas à restrição de sal. A dose de espironolactona é inicialmente de 100 mg via oral ao dia e pode ser aumentada em 100 mg a cada 3-5 dias (até uma dose diária máxima convencional de 400 mg/dia, embora doses mais altas tenham sido usadas) até que a diurese seja alcançada, normalmente precedida por um aumento na concentração urinária de sódio. Uma concentração de sódio na urina *spot* que excede a concentração de potássio se correlaciona com uma excreção de sódio em 24 horas maior que 78 mmol/dia, o que prevê diurese em pacientes que seguem uma dieta com restrição de sal. O monitoramento da hipercalemia é importante. Em pacientes que não toleram a espironolactona pelos efeitos colaterais, como ginecomastia dolorosa, a amilorida (outro diurético poupador de potássio) pode ser usada em uma dose inicial de 5-10 mg via oral ao dia. A diurese é aumentada pela adição de um diurético de alça, como a furosemida, em uma dose inicial de 40 mg ao dia. Esse diurético potente, no entanto, manterá seu efeito mesmo com uma queda na TFG, resultando em azotemia pré-renal. A dose de furosemida oral é aumentada em conjunto com a espironolactona e varia de 40 mg/dia a 160 mg/dia; a pressão arterial, o débito urinário, o estado mental e os eletrólitos séricos (especialmente o potássio) devem ser monitorados em pacientes que tomam o medicamento. A meta de perda de peso no paciente ascítico sem edema periférico associado não deve ser superior a 0,5-0,7 kg/dia.

B. **Paracentese de grande volume** – Em pacientes com ascite maciça e comprometimento respiratório ou ascite refratária a diuréticos ("resistente a diuréticos") ou que produz efeitos colaterais diuréticos intoleráveis ("intratável com diuréticos") (afetando 5-10% dos pacientes com cirrose e ascite), a paracentese de grande volume (mais de 5 L) é eficaz. A administração concomitante de albumina intravenosa na dosagem de 6-8 g/L do líquido ascítico removido protege o volume intravascular e pode prevenir a disfunção circulatória pós-paracentese, embora a utilidade dessa prática seja debatida e a albumina seja cara. A paracentese de grande volume pode ser repetida todo dia até que a ascite esteja amplamente resolvida e pode diminuir a necessidade de hospitalização. Se possível, os diuréticos devem ser continuados na expectativa de prevenir a ascite recorrente.

C. *Shunt* **portossistêmico intra-hepático transjugular (TIPS)** – O TIPS é um tratamento eficaz para sangramento varicoso refratário à terapia padrão (p. ex., ligadura elástica endoscópica) e demonstrou benefício no tratamento de ascite refratária grave, especificamente em pacientes em terapia diurética máxima que requerem pelo menos três paracenteses de grande volume por ano. A técnica envolve a inserção de um *stent* metálico expansível entre um ramo da veia hepática e a veia porta sobre um cateter inserido pela veia jugular interna. O aumento da excreção renal de sódio e o controle da ascite refratária aos diuréticos podem ser alcançados em cerca de 75% dos casos específicos. A taxa de sucesso é menor em pacientes com DRC subjacente. O TIPS pode ser considerado para hidrotórax hepático refratário (translocação de ascite através do diafragma para o espaço pleural); a videotoracoscopia assistida com pleurodese usando talco pode ser eficaz quando o TIPS é contraindicado. As complicações do TIPS incluem encefalopatia hepática em 20-30% dos casos, infecção, estenose do *shunt* em até 60% dos casos e oclusão do *shunt* em até 30% dos casos quando *stents* simples são usados; os *stents* revestidos de politetrafluoroetileno estão associados a taxas de permeabilidade a longo prazo de 80-90%. A permeabilidade a longo prazo geralmente requer revisões periódicas da derivação. Na maioria dos casos, a permeabilidade pode ser mantida por dilatação com balão, trombólise local ou colocação de um *stent* adicional. O TIPS é particularmente útil em pacientes que necessitam de controle de curto prazo de sangramento varicoso ou ascite até que o transplante de fígado possa ser realizado. Em pacientes com ascite refratária, o TIPS resulta em menores taxas de recorrência de ascite e de síndrome hepatorrenal, mas em uma maior taxa de encefalopatia hepática (cuja frequência é reduzida com rifaximina profilática) do que ocorre com paracentese repetida de grande volume, e foram demonstrados benefícios para a sarcopenia e para a sobrevida. DRC, disfunção cardíaca diastólica, encefalopatia refratária e hiperbilirrubinemia (maior que 5 mg/dL [85,5 mcmol/L]) estão associadas à mortalidade após TIPS, e pacientes com bilirrubina sérica acima de 3 mg/dL (50 mcmol/L), plaquetas abaixo de 75.000/mcL (75×10^9/L), encefalopatia preexistente, infecção ativa, IC grave ou hipertensão pulmonar grave podem não se beneficiar com o TIPS.

2. **Peritonite bacteriana espontânea** – Este tópico é abordado no Capítulo 17.

3. **Síndrome hepatorrenal** – A síndrome hepatorrenal ocorre em até 10% dos pacientes com cirrose avançada e ascite. Ela é caracterizada por azotemia (aumento do nível de creatinina sérica maior que 0,3 mg/dL [26,5 mcmol/L]) em 48 horas ou aumento de 50% ou mais em relação ao valor basal nos 7 dias anteriores ou volume de urina menor que 0,5 mL/kg/hora por 6 horas ou mais na ausência de (1) uso atual ou recente de medicamentos nefrotóxicos, (2) sinais

macroscópicos de lesão renal estrutural, ou (3) choque e falha na melhora da função renal após 2 dias de retirada de diurético e expansão de volume com albumina, 1 g/kg até um máximo de 100 g/dia. Oligúria, hiponatremia e baixa concentração urinária de sódio são características típicas. A síndrome hepatorrenal é diagnosticada somente quando outras causas de IRA (incluindo azotemia pré-renal e NTA) foram excluídas. A síndrome hepatorrenal-IRA (anteriormente síndrome hepatorrenal tipo 1) é tipicamente associada a pelo menos a duplicação da creatinina sérica para um nível maior que 2,5 mg/dL (208,25 mcmol/L) ou pela redução pela metade da depuração da creatinina para menos de 20 mL/minuto (0,34 mL/s/1,73 m² BSA) em menos de 2 semanas. A síndrome hepatorrenal DRC (ou não IRA) (anteriormente síndrome hepatorrenal tipo 2) é mais lentamente progressiva e crônica. Uma diminuição aguda no débito cardíaco é frequentemente o fator precipitante.

Para o tratamento inicial da síndrome hepatorrenal, os diuréticos devem ser descontinuados e a albumina intravenosa deve ser fornecida (1 g/kg no dia 1, seguido de 20-40 g/d durante o período de terapia). Qualquer um dos três regimes médicos a seguir também pode levar à melhora clínica e ao aumento da sobrevida a curto prazo: (1) terlipressina intravenosa (aprovada pela FDA em 2022; (2) norepinefrina intravenosa; ou (3) midodrina oral mais octreotida, por via subcutânea ou intravenosa. Esses regimes são administrados por 7-14 dias até 24 horas após o retorno da creatinina sérica para dentro de 0,3 mg/dL da linha de base por 2 dias consecutivos. A terapia com terlipressina é preferível e é mais eficaz do que a midodrina. As complicações incluem dor abdominal, náusea, diarreia, dispneia e insuficiência respiratória. A midodrina oral, 7,5 mg três vezes ao dia, adicionada a diuréticos, aumenta a pressão arterial e há relatos de que converte ascite refratária em ascite sensível a diuréticos. O prolongamento da sobrevida tem sido associado ao uso do MARS (*Molecular Adsorbent Recirculating System*), um método de diálise modificado que remove seletivamente substâncias ligadas à albumina. A melhora na função renal pode ocorrer após a colocação de um TIPS, embora os dados sejam limitados; a sobrevida após 1 ano é prevista pela combinação de um nível de bilirrubina sérica menor que 3 mg/dL (50 mcmol/L) e uma contagem de plaquetas maior que 75.000/mcL (75 × 10⁹/L).

A hemofiltração venovenosa contínua e a hemodiálise têm valor incerto na síndrome hepatorrenal. O transplante de fígado é o tratamento definitivo de escolha, mas muitos pacientes morrem antes que um fígado de doador possa ser obtido. A mortalidade está correlacionada com o escore *MELD* e a presença de uma resposta inflamatória sistêmica. A síndrome hepatorrenal-IRA é frequentemente irreversível em pacientes com infecção sistêmica. A probabilidade de sobrevida de 3 meses em pacientes cirróticos com síndrome hepatorrenal (15%) é menor do que para insuficiência renal associada a infecções (31%), hipovolemia (46%) e doença renal parenquimatosa (73%).

4. **Encefalopatia hepática** – A encefalopatia hepática é um estado de disfunção do SNC resultante da falha do fígado em desintoxicar agentes nocivos de origem intestinal por disfunção hepatocelular e desvio portossistêmico. O espectro clínico varia desde a inversão do ciclo sono-vigília e comprometimento intelectual leve até o coma. Pacientes com encefalopatia hepática oculta (anteriormente mínima) não apresentam sintomas clínicos reconhecíveis, mas demonstram déficits cognitivos, psicomotores e déficit de atenção em testes psicométricos padronizados e uma taxa aumentada de acidentes de trânsito. Os estágios da encefalopatia evidente são (1) confusão leve, (2) sonolência, (3) estupor e (4) coma. Um sistema de estadiamento revisado conhecido como SONIC (*Spectrum Of Neurocognitive Impairment in Cirrhosis*) abrange encefalopatia ausente, oculta e estágio 2 a 4. A amônia é a toxina mais facilmente identificada e mensurável, mas não é a única responsável pelo estado mental perturbado. Sangramento no trato intestinal pode aumentar significativamente a quantidade de proteína no intestino e precipitar a encefalopatia. Outros precipitantes incluem constipação, alcalose e deficiência de potássio induzida por diuréticos, opioides, hipnóticos e sedativos; medicamentos que contenham amônio ou compostos amino; paracentese com consequente hipovolemia; infecção hepática ou sistêmica; e derivações portossistêmicas (incluindo TIPS). Em um estudo, os fatores de risco para encefalopatia hepática em pacientes com cirrose incluíram um nível mais alto de bilirrubina sérica e o uso de um betabloqueador não seletivo, enquanto um nível mais alto de albumina sérica e o uso de uma estatina foram protetores. O diagnóstico é baseado principalmente na detecção de sintomas e sinais característicos, incluindo *asterixis*. Um aplicativo para *smartphone* chamado EncephalApp que usa o "teste Stroop" (que pede ao paciente para nomear a cor de uma palavra escrita em vez da palavra em si, mesmo quando a palavra é o nome de uma cor diferente) provou ser útil para detectar encefalopatia hepática oculta.

A ingestão oral de proteínas é observada durante episódios agudos. Quando o paciente retomar a ingestão oral, a ingestão de proteínas deve ser de 60-80 g/dia, conforme tolerado; a proteína vegetal é mais bem tolerada do que a proteína da carne. O sangramento gastrointestinal deve ser controlado e o sangue eliminado do trato gastrointestinal. Isso pode ser feito com 120 mL de citrato de magnésio por via oral ou sonda nasogástrica a cada 3-4 horas até que as fezes estejam livres de sangue ou pela administração de lactulose. O benefício do tratamento de pacientes com encefalopatia hepática oculta é incerto; os agentes probióticos podem ter algum benefício.

A lactulose, um xarope dissacarídeo sintético não absorvível, é digerida por bactérias no cólon em ácidos graxos de cadeia curta, resultando na acidificação do conteúdo do cólon. Essa acidificação favorece a formação do íon amônio na equação $NH_4^+ \leftrightarrow NH_3 + H^+$; NH_4^+ não é absorvível, enquanto NH_3 é absorvível e considerado neurotóxico. A lactulose também provoca uma alteração na flora intestinal, fazendo com que haja menos organismos formadores de amônia presentes. Quando administrada por via oral, a dose inicial de lactulose para encefalopatia hepática aguda é de 30 mL três ou quatro vezes ao dia. A dose deve então ser ajustada para que o paciente produza 2-3 fezes moles por dia. Quando administrado por via retal porque o paciente não consegue tomar medicamentos por via oral, a dose é de 200 g/300 mL, administrada como uma solução de lactulose em solução salina ou sorbitol em um enema de retenção por 30-60 minutos, e pode ser repetido a cada 4-6 horas. A limpeza intestinal com uma preparação de colonoscopia de polietilenoglicol também é eficaz em pacientes com encefalopatia hepática aguda evidente e pode ser preferível. O uso contínuo de lactulose após um episódio de encefalopatia aguda reduz a frequência de recorrências.

A flora intestinal produtora de amônia também pode ser controlada com um antibiótico oral. O agente não absorvível rifaximina, 550 mg via oral duas vezes ao dia, é o indicado e demonstrou manter a remissão e reduzir o risco de uma nova hospitalização por encefalopatia hepática ao longo de um período de 24 meses, com ou sem o uso concomitante de lactulose. Metronidazol, 250 mg por via oral três vezes ao dia, também demonstrou benefícios. Pacientes que não respondem à lactulose isolada podem melhorar com um antibiótico adicionado ao tratamento com lactulose.

O uso de suplementos alimentares especiais enriquecidos com aminoácidos de cadeia ramificada geralmente é desnecessário, exceto em pacientes ocasionais que são intolerantes a suplementos proteicos padrão. Opioides e sedativos metabolizados ou excretados pelo fígado devem ser evitados. Se a agitação for acentuada, oxazepam, 10-30 mg, que não é metabolizado pelo fígado, pode ser administrado com cautela por via oral ou por sonda nasogástrica. A deficiência de zinco deve ser corrigida, se presente, com sulfato de zinco oral, 600 mg/dia em doses divididas.

5. **Coagulopatia** – A hipoprotrombinemia causada por desnutrição e deficiência de vitamina K pode ser tratada com vitamina K (p. ex., fitonadiona, 5 mg via oral ou intravenosa ao dia); entretanto, esse tratamento é ineficaz quando a síntese de fatores de coagulação é prejudicada pela doença hepática. Nesses casos, a correção do tempo de protrombina prolongado exigiria grandes volumes de plasma fresco congelado (ver Cap. 17). Como o efeito é transitório, o benefício das infusões de plasma, mesmo para sangramento ativo ou antes de um procedimento invasivo, tem sido questionado pelas alterações concomitantes em fatores anti-hemostáticos e porque o risco de sangramento não se correlaciona com o INR. O fator VIIa recombinante ativado pode ser uma alternativa, mas é caro e representa um risco de 1-2% de complicações trombóticas. Foi demonstrado que o risco de sangramento em pacientes gravemente enfermos com cirrose está correlacionado com sangramento na admissão hospitalar, contagem de plaquetas menor que 30.000/mcL (30×10^9/L), nível de fibrinogênio menor que 60 mg/dL

(1.764 mcmol/L), e um tempo de tromboplastina parcial ativada maior que 100 segundos. Em pacientes com sangramento ativo ou submetidos a um procedimento invasivo, as metas de tratamento de acordo com algumas diretrizes incluem um valor de hematócrito maior que 25%, contagem de plaquetas maior que 50.000/mcL (50×10^9/L) e nível de fibrinogênio maior que 120 mg/dL (3,528 mcmol/L). Um análogo da trombopoietina, p. ex., avatrombopag ou lusutrombopag, reduz a necessidade de transfusões de plaquetas em pacientes com cirrose e contagem de plaquetas inferior a 50.000/mcL (50×10^9/L) submetidos a procedimentos invasivos, mas deve ser administrado por pelo menos 3-5 dias para que as plaquetas comecem a subir.

6. **Hemorragia de varizes esofágicas** – Ver Capítulo 17.

7. **Síndrome hepatopulmonar e hipertensão portopulmonar** – Falta de ar em pacientes com cirrose pode resultar de restrição pulmonar e atelectasia causadas por ascite maciça ou hidrotórax hepático. A síndrome hepatopulmonar – a tríade de doença hepática crônica, aumento do gradiente alvéolo-arterial enquanto o paciente respira ar ambiente e dilatações vasculares intrapulmonares ou comunicações arteriovenosas que resultam em um *shunt* intrapulmonar da direita para a esquerda – ocorre em 5-32% dos pacientes com cirrose. Os pacientes geralmente apresentam maior dispneia (platipneia) e desoxigenação arterial (ortodeoxia) na posição ereta do que na posição reclinada. Deve haver suspeita do diagnóstico em um paciente cirrótico com um nível de oximetria de pulso de 96% ou menos.

A ecocardiografia com contraste é um teste de triagem sensível para detectar dilatações vasculares pulmonares, enquanto a cintilografia de perfusão pulmonar com albumina macroagregada é mais específica e pode ser usada para confirmar o diagnóstico. A TCAR pode ser útil para detectar vasos pulmonares dilatados que podem ser passíveis de embolização em pacientes com hipoxemia grave (PO_2 menor que 60 mmHg [7,8 kPa]) que respondem mal ao oxigênio suplementar.

O tratamento médico tem sido decepcionante. A oxigenoterapia de longo prazo é recomendada para pacientes gravemente hipoxêmicos. A síndrome pode ser revertida com transplante de fígado, embora a morbidade e a mortalidade pós-operatórias por insuficiência respiratória hipoxêmica grave aumentem em pacientes com PO_2 arterial pré-operatória menor que 44 mmHg (5,9 kPa) ou com desvio intrapulmonar substancial. O TIPS pode fornecer tratamento paliativo em pacientes com síndrome hepatopulmonar aguardando transplante.

A hipertensão portopulmonar ocorre em 0,7% dos pacientes com cirrose. O sexo feminino, a hepatite autoimune e a variação genética na aromatase foram relatados como fatores de risco. Grandes desvios portossistêmicos espontâneos estão presentes em muitos pacientes afetados e estão associados à falta de resposta ao tratamento. Em casos confirmados por cateterismo cardíaco do lado direito, vários tratamentos podem reduzir a hipertensão pulmonar e, assim, facilitar o transplante de fígado. Esses incluem as prostaglandinas epoprostenol, iloprost ou treprostinil (os dois últimos são mais fáceis de administrar); os antagonistas do receptor de endotelina ambrisentana e macitentana (a bosentana não é mais usada por potencial hepatotoxicidade); os inibidores da fosfodiesterase-5 sildenafil, tadalafil ou vardenafil; o agonista do receptor de prostaciclina oral selexipag; ou o riociguate análogo GMP cíclico direto. Os betabloqueadores pioram a capacidade de exercício e são contraindicados, e os bloqueadores dos canais de cálcio devem ser usados com cautela porque podem piorar a hipertensão portal. O transplante de fígado é contraindicado em pacientes com hipertensão pulmonar moderada a grave (pressão pulmonar média maior que 35 mmHg ou, se a resistência vascular pulmonar for baixa, maior que 45 mmHg).

C. Transplante de fígado

O transplante de fígado é indicado em casos específicos de doença hepática crônica progressiva e irreversível, insuficiência hepática aguda sobre crônica, insuficiência hepática aguda e certas doenças metabólicas nas quais o defeito metabólico está no fígado. Contraindicações absolutas incluem malignidade (exceto CHC relativamente pequenos em um fígado cirrótico – ver Cap. 41), doença cardiopulmonar avançada (exceto síndrome hepatopulmonar) e sepse. Contraindicações relativas incluem idade acima de 70 anos, obesidade mórbida, trombose da veia porta e mesentérica, abuso ativo de álcool ou drogas, desnutrição grave e falta de compreensão do paciente. Com o surgimento da terapia antirretroviral eficaz para a doença do HIV, uma das principais causas de mortalidade nesses pacientes mudou para a doença hepática causada pela infecção pelo HCV e pelo HBV; a experiência até o momento sugere que o resultado do transplante de fígado é comparável ao de receptores de transplante de fígado não infectados pelo HIV. Pacientes com alcoolismo devem geralmente ficar abstinentes por 6 meses. O transplante de fígado deve ser considerado em pacientes com piora do estado funcional, aumento da bilirrubina, diminuição da albumina, piora da coagulopatia, ascite refratária, sangramento varicoso recorrente ou piora da encefalopatia; a priorização é baseada no escore *MELD* (ou *MELD-Na*). O tratamento da infecção por HCV deve ser adiado até depois do transplante em pacientes nos quais a pontuação *MELD* é 21 ou maior. O transplante combinado de fígado e de rim é indicado em pacientes com insuficiência renal associada presumivelmente irreversível. O principal impedimento para o uso mais difundido do transplante de fígado é a escassez de órgãos doadores. O transplante de fígado de doador vivo adulto é uma opção para alguns pacientes e são considerados doadores de critérios expandidos. Já há relatos de taxas de sobrevida de cinco anos superiores a 80%. O CHC, a hepatite B e C, a síndrome de Budd-Chiari e a doença hepática autoimune podem voltar a ocorrer no fígado transplantado. A incidência de recorrência da hepatite B pode ser reduzida pelo tratamento pré e pós-operatório com um análogo de nucleosídeo ou de nucleotídeo e a administração perioperatória de HBIg, e a hepatite C pode ser tratada com agentes antivirais de

ação direta. A imunossupressão é obtida com combinações de ciclosporina, tacrolimo, sirolimo, corticosteroides, azatioprina e micofenolato de mofetila e pode ser complicada por infecções, DRC avançada, distúrbios neurológicos e toxicidade medicamentosa, bem como rejeição de enxerto, oclusão vascular ou vazamentos de bile. Pacientes que tomam esses medicamentos correm risco de obesidade, diabetes *mellitus* e hiperlipidemia e podem desenvolver DHEADM recorrente ou *de novo* após o transplante.

Prognóstico

O risco de morte por cirrose compensada é 4,7 vezes maior que o risco na população em geral, e o risco por cirrose descompensada é 9,7 vezes maior. O uso de estatinas parece diminuir o risco de descompensação em pacientes com cirrose compensada, nos quais o risco de descompensação pode ser previsto com um sistema de escore que inclui albumina sérica, bilirrubina sérica, idade, TGO e TGP séricos e contagem de plaquetas. Os sistemas de escore prognóstico para cirrose incluem o escore *Child-Pugh* e o escore *MELD* e *MELD-Na* (Tab. 18.8). O escore *MELD-Na*, que incorpora os níveis séricos de bilirrubina, creatinina e sódio e o INR, também é uma medida de risco de mortalidade em pacientes com doença hepática terminal e é particularmente útil para prever a sobrevida de curto e médio prazos e complicações de cirrose (p. ex., peritonite bacteriana), bem como determinar prioridades de alocação para fígados de

TABELA 18.8 Sistemas de escore *Child-Pugh* e Modelo para doença hepática terminal (*MELD*) para estadiamento da cirrose

Sistema de escore *Child-Pugh*			
Parâmetro	**Escore numérico**		
	1	**2**	**3**
Ascite	Nenhum	Pouco	Moderado a grave
Encefalopatia	Nenhum	Pouco a moderado	Moderado a grave
Bilirrubina, mg/dL (mcmol/L)	< 2,0 (34,2)	2-3 (34,2-51,3)	> 3,0 (51,3)
Albumina, g/dL (g/L)	> 3,5 (35)	2,8-3,5 (28-35)	< 2,8 (28)
Tempo de protrombina (segundos aumentados)	1-3	4-6	> 6,0

Escore numérico total e classe *Child-Pugh* correspondente	
Escore	**Classe**
5-6	A
7-9	B
10-15	C

Sistemas de escore *MELD*

Escore *MELD* original = $11{,}2\log_e$ (INR) + $3{,}78\log_e$ (bilirrubina [mg/dL]) + $9{,}57\log_e$ (creatinina [mg/dL]) + 6,43. (Intervalo 6-40.)

Escore *MELD-Na* = *MELD* + (140 - Na) × (1 - 0,025 × *MELD*).

doadores. Pontos adicionais (exceto o escore *MELD*) são dados para pacientes com condições como síndrome hepatopulmonar e CHC que podem se beneficiar de transplante de fígado. Um escore *MELD* de 17 ou mais é necessário para entrar na lista de transplante de fígado. Em pacientes com uma pontuação *MELD* relativamente baixa (menor que 21) e baixa prioridade para transplante de fígado, um gradiente de pressão venosa hepática elevado, ascite persistente, encefalopatia hepática, sarcopenia, fragilidade e baixa qualidade de vida relacionada à saúde são preditores independentes adicionais de mortalidade, e outras modificações do escore *MELD* (incluindo o recentemente introduzido *MELD* 3.0, que inclui sexo e albumina sérica) estão sendo consideradas. Apenas 50% dos pacientes com disfunção hepática grave (albumina sérica menor que 3 g/dL [30 g/L], bilirrubina maior que 3 mg/dL [51,3 mcmol/L], ascite, encefalopatia, caquexia e sangramento gastrointestinal superior) sobrevivem 6 meses sem transplante. O risco de morte nesse subgrupo de pacientes com cirrose avançada está associado à perda de massa muscular, idade ≥ 65 anos, pressão arterial média de 82 mmHg ou menos, disfunção renal grave, disfunção cognitiva, insuficiência ventilatória, tempo de protrombina de 16 segundos ou mais, tratamento tardio e abaixo do ideal da sepse e segundas infecções. Para pacientes cirróticos admitidos em uma unidade de terapia intensiva, o escore do Royal Free Hospital, que consiste em bilirrubina sérica, INR, lactato sérico, gradiente de oxigênio alvéolo-arterial e ureia, foi relatado como preditor de mortalidade. A combinação do escore *MELD* e lactato sérico no momento da hospitalização foi relatada como preditora de mortalidade hospitalar melhor do que somente o escore *MELD*. A disfunção renal grave aumenta a mortalidade em até sete vezes em pacientes com cirrose, e pelo menos 25% dos pacientes que sobrevivem a um episódio de IRA desenvolvem DRC. A obesidade e o diabetes *mellitus* parecem ser fatores de risco para deterioração clínica e mortalidade relacionada à cirrose, assim como o uso contínuo de álcool em pacientes com cirrose associada ao álcool. O uso de betabloqueadores para hipertensão portal é benéfico no início do curso. No entanto, os betabloqueadores podem se tornar ineficazes e podem estar associados à redução da sobrevida em pacientes com ascite refratária, peritonite bacteriana espontânea, sepse ou hepatite grave associada ao álcool por seu efeito negativo na reserva compensatória cardíaca. Em geral, os betabloqueadores devem ser descontinuados quando a pressão arterial sistólica for menor que 90 mmHg, o nível sérico de sódio for menor que 130 mEq/L ou quando houver desenvolvimento de IRA, embora os resultados de alguns estudos tenham desafiado essas diretrizes. Pacientes com cirrose correm risco de desenvolver CHC, com taxas de 3-5% ao ano para cirrose associada ao álcool e relacionada à hepatite viral. O transplante de fígado melhorou significativamente a perspectiva para pacientes com cirrose que são candidatos e são encaminhados para avaliação no início do curso. Pacientes com cirrose compensada recebem prioridade adicional para transplante de fígado no caso de se encontrarem com uma lesão maior que 2 cm de diâmetro consistente com CHC. A mortalidade hospitalar por cirrose caiu de 9,1% em 2002 para 5,4% em 2010, e a de sangramento varicoso em pacientes com cirrose caiu de mais de 40% em 1980 para 15% em 2000. As taxas e os custos de internações hospitalares aumentaram substancialmente entre 2005 e 2015, sobretudo pelos aumentos nas taxas de cirrose causadas por DHEADM. Pacientes hospitalizados com cirrose e infecção apresentam alto risco de infecções subsequentes, principalmente se forem mais velhos, estiverem tomando IBP ou recebendo profilaxia antibiótica para peritonite bacteriana espontânea.

Quando encaminhar
- No caso de biópsia hepática.
- Quando o escore *MELD* for 14 ou superior.
- No caso de endoscopia alta para triagem de varizes gastroesofágicas.

Quando hospitalizar
- Sangramento gastrointestinal.
- Encefalopatia hepática estágio 3-4.
- Piora da função renal.
- Hiponatremia grave.
- Infecção grave.
- Hipóxia profunda.

Bajaj JS et al. Role of oral health, frailty, and minimal hepatic encephalopathy in the risk of hospitalization: a prospective multi-center cohort of outpatients with cirrhosis. Clin Gastroenterol Hepatol. 2023;21:1864. [PMID: 36328307]

Devarbhavi H et al. Global burden of liver disease: 2023 update. J Hepatol. 2023;79:516. [PMID: 36990226]

Lucey MR et al. Liver transplantation. N Engl J Med. 2023;389:1888. [PMID: 37966287]

Nadim MK et al. Acute kidney injury in patients with cirrhosis. N Engl J Med. 2023;388:733. [PMID: 36812435]

Tapper EB et al. Diagnosis and management of cirrhosis and its complications: a review. JAMA. 2023;329:1589. [PMID: 37159031]

Zanetto A et al. Haemostasis in cirrhosis: understanding destabilising factors during acute decompensation. J Hepatol. 2023;78:1037. [PMID: 36708812]

Colangite biliar primária

FUNDAMENTOS DO DIAGNÓSTICO
- Ocorre em mulheres de meia-idade.
- Frequentemente assintomática.
- Elevação da fosfatase alcalina, anticorpos antimitocondriais positivos, IgM elevada, aumento do colesterol.
- Biópsia hepática característica.
- Em estágios posteriores, pode apresentar fadiga, icterícia, características de cirrose, xantelasmas, xantomas, esteatorreia.

Considerações gerais

A CBP é uma doença crônica do fígado caracterizada pela destruição autoimune de pequenos ductos biliares intra-hepáticos e colestase. A designação "colangite biliar primária" substituiu "cirrose biliar primária" porque muitos pacientes não têm cirrose. A doença tem início insidioso, ocorre geralmente em mulheres de 40-60 anos e com frequência é detectada pela descoberta casual de níveis elevados de fosfatase alcalina. As taxas estimadas de incidência e prevalência nos EUA são de 4,5 e 65,4 por 100.000, respectivamente, em mulheres, e 0,7 e 12,1 por 100.000, respectivamente, em homens. Essas taxas podem estar aumentando. A frequência da doença entre parentes de primeiro grau de pessoas afetadas é de 1,3-6%, o risco é aumentado em parentes de segundo e terceiro graus, e a taxa de concordância em gêmeos idênticos é alta. A CBP está associada ao HLA *DRB1*08* e *DQB1*. A doença pode estar associada à síndrome de Sjögren, doença autoimune da tireoide, síndrome de Raynaud, esclerose sistêmica (esclerodermia), hipotireoidismo e doença celíaca; todos os pacientes com CBP devem passar por uma triagem para essas condições. A infecção por *Novosphingobium aromaticivorans* ou *Chlamydophila pneumoniae* pode desencadear ou causar CBP. Histórico de ITU (causadas por *E. coli* ou *Lactobacillus delbrueckii*) e tabagismo, e possivelmente uso de terapia de reposição hormonal e tintura de cabelo são fatores de risco, e o agrupamento de casos no tempo e no espaço sugere um papel causal de agentes ambientais.

Achados clínicos

A. Sintomas e sinais

Muitos pacientes são assintomáticos por anos. O início da doença clínica é insidioso e é anunciado por fadiga (sonolência diurna excessiva) e prurido. Com a progressão, o exame físico revela hepatoesplenomegalia. Lesões xantomatosas podem ocorrer na pele e tendões e ao redor das pálpebras. Icterícia, esteatorreia e sinais de hipertensão portal são achados tardios, embora pacientes ocasionais tenham varizes esofágicas, apesar de um estágio histológico precoce. A disfunção autônoma, incluindo hipotensão ortostática e fadiga associada e disfunção cognitiva, parecem ser comuns. O risco de baixa densidade óssea, osteoporose e fraturas é aumentado em pacientes com CBP, possivelmente, em parte, por polimorfismos do receptor de vitamina D.

B. Achados laboratoriais

A contagem sanguínea é normal no início da doença. Os testes bioquímicos do fígado refletem colestase com elevação da fosfatase alcalina, colesterol (especialmente HDL e lipoproteína X) e, em estágios posteriores, bilirrubina. Os anticorpos antimitocondriais estão presentes em 95% dos pacientes, e os níveis séricos de IgM estão elevados.

Diagnóstico

O diagnóstico de CBP é baseado na detecção de químicas hepáticas colestáticas (muitas vezes inicialmente uma elevação isolada da fosfatase alcalina) e anticorpos antimitocondriais em um título maior que 1:40 no soro. É necessário realizar uma ultrassonografia basal. A biópsia hepática não é necessária para o diagnóstico, a menos que os anticorpos antimitocondriais estejam ausentes, mas permite o estadiamento histológico: I, inflamação portal com granulomas; II, proliferação do ducto

biliar, inflamação periportal; III, septos fibrosos interlobulares; e IV, cirrose. O estadiamento histológico pode ser estimado pelo Teste Aprimorado de Fibrose Hepática (ELF), que incorpora níveis séricos de ácido hialurônico, inibidor tecidual de metaloproteinase-1 e aminopeptídeo procolágeno III, e por elastografia por ultrassom ou RM.

Diagnóstico diferencial

A doença deve ser diferenciada de obstrução crônica da via biliar (cálculo ou estenose), carcinoma dos ductos biliares, colangite esclerosante primária, sarcoidose, toxicidade de medicamentos colestáticos (p. ex., clorpromazina) e (em alguns casos) hepatite crônica. Considera-se que os pacientes com quadro clínico e histológico de CBP, mas sem anticorpos antimitocondriais, apresentam CBP negativa para anticorpos antimitocondriais (anteriormente denominada "colangite autoimune"), que foi associada a níveis séricos mais baixos de IgM e a uma maior frequência de anticorpos para músculo liso e FAN. Muitos desses pacientes apresentam anticorpos antimitocondriais pelo teste imunoblot contra proteínas recombinantes (em vez de imunofluorescência-padrão). Alguns pacientes apresentam características sobrepostas de CBP e hepatite autoimune.

Tratamento

A colestiramina (4 g) em água ou suco três vezes ao dia pode ser benéfica para o prurido; o colestipol e o colesevelam podem ser mais bem tolerados, mas não demonstraram reduzir o prurido. A rifampicina, 150-300 mg por via oral duas vezes ao dia, é inconsistentemente benéfica. Os antagonistas opioides (p. ex., naloxona, 0,2 mcg/kg/min por infusão intravenosa, ou naltrexona, começando com 12,5 mg/dia via oral) mostram-se promissores no tratamento do prurido, mas podem causar sintomas de abstinência de opioides. O antagonista do receptor de serotonina 5-hidroxitriptamina ($5-HT_3$) ondansetrona, 4 mg via oral três vezes ao dia, conforme necessário, a sertralina ISRS, 75-100 mg/dia via oral, e o medicamento anticonvulsivante gabapentina, 300-2.400 mg ao dia, também podem fornecer algum benefício. Para prurido refratário, pode ser necessária plasmaférese ou diálise de albumina extracorpórea. O modafinil, 100-200 mg/dia via oral, pode melhorar a sonolência diurna, mas é mal tolerado. Deficiências de vitaminas A, D e K podem ocorrer se houver esteatorreia e são agravadas quando a colestiramina é administrada.

O ácido ursodesoxicólico (13-15 mg/kg/dia, geralmente em duas doses) é o tratamento médico indicado para CBP. Foi demonstrado que ele retarda a progressão da doença (particularmente em estágio inicial), estabiliza a histologia, melhora a sobrevida a longo prazo, reduz o risco de desenvolver varizes esofágicas e atrasa (e possivelmente previne) a necessidade de transplante de fígado, mesmo na ausência de melhora bioquímica hepática. A normalização completa dos testes bioquímicos do fígado ocorre em 20% dos pacientes tratados em 2 anos e 40% em 5 anos, e a sobrevida é semelhante à de controles saudáveis quando o medicamento é administrado a pacientes com CBP em estágio 1 ou 2. A taxa de melhora na fosfatase alcalina para níveis normais ou quase normais foi relatada como menor em homens do que em mulheres (72% *vs.* 80%) e maior em mulheres cuja doença é diagnosticada após os 70 anos do que antes dos 30 anos (90% *vs.* 50%). Os efeitos colaterais incluem ganho de peso e raramente fezes soltas. O medicamento pode ser continuado durante a gravidez.

O ácido obeticólico, um agonista do receptor farnesoide X, pode ser adicionado em pacientes com resposta incompleta ou intolerância ao ácido ursodesoxicólico. O ácido obeticólico é iniciado em uma dose de 5 mg por via oral ao dia e aumentado para 10 mg ao dia em 6 meses se tolerado, com base no declínio nos níveis séricos de fosfatase alcalina e bilirrubina. O ácido obeticólico é contraindicado em pacientes com cirrose avançada e deve ser usado naqueles com cirrose não avançada na dose de 5 mg semanalmente com monitoramento cuidadoso. O tratamento com ácido obeticólico demonstrou estabilizar ou reverter a fibrose hepática e melhorar a sobrevida livre de transplante. O principal efeito colateral é o prurido, que leva à descontinuação do medicamento em 10-25% dos pacientes. Em razão do custo do medicamento, a relação custo-benefício do ácido obeticólico tem sido questionada.

O bezafibrato (não disponível nos EUA) e o fenofibrato, que ativam receptores proliferadores de peroxissoma ativados (PPAR) e inibem a síntese de ácido biliar, mostraram-se promissores como agentes de segunda linha e melhoram os sintomas (incluindo prurido), os níveis de testes bioquímicos do fígado e a fibrose. Para pacientes com doença avançada, o transplante de fígado é o tratamento de escolha.

Prognóstico

Sem transplante de fígado, a sobrevida média é de 7-10 anos após o desenvolvimento dos sintomas, mas melhorou para mulheres mais jovens desde a introdução do ácido ursodesoxicólico. A progressão para insuficiência hepática e hipertensão portal pode ser acelerada pelo tabagismo; os resultados são piores em homens do que em mulheres. Pacientes com doença em estágio inicial nos quais a fosfatase alcalina e a TGO são menores que 1,5 vez o normal e a bilirrubina é de 1 mg/dL (17,1 mcmol/L) ou menor após 1 ano de terapia com ácido ursodesoxicólico (critérios de Paris II) apresentam baixo risco de cirrose no longo prazo e têm uma expectativa de vida semelhante à da população saudável. A obtenção de um nível de bilirrubina sérica menor que 0,6 vez o limite superior do normal ou um nível normal de fosfatase alcalina está associada ao menor risco de transplante de fígado ou morte, particularmente em pacientes com menos de 62 anos ou com fibrose avançada. A gravidez é bem tolerada em pacientes mais jovens. Na doença avançada, um prognóstico adverso é indicado por um escore de risco Mayo alto que inclui idade avançada, bilirrubina sérica alta, edema, albumina sérica baixa e tempo de protrombina prolongado, bem como por hemorragia varicosa. Outros modelos de prognóstico incluem o índice Globe, que é baseado em idade, bilirrubina sérica, albumina

sérica, fosfatase alcalina sérica e contagem de plaquetas e, em pacientes tratados, o escore *UK-CBP*, que é baseado em albumina sérica basal e contagem de plaquetas e bilirrubina sérica, transaminases e fosfatase alcalina após 12 meses de ácido ursodesoxicólico. Um aumento na rigidez do fígado de mais de 2,1 kPa por ano indica um prognóstico adverso. Uma ferramenta de predição para varizes foi proposta com base em albumina sérica, fosfatase alcalina sérica, contagem de plaquetas e esplenomegalia. A fadiga está associada a um risco aumentado de mortalidade cardíaca e pode não ser revertida pelo transplante de fígado. Entre os pacientes assintomáticos, um declínio na função hepática é observado em até 50% em 5 anos, e pelo menos um terço se tornará sintomático em 15 anos. O risco de CHC é aumentado em pacientes com CBP, mas menor do que para outras causas de doença hepática crônica; os fatores de risco incluem idade avançada, sexo masculino, transfusões de sangue anteriores, estágio histológico avançado, sinais de cirrose ou hipertensão portal e uma não resposta bioquímica ao ácido ursodesoxicólico. O transplante de fígado deve ser considerado quando o escore *MELD-Na* for pelo menos 15, a bilirrubina sérica total pelo menos 6 ou o escore de risco Mayo pelo menos 7,8. O transplante de fígado para CBP avançado está associado a uma taxa de sobrevida de 1 ano de 85-90%. A doença reaparece no enxerto em 20% dos pacientes em 3 anos e em 37% em 10 anos. Um risco reduzido de recorrência, perda do enxerto e morte está associado ao tratamento preventivo com ácido ursodesoxicólico em combinação com ciclosporina (em vez de tacrolimo).

Quando encaminhar

- No caso de biópsia hepática.
- No caso de avaliação de transplante de fígado.

Quando hospitalizar

- Sangramento gastrointestinal.
- Encefalopatia hepática estágio 3-4.
- Piora da função renal.
- Hiponatremia grave.
- Hipóxia profunda.

Abbas N et al. UK-wide multicenter evaluation of second-line therapies in primary biliary cholangitis. Clin Gastroenterol Hepatol. 2023;21:1561. [PMID: 35961518]

Bhan I et al. Case 4-2023: a 56-year-old man with abnormal results on liver testing. N Engl J Med. 2023;388:544. [PMID: 36780679]

Khakoo NS et al. Efficacy and safety of bezafibrate alone or in combination with ursodeoxycholic acid in primary biliary cholangitis: systematic review and meta-analysis. Dig Dis Sci. 2023;68:1559. [PMID: 36180756]

Kowdley KV et al. Application of the latest advances in evidence-based medicine in primary biliary cholangitis. Am J Gastroenterol. 2023;118:232. [PMID: 36729104]

Trivella J et al. Primary biliary cholangitis: epidemiology, prognosis, and treatment. Hepatol Commun. 2023;7:e0179. [PMID: 37267215]

Hemocromatose

FUNDAMENTOS DO DIAGNÓSTICO

- Geralmente há suspeita por um histórico familiar ou uma elevação da saturação de ferro ou de ferritina sérica.
- A maioria dos pacientes é assintomática; a doença raras vezes é reconhecida clinicamente antes da quinta década.
- Anormalidades hepáticas e cirrose, IC, hipogonadismo e artrite.
- A variante patogênica do gene *HFE* (geralmente C282Y/C282Y) é encontrada na maioria dos casos.

Considerações gerais

A hemocromatose é uma doença autossômica recessiva causada na maioria dos casos por uma variante patogênica no gene *HFE* no cromossomo 6. Acredita-se que a proteína HFE desempenhe um papel importante no processo pelo qual as células da cripta duodenal detectam os estoques de ferro do corpo, e o gene variante leva ao aumento da absorção de ferro do duodeno. Acredita-se que uma diminuição na síntese ou na expressão de hepcidina, o principal hormônio regulador do ferro, seja um fator patogênico chave em todas as formas de hemocromatose. Cerca de 95% das pessoas com hemocromatose bem estabelecida são homozigotas para a variante C282Y (hemocromatose tipo 1a). A frequência da variante C282Y é de 1 em cada 7 pessoas nas populações brancas do norte da Europa e da América do Norte, resultando em uma frequência de 0,5% de homozigotos (dos quais 38-50% desenvolverão evidências bioquímicas de sobrecarga de ferro, mas apenas 28% dos homens e 1% das mulheres desenvolverão sintomas clínicos). A variante do gene C282Y e a hemocromatose são incomuns em populações negras e asiático-americanas. Uma segunda variante do gene patogênico (H63D) pode contribuir para o desenvolvimento de sobrecarga de ferro em uma pequena porcentagem (1,5%) de pessoas que são heterozigotas compostas para C282Y e H63D (tipo 1b); a doença relacionada à sobrecarga de ferro se desenvolve em apenas alguns pacientes (particularmente aqueles que têm uma comorbidade como diabetes *mellitus* e esteatose hepática). Uma terceira variante do gene (S65C) pode levar ao aumento dos níveis séricos de ferro e ferritina sem significância clínica (tipo 1c). Altos níveis séricos de ferritina são vistos na síndrome de hiperferritinemia-catarata associada a variantes patogênicas no gene *FTL* (cadeia L de ferritina). Uma variante incomum de início juvenil, caracterizada por sobrecarga grave de ferro, disfunção cardíaca, hipogonadismo hipogonadotrófico e alta taxa de mortalidade, geralmente está ligada a um gene variante no cromossomo 1q denominado *HJV*, que produz uma proteína chamada hemojuvelina (tipo 2a) ou, raramente, a uma variante do gene *HAMP* no cromossomo 19 que codifica a hepcidina (tipo 2b). Casos raros de hemocromatose resultam de variantes patogênicas nos genes que codificam o receptor de transferrina 2 (*TFR2*) (tipo 3) e a ferroportina (*SLC40A1*)

(tipo 4a). A hemocromatose do tipo 4b é caracterizada pela resistência da ferroportina à hepcidina.

A hemocromatose é caracterizada pelo aumento do acúmulo de ferro na forma de hemossiderina no fígado, no pâncreas, no coração, nas suprarrenais, nos testículos, na pituitária e nos rins. A cirrose tem mais probabilidade de se desenvolver em pessoas afetadas que bebem álcool em excesso ou têm esteatose hepática relacionada à obesidade do que naquelas que não o fazem; outros fatores de risco incluem idade e diabetes *mellitus*. Eventualmente, insuficiência hepática e pancreática, IC e hipogonadismo podem se desenvolver. Heterozigotos não desenvolvem cirrose na ausência de distúrbios associados, como hepatite viral ou DHEADM.

Achados clínicos

A. Sintomas e sinais

O início da doença clínica geralmente ocorre após os 50 anos de idade – mais cedo em homens do que em mulheres; no entanto, em razão dos testes bioquímicos hepáticos generalizados e da triagem de ferro, o diagnóstico geralmente é feito muito antes do desenvolvimento dos sintomas. Os sintomas iniciais são inespecíficos (p. ex., fadiga, artralgia). Manifestações clínicas posteriores incluem artropatia simétrica semelhante à osteoartrite e doença de depósito de pirofosfato de cálcio (e, finalmente, a necessidade de cirurgia de substituição da articulação em alguns casos), hepatomegalia e evidência de disfunção hepática. Outras manifestações podem incluir pigmentação da pele (combinação de cinza-ardósia decorrente do ferro e marrom pela melanina, às vezes resultando em uma cor bronze), aumento cardíaco com ou sem IC ou defeitos de condução, diabetes *mellitus* (especialmente naqueles com cirrose), disfunção erétil e osteoporose em homens. Curiosamente, estudos populacionais mostraram uma prevalência aumentada de doença hepática, mas não de diabetes *mellitus*, artrite ou doença cardíaca em homozigotos C282Y. Em pacientes nos quais a cirrose se desenvolve, pode ocorrer sangramento de varizes esofágicas, e há uma frequência de 15-20% de CHC; o risco de colangiocarcinoma intra-hepático também é aumentado. Os pacientes afetados apresentam risco aumentado de infecção por *Vibrio vulnificus*, *Listeria monocytogenes*, *Yersinia enterocolitica* e outros organismos sideróforos. O risco de porfiria cutânea tardia é maior em pessoas com as variantes C282Y ou H63D, e os homozigotos C282Y têm o dobro do risco de câncer colorretal e de mama do que pessoas sem a variante C282Y.

B. Achados laboratoriais

Os achados laboratoriais incluem testes hepáticos levemente anormais (TGO, fosfatase alcalina), ferro plasmático elevado com saturação de transferrina maior que 45%, baixa capacidade de ligação de ferro insaturado e ferritina sérica elevada (maior que 200 mcg/L em mulheres na pré-menopausa e 300 mcg/L em homens e mulheres na pós-menopausa, embora uma saturação de ferro normal ou uma ferritina normal não excluam o diagnóstico). Os homens afetados são mais propensos do que mulheres afetadas a ter um nível elevado de ferritina. O teste para variantes de *HFE* é indicado em qualquer paciente com evidência de sobrecarga de ferro. Curiosamente, em pessoas com ferritina sérica elevada, a probabilidade de detectar homozigose C282Y diminui com o aumento dos níveis de TGP e TGO, o que provavelmente reflete inflamação hepática e sobrecarga secundária de ferro. Em contraste com a sobrecarga secundária de ferro, o nível sérico de TGP é frequentemente normal na hemocromatose.

C. Exames de imagem

A RM e a TC podem mostrar alterações consistentes com sobrecarga de ferro no fígado, e técnicas baseadas em RM (p. ex., RM de eco de spin T2 e RM de eco de gradiente T2*) podem quantificar os estoques de ferro hepático, distinguir a sobrecarga de ferro primária da secundária e avaliar o grau de fibrose hepática.

D. Biópsia hepática

No passado, a biópsia hepática era indicada em pacientes homozigotos para C282Y para determinar se havia a presença de cirrose. No entanto, biomarcadores séricos de fibrose e elastografia por RM são agora alternativas à biópsia hepática para identificar fibrose avançada. A biópsia pode ser adiada em pacientes nos quais o nível de ferritina sérica é menor que 1.000 mcg/L, o nível sérico de TGO é normal e a hepatomegalia está ausente, pois a probabilidade de cirrose é baixa nessas pessoas. Os fatores de risco para fibrose avançada incluem sexo masculino, consumo excessivo de álcool e diabetes *mellitus*. A biópsia hepática pode ser indicada quando há suspeita de sobrecarga de ferro, mesmo que o paciente não seja homozigoto para C282Y nem um heterozigoto composto C282Y/H63D. Em pacientes com hemocromatose, a biópsia hepática característicamente mostra extensa deposição de ferro em hepatócitos e nos ductos biliares, e o índice de ferro hepático – conteúdo de ferro hepático por grama de fígado convertido em micromoles e dividido pela idade do paciente – é geralmente maior que 1,9 (embora não seja mais usado para diagnóstico). Apenas 5% dos pacientes com hemocromatose hereditária identificados por triagem em um ambiente de cuidados primários têm cirrose.

Triagem

Estudos de ferro e testes de *HFE* são recomendados para todos os familiares de primeiro grau de um probando; filhos de uma pessoa afetada (homozigoto C282Y) precisam ser triados somente se o cônjuge do paciente for portador da mutação C282Y ou H63D. A triagem da população geral para hemocromatose não é recomendada porque a penetrância clínica da homozigose C282Y e a morbidade e mortalidade por hemocromatose são baixas. Pacientes com doença hepática crônica inexplicada, condrocalcinose, disfunção erétil e diabetes *mellitus* tipo 1 (especialmente de início tardio) devem ser rastreados para sobrecarga de ferro.

Tratamento

Pessoas afetadas são aconselhadas a evitar alimentos ricos em ferro (como carne vermelha), álcool, vitamina C, frutos do mar crus e ferro suplementar, embora restrições alimentares possam não ser necessárias para aqueles que estão passando por flebotomia. Flebotomias semanais de 1 ou 2 unidades (250-500 mL) de sangue (cada uma contendo cerca de 250 mg de ferro) são indicadas em todos os pacientes sintomáticos e naqueles com nível de ferritina sérica de pelo menos 300 mcg/L (homens) ou 200 mcg/L (mulheres) com saturação de ferro em jejum aumentada ($\geq 45\%$); essas flebotomias devem ser continuadas por 2-3 anos para atingir a depleção dos estoques de ferro. Os valores de hematócrito e ferro sérico devem ser monitorados. Quando a depleção dos estoques de ferro é alcançada (saturação de ferro menor que 50% e nível de ferritina sérica de 50-100 mcg/L), as flebotomias (a cada 3-4 meses) para manter os níveis de ferritina sérica entre 50 mcg/L e 100 mcg/L são continuadas, embora tenha sido relatado que a adesão diminui com o tempo. A administração de um IBP, que reduz a absorção intestinal de ferro, diminui a necessidade de volume de flebotomia de manutenção. Em mulheres homozigotas C282Y, um IMC maior que 28 está associado a uma necessidade menor de flebotomia, possivelmente porque os níveis de hepcidina são aumentados pelo sobrepeso. Complicações da hemocromatose – artropatia, diabetes *mellitus*, doença cardíaca, hipertensão portal e hipopituitarismo – também requerem tratamento.

O agente quelante deferoxamina é indicado para pacientes com hemocromatose e anemia ou naqueles com sobrecarga secundária de ferro decorrente de talassemia que não toleram flebotomias. O medicamento é administrado por via intravenosa ou subcutânea em uma dosagem de 20-40 mg/kg/dia infundida ao longo de 24 horas e pode mobilizar 30 mg de ferro por dia; no entanto, o tratamento é doloroso e demorado. Dois quelantes orais, deferasirox, 20 mg/kg uma vez ao dia, e deferiprona, 25 mg/kg três vezes ao dia, foram aprovados para tratamento de sobrecarga de ferro em razão de transfusões de sangue e usados em pessoas com hemocromatose que não toleram flebotomia, mas apresentam uma série de efeitos colaterais e interações medicamentosas que limitam sua utilidade.

O curso da hemocromatose parece ser favoravelmente alterado pela terapia de flebotomia, embora a evidência de um benefício seja surpreendentemente escassa. Com a terapia de flebotomia, a fibrose hepática pode regredir e, em pacientes pré-cirróticos, a cirrose pode ser prevenida. Defeitos de condução cardíaca podem melhorar com tratamento. Doença articular, diabetes *mellitus* e hipogonadismo podem não reverter com tratamento de hemocromatose. Sintomas articulares mais graves estão associados a aumentos persistentes na saturação de transferrina, mesmo se o nível de ferritina sérica for mantido abaixo de 50 mcg/L. Em pacientes com cirrose, pode haver reversão das varizes, o risco de sangramento varicoso diminui e o risco de CHC pode ser reduzido. Naqueles com um nível inicial de ferritina sérica maior que 1.000 mcg/L (2.247 pmol/L), o risco de morte é cinco vezes maior do que naqueles com uma ferritina sérica de 1.000 mcg/L (2.247 pmol/L) ou menos. Em pacientes tratados, apenas aqueles com ferritina sérica maior que 2.000 mcg/L (4.494 pmol/L) são relatados como tendo mortalidade aumentada, principalmente relacionada à doença hepática. Desde 1997, as taxas de sobrevida pós-transplante de fígado têm sido excelentes. Após o transplante de fígado, os estudos de ferro sérico e os níveis de hepcidina são normais, e a flebotomia não é necessária.

Quando encaminhar

- Em caso de biópsia hepática.
- Em caso de início de terapia.

Adams PC et al. Haemochromatosis. Lancet. 2023;401:1811. [PMID: 37121243]

Cathcart J et al. European Association for Study of the Liver (EASL) clinical practice guidelines on haemochromatosis. Frontline Gastroenterol. 2023;14:282. [PMID: 37409332]

Olynyk JK et al. Hemochromatosis. N Engl J Med. 2022;387:2159. [PMID: 36477033]

Doença de Wilson

FUNDAMENTOS DO DIAGNÓSTICO

- Distúrbio autossômico recessivo raro que geralmente ocorre em pessoas com menos de 40 anos.
- Deposição excessiva de cobre no fígado e no cérebro.
- A ceruloplasmina sérica, a proteína transportadora de cobre no plasma, é baixa.
- A excreção urinária de cobre e a concentração hepática de cobre são altas.

Considerações gerais

A doença de Wilson (degeneração hepatolenticular) é uma doença autossômica recessiva rara que em geral ocorre em pessoas entre 3 e 55 anos de idade. A prevalência mundial geralmente declarada é de cerca de 30 por 1 milhão de habitantes, mas a frequência do alelo parece ser maior do que a implícita por essa estimativa. A condição é caracterizada pela deposição excessiva de cobre no fígado e no cérebro. O defeito genético, localizado no cromossomo 13 (*ATP7B*), demonstrou afetar uma adenosina trifosfatase transportadora de cobre no fígado que leva ao acúmulo de cobre no fígado e ao dano oxidativo das mitocôndrias hepáticas. A maioria dos pacientes é de heterozigotos compostos (i.e., carregam duas variantes patogênicas diferentes). Mais de 600 variantes no gene da doença de Wilson foram identificadas. A variante H1069Q é responsável por 37-63% dos alelos da doença em populações de descendência do norte da Europa. A principal aberração fisiológica na doença de Wilson é a absorção excessiva de cobre do intestino delgado e a diminuição da excreção de cobre pelo fígado, resultando em aumento da deposição de tecido, especialmente no fígado, cérebro, córnea e rim.

Achados clínicos

A doença de Wilson tende a se apresentar como doença hepática em adolescentes (mais comum em mulheres) e doença neuropsiquiátrica em adultos jovens (mais comum em homens), mas há grande variabilidade, e o início dos sintomas após os

40 anos é mais comum do que se pensava anteriormente. O diagnóstico deve ser considerado em qualquer criança ou adulto jovem com hepatite, esplenomegalia com hiperesplenismo, anemia hemolítica com Coombs negativo, hipertensão portal e anormalidades neurológicas ou psiquiátricas. A doença de Wilson também deve ser considerada em pessoas com menos de 40 anos com hepatite crônica ou insuficiência hepática aguda.

O envolvimento hepático pode variar de testes bioquímicos hepáticos elevados (embora a fosfatase alcalina possa estar baixa, particularmente em pacientes com doença hepática aguda grave) até cirrose e hipertensão portal. Em pacientes com insuficiência hepática aguda (vista mais frequentemente em mulheres do que em homens), o diagnóstico de doença de Wilson é sugerido por uma razão de fosfatase alcalina (em U/L) para bilirrubina total (em mg/dL) menor que 4 e uma razão de TGO para TGP maior que 2,2. As manifestações neurológicas da doença de Wilson estão relacionadas à disfunção dos núcleos da base e incluem uma síndrome acinética-rígida semelhante ao parkinsonismo, pseudoesclerose com tremor, ataxia e uma síndrome distônica. Disartria, disfagia, incoordenação e espasticidade são comuns. Há relatos de enxaquecas, insônia e convulsões. As características psiquiátricas incluem mudanças comportamentais e de personalidade e labilidade emocional e podem preceder características neurológicas típicas. O risco de depressão é aumentado. O sinal patognomônico da condição é o anel de Kayser-Fleischer marrom ou cinza-esverdeado, que representa depósitos granulares pigmentados finos na membrana de Descemet na córnea (Fig. 18.4). O anel é geralmente mais marcado nos polos superior e inferior da córnea. Às vezes, é visto a olho nu e é facilmente detectado pelo exame de lâmpada de fenda. Ele pode estar ausente em pacientes que apresentam somente manifestações hepáticas, mas geralmente está presente naqueles com doença neuropsiquiátrica. Cálculos renais, aminoacidúria, acidose tubular renal, hipoparatireoidismo, infertilidade, anemia hemolítica e lipomas subcutâneos podem ocorrer.

Diagnóstico

O diagnóstico pode ser desafiador, mesmo com o uso de sistemas de escore (p. ex., os critérios de Leipzig, o New Wilson

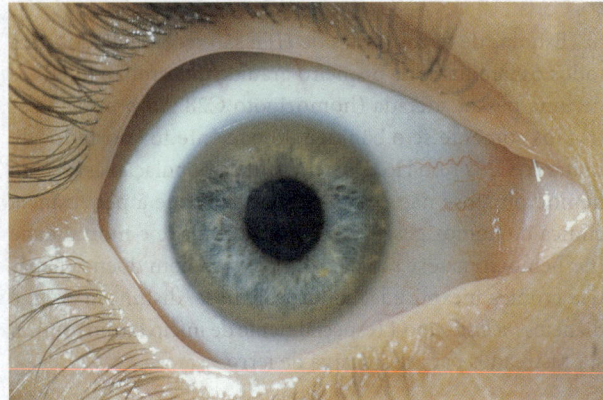

FIGURA 18.4 Anel de Kayser-Fleischer marrom na borda da córnea em um paciente com doença de Wilson.
De Mediscan/Alamy Stock Photo.

Index), e geralmente é baseado na demonstração de aumento da excreção urinária de cobre (maior que 40 mcg/24 h e geralmente maior que 100 mcg/24 h) ou baixos níveis séricos de ceruloplasmina (menor que 14 mg/dL [140 mg/L]; menor que 10 mg/dL [100 mg/L] sugere fortemente o diagnóstico) e concentração hepática elevada de cobre (maior que 250 mcg/g de fígado seco), bem como anéis de Kayser-Fleischer, sintomas neurológicos e anemia hemolítica de Coombs negativo. No entanto, o aumento do cobre urinário e um baixo nível de ceruloplasmina sérica, embora úteis, não são completamente sensíveis nem específicos para a doença de Wilson. Um exame enzimático para ceruloplasmina parece ser mais preciso e mais sensível para triagem do que a excreção urinária de cobre. Uma proporção de cobre trocável sérico para cobre total ("cobre trocável relativo") acima de 18,5% foi relatada como um teste confiável para o diagnóstico da doença de Wilson. A biópsia hepática pode mostrar hepatite aguda ou crônica ou cirrose. A RM do cérebro pode mostrar evidência de aumento do cobre nos núcleos da base, tronco encefálico e cerebelo, mesmo no início do curso da doença. A análise molecular das variantes patogênicas *ATP7B* pode ser diagnóstica e deve ser realizada quando os testes clínicos e bioquímicos forem inconclusivos.

Tratamento

O tratamento precoce para remover o excesso de cobre antes que ele possa produzir danos hepáticos ou neurológicos é essencial. A restrição de cobre na dieta (mariscos, vísceras, nozes, cogumelos, produtos à base de soja e chocolate) pode ser valiosa, mas não é suficiente. D-penicilamina oral (0,75-2 g/dia em doses divididas tomadas 1 hora antes ou 2 horas depois da refeição) tem sido tradicionalmente o medicamento de escolha e aumenta a excreção urinária de cobre quelado. A piridoxina oral, 50 mg por semana, é adicionada porque a D-penicilamina é um antimetabólito dessa vitamina. Se o tratamento com D-penicilamina não puder ser tolerado pela intolerância gastrointestinal, hipersensibilidade, reações autoimunes, nefrotoxicidade ou toxicidade da medula óssea, usa-se o cloridrato de trientina, 250-500 mg três vezes ao dia, um agente quelante tão eficaz quanto a D-penicilamina, mas com uma taxa menor de efeitos adversos. A trientina é cada vez mais prescrita como um agente de primeira linha e de manutenção, embora seu custo tenha sido alto. Uma nova formulação, o tetracloridrato de trientina, reduz os níveis séricos de cobre não ceruloplasmina sem aumentar a excreção de cobre e está associada a menos efeitos colaterais; ela foi aprovada pela FDA em 2022 para a terapia de manutenção em pacientes previamente tratados e tolerantes à D-penicilamina. O acetato de zinco oral ou gluconato de zinco, 50 mg de zinco elementar três vezes ao dia, tomado 30 minutos antes ou 2 horas após uma refeição, interfere na absorção intestinal de cobre, promove a excreção fecal de cobre e tem sido usado como uma terapia de primeira linha em pacientes assintomáticos ou grávidas e aqueles com doença neurológica, em combinação com um agente quelante, ou como uma terapia de manutenção após a remoção do cobre com um agente quelante, mas os efeitos gastrointestinais adversos geralmente levam à descontinuação

e sua eficácia e segurança a longo prazo (incluindo risco de hepatotoxicidade) foram questionadas; pode levar à deficiência de cobre em pessoas normais.

O tratamento deve continuar indefinidamente, e a adesão (sem tratamento excessivo) é essencial. As doses de penicilamina e de trientina devem ser reduzidas durante a gravidez. A suplementação com vitamina E, um antioxidante, foi recomendada, mas não rigorosamente estudada. Quando o nível sérico de cobre não ceruloplasmina estiver dentro da faixa normal (50-150 mcg/L), a dose do agente quelante pode ser reduzida ao mínimo necessário para manter esse nível. O prognóstico é bom em pacientes que são tratados efetivamente antes que ocorram danos ao fígado ou ao cérebro, mas a sobrevida a longo prazo é reduzida em pacientes com cirrose no diagnóstico (84% após 20 anos). O transplante de fígado é indicado para insuficiência hepática aguda (frequentemente após troca de plasma ou diálise com MARS como medida estabilizadora) e cirrose descompensada (com excelentes resultados). O transplante de fígado geralmente não é recomendado para doença neuropsiquiátrica isolada intratável. Todos os parentes de primeiro grau, especialmente irmãos, requerem triagem com ceruloplasmina sérica, testes bioquímicos do fígado e exame de lâmpada de fenda ou, se a variante do gene patogênico causador for conhecida, com análise de variantes.

Quando encaminhar

Todos os pacientes com doença de Wilson devem ser encaminhados para diagnóstico e tratamento.

Quando hospitalizar

- Insuficiência hepática aguda.
- Sangramento gastrointestinal.
- Encefalopatia hepática estágio 3-4.
- Piora da função renal.
- Hiponatremia grave.
- Hipóxia profunda.

Alkhouri N et al. Wilson disease: a summary of the updated AASLD Practice Guidance. Hepatol Commun. 2023;7:e0150. [PMID: 37184530]

Mazhar A et al. Updates on Wilson disease. Clin Liver Dis (Hoboken). 2023;22:117. [PMID: 3790886]

Roberts EA et al. Current and emerging issues in Wilson's disease. N Engl J Med. 2023;389:922. [PMID: 37672695]

Obstrução do fluxo venoso hepático (síndrome de Budd-Chiari)

FUNDAMENTOS DO DIAGNÓSTICO

- Dor e sensibilidade no quadrante superior direito.
- Ascite.
- Estudos de imagem mostram oclusão/ausência de fluxo na(s) veia(s) hepática(s) ou na veia cava inferior.
- O quadro clínico é semelhante na síndrome de obstrução sinusoidal, mas as principais veias hepáticas estão patentes.

Considerações gerais

A prevalência de obstrução primária do fluxo venoso hepático, ou síndrome de Budd-Chiari, é de 1 caso por 1 milhão de pessoas por ano. Fatores predisponentes, incluindo estados hipercoaguláveis hereditários e adquiridos, podem ser identificados em até 75% dos pacientes afetados. Até 50% dos casos estão associados à policitemia vera ou a outras neoplasias mieloproliferativas (que acarretam um risco de 1% de síndrome de Budd-Chiari). Esses casos são frequentemente associados a uma variante patogênica específica (*V617F*) no gene que codifica a tirosina quinase JAK2 e podem ser subclínicos. Outras predisposições à trombose (p. ex., resistência à proteína C ativada [mutação do fator V Leiden] [8% dos casos], deficiência de proteína C ou S ou antitrombina [10%], anticorpos antifosfolipídeos [10-12%], hiperprotrombinemia [variante patogênica do fator II *G20210A*] [3%], a variante *TT677* da metilenotetraidrofolato redutase) podem ser identificados em outros casos. A obstrução da veia hepática pode estar associada a membranas cavas, IC do lado direito ou pericardite constritiva, neoplasias que causam oclusão da veia hepática, hemoglobinúria paroxística noturna, hiper-homocisteinemia, síndrome de Behçet, vasculite, sarcoidose, DII, doença celíaca, trauma abdominal contuso, uso de anticoncepcionais orais e gravidez. Na Índia, China e África do Sul, a síndrome de Budd-Chiari está associada a um baixo padrão de vida e frequentemente é o resultado da oclusão da porção hepática da veia cava inferior, presumivelmente decorrente da trombose prévia. A apresentação clínica é leve, mas o curso é frequentemente complicado pelo CHC.

Alguns agentes citotóxicos e alcaloides pirrolizidínicos (confrei ou "chás de arbusto") podem causar **síndrome de obstrução sinusoidal** (anteriormente conhecida como doença veno-oclusiva, porque as vênulas terminais são ocluídas com frequência), que imita clinicamente a síndrome de Budd-Chiari. A síndrome de obstrução sinusoidal pode ocorrer em pacientes submetidos a transplante de células-tronco hematopoiéticas, em particular aqueles com elevações de transaminase sérica pré-transplante ou febre durante terapia citorredutora com ciclofosfamida, azatioprina, carmustina, bussulfano, etopósido ou gentuzumabe ozogamicina ou aqueles que estão recebendo terapia citorredutora de alta dose ou irradiação corporal total de alta dose.

Achados clínicos
A. Sintomas e sinais

A apresentação é mais comumente subaguda, mas pode ser fulminante, aguda ou crônica; pode se apresentar como insuficiência hepática aguda sobre crônica (ver Cirrose). As manifestações clínicas geralmente incluem ascite, hepatomegalia dolorosa, icterícia, esplenomegalia e IRA. Com doença crônica, varizes que sangram e encefalopatia hepática podem ser evidentes; pode ocorrer síndrome hepatopulmonar.

B. Exames de imagem

Estudos de imagem hepática podem mostrar um lobo caudado proeminente uma vez que sua drenagem venosa pode estar ocluída. O teste de triagem indicado é a ultrassonografia com contraste, colorida ou Doppler pulsado, que tem uma sensibilidade de 85% para detectar evidências de trombose venosa hepática ou da veia cava inferior. A RM com sequências *spin* eco e gradiente eco e injeção intravenosa de gadolínio permite a visualização das veias obstruídas e dos vasos colaterais. A venografia direta pode delinear teias cavas e veias hepáticas ocluídas (padrão "teia de aranha") com mais precisão, mas raramente é necessária. Trombose venosa esplâncnica concomitante pode ser encontrada em 4-21% dos casos.

C. Biópsia hepática

A biópsia hepática percutânea ou transjugular na síndrome de Budd-Chiari pode ser considerada quando os resultados de imagens não invasivas são inconclusivos. A biópsia frequentemente mostra congestão centrolobular e fibrose características e, muitas vezes, múltiplos nódulos regenerativos grandes. No entanto, a biópsia raramente é necessária, e é com frequência contraindicada na síndrome de obstrução sinusoidal em razão de trombocitopenia, e o diagnóstico é baseado em achados clínicos.

Tratamento

A ascite deve ser tratada com restrição de sal e diuréticos. Causas tratáveis da síndrome de Budd-Chiari devem ser investigadas. O reconhecimento e tratamento imediatos de um distúrbio hematológico subjacente podem evitar a necessidade de cirurgia; no entanto, o regime de anticoagulação ideal é incerto, e a anticoagulação está associada a um alto risco de sangramento, particularmente em pacientes com hipertensão portal e aqueles submetidos a procedimentos invasivos. Heparinas de baixo peso molecular são preferíveis à heparina não fracionada em virtude da alta taxa de trombocitopenia induzida por heparina com esta última. Varfarina e Doac parecem ter a mesma eficácia. A infusão de um agente trombolítico em veias recentemente ocluídas foi tentada com sucesso. O defibrotide, um agonista do receptor de adenosina que aumenta os níveis endógenos do ativador do plasminogênio tecidual, foi aprovado pela FDA para a prevenção e o tratamento da síndrome de obstrução sinusoidal. O medicamento é administrado como uma infusão intravenosa a cada 6 horas por um mínimo de 21 dias. Efeitos adversos sérios incluem hipotensão e hemorragia; o medicamento é caro e não tem benefício na síndrome de obstrução sinusoidal grave.

A angioplastia com balão, muitas vezes com colocação de um *stent* metálico intravascular, é preferível em pacientes com uma rede de veia cava inferior e é realizada comumente em pacientes com trombose da veia hepática. A colocação de TIPS pode ser tentada em pacientes com síndrome de Budd-Chiari e congestão hepática persistente ou terapia trombolítica falha e, possivelmente, naqueles com síndrome de obstrução sinusoidal. O TIPS é preferível à descompressão cirúrgica (*shunt* da porta-cava, meso-cava ou meso-atrial de lado a lado), que está associada a maior morbidade e mortalidade precoces. Idade avançada, maior nível de bilirrubina sérica e maior INR preveem um resultado ruim com o TIPS. Quando o TIPS não é tecnicamente viável pela obstrução completa da veia hepática, o *shunt* portossistêmico intra-hepático direto guiado por ultrassom é uma abordagem alternativa. O transplante de fígado pode ser considerado em pacientes com insuficiência hepática aguda, cirrose com disfunção hepatocelular e falha de outros tratamentos. Pacientes com síndrome de Budd-Chiari geralmente necessitam de anticoagulação por toda a vida, incluindo tratamento de qualquer doença mieloproliferativa subjacente; uma terapia antiplaquetária com ácido acetilsalicílico e hidroxiureia tem sido sugerida como uma alternativa à varfarina em pacientes com distúrbio mieloproliferativo.

Prognóstico

Em geral a taxa de sobrevida de 5 anos é de 50-90% com tratamento (mas menos de 10% sem intervenção). Fatores prognósticos adversos em pacientes com síndrome de Budd-Chiari são idade avançada, escore alto de *Child-Pugh*, ascite, encefalopatia, sepse, bilirrubina total elevada, tempo de protrombina prolongado, creatinina sérica elevada, insuficiência respiratória aguda, trombose concomitante da veia porta, câncer e características histológicas de doença hepática aguda sobreposta à lesão hepática crônica. A mortalidade de 3 meses pode ser prevista pelo escore de Rotterdam, que é baseado em encefalopatia, ascite, tempo de protrombina e bilirrubina. Um nível sérico de TGP pelo menos cinco vezes acima do limite superior do normal na apresentação indica isquemia hepática e prevê um resultado ruim, em particular quando o nível de TGP diminui lentamente. Pacientes com síndrome de Budd-Chiari crônica devem ser monitorados para CHC com ultrassonografia abdominal e níveis séricos de alfafetoproteína a cada 6 meses, mas o risco é baixo na ausência de cirrose; outros fatores de risco incluem obstrução combinada da veia hepática e da veia cava inferior e bloqueio de um segmento longo da veia cava inferior.

Quando hospitalizar

Todos os pacientes com obstrução da veia hepática devem ser hospitalizados.

Åberg F et al. Three-fold increased risk of death in Budd-Chiari syndrome compared to matched controls: a population-based cohort study. Clin Gastroenterol Hepatol. 2023;21:995. [PMID: 35569740]

Garcia-Pagán JC et al. Primary Budd-Chiari syndrome. N Engl J Med. 2023;388:1307. [PMID: 37018494]

O fígado na insuficiência cardíaca

Hepatite isquêmica, também chamada de **hepatopatia isquêmica, hepatite hipóxica, choque hepático** ou **lesão hepática cardiogênica aguda**, resulta de uma queda aguda no débito cardíaco devido a infarto agudo do miocárdio, arritmia ou choque séptico ou hemorrágico, geralmente em um paciente com congestão passiva do fígado. A hipotensão clínica pode estar ausente (ou não testemunhada). Em alguns casos, o evento precipitante é a hipoxemia arterial por insuficiência respiratória, apneia do sono, anemia grave, insolação,

envenenamento por monóxido de carbono, uso de cocaína ou endocardite bacteriana. Mais de um precipitante é comum. A terapia com estatina antes da admissão pode proteger contra hepatite isquêmica.

A marca distintiva da hepatite isquêmica é uma elevação rápida e marcante dos níveis séricos de transaminase (com frequência maior que 5.000 U/L); um rápido aumento precoce no nível sérico de DHL (com uma razão TGP-para-DHL menor que 1,5) também é típico. Elevações da fosfatase alcalina sérica e da bilirrubina são geralmente leves, mas a icterícia está associada a piores resultados. O tempo de protrombina pode ser prolongado, e a encefalopatia ou a síndrome hepatopulmonar podem se desenvolver. A taxa de mortalidade por doença subjacente é alta (particularmente em pacientes recebendo terapia vasopressora ou com choque séptico, doença renal aguda ou coagulopatia), mas em pacientes que se recuperam, os níveis de transaminase retornam ao normal rapidamente, em geral dentro de 1 semana – em contraste com a hepatite viral.

Em pacientes com **congestão passiva do fígado** ("fígado em noz-moscada") por IC do lado direito, o nível de bilirrubina sérica pode estar elevado, ocasionalmente tão alto quanto 40 mg/dL (684 mcmol/L), o que se deve em parte à hipóxia dos hepatócitos perivenulares. Seu nível é um preditor de mortalidade e morbidade. Os níveis séricos de fosfatase alcalina são normais ou levemente elevados e, na ausência de isquemia sobreposta, os níveis de transaminase são apenas levemente elevados. O refluxo hepatojugular está presente e, com regurgitação tricúspide, o fígado pode ser pulsátil. A ascite pode ser desproporcional ao edema periférico, com um gradiente alto de albumina soro-ascite ($\geq$ a 1,1) e um nível de proteína no fluido ascítico de mais de 2,5 g/dL (25 g/L). Um nível sérico NT-proBNP ou BNP acentuadamente elevado (> 364 pg/mL [364 ng/L]) foi relatado para distinguir a ascite causada por IC da ascite causada pela cirrose na ausência de insuficiência renal. Em casos graves, sinais de encefalopatia podem se desenvolver. A medição da rigidez hepática por elastografia é aumentada mesmo na ausência de fibrose. A mortalidade é geralmente atribuída à doença cardíaca subjacente, mas também foi relatada uma correlação com uma medida não invasiva da rigidez do fígado. O escore *MELD*, excluindo o INR (*MELD-XI*), prevê o resultado clínico.

Brankovic M et al. Cardiac syndromes in liver disease: a clinical conundrum. J Clin Transl Hepatol. 2023;11:975. [PMID: 37408802]

Hipertensão portal não cirrótica

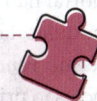

FUNDAMENTOS DO DIAGNÓSTICO

- Esplenomegalia ou sangramento gastrointestinal superior de varizes esofágicas ou gástricas em pacientes sem doença hepática.
- Trombose da veia porta que complica a cirrose.

Considerações gerais

As causas da hipertensão portal não cirrótica incluem obstrução extra-hepática da veia porta (trombose da veia porta, frequentemente com transformação cavernosa [cavernoma portal]), obstrução da veia esplênica (apresentando-se como varizes gástricas sem varizes esofágicas), esquistossomose, hiperplasia regenerativa nodular e fístula artério-portal. A hipertensão portal não cirrótica idiopática é comum na Índia e tem sido atribuída a infecções crônicas, exposição a medicamentos ou toxinas, distúrbios protrombóticos, distúrbios imunológicos e distúrbios genéticos que resultam em lesões vasculares obliterativas no fígado. É rara em países ocidentais, onde o aumento da mortalidade é atribuível a distúrbios associados e à idade avançada; o termo *doença vascular porto-sinusoidal* foi proposto e inclui hiperplasia regenerativa nodular, venopatia portal obliterativa/estenose da veia porta, esclerose hepatoportal e fibrose septal incompleta/cirrose na biópsia hepática.

A trombose da veia porta pode ocorrer em 10-25% dos pacientes com cirrose. Ela está associada à gravidade da doença hepática e relacionada em parte à deficiência adquirida de proteína C e *shunts* esplenorrenais (resultando em fluxo sanguíneo venoso portal estagnado). Ela pode estar associada ao CHC e possivelmente à deterioração clínica, mas não ao aumento da mortalidade. Outros fatores de risco para trombose da veia porta são o uso de anticoncepcionais orais, gravidez, doenças inflamatórias crônicas (incluindo pancreatite), lesão no sistema venoso portal (incluindo cirurgia), outras doenças malignas e tratamento de trombocitopenia com eltrombopague. A trombose da veia porta pode ser classificada como tipo 1, envolvendo a veia porta principal; tipo 2, envolvendo um (2a) ou ambos (2b) ramos da veia porta; ou tipo 3, envolvendo o tronco e os ramos da veia porta. Descritores adicionais são oclusivo ou não oclusivo, recente ou crônico, e extensão (para a veia mesentérica), bem como a natureza de qualquer doença hepática subjacente. A trombose da veia esplênica pode complicar a pancreatite ou o câncer pancreático. A pileflebite (tromboflebite séptica da veia porta) pode complicar distúrbios inflamatórios intra-abdominais, como apendicite ou diverticulite, particularmente quando organismos anaeróbios (especialmente espécies de *Bacteroides*) estão envolvidos. A hiperplasia regenerativa nodular resulta de perfusão hepática alterada e pode estar associada a doenças vasculares do colágeno; a distúrbios mieloproliferativos; e a medicamentos, incluindo azatioprina, 5-fluorouracil, oxaliplatina e tioguanina. Em pacientes infectados com HIV, o uso prolongado de didanosina e o uso de uma combinação de didanosina e estavudina foram relatados como responsáveis por alguns casos de hipertensão portal não cirrótica, geralmente pela hiperplasia regenerativa nodular; fatores genéticos podem desempenhar um papel. O termo *venopatia portal obliterativa* é usado para descrever a oclusão primária das veias portais intra-hepáticas na ausência de cirrose, inflamação ou neoplasia hepática. Uma fibrose septal incompleta/cirrose pode representar cirrose em regressão.

Achados clínicos
A. Sintomas e sinais

A trombose aguda da veia porta geralmente causa dor abdominal. Além da esplenomegalia, os achados físicos não são notáveis, embora a descompensação hepática possa seguir

sangramento gastrointestinal grave, e infarto intestinal pode ocorrer quando a trombose da veia porta está associada à trombose venosa mesentérica. A ascite pode ocorrer em 25% das pessoas com hipertensão portal não cirrótica. A encefalopatia hepática oculta é relatada como comum em pacientes com trombose da veia porta não cirrótica.

B. Achados laboratoriais

Os níveis de testes bioquímicos do fígado são em geral normais ou minimamente elevados, mas pode haver achados de hiperesplenismo. Um estado hipercoagulável subjacente é encontrado em muitos pacientes não cirróticos com trombose da veia porta na ausência de um fator provocador óbvio; isso inclui neoplasias mieloproliferativas (frequentemente associadas a uma variante patogênica específica [*V617F*] no gene que codifica a tirosina quinase JAK2, que é encontrada em 24% dos casos de trombose da veia porta), a uma variante patogênica *G20210A* da protrombina, a uma variante do fator V de Leiden, a uma deficiência de proteína C e S, à síndrome antifosfolipídica, a uma variante patogênica *TT677* da metilenotetraidrofolato redutase, a níveis elevados do fator VIII, à hiper-homocisteinemia e a uma variante do gene que codifica o inibidor da fibrinólise ativável por trombina. É possível, no entanto, que em muitos casos a evidência de hipercoagulabilidade seja um fenômeno secundário devido ao *shunt* portossistêmico e ao fluxo sanguíneo hepático reduzido.

C. Exames de imagem

A ultrassonografia Doppler colorida é geralmente o teste diagnóstico inicial para trombose da veia porta. A TC com contraste ou a angiografia por RM (ARM) do sistema porta geralmente é confirmatória e pode avaliar a extensão do trombo para as veias mesentéricas e excluir trombo tumoral em pacientes com cirrose. A ausência de nódulos da superfície hepática na TC favorece a hipertensão portal não cirrótica em vez da cirrótica. Ultrassonografia endoscópica pode ser útil em alguns casos. Em pacientes com icterícia, a colangiografia por RM pode demonstrar compressão do ducto biliar por um grande cavernoma portal (biliopatia portal), um achado que pode ser mais comum em pacientes com um estado hipercoagulável subjacente do que naqueles sem essa condição. Em pacientes com pileflebite, a TC pode demonstrar uma origem intra-abdominal de infecção, trombose ou gás no sistema venoso portal, ou um abscesso hepático.

D. Outros estudos

A endoscopia mostra varizes esofágicas ou gástricas. A biópsia por agulha do fígado pode ser indicada para diagnosticar esquistossomose, hiperplasia regenerativa nodular e fibrose portal não cirrótica e pode demonstrar dilatação sinusoidal. Uma medição de baixa rigidez hepática por elastografia pode ajudar a distinguir uma hipertensão portal não cirrótica de uma cirrose.

Tratamento

Se a trombose da veia esplênica for a causa do sangramento varicoso, a esplenectomia é curativa. Para outras causas de hipertensão portal não cirrótica, a ligadura elástica seguida por betabloqueadores para reduzir a pressão portal é iniciada para sangramento varicoso, com derivação portossistêmica (incluindo TIPS) reservada para falhas de terapia endoscópica; raramente a disfunção hepática progressiva requer transplante de fígado. A anticoagulação, particularmente com heparina de baixo peso molecular ou não fracionada, ou a terapia trombolítica pode ser indicada para trombose aguda isolada da veia porta (e leva à recanalização pelo menos parcial em até 75% dos casos quando iniciada dentro de 6 meses da trombose) e possivelmente para trombose aguda da veia esplênica; um anticoagulante oral é continuado no longo prazo se um distúrbio hipercoagulável for identificado ou se uma trombose aguda da veia porta se estender para as veias mesentéricas. Em casos específicos, o TIPS pode ser considerado. A decisão de prescrever um anticoagulante para um paciente com cirrose e trombose da veia porta depende da presença de ascite, do risco de queda do paciente, da extensão e da progressão do coágulo e da candidatura do paciente para transplante de fígado. A trombose parcial da veia porta pode se resolver em 30-50% dos casos. Há escassez de dados sobre o uso de Doac em pacientes com cirrose e trombose da veia porta. O uso de enoxaparina para prevenir trombose da veia porta e descompensação hepática em pacientes com cirrose tem se mostrado promissor.

Quando encaminhar

Todos os pacientes com hipertensão portal não cirrótica devem ser encaminhados.

Abbey P et al. Nodular regenerative hyperplasia. Curr Hepatol Reports. 2023;22:182.

Chaudhry H et al. Incidence and factors associated with portal vein thrombosis in patients with acute pancreatitis: a United States national retrospective study. Pancreatology. 2023;23:350. [PMID: 37012176]

Guerrero A et al. Anticoagulation improves survival in patients with cirrhosis and portal vein thrombosis: the IMPORTAL competing-risk meta-analysis. J Hepatol. 2023;79:69. [PMID: 36858157]

Mukund A et al. Safety and efficacy of transjugular intrahepatic portosystemic shunt for non-tumoral cirrhotic portal vein thrombosis not responding to anticoagulation therapy. Dig Dis Sci. 2023;68:3174. [PMID: 37169934]

Toth JF 3rd et al. Portal vein thrombosis: before, during, and after liver transplant. Clin Liver Dis (Hoboken). 2023;22:14. [PMID: 37521185]

Abscesso hepático piogênico

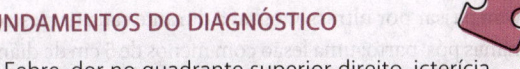

> **FUNDAMENTOS DO DIAGNÓSTICO**
> - Febre, dor no quadrante superior direito, icterícia.
> - Frequentemente ocorrem em cenário de doença biliar, mas até 40% são de origem "criptogênica".
> - Detectados por estudos de imagem.

Considerações gerais

A incidência de abscesso hepático é de 3,6 por 100.000 habitantes nos EUA e tem aumentado desde a década de 1990.

O fígado pode ser invadido por bactérias via (1) o ducto biliar (colangite aguda "supurativa" [anteriormente ascendente]); (2) a veia porta (pileflebite); (3) a artéria hepática, secundária à bacteremia; (4) extensão direta de um processo infeccioso; e (5) implantação traumática de bactérias através da parede abdominal ou trato gastrointestinal (p. ex., um osso de peixe ou de galinha). Condições e fatores predisponentes incluem idade avançada, sexo masculino e presença de malignidade, diabetes *mellitus*, DII e cirrose; necessidade de transplante de fígado; esfincterotomia endoscópica; e uso de um IBP. Abscesso hepático piogênico foi observado como associado a um risco aumentado subsequente de malignidade gastrointestinal e CHC.

Colangite aguda resultante de obstrução biliar decorrente de uma pedra, estenose ou neoplasia é a causa identificável mais comum de abscesso hepático nos EUA. Em 10% dos casos, o abscesso hepático é secundário à apendicite ou diverticulite. Pelo menos 40% dos abscessos não têm causa demonstrável e são classificados como criptogênicos; uma origem dentária é identificada em alguns casos. Os organismos mais frequentemente encontrados são *E. coli*, *Klebsiella pneumoniae*, *Proteus vulgaris*, *Enterobacter aerogenes* e múltiplas espécies microaerofílicas e anaeróbias (p. ex., *Streptococcus anginosus* [também conhecido como *S. milleri])*; 25% são polimicrobianos. O abscesso hepático causado por cepas hipervirulentas de *K. pneumoniae* pode estar associado à tromboflebite das veias porta ou hepática e complicações sépticas oculares ou do SNC disseminadas hematogenicamente; o abscesso pode ser formador de gás, associado ao diabetes *mellitus* e resultar em uma alta taxa de mortalidade. A candidíase hepática, tuberculose e actinomicose são vistas em pacientes imunocomprometidos e naqueles com malignidades hematológicas. Raramente, o CHC pode se apresentar como um abscesso piogênico decorrente da necrose tumoral, obstrução biliar e infecção bacteriana sobreposta (ver Cap. 41). A possibilidade de um abscesso hepático amebiano deve sempre ser considerada (ver Cap. 37).

Achados clínicos
A. Sintomas e sinais

A apresentação é frequentemente insidiosa. A febre (constante ou com picos) está quase sempre presente e pode anteceder outros sintomas ou sinais. A dor pode ser uma queixa proeminente e está localizada no quadrante superior direito ou área epigástrica. A icterícia e a sensibilidade no abdome superior direito são os principais achados físicos. O risco de IRA é aumentado.

B. Achados laboratoriais

O exame laboratorial revela leucocitose com desvio para a esquerda. Os testes bioquímicos do fígado são anormais de forma inespecífica. As hemoculturas são positivas em 50-100% dos casos.

C. Exames de imagem

O RX de tórax pode revelar elevação do diafragma se o abscesso estiver no lobo direito do fígado. A ultrassonografia, TC ou RM podem revelar a presença de lesões intra-hepáticas.

Na RM, os achados característicos incluem alta intensidade de sinal em imagens ponderadas em T2 e realce de borda. A aparência característica da TC da candidíase hepática, geralmente vista no contexto de candidíase sistêmica, é a de múltiplos "alvos", mas os estudos de imagem podem ser negativos em pacientes neutropênicos.

Tratamento

O tratamento em agentes antimicrobianos (geralmente uma cefalosporina de terceira geração, como ceftriaxona 2 g via intravenosa a cada 24 horas e metronidazol 500 mg via intravenosa a cada 6 horas, que são eficazes contra organismos coliformes e anaeróbios; se houver suspeita de um organismo produtor de beta-lactamase de espectro estendido, um carbapenêmico como meropenem 500 mg via intravenosa a cada 6 horas) é recomendado. A frequência de abscessos causados por organismos multirresistentes está aumentando. Os antibióticos são administrados por 2-3 semanas e, às vezes, por até 6 semanas. Em casos específios, os antibióticos orais podem ser considerados. Se o abscesso tiver pelo menos 5 cm de diâmetro ou a resposta à terapia antibiótica não for rápida, deve-se fazer aspiração intermitente por agulha, drenagem por cateter percutânea ou guiada por ultrassonografia endoscópica ou colocação de *stent* ou drenagem cirúrgica. Outras indicações sugeridas para drenagem de abscesso são idade do paciente de pelo menos 55 anos, duração dos sintomas de pelo menos 7 dias e envolvimento de dois lobos do fígado. A origem subjacente (p. ex., doença biliar, infecção dentária) deve ser identificada e tratada. A taxa de mortalidade é substancial (pelo menos 5% na maioria dos estudos) e é mais alta em pacientes com malignidade biliar subjacente ou disfunção multiorgânica grave. Outros fatores de risco para mortalidade incluem idade avançada, cirrose, DRC e outros tipos de câncer. Abscessos fúngicos (p. ex., candidíase) estão associados a taxas de mortalidade de até 50% e são tratados com anfotericina B intravenosa e drenagem.

Quando hospitalizar

Quase todos os pacientes com abscesso hepático piogênico devem ser hospitalizados.

Lam JC et al. Management of pyogenic liver abscesses: contemporary strategies and challenges. J Clin Gastroenterol. 2023;57:774. [PMID: 37249909]

Neoplasias benignas do fígado

Neoplasias benignas do fígado devem ser distinguidas de CHC, colangiocarcinoma intra-hepático e metástases (ver Cap. 41). A neoplasia benigna mais comum do fígado é o **hemangioma cavernoso**, frequentemente um achado incidental em ultrassonografia ou TC. Essa lesão pode aumentar em mulheres que fazem terapia hormonal e deve ser diferenciada de outras lesões intra-hepáticas ocupantes de espaço, geralmente por RM, TC ou ultrassonografia com contraste.

Lesões benignas distintas com características clínicas, radiológicas e histopatológicas incluem hiperplasia nodular focal, adenoma hepatocelular e casos raros de dilatação sinusoidal e peliose hepática. A **hiperplasia nodular focal** ocorre em todas as idades e em ambos os sexos. Em mulheres, não é causada por anticoncepcionais. É frequentemente assintomática e aparece como uma massa hipervascular, muitas vezes com uma cicatriz central hipodensa "estrelada" na ultrassonografia, TC ou RM com contraste. A hiperplasia nodular focal também pode ocorrer em pacientes com cirrose, com exposição a certos medicamentos como azatioprina e com síndrome antifosfolipídica. A prevalência de hemangiomas hepáticos é aumentada em pacientes com hiperplasia nodular focal.

O **adenoma hepatocelular** ocorre mais comumente em mulheres na terceira e quarta décadas de vida e geralmente é causado por anticoncepcionais orais; pode ocorrer dor abdominal aguda se o tumor sofrer necrose ou hemorragia. O tumor pode estar associado a variantes patogênicas em uma variedade de genes, alguns dos quais estão associados a um risco aumentado de transformação maligna.

Neoplasias císticas mucinosas do fígado (anteriormente denominadas cistoadenoma e cistoadenocarcinoma) devem ser diferenciadas de cistos simples e equinocócicos, complexos de Von Meyenburg (hamartomas) e doença hepática policística.

Achados clínicos

O único achado físico na hiperplasia nodular focal ou adenoma hepatocelular é uma massa abdominal palpável em uma minoria de casos. Os exames bioquímicos do fígado geralmente são normais. Ultrassonografia com contraste, TC helicoidal de fase arterial e, especialmente, RM dinâmica multifásica com contraste podem distinguir um adenoma de hiperplasia nodular focal sem a necessidade de biópsia em 80-90% dos casos e podem sugerir um subtipo específico de adenoma.

Tratamento

Em mulheres com hiperplasia nodular focal, os contraceptivos orais não devem necessariamente ser descontinuados; no entanto, mulheres que continuam tomando contraceptivos orais devem fazer ultrassonografia anual por 2-3 anos para garantir que a lesão não esteja aumentando. O prognóstico é excelente.

O adenoma hepatocelular pode frequentemente sofrer sangramento, necrose e ruptura em mulheres após terapia hormonal ou no terceiro trimestre de gravidez – ou em homens, nos quais a taxa de transformação maligna é alta. A ressecção é aconselhada em todos os homens afetados e em mulheres nas quais o tumor causa sintomas ou tem 5 cm ou mais de diâmetro, mesmo na ausência de sintomas. Mulheres grávidas devem passar por ultrassonografia durante cada trimestre e 12 semanas pós-parto; uma lesão com menos de 5 cm de diâmetro apresenta pouco risco de complicações. Se um adenoma tiver menos de 5 cm de tamanho, a ressecção também é recomendada se uma biópsia confirmar uma variante patogênica do gene beta-catenina. Em casos específicos, a ressecção laparoscópica ou a ablação por radiofrequência percutânea podem ser viáveis. Raramente, o transplante de fígado é necessário. A regressão de tumores hepáticos benignos pode seguir a cessação de contraceptivos orais e perda de peso. A embolização transarterial é o tratamento inicial para adenomas complicados por hemorragia ou ruptura.

Quando encaminhar
- Incerteza diagnóstica.
- No caso de cirurgia.

Quando hospitalizar
- Dor intensa.
- Ruptura.

Aziz H et al. A scoping review of the classification, diagnosis, and management of hepatic adenomas. J Gastrointest Surg. 2022;26:965. [PMID: 35083725]

Demory A et al. Body weight changes and duration of estrogen exposure modulate the evolution of hepatocellular adenomas after contraception discontinuation. Hepatology. 2023;77:430. [PMID: 35980227]

DOENÇAS DA VIA BILIAR

Ver Capítulo 41 para Carcinoma da via biliar.

Colelitíase (cálculos biliares)

FUNDAMENTOS DO DIAGNÓSTICO

- Frequentemente assintomática.
- Dor biliar clássica ("dor episódica na vesícula biliar") caracterizada por episódios infrequentes de dor grave e constante no epigástrio ou quadrante superior direito com irradiação para a escápula direita.
- Cálculos biliares detectados na ultrassonografia.

Considerações gerais

Os cálculos biliares são mais comuns em mulheres do que em homens e aumentam em incidência em ambos os sexos e todas as raças com a idade. Nos EUA, a prevalência de cálculos biliares é de 8,6% em mulheres e 5,5% em homens; as taxas dobraram desde 1988. As taxas mais altas são em pessoas com mais de 60 anos, e também em pessoas mexicano-americanas do que em pessoas brancas e negras que não são de ascendência latina. Embora cálculos biliares de colesterol sejam menos comuns em pessoas negras, a colelitíase atribuível à hemólise ocorre em mais de um terço dos indivíduos com anemia falciforme. Pessoas nativas do hemisfério norte ou sul têm uma alta taxa de colelitíase de colesterol. Cerca de 75% das mulheres Pima e outras indígenas americanas com mais de 25 anos têm colelitíase. A obesidade é um fator de risco para cálculos biliares, especialmente em mulheres. Perda rápida de peso, como ocorre após cirurgia bariátrica, também aumenta o risco de formação sintomática de cálculos biliares. Diabetes *mellitus*, intolerância à glicose, resistência à insulina e uso de tabaco são fatores de risco para cálculos biliares, e uma alta ingestão de carboidratos e alta carga glicêmica dietética aumentam o risco de colecistectomia em mulheres. A prevalência de doença da vesícula biliar é aumentada em homens (mas não em mulheres) com cirrose e infecção por HCV. Além disso, a colecistectomia foi relatada como associada a um risco aumentado de DHEADM e cirrose, possivelmente porque cálculos biliares e doença hepática compartilham fatores de risco. A doença do cálculo biliar está associada ao aumento da mortalidade geral, cardiovascular, e por câncer.

A incidência de cálculos biliares é alta em indivíduos com doença de Crohn; aproximadamente um terço daqueles com envolvimento inflamatório do íleo terminal tem cálculos biliares pela interrupção da reabsorção de sais biliares que resulta na diminuição da solubilidade da bile. Medicamentos como clofibrato, octreotida e ceftriaxona podem causar cálculos biliares, e o risco é aumentado com o uso de agonistas do receptor do peptídeo-1 semelhante ao glucagon. Jejum prolongado (mais de 5-10 dias) pode levar à formação de "lama" biliar ou microlitíase, que geralmente se resolve com realimentação, mas pode levar a cálculos biliares ou sintomas biliares. A gravidez, particularmente em mulheres obesas e aquelas com resistência à insulina, está associada a um risco aumentado de cálculos biliares e de doença sintomática da vesícula biliar. A terapia de reposição hormonal parece aumentar o risco de doença da vesícula biliar e a necessidade de colecistectomia; o risco é menor com a terapia transdérmica do que com a oral. Uma dieta com baixo teor de carboidratos e uma dieta mediterrânea, bem como atividade física e aptidão cardiorrespiratória podem ajudar a prevenir cálculos biliares. O consumo de café com cafeína parece proteger contra cálculos biliares em mulheres, e uma alta ingestão de magnésio e de gorduras poli-insaturadas e monoinsaturadas reduz o risco de cálculos biliares em homens. Uma dieta com alto teor de fibras e rica em frutas e vegetais e o uso de estatinas reduzem o risco de colecistectomia, particularmente em mulheres. Ácido acetilsalicílico e outros Aine podem proteger contra cálculos biliares.

Os cálculos biliares são classificados de acordo com sua composição química predominante como cálculos de colesterol ou bilirrubinato de cálcio. Os últimos compreendem menos de 20% dos cálculos biliares encontrados em pacientes nos EUA ou na Europa, mas 30-40% dos cálculos biliares encontrados em pacientes no Japão.

Achados clínicos

A Tabela 18.9 traz uma lista das características clínicas e laboratoriais de várias doenças da via biliar, bem como seu tratamento. A colelitíase é frequentemente assintomática e é descoberta durante um estudo de imagem de rotina, cirurgia ou autópsia. Os sintomas (dor biliar [ou "vesícula biliar episódica"]) se desenvolvem em 10-25% dos pacientes (1-4% anualmente), e a colecistite aguda se desenvolve em 20% dessas pessoas sintomáticas ao longo do tempo. Os fatores de risco para o desenvolvimento de sintomas ou complicações incluem sexo feminino; idade jovem; consciência de ter cálculos biliares; cálculos grandes, múltiplos e mais antigos; pólipos da vesícula biliar; e anemia hemolítica crônica. Ocasionalmente, a obstrução do intestino delgado devido pelo "íleo biliar" (ou síndrome de Bouveret quando o cálculo obstrutivo está no piloro ou duodeno) se apresenta como a manifestação inicial da colelitíase.

TABELA 18.9 Doenças da via biliar

Doença	Características clínicas	Características laboratoriais	Diagnóstico	Tratamento
Cálculos biliares assintomáticos	Assintomática	Normal	Ultrassonografia	Nenhum
Cálculos biliares sintomáticos	Dor biliar	Normal	Ultrassonografia	Colecistectomia laparoscópica
Colesterolose da vesícula biliar	Geralmente assintomática	Normal	Colecistografia oral	Nenhum
Adenomiomatose	Pode causar dor biliar	Normal	Colecistografia oral	Colecistectomia laparoscópica se sintomática
Vesícula biliar de porcelana	Geralmente assintomática, alto risco de câncer de vesícula biliar	Normal	RX ou TC	Colecistectomia laparoscópica
Bílis de Limey	Geralmente assintomática; pode causar dor biliar, colecistite ou icterícia obstrutiva se a bile migrar para o ducto biliar	Normal	RX simples (achado incidental) ou encontrado na colecistectomia	Nenhum na ausência de sintomas
Colecistite aguda	Dor epigástrica ou no quadrante superior direito, náusea, vômito, febre, sinal de Murphy	Leucocitose	Ultrassonografia, exame HIDA	Antibióticos, colecistectomia laparoscópica
Colecistite crônica	Dor biliar, dor epigástrica constante ou no quadrante superior direito, náusea	Normal	Ultrassonografia (cálculos), colecistografia oral (vesícula biliar não funcional)	Colecistectomia laparoscópica
Coledocolitíase	Dor assintomática ou biliar, icterícia, febre; pancreatite por cálculo biliar	Testes bioquímicos de fígado colestático; leucocitose e hemocultura positiva na colangite; amilase e lipase elevadas na pancreatite	Ultrassonografia (ductos dilatados), USE, CPRM, CPRE	Esfincterotomia endoscópica e extração de cálculos; antibióticos para colangite

CPRE: colangiopancreatografia retrógrada endoscópica; USE: ultrassonografia endoscópica; HIDA: ácido iminodiacético hepático; CPRM: colangiopancreatografia por ressonância magnética.

Tratamento

Os Aine (p. ex., diclofenaco 50-75 mg via intramuscular) podem ser usados para aliviar a dor biliar. A colecistectomia laparoscópica é o tratamento de escolha para doença sintomática da vesícula biliar. O alívio da dor após colecistectomia é mais provável em pacientes com dor episódica (em geral uma vez por mês ou menos), dor que dura de 30 minutos a 24 horas, dor no final da tarde ou à noite e o início dos sintomas 1 ano ou menos antes da apresentação. Os pacientes podem ir para casa no dia seguinte ao procedimento e retornar ao trabalho dentro de alguns dias (ao invés de semanas para aqueles submetidos à colecistectomia aberta). O procedimento é frequentemente realizado em regime ambulatorial e é adequado para a maioria dos pacientes, incluindo aqueles com colecistite aguda. A conversão para uma colecistectomia aberta convencional pode ser necessária em 2-8% dos casos (maior para colecistite aguda do que para colelitíase não complicada). Lesões do ducto biliar ocorrem em 0,1% dos casos feitos por cirurgiões experientes. A taxa geral de complicação é de 11% e se correlaciona com as comorbidades do paciente, duração da cirurgia e admissões de emergência por doença da vesícula biliar antes da colecistectomia. Geralmente, não há necessidade de colecistectomia profilática em uma pessoa assintomática, a menos que a vesícula biliar esteja calcificada, os cálculos biliares tenham 3 cm ou mais de diâmetro ou o paciente seja um nativo americano ou um candidato à cirurgia bariátrica ou transplante cardíaco. Em pacientes grávidas, uma abordagem conservadora para dor biliar é aconselhada, mas para pacientes com crises repetidas de dor biliar ou colecistite aguda, a colecistectomia pode ser realizada – mesmo pela via laparoscópica – de preferência no segundo trimestre. A enterolitotomia sozinha é considerada tratamento adequado na maioria dos pacientes com íleo biliar.

O ácido ursodesoxicólico é um sal biliar que, quando administrado por via oral por até 2 anos, dissolve alguns cálculos de colesterol e pode ser considerado em pacientes ocasionais e selecionados que recusam a colecistectomia. A dose é de 8-10 mg/kg em duas ou três doses divididas ao dia. É mais eficaz em pacientes com vesícula biliar funcional, conforme determinado pela visualização da vesícula biliar na colecistografia oral, e múltiplos cálculos biliares pequenos "flutuantes" (representando não mais do que 15% dos pacientes com cálculos biliares). Em metade dos pacientes, os cálculos biliares reaparecem dentro de 5 anos após a interrupção do tratamento. Ácido ursodesoxicólico, 500-600 mg ao dia, e dietas ricas em gordura reduzem o risco de formação de cálculos biliares com rápida perda de peso.

Quando encaminhar

Os pacientes devem ser encaminhados quando precisarem de cirurgia.

He L et al. Association of glucagon-like peptide-1 receptor agonist use with risk of gallbladder and biliary diseases: a systematic review and meta-analysis of randomized clinical trials. JAMA Intern Med. 2022;182:513. [PMID: 35344001]

Kharazmi E et al. Gallstones, cholecystectomy, and kidney cancer: observational and mendelian randomization results based on large cohorts. Gastroenterology. 2023;165:218. [PMID: 37054756]

Konyn P et al. Gallstone disease and its association with nonalcoholic fatty liver disease, all-cause and cause-specific mortality. Clin Gastroenterol Hepatol. 2023;21:940. [PMID: 35643414]

Morris-Stiff G et al. The natural history of asymptomatic gallstones: a longitudinal study and prediction model. Clin Gastroenterol Hepatol. 2023;21:319. [PMID: 35513234]

Unalp-Arida A et al. Increasing gallstone disease prevalence and associations with gallbladder and biliary tract mortality in the US. Hepatology. 2023;77:1882. [PMID: 36631004]

Colecistite aguda

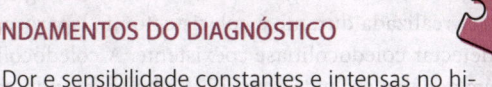

FUNDAMENTOS DO DIAGNÓSTICO

- Dor e sensibilidade constantes e intensas no hipocôndrio direito ou epigástrio.
- Náuseas e vômitos.
- Febre e leucocitose.

Considerações gerais

A colecistite está associada a cálculos biliares em 90-95% dos casos. Ela ocorre quando um cálculo fica impactado no ducto cístico e a inflamação se desenvolve atrás da obstrução. A colecistite acalculosa deve ser considerada quando ocorrer febre inexplicável ou dor no quadrante superior direito dentro de 2-4 semanas após uma cirurgia importante ou em um paciente gravemente doente que não teve ingestão oral por um período prolongado; falência de múltiplos órgãos está presente com frequência. A colecistite aguda pode ser causada por agentes infecciosos (p. ex., citomegalovírus, criptosporidiose, microsporidiose) em pacientes com Aids, vasculite (p. ex., poliarterite nodosa, púrpura de Henoch-Schönlein) ou certos medicamentos (p. ex., agonistas do receptor do peptídeo semelhante ao glucagon-1).

Achados clínicos
A. Sintomas e sinais

A crise aguda é frequentemente precipitada por uma refeição grande ou gordurosa e é caracterizada pelo aparecimento repentino de dor constante localizada no epigástrio ou hipocôndrio direito, que pode diminuir gradualmente ao longo de um período de 12-18 horas. Os vômitos ocorrem em cerca de 75% dos pacientes e em metade dos casos proporcionam alívio variável. A febre é típica. A sensibilidade abdominal no quadrante superior direito (frequentemente com sinal de Murphy ou inibição da inspiração por dor à palpação do quadrante superior direito) está quase sempre presente e em geral está associada a defesa muscular e dor à descompressão (Tab. 18.9). Uma vesícula biliar palpável está presente em cerca de 15% dos casos. A icterícia está presente em cerca de 25% dos casos e, quando persistente ou grave, sugere a possibilidade de coledocolitíase.

B. Achados laboratoriais

A contagem de leucócitos geralmente é alta (12.000-15.000/mcL [12-15 × 10⁹/L]). Valores totais de bilirrubina sérica de 1-4 mg/dL (17,1-68,4 mcmol/L) podem ser vistos mesmo na ausência de obstrução do ducto biliar. Os níveis séricos de transaminase e fosfatase alcalina são frequentemente elevados – o primeiro tão alto quanto 300 U/mL, e ainda mais alto quando associado à colangite aguda. A amilase sérica também pode estar moderadamente elevada.

C. Exames de imagem

O RX simples do abdome pode mostrar cálculos biliares radiopacos em 15% dos casos. A ultrassonografia abdominal do quadrante superior direito, que geralmente é realizada primeiro, pode mostrar cálculos biliares, mas não é tão sensível para colecistite aguda (sensibilidade 81%, especificidade 83%); os achados sugestivos de colecistite aguda são espessamento da parede da vesícula biliar, líquido pericolecístico e sinal de Murphy ultrassonográfico. A imagem hepatobiliar com ⁹⁹ᵐTc (usando compostos de ácido iminodiacético), também conhecida como cintilografia com ácido iminodiacético hepático (HIDA), é útil para demonstrar um ducto cístico obstruído, que é a causa da colecistite aguda na maioria dos pacientes. Esse teste é confiável se a bilirrubina estiver abaixo de 5 mg/dL (85,5 mcmol/L) (sensibilidade de 96% e especificidade de 90% para colecistite aguda). Resultados falso-positivos podem ocorrer com jejum prolongado, doença hepática e colecistite crônica, e a especificidade pode ser melhorada pela administração intravenosa de morfina, que induz espasmo do músculo esfíncter da ampola hepatopancreática (esfíncter de Oddi). A RM tem sensibilidade de 88% e especificidade de 89% para colecistite aguda. A TC pode mostrar complicações da colecistite aguda, como perfuração ou gangrena.

Diagnóstico diferencial

Os distúrbios com maior probabilidade de serem confundidos com a colecistite aguda são coledocolitíase com colangite, úlcera péptica perfurada, pancreatite aguda, apendicite no apêndice alto, carcinoma colônico perfurado ou divertículo da flexura hepática, abscesso hepático, hepatite, pneumonia com pleurisia na lado direito e isquemia miocárdica. A localização definida da dor e a sensibilidade no quadrante superior direito, com irradiação da dor para a área infraescapular, favorece fortemente o diagnóstico de colecistite aguda. A colecistite verdadeira sem cálculos sugere colecistite acalculosa.

Complicações

A. Gangrena da vesícula biliar

A persistência ou a progressão da dor abdominal no quadrante superior direito, sensibilidade, defesa muscular, febre e leucocitose após 24-48 horas sugerem inflamação grave e possível gangrena da vesícula biliar, resultante de isquemia pela vasoconstrição esplâncnica e coagulação intravascular. A necrose pode ocasionalmente se desenvolver sem sinais específicos em pessoas obesas, diabéticas, idosas ou imunossuprimidas. A gangrena pode levar à perfuração da vesícula biliar, geralmente com formação de um abscesso pericolecístico e, raras vezes, à peritonite generalizada. Outras complicações agudas graves incluem colecistite enfisematosa (infecção secundária por um organismo formador de gás) e empiema.

B. Colecistite crônica e outras complicações

A colecistite crônica resulta de episódios repetidos de colecistite aguda ou irritação crônica da parede da vesícula biliar por cálculos e é caracterizada patologicamente por vários graus de inflamação crônica da vesícula biliar. Os cálculos geralmente estão presentes. Em cerca de 4-5% dos casos, as vilosidades da vesícula biliar sofrem aumento polipoide pela deposição de colesterol que pode ser visível a olho nu ("vesícula biliar em morango", colesterolose). Em outros casos, a hiperplasia de toda ou parte da parede da vesícula biliar pode ser tão acentuada a ponto de dar a aparência de um mioma (adenomiomatose). A hidropisia da vesícula biliar ocorre quando a colecistite aguda desaparece, mas a obstrução do ducto cístico persiste, produzindo distensão da vesícula biliar com um fluido mucoide claro. Ocasionalmente, um cálculo no colo da vesícula biliar pode comprimir o ducto hepático comum e causar icterícia (síndrome de Mirizzi). A colecistite xantogranulomatosa é uma variante rara e agressiva da colecistite crônica, caracterizada por nódulos ou estrias amarelo-acinzentados, representando macrófagos carregados de lipídios, na parede da vesícula biliar, e frequentemente se apresenta com icterícia aguda.

A colelitíase com colecistite crônica pode estar associada a exacerbações agudas de inflamação da vesícula biliar, cálculos no ducto biliar, fistulização no intestino, pancreatite e, raramente, carcinoma da vesícula biliar. A vesícula biliar calcificada (porcelana) está associada ao carcinoma da vesícula biliar e geralmente é uma indicação para colecistectomia; o risco de câncer de vesícula biliar pode ser maior quando a calcificação é mucosa e não intramural.

Tratamento

A colecistite aguda geralmente desaparece com um regime conservador, incluindo a suspensão de alimentação oral, fluidos intravenosos, analgésicos e antibióticos intravenosos (em geral uma cefalosporina de segunda ou terceira geração, como ceftriaxona 1 g via intravenosa a cada 24 horas, com a adição de metronidazol, 500 mg via intravenosa a cada 6 horas),

embora a necessidade de antibióticos tenha sido questionada em pacientes submetidos à colecistectomia imediata. Em casos graves, pode ser administrada uma fluoroquinolona, como ciprofloxacino, 400 mg por via intravenosa a cada 12 horas, mais metronidazol. A morfina ou a meperidina podem ser administradas para dor. Em razão do alto risco de crises recorrentes (até 10% por 1 mês e mais de 20% por 1 ano), a colecistectomia – geralmente por laparoscopia – deve ser realizada dentro de 24 horas após a admissão no hospital por colecistite aguda. A conversão para colecistectomia aberta é necessária em 2-15% das colecistectomias laparoscópicas. Em comparação com a cirurgia tardia, a cirurgia dentro de 24 horas está associada a um menor tempo de duração da internação, menores custos e maior satisfação do paciente, embora possivelmente a uma maior taxa de resultados operatórios adversos. Se o tratamento não cirúrgico for escolhido, o paciente (sobretudo se for diabético ou idoso) deve ser observado cuidadosamente quanto a sintomas recorrentes, evidências de gangrena da vesícula biliar ou colangite. Em pacientes de alto risco, a aspiração da vesícula biliar guiada por ultrassom, se possível, a colecistostomia percutânea ou guiada por ultrassom endoscópico, ou a inserção endoscópica de um *stent* ou dreno nasobiliar na vesícula biliar podem adiar ou até mesmo evitar a necessidade de cirurgia, mas as taxas de complicações são altas. A CPRE com drenagem transpapilar da vesícula biliar pode ser preferível em pacientes com coagulopatia ou ascite. A colecistectomia imediata é obrigatória quando há evidência de gangrena ou perfuração. O tratamento cirúrgico da colecistite crônica é o mesmo da colecistite aguda. Se indicado, a colangiografia pode ser realizada durante a colecistectomia laparoscópica para detectar coledocolitíase coexistente. A coledocolitíase também pode ser excluída por CPRM, ultrassom endoscópico ou CPRE pré ou pós-operatória.

Prognóstico

A taxa geral de mortalidade da colecistectomia é inferior a 0,2%, mas as taxas de mortalidade são maiores em pacientes mais velhos ou com diabetes ou cirrose. Em pacientes adequadamente selecionados, o procedimento cirúrgico em geral é seguido pela resolução completa dos sintomas. As complicações da colecistectomia podem ser revisadas em seção anterior "Colelitíase".

Quando hospitalizar

Todos os pacientes com colecistite aguda devem ser hospitalizados.

Gallaher JR et al. Acute cholecystitis: a review. JAMA. 2022;327:965. [PMID: 35258527]

Hudson JL et al. Endoscopic approaches to cholecystitis. Am J Gastroenterol. 2023;118:1711. [PMID: 37272848]

Inoue T et al. Comparison of the long-term outcomes of EUS-guided gallbladder drainage and endoscopic transpapillary gallbladder drainage for calculous cholecystitis in poor surgical candidates: a multicenter propensity score-matched analysis. Gastrointest Endosc. 2023;98:362. [PMID: 37059367]

Irani SS et al. AGA Clinical Practice Update on role of EUS-guided gallbladder drainage in acute cholecystitis: commentary. Clin Gastroenterol Hepatol. 2023;21:1141. [PMID: 36967319]

Walter K. Acute cholecystitis. JAMA. 2022;327:1514. [PMID: 35258523]

Síndromes pré e pós-colecistectomia

1. Pré-colecistectomia

Em um pequeno grupo de pacientes (a maioria mulheres) com dor biliar, estudos radiográficos convencionais do trato gastrointestinal superior e da vesícula biliar – incluindo colangiografia – não apresentam alterações. O esvaziamento da vesícula biliar pode ser significativamente reduzido na cintilografia da vesícula biliar após injeção de colecistocinina; a colecistectomia pode ser curativa nesses casos. O exame histológico da vesícula biliar ressecada pode mostrar colecistite crônica ou microlitíase. Uma consideração diagnóstica adicional é a disfunção do esfíncter de Oddi.

2. Pós-colecistectomia

Após a colecistectomia, alguns pacientes queixam-se de sintomas persistentes, como dor no quadrante superior direito, flatulência e intolerância a alimentos gordurosos. A persistência dos sintomas nesse grupo de pacientes sugere a possibilidade de um diagnóstico incorreto antes da colecistectomia, p. ex., esofagite, pancreatite, radiculopatia ou doença intestinal funcional. A coledocolitíase ou a estenose do ducto biliar devem ser descartadas com CPRM ou ultrassom endoscópico. A dor também pode estar associada à dilatação do remanescente do ducto cístico, formação de neuroma na parede ductal, granuloma de corpo estranho, síndrome de aprisionamento do nervo cutâneo anterior ou tração no ducto biliar por um longo ducto cístico.

A apresentação clínica de dor no quadrante superior direito, calafrios, febre ou icterícia sugere doença da via biliar. A ultrassonografia endoscópica é recomendada para demonstrar ou excluir um cálculo ou estenose. A dor biliar associada a exames bioquímicos hepáticos elevados ou a ducto biliar dilatado na ausência de lesão obstrutiva sugere disfunção do esfíncter de Oddi. Quando a dor biliar está associada a testes bioquímicos hepáticos elevados (duplo) ou a um ducto biliar dilatado, a manometria biliar pode ser útil para documentar pressões basais elevadas do esfíncter de Oddi indicativas de disfunção do esfíncter ("distúrbio do esfíncter", anteriormente chamado de disfunção do esfíncter de Oddi tipo II). A manometria biliar não é necessária quando há elevação dos testes bioquímicos e dilatação do ducto biliar ("estenose esfincteriana", anteriormente chamada de disfunção do esfíncter de Oddi tipo I), que está associado a um alto risco de pancreatite. A cintilografia biliar após administração intravenosa de morfina e a CPRM após administração intravenosa de secretina também foram estudadas como testes de triagem para disfunção esfincteriana. A esfincterotomia endoscópica pode aliviar os sintomas em pacientes com distúrbio esfincteriano ou estenose, embora muitos pacientes continuem a sentir alguma dor. Na ausência de exames bioquímicos hepáticos elevados ou de um ducto biliar dilatado ("dor funcional", anteriormente disfunção do esfíncter de Oddi tipo III), deve-se suspeitar de uma origem não biliar de sintomas; a esfincterotomia biliar não beneficia esse grupo. (Critérios análogos foram desenvolvidos para disfunção do esfíncter pancreático.) A taxa de comorbidade psicossocial com disfunção do esfíncter de Oddi não parece diferir daquela da população em geral. Em casos refratários, pode-se considerar a esfincteroplastia cirúrgica ou a remoção do remanescente do ducto cístico.

Quando encaminhar

Pacientes com disfunção do esfíncter de Oddi devem ser encaminhados para procedimentos diagnósticos.

Beyer G et al. Definition of age-dependent reference values for the diameter of the common bile duct and pancreatic duct on MRCP: a population-based, cross-sectional cohort study. Gut. 2023;72:1738. [PMID: 36828626]

Coté GA et al. Characteristics of patients undergoing endoscopic retrograde cholangiopancreatography for sphincter of Oddi disorders. Clin Gastroenterol Hepatol. 2022;20:e627. [PMID: 33716141]

Coledocolitíase e colangite

FUNDAMENTOS DO DIAGNÓSTICO

- Frequentemente, há histórico de dor biliar, que pode ser acompanhada de icterícia.
- Ocasionalmente, alguns pacientes apresentam icterícia indolor.
- Náuseas e vômitos.
- A colangite deve ser suspeitada em casos de febre seguida de hipotermia e choque Gram-negativo, icterícia e leucocitose.
- Cálculos no ducto biliar são detectados de forma mais confiável por CPRE ou ultrassonografia endoscópica.

Considerações gerais

Cerca de 15% dos pacientes com cálculos biliares na vesícula biliar têm coledocolitíase (cálculos no ducto biliar). A porcentagem aumenta com a idade, e a frequência em adultos mais velhos com cálculos biliares pode chegar a 50%. Os cálculos biliares geralmente se originam na vesícula biliar, mas também podem se formar espontaneamente no ducto biliar após colecistectomia. O risco aumenta duas vezes em pessoas com divertículo duodenal justapapilar. Sintomas e possível colangite ocorrem se houver obstrução.

Achados clínicos
A. Sintomas e sinais

Um histórico de dor biliar ou icterícia pode ser obtido. A dor biliar é resultado de aumentos rápidos na pressão do ducto biliar pela obstrução do fluxo biliar. As características que sugerem a presença de um cálculo no ducto biliar são (1) crises recorrentes de dor abdominal superior direita que são intensas e persistem por horas, (2) calafrios e febre associados a dor intensa e (3) histórico de icterícia associada com episódios de dor abdominal (Tab. 18.9). A combinação de dor no quadrante superior direito, febre (e calafrios) e icterícia representa a **tríade de Charcot** e denota o quadro clássico de colangite aguda. A adição de estado mental alterado e hipotensão (**pêntade de Reynolds**) significa colangite supurativa aguda e é uma emergência endoscópica. De acordo com as diretrizes de Tóquio (revisadas em 2018), o diagnóstico de colangite aguda é estabelecido por um número elevado de leucócitos, significando inflamação sistêmica, e por níveis elevados de testes bioquímicos hepáticos colestáticos ou por evidência de imagem de dilatação biliar, ou ambos; esses critérios também permitem a classificação pela gravidade da colangite. Os critérios BILE também foram propostos para o diagnóstico de colangite aguda: anormalidades de imagem biliar, anormalidades de testes inflamatórios, anormalidades de testes hepáticos e exclusão de colecistite e pancreatite aguda.

A sensibilidade geralmente está presente no quadrante superior direito ou no epigástrio. A obstrução do ducto biliar que dura mais de 30 dias resulta em danos ao fígado, levando à cirrose. Insuficiência hepática com hipertensão portal ocorre em casos não tratados.

B. Achados laboratoriais

A obstrução aguda do ducto biliar em geral produz um aumento transitório, embora marcante, nos níveis séricos de transaminase (frequentemente maior que 1.000 U/L [20 mckat/L]). A bilirrubinúria e a elevação da bilirrubina sérica estão presentes se o ducto biliar permanecer obstruído, os níveis geralmente flutuam. Os níveis séricos de fosfatase alcalina aumentam mais lentamente. Não é incomum que elevações da amilase sérica estejam presentes em decorrência da pancreatite secundária. Quando a obstrução extra-hepática persiste por mais de algumas semanas, a diferenciação entre a obstrução e a doença hepática colestática crônica se torna mais difícil. A leucocitose está presente em pacientes com colangite aguda. O prolongamento do tempo de protrombina pode resultar do fluxo obstruído de bile para o intestino. Em contraste com a disfunção hepatocelular, a hipoprotrombinemia que se deve à icterícia obstrutiva responderá à vitamina K intravenosa, 10 mg, ou à vitamina K oral solúvel em água (fitonadiona), 5 mg, dentro de 24-36 horas. Em pacientes com colecistite calculosa aguda, os preditores de coledocolitíase concomitante são os níveis séricos de transaminase acima de três vezes o limite superior do normal, nível de fosfatase alcalina acima do normal, lipase sérica acima de três vezes o limite superior do normal, bilirrubina de 1,8 mg/dL ou mais, e diâmetro do ducto biliar acima de 6 mm.

C. Exames de imagem

A ultrassonografia e a TC podem demonstrar ductos biliares dilatados. A ultrassonografia endoscópica, a TC helicoidal e a colangiografia por RM são precisas na demonstração de cálculos no ducto biliar e podem ser usadas em pacientes considerados de risco intermediário para a coledocolitíase (idade superior a 55 anos, colecistite, diâmetro do ducto biliar maior que 6 mm na ultrassonografia, bilirrubina sérica 1,8-4 mg/dL [30,78-68,4 mcmol/L], elevação das enzimas hepáticas séricas ou pancreatite). Uma análise de decisão sugeriu que a colangiografia por RM é preferível quando o risco de cálculos no ducto biliar é baixo (menos de 40%) e a ultrassonografia endoscópica é preferível quando o risco é intermediário (40-91%). Em pacientes com risco intermediário de coledocolitíase, a colecistectomia inicial com colangiografia intraoperatória resulta em menor tempo de internação hospitalar, menos investigações do ducto biliar e nenhum aumento na morbidade em comparação com a CPRE pré-operatória.

Se a probabilidade de a obstrução biliar ser causada por um cálculo for alta (cálculo do ducto biliar visto na ultrassonografia, bilirrubina sérica maior que 4 mg/dL [68,4 mcmol/L] ou colangite aguda), a CPRE (ocasionalmente com ultrassonografia intraductal) ou a colangiografia trans-hepática percutânea fornece o meio mais direto e preciso de determinar a causa, a localização e a extensão da obstrução biliar. Como a sensibilidade dos critérios clínicos para coledocolitíase é de apenas 80%, a colangiografia por RM ou ultrassonografia endoscópica às vezes é realizada antes da CPRE. Em pacientes com coledocolitíase confirmada, a esfincterotomia biliar e extração de cálculos ou colocação de *stent* é o procedimento de escolha; é necessária uma técnica meticulosa para evitar causar ou piorar a colangite aguda.

Diagnóstico diferencial

A causa mais comum de icterícia obstrutiva é um cálculo no ducto biliar. As próximas em frequência são as neoplasias do pâncreas, a ampola de Vater, ou ducto biliar, um *stent* obstruído colocado anteriormente para descompressão de um tumor obstrutivo ou uma estenose benigna. A compressão extrínseca do ducto biliar pode resultar de carcinoma metastático (geralmente do trato gastrointestinal ou da mama) envolvendo linfonodos hepáticos localizados na veia porta ou, raramente, de um grande divertículo duodenal. O câncer de vesícula biliar que se estende até o ducto biliar geralmente se apresenta como icterícia obstrutiva. As doenças hepáticas colestáticas crônicas (CBP, colangite esclerosante, induzidas por medicamentos) devem ser consideradas. A icterícia hepatocelular em geral pode ser diferenciada pela história, achados clínicos e testes bioquímicos do fígado, mas a biópsia hepática é necessária ocasionalmente. A colangite piogênica recorrente deve ser considerada em pessoas da Ásia (e ocasionalmente de outros lugares) com cálculos biliares intra-hepáticos (em particular no sistema ductal esquerdo) e colangite recorrente.

Tratamento

Em geral, cálculos biliares, mesmo os pequenos, devem ser removidos, mesmo em pacientes assintomáticos. Um cálculo no ducto biliar em um paciente com colelitíase ou colecistite geralmente é tratado por esfincterotomia endoscópica e extração do cálculo, seguida por colecistectomia laparoscópica dentro de 72 horas em pacientes com colecistite e dentro de 2 semanas naqueles sem colecistite. Em casos específicos, a colecistectomia laparoscópica e a CPRE podem ser realizadas numa única sessão e estão associadas a menor morbidade e menor tempo de internação hospitalar. Uma abordagem alternativa e econômica em pacientes com risco intermediário de coledocolitíase é a exploração laparoscópica do ducto biliar no momento da colecistectomia. Para pacientes com mais de 70 anos ou pacientes de baixo risco com colelitíase e coledocolitíase, a colecistectomia pode ser adiada após esfincterotomia endoscópica porque o risco de colecistite subsequente é baixo (embora o risco de complicações subsequentes seja menor quando a colecistectomia é realizada).

A CPRE com esfincterotomia, drenagem biliar e remoção de cálculos ou colocação de *stent* deve ser realizada geralmente dentro de 48 horas e antes da colecistectomia em pacientes com cálculos biliares e colangite, icterícia (bilirrubina total sérica maior que 4 mg/dL [68,4 mcmol/L]), ducto biliar dilatado (maior que 6 mm) ou cálculos no ducto biliar observados na ultrassonografia ou TC. (Os cálculos podem reaparecer em até 12% dos pacientes, principalmente em pacientes mais velhos, quando o diâmetro do ducto biliar é de 15 mm ou mais ou quando cálculos de pigmento marrom são encontrados no momento da esfincterotomia inicial.) Para cálculos do ducto biliar com 1 cm ou mais de diâmetro, a esfincterotomia endoscópica seguida de dilatação com um balão grande tem sido recomendada para facilitar a remoção de cálculos grandes. A dilatação endoscópica com balão do esfíncter de Oddi sem esfincterotomia também é considerada em pacientes com coagulopatia porque o risco de sangramento é menor com a dilatação com balão do que com a esfincterotomia. Uma abordagem alternativa é a colocação de um *stent* metálico curto e totalmente coberto para reduzir o risco de sangramento. A drenagem biliar guiada pela ultrassonografia endoscópica e a colangiografia trans-hepática percutânea (CTP) com drenagem são abordagens de segunda linha se a CPRE falhar ou não for possível. Em pacientes com pancreatite biliar que se resolve rapidamente, o cálculo em geral passa para o intestino, e a CPRE antes da colecistectomia não é necessária se a colangiografia intraoperatória for planejada.

A coledocolitíase descoberta na colecistectomia laparoscópica por palpação intraoperatória, pela colangiografia ou pela ultrassonografia pode ser tratada por meio de exploração laparoscópica do ducto biliar, pela esfincterotomia endoscópica pós-operatória ou, menos comumente, pela exploração aberta do ducto biliar. No paciente pós-colecistectomia com coledocolitíase, a esfincterotomia endoscópica com extração de cálculos é preferível à cirurgia transabdominal. Para grandes cálculos, maiores que 10 mm, a coliangioscopia endoscópica (coledoscopia), litotripsia ou *stent* biliar podem ser utilizados para promover a fragmentação e extração do cálculo. Para o paciente com um tubo T e cálculo no ducto biliar, o cálculo pode ser extraído pelo tubo T.

1. **CPRE urgente** – A CPRE urgente com esfincterotomia e extração de cálculos (dentro de 24-48 horas) é geralmente indicada para coledocolitíase complicada por colangite aguda e é preferível à cirurgia. Antes da CPRE, os testes bioquímicos do fígado devem ser avaliados com cuidado.

O tempo de protrombina pode ser restaurado ao normal pela administração intravenosa de vitamina K. Para a colangite aguda de leve a moderadamente grave adquirida na comunidade, ciprofloxacina (400 mg via intravenosa a cada 12 horas) penetra bem na bile e é um tratamento eficaz, com metronidazol (500 mg via intravenosa a cada 6-8 horas) para cobertura anaeróbia. Um regime alternativo é ampicilina-sulbactam (3 g via intravenosa a cada 6 horas). Os regimes para pacientes com colangite aguda grave ou adquirida em hospital, e aqueles potencialmente infectados com um patógeno resistente a antibióticos, incluem piperacilina-tazobactam intravenosa (3,375 ou 4 g a cada 6 horas) ou um carbapenêmico como o meropenem (1 g via intravenosa a cada 8 horas). Os regimes que incluem medicamentos ativos contra anaeróbios são necessários quando há comunicação biliar-entérica.

2. **Descompressão emergencial do ducto biliar** – A descompressão emergencial do ducto biliar, em geral por CPRE, é necessária para pacientes com coledocolitíase que estão sépticos ou não melhoram com antibióticos entre 12-24 horas. A terapia médica isolada tem maior probabilidade de falhar em pacientes com taquicardia, albumina sérica menor que 3 g/dL (30 g/L), hiperbilirrubinemia acentuada, alto nível sérico de TGP, alta contagem de leucócitos e tempo de protrombina maior que 14 segundos na admissão. Se a esfincterotomia não puder ser realizada, o ducto biliar pode ser descomprimido por um *stent* biliar ou cateter nasobiliar ou drenagem biliar trans-hepática guiada por ultrassom endoscópico. Uma vez alcançada a descompressão, os antibióticos geralmente são continuados por pelo menos mais 3 dias. A colecistectomia pode ser realizada após a resolução da colangite, a menos que o paciente permaneça inapto para a cirurgia. Há relatos de que a mortalidade por colangite aguda está correlacionada com um alto nível de bilirrubina total, tempo de tromboplastina parcial prolongado, desnutrição, presença de abscesso hepático e CPRE malsucedida.

Quando encaminhar

Todos os pacientes sintomáticos com coledocolitíase devem ser encaminhados.

Quando hospitalizar

Todos os pacientes com colangite aguda devem ser hospitalizados.

Buxbaum JL et al. ASGE guideline on the management of cholangitis. Gastrointest Endosc. 2021;94:207. [PMID: 34023065]

Facciorusso A et al. Endoscopic treatment of large bile duct stones: a systematic review and network meta-analysis. Clin Gastroenterol Hepatol. 2023;21:33. [PMID: 34666153]

Jagtap N et al. EUS versus MRCP to perform ERCP in patients with intermediate likelihood of choledocholithiasis: a randomised controlled trial. Gut. 2022;71:2005. [PMID: 35144973]

Liao Y et al. Single-stage intraoperative ERCP combined with laparoscopic cholecystectomy versus preoperative ERCP Followed by laparoscopic cholecystectomy in the management of cholecystocholedocholithiasis: a meta-analysis of randomized trials. Medicine (Baltimore). 2022;101:e29002. [PMID: 35451394]

Estenose biliar

As estenoses biliares benignas ocorrem em 95% dos casos no local da anastomose cirúrgica (incluindo transplante de fígado) ou no local da lesão cirúrgica do ducto biliar. Os demais casos resultam de lesão externa contusa no abdome, pancreatite, doença relacionada ao IgG$_4$, erosão do ducto por cálculo biliar ou esfincterotomia endoscópica prévia.

Sinais de lesão do ducto podem ou não ser reconhecidos no período pós-operatório imediato. Se ocorrer oclusão completa, a icterícia se desenvolverá rapidamente. Com mais frequência ocorre uma ruptura acidental no ducto, cuja primeira manifestação de lesão pode ser a perda excessiva ou prolongada de bile pelos drenos cirúrgicos. O vazamento de bile que resulta em um acúmulo de bile (biloma) pode predispor à infecção localizada, o que por sua vez acentua a formação de cicatrizes e o desenvolvimento final de uma estenose fibrosa.

A colangite é a complicação mais comum da estenose. Normalmente, o paciente apresenta episódios de dor, febre, calafrios e icterícia dentro de algumas semanas ou meses após a colecistectomia. Os achados físicos podem incluir icterícia durante uma crise aguda de colangite e sensibilidade abdominal no quadrante superior direito. A fosfatase alcalina sérica geralmente está elevada. A hiperbilirrubinemia é variável, flutuando durante as exacerbações e geralmente permanecendo na faixa de 5-10 mg/dL (85,5-171 mcmol/L). As hemoculturas podem ser positivas durante um episódio agudo de colangite. A cirrose biliar secundária inevitavelmente se desenvolverá se a estenose não for tratada.

A CPRM ou a TC multidetectora é valiosa para demonstrar a estenose e delinear a anatomia. A CPRE é a abordagem intervencionista de primeira linha e possibilita a esfincterotomia (para permitir o fechamento de um vazamento biliar), a biópsia de estenose ou aspiração por agulha fina guiada por ultrassom endoscópico (para excluir malignidade), a dilatação de estenose (frequentemente repetida) e a colocação de *stent* (para manter a permeabilidade e a drenagem do ducto biliar). Quando a CPRE não for bem-sucedida, a dilatação de uma estenose pode ser realizada por colangiografia trans-hepática percutânea ou sob orientação da ultrassonografia endoscópica. A ultrassonografia endoscópica (geralmente com CPRE) é a abordagem inicial preferível para avaliação de uma massa pancreática.

A colocação de múltiplos *stents* biliares plásticos parece ser mais eficaz do que a colocação de um único *stent*. O uso de *stents* metálicos autoexpansíveis totalmente cobertos, que são removidos com mais facilidade por via endoscópica do que os *stents* metálicos descobertos, bem como os *stents* bioabsorvíveis, são geralmente preferíveis ao uso de *stents* plásticos e requerem menos CPRE para atingir a resolução da estenose; a migração do *stent* pode ocorrer em 10% dos casos. Após o transplante de fígado, o tratamento endoscópico é mais bem-sucedido para estenoses anastomóticas do que para estenoses não anastomóticas. Os resultados para estenoses não anastomóticas

podem ser melhorados com dilatações repetidas ou o uso de múltiplos *stents* plásticos.

Quando a malignidade não puder ser excluída com precisão, abordagens diagnósticas adicionais podem ser consideradas – se disponíveis – incluindo ultrassonografia intraductal e colangioscopia peroral direta em conjunto com várias modalidades de imagem aprimoradas. A diferenciação do colangiocarcinoma pode exigir exploração cirúrgica em 20% dos casos. O tratamento cirúrgico de uma estenose requer muitas vezes a realização de um reparo ductal de ponta a ponta, a coledocojejunostomia ou a hepatojejunostomia para restabelecer o fluxo biliar no intestino.

Quando encaminhar

Todos os pacientes com estenose biliar devem ser encaminhados.

Quando hospitalizar

Pacientes com colangite aguda devem ser hospitalizados.

Arechederra M et al. Next-generation sequencing of bile cell-free DNA for the early detection of patients with malignant biliary strictures. Gut. 2022;71:1141. [PMID: 34285068]

Elmunzer BJ et al. ACG clinical guideline: diagnosis and management of biliary strictures. Am J Gastroenterol. 2023;118:405. [PMID: 36863037]

Fujii-Lau LL et al. American Society for Gastrointestinal Endoscopy guideline on the role of endoscopy in the diagnosis of malignancy in biliary strictures of undetermined etiology: summary and recommendations. Gastrointest Endosc. 2023;98:685. [PMID: 37307900]

Kohli DR et al. American Society for Gastrointestinal Endoscopy guideline on management of post-liver transplant biliary strictures: summary and recommendations. Gastrointest Endosc. 2023;97:607. [PMID: 36797162]

Colangite esclerosante primária

FUNDAMENTOS DO DIAGNÓSTICO

- Mais comum em homens de 20-50 anos.
- Frequentemente associada à colite ulcerativa.
- Icterícia progressiva, prurido e outras características da colestase.
- Diagnóstico baseado em achados colangiográficos característicos.
- Pelo menos 10% de risco de colangiocarcinoma.

Considerações gerais

A colangite esclerosante primária é uma doença incomum, acredita-se que é resultante de uma resposta imune aumentada às endotoxinas intestinais e é caracterizada por inflamação difusa da via biliar, levando à fibrose e a estenoses do sistema biliar. Das pessoas afetadas, 60-70% são do sexo masculino, geralmente com idade entre 20 e 50 anos (idade média de 41 anos). A incidência é de quase 3,3 por 100.000 entre os asiático-americanos, 2,8 por 100.000 entre os latino-americanos e 2,1 por 100.000 entre os negros, com uma incidência intermediária (e crescente) entre os brancos e uma prevalência de 16,2 por 100.000 habitantes (21 por 100.000 homens e 6 por 100.000 mulheres) nos EUA.

A colangite esclerosante primária está intimamente associada à DII (mais comumente colite ulcerativa do que colite de Crohn), que está presente em aproximadamente dois terços dos pacientes; entretanto, a colangite esclerosante clinicamente significativa se desenvolve em apenas 1-4% dos pacientes com colite ulcerativa. A colangite esclerosante primária está associada aos antígenos de histocompatibilidade HLA-B8 e -DR3 ou -DR4, e parentes de primeiro grau de pacientes com colangite esclerosante primária têm um risco quatro vezes maior de colangite esclerosante primária e um risco três vezes maior de colite ulcerativa. Um subconjunto de pacientes com colangite esclerosante primária apresenta níveis séricos aumentados de IgG_4 e associações HLA distintas (com um prognóstico pior), mas não atende aos critérios para colangite esclerosante relacionada a IgG_4. O diagnóstico de colangite esclerosante primária pode ser difícil de ser feito após cirurgia biliar.

Achados clínicos

A. Sintomas e sinais

A colangite esclerosante primária se apresenta como icterícia obstrutiva progressiva, frequentemente associada a fadiga, prurido, anorexia e indigestão. A doença de um paciente pode ser diagnosticada na fase pré-sintomática em razão de um nível elevado de fosfatase alcalina ou em uma fase subclínica com base em anormalidades na colangiografia por RM, apesar dos níveis normais de enzimas hepáticas. Complicações da colestase crônica, como osteoporose, má absorção de vitaminas lipossolúveis e desnutrição, podem ocorrer tardiamente. Os fatores de risco para a osteoporose incluem idade avançada, IMC mais baixo e maior duração da DII. Varizes esofágicas na endoscopia inicial são mais prováveis em pacientes com um escore de risco Mayo mais alto com base na idade, na bilirrubina, na albumina e na TGO e em uma proporção TGO/TGP mais alta, e novas varizes provavelmente se desenvolverão naqueles com uma contagem de plaquetas mais baixa e bilirrubina mais alta em 2 anos. Em pacientes com colangite esclerosante primária, a colite ulcerativa é frequentemente caracterizada por ileíte de inflamação retal e por ileíte de refluxo.

B. Achados diagnósticos

O diagnóstico de colangite esclerosante primária é geralmente feito por CPRM, cuja sensibilidade se aproxima da CPRE; entretanto, a CPRE deve ser evitada, se possível, para reduzir o risco de colangite bacteriana. Os achados colangiográficos característicos são fibrose segmentar dos ductos biliares com dilatações saculares entre as estenoses. A obstrução biliar por cálculo ou tumor deve ser excluída. A biópsia hepática não é necessária para o diagnóstico quando os achados colangiográficos são característicos. A doença pode estar confinada aos pequenos ductos biliares intra-hepáticos em cerca de 15% dos casos, nos quais a CPRM e a CPRE são normais, e o diagnóstico é sugerido pelos achados da biópsia hepática.

Esses pacientes têm uma sobrevida maior do que os pacientes com envolvimento dos grandes ductos e não parecem ter risco aumentado de colangiocarcinoma, a menos que se desenvolva colangite esclerosante de grandes ductos (o que ocorre em cerca de 20% ao longo de 7-10 anos). A biópsia hepática pode mostrar fibrose periductal característica ("casca de cebola") e permite o estadiamento, que se baseia no grau de fibrose e se correlaciona com a rigidez hepática medida pela elastografia.

Ocasionalmente, os pacientes apresentam características clínicas e histológicas de colangite esclerosante e hepatite autoimune. A colangite na doença relacionada à IgG_4 às vezes é difícil de distinguir da colangite esclerosante primária (e até mesmo do colangiocarcinoma). A colangite esclerosante relacionada à IgG_4 está associada à pancreatite autoimune (ver Pancreatite crônica) e responde aos corticosteroides. Um nível sérico de IgG_4 mais de quatro vezes o limite superior do normal ou uma proporção IgG_4:IgG_1 maior que 0,24 sugere fortemente colangite esclerosante relacionada à IgG_4, mas em até um terço dos casos, o nível sérico de IgG_4 é normal. A colangite esclerosante primária também deve ser diferenciada da ductopenia idiopática do adulto (um distúrbio raro que afeta adultos jovens e de meia-idade que desenvolvem colestase pela perda dos ductos biliares interlobulares e septais). A colangite esclerosante primária também deve ser diferenciada de outras colangiopatias, incluindo a CBP, fibrose cística, colangite eosinofílica, colangiopatia da Aids, histiocitose X, rejeição de aloenxerto, doença do enxerto contra o hospedeiro, quimioterapia intra-arterial, sarcoidose, colangiopatia pós-Covid, e colangiopatia isquêmica (frequentemente com "cilindros" biliares, uma rápida progressão para cirrose e um resultado ruim) causada por trombose da artéria hepática, choque, insuficiência respiratória ou medicamentos.

Complicações

O colangiocarcinoma pode complicar o curso da colangite esclerosante primária em até 20% dos casos (1,2% ao ano) e pode ser difícil de diagnosticar por exame citológico ou biópsia em razão dos resultados falso-negativos. Um nível sérico de CA 19-9 acima de 100 U/mL é sugestivo, mas não diagnóstico de colangiocarcinoma. A RM anual com CPRM ou ultrassom endoscópico do quadrante superior direito e, segundo algumas diretrizes, teste sérico de CA 19-9 são recomendados para monitoramento. A CPRM é mais sensível que a ultrassonografia. Se os resultados da triagem sugerirem malignidade, a CPRE é realizada com citologia e biópsia biliares, FISH e, cada vez mais, com sequenciamento de última geração. A RM com CPRM a cada 3-5 anos é recomendada em pacientes com doença do ducto pequeno. A PET, a colangioscopia peroral e a endomicroscopia confocal a *laser* podem desempenhar um papel na detecção precoce do colangiocarcinoma. Testes de fibrose sérica e/ou elastografia podem ser feitos a cada 2-3 anos para monitorar fibrose avançada. Os riscos de cálculos biliares, colecistite, pólipos da vesícula biliar e carcinoma da vesícula biliar parecem aumentar em pacientes com colangite esclerosante primária.

Pacientes com retocolite ulcerativa e colangite esclerosante primária apresentam risco 10 vezes maior de neoplasia colorretal em comparação com outros pacientes com retocolite ulcerativa, especialmente no cólon direito. Recomenda-se a adesão rigorosa a um programa de acompanhamento colonoscópico: anualmente para aqueles com colite ulcerativa e a cada 5 anos para aqueles sem colite ulcerativa. Ainda não se sabe se o tratamento com ácido ursodesoxicólico reduz o risco de neoplasia colorretal.

Tratamento

Episódios de colangite bacteriana aguda podem ser tratados com ciprofloxacino (750 mg duas vezes ao dia via oral ou intravenosa). O ácido ursodesoxicólico em doses-padrão (10-15 mg/kg/dia via oral) pode melhorar os resultados dos testes bioquímicos do fígado, mas não parece alterar a história natural. Entretanto, a retirada do ácido ursodesoxicólico pode resultar na piora dos níveis dos testes bioquímicos do fígado e no aumento do prurido, e o ácido ursodesoxicólico em doses intermediárias (17-23 mg/kg/dia) foi relatado como benéfico.

Uma avaliação endoscópica cuidadosa da via biliar pode permitir a dilatação endoscópica com balão de estenoses localizadas. A dilatação repetida de uma estenose dominante pode melhorar a sobrevida, embora nesses pacientes ela seja reduzida em comparação com os que não têm estenose dominante. A colocação de um *stent* por curto prazo (2-3 semanas) em uma estenose importante também pode aliviar os sintomas e melhorar as anormalidades bioquímicas, com melhora sustentada após a remoção do *stent*, mas pode não ser superior à dilatação somente com o balão; a colocação de *stents* por longo prazo pode aumentar a taxa de complicações, como colangite, e não é recomendada.

A colecistectomia é indicada em pacientes com colangite esclerosante primária e pólipo de vesícula biliar maior que 8 mm de diâmetro. Em pacientes sem cirrose, a ressecção cirúrgica de uma estenose do ducto biliar dominante pode levar a uma sobrevida mais longa do que a terapia endoscópica, diminuindo o risco subsequente de colangiocarcinoma. Quando possível, a ressecção cirúrgica extensa do colangiocarcinoma que complica a colangite esclerosante primária pode resultar em taxas de sobrevida de 5 anos superiores a 50%. Para pacientes com cirrose e descompensação clínica, o transplante de fígado é o tratamento de escolha; a colangite esclerosante primária reaparece no enxerto em 30% dos casos, com uma possível redução no risco de recorrência quando a colectomia é realizada para colite ulcerativa antes do transplante.

Prognóstico

A sobrevida de pacientes com colangite esclerosante primária é em média de 9-17 anos, e até 21 anos em estudos populacionais. Os marcadores prognósticos adversos são idade avançada, hepatoesplenomegalia, níveis séricos mais elevados de bilirrubina e TGO, níveis mais baixos de albumina, histórico de sangramento varicoso, estenose do ducto biliar dominante, alterações do ducto extra-hepático e colonização do ducto biliar por *Enterococci*. Pacientes cujos níveis séricos

de fosfatase alcalina diminuem em 40% ou mais (espontaneamente, com terapia com ácido ursodesoxicólico ou após tratamento de uma estenose dominante) têm tempos mais longos de sobrevida sem a necessidade de transplante do que aqueles cuja fosfatase alcalina não diminui. Além disso, a melhora na fosfatase alcalina sérica para menos de 1,5 vez o limite superior do normal está associada a um risco reduzido de colangiocarcinoma; entretanto, não se recomenda o uso unicamente da fosfatase alcalina sérica para prever resultados. O risco de progressão pode ser previsto por três achados na RM e na CPRM: aparência cirrótica do fígado, hipertensão portal e aumento dos linfonodos peri-hepáticos.

Vários modelos são propostos para prever a sobrevida sem necessidade de transplante em pacientes com colangite esclerosante primária. Entre eles o modelo Amsterdam-Oxford, o escore de risco UK-PSC e a ferramenta de estimativa de risco para colangite esclerosante primária (PREsTo). A sobrevivência sem necessidade de transplante também pode ser prevista pelos níveis séricos de marcadores de fibrose hepática: ácido hialurônico, inibidor tecidual da metaloproteinase-1 e propeptídeo do procolágeno tipo III. A redução da qualidade de vida está associada à idade avançada, à doença de grandes ductos e aos sintomas sistêmicos. A colangite esclerosante primária materna está associada ao parto prematuro e à cesariana. Curiosamente, pacientes com colite ulcerativa mais leve tendem a ter colangite primária mais grave e uma taxa maior de transplante de fígado. As taxas de sobrevida atuarial com transplante de fígado chegam a 72% em 5 anos, mas as taxas são muito mais baixas quando o colangiocarcinoma se desenvolve. Após o transplante, a doença retorna em 30%. Pacientes pós-transplante apresentam risco aumentado de estenoses biliares não anastomóticas e, naqueles com retocolite ulcerativa, câncer de cólon. A taxa de retransplante é maior que a da CBP. Pacientes que não podem ser submetidos a transplante de fígado acabarão necessitando de cuidados paliativos de alta qualidade (ver Cap. 5).

Assis DN et al. Recent advances in the management of primary sclerosing cholangitis. Clin Gastroenterol Hepatol. 2023;21:2065. [PMID: 37084929]

Bowlus CL et al. AASLD practice guidance on primary sclerosing cholangitis and cholangiocarcinoma. Hepatology. 2023;77:659. [PMID: 36083140]

European Association for the Study of the Liver. EASL Clinical Practice Guidelines on sclerosing cholangitis. J Hepatol. 2022;77:761. [PMID: 35738507]

Kamp EJCA et al. Next-generation sequencing mutation analysis on biliary brush cytology for differentiation of benign and malignant strictures in primary sclerosing cholangitis. Gastrointest Endosc. 2023;97:456. [PMID: 36252869]

Wentworth BJ et al. The many faces of primary sclerosing cholangitis: controversy abounds. Dig Dis Sci. 2023;68:3514. [PMID: 37358638]

DOENÇAS DO PÂNCREAS

Ver Capítulo 41 para Carcinoma do pâncreas e área periampular.

Pancreatite aguda

FUNDAMENTOS DO DIAGNÓSTICO

- Início abrupto de dor epigástrica profunda, geralmente com irradiação para as costas.
- Histórico de episódios anteriores, muitas vezes relacionados ao consumo de álcool.
- Náuseas, vômitos, sudorese, fraqueza.
- Sensibilidade e distensão abdominais e febre.
- Leucocitose, amilase sérica elevada, lipase sérica elevada.

Considerações gerais

A incidência anual de pancreatite aguda varia de 110-140 por 100.000 habitantes e tem aumentado desde 1990. A maioria dos casos de pancreatite aguda está relacionada à doença da via biliar (45%) (um cálculo biliar eliminado, geralmente com 5 mm ou menos de diâmetro) ou consumo de álcool (20%), com variações mundiais. Entre as inúmeras outras causas ou associações estão (1) hiperlipidemias (quilomicronemia, hipertrigliceridemia, ou ambas); (2) hipercalcemia; (3) trauma abdominal (incluindo cirurgia); (4) medicamentos (incluindo azatioprina, mercaptopurina, asparaginase, pentamidina, didanosina, ácido valproico, tetraciclinas, dapsona, isoniazida, metronidazol, estrogênio e tamoxifeno [aumentando os triglicerídeos séricos], sulfonamidas, mesalamina, celecoxibe, sulindaco, leflunomida, tiazidas, sinvastatina, fenofibrato, enalapril, metildopa, procainamida, sitagliptina, exenatida, possivelmente corticosteroides e outros); (5) vasculite; (6) infecções (p. ex., vírus da hepatite, caxumba, citomegalovírus, complexo *M avium intracellulare*, SARS-CoV-2); (7) diálise peritoneal; (8) circulação extracorpórea; (9) enteroscopia com balão único ou duplo; (10) CPRE (risco global de 10%); e (11) uma picada de escorpião (rara). A pancreatite aguda induzida por medicamentos geralmente está relacionada à dose e está associada a resultados piores do que aqueles decorrentes de outras causas. Em pacientes com pâncreas divisum, uma anomalia congênita na qual os ductos pancreáticos dorsal e ventral não se fundem, a pancreatite aguda pode resultar da estenose da papila menor com obstrução ao fluxo do ducto pancreático acessório, embora variantes genéticas concomitantes, particularmente no gene do regulador de condutância transmembrana da fibrose cística (*CFTR*), possam ser responsáveis pela pancreatite aguda nesses pacientes. A pancreatite aguda também pode resultar de uma junção anômala do ducto pancreatobiliar (má junção pancreatobiliar). Raramente, a pancreatite aguda pode ser a manifestação inicial de uma neoplasia pancreática ou ampular ou de um cisto pancreático. A doença celíaca parece estar associada a um risco aumentado de pancreatite aguda e crônica. Aparentemente, a pancreatite aguda "idiopática" é muitas vezes causada por microlitíase biliar oculta ou raras vezes por disfunção do esfíncter de Oddi envolvendo o ducto pancreático. De 15-25% dos casos são verdadeiramente idiopáticos. Tabagismo, alta carga glicêmica na dieta e adiposidade abdominal aumentam o risco de pancreatite, e idade avançada e obesidade aumentam o risco de um curso grave; o consumo de vegetais, fibras alimentares e o uso de ácido acetilsalicílico e estatinas podem reduzir o risco de pancreatite, e o consumo de café pode reduzir o risco de pancreatite não biliar.

Achados clínicos

A. Sintomas e sinais

Dor abdominal epigástrica, geralmente de início abrupto, constante, incômoda e intensa. Pode piorar ao caminhar ou deitar-se em decúbito dorsal e melhorar ao sentar-se e inclinar-se para a frente. A dor geralmente irradia para as costas, mas pode irradiar para a direita ou para a esquerda. Náuseas e vômitos geralmente estão presentes. Fraqueza, sudorese e ansiedade são observadas em crises graves. Pode haver um histórico de ingestão de álcool ou de uma refeição pesada imediatamente antes da crise ou um histórico de episódios semelhantes mais leves ou dor biliar no passado.

A parte superior do abdome fica sensível, geralmente sem defesa muscular, dor à descompressão ou rigidez. O abdome pode estar distendido e os ruídos intestinais podem estar ausentes com íleo associado. Febre de 38,4-39°C, taquicardia, hipotensão (até choque), palidez e pele fria e úmida estão presentes em casos graves. Pode ser observada icterícia leve. Ocasionalmente, uma massa abdominal superior decorrente do pâncreas inflamado ou um pseudocisto pode ser palpada. IRA (geralmente azotemia pré-renal) pode ocorrer no início do curso da pancreatite aguda.

B. Achados laboratoriais

A lipase e a amilase séricas estão elevadas – geralmente mais de três vezes o limite superior do normal – em 24 horas em 90% dos casos; o retorno ao normal é variável dependendo da gravidade da doença. A lipase permanece elevada por mais tempo que a amilase e é ligeiramente mais precisa para o diagnóstico de pancreatite aguda. Pode haver a presença de leucocitose (10.000-30.000/mcL [10-30 × 10⁹/L]), proteinúria, cilindros granulares, glicosúria (10-20% dos casos), hiperglicemia e bilirrubina sérica elevada. A ureia e a fosfatase alcalina sérica podem estar elevadas e os testes de coagulação podem estar anormais. Um nível elevado de creatinina sérica (maior que 1,8 mg/dL [149,94 mcmol/L]) em 48 horas está associado ao desenvolvimento de necrose pancreática. Em pacientes com evidências claras de pancreatite aguda, um nível sérico de TGP superior a 150 U/L (3 mkat/L) sugere pancreatite biliar (induzida por cálculos biliares). Uma diminuição no cálcio sérico pode refletir saponificação e se correlaciona com a gravidade da doença. Níveis abaixo de 7 mg/dL (1,75 mmol/L) (quando a albumina sérica é normal) estão associados à tetania e a um prognóstico desfavorável. Pacientes com pancreatite aguda causada por hipertrigliceridemia em geral apresentam níveis de triglicerídeos em jejum acima de 1.000 mg/dL (10 mmol/L) e frequentemente apresentam outros fatores de risco para pancreatite. Um aumento precoce no valor do hematócrito acima de 44% sugere hemoconcentração e prevê necrose pancreática. Uma concentração elevada de PCR (maior que 150 mg/L [1.500 mg/L]) em 48 horas sugere doença grave. Em pacientes nos quais se desenvolve ascite ou derrame pleural esquerdo, o conteúdo de amilase no fluido é alto. O ECG pode mostrar alterações na onda ST-T.

C. Avaliação da gravidade

Além dos parâmetros laboratoriais individuais já observados, a gravidade da pancreatite aguda associada ao álcool pode ser avaliada usando vários sistemas de pontuação (nenhum dos quais demonstrou ter alta precisão prognóstica), incluindo os **critérios de Ranson** (Tab. 18.10). O escore *Sequential Organ Failure Assessment (SOFA)* ou o **sistema de escore Marshall modificado** podem ser usados para avaliar lesões em outros órgãos, e o escore *Acute Physiology and Chronic Health Evaluation (Apache II)* é outra ferramenta para avaliar a gravidade. A gravidade da pancreatite aguda também pode ser prevista pelo *Pancreatitis Activity Scoring System (PASS)* com base na falência de órgãos, intolerância a uma dieta sólida, síndrome de resposta inflamatória sistêmica, dor abdominal e dose de morfina intravenosa (ou equivalente) necessária para controlar a dor. Outro sistema de escore clínico simples de 5 pontos (o *Bedside Index for Severity in Acute Pancreatitis*, ou *Bisap*) com base na ureia acima de 25 mg/dL (9 mmol/L), estado mental prejudicado, síndrome de resposta inflamatória sistêmica, idade superior a 60 anos, e derrame pleural durante as primeiras 24 horas (antes do início da falência de órgãos) identifica pacientes com maior risco de mortalidade. De forma mais simples, a presença de uma resposta inflamatória sistêmica isolada e um nível elevado de ureia na admissão, bem como um aumento da ureia nas primeiras 24 horas de hospitalização, estão independentemente associados ao aumento da mortalidade; quanto maior o aumento da ureia após a admissão, maior a taxa de mortalidade. A ausência de sensibilidade ou descompressão brusca, um valor de hematócrito normal e um nível normal de creatinina sérica (o "**escore de pancreatite aguda inofensiva**" ou *HAPS*) predizem um curso não grave com 98% de precisão. A **classificação revisada de Atlanta** da gravidade da pancreatite aguda usa as três categorias a seguir: (1) doença **leve** é a ausência de falência de órgãos (renal, cardiovascular, respiratório) e ausência de necrose local ([peri]pancreática ou coleções de fluidos) ou complicações sistêmicas; (2) doença **moderada** é a presença de falência transitória (dentro de 48 horas) de órgãos ou complicações locais ou sistêmicas, ou ambas; e (3) doença **grave** é a presença de falência orgânica persistente (48 horas ou mais). Uma **classificação** semelhante "**baseada em determinantes**" também inclui uma categoria de pancreatite aguda **crítica** caracterizada por falência persistente de órgãos e necrose peripancreática infectada.

D. Exames de imagem

As radiografias simples do abdome podem mostrar cálculos biliares (se calcificados), uma "alça sentinela" (um segmento do intestino delgado cheio de ar, mais comumente no quadrante superior esquerdo), "sinal do cólon interrompido" – um segmento cheio de gás do cólon transverso que termina abruptamente na área de inflamação pancreática – ou atelectasia linear focal dos lobos inferiores dos pulmões com ou sem efusões pleurais. A ultrassonografia geralmente não é útil no diagnóstico de pancreatite pela presença de gases intestinais, mas pode identificar cálculos biliares na vesícula biliar. A TC sem contraste é útil para demonstrar um pâncreas aumentado quando o diagnóstico de pancreatite é incerto, diferenciar a pancreatite de outras possíveis catástrofes intra-abdominais e fornecer uma avaliação inicial do prognóstico, mas em geral é desnecessária no início do curso (Tab. 18.11). A TC com contraste intravenoso em bólus rápido após ressuscitação volêmica agressiva é particularmente benéfica após os primeiros 3 dias de pancreatite aguda grave para identificar áreas de pancreatite necrosante e avaliar o grau de necrose (embora o uso de contraste intravenoso possa aumentar o risco de complicações de pancreatite e IRA e deve ser evitado quando o nível de creatinina sérica estiver acima de 1,5 mg/dL [124,95 mcmol/L]). A RM parece ser uma alternativa adequada à TC. Há relatos de que a TC de perfusão no terceiro dia demonstrando áreas de isquemia no pâncreas prediz o desenvolvimento de necrose pancreática. A presença de um acúmulo de líquido no pâncreas está correlacionada a um aumento na taxa de mortalidade. A aspiração por agulha guiada por TC de áreas de pancreatite necrosante após o terceiro dia pode revelar infecção, geralmente por organismos entéricos, o que normalmente requer desbridamento; no entanto, a taxa de falso-negativos é de 25%. A presença de bolhas de gás na TC indica infecção por organismos formadores de gás. A ultrassonografia endoscópica é útil na identificação de doença biliar oculta (p. ex., pequenos cálculos, lodo, microlitíase), que está presente em muitos pacientes com pancreatite aguda aparentemente idiopática e é indicada em pessoas com mais de 40 anos para excluir malignidade. A CPRE geralmente não é indicada após uma primeira crise de pancreatite aguda, a menos que haja colangite ou icterícia associadas ou que haja

---

TABELA 18.10 Critérios de Ranson para avaliar a gravidade da pancreatite aguda

Três ou mais dos seguintes itens predizem um curso grave complicado por necrose pancreática com uma sensibilidade de 60-80%

Idade > 55 anos

Contagem de leucócitos > 16 × 10³/mcL (> 16 × 10⁹/L)

Glicose no sangue > 200 mg/dL (> 11 mmol/L)

LD sérica > 350 U/L (> 7 mkat/L)

TGO > 250 U/L (> 5 mkat/L)

O desenvolvimento dos seguintes itens nas primeiras 48 horas indica uma piora no prognóstico

Queda do hematócrito > 10 pontos percentuais

Aumento da ureia > 5 mg/dL (> 1,8 mmol/L)

Po₂ arterial < 60 mmHg (< 7,8 kPa)

Cálcio sérico < 8 mg/dL (< 0,2 mmol/L)

Déficit de base superior a 4 mEq/L

Sequestro de fluido estimado em > 6 L

As taxas de mortalidade se correlacionam com o número de critérios presentes

Número de critérios	Taxa de mortalidade
0-2	1%
3-4	16%
5-6	40%
7-8	100%

TABELA 18.11 Estimativa das taxas de mortalidade da pancreatite com base na gravidade

Valor de pontos para a aparência do pâncreas com base na TC		Pontos adicionais para porcentagem de necrose pancreática		Taxa de mortalidade estimada com base na soma total de pontos		
Condição do pâncreas	Pontos	Porcentagem de necrose	Pontos	Total de pontos	Taxa de mortalidade estimada	
Pâncreas normal	0	0%	0	0	0%	
Aumento do pâncreas	1 ponto	0%	0	1	0%	
Inflamação do pâncreas e/ou da gordura peripancreática	2 pontos	< 30%	2 pontos	4	< 3%	
Acúmulo recente de fluido peripancreático	3 pontos	30-50%	4 pontos	7	> 6%	
Dois ou mais novos acúmulos de fluido peripancreático ou ar retroperitoneal	4 pontos	> 50%	6 pontos	10	~ 17%	

a presença de um cálculo no ducto biliar, mas a ultrassonografia endoscópica ou a CPRM devem ser consideradas, em especial após crises repetidas de pancreatite aguda idiopática. Após uma única crise de pancreatite aguda idiopática, um exame de ultrassom endoscópico negativo prevê um baixo risco de recidiva.

Diagnóstico diferencial

A pancreatite aguda deve ser diferenciada de úlcera duodenal agudamente perfurada, colecistite aguda, obstrução intestinal aguda, aneurisma aórtico com vazamento, cólica renal e isquemia mesentérica aguda. A amilase sérica também pode estar elevada em casos de obstrução intestinal proximal, gastroenterite, caxumba que não envolve o pâncreas (amilase salivar) e gravidez ectópica, bem como após administração de opioides e cirurgia abdominal. A lipase sérica também pode estar elevada em muitas dessas condições.

Complicações

A depleção do volume intravascular secundário ao vazamento de fluidos no leito pancreático e ao íleo com alças intestinais cheias de fluido pode resultar em azotemia pré-renal e até mesmo NTA sem choque evidente. Essa sequência geralmente ocorre dentro de 24 horas do início da pancreatite aguda e dura de 8-9 dias. Alguns pacientes necessitam de terapia de substituição renal.

De acordo com a classificação revisada de Atlanta, os acúmulos de fluidos e a necrose podem ser agudos (nas primeiras 4 semanas) ou crônicos (após 4 semanas) e estéreis ou infectados. Acúmulos crônicos, incluindo pseudocistos e necrose isolada, são caracterizados por encapsulamento. A pancreatite necrosante estéril ou infectada pode complicar o curso em 5-10% dos casos e é responsável pela maioria das mortes. O risco de infecção não está correlacionado com a extensão da necrose. A necrose pancreática é frequentemente associada a febre, leucocitose e, em alguns casos, choque, e está associada à falência de órgãos (p. ex., sangramento gastrointestinal, insuficiência respiratória, IRA) em 50% dos casos. Pode levar à transecção completa do ducto pancreático (síndrome do ducto pancreático desconectado), o que pode resultar em acúmulos recorrentes de fluidos ou fístulas persistentes meses ou anos após a resolução da necrose. Como a necrose pancreática infectada é frequentemente uma indicação para desbridamento,

a aspiração por agulha fina do tecido necrótico sob orientação de TC deve ser realizada (se necessário, repetidamente) para coloração de Gram e cultura.

Uma complicação grave da pancreatite aguda é a síndrome do desconforto respiratório agudo (SDRA); a disfunção cardíaca pode ser sobreposta. Ela geralmente ocorre de 3-7 dias após o início da pancreatite em pacientes que necessitaram de grandes volumes de fluidos e coloides para manter a pressão arterial e o débito urinário. A maioria dos pacientes com SDRA necessita de intubação, ventilação mecânica e oxigênio suplementar.

Abscesso pancreático (também conhecido como pseudocisto infectado ou supurativo) é um processo supurativo caracterizado por febre alta, leucocitose, sensibilidade localizada e uma massa epigástrica, geralmente 6 ou mais semanas após o início da pancreatite aguda. O abscesso pode estar associado a um derrame pleural do lado esquerdo ou a um aumento do baço secundário à trombose da veia esplênica. Em contraste com a necrose infectada, a taxa de mortalidade é baixa após a drenagem.

Os pseudocistos, acúmulos de fluidos encapsulados com alto teor de amilase, comumente aparecem na pancreatite quando a TC é usada para monitorar a evolução de uma crise aguda. Pseudocistos menores que 6 cm de diâmetro em geral se resolvem de forma espontânea. Eles comumente estão dentro ou adjacentes ao pâncreas, mas podem se apresentar em quase qualquer lugar (p. ex., mediastinal, retrorretal) por conexão ao longo de planos anatômicos. Os múltiplos pseudocistos são observados em 14% dos casos. Os pseudocistos podem ser infectados secundariamente, necessitando de drenagem como no caso de um abscesso. A ascite pancreática pode se apresentar após a recuperação da pancreatite aguda como um aumento gradual da circunferência abdominal e elevação persistente do nível sérico de amilase na ausência de dor abdominal franca. As elevações acentuadas nas concentrações de proteína ascítica (maiores que 3 g/dL) e amilase (maiores que 1.000 U/L [20 mkat/L]) são típicas. A condição resulta da ruptura do ducto pancreático ou da drenagem de um pseudocisto na cavidade peritoneal.

As complicações raras da pancreatite aguda incluem hemorragia causada pela erosão de um vaso sanguíneo para formar um pseudoaneurisma e por necrose colônica. A trombose venosa porto-espleno-mesentérica com frequência se desenvolve em pacientes com pancreatite aguda necrosante, mas raramente leva a complicações. Outras complicações locais incluem síndrome compartimental abdominal, isquemia intestinal e obstrução da saída gástrica. A pancreatite crônica se desenvolve em cerca de 10% dos casos de pancreatite aguda. Diabetes *mellitus* e insuficiência pancreática exócrina podem se desenvolver após pancreatite aguda (particularmente recorrente); o uso de estatinas pode reduzir o risco de diabetes.

Tratamento

A. Tratamento de doença aguda

1. **Doença leve** – Na maioria dos pacientes, a pancreatite aguda é uma doença leve ("pancreatite aguda não grave") que desaparece espontaneamente em alguns dias. O pâncreas é "poupado" com um regime de suspensão de alimentos e líquidos pela boca, repouso deitado e sucção nasogástrica para pacientes com dor moderadamente intensa, íleo e distensão abdominal ou vômito. A terapia direcionada para objetivos com reposição moderada de fluidos (um bólus de 10 mL/kg em pacientes com sinais de hipovolemia seguido de não mais que 1,5 mL/kg por hora) pode reduzir a frequência da síndrome de resposta inflamatória sistêmica e da falência de órgãos nesse grupo de pacientes, e parece ter o maior benefício em pacientes com pancreatite aguda com previsão de gravidade leve quando iniciada dentro de 4 horas da chegada do paciente ao hospital. A solução de Ringer com lactato pode ser preferível à solução salina normal. A reposição hídrica excessivamente agressiva pode levar à sobrecarga de fluidos e ao aumento da pressão abdominal, podendo exigir terapia diurética.

A dor é controlada com Aine ou paracetamol e, quando necessário, meperidina, até 100-150 mg via intramuscular a cada 3-4 horas, conforme necessário. Em pessoas com disfunção hepática ou renal grave, talvez seja preciso reduzir a dose. Acreditava-se que a morfina causava espasmo do esfíncter de Oddi, mas agora é considerada uma alternativa aceitável e, pelos potenciais efeitos colaterais da meperidina, pode até ser preferível. A ingestão oral de líquidos e alimentos pode ser retomada quando o paciente estiver praticamente livre de dor e tiver ruídos intestinais (mesmo que a amilase sérica ainda esteja elevada). Líquidos claros são administrados primeiro (essa etapa pode ser pulada em pacientes com pancreatite aguda leve), seguidos por um avanço gradual para uma dieta com baixo teor de gordura, guiado pela tolerância do paciente e pela ausência de dor. A dor pode reaparecer na realimentação em 20% dos pacientes.

Após a recuperação da pancreatite biliar aguda, a colecistectomia laparoscópica geralmente é realizada, de preferência durante a mesma internação hospitalar, e está associada a uma taxa reduzida de complicações recorrentes relacionadas a cálculos biliares em comparação com a colecistectomia tardia, exceto em pacientes idosos frágeis com complicações graves. Em casos específicos, a esfincterotomia endoscópica isolada pode ser realizada. Em pacientes com pancreatite recorrente associada ao pâncreas divisum, a inserção de um *stent* na papila menor (ou esfinc-

terotomia da papila menor) pode reduzir a frequência de crises subsequentes, embora as complicações dessa terapia sejam frequentes. Em pacientes com pancreatite aguda recorrente atribuída à disfunção do esfíncter pancreático de Oddi, a esfincterotomia biliar isolada é tão eficaz quanto a esfincterotomia biliar e pancreática combinada na redução da frequência de pancreatite aguda recorrente, mas a pancreatite crônica ainda pode se desenvolver em pacientes tratados. A hipertrigliceridemia com pancreatite aguda foi tratada com combinações de insulina, heparina, aférese e hemofiltração, mas o benefício dessas abordagens não foi comprovado.

2. **Doença grave** – Na pancreatite mais grave – particularmente na pancreatite necrosante – pode haver vazamento considerável de fluidos, com necessidade de grandes quantidades de fluidos intravenosos (p. ex., 500-1.000 mL/hora por várias horas, depois 250-300 mL/hora) para manter o volume intravascular. Os fatores de risco para altos níveis de sequestro de fluidos incluem idade mais jovem, etiologia alcoólica, maior valor de hematócrito, maior glicemia e síndrome de resposta inflamatória sistêmica nas primeiras 48 horas de internação hospitalar. O monitoramento hemodinâmico em uma UTI é necessário, e os objetivos devem ser débito urinário adequado, estabilização da pressão arterial e da frequência cardíaca, restauração da pressão venosa central e uma diminuição modesta no valor do hematócrito, evitando sobrecarga de fluidos. O gluconato de cálcio deve ser administrado por via intravenosa se houver evidência de hipocalcemia com tetania. Infusões de plasma fresco congelado ou albumina sérica podem ser necessárias em pacientes com coagulopatia ou hipoalbuminemia. Com soluções coloidais, o risco de SDRA pode aumentar. Se o choque persistir após a reposição adequada de volume (incluindo hemácias concentradas), podem ser necessários vasopressores. Para pacientes que necessitam de um grande volume de fluidos parenterais, a pressão venosa central e os gases sanguíneos devem ser monitorados em intervalos regulares.

A nutrição enteral por meio de sonda nasojejunal ou possivelmente nasogástrica é preferível à nutrição parenteral em pacientes que, de outra forma, ficarão sem nutrição oral por pelo menos 7-10 dias e reduz o risco de falência de múltiplos órgãos e mortalidade quando iniciada dentro de 48 horas após a admissão. Entretanto, ela não é tolerada em alguns pacientes (p. ex., aqueles com íleo) e pode não reduzir as taxas de infecção e morte em comparação com a retomada da alimentação oral após 72 horas. A nutrição parenteral (incluindo lipídios) deve ser considerada em pacientes com pancreatite grave e íleo; a suplementação de glutamina parece reduzir o risco de complicações infecciosas e mortalidade.

O uso rotineiro de antibióticos para prevenir a conversão de pancreatite necrosante estéril em necrose infectada não traz benefícios e geralmente não é indicado em pacientes com menos de 30% de necrose pancreática. Há relatos de alguns estudos com o imipenem (500 mg via intravenosa a cada 6 horas) ou possivelmente cefuroxima (1,5 g via intravenosa três vezes ao dia, depois 250 mg via oral duas vezes ao dia) administrada por não mais de 14 dias em pacientes com pancreatite necrosante estéril para reduzir o risco de infecção pancreática e mortalidade, mas em geral antibióticos profiláticos não são recomendados; o meropenem e a combinação de ciprofloxacino e metronidazol não parecem reduzir a frequência de necrose infectada, falência de múltiplos órgãos ou mortalidade. Quando a pancreatite necrosante infectada for confirmada, o imipenem ou meropenem deve ser continuado. Os organismos resistentes a medicamentos estão cada vez mais prevalentes. Ocasionalmente, uma infecção fúngica é encontrada e uma terapia antifúngica apropriada deve ser prescrita.

Há relatos de que Aine (p. ex., indometacina ou diclofenaco administrados por via retal) e hidratação agressiva com solução de Ringer lactato reduzem a frequência (em 50%) e, possivelmente, a gravidade da pancreatite pós-CPRE em pessoas de alto risco; eles também podem reduzir a frequência em 50% em pessoas não selecionadas. A indometacina retal é amplamente utilizada. A hidratação periprocedimental agressiva (Ringer lactato, bólus de 20 mL/kg seguido de 3 mL/kg por 8 horas após o procedimento) também é recomendada. Foi demonstrado que a colocação de um *stent* no ducto ou orifício pancreático reduz o risco de pancreatite pós-CPRE em pacientes de alto risco em 65% e é uma prática comum.

B. Tratamento de complicações e acompanhamento

Um cirurgião deve ser consultado em todos os casos de pancreatite aguda grave. Se o diagnóstico for duvidoso e a investigação indicar uma forte possibilidade de uma lesão grave corrigível cirurgicamente (p. ex., úlcera péptica perfurada), a laparotomia exploratória é indicada. Quando a pancreatite aguda é encontrada inesperadamente na laparotomia, em geral é recomendado encerrar o procedimento sem intervenção adicional. Se a pancreatite parecer leve e houver colelitíase ou microlitíase, a colecistectomia ou colecistostomia pode ser justificada. A CPRM pode ser útil na seleção de pacientes para CPRE terapêutica. Quando a pancreatite grave resulta de coledocolitíase e icterícia (bilirrubina total sérica acima de 5 mg/dL [85,5 mcmol/L]) ou colangite está presente, a CPRE com esfincterotomia endoscópica e extração de cálculos é indicada. A esfincterotomia endoscópica não parece melhorar o resultado da pancreatite grave na ausência de colangite ou de icterícia.

A necrosectomia pode melhorar a sobrevida em pacientes com pancreatite necrosante e deterioração clínica com falência de múltiplos órgãos ou falta de resolução em 4 semanas. Também é indicada com frequência para a necrose infectada, embora um grupo seleto de pacientes relativamente estáveis com necrose pancreática infectada possa ser tratado apenas com antibióticos. O objetivo é desbridar o pâncreas necrótico e o tecido circundante e estabelecer uma drenagem adequada. Os resultados são melhores se a necrosectomia for adiada até que a necrose esteja organizada, geralmente cerca de 4

semanas após o início da doença. Uma abordagem "*step-up*" em que a drenagem transluminal endoscópica não cirúrgica (transgástrica ou transduodenal) ou por cateter percutâneo da necrose pancreática isolada sob orientação radiológica (possivelmente menos de 4 semanas após o desenvolvimento) com subsequente necrosectomia endoscópica e, se necessário, por cirurgia aberta, demonstrou reduzir a mortalidade e a utilização de recursos em pacientes específicos com pancreatite necrosante e infecção secundária confirmada ou suspeita. Em alguns casos, a orientação laparoscópica (desbridamento retroperitoneal assistido por vídeo) é uma opção adicional, dependendo da experiência local. *Stents* metálicos de aposição luminal (Lams) ou *stents* plásticos de duplo *pigtail* são usados para drenagem transluminal endoscópica, com remoção dos Lams após 4 semanas para minimizar o risco de complicações. O tratamento é trabalhoso e, muitas vezes, são necessários vários procedimentos, embora os custos e as taxas de complicações sejam menores do que os da cirurgia. Intervenções endoscópicas ou cirúrgicas podem ser necessárias para a síndrome do ducto pancreático desconectado crônico.

O desenvolvimento de um abscesso pancreático é uma indicação para drenagem percutânea ou cirúrgica imediata. Os pseudocistos crônicos requerem drenagem endoscópica, percutânea por cateter ou cirúrgica quando infectados ou associados a dor persistente, pancreatite ou obstrução do ducto biliar. Para infecções pancreáticas, imipenem, 500 mg a cada 8 horas por via intravenosa, é uma boa escolha de antibiótico porque atinge níveis bactericidas no tecido pancreático para a maioria dos organismos causadores. Vazamentos e fístulas do ducto pancreático podem exigir terapia endoscópica ou cirúrgica.

Prognóstico

As taxas gerais de mortalidade por pancreatite aguda caíram de pelo menos 10% para cerca de 5% desde a década de 1980. A taxa de mortalidade para pancreatite aguda grave (mais de três critérios de Ranson; ver Tab. 18.10) permanece em pelo menos 20%, com taxas de 10% e 25% naqueles com necrose estéril e infectada, respectivamente. A pancreatite aguda grave é prevista pelas características da resposta inflamatória sistêmica na admissão; uma resposta inflamatória transitória está associada a uma taxa de mortalidade de 8% e uma resposta inflamatória sistêmica persistente a uma taxa de mortalidade de 25%. Metade dessas mortes ocorre nas primeiras 2 semanas, em geral por falência de múltiplos órgãos. A taxa de mortalidade associada à falência de múltiplos órgãos é de pelo menos 30%, mas é superior a 50% se persistir além das primeiras 48 horas. Mortes posteriores geralmente ocorrem pelas complicações de necrose infectada. O risco de morte dobra quando há falência de órgãos e necrose infectada. Além disso, as infecções hospitalares aumentam a mortalidade da pancreatite aguda, independentemente da gravidade. A readmissão hospitalar por pancreatite aguda dentro de 30 dias pode ser prevista por um sistema de escore baseado em cinco fatores durante a primeira admissão: comer menos do que uma dieta sólida na alta; náuseas, vômitos ou diarreia no momento da alta; necrose pancreática; uso de antibióticos na alta; e dor na alta. Sexo masculino, etiologia alcoólica e doença aguda grave são fatores de risco. As recorrências são comuns (24%) na pancreatite associada ao álcool, particularmente em pacientes que fumam (40%), mas podem ser reduzidas por intervenções repetidas e regularmente programadas para eliminar o consumo de álcool e o tabagismo após a alta hospitalar. Uma crise inicial grave também aumenta o risco de insuficiência pancreática exócrina subsequente. O risco de pancreatite crônica após um episódio de pancreatite aguda associada ao álcool é de 8% em 5 anos, 13% em 10 anos e 16% em 20 anos, e o risco de diabetes *mellitus* aumenta mais de duas vezes ao longo de 5 anos. Em geral, a pancreatite crônica se desenvolve em 36% dos pacientes com pancreatite aguda recorrente; o uso de álcool e o tabagismo são os principais fatores de risco. Uma associação entre o diagnóstico de pancreatite aguda e o risco em longo prazo de câncer pancreático tem sido relatado.

Quando hospitalizar

Quase todos os pacientes com pancreatite aguda devem ser hospitalizados.

Buxbaum JL et al. American Society for Gastrointestinal Endoscopy guideline on post-ERCP pancreatitis prevention strategies: summary and recommendations. Gastrointest Endosc. 2023;97:153. [PMID: 36517310]

Chaudhry H et al. Does use of long-term aspirin impact outcomes in patients with acute pancreatitis? Eur J Gastroenterol Hepatol. 2023;35:721. [PMID: 37272503]

Czapári D et al. Detailed characteristics of post-discharge mortality in acute pancreatitis. Gastroenterology. 2023;165:682. [PMID: 37247642]

de-Madaria E et al. Aggressive or moderate fluid resuscitation in acute pancreatitis. N Engl J Med. 2022;387:989. [PMID: 36103415]

Di Martino M et al. Timing of cholecystectomy after moderate and severe acute biliary pancreatitis. JAMA Surg. 2023;158:e233660. [PMID: 37610760]

Thiruvengadam NR et al. Association of statin usage and the development of diabetes mellitus after acute pancreatitis. Clin Gastroenterol Hepatol. 2023;21:1214. [PMID: 35750248]

Pancreatite crônica

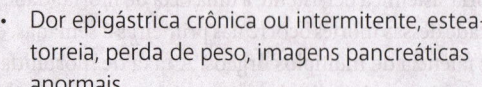

FUNDAMENTOS DO DIAGNÓSTICO

- Dor epigástrica crônica ou intermitente, esteatorreia, perda de peso, imagens pancreáticas anormais.
- Um mnemônico para os fatores predisponentes da pancreatite crônica é TIGAR-O: pancreatite aguda tóxica-metabólica, idiopática, genética, autoimune, recorrente e grave, ou obstrutiva.

Considerações gerais

A incidência e a prevalência de pancreatite crônica nos EUA são de 5-8 e 42-73 por 100.000 habitantes, respectivamente, com pico em pessoas de 46-55 anos. A pancreatite crônica ocorre mais frequentemente em pacientes com alcoolismo (45-80%

de todos os casos). O risco de pancreatite crônica aumenta com a duração e a quantidade de álcool consumido, mas a pancreatite se desenvolve em apenas 5-10% dos bebedores excessivos. O tabagismo é um fator de risco para pancreatite crônica idiopática e pode acelerar a progressão da pancreatite crônica associada ao álcool. Cerca de 2% dos pacientes com hiperparatireoidismo desenvolvem pancreatite. Na África tropical e na Ásia, a pancreatite tropical, relacionada em parte à desnutrição, é a causa mais comum de pancreatite crônica. Por outro lado, nas sociedades ocidentais, a obesidade pode levar à esteatose pancreática, o que pode levar à insuficiência exócrina e endócrina pancreática e a um risco aumentado de câncer de pâncreas. Uma estenose, cálculo ou tumor obstruindo o pâncreas pode levar à pancreatite crônica obstrutiva.

A pancreatite autoimune está associada à hipergamaglobulinemia (IgG_4 em particular), frequentemente com autoanticorpos e outras doenças autoimunes, e responde aos corticosteroides. Pessoas afetadas correm maior risco de desenvolver vários tipos de câncer. A pancreatite autoimune tipo 1 (pancreatite esclerosante linfoplasmocítica ou simplesmente pancreatite autoimune) é uma doença multissistêmica, geralmente em um paciente com mais de 60 anos, caracterizada por infiltração linfoplasmocitária e fibrose na biópsia, estenoses associadas do ducto biliar, fibrose retroperitoneal, lesões renais e das glândulas salivares. e uma alta taxa de recaída após o tratamento. É a manifestação pancreática da doença relacionada à IgG_4. O tipo 2 ("pancreatite crônica idiopática centrada no ducto") afeta apenas o pâncreas, geralmente em um paciente com idade entre 40-50 anos, e é caracterizado por intensa infiltração linfoplasmocitária centrada no ducto na biópsia, ausência de envolvimento sistêmico de IgG_4, uma associação com DII em 25% dos casos, geralmente uma massa semelhante a um tumor, e uma baixa taxa de recidiva após o tratamento. A pancreatite autoimune tipo 3 é uma complicação relativamente pouco comum da terapia com inibidores do ponto de controle imunológico; em geral é assintomática, mas causa atrofia pancreática rápida.

Entre 10% e 30% dos casos de pancreatite crônica são idiopáticos, com início precoce (idade média de 20 anos) ou tardio (idade média de 58 anos). Fatores genéticos podem predispor à pancreatite crônica em quase metade dos casos de início precoce e um quarto dos casos de início tardio incluem variantes patogênicas do gene *CFTR*, o gene inibidor da tripsina secretora pancreática (*PSTI*, também conhecido como inibidor da serina protease, *SPINK1*), o gene da quimiotripsina-C (*CTRC*) e os genes da carboxipeptidase A1 (*CPA1*) e possivelmente da uridina 5'-difosfato glucuronosiltransferase (*UGT1A7*). Uma variante do gene do tripsinogênio catiônico no cromossomo 7 (serina protease 1, *PRSS1*) está associada à pancreatite hereditária, transmitida como uma característica autossômica dominante com penetrância variável. Um mnemônico útil para os fatores predisponentes à pancreatite crônica é **TIGAR-O**: **T**óxico-metabólico, **I**diopático, **G**enético, **A**utoimune, pancreatite aguda **R**ecorrente e grave ou **O**bstrutiva.

A patogênese da pancreatite crônica pode ser explicada pela hipótese SAPE (*Sentinel Acute Pancreatitis Event*), pela qual o primeiro evento de pancreatite aguda (sentinela) inicia um processo inflamatório que resulta em lesão e posteriormente fibrose ("necrose-fibrose"). Em muitos casos, a pancreatite crônica é uma doença autoperpetuante caracterizada por dor crônica ou episódios recorrentes de pancreatite aguda e, por fim, por insuficiência exócrina ou endócrina pancreática (mais cedo na pancreatite associada ao álcool do que em outros tipos). Depois de muitos anos, a dor crônica pode desaparecer espontaneamente ou após cirurgia adaptada à causa da dor. Mais de 80% dos adultos desenvolvem diabetes *mellitus* dentro de 25 anos após o início clínico da pancreatite crônica.

Achados clínicos

A. Sintomas e sinais

Episódios persistentes ou recorrentes de dor epigástrica e no quadrante superior esquerdo são típicos. Anorexia, náusea, vômito, constipação, flatulência e perda de peso são comuns. Durante as crises, pode-se notar sensibilidade no pâncreas, leve contração muscular e íleo. As crises podem durar apenas algumas horas ou até 2 semanas, a dor pode eventualmente ser quase contínua. Esteatorreia (indicada por fezes volumosas, fétidas e gordurosas) pode ocorrer no final do curso.

B. Achados laboratoriais

A amilase e a lipase séricas podem estar elevadas durante crises agudas; entretanto, valores normais não excluem o diagnóstico. A fosfatase alcalina sérica e a bilirrubina podem estar elevadas em decorrência da compressão do ducto biliar. A glicosúria pode estar presente. O excesso de gordura fecal pode ser demonstrado na análise química das fezes. A insuficiência pancreática exócrina geralmente é confirmada por um nível de elastase fecal menor que 100 mcg/g de fezes e subsequente resposta à terapia com suplementos de enzimas pancreáticas; o teste de estimulação da secretina pode ser usado se disponível (e tem um alto valor preditivo negativo para descartar pancreatite crônica aguda precoce), assim como a detecção de níveis reduzidos de quimiotripsina fecal, embora o último teste não tenha sensibilidade e especificidade. A má absorção de vitamina B_{12} é detectável em cerca de 40% dos pacientes, mas a deficiência clínica de vitamina B_{12} e vitaminas lipossolúveis é rara. Testes diagnósticos precisos estão disponíveis para as principais variantes patogênicas do gene do tripsinogênio, mas em razão da incerteza sobre os mecanismos que ligam as variantes heterozigotas do *CFTR* e do *PSTI* à pancreatite, o teste genético para mutações nesses dois genes é recomendado principalmente em pacientes mais jovens nos quais a etiologia da pancreatite crônica não está clara. Níveis elevados de IgG_4, FAN, anticorpos para lactoferrina e anidrase carbônica II e outros autoanticorpos são comumente encontrados em pacientes com pancreatite autoimune (em especial tipo 1). A biópsia pancreática, se necessária, mostra um infiltrado inflamatório linfoplasmocitário com imunocoloração IgG_4 característica, que também é encontrada em espécimes de biópsia da papila principal, ducto biliar e glândulas salivares, na pancreatite autoimune tipo 1.

C. Exames de imagem

TC ou RM são recomendadas como exames iniciais para diagnóstico de pancreatite crônica, embora radiografias simples mostrem calcificações decorrentes da pancreatolitíase em 30% dos pacientes afetados. A TC pode mostrar calcificações não vistas em radiografias simples, bem como dilatação ductal e heterogeneidade ou atrofia da glândula. Ocasionalmente, os achados levantam suspeitas de câncer pancreático ("pancreatite crônica edematosa"). A colangiorressonância com secretina pode ser considerada em casos específicos. Quando a TC ou a RM não forem conclusivas, pode ser necessária uma ultrassonografia endoscópica (com coleta de amostra de tecido pancreático). Os critérios ultrassonográficos endoscópicos ("Rosemont") para o diagnóstico de pancreatite crônica incluem focos hiperecoicos com sombreamento indicativo de cálculos no ducto pancreático principal e lobularidade em favo de mel do parênquima pancreático. A CPRE é o estudo de imagem mais sensível para pancreatite crônica e pode mostrar ductos dilatados, cálculos intraductais, estenoses ou pseudocistos, mas raramente é usada apenas para diagnóstico; além disso, os resultados podem ser normais em pacientes com a chamada pancreatite de alteração mínima. A histologia é o padrão-ouro para o diagnóstico quando a suspeita clínica é forte, mas os exames de imagem são inconclusivos.

Os aspectos de imagem característicos da pancreatite autoimune incluem aumento difuso do pâncreas, uma borda periférica de hipoatenuação e estreitamento irregular do ducto pancreático principal. Nos EUA, o diagnóstico de pancreatite autoimune é baseado nos critérios **HISORt: H**istologia, **I**magem, **S**orologia, envolvimento de outros **Ó**rgãos e **R**esposta à **T**erapia com corticosteroide.

Complicações

A adição a opioides é comum. Outras complicações frequentes incluem diabetes *mellitus* hiperlábil, pseudocisto ou abscesso pancreático, enzimas hepáticas colestáticas com ou sem icterícia, estenose do ducto biliar, insuficiência pancreática exócrina, desnutrição, osteoporose e úlcera péptica. O câncer de pâncreas se desenvolve em 5% dos pacientes após 20 anos; o risco pode estar relacionado ao tabagismo ou uso de álcool. Em pacientes com pancreatite hereditária, o risco de câncer de pâncreas aumenta após os 50 anos de idade e atinge 19% aos 70 anos (ver Cap. 41).

Tratamento

A. Medidas médicas

Uma dieta com baixo teor de gordura deve ser prescrita. O álcool é proibido porque frequentemente precipita crises. Os opioides devem ser evitados sempre que possível. Os agentes indicados para a dor são paracetamol, Aine e, se um opioide for necessário, tramadol, juntamente com agentes modificadores da dor, como antidepressivos tricíclicos, ISRS e gabapentina ou pregabalina. A insuficiência pancreática exócrina é tratada com terapia de reposição enzimática pancreática selecionada com base na alta atividade da lipase (Tab. 18.12). Uma dose

TABELA 18.12 Preparações de enzimas pancreáticas (pancrelipase) aprovadas pela FDA

Produto	Conteúdo da enzima/dose unitária, unidades USP		
	Protease	Lipase	Amilase
Cápsulas de liberação imediata			
Sem revestimento entérico			
Viokace 10.440	10.440	39.150	39.150
Viokace 20.880	20.880	78.300	78.300
Cápsulas de liberação retardada			
Minimicroesferas com revestimento entérico			
Creon 3.000	3.000	15.000	9.500
Creon 6.000	6.000	30.000	19.000
Creom 12.000	12.000	60.000	38.000
Creon 24.000	24.000	120.000	76.000
Creon 36.000	36.000	180.000	114.000
Minitabletes com revestimento entérico			
Ultresa 13.800	13.800	27.600	27.600
Ultresa 20.700	20.700	46.000	41.400
Ultresa 23.000	23.000	46.000	41.400
Grânulos com revestimento entérico			
Zenpep 3.000	3.000	16.000	10.000
Zenpep 5.000	5.000	27.000	17.000
Zenpep 10.000	10.000	55.000	34.000
Zenpep 15.000	15.000	82.000	51.000
Zenpep 20.000	20.000	109.000	68.000
Zenpep 25.000	25.000	136.000	85.000
Microtabletes com revestimento entérico			
Pancreaze 4.200	4.200	17.500	10.000
Pancreaze 10.500	10.500	43.750	25.000
Pancreaze 16.800	16.800	70.000	40.000
Pancreaze 21.000	21.000	61.000	37.000
Microesferas com revestimento entérico tamponado com bicarbonato			
Pertzye 8.000	8.000	30.250	28.750
Pertzye + 16.000	16.000	60.500	57.500

USP: US Pharmacopeia.

total de pelo menos 40.000 unidades de lipase em cápsulas é administrada com cada refeição. Em alguns casos, podem ser necessárias doses de 90.000 unidades ou mais de lipase por refeição. Os comprimidos devem ser tomados no início, durante e no final de uma refeição. A administração concomitante de um antagonista do receptor H_2 (p. ex., famotidina, 20 mg via oral duas vezes ao dia), um IBP (p. ex., omeprazol, 20-60 mg via oral ao dia) ou bicarbonato de sódio (650 mg via oral antes e depois das refeições) diminui a inativação da lipase pelo ácido e pode, assim, diminuir ainda mais a esteatorreia. Em casos epecíficos de pancreatite associada ao álcool e na fibrose cística, preparações microencapsuladas com revestimento entérico podem oferecer uma vantagem; entretanto, em pacientes com fibrose cística, a terapia de reposição enzimática pancreática em altas doses tem sido associada a estenoses do cólon ascendente. A dor secundária à pancreatite crônica idiopática pode ser aliviada em alguns casos pela terapia de reposição

enzimática pancreática (não preparações com revestimento entérico) ou por octreotida, 200 mcg via subcutânea três vezes ao dia, embora algumas diretrizes não recomendem tal terapia. O diabetes *mellitus* associado deve ser tratado (ver Cap. 29). A pancreatite autoimune é tratada com prednisona 40 mg/dia via oral durante 1-2 meses, seguida de uma redução gradual de 5 mg a cada 2-4 semanas. A não resposta ou recidiva ocorre em 45% dos casos do tipo 1 (particularmente naqueles com colangite associada a IgG_4 concomitante); o rituximabe é um agente de indução e de manutenção eficaz, e o uso de azatioprina ou corticosteroides em baixas doses a longo prazo parece reduzir o risco de recaída.

B. Tratamento endoscópico e cirúrgico

A terapia endoscópica ou cirurgia pode ser indicada na pancreatite crônica para tratar doença subjacente da via biliar, garantir o fluxo livre de bile para o duodeno, drenar pseudocistos persistentes, tratar outras complicações, eliminar a obstrução do ducto pancreático, tentar aliviar a dor ou excluir câncer de pâncreas. A fibrose hepática pode regredir após a drenagem biliar. A obstrução do ducto biliar distal pode ser aliviada pela colocação endoscópica de múltiplos *stents* plásticos ou de um *stent* metálico autoexpansível totalmente coberto no ducto biliar. Quando a obstrução da extremidade duodenal do ducto pancreático é demonstrada pela CPRE, pode-se realizar a dilatação, a colocação de um *stent* no ducto, a litotripsia de cálculos do ducto pancreático ou a ressecção cirúrgica da cauda do pâncreas com a implantação da extremidade distal do ducto por meio de pancreatojejunostomia. A terapia endoscópica é bem-sucedida em cerca de 50% dos casos. Em pacientes que não respondem à terapia endoscópica, a cirurgia é bem-sucedida em cerca de 50%. Quando o ducto pancreático está difusamente dilatado, a anastomose entre o ducto após sua divisão longitudinal e um ramo desfuncionalizado do jejuno (procedimento de Puestow modificado), em alguns casos combinada com a ressecção da cabeça do pâncreas (procedimento de Beger ou Frey), é associada com alívio da dor em 80% dos casos. Em casos avançados, a pancreatectomia subtotal ou total com autotransplante de ilhotas pode ser considerada como último recurso, mas tem eficácia variável e causa insuficiência pancreática e diabetes *mellitus*. A drenagem endoscópica ou cirúrgica (incluindo laparoscópica) é indicada para pseudocistos sintomáticos e, em muitos casos, aqueles com mais de 6 cm de diâmetro. A ultrassonografia endoscópica pode facilitar a seleção de um local ideal para drenagem endoscópica. A ascite pancreática ou a fístula pancreaticopleural decorrente de um ducto pancreático rompido podem ser tratadas pela colocação endoscópica de um *stent* através do ducto rompido. A esfincterotomia pancreática ou a fragmentação de cálculos no ducto pancreático por litotripsia e a remoção endoscópica de cálculos do ducto podem aliviar a dor em pacientes específicos. Para pacientes com dor crônica e ductos não dilatados, um bloqueio percutâneo do nervo do plexo celíaco pode ser considerado sob orientação de TC ou ultrassom endoscópico, com alívio da dor (embora geralmente de curta duração) em aproximadamente 50% dos pacientes (ver Cap. 5). Há relatos de que uma única sessão de radioterapia no pâncreas alivia dores que, de outra forma, seriam refratárias.

Prognóstico

A pancreatite crônica geralmente leva à incapacidade e à redução da expectativa de vida; o câncer de pâncreas é a principal causa de morte. O prognóstico é melhor em pacientes com pancreatite aguda recorrente causada por uma condição curável, como colelitíase, coledocolitíase, estenose do esfíncter de Oddi ou hiperparatireoidismo, e naqueles com pancreatite autoimune ou pancreatite crônica idiopática. O tratamento médico da hiperlipidemia, se presente, também pode prevenir crises recorrentes de pancreatite. Foi demonstrado que o escore de prognóstico de pancreatite crônica com base na dor, no nível de hemoglobina A_{1c}, no nível de PCR, no IMC e na contagem de plaquetas está correlacionado com internações hospitalares e número de dias de internação. Na pancreatite associada ao álcool, o alívio da dor é mais provável quando um ducto pancreático dilatado pode ser descomprimido. Em pacientes com doença não passível de cirurgia descompressiva, a adicção a opioides é um resultado frequente do tratamento. Uma pior qualidade de vida está associada a dor constante em vez de intermitente, incapacidade relacionada à dor ou desemprego, tabagismo frequente e comorbidades.

Quando encaminhar

Todos os pacientes com pancreatite crônica devem ser encaminhados para procedimentos diagnósticos e terapêuticos.

Quando hospitalizar

- Dor intensa.
- Nova icterícia.
- Nova febre.

Cohen SM et al. Etiology, diagnosis, and modern management of chronic pancreatitis: a systematic review. JAMA Surg. 2023;158:652. [PMID: 37074693]

Strand DS et al. AGA Clinical Practice Update on the endoscopic approach to recurrent acute and chronic pancreatitis: expert review. Gastroenterology. 2022;163:1107. [PMID: 36008176]

Vege SS et al. Chronic pancreatitis. N Engl J Med. 2022;386:869. [PMID: 35235728]

Whitcomb DC et al. AGA Clinical Practice Update on the epidemiology, evaluation, and management of exocrine pancreatic insufficiency: expert review. Gastroenterology. 2023;165:1292. [PMID: 37737818]

Distúrbios da mama

Armando E. Giuliano, MD, FACS, FRCSEd

Sara A. Hurvitz, MD, FACP

Revisão científica da edição brasileira: Dr. Marcelo Arruda Candido

DISTÚRBIOS BENIGNOS DA MAMA

Alteração fibrocística

FUNDAMENTOS DO DIAGNÓSTICO

- Massas mamárias dolorosas, frequentemente numerosas e bilaterais.
- Flutuações rápidas no tamanho das massas ocorrem comumente.
- Geralmente a dor piora durante a fase pré-menstrual do ciclo.
- A idade mais comum é entre 30-50 anos. Rara ocorrência em mulheres na pós-menopausa sem reposição hormonal.

Considerações gerais

A alteração fibrocística é a lesão mais frequente da mama. Embora comumente chamada de "doença fibrocística", na verdade a alteração fibrocística não representa um distúrbio patológico ou anatômico. Alteração fibrocística é comum em mulheres de 30-50 anos, mas ocorre apenas raramente em mulheres na pós-menopausa que não estejam fazendo reposição hormonal. O estrogênio é considerado um fator causal. Pode haver maior risco em mulheres que consomem bebidas alcoólicas. A alteração fibrocística abrange uma ampla variedade de alterações histológicas benignas do epitélio mamário; algumas são tão comuns em mamas normais que provavelmente são variantes do normal; mesmo assim eram chamadas de "distúrbio" ou "doença".

À microscopia, observam-se cistos (macroscópicos e microscópicos), papilomatose, adenose, fibrose e hiperplasia ductal epitelial. Embora alguns acreditem que a presença de uma alteração fibrocística aumenta o risco de ocorrência de câncer de mama, apenas as variantes *com um componente de proliferação epitelial (sobretudo com atipia), papilomatose ou aumento da densidade mamária na mamografia representam verdadeiros fatores de risco.*

Achados clínicos
A. Sintomas e sinais

A alteração fibrocística pode resultar em uma massa assintomática na mama acidentalmente descoberta, mas geralmente as pacientes se queixam de dor e sensibilidade. Frequentemente ocorre desconforto, que pode piorar durante a fase pré-menstrual do ciclo, ocasião em que os cistos tendem a aumentar. São comuns as flutuações no tamanho e um rápido surgimento ou desaparecimento de uma massa mamária; também são comuns massas múltiplas ou bilaterais e uma secreção serosa no mamilo. As pacientes descrevem a existência de um nódulo temporário ou dor cíclica na mama.

B. Exames diagnósticos

Pacientes com alteração fibrocística devem passar por exames de mamografia e ultrassonografia para avaliação de uma massa. Em mulheres com menos de 30 anos, pode-se fazer apenas o exame por ultrassonografia. A mamografia pode ter utilidade, mas geralmente o tecido mamário em mulheres jovens é muito radiopaco, o que não permite a realização de um estudo esclarecedor. A ultrassonografia se presta mais para a diferenciação entre uma massa cística e uma massa sólida, sobretudo em mulheres com mamas densas. Achados de cistos simples não são preocupantes e não precisam de tratamento ou acompanhamento, a menos que o cisto seja sintomático e cause dor; nesses casos, podem ser tratados por aspiração. A ultrassonografia pode distinguir com segurança um fibroadenoma de um carcinoma, mas não de um tumor filoide. Tendo em vista a dificuldade na diferenciação entre uma massa decorrente da alteração fibrocística e um carcinoma com base apenas nos achados clínicos e nos estudos de imagens, *lesões suspeitas devem ser biopsiadas.* A técnica preferida é a biópsia por agulha grossa, em vez da aspiração por agulha fina (Paaf). Se a lesão for cística, a aspiração por agulha será suficiente. Raramente haverá necessidade de biópsia excisional, mas esse procedimento deve ser realizado em pacientes com lesões exibindo atipia, ou quando houver discordância entre os resultados das imagens e da biópsia. Nesses casos, a cirurgia deve ser conservadora, pois o objetivo principal é a exclusão do câncer. Em casos de alteração fibrocística, raramente, ou mesmo nunca, haverá indicação para mastectomia simples ou para remoção extensa de tecido mamário.

Diagnóstico diferencial

Em pacientes com alteração fibrocística, os fatores mais úteis para a diferenciação entre essa condição e um carcinoma são a presença de dor, flutuações no tamanho e multiplicidade de lesões. Se for observada uma massa dominante, deve-se assumir um diagnóstico de câncer, até que essa suposição seja refutada por exames de imagens ou pela biópsia. Por fim, o diagnóstico dependerá da biópsia.

Tratamento

Nos casos com estabelecimento de um diagnóstico de alteração fibrocística por biópsia prévia, ou quando é grande a probabilidade de alteração fibrocística diante de uma história clássica, fica indicada a aspiração de uma massa discreta sugestiva de cisto para alívio da dor, mas – mais importante ainda – para confirmação da natureza cística da massa. Posteriormente, a paciente será reexaminada periodicamente. Se a aspiração não produziu nenhum líquido, se o líquido for sanguinolento, se houver persistência de uma massa após a aspiração, ou se a qualquer momento durante o acompanhamento for observada uma massa persistente ou recorrente, o médico deverá fazer uma biópsia.

O melhor tratamento para a dor nos seios associada a alteração fibrocística generalizada consiste em evitar traumas e no uso de um sutiã de suporte durante o dia e à noite. Na maioria dos casos não é aconselhável recorrer a uma terapia hormonal, pois esse tratamento não cura o problema e, além disso, tem efeitos colaterais indesejáveis; danazol (100-200 mg VO 2x/dia), um andrógeno sintético, é o único tratamento aprovado pela FDA para pacientes com dores intensas. Esse agente suprime as gonadotrofinas hipofisárias, mas seus efeitos androgênicos (acne, edema, hirsutismo) geralmente tornam esse tratamento intolerável; na prática, raramente é usado. Da mesma forma, tamoxifeno atenua alguns sintomas da alteração fibrocística, mas, em decorrência de seus efeitos colaterais, esse agente não é receitado para mulheres jovens, a menos que seja administrado para diminuir o risco de câncer. Mulheres na pós-menopausa que fazem reposição hormonal podem interromper ou alterar as doses dos hormônios, com o objetivo de diminuir a dor. O óleo de prímula, que é uma fonte natural de ácido gamolênico, demonstrou diminuir a dor (3 g VO/dia) em 44-58% das usuárias. Estudos também demonstraram que uma dieta com baixo teor de gordura ou a diminuição da ingestão de gorduras na dieta são medidas que atenuam os sintomas dolorosos da alteração fibrocística. Os tratamentos tópicos (p. ex., com Aine) raramente ajudarão.

Há controvérsias com relação ao papel desempenhado pelo consumo de cafeína no desenvolvimento e no tratamento da alteração fibrocística. Alguns estudos sugerem uma associação entre a eliminação da cafeína da dieta e a melhora, e outros questionam essa suposição. Mas muitas pacientes relatam alívio dos sintomas depois que pararam de tomar café, chá e chocolate. Além disso, muitas mulheres consideram que tomar vitamina E (400 UI/dia) ajuda na dor; entretanto, essas observações permanecem anedóticas.

Prognóstico

Exacerbações da dor, da sensibilidade e na formação de cistos podem ocorrer a qualquer momento até a menopausa, época em que geralmente os sintomas diminuem, exceto em pacientes recebendo reposição hormonal. O risco de ocorrência de câncer de mama em mulheres com alteração fibrocística com hiperplasia epitelial proliferativa ou atípica ou papilomatose é maior do que na população em geral. Essas mulheres devem ser monitoradas cuidadosamente com exames físicos e estudos de imagem.

Adni LLA et al. A systematic review and meta-analysis of the efficacy of evening primrose oil for mastalgia treatment. Int J Environ Res Public Health. 2021;18:6295. [PMID: 34200727]

ElSherif A et al. Management of mastalgia. Surg Clin North Am. 2022;102:929. [PMID: 36335929]

Sinha MK et al. Tamoxifen in mastalgia: a meta-analysis. J Obstet Gynaecol Can. 2022;44:1084. [PMID: 35752405]

Fibroadenoma de mama

Essa neoplasia benigna comum ocorre com mais frequência em mulheres jovens, geralmente até 20 anos depois da puberdade. O fibroadenoma de mama é mais frequente e ocorre mais precocemente em mulheres negras. Em 10-15% das pacientes, são detectados vários tumores na mama.

1. **Fibroadenoma** – O fibroadenoma típico é uma massa redonda ou ovoide, elástica, discreta, relativamente móvel e indolor, medindo 1-5 cm e que em geral é acidentalmente descoberta. Normalmente não é difícil estabelecer um diagnóstico clínico em pacientes jovens. Mas em mulheres com mais de 30 anos devem ser consideradas as possibilidades de alteração fibrocística da mama e carcinoma da mama. Os cistos podem ser identificados por aspiração ou ultrassonografia. Normalmente o fibroadenoma não ocorre depois da menopausa, mas ocasionalmente pode surgir após a administração de hormônios.

    Normalmente não há necessidade de qualquer tipo de tratamento se for possível estabelecer um diagnóstico de fibroadenoma com biópsia por agulha grossa. Deve-se fazer a excisão, seguida pelo exame patológico da amostra, se não houver certeza diagnóstica, ou se a lesão crescer significativamente. A crioablação, isto é, o congelamento do fibroadenoma, parece ser um procedimento seguro, se a lesão foi diagnosticada como fibroadenoma por biópsia antes da ablação. Mas esse procedimento não é apropriado para todos os fibroadenomas. Não há vantagem clínica na crioablação de um fibroadenoma histologicamente comprovado, além do alívio que alguns pacientes sentem com o desaparecimento da massa. Em alguns casos, o fibroademoma poderá ser substituído por uma massa cicatricial ou por necrose adiposa depois da crioablação. Em lugar do tratamento, é preferível tranquilizar a paciente. Em geral, não é possível fazer a diferenciação entre um fibroadenoma grande e um tumor filoide com base apenas nos resultados da biópsia por agulha ou em exames de imagens; em geral, haverá necessidade de um exame histológico em seguida à excisão. Massas com mais de 3-4 cm tidos como fibroadenomas devem ser excisados, para a exclusão de tumores filoides.

2. **Tumor filoide** – Este tumor, parecido com o fibroadenoma, apresenta um estroma celular e cresce rapidamente. O tumor filoide pode alcançar grandes dimensões e, quando removido de forma inadequada, pode recidivar localmente. Essa lesão pode ser benigna ou maligna. Se for benigno, o tumor filoide deve ser tratado por excisão local. O tratamento do tumor filoide maligno é mais controverso, mas a remoção completa do tumor, juntamente com uma margem de tecido normal, evitará sua recidiva. Considerando que esses tumores podem ficar muito grandes, em alguns casos haverá necessidade de mastectomia total. Não se faz a dissecção dos linfonodos, pois a porção sarcomatosa do tumor faz metástase para os pulmões, não para os linfonodos.

Horvat JV. High-risk lesion management. Semin Ultrasound CT MR. 2023;44:46. [PMID: 36792273]

Lerwill MF et al. Fibroepithelial tumours of the breast – a review. Virchows Arch. 2022;480:45. [PMID: 34505197]

Tan PH. Refining the classification of breast phyllodes tumours. Pathology. 2023;55:437. [PMID: 37085395]

Secreção mamilar

Em ordem decrescente de frequência, as causas mais comuns de secreção mamilar em mamas de mulheres que não estejam amamentando são: ectasia do ducto, papiloma intraductal e carcinoma. A Tabela 19.1 lista as características importantes da secreção e outros fatores que devem ser avaliados.

1. **Secreção uniductal** – Em geral, a secreção espontânea, unilateral, serosa ou serossanguinolenta que sai por um único ducto é causada por um ducto ectásico ou por um papiloma intraductal ou, raramente, por um câncer intraductal. Pode não haver massa palpável. O ducto envolvido pode ser identificado pela pressão em diferentes locais ao redor do mamilo, na margem da aréola. A presença de uma secreção sanguinolenta sugere câncer, mas essa secreção é mais frequentemente causada por um papiloma ductal benigno. O exame citológico pode identificar células malignas, mas resultados negativos não descartam a possibilidade de um câncer – um achado mais provável em mulheres idosas. Em qualquer caso, o ducto sangrante envolvido – e uma massa, se estiver presente – devem ser excisados. A realização de um ductograma (i.e., uma mamografia de um ducto em seguida à injeção de um corante radiopaco) e a citologia são procedimentos com limitado valor, devido à indicação para excisão do sistema ductal suspeito, independentemente dos achados. Também será ineficaz a realização de uma ductoscopia, que consiste na

TABELA 19.1 Características da secreção mamilar em mulheres não grávidas e não lactantes

Achado	Significado
Serosa	Provavelmente AFC benigna, ou seja, ectasia ductal
Sanguinolenta	Mais provável neoplásica (p. ex., papiloma, carcinoma)
Massa associada	Mais provável neoplásica
Unilateral	Neoplásica ou não neoplásica
Bilateral	Mais provável não neoplásica
Ducto único	Mais provável neoplásica
Vários ductos	Mais provável AFC
Leitosa	Distúrbios endócrinos, medicamentos
Espontânea	Neoplásica ou não neoplásica
Produzida por pressão em um único local	Neoplásica ou não neoplásica
Persistente	Neoplásica ou não neoplásica
Intermitente	Neoplásica ou não neoplásica
Relacionada à menstruação	Mais provável AFC
Pré-menopausa	Mais provável AFC
Tomando hormônios	Mais provável AFC

AFC: alteração fibrocística.

avaliação do sistema ductal com a inserção de um pequeno endoscópio através do mamilo

2. **Secreção por vários ductos** – Em mulheres na pré-menopausa, a secreção poliductal uni ou bilateral espontânea, mais perceptível pouco antes da menstruação, é causada por uma alteração fibrocística. A secreção pode ter coloração verde ou marrom. Em geral, as presenças de papilomatose e de ectasia ductal são detectadas apenas por biópsia. Se for detectada alguma massa, deverá ser removida.

Uma secreção leitosa proveniente de vários ductos de mama não lactante pode ocorrer devido a uma hiperprolactinemia. O médico deverá solicitar uma dosagem sérica de prolactina, para pesquisa de tumor hipofisário. Um nível de TSH ajuda a excluir hipotireoidismo como causador. Vários medicamentos antipsicóticos e de outras classes farmacológicas também podem causar a produção de uma secreção leitosa, que cessa com a descontinuação do medicamento.

O uso de contraceptivos orais ou a terapia de reposição de estrogênio podem causar uma secreção clara, serosa ou leitosa de um único ducto, porém o mais comum é a secreção poliductal. Em mulheres na pré-menopausa, a secreção se torna mais evidente pouco antes da menstruação, desaparecendo com a interrupção da medicação. Se o corrimento persistir, for proveniente de um único ducto e abundante, deve-se fazer uma exploração, pois esse pode ser um sinal de câncer.

Secreções purulentas podem ser originárias de um abscesso subareolar, exigindo a remoção do abscesso e do seio lactífero correlato.

Nos casos em que não foi possível localizar a origem da secreção, nenhuma massa foi palpável e a secreção não for sanguinolenta, a paciente deve ser reexaminada a cada 3-4 meses ao longo de 1 ano; além disso, devem ser obtidos estudos por mamografia e ultrassonografia. Embora a maioria das secreções seja proveniente de um processo benigno, as pacientes podem considerá-las incômodas ou perturbadoras. Com o objetivo de eliminar a secreção, pode-se fazer a excisão do ducto proximal, um procedimento que tem valor terapêutico e diagnóstico.

Gulati M et al. Nipple discharge: when is it worrisome? Curr Probl Diagn Radiol. 2023;52:560. [PMID: 37460358]

Gupta D et al. Nipple discharge: current clinical and imaging evaluation. AJR Am J Roentgenol. 2021;216:330. [PMID: 33295815]

Necrose gordurosa da mama

A necrose gordurosa é uma lesão rara da mama, mas tem importância clínica porque produz uma massa (frequentemente acompanhada por retração da pele ou do mamilo) geralmente indistinguível do carcinoma, mesmo em exames de imagens. A necrose gordurosa pode ocorrer em seguida a um trauma; após a aplicação de injeções de gordura para aumentar o tamanho dos seios ou para preenchimento de defeitos causados por cirurgia de mama; e em seguida a uma ressecção segmentar, radioterapia ou reconstrução por retalho pós-mastectomia. Sem tratamento, a massa desaparecerá gradualmente. Se os exames de imagem não forem característicos de necrose gordurosa, o mais sensato será fazer uma biópsia. Nesses casos, geralmente a biópsia por agulha grossa é um procedimento adequado.

Abscesso mamário

Durante a amamentação, é possível o desenvolvimento de uma área de vermelhidão, sensibilidade e endurecimento na mama. Nesses abscessos, o microrganismo mais comumente incriminado é o *Staphylococcus aureus* (ver Mastite puerperal, Cap. 21).

Em mamas não lactantes, é rara a ocorrência de infecção. Mulheres jovens ou de meia-idade que não estão amamentando podem se apresentar com um abscesso subareolar. Em muitos casos, bastará fazer a drenagem por agulha ou cateter para o tratamento do abscesso; entretanto, também poderá haver necessidade de uma incisão cirúrgica seguida por drenagem. Essas infecções tendem a reaparecer após a incisão e drenagem, a menos que a área seja explorada durante um intervalo de quiescência, quando será efetuada a excisão do ducto ou ductos lactíferos envolvidos na base do mamilo. Na mama não lactante, sempre deverá ser levada em conta a possibilidade de um carcinoma inflamatório. Assim, ficam indicadas incisão e biópsia para qualquer tecido endurecido com uma pequena área de pele eritematosa, sempre que a suspeita de abscesso ou de celulite em mama não lactante não for prontamente sanada com a medicação antibiótica.

Ammann AM et al. Breast infections: a review of current literature. Am J Surg. 2024;228:78. [PMID: 37949727]

Bartolomé-Álvarez J et al. Microbiology of breast abscesses. Enferm Infecc Microbiol Clin (Engl Ed). 2021 Feb 24. [Epub ahead of print] [PMID: 33640150]

Sugawara C et al. Factors associated with surgical treatment in postpartum women with mastitis or breast abscess: a retrospective cohort study. Breastfeed Med. 2022;17:233. [PMID: 34936486]

Distúrbios do aumento das mamas

Pelo menos 4 milhões de mulheres norte-americanas já recorreram a implantes mamários. O aumento dos seios é feito pela colocação de implantes sob o músculo peitoral ou (procedimento menos desejável) no tecido subcutâneo da mama. Em geral, o implante é constituído por uma capa externa de silicone preenchida com gel de silicone, solução salina ou alguma combinação desses dois produtos. Ocorre contração da cápsula ou formação de cicatrizes ao redor do implante em cerca de 15-25% das pacientes; essa situação provoca uma firmeza e distorção das mamas que podem causar dor. Em alguns casos, haverá necessidade de remoção do implante e da cápsula circunjacente.

Pode ocorrer ruptura do implante em até 5-10% das mulheres, sendo ainda mais comum a observação de vazamento do gel através da cápsula. Uma recomendação da FDA é que mulheres sintomáticas com implantes de silicone rompidos discutam a possível remoção cirúrgica com seus médicos. Contudo, mulheres assintomáticas e sem evidência de ruptura da prótese de gel de silicone não precisam remover o implante. Embora o gel de silicone possa ser um estimulante imunológico, *não foi observado aumento* de distúrbios autoimunes em pacientes com tais implantes. Em geral, mulheres com sintomas de doença autoimune têm seus implantes removidos, mas sem que tenha sido demonstrado qualquer benefício.

Estudos não conseguiram demonstrar nenhuma associação entre o uso de implantes e o aumento da incidência de câncer de mama. Mas o câncer de mama pode ocorrer em uma paciente com prótese de aumento, da mesma forma que em mulheres sem implantes. A detecção de um câncer em pacientes com implantes pode ser mais difícil, porque a mamografia se torna menos capaz de detectar lesões precoces. A mamografia será mais eficiente em mulheres com implante subpeitoral em vez de subcutâneo. Geralmente a recidiva local é cutânea ou subcutânea, sendo detectada com facilidade pela palpação. Em raras ocasiões, houve relatos de linfoma de mama com implantes de silicone.

Nos casos de mulheres com implantes subsequentemente acometidas por câncer, a neoplasia deverá ser tratada da mesma maneira que em mulheres sem implantes. Deve-se oferecer a essas pacientes a opção de mastectomia ou de terapia conservadora da mama – o que talvez exija a remoção ou substituição do implante. Em muitos casos, a radioterapia de mamas aumentadas resultará em acentuada contratura capsular. As terapias adjuvantes para as indicações apropriadas são idênticas, tanto para mulheres com implantes como para mulheres sem implantes.

Boyd CJ et al. Systematic review of capsular contracture management following breast augmentation: an update. Plast Reconstr Surg. 2024;153:303e. [PMID: 36877620]

Cohen Tervaert JW et al. Breast implant illness: scientific evidence of its existence. Expert Rev Clin Immunol. 2022;18:15. [PMID: 34882509]

CARCINOMA DE MAMA

FUNDAMENTOS DO DIAGNÓSTICO

- Fatores de risco: idade, nuliparidade, parto após os 30 anos, histórico familiar de câncer de mama ou de mutações deletérias (BRCA1, BRCA2 ou outras) e histórico pessoal de câncer de mama ou de alguns tipos de condições proliferativas.
- Resultados iniciais: anormalidades mamográficas e nenhuma massa palpável, ou massa isolada, indolor, firme a dura, com margens indefinidas.
- Resultados tardios: retração da pele ou do mamilo; linfadenopatia axilar; aumento das mamas, edema, eritema, dor; fixação da massa à pele ou à parede torácica.

Incidência e fatores de risco

Nos EUA, 1 em 8 mulheres terá um câncer de mama. Depois do câncer de pele, o de mama é a neoplasia mais comum em mulheres norte-americanas. Trata-se da segunda causa de morte por câncer, perdendo apenas para o de pulmão, exceto em mulheres negras e latinas, para as quais o câncer de mama é a principal causa de morte por câncer. Em 2023, foram diagnosticados cerca de 300 mil novos casos de câncer de mama invasivo; estima-se que 43 mil mulheres tenham morrido dessa doença naquele ano. Além disso, cerca de 56 mil novos casos de carcinoma ductal *in situ* (CDIS) foram diagnosticados em mulheres.

Em todo o mundo, anualmente o câncer de mama é diagnosticado em aproximadamente 2,3 milhões de mulheres, e a cada ano cerca de 685 mil mulheres morrem por causa dessa neoplasia. Globalmente, o câncer de mama já ultrapassou o câncer de pulmão como o câncer mais comumente diagnosticado entre as mulheres, excluindo os de pele.

Idade é o fator de risco mais significativo para a ocorrência do câncer de mama. O risco desse câncer nas mulheres aumenta rapidamente até o início dos 60 anos, atinge um pico aos 70 anos e depois diminui. Um histórico familiar significativo de câncer de mama ou de ovário aumenta o risco de ocorrência do câncer de mama. Mutações da linha germinativa na família *BRCA* de genes supressores de tumores ou de outros genes de suscetibilidade ao câncer de mama são responsáveis por aproximadamente 5-10% dos diagnósticos desse câncer, demonstrando uma tendência a se agrupar em certos grupos étnicos, p. ex., mulheres de ascendência judaica asquenaze. Estima-se em 85% a probabilidade de ocorrência de câncer de mama para mulheres com uma mutação no gene *BRCA1* (localizado no cromossomo 17) ao longo da vida. Outros genes associados a maior risco de câncer de mama e de outros tipos de câncer são *BRCA2* (associado a um gene no cromossomo

13); mutação de ataxia-telangiectasia (*ATM*), *BARD1, CHEK2, PALB2, RAD51D*; e mutação do gene supressor de tumor *p53*. É importante que os médicos de cuidados primários avaliem o histórico pessoal e familiar de suas pacientes para câncer de mama, ovário, tubas ou peritoneal (tendo em vista que um histórico familiar de câncer de ovário e peritoneal aumenta o risco de câncer de mama nas mulheres) com o uso de um instrumento de avaliação de risco familiar. As pacientes com um resultado positivo devem receber aconselhamento genético, para que se possa decidir se há indicação para um teste genético.

Mesmo quando os testes genéticos não revelam uma mutação genética predisponente, mulheres com um forte histórico familiar de câncer de mama correm maior risco de acometimento. Em comparação com uma mulher sem familiares afetados, uma mulher que tem um parente de primeiro grau com câncer de mama tem o dobro do risco de desenvolver esse câncer; já uma mulher com dois parentes de primeiro grau com câncer de mama tem o triplo do risco de sofrer da doença. O risco aumenta ainda mais para uma mulher cuja parente afetada estava na pré-menopausa no momento do diagnóstico ou tinha câncer de mama bilateral. Estilo de vida e fatores reprodutivos também contribuem para o risco de câncer de mama. Mulheres nulíparas e mulheres cuja primeira gravidez a termo ocorreu depois dos 30 anos estão sob risco elevado. A menarca precoce (antes dos 12 anos) e a menopausa natural tardia (depois dos 55 anos) estão associadas a aumento do risco, sobretudo para o câncer de mama receptor hormonal-positivo (receptor de estrogênio [ER]-positivo e/ou receptor de progesterona [PR]-positivo). Ao que parece, as pílulas anticoncepcionais orais combinadas também aumentam o risco de câncer de mama; o uso prolongado está associado a maior risco. Vários estudos demonstraram que a coadministração de progesterona e estrogênio em mulheres na pós-menopausa pode aumentar a incidência de câncer de mama, em comparação com o uso isolado de estrogênio ou com o não tratamento de reposição hormonal. Um histórico prévio de radiação da parede torácica (p. ex., para linfoma de Hodgkin) aumenta o risco futuro de câncer de mama, anos mais tarde. O consumo de bebidas alcoólicas, a ingestão de muita gordura e a falta de exercícios físicos também podem aumentar o risco de câncer de mama. Há uma associação entre presença de alteração fibrocística e aumento na incidência de câncer apenas quando a anomalia está acompanhada por alterações proliferativas, papilomatose, hiperplasia epitelial atípica ou aumento da densidade mamária na mamografia. Mulheres que tiveram câncer em uma das mamas correm maior risco de sofrer câncer na outra mama. Nessas mulheres, um câncer contralateral ocorrerá em uma taxa de aproximadamente 1% ao ano. Mulheres com câncer do colo uterino estão sob risco significativamente maior de sofrer câncer de mama, em comparação com a população em geral, e mulheres com câncer de mama estão sob risco comparativamente maior de sofrer câncer endometrial. O câncer de mama tende a ser diagnosticado com mais frequência em mulheres de nível socioeconômico mais alto.

As mulheres em maior risco que a média de sofrer câncer de mama (Tab. 19.2) devem ser identificadas por seus médicos

TABELA 19.2 Fatores associados ao aumento do risco de câncer de mama

Idade	Mais velho
Histórico familiar	Câncer de mama em mãe, pai, irmã(o) ou filho(a) (especialmente bilateral ou pré-menopausa)
Genética	*BRCA1, BRCA2* ou outras mutações desconhecidas
Histórico menstrual	Menarca precoce (abaixo de 12 anos) Menopausa tardia (após 55 anos)
Histórico médico anterior	Câncer endometrial Formas proliferativas de doença fibrocística Câncer na outra mama
Raça	Branca
Histórico reprodutivo	Nulípara ou primeira gravidez depois dos 30 anos

e cuidadosamente monitoradas. Foram validados diversos modelos de avaliação de risco para estimativa do risco de ocorrência de câncer nas mulheres. Mulheres portadoras de mutações genéticas causadoras de câncer de mama podem ser tratadas da mesma forma que mulheres não portadoras de mutações (i.e., lumpectomia), embora tenha sido observado maior risco de ocorrência de câncer de mama ipsilateral e contralateral pós-lumpectomia nas portadoras.

Breast Cancer Association Consortium; Dorling L et al. Breast cancer risk genes – association analysis in more than 113,000 women. N Engl J Med. 2021;384:428. [PMID: 33471991]

Cohen SY et al. Modifiable risk factors in women at high risk of breast cancer: a systematic review. Breast Cancer Res. 2023;25:45. [PMID: 37095519]

Ferris JS et al. Risk factors for developing both primary breast and primary ovarian cancer: a systematic review. Crit Rev Oncol Hematol. 2023;190:104081. [PMID: 37541535]

Kurian AW et al. Germline genetic testing after cancer diagnosis. JAMA. 2023;330:43. [PMID: 37276540]

Michaels E et al. Breast cancer: risk assessment, screening, and primary prevention. Med Clin North Am. 2023;107:271. [PMID: 36759097]

Robson M. Testing for inherited susceptibility to breast cancer. Hematol Oncol Clin North Am. 2023;37:17. [PMID: 36435609]

Speiser D et al. Primary prevention and early detection of hereditary breast cancer. Breast Care (Basel). 2023;18:448. [PMID: 38125920]

Prevenção

Já foram publicados diversos estudos clínicos que avaliaram o uso de moduladores seletivos do receptor de estrogênio (SERM), p. ex., tamoxifeno e raloxifeno, ou de inibidores da aromatase (IA) (p. ex., anastrozol) para a prevenção de câncer de mama em mulheres sem histórico pessoal dessa neoplasia, mas com alto risco de virem a sofrer dessa doença. Uma metanálise de seis desses estudos, com a inclusão de 50.927 mulheres, demonstrou redução de 32% na incidência de câncer de mama com o uso de tamoxifeno *versus* placebo, e redução de 47% no risco de câncer de mama com o uso de um IA *versus* placebo. Maior risco de câncer endometrial, catarata e eventos tromboembólicos venosos foi associado ao uso de tamoxifeno,

e percentuais mais elevados de fraturas e de efeitos colaterais musculoesqueléticos foram associados ao uso de IA. Esse tipo de intervenção pelas mulheres tem sido relativamente baixo, possivelmente devido aos riscos percebidos e aos efeitos colaterais do tratamento. O acompanhamento de dez anos do estudo TAM-01 demonstrou que a administração de tamoxifeno em baixa dose (5 mg/dia durante 3 anos) é uma estratégia eficaz de diminuição do risco em mulheres com atipia proliferativa ou com carcinoma *in situ*, o que proporcionou para as pacientes uma alternativa mais bem tolerada.

Pode-se considerar a mastectomia ou ooforectomia profilática para algumas mulheres em alto risco.

Chlebowski RT et al. Breast cancer prevention: time for change. JCO Oncol Pract. 2021;17:709. [PMID: 34319769]

Farkas AH et al. Breast cancer screening and prevention. Ann Intern Med. 2023;176:ITC161-ITC176. [PMID: 37956433]

Laws A et al. Endocrine therapy for primary and secondary prevention after diagnosis of high-risk breast lesions or preinvasive breast cancer. J Clin Oncol. 2023;41:3092. [PMID: 37126767]

Lazzeroni M et al. Randomized placebo controlled trial of low-dose tamoxifen to prevent recurrence in breast noninvasive neoplasia: a 10-year follow-up of TAM-01 study. J Clin Oncol. 2023;41:3116. [PMID: 36917758]

Timmins IR et al. International pooled analysis of leisure-time physical activity and premenopausal breast cancer in women from 19 cohorts. J Clin Oncol. 2024;42:927. [PMID: 38079601]

Detecção precoce do câncer de mama
A. Programas de rastreamento

Em cerca de 80% das mulheres avaliadas, o rastreamento detecta o câncer de mama localizado antes que ele se dissemine para os gânglios linfáticos. Esse procedimento aumenta a probabilidade de sobrevida para mais de 85% em 5 anos.

Evidências substanciais apoiam o uso rotineiro da mamografia de rastreamento; mas as recomendações relativas ao momento da realização e a sua frequência variam de acordo com as diferentes agências e países. Nos casos de realização de uma biópsia, cerca de um terço das anormalidades detectadas nas mamografias de rastreio serão consideradas malignas. Existe relação direta entre a probabilidade de câncer em mamografia de rastreamento e a avaliação do *Breast Imaging Reporting and Data System (Birads)*, e o exame deve ser realizado com base nessa classificação. A sensibilidade da mamografia varia entre aproximadamente 60-90%. Essa sensibilidade depende de vários fatores, como a idade da paciente, densidade mamária, tamanho do tumor, histologia tumoral (lobular *versus* ductal), localização e aspecto mamográfico. Em mulheres jovens com mamas densas, a mamografia é menos sensível do que em mulheres mais idosas com mamas gordurosas, nas quais a mamografia pode detectar pelo menos 90% das malignidades. Torna-se mais difícil detectar tumores menores, principalmente aqueles sem calcificações, sobretudo em mulheres com mamas densas. A pouca sensibilidade e a baixa incidência de câncer de mama em mulheres jovens levantaram questionamentos sobre o valor do uso da mamografia de rastreamento em mulheres de 40-50 anos. A especificidade da mamografia em mulheres com menos de 50 anos varia, desde cerca de 30-40% para anormalidades mamográficas não palpáveis até 85-90% para malignidades clinicamente evidentes. Nos EUA, foram divulgadas diretrizes de pelo menos seis organizações distintas – e cada uma delas difere um pouco, tornando aplicação um tanto complexa, tanto para os médicos como para as pacientes. O American College of Radiology, a American Medical Association, a USPSTF e a National Comprehensive Cancer Network (NCCN) recomendam que o rastreamento mamográfico tenha início aos 40 anos. Quase todas as diretrizes recomendam o rastreamento anual, mas a American Cancer Society recomenda que a frequência do rastreamento seja diminuída para cada 1-2 anos a partir dos 55 anos, e a USPSTF recomenda a realização da mamografia de rastreamento a cada 2 anos e a partir dos 40 anos. Há consenso geral de que a mamografia deverá continuar até que a expectativa de vida fique abaixo dos 7-10 anos. A USPSTF concluiu que não há evidências suficientes para a recomendação do uso da mamografia de rastreamento em mulheres com mais de 74 anos. Diante disso, é importante que os médicos tenham uma discussão informada com suas pacientes a respeito da mamografia de rastreamento, abordando seus riscos (p. ex., falso-positivos, sobrediagnóstico, exposição à radiação) e benefícios (p. ex., diagnóstico precoce) potenciais, sempre levando em consideração os fatores de risco individuais de cada paciente.

B. Exames de imagem

1. **Mamografia** – A mamografia é o meio mais confiável para a detecção de câncer de mama antes que seja possível palpar uma massa. A maioria dos cânceres de crescimento lento poderá ser identificada pela mamografia pelo menos 2 anos antes de atingir um tamanho detectável pela palpação.

   A mamografia tem as seguintes indicações: (1) rastreamento em intervalos regulares em mulheres assintomáticas com risco de desenvolver câncer de mama; (2) avaliação de cada mama, ao ser firmado um diagnóstico de câncer de mama potencialmente curável e, a partir de então, sua realização em intervalos regulares; (3) avaliação de massa mamária questionável ou mal definida, ou de outra alteração suspeita na mama; (4) pesquisa de câncer de mama oculto em mulheres com metástase de um tumor primário desconhecido em linfonodos axilares ou em outro local; (5) rastreamento de mulheres antes de operações estéticas, ou antes da realização de biópsia de uma massa, para exame de um câncer não suspeitado; (6) monitoração de mulheres com câncer de mama que foram tratadas por cirurgia conservadora da mama e por radiação; e (7) monitoramento da mama contralateral em mulheres com câncer de mama tratadas por mastectomia.

   As calcificações são as anormalidades mamográficas mais facilmente identificadas. Os achados mais comuns associados ao carcinoma de mama são grupos de microcalcificações pleomórficas. Em geral, o exame detecta um mínimo de 5-8 dessas calcificações, agregadas em uma parte da mama e exibindo diferenças de tamanho e forma, muitas vezes com configurações ramificadas ou em forma de V ou Y. Também pode ser detectada uma massa

densa associada ou, às vezes, apenas uma massa densa sem calcificações. Geralmente essas densidades se apresentam com bordas irregulares ou indefinidas, podendo provocar a distorção arquitetônica da mama, mas em alguns casos podem ser sutis e de difícil detecção.

As pacientes com detecção de uma massa dominante ou suspeita no exame devem ser submetidas a biópsia, apesar dos achados mamográficos. A mamografia deve ser realizada antes da biópsia, para observação de outras áreas suspeitas e a avaliação da mama contralateral. *A mamografia nunca substitui a biópsia*, pois pode não revelar um câncer clínico, especialmente em mulheres com mama muito densa.

A comunicação e a documentação entre a paciente, o médico de referência e o médico que vai interpretar os resultados é essencial para que se tenha uma mamografia diagnóstica de rastreio de alta qualidade. A paciente deve ser informada sobre *como* receberá os resultados da mamografia em tempo hábil; que a mamografia não "descarta" a possibilidade de um câncer; e que ela pode passar por um exame correlato, como um ultrassom, no serviço de imagem, caso seja encaminhada para o serviço em decorrência de uma lesão suspeita. A paciente também deve estar ciente da técnica e da necessidade de compressão dos seios, pois isso poderá causar desconforto. É importante que o serviço de mamografia seja informado pelo médico, por escrito, sobre qualquer achado anormal observado no exame físico. As diretrizes da Agency for Health Care Policy and Research Clinical Practice recomendam enfaticamente que todos os relatórios de mamografia sejam comunicados por escrito à paciente e também ao médico solicitante. Nos EUA, vários estados têm legislação exigindo que os serviços de imagens diagnósticas informem às pacientes a densidade de suas mamas. Esse dado pode fazer com que mulheres com mamas densas discutam com seu médico acerca de outras opções apropriadas para rastreamento, além da mamografia.

2. **Ressonância magnética** – A RM pode ter utilidade como modalidade de rastreamento para mulheres em alto risco de câncer de mama, mas isso não vale para a população em geral. A *sensibilidade* da RM é muito maior que a da mamografia; no entanto, a *especificidade* é significativamente menor; isso resulta na realização desnecessária de muitas biópsias. A maior sensibilidade (apesar da menor especificidade) pode ser considerada uma compensação razoável para mulheres em maior risco de sofrer câncer de mama, mas não para a população na faixa de risco normal. As diretrizes do NCCN recomendam o uso da RM, além da mamografia de rastreamento, para mulheres em grande risco, inclusive aquelas portadoras de mutações deletérias, as com risco de câncer de mama de pelo menos 20% para toda a vida e aquelas com histórico pessoal de carcinoma lobular *in situ* (CLIS).

   Mulheres tratadas por radioterapia torácica na adolescência ou na faixa dos 20 anos também estão sob grande risco de desenvolver câncer de mama; para essa população, também se pode considerar o rastreamento por RM, além da mamografia. Um estudo holandês (*Dense tissue and early breast neoplasm screening, "Dense"*), que avaliou mais de 40 mil mulheres com tecido mamário extremamente denso, demonstrou que a adição anual da RM à mamografia de rastreamento foi associada a menor percentual de diagnósticos de câncer em 2 anos. A RM tem utilidade para mulheres com implantes mamários na determinação da natureza de uma lesão mamária e na busca de rupturas no implante; além disso, esse procedimento também pode ser útil em pacientes anteriormente tradas por lumpectomia e radioterapia.

Bertsimas D et al. Personalized breast cancer screening. JCO Clin Cancer Inform. 2023;e2300026. [PMID: 37843071]

Bretthauer M et al. Estimated lifetime gained with cancer screening tests: a meta-analysis of randomized clinical trials. JAMA Intern Med. 2023;183:1196. [PMID: 37639247]

Cömert D et al. Challenges and changes of the breast cancer screening paradigm. J Magn Reson Imaging. 2023;57:706. [PMID: 36349728]

Gordon PB. The impact of dense breasts on the stage of breast cancer at diagnosis: a review and options for supplemental screening. Curr Oncol. 2022;29:3595. [PMID: 35621681]

Nielsen S et al. Breast cancer screening modalities, recommendations, and novel imaging techniques. Surg Clin North Am. 2023;103:63. [PMID: 36410354]

Zhang M et al. Imaging of breast cancer – beyond the basics. Curr Probl Cancer. 2023;47:100967. [PMID: 37316336]

C. Exame clínico das mamas e autoexame

Não foi demonstrado que o autoexame das mamas aumenta a sobrevida. Diante da falta de evidências sólidas que demonstrem a importância desse exame, a American Cancer Society deixou de recomendar a prática do autoexame mensal das mamas. No entanto, é importante que as pacientes identifiquem e relatem a seus médicos qualquer alteração percebida nas mamas, pois essa continua sendo uma faceta importante do tratamento proativo.

Descobertas clínicas associadas à detecção precoce do câncer de mama

A. Sintomas e sinais

A queixa de apresentação para cerca de 70% das pacientes com câncer de mama é um nódulo (geralmente indolor) na mama. Cerca de 90% dessas massas mamárias são descobertas pela paciente. Outros sintomas menos comuns são: dor nos seios; secreção mamilar; erosão, retração, aumento ou prurido do mamilo; e vermelhidão, endurecimento generalizado, aumento ou encolhimento da mama. Em casos raros, o primeiro sintoma pode ser uma massa axilar ou um edema no braço. Dor nas costas ou nos ossos, icterícia ou perda de peso podem ser decorrentes de metástases sistêmicas, mas esses sintomas raramente são observados na apresentação inicial.

A Figura 19.1 ilustra a frequência relativa do carcinoma em vários locais anatômicos da mama.

A inspeção das mamas é o primeiro passo em um exame físico; essa inspeção deve ser realizada com a paciente sentada,

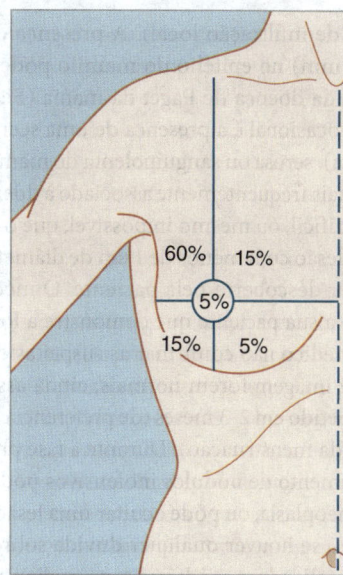

FIGURA 19.1 Frequência de carcinoma de mama em vários locais anatômicos.

com os braços ao lado do corpo e depois acima da cabeça. Por esse exame, é possível identificar variações anormais no tamanho e contorno das mamas, mínima retração do mamilo e leve edema, vermelhidão ou retração da pele (Fig. 19.2). Frequentemente, a assimetria das mamas e a retração ou formação de "covinhas" na pele podem ficar acentuadas, bastando pedir à paciente que levante os braços acima da cabeça ou pressione as mãos nos quadris, para contrair os músculos peitorais. Ainda com a paciente sentada, as áreas axilares e supraclaviculares devem ser cuidadosamente palpadas, em busca de nódulos aumentados. A palpação da mama para a detecção de massas ou de outras alterações deve ser realizada com a paciente sentada e em decúbito dorsal, com os braços abduzidos. Foi recomendado que a palpação seja realizada com um movimento rotatório dos dedos do examinador, e também com um movimento de arrasto horizontal.

Em geral, o câncer de mama se apresenta na forma de uma massa firme ou dura, indolor, com margens pouco delineadas

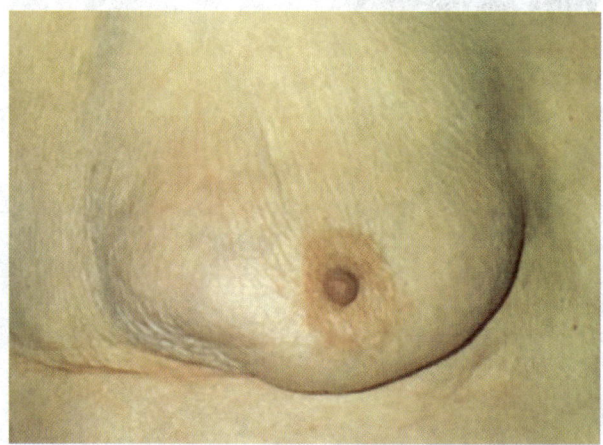

FIGURA 19.2 Covinhas na pele.
De Armando E. Giuliano, MD.

(decorrentes de infiltração local). A presença de pequenas erosões (1-2 mm) no epitélio do mamilo pode ser a única manifestação da doença de Paget da mama (Fig. 19.3). Um sinal precoce ocasional é a presença de uma secreção aquosa (água de rocha), serosa ou sanguinolenta do mamilo, mas esse achado está mais frequentemente associado à doença benigna.

Pode ser difícil, ou mesmo impossível, que o examinador perceba uma lesão com menos de 1 cm de diâmetro, mas essa lesão pode ser descoberta pela paciente. O médico sempre deve solicitar à sua paciente que demonstre a localização da massa. Se o médico não confirmar as suspeitas da paciente e os estudos de imagem forem normais, ainda assim o exame deverá ser repetido em 2-3 meses (de preferência 1-2 semanas após o início da menstruação). Durante a fase pré-menstrual do ciclo, o aumento de nódulos inofensivos pode sugerir erroneamente neoplasia, ou pode ocultar uma lesão subjacente. Nesse cenário, se houver qualquer dúvida sobre a natureza de uma anormalidade, o médico deverá pedir à paciente que retorne depois da menstruação.

As metástases tendem a envolver inicialmente os linfonodos regionais, que podem ser palpáveis. Frequentemente estarão presentes um ou dois linfonodos axilares móveis, não sensíveis e não particularmente firmes, medindo ≤ 5 mm de diâmetro; em geral, não são significativos. Mas nódulos firmes ou endurecidos com mais de 1 cm são típicos de metástases. Nódulos axilares que estejam "embaraçados" ou fixados à pele ou a estruturas profundas indicam doença avançada (pelo menos no estágio III). A incidência de linfonodos axilares positivos aumenta com o tamanho do tumor primário. Cânceres não invasivos (in situ) não fazem metástases. É possível observar a presença de metástases em linfonodos em cerca de 30% das pacientes com linfonodos clinicamente negativos.

Na maioria dos casos, o examinador não consegue palpar nenhum linfonodo na fossa supraclavicular. Se forem achados nódulos firmes ou duros de qualquer tamanho nesse local ou na região imediatamente subclavicular, eles deverão ser biopsiados. Os linfonodos supraclaviculares ou infraclaviculares

ipsilaterais cancerosos são indício de que o tumor se encontra em estágio avançado (estágio III ou IV). A presença de edema da mama ou do braço ipsilateral, comumente causado por infiltração metastática dos linfáticos regionais, também é sinal de câncer avançado.

B. Achados laboratoriais

Metástases hepáticas ou ósseas podem estar associadas a uma elevação da fosfatase alcalina sérica. A hipercalcemia é um achado ocasional, mas importante, em pacientes com câncer de mama avançado. *Não* é recomendável a obtenção de marcadores tumorais séricos, como o antígeno carcinoembrionário e CA 15-3 ou CA 27-29, para o diagnóstico de lesões precoces ou para a vigilância de rotina para recidivas em seguida a um diagnóstico de câncer de mama.

C. Exames de imagem

1. **Para lesões sentidas apenas pelo paciente** – Em geral, a ultrassonografia é um exame válido e a mamografia é essencial quando a paciente percebe determinada área como anormal, mas sem que o médico perceba qualquer massa. A RM é mais sensível do que outras modalidades diagnósticas por imagem, mas é um exame mais caro e, além disso, tem elevado percentual de falso-positivos. O médico não deve confiar inteiramente em uma RM negativa para o descarte de câncer, porque a RM tem um percentual de falso-negativos de cerca de 3-5%. Embora seja menor do que o percentual da mamografia, essa taxa de falso-negativos não autoriza o médico a eliminar, com segurança, a possibilidade de câncer; assim, ainda deverá considerar a obtenção de uma biópsia. É mais provável que resultados falso-negativos com exames de imagens sejam observados em casos de carcinomas lobulares infiltrantes e de CDIS do que em carcinomas ductais invasivos.

2. **Para lesões metastáticas** – Há indicação para exames de estadiamento antes da cirurgia ou do tratamento sistêmico para pacientes com sinais ou sintomas suspeitos (dores ósseas, sintomas abdominais, provas bioquímicas hepáticas elevadas) ou com doença localmente avançada (linfonodos clinicamente anormais ou grandes tumores primários), podem ser solicitadas imagens torácicas obtidas por TC ou por radiografias para a avaliação de metástases pulmonares. Também podem ser obtidas imagens abdominais por TC ou por ultrassom para a avaliação de metástases hepáticas. As cintilografias ósseas com uso de fosfatos ou fosfonatos marcados com ^{99m}Tc têm maior sensibilidade do que as radiografias esqueléticas na detecção de cânceres de mama metastáticos. Não foi demonstrado valor clínico para a cintilografia óssea como exame pré-operatório de rotina na ausência de sintomas, achados físicos ou níveis anormais de fosfatase alcalina ou de cálcio. A frequência dos achados anormais pela cintilografia óssea acompanha o estado dos linfonodos axilares pelo exame patológico. Também pode ser solicitado um exame cintilográfico por PET, isoladamente ou em combinação com TC (PET-CT), com o objetivo de detectar metástases de tecido mole ou

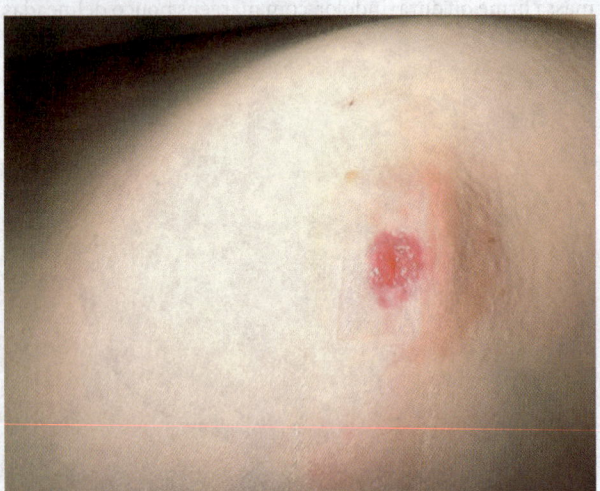

FIGURA 19.3 Doença de Paget.
De Armando E. Giuliano, MD.

visceral em pacientes com doença localmente avançada ou com sinais ou sintomas de doença metastática.

D. Exames diagnósticos

1. **Aspiração** – Se um tumor for palpável e tiver aspecto cístico, o médico pode aspirar o líquido com uma agulha calibre 18 e estabelecer o diagnóstico de cisto. Se fizer a aspiração de um cisto e o líquido não for sanguinolento, não precisará ser examinado para citologia. Se a massa não retornar, não haverá necessidade de qualquer teste diagnóstico.

2. **Biópsia** – O diagnóstico de câncer de mama depende do exame do tecido ou das células removidas por biópsia. O tratamento jamais deverá ser iniciado sem um diagnóstico histológico ou citológico inequívoco de câncer. A biópsia revela que cerca de 60% das lesões clinicamente consideradas cancerosas são benignas, enquanto cerca de 30% das lesões clinicamente benignas são malignas. Essas desco-

bertas demonstram a falibilidade do julgamento clínico e a necessidade da biópsia. *O curso mais seguro consiste em um exame de biópsia para todas as lesões suspeitas observadas no exame físico e/ou de imagens.*

Há apenas uma exceção provável à necessidade de um diagnóstico histológico de uma massa mamária: uma massa que não levanta suspeita, supostamente fibrocística, em uma paciente na pré-menopausa. Em lugar do diagnóstico histológico, massas com essas características podem ser observadas ao longo de um ou dois ciclos menstruais. Mas a massa deverá ser biopsiada se não desaparecer completamente durante esse período e se os achados ultrassonográficos comprovarem que ela não é cística ou que tem aspecto benigno (p. ex., um fibroadenoma ou um linfonodo intramamário). As Figuras 19.4 e 19.5 apresentam algoritmos para o tratamento de massas mamárias em pacientes na pré-menopausa e na pós-menopausa.

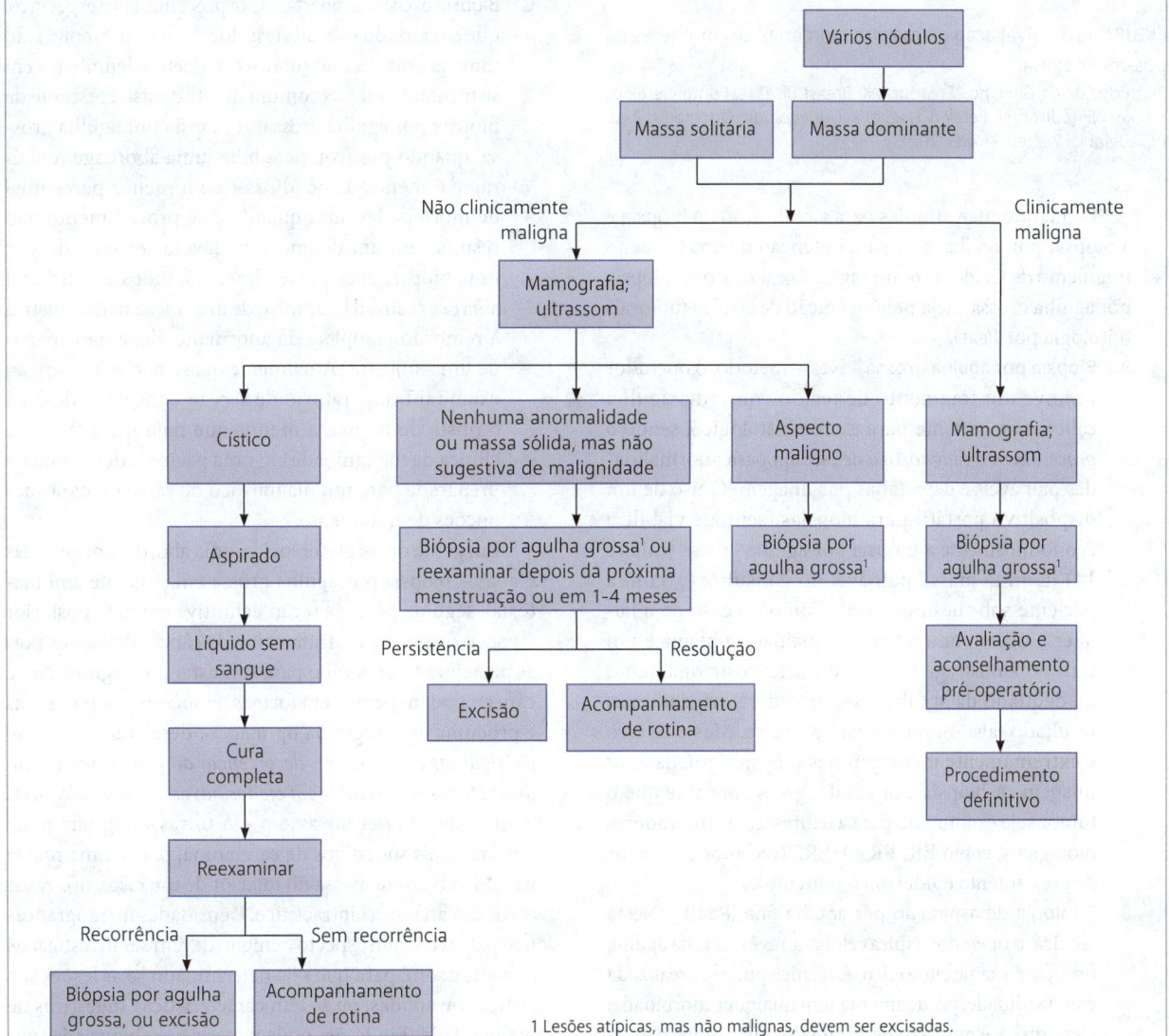

FIGURA 19.4 Avaliação de massas mamárias em mulheres na pré-menopausa.

Reproduzida de Giuliano AE, Srour MK. Breast disease. Fonte: Berek JS, Hacker NF [editores]. Berek & Hacker's, Gynecologic Oncology. 7.ed. Filadélfia: Wolters Kluwer, 2021.

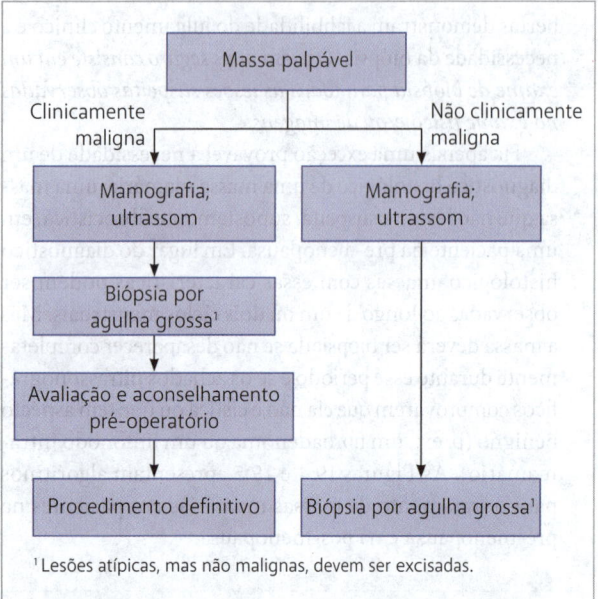

FIGURA 19.5 Avaliação de massas mamárias em mulheres na pós-menopausa.

Reproduzida de Giuliano AE, Srour MK. Breast disease. Fonte: Berek JS, Hacker NF [editores]. Berek & Hacker's, Gynecologic Oncology. 7.ed. Philadelphia: Wolters Kluwer, 2021.

O método mais simples para a realização da biópsia é a biópsia por agulha, seja para obtenção de um pequeno fragmento de tecido com uma agulha grande e oca (biópsia por agulha grossa), seja pela aspiração de células tumorais (citologia por Paaf).

A. **Biópsia por agulha grossa** – Nesse método, o operador remove um fragmento de tecido com uma agulha calibrosa e cortante para exame histológico, sendo *o procedimento diagnóstico de escolha* para anormalidades palpáveis e detectadas por imagem. O uso de um dispositivo portátil para biópsias facilita e viabiliza economicamente a biópsia por agulha grossa (calibre 14) de uma massa palpável no consultório, com a paciente sob anestesia local. Como no caso de qualquer biópsia por agulha, o principal problema é um erro de amostragem, causado pelo posicionamento inadequado da agulha; esse erro dará origem a um resultado falso-negativo para o exame. Mas esse erro é extremamente incomum nas biópsias guiadas por imagem. A biópsia por agulha grossa permite que o tumor seja examinado para a expressão de marcadores biológicos, como ER, PR e HER2 (receptor 2 do fator de crescimento epidérmico humano).

B. **Citologia de aspiração por agulha fina (Paaf)** – Nesta técnica, o operador aspira células através de uma agulha fina, para exame citológico. A técnica pode ser realizada com facilidade, praticamente sem qualquer morbidade; além disso, é muito mais barata do que a biópsia excisional ou aberta. Entre as principais desvantagens dessa técnica, o procedimento depende de um patologista qualificado no diagnóstico citológico do câncer de mama e, além disso, está sujeito a problemas de amostragem. Por outro lado, geralmente a técnica não permite a diferenciação entre cânceres não invasivos e cânceres invasivos. A incidência de diagnósticos falso-positivos é extremamente baixa, talvez 1-2%, mas o percentual de falso-negativos pode chegar a 10%. Em geral, médicos experientes não deixariam que uma massa dominante suspeita permanecesse na mama da paciente, mesmo diante de uma citologia por Paaf negativa, a menos que houvesse concordância geral entre o diagnóstico clínico, os estudos de imagens diagnósticas da mama e os estudos citológicos, como nos casos de lesão fibrocística ou de fibroadenoma. Diante das limitações citadas, *a biópsia por agulha grossa, em vez da biópsia Paaf é a modalidade de escolha para coleta de amostras de uma massa mamária anormal.* A citologia por Paaf pode ter utilidade para as biópsias de linfonodos suspeitos próximos à veia axilar.

C. **Biópsia excisional aberta** – Este procedimento específico, que é realizado sob anestesia local antes que tenha sido tomada uma decisão sobre o tratamento definitivo, vem se tornando menos comum diante do uso crescente da biópsia por agulha grossa. A biópsia por agulha grossa, quando positiva, possibilita uma abordagem mais rápida, menos dispendiosa e com menor percentual de morbidades, mas quando esse procedimento não resultar em um diagnóstico deverá ser seguido por uma biópsia aberta. Geralmente a biópsia excisional aberta é realizada por meio de uma incisão que objetiva a remoção completa da anormalidade, e não apenas de uma amostra. Atualmente quase não se recorre ao exame intraoperatório de secção congelada de uma biópsia de mama, a menos que haja forte suspeita clínica de malignidade em uma paciente devidamente preparada para um diagnóstico de câncer e para suas opções de tratamento.

Em geral, dá-se preferência a uma abordagem em duas etapas – biópsia por agulha grossa em paciente ambulatorial, seguida pela operação definitiva em data posterior – para o diagnóstico e tratamento do câncer de mama, pois as pacientes terão tempo para se ajustar ao diagnóstico de câncer, podem pensar em formas terapêuticas alternativas e procurar uma segunda opinião, se desejarem. *O atraso de algumas semanas em decorrência do procedimento em duas etapas não resulta em efeitos adversos sobre o câncer.*

3. **Biópsia guiada por ultrassom** – A ultrassonografia pode revelar sinais sugestivos de carcinoma, p. ex., uma massa irregular, ou uma massa no interior de um cisto, nos raros casos de carcinoma intracístico. Densidades mamográficas não palpáveis com aspecto benigno devem ser investigadas por ultrassom, para que seja determinado se as lesões são císticas ou sólidas, ou se têm características sugestivas de malignidade. Tais lesões podem mesmo ser biopsiadas por agulha com orientação ultrassonográfica.

4. **Biópsia guiada por mamografia** – Nos casos em que alguma anormalidade suspeita é identificada apenas pela mamo-

grafia e não pode ser palpada pelo médico, a lesão deve ser biopsiada sob orientação mamográfica. O operador pode se guiar pela mamografia para a realização de biópsias por agulha grossa ou de biópsias excisionais.

5. **Outras modalidades de imagem** – A ultrassonografia automatizada da mama pode ajudar na diferenciação entre lesões císticas e sólidas, mas esse procedimento deve ser usado apenas como complemento ao exame físico e à mamografia. A RM tem utilidade na diferenciação entre uma cicatriz e uma recidiva pós-lumpectomia. A RM também permite examinar a multicentricidade, nos casos em que a paciente seja portadora de um câncer primário conhecido; examinar a mama contralateral em mulheres com câncer; examinar a extensão do câncer, especialmente no caso de carcinomas lobulares; ou determinar a resposta à quimioterapia neoadjuvante. Além disso, achados suspeitos detectados por RM e não observados na mamografia ou no ultrassom podem ser biopsiados sob orientação da RM. O uso do PET não parece ter utilidade na avaliação da mama em si, mas se presta ao exame de metástases distantes.

6. **Citologia** – Excepcionalmente, o exame citológico de secreção mamilar ou de líquido cístico pode ter utilidade. Como regra, há necessidade de mamografia (ou de ductografia) e da biópsia de mama nos casos em que a secreção mamilar ou o líquido cístico são sanguinolentos ou citologicamente questionáveis.

Diagnóstico diferencial

No diagnóstico diferencial do câncer de mama, as lesões mais comumente observadas são, em ordem decrescente de frequência: alteração fibrocística da mama, fibroadenoma, papiloma intraductal, lipoma e necrose gordurosa.

Estadiamento

O American Joint Committee on Cancer e a International Union Against Cancer têm, conjuntamente, um sistema de estadiamento TNM (tumor, linfonodos regionais, metástases a distância) para o câncer de mama. Por esse sistema, cada paciente é designada para um estágio anatômico com base no TNM. A oitava edição representa uma mudança emblemática, pela adição de marcadores biológicos (ER, PR, HER2, grau histológico e pontuação de recorrência de 21 genes) que modificou o estadiamento anatômico. Assim, cada paciente é designada não só para um estágio anatômico, mas também para um estágio prognóstico, graças à incorporação desses fatores biológicos. O estágio prognóstico *clínico*, ao qual estão incorporados T, N, M, grau e *status* dos receptores hormonais e de HER2, é atribuído a todas as pacientes com câncer de mama, sendo a única classificação de estadiamento prognóstico apropriada para pacientes tratadas com terapia sistêmica neoadjuvante (pré-cirúrgica) ou que não foram submetidas à cirurgia. O estágio prognóstico *patológico* é atribuído às pacientes submetidas à cirurgia como tratamento inicial para o câncer de mama. Esse esquema se fundamenta em T, N, M, grau, HER2, status do receptor hormonal, e em algumas pacientes com tumores

pequenos ER-positivos, HER2-negativos, linfonodos negativos, e com pontuação de recorrência de 21 genes.

Tipos patológicos

Vários subtipos patológicos de câncer de mama podem ser identificados pela histologia (Tab. 19.3).

Exceto pelos cânceres *in situ*, os subtipos histológicos exercem apenas leve influência no prognóstico, quando os resultados são comparados em seguida a um estadiamento preciso. Por definição, os cânceres não invasivos ficam confinados pela membrana basal dos ductos e não têm capacidade de disseminação. Alguns parâmetros histológicos para cânceres invasivos, como a invasão linfovascular e o grau do tumor, demonstraram ter valor prognóstico. A análise imuno-histoquímica para expressão de receptores hormonais e superexpressão de HER2 no tumor primário proporciona informações prognósticas e terapêuticas.

Formas clínicas especiais de câncer de mama
A. Carcinoma de Paget

O carcinoma de Paget é raro (cerca de 1% de todos os cânceres de mama). Mais de 85% dos casos estão associados a um câncer invasivo ou não invasivo subjacente, normalmente um carcinoma ductal infiltrativo bem diferenciado ou um CDIS. Com frequência, as alterações mamilares macroscópicas são mínimas, e uma massa tumoral pode não ser palpável.

Tendo em vista que as alterações no mamilo parecem ser inofensivas, com frequência o diagnóstico deixa de ser estabelecido. Geralmente o primeiro sintoma é um prurido ou uma sensação de queimação no mamilo, acompanhados por uma erosão ou ulceração superficial. Em muitos casos, essas lesões são tratadas como uma dermatite ou infecção bacteriana, o que resulta em atraso ou erro na detecção. Uma biópsia da erosão estabelecerá o diagnóstico. Nos casos em que a lesão consiste apenas em alterações mamilares ou em um CDIS associado, a incidência de metástases axilares torna-se extremamente baixa e o prognóstico é excelente. Mas nos casos em que também

TABELA 19.3 Tipos histológicos de câncer de mama

Tipo	Frequência de ocorrência
Ductal infiltrativo (não especificado de outra forma)	80-90%
Medular	5-8%
Coloide (mucinoso)	2-4%
Tubular	1-2%
Papilar	1-2%
Lobular invasivo	6-8%
Não invasivo	4-6%
Intraductal	2-3%
Lobular *in situ*	2-3%
Cânceres raros	< 1%
Juvenil (secretor)	
Adenoide cístico	
Epidermoide	
Sudorífero	

esteja presente uma massa mamária ou um câncer invasivo, a incidência de metástases axilares aumenta, acompanhada por uma acentuada diminuição nos percentuais de cura por tratamento cirúrgico ou de outro tipo.

B. Carcinoma inflamatório

Essa é a forma mais maligna de câncer de mama, constituindo menos de 3% de todos os casos. Os achados clínicos consistem em uma massa de crescimento rápido, às vezes dolorosa, que provoca aumento da mama. A pele sobrejacente se torna eritematosa, edematosa e quente. Em muitos casos não se observa uma massa distinta, pois o tumor provoca uma infiltração difusa na mama envolvida. As alterações inflamatórias, frequentemente confundidas com uma infecção, são causadas pela invasão carcinomatosa dos vasos linfáticos subdérmicos, disso resultando edema e hiperemia. Em caso de suspeita de uma infecção, mas sem resposta da lesão aos antibióticos em 1-2 semanas, o médico deverá fazer uma biópsia. O diagnóstico deve ser estabelecido quando a vermelhidão envolve mais de um terço da pele da mama; a biópsia revelará um carcinoma infiltrativo, geralmente com invasão dos vasos linfáticos subdérmicos. As metástases tendem a ocorrer precoce e disseminadamente; embora no passado esses cânceres raramente fossem considerados curáveis, algumas pacientes tratadas por terapia anti-HER2 (nos casos de superexpressão ou amplificação de HER2), cirurgia e quimioterapia obtiveram curas prolongadas. Há indicação para mastectomia nos casos em que a quimioterapia e a radioterapia resultaram em remissão clínica sem evidência de metástases distantes. Nesses casos, é possível erradicar a doença residual na mama. Não se deve recorrer à biópsia do linfonodo-sentinela, devido ao alto percentual de falso-negativos.

Câncer de mama durante a gravidez ou lactação

O câncer de mama é fator complicador de até uma em cada 3 mil gestações. Sua incidência vem aumentando à medida que as mulheres estão tendo seus filhos em idade mais avançada. Com frequência, o diagnóstico sofre atraso, porque as alterações fisiológicas na mama podem encobrir a lesão, e, além disso, não se faz mamografia de rastreamento em mulheres jovens ou grávidas. A interrupção da gravidez não demonstrou melhorar o prognóstico materno. A decisão de interromper a gravidez deve ser individualmente tomada, levando em consideração a vontade da paciente, o estágio clínico do câncer e o prognóstico geral, a idade gestacional do feto e o potencial para a ocorrência, no futuro, de uma prematura insuficiência ovariana com o uso da terapia sistêmica. Os médicos precisam estar cientes da legislação que trata da possibilidade de realização do aborto na jurisdição de sua prática.

É importante que os especialistas em cuidados primários e reprodutivos abordem agressivamente qualquer anormalidade mamária descoberta em uma mulher grávida. A gravidez (ou lactação) não é contraindicação para cirurgia ou tratamento, e a terapia deve tomar por base o estágio da doença, como ocorre em mulheres não grávidas (ou não lactantes). As mulheres com câncer de mama gestacional em estágio inicial e que optam por dar continuidade à gravidez devem ter o tumor removido cirurgicamente, e, se houver indicação, devem ser tratadas com terapia sistêmica. Em muitos casos, é possível administrar a terapia sistêmica neoadjuvante durante a gravidez, com adiamento da operação e da radioterapia. Revisões retrospectivas de pacientes tratadas com regimes contendo antraciclina para cânceres gestacionais (inclusive leucemia e linfomas) estabeleceram a segurança relativa desses regimes durante a gravidez, tanto para a paciente como para o feto. Mas ainda não foram avaliados em profundidade os regimes baseados no uso de taxano e trastuzumabe. A radioterapia deverá ser adiada até depois do parto.

Câncer de mama bilateral

O câncer de mama bilateral ocorre em menos de 5% dos casos, mas há incidência de 20-25% de ocorrência subsequente de câncer na outra mama. A bilateralidade ocorre mais frequentemente em casos de câncer de mama familiar, em mulheres com menos de 50 anos e quando está presente uma mutação deletéria. A incidência de cânceres na segunda mama aumenta diretamente com o tempo de sobrevida da paciente depois de seu primeiro câncer – cerca de 1-2% ao ano. Tamoxifeno e inibidores da aromatase diminuem o risco de um câncer contralateral positivo para receptor hormonal.

Pacientes com câncer de mama devem fazer uma mamografia antes do tratamento primário e, em seguida, a intervalos regulares para pesquisa de câncer oculto na mama oposta ou mama ipsilateral (quando conservada).

CLIS e câncer não invasivo

O câncer intraductal não invasivo, ou carcinoma ductal in situ (CDIS), tende a ser unilateral; se não for tratado, acredita-se que possa evoluir para um câncer invasivo. Ocorrerá o desenvolvimento de um câncer invasivo na mesma mama em aproximadamente 40-60% das mulheres com CDIS não ressecado. Na oitava edição do manual de estadiamento do câncer do American Joint Committee on Cancer (AJCC), o carcinoma lobular in situ (CLIS) não é mais considerado um câncer. Em geral, aceita-se que o CLIS seja um marcador de maior risco para câncer de mama, e não um precursor direto do câncer de mama em si. Em mulheres com diagnóstico de CLIS, a probabilidade de ocorrência de um câncer de mama (CDIS ou câncer invasivo em qualquer mama) é estimada em 1% ao ano. Se o CLIS for detectado em uma biópsia por agulha grossa, poderá ser realizada uma biópsia excisional sem coleta de linfonodos, com o objetivo de descartar CDIS ou câncer invasivo, mas as diretrizes da NCCN sugerem que, nesses casos, será satisfatória apenas a observação da paciente. A incidência de CLIS vem aumentando, provavelmente em decorrência do uso cada vez maior da mamografia de rastreamento. Além disso, também vem aumentando o percentual de mastectomias pós-diagnóstico de CLIS, apesar do fato de que a mastectomia só deve ser recomendada para pacientes que, de outra forma, tenham maior risco de câncer de mama pelo histórico familiar, mutação genética, ou exposição prévia à radiação torácica. Um CLIS pleomórfico pode se comportar mais como CDIS, podendo estar associado ao carcinoma invasivo. Por esse motivo, CLIS pleomórficos devem ser removidos cirurgicamente, juntamente com margens livres da neoplasia.

Há controvérsias com relação ao tratamento das lesões intraductais. O CDIS pode ser tratado por excisão ampla, acompanhada ou não por radioterapia, ou por mastectomia total. Recomenda-se o tratamento conservador em pacientes com pequenas lesões que possam ser tratadas por lumpectomia. Pacientes com diagnóstico de CLIS ou tratadas por lumpectomia para CDIS podem discutir com seu médico a quimioprevenção (com terapia de bloqueio hormonal, p. ex., tamoxifeno em baixa dose), que demonstrou eficácia na diminuição do risco de ocorrência do câncer de mama. Não devem ocorrer metástases axilares de cânceres *in situ*, a menos que a paciente seja portadora de um câncer invasivo oculto. Tendo em vista a impossibilidade de biopsiar um linfonodo-sentinela depois da realização da mastectomia, se um componente invasivo for descoberto em paciente a ser tratada por mastectomia para CDIS, a biópsia deverá ser realizada.

Bahrami P et al. Systematic review and meta-analysis of treatment effects on survival in patients with inflammatory breast cancer. Asian Pac J Cancer Prev. 2023;24:3335. [PMID: 37898836]

Boere I et al. Breast cancer during pregnancy: epidemiology, phenotypes, presentation and therapeutic modalities. Best Pract Res Clin Obstet Gynaecol. 2022;82:46. [PMID: 35644793]

Galati F et al. Pregnancy-associated breast cancer: a diagnostic and therapeutic challenge. Diagnostics (Basel). 2023;13:604. [PMID: 36832092]

Giuliano AE et al. Eighth edition of the AJCC Cancer Staging Manual: breast cancer. Ann Surg Oncol. 2018;25:1783. [PMID: 29671136]

Loibl S et al. ESMO expert consensus statements on the management of breast cancer during pregnancy (PrBC). Ann Oncol. 2023;34:849. [PMID: 37572987]

Biomarcadores tumorais e caracterização da expressão gênica

Os tumores positivos para receptor hormonal são ER-positivos e/ou PR-positivos. O tratamento com um agente direcionado para hormônio (antiestrogênio ou anti-ER) é tratamento essencial para o câncer de mama positivo para receptor hormonal. Cânceres negativos para receptor hormonal não responderão a tratamentos endócrinos. As pacientes com tumores positivos para receptor hormonal tendem a ter um curso nosológico mais indolente, em comparação com pacientes com tumores negativos para receptor hormonal.

O gene *HER2* é um oncogene; as células do câncer de mama com amplificação do gene *HER2* (cânceres "HER2-positivos") produzem um excesso da proteína promotora de crescimento HER2. Em geral, o câncer de mama HER2-positivo é mais agressivo em comparação com o câncer de mama com expressão normal de HER2 (câncer de mama HER2-negativo). Foi demonstrado que as terapias direcionadas para o bloqueio de HER2 melhoram significativamente os resultados para pacientes com doença HER2-positiva. A expressão de HER2 é medida por um ensaio imuno-histoquímico (IHQ), no qual é utilizado um sistema numérico de pontuação: 0 e 1+ são considerados negativos para superexpressão, 2+ é limítrofe/indeterminado e 3+ representa superexpressão. O *status* de amplificação do gene *HER2* é medido pelo teste de hibridização *in situ* (ISH). As diretrizes para a interpretação dos resultados de IHC e ISH foram publicadas pela American Society of Clinical Oncology (Asco)/College of American Pathologists.

É essencial a determinação do *status* tumoral de ER, PR e HER2 no momento do diagnóstico de um câncer de mama em estágio inicial e, se possível, no momento de sua recorrência, não só para avaliar o prognóstico da paciente, mas também para determinar qual o melhor regime terapêutico. Além do *status* de ER, PR e HER2, há outros fatores prognósticos importantes, como a velocidade de divisão do tumor (avaliada por uma coloração imuno-histoquímica para Ki67) e o grau e a diferenciação das células. Esses marcadores podem ser obtidos por meio de uma biópsia por agulha grossa ou por espécimes cirúrgicos, mas não serão obtidos de forma confiável pela citologia Paaf. Individualmente, esses biomarcadores têm valor preditivo e, portanto, fornecem pistas para a orientação do tratamento apropriado. Além disso, quando combinados, esses biomarcadores proporcionam informações úteis sobre o risco de recorrência e o prognóstico em um contexto curativo.

Em geral, tumores que não expressam HER2, ER e PR ("**triplo-negativo**") apresentam maior risco de recidiva precoce e de metástases, estando associados a pior sobrevida em comparação com outros tipos tumorais. A terapia endócrina não terá utilidade em pacientes com esse tipo de câncer de mama. A quimioterapia tem sido a principal opção terapêutica em casos de câncer de mama triplo-negativo. Por outro lado, é possível que pacientes com câncer de mama positivo para receptor hormonal e em estágio inicial não sejam beneficiadas com o acréscimo da quimioterapia a tratamentos direcionados para hormônio. Existem diversos ensaios moleculares capazes de avaliar o risco de recorrência e de prever quais pacientes terão maior probabilidade de serem beneficiados com a quimioterapia para tratamento da doença em estágio inicial. O Oncotype DX (Genomic Health/Exact Sciences) é um instrumento que avalia a expressão de 21 genes relacionados a ER, HER2 e a proliferação em uma amostra de tumor, categorizando o risco de recorrência para a paciente (*score* de recorrência, "SR") como risco alto, intermediário ou baixo. Pacientes classificados nas categorias de risco baixo ou intermediário não são beneficiadas com a quimioterapia, sobretudo quando têm 50 anos ou mais. A indicação principal desse ensaio é a para tumores ER-positivos e linfonodo-negativos, mas os resultados do estudo *RxPonder* sugerem que mulheres na pós-menopausa com 1-3 linfonodos positivos e com uma pontuação de recorrência < 25 talvez não sejam beneficiadas com o uso da quimioterapia.

MammaPrint (Agendia) é um ensaio de assinatura genética para 70 genes aprovado pela FDA para avaliação do prognóstico. Esse ensaio classifica os pacientes em grupos com prognóstico bom e ruim, com o objetivo de prever o resultado clínico. O MammaPrint pode ser usado em pacientes com câncer de mama positivo ou negativo para receptor hormonal. As diretrizes da Asco sugerem que esse ensaio pode ter melhor uso como uma ajuda para determinar se a quimioterapia pode ser negada com segurança para pacientes com câncer de mama positivo para receptor hormonal, negativo para HER2 e positivo para linfonodo, com alto risco clínico. A Asco não recomenda o uso desse ensaio em pacientes com câncer de mama negativo para receptor hormonal ou positivo para HER2. A oitava edição do sistema de estadiamento da AJCC incorpora ensaios genômicos para o fornecimento de um sistema de estadiamento prognóstico. Pacientes com ensaios genômicos de baixo risco podem ter seu estágio TNM rebaixado.

Alves LNR et al. Biomarkers in breast cancer: an old story with a new end. Genes (Basel). 2023;14:1364. [PMID: 37510269]

Andre F et al. Biomarkers for adjuvant endocrine and chemotherapy in early-stage breast cancer: ASCO Guideline Update. J Clin Oncol. 2022;40:1816. [PMID: 35439025]

Martínez-Jiménez F et al. Pan-cancer whole-genome comparison of primary and metastatic solid tumours. Nature. 2023;618:333. [PMID: 37165194]

Pauls M et al. Clinical utility of genomic assay in node-positive early-stage breast cancer. Curr Oncol. 2022;29:5139. [PMID: 35877267]

Tarighati E et al. A review of prognostic and predictive biomarkers in breast cancer. Clin Exp Med. 2023;23:1. [PMID: 35031885]

Wen H et al. Breast cancer pathology in the era of genomics. Hematol Oncol Clin North Am. 2023;37:33. [PMID: 36435613]

Tratamento curativo

Em sua maioria, pacientes com câncer de mama em estágio inicial podem ser curadas. Recomenda-se o tratamento com intenção curativa para a doença clínica em estágios I, II e III (ver Tab. 41.2). Pacientes com tumores localmente avançados (T3, T4) e até mesmo com tumores inflamatórios podem ser curadas com terapia multimodal. Nos casos com diagnóstico de metástases distantes (i.e., externas à mama ou fora dos linfonodos regionais), o objetivo do tratamento passa a ser o fornecimento de medidas paliativas. O tratamento com intenção paliativa deve ser oferecido para todas as pacientes com doença em estágio IV e para pacientes com cânceres locais não passíveis de ressecção.

A. Escolha e momento para o tratamento primário

Os principais fatores determinantes do resultado do tratamento primário são a extensão da doença e sua agressividade biológica. Os estadiamentos clínico e patológico ajudam a avaliar a extensão da doença, mas ambos são imprecisos. Outros fatores, como grau tumoral, ensaios para receptores hormonais, amplificação de HER2 e ensaios genômicos, têm valor prognóstico e preditivo para os benefícios da terapia sistêmica, mas não são tão relevantes com relação à determinação do tipo de tratamento local. Por outro lado, a presença de mutação deletéria da linha germinativa em *BRCA1* ou *BRCA2* pode ter implicações, tanto para as opções de terapia local como do tratamento sistêmico; portanto, deve-se considerar a realização de ensaios genéticos para pacientes com câncer de mama recém-diagnosticado.

Tradicionalmente, o padrão terapêutico para pacientes com câncer em estágio I, estágio II e na maioria dos estágios III tem sido a ressecção cirúrgica seguida por radioterapia adjuvante (pós-operatória) e/ou por terapia sistêmica, quando indicado. A administração da quimioterapia antes da cirurgia (no contexto neoadjuvante) pode reduzir o tamanho de tumores grandes; com isso, algumas pacientes que deveriam ser tratadas por mastectomia passam a ser candidatas à lumpectomia. Além disso, a resposta à terapia neoadjuvante pode determinar a necessidade, ou não, também do tratamento sistêmico pós-operatório, o que pode resultar em maior sobrevida para pacientes com alguns tipos de tumor. É importante que as pacientes entendam todas as opções cirúrgicas, inclusive as opções reconstrutivas, antes de fazer a cirurgia. Pacientes com grandes tumores primários, câncer inflamatório ou linfonodos aumentados à palpação devem passar por exames de estadiamento antes da cirurgia definitiva, para a exclusão de metástases distantes. Em geral, a terapia sistêmica adjuvante é iniciada quando a mama já está adequadamente curada, idealmente dentro de 4-8 semanas após a cirurgia. Embora nenhum estudo prospectivo tenha definido o momento apropriado para o início da quimioterapia adjuvante, estudo realizado por uma instituição, com envolvimento de mais de 6.800 pacientes, sugere que *a terapia sistêmica deve ser iniciada dentro de 60 dias após a cirurgia*, especialmente em mulheres com câncer de mama em estágio II ou III, câncer de mama triplo-negativo ou com doença HER2-positiva.

B. Ressecção cirúrgica

1. **Terapia conservadora da mama** – Vários estudos randomizados de grande porte, como o Milan e o NSABP, demonstram semelhança entre as taxas de sobrevida livre de doença e global para pacientes com câncer de mama em estágios I e II tratados por mastectomia parcial (lumpectomia conservadora da mama ou "conservação da mama") juntamente com dissecção axilar seguida por radioterapia e para aqueles tratados por mastectomia radical modificada (mastectomia total e dissecção axilar).

O tamanho do tumor é uma consideração importante na determinação da viabilidade ou não da conservação da mama. O estudo NSABP sobre lumpectomias randomizou pacientes com tumores de até 4 cm. Para que seja obtido um resultado estético aceitável, a paciente deve ter uma mama de tamanho suficiente que permita a excisão de um tumor de 4 cm sem que reste deformidade considerável. Portanto, tumor grande é apenas uma contraindicação relativa. Tumores subareolares, também difíceis de excisar sem que ocorra deformidade, não constituem contraindicação para a conservação da mama. Técnicas oncoplásticas que combinam princípios de cirurgia plástica e reconstrutiva com princípios cirúrgicos oncológicos permitem a ressecção de grandes tumores, com excelentes resultados estéticos. Multifocalidade clinicamente detectável é uma contraindicação relativa à cirurgia conservadora da mama, assim como a fixação na parede torácica ou na pele, ou o envolvimento do mamilo ou da pele sobrejacente. Embora a presença de vários tumores primários na mesma mama implique tipicamente mastectomia, pesquisas recentes sugerem a possibilidade de cuidar de vários tumores (ou mesmo tumores recidivantes) na mesma mama com terapia conservadora. A paciente – não o cirurgião – deve tomar a decisão sobre o que é esteticamente aceitável. Em geral, um histórico de radioterapia precedente na mama ipsilateral e/ou na parede torácica também é contraindicação para a conservação da mama, embora uma irradiação mamária parcial acelerada possa permitir uma segunda irradiação da mama.

A dissecção axilar tem sido usada para o adequado estadiamento do câncer e para o planejamento da radioterapia e da terapia sistêmica. O mapeamento linfático intraoperatório identifica os linfonodos com maior probabilidade de abrigar metástases, se presentes. Foi demonstrado que a biópsia do linfonodo-sentinela é uma alternativa válida à dissecção axilar em pacientes sem evidência clínica de metástases dos linfonodos axilares (Fig. 19.6). Se a biópsia do linfonodo-sentinela não revelar evidência de metástases axilares, haverá grande probabilidade de que os linfonodos restantes estejam livres da doença; assim, a dissecção axilar poderá ser omitida. Um estudo importante do American College of Surgeons Oncology Group randomizou mulheres com metástases de linfonodos-sentinela para procedimentos de conclusão da dissecção axilar *versus* não receber mais tratamento axilar específico em seguida à lumpectomia; os pesquisadores não observaram qualquer diferença na sobrevida de 10 anos. A omissão da dissecção axilar é aceitável para mulheres com linfonodos-sentinela sem tumor ou naquelas pacientes com envolvimento de um ou dois linfonodos-sentinela e tratadas por lumpectomia, irradiação da mama inteira e terapia sistêmica adjuvante. Um estudo de fase 3 revelou que a omissão da coleta de amostra de linfonodos não é inferior à biópsia de linfonodo-sentinela em pacientes com tumores T1 negativas para ultrassom axilar – um achado que justifica ainda mais a realização de procedimentos cirúrgicos mais conservadores em casos selecionados.

A cirurgia conservadora da mama, juntamente com uma biópsia de linfonodo-sentinela e radioterapia, é a forma preferida de tratamento para pacientes com câncer de mama em estágio inicial. Embora tenham sido publicados numerosos estudos randomizados que não conseguiram demonstrar qualquer benefício para a sobrevida em pacientes tratadas por mastectomia *versus* mastectomia parcial conservadora da mama com irradiação, ou da dissecção axilar *versus* biópsia de linfonodo-sentinela, esses procedimentos conservadores ainda parecem estar sendo subutilizados.

2. **Mastectomia** – Antigamente, a mastectomia radical modificada era considerada o tratamento padrão para mulheres com câncer de mama em estágio inicial. Essa operação remove toda a mama, a pele sobrejacente, o mamilo e o complexo areolar, geralmente também com a fáscia peitoral subjacente e, em continuidade, com os linfonodos axilares. A principal vantagem da mastectomia radical modificada é que em alguns casos a radioterapia pode não ser necessária, as pacientes podem ser tratadas por radiação quando há envolvimento dos linfonodos com o câncer, ou quando o tumor primário mede ≥ 5 cm. A desvantagem da mastectomia é o impacto estético e psicológico associado à perda da mama. A mastectomia radical, que remove o músculo peitoral subjacente, deverá ser realizada apenas muito raramente, se for o caso. Não é recomendável a dissecção dos linfonodos axilares em pacientes com cânceres não invasivos, pois apenas raramente serão observadas metástases nodais. As mastectomias com preservação da pele, p. ex., com preservação do complexo areolopapilar, fornecem excelentes resultados estéticos e oncológicos. Mas as mastectomias com preservação da pele e do mamilo não constituem uma opção satisfatória para todas as pacientes, p. ex., mulheres com tumor próximo ou envolvendo diretamente a pele, ou quando esteja situado diretamente sob o complexo areolopapilar. A reconstrução da mama, realizada imediata ou tardiamente, deverá ser discutida com as pacientes que optarem ou necessitarem de mastectomia. As pacientes devem ter uma consulta com um cirurgião plástico reconstrutivo, para que possam tomar conhecimento das opções antes de decidir sobre a realização ou não da reconstrução. É importante que o médico use um pouco de seu tempo no pré-operatório orientando sua paciente e a família sobre esses tópicos.

Bartels SAL et al. Radiotherapy or surgery of the axilla after a positive sentinel node in breast cancer: 10-year results of the randomized controlled EORTC 10981-22023 AMAROS trial. J Clin Oncol. 2023;41:2159. [PMID: 36383926]

Gentilini OD et al. Sentinel lymph node biopsy vs no axillary surgery in patients with small breast cancer and negative results on ultrasonography of axillary lymph nodes: the SOUND randomized clinical trial. JAMA Oncol. 2023;9:1557. [PMID: 37733364]

Korde LA et al. Neoadjuvant chemotherapy, endocrine therapy, and targeted therapy for breast cancer: ASCO Guideline. J Clin Oncol. 2021;39:1485. [PMID: 33507815]

Laws A et al. Surgical Management of the axilla for breast cancer. Hematol Oncol Clin North Am. 2023;37:51. [PMID: 36435614]

Mota BS et al. Skin-sparing mastectomy for the treatment of breast cancer. Cochrane Database Syst Rev. 2023;3:CD010993. [PMID: 36972145]

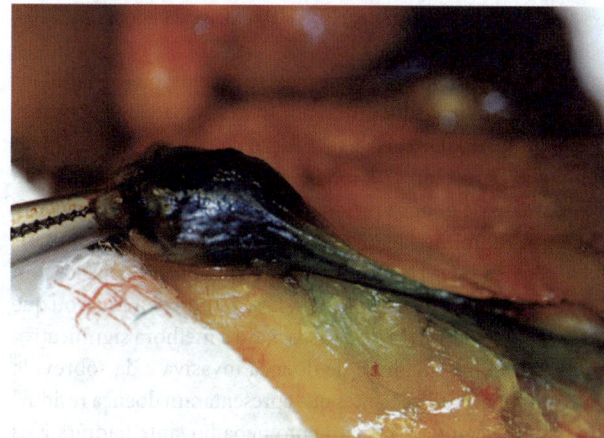

FIGURA 19.6 Linfonodo-sentinela.
De Armando E. Giuliano, MD.

Youn S et al. Spare the nipple: a systematic review of tumor nipple-distance and oncologic outcomes in nipple-sparing mastectomy. Ann Surg Oncol. 2023;30:8381. [PMID: 37620525]

C. Radioterapia

A radioterapia em seguida a uma cirurgia conservadora da mama consiste em 5-7 semanas de radiação para uma dose total de 50-60 Gy. A prática geral entre os radio-oncologistas é a administração de uma dose de reforço (10-14 Gy) no local do câncer, embora o não oferecimento desse reforço possa ser considerado para mulheres com mais de 60 anos e com tumores de baixo risco biológico em estágio I. Uma medida mais razoável consiste no uso de cronogramas de fracionamento mais breves para mulheres com câncer de mama de baixo risco em estágio inicial. As diretrizes da American Society of Radiation Oncology e da European Society for Radiotherapy sugerem a importância de discutir a irradiação parcial acelerada da mama para mulheres com mais de 50 anos e com tumores pequenos (T1), com linfonodos positivos e receptor hormonal-positivos (HR-positivo) com margens cirúrgicas de pelo menos 2 mm. Além disso, em mulheres com mais de 70 anos com cânceres pequenos (menos de 2 cm), com linfonodos negativos e HR-positivos, é possível evitar a radioterapia. Estudos recentes sugerem que mesmo mulheres mais jovens portadoras de lesões favoráveis podem evitar a radiação pós-lumpectomia. Os percentuais de recorrência pós-radiação intraoperatória, embora baixos, parecem ser significativamente maiores em comparação com as recidivas em mulheres tratadas por radioterapia pós-operatória de mama inteira. Mas em todas essas situações se justifica uma discussão equilibrada com um rádio-oncologista, para que sejam pesados os riscos e benefícios de cada abordagem.

Estudos sugerem que a radioterapia pós-mastectomia pode baixar os percentuais de recorrência e aumentar a sobrevivência em pacientes mais jovens e naquelas com tumores ≥ 5 cm ou com linfonodos positivos.

Abeloos CH et al. Different re-irradiation techniques after breast-conserving surgery for recurrent or new primary breast cancer. Curr Oncol. 2023;30:1151. [PMID: 36661737]

Balic M et al. St. Gallen/Vienna 2023: Optimization of treatment for patients with primary breast cancer – a brief summary of the consensus discussion. Breast Care (Basel). 2023;18:213. [PMID: 37383954]

Bauer A. Radiation treatment for breast cancer. Surg Clin North Am. 2023;103:187. [PMID: 36410350]

Boughey JC et al. Local recurrence after breast-conserving therapy in patients with multiple ipsilateral breast cancer: results from ACOSOG Z11102 (Alliance). J Clin Oncol. 2023;41:3184. [PMID: 36977292]

Civil YA et al. Preoperative partial breast irradiation in patients with low-risk breast cancer: a systematic review of literature. Ann Surg Oncol. 2023;30:3263. [PMID: 36869253]

Upadhyay R et al. Advances in radiotherapy for breast cancer. Surg Oncol Clin N Am. 2023;32:515. [PMID: 37182990]

Whelan TJ et al. Omitting radiotherapy after breast-conserving surgery in Luminal A breast cancer. N Engl J Med. 2023;389:612. [PMID: 37585627]

D. Terapia sistêmica

O objetivo da terapia sistêmica, inclusive com medicamentos moduladores de hormônios (terapia endócrina), quimioterapia citotóxica, agentes direcionados a HER2 (p. ex., trastuzumabe), inibição do *checkpoint* imunológico (pembrolizumabe) e terapias direcionadas para reparo de DNA em portadores de mutação *BRCA1/2* (olaparibe), é o extermínio das células cancerígenas que escaparam da mama e dos linfonodos axilares como micrometástases, antes que venham a se tornar macrometástases (i.e., câncer em estágio IV).

1. **Terapia neoadjuvante** – O uso de terapia sistêmica antes da ressecção do tumor primário (i.e., terapia neoadjuvante) é uma opção padrão que deve ser considerada e discutida com pacientes portadoras de câncer de mama triplo-negativo ou HER2-positivo. Essa modalidade permite a avaliação da sensibilidade do tumor à terapia sistêmica selecionada. Pacientes com câncer de mama triplo-negativo ou HER2-positivo têm maior probabilidade de obter uma resposta patológica completa (i.e., nenhum câncer invasivo residual na mama e nos linfonodos amostrados no momento da cirurgia) à quimioterapia neoadjuvante, em comparação com mulheres portadoras de câncer de mama HER2-negativo e HR-positivo. Uma resposta patológica completa no momento da cirurgia, sobretudo no caso de tumores negativos para receptores hormonais, está associada a aumentos da sobrevida livre de eventos e global. A quimioterapia neoadjuvante também melhora a probabilidade de conservação da mama, por diminuir o tumor primário em mulheres que, de outra forma, precisariam passar por mastectomia para controle local. A sobrevida após a quimioterapia neoadjuvante é semelhante à observada em pacientes tratadas com quimioterapia adjuvante pós-operatória.

A. **Câncer de mama HER2-positivo** – Há três regimes aprovados pela FDA no contexto neoadjuvante HER2-positivo: (1) docetaxel (T), carboplatina (C), trastuzumabe (H, um anticorpo monoclonal direcionado para HER2) e pertuzumabe (P, também um anticorpo monoclonal direcionado para HER2, com sinergia em combinação com trastuzumabe) (TCHP) por seis ciclos; (2) 5-FU, epirrubicina e ciclofosfamida (FEC) por três ciclos, seguidos por THP por mais três ciclos; ou (3) THP por quatro ciclos (seguido por três ciclos de FEC pós-operatório). Depois da realização da cirurgia, as pacientes devem retomar a terapia direcionada para HER2. No caso de doença residual, o tratamento padrão consiste na administração de 14 ciclos de trastuzumabe entansina (T-DM1), um conjugado anticorpo-fármaco, com base no estudo *Katherine*. Esse estudo demonstrou que o uso de T-DM1 está associado a melhora significativa da sobrevida livre de doença invasiva e da sobrevida global para pacientes que apresentaram doença residual em seguida ao tratamento neoadjuvante padrão. Nos casos de resposta patológica completa (pCR), deve-se administrar trastuzumabe com (se linfonodo-positivo) ou sem pertuzumabe até que se complete 1 ano de tratamento total, devendo ser considerado o uso de neratinibe como terapia adjuvante de uso estendido para casos de doença de grande risco (linfonodo-positiva, HR-positiva).

B. **Câncer de mama HER2-negativo, HR-positivo** – Pacientes com câncer de mama positivo para receptor hormonal têm menor probabilidade de obter uma resposta patológica completa com a terapia neoadjuvante, em comparação com pacientes com câncer de mama triplo-negativo ou HER2-positivo. Estudos indicam percentuais de resposta clínica semelhantes com terapia endócrina neoadjuvante *versus* quimioterapia neoadjuvante. Normalmente não são observadas respostas, a menos que o tratamento se prolongue por ≥ 6 meses. Fora do cenário dos estudos clínicos, geralmente o uso da terapia hormonal neoadjuvante fica restrito a pacientes na pós-menopausa que não conseguem ou não querem tolerar a quimioterapia. Dois estudos apresentados na reunião anual da European Society of Medical Oncology em 2023 sugerem que a adição de um inibidor de *checkpoint* imunológico à quimioterapia melhora a taxa de pCR em cânceres de alto grau positivos para receptores hormonais. Se for demonstrado que os resultados a longo prazo (i.e., sobrevida livre de eventos) são melhores, essa poderá se transformar em uma estratégia padrão.

C. **Câncer de mama triplo-negativo** – O pembrolizumabe, um inibidor de *checkpoint* imunológico anti-PD-1, foi aprovado pela FDA para tratamento de câncer de mama triplo-negativo em um contexto neoadjuvante em combinação com quimioterapia (um regime baseado em taxano, platina, antraciclina), seguido pela monoterapia adjuvante com pembrolizumabe até completar 1 ano. Foi demonstrado que a adição de pembrolizumabe a esse protocolo quimioterápico melhorou a sobrevida livre de eventos em mais de 35% para pacientes com câncer de mama triplo-negativo em estágio II ou superior, independentemente da expressão PD-L1 do tumor. Ainda não ficou esclarecido que o uso isolado de pembrolizumabe no contexto adjuvante (sem seu uso no contexto neoadjuvante) resulta em benefícios para as pacientes; um estudo indicou que o uso adjuvante de atezolizumabe, um inibidor de *checkpoint* imunológico diferente, não melhorou os resultados para as pacientes; portanto, não é recomendável a terapia imunológica pós-operatória para pacientes não medicadas com esse esquema antes da cirurgia.

Ainda restam dúvidas sobre qual é a terapia adjuvante ideal para pacientes com doença residual em seguida à terapia neoadjuvante. Uma opção padrão baseada no estudo *Create-X* consiste na administração de oito ciclos de capecitabina como adjuvante, em seguida à terapia neoadjuvante. Ainda não se sabe se a adição de capecitabina adjuvante ao pembrolizumabe resulta em benefícios para pacientes medicadas com

pembrolizumabe neoadjuvante juntamente com a quimioterapia e que tenham doença residual no momento da cirurgia definitiva da mama. Para pacientes com mutação *BRCA1* ou *BRCA2* e com câncer de mama triplo-negativo residual no momento da cirurgia definitiva da mama, uma opção é o uso adjuvante de olaparibe. Nesse contexto, ainda não foram realizados estudos para a combinação ou o sequenciamento de olaparibe e pembrolizumabe.

D. **Momento da biópsia do linfonodo-sentinela no contexto neoadjuvante** – A biópsia do linfonodo-sentinela deve ser realizada depois da quimioterapia neoadjuvante, pois a presença de doença residual na mama ou nos linfonodos tem importância prognóstica e terapêutica. Grandes estudos multicêntricos, como Acosog 1071, Sentina e outros, demonstraram que biópsias de linfonodos-sentinela em seguida à quimioterapia neoadjuvante resultam em altas taxas de falso-negativos. No entanto, o uso tanto de corantes como de radioisótopos e a remoção de pelo menos três linfonodos e, quando possível, a ressecção de um linfonodo contendo câncer previamente biopsiado podem diminuir o percentual de falso-negativos a níveis aceitáveis. A dissecção axilar direcionada consiste na colocação de um clipe em um linfonodo contendo câncer e previamente biopsiado e, em seguida, na ressecção desse linfonodo em seguida à administração da quimioterapia neoadjuvante. Com a dissecção direcionada, é possível obter com tranquilidade percentuais de falso-negativos da ordem de ≥ 5%.

Cardoso F et al. LBA21 KEYNOTE-756: Phase III study of neoadjuvant pembrolizumab (pembro) or placebo (pbo) + chemotherapy (chemo), followed by adjuvant pembro or pbo + endocrine therapy (ET) for early-stage high-risk ER+/HER2- breast cancer. Ann Oncol. 2023 Oct;Suppl 2:S1260. https:// doi.org/10.1016/j.annonc.2023.10.011

Loi S et al. A randomized, double-blind trial of nivolumab (NIVO) vs placebo (PBO) with neoadjuvant chemotherapy (NACT) followed by adjuvant endocrine therapy (ET) ± NIVO in patients (pts) with high-risk, ER+ HER2- primary breast cancer (BC). Ann Oncol. 2023;34(Suppl 2):S1259. https://doi.org/10.1016/j.annonc.2023.10.010

Schmid P et al; KEYNOTE-522 Investigators. Event-free survival with pembrolizumab in early triple-negative breast cancer. N Engl J Med. 2022;386:556. [PMID: 35139274]

van der Voort A et al. Three-year follow-up of neoadjuvant chemotherapy with or without anthracyclines in the presence of dual ERBB2 blockade in patients with ERBB2-positive breast cancer: a secondary analysis of the TRAIN-2 randomized, phase 3 trial. JAMA Oncol. 2021;7:978. [PMID: 34014249]

2. **Terapia sistêmica adjuvante** – A terapia sistêmica adjuvante (pós-cirurgia) melhora a sobrevida, sendo opção preconizada para a maioria das pacientes com câncer de mama curável. Na prática, muitos oncologistas clínicos reservam a quimioterapia para pacientes com câncer de mama com linfonodo positivo ou com câncer de alto risco (p. ex., HR-negativo ou HER2-positivo) e prescrevem a terapia endócrina para todos os cânceres de mama invasivos HR-positivos, a menos

que haja contraindicação. Além do *status* nodal, os fatores prognósticos determinantes dos riscos de recorrência na paciente são tamanho do tumor, *status* de ER e PR, grau nuclear, tipo histológico, taxa de proliferação (Ki-67), expressão do oncogene (Tab. 19.4) e idade da paciente e sua situação menopausal. Em geral, a quimioterapia sistêmica diminui em cerca de 30% a probabilidade de recidiva, a modulação hormonal diminui em 40-50% o risco relativo de recorrência (para câncer HR-positivo) e a terapia direcionada para HER2 diminui em aproximadamente 40% o risco relativo de recorrência (para câncer HER2-positivo). Em geral, a quimioterapia sistêmica é administrada em sequência (em vez de simultaneamente) com a radiação. Normalmente, a quimioterapia é administrada antes da radiação, enquanto a terapia endócrina é iniciada ao mesmo tempo ou depois da radioterapia.

Já ficou devidamente estabelecida a vantagem da terapia sistêmica a longo prazo. Todas as pacientes portadoras de tumores invasivos HR-positivos devem considerar o uso da terapia de modulação hormonal. Quase todas as pacientes com tumores HER2-positivos devem ser tratadas com regimes de quimioterapia contendo trastuzumabe. Em geral, não se deve administrar quimioterapia sistêmica adjuvante em mulheres com câncer de mama com nódulos pequenos e com achados histológicos e biomarcadores tumorais favoráveis. O uso de instrumentos prognósticos validados, como Oncotype DX e MammaPrint (ver Biomarcadores tumorais e caracterização da expressão gênica, acima) permitem que os médicos selecionem melhor as pacientes com tumores HER2-negativos, HR-positivos e linfonodo-negativos, podendo omitir a quimioterapia com segurança.

A. **Quimioterapia** – A metanálise do Early Breast Cancer Trialists' Collaborative Group (EBCTCG), que envolveu mais de 28 mil mulheres inscritas em 60 estudos de poliquimioterapia adjuvante *versus* nenhuma quimioterapia, demonstrou benefício significativo da quimioterapia no desfecho clínico em mulheres com câncer de mama não de estágio IV. Esse estudo demonstrou que *a quimioterapia adjuvante diminui o risco de recorrência e de mortalidade específica por câncer de mama em todas as mulheres; e mulheres com menos de 50 anos foram as mais beneficiadas.*

(1) Regimes contendo antraciclina e ciclofosfamida – Estudos comparativos para a antraciclina doxorrubicina (adriamicina) e ciclofosfamida (AC) e a antraciclina epirrubicina e ciclofosfamida (EC) *versus* ciclofosfamida-metotrexato-5-fluorouracila (CMF) demonstraram que o tratamento com regimes contendo antraciclina no contexto adjuvante é pelo menos tão eficaz quanto o tratamento com CMF. Diante desse resultado, é provável que a administração de quatro ciclos de AC ou de seis ciclos de CMF em mulheres com câncer de mama HER2-negativo, linfonodo-negativo, seja igualmente eficaz. *Os dados atuais não favorecem o uso rotineiro de antraciclinas para câncer HER2-positivo ou HR-positivo linfonodo-negativo.*

(2) Taxanos – Já foram publicados vários estudos com taxanos (paclitaxel e docetaxel) com o objetivo de avaliar seu uso em combinação com regimes contendo antraciclinas. A maioria desses ensaios mostrou melhora na sobrevida livre de doença e pelo menos um deles demonstrou melhora na sobrevida global com o regime baseado em um taxano. Há consenso de que *os taxanos devem ser administrados para a maioria das pacientes medicadas com quimioterapia para câncer de mama em estágio inicial.*

(3) Duração e dose da quimioterapia – Ainda existem dúvidas quanto à duração ideal da quimioterapia adjuvante. Entretanto, com base na metanálise realizada na Oxford Overview (EBCTCG), a recomendação varia entre 3-6 meses para os regimes mais comumente utilizados. Os dados disponíveis sugerem que o momento e a sequência para a quimioterapia baseada em antraciclina-taxano podem ser fatores importantes. Vários estudos clínicos iniciados na década de 1980 tentaram demonstrar se a intensificação da dose da quimioterapia adjuvante, mediante o encurtamento dos intervalos entre os ciclos ("dose-intensificação") ou a administração da quimioterapia sequencialmente em doses completas *versus* simultaneamente em doses reduzidas, **estão** associadas a melhores resultados. Os benefícios obtidos com a intensificação da dose parecem ser mais robustos em mulheres com a doença linfonodo-positiva. Por outro lado, ainda não foi avaliado o uso da intensificação da dose em regimes contendo taxanos (não antraciclínicos).

(4) Efeitos colaterais da quimioterapia – Em geral, os efeitos colaterais da quimioterapia, discutidos no Capítulo 41, são bem controlados.

B. **Terapia direcionada** – Terapia direcionada refere-se a agentes direcionados especificamente contra uma proteína ou molécula expressa exclusivamente em células tumorais ou no microambiente tumoral.

TABELA 19.4 Fatores prognósticos para recidiva em câncer de mama linfonodo-negativo

Fatores prognósticos	Maior recidiva	Menor recidiva
Tamanho	T3, T2	T1, T0
Receptores hormonais (ER, PR)	Negativo	Positivo
Grau histológico	Alto	Baixo
Fração da fase S	> 5%	< 5%
Invasão linfática ou vascular	Presente	Ausente
Amplificação do oncogene *HER2*	Alto	Baixo
Receptor do fator de crescimento epidérmico	Alto	Baixo
Pontuação *Oncotype DX Recurrence* alta ou outros testes prognósticos genômicos	Pontuação alta	Pontuação baixa

ER: receptor de estrogênio; PR: receptor de progesterona.

(1) Terapia direcionada para HER2 – Aproximadamente 20% dos cânceres de mama se caracterizam pela amplificação do oncogene *HER2*, o que resulta na superexpressão da oncoproteína HER2. Ocorreu uma melhora drástica com relação aos maus prognósticos associados à superexpressão de HER2 com o desenvolvimento da terapia direcionada para HER2. Trastuzumabe (Herceptin [H]), um anticorpo monoclonal que se liga ao HER2, demonstrou eficácia em combinação com a quimioterapia (ACTH ou TCH [docetaxel, carboplatina, trastuzumabe]) em pacientes com câncer de mama em fase inicial com superexpressão de HER2. Tanto AC-TH como TCH foram aprovados pela FDA para uso em mulheres com câncer de mama HER2-positivo não metastático. Nesses regimes, trastuzumabe é administrado com a quimioterapia, tendo então continuidade após o curso da quimioterapia com o objetivo, em geral, de completar 1 ano inteiro. Estudos indicaram maior segurança e eficácia semelhante à da terapia não baseada em antraciclina (TCH ou TCHP); assim, esse passou a ser o regime preferido com base nas diretrizes do National Comprehensive Cancer Center. O uso do adjuvante trastuzumabe juntamente com pertuzumabe fica restrito principalmente a pacientes com doença de alto risco e com linfonodos positivos. Neratinibe, um inibidor duplo de tirosina quinase HER1 (EGFR) e HER2 biodisponível por via oral, foi aprovado pela FDA como terapia adjuvante de uso estendido (a ser administrada depois de transcorrido 1 ano de trastuzumabe). O estudo de fase 3 controlado por placebo Extenet demonstrou que neratinibe melhora a sobrevida livre de doença invasiva quando esse agente é administrado durante 1 ano após a conclusão de 1 ano de terapia adjuvante padrão contendo trastuzumabe (acompanhamento mediano de 5,2 anos, HR estratificado = 0,73, P = 0,0083). Os benefícios do neratinibe parecem estar restritos àquelas pacientes com coexpressão tumoral de receptores hormonais. O uso de neratinibe está associado à toxicidade gastrointestinal (em especial, diarreia).

Pacientes submetidas à quimioterapia neoadjuvante contendo trastuzumabe e com doença residual no momento da cirurgia terão mau resultado. No estudo clínico randomizado de fase 3 Katherine, 1.486 pacientes com doença residual após terapia neoadjuvante padrão com trastuzumabe/taxano (18% das quais também foram medicadas com pertuzumabe neoadjuvante) foram randomizadas para receber o conjugado anticorpo-fármaco trastuzumabe entansina *versus* trastuzumabe de rotina durante 14 ciclos depois da cirurgia. As pacientes tratadas com trastuzumabe entansina apresentaram melhora estatisticamente significativa na sobrevida livre de doença invasiva em 7 anos (81% *vs.* 67%), e uma redução relativa de 34% no risco de morte (sobrevida global de 89% *v.* 84% em 7 anos). O adjuvante trastuzumabe entansina foi aprovado pela FDA para pacientes com doença residual após terapia neoadjuvante padrão contendo trastuzumabe.

Estudos retrospectivos demonstraram que mesmo pequenos tumores *HER2*-positivos (estágio T1a,b) têm pior prognóstico *versus* tumores *HER2*-negativos do mesmo tamanho; assim, o tratamento de tais tumores com regimes contendo trastuzumabe pode ser uma opção apropriada.

Ocorre cardiomiopatia em um percentual pequeno, mas significativo (0,4-4%) de pacientes medicadas com regimes contendo trastuzumabe. Por esse motivo, não se deve administrar simultaneamente antraciclinas (se estiverem sendo usadas) e trastuzumabe; além disso, deve-se monitorar periodicamente a função cardíaca durante a terapia direcionada para HER2.

(2) Terapia endócrina – A terapia adjuvante de modulação hormonal é muito eficaz na redução do risco relativo de recorrência em 40-50% e na redução da mortalidade em 25% em mulheres com tumores HR-positivos, independentemente do estado da menopausa.

A. **Tamoxifeno** – Ocorrem melhoras significativas na sobrevida livre de doença e na sobrevida global em mulheres medicadas durante 10 anos com terapia adjuvante, particularmente depois do décimo ano. Embora esses resultados sejam impressionantes, a aplicação clínica de um uso tão prolongado do tamoxifeno deve ser discutida com cada paciente, levando em consideração os riscos desse agente (p. ex., câncer uterino secundário, eventos tromboembólicos venosos e efeitos colaterais que afetam a qualidade de vida). O estudo randomizado *Suppression of ovarian function trial (Soft)* demonstrou que, juntamente com o tamoxifeno, a supressão ovariana melhora significativamente a sobrevida livre de doença e a sobrevida global (83,2% *vs.* 78,9% e 93,3% *vs.* 91,5%, respectivamente) em 8 anos *versus* uso isolado do tamoxifeno, embora os benefícios pareçam ter sido observados sobretudo em pacientes com doença de alto risco tratadas com quimioterapia.

B. **Inibidores de aromatase para mulheres na pós--menopausa** – Os IA, p. ex., anastrozol, letrozol e exemestano, diminuem a produção de estrogênio e também são eficazes como adjuvantes para mulheres na pós-menopausa. Pelo menos sete grandes estudos clínicos randomizados que envolveram mais de 24 mil pacientes na pós-menopausa com câncer de mama não metastático positivo para receptor hormonal compararam o uso de IA *versus* tamoxifeno ou placebo como terapia adjuvante. Todos esses estudos mostraram pequenas melhoras (embora estatisticamente significativas) na sobrevida livre de doença (ganhos absolutos de 2-6%) com o uso dos IA. Além disso, os IA reduzem o risco de câncer de mama contralateral e resultam em menos efeitos colaterais graves associados (p. ex., câncer endometrial e eventos tromboembólicos) *versus* tamoxifeno. Mas os IA estão associados a perda óssea acelerada e a maior risco de fraturas, bem como a uma síndrome musculoesquelética caracterizada por artralgias e/ou mialgias na maioria das pacientes. A Asco e a NCCN recomendaram que *mulheres na pós-menopausa com câncer de mama positivo para receptor hormonal recebam um IA inicialmente, ou após a terapia com tamoxifeno*. O *status* de HER2 não deve afetar o uso ou a escolha da terapia hormonal. Geralmente as pacientes são medicadas com IA durante 5 anos. Contudo, estão em curso diversos estudos avaliando a terapia adjuvante de uso estendido ao longo de um total de 7-10 anos. O uso de IA como adjuvantes de uso estendido deve ficar reservado para pacientes de alto risco, em seguida a uma discussão equilibrada sobre os possíveis riscos *versus* benefícios.

C.   Inibidores de aromatase para mulheres na pré-menopausa – Os IA não devem ser administrados para pacientes com ovários funcionais (pré-menopausa), pois esses agentes não bloqueiam a produção ovariana de estrogênio. No entanto, uma análise combinada dos estudos *Soft* e *Tamoxifen and exemestane trial (Text)* demonstrou uma associação entre a administração de exemestano em conjunto com supressão ovariana com triptorrelina e a redução do risco de recidiva *versus* tamoxifeno, tornando essa opção de terapia adjuvante uma escolha viável para mulheres na pré-menopausa em alto risco de câncer de mama ER-positivo.

(3) Bifosfonatos e outros agentes modificadores ósseos – Vários estudos randomizados avaliaram o uso dos bifosfonatos como terapia adjuvante, em adição à terapia local e sistêmica padrão para câncer de mama em estágio inicial. Esses estudos demonstraram, além da melhora na densidade óssea, uma redução consistente no risco de recorrência metastática em pacientes na pós-menopausa. Os efeitos colaterais associados à terapia com bifosfonatos são: dores ósseas, febre, osteonecrose mandibular (de ocorrência rara, < 1%), esofagite ou úlceras (para os bifosfonatos VO) e lesão renal. As diretrizes publicadas em conjunto pelo Cancer Care Ontario e pela Asco recomendam que se considere o uso de bifosfonatos (ácido zoledrônico ou clodronato) no plano de tratamento adjuvante para pacientes com câncer de mama na pós-menopausa. Além disso, o denosumabe, um anticorpo direcionado contra o ativador do receptor do ligante do fator nuclear kappa B (RANKL), bloqueia a atividade osteoclástica. Esse agente foi avaliado em dois estudos de fase 3 de adjuvantes, com resultados discordantes: o estudo *D-Care* randomizou pacientes com câncer de mama em estágio inicial (todos os subtipos biológicos) para medicação com denosumabe *versus* placebo, não tendo sido pos-

sível demonstrar uma redução nas recidivas ou mortes por câncer de mama. Especula-se que uma possível razão para esse resultado negativo pode ter sido a inclusão no estudo de pacientes na pré-menopausa (para as quais não foi demonstrado benefício para recorrência metastática com o uso de bifosfonatos). Em contraste, o estudo *ABCSG-18* restringiu a inscrição de mulheres na pós-menopausa, tendo demonstrado melhora na sobrevida livre de doença no grupo de denosumabe.

(4) Inibidores da quinase 4/6 dependente de ciclina – O câncer de mama de origem hormonal pode ser particularmente sensível à inibição das proteínas reguladoras do ciclo celular, chamadas quinases 4 e 6 dependentes de ciclina (CDK 4/6). Três inibidores orais de CDK4/6, palbociclibe, ribociclibe e abemaciclibe, foram aprovados pela FDA para tratamento de câncer de mama metastático HR-positivo e HER2-negativo.

Como adjuvante, abemaciclibe administrado por 2 anos melhora a sobrevida livre de doença invasiva em aproximadamente 34% para aquelas pacientes com doença HR-positiva de alto risco. Esse agente é prescrito para pacientes com câncer de mama HR-positivo, HER2-negativo, linfonodo-positivo, de alto risco. Em 2023, foram relatados resultados positivos com 3 anos de ribociclibe como adjuvante para pacientes com doença de risco ligeiramente menor. Ainda está pendente a aprovação regulatória para ribociclibe para uso como adjuvante.

(5) Inibidores de PARP – os cânceres associados à mutação *BRCA* são deficientes em mecanismos de reparo do DNA de fita dupla, tornando-se dependentes de uma enzima alternativa, a poli (adenosina difosfato-ribose) polimerase (PARP), para reparo e sobrevivência do DNA. Assim, o direcionamento seletivo do PARP elimina células do câncer de mama em pacientes portadoras de uma mutação da linha germinativa em *BRCA1* ou *BRCA2*. Dois inibidores de PARP (olaparibe e talazoparibe) foram aprovados pela FDA para tratamento do câncer de mama metastático associado ao *BRCA*. No contexto curativo, foi demonstrado que olaparibe reduz o risco relativo de recorrência invasiva em pouco mais de 40% para portadoras de *BRCA1/2* com doença de alto risco, além de melhorar significativamente a sobrevida em geral. As diretrizes da NCCN recomendam olaparibe como adjuvante para pacientes selecionadas; também recomendam a realização de ensaios genéticos da linha germinativa para qualquer paciente que possa ser candidata à medicação adjuvante com olaparibe.

Embora o olaparibe deva ser administrado em combinação com terapia endócrina adjuvante padrão para doença HR-positiva, ainda não foi estudado o uso desse agente em combinação com abemaciclibe, não sendo recomendável o uso desse esquema, por causa da possibilidade de ocorrência de citopenias e de efeitos colaterais gastrointestinais. Assim, se determinada paciente for candidata a esses dois agentes, a decisão sobre qual agente usar deve ser tomada caso a caso, sempre em discussão com a paciente. Também ainda não foi estudado o uso de olaparibe em combinação com capecitabina (ver estudo *Create-X*); portanto, não há dados disponíveis que possam orientar a seleção entre esses agentes para uso em mulheres com câncer de mama associado à mutação *BRCA* triplo-negativa com doença residual em seguida à quimioterapia neoadjuvante.

C. **Terapia adjuvante em mulheres idosas** – Há poucos dados relacionados ao uso ideal do tratamento sistêmico adjuvante para mulheres com mais de 65 anos. Os resultados da análise geral do EBCTCG indicam que, embora a quimioterapia adjuvante resulte em menor benefício para mulheres mais idosas *versus* mulheres mais jovens, ainda assim essa modalidade melhora os resultados clínicos. Além disso, estudos isolados demonstraram que mulheres idosas portadoras de doenças de alto risco obtêm benefícios com a quimioterapia. O estudo *CALGB 49907* comparou o uso da quimioterapia oral (capecitabina) *versus* quimioterapia padrão (CMF ou AC) em mulheres idosas, tendo concluído que é preferível o uso da quimioterapia padrão. Outro estudo (USO TC *versus* AC) demonstrou que mulheres com mais de 65 anos obtêm benefícios semelhantes com um regime contendo taxanos *versus* mulheres mais jovens. Ao que parece, os benefícios da terapia endócrina para doenças com receptores hormonais positivos independem da idade. Em geral, as decisões relativas ao uso da terapia sistêmica devem levar em consideração as comorbidades e a idade fisiológica da paciente, mais do que sua idade cronológica.

Denduluri N et al. Selection of optimal adjuvant chemotherapy and targeted therapy for early breast cancer: ASCO guideline update. J Clin Oncol. 2021;39:685. [PMID: 33079579]

Geyer CE et al; OlympiA Clinical Trial Steering Committee and Investigators. Overall survival in the OlympiA phase III trial of adjuvant olaparib in patients with germline pathogenic variants in BRCA1/2 and high-risk, early breast cancer. Ann Oncol. 2022;33:1250. [PMID: 36228963]

Hortobagyi G et al. Ribociclib + nonsteroidal aromatase inhibitor as adjuvant treatment in patients with HR+/HER2− early breast cancer: final invasive disease-free survival analysis from the NATALEE trial. Abstract GS03-03, SABCS 2023, 5–9 December, San Antonio, Texas.

Hurvitz SA et al. A careful reassessment of anthracycline use in curable breast cancer. NPJ Breast Cancer. 2021;7:134. [PMID: 34625570]

Loibl S et al. Phase III study of adjuvant ado-trastuzumab emtansine vs trastuzumab for residual invasive HER2-positive early breast cancer after neoadjuvant chemotherapy and HER2-targeted therapy: KATHERINE final IDFS and updated OS analysis. San Antonio Breast Cancer Symposium 2023: Abstract GS03-12.

Tratamento paliativo

Os tratamentos paliativos têm por objetivo controlar os sintomas, melhorar a qualidade de vida e até mesmo prolongar a sobrevivência, mas sem expectativa de cura. Mesmo nos casos em que não se espera por uma cura da doença, os tratamentos paliativos são importantes para mulheres com câncer de mama com metástases a distância. Nos EUA, apenas raramente são detectadas metástases a distância no momento do diagnóstico (*de novo metástases*). Mas muitas pacientes com recidiva do câncer de mama após terapia local e adjuvante inicial apresentam metástases, em vez da doença local (na mama). Geralmente o câncer de mama causa metástases hepáticas, pulmonares e ósseas, resultando no surgimento de sintomas como fadiga, alteração no apetite, dor abdominal, tosse, dispneia ou dores ósseas. Cefaleias, desequilíbrio, alterações na visão, vertigem e outros sintomas neurológicos podem ser sinais de metástases cerebrais. Tumores triplo-negativos (ER-negativos, PR-negativos, HER2-negativos) e HER2-positivos exibem maior percentual de metástases cerebrais, em comparação com tumores HER2-negativos e HR-positivos.

A. Radioterapia e bifosfonatos

A radioterapia paliativa pode ser recomendada para tratamento primário de cânceres localmente avançados com metástases a distância, com o objetivo de controlar as ulcerações, dores e outras manifestações na mama e nos linfonodos regionais. Deve-se fazer a irradiação da mama e da parede torácica, e dos linfonodos axilares, mamários internos e supraclaviculares, na tentativa de curar lesões localmente avançadas e inoperáveis, nos casos em que não haja evidência de metástases a distância. É possível conseguir a cura para um pequeno número de pacientes nesse grupo, apesar do extenso envolvimento da mama e dos linfonodos regionais.

A irradiação paliativa também é importante no tratamento de metástases ósseas ou de tecidos moles, com o objetivo de controlar a dor ou evitar fraturas. A radioterapia é particularmente útil no tratamento de metástases ósseas isoladas, recorrências da parede torácica e metástases cerebrais e, em alguns casos, em lugar da opção preferencial de cirurgia ortopédica para compressão aguda da medula espinhal.

Além da radioterapia, a terapia com bifosfonatos tem obtido resultados excelentes no retardo e na diminuição de eventos esqueléticos em mulheres com metástases ósseas. Pamidronato e ácido zoledrônico são bifosfonatos intravenosos aprovados pela FDA para tratamento de metástases ósseas ou da hipercalcemia da malignidade causada pelo câncer de mama. Denosumabe foi aprovado pela FDA para tratamento de metástases ósseas derivadas do câncer de mama; há dados demonstrando que esse agente diminuiu o tempo até a ocorrência do primeiro evento relacionado ao esqueleto (p. ex., fratura patológica) *versus* ácido zoledrônico.

Deve-se ter cautela ao combinar radioterapia com quimioterapia porque a toxicidade decorrente do uso de uma ou de ambas as modalidades pode ser exacerbada pela administração simultânea. Em geral, *apenas um tipo de terapia deve ser administrado por vez*, exceto nos casos em que haja necessidade de irradiar uma lesão osteolítica em osso de sustentação do peso enquanto o paciente estiver recebendo quimioterapia. A terapia sistêmica deverá ser modificada apenas se for observada uma clara progressão da doença, ou se a paciente estiver sofrendo efeitos colaterais intoleráveis. É particularmente difícil determinar tais situações em pacientes com metástases ósseas destrutivas, tendo em vista a dificuldade em determinar radiograficamente alterações no estado dessas lesões.

B. Terapia direcionada

1. **Terapia baseada em hormônios para doença metastáti-ca** – Todas as terapias a seguir se revelaram eficazes em pacientes com câncer de mama metastático positivo para receptor hormonal: medicamentos bloqueadores ou de regulação negativa dos ER (p. ex., tamoxifeno e fulvestranto, respectivamente) ou medicamentos bloqueadores da síntese hormonal (p. ex., IA); ablação dos ovários, glândulas suprarrenais ou pituitária; e hormônios (p. ex., estrogênios, andrógenos, progestágenos); ver Tabela 19.5. Tendo em vista que apenas 5-10% das mulheres com tumores ER-negativos responderão, essas pacientes não devem ser medicadas com terapia endócrina. As mulheres com menos de 1 ano a contar do último período menstrual são arbitrariamente consideradas pré-menopáusicas, devendo ser submetidas à ablação ovariana cirúrgica (ooforectomia bilateral) ou química (com uso de um análogo do hormônio liberador de gonadotrofina [GnRH], p. ex., leuprolida, goserrelina ou triptorrelina). Mulheres na pré-menopausa que foram submetidas à ablação ovariana química ou cirúrgica são boas candidatas para medicação com as mesmas terapias hormonais direcionadas disponíveis para mulheres na pós-menopausa. As diretrizes indicam que a terapia hormonal sequenciada (Tab. 19.5) é o tratamento de escolha para câncer de mama metastático positivo para receptor hormonal, exceto nos raros casos em que a doença esteja representando uma ameaça imediata para os órgãos viscerais.

A. Opções de tratamento de primeira linha

(1) Agentes com direcionamento hormonal – As opções para terapia direcionada para hormônios com um agente isolado são: fulvestranto, um degradador/antagonista seletivo do ER (Serd) (500 mg IV nos dias 1 e 15, depois mensalmente), tamoxifeno (20 mg VO/dia, ou um IA [anastrozol, letrozol ou exemestano]; todos VO/dia). O tempo médio para progressão da doença associada ao tamoxifeno como agente isolado de primeira linha é de 5-8 meses; com o uso de um IA, esse tempo é de aproximadamente 8-12 meses. Há diferença entre os perfis de efeitos colaterais dos IA e do tamoxifeno. Os principais efeitos colaterais causados pelo tamoxifeno são náuseas, erupções cutâneas e fogachos. Em casos raros, o tamoxifeno induz hipercalcemia em pacientes com metástases ósseas. O tamoxifeno também aumenta o risco de eventos tromboembólicos venosos, de hiperplasia uterina e de câncer. Os principais efeitos colaterais dos IA são fogachos, ressecamento vaginal e rigidez nas articulações; no entanto, as ocorrências de osteoporose e de fraturas ósseas são significativamente mais numerosas em comparação com o tamoxifeno. Os resultados do estudo de fase 3 *Falcon* (que comparou o tratamento de primeira linha com fulvestranto *vs.* anastrozol) demonstraram que o uso de fulvestranto como tratamento de primeira linha melhora significativamente a sobrevida livre de progressão em quase 3 meses, e o maior efeito do tratamento foi observado em pacientes sem doença visceral.

(2) Terapia direcionada para hormônios, juntamente com inibição da quinase dependente de ciclina – Estudos clínicos apoiam o uso de um inibidor

---

TABELA 19.5 Agentes direcionados para hormônios de uso comum no tratamento de câncer de mama metastático

Medicamento	Ação	Dose, via, frequência	Principais efeitos colaterais
Anastrozol	IA	1 mg VO/dia	Fogachos, erupções cutâneas, náuseas e vômitos, perda óssea
Exemestano	IA	25 mg VO/dia	Fogachos, aumento de artralgia/artrite, mialgia, perda óssea
Fulvestranto	Antagonista do receptor esteroidal de estrogênio	500 mg IM nos dias 1, 15, 29 e depois mensalmente	Distúrbios gastrointestinais, cefaleia, dor nas costas, fogachos, faringite, dor no local da injeção
Goserrelina	Análogo sintético liberador de LH	3,6 mg SC mensalmente	Artralgias, alterações na pressão arterial, fogachos, cefaleias, ressecamento vaginal, perda óssea
Letrozol	IA	2,5 mg VO/dia	Fogachos, artralgia/artrite, mialgia, perda óssea
Leuprolida	Análogo sintético liberador de LH	3,75 ou 7,5 mg SC mensalmente	Artralgias, alterações na pressão arterial, fogachos, cefaleias, ressecamento vaginal, perda óssea
Acetato de megestrol	Progestina	40 mg VO 4x/dia	Retenção de líquido, eventos tromboembólicos venosos; raramente usado, exceto em estágio avançado ou em doença refratária ao tratamento
Citrato de tamoxifeno	SERM	20 mg VO/dia	Fogachos, sangramento uterino, tromboflebite, erupção cutânea
Citrato de toremifeno	SERM	60 mg VO/dia	Fogachos, suor, náusea, corrimento vaginal, olhos secos, tontura

IA: inibidor da aromatase; SERM: modulador seletivo do receptor de estrogênio.

de CDK4/6 juntamente com um IA como padrão terapêutico de excelência no contexto de primeira linha para mulheres com câncer de mama metastático positivo para receptor hormonal. O câncer de mama de origem hormonal é particularmente sensível à inibição das proteínas reguladoras do ciclo celular, as quinases dependentes de ciclina 4 e 6 (CDK 4/6). Estudos de três inibidores de CDK4/6 (palbociclibe, 125 mg/dia, ribociclibe, 600 mg/dia, e abemaciclibe, 150 mg 2x/dia) em combinação com um agente endócrino (IA ou fulvestranto) demonstraram uma sobrevida mediana livre de progressão superior a 2 anos – simplesmente a mais longa sobrevida mediana livre de progressão (i.e., o período, a contar do início do tratamento, sem que ocorra piora do câncer) relatada para cânceres de mama metastáticos ER-positivos até o momento. O estudo randomizado de fase 3 Monaleesa-7, que recrutou exclusivamente mulheres na pré-menopausa (tratadas com goserrelina para supressão da função ovariana em combinação com terapia endócrina), relatou benefícios semelhantes para sobrevida livre de progressão com o uso de ribociclibe em mulheres mais jovens. É importante ressaltar que essas terapias resultam em percentuais de resposta objetiva tão boas ou melhores do que as observadas em mulheres tratadas com quimioterapia. Todos os três inibidores de CDK 4/6 foram aprovados pela FDA para tratamento de primeira linha em combinação com terapia endócrina. Até o momento, ribociclibe é o único inibidor de CDK4/6 a relatar um benefício para a sobrevida global (em Monaleesa-2, Monaleesa-3 e Monaleesa-7) quando adicionado à terapia endócrina em pacientes não medicados previamente com terapia endócrina para doença metastática (em um contexto de primeira linha). Em geral, os inibidores de CDK4/6 são bem tolerados, embora as pacientes devam ser monitoradas para neutropenia (especialmente com o uso de ribociclibe e palbociclibe) e para o controle da diarreia (especialmente com o uso de abemaciclibe). Apenas raramente são observadas neutropenia febril e infecções, não havendo necessidade do uso de fatores de crescimento; entretanto, palbociclibe e ribociclibe devem ser administrados durante 3 semanas consecutivas, com interrupção da medicação por 1 semana para possibilitar a recuperação da contagem de leucócitos. Abemaciclibe é administrado continuamente 2x/dia (ciclos de 28 dias).

B. Opções de tratamento na progressão da doença após terapia hormonal

(1) Fulvestranto juntamente com um inibidor de CDK4/6 – A combinação de fulvestranto com palbociclibe, ribociclibe ou abemaciclibe foi aprovada pela FDA para tratamento de doenças que progrediram com terapia endócrina prévia, sendo o regime de segunda linha considerado padrão de excelência para pacientes não medicadas com um inibidor de CDK4/6 no tratamento de primeira linha. Em estudos clínicos envolvendo pacientes com progressão da doença com a terapia endócrina prévia, palbociclibe, ribociclibe e abemaciclibe demonstraram melhora significativa na sobrevida mediana livre de progressão (estudos *Paloma-3, Monaleesa-3, Monarch-2*, respectivamente); ribociclibe e abemaciclibe também demonstraram melhora significativa na sobrevida global quando esses agentes foram adicionados ao fulvestranto. Abemaciclibe também foi aprovado pela FDA como monoterapia (200 mg VO, 2x/dia) para pacientes com câncer de mama ER-positivo avançado previamente tratadas com terapia endócrina e quimioterapia. Fora dos estudos clínicos, o uso de qualquer inibidor de CDK4/6 posteriormente à progressão da doença não é considerado padrão terapêutico.

(2) Terapia hormonal secundária ou terciária – Pacientes que apresentam progressão da doença em seguida à terapia endócrina de primeira linha podem ser medicadas com uma forma diferente de terapia endócrina. No estudo clínico de fase 3 *Emerald*, a administração oral de Elacestranto, o degradador seletivo do receptor de estrogênio (Serd), foi associada a uma sobrevida livre de progressão significativamente melhor *versus* monoterapia endócrina padrão (fulvestranto ou um IA) para câncer de mama metastático pós-progressão da doença tratado com um inibidor de CDK4/6. Elacestranto é o primeiro Serd oral aprovado pela FDA para tratamento do câncer de mama. Considerando que os benefícios derivados de seu uso são maiores em pacientes com mutações tumorais no gene do receptor de estrogênio (*ESR1*), sua aprovação regulatória se limita a pacientes com mutação tumoral *ESR1*.

(3) Everolimo juntamente com terapia endócrina – Everolimo (afinitor) é um inibidor oral de mTOR (alvo mamífero da rapamicina) – uma proteína cuja ativação tem sido associada ao desenvolvimento de resistência endócrina. O estudo *Bolero-2* avaliou o IA exemestano com ou sem everolimo em 724 pacientes com câncer de mama metastático positivo para receptor hormonal e resistente a IA, tendo descoberto que as pacientes tratadas com everolimo tiveram uma sobrevida livre de progressão significativamente melhor (7,8 meses *vs.* 3,2 meses), mas sem diferença significativa na sobrevida global. O principal efeito colateral do everolimo é estomatite (feridas na boca). Isso pode ser evitado quase completamente pelo uso profiláctico de um enxaguante bucal esteroide oral, a começar no ciclo 1.

(4) Inibidores da fosfatidilinositol-3-quinase (PI3K) juntamente com terapia endócrina – Aproximadamente 40% dos cânceres de mama positivos para receptores hormonais apresentam ativação da via PI3K-AKT-mTOR; isso se deve mais comumente a uma mutação ativadora de PI3K no gene *PIK3CA*. Alpelisibe é um inibidor seletivo oral da isoforma alfa da proteína PI3K com atividade clínica no câncer de

mama com mutação *PIK3CA*. Esse agente foi aprovado pela FDA para tratamento do câncer de mama positivo para receptor hormonal com mutação *PIK3CA*. Os efeitos colaterais do alpelisibe são hiperglicemia, diarreia, erupção cutânea e transaminite. Em 2023, o inibidor oral de AKT capivasertibe foi aprovado para uso em pacientes com câncer de mama metastático HR-positivo e com alteração tumoral *PIK3CA*, *AKT1* ou *PTEN*, assinalando o terceiro agente aprovado para ação nessa via para câncer de mama metastático com resistência endócrina.

Bidard FC et al. Elacestrant (oral selective estrogen receptor degrader) versus standard endocrine therapy for estrogen receptor-positive, human epidermal growth factor receptor 2-negative advanced breast cancer: results from the randomized phase III EMERALD trial. J Clin Oncol. 2022;40:3246. [PMID: 35584336]
Hortobagyi GN et al. Overall survival with ribociclib plus letrozole in advanced breast cancer. N Engl J Med. 2022;386:942. [PMID: 35263519]
Turner NC et al. Capivasertib in hormone receptor-positive advanced breast cancer. N Engl J Med. 2023;388:2058. [PMID: 37256976]

2. **Agentes direcionados para HER2** – **O tratamento com uma combinação de pertuzumabe, trastuzumabe e docetaxel proporciona uma sobrevida global e livre de progressão significativamente maior em comparação ao tratamento com docetaxel e trastuzumabe, sendo o padrão de excelência para tratamento de primeira linha do câncer de mama metastático HER2-positivo.** O padrão de excelência para tratamento de segunda linha é o trastuzumabe-deruxtecano. Em seguida ao contexto de segunda linha, há vários outros agentes disponíveis.

   A. **Anticorpos monoclonais** – O trastuzumabe, um anticorpo monoclonal, tem como alvo HER2. Aprovado pela FDA para tratamento do câncer metastático HER2-positivo, o trastuzumabe, juntamente com a quimioterapia, melhora significativamente os resultados clínicos, inclusive a sobrevida, em comparação com o uso isolado da quimioterapia. O pertuzumabe também é um anticorpo monoclonal aprovado pela FDA, cujo alvo **é** o domínio extracelular do *HER2* em um epítopo diferente daquele visado pelo trastuzumabe; o pertuzumabe inibe a dimerização do receptor, atuando sinergicamente quando combinado com o trastuzumabe. O margetuximabe é outro anticorpo semelhante ao trastuzumabe, mas que foi projetado para melhorar o mecanismo de ação da citotoxicidade celular dependente de anticorpo, tendo sido aprovado no contexto de terceira ou quarta linha, com o uso de quimioterapia.

   B. **Conjugados de anticorpo-fármaco** – Trastuzumabe entansina é um conjugado de anticorpo-fármaco aprovado pela FDA no qual o trastuzumabe se liga de forma estável a um quimioterápico (derivado da maitansina); isso possibilita uma administração direcionada da quimioterapia citotóxica para as células com superexpressão de HER2. O trastuzumabe entansina era considerado o padrão de excelência de segunda linha para câncer de mama metastático HER2-positivo, mas foi substituído por outro conjugado anticorpo-fármaco, o trastuzumabe deruxtecano.

   C. **Docetaxel** – Ver Taxanos, acima.

   D. **Inibidores de tirosina quinase** – Além de pertuzumabe, trastuzumabe, margetuximabe, trastuzumabe entansina e trastuzumabe deruxtecano, três outras terapias direcionadas ao HER2 que têm como alvo a porção intracelular do HER2 foram aprovadas pela FDA para medicação de pacientes previamente tratados com duas ou mais linhas terapêuticas com câncer em estágio avançado. Um desses agentes é o tucatinibe, um inibidor oral de tirosina quinase seletivo para HER2, capaz de atravessar a barreira hematoencefálica. Um grande estudo randomizado (*HER2Climb*) comparou capecitabina juntamente com trastuzumabe e tucatinibe *versus* placebo em pacientes com doença avançada HER2-positiva pré-tratada, tendo demonstrado melhora da sobrevida livre de progressão na população em geral, melhora da sobrevida livre de progressão em pacientes com metástases no SNC e, mais importante ainda, melhora significativa da sobrevida global. Os outros agentes são neratinibe (em combinação com capecitabina) e lapatinibe (em combinação com capecitabina ou trastuzumabe).

Hurvitz SA et al. Trastuzumab deruxtecan versus trastuzumab emtansine in patients with HER2-positive metastatic breast cancer: updated results from DESTINY-Breast03, a randomised, open-label, phase 3 trial. Lancet. 2023;401:105. [PMID: 36495879]
Murthy RK ... Hurvitz SA et al. Tucatinib, trastuzumab, and capecitabine for HER2-positive metastatic breast cancer. N Engl J Med. 2020;382:597. [PMID: 31825569]

3. **Direcionamento para o câncer de mama triplo-negativo com inibição do *checkpoint* imunológico** – PD-L1 é uma proteína na superfície das células cancerígenas (assim como em outras células) que se acopla às células T. Esse acoplamento, ou *checkpoint* imune, protege as células cancerígenas de serem destruídas pelas células T. Os medicamentos inibidores de *checkpoint* impedem a ocorrência do acoplamento PD-1/PD-L1, permitindo assim que as células T ataquem o tumor. Com base nos resultados do estudo *Keynote 355*, a FDA aprovou o pembrolizumabe, um inibidor do *checkpoint* imune direcionado para PD-1, para medicação de pacientes com doença PD-L1-positiva em combinação com quimioterapia (taxano ou gencitabina/carboplatina).

Cortes J et al; KEYNOTE-355 Investigators. Pembrolizumab plus chemotherapy in advanced triple-negative breast cancer. N Engl J Med. 2022;387:217. [PMID: 35857659]

4. **Direcionamento para Trop2 no câncer de mama triplo-negativo e positivo para receptor hormonal** – Sacituzumabe

govitecana é um conjugado anticorpo-fármaco aprovado pela FDA que fornece SN-38 (o metabólito ativo do quimioterápico irinotecano) para células que expressam o antígeno de superfície de célula trofoblástica-2 (Trop2), que se expressa de forma onipresente no câncer de mama. O estudo clínico de fase 3 *Ascent* demonstrou que o uso de sacituzumabe govitecana (Trodelvy) está associado a melhora estatisticamente significativa na sobrevida livre de progressão e na sobrevida global *versus* quimioterapia com agente isolado em pacientes com câncer de mama triplo-negativo previamente tratados com pelo menos duas linhas terapêuticas por quimioterapia de rotina para doença metastática; esse é o primeiro conjugado anticorpo-fármaco aprovado para tratamento do câncer de mama triplo-negativo. Sacituzumabe govitecana também foi comparado à quimioterapia com agente isolado em um estudo de fase 3 (*Tropics-02*) em mulheres com câncer de mama metastático positivo para receptor hormonal e HER2-negativo, resultando em melhora na sobrevida livre de progressão e na sobrevida global *versus* pacientes previamente tratadas com 2-4 linhas de quimioterapia para doença metastática.

Bardia A ... Hurvitz SA et al. Sacituzumab govitecan in metastatic triple-negative breast cancer. N Engl J Med. 2021;384: 1529. [PMID: 33882206]
Rugo HS et al. Sacituzumab govitecan in hormone receptor-positive/human epidermal growth factor receptor 2-negative metastatic breast cancer. J Clin Oncol. 2022;40:3365. [PMID: 36027558]

5. **Direcionamento para PARP no câncer de mama associado à mutação *BRCA1/2*** – A poli (adenosina difosfato-ribose) polimerase (PARP) é uma enzima importante no reparo de DNA de fita simples. Pacientes portadores de mutações germinativas em *BRCA1* ou *BRCA2* apresentam tumores com mecanismos deficientes para o reparo de DNA de fita dupla; a inibição da PARP pode exterminar seletivamente cânceres com mutação *BRCA1/2*. Um estudo clínico de fase 3 (*OlympiAD*), que comparou olaparibe (um inibidor oral de PARP) *versus* tratamento de escolha do médico (quimioterapia com agente isolado), demonstrou melhora significativa na sobrevida livre de progressão (7 meses *versus* 4,2 meses), melhor percentual de resposta e baixos percentuais de eventos adversos *versus* terapia padrão. O talazoparibe, um segundo inibidor de PARP, também demonstrou melhores resultados, de forma parecida com os achados do estudo de fase 3 embraca. Tanto olaparibe como talazoparibe foram aprovados pela FDA para tratamento monoterápico para o câncer de mama metastático com mutação *BRCA*.

6. **Direcionamento para HER2 em câncer de mama com baixa expressão de HER2** – Embora uma minoria dos casos de câncer de mama (aprox. 15-20%) exiba superexpressão ou amplificação de HER2 ("doença "positiva para HER2"), a maioria dos casos desse tipo de câncer (cerca de dois terços dos casos de câncer de mama positivo para receptor hormonal e de um terço dos casos de doença triplo-negativa) expressam baixos níveis da proteína HER2. Embora o

câncer de mama "HER2-baixo" não esteja associado a uma biologia nosológica diferente *per se*, esse nível de expressão de HER2 é utilizado para o direcionamento do trastuzumabe deruxtecano (T-DXd) para as células cancerosas. Um estudo de fase 3 que mudou a prática e comparou T-DXd à quimioterapia com agente isolado (*Destiny-Breast04*) demonstrou melhoras significativas para a sobrevida global e para a sobrevida livre de progressão com o uso de T-DXd em pacientes cuja doença metastática havia progredido após quimioterapia padrão (e após a terapia endócrina, nos casos HR-positivos).

Modi S et al; DESTINY-Breast04 Trial Investigators. Trastuzumab deruxtecan in previously treated HER2-low advanced breast cancer. N Engl J Med. 2022;387:9. [PMID: 35665782]

C. Quimioterapia paliativa

O médico deverá considerar o uso de medicamentos citotóxicos para tratamento do câncer de mama metastático (1) se forem detectadas metástases viscerais com risco de vida ou de órgãos (especialmente metástases cerebrais, hepáticas ou pulmonares linfáticas), (2) se o tratamento hormonal não for bem-sucedido ou se a doença tiver progredido em seguida a uma resposta inicial à manipulação hormonal (para o câncer de mama positivo para receptor hormonal) ou (3) se o tumor for ER-negativo ou HER2-positivo. O uso prévio de quimioterapia adjuvante não parece alterar os percentuais de resposta em pacientes com recidiva. Vários medicamentos quimioterápicos (p. ex., vinorelbina, paclitaxel, docetaxel, gencitabina, ixabepilona, carboplatina, cisplatina, capecitabina, paclitaxel ligado à albumina, eribulina e doxorrubicina lipossomal) podem ser usados como monoterapia, com respostas objetivas de primeira linha variando entre 30-50%.

A quimioterapia combinada resulta em percentuais significativamente maiores de resposta e de sobrevida livre de progressão *versus* terapia sequenciada com agente isolado, mas não foi demonstrado conclusivamente que essa modalidade melhora os percentuais de sobrevida global. Em comparação com a terapia com agente isolado, as combinações que tiveram eficácia comprovada são capecitabina/docetaxel, gencitabina/paclitaxel e capecitabina/xabepilona (ver Tab. 41.3). Em geral, é boa prática o tratamento de pacientes receptivos com várias linhas terapêuticas sequenciadas, desde que tolerem o tratamento e que seu *status* de desempenho seja considerado bom (p. ex., paciente pelo menos ambulatorial, capaz de cuidar de si mesmo, não ficar na cama mais de 50% do tempo acordado).

National Comprehensive Cancer Network. NCCN Guidelines: Breast Cancer. https://www.nccn.org/guidelines/guidelines-detail? category=1&id=1419

Prognóstico

O estágio do câncer de mama é o indicador mais confiável para o prognóstico (Tab. 19.6). O estado dos linfonodos axilares é o fator prognóstico mais exaustivamente analisado, tendo correlação com a sobrevida para tumores de qualquer

TABELA 19.6 Sobrevida aproximada para pacientes com câncer de mama por estágio TNM

Estágio TNM	5 anos	10 anos
0	95%	90%
I	85%	70%
IIA	70%	50%
IIB	60%	40%
IIIA	55%	30%
IIIB	30%	20%
IV	5-10%	2%
Todos	65%	30%

TNM: tumor, linfonodos regionais, metástases a distância.

Ellington TD et al. Trends in breast cancer mortality by race/ ethnicity, age, and US census region, United States – 1999-2020. Cancer. 2023;129:32. [PMID: 36309838]

Grabinski VF et al. Disparities in breast cancer. Obstet Gynecol Clin North Am. 2022;49:149. [PMID: 35168767]

Kantor O et al. Racial and socioeconomic disparities in breast cancer outcomes within the AJCC pathologic prognostic staging system. Ann Surg Oncol. 2022;29:686. [PMID: 34331158]

Swaminathan H et al. Extensive review on breast cancer its etiology, progression, prognostic markers, and treatment. Med Oncol. 2023;40:238. [PMID: 37442848]

Zhu JW et al. What is known about breast cancer in young women? Cancers (Basel) 2023;15:1917. [PMID: 36980802]

tamanho. Quando o exame patológico indica que o câncer está localizado na mama e sem evidência de disseminação regional, o percentual de cura clínica com uso da maioria dos métodos terapêuticos aceitos alcança de 75 até mais de 90%. Na verdade, pacientes com tumores pequenos detectados pela mamografia, biologicamente favoráveis e sem evidência de disseminação axilar têm percentuais de sobrevida em 5 anos superiores a 95%. Quando há envolvimento dos linfonodos axilares com o tumor, esse percentual cai para 50-70% em 5 anos e provavelmente para algo em torno de 25-40% em 10 anos. O uso de marcadores biológicos, como ER, PR, grau e HER2, ajuda a identificar os tipos de tumores de alto risco, bem como o tratamento direto escolhido (ver Biomarcadores tumorais e caracterização da expressão gênica). A análise genética pode prever a sobrevida livre de doença para certos subconjuntos de pacientes. A oitava edição do Manual de estadiamento do AJCC incorporou esses fatores ao estadiamento, resultando na incorporação de fatores biológicos para prognosticar o desfecho.

As estatísticas para 5 anos não refletem com precisão o resultado final dos tratamentos. A taxa de mortalidade para pacientes com câncer de mama excede a taxa de controles normais de mesma idade ao longo de 20 anos. Depois disso, as taxas de mortalidade são iguais, embora as mortes ocorrentes entre pacientes com câncer de mama sejam frequentemente um resultado direto do tumor.

Em geral, o câncer de mama parece ser um pouco mais agressivo e associado a piores resultados em mulheres mais jovens, em comparação com mulheres mais idosas, e isso pode estar relacionado ao fato de que um número menor de mulheres mais jovens tem tumores ER-positivos. Diversos estudos relataram disparidades nos resultados do tratamento para diferentes origens raciais e étnicas. Essas diferenças parecem não ser devidas apenas a diferentes fatores socioeconômicos (e, portanto, à resultante diferença no acesso aos serviços de saúde), mas também a diferenças no subtipo de câncer de mama diagnosticado.

Para aquelas pacientes com progressão da doença apesar do tratamento, alguns estudos sugeriram que a terapia de grupos de ajuda pode melhorar a sobrevida. Essas pacientes, em especial, dependerão de cuidados paliativos meticulosos à medida que se forem se aproximando do fim da vida (ver Cap. 5).

Acompanhamento

Em seguida à terapia primária, as pacientes com câncer de mama devem ser monitoradas a longo prazo, o que possibilitará a detecção de recorrências e a observação da mama contralateral oposta para um segundo carcinoma primário. Recidivas locais e distantes ocorrem mais frequentemente nos primeiros 2-5 anos, sobretudo no caso de tumores negativos para receptores hormonais. Durante os primeiros 2 anos, a maioria das pacientes deverá ser examinada de 6-6 meses e, em seguida, anualmente. Deve ser dada atenção especial à mama contralateral, pois em 20-25% das pacientes haverá o desenvolvimento de uma nova malignidade primária da mama. Em alguns casos, especialmente em pacientes com câncer de mama positivo para receptores hormonais, as metástases ficam latentes por longos períodos, podendo surgir 20 ou mais anos após a remoção do tumor primário. Embora os estudos não tenham conseguido demonstrar um efeito adverso com a reposição hormonal em pacientes livres da doença, raramente essa modalidade é utilizada depois do tratamento do câncer de mama, sobretudo se o tumor era positivo para receptor hormonal. Embora não tenha sido estabelecida qualquer associação entre gravidez e menor sobrevida para pacientes livres da doença, ainda assim muitos oncologistas relutam em informar pacientes jovens com câncer de mama de que é seguro engravidar. Pode-se considerar a reposição de estrogênio para distúrbios como osteoporose, ressecamento vaginal e fogachos para uma mulher com histórico de câncer de mama, depois de discutidos os riscos e benefícios; entretanto, essa prática não é rotineiramente recomendada, especialmente pela disponibilidade de agentes não hormonais para essas condições (p. ex., bifosfonatos e denosumabe para a osteoporose).

A. Recidiva local

A incidência de recidiva local tem correlação com o tamanho do tumor, a presença e o número de nódulos axilares envolvidos, o tipo histológico do tumor, a presença de edema de pele ou fixação da pele e da fáscia ao tumor primário e o tipo de cirurgia definitiva e de irradiação local. Em seguida à mastectomia total e à dissecção axilar, ocorre recidiva local na parede torácica em até 8% das pacientes. Nos casos em que não há envolvimento dos linfonodos axilares, o percentual de recidiva local fica abaixo dos 5%, mas esse percentual pode chegar a 25% nos casos com envolvimento nodal intenso. Pode-se observar uma diferença semelhante no percentual de recidiva local entre tumores pequenos e grandes. Em pacientes tratadas com cirurgia conservadora da mama, alguns fatores, p. ex., câncer multifocal, tumores *in situ*, invasão linfovascular, margens de ressecção positivas, quimioterapia e radioterapia, influenciam na recidiva local. A terapia sistêmica diminui em muito o percentual de recidiva local. As análises genômicas com identificação de altas pontuações para mutação também são fator preditor de recidiva local.

Em geral, as recorrências na parede torácica surgem nos primeiros anos, mas podem ocorrer até 15 anos ou mais após a mastectomia. Todos os nódulos suspeitos e lesões cutâneas devem ser biopsiados. O tratamento por excisão local ou por radioterapia localizada pode ser viável nos casos de presença de um nódulo isolado. Se as lesões forem numerosas, ou se estiverem acompanhadas por evidências de envolvimento regional nos linfonodos mamários internos ou supraclaviculares, a doença será controlada mais adequadamente por radioterapia de toda a parede torácica, com inclusão das áreas paraesternal, supraclavicular e axilar; essas pacientes também deverão receber terapia sistêmica.

Geralmente a recidiva local pós-mastectomia sinaliza doença disseminada, sendo indicação para exames para detecção de metástases. Na maioria das pacientes com tumor localmente recidivante após mastectomia, dentro de alguns anos ocorrerá a formação de metástases a distância. Nos casos sem evidências de metástases além da parede torácica e dos linfonodos regionais, deve-se tentar a radiação curativa em seguida à excisão local completa. Em seguida a mastectomia parcial, a recidiva local não terá um significado prognóstico tão grave, em comparação com pacientes mastectomizadas. No entanto, pacientes com recorrência têm um prognóstico pior do que pacientes sem esse problema. Especula-se que a capacidade de um câncer de fazer recidiva local após a radioterapia é um sinal de agressividade e de resistência à terapia. Em pacientes tratadas previamente com mastectomia parcial e que sofreram recidiva local, a mastectomia deverá ser concluída; algumas dessas pacientes sobreviverão por longos períodos, sobretudo se a recorrência na mama for um carcinoma ductal *in situ* (CDIS) ou se surgiu mais de 5 anos após o tratamento inicial. Mulheres apresentando progressão para a doença disseminada, ou com recidiva local, devem ser tratadas com quimioterapia sistêmica ou com terapia hormonal. Em casos raros, uma opção eficaz é a reirradiação parcial acelerada da mama.

Horan J et al. Assessing mode of recurrence in breast cancer to identify an optimised follow-up pathway: 10-year institutional review. Ann Surg Oncol. 2023;30:6117. [PMID: 37479843]
Keup C et al. The diversity of liquid biopsies and their potential in breast cancer management. Cancers (Basel). 2023;15:5463. [PMID: 38001722]

B. Vida após câncer de mama

Considerando que a maioria das mulheres com câncer de mama não metastático será curada, um número significativo de mulheres enfrenta problemas decorrentes do diagnóstico e/ou do tratamento do câncer de mama. Alguns desses desafios são conflitos psicológicos, disfunção cognitiva (também chamada de "cérebro quimioterápico"), linfedema de membro superior, problemas de controle de peso, problemas cardiovasculares, perda de massa óssea, efeitos colaterais pós-menopausa e fadiga. Um estudo randomizado relatou que as sobreviventes que tiveram intervenção psicológica a partir do momento do diagnóstico tiveram menor risco de recorrência e de mortalidade relacionada ao câncer de mama. Um estudo randomizado em sobreviventes de câncer de mais idade e com sobrepeso revelou que a dieta e a prática de exercícios físicos diminuíram os percentuais de declínio funcional autorrelatado *versus* nenhuma intervenção.

1. **Edema do braço** – Ocorre um edema significativo do braço em cerca de 10-30% das pacientes em seguida à dissecção axilar, acompanhada ou não por mastectomia. O edema é mais comum em mulheres obesas, em mulheres que fizeram radioterapia e em mulheres que tiveram infecção pós-operatória. Dez a 20% das mulheres tratadas por mastectomia parcial com radiação para os linfonodos axilares sofrerão de edema crônico do braço. Foi demonstrado que a dissecção do linfonodo-sentinela é uma forma precisa de estadiamento axilar, sem os efeitos colaterais de edema ou infecção. O uso criterioso da radioterapia, com um planejamento cuidadoso dos campos de tratamento para que a axila seja poupada ao máximo possível, pode diminuir em muito a incidência de edema, que ocorrerá em apenas 5% das pacientes não tratadas por qualquer tipo de radioterapia axilar em seguida a mastectomia parcial e dissecção do linfonodo.

Pode ocorrer um edema tardio ou secundário do braço anos após o tratamento, como resultado de recidiva axilar ou de infecção na mão ou no braço, com a obliteração dos canais linfáticos. Nos casos de edema, o médico deve realizar um exame cuidadoso da axila, em busca de recidiva ou de infecção. A infecção no braço ou na mão no lado dissecado deve ser tratada com antibióticos, repouso e elevação do membro. Se não houver sinal de recidiva ou infecção, a extremidade inchada deverá ser tratada com repouso e elevação. Um diurético leve pode ajudar. Se não houver melhora, o uso de uma bomba compressora ou a compressão manual diminuirá o edema; então, a paciente deve ser equipada com uma luva ou manga elástica. Na maioria dos casos, as pacientes não se incomodam o suficiente com um edema leve a ponto de usar uma luva ou manga desconfortável; então, serão tratadas apenas com elevação ou compressão manual do membro. Em raros casos, o edema pode ser grave o bastante a ponto de interferir no uso do membro. Um estudo prospectivo randomizado revelou que o levantamento de pesos progressivos 2 vezes por semana melhora os sintomas e as exacerbações do linfedema, e aumenta a força do membro. A cirurgia para reconexão dos vasos linfáticos axilares, com o objetivo de corrigir o linfedema, vem sendo estudada, com resultados preliminares promissores.

Chun MJ et al. Immediate lymphatic reconstruction for prevention of secondary lymphedema: a meta-analysis. J Plast Reconstr Aesthet Surg. 2022;75:1130. [PMID: 34955392]

Gasteratos K et al. Microsurgical techniques in the treatment of breast cancer-related lymphedema: a systematic review of efficacy and patient outcomes. Breast Cancer. 2021;28:1002. [PMID: 34254232]

2. **Reconstrução mamária** – Em geral, a reconstrução mamária é viável em seguida a mastectomia radical total ou modificada. Antes da mastectomia, a reconstrução deve ser discutida com as pacientes, por oferecer um importante ponto focal psicológico para a recuperação. A reconstrução não constitui obstáculo ao diagnóstico de câncer recidivante. A reconstrução mamária mais comumente realizada consiste na implantação de uma prótese de gel de silicone ou salina no plano subpeitoral, entre os músculos peitoral menor e peitoral maior. Alternativamente, é possível usar tecido autólogo para a reconstrução.

Os retalhos de tecido autólogo têm a vantagem de não parecerem um corpo estranho para a paciente. A técnica autóloga mais popular é a reconstrução com o uso de retalhos de tecido abdominal, que são o retalho da artéria perfurante epigástrica inferior profunda (DIEP) e o retalho (mais tradicional) do músculo transverso reto abdominal (TRAM). Um retalho do músculo grande dorsal pode ser rotacionado das costas, mas essa alternativa oferece menos volume do que o retalho TRAM; assim, geralmente haverá necessidade de complementação com um implante. A reconstrução pode ser realizada imediatamente (no momento da mastectomia inicial) ou pode ser adiada por algum tempo, geralmente quando a paciente tiver concluído a terapia adjuvante. Ao considerar as opções reconstrutivas, devem ser levados em conta alguns problemas concomitantes, tendo em vista que a capacidade de sobrevivência de um retalho autólogo sobreviver dependerá das comorbidades clínicas. Além disso, a necessidade da radioterapia poderá afetar a escolha da reconstrução, pois a radiação pode aumentar a fibrose ao redor de um implante ou diminuir o volume de um retalho. A realização imediata em seguida a mastectomia poupadora de pele e de mamilo, quando viável, poderá proporcionar resultados estéticos superiores.

3. **Riscos da gravidez** – Os médicos são frequentemente solicitados a aconselhar as pacientes sobre o risco potencial de uma gravidez futura em seguida ao tratamento definitivo para câncer de mama em estágio inicial. *Até o momento, não foi demonstrado qualquer efeito adverso da gravidez na sobrevida de mulheres que tiveram câncer de mama.* Ao aconselhar os pacientes, os oncologistas devem levar em consideração o prognóstico geral, a idade, as comorbidades e os objetivos de vida das pacientes.

Em pacientes com câncer inoperável ou metastático (doença em estágio IV), o aborto induzido pode ser aconselhável, em função dos possíveis efeitos adversos do tratamento hormonal, da radioterapia ou da quimioterapia sobre o feto, além do prognóstico sombrio para a gestante. Os médicos precisam estar cientes da legislação sobre a possibilidade de realização do aborto na jurisdição de sua prática.

Arecco L et al. Safety of pregnancy after breast cancer in young women with hormone receptor-positive disease: a systematic review and meta-analysis. ESMO Open. 2023;8:102031. [PMID: 37879234]

Bower JE ... Hurvitz SA et al. Do all patients with cancer experience fatigue? A longitudinal study of fatigue trajectories in women with breast cancer. Cancer. 2021;127:1334. [PMID: 33606273]

Lambertini M et al. Pregnancy after breast cancer: a systematic review and meta-analysis. J Clin Oncol. 2021;39:3293. [PMID: 34197218]

Lambertini M et al. Pregnancy after breast cancer in young BRCA carriers: an international hospital-based cohort study. JAMA. 2024;331:49. [PMID: 38059899]

CARCINOMA DA MAMA MASCULINA

FUNDAMENTOS DO DIAGNÓSTICO

- Um nódulo indolor abaixo da aréola em um homem geralmente com mais de 50 anos.
- Secreção, retração ou ulceração do mamilo podem estar presentes.
- Geralmente o prognóstico é pior do que em mulheres.

Considerações gerais

Em homens, o câncer de mama é doença rara; a incidência é de apenas cerca de 1% de todos os diagnósticos de câncer de mama. Nos EUA, a expectativa para o câncer de mama invasivo em homens era de aproximadamente 2.800 novos casos a serem diagnosticados em 2023; também foi estimado que 530 homens morreriam de câncer de mama. A média de idade para a ocorrência é de cerca de 70 anos, e pode haver aumento na incidência de câncer de mama em homens com câncer de próstata. Assim como nas mulheres, as influências hormonais provavelmente estão relacionadas à ocorrência do câncer de mama masculino. Foi observada alta incidência de câncer de mama e de ginecomastia em homens da tribo Bantu, teoricamente causada por falha da inativação do estrogênio por doença hepática associada. É importante observar que parentes de primeiro grau de homens com câncer de mama são considerados de alto risco. Esse risco deve ser levado em conta durante a discussão com o paciente e sua família. Além disso, mutações *BRCA2* são comuns em homens com câncer de mama. Homens com essa doença, sobretudo com histórico de câncer de próstata, devem receber aconselhamento genético.

Achados clínicos

A queixa principal é um caroço indolor, ocasionalmente associado a secreção, retração, erosão ou ulceração do mamilo. Geralmente o exame revela uma massa dura, pouco definida e indolor abaixo do mamilo ou da aréola. Não raro, uma ginecomastia precede ou acompanha o câncer de mama em homens; esse pode ser um fator de risco. A secreção mamilar é uma apresentação incomum para o câncer de mama em homens, mas em quase 75% dos casos é um achado sinistro associado à presença de carcinoma.

O estadiamento do câncer de mama masculino é idêntico ao usado em mulheres. No diagnóstico diferencial, o médico deve levar em consideração a ginecomastia e câncer metastático oriundo de outro local (p. ex., próstata). Tumores benignos são raros, e todos os homens que se apresentem com uma massa mamária definida devem ser biopsiados.

Tratamento

O tratamento consiste em mastectomia radical modificada em pacientes operáveis, que devem ser selecionados pelos mesmos critérios estabelecidos para mulheres com a doença. A terapia conservadora da mama continua sendo pouco utilizada. A irradiação é o primeiro passo no tratamento de metástases sintomáticas localizadas na pele, linfonodos ou esqueleto. O exame do câncer para receptores hormonais e para superexpressão de *HER2* é importante para a determinação da terapia adjuvante. Mais de 95% dos homens têm tumores ER-positivos e menos de 10% têm superexpressão de *HER2*. Também é comum a superexpressão do receptor de andrógeno no câncer de mama masculino, embora esse achado não afete as decisões para a terapia sistêmica. A terapia sistêmica adjuvante e a radioterapia devem ser oferecidas para as mesmas indicações válidas para o câncer de mama em mulheres.

Tendo em vista que o câncer de mama em homens é frequentemente positivo para receptor hormonal, é diagnosticado tardiamente e é doença disseminada, a terapia endócrina tem considerável importância em seu tratamento. Tamoxifeno (20 mg VO/dia) é o principal medicamento para o tratamento do câncer de mama avançado em homens, devendo ser o tratamento inicial. Contamos com poucos dados sobre o uso de IA em homens, mas esses agentes são administrados com frequência. Em pacientes com câncer de mama avançado, a castração é uma medida bem-sucedida e mais benéfica comparativamente ao mesmo procedimento em mulheres, mas raramente essa opção é usada. Evidências objetivas de regressão podem ser vistas

em 60-70% dos homens com terapia endócrina para doença metastática – aproximadamente o dobro do que ocorre em mulheres. O esqueleto é o local mais frequente para a ocorrência de metástases do câncer de mama em homens (assim como em mulheres), e a terapia endócrina alivia as dores ósseas na maioria dos pacientes tratados dessa forma. Quanto maior for o intervalo entre a mastectomia e a recidiva, mais longa será a remissão após o tratamento.

Em pacientes com câncer de mama, a quimioterapia deve ser administrada para as mesmas indicações e com o uso dos mesmos esquemas de dosagem utilizados em mulheres com doença metastática ou para tratamento adjuvante.

Prognóstico

Um grande estudo populacional internacional sobre o câncer de mama relatou que, em seguida ao ajuste para características prognósticas (idade, estágio, tratamento), os homens têm estágios de sobrevida relativa semelhantes *versus* mulheres. Em casos de câncer linfonodo-positivo, a sobrevida de 5 anos é de aproximadamente 69%, e para o câncer linfonodo-negativo é de cerca de 88%.

Para aqueles pacientes com progressão da doença apesar do tratamento, será essencial um grande empenho nos cuidados paliativos (ver Cap. 5).

Accomasso F et al. Clinical, pathological, and prognostic features of male breast cancer: a multicenter study. Curr Oncol. 2023;30:9860. [PMID: 37999136]

Bucalo A et al. Male breast cancer risk associated with pathogenic variants in genes other than BRCA1/2: an Italian case-control study. Eur J Cancer. 2023;188:183. [PMID: 37262986]

Chatterji S et al. Defining genomic, transcriptomic, proteomic, epigenetic, and phenotypic biomarkers with prognostic capability in male breast cancer: a systematic review. Lancet Oncol. 2023;24:e74. [PMID: 36725152]

Hassett MJ et al. Management of male breast cancer: ASCO guideline. J Clin Oncol. 2020;38:1849. [PMID: 32058842]

Leone JP et al. Survival in male breast cancer over the past 3 decades. J Natl Cancer Inst. 2023;115:421. [PMID: 36583555]

Siegel RL et al. Cancer statistics, 2023. CA Cancer J Clin. 2023; 73:17. [PMID: 36633525]

Distúrbios ginecológicos

Jill Brown, MD, MPH, MHS, FACOG[1]
Katerina Shvartsman, MD, FACOG[1]

Revisão científica da edição brasileira: Dra. Paula Fujimura Tomiyama

Sangramento uterino anormal em mulheres em idade reprodutiva

FUNDAMENTOS DO DIAGNÓSTICO

- O diagnóstico preciso de sangramento uterino anormal (SUA) depende de categorização e de testes diagnósticos apropriados.
- A avaliação do SUA depende da idade da paciente e dos seus fatores de risco.
- A gravidez deve sempre ser descartada como causa de SUA em mulheres em idade reprodutiva.

Considerações gerais

A frequência menstrual normal varia de 24-38 dias; o sangramento tem duração, em média, de 5 dias (variação de 2-8 dias), ocorrendo uma perda média de sangue de 40 mL por ciclo. *SUA é um episódio de sangramento menstrual de quantidade, duração ou frequência anormais em mulheres em idade reprodutiva não grávidas.* Em 2011, a International Federation of Gynecology and Obstetrics (Figo) introduziu um sistema de classificação para SUA, endossado pelo American College of Obstetricians and Gynecologists. Esse sistema combina SUA com termos descritivos que denotam o padrão de sangramento (i.e., **intenso**, **leve**, **menstrual**, **intermenstrual**) e a etiologia (a sigla **PALM-COEIN** significa **P**ólipo, **A**denomiose, **L**eiomioma, **M**alignidade e hiperplasia, **C**oagulopatia, disfunção **O**vulatória, **E**ndometrial, **I**atrogênica, e ainda **N**ão classificado). Em meninas adolescentes, geralmente SUA ocorre como resultado de uma anovulação persistente, decorrente da imaturidade do eixo hipotálamo-hipófise-ovariano. Normalmente, a ocorrência de SUA em pacientes com idade entre 19-39 anos é resultado de lesões estruturais, ciclos anovulatórios, uso de contracepção hormonal ou hiperplasia endometrial.

Achados clínicos
A. Sintomas e sinais

O diagnóstico de SUA depende de: (1) confirmação de uma origem uterina para o sangramento; (2) exclusão de gravidez e confirmação de que a paciente está na pré-menopausa; (3) verificação do padrão de sangramento – se é sugestivo de sangramento ovulatório regular ou de sangramento anovulatório; (4) determinação da contribuição de anormalidades estruturais (por PALM), inclusive do risco de malignidade/hiperplasia; (5) identificação do risco de distúrbios clínicos passíveis de influenciar o sangramento (p. ex., distúrbios hemorrágicos hereditários, doença endócrina, risco de infecção); e (6) avaliação da contribuição de medicamentos, inclusive anticoncepcionais, anticoagulantes e suplementos de produtos naturais que podem afetar o sangramento.

B. Achados laboratoriais

O médico deverá solicitar hemograma completo, teste de gravidez e provas tireoidianas. Para meninas adolescentes com sangramento menstrual intenso e mulheres adultas com história de rastreamento positivo para distúrbios hemorrágicos, também deve ser considerada a solicitação de estudos da coagulação, inclusive um painel de von Willebrand para adolescentes, tendo em vista que até 18% das pacientes com sangramento menstrual intenso grave sofrem de uma coagulopatia subjacente. Para pacientes com sangramento irregular ou longos períodos entre menstruações, a verificação dos níveis séricos de prolactina e do hormônio folículo estimulante (FSH) pode ser útil. Também devem ser obtidas amostras vaginais ou de urina a fim de descartar causas infecciosas. Se houver indicação, também deve ser solicitada uma citologia cervical.

C. Exames de imagens

A ultrassonografia transvaginal tem utilidade na avaliação da presença de miomas e suspeita de adenomiose, além de verificar a espessura endometrial para possível hiperplasia ou câncer endometrial. A histerossonografia ou histeroscopia podem ajudar no diagnóstico de pólipos endometriais ou de miomas subserosos. A ressonância magnética (RM) não é

1 Dr. Brown e Dr. Shvartsman são funcionários da Uniformed Services University (USU). As opiniões e afirmações expressas neste capítulo são do Dr. Brown e do Dr. Shvartsman e não refletem a política ou posição oficial da USU ou do Departamento de Defesa dos EUA.

uma modalidade de imagem primária para SUA, mas poderá diagnosticar de forma mais definitiva miomas submucosos e adenomioses.

D. Amostragem endometrial

O objetivo de uma amostragem endometrial é determinar a presença, ou não, de hiperplasia ou carcinoma. A Tabela 20.1 descreve os métodos para coleta de amostras e para procedimentos diagnósticos ginecológicos. A biópsia endometrial pode identificar pólipos, hiperplasia endometrial e, ocasionalmente, miomas submucosos. *A amostragem endometrial deve ser realizada em pacientes com SUA e com idade ≥ 45 anos, ou em pacientes mais jovens com história de exposição ao estrogênio não contraposto a progestagênio (incluindo obesidade ou disfunção ovulatória crônica), ou com falha de tratamento clínica e persistência de SUA.*

Tratamento

O tratamento depende da etiologia do sangramento – que será determinada pela história, exame físico, achados laboratoriais, exames de imagem e da amostragem endometrial. Pacientes com SUA decorrente de alguma anormalidade estrutural (p. ex., miomas submucosos, pólipos endometriais ou neoplasias pélvicas [endometriais]), ou com diátese hemorrágica poderão necessitar de terapia direcionada. Contudo, muitas pacientes na perimenopausa se apresentam com **SUA por disfunção ovulatória** (**SUA-O**).

O tratamento de pacientes com SUA-O deve levar em conta distúrbios clínicos potencialmente contributivos (p. ex., disfunção tireoidiana). Em muitos casos, o SUA-O pode ser tratado com agentes hormonais. Para pacientes receptivas ao uso de agentes contraceptivos, os anticoncepcionais combinados e o dispositivo intrauterino (DIU) liberador de levonorgestrel de 52 mg são tratamentos eficazes. A escolha entre essas duas modalidades dependerá da existência de contraindicações a esses tratamentos e da preferência da paciente. Em geral, os medicamentos orais ou injetáveis contendo apenas progestagênio também são eficazes, mas há pouco consenso com relação aos regimes ideais; essa opção parece ser menos eficaz, em comparação com outras terapias clínicas, como o DIU hormonal e o ácido tranexâmico. Essas pacientes podem ser tratadas com opções não hormonais, como os anti-inflamatórios não esteroides (Aine) (p. ex. naproxeno ou ácido mefenâmico) nas doses anti-inflamatórias de rotina tomadas durante a menstruação, e o ácido tranexâmico, 1.300 mg 3x/dia VO por até 5 dias. O uso de ambos os agentes resultou na diminuição da perda de sangue menstrual em cerca de 40%; estudos comparativos diretos demonstraram superioridade do ácido tranexâmico *versus* Aine.

Pacientes com sangramento intenso podem receber um esquema decrescente de qualquer contraceptivo oral combinado (com 30-35 mcg de etinilestradiol) para controlar o sangramento. Existem vários regimes de dosagem de anticoncepcionais comumente utilizados, incluindo um comprimido três vezes ao dia (a cada 8 horas) durante 1-2 dias, seguido por um comprimido duas vezes ao dia até o 5º dia e, em seguida,

---

TABELA 20.1 Procedimentos diagnósticos ginecológicos comuns

Colposcopia
Visualização do epitélio cervical, vaginal ou vulvar sob ampliação de 5-50× com e sem ácido acético diluído, para identificação de áreas anormais necessitando de biópsia. Procedimento de consultório.

Dilatação e curetagem
Dilatação do colo do útero e curetagem de toda a cavidade endometrial, usando cureta de metal ou cânula de sucção, com uso frequente de pinças para a remoção de pólipos endometriais. Geralmente pode ser realizada no consultório sob anestesia local, ou no ambiente cirúrgico com a paciente sob sedação ou anestesia geral. Esse método é frequentemente combinado com histeroscopia, para aumento da sensibilidade.

Biópsia endometrial
Amostragem às cegas do endométrio por meio de cureta ou pequeno dispositivo de aspiração, sem dilatação cervical. Precisão diagnóstica semelhante à da dilatação e curetagem. Procedimento de consultório, realizado com ou sem anestesia local.

Curetagem endocervical
Remoção do epitélio endocervical com pequena cureta para diagnóstico de displasia ou de câncer cervical. Procedimento de consultório, realizado com ou sem anestesia local.

Histerossalpingografia
Injeção de corante radiopaco através do colo do útero para visualização da cavidade uterina e dos ovidutos. Usado principalmente na investigação de infertilidade ou na identificação de lesão ocupando espaço.

Histeroscopia
Exame visual da cavidade uterina com pequeno endoscópio de fibra óptica passado pelo colo do útero. É possível realizar simultaneamente curetagem, ablação endometrial, biópsias de lesões e excisão de miomas ou pólipos. A histeroscopia pode ser realizada no consultório, sob anestesia local, ou no ambiente cirúrgico, sob sedação ou anestesia geral. Maior sensibilidade para diagnóstico de patologia uterina *versus* dilatação e curetagem.

Laparoscopia
Visualização das cavidades abdominal e pélvica por meio de pequeno endoscópio de fibra óptica através de uma incisão subumbilical. Permite diagnóstico, esterilização tubária e tratamento de muitos distúrbios que, antigamente, dependiam de laparotomia. Aplica-se anestesia geral.

Histerossonografia com infusão salina
Introdução de solução salina na cavidade endometrial com cateter para visualização de miomas submucosos ou de pólipos endometriais por ultrassonografia transvaginal. Pode ser realizada no consultório com analgesia oral e/ou local.

---

um comprimido diário até o 20º dia; depois da ocorrência do sangramento de privação, as pílulas deverão ser tomadas na dose habitual durante três ciclos. Nos casos de sangramento muito intenso, exigindo hospitalização da paciente, a administração intravenosa de estrogênios conjugados, 25 mg a cada 4 horas até 3-4 doses, pode interromper o sangramento agudo. Essa medicação poderá ser seguida pela administração de estrogênios conjugados, 2,5 mg VO/dia, ou de etinilestradiol, 20 mcg VO/dia, durante 3 semanas; com a adição de acetato de medroxiprogesterona, 10 mg VO/dia nos últimos 10 dias do tratamento, ou de um anticoncepcional combinado oral diariamente durante 3 semanas. Essa estratégia estabilizará o endométrio e controlará o sangramento.

Para pacientes com SUA e resultados insatisfatórios com o tratamento clínico, ou que não desejam o tratamento clínico, poderão ser consideradas algumas opções cirúrgicas. *Um sangramento menstrual intenso causado por lesões estruturais (p. ex., miomas, adenomiose, pólipos) é a indicação mais comum para a cirurgia.* A embolização da artéria uterina e a ablação por ultrassom focalizado são opções de procedimentos minimamente invasivos para o tratamento de miomas. As opções cirúrgicas incluem a miomectomia ou a histerectomia. Para pacientes com adenomiose, o tratamento definitivo é a histerectomia. Em geral, a excisão de pólipos pode ser realizada por procedimento histeroscópico. Em mulheres sem anormalidades estruturais, os resultados da ablação endometrial para diminuir a perda de sangue menstrual são semelhantes aos obtidos com o DIU de levonorgestrel de 52 mg. As abordagens cirúrgicas histeroscópicas são: ablação endometrial com eletrocautério ou, menos comumente, fotocoagulação a *laser*. Nos EUA, as técnicas não histeroscópicas disponíveis são: ablação por radiofrequência bipolar guiada por impedância, crioablação, ablação térmica de líquido livre circulante, ablação combinada térmica e por radiofrequência e ablação por vapor. Os últimos métodos se adaptam bem à terapia ambulatorial sob anestesia local. Embora a histerectomia tenha sido técnica de uso comum no passado para tratamento de sangramentos refratários à terapia clínica, a ablação endometrial e do DIU hormonal passaram a ser alternativas atraentes à histereotomia, graças ao baixo risco de complicações e aos bons resultados de curto prazo.

As opções terapêuticas para a **hiperplasia endometrial sem atipia** são: acompanhamento, anticoncepcionais orais ou tratamento com progesterona. Pode-se optar pelo acompanhamento nos casos em que o risco de um câncer oculto ou de progressão para câncer for baixo e se o fator desencadeante (p. ex., anovulação) tiver sido eliminado. A terapia pode incluir progestágenos em regime cíclico ou contínuo (acetato de medroxiprogesterona, 10-20 mg/dia VO, ou acetato de noretindrona, 15 mg/dia VO), ou o uso de um DIU hormonal. Se os sintomas recidivarem deve-se coletar uma nova amostra endometrial. A histerectomia é o tratamento de escolha para hiperplasia endometrial com atipia (também chamada de neoplasia intraepitelial endometrial) ou carcinoma de endométrio. Em algumas pacientes com hiperplasia endometrial com atipia, o tratamento com progestagênio e coleta de amostras endometriais programadas pode ser uma alternativa à histerectomia. Nesse grupo de pacientes, estão mulheres com desejo reprodutivo ou que não são candidatas à cirurgia.

Quando encaminhar

Se não for possível controlar o sangramento com o tratamento de primeira linha.

Se houver necessidade de um procedimento cirúrgico.

Quando hospitalizar

Se não houver condição de controlar o sangramento com o tratamento de primeira linha ou se a paciente não estiver hemodinamicamente estável.

Belcaro C et al. Comparison between different diagnostic strategies in low-risk reproductive age and pre-menopausal women presenting abnormal uterine bleeding. Diagnostics (Basel). 2020;10:884. [PMID: 33142970]

Lebduska E et al. Abnormal uterine bleeding. Med Clin North Am. 2023;107:235. [PMID: 36759094]

Munro MG et al; FIGO Committee on Menstrual Disorders and Related Health Impacts, and FIGO Committee on Reproductive Medicine, Endocrinology, and Infertility. The FIGO ovulatory disorders classification system. Fertil Steril. 2022;118:768. [PMID: 35995633]

Sangramento uterino pós-menopausa

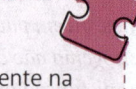

FUNDAMENTOS DO DIAGNÓSTICO

- Qualquer sangramento uterino em paciente na pós-menopausa (≥ 12 meses após a cessação da menstruação) é anormal e deve ser avaliado.
- A medição do endométrio por ultrassom transvaginal é uma ferramenta importante na avaliação da causa do sangramento pós-menopausa.

Considerações gerais

Menopausa é definida como 1 ano sem sangramento menstrual. As causas mais comuns de sangramento pós-menopausa são atrofia endometrial, proliferação ou hiperplasia endometrial, câncer endometrial ou cervical e administração de estrogênios, com ou sem adição de progestagênio. Outras causas incluem vaginite atrófica, trauma, pólipos endometriais, abrasão do colo do útero associada ao prolapso do útero e discrasias sanguíneas.

Diagnóstico

O médico deve inspecionar a vulva e a vagina em busca de áreas de sangramento, úlceras ou neoplasias. É importante que seja obtida uma citologia cervical, se houver indicação. Também é importante realizar uma ultrassonografia transvaginal para medir a espessura endometrial. *Uma espessura endometrial ≤ 4 mm indica baixa probabilidade de hiperplasia ou de câncer endometrial.* Se a espessura endometrial for > 4 mm ou se houver sangramento persistente, deve-se coletar uma amostra de endométrio. Se a ultrassonografia demonstrar espessamento focal do endométrio ou sangramento persistente, apesar dos resultados negativos na biópsia endometrial, será mais apropriada uma coleta de amostra orientada por histeroscopia, ao invés de uma amostragem endometrial aleatória.

Tratamento

O tratamento para um sangramento pós-menopausa deve ser orientado pela etiologia subjacente. As pacientes com atrofia endometrial podem ser tranquilizadas. Conforme descrito, casos de hiperplasia endometrial sem atipia podem ser tratados com progestagênio. As pacientes que se apresentam com hiperplasia com atipia ou com câncer endometrial serão tratadas mais adequadamente com histerectomia.

Quando encaminhar

- Quando é necessária experiência na realização de ultrassonografia.
- Presença de hiperplasia endometrial com atipia.
- Quando há indicação de histeroscopia.

Carugno J. Clinical management of vaginal bleeding in postmenopausal women. Climacteric. 2020;23:343. [PMID: 32233689]
Saccardi C et al. Endometrial cancer risk prediction according to indication of diagnostic hysteroscopy in post-menopausal women. Diagnostics (Basel). 2020;10:257. [PMID: 32349386]

Leiomioma uterino (tumor fibroide)

FUNDAMENTOS DO DIAGNÓSTICO

- Crescimento irregular do útero (pode ser assintomático).
- Sangramento uterino intenso ou irregular.
- Dor ou pressão pélvica e dismenorreia.

Considerações gerais

Os leiomiomas uterinos representam a neoplasia benigna mais comumente observada no trato genital feminino. Trata-se de tumores uterinos discretos, redondos, firmes, geralmente numerosos, compostos de músculo liso e tecido conjuntivo. A classificação mais comumente utilizada é baseada na localização anatômica: (1) intramural, (2) submucoso, (3) subseroso e (4) cervical. Os miomas submucosos podem ser pedunculados e descer através do colo do útero para a vagina.

Achados clínicos

A. Sintomas e sinais

Em pacientes não grávidas, os miomas são frequentemente assintomáticos. Os dois sintomas mais comuns dos leiomiomas uterinos que resultam na busca de tratamento são SUA e dor ou pressão pélvica. Ocasionalmente, ocorre degeneração, resultando em dores intensas. Nos casos de torção de um mioma pedunculado subseroso, poderá ocorrer necrose e dor.

B. Achados laboratoriais

Pode ocorrer anemia ferropriva como resultado de um sangramento uterino intenso.

C. Exames de imagens

A ultrassonografia irá confirmar a presença de miomas uterinos e pode ser usada sequencialmente para monitorar o crescimento da lesão. A ressonância magnética pode delimitar com precisão miomas intramurais e submucosos; sendo tipicamente utilizada antes da embolização da artéria uterina, para determinar o tamanho e a localização do mioma em relação ao aporte sanguíneo uterino. A histerografia ou a histeroscopia também podem confirmar a presença de miomas cervicais ou submucosos.

Diagnóstico diferencial

O aumento uterino miomatoso irregular deve ser diferenciado do aumento semelhante, mas simétrico, que pode ocorrer em mulheres grávidas ou com adenomiose. Miomas subserosos devem ser diferenciados dos tumores ovarianos. Leiomiossarcoma é um tumor maligno incomum que ocorre em 0,5% das pacientes submetidas à cirurgia para miomas. O leiomiossarcoma é raro em mulheres abaixo dos 40 anos, mas sua incidência aumenta em mulheres mais idosas.

Tratamento

A. Procedimentos não cirúrgicos

Pacientes com miomas pequenos assintomáticos podem ser monitoradas, devendo passar por uma avaliação anual. Em pacientes que querem adiar o tratamento cirúrgico, foi demonstrado que o tratamento não hormonal (p. ex., Aine e ácido tranexâmico) diminui a perda de sangue menstrual. Pacientes com sangramento intenso relacionado à presença de miomas podem responder a anticoncepcionais orais combinados ou à aplicação de um DIU hormonal, embora não seja possível utilizar esse dispositivo em mulheres com cavidade distorcida ou com um comprimento de cavidade > 10 cm. Foi demonstrado que as terapias hormonais (p. ex., com agonistas do GnRH e com antagonistas do GnRH) reduzem o volume dos miomas, o tamanho do útero e a perda de sangue menstrual.

A FDA aprovou dois tratamentos combinados com uso de antagonistas do GnRH para tratamento de sangramento menstrual intenso associado à presença de miomas uterinos em mulheres na pré-menopausa. Esses tratamentos devem se prolongar por até 24 meses: (1) relugolix 40 mg, estradiol 1 mg e acetato de noretindrona 0,5 mg 1x/dia (nome comercial da combinação: Myfembree); (2) elagolix 300 mg 2x/dia em combinação com estradiol 1 mg e noretindrona 0,5 mg 1x/dia (nome comercial da combinação: Oriahnn).

Na Europa, mulheres com sintomas moderados a graves de miomas podem ser tratadas com linzagolix (nome comercial: Yselty), um antagonista do GnRH via oral (em comprimidos de 100 ou 200 mg 1x/dia).

B. Procedimentos cirúrgicos

A intervenção cirúrgica dependerá dos sintomas da paciente, do desejo de preservação uterina ou fertilidade futura, e dos objetivos terapêuticos a longo prazo. Diversas opções cirúrgicas estão disponíveis para o tratamento de miomas, incluindo miomectomia (histeroscópica, laparoscópica, abdominal ou robótica) e histerectomia (vaginal, vaginal assistida por laparoscopia, laparoscópica, abdominal ou robótica). Miomas submucosos podem ser submetidos à ressecção histeroscópica. *A miomectomia é o tratamento cirúrgico de escolha para mulheres que desejam preservar a fertilidade.*

Considerando o aumento do risco de complicações cirúrgicas com o aumento do tamanho do mioma, em alguns casos, é mais apropriado fazer a redução pré-operatória do tamanho do mioma antes da histerectomia. Antes da cirurgia, as pacientes podem ser medicadas com análogos do GnRH, p. ex., leuprolida de depósito (disponível em formulações IM para 1 e 3 meses), durante períodos de 3-4 meses, com o objetivo de diminuir temporariamente o tamanho dos miomas e a vascularização circunjacente. Os análogos do GnRH também podem funcionar como uma ponte para a cirurgia em pacientes anêmicas. Com a interrupção da menstruação, as pacientes podem aumentar seu nível de hemoglobina, possivelmente diminuindo a necessidade de transfusão de sangue no período perioperatório.

A embolização da artéria uterina é um procedimento minimamente invasivo para o tratamento de miomas uterinos. A técnica consiste na injeção de produtos embólicos na artéria uterina por cateterismo através da artéria femoral, com o objetivo de ocluir o suprimento sanguíneo dos miomas, causando sua redução. A embolização da artéria uterina não deve ser usada em mulheres que futuramente desejam engravidar. A ultrassonografia focalizada de alta intensidade guiada por RM, a ablação por miólise/radiofrequência e a oclusão laparoscópica ou vaginal dos vasos uterinos são intervenções mais recentes, úteis no tratamento de miomas; entretanto, há menos evidências em apoio ao uso dessas técnicas.

Prognóstico

Naquelas pacientes que desejam preservar sua fertilidade, pode-se oferecer um procedimento de miomectomia. Os médicos devem informar suas pacientes de que, em até 8 anos, a cirurgia terá que ser repetida em aproximadamente 12% dos casos. Além disso, a formação pós-operatória de aderências pélvicas poderá afetar a fertilidade, podendo haver necessidade de parto por cesariana para uma futura gravidez secundária à ruptura do miométrio. Aproximadamente 80% das mulheres apresentam melhoras duradouras nos sintomas após a embolização da artéria uterina. Entretanto, uma comparação direta entre pacientes submetidas à miomectomia *versus* embolização da artéria uterina revelou que, transcorridos dois anos, as mulheres submetidas à miomectomia se apresentavam com melhor qualidade de vida. A terapia cirúrgica definitiva (i.e., histerectomia) é curativa.

Quando encaminhar

A paciente deve ser encaminhada ao ginecologista para tratamento de leiomiomas sintomáticos.

Quando hospitalizar

Em casos de abdome agudo associado a um leiomioma infartado, ou para hemorragia não controlada por procedimentos ambulatoriais.

Al-Hendy A et al. Treatment of uterine fibroid symptoms with relugolix combination therapy. N Engl J Med. 2021;384:630. [PMID: 33596357]

Ali M et al. An evaluation of relugolix/estradiol/norethindrone acetate for the treatment of heavy menstrual bleeding associated with uterine fibroids in premenopausal women. Expert Opin Pharmacother. 2022;23:421. [PMID: 35068291]

Kramer KJ et al. Reoperation rates for recurrence of fibroids after abdominal myomectomy in women with large uterus. PLoS One. 2021;16:e0261085. [PMID: 34882735]

Lazaridis A et al. Surgical management of uterine fibroids. Curr Opin Obstet Gynecol. 2023;35:440. [PMID: 37548229]

Lee S et al. New treatment options for nonsurgical management of uterine fibroids. Curr Opin Obstet Gynecol. 2023;35:288. [PMID: 37144584]

Manyonda I et al; FEMME Collaborative Group. Uterine-artery embolization or myomectomy for uterine fibroids. N Engl J Med. 2020;383:440. [PMID: 32726530]

Pólipos cervicais

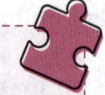

FUNDAMENTOS DO DIAGNÓSTICO

- Sangramento irregular ou pós-coito.
- Ao exame especular, visualização de pólipos no orifício cervical.

Achados clínicos

Em geral, pólipos cervicais surgem durante os anos reprodutivos, principalmente depois dos 40 anos, sendo ocasionalmente observados em pacientes na pós-menopausa. O exame especular revela pólipos cervicais no orifício cervical. Sua causa é desconhecida, mas inflamações podem desempenhar um papel etiológico. Os principais sintomas são corrimento e sangramento vaginais anormais. No entanto, não se deve atribuir um sangramento anormal a um pólipo cervical sem uma avaliação da paciente para SUA, conforme indicado.

Os pólipos cervicais devem ser diferenciados de neoplasia polipoide do endométrio, pequenos miomas pedunculados submucosos, grandes cistos de Naboth e pólipos endometriais. Raramente os pólipos cervicais conterão focos de displasia (0,5%) ou de malignidade (0,5%). Pólipos pequenos e assintomáticos em mulheres com < 45 anos podem permanecer sem tratamento.

Tratamento

Em geral, pólipos cervicais podem ser removidos no consultório por avulsão com uma pinça de tamponamento uterino, ou com uma pinça de anel.

Quando encaminhar

- Casos de pólipo com base larga.
- Impossibilidade de diferenciação entre pólipo endocervical e endometrial.

Dor pélvica

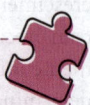

FUNDAMENTOS DO DIAGNÓSTICO

- Determinar se a dor é aguda ou crônica.
- Categorizar se a dor é cíclica ou contínua.
- Considerar causas não ginecológicas.

1. Dismenorreia primária

Dismenorreia primária é a dor menstrual associada aos ciclos menstruais na ausência de achados patológicos. Geralmente, a dismenorreia primária tem início dentro de 1-2 anos após a menarca, podendo se tornar progressivamente mais grave. A frequência dos casos aumenta até os 20 anos, diminuindo em seguida com o aumento da idade e da paridade. Em algum momento, cerca de metade a três quartos das mulheres que menstruam são afetadas por dismenorreia, e 5-6% sofrem dores incapacitantes.

Achados clínicos

A dismenorreia primária é uma cólica pélvica baixa, que ocorre na linha média e em forma de onda, que geralmente se irradia para as costas ou para a parte interna das coxas. As cólicas podem se prolongar por 1 ou mais dias e podem estar associadas a náuseas, diarreia, cefaleia e rubor. A dor é causada pela vasoconstrição uterina, anóxia e contrações sustentadas mediadas por prostaglandinas. O exame pélvico tem resultado normal entre menstruações; o exame realizado durante a menstruação pode causar desconforto, mas sem achados patológicos.

Tratamento

O tratamento com um Aine (ibuprofeno, cetoprofeno, ácido mefenâmico, naproxeno) geralmente é eficaz. A medicação deve ser iniciada 1-2 dias antes da data esperada para a menstruação. Os sintomas podem ser suprimidos com o uso de anticoncepcionais hormonais combinados, acetato de depo-medroxiprogesterona (AMPD), implante subdérmico de etonogestrel (Nexplanon) ou DIU hormonal. Outras terapias que demonstraram algum benefício são: aplicação local de calor, exercícios físicos e estimulação elétrica nervosa transcutânea de alta frequência no período menstrual. Essas opções podem ser oferecidas a pacientes que preferem terapia não hormonal, embora com menos evidências em seu favor.

2. Endometriose
Considerações gerais

Endometriose é um crescimento aberrante do endométrio para fora do útero, em particular nas partes mais baixas da pelve e nos ovários. Suas principais manifestações são dor crônica e infertilidade. Embora a menstruação retrógrada seja a causa mais amplamente aceita, ainda não foram totalmente elucidados sua patogênese e curso natural. Nos EUA, a prevalência geral é de 6-10%.

Achados clínicos

As manifestações clínicas da endometriose são variáveis e imprevisíveis, tanto na apresentação quanto no curso. Dismenorreia, dor pélvica crônica e dispareunia estão entre os sintomas claramente identificados. No entanto, muitas pacientes com esse distúrbio permanecem assintomáticas, geralmente com exame pélvico normal. Contudo, em algumas pacientes, o exame pélvico pode revelar nódulos sensíveis no fundo de saco ou no septo retovaginal, retroversão uterina com diminuição da mobilidade do útero, sensibilidade uterina ou massa ou sensibilidade anexial.

A endometriose deve ser diferenciada da doença inflamatória pélvica, neoplasias ovarianas e miomas uterinos. A invasão intestinal por tecido endometrial pode resultar em sangue nas fezes, o que deve ser diferenciado do sangue decorrente de uma neoplasia intestinal.

As imagens têm utilidade principalmente em presença de massa pélvica ou anexial. A ultrassonografia transvaginal é a modalidade de imagem diagnóstica de escolha para detecção da endometriose profundamente penetrante no reto ou no septo retovaginal; deve-se reservar a RM para casos duvidosos de endometriose retovaginal ou da bexiga. O médico poderá estabelecer um diagnóstico clínico presuntivo com base na combinação dos sintomas, exame físico e achados de imagem. Contudo, o diagnóstico definitivo de endometriose será firmado apenas pela histologia das lesões removidas na cirurgia.

Tratamento
A. Tratamento clínico

O tratamento clínico, que consiste no uso de Aine ou de diversas modalidades terapêuticas hormonais, obtém êxito na melhora da dor associada à endometriose. *Os regimes hormonais são projetados para inibir a ovulação e reduzir os níveis hormonais,* prevenindo assim a estimulação cíclica de implantes endometrióticos, com indução de atrofia. A American Society of Reproductive Medicine considera a endometriose uma doença crônica para a qual o tratamento deve ser priorizado e a intervenção cirúrgica limitada. Os regimes hormonais de uso comum são:

1. Anticoncepcionais hormonais combinados (estrogênio-progestagênio) constituem o tratamento de primeira linha por terem um perfil favorável de efeitos colaterais e por proporcionarem alívio para muitas pacientes. As pacientes podem ser tratadas continuamente com anticoncepcionais orais combinados, com adesivo contraceptivo ou com anel vaginal, o que for preferível para o tratamento da endometriose.

2. Os progestagênios, especificamente o acetato de noretindrona via oral e o acetato de medroxiprogesterona de depósito (AMPD) via subcutânea, foram aprovados pela FDA para tratamento da dor associada à endometriose. Foi demonstrado que o implante de etonogestrel também diminui a dor relacionada à endometriose.

3. O DIU hormonal demonstrou eficácia na diminuição da dor pélvica associada à endometriose; pode-se considerar o uso pré-cirúrgico desse dispositivo.

4. Agonistas do GnRH (p. ex., acetato de leuprolida IM, 3,75 mg/mês, ou IM, 11,25 mg a cada 3 meses) possuem grande eficácia na diminuição da dor associada à endometriose; mas esses agentes não são superiores a outros métodos, como os anticoncepcionais hormonais combinados. Os efeitos colaterais de sintomas vasomotores e da desmineralização óssea podem ser minimizados pela terapia *add-back*, p. ex., estrogênio equino conjugado, 0,625 mg VO/dia; ou noretindrona, 5 mg VO/dia.

5. Da mesma forma que os agonistas, os antagonistas do GnRH suprimem a produção de gonadotrofina pela hipófise e geram um estado hipoestrogênico; entretanto, a eficácia desses agentes ocorre imediatamente, em vez de exigir um período de 7-14 dias para que ocorra a supressão do GnRH. Estão disponíveis formas injetáveis e orais (p. ex., cetrorelix e elagolix, respectivamente).

6. Danazol é um medicamento androgênico usado no tratamento da dor associada à endometriose; no entanto, esse agente é pouco prescrito, devido aos efeitos colaterais androgênicos que provoca. Pode ser administrado durante 4-6 meses, sendo tipicamente de uso VO em doses divididas de 400-800 mg/dia.

7. Inibidores da aromatase (p. ex., anastrozol ou letrozol) em combinação com o tratamento convencional (p. ex., com progestagênio, contraceptivo hormonal combinado ou um análogo do GnRH) foram avaliados com resultados positivos em pacientes na pré-menopausa com dor associada à endometriose e também naquelas com dores recorrentes.

B. Procedimentos cirúrgicos

O tratamento cirúrgico da endometriose – particularmente em casos muito extensos – demonstrou eficácia tanto na diminuição da dor quanto na promoção da fertilidade. A ablação laparoscópica de implantes endometriais diminui significativamente a dor. A ablação de implantes e, se necessário, a remoção de endometriomas ovarianos, aumentam a fertilidade, embora os percentuais de gravidez subsequente sejam inversamente relacionados à gravidade da doença. Pacientes com dor incapacitante, para as quais a gestação não é uma consideração, podem ser tratadas definitivamente por histerectomia e salpingo-ooforectomia bilateral. Pacientes na pré-menopausa devem receber terapia hormonal, para alívio dos sintomas da menopausa.

Prognóstico

Até agora, foram poucos os estudos sistemáticos tratando sobre a progressão da doença ou o prognóstico para desfechos clínicos. Parece ser bom o prognóstico para a função reprodutiva em pacientes com endometriose em fase inicial ou moderadamente avançada tratadas com terapia conservadora. Em geral, a histerectomia acompanhada por salpingo-ooforectomia bilateral é considerada como o tratamento "definitivo" da endometriose associada a uma dor pélvica intratável, presença de massas anexiais, ou com vários procedimentos cirúrgicos conservadores ineficazes prévios. Entretanto, *pode haver recidiva dos sintomas, mesmo depois da histerectomia e da ooforectomia*.

Quando encaminhar

A paciente deve ser encaminhada ao ginecologista para diagnóstico laparoscópico ou tratamento cirúrgico.

Quando hospitalizar

Raramente haverá necessidade de internação, exceto em casos de abdome agudo associado a uma ruptura ou sangramento de endometrioma.

3. Outras etiologias para a dor pélvica

Pacientes podem se apresentar com outras causas de dor pélvica, p. ex., **adenomiose, miomas, doença inflamatória pélvica (DIP), mau posicionamento do DIU, ou outras anormalidades dos órgãos pélvicos, inclusive do intestino ou da bexiga.**

Achados clínicos

A história pode sugerir qualquer das etiologias mencionadas acima. O exame físico poderá ajudar na limitação do diagnóstico diferencial.

Diagnóstico

Um exame físico direcionado pode ajudar na identificação da origem anatômica da dor pélvica. É recomendável o tratamento para DIP em pacientes sexualmente ativas que se apresentam com dores pélvicas e com achados, durante o exame, de sensibilidade ao movimento cervical, sensibilidade uterina ou sensibilidade anexial sem outra explicação para a dor. A obtenção de imagens pélvicas ajudará a diagnosticar miomas uterinos ou outras anomalias. Ultrassonografia ou RM poderão detectar adenomiose (i.e., a presença de estroma e glândulas endometriais no interior do miométrio). Laparoscopia poderá ajudar a diagnosticar endometriose ou outras anormalidades pélvicas não visualizadas por imagem.

Tratamento

O tratamento deve ser direcionado para a causa subjacente. Por exemplo, DIP deve ser tratada com antibióticos, conforme descrito mais adiante. Se os sintomas de dor forem acentuados, prolongados ou se não estiverem respondendo ao tratamento clínico, poderá haver necessidade de laparoscopia diagnóstica. A cirurgia definitiva dependerá dos achados intraoperatórios e da etiologia subjacente. A adenomiose e a endometriose, p. ex., podem responder a uma abordagem hormonal, mas se essa terapia falhar, a histerectomia continua sendo o tratamento definitivo de escolha para pacientes sem desejo reprodutivo.

4. Dor pélvica crônica

Geralmente, a dor pélvica crônica é definida como uma dor não cíclica ocorrendo na região pélvica, persistindo por 3-6 meses ou mais e que não tem relação com gravidez. Trata-se de um distúrbio ginecológico comum, sendo responsável por 20% de todos os encaminhamentos ginecológicos. Há várias causas potenciais e fatores contributivos. Há necessidade de uma abordagem gradual, para a identificação e tratamento de todas as causas possíveis da dor.

Quando encaminhar

- A terapia de rotina não alivia a dor.
- Suspeita de patologia pélvica, como endometriose, leiomiomas, adenomiose ou DIP.

American College of Obstetricians and Gynecologists. Chronic pelvic pain: ACOG Practice Bulletin, Number 218. Obstet Gynecol. 2020;135:e98. [PMID: 32080051]

Horne AW et al. Pathophysiology, diagnosis, and management of endometriosis. BMJ. 2022;379:e070750. [PMID: 36375827]

Parsons BA et al. Management of chronic primary pelvic pain syndromes. BJU Int. 2022;129:572. [PMID: 34617386]

Samy A et al. Medical therapy options for endometriosis related pain, which is better? A systematic review and network meta--analysis of randomized controlled trials. J Gynecol Obstet Hum Reprod. 2021;50:101798. [PMID: 32479894]

Singh SS et al. Surgical outcomes in patients with endometriosis: a systematic review. J Obstet Gynaecol Can. 2020;42:881. [PMID: 31718952]

Prolapso de órgãos pélvicos

Considerações gerais

O prolapso de órgãos pélvicos, incluindo cistocele, retocele e enterocele, consiste em hérnias vaginais comumente observadas em pacientes multíparas. **Cistocele** é uma hérnia da parede da bexiga voltada para o interior da vagina, causando suave protuberância anterior. A cistocele pode estar acompanhada por uma **uretrocele**, que não é uma hérnia, mas um afrouxamento da uretra em decorrência do descolamento da sínfise púbica, geralmente durante o parto. **Retocele** é uma hérnia do reto terminal voltada para o interior da região posterior da vagina, causando uma protuberância semelhante a uma bolsa colapsável. **Enterocele** é uma hérnia da cúpula vaginal que contém uma alça de intestino delgado; em geral ocorre na região posterior da vagina, sendo resultante de um aprofundamento do saco retouterino. *É possível a ocorrência combinada de dois (ou de todos os três) tipos de hérnia. O prolapso de órgãos pélvicos tem causa multifatorial. Os fatores de risco para esse problema são:* parto vaginal, predisposição genética, idade avançada, cirurgia pélvica precedente, distúrbios do tecido conjuntivo e aumento da pressão intra-abdominal associada à obesidade ou ao esforço associado à constipação crônica ou à tosse.

Achados clínicos

Como sintomas de prolapso de órgãos pélvicos, podem ser observadas sensação de saliência ou de protrusão no interior da vagina, constipação, sensação de esvaziamento incompleto da bexiga ou do intestino e dispareunia.

Tratamento

O tratamento dependerá da extensão do prolapso, dos sintomas associados, do impacto na qualidade de vida da paciente, da sua idade e da vontade em preservar o útero e em praticar o coito.

A. Procedimentos gerais

Medidas de suporte para esse problema incluem uma dieta rica em fibras e o uso de laxantes para melhorar a constipação. A redução de peso em pacientes com obesidade, além da limitação de esforços e levantamento de peso, são medidas benéficas. O treinamento muscular pélvico (**exercícios de Kegel**) é uma intervenção simples e não invasiva que pode melhorar a função pélvica; essa prática se revelou nitidamente benéfica para pacientes com sintomas urinários ou fecais. O uso de **pessários** pode reduzir uma cistocele, retocele ou enterocele, sendo indicado para pacientes que não queiram se submeter à cirurgia ou que não sejam boas candidatas cirúrgicas.

B. Procedimentos cirúrgicos

O procedimento cirúrgico mais comum é a histerectomia vaginal ou abdominal, com uma atenção adicional à restauração do suporte apical por meio de um procedimento de suspensão, p. ex., suspensão útero-sacral vaginal, fixação sacroespinhal, ou colpopexia sacral abdominal. Tendo em vista a possibilidade de coexistência da incontinência urinária de esforço e de retenção urinária com o prolapso apical, os médicos deverão avaliar suas pacientes para esses problemas antes da cirurgia. *Se houver indicação, será possível realizar um procedimento anti-incontinência em conjunto com a cirurgia de prolapso.* Em 2002, passou a fazer parte da prática clínica a tela cirúrgica colocada por via transvaginal para reparo de prolapso de órgãos pélvicos; no entanto, em 2011, a FDA emitiu alertas sobre uma preocupação com possíveis complicações graves associadas a essa prática (p. ex., erosão da malha e ocorrência de dor). *Em abril de 2019, a FDA revogou sua aprovação para uso de telas cirúrgicas de reparo transvaginal de prolapso de órgãos pélvicos.* As pacientes que planejam um reparo cirúrgico de prolapso de órgãos pélvicos devem discutir todas as opções terapêuticas com seu médico. As pacientes tratadas com malha transvaginal e que não estejam sintomáticas ou apresentando complicações associadas devem continuar com seus exames anuais e com os demais cuidados de rotina. E devem informar ao seu médico que têm um implante de tela cirúrgica, sobretudo se planejam fazer outra cirurgia pélvica ou procedimento clínico relacionado. O médico também deve ser informado em caso de sangramento ou corrimento vaginal persistente, dor pélvica ou na virilha, ou dispareunia.

Em geral, o reparo cirúrgico do prolapso de órgãos pélvicos deve ser adiado até o término da gravidez. Se uma paciente com prolapso sintomático quiser engravidar, deverá passar pelos mesmos procedimentos para suspensão vaginal sem recorrer à histerectomia, embora haja dados limitados com relação aos desfechos da gravidez ou do prolapso. Para pacientes de mais idade que não desejem preservar a atividade sexual, a colpocleise (i.e., a obliteração parcial da vagina) é um procedimento eficaz e simples. A abordagem por suspensão uterina por meio de uma cervicocolpopexia sacroespinhal pode ser eficaz em pacientes de mais idade que queiram evitar a histerectomia, mas com preservação da função sexual.

Quando encaminhar

- A paciente deve ser encaminhada ao uroginecologista ou ao ginecologista para avaliação de incontinência.
- Encaminhar quando há falha do tratamento não cirúrgico.
- Encaminhar para remoção da tela, se houver sintomas.

Carter P et al. Management of mesh complications following surgery for stress urinary incontinence or pelvic organ prolapse: a systematic review. BJOG. 2020;127:28. [PMID: 31541614]

Gluck O et al. Laparoscopic sacrocolpopexy: a comprehensive literature review on current practice. Eur J Obstet Gynecol Reprod Biol. 2020;245:94. [PMID: 31891897]

Hemming C et al. Surgical interventions for uterine prolapse and for vault prolapse: the two VUE RCTs. Health Technol Assess. 2020;24:1. [PMID: 32138809]

Raju R et al. Evaluation and management of pelvic organ prolapse. Mayo Clin Proc. 2021;96:3122. [PMID: 34863399]

Síndrome pré-menstrual

Considerações gerais

A **síndrome pré-menstrual** (ou tensão pré-menstrual, **TPM**) é um conjunto recorrente e variável de sintomas físicos e emocionais incômodos que se desenvolvem durante os cinco dias que precedem o início da menstruação e diminuem dentro de quatro dias depois do início da menstruação. A TPM afeta intermitentemente cerca de 40% de todas as pacientes na pré-menopausa, sobretudo na faixa dos 25-40 anos de idade. Em cerca de 5-8% das mulheres afetadas, essa **síndrome pode ser grave. Embora nem todas as pacientes apresentem** simultaneamente todos os sinais ou sintomas, muitas relatam edema, dor nos seios, cefaleia, inchaço abdominal, irritabilidade, agressividade, depressão, incapacidade de concentração, alteração da libido, letargia e desejo intenso por certos alimentos. Nos casos em que há predomínio dos sintomas emocionais ou do humor, juntamente com os sintomas físicos, e percebe-se um evidente comprometimento funcional no trabalho ou nos relacionamentos pessoais, cabe aplicar o termo "**transtorno disfórico pré-menstrual**" (**TDPM**). Ainda não se tem certeza a respeito da patogênese da TPM/TDPM, e os métodos terapêuticos são principalmente empíricos. O médico deve oferecer ajuda para a angústia emocional e para o sofrimento físico da paciente:

1. Avaliação cuidadosa da paciente com compreensão, explicação e tranquilização é essencial.
2. Aconselhamento para que a paciente mantenha um diário para registro de todos os sintomas durante 2-3 meses, p. ex., um **registro diário de gravidade dos problemas**. Isso possibilitará ao médico avaliar o momento de ocorrência e as características dos sintomas. Se os sintomas ocorrerem ao longo do mês, e não nas duas semanas precedentes à menstruação, a paciente poderá estar sofrendo de depressão ou de outro diagnóstico ligado à saúde mental, em lugar (ou além) da TPM ou do TDPM.

Tratamento

Para pacientes com sintomas leves a moderados um programa de exercícios aeróbicos, redução da ingestão de cafeína, sal e bebidas alcoólicas, além de terapias alternativas, como a acupuntura e tratamentos à base de ervas contendo *Vitex agnus-castus* (agnocasto), possuem alguns dados que apoiam a sua utilização. No entanto, o tratamento à base de ervas para sintomas pré-menstruais ainda não foi aprovado pela FDA.

O uso de medicamentos antiovulatórios, p. ex., os anticoncepcionais hormonais, pode atenuar os sintomas físicos. Algumas das opções são os **métodos anticoncepcionais hormonais combinados** de uso contínuo (pílula, adesivo ou anel vaginal) ou os agonistas do GnRH com terapia de *add-back* (p. ex., estrogênio equino conjugado, 0,625 mg VO/dia, com acetato de medroxiprogesterona, 2,5-5 mg VO/dia).

Nos casos com predomínio dos transtornos do humor, vários inibidores de recaptação da serotonina demonstraram eficácia no alívio da tensão, da irritabilidade e da disforia, com poucos efeitos colaterais. A terapia farmacológica de primeira linha consiste no uso de um antidepressivo serotoninérgico (citalopram, escitalopram, fluoxetina, sertralina, venlafaxina) diariamente, ou apenas nos dias de ocorrência dos sintomas. A terapia cognitivo-comportamental pode trazer algum benefício.

Ciccone N et al. The pharmacotherapeutic management of premenstrual dysphoric disorder. Expert Opin Pharmacother. 2023;24:145. [PMID: 35974667]

Menopausa

Ver Capítulo 28, Distúrbios endócrinos.

Síndrome dos ovários policísticos

> ### FUNDAMENTOS DO DIAGNÓSTICO
>
> - Evidência clínica ou bioquímica de hiperandrogenismo.
> - Oligo ou anovulação.
> - Ovários policísticos na ultrassonografia.

Considerações gerais

A **síndrome dos ovários policísticos** (**SOP**) é um distúrbio endócrino comum e de etiologia desconhecida que afeta de 5-10% das mulheres em idade reprodutiva. Os **Critérios de Rotterdam**, endossados pelos National Institutes of Health, identificam *hiperandrogenismo, disfunção ovulatória e ovários policísticos como as principais características diagnósticas desse distúrbio em mulheres adultas que menstruam*; para o estabelecimento do diagnóstico de SOP, devem estar presentes pelo menos duas dessas características.

Achados clínicos

Em geral, a SOP se apresenta como um distúrbio menstrual (que varia desde a amenorreia até um sangramento menstrual intenso) e de infertilidade. São comuns os distúrbios cutâneos causados pelo excesso de andrógenos periféricos, como hirsutismo e acne. As pacientes também podem apresentar sinais de resistência à insulina e de hiperinsulinemia, com risco aumentado para diabetes *mellitus* tipo 2 de início precoce e para síndrome metabólica. Casos não identificados ou não tratados de SOP constituem *fator de risco* para doença cardiovascular (DCV). Além disso, essas pacientes também estão em maior risco de câncer endometrial a longo prazo, secundário à exposição crônica ao estrogênio (e não contraposto a progestagênio). E, em caso de terem engravidado, as pacientes ficam sob maior risco de sofrer complicações perinatais, p. ex., diabetes gestacional e pré-eclâmpsia.

Diagnóstico diferencial

A anovulação nos anos reprodutivos também pode ser decorrente de (1) insuficiência ovariana primária (FSH alto, estradiol baixo); (2) amenorreia hipotalâmica funcional, frequentemente associada a rápida perda de peso ou a esforço físico extremo (FSH baixo-normal para a idade); (3) descontinuação de anticoncepcionais hormonais (geralmente, a paciente volta a ovular em 90 dias); (4) adenoma hipofisário com prolactina elevada (pode ou não ocorrer galactorreia); e (5) hipertireoidismo ou hipotireoidismo. O médico deve avaliar os níveis séricos de FSH, estradiol, prolactina e TSH em pacientes com suspeita de SOP, para que possa descartar outras etiologias. *Tendo em vista o alto risco de resistência à insulina e de dislipidemia, todas as pacientes com SOP confirmada devem passar por exames para diabetes e perfil lipídico.* Em pacientes com evidência clínica de excesso de andrógeno, o médico deverá solicitar níveis de testosterona total e também de 17-hidroxiprogesterona matinal no início da fase folicular. Pacientes que se apresentem com estigmas da síndrome de Cushing devem fazer um teste de cortisol livre urinário de 24 horas, ou um teste de supressão com dexametasona em baixa dose. Pacientes com hiperplasia adrenal congênita ou com tumores adrenais secretores de andrógeno também tendem a exibir níveis elevados de andrógeno circulante e anovulação com ovários policísticos; esses distúrbios também devem ser descartados em pacientes sob suspeita de SOP e com níveis séricos elevados de andrógenos.

Tratamento

Em pacientes obesas com SOP, frequentemente a perda de peso e a prática de exercícios físicos demonstram eficácia na reversão dos efeitos metabólicos e na indução da ovulação. Para pacientes que não responderam à perda de peso e aos exercícios e que não desejam engravidar, o tratamento de primeira linha consiste na administração de anticoncepcionais hormonais combinados para o controle do hiperandrogenismo e das irregularidades menstruais. Pacientes que não podem ser medicadas com anticoncepcionais hormonais combinados ou que optaram por não receber esses agentes poderão ser tratadas intermitente ou continuamente com progesterona, ou com um DIU hormonal, para proteção do endométrio. O médico poderá recorrer à metformina como terapia de segunda linha para melhorar a função menstrual. No entanto, esse agente resultará em pouco ou nenhum benefício no tratamento do hirsutismo, da acne ou da infertilidade. Em caso de retorno dos ciclos ovulatórios, deverá ser oferecido aconselhamento contraceptivo para prevenção de uma gravidez não planejada. Para pacientes que querem engravidar e que permanecem anovulatórias, poderão ser prescritos letrozol (primeira linha), clomifeno, ou outros medicamentos estimuladores da função ovariana (ver seção sobre Infertilidade, adiante). Com a estimulação ovariana, as pacientes com SOP ficam em maior risco de uma gestação gemelar.

Se não houver melhora do hirsutismo depois de seis meses de tratamento com anticoncepcionais hormonais combinados, poderá ser acrescentado ao plano terapêutico um antiandrógeno como a espironolactona. A aplicação tópica de um creme de eflornitina nas áreas faciais afetadas 2x/dia durante 6 meses poderá ser de utilidade para a maioria das mulheres afetadas. O hirsutismo também pode ser controlado com cremes depilatórios, eletrólise e terapia a *laser*. A combinação de laserterapia e eflornitina tópica é particularmente eficaz.

É importante que a paciente diminua o peso, pratique exercícios físicos e faça o tratamento dos distúrbios metabólicos não resolvidos para a prevenção de DCV. Pacientes com SOP devem ser acompanhadas, sendo submetidas a monitoramento periódico para os perfis lipídicos e glicêmicos.

Quando encaminhar

- Se houver necessidade de experiência no estabelecimento do diagnóstico.
- Se a paciente for infértil.

Christ JP et al. Current guidelines for diagnosing PCOS. Diagnostics (Basel). 2023;13:1113. [PMID: 36980421]
Gadalla MA et al. Medical and surgical treatment of reproductive outcomes in polycystic ovary syndrome: an overview of systematic reviews. Int J Fertil Steril. 2020;13:257. [PMID: 31710185]
Huddleston HG et al. Diagnosis and treatment of polycystic ovary syndrome. JAMA. 2022;327:274. [PMID: 35040896]

Infertilidade

Um casal é considerado infértil se a mulher não engravidar depois de 1 ano de relação sexual peniano-vaginal. Até 20% dos casais sofrem de infertilidade em suas vidas reprodutivas; a incidência de infertilidade aumenta com a idade; a fertilidade começa a declinar no início da terceira década de vida, com aceleração ao final dessa década. Os casais em que a mulher tem < 35 anos e não consegue engravidar dentro de 1 ano (e dentro de 6 meses para mulheres com ≥ 35 anos) de tentativas podem ser candidatos ao tratamento de infertilidade. *O parceiro masculino contribui com cerca de 40% dos casos de infertilidade, sendo comum a ocorrência de uma combinação de fatores.*

A. Testes iniciais

Durante a consulta inicial, o médico pode apresentar uma visão geral da infertilidade e discutir um plano de avaliação e tratamento (incluindo informações sobre adoção, quando apropriado). Em seguida, deverão ser conduzidas consultas privadas com cada parceiro separadamente. Devem ser levantados os detalhes pertinentes (p. ex., história de infecção sexualmente transmissível ou de gestações anteriores). Devem ser discutidos os efeitos nocivos do tabagismo, das bebidas alcoólicas e de outras drogas ilícitas ou não prescritas (p. ex., esteroides anabolizantes e opiáceos) na fertilidade masculina. Também devem ser discutidos medicamentos prescritos que prejudicam a potência masculina e fatores que podem levar à hipertermia escrotal, como roupas íntimas apertadas ou uso frequente de saunas ou banheiras de hidromassagem. A história ginecológica deve envolver padrão menstrual, uso e tipos de anticoncepcionais, frequência e sucesso do coito, e correlação entre relação sexual e momento da ovulação.

Devem ser efetuados exames físicos e genitais gerais na paciente; além de estudos laboratoriais básicos, como avaliação da **reserva ovariana** (p. ex., hormônio antimülleriano, estradiol e FSH do 3º dia) e provas de função tireoidiana. Se as menstruações da paciente forem regulares e acompanhadas por sintomas de fase lútea, a probabilidade de ocorrência de ciclos ovulatórios será muito alta. *Um nível sérico de progesterona > 3 ng/mL na fase lútea estabelece a ovulação.* Os casais devem ser alertados de que o coito que pode resultar em concepção ocorre na janela de 6 dias que antecede o dia da ovulação. Hoje em dia, os *kits* de previsão da ovulação substituíram amplamente as temperaturas corporais basais para a previsão da ovulação, mas o gráfico de temperatura pode ser usado na identificação dos dias mais férteis. Não é possível prever a ovulação apenas com os gráficos de temperatura corporal basal; eles podem apenas confirmar retrospectivamente que a ovulação efetivamente ocorreu.

Também deve ser solicitada uma análise de sêmen para descartar a possibilidade de infertilidade por fator masculino (ver Cap. 25).

B. Outros testes

1. Deficiências graves de espermatozoides (número, motilidade ou aspecto) exigem a repetição da análise para confirmação.

2. Deve-se obter um ultrassom pélvico e histerossalpingografia de triagem com o objetivo de identificar anomalias da cavidade uterina ou das trompas uterinas. Em mulheres com suspeita de anormalidades estruturais, a histerossalpingografia deve ser realizada dentro de três dias após o período menstrual. Esse estudo radiográfico demonstrará anormalidades uterinas (septos, pólipos, miomas submucosos) e obstrução tubária. Pacientes com doença inflamatória pélvica (DIP) prévia ou que apresentem trompas anormais detectadas numa histerossalpingografia ou laparoscopia devem ser tratadas com profilaxia antibiótica com doxiciclina, 100 mg VO 2x/dia durante 5 dias.

3. Mulheres com ausência ou infrequência na ovulação necessitarão de uma avaliação laboratorial mais aprofundada. Níveis elevados de FSH e baixos níveis de hormônio antimülleriano e de estradiol são indicativos de insuficiência ovariana. Pacientes com níveis elevados de prolactina devem ser avaliadas para presença de adenoma hipofisário. Pacientes com mais de 35 anos talvez necessitem de uma avaliação adicional para reserva ovariana. *Um FSH acentuadamente elevado (>15-20 UI/L) no 3º dia do ciclo menstrual sugere reserva ovariana inadequada.* Embora seja menos amplamente solicitado, um teste de provocação com citrato de clomifeno, com determinação de FSH no 10º dia após a administração de clomifeno (entre 5-9º dia), pode ajudar a confirmar um diagnóstico de diminuição da reserva ovariana. O número de folículos antrais durante a fase folicular inicial do ciclo pode fornecer informações úteis relacionadas à reserva ovariana; além disso, pode servir de confirmação para o teste sérico. Também pode-se solicitar um nível de hormônio antimülleriano a qualquer momento durante o ciclo menstrual, sendo menos provável que esse indicador seja afetado por hormônios.

4. Se todos os testes mencionados estiverem normais, o casal terá um diagnóstico de **infertilidade sem causa aparente**.

Tratamento
A. Procedimentos clínicos

A fertilidade pode ser restaurada pelo tratamento de anormalidades endócrinas, particularmente hipotireoidismo ou hipertireoidismo. Pacientes que são anovulatórias, devido ao baixo peso corporal ou porque praticam muitos exercícios, podem se tornar ovulatórias quando ganham peso ou diminuem seus níveis de exercícios; inversamente, pacientes com obesidade que são anovulatórias podem se tornar ovulatórias após a perda de até 5-10% do peso corporal.

B. Procedimentos cirúrgicos

A excisão de tumores ovarianos ou de focos ovarianos de endometriose pode melhorar a fertilidade. Em muitos casos, o alívio microcirúrgico da obstrução tubária causada por salpingite ou por laqueadura tubária restabelecerá a fertilidade; mas em mulheres com doença grave ou com obstrução proximal, é preferível recorrer à fertilização *in vitro*. Geralmente, aderências peritubárias ou implantes endometrióticos podem ser tratados por laparoscopia.

Em um homem com varicocele, pode ocorrer melhora nas características do esperma após o tratamento cirúrgico. Para homens produtores de esperma, mas com azoospermia obstrutiva, os procedimentos de aspiração transepidérmica ou de aspiração microcirúrgica epidérmica do esperma têm sido bem-sucedidos.

C. Indução da ovulação

Em pacientes com oligoanovulação ou infertilidade sem causa aparente, pode-se induzir a ovulação em combinação com a **inseminação intrauterina;** nesses casos, o lavado de esperma ejaculado é injetado diretamente na cavidade uterina superior através de um pequeno cateter introduzido no colo do útero.

1. **Citrato de clomifeno** – O citrato de clomifeno estimula a liberação das gonadotrofinas, especialmente FSH. Esse agente atua como um modulador seletivo do receptor de estrogênio, semelhante ao tamoxifeno e ao raloxifeno, e se liga ao receptor de estrogênio. Baixos níveis de estrogênio diminuem o *feedback* negativo no hipotálamo, o que resulta em maior liberação de FSH e LH. Diante da presença de FSH e LH nas quantidades e no momento apropriados, a ovulação ocorrerá.

Após um período menstrual normal ou a indução do sangramento de privação com um progestagênio, a paciente deve ser medicada com clomifeno 50 mg VO/dia durante 5 dias, normalmente no 3º e no 7º dia do ciclo. Se a ovulação não ocorrer, a dosagem de clomifeno deverá ser aumentada para 100 mg VO/dia durante 5 dias. Embora possam ser administradas doses de 150 mg, doses maiores que 100 mg parecem não melhorar os percentuais clínicos de gravidez. O percentual de ocorrência da ovulação após o tratamento com clomifeno é de aproximadamente 80%, na ausência de outros fatores de infertilidade. Os percentuais de gravidez se situam na faixa de 30-40%, e gêmeos ocorrem em cerca de 7% dessas gestações. É rara a ocorrência de três ou mais fetos (< 0,5% dos casos). Há maior probabilidade de ocorrência da gravidez dentro dos três primeiros ciclos ovulatórios, sendo improvável que venha a ocorrer depois do 6º ciclo. Além disso, vários estudos sugeriram um *aumento de 2-3 vezes no risco de câncer de ovário* com o uso de clomifeno por períodos superiores a 1 ano; assim, geralmente o tratamento com esse agente se limita a seis ciclos, no máximo.

2. Letrozol – Dados disponíveis sugerem que *letrozol, um inibidor da aromatase, é mais eficaz do que clomifeno para indução da ovulação em mulheres com SOP*. Corre-se menor risco de gravidez múltipla, não ocorrem efeitos antiestrogênicos e também diminui a necessidade de monitoramento por ultrassom. Letrozol é administrado na dose de 2,5-7,5 mg/dia, com início no 3º dia do ciclo menstrual. Em pacientes com história de tumores dependentes de estrogênio, como o câncer de mama, deve-se dar preferência ao letrozol em detrimento de outros agentes, tendo em vista que os níveis de estrogênio medidos com o uso desse medicamento são muito mais baixos.

3. Gonadotrofinas menopáusicas humanas (hMG) ou FSH recombinante – hMG ou FSH recombinante são medicamentos indicados em casos de hipogonadotropismo e também na maioria dos outros tipos de anovulação resistentes ao tratamento com clomifeno. Considerando as complexidades, os exames laboratoriais e as despesas associadas a esse tipo de tratamento, essas pacientes devem ser encaminhadas ao especialista em infertilidade.

D. Inseminação artificial em casos de azoospermia

Se o parceiro masculino sofrer de azoospermia, a inseminação artificial de material doador geralmente resulta em gravidez, assumindo que há função feminina normal. *O uso de esperma congelado oferece a oportunidade da triagem para infecções sexualmente transmissíveis, inclusive a infecção por HIV.*

E. Tecnologia de reprodução assistida (TRA)

Casais que não responderam aos tratamentos tradicionais para infertilidade e casais diagnosticados com doença tubária oclusiva, endometriose grave, oligospermia e infertilidade imunológica ou sem causa aparente podem ser beneficiados com TRA. Todos os procedimentos de TRA envolvem estimulação ovariana para a produção de ovócitos numerosos, recuperação de ovócitos por aspiração por agulha guiada por ultrassonografia transvaginal, e manuseio extracorpóreo dos ovócitos. Com o recurso da fertilização in vitro (FIV), os óvulos são fertilizados *in vitro* e, depois, os embriões são transferidos para o útero. A injeção intracitoplasmática de espermatozoides permite a fertilização com um único espermatozoide. Embora originalmente destinada a casais com infertilidade por fator masculino, atualmente a **injeção intracitoplasmática de espermatozoides** é utilizada em dois terços de todos os procedimentos de FIV nos EUA.

A probabilidade de ocorrência de uma gravidez de gestação múltipla (ou seja, gêmeos, trigêmeos etc.) aumenta em todos os procedimentos de reprodução assistida; isso torna maior o risco de parto prematuro e de outras complicações da gravidez. Entretanto, o uso cada vez mais frequente da transferência de embrião único resultou em um número muito menor de nascimentos múltiplos decorrentes da TRA.

Prognóstico

O prognóstico para concepção e gravidez normais dependerá da causa subjacente. Na ausência de causas identificáveis de infertilidade, 60% dos casais conseguirão uma gravidez espontânea em 3 anos.

Quando encaminhar

O casal deve ser encaminhado para o endocrinologista especializado em reprodução se houver indicação para TRA ou necessidade de cirurgia.

Carson SA et al. Diagnosis and management of infertility: a review. JAMA. 2021;326:65. [PMID: 34228062]

Hodgson RM et al. Interventions for endometriosis-related infertility: a systematic review and network meta-analysis. Fertil Steril. 2020;113:374. [PMID: 32106991]

Merritt BA et al. Imaging of infertility, Part 1: Hysterosalpingo-grams to magnetic resonance imaging. Radiol Clin North Am. 2020;58:215. [PMID: 32044003]

Merritt BA et al. Imaging of infertility, Part 2: Hysterosalpingo-grams to magnetic resonance imaging. Radiol Clin North Am. 2020;58:227. [PMID: 32044004]

Shi S et al. Letrozole and human menopausal gonadotropin for ovulation induction in clomiphene resistance polycystic ovary syndrome patients: a randomized controlled study. Medicine (Baltimore). 2020;99:e18383. [PMID: 31977842]

Waanbah BD et al. Letrozole as first-line drug for ovulation induction in treatment-naïve infertile polycystic ovarian syndrome women. J Obstet Gynaecol Res. 2021;47:3583. [PMID: 34355476]

Contracepção e planejamento familiar

Gestações indesejadas constituem um problema mundial, mas seu impacto é desproporcional nos países em desenvolvimento. Anualmente, ocorreram 121 milhões de gestações indesejadas de 2015 a 2019; isso corresponde a uma taxa global de 64 por 1.000 mulheres de 15-49 anos; 61% desses casos resultaram em aborto. Em países de renda média e alta, a taxa de gravidez indesejada caiu 21% desde 1990-1994 até 2015-2019; por outro lado, essa taxa caiu 18% em países de baixa renda durante esse período. Nos EUA, estimativas citam taxas médias de gravidez indesejada de 35 por 1.000 mulheres para o período de 2015-2019. É importante que os médicos orientem suas pacientes com relação aos benefícios da contracepção e lhes forneçam opções apropriadas e desejáveis. A Organização Mundial da Saúde (OMS) e o Centers for Disease Control and Prevention (CDC) publicaram critérios de elegibilidade médica com base no estado clínico da paciente. Além disso, pacientes que não estejam em relacionamentos mutuamente monogâmicos devem usar preservativos para proteção contra infecções sexualmente transmissíveis (IST).

1. Anticoncepcionais orais
A. Anticoncepcionais orais combinados

1. **Eficácia e métodos de uso** – Os anticoncepcionais orais combinados (estrogênio e progestagênio) apresentam 0,3% de falhas com uso perfeito e de 8% de falhas com uso típico. *Basicamente, seu modo de ação é a supressão da ovulação.* As pílulas podem ser iniciadas no primeiro dia do ciclo menstrual, no primeiro domingo após o início do ciclo, ou em qualquer dia do ciclo. Se iniciadas depois de 5 dias após o primeiro dia do ciclo, um método auxiliar nos primeiros 7 dias deverá ser utilizado. Se por acaso uma pílula ativa for esquecida e se nenhuma relação sexual ocorreu nos últimos 5 dias, deve-se tomar imediatamente duas pílulas, usando um método auxiliar durante 7 dias. Se a relação sexual tiver ocorrido nos últimos 5 dias, deverá ser oferecida a contracepção de emergência. O método auxiliar deve ser usado por 7 dias.

2. **Benefícios dos anticoncepcionais orais** – Os anticoncepcionais orais resultam em alguns benefícios não contraceptivos, como menstruações mais leves e melhora da dismenorreia, diminuição do risco de câncer de ovário e de endométrio e melhora da acne. É menos provável que ocorram cistos ovarianos funcionais em mulheres usuárias de anticoncepcionais orais. Também foi observado um efeito benéfico na massa óssea.

3. **Seleção de um contraceptivo oral** – *Qualquer dos anticoncepcionais orais combinados contendo ≤ 35 mcg de etinilestradiol ou 3 mg de valerato de estradiol será adequado para a maioria das mulheres.* Há alguma variação na potência dos diversos progestagênios nas pílulas, mas essencialmente não há diferença clinicamente significativa para a maioria das pacientes na comparação das pílulas de progestagênio de baixa dosagem. Não contamos com evidências suficientes de que os anticoncepcionais orais trifásicos resultem em qualquer benefício *versus* anticoncepcionais orais monofásicos em termos de eficácia, padrões de sangramento ou taxas de descontinuação. Portanto, *as pílulas monofásicas devem ser recomendadas como primeira escolha para pacientes que estão iniciando o uso de anticoncepcionais orais.* Pacientes com acne ou hirsutismo podem se beneficiar do tratamento com desogestrel, drospirenona ou norgestimato, pois são os progestagênios menos androgênicos. Normalmente, as pílulas são embaladas para regimes cíclicos de 21 ou 28 dias, mas podem ser tomadas continuamente, de modo a permitir que a usuária decida se e quando terá um sangramento de privação. *Estudos não demonstraram risco significativo de amenorreia em longo prazo em pacientes que tomam anticoncepcionais orais contínuos.* A Tabela 20.2 lista os anticoncepcionais orais de baixa dosagem em uso comum nos EUA.

4. **Interações medicamentosas** – Vários medicamentos interagem com os anticoncepcionais orais, com potencial para diminuição da sua eficácia, normalmente pela indução de enzimas microssomais no fígado. Alguns medicamentos de uso comum nessa categoria são fenitoína, fenobarbital (e outros barbitúricos), primidona, topiramato, carbamazepina, rifampicina e erva-de-São-João. Pacientes que tomam esses medicamentos devem usar outro meio de contracepção, para máxima segurança. Medicamentos antirretrovirais, especificamente os inibidores de protease potencializados com ritonavir, podem diminuir significativamente a eficácia dos anticoncepcionais orais combinados. Outros antirretrovirais, p. ex., os inibidores da transcriptase reversa não nucleosídeos, exercem menor influência na eficácia dos anticoncepcionais orais.

5. **Contraindicações e efeitos adversos** – Os anticoncepcionais orais têm sido associados a vários efeitos adversos; esses agentes são contraindicados em alguns distúrbios, devendo ser administrados com cautela em outros (Tab. 20.3).

   A. **Infarto agudo do miocárdio** – Certas populações estão em maior risco de sofrer infarto agudo do miocárdio (IAM) com o uso de anticoncepcionais orais; contudo, o risco é considerado baixo para mulheres em idade reprodutiva. Tabagismo, obesidade, hipertensão, diabetes *mellitus* e hipercolesterolemia aumentam esse risco. *Mulheres fumantes com mais de 35 anos e pacientes com outros fatores de risco cardiovascular devem usar outros métodos contraceptivos, que não contenham estrogênio.*

   B. **Doença tromboembólica** – Foi observada uma taxa de ocorrência de tromboembolismo venoso (TEV) 3-5 vezes maior em usuárias de anticoncepcionais orais, mas o risco absoluto é baixo (5-6 por 100.000 mulheres-ano *versus* 50-300 por 100.000 gestações). Vários estudos relataram risco duas vezes maior em usuárias de anticoncepcionais orais contendo os progestágenos gestodeno (não disponível nos EUA), drospirenona ou desogestrel, em comparação com mulheres usuárias de anticoncepcionais orais contendo levonorgestrel e noretindrona. As mulheres acometidas por TEV devem parar de tomar anticoncepcionais orais, assim como aquelas em maior risco de sofrer TEV associado a cirurgia, fratura, lesão grave, condições de hipercoagulação ou imobilização. Mulheres sabidamente com trombofilia não devem usar anticoncepcionais contendo estrogênio.

   C. **Doença cerebrovascular** – No geral, foi observado um pequeno aumento no risco de ocorrência de acidente vascular encefálico (AVE) hemorrágico e de hemorragia subaracnóidea, bem como um risco um pouco maior de AVE trombótico; tabagismo, hipertensão e idade > 35 anos. As usuárias devem parar de tomar anticoncepcionais contendo estrogênio, caso venham a ocorrer sintomas de alerta, p. ex., cafeleia intensa, turvação ou perda da visão, ou outros distúrbios neurológicos transitórios.

   D. **Carcinoma** – *Os anticoncepcionais orais parecem estar associados a mínimo ou nenhum risco de aumento da incidência do câncer de mama.* Pacientes com história familiar de câncer de mama ou que começaram a tomar anticoncepcionais orais muito cedo não estão sob maior risco. Os anticoncepcionais orais combinados diminuem em 40% o risco de ocorrência de carcinoma

TABELA 20.2 Contraceptivos orais de baixa dosagem comumente usados (listados dentro de cada grupo em ordem crescente de dose de estrogênio, exceto para a categoria pílula somente de progestagênio)

Nome	Progestina	Estrogênio (Etinilestradiol)
Combinação		
Alesse[1,2]	0,1 mg de levonorgestrel	20 mcg
Loestrin 1/20[1]	1 mg de acetato de noretindrona	20 mcg
Várias marcas com essa combinação disponíveis[1,2]	0,15 mg de desogestrel	20 mcg
Yaz[1]	3 mg de drospirenona	20 mcg
Loestrin 21 1,5/30[1]	1,5 mg de acetato de noretindrona	30 mcg
Ogestrel baixo[1,2]	0,3 mg de norgestrel	30 mcg
Levora[1,2]	0,15 mg de levonorgestrel	30 mcg
Desogen[1,2]	0,15 mg de desogestrel	30 mcg
Yasmin[1,2]	3 mg de drospirenona	30 mcg
Brevicon[1,2]	0,5 mg de noretindrona	30 mcg
Zovia 1/35[1,2]	1 mg de diacetato de etinodiol	35 mcg
Várias marcas com essa combinação disponíveis[1,2]	1 mg de noretindrona	35 mcg
Springtec[1,2]	0,25 mg de norgestimato	35 mcg
Gildagia[1]	0,4 mg de noretindrona	35 mcg
Combinação: ciclo estendido		
LoSeasonique (ciclo de 91 dias)[1]	0,10 mg de levonorgestrel (dias 1-84)/0 mg de levonorgestrel (dias 85-91)	20 mcg (84 dias)/ 10 mcg (7 dias)
Amethyst (pacote de 28 dias)	90 mcg de levonorgestrel	20 mcg
Seasonique (ciclo de 91 dias)[1]	0,15 mg de levonorgestrel (dias 1-84)/0 mg de levonorgestrel (dias 85-91)	30 mcg (84 dias)/ 10 mcg (7 dias)
Trifásico		
Estrostep[1]	1 mg de acetato de noretindrona (dias 1-5)	20 mcg
	1 mg de acetato de noretindrona (dias 6-12)	30 mcg
	1 mg de acetato de noretindrona (dias 13-21)	35 mcg
Cyclessa[1]	0,1 mg de desogestrel (dias 1-7)	25 mcg
	0,125 mg de desogestrel (dias 8-14)	
	0,15 mg de desogestrel (dias 15-21)	
Tri-Lo-Estarylla[1,2]	0,18 mg de norgestimato (dias 1-7)	25 mcg
	0,215 mg de norgestimato (dias 8-14)	
	0,25 mg de norgestimato (dias 15-21)	
Trivora[1,2]	0,05 mg de levonorgestrel (dias 1-6)	30 mcg
	0,075 mg de levonorgestrel (dias 7-11)	40 mcg
	0,125 mg de levonorgestrel (dias 12-21)	30 mcg
Ortho-Novum 7/7/7[1,2]	0,5 mg de noretindrona (dias 1-7)	35 mcg
	0,75 mg de noretindrona (dias 8-14)	
	1 mg de noretindrona (dias 15-21)	
Tri Estarylla[1,2]	0,18 mg de norgestimato (dias 1-7)	35 mcg
	0,215 mg de norgestimato (dias 8-14)	
	0,25 mg de norgestimato (dias 15-21)	
Várias marcas com essa combinação disponível[1,2]	0,5 mg de noretindrona (dias 1-7)	35 mcg
	1 mg de noretindrona (dias 8-16)	
	0,5 mg de noretindrona (dias 17-21)	
Pílula somente de progestógeno		
Camila[1,2]	0,35 mg de noretindrona para ser tomado continuamente	Nenhum
Opill[3]	0,075 mg de norgestrel para ser tomado continuamente	Nenhum
Slynd	4 mg de drospirenona (dias 1-24)	Nenhum
Zelleta[2]	0,075 mg de desogestrel para ser tomado continuamente	Nenhum

[1] Equivalente genérico disponível.
[2] Várias outras marcas disponíveis.
[3] Anticoncepcional oral sem receita (somente EUA).

TABELA 20.3 Contraindicações ao uso de anticoncepcionais hormonais combinados

Contraindicações absolutas

Gravidez ou < 21 dias pós-parto

Tromboflebite ou distúrbios tromboembólicos (passados ou presentes)

AVE ou DAC (passados ou presentes)

Câncer de mama (diagnosticado ou suspeito)

Sangramento vaginal anormal não diagnosticado

Câncer dependente de estrogênio (diagnosticado ou suspeito)

Adenoma hepatocelular (passado ou presente)

Hipertensão não controlada

Idade ≥ 35 anos e tabagismo ≥ 15 cigarros/dia

Trombofilia diagnosticada

Enxaqueca com aura

Hepatite ativa

Cirurgia ou lesão ortopédica que exija imobilização prolongada

Contraindicações relativas

Enxaqueca sem aura

Hipertensão

Doença cardíaca ou renal

Diabetes *mellitus* (com nefropatia/retinopatia, doença vascular ou duração > 20 anos)

Doença sintomática da vesícula biliar

21 a < 30 dias pós-parto

30-42 dias pós-parto com fatores de risco para TEV

---

endometrial após 2 anos de uso e em 60% após 4 ou mais anos. O risco de câncer de ovário fica reduzido em 30% com o uso da pílula durante menos de 4 anos; em 60% ao longo de 5-11 anos; e em 80% com o uso por 12 ou mais anos. O uso de anticoncepcionais orais tem sido associado à ocorrência de adenomas hepatocelulares benignos e de peliose hepática (i.e., cavidades ocupadas por sangue) (mas não à ocorrência de hiperplasia nodular focal ou carcinoma hepatocelular [CHC]); em casos raros, adenomas hepatocelulares podem causar ruptura do fígado, hemorragia e morte. O risco de ocorrência de um adenoma hepatocelular aumenta com doses mais altas, maior duração de uso e com o avanço da idade.

E. Hipertensão – Os anticoncepcionais orais podem causar hipertensão em algumas usuárias; o risco aumenta com a maior duração de uso e com o avanço da idade. As usuárias acometidas por hipertensão durante o uso de anticoncepcionais orais devem passar a usar outros métodos contraceptivos que não contenham estrogênio. Com monitoramento periódico da pressão arterial, mulheres não fumantes com hipertensão leve e bem controlada poderão usar anticoncepcionais orais.

F. Cefaleias – O uso da pílula pode causar ou piorar enxaqueca ou outras dores de cabeça vasculares. Caso ocorra cefaleia muito intensa ou frequente durante o uso desse método, ele deverá ser descontinuado. *Pacientes com enxaqueca com aura não devem usar anticoncepcionais orais, por causa do maior risco de AVE.*

G. Lactação – Os anticoncepcionais orais combinados podem comprometer o volume do leite materno. Contudo, quaisquer efeitos porventura ocorrentes no supri-mento de leite são pequenos, não estando associados a anormalidades do desenvolvimento nos bebês. Os anticoncepcionais orais combinados devem ser iniciados depois de 4 semanas após o parto, para que a lactação esteja estabilizada e também para que o risco (já maior) de doença tromboembólica do pós-parto não aumente ainda mais. Mulheres no pós-parto podem tomar pílulas somente de progestagênio, usar implantes de levonorgestrel e AMPD, que são alternativas sem efeitos adversos no suprimento de leite.

H. Obesidade – Até pouco tempo, os estudos clínicos que avaliavam anticoncepcionais orais geralmente recrutavam apenas participantes com peso normal. A obesidade é um fator de risco independente para complicações tromboembólicas. No entanto, *não se deve negar métodos de contracepção eficazes para pacientes com obesidade, por causa de preocupações sobre possíveis complicações ou sobre a eficácia dos anticoncepcionais orais.* As evidências sugerem eficácias semelhantes para mulheres obesas ou com sobrepeso *versus* mulheres com peso normal.

I. Outros distúrbios – Em pacientes que tiveram icterícia colestática durante a gravidez, esse problema pode retornar ao tomarem pílulas anticoncepcionais.

6. **Efeitos colaterais menores** – Nos primeiros meses de uso da pílula, as usuárias podem sentir náuseas e tonturas. Também podem ocorrer sangramento irregular ou escape menstrual; esses problemas podem ser sanados com a troca para uma pílula contendo uma dose ligeiramente maior de estrogênio. Também pode ocorrer ausência de menstruação (amenorreia), sobretudo em usuárias de pílulas de baixa dosagem. Se a usuária esquecer de tomar as pílulas, ou se houver falha no período menstrual esperado, ela deverá fazer um teste de gravidez. Pode haver retenção de líquidos. Também pode surgir cloasma (manchas escuras na pele), como na gravidez, que fica exacerbado pela exposição à luz solar.

B. Pílulas somente de progestina

1. **Eficácia e métodos de uso** – Nos EUA, foi comercializada uma formulação contendo exclusivamente 0,35 mg de noretindrona (minipílula). A eficácia é semelhante à dos anticoncepcionais orais combinados, mas *depende muito do uso consistente* (p. ex., tomar a pílula dentro da mesma janela de 3 horas, todos os dias). Acredita-se que a mini-pílula previna a concepção por causar espessamento do muco cervical (tornando-o hostil ao esperma), alterar o transporte do óvulo (efeito que pode ser responsável pelo percentual ligeiramente maior de casos de gravidez ectópica em usuárias dessas pílulas) e inibir a implantação. Com esse método, ocorre uma inibição inconsistente da ovulação. A minipílula deve ser iniciada no primeiro dia do ciclo menstrual, sendo então tomada continuamente pelo tempo desejável para a ocorrência de contracepção; não há uma "semana de placebo". Em 2019, a FDA aprovou uma pílula somente de progestagênio (drospirenona); fora dos EUA,

em vários países, foi comercializada uma pílula somente de desogestrel. Em 2023, a FDA aprovou uma pílula somente de norgestrel para uso sem receita. Em comparação com a noretindrona, a drospirenona, desogestrel e norgestrel têm meias-vidas mais longas; isso permite maior tolerância com relação ao momento da administração. Seu principal mecanismo de ação é a supressão da ovulação.

2. **Vantagens** – A baixa dose de progestagênio e a ausência de estrogênio tornam as pílulas somente de progestagênio seguras para mulheres com contraindicações à terapia com estrogênio. Tendo em vista que o estrogênio pode diminuir a produção inicial de leite durante a lactação, as pílulas somente de progestagênio são *escolha ideal para mulheres em amamentação*. Essa formulação pode ser a preferível para pacientes que desejam doses mínimas de hormônios e por pacientes com mais de 35 anos. As pílulas de progestagênio não apresentam os efeitos colaterais cardiovasculares das pílulas combinadas.

3. **Complicações e contraindicações** – São poucas as contraindicações para a pílula somente de progestagênio (i.e., câncer de mama em curso). Geralmente, as pílulas somente de progestagênio devem ser evitadas por pacientes com doença de má-absorção, cardiopatia isquêmica presente ou prévia e história de AVE. Usuárias dessas pílulas frequentemente apresentam irregularidades de sangramento (p. ex., fluxo prolongado, sangramento irregular, amenorreia); é aconselhável que façam testes de gravidez periódicos, se houver preocupação sobre a eficácia contraceptiva. Muitas das contraindicações absolutas e relativas listadas na Tabela 20.3 são aplicáveis às pílulas somente de progestagênio, mas seus benefícios contraceptivos podem superar os riscos para pacientes fumantes, com > 35 anos ou que sofram de distúrbios como trombose venosa profunda (TVP) ou trombose venosa superficial, ou sabidamente com distúrbios tromboembólicos ou com diabetes *mellitus* com vasculopatia. Além disso, essas pacientes também poderão apresentar efeitos colaterais menores em relação aos anticoncepcionais orais combinados, p. ex., cefaleia leve.

Bastianelli C et al. Pharmacodynamics of combined estrogen-progestin oral contraceptives: 4. Effects on uterine and cervical epithelia. Expert Rev Clin Pharmacol. 2020;13:163. [PMID: 31975619]

Bearak JM et al. Country-specific estimates of unintended pregnancy and abortion incidence: a global comparative analysis of levels in 2015-2019. BMJ Glob Health. 2022;7:e007151. [PMID: 35332057]

Shufelt C et al. Hormonal contraception in women with hypertension. JAMA. 2020;324:1451. [PMID: 32955577]

Teal S et al. Contraception selection, effectiveness, and adverse effects: a review. JAMA. 2021;326:2507. [PMID: 34962522]

2. Injeções e implantes contraceptivos (progesterona de ação prolongada)

O **acetato de medroxiprogesterona de depósito (AMPD)** está aprovado para uso contraceptivo nos EUA. Há uma extensa experiência mundial com esse método ao longo das três últimas décadas. O medicamento é administrado em forma de injeção intramuscular profunda, 150 mg de a cada 3 meses, tipicamente com 4% de falha de uso. Nos EUA, também foi comercializada uma preparação subcutânea contendo 104 mg de AMPD. Os efeitos colaterais mais comuns são sangramento irregular, amenorreia, ganho de peso e cefaleia. Seu uso está associado à perda mineral óssea, que é reversível com a descontinuação do método. Em geral, inicialmente as usuárias se apresentam com um sangramento irregular; posteriormente, exibem amenorreia. O retorno à ovulação pode sofrer retardo após a descontinuação de AMPD. As contraindicações são semelhantes às das pílulas somente de progestagênio.

Etonogestrel (**Nexplanon**), **um implante de progesterona subdérmico**, foi aprovado para uso nos EUA. Nexplanon consiste em uma haste de 40 mm × 2 mm contendo 68 mg da progesterona etonogestrel. A haste é inserida internamente no braço não dominante. Nexplanon foi aprovado para uso durante 3 anos, mas os dados de estudos sugerem que o produto permanece eficaz por 5 anos. Depois da remoção, ocorre rápida queda dos níveis hormonais, não havendo atraso no retorno da fertilidade. Estudos clínicos não relataram ocorrência de gravidez em 3 anos de uso. A falha típica de uso é de 0,1%. O perfil de efeitos colaterais é semelhante ao das pílulas somente de progestagênio e ao AMPD injetável. Sangramento irregular vem sendo o motivo mais comum para a descontinuação do produto.

Bahamondes L et al. Long-acting reversible contraceptive (LARCs) methods. Best Pract Res Clin Obstet Gynaecol. 2020;66:28. [PMID: 32014434]

Horvath S et al. From uptake to access: a decade of learning from ACOG LARC program. Am J Obstet Gynecol. 2020;222:S866. [PMID: 31794720]

Teal S et al. Contraception selection, effectiveness, and adverse effects: a review. JAMA. 2021;326:2507. [PMID: 34962522]

3. Outros anticoncepcionais hormonais combinados

O **adesivo contraceptivo transdérmico** é comercializado em duas formulações: uma delas fornece uma dose diária de norelgestromina (150 mcg) e etinilestradiol (35 mcg) e mede 14 cm²; a segunda fornece 120 mcg de levonorgestrel e 30 mcg de etinilestradiol diariamente e mede 20 cm². O adesivo é aplicado na parte inferior do abdome, parte superior do tronco, ou na nádega 1x/semana durante 3 semanas consecutivas, seguidas por 1 semana sem uso do adesivo. Ao que parece, a concentração média de etinilestradiol em estado estacionário com o uso do adesivo é aproximadamente 60% maior do que a concentração obtida com uma pílula de 35 mcg. Mas não contamos com evidências de aumento na incidência de efeitos colaterais relacionados ao estrogênio. O mecanismo de ação, os efeitos colaterais e a eficácia são semelhantes aos associados aos anticoncepcionais orais, e esse método pode ter melhor adesão das usuárias. Contudo, a descontinuação do produto em decorrência de efeitos colaterais ocorre mais frequentemente. Nenhum desses adesivos foi aprovado para mulheres com IMC ≥ 30. O adesivo de etinilestradiol/norelgestromina é contraindicado, por causa do maior risco de ocorrência de

TEV; enquanto o adesivo de etinilestradiol/levonorgestrel **é** contraindicado devido à menor eficácia do produto para essas usuárias.

Foi disponibilizado um **anel vaginal contraceptivo** que libera diariamente 120 mcg de etonogestrel e 15 mcg de etinilestradiol (**NuvaRing**). O anel, macio e flexível, fica posicionado na parte superior da vagina durante 3 semanas, sendo removido e reposicionado 1 semana depois; ou pode ser removido e imediatamente reposicionado depois de 3 semanas para uso contínuo, de maneira semelhante aos anticoncepcionais orais. O **anel vaginal reutilizável de acetato de segesterona/etinilestradiol com duração de 1 ano** (**Annovera**) é usado durante 3 semanas e removido por 1 semana; esse padrão deve se repetir por um total de 13 ciclos. A eficácia, o mecanismo de ação e os efeitos colaterais sistêmicos dos anéis vaginais hormonais combinados são semelhantes aos associados aos anticoncepcionais orais. As usuárias do anel podem sofrer aumento de corrimento vaginal.

4. Dispositivos intrauterinos

Nos EUA, são comercializados os seguintes DIU: **Mirena**, **Liletta**, **Kyleena** e **Skyla**, que **liberam hormônio (levonorgestrel)**, e **TCu380A** (**Paragard**), que **contém cobre**. Acredita-se que o mecanismo de ação do DIU de cobre envolva efeitos espermicidas ou inibitórios na capacitação e no transporte do esperma. O efeito contraceptivo dos DIU hormonais se dá por meio do espessamento do muco cervical e da supressão do revestimento endometrial. Esses produtos podem inibir a ovulação, mas não de forma confiável.

Skyla foi aprovado pela FDA para uso durante 3 anos, Kyleena por 5 anos, Liletta e Mirena por 8 anos, e TCu380A por 10 anos. Os DIU hormonais têm a vantagem de atenuar as cólicas e o fluxo menstrual. O DIU de levonorgestrel, 52 mg, também foi aprovado pela FDA para tratamento (por até 5 anos) de sangramento menstrual intenso.

Os DIU são dispositivos altamente eficazes, com percentuais de falha semelhantes aos alcançados com a esterilização cirúrgica. Esses dispositivos podem ser usados por mulheres nulíparas e por adolescentes. Os DIU hormonais podem exercer efeito protetor contra infec**ções** do trato superior semelhante ao que ocorre com o uso dos anticoncepcionais orais.

A. Inserção

A inserção pode ser feita a qualquer momento durante o ciclo menstrual, se for possível excluir a possibilidade de gravidez. No momento da inserção, pode-se fazer uma triagem para gonorreia e clamídia, mas a inserção não deve ser adiada até a chegada dos resultados. Os DIU podem ser colocados com segurança nos períodos pós-parto e pós-aborto imediatos (i.e., dentro de 10 minutos). Os dois tipos de DIU (hormonal e com cobre) podem ser colocados após o parto vaginal ou antes da sutura do útero durante a cesariana. Também é aceitável a inserção do dispositivo no pós-parto tardio. O DIU poderá ser colocado imediatamente depois de um aborto, se não houver sepse, e se não for possível fazer o acompanhamento da inserção depois de transcorrido um mês; em caso contrário,

será aconselhável esperar por até 4 semanas após o aborto para a colocação do dispositivo. Um bloqueio paracervical e a administração de Aine como pré-medicação são duas medidas que podem ajudar, principalmente em pacientes nulíparas.

B. Contraindicações e complicações

As contraindicações ao uso de DIU são descritas na Tabela 20.4.

1. **Gravidez** – Não se deve inserir um DIU em um útero grávido. Se a gravidez ocorreu por falha do DIU, haverá maior probabilidade de um aborto espontâneo se o DIU for deixado *in situ* (50%) *versus* se for removido (25%). *Mulheres que usam DIU e engravidam devem remover o dispositivo se o fio estiver visível.* Se for desejável, o DIU poderá ser removido no momento do aborto. Se o fio não estiver visível e a paciente quiser dar continuidade à gravidez, deverá ser informada do maior risco de um aborto espontâneo, infecção, parto prematuro e descolamento da placenta. Também deve ser informada de que quaisquer sintomas semelhantes aos da gripe, como febre, mialgia, cefaleia ou náusea, justificam uma imediata atenção médica devido a possível aborto séptico.

   Considerando o maior risco de gravidez ectópica em pacientes que engravidam com um DIU *in situ*, os médicos devem procurar por massas anexiais no início da gravidez e, além disso, devem sempre avaliar a presença de produtos da concepção adequados após o aborto.

2. **Infecção pélvica** – O risco de infecção pélvica atribuível à colocação do DIU é baixo. O risco subsequente de infecção pélvica parece estar principalmente ligado ao risco de adquirir IST.

3. **Sangramento menstrual intenso ou dismenorreia grave** – O DIU de cobre pode causar períodos menstruais mais intensos, sangramento entre períodos e mais cólicas; por esses motivos geralmente esse dispositivo não é adequado para pacientes que já sofram desses problemas. Como alternativa, o DIU de levonorgestrel, 52 mg, está aprovado pela FDA para tratamento de sangramento menstrual intenso. A administração de um Aine também ajudará a diminuir o sangramento e a dor em usuárias de DIU.

4. **Expulsão completa ou parcial** – A expulsão espontânea do DIU ocorre em até 10% das mulheres durante o primeiro

TABELA 20.4 Contraindicações ao uso do DIU

Contraindicações absolutas
Gravidez
Doença inflamatória pélvica aguda ou subaguda, ou cervicite purulenta
Anormalidade anatômica uterina significativa
Sangramento uterino inexplicável
Doença de Wilson ou alergia ao cobre (DIU de cobre)
Câncer de mama (DIU hormonal)
Neoplasia trofoblástica cervical, endometrial ou gestacional
Contraindicações relativas
Doença hepática ativa (DIU hormonal)
Menorragia ou dismenorreia grave (DIU de cobre)

ano de uso. Qualquer tipo de DIU deverá ser removido se o corpo do dispositivo puder ser visto ou sentido no orifício cervical.

5. **Ausência dos fios do DIU** – Se o fio transcervical não puder ser visualizado, isso pode significar expulsão despercebida, perfuração do útero com migração abdominal do DIU ou simplesmente retração do fio para o interior do canal cervical ou do útero. Depois de descartada a possibilidade de gravidez, a localização poderá ser investigada com uma sonda estéril ou com um fórceps projetado para remoção do DIU. Se não for possível detectar, um ultrassom pélvico demonstrará se o DIU migrou para o interior do útero. Alternativamente, podem ser obtidas radiografias anteroposteriores e laterais da pelve, com o objetivo de avaliar a existência, ou não, de um DIU extrauterino. Se estiver localizado na cavidade abdominal, geralmente deverá ser removido por laparoscopia ou laparotomia.

Averbach SH et al. Expulsion of intrauterine devices after postpartum placement by timing of placement, delivery type, and intrauterine device type: a systematic review and meta-analysis. Am J Obstet Gynecol. 2020;223:177. [PMID: 32142826]

De Nadai MN et al. Intracervical block for levonorgestrel-releasing intrauterine system placement among nulligravid women: a randomized double-blind controlled trial. Am J Obstet Gynecol. 2020;222:245. [PMID: 31541635]

Mazza D et al. Increasing long-acting reversible contraceptives: the Australian Contraceptive ChOice pRoject (ACCORd) cluster randomized trial. Am J Obstet Gynecol. 2020;222:S921. [PMID: 31837291]

Teal S et al. Contraception selection, effectiveness, and adverse effects: a review. JAMA. 2021;326:2507. [PMID: 34962522]

Turok DK et al. Levonorgestrel vs. copper intrauterine devices for emergency contraception. N Engl J Med. 2021;384:335. [PMID: 33503342]

5. Diafragma e capuz cervical

O **diafragma** (**com gel contraceptivo**) é um método contraceptivo seguro e eficaz, com características que o tornam aceitável para algumas mulheres, mas não para outras. Quando corretamente posicionado, o diafragma fica repousando na vagina, anteriormente por trás do osso púbico e posteriormente no fórnice posterior. A falha típica de uso é de 17%. Esse método tem as vantagens de não causar efeitos colaterais sistêmicos e de oferecer uma proteção significativa contra infecções pélvicas e displasia cervical, além da gravidez. Mas o dispositivo tem desvantagens; p. ex., deve ser inserido perto do momento do coito e a pressão exercida por sua borda predispõe para cistite em algumas usuárias após a relação sexual.

O **capuz cervical** (**com gel contraceptivo**) é semelhante ao diafragma, mas esse dispositivo se ajusta confortavelmente apenas sobre o colo do útero. Em comparação com o diafragma, o capuz cervical oferece maior dificuldade de inserção e de remoção. As principais vantagens com seu uso são que o capuz pode ser usado por pacientes que não podem receber um diafragma em decorrência do relaxamento da parede vaginal

anterior, ou devido a infecções recorrentes da bexiga causadas pelo uso do diafragma. Por outro lado, as taxas típicas de falha de uso relatadas são de 14% em mulheres nulíparas e de 29% em mulheres que já tiveram filhos.

Por causa do pequeno risco de ocorrência da síndrome do choque tóxico, o capuz cervical ou o diafragma não devem permanecer na vagina por mais de 24 horas. O capuz cervical não deve ser usado durante a menstruação.

6. Espuma, creme, película, esponja, gel e supositório contraceptivos

Esses produtos podem ser adquiridos sem receita, são fáceis de usar e têm taxas típicas de falha de 10-22%. Todos contêm o espermicida nonoxinol-9, que também tem alguma atividade viricida e bactericida. Nos EUA, a FDA exige que os produtos contendo nonoxinol-9 incluam na embalagem um aviso de que *os produtos não protegem contra o HIV ou outras IST*; o uso desses produtos pode irritar a vagina e o reto e, além disso, pode aumentar o risco de contaminação pelo HIV de um parceiro infectado. Nos EUA, a FDA aprovou em 2020 um anticoncepcional vaginal sob demanda diferenciado – um gel regulador de pH vaginal contendo ácido láctico, ácido cítrico e bitartarato de potássio (nome comercial: **Phexxi**). O estudo clínico para comprovação estimou a ocorrência de 27,5 gestações por 100 mulheres-ano.

Phexxi – a nonhormonal contraceptive gel. Med Lett Drugs Ther. 2020;62:129. [PMID: 32970042]

7. Preservativos

O **preservativo masculino** de látex, poliuretano ou membrana animal (i.e., "camisinha") oferece proteção contra a gravidez – equivalente à de um diafragma e gel espermicida; os preservativos de látex e poliuretano (mas não de membrana animal) também oferecem proteção contra muitas IST, inclusive HIV. Quando um espermicida como a espuma vaginal é usado juntamente com o preservativo, a taxa de falha de uso perfeito é de aproximadamente 2% e a falha de uso típico, 13%. As desvantagens dos preservativos incluem a redução da sensibilidade e possível derramamento de sêmen através de rasgos ou de deslizamento do preservativo, ou ainda por vazamento com a detumescência do pênis. Os preservativos de látex não devem ser usados com lubrificantes oleosos, pois esses produtos podem degradar o preservativo, tornando-o menos eficaz.

Nos EUA, são comercializados dois **preservativos femininos**, um feito com poliuretano e o outro com nitrila sintética. As taxas de falha relatadas variam de 5-21%; e a eficácia é comparável à do diafragma. *Os preservativos femininos são o único método controlado por mulheres capaz de oferecer proteção significativa contra gravidez e IST.*

Beksinska M et al. Male and female condoms: their key role in pregnancy and STI/HIV prevention. Best Pract Res Clin Obstet Gynaecol. 2020;66:55. [PMID: 32007451]

8. Contracepção com base na conscientização dos períodos férteis

Esses métodos são mais eficazes quando o casal restringe a relação sexual à fase pós-ovulatória do ciclo, ou utiliza um método de barreira em outros momentos. Casais bem-informados e motivados podem alcançar baixos percentuais de gravidez com o uso de métodos de conscientização da fertilidade. São exemplos de alguns desses métodos o monitoramento de alterações do muco cervical, flutuações da temperatura corporal basal e cálculos do ciclo menstrual. Mas ainda estão para ser publicados estudos comparativos de eficácia desses métodos *versus* outros métodos contraceptivos.

9. Contracepção de emergência

A contracepção de emergência pode diminuir o risco de gravidez após uma relação sexual, mas antes do estabelecimento da gravidez. Esses métodos devem ser iniciados com a maior rapidez possível e dentro de 120 horas após o coito desprotegido: (1) levonorgestrel, 1,5 mg VO em dose única (comercializado nos EUA pré-embalado como "*Plan B*" e disponível sem receita para pessoas com ≥ 17 anos), tem uma taxa de falha de 1-3% quando tomado dentro de 72 horas. *Plan B* permanece eficaz por até 120 horas após a relação sexual, embora menos eficaz em comparação com seu uso mais precoce; (2) se não for possível usar o regime de levonorgestrel, pode-se recorrer a um anticoncepcional oral combinado contendo etinilestradiol e levonorgestrel, 1,5 mg 2x/dia em 12 horas. Se forem administrados dentro de 72 horas, a taxa de falha desses regimes é de aproximadamente 3%, mas, em geral, haverá necessidade do uso de medicamentos antieméticos; (3) acetato de ulipristal, um modulador seletivo do receptor de progesterona, 30 mg VO em dose única, demonstrou ter maior eficácia *versus* levonorgestrel, sobretudo quando usado entre 72-120 horas, e particularmente para pacientes com sobrepeso ou obesidade. As pacientes devem esperar 5 dias após terem tomado ulipristal para dar início ou reiniciar um método anticoncepcional hormonal; (4) a colocação de um DIU de cobre ou de levonorgestrel 52 mg dentro de 5 dias após o episódio de coito desprotegido na metade do ciclo também evitará a gravidez. O uso do DIU de cobre para contracepção de emergência é considerado o método mais eficaz disponível, com taxas de gravidez no primeiro ciclo de 0,1%. *Todas as vítimas de violência sexual devem receber contracepção de emergência.*

Salcedo J et al. Society of Family Planning Clinical Recommendation: emergency contraception. Contraception. 2023;121:109958. [PMID: 36693445]
Turok DK et al. Levonorgestrel vs. copper intrauterine devices for emergency contraception. N Engl J Med. 2021;384:335. [PMID: 33503342]

10. Contracepção permanente

Nos EUA, a contracepção permanente é o método em uso mais comum para controle de natalidade por casais que não querem mais filhos. Embora seja reversível em alguns casos, a cirurgia de reversão para mulheres e homens é dispendiosa, complicada e nem sempre bem-sucedida. Portanto, as pacientes devem ser cuidadosamente aconselhadas acerca do procedimento.

Os **procedimentos de contracepção permanente** na mulher são: eletrocoagulação bipolar laparoscópica, salpingectomia, aplicação de anel plástico nas trompas uterinas, ou minilaparotomia com ressecção tubária. A salpingectomia pode ser o método preferível, graças ao benefício extra da redução do risco de ocorrência de câncer de ovário. As vantagens da laparoscopia são: dor pós-operatória mínima, incisões pequenas e rápida recuperação. A vantagem da minilaparotomia é que o procedimento pode ser realizado com os instrumentos cirúrgicos de rotina, sob anestesia local ou geral. No entanto, essa técnica resulta em mais dor pós-operatória, com período de recuperação mais longo. A taxa cumulativa de falha em 10 anos para todos os métodos combinados é de 1,85%, variando desde 0,75 para a salpingectomia parcial pós-parto e para a eletrocoagulação unipolar laparoscópica, até 3,65% para clipes de mola; esse tópico deve ser discutido com as pacientes no pré-operatório. Alguns estudos observaram aumento no risco de irregularidades menstruais, como complicação de longo prazo da laqueadura, mas os achados em diferentes estudos foram inconsistentes.

A **contracepção permanente no homem por vasectomia** é um procedimento seguro e simples, em que o ducto deferente é seccionado e ocluído por meio de uma incisão escrotal, com o paciente sob anestesia local. Estudos com acompanhamentos de longa duração em pacientes vasectomizados não demonstram risco excessivo de DCV.

Quando encaminhar

Os pacientes devem ser encaminhados para médicos experientes para colocação subdérmica de etonogestrel (Nexplanon), DIU, oclusão ou ligadura tubária, ou vasectomia.

Fang NZ et al. Female permanent contraception trends and updates. Am J Obstet Gynecol. 2022;226:773. [PMID: 34973178]
Velez D et al. Vasectomy: a guidelines-based approach to male surgical contraception. Fertil Steril. 2021;115:1365. [PMID: 33879342]

11. Aborto

Depois da legalização do aborto nos EUA em 1973, por decisão da Suprema Corte do país (*Roe v. Wade*), houve uma queda acentuada na taxa de mortalidade materna relacionada a essa prática, porque os abortos ilegais e autoinduzidos foram substituídos por procedimentos mais seguros. Os abortos no primeiro trimestre da gravidez são realizados por aspiração a vácuo sob anestesia local, ou com regimes clínicos. No segundo trimestre, geralmente usa-se dilatação e evacuação, uma variante da aspiração a vácuo. Depois da 18ª semana, ocasionalmente são empregadas técnicas que utilizam instilação intra-amniótica de solução salina hipertônica ou regimes variados de prostaglandina, com dilatadores clínicos ou osmóticos. Vários regimes para aborto farmacológico com uso de mifepristona e várias doses de misoprostol foram descritos como eficazes em grávidas no segundo trimestre. No geral, o aborto praticado legalmente nos EUA tem uma taxa de mortalidade inferior a 1:100.000. As taxas de morbidade e mortalidade aumentam com a duração da gestação. Nesse país, mais de 60% dos abortos são realizados antes da 9ª semana de gestação, e mais de 90% são realizados antes da 13ª semana; apenas 0,9% são realizados depois de 20 semanas. Se a paciente optar pelo aborto, o médico deverá se esforçar ao máximo para incentivar a paciente a buscar um procedimento precoce. Em 2022, a decisão *Dobbs v. Jackson Women's Health Organization* anulou a decisão da Suprema Corte dos EUA de 1973, tendo decidido que a Constituição norte-americana não confere o direito ao aborto. Isso fez com que a legalidade, ou não, do aborto fosse estabelecida em nível estadual. Como resultado, diversos estados promulgaram proibições ao aborto, enquanto outros bloquearam tais proibições. *É crucial que os médicos estejam cientes das leis sobre a disponibilidade do aborto na jurisdição de sua prática.*

As complicações que podem resultar de um aborto são a retenção de produtos da concepção (frequentemente associados a infecção e sangramento intenso), perfuração uterina, e gravidez ectópica não identificada. A análise imediata do tecido removido em busca de produtos da concepção pode excluir ou corroborar um diagnóstico de gravidez ectópica. Mulheres que se apresentam com febre, sangramento ou dor abdominal após o aborto devem ser examinadas; frequentemente haverá necessidade de antibioticoterapia de amplo espectro e de reaspiração uterina. Se a endometrite pós-aborto tiver que ser tratada com antibióticos IV, será aconselhável a hospitalização. Em casos de autoaborto, talvez haja necessidade de um atendimento de emergência para hemorragia, choque séptico ou perfuração uterina.

É recomendável o uso profilático de antibióticos antes da realização do aborto cirúrgico; p. ex., pode-se administrar uma dose única de doxiciclina 200 mg 1 hora antes do procedimento. Depois da realização do aborto, todas as mulheres Rh-negativas deverão receber imunoglobulina Rh. A contracepção deve ser discutida exaustivamente com a paciente, inclusive a opção de colocação de DIU imediatamente depois do aborto.

Nos EUA, mifepristona (RU 486) foi aprovada pela FDA como agente abortivo oral na dose de 200 mg VO no 1º dia, seguida (24-48 horas depois) por misoprostol 800 mcg por via oral. O regime recomendado pela OMS consiste na administração de mifepristona VO, seguida por misoprostol por via vaginal, sublingual ou oral. Essas combinações alcançam 93% de sucesso na interrupção de gestações com até 70 dias, sendo poucas as complicações. Foi determinado um risco de 5-10% de aborto incompleto que deve ser resolvido por curetagem e um risco cerca de 1% de necessidade de intervenção para sangramento excessivo. No geral, o risco de uma infecção uterina é menor em mulheres com aborto farmacológico *versus* aborto cirúrgico.

Roth LM et al. Undue burdens: state abortion laws in the United States, 1994-2022. J Health Polit Policy Law. 2023;48:511. [PMID: 36693181]

Schmidt-Hansen M et al. Follow-up strategies to confirm the success of medical abortion of pregnancies up to 10 weeks' gestation: a systematic review with meta-analyses. Am J Obstet Gynecol. 2020;222:551. [PMID: 31715147]

Stein RA et al. The far-reaching impact of abortion bans: reproductive care and beyond. Eur J Contracept Reprod Health Care. 2023;28:23. [PMID: 36369860]

Disfunção sexual feminina
Considerações gerais

A disfunção sexual feminina é um problema comum, sendo definida como causadora de sofrimento pessoal em um ou mais dos seguintes domínios: desejo, excitação, orgasmo ou dor. Dependendo das perguntas feitas pelo médico, pesquisas revelaram que entre 35-98% das mulheres relatam preocupações sexuais. O médico deve fazer perguntas relacionadas ao funcionamento sexual, como parte da história clínica de rotina. Três perguntas úteis para a abordagem desse tópico são *Atualmente está envolvida em um relacionamento sexual?*, *Com homens, mulheres ou ambos?*, e *Tem alguma preocupação sexual ou sente alguma dor com a prática do sexo?* Se a paciente não estiver envolvida em um relacionamento sexual, ela deverá ser questionada sobre a existência de alguma preocupação que esteja contribuindo para o problema de comportamento sexual. Se a entrevista resultou em caso de disfunção sexual, também deverá ser levantada uma história completa dos fatores que possam afetar a função sexual. Esses fatores podem ser: história reprodutiva (inclusive gestações e o modo de realização do parto), além de história de infertilidade, IST, estupro ou violência sexual, distúrbios ginecológicos ou urológicos, anormalidades endócrinas (p. ex., diabetes *mellitus* ou doença da tireoide), problemas neurológicos, DCV, doença psiquiátrica e terapias farmacológicas, e o uso de medicamentos de venda livre, ilícitos e não prescritos. Por último, o médico deverá obter uma história detalhada da disfunção sexual específica, e o exame ginecológico deverá se concentrar em achados que possam contribuir para as queixas sexuais.

Etiologia
A. Distúrbios do desejo sexual

Nas mulheres, o desejo sexual é um fenômeno complexo e pouco compreendido. A emoção é um fator-chave. Conflitos de relacionamento, medo ou ansiedade relacionados a encontros sexuais prévios, ou história de abuso ou violência sexual podem contribuir para a falta de desejo. Fatores físicos, como doenças crônicas, fadiga, depressão e distúrbios clínicos específicos (p. ex., diabetes *mellitus*, doença da tireoide ou insuficiência adrenal) também podem contribuir para o problema. A menopausa e as atitudes em relação ao processo de envelhecimento podem desempenhar um papel no problema. Além disso, o desejo sexual pode ser influenciado por outras disfunções sexuais, como distúrbios de excitação, dispareunia ou anorgasmia.

B. Transtornos de excitação sexual

Os transtornos de excitação sexual podem ser subjetivos e objetivos. Normalmente, a estimulação sexual leva à vasocongestão e à lubrificação genital. Algumas pacientes podem exibir resposta fisiológica aos estímulos sexuais, mas é possível que não se sintam excitadas subjetivamente em função de fatores como distrações, expectativas negativas, ansiedade, fadiga, depressão ou uso de certos medicamentos, p. ex., inibidores seletivos da recaptação de serotonina (ISRS) ou anticoncepcionais orais. Mulheres com atrofia vaginal podem não responder subjetiva e fisiologicamente aos estímulos sexuais.

C. Transtornos orgásmicos

Apesar da excitação subjetiva e fisiológica, as pacientes podem vivenciar um atraso acentuado no orgasmo, uma sensação diminuída de orgasmo, ou anorgasmia. A etiologia dos transtornos orgásmicos é complexa e caracteristicamente multifatorial, mas em geral a causa **é** passível de tratamento.

D. Transtorno de dor sexual

A **disfunção de dor genital feminina** envolve problema persistentes ou recorrentes, como (1) dor na penetração vaginal; (2) dor vulvovaginal ou pélvica durante o contato genital; (3) medo ou ansiedade acentuada **à** dor vulvovaginal ou pélvica antes, durante, ou depois do contato genital; ou (4) hipertonicidade acentuada ou hiperatividade dos músculos do assoalho pélvico, com ou sem contato genital (i.e., vaginismo). Há outras causas clínicas de dor sexual, p. ex., vulvovaginite; doença vulvar, inclusive líquen plano, líquen escleroso e líquen simples crônico; doença pélvica, p. ex., endometriose ou DIP crônica; ou atrofia vaginal.

> Female Sexual Dysfunction: ACOG Practice Bulletin Summary, NUMBER 213. Obstet Gynecol. 2019;134:203. [PMID: 31241595]

Tratamento

A. Transtornos do desejo sexual

Na ausência de distúrbios clínicos específicos, distúrbios de excitação ou do orgasmo, ou de dispareunia, a terapia deve se concentrar no aspecto psicológico. Nesse cenário, podem ser importantes a terapia cognitivo-comportamental, a terapia sexual e a terapia para casais. A FDA aprovou dois agentes farmacológicos, bremelanotida e flibanserina, para tratamento do **desejo sexual hipoativo** em mulheres na pré-menopausa. Bremelanotida (Vyleesi), um agonista do receptor de melanocortina, deve ser administrada na dose de 1,75 mg SC pelo menos 45 minutos antes da atividade sexual. Flibanserina (Addyi), um agonista/antagonista do receptor de serotonina de ação central, é uma pílula que deve ser tomada diariamente; contudo, para que seja eficaz, o agente deve ser usado a longo prazo. Por outro lado, há riscos significativos com seu uso; nos EUA, esses riscos exigem certificações específicas dos médicos responsáveis e das farmácias para sua disponibilização. Embora esse medicamento permaneça comercializado, apenas raramente é prescrito. Também foi relatado sucesso com o uso de bupropiona e testosterona com estrogênio, embora sem a aprovação da FDA.

B. Transtornos de excitação sexual

Assim como os transtornos de desejo sexual, os transtornos de excitação podem responder à terapia psicológica. Aparentemente, os inibidores da fosfodiesterase de uso em homens não beneficiam a maioria das mulheres com transtornos de excitação sexual. Contudo, há evidências que sugerem um papel para a sildenafila em mulheres com disfunção sexual causada por esclerose múltipla, diabetes *mellitus* tipo 1 e lesão da medula espinhal, bem como um papel para medicamentos antidepressivos, no caso de insucesso com outras abordagens.

C. Distúrbios orgásmicos

Muitas mulheres podem ser adequadamente tratadas por aconselhamento ou por terapia sexual. Vibradores e um dispositivo a vácuo aprovado pela FDA (sistema de terapia Eros) aumentam o fluxo sanguíneo para o clitóris e podem melhorar a probabilidade de orgasmo.

D. Distúrbios da dor sexual

Os distúrbios dolorosos específicos, como endometriose, vulvovaginite, dermatoses vulvares ou atrofia vaginal, devem ser tratados conforme descrição em outras seções deste capítulo.

A disfunção da dor genital feminina pode ser tratada inicialmente com aconselhamento sexual, orientações sobre anatomia e função sexual e com fisioterapia do assoalho pélvico por um profissional especializado.

Considerando que a causa da **vulvodinia** (definida como dor vulvar persistente por mais de três meses, sem etiologia clara) é desconhecida, o tratamento desse distúrbio é uma tarefa difícil. Foram poucas as abordagens terapêuticas avaliadas por estudos metodologicamente rigorosos. Já foram tentados diversos agentes tópicos, embora apenas alguns (p. ex., creme de estrogênio e uma mistura composta de amitriptilina tópica a 2% e baclofeno a 2% em uma base lavável com água) tenham demonstrado utilidade para melhorar a vulvodínia. Alguns medicamentos orais também podem ajudar, como a amitriptilina em doses gradualmente crescentes de 10 mg/dia até 75-100 mg/dia; gabapentina, começando com 300 mg 3x/dia e aumentando para 1.200 mg 3x/dia; e vários ISRS. Também se revelaram estratégias úteis o *biofeedback* e a fisioterapia conduzida por um terapeuta experiente no tratamento da dor vulvar. A cirurgia – geralmente consistindo em vestibulectomia – tem dado resultados satisfatórios em mulheres com dispareunia introital.

Quando encaminhar

- Nos casos de persistência dos sintomas ou das preocupações, apesar do tratamento de primeira linha.
- Em busca de experiência em procedimentos cirúrgicos.

Nappi RE et al. Medical treatment of female sexual dysfunction. Urol Clin North Am. 2022;49:299. [PMID: 35428435]

Wheeler LJ et al. Female sexual dysfunction: pharmacologic and therapeutic interventions. Obstet Gynecol. 2020;136:174. [PMID: 32541291]

Violência sexual

FUNDAMENTOS DO DIAGNÓSTICO

- Nos EUA, a definição legal de estupro varia de acordo com o estado e com a localização geográfica. O CDC usa o termo "violência sexual", que adotaremos nesta discussão. A violência sexual pode ser cometida por um estranho; contudo, mais comumente o agressor é um conhecido da vítima, inclusive um parceiro ou cônjuge atual ou anterior (i.e., uma forma de violência de parceiro íntimo).
- Todas as vítimas de violência sexual devem receber contracepção de emergência.
- O enorme número de mulheres afetadas, os enormes custos da assistência médica e a necessidade de uma abordagem multidisciplinar fazem com que a violência seja uma questão importante para a assistência médica.
- Ao avaliar possíveis vítimas de violência sexual é essencial que os médicos tenham conhecimento das leis estaduais e dos requisitos para coleta de evidências (nos EUA).

Considerações gerais

Nos EUA, os tipos de violência sexual, inclusive estupro e agressão sexual, são legalmente definidos de diferentes maneiras, dependendo da jurisdição. Os médicos e o pessoal do pronto-socorro que lidam com vítimas de violência sexual devem estar familiarizados com as leis locais pertinentes à agressão sexual. Do ponto de vista clínico e psicológico, é essencial que os profissionais que tratam vítimas de violência sexual *reconheçam a natureza não consensual e violenta do crime*. Cerca de 95% das pessoas que fazem denúncia de violência sexual são mulheres. A cada ano, nos EUA, 4,8 milhões de incidentes de agressão física ou sexual são relatados por mulheres. A penetração pode ser vaginal, anal ou oral e pode ter sido feita pelo pênis, mão ou objeto estranho. O agressor pode ser desconhecido da vítima ou, mais frequentemente, pode ser um conhecido ou até mesmo o cônjuge.

Os prestadores de cuidados de saúde podem ter um impacto significativo no aumento do número de denúncias de violência sexual e na identificação de recursos para as vítimas. O International Rescue Committee criou uma **ferramenta de treinamento multimídia** para incentivar o atendimento clínico competente, compassivo e confidencial para sobreviventes de violência sexual em ambientes de poucos recursos. Esse treinamento incentiva os prestadores a oferecer atendimento nas áreas de gravidez e de prevenção de IST, bem como prestar assistência para traumas psicológicos.

Tendo em vista que a violência sexual é uma crise pessoal, cada paciente reagirá de forma diferente, mas transtornos de ansiedade e transtorno de estresse pós-traumático (TEPT) são sequelas comuns. A **síndrome do trauma de estupro** compreende duas fases principais: (1) fase imediata ou aguda – tremores, choro convulso e agitação e inquietude, que podem se prolongar desde alguns dias até algumas semanas. A paciente pode sentir raiva, culpa ou vergonha, ou pode reprimir essas emoções. As reações variam, dependendo da personalidade da vítima e das circunstâncias do ataque; (2) fase tardia ou crônica – problemas relacionados ao ataque podem emergir semanas ou até meses depois. Sobreviventes de violência sexual se encontram em maior risco de sofrer vários efeitos adversos psicológicos e comportamentais, como TEPT, distúrbios do sono, ansiedade, depressão, tentativas de suicídio e uso indevido de medicamentos.

Os médicos e o pessoal do pronto-socorro que lidam com vítimas de violência sexual devem trabalhar em cooperação com centros comunitários para crise de estupro ou com outras instituições prestadoras de apoio psicológico e aconselhamento contínuos.

Exame

O médico de primeiro atendimento à suposta vítima de violência sexual deve ser empático e estar preparado com materiais apropriados para coleta de evidências e para o tratamento. Um recurso importante para os profissionais que cuidam dessas pacientes é a obtenção de informações e de treinamento padronizados, como o programa criado pelo International Rescue Committee. Muitos prontos-socorros contém um protocolo para vítimas de violência sexual, além de pessoal treinado para entrevistar e examinar vítimas.

Tratamento

1. Analgésicos ou sedativos, se houver indicação. Administrar toxoide tetânico se a vítima apresentar lacerações profundas contendo partículas de solo ou sujeira.
2. Ceftriaxona, 500 mg IM, com doxiciclina, 100 mg VO 2x/dia durante 7 dias, como prevenção contra gonorreia e clamídia. Além disso, deve ser prescrito também metronidazol 500 mg 2x/dia durante 7 dias para tratamento de tricomoníase. A sífilis incubada provavelmente será prevenida por essa medicação, mas deve-se repetir o teste para sífilis 6 semanas após a agressão.
3. Evitar a gravidez com uso de um dos métodos discutidos em Contracepção de emergência.
4. Vacinar contra hepatite B.
5. Oferecer profilaxia para HIV (ver Cap. 33).
6. Tendo em vista que mulheres abusadas sexualmente correm maior risco de sofrer sequelas psicológicas em longo prazo (p. ex., TEPT e transtornos de ansiedade), é essencial que a paciente, sua família e amigos tenham acesso a aconselhamento e apoio psicológico contínuos.

Quando encaminhar

Todas as mulheres que buscam atendimento para abuso sexual devem ser encaminhadas a uma unidade com experiência no tratamento dessa população e esteja qualificada para realizar exames forenses especializados, caso seja solicitado.

Barbara G et al. Sexual violence in adult women and adolescents. Minerva Obstet Gynecol. 2022;74:261. [PMID: 35147019]
Farahi N et al. Sexual assault of women. Am Fam Physician. 2021;103:168. [PMID: 33507052]
Workowski KA et al. Sexually transmitted infections treatment guidelines, 2021. MMWR Recomm Rep. 2021;70:1. [PMID: 34292926]
Yemane REH et al. Sexual assault/domestic violence. Obstet Gynecol Clin North Am. 2022;49:581. [PMID: 36122986]

Cistos e abscessos do ducto de Bartholin

As glândulas de Bartholin (glândulas vestibulares maiores) têm localização bilateral, nas posições de 4 e 8 horas no vestíbulo vulvar. Essas glândulas fornecem lubrificação à vagina por meio de um ducto de 2,5 cm de comprimento. A obstrução do ducto de Bartholin pode causar dor, edema e formação de cistos e abscessos (Fig. 20.1).

As secreções ou a drenagem purulenta da glândula devem ser testadas para *Neisseria gonorrhoeae*, *Chlamydia trachomatis* e para outros patógenos, devendo ser adequadamente tratadas (ver Cap. 35); nesse cenário, poderão ajudar banhos de assento mornos frequentes. Os abscessos ou cistos sintomáticos devem ser tratados por incisão e drenagem, com empenho extra para a manutenção do trato de drenagem aberto (p. ex., cateter de Word ou marsupialização). Deve-se considerar o uso de marsupialização, como uma forma de evitar recorrências. Não há necessidade do uso de antibióticos, a menos que a paciente se apresente com celulite. Em mulheres com < 40 anos, cistos assintomáticos dispensam tratamento; em mulheres com > 40 anos, deve-se considerar uma biópsia ou a remoção da lesão, para que seja descartada a possibilidade de carcinoma vulvar.

Quando encaminhar

Nos casos com indicação de tratamento cirúrgico (i.e., marsupialização).

Long N et al. Bartholin gland abscess diagnosis and office management. Prim Care. 2021;48:569. [PMID: 34752270]

Vaginite

FUNDAMENTOS DO DIAGNÓSTICO

- Irritação vaginal.
- Prurido.
- Corrimento anormal ou malcheiroso.

Considerações gerais

Inflamação e infecção da vagina são queixas ginecológicas comuns, resultantes de uma variedade de patógenos, reações alérgicas a produtos vaginais, atrofia vaginal, ou atrito durante o coito. Normalmente, a vagina tem pH ≤ 4,5, e *Lactobacillus*

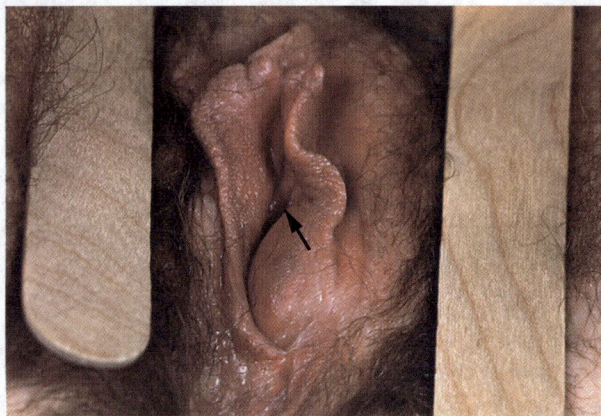

FIGURA 20.1 Cisto (abscesso) de Bartholin. A glândula de Bartholin se localiza nos dois terços inferiores do introito. De Susan Lindsley, Public Health Image Library, CDC.

é o microrganismo predominante. Secreções normais que ocorrem durante o ciclo menstrual, ou durante a gravidez, podem ser confundidas com vaginite.

Achados clínicos

Quando a paciente relata irritação vaginal, dor, prurido ou corrimento incomum ou malcheiroso, o médico deverá obter informações sobre o início, a localização, a duração e a caracterização dos sintomas, inclusive fatores deflagradores e fatores de alívio. A história ainda deve incluir a data da última menstruação (DUM); atividade sexual recente; uso de anticoncepcionais, absorventes internos ou duchas; e mudanças recentes de medicamentos ou uso de antibióticos. No exame físico, deve haver inspeção cuidadosa da vulva e exame especular da vagina e do colo do útero. Pode ser obtida uma amostra vaginal, cervical ou de urina para detecção de gonococos e clamídia, se houver indicação clínica. Também deve ser avaliada a presença de levedura, vaginose bacteriana e *Trichomonas*. O pH vaginal deve ser testado; com frequência estará acima de 4,5 em mulheres com infecções causadas por tricomonas e por vaginose bacteriana. Em seguida, deve-se fazer um exame bimanual em busca de evidências de infecção pélvica, ou seja, mobilidade cervical e sensibilidade uterina ou anexial. *Há disponibilidade de testes no local de atendimento para todos os três principais microrganismos causadores de vaginite; tais testes podem ser usados se não houver condições para exames microscópicos; ou para confirmação da microscopia.*

A. Candidíase vulvovaginal

Gravidez, diabetes *mellitus* e uso de antibióticos de amplo espectro ou corticosteroides predispõem as pacientes a infecções por *Candida*. Calor, umidade e roupas oclusivas também aumentam o risco. Prurido, eritema vulvovaginal e secreção branca semelhante a coalhada que não é malcheirosa são encontrados (Fig. 20.2). O exame microscópico com hidróxido de potássio a 10% revela hifas e esporos. Um *swab* para culturas ou para teste de PCR pode ser realizado se houver suspeita de Candida, mas não identificada no exame inicial.

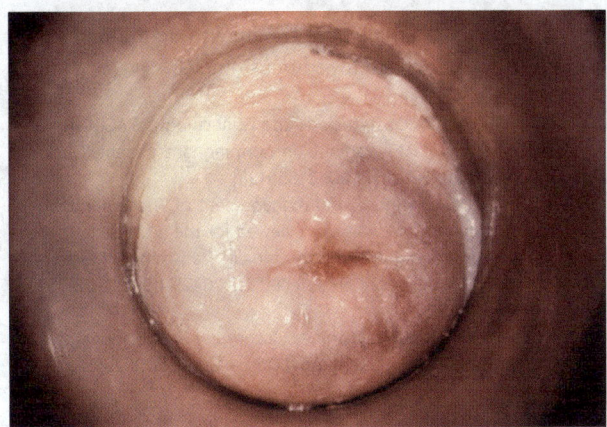

FIGURA 20.2 Candidíase cervical.
De Public Health Image Library, CDC.

B. Vaginite por Trichomonas vaginalis

Esse protozoário flagelado sexualmente transmissível infecta a vagina, os ductos de Skene e o trato urinário inferior em mulheres e o trato geniturinário inferior em homens. São observados prurido e uma secreção espumosa, amarelo-esverdeada e malcheirosa, juntamente com eritema vaginal difuso e lesões maculares vermelhas no colo do útero em casos graves ("**colo uterino em morango**", Fig. 20.3). O diagnóstico é confirmado

pela visualização microscópica de microrganismos móveis contendo flagelos em uma lâmina com solução salina (exame a fresco); contudo, esses microrganismos são identificados em apenas 60-70% dos casos. Os testes de amplificação de ácido nucleico têm grande sensibilidade e especificidade para identificação de *T. vaginalis*. Estão disponíveis no comércio outros testes mais sensíveis para diagnóstico rápido (p. ex., Affirm VP III e Osom *Trichomonas* Rapid Test), em comparação ao exame a fresco.

C. Vaginose bacteriana

A vaginose bacteriana é uma doença polimicrobiana, não considerada uma IST, embora a atividade sexual seja um fator de risco. Frequentemente, um crescimento excessivo de *Gardnerella* e de outros microrganismos anaeróbios está associado a aumento de secreção malcheirosa, sem presença óbvia de vulvite ou vaginite. A secreção tem coloração acinzentada e às vezes aspecto espumoso, com pH = 5,0-5,5. Poderá ser percebido odor semelhante ao das aminas ("cheiro de peixe") se uma gota de secreção for alcalinizada com hidróxido de potássio a 10% (***whiff test***). No exame a fresco com solução salina, as células epiteliais estão cobertas por bactérias a tal ponto que as bordas das células ficam obscurecidas (*clue cells*, Fig. 20.4). Geralmente, as culturas vaginais não ajudam no diagnóstico; mas pode-se recorrer a um teste molecular.

Tratamento
A. Candidíase vulvovaginal

Estão disponíveis diversos regimes tópicos e orais para tratamento da candidíase vulvovaginal. Normalmente, mulheres com candidíase vulvovaginal não complicada respondem a um regime de 1-3 dias de um antifúngico azol tópico, ou a uma dose única de fluconazol 150 mg VO. Por outro lado, mulheres com

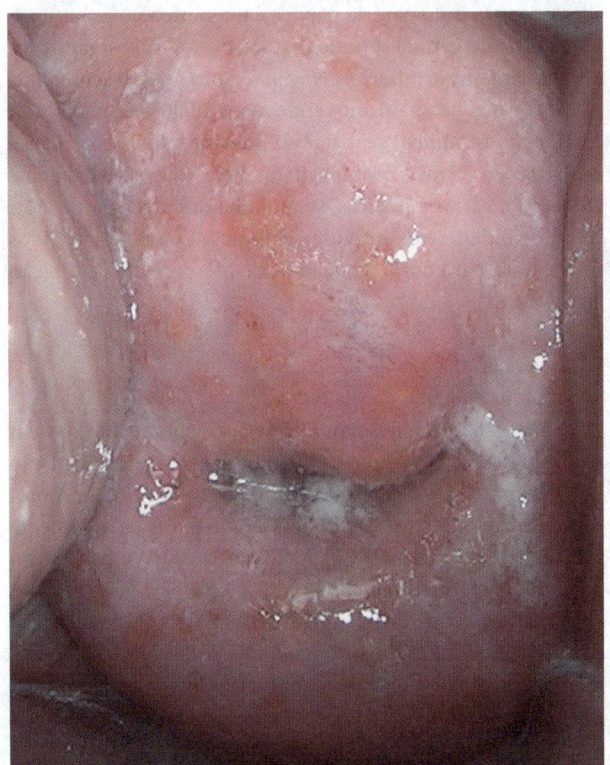

FIGURA 20.3 Colo do útero "em morango" na infecção por *Trichomonas vaginalis*, apresentando inflamação e hemorragias pontilhadas.
Reproduzida de Richard P. Usatine, MD, em Usatine RP, Smith MA, Mayeaux EJ Jr, Chumley H, Tysinger J. The Color Atlas of Family Medicine. McGraw-Hill, 2009.

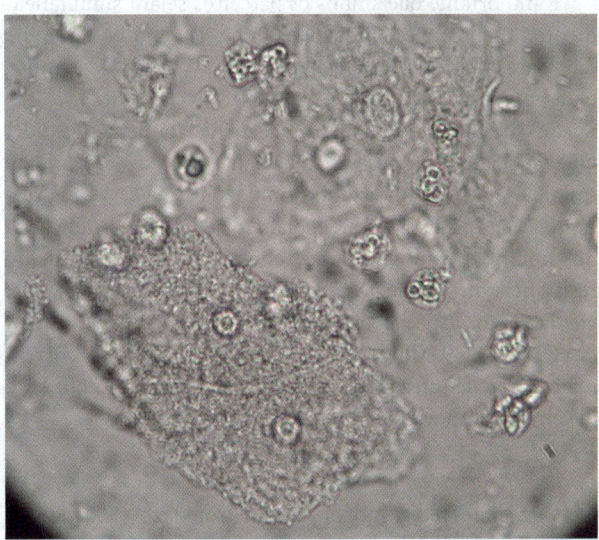

FIGURA 20.4 *Clue cells* observadas em caso de vaginose bacteriana por *Gardnerella vaginalis*.
Reproduzida de Richard P. Usatine, MD, em Usatine RP, Smith MA, Mayeaux EJ Jr, Chumley H, Tysinger J. The Color Atlas of Family Medicine. McGraw-Hill, 2009.

infecção complicada (com ≥ 3 episódios em 1 ano [**candidíase vulvovaginal recorrente**], apresentando sinais e sintomas graves, espécies diferentes de *C. albicans*, diabetes *mellitus* não controlado, infecção por HIV, tratamento com corticosteroides, ou gravidez) podem ser tratadas com três doses consecutivas de fluconazol VO (cada dose com 3 dias de intervalo). Em infecções recorrentes por microrganismo diferente de *C. albicans*, um tratamento bem-sucedido em cerca de 70% dos casos consiste na aplicação intravaginal de uma cápsula de gelatina contendo ácido bórico, 600 mg 1x/dia durante 2-3 semanas. No caso de recorrência, fica indicado o encaminhamento da paciente ao ginecologista ou ao infectologista.

1. **Regimes com dose única** – Miconazol tópico (supositório vaginal de 1.200 mg), tioconazol (creme a 6,5%, aplicação intravaginal de 5 g); ou butoconazol de liberação sustentada (creme a 2%, aplicação intravaginal de 5 g); ou fluconazol VO (comprimido de 150 mg).

2. **Regimes de três dias** – Clotrimazol (creme a 2%, aplicação intravaginal de 5 g 1x/dia); terconazol (creme a 0,8%, aplicação intravaginal de 5 g; ou supositório vaginal contendo 80 mg 1x/dia); ou miconazol (creme a 4%, aplicação intravaginal de 5 g ou supositório vaginal contendo 200 mg 1x/dia).

3. **Regimes de sete dias** – Todos administrados 1x/dia: clotrimazol (creme a 1%); miconazol (creme a 2%, aplicação intravaginal de 5 g, ou supositório vaginal contendo 100 mg); ou terconazol (creme a 0,4%, aplicação intravaginal de 5 g).

4. **Candidíase vulvovaginal recorrente (terapia de manutenção)** – Após o tratamento de indução com 3 doses de fluconazol VO a cada 72 horas, a paciente poderá ser medicada com fluconazol 150 mg 1x/semana durante 6 meses como terapia de manutenção.

B. Vaginite por Trichomonas vaginalis

É importante que ambos os parceiros sejam simultaneamente tratados: metronidazol, 500 mg VO 2x/dia durante 7 dias para mulheres; e metronidazol, 2 g VO em dose única para homens.

Se o tratamento com metronidazol não for bem-sucedido, na ausência de reexposição, a paciente deve ser novamente tratada com metronidazol ou tinidazol, 2 g VO 1x/dia durante 7 dias. Se essa estratégia não for eficaz na erradicação dos microrganismos, pode-se solicitar um *kit* para teste de resistência medicamentosa ao CDC no *site* https://www.cdc.gov/laboratory/specimensubmission/detail.html?CDCTestCode=CDC-10239. Mulheres infectadas com *T. vaginalis* correm maior risco de infecção simultânea com outras IST; por isso, devem passar por testes abrangentes.

C. Vaginose bacteriana

Os regimes recomendados são: metronidazol (500 mg VO, 2x/dia durante 7 dias), creme vaginal de clindamicina (a 2%, 5 g, 1x/dia durante 7 dias) ou gel de metronidazol (0,75%, 5 g, 2x/dia durante 5 dias). O National STD Curriculum oferece um módulo de treinamento útil para que os médicos revisem

as recomendações atuais para tratamento de mulheres com vaginite (https://www.std.uw.edu/custom/self-study/vaginitis).

American College of Obstetricians and Gynecologists. ACOG Practice Bulletin No. 215: vaginitis in nonpregnant patient. Obstet Gynecol. 2020;135:e1. [PMID: 31856123]

Kissinger PJ et al. Diagnosis and management of *Trichomonas vaginalis*: summary of evidence reviewed for the 2021 Centers for Disease Control and Prevention Sexually Transmitted Infections Treatment Guidelines. Clin Infect Dis. 2022;74(Suppl 2):S152. [PMID: 35416973]

Neal CM et al. Noncandidal vaginitis: a comprehensive approach to diagnosis and management. Am J Obstet Gynecol. 2020;222:114. [PMID: 31513780]

Doença inflamatória pélvica (salpingite, endometrite)

FUNDAMENTOS DO DIAGNÓSTICO

- Dor em região hipogástrica ou dor pélvica.
- Dor à palpação uterina, anexial ou à mobilização cervical.
- Ausência de um diagnóstico alternativo que explique os sintomas.

Considerações gerais

A doença inflamatória pélvica é uma infecção polimicrobiana do trato genital superior associada aos microrganismos sexualmente transmissíveis *N. gonorrhoeae* e *C. trachomatis*, e também a microrganismos endógenos, inclusive anaeróbios, *Haemophilus influenzae*, bacilos Gram-negativos entéricos e estreptococos. É mais comum em mulheres jovens sexualmente ativas com vários parceiros, sendo uma das principais causas de infertilidade e de gravidez ectópica. O uso de métodos de barreira para contracepção pode oferecer uma proteção significativa.

Achados clínicos
A. Sintomas e sinais

Em geral, pacientes com DIP se apresentam com dor em região hipogástrica. Também podem se queixar de sangramento uterino anormal (SUA) e corrimento vaginal anormal. A presença de características sistêmicas, como febre, normalmente indica doença mais grave, inclusive abscesso pélvico. Dor no quadrante superior direito pode indicar uma peri-hepatite associada (**síndrome de Fitz-Hugh-Curtis**). O diagnóstico de DIP é complicado porque a sintomatologia pode ser sutil ou leve, não facilmente reconhecida como DIP – p. ex., sangramento pós-coito, alteração da frequência urinária ou dor lombar.

B. Critérios mínimos de diagnóstico

A DIP é diagnosticada clinicamente. *Pacientes com dor à mobilização cervical, sensibilidade uterina ou sensibilidade anexial atendem aos critérios diagnósticos para DIP, devendo ser tratados com antibióticos, a menos que seja identificado diagnóstico alternativo que explique os sintomas, p. ex., gravidez ectópica ou apendicite.*

C. Outros critérios

Nenhum achado na anamnese, físico ou laboratorial, será definitivo para DIP aguda. Os critérios a seguir podem ser usados para que seja obtida maior especificidade do diagnóstico: (1) temperatura oral > 38,3°C; (2) corrimento cervical ou vaginal anormal com leucócitos na microscopia com salina (> 1 leucócito por célula epitelial); (3) VHS elevada; (4) PCR elevada; e (5) documentação laboratorial de infecção cervical com *N. gonorrhoeae* ou *C. trachomatis*. A paciente deverá passar por testes para gonorreia e clamídia. Entretanto, o tratamento não deverá ser adiado enquanto se aguardam os resultados.

Diagnóstico diferencial

Devem ser levados em conta: apendicite, gravidez ectópica, aborto séptico, cistos ou tumores ovarianos hemorrágicos ou rompidos, torção de um cisto ovariano, degeneração de um mioma e enterite aguda. É maior a probabilidade de ocorrência de DIP em mulheres com história pregressa de DIP, se houve contato sexual recente, se a menstruação começou recentemente, colocação recente de DIU, ou relação sexual recente com um parceiro portador de IST. É altamente improvável a presença de uma DIP aguda nos casos em que não ocorreu relação sexual recente (dentro de 60 dias). Deverá ser efetuado um teste sérico sensível para gravidez, para descartar essa possibilidade. A ultrassonografia pélvica tem utilidade para a exclusão de abscesso tubo-ovariano. Por outro lado, deve-se considerar uma laparoscopia quando a imagem não oferecer informações, e se a paciente não tiver respondido ao tratamento ambulatorial para DIP, ou se não houver melhora depois de 72 horas de tratamento hospitalar; a laparoscopia também deverá ser considerada em pacientes gravemente enfermas com elevada suspeita de algum diagnóstico alternativo que dependa de uma intervenção cirúrgica (p. ex., apendicite). Na laparoscopia, é importante que o apêndice seja visualizado, para exclusão de apendicite. Durante o procedimento laparoscópico, deve ser obtido material para cultura.

Tratamento
A. Antibióticos

É essencial que a paciente seja logo tratada com os antibióticos apropriados para o combate de *N. gonorrhoeae, C. trachomatis* e dos microrganismos endógenos listados, para a prevenção de futuras sequelas. O parceiro sexual deve ser tratado adequadamente. Na maioria dos casos de doença leve a moderada, as mulheres poderão ser tratadas com sucesso em regime ambulatorial. O regime ambulatorial recomendado consiste na administração de uma dose única de ceftriaxona (500 mg IM; 1 g para mulheres com ≥ 150 kg) juntamente com doxiciclina (100 mg VO 2x/dia durante 14 dias) com metronidazol 500 mg VO 2x/dia; ou uma dose única de cefoxitina (2 g IM) com probenecida (1 g VO) juntamente com doxiciclina

(100 mg VO 2x/dia durante 14 dias) com metronidazol 500 mg VO 2x/dia durante 14 dias. Para pacientes com doença grave ou para as que atendem aos critérios de hospitalização, podem ser recomendados três regimes: cefotetano, 2 g IV a cada 12 horas; ou cefoxitina, 2 g IV a cada 6 horas; ou ceftriaxona, 1 g IV a cada 24 horas; cada um desses regimes será administrado juntamente com doxiciclina, 100 mg VO ou IV a cada 12 horas. Se o médico optar pelo uso de ceftriaxona, deverá adicionar metronidazol 500 mg VO ou IV a cada 12 horas. Esses regimes deverão ter continuidade por pelo menos 24 horas depois que a paciente tiver apresentado melhora clínica significativa. Então, o tratamento deverá ter continuidade com um regime oral, para um curso total de antibióticos de 14 dias com doxiciclina, 100 mg VO 2x/dia, e metronidazol, 500 mg VO 2x/dia.

B. Intervenções por procedimentos

A intervenção através de procedimentos deve ficar reservada para casos de abscesso tubo-ovariano de grande tamanho (> 8 cm), suspeita de ruptura de abscesso tubo-ovariano, ou para casos com resposta insatisfatória à antibioticoterapia. A drenagem radiológica intervencionista poderá ser considerada para pacientes nos quais os antibióticos não resolveram o problema, ou em casos de abscesso tubo-ovariano de grandes dimensões. Caso se recorra à intervenção cirúrgica, será aceitável a técnica de anexectomia unilateral para abscesso unilateral. Pode haver necessidade de uma histerectomia e de salpingo-ooforectomia bilateral em casos de infecção grave, ou em pacientes com doença crônica acompanhada por dor pélvica intratável.

Prognóstico

Apesar do tratamento, em um quarto das mulheres com doença aguda ocorrerão sequelas de longo prazo, p. ex., episódios repetidos de infecção, dor pélvica crônica, dispareunia, gravidez ectópica ou infertilidade. O risco de infertilidade aumenta com a repetição de episódios de salpingite: estima-se que a infertilidade ocorra em 10% após o primeiro episódio, em 25% após um segundo episódio, e em 50% após um terceiro episódio.

Quando hospitalizar

As seguintes pacientes com DIP aguda devem ser internadas para antibioticoterapia intravenosa:

- A paciente tem um abscesso tubo-ovariano (observação direta da paciente internada durante período mínimo de 24 horas antes de passar para o tratamento ambulatorial).
- A paciente está grávida.
- A paciente não pode seguir ou tolerar um regime ambulatorial.
- A paciente não respondeu clinicamente ao tratamento ambulatorial em 72 horas.
- A paciente é portadora de doença grave, náusea e vômito, ou febre alta.
- Não foi possível excluir outra emergência cirúrgica, p. ex., apendicite.

Frock-Welnak DN et al. Identification and treatment of acute pelvic inflammatory disease and associated sequelae. Obstet Gynecol Clin North Am. 2022;49:551. [PMID: 36122985]

US Preventive Services Task Force; Krist AH et al. Behavioral counseling interventions to prevent sexually transmitted infections: US Preventive Services Task Force Recommendation Statement. JAMA. 2020;324:674. [PMID: 32809008]

Workowski KA et al. Sexually transmitted infections treatment guidelines, 2021. MMWR Recomm Rep. 2021;70:1. [PMID: 34292926]

Condiloma acuminado

Crescimentos verrucosos na vulva, área perianal, paredes vaginais ou no colo do útero são causados por vários tipos de HPV. Gravidez e imunossupressão favorecem o crescimento. Noventa por cento das verrugas genitais são causadas por HPV 6 e 11. Lesões vulvares podem se parecer muito com verrugas ou podem ser diagnosticadas somente depois de uma biópsia de lesões suspeitas. Lesões vaginais podem exibir hipertrofia difusa ou um aspecto de paralelepípedos.

Os tratamentos recomendados para as verrugas vulvares são: congelamento com nitrogênio líquido ou criossonda, remoção cirúrgica, ou aplicação de ácido tricloroacético ou bicloroacético a 80-90% (com muito cuidado, para não afetar a pele circunjacente). A dor causada pela aplicação de ácido bicloroacético ou tricloroacético pode ser atenuada com uma pasta de bicarbonato de sódio aplicada imediatamente após o tratamento. Quando a lesão inteira está acessível à paciente, ela mesma pode aplicar: creme de imiquimode a 5% ou pomada de sinecatequina a 15%. As verrugas vaginais podem ser tratadas por crioterapia com nitrogênio líquido ou por ácido tricloroacético. É provável que verrugas muito extensas tenham que ser tratadas por laserterapia de CO_2, eletrocautério, ou excisão sob anestesia local ou geral.

Neoplasia intraepitelial cervical (NIC) (displasia do colo do útero)

FUNDAMENTOS DO DIAGNÓSTICO

- O diagnóstico presuntivo é feito com a obtenção de um esfregaço de Papanicolau anormal.
- Diagnosticar por biópsia direcionada por colposcopia.

Considerações gerais

A junção escamocolunar do colo do útero é uma área de proliferação ativa de células escamosas. Na infância, essa junção se localiza na porção vaginal exposta do colo do útero. Na puberdade, em decorrência da influência hormonal e possivelmente devido a alterações no pH vaginal, a margem escamosa começa a invadir o epitélio de camada única secretor de muco, criando uma área de metaplasia (**zona de transformação**). A infecção pelo HPV (ver Prevenção, mais adiante) pode causar anormalidades celulares que, ao longo do tempo, podem evoluir para uma displasia de células escamosas ou para um câncer. Há vários graus de displasia (Tab. 20.5), definidos pelo grau de atipia celular; *todas as atipias devem ser observadas cuidadosa-*

TABELA 20.5 Classificação de Bethesda para esfregaços de Papanicolau

Categoria	Especificidade
Adequação da amostra	Satisfatória para avaliação
	Insatisfatória para avaliação
Categorização geral	Negativo para lesão intraepitelial ou malignidade
	Anormalidade de células epiteliais
	Outros
Anormalidades das células epiteliais	
Anormalidades das células escamosas	Células escamosas atípicas de significado indeterminado (ASC-US)
	Células escamosas atípicas não podem excluir HSIL (ASC-H)
	Lesão intraepitelial escamosa de baixo grau (LSIL)
	Lesão intraepitelial escamosa de alto grau (HSIL)
	Carcinoma de células escamosas
Anormalidades das células glandulares	Células glandulares atípicas (AGC) (especificar endocervical, endometrial ou não especificado de outra forma)
	Células glandulares atípicas, favorecem neoplasia
	Adenocarcinoma endocervical *in situ*
	Adenocarcinoma

mente, e o médico deverá considerar o tratamento de qualquer paciente com persistência ou progressão para lesões de alto grau.

Achados clínicos

Não há sinais ou sintomas específicos de neoplasia intraepitelial cervical (NIC). O diagnóstico presuntivo é feito por rastreamento citológico de uma população assintomática sem alterações cervicais macroscopicamente visíveis. Todas as lesões cervicais anormais visíveis devem ser biopsiadas (Fig. 20.5).

Rastreamento e diagnóstico

A. Exame citológico (esfregaço de Papanicolau) e teste para HPV

Para pacientes imunocompetentes, a U.S. Preventive Services Task Force (USPSTF) recomenda o rastreamento para câncer cervical a partir dos 21 anos, enquanto a American Cancer Society recomenda o teste primário para HPV a cada 5 anos a partir dos 25 anos de idade. A recomendação da USPSTF, de iniciar o rastreamento aos 21 anos independentemente da idade da paciente quando começou a ter relações sexuais, baseia-se na incidência muito baixa de câncer em pacientes mais jovens e no potencial para a ocorrência de efeitos adversos associados ao tratamento de pacientes jovens com resultados anormais no rastreamento citológico. Contrastando com os elevados percentuais de infecção por HPV em adolescentes sexualmente ativas, o câncer cervical invasivo é muito raro em pacientes com menos de 21 anos. A declaração da USPSTF publicada em 2018 recomenda o rastreamento para câncer cervical em

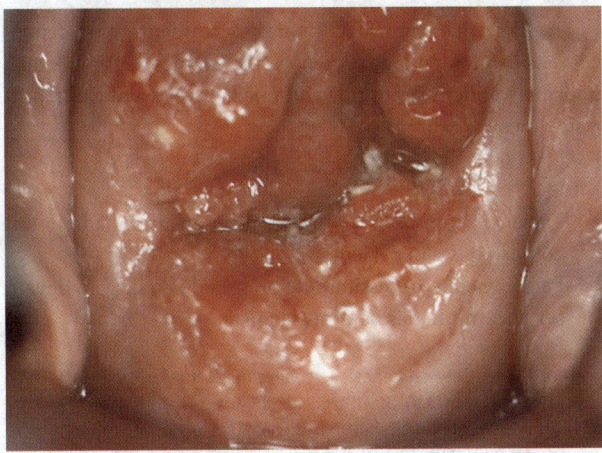

FIGURA 20.5 Erosão do colo do útero causada por neoplasia intraepitelial cervical (NIC), uma lesão precursora do câncer cervical.

De Public Health Image Library, CDC.

mulheres com idades de 21-65 anos da seguinte forma: para mulheres de 21-29 anos, rastreamento exclusivamente por citologia (convencional [esfregaço de Papanicolau], ou em base líquida) a cada 3 anos; e para mulheres de 30-65 anos, rastreamento exclusivamente por citologia a cada 3 anos, rastreamento exclusivamente pelo teste para HPV de alto risco a cada 5 anos, ou rastreamento com uma combinação de citologia e teste para HPV de alto risco (**coteste**) a cada 5 anos. Essas recomendações se aplicam a pacientes com preservação do colo do útero, independentemente de sua história sexual ou de seu *status* de vacinação contra HPV. Essas recomendações não se aplicam a pacientes previamente diagnosticadas com câncer cervical ou com lesão cervical pré-cancerosa de alto grau (i.e., NIC grau II ou III), pacientes com comprometimento imunológico (p. ex., convivendo com HIV), ou pacientes com exposição intrauterina ao dietilestilbestrol; todas essas pacientes devem ser classificadas como de alto risco, podendo necessitar de triagens mais frequentes.

As recomendações da USPSTF são *contrárias* ao rastreamento para câncer cervical para mulheres com < 21 anos, para pacientes com > 65 anos cujas triagens prévias foram consideradas adequadas e que não apresentam alto risco de câncer cervical, e para mulheres histerectomizadas com remoção do colo do útero e sem história de câncer cervical ou lesão pré-cancerosa de alto grau. O objetivo do rastreamento é a identificação de lesões cervicais pré-cancerosas de alto grau e a prevenção de sua progressão para um câncer cervical. Essas lesões cervicais de alto grau podem ser tratadas por procedimentos excisionais e ablativos. As diretrizes para rastreamento e tratamento vêm continuamente passando por avaliações, e mudam frequentemente. Para conhecimento das diretrizes mais atuais, ver https://www.uspreventiveservicestaskforce.org/ e https://www.asccp.org/guidelines.

Os relatórios laboratoriais citológicos podem descrever seus achados de várias maneiras. O **Sistema Bethesda** é um sistema de uso comum que classifica anormalidades das células epiteliais. Os termos para classificar anormalidades de células escamosas incluem "células escamosas atípicas de significado indeterminado" (**ASC-US**), "células escamosas atípicas não podendo excluir lesão intraepitelial escamosa de alto grau" (**ASC-H**) e "lesões intraepiteliais escamosas", divididas nas de baixo grau (**LSIL**) ou de alto grau (**HSIL**) (ver Tab. 20.5). Pode-se empregar o *teste de DNA do HPV* como um teste de triagem com o objetivo de estratificar o risco em pacientes com ≥ 21 anos com diagnóstico citológico de ASC-US, e em pacientes na pós-menopausa com diagnóstico citológico de ASC-US ou LSIL.

Em 2019, a American Society for Colposcopy and Cervical Pathology (ASCCP) publicou diretrizes para acompanhamento e tratamento de pacientes com rastreamento anormal, com base no risco de desenvolvimento, por uma paciente, de neoplasia intraepitelial cervical de alto grau (NIC 3) ou superior (adenocarcinoma *in situ* e câncer). A "estimativa de risco" de uma paciente fica determinada por sua citologia atual e pelo *status* do HPV, bem como por resultados precedentes. As tabelas de estimativa de risco podem ser encontradas *on-line* em https://www.asccp.org/management-guidelines.

> Chor J et al. Cervical cancer screening guideline for individuals at average risk. JAMA. 2021;326:2193. [PMID: 34766970]

B. Colposcopia

A colposcopia é realizada sob visualização do colo do útero com ampliação de 10-20×; com isso, o operador pode avaliar as dimensões e as margens de uma zona de transformação anormal e também determinar a extensão da lesão até o canal endocervical. A aplicação de ácido acético a 3-5% (vinagre) dissolve o muco, e a ação dessecante do ácido evidencia o contraste entre o epitélio escamoso normal e o epitélio em proliferação ativa. Como alterações anormais, podem ser observadas manchas brancas e atipia vascular, indicativas de áreas com maior atividade celular.

C. Biópsia

A biópsia dirigida por colposcopia e a curetagem endocervical são procedimentos de consultório usados na identificação de lesões pré-cancerosas e cancerosas. Os dados derivados da biópsia cervical e da curetagem endocervical são importantes para a tomada de decisão acerca do tratamento.

Prevenção

Praticamente todas as displasias e cânceres cervicais estão associados à infecção do colo do útero pelo HPV. Já foram identificados mais de 100 subtipos de HPV. Os tipos 6 e 11 tendem a causar verrugas genitais e displasia leve, raramente evoluindo até o câncer cervical; os tipos 16, 18, 31 e outros causam displasia de alto grau. **A vacina recombinante HPV 9-valente (9vHPV)** deve ser aplicada para a prevenção de cânceres cervical, vaginal e vulvar (em mulheres) e do câncer anal (em mulheres e homens) causados pelos tipos de HPV 16, 18, 31, 33, 45, 52 e 58; de verrugas genitais (em mulheres e homens) causadas pelos tipos de HPV 6 e 11; e de lesões pré-cancerosas/displásicas do colo do útero, vagina, vulva (em mulheres) e ânus (em mulheres e homens) causadas pelos tipos de HPV 6, 11, 16, 18, 31, 33, 45, 52 e 58. *A 9vHPV é recomendada para vacinação de mulheres e homens com idades entre 9-45 anos*. Nos EUA, foi descontinuado o uso da vacina HPV 4-valente, mais antiga, outrora indicada para prevenção de doenças relacionadas aos tipos de HPV 6, 11, 16 e 18. Nesse país, a vacinação contra o HPV continua a aumentar; mas é digno de nota que essa vacinação continua muito atrás das outras vacinas recomendadas para adolescentes. Em 2021, 58,5% dos adolescentes estavam em dia com a série de vacinas contra o HPV, em comparação com 48% em 2018.

Tendo em vista que não se consegue uma cobertura universal para todos os tipos cancerígenos de HPV com a aplicação da vacina 9vHPV, é importante que todas as mulheres façam exames periódicos para câncer cervical, conforme foi descrito. Além da vacinação, devem ser tomadas algumas medidas preventivas, p. ex., limitar o número de parceiros sexuais e, portanto, a exposição ao HPV, usar preservativos de modo correto e consistente, parar de fumar e evitar a exposição ao fumo passivo.

Tratamento

O tratamento varia, dependendo do grau e extensão da NIC. Deve ser precedido pela obtenção de biópsias, exceto em casos de exame cito**lógico de** alto grau e de impressão colposcópica, com uma preocupação sobre a incapacidade de retorno da paciente para acompanhamento.

A. Procedimentos ablativos

Pode-se considerar o uso de procedimentos ablativos por criocirurgia ou laserterapia de CO_2 e, pacientes com lesões nas quais a colposcopia permitiu a visualização de toda a junção escamocolunar (i.e., uma colposcopia adequada), com observação da lesão inteira.

B. Procedimentos excisionais

Um procedimento excisional (i.e., Peea [procedimento de excisão eletrocirúrgica em alça], biópsia de cone a frio ou de cone de *laser*) é a modalidade de escolha nos casos de tratamento planejado. A excisão consiste na remoção de toda a zona de transformação do colo do útero.

Acompanhamento

Considerando a possibilidade de recorrência – sobretudo nos primeiros dois anos após o tratamento – e tendo em vista que o percentual de falso-negativos com a realização de apenas um teste citológico cervical chega a cerca de 20%, torna-se fundamental um acompanhamento rigoroso da paciente após a colposcopia e a biópsia. Depois da realização de um procedimento excisional ou ablativo, deve-se obter um teste para HPV dentro de seis meses e, subsequentemente, a intervalos anuais durante três anos. Vencida essa etapa, os testes para HPV continuarão a intervalos de três anos por pelo menos 25 anos. Também devem ser realizadas colposcopia e coleta de amostra endocervical, para a detecção de qualquer anormalidade porventura presente.

As Diretrizes da ASCCP para rastreamento para câncer cervical e tratamento de pacientes com exames de Papanicolau anormais podem ser obtidas *on-line* (https://www.asccp.org/guidelines).

Quando encaminhar

- Pacientes com NIC II/III devem ser encaminhadas a um colposcopista experiente.
- Pacientes que necessitam de biópsia de conização devem ser encaminhadas ao ginecologista.

Chor J et al. Cervical cancer screening guideline for individuals at average risk. JAMA. 2021;326:2193. [PMID: 34766970]

Draft Research Plan Update for Cervical Cancer Screening. In progress. 2021; Oct 28. https://www.uspreventiveservicestaskforce.org/uspstf/document/draft-research-plan/ cervical-cancer-screening-adults-adolescents

Egemen D et al. Risk estimates supporting the 2019 ASCCP risk-based management consensus guidelines. J Low Genit Tract Dis. 2020;24:132. [PMID: 32243308]

Kalliala I et al. Incidence and mortality from cervical cancer and other malignancies after treatment of cervical intraepithelial neoplasia: a systematic review and meta-analysis of the literature. Ann Oncol. 2020;31:213. [PMID: 31959338]

Oshman LD et al. Human papillomavirus vaccination for adults: updated recommendations of the Advisory Committee on Immunization Practices (ACIP). JAMA. 2020;323:468. [PMID: 31930397]

Perkins RB et al. 2019 ASCCP risk-based management consensus guidelines for abnormal cervical cancer screening tests and cancer precursors. J Low Genit Tract Dis. 2020;24:102. [PMID: 32243307]

Carcinoma do colo do útero

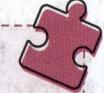

FUNDAMENTOS DO DIAGNÓSTICO

- Maior risco em mulheres fumantes e em portadoras de HIV ou de tipos de HPV de alto risco.
- Lesões macroscópicas devem ser avaliadas por biópsias direcionadas por colposcopia e não apenas por citologia.

Considerações gerais

Em todo o mundo, o câncer cervical é o quarto câncer mais comum em mulheres, sendo a principal causa de morte por câncer ginecológico entre mulheres nos países em desenvolvimento. O câncer cervical é considerado uma IST, pois tanto o carcinoma de células escamosas quanto o adenocarcinoma do colo do útero ocorrem secundariamente à infecção pelo HPV, principalmente dos tipos 16 e 18. Pacientes infectadas com HIV e com outras formas imunossupressivas estão em maior risco de sofrer infecção por HPV de alto risco e NIC. O tabagismo parece ser um cofator para o carcinoma de células escamosas (CEC). O CEC é responsável por aproximadamente 80% dos cânceres cervicais, enquanto o adenocarcinoma é responsável por 15% e o carcinoma adenoescamoso por 3-5%; carcinomas neuroendócrinos ou de pequenas células ocorrem apenas raramente.

Inicialmente, o CEC surge nas camadas intraepiteliais (estágio pré-invasivo, ou carcinoma *in situ*). O câncer pré-invasivo

(NIC III) é mais comumente diagnosticado em mulheres de 25-35 anos de idade. Serão necessários entre 2 e 10 anos para que o carcinoma penetre na membrana basal e se torne invasivo.

Achados clínicos
A. Sintomas e sinais

Em geral, o câncer cervical em fase inicial é assintomático. Os sinais mais comuns de sua presença são sangramento irregular ou intenso e sangramento pós-coito. Disfunção da bexiga e do reto ou fístulas e dor são sequelas tardias.

B. Biópsia cervical e curetagem endocervical ou conização

Esses procedimentos são etapas necessárias depois da obtenção de um esfregaço de Papanicolau positivo, para que seja determinada a extensão e a profundidade da invasão cancerígena. Mesmo que o esfregaço de Papanicolau seja positivo, o diagnóstico definitivo deverá ser firmado por biópsia, antes que seja instituído o tratamento mais específico.

C. "Estadiamento" ou estimativa da disseminação macroscópica do câncer do colo do útero

O estadiamento do câncer cervical invasivo pode ser conseguido pela avaliação clínica, geralmente conduzida sob anestesia. Nesse ponto, será importante a realização de outros exames adicionais, como ultrassonografia, TC, RM, linfangiografia, laparoscopia e aspiração por agulha fina, para o planejamento do tratamento.

Complicações

A metástase para os linfonodos regionais ocorre em pacientes com a doença em estágio avançado. A extensão paracervical pode ocorrer em todas as direções do colo do útero. Os ureteres podem ficar obstruídos ao lado do colo do útero, causando hidroureter e hidronefrose, com consequente comprometimento da função renal. Sem tratamento, quase dois terços das pacientes com carcinoma do colo do útero morrerão de uremia, nos casos de obstrução ureteral bilateral. Em geral, dor nas costas – na distribuição do plexo lombossacral – indica envolvimento neurológico. A presença de edema macroscópico nas pernas pode ser sinal de estase vascular e linfática, causada pelo tumor. Fístulas vaginais no reto e no trato urinário são complicações tardias graves. Episódios hemorrágicos causam morte em 10-20% das pacientes com carcinoma invasivo extenso.

Prevenção

O rastreamento de rotina do câncer cervical e a vacinação contra HPV recombinante 9-valente podem prevenir essa neoplasia. A vacina HPV 9-valente tem como alvo os tipos de HPV representativos de maior risco e protege contra lesões de baixo grau e pré-cancerosas causadas por outros tipos de HPV (ver Neoplasia intraepitelial cervical).

Tratamento
A. Procedimentos de emergência

A hemorragia vaginal em casos de carcinoma cervical avançado origina-se de ulcerações e cavitações. Geralmente, não há possibilidade de fazer a ligadura e a sutura do colo, mas alguns procedimentos de emergência, como tamponamento vaginal, cauterização, administração de ácido tranexâmico e radioterapia serão medidas úteis para a interrupção temporária do sangramento. Os procedimentos de ligadura e ressecção ou embolização das artérias uterinas ou hipogástricas poderão salvar vidas, quando outras medidas fracassarem.

B. Procedimentos específicos

O carcinoma microinvasivo (**estágio IA1**) é tratado por conização (se as margens forem negativas na amostra diagnóstica) ou por histerectomia extrafascial simples. Normalmente, cânceres nos **estágios IA2 e IB1 são tratados** por histerectomia radical modificada e por linfadenectomia pélvica. Mulheres em estágio IB1 podem ser candidatas à cirurgia de preservação da fertilidade, que consiste em traquelectomia radical e dissecção dos linfonodos com preservação do útero e dos ovários. Mulheres com câncer **IB2** são caracteristicamente tratadas por histerectomia radical e linfadenectomia pélvica. Para mulheres com fatores de risco para recorrência, uma opção razoável é a quimioterapia ou radiação adjuvante. Mulheres com doença localmente avançada (**estágio IB3 a IVA**) geralmente são tratadas com quimiorradiação primária. Casos de doença metastática (**estágio IVB**) geralmente são tratados por quimioterapia.

Prognóstico

Nos EUA, é de 67% o percentual geral de sobrevida relativa em cinco anos para carcinoma do colo do útero. Os percentuais de sobrevida diminuem com o avanço da doença; assim, as sobrevidas relatadas em cinco anos para doença localizada, regional e distante são 91, 60 e 19%, respectivamente.

Quando encaminhar

Todas as pacientes com carcinoma cervical invasivo (estágio IA ou superior) devem ser encaminhadas ao oncologista ginecológico.

American Cancer Society. Survival rates for cervical cancer, by stage, February 7, 2024. https://www.cancer.org/cancer/cervical--cancer/detection-diagnosis-staging/survival.html

Carcinoma do endométrio

FUNDAMENTOS DO DIAGNÓSTICO

- SUA é o sinal de apresentação em 90% dos casos.
- Após teste para gravidez negativo, deve-se coletar tecido endometrial para confirmação do diagnóstico.

Considerações gerais

Nos países desenvolvidos, o adenocarcinoma do endométrio é o câncer mais comum do trato genital feminino. Essa neoplasia ocorre com maior frequência em pacientes com 50-70 anos de idade. Alguns fatores de risco para o adenoma do endométrio são: obesidade, nuliparidade, diabetes *mellitus*, ovários policísticos com anovulação prolongada, terapia de estrogênio sem oposição de progestagênio e uso prolongado de tamoxifeno para tratamento de câncer de mama. Mulheres com história familiar de câncer de cólon (câncer colorretal hereditário sem polipose, síndrome de Lynch) apresentam risco significativamente maior, com incidência ao longo da vida de até 30%.

Em 90% dos casos, o sinal de apresentação é um sangramento anormal. O médico deverá coletar tecido endometrial imediatamente em pacientes com anovulação prolongada, pacientes com > 45 anos que relatam sangramento menstrual anormal, e pacientes com sangramento uterino pós-menopausa.

Ocasionalmente, um esfregaço de Papanicolau com material do colo do útero demonstra células endometriais atípicas, esse é um método diagnóstico pouco sensível. *A coleta de amostra endocervical e endometrial é o único meio confiável para o diagnóstico, tendo ainda importância na diferenciação entre câncer endometrial e hiperplasia, que geralmente pode ser tratada com agentes hormonais.* A biópsia endometrial demonstra sensibilidade de aproximadamente 90% para a detecção de câncer endometrial. A histeroscopia realizada simultaneamente pode ajudar na identificação de pólipos ou de outras lesões na cavidade uterina. Pode-se recorrer à ultrassonografia pélvica para avaliação da cavidade uterina e da espessura do revestimento endometrial. Nos casos em que a quantidade de tecido obtida pela biópsia endometrial for muito pequena, a descoberta ultrassonográfica de um revestimento endometrial fino (≤ 4 mm) em uma paciente na pós-menopausa é achado clinicamente tranquilizador. Por outro lado, a observação de espessamento ou irregularidade do revestimento endometrial deve motivar uma avaliação mais aprofundada para possível hipertrofia, pólipos ou neoplasia.

Prevenção

Pacientes mais jovens com anovulação crônica correm o risco de hiperplasia endometrial e subsequente câncer endometrial; essas mulheres podem diminuir significativamente esse risco tomando anticoncepcionais orais, fazendo terapia cíclica com progesterona ou usando um DIU hormonal.

Estadiamento

O estadiamento e o prognóstico dependem exclusivamente da avaliação cirúrgica e patológica. A realização de exames sob anestesia, a coleta de amostras endometrial e endocervical, radiografias torácicas, urografia intravenosa, cistoscopia, sigmoidoscopia, ultrassonografia transvaginal e RM são procedimentos úteis para a determinação da extensão da doença e do tratamento apropriado.

Tratamento

O tratamento consiste em histerectomia total e salpingo-ooforectomia bilateral. Como rotina, são feitas lavagens peritoneais para exame citológico; e também pode-se coletar amostras de linfonodos. Em geral, mulheres com câncer endometrial de alto risco (adenocarcinoma seroso, carcinoma de células claras, carcinoma endometrioide profundamente invasivo de grau 3 e doença nos estágios III/IV) são tratadas

por cirurgia, seguida por quimioterapia e/ou radioterapia. A subtipagem molecular pode ajudar na tomada de decisão terapêutica.

Prognóstico

Com o estabelecimento precoce do diagnóstico e tratamento, a sobrevida geral em cinco anos para doença localizada chega a aproximadamente 95%. Nos casos de doença localizada, o fator preditor mais importante para determinação da sobrevida é a profundidade da invasão miometrial. As taxas de sobrevida diminuem com o aumento do estágio da doença; foram relatadas taxas de sobrevida em cinco anos de 69,8% para doença regional e de 18,4% para doença distante.

Quando encaminhar

Todas as pacientes com carcinoma endometrial devem ser encaminhadas ao oncologista ginecológico.

Crosbie EJ et al. Endometrial cancer. Lancet. 2022;399:1412. [PMID: 35397864]

Karpel HC et al. Treatment options for molecular subtypes of endometrial cancer in 2023. Curr Opin Obstet Gynecol. 2023;35:270. [PMID: 36943683]

Lu KH et al. Endometrial cancer. N Engl J Med. 2020;383:2053. [PMID: 33207095]

Carcinoma de vulva

FUNDAMENTOS DO DIAGNÓSTICO

- Duas vias independentes para o desenvolvimento: HPV ou inflamação crônica.
- História de irritação vulvar prolongada, com prurido, desconforto local ou secreção sanguinolenta leve.
- As lesões iniciais podem sugerir ou envolver distúrbios epiteliais não neoplásicos.
- As lesões tardias ficam evidenciadas como uma massa, um crescimento exofítico ou como uma área firme e ulcerada na vulva.
- Há necessidade de biópsia para estabelecimento do diagnóstico.

Considerações gerais

Em sua maioria, os cânceres de vulva são lesões escamosas que classicamente ocorrem em pacientes com mais de 50 anos. As **lesões intraepiteliais escamosas de baixo grau (LSIL) na vulva** são benignas e dispensam intervenção. Já as **lesões intraepiteliais escamosas de alto grau (HSIL)** e a **neoplasia intraepitelial vulvar diferenciada (dNIV)** são distúrbios pré-malignos. A HSIL vulvar (tipo usual de NIV) está associada ao HPV, enquanto dNIV está associada a dermatoses vulvares, p. ex., líquen escleroso. HSIL vulvares constituem cerca de 70-90% das lesões pré-malignas, serão precursoras apenas de 20% dos cânceres vulvares, enquanto dNIV serão precursoras de aproximadamente 80% dessas neoplasias. Considerando os elevados percentuais de HSIL e de cânceres vulvares relacionados ao HPV, a imunização com a vacina contra HPV é uma grande arma para a diminuição do risco de doença vulvar relacionada a esse vírus.

Diagnóstico diferencial

O médico deverá levar em conta outras lesões vulvares. A neoplasia intraepitelial vulvar pode se assemelhar ao câncer vulvar, devendo ser diferenciada pela histologia. Alguns dos distúrbios vulvares benignos que devem ser considerados no diagnóstico de carcinoma de vulva são as dermatoses vulvares inflamatórias (psoríase, líquen escleroso, líquen plano), lesões granulomatosas crônicas (p. ex., linfogranuloma venéreo, sífilis), condilomas, cistos de inclusão epidérmica, hidradenomas ou neurofibromas. Líquen escleroso e outras alterações cutâneas leucoplásicas associadas devem ser biopsiados. Há baixa probabilidade (1-5%) de sobreposição de câncer vulvar em paciente com distúrbio epitelial não neoplásico.

Diagnóstico

A biópsia é essencial para o estabelecimento de um diagnóstico de NIV e de câncer de vulva; assim, esse procedimento deve ser realizado diante de qualquer lesão vulvar atípica localizada, p. ex., manchas brancas e lesões hiperpigmentadas. É possível fazer a coleta de várias amostras por punção cutânea no consultório, com a paciente sob anestesia local. Colposcopia da vulva, vagina e colo do útero serão úteis para a identificação de áreas para biópsia, e também para o planejamento terapêutico subsequente.

Estadiamento

Geralmente, a disseminação do câncer de vulva ocorre por extensão direta para a vagina, uretra, períneo e ânus, havendo uma disseminação descontínua para os linfonodos inguinais e femorais. O estadiamento se fundamenta em um sistema clínico e cirúrgico/patológico combinado.

Tratamento

Carcinomas invasivos que estão confinados à vulva e sem evidência de disseminação para órgãos adjacentes ou para os linfonodos regionais devem ser tratados por excisão local radical e por linfadenectomia inguinal, ou exclusivamente por excisão local radical se a invasão for inferior a 1 mm. Algumas diretrizes recomendam a coleta de amostras do linfonodo-sentinela em mulheres com câncer de vulva em estágio inicial, para que seja evitada a morbidade decorrente da linfadenectomia inguinal. Pacientes portadoras de doença mais avançada podem ser tratadas com quimioterapia e/ou radiação pré-operatória.

Prognóstico

É rara a ocorrência de metástases em casos de carcinomas de células escamosas vulvares. Com uma excisão adequada, o prognóstico é excelente. Pacientes com carcinoma espinocelular vulvar invasivo com ≤ 2 cm de diâmetro e que não apresentam metástases em linfonodos inguinais, têm 85-90% de sobrevida em cinco anos. Nos casos em que a lesão **é** > 2 cm e há envolvimento de linfonodos, a probabilidade de sobrevida em cinco anos passa a ser de aproximadamente 40%.

Quando encaminhar

Todas as pacientes com carcinoma de vulva invasivo devem ser encaminhadas ao oncologista ginecológico.

Gadducci A et al. Locally advanced squamous cell carcinoma of the vulva: a challenging question for gynecologic oncologists. Gynecol Oncol. 2020;158:208. [PMID: 32460996]

Lukovic J et al. Postoperative management of vulvar cancer. Int J Gynecol Cancer. 2022;32:338. [PMID: 35256421]

Morrison J et al. British Gynaecological Cancer Society (BGCS) vulval cancer guidelines: recommendations for practice. Eur J Obstet Gynecol Reprod Biol. 2020;252:502. [PMID: 32620514]

Pedrão PG et al. Management of early-stage vulvar cancer. Cancers (Basel). 2022;14:4184. [PMID: 36077719]

Singh N et al. Vulval squamous cell carcinoma and its precursors. Histopathology. 2020;76:128. [PMID: 31846523]

Tumores ovarianos e câncer de ovário

FUNDAMENTOS DO DIAGNÓSTICO

- Os sintomas são desconforto gastrointestinal vago, pressão pélvica, ou dor.
- Muitos casos de câncer em estágio inicial são assintomáticos.
- O exame pélvico e a ultrassonografia são os pilares do diagnóstico.

Considerações gerais

Os tumores ovarianos são comuns. A maioria deles é benigna, mas *os tumores ovarianos malignos constituem a principal causa de morte por câncer ginecológico*. A ampla gama de tipos e padrões de tumores ovarianos se deve à complexidade da embriologia ovariana e às diferenças nos tecidos de origem.

Em pacientes sem história familiar de câncer de ovário, o risco vitalício nos EUA é de 1,3%, enquanto mulheres com uma parente de primeiro grau afetada têm risco vitalício de 5%. Em todo o mundo, o risco de ocorrência de câncer de ovário é de 2,7%. O rastreamento ultrassonográfico ou de marcadores tumorais para pacientes com uma ou nenhuma parente de primeiro grau afetada não demonstrou diminuir a mortalidade por câncer de ovário, e os riscos associados a procedimentos cirúrgicos profiláticos superam os benefícios para mulheres de baixo risco. Pacientes com duas ou mais parentes de primeiro grau afetadas têm risco vitalício de 7%. Aproximadamente 3% das mulheres com duas ou mais parentes de primeiro grau afetadas serão acometidas por uma **síndrome de câncer de ovário hereditário** com um risco vitalício para câncer de ovário de 40%. Mulheres com uma variante patogênica do gene *BRCA1* têm um risco vitalício de 45% para câncer de ovário; naquelas com uma variante patogênica *BRCA2*, o risco é de 20%. *Normalmente, recomenda-se uma salpingo-ooforectomia redutora de risco para pacientes que completaram a gravidez, e por volta dos 35-40 anos para portadoras de BRCA1, enquanto mulheres com BRCA2 podem considerar o adiamento da cirurgia até os 40-45 anos, por causa do início tardio do câncer de ovário.*

Achados clínicos

A. Sintomas e sinais

Em geral, as mulheres portadoras de neoplasia ovariana benigna ou maligna são assintomáticas, ou apresentam apenas sintomas gastrointestinais leves e inespecíficos, ou uma pressão pélvica. Pacientes com doença maligna avançada podem apresentar dor e distensão abdominal, e geralmente observa-se uma massa abdominal palpável acompanhada por ascite.

B. Resultados laboratoriais

O **CA 125 sérico** está elevado em 80% das pacientes com câncer de ovário do tipo epitelial, mas essa elevação é observada em apenas 50% das mulheres com a doença em fase inicial. Deve-se ter em mente que o CA 125 pode estar elevado em pacientes na pré-menopausa com uma doença benigna (p. ex., endometriose), o que minimiza sua utilidade no rastreamento para câncer de ovário. Em mulheres na pré-menopausa com massas ovarianas, outros marcadores tumorais (p. ex., gonadotrofina coriônica humana [hCG], LD ou alfa-fetoproteína) podem ser utilizados como indicadores do tipo de tumor.

C. Exames de imagens

A ultrassonografia transvaginal tem utilidade no rastreamento de pacientes de alto risco, mas sua sensibilidade não é adequada para o rastreamento de pacientes de baixo risco. Pode ser utilizada na diferenciação de massas ovarianas benignas e que provavelmente desaparecerão espontaneamente *versus* massas com potencial maligno. A imagem Doppler colorida pode aumentar ainda mais a especificidade do diagnóstico ultrassonográfico.

Diagnóstico diferencial

Tão logo uma massa ovariana tenha sido detectada, essa formação deverá ser categorizada como funcional, neoplásica benigna ou potencialmente maligna. Os fatores preditivos são: idade, tamanho da massa, características ultrassonográficas, nível sérico de CA 125, presença de sintomas e uni ou bilateralidade da massa. Cistos simples medindo até 10 cm de diâmetro são geralmente benignos, tanto em pacientes na pré-menopausa como na pós-menopausa. A maioria dessas estruturas desaparecerá espontaneamente; e esses cistos poderão ser monitorados sem intervenção. Mas diante de massas maiores ou inalteradas em uma ultrassonografia transvaginal repetida, ou ainda se for sintomática, a paciente deverá passar por uma avaliação cirúrgica.

Tratamento

Se houver suspeita de massa ovariana maligna, a avaliação cirúrgica deverá ser feita por um oncologista ginecológico. Mulheres sintomáticas com neoplasia benigna podem ser tratadas por excisão do tumor ou por ooforectomia unilateral. Nos casos de câncer de ovário em estágio inicial, a terapia de rotina é o estadiamento cirúrgico completo, consistindo em histerectomia e salpingo-ooforectomia bilateral com omentectomia e linfadenectomia seletiva. Nos casos mais avançados, a remoção agressiva de todo tumor visível melhorará a sobrevida. Exceto para pacientes com câncer de ovário de baixo grau e em estágio inicial, haverá indicação para quimioterapia pós-operatória (ver Tab. 41.2). Vários regimes quimioterápicos já comprovaram sua eficácia na interrupção da progressão da doença, p. ex., uma combinação de cisplatina ou carboplatina com paclitaxel; no entanto, a probabilidade geral de recorrência para todos os estágios da doença é de 62%; e para pacientes com a doença no estágio III ou IV, essa probabilidade sobe para 80-85%.

Prognóstico

A doença regional ou distante é diagnosticada em aproximadamente 75% das mulheres com câncer de ovário. A sobrevida geral em cinco anos é de aproximadamente 31,5% para casos de doença distante; 72,9% para casos de doença regional; e 92,4% para a doença localizada.

Quando encaminhar

Se houver suspeita de massa maligna, a avaliação cirúrgica deve ser realizada por um oncologista ginecológico.

Centers for Disease Control and Prevention (CDC). Ovarian cancer screening. 2022 Aug 31. https://www.cdc.gov/cancer/ ovarian/ basic_info/screening.htm

Kuroki L et al. Treatment of epithelial ovarian cancer. BMJ. 2020;371:m3773. [PMID: 33168565]

Obstetrícia e complicações obstétricas

Vanessa L. Rogers, MD
Scott W. Roberts, MD

Revisão científica da edição brasileira: Dr. Raphael Tzung Lima Soares

Diagnóstico de gravidez

É importante diagnosticar a gestação o mais cedo possível. Em caso de gravidez desejada, pode-se iniciar o cuidado pré-natal precocemente, possivelmente eliminando o uso de medicamentos e atividades potencialmente prejudiciais, como consumo de drogas e álcool, tabagismo e exposição ocupacional a produtos químicos. Em caso de gravidez indesejada, por outro lado, pode-se oferecer aconselhamento sobre as opções disponíveis no estágio inicial. Os profissionais de saúde devem estar cientes da legislação local relacionada à interrupção da gestação.

Testes de gravidez

Todos os testes de gravidez de urina ou sangue baseiam-se na detecção da gonadotrofina coriônica humana (hCG) produzida pela placenta. Os níveis de hCG aumentam pouco após a implantação, praticamente dobrando a cada 48 horas (esse aumento pode variar de 30-100% em gestações normais), atingem o pico entre 50-75 dias, e caem a níveis mais baixos no 2º e 3º trimestres. Os testes de gravidez são realizados no soro ou na urina e apresentam alta precisão no momento da menstruação atrasada ou pouco tempo depois.

1. **Em gestações ectópicas** – Em comparação com as gestações intrauterinas, as gestações ectópicas podem apresentar níveis mais baixos de hCG, que se estabilizam ou diminuem em dosagens seriadas. Utilizam-se ensaios quantitativos de hCG, repetidos em intervalos de 48 horas, no diagnóstico de gravidez ectópica, bem como em casos de gravidez molar e perda gestacional precoce. A comparação de níveis de hCG entre laboratórios pode ser enganosa em determinadas pacientes, uma vez que diferentes padrões internacionais podem produzir resultados que variam em até duas vezes. É necessário um acompanhamento regular para que se determine o diagnóstico correto e o plano de manejo adequado.

2. **Em gravidez de localização desconhecida** – Embora o resultado do teste de gravidez seja positivo, a localização e a viabilidade da gestação permanecem desconhecidas por não serem identificadas na ultrassonografia transvaginal.

Po L et al. Guideline No. 414: Management of pregnancy of unknown location and tubal and nontubal ectopic pregnancies. J Obstet Gynaecol Can. 2021;43:614. [PMID: 33453378]

Manifestações da gestação

Em geral, os seguintes sinais e sintomas estão relacionados à gravidez, mas nenhum possui caráter diagnóstico. O registro do momento do coito ou da inseminação é útil para o diagnóstico e para que se determine a idade gestacional.

A. Sintomas

Amenorreia, náuseas e vômitos, sensibilidade e formigamento nas mamas, frequência e urgência urinária, "percepção materna dos movimentos fetais" (primeira sensação dos movimentos percebida por volta da 18ª semana) e ganho de peso.

B. Sinais (em semanas a partir da última menstruação)

As alterações nas mamas (aumento de tamanho, aumento da circulação venosa e presença de colostro) surgem no início da gestação e continuam até o período pós-parto. A cianose da vagina e da porção cervical, assim como o amolecimento do colo uterino, ocorrem por volta da 7ª semana. O amolecimento da junção cervicouterina acontece na 8ª semana, e o aumento generalizado e o amolecimento difuso do corpo uterino ocorrem após a 8ª semana. O abdome geralmente começa a aumentar na 16ª semana, de acordo com o biotipo corporal da paciente.

O fundo uterino torna-se palpável acima da sínfise púbica entre 12-15 semanas após a última menstruação, atingindo a altura da cicatriz umbilical entre 20-22 semanas. É possível auscultar os batimentos cardíacos do feto com Doppler entre 10-12 semanas de gestação.

Diagnóstico diferencial

O aumento do útero não gravídico causado pela presença de miomas pode ser confundido com o útero gestante, mas quase sempre apresenta consistência firme e superfície irregular. A presença de um tumor de ovário pode ser identificada na linha média, com deslocamento do útero não gravídico para o lado ou para trás. A ultrassonografia e o teste de gravidez são suficientes para determinar o diagnóstico em tais circunstâncias.

Principais aspectos do cuidado pré-natal

As consultas pré-natais devem iniciar imediatamente ao diagnóstico da gestação. A consulta inicial deve incluir anamnese, exame físico, orientações à paciente e realização de exames e procedimentos adequados.

A. Medicamentos

Somente os medicamentos prescritos ou autorizados pelo obstetra devem ser utilizados, uma vez que determinados medicamentos são contraindicados durante a gestação (Tab. 21.1).

TABELA 21.1 Medicamentos comuns teratogênicos ou fetotóxicos[1]

Inibidores da ECA (enzima conversora de angiotensina)	Lítio
Álcool	Metotrexato
Andrógenos	Misoprostol
Bloqueadores dos receptores da angiotensina II	Aine (anti-inflamatórios não esteroides) no terceiro trimestre
Antiepilépticos (fenitoína, ácido valproico, carbamazepina)	Opioides (uso prolongado)
Benzodiazepínicos	Radioiodo (antitireoidiano)
Ciclofosfamida	Reserpina
Diazóxido	Ribavirina
Dietilestilbestrol	Sulfonamidas (segundo e terceiro trimestres)
Dissulfiram	Tetraciclina (terceiro trimestre)
Ergotamina	Talidomida
Estrogênios	Tabagismo
Griseofulvina	Varfarina e outros anticoagulantes cumarínicos
Isotretinoína	

[1] Muitos outros medicamentos também são contraindicados durante a gestação.
Qualquer medicamento deve ser avaliado considerando-se a sua necessidade em relação aos possíveis efeitos adversos.
Informações adicionais podem ser obtidas diretamente com o fabricante ou por meio de diversos registros de teratogenicidade disponíveis.
Para mais informações, acesse https://www.fda.gov/ScienceResearch/SpecialTopics/WomensHealthResearch/ucm134848.htm.

B. Álcool e outras drogas

As gestantes devem ser orientadas a se abster do consumo de álcool, tabaco e de todas as drogas recreativas ("drogas ilícitas").

1. **Síndrome alcoólica fetal** – Não existe um nível seguro definido para o consumo de álcool durante a gestação. Restrição do crescimento fetal, anomalias faciais, esqueléticas e cardíacas, além de disfunção grave do sistema nervoso central (SNC), constituem alguns dos efeitos da síndrome alcoólica fetal.

2. **Tabagismo** – Implica a exposição do feto ao monóxido de carbono e à nicotina, que pode levar a resultados adversos durante o processo gestacional. As gestantes que fumam apresentam, comprovadamente, maior risco de descolamento prematuro da placenta (*abruptio placentae*), placenta prévia e ruptura prematura das membranas ovulares. O parto prematuro, o baixo peso ao nascer e a gravidez ectópica também são condições mais prováveis entre fumantes. As gestantes que fumam devem parar de fumar ou, pelo menos, reduzir ao mínimo possível o consumo diário de cigarros. A cessação completa é preferível à redução, e os melhores resultados são observados em pessoas que abandonam o fumo antes de 15 semanas de gestação. Os profissionais de saúde devem questionar a gestante sobre a sua história de tabagismo e oferecer aconselhamento para o abandono, já que a motivação para a mudança é maior nesse momento. As gestantes também devem evitar a exposição à fumaça ambiental ("fumo passivo"), tabaco sem fumaça e cigarros eletrônicos. Os resultados da farmacoterapia para o abandono do fumo se mostram variáveis. Os estudos sobre a bupropiona e os sistemas de reposição de nicotina são insuficientes para avaliar adequadamente os riscos e benefícios.

3. **Uso de drogas ilícitas** – O uso de cocaína durante a gestação está associado a um aumento do risco de ruptura prematura das membranas, parto prematuro, descolamento prematuro da placenta, restrição do crescimento intrauterino e síndrome da morte súbita do lactente. Efeitos adversos semelhantes durante a gestação estão associados ao uso de anfetaminas, possivelmente refletindo as propriedades vasoconstritoras, tanto das anfetaminas como da cocaína. Os efeitos adversos associados ao uso de opioides incluem restrição do crescimento intrauterino, prematuridade e morte do feto. Para gestantes com transtornos relacionados ao uso de opioides, o padrão de cuidado consiste na terapia com agonistas de opioides (ver Cap. 5).

C. Radiografias e exposições nocivas

As radiografias devem ser evitadas, salvo se essenciais e aprovadas por um profissional de saúde. Recomenda-se o uso de proteção abdominal sempre que possível. Deve-se orientar a paciente a informar a sua condição de gestante a seus outros prestadores de serviços de assistência médica. Devem-se evitar riscos químicos ou radiológicos, assim como o calor excessivo em banheiras de hidromassagem ou saunas. A paciente deve ser orientada a evitar o manuseio de fezes ou areia de gato e a usar luvas ao realizar atividades de jardinagem, a fim de evitar infecção por toxoplasmose.

Lactação

Os medicamentos ingeridos pela mãe que está amamentando podem se acumular no leite e ser transmitidos ao recém-nascido (RN) (Tab. 21.2). A quantidade de medicamentos que entra no leite depende da solubilidade lipídica, do mecanismo de transporte e do grau de ionização do fármaco.

TABELA 21.2 Medicamentos e substâncias que requerem uma avaliação criteriosa dos riscos antes de serem prescritos para mulheres em período de amamentação[1]

Medicamentos	Preocupações com o lactente
Atenolol	Hipotensão e bradicardia na lactente. Metoprolol e propranolol são preferidos.
Ciprofloxacino	Efeitos adversos na cartilagem e nos ossos fetais. É necessário avaliar os riscos em relação aos benefícios.
Codeína, oxicodona	Depressão do SNC. Metabolismo imprevisível.
Ciclofosfamida	Neutropenia neonatal. Contraindicada no período de amamentação.
Fluoxetina	Presente no leite materno em níveis mais altos do que outros ISRS. Monitorar possíveis efeitos adversos, como irritabilidade e choro excessivo do lactente. Pode prejudicar o ganho de peso no recém-nascido.
Lisinopril	Efeitos desconhecidos. Captopril ou enalapril são preferidos, caso seja necessário um iECA.
Lítio	Níveis circulantes variáveis no neonato. Monitorar creatinina sérica, níveis de ureia (BUN) e função tireoidiana do lactente.
Tetraciclinas	Efeitos adversos no crescimento ósseo fetal e manchas dentárias.

[1] Esta lista não é exaustiva. Para mais informações, consulte a referência a partir da qual as informações foram adaptadas: Rowe H et al. Maternal medication, drug use, and breastfeeding. Pediatr Clin North Am. 2013;60:275, ou o banco de dados *on-line* sobre medicamentos e lactação, LactMed, disponível em https://www.ncbi.nlm.nih.gov/books/NBK501922/.
BUN: nível de ureia nitrogenada no sangue; iECA: inibidor da enzima conversora de angiotensina; ISRS: inibidor seletivo de recaptação de serotonina; SNC: sistema nervoso central.

American College of Obstetricians and Gynecologists. Barriers to breastfeeding: supporting initiation and continuation of breastfeeding: ACOG Committee Opinion, Number 821. Obstet Gynecol. 2021;137:e54. [PMID: 33481532]

Viagens e imunizações durante a gestação

Durante uma gravidez de baixo risco e sem complicações, as viagens podem ser planejadas com maior segurança até a 32ª semana. Os voos comerciais em cabines pressurizadas não representam risco para o feto, e é recomendável escolher um assento do lado do corredor, de modo que a paciente possa se levantar com mais facilidade e se movimentar durante a viagem. É importante a ingestão adequada de líquidos durante o voo. As viagens também podem aumentar a exposição ao SARS-CoV-2. Gestantes infectadas com o SARS-CoV-2 apresentam maior risco de parto prematuro e de doenças graves em comparação com mulheres não gestantes. As gestantes devem considerar o uso de máscara quando o nível comunitário de Covid-19 for considerado moderado ou alto.

A vacinação contra a Covid-19 é recomendada para mulheres gestantes que estejam tentando engravidar ou que possam engravidar, bem como para aquelas que estejam amamentando. O Centers for Disease Control and Prevention (CDC) determinou que os benefícios da vacinação superam quaisquer riscos. Não há evidências de que a vacinação cause problemas de fertilidade em homens ou mulheres. As gestantes vacinadas contra a Covid-19 podem receber uma dose da vacina atualizada. O CDC também recomenda que as gestantes entre 32-36 semanas durante a temporada de circulação do vírus sincicial respiratório (VSR) recebam a vacina específica, a fim de proteger o bebê contra o vírus após o nascimento.

As viagens para áreas endêmicas de febre amarela (África ou América Latina) ou do vírus Zika (América Latina) não são recomendáveis; como o vírus Zika pode ser sexualmente transmissível, a viagem do parceiro também deve ser objeto de consideração (ver Cap. 34). Da mesma forma, não é aconselhável viajar para regiões da África ou da Ásia que apresentem risco de resistência do *Plasmodium falciparum* à cloroquina, visto que as complicações da malária são mais comuns durante a gestação.

O ideal é que todas as imunizações sejam realizadas antes da gestação. As vacinas com vírus vivos são contraindicadas durante a gestação (sarampo, rubéola, febre amarela e varíola). A vacina inativada contra poliomielite deve ser administrada por via subcutânea, em vez da vacina oral com vírus vivo atenuado. A vacina contra varicela deve ser aplicada de 1-3 meses antes da concepção e não é recomendada durante a gestação. As vacinas contra pneumonia pneumocócica, meningite meningocócica e hepatite A podem ser utilizadas conforme indicado. Gestantes com alto risco de hepatite B e que não tenham sido previamente vacinadas devem ser imunizadas durante a gestação. A vacina contra HPV não é recomendada para gestantes, embora não haja relatos de resultados adversos decorrentes de seu uso durante a gestação. Caso a pessoa que tenha iniciado o esquema vacinal engravide, as doses restantes devem ser administradas após o término da gestação.

O CDC considera a gestação como um fator de alto risco para *influenza*, e a vacinação anual contra a gripe é indicada para gestantes ou mulheres que possam engravidar durante a época de circulação do vírus. A vacina pode ser administrada no 1º trimestre. O CDC também recomenda que toda gestante receba uma dose de dTpa (tétano, difteria e coqueluche) durante cada gestação, independentemente da história vacinal anterior. O momento ideal para a administração da dTpa é entre 27-36 semanas de gestação, a fim de maximizar a resposta de anticorpos da gestante contra a coqueluche e a transferência passiva de anticorpos para o RN. Caso a mulher não tenha sido previamente vacinada com dTpa e não tenha recebido a vacina durante a gestação, a administração deve ser feita imediatamente no período pós-parto. Além disso, adolescentes ou adultos que não tenham sido previamente vacinados e que venham ter contato próximo com o RN também devem receber a vacina, de preferência, duas semanas antes do contato com o bebê. Essa estratégia de vacinação é conhecida como *cocooning* (encapsulamento) e visa à proteção do lactente com menos de 12 meses que apresente risco particularmente alto de contrair coqueluche de forma letal.

A vacina contra hepatite A contém vírus inativado por formalina e pode ser administrada durante a gestação, quando necessário. A imunoglobulina polivalente de prevenção à hepatite A é segura e não apresenta risco de transmissão do

HIV. A cloroquina e o proguanil podem ser utilizados para fins de profilaxia da malária durante a gestação.

A água deve ser purificada por fervura quando houver risco de contaminação microbiana, uma vez que a purificação com iodo pode resultar em um teor de iodo superior à quantidade segura durante a gestação.

Os antibióticos profiláticos ou o subsalicilato de bismuto não devem ser utilizados durante a gestação para a prevenção de diarreia. Devem-se preferir medidas como a reidratação oral e, no caso de diarreia bacteriana, o tratamento com eritromicina ou ampicilina, se necessário.

Centers for Disease Control and Prevention. Guidelines for Vaccinating Pregnant Women. Accessed April 21, 2024. https://www.cdc.gov/vaccines/pregnancy/hcp-toolkit/guidelines.html
Centers for Disease Control and Prevention. RSV Vaccination for Pregnant People. Accessed April 21, 2024. https://www.cdc.gov/vaccines/vpd/rsv/public/pregnancy.html

COMPLICAÇÕES OBSTÉTRICAS DO 1º E 2º TRIMESTRES

Vômitos da gravidez e hiperêmese gravídica

> **FUNDAMENTOS DO DIAGNÓSTICO**
>
> - Mais comum em gestações múltiplas ou na presença de mola hidatiforme.
> - Hiperêmese gravídica:
>   - Vômitos persistentes e graves.
>   - Perda de peso, desidratação, alcalose hipoclorêmica, hipocalemia.
>   - Pode apresentar elevação transitória das enzimas hepáticas.
>   - Parece estar relacionada a níveis elevados ou crescentes do hCG sérico.

Considerações gerais

A náusea e os vômitos começam logo após o primeiro período de ausência de menstruação e cessam até o 5º mês de gestação. Até três quartos das mulheres relatam a ocorrência de náusea e vômitos no início da gravidez, sendo que a grande maioria descreve a presença de náusea ao longo de todo o dia. Esse quadro não causa efeitos adversos na gravidez nem prediz outras complicações.

Os vômitos persistentes e graves durante a gravidez – a hiperêmese gravídica – podem ser incapacitantes e exigir hospitalização. O hipertireoidismo pode estar associado à hiperêmese gravídica, sendo, portanto, recomendável avaliar os valores de TSH e tiroxina livre (T4 livre) nesses pacientes.

Tratamento

A. Náusea e vômitos leves na gravidez

Na maioria dos casos, é necessário apenas tranquilização e orientações alimentares. Diante de uma possível teratoge-

nicidade, o uso de medicamentos durante a primeira metade da gravidez deve se restringir àqueles fármacos considerados essenciais para a vida e a saúde. A piridoxina (vitamina B6), administrada por via oral na dose de 50-100 mg/dia, não é tóxica e pode ser útil para algumas pacientes. A piridoxina, isolada ou combinada com doxilamina (10 mg de succinato de doxilamina e 10 mg de cloridrato de piridoxina, dois comprimidos ao deitar), é a terapia farmacológica de primeira linha. Em geral, não são necessários antieméticos, anti-histamínicos nem antiespasmódicos.

B. Hiperêmese gravídica

Em caso de náusea e vômitos mais graves, é possível que seja necessário hospitalizar a paciente. Nesse caso, é preferível um quarto individual com pouca movimentação. Recomenda-se que o paciente permaneça em jejum até que apresente melhora, mantendo a hidratação e o equilíbrio eletrolítico mediante a administração parenteral de líquidos e suplementos vitamínicos, conforme indicado. Deve-se iniciar a administração de antieméticos, como prometazina (12,5-25 mg por via oral, retal ou intravenosa a cada 4-6 horas), metoclopramida (5-10 mg por via oral ou intravenosa a cada 6 horas) ou ondansetrona (4-8 mg por via oral ou intravenosa a cada 8 horas).

Em alguns estudos, a ondansetrona foi associada a anomalias congênitas. Embora os dados sejam limitados, os riscos e benefícios do tratamento devem ser discutidos com a paciente. A probabilidade de aumento do risco, se houver, é baixa. Inicialmente, os antieméticos provavelmente precisarão ser administrados por via intravenosa. Em raras ocasiões, é possível que seja necessário recorrer à nutrição parenteral total, mas somente se a alimentação enteral não for possível.

Assim que possível, a paciente deve ser submetida a uma dieta à base de alimentos secos, composta por seis pequenas refeições diárias. Os antieméticos podem continuar sendo administrados por via oral, conforme necessário. Após a estabilização do quadro da paciente no hospital, ela pode ser mantida em casa, mesmo que ainda necessite de líquidos administrados por via intravenosa além da ingestão oral.

Existem estudos conflitantes em relação ao uso de corticosteroides no controle da hiperêmese gravídica, os quais foram associados também a anomalias fetais, especificamente fissuras orais. Mesmo que o aumento do risco possa ser pequeno, esse tratamento deve ser evitado antes de 10 semanas de gestação e utilizado somente depois de esgotados os tratamentos mais aceitos.

Quando encaminhar

- A paciente não responde ao tratamento ambulatorial de primeira linha.
- Existe a preocupação com a presença de alguma outra patologia (i.e., mola hidatiforme).

Quando hospitalizar

- A paciente não tolera a ingestão de alimentos ou água.
- A paciente não consegue ingerir os medicamentos necessários.

- Perda de peso.
- Presença de mola hidatiforme.

American College of Obstetricians and Gynecologists. ACOG Practice Bulletin No. 189: nausea and vomiting of pregnancy. Obstet Gynecol. 2018;131:e15. [Reaffirmed 2021] [PMID: 29266076]

Perda gestacional espontânea

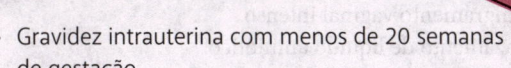

FUNDAMENTOS DO DIAGNÓSTICO

- Gravidez intrauterina com menos de 20 semanas de gestação.
- Níveis baixos ou decrescentes de hCG.
- Sangramento e dor de cólica na linha média.
- Colo uterino aberto.
- Expulsão completa ou parcial dos produtos da concepção.

Considerações gerais

Cerca de três quartos dos casos de perda gestacional espontânea (abortos espontâneos) ocorrem antes da 16ª semana, dos quais, três quartos ocorrem antes da 8ª semana. Quase 20% das gestações clinicamente reconhecidas resultam em perda espontânea.

Mais de 60% das perdas espontâneas são resultantes de anomalias cromossômicas atribuídas a fatores maternos ou paternos. Aproximadamente 15% estão aparentemente associadas a condições maternas, como trauma, infecções, deficiências alimentares, diabetes *mellitus*, hipotireoidismo, síndrome do anticorpo antifosfolipídeo ou malformações anatômicas. Não existem evidências confiáveis de que a perda gestacional espontânea possa ser induzida por estímulos psíquicos, como medo extremo, tristeza, raiva ou ansiedade. Em cerca de um quarto dos casos, não é possível determinar a causa. Não há evidências de que os terminais de vídeo ou campos eletromagnéticos correlatos tenham relação com o aumento do risco de perda gestacional espontânea.

É importante que se faça a distinção entre mulheres com história de incompetência cervical (um problema que ocorre no decorrer do segundo trimestre) daquelas com perda gestacional precoce, que geralmente ocorre no primeiro trimestre. Fatores de predisposição à incompetência cervical incluem a existência de incompetência cervical em uma gravidez anterior, conização ou cirurgia cervical, lesão cervical, exposição ao dietilestilbestrol (DES) e anomalias anatômicas do colo do útero.

Antes da gravidez, ou no primeiro trimestre, não existem métodos que permitam determinar se o colo do útero eventualmente se revelará incompetente. Após 14-16 semanas de gestação, pode-se utilizar a ultrassonografia para avaliar a anatomia interna do segmento uterino inferior e do colo do útero, buscando alterações como afunilamento e encurtamento, anomalias compatíveis com incompetência cervical.

Achados clínicos
A. Sintomas e sinais

1. **Incompetência do colo do útero** – Caracteristicamente, apresenta-se como uma dilatação cervical "silenciosa" (i.e., com contrações uterinas mínimas) no segundo trimestre. Quando o colo do útero atinge 4 cm ou mais, podem ocorrer contrações uterinas ativas ou ruptura das membranas em decorrência do grau de dilatação cervical. No entanto, isso não altera o diagnóstico primário.

2. **Ameaça de perda gestacional espontânea** – Ocorrem sangramento ou cólicas, mas a gestação continua. O colo do útero não apresenta dilatação.

3. **Perda gestacional espontânea inevitável** – O colo do útero se apresenta dilatado, e as membranas, possivelmente rompidas, mas ainda sem expulsão dos produtos da concepção. O sangramento e as cólicas persistem, e a expulsão dos produtos da concepção é considerada inevitável.

4. **Perda gestacional espontânea incompleta** – O colo do útero se apresenta dilatado e uma parte dos produtos da concepção permanece no útero. Relatam-se apenas cólicas leves, mas o sangramento é persistente e geralmente excessivo.

5. **Perda gestacional precoce** – A gravidez deixa de se desenvolver, mas o embrião não é expelido. Os sintomas da gravidez desaparecem. Pode ocorrer um corrimento vaginal de coloração acastanhada, mas sem sangramento ativo ou dor. O colo do útero se apresenta parcialmente firme e ligeiramente dilatado; o útero diminui de tamanho, tornando-se irregularmente amolecido; os anexos apresentam-se normais.

B. Resultados de exames laboratoriais

Os testes de gravidez apresentam níveis baixos ou decrescentes de hCG. Em caso de sangramento intenso, deve-se realizar um hemograma completo (HMG). É necessário determinar o fator Rh e administrar imunoglobulina Rho(D) se o Rh for negativo. Todo o tecido recuperado deve ser avaliado por um patologista e, em determinados casos, possivelmente enviado para análise genética.

C. Resultados do exame de ultrassom

A ultrassonografia transvaginal pode detectar o saco gestacional de 5-6 semanas a partir da última menstruação, o polo fetal a partir de 6 semanas e a atividade cardíaca do feto entre 6-7 semanas. Em geral, são necessárias observações seriadas para avaliar as alterações no tamanho do embrião. Os critérios diagnósticos para a perda gestacional precoce são um comprimento cabeça-nádega de 7 mm ou mais sem batimento cardíaco fetal, ou um saco gestacional com diâmetro médio de 25 mm ou mais sem embrião.

Diagnóstico diferencial

O sangramento que ocorre no aborto de uma gravidez uterina é diferente do sangramento anômalo de uma gravidez ectópica e do sangramento anovulatório em uma mulher que não esteja grávida. A passagem de vilosidades hidrópicas no corrimento sanguinolento é diagnóstica de mola hidatiforme.

Tratamento

A. Medidas gerais

1. **Ameaça de perda gestacional espontânea** – Os estudos realizados não demonstraram os benefícios do repouso por um período de 1-2 dias, seguido da retomada gradativa das atividades habituais. Sugeriu-se também a abstinência de atividade sexual, mas sem benefício comprovado. Não há dados suficientes que apoiem a administração de progestágenos a mulheres com ameaça de perda gestacional. Se, durante a avaliação da paciente, no entanto, for diagnosticada a presença de infecção (i.e., infecção do trato urinário), a condição deve ser tratada.

2. **Perda gestacional precoce** – Requer aconselhamento sobre o destino da gravidez e o planejamento para a sua interrupção eletiva no momento escolhido pela paciente e pelo médico. O procedimento pode ser clínico ou cirúrgico, e cada abordagem oferece riscos e benefícios. A interrupção clínica no primeiro trimestre com prostaglandinas (ou seja, misoprostol administrado vaginalmente em dose de 200-800 mcg, repetindo-se a dose, se necessário, no espaço de 3 horas a 7 dias após a primeira dose) é segura, eficaz, menos invasiva e mais privada do que a intervenção cirúrgica. Se possível, deve-se administrar uma dose de 200 mg de mifepristona por via oral 24 horas antes da administração do misoprostol. Caso o procedimento clínico não logre êxito ou haja sangramento excessivo, é possível que seja necessário um procedimento cirúrgico (dilatação e curetagem). A paciente deve ser orientada sobre as diferentes opções terapêuticas.

B. Medidas cirúrgicas

1. **Perda gestacional incompleta** – A remoção imediata de qualquer produto da concepção remanescente no útero é necessária para interromper o sangramento e prevenir infecções. A analgesia e o bloqueio paracervical são medidas úteis, seguidas de exploração uterina com fórceps ou aspiração uterina. É possível que seja necessário o uso de anestesia regional.

2. **Incompetência do colo do útero** – A cerclagem é o tratamento de escolha para incompetência cervical, mas é preciso confirmar a presença de gravidez intrauterina viável antes da colocação da cerclagem. Deve ser realizada com cautela quando houver dilatação cervical avançada ou prolapso das membranas em direção à vagina. A ruptura das membranas e a presença de infecção constituem contraindicações específicas para a cerclagem. Antes da realização eletiva da cerclagem, devem-se realizar testes para a verificação da presença de *N. gonorrhoeae*, *C. trachomatis* e estreptococos do grupo B. O *N. gonorrhoeae* e o *C. trachomatis* devem ser tratados antes da cerclagem. Recomenda-se a abstinência sexual da paciente.

Quando encaminhar

- Paciente com história de perda no segundo trimestre.
- Sangramento vaginal que se assemelha à menstruação.
- Paciente com colo do útero aberto.
- Ausência de sinais de crescimento uterino em exames seriados.
- Vazamento de líquido amniótico.

Quando hospitalizar

- Colo do útero aberto.
- Sangramento vaginal intenso.
- Vazamento de líquido amniótico.

American College of Obstetricians and Gynecologists. ACOG Practice Bulletin No. 200: early pregnancy loss. Obstet Gynecol. 2018;132:e197. [Reaffirmed 2021] [PMID: 30157093]

Perda gestacional recorrente

De acordo com a American Society of Reproductive Medicine, a perda gestacional recorrente é definida como a perda de duas ou mais gestações anteriores à viabilidade (menos de 24 semanas de gestação ou 500 g) sucessivas. Ocorre em cerca de 1-5% das gestações. A presença de anomalias relacionadas à perda gestacional recorrente pode ser identificada em aproximadamente 50% dos dois parceiros. Uma mulher que tenha perdido três gestações anteriores sem causa identificável ainda tem pelo menos 55% de chance de levar um feto à viabilidade.

A perda gestacional recorrente é um diagnóstico de natureza clínica, e não patológica. Os achados clínicos são semelhantes aos observados em outros tipos de perda gestacional. A mulher que tenha perdido duas gestações nos primeiros três meses deve passar por avaliação clínica.

Tratamento

A. Terapia pré-concepção

A terapia pré-concepcional visa à detecção de anomalias maternas ou paternas que possam contribuir para a perda gestacional, razão pela qual são essenciais história detalhada e exame minucioso. A mãe pode realizar alguns testes, como glicemia aleatória e estudos da função tireoidiana (incluindo anticorpos antitireoidianos), se o histórico indicar possível predisposição ao diabetes *mellitus* ou a doenças tireoidianas; a detecção de anticoagulante lúpico e outras anomalias hemostáticas (deficiência de proteínas S e C, deficiência de antitrombina, hiper-homocisteinemia, anticorpo anticardiolipina, mutações do fator V de Leiden) e o teste de anticorpos antinucleares podem ser indicados, mas, na maioria dos casos, não terão utilidade. A histeroscopia, a ultrassonografia com infusão salina ou a histerografia podem ser utilizadas para a detecção de miomas submucosos e anomalias congênitas do útero. Em mulheres com perdas gestacionais recorrentes, a ressecção de um septo uterino, se presente, é prática recomendada. Pode-se realizar a análise cromossômica (cariótipo) de ambos os parceiros para a exclusão da existência de translocações balanceadas (encontradas em 3-4% dos casais inférteis), mas o cariótipo é caro e talvez não seja útil.

Já houve várias tentativas de terapias de prevenção da perda recorrente por causas imunológicas, inclusive com o uso de medicamentos como heparina de baixo peso molecular, ácido acetilsalicílico (AAS), imunoglobulina intravenosa e corticosteroides, mas o tratamento definitivo ainda não foi determinado (ver Síndrome antifosfolípide a seguir). A heparina e o AAS de baixa dosagem são recomendados para mulheres com anticorpos antifosfolípides e perda gestacional recorrente.

B. Terapia pós-concepção

A paciente deve receber cuidados pré-natais precoces e passar por consultas regulares. A terapia empírica com hormônios esteroides sexuais é complexa, devendo ser realizada por um especialista, caso seja indicada.

Prognóstico

O prognóstico é excelente se a causa das perdas gestacionais forem corrigidas ou tratadas.

Gravidez ectópica

FUNDAMENTOS DO DIAGNÓSTICO

- Amenorreia ou sangramento irregular e manchas.
- Dor pélvica, geralmente anexial.
- Massa anexial identificada no exame clínico ou por ultrassonografia.
- Falha na duplicação da beta-hCG sérica a cada 48 horas.
- Ausência de gravidez intrauterina identificada na ultrassonografia transvaginal com beta-hCG sérica > 2.000 mUI/mL.

Considerações gerais

A implantação ectópica ocorre em aproximadamente 2% das gestações nos primeiros três meses. Cerca de 98% das gestações ectópicas são tubárias. O peritônio ou as vísceras abdominais, o ovário e o colo do útero constituem outros locais de implantação ectópica. Qualquer condição que impeça ou iniba a migração do óvulo fertilizado para o útero pode predispor a uma gravidez ectópica, p. ex., história de infertilidade, doença inflamatória pélvica, apendicite rota e cirurgias tubárias anteriores. A combinação de gravidez intrauterina e extrauterina de dois embriões (heterotópica) é uma ocorrência rara. Nos EUA, a gravidez ectópica não diagnosticada ou não detectada é uma das causas mais comuns de morte materna nos primeiros três meses.

Achados clínicos
A. Sintomas e sinais

Em muitos casos, há ocorrência de dor intensa no quadrante inferior, que se manifesta de modo súbito, lancinante e intermitente e não se irradia, além da possível presença de lombalgia durante os episódios. Em cerca de 10% dos casos, verifica-se a ocorrência de choque, geralmente após o exame pélvico. Pelo menos dois terços das pacientes apresentam história de menstruação anormal, muitas com quadro de infertilidade.

Pode haver hemorragia da ampola tubária por alguns dias, com possível acúmulo de quantidade considerável de sangue no peritônio. Há relatos frequentes da presença de leve, mas persistente, sangramento vaginal, bem como de massa pélvica palpável. Observa-se ainda, com frequência, a presença de condições como distensão abdominal e íleo paralítico leve.

B. Achados laboratoriais

O HMG pode revelar anemia e leve leucocitose. Em geral, os testes séricos quantitativos para gravidez mostram níveis abaixo do esperado para gestações normais de mesma duração. Monitorando-se os níveis de beta-hCG ao longo de alguns dias, é possível que se observe lento aumento ou estabilização, em vez de duplicação dos níveis a cada 2 dias – característica de uma gravidez intrauterina precoce normal –, ou queda dos níveis, em casos de aborto espontâneo.

C. Exames de imagem

A ultrassonografia pode demonstrar, de forma confiável, a presença de um saco gestacional entre 5-6 semanas após a última menstruação e de um polo fetal a partir de 6 semanas, se localizado no útero. Uma cavidade uterina vazia levanta forte suspeita de gestação extrauterina, que pode, eventualmente, ser identificada por ultrassonografia transvaginal. A existência de uma zona de discriminação do beta-hCG sérico (também conhecida como limiar) é correlacionada aos achados ultrassonográficos de gravidez intrauterina; nível beta-hCG de 6.500 mUI/mL, com uma cavidade uterina vazia demonstrada na ultrassonografia transabdominal, é altamente sugestivo de gestação ectópica. Da mesma forma, beta-hCG de 3.500 mUI/mL ou mais pode ser indício de gestação ectópica, caso a ultrassonografia transvaginal não detecte a presença de produto de concepção no interior da cavidade uterina. Contudo, a zona de discriminação deve ser usada com cautela, e as decisões clínicas não devem ser tomadas exclusivamente com base nos níveis de beta-hCG; há relatos de casos em que esse parâmetro não foi indicador confiável de gestação intrauterina ou ectópica.

D. Exames especiais

A laparoscopia é o procedimento cirúrgico de escolha tanto para confirmar uma gravidez ectópica quanto, na maioria dos casos, para permitir a remoção da gravidez ectópica sem a necessidade de laparotomia exploratória.

Deve-se suspeitar de gravidez ectópica quando o exame do tecido pós-abortamento não revela a presença de vilosidades coriônicas, tomando-se providências imediatas para a emissão do diagnóstico, incluindo a realização de exame microscópico do tecido, ultrassonografia e dosagens seriadas de beta-hCG a cada 48 horas.

Diagnóstico diferencial

Achados clínicos e laboratoriais sugestivos ou diagnósticos de gravidez ajudam a distinguir a gravidez ectópica de muitas doenças abdominais agudas, como apendicite aguda, doença inflamatória pélvica aguda, ruptura de cisto do corpo lúteo ou folículo ovariano e cálculos urinários. O aumento do útero com achados clínicos semelhantes aos encontrados na gravidez ectópica também é característico de gravidez uterina em processo de abortamento ou de mola hidatiforme.

Tratamento

As pacientes devem ser alertadas para as complicações de uma gravidez ectópica e monitoradas de perto. Em pacientes estáveis, com testes de função hepática e renal normais, o metotrexato (50 mg/m²), administrado por via intramuscular em dose única ou múltipla, é uma terapia médica aceitável para gravidez ectópica inicial. Os critérios que favorecem uma resposta terapêutica ao metotrexato incluem gravidez com menos de 4 cm em sua maior dimensão, não rompida, sem sangramento ativo e ausência de batimentos cardíacos fetais. Alguns pequenos estudos não encontraram aumento no risco de malformações fetais ou perdas gestacionais em mulheres que engravidaram dentro de 6 meses após a terapia com metotrexato.

Quando uma paciente com gravidez ectópica está instável ou quando se planeja terapia cirúrgica, é necessária a hospitalização. O sangue deve ser tipado e testado para compatibilidade cruzada. O objetivo é diagnosticar e operar antes que ocorra a ruptura completa da tuba e hemorragia intra-abdominal. O uso de metotrexato é absolutamente contraindicado em pacientes instáveis.

O tratamento cirúrgico é definitivo. Na maioria dos casos, a laparoscopia diagnóstica é o procedimento cirúrgico inicial realizado. Dependendo do tamanho da gravidez ectópica e de sua condição (rompida ou não), geralmente pode ser realizada salpingostomia com remoção da gravidez ectópica, ou salpingectomia parcial ou completa. Quando as condições clínicas permitem, a permeabilidade da tuba contralateral pode ser avaliada com a injeção de índigo carmim na cavidade uterina e a confirmação visual do fluxo através da tuba contralateral pelo cirurgião. Terapia com ferro pode ser necessária para tratar anemia durante a convalescença. Imunoglobulina Rho(D) (300 mcg) deve ser administrada a pacientes Rh-negativas.

Prognóstico

A gravidez tubária recorrente ocorre em cerca de 10% dos casos, o que não deve ser considerado como uma contraindicação para futuras gestações, mas a paciente deve ser cuidadosamente observada e submetida precocemente a uma ultrassonografia que confirme a presença de gravidez intrauterina.

Quando encaminhar

- Dor abdominal aguda.
- Palpação de massa anexial durante o exame pélvico.
- Paciente gestante com dor abdominal e sangramento vaginal.

Quando hospitalizar

- Presença de sinais ou sintomas de gravidez ectópica rota.

Tonick S et al. Ectopic pregnancy. Obstet Gynecol Clin North Am. 2022;49:537. [PMID: 36122984]

Doença trofoblástica gestacional (mola hidatiforme e coriocarcinoma)

FUNDAMENTOS DO DIAGNÓSTICO

Mola hidatiforme
- Amenorreia.
- Sangramento uterino irregular.
- Beta-hCG sérico > 40.000 mUI/mL.
- Eliminação de estruturas em formato de cachos de uva, correspondentes a vilosidades edematosas aumentadas, pela via vaginal.
- A ultrassonografia uterina apresenta imagem heterogênea e ecogênica característica, sem evidência de feto ou placenta.
- A composição citogenética é de 46,XX (85%), de origem paterna.

Coriocarcinoma
- Persistência de beta-hCG detectável após a evacuação da mola.

Considerações gerais

A doença trofoblástica gestacional constitui um espectro de distúrbios, como mola hidatiforme (parcial e completa), mola invasiva (extensão local para o útero ou vagina), coriocarcinoma (neoplasia maligna frequentemente associada a metástases à distância) e tumor trofoblástico de sítio placentário. As molas completas não apresentam evidências de feto na ultrassonografia e, em sua maioria, são de 46,XX, com todos os cromossomos de origem paterna. As molas parciais, por sua vez, geralmente demonstram evidências da presença de um embrião ou saco gestacional e são triploides, de crescimento mais lento, menos sintomáticas e quase sempre se apresentam clinicamente como aborto retido. Esse tipo de mola tende a seguir um curso benigno, enquanto as molas completas apresentam maior propensão a evoluir para coriocarcinoma.

Na América do Norte, a frequência da doença trofoblástica gestacional é de 1 para cada 1.500 gestações. As taxas mais altas se verificam entre indivíduos de etnia asiática. A ocorrência de aborto espontâneo anterior, história de ocorrência de mola e idade inferior a 21 anos ou superior a 35 anos são alguns dos fatores de risco. Aproximadamente 10% das mulheres necessitam de tratamento complementar após a evacuação da mola, e de 2-3% das mulheres apresentam desenvolvimento de coriocarcinoma.

Achados clínicos

A. Sintomas e sinais

1. **Mola hidatiforme** – Na maioria dos casos, observa-se a presença de sangramento uterino, que geralmente se inicia entre 6-16 semanas. Em algumas situações, o útero se apresenta maior do que o esperado para uma gravidez normal

de mesma duração, podendo ocorrer também náuseas e vômitos excessivos. Às vezes, os ovários bilateralmente aumentados e com aspecto cístico são palpáveis, resultado da hiperestimulação ovariana decorrente do excesso de beta-hCG. A paciente pode desenvolver pré-eclâmpsia ou eclâmpsia durante o segundo trimestre de uma gravidez molar não tratada, embora essa seja uma condição incomum, já que a maioria dos casos é diagnosticada precocemente.

2. Coriocarcinoma – As manifestações podem envolver sangramento uterino persistente ou recorrente após a evacuação de uma mola, parto, aborto ou gravidez ectópica. A presença de um tumor vaginal ulcerativo, massa pélvica ou metástases à distância também pode constituir a manifestação inicial.

B. Achados laboratoriais

Em geral, as molas hidatiformes caracterizam-se por níveis elevados de beta-hCG sérico, que podem variar de valores altos normais a milhões e são mais altos em molas completas do que em molas parciais. Embora possam auxiliar no diagnóstico, os valores extremamente elevados de beta-hCG são mais úteis no monitoramento da resposta ao tratamento. Devem-se avaliar também fatores como hemoglobina/hematócrito, creatinina, tipo sanguíneo, testes bioquímicos hepáticos e testes de função tireoidiana. Níveis elevados de beta-hCG podem provocar a liberação de hormônio tireoidiano e, em raras situações, causar sintomas de hipertireoidismo. As pacientes com hipertireoidismo podem necessitar de terapia com betabloqueadores até que a mola seja evacuada.

C. Exames de imagem

O diagnóstico pré-operatório de mola hidatiforme é confirmado por ultrassonografia. A ultrassonografia transvaginal permite a fácil visualização de vesículas placentárias. Recomenda-se uma radiografia de tórax pré-operatória (RX) com o intuito de descartar metástases pulmonares do trofoblasto.

Tratamento
A. Medidas (cirúrgicas) específicas

O útero deve ser esvaziado assim que o diagnóstico de mola hidatiforme seja confirmado, de preferência, por aspiração manual uterina (Amiu). Os produtos da concepção devem ser enviados para análise patológica. Os cistos presentes nos ovários não devem ser ressecados, nem os ovários removidos, visto que a eliminação da mola permitirá a regressão espontânea dos cistos de teca-luteínicos. No caso de pacientes Rh-negativo, recomenda-se a administração de imunoglobulina anti-D (Rho[D]). Para pacientes que já realizaram o seu desejo reprodutivo, a histerectomia constitui uma alternativa aceitável, mas que não elimina a necessidade de acompanhamento dos níveis de beta-hCG.

B. Medidas de acompanhamento

A princípio, é necessário medir semanalmente os níveis quantitativos de beta-hCG. Após a evacuação cirúrgica bem-sucedida, observa-se um declínio progressivo do beta-hCG.

Quando o teste semanal atingir um valor negativo (menos de 5 mUI/mL), o intervalo pode passar a ser mensal, por um período de mais de seis meses. Esse acompanhamento tem por objetivo identificar doenças persistentes não metastáticas e metastáticas, inclusive coriocarcinoma, cuja ocorrência é mais provável quando o beta-hCG inicial é elevado e o útero se apresenta aumentado. Se os níveis se estabilizarem ou começarem a subir, a paciente deve ser reavaliada com novos exames laboratoriais, radiografia de tórax e dilatação e curetagem (D&C) antes de iniciar a quimioterapia. Deve-se prescrever um método contraceptivo eficaz (de preferência, pílulas anticoncepcionais) para evitar confusões com níveis elevados de beta-hCG decorrentes de uma nova gestação. Os níveis de beta-hCG devem permanecer negativos por seis meses antes de se tentar uma nova gravidez. Como o risco de recorrência de gravidez molar é de 1-2%, recomenda-se que uma ultrassonografia seja realizada nos primeiro trimestre da gravidez subsequente para garantir que a gestação seja normal. Além disso, devem-se verificar os níveis de beta-hCG seis semanas após o parto (da gestação subsequente normal) para que se possa assegurar a ausência de tecido trofoblástico persistente, e a placenta, por sua vez, deve ser examinada por um patologista.

C. Quimioterapia antitumoral

Se for descoberta a presença de tecido maligno durante a cirurgia ou em exame de acompanhamento, a quimioterapia é o tratamento indicado. Para pacientes de baixo risco com bom prognóstico, o metotrexato é considerado o tratamento de primeira linha, seguido por dactinomicina (ver Tab. 41.3). Pacientes com doença de alto risco devem ser encaminhadas a um centro de oncologia, onde provavelmente será administrada a quimioterapia com múltiplos agentes.

Prognóstico

A taxa de sobrevivência em 5 anos, mesmo quando forem demonstradas metástases é de 85% após os ciclos de quimioterapia.

Quando encaminhar

- O tamanho do útero é maior do que o esperado para a idade gestacional.
- Sangramento vaginal semelhante à menstruação.
- Paciente grávida com história de gravidez molar.

Quando hospitalizar

- Gravidez molar confirmada por ultrassonografia e exames laboratoriais.
- Sangramento vaginal intenso em paciente grávida em avaliação.

Ngan HYS et al. Diagnosis and management of gestational trophoblastic disease: 2021 update. Int J Gynaecol Obstet. 2021;155(Suppl 1):86. [PMID: 34669197]

COMPLICAÇÕES OBSTÉTRICAS DO 2º E 3º TRIMESTRES

Pré-eclâmpsia-eclâmpsia

FUNDAMENTOS DO DIAGNÓSTICO

Hipertensão gestacional
- Pressão arterial ≥ 140 mmHg sistólica ou > 90 mmHg diastólica após 20 semanas de gestação.

Pré-eclâmpsia
- Pressão arterial ≥ 140 mmHg sistólica ou ≥ 90 mmHg diastólica após 20 semanas de gestação.
- Proteinúria ≥ 0,3 g em 24 horas.

Pré-eclâmpsia com características graves
- Pressão arterial ≥ 160 mmHg sistólica ou ≥ 110 mmHg diastólica.
- Lesão renal progressiva.
- Trombocitopenia.
- Hemólise, enzimas hepáticas elevadas, plaquetas baixas (HELLP).
- Edema pulmonar.
- Alterações visuais ou cefaleia.
- Na presença de hipertensão com características graves de pré-eclâmpsia, a profilaxia para convulsões pode ser benéfica.

Eclâmpsia
- Convulsões com achados de pré-eclâmpsia.

Considerações gerais

Define-se a pré-eclâmpsia pela presença de hipertensão recém-elevada e proteinúria durante a gestação. A eclâmpsia é diagnosticada quando a paciente com evidências de pré-eclâmpsia apresenta convulsões. Antigamente, eram necessários três elementos para o diagnóstico de pré-eclâmpsia: hipertensão, proteinúria e edema. O edema, uma condição difícil de ser quantificada em termos objetivos, deixou de ser um elemento necessário. Além disso, é possível que a proteinúria nem sempre esteja presente na pré-eclâmpsia com características graves.

A pré-eclâmpsia-eclâmpsia é uma ocorrência mais comum no terceiro trimestre, podendo se desenvolver, no entanto, a qualquer momento após a 20ª semana de gestação e até seis semanas após o parto.

Constituem fatores de risco para pré-eclâmpsia-eclâmpsia precoce as condições de comorbidade da mãe, como hipertensão, doenças renais e lúpus eritematoso sistêmico (LES).

A pré-eclâmpsia-eclâmpsia é uma doença exclusiva da gravidez e tem como única forma de cura o parto do feto e da placenta. A pré-eclâmpsia se desenvolve em aproximadamente 7% das gestantes nos EUA, das quais 5% (0,04% das gestantes) desenvolvem eclâmpsia. As primíparas são afetadas com mais frequência; no entanto, a incidência de pré-eclâmpsia-eclâmpsia é maior no caso de gestações múltiplas, ocorrência de pré-eclâmpsia em gestação anterior e presença de doenças comórbidas, como hipertensão crônica, diabetes pré-gestacional, diabetes gestacional, trombofilia, doença renal, LES, IMC pré-gestacional acima de 30, síndrome de anticorpos antifosfolípides, idade materna superior a 35 anos, tecnologia de reprodução assistida e apneia obstrutiva do sono.

A eclâmpsia é uma causa importante de morte materna.

Achados clínicos

A gravidade da pré-eclâmpsia-eclâmpsia é baseada em seu efeito sobre seis áreas principais de órgãos-alvo: o sistema nervoso central (SNC), os rins, o fígado, o sistema hematológico, o sistema vascular e a unidade feto-placentária. Ao avaliar cada uma dessas áreas para identificação da presença de pré-eclâmpsia leve a grave, é possível avaliar o grau de envolvimento e elaborar um plano de manejo adequado, equilibrando-se a gravidade da doença e a idade gestacional (Tab. 21.3).

A. Pré-eclâmpsia

1. **Sem características graves** – As pacientes geralmente têm poucas queixas e apresentam pressão arterial diastólica inferior a 110 mmHg, podendo haver presença de edema. A contagem de plaquetas é superior a 100.000/mcL (100 × 10^9/L), os testes fetais anteparto são tranquilizadores, a irritabilidade do SNC é mínima, não há presença de dor

TABELA 21.3 Indicadores de pré-eclâmpsia leve e grave, eclâmpsia e hipertensão gestacional com características graves

Local	Indicador	Leve	Grave
SNC	Sintomas e sinais	Hiperreflexia	Convulsões, alterações visuais, escotomas, cefaleia, clônus, irritabilidade
Rins	Proteinúria Débito urinário	> 0,3 g/24 horas[1] > 30 mL/hora	> 0,3 g/24 horas < 30 mL/hora
Fígado	AST, ALT, LD	Enzimas hepáticas normais	Enzimas hepáticas elevadas, dor epigástrica, ruptura hepática
Hematológico	Plaquetas Hemoglobina	Normal Normal	< 100.000/mcL (100 × 10^9/L) Baixa, normal ou elevada
Vascular	Pressão arterial Retina	< 160/110 mmHg Espasmo arteriolar	> 160/110 mmHg Hemorragias retinianas
Unidade feto-placentária	Restrição de crescimento Oligoidrâmnio Sofrimento fetal	Ausente Ausente Ausente	Presente Presente Presente

[1] É possível que nem sempre haja presença de proteinúria.
ALT: alanina aminotransferase; AST: aspartato aminotransferase; LD: lactato desidrogenase; SNC: sistema nervoso central.

epigástrica e as enzimas hepáticas não estão elevadas. Há presença de proteinúria com valores maiores ou iguais a 0,3 g/24 horas. A hipertensão gestacional apresenta elevação da pressão arterial semelhante à da pré-eclâmpsia, mas sem a presença de proteinúria.

2. **Com características graves** – Os sintomas são mais dramáticos e persistentes. A paciente pode se queixar de cefaleia e alterações visuais. A pressão arterial geralmente está acima de 160/110 mmHg. Pode haver presença de trombocitopenia (contagem de plaquetas inferior a 100.000/mcL [100×10^9/L]), com possível evolução para coagulação intravascular disseminada. Pode haver presença também de dor epigástrica grave decorrente de hemorragia subcapsular hepática com distensão significativa ou ruptura da cápsula hepática. A síndrome HELLP é uma forma avançada de pré-eclâmpsia grave.

B. Eclâmpsia

A ocorrência de convulsões define a eclâmpsia, que é uma manifestação de envolvimento grave do SNC. Observam-se ainda outros achados de pré-eclâmpsia.

Diagnóstico diferencial

Outras doenças que podem mimetizar a pré-eclâmpsia-eclâmpsia: hipertensão crônica, doença renal crônica (DRC), distúrbios convulsivos primários, doenças da vesícula biliar e do pâncreas, trombocitopenia imune, púrpura trombocitopênica trombótica e síndrome hemolítico-urêmica.

Tratamento

O American College of Obstetricians and Gynecologists (ACOG) recomenda considerar o uso de AAS em baixa dosagem (81 mg por via oral diariamente), iniciada entre 12-28 semanas de gestação (de preferência, antes de 16 semanas) e mantida diariamente até o parto, no caso de mulheres com maior risco de pré-eclâmpsia. Os fatores de risco incluem história de pré-eclâmpsia, gestação múltipla, hipertensão crônica, diabetes *mellitus*, doença renal ou doenças autoimunes (como LES ou síndrome do anticorpo antifosfolípide). Os médicos podem considerar também o uso de AAS em baixa dosagem (81 mg por via oral diariamente) na eventual presença de mais de um dos seguintes fatores de risco moderado: nuliparidade, obesidade, história familiar de pré-eclâmpsia, raça negra, idade superior a 35 anos, baixo nível socioeconômico, fatores de história pessoal (p. ex., mãe que anteriormente tenha tido um bebê com baixo peso ao nascer) e fertilização *in vitro*. Não há evidências que confirmem a eficácia dos diuréticos, da restrição ou intensificação dietética, da restrição de sódio e dos suplementos vitamínico-minerais (como cálcio ou vitaminas C e E). A única cura é o parto do feto no momento mais favorável possível para a sua sobrevivência.

A. Pré-eclâmpsia

O reconhecimento precoce é fundamental para o tratamento, o que exige cuidadosa atenção aos detalhes do pré-natal – sobretudo a alterações sutis da pressão arterial e do peso. O objetivo é prolongar a gestação, se possível, a fim de permitir a maturação pulmonar fetal, prevenindo-se, ao mesmo tempo, a progressão para doença grave e eclâmpsia. Os fatores críticos são a idade gestacional do feto, a maturidade pulmonar fetal e a gravidade da doença materna.

1. **Pré-eclâmpsia-eclâmpsia sem características graves e hipertensão gestacional a termo** – O manejo domiciliar pode ser uma tentativa para essas pacientes, desde que elas tenham uma situação domiciliar estável. As pacientes devem ser confiáveis, contar com assistência em casa, ter acesso rápido ao hospital e condições de medir a pressão arterial com frequência. Uma enfermeira pode realizar visitas e avaliações frequentes em domicílio. No caso de pré-eclâmpsia leve, o parto deve ocorrer a termo.

2. **Pré-eclâmpsia-eclâmpsia com características graves** – A hospitalização é necessária para pacientes com pré-eclâmpsia com características graves ou para aquelas em situações domiciliares imprevisíveis. As avaliações regulares de fatores como pressão arterial, proteína urinária, batimentos cardíacos fetais e atividade fetal são obrigatórias. Deve-se realizar regularmente um HMG com contagem de plaquetas, painel de eletrólitos e enzimas hepáticas, com frequência a depender da gravidade. Uma coleta de urina de 24 horas para verificação da proteína total e depuração de creatinina deve ser realizada por ocasião da internação e depois repetida conforme necessário. Não se utiliza sulfato de magnésio até a confirmação do diagnóstico de pré-eclâmpsia grave e a preparação para o parto (ver Eclâmpsia a seguir). Antes do termo, a pré-eclâmpsia-eclâmpsia grave exige que se faça o parto, com raras exceções.

Condições como dor epigástrica, convulsões, pressão arterial em níveis graves, trombocitopenia e distúrbios visuais constituem fortes indicações para o parto. Na presença de proteinúria acentuada como condição isolada, pode-se optar por um método de tratamento mais conservador.

A investigação inicial deve incluir a avaliação da vitalidade fetal. Em caso de internação da paciente, os testes de triagem fetal devem ser realizados no mesmo dia para avaliar o bem-estar do feto. Isso pode ser feito por meio de testes de frequência cardíaca fetal com teste sem estresse ou perfil biofísico, seguindo-se um cronograma regular de vigilância fetal. A própria paciente pode manter o registro diário dos movimentos fetais. Se o feto tiver menos de 34 semanas de gestação, corticosteroides (betametasona 12 mg intramuscular a cada 24 horas por duas doses, ou dexametasona 6 mg intramuscular a cada 12 horas por quatro doses) podem ser administrados à mãe com risco de parto prematuro no prazo de 7 dias (com ou sem características graves de pré-eclâmpsia-eclâmpsia). No entanto, quando a paciente apresenta um claro quadro de pré-eclâmpsia grave instável, o parto não deve ser adiado para fins de maturação pulmonar do feto ou administração de corticosteroides. No caso de pacientes com hipertensão gestacional ou pré-eclâmpsia sem características graves com 37 semanas de gestação ou mais, recomenda-se o parto no momento do diagnóstico, e não o manejo expectante (p. ex., espera vigilante ou monitoramento rigoroso).

O método de parto é determinado pelo estado da mãe e do feto. O parto vaginal é preferido porque gera menos perda de sangue do que a cesariana e exige menos fatores de coagulação. A cesariana é reservada para as indicações habituais em relação ao feto.

B. Eclâmpsia

1. **Cuidados gerais** – No caso de pacientes com pré-eclâmpsia com características graves, deve-se administrar sulfato de magnésio intravenoso, com dose inicial de 4-6 g em espaços de 15-20 minutos, seguida de manutenção de 2-3 g/hora, para fins de profilaxia de convulsões. A eclâmpsia exige que se faça o parto assim que a paciente esteja estabilizada. No entanto, é essencial que se realize primeiro uma avaliação do estado da paciente e do feto. Deve-se manter o monitoramento contínuo do feto, procedendo-se rapidamente à tipagem sanguínea e prova cruzada da paciente. É necessária a inserção de um cateter urinário para o monitoramento do débito urinário, devendo-se solicitar exames laboratoriais, como HMG com contagem de plaquetas, eletrólitos, creatinina e enzimas hepáticas. Na eventual presença de hipertensão com valores sistólicos iguais ou superiores a 160 mmHg ou valores diastólicos iguais ou superiores a 110 mmHg, recomenda-se a administração de medicamentos anti-hipertensivos para reduzir a pressão arterial para 140-150/90-100 mmHg. A pressão abaixo desses níveis pode induzir insuficiência placentária atribuída à redução da perfusão. A hidralazina, administrada em incrementos de 5-10 mg por via intravenosa a cada 20 minutos, geralmente é utilizada para reduzir a pressão arterial. O labetalol, 10-20 mg administrado por via intravenosa a cada 20 minutos, conforme necessário, também pode ser utilizado. O nifedipino de liberação imediata de 10-20 mg por via oral pode ser administrado e repetido após 20 minutos, seguido de 10-20 mg a cada 4-6 horas, com dosagem diária máxima de 180 mg. Esse medicamento é útil caso a paciente não tenha acesso intravenoso. O ACOG recomenda que a pressão arterial sistólica acima de 160 mmHg seja tratada em até 60 minutos. O uso de um algoritmo semiautônomo para o tratamento desses casos de pressão arterial grave dentro desse período demonstrou otimizar o tratamento rápido.

2. **Cuidados de emergência** – Se a paciente estiver tendo convulsões, deve-se posicioná-la em decúbito lateral para prevenir aspiração e melhorar o fluxo sanguíneo para a placenta. A convulsão pode ser interrompida com a administração de bolo intravenoso de sulfato de magnésio (o agente preferido), na dosagem de 4-6 g em um espaço de 4 minutos ou até que a convulsão cesse. Em seguida, inicia-se uma infusão intravenosa contínua de sulfato de magnésio, à razão de 2-3 g/hora, salvo em pacientes com função renal reduzida (creatinina sérica acima de 1,0 mg/dL). É possível que seja necessário reduzir a dose de manutenção para 1 g/hora ou interromper temporariamente a infusão para cuidar das condições de disfunção renal e toxicidade por magnésio.

Os níveis sanguíneos de magnésio devem ser verificados a cada 4-6 horas, ajustando-se a taxa de infusão de modo a manter níveis terapêuticos (4-7 mEq/L). O débito urinário deve ser monitorado a cada hora, avaliando-se os sinais de toxicidade por magnésio da paciente, como perda de reflexos tendíneos profundos ou diminuição da frequência e profundidade respiratória, que podem ser revertidos com gluconato de cálcio, 1 g, administrado por via intravenosa no espaço de 2 minutos. Caso as convulsões persistam, pode-se administrar uma dose adicional de sulfato de magnésio, 2 g, por via intravenosa. Agentes alternativos, como benzodiazepínicos e fenitoína, são recomendáveis somente na falta do sulfato de magnésio.

3. **Parto** – O parto é obrigatório diante da ocorrência de eclâmpsia, com preferência para o parto vaginal. As desacelerações prolongadas da frequência cardíaca fetal são frequentes após convulsão eclâmptica; no entanto, o parto deve ser realizado somente após a estabilização hemodinâmica da paciente. Além disso, a normalização do rastreamento fetal quase sempre se segue à ressuscitação materna. A urgência para a realização do parto depende do estado da mãe e do feto após a convulsão, bem como da disponibilidade de dados laboratoriais da paciente. A ocitocina, administrada por via intravenosa e titulada para uma dose que permita contrações adequadas, pode ser utilizada para induzir ou intensificar o trabalho de parto, devendo ser administrada somente por profissional capacitado. A analgesia regional ou a anestesia geral é aceitável, enquanto a cesariana deve ser reservada às indicações obstétricas habituais.

4. **Pós-parto** – A infusão de sulfato de magnésio (2-3 g/hora, com exceções conforme observado anteriormente) deve ser mantida por 24 horas após o parto. Um quadro de pré-eclâmpsia-eclâmpsia de início tardio pode ocorrer no período pós-parto, geralmente se manifestando por hipertensão ou convulsões. O tratamento é o mesmo adotado antes do parto, com hidralazina e sulfato de magnésio.

Quando encaminhar

- Paciente gestante com mais de 20 semanas de gestação com início recente de hipertensão e proteinúria.
- Paciente gestante com início recente de atividade convulsiva.

Quando hospitalizar

- Paciente gestante com pressão arterial elevada em relação ao valor basal e sintomas de pré-eclâmpsia com características graves.
- Avaliação de pré-eclâmpsia em caso de suspeita de características graves da doença.
- Avaliação de pré-eclâmpsia em paciente com ambiente doméstico instável.
- Evidência de eclâmpsia.

American College of Obstetricians and Gynecologists. Practice Bulletin No. 222: gestational hypertension and preeclampsia. Obstet Gynecol. 2020;135:e237. [PMID: 32443079]
Davidson KW et al; US Preventive Services Task Force. Aspirin use to prevent preeclampsia and related morbidity and mortality:

US Preventive Services Task Force Recommendation Statement. JAMA. 2021;326:1186. [PMID: 34581729]

Magee LA et al. Preeclampsia. N Engl J Med. 2022;386:1817. [PMID: 35544388]

Trabalho de parto prematuro

FUNDAMENTOS DO DIAGNÓSTICO

- Trabalho de parto prematuro com contrações uterinas regulares aproximadamente a cada 5 minutos.
- Dilatação cervical, apagamento do colo do útero, ou ambos.

Considerações gerais

O parto prematuro é definido como o nascimento ocorrido entre 20 0/7 e 36 6/7 semanas de gestação. O trabalho de parto prematuro espontâneo, com ou sem ruptura prematura das membranas fetais, é responsável por pelo menos dois terços dos partos prematuros. A prematuridade é o principal fator isolado de mortalidade infantil, e os sobreviventes correm risco de uma série de complicações de curto e longo prazo. A prematuridade é também a causa mais comum de hospitalização anteparto. As taxas de mortalidade infantil e deficiência neurológica em longo prazo estão inversamente relacionadas à idade gestacional no momento do parto. O limiar de viabilidade na medicina contemporânea é de 23 a 25 semanas de gestação, e os bebês nascidos antes de 23 semanas raramente sobrevivem. Cerca de dois terços dos partos prematuros ocorrem entre 34-36 semanas e 6 dias (denominados "partos prematuros tardios"), e a expectativa é de bons resultados nessas idades gestacionais. No entanto, é importante ressaltar que, mesmo esses bebês prematuros tardios apresentam risco significativamente maior de morbidade e mortalidade quando comparados aos bebês nascidos a termo.

A existência de história anterior de parto prematuro e a presença de colo uterino curto, medido por ultrassonografia transvaginal, constituem os principais fatores de risco para o trabalho de parto prematuro espontâneo. Outros fatores de risco conhecidos incluem raça negra, gestações múltiplas, infecção intrauterina, abuso de substâncias, tabagismo, doença periodontal e privação socioeconômica. Muitos partos prematuros são precedidos por ruptura das membranas.

Achados clínicos

Em mulheres com contrações uterinas regulares e alterações cervicais, o diagnóstico de trabalho de parto prematuro é direto. No entanto, sintomas como pressão pélvica, cólicas ou secreção vaginal podem ser as primeiras queixas de pacientes de alto risco que posteriormente desenvolvem trabalho de parto prematuro. Como essas queixas podem ser vagas e as contrações uterinas irregulares são comuns, a distinção entre pacientes que merecem uma avaliação mais aprofundada pode ser problemática. Em alguns casos, essa distinção pode ser facilitada pela medição dos níveis de fibronectina fetal presentes em espécimes cervicovaginais. Esse teste é mais útil quando negativo (menos de 50 ng/mL), pois o valor preditivo negativo para parto no espaço de 7-14 dias é de 93-97%. Um teste negativo, portanto, geralmente significa que se pode tranquilizar a paciente e liberá-la. No entanto, em razão de sua baixa sensibilidade, a fibronectina fetal não é recomendada como teste de triagem para mulheres assintomáticas.

Tratamento

A. Medidas gerais

Deve-se orientar a paciente a identificar os sintomas associados ao trabalho de parto prematuro para evitar atrasos desnecessários em sua avaliação. No caso de pacientes que se acreditava apresentarem maior risco de parto prematuro, os estudos randomizados realizados não demonstraram melhores resultados em mulheres com recomendação de restrição de atividades. Paradoxalmente, tais recomendações podem aumentar o risco de parto prematuro. As mulheres com trabalho de parto prematuro no limite de viabilidade apresentam desafios éticos e obstétricos únicos e devem ser acompanhadas por consultas com especialistas em medicina materno-fetal e neonatologia. As famílias dessas pacientes devem ter uma participação ativa e contínua nas decisões relativas à agressividade dos esforços de ressuscitação.

B. Corticosteroides

Nas gestações entre 24-34 semanas, quando o parto prematuro é esperado, recomenda-se administrar um curto ciclo de corticosteroides para promover a maturação pulmonar fetal. Entre 22-24 semanas de gestação, deve-se considerar a administração de corticosteroides. Essa terapia demonstrou reduzir a frequência de síndrome do desconforto respiratório, hemorragia intracraniana e até a morte em RN prematuros. A betametasona, administrada em dosagem de 12 mg por via intramuscular e repetida 24 horas depois, e a dexametasona intramuscular de 6 mg, repetida a cada 12 horas por 4 doses, atravessam a placenta e constituem o tratamento preferido. No caso de mulheres com risco de parto prematuro nos próximos sete dias e cuja dose anterior de corticosteroides antenatais tenha sido administrada há mais de 14 dias, deve-se considerar um único ciclo repetido de corticosteroides antenatais. O ciclo de resgate com corticosteroides pode ser administrado depois de sete dias da dose anterior, se indicado pelo quadro clínico. A Society for Maternal-Fetal Medicine (SMFM) recomenda oferecer um único ciclo de corticosteroides antenatais (2 doses de 12 mg de betametasona intramuscular, com 24 horas de intervalo) a pacientes que atendam aos critérios de inclusão do estudo Antenatal Late Preterm Steroids (gestação única entre 34 0/7 e 36 6/7 semanas, com alto risco de parto prematuro nos próximos sete dias e antes de 37 semanas de gestação).

C. Antibióticos

Apesar da associação entre trabalho de parto prematuro e infecção intrauterina em determinados casos, não há evidências de que os antibióticos atrasem o parto em mulheres com trabalho de parto prematuro e membranas íntegras. No entanto, as mulheres em trabalho de parto prematuro devem receber profilaxia antimicrobiana contra o estreptococo do grupo B, a menos que uma única cultura padrão da porção distal da vagina e do ânus, realizada nas últimas cinco semanas para identificação desse organismo, tenha sido negativa. Vale notar que, em geral, não há tempo suficiente nesse contexto clínico para a cultura e o teste de isolados. O regime recomendado para a profilaxia antimicrobiana contra o estreptococo do grupo B é a penicilina G, administrada na dosagem de 5 milhões de unidades por via intravenosa como dose de ataque e, em seguida, 2,5-3 milhões de unidades por via intravenosa a cada 4 horas até o parto. Em pacientes alérgicas à penicilina que não apresentam alto risco de anafilaxia, pode-se administrar cefazolina 2 g por via intravenosa como dose inicial e, em seguida, 1 g por via intravenosa a cada 8 horas até o parto. Em pacientes com alto risco de anafilaxia, pode-se utilizar a vancomicina 20 mg/kg por via intravenosa, a cada 8 horas, até o parto. Após a confirmação de que o isolado de estreptococo do grupo B é sensível à clindamicina, pode-se administrar também a clindamicina em dosagem de 900 mg por via intravenosa, a cada 8 horas, até o parto.

D. Agentes tocolíticos

O tratamento de primeira linha com agentes tocolíticos para adiamento do parto inclui agonistas dos receptores beta-adrenérgicos, bloqueadores dos canais de cálcio ou indometacina. Esse tratamento pode prolongar a gravidez em curto prazo (até 48 horas), permitindo a administração de corticosteroides antenatais e, quando apropriado, a remoção da paciente para uma unidade mais bem equipada para cuidar de RN prematuros. A terapia de manutenção (continuação do tratamento além de 48 horas) não é eficaz, nem recomendada, para a prevenção do parto prematuro.

Antes de tentar evitar o parto prematuro com agentes tocolíticos, deve-se avaliar as condições da paciente que indiquem a necessidade de parto. A pré-eclâmpsia grave, as anomalias fetais letais, o descolamento prematuro da placenta e a infecção intrauterina são exemplos de indicações para parto prematuro. Nesses casos, as tentativas de adiamento do parto são inadequadas.

1. **Agonistas dos receptores beta-adrenérgicos** – A terbutalina pode ser administrada a cada 30 minutos como infusão intravenosa, iniciando-se com 2,5 mcg/min, ou como injeção subcutânea, iniciando-se com 250 mcg. A terbutalina oral não é recomendada em razão da falta de sua eficácia comprovada e das preocupações com a segurança materna. Taquicardia, edema pulmonar, arritmias, alterações metabólicas (como hiperglicemia e hipocalemia) e, em casos raros, morte são alguns dos efeitos colaterais maternos graves da terbutalina. A ocorrência de edema pulmonar é mais frequente com a administração concomitante de corticosteroides, infusões intravenosas de grande volume, sepse materna ou tocólise prolongada. Diante dessas preocupações com a segurança, a Food and Drug Administration (FDA) dos EUA adverte que a terbutalina deve ser administrada exclusivamente em ambiente hospitalar e descontinuada após 48-72 horas de tratamento.

2. **Nifedipino e indometacina** – O nifedipino 20 mg, administrado por via oral a cada 6 horas, e a indometacina 50 mg, administrada por via oral como dose única, seguida de 25 mg por via oral a cada 6 horas por até 48 horas, têm sido utilizados com sucesso limitado.

3. **Sulfato de magnésio** – Embora não seja mais recomendado como agente de primeira linha para tocólise, é amplamente utilizado e pode oferecer proteção contra paralisia cerebral em RN no período de 24-32 semanas de gestação quando administrado no momento do parto. O sulfato de magnésio é administrado por via intravenosa, com uma dose inicial de 4-6 g em bolo, seguida de infusão contínua de 2 g/hora. Embora os níveis de magnésio normalmente não sejam monitorados, é recomendável avaliá-los em casos de suspeita de toxicidade. Por ser excretado exclusivamente pelos rins, o sulfato de magnésio deve ser utilizado com cautela por pacientes com qualquer grau de insuficiência renal.

Prevenção do parto prematuro

Em 2023, a FDA suspendeu a aprovação do caproato de 17-alfa-hidroxiprogesterona como agente redutor do risco de parto prematuro espontâneo recorrente em razão da falta de evidências de sua eficácia. Embora a questão ainda não esteja totalmente resolvida, há indícios de que a terapia com progesterona pode diminuir as taxas de parto prematuro em mulheres nulíparas com colo uterino encurtado, conforme medido por ultrassonografia transvaginal. O ACOG não recomenda a triagem universal do comprimento do colo uterino por ultrassonografia transvaginal, mas reconhece que essa estratégia pode merecer atenção.

As evidências sugerem também que as mulheres com história de parto prematuro espontâneo e colo uterino encurtado (menos de 25 mm antes das 24 semanas de gestação) podem se beneficiar da realização de cerclagem cervical. No entanto, na ausência de história prévia de parto prematuro em gestação única, a detecção incidental de colo curto no segundo trimestre não é diagnóstica de insuficiência cervical, e a cerclagem não se justifica nesse caso. Em gestações gemelares ou múltiplas, a administração de progesterona não demonstrou eficácia em prolongar a gravidez, e essa terapia não é recomendada. Da mesma forma, a cerclagem cervical não é indicada como prevenção de parto prematuro quando o único critério é gestação múltipla.

Quando encaminhar

- Pacientes de alto risco com sintomas de aumento da pressão pélvica ou cólicas.
- Contrações uterinas regulares.
- Ruptura das membranas.
- Sangramento vaginal.

Quando hospitalizar

- Dilatação cervical de 2 cm ou mais antes de 34 semanas de gestação.
- Contrações que causam alteração cervical.
- Ruptura das membranas.

American College of Obstetricians and Gynecologists. Practice Advisory: use of antenatal corticosteroids at 22 weeks of gestation. 2022 Oct. https://www.acog.org/clinical/clinical-guidance/practice-advisory/articles/2021/09/use-of-antenatal-corticosteroids-at-22-weeks-of-gestation

American College of Obstetricians and Gynecologists. ACOG Practice Bulletin No. 217: prelabor rupture of membranes. Obstet Gynecol. 2020;135:e80. [PMID: 32080050]

Hoffman MK. ACOG Practice Bulletin, No 234: prediction and prevention of spontaneous preterm birth. Obstet Gynecol. 2021;138:945. [PMID: 34794160]

Reddy UM et al; Society for Maternal-Fetal Medicine. Society for Maternal-Fetal Medicine Consult Series #58: Use of antenatal corticosteroids for individuals at risk for late preterm delivery: replaces SMFM Statement #4. Am J Obstet Gynecol. 2021;225:B36. [PMID: 34363784]

Sangramento no terceiro trimestre

De 5-10% das mulheres apresentam sangramento vaginal no final da gravidez. O médico deve diferenciar as causas placentárias (placenta prévia, descolamento prematuro de placenta, vasa prévia) das não placentárias (trabalho de parto, infecção, distúrbios do trato genital inferior, doenças sistêmicas). A abordagem de tratamento do sangramento no final da gestação depende da causa subjacente, da idade gestacional por ocasião da manifestação, do grau de perda sanguínea e do estado geral da mãe e do feto. Em um terço dos casos, a causa do sangramento anteparto após a metade da gestação permanece desconhecida.

Tratamento

A. Medidas gerais

Deve-se observar a paciente inicialmente por meio de monitoramento fetal contínuo para avaliar sinais de sofrimento fetal. Deve-se solicitar hemograma completo com contagem de plaquetas e INR (*international normalized ratio*), com repetição seriada caso o sangramento persista. Na presença de hemorragia significativa ou de evidências de hipovolemia aguda, deve-se prever a necessidade de transfusão e preparar um volume adequado de hemácias compatibilizadas. Realiza-se uma ultrassonografia para determinar a localização da placenta, enquanto os exames pélvicos digitais são realizados somente depois que a ultrassonografia tiver descartado a presença de placenta prévia. No caso de pacientes Rh-negativas, é possível que seja necessária a administração de imunoglobulina anti-D.

B. Placenta prévia

A placenta prévia ocorre quando a placenta se implanta sobre o orifício interno do colo uterino. Fatores como cesariana anterior, idade materna avançada, multiparidade e tabagismo constituem fatores de risco para essa condição. Se, a princípio, o diagnóstico for realizado no primeiro ou segundo trimestre, recomenda-se repetir a ultrassonografia no terceiro trimestre. A persistência da placenta prévia nesse período constitui indicação de cesariana como via de parto. O sangramento vaginal indolor é o sintoma característico da placenta prévia, podendo variar de leves manchas a hemorragia profusa. A hospitalização para uma avaliação detalhada é a abordagem inicial adequada. No caso de gestações que tenham atingido 37 semanas ou mais com sangramento contínuo, a cesariana é quase sempre indicada. Já as gestações com 36 semanas ou menos podem ser candidatas ao manejo expectante (p. ex., observação ou monitoramento rigoroso), desde que o sangramento não seja abundante. Um subconjunto dessas pacientes pode receber alta hospitalar se o sangramento e as contrações cessarem completamente.

C. Placenta de aderência anormal

Placenta de aderência anormal é um termo geral que descreve uma placenta anormalmente aderente que invade o útero. A condição pode ser classificada ainda de acordo com a profundidade da invasão: restrita ao endométrio (acreta), estendendo-se ao miométrio (increta) ou ultrapassando a serosa uterina (percreta). O fator de risco mais importante para a placenta de aderência anormal é a presença de cicatriz uterina prévia – geralmente resultante de uma ou mais cesarianas anteriores. Em geral, o foco da invasão envolve a própria cicatriz, e a placenta prévia normalmente é associada à aderência anormal. A incidência dessas condições aumentou drasticamente nos últimos 50 anos, acompanhando o aumento das taxas de cesárea.

Após o parto, quase sempre realizado por cesariana, a placenta de aderência anormal não se separa normalmente, resultando em sangramento intenso. Na maioria dos casos, é necessária histerectomia de emergência para conter a hemorragia, e a necessidade de transfusão geralmente é extrema. Devido ao aumento significativo dos casos de morbidade e mortalidade maternas associadas a essa condição, é imperativo um planejamento pré-operatório criterioso em caso de diagnóstico suspeito durante o pré-natal. Os achados ultrassonográficos, como lacunas intraplacentárias, vasos invadindo a bexiga e a perda do espaço retroplacentário claro, sugerem invasão placentária em mulheres com placenta prévia. O documento de consenso de 2021 da Society for Maternal-Fetal Medicine (SMFM) Placenta Accreta Task Force contém marcadores ultrassonográficos padronizados para a identificação do espectro da placenta acreta. No entanto, mesmo que os achados ultrassonográficos sejam sutis, deve-se suspeitar de placenta de aderência anormal em qualquer paciente submetida a uma ou mais cesarianas anteriores e que tenha apresentado placenta prévia anteriormente. O ideal é que o planejamento do parto envolva uma equipe multidisciplinar e a cirurgia seja realizada em uma instituição com equipe qualificada e um banco de sangue preparado para lidar com transfusões maciças. Uma abordagem de tratamento sistemática com uma equipe multidisciplinar melhora os resultados das pacientes. Ainda não há recomendações baseadas em evidências sobre o momento ideal do parto, mas o objetivo é que se realize uma cesariana planejada no final do pré-termo. Desse modo, o parto entre 34 e 36 semanas em pacientes estáveis parece ser uma abordagem razoável.

D. Descolamento prematuro de placenta

O descolamento prematuro de placenta é a separação da placenta do seu local de implantação antes do parto. Os fatores de risco para o descolamento incluem hipertensão, multiparidade, uso de cocaína, tabagismo, história de descolamento e trombofilias. Os sintomas clássicos incluem sangramento vaginal, sensibilidade uterina e contrações frequentes, mas a manifestação clínica é altamente variável. Em geral, há hemorragia oculta quando ocorre o descolamento, resultando em aumento da pressão no espaço interviloso. Quantidades excessivas de tromboplastina podem escapar para a circulação materna, levando à desfibrinação e podendo causar coagulopatia grave e hipovolemia aguda por perda de sangue da mãe, especialmente nos casos em que o descolamento é grave a ponto de resultar na morte do feto. A ultrassonografia pode ser útil para a detecção de placenta prévia; entretanto, a não identificação de um coágulo retroplacentário não exclui o diagnóstico de descolamento. Na maioria dos casos, o descolamento constitui indicação para cesariana imediata devido ao alto risco de óbito fetal. A quantificação da perda de sangue da mãe, como descrito em pacotes de melhoria da qualidade implementados em âmbito estadual (nos EUA), é recomendada como forma de reduzir a morbidade associada a hemorragia materna.

American College of Obstetricians and Gynecologists. ACOG Committee Opinion Summary, No. 794: quantitative blood loss in obstetric hemorrhage. Obstet Gynecol. 2019;134:1368. [PMID: 31764756]

American College of Obstetricians and Gynecologists. Practice Bulletin No. 183: postpartum hemorrhage. Obstet Gynecol. 2017;130:e168. [Reaffirmed 2022] [PMID: 28937571]

COMPLICAÇÕES OBSTÉTRICAS DO PERÍODO PERIPARTO

Mastite puerperal

A mastite pós-parto ocorre esporadicamente em mães que estão amamentando, geralmente com início dos sintomas após a alta hospitalar. Em geral, o *Staphylococcus aureus* é o agente causador. Mulheres que amamentam pela primeira vez e aquelas com dificuldades para amamentar parecem apresentar maior risco. Em raras ocasiões, o carcinoma inflamatório da mama pode ser confundido com mastite puerperal (ver Cap. 19). Infelizmente, as estratégias de prevenção de mastite nas mulheres que amamentam têm se mostrado ineficazes.

Em geral, a mastite começa no espaço de três meses após o parto, possivelmente com a mama ingurgitada e o mamilo dolorido ou fissurado. A celulite normalmente se apresenta de forma unilateral, com a área afetada da mama avermelhada, sensível e quente. Febre e calafrios também são queixas comuns. O tratamento consiste em antibióticos eficazes contra estafilococos resistentes à penicilina (dicloxacilina 500 mg por via oral a cada 6 horas ou uma cefalosporina por 10-14 dias)

e esvaziamento regular da mama por meio da amamentação ou pelo uso de dispositivo de sucção mecânica. Embora a amamentação a partir da mama infectada seja segura para o RN, a inflamação local do mamilo pode complicar a fixação. A ausência de resposta aos antibióticos usuais no prazo de dois dias pode indicar a presença de abscesso em formação ou de infecção por organismo resistente. O risco de formação de abscesso é maior quando causado por *Staphylococcus aureus* resistente à meticilina (MRSA), em comparação com infecções por espécies de estafilococos não resistentes. Em caso de suspeita de abscesso, a ultrassonografia da mama pode ajudar a confirmar o diagnóstico. Nesses casos, geralmente é necessária uma aspiração ou evacuação cirúrgica. A mudança de antibióticos com base na sensibilidade da cultura (p. ex., para vancomicina ou trimetoprima + sulfametoxazol) é benéfica, sobretudo se o quadro clínico não estiver melhorando como esperado.

Corioamnionite e metrite

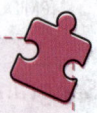

FUNDAMENTOS DO DIAGNÓSTICO

- Febre não atribuível a outra fonte.
- Sensibilidade uterina.
- Taquicardia na mãe, no feto ou em ambos.

Considerações gerais

As infecções pélvicas são problemas relativamente comuns durante o período periparto. A corioamnionite é uma infecção do âmnio e do córion (partes fetais) que geralmente ocorre durante o trabalho de parto. A infecção uterina após o parto é normalmente conhecida como endometrite ou endomiometrite, mas o termo "metrite" é provavelmente o mais preciso para enfatizar que a infecção se estende por todo o tecido uterino. Essas infecções, de natureza polimicrobiana, geralmente são atribuídas a patógenos urogenitais. O fator de risco mais importante para infecção puerperal é a cesariana, que aumenta o risco de 5-20 vezes. Outros fatores de risco conhecidos são o trabalho de parto prolongado, o uso de monitores internos, a nuliparidade, a realização de múltiplos exames pélvicos, a ruptura prolongada das membranas e as infecções do trato genital inferior. Embora as complicações maternas, como trabalho de parto disfuncional e hemorragia pós-parto, aumentem com a corioamnionite clínica, a principal razão para se iniciar o tratamento é a prevenção da morbidade na prole. As complicações neonatais, como sepse, pneumonia, hemorragia intraventricular e paralisia cerebral, intensificam-se no contexto da corioamnionite. A administração de antibióticos no período intraparto, no entanto, reduz significativamente a morbidade neonatal.

Achados clínicos

As infecções puerperais são diagnosticadas principalmente pela presença de febre (38 °C ou mais) na ausência de qualquer outra fonte e de um ou mais dos seguintes sinais: taquicardia materna ou fetal (ou ambos) e sensibilidade uterina. Pode haver presença de lóquio com odor fétido, mas esse é um marcador pouco sensível de infecção, visto que muitas mulheres sem infecção podem apresentar odor desagradável. Da mesma forma, algumas infecções graves, como fascite necrosante, normalmente são inodoras. Em geral, não se faz cultura em razão da natureza polimicrobiana da infecção.

Tratamento

O tratamento é empírico com antibióticos de amplo espectro que abrangem organismos Gram-positivos e Gram-negativos se a paciente ainda estiver grávida e organismos Gram-negativos e anaeróbios no pós-parto. Um regime comum para corioamnionite é a ampicilina de 2 g, por via intravenosa, a cada 6 horas, e gentamicina 2 mg/kg como dose de carga intravenosa, seguida de 1,5 mg/kg, por via intravenosa, a cada 8 horas. Um regime comum para metrite é a gentamicina 2 mg/kg como dose de carga por via intravenosa, seguida de 1,5 mg/kg, por via intravenosa, a cada 8 horas, e a clindamicina de 900 mg, por via intravenosa, a cada 8 horas. A administração dos antibióticos deve ser interrompida quando a mãe não apresentar febre nem sintomas por 24 horas. Posteriormente, não há necessidade de antibióticos orais. As pacientes com metrite que não respondem nas primeiras 24-48 horas possivelmente apresentam um componente enterocócico de metrite e requerem cobertura adicional contra Gram-positivos (como ampicilina) no regime terapêutico.

CONDIÇÕES CLÍNICAS QUE COMPLICAM A GRAVIDEZ

Anemia

A gravidez normal caracteriza-se pelo aumento do volume plasmático materno em aproximadamente 50% e pelo aumento do volume de eritrócitos em cerca de 25%. Em razão dessas alterações, os valores médios de hemoglobina e hematócrito são mais baixos do que no estado não gestacional. Considera-se anemia na gravidez quando a hemoglobina está abaixo de 11 g/dL no primeiro trimestre, 10,5 g/dL no segundo e 11 g/dL no terceiro. As causas mais comuns, são a deficiência de ferro e a anemia por perda aguda de sangue, geralmente observada no período periparto. Sintomas como fadiga e dispneia, que em mulheres não grávidas sugeririam a presença de anemia, são comuns em gestantes. Por isso, é essencial a verificação periódica dos níveis de hematócrito durante a gestação, a fim de que a anemia seja identificada e tratada. Além de seu impacto na saúde materna, resultados adversos da gestação, como baixo peso ao nascer e parto prematuro, são associados à presença de anemia no segundo e terceiro trimestres.

A. Anemia por deficiência de ferro

O aumento da demanda por ferro ao longo da gestação é importante para sustentar o crescimento fetal e a expansão do volume sanguíneo materno. Em geral, a ingestão de alimentos ricos em ferro não é suficiente para suprir essa necessidade, e todas as gestantes devem receber cerca de 30 mg de ferro elementar por dia durante o segundo e o terceiro trimestres.

A terapia oral com ferro geralmente é associada a efeitos colaterais gastrointestinais, como náusea e constipação, o que muitas vezes contribui para a não adesão ao tratamento. No entanto, se a suplementação for inadequada, a anemia normalmente se evidencia no terceiro trimestre de gestação. Como a deficiência de ferro constitui a causa mais comum de anemia na gravidez, o tratamento geralmente é empírico, consistindo na administração de 60-100 mg de ferro elementar por dia, associado a uma dieta rica em alimentos que contêm ferro. Os testes de laboratório para verificação dos níveis de ferro podem confirmar o diagnóstico, se necessário (ver Cap. 15), devendo-se considerar uma avaliação complementar no caso de pacientes que não respondem ao ferro administrado por via oral. A suplementação intermitente de ferro (p. ex., em dias alternados) é associada a uma menor incidência de efeitos colaterais, podendo ser uma opção razoável para mulheres que não toleram a terapia diária.

Durante o terceiro trimestre de gestação, em casos de anemia por deficiência de ferro grave e comprovada, alguns especialistas recomendam a administração intravenosa de carboximaltose férrica, 1.000 mg, em infusão de 15 minutos, com repetição após sete dias. Essa administração de ferro por via intravenosa demonstrou resultados superiores ao ferro administrado por via oral, que algumas mulheres não conseguem ou não desejam tomar devido aos efeitos colaterais.

B. Anemia por deficiência de ácido fólico

A anemia megaloblástica na gravidez é quase sempre causada por deficiência de ácido fólico, uma vez que a deficiência de vitamina B12 é incomum durante os anos férteis. A deficiência de folato geralmente decorre de uma ingestão inadequada de vegetais folhosos frescos, leguminosas e proteínas animais na alimentação.

O diagnóstico é realizado pela identificação de macrócitos (glóbulos vermelhos aumentados) e neutrófilos hipersegmentados no esfregaço de sangue periférico (ver Cap. 15). No entanto, os esfregaços sanguíneos na gravidez podem ser de difícil interpretação, pois muitas vezes apresentam alterações compatíveis com deficiência de ferro. No caso da deficiência de folato estabelecida, uma dose suplementar de 1 mg/dia e uma dieta enriquecida com ácido fólico geralmente são suficientes para corrigir a anemia.

C. Anemia falciforme

As mulheres com anemia falciforme estão sujeitas a complicações graves durante a gravidez. A anemia tende a se agravar, e crises de dor aguda geralmente se tornam mais frequentes. Em comparação com mulheres sem hemoglobinopatias, aquelas com hemoglobina SS apresentam maior risco de infecções (especialmente do pulmão e do trato urinário), eventos tromboembólicos, hipertensão relacionada à gravidez, transfusões, parto cesáreo, nascimento prematuro e restrição do crescimento fetal. Além disso, persiste uma taxa elevada de mortalidade materna, apesar do crescente reconhecimento de que essas gestações são de alto risco. O tratamento médico intensivo pode melhorar os resultados tanto para a mãe quanto para o feto. A transfusão profilática de concentrado de hemácias, com o objetivo de reduzir os níveis de hemoglobina S (anormal) e elevar os níveis de hemoglobina A (normal), é uma prática controversa e sem benefício claro. A maioria das mulheres com doença falciforme não necessita de suplementação de ferro, mas a demanda por folato pode ser significativa em razão da alta taxa de renovação dos glóbulos vermelhos resultante da hemólise.

D. Outras anemias

Embora relativamente raras em mulheres em idade fértil, muitas das causas hereditárias ou adquiridas de anemia podem se manifestar durante a gravidez. As implicações para a mãe e o feto variam muito, dependendo da etiologia da anemia. Por exemplo, uma anemia microcítica leve pode ter como causa a deficiência de ferro, mas também pode indicar anemia atribuída a doença crônica decorrente de malignidade não diagnosticada anteriormente. Portanto, as pacientes com anemia decorrente de algum distúrbio além de uma deficiência nutricional devem ser tratadas conjuntamente por um especialista em medicina materno-fetal e um hematologista. Além disso, as mulheres com formas hereditárias de anemia (como hemoglobinopatias e síndromes talassêmicas) devem receber aconselhamento genético. O diagnóstico pré-natal, se disponível, deve ser abordado caso a paciente deseje saber se a sua condição pode afetar o feto.

American College of Obstetricians and Gynecologists. ACOG Practice Bulletin No. 233: anemia in pregnancy. Obstet Gynecol. 2021;138:e55. [PMID: 34293770]
American College of Obstetricians and Gynecologists. ACOG Practice Bulletin No. 78: hemoglobinopathies in pregnancy. Obstet Gynecol 2007;109:229. [Reaffirmed 2019] [PMID: 17197616]

Síndrome antifosfolípide

A síndrome antifosfolípide se caracteriza pela presença de autoanticorpos, sobretudo associados a trombose arterial e venosa, além de resultados gestacionais adversos (ver Cap. 22).

Tireoidopatias

As tireoidopatias são relativamente comuns durante a gravidez e, em suas formas evidentes, tanto o hipotireoidismo quanto o hipertireoidismo são regularmente associados a resultados gestacionais adversos. A gravidez provoca alterações fisiológicas específicas da idade gestacional nos testes de função tireoidiana; o não reconhecimento dessas alterações pode levar a erros de classificação ou diagnóstico. Mulheres com história de distúrbios da tireoide ou sintomas sugestivos de disfunção tireoidiana devem ser avaliadas com o auxílio de testes de função tireoidiana. No entanto, o rastreamento universal de mulheres grávidas assintomáticas não demonstrou benefício comprovado e não é recomendado.

A causa mais comum de hipotireoidismo na gestação é a tireoidite autoimune de Hashimoto. Muitos dos sintomas do hipotireoidismo são semelhantes aos da gravidez normal, dificultando a sua identificação clínica. O hipotireoidismo materno é regularmente associado a maior incidência de complicações, como aborto espontâneo, parto prematuro, pré-eclâmpsia,

descolamento prematuro de placenta e comprometimento do desenvolvimento neuropsicológico da prole. O feto depende, pelo menos em parte, do T4 materno para o desenvolvimento do sistema nervoso central, especialmente no segundo trimestre.

No caso de mulheres que já fazem uso de levotiroxina, deve-se prever um aumento de 25% da dose após a confirmação da gravidez. As gestantes com hipotireoidismo evidente ou mixedema devem ser imediatamente tratadas com doses completas de reposição de levotiroxina, de 1,6 mcg/kg/dia (aproximadamente 100-150 mcg diários). Pode-se ajustar a dosagem de acordo com a resposta clínica e os níveis séricos de TSH, que devem ser monitorados a cada 4-6 semanas, mantendo-se dentro dos intervalos de referência específicos para cada trimestre gestacional. É possível que seja necessário aumentar a dose de levotiroxina durante o segundo e o terceiro trimestres. Em geral, no meio da gestação, é preciso aumentar em 47% a dose necessária de levotiroxina.

1. **Hipotireoidismo evidente** – O hipotireoidismo evidente é definido por níveis séricos elevados de TSH acompanhados de níveis reduzidos de T4 livre (FT4). Durante a gravidez, vários fatores afetam os hormônios tireoidianos maternos: (1) O aumento dos níveis de estrogênio eleva as concentrações séricas de globulina ligadora de tiroxina (TBG), reduzindo os níveis de FT4. (2) A desiodinase placentária promove o metabolismo do T4. (3) Os suplementos de ferro e multivitamínicos pré-natais que contêm ferro podem se ligar ao T4 oral, reduzindo a sua absorção pelo intestino.

2. **Hipotireoidismo subclínico** – O hipotireoidismo subclínico é definido por um nível sérico elevado de TSH com níveis normais de T4 livre (FT4). Embora alguns estudos tenham encontrado associações entre o hipotireoidismo subclínico e resultados gestacionais adversos, como aborto espontâneo, parto prematuro e pré-eclâmpsia, outros não confirmaram esses achados. Não há evidências de que o tratamento do hipotireoidismo subclínico previna qualquer um desses resultados.

Tanto o ACOG como a American Association of Clinical Endocrinologists não recomendam o rastreamento universal para doenças da tireoide durante a gravidez.

3. **Hipertireoidismo evidente** – O hipertireoidismo evidente caracteriza-se pela produção excessiva de tiroxina, acompanhada por um nível sérico reduzido de TSH (normalmente indetectável). Essa condição aumenta a possibilidade de riscos durante a gravidez. Condições como perda gestacional espontânea, parto prematuro, pré-eclâmpsia e insuficiência cardíaca materna ocorrem com mais frequência em casos de tireotoxicose não tratada. A tempestade tireoidiana, embora rara, é uma complicação potencialmente fatal. Em geral, o tratamento médico da tireotoxicose se faz com os medicamentos antitireoidianos propiltiouracil (PTU) ou metimazol. Embora a teratogenicidade não esteja claramente definida, a exposição intrauterina ao metimazol é associada à aplasia cútis congênita e à atresia de coanas e esofágica na prole. O propiltiouracil não é considerado teratogênico, mas está associado a complicações raras, como

hepatotoxicidade e agranulocitose. As recomendações da American Thyroid Association indicam o uso do propiltiouracil durante o primeiro trimestre e a conversão para o metimazol no restante da gravidez. O alvo terapêutico para o nível de FT4 consiste em mantê-lo no limite superior da faixa normal de referência. Os níveis de TSH geralmente permanecem suprimidos, mesmo com tratamento adequado. Os betabloqueadores podem ser utilizados para sintomas como palpitações ou tremores. O hipotireoidismo ou hipertireoidismo fetal é incomum, mas pode ocorrer em casos de doença de Graves materna, que é a causa mais comum de hipertireoidismo na gravidez. A ablação com radioiodo é totalmente contraindicada na gravidez, uma vez que pode destruir a glândula tireoide do feto.

4. **Tireoidite pós-parto** – Tópico tratado no Capítulo 28; ver seção sobre Tireoidite.

> American College of Obstetricians and Gynecologists. Practice Bulletin No. 223: thyroid disease in pregnancy. Obstet Gynecol. 2020;135:e261 [PMID: 32443080]

Diabetes *mellitus*

A gravidez normal pode ser definida como um estado de aumento da resistência à insulina que ajuda a garantir um fornecimento contínuo de glicose ao feto em desenvolvimento. Desse modo, tanto a hipoglicemia leve em jejum quanto a hiperglicemia pós-prandial são de natureza fisiológica.

A. Diabetes mellitus *gestacional*

O diabetes *mellitus* gestacional é uma intolerância anormal à glicose durante a gravidez e geralmente é considerado como uma exacerbação das mudanças fisiológicas induzidas pela gravidez no metabolismo dos carboidratos. Alternativamente, a gravidez pode evidenciar uma propensão subjacente à intolerância à glicose, que se manifestará no estado não gestacional em algum momento futuro, caso não ocorra no período imediatamente após o parto. Na realidade, pelo menos 50% das mulheres com diabetes gestacional receberão um diagnóstico de diabetes *overt* em algum momento da vida. Durante a gravidez, a principal preocupação das mulheres com diabetes gestacional é o crescimento excessivo do feto, o que pode causar aumento da morbidade materna e perinatal. A distocia de ombro acomete com mais frequência RN de mães com diabetes, devido ao crescimento excessivo do feto e ao aumento do depósito de gordura nos ombros. O parto por cesariana e a pré-eclâmpsia também são significativamente mais frequentes em mulheres com diabetes, tanto gestacional como *overt*.

Toda mulher grávida assintomática deve submeter-se à triagem laboratorial para diabetes gestacional após 24 semanas de gestação. Não existe um consenso universal em relação aos limiares diagnósticos para os testes de tolerância à glicose na gravidez, e o mais importante é que os resultados adversos da gravidez parecem ocorrer ao longo de um *continuum* de intolerância à glicose, mesmo na ausência do diagnóstico formal de diabetes gestacional. O ACOG recomenda uma estratégia de teste em dois estágios, começando com um teste de triagem de 50 g oferecido a toda gestante entre 24-28 semanas de gestação. Se esse teste indicar qualquer anomalia, o teste diagnóstico é um teste de tolerância à glicose oral de 100 g (Tab. 21.4).

TABELA 21.4 Critérios de rastreamento e diagnóstico de diabetes *mellitus* gestacional

Rastreamento de diabetes *mellitus* gestacional
1. Sobrecarga de 50 g de glicose por via oral, administrada entre 24 e 28 semanas, sem considerar o horário do dia ou o momento da última refeição.
2. Glicose plasmática venosa medida 1 hora após a administração.
3. Valor ≥ 140 mg/dL (7,8 mmol/L) no plasma venoso indica a necessidade de um teste diagnóstico de tolerância à glicose.

Diagnóstico de diabetes *mellitus* gestacional
1. Sobrecarga de 100 g de glicose por via oral, administrado pela manhã, após jejum noturno de pelo menos 8 horas, mas não mais que 14 horas, e após pelo menos 3 dias de dieta livre (com > 150 g de carboidrato) e atividade física normal.
2. A glicose plasmática venosa é medida em jejum e em intervalos de 1, 2 e 3 horas. A paciente deve permanecer sentada e não deve fumar durante o teste.
3. O diagnóstico de diabetes gestacional é feito quando dois ou mais dos seguintes valores de glicose plasmática venosa são igualados ou superados: Jejum: 95 mg/dL (5,3 mmol/L) 1 hora: 180 mg/dL (10 mmol/L) 2 horas: 155 mg/dL (8,6 mmol/L) 3 horas: 140 mg/dL (7,8 mmol/L)

As mulheres com diagnóstico de diabetes gestacional devem ser encaminhadas para orientação nutricional, normalmente se iniciando a medicação para aquelas com hiperglicemia persistente em jejum. A insulina continua sendo o tratamento padrão para o controle glicêmico. Os agentes hipoglicemiantes orais, principalmente a gliburida e a metformina, foram avaliados em ensaios clínicos de curto prazo e parecem alcançar níveis de controle glicêmico semelhantes aos da insulina, sem aumentar a morbidade materna ou neonatal. No entanto, esses medicamentos não foram aprovados pela FDA para essa indicação; como a segurança dos agentes orais em longo prazo não foi suficientemente estudada nas mulheres ou em seus filhos, a insulina continua sendo a terapia de primeira linha, a menos que as circunstâncias impeçam seu uso. Nesses casos, a metformina é uma escolha razoável. Os esquemas de insulina geralmente incluem múltiplas injeções diárias de uma mistura de doses divididas de agentes de ação intermediária e de ação rápida que não atravessam a placenta (p. ex., insulina regular e NPH, insulina lispro e asparte) (ver discussão sobre sistemas de automonitoramento da glicose no Cap. 29). Uma vez iniciada a terapia, o monitoramento da glicose sanguínea é importante para avaliar a adequação do controle glicêmico. Os níveis de glicemia capilar devem ser verificados quatro vezes por dia, uma vez em jejum e três vezes após as refeições. Considera-se a euglicemia entre 60-95 mg/dL (3,3-5,3 mmol/L) em jejum e antes das refeições, e abaixo de 120 mg/dL (6,7 mmol/L) 2 horas após as refeições. A terapia intensiva com modificações alimentares ou insulina, ou ambos, demonstrou reduzir as taxas de macrossomia, distocia de ombro e pré-eclâmpsia. Em razão da maior prevalência de diabetes *overt* em mulheres identificadas com diabetes gestacional, essas pacientes devem submeter-se a triagem entre 6-12 semanas após o parto, com um teste de glicose plasmática em jejum ou um teste de tolerância oral à glicose de 2 horas (carga de 75 g de glicose).

B. Diabetes *mellitus overt*

O diabetes *overt* é o diabetes *mellitus* que precede a gestação.

Existe uma relação inversa entre o controle glicêmico e as malformações fetais. Mulheres cujos níveis de hemoglobina glicada (HbA1c) periconcepcionais se encontram em níveis normais ou próximos ao normal apresentam taxas de malformações que se aproximam do esperado na população geral. No diabetes gestacional, o crescimento excessivo do feto causado por hiperglicemia mal controlada é uma preocupação importante, devido ao aumento da morbidade materna e perinatal associada à macrossomia. No diabetes *overt*, existem outras complicações, como o aumento da frequência de perdas gestacionais espontâneas e os óbitos fetais no terceiro trimestre. Há também um aumento de pelo menos 2-3 vezes do risco de malformações fetais (o risco em gestações normais é de 2-3%), uma vez que a hiperglicemia durante a organogênese é teratogênica. As malformações mais comuns em filhos de mulheres com diabetes são defeitos cardíacos, esqueléticos e do tubo neural. Para a mãe, a probabilidade de infecções e hipertensão relacionada à gravidez também é maior.

O aconselhamento e a avaliação pré-concepcionais de pacientes com diabetes são ideais para maximizar os resultados gestacionais. Essa abordagem proporciona a oportunidade de otimizar o controle glicêmico e avaliar evidências de lesões a órgãos-alvo. A avaliação inicial da mulher com diabetes deve incluir um painel bioquímico completo, determinação de HbA1c, coleta de urina de 24 horas para análise de proteína total e depuração de creatinina, exame fundoscópico e um eletrocardiograma (ECG). A hipertensão é uma condição comum que pode demandar tratamento. O ideal é que a euglicemia seja determinada antes da concepção e mantida durante a gravidez, com monitoramento diário da glicose pela própria paciente. Um programa alimentar bem planejado é um componente-chave, com uma ingestão diária de 1.800 a 2.200 kcal dividida em 3 refeições e 3 lanches. A insulina deve ser administrada por via subcutânea em um esquema de doses fracionadas, conforme descrito anteriormente para mulheres com diabetes gestacional. A terapia com infusão de insulina contínua pode ser útil para algumas pacientes (ver Cap. 29).

Durante a gestação, a paciente com diabetes deve ser avaliada a cada 2-3 semanas ou com maior frequência, dependendo da condição clínica. Com a evolução da gravidez, é possível que sejam necessários ajustes no regime de insulina para que se mantenha o controle glicêmico ideal. Recomenda-se realizar ultrassonografia por volta de 20 semanas para fins de rastreamento de malformações fetais, devendo-se também, avaliar e tratar prontamente quaisquer sinais e sintomas de infecções. No terceiro trimestre, indica-se a vigilância fetal, e as pacientes com diabetes devem realizar testes seriados du-

rante o pré-natal (geralmente em forma de teste sem estresse ou perfil biofísico). O momento do parto é determinado pela qualidade do controle do diabetes, pela presença ou ausência de complicações clínicas e pelo estado do feto. O objetivo é alcançar 39 semanas (38 semanas completas) antes de realizar ao parto. A confirmação da maturidade pulmonar é recomendada na hipótese de parto pré-termo.

American College of Obstetricians and Gynecologists. Practice Bulletin No. 201: pregestational diabetes mellitus. Obstet Gynecol. 2018;132:e228. [PMID: 30461693]

American College of Obstetricians and Gynecologists. Practice Bulletin No. 190: gestational diabetes mellitus. Obstet Gynecol. 2018;131:e49. [PMID: 29370047]

American Diabetes Association. Position Statement 14. Management of diabetes in pregnancy: standards of medical care in diabetes-2020. Diabetes Care. 2020;43:S183. [PMID: 31862757]

Hipertensão crônica

Estima-se que a hipertensão crônica represente uma complicação em até 5% das gestações. Para determinar esse diagnóstico, a hipertensão deve preceder a gravidez ou evidenciar-se antes das 20 semanas de gestação, permitindo diferenciá-la da doença hipertensiva específica da gestação. Essa distinção pode ser difícil quando a manifestação inicial ocorre após as 20 semanas, mas a hipertensão crônica se confirma se a pressão arterial permanecer elevada além de 12 semanas após o parto. Idade materna avançada, raça negra e obesidade constituem fatores de risco para hipertensão crônica.

As mulheres com hipertensão crônica apresentam maior risco de resultados maternos e perinatais adversos. Até 20% das mulheres com hipertensão leve desenvolvem pré-eclâmpsia sobreposta, mas o risco aumenta em até 50% em casos de hipertensão grave (160/110 mmHg ou superior), podendo ser ainda maior na presença de lesão em órgãos-alvo. Quando a pré-eclâmpsia se sobrepõe à hipertensão crônica, a tendência é de que isso ocorra em idade gestacional mais precoce, ser mais grave e prejudicar o crescimento do feto. As mulheres com hipertensão crônica também apresentam maior risco de descolamento prematuro da placenta, parto por cesariana, parto prematuro e mortalidade perinatal.

O ideal é que as mulheres com hipertensão crônica passem por uma avaliação pré-concepcional para a detecção de lesões em órgãos-alvo, avaliação da necessidade de terapia anti-hipertensiva e suspensão de medicamentos teratogênicos. Os testes específicos solicitados podem variar de acordo com a gravidade da hipertensão, mas a avaliação das funções hepática, renal e cardíaca (como a análise de proteinúria de 24 horas e o ecocardiograma materno em caso de doença renal ou cardíaca subjacentes) são recomendáveis.

Com base nos achados do estudo *Chronic Hypertension and Pregnancy* de 2022, o ACOG recomenda que se utilize 140/90 mmHg como limiar para iniciar ou ajustar a terapia medicamentosa para hipertensão crônica na gravidez, em vez do limiar anterior de 160/110 mmHg. Embora a metildopa tenha história de segurança mais longa durante a gravidez, o nifedipino e o labetalol também são aceitáveis, sendo esses três agentes recomendados como primeira linha quando se inicia o tratamento durante a gestação. É fundamental que se evite uma redução excessiva da pressão arterial, o que poderia comprometer a perfusão uteroplacentária. O objetivo é reduzir moderadamente a pressão arterial, evitando-se uma hipertensão grave.

Em geral, se o quadro da paciente com hipertensão crônica leve se apresentar estável sob um determinado regime terapêutico por ocasião da concepção, recomenda-se manter essa terapia, embora os benefícios não estejam completamente definidos. Os inibidores da ECA (enzima conversora de angiotensina) e bloqueadores dos receptores da angiotensina (BRA), no entanto, são contraindicados em todos os trimestres da gravidez. Esses medicamentos são teratogênicos no primeiro trimestre e causam hipocalvária fetal e insuficiência renal aguda (IRA) no segundo e terceiro trimestres, razão pela qual devem ser descontinuados tão logo a gravidez seja diagnosticada, enquanto a paciente deve ser orientada sobre o potencial teratogênico.

Na presença de hipertensão grave persistente, apesar do uso de múltiplos medicamentos, ou de lesão significativa em órgãos-alvo em decorrência de doença hipertensiva, é possível que a gestação não seja bem tolerada. Nesses casos, o aborto terapêutico é recomendável. Os profissionais de saúde devem estar cientes das leis sobre a disponibilidade de aborto na jurisdição em que atuam. Caso a gravidez seja mantida, deve-se informar a paciente que os riscos maternos e perinatais são consideráveis, sendo necessário prever complicações como pré-eclâmpsia sobreposta e restrição de crescimento fetal.

American College of Obstetricians and Gynecologists. ACOG Practice Bulletin No. 203: chronic hypertension in pregnancy. Obstet Gynecol. 2019;133:e26. [PMID: 30575676]

Cardiopatias

A fisiologia normal da gravidez caracteriza-se por adaptações cardiovasculares na mãe. O débito cardíaco aumenta significativamente devido ao aumento do volume sistólico e da frequência cardíaca em repouso, enquanto o volume sanguíneo materno se expande em até 50%. É possível que mulheres com anomalias funcionais ou estruturais do coração não tolerem bem essas alterações. Desse modo, embora apenas um pequeno número de gestações apresente complicações por doenças cardíacas, essas condições contribuem desproporcionalmente para as taxas globais de morbidade e mortalidade maternas. Na população de mulheres em idade fértil nos EUA, a maioria das doenças cardíacas é causada por doenças congênitas, e não por doenças reumáticas. No entanto, a doença cardíaca isquêmica está se tornando mais frequente em gestantes por causa da maior incidência de condições comórbidas, como diabetes *mellitus*, hipertensão e obesidade.

Para fins práticos, a melhor medida do estado cardiopulmonar é definida pela *New York Heart Association Functional Classification*. A maioria das gestantes com doenças cardíacas apresenta deficiência funcional de classe I ou II. Embora a expectativa geralmente seja de resultados favoráveis nesse grupo, complicações como pré-eclâmpsia, parto prematuro e baixo peso ao nascer ocorrem com maior frequência. Os casos de mulheres com deficiência mais grave (classe III ou IV) são raros na obstetrícia contemporânea, mas aumentam significativamente a mortalidade materna, normalmente em decorrência de insuficiência cardíaca (IC). Diante desses riscos, e tendo-se em vista a preservação da saúde materna, deve-se considerar o aborto terapêutico em mulheres gravemente debilitadas por doenças cardíacas. Os profissionais de saúde precisam estar cientes das leis que dispõem sobre a legalidade do aborto na jurisdição em que atuam. Constituem condições específicas associadas a um alto risco de óbito da mãe a síndrome de Eisenmenger, a hipertensão pulmonar primária, a síndrome de Marfan com dilatação da raiz aórtica e a estenose aórtica ou mitral grave. Em geral, essas condições devem ser consideradas contraindicações para a gravidez.

Não se pode subestimar a importância do aconselhamento pré-concepcional para mulheres com doenças cardíacas. Uma avaliação detalhada antes da gravidez oferece a oportunidade de se realizar uma análise abrangente dos riscos e um planejamento criterioso. Uma vez grávida, a mulher com doença cardíaca deve ser acompanhada por uma equipe de especialistas experientes no cuidado dessas pacientes. A IC e as arritmias são as complicações cardiovasculares mais comuns associadas às doenças cardíacas na gravidez, e os resultados adversos concernentes à mãe e ao feto aumentam na presença de tais complicações. Deve-se, portanto, avaliar e tratar prontamente sobrecarga de volume. O manejo do trabalho de parto depende da lesão cardíaca subjacente e do grau de deficiência funcional. As mulheres com história de arritmias devem ser monitoradas continuamente durante a fase ativa do trabalho de parto, a fase expulsiva e o período pós-parto imediato. Em geral, o parto por cesariana é reservado para indicações obstétricas, mas pode ser adequado para mulheres para as quais as manobras de Valsalva sejam contraindicadas. O período pós-parto imediato é crítico para o manejo hídrico. Pacientes predispostas à IC devem ser rigorosamente monitoradas durante o puerpério.

A profilaxia para endocardite infecciosa não é recomendada para a maioria dos partos vaginais ou cesarianas na ausência de infecção, exceto para um pequeno grupo de mulheres com maior risco de resultados adversos decorrentes de endocardite (p. ex., aquelas com cardiopatia cianótica, próteses valvares ou ambas). Quando necessária, a profilaxia com antibióticos para endocardite deve ser administrada por via intravenosa. Na presença de infecção, como corioamnionite, recomenda-se tratar a infecção subjacente com o regime usual, sem a necessidade de agentes complementares destinados especificamente à profilaxia da endocardite.

American College of Obstetricians and Gynecologists. ACOG Practice Bulletin No. 199: use of prophylactic antibiotics in labor and delivery. Obstet Gynecol. 2018;132:e103. [PMID: 30134425]

Bortnick AE et al. Valvular heart disease in pregnancy. Clin Obstet Gynecol. 2020;63:910. [PMID: 33002946]

Meng ML et al. Obstetric anesthesia and heart disease: practical clinical considerations. Anesthesiology. 2021;135:164. [PMID: 34046669]

Asma

(Ver também **Cap. 9**)

A asma é uma das condições clínicas mais comuns durante a gravidez. Em geral, as mulheres com asma leve a moderada podem esperar resultados gestacionais excelentes, mas a asma grave ou mal controlada é associada a várias complicações gestacionais, inclusive parto prematuro, recém-nascidos pequenos para a idade gestacional e pré-eclâmpsia. Os efeitos da gravidez sobre a asma tendem a ser mínimos, pois a gravidade da asma durante a gestação geralmente é semelhante à observada no ano anterior à gravidez. As estratégias de tratamento são semelhantes às aplicadas a mulheres não grávidas. As pacientes devem ser orientadas sobre como lidar com os sintomas e evitar os fatores desencadeantes da asma. A realização de provas de função pulmonar (PFP) como avaliação inicial pode fornecer uma medida objetiva da função pulmonar e ajudar a paciente a monitorar a gravidade da asma com o auxílio de um medidor de pico de fluxo. Assim como no caso de mulheres não grávidas, os algoritmos de tratamento geralmente seguem uma abordagem gradual, e os medicamentos normalmente utilizados, sobretudo aqueles para sintomas leves a moderados, geralmente são considerados seguros durante a gravidez. As preocupações sobre teratogenicidade e os efeitos dos medicamentos para o feto devem ser minuciosamente discutidos com a paciente, a fim de reduzir a incidência de não adesão ao tratamento. Os beta-2-agonistas inalatórios são indicados para toda paciente com asma, acrescentando-se os corticosteroides inalatórios em doses baixas a moderadas em caso de sintomas persistentes em que o inalador de resgate por si só é insuficiente. A administração de corticosteroides sistêmicos é reservada para exacerbações graves, mas não deve ser evitada, se indicada, independentemente da idade gestacional. O cromoglicato, os antagonistas dos receptores de leucotrienos e a teofilina são terapias alternativas adequadas se o manejo de primeira linha não for eficaz. Os principais objetivos do manejo durante a gravidez consistem na minimização dos sintomas e na prevenção de episódios hipóxicos que possam afetar o feto. Medicamentos como a prostaglandina F2α e a ergonovina, muitas vezes utilizados no tratamento da atonia uterina pós-parto, devem ser evitados em mulheres com asma, visto que podem desencadear broncoespasmos.

Dombrowski MP et al; ACOG Committee on Practice Bulletins-Obstetrics. ACOG Practice Bulletin No. 90: asthma in pregnancy. Obstet Gynecol. 2008;111:457. [Reaffirmed 2019] [PMID: 18238988]

Distúrbios convulsivos

A epilepsia é um dos distúrbios neurológicos graves mais frequentes em mulheres grávidas. Muitos dos medicamentos antiepilépticos rotineiramente utilizados são teratogênicos. Desse modo, os principais objetivos no manejo da gravidez em mulheres com epilepsia visam ao controle adequado das crises convulsivas, minimizando-se, ao mesmo tempo, a exposição a medicamentos que possam causar malformações congênitas. Algumas mulheres que estejam planejando engravidar e não apresentem episódios de crises convulsivas por um período de 2-5 anos podem ser consideradas candidatas à interrupção da medicação antiepiléptica antes da gravidez. Para aquelas que continuam necessitando de tratamento, entretanto, é preferível a terapia com um único medicamento. A escolha do esquema terapêutico deve se basear no tipo de distúrbio convulsivo e nos riscos associados a cada medicamento. O ácido valproico não deve ser considerado como terapia de primeira linha, dada a sua condição regularmente associada a uma maior incidência de malformações fetais em comparação com a maioria dos demais antiepilépticos normalmente utilizados, podendo, inclusive, estar relacionado ao comprometimento do desenvolvimento neurocognitivo da prole. A fenitoína e a carbamazepina apresentam padrões comprovadamente relacionados a malformações fetais. As preocupações com a teratogenicidade têm levado ao crescente uso de medicamentos antiepilépticos mais recentes, como a lamotrigina, o topiramato, a oxcarbazepina e o levetiracetam. Embora a segurança desses medicamentos durante a gravidez ainda esteja sendo avaliada, experiências oriundas de registros contínuos e amplos estudos populacionais sugerem que a exposição intrauterina a esses medicamentos no primeiro trimestre de gestação apresenta menor risco de malformações importantes em comparação com medicamentos mais antigos. A lamotrigina e o levetiracetam são considerados os menos teratogênicos. No entanto, um registro de nascimentos relatou um aumento de fissuras orais entre mulheres que faziam uso de lamotrigina. Além disso, alguns estudos pequenos identificaram relação entre o levetiracetam e o baixo peso ao nascer. O topiramato, por sua vez, pode estar associado a um risco ligeiramente maior de fissuras orais. Embora se recomende a suplementação com ácido fólico para mulheres grávidas com epilepsia, não está claro se o ácido fólico suplementar reduz as taxas de malformações fetais em mulheres que fazem uso de medicamentos antiepilépticos. Os níveis séricos dos medicamentos antiepilépticos devem ser monitorados, quando for o caso, uma vez que esses parâmetros podem ser afetados pelas mudanças no volume de distribuição durante a gravidez.

American College of Obstetricians and Gynecologists. Clinical Updates in Women's Health Care: Seizures. 2021 Jan 1. https://www.acog.org/clinical/journals-and-publications/clinical-updates/2021/01/seizures

CONDIÇÕES INFECCIOSAS QUE COMPLICAM A GRAVIDEZ

Infecções do trato urinário

O trato urinário é especialmente vulnerável a infecções durante a gravidez em razão das secreções alteradas dos hormônios esteroides sexuais e da pressão exercida pelo útero gravídico sobre os ureteres e a bexiga, causando hipotonia, congestão e predisposição à estase urinária. A fase ativa do trabalho de parto, a fase expulsiva e a retenção urinária no pós-parto também podem iniciar ou agravar as infecções. A *Escherichia coli* é o organismo causador em mais de dois terços dos casos.

Entre 2-15% das mulheres grávidas apresentam bacteriúria assintomática, que alguns acreditam estar associada a um maior risco de parto prematuro. Estima-se que de 20-40% dessas mulheres desenvolvam pielonefrite se não forem tratadas.

Recomenda-se uma avaliação para a detecção de bacteriúria assintomática na primeira consulta pré-natal de todas as gestantes. Caso a urocultura seja positiva, deve-se iniciar o tratamento. A nitrofurantoína (100 mg por via oral duas vezes ao dia), a ampicilina (250 mg por via oral quatro vezes ao dia) e a cefalexina (250 mg por via oral quatro vezes ao dia), administrados por 4-7 dias, são alguns dos medicamentos aceitáveis. Recomenda-se evitar as sulfonamidas no terceiro trimestre, já que esses fármacos podem interferir na ligação da bilirrubina e, como resultado, oferecer risco de hiperbilirrubinemia neonatal e kernicterus. As fluoroquinolonas também são contraindicadas devido aos seus potenciais efeitos teratogênicos sobre a cartilagem e o tecido ósseo do feto. Recomenda-se que pacientes com bacteriúria recorrente recebam medicação supressiva (antibiótico em dose única diária) pelo restante da gravidez. A pielonefrite aguda requer hospitalização para a administração de antibióticos intravenosos e cristaloides até que a paciente não apresente febre; em seguida, é necessário completar o tratamento com um ciclo completo de antibióticos orais.

Corrales M et al. Which antibiotic for urinary tract infections in pregnancy? A literature review of international guidelines. J Clin Med. 2022;11:7226. [PMID: 36498799]

Infecção por estreptococos do grupo B

Em geral, os estreptococos do grupo B colonizam o trato genital inferior feminino, com uma taxa de portador assintomático na gravidez que varia de 10 a 30%. Essa taxa depende de fatores como idade materna, paridade e variações geográficas. A colonização vaginal é assintomática e intermitente, com eliminação espontânea em aproximadamente 30% das mulheres e recolonização em cerca de 10%. Os resultados perinatais adversos associados à colonização por estreptococos do grupo B incluem infecção do trato urinário (ITU), infecção intrauterina, rotura prematura das membranas, parto prematuro e metrite puerperal.

As mulheres com metrite puerperal causada por infecção por estreptococos do grupo B, especialmente após uma cesariana, apresentam febre, taquicardia e dor abdominal, geralmente no espaço de 24 horas após o parto, e cerca de 35% dessas pacientes apresentam bacteremia.

A infecção por estreptococos do grupo B é uma causa comum de sepse neonatal. As taxas de transmissão são altas, mas a taxa de sepse neonatal é surpreendentemente baixa (inferior a 1 em cada 1.000 nascidos vivos). Infelizmente, a taxa de mortalidade associada à doença de início precoce pode chegar a 20-30% em prematuros. Por outro lado, a incidência é de aproximadamente 2-3% em RN a termo. Além disso, essas infecções podem contribuir significativamente para a morbidade crônica, provocando atrasos no desenvolvimento e deficiências neurológicas. A doença de início tardio desenvolve-se por contato com a equipe da unidade neonatal. Até 45% desses profissionais podem portar a bactéria na pele e transmitir a infecção aos RN.

As recomendações do ACOG de 2020 para triagem e profilaxia da colonização por estreptococos do grupo B, ratificadas em 2022, estão disponíveis em https://www.acog.org/clinical/clinical-guidance/committee-opinion/articles/2020/02/prevention-of-group-b-streptococcal-early-onset-disease-in-newborns.

Varicela

Popularmente conhecida como catapora, a infecção primária pelo vírus varicela-zóster (VVZ) durante a gravidez pode causar doenças graves para a mãe e para o feto. Aproximadamente 95% das mulheres nascidas nos EUA possuem anticorpos contra o VVZ ao atingir a idade reprodutiva. A infecção resulta em imunidade vitalícia. Relatos indicam que a incidência de infecção primária pelo VVZ durante a gravidez chega a 7:10.000. A vacina é contraindicada na gravidez, considerando-se que seus efeitos no feto ainda são desconhecidos. Mulheres não grávidas que receberam a vacina devem evitar a gravidez por 1 mês após a injeção. A vacinação inadvertida no início da gravidez ou dentro de um mês antes da concepção não constitui indicação para a interrupção da gestação, embora as mulheres devam ser orientadas sobre os supostos riscos.

Achados clínicos
A. Sintomas e sinais

O período de incubação dessa infecção é de 10-20 dias. Desenvolve-se uma infecção primária, caracterizada por quadro semelhante ao da gripe, com mal-estar, febre e o desenvolvimento de erupção cutânea maculopapular pruriginosa no tronco, que se torna vesicular e, em seguida, forma crostas. As gestantes são suscetíveis ao desenvolvimento de pneumonia por VVZ, quase sempre uma infecção fulminante que pode necessitar de suporte respiratório. Após a infecção primária, o vírus torna-se latente, ascendendo aos gânglios da raiz dorsal, possivelmente com subsequente reativação em forma de herpes-zóster e muitas vezes em condições de imunocomprometimento, embora isso raramente ocorra durante a gravidez.

Existem dois tipos de infecção fetal documentados. O primeiro é a síndrome congênita por VVZ, que geralmente acomete de 0,4-2% dos fetos expostos à infecção primária por VVZ durante o primeiro trimestre. Condições como alterações nos membros e dígitos, microftalmia e microcefalia constituem algumas das anomalias.

A infecção durante o segundo e terceiro trimestres apresenta menor risco. A IgG materna atravessa a placenta, protegendo o feto, e os únicos RN em risco de infecção grave são aqueles nascidos após a viremia materna, mas antes do desenvolvimento dos anticorpos protetores maternos. A infecção materna manifestada cinco dias antes ou até dois dias depois do parto é considerada o período mais perigoso para a transmissão ao feto.

B. Achados laboratoriais

Em geral, o diagnóstico se faz com base em critérios clínicos. A verificação laboratorial pode ser realizada por ELISA, anticorpos fluorescentes e técnicas de inibição de hemaglutinação.

O fluido vesicular pode ser enviado para análise qualitativa por PCR para varicela.

Tratamento

A imunoglobulina humana anti-varicela-zóster (IGHAVZ) demonstrou prevenir ou modificar os sintomas da infecção em pessoas expostas ao vírus. O sucesso do tratamento depende da identificação de mulheres suscetíveis no momento ou logo depois da exposição. Mulheres expostas com história duvidosa ou negativa de catapora devem ser testadas para a verificação da presença de anticorpos, uma vez que a grande maioria já terá sido anteriormente exposta ao vírus. Se o teste de anticorpos for negativo, o ideal é que se administre IGHAVZ (625 unidades intramuscularmente) no prazo de 96 horas após a exposição, para que se obtenha maior eficácia, embora o CDC informe que o medicamento pode ser administrado no prazo de até 10 dias. Não se tem conhecimento de quaisquer efeitos adversos da administração de IGHAVZ durante a gravidez, embora o período de incubação da doença possa ser prolongado. Recém-nascidos de mulheres que desenvolverem sintomas no período de cinco dias antes do parto até dois dias após o parto também devem receber IGHAVZ (125 unidades).

As gestantes com varicela podem se beneficiar do tratamento com aciclovir oral 800 mg administrados por via oral, quatro vezes ao dia, por cinco dias, se iniciado no espaço de 24 horas após o início da erupção cutânea. O tratamento demonstrou melhorar os sintomas da mãe, mas não previne a varicela congênita. As mulheres grávidas infectadas devem ser rigorosamente monitoradas e hospitalizadas aos primeiros sinais de envolvimento pulmonar. O aciclovir intravenoso (10 mg/kg por via intravenosa a cada 8 horas) é recomendado no tratamento da pneumonia por VVZ.

American College of Obstetricians and Gynecologists. ACOG Practice Bulletin No. 151: cytomegalovirus, parvovirus B19, varicella zoster, and toxoplasmosis in pregnancy. Obstet Gynecol. 2015;125:1510. [Reaffirmed 2020] [PMID: 26000539]

Tuberculose

Entre as mulheres com alto risco de tuberculose estão aquelas provenientes de áreas endêmicas, infectadas pelo HIV, usuárias de drogas, profissionais de saúde e que tiveram contato próximo com pessoas com tuberculose. Tanto o teste tuberculínico como os ensaios de liberação de interferon-gama são testes aceitáveis durante a gravidez. As radiografias de tórax (RX) se aplicam apenas a pacientes grávidas com teste positivo ou com achados sugestivos na história clínica e no exame físico. Deve-se utilizar proteção abdominal para a realização de RX.

As decisões em relação ao tratamento dependem de a paciente apresentar doença ativa ou estar em alto risco de progressão para a doença ativa. As gestantes com doença ativa ou com alto risco de progressão devem ser tratadas durante a gravidez, tendo-se em conta que os riscos de complicações da tuberculose superam os riscos do tratamento. As gestantes com doença latente e sem alto risco de progressão podem receber tratamento no período pós-parto, o que não impede a amamentação. A concentração de medicamentos no leite materno não é tóxica nem suficiente para o tratamento do RN. A isoniazida, o etambutol e a rifampicina são utilizados no tratamento da tuberculose (ver Caps. 9 e 35). Como a terapia com isoniazida pode causar deficiência de vitamina B6, recomenda-se a suplementação simultânea de vitamina B6, 50 mg, por via oral diariamente. Existe a preocupação de que a isoniazida, especialmente em gestantes, possa causar hepatite. Recomenda-se que as gestantes em regime de tratamento realizem testes bioquímicos hepáticos mensalmente. A estreptomicina, a etionamida e a maioria dos demais medicamentos antituberculose devem ser evitados durante a gravidez. Quando adequadamente tratada, a tuberculose na gravidez apresenta excelente prognóstico.

Miele K et al. Tuberculosis in pregnancy. Obstet Gynecol. 2020;135:1444. [PMID: 32459437]

HIV/Aids durante a gravidez

A infecção assintomática pelo HIV está associada a uma taxa de gestação normal e não aumenta o risco de resultados adversos na gravidez. Tampouco há evidências de que a gravidez provoque progressão da Aids.

No passado, dois terços dos neonatos HIV positivos contraíram a infecção próximo ao momento do parto ou durante o parto. A triagem de rotina para a detecção de HIV na gravidez, inclusive com o uso de testes rápidos em unidades de parto e a administração de medicamentos antirretrovirais, reduziu significativamente o risco de transmissão, para aproximadamente 1%. Para pacientes gestantes HIV positivas, recomenda-se a realização dos seguintes exames na primeira consulta pré-natal: contagem de CD4, carga viral de RNA plasmático, creatinina, testes de função hepática e teste de resistência (caso o vírus seja detectável e a paciente ainda não tenha realizado esse teste). O tratamento não deve ser adiado enquanto se aguardam os resultados do teste de resistência. Deve-se revisar o uso atual ou anterior de antirretrovirais. Caso se considere o uso de abacavir, a paciente deve se submeter ao teste de HLA-B*5701, visto que a positividade para esse marcador predispõe a uma reação de hipersensibilidade grave e o seu uso é contraindicado. A paciente que já esteja utilizando e tolerando bem um regime antirretroviral adequado não precisa interrompê-lo no primeiro trimestre. Recomenda-se que as pacientes se submetam também a testes de hepatite A, hepatite C, tuberculose e toxoplasmose.

As mulheres que não estejam em tratamento devem ser orientadas a iniciar uma terapia antirretroviral combinada (geralmente uma combinação de dois inibidores nucleosídeos da transcriptase reversa e um inibidor de protease potencializado por ritonavir ou um inibidor da transferência de fita de integrase) após o aconselhamento sobre o possível impacto da terapia tanto para a mãe quanto para o feto. Deve-se oferecer a terapia antirretroviral independentemente da carga viral e da contagem de CD4. A decisão de iniciar o tratamento no primeiro ou no segundo trimestre deve ser tomada caso a caso, mas o tratamento deve começar o mais cedo possível, possivelmente no primeiro trimestre, desde que explicados os riscos e benefícios, especialmente se a mãe não estiver apresentando náuseas e vômitos. A maioria dos medicamentos usados no tratamento do HIV/Aids tem se mostrado segura durante a gravidez, com uma relação risco-benefício aceitável. As alterações fisiológicas ocorridas durante a gravidez podem modificar o efeito de alguns medicamentos. Antes de iniciar qualquer regime, é recomendável que a segurança e a eficácia dos medicamentos selecionados sejam avaliadas. O padrão de cuidado inclui zidovudina (2 mg/kg por via intravenosa durante 1 hora, seguida de 1 mg/kg/hora por via intravenosa), iniciada 3 horas antes de uma cesariana e mantida durante a cirurgia até o clampeamento do cordão, em mulheres cuja carga viral próxima ao parto (após 34-36 semanas de gestação ou dentro de 4-6 semanas antes do parto) seja superior a 1.000 cópias/mL ou desconhecida. A terapia antirretroviral habitual da paciente deve ser mantida durante o trabalho de parto. A zidovudina intravenosa não é necessária para mulheres que tenham aderido à terapia antirretroviral e cuja carga viral próxima ao parto seja igual ou inferior a 50 cópias/mL; os dados são limitados nos casos de carga viral entre 50 cópias/mL e 1.000 cópias/mL.

O uso da cesariana eletiva profilática na 38ª semana de gestação (antes do início do trabalho de parto ou da ruptura das membranas) destinada a prevenir a transmissão vertical do HIV da mãe para o feto demonstrou reduzir ainda mais a taxa de transmissão. Em pacientes com carga viral inferior a 1.000 cópias/mL próximo ao parto, é possível que a cesariana não ofereça nenhum outro benefício, podendo-se oferecer a essas pacientes o parto vaginal. A amniotomia não deve ser realizada em situações de viremia, exceto em caso de clara indicação obstétrica. No entanto, não há associação entre a amniotomia e o aumento do risco de transmissão perinatal quando a mãe está sob terapia antirretroviral e virologicamente suprimida. Os monitores internos, especialmente o eletrodo de couro cabeludo fetal, devem ser evitados, bem como os partos cirúrgicos (parto assistido por fórceps ou vácuo-extrator). Recomenda-se evitar, se possível, a metilergometrina (utilizada para hemorragia pós-parto) em pacientes em regime de tratamento com inibidores da enzima CYP3A4 e indutores enzimáticos CYP3A4. Mulheres com HIV devem ser aconselhadas a não amamentar seus bebês.

A Public Health Task Force fornece diretrizes para o manejo do HIV/Aids na gravidez (https://hivinfo.nih.gov). Além disso, a National Perinatal HIV Hotline oferece consultas gratuitas sobre os cuidados perinatais relacionados ao HIV.

Panel on Treatment of Pregnant Women with HIV Infection and Prevention of Perinatal Transmission. Recommendations for the use of antiretroviral drugs in pregnant women with HIV infection and interventions to reduce perinatal HIV transmission in the United States. 2024 Jan 31. https://clinicalinfo.hiv. gov/en/guidelines/perinatal/whats-new

Condição de gestante portadora de hepatites B e C

A. Vírus da hepatite B

Estima-se que haja 350 milhões de portadores crônicos do vírus da hepatite B em todo o mundo. Nos EUA, 1,4 milhão de pessoas estão infectadas, em sua maioria, norte-americanos de etnia asiática. Toda gestante deve ser rastreada para HBsAg. A provável transmissão do vírus para o bebê ocorre se tanto o antígeno de superfície quanto o antígeno "e" forem positivos. A transmissão vertical pode ser bloqueada com a administração, imediatamente após o parto, de imunoglobulina contra hepatite B e da vacina contra hepatite B, por via intramuscular. A dose da vacina deve ser repetida aos 1 e 6 meses de idade. Administrados no terceiro trimestre a mulheres com carga viral superior a 10^6-10^8 cópias/mL, o fumarato de tenofovir desoproxila, 300 mg por via oral uma vez ao dia, iniciado entre 28-32 semanas de gestação e mantido até o parto (primeira linha), e a lamivudina ou a telbivudina demonstraram reduzir a transmissão vertical, especialmente se a carga viral for inferior a 10^6 cópias/mL no momento do parto. Essa terapia parece segura durante a gravidez, embora os dados de acompanhamento em longo prazo sejam limitados. As gestantes com hepatite B crônica devem realizar exames de função hepática e teste de carga viral durante a gestação. A infecção por hepatite B não é uma contraindicação para a amamentação, e a terapia antiviral, se administrada, não precisa ser mantida após o parto.

B. Vírus da hepatite C

Trata-se da infecção crônica mais comum transmitida pelo sangue nos EUA. Como a triagem baseada no risco não detecta cerca de 50% dos casos e o tratamento pós-parto é altamente eficaz, recomenda-se a triagem universal durante a gestação. A taxa média de infecção pelo vírus da hepatite C (HCV) entre os bebês nascidos de mulheres positivas para HCV e negativas para HIV é de 5-6%. No entanto, a taxa média de infecção aumenta para 10-11% nas mães coinfectadas por HCV e HIV, e o principal fator associado à transmissão é a presença de RNA do HCV na mãe no momento do parto. Não se recomenda o tratamento durante a gestação. O uso de interferon e ribavirina é considerado contraindicado. Em estudos realizados em animais, o regime terapêutico com ledipasvir/sofosbuvir (Harvoni) demonstrou ser seguro. Os regimes antivirais de ação direta administrados durante a gestação são recomendáveis somente se considerados no contexto de um ensaio clínico. A cesariana não é recomendada exclusivamente em caso de história materna de hepatite C. Durante o trabalho de parto, deve-se evitar o rompimento precoce das membranas e a colocação de eletrodo no couro cabeludo do feto, sempre que seguro, por não se conhecer o risco de aumento da probabilidade de transmissão vertical. Não há contraindicação para a amamentação.

Dotters-Katz SK et al. Society for Maternal-Fetal Medicine Consult Series No. 56: hepatitis C in pregnancy-updated guidelines: replaces Consult No. 43. Am J Obstet Gynecol. 2021;225:B8. Reaffirmed August 1, 2022. [PMID: 34116035]

Herpes genital

A infecção do trato genital inferior pelo herpes vírus simplex tipo 2 (HSV-2) (ver também Cap. 6) é uma infecção sexualmente transmissível (IST) comum, com possíveis consequências graves para as gestantes e seus RN. Embora até 25%

das gestantes possam possuir anticorpos contra o HSV-2, a história da infecção não é confiável, além de não se conhecer a taxa de incidência de infecção neonatal. Estima-se que ocorram de 1.200-1.500 casos de infecção neonatal anualmente nos EUA. Muitos RN infectados nascem de mulheres sem história, sintomas ou sinais de infecção.

Mulheres que tenham contraído infecção primária por herpes no final da gestação apresentam alto risco de eliminação do vírus durante o parto; no entanto, é difícil diferenciar infecção primária de infecção não primária. Às mulheres com infecção primária ou primeiro surto não primário e àquelas com história clínica de herpes genital, deve-se oferecer profilaxia com aciclovir, 400 mg por via oral, três vezes ao dia, com início na 36ª semana de gestação, visando-se diminuir a probabilidade de lesões ativas no momento do trabalho de parto e durante o parto. Para conhecer o tratamento, ver Capítulo 34.

As mulheres com história de herpes genital recorrente apresentam taxa de ataque neonatal menor do que aquelas infectadas durante a gestação, mas, ainda assim, devem ser monitoradas por meio de observação clínica e cultura de qualquer lesão suspeita. Como não é possível prever a eliminação viral assintomática pelas culturas anteparto, não se recomenda a realização de culturas de rotina em mulheres com história de herpes sem doença ativa. No entanto, iniciado o trabalho de parto, deve-se realizar a inspeção vulvar e cervical. A cesariana é indicada no momento do trabalho de parto na eventual presença de sintomas prodrômicos ou de lesões genitais ativas.

American College of Obstetricians and Gynecologists. ACOG Practice Bulletin No. 220: management of genital herpes in pregnancy. Obstet Gynecol. 2020;135:e193. [Reaffirmed 2023] [PMID: 32332414]

Sífilis, gonorreia e infecção por *Chlamydia trachomatis*

Essas IST têm consequências importantes para a mãe e o filho (ver também Caps. 35 e 36). A sífilis não tratada na gravidez pode resultar em perda gestacional tardia, natimorto, infecção transplacentária e sífilis congênita. A gonorreia pode provocar artrite de grandes articulações por disseminação hematogênica, além de oftalmia neonatal. As infecções maternas por clamídia são, em grande parte, assintomáticas, mas se manifestam no RN por conjuntivite de inclusão e, aos 2-4 meses de idade, por pneumonia. Toda mulher deve fazer teste de sífilis como parte dos cuidados pré-natais de rotina. As gestantes com menos de 25 anos e aquelas com maior risco de *Chlamydia trachomatis* devem ser rastreadas para a detecção de clamídia por ocasião da primeira consulta pré-natal. A repetição dos testes depende dos fatores de risco, da prevalência e da legislação do estado em questão (nos EUA). A gestante submetida ao tratamento de *Chlamydia trachomatis* deve fazer o teste de verificação de cura quatro semanas após o tratamento e repetir o teste três meses depois, considerando-se as altas taxas de reinfecção. As mulheres que permanecem em condição de alto risco devem se submeter a testes no terceiro trimestre. As mulheres com menos de 25 anos e aquelas com maior risco devem realizar o teste

para a detecção de gonorreia na primeira consulta pré-natal. As mulheres com testes positivos para gonorreia devem ser tratadas e repetir o teste três meses depois. As mulheres que permanecem em condição de alto risco devem fazer o teste no terceiro trimestre. Os parceiros sexuais das mulheres com IST devem ser identificados e, se possível, tratados, com o auxílio da secretaria de saúde local.

Workowski KA et al. Sexually transmitted infections treatment guidelines, 2021. MMWR Recomm Rep. 2021;70:1. [PMID: 34292926]

DISTÚRBIOS GASTROINTESTINAIS, HEPÁTICOS E BILIARES NA GRAVIDEZ

As complicações que envolvem o trato gastrointestinal, fígado e vesícula biliar são comuns na gravidez. As náuseas e vômitos no primeiro trimestre afetam a maioria das gestantes em alguma proporção (ver Complicações obstétricas do primeiro e segundo trimestres). No entanto, náuseas e vômitos na segunda metade da gravidez nunca são normais; é imperativo que se faça uma avaliação completa desses sintomas. Algumas dessas condições não são secundárias à gravidez (p. ex., apendicite), enquanto outras estão relacionadas ao estado gestacional e tendem a se resolver com o parto (p. ex., esteatose hepática aguda da gestação). É importante que se considerem as mudanças anatômicas e fisiológicas associadas à gravidez normal ao avaliar uma condição patológica. Da mesma forma, a interpretação de exames laboratoriais deve levar em conta as alterações na produção de proteínas hepáticas associadas à gravidez.

Na presença de condições em que a cirurgia constitua uma indicação clínica, nunca se deve adiar a intervenção cirúrgica com base exclusivamente no fato de a paciente estar grávida. Embora as cirurgias puramente eletivas sejam evitadas durante a gravidez, as mulheres que se submetem a procedimentos cirúrgicos em caráter de urgência ou emergência durante a gravidez não parecem apresentar maior risco de resultados adversos. É mais provável que as complicações obstétricas, quando ocorrem, estejam associadas à doença materna subjacente. As recomendações sugerem que o segundo trimestre é o momento ideal para uma cirurgia semi-eletiva, a fim de se evitar a exposição à anestesia no primeiro trimestre e ao útero aumentado no terceiro. No entanto, é importante ressaltar que não há evidências convincentes de que a anestesia geral induza malformações ou aumente o risco de aborto espontâneo.

Colelitíase e colecistite

A colelitíase é comum na gravidez em razão de mudanças fisiológicas, como o aumento da produção de colesterol e o esvaziamento incompleto da vesícula biliar, que predispõem à formação de cálculos biliares. Em geral, a suspeita diagnóstica é baseada em sintomas clássicos, como náuseas, vômitos e dor no hipocôndrio direito, geralmente após as refeições, e confirmada por ultrassonografia do quadrante superior direito de. Costuma-se tratar a colelitíase sintomática sem colecistite de forma conservadora, embora os sintomas recorrentes sejam frequentes. A colecistite é resultante da obstrução do ducto cístico e, muitas vezes, vem acompanhada por infecção bacteriana. O tratamento clínico com antibióticos é razoável em determinados casos, mas o tratamento definitivo com colecistectomia ajuda a prevenir complicações, como perfuração da vesícula biliar e pancreatite. A colecistectomia é realizada com sucesso em todos os estágios da gravidez e não deve ser adiada com base na idade gestacional, se clinicamente indicada. A laparoscopia tem a preferência na primeira metade da gravidez, após o primeiro trimestre, mas, do ponto de vista técnico, torna-se mais desafiadora no último trimestre, devido ao aumento do útero e ao deslocamento cefálico do conteúdo abdominal. A obstrução do ducto biliar comum, que pode levar à colangite, constitui indicação para a remoção cirúrgica dos cálculos biliares e para o estabelecimento da drenagem biliar. A colangiopancreatografia retrógrada endoscópica (CPRE), com ou sem esfincterotomia, é uma alternativa não cirúrgica. A CPRE deve ser realizada apenas para fins terapêuticos. As gestantes podem ser submetidas à CPRE com segurança, desde que sejam tomadas precauções no sentido de minimizar a exposição do feto à radiação. No entanto, a taxa de ocorrência de pancreatite pós-procedimento parece ser ligeiramente maior em gestantes que realizam CPRE. A colangiorressonância magnética (CRM) também pode ser útil para pacientes com suspeita de obstrução do ducto biliar comum. Esse exame é indicado para mulheres em que a ultrassonografia não esclarece a etiologia da dilatação do ducto comum. A CRM pode fornecer uma avaliação detalhada de todo o sistema biliar e do pâncreas, evitando a exposição à radiação ionizante.

A causa mais comum de pancreatite aguda na gravidez é a litíase biliar. O diagnóstico pode ser confirmado por história clínica compatível e níveis elevados de amilase ou lipase sérica. Embora a gravidez esteja associada a elevação dos níveis de amilase sérica, valores equivalentes a, pelo menos, duas vezes o limite superior da normalidade sugerem pancreatite dentro do quadro clínico adequado. O tratamento é conservador e inclui repouso intestinal, hidratação intravenosa, nutrição suplementar, se necessário, e analgésicos. Deve-se evitar a tomografia computadorizada, salvo em caso de suspeita de complicações graves, como necrose, abscesso ou hemorragia.

Abushamma S et al. A guide to upper gastrointestinal tract, biliary, and pancreatic disorders: clinical updates in women's health care primary and preventive care review. Obstet Gynecol. 2021;137:1152. [PMID: 34011887]

Esteatose hepática aguda da gestação

A esteatose hepática aguda da gestação é um distúrbio exclusivo do estado gravídico, que ocorre no terceiro trimestre e causa insuficiência hepática aguda. Com o reconhecimento precoce e o parto imediato, a taxa de mortalidade materna atualmente relatada é de aproximadamente 4%. Normalmente observada após a 35ª semana de gestação, esse distúrbio é mais comum em primigestas e em gestações gemelares, com uma incidência aproximada de 1 em cada 10.000 partos.

A etiologia da esteatose hepática aguda da gestação provavelmente está relacionada à disfunção mitocondrial placentária. Muitos casos podem ser atribuídos a uma deficiência fetal homozigótica da enzima acil-coenzima A desidrogenase de cadeia longa.

Achados clínicos

A condição clínica se manifesta de forma gradativa e inclui náuseas e vômitos como os sintomas iniciais mais comuns. Vários graus de sintomas semelhantes aos da gripe também são comuns. Por fim, os sintomas evoluem para um quadro de insuficiência hepática fulminante: icterícia, encefalopatia, coagulação intravascular disseminada e morte.

Os achados laboratoriais indicam uma elevação acentuada da fosfatase alcalina, mas apenas elevações moderadas de alanina aminotransferase (ALT) e aspartato aminotransferase (AST). A hipocolesterolemia e a hipofibrinogenemia são características típicas, e a hipoglicemia pode ser extrema. Observa-se com frequência também a presença de coagulopatia, com produção reduzida de proteínas pró-coagulantes. Avalia-se a função renal para identificar a presença de síndrome hepatorrenal. A contagem de leucócitos se apresenta elevada, e a de plaquetas, reduzida.

Diagnóstico diferencial

O diagnóstico diferencial é de hepatite fulminante. Os níveis de aminotransferases hepáticas na hepatite fulminante são mais elevados (acima de 1.000 U/mL) do que na esteatose hepática aguda da gestação (geralmente entre 500-1.000 U/mL). A pré-eclâmpsia pode envolver o fígado, mas raramente causa icterícia; as elevações nos testes bioquímicos hepáticos em pacientes com pré-eclâmpsia raramente atingem os níveis observados na esteatose hepática aguda da gestação.

Tratamento

O diagnóstico de esteatose hepática aguda da gestação exige parto imediato. Os cuidados intensivos com observação em UTI são essenciais e geralmente incluem administração de derivados do sangue, glicose e correção da acidemia. O parto vaginal tem a preferência. A encefalopatia e as alterações indicadas pelos exames laboratoriais se resolvem no decorrer de alguns dias com os cuidados de suporte, e a recuperação geralmente é total. Os relatos de casos de transplante de fígado são raros.

Nelson DB et al. Acute fatty liver of pregnancy. Clin Obstet Gynecol. 2020;63:152. [PMID: 31725416]

Colestase intra-hepática da gravidez

A colestase intra-hepática da gravidez caracteriza-se pela depuração incompleta de ácidos biliares em mulheres geneticamente suscetíveis. O principal sintoma é o prurido, que pode ser generalizado, mas tende a ter predileção pelas palmas das mãos e plantas dos pés. A manifestação normalmente se dá no terceiro trimestre, e as mulheres com gestações multifetais apresentam maior risco. O diagnóstico é confirmado pelos elevados níveis de ácidos biliares no soro, de preferência, medidos em jejum.

As alterações laboratoriais associadas à condição incluem a modesta elevação dos níveis das transaminases hepáticas e a presença de hiperbilirrubinemia leve. Embora raro, o nível de bilirrubina pode ser suficientemente elevado para causar icterícia clínica. Os sintomas e as anormalidades laboratoriais se resolvem rapidamente após o parto, mas podem reincidir em gestações subsequentes ou com o uso de contraceptivos orais combinados.

Os relatos de resultados fetais adversos, especialmente parto prematuro, alterações na vitalidade fetal, líquido amniótico com mecônio e óbito fetal são frequentes em relação a mulheres com colestase da gravidez. O risco de resultados perinatais adversos aparentemente está relacionado à gravidade da doença, medida pelo grau de elevação dos ácidos biliares. As mulheres com níveis de ácidos biliares em jejum acima de 40 μmol/L apresentam maior risco. Devido aos riscos associados à colestase da gravidez, muitos médicos recomendam a realização de testes pré-natais no terceiro trimestre e, na presença de colestase, a realização de parto eletivo precoce para reduzir o risco de óbito fetal. O diagnóstico é feito quando o nível de ácidos biliares é igual ou superior a 10 μmol/L (não necessariamente em jejum), acompanhado de sintomas da mãe. As recomendações da SMFM de 2021 indicam parto precoce (36 semanas de gestação) para pacientes com níveis de ácidos biliares acima de 100 μmol/L e testes fetais normais. Para pacientes sintomáticas com níveis abaixo de 100 μmol/L, sugere-se o parto entre 36 e 39 semanas de gestação. O ACOG endossa o uso do ácido ursodesoxicólico como agente de primeira linha para o tratamento dos sintomas maternos da colestase intra-hepática da gravidez.

Lee RH et al. Society for Maternal-Fetal Medicine Consult Series No. 53: intrahepatic cholestasis of pregnancy: replaces Consult No. 13. Am J Obstet Gynecol. 2021;224:B2. [PMID: 33197417]

Apendicite

A apendicite ocorre em cerca de 1 a cada 1.500 gestações. O diagnóstico clínico é mais difícil em gestantes, visto que o apêndice apresenta deslocamento cefálico a partir do ponto de McBurney. Além disso, náuseas, vômitos e leucocitose leve são ocorrências comuns na gravidez normal, o que pode dificultar a identificação do quadro. Desse modo, qualquer queixa de dor nos quadrantes superior e inferior direito deve gerar suspeita, independentemente desses achados. Os exames de imagem podem ajudar a confirmar o diagnóstico em caso de achados clínicos inconclusivos. A ultrassonografia abdominal é uma escolha razoável em um primeiro momento, embora a não visualização do apêndice seja comum na gravidez. A tomografia computadorizada (TC) é mais sensível do que a ultrassonografia e, com o uso adequado do equipamento de blindagem, minimiza-se a exposição do feto à radiação. A ressonância magnética (RM) é uma alternativa viável à TC em gestantes.

Para pacientes grávidas, recomenda-se uma abordagem cirúrgica para o tratamento de apendicite, em vez do tratamento conservador. O tratamento conservador é associado a um aumento da morbidade materna, inclusive choque séptico, peritonite e tromboembolismo venoso (TEV). No entanto, alguns especialistas consideram o tratamento conservador aceitável em casos de apendicite não complicada.

Infelizmente, em pelo menos 20% das pacientes obstétricas, o diagnóstico de apendicite só ocorre depois que o apêndice se rompe. Nesses casos, a peritonite pode levar ao trabalho de parto prematuro ou a um aborto espontâneo. Com um diagnóstico precoce e a apendicectomia, o prognóstico é favorável para a mãe e o bebê.

Nakashima M et al. Clinical outcomes of acute appendicitis during pregnancy: conservative management and appendectomy. World J Surg. 2021;45:1717. [PMID: 33635341]
Weinstein MS et al. Appendicitis and cholecystitis in pregnancy. Clin Obstet Gynecol. 2020;63:405. [PMID: 32187083]

Doenças reumatológicas, autoimunes e alérgicas

Rebecca L. Manno, MD, MHS

Jinoos Yazdany, MD, MPH

Teresa K. Tarrant, MD

Mildred Kwan MD, PhD

Revisão científica da edição brasileira: Dr. Marcelo Arruda Candido

DOENÇAS REUMATOLÓGICAS

Diagnóstico e avaliação

A. Exame do paciente

Duas pistas clínicas úteis para o diagnóstico de artrite são o padrão articular e a presença ou ausência de manifestações extra-articulares. O padrão articular é definido pelas respostas a três perguntas: (1) Há inflamação? (2) Quantas articulações estão envolvidas? e (3) Quais articulações são afetadas? A inflamação das articulações manifesta-se com calor, inchaço e rigidez matinal que perdura por pelo menos 30 minutos. No caso de inflamação intensa causada por artrite induzida por cristais e artrite séptica, ocorre eritema sobrejacente. Tanto a quantidade de articulações afetadas como os locais específicos de envolvimento interferem no diagnóstico diferencial (Tab. 22.1). Algumas doenças – gota, p. ex. – são caracteristicamente monoarticulares, enquanto outras, como a artrite reumatoide (AR), geralmente são poliarticulares. A localização do envolvimento articular também pode ser distinta. Geralmente apenas duas doenças envolvem de maneira proeminente a articulação interfalângica distal (IFD): a osteoartrite e a artrite psoriática. Manifestações extra-articulares, como febre (p. ex., gota, doença de Still, endocardite, vasculite, lúpus eritematoso sistêmico [LES]), erupção cutânea (p. ex., LES, artrite psoriática, miosite inflamatória), nódulos (p. ex., AR, gota) ou neuropatia (p. ex., vasculite), restringem ainda mais o diagnóstico diferencial.

B. Artrocentese e exame do líquido sinovial

Se o diagnóstico for incerto, sempre que possível deve-se fazer um exame do líquido sinovial (Tab. 22.2). A maioria das grandes articulações é facilmente aspirada e as contraindicações à artrocentese são poucas. A agulha de aspiração nunca deve ser passada através de uma celulite ou placa psoriática sobrejacente, em razão do risco de introdução de infecção. Para pacientes em uso de anticoagulantes orais diretos (Doac) ou terapia anticoagulante de longo prazo com varfarina, as articulações podem ser aspiradas com uma agulha de pequeno calibre (p. ex., nº 22); o INR (*international normalized ratio*) deve ser inferior a 3,0 no caso de pacientes em uso de varfarina.

1. **Tipos de exames**
   A. **Exame macroscópico** – A limpidez do líquido é um guia aproximado do grau de inflamação. O líquido não inflamatório é transparente; uma inflamação leve produz líquido translúcido e os derrames purulentos são opacos. Punções traumáticas, traumatismos e distúrbios hemorrágicos são as causas mais comuns de derrames sanguinolentos.
   B. **Contagem de células** – O líquido sinovial normal contém menos de 200 leucócitos/mcL ($0,2 \times 10^9$/L). Contagens mais altas no líquido sinovial podem discriminar entre derrames articulares não inflamatórios (menos de 2.000 leucócitos/mcL [$2,0 \times 10^9$/L]), inflamatórios (2.000-75.000 leucócitos/mcL [2,0 a 75 $\times 10^9$/L]) e purulentos (mais que 100.000 leucócitos/mcL [100×10^9/L]). Os níveis de glicose e proteína no

TABELA 22.1 Importância diagnóstica do padrão articular

Característica	Status	Doença representativa
Inflamação	Presente	Artrite reumatoide, lúpus eritematoso sistêmico, gota
	Ausente	Osteoartrite
Quantidade de articulações envolvidas	Monoarticular	Gota, trauma, artrite séptica, doença de Lyme, osteoartrite
	Oligoarticular (2-4 articulações)	Artrite reativa, artrite psoriática, doença inflamatória intestinal
	Poliarticular (≥ 5 articulações)	Artrite reumatoide, lúpus eritematoso sistêmico
Local de envolvimento articular	Interfalângica distal	Osteoartrite, artrite psoriática (não artrite reumatoide)
	Metacarpofalângica, punhos	Artrite reumatoide, lúpus eritematoso sistêmico, doença por deposição de pirofosfato de cálcio (não osteoartrite)
	Primeira metatarsofalângica	Gota, osteoartrite

TABELA 22.2 Exame do líquido sinovial

Medida	Normal	Grupo I (não inflamatório)	Grupo II (inflamatório)	Grupo III (purulento)
Volume (mL) (joelho)	< 3,5	Frequentemente > 3,5	Frequentemente > 3,5	Frequentemente > 3,5
Clareza	Transparente	Transparente	Translúcido a opaco	Opaco
Coloração	Clara	Amarela	Amarela a opalescente	Amarela a verde
Leucócitos por mcL	< 200 (0,2 × 10^9/L)	< 2.000 (2,0 × 10^9/L)	2.000-75.000[1] (2,0-75,0 × 10^9/L)	> 100.000[2] (100 × 10^9/L)
Leucócitos polimorfonucleares	< 25%	< 25%	50% ou mais	75% ou mais
Cultura	Negativo	Negativo	Negativo	Geralmente positivo[2]

[1] Gota, artrite reumatoide e outras condições inflamatórias ocasionalmente apresentam contagens de leucócitos no líquido sinovial > 75.000/mcL (75 × 10^9/L), mas raramente > 100.000/mcL (100 × 10^9/L).

[2] A maioria dos derrames purulentos é causada por artrite séptica. Contudo, ela pode se manifestar com líquido sinovial do grupo II, particularmente se a infecção for causada por organismos de baixa virulência (p. ex., *Neisseria gonorrhoeae*) ou se tiver sido iniciado tratamento com antibióticos.

líquido sinovial acrescentam pouca informação e sua avaliação não deve ser solicitada.

C. **Exame microscópico** – A microscopia de luz polarizada compensada distingue cristais de urato monossódico (gota, birrefringência negativa) e de pirofosfato de cálcio (pseudogota, birrefringência positiva). A coloração de Gram tem especificidade, mas sensibilidade limitada (50%) na artrite séptica.

D. **Cultura** – Culturas bacterianas e estudos especiais para gonococos, bacilos da tuberculose ou fungos são solicitados conforme apropriado.

2. **Interpretação** – A análise do líquido sinovial é diagnóstica na artrite infecciosa ou microcristalina. Embora a gravidade da inflamação no líquido sinovial possa se sobrepor a várias condições, a contagem de leucócitos no líquido sinovial é um guia útil para o diagnóstico (Tab. 22.3).

OSTEOARTRITE E ARTRITE INDUZIDA POR CRISTAIS

Osteoartrite

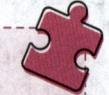

FUNDAMENTOS DO DIAGNÓSTICO

- Doença articular progressiva com inflamação articular mínima.
- Ausência de sintomas sistêmicos.
- Dor que é aliviada ao repouso; rigidez matinal breve.
- Achados radiográficos: estreitamento do espaço interarticular, osteófitos, aumento da densidade óssea subcondral, cistos ósseos.

TABELA 22.3 Diagnóstico diferencial por grupos de líquido articular

Não inflamatório (< 2.000 leucócitos/mcL [< 2 × 10^9/L])	Inflamatório (2.000-75.000 leucócitos/mcL [2,0 a 75,0 × 10^9/L])	Purulento (> 100.000 leucócitos/mcL [> 100 × 10^9/L])	Hemorrágico
Osteoartrite	Artrite reumatoide	Artrite séptica (bacteriana)	Traumatismo
Artrite traumática	Lúpus eritematoso sistêmico		Sinovite vilonodular pigmentada
Osteonecrose	Polimiosite ou dermatomiosite		Tuberculose
Artropatia de Charcot	Esclerose sistêmica		Neoplasia
	Vasculites sistêmicas		Coagulopatia
	Policondrite		Artropatia de Charcot
	Gota		
	Doença por deposição de pirofosfato de cálcio		
	Doença por deposição de hidroxiapatita		
	Artrite reumatoide juvenil		
	Espondilite anquilosante		
	Artrite psoriática		
	Artrite reativa		
	Artrite por doença inflamatória intestinal		
	Hipogamaglobulinemia		
	Sarcoidose		
	Febre reumática		
	Infecções indolentes/de baixa virulência (virais, micobacterianas, fúngicas, doença de Whipple, doença de Lyme)		

Fonte: Klippel JH, Stone JH, et al. Primer on the Rheumatic Diseases. 13.ed. New York: Springer; 2008.

Considerações gerais

A osteoartrite (AO), o tipo mais comum de doença articular, é essencialmente uma doença do envelhecimento. Aos 40 anos de idade, 90% da população apresenta características radiográficas de OA em articulações que recebem descarga de peso. A doença sintomática é mais comum com o passar dos anos. O sexo é um fator de risco; a OA se desenvolve com mais frequência em mulheres do que em homens.

Esta artropatia é caracterizada por degeneração da cartilagem e hipertrofia óssea nas margens articulares. A inflamação normalmente é mínima. Fatores hereditários e mecânicos podem estar envolvidos na patogênese.

A obesidade é um fator de risco para a OA de joelho, mão e, provavelmente, quadril. A corrida recreativa não aumenta a incidência, mas a participação em esportes de contato competitivos (p. ex., futebol), sim. Trabalhos que exigem flexão de tronco e carregar peso com frequência aumentam o risco de osteoartrite de joelho; procedimentos artroscópicos meniscais e lesões articulares prévias também estão ligados à OA (ver Cap. 43).

Achados clínicos
A. Sintomas e sinais

A doença articular degenerativa é dividida em dois tipos: (1) primária, que mais comumente afeta algumas ou todas as seguintes – articulações interfalângicas proximais (IFP) e distais (IFD) dos dedos, a articulação carpometacarpal do polegar, o quadril, o joelho, a articulação metatarsofalângica (MTF) do hálux e as partes cervical e lombar da coluna vertebral; e (2) secundária, que pode ocorrer em qualquer articulação como sequela de uma lesão articular. A lesão pode ser aguda, como em uma fratura; ou crônica, como resultado do uso excessivo ocupacional de uma articulação ou por uma doença metabólica (p. ex., hiperparatireoidismo, hemocromatose, ocronose) ou inflamação articular (p. ex., AR).

O surgimento é insidioso. Inicialmente há rigidez articular, que raramente perdura por mais de 15 minutos; mais tarde, evolui para dor à movimentação da articulação afetada, e que piora com a atividade ou sustentação de peso e melhora com o repouso. Uma contratura em flexão ou deformidade em varo do joelho não é incomum, e tumefações ósseas da IFD (nódulos de Heberden) e IFP (nódulos de Bouchard) ocasionalmente são proeminentes (Fig. 22.1). Não há anquilose, mas é comum haver limitação do movimento das articulações afetadas. Muitas vezes, sentem-se crepitações no joelho. O derrame articular e outros sinais articulares de inflamação são leves. No entanto, em alguns casos, um efeito de valva unidirecional entre a articulação do joelho e a bolsa do gastrocnêmio-semimembráceo pode levar ao acúmulo de líquido sinovial, denominado cisto poplíteo (de Baker). Não há manifestações sistêmicas.

B. Achados laboratoriais

A OA não causa elevação da VHS (velocidade de hemossedimentação) ou outros sinais laboratoriais de inflamação. O líquido sinovial não é inflamatório (Tab. 22.2).

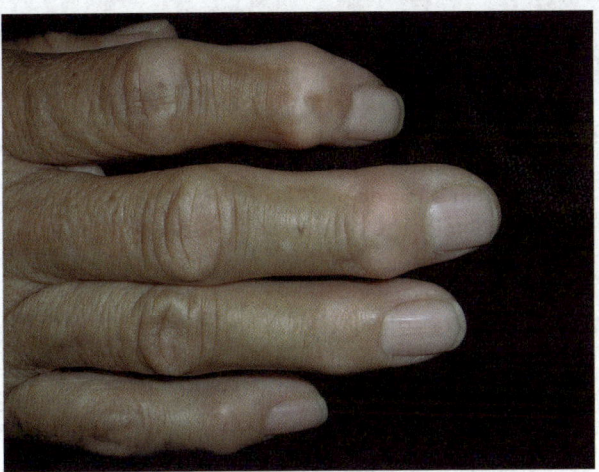

FIGURA 22.1 Osteoartrite em mulher idosa com nódulos de Heberden nas articulações interfalângicas distais. Há um pouco de inchaço que começa nas articulações interfalângicas proximais, produzindo nódulos de Bouchard.

BTK: tirosina quinase de Bruton; DII: doença inflamatória intestinal.
Fonte: Richard P. Usatine, MD. In: Usatine RP, Smith MA, Mayeaux EJ Jr, Chumley H. The Color Atlas of Family Medicine. 2.ed. New York: McGraw-Hill; 2013.

C. Exames de imagem

As radiografias podem apoiar o diagnóstico clínico de OA, mas não são rotineiramente necessárias. Os achados incluem: estreitamento do espaço interarticular; formação de osteófitos e rebordo osteofítico do osso marginal; e osso subcondral espesso e denso. Cistos ósseos também podem estar presentes.

Diagnóstico diferencial

Como a inflamação articular é mínima e não há manifestações sistêmicas, a osteoartrite raramente é confundida com outras artrites. A distribuição do envolvimento articular nas mãos também ajuda a distinguir a OA da AR. A osteoartrite afeta principalmente as articulações IFD e IFP e poupa as articulações do punho e metacarpofalângicas (MCF); a AR envolve os punhos e as articulações MCF e poupa as articulações IFD. Além disso, a tumefação articular é rígida e fria na osteoartrite, mas esponjosa e quente na AR. Alterações degenerativas nas articulações – especialmente na coluna vertebral – podem fazer com que passem despercebidas neoplasias metastáticas, osteoporose, mieloma múltiplo ou outras doenças ósseas coexistentes.

Prevenção

A perda de peso reduz o risco de desenvolver osteoartrite sintomática de joelhos, quadris e mãos. A correção de uma discrepância superior a 1 cm no comprimento de membros inferiores com a modificação do calçado pode prevenir o desenvolvimento de osteoartrite de joelho na perna mais curta.

Tratamento
A. Medidas gerais

Pacientes com OA de mão podem se beneficiar de dispositivos de assistência e de orientações sobre técnicas de proteção articular; a tala é benéfica para aqueles com osteoartrite sintomática da primeira articulação carpometacarpal. Pacientes com osteoartrite leve a moderada de joelho ou quadril devem participar de um programa regular de exercícios (p. ex., programa de caminhada supervisionada, aulas de hidroterapia) e, se estiverem acima do peso, devem emagrecer. Um ensaio clínico randomizado e controlado com 156 indivíduos com osteoartrite de joelho descobriu que a fisioterapia foi mais eficaz na redução da dor e da incapacidade em 1 ano do que as injeções intra-articulares de glicocorticoides. A redução da dor com a perda de peso pode ser significativa; um estudo mostrou que a perda de 10% ou mais do peso corporal resultou em uma redução de 50% nos índices de dor da osteoartrite de joelho. O uso de dispositivos de assistência (p. ex., uma bengala no lado contralateral) pode melhorar a capacidade funcional.

B. Tratamento médico

1. **Tratamentos tópicos** – Aine tópicos (p. ex., 4 g de diclofenaco em gel a 1% aplicados na articulação afetada 4x/dia) são eficazes para a osteoartrite de joelhos e mãos. Por apresentarem taxas mais baixas de efeitos colaterais sistêmicos do que os Aine orais, os agentes tópicos são preferíveis para pacientes com uma ou poucas articulações dolorosas, particularmente OA de joelho ou mão, e para aqueles com fatores de risco para toxicidade gastrointestinal induzida por Aine. Os Aine tópicos são preferidos para pacientes com 75 anos de idade ou mais. A capsaicina tópica pode ser benéfica para a OA de mão ou de joelho.

2. **Aine orais** – Pode-se considerar o uso de Aine por via oral (ver Tab. 5.4) em pacientes com envolvimento de múltiplas articulações, aqueles com OA de quadril ou cuja dor não é adequadamente aliviada com agentes tópicos. Os Aine orais são mais eficazes que o paracetamol para a OA, mas apresentam maior toxicidade. Eles inibem a ciclo-oxigenase (COX), a enzima que converte o ácido araquidônico em prostaglandinas. A COX existe em dois isômeros – COX-1, que é expressa continuamente em muitas células e é responsável pelos efeitos homeostáticos das prostaglandinas; e COX-2, que é induzida por citocinas e expressa em tecidos inflamatórios. A maioria dos Aine não são seletivos, pois inibem ambos os isômeros. O celecoxibe é o único inibidor seletivo da COX-2 disponível para venda nos EUA.

A toxicidade do trato gastrointestinal (TGI) – como a ulceração gástrica, perfuração e hemorragia – são os efeitos colaterais graves mais comuns dos Aine. A taxa geral de sangramento com o uso de Aine na população em geral é baixa (1:6.000 usuários ou menos), mas é aumentada por fatores de risco como uso prolongado; dose mais elevada de Aine; uso concomitante de corticosteroides, anticoagulantes ou ISRS (inibidores seletivos da recaptação de serotonina); presença de AR; história de úlcera péptica ou alcoolismo; e idade superior a 70 anos. *Os IBP (inibidores da bomba de prótons) (p. ex., esomeprazol 20-40 mg VO diariamente) reduzem a incidência de toxicidade gastrointestinal grave e devem ser usados em combinação com Aine orais em pacientes com fatores de risco para toxicidade do*

TGI induzida por Aine. Pacientes que recentemente se recuperaram de úlcera gástrica hemorrágica induzida por Aine parecem ter alto risco de ressangramento (cerca de 5% em seis meses) quando um Aine é reintroduzido, mesmo quando usadas medidas profiláticas (como IBP). Em comparação com os Aine não seletivos, o celecoxibe tem menor probabilidade de causar eventos adversos no trato gastrointestinal superior, incluindo sangramento.

Todos os Aine, incluindo o ácido acetilsalicílico (AAS) e o celecoxibe, podem produzir toxicidade renal, incluindo nefrite intersticial, síndrome nefrótica, azotemia pré-renal e agravamento da hipertensão. Em casos raros, observa-se hipercalemia decorrente do hipoaldosteronismo hiporreninêmico. A toxicidade renal é incomum, mas é mais frequente na presença dos seguintes fatores de risco: doença renal crônica, depleção de volume decorrente do uso de diuréticos ou perda gastrointestinal, IC (insuficiência cardíaca), cirrose ou uso de inibidores da ECA (enzima conversora de angiotensina) ou BRA (bloqueadores do receptor da angiotensina).

Todos os Aine, exceto os salicilatos não acetilados (p. ex., salsalato, salicilato de sódio) e o celecoxibe, interferem na função plaquetária e prolongam o tempo de sangramento. O AAS inibe irreversivelmente a função plaquetária, de modo que o efeito do tempo de sangramento desaparece apenas conforme novas plaquetas são produzidas. Em contraste, o efeito dos Aine não seletivos na função plaquetária é reversível e desaparece à medida que o medicamento é eliminado. A administração concomitante de um Aine não seletivo pode interferir na capacidade do AAS de acetilar plaquetas e, portanto, pode comprometer seus efeitos cardioprotetores em baixas doses. *Todos os Aine estão associados a um pequeno aumento no risco absoluto de infarto agudo do miocárdio e acidente vascular encefálico em pacientes com ou sem fatores de risco para doença cardíaca ou doença cardíaca conhecida.* Embora o risco cardiovascular esteja relacionado com a dose e a duração do tratamento, o acidente vascular encefálico e o infarto agudo do miocárdio podem ocorrer na primeira semana de tratamento. Os riscos cardiovasculares associados ao naproxeno, ao ibuprofeno e ao celecoxibe em doses moderadas (200 mg VO diariamente) são comparáveis.

3. **Paracetamol, opioides e suplementos**

O paracetamol não é recomendado, porque seu impacto na dor é frequentemente insignificante e pode ocorrer hepatotoxicidade quando usadas doses elevadas. Os opioides geralmente não são apropriados para o tratamento a longo prazo da dor causada pela OA. Sulfato de condroitina e glucosamina, isoladamente ou em combinação, óleo de peixe e vitamina D não são melhores que o placebo na redução da dor da OA de joelho ou de quadril.

4. **Injeções intra-articulares** – As injeções intra-articulares de corticosteroides, hialuronato ou plasma rico em plaquetas não produziram benefícios convincentes em longo prazo na redução da dor ou na preservação da função na OA. Um ensaio clínico randomizado controlado de dois anos

demonstrou que injetar triancinolona no joelho a cada 12 semanas não foi mais eficaz do que injetar solução salina na redução da dor, além de resultar em maior perda de volume de cartilagem. Da mesma maneira, as injeções de plasma rico em plaquetas não foram melhores que as injeções de solução salina em melhorar a dor no joelho ou em retardar a progressão da doença em um ensaio clínico randomizado e controlado de pacientes com OA de joelho.

5. Duloxetina – Para pacientes com OA em múltiplas articulações que não responderam aos Aine ou que não podem usá-los, o inibidor seletivo da recaptação de serotonina e noradrenalina duloxetina, 30-60 mg VO diariamente, pode reduzir a dor. Náuseas ocorrem em 6-15% dos pacientes.

6. Fisioterapia – A fisioterapia é modestamente benéfica para a OA de joelho. Um ensaio clínico randomizado e controlado com 156 pacientes comparou injeções intra-articulares de glicocorticoides com fisioterapia; aqueles que receberam fisioterapia tiveram menos dor e incapacidade funcional depois de um ano em comparação com aqueles que receberam injeções. O treinamento de força de alta intensidade não oferece benefícios em relação ao treinamento de baixa intensidade.

C. Tratamento cirúrgico

A artroplastia total de quadril e joelho proporciona uma excelente melhora sintomática e funcional quando o envolvimento dessa articulação restringe gravemente a marcha ou causa dor em repouso, principalmente à noite. A cirurgia artroscópica para a OA de joelho é ineficaz. A OA carpometacarpal grave pode ser tratada cirurgicamente quando outros tratamentos forem inadequados.

Prognóstico

Os sintomas podem ser graves e limitar as atividades (especialmente no caso de envolvimento dos quadris, joelhos e parte cervical da coluna).

Quando encaminhar

Encaminhe os pacientes a um cirurgião ortopédico quando sintomas recalcitrantes, comprometimento funcional ou ambos justificarem a consideração de uma artroplastia de quadril, joelho ou polegar.

Artrite por deposição de cristais
1. Artrite gotosa

FUNDAMENTOS DO DIAGNÓSTICO

- Artrite monoarticular aguda, frequentemente da primeira articulação MTF; a recorrência é comum.
- Envolvimento poliarticular mais comum em doenças de longa duração.
- A identificação de cristais de urato no líquido articular ou tofos é diagnóstica.
- Resposta drástica aos Aine.

- Com a cronicidade, ocorre depósito de urato no tecido subcutâneo, ossos, cartilagens, articulações e outros tecidos.

Considerações gerais

A gota é uma doença metabólica heterogênea, frequentemente familiar, associada a depósitos anormais de urato nos tecidos. Inicialmente é caracterizada por uma artrite aguda recorrente, geralmente monoarticular, e posteriormente por uma artrite crônica deformante. A deposição de urato ocorre quando os níveis séricos de ácido úrico estão supersaturados (i.e., em níveis superiores a 6,8 mg/dL [404,5 mcmol/L]). A hiperuricemia é decorrente da superprodução ou subexcreção de ácido úrico – às vezes ambos. A doença é mais comum nas populações da Ásia-Pacífico; p. ex., relatou-se uma prevalência de mais de 10% no povo Māori. A gota primária tem um componente hereditário; pesquisas genômicas associaram o risco de gota a genes cujos produtos regulam o controle do urato pelos rins. A gota secundária, que também pode ter um componente hereditário, está relacionada com causas adquiridas de hiperuricemia, p. ex. o uso de medicamentos (especialmente diuréticos, AAS em baixas doses, ciclosporina e niacina), distúrbios mieloproliferativos, doença renal crônica e intoxicação por chumbo (Tab. 22. 4). A ingestão de álcool promove hiperuricemia, aumentando a produção de urato e diminuindo a excreção renal de ácido úrico. Por fim, os pacientes hospitalizados frequentemente experimentam crises de gota em decorrência de mudanças na dieta, ingestão de líquidos ou medicamentos que levam a rápidas reduções ou aumentos nos níveis séricos de urato.

Cerca de 90% dos pacientes com gota primária são homens, geralmente com mais de 30 anos de idade. Nas mulheres, o início é tipicamente pós-menopausa. A lesão característica é

TABELA 22.4 Fatores de risco comuns para gota

Fator de risco	Descrição
Demografia	Aumento da idade, sexo masculino e certas etnias (p. ex., habitantes das ilhas do Pacífico, māoris da Nova Zelândia)
Dieta	Rica em carnes, frutos do mar, alimentos ricos em frutose ou álcool (especialmente cerveja)
Condições clínicas	Obesidade, doença renal crônica, hipertensão, diabetes, síndrome metabólica, doenças cardiovasculares, menopausa
Medicamentos	Diuréticos tiazídicos, AAS em baixas doses, inibidores da calcineurina (p. ex., ciclosporina, tacrolimus), medicamentos para tuberculose (p. ex., etambutol e pirazinamida), quimioterapia citotóxica
História familiar	Fatores genéticos ligados à produção, absorção e excreção de ácido úrico, e genes ligados à resposta inflamatória
Traumatismo	Cirurgia ou lesão articular
Exposição ao chumbo	Envenenamento crônico por chumbo

o tofo, um depósito nodular de cristais de urato monossódico mono-hidratado, com reação a corpo estranho associada. Os tofos são encontrados na cartilagem, nos tecidos subcutâneos e periarticulares, nos tendões, nos ossos, nos rins e em outros lugares. Encontraram-se uratos nos tecidos sinoviais (e líquido) durante a artrite aguda; acredita-se que a inflamação aguda da gota seja iniciada pela ingestão de cristais de urato não revestidos por monócitos e sinoviócitos. A relação precisa entre a hiperuricemia e a artrite gotosa ainda é obscura, uma vez que a hiperuricemia crônica é encontrada em pessoas que nunca desenvolvem gota ou cálculos de ácido úrico. Flutuações rápidas nos níveis séricos de urato, para cima ou para baixo, são fatores importantes na precipitação que ocorre na gota aguda. O mecanismo do estágio tardio e crônico da artrite gotosa é mais bem compreendido. É caracterizado patologicamente por invasão tofácea dos tecidos articulares e periarticulares, com desarranjo estrutural e OA secundária.

Cálculos renais de ácido úrico estão presentes em 5-10% dos pacientes com artrite gotosa. A hiperuricemia está altamente correlacionada com o desenvolvimento de cálculos; o risco de formação de cálculos chega a 50% em pacientes com níveis séricos de urato superiores a 13 mg/dL. A nefropatia crônica por urato é causada pela deposição de cristais de urato monossódico na medula e pirâmides renais. Embora a doença renal crônica progressiva ocorra em uma porcentagem substancial de pacientes com gota crônica, o papel da hiperuricemia em causar esse desfecho é controverso, porque muitos pacientes com gota apresentam múltiplos fatores de risco para doença renal crônica que podem confundir (p. ex., hipertensão, uso de Aine, uso de álcool, diabetes). Em um ensaio clínico randomizado em pacientes com doença renal crônica e alto risco de progressão, o tratamento redutor de urato com alopurinol não retardou o declínio da TFGe (taxa de filtração glomerular estimada).

Achados clínicos

A. Sintomas e sinais

A artrite gotosa aguda tem início súbito e frequentemente é noturna. Pode desenvolver-se sem causa precipitante aparente ou pode seguir-se a aumentos ou diminuições rápidas nos níveis séricos de urato. Os precipitantes comuns são bebidas alcoólicas em excesso (particularmente a cerveja, que é rica em purinas), alterações nos medicamentos que afetam o metabolismo do urato (Tab. 22.4) e, no paciente hospitalizado, o jejum antes de procedimentos médicos. A articulação MTF do hálux é a mais suscetível ("podagra"), embora outras, especialmente as dos pés, tornozelos e joelhos, sejam comumente afetadas (Fig. 22.2).

Crises gotosas podem se desenvolver em tecidos moles periarticulares, como o arco do pé. Quadris e ombros raramente são afetados. Mais de uma articulação pode ocasionalmente ser afetada durante a mesma crise; nesses casos, a distribuição da artrite é geralmente assimétrica. À medida que a crise avança, a dor torna-se intensa. As articulações envolvidas ficam inchadas e extremamente dolorosas ao toque; a pele sobrejacente fica tensa, aquecida e assume uma coloração vermelho escuro. A febre é comum e pode chegar a 39°C. Os tofos podem ser encontrados no pavilhão auricular das orelhas, pés, olécrano,

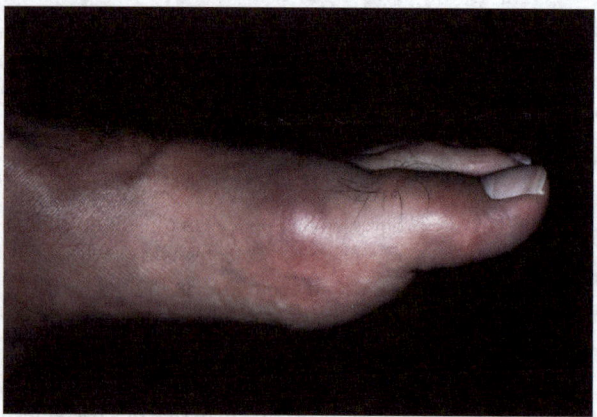

FIGURA 22.2 Alterações inflamatórias típicas da gota na primeira articulação metatarsofalângica (podagra).
Fonte: Richard P. Usatine, MD. In: Usatine RP, Smith MA, Mayeaux EJ Jr, Chumley H. The Color Atlas of Family Medicine. 2.ed. New York: McGraw-Hill; 2013.

bolsas pré-patelares e mãos. Em geral, desenvolvem-se anos depois da crise inicial de gota.

Períodos assintomáticos de meses ou anos geralmente seguem a crise aguda inicial. Depois de anos de hiperuricemia não tratada e crises recorrentes de monoartrite grave em membros inferiores, a gota pode evoluir para uma poliartrite crônica e deformante dos membros superiores e inferiores, que mimetiza uma AR.

A intoxicação crônica por chumbo pode causar crises de artrite gotosa (gota saturnina).

B. Achados laboratoriais

Embora medições seriadas dos níveis séricos de ácido úrico detectem hiperuricemia em 95% dos pacientes, uma mensuração isolada durante uma crise aguda de gota é normal em 25% ou mais dos casos. Portanto, um nível sérico normal de ácido úrico não exclui a gota, especialmente em pacientes em uso de medicamentos redutores de urato. Durante uma crise aguda, a contagem periférica de leucócitos (neutrofilia) frequentemente está elevada. A identificação de cristais de urato de sódio no líquido articular ou no material aspirado de um tofo estabelece o diagnóstico. Os cristais, que podem ser extracelulares ou encontrados em neutrófilos, são em forma de agulha e de birrefringência negativa quando examinados por microscopia de luz polarizada.

C. Exames de imagem

No início da doença, as radiografias não mostram alterações. Mais tarde, desenvolvem-se erosões perfuradas com uma borda saliente de osso cortical ("em saca-bocado ou mordida de rato"). Quando essas erosões estão adjacentes a um tofo de tecidos moles, são diagnósticas de gota. Pode-se utilizar a ultrassonografia e a tomografia computadorizada de dupla energia para confirmar o diagnóstico de gota; tofos que são pequenos demais para serem vistos no exame físico e depósitos menores de cristais de urato frequentemente podem ser detectados por essas modalidades de imagem.

Diagnóstico diferencial

A gota aguda costuma ser confundida com celulite. Estudos bacteriológicos geralmente excluem a artrite piogênica aguda, mas em casos raros a gota aguda e a artrite piogênica podem coexistir. A pseudogota se distingue pela identificação de cristais de pirofosfato de cálcio (birrefringência positiva) no líquido articular, geralmente com níveis séricos normais de ácido úrico, e pelo aspecto radiográfico de condrocalcinose.

A artrite tofácea pode assemelhar-se à AR crônica; a gota é sugerida por uma história prévia de monoartrite e é estabelecida pela demonstração de cristais de urato em um tofo suspeito. Da mesma maneira, quadris e ombros geralmente são poupados na gota tofácea. Pode ser necessária biópsia para distinguir tofos de nódulos reumatoides.

Tratamento

A. Hiperuricemia assintomática

Como regra geral, fármacos redutores dos níveis de ácido úrico não devem ser instituídos até que haja presença de gota aguda, cálculos renais ou tofos.

B. Crise aguda

O tratamento da crise aguda concentra-se na redução da inflamação, e não na redução dos níveis séricos de ácido úrico. Se o paciente estiver em uso de terapias de redução de urato de longo prazo, como com alopurinol ou febuxostate, esses medicamentos devem ser continuados. Não há contraindicação para iniciar a terapia de redução de urato durante uma crise aguda de gota; no entanto, precisa ser abordada com um dos tratamentos a seguir:

1. **Aine** – Aine orais em dose máxima (p. ex., naproxeno 500 mg 2x/dia ou indometacina 25-50 mg a cada 8 horas; ver Tab. 5.4) são tratamentos eficazes para a gota aguda e devem ser continuados até que os sintomas desapareçam (em geral em 7-10 dias). As contraindicações incluem úlcera péptica ativa, insuficiência renal, cirrose e história de reação alérgica a Aine.

2. **Colchicina** – A colchicina oral é uma opção de tratamento adequada para a gota aguda, desde que a duração da crise seja inferior a 36 horas. Deve-se administrar colchicina VO da seguinte maneira: uma dose de ataque de 1,2 mg seguida de uma dose de 0,6 mg após uma hora, até dose total de 1,8 mg no primeiro dia; depois, deve-se administrar 0,6 mg 2x/dia até a resolução. Pacientes que já estão em uso de doses profiláticas de colchicina e apresentam crise aguda de gota podem receber a dose de ataque máxima (1,2 mg) seguida de 0,6 mg, uma hora depois (antes de retomar os 0,6 mg habituais 1 ou 2x/dia), desde que não tenham recebido este regime nos 14 dias anteriores (nesse caso, devem ser utilizados Aine ou corticosteroides). A dose de colchicina deve ser reduzida ou totalmente evitada no caso de insuficiência renal ou hepática significativa. Discute-se a seguir o uso de colchicina oral durante o período intercrises para prevenção de crises de gota.

3. **Corticosteroides** – Os corticosteroides muitas vezes proporcionam um alívio sintomático drástico em episódios agudos de gota e controlam a maioria das crises. São especialmente úteis em pacientes com contraindicações aos Aine. Os corticosteroides podem ser administrados por via intravenosa (p. ex., metilprednisolona, 40 mg/dia) ou por via oral (p. ex., prednisona, 40-60 mg/dia). Podem ser administrados na dose sugerida por 5-10 dias e depois simplesmente descontinuados ou administrados na dose inicial sugerida por 2-5 dias e depois reduzidos gradualmente ao longo de 7-10 dias. Se a gota do paciente for monoarticular ou oligoarticular, a administração intra-articular do corticosteroide (p. ex., triancinolona, 10-40 mg, dependendo do tamanho da articulação) é muito eficaz. Como a artrite gotosa e a séptica podem coexistir, embora raramente, deve-se realizar aspiração articular e a coloração de Gram com cultura do líquido sinovial quando forem administrados corticosteroides intra-articulares.

4. **Inibidores da interleucina-1** – Pode-se usar anakinra (um antagonista do receptor da interleucina-1 [IL-1]) e canaquinumabe (um anticorpo monoclonal contra a interleucina-1 beta) para tratar a gota aguda em pacientes hospitalizados nos quais as comorbidades impedem o uso de Aine, colchicina ou glicocorticoides. A anakinra tem meia-vida curta (seis horas) e pode ser preferida em pacientes nos quais possa haver infecção; o canaquinumabe foi aprovado pela FDA para o tratamento de crises de gota em pacientes incapazes de usar outros tratamentos.

C. Manejo intercrises

O tratamento durante períodos sem sintomas destina-se a minimizar a deposição de urato nos tecidos e a reduzir a frequência e gravidade das recorrências. As causas potencialmente reversíveis de hiperuricemia incluem dieta rica em purinas, obesidade, consumo de bebidas alcoólicas e uso de certos medicamentos (Tab. 22.4). Pacientes com um único episódio de gota que apresentam função renal normal e são capazes de perder peso e parar de consumir bebidas alcoólicas apresentam baixo risco de ter outra crise e podem não necessitar de tratamento farmacológico em longo prazo. Em contraste, aqueles com doença renal crônica leve ou com história de múltiplas crises de gota provavelmente se beneficiarão do tratamento farmacológico. Em geral, quanto maior o nível de ácido úrico e mais frequentes forem as crises, maior a probabilidade de o tratamento conservador de longo prazo ser benéfico. Todos os pacientes com gota tofácea devem receber terapia redutora de urato.

1. **Dieta** – O consumo excessivo de bebidas alcoólicas pode precipitar crises e deve ser evitado. O consumo de cerveja parece conferir maior risco de gota do que bebidas destiladas ou vinho. Embora as purinas dietéticas em geral contribuam com apenas 1 mg/dL para os níveis séricos de ácido úrico, é aconselhável moderação na ingestão de alimentos com alto teor de purinas. Os pacientes devem evitar consumir miúdos e bebidas adoçadas com xarope

de milho rico em frutose. Alta ingestão de líquidos e, mais importante, produção urinária diária de 2 L ou mais, ajudará na excreção de urato e minimizará a precipitação de urato nos rins.

2. **Evitar fármacos hiperuricêmicos** – Os diuréticos tiazídicos e de alça inibem a excreção renal de ácido úrico e, se possível, devem ser evitados em pacientes com gota. Da mesma maneira, a niacina pode aumentar os níveis séricos de ácido úrico e deve ser descontinuada se existirem alternativas terapêuticas. Doses baixas de AAS também agravam a hiperuricemia.

3. **Profilaxia com colchicina** – Pode-se usar colchicina quando for iniciada terapia redutora de urato a fim de suprimir crises precipitadas por alterações abruptas nos níveis séricos de ácido úrico. A dose habitual é de 0,6 mg VO, 1 ou 2x/dia. A colchicina é eliminada por via renal. Pacientes com doença renal crônica moderada devem tomá-la apenas 1x/dia ou em dias alternados para evitar neuromiopatias periféricas e outras complicações por toxicidade da colchicina. Em pacientes com doença arterial coronariana (DAC) concomitante, o uso crônico de colchicina pode reduzir eventos cardiovasculares graves.

4. **Profilaxia com canaquinumabe** – Em situações excepcionais em que não sejam possíveis tratamentos preventivos alternativos, o canaquinumabe pode ser utilizado para profilaxia.

5. **Redução dos níveis séricos de ácido úrico** – As indicações para terapia de redução de urato em paciente com gota incluem artrite aguda frequente (dois ou mais episódios por ano), depósitos tofáceos ou doença renal crônica (estágio 2 ou pior). As diretrizes do American College of Rheumatology recomendam o tratamento com nível sérico alvo de ácido úrico de 6 mg/dL (357 mcmol/L) para que os cristais de urato possam começar a solubilizar. Em alguns casos, particularmente em pacientes com tofos ou crises frequentes, o controle da gota pode exigir a redução dos níveis séricos de ácido úrico para menos de 5 mg/dL ou 297,4 mcmol/L; contudo, essa redução não beneficia um surto agudo de gota.

Três classes de agentes podem diminuir os níveis séricos de ácido úrico – inibidores da xantina oxidase (alopurinol ou febuxostate), agentes uricosúricos e uricase (pegloticase).

A. **Inibidores da xantina oxidase** – O alopurinol e o febuxostate são os agentes de primeira linha para redução do urato e têm eficácia semelhante. Eles reduzem os níveis plasmáticos de ácido úrico, bloqueando as etapas enzimáticas finais em sua produção. O alopurinol e o febuxostate não devem ser usados juntos, mas podem ser tentados sequencialmente se o agente inicial não for capaz de reduzir os níveis séricos de ácido úrico até o nível alvo ou se não for tolerado. O efeito adverso mais frequente com qualquer um destes medicamentos é a precipitação de uma crise aguda de gota; portanto, os pacientes em geral devem receber doses profiláticas de colchicina.

A hipersensibilidade ao alopurinol ocorre em 2 % dos casos, normalmente nos primeiros meses de tratamento, e pode ser fatal. O sinal inicial mais comum de hipersensibilidade é erupção cutânea pruriginosa que pode progredir para necrólise epidérmica tóxica, particularmente se o alopurinol for continuado; vasculite e hepatite são outras manifestações. *Os pacientes devem ser instruídos a interromper imediatamente o alopurinol em caso de erupções cutâneas.* A doença renal crônica e a terapia concomitante com tiazídicos são fatores de risco. Existe uma forte associação entre a hipersensibilidade ao alopurinol e o HLA-B*58:01, que é um alelo prevalente em certas populações. *Recomenda-se a triagem para HLA-B*58:01 antes de iniciar o tratamento com alopurinol em todas as pessoas de ascendência chinesa, tailandesa e coreana, bem como em pessoas negras.*

A dose diária inicial de alopurinol é de 100 mg/dia VO (50 mg/dia para aqueles com doença renal crônica em estágio 4 ou pior), aumentando a cada 2-5 semanas até alcançar o nível sérico alvo de ácido úrico. A dose típica de alopurinol é de 300 mg, mas muitos pacientes precisam de mais de 300 mg ao dia para alcançar o nível sérico alvo. A dose diária máxima é de 800 mg.

O alopurinol interage com outros fármacos, incluindo a azatioprina e o 6-MP.

Em casos raros, o febuxostate também pode causar reações de hipersensibilidade; aqueles com hipersensibilidade prévia ao alopurinol parecem ter um risco ligeiramente maior. Pode ser administrado sem ajuste de dose a pacientes com doença renal leve a moderada. No entanto, os testes de função hepática podem ser anormais em 2-3 % dos pacientes em uso de febuxostate. Apesar da preocupação inicial de que o febuxostate estivesse associado a mais eventos cardiovasculares do que o alopurinol, um grande ensaio clínico randomizado controlado mostrou que os dois medicamentos têm segurança cardiovascular semelhante. A dose inicial de febuxostate é de 40 mg/dia VO. Se os níveis séricos alvo de ácido úrico não forem alcançados em quatro semanas, a dose pode ser aumentada para 80 mg/dia e depois para a dose máxima de 120 mg/dia.

B. **Fármacos uricosúricos** – Os agentes uricosúricos reduzem os níveis séricos de ácido úrico bloqueando a reabsorção tubular do urato filtrado, aumentando assim a excreção de ácido úrico pelos rins. A probenecida (0,5 g/dia VO) é o único uricosúrico disponível nos EUA; o lesinurad (200 mg/dia VO) está disponível em alguns países. Esses fármacos são normalmente reservados a pacientes que não são capazes de alcançar níveis séricos de ácido úrico de 6,0 mg/dL ou menos com o uso isolado de alopurinol ou febuxostate. A probenecida não deve ser usada em pacientes com depuração de creatinina inferior a 50 mL/min em razão da eficácia limitada; as contraindicações incluem história de nefrolitíase (cálculos de ácido úrico ou cálcio) e evidência de excreção elevada de ácido úrico (ou seja, mais de 800 mg de ácido úrico em uma coleta de urina de 24 horas). Para reduzir o desenvolvimento de cálculos de ácido úrico (que ocorrem em até 11 % dos casos), os pacientes devem ser aconselhados a aumentar a ingestão de líquidos e os médicos devem considerar a prescrição de um agente alcalinizante (p. ex., citrato de potássio, 30 a 80 mEq/dia VO) a fim de manter um pH urinário > 6,0.

C. **Pegloticase** – A pegloticase, uma uricase recombinante que deve ser administrada por via intravenosa (8 mg a cada 2 semanas), é indicada para os raros pacientes com gota tofácea crônica refratária. A pegloticase traz um aviso de tarja preta da FDA que aconselha a administração do medicamento apenas em instituições de saúde e por profissionais de saúde preparados para tratar a anafilaxia. Quatro semanas antes do início da pegloticase, deve-se iniciar metotrexato 15 mg VO por semana e ácido fólico 1 mg VO diariamente, que devem ser continuados até o final do tratamento; o uso de metotrexato aumenta as taxas de resposta e reduz o risco de anafilaxia. Se o metotrexato não puder ser utilizado, imunossupressores alternativos incluem o micofenolato de mofetila ou a azatioprina. A pegloticase deve ser interrompida se os níveis séricos de urato permanecerem acima de 6 mg/dL, que indicam uma redução insuficiente do ácido úrico e o desenvolvimento de anticorpos antifármaco. A pegloticase deve ser seguida pela terapia redutora de urato, comumente com inibidores da xantina oxidase.

D. Artrite tofácea crônica

Com adesão rigorosa ao medicamento, o alopurinol, o febuxostate e a pegloticase diminuem os tofos e, com o tempo, podem levar ao seu desaparecimento. A reabsorção de tofos extensos requer a manutenção de níveis séricos de ácido úrico abaixo de 6 mg/dL.

E. Gota em pacientes pós-transplante

Hiperuricemia e gota comumente se desenvolvem em muitos pacientes submetidos a transplante porque eles apresentam diminuição da função renal e necessitam de medicamentos que inibem a excreção de ácido úrico (especialmente ciclosporina e diuréticos). O tratamento da gota aguda nesses pacientes é um desafio. Frequentemente, a melhor abordagem para a gota monoarticular – depois de excluir uma infecção – é a injeção de corticosteroides na articulação. No caso da gota poliarticular, as interações medicamentosas podem limitar o uso da colchicina, e o uso de Aine pode aumentar os eventos adversos quando houver redução na função renal; os corticosteroides sistêmicos podem, portanto, ser a alternativa mais segura para alguns pacientes. Como os pacientes transplantados frequentemente apresentam múltiplas crises de gota, o alívio em longo prazo requer a redução dos níveis séricos de ácido úrico com alopurinol ou febuxostate – eles, no entanto, inibem o metabolismo da azatioprina e da mercaptopurina e devem ser evitados em pacientes em uso desses medicamentos.

Prognóstico

Sem tratamento, uma crise aguda pode durar de alguns dias a várias semanas. Os intervalos entre as crises agudas variam até anos, mas os períodos assintomáticos muitas vezes tornam-se mais curtos se a doença progride. A artrite gotosa crônica ocorre depois de crises repetidas de gota aguda, mas somente depois de tratamento inadequado. Quanto mais jovem o paciente no início da doença, maior a tendência ao curso progressivo. A artropatia destrutiva raramente é observada em pacientes cuja primeira crise ocorre depois dos 50 anos de idade.

FitzGerald JD et al. 2020 American College of Rheumatology guideline for the management of gout. Arthritis Care Res (Hoboken). 2020;72:744. [PMID: 32391934]

O'Dell JR et al. Comparative effectiveness of allopurinol and febuxostat in gout management. NEJM Evid. 2022;1:2100028. [PMID: 35434725]

2. Deposição de pirofosfato de cálcio

A deposição de pirofosfato de cálcio (DPFC) na fibrocartilagem e na cartilagem hialina (condrocalcinose) pode causar artrite aguda induzida por cristais ("pseudogota"), artropatia degenerativa e poliartrite inflamatória crônica ("artrite pseudo-reumatoide"). A DPFC também pode ser assintomática e detectada como condrocalcinose incidental nas radiografias. Sua prevalência aumenta com a idade. O hiperparatireoidismo, a hipercalcemia hipocalciúrica familiar, a hemocromatose e a hipomagnesemia conferem risco de DPFC, mas a maioria dos casos não está associada a outra doença.

A pseudogota é mais frequentemente observada em pessoas com 60 anos ou mais. É caracterizada por artrite aguda, recorrente e raramente crônica, envolvendo grandes articulações (mais comumente joelhos e punhos). É quase sempre acompanhada por condrocalcinose radiográfica das articulações afetadas. A síndrome do dente coroado, causada por pseudogota da junção atlantoaxial associada a calcificações "semelhantes a uma coroa" ao redor do dente do áxis, manifesta-se com dor cervical intensa, rigidez e febre alta que pode mimetizar uma meningite ou arterite de células gigantes. A pseudogota, assim como a gota, frequentemente se desenvolve 24-48 horas depois de uma cirurgia de grande porte. A identificação de cristais de pirofosfato de cálcio birrefringentes fracamente positivos em aspirados articulares é diagnóstica. Os Aine são úteis no tratamento de episódios agudos. A colchicina, até 1,8 mg VO durante as primeiras 24 horas de tratamento, seguida de 0,6 mg 1 ou 2x/dia até a resolução dos sintomas, pode ser eficaz. A aspiração da articulação inflamada e a injeção intra-articular de triancinolona, 10-40 mg, dependendo do tamanho da articulação, podem ser eficazes, assim como a prednisona oral, iniciada em uma dose de 30-50 mg e gradualmente reduzida ao longo de 7-10 dias.

Em pacientes com contraindicações para outros tratamentos podem ser utilizados os inibidores da IL-1, anakinra e canaquinumabe. Para três ou mais crises por ano, a profilaxia com colchicina 0,6 mg VO 2x/dia pode reduzir as crises.

A artropatia degenerativa associada à DPFC pode envolver articulações geralmente não afetadas pela osteoartrite (p. ex., articulação glenoumeral, punho, compartimento femoropatelar do joelho). A "artrite pseudo-reumatoide" da DPFC afeta as articulações metacarpofalângicas e os punhos.

Parperis K et al. Management of calcium pyrophosphate crystal deposition disease: a systematic review. Semin Arthritis Rheum. 2021;51:84. [PMID: 33360232]

Tedeschi SK et al. Identifying potential classification criteria for calcium pyrophosphate deposition disease: item generation and item reduction. Arthritis Care Res (Hoboken). 2022;74:1649. [PMID: 33973414]

DOENÇAS AUTOIMUNES

Artrite reumatoide

FUNDAMENTOS DO DIAGNÓSTICO

- Geralmente de início insidioso, com rigidez matinal e dor articular.
- Poliartrite simétrica com predileção por pequenas articulações das mãos e dos pés; é comum haver deformidades na doença progressiva.
- Achados radiográficos: osteoporose justa-articular, erosões articulares e estreitamento do espaço interarticular.
- O fator reumatoide e os anticorpos antipeptídeo citrulinado cíclico (anti-CCP) estão presentes em 70-80 % dos casos.
- Doença extra-articular: nódulos subcutâneos, doença pulmonar intersticial, derrame pleural, pericardite, esplenomegalia, esclerite e vasculite.

Considerações gerais

A AR é uma doença inflamatória sistêmica crônica cuja principal manifestação é a sinovite de múltiplas articulações. Tem uma prevalência de 1% e é mais comum em mulheres do que em homens (proporção mulher:homem de 3:1). A AR pode começar em qualquer idade, mas, geralmente, o pico de início ocorre entre os 40-50 anos de vida para as mulheres e 60-80 anos para os homens. A causa não é conhecida. A suscetibilidade à AR é determinada geneticamente, com a contribuição de múltiplos genes. A herança de alelos HLA-DRB1 que codificam uma sequência distinta de cinco aminoácidos conhecida como "epítopo compartilhado" é o fator de risco genético mais bem caracterizado. Se não for tratada, a AR causa destruição articular com consequente incapacidade, e diminui a expectativa de vida.

Os achados patológicos na articulação incluem sinovite crônica com formação de *pannus* (do latim, pano), que corrói cartilagens, ossos, ligamentos e tendões. Derrame e outras manifestações de inflamação são comuns.

O diagnóstico de AR é feito usando os critérios de classificação do American College of Rheumatology/European League Against Rheumatism de 2010 (Tab. 22.5).

Crianças com artrite idiopática juvenil podem ter artrite que persiste na idade adulta. Embora esta entidade seja distinta da AR, a forma poliarticular da doença está frequentemente associada a um fator reumatoide positivo e tem uma distribuição articular semelhante à da AR.

Achados clínicos

A. Sintomas e sinais

1. **Sintomas articulares** – As manifestações clínicas da AR são altamente variáveis, mas em geral predominam os sintomas articulares. Embora possam ocorrer manifestações agudas, o início dos sinais articulares de inflamação geralmente é insidioso, com sintomas prodrômicos de dor ou rigidez periarticular vaga. O inchaço simétrico de múltiplas articulações com incômodo à palpação e dor é característico. No início, ocasionalmente observa-se doença monoarticular. A rigidez que persiste por mais de 30 minutos (e comumente por muitas horas) é proeminente pela manhã. A rigidez pode reaparecer depois da inatividade diurna e ser muito mais grave depois de atividades extenuantes.

TABELA 22.5 Critérios de classificação da artrite reumatoide

Pacientes que têm pelo menos uma articulação inchada que não é mais bem explicada por outra doença							
Envolvimento articular (articulações inchadas ou dolorosas à palpação)	Pontuação	Sorologia	Pontuação	Reagentes de fase aguda	Pontuação	Duração dos sintomas	Pontuação
1 grande articulação	0	FR negativo; anti-CCP Ab negativo	0	PCR e VHS normais	0	< 6 semanas	0
2-10 grandes articulações	1	FR ou anti-CCPAb positivo baixo	2	PCR ou VHS anormal	1	≥ 6 semanas	1
1-3 pequenas articulações (± articulações grandes)	2	FR ou anti-CCPAb positivo alto	3				
4-10 pequenas articulações (± articulações grandes)	3			≥ 6/10 pontos é AR definitiva			
> 10 articulações (pelo menos 1 pequena articulação)	5						

Fonte: Aletaha D, Neogi T, Silman AJ, et al. Rheumatoid arthritis classification criteria: an American College of Rheumatology/European League Against Rheumatism collaborative initiative. Arthritis Rheum. 2010;62(9):2569-81.

Embora qualquer articulação diartrodial possa ser afetada, as articulações IFP dos dedos, articulações MCF (articulações metacarpofalângicas) (Fig. 22.3), punhos, joelhos, tornozelos e articulações MTF são mais frequentemente envolvidas. Podem ocorrer cistos sinoviais e ruptura de tendões. As síndromes de encarceramento são comuns – principalmente do nervo mediano no túnel do carpo do punho. A AR pode afetar o pescoço, mas poupa os outros componentes da coluna e não envolve as articulações sacroilíacas. Na doença avançada, a subluxação atlantoaxial (C1-C2) pode levar à mielopatia.

2. **Nódulos reumatoides** – Vinte por cento dos pacientes apresentam nódulos reumatoides subcutâneos, mais comumente situados sobre proeminências ósseas, mas também observados nas bolsas e nas bainhas dos tendões (Fig. 22.4). São ocasionalmente vistos nos pulmões, na esclera e em outros tecidos. E correlacionam-se com a presença de fator reumatoide no soro ("soropositividade"), assim como a maioria das outras manifestações extra-articulares.

3. **Sintomas oculares** – Xeroftalmia, xerostomia e secura de outras membranas mucosas são encontradas especialmente na doença avançada (ver síndrome de Sjögren). Outras manifestações oculares incluem episclerite, esclerite (Fig. 22.5), escleromalácia decorrente de nódulos esclerais e ceratite ulcerativa periférica.

4. **Outros sintomas** – A doença pulmonar intersticial, muitas vezes assintomática e detectada por exames de imagem do tórax, pode ser clinicamente significativa em cerca de 10% dos pacientes. A pericardite e a doença pleural normalmente são clinicamente silenciosas, mas podem ocorrer derrames sintomáticos. Ocasionalmente, uma vasculite de pequenos

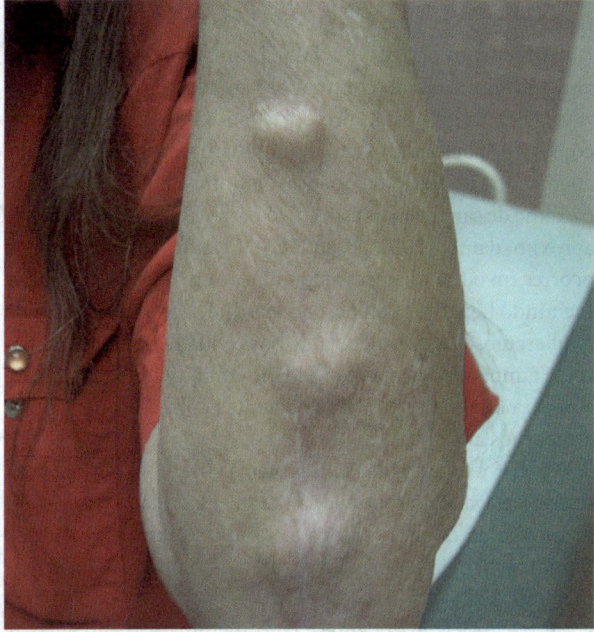

FIGURA 22.4 Nódulos reumatoides na superfície extensora do antebraço.
Fonte: Richard P. Usatine, MD. In: Usatine RP, Smith MA, Mayeaux EJ Jr, Chumley H. The Color Atlas of Family Medicine. 2.ed. New York: McGraw-Hill; 2013.

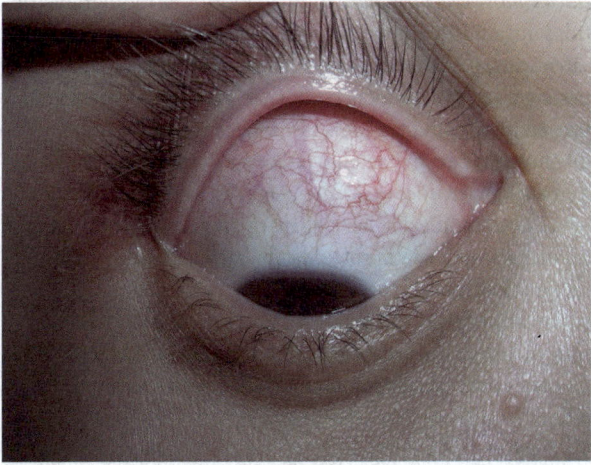

FIGURA 22.5 Esclerite em mulher jovem com artrite reumatoide. Observe o ingurgitamento violáceo dos vasos profundos.
Reproduzida de Richard P. Usatine, MD. In: Usatine RP, Smith MA, Mayeaux EJ Jr, Chumley H. The Color Atlas of Family Medicine. 3.ed. New York: McGraw-Hill; 2019.

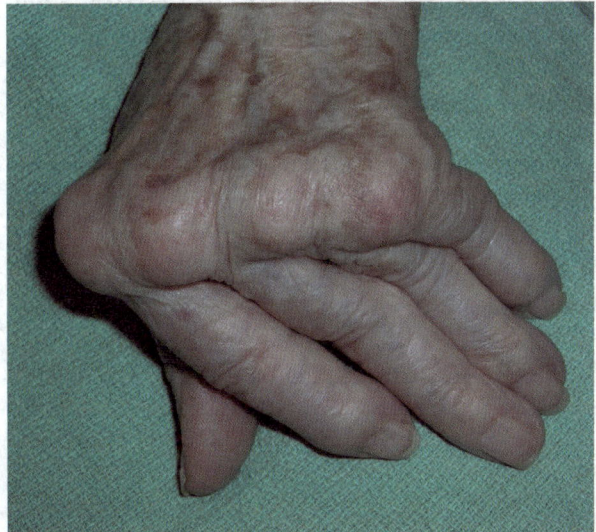

FIGURA 22.3 Desvio ulnar das articulações metacarpofalângicas na artrite reumatoide avançada. Observe também o inchaço nas articulações interfalângicas distais, mais bem evidenciado no primeiro dígito.
Fonte: Richard P. Usatine, MD. In: Usatine RP, Smith MA, Mayeaux EJ Jr, Chumley H. The Color Atlas of Family Medicine. 3.ed. New York: McGraw-Hill; 2019.

vasos se desenvolve e se manifesta como pequenos infartos hemorrágicos nas pregas ungueais ou nas polpas dos dedos. A arterite necrosante é rara. Um pequeno subconjunto de pacientes com AR apresenta esplenomegalia e neutropenia (síndrome de Felty), geralmente no contexto de artrite destrutiva grave não tratada. A síndrome de Felty deve ser diferenciada da leucemia linfocítica granular grande, com o qual compartilha muitas características.

B. Achados laboratoriais

Anticorpos anti-CCP e fator reumatoide, um anticorpo anti-IgM direcionado contra a região do fragmento cristalizável (Fc) da IgG, estão presentes em 70-80% dos pacientes com AR estabelecida. O fator reumatoide tem sensibilidade de apenas 50% no início da doença. Os anticorpos anti-CCP são o exame de sangue mais específico para AR (especificidade de aproximadamente 95%) (Tab. 22.6). O fator reumatoide pode ocorrer em outras doenças autoimunes e em infecções crônicas, incluindo hepatite C, sífilis, endocardite bacteriana subaguda e tuberculose. A prevalência da positividade do fator reumatoide também aumenta com a idade em indivíduos saudáveis. Aproximadamente 20% dos pacientes com AR apresentam anticorpos antinucleares.

A VHS e os níveis de PCR (proteína C-reativa) normalmente estão elevados, proporcionalmente à atividade da doença. A anemia da doença crônica é comum. O exame inicial do líquido articular confirma a natureza inflamatória da artrite (ver Tab. 22.2).

É necessária artrocentese para diagnosticar uma artrite séptica sobreposta, que é uma complicação comum da AR e deve ser considerada sempre que um paciente apresenta uma inflamação desproporcional às demais.

C. Exames de imagem

De todos os exames laboratoriais, as alterações radiográficas são as mais específicas para a AR. Contudo, as radiografias obtidas durante os primeiros seis meses de sintomas geralmente são normais. As primeiras alterações ocorrem nas mãos ou nos pés e consistem em inchaço dos tecidos moles e desmineralização justa-articular. Mais tarde, desenvolvem-se alterações diagnósticas de estreitamento uniforme do espaço interarticular e erosões. As erosões frequentemente são evidentes primeiro no processo estiloide da ulna e na margem justa-articular, onde a superfície óssea não é protegida por cartilagem. Alterações características também ocorrem na parte cervical da coluna, com subluxação de C1-C2, mas essas alterações geralmente levam muitos anos para se desenvolver. Embora tanto a ressonância magnética como a ultrassonografia sejam mais sensíveis do que as radiografias na detecção de alterações ósseas e de tecidos moles na AR, seu valor no diagnóstico precoce em relação ao das radiografias simples não foi estabelecido.

Diagnóstico diferencial

Pode ser difícil diferenciar entre a AR e outras condições articulares e transtornos imunomediados. Em contraste com a AR, a osteoartrite poupa os punhos e as articulações MCF. A osteoartrite não está associada a manifestações constitucionais e a dor articular é caracteristicamente aliviada pelo repouso, ao contrário da rigidez matinal da AR. Os sinais de inflamação articular, proeminentes na AR, geralmente são mínimos na osteoartrite. A DPFC pode causar uma artropatia degenerativa das MCF e dos punhos; as radiografias comumente são diagnósticas. Embora a artrite gotosa quase sempre seja intermitente e monoarticular nos primeiros anos, com o tempo, ela pode evoluir para um processo poliarticular crônico que mimetiza a AR. Os tofos gotosos podem assemelhar-se a nódulos reumatoides, mas não estão associados a fator reumatoide, cuja sensibilidade para nódulos reumatoides se aproxima de 100%. A história inicial de monoartrite intermitente e a presença de cristais de urato sinoviais são características distintivas da gota.

As espondiloartropatias, particularmente no início do seu curso, podem ser uma fonte de incerteza diagnóstica; a predileção pelos membros inferiores e o envolvimento da coluna vertebral e das articulações sacroilíacas apontam para o diagnóstico correto. A artrite de Lyme crônica normalmente envolve apenas uma articulação, mais comumente o joelho, e está associada a testes sorológicos positivos (ver Cap. 36). Infecções virais agudas, principalmente pelo vírus Chikungunya e o parvovírus B19, podem causar uma poliartrite que mimetiza a AR de início precoce. Contudo, é comum haver febre, a artrite geralmente desaparece em semanas e os estudos sorológicos confirmam uma infecção recente. A infecção crônica pela hepatite C pode causar poliartrite crônica não erosiva associada a fator reumatoide; os testes para anticorpos anti-CCP são negativos.

Erupção cutânea malar, fotossensibilidade, lesões cutâneas discoides, alopecia, títulos elevados de anticorpos anti-DNA

TABELA 22.6 Frequência (%) de autoanticorpos nas doenças reumáticas[1]

	ANA	Anti--DNA	Fator reumatoide	Anti--Sm	Anti--SS-A	Anti--SS-B	Anti--SCL-70	Anticentrômeros	Anti--Jo-1	Anca	Anti--CCP
Artrite reumatoide	30-60	0-5	70	0	0-5	0-2	0	0	0	0	70-80
LES	95-100	50	20	20	15-20	5-20	0	0	0	0-1	10-15
Síndrome de Sjögren	95	0	75	0	65	65	0	0	0	0	0
Esclerose sistêmica difusa	>95	0	30	0	0	0	33	3	0	0	10
Esclerose sistêmica limitada	>95	0	30	0	0	0	20	50	0	0	10
Polimiosite/ dermatomiosite	80	0	33	0	10	0	0	0	20-30	0	3
Granulomatose com poliangiite	0-15	0	50	0	0	0	0	0	0	93-96[1]	0

[1] Frequência na doença ativa generalizada.

ANA: anticorpos antinucleares; Anti-Sm, anticorpo anti-Smith; Anti-SCL-70: anticorpo anti-esclerodermia; Anca: anticorpo anticitoplasma de neutrófilos; anti--CCP: anticorpos antiproteína citrulinada cíclica; LES: lúpus eritematoso sistêmico.

de fita dupla ou anti-Sm, glomerulonefrite e anormalidades do sistema nervoso central (SNC) apontam para LES. A polimialgia reumática ocasionalmente causa poliartralgias em pacientes com mais de 50 anos, mas esses pacientes permanecem com fator reumatoide negativo e apresentam principalmente dor e rigidez muscular proximal, centradas nas cinturas escapular e pélvica. A dor articular que pode ser confundida com AR ocorre em minoria substancial de pacientes com granulomatose com poliangiite (doença de Wegener). Pode-se evitar este erro diagnóstico reconhecendo-se que, em contraste com a AR, a artrite da granulomatose com poliangiite envolve preferencialmente articulações maiores (p. ex., quadris, tornozelos, punhos) e normalmente poupa as pequenas articulações da mão. A febre reumática é caracterizada pela natureza migratória da artrite, um título elevado de antiestreptolisina e uma resposta mais pronunciada e rápida ao AAS; cardite e eritema marginado podem ocorrer em adultos, mas coreia e nódulos subcutâneos ocorrem apenas em crianças. Uma variedade de cânceres produz síndromes paraneoplásicas, incluindo poliartrite. Uma forma é a osteoartropatia pulmonar hipertrófica, mais frequentemente produzida por carcinomas pulmonares e gastrointestinais, caracterizada por uma artrite semelhante à reumatoide associada a baqueteamento digital, formação de osso novo periosteal e um fator reumatoide negativo. O inchaço difuso das mãos com fasciíte palmar ocorre em vários tipos de câncer, especialmente no carcinoma de ovário.

Tratamento

Os principais objetivos no tratamento da AR são reduzir a inflamação e a dor, preservar a função e prevenir deformidades. O tratamento precoce e agressivo é o padrão de cuidado. Os fármacos antirreumáticos modificadores da doença (DMARD) devem ser iniciados assim que o diagnóstico de doença reumatoide for confirmado e depois ajustados de modo a suprimir a atividade da doença. Os Aine proporcionam alívio sintomático, mas não previnem erosões nem alteram a progressão da doença. Eles não são apropriados para monoterapia e só devem ser usados em conjunto com DMARD, se for o caso. O American College of Rheumatology recomenda o uso de avaliações padronizadas, como o *Disease Activity Score 28 Joints* ou o *Clinical Disease Activity Index*, para avaliar as respostas terapêuticas, com o objetivo de reduzir a atividade da doença ou alcançar sua remissão por meio dessas medidas.

A. Corticosteroides

Corticosteroides em baixas doses (p. ex., prednisona oral 5-10 mg ao dia) produzem um efeito anti-inflamatório imediato e retardam a velocidade de erosão articular. Devem ser usados como uma "ponte" para reduzir a atividade da doença apenas em pacientes que necessitam de alívio imediato e em geral não devem ser usados por mais de três meses. Não mais do que 10 mg de prednisona ou equivalente por dia são apropriados para doenças articulares. Doses mais altas são usadas para tratar manifestações extra-articulares graves (p. ex., pericardite, esclerite necrosante). Ao descontinuar corticosteroides, deve-se reduzi-los gradualmente de acordo com um cronograma planejado apropriado à duração do tratamento. Nos raros pacientes em que é necessária terapia com corticosteroides a longo prazo, devem ser instituídas medidas para prevenir a osteoporose (Tab. 28.17).

Os corticosteroides intra-articulares podem ser úteis para o controle dos sintomas se 1 ou 2 articulações forem a principal fonte de dificuldade. Pode-se administrar triancinolona intra-articular, 10-40 mg, dependendo do tamanho da articulação a ser injetada, mas não mais do que 4x/ano, a fim de evitar a perda de cartilagem.

B. Fármacos antirreumáticos modificadores da doença

1. Antirreumáticos modificadores da doença sintéticos

A. Metotrexato – O metotrexato é o DMARD sintético inicial de escolha para pacientes com AR. Em geral, é bem tolerado e muitas vezes produz efeito benéfico em 2-6 semanas. A dose inicial habitual é de 7,5 ou 10 mg VO 1x/semana. Se o paciente tolerou o metotrexato, mas não respondeu a ele em um mês, a dose pode ser aumentada para 15 mg VO semanalmente. A dose oral máxima, em geral, é de 20 mg por semana. Os efeitos colaterais mais frequentes são irritação gástrica e estomatite. A citopenia, mais comumente a leucopenia ou a trombocitopenia, mas raramente a pancitopenia por supressão da medula óssea, é um potencial problema grave do tratamento com metotrexato. O risco de desenvolver pancitopenia é muito maior em pacientes cuja taxa de filtração glomerular (TFG) é inferior a 60 mL/min/1,73 m². A hepatotoxicidade com fibrose e cirrose é um efeito tóxico grave que se correlaciona com a dose cumulativa e é incomum em caso de monitoramento adequado com testes bioquímicos de função hepática. O metotrexato é contraindicado em pacientes com qualquer tipo de hepatite crônica, em gestantes e em qualquer paciente com disfunção renal significativa (TFGe inferior a 30 mL/min/1,73 m²). O consumo excessivo de bebidas alcoólicas aumenta a hepatotoxicidade; portanto, os pacientes devem ser aconselhados a beber com extrema moderação ou nem beber. Diabetes *mellitus*, obesidade e doenças renais também aumentam o risco de hepatotoxicidade. Deve-se realizar testes bioquímicos de função hepática pelo menos a cada 12 semanas, além de hemograma completo. A dose de metotrexato deve ser reduzida se os níveis de aminotransferases estiverem elevados, e o medicamento deve ser descontinuado se as anormalidades persistirem apesar da redução na dose. Todos os pacientes devem receber prescrição diária de folato (1 mg VO) ou leucovorina cálcica semanal (2,5-5 mg VO 24 horas depois da dose de metotrexato) para reduzir irritações gástricas, estomatites, citopenias e hepatotoxicidade. A hipersensibilidade ao metotrexato pode causar pneumonite intersticial aguda ou subaguda que pode ser fatal, mas geralmente responde à suspensão do medicamento e aos corticosteroides. O metotrexato é teratogênico; mulheres em idade fértil devem usar métodos contraceptivos eficazes enquanto em uso da medicação. O metotrexato está associado a risco aumentado de linfomas de linfócitos B, alguns dos quais desaparecem depois da descontinuação da medicação, bem como a todos os tipos de câncer de pele. A combinação de metotrexato e outros antagonistas do folato, como trimetoprim-sulfametoxazol, deve ser usada com cautela, pois pode resultar em pancitopenia. A amoxicilina pode diminuir a depuração renal do metotrexato, levando à toxicidade. A probenecida também aumenta os níveis e a toxicidade do metotrexato, e deve ser evitada.

B. **Sulfassalazina** – Este medicamento é frequentemente usado em combinação ao metotrexato quando o metotrexato isolado não controla adequadamente a atividade da doença. Em geral, é introduzido em uma dosagem de 500 mg VO 2x/dia e depois aumentado a cada semana em 500 mg até que o paciente melhore ou a dose diária chegue a 3.000 mg. Os efeitos colaterais, particularmente a neutropenia e a trombocitopenia, ocorrem em 10-25 % e são graves em 2-5 % dos casos. A sulfassalazina causa hemólise em pacientes com deficiência de glicose-6-fosfato desidrogenase (G6PD); *portanto, deve-se verificar o nível de G6PD antes de sua introdução.* Pacientes com sensibilidade ao AAS não devem receber sulfassalazina. Os pacientes em uso de sulfassalazina devem ter seu hemograma monitorado a cada 2-4 semanas durante os primeiros três meses e depois a cada três meses.

C. **Leflunomida** – A leflunomida, um inibidor da síntese da pirimidina, é uma alternativa para quem não pode usar metotrexato. A dose é de 20 mg VO 1x/dia. Os efeitos colaterais mais frequentes são diarreia, erupção cutânea, alopecia reversível e hepatotoxicidade. Alguns pacientes experimentam perda de peso pronunciada e inexplicável. O fármaco é teratogênico e tem meia-vida de duas semanas, mas metabólitos ativos podem ser detectados por até dois anos. Assim, é contraindicado em mulheres pré-menopausa que planejam ter filhos.

D. **Antimaláricos** – A monoterapia com hidroxicloroquina deve ser reservada a pacientes com doença muito leve, porque apenas uma pequena percentagem responderá a este medicamento e muitas vezes somente depois de 3-6 meses de tratamento. A hidroxicloroquina é frequentemente utilizada em combinação com outros DMARD convencionais, particularmente o metotrexato e a sulfassalazina (a chamada "terapia tripla"). A vantagem da hidroxicloroquina é a sua toxicidade comparativamente baixa, especialmente em uma dosagem de 200-400 mg/dia VO (não excedendo 5 mg/kg por dia). A prevalência do efeito adverso mais importante, a toxicidade retinal, que pode levar à perda da visão, depende da duração do tratamento; ocorre em menos de 2% dos pacientes (que usam doses adequadas) durante os primeiros dez anos de uso, mas aumenta para 20% depois de 20 anos de tratamento. São necessários exames oftalmológicos

iniciais, a cada 12 meses depois de cinco anos de uso. As reações raras incluem neuropatias e miopatias dos músculos esquelético e cardíaco, que geralmente melhoram quando o medicamento é suspenso.

E. **Inibidores da Janus quinase** – Tofacitinibe, baricitinibe e upadacitinibe, inibidores da Janus quinase (JAK), são usados para tratar a AR grave refratária ao metotrexato ou outros agentes. Os inibidores da JAK são agentes orais que podem ser usados como monoterapia ou em combinação ao metotrexato. A dose de tofacitinibe é de 5 mg 2x/dia; a do baricitinibe é de 2 ou 4 mg/dia e a do upadacitinibe é de 15 mg/dia. Os inibidores da JAK podem aumentar o risco de infecções. Os pacientes devem ser examinados e tratados para tuberculose latente antes de receberem esses medicamentos. Recomenda-se ainda a vacinação contra a varicela. Há um aviso de tarja preta da FDA para inibidores JAK relacionado a riscos ligeiramente maiores de eventos cardíacos graves, câncer, coágulos sanguíneos e morte, com base em dados de um grande ensaio clínico randomizado e controlado que comparou o tofacitinibe aos inibidores do fator de necrose tumoral (TNF) em pacientes em uso de metotrexato.

2. **Antirreumáticos modificadores da doença biológicos**

A. **Inibidores do fator de necrose tumoral** – Inibidores do TNF – uma citocina pró-inflamatória – são frequentemente adicionados ao tratamento de pacientes que não responderam adequadamente ao metotrexato e podem ser usados como terapia inicial em combinação ao metotrexato em pacientes com fatores prognósticos ruins.

Cinco inibidores do TNF estão em uso: etanercepte, infliximabe, adalimumabe, golimumabe e certolizumabe pegol. O infliximabe e o adalimumabe também têm formulações biossimilares com eficácia semelhante demonstrada. O etanercepte, uma proteína de fusão do receptor p75 do TNF humano com o fragmento Fc, em geral é administrado na dosagem de 50 mg SC 1x/semana. O infliximabe, anticorpo monoclonal quimérico, é administrado na dosagem de 3-10 mg/kg IV; as infusões são repetidas depois de 2-6 semanas, e então a cada 8 semanas. O adalimumabe, um anticorpo monoclonal humano que se liga ao TNF, é administrado na dosagem de 40 mg SC a cada duas semanas. A dose de golimumabe, anticorpo monoclonal humano anti-TNF, é de 50 mg SC 1x/mês. O certolizumabe pegol é composto por um fragmento Fab peguilado de um anticorpo monoclonal anti-TNF; a dose é de 200-400 mg SC a cada 2-4 semanas. Cada um desses medicamentos produz melhora substancial em mais de 60% dos pacientes e em geral são bem tolerados. Irritação leve nos locais de injeção é o efeito colateral mais comum do etanercepte e do adalimumabe. Em casos raros, desenvolve-se leucopenia não recorrente. Os inibidores do TNF têm sido associados a um aumento acentuado no risco de infecções bacterianas graves e a um acréscimo na ocorrência de infecções granulomatosas, particularmente a reativação da tuberculose. O rastreamento a procura de tuberculose latente (ver Cap. 9) é obrigatório antes de iniciar os inibidores do TNF. É prudente suspendê-los em caso de febre ou outras manifestações de infecção clinicamente significativa. Raras vezes, relataram-se complicações neurológicas desmielinizantes que se assemelham à esclerose múltipla em pacientes que usaram inibidores do TNF, mas a verdadeira magnitude desse risco – provavelmente pequeno – não foi determinada com precisão. A maioria dos estudos observacionais não encontrou risco aumentado de malignidade com os inibidores do TNF. O infliximabe foi associado ao aumento da morbidade em um estudo sobre insuficiência cardíaca; portanto, os inibidores do TNF devem ser usados com extrema cautela em pacientes com insuficiência cardíaca moderada ou grave (classe III/IV da New York Heart Association). Em casos raros, o infliximabe pode causar anafilaxia e induzir a anticorpos anti-DNA (e, raramente, LES clinicamente evidente induzido por medicamento).

B. **Abatacepte** – Proteína recombinante produzida pela fusão de um fragmento do domínio Fc da IgG humana com o domínio extracelular de um receptor inibitório de células T (CTLA4), bloqueia a coestimulação de células T e produz respostas clinicamente significativas em aproximadamente 50% dos indivíduos cuja doença não responde à combinação de metotrexato e um inibidor do TNF.

C. **Rituximabe** – Anticorpo monoclonal que depleta os linfócitos B. Pode ser usado em combinação ao metotrexato ou à leflunomida em pacientes cuja doença foi refratária ao tratamento com um inibidor do TNF. Como o rituximabe reduz a resposta imune humoral, aumenta a suscetibilidade a infecções. Deve ser usado com cautela durante períodos de alta prevalência de Covid-19, pois vários estudos sugerem maior suscetibilidade à uma infecção grave por esse vírus em pacientes em uso desse medicamento.

D. **Tocilizumabe e sarilumabe** – Anticorpos monoclonais que bloqueiam o receptor de IL-6, uma citocina inflamatória envolvida na patogênese da AR. São usados com mais frequência em combinação ao metotrexato em pacientes cuja doença foi refratária ao tratamento com um inibidor do TNF. Esses medicamentos podem causar elevações das enzimas hepáticas, neutropenia, elevações lipídicas e, em casos raros, perfurações gastrointestinais.

3. **Combinação de DMARD** – Os DMARD geralmente têm maior eficácia quando administrados em combinação do que quando usados individualmente. A combinação mais comumente utilizada é o metotrexato com um inibidor do TNF. Ainda assim, a maioria dos pacientes que necessita de terapia com DMARD recebe inicialmente metotrexato em monoterapia, porque esse regime é eficaz em até um terço dos pacientes, além de menos dispendioso e menos

tóxico do que a terapia combinada. A combinação de metotrexato, sulfassalazina e hidroxicloroquina ("terapia tripla") é econômica, eficaz e não inferior à combinação de metotrexato e etanercepte, para aqueles que não responderam à monoterapia com metotrexato. A escolha de um agente biológico de segunda linha para pacientes que não responderam aos inibidores do TNF é muitas vezes baseada nas preferências do paciente e do médico, e na cobertura do seguro de saúde, uma vez que dados de eficácia comparativa são escassos. *DMARD biológicos não devem ser combinados.*

Curso e prognóstico

Depois de meses ou anos, podem ocorrer deformidades; as mais comuns são desvio ulnar dos dedos (Fig. 22.3), deformidade em botoeira (hiperextensão da articulação IFD com flexão da articulação IFP), deformidade em "pescoço de cisne" (flexão da articulação IFD com extensão da articulação IFP), deformidade em valgo do joelho e subluxação palmar das articulações MTF. A mortalidade adicional associada à AR deve-se em grande parte à doença cardiovascular (DCV) que não é explicada pelos fatores de risco tradicionais e que parece resultar de efeitos deletérios da inflamação sistêmica crônica no sistema vascular.

Quando encaminhar

O encaminhamento precoce a um reumatologista é essencial para o diagnóstico e a introdução oportuna de um tratamento eficaz.

Fraenkel L et al. 2021 American College of Rheumatology guideline for the treatment of rheumatoid arthritis. Arthritis Care Res (Hoboken). 2021;73:924. [PMID: 34101387]
Gravallese EM et al. Rheumatoid arthritis – common origins, divergent mechanisms. N Engl J Med. 2023;388:529. [PMID: 36780677]
Ytterberg SR et al; ORAL Surveillance Investigators. Cardiovascular and cancer risk with tofacitinib in rheumatoid arthritis. N Engl J Med. 2022;386:316. [PMID: 35081280]

Doença de Still de início tardio

A doença de Still é uma forma sistêmica de artrite crônica juvenil na qual as febres altas são muito mais proeminentes, especialmente no início, do que a artrite. Essa síndrome extremamente rara também ocorre em adultos. A maior parte dos acometidos está na faixa dos 20-30 anos de idade; o início depois dos 60 anos é raro. A febre é substancial, muitas vezes com picos diários de até 40°C, associados a sudorese e calafrio, e depois caindo ao normal ou vários graus abaixo do normal sem o uso de antipiréticos. Muitos pacientes queixam-se inicialmente de dor de garganta. Erupção cutânea evanescente, de cor salmão e não pruriginosa, principalmente no tórax e no abdome, é um aspecto característico. A erupção cutânea pode facilmente passar despercebida, pois geralmente aparece apenas com o aumento da febre. Muitos pacientes apresentam linfadenopatia e derrame pericárdico. Os sintomas articulares são leves ou ausentes inicialmente, mas artrite destrutiva, especialmente nos punhos, pode se desenvolver meses depois. A maior parte dos pacientes apresenta elevações nas enzimas hepáticas. Anemia e leucocitose (predominantemente neutrofilia), com contagens de leucócitos periféricos frequentemente excedendo 15.000/mcL (15×10^9/L), são a regra. Os níveis séricos de ferritina costumam ser surpreendentemente elevados (superiores a 3.000 mg/mL ou 6.741 pmol/L). Outras condições, incluindo infecções virais, malignidade e múltiplas transfusões de sangue, também podem causar elevações extremas nos níveis de ferritina. O diagnóstico da doença de Still de início tardio é sugerido pelo padrão de febre cotidiana, dor de garganta e erupção cutânea clássica, mas requer a exclusão de outras causas de febre. Cerca de 20% dos pacientes com doença leve respondem aos Aine. Muitos pacientes necessitam de prednisona, às vezes em doses superiores a 60 mg/dia VO. Ter como alvo a IL-1 (anakinra ou canaquinumabe), a IL-6 (tocilizumabe) ou o TNF (infliximabe, etanercepte ou adalimumabe) pode ser eficaz em pacientes com doença refratária. O curso da doença de Still de início tardio pode ser monofásico, intermitente ou crônico.

A **síndrome de ativação macrofágica** é uma complicação grave e potencialmente fatal da doença de Still. Manifesta-se com febre, esplenomegalia, citopenia, disfunção hepática, hipertrigliceridemia, hipofibrinogenemia, elevação acentuada da ferritina, CD25 solúvel elevado, atividade celular natural deprimida, e hemofagocitose na medula óssea, no baço e nos gânglios linfáticos.

Lúpus eritematoso sistêmico

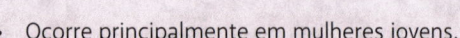

> ### FUNDAMENTOS DO DIAGNÓSTICO
>
> - Ocorre principalmente em mulheres jovens.
> - Erupção cutânea em áreas expostas à luz solar.
> - Sintomas articulares em 90% dos pacientes.
> - Anemia, leucopenia, trombocitopenia.
> - Glomerulonefrite, doença do SNC e complicações da síndrome antifosfolípide são as principais fontes de morbidade da doença.
> - Achados sorológicos: fatores antinucleares (100%), anticorpos anti-DNA de fita dupla (aproximadamente dois terços) e níveis séricos baixos de complemento (particularmente durante crises da doença).

Considerações gerais

O LES é uma doença inflamatória autoimune de autoanticorpos antiantígenos nucleares. Pode afetar vários sistemas de órgãos. Muitas de suas manifestações clínicas são secundárias à inflamação resultante do aprisionamento de complexos antígeno-anticorpo em capilares de estruturas viscerais ou à destruição de células hospedeiras mediada por autoanticorpos (p. ex., trombocitopenia). O curso clínico é marcado por remissões espontâneas e recidivas. A gravidade pode variar de leve e episódica a uma doença rapidamente fulminante e potencialmente fatal.

A incidência de LES é influenciada por muitos fatores, incluindo sexo, exposições ambientais e herança genética.

Cerca de 85% dos pacientes são mulheres e a maioria dos casos se desenvolve depois da menarca e antes da menopausa. Entre as pessoas de mais idade, a distribuição por sexo é mais igualitária. O LES ocorre em 1:400 mulheres negras; 1:800 mulheres hispânicas; e 1:1.100 mulheres brancas; os determinantes sociais da saúde provavelmente contribuem para essas disparidades. Há ocorrência familiar de LES, e o distúrbio é concordante em 25-70% dos gêmeos idênticos. Sorologias positivas para anticorpos antinucleares são observadas em familiares assintomáticos e a prevalência de outras doenças reumáticas aumenta entre parentes próximos.

Deve-se suspeitar do diagnóstico de LES em pacientes com doença multissistêmica com teste positivo para anticorpos antinucleares. É imperativo verificar se a condição não foi induzida por um medicamento (ver a seguir Lúpus induzido por medicamentos).

Os critérios tradicionais para diagnosticar o LES exigiam a presença de pelo menos 4 de 11 critérios. Os critérios europeus e norte-americanos atualizados em 2019 requerem um título de FAN (fator antinuclear) de 80 ou mais (Tab. 22.7), destacando que o LES quase nunca deve ser diagnosticado na ausência de um título de FAN elevado. Desenvolveram-se critérios que atuam como diretrizes para a inclusão do paciente em estudos de pesquisa, que não suplantam o julgamento clínico no diagnóstico do LES.

Achados clínicos
A. Sintomas e sinais

As características sistêmicas do LES incluem febre, anorexia, mal-estar e perda de peso. A maioria dos pacientes apresenta lesões cutâneas em algum momento; a erupção cutânea característica em "asa de borboleta" (malar) afeta menos da metade dos pacientes. Outras manifestações cutâneas incluem paniculite (lúpus profundo), lúpus discoide (Fig. 22.6) e lesões típicas nas pontas dos dedos (eritema periungueal, infartos nas pregas ungueais e hemorragia em estilhaço). A alopecia é comum. Lesões da membrana mucosa tendem a ocorrer durante períodos de exacerbação. O fenômeno de Raynaud está presente em cerca de 20% dos pacientes.

Os sintomas articulares, com ou sem sinovite ativa, ocorrem em mais de 90% dos pacientes e frequentemente são a manifestação mais precoce. A artrite pode levar a deformidades reversíveis em pescoço de cisne, mas apenas 10% dos pacientes desenvolvem erosões radiográficas.

Podem ocorrer diversas formas de glomerulonefrite, incluindo mesangial, proliferativa focal, proliferativa difusa e membranosa (ver Cap. 24). Alguns pacientes também podem ter nefrite intersticial. Com o tratamento apropriado, a taxa de sobrevida é favorável, mesmo para pacientes com doença renal grave (glomerulonefrite proliferativa), embora uma parcela substancial de pacientes com nefrite lúpica grave desenvolva doença renal crônica.

As manifestações oculares incluem ceratoconjuntivite seca, vasculite retiniana, episclerite, esclerite e neuropatia óptica.

Pleurite e derrame pleural são comuns. Em casos raros, pode ocorrer pneumonite, doença pulmonar intersticial e

TABELA 22.7 Critérios de 2019 de classificação para o LES da European League Against Rheumatism/American College of Rheumatology

Critério de entrada
Anticorpos antinucleares (ANA) com título ≥ 1:80 em células HEp-2 ou teste positivo equivalente (sempre)
↓
Se ausente, não classifique como LES
Se presente, aplique critérios aditivos
↓
Critérios aditivos
Não conte um critério se houver para ele uma explicação mais provável do que o LES.
A ocorrência de um critério em pelo menos uma ocasião é suficiente.
A classificação do LES requer pelo menos um critério clínico e ≥ 10 pontos.
Os critérios não precisam ocorrer simultaneamente.
Dentro de cada domínio, conta-se apenas o critério com maior peso ao estabelecer pontuação total.[§]

Domínios e critérios clínicos	Peso	Domínios e critérios imunológicos	Peso
Constitucional		**Anticorpos antifosfolípides**	
Febre	2	Anticorpos anticardiolipina OU	2
		Anticorpos anti-beta-2-GP1 OU	
		Anticoagulante lúpico	
Hematológico		**Proteínas do complemento**	
Leucopenia	3	C3 baixo OU C4 baixo	3
Trombocitopenia	4	C3 baixo E C4 baixo	4
Hemólise autoimune	4		
Neuropsiquiátrico		**Anticorpos específicos para LES**	
Delirium	2	Anticorpo anti-dsDNA* OU Anticorpo anti-Smith	6
Psicose	3		
Convulsão	5		
Mucocutâneo			
Alopecia não cicatricial	2		
Úlceras orais	2		
Lúpus cutâneo subagudo OU discoide	4		
Lúpus cutâneo agudo	6		
Seroso			
Derrame pleural ou pericárdico	5		
Pericardite aguda	6		
Musculoesquelético			
Envolvimento articular	6		
Renal			
Proteinúria > 0,5 g/24 h	4		
Biópsia renal classe II ou nefrite lúpica classe V	8		
Biópsia renal classe III ou nefrite lúpica classe IV	10		

Pontuação total:
↓
Classificar como LES no caso de pontuação igual ou superior a 10 se o critério de entrada for atendido.

§ = critérios adicionais dentro do mesmo domínio não serão contabilizados; * = em um ensaio com especificidade de 90% contra controles de doenças relevantes.

Anti-β2GPI: anti-β2-glicoproteína I; anti-dsDNA: anti-DNA de fita dupla; LES: lúpus eritematoso sistêmico.

Fonte: Aringer M, Costenbader K, Daikh D, et al. European League Against Rheumatism/American College of Rheumatology Classification Criteria for Systemic Lupus Erythematosus. Arthritis Rheumatol. 2019;71(9):1400-12.

hipertensão pulmonar. A hemorragia alveolar é incomum, mas pode ser fatal.

A maior parte dos pacientes tem envolvimento pericárdico. Miocardite e hipertensão arterial podem levar a insuficiência cardíaca. Podem ocorrer arritmias cardíacas. A endocardite verrucosa atípica de Libman-Sacks geralmente é clinicamente silenciosa, mas ocasionalmente pode produzir insuficiência valvar aguda ou crônica – mais comumente insuficiência mitral, que pode ser uma fonte de êmbolos sistêmicos.

As complicações neurológicas do LES incluem psicose, comprometimento cognitivo, convulsões, neuropatias periféricas e cranianas e acidente vascular encefálico. A mielite transversa no LES é uma emergência médica e pode se manifestar com fraqueza, disfunção intestinal e vesical e presença de nível neurológico sensitivo. A depressão grave e a psicose são por vezes exacerbadas pela administração de altas doses de corticosteroides.

As manifestações hematológicas incluem leucopenia, anemia hemolítica autoimune, trombocitopenia imune e púrpura trombocitopênica trombótica.

B. Achados laboratoriais

O LES é caracterizado pela produção de muitos autoanticorpos diferentes (Tab. 22.7). Os testes de anticorpos antinucleares

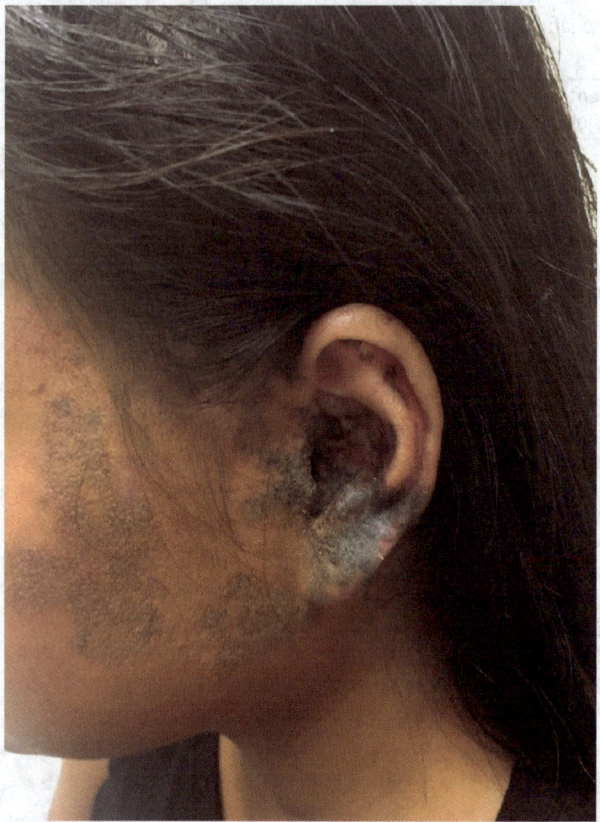

FIGURA 22.6 Lúpus discoide na orelha de uma paciente.
Fonte: Sarah Goglin, MD.

(FAN) que utilizam células HEp-2 (uma linha celular humana) como fonte de núcleos são quase 100% sensíveis para o LES, mas não específicos – ou seja, são positivos em títulos baixos em até 20% dos adultos saudáveis e também em muitos pacientes com outras condições imunomediadas, como AR, doenças da tireoide, esclerose sistêmica e síndrome de Sjögren. Resultados falso-negativos de FAN podem ocorrer em testes baseados em ensaios multiplex que utilizam antígenos nucleares específicos em vez de linhagens celulares. Os anticorpos anti-DNA de fita dupla (anti-dsDNA) e anti-Sm são específicos para o LES, mas não são sensíveis, pois estão presentes em apenas 60 e 30 % dos pacientes, respectivamente. A redução nos níveis séricos de complemento – um achado sugestivo de atividade da doença – geralmente retorna ao normal durante a remissão. Os níveis de anticorpos anti-dsDNA também se correlacionam com a atividade da doença em alguns pacientes; os níveis de anti-Sm, não. Outros autoanticorpos comumente observados no LES incluem anticorpos anti-SS-A/Ro, anti-SS-B/La, ribonucleo-proteína (RNP) e fosfolipídios. Anticorpos anti-SS-A/Ro estão associados ao lúpus cutâneo subagudo; durante a gestação, esses autoanticorpos podem atravessar a placenta e danificar o sistema de condução fetal em desenvolvimento, produzindo bloqueio cardíaco congênito.

Durante as crises da doença, são comuns elevações na VHS, mas os níveis séricos de PCR geralmente são normais, a menos que haja serosite ou artrite. Uma PCR elevada na au-sência dessas manifestações deve aumentar a suspeita clínica

de infecção. Anormalidades no sedimento urinário, incluindo hematúria com ou sem cilindros e proteinúria (variando de leve a nefrótica) podem indicar nefrite lúpica ativa.

Diagnóstico diferencial

O diagnóstico diferencial é amplo, incluindo lúpus induzido por medicamentos, AR, vasculite sistêmica, esclerose sistêmica, síndrome antifosfolípide primária, miopatias inflamatórias, hepatite viral, sarcoidose, reações agudas a medicamentos e infecções ou malignidades com envolvimento multissistêmico.

Tratamento

Dado que as diversas manifestações do LES afetam o prognóstico de maneira diferente e uma vez que a atividade da doença muitas vezes aumenta e diminui, o tratamento farma-cológico – tanto a escolha dos agentes como a intensidade da sua utilização – deve ser adaptada de modo a corresponder à gravidade da doença. Os pacientes devem ser alertados contra a exposição solar e devem utilizar protetor solar UVA/UVB de amplo espectro quando estiverem ao ar livre. Erupções cutâneas leves, em geral, respondem à administração tópica de corticosteroides. Sintomas articulares leves comumente podem ser aliviados com Aine.

A hidroxicloroquina é a terapia inicial para erupções cutâneas do lúpus ou sintomas articulares. Também reduz a incidência de surtos de doença e prolonga a sobrevivência no LES. A dose de hidroxicloroquina é de 200 ou 400 mg/dia VO e, em geral, não deve exceder 5 mg/kg por dia; recomenda-se o monitoramento anual a procura de toxicidade retiniana. Neuro-patia e miopatia são efeitos adversos raros da hidroxicloroquina e podem ser erroneamente atribuídos à doença subjacente.

Algumas manifestações da doença exigem tratamento com corticosteroides. Em casos raros, administram-se corticoste-roides sistêmicos para erupções cutâneas leves, leucopenia ou anemia associada a doenças crônicas. Glomerulonefrite, anemia hemolítica, miocardite, hemorragia alveolar, envolvimento do SNC e trombocitopenia grave requerem tratamento com corticosteroides combinado com outras intervenções. Para manifestações graves, inicialmente administra-se metilpred-nisolona 250-1.000 mg IV durante 30 minutos, diariamente, durante três dias; ou prednisona 40-60 mg VO. Os corticoste-roides devem ser reduzidos gradualmente até a dose mais baixa possível e, por fim, interrompidos, se possível (Tab. 28.17). Usam-se agentes imunossupressores como micofenolato de mofetila, azatioprina ou metotrexato para controle da doença em longo prazo; em geral, reserva-se a ciclofosfamida para doenças refratárias. O belimumabe, anticorpo monoclonal que inibe a atividade de um fator de crescimento de linfócitos B, é usado para o lúpus renal e não renal ativo que não respondeu aos tratamentos convencionais (p. ex., antimaláricos ou tera-pias imunossupressoras). A voclosporina, um novo inibidor da calcineurina, foi aprovada para tratar a nefrite lúpica ativa quando usada em combinação com micofenolato de mofetila. O anifrolumabe, antagonista do receptor de interferon tipo 1, foi aprovado para tratar o lúpus não renal que não respondeu aos tratamentos convencionais.

1. **Terapia de indução para nefrite lúpica** – Em geral, o mico-fenolato de mofetila (1.000 mg ou 1.500 mg VO 2x/dia) é o tratamento de primeira linha para a nefrite lúpica; é comumente administrado com corticosteroides a fim de alcançar o controle da doença. A ciclofosfamida tem eficácia equivalente para a nefrite lúpica e é, em geral, administrada usando o regime do Euro-Lupus (500 mg IV a cada duas semanas por seis doses), mas também pode ser administrada de acordo com o regime do NIH (pulsos intravenosos a cada 3-6 meses [0,5-1 g/m²]). Pode-se aprimorar a resposta renal com terapia imunossupressora combinada. Por exemplo, o belimumabe pode melhorar a resposta renal quando adicionado à ciclofosfamida ou ao micofenolato de mofetila. Da mesma maneira, a voclos-porina pode melhorar a resposta renal quando adicionada ao micofenolato; a voclosporina pode ser útil na síndrome nefrótica, pois o fármaco estabiliza os podócitos renais e pode reduzir rapidamente a proteinúria.

2. **Terapia de manutenção para a nefrite lúpica** – Normal-mente usa-se tanto o micofenolato de mofetila quanto a azatioprina na terapia de manutenção da nefrite lúpica; os pacientes que foram induzidos com terapia combinada com belimumabe ou voclosporina em geral devem continuar esses tratamentos por pelo menos 1 a 2 anos. A predni-sona, frequentemente necessária em doses de 40 mg VO diariamente ou mais, durante crises graves, em geral pode ser gradualmente reduzida para doses baixas (5-10 mg/dia) e deve ser descontinuada quando a doença estiver inativa. É necessário um acompanhamento rigoroso para observar possíveis efeitos colaterais dos medicamentos; esses agentes devem ser administrados por médicos com experiência em seu uso. Quando forem necessárias doses mais elevadas de ciclofosfamida, podem ser administrados análogos do hormônio liberador de gonadotrofina para proteger a mulher contra o risco de insuficiência ovariana prematura. O rituximabe é normalmente reservado para manifestações potencialmente fatais ou que ameaçam órgãos, que não responderam aos tratamentos convencionais.

Curso e prognóstico

Taxas de sobrevida em dez anos superiores a 85% são rotina. Na maioria dos pacientes, a doença tem um curso recidivante e remitente. No entanto, há alguns nos quais a doença segue um curso virulento, levando a graves comprometimentos de estruturas vitais, como pulmões, coração, encéfalo ou rins, e a doença pode levar à morte. A mortalidade no LES apresenta um padrão bimodal. Nos primeiros anos depois do diagnóstico, as infecções – especialmente por organismos oportunistas – são a principal causa de morte, seguidas pelo LES ativo, principalmente causado por doença renal ou do SNC. Nos anos posteriores, a aterosclerose acelerada, ligada à inflamação crônica, torna-se uma das principais causas de morte. Na verdade, a incidência de infarto agudo do miocárdio (IAM) é cinco vezes maior em pessoas com LES do que na população em geral. Portanto, os pacientes com LES devem evitar o tabagismo e minimizar outros fatores de risco convencionais para aterosclerose.

A fertilidade é normal no LES. Aconselha-se às mulheres a engravidar sob supervisão cuidadosa e quando o LES estiver bem controlado e nenhum medicamento teratogênico estiver em uso. A necrose avascular óssea, que mais comumente afeta quadris e joelhos, é responsável por uma substancial morbidade.

Quando encaminhar

- O diagnóstico e tratamento adequados do LES requerem a participação ativa de um reumatologista.
- A gravidade do envolvimento de órgãos determina o encaminhamento para outros subespecialistas, como nefrologistas e pneumologistas.

Quando hospitalizar

- Glomerulonefrite rapidamente progressiva, hemorragia pulmonar, mielite transversa e outras manifestações graves do lúpus que ameaçam órgãos em geral requerem avaliação e tratamento hospitalar.
- Infecções graves, particularmente no contexto de terapia imunossupressora, devem levar à hospitalização imediata.

Ginzler E et al. Phase III/IV, randomized, fifty-two-week study of the efficacy and safety of belimumab in patients of Black African an-cestry with systemic lupus erythematosus. Arthritis Rheumatol. 2022;74:112. [PMID: 34164944]

Lúpus induzido por medicamentos

FUNDAMENTOS DO DIAGNÓSTICO

- Sintomático durante a exposição ao fármaco agressor; os sintomas desaparecem depois da interrupção do agente.
- Ao contrário do LES, é improvável que haja envolvimento renal.
- Títulos de FAN elevados, mas a presença de anticorpos anti-DNA é improvável, a menos que o LES seja secundário a inibidores do TNF.

O lúpus induzido por medicamentos compartilha diversas características clínicas e sorológicas com o LES, mas é decorrente da exposição contínua a um medicamento e desaparece quando o fármaco agressor é descontinuado. Em contraste com o LES, a proporção entre os sexos é quase igual. Em geral, o lúpus induzido por medicamentos se manifesta com início abrupto de febre, artralgia, mialgia e serosite, mas não há envolvimento renal, sintomas neurológicos nem outras características do LES. Os testes sorológicos revelam títulos elevados de anticorpos antinucleares em todos os pacientes, mas a presença de anticorpos anti-DNA, anti-Sm, anti-RNP, anti-SS-A e anti-SS-B é rara. Anticorpos anti-histonas ocorrem em até 95% dos pacientes, mas também são observados no LES e, portanto, não distinguem o lúpus induzido por medicamentos do LES. Os níveis de complemento comumente são normais. A lista de drogas implicadas como possíveis causas do lúpus induzido por medicamentos é extensa. Existem associações definidas entre o desenvolvimento de lúpus induzido por medicamentos e o uso de hidralazina, isoniazida e minociclina, bem como de vários medicamentos menos comumente prescritos (procainamida, metildopa, clorpromazina). A incidência de lúpus induzido por medicamentos em pacientes em uso de hidralazina por um ano ou mais chega a 5-8%; na maioria dos outros medicamentos, o risco é consideravelmente menor (menos de 1%). Os inibidores do TNF podem induzir a anticorpos anti-DNA, mas geralmente não a anticorpos anti-histonas; a incidência de síndromes semelhantes ao lúpus resultantes do uso desses medicamentos é baixa (0,5-1%). O lúpus induzido por medicamentos normalmente se resolve dentro de semanas a meses depois da descontinuação do agente agressor. O lúpus cutâneo subagudo (LCSA) é uma entidade distinta e induzida por medicamentos em mais de um terço dos pacientes. A hidroclorotiazida é uma causa comum de LCSA; antifúngicos (terbinafina), IBP, anti-hipertensivos (bloqueadores dos canais de cálcio, inibidores da ECA) e inibidores do TNF também foram implicados.

Kawka L et al. Characterization of drug-induced cutaneous lupus: analysis of 1994 cases using the WHO pharmacovigilance database. Autoimmun Rev. 2021;20:102705. [PMID: 33188917]

Síndrome antifosfolipídica

FUNDAMENTOS DO DIAGNÓSTICO

- Hipercoagulabilidade; tromboses arteriais ou venosas recorrentes.
- Trombocitopenia é comum.
- Aborto espontâneo recorrente ou tardio.
- A anticoagulação com varfarina é recomendada em detrimento dos Doac.

Considerações gerais

A síndrome antifosfolipídica (SAF), ou síndrome do anticorpo antifosfólipe (SAAF), pode ocorrer isoladamente ou em associação a outras doenças autoimunes, como o LES. As características clínicas da SAF são oclusões venosas ou arteriais ou certas complicações na gestação. Os pacientes apresentam pelo menos um dos três anticorpos antifosfólipes: anticardiolipina, anti-beta-2-glicoproteína 1 ou lúpico.

A **síndrome antifosfólipe catastrófica** ocorre em menos de 1% dos pacientes com anticorpos antifosfólipes. Essa síndrome potencialmente devastadora leva a trombose difusa, microangiopatia trombótica e falência de múltiplos órgãos. A SAF catastrófica tem taxa de mortalidade próxima de 50%.

Achados clínicos
A. Sintomas e sinais

Os pacientes são frequentemente assintomáticos até apresentarem uma complicação trombótica ou aborto espontâneo. Eventos trombóticos podem ocorrer nas circulações arterial ou venosa. Tromboses venosas profundas, êmbolos pulmonares e acidentes vasculares encefálicos são eventos clínicos típicos. Também ocorrem síndrome de Budd-Chiari, trombose venosa do seio cerebral, infarto agudo do miocárdio ou infarto digital, infarto hemorrágico das glândulas adrenais (decorrente de trombose da veia adrenal) e outros eventos trombóticos. Outros sintomas e sinais da SAF incluem trombocitopenia, alterações do estado mental, livedo reticular, úlceras cutâneas, nefropatia microangiopática, hemorragia pulmonar e espessamento ou vegetações nas valvas cardíacas. As manifestações obstétricas incluem três ou mais perdas gestacionais consecutivas antes de 16 semanas de gestação, morte fetal entre 16-33 semanas de gestação na ausência de pré-eclâmpsia ou insuficiência placentária, ou pré-eclâmpsia grave ou insuficiência placentária que ocorre antes de 34 semanas de gestação, com ou sem óbito fetal.

O American College of Rheumatology e a European League Against Rheumatism revisaram a classificação da síndrome antifosfolipídica, atribuindo pontuações aos resultados de testes e achados clínicos. Os critérios de classificação exigem um teste aPL positivo (um anticoagulante lúpico, títulos moderados a altos de anticardiolipina ou anticorpos anti-beta-2-glicoproteína-I) dentro de três anos do critério clínico, que são ponderados pela presença, ausência ou gravidade de: embolia venosa ou trombose venosa ou arterial; condições microvasculares, como livedo racemoso, vasculopatia livedoide, nefropatia por aPL, hemorragia pulmonar ou adrenal; complicações obstétricas, como morte fetal ou pré-eclâmpsia com características graves; espessamento ou vegetações em valvas cardíacas; ou trombocitopenia.

B. Achados laboratoriais

A trombocitopenia ocorre em 22-42% dos pacientes e geralmente é moderada (contagem de plaquetas acima de 50.000/mcl [50 × 10⁹/EU]). A presença de trombocitopenia não reduz o risco de trombose.

Três tipos de anticorpos antifosfólipes estão associados a essa síndrome: (1) anticorpos IgG ou IgM anticardiolipina; (2) anticorpos IgG ou IgM anti-beta-2-glicoproteína; e (3) "anticoagulante lúpico" que prolonga certos testes de coagulação dependentes de fosfolípides (ver a seguir). Os anticorpos anticardiolipina podem produzir um teste biológico falso-positivo para sífilis (ou seja, uma reagina plasmática rápida positiva, mas um ensaio antitreponêmico específico negativo). Em geral, acredita-se que os anticorpos IgG anticardiolipina sejam mais patológicos que os IgM. Em mulheres com menos de 50 anos que desenvolveram acidente vascular encefálico trombótico, a razão de probabilidade de tomar o anticoagulante lúpico é de 43,1. A presença do anticoagulante lúpico é um fator de risco mais forte para trombose ou aborto espontâneo do que a presença de anticorpos anti-beta2-glicoproteína 1 ou anticardiolipina. Uma pista para a presença de anticoagulante lúpico, que pode ocorrer em indivíduos sem LES, é o prolongamento do tempo de tromboplastina parcial (que, paradoxalmente, está associado a tendência a trombose e não a risco de sangramento). Os testes para anticoagulante lúpico utilizam ensaios funcionais de coagulação dependentes de fosfolípides, como o tempo de veneno da víbora Russell (DRVVT).

Nota da tradução: 50×10^9 é a notação indicada para a contagem de plaquetas.

Diagnóstico diferencial

Deve-se excluir outras condições genéticas ou adquiridas associadas à hipercoagulabilidade, como a deficiência de proteína C, proteína S ou antitrombina e fator V de Leiden. Cânceres mieloproliferativos, trombocitopenia induzida por heparina e hemoglobinúria paroxística noturna são considerações adicionais. A SAF catastrófica tem amplo diagnóstico diferencial, incluindo sepse, síndrome pulmão-rim, vasculite sistêmica, coagulação intravascular disseminada e púrpura trombocitopênica trombótica.

Tratamento

Os pacientes devem receber varfarina de modo a manter um INR de 2,0 a 3,0. Os Doac não são recomendados porque são menos eficazes que a varfarina na SAF, especialmente no caso de tromboses arteriais. Pacientes que apresentam eventos trombóticos recorrentes enquanto em uso de varfarina podem necessitar de INR mais elevados (superiores a 3,0), mas o risco de sangramento aumenta substancialmente com esse grau de anticoagulação; usa-se heparina de baixo peso molecular em pacientes que apresentam eventos trombóticos enquanto em uso de varfarina apesar de o INR estar na faixa terapêutica.

1. **SAF associada à gestação** – A combinação de doses profiláticas de heparina de baixo peso molecular (Tab. 16.14) e AAS em baixas doses (81 mg) é a abordagem usual para prevenir complicações na gravidez. Em gestantes com história de eventos trombóticos fora da gestação, é administrada dose completa de heparina de baixo peso molecular (Tab. 16.16). A anticoagulação para tromboprofilaxia normalmente é continuada durante a gestação e no início do período pós-parto; não se recomenda o uso de corticosteroides e imunoglobulina intravenosa nessas pacientes.

2. **SAF catastrófica** – Administram-se imunoglobulina intravenosa ou plasmaférese *mais* heparina intravenosa e altas doses de corticosteroides para esse transtorno. A doença resistente pode exigir depletores de linfócitos B (rituximabe) ou inibidores do componente C5 do complemento (eculizumabe), embora os dados que apoiem esses tratamentos sejam limitados a séries de casos.

Barbhaiya M et al; ACR/EULAR APS Classification Criteria Collaborators. The 2023 ACR/EULAR antiphospholipid syndrome classification criteria. Arthritis Rheumatol. 2023;75: 1687. [PMID: 37635643]

Khairani CD et al. Direct oral anticoagulants vs vitamin K antagonists in patients with antiphospholipid syndromes: meta-analysis of randomized trials. J Am Coll Cardiol. 2023;81:16. [PMID: 36328154]

Knight JS et al. Antiphospholipid syndrome: advances in diagnosis, pathogenesis, and management. BMJ. 2023; 27;380:e069717. [PMID: 36849186]

Fenômeno de Raynaud

FUNDAMENTOS DO DIAGNÓSTICO

- Palidez digital paroxística bilateral e cianose seguida de rubor.
- Precipitado por frio ou estresse emocional; aliviado pelo calor.
- **Forma primária:** curso benigno; geralmente afeta mulheres jovens.
- **Forma secundária:** mais grave, às vezes causando ulceração ou gangrena digital.

Considerações gerais

O fenômeno de Raynaud (FRy) é uma síndrome de isquemia digital paroxística, comumente causada por uma resposta exagerada das arteríolas digitais ao frio ou ao estresse emocional. A fase inicial do FRy, mediada pela vasoconstrição excessiva, consiste em palidez ou cianose digital bem demarcada; a fase subsequente (de recuperação), causada pela vasodilatação, leva a intensa hiperemia e rubor. Embora o FRy afete principalmente os dedos, também pode acometer artelhos e outras áreas acrais, como nariz e orelhas. O FRy é classificado como primário (doença idiopática ou de Raynaud) ou secundário. Quase um terço da população relata ser "sensível ao frio", mas não experimenta os paroxismos de palidez digital, cianose e eritema característicos do FRy. O FRy primário ocorre em 2-6 % dos adultos, é especialmente comum em mulheres jovens e representa mais um incômodo do que uma ameaça à boa saúde. Em contraste, o FRy secundário é menos comum, está majoritariamente associado a doenças reumáticas (especialmente a esclerose sistêmica) e pode ser suficientemente grave a ponto de causar ulceração ou gangrena digital.

Achados clínicos

Nas crises iniciais, pode haver envolvimento de apenas 1 ou 2 pontas de dedos; conforme a condição progride, todos os dedos até a parte distal da palma da mão podem ser acometidos. Os polegares raramente são afetados. Durante a recuperação, pode haver rubor intenso, latejamento, parestesia, dor e um leve inchaço. As crises geralmente terminam espontaneamente, ou ao retornar para um ambiente aquecido, ou colocar a extremidade em água morna. O paciente geralmente fica assintomático entre as crises. As alterações sensitivas que frequentemente acompanham as manifestações vasomotoras incluem dormência, parestesia, diminuição da sensibilidade e dor incômoda.

O FRy primário aparece mais comumente em mulheres entre 15-30 anos, envolvendo simetricamente os dedos de ambas as mãos, ao contrário do FRy secundário (que pode ser unilateral e envolver apenas um ou dois dedos). Tende a ser levemente progressivo. O espasmo torna-se mais frequente e prolongado. Ao contrário do FRy secundário, o primário não causa depressões, ulceração ou gangrena digitais.

As anormalidades capilares ungueais estão entre os primeiros indícios de que o FRy é secundário, não primário. O padrão capilar ungueal pode ser visualizado colocando uma gota de óleo de imersão grau B na cutícula do paciente e, em seguida, inspecionando a área com um oftalmoscópio ajustado para 40 dioptrias; dermatoscópios portáteis também podem ser usados. O desaparecimento dos capilares e a dilatação das alças capilares restantes indicam uma forma secundária de FRy, mais comumente a esclerose sistêmica. Embora altamente específicas para FRy secundário, as alterações capilares ungueais têm baixa sensibilidade. Depressões ou ulcerações digitais ou outros achados físicos anormais (p. ex., endurecimento da pele, perda de pulso nas extremidades, erupção cutânea, inchaço nas articulações) fornecem evidências de FRy secundário.

O FRy primário deve ser diferenciado das múltiplas causas de FRy secundário (Tab. 22.8). A história e o exame físico podem sugerir o diagnóstico de esclerose sistêmica, LES, AR ou doença mista do tecido conjuntivo; o FRy é frequentemente a primeira manifestação da esclerose sistêmica limitada (síndrome CREST). O diagnóstico de muitas dessas doenças reumáticas é apoiado por testes serológicos específicos.

TABELA 22.8 Causas do fenômeno de Raynaud secundário

Doenças reumáticas
  Esclerose sistêmica
  Lúpus eritematoso sistêmico
  Doença mista do tecido conjuntivo
  Dermatomiosite/polimiosite
  Síndrome de Sjögren
  Vasculite (poliarterite nodosa, doença de Takayasu, doença de Buerger)
Compressão neurovascular e traumatismo ocupacional
  Síndrome do túnel do carpo
  Obstrução do desfiladeiro torácico
  Lesão por vibração
Fármacos e substâncias
  Betabloqueadores
  Agonistas da serotonina (sumatriptano)
  Fármacos simpaticomiméticos (descongestionantes)
  Quimioterapia (bleomicina, vinblastina)
  Ergotamina
  Cafeína
  Nicotina
  Cocaína
  Resinas epóxi
Doenças hematológicas
  Crioglobulinemia
  Policitemia vera
  Paraproteinemia
  Aglutininas frias
Doenças endócrinas
  Hipotireoidismo
  Feocromocitoma
Diversos
  Aterosclerose
  Doença embólica
  Enxaqueca
  Sequela de congelamento por frio

O FRy pode ocorrer no caso de síndromes do desfiladeiro torácico. Nesses distúrbios, o envolvimento geralmente é unilateral e os sintomas referentes à compressão do plexo braquial tendem a dominar o quadro clínico. Também deve-se considerar síndrome do túnel do carpo. E testes de condução nervosa são apropriados em casos específicos.

Profissões que envolvem exposição crônica dos dedos à vibração (p. ex., construção) podem resultar em FRy.

Diagnóstico diferencial

A diferenciação da doença de Buerger (tromboangeíte obliterante) geralmente não é difícil, uma vez que normalmente é uma doença de homens, principalmente de tabagistas; os pulsos periféricos costumam estar diminuídos ou ausentes; e, quando o FRy está associado à tromboangeíte obliterante, geralmente ocorre em apenas 1 ou 2 dígitos.

Na acrocianose, a cianose das mãos é permanente e difusa; a linha de demarcação nítida e paroxística com palidez não ocorre na acrocianose. A queimadura por frio pode levar a FRy crônico.

O FRy pode ser mimetizado pela crioglobulinemia tipo I, na qual um anticorpo monoclonal crioprecipita na circulação distal mais fria. A crioglobulinemia tipo I geralmente está associada ao mieloma múltiplo ou a distúrbios linfoproliferativos.

Tratamento
A. Medidas gerais

Manter o corpo aquecido é a base do tratamento inicial. Os pacientes devem usar luvas ou mitenes sempre que estiverem sob temperaturas que precipitem as crises. Camisas, casacos e chapéus quentes ajudam a prevenir o vasoespasmo exagerado que causa o FRy e que não é evitado pelo aquecimento apenas das mãos. As mãos devem estar sempre protegidas de lesões; as feridas cicatrizam com lentidão e, consequentemente, as infecções são difíceis de controlar. Deve-se aplicar cremes hidratantes e lubrificantes nas mãos com frequência para controlar a pele seca e fissurada. Deve-se interromper o tabagismo e evitar fármacos simpaticomiméticos (p. ex., descongestionantes e anfetaminas). Para a maioria dos pacientes com FRy primário, apenas medidas gerais são suficientes para controlar os sintomas. Deve-se considerar tratamento conservador ou cirúrgico em pacientes que apresentam sintomas graves ou com lesão tecidual por isquemia digital.

B. Medicamentos

Os bloqueadores dos canais de cálcio são a terapia de primeira linha para o FRy. Eles levam a um benefício modesto e são mais eficazes no FRy primário do que no secundário. Nifedipino de liberação lenta (30-120 mg/dia VO), anlodipino (5-20 mg/dia VO), felodipino, isradipino e nisoldipino são mais eficazes que verapamil, nicardipino e diltiazem. Em pacientes com FRy secundária grave, outros medicamentos que podem ser eficazes incluem bloqueadores dos receptores da angiotensina II, nitratos tópicos, inibidores da fosfodiesterase (p. ex., sildenafila, tadalafila e vardenafila) ou ISRS (fluoxetina). Episódios graves ou refratários de FRy nos quais há ameaça de perda do dedo podem exigir tratamento com prostaciclina intravenosa ou análogos da prostaciclina (p. ex., epoprostenol, iloprosta, treprostinil).

C. Simpatectomia

A simpatectomia digital pode ser indicada quando a isquemia é progressiva e houve falha em outros tratamentos conservadores. A toxina botulínica é ineficaz.

Prognóstico

O FRy primário é benigno, mas incômodo para indivíduos expostos a climas frios ou ar-condicionado em excesso. O prognóstico do FRy secundário depende da doença de base; infelizmente, a dor intensa causada pela ulceração e gangrena não é rara na esclerose sistêmica.

Quando encaminhar

O tratamento adequado de pacientes com FRy secundário geralmente requer consulta a um reumatologista.

Quando hospitalizar

Pacientes com isquemia digital crítica, evidenciada por dor intensa e demarcação, devem ser internados para tratamento intensivo.

Maltez N et al. Phosphodiesterase 5 inhibitors (PDE5i) for the treatment of Raynaud's phenomenon. Cochrane Database Syst Rev. 2023;11:CD014089. [PMID: 37929840]

Senet P et al; BRASS collaborators. Efficacy and safety of botulinum toxin in adults with Raynaud's phenomenon secondary to systemic sclerosis: a multicenter, randomized, double-blind, placebo-controlled study. Arthritis Rheumatol. 2023;75:459. [PMID: 36066501]

Esclerose sistêmica (esclerodermia)

FUNDAMENTOS DO DIAGNÓSTICO

- **Doença limitada** (síndrome CREST): espessamento da pele restrito a face, pescoço e extremidades distais.
- **Doença difusa** (20%): espessamento generalizado da pele, com áreas de aumento de pigmentação e despigmentação.
- O fenômeno de Raynaud e os anticorpos antinucleares estão presentes em praticamente todos os pacientes.
- **Características sistêmicas:** refluxo gastroesofágico, hipomotilidade do TGI, fibrose pulmonar, hipertensão pulmonar, envolvimento renal.

Considerações gerais

A esclerose sistêmica é uma doença crônica rara caracterizada por fibrose difusa da pele e órgãos internos. Os sintomas geralmente aparecem entre 30-50 anos de vida; as mulheres são afetadas em frequência 2 a 3 vezes maior do que os homens.

Em geral, reconhecem-se duas formas de esclerose sistêmica: limitada (80% dos pacientes) e difusa (20%). A esclerose sistêmica limitada ou difusa refere-se especificamente à quantidade de envolvimento da pele. Ambos podem ter envolvimento multissistêmico de órgãos internos. Normalmente, os pacientes com esclerose sistêmica limitada apresentam melhores desfechos do que aqueles com doença difusa, principalmente porque doenças pulmonares ou renais potencialmente fatais são raras. A hipertensão pulmonar é mais característica da esclerose sistêmica limitada. Os pacientes devem realizar testes de função pulmonar, tomografia computadorizada de alta resolução do tórax (TCAR) e ecocardiografia em intervalos regulares para avaliar o envolvimento cardiopulmonar.

Achados clínicos
A. Sintomas e sinais

1. **Esclerose sistêmica limitada** – Em geral, o FRy é a manifestação inicial e pode preceder outros sintomas em anos. Frequentemente, há uma ou mais características da síndrome CREST (Calcinose cutânea, fenômeno de Raynaud, distúrbio da motilidade Esofágica, eSclerodactilia e Telangiectasia). O endurecimento da pele (esclerodermia) limita-se à face, pescoço e pele distal aos cotovelos e joelhos. Pacientes com doença limitada são mais suscetíveis à isquemia digital, que leva à perda dos dedos, e à hipertensão pulmonar potencialmente fatal do que os pacientes com doença difusa. A hipomotilidade dos intestinos delgado e grosso pode causar constipação alternada com diarreia, má absorção decorrente de crescimento bacteriano excessivo, pseudo-obstrução e distensão intestinal grave com ruptura. Disfagia e sintomas de refluxo por disfunção esofágica são comuns e resultam de anormalidades na motilidade e, posteriormente, de fibrose. Fibrose e atrofia do TGI causam hipomotilidade. Divertículos gigantes ocorrem no jejuno, no íleo e no colo intestinal.

2. **Esclerose sistêmica difusa** – Poliartralgia, perda de peso e mal-estar são características iniciais comuns da esclerose sistêmica difusa, mas são infrequentes na doença limitada. As alterações cutâneas da doença difusa podem envolver o tronco e as extremidades proximais, em contraste com a doença limitada. A doença cutânea geralmente, mas nem sempre, se desenvolve antes do envolvimento visceral e pode se manifestar inicialmente como edema subcutâneo não depressível associado a prurido. Com o tempo, a pele fica mais espessa e inflexível, com perda das dobras normais. Telangiectasia, pigmentação e despigmentação são características. Observa-se ulceração das pontas dos dedos e calcificação subcutânea. O atrito dos tendões nos antebraços e na região anterior das pernas ocorrem exclusivamente (mas não universalmente) na esclerose sistêmica difusa. A fibrose pulmonar e a doença vascular pulmonar refletem-se na fisiologia pulmonar restritiva e nas baixas capacidades de difusão. As anormalidades cardíacas incluem derrame pericárdico, bloqueio cardíaco, fibrose miocárdica e insuficiência cardíaca direita secundária à

hipertensão pulmonar. As manifestações gastrointestinais, como as observadas na doença limitada, são comuns. A crise renal da esclerodermia, resultante da proliferação da túnica íntima de artérias renais menores e geralmente associada a hipertensão de início agudo e lesão renal, é uma emergência potencialmente fatal. Muitos casos podem ser tratados eficazmente com inibidores da ECA.

B. Achados laboratoriais

Frequentemente há presença de anemia leve. Na crise renal, o esfregaço de sangue periférico mostra achados consistentes com anemia hemolítica microangiopática (decorrente de danos mecânicos às hemácias de pequenos vasos doentes). A elevação da VHS é rara. Pode ocorrer proteinúria leve, geralmente inferior a 2 g/24 horas, com poucas células ou cilindros. Os testes de FAN são quase sempre positivos, frequentemente em títulos elevados (Tab. 22.6). O anticorpo associado à esclerodermia (antiSCL-70), dirigido contra a topoisomerase III, é encontrado em um terço dos pacientes com esclerose sistêmica difusa e em 20% daqueles com doença limitada. Os anticorpos anti-SCL-70 pressagiam um prognóstico ruim, com alta probabilidade de envolvimento grave de órgãos internos (p. ex., doença pulmonar intersticial). Anticorpos anticentrômero são observados em 50% daqueles com esclerose sistêmica limitada (Tab. 22.6). Esses anticorpos são altamente específicos para esclerose sistêmica limitada, mas ocasionalmente também ocorrem em síndromes de sobreposição. Os anticorpos anti-RNA polimerase III desenvolvem-se em 10-20 % dos pacientes com esclerose sistêmica em geral e estão associados a doenças de pele rapidamente progressivas, crises renais e um risco mais alto de cânceres sólidos concomitantes, especialmente câncer de mama.

Diagnóstico diferencial

No início do seu curso, a esclerose sistêmica pode causar confusão diagnóstica com outras causas do FRy, particularmente LES, doença mista do tecido conjuntivo e miopatias inflamatórias. A esclerodermia, frequentemente associada a diabetes ou infecção, é caracterizada por espessamento da pele na região posterior do pescoço, ombros e parte superior das costas; no entanto, essa condição poupa os dedos. A fasceíte eosinofílica é uma doença rara que se manifesta com endurecimento da pele que se assemelha à esclerose sistêmica difusa. As anormalidades inflamatórias, entretanto, são limitadas à fáscia e não à derme e à epiderme. Além disso, os pacientes com fasceíte eosinofílica distinguem-se daqueles com esclerose sistêmica pela presença de eosinofilia no sangue periférico, ausência de FRy, boa resposta à prednisona e associação (em alguns casos) com paraproteinemias. O espessamento difuso da pele e o envolvimento visceral são características do escleromixedema; além de presença de paraproteína, a ausência do FRy e a histologia cutânea distinta. A quiroartropatia diabética geralmente se desenvolve no diabetes *mellitus* de longa data e mal controlado, e pode mimetizar uma esclerodactilia. A morfeia e a esclerodermia linear causam alterações esclerodermatosas limitadas a áreas circunscritas da pele e geralmente apresentam desfechos excelentes.

Tratamento

O tratamento da esclerose sistêmica difusa e limitada concentra-se nos sistemas de órgãos envolvidos. Embora não exista uma terapia eficaz para o processo de doença subjacente, as intervenções para o tratamento de manifestações de órgãos específicos melhoraram substancialmente. A prednisona tem pouco ou nenhum papel no tratamento da esclerose sistêmica, exceto no paciente com miosite; doses superiores a 15 mg/dia foram associadas à crise renal de esclerodermia. O tratamento para o FRy foi discutido antes.

1. **Doença de pele** – No caso de envolvimento cutâneo significativo, o metotrexato (titulado até 15-20 mg VO 1x/semana) ou o micofenolato de mofetila (titulado até 2.000-3.000 mg VO diariamente), iniciados o mais precocemente possível no curso da doença podem ser modestamente eficazes. Imunoglobulina intravenosa, rituximabe e tocilizumabe são opções adicionais para a doença refratária. A escolha do tratamento é frequentemente motivada por outras manifestações da doença. Por exemplo, em pacientes com artrite, prefere-se o metotrexato, enquanto naqueles com DPI, prefere-se o micofenolato de mofetila.

2. **Crise renal** – As crises hipertensivas na crise renal da esclerodermia devem ser tratadas de maneira urgente e agressiva (no hospital) com inibidores da ECA, como captopril, iniciado a 25 mg VO a cada 6 horas e titulado conforme tolerado até o máximo de 100 mg a cada 6 horas (Tab. 13.15).

3. **Doença gastrointestinal** – O refluxo esofágico pode ser reduzido e o risco de cicatrizes diminuído evitando-se refeições noturnas e usando IBP (p. ex., omeprazol, 20-40 mg/dia VO), que alcançam uma inibição quase completa da produção de ácido gástrico e são eficazes para a esofagite refratária. Fazer refeições pequenas e frequentes e permanecer em pé por pelo menos 2 horas depois de comer facilita a manutenção do peso naqueles com retardo no esvaziamento gástrico. Agentes procinéticos orais, como a metoclopramida (10 mg 4x/dia), podem melhorar a disfagia causada pela hipomotilidade esofágica. Pode-se usar eritromicina (250 mg 3x/dia) em caso de falha nos agentes procinéticos. A má absorção decorrente de crescimento bacteriano responde a antibióticos como rifaximina, 550 mg VO 3x/dia, frequentemente prescritos ciclicamente.

4. **Doença pulmonar** – Para pacientes que necessitam de tratamento para doença pulmonar intersticial, o micofenolato de mofetila (1.000-1.500 mg VO 2x/dia) pode melhorar modestamente a dispneia e os testes de função pulmonar. A ciclofosfamida tem alguma eficácia, mas maior toxicidade; este medicamento deve ser administrado apenas por médicos familiarizados com seu uso. Em pacientes que não respondem ou não podem usar micofenolato ou ciclofosfamida, o nintedanibe (um inibidor de múltiplas tirosina quinases) pode retardar a progressão da doença pulmonar associada à esclerose sistêmica e é aprovado pela FDA para essa indicação. O inibidor da IL-6 tocilizumabe, 162 mg SC 1x/semana, retarda a taxa de declínio da

função pulmonar e pode ser usado como alternativa para pacientes que não toleram o micofenolato de mofetila. Azatioprina e rituximabe são opções adicionais para o tratamento de doenças pulmonares associadas à esclerose sistêmica. O transplante pulmonar tem desfechos favoráveis em pacientes elegíveis.

5. Hipertensão pulmonar – O tratamento da hipertensão pulmonar na esclerose sistêmica é amplamente extrapolado a partir de ensaios clínicos gerais da hipertensão pulmonar. As terapias incluem bloqueadores dos canais de cálcio (amlodipina, nifedipina, diltiazem de liberação prolongada), inibidores da fosfodiesterase tipo 5 (sildenafila, tadalafila), estimulante da guanilato ciclase (riociguate) e antagonistas dos receptores da endotelina (bosentana, ambrisentana, macitentana). A hipertensão pulmonar refratária pode exigir agonistas da via da prostaciclina (epoprostenol, treprostinil, iloproste, selexipague).

Para a esclerose sistêmica difusa grave e refratária aos tratamentos discutidos antes, a mieloablação seguida de transplante autólogo de células-tronco é superior à imunossupressão com ciclofosfamida, mas apresenta maior toxicidade.

Prognóstico

A taxa de sobrevida em 10 anos na esclerose sistêmica é de aproximadamente 70%, em média. A doença pulmonar – fibrose pulmonar ou hipertensão arterial pulmonar – é a principal causa de mortalidade. Pessoas nas quais o envolvimento grave de órgãos internos não se desenvolve nos primeiros três anos têm um prognóstico substancialmente melhor. Pequenos estudos realizados em pacientes com aparecimento simultâneo de câncer e esclerose sistêmica demonstraram que a doença se desenvolveu em razão de uma resposta imune dirigida ao câncer.

Quando encaminhar

- O manejo adequado da esclerose sistêmica requer consultas frequentes a um reumatologista.
- A gravidade do envolvimento de órgãos determina o encaminhamento para cardiologistas, pneumologistas, gastroenterologistas ou nefrologistas.

Quando hospitalizar

- Isquemia digital crítica, hipertensão pulmonar grave ou doença pulmonar intersticial com comprometimento cardiopulmonar e crise renal.
- Manifestações gastrointestinais graves, como obstrução intestinal, sangramento gastrointestinal ou má absorção grave.

Pope JE et al. State-of-the-art evidence in the treatment of systemic sclerosis. Nat Rev Rheumatol. 2023;19:212. [PMID: 36849541]
Volkmann ER et al. Systemic sclerosis. Lancet. 2023;401:304. [PMID: 36442487]

Miopatias inflamatórias imunomediadas

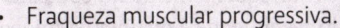

FUNDAMENTOS DO DIAGNÓSTICO

- Fraqueza muscular progressiva.
- **Dermatomiosite:** manifestações cutâneas características (pápulas de Gottron, erupção cutânea heliotrópica); risco aumentado de malignidade.
- Creatina quinase elevada, anticorpos específicos para miosite, biópsia muscular diagnóstica.
- Podem ser mimetizadas por miopatias infecciosas, metabólicas ou induzidas por fármacos.

Considerações gerais

As miopatias inflamatórias idiopáticas são categorizadas por sintomas musculares e autoanticorpos associados. Incluem síndromes anti-sintetase, dermatomiosite, polimiosite, miosite resultante de uma doença reumática ou síndrome de sobreposição, miosite por corpos de inclusão (MCI) e miopatia necrosante imunomediada. Essas doenças são caracterizadas por fraqueza muscular progressiva e a maioria apresenta infiltrado inflamatório no tecido muscular.

As síndromes anti-sintetase, a dermatomiosite e a polimiosite são doenças sistêmicas de causa desconhecida, cuja principal manifestação é a fraqueza muscular. Embora suas manifestações clínicas (além da presença de certos achados cutâneos na dermatomiosite, alguns dos quais são patognomônicos) e tratamentos sejam semelhantes, as doenças são distintas. Afetam pessoas de qualquer faixa etária, mas o pico de incidência ocorre por volta dos 50-60 anos de vida e as mulheres são duas vezes mais afetadas que os homens. Existe um risco aumentado de malignidade na dermatomiosite, mas não nas síndromes anti-sintetase. Na verdade, até 1 em cada 4 pacientes com dermatomiosite apresenta uma malignidade oculta. As malignidades podem ser evidentes no momento da apresentação da doença muscular, mas em alguns casos podem não ser detectadas até meses depois. As doenças malignas mais comumente associadas à dermatomiosite são câncer de pulmão, de ovário, de mama, colorretal, de colo do útero, de bexiga, de nasofaringe, de esôfago, de pâncreas e de rim. Os pacientes podem ter doença de pele sem envolvimento muscular evidente, uma condição denominada dermatomiosite amiopática; esses pacientes podem ter doença pulmonar intersticial agressiva. A polimiosite tornou-se um diagnóstico mais raro, pois muitos casos previamente atribuídos a ela são agora identificados como condições como miopatia necrosante imunomediada e síndromes de sobreposição. A miosite pode se sobrepor a outras doenças do tecido conjuntivo, especialmente esclerose sistêmica, LES, doença mista do tecido conjuntivo e síndrome de Sjögren.

A MCI afeta homens idosos e é caracterizada por fraqueza mais distal nos membros superiores e geralmente é menos simétrica. As miopatias necrosantes imunomediadas incluem aquelas associadas à partícula de reconhecimento de sinal ou aos autoanticorpos anti-3-hidroxi-3-metilglutaril coenzima A redutase (anti-HMGCR), frequentemente no contexto do uso de estatinas. Esta última entidade é distinta da miopatia induzida por estatinas, mais comum, que ocorre em cerca de 1% dos usuários de estatinas. Ao contrário da miopatia necrosante anti-HMGCR, a miopatia induzida por estatinas comumente se resolve dentro de seis meses depois da descontinuação do medicamento.

Achados clínicos

A. Sintomas e sinais

1. **Síndrome anti-sintetase** – O sintoma inicial é fraqueza muscular, particularmente dos músculos proximais, que pode variar de leve a grave. Os sintomas constitucionais são comuns. Outros achados clínicos incluem artrite inflamatória não erosiva, febre, FRy, "mãos de mecânico" (hiperqueratose ao longo das faces radial e palmar dos dedos), doença pulmonar intersticial e autoanticorpos específicos (p. ex., anticorpos anti-Jo-1, anti-PL-7, anti--PL-12 ou anti-EJ).

2. **Dermatomiosite** – A maior parte dos pacientes apresenta fraqueza muscular proximal simétrica. Há uma erupção cutânea vermelha escura característica que pode aparecer em uma distribuição malar, mimetizando a erupção cutânea clássica do LES. O eritema facial, além da distribuição malar, também é característico da dermatomiosite. O eritema também ocorre em outras áreas da face, pescoço, ombros e parte superior do tórax e costas ("sinal do xale"). Edema periorbital e sufusão purpúrea (heliotrópio) sobre as pálpebras são sinais típicos. A coloração do heliotrópio e outras erupções cutâneas da dermatomiosite podem ser afetadas pelo tom de pele. Nas pessoas negras, as erupções cutâneas podem parecer mais hiperpigmentadas do que eritematosas ou violáceas (Fig. 22.7). Eritema periungueal, dilatações dos capilares ungueais, pápulas de Gottron (lesões violáceas

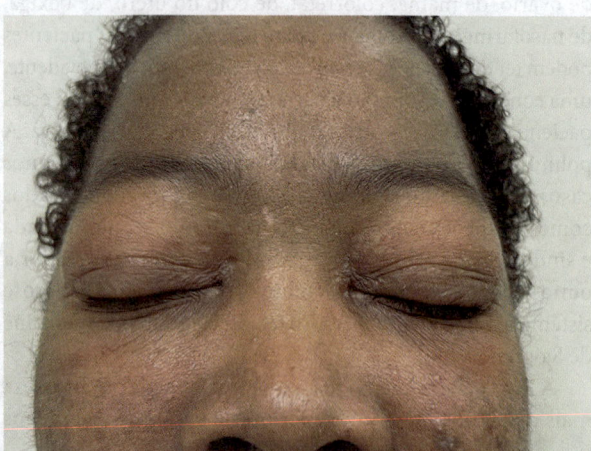

FIGURA 22.7 Erupção cutânea heliotrópica em paciente com dermatomiosite anti-NXP2.
Fonte: Rebecca L. Manno, MD.

elevadas que recobrem o dorso das articulações IFD, IFP e MCF) e sinal de Gottron (erupção cutânea eritematosa nas superfícies extensoras dos dedos, cotovelos e joelhos) são altamente sugestivos. Em casos raros, os achados cutâneos dessa doença precedem a inflamação muscular em semanas ou meses. Os autoanticorpos típicos observados na dermatomiosite incluem anti-Mi2, antiTIF-1 gama, anti-NXP2 e anti-MDA5. Cada um desses autoanticorpos está associado a características clínicas específicas. Por exemplo, o anti-TIF1 gama e o anti-NXP2 estão fortemente associados à malignidade, enquanto o anti-MDA5 está associado a ulcerações cutâneas e doenças pulmonares rapidamente progressivas.

3. **Polimiosite** – Com os testes diagnósticos atuais, muitos casos previamente diagnosticados como polimiosite são agora atribuídos a subtipos de miosite definidos com mais precisão. Portanto, outros diagnósticos, incluindo MCI, miopatia necrosante imunomediada e síndromes de sobreposição devem ser considerados em pacientes que apresentam fraqueza muscular progressiva, simétrica e proximal, sem envolvimento cutâneo significativo.

4. **Miosite de corpos de inclusão** – A MCI é uma causa comum de "polimiosite resistente ao tratamento" mal diagnosticada. O paciente típico é um homem com mais de 50 anos. O início da MCI é mais insidioso que o da dermatomiosite (ou seja, ocorre ao longo de anos, em vez de meses) e é caracterizado por fraqueza motora distal assimétrica (especialmente nos punhos e nas mãos). A disfagia ocorre em até metade dos pacientes. Pode ocorrer queda do pé em razão da fraqueza muscular anterior da perna. Os níveis de creatina quinase costumam estar minimamente elevados e normais em 25% dos casos. A eletromiografia pode mostrar um quadro misto de anormalidades miopáticas e neurogênicas. A doença está associada a anticorpos anti-5'-nucleotidase 1A citoplasmática (cN1A). A probabilidade de a MCI responder ao tratamento é menor.

5. **Miopatia necrosante imunomediada** – Caracterizada pela presença de necrose muscular. Autoanticorpos auxiliam no diagnóstico; os anticorpos anti-SRP estão associados a fraqueza muscular grave, dor e envolvimento cardíaco. Os anticorpos anti-HMGCR, geralmente, mas nem sempre, ocorrem no contexto do uso de estatinas e estão associados a fraqueza muscular proximal profunda e elevações acentuadas na creatina quinase. Muitos pacientes apresentam uma evolução grave e implacável da doença, com fraqueza persistente, ao contrário de outras miopatias induzidas por estatinas.

B. Achados laboratoriais

A mensuração dos níveis séricos de enzimas musculares, especialmente creatina quinase e aldolase, é útil no diagnóstico e na avaliação da atividade da doença. A miosite inflamatória pode ser erroneamente diagnosticada como hepatite em razão das elevações nos níveis séricos de ALT (alanina aminotransferase) e AST (aspartato aminotransferase) derivados de músculos. A anemia é incomum. A VHS e a PCR são frequentemente normais e não são indicadores confiáveis da atividade da doença. O fator reumatoide é encontrado em uma minoria de pacientes. Anticorpos antinucleares podem estar presentes, especialmente quando há doença associada do tecido conjuntivo. Vários autoanticorpos são observados exclusivamente em pacientes com miosite e estão associados a características clínicas distintas (Tab. 22.9). As radiografias de tórax geralmente são normais, a menos que haja doença pulmonar intersticial associada. Anormalidades eletromiográficas podem apontar para uma causa miopática, e não neurogênica, de fraqueza. A ressonância magnética pode detectar envolvimento muscular precoce e irregular, pode orientar biópsias e muitas vezes é mais útil que a eletromiografia. A busca por uma malignidade oculta deve começar com uma anamnese e exame físico, hemograma completo, painel bioquímico abrangente, urinálise e testes de rastreamento de câncer apropriados à idade e ao risco. Dada a associação especialmente forte entre o carcinoma ovariano e a dermatomiosite, a ultrassonografia transvaginal, a tomografia computadorizada e os níveis de CA-125 podem ser úteis em mulheres. Não importa quão extenso seja o rastreamento inicial, algumas doenças malignas não se tornarão evidentes durante meses depois da manifestação inicial da miopatia.

TABELA 22.9 Anticorpos específicos na miosite

Anticorpo	Associação clínica
Anti-Jo-1, anti-PL-7, anti-PL-12, anti-EJ anti-OJ	Miosite com síndrome anti-sintetase; sem aumento do risco de malignidade
Anti-Mi-2	Dermatomiosite com mais erupções cutâneas do que miosite, bom prognóstico
Anti-MDA5 (anti-CADM 140)	Dermatomiosite com doença pulmonar rapidamente progressiva, úlceras cutâneas
Anti-TIF-1 (p155/140)	Dermatomiosite com manifestações cutâneas graves, associada ao câncer
Anti-NXP-2	Dermatomiosite com edema subcutâneo, calcinose, fraqueza muscular grave, associada ao câncer
Anti-SAE	Dermatomiosite com erupção cutânea e alta prevalência de disfagia, associada ao câncer
Anti-SRP	Miopatia necrosante aguda grave com maior envolvimento cardíaco
Anti-HMG CoA redutase	Miopatia necrosante relacionada com o uso de estatinas
PM-Scl, Ro, Ku, U 1-3 RNP	Síndromes de sobreposição de polimiosite/dermatomiosite
Anti-cN1A	Miosite de corpos de inclusão

MDA5: proteína 5 associada à diferenciação de melanócitos; SRP: partícula de reconhecimento de sinal

Fonte: Imboden JB, Hellmann DB, Stone JH (editors). Current Diagnosis & Treatment Rheumatology. 3.ed. New York: McGraw-Hill; 2013.

C. Biópsia de músculo

Frequentemente é necessária biópsia do músculo clinicamente envolvido se o paciente não apresenta erupções cutâneas características da dermatomiosite ou anticorpos específicos da miosite. Na dermatomiosite, o infiltrado celular é principalmente perifascicular e perivascular, enquanto na polimiosite o infiltrado inflamatório envolve o próprio fascículo. A expressão de HLA-DR da miofibra pode ser diagnóstica de miopatia anti-sintetase. A necrose com uma escassez de células inflamatórias sugere uma miopatia necrosante imunomediada. A biópsia muscular na MCI mostra vacúolos intracelulares característicos com bordas à microscopia ótica e inclusões tubulares ou filamentosas no núcleo ou no citoplasma à microscopia eletrônica. Biópsias falso-negativas às vezes ocorrem nessas doenças em razão da distribuição às vezes irregular das anormalidades patológicas.

Diagnóstico diferencial

A inflamação muscular pode ocorrer como um componente do LES, esclerose sistêmica, síndrome de Sjögren e síndromes de sobreposição. Nesses casos, os achados associados em geral possibilitam o diagnóstico preciso da doença primária.

O hipotireoidismo é uma causa comum de fraqueza muscular proximal associada a elevações dos níveis séricos de creatina quinase. O hipertireoidismo e a doença de Cushing podem estar associados à fraqueza muscular proximal com níveis normais de creatina quinase. Os pacientes com polimialgia reumática têm mais de 50 anos e – em contraste com os pacientes com polimiosite – apresentam dor, mas nenhuma fraqueza objetiva; os níveis de creatina quinase estão normais. Doenças do sistema nervoso periférico e do SNC (p. ex., polineuropatia inflamatória crônica, esclerose múltipla, miastenia gravis, doença de Lambert-Eaton e esclerose lateral amiotrófica) podem produzir fraqueza, mas são diferenciados por sintomas e sinais neurológicos característicos e, frequentemente, por anormalidades eletromiográficas distintas. Diversas vasculites sistêmicas (poliarterite nodosa, poliangiite microscópica, granulomatose eosinofílica com poliangiite, granulomatose com poliangiite e crioglobulinemia mista) podem produzir fraqueza profunda por meio de neuropatia vasculítica. Contudo, a fraqueza muscular associada a essas doenças é tipicamente distal e assimétrica, pelo menos nas fases iniciais.

A distrofia muscular que envolve as cinturas pode se manifestar no início da idade adulta com um quadro clínico que mimetiza uma polimiosite: fraqueza muscular proximal, elevações nos níveis séricos de creatina quinase e células inflamatórias na biópsia muscular. A ausência de resposta ao tratamento para polimiosite ou a presença de características clínicas atípicas, como alamento das escápulas ou fraqueza dos flexores plantares de tornozelo, devem levar a testes genéticos para distrofia muscular de cinturas.

Muitos medicamentos, incluindo corticosteroides, bebidas alcoólicas, clofibrato, penicilamina, triptofano e hidroxicloroquina, podem produzir fraqueza muscular proximal. O uso prolongado de colchicina, em doses tão baixas quanto 0,6 mg/dia, em pacientes com doença renal crônica moderada, pode produzir uma neuropatia-miopatia mista que mimetiza uma polimiosite. A fraqueza e a elevação das enzimas musculares são revertidas com a interrupção do medicamento. A miopatia associada ao HIV pode causar fraqueza proximal, enzimas musculares elevadas e infiltrado muscular inflamatório; a terapia antirretroviral pode resultar em miopatia mitocondrial, que se manifesta com fraqueza, mialgias e fadiga.

As estatinas podem causar miopatia e rabdomiólise, além da miopatia anti-HMGCR descrita antes. Embora apenas cerca de 0,1% dos pacientes em uso isolado de estatinas desenvolvam miopatia, a administração concomitante de outros medicamentos (especialmente gemfibrozila, ciclosporina, niacina, antibióticos macrolídeos, antifúngicos azólicos e inibidores de protease) aumenta o risco.

O uso de inibidores do *checkpoint* imunológico para tratar o câncer pode causar sintomas reumáticos e musculoesqueléticos, incluindo mialgia e miosite.

Tratamento

A maioria dos pacientes responde aos corticosteroides. Inicialmente, muitas vezes é necessária prednisona, 40-60 mg ou mais VO diariamente. A dose é então ajustada para baixo enquanto se monitora a força muscular e os níveis séricos de enzimas musculares. Muitas vezes, é necessário o uso prolongado de corticosteroides e a doença pode recorrer quando eles são retirados. Pacientes com neoplasia associada apresentam prognóstico ruim, embora a remissão possa ocorrer depois do tratamento do tumor; os corticosteroides podem ou não ser eficazes nesses pacientes. Frequentemente iniciam-se fármacos imunossupressores, como o metotrexato (15-25 mg VO semanalmente), a azatioprina (1,5 mg/kg VO 1x/dia) ou o micofenolato de mofetila (1-1,5 g VO 2x/dia), para reduzir a exposição cumulativa aos corticosteroides. A imunoglobulina IV é eficaz na dermatomiosite e na miopatia anti-HMGCR. O rituximabe é eficaz em alguns pacientes com miosite inflamatória que não respondem à prednisona. Como a erupção cutânea da dermatomiosite costuma ser fotossensível, os pacientes devem limitar a exposição ao sol. A hidroxicloroquina (200-400 mg/dia VO, não excedendo 5 mg/kg) pode ajudar a melhorar a doença de pele. A terapia imunossupressora tem eficácia limitada na miosite de corpos de inclusão.

Quando encaminhar

- Todos os pacientes com miosite devem ser encaminhados a um reumatologista ou neurologista.
- A doença pulmonar grave pode exigir consulta a um pneumologista.

Quando hospitalizar

- Sinais de rabdomiólise.
- Disfagia de início recente.
- Insuficiência respiratória com hipóxia ou retenção de dióxido de carbono.

Aggarwal R et al; ProDERM Trial Group. Trial of intravenous immune globulin in dermatomyositis. N Engl J Med. 2022;387:1264. [PMID: 36198179]

Allenbach Y et al. Immune-mediated necrotizing myopathy: clinical features and pathogenesis. Nat Rev Rheumatol. 2020;16:689. [PMID: 33093664]

Lundberg IE et al. Idiopathic inflammatory myopathies. Nat Rev Dis Primers. 2021;7:86. [PMID: 34857798]

Oldroyd AGS et al; International Myositis Assessment and Clinical Studies Group Cancer Screening Expert Group; Aggarwal R. International Guideline for Idiopathic Inflammatory Myopathy Associated Cancer Screening: an International Myositis Assessment and Clinical Studies Group (IMACS) initiative. Nat Rev Rheumatol. 2023;19:805. [PMID: 37945774]

Doença mista do tecido conjuntivo, síndromes de sobreposição e síndromes indiferenciadas

Atenção especial foi dada a um grupo de pacientes com anticorpos antinucleares positivos que apresentavam altos títulos de autoanticorpos RNP e características sobrepostas de LES, esclerose sistêmica, AR e miosite inflamatória. Mãos inchadas ou tumefadas são características iniciais comuns dessa doença, conhecida como doença mista do tecido conjuntivo. FRy, artralgias e mialgias são comuns. Ao contrário dos pacientes com LES, a doença renal ou do SNC é incomum. Uma das principais razões para identificar esse subconjunto de pacientes é que a hipertensão pulmonar e a doença pulmonar intersticial são as principais causas de mortalidade, sendo necessário o rastreamento regular dessas manifestações.

Alguns pacientes apresentam características de mais de uma doença do tecido conjuntivo (p. ex., AR e LES, LES e esclerose sistêmica) sem títulos elevados de anticorpos anti-RNP. Isso é chamado de "síndrome de sobreposição". Outras apresentam apenas poucas características de autoimunidade e ainda não podem ser classificadas ("doença indiferenciada do tecido conjuntivo"). Os tratamentos são orientados mais pela distribuição e gravidade do envolvimento dos sistemas de órgãos do que por tratamentos específicos para essas síndromes de sobreposição.

Fairley JL et al; Australian Scleroderma Interest Group. Clinical features of systemic sclerosis-mixed connective tissue disease and systemic sclerosis overlap syndromes. Arthritis Care Res (Hoboken). 2021;73:732. [PMID: 32058672]

Sciascia S et al. Differentiating between UCTD and early-stage SLE: from definitions to clinical approach. Nat Rev Rheumatol. 2022;18:9. [PMID: 34764455]

Síndrome de Sjögren

FUNDAMENTOS DO DIAGNÓSTICO

- As mulheres (idade média de 50 anos) representam 90% dos pacientes.
- Xeroftalmia e xerostomia (componentes sicca) são as características mais comuns; elas ocorrem isoladamente ou em combinação à AR ou outras doenças do tecido conjuntivo.
- Fator reumatoide e anticorpos antinucleares são comuns.
- Incidência aumentada de linfoma.

Considerações gerais

A síndrome de Sjögren é uma doença autoimune sistêmica cujas manifestações clínicas geralmente são dominadas por xeroftalmia e xerostomia decorrentes de disfunção imunomediada das glândulas lacrimais e salivares. A doença é observada predominantemente em mulheres, em uma proporção de 9:1; a maioria dos casos se desenvolve entre 40-60 anos. A síndrome de Sjögren pode ocorrer isoladamente (síndrome de Sjögren "primária") ou em associação a outra doença reumática, mais frequentemente AR, mas também LES, colangite biliar primária, esclerose sistêmica, polimiosite, tireoidite de Hashimoto, poliarterite e fibrose pulmonar intersticial.

Achados clínicos
A. Sintomas e sinais

A ceratoconjuntivite seca é resultado da produção inadequada de lágrimas causada pela infiltração de linfócitos e plasmócitos nas glândulas lacrimais. Na maioria dos pacientes, os sintomas de xerostomia (boca seca) dominam os de xeroftalmia. Os pacientes frequentemente queixam-se de sensação de "boca cheia de algodão" e dificuldade em engolir alimentos, especialmente os secos (como bolachas), a menos que sejam regados com líquidos. A secura oral persistente faz com que a maioria dos pacientes carregue garrafas de água ou outros dispensadores de líquidos, dos quais bebem constantemente. Alguns pacientes apresentam xerostomia tão grave que têm dificuldade para falar. A xerostomia persistente resulta em cárie dentária galopante; cárie na linha da gengiva sugere fortemente síndrome de Sjögren. Os sintomas oculares comumente são leves. Ardor, prurido e sensação de corpo estranho ou grão de areia no olho são comuns. Em alguns pacientes, a manifestação inicial pode ser a incapacidade de tolerar o uso de lentes de contato. Outros com xeroftalmia mais grave notam secreções viscosas nos olhos, especialmente pela manhã. Alguns pacientes ficam mais preocupados com a perda do paladar e do olfato. O aumento da parótida, que pode ser crônico ou intermitente, ocorre em um terço dos pacientes. A secura pode envolver o nariz, a garganta, a laringe, os brônquios, a vagina e a pele.

As manifestações sistêmicas incluem disfagia, vasculite de pequenos vasos, pleurite, doença obstrutiva das vias respiratórias e doença pulmonar intersticial (na ausência de tabagismo), disfunção neuropsiquiátrica (mais comumente neuropatias periféricas) e pancreatite; elas podem estar relacionadas com as doenças associadas mencionadas antes. Acidose tubular renal (tipo I, distal) ocorre em 20% dos pacientes. Pode-se observar nefrite intersticial crônica, que pode causar comprometimento da função renal.

B. Achados laboratoriais

Os achados laboratoriais incluem anemia leve, leucopenia e eosinofilia. Hipergamaglobulinemia policlonal, positividade para fator reumatoide (70%) e anticorpos antinucleares (95%) são comuns. Anticorpos anti-SS-A e SS-B frequentemente estão presentes na síndrome de Sjögren primária e tendem a se correlacionar com a presença de manifestações extraglandulares (Tab. 22.6). As crioglobulinas estão associadas a um risco aumentado de linfoma subsequente.

Testes de diagnóstico ocular úteis incluem o teste de Schirmer, que mede a quantidade de lágrimas secretadas. A biópsia labial, procedimento simples, revela focos linfoides característicos nas glândulas salivares acessórias. A biópsia da glândula parótida deve ser reservada a pacientes com manifestações atípicas, como aumento unilateral da glândula, que sugere processo neoplásico.

Diagnóstico diferencial

Queixas isoladas de xerostomia são mais comumente causadas por efeitos colaterais de medicamentos. A hepatite C crônica pode causar sintomas de secura e positividade para fator reumatoide; biópsias de glândulas salivares menores revelam infiltrados linfocíticos, mas não na extensão da síndrome de Sjögren, e os testes para antiSS-A e anti-SS-B são negativos. A infiltração difusa de linfócitos T CD8 que produzem aumento da glândula parótida pode se desenvolver em indivíduos infectados pelo HIV. O envolvimento das glândulas lacrimais ou salivares, ou ambas, na sarcoidose pode mimetizar a síndrome de Sjögren; biópsias revelam granulomas não caseosos. Doenças sistêmicas relacionadas com a IgG4 podem causar aumento das glândulas lacrimais e salivares.

Tratamento e prognóstico

O tratamento dos sintomas de secura é sintomático e de suporte. Lágrimas artificiais aplicadas com frequência aliviarão os sintomas oculares e evitarão maior ressecamento. Ciclosporina ocular tópica a 0,05% ou lifitegrast a 5% também melhoram os sintomas oculares. A boca deve ser mantida bem lubrificada. Beber água com frequência ou usar chicletes e balas duras sem açúcar geralmente aliviam os sintomas de boca seca. A pilocarpina (5 mg VO 4x/dia) e o derivado da acetilcolina cevimelina (30 mg VO 3x/dia) podem melhorar os sintomas da xerostomia. Fármacos atropínicos (anticolinérgicos) e descongestionantes diminuem as secreções salivares e devem ser evitados. Um programa de higiene oral, incluindo tratamento com flúor, é essencial para preservar a dentição. Na presença de doença reumática associada, seu tratamento sistêmico não é alterado pela presença de síndrome de Sjögren. Doenças extraglandulares, incluindo artrite, vasculite ou manifestações pulmonares, são tratadas com fármacos imunossupressores semelhantes aos usados no LES ou na AR.

Embora a síndrome de Sjögren possa comprometer significativamente a qualidade de vida dos pacientes, a doença geralmente está associada a uma expectativa de vida normal. Os maus prognósticos são influenciados principalmente pela presença de características sistêmicas associadas a doenças subjacentes, pelo desenvolvimento em alguns pacientes de vasculite linfocítica, pela ocorrência de uma neuropatia periférica dolorosa e pela presença de um linfoma como complicação (em uma minoria de pacientes). As manifestações inflamatórias sistêmicas graves são tratadas com prednisona ou fármacos imunossupressores diversos. Os pacientes em maior risco de desenvolver linfoma são aqueles com disfunção exócrina grave, aumento acentuado da glândula parótida, esplenomegalia, vasculite, neuropatia periférica, anemia e crioglobulinemia monoclonal mista (3-10% da população total de pacientes com Sjögren).

Quando encaminhar

- Presença de sintomas ou sinais sistêmicos.
- Xeroftalmia que não responde a lágrimas artificiais.

Quando hospitalizar

Presença de sinais sistêmicos graves, como vasculite que não responde ao tratamento ambulatorial.

Beydon M et al. Epidemiology of Sjögren syndrome. Nat Rev Rheumatol. 2024;20:158. [PMID: 38110617]

Ramos-Casals M et al. EULAR recommendations for the management of Sjögren's syndrome with topical and systemic therapies. Ann Rheum Dis. 2020;79:3. [PMID: 31672775]

Zhan Q et al. Pathogenesis and treatment of Sjogren's syndrome: review and update. Front Immunol. 2023;14:1127417. [PMID: 36817420]

Doença relacionada com a IgG4

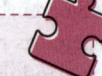

> **FUNDAMENTOS DO DIAGNÓSTICO**
>
> - Afeta principalmente homens com mais de 50 anos.
> - Infiltrados linfoplasmocitários que causam tumores ou fibrose em qualquer órgão ou tecido.
> - Início subagudo; sintomas constitucionais raros.
> - Histopatologia diagnóstica.

Considerações gerais

A doença relacionada com a IgG4 é um distúrbio sistêmico de causa desconhecida, marcado por fibroinflamação altamente característica que contém células plasmáticas IgG4 e pode infiltrar praticamente qualquer órgão. O distúrbio afeta principalmente homens (75% dos pacientes) com idade superior a 50 anos.

Achados clínicos

A. Sintomas e sinais

A doença relacionada com a IgG4 pode afetar qualquer órgão do corpo, podendo ser localizada ou generalizada. Demonstra a mesma histopatologia distinta em todos os locais de envolvimento, produz manifestações multiformes dependendo da localização e extensão do envolvimento. Causa uma doença que varia em gravidade, de assintomática a potencialmente fatal ou que ameaça órgãos. A infiltração inflamatória na doença relacionada com a IgG4 frequentemente produz massas tumefativas que podem ser encontradas durante o exame físico ou nos exames de imagem. Algumas das manifestações comuns incluem aumento das glândulas salivares ou submandibulares, linfadenopatia, proptose por infiltração periorbital, fibrose retroperitoneal, fibrose mediastinal, aneurisma inflamatório da aorta e massa pancreática com pancreatite autoimune. A doença relacionada com a IgG4 também pode afetar a tireoide (previamente chamada de tireoidite de Riedel), rins, meninges,

hipófise, seios da face, pulmão, próstata, mama e ossos. A maioria dos pacientes sintomáticos com a doença relacionada com a IgG4 tem uma forma subaguda da doença; febre e sintomas constitucionais em geral estão ausentes.

B. Achados laboratoriais

Os níveis séricos de IgG4 geralmente são elevados, mas não invariavelmente, de modo que esse achado não pode ser usado como o único critério diagnóstico. As lesões infiltrativas na doença relacionada com a IgG4 geralmente produzem tumores ou alterações fibróticas que são evidentes na tomografia computadorizada ou na ressonância magnética. No entanto, a base do diagnóstico é a histopatologia. Os principais achados patológicos são um denso infiltrado linfoplasmocitário rico em células plasmáticas portadoras de IgG4, fibrose estoriforme (emaranhada e irregularmente espiralada) e flebite obliterante.

Diagnóstico diferencial

A doença relacionada com a IgG4 pode mimetizar muitos distúrbios, incluindo sarcoidose, síndrome de Sjögren (aumento da glândula lacrimal), câncer pancreático (massa pancreática), infecções crônicas (p. ex., HIV, hepatite C) e granulomatose com poliangiite (proptose). O linfoma pode mimetizar algumas das características histopatológicas da doença relacionada com a IgG4.

Tratamento e prognóstico

Pacientes assintomáticos e sem doença que ameace os órgãos podem ser apenas monitorados com atenção. Pode ocorrer resolução espontânea. A terapia inicial geralmente inclui prednisona oral 0,6 mg/kg/dia, que é gradualmente reduzida ao longo de semanas ou meses, dependendo da resposta. Dado que a monoterapia com corticosteroides pode não ser capaz de controlar a doença e causar toxicidade significativa em longo prazo, frequentemente utiliza-se rituximabe. A azatioprina e o micofenolato são terapias alternativas. O grau de fibrose nos órgãos afetados determina a capacidade de resposta do paciente ao tratamento.

Quando encaminhar

- Presença de sintomas ou sinais sistêmicos.
- Sintomas ou sinais que não respondem à prednisona.

Quando hospitalizar

Presença de sinais sistêmicos graves que não respondem ao tratamento ambulatorial.

Orozco-Gálvez O et al. Development of an algorithm for IgG4- related disease management. Autoimmun Rev. 2023;22:103273. [PMID: 36682575]

Wallace ZS et al. The 2019 American College of Rheumatology/ European League Against Rheumatism classification criteria for IgG4-related disease. Arthritis Rheumatol. 2020;72:7. [PMID: 31793250]

SÍNDROMES DE VASCULITE

A vasculite é um grupo heterogêneo de doenças caracterizadas por inflamação nas paredes dos vasos sanguíneos afetados. Os principais tipos de vasculite sistêmica primária estão listados na Tabela 22.10. A primeira consideração ao classificar os casos de vasculite é o calibre dos principais vasos envolvidos: grande, médio ou pequeno. A presença dos sinais e sintomas clínicos mostrados na Tabela 22.11 ajuda a distinguir entre esses três grupos. Depois de determinar o tamanho dos principais vasos envolvidos, outras questões que contribuem para a classificação incluem:

- O processo envolve artérias, veias ou ambos?
- Quais são as características demográficas do paciente (idade, sexo, etnia, tabagismo)?
- Quais órgãos estão envolvidos?
- Há hipocomplementemia ou outra evidência de deposição de imunocomplexos?
- Há presença de inflamação granulomatosa na biópsia tecidual?
- Há presença de Anca?

Além dos distúrbios considerados vasculites primárias, existem também múltiplas formas de vasculite que estão associadas a outras condições subjacentes conhecidas. Essas formas "secundárias" de vasculite ocorrem no contexto de infecções crônicas (p. ex., hepatite B ou C, endocardite bacteriana subaguda), doenças do tecido conjuntivo, DII, doenças malignas e reações a medicamentos. Apenas as principais formas primárias de vasculite são discutidas neste capítulo.

TABELA 22.10 Esquema de classificação das vasculites primárias de acordo com o calibre dos vasos sanguíneos predominantemente envolvidos

Vasculites predominantemente de grandes vasos
Arterite de Takayasu
Arterite de células gigantes (arterite temporal)
Doença de Behçet[1]

Vasculites predominantemente de vasos médios
Poliarterite nodosa
Tromboangiite obliterante
Angiite primária do sistema nervoso central

Vasculites predominantemente de pequenos vasos
Angiite leucocitoclástica cutânea ("vasculite de hipersensibilidade")
Mediado por imunocomplexos
• Vasculite por IgA (púrpura de Henoch-Schönlein)
• Vasculite urticariforme hipocomplementêmica (vasculite anti-C1q)
• Crioglobulinemia essencial[2]
Vasculite "associada a Anca"[3]
• Granulomatose com poliangiite[2]
• Poliangeíte microscópica[2]
• Granulomatose eosinofílica com poliangiite[2]

[1] Pode envolver vasos sanguíneos de pequeno, médio e grande calibre.
[2] Sobreposição frequente de envolvimento de vasos sanguíneos de pequeno e médio calibre.
[3] Nem todos os tipos desses distúrbios estão sempre associados a Anca.
Anca: anticorpos anticitoplasma de neutrófilos.

TABELA 22.11 Manifestações clínicas típicas das vasculites de vasos de grande, médio e pequeno calibre

Grande calibre	Médio calibre	Pequeno calibre
Febre, perda de peso, mal-estar, artralgias/artrite	Febre, perda de peso, mal-estar, artralgias/artrite	Febre, perda de peso, mal-estar, artralgias/artrite
Claudicação de membros	Nódulos cutâneos	Púrpura
Pressão arterial assimétrica	Úlceras	Lesões vesiculobolhosas
Ausência de pulsos	Livedo reticular	Urticária
Sopros	Gangrena digital	Glomerulonefrite, hematúria
Dilatação aórtica	Mononeurite múltipla	Hemorragia alveolar
	Microaneurismas	Granulomas necrosantes extravasculares cutâneos
		Hemorragia em estilhaços
		Uveíte
		Episclerite
		Esclerite

Jennette JC et al. 2012 revised International Chapel Hill Consensus Conference nomenclature of vasculitides. Arthritis Rheum. 2013;65:1. [PMID: 23045170]

Polimialgia reumática e arterite de células gigantes

FUNDAMENTOS DO DIAGNÓSTICO

- As mulheres (idade média de 50 anos) representam 90% dos pacientes.
- Xeroftalmia e xerostomia (componentes sicca) são as características mais comuns; elas ocorrem isoladamente ou em combinação à AR ou outras doenças do tecido conjuntivo.
- Fator reumatoide e anticorpos antinucleares são comuns.
- Incidência aumentada de linfoma.

Considerações gerais

A polimialgia reumática e a arterite de células gigantes provavelmente representam um espectro de uma doença única. Ambas afetam a mesma população (pacientes com mais de 50 anos), e a incidência da doença aumenta a cada década de vida. Ambas mostram preferência pelos mesmos haplótipos HLA e apresentam padrões semelhantes de citocinas no sangue e nas artérias. A arterite de células gigantes é uma panarterite sistêmica que afeta vasos de médio e grande calibre. A arterite de células gigantes era previamente chamada de arterite temporal, porque a artéria temporal é frequentemente envolvida, assim como outros ramos extracranianos da artéria carótida. Contudo, a aorta e seus principais ramos também podem estar envolvidos nessa doença. A polimialgia reumática e a arterite de células gigantes frequentemente coexistem. A polimialgia reumática por si só não é uma vasculite sistêmica, não causa cegueira e responde à prednisona em baixas doses (10-20 mg/dia VO); a arterite de células gigantes pode causar cegueira, aortite e complicações em grandes artérias que requerem altas doses (40-60 mg/dia) de prednisona.

Achados clínicos

A. Polimialgia reumática

A polimialgia reumática é um diagnóstico clínico baseado em dor e rigidez nas áreas do ombro e da cintura pélvica, frequentemente associada a febre, mal-estar e perda de peso. Em aproximadamente dois terços dos casos, a polimialgia ocorre na ausência de arterite de células gigantes. Em razão da profunda rigidez e dor nos ombros, quadris e região lombar, os pacientes têm dificuldade em pentear o cabelo, vestir um casaco ou levantar-se de uma cadeira. Em contraste com a polimiosite e a poliarterite nodosa, a polimialgia reumática não causa fraqueza muscular, seja por inflamação muscular primária ou secundária a infarto nervoso.

B. Arterite de células gigantes

Os critérios de classificação norte-americanos e europeus de 2022 para arterite de células gigantes destacam os múltiplos domínios importantes para se fazer o diagnóstico dessa doença: clínico, laboratorial, patológico (biópsia da artéria temporal) e de imagem. Os exames de imagem incluem imagens de grandes vasos com ultrassonografia, tomografia computadorizada, ressonância magnética ou PET e imagens da artéria temporal via ultrassonografia.

A idade média de início da arterite de células gigantes é de 79 anos. Os sintomas cranianos clássicos são cefaleia, dor à palpação do couro cabeludo, sintomas visuais (particularmente amaurose fugaz ou diplopia) e claudicação mandibular. Desses sintomas, a claudicação mandibular tem o maior valor preditivo positivo. A artéria temporal pode estar normal ao exame físico, mas pode estar nodular, aumentada, sensível ou sem pulso. A cegueira, em geral, resulta de neuropatia óptica isquêmica anterior, causada pela arterite oclusiva do ramo ciliar posterior da artéria oftálmica; pode não haver achados fundoscópicos nas primeiras 24-48 horas depois do início da cegueira. Cerca de 50% dos pacientes com arterite de células gigantes apresentam polimialgia reumática.

Assimetria de pulsos nos braços, sopro de regurgitação aórtica ou sopros próximos à clavícula resultantes de estenoses da artéria subclávia identificam pacientes nos quais a arterite de células gigantes afetou a aorta ou seus principais ramos. O envolvimento clinicamente evidente de grandes vasos – caracterizado principalmente por aneurisma da aorta torácica ou estenose das artérias subclávia, vertebral, carótida e basilar – ocorre em aproximadamente 25% dos pacientes com arterite de células gigantes, às vezes anos depois do diagnóstico. A doença subclínica das grandes artérias é a regra: os exames PET revelam inflamação na aorta e nos seus ramos principais em quase 85% dos pacientes não tratados. Quarenta por cento dos pacientes com arterite de células gigantes apresentam sintomas não clássicos nas manifestações iniciais, incluindo envolvimento de grandes artérias que causa principalmente regurgitação aórtica ou claudicação do braço, problemas do trato respiratório (mais frequentemente tosse seca), mononeurite múltipla (mais frequentemente com paralisia dolorosa de um ombro) ou febre de origem desconhecida. A arterite de células gigantes é responsável por 15% de todos os casos de febre de origem desconhecida em pacientes com mais de 65 anos. Em alguns casos, em vez de apresentarem o conhecido sintoma de claudicação mandibular, os pacientes queixam-se de dores vagas que afetam outros locais, incluindo a língua, o nariz ou as orelhas. Na verdade, dor inexplicável na cabeça ou no pescoço em um paciente idoso pode sinalizar a presença de arterite de células gigantes.

C. Achados laboratoriais

1. Polimialgia reumática – Os reagentes de fase aguda (geralmente VHS superior a 30 mm/hora e PCR superior a 0,5 mg/dL) estão universalmente presentes.

2. Arterite de células gigantes – Quase 90% dos pacientes com arterite de células gigantes apresentam VHS superior a 50 mm/hora; esse valor costuma ser superior a 100 mm/hora, mas há casos em que os valores são menores ou mesmo normais. Em uma série de casos, 5% dos pacientes com arterite de células gigantes comprovada por biópsia apresentaram VHS abaixo de 40 mm/hora. Embora a PCR seja um pouco mais sensível, também foram descritos pacientes com arterite de células gigantes comprovada por biópsia com PCR normal. A maioria dos pacientes também apresenta anemia normocrômica e normocítica leve e trombocitose. A fosfatase alcalina (fonte hepática) está elevada em 20% dos pacientes com arterite de células gigantes.

Diagnóstico diferencial

O diagnóstico diferencial de mal-estar, anemia e elevações marcantes nos reagentes de fase aguda inclui doenças reumáticas (como AR ou outras vasculites sistêmicas), malignidades ocultas e infecções crônicas (como endocardite bacteriana subaguda e osteomielite).

Tratamento

A. Polimialgia reumática

Pacientes com polimialgia reumática isolada (ou seja, aqueles que não apresentam sintomas de arterite de células gigantes, como cefaleia, claudicação mandibular, dor à palpação no couro cabeludo ou sintomas visuais) são tratados com prednisona, 10-20 mg/dia VO. Se o paciente não apresentar uma melhora pronunciada em 72 horas, o diagnóstico deverá ser reavaliado. Em geral, depois de 2-4 semanas de tratamento, pode-se tentar a redução lenta da prednisona. A maioria dos pacientes necessita de alguma dose desse medicamento por no mínimo um ano; seis meses é muito pouco na maioria dos casos. As crises da doença são comuns (50% ou mais) conforme a prednisona é gradualmente reduzida, o que pode exigir que a dose seja novamente aumentada. A redução gradual do fármaco deve se basear nos sintomas e não apenas nos valores laboratoriais, porque a VHS pode flutuar e não é específica da atividade da doença na polimialgia reumática. O sarilumabe, um anticorpo humano antiIL-6Rα, foi aprovado pela FDA para o tratamento de polimialgia reumática refratária e para pacientes que falham na redução gradual dos corticosteroides.

B. Arterite de células gigantes

A urgência do diagnóstico e tratamento precoce da arterite de células gigantes está relacionada com a prevenção da cegueira. Depois que a cegueira se desenvolve, geralmente é permanente. Portanto, quando um paciente apresenta sintomas e achados sugestivos de envolvimento craniano por arterite de células gigantes, a terapia com prednisona (1 mg/kg/dia ou no máximo 80 mg/dia VO) deve ser iniciada e uma biópsia da artéria temporal ou ultrassonografia da artéria temporal deve ser realizada imediatamente em seguida. Nos pacientes que procuram atendimento médico por perda visual, deve-se iniciar um pulso intravenoso de metilprednisolona (p. ex., 1 g/dia durante 3 dias); infelizmente, poucos deles recuperam a visão, independentemente do tratamento inicial. Embora seja prudente realizar uma biópsia da artéria temporal o mais rápido possível depois da instituição do tratamento, os achados diagnósticos de arterite de células gigantes ainda podem estar presentes 2 semanas (ou mais) depois do início dos corticosteroides. Uma amostra de biópsia adequada é essencial (pelo menos 2 cm de comprimento), pois a doença pode ser segmentar. As diretrizes de 2021 recomendam a realização de uma biópsia unilateral (positiva em aproximadamente 80-85% dos pacientes), uma vez que as biópsias bilaterais aprimoram os achados em menos de 15% dos casos. A presença de um "sinal do halo" na ultrassonografia da artéria temporal pode evitar a necessidade de biópsia na região, embora continue sendo o padrão-ouro para o diagnóstico. A biópsia da artéria temporal é anormal em apenas 50% dos pacientes com arterite de células gigantes de artérias de grande porte (p. ex., aortite). Nesses pacientes, a angiografia por ressonância magnética ou a angiotomografia estabelecerão o diagnóstico ao evidenciar longos trechos de estreitamento, espessamento ou dilatação aneurismática da aorta e das artérias subclávia e axilar, ou ambas. Os aneurismas da aorta torácica ocorrem em frequência 17 vezes maior em pacientes com arterite de células gigantes do que em indivíduos normais, e podem causar insuficiência, dissecção ou ruptura aórtica. Os aneurismas podem se desenvolver a qualquer momento, mas geralmente ocorrem sete anos depois do diagnóstico de arterite de células gigantes; portanto, recomenda-se a triagem de rotina a procura dessa complicação na arterite de células gigantes craniana e de grandes vasos.

A prednisona deve ser continuada em altas doses por via oral por cerca de um mês antes de iniciar sua redução gradual. Ao diminuir e ajustar a dosagem de prednisona, a VHS (ou PCR) é um guia útil, mas não absoluto, para a atividade da doença. Um erro comum é tratar a VHS e não o paciente. A VHS em geral sobe ligeiramente à medida que a prednisona é gradualmente reduzida, mesmo quando a doença permanece quiescente. Como os pacientes idosos geralmente apresentam VHS basais acima da faixa normal, elevações leves não devem

ser causa de renovação do tratamento com prednisona em pacientes assintomáticos. O tocilizumabe, um inibidor do receptor de IL-6, foi aprovado pela FDA para a arterite de células gigantes e pode reduzir o uso prolongado de prednisona e diminuir o risco de agravamento da doença. As diretrizes de tratamento da arterite de células gigantes são iniciar tocilizumabe, 162 mg SC semanalmente ou 6 mg/kg mensalmente, com glicocorticoides para todos os pacientes com arterite de células gigantes nova ou recidivante.

Maz M et al. 2021 American College of Rheumatology/Vasculitis Foundation guideline for the management of giant cell arteritis and Takayasu arteritis. Arthritis Rheumatol. 2021;73:1349. [PMID: 34235884]

Ponte C et al. 2022 American College of Rheumatology/EULAR classification criteria for giant cell arteritis. Arthritis Rheumatol. 2022;74:1881. [PMID: 36350123]

Spiera RF et al. Sarilumab for relapse of polymyalgia rheumatica during glucocorticoid taper. N Engl J Med. 2023;389:1263. [PMID: 37792612]

Tanaz AK et al. Treatment guidelines in vasculitis. Rheum Dis Clin North Am. 2022;48:705. [PMID: 35953232]

Arterite de Takayasu

A arterite de Takayasu é uma vasculite granulomatosa da aorta e seus principais ramos. Afeta principalmente mulheres e a idade de início é antes dos 60 anos. Pode se manifestar com sintomas constitucionais inespecíficos como mal-estar, febre e perda de peso, com ou sem manifestações de inflamação e danos vasculares: pulsos diminuídos, pressão arterial desigual nos braços, carotidinia (incômodo à palpação das artérias carótidas), sopros nas artérias carótidas e subclávias, retinopatia, claudicação de membros, hipertensão ou eventos isquêmicos graves. Não há anormalidades laboratoriais específicas ou autoanticorpos, embora os níveis de VHS e PCR estejam elevados na maioria dos casos. O diagnóstico é estabelecido por exames de imagem, geralmente ressonância magnética, que pode detectar espessamento inflamatório das paredes dos vasos afetados; ou angiotomografia, que pode fornecer imagens de estenoses, oclusões e dilatações características da arterite. Recomendam-se corticosteroides em altas doses (p. ex., prednisona oral, 1 mg/kg) para a arterite de Takayasu recentemente diagnosticada ou recidivante grave. Recomendam-se a adição de metotrexato, azatioprina, micofenolato de mofetila ou inibidores do TNF para doenças refratárias e como agentes poupadores de corticosteroides; os inibidores do TNF são a primeira linha de tratamento. Existem dados limitados para outras terapias biológicas, como a terapia anti-IL-6 (tocilizumabe) e o tofacitinibe. A arterite de Takayasu tem curso crônico recidivante e remitente que requer contínuo monitoramento e ajuste do tratamento.

Grayson PC et al. 2022 American College of Rheumatology/ EULAR classification criteria for Takayasu arteritis. Arthritis Rheumatol. 2022;74:1872. [PMID: 36349501]

Poliarterite nodosa

FUNDAMENTOS DO DIAGNÓSTICO

- Artérias de médio calibre são afetadas.
- Os achados clínicos dependem das artérias envolvidas; os pulmões são poupados.
- As características comuns incluem febre, dor abdominal, dor nas extremidades, livedo reticular e mononeurite múltipla.
- O envolvimento renal causa hipertensão mediada pela renina.
- Associada à hepatite B (10% dos casos).

Considerações gerais

A poliarterite nodosa é uma arterite necrosante de vasos de médio calibre que tem predileção pela pele, nervos periféricos, vasos mesentéricos (incluindo artérias renais), coração e encéfalo, mas poupa os pulmões. É uma doença rara, com prevalência de 30:1 milhão de pessoas. Aproximadamente 10% dos casos de poliarterite nodosa são causados pela hepatite B e a maioria ocorre dentro de seis meses dessa infecção. Identificaram-se mutações no gene da adenosina desaminase 2 na poliarterite familiar de início precoce.

Achados clínicos

A. Sintomas e sinais

O início clínico geralmente é insidioso, com febre, mal-estar, perda de peso e outros sintomas que se desenvolvem ao longo de semanas a meses. A dor nas extremidades costuma ser uma característica inicial proeminente, causada por artralgia, mialgia (que afeta principalmente as panturrilhas) ou neuropatia. A combinação de mononeurite múltipla (sendo o achado mais comum a queda do pé) e características de uma doença sistêmica é uma das primeiras pistas específicas para a presença de uma vasculite subjacente. A poliarterite nodosa está entre as formas de vasculite mais comumente associadas à neuropatia vasculítica.

Na poliarterite nodosa, os achados cutâneos típicos – livedo reticular (Fig. 22.8), nódulos subcutâneos e úlceras cutâneas – refletem o envolvimento de vasos sanguíneos mais profundos e de médio calibre. A gangrena digital é comum. A manifestação cutânea mais comum são ulcerações nos membros inferiores, geralmente ocorrendo perto dos maléolos. O envolvimento das artérias renais leva a uma hipertensão mediada pela renina (muito menos característica das vasculites que envolvem vasos sanguíneos menores). Por razões pouco claras, a poliarterite nodosa clássica raramente (ou nunca) envolve o pulmão, com exceção ocasional das artérias brônquicas.

A dor abdominal – particularmente a dor periumbilical difusa precipitada pela alimentação – é comum, mas muitas vezes difícil de atribuir à vasculite mesentérica nos estágios iniciais. Náuseas e vômitos são sintomas frequentes. O infarto compromete a função das principais vísceras e pode causar colecistite alitiásica ou apendicite. Alguns pacientes apresentam abruptamente um abdome agudo causado por uma vasculite

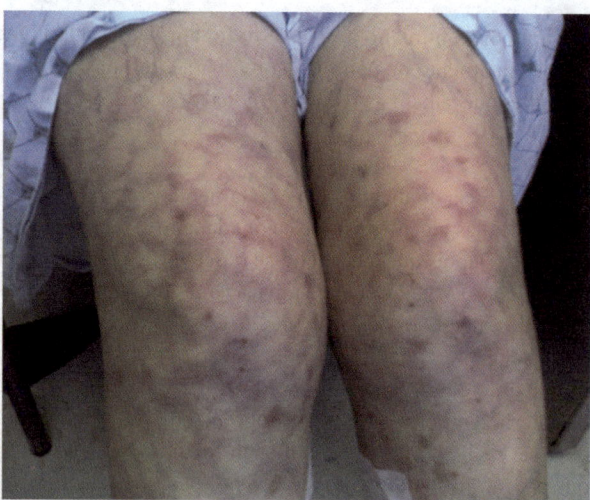

FIGURA 22.8 Livedo reticular como manifestação da síndrome do anticorpo antifosfolípide.
Fonte: Imboden JB et al. Current Diagnosis & Treatment: Rheumatology 3.ed. New York: McGraw-Hill; 2013.

mesentérica e perfuração intestinal ou hipotensão resultante da ruptura de um microaneurisma no fígado, no rim ou no intestino.

O envolvimento cardíaco subclínico é comum e pode ocorrer disfunção cardíaca evidente (p. ex., IAM secundário a vasculite coronária ou miocardite).

B. Achados laboratoriais

A maioria dos pacientes com poliarterite nodosa apresenta anemia e leucocitose. Com frequência (mas nem sempre), os reagentes de fase aguda estão surpreendentemente elevados. Não há autoanticorpo específico na poliarterite nodosa. Pacientes com poliarterite nodosa clássica são Anca-negativos, mas podem apresentar baixos títulos de fator reumatoide ou anticorpos antinucleares, ambos achados inespecíficos. Deve-se realizar testes para infecção ativa por hepatite B (HBsAg, HBeAg, carga viral da hepatite B). Pacientes com poliarterite nodosa de início na infância devem ser submetidos a avaliação genética a procura de mutações nos genes da adenosina desaminase 2.

C. Biópsia e angiografia

O diagnóstico de poliarterite nodosa requer confirmação por biópsia de tecido ou exame de imagem vascular. Biópsias de locais sintomáticos, como pele, nervos e músculos (ou ambos), são essenciais para o diagnóstico. Deve-se fazer uma biópsia profunda, e não uma biópsia por agulhamento, de úlceras ou nódulos de pele, a fim de garantir que um vaso de médio calibre seja incluído na amostra. As diretrizes atuais recomendam uma biópsia do nervo e do músculo (em vez de apenas o nervo) em pacientes com sintomas neuropáticos. Aqueles com suspeita de poliarterite nodosa – p. ex., com base em uma isquemia mesentérica ou hipertensão de início recente que ocorre no contexto de uma doença sistêmica – podem ser diagnosticados pelo achado angiográfico de dilatações aneurismáticas nas artérias renais, mesentéricas ou hepáticas.

Diagnóstico diferencial

Quando os achados de imagem sugerem poliarterite nodosa na ausência de outras características clínicas do distúrbio, deve-se considerar doenças vasculares genéticas do colágeno (como síndromes de Ehlers-Danlos e Loeys-Dietz), displasia fibromuscular e mediólise arterial segmentar.

Tratamento

Recomenda-se um pulso de metilprednisolona em altas doses (p. ex., 1 g IV diariamente durante 3 dias) como tratamento inicial para a poliarterite nodosa grave. A adição de ciclofosfamida reduz o risco de morte e morbidade em doenças graves. Usam-se metotrexato ou azatioprina a fim de manter as remissões induzidas pela ciclofosfamida. Em pacientes com poliarterite nodosa associada à hepatite B, o regime de tratamento preferido é um ciclo curto de prednisona acompanhado de terapia anti-HBV e plasmaférese (3x/semana por até seis semanas). Os inibidores do TNF são a terapia de primeira linha para a poliarterite associada à deficiência de adenosina desaminase 2.

Prognóstico

Sem tratamento, a taxa de sobrevida em cinco anos nessa doença é de cerca de 10%. Com tratamento apropriado, as remissões são frequentemente possíveis e a taxa de sobrevida em cinco anos melhora para 60-90%. Fatores de mau prognóstico incluem a doença renal crônica com creatinina sérica superior a 1,6 mg/dL (141 mcmol/L), proteinúria superior a 1 g/dia, isquemia GI, doença do SNC e envolvimento cardíaco. Na ausência de qualquer um desses cinco fatores, a sobrevida em cinco anos é de quase 90%, que cai para 75% na presença de um fator de mau prognóstico; e para cerca de 50% no caso de dois ou mais fatores. Morbidade e morte substanciais podem resultar de efeitos adversos da ciclofosfamida e dos corticosteroides (Tab. 28.17). Essas terapias requerem monitoramento cuidadoso e gerenciamento especializado. Em contraste com muitas outras formas de vasculite sistêmica, as recidivas da doença na poliarterite depois da indução bem-sucedida da remissão ocorrem em apenas cerca de 20% dos casos.

Chung SA et al. 2021 American College of Rheumatology/ Vasculitis Foundation Guideline for the management of polyarteritis nodosa. Arthritis Rheumatol. 2021;73:1384. [PMID: 34235883]

Granulomatose com poliangeíte

FUNDAMENTOS DO DIAGNÓSTICO

- Tríade clássica de doenças do trato respiratório superior e inferior e glomerulonefrite.
- Suspeite em caso de sintomas do trato respiratório superior (p. ex., congestão nasal, sinusite) refratários ao tratamento usual.
- A doença renal costuma ser de progressão rápida.
- Tromboembolismo venoso é comum.
- Anca (90% dos pacientes) geralmente direcionados contra a proteinase-3, mas que podem ser direcionados contra a mieloperoxidase.
- Em geral, é necessária biópsia tecidual para o diagnóstico.

Considerações gerais

A granulomatose com poliangiite (previamente chamada de granulomatose de Wegener), que tem uma incidência estimada de aproximadamente 12 casos por milhão de indivíduos por ano, é uma das três vasculites associadas a Anca. As outras "vasculites associadas a Anca" são a poliangiite microscópica e a granulomatose eosinofílica com poliangiite. A granulomatose com poliangiite é caracterizada por vasculite de pequenas artérias, arteríolas e capilares, lesões granulomatosas necrosantes dos tratos respiratórios superior e inferior, glomerulonefrite e outras manifestações vasculíticas em órgãos. Sem tratamento, a doença generalizada é invariavelmente fatal, com a maioria dos pacientes sobrevivendo menos de um ano depois do diagnóstico. Ocorre mais comumente entre os 40-50 anos e afeta homens e mulheres em igual frequência.

Achados clínicos
A. Sintomas e sinais

A doença geralmente se desenvolve ao longo de 4-12 meses. Os sintomas do trato respiratório superior se desenvolvem em 90% dos pacientes, e os do inferior em 60%; alguns pacientes podem apresentar sintomas dos tratos respiratórios superior e inferior. Os sintomas do trato respiratório superior incluem congestão nasal, sinusite, otite média, mastoidite, inflamação das gengivas ou estridor decorrente de estenose subglótica. Como muitos desses sintomas são comuns, frequentemente não se suspeita da doença subjacente até que o paciente desenvolva sintomas sistêmicos ou o problema original seja refratário ao tratamento. Os pulmões são inicialmente afetados em 40% e por fim em 80% dos casos, com sintomas que incluem tosse, dispneia e hemoptise. Outros sintomas iniciais podem incluir oligoartrite migratória com predileção por grandes articulações; uma variedade de sintomas relacionados a doenças oculares (proptose unilateral por pseudotumor orbital; olhos vermelhos por esclerite (Fig. 22.9), episclerite, uveíte anterior ou ceratite ulcerativa periférica); púrpura ou outras lesões cutâneas; e disestesia decorrente de neuropatia. O envolvimento renal, que se desenvolve em três quartos dos casos, pode ser subclínico até que a doença renal esteja avançada. Febre, mal-estar e perda de peso são comuns.

O exame físico pode ser singular, com presença de congestão, formação de crostas, ulceração, sangramento e até mesmo perfuração do septo nasal. A destruição da cartilagem nasal com deformidade em "nariz em sela" ocorre tardiamente. Otite média, proptose, esclerite, episclerite e conjuntivite são outros achados comuns. Em casos raros, a hipertensão recém-adquirida, uma característica frequente da poliarterite nodosa, é um sintoma da granulomatose com poliangiite. Eventos trombóticos venosos (p. ex., trombose venosa profunda [TVP] e embolia

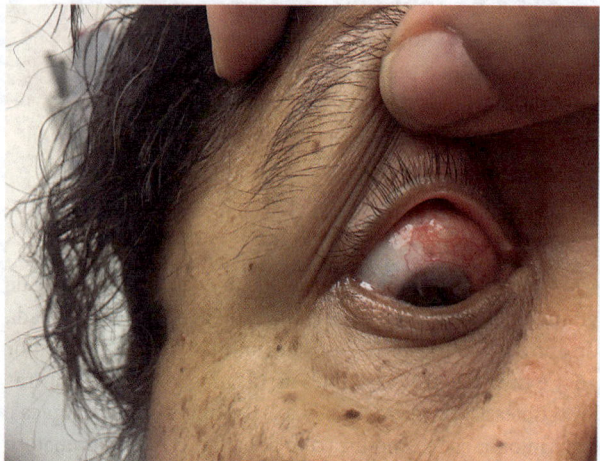

FIGURA 22.9 Esclerite nodular em paciente com granulomatose com poliangiite.
Fonte: Dra. Sarah Goglin.

pulmonar [EP]) são ocorrências comuns na granulomatose com poliangiite. Embora tenham sido descritas formas limitadas de granulomatose com poliangiite nas quais o rim é inicialmente poupado, a maioria dos pacientes não tratados desenvolverá doença renal.

B. Achados laboratoriais

1. **Dosagem de níveis séricos e AU** – A maioria dos pacientes apresenta anemia, leucocitose leve e níveis elevados de reagentes de fase aguda. Se houver envolvimento renal, ocorre proteinúria e o sedimento urinário contém eritrócitos, muitas vezes com cilindros hemáticos.

A dosagem dos níveis séricos de Anca ajuda no diagnóstico de granulomatose com poliangiite (Tab. 22.6). Os dois principais subtipos de Anca relevantes para a vasculite sistêmica são aqueles direcionados contra a proteinase-3 (PR3) e a mieloperoxidase (MPO). Os anticorpos contra esses dois antígenos são denominados "PR3-Anca" e "MPO-Anca", respectivamente. O padrão citoplasmático de imunofluorescência (c-Anca) causado pelo PR3-Anca tem alta especificidade (mais de 90%) para granulomatose com poliangiite, mas pode ser menos comumente observado em outras formas de vasculite associada a Anca. Uma percentagem substancial de pacientes com granulomatose com poliangiite "limitada" (doença que não representa uma ameaça imediata à vida e frequentemente se restringe aos seios da face e ao trato respiratório superior) é Anca-negativa. Os níveis de Anca correlacionam-se erraticamente com a atividade da doença; na ausência de dados clínicos de apoio, as alterações no título não devem ditar alterações no tratamento. O padrão perinuclear (p-Anca), causado pelo MPO-Anca, tem maior probabilidade de ocorrer na poliangiite microscópica ou na granulomatose eosinofílica com poliangiite, mas pode ser encontrado na granulomatose com poliangiite. Aproximadamente 10-25% dos pacientes com granulomatose com poliangiite clássica apresentam MPO-Anca. Todos os ensaios de imunofluo-

rescência positivos para Anca devem ser confirmados com imunoensaios enzimáticos para autoanticorpos específicos contra a PR3 ou a MPO.

2. **Achados histológicos** – Embora a dosagem dos níveis séricos de Anca seja útil, na maioria dos casos, continua sendo necessária confirmação diagnóstica por biópsia tecidual. As características histológicas da granulomatose com poliangiite incluem vasculite, inflamação granulomatosa, necrose geográfica e inflamação aguda e crônica. A gama completa de alterações patológicas geralmente é evidente apenas na biópsia pulmonar por via toracoscópica; granulomas, observados apenas raramente em amostras de biópsia renal, são encontrados muito mais comumente em amostras de biópsia pulmonar. As biópsias nasais comumente não mostram vasculite, mas podem revelar inflamação crônica e outras alterações que excluem câncer ou infecção nasofaríngea. A biópsia renal revela glomerulonefrite necrosante segmentar com múltiplas crescentes; isso é característico, mas não diagnóstico. A lesão renal da granulomatose com poliangiite (e outras formas de "vasculite associada a Anca") é caracterizada por uma glomerulonefrite pauci-imune em razão da relativa ausência (em comparação com distúrbios mediados por imunocomplexos) de IgG, IgM, IgA e proteínas do complemento no interior dos glomérulos.

C. Exames de imagem

A tomografia computadorizada (TC) de tórax é mais sensível que a radiografia de tórax; as lesões incluem infiltrados, nódulos, massas e cavidades. Derrames pleurais são raros. Frequentemente, as radiografias suscitam preocupação acerca de câncer de pulmão. A adenopatia hilar grande o suficiente para ser evidente na radiografia de tórax é incomum na granulomatose com poliangiite; se presente, é mais provável que haja sarcoidose, tumor ou infecção. Outras anormalidades radiográficas comuns incluem sinusite extensa e até erosões ósseas dos seios da face.

Diagnóstico diferencial

Em razão da sinusite refratária e grave, a granulomatose com poliangiite pode ser erroneamente diagnosticada como uma doença rinossinusal infecciosa crônica e tratada apenas com antibióticos. As queixas iniciais de dor nas articulações podem levar a um diagnóstico incorreto de AR. O câncer de pulmão pode ser a primeira consideração diagnóstica para alguns pacientes de meia-idade com tosse, hemoptise e massas pulmonares. A granulomatose com poliangiite compartilha com o LES, a doença anti-membrana basal glomerular e a poliangiite microscópica a capacidade de causar uma síndrome pulmão-rim aguda. Embora tanto a granulomatose com poliangite quanto a poliangite microscópica possam ter positividade para MPO-Anca, a poliangite microscópica não envolve os seios da face ou o trato respiratório superior e não apresenta inflamação granulomatosa na histopatologia. O uso de cocaína pode destruir os tecidos da linha média – nariz e palato – mimetizando uma granulomatose com poliangiite. Pacientes em uso de cocaína podem ter um resultado positivo para PR-3-Anca induzido por drogas, e biópsias das lesões podem evidenciar vasculite por exposição à toxina. A síndrome Copa, uma condição genética rara que inclui interferonopatia autoinflamatória causada por mutações no gene da subunidade alfa do coatômero, tem muitas características de uma vasculite sistêmica, como hemorragia alveolar difusa, glomerulonefrite e artrite inflamatória. Vários autoanticorpos podem estar presentes simultaneamente na síndrome Copa, incluindo ANA, PR3-Anca, MPO-Anca e fator reumatoide, o que é um indício de que sua presença carece de especificidade. Deve-se considerar síndrome Copa quando jovens (menos de 20 anos de idade) apresentam sintomas inflamatórios em múltiplos órgãos (especialmente pulmão) que mimetizam uma granulomatose com poliangiite.

Tratamento

O tratamento precoce é crucial para prevenir as complicações devastadoras e catastróficas dessa doença. A prática atual divide o tratamento em duas fases: indução da remissão e manutenção da remissão. A plasmaférese não é recomendada rotineiramente para o tratamento da vasculite associada a Anca.

A. Indução de remissão

A escolha da terapia de indução é determinada pelo fato de o paciente ter doença leve (ou seja, sem disfunção renal significativa) ou doença grave (ou seja, doença potencialmente fatal ou que ameaça órgãos, como glomerulonefrite rapidamente progressiva ou hemorragia pulmonar). As recomendações do American College of Rheumatology/ Vasculitis Foundation para o tratamento da granulomatose com poliangiite favorecem o rituximabe (mais corticosteroides) como terapia de indução de primeira linha, particularmente para pacientes que são anti-PR3 positivos. A ciclofosfamida também pode ser usada para terapia de indução em doenças graves. O avacopan, um inibidor oral do receptor C5a, foi aprovado pela FDA como tratamento complementar para terapia de indução da vasculite grave associada a Anca em combinação com rituximabe ou ciclofosfamida, em corticosteroides. Embora o regime convencional de indução de corticosteroides na vasculite associada a Anca seja de 1 mg/kg VO diariamente, reduções mais rápidas na dose de corticosteroides demonstraram eficácia igual com menos complicações relacionadas com os corticosteroides, como infecções.

1. **Rituximabe mais prednisona (mais avacopan)** – O anticorpo depletador de linfócitos B rituximabe, 375 mg/m² IV 1x/semana durante quatro semanas, é aprovado pela FDA em combinação com corticosteroides (prednisona 1 mg/kg VO diariamente) para o tratamento da granulomatose com poliangiite e da poliangiite microscópica. Estudos demonstram que o rituximabe é tão eficaz quanto a ciclofosfamida na indução da remissão nessas condições.

2. **Ciclofosfamida mais prednisona (mais avacopan)** – A remissão pode ser induzida em mais de 90% dos pacientes tratados com prednisona (1 mg/kg/dia) mais ciclofosfamida (2 mg/kg/dia VO ou 15 mg/kg IV a cada duas semanas por

três doses, depois a cada três semanas por pelo menos três doses; são necessários ajustes na dose em casos agudos ou de doença renal crônica e em pacientes com mais de 70 anos). Para minimizar a toxicidade, o tratamento com ciclofosfamida é mantido por apenas 3-6 meses; uma vez alcançada a remissão, passa-se para um regime de manutenção sem ciclofosfamida.

Tanto o rituximabe quanto a ciclofosfamida aumentam o risco de desenvolver infecções oportunistas potencialmente fatais (incluindo leucoencefalopatia multifocal progressiva [LMP]). *Sempre que usar ciclofosfamida ou rituximabe, é essencial realizar a profilaxia diária contra a infecção por Pneumocystis jirovecii com sulfametoxazol-trimetoprima oral de dose única.*

3. **Metotrexato mais prednisona** – Na doença não grave, sem manifestações que ameacem a vida ou órgãos, até 25 mg de metotrexato VO ou SC semanalmente, mais corticosteroides, pode ser uma terapia de indução eficaz.

B. Manutenção da remissão

As opções para manter a remissão em pacientes com função renal normal ou quase normal depois da indução com rituximabe ou ciclofosfamida incluem azatioprina (até 2 mg/kg/dia VO), metotrexato (20-25 mg/semana VO ou SC), micofenolato de mofetila ou rituximabe. De acordo com as diretrizes de tratamento, o rituximabe IV, administrado em intervalos fixos de 1 g a cada seis meses ou 500 mg a cada quatro meses, é preferido como tratamento de manutenção de primeira linha.

Robson JC et al; DCVAS Study Group. 2022 American College of Rheumatology/European Alliance of Associations for Rheumatology classification criteria for granulomatosis with polyangiitis. Arthritis Rheumatol. 2022;74:393. [PMID: 35106964]

Rona S et al. Rituximab versus azathioprine for maintenance of remission for patients with ANCA-associated vasculitis and relapsing disease: an international randomised controlled trial. Ann Rheum Dis. 2023;82:937. [PMID: 36958796]

Poliangiite microscópica

FUNDAMENTOS DO DIAGNÓSTICO

- Vasculite necrosante de artérias e veias de pequeno e médio calibre.
- Causa mais comum de síndrome pulmão-rim (hemorragia alveolar difusa e glomerulonefrite).
- Anca + em 75% dos casos.

Considerações gerais

A poliangiite microscópica é uma vasculite necrosante não granulomatosa pauci-imune que afeta pequenos vasos sanguíneos (capilares, vênulas ou arteríolas), frequentemente causa glomerulonefrite e capilarite pulmonar e é constantemente associada a Anca. Como a poliangiite microscópica pode envolver vasos sanguíneos de pequeno e médio calibre, além de afetar os capilares dos pulmões e dos rins, seu espectro se sobrepõe aos da poliarterite nodosa e da granulomatose com poliangiite.

Em casos raros, fármacos – particularmente propiltiouracil, hidralazina, alopurinol, penicilamina, minociclina e sulfassalazina – induzem a vasculite sistêmica associada a altos títulos de p-Anca e características de poliangiite microscópica.

Achados clínicos
A. Sintomas e sinais

Uma ampla variedade de achados que sugerem uma vasculite de pequenos vasos sanguíneos pode se desenvolver na poliangiite microscópica, que incluem púrpura "palpável" (ou "elevada") e outros sinais de vasculite cutânea (úlceras, hemorragia em estilhaços, lesões vesiculobolhosas).

A poliangiite microscópica é a causa mais comum de síndrome pulmão-rim, sendo várias vezes mais comum que a doença anti-membrana basal glomerular. Pode ocorrer hemorragia pulmonar com achados patológicos típicos da capilarite. A fibrose pulmonar intersticial que mimetiza uma pneumonite intersticial usual pode fazer parte da condição manifestada e apresenta prognóstico ruim.

A neuropatia vasculítica (mononeurite múltipla) também é comum na poliangiite microscópica.

B. Achados laboratoriais

Três quartos dos pacientes com poliangiite microscópica são positivos para Anca, geralmente com anticorpos antimieloperoxidase (anti-MPO-Anca) que causam um padrão p-Anca no teste de imunofluorescência. Também pode ser observado Anca direcionado contra proteinase-3 (PR3-Anca).

Reagentes de fase aguda elevados são típicos da doença ativa. Podem ocorrer hematúria microscópica, proteinúria e cilindros hemáticos na urina. A lesão renal consiste em uma glomerulonefrite segmentar e necrosante, muitas vezes com coagulação intravascular localizada e observação de trombos intraglomerulares na biópsia renal.

Diagnóstico diferencial

A poliangiite microscópica não está associada à doença destrutiva crônica do trato respiratório superior, frequentemente encontrada na granulomatose com poliangiite. Mas pode ser difícil distinguir uma doença da outra. Como observado, uma diferença essencial entre as duas é a ausência de inflamação granulomatosa na poliangiite microscópica. Como seus tratamentos podem ser diferentes, a poliangiite microscópica também deve ser diferenciada da poliarterite nodosa. A síndrome Copa é uma doença autoinflamatória rara, genética, multissistêmica, com hemorragia pulmonar recorrente que mimetiza a poliangiite microscópica. Pode haver autoanticorpos. A Copa frequentemente manifesta-se na infância, em geral com uma história familiar marcante.

Tratamento

A poliangiite microscópica comumente é tratada da mesma maneira que a granulomatose com poliangiite: pacientes com doença grave, tipicamente envolvendo hemorragia pulmonar e

glomerulonefrite, necessitam de tratamento de indução urgente com corticosteroides e ciclofosfamida ou rituximabe. Depois da bem-sucedida indução da remissão, o tratamento de manutenção deve ser continuado com rituximabe como primeira linha, ou azatioprina, metotrexato ou micofenolato (todas terapias de manutenção de segunda linha). Nos casos de vasculite associada ao MPO-Anca induzida por medicamentos, o agente agressor deve ser descontinuado; envolvimento significativo de órgãos (p. ex., hemorragia pulmonar, glomerulonefrite) requer terapia imunossupressora.

Prognóstico

A chave para obter bons desfechos é o diagnóstico precoce. Em comparação com pacientes que apresentam granulomatose com poliangiite, aqueles que apresentam poliangiite microscópica têm maior probabilidade de apresentar fibrose significativa na biópsia renal em razão do diagnóstico tardio.

Hellmich B et al. EULAR recommendations for the management of ANCA-associated vasculitis: 2022 update. Ann Rheum Dis. 2023:ard-2022-223764. [PMID: 36927642]

Granulomatose eosinofílica com poliangiite

A granulomatose eosinofílica com poliangiite (previamente chamada de síndrome de Churg-Strauss) é uma vasculite associada a Anca (juntamente com a granulomatose com poliangiite e a poliangiite microscópica), embora a presença de Anca ocorra em menos de 50% dos pacientes (geralmente anti-MPO). É caracterizada por eosinofilia periférica, sinusite com polipose, asma, infiltrados pulmonares, envolvimento vasculítico da pele, glomerulonefrite e neuropatia vasculítica. A miocardite pode causar arritmias e insuficiência cardíaca se não for tratada. Deve-se considerar granulomatose eosinofílica com poliangiite em pacientes com eosinofilia periférica inexplicável e vasculite. A investigação laboratorial para eosinofilia inexplicada deve incluir testes de Anca, níveis séricos de triptase, citometria de fluxo periférico para anormalidades no receptor de PDGF (que podem ser observados na leucemia eosinofílica) e testes a procura de infecções helmínticas. Infiltrados eosinofílicos em amostras de tecido sugerem fortemente o diagnóstico de granulomatose eosinofílica com poliangiite, especialmente se acompanhados de vasculite (púrpura, glomerulonefrite, úlceras vasculíticas, mononeurite múltipla). Os corticosteroides continuam sendo o tratamento de primeira linha com a azatioprina e o metotrexato, demonstrando eficácia na doença leve a moderada. O mepolizumabe, um inibidor da IL-5, foi aprovado pela FDA para o tratamento da granulomatose eosinofílica com poliangiite, embora não tenha sido estudado para manifestações graves da doença vasculítica potencialmente fatal ou de órgãos (que geralmente requerem ciclofosfamida).

Grayson PC et al; DCVAS Study Group. 2022 American College of Rheumatology/European Alliance of Associations for Rheumatology classification criteria for eosinophilic granulomatosis with polyangiitis. Arthritis Rheumatol. 2022;74:386. [PMID: 35106968]

Púrpura associada ao levamisol

A exposição ao levamisol, um adulterante comumente encontrado na cocaína ilícita disponível na América do Norte, pode induzir a uma síndrome clínica peculiar com púrpura retiforme e necrose cutânea que afeta as extremidades, as orelhas e a pele que recobre o arco zigomático. A síndrome tem sido associada a neutropenia, agranulocitose e glomerulonefrite pauci-imune. A positividade para autoanticorpos é comum na presença de anticoagulante lúpico, anticorpos IgM anticardiolipina e títulos muito elevados de p-Anca (decorrente de autoanticorpos anti-elastase, lactoferrina, catepsina-G e outros componentes dos neutrófilos, e não apenas à mieloperoxidase). No entanto, a positividade para autoanticorpos se deve à exposição tóxica ao levamisol e não à presença de uma condição reumática subjacente. As biópsias revelam trombose generalizada de pequenos vasos cutâneos, com graus variados de vasculite. Não há consenso sobre o tratamento da púrpura induzida pelo levamisol, mas as lesões precoces em geral se resolvem com a abstinência da substância. Pode haver sequelas a longo prazo da exposição ao levamisol, como lesões cutâneas deformantes.

Di Trana A et al. Molecular insights and clinical outcomes of drugs of abuse adulteration: new trends and new psychoactive substances. Int J Mol Sci. 2022;23:14619. [PMID: 36498947]

Crioglobulinemia

A crioglobulinemia pode estar associada a uma vasculite de pequenos vasos mediada por imunocomplexos. As crioglobulinas associadas à vasculite são complexos imunes precipitáveis pelo frio e consistem em fator reumatoide e IgG (o fator reumatoide é um autoanticorpo contra a região constante da IgG). O componente do fator reumatoide pode ser monoclonal (crioglobulinas tipo II) ou policlonal (crioglobulinas tipo III). As crioglobulinas tipo I são proteínas monoclonais crioprecipitáveis que não têm atividade do fator reumatoide; elas causam síndromes de hiperviscosidade induzidas pelo frio, não vasculite, e estão associadas a doenças linfoproliferativas de linfócitos B. As crioglobulinemias tipos II e III estão associadas a infecções crônicas (hepatite C, endocardite bacteriana subaguda, osteomielite, HIV e hepatite B) ou doenças do tecido conjuntivo (especialmente síndrome de Sjögren).

Achados clínicos

A vasculite crioglobulinêmica normalmente se manifesta como uma púrpura palpável recorrente (predominantemente em membros inferiores) e neuropatia periférica. Uma glomerulonefrite proliferativa pode se desenvolver e se manifestar como uma glomerulonefrite rapidamente progressiva. Também podem ocorrer testes bioquímicos de função hepática anormais, dor abdominal, gangrena digital e doença pulmonar. O diagnóstico baseia-se em um quadro clínico compatível e presença de crioglobulinas nos exames de sangue. A presença de um nível desproporcionalmente baixo de C4 ou de fator reumatoide – ou ambos – pode ser uma pista diagnóstica para a presença de crioglobulinemia.

Tratamento

Os regimes antivirais são a terapia de primeira linha para a vasculite crioglobulinêmica associada à hepatite C que não representa ameaça à vida nem a órgãos. Os agentes antivirais de ação direta isentos de interferon são preferidos em virtude da excelente resposta a longo prazo nos ensaios clínicos. Pacientes com vasculite crioglobulinêmica grave (p. ex., gangrena digital extensa, neuropatia extensa e glomerulonefrite rapidamente progressiva) e hepatite C devem receber terapia imunossupressora com corticosteroides e rituximabe ou ciclofosfamida mais tratamento antiviral. A plasmaférese pode proporcionar benefícios adicionais em casos específicos.

Quartuccio L et al. Management of mixed cryoglobulinemia with rituximab: evidence and consensus-based recommendations from the Italian Study Group of Cryoglobulinemia (GISC). Clin Rheumatol. 2023;42:359. [PMID: 36169798]X

Vasculite por IgA (púrpura de Henoch-Schönlein)

A vasculite por IgA (púrpura de Henoch-Schönlein), a vasculite sistêmica mais comum em crianças, também ocorre em adultos. As características clínicas típicas são púrpura palpável, artrite e hematúria. A dor abdominal ocorre com menos frequência em adultos do que em crianças. Na biópsia de pele, as características patológicas incluem vasculite leucocitoclástica com deposição de IgA. A biópsia de rim revela crescente glomerulonefrite segmentar e deposição mesangial de IgA. A causa não é conhecida.

As lesões cutâneas purpúricas geralmente se localizam nos membros inferiores, mas também podem ser encontradas nas mãos, nos braços, no tronco e nas nádegas. Os sintomas articulares estão presentes na maioria dos pacientes, sendo os joelhos e os tornozelos as articulações mais comumente envolvidas. A dor abdominal secundária à vasculite do trato intestinal está frequentemente associada a sangramento gastrointestinal. A hematúria é um sinal de lesão renal geralmente reversível, embora ocasionalmente possa progredir para uma doença renal crônica (ver púrpura de Henoch-Schönlein, Cap. 24). As crianças tendem a ter vasculite gastrointestinal mais frequente e mais grave, enquanto os adultos mais comumente apresentam glomerulonefrite. Cursos crônicos com doença cutânea persistente ou intermitente têm maior probabilidade de ocorrer em adultos do que em crianças.

Há controversas em relação à vantagem dos corticosteroides. A doença grave em adultos é frequentemente tratada com agentes imunossupressores, como rituximabe ou micofenolato de mofetila, mas não há consenso quanto à eficácia dessa abordagem ou ao regime terapêutico ideal.

Hahn D et al. Interventions for preventing and treating kidney disease in IgA vasculitis. Cochrane Database Syst Rev. 2023;2:CD005128. [PMID: 36853224]

Zhu Y et al. Adding methylprednisolone and cyclophosphamide pulse therapy provides no benefit in pediatric IgAV nephritis grade III. Clin Pediatr (Phila). 2023;62:615. [PMID: 36475327]

Policondrite recidivante

Essa doença é caracterizada por lesões inflamatórias destrutivas de estruturas cartilaginosas, principalmente orelhas, nariz, traqueia e laringe (Fig. 22.10). Quase 40% dos casos estão associados a outra doença, especialmente outros distúrbios imunes (vasculite associada a Anca, LES, AR ou tireoidite de Hashimoto), câncer (mieloma múltiplo) ou doenças hematológicas (síndrome mielodisplásica). A policondrite recorrente é episódica e afeta igualmente homens e mulheres. A cartilagem fica dolorida, inchada e sensível durante uma crise e, subsequentemente, torna-se atrófica, resultando em deformidade permanente. A biópsia da cartilagem envolvida mostra inflamação e condrólise. A condrite laringotraqueal e brônquica pode causar estreitamento e colapso das vias respiratórias potencialmente fatal. As manifestações não cartilaginosas da doença incluem febre, episclerite, uveíte, surdez, regurgitação aórtica, artrite inflamatória e, raramente, glomerulonefrite. A vasculite de grandes vasos é uma complicação frequentemente negligenciada, mas potencialmente catastrófica. Diagnosticar essa doença incomum é especialmente difícil, uma vez que os sinais de inflamação da cartilagem (como orelhas vermelhas ou dor nasal) podem ser mais sutis do que a febre, a artrite, a erupção cutânea ou outras manifestações sistêmicas, e não existem marcadores sorológicos.

A prednisona, 0,5-1 mg/kg/dia VO, costuma ser eficaz. Dapsona (100-200 mg/dia VO) ou metotrexato (7,5-20 mg VO/semana) também podem ter eficácia, poupando a necessidade de tratamento prolongado com altas doses de corticosteroides.

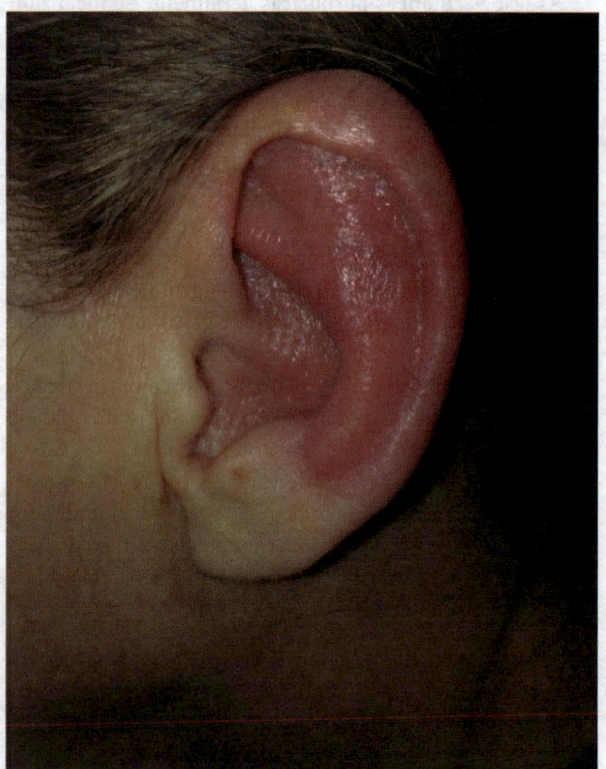

FIGURA 22.10 Condrite da cartilagem da orelha.
Fonte: Dra. Sarah Goglin.

O envolvimento da árvore traqueobrônquica pode responder aos inibidores do TNF.

A síndrome genética Vexas (vacúolos, enzima E1, ligada ao X, autoinflamatória, somática) é causada por mutações somáticas no gene *UBA1* em células progenitoras hematopoiéticas. As características clínicas incluem manifestações hematológicas (citopenias, macrocitose, insuficiência da medula óssea) e um espectro de características inflamatórias, como condrite, vasculite, febre e artrite. Essa síndrome rara (predominantemente em homens porque está ligada ao cromossomo X) deve ser considerada no diagnóstico diferencial da condrite, especialmente na presença de macrocitose inexplicada e evidências de inflamação sistêmica (i.e., VHS/PCR elevada).

Arnaud L et al. French practical guidelines for the diagnosis and management of relapsing polychondritis. Rev Med Interne. 2023;44:282. [PMID: 37236870]
Beck DB et al. Estimated prevalence and clinical manifestations of UBA1 variants associated with VEXAS syndrome in a clinical population. JAMA. 2023;329:318. [PMID: 36692560]

Doença de Behçet

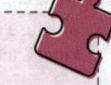

FUNDAMENTOS DO DIAGNÓSTICO

- Úlceras aftosas orais e genitais dolorosas e recorrentes.
- Lesões semelhantes às do eritema nodoso, erupção folicular, fenômeno de patergia.
- Uveíte anterior ou posterior. A uveíte posterior pode ser assintomática até que ocorram danos significativos à retina.
- As lesões neurológicas podem mimetizar uma esclerose múltipla.

Considerações gerais

Nomeada em homenagem ao dermatologista turco que a descreveu pela primeira vez, a doença de Behçet é de causa desconhecida e ocorre mais comumente em pessoas de origem asiática, turca ou do Oriente Médio. As manifestações multiformes provavelmente resultam de vasculite, que pode envolver todos os tipos de vasos sanguíneos: de pequeno, médio e grande calibre, tanto no lado arterial quanto venoso da circulação.

Achados clínicos
A. Sintomas e sinais

A marca registrada da doença de Behçet são ulcerações aftosas dolorosas na boca. Essas lesões, que geralmente são múltiplas, podem ser encontradas na língua, nas gengivas e nas superfícies internas da cavidade oral. Lesões genitais, de aparência semelhante, também são comuns, mas não ocorrem em todos os pacientes. Outras lesões cutâneas da doença de Behçet incluem lesões papulosas, eritematosas e sensíveis que se assemelham às do eritema nodoso e lesões papulopustulosas. Na biópsia, entretanto, muitas dessas lesões são secundárias à vasculite e não à paniculite septal. Essas lesões semelhantes ao eritema nodoso tendem a ulcerar, o que é uma diferença entre as lesões da doença de Behçet e o eritema nodoso observado na sarcoidose e na DII. Uma erupção folicular eritematosa que frequentemente ocorre em membros superiores pode ser uma característica sutil da doença. O **fenômeno de patergia** frequentemente passa despercebido (a menos que o paciente seja questionado); nesse fenômeno, pústulas estéreis se desenvolvem em locais em que agulhas foram inseridas na pele (p. ex., para flebotomia).

A artrite não erosiva ocorre em cerca de dois terços dos pacientes, afetando mais comumente os joelhos e os tornozelos. O envolvimento ocular pode ser uma das complicações mais devastadoras da doença de Behçet. A uveíte anterior, associada à tríade de fotofobia, visão turva e olho vermelho, é intensamente sintomática. Essa complicação pode levar ao hipópio, acúmulo de pus na câmara anterior. Se não for adequadamente tratada, a uveíte anterior pode levar à formação de sinéquias entre a íris e o cristalino, resultando em distorção pupilar permanente. A uveíte posterior, como a venulite retiniana, pode levar à destruição insidiosa de grandes áreas da retina antes que o paciente perceba problemas visuais.

O envolvimento do SNC pode causar grande morbidade. Os achados incluem meningite estéril (cefaleias meníngeas recorrentes associadas a pleocitose linfocítica), paralisias de nervos cranianos, convulsões, encefalite, transtornos mentais e lesões medulares. As lesões do SNC podem mimetizar radiologicamente uma esclerose múltipla. Ulcerações aftosas do íleo e do ceco e outros tipos de envolvimento gastrointestinal desenvolvem-se em aproximadamente um quarto dos pacientes. A vasculite de grandes vasos pode causar aneurismas da artéria pulmonar e hemorragia pulmonar potencialmente fatal. Por fim, os pacientes têm uma tendência à hipercoagulação que pode levar a eventos trombóticos venosos complicados, particularmente tromboses venosas profundas, êmbolos pulmonares, trombose do seio cerebral e outros problemas associados à coagulação.

O curso clínico pode ser crônico, mas é frequentemente caracterizado por remissões e exacerbações.

B. Achados laboratoriais

Não existem características laboratoriais patognomônicas da doença de Behçet. Os reagentes de fase aguda frequentemente estão elevados e não há autoanticorpos específicos para a doença. A doença de Behçet tem um fator de risco genético (HLA B51), mas esse gene não é necessário nem suficiente para causar a doença.

Tratamento

Tanto a colchicina (0,6 mg, 1-3x/dia VO) quanto os corticosteroides tópicos (dexametasona 1 mg em suspensão oral 2x/dia, gargarejar e cuspir, 0,5 mg/5 mL) podem melhorar os sintomas ulcerativos mucocutâneos. O apremilaste, um inibidor seletivo da fosfodiesterase-4, foi aprovado pela FDA para o tratamento de úlceras orais na doença de Behçet. Os corticosteroides (1 mg/kg/dia de prednisona oral) são a base do tratamento inicial para manifestações graves da doença. A azatioprina (2 mg/kg/dia VO) pode ser um agente poupador de esteroides eficaz. Infliximabe, ciclosporina ou ciclofosfamida são indicados para complicações oculares e do SNC graves da doença de Behçet.

> Ozguler Y et al. Current pharmacological solutions for Behçet's syndrome. Expert Opin Pharmacother. 2023;24:221. [PMID: 36458741]

Angiite primária do sistema nervoso central

A angiite primária do SNC é uma síndrome rara que produz vasculites de vasos de pequeno e médio calibre limitadas ao encéfalo e à medula espinal. Os casos comprovados por biópsia predominam em homens com história de semanas a meses de cefaleia, encefalopatia e hemorragia cerebral multifocal. Os sintomas e sinais sistêmicos estão ausentes e os exames laboratoriais de rotina, incluindo VHS e PCR, podem ser normais. A ressonância magnética do encéfalo é quase sempre anormal, e o líquido cerebrospinal geralmente revela uma linfocitose leve e um aumento modesto no nível de proteínas. As angiografias classicamente revelam um padrão de "colar de contas" produzido pela alternância de segmentos de estreitamento e dilatação arterial. No entanto, nem a ressonância magnética nem a aparência do angiografia são específicas da vasculite. Aliás, em um estudo, nenhum dos pacientes que tinha vasculite do SNC comprovada por biópsia tinha um angiografia com o aspecto de "colar de contas", e nenhum dos pacientes com os achados angiográficos clássicos tinha uma biópsia cerebral positiva para vasculite. A revisão de muitos estudos sugere que a sensibilidade da angiografia varia muito (de 40-90%) e a especificidade é de apenas por volta de 30%. Várias condições, incluindo o vasoespasmo, podem produzir o mesmo padrão angiográfico da vasculite. O diagnóstico definitivo requer um quadro clínico compatível com exclusão de quadros que podem mimetizar uma angiite primária do SNC – como infecção (incluindo endocardite bacteriana subaguda), neoplasia (especialmente linfoma intravascular) ou exposição a drogas (p. ex., cocaína) – e uma biópsia cerebral positiva. Em contraste com os casos comprovados por biópsia, os pacientes com vasculopatia do SNC definida angiograficamente são principalmente mulheres que tiveram um início abrupto de cefaleia e acidente vascular encefálico (muitas vezes na ausência de encefalopatia) com achados normais no líquido cerebrospinal. Muitos pacientes que se enquadram nesse perfil clínico podem apresentar vasoconstrição cerebral reversível em vez de uma vasculite verdadeira. Esses casos são mais bem tratados com bloqueadores dos canais de cálcio (como nimodipina ou verapamil) e, possivelmente, com um ciclo curto de corticosteroides. Os casos de angiite primária do SNC comprovados por biópsia em geral melhoram com tratamento com prednisona e muitas vezes requerem ciclofosfamida. A resposta ao tratamento correlaciona-se com o calibre das artérias envolvidas: a vasculite de pequenos vasos corticais e leptomeníngeos está associada a uma melhor resposta e desfecho do que a vasculite de artérias maiores. Os casos de vasculite do SNC associados à angiopatia amiloide cerebral frequentemente respondem bem aos corticosteroides, embora a história natural a longo prazo permaneça mal definida.

Junek M et al. Current and future advances in practice: a practical approach to the diagnosis and management of primary central nervous system vasculitis. Rheumatol Adv Pract. 2023;7:rkad080. [PMID: 38091383]

Nehme A et al. Comparison of patients with biopsy positive and negative primary angiitis of the central nervous system. Rheumatology (Oxford). 2023:kead542. [PMID: 37802919]

Patel SD et al. Outcomes among patients with primary angiitis of the CNS: a nationwide United States analysis. J Stroke Cerebrovasc Dis. 2022;31:106747. [PMID: 36162376]

Livedo reticular e livedo racemoso

O livedo reticular produz uma descoloração arroxeada e mosqueada da pele, com áreas cianóticas reticuladas circundando núcleos centrais mais pálidos (Fig. 22.8). Esse padrão característico de "rede de arrastão" é causado por espasmo ou obstrução de arteríolas perpendiculares, combinado com acúmulo de sangue nos plexos venosos circundantes. O livedo reticular primário idiopático é uma condição benigna que piora com a exposição ao frio, melhora com o aquecimento e afeta principalmente as extremidades. À parte de preocupações estéticas, geralmente é assintomático. A presença de sintomas sistêmicos ou o desenvolvimento de ulcerações cutâneas sugere uma doença subjacente. O livedo reticular deve ser diferenciado do eritema *ab igne*, um distúrbio cutâneo benigno causado pela exposição a uma fonte de calor infravermelha, como a produzida por uma almofada térmica ou um *laptop*.

O livedo reticular secundário, chamado livedo racemoso, ocorre com doenças que causam obstrução vascular ou inflamação. O livedo racemoso se assemelha ao livedo reticular idiopático, mas tem uma distribuição mais ampla na pele, incluindo tronco, nádegas e extremidades. De particular importância é a ligação com a síndrome do anticorpo antifosfolípide. O livedo racemoso é a manifestação apresentada por 25% dos pacientes com esta síndrome e está fortemente associado ao subgrupo que apresenta tromboses arteriais. Outras causas subjacentes de livedo racemoso incluem vasculites (particularmente poliarterite nodosa), síndrome de êmbolos de colesterol, trombocitemia, crioglobulinemia, doença de aglutinina fria, hiperoxalúria primária (decorrente de depósitos vasculares de oxalato de cálcio) e coagulação intravascular disseminada.

ESPONDILOARTROPATIAS SORONEGATIVAS

As espondiloartropatias soronegativas incluem espondiloartropatia axial (espondilite anquilosante radiográfica e não radiográfica), artrite psoriática, artrite reativa, artrite associada à DII e espondiloartropatia indiferenciada. Além da inflamação axial, essas doenças podem compartilhar características como oligoartrite assimétrica de grandes articulações periféricas, entesite (inflamação do local em que ligamentos, tendões e cápsula articular se inserem no osso), inflamação ocular, ausência de autoanticorpos e uma associação marcante com o HLA-B27 – positivo em até 90% dos pacientes com espondilite

anquilosante; e 75% daqueles com artrite reativa. O HLA-B27 também ocorre em 50% dos pacientes com psoríase e DII que apresentam sacroileíte. Pacientes com essas duas últimas síndromes que têm apenas artrite periférica não apresentam aumento no HLA-B27.

Espondiloartrite axial

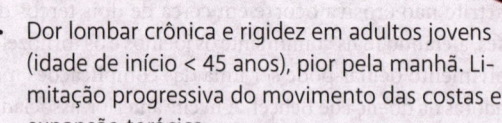

FUNDAMENTOS DO DIAGNÓSTICO

- Dor lombar crônica e rigidez em adultos jovens (idade de início < 45 anos), pior pela manhã. Limitação progressiva do movimento das costas e expansão torácica.
- Artrite periférica transitória (50%) ou persistente (25%).
- Uveíte anterior em 20-25% dos casos.
- Pode ser radiográfica (espondilite anquilosante) ou não radiográfica.
- Testes sorológicos negativos para fator reumatoide e anticorpos anti-CCP.

Considerações gerais

A espondiloartrite axial (ou espondilite anquilosante [EA]) é uma doença inflamatória crônica das articulações do esqueleto axial, manifestada clinicamente por dor e fusão progressiva da coluna vertebral. A EA pode ser radiográfica (com alterações diagnósticas das articulações sacroilíacas ou da coluna vertebral visíveis na radiografia simples) ou não radiográfica (em que a inflamação axial [sacroileíte] é visualizada apenas à ressonância magnética). Essa classificação provavelmente representa um espectro de doença em vez de condições distintas. A espondiloartrite axial radiográfica tem sido historicamente denominada espondilite anquilosante, embora essa nomenclatura não faça distinção entre as formas radiográfica e não radiográfica da doença. A idade de início geralmente é no final da adolescência ou aos 20 e poucos anos. A incidência é maior em homens do que em mulheres.

Achados clínicos
A. Sintomas e sinais

O início da EA geralmente é gradual, com crises intermitentes de dor nas costas que podem irradiar para as nádegas. A dor nas costas piora pela manhã e está associada à rigidez que perdura por horas. A dor e a rigidez melhoram com a atividade, em contraste com a dor nas costas decorrente de causas mecânicas, que melhora com o repouso e piora com a atividade. À medida que a doença avança, os sintomas progridem em direção cefálica e a mobilidade das costas torna-se limitada, com achatamento da curvatura lombar normal e presença de uma curvatura torácica exagerada. A expansibilidade torácica é frequentemente limitada em razão do envolvimento das articulações costovertebrais. Em casos avançados, toda a coluna fica fundida, não permitindo movimento algum em qualquer direção. Em cerca de 50% dos casos, há artrite aguda das articulações periféricas e, em cerca de 25% dos indivíduos, observam-se alterações permanentes nas articulações periféricas – mais comumente nos quadris, nos ombros e nos joelhos. A entesite, uma marca registrada das espondiloartropatias, pode se manifestar como inchaço do tendão do calcâneo em sua inserção, fascite plantar (que produz dor no calcanhar) ou dactilite, que é um inchaço fusiforme em forma de "salsicha" de um dígito ou artelho.

Em até 25% dos casos há uveíte anterior associada, que pode ser uma manifestação da EA. O envolvimento cardíaco – caracterizado por defeitos na condução atrioventricular, regurgitação aórtica ou alargamento da raiz da aorta – ocorre em 3-5% dos pacientes com doença grave de longa data. Em casos raros, pode ocorrer fibrose pulmonar dos lobos superiores, com progressão para cavitação e bronquiectasia que mimetiza uma tuberculose, caracteristicamente ocorrendo muito depois do início dos sintomas esqueléticos.

B. Achados laboratoriais

A VHS está elevada em 85% dos casos e os autoanticorpos são negativos. Pode haver anemia de doença crônica, mas que geralmente é leve. O HLA-B27 é encontrado em 90% dos pacientes brancos e 50% dos pacientes negros com EA. Dado que este antígeno ocorre em 8% das pessoas brancas saudáveis e em 2% das pessoas negras saudáveis, não é um teste diagnóstico específico e é mais útil quando existe uma probabilidade intermediária de doença.

C. Exames de imagem

As primeiras alterações radiográficas geralmente ocorrem nas articulações sacroilíacas. Pacientes que apresentam sintomas e achados de espondilite anquilosante e sacroileíte evidentes pela ressonância magnética, mas não pelas radiografias convencionais, são classificados como portadores de EA não radiográfica. Daqueles com espondiloartropatia axial não radiográfica, 10-25% progredirão para espondiloartropatia radiográfica (erosão e esclerose das articulações sacroilíacas vistas na radiografia) em 10 anos. A sacroileíte da espondilite anquilosante é bilateral e simétrica. A inflamação no ponto onde o anel fibroso se liga aos corpos vertebrais inicialmente causa esclerose ("sinal do canto brilhante") e depois os característicos corpos vertebrais quadrados. O termo "coluna em bambu" descreve a aparência radiográfica tardia da coluna vertebral, na qual os corpos vertebrais são fundidos por sindesmófitos em ponte orientados verticalmente, formados pela ossificação do anel fibroso e calcificação dos ligamentos anteriores e laterais da coluna vertebral.

Diagnóstico diferencial

A dor lombar decorrente de causas mecânicas, a doença discal e a artrite degenerativa são muito comuns. Uma dor nas costas que começa antes dos 30 anos de idade e tem uma qualidade "inflamatória" (ou seja, rigidez matinal profunda e dor que melhora com a atividade) deve aumentar as suspeitas de espondilite anquilosante. Em contraste com a espondilite

anquilosante, a AR afeta predominantemente múltiplas pequenas articulações periféricas das mãos e dos pés. A AR poupa as articulações sacroilíacas e afeta apenas o componente cervical da coluna vertebral. A sacroileíte bilateral indistinguível da espondilite anquilosante é observada na espondiloartropatia associada à DII. A sacroileíte associada à artrite reativa e à psoríase frequentemente é assimétrica ou mesmo unilateral. A osteíte condensante do ílio (esclerose no lado ilíaco da articulação sacroilíaca) é um achado radiográfico pós-parto assintomático que ocasionalmente é confundido com sacroileíte. A hiperostose esquelética idiopática difusa (Dish) causa osteófitos exuberantes ("entesófitos") na coluna vertebral que podem ser difíceis de distinguir dos sindesmófitos da espondilite anquilosante. Os entesófitos da Dish são mais espessos e mais anteriores que os sindesmófitos da espondilite anquilosante, e as articulações sacroilíacas são normais na Dish.

Tratamento

Os Aine continuam sendo o tratamento de primeira linha da EA. Os inibidores do TNF têm eficácia bem estabelecida para doenças axiais resistentes aos Aine; as respostas muitas vezes são substanciais e duradouras. Os inibidores do TNF também podem ter efeitos modificadores da doença e retardar a progressão radiográfica. Secuquinumabe e ixequizumabe (anticorpos monoclonais anti-IL-17A solúvel) e tofacitinibe e upadacitinibe (inibidores da JAK de moléculas pequenas) são altamente eficazes e aprovados pela FDA para o tratamento da EA radiográfica e não radiográfica. A sulfassalazina (1.000 mg VO 2x/dia) pode ser útil para a artrite periférica, mas não é eficaz para doenças da coluna vertebral e das articulações sacroilíacas. Os corticosteroides têm impacto mínimo na espondilite anquilosante e podem piorar a osteopenia. Todos os pacientes devem ser encaminhados a um fisioterapeuta para receber instruções acerca de exercícios posturais e um programa de exercícios seguro.

Prognóstico

A maioria dos pacientes apresenta sintomas persistentes ao longo de décadas; raros indivíduos têm remissões de longo prazo. A gravidade da doença varia muito, com cerca de 10% dos pacientes apresentando incapacidade para o trabalho depois de 10 anos. O desenvolvimento de acometimento de quadril nos primeiros dois anos depois do início da doença pressagia um prognóstico pior. Os agentes biológicos proporcionam alívio sintomático, melhoram a qualidade de vida e podem retardar a progressão da doença em muitos pacientes com espondilite anquilosante.

Ramiro S et al. ASAS-EULAR recommendations for the management of axial spondyloarthritis: 2022 update. Ann Rheum Dis. 2023;82:19. [PMID: 36270658]

van der Heijde D et al. Goodbye to the term 'ankylosing spondylitis', hello 'axial spondyloarthritis': time to embrace the ASAS-defined nomenclature. Ann Rheum Dis. 2023:ard- 2023-225185. [PMID: 38071514]

Artrite psoriática

FUNDAMENTOS DO DIAGNÓSTICO

- A psoríase precede a artrite em 80% dos casos.
- **Artrite:** geralmente assimétrica, com aparência de "salsicha" nos dígitos e artelhos (dactilite); poliartrite que pode se assemelhar à AR.
- Envolvimento da articulação sacroilíaca é comum.
- **Achados radiográficos:** osteólise, deformidade de "lápis no copo", relativa ausência de osteoporose, anquilose óssea, sacroileíte assimétrica e sindesmófitos atípicos.

Considerações gerais

Embora a psoríase em geral preceda o início da artrite, ela pode preceder uma doença de pele em até dois anos ou ocorrer simultaneamente em cerca de 20% dos casos.

Achados clínicos

A. Sintomas e sinais

Os padrões ou subconjuntos de envolvimento articular na artrite psoriática incluem:

1. Poliartrite simétrica que se assemelha à AR, mas, em geral, há menos articulações envolvidas.
2. Oligoartrite que pode levar à destruição considerável das articulações afetadas.
3. As articulações IFD são as primariamente afetadas. No início, o envolvimento pode ser monoarticular e muitas vezes é assimétrico. A corrosão ungueal e a onicólise frequentemente acompanham o envolvimento da IFD.
4. Artrite deformante grave (artrite mutilante) com osteólise.
5. Forma espondilítica em que predominam a sacroileíte e o envolvimento espinal; 50% desses pacientes são positivos para HLA-B27.

A artrite é pelo menos cinco vezes mais comum em pacientes com doença cutânea psoriática grave do que naqueles com sintomas cutâneos leves. Ocasionalmente, entretanto, os pacientes podem ter uma mancha única de psoríase (normalmente escondida no couro cabeludo, na fenda glútea ou no umbigo) e não têm consciência de sua presença. Assim, uma busca detalhada a procura de lesões cutâneas é essencial em pacientes com artrite de início recente. Além disso, quando a artrite surge, as lesões psoriáticas podem já ter desaparecido – nesses casos, a história é mais útil no diagnóstico de casos previamente inexplicáveis de monoartrite ou oligoartrite. Às vezes, a corrosão das unhas é uma pista. O inchaço em "salsicha", ou dactilite, de um ou mais dígitos é uma manifestação comum da entesopatia na artrite psoriática. Uveíte ou DII (ou ambas) podem ocorrer na artrite psoriática e influenciarão as opções de tratamento.

B. Achados laboratoriais

A VHS está elevada em aproximadamente 50% dos pacientes com artrite psoriática; valores normais não descartam o diagnóstico. Fator reumatoide e anticorpos anti-CCP estão ausentes. Os níveis de ácido úrico podem estar elevados, refletindo a renovação ativa da pele afetada pela psoríase.

C. Exames de imagem

Os achados radiográficos são mais úteis para distinguir a doença de outros tipos de artrite. Observam-se erosões ósseas marginais e destruição irregular de articulações e ossos, que, na falange, podem dar a aparência de um lápis apontado. Pode ser visível a formação de osso novo periosteal suave, especialmente na inserção de músculos e ligamentos no osso. Essas mudanças também serão vistas ao longo das diáfises dos metacarpais, metatarsais e falanges. A espondilite psoriática causa sacroileíte assimétrica e sindesmófitos.

Tratamento

As diretrizes para o tratamento da artrite psoriática recomendam uma abordagem "baseada em domínios" e delineiam opções terapêuticas específicas para cada "domínio" (artrite periférica, doença axial, entesite, dactilite, psoríase, doença ungueal, DII, uveíte). Um paciente específico pode ter atividade em alguns domínios, mas não em todos, e seu tratamento deve ser adaptado em conformidade. Recomendam-se inibidores do TNF, inibidores da IL-12/23 (ustequinumabe), inibidores da IL-17 (secuquinumabe, ixequizumabe), inibidores da IL-23 (guselcumabe, risanquizumabe), inibidores da fosfodiesterase 4 (apremilaste) e inibidores da JAK (tofacitinibe, upadacitinibe) para as características musculoesqueléticas e cutâneas da artrite psoriática. Inibidores do TNF, anti-IL-17 e inibidores da JAK são especificamente recomendados para a doença axial. DMARD convencionais, especificamente o metotrexato, são recomendados para os domínios não axiais da artrite psoriática e da pele.

Os corticosteroides são menos eficazes na artrite psoriática do que em outras formas de artrite inflamatória e podem precipitar uma psoríase pustulosa durante sua redução gradual.

Artrite reativa

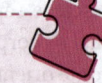

FUNDAMENTOS DO DIAGNÓSTICO

- Oligoartrite, conjuntivite, uretrite, ceratodermia blenorrágica e úlceras bucais.
- Geralmente segue-se à disenteria ou a uma infecção sexualmente transmissível.
- HLA-B27 positivo em 50-80% dos pacientes.

Considerações gerais

A artrite reativa é precipitada por infecções gastrointestinais ou geniturinárias prévias e se manifesta como uma oligoartrite estéril assimétrica, tipicamente em membros inferiores. Está frequentemente associada à entesite. As manifestações extra-articulares são comuns e incluem uretrite, conjuntivite, uveíte, ceratodermia blenorrágica e lesões mucocutâneas. A artrite reativa ocorre mais comumente em homens jovens e está associada ao HLA-B27 em 80% dos pacientes brancos e em 50-60% dos pacientes negros.

Achados clínicos

A maioria dos casos de artrite reativa se desenvolve dentro de 1-4 semanas depois de uma infecção gastrointestinal (geralmente por *Shigella, Salmonella, Yersinia ou Campylobacter*) ou uma infecção sexualmente transmissível (por *Chlamydia trachomatis* ou talvez *Ureaplasma urealyticum*). O fato de a infecção desencadeante ser sexualmente transmissível ou disentérica não afeta as manifestações subsequentes. Outros patógenos conhecidos por causar artrite reativa incluem *Mycobacterium, Streptococcus, Staphylococcus* e SARS-CoV-2. O líquido sinovial das articulações afetadas é negativo na cultura. Uma síndrome clinicamente indistinguível pode ocorrer sem uma infecção prévia aparente, o que sugere que a infecção subclínica pode precipitar uma artrite reativa ou que existem outros fatores desencadeantes, ainda não reconhecidos.

A artrite é mais comumente assimétrica e frequentemente envolve as grandes articulações que recebem descarga de peso (joelho e tornozelo); sacroileíte ou espondilite anquilosante é observada em pelo menos 20% dos pacientes, especialmente depois de recorrências frequentes. Sintomas sistêmicos, incluindo febre e perda de peso, são comuns no início da doença. As lesões mucocutâneas podem incluir balanite (Fig. 22.11), estomatite e ceratodermia blenorrágica, indistinguível da psoríase pustulosa. O envolvimento das unhas na artrite reativa mimetiza alterações psoriáticas. Quando presente, a conjuntivite é leve e ocorre no início do curso da doença. A uveíte anterior, que pode se desenvolver a qualquer momento em pacientes positivos para HLAB27, é uma complicação ocular clinicamente mais significativa. Podem ocorrer cardite e insuficiência aórtica. Embora a maioria dos sinais da doença

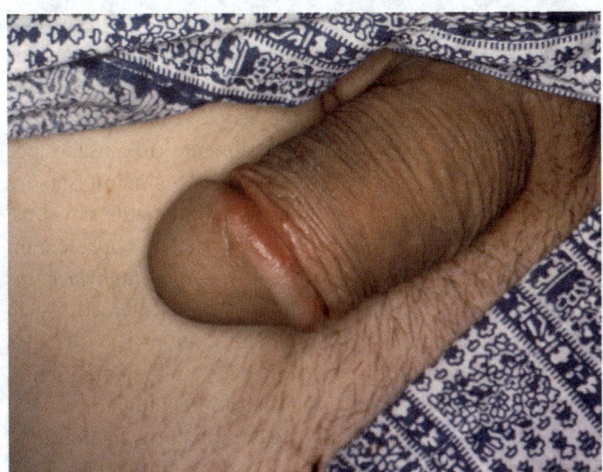

FIGURA 22.11 Balanite circinada decorrente de artrite reativa.
Fonte: Susan Lindsley, Dr. M. F. Rein, Public Health Image Library, CDC.

desapareça em dias ou semanas, a artrite pode persistir por vários meses ou tornar-se crônica. As recorrências envolvendo qualquer combinação de manifestações clínicas são comuns e às vezes seguidas de sequelas permanentes, especialmente nas articulações (p. ex., destruição articular).

Diagnóstico diferencial

A artrite gonocócica inicialmente pode mimetizar uma artrite reativa, mas a melhora acentuada depois de 24-48 horas da administração de antibióticos na artrite gonocócica e os resultados da cultura distinguem as duas doenças. Deve-se considerar AR de início recente, espondilite anquilosante e artrite psoriática. Ao causar lesões orais, oculares e articulares semelhantes, a doença de Behçet pode mimetizar uma artrite reativa. As lesões orais da artrite reativa, entretanto, são tipicamente indolores, em contraste com as da doença de Behçet.

Tratamento

Os Aine têm sido a base do tratamento. Antibióticos administrados no momento de uma infecção sexualmente transmissível não gonocócica reduzem a chance de desenvolvimento de artrite reativa. Na artrite reativa crônica associada à infecção por clamídia, um ensaio clínico randomizado demonstrou que seis meses de rifampicina (300 mg VO 2x/dia) em combinação com doxiciclina (100 mg VO 2x/dia) ou azitromicina (500 mg VO ao dia durante 5 dias e depois 2x/semana) foi mais eficaz que o placebo. Pacientes que não respondem aos Aine podem responder aos agentes Dmard sulfassalazina (1 g 2x/dia) ou metotrexato (até 25 mg 1x/semana). Para pacientes com doença de início recente refratária aos Aine e a esses Dmard, os agentes anti-TNF, que são eficazes em outras espondiloartropatias, podem ser eficazes.

Namakin K et al. The association between COVID-19 and reactive arthritis: a systematic review of case reports and case series. Curr Rheumatol Rev. 2023;19:420. [PMID: 36927426]

Espondiloartrite associada a doença inflamatória intestinal

Um quinto dos pacientes com DII tem artrite; nesses pacientes, a doença de Crohn é observada com mais frequência do que a colite ulcerativa. Em ambas as doenças ocorrem duas formas distintas de artrite. A primeira é a artrite periférica – geralmente uma oligoartrite assimétrica não deformante de grandes articulações – na qual a atividade da doença articular é paralela à da doença intestinal. A artrite geralmente começa meses a anos depois da doença intestinal, mas, ocasionalmente, os sintomas articulares se desenvolvem mais cedo e podem ser proeminentes o suficiente para fazer com que o paciente ignore os sintomas intestinais. A segunda forma de artrite é uma espondilite que é indistinguível pelos sintomas ou radiografias da EA e segue um curso independente da doença intestinal. Cerca de 50% desses pacientes são positivos para HLA-B27.

Controlar a inflamação intestinal em geral elimina a artrite. Os Aine podem ser eficazes para a artrite leve, mas podem exacerbar a DII. Inibidores do TNF, inibidores da JAK (tofacitinibe, upadacitinibe) e anti-IL-12/23 (ustequinumabe) podem tratar a inflamação intestinal e articular/axial.

Alizadeh M et al. Factors associated with extraintestinal manifestations of inflammatory bowel disease in SPARC-IBD. Inflamm Bowel Dis. 2023:izad280. [PMID: 38102817]

ARTRITE INFECCIOSA

Artrite bacteriana aguda não gonocócica (séptica)

FUNDAMENTOS DO DIAGNÓSTICO

- Início agudo de artrite monoarticular inflamatória, mais frequentemente em grandes articulações que recebem descarga de peso e punhos.
- Fatores de risco comuns incluem danos articulares prévios e uso de drogas injetáveis.
- Infecção pelo organismo causador geralmente encontrada em outras partes do corpo.
- Os derrames articulares comumente são grandes; contagens de leucócitos no líquido sinovial > 50.000/mcL (50 × 10^9/L) são comuns.

Considerações gerais

A artrite bacteriana aguda não gonocócica é mais frequentemente decorrente da disseminação hematogênica a partir da articulação; a inoculação direta por traumatismo penetrante é rara. Os principais fatores de risco são bacteremia (p. ex., uso de drogas injetáveis, endocardite, infecção em outros locais), articulações danificadas (p. ex., AR), próteses articulares, imunidade comprometida (p. ex., idade avançada, diabetes *mellitus*, doença renal crônica avançada, alcoolismo, cirrose ou terapia imunossupressora) e perda da integridade da pele (p. ex., úlcera cutânea ou psoríase). *Staphylococcus aureus* resistente à meticilina (MRSA) e *Streptococcus* do grupo B são causas frequentes e importantes de artrite séptica. A artrite séptica Gram-negativa desencadeia cerca de 10% dos casos e é especialmente comum em usuários de drogas injetáveis e naqueles imunocomprometidos; *Escherichia coli* e *Pseudomonas aeruginosa* são os patógenos mais comuns. As alterações patológicas incluem graus variados de inflamação aguda, com sinovite, derrame, formação de abscessos em tecidos sinoviais ou subcondrais e, se o tratamento não for adequado, destruição articular.

A artrite da doença de Lyme é discutida no Capítulo 36.

Achados clínicos

A. Sintomas e sinais

O início é agudo, com dor, inchaço e calor na articulação afetada, que piora ao longo das horas. O joelho é o mais frequentemente envolvido; outros locais comumente afetados incluem quadril, punho, ombro e tornozelo. Locais incomuns, como a articulação esternoclavicular ou sacroilíaca, podem estar envolvidos no usuário de drogas injetáveis. Calafrios e febre são comuns, mas estão ausentes em até 20% dos pacientes. A infecção de quadril geralmente não produz inchaço aparente, mas resulta em dor na virilha que se agrava ao deambular. Mais de uma articulação está envolvida em 15% dos casos de artrite séptica; os fatores de risco para envolvimento de múltiplas articulações incluem AR, endocardite associada e infecção por estreptococos do grupo B.

B. Achados laboratoriais

A análise do líquido sinovial é crítica para o diagnóstico. A contagem de leucócitos do líquido sinovial é sempre inflamatória (maior que 2.000/mcL [2 × 10^9/L]), geralmente excede 50.000/mcL (50 × 10^9/L), e muitas vezes é superior a 100.000/mcL (100 × 10^9/L), com 90% ou mais de células polimorfonucleares (Tab. 22.2). A contagem de células do líquido sinovial na artrite séptica pode ser menor em pacientes imunocomprometidos, especialmente naqueles em terapia biológica. A coloração de Gram do líquido sinovial é positiva em 75% das infecções estafilocócicas e em 50% das infecções Gram-negativas. As culturas do líquido sinovial são positivas em 70-90% dos casos; a administração de antibióticos antes da artrocentese reduz a probabilidade de um resultado de cultura positivo. As hemoculturas são positivas em aproximadamente 50% dos pacientes.

C. Exames de imagem

Os exames de imagem geralmente acrescentam pouco ao diagnóstico de artrite séptica. Além de demonstrar derrame articular, as radiografias comumente são normais no início da doença; entretanto, evidências de desmineralização podem se desenvolver alguns dias depois do início. A ressonância magnética e a tomografia computadorizada são mais sensíveis na detecção de líquido em articulações que não são acessíveis ao exame físico (p. ex., o quadril). Erosões ósseas e estreitamento do espaço interarticular seguidos de osteomielite e periostite podem ser observados dentro de duas semanas.

D. Infecção articular protética

As manifestações clínicas e laboratoriais da infecção articular protética são influenciadas pelo fato de a infecção ser precoce (menos de três meses depois da cirurgia), retardada (3-12 meses depois da cirurgia) ou tardia (mais de 12 meses depois da cirurgia). As infecções precoces se manifestam com vermelhidão e inchaço agudos e geralmente são causadas por *S. aureus* e organismos Gram-negativos. As manifestações clínicas nas infecções retardadas frequentemente são sutis: a dor é comum, mas apenas 50% dos pacientes apresentam febre. Organismos menos virulentos, como *Staphylococcus* coagulase-negativo, *Propionibacterium acnes* e enterococos, são causas comuns de infecções retardadas. As infecções tardias manifestam-se com dor aguda, inchaço e febre e frequentemente são causadas por disseminação hematogênica de *S. aureus*, bacilos Gram-negativos e estreptococos hemolíticos. Biomarcadores sinoviais elevados – i.e., calprotectina, PCR (sinovial), alfa-defensina e esterase leucocitária – podem ser úteis na identificação de infecção.

Diagnóstico diferencial

A gota e a pseudogota podem causar artrite monoarticular aguda e muito inflamatória, e febre; a falha em encontrar cristais na análise do líquido sinovial exclui esses diagnósticos. A manifestação articular mais comum da doença de Lyme crônica é a monoartrite inflamatória do joelho, que produz líquido sinovial com coloração de Gram e cultura negativa. A febre reumática aguda comumente envolve uma oligoartrite migratória inflamatória. A artrite piogênica pode se sobrepor a outros tipos de doenças articulares, principalmente à AR. A artrite séptica deve ser excluída pelo exame do líquido sinovial em todo paciente com AR que tenha uma articulação notavelmente mais inflamada do que outras articulações, especialmente se o paciente estiver em uso de terapia biológica com Dmard.

Prevenção

A American Academy of Orthopedic Surgeons defende a prescrição de profilaxia antibiótica a todo paciente com uma articulação protética que seja submetido a um procedimento que possa causar bacteremia. No entanto, o tema permanece controverso.

Tratamento

O tratamento eficaz da artrite séptica requer antibioticoterapia adequada, associada a drenagem da articulação infectada. Se o organismo causador provável não puder ser determinado clinicamente ou a partir da coloração de Gram do líquido sinovial, o tratamento deve ser iniciado com cobertura antibiótica de amplo espectro, eficaz contra estafilococos, estreptococos e organismos Gram-negativos. O tratamento inicial recomendado inclui vancomicina (1 g IV a cada 12 horas, ajustado à idade, peso e função renal) mais uma cefalosporina de terceira geração: ceftriaxona, 1-2 g IV diariamente (ou a cada 12 horas se houver suspeita de meningite ou endocardite concomitante); ou cefotaxima, 1-2 g IV a cada 8 horas. A antibioticoterapia deve ser ajustada quando os resultados da cultura estiverem disponíveis; sua duração geralmente é de 4-6 semanas.

A drenagem eficaz é comumente obtida pela lavagem artroscópica precoce e desbridamento. As opções para o tratamento de infecções articulares protéticas dependem, em parte, do momento da infecção e incluem supressão crônica, desbridamento sem remoção da prótese ou troca da prótese em 1 ou 2 estágios.

Prognóstico

O desfecho da artrite séptica depende em grande parte da saúde prévia do paciente, do organismo causador (p. ex., a artrite bacteriana por *S. aureus* está associada a um mau desfecho funcional em cerca de 40% dos casos) e da rapidez do tratamento. A taxa de mortalidade é de 30% para pacientes com sepse poliarticular. Anquilose óssea e destruição articular são comuns, caso o tratamento seja tardio ou inadequado.

Quando encaminhar

A consulta precoce a um ortopedista é essencial.

Quando hospitalizar

É necessária hospitalização para antibioticoterapia intravenosa e drenagem da articulação.

Artrite gonocócica

> ### FUNDAMENTOS DO DIAGNÓSTICO
>
> - Poliartralgias migratórias prodrômicas.
> - A tenossinovite é o sinal mais comum.
> - Monoartrite purulenta em 50% dos casos.
> - Lesões cutâneas características.
> - Mais comum em mulheres jovens durante a menstruação ou a gestação.
> - Frequentemente não há sintomas de uretrite.
> - Resposta drástica aos antibióticos.

Considerações gerais

Em contraste com a artrite bacteriana não gonocócica, a artrite gonocócica geralmente ocorre em indivíduos saudáveis. Fatores do hospedeiro, no entanto, influenciam a expressão da doença: a artrite gonocócica é 2 a 3 vezes mais comum em mulheres do que em homens, é especialmente comum durante a menstruação e a gestação, e é rara depois dos 40 anos de idade. A artrite gonocócica também é comum em homens que fazem sexo com homens, cuja alta incidência de faringite e proctite gonocócica assintomática os predispõe à infecção gonocócica disseminada. A infecção gonocócica disseminada recorrente deve levar ao teste dos níveis de CH50 do paciente para avaliar a procura de uma possível deficiência congênita de um componente terminal do complemento (C5, C6, C7 ou C8).

Achados clínicos
A. Sintomas e sinais

Um a quatro dias de poliartralgias migratórias envolvendo punho, joelho, tornozelo ou cotovelo são comuns no início. Depois disso, surgem dois padrões. O primeiro é caracterizado por tenossinovite que afeta mais frequentemente punhos, dígitos, tornozelos ou pés e é observado em 60% dos pacientes. O segundo padrão é a monoartrite purulenta que envolve mais frequentemente joelho, punho, tornozelo ou cotovelo e é observada em 40% dos pacientes. Menos da metade dos pacientes apresenta febre e menos de um quarto manifesta algum sintoma geniturinário. A maioria dos pacientes apresentará lesões cutâneas assintomáticas, mas altamente características, que geralmente consistem em 2-10 pequenas pústulas necróticas distribuídas nas extremidades, especialmente nas palmas das mãos e plantas dos pés.

B. Achados laboratoriais

Os leucócitos periféricos têm em média cerca de 10.000 células/mcL (10×10^9/L) e estão elevados em menos de um terço dos pacientes. A contagem de leucócitos no líquido sinovial geralmente varia de 30.000-60.000 células/mcL (30 a 60 $\times 10^9$/L). A coloração de Gram do líquido sinovial é positiva em um quarto dos casos e a cultura em menos da metade. Hemoculturas positivas são incomuns. Deve-se realizar culturas da uretra, da garganta, do colo do útero e do reto em todos os pacientes, e geralmente são positivas na ausência de sintomas locais. Os testes de amplificação de ácidos nucleicos urinários apresentam excelente sensibilidade e especificidade para a detecção de *Neisseria gonorrhoeae* em locais geniturinários.

C. Exames de imagem

As radiografias geralmente são normais ou mostram apenas inchaço de tecidos moles.

Diagnóstico diferencial

A artrite reativa pode produzir monoartrite aguda, uretrite e febre em um paciente jovem, mas se distingue por culturas negativas e ausência de resposta a antibióticos. A doença de Lyme envolvendo o joelho é menos aguda, não apresenta culturas positivas e pode ser precedida por exposição a carrapatos e erupção cutânea característica. A análise do líquido sinovial excluirá gota, pseudogota e artrite bacteriana não gonocócica. A febre reumática e a sarcoidose podem produzir tenossinovite migratória. A endocardite infecciosa com artrite séptica pode mimetizar uma infecção gonocócica disseminada. A meningococcemia ocasionalmente apresenta um quadro clínico que se assemelha à infecção gonocócica disseminada; as hemoculturas estabelecem o diagnóstico correto. A febre maculosa das montanhas rochosas e a dengue podem produzir artrite e sintomas cutâneos. A infecção precoce por hepatite B está associada a complexos imunes circulantes que podem causar erupção cutânea urticariforme e poliartralgias.

Tratamento

De acordo com as diretrizes do CDC, o tratamento da gonorreia disseminada (síndrome da artrite-dermatite) é com ceftriaxona (1 g/dia IV ou IM). Uma vez obtidos os testes de susceptibilidade, 24-48 horas depois da melhora clínica, o regime antibiótico pode ser alterado para um agente oral até completar um ciclo de sete dias.

Prognóstico

Em geral, a artrite gonocócica responde rapidamente depois de 24-48 horas de antibióticos, e a drenagem da(s) articulação(ões) infectada(s) raramente é necessária. A recuperação completa é a regra.

Quando encaminhar

Consulte um especialista em doenças infecciosas para tirar dúvidas sobre cepas gonocócicas resistentes a antibióticos.

Reporte ao departamento de saúde pública para rastreamento de contatos.

Quando hospitalizar

Indica-se a hospitalização para estabelecer o diagnóstico e administrar antibióticos intravenosos até que haja melhora clínica.

Moussiegt A et al. Gonococcal arthritis: case series of 58 hospital cases. Clin Rheumatol. 2022;41:2855. [PMID: 35590115]
Sciaudone M et al. Ten years of disseminated gonococcal infections in North Carolina: a review of cases from a large tertiary care hospital. Sex Transm Dis. 2023;50:410. [PMID: 36877637]

Manifestações reumáticas da infecção por HIV

A infecção por HIV tem sido associada a vários sintomas reumáticos e pode coexistir com doenças reumáticas autoimunes, como AR, artrite psoriática ou espondiloartrite. Uma infecção por HIV aguda nova (viremia) causa artralgias graves em um padrão oligoarticular e assimétrico que remite em 24 horas; o exame articular é normal. A artrite associada ao HIV é um processo oligoarticular assimétrico com achados objetivos de artrite e um curso autolimitado que varia de semanas a meses. Paralelamente a terapia antirretroviral, podem ser utilizados fármacos imunossupressores, incluindo agentes biológicos, se necessário, em pacientes com HIV. A fraqueza muscular associada a creatina quinase elevada pode ser causada por miopatia associada ao inibidor nucleosídeo da transcriptase reversa ou à miopatia associada ao HIV; as manifestações clínicas de cada uma se assemelham a uma polimiosite idiopática, mas as biópsias musculares mostram inflamação mínima. Menos comumente, ocorre uma miosite inflamatória indistinguível da polimiosite idiopática. Outras manifestações reumáticas do HIV incluem a síndrome da linfocitose infiltrativa difusa (com aumento da glândula parótida) e várias formas de vasculite.

Artrite viral

As artralgias frequentemente ocorrem no curso de infecções agudas por muitos vírus, mas a artrite franca é incomum, com notáveis exceções da infecção aguda por parvovírus B19 e da febre Chikungunya. O parvovírus B19 causa poliartrite aguda em 50-60% dos casos de adultos (crianças infectadas desenvolvem o exantema febril [eritema infeccioso] conhecido como "febre da face esbofeteada"). A artrite pode mimetizar a AR, mas é quase sempre autolimitada e remite dentro de algumas semanas. O diagnóstico é estabelecido pela presença de anticorpos IgM específicos para parvovírus B19. A febre Chikungunya é uma infecção viral transmitida por artrópodes que é endêmica na África Ocidental, mas que se espalhou por vários locais, incluindo ilhas do Oceano Índico, Caribe e América Central e Latina. As manifestações clínicas incluem febre alta, erupção cutânea e dor óssea incapacitante. Poliartralgia e poliartrite agudas são comuns e podem persistir por meses ou anos. Para a artrite crônica associada ao Chikungunya, o tratamento com metotrexato ou outros agentes Dmard pode ser uma opção. Existe uma vacina aprovada pela FDA para indivíduos com 18 anos ou mais em risco de infecção por Chikungunya.

A poliartrite autolimitada é comum na infecção aguda por hepatite B e geralmente ocorre antes do início da icterícia. Urticária ou outros tipos de erupção cutânea podem estar presentes. O quadro clínico assemelha-se ao da doença do soro. Os níveis séricos de transaminases estão elevados e os testes para antígeno de superfície da hepatite B são positivos. Os níveis séricos de complemento costumam ser baixos durante a artrite ativa e tornam-se normais depois da remissão da artrite. A incidência de poliartrite associada à hepatite B diminuiu substancialmente com a introdução da vacinação contra a hepatite B.

A infecção crônica por hepatite C está associada à poliartralgia crônica (até 20% dos casos) e à poliartrite crônica (3-5%). Isso pode mimetizar uma AR; a presença de fator reumatoide na maioria das infecções por hepatite C confunde ainda mais o diagnóstico. Pode ser difícil distinguir artrites/artralgias associadas à hepatite C da coocorrência de hepatite C e AR. A AR sempre causa artrite objetiva (não apenas artralgias) e pode ser erosiva (a artrite associada à hepatite C não é erosiva). A presença de anticorpos anti-CCP ajuda a diagnosticar a AR.

Schneider M et al. Safety and immunogenicity of a single-shot live-attenuated chikungunya vaccine: a double-blind, multicentre, randomised, placebo-controlled, phase 3 trial. Lancet. 2023;401:2138. [PMID: 37321235]

TUBERCULOSE DE OSSOS E ARTICULAÇÕES

Tuberculose vertebral (doença de Pott)

> ### FUNDAMENTOS DO DIAGNÓSTICO
>
> - Observada principalmente em indivíduos de países em desenvolvimento ou pacientes imunocomprometidos.
> - Dor nas costas e deformidade com gibosidade, com evidência radiográfica de envolvimento vertebral.
> - Menos de 20% têm tuberculose pulmonar ativa.
> - Evidência de Mycobacterium tuberculose em aspirados ou biópsias de lesões da coluna vertebral.

Considerações gerais

No mundo em desenvolvimento, as crianças são as principais afetadas pela tuberculose musculoesquelética. Nos EUA, entretanto, a infecção musculoesquelética é observada com mais frequência em adultos que imigraram de países onde a tuberculose é prevalente ou se desenvolve no contexto de imunossupressão (p. ex., infecção por HIV, terapia com agente biológico). A tuberculose vertebral (doença de Pott ou espondilite tuberculosa) é responsável por cerca de 50% das infecções musculoesqueléticas decorrentes do *M. tuberculosis* (ver Cap. 9). A disseminação às vértebras pode ocorrer pela disseminação hematogênica a partir do trato respiratório no momento da infecção primária, com o desenvolvimento de doença clínica anos mais tarde por causa da reativação, ou por vasos linfáticos de focos infectados na pleura ou nos rins. As vértebras torácicas e lombares são os locais mais comuns de envolvimento espinal; a infecção vertebral está associada a abscessos frios paravertebrais em 75% dos casos.

Achados clínicos
A. Sintomas e sinais

Os pacientes apresentam dor nas costas, frequentemente presente por meses e às vezes associada a dor radicular e fraqueza nos membros inferiores. Os sintomas constitucionais geralmente estão ausentes e menos de 20% dos pacientes apresentam doença pulmonar ativa. A destruição da porção anterior do corpo vertebral pode produzir a deformidade com gibosidade em forma de cunha característica.

B. Achados laboratoriais

A maioria dos pacientes apresenta uma reação positiva ao derivado proteico purificado (PPD) ou a um ensaio positivo de liberação de interferon gama no sangue (IGRA). Culturas de abscessos paravertebrais e biópsias de lesões vertebrais são positivas em até 70-90%. As biópsias revelam granulomas caseosos característicos na maioria dos casos. O isolamento de *M. tuberculosis* de um local extraespinal é suficiente para estabelecer o diagnóstico no contexto clínico adequado.

C. Exames de imagem

As radiografias podem revelar lesões líticas e escleróticas e destruição óssea das vértebras, mas são normais no início da doença. A tomografia computadorizada pode evidenciar extensão da infecção aos tecidos moles paraespinais; a ressonância magnética é o exame de imagem de escolha para detectar compressão medular ou da cauda equina.

Diagnóstico diferencial

A tuberculose vertebral deve ser diferenciada das infecções vertebrais subagudas e crônicas decorrentes de organismos piogênicos, *Brucella*, fungos e malignidade.

Complicações

Paraplegia decorrente de compressão medular ou da cauda equina é a complicação mais grave da tuberculose vertebral.

Tratamento

Deve-se administrar terapia antimicrobiana por 6-9 meses, geralmente com isoniazida, rifampicina, pirazinamida e etambutol por dois meses, seguida de isoniazida e rifampicina por mais 4-7 meses (ver também Cap. 9). O tratamento conservador por si só muitas vezes é suficiente. Contudo, pode ser indicada intervenção cirúrgica quando há comprometimento neurológico ou instabilidade vertebral grave.

Arifin J et al. Clinical outcomes and surgical strategy for spine tuberculosis: a systematic review and meta-analysis. Spine Deform. 2024;12:271. [PMID: 37975989]

Artrite tuberculosa

A infecção de articulações periféricas pelo *M. Tuberculosis* geralmente se manifesta como uma artrite monoarticular que perdura por semanas a meses (ou mais), mas, com menos frequência, pode ter uma manifestação aguda que mimetiza uma artrite séptica. Qualquer articulação pode estar envolvida;

as do quadril e do joelho são as mais comumente afetadas. Sintomas constitucionais e febre nem sempre estão presentes. A tuberculose também pode causar tenossinovite crônica da mão e do punho ou dactilite. A destruição das articulações ocorre mais lentamente do que na artrite séptica decorrente de organismos piogênicos. O líquido sinovial é inflamatório, mas não no grau observado em infecções piogênicas, com contagens de leucócitos sinoviais na faixa de 10.000-20.000 células/mcL (10 a 20 × 10⁹/L). Os esfregaços de líquido sinovial são positivos para bacilos álcool-ácido resistentes em uma minoria de casos; as culturas do líquido sinovial, entretanto, são positivas em 80% dos casos. Como os resultados da cultura podem levar semanas, o procedimento diagnóstico de escolha geralmente é a biópsia sinovial, que produz achados patológicos característicos e culturas positivas em mais de 90% dos pacientes. A terapia antimicrobiana é a base do tratamento. Em casos raros, uma poliartrite reativa estéril associada ao eritema nodoso (doença de Poncet) se desenvolve em pacientes com tuberculose pulmonar ou extrapulmonar ativa.

Marais LC et al. Tuberculous arthritis of native joints: a systematic review and European Bone and Joint Infection Society workgroup report. J Bone Jt Infect. 2023;8:189. [PMID: 37780528]

DOENÇAS REUMATOLÓGICAS DIVERSAS

Fibromialgia

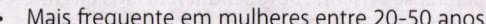

FUNDAMENTOS DO DIAGNÓSTICO

- Mais frequente em mulheres entre 20-50 anos.
- Síndrome de dor musculoesquelética crônica generalizada com múltiplos pontos dolorosos.
- Fadiga, cefaleia e dormência são comuns.
- Sinais objetivos de inflamação ausentes, exames laboratoriais normais.

Considerações gerais

A fibromialgia é uma síndrome comum, que afeta 3-10% da população em geral. Partilha muitas características com a encefalomielite miálgica/síndrome da fadiga crônica, como frequência aumentada entre mulheres com idades compreendidas entre os 20-50 anos, ausência de achados objetivos e testes laboratoriais diagnósticos com resultado negativo. Embora muitas das características clínicas das duas condições se sobreponham, a dor musculoesquelética predomina na fibromialgia, enquanto a lassidão domina a encefalomielite miálgica/síndrome da fadiga crônica.

A causa é desconhecida, mas foram propostas percepções aberrantes de estímulos dolorosos, distúrbios do sono, depressão e infecções virais. A fibromialgia pode coexistir com doenças clínicas e reumáticas, como LES, hipotireoidismo, AR ou apneia do sono.

Achados clínicos

Dor crônica e rigidez são as marcas da fibromialgia. A dor frequentemente envolve todo o corpo, mas com destaque no pescoço, nos ombros, na região lombar e nos quadris. Fadiga, distúrbios do sono, dormência subjetiva com parestesias, cefaleia crônica e sintomas de intestino irritável são comuns. Mesmo pequenos esforços agravam a dor e aumentam a fadiga. O exame físico é normal, exceto pela presença de "pontos-gatilho" de dor produzidos pela palpação de diversas áreas, como o trapézio, a gordura medial do joelho e o epicôndilo lateral do cotovelo. Não existem biomarcadores específicos para a fibromialgia e os exames laboratoriais geralmente são normais.

Diagnóstico diferencial

A fibromialgia é um diagnóstico de exclusão. Uma anamnese detalhada e exames físicos repetidos podem evitar a necessidade de exames laboratoriais abrangentes. A AR e o LES apresentam achados físicos objetivos e anormalidades laboratoriais. Os testes de função tireoidiana são úteis, pois o hipotireoidismo pode produzir uma síndrome semelhante a fibromialgia. As miopatias inflamatórias idiopáticas produzem fraqueza demonstrável. A polimialgia reumática produz dor nas cinturas escapular e pélvica, está associada a anemia e VHS elevada e ocorre depois dos 50 anos de idade. O diagnóstico de fibromialgia deve ser feito de forma cautelosa em um paciente com mais de 50 anos e nunca deve ser invocado para explicar febre, perda de peso ou quaisquer outros sinais objetivos ou anormalidades laboratoriais.

Tratamento

Uma abordagem multidisciplinar é mais eficaz. É essencial orientar os pacientes. Pode-se confortar o paciente afirmando que ele tem uma síndrome diagnosticável – tratável por terapias específicas, embora imperfeitas – e cujo curso não é progressivo. A terapia cognitivo-comportamental, que inclui programas que enfatizam a meditação consciente (atenção plena), costuma ser útil. Os programas de exercícios físicos são benéficos e devem ser recomendados universalmente, especialmente tai chi, ioga e exercícios de resistência. As farmacoterapias aprovadas pela FDA para a fibromialgia incluem a pregabalina (iniciar com 75 mg VO 2x/dia; e aumentar para 150 mg 2x/dia, conforme tolerado), a duloxetina (iniciar com 30 mg VO diariamente; aumentar para 60 mg/dia, conforme tolerado) e o milnaciprano (12,5 mg VO/dia; e aumentar para 50 mg 2x/dia, conforme tolerado). Outras farmacoterapias para a fibromialgia que demonstraram eficácia modesta são a amitriptilina (iniciar com 10 mg VO à noite; e aumentar conforme tolerado ou necessário para 75 mg à noite), o tramadol, a fluoxetina, a ciclobenzaprina, a gabapentina e a naltrexona em baixas doses. Os Aine geralmente são ineficazes. Os canabinoides podem ser úteis no tratamento da fibromialgia; no entanto, a dose, a formulação e a frequência ideal são desconhecidas. Opioides e corticosteroides são ineficazes e não devem ser usados. A depressão e a ansiedade são extremamente comuns entre pacientes com fibromialgia; o tratamento simultâneo dessas condições comórbidas é altamente recomendado.

Prognóstico

Todos os pacientes apresentam sintomas crônicos. Com o tratamento, entretanto, muitos retomam suas atividades progressivamente. Achados progressivos ou objetivos não se desenvolvem.

Síndromes do desfiladeiro torácico

As síndromes do desfiladeiro torácico resultam da compressão das estruturas neurovasculares que suprem o membro superior. Os sintomas e sinais surgem da pressão intermitente ou contínua sobre elementos do plexo braquial (mais de 90% dos casos) ou dos vasos subclávios ou axilares (veias ou artérias) por uma variedade de estruturas anatômicas da região da cintura escapular. O feixe neurovascular pode ser comprimido entre os músculos escalenos anterior ou médio e a primeira costela torácica normal ou uma costela cervical. As síndromes do desfiladeiro torácico são mais comumente causadas por um músculo escaleno do pescoço cicatrizado secundariamente a um trauma no pescoço ou flacidez da cintura escapular resultante do envelhecimento, obesidade ou seios pendulares. Postura defeituosa, ocupação ou hipertrofia de músculos do tórax por atividade física (p. ex., musculação, arremesso no beisebol) podem ser outros fatores predisponentes.

Na maioria dos pacientes, as síndromes do desfiladeiro torácico manifestam-se com alguma combinação de quatro sintomas envolvendo o membro superior: dor, dormência, fraqueza e inchaço. Os sintomas predominantes dependem da compressão que afeta majoritariamente estruturas neurais ou vasculares. O início dos sintomas geralmente é gradual, mas pode ser repentino. Alguns pacientes notam espontaneamente um agravamento dos sintomas em uma posição específica do braço. A dor irradia do ponto de compressão à base do pescoço, axila, região da cintura escapular, braço, antebraço e mão. Parestesias são comuns e distribuídas à face palmar do quarto e quinto dígitos. Os sintomas sensitivos podem ser agravados à noite ou pelo uso prolongado dos membros. Fraqueza e atrofia muscular são as principais anormalidades motoras. Os sintomas vasculares consistem em isquemia arterial caracterizada por palidez dos dedos à elevação do membro, sensibilidade ao frio e, raramente, gangrena dos dedos ou obstrução venosa caracterizada por edema, cianose e ingurgitamento.

Em 90% das vezes, os sintomas podem ser provocados em 60 segundos ao fazer com que o paciente eleve os braços em uma posição de *stickem-up* (ou seja, abdução a 90 graus em rotação lateral de ombro). Os reflexos geralmente não são alterados. A obliteração do pulso radial com certas manobras do braço ou do pescoço, antes considerada um sinal altamente sensível de obstrução do desfiladeiro torácico, não ocorre na maioria dos casos.

A radiografia de tórax identificará pacientes com costelas cervicais (embora a maioria dos pacientes com costelas cervicais seja assintomática). A ressonância magnética com os braços mantidos em diferentes posições é útil na identificação de locais com fluxo sanguíneo prejudicado. A obstrução intra-arterial ou venosa é confirmada pela angiografia. A determinação da velocidade de condução do nervo ulnar e de outros nervos periféricos do membro superior pode ajudar a identificar o local da compressão.

A síndrome do desfiladeiro torácico deve ser diferenciada da OA da parte cervical da coluna, dos tumores do sulco pulmonar superior, da medula cervical ou das raízes nervosas, e da periartrite de ombro.

O tratamento é direcionado ao alívio da compressão do feixe neurovascular. Mais de 95% dos pacientes podem ser tratados com sucesso com terapia conservadora, que consiste em fisioterapia, e devem evitar posturas ou atividades que comprimam o feixe neurovascular. O tratamento cirúrgico, requerido por menos de 5% dos pacientes, tem maior probabilidade de aliviar o componente neurológico do que o vascular responsável pelos sintomas.

Síndrome da dor regional complexa

A síndrome da dor regional complexa (previamente chamada de distrofia simpática reflexa) é uma doença rara dos membros caracterizada por instabilidade autonômica e vasomotora. Os sintomas e sinais cardinais são dor localizada em braço ou perna, inchaço do membro envolvido, distúrbios na coloração e temperatura do membro afetado, alterações distróficas na pele e nas unhas sobrejacentes e amplitude de movimento limitada. Surpreendentemente, os achados não se limitam à distribuição de um único nervo periférico. A maioria dos casos é precedida por cirurgia ou traumatismo físico direto, muitas vezes de natureza relativamente leve, nos tecidos moles, ossos ou nervos. A mobilização precoce depois da lesão ou cirurgia reduz a probabilidade de desenvolver a síndrome. Qualquer membro pode ser afetado, mas a síndrome mais comumente ocorre na mão e está associada à restrição ipsilateral do movimento do ombro (síndrome "mão-ombro"). Essa síndrome prossegue por fases: dor, inchaço e alterações na coloração e temperatura da pele se desenvolvem precocemente e, se não tratadas, levam à atrofia e à distrofia. O inchaço na síndrome de dor regional complexa é difuso ("mão em luva do apanhador") e não restrito às articulações. A dor geralmente é ardente, intensa e muitas vezes agravada por estímulos mínimos, como um toque leve. A variante ombro-mão desse distúrbio às vezes complica em infarto agudo do miocárdio ou lesões no pescoço ou no ombro. A síndrome de dor regional complexa pode ocorrer depois de uma lesão no joelho ou de uma cirurgia artroscópica nessa articulação. Não há sintomas sistêmicos. Nas fases iniciais da síndrome, a cintilografia óssea é sensível, mostrando aumento difuso da captação no membro afetado; as radiografias por fim revelam osteopenia generalizada grave. Essa síndrome deve ser diferenciada da AR, da obstrução do desfiladeiro torácico e da mononeurite múltipla, entre outras.

O tratamento precoce oferece o melhor prognóstico de recuperação. Para casos leves, Aine (p. ex., naproxeno 250-500 mg 2x/dia VO) podem ser eficazes. Para casos mais graves associados a edema, a prednisona, 30-60 mg/dia VO durante duas semanas, e depois reduzida, gradualmente, ao longo de duas semanas, pode ser eficaz. O manejo da dor é importante e possibilita a realização eficaz da fisioterapia, que é fundamental para restaurar a função. Alguns pacientes podem se beneficiar de agentes antidepressivos (p. ex., nortriptilina iniciada na dosagem de 10 mg VO ao deitar e aumentada gradualmente para 40-75 mg ao deitar) ou anticonvulsivantes (p. ex., gabapentina 300 mg 3x/dia VO). Bifosfonatos, calcitonina, bloqueios nervosos regionais e estimulação da coluna dorsal também foram relatados como sendo úteis. A suplementação de vitamina C (1 g VO diariamente) pode atuar na prevenção do desenvolvimento de síndrome de dor regional complexa depois de procedimentos cirúrgicos conhecidos por serem fator de risco (p. ex., artroplastia total de joelho, cirurgia do pé ou do tornozelo). O prognóstico depende, em parte, do estágio em que as lesões são encontradas e da extensão e gravidade da doença de órgãos associada.

Knudsen L et al. Subtypes of complex regional pain syndrome: a systematic review of the literature. Pain Rep. 2023;8:e1111. [PMID: 38027463]

Manifestações reumatológicas do câncer

As síndromes reumatológicas podem ser as manifestações iniciais de uma variedade de cânceres. A dermatomiosite em adultos, p. ex., está frequentemente associada ao câncer. A osteoartropatia pulmonar hipertrófica, caracterizada pela tríade de poliartrite, baqueteamento digital e formação de osso novo periosteal, está associada a doenças malignas (p. ex., câncer de pulmão e intratorácico) e não malignas (p. ex., doença cardíaca cianótica, cirrose e abscesso pulmonar). A poliartrite associada ao câncer é rara, tem formas oligoarticulares e poliarticulares e deve ser considerada quando a "AR soronegativa" se desenvolve abruptamente em um paciente idoso. A fascite palmar se manifesta com inchaço palmar bilateral com contraturas nos dedos e pode ser a primeira indicação de um câncer, particularmente o carcinoma de ovário. A sinovite soronegativa remitente com edema não depressível (RS3PE) manifesta-se com uma poliartrite simétrica de pequenas articulações associada a edema não depressivo das mãos; pode ser idiopática ou associada a malignidade. A púrpura palpável causada por uma vasculite leucocitoclástica costuma ser a queixa apresentada nas doenças mieloproliferativas. A leucemia de células pilosas pode estar associada a vasculite de vasos de médio calibre, como a poliarterite nodosa. A leucemia aguda causa fortes dores nas articulações e nos ossos, sem sinovite florida. As manifestações reumáticas das síndromes mielodisplásicas incluem vasculite cutânea, síndromes semelhantes ao lúpus, neuropatia e artrite episódica intensa. A eritromelalgia, um aquecimento doloroso com vermelhidão das extremidades que (ao contrário de Raynaud) melhora com a exposição ao frio ou com a elevação do membro, está frequentemente associada a doenças mieloproliferativas, particularmente a trombocitemia essencial.

Os eventos adversos relacionados com o sistema imune causados por inibidores do *checkpoint* imunológico usados para tratar uma variedade de doenças malignas incluem pneumonite, colite, miosite, miocardite e artrite inflamatória. Esses eventos são comuns e muitas vezes podem ser controlados apenas com corticosteroides e ajuste na imunoterapia. No entanto, a persistência de algumas condições autoimunes apesar da interrupção do tratamento do câncer, nomeadamente a artrite inflamatória, pode exigir imunossupressão a longo prazo.

Artropatia neurogênica (articulação de Charcot)

A artropatia neurogênica é a destruição articular resultante da perda ou diminuição da propriocepção, dor e percepção de temperatura. Embora inicialmente descrita em joelhos de pacientes com *tabes dorsalis*, é mais frequentemente observada em associação à neuropatia diabética (pé e tornozelo) ou siringomielia (ombro). À medida que o tônus muscular normal e os reflexos protetores são perdidos, ocorre osteoartrite secundária, que resulta em uma articulação aumentada, de consistência de borracha e relativamente indolor, com extensa erosão da cartilagem, formação de osteófitos e múltiplos corpos articulares soltos. As radiografias podem revelar uma impressionante osteólise que mimetiza uma osteomielite ou destruição pronunciada da articulação com subluxação, fragmentação e esclerose óssea.

O tratamento é direcionado à doença primária; usam-se dispositivos mecânicos para auxiliar na descarga de peso e na prevenção de novos traumas. Estratégias cirúrgicas, incluindo artrodese, com ou sem ortobiológicos, podem ser consideradas se o tratamento conservador falhar. A farmacoterapia não demonstrou eficácia para essa condição.

Reumatismo palindrômico

O reumatismo palindrômico é uma doença de causa desconhecida, caracterizada por crises recorrentes e frequentes (em intervalos irregulares) de articulações com inflamação aguda. Também podem ocorrer dor periarticular com inchaço e nódulos subcutâneos transitórios. As crises cessam dentro de algumas horas a alguns dias. As articulações do joelho e dos dedos são as mais comumente afetadas, mas qualquer articulação periférica pode estar envolvida. Embora centenas de crises possam ocorrer ao longo de um período de anos, não há danos articulares permanentes. Os achados laboratoriais geralmente são normais. O reumatismo palindrômico deve ser diferenciado da artrite gotosa aguda e de um início agudo atípico de AR. Em alguns pacientes, o reumatismo palindrômico é um pródromo da AR.

O tratamento sintomático com Aine geralmente é tudo o que é necessário durante as crises. A hidroxicloroquina ou o metotrexato (ou ambos) podem ser valiosos na prevenção de recidivas.

Osteonecrose (necrose avascular do osso)

A osteonecrose é uma complicação do uso de corticosteroides, consumo de bebidas alcoólicas, traumatismo, LES, pancreatite, gota, doença falciforme, síndromes disbáricas (p. ex., *the bends*) e doenças infiltrativas (p. ex., doença de Gaucher). Os locais mais comumente afetados são as regiões proximal e distal da cabeça do fêmur, causando dor no quadril ou no joelho. Outros locais comumente afetados incluem o tornozelo, o ombro e o cotovelo. A osteonecrose da mandíbula está associada ao uso de bifosfonatos e é relacionada com a dose, geralmente ocorrendo quando a terapia com bifosfonatos intravenosos em altas doses é usada para tratar o câncer metastático ou o mieloma múltiplo, em vez da osteoporose. Inicialmente, as radiografias são normais; ressonância magnética, tomografia computadorizada e cintilografia óssea são técnicas mais sensíveis. O tratamento envolve evitar a descarga de peso sobre a articulação afetada por pelo menos algumas semanas. A importância da descompressão cirúrgica do núcleo da cabeça femoral é controversa. Para a osteonecrose do quadril, desenvolveu-se uma variedade de procedimentos destinados a preservar a cabeça do fêmur na doença precoce, incluindo procedimentos de enxerto ósseo vascularizado e não vascularizado. Esses procedimentos são mais eficazes para evitar ou prevenir a necessidade de artroplastia total de quadril em pacientes jovens que não apresentam doença avançada. Sem intervenção, a história natural da necrose avascular é a progressão do infarto ósseo para o colapso cortical, que resulta em disfunção articular significativa. A artroplastia total de quadril é o desfecho usual para todos os pacientes candidatos.

DOENÇAS ALÉRGICAS E IMUNOLÓGICAS

Teresa K. Tarrant, MD

Mildred Kwan, MD, PhD

Hipersensibilidade imediata
1. Alergia alimentar

As reações alérgicas de hipersensibilidade imediata mediadas pela IgE aos alimentos geralmente ocorrem dentro de duas horas depois da ingestão. São menos comuns em adultos, como alergia alimentar, do que em crianças. As reações sistêmicas típicas incluem uma combinação de vômitos, diarreia, urticária com ou sem angioedema, hipersensibilidade brônquica e hipotensão. Os níveis séricos de triptase podem estar elevados durante reações anafiláticas algumas horas depois da exposição. As alergias alimentares sistêmicas mais comuns são causadas por alérgenos do leite, do ovo, do trigo, da soja, do peixe, do marisco, do amendoim e das nozes.

Mariscos, amendoins e nozes são as causas mais comuns de anafilaxia alimentar em adultos; as alergias ao leite e ao ovo são mais comuns em crianças, mas geralmente desaparecem na idade adulta. O diagnóstico de alergia alimentar é baseado na presença de história correlata, testes cutâneos e testes séricos específicos de IgE. Em razão dos frequentes testes de IgE falso-positivos, não se recomenda o uso de triagem indiscriminada de painéis de IgE para alimentos; o teste de provocação alimentar oral com uma reação de hipersensibilidade imediata reprodutível continua sendo o padrão-ouro para o diagnóstico. Contudo, o teste de provocação alimentar só deve ser realizado por um profissional experiente, em um ambiente equipado para

tratamento da anafilaxia. Testes específicos de IgG ou IgA não devem ser usados para avaliar a hipersensibilidade imediata a alimentos. O manejo da alergia alimentar envolve evitar rigorosamente os alimentos e garantir o acesso a autoinjetores de epinefrina. O uso de imunoterapia oral para tratamento da alergia alimentar em crianças e adolescentes deve ser realizado apenas por um imunologista alergologista experiente.

Outras reações alimentares mediadas pela IgE incluem a síndrome de alergia oral e hipersensibilidade à alfa-gal (galactosealfa-1,3-galactose). A síndrome de alergia oral e a síndrome de alergia alimentar associada ao pólen resultam da reatividade cruzada entre certos alimentos e proteínas do pólen. Os indivíduos afetados manifestam alergias sazonais ao pólen (mais comumente pólen de árvores) e apresentam prurido na mucosa oral depois da ingestão de frutas e vegetais crus com reação cruzada. Em contraste com a alergia alimentar sistêmica, os sintomas limitam-se essencialmente à orofaringe.

Cafarotti A et al. Management of IgE-mediated food allergy in the 21st century. Clin Exp Allergy. 2022;00:1. [PMID: 36200952]

2. Alergia a veneno

A maioria das reações alérgicas sistêmicas a picadas de insetos são causadas por abelhas, vespides (jaquetas amarelas, vespas, marimbondos, abelhas) e formigas de fogo. Reações anafiláticas sistêmicas podem ocorrer depois de picadas em qualquer idade. Os pacientes em maior risco de anafilaxia decorrente de picadas são aqueles que tiveram história de reações recentes ou graves, ou ambas; assim, o risco de uma reação sistêmica diminui com o passar do tempo desde a última picada. Se houver suspeita de alergia sistêmica, com urticária generalizada, anafilaxia, angioedema, sibilos ou diarreia, encaminhe o paciente a um alergologista para teste confirmativo de alergia a veneno; o início da imunoterapia com veneno é comumente recomendado. Nesse ínterim, aqueles sob exposição contínua devem receber acesso a epinefrina autoadministrável.

Golden DB et al. Stinging insect hypersensitivity: a practice parameter update 2016. Ann Allergy Asthma Immunol. 2017;118:28. [PMID: 28007086]

3. Anafilaxia
Considerações gerais

A anafilaxia é a manifestação mais grave e potencialmente fatal da liberação de mastócitos e mediadores basófilos. A definição de anafilaxia e os critérios para diagnóstico do National Institute of Allergy and Infectious Diseases/Food Allergy and Anaphylaxis Network são mostrados na Tabela 22.12. A anafilaxia é definida nessas circunstâncias: (1) exposição a alérgenos seguida pelo início agudo de doença envolvendo pele ou tecido mucoso e comprometimento respiratório ou hipotensão (pressão arterial sistólica inferior a 90 mmHg ou 30% menor que a linha de base conhecida); (2) provável exposição a alérgenos, seguida pelo início agudo de duas ou mais condições, como envolvimento da pele ou dos tecidos mucosos, comprometimento respiratório, hipotensão e sinto-

TABELA 22.12 Critérios de consenso do NIAID/FAAN para anafilaxia. A anafilaxia é provável quando algum dos três critérios é cumprido

Apresentação	Momento de início dos sintomas	Manifestações clínicas
Critério 1: início **agudo** da doença	Minutos a 2-3 horas	Uma das seguintes combinações de sintomas: Pele ou mucosa, ou ambos[1] *com* Comprometimento respiratório[2] *ou* ↓ Pressão arterial ou disfunção de órgãos-alvo[3]
Critério 2: depois de exposição a **prováveis** alérgenos	Minutos a 2-3 horas	Envolvimento de dois ou mais dos seguintes sistemas: Pele ou mucosa, ou ambos[1] Comprometimento respiratório[2] ↓ pressão arterial ou disfunção de órgãos-alvo[3] Sintomas gastrointestinais persistentes[4]
Critério 3: depois de exposição a alérgenos **conhecidos**	Minutos a 2-3 horas	Envolvimento do sistema cardiovascular: ↓ pressão arterial

[1] Indica presença de prurido, rubor, urticária ou angioedema.
[2] Indica presença de dispneia, sibilo-broncoespasmo, diminuição do pico de fluxo expiratório, estridor ou hipoxemia.
[3] Indica diminuição da pressão arterial; a disfunção de órgão-alvo inclui colapso, síncope ou incontinência.
[4] Indica presença de vômitos, cólica abdominal ou diarreia.
Fonte: Boerneke R, Kwan M, University of North Carolina, Sampson HA, Muñoz-Furlong A, Campbell RL, et al. Second symposium on the definition and management of anaphylaxis: summary report – Second National Institute of Allergy and Infectious Disease/Food Allergy and Anaphylaxis Network symposium. J Allergy Clin Immunol. 2006;117(2):391-7.

mas gastrintestinais persistentes; ou (3) exposição conhecida a alérgenos seguida de hipotensão.

A anafilaxia dependente de IgE é uma síndrome aguda iniciada por uma nova exposição a um alérgeno depois de uma exposição prévia ter sensibilizado o paciente com anticorpos IgE antialérgicos; a anafilaxia mediada pela IgE não ocorre na primeira exposição a alérgenos como medicamentos, venenos de insetos, látex e alimentos. Por outro lado, outras reações anafiláticas (às vezes chamadas de "anafilactoides"), como agentes de radiocontraste, certos medicamentos (a maioria dos Aine, opioides e vancomicina) e reações à vacina de mRNA da Covid, são decorrentes de diferentes mecanismos imunes e podem ocorrer na primeira exposição.

Achados clínicos

A. Sintomas e sinais

Os sintomas e sinais geralmente começam 30 minutos depois da exposição inicial, mas em casos raros podem surgir até várias horas depois: (1) manifestações cutâneas (normalmente urticária, rubor, erupções cutâneas com manchas e prurido); (2) dificuldade respiratória (sibilos, estridor, broncoespasmo e angioedema das vias respiratórias); (3) sintomas gastrointestinais (cólicas, vômitos e diarreia [especialmente na alergia alimentar]); e (4) hipotensão. A anafilaxia é potencialmente fatal, especialmente se não for tratada.

B. Achados laboratoriais

Os exames laboratoriais realizados logo depois do início dos sintomas podem apoiar o diagnóstico de anafilaxia, mas não devem substituir o tratamento oportuno. Níveis séricos elevados de triptase dentro de 4-6 horas depois do início da anafilaxia são mais úteis, porque a triptase é um biomarcador específico da degranulação dos mastócitos. Os níveis plasmáticos de histamina, em geral, alcançam seu pico 30 minutos depois do início

dos sintomas, o que dificulta que seus níveis máximos sejam detectados. É necessário encaminhamento a um alergologista em razão da preocupação com reações futuras e à necessidade de orientações e intervenção adequadas. A dosagem dos níveis séricos de IgE específicos ou testes cutâneos para suspeitos de alérgenos podem ser realizados idealmente 4-6 semanas depois de uma reação grave; o teste tardio visa evitar testes falsamente negativos durante um período "refratário" pós-reação, em que a IgE consumida durante a anafilaxia ainda não foi reposta. O valor preditivo positivo desses testes depende muito de uma relação temporal sugestiva com a suspeita de exposição ao alérgeno.

Tratamento

A administração de epinefrina intramuscular (0,01 mg/kg de uma solução a 1:1.000 [1 mg/mL], máximo de 0,5 mg em adultos) no início da suspeita de anafilaxia é a base do tratamento e não deve ser adiada. Não há contraindicação absoluta para a administração de epinefrina intramuscular no contexto de anafilaxia. Medidas de suporte também são apropriadas, como oxigênio, líquidos intravenosos e, se necessário, manejo das vias respiratórias. As terapias adjuvantes podem incluir anti-histamínicos, broncodilatadores e corticosteroides. A epinefrina autoadministrada aos primeiros sinais de recorrência pode salvar a vida, enquanto os anti-histamínicos e os corticosteroides têm valor limitado na reversão da anafilaxia.

Quando encaminhar

Pacientes com início novo ou inexplicável de anafilaxia devem ser avaliados por um alergologista.

Shaker MS et al. Anaphylaxis – a 2020 practice parameter update, systematic review, and Grading of Recommendations, Assessment, Development and Evaluation (GRADE) analysis. J Allergy Clin Immunol. 2020;145:1082. [PMID: 32001253]

Teste de alergia

O teste de alérgenos cutâneo ou por picada na pele produz uma pápula pruriginosa localizada (induração) e exacerbação (eritema) alcançadas em, no máximo, 15-20 minutos. Esses testes são mais comumente usados para diagnosticar doenças respiratórias alérgicas (rinite e asma) e alergias mediadas por IgE a alimentos, medicamentos (penicilinas) e veneno de himenópteros. Extratos de alérgenos estão disponíveis para pólens, fungos, pelos de animais e ácaros e são selecionados adequadamente de acordo com a área geográfica do paciente.

Reações adversas a medicamentos
1. Alergia a medicamentos (reações de hipersensibilidade imediata mediadas pela IgE)

O teste cutâneo de picada na pele para a maioria dos medicamentos de baixo peso molecular não é validado e só pode ser interpretado se o teste for positivo em uma concentração não irritante. O teste para alergia à penicilina mediada pela IgE (PCN) é validado; o teste cutâneo com os determinantes metabólicos da PCN tem um valor preditivo negativo elevado (mais de 98%). O encaminhamento de indivíduos com alergia a PCN listada para um alergologista para avaliação é indicado, porque mais de 90% perderam a sensibilização ou não têm uma alergia verdadeira a PCN. Esses pacientes podem então receber antibióticos beta-lactâmicos com segurança, incluindo penicilinas e cefalosporinas. Os testes de alergia a medicamentos não PCN são mais limitados; um alergologista pode fornecer orientação sobre a realização de um novo teste de provocação com o medicamento.

Banerji A et al. Drug allergy practice parameter updates to incorporate into your clinical practice. J Allergy Clin Immunol Pract. 2023;11:356. [PMID: 36563781]

2. Reações medicamentosas anafiláticas não mediadas pela IgE

A anafilaxia não mediada pela IgE induzida por medicamentos assemelha-se a reações de hipersensibilidade imediata, mas não é mediada pela ligação cruzada alérgeno-IgE em mastócitos ou basófilos. Os mecanismos incluem ativação direta de mastócitos (p. ex., opioides, vancomicina [síndrome do homem vermelho da vancomicina], agentes bloqueadores neuromusculares, fluoroquinolonas), pseudoalergia relacionada com a ativação do complemento (possível mecanismo para infusões de heparina ou medicamentos lipossomais [polietilenoglicol]/vacinas de mRNA contra a Covid) ou mecanismos mediados pela IgG. Ao contrário das reações mediadas pela IgE, essas reações podem muitas vezes ser evitadas por regimes médicos profiláticos.

A. Reações a agentes de radiocontraste

Em geral, as reações aos agentes de radiocontraste não são mediadas por anticorpos IgE, mas são clinicamente semelhantes à anafilaxia e podem ser fatais. Se um paciente teve uma reação anafilactoide ao agente de radiocontraste convencional, o risco de uma segunda reação seguinte a uma reexposição pode chegar a 30%. Pacientes com história de atopia apresentam risco aumentado.

O manejo inclui o uso de preparações de contraste de baixa osmolaridade e administração profilática de prednisona (50 mg VO a cada 6 horas, começando 13 horas antes do procedimento) e difenidramina (25-50 mg VO, IM ou IV 60 minutos antes do procedimento). O uso de agentes de radiocontraste de baixa osmolaridade em combinação com o regime de pré-tratamento diminui a incidência de reações recorrentes para menos de 1%.

B. Síndrome do homem vermelho da vancomicina

A síndrome do homem vermelho da vancomicina causa anafilaxia não mediada pela IgE com rubor, prurido e eritema na parte superior do corpo. Inicialmente descrita como uma reação à infusão de vancomicina, também pode ocorrer depois da infusão intravenosa de opioides. A reação está relacionada com a velocidade de administração do medicamento, que resulta na ativação direta dos mastócitos. O manejo inclui a administração de um anti-histamínico como a difenidramina, 25-50 mg IV ou IM, e o reinício da infusão de vancomicina em não mais que metade da velocidade prévia. Em pacientes que já tiveram reação à infusão de vancomicina, recomenda-se a pré-medicação com um antagonista H1 (p. ex., difenidramina) e um antagonista H2 (p. ex., cimetidina) uma hora antes da infusão. Embora rara, pode ocorrer anafilaxia com o uso da vancomicina. O teste cutâneo da vancomicina não foi validado como ferramenta diagnóstica. A indução de tolerância à vancomicina é possível em pacientes com anafilaxia que não tenham um antibiótico alternativo aceitável.

Brockow K et al. Allergy to radiocontrast dye. Immunol Allergy Clin North Am. 2022;42:371. [PMID: 35469625]
Broyles AD et al. Practical guidance for the evaluation and management of drug hypersensitivity: specific drugs. J Allergy Clin Immunol Pract. 2020;8:S16. [PMID: 33039007]

Hipersensibilidade tardia a medicamentos

A hipersensibilidade tardia do tipo IV normalmente ocorre 48-72 horas depois do contato com o antígeno.

1. Exantemas medicamentosos

As manifestações clínicas dos exantemas medicamentosos são vastas (ver Cap. 6), variando de erupções cutâneas morbiliformes comuns a reações adversas cutâneas graves (SCAR) (p. ex., síndrome de Stevens-Johnson [SSJ]/necrólise epidérmica tóxica [NET], reação medicamentosa com eosinofilia e sintomas sistêmicos [DRESS], pustulose exantemática generalizada aguda [Pega]). Dada a ampla gama de achados cutâneos, o diagnóstico diferencial inclui miliária, líquen plano, foliculite, pitiríase rósea, tinea do corpo e micose fungoide. Embora muitos medicamentos possam causar exantemas, não existem exames laboratoriais ou outros testes diagnósticos comercialmente disponíveis que possam confirmar de maneira confiável essas reações adversas.

O manejo consiste na interrupção imediata dos medicamentos suspeitos e no monitoramento da resolução dos sintomas.

Corticosteroides sistêmicos podem ser indicados no caso de dermatite extensa ou envolvimento de outros órgãos.

2. Reações adversas cutâneas graves

As reações de hipersensibilidade sistêmica induzida por medicamentos, potencialmente fatais, ocorrem mais comumente com a exposição a anticonvulsivantes e sulfonamidas, embora outras classes de medicamentos (outros antimicrobianos, antifúngicos, alopurinol, Aine e antidepressivos) tenham sido implicadas. Incluídos nessas reações graves de hipersensibilidade tardia a medicamentos estão a SSJ/NET, a DRESS e a Pega.

Síndrome de Stevens-Johnson/necrólise epidérmica tóxica

A SSJ e a NET compreendem um espectro de doenças que são diferenciadas pela gravidade do descolamento da pele, variando de menos de 10% na SSJ a mais de 30% na NET. Fármacos e infecções são as principais etiologias e incluem anticonvulsivantes, antibióticos sulfonamídicos, Aine, alopurinol, *Mycoplasma pneumoniae* e vírus herpes simplex (HSV). A hipersensibilidade ao alopurinol aumenta com o alelo HLA-B*58:01, cuja prevalência é mais elevada em chineses Han, coreanos e tailandeses, bem como em pessoas negras. O teste do alelo HLA-B*58:01 antes de iniciar o alopurinol é condicionalmente recomendado a esses pacientes. O teste universal para HLA-B*58:01 não é recomendado. Consulte o Capítulo 6 para mais detalhes.

Reação medicamentosa com eosinofilia e sintomas sistêmicos/síndrome de hipersensibilidade induzida por medicamentos

A DRESS normalmente inclui eosinofilia, linfocitose e sintomas sistêmicos, como febre e aumento dos linfonodos, além de erupção cutânea. A DRESS e a síndrome de hipersensibilidade induzida por medicamentos (DIHS) provavelmente fazem parte de um espectro de doença, com a DIHS representando uma forma mais grave de DRESS com HHV-6 (ver Cap. 6). A patogênese da DRESS é desconhecida, mas pode incluir ativação de linfócitos T específicos de medicamentos, reativação de herpes-vírus (HHV-6, HHV-7, citomegalovírus, vírus Epstein-Barr) e uma predisposição genética baseada em haplótipos HLA específicos (HLA-B*58:01 com alopurinol para DRESS/DIHS e SSJ/NET). Uma quantidade limitada de fármacos está implicada na indução de DRESS, incluindo anticonvulsivantes, antibióticos sulfonamídicos (p. ex., sulfassalazina), alopurinol, minociclina, dapsona e vancomicina. O diagnóstico pode ser auxiliado com o uso do escore RegiSCAR para a DRESS (https://www.researchgate.net/figure/The-RegiSCAR- scoring- -system-for-diagnosing-DRESS-syndrome_tbl1_ 317485615).

Pustulose exantematosa generalizada aguda

A Pega é caracterizada por centenas de pequenas pústulas pruriginosas e estéreis sobre base eritematosa distribuídas principalmente no tronco e áreas intertriginosas. A patogênese resulta da ativação específica de células T CD4+ e CD8+ que migram para a derme e a epiderme. Além disso, a produção de interferon-gama e fator estimulador de colônias de granulócitos/macrófagos aumenta a sobrevida dos neutrófilos, possibilitando a formação de pústulas.

O início da Pega ocorre dentro de horas a dias depois da introdução do medicamento envolvido. Além das pústulas, o envolvimento de mucosas é mínimo ou ausente e, se presente, é encontrado apenas em um único local, como os lábios ou a mucosa bucal. Muitos pacientes terão febre e neutrofilia (mais de $7,5 \times 10^6$/mL).

O tratamento da Pega inclui a suspensão do medicamento suspeito, com resolução dos sintomas em poucos dias. A área da pele envolvida descama à medida que o paciente se recupera. A mortalidade ocorre em menos de 5% dos pacientes. Recomenda-se a aplicação de curativos úmidos e soluções antissépticas enquanto o paciente apresenta pústulas ativas; antibióticos devem ser usados somente se houver superinfecção pustulosa. A utilidade de outros tratamentos, como corticosteroides sistêmicos, não é clara.

Zhang J et al. Current perspectives on severe drug eruption. Clin Rev Allergy Immunol. 2021;61:282. [PMID: 34273058]

Doença respiratória exacerbada pelo AAS e Aine

A doença respiratória exacerbada por AAS e Aine é causada pelo metabolismo aberrante do ácido araquidônico.

Os pacientes geralmente apresentam aumento da capacidade de resposta das vias respiratórias, broncoespasmo, rinorreia e congestão nasal. A rinossinusite crônica com pólipos nasais e asma é chamada de doença respiratória exacerbada pelo AAS (formalmente conhecida como tríade de Samter). Também podem ocorrer sintomas oculares, cutâneos e gástricos. O diagnóstico é amplamente baseado na história e nos achados clínicos. Um teste de provocação com AAS positivo pode evidenciar hipersensibilidade aos Aine e pode sugerir benefício da polipectomia nasal e da dessensibilização ao AAS. Demonstrou-se que a terapia com AAS em longo prazo depois da dessensibilização reduz a necessidade de polipectomia nasal e tratamento para a asma. O encaminhamento a um alergologista é apropriado para a dessensibilização ao AAS. O tratamento também pode incluir montelucaste ou inibição do 5-LOX com zileuton.

Haque R et al. Clinical evaluation and diagnosis of aspirin exacerbated respiratory disease. J Allergy Clin Immunol. 2021;148:283. [PMID: 34364538]

Transtornos de imunodeficiência primária em adultos

Estima-se que as doenças de imunodeficiência primária afetem 1:4.000 indivíduos; a maioria é determinada geneticamente e está presente na primeira infância. No entanto, vários distúrbios de imunodeficiência importantes estão presentes na idade adulta, mais notavelmente as síndromes de deficiência de anticorpos: deficiência seletiva de IgA, imunodeficiência comum variável (ICV) e deficiência de anticorpos específicos (funcionais). A deficiência de anticorpos predispõe os pacientes a infecções bacterianas graves recorrentes, particularmente do trato respiratório, incluindo a rinossinusite crônica refratária, a bronquite, a pneumonia e a bronquiectasia. Os pacientes são mais suscetíveis a infecções por bactérias encapsuladas (p. ex., *Haemophilus influenzae* tipo b, *Streptococcus pneumoniae, Neisseria meningitidis*). No entanto, qualquer parte do sistema imune inato ou adaptativo pode ser defeituosa, o que resulta em infecções com diferentes espectros de organismos, dependendo da gravidade do defeito imune.

1. Deficiência seletiva de IgA

A deficiência seletiva de IgA é a imunodeficiência primária mais comum e é caracterizada por níveis séricos de IgA indetectáveis (inferiores a 7 mg/dL) com níveis normais de IgG e IgM (Tab. 22.13); sua prevalência é de cerca de 1:500 indivíduos, com maior ocorrência em pessoas brancas. A maioria dos indivíduos é saudável e a deficiência de IgA é encontrada incidentalmente. Uma minoria de pacientes apresenta infecções bacterianas recorrentes, como sinusite, otite, bronquite e infecções gastrointestinais. A deficiência seletiva de IgA está associada a um aumento na incidência de doenças atópicas e autoimunes, incluindo doença de Graves, LES, artrite reumatoide juvenil, diabetes *mellitus* tipo 1 e doença celíaca.

Alguns indivíduos com níveis séricos de IgA indetectáveis podem apresentar títulos elevados de anticorpos anti-IgA, anti-IgG ou anti-IgE e estão em risco de reações anafiláticas à IgA depois de infusões de plasma (ou outras transfusões de sangue). A terapia de reposição com imunoglobulina (TR-IgG) não é indicada para a deficiência seletiva de IgA e pode resultar em anafilaxia em caso de preparações que contenham quantidades detectáveis de IgA. Notavelmente, a TR-IgG não trata a deficiência de IgA, uma vez que há pouca IgA presente nos produtos da TR-IgG.

Quando encaminhar

- Encaminhar pacientes com níveis séricos de IgA indetectáveis e infecções sinopulmonares recorrentes, doença celíaca, giardíase ou história familiar de imunodeficiência a um imunologista.
- Indivíduos saudáveis e assintomáticos com deficiência de IgA não necessitam de encaminhamento.

2. Imunodeficiência comum variável

FUNDAMENTOS DO DIAGNÓSTICO

- Infecções sinopulmonares graves e recorrentes secundárias à deficiência da imunidade humoral.
- Dois ou mais níveis séricos baixos de imunoglobulina (IgG, IgA, IgM) e respostas deficientes de anticorpos funcionais à vacinação.
- Foram descartadas causas secundárias de hipogamaglobulinemia e infecções sinopulmonares recorrentes.

Considerações gerais

A imunodeficiência comum variável (ICV) é uma imunodeficiência heterogênea caracterizada por infecções sinopul-

---

TABELA 22.13 Síndromes de imunodeficiência primária específicas

Doença	Manifestações clínicas	Diagnóstico[1]	Tratamento
Doenças do complemento	Deficiências "precoces" de componente do complemento (C1-C4): doenças autoimunes Deficiências "tardias" de componente do complemento (C5-C8): infecções meningocócicas ou gonocócicas recorrentes	Rastrear com CH50 e AH50 Obter níveis séricos específicos de complemento se estiverem anormais. **Teste genético se o nível de complemento for nulo**	Administração imediata de antibióticos e vacinação contra *Neisseria* se houver deficiência de C5-C8. Supressão imune se houver deficiência de C1-C4 para tratar autoimunidade específica do órgão
Síndrome de Good	Timoma atual ou pregresso, infecções sinopulmonares graves recorrentes, também podem ter infecções oportunistas	**Hipogamaglobulinemia (IgG, IgM, IgA), ausência de linfócitos B na citometria de fluxo**, pode apresentar aplasia pura de eritrócitos ou citopenias. **Radiografia de tórax compatível com timoma**	TR-IgG (SC ou IV) 300-500 mg/kg/mês
Angioedema hereditário	Inchaço imprevisível da face, lábios, língua, mãos, pés, sem urticária Inchaço do trato gastrointestinal causando dor abdominal intensa	**Diminuição do nível sérico e/ou função do inibidor da esterase C1**, diminuição do nível sérico de C4	Tratamento profilático: danazol, ácido tranexâmico Tratamento agudo: produto inibidor da esterase C1, inibidor de calicreína, antagonista do receptor da bradicinina
Distúrbios de granulócitos	Infecções invasivas recorrentes da pele e tecidos moles, abscessos que requerem incisão e drenagem Organismos comuns incluem *Staphylococcus aureus*, bacilos Gram-negativos, *Nocardia, Aspergillus*	Hemograma completo com diferencial para avaliar contagem de neutrófilos **Ensaio de dihidrorodamina confirmando *burst* oxidativo defeituoso. Testes genéticos que confirmem o diagnóstico**	Profilaxia antimicrobiana; interferon para doença granulomatosa crônica

[1] Principais achados diagnósticos em negrito.

IV: intravenosa; SC: via subcutânea; TR-IgG: terapia de reposição de imunoglobulina.

Fonte: Ashar B, Miller R, Sisson S (editors). Johns Hopkins Internal Medicine Board Review Certification and Recertification. 5.ed. Amsterdam: Elsevier; 2015.

monares graves e recorrentes, com hipogamaglobulinemia e respostas vacinais inadequadas. Aproximadamente metade dos pacientes com ICV também terá uma doença autoimune, com ou sem doença neoplásica. O início da ICV geralmente ocorre na adolescência ou no início da idade adulta, mas pode ocorrer em qualquer idade, principalmente em razão do atraso no diagnóstico. A maioria dos casos é esporádica; cerca de 10-20% são familiares. Assim, o rastreamento de rotina de imunoglobulinas em familiares sem sintomas graves não é aconselhável, embora os pacientes com ICV possam ter familiares com incidência aumentada de doença autoimune ou deficiência de IgA. Como o defeito genético não é conhecido, não é recomendada a realização de testes genéticos pelos pacientes com ICV e seus descendentes, a menos que haja aconselhamento de um imunologista ou um geneticista.

Achados clínicos
A. Sintomas e sinais

O aumento da suscetibilidade a infecções graves, especialmente por organismos encapsulados que levam à pneumonia e infecções piogênicas, é a característica da ICV. Praticamente todos os pacientes têm sinusite bacteriana recorrente, bronquite e otite, mas é a pneumonia recorrente que diferencia esses indivíduos daqueles com atopia grave. As infecções podem ser prolongadas ou associadas a complicações incomuns, como meningite, empiema ou sepse. A bronquiectasia ocorre em mais de 25% dos pacientes que não são tratados com TR-IgG e é uma das principais causas de morbidade. As infecções virais recorrentes não são prototípicas da doença, embora a reativação da varicela-zóster, a reativação do CMV e o aumento da doença sintomática por outros herpes-vírus e *Cândida* possam ocorrer em alguns pacientes.

Infecções gastrointestinais e autoimunidade estão comumente associadas à ICV. Muitos pacientes desenvolverão uma síndrome inflamatória semelhante ao espru, com diarreia,

esteatorreia, má absorção, enteropatia perdedora de proteínas e hepatoesplenomegalia. Infecções por norovírus e *Giardia* podem ser crônicas e refratárias ao tratamento. Paradoxalmente, há um aumento na incidência de doenças autoimunes (20%) em pacientes com ICV, embora raramente apresentem marcadores sorológicos prototípicos, pois são hipogamaglobulinêmicos. As citopenias autoimunes são mais comuns, mas também são bastante observadas endocrinopatias autoimunes, doença reumática soronegativa e as doenças gastrointestinais mencionadas antes. Os gânglios linfáticos podem estar aumentados em pacientes com ICV, mas as biópsias mostram redução acentuada nas células plasmáticas. Granulomas não caseosos que mimetizam uma sarcoidose podem ser encontrados no baço, no fígado, nos pulmões ou na pele. Há uma propensão aumentada para o desenvolvimento de neoplasias de linfócitos B (risco de linfoma aumentado em 50-400 vezes) e carcinomas gástricos.

B. Achados laboratoriais

Os níveis séricos de IgG, assim como de IgA, IgM, estão reduzidos em pelo menos dois desvios padrão abaixo do normal na maioria dos pacientes; é comum que a IgA seja indetectável. A demonstração de produção prejudicada de anticorpos em resposta à vacinação é essencial e é realizada pela verificação da resposta de anticorpos aos antígenos polissacarídeos (23 sorotipos pneumocócicos, *H. influenzae* tipo b) e proteicos (tétano, difteria) no início do estudo e 4-6 semanas depois da vacinação. O diagnóstico é feito em pacientes que apresentam redução em duas ou mais classes de imunoglobulinas séricas e resposta deficiente de anticorpos às vacinas depois da exclusão de causas secundárias (p. ex., proteinúria, enteropatia perdedora de proteínas, efeitos de fármacos imunossupressores, antiepilépticos, malignidades hematológicas) (Tab. 22.14).

A contagem absoluta de linfócitos B no sangue periférico pode ser normal. Um subconjunto de pacientes com ICV

TABELA 22.14   Causas secundárias de hipogamaglobulinemia

Medicamentos	Infecções	Malignidade e transplante	Enteropatia perdedora de proteínas
Terapia anti-CD20	Citomegalovírus	Linfoma não Hodgkin	DII
Bortezomibe	HIV	Síndrome de Good	Gastrite erosiva
Inibidores de BTK	*Clostridioides difficile* com colite	Leucemia linfocítica crônica	Enteropatia por Aine
Terapia com células CAR-T CD19	Doença de Whipple	Mieloma múltiplo	Doença celíaca com diarreia
Corticosteroides	Supercrescimento bacteriano no intestino delgado	Transplante de órgãos sólidos	Amiloidose
Metotrexato		Malignidade gastrointestinal	Gastrite linfocítica
Ciclofosfamida		Doença enxerto-hospedeiro	Peritonite
Análogos da purina (azatioprina, cladribina, fludarabina)			Gastroenterite eosinofílica
Micofenolato de mofetila			Distúrbios congênitos da glicosilação
Clozapina			Linfangiectasia primária e secundária
Anticonvulsivantes (carbamazepina, fenitoína, valproato)			Doença cardíaca congênita

apresenta imunodeficiência de linfócitos T concomitante com aumento na contagem de células CD8 ativadas, esplenomegalia e diminuição da hipersensibilidade do tipo tardia.

Diagnóstico diferencial

Devem ser excluídas causas secundárias de hipogamaglobulinemia; ver a seguir. Deve-se excluir também causas secundárias de infecções sinopulmonares recorrentes: doença atópica grave, DPOC, tabagismo prolongado atual ou pregresso, sinusite crônica, fibrose cística, síndrome de Kartagener e colonização por bactérias multirresistentes.

Tratamento

Além da TR-IgG, os pacientes devem ser tratados intensamente com antibióticos ao primeiro sinal de infecção. Como a deficiência de anticorpos os predispõe a infecções piogênicas de alto risco, a cobertura antibiótica deve cobrir bactérias encapsuladas. Podem ocorrer infecções por outros microrganismos, incluindo vírus, parasitas e bactérias extracelulares Gram-positivas ou Gram-negativas (como *S. aureus* ou *P. aeruginosa*). O padrão de tratamento para terapia preventiva é a TR-IgG. O método preferido de administração da TR-IgG é por injeções subcutâneas, 300-600 mg/kg mensais, o que oferece a conveniência da autoadministração, da menor incidência de efeitos adversos e da administração a cada 1-4 semanas. O ajuste da dosagem ou do intervalo de infusão é feito principalmente com base nas respostas clínicas, além dos níveis séricos de IgG. Esse tratamento é essencial para diminuir a incidência de infecções potencialmente fatais, aumentar a qualidade de vida e reduzir a progressão da doença pulmonar. A TR-IgG pode ser administrada por via intravenosa; contudo, prefere-se a administração subcutânea por seus custos mais baixos, facilidade de administração, menos efeitos colaterais sistêmicos e níveis de IgG mais estáveis alcançados.

Quando encaminhar

- Encaminhe pacientes com níveis séricos baixos em ≥ 2 imunoglobulinas e infecções graves ou raras recorrentes a um imunologista clínico com experiência em imunodeficiência.
- A presença de bronquiectasia sem causa subjacente conhecida, como fibrose cística ou síndrome de Kartagener, deve levantar a suspeita de imunodeficiência primária e justificaria avaliação adicional por um imunologista clínico.
- Pacientes com doença granulomatosa (semelhante à sarcoidose) que tiveram infecções graves e recorrentes devem ser avaliados por um imunologista clínico.

3. Deficiência específica (funcional) de anticorpos

A deficiência específica de anticorpos é caracterizada pela diminuição ou ausência de resposta de anticorpos IgG às vacinas no contexto de níveis séricos de imunoglobulina normais ou levemente diminuídos. O espectro clínico pode variar desde sintomas leves que podem ser controlados com antibióticos e vacinação até, mais raramente, infecções recorrentes com características muito semelhantes às da ICV. Como pode ser um diagnóstico diferenciado, as recomendações são encaminhar a um imunologista clínico para diagnóstico e recomendações de tratamento.

4. Deficiência da subclasse de imunoglobulina

Existem quatro subclasses de IgG: IgG1, IgG2, IgG3 e IgG4. Um nível baixo em pelo menos uma dessas subclasses foi encontrado incidentalmente em 2% da população. Assim, níveis baixos ou ausentes da subclasse de IgG por si só não são suficientes para um diagnóstico de imunodeficiência, e a TR-IgG não é clinicamente indicada, a menos que sejam identificadas outras deficiências funcionais (como discutido no diagnóstico de ICV) no sistema imune.

5. Hipogamaglobulinemia secundária

As causas secundárias de hipogamaglobulinemia, e não um defeito genético primário, têm maior probabilidade de ocorrer na população idosa em decorrência do aumento das comorbidades e dos medicamentos utilizados. Algumas doenças malignas, imunossupressores, fármacos antipsicóticos, diarreia crônica, sepse, nefrose e HIV têm associações conhecidas com a hipogamaglobulinemia (Tab. 22.14). A principal terapia para a hipogamaglobulinemia secundária é o tratamento da doença subjacente ou a remoção do fármaco agressor. Se a hipogamaglobulinemia for persistente ou grave, com infecções recorrentes, recomenda-se consultar um imunologista alergologista para determinar se o tratamento deve incluir TR-IgG, reforços de vacinação e/ou profilaxia antibiótica.

Bonilla FA et al; Joint Task Force on Practice Parameters, representing the American Academy of Allergy, Asthma & Immunology; the American College of Allergy, Asthma & Immunology; and the Joint Council of Allergy, Asthma & Immunology. Practice parameter for the diagnosis and management of primary immunodeficiency. J Allergy Clin Immunol. 2015;136:1186. [PMID: 26371839]

Odineal DD et al. The epidemiology and clinical manifestations of autoimmunity in selective IgA deficiency. Clin Rev Allergy Immunol. 2020;58:107. [PMID: 31267472]

Otani IM et al. Practical guidance for the diagnosis and management of secondary hypogammaglobulinemia: a work group report of the AAAAI Primary Immunodeficiency and Altered Immune Response Committees. J Allergy Clin Immunol. 2022;149:1525. [PMID: 35176351]

Distúrbios de eletrólitos e ácido-base

Nayan Arora, MD

J. Ashley Jefferson, MD, FRCP

Revisão científica da edição brasileira: Dr. Raphael Tzung Lima Soares

Avaliação do paciente

A fisiopatologia de todos os distúrbios eletrolíticos tem raízes nos princípios básicos do conteúdo total de água no corpo e em sua distribuição pelos compartimentos de líquidos. A avaliação e o tratamento ideais dos distúrbios de fluidos e eletrólitos requerem criteriosa interpretação da química do soro e da urina, juntamente com um histórico e um exame clínico completos. Embora os ensinamentos clássicos se concentrem no exame clínico para determinar o estado volumétrico do paciente, essa abordagem pode ser desafiadora em razão das limitações da análise precisa do estado volumétrico beira-leito.

A. Água corporal e distribuição de líquidos

O volume total de água corporal depende das proporções relativas de músculo e gordura e normalmente é estimado em 50% do peso corporal em mulheres e 60% em homens, visto que as mulheres, em média, têm uma proporção maior de gordura em relação ao peso corporal (Tab. 23.1). Além disso, o conteúdo total de água no corpo tende a diminuir com a idade em razão da diminuição da massa muscular. Aproximadamente dois terços do conteúdo total de água corporal estão localizados no compartimento intracelular e um terço no compartimento extracelular. O volume contido no compartimento extracelular é dividido em dois componentes, especificamente o volume do fluido intersticial (15% do peso corporal) e o volume do fluido plasmático (5%).

TABELA 23.1 Água corporal total (como porcentagem do peso corporal) em relação à idade e ao sexo

Idade	Homem	Mulher
18-40	60%	50%
41-60	60-50%	50-40%
> 60	50%	40%

Avaliam-se melhor as alterações no conteúdo total de água corporal documentando as alterações no peso corporal. O volume extracelular (ECV) pode ser avaliado por exame físico (p. ex., pressão arterial, pulso, distensão venosa jugular, edema periférico ou central). Avaliações quantitativas do ECV e do volume intravascular podem ser invasivas (ou seja, CVP avaliada por meio de cateter ou pressão de cunha pulmonar a partir de cateterismo cardíaco direito) ou não invasivas (ou seja, diâmetro da veia cava inferior e pressão do átrio direito avaliada por ecocardiografia de superfície). Utiliza-se a concentração de sódio no sangue para avaliar o volume intracelular (ICV).

B. Eletrólitos séricos

Em condições saudáveis, os eletrólitos séricos são mantidos dentro de uma faixa restrita limitada pelos rins (homeostase). O nível sérico de um eletrólito pode ser normal, elevado ou reduzido, mas possivelmente não tem correlação com os níveis totais desse eletrólito no corpo, devido ao deslocamento de água ou eletrólitos para dentro e para fora das células.

C. Avaliação da urina

A concentração urinária de um eletrólito é útil para determinar se o rim está excretando ou retendo o eletrólito em resposta a níveis altos ou baixos. A coleta de urina de 24 horas para a excreção diária de eletrólitos continua sendo padrão ouro para avaliação da manipulação renal de eletrólitos; no entanto, o processo de coleta pode ser incômodo, e tecnicamente desafiador para determinados pacientes. Um método mais conveniente para determinar o manuseio de eletrólitos renais é o uso da excreção fracionada (FE) de um eletrólito X (FEx), calculada a partir de uma amostra de urina concomitantemente com uma amostra de soro, utilizando-se a creatinina (Cr):

$$FE_x(\%) = \frac{urina_x \times soro_{Cr}}{soro_x \times urina_{Cr}} \times 100$$

Uma excreção fracionada baixa indica reabsorção renal (retenção de eletrólitos), enquanto uma excreção fracionada alta indica perda renal (excreção de eletrólitos). Desse modo, a excreção fracionada ajuda a determinar se a resposta do rim é adequada para um distúrbio eletrolítico específico.

D. Osmolalidade sérica

A concentração total de soluto é medida pela osmolalidade em milimoles por quilograma. A osmolalidade é medida em milimoles de soluto por litro de solução. Em geral, os termos são frequentemente utilizados de forma intercambiável na medicina clínica. A osmolalidade plasmática é a concentração total de todos os solutos contidos no plasma, tanto eletrólitos quanto não eletrólitos, e normalmente varia entre 285 e 295 mOsm/kg. As diferenças na concentração de osmol através das membranas celulares resultam na movimentação da água para a região de maior osmolalidade. As substâncias que permeiam facilmente as membranas celulares (p. ex., ureia, etanol) são osmoles ineficazes e não causam deslocamentos de fluido entre os compartimentos de líquidos. A alta osmolalidade sérica estimula a sede e aumenta a secreção do hormônio antidiurético (ADH).

A osmolalidade sérica (Osm) pode ser estimada pela seguinte fórmula:

$$Osm = 2(Na^+ \text{ mEq/L}) + \frac{glicose \text{ mg/dL}}{18} + \frac{ureia \text{ mg/dL}}{2,8}$$

(*Obs.*: a divisão da ureia por 2,8 converte mg/dL em mmol/L; dividindo-se a glicose por 18, converte-se mg/dL em mmol/L.)

O sódio é o principal cátion extracelular; no corpo, a duplicação do sódio sérico na fórmula da osmolalidade estimada leva em conta os ânions correspondentes. Uma discrepância entre a osmolalidade medida e a estimada de mais de 10 mmol/kg sugere uma lacuna osmolal, que é a presença de osmoles não medidos, como etanol, metanol, isopropanol e etilenoglicol (ver Tab. 40.5).

DISTÚRBIOS DA CONCENTRAÇÃO DE SÓDIO

Hiponatremia

FUNDAMENTOS DO DIAGNÓSTICO

- É necessário conhecer o estado volumétrico, bem como a osmolalidade sérica e urinária, para determinar a etiologia.
- A hiponatremia geralmente reflete o excesso de retenção de água, e não a deficiência de sódio. A concentração sérica de sódio não é uma medida do sódio corporal total.
- A hiponatremia em pacientes hospitalizados geralmente é causada pela administração de fluidos hipotônicos.

Considerações gerais

Define-se a hiponatremia como uma concentração sérica de sódio inferior a 135 mEq/L (135 mmol/L), e essa é a anormalidade eletrolítica mais comum encontrada na prática clínica. A hiponatremia representa um excesso de água em relação ao sódio no plasma, levando a redução da osmolalidade plasmática e a subsequente movimento de água do fluido extracelular para o compartimento intracelular. Se esse movimento de água ocorrer de forma aguda, pode resultar em edema cerebral, aumentando o risco de convulsões e até mesmo de herniação cerebral.

Em geral, a hiponatremia crônica é assintomática ou se apresenta com confusão leve, náusea ou quedas; a adaptação cerebral ocorre quando as células cerebrais excretam osmoles intracelulares para limitar o inchaço celular. Nesse cenário crônico, a hiponatremia é tradicionalmente corrigida lentamente em razão da preocupação em instigar anormalidades neurológicas profundas (síndrome de desmielinização osmótica). Mas esse paradigma tem sido contestado em estudos recentes; na prática, a desmielinização osmótica é rara, o que sugere que outros fatores além das taxas de correção provavelmente estão envolvidos. De qualquer modo, ainda se recomenda cautela ao corrigir a hiponatremia crônica em função da taxa de administração de fluido hipertônico.

Uma concepção errônea comum é a de que a hiponatremia é secundária a uma deficiência de sódio corporal total, quando na verdade esse estado geralmente reflete um excesso do volume total de água no corpo. O princípio fisiopatológico básico é o de que a água (via oral – VO ou por via intravenosa – IV) ingerida é mais do que os rins conseguem excretar (geralmente em razão da ação do ADH). Um algoritmo de diagnóstico (Fig. 23.1) separa as causas da hiponatremia utilizando a osmolalidade sérica, o sódio na urina e o volume.

Etiologia

A. Hiponatremia isotônica e hipertônica

A hiponatremia normalmente é associada à hipo-osmolalidade, com duas exceções: a pseudo-hiponatremia e a hiponatremia hipertônica.

1. **Pseudo-hiponatremia** – Representa um artefato laboratorial raro em pacientes com hipertrigliceridemia acentuada ou hipergamaglobulinemia. Nesses casos, há um aumento dos componentes sólidos do plasma em relação à água plasmática, resultando em um nível mais baixo de sódio por volume. Esse problema se tornou menos prevalente, pois a maioria dos laboratórios hoje utiliza eletrodos seletivos de íons diretos sem diluição do sangue. Consulte o laboratório de análises clínicas se houver suspeita dessa condição.

2. **Hiponatremia hipertônica** – Os melhores exemplos clínicos dessa situação ocorrem no cenário da hiperglicemia. A glicose é um osmol ativo que aumenta a osmolalidade do fluido extracelular, puxando a água de dentro das células para o espaço extracelular e diluindo o conteúdo de sódio. Observe que isso leva à redução do volume intracelular, e o edema cerebral, portanto, não é causado pela hiponatremia nesse caso. Mas o edema cerebral pode ocorrer na fase de tratamento dessa condição em decorrência da correção excessivamente rápida da hiperglicemia e do uso inadequado de fluidos IV. O aumento da tonicidade também estimula a sede e a liberação de vasopressina, contribuindo ainda mais para a retenção de água. Para determinar se a hiponatremia pode ser inteiramente atribuída à hiperglicemia, geralmente se utiliza um fator de correção de sódio. A maioria das diretrizes recomenda a redução de 1,6 mEq/L (1,6 mmol/L) da concentração de sódio no soro para cada

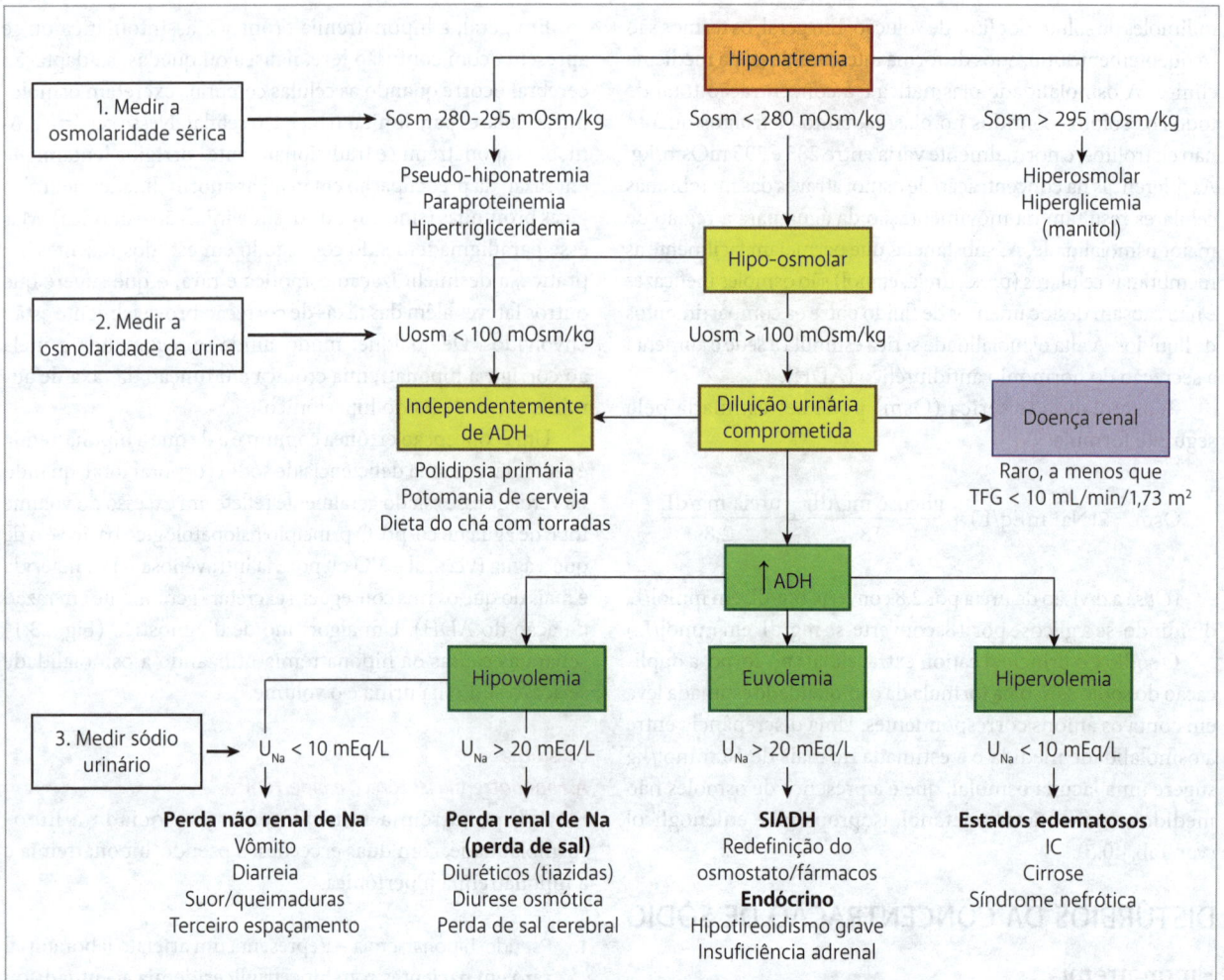

FIGURA 23.1 Algoritmo de diagnóstico para as causas de hiponatremia utilizando osmolalidade sérica, osmolalidade urinária e sódio urinário.

100 mg/dL (5,5 mmol/L) de aumento na glicose plasmática acima do normal para essa correção.

B. Hiponatremia hipotônica

A maioria dos casos de hiponatremia é hipotônica, destacando o papel do sódio como osmol extracelular predominante. A presença de hiponatremia hipotônica indica que a ingestão de água excede a capacidade de excreção dos rins. A próxima etapa consiste em classificar os casos hipotônicos como dependentes ou independentes de ADH com base na capacidade do rim de excretar urina diluída.

1. **Causas independentes de ADH** – Em raras circunstâncias, a hiponatremia hipotônica pode ocorrer quando a capacidade dos rins de excretar água livre está intacta (osmolalidade da urina inferior a 100 mOsm/kg).

A. **Polidipsia psicogênica** – Essa condição se desenvolve quando a ingestão excessiva de água sobrecarrega a capacidade dos rins de excretar urina diluída adequadamente. O ADH é devidamente suprimido, o que reflete em uma osmolalidade urinária inferior a 100 mOsm/kg.

A polidipsia sem sede fisiológica ocorre principalmente em pacientes com transtornos psiquiátricos. Os medicamentos psiquiátricos também podem interferir na excreção de água ou aumentar a sede por meio de efeitos colaterais anticolinérgicos, aumentando ainda mais a ingestão de água.

B. **Potomania da cerveja e a dieta "chá com torradas"** – Pacientes que consomem grandes quantidades de cerveja, que geralmente é muito pobre em sódio (potomania da cerveja), ou aqueles que consomem uma dieta pobre em proteínas ("chá com torradas"), podem apresentar uma redução acentuada da excreção de água livre em decorrência da ingestão insuficiente de soluto na dieta. A capacidade do rim de excretar água livre depende não apenas da supressão do ADH, mas também do fornecimento de soluto ao néfron distal. Com uma dieta ocidental típica que gera 1.000 mOsm de soluto por dia, os rins normais podem diluir a urina para 50 mOsm/kg, permitindo um volume máximo de urina de 20 L. Por outro lado, com uma dieta pobre em proteínas e uma dieta eletrolítica que gera 200 mOsm por dia, a produção urinária seria limitada a um máximo de 4 L por dia.

C. **Insuficiência renal** – Pacientes com insuficiência renal avançada (TFG inferior a 15 mL/min/1,73 m²), seja atribuída a DRC grave ou a IRA, podem não conseguir diluir a urina. Em geral, os pacientes com comprometimento renal avançado conseguem atingir apenas uma osmolalidade mínima de urina de 200-250 mOsm/kg, mesmo com a supressão máxima de ADH, e são propensos a desenvolver retenção de água e hiponatremia. Isso pode ocorrer em um cenário de osmolalidade plasmática normal ou alta devido ao acúmulo de ureia. A retenção de água e hiponatremia pelo comprometimento da capacidade renal de diluir a urina difere da hiponatremia hipertônica porque a ureia é um osmólito ineficaz e livremente permeável através das membranas celulares, puxando apenas minimamente a água para o espaço plasmático.

2. **Causas dependentes de ADH** – A causa mais comum de hiponatremia hipotônica envolve uma falha na supressão da ação do ADH. Isso pode ser adequado no cenário de hipovolemia ou de um volume arterial efetivo reduzido secundário a cirrose ou a IC (hipervolemia), ou inadequado na ausência de hipovolemia ou estados edematosos, o que é conhecido como síndrome da secreção inadequada de ADH (SIADH).

A. **Hiponatremia hipovolêmica** – A hiponatremia hipovolêmica ocorre com perda de volume renal ou extrarrenal (sódio e água) e subsequente reposição de fluido hipotônico (Fig. 23.1). A pressão arterial reduzida resulta no aumento da secreção de ADH pela glândula pituitária, limitando a excreção de água livre. Nesse cenário, o corpo sacrifica a osmolalidade sérica para preservar o volume intravascular.

A perda de sal cerebral é um subgrupo raro de hiponatremia hipovolêmica que ocorre com doenças intracranianas (p. ex., infecções, acidentes cerebrovasculares, tumores e neurocirurgia). As características clínicas incluem hipotensão refratária, geralmente no caso de infusão contínua de solução salina isotônica ou hipertônica. A fisiopatologia não é clara, mas tem sido atribuída à perda de sódio pelos rins, embora não se saiba ao certo se a perda de sal cerebral representa uma entidade distinta ou SIADH com dessalinização da solução salina administrada.

B. **Hiponatremia hipervolêmica** – Em geral, a hiponatremia hipervolêmica ocorre nos estados edematosos de cirrose e IC, e raramente na síndrome nefrótica (Fig. 23.1). Nesses casos, observa-se redução do volume sanguíneo arterial efetivo, apesar do aumento global do volume extracelular (edema), resultando na secreção de ADH. Na cirrose e na IC, o volume circulante efetivo é reduzido em razão da vasodilatação sistêmica e da redução do débito cardíaco, respectivamente.

C. **SIADH** – Nessa condição, o ADH é secretado na ausência de estímulo fisiológico adequado, como um volume circulante efetivo reduzido ou hiperosmolalidade. As principais causas de SIADH (Tab. 23.2) são distúrbios que afetam o SNC ou os pulmões (p. ex., câncer ou infecções) e medicamentos. A SIADH é um diagnóstico de exclusão, que envolve a exclusão de outras causas de hiponatremia (p. ex., baixo volume circulante efetivo, diminuição da ingestão de soluto, deficiência de cortisol e hipotireoidismo grave).

D. **Reajuste do osmostato** – Essa é uma causa rara de hiponatremia em que os pacientes regulam a liberação de vasopressina em torno de um ponto de ajuste inferior ou hipotônico. O diagnóstico envolve a documentação de urina diluída quando o sódio sérico é reduzido pela administração de água livre; no entanto, isso raramente se faz na prática clínica. A hiposmolalidade leve da gravidez é uma forma de reajuste do osmostato.

E. **Insuficiência adrenal e hipotireoidismo** – O cortisol normalmente fornece *feedback* negativo sobre a liberação de ADH, portanto a deficiência de cortisol pode levar à atividade incontida do ADH e da hiponatremia. A deficiência concomitante de mineralocorticoide pode resultar em hipercalemia e acidose metabólica. A hiponatremia decorrente de hipotireoidismo já foi descrita no contexto do coma mixedematoso; a hiponatremia pode resultar da liberação adequada de ADH em decorrência da redução do débito cardíaco e da insuficiência adrenal concomitante, e não da ausência do hormônio tireoidiano. Em que pese a falta de evidências

TABELA 23.2 Causas comuns da síndrome de secreção inadequada de ADH

Distúrbios do SNC
Acidente vascular encefálico
Hemorragia
Infecção
Trauma
Doenças inflamatórias e desmielinizantes

Lesões pulmonares
Infecções (virais, bacterianas, fúngicas)

Malignidades
Muitas, mas principalmente o carcinoma de pequenas células do pulmão

Medicamentos (esta é apenas uma lista parcial, já que muitos foram implicados)
Antidepressivos: ISRS, tricíclicos, inibidores da MAO
Antineoplásicos: ciclofosfamida, ifosfamida, metotrexato
Anticonvulsivantes: carbamazepina, valproato de sódio, lamotrigina
Neurolépticos: haloperidol, flufenazina, trifluoperazina tioridazina, tiotixeno
Aines
Metilenodioximetanfetamina (MDMA; *ecstasy*)
Amiodarona
Ciprofloxacina
Opioides

Outros
HIV
Dor, pós-operatório, estresse
Hereditária
Idiopática

que associem a deficiência do hormônio tireoidiano à hiponatremia, a exclusão do hipotireoidismo continua sendo um critério para diagnóstico de SIADH (critérios de Barrter e Schwartz).

F. **Náusea, dor e cirurgia** – Náusea e dor são potentes estimuladores da liberação de ADH. A hiponatremia grave pode se desenvolver após uma cirurgia eletiva em pacientes saudáveis devido ao uso excessivo de fluidos hipotônicos.

G. **Hiponatremia associada ao exercício** – A hiponatremia durante ou após o exercício, especialmente em eventos de resistência, pode ser causada por uma combinação de ingestão excessiva de líquidos hipotônicos e secreção de ADH (em razão da hipovolemia, dor ou náusea). As orientações para que os atletas de resistência bebam água de acordo com a sede, e não em horários especificados para a ingestão de líquidos, são boas e devem ser seguidas. Ao contrário do que se pensa em relação à população em geral, as bebidas esportivas que contêm eletrólitos não protegem contra hiponatremia por serem pronunciadamente hipotônicas em relação ao soro.

H. **Diuréticos tiazídicos e outros medicamentos** – As tiazidas podem induzir a hiponatremia, geralmente em pacientes mais velhos, no espaço de algumas semanas após o início da terapia, podendo ser exacerbadas pelo aumento da sede e pela baixa ingestão de soluto. O mecanismo parece ser uma combinação de ingestão de água e uma leve contração de volume induzida por diuréticos, levando à secreção de ADH. Os diuréticos de alça não causam hiponatremia com a mesma frequência que os tiazídicos, devido ao comprometimento do gradiente de concentração medular, limitando a capacidade do ADH de promover a retenção de água.

Os Aine aumentam o ADH ao inibir a formação de prostaglandina. Os ISRS (p. ex., fluoxetina, paroxetina e citalopram) também podem causar hiponatremia, especialmente em idosos. O aumento da secreção ou da ação do ADH pode ser resultante do aumento do tônus serotoninérgico.

O uso de 3,4-metilenodioximetanfetamina (MDMA, também conhecido como *ecstasy*) pode levar à hiponatremia e a sintomas neurológicos graves, inclusive convulsões, distúrbios cerebrais, edema e herniação do tronco cerebral. O MDMA e seus metabólitos aumentam a liberação de ADH do hipotálamo. A polidipsia pode contribuir para a hiponatremia, uma vez que os usuários de MDMA normalmente aumentam a ingestão de líquidos para evitar hipertermia.

Achados clínicos
A. Sintomas e sinais

O fato de a hiponatremia ser sintomática depende de sua gravidade e agudeza. A hiponatremia aguda (definida como uma condição com duração inferior a 48 horas) pode resultar em sintomas neurológicos acentuados, mesmo com hiponatremia relativamente moderada, devido ao edema agudo das células cerebrais e ao aumento subsequente da pressão intracraniana. Os primeiros sintomas incluem cefaleia e diminuição do nível da atenção, o que pode levar à letargia, desorientação e náusea. Os sintomas mais graves incluem confusão acentuada e diminuição do nível de consciência, vômitos, convulsões, coma, hérnia do tronco cerebral e morte. Em geral, a **hiponatremia crônica**, definida como aquela que dura mais de 48 horas, é diagnosticada por meio de medições rotineiras do nível de eletrólitos; os pacientes geralmente são assintomáticos, dada a adaptação do cérebro à hipotonicidade circundante. Anormalidades sutis, como déficits leves de cognição e concentração, bem como distúrbios da marcha que podem levar a quedas, podem estar presentes.

A avaliação clínica começa com a obtenção de um histórico de medicamentos e a anotação de quaisquer alterações na medicação, ingestão de líquidos (polidipsia, anorexia, taxas de líquidos IV) e a produção de fluidos (náusea e vômito, diarreia, ostomia de eliminação, poliúria, oligúria, perdas insensíveis). O exame físico deve tentar categorizar o estado volumétrico (ver Água corporal e distribuição de líquidos). Em seguida, determina-se por que o ADH está sendo liberado e as condições em que a liberação pode ser abruptamente interrompida, o que pode afetar a abordagem da terapia.

B. Achados laboratoriais

A avaliação laboratorial inicial deve incluir eletrólitos e urina e a osmolalidade sérica e urinária. Pode-se classificar a hiponatremia como leve (130-134 mEq/L), moderada (125-129 mEq/L) ou grave (menos de 125 mEq/L), com complicações de hiponatremia não tratada, e a rápida correção/sobrecorreção geralmente acometem pacientes com hiponatremia grave. Na prática clínica, os níveis de ADH não são medidos; a osmolalidade da urina é usada como substituto da atividade do ADH. Deve-se verificar a osmolalidade urinária não apenas no momento do diagnóstico, mas em série durante a terapia. A avaliação do estado volumétrico beira-leito é geralmente insensível; portanto, o sódio na urina pode ajudar a diferenciar entre hipovolemia e euvolemia, principalmente em pacientes não edematosos (Fig. 23.1). A etiologia da maioria dos casos de hiponatremia será evidenciada pela interpretação adequada dos valores laboratoriais acima, além do histórico do paciente e da avaliação do estado volumétrico. Testes adicionais, p. ex., de função tireoidiana e adrenal, podem ser justificados no contexto adequado.

A SIADH é um diagnóstico clínico caracterizado por (1) hiponatremia; (2) diminuição da osmolalidade plasmática (menos de 280 mOsm/kg); (3) ausência de doença cardíaca, renal ou hepática; (4) função tireoidiana e adrenal normais (ver Cap. 28); e (5) sódio na urina geralmente acima de 20 mEq/L. Os pacientes com SIADH podem ter ureia baixa (menos de 10 mg/dL [3,6 mmol/L]) e hipouricemia (menos de 4 mg/dL [238 mcmol/L]), que não são apenas diluição, mas resultam de aumento das depurações de ureia e ácido úrico em resposta ao estado volumétrico expandido.

Tratamento

O tratamento inicial da hiponatremia depende de dois fatores básicos: a agudeza do início e a gravidade dos sintomas. **Em pacientes com hiponatremia aguda documentada (ou seja, início em 48 horas), o sódio pode ser corrigido na velocidade em que caiu. Em geral, a maioria dos casos é crônica e, portanto, costuma ser corrigida mais lentamente para minimizar o risco de desmielinização osmótica.**

A. Hiponatremia sintomática

Se o paciente apresentar hiponatremia e sintomas graves (p. ex., convulsões, confusão mental), independentemente da etiologia, deve-se iniciar um tratamento emergencial com solução salina hipertônica. Em geral, um aumento relativamente pequeno no sódio sérico de 4-5 mEq/L é suficiente para reverter prontamente os sintomas neurológicos graves e diminuir a pressão intracraniana. Isso pode ser feito de forma mais eficaz com o uso de bólus de 100 mL de NaCl a 3% durante 10 minutos, que podem ser repetidos duas vezes se necessário. A previsão é de que cada bólus aumente o sódio sérico em 1-2 mEq/L. Em pacientes com sintomas menos graves, pode-se infundir o NaCl a 3% IV à taxa de 0,5-2 mL/kg/hora.

A importância do monitoramento laboratorial frequente – a cada 1-2 horas – durante o tratamento da hiponatremia é inquestionável.

B. Hiponatremia crônica

A pedra angular da terapia na maioria dos pacientes com hiponatremia crônica, independentemente da etiologia, é restringir a ingestão de líquidos abaixo do nível de produção urinária. Entretanto, essa estratégia é apenas minimamente eficaz para a maioria dos pacientes. A equação da água livre de eletrólitos (ver Hipernatremia crônica, a seguir) é usada para determinar a proporção do volume de urina do paciente que consiste em água livre de eletrólitos. Como o volume de urina nem sempre está disponível, a razão de Furst – uma razão calculada de $(U_{Na} + U_K)/P_{Na}$ é suficiente. Uma razão > 1 é altamente preditiva de falha com restrição de fluidos, devendo-se considerar outras medidas para aumentar a excreção de água livre. Os diuréticos de alça (com ou sem comprimidos de sal) são usados com frequência, uma vez que prejudicam o gradiente de concentração medular, limitando, desse modo, a concentração renal. Apesar desse princípio fisiológico, no entanto, essa terapia não se mostrou superior à restrição de fluidos. Outras opções incluem antagonistas do receptor de vasopressina (vaptans), inibidores de SGLT-2 e ureia oral.

Os vaptanos prejudicam a ação do ADH ao inibir os receptores de vasopressina tipo 2 (V2) no ducto coletor, induzindo, desse modo, uma diurese hídrica. Embora seja um alvo lógico para a terapia na hiponatremia refratária, esses agentes não demonstraram melhorar os resultados e estão associados a riscos de toxicidade hepática e supercorreção de sódio. Se forem utilizados, eles geralmente devem ser evitados em pacientes com cirrose, a duração deve ser ≤ 30 dias e a restrição de fluidos deve ser concomitantemente suspensa para reduzir o risco de correção excessiva do sódio sérico. Uma alternativa é o uso de ureia oral para induzir uma diurese osmótica, que aumenta a eliminação de água livre. A desvantagem da palatabilidade da ureia oral isolada foi resolvida com a combinação de ureia com bicarbonato de sódio, ácido cítrico e sacarose em formulações disponíveis comercialmente. Os inibidores da SGLT-2 podem ser uma opção em razão da sua capacidade de induzir a diurese osmótica por meio da glicosúria e demonstraram melhorias mais significativas nos níveis de sódio sérico em pacientes com SIADH, em comparação com placebo, quando combinado com a restrição padrão de líquidos.

Desmielinização osmótica e taxa de correção – Acredita-se que a síndrome de desmielinização osmótica iatrogênica seja resultante de uma correção excessivamente rápida do sódio sérico em pacientes com hiponatremia crônica, embora, como visto antes, esse paradigma tenha sido contestado. Antes denominada mielinólise pontina central, a síndrome de desmielinização osmótica também pode ocorrer fora do tronco cerebral. A desmielinização geralmente ocorre 2-6 dias após a correção inadequada do sódio e apresenta déficits neurológicos profundos, que geralmente são irreversíveis. Entre os fatores de risco para síndrome de desmielinização osmótica estão a gravidade da hiponatremia (maioria inferior a 120 mEq/L), transtornos por uso de álcool, doença hepática, desnutrição e hipocalemia concomitante.

A taxa de correção ideal para hiponatremia é discutível, embora as diretrizes de consenso sugiram uma correção que não exceda 8 mEq/L em um período de 24 horas. Deve-se enfatizar que isso representa um limite e não uma meta. De fato, para pacientes considerados de alto risco para a síndrome de desmielinização osmótica com base nos critérios detalhados antes, uma meta inferior a 4-6 mEq/L/dia é adequada. Se a interrupção rápida dos efeitos da vasopressina for antecipada, sobretudo para pacientes com alto risco de síndrome de desmielinização osmótica, deve-se considerar o uso profiláctico de acetato de desmopressina (DDAVP) IV para evitar uma diurese hídrica. Apesar de os estudos sugerirem que a correção de sódio por si só não é o único fator de risco para a desmielinização osmótica, as diretrizes continuam a recomendar cautela com as taxas de correção.

C. Hiponatremia isotônica e hipertônica

A pseudo-hiponatremia por hipertrigliceridemia ou hiperproteinemia não requer terapia, exceto a confirmação com exames laboratoriais de análise clínica. A hiponatremia hipertônica decorrente de hiponatremia translocacional causada por hiperglicemia pode ser controlada com correção da glicose.

D. Hiponatremia hipotônica

Além das considerações já discutidas, o paciente com **hiponatremia hipovolêmica** precisa de ressuscitação com líquidos. Não há um consenso claro em relação ao fluido ideal para a ressuscitação em razão dos dados conflitantes entre solução salina normal e soluções balanceadas, como Ringer-lactato ou Plasma-lyte. A correção da depleção volumétrica remove o estímulo do ADH e permite a excreção renal de urina diluída. A ressuscitação com fluidos deve ser realizada com cautela, pois a rápida excreção renal do excesso de água pode corrigir o nível de sódio sérico com muita rapidez.

Quando encaminhar

- Em se tratando de pacientes com hiponatremia de causa incerta ou em casos refratários ou complicados, deve-se considerar uma consulta a um nefrologista.
- As terapias agressivas com solução salina hipertônica, antagonistas V2 ou diálise exigem consulta a um especialista.
- Em caso de doença hepática ou cardíaca grave, pode ser necessária uma consulta.

Quando hospitalizar

A internação hospitalar é necessária para pacientes graves ou sintomáticos ou aqueles que requerem terapias agressivas (como salina hipertônica) para que haja um monitoramento rigoroso e a realização de exames laboratoriais frequentes.

Krisanapan P et al. Efficacy of furosemide, oral sodium chloride, and fluid restriction for treatment of syndrome of inappropriate antidiuresis (SIAD): an open label randomized controlled study (The EFFUSE-FLUID trial). Am J Kidney Dis. 2020;76: 203. [PMID: 32199708]

MacMillan TE et al. Osmotic demyelination syndrome in patients hospitalized with hyponatremia. NEJM Evid. 2023;2(4):EVI-Doa2200215. [PMID: 38320046]

Refardt J et al. A randomized trial of empagliflozin to increase plasma sodium levels in patients with the syndrome of inappropriate antidiuresis. J Am Soc Nephrol. 2020;31:615. [PMID: 32019783]

Sterns RH. Treatment of severe hyponatremia. Clin J Am Soc Nephrol. 2018;13:641. [PMID: 29295830]

Hipernatremia

FUNDAMENTOS DO DIAGNÓSTICO

- O aumento da sede e da ingestão de água é a principal defesa contra a hipernatremia.
- A osmolalidade urinária ajuda a diferenciar a perda de água renal da não renal.

Considerações gerais

Define-se a hipernatremia como a concentração de sódio superior a 145 mEq/L. Todo paciente com hipernatremia apresenta hiperosmolalidade, ao contrário do paciente hiponatrêmico, que pode ter uma osmolalidade sérica baixa, normal ou alta. A hipernatremia se desenvolve quando há uma perda relativa de água que é compensada inadequadamente pela ingestão de água. Em raros casos, a administração de sódio em excesso em relação à ingestão ou à administração de água contribui para a hipernatremia. Esse quadro se verifica com mais frequência em pacientes críticos que recebem grandes quantidades de líquido hipertônico.

As principais respostas à hipernatremia são a estimulação da sede (para que se aumente a ingestão de água) e o aumento da secreção de ADH (para que se minimize a perda de água na urina). As células do hipotálamo podem perceber alterações mínimas na osmolalidade sérica, acionando o mecanismo da sede e a subsequente ingestão de água. É praticamente impossível desenvolver hipernatremia no contexto de um mecanismo de sede intacto com acesso adequado à água.

Achados clínicos

A. Sintomas e sinais

A hipernatremia aguda e grave (sódio sérico acima de 160 mEq/L) pode se manifestar como letargia, irritabilidade e fraqueza, eventualmente progredindo para hipertermia, delírio, convulsões e coma. Podem ocorrer danos neurológicos irreversíveis se a hipernatremia não for tratada. Como a água se desloca das células para o espaço intravascular para proteger o estado volumétrico, os sintomas podem ser retardados. É possível que os sintomas em idosos não sejam específicos.

B. Achados laboratoriais

As primeiras etapas da avaliação de pacientes com hipernatremia consistem em avaliar o volume da urina, a osmolalidade e a taxa de excreção. Esta última pode ser calculada multiplicando-se a osmolalidade urinária pelo volume de urina. O teste de copeptina é discutido a seguir.

C. Etiologia

A etapa inicial para o diagnóstico de hipernatremia consiste em determinar se o paciente é oligúrico (ou seja, fluxo de urina inferior a 0,5 mL/min) ou não oligúrico. Os pacientes não oligúricos podem ser categorizados pela medição da osmolalidade urinária.

1. **Paciente oligúrico (fluxo de urina inferior a 0,5 mL/min)** – Condição encontrada em várias situações.
   A. **Ingestão reduzida de água** – A hipernatremia se desenvolve em pacientes com ingestão reduzida de água em decorrência da incapacidade de comunicação ou do acesso limitado à água, ou de ambos.
   B. **Perdas de água não renais** – Incluem o suor, o trato gastrointestinal (TGI) e o trato respiratório, o que se observa com mais frequência em pacientes com diarreia ou febris sob ventilação mecânica.
   C. **Transferência de água para as células** – Raramente, a hipernatremia pode se manifestar a partir de um deslocamento de água para as células, devido ao ganho intracelular de um osmol efetivo. Essa situação pode ser observada quando há convulsões ou rabdomiólise.

2. **Paciente não oligúrico (fluxo de urina acima de 0,5 mL/min)**
   A. **Osmolalidade urinária inferior a 250 mOsm/kg** – A hipernatremia no contexto da urina diluída é característica do diabetes *insipidus* (DI). O DI central resulta da liberação inadequada de ADH pela hipófise em decorrência de acidente vascular encefálico, tumor ou infiltração. No DI nefrogênico, os níveis de ADH são normais ou até elevados, mas os rins são menos sensíveis a seus efeitos. As causas comuns incluem terapia com lítio, pós-alívio de obstrução urinária, nefrite intersticial crônica, hipercalcemia e hipocalemia. É possível distinguir a DI central da nefrogênica pela resposta à administração

exógena de DDAVP enquanto poliúrica. A medição da copeptina (um peptídeo C-terminal sintetizado com a vasopressina que reflete sua concentração em uma ampla faixa de osmolalidade plasmática) auxilia no diagnóstico diferencial de DI. Níveis elevados de copeptina no contexto de hipernatremia sugerem a presença de vasopressina e, portanto, excluem o diagnóstico de DI central. A vasopressina é instável no plasma isolado, razão pela qual a obtenção de níveis é inútil.

B. **Osmolalidade urinária acima de 300 mOsm/kg** – Pacientes com osmolalidade urinária elevada e alto volume de urina apresentam diurese osmótica. Tanto a glicose quanto a ureia na urina podem promover poliúria associada ao aumento da excreção de água livre.

Tratamento

O tratamento da hipernatremia inclui tanto a correção da causa da perda de líquidos quanto a reposição do déficit hídrico.

A. Escolha do líquido para substituição

Em geral, o tratamento da hipernatremia requer a indução de um balanço hídrico positivo por meio da administração de líquidos hipotônicos, seja por via IV ou enteral ou por meio de uma combinação de ambos. Como a correção de grandes déficits hídricos apenas pelo TGI pode ser difícil, a estratégia mais comum é a infusão de dextrose a 5% em água (a água destilada é contraindicada devido ao desenvolvimento de hemólise). Embora pareça haver pouco risco na correção rápida da hipernatremia em adultos, recomenda-se cuidado ao infundir grandes quantidades de dextrose a 5% em água devido ao risco de hiperglicemia. Em pacientes que apresentam concomitantemente esgotamento de volume, a prioridade deve consistir em restaurar a euvolemia utilizando líquidos isotônicos (p. ex., solução salina normal a 0,9%), seguidos de líquidos hipotônicos para corrigir qualquer déficit de água livre remanescente. Na rara situação em que a hipernatremia se deve ao excesso de balanço de sódio (ingestão de sódio ou solução salina hipertônica IV), podem-se administrar diuréticos para aumentar a excreção de sódio.

B. Cálculo do déficit de água

A substituição do líquido deve incluir a correção do déficit de água livre e a adição de fluido de manutenção para substituir as perdas de líquido contínuas e previstas.

1. **Hipernatremia aguda** – É uma condição relativamente rara geralmente encontrada em pacientes com DI e sem acesso à água ou, ainda com menos frequência, em pacientes com quadro de intoxicação por sal. Nesse caso, é indicada a rápida restauração do equilíbrio hídrico. Inicia-se a infusão de dextrose a 0,5% em água à taxa de 3-6 mL/kg/hora até que o sódio sérico esteja abaixo de 145 mEq/L. Em seguida, reduz-se a infusão até que o sódio sérico se normalize (140 mEq/L). O DDAVP é necessário para reduzir as perdas de água na urina em pacientes com DI central. Em raros casos, a terapia renal substitutiva pode ser necessária em pacientes com hipernatremia aguda e insuficiência renal grave.

2. **Hipernatremia crônica** – Com base no déficit hídrico, deve-se iniciar a restauração do equilíbrio hídrico com dextrose IV a 5% em água ou a reidratação oral em pacientes clinicamente estáveis com capacidade adequada para tolerar a ingestão oral. O déficit hídrico é a quantidade de água calculada para restaurar a concentração de sódio ao normal (140 mEq/L). A quantidade total de água no corpo (TBW) (Tab. 23.1) está correlacionada à massa muscular e, portanto, diminui com o avanço da idade, caquexia e desidratação e, em média, é menor nas mulheres do que nos homens. A TBW atual é igual a 40-60% do peso corporal. Essa equação serve de orientação para a terapia inicial e não elimina a necessidade de repetidas medições de avaliação da resposta ao tratamento.

$$\text{Déficit de água (L)} = \text{TBW atual} \times \frac{S_{Na} - 140}{140}$$

Vale enfatizar que o déficit hídrico representa um período estático no tempo, e um erro crítico que se comete com frequência ao considerar o volume de água necessário para a restauração do equilíbrio de sódio é não incorporar a perda contínua de água decorrente da produção urinária e das perdas insensíveis. As perdas insensíveis podem ser estimadas em 500-1.000 mL por dia, podendo, no entanto, variar significativamente. Pode-se estimar a proporção do volume urinário formado por água livre calculando a depuração de água livre de eletrólitos (EFW) por meio da equação a seguir.

$$C_{EFW}\ (L) = \text{volume de urina} \times (1 - \frac{U_{Na} + U_K}{S_{Na}})$$

3. **Taxa de correção de sódio** – Embora fosse interessante aplicar a pacientes com hipernatremia princípios semelhantes àqueles aplicados aos que têm hiponatremia, essa prática não é apoiada pela literatura. Sintomas neurológicos adversos decorrentes da correção excessivamente rápida da hipernatremia só foram descritos em crianças. Normalmente se recomenda uma taxa lenta de correção com base na adaptação osmótica do cérebro, que ocorre com a hipernatremia crônica e o respectivo risco teórico de edema cerebral se a hipernatremia for corrigida muito rapidamente. Entretanto, um estudo retrospectivo relativamente grande não encontrou nenhuma evidência de morbidade ou mortalidade com a correção rápida da hipernatremia em pacientes graves com doença adquirida por ocasião da internação ou no hospital. Apesar disso, a prática clínica comum consiste em limitar a correção da hipernatremia crônica a menos de 12 mEq/L em 24 horas, dada a ausência de dados que sugiram que taxas de correção lentas são prejudiciais. Entretanto, se essa taxa for inadvertidamente excedida, não se deve aumentar o sódio sérico. Em pacientes com hipernatremia aguda, o sódio sérico deve ser corrigido para o normal (ou seja, 140 mEq/L) em 24 horas.

4. Tratamento da causa subjacente – Deve-se identificar e tratar a causa subjacente da hipernatremia. Para pacientes com DI central, a deficiência de vasopressina deve ser substituída pela administração de DDAVP.

Quando encaminhar

Os pacientes com hipernatremia refratária ou inexplicável devem sempre ser encaminhados para consulta com um nefrologista.

Quando hospitalizar

- Os pacientes com hipernatremia sintomática requerem hospitalização para avaliação e tratamento.
- Comorbidades significativas ou doenças agudas concomitantes, especialmente se estiverem contribuindo para a hipernatremia, podem necessitar de hospitalização.

Chauhan K et al. Rate of correction of hypernatremia and health outcomes in critically ill patients. Clin J Am Soc Nephrol. 2019;14:656. [PMID: 30948456]

Fenske W et al. A copeptin-based approach in the diagnosis of diabetes insipidus. N Engl J Med. 2018;379:428. [PMID: 30067922]

Seay NW et al. Diagnosis and management of disorders of body tonicity-hyponatremia and hypernatremia: Core Curriculum 2020. Am J Kidney Dis. 2020;75:272. [PMID: 31606238]

DISTÚRBIOS DA CONCENTRAÇÃO DE POTÁSSIO

Hipocalemia

FUNDAMENTOS DO DIAGNÓSTICO

- Potássio sérico < 3,5 mEq/L (3,5 mmol/L).
- A hipocalemia grave pode induzir arritmias e rabdomiólise.
- A avaliação da excreção de potássio na urina (relação entre potássio e creatinina na urina) pode distinguir perda de potássio renal e não renal.

Considerações gerais

A hipocalemia pode resultar do deslocamento intracelular de potássio do espaço extracelular, perda de potássio (renal ou extrarrenal) (Tab. 23.3) ou, raramente, da ingestão alimentar insuficiente de potássio. Em geral, a baixa ingestão de potássio na dieta não é suficiente para causar hipocalemia, uma vez que os rins podem reduzir a excreção de potássio na urina a níveis muito baixos (menos de 15 mEq/L). A transferência de potássio para as células é aumentada tanto pela insulina quanto pela estimulação beta-adrenérgica. O excesso de excreção de potássio pelos rins geralmente se deve ao aumento da ação da aldosterona no caso da preservação do fornecimento de sódio para o néfron distal. O magnésio é um importante regulador do manuseio de potássio, e os baixos níveis resultam na excreção renal persistente de potássio; a hipocalemia geralmente se mantém refratária ao tratamento até que a deficiência de

TABELA 23.3 Causas de hipocalemia

Diminuição da ingestão de potássio
Deslocamento de potássio para dentro da célula
Alcalose
Agonistas beta-adrenérgicos
Liberação de insulina (pós-prandial, exógena, insulinoma)
Paralisia periódica hipocalêmica
Perda renal de potássio com acidose metabólica
ATR proximais e distais
Inalação de tolueno (cheirar cola)
Perda renal de potássio com alcalose metabólica
Pressão arterial normal/baixa
Síndrome de Bartter
Síndrome de Gitelman
Deficiência de magnésio
Vômito
Diuréticos de alça/tiazídicos
Pressão arterial elevada
Elevação da renina e da aldosterona
Hipertensão maligna
Tumor produtor de renina
Estenose da artéria renal
Renina baixa e aldosterona elevada
Adenoma adrenal
Aldosteronismo remediável por glicocorticoides
Hiperplasia adrenal
Renina e aldosterona baixas
Síndrome de Cushing
Alcaçuz preto
Excesso aparente de mineralocorticoides
Síndrome de Liddle
Aumento das perdas gastrointestinais
Diarreia
Abuso de laxantes

ATR: acidose tubular renal.

magnésio seja corrigida. Várias classes de diuréticos, inibidores da anidrase carbônica, diuréticos de alça e diuréticos tiazídicos causam perdas renais substanciais de potássio e magnésio.

Achados clínicos

A. Sintomas e sinais

A hipocalemia geralmente é assintomática, mas pode levar a fraqueza muscular e arritmias cardíacas quando grave. A hipocalemia também pode causar disfunção do músculo liso do TGI, o que pode resultar em constipação ou íleo. Observa-se a presença de rabdomiólise associada a IRA com níveis de potássio sérico inferiores a 2,5 mEq/L. Além disso, a hipocalemia pode se apresentar como poliúria e polidipsia em razão da redução da capacidade de concentração dos rins (DI nefrogênica) e consequente doença renal (nefrite tubulointersticial).

B. Achados laboratoriais

A avaliação da excreção renal de potássio pode ajudar a distinguir causas renais e não renais de hipocalemia. A coleta de urina de 24 horas é o método mais preciso de avaliação da manipulação renal de potássio, com um nível inferior a 25 mEq/dia compatível com a retenção renal adequada de potássio, e valores mais altos correspondem à perda renal de potássio. É possível fazer uma avaliação mais imediata medindo a relação entre potássio e creatinina na urina (U_K/U_{Cr}) em uma amostra de urina (Fig. 23.2). Na presença de hipocalemia, uma relação U_K/U_{Cr} inferior a 13 mEq/g (ou 1,5 mEq/mmol) é sugestiva de etiologia não renal, mais comumente perdas gastrointestinais, alterações nos níveis de potássio intracelular ou ingestão alimentar inadequada, enquanto valores mais altos implicam perda de potássio pelos rins.

C. ECG

A hipocalemia leva a uma progressão característica de alterações no ECG inicialmente no achatamento da onda T, posteriormente em depressões ST e inversões da onda T, e, por fim, a ondas U à medida que a hipocalemia se agrava. Essas alterações podem desencadear arritmias e representar risco de vida. Observa-se grande variabilidade entre os pacientes quanto ao grau de hipocalemia e os respectivos achados do ECG. Portanto, é possível que nem todo paciente apresente os padrões típicos de ECG.

Etiologia

1. **Ingestão alimentar inadequada** – Embora o rim possa excretar urina praticamente isenta de sódio, continua havendo uma pequena quantidade de excreção de potássio, mesmo com dietas completamente desprovidas de potássio. No caso de dietas extremas isentas de potássio, como pode ocorrer na anorexia nervosa e no transtorno de uso de álcool, a hipocalemia é agravada pela depleção simultânea de magnésio.

2. **Deslocamento intracelular** – Os fatores determinantes mais importantes das alterações nos níveis de potássio intracelular são a insulina pós-prandial e a liberação de catecolaminas. Essas condições fisiológicas podem ser exacerbadas pela administração de agonistas beta-adrenérgicos, bem como por estados adrenérgicos elevados, possivelmente

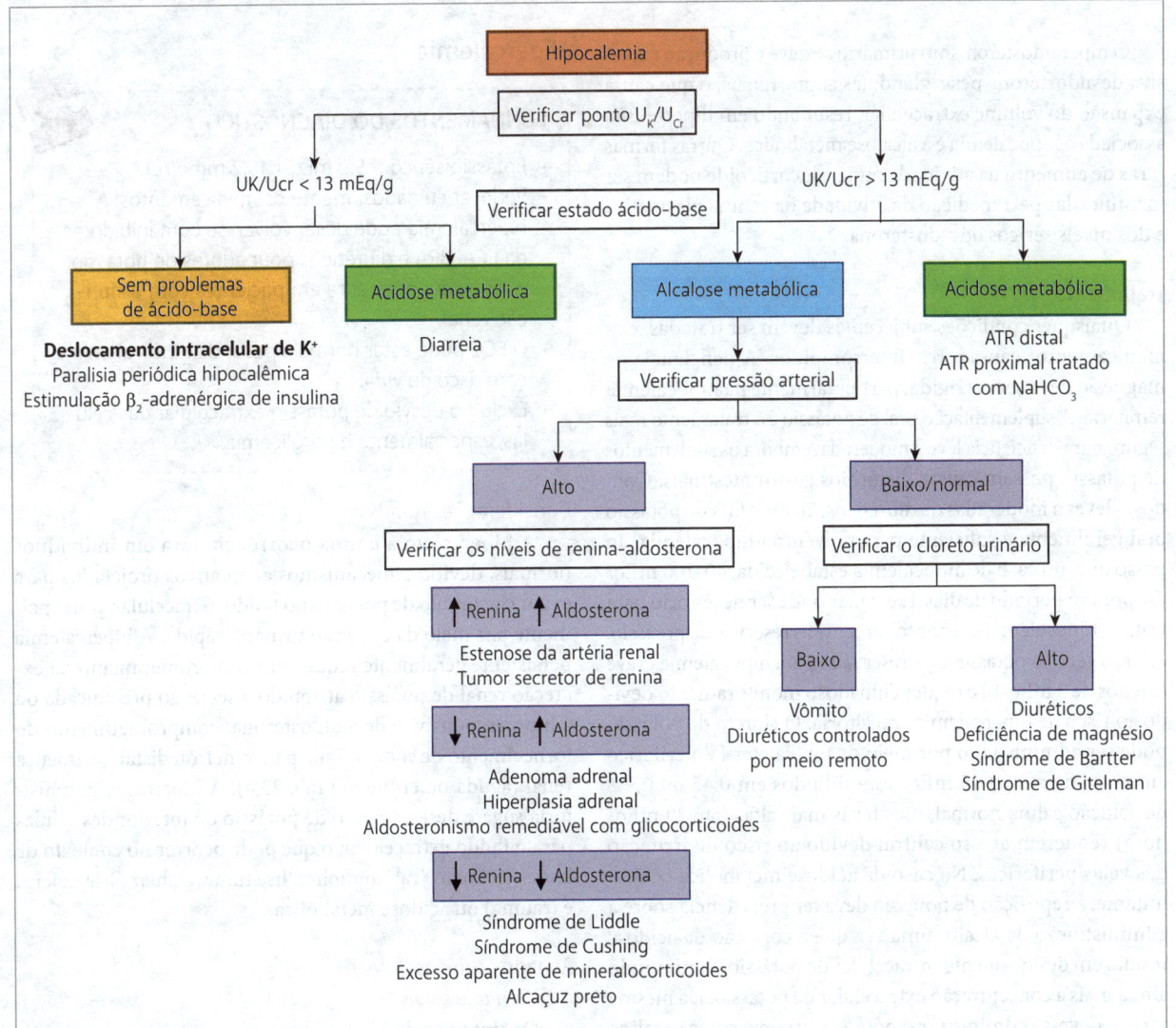

FIGURA 23.2 Diferenciação entre causas renais e não renais de hipocalemia utilizando o potássio e a creatinina urinários. ATR: acidose tubular renal; NaHCO₃: bicarbonato de sódio; UK/UCr: relação entre potássio e creatinina na urina.

observados em situações como a abstinência alcoólica e o infarto do miocárdio. Causas raras incluem insulinomas e paralisia periódica hipocalêmica.

3. **Perdas gastrointestinais** – A causa mais comum de perda não renal de potássio é a perda gastrointestinal, tanto por diarreia como por vômito. A diarreia pode conter alto teor de potássio e bicarbonato, resultando em hipocalemia com acidose metabólica concomitante (hiperclorêmica). O vômito leva à hipocalemia com alcalose metabólica e à perda de potássio em razão da perda renal (secundária ao hiperaldosteronismo induzido pela hipovolemia, associado ao fornecimento distal de sódio na forma de bicarbonato de sódio).

4. **Perda renal** – A perda renal de potássio ocorre em estados em que o maior fornecimento distal de sódio está associado ao aumento da atividade da aldosterona. Isso ocorre com mais frequência com o uso de diuréticos. Em raros casos, as tubulopatias renais (síndrome de Bartter ou síndrome de Gitelman) ou a acidose tubular renal (ATR) podem se manifestar com hipocalemia.

O hiperaldosteronismo primário se deve à produção excessiva de aldosterona pelas glândulas suprarrenais, o que causa expansão do volume extracelular, resultando em hipertensão associada à hipocalemia e à alcalose metabólica. Outras formas raras de aumento da atividade mineralocorticoide podem ser identificadas pela medição da atividade da renina plasmática e dos níveis séricos de aldosterona.

Tratamento

Quaisquer condições subjacentes devem ser tratadas, e os medicamentos causadores, interrompidos. A deficiência de magnésio deve ser corrigida, particularmente na hipocalemia refratária. A suplementação oral de potássio é o tratamento mais seguro para deficiência leve a moderada, embora os suplementos de potássio possam causar distúrbios gastrointestinais. Com doses leves a moderadas de diuréticos, 20 mEq/dia de potássio oral geralmente é suficiente para prevenir a hipocalemia, ao passo que, no caso de hipocalemia estabelecida, 40-100 mEq/dia por um período de dias a semanas pode ser necessário para tratar a hipocalemia e repor totalmente as reservas de potássio.

Em geral, o potássio IV é reservado para hipocalemia grave (menos de 3 mEq/L) e requer cuidadoso monitoramento devido ao risco de hipercalemia transitória. O cloreto de potássio pode ser administrado por meio de um cateter IV periférico em taxas de até 10-15 mEq/hora diluídos em 0,45 ou 0,9% de solução salina normal, mas taxas mais altas (até 20 mEq/hora) requerem acesso central devido ao risco de irritação das veias periféricas. No caso de acidose metabólica concomitante, a reposição de potássio deve ter precedência sobre a administração de álcalis, uma vez que a correção da acidose resulta em deslocamento intracelular de potássio, diminuindo ainda mais a concentração extracelular de potássio. Da mesma forma, deve-se administrar o potássio em uma solução salina e não em dextrose, pois esta última estimularia a liberação de insulina e, consequentemente, o deslocamento intracelular.

Quando encaminhar

Pacientes com hipocalemia inexplicada, hipocalemia refratária ou persistente ou diagnósticos alternativos sugestivos (p. ex., aldosteronismo ou paralisia periódica hipocalêmica) devem ser encaminhados para consulta com um nefrologista.

Quando hospitalizar

Pacientes com hipocalemia sintomática ou grave (menos de 2,5 mEq/L), especialmente com manifestações cardíacas, requerem internação para monitoramento cardíaco, suplementação de potássio e exames laboratoriais frequentes.

Clase CM et al. Potassium homeostasis and management of dyskalemia in kidney diseases: conclusions from a Kidney Disease: Improving Global Outcomes (KDIGO) Controversies Conference. Kidney Int. 2020;97:42. [PMID: 31706619]

Kardalas E et al. Hypokalemia: a clinical update. Endocr Connect. 2018;7:R135. [PMID: 29540487]

Palmer BF et al. Physiology and pathophysiology of potassium homeostasis: Core Curriculum 2019. Am J Kidney Dis. 2019;74:682. [PMID: 31227226]

Hipercalemia

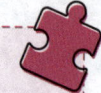

FUNDAMENTOS DO DIAGNÓSTICO

- Potássio sérico > 5,2 mEq/L (5,2 mmol/L).
- Verificar cuidadosamente os medicamentos. A hipercalemia pode desenvolver-se com inibidores da ECA, BRA e diuréticos poupadores de potássio, mais frequentemente em pacientes com disfunção renal.
- O ECG pode estar normal apesar da hipercalemia com risco de vida.
- Excluir o desvio de potássio extracelular das células, especialmente hiperglicemia.

Considerações gerais

A hipercalemia é uma ocorrência rara em indivíduos normais, devido a mecanismos adaptativos projetados para evitar o acúmulo de potássio no fluido extracelular, principalmente por meio da excreção urinária rápida. A hipercalemia persistente geralmente requer um comprometimento da excreção renal de potássio atribuído à secreção prejudicada ou à hiporresponsividade à aldosterona, comprometimento do fornecimento de sódio e água para o néfron distal, ou doença renal (aguda ou crônica) (Tab. 23.4). A hipercalemia transitória sugere deslocamento de potássio do interior das células para o fluido extracelular, o que pode ocorrer no contexto de lesões teciduais (rabdomiólise, lise tumoral, hemólise maciça e trauma) ou acidose metabólica.

Achados clínicos
A. Sintomas e sinais

Os sintomas da hipercalemia se devem ao comprometimento da transmissão neuromuscular. As manifestações mais graves são anomalias na condução cardíaca e manifestações

TABELA 23.4   Causas de hipercalemia

Pseudo-hipercalemia
Trombocitose ou leucocitose acentuada com liberação de K⁺ intracelular
Apertar o punho repetidamente durante flebotomia, aplicação de torniquete, uso de agulhas de pequeno calibre durante a coleta de sangue no laboratório

Deslocamento extracelular de K⁺
Acidose metabólica
Deficiência de insulina
Hiperglicemia
Estimulação alfa-adrenérgica
Lesão tecidual (rabdomiólise, hemólise, lise tumoral)
Paralisia periódica hipercalêmica
Medicamentos (*overdose* de digoxina, succinilcolina)

Doença renal, aguda e crônica
Defeitos de secreção renal (podem ou não ter função renal reduzida): nefrite intersticial, LES, doença falciforme, amiloidose, nefropatia obstrutiva, transplante renal

Hipoaldosteronismo
Doença de Addison
Acidose tubular renal tipo IV
Heparina
Cetoconazol

Medicamentos que inibem a excreção de potássio
Espironolactona, eplerenona, drospirenona, Aine, inibidores da ECA, bloqueadores dos receptores de angiotensina II, trianterено, amilorida, trimetoprima, pentamidina, ciclosporina, tacrolimus

Ingestão excessiva de K⁺
Especialmente em pacientes com excreção renal reduzida

neuromusculares, como a fraqueza muscular, que pode ser profunda. Isso geralmente ocorre com concentrações de potássio acima de 7 mEq/L, embora possa variar de acordo com a agudeza do desenvolvimento da hipercalemia.

Além disso, a hipercalemia prejudica a excreção urinária de amônio, podendo levar à acidose metabólica.

B. ECG

O ECG não é um método confiável para a detecção de hipercalemia; estudos clínicos mostram uma má correlação entre o potássio sérico e as manifestações cardíacas. A rapidez no desenvolvimento da hipercalemia pode ter correlação com o desenvolvimento de alterações no ECG. As alterações sequenciais típicas no ECG são o pico das ondas T, a depressão do segmento ST e o alargamento dos intervalos PR e QRS. À medida que o QRS continua a se alargar, as ondas senoidais podem se desenvolver, o que é preocupante para a ocorrência de uma iminente fibrilação ventricular e, em última análise, assistolia.

Etiologia

1. **Maior liberação de potássio das células**
    A. **Pseudo-hipercalemia** – Condição que surge durante a coleta de amostras devido ao aperto do punho, à aplicação de torniquetes ou ao uso de agulhas de pequeno calibre na flebotomia. A presença de hemólise na amostra processada sugere tais etiologias. Um exemplo mais marcante ocorre com uma trombocitose (superior

a 500.000/mcL [500 × 10⁹/L]) ou leucocitose acentuada (acima de 100.000/mcL[100 × 10⁹/L]), especialmente com células leucêmicas. A centrifugação ou o transporte por meio de um sistema de tubos pneumáticos causa uma destruição celular significativa. Se houver suspeita dessa condição, é necessário levar ao laboratório uma amostra de sangue total não centrifugada para efeito de confirmação.

   B. **Quebra do tecido** – O dano ao tecido resulta na liberação de potássio intracelular para o espaço extracelular. Exemplos clínicos comuns incluem a síndrome de lise tumoral, lesões por esmagamento e hemólise grave. A hipercalemia é mais comum na presença de comprometimento renal concomitante.

   C. **Hiperglicemia** – Pacientes com diabetes não controlado podem apresentar hipercalemia, mesmo em um cenário de baixos níveis de potássio corporal total, em razão de uma combinação de deficiência de insulina e hiperosmolalidade decorrente da hiperglicemia.

   D. **Acidose metabólica** – A acidose resulta no deslocamento do potássio a partir do fluido intracelular devido ao tamponamento de íons de hidrogênio nas células. A concentração sérica de potássio aumenta aproximadamente 0,7 mEq/L para cada redução de 0,1 unidade de pH. Não se observa esse efeito na acidose orgânica, p. ex., a acidose láctica ou a cetoacidose.

2. **Excreção renal comprometida**
    A. **IRA** – Uma rápida redução da função renal leva à diminuição da excreção de potássio pelos rins e não permite tempo suficiente para que os mecanismos adaptativos não renais entrem em ação. A hipercalemia acomete com mais frequência pacientes oligúricos.

   B. **DRC** – Em geral, a capacidade de manter o potássio sérico normal é preservada até que a TFG diminua para menos de 20-30 mL/min/1,73 m². Isso se deve principalmente a mecanismos adaptativos, sobretudo o aumento da excreção de potássio pelos néfrons funcionais remanescentes e o aumento da excreção de potássio pelo TGI. A hipercalemia com reduções moderadas da TFG geralmente é causada por medicamentos que interrompem o sistema renina-angiotensina-aldosterona (SRAA), geralmente utilizados nesses pacientes.

   C. **Diminuição do volume circulante efetivo** – A depleção volumétrica e os estados edematosos da cirrose e da IC podem causar hipercalemia decorrente da redução do fornecimento de sódio e água para o néfron distal, o que prejudica a excreção de potássio.

   D. **Ação reduzida da aldosterona** – A deficiência de mineralocorticoide da doença de Addison pode causar hipercalemia decorrente da redução da excreção renal de potássio. A resistência a mineralocorticoides devido a distúrbios genéticos, doença renal intersticial ou obstrução do trato urinário também resulta em hipercalemia.

3. **Medicamentos** – Vários medicamentos podem estar envolvidos no desenvolvimento da hipercalemia, razão pela qual é imprescindível uma análise criteriosa da lista de medica-

mentos do paciente. Entre os implicados na hipercalemia estão os inibidores da ECA, BRA e Aine, que reduzem a liberação de aldosterona. O uso concomitante de antagonistas de aldosterona (espironolactona ou eplerenona) ou medicamentos que bloqueiam diretamente os canais de sódio das células principais (amilorida, triantereno ou trimetoprima) aumentam ainda mais o risco de hipercalemia. Os betabloqueadores podem causar hipercalemia leve e interferir na captação de potássio pelas células, um fenômeno observado com mais frequência com betabloqueadores não seletivos. A heparina inibe a produção de aldosterona nas glândulas suprarrenais. Os inibidores da calcineurina, como a ciclosporina e o tacrolimus, podem induzir a hipercalemia, estimulando parcialmente o cotransportador de cloreto de sódio no néfron distal que está prejudicando o fornecimento de sódio para a região distal. Esses medicamentos devem ser utilizados com cautela em pacientes com comprometimento renal, e o monitoramento laboratorial é indicado no espaço de 1-2 semanas após o início do uso ou aumento da dosagem.

Tratamento

Deve-se confirmar o diagnóstico de hipercalemia pela repetição de exames laboratoriais, a fim de descartar elevações espúrias, especialmente na ausência de medicamentos que causem hipercalemia ou em pacientes sem doença renal. O tratamento inicial é determinado pela presença de sinais e sintomas, bem como pela gravidade da elevação dos níveis de potássio no plasma. Em todo paciente, devem-se eliminar as fontes exógenas de potássio, os medicamentos que podem prejudicar a excreção de potássio interrompida, a depleção volumétrica corrigida, e o tratamento da acidose metabólica.

Em situações de emergência (toxicidade cardíaca, fraqueza muscular ou potássio acima de 6,5 mEq/L), a terapia inicial deve ser o gluconato de cálcio IV para estabilizar o miocárdio e proteger contra arritmias, seguido de terapias de transferência de potássio para as células. A insulina e os beta-agonistas transferem o potássio intracelularmente em 10-15 minutos após a administração, mas têm ação de curta duração (1-2 horas) (Tab. 23.5). O bicarbonato de sódio pode auxiliar na transferência de potássio para as células em pacientes com acidose metabólica concomitante. Depois que o paciente está estabilizado, as terapias se concentram na excreção de potássio.

A excreção de potássio pode aumentar com o uso de diuréticos de alça. Patiromer e ciclossilicato de zircônio sódico são medicamentos de ligação de potássio que podem ser utilizados no tratamento da hipercalemia crônica. Estudos demonstraram que esses medicamentos são bem tolerados e eficazes em pacientes com hipercalemia que têm DRC ou IC e tomam pelo menos um medicamento inibidor do SRAA. Estão surgindo evidências que têm demonstrado a utilidade desses fármacos também na hipercalemia aguda, embora não haja estudos de grande porte sobre o assunto. Se administrado em caso de emergência hipercalêmica, o zircônio é preferível devido ao seu início de ação mais rápido. O poliestireno de sódio (Kayexalato) é utilizado há décadas, embora sua eficácia e segurança sejam questionadas. Esse medicamento possivelmente não aumenta a excreção de potássio mais do que os laxantes isolados e tem sido associado à necrose colônica, com ou sem a coadministração de sorbitol; o poliestireno sódico é contraindicado em pacientes com fatores de risco para necrose colônica, como obstrução intestinal, íleo e estado pós-operatório. A hemodiálise pode ser necessária para remover o potássio em pacientes com lesão renal aguda ou crônica, especialmente os oligúricos. Os inibidores de SGLT-2 surgiram como uma opção para reduzir o risco de hipercalemia crônica em pacientes com diabetes tipo 2.

Quando encaminhar

- Pacientes com hipercalemia decorrente de doença renal devem consultar um nefrologista.
- Transplantados podem necessitar de ajustes em seu regime de imunossupressão efetuados por especialistas em transplantes.

Quando hospitalizar

Pacientes com hipercalemia grave (acima de 6 mEq/L), qualquer grau de hipercalemia associada a alterações no ECG ou doença concomitante que possa agravar a hipercalemia (p. ex., lise tumoral, rabdomiólise, acidose metabólica) devem ser encaminhados ao departamento de emergência para tratamento imediato.

Di Palo K et al. Assessment of patiromer monotherapy for hyperkalemia in an acute care setting. JAMA Netw Open. 2022;5:e2145236. [PMID: 35080601]

Neuen BL et al. Sodium-glucose cotransporter 2 inhibitors and risk of hyperkalemia in people with type 2 diabetes: a meta-analysis of individual participant data from randomized, controlled trials. Circulation. 2022;145:1460. [PMID: 35394821]

Peacock FW et al. Emergency potassium normalization treatment including sodium zirconium cyclosilicate: a phase II, randomized, double-blind, placebo-controlled study (ENERGIZE). Acad Emerg Med. 2020;27:475. [PMID: 32149451]

Rafique Z et al. Patiromer for treatment of hyperkalemia in the emergency department: a pilot study. Acad Emerg Med. 2020;27:54. [PMID: 31599043]

DISTÚRBIOS DA CONCENTRAÇÃO DE CÁLCIO

A concentração normal de cálcio total no plasma (ou no soro) é de 8,5-10,5 mg/dL (2,1-2,6 mmol/L). Cálcio ionizado (normal: 4,6-5,3 mg/dL [1,16-1,31 mmol/L]) é a porção fisiologicamente ativa do cálcio e é necessária para a contração muscular e a função nervosa. Na maioria das situações, a medição da concentração total de cálcio é suficiente, uma vez que as alterações refletem as observadas na concentração de cálcio ionizado; as exceções incluem pacientes com hipoalbuminemia e determinados distúrbios ácido-base.

TABELA 23.5 Tratamento de hipercalemia

Tratamento de hipercalemia					
Terapia de emergência/estabilização					
Modalidade	Mecanismo de ação	Início	Duração	Prescrição	K+ removido do corpo
Cálcio	Antagoniza anormalidades de condução cardíaca	0-5 minutos	1 hora	IV: gluconato de cálcio 10%, 5-30 mL, ou cloreto de cálcio 5%, 5-30 mL	Nenhum
Bicarbonato	Distribui K+ para as células	15-30 minutos	1-2 horas	IV: NaHCO₃, 50-100 mEq Obs.: o bicarbonato de sódio pode não ser eficaz em pacientes com DREF; a diálise é mais conveniente e eficaz. Alguns pacientes podem não tolerar a carga adicional de sódio da terapia com bicarbonato.	Nenhum
Insulina	Distribui K+ para as células	15-60 minutos	4-6 horas	IV: insulina regular, 5-10 unidades, mais glicose 50%, 25 g	Nenhum
Albuterol	Distribui K+ para as células	15-30 minutos	2-4 horas	Albuterol nebulizado, 10-20 mg em 4 mL de solução salina normal, inalado durante 10 minutos. Obs.: doses maiores são necessárias para o tratamento da hipercalemia (10-20 mg) do que para o tratamento de doença das vias aéreas (2,5 mg).	Nenhum

Terapia não emergencial/excretora				
Modalidade	Mecanismo de ação	Início da ação	Prescrição	K+ removido do corpo
Diurético de alça	Excreção renal de K+	0,5-2 horas	Intravenoso: furosemida, 40-160 mg	Variável
Patiromer	Resina de troca catiônica Ca²⁺-K+	~7 horas	Oral: 4,2-16,8 g 1 ou 2x/dia	Média 0,75 mEq/L
Ciclossilicato de zircônio sódico	Agente de captura seletiva de cátions de potássio	1 hora	Oral: 10 g até 3x/dia	0,7 mEq/L por dose de 10 g
Polistireno sulfonato de sódio (p. ex., Kayexalate)	Resina de troca iônica ligante de K+	1-3 horas	Oral: 15-60 g em sorbitol a 20% (60-240 mL) Retal: 30-60 g em sorbitol a 20% Obs.: as resinas com sorbitol podem causar necrose intestinal e perfuração do intestino, especialmente em pacientes com função intestinal anormal.	0,5-1 mEq/g de resina
Hemodiálise[1]	Remoção extracorpórea de K+	1-8 horas	Obs.: uma terapia rápida e eficaz para hipercalemia, a hemodiálise pode ser atrasada pela colocação do acesso vascular e disponibilidade de equipamento ou equipe, ou ambos. O K sérico pode ser rapidamente corrigido, em questão de minutos, podendo ocorrer, no entanto, rebote pós-diálise.	25-50 mEq/hora
Diálise peritoneal	Remoção de K+ peritoneal	1-4 horas	Trocas frequentes	50-70 mEq/24 horas

[1] Pode ser um tratamento agudo imediato e urgente da hipercalemia.

Reproduzida de Cogan MG. *Fluid and Electrolytes: Physiology and Pathophysiology*. Nova York: McGraw-Hill, 1991.

Hipocalcemia

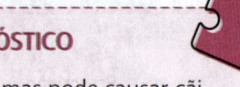

> **FUNDAMENTOS DO DIAGNÓSTICO**
>
> - Geralmente assintomático, mas pode causar cãibras ou tetania se forem graves.
> - Verificar se há diminuição dos níveis de hormônio da paratireoide (PTH), vitamina D ou magnésio.
> - O cálcio sérico total pode estar baixo na presença de hipoalbuminemia, mas o nível de cálcio ionizado é normal nessa situação.

Considerações gerais

A causa mais comum de cálcio sérico total baixo é a hipoalbuminemia. Quando a concentração de albumina sérica é inferior a 4 g/dL (40 g/L), a concentração sérica de Ca^{2+} é reduzida em até 0,8-1 mg/dL (0,20-0,25 mmol/L) para cada 1 g/dL (10 g/L) de albumina. A hipocalcemia verdadeira (redução do cálcio ionizado) implica ação insuficiente do PTH ou da vitamina D ativa. As causas importantes de hipocalcemia encontram-se listadas na Tabela 23.6.

A causa mais comum de hipocalcemia é a DRC avançada, na qual a redução da produção de calcitriol e a hiperfosfatemia desempenham um papel importante (ver Cap. 24). A depleção de magnésio reduz a liberação de PTH e a capacidade de resposta dos tecidos ao PTH, causando hipocalcemia. A hipocalcemia na pancreatite é um marcador de doença grave. Idosos hospitalizados com hipocalcemia e hipofosfatemia, com ou sem um nível elevado de PTH, provavelmente são deficientes em vitamina D.

TABELA 23.6 Causas de hipocalcemia

Diminuição da ingestão ou absorção
Má-absorção
Bypass do intestino delgado, intestino curto
Déficit de vitamina D (diminuição da absorção, diminuição da produção de 25-hidroxivitamina D ou 1,25-di-hidroxivitamina D)
Aumento da perda
Transtorno por uso de álcool
DRC
Terapia diurética
Doença endócrina
Hipoparatireoidismo, genético ou adquirido (incluindo hipo e hipermagnesemia)
Pós-paratireoidectomia (síndrome da fome óssea)
Pseudo-hipoparatireoidismo
Secreção de calcitonina com carcinoma medular da tireoide
Hipocalcemia familiar
Doenças associadas
Pancreatite
Rabdomiólise
Choque séptico
Causas fisiológicas
Diminuição da albumina sérica[1]
Diminuição da resposta dos órgãos terminais à vitamina D
Hiperfosfatemia
Antibióticos aminoglicosídeos, plicamicina, diuréticos de alça, foscarnet

[1] Concentração normal de cálcio ionizado.

Achados clínicos

A. Sintomas e sinais

O sinal marcante da hipocalcemia grave (cálcio ionizado abaixo de 1 mmol/L) é a tetania decorrente do aumento da irritabilidade neuromuscular. O laringoespasmo com estridor pode obstruir as vias aéreas. Convulsões, parestesias periorais e periféricas e dor abdominal podem ocorrer com a hipocalcemia. Os sintomas menos pronunciados incluem fadiga, ansiedade e depressão. Os achados físicos clássicos incluem o sinal de Chvostek (contração do músculo facial em resposta ao toque no nervo facial) e o sinal de Trousseau (espasmo do carpo que ocorre com a oclusão da artéria braquial por um manguito de pressão arterial). O prolongamento do QT predispõe a arritmias ventriculares, embora as disritmias graves sejam raras.

B. Achados laboratoriais

A concentração sérica de cálcio é baixa (menos de 8,5 mg/dL [2,1 mmol/L]). Na hipocalcemia verdadeira, a concentração de cálcio sérico ionizado também é baixa (menos de 4,6 mg/dL [1,15 mmol/L]). O fosfato sérico geralmente se apresenta elevado no hipoparatireoidismo ou na DRC avançada, e suprimido na deficiência de vitamina D. Em geral, a concentração sérica de magnésio é baixa na hipocalcemia. O ECG mostra um intervalo QT prolongado.

Tratamento

A. Hipocalcemia sintomática grave

Na presença de tetania, arritmias ou convulsões, o gluconato de cálcio IV é indicado. Em razão da curta duração da ação, geralmente é necessária infusão contínua de cálcio. Adicionam-se de 10 a 15 mg de cálcio por quilograma de peso corporal, ou 6-8 frascos de 10 mL de gluconato de cálcio (558-744 mg de cálcio), a 1 L de D5W, infundidos durante 4-6 horas. Monitorando o cálcio sérico com frequência (a cada 4-6 horas), a taxa de infusão é ajustada para manter o cálcio sérico em 7-8,5 mg/dL. Para obter mais informações sobre o tratamento do hipoparatireoidismo, ver Capítulo 28.

B. Hipocalcemia assintomática

O cálcio oral (1-2 g de cálcio elementar) e as formulações de vitamina D, inclusive esteróis ativos de vitamina D, são utilizados para hipocalcemia sem sintomas correlatos. O carbonato de cálcio é bem tolerado e mais barato do que muitos outros comprimidos de cálcio. O baixo nível de cálcio sérico associado à hipoalbuminemia não requer terapia de reposição. Se o magnésio sérico estiver baixo, a terapia deve incluir reposição de magnésio, que, por si só, geralmente corrige a hipocalcemia.

Quando encaminhar

Pacientes com hipocalcemia complicada por hipoparatireoidismo, hipocalcemia familiar ou DRC requerem encaminhamento a um endocrinologista ou nefrologista.

Quando hospitalizar

Pacientes com tetania, arritmias, convulsões ou outros sintomas de hipocalcemia requerem terapia imediata.

Melchers M et al. Management of hypocalcaemia in the critically ill. Curr Opin Crit Care. 2023;29:330. [PMID: 37395330]

Pepe J et al. Diagnosis and management of hypocalcemia. Endocrine. 2020;69:485. [PMID: 32367335]

Hipercalcemia

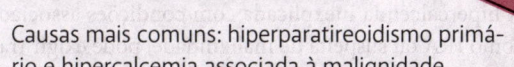

FUNDAMENTOS DO DIAGNÓSTICO

- Causas mais comuns: hiperparatireoidismo primário e hipercalcemia associada à malignidade.
- A hipercalcemia leve e assintomática (< 10,5 mg/dL [2,6 mmol/L]) geralmente se deve ao hiperparatireoidismo primário.
- A hipercalcemia grave e sintomática (< 13 mg/dL (< 13 mg/dL [3,2 mmol/L]) geralmente se deve à hipercalcemia associada à malignidade.

Considerações gerais

As causas importantes de hipercalcemia encontram-se listadas na Tabela 23.7. O hiperparatireoidismo primário e a malignidade são responsáveis por 90% dos casos. O hiperparatireoidismo primário é a causa mais comum de hipercalcemia (geralmente leve) em pacientes ambulatoriais. Em geral, a hipercalcemia acima de 14 mg/dL é associada a malignidade e é rara no hiperparatireoidismo primário. A produção tumoral de proteínas relacionadas ao PTH (PTHrP) é a síndrome endócrina paraneoplásica mais comum. A neoplasia é clinicamente aparente em quase todos os casos quando se detecta a presença de hipercalcemia, e o prognóstico é ruim. Doenças granulomatosas, como sarcoidose e tuberculose, causam hipercalcemia mediante a produção excessiva de vitamina D (1,25-di-hidroxivitamina D3).

A síndrome do leite alcalino ressurgiu devido à ingestão de cálcio para prevenção da osteoporose e tratamento da dispepsia.

Achados clínicos

A. Sintomas e sinais

O histórico e o exame físico devem se concentrar na duração da hipercalcemia e na evidência de uma neoplasia. A hipercalcemia pode afetar a função gastrointestinal, renal e neurológica. A hipercalcemia leve (abaixo de 12 mg/dL) geralmente é assintomática. A moderada (12-14 mg/dL) pode ser tolerada se for de longa data, mas tende a ser sintomática se for aguda. Em geral, a hipercalcemia grave (acima de 14 mg/dL) é sintomática. Os sintomas comuns incluem ansiedade, letargia, constipação, anorexia e alterações cognitivas, que podem evoluir para letargia e estupor em casos graves. A pancreatite decorrente da deposição de cálcio nos ductos pancreáticos é uma complicação rara. A poliúria e a desidratação podem ocorrer devido ao comprometimento da capacidade de concentração renal. Outros sintomas incluem cólica renal e hematúria por nefrolitíase. A hipercalcemia aguda pode encurtar o intervalo QT, embora arritmias clinicamente relevantes sejam raras.

B. Achados laboratoriais

O cálcio ionizado sérico excede 1,32 mmol/L (corrigido para albumina sérica em caso de indisponibilidade do cálcio ionizado [ver Hipocalcemia]). Verifica-se o PTH sérico para determinar se a hipercalcemia é mediada ou não por PTH.

O PTH deve ser completamente suprimido na presença de hipercalcemia se a função renal estiver normal. Portanto, níveis "normais" de PTH com hipercalcemia não descartam o hiperparatireoidismo. No caso de pacientes assintomáticos com hipercalcemia leve e PTH na faixa normal ou ligeiramente elevado, deve-se verificar o cálcio urinário de 24 horas ou a relação entre cálcio e creatinina na urina para determinar se há hipercalcemia hipocalciúrica familiar. Se o PTH for adequadamente suprimido (normalmente abaixo de 20 pg/mL), o PTHrP, bem como a vitamina D e seus metabólitos, devem ser medidos. Causas de supressão de PTH e PTHrP com níveis baixos ou normais de 25-OH e 1,25-OH da vitamina D3 incluem mieloma de células plasmáticas, intoxicação por vitamina A, tireotoxicose e imobilização. A hipocalciúria (abaixo de 100 mg/dia) ocorre em casos de hipercalcemia hipocalciúrica familiar, uso de diuréticos tiazídicos e síndrome do leite alcalino. A hipofosfatemia é mais comum com hiperparatireoidismo primário e hipercalcemia humoral maligna (PTHrP elevado). Em pacientes com 1,25-OH vitamina D3 elevada, a radiografia de tórax pode demonstrar a presença de doença granulomatosa.

Tratamento

Até que a causa primária possa ser identificada e tratada, inicia-se a terapia para promover a redução imediata do cálcio sérico. Pacientes assintomáticos com hipercalcemia leve

TABELA 23.7 Causas de hipercalcemia

Aumento da ingestão ou absorção
Síndrome do leite alcalino
Excesso de vitamina D ou A

Distúrbios endócrinos
Hiperparatireoidismo primário
Hiperparatireoidismo secundário ou terciário (geralmente associado com hipocalcemia)
Acromegalia
Insuficiência adrenal
Feocromocitoma
Tireotoxicose

Doenças neoplásicas
Tumores que produzem proteínas relacionadas ao PTH (ovário, rim, pulmão)
Mieloma de células plasmáticas (elaboração do fator ativador de osteoclastos)
Linfoma (ocasionalmente decorrente da produção de calcitriol)

Causas diversas
Diuréticos tiazídicos
Doenças granulomatosas (produção de calcitriol)
Doença de Paget do osso
Hipofosfatasia
Imobilização
Hipercalcemia hipocalciúrica familiar
Complicações do transplante renal
Ingestão de lítio

PTH: hormônio da paratireoide.

(abaixo de 12 mg/dL) não requerem terapia imediata; os pacientes devem ser orientados a evitar medidas que exacerbem a hipercalcemia, como a depleção volumétrica e os diuréticos tiazídicos. Pacientes com hipercalcemia sintomática, aumento súbito do cálcio sérico acima de 12 mg/dL e hipercalcemia grave (acima de 14 mg/dL) devem receber terapia imediata. Inicia-se o tratamento com ressuscitação volêmica, 200-300 mL/hora, ou visando a um débito urinário de 100-150 mL/hora, até que se alcance a euvolemia. Tradicionalmente, a solução salina normal é o fluido de escolha recomendado, embora não haja evidências para isso. Os diuréticos de alça destinados a aumentar a excreção renal de cálcio devem ser evitados em razão de possíveis complicações, como nefrolitíase. Esses agentes eram utilizados com mais frequência na época da administração volumétrica mais agressiva, ou seja, além do necessário, para atingir a euvolemia, e antes da ampla disponibilidade de medicamentos mais eficazes, como os bisfosfonatos e a calcitonina. Os diuréticos de alça podem ser utilizados com cautela no contexto da prevenção ou do controle da sobrecarga volumétrica, principalmente em pacientes com IC ou disfunção renal.

A calcitonina, 4-8 UI/kg por via intramuscular ou subcutânea a cada 6-12 horas, aumenta a excreção renal de cálcio e diminui a reabsorção óssea ao interferir na atividade dos osteoclastos. A eficácia da calcitonina é limitada a 48 horas em razão da taquifilaxia. Os bisfosfonatos constituem o tratamento de escolha para hipercalcemia secundária à reabsorção óssea excessiva. O denosumabe, um anticorpo monoclonal contra RANKL, inibe os osteoclastos e reduz a reabsorção óssea e os níveis de cálcio sérico. Essa medicação é uma opção quando a hipercalcemia é refratária à terapia com bisfosfonatos ou quando estes são contraindicados (ou seja, insuficiência renal grave). O agente calcimimético cinacalcete suprime a secreção de PTH e diminui a concentração de cálcio sérico, já tendo sido recomendado para uso em pacientes com hiperparatireoidismo primário sintomático ou grave considerados incapazes de se submeter à paratireoidectomia e pacientes com carcinoma de paratireoide inoperável. (Ver Caps. 28 e 41.) A hemodiálise com um dialisato com baixo teor de cálcio é eficaz para hipercalcemia refratária às terapias anteriormente citadas. A hipercalcemia na presença de doença granulomatosa é causada pela produção excessiva de calcitriol; a prednisona inibe a síntese de calcitriol e reduz os níveis de cálcio sérico em 2 a 5 dias.

Normalmente, se os pacientes em diálise não receberem a suplementação adequada de vitamina D ativa, ocorre hipocalcemia e hiperfosfatemia. Por outro lado, a hipercalcemia pode se desenvolver no hiperparatireoidismo terciário grave com altos níveis de PTH ou por excesso de suplementação de vitamina D. A calcificação metastática pode ocorrer quando o paciente submetido à diálise apresenta hiperfosfatemia e hipercalcemia.

Quando encaminhar

- É possível que seja necessário encaminhar o paciente a um oncologista ou endocrinologista, dependendo da causa da hipercalcemia.

- Pacientes com doenças granulomatosas (p. ex., tuberculose e outras infecções crônicas, granulomatose com poliangiite, sarcoidose) podem precisar da ajuda de especialistas em doenças infecciosas, reumatologistas ou pneumologistas.

Quando hospitalizar

- Pacientes com hipercalcemia sintomática ou grave requerem tratamento imediato.
- A hipercalcemia inexplicada com condições associadas, como IRA ou suspeita de malignidade, pode exigir tratamento urgente e avaliação rápida.

Asonitis N et al. Diagnosis, pathophysiology and management of hypercalcemia in malignancy: a review of the literature. Horm Metab Res. 2019;51:770. [PMID: 31826272]

Carrick AI et al. Rapid fire: hypercalcemia. Emerg Med Clin North Am. 2018;36:549. [PMID: 30037441]

Villalba-Ferrer F et al. Hypercalcemic crisis due to primary hyperparathyroidism resistant to medical treatment. Cir Cir. 2020;88:13. [PMID: 33284269]

Zagzag J et al. Hypercalcemia and cancer: differential diagnosis and treatment. CA Cancer J Clin. 2018;68:377. [PMID: 30240520]

DISTÚRBIOS DA CONCENTRAÇÃO DE FÓSFORO

O fósforo plasmático consiste principalmente em fosfato inorgânico e representa uma pequena fração (menos de 0,2%) do total de fosfato corporal. Os fatores determinantes importantes do fosfato inorgânico plasmático são a excreção renal, a absorção intestinal e o deslocamento entre os espaços intracelular e extracelular. O rim é o regulador mais importante do nível de fosfato sérico. O PTH diminui a reabsorção de fosfato no túbulo proximal, enquanto a 1,25-di-hidroxivitamina D aumenta a reabsorção. A hipertensão, os corticosteroides, a acidose metabólica e a disfunção tubular proximal (como na síndrome de Fanconi) reduzem a reabsorção tubular proximal renal de fosfato. O fator de crescimento de fibroblastos 23 (FGF23) é um potente hormônio fosfatúrico. A absorção intestinal de fosfato é facilitada pela vitamina D ativa. A absorção celular de fosfato é estimulada por vários fatores e condições, entre os quais alcalemia, insulina, epinefrina, síndrome de realimentação, síndrome do osso faminto e proliferação celular.

O metabolismo e a homeostase do fósforo estão intimamente relacionados ao metabolismo do cálcio.

Hipofosfatemia

FUNDAMENTOS DO DIAGNÓSTICO

- A hipofosfatemia grave pode causar hipóxia tecidual e rabdomiólise.
- Pode-se diagnosticar a perda renal de fosfato pelo cálculo da excreção fracionada de fosfato (fePO4).
- O PTH e o FGF23 são os principais fatores de aumento do teor de fosfato na urina.

Considerações gerais

A etiologia da hipofosfatemia pode ser classificada como atribuída à diminuição da absorção intestinal, o aumento da excreção urinária ou o deslocamento transcelular (Tab. 23.8). A hipofosfatemia pode ocorrer na presença de reservas normais de fosfato. Os níveis de fosfato sérico diminuem transitoriamente após a ingestão de alimentos, o que estimula a liberação de insulina endógena. Em pacientes com estoques de fosfato esgotados, como aqueles desnutridos ou com transtornos por uso de álcool, a ingestão de carboidratos pode induzir a hipofosfatemia grave (síndrome da realimentação). A alcalose respiratória aguda pode reduzir as concentrações de fosfato sérico ao estimular a glicólise. Vários medicamentos podem prejudicar a absorção intestinal de fosfato, principalmente os antiácidos que contêm cálcio, magnésio e alumínio. O PTH elevado causa hipofosfatemia por inibir a reabsorção nos rins. A deficiência de vitamina D diminui a absorção intestinal de fosfato e cálcio, e a consequente hipocalcemia estimula a liberação de PTH, aumentando a excreção urinária de fosfato. A disfunção generalizada no túbulo proximal (síndrome de Fanconi) caracteriza-se por hipofosfatemia, acidose metabólica, glicosúria e aminoacidúria. As mutações no FGF23 estão associadas à perda de fósforo urinário com raquitismo ou osteomalácia.

Achados clínicos

A. Sintomas e sinais

O fósforo é um componente essencial do trifosfato de adenosina (ATP), e as manifestações clínicas estão relacionadas à deficiência de ATP. Os sintomas são raros até que os níveis de fosfato no sangue caiam abaixo de 1 mg/dL e são mais proeminentes em caso de quedas agudas. Os sintomas incluem fraqueza, parestesias e encefalopatia (irritabilidade, confusão mental, disartria, convulsões e coma). Pode ocorrer insuficiência respiratória ou falha no desmame da ventilação mecânica em razão da fraqueza diafragmática. Embora incomum, a diminuição da contratilidade do miocárdio é uma manifestação grave. A depleção crônica grave pode causar anorexia, dores musculares e ósseas e fraturas.

B. Achados laboratoriais

Embora a etiologia da hipofosfatemia seja frequentemente revelada a partir do histórico do paciente e da revisão dos medicamentos, a excreção urinária de fosfato pode fazer a distinção entre causas renais e não renais. A excreção de fosfato pode ser determinada por meio de uma coleta de urina de 24 horas ou pelo cálculo da fePO$_4$. A resposta renal normal à hipofosfatemia é a redução da excreção urinária de fosfato para menos de 100 mg/dia e a fePO$_4$ para menos de 5%. A perda renal de fosfato (ou aumento da fePO$_4$) ocorre com mais frequência na presença de hiperparatireoidismo e síndrome de Fanconi (Tab. 23.8). A utilidade clínica dos níveis séricos de FGF23 é indeterminada, exceto em doenças incomuns.

Outras características clínicas podem ser sugestivas de hipofosfatemia, como anemia hemolítica e rabdomiólise. A síndrome de Fanconi pode se apresentar com qualquer combinação de uricosúria, aminoacidúria, glicosúria normoglicêmica, acidose metabólica com ânion *gap* normal e fosfatúria. Na hipofosfatemia crônica, as radiografias e biópsias ósseas mostram alterações semelhantes à osteomalácia.

Tratamento

Pode-se evitar a hipofosfatemia com a inclusão de fosfato nos fluidos de reposição e manutenção. A hipofosfatemia moderada (> 1 mg/dL) e os pacientes assintomáticos devem ser tratados com fosfato oral, geralmente 40-80 mmol divididos em 3-4 doses ao longo de 24 horas. Pacientes com hipofosfatemia grave (< 1 mg/dL), pacientes sintomáticos e aqueles que não toleram a terapia oral devem ser tratados com reposição IV. A hipocalcemia, a hipotensão, a hiperfosfatemia e as anormalidades no ECG são condições observadas com a terapia IV, o que pode ser evitado com a administração de doses moderadas. Uma dose normal é de 15 mmol em 2 horas, devendo ser reduzida em caso de hipotensão. É necessário monitorar o fosfato e o

---

TABELA 23.8 Causas de hipofosfatemia

Absorção intestinal reduzida
Fome
Absorção bloqueada por antiácidos orais ou aglutinantes de fosfato
Alimentação parenteral com conteúdo inadequado de fosfato
Síndrome de má-absorção, *bypass* do intestino delgado
Deficiência de vitamina D e osteomalácia resistente à vitamina D

Aumento da excreção urinária
Hiperparatireoidismo (primário ou secundário)
Hipertireoidismo
Defeitos tubulares renais com fosfatúria excessiva (congênita, síndrome de Fanconi induzida por gamopatia monoclonal, envenenamento por metais pesados), transtorno por uso de álcool
Nefropatia hipocalêmica
Diabetes *mellitus* com controle inadequado
Raquitismo hipofosfatêmico
Medicamentos fosfatúricos: ferro intravenoso, acetazolamida, tenofovir
Fosfatoninas de osteomalácia oncogênica (p. ex., produção de FGF23)

Deslocamento transcelular de fósforo
Aumento da secreção de insulina (ou seja, durante a realimentação)
Esteroides anabolizantes, estrogênio, contraceptivos orais, agonistas beta-adrenérgicos, derivados de xantina
Síndrome da fome óssea
Alcalose respiratória aguda
Envenenamento por salicilato

Outros
Anormalidades eletrolíticas
Hipercalcemia
Hipomagnesemia
Alcalose metabólica
Perdas anormais seguidas de reposição inadequada
Diabetes *mellitus* com acidose, particularmente durante terapia agressiva
Recuperação de inanição ou estado catabólico prolongado
Transtorno por uso de álcool, principalmente durante a restauração da nutrição; associado à hipomagnesemia
Recuperação de queimaduras graves

FGF23: fator de crescimento de fibroblastos 23.

cálcio plasmáticos a cada 6 horas. Em geral, a deficiência de magnésio ocorre concomitantemente e deve ser tratada.

As contraindicações à reposição de fosfato incluem hipoparatireoidismo, DRC avançada, lesão e necrose teciduais e hipercalcemia. Quando a hiperglicemia correlata é tratada, o fosfato acompanha a entrada de glicose nas células, podendo ocorrer hipofosfatemia.

Quando encaminhar

- Os pacientes com hipofosfatemia refratária e aumento da excreção urinária de fosfato podem necessitar da avaliação de um endocrinologista (p. ex., pela presença de hiperparatireoidismo e distúrbios da vitamina D) ou de um nefrologista (p. ex., pela presença de falhas nos túbulos renais).
- Pacientes com absorção gastrointestinal reduzida podem necessitar de encaminhamento a um gastroenterologista.

Quando hospitalizar

Pacientes com hipofosfatemia grave ou refratária necessitam da administração de fosfato IV.

> García Martín A et al. Phosphate disorders and clinical management of hypophosphatemia and hyperphosphatemia. Endocrinol Diabetes Nutr. 2020;67:205. [PMID: 31501071]

Hiperfosfatemia

FUNDAMENTOS DO DIAGNÓSTICO

- DRC avançada é a causa mais comum.
- A hiperfosfatemia na presença de hipercalcemia impõe um alto risco de calcificação metastática.

Considerações gerais

As duas etiologias mais comuns da hiperfosfatemia são a diminuição da depuração renal decorrente da DRC e do deslocamento transcelular. O aumento da ingestão de fosfatos na dieta no contexto da DRC avançada pode causar hiperfosfatemia. Os laxantes que contêm fosfato tomados como preparação para um procedimento gastrointestinal podem causar hiperfosfatemia em pacientes com função renal prejudicada, razão pela qual são utilizados com menos frequência. A quebra rápida de células decorrente de síndrome de lise tumoral, rabdomiólise e hemólise maciça libera fosfato intracelular. Na presença de cetoacidose diabética (CAD), pode ocorrer hiperfosfatemia por deficiência de insulina. Esses pacientes, no entanto, geralmente apresentam depleção de fosfato e correm o risco de desenvolver hipofosfatemia com a terapia com insulina. Outras causas encontram-se listadas na Tabela 23.9.

Achados clínicos

A. Sintomas e sinais

Em geral, a hiperfosfatemia aguda é assintomática, e os sintomas frequentemente estão associados à hipocalcemia concomitante.

TABELA 23.9 Causas de hiperfosfatemia

Carga maciça de fosfato no fluido extracelular
Fontes exógenas
Hipervitaminose D
Laxantes ou enemas contendo fosfato
Suplemento intravenoso de fosfato
Fontes endógenas
Rabdomiólise (especialmente se houver coexistência de DRC)
Lise de tumores por quimioterapia, especialmente doenças linfoproliferativas
Acidose metabólica (acidose láctica, cetoacidose)
Acidose respiratória (a incorporação de fosfato nas células é alterada)
Excreção urinária reduzida
DRC
IRA
Hipoparatireoidismo
Pseudo-hipoparatireoidismo
Acromegalia
Pseudo-hiperfosfatemia
Mieloma de células plasmáticas
Hiperbilirrubinemia
Hipertrigliceridemia
Hemólise *in vitro*

B. Achados laboratoriais

Além do fosfato elevado, as anormalidades químicas do sangue são as da doença subjacente.

Tratamento

O tratamento é direcionado à causa subjacente. A hiperfosfatemia aguda com hipocalcemia sintomática e alterações no ECG (prolongamento do QTc) podem ser fatais. O cálcio IV (1-2 g de gluconato de cálcio durante 10-20 minutos) pode ser administrado nessa situação, embora deva ser evitado em pacientes assintomáticos devido ao risco de calcificação vascular. A hemodiálise pode ser necessária em pacientes com função renal prejudicada. Na hiperfosfatemia crônica, deve-se diminuir a ingestão de fosfato na dieta e reduzir a absorção com ligantes orais de fosfato, como acetato de cálcio, carbonato de cálcio, sevelamer ou citrato férrico.

Quando hospitalizar

Os pacientes com hiperfosfatemia aguda grave precisam ser hospitalizados para terapia emergencial, possivelmente com diálise. Doenças concomitantes, como IRA ou lise celular, podem necessitar de internação.

> Floege J. Phosphate binders in chronic kidney disease: an updated narrative review of recent data. J Nephrol. 2020;33:497. [PMID: 31865608]
> Rahmani B et al. Current understanding of tumor lysis syndrome. Hematol Oncol. 2019;37:537. [PMID: 31461568]

DISTÚRBIOS DA CONCENTRAÇÃO DE MAGNÉSIO

A concentração normal de magnésio no plasma é de 1,7-2,1 mg/dL (0,7-0,85 mmol/L). Assim como o cálcio, somente a forma ionizada é metabolicamente ativa. A principal fonte de excreção de magnésio são os rins. Os efeitos fisiológicos do magnésio no sistema nervoso se assemelham aos do cálcio.

A concentração alterada de magnésio geralmente provoca uma alteração associada de Ca^{2+}. Tanto a hipomagnesemia quanto a hipermagnesemia podem diminuir a secreção ou a ação do PTH. A hipermagnesemia grave (> 5 mg/dL[2,1 mmol/L]) suprime a secreção de PTH, com consequente hipocalcemia; normalmente se observa esse distúrbio apenas em pacientes que recebem terapia com magnésio para pré-eclâmpsia. A hipomagnesemia grave causa resistência ao PTH nos órgãos terminais e, por fim, diminuição da secreção de PTH em casos graves.

Hipomagnesemia

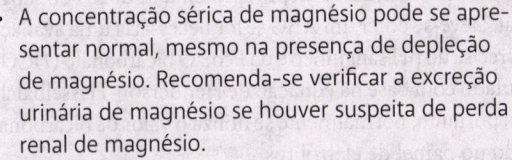

FUNDAMENTOS DO DIAGNÓSTICO

- A concentração sérica de magnésio pode se apresentar normal, mesmo na presença de depleção de magnésio. Recomenda-se verificar a excreção urinária de magnésio se houver suspeita de perda renal de magnésio.
- Causa sintomas neurológicos e arritmias.
- Associada à hipocalcemia.

Considerações gerais

As causas da hipomagnesemia encontram-se listadas na Tabela 23.10. A hipomagnesemia e a hipocalemia compartilham muitas etiologias, entre as quais diarreia, transtornos por uso de álcool e uso de diuréticos. A hipomagnesemia causa perda renal de potássio refratária à reposição de potássio até que o magnésio seja reposto. A hipomagnesemia também suprime a liberação de PTH e causa resistência dos órgãos terminais ao

TABELA 23.10   Causas de hipomagnesemia

Absorção ou ingestão reduzida
Má-absorção, diarreia crônica, abuso de laxantes
IBP
Sucção gastrointestinal prolongada
Bypass do intestino delgado
Desnutrição
Transtorno por uso de álcool
Alimentação parenteral total com conteúdo inadequado de Mg^{2+}

Aumento da perda renal
Terapia diurética (diuréticos de alça, diuréticos tiazídicos)
Hiperaldosteronismo, síndrome de Gitelman
Hiperparatireoidismo, hipertireoidismo
Hipercalcemia
Expansão volumétrica
Doenças tubulointersticiais
Rim transplantado
Medicamentos (aminoglicosídeo, cetuximabe, cisplatina, anfotericina B, pentamidina)

Outros
Diabetes *mellitus*
Pós-paratireoidectomia (síndrome da fome óssea)
Alcalose respiratória
Gravidez

PTH, bem como baixos níveis de 1,25-di-hidroxivitamina D. A consequente hipocalcemia é refratária à reposição de cálcio até que o magnésio seja normalizado. A normomagnesemia não exclui a depleção de magnésio, visto que apenas 1% do magnésio corporal total está no fluido extracelular. Deve-se considerar a reposição de magnésio para pacientes com fatores de risco para hipomagnesemia e hipocalemia ou hipocalcemia refratária. Por fim, há um aviso da FDA sobre a presença de hipomagnesemia para pacientes que tomam IBP. O suposto mecanismo é a diminuição da absorção de magnésio pelo intestino, mas não está claro por que essa complicação acomete apenas uma pequena fração dos pacientes que tomam esses medicamentos. O aglutinante de potássio patiromer também pode causar hipomagnesemia ao se ligar ao magnésio no cólon.

Achados clínicos
A. Sintomas e sinais

Como a hipomagnesemia causa hipocalemia e hipocalcemia, é difícil determinar se os sintomas são de hipomagnesemia ou de depleção de potássio e cálcio. A hiperirritabilidade neuromuscular e do SNC acentuada pode produzir tremores, câimbras, sinais de Trousseau e Chvostek, confusão mental, desorientação e coma. Fraqueza é um sintoma comum. As manifestações cardiovasculares incluem hipertensão, taquicardia e arritmias ventriculares, inclusive *torsades de pointes*.

B. Achados laboratoriais

A excreção urinária de magnésio superior a 10-30 mg/dia ou uma excreção fracionada maior do que 3% indica perda renal de magnésio. Em geral, há presença de hipocalcemia e hipocalemia. O ECG pode mostrar alargamento do complexo QRS, ondas T em pico com diminuição extrema e intervalo PR prolongado. A secreção de PTH geralmente é suprimida (ver Hipocalcemia).

Tratamento

O óxido de magnésio, 250-500 mg VO 1 ou 2 vezes ao dia, é útil para o tratamento da hipomagnesemia crônica. Formulações de liberação lenta, como cloreto de magnésio ou lactato de magnésio, podem ser mais bem toleradas. Em pacientes com hipomagnesemia refratária, os diuréticos poupadores de potássio, como a amilorida, podem ser eficazes. Os inibidores de SGLT-2 surgiram como uma nova opção de tratamento para a hipomagnesemia refratária. A hipomagnesemia sintomática requer sulfato de magnésio 1-2 g IV durante 5-60 minutos, misturado em dextrose a 5% ou solução salina normal a 0,9%. As *torsades de pointes* no contexto de hipomagnesemia podem ser tratadas com 1-2 g de sulfato de magnésio em 10 mL de solução de dextrose a 5, IV, durante 15 minutos. A deficiência grave, sem risco de vida pode ser tratada a uma taxa de 1-2 g/hora durante 3-6 horas. O magnésio IV inibe a reabsorção renal e o paciente demonstra aumento da perda renal durante a terapia. Devem-se monitorar os níveis séricos diariamente e ajustar a dosagem para evitar que a concentração suba acima de 3 mg/dL (1,23 mmol/L). Os reflexos tendinosos podem ser verificados quanto à hiporreflexia da hipermagnesemia. A reposição de K⁺ e Ca²⁺ pode ser necessária, mas os pacientes com hipocalemia e hipocalcemia associadas à hipomagnesemia não se recuperam sem a suplementação de magnésio.

Os pacientes com função renal normal podem excretar o excesso de magnésio, não devendo ocorrer hipermagnesemia com dosagens de reposição. Em pacientes com DRC, a reposição de magnésio deve ser feita com cautela para evitar hipermagnesemia. Indicam-se doses reduzidas (50-75% de redução da dose) e monitoramento mais frequente dos valores laboratoriais (pelo menos 2 vezes ao dia).

Gommers LMM et al. Mechanisms of proton pump inhibitor-induced hypomagnesemia. Acta Physiol (Oxf). 2022;23:e13846. [PMID: 35652564]

Shah CV et al. Sodium/glucose cotransporter 2 inhibitors and magnesium homeostasis. Am J Kidney Dis. 2024:S0272-6386(23)01006-5. [PMID: 38372686]

Hipermagnesemia

FUNDAMENTOS DO DIAGNÓSTICO
- Frequentemente associada à DRC avançada e à ingestão crônica de medicamentos que contêm magnésio.

Considerações gerais

A hipermagnesemia é quase sempre resultante de DRC avançada e excreção prejudicada de magnésio. Antiácidos e laxantes são fontes de magnésio pouco reconhecidas. A hipermagnesemia grave pode se desenvolver em pacientes grávidas que recebem magnésio IV para pré-eclâmpsia e eclâmpsia. A reposição de magnésio deve ser feita com cautela em pacientes com DRC; reduções de dose de até 75% podem ser necessárias para evitar a hipermagnesemia.

Achados clínicos

A. Sintomas e sinais

Fraqueza muscular, diminuição dos reflexos profundos dos tendões, obnubilação e confusão mental são manifestações características da hipermagnesemia, podendo ocorrer também fraqueza, paralisia flácida, íleo e hipotensão. Achados graves dessa condição incluem paralisia dos músculos respiratórios, bloqueio cardíaco completo e parada cardíaca.

B. Achados laboratoriais e ECG

Um nível elevado de magnésio sérico é diagnóstico. Como a DRC é um fator de risco comum para hipermagnesemia, os níveis de ureia, creatinina, potássio, fosfato e ácido úrico podem apresentar-se elevados. Além disso, o nível sérico de cálcio geralmente é baixo. O ECG pode mostrar intervalo PR aumentado, complexos QRS alargados e prolongamento do QT.

Tratamento

As fontes exógenas de magnésio devem ser interrompidas. O cálcio antagoniza o Mg²⁺ e pode ser administrado IV como cloreto de cálcio, 500 mg ou mais à taxa de 100 mg (4,1 mmol) por minuto. A hemodiálise pode ser necessária para remover o magnésio, principalmente na presença de doença renal grave. Por fim, deve-se evitar o uso prolongado de hidróxido de magnésio e sulfato de magnésio em pacientes com estágios avançados de DRC.

Ribeiro HS et al. Association of magnesium abnormalities at intensive care unit admission with kidney outcomes and mortality: a prospective cohort study. Clin Exp Nephrol. 2022;26:997. [PMID: 35760979]

DISTÚRBIOS DE ÁCIDO-BASE

Para avaliar melhor o estado ácido-base, é necessário um painel de gases sanguíneos e química. O pH do sangue venoso normalmente é 0,03-0,04 unidade mais baixo do que o pH do sangue arterial, mas, ainda assim, aproxima-se do pH do sangue arterial. Deve-se obter um ABG se for necessária uma avaliação mais precisa do pH sanguíneo e da Pco_2. O bicarbonato (HCO_3^-) é calculado com base na equação de Henderson-Hasselbalch a seguir; portanto, normalmente se utiliza o valor de bicarbonato medido no painel de eletrólitos.

$$pH = 6,1 + \log \frac{HCO_3^-}{0,03 \times Pco_2}$$

Os distúrbios ácido-base primários são secundários a alterações no bicarbonato sérico ou na Pco_2. A primeira etapa consiste em observar o pH da gasometria (venosa ou arterial). Se as alterações no pH forem secundárias a alterações no HCO_3^-, há presença de algum distúrbio metabólico. Se as alterações no pH forem secundárias a alterações na Pco_2, há presença de um distúrbio respiratório. Se o pH for < 7,40, o processo primário é a acidose, respiratória (Pco_2 > 40 mmHg) ou metabólica (HCO_3^- < 24 mEq/L). Se o pH for > 7,40, o processo primário é a alcalose, seja respiratória (Pco_2 < 40 mmHg) ou metabólica (HCO_3^- > 24 mEq/L). Normalmente os rins compensam os distúrbios ácido-base respiratórios e os pulmões compensam os distúrbios metabólicos para manter o pH em uma faixa fisiológica estreita. Por exemplo, com acidose metabólica (pH baixo, baixo HCO_3^-), a ventilação alveolar aumenta (Pco_2 diminui), retornando o pH próximo à faixa normal. Da mesma forma, com acidose respiratória (pH baixo, Pco_2 alta), os rins excretam H⁺ (aumento de HCO_3^-) para retornar o pH próximo à faixa normal. Essa compensação apenas traz o pH para o normal, embora nunca o corrija completamente. Para normalizar o pH, é preciso corrigir o distúrbio primário.

Um distúrbio respiratório ou metabólico com sua resposta compensatória adequada é um distúrbio ácido-base simples. Um distúrbio ácido-base misto ocorre quando vários distúrbios simples estão presentes simultaneamente. O diagnóstico de um distúrbio ácido-base requer uma abordagem sistemática (ver quadro Análise passo a passo do estado ácido-base). Após identificar o distúrbio primário, o clínico deve avaliar se a resposta compensatória é adequada (Tab. 23.11). Uma

TABELA 23.11 Distúrbios ácido-base primários e compensação esperada

Distúrbio	Defeito primário	Resposta compensatória	Magnitude da compensação
Acidose respiratória			
Aguda	↑ P_{CO_2}	↑ HCO_3^-	↑ HCO_3^- 1 mEq/L por 10 mmHg ↑ P_{CO_2}
Crônica	↑ P_{CO_2}	↑ HCO_3^-	↑ HCO_3^- 3,5 mEq/L por 10 mmHg ↑ P_{CO_2}
Alcalose respiratória			
Aguda	↓ P_{CO_2}	↓ HCO_3	↓ HCO_3^- 2 mEq/L por 10 mmHg ↓ P_{CO_2}
Crônica	↓ P_{CO_2}	↓ HCO_3	↓ HCO_3^- 5 mEq/L por 10 mmHg ↓ P_{CO_2}
Acidose metabólica	↓ HCO_3^-	↓ P_{CO_2}	↓ P_{CO_2} 1,3 mmHg por 1 mEq/L ↓ HCO_3^-
Alcalose metabólica	↑ HCO_3^-	↑ P_{CO_2}	↑ P_{CO_2} 0,7 mmHg por 1 mEq/L ↑ HCO_3^-

resposta inadequada ou exagerada indica a presença de outro distúrbio ácido-base primário.

ANÁLISE PASSO A PASSO DO ESTADO ÁCIDO-BASE

Passo 1: Observar o pH em gasometria para determinar o distúrbio primário, seja acidemia ou alcalemia.

Passo 2: Observar o valor sérico de HCO_3^- para determinar se o distúrbio primário é metabólico.

Passo 3: Calcular o ânion *gap* (ver Tab. 23.12).

Passo 4: Calcular o intervalo delta.

Passo 5: Avaliar a magnitude da compensação (ver Tab. 23.11).

Passo 6: Examinar o paciente para determinar se os sinais clínicos são compatíveis com a análise ácido-base.

Em seguida, calcula-se o ânion *gap* sérico (ver a seguir) por dois motivos. Primeiro porque ajuda a identificar a causa de uma acidose metabólica, e segundo porque identifica a presença de acidose metabólica por ânion *gap*, que pode estar presente mesmo sem uma concentração reduzida de bicarbonato sérico. Em pacientes com distúrbios de acidose metabólica, os médicos devem calcular o intervalo delta, que é a diferença entre a alteração do ânion *gap* e a alteração do bicarbonato, para determinar se há acidose metabólica com ânion *gap* misto ou não aniônica. Em distúrbios de acidose com ânion *gap* elevado, deve haver cerca de 1 milimol por redução de milimol em HCO_3^- à medida que o ânion *gap* aumenta. Calcula-se o HCO_3^- sérico corrigido pela adição da alteração do ânion *gap* sérico ao HCO_3^- sérico. Um valor maior ou menor que o normal (24 mEq/L) indica a presença concomitante de alcalose metabólica ou acidose metabólica com ânion *gap* normal, respectivamente.

Seifter JL et al. Disorders of acid-base balance: new perspectives. Kidney Dis (Basel). 2017;2:170. [PMID: 28232934]

Acidose metabólica

FUNDAMENTOS DO DIAGNÓSTICO

• Diminuição do HCO_3^- com acidemia (pH do sangue baixo).

• Classificada em acidose com ânion *gap* elevado e normal.

• A acidose láctica, a cetoacidose e as toxinas produzem distúrbios de acidose metabólica com os maiores ânion *gap*.

• A acidose com ânion *gap* normal é causada principalmente por perda de bicarbonato no TGI ou na ATR.

Considerações gerais

A marca registrada da acidose metabólica é a baixa concentração sérica de bicarbonato por perda de bicarbonato ou ganho de ácido (Tab. 23.12); o ânion *gap* detecta um aumento nos ânions plasmáticos que não dos níveis medidos de bicarbonato e cloreto.

TABELA 23.12 Ânion *gap* na acidose metabólica[1]

Aumentado (> 12 mEq/L)
Ânion metabólico
   Cetoacidose diabética
   Cetoacidose alcoólica
   Acidose láctica
   DRC (estágios avançados) (PO_4^{3-}, SO_4^{2-})
   Cetoacidose por inanição
Droga ou ânion químico
   Intoxicação por salicilato
   Metanol (ácido fórmico)
   Etilenoglicol (ácido oxálico)
Acidose por 5-oxoprolina decorrente de toxicidade do acetaminofeno
Normal (4–12 mEq/L)
Perda de HCO_3^-
   Diarreia
   Recuperação de cetoacidose diabética
   Perda de fluido pancreático, ileostomia (não adaptada)
   Inibidores da anidrase carbônica
Retenção de cloreto
   Acidose tubular renal
   Bexiga de alça ileal
Administração de equivalente de HCl ou NH_4Cl
   Arginina e lisina na nutrição parenteral
Reduzido (< 6 mEq/L)
Hipoalbuminemia (diminuição do ânion não medido)
Discrasias de células plasmáticas
   Proteína monoclonal (paraproteína catiônica acompanhada de cloreto e bicarbonato)

[1] As faixas de referência para o ânion *gap* podem variar de acordo com os métodos laboratoriais.

Muitos clínicos utilizam 12 mEq/L como o ânion *gap* sérico normal (faixa de 4-12 mEq/L) em razão das diferenças nos métodos de análise.

$$\text{Ânion } gap = Na^+ - (HCO_3^- + Cl^-)$$

O principal ânion não medido geralmente responsável pelo ânion *gap* é a albumina. Ajusta-se o ânion *gap* pretendido para hipoalbuminemia, uma vez que ele diminui em aproximadamente 2,5 mEq/L para cada 1 g/dL de redução a concentração de albumina sérica.

$$\text{Ânion } gap \text{ corrigido} = (\text{ânion } gap \text{ do soro medido}) + (2,5 \times [4 - \text{albumina sérica}])$$

Na acidose metabólica decorrente de ganho de ácido, o ânion *gap* aumenta porque a adição de ácido inclui a adição de ânions. Na acidose metabólica não apical ou hiperclorêmica, o ânion *gap* é normal porque o aumento do cloreto é paralelo à queda do bicarbonato.

Acidose metabólica com ânion *gap* elevado

A acidose metabólica com ânion *gap* aumentado é secundária à adição de ácido, seja exógeno ou endógeno. As principais causas são a acidose láctica, a cetoacidose, doenças renais e a ingestão (Tab. 23.12). Um mnemônico útil para o diagnóstico diferencial de acidose metabólica com ânion *gap* aumentado é GOLDMARK (glicóis [etilenoglicol e propilenoglicol], oxoprolina, L-lactato, D-lactato, metanol, ácido acetilsalicílico, insuficiência renal e cetoacidose) (Tab. 23.13).

A. Acidose láctica

A acidose láctica é uma causa comum de acidose metabólica que produz um ânion *gap* elevado e um pH sérico reduzido, quando presente, sem outros distúrbios ácido-base. O lactato se forma a partir do piruvato na glicólise anaeróbica. Normalmente os níveis de lactato permanecem baixos (1 mEq/L) devido ao metabolismo do lactato, principalmente pelo fígado, por meio da gliconeogênese ou pela oxidação, por meio do ciclo de Krebs. Na acidose láctica, os níveis de lactato são de pelo menos 4-5 mEq/L, mas geralmente significativamente mais altos. Há três tipos de acidose láctica, resumidos a seguir:

A acidose láctica tipo A (hipóxica) é a mais comum, resultante da hipóxia tecidual, geralmente por choque séptico, cardiogênico ou hemorrágico; isquemia mesentérica; insuficiência respiratória e envenenamento por monóxido de carbono. Essas condições aumentam a produção periférica de ácido láctico e diminuem o metabolismo hepático do lactato à medida que a perfusão do fígado diminui.

A acidose láctica tipo B é secundária ao comprometimento da utilização do oxigênio mitocondrial e pode ter causas metabólicas (p. ex., diabetes *mellitus*, doença hepática, renal, deficiência de tiamina, acidose D-láctica, leucemia ou linfoma) ou toxinas (p. ex., etanol, metanol, etilenoglicol, cianeto, isoniazida ou metformina). O propilenoglicol, que é utilizado como veículo para medicamentos IV (p. ex., nitroglicerina,

TABELA 23.13 Causas comuns e terapia para a elevação da acidose metabólica com ânion *gap* elevado

Causa	Tratamento
Acidose láctica	Terapia destinada a corrigir a causa subjacente. O tratamento do tipo A requer a melhora da perfusão e a adequação do consumo de oxigênio com fluidos, concentrado de hemácias, vasopressores e inotrópicos, conforme necessário. O tratamento do tipo B geralmente requer a remoção do agente agressor ou a suplementação dos principais cofatores do metabolismo anaeróbico.
D-acidose láctica	Pode-se administrar o bicarbonato de sódio em caso de acidemia grave. Agentes antimicrobianos específicos (metronidazol, neomicina) podem ser utilizados em pacientes com síndrome do intestino curto. Uma dieta com baixo teor de carboidratos pode ser eficaz ao diminuir o fornecimento de substrato para o cólon distal. O transplante fecal tem sido utilizado com sucesso em pacientes que não respondem às terapias convencionais.
Cetoacidose Diabetes *mellitus* Fome Alcoolismo	A terapia envolve a correção do estado de deficiência de insulina e excesso de glucagon. Na cetoacidose diabética, isso requer a administração de insulina exógena, geralmente com infusão contínua. Na cetoacidose por inanição e na cetoacidose alcoólica, os fluidos que contêm dextrose estimulam a liberação de insulina endógena. Em todos os grupos, a correção da depleção volumétrica com fluidos isotônicos, bem como a reposição criteriosa de eletrólitos (principalmente potássio e fósforo), são imperativas.
Insuficiência renal	Terapia alcalina suplementar (bicarbonato de sódio ou citrato de sódio). Hemodiálise, quando necessário.
Ingestões	
Etilenoglicol Metanol	Ver. Cap. 40
Ácido salicílico	Ver. Cap. 40
Ácido piroglutâmico (5-oxoprolina)	A terapia é direcionada à causa subjacente. Geralmente requer a retirada do agente agressor (acetaminofeno) e terapia com bicarbonato de sódio para acidemia grave. A N-acetilcisteína pode ser eficaz na restauração das reservas de glutationa.

etomidato e diazepam), pode causar acidose láctica ao diminuir o metabolismo hepático. A nutrição parenteral sem tiamina causa acidose láctica refratária grave em razão da alteração do metabolismo do piruvato.

A acidose D-láctica pode se desenvolver em pacientes com síndrome do intestino curto em decorrência da má-absorção de carboidratos e subsequente fermentação pelas bactérias do cólon. A acidose metabólica ocorre após as refeições e está associada a alterações neurológicas (confusão mental, fala arrastada e ataxia). É necessário um teste específico de ácido D-láctico, uma vez que o teste padrão de ácido láctico detecta apenas o isômero L.

B. Cetoacidose

Todas as formas de cetoacidose compartilham o estado fisiológico de deficiência de insulina e excesso de glucagon, o que muda a fonte primária de combustível do corpo do metabolismo da glicose para o metabolismo dos ácidos graxos. Há três tipos de cetonas: acetona, acetoacetato e beta-hidroxibutirato.

1. **Cetoacidose diabética (CAD)** – A CAD é caracterizada por hiperglicemia e acidose metabólica com um aumento do ânion *gap* decorrente da deficiência absoluta ou relativa de insulina

$$H^+ + B^- + NaHCO_3 \leftrightarrow CO_2 + NaB + H_2O,$$

onde B^- é beta-hidroxibutirato ou acetoacetato, as cetonas responsáveis pelo aumento do ânion *gap*. A CAD pode ser acompanhada por uma acidose láctica adicional devido em decorrência da hipoperfusão tecidual e do aumento do metabolismo anaeróbico. O ânion *gap* na cetoacidose diabética geralmente é grande (> 20 mEq/L), mas é variável. A glicose sérica elevada resulta em diurese osmótica acentuada, com consideráveis perdas de sódio, água e potássio.

A correção da cetoacidose por meio de manobras terapêuticas pode ser monitorada pela medição do beta-hidroxibutirato sérico, pela medição do pH ou pela normalização do ânion *gap*. As cetonas na urina são detectadas pelo teste de nitroprussiato, cujos resultados são rapidamente disponibilizados. Entretanto, os testes de nitroprussiato urinário detectam o acetoacetato e a acetona (embora em menor grau), mas não detectam o beta-hidroxibutirato. A medição direta do beta-hidroxibutirato sérico é preferível, podendo ser utilizada para monitorar a resposta à terapia.

2. **Cetoacidose em jejum** – A geração hepática de cetonas pode ocorrer como uma resposta normal ao jejum em razão da hipoinsulinemia relativa. A cetose leve geralmente ocorre após 12-14 horas de jejum, com pico após 20-30 horas. Em geral, o nível de acidose é pequeno com o jejum, embora possa ocorrer cetoacidose evidente em pacientes que consomem dietas com muito pouco carboidrato.

E. **Cetoacidose alcoólica** – Pacientes desnutridos crônicos que consomem grandes quantidades de álcool podem desenvolver cetoacidose alcoólica. O metabolismo do álcool diminui a gliconeogênese, resultando na produção hepática de beta-hidroxibutirato e, em grau menor, de acetoacetato. Os distúrbios ácido-base mistos, como uma combinação de alcalose metabólica por vômito e alcalose respiratória por retirada do álcool, aspiração ou cirrose, são comuns.

Tanto com o jejum quanto com a cetoacidose alcoólica, a liberação de insulina é suprimida pela hipoglicemia ou pela estimulação do sistema nervoso simpático, permitindo a ocorrência de cetose. Os pacientes com esses distúrbios são capazes de produzir insulina endógena suficiente, portanto não precisam da administração de insulina exógena. O tratamento deve começar com glicose para estimular a liberação de insulina e suprimir a cetogênese. Deve-se repor o potássio antes da administração de glicose, visto que a liberação de insulina provoca o deslocamento intracelular de potássio, com risco de hipocalemia.

C. Toxinas

(Ver também Cap. 40.) Várias toxinas e medicamentos aumentam o ânion *gap* na medida em que aumentam a produção de ácido endógeno. Exemplos comuns incluem o metanol (metabolizado em ácido fórmico), o etileno glicol (ácido glicólico e oxálico) e os salicilatos (ácido salicílico e ácido láctico). Este último pode causar um distúrbio misto de acidose metabólica com alcalose respiratória. No caso de envenenamento por tolueno, o metabólito hipurato é rapidamente excretado pelos rins, resultando em acidose com ânion *gap* normal. O isopropanol, metabolizado em acetona, aumenta o intervalo osmolar, mas não o ânion *gap*. O uso prolongado de acetaminofeno em longo prazo, mesmo em doses terapêuticas, pode resultar em acidose com ânion *gap* elevado devido ao acúmulo de 5-oxoprolina.

D. Acidose urêmica

Quando a taxa de filtração glomerular cai para menos de 15-30 mL/min/1,73 m^2, os rins ficam cada vez mais incapazes de sintetizar amônia (NH_4). A redução da excreção de H^+ (como NH_4Cl) e o acúmulo de ânions orgânicos devido à diminuição da excreção (p. ex., fosfato e sulfato) resultam em aumento da acidose metabólica com ânion *gap*.

Acidose metabólica com ânion *gap* normal

As duas principais causas da acidose metabólica hiperclorêmica são a perda de bicarbonato pelo TGI ou defeitos na acidificação renal (ATR) (Tabs. 23.12 e 23.14). O aumento compensatório do cloreto sérico (hipercloremia) mantém a eletroneutralidade e um ânion *gap* normal. O ânion *gap* urinário pode ajudar a diferenciar essas causas.

A. Perda de HCO3– pelo TGI

O TGI secreta bicarbonato em vários locais. A causa mais comum de uma acidose metabólica com ânion *gap* normal do TGI é a diarreia (perda de fluido fecal rico em bicarbonato). Uma causa pouco frequente é a ureterossigmoidostomia, na qual os ureteres são implantados no cólon sigmoide para fins de desvio urinário. Ao contrário da bexiga, a mucosa do cólon secreta bicarbonato em troca de cloreto, resultando em acidose metabólica. Mais frequentemente, cria-se uma neobexiga utilizando uma alça de intestino (geralmente íleo ou cólon), o que diminuiu significativamente a incidência de acidose metabólica decorrente do desvio, embora essa condição ainda possa ocorrer quando o tempo de contato entre a urina e a mucosa aumenta, normalmente em decorrência de estenose anastomótica.

B. Acidose tubular renal

A acidose hiperclorêmica com ânion *gap* normal e TFG normal (ou quase normal), na ausência de diarreia, define a ATR. O defeito é a incapacidade de excretar H^+ como amônio (geração inadequada de novo HCO_3^-) ou a reabsorção inadequada de HCO_3^-. Três tipos principais podem ser diferenciados pelo cenário clínico, bem como pelo pH urinário, ânion *gap* urinário e níveis séricos de potássio.

1. **ATR distal (tipo I)** – Esse distúrbio caracteriza-se pela incapacidade de excretar H^+ pelo néfron distal. A urina não pode ser totalmente acidificada (o pH da urina permanece > 5,5), apesar da acidose sistêmica. Desse modo, a excreção urinária de amônio é reduzida, e o ânion *gap* urinário é positivo. Em geral, a ATR distal (ATRd) é secundária a uma diminuição congênita ou adquirida do número de bombas de H^+ funcionais, o que reduz a secreção de H^+. Isso está associado à hipocalemia devido ao aumento da excreção de K^+ por falta de competição do H^+ no fluido tubular. Essa forma de ATRd geralmente é causada por síndrome de Sjögren, LES, mieloma múltiplo, inalação de tolueno (cheirar cola), doença de Wilson e lítio. A ATRd também pode ser causada pela destruição da integridade tubular(p. ex., pelo antifúngico anfotericina B). Em todos os tipos de ATRd, o tamponamento do ácido pela liberação de bicarbonato e cálcio dos ossos resulta em hipercalciúria, que, além do baixo nível de citrato urinário devido ao aumento da reabsorção, pode resultar em nefrolitíase.

2. **ATR proximal (tipo II)** – A ATR proximal (ATRp) é causada por um defeito na capacidade do túbulo proximal de reabsorver HCO_3^- filtrado. A taxa máxima de reabsorção de bicarbonato é definida pelo máximo tubular (Tm), que normalmente é de 26-28 mEq/L. A característica marcante da ATRp é uma diminuição na Tm para o bicarbonato, normalmente para 14-20 mEq/L. Portanto, essa é uma doença autolimitada com níveis de bicarbonato sérico baseados na gravidade do defeito proximal e na capacidade do néfron distal de reabsorver o bicarbonato. Isso cria essencialmente um novo estado estável, no qual o Tm equivale ao nível sérico de HCO_3^- sérico, a urina é ácida (sem comprometimento da secreção distal de H^+) e o ânion *gap* da urina é negativo (não há comprometimento da excreção de amônia). A bicarbonatúria e, portanto, uma urina alcalina (> 5,5) só ocorrem quando o nível de bicarbonato excede a Tm, o que tem implicações no tratamento. A síndrome de Fanconi é a ATRp com outros defeitos de reabsorção proximal, resultando em glicosúria, aminoacidúria, fosfatúria e uricosúria. A causa mais comum da ATRp é a toxicidade tubular proximal atribuída às cadeias leves de imunoglobulina monoclonal do mieloma múltiplo. Outras causas incluem metais pesados; síndrome de Sjögren; cistinose; doença de Wilson; e vários medicamentos, como acetazolamida, topiramato, tenofovir e ifosfamida. O aumento do fornecimento de HCO_3^- para o néfron distal aumenta a secreção de K^+, e a hipocalemia ocorre quando o paciente é tratado com HCO_3^- sem a suplementação adequada de K^+. À semelhança da ATRd, a perda óssea decorrente da acidose persistente é comum. O raquitismo pode se desenvolver em crianças não tratadas, enquanto a osteomalácia pode se desenvolver em adultos não tratados. Ao contrário da ATRd, a nefrolitíase é incomum na ATRp

devido ao aumento de citrato na urina, que aumenta a solubilidade do cálcio.

3. **ATR hipoaldosteronêmica hiporreninêmica (tipo IV)** – O tipo IV é a ATR mais comum na prática clínica. Esse é principalmente um distúrbio de hipercalemia secundário à diminuição da aldosterona, que inibe a produção de amônia. A manifestação clínica é de acidose metabólica hipercalêmica não polar. As causas comuns incluem nefropatia diabética e doenças renais tubulointersticiais. Em pacientes com esses distúrbios, medicamentos como inibidores da ECA, BRA, espironolactona e Aine podem agravar a hipercalemia e a acidose.

C. Outras causas de acidose sem ânion gap

Uma acidose dilucional pode ocorrer quando o volume extracelular é rapidamente expandido com solução salina normal, que não contém bicarbonato nem sais de sódio que possam ser metabolizados e transformados em bicarbonato. Foram levantadas preocupações com relação a possíveis danos causados pela expansão de volume com solução salina normal.

Na prática clínica, as soluções cristaloides balanceadas, como solução de Ringer lactato, são utilizadas com mais frequência; no entanto, os dados sobre a escolha do fluido ideal são conflitantes.

1. **Ânion gap urinário** – A resposta renal normal a uma acidose metabólica é o aumento da excreção de NH_4Cl para aumentar a remoção de H+. A excreção urinária diária de NH_4Cl pode aumentar de 30 mEq na linha de base para 200-300 mEq em resposta à acidose. É possível estimar a excreção de amônia na urina por meio da seguinte equação de ânion *gap* urinário:

Ânion *gap* urinário = $U_{Na} + U_K - U_{Cl}$

O ânion *gap* urinário pode auxiliar na diferenciação entre causas gastrointestinais e renais de acidose hiperclorêmica. Se a causa for a perda de bicarbonato gastrointestinal (diarreia), a acidificação renal permanece intacta e a excreção de NH_4Cl aumenta adequadamente (o ânion *gap* urinário será negativo). Em uma ATRd, a excreção de amônio é prejudicada e o ânion *gap* urinário é positivo. Na ATRp (tipo II), o principal problema é a reabsorção prejudicada de HCO_3^- prejudicada, o que leva ao aumento do HCO_3^-, em vez de diminuir a excreção de NH_4Cl, e o ânion *gap* urinário geralmente é negativo até que o tratamento seja iniciado com terapia de bicarbonato exógeno.

2. **Intervalo osmolar urinário** – Quando grandes quantidades de outros ânions (p. ex., hipurato no envenenamento por tolueno, beta-hidroxibutirato, acetoacetato) estão presentes na urina, o ânion *gap* urinário pode não ser confiável. Nessa situação, o intervalo osmolar da urina pode ser um melhor indicador da excreção de NH4+, que pode ser estimado em 50% do intervalo osmolar urinário quando as concentrações de urina e a osmolalidade estão em mmol/L. Um intervalo osmolar urinário abaixo de 150 mOsmol/kg

sugere deficiência na excreção de amônio, enquanto um intervalo osmolar acima de 400 mOsmol/kg sugere uma resposta renal intacta à acidose.

$$\text{Intervalo osmolar} = U_{osm} - 2(U_{Na} + U_{K}) + U_{ureia} + U_{glicose} \text{ urinário}$$

Achados clínicos
A. Sintomas e sinais

Os sintomas da acidose metabólica são principalmente os do distúrbio subjacente. A hiperventilação compensatória é um sinal clínico importante e pode ser mal interpretada como um distúrbio respiratório primário; a respiração de Kussmaul (profunda, regular e com suspiros) pode ser observada na presença de acidose metabólica grave.

B. Achados laboratoriais

O pH sanguíneo, o HCO_3^- sérico e a Pco_2 são reduzidos. O ânion *gap* pode estar normal (acidose metabólica hiperclorêmica) ou elevado, com possível presença de hipercalemia.

Tratamento
A. Acidose com ânion gap *elevado*

O tratamento é voltado para o distúrbio subjacente, como insulina e fluidoterapia para diabetes e volume adequado para restaurar a perfusão do tecido (ver Tab. 23.13). A terapia com $NaHCO_3$ é controversa no tratamento de distúrbios de acidose metabólica com ânion *gap* elevado e geralmente é reservada a casos graves (pH arterial < 7,1-7,2). Grandes quantidades de $NaHCO_3$ podem ter efeitos nocivos, inclusive hipernatremia, hiperosmolalidade, sobrecarga de volume e agravamento da acidose intracelular.

B. Acidose com ânion gap normal

O tratamento da ATR é feito principalmente com a administração de álcalis (bicarbonato ou citrato) para a correção de anomalias metabólicas e a prevenção de nefrocalcinose e DRC.

Grandes quantidades de álcali oral ($NaHCO_3$ ou $KHCO_3$ 10-15 mEq/kg/dia) (Tab. 23.14) podem ser necessárias para tratar a ATRp, pois grande parte dos álcalis administrados é excretada na urina. Isso pode exacerbar a hipocalemia, e uma mistura de sais de sódio e potássio geralmente se faz necessária. O tratamento da ATRd tipo I requer menos álcalis (1-2 mEq/kg/dia) do que a ATRp, e a suplementação de potássio normalmente é necessária.

Na ATR tipo IV, é possível que seja necessária a restrição de potássio na dieta e a retirada dos medicamentos que retêm potássio. Os diuréticos de alça podem ser benéficos. A fludrocortisona pode ser eficaz em alguns casos sem expansão significativa do volume. Em alguns casos, é possível que seja necessária a suplementação oral de álcalis (1-2 mEq/kg/dia).

Quando encaminhar

A maioria dos médicos encaminha o paciente com distúrbios da ATR a um nefrologista para avaliação e possível terapia alcalina.

Quando hospitalizar

O paciente necessita de avaliação no departamento de emergência ou internação hospitalar, dependendo da gravidade da acidose e das condições subjacentes.

Fenves AZ et al. Approach to patients with high anion gap metabolic acidosis: Core Curriculum 2021. Am J Kidney Dis. 2021; 78:590. [PMID: 34400023]

Giglio S et al. Distal renal tubular acidosis: a systematic approach from diagnosis to treatment. J Nephrol. 2021;34:2073. [PMID: 33770395]

Palmer BF et al. Electrolyte and acid-base disturbances in patients with diabetes mellitus. N Engl J Med. 2015;373:548. [PMID: 26244308]

Palmer BF et al. Salicylate toxicity. N Engl J Med. 2020;382:2544. [PMID: 32579814]

TABELA 23.14 Acidose metabólica hiperclorêmica com ânion *gap* normal

	Doença renal	$[K^+]$ sérico	Secreção distal de H+		Ânion *gap* urinário	Tratamento
			pH urinário	Ácido titulável		
Perda de HCO_3^- gastrointestinal	Nenhuma	↓	< 5,5	↑↑	Negativo	Na^+, K^+, and HCO_3^-, conforme necessário
Acidose tubular renal						
I. Distal	Secreção distal de H+	↓	> 5,3	↓	Positivo	$NaHCO_3$ (1-3 mEq/kg/dia)
II. Proximal	Reabsorção proximal de HCO_3^-	↓	Variável	Normal	Variável	$NaHCO_3$ ou $KHCO_3$ (10-15 mEq/kg/dia), tiazida
III. Hipoaldosteronismo Hiporreninêmico	Reabsorção distal de Na^+, secreção de K^+ e H^+	↑	Variável	↓	Positivo	Fludrocortisona (0,1-0,5 mg/dia), restrição de K^+ na dieta, furosemida (40-160 mg/dia), $NaHCO_3$ (1-3 mEq/kg/dia)

Reproduzida de Cogan MG. *Fluid and Electrolytes: Physiology and Pathophysiology*. Nova York: McGraw-Hill, 1991.

Alcalose metabólica

> ### FUNDAMENTOS DO DIAGNÓSTICO
>
> - HCO_3^- elevado, com alcalemia (pH elevado).
> - Avaliar o volume circulante efetivo por meio de exame físico.
> - A concentração de cloreto urinário diferencia a alcalose responsiva à solução salina da alcalose não responsiva à solução salina.

Considerações gerais

A alcalose metabólica caracteriza-se por um alto nível sérico de HCO_3^-. O desenvolvimento da alcalose metabólica requer sua "geração" a partir da perda de ácido ou ganho de álcalis, e sua "manutenção" a partir da incapacidade do rim de excretar o excesso de bicarbonato.

As causas da alcalose metabólica classificam-se em dois grupos com base na capacidade de resposta ao cloreto e geralmente se distinguem pelos valores de cloreto na urina (Tab. 23.15). O aumento compensatório da Pco_2 raramente ultrapassa 55 mmHg; valores mais altos de Pco_2 implicam acidose respiratória primária sobreposta. Entretanto, os distúrbios do transporte de íons não se enquadram rigorosamente em nenhuma das categorias.

As **síndromes de Bartter e Gitelman** são distúrbios genéticos que afetam o transporte de íons. As características de ambas incluem alcalose metabólica, hipocalemia e normoten-

são. A síndrome de Bartter caracteriza-se por anormalidades que afetam o canal NKCC na alça de Henle e imita um efeito diurético de alça persistente. A síndrome de Gitelman caracteriza-se por anormalidades que afetam o canal NCC no túbulo distal, imitando um efeito diurético persistente dos tiazídicos.

A. Alcalose metabólica responsiva ao cloreto ($U_{Cl}^- < 20$ mEq/L)

A alcalose metabólica responsiva ao cloreto envolve a perda de cloreto e volume extracelular. No vômito e na sucção nasogástrica, a perda de ácido (HCl) gera alcalose, e a contração volumétrica decorrente da perda de cloreto a mantém. Os diuréticos de ação distal que causam perda de cloreto, p. ex., os diuréticos de alça e tiazídicos, constituem uma causa comum de alcalose metabólica. Os níveis de U_{Cl}^- podem não ser confiáveis em tais situações, já que esses diuréticos aumentam o U_{Cl}^-. Esses distúrbios causam hipocalemia concomitante, que pode exacerbar a alcalose metabólica ao estimular a secreção de H^+ e a amoniagênese.

Na alcalose, a bicarbonatúria causa a excreção obrigatória de sódio, uma vez que os níveis de cátion e U_{Na} que o acompanham são marcadores não confiáveis do volume extracelular.

B. Alcalose metabólica não responsiva ao cloreto ($U_{Cl}^- > 20$ mEq/L)

1. **Excesso de atividade dos mineralocorticoides** – Os mineralocorticoides atuam diretamente no ducto coletor para estimular a reabsorção de sódio e a excreção de hidrogênio e potássio. Os efeitos sobre a excreção de hidrogênio são importantes na geração de alcalose metabólica. A Tabela 23.15 apresenta importantes causas de excesso de atividade dos mineralocorticoides. Esses distúrbios geralmente estão associados a hipertensão, hipocalemia, alcalose metabólica e hipernatremia leve.

2. **Administração de álcalis com taxa de filtração glomerular reduzida** – O rim normal tem grande capacidade de excreção de bicarbonato; desse modo, a alcalose metabólica geralmente se desenvolve apenas com a administração de HCO_3^- (p. ex., terapia antiácida intensiva) na presença de DRC. Na síndrome do leite alcalino, a ingestão intensa e contínua de antiácidos absorvíveis e leite causa lesão renal hipercalcêmica e alcalose metabólica. A contração volumétrica causada por efeitos hipercalcêmicos renais exacerba a alcalose.

Achados clínicos

A. Sintomas e sinais

Não há sintomas ou sinais característicos. No entanto, pode haver hipopneia em casos graves. Concomitantemente, a presença de hipocalemia pode causar fraqueza e hiporreflexia. A alcalose grave com pH > 7,48 está associada a maior risco de mortalidade.

B. Achados laboratoriais

O pH e o bicarbonato do sangue arterial apresentam-se elevados. Com a compensação respiratória, a Pco_2 arterial sobe. O potássio e o cloreto séricos apresentam-se reduzidos.

TABELA 23.15 Alcalose metabólica

Responsivo a cloreto ($U_{Cl} < 20$ mEq/L)	Não responsivo a cloreto ($U_{Cl} > 20$ mEq/L)
Conteúdo excessivo de bicarbonato no corpo	**Conteúdo excessivo de bicarbonato no corpo**
Alcalose renal	Normotenso
Terapia diurética (após o término do efeito diurético)	Síndrome de Bartter (perda renal de sal e hiperaldostero-nismo secundário)[1]
Terapia com ânions pouco reabsorvíveis: carbenicilina, penicilina, sulfato, fosfato	Depleção grave de potássio
Pós-hipercapnia	Alcalose de realimentação
Alcalose gastrointestinal	Hipercalcemia e hipoparati-reoidismo
Perda de HCl por vômito ou sucção nasogástrica	Hipertenso
Alcalose intestinal: diarreia por cloreto	Mineralocorticoides endóge-nos
$NaHCO_3$ (bicarbonato de sódio)	Aldosteronismo primário
Citrato de sódio, lactato, gluconato, acetato	Hiper-reninismo
Transfusões	Deficiência de enzimas adrenais (11-beta-hidroxila-se e 17-alfa-hidroxilase)
Antiácidos	Síndrome de Liddle
Conteúdo normal de bicarbonato no corpo	Álcali exógeno
"Alcalose de contração"	Mineralocorticoides exógenos
	Alcaçuz

[1] Pode ser sensível ao cloreto.
Reproduzida de Narins RG et al. Diagnostic strategies in disorders of fluid, electrolyte and acid-base homeostasis (Estratégias de diagnóstico em distúrbios da homeostase de fluidos, eletrólitos e ácido-base). *Am J Med.* 1982;72(3):496-520.

O Cl⁻ urinário pode diferenciar-se entre causas responsivas ao cloreto (< 20 mEq/L) e não responsivas (> 20 mEq/L).

Tratamento

Em geral, a alcalose leve é bem tolerada. A alcalose grave ou sintomática (pH > 7,60) requer tratamento urgente.

A. Alcalose metabólica responsiva ao cloreto

A terapia para a alcalose responsiva ao cloreto envolve a expansão volumétrica com sais de cloreto, geralmente na forma de solução salina normal IV, até que se atinja um estado euvolêmico, o que reduz a reabsorção tubular proximal de bicarbonato e aumenta a liberação tubular distal de cloreto, que é trocado por bicarbonato pelo sistema luminal Cl⁻/HCO₃⁻. Em pacientes edematosos com contraindicação à expansão volumétrica (p. ex., IC), as opções incluem a administração de Cl⁻ na forma de KCl, que tem o benefício adicional de corrigir a hipocalemia concomitante, se presente, e o inibidor da anidrase carbônica, acetazolamida, normalmente (250-500 mg 2x/dia) para aumentar a excreção renal de bicarbonato.

B. Alcalose metabólica não responsiva ao cloreto

O tratamento da alcalose metabólica não responsiva ao cloreto requer terapia direcionada à causa subjacente (ver Cap. 28).

Emmett M. Metabolic alkalosis: a brief pathophysiologic review. Clin J Am Soc Nephrol. 2020;15:1848. [PMID: 32586924]

Acidose respiratória (hipercapnia)

Considerações gerais

A acidose respiratória é resultante de hipoventilação e subsequente hipercapnia. Distúrbios pulmonares e extrapulmonares podem causar hipoventilação (ver Cap. 9, Distúrbios pulmonares).

A acidose respiratória aguda está associada a um modesto aumento de bicarbonato, visto que o bicarbonato sérico é um tampão ineficaz em razão da eliminação prejudicada de dióxido de carbono. Após 6-12 horas, o aumento primário da Pco_2 evoca uma compensação renal para excretar mais ácido e gerar mais HCO_3^-. A compensação metabólica completa pelo rim leva vários dias. Na acidose respiratória aguda, o HCO_3^- aumenta em 1 mEq/L para cada 10 mmHg de aumento da Pco_2.

Em geral, observa-se a acidose respiratória crônica em pacientes com doença pulmonar subjacente, como a DPOC. A excreção renal de ácido como NH_4Cl resulta em alcalose metabólica compensatória. Nesse caso, o HCO_3^- aumenta em 3 mEq/L para cada aumento de 10 mmHg na Pco_2.

Achados clínicos

A. Sintomas e sinais

Com acidose respiratória de início agudo, podem desenvolver-se sintomas como sonolência, confusão mental, alterações do estado mental, asterixis e mioclonia. A hipercapnia grave aumenta o fluxo sanguíneo cerebral, a pressão do LCR e a pressão intracraniana, podendo-se observar papiledema e convulsões.

B. Achados laboratoriais

O pH arterial está baixo e a Pco_2 está elevada. O HCO_3^- sérico está elevado, mas não corrige totalmente o pH. Em geral, as etiologias respiratórias de acidose respiratória têm um amplo gradiente A-a; um gradiente A-a relativamente normal na presença de acidose respiratória é altamente sugestivo de hipoventilação global.

Tratamento

Se a *overdose* de opioides for um diagnóstico possível ou se não houver outra causa óbvia para a hipoventilação, o médico deve considerar um teste diagnóstico e terapêutico de naloxona IV (ver Cap. 40). Pode ser necessária ventilação não invasiva ou mecânica.

Adrogué HJ et al. Alkali therapy for respiratory acidosis: a medical controversy. Am J Kidney Dis. 2020;75:265. [PMID: 31473018]

Alcalose respiratória

Considerações gerais

A alcalose respiratória é sempre um distúrbio de hiperventilação que reduz a Pco_2 e aumenta o pH sérico (Tab. 23.16). Na gravidez, a progesterona estimula o centro respiratório, produzindo Pco_2 média de 30 mmHg e alcalose respiratória. Os salicilatos estimulam diretamente a respiração, devendo-se suspeitar de toxicidade por ácido acetilsalicílico na presença de alcalose respiratória e acidose metabólica com ânion *gap*

TABELA 23.16 Causas de alcalose respiratória

Hipóxia
Redução da tensão inspirada de oxigênio
Altitude elevada
Desigualdade de ventilação/perfusão
Hipotensão
Anemia grave

Distúrbios mediados pelo SNC
Hiperventilação voluntária
Síndrome de ansiedade-hiperventilação
Doença neurológica
Acidente cerebrovascular (infarto, hemorragia)
Infecção
Trauma
Tumor
Estimulação farmacológica e hormonal
   Salicilatos
   Nicotina
   Xantinas
   Gravidez (progesterona)
Insuficiência hepática
Septicemia por Gram-negativos
Recuperação de acidose metabólica
Exposição ao calor

Doença pulmonar
Doença pulmonar intersticial
Pneumonia
EP
Edema pulmonar

Sobreventilação mecânica

Reproduzida de Gennari FJ. Acidose respiratória e alcalose respiratória. Em: *Maxwell and Kleeman's Clinical Disorders of Fluid and Electrolyte Metabolism*, 5.ed. Nova York: McGraw-Hill, 1994.

elevado, particularmente com alcalemia. Os sintomas da alcalose respiratória aguda estão relacionados à redução do fluxo sanguíneo cerebral induzida pelo distúrbio.

A determinação da compensação metabólica adequada pode revelar um distúrbio metabólico correlato.

Como na acidose respiratória, a compensação metabólica é maior se a alcalose respiratória é crônica (ver Tab. 23.11). Na alcalose respiratória aguda, o HCO_3^- diminui em 2 mEq/L para cada 10 mmHg de redução na Pco_2, enquanto na alcalose respiratória crônica o HCO_3^- diminui em até 4 mEq/L para cada 10 mmHg de redução na Pco_2.

Achados clínicos
A. Sintomas e sinais

Em casos agudos (hiperventilação), há tontura, ansiedade, dormência perioral e parestesias. A tetania ocorre devido a um baixo nível de cálcio ionizado, uma vez que a alcalose grave aumenta a ligação do cálcio à albumina.

B. Achados laboratoriais

O pH do sangue arterial está elevado e a Pco_2 está baixa. Na alcalose respiratória crônica, o bicarbonato sérico apresenta-se reduzido.

Tratamento

O tratamento é direcionado para a causa subjacente. Na síndrome de hiperventilação aguda causada por ansiedade, o tratamento tradicional que consiste em respirar dentro um saco de papel não é aconselhável porque não corrige a Pco_2 e pode diminuir a Po_2. A tranquilização pode ser suficiente para o paciente ansioso, mas a sedação pode ser necessária se o processo persistir. A hiperventilação geralmente é autolimitada, visto que a fraqueza muscular causada pela alcalemia respiratória suprime a ventilação. A correção rápida da alcalose respiratória crônica pode resultar em acidose metabólica, uma vez que a Pco_2 aumenta com uma queda compensatória anterior do HCO_3^-. A gravidade da hipocapnia em pacientes criticamente enfermos está associada a resultados adversos.

Arena A et al. Respiratory acid-base disorders. Emerg Med Clin North Am. 2023;41:863. [PMID: 37758429]

Xu EJ et al. Acid base disorders in cirrhosis. Adv Kidney Dis Health. 2023;30:336. [PMID: 37657880]

GERENCIAMENTO DE FLUIDOS

Os fluidos e eletrólitos de manutenção parenteral diários para a média dos adultos de 70 kg incluiria, pelo menos, 2 L de água na forma de solução salina a 0,45% com 20 mEq/L de cloreto de potássio. Pacientes com hipoglicemia, cetose por inanição ou cetoacidose que estejam sendo tratados com insulina podem necessitar de soluções que contenham dextrose a 5%. A Tabela 23-17 mostra as diretrizes para perdas de fluido gastrointestinal.

A perda ou o ganho de peso é a melhor indicação do equilíbrio hídrico. Em pacientes febris, deve-se levar em consideração a perda imperceptível de água. A perda de água aumenta em 100-150 mL/dia para cada grau de temperatura corporal acima de 37°C.

Em pacientes que necessitam de manutenção e, possivelmente, de reposição de fluidos e eletrólitos por infusão parenteral, a porção diária total deve ser administrada continuamente durante 24 horas para garantir a utilização ideal.

Se os fluidos IV forem a única fonte de água, eletrólitos e calorias por mais de 1 semana, a nutrição parenteral com aminoácidos, lipídios, traços de metais e vitaminas pode ser indicada. (ver Cap. 31.).

Soluções cristaloides balanceadas, como o Ringer lactato, tornaram-se o fluido de ressuscitação preferido, por motivo de preocupação com a acidose metabólica e a redução da TFG associada à solução salina normal (ver Cap. 14). Entretanto, os estudos realizados são conflitantes e não estabeleceram a superioridade de um fluido sobre outro, o que pode refletir uma mudança geral de paradigma que favorece a administração conservadora de fluidos e o uso precoce de vasopressores. A ressuscitação e a manutenção excessivas de fluidos constituem complicações em pacientes hospitalizados, especialmente aqueles com doença crítica ou IRA. Essas complicações têm sido associadas a piores resultados, como ventilação mecânica prolongada, dependência de diálise e período de internação mais longo com aumento da mortalidade.

TABELA 23.17 Diretrizes para a reposição de perdas de suor e fluidos gastrointestinais

	Composição média de eletrólitos				Diretrizes de reposição por litro perdido				
	Na^+ (mEq/L)	K^+ (mEq/L)	Cl^- (mEq/L)	HCO_3^- (mEq/L)	0,9% Solução salina (mL)	0,45% Solução salina (mL)	D5W (mL)	KCl (mEq/L)	7,5% $NaHCO_3$ (45 mEq HCO_3^-/amp)
Suor	30-50	5	30-50			500	500	5	
Secreções gástricas	20	10	10			300	700	20	
Suco pancreático	130	5	35	115		400	600	5	2 amps
Bile	145	5	100	25	600		400	5	0,5 amps
Diarreia[1]	140	15	110-115	40-45					

[1]Na ausência de diarreia, os níveis de Na^+ no fluido colônico são baixos (40 mEq/L).

Semler MW et al; SMART Investigators and the Pragmatic Critical Care Research Group. Balanced crystalloids versus saline in critically ill adults. N Engl J Med. 2018;378:829. [PMID: 29485925]

Vincent JL. Fluid management in the critically ill. Kidney Int. 2019;96:52. [PMID: 30926137]

Yoo MS et al. Association of positive fluid balance at discharge after sepsis management with 30-day readmission. JAMA Netw Open. 2021;4:e216105. [PMID: 34086036]

Zampieri FG et al. Effect of intravenous fluid treatment with a balanced solution vs 0.9% saline solution on mortality in critically ill patients: the BaSICS randomized clinical trial. JAMA. 2021;326:818. [PMID: 34375394]

24

Doenças renais

Tonja C. Dirkx, MD

Tyler B. Woodell, MD, MCR

Revisão científica da edição brasileira: Dr. Marcelo Arruda Candido

AVALIAÇÃO DE DOENÇAS RENAIS

Os rins podem sofrer várias lesões (Fig. 24.1). Embora alguns pacientes com doença renal apresentem sinais ou sintomas, como hipertensão, edema, hematúria macroscópica ou uremia, que podem levar à sua descoberta, é mais comum as doenças renais serem descobertas incidentalmente ou durante a triagem de indivíduos com alto risco de doença renal. A abordagem inicial consiste na avaliação da causa e da gravidade da doença renal. Além de um histórico e exame físico criteriosos, a avaliação inclui (1) TFGe para caracterizar a gravidade da doença e, quando houver valores anteriores de TFGe disponíveis, discernir a duração da doença renal e a taxa de progressão, (2) exames de urina e (3) exames de imagem renal (geralmente ultrassonografia). Determinados casos podem justificar a biópsia renal, principalmente quando houver suspeita de doença glomerular.

Taxa de filtração glomerular

A principal função dos rins consiste na remoção de resíduos e do excesso de solutos do plasma.

A TFG reflete a quantidade de plasma ultrafiltrado através da barreira de filtração glomerular por unidade de tempo e serve como a principal métrica da função renal. A TFG diária em indivíduos normais varia de 150-250 L/24 horas ou 100-120 mL/min/1,73 m^2 de área de superfície corporal. Os pacientes com doença renal geralmente apresentam TFG reduzida; entretanto, pode-se observar também uma TFG normal ou elevada (no caso de hiperfiltração glomerular).

Pode-se medir a TFG diretamente por meio de biomarcadores (mais frequentemente a creatinina) ou estimada por meio de fórmulas validadas. A medição direta se faz pela determinação da depuração renal de uma substância plasmática que não está ligada às proteínas plasmáticas, é livremente filtrável pelo glomérulo e não é secretada nem reabsorvida ao longo dos túbulos renais; e é definida como:

$$C = \frac{U \times \dot{V}}{P}$$

onde C é a depuração, U e P são as respectivas concentrações de urina e as concentrações plasmáticas da substância, e $\dot{V}$ é o volume de urina por unidade de tempo (normalmente mL/min). O padrão ouro para a medição da TFG é a avaliação da depuração da inulina administrada exogenamente; entretanto, na prática clínica, utiliza-se principalmente a depuração da creatinina endógena (denominada depuração de creatinina). A depuração normal de creatinina (C_{cr}) é de aproximadamente 100 mL/min em mulheres jovens saudáveis e 120 mL/min em homens jovens saudáveis. A depuração de creatinina diminui em média de 0,8 mL/min/ano após os 40 anos, como parte do processo de envelhecimento. A creatinina é um biomarcador útil porque é produzida em uma taxa relativamente constante como um subproduto do metabolismo muscular, é filtrada livremente pelo glomérulo e não é reabsorvida pelos túbulos renais. (Uma pequena quantidade também é ativamente secretada pelos túbulos na urina.) Entretanto, a depuração da creatinina é uma medida imperfeita por vários motivos: (1) a pequena quantidade eliminada pela secreção tubular aumenta progressivamente à medida que a TFG diminui (superestimando, portanto, a TFG); (2) em doenças renais mais avançadas, os microrganismos intestinais degradam a creatinina; (3) a ingestão de carne e a massa muscular afetam os níveis de creatinina plasmática; (4) vários medicamentos prejudicam a secreção tubular de creatinina, aumentando, desse modo, a concentração de creatinina plasmática e subestimando a TFG; e (5) a medição da TFG pressupõe uma concentração estável de creatinina plasmática em um período de 24 horas, razão pela qual é imprecisa quando a concentração de creatinina está mudando, como ocorre durante o desenvolvimento e a recuperação da IRA.

Mede-se a depuração da creatinina com uma coleta de urina e um nível simultâneo de creatinina plasmática. Uma coleta de urina incompleta ou prolongada é uma fonte comum de erro. Pode-se estimar a integridade da coleta comparando a quantidade de creatinina excretada na coleta com aquela esperada em um período de 24 horas, que deve ser constante.

$$U\alpha \times \dot{V} = 15\text{-}20 \text{ mg/kg para mulheres jovens saudáveis}$$

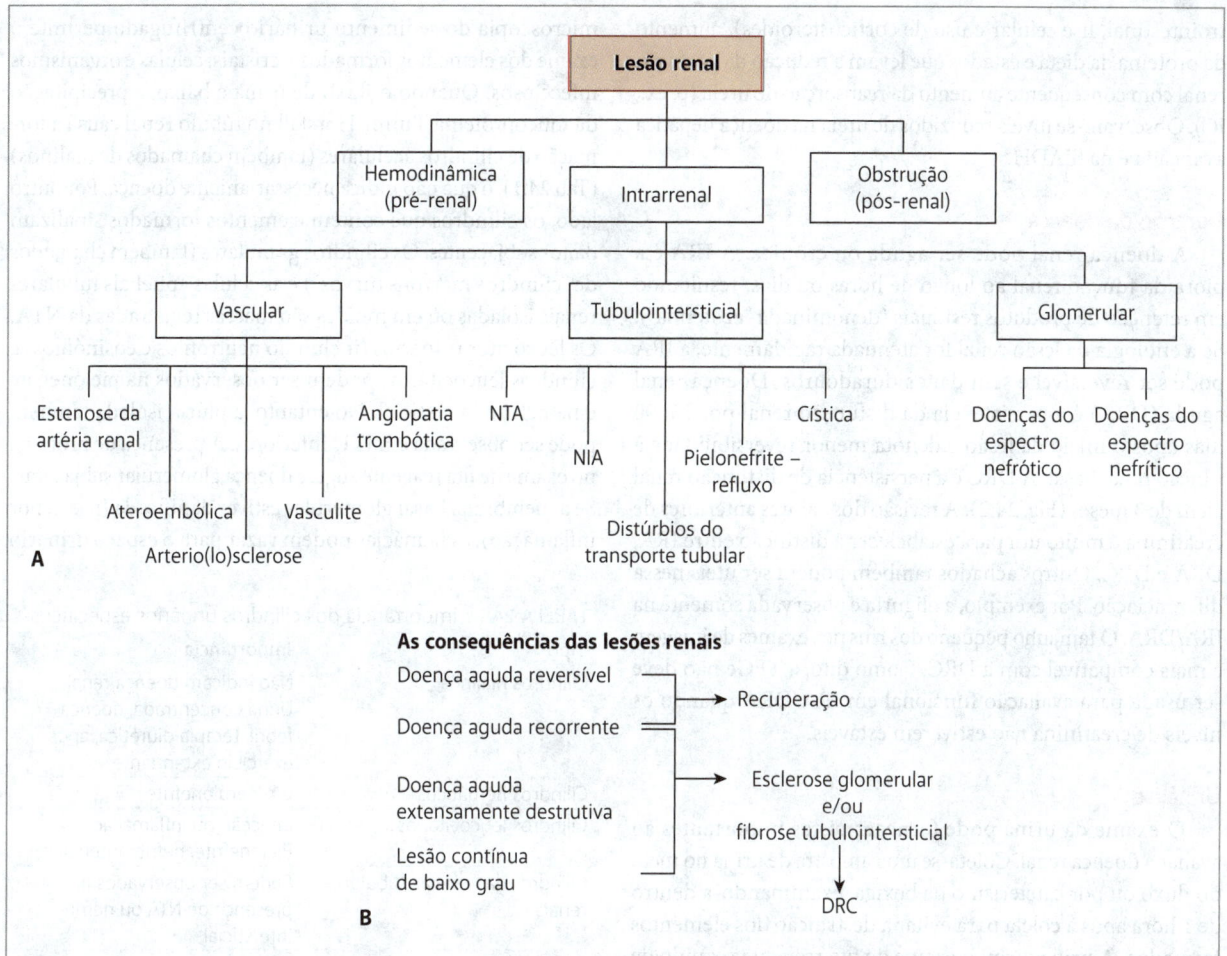

FIGURA 24.1 A: Os rins podem ser danificados por diversos insultos/estados patológicos. B: A limitação do diagnóstico diferencial da doença renal a um compartimento estrutural pode ser útil.
NIA: nefrite intersticial aguda.
Reproduzida de Megan Troxell, MD.

$U\alpha \times \dot{V} = 20\text{-}25$ mg/kg para homens jovens saudáveis

Como as coletas de urina cronometradas são incômodas e muitas vezes imprecisas, é mais comum estimar-se a TFG (denominada **TFGe**) usando equações validadas com base nas características do paciente (como idade, sexo e peso) e níveis de creatinina. O grupo de trabalho Kidney Disease Improving Global Outcomes recomenda as equações de TFGe como o principal método de determinação da TFG; a equação da creatinina 2021 CKD-Epidemiology (EPI) Collaboration é a fórmula preferida. A maioria dos laboratórios informa a TFGe juntamente com a creatinina plasmática ou sérica, quando necessário. Pode-se estimar a TFGe pela equação 2021 CKD-EPI utilizando várias calculadoras *on-line* (p. ex., https://www.kidney.org/professionals/kdoqi/gfr_calculator). A **cistatina C** é outro marcador endógeno de TFG que é filtrado livremente no glomérulo; produzida a uma taxa relativamente constante por todas as células nucleadas, portanto permite uma estimativa mais precisa da taxa de filtração glomerular em condições de massa muscular anormalmente baixa. A adição da medida da cistatina C à creatinina sérica melhora a precisão da TFGe, principalmente na DRC avançada. Uma grande metanálise mostrou que a cistatina C sozinha ou combinada à creatinina sérica é um preditor mais forte de eventos clínicos importantes, como DRET ou morte, do que a creatinina sérica isoladamente. No entanto, como a maioria dos laboratórios nos países em desenvolvimento não realiza rotineiramente testes de cistatina C, ela continua sendo um biomarcador complementar, e não o principal biomarcador para estimar a TFG.

A depuração de ureia é outro índice utilizado para avaliar a função renal. Trata-se de um biomarcador sintetizado principalmente no fígado como um subproduto do catabolismo de proteínas, o qual é filtrado livremente pelo glomérulo, mas 30-70% são reabsorvidos nos túbulos renais. Dessa forma, a ureia subestima a TFG e varia muito, dependendo da situação clínica. Por exemplo, a reabsorção renal de ureia aumenta em pacientes hipovolêmicos; uma relação normal de ureia:creatinina é de aproximadamente 10:1, mas pode aumentar para 20:1 ou com a depleção de volume. Outras causas de aumento de ureia incluem aumento do catabolismo (sangramento gastrointestinal, lise celular e uso de corticosteroides), aumento da proteína da dieta e estados que levam à redução da perfusão renal com consequente aumento da reabsorção de ureia (p. ex., IC). Observam-se níveis reduzidos de ureia na doença hepática avançada e na SIADH.

Duração da doença

A doença renal pode ser aguda ou crônica. A IRA é a piora da função renal ao longo de horas ou dias, resultando em retenção de produtos residuais (denominada "azotemia"). Se a etiologia da lesão renal for atenuada rapidamente, a IRA pode ser reversível e sem danos duradouros. Doença renal aguda (DRA) é a persistência da disfunção renal por 7 a 90 dias após o início da lesão e denota menor reversibilidade à função renal basal. A DRC é a persistência de disfunção renal além de 3 meses (Fig. 24.2). A revisão dos valores anteriores de creatinina é muito útil para estabelecer a distinção entre IRA, DRA e DRC. Outros achados também podem ser úteis nessa diferenciação. Por exemplo, a oligúria é observada somente na IRA/DRA. O tamanho pequeno dos rins nos exames de imagem é mais compatível com a DRC. Como dito, a TFGe não deve ser usada para avaliação funcional em IRA/DRA quando os níveis de creatinina não estiverem estáveis.

Urinálise

O exame da urina pode fornecer pistas importantes ao avaliar a doença renal. Coleta-se uma amostra de urina no meio do fluxo ou por cateterismo da bexiga, examinando-a dentro de 1 hora após a coleta para evitar a destruição dos elementos formados. A urina inclui o exame de fita reagente seguido de microscopia se a fita reagente tiver resultados positivos. O exame com a fita reagente mede o pH urinário, a gravidade específica, proteína (albumina), hemoglobina (sangue ou mioglobina), glicose, cetonas, bilirrubina, nitritos e esterase leucocitária. A

microscopia do sedimento urinário centrifugado permite o exame dos elementos formados – cristais, células e organismos infecciosos. Quando o fluxo de urina é baixo, a precipitação da mucoproteína Tamm-Horsfall no túbulo renal causa a formação de cilindros acelulares (também chamados de hialinos) (Tab.24.1), o que não indica necessariamente doença. Por outro lado, os cilindros que contêm elementos formados sinalizam danos subjacentes. Os cilindros granulares (também chamados de "cilindros marrons turvos") e as células epiteliais tubulares renais isoladas ou em moldes são marcas registradas da NTA. Os leucócitos urinários (incluindo neutrófilos e eosinófilos) e cilindros leucocitários podem ser observados na pielonefrite e na nefrite intersticial. No entanto, a piúria isolada também pode ser observada em ITU inferiores. A presença de proteína no exame de fita reagente sugere doença glomerular subjacente. Se a membrana basal glomerular estiver danificada (p. ex., por inflamação), as hemácias podem vazar para o espaço urinário

TABELA 24.1 Importância dos cilindros urinários específicos

Tipo	Importância
Cilindros hialinos	Não indicam doença renal. Urina concentrada, doença febril, terapia diurética, após exercício extenuante
Cilindros hemáticos	Glomerulonefrite
Cilindros leucocitários	Infecção ou inflamação Pielonefrite, nefrite intersticial
Cilindros das células tubulares renais	Podem ser observados na presença de NTA ou nefrite intersticial
Cilindros granulares (amarronzados)	NTA
Cilindros céreos largos	Indicativos de estase nos túbulos coletores aumentados, DRC

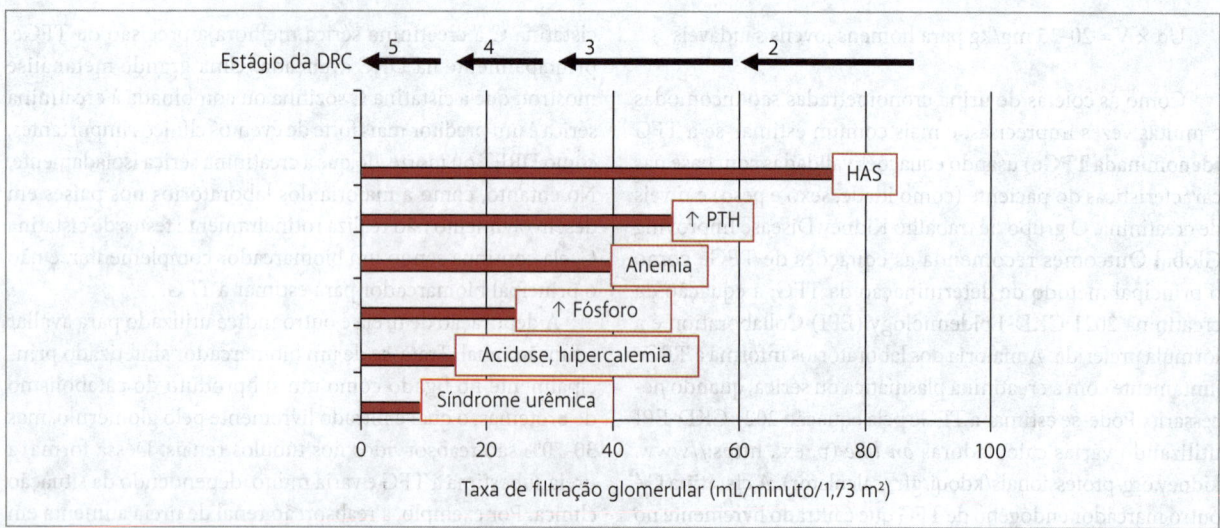

FIGURA 24.2 Complicações da DRC por estágio e TFG. As complicações decorrentes da DRC tendem a ocorrer nos estágios descritos, embora se observe considerável variabilidade na prática clínica.
HAS: hipertensão; PTH: hormônio da paratireoide.
Reproduzida de William Bennett, MD.

e parecer dismórficas. Desse modo, a proteinúria, as hemácias dismórficas e os cilindros hemáticos são altamente sugestivos de glomerulonefrite. A proteinúria intensa (ver a próxima seção) acompanhada de lipidúria pode indicar síndrome nefrótica.

A. Proteinúria

A albumina é a espécie de proteína mais abundante no sangue e, portanto, a espécie de proteína urinária mais abundante. Os termos "proteinúria" e "albuminúria" são geralmente usados de forma intercambiável, embora haja casos em que isso não é adequado. A detecção de albumina no exame de urina/fita reagente deve levar à quantificação da albumina/proteína urinária, o que pode ser feito com uma amostra de urina para creatina e albumina ou proteína. Se ambas as espécies forem relatadas nas mesmas unidades (p. ex., mg/dL), então a razão resultante sem dimensão de ([Ualbumina]/[Ucreatinina]) ou ([Uproteína]/[Ucreatinina]) estima a excreção diária de albumina (ou proteína) urinária em g/dia (Tab. 24.2); p. ex., [Uproteína] de 400 mg/dL e [Ucreatinina]) de 200 mg/dL estima uma excreção urinária diária de proteína de 2 g. As coletas de urina de 24 horas para proteína são desnecessárias, exceto em determinados casos. A proteinúria superior a 1-2 g/dia geralmente é sinal de doença renal glomerular subjacente.

Há várias razões para o desenvolvimento da proteinúria: (1) A **proteinúria funcional** é um processo benigno decorrente de fatores de estresse, como doença aguda ou exercício (transitório), e "proteinúria ortostática". Esta última condição, geralmente encontrada em pessoas com menos de 30 anos, normalmente causa excreção de proteína inferior a 1 g/dia. A natureza ortostática da proteinúria é confirmada por meio da medição de uma excreção de 8 horas de proteína urinária em posição supina durante a noite, que deve ser inferior a 50 mg. (2) A **proteinúria por sobrecarga** ocorre quando a capacidade de reabsorção dos túbulos é sobrecarregada, o que pode resul-

tar da produção excessiva de proteínas plasmáticas de baixo peso molecular. A causa mais comum é a produção excessiva de cadeias leves de imunoglobulina/proteínas de Bence-Jones por uma discrasia de células plasmáticas; nesses casos, pode haver uma "desconexão" entre o exame de urina, que detecta apenas a albumina com carga negativa, e a proteína da urina, que quantifica tanto a albumina quanto as cadeias leves com carga positiva. A eletroforese qualitativa de proteínas na urina exibe um pico de proteína monoclonal discreto. Outros exemplos de proteinúria de sobrecarga incluem a mioglobinúria na rabdomiólise e a hemoglobinúria na hemólise. (3) A **proteinúria glomerular** resulta da elevada permeabilidade glomerular induzida por danos, com aumento da filtração de albumina, como normalmente ocorre na nefropatia diabética. A eletroforese de proteínas na urina apresenta um grande pico de albumina. (4) A **proteinúria tubular** ocorre em decorrência de defeitos de reabsorção de proteínas normalmente filtradas no túbulo proximal, como a beta-2-microglobulina. As causas podem incluir NTA, lesão tóxica (chumbo, aminoglicosídeos e determinados antirretrovirais), nefrite intersticial induzida por medicamentos e distúrbios metabólicos hereditários (p. ex., doença de Wilson e síndrome de Fanconi).

Uma biópsia renal pode ser indicada para determinar a causa da proteinúria, principalmente se acompanhada de TFG anormal ou hematúria. As sequelas clínicas da proteinúria são abordadas na seção sobre Doenças glomerulares do espectro nefrótico.

B. Hematúria

Em geral, a hematúria (ou seja, sangue na urina) é detectada incidentalmente no exame de urina ou após um episódio de hematúria macroscópica. O diagnóstico deve ser confirmado por meio de exame microscópico, pois os testes falso-positivos podem ser causados por mioglobina, agentes oxidantes, beterraba e ruibarbo, ácido clorídrico e bactérias. É considerada clinicamente significativa se a microscopia de urina revelar mais de três hemácias por campo de alta potência em, pelo menos, duas ocasiões.

A hematúria pode ser resultante de causas renais ou extrarrenais. As causas extrarrenais são abordadas no Capítulo 25. As causas renais correspondem a aproximadamente 10% dos casos e são classificadas como glomerulares ou extraglomerulares. As causas glomerulares incluem glomerulonefrite (p. ex., nefropatia por IgA, nefrite lúpica), doença da membrana basal fina e outros distúrbios hereditários (p. ex., síndrome de Alport). As fontes extraglomerulares incluem cistos, cálculos; nefrite intersticial; e neoplasias do rim, da próstata ou da bexiga (ver Cap. 41).

Biópsia renal

O rim é uma estrutura altamente vascularizada, portanto o principal risco de uma biópsia percutânea com agulha é o sangramento. Portanto, embora as informações patológicas sejam úteis em muitos casos de doença renal, a biópsia é preferida para os casos em que o possível benefício supera o risco – especialmente aqueles em que um diagnóstico preciso

TABELA 24.2 Definições de albuminúria/proteinúria

	Condição definidora dos resultados clínicos
Normal (em relação a albuminúria)	Albumina < 30 mg/dia
Microalbuminúria	Albumina 30-300 mg/dia Não detectada pelo exame de urina Deve ser avaliada pela relação (micro)urinária albumina:creatinina (ACR)
Albuminúria	Albumina > 300 mg/dia Detectada por exame de urina Deve ser quantificada com ACR ou relação proteína urinária:creatinina (UPC)
Proteinúria normal (total)	Proteína < 150 mg/dia
Proteinúria	Proteína > 150 mg/dia Deve ser quantificada com ACR ou UPC Proteína > 1 g/dia é significativa; > 3 g/dia está na faixa nefrótica

muda o tratamento. Esses casos incluem (1) suspeita de doença glomerular não diabética, (2) manifestações atípicas de IRA e (3) disfunção de transplante renal. As contraindicações relativas incluem um rim solitário ou ectópico (exceto para aloenxertos de transplante), rim em ferradura, DRET, anomalias congênitas e múltiplos cistos. As contraindicações absolutas incluem um distúrbio hemorrágico não corrigido; hipertensão grave não controlada; infecção ou neoplasia renal; hidronefrose; ou pacientes não cooperativos, inclusive aqueles que não conseguem se deitar de bruços para o procedimento.

O sangramento pós-biópsia ocorre com mais frequência no prazo de 72 horas após a biópsia, mas pode ocorrer mais tarde. Mais da metade dos pacientes apresenta pelo menos um pequeno hematoma perinéfrico; aproximadamente 1-5% dos pacientes apresentam sangramento significativo que requer transfusão de sangue. Deve-se manter a anticoagulação por 5-7 dias após a biópsia, se possível. Os riscos de nefrectomia e mortalidade são de cerca de 0,06-0,08%. Quando uma biópsia percutânea por agulha é tecnicamente inviável e o tecido renal é considerado clinicamente essencial, pode-se realizar uma biópsia fechada por meio de técnicas radiológicas intervencionistas ou biópsia aberta sob anestesia geral.

Benzing T et al. Insights into glomerular filtration and albuminuria. N Engl J Med. 2021;384:1437. [PMID: 33852781]

Delgado C et al. A unifying approach for GFR estimation: recommendations of the NKF-ASN Task Force on reassessing the inclusion of race in diagnosing kidney disease. Am J Kidney Dis. 2022;79:268. [PMID: 34563581]

Levey AS et al. Uses of GFR and albuminuria level in acute and chronic kidney disease. N Engl J Med. 2022;386:2120. [PMID: 35648704]

Najafian B et al. Approach to kidney biopsy: core curriculum 2022. Am J Kidney Dis. 2022;80:119. [PMID: 35125261]

Pottel H et al. Cystatin C-based equation to estimate GFR with the inclusion of race or sex. N Engl J Med. 2023;388:333. [PMID: 36720134]

INJÚRIA RENAL AGUDA

FUNDAMENTOS DO DIAGNÓSTICO

- Aumento rápido da creatinina sérica.
- Possível presença de oligúria.
- Os sintomas e sinais dependem da causa e da gravidade.

Considerações gerais

A IRA é definida como um aumento absoluto da creatinina sérica em 0,3 mg/dL ou mais em 48 horas, ou um aumento relativo de 1,5 vez a linha de base ou mais que se sabe ou se presume ter ocorrido em um período de 7 dias. A condição caracteriza-se como oligúrica se a produção de urina for inferior a aproximadamente 400-500 mL/dia. O **estágio 1** é um aumento de 1,5 a 1,9 vez na creatinina sérica ou um declínio na produção urinária para menos de 0,5 mL/kg/hora por 6 a 12 horas; o

estágio 2 é um aumento de 2 a 2,9 vezes da creatinina sérica ou um declínio do débito urinário para menos de 0,5 mL/kg/hora por 12 horas ou mais; o **estágio 3** é um aumento de 3 vezes ou mais da creatinina sérica, um aumento da creatinina sérica maior ou igual a 4 mg/dL, um declínio da vazão urinária para menos de 0,3 mL/kg/hora por 24 horas ou anúria por 12 horas ou mais, ou início de terapia renal substitutiva. Na ausência de rins em funcionamento, a creatinina sérica normalmente aumenta de 1 a 1,5 mg/dL diariamente, embora em determinadas condições, como na presença de rabdomiólise, a creatinina sérica possa aumentar mais rapidamente. Estima-se que a IRA acometa aproximadamente 20% dos pacientes hospitalizados e 65% dos pacientes na UTI. Os pacientes com IRA por qualquer causa correm maior risco de mortalidade por todas as causas, ainda que haja uma recuperação renal substancial.

Achados clínicos
A. Sintomas e sinais

A maioria dos pacientes não apresenta nenhum sintoma ou sinal de IRA; entretanto, o acúmulo profundo de produtos residuais pode causar sintomas inespecíficos e sinais coletivamente denominados **uremia**: náusea, vômito, mal-estar e alteração do sensório. Em geral, os pacientes apresentam sintomas e sinais da doença subjacente que causa a IRA (p. ex., lúpus). Pode ocorrer elevação da pressão arterial, e a homeostase de fluidos geralmente é prejudicada. A hipovolemia pode causar estados de baixo fluxo sanguíneo para os rins, por vezes denominada **azotemia pré-renal**, enquanto a hipervolemia pode resultar de doença intrínseca ou pós-renal. Em raros casos, a uremia causa uma pericardite hemorrágica que resulta em fricção na ausculta e possível tamponamento se o derrame for grande. Pode ocorrer hipercalemia, com seu risco de bloqueio cardíaco e taquicardia ventricular. Na uremia, observa-se também um tempo de sangramento prolongado resultante da disfunção plaquetária. A uremia progressiva pode também causar sinais neurológicos, como asterixis, encefalopatia e convulsões.

B. Achados laboratoriais

Por definição, há presença de níveis elevados de creatinina sérica. Observa-se com frequência a presença de acidose metabólica (decorrente da diminuição da depuração de ácidos orgânicos e inorgânicos). Pode ocorrer hipercalemia em razão da diminuição da excreção renal de potássio ou do deslocamento de potássio das células para o sangue como resultado da acidose metabólica. Com a hipercalemia, o ECG pode revelar ondas T em pico, prolongamento do segmento PR e alargamento do QRS. Com a hipocalcemia, pode ocorrer um segmento QT longo. A hiperfosfatemia é comum. A anemia pode ocorrer como resultado da diminuição da produção de eritropoietina no decorrer de algumas semanas, e o tempo de sangramento pode ser prolongado.

Classificação e etiologia

Em geral, a IRA se divide em três categorias anatômicas: causas pré-renais (hipoperfusão renal), doença renal intrínseca e causas pós-renais (obstrução ao fluxo urinário) (Fig. 24.1A) (Tab. 24.3).

TABELA 24.3 Classificação e diagnóstico diferencial de IRA

| | Azotemia pré-renal | Azotemia pós-renal | Doença renal intrínseca | | |
			NTA	Glomerulonefrite aguda	Nefrite intersticial aguda
Etiologia	Baixa perfusão renal	Obstrução do trato urinário	Isquemia, nefrotoxinas, sepse	Glomerulopatia mediada por imunocomplexos, pauci-imune, relacionada a anti-MBG, mediada por imunoglobulina monoclonal, C3	Reação alérgica: reação medicamentosa; infecção; doença autoimune
Relação Ur:Cr no soro	> 20:1	> 20:1	< 20:1	> 20:1	< 20:1
U_{Na} (mEq/L)	< 20	Variável	> 20	< 20	Variável
FE_{Na} (%)	< 1	Variável	> 1 (quando oligúrica)	< 1	Variável
Osmolaridade da urina (mOsm/kg)	> 500	< 400	250-300	Variável	Variável
Sedimento urinário	Cilindros benignos ou hialinos	Normal, ou hemácias, leucócitos ou cristais	Cilindros granulares (amarronzados), cilindros de células tubulares renais	Hemácias, hemácias disfórmicas e cilindros hemáticos	Leucócitos, cilindros leucocitários, com ou sem eosinofilia

Ur:Cr: relação nitrogênio ureico no sangue:creatinina; FE_{Na}: excreção fracionada de sódio; MBG: membrana basal glomerular; U_{Na}: concentração urinária de sódio.

A. Causas pré-renais

As causas pré-renais são a etiologia mais comum da IRA ambulatorial, sendo responsáveis por 40 a 80% dos casos. A azotemia pré-renal é uma resposta fisiológica à hipoperfusão renal; se revertida rapidamente (p. ex., ressuscitação com fluidos), geralmente não ocorrem danos ao parênquima renal. Se a hipoperfusão persistir, a azotemia pré-renal pode evoluir para lesão renal intrínseca/NTA.

A redução da perfusão renal pode ocorrer de várias maneiras, como por diminuição do volume intravascular, uma alteração na resistência vascular ou baixo débito cardíaco. As causas de depleção volumétrica incluem hemorragia (p. ex., decorrente de trauma), perdas gastrointestinais, diurese excessiva e sequestro de fluidos extravasculares (p. ex., pancreatite, queimaduras e peritonite).

A autorregulação do fluxo sanguíneo renal e a manutenção da TFG torna-se dependente da vasodilatação arteriolar aferente mediada por prostaglandinas e vasoconstrição arteriolar eferente em estados de hipovolemia com diminuição do volume circulante efetivo, baixo débito cardíaco resultante de disfunção sistólica ou outras anormalidades cardíacas, cirrose e resistência vascular sistêmica reduzida atribuída a sepse, anafilaxia e anestesia. O bloqueio do sistema renina-angiotensina, como ocorre com os inibidores da ECA ou BRA, e o bloqueio da produção de prostaglandina, como os Aine, prejudicam essa autorregulação e aumentam o risco de uma IRA mais profunda em estados suscetíveis. A epinefrina, a norepinefrina, a dopamina em altas doses, os agentes anestésicos, a hipercalcemia e os inibidores da calcineurina podem prejudicar o fluxo sanguíneo renal por meio de vasoconstrição. A estenose da artéria renal causa aumento da resistência e diminuição da perfusão renal.

Quando a TFG cai de forma aguda, convém determinar se a IRA se deve a causas pré-renais ou intrínsecas, visto que o tratamento da IRA é diferente. O histórico, o exame físico e os dados laboratoriais podem ser úteis para que se determinem essas variáveis. Na IRA pré-renal, a relação ureia:creatinina frequentemente ultrapassa 20:1 devido ao aumento da reabsorção de ureia pelos túbulos que se encontram em funcionamento. Em pacientes oligúricos, a excreção fracionada de sódio (FE_{Na}) é um índice útil. Com a diminuição da TFG, o rim reabsorve sal e água avidamente se não houver disfunção tubular intrínseca. Desse modo, os pacientes oligúricos com IRA pré-renal devem ter uma baixa excreção fracionada de sódio (menos de 1%). Por outro lado, os pacientes oligúricos com disfunção renal intrínseca normalmente têm uma FE_{Na} (maior que 1-2%), o que indica perda da capacidade das células tubulares de reabsorver o sódio. A FE_{Na} é calculada da seguinte forma: FE_{Na} = depuração de Na^+/TFG = depuração de Na^+/C_{cr}:

$$FE_{Na} = \frac{Urina_{Na} / Soro_{Na}}{Urina_{Cr} / Soro_{Cr}} \times 100\%$$

A equação foi criada e validada para diferenciar a NTA *oligúrica* e a IRA pré-renal; sua utilidade em pacientes não oligúricos é limitada. Como os diuréticos agem aumentando a excreção de sódio, uma FE_{Na} alta no espaço de 12-24 horas após a administração de diuréticos não pode ser interpretada de forma significativa. Por outro lado, uma FE_{Na} baixa, *apesar* de receber diuréticos, oferece fortes evidências de estados pré-renais em pacientes oligúricos.

A microscopia de urina é uma ferramenta valiosa na avaliação de IRA. A azotemia pré-renal resulta em um sedimento de urina sem brilho, com possível presença de cilindros hialinos. Por outro lado, a presença de células epiteliais tubulares renais ou cilindros marrons turvos é indicativa de NTA.

O tratamento da IRA pré-renal depende da causa subjacente, mas a obtenção de euvolemia, a atenção aos eletrólitos séricos e a abstenção de drogas nefrotóxicas são os pontos de referência da terapia. Isso envolve uma criteriosa avaliação do volume, da função cardíaca, da dieta e da dosagem de medicamentos.

B. Causas pós-renais

As causas pós-renais de IRA são as menos comuns e representam aproximadamente 5-10% dos casos, mas é importante detectá-las em razão de sua reversibilidade. A IRA pós-renal ocorre quando o fluxo urinário de ambos os rins, ou de um rim único em funcionamento, é obstruído. A obstrução leva a níveis elevados de pressão intraluminal e consequente dano ao parênquima renal, com efeitos marcantes no fluxo sanguíneo renal e na função tubular.

A IRA pós-renal pode ocorrer devido à obstrução no nível da uretra, da bexiga, dos ureteres ou da pelve renal. Em homens, a hiperplasia benigna da próstata é a causa mais comum. Os pacientes que tomam medicamentos anticolinérgicos correm o risco de retenção urinária. A obstrução também pode ser causada por cânceres da bexiga, da próstata e do colo do útero, e cânceres cervicais; fibrose retroperitoneal; e bexiga neurogênica (p. ex., por diabetes *mellitus*). Causas menos comuns incluem coágulos sanguíneos, cálculos ureterais bilaterais, cálculos ou estenoses uretrais e necrose papilar bilateral.

A obstrução pode ser constante ou intermitente, parcial ou total. A obstrução pode causar anúria, podendo causar também poliúria no caso de obstrução parcial com consequente disfunção tubular e incapacidade de reabsorver sal e água. Os pacientes podem apresentar dor na porção inferior do abdome ou nas costas e, ao exame, podem apresentar aumento da próstata, bexiga distendida ou massa detectada.

O exame laboratorial pode revelar inicialmente uma osmolaridade elevada da urina, baixo nível de sódio na urina, alta relação ureia:creatinina e baixa FE_{Na} (ou seja, a função tubular pode não estar comprometida). Esses índices são semelhantes aos da IRA pré-renal porque ainda não ocorreu um dano renal intrínseco extenso. No entanto, após vários dias, o sódio na urina aumenta à medida que os rins falham e são incapazes de concentrar a urina (isostenúria). O sedimento da urina geralmente é brando, embora se possa observar hematúria se a obstrução for causada por cálculos, coágulos sanguíneos ou necrose papilar.

Pacientes com IRA atribuída a causas pós-renais suspeitas devem submeter-se a cateterismo da bexiga e ultrassonografia para que se avalie se há hidroureter, hidronefrose ou grande volume da bexiga. Após a reversão do processo subjacente, alguns pacientes apresentam aumento significativo do débito urinário (chamado de diurese pós-obstrutiva). Nesses casos, deve-se ter cuidado para evitar a depleção volumétrica e os distúrbios eletrolíticos. O tratamento imediato da obstrução em poucos dias por meio de cateteres, *stents* ou outros procedimentos cirúrgicos pode resultar na reversão parcial ou total da IRA.

C. Injúria renal aguda intrínseca

Os distúrbios renais intrínsecos são responsáveis por até 50% dos casos de IRA. A disfunção intrínseca é considerada após a exclusão das causas pré-renais e pós-renais. Os possíveis locais de lesão são os túbulos, o interstício, a vasculatura e os

glomérulos. A IRA intrínseca é abordada em mais detalhes nas seções a seguir.

Quando encaminhar

- IRA que não tenha se revertido em 1-2 semanas, ou quando o grau de IRA for preocupante (p. ex., duplicação da creatinina) e sem uma causa imediatamente reversível, como obstrução (Tab. 24.7).
- Os pacientes com sinais de obstrução do trato urinário devem ser encaminhados a um urologista.

Quando hospitalizar

Os pacientes devem ser internados em caso de perda súbita da função renal que resulte em anormalidades que não possam ser tratadas rapidamente em um ambiente ambulatorial (p. ex., hipercalemia, sobrecarga volumétrica, uremia) ou se for necessária uma intervenção aguda, como procedimentos urológicos emergenciais ou diálise.

Birkelo B et al. Overview of diagnostic criteria and epidemiology of acute kidney injury and acute kidney disease in the critically ill patient. Clin J Am Soc Nephrol. 2022;17:717. [PMID: 35292532]

Molitoris BA. Low-flow acute kidney injury: the pathophysiology of prerenal azotemia, abdominal compartment syndrome, and obstructive uropathy. Clin J Am Soc Nephrol. 2022; 17:1039. [PMID: 35584927]

Seethapathy H et al. Fractional excretion of sodium (FENa): an imperfect tool for a flawed question. Clin J Am Soc Nephrol. 2022;17:777. [PMID: 35613884]

Turgut F et al. Acute kidney injury: medical causes and pathogenesis. J Clin Med. 2023;12:375. [PMID: 36615175]

Zarbock A et al. Sepsis-associated acute kidney injury: consensus report of the 28th Acute Disease Quality Initiative workgroup. Nat Rev Nephrol. 2023;19:401. [PMID: 36823168]

Necrose tubular aguda

FUNDAMENTOS DO DIAGNÓSTICO

- IRA.
- Lesão isquêmica ou tóxica, ou sepse subjacente.
- O sedimento urinário pode revelar a presença de cilindros granulares (marrom-turvo), células epiteliais tubulares renais, ou ambos.

Considerações gerais

A IRA decorrente de dano tubular denomina-se necrose tubular aguda (NTA) e é responsável por 85% da IRA intrínseca e pela maioria dos casos de internação. A NTA pode ser causada por isquemia renal prolongada, exposição a nefrotoxinas ou sepse (mesmo em pacientes normotensos).

A. Nefrotoxinas exógenas

As nefrotoxinas exógenas causam NTA com mais frequência do que as nefrotoxinas endógenas.

Os **aminoglicosídeos** são uma causa comum de NTA, mesmo em níveis terapêuticos. A IRA não oligúrica geralmente ocorre após 5-10 dias de exposição. Os fatores predisponentes incluem doença renal subjacente, depleção volumétrica e idade avançada. É importante monitorar os níveis dos medicamentos, e os níveis mínimos são úteis na previsão da toxicidade renal.

A **anfotericina B** é normalmente nefrotóxica após uma dose total de 2-3 g. Isso causa uma acidose tubular renal tipo 1 (distal) com vasoconstrição grave e dano tubular, o que pode levar à hipocalemia e ao diabetes insípido nefrogênico. A vancomicina, o aciclovir intravenoso e as cefalosporinas também são conhecidos por causar ou estar associados à NTA.

Os **meios de contraste radiográficos** podem ser nefrotóxicos; a nefropatia por contraste refere-se a um aumento na creatinina que ocorre 24-48 horas após a administração do contraste. A IRA associada à exposição ao contraste resulta da combinação sinergética da toxicidade direta das células epiteliais tubulares renais e isquemia medular renal em indivíduos suscetíveis. A combinação de diabetes *mellitus* preexistente e DRC está associada ao maior risco; outros fatores de risco; outros fatores de risco incluem idade avançada, depleção de volume, IC, mieloma múltiplo, doses repetidas de contraste e exposição recente a agentes que prejudicam a autorregulação renal, incluindo Aine, IECA/BRA e inibidores da SGLT-2. A prevenção da nefropatia por contraste em pacientes com alto risco de lesão inclui o uso de volumes menores de contraste com a menor osmolaridade. Outras medidas profiláticas incluem a infusão de fluidos intravenosos – geralmente solução salina normal administrada a 3 mL/kg/hora por 1 hora antes e 1 mL/kg/hora por 4-6 horas após a administração do contraste em pacientes que podem tolerar esse volume; aumentar a ingestão oral de fluidos é uma alternativa, embora provavelmente menos protetora. Se tolerado, os diuréticos podem ser suspensos antes da administração do contraste. Estratégias profiláticas alternativas que incluam N-acetilcisteína, bicarbonato de sódio, manitol e furosemida não demonstraram benefícios em relação à administração de solução salina normal.

A toxicidade causada pelo **inibidor da calcineurina** (tacrolimus ou ciclosporina) geralmente é dependente da dose; causa disfunção tubular distal (acidose tubular renal tipo 4) e vasoconstrição grave. O monitoramento regular do nível sanguíneo é importante para evitar a nefrotoxicidade aguda e crônica. Em geral, a disfunção renal aguda melhora após a redução da dose ou a interrupção do medicamento.

Outros agentes exógenos que podem causar NTA incluem agentes quimioterápicos, como a cisplatina; solventes orgânicos; e metais pesados, como mercúrio, cádmio e arsênico. Os IECA, os BRA e os inibidores da SGLT-2 oferecem muitos benefícios em longo prazo para pacientes com DRC, podendo causar ou contribuir para a NTA isquêmica em momentos de hipotensão prolongada ou depleção volumétrica. Os medicamentos fitoterápicos também são cada vez mais reconhecidos como potencialmente nefrotóxicos.

B. Nefrotoxinas endógenas

As nefrotoxinas endógenas incluem pigmentos (mioglobina e hemoglobina), ácido úrico e paraproteínas. Esses produtos podem causar toxicidade tubular direta, resultando em NTA. O tipo mais comum de nefropatia por pigmento é a rabdomiólise, causada pela liberação de mioglobina pelos músculos. Observa-se a hemólise intravascular maciça com liberação de hemoglobina em reações transfusionais e em determinados tipos de anemia hemolítica. A remissão do distúrbio subjacente e a ressuscitação volêmica são os pilares do tratamento.

A **hiperuricemia** pode ocorrer em um cenário de rápida renovação e lise celular. A quimioterapia para malignidades hematológicas e de células germinativas (leucemia e linfoma) é a principal causa; pode ocorrer também síndrome de lise tumoral espontânea, embora seja menos comum. Quando os níveis séricos de ácido úrico excedem 15-20 mg/dL, a NTA pode resultar da precipitação intratubular de cristais de ácido úrico. O alopurinol ou a rasburicase podem ser usados profilaticamente, e a rasburicase com ou sem diálise é frequentemente utilizada para fins de tratamento em casos confirmados.

As **paraproteínas** observadas no mieloma múltiplo podem causar toxicidade tubular direta e obstrução tubular. Outras complicações renais do mieloma múltiplo incluem hipercalcemia e disfunção tubular renal, incluindo acidose tubular renal tipo 2 (proximal) (ver Mieloma múltiplo).

Achados clínicos

A. Sintomas e sinais

Ver Injúria renal aguda.

B. Achados laboratoriais

A hipercalemia e a hiperfosfatemia são presenças comuns. Em geral, a relação ureia:creatinina é menor que 20:1 porque a função tubular não está intacta, conforme descrito na seção geral sobre IRA (Tab. 24.3). A concentração de sódio na urina e a FE_{Na} geralmente (mas não invariavelmente) apresentam-se elevadas, indicando disfunção tubular. A microscopia da urina pode mostrar evidências de dano tubular agudo; a presença de dois ou mais cilindros granulares ou de células epiteliais tubulares renais é um forte indicador de NTA, mas tem um baixo valor preditivo negativo (ver Tab. 24.1). A biópsia renal não é realizada em casos de suspeita de NTA, mas às vezes é útil em casos de incerteza diagnóstica.

Tratamento

O tratamento da NTA tem como objetivo acelerar a recuperação e evitar complicações. Devem-se adotar medidas preventivas no sentido de evitar a sobrecarga de volume e a hipercalemia. Um estudo prospectivo não demonstrou benefício dos diuréticos de alça na recuperação de IRA ou morte. Deve-se fazer uso de diuréticos em pacientes criticamente enfermos com IRA somente quando clinicamente indicado (p. ex., em estados de sobrecarga de volume); a ausência de resposta a um teste com altas doses de diuréticos (chamado de "teste de estresse com furosemida") demonstrou prever a necessidade futura de diálise aguda nessa população. A ultrafiltração geralmente é reservada para pacientes com IRA que necessitam de remoção de volume e que não respondem aos diuréticos; entretanto, isso não demonstrou melhorar a sobrevida. A hipercalemia e a hiperfosfatemia podem ser tratadas com restrição alimentar e agentes de ligação de fosfato (ver a seção sobre Doença renal crônica) tomados com as refeições. A hipocalcemia não deve ser tratada em pacientes com rabdomiólise, a menos que sintomáticos. Antiácidos e laxantes que contenham magnésio devem ser evitados. As dosagens de todos os medicamentos eliminados pelos rins devem ser ajustadas.

As indicações para diálise na IRA causada por NTA ou outras doenças intrínsecas incluem "AEIOU" com risco de vida (distúrbios **á**cido-base ou distúrbios **e**letrolíticos [p. ex., hipercalemia] refratários ao tratamento clínico; **i**ntoxicações por determinados medicamentos; sobrecarga de volume [do inglês *overload*] não responsiva a diuréticos; e complicações **u**rêmicas [p. ex., encefalopatia, pericardite e/ou convulsões]). Em pacientes criticamente enfermos, anormalidades menos graves, mas que se agravam também podem ser indicações para suporte dialítico. Infelizmente, não há evidências de que o início mais intensivo ou precoce da terapia de substituição renal em pacientes com IRA beneficie a sobrevivência.

Curso clínico e prognóstico

Em geral, o curso clínico da NTA se divide em três fases: lesão inicial, manutenção e recuperação. A fase de manutenção é expressa como oligúrica (débito urinário inferior a 500 mL/dia) ou não oligúrica. A NTA não oligúrica está associada a melhores resultados do que a NTA oligúrica; a conversão de estados oligúricos para não oligúricos com o uso de diuréticos não altera o prognóstico. Da mesma forma, outros agentes que se acredita terem efeitos favoráveis sobre a hemodinâmica renal, como a dopamina ou o fenoldopam em baixas doses, demonstraram ser ineficazes em vários estudos como preventivos da NTA ou para acelerar a recuperação. A duração média da fase de manutenção é de 1-3 semanas, mas alguns casos duram vários meses, período durante o qual o reparo celular e a remoção de detritos tubulares começam a ocorrer. A fase de recuperação pode ser anunciada por diurese, em razão da incapacidade dos túbulos renais em recuperação de reabsorver sal e água adequadamente, e diurese induzida por soluto da ureia acumulado.

A taxa de mortalidade associada à IRA em pacientes hospitalizados é de 20-50% e de até 70% em pacientes de UTI que necessitam de diálise. O aumento da mortalidade está associado à idade avançada, doença subjacente grave e falência multissistêmica de órgãos. As principais causas de morte são infecções, distúrbios de fluidos e eletrólitos e o agravamento da doença subjacente.

Quando encaminhar

- Quando houver incerteza quanto à causa ou ao tratamento da IRA.
- Para anormalidades de fluidos, eletrólitos e ácido-base refratários às intervenções.
- O encaminhamento para a nefrologia melhora os resultados da IRA.

Quando hospitalizar

Um paciente com sintomas ou sinais de IRA que exijam intervenção imediata, como a administração de fluidos intravenosos ou terapia dialítica, ou que exijam uma abordagem de equipe que não possa ser coordenada como condição de paciente ambulatorial.

Campbell RE et al. Overview of antibiotic-induced nephrotoxicity. Kidney Int Rep. 2023;8:2211. [PMID: 38025228]

Ostermann M et al. Indications for and timing of initiation of KRT. Clin J Am Soc Nephrol. 2023;18:113. [PMID: 36100262]

Vamireddy L et al. Contrast-associated acute kidney injury: definitions, epidemiology, pathophysiology, and implications. Interv Cardiol Clinic. 2023;12:489. [PMID: 37673493]

Zarbock A et al. Sepsis-associated acute kidney injury: consensus report of the 28th Acute Disease Quality Initiative workgroup. Nat Rev Nephrol. 2023;19:401. [PMID: 36823168]

Rabdomiólise

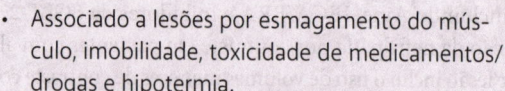

FUNDAMENTOS DO DIAGNÓSTICO

- Associado a lesões por esmagamento do músculo, imobilidade, toxicidade de medicamentos/drogas e hipotermia.
- Caracterizada por elevações séricas das enzimas musculares, incluindo a creatina quinase, e anormalidades eletrolíticas.
- A liberação de mioglobina leva à toxicidade renal direta.

Considerações gerais

A rabdomiólise é uma síndrome de necrose aguda do músculo esquelético que resulta em níveis acentuadamente elevados de creatina quinase plasmática e mioglobinúria. O excesso de mioglobina urinária pode causar vasoconstrição intrarrenal e a formação de cilindros tubulares pigmentados, resultando em obstrução intrarrenal e NTA. A rabdomiólise pode ser resultante de lesões por esmagamento, imobilidade prolongada, convulsões, uso de substâncias (p. ex., cocaína) e medicamentos; a depleção concomitante de volume nessas situações aumenta o risco de rabdomiólise associada a NTA. Em pacientes que tomam estatinas, o risco de rabdomiólise é maior na presença de doença renal ou hepática, diabetes, hipotireoidismo, uso concomitante de niacina e terapia à base de fibratos. Com exceção da rosuvastatina e da pravastatina, o risco com estatinas também aumenta com a terapia concomitante com medicamentos que inibem o citocromo P450 (incluindo inibidores de protease, eritromicina ou claritromicina, itraconazol, diltiazem e verapamil).

Achados clínicos

A. Sintomas e sinais

Os pacientes com rabdomiólise podem apresentar mialgia, fraqueza ou ambos, embora não seja incomum que se apresentem assintomáticos. A urina pode parecer escura em razão da presença de mioglobina.

B. Achados laboratoriais

A rabdomiólise de importância clínica geralmente ocorre quando a creatina quinase sérica excede 16.000-50.000 UI/L. Em geral, há níveis séricos elevados de outras enzimas musculares esqueléticas, incluindo TGO, TGP e DHL. As elevações agudas das enzimas musculares atingem o pico rapidamente e, em geral, desaparecem em poucos dias após o término da lesão causadora.

O achado laboratorial clássico na rabdomiólise é um teste de urina positivo para "sangue", mas sem hemácias na microscopia; o resultado falso-positivo se deve à detecção de mioglobina em vez de hemoglobina. Além disso, a rabdomiólise faz com que as células musculares lesadas liberem componentes intracelulares, o que resulta em distúrbios eletrolíticos (incluindo hipercalemia, hiperfosfatemia, hiperuricemia e hipocalcemia).

Tratamento

A base do tratamento é a reposição agressiva de volume com solução salina normal a 0,9% (ou seja, mais de 4 L/dia) e a remoção de medicamentos ofensivos que se acredita terem causado ou contribuído para o distúrbio. Não foi comprovado que tratamentos adjuntos com manitol e alcalinização da urina alterem os resultados. À medida que os pacientes se recuperam, o cálcio pode se translocar dos tecidos para o plasma, de modo que a administração precoce de cálcio exógeno para hipocalcemia não é recomendada, a menos que o paciente seja sintomático ou o nível se torne excessivamente baixo no paciente inconsciente; a reposição de cálcio pode causar precipitação de fosfato de cálcio em razão da hiperfosfatemia geralmente concomitante.

As complicações miopáticas das estatinas geralmente desaparecem algumas semanas após a interrupção do medicamento.

Quando encaminhar

A rabdomiólise clinicamente importante requer atenção imediata e tratamento hospitalar. O encaminhamento para clínicas ambulatoriais de nefrologia é recomendável após a alta hospitalar.

Quando hospitalizar

Pacientes com níveis séricos de creatina quinase superiores a 15.000-20.000 UI/L ou pacientes com IRA ou distúrbios eletrolíticos devem ser internados para reposição de fluidos e monitoramento serial da creatina quinase e dos eletrólitos.

Long B et al. Crush injury and syndrome. A review for emergency clinicians. Am J Emerg Med. 2023;69:180. [PMID: 37163784]
Sawhney JS et al. Management of rhabdomyolysis: a practice management guideline from the Eastern Association for the Surgery of Trauma. Am J Surg. 2022;224(1 Pt A):196. [PMID: 34836603]

Nefrite intersticial

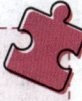

FUNDAMENTOS DO DIAGNÓSTICO

- De natureza aguda ou crônica.
- Piúria, cilindros de leucócitos e proteinúria.
- Possível ocorrência de febre, erupção cutânea maculopapular transitória e eosinofilia na doença aguda, ou uma combinação desses fatores.

Considerações gerais

A nefrite intersticial aguda é responsável por 10-15% dos casos de IRA intrínseca. Uma resposta inflamatória intersticial com edema é o achado patológico típico; pode haver presença também de danos tubulares.

Embora os medicamentos sejam responsáveis por mais de 70% dos casos, a nefrite intersticial aguda pode ser causada também por doenças infecciosas e distúrbios autoimunes. Os medicamentos mais comuns implicados são as penicilinas e as cefalosporinas, os inibidores do ponto de controle imunológico, as sulfonamidas e os diuréticos à base de sulfonamidas, Aine, IBP, rifampicina e alopurinol. As causas infecciosas incluem infecções estreptocócicas, leptospirose, citomegalovírus, histoplasmose e febre maculosa. A LES, a síndrome de Sjögren, a sarcoidose e a crioglobulinemia também podem causar nefrite intersticial, embora mais frequentemente associadas à glomerulonefrite (Tab. 24.4).

Achados clínicos

As características clínicas podem incluir febre (mais de 80% dos casos), erupção cutânea (25-50%), artralgias e eosinofilia no sangue periférico (80%). A tríade clássica de febre, erupção cutânea e artralgias está presente em apenas 10-15% dos casos. A microscopia urinária geralmente revela glóbulos brancos (70%), glóbulos vermelhos (50%) e cilindros de células brancas (15%). Em geral, há presença de proteinúria, principalmente na nefrite intersticial induzida por Aine, mas geralmente é modesta (menos de 2 g/dia). A avaliação da eosinofilúria não é recomendada, pois não é sensível nem específica para nefrite intersticial. Embora o histórico clínico e os dados laboratoriais sugiram o diagnóstico, a biópsia renal, às vezes, é necessária.

Tratamento e prognóstico

A nefrite intersticial aguda geralmente tem um bom prognóstico, com recuperação em um espaço de semanas ou meses. A terapia dialítica urgente pode ser necessária em até um terço dos pacientes antes da resolução, mas os pacientes raramente evoluem para DRET. Aqueles com oligúria prolongada e idade avançada têm um prognóstico pior. O tratamento consiste em medidas de suporte e remoção imediata do agente causador. Se a lesão renal persistir apesar da remoção do medicamento culpado, deve-se considerar a administração de corticosteroides, embora os dados que apoiam seu uso sejam limitados e sua

TABELA 24.4   Causas de nefrite tubulointersticial aguda

Reações medicamentosas

Antibióticos

Antibióticos betalactâmicos: meticilina, penicilina, ampicilina, cefalosporinas

Ciprofloxacino

Eritromicina

Sulfonamidas (trimetoprima-sulfametoxazol, diuréticos de alça e diuréticos tiazídicos)

Tetraciclina

Vancomicina

Etambutol

Rifampicina

Aine

Diuréticos

Tiazidas

Furosemida

Outros

Alopurinol

Cimetidina

Fenitoína

IBP

Infecções sistêmicas

Bactérias

Streptococcus

Corynebacterium diphtheriae

Legionella

Vírus

Epstein-Barr

Outros

Mycoplasma

Rickettsia rickettsii

Leptospira icterohaemorrhagiae

Toxoplasma

Idiopática

Nefrite tubulointersticial e uveíte

eficácia seja reduzida se iniciada mais de 1-2 semanas após o início da IRA. A metilprednisolona administrada em curto prazo e altas doses (0,25-0,5 g/dia IV durante 1-4 dias) ou a prednisona (60 mg/dia VO durante 4-6 semanas), seguida de uma redução gradual da prednisona, pode ser utilizada em casos graves de nefrite intersticial induzida por medicamentos.

Perazella MA et al. Drug-induced acute kidney injury. Clin J Am Soc Nephrol. 2022;17:1220. [PMID: 35273009]

Sanchez-Alamo B et al. Facing the challenge of drug-induced acute interstitial nephritis. Nephron. 2023;147:78. [PMID: 35830831]

Seethapathy H et al. Immunological mechanisms underlying clinical phenotypes and noninvasive diagnosis of immune checkpoint inhibitor-induced kidney disease. Immunol Rev. 2023;318:61. [PMID: 37482912]

Glomerulonefrite

FUNDAMENTOS DO DIAGNÓSTICO

- Hematúria e proteinúria.
- Possível observação de cilindros de hemácias.
- Edema dependente e hipertensão.
- IRA.

Considerações gerais

A glomerulonefrite aguda é uma causa incomum de IRA, sendo responsável por cerca de 5% dos casos. Nesses casos, a inflamação glomerular geralmente incita uma resposta proliferativa das células mesangiais ou células endoteliais capilares glomerulares, ou ambos. É possível observar os crescentes glomerulares quando danos graves causam rupturas nas paredes glomerulares, com exsudação de células inflamatórias na cápsula de Bowman. Quanto maior a porcentagem de glomérulos envolvidos e quanto mais grave for a lesão (especialmente os crescentes), maior o risco de um resultado clínico desfavorável.

As glomerulonefrites (detalhadas mais adiante) são classificadas em cinco processos fisiopatológicos.

A **glomerulonefrite por complexo imune** ocorre quando autoanticorpos se combinam com antígenos para formar complexos imunes que se depositam nos glomérulos. Existem várias glomerulonefrites de complexo imune distintas, incluindo nefropatia por IgA, glomerulonefrite relacionada à infecção, nefrite lúpica e glomerulonefrite crioglobulinêmica (frequentemente associada ao vírus da hepatite C [HCV]).

A **glomerulonefrite aguda associada ao anti-MBG** limita-se ao rim ou apresenta-se associada à hemorragia pulmonar, chamada de "síndrome de Goodpasture". A lesão está relacionada a autoanticorpos contra o colágeno tipo IV na membrana basal glomerular (MBG).

A **glomerulonefrite pauci-imune aguda** é uma forma de vasculite de pequenos vasos associada a Anca, causando doença renal sem deposição direta de complexos imunes ou ligação de anticorpos. Acredita-se que a lesão tecidual se deva a processos imunes mediados por neutrófilos. Um exemplo é a granulomatose com poliangiite, uma vasculite necrosante sistêmica de pequenas artérias e veias associadas à formação de granulomas intravasculares e extravasculares. Além da glomerulonefrite, esses pacientes podem apresentar manifestações pulmonares, cutâneas e nas vias aéreas superiores. Em geral, os antígenos da proteinase 3 (PR3) são implicados na granulomatose com poliangiite. A poliangiite microscópica é outra vasculite pauci-imune causadora de glomerulonefrite, mais frequentemente associada a antígenos de mieloperoxidase (MPO).

As glomerulonefrites agudas associadas a Anca e ao anti-MBG produzem resultados negativos, a menos que o tratamento seja iniciado precocemente.

A **glomerulonefrite mediada por imunoglobulina monoclonal** caracteriza-se pela deposição de uma imunoglobulina monoclonal nos glomérulos, na membrana basal tubular ou em ambos. A coloração imunofluorescente ou imuno-histoquímica de biópsias renais detecta depósitos de imunoglobulina. Muitos casos ocorrem no contexto de uma gamopatia monoclonal identificável, o que, no entanto, nem sempre acontece. A eletroforese de proteínas séricas, a imunofixação e a análise da cadeia leve livre são testes diagnósticos importantes a serem realizados quando há suspeita ou confirmação de glomerulonefrite mediada por imunoglobulina monoclonal.

A **glomerulopatia por C3** é resultante da deposição predominante de C3 nos glomérulos, com ou sem deposição mínima de imunoglobulinas. A condição é identificada também por imunofluorescência ou imuno-histoquímica. A patogênese da glomerulonefropatia por C3 decorre de anormalidades na regulação da via alternativa do complemento. A medição dos níveis séricos de C3 pode ser útil, mas níveis normais não excluem a glomerulopatia por C3.

Outras causas vasculares de glomerulonefrite incluem emergências hipertensivas e as microangiopatias trombóticas, como a síndrome hemolítico-urêmica e a púrpura trombocitopênica trombótica (ver Cap. 16).

Achados clínicos

A. Sintomas e sinais

Os pacientes com glomerulonefrite aguda podem ser hipertensos e edematosos. Sinais extrarrenais que refletem manifestações sistêmicas da doença (p. ex., erupção cutânea em pacientes com lúpus; tosse ou congestão sinusal em pacientes com glomerulonefrite Anca ou fadiga subaguda e perda de peso) podem estar presentes. A hematúria macroscópica é incomum, mas pode ocorrer em casos específicos (p. ex., nefropatia por IgA).

B. Achados laboratoriais

A creatinina sérica pode aumentar no decorrer de dias ou meses, dependendo da rapidez do processo subjacente. O exame de urina mostra sangue e proteína, e a microscopia urinária, hemácias dismórficas. O sangramento glomerular intenso, se presente, pode resultar em cilindros de hemácias no sedimento urinário, que, quando presentes, são específicos de glomerulonefrite.

Os níveis séricos de complemento (C3, C4) podem apresentar-se baixos na glomerulonefrite do complexo imune (exceto na nefropatia por IgA) ou na glomerulopatia por C3 e nas glomerulonefrites normais pauci-imunes relacionadas ao anti-MBG e na maioria das glomerulonefrites mediadas por imunoglobulina monoclonal. Outras avaliações sorológicas incluem titulações de ASLO, níveis de anticorpos anti-MBG, Anca, titulações de FAN, crioglobulinas, sorologias de HIV, hepatite B e C, eletroforese de proteínas séricas, imunofixação, cadeias leves livres de soro e hemoculturas. Deve-se fazer um ultrassom renal para garantir que não haja contraindicações anatômicas para a biópsia renal, com poucas exceções; em última análise, a biópsia renal é necessária para confirmação do diagnóstico antes do tratamento.

Tratamento

O tratamento é adaptado ao tipo específico e à gravidade da glomerulonefrite, podendo incluir corticosteroides em altas doses, rituximabe, agentes citotóxicos (como ciclofosfamida), agentes antiproliferativos (p. ex., micofenolato) e inibidores da calcineurina (p. ex., tacrolimus). A troca de plasma pode ser utilizada na síndrome de Goodpasture como uma medida temporária até que a quimioterapia possa fazer efeito. O tratamento e o prognóstico de doenças específicas são abordados a seguir.

Anders HJ et al. Glomerulonephritis: immunopathogenesis and immunotherapy. Nat Rev Immunol. 2023;23:453. [PMID: 36635359]
Rovin B et al. Executive summary of the KDIGO 2021 guideline for the management of glomerular diseases. Kidney Int. 2021;100:753. [PMID: 34556300]
Sethi S et al. Acute glomerulonephritis. Lancet. 2022;399:1646. [PMID: 35461559]

Covid-19 e os rins

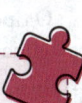

FUNDAMENTOS DO DIAGNÓSTICO

- Ampla gama de manifestações clínicas e patologia renal.

Achados clínicos e tratamento

Cerca de 30% dos pacientes hospitalizados com Covid-19 e 50% dos pacientes em estado crítico são afetados por IRA, que é uma condição associada a um prognóstico geral menos favorável. A NTA é a causa mais comum de IRA em pessoas com Covid-19, que é secundária a um estado inflamatório elevado (denominado "tempestade de citocinas") e à hipotensão prolongada e depleção volumétrica em pacientes suscetíveis. A urina pode revelar hematúria atribuída à lesão endotelial e aos trombos de fibrina que podem acompanhar os danos tubulares. Os pacientes portadores de alelos APOL1 de alto risco (ver seção sobre Doenças glomerulares do espectro nefrótico) podem desenvolver glomerulopatia colapsante associada à Covid-19 – um tipo de glomerulosclerose segmentar focal que se apresenta com síndrome nefrótica. O tratamento da IRA relacionada à Covid-19 é basicamente de suporte; aproximadamente 20% dos pacientes necessitam de terapia de substituição renal. Os corticosteroides têm sido utilizados na glomerulopatia colapsante associada à Covid-19 com sucesso relatado, mas até o momento há carência de dados de estudos ou de acompanhamento de longo prazo que confirme a eficácia desses fármacos.

Klomjit N et al. Covid-19 and glomerular diseases. Kidney Int Rep. 2023;8:1137. [PMID: 37274308]
Medina E et al. FSGS and Covid-19 in non-African American patients. Kidney360. 2023;4:687. [PMID: 37229730]

Síndrome cardiorrenal

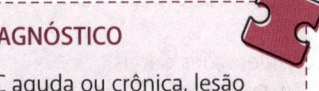

FUNDAMENTOS DO DIAGNÓSTICO

- Disfunção cardíaca: IC aguda ou crônica, lesão isquêmica ou arritmias.
- Doença renal: aguda ou crônica, dependendo do tipo de síndrome cardiorrenal.

Considerações gerais

A síndrome cardiorrenal é um distúrbio fisiopatológico do coração e dos rins em que a deterioração aguda ou crônica de um órgão resulta na deterioração aguda ou crônica do outro. Essa síndrome é classificada em cinco tipos por uma questão de convenção. Atingir a euvolemia é o objetivo terapêutico abrangente, independentemente do tipo (ver seção Insuficiência cardíaca no Cap. 11).

O tipo 1 é definido por IRA decorrente de doença cardíaca aguda. O tipo 2 é a DRC decorrente de doença cardíaca crônica. O tipo 3 é a doença cardíaca aguda resultante de uma IRA. O tipo 4 é a descompensação da doença cardíaca crônica secundária à DRC. O tipo 5 consiste em disfunção cardíaca e renal decorrente de outros distúrbios sistêmicos agudos ou crônicos (como sepse). Embora seja importante tratar as disfunções subjacentes primárias cardíaca ou renal, a descongestão/diurese pode ser urgente e ter precedência clínica. A diurese medicamentosa alcança descongestionamento semelhante, possivelmente com taxas mais baixas de eventos adversos em comparação com as terapias extracorpóreas (p. ex., ultrafiltração). Além da terapia clínica orientada por metas, os inibidores de SGLT-2 reduzem o risco de recorrência da síndrome cardiorrenal.

McCallum W et al. Updates in cardiorenal syndrome. Med Clin North Am. 2023;107:763. [PMID: 37258013]

Wang Y et al. SGLT2 inhibitors in the treatment of type 2 cardiorenal syndrome: focus on renal tubules. Front Nephrol. 2023;2:1109321. [PMID: 37674989]

DOENÇA RENAL CRÔNICA

FUNDAMENTOS DIAGNÓSTICOS

- Diminuição da taxa de filtração glomerular ao longo de meses ou anos.
- Possível presença de proteinúria persistente ou morfologia renal anormal.
- Presença comum de hipertensão.
- Os rins de ambos os lados se apresentam pequenos ou ecogênicos no ultrassom em caso de doença avançada.
- Sintomas e sinais de uremia ao se aproximar do estágio final da doença.

Considerações gerais

A DRC afeta cerca de 14% dos americanos e 850 milhões de pessoas em todo o mundo. Muitos não sabem de sua DRC por se tratar de uma doença assintomática até que se torne avançada. O sistema de estadiamento da National Kidney Foundation ajuda os médicos a formular planos de prática de acordo com o estágio ou a gravidade da DRC (Tab. 24.5). Mais de 70% dos casos de DRET nos EUA se devem a diabetes *mellitus* ou hipertensão/doença vascular. Glomerulonefrite, doenças císticas, doenças tubulointersticiais crônicas e outras

doenças urológicas são responsáveis pelo restante dos casos (Tab. 24.6). Os polimorfismos genéticos do gene APOL1 estão associados a um risco maior de desenvolvimento de DRC em pessoas de ascendência da África Subsaariana.

Normalmente, a DRC caracteriza-se pelo declínio progressivo da função renal, mesmo que a causa inicial possa ser identificada e tratada. A destruição dos néfrons resulta em hipertrofia compensatória e TFG supranormal dos néfrons restantes para manter a homeostase geral. Consequentemente, a creatinina sérica pode parecer normal mesmo diante da perda significativa de massa renal, tornando-a um marcador insensível para danos e cicatrizes renais precoces. Além disso, a hiperfiltração compensatória resulta em lesão por excesso de trabalho dos néfrons remanescentes, o que, com o tempo, leva a esclerose glomerular e fibrose intersticial. Os BRA, IECA, inibidores da SGLT-2 e antagonistas do receptor de mineralocorticoide (MRA) ajudam a reduzir a hiperfiltração, o que pode retardar a progressão da DRC.

A DRC é um fator de risco independente para DCV, principalmente na presença de proteinúria. Muitos pacientes em estágios iniciais de DRC morrem de DCV subjacente antes da progressão da doença para a DRET.

Achados clínicos
A. Sintomas e sinais

Os estágios 1 a 4 da DRC geralmente são assintomáticos. À medida que a TFG diminui, os sintomas se desenvolvem lentamente, são inespecíficos e geralmente não se manifestam até que a TFG seja inferior a ~10 mL/min/1,73 m², momento em que o acúmulo de resíduos metabólicos (toxinas urêmicas) pode causar uremia. A uremia é uma síndrome caracterizada por fadiga, anorexia, náusea e gosto metálico na boca. Podem desenvolver-se sintomas neurológicos, como comprometimento da memória, insônia, pernas inquietas e tremores, podendo ocorrer também prurido generalizado (sem erupção cutânea), bem como diminuição da libido e irregularidades menstruais. A pericardite, uma complicação rara da DRET, pode se apresentar com dor torácica pleurítica. Os medicamentos depurados pelos rins se acumulam com a piora da função renal, seguida por possível toxicidade. Um exemplo importante é a insulina, que apresenta risco de precipitar hipoglicemia se sua dose não for adequadamente reduzida.

O achado de exame físico mais comum na DRC é a hipertensão, em parte atribuída à excreção prejudicada de sódio, que geralmente se apresenta nos estágios iniciais da DRC e piora com a progressão da doença. Em estágios mais avançados da DRC, a retenção de sódio pode levar a uma sobrecarga de volume clinicamente aparente. Quando a TFG cai para menos de 10 mL/min/1,73 m², observam-se os sinais de uremia leve, como cognição lenta e halitose (fetor urêmico). As manifestações urêmicas mais graves podem incluir uma aparência geralmente pálida e doente, deterioração do estado mental, asterixis (*flapping*), mioclonia e, possivelmente, convulsões.

A presença de uremia justifica a consulta imediata a um nefrologista. Pacientes com sinais e sintomas graves devem ser hospitalizados para que se iniciem urgentemente as sessões de

TABELA 24.5 Estágios da DRC: um plano de ação para a prática clínica[1,2]

Estágio[3]	Descrição	TFG (mL/min/1,73 m²)	Ação
1	Lesão renal com TFG normal ou ↑↑	≥ 90	Diagnóstico e tratamento da etiologia subjacente, se possível. Tratamento de condições comórbidas. Estimar a progressão, trabalhar para retardar a progressão. Redução do risco de DRC.
2	Lesão renal com TFG levemente ↓	60-89	
3a	TFG levemente-moderadamente ↓	45-59	Como acima, e avaliação e tratamento de complicações.
3b	TFG moderadamente-gravemente ↓	30-44	
4	TFG gravemente ↓	15-29	Preparação para DRET.
5	DRET	< 15 (ou diálise)	Diálise, transplante ou cuidados paliativos.

[1] Baseada em National Kidney Foundation, KDOQI, and KDIGO Chronic Kidney Disease Guidelines.

[2] A DRC é definida como lesão renal ou TFG < 60 mL/min/1,73 m² por 3 ou mais meses. A lesão renal é definida como anormalidades patológicas ou marcadores de lesões, incluindo anormalidades em exames de sangue ou de urina ou estudos de imagem.

[3] Em todos os estágios, a albuminúria persistente confere risco adicional de progressão da DRC e DCV nas seguintes gradações: < 30 mg/dia = menor risco adicional, 30-300 mg/dia = risco ligeiramente elevado, > 300-1.000 mg/dia = risco moderadamente elevado, > 1.000 mg/dia = risco gravemente elevado. Reproduzida de Kidney Disease: Improving Global Outcomes (KDIGO) CKD Work Group. KDIGO 2012 Clinical Practice Guideline for the Evaluation and Management of Chronic Kidney Disease. Kidney Int. 2013;3(1)(Suppl):1-150.

TABELA 24.6 Causas de DRC

Doenças glomerulares[1]
Nefropatia diabética
Glomeruloesclerose segmentar focal
Nefropatia por IgA
Nefrite lúpica
Nefropatia membranosa
Glomerulonefrite relacionada a infecção
Nefrite tubulointersticial
Hipersensibilidade a medicamentos
Metais pesados
Aine/nefropatia analgésica
Pielonefrite de refluxo/crônica
Nefropatia falciforme
Idiopática
Doenças císticas
Doença renal policística
Doença cística medular
Nefropatias obstrutivas
Obstrução da saída da bexiga
Nefrolitíase
Fibrose retroperitoneal
Congênita/refluxo
Doenças vasculares
Nefrosclerose hipertensiva
Estenose da artéria renal

[1] Doenças glomerulares mais comuns em todo o mundo.

TABELA 24.7 Causas reversíveis de lesão renal

Fatores reversíveis	Pistas diagnósticas
Obstrução	Resíduo pós-miccional, cateterismo vesical, ultrassom renal
Hipotensão significativa em relação ao limite basal	Pressão arterial e pulso
Depleção do volume de líquido extracecular	Sinais vitais ortostáticos, peso, exame do estado volumétrico
Hipercalcemia	Eletrólitos séricos, cálcio, fosfato
Agentes nefrotóxicos	Histórico de medicação/suplementação
Hipertensão grave/urgente	Pressão arterial, RXT
Exacerbação da IC	Exame clínico, RXT

diálise. Como a IRA muitas vezes pode se sobrepor à DRC, é importante identificar e corrigir insultos potencialmente reversíveis ou fatores de exacerbação (Tab. 24.7). Devem-se excluir condições como obstrução urinária, hipovolemia, hipotensão, nefrotoxinas (como Aine, aminoglicosídeos ou PPI), hipertensão grave ou emergente e exacerbação de IC.

B. Achados laboratoriais

A DRC é definida por uma TFGe baixa por pelo menos 3 meses; entretanto, proteinúria persistente ou anormalidades em exames de imagem (p. ex., rins policísticos ou um rim único) também são diagnósticos, mesmo quando a TFGe é normal.

Várias estimativas de TFG ao longo do tempo são usadas para determinar a taxa e o padrão de progressão. Embora as taxas de progressão possam variar (p. ex., um declive linear suave ou um padrão em degraus), qualquer declínio agudo na TFGe deve levar a uma avaliação das causas potencialmente reversíveis. Anemia, hiperfosfatemia, hipocalcemia, hipercalemia e acidose metabólica são complicações comuns da DRC avançada. O sedimento urinário pode apresentar cilindros céreos largos em consequência de néfrons dilatados e hipertróficos. Se houver proteinúria, a doença deve ser quantificada conforme descrito anteriormente. Isso pode ajudar a restringir o diagnóstico diferencial da etiologia da DRC (Tab. 24.6). P. ex., as doenças glomerulares normalmente se apresentam com excreção de proteína de mais de 1 g/dia. A quantificação da proteinúria também informa o prognóstico, pois taxas mais altas estão associadas à progressão mais rápida da DRC e ao aumento do risco de mortalidade por doença cardiovascular; a condição também é um alvo para terapia específica destinada a retardar a progressão da doença.

C. Exames de imagem

Os achados de rins pequenos e ecogênicos bilateralmente (menos de 9-10 cm) revelados por ultrassonografia sugerem cicatrização crônica de DRC avançada. Rins grandes podem ser observados em adultos com doença renal policística do adulto, nefropatia diabética, nefropatia associada ao HIV, mieloma múltiplo, amiloidose e uropatia obstrutiva.

Elendu C et al. Comprehensive review of current management guidelines of chronic kidney disease. Medicine. 2023;102:e33984. [PMID: 37225639]

Complicações

As complicações da DRC tendem a ocorrer em estágios relativamente previsíveis da doença, conforme observado na Figura 24.2.

A. Complicações cardiovasculares

A DRC confere maior risco de morbidade e mortalidade em comparação com a população em geral. Cerca de 80% dos pacientes com DRC morrem antes de atingir a DRET, principalmente por DCV. Dos pacientes submetidos à diálise, mais de 50% morrem de uma causa cardiovascular. Os mecanismos para o aumento da mortalidade cardiovascular na DRC são complexos e incluem homeostase anormal de fósforo e cálcio, aumento da carga de estresse oxidativo e inflamação, aumento da reatividade vascular, HVE e condições coexistentes, como hipertensão e diabetes *mellitus*. A presença de proteinúria é um marcador de aumento do risco de DCV.

1. **Hipertensão** – A hipertensão é a complicação mais comum da DRC e tende a ser progressiva e sensível ao sal. Assim como em outras populações de pacientes, obtém-se o controle da hipertensão por meio de terapia farmacológica e não farmacológica (p. ex., dieta com pouco sal, exercícios, perda de peso, tratamento da apneia obstrutiva do sono). A DRC resulta em distúrbios na homeostase do sódio, de modo que a capacidade do rim de se ajustar às variações na ingestão de sódio e água torna-se limitada à medida que a TFG diminui. Uma dieta com pouco sal (2 g/dia) geralmente é essencial para o controle da pressão arterial e para evitar a sobrecarga de volume. Os diuréticos são quase sempre necessários para auxiliar no controle da hipertensão (ver Tab. 13.9). As tiazidas funcionam bem até o estágio 4 da DRC. Os diuréticos de alça são frequentemente utilizados em pessoas com sinais mais evidentes de sobrecarga de volume. Esses fármacos são mais eficazes no controle da pressão arterial quando administrados 2 vezes ao dia. A recomendações para a terapia medicamentosa inicial para pacientes não proteinúricos não são diferentes daquelas para a população em geral. Para pacientes proteinúricos, a terapia deve incluir IECA ou BRA (ver Tab. 13.6); os MRA ou inibidores de SGLT-2 também podem ser considerados. A creatinina sérica e o potássio devem ser verificados entre 7-14 dias após o início dessa medicação ou o aumento de sua dosagem. Um aumento da creatinina sérica de mais de 30% da linha de base justifica considerar a redução da dose ou a interrupção do medicamento e o acompanhamento contínuo da trajetória da creatinina. As estratégias de atenuação da hipercalemia incluem adição de um diurético (inibidor de SGLT-2 ou tiazida), uma dieta com baixo teor de potássio, resinas de ligação de potássio ou uma combinação dessas substâncias. Os pacientes que desenvolverem hipercalemia e não conseguem aderir às estratégias de mitigação recomendadas com um acompanhamento rigoroso não devem ser tratados com IECA, BRA ou MRA. Um IECA e um BRA não devem ser usados de forma combinada. A DRC é uma causa comum de hipertensão resistente, para a qual agentes de várias classes são frequentemente necessários. As diretrizes diferem em relação às metas de pressão arterial na DRC; a American Heart Association recomenda menos de 130/80 mm Hg, enquanto o comitê Kidney Diseases Improving Global Outcomes (KDIGO) recomenda menos de 120/80 mm Hg. Os pacientes com DRC correm o risco de hipoperfusão renal e IRA com o tratamento excessivo da hipertensão; é prudente individualizar a abordagem do controle da pressão arterial com base nas características do paciente e nos fatores de risco.

2. **DAC** – Os pacientes com DRC têm maior risco de morte por DCV do que a população em geral. Os fatores de risco modificáveis tradicionais para DCV, como hipertensão, uso de tabaco e dislipidemia, devem ser tratados agressivamente. A calcificação vascular urêmica com envolvimento da homeostase desordenada do fósforo e outros mediadores também pode contribuir.

3. **IC** – As complicações da DRC resultam no aumento da carga de trabalho cardíaca em razão da hipertensão, sobrecarga de volume e anemia. Os pacientes podem apresentar também taxas aceleradas de aterosclerose e calcificação vascular, que resultam em rigidez dos vasos. Esses fatores contribuem para a HVE e a IC com FE preservada, o que é comum na DRC. Com o tempo, pode haver desenvolvimento de IC com FE reduzida. A terapia com diuréticos de alça, além da restrição de fluidos e sal, geralmente é necessária; com o declínio da função renal, o aumento da dose do diurético pode ser necessário. Os IECA e os BRA podem ser utilizados em pacientes com monitoramento rigoroso da pressão arterial, bem como para hipercalemia e piora da função renal; os MRA podem ser utilizados com precauções semelhantes, desde que a TFGe seja superior a 30 mL/min/1,73 m^2. Os inibidores de SGLT-2 melhoram os resultados tanto na IC como na DRC.

4. **Fibrilação atrial** – Os pacientes com DRC avançada e DRET apresentam elevadas taxas de fibrilação atrial, que se aproximam de 20% em pacientes que recebem tratamento com diálise. Aqueles com pré-DRET devem ser tratados como a população em geral. Para pacientes com DRET, a anticoagulação para prevenção de eventos tromboembólicos é um desafio devido ao aumento dos riscos de sangramento e aos dados limitados que respaldam o benefício da anticoagulação para a redução de AVE. Para a fibrilação auricular não valvular, os Doac podem ser mais seguros e eficazes do que os antagonistas da vitamina K para a profilaxia tromboembólica.

5. **Calcificação e estenose da válvula aórtica** – A DRC pode resultar na calcificação da valva aórtica com estenose

valvular, a qual pode progredir rapidamente em pessoas com DRC avançada e DRET.

6. **Pericardite** – A pericardite raramente se desenvolve em pacientes urêmicos. Os achados típicos incluem dor torácica pleurítica e fricção. Como pode ocorrer tamponamento cardíaco com a pericardite urêmica, a hospitalização e o início da hemodiálise são obrigatórios.

Giorgianos PI et al. Hypertension in chronic kidney disease – treatment standard 2023. Nephrol Dial Transplant. 2023;38:2694. [PMID: 37355779]

Lucas B et al. Blood pressure targets in chronic kidney disease: still no consensus. Curr Opin Nephrol Hypertens. 2023;32:497. [PMID: 37753643]

The EMPA-KIDNEY Collaborative Group; Herrington WG et al. Empagliflozin in patients with chronic kidney disease. N Engl J Med. 2023;388:117. [PMID: 36331190]

Zoccali C et al. Cardiovascular complications in chronic kidney disease: a review from the European Renal and Cardiovascular Medicine Working Group of the European Renal Association. Cardiovasc Res. 2023;119:2017. [PMID: 37249051]

Zoccali C et al. Diagnosis of cardiovascular disease in patients with chronic kidney disease. Nat Rev Nephrol. 2023;19:733. [PMID: 37612381]

B. Distúrbios minerais ósseos

Os distúrbios minerais ósseos da DRC referem-se aos distúrbios complexos do metabolismo do cálcio e do fósforo, do hormônio da paratireoide (PTH), vitamina D ativa e homeostase do fator de crescimento de fibroblastos-23 (FGF-23) (ver Cap. 28 e Fig. 24.3). Um padrão típico observado na DRC avançada é a hiperfosfatemia e a hipocalcemia relativas com baixa vitamina D, as quais resultam em hiperparatireoidismo secundário. Essas anormalidades contribuem para a doença óssea e para o risco excessivo de fratura, bem como para o risco vascular, bem como para a calcificação vascular, que é parcialmente responsável pela aceleração da DCV e pelo excesso de mortalidade observada na DRC. Estudos epidemiológicos mostram uma associação entre os níveis elevados de fósforo e o aumento do risco de mortalidade cardiovascular no início da DRC até a DRET. Dados sobre a melhor forma de gerenciar os distúrbios minerais ósseos nesses pacientes são limitados; o controle dos níveis de minerais e PTH de acordo com as diretrizes é abordado a seguir.

A doença óssea, ou osteodistrofia renal, na DRC é comum e se manifesta com uma série de lesões. O padrão ouro para o diagnóstico da osteodistrofia renal é a biópsia óssea, mas o procedimento não é amplamente disponibilizado. A doença óssea mais comum, a osteíte fibrosa cística, é resultado do hiperparatireoidismo secundário e dos efeitos estimulantes aos osteoclastos do PTH. Trata-se de uma doença de alta rotatividade com reabsorção óssea e lesões subperiosteais que podem causar dor nos ossos e fraqueza nos músculos proximais. A doença óssea adinâmica, ou baixa rotatividade óssea, está se tornando mais comum, podendo ocorrer de forma iatrogênica em razão da supressão do PTH ou espontaneamente baixa produção de PTH. A osteomalácia caracteriza-se pela falta de mineralização óssea. Embora historicamente associada à

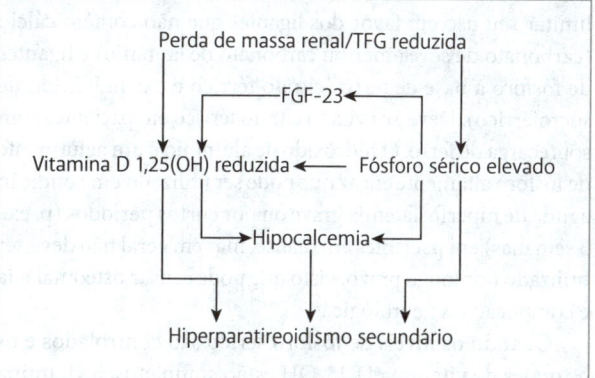

FIGURA 24.3 Anormalidades minerais da DRC. O declínio da TFG e a perda de massa renal levam diretamente ao aumento do fósforo sérico e à hipovitaminose D. Essas duas anormalidades resultam em hipocalcemia e hiperparatireoidismo. Muitos pacientes com DRC apresentam também deficiência nutricional de vitamina D 25(OH).
PTH: hormônio da paratireoide.
Extraída de Tonja Dirkx, MD.

toxicidade do alumínio, a osteomalácia atualmente é causada por deficiência de vitamina D. A administração de bisfosfonatos na DRC avançada também pode resultar em osteomalácia.

O tratamento pode envolver a correção dos níveis de cálcio, fósforo e vitamina D 25-OH para valores normais, e a atenuação do hiperparatireoidismo. A compreensão da interação entre essas anormalidades pode ajudar a direcionar a terapia (Fig. 24.3). A diminuição da TFG leva à retenção de fósforo. A perda de massa renal e os baixos níveis de vitamina D 25-OH frequentemente observados em pacientes com DRC resultam na baixa produção de 1,25(OH) vitamina D pelo rim. A hipocalcemia pode ser resultante da má-absorção intestinal de cálcio devido à hipovitaminose D, bem como ao excesso de fosfato, que forma um complexo com o cálcio, resultando na calcificação vascular, valvular e de tecidos moles. A hiperfosfatemia, a hipocalcemia e a hipovitaminose D são estímulos para a produção de PTH e, com o tempo, a hiperplasia da glândula paratireoide.

A etapa fundamental no tratamento de distúrbios minerais ósseos é o controle dos níveis de fósforo sérico. Os pacientes devem ser instruídos a evitar a ingestão de fósforo altamente biodisponível – geralmente na forma de bebidas à base de cola, alimentos processados, ou ambos. Se as metas de fósforo não forem alcançadas, é possível que seja necessária uma restrição adicional de fósforo na dieta (ver seção sobre controle da dieta), seguida de ligantes orais de fosfato. Os ligantes orais de fosfato bloqueiam a absorção do fósforo alimentar e, portanto, são tomados com as refeições. Embora os níveis-alvo de fósforo não sejam baseados em evidências, as metas de tratamento recomendadas para DRET são níveis de fósforo inferiores a 5,5 mg/dL. Os ligantes que contêm cálcio são relativamente baratos, mas podem contribuir para o equilíbrio positivo do cálcio e para a calcificação vascular, podendo ocorrer também hipercalcemia evidente. Por esse motivo, as diretrizes sugerem limitar seu uso em favor dos ligantes que não contêm cálcio (carbonato de sevelamer ou carbonato de lantânio) e ligantes de fósforo à base de ferro (citrato férrico e oxi-hidróxido de sucroférrico). Deve-se evitar o citrato férrico em pacientes com sobrecarga de ferro. O hidróxido de alumínio é um aglutinante de fósforo altamente eficaz que pode ser utilizado em condição aguda de hiperfosfatemia grave ou por curtos períodos (p. ex., 3 semanas) em pacientes em diálise, mas em geral não deve ser utilizado por longo prazo, visto que pode causar osteomalácia e complicações neurológicas.

Quando os níveis de fósforo sérico são controlados e os estoques de vitamina D 25-OH estão completos, a vitamina D ativa (1,25[OH] vitamina D, ou calcitriol) ou outros análogos da vitamina D podem ser utilizados no tratamento do hiperparatireoidismo secundário na DRC avançada e DRET. O monitoramento da hipercalcemia e hiperfosfatemia induzidas por calcitriolina é importante; a terapia deve ter a dose reduzida ou ser interrompida se ocorrer qualquer dessas condições. Os calcimiméticos, como cinacalcet ou etelcalcitido, têm como alvo os receptores sensíveis ao cálcio da glândula paratireoide e suprimem a produção de PTH. O cinacalcet pode ser utilizado se os elevados níveis séricos de fósforo ou cálcio não permitirem o uso de análogos da vitamina D; o etelcalcitido só é disponibilizado por via intravenosa e é administrado em unidades de hemodiálise. Como os calcimiméticos podem causar hipocalcemia grave, é necessário um monitoramento rigoroso. Os níveis ideais de PTH na DRC não são conhecidos, mas, como a resistência do esqueleto ao PTH se desenvolve com a uremia, os níveis relativamente altos são visados na DRC avançada para evitar a doença óssea adinâmica. As diretrizes especializadas sugerem níveis de PTH próximos ou um pouco acima do limite superior do nível normal para DRC moderada, e 2-9 vezes o limite superior do nível normal para DRET.

Ginsberg C et al. Diagnosis and management of osteoporosis in advanced kidney disease: a review. Am J Kidney Dis. 2022;79:427. [PMID: 34419519]

Ketteler M et al. Treatment of secondary hyperparathyroidism in non-dialysis CKD: an appraisal 2022s. Nephrol Dial Transplant. 2023;38:1397. [PMID: 35977397]

Verveloet MG et al. Vitamin D supplementation in people with chronic kidney disease. Kidney Int. 2023;104:698. [PMID: 37541585]

Yamada S et al. Role of chronic kidney disease (CKD)-mineral and bone disorder (MBD) in the pathogenesis of cardiovascular disease in CKD. J Atheroscler Thromb. 2023;30:835. [PMID: 37258233]

C. Complicações hematológicas

1. **Anemia** – A anemia da DRC se deve principalmente à diminuição da produção de eritropoietina. A condição geralmente se torna clinicamente importante no estágio 3b-4 da doença. A abordagem de um paciente com DRC e anemia começa com a garantia de que a medula óssea possa responder à eritropoietina. Desse modo, testes de função tireoidiana, níveis séricos de vitamina B12, contagem de reticulócitos e as reservas de ferro (ferritina e saturação de ferro) devem ser verificados na avaliação inicial. A DRC também está associada a altos níveis de hepcidina, que bloqueia a absorção de ferro gastrointestinal e a mobilização de ferro das reservas corporais, resultando em uma deficiência funcional de ferro ou "anemia de doença crônica". Em pacientes com DRC e anemia, as diretrizes recomendam oferecer suplementação de ferro se a ferritina sérica estiver abaixo de 200 ng/mL ou a saturação de ferro for inferior a 20%. Em geral, suspende-se a terapia com ferro se a ferritina sérica for maior que 700 ng/mL, mesmo que a saturação de ferro seja inferior a 20%. Normalmente, a terapia oral com sulfato ferroso, gluconato ou fumarato, 325 mg 1 vez ao dia, é prescrita na DRC pré-DRET; doses mais altas podem resultar no aumento dos níveis de hepcidina. Para aqueles que não respondem em razão da má-absorção ou intolerância gastrointestinal, pode-se considerar a administração de ferro intravenoso (p. ex., sacarose ou gluconato de ferro).

Agentes estimuladores da eritropoiese (ESA, p. ex., eritropoietina recombinante [epoetina alfa ou beta] e darbepoetina) são utilizados no tratamento da anemia da DRC se outras causas tratáveis forem excluídas. Em geral, considera-se iniciar um ESA quando os valores de hemoglobina (Hgb) são 9-10 g/dL. As doses iniciais típicas de ESA são epoetina alfa 50-100 U/kg 1-2 vezes por semana; darbepoetina 0,45 mcg/kg a cada 2-4 semanas; ou epoetina beta 60-100 mcg a cada 2-4 semanas. Esses agentes podem ser administrados por via intravenosa (p. ex., ao paciente submetido a hemodiálise) ou por via subcutânea; a dosagem subcutânea de epoetina alfa é cerca de 30% mais eficaz do que a dosagem intravenosa. Os ESA devem ser titulados para uma Hgb de 10-11 g/dL para um nível de segurança ideal; estudos mostram que a meta de uma Hgb mais alta aumenta o risco de derrame e possivelmente de outros eventos cardiovasculares. Ao titular as doses, os níveis de Hgb não devem aumentar mais do que 1 g/dL a cada 3-4 semanas. Outras preocupações com relação ao uso de ESA incluem a possível exacerbação da HAS e a aceleração do crescimento da malignidade subjacente.

2. **Coagulopatia** – A diátese hemorrágica pode ocorrer no estágio 4-5 da DRC em decorrência de disfunção plaquetária ou anemia grave.

O tratamento da diátese hemorrágica é necessário apenas em pacientes sintomáticos. O aumento da Hgb para 9-10 g/dL pode reduzir o risco de sangramento por meio da melhor formação de coágulos. A desmopressina (25 mcg por via intravenosa a cada 8-12 horas por 2 doses) é um tratamento de curta duração, mas eficaz, para a disfunção plaquetária e pode ser utilizada na preparação para cirurgia ou biópsia renal; a hiponatremia é um possível efeito adverso desse tratamento. A diálise melhora a função plaquetária em pacientes urêmicos.

Babitt JL et al. Controversies in optimal anemia management: conclusions from a Kidney Disease: Improving Global Outcomes (KDIGO) conference. Kidney Int. 2021;99:1280. [PMID: 33839163]

Ku E et al. Novel anemia therapies in chronic kidney disease: conclusions from a Kidney Disease: Improving Global Outcomes

(KDIGO) controversies conference. Kidney Int. 2023;104:655. [PMID: 37236424]

D. Hipercalemia

O equilíbrio do potássio geralmente permanece intacto na DRC até os estágios 4-5. Entretanto, a hipercalemia pode ocorrer em estágios anteriores na presença de determinadas condições, como acidose tubular renal tipo 4 (observada em pacientes com diabetes *mellitus*), dietas ricas em potássio ou medicamentos que diminuem a secreção renal de potássio (amilorida, trianvereno, espironolactona, eplerenona, finerenona, Aine, IECA, BRA) ou bloqueiam a captação celular de potássio (betabloqueadores). Outras causas incluem estados acidêmicos e qualquer processo que cause liberação de conteúdo intracelular, como hemólise e rabdomiólise.

O tratamento da hipercalemia aguda é abordado no Capítulo 23 (ver Tab. 23.5). O monitoramento cardíaco é indicado no caso de qualquer alteração observada no ECG na presença de hipercalemia ou de um nível de potássio sérico superior a 6-6,5 mEq/L. A hipercalemia crônica é mais bem tratada com restrição dietética de potássio (2 g/dia) e minimização ou eliminação de quaisquer medicamentos que possam prejudicar a excreção renal de potássio, como observado anteriormente. Os diuréticos podem ajudar a controlar os níveis de potássio; os inibidores de SGLT-2 e as tiazidas são caliuréticos menos potentes do que os diuréticos de alça. As resinas orais de ligação de potássio (patiromer e ciclossilicato de zircônio e sódio) podem permitir o uso contínuo de medicamentos cárdio e renoprotetores que contribuem para a hipercalemia, mas essa estratégia deve ser utilizada somente em pacientes altamente aderentes.

Palmer BF et al. Pathophysiology and clinical management of hyperkalemia in chronic kidney disease. Minerva Med. 2023;114:719. [PMID: 36912858]
St-Jules DE et al. Etiology-based dietary approach for managing hyperkalemia in people with chronic kidney disease. Nutr Rev. 2022;80:2198. [PMID: 35482610]

E. Distúrbios do equilíbrio ácido-base

Os rins lesionados não conseguem excretar o 1 mEq/kg/dia de ácido gerado pelo metabolismo da proteína animal da dieta ingerida. A consequente acidose metabólica de intervalo não aniônico é atribuída principalmente à produção comprometida de amônia; os defeitos tubulares proximais ou distais também podem contribuir ou piorar a acidose. O excesso de íons de hidrogênio é tamponado pelo osso; a consequente lixiviação de cálcio e fósforo do osso contribui para os distúrbios minerais ósseos descritos anteriormente. A acidose crônica pode aumentar o catabolismo da proteína muscular e acelerar a progressão da DRC. A redução da proteína animal na dieta, o aumento da ingestão de frutas e vegetais e a administração de bicarbonato de sódio oral (em doses tituladas de 0,5-1 mEq/kg/dia, divididas 2 vezes ao dia) podem normalizar os níveis de bicarbonato sérico e são recomendados quando o soro está regularmente abaixo

de 22 mmol/L. Os sais de citrato aumentam a absorção do alumínio da dieta e devem ser evitados na DRC.

Vincent-Johnson A et al. Diet and metabolism in CKD-related metabolic acidosis. Semin Nephrol. 2023;43:151425. [PMID: 37898028]

F. Complicações neurológicas

A encefalopatia urêmica, resultante do acúmulo de toxinas urêmicas, normalmente não ocorre até que a TFG caia para menos de 5-10 mL/min/1,73 m². Os sintomas começam com dificuldade de concentração e podem evoluir para letargia, confusão, convulsão e coma. Os achados físicos podem incluir alteração do estado mental, fraqueza e asterixis, os quais melhoram com a diálise.

Outras complicações neurológicas da DRC avançada podem incluir neuropatias periféricas (sensação de estar usando meias ou luvas quando a pessoa não está, ou mononeuropatias isoladas), disfunção erétil, disfunção autonômica, síndrome das pernas inquietas e prurido. É possível que esses sintomas não melhorem com a terapia de diálise.

Kalantar-Zadeh K et al. Patient-centred approaches for the management of unpleasant symptoms in kidney disease. Nat Rev Nephrol. 2022;18:185. [PMID: 34980890]
Molina P et al. Etiopathogenesis of chronic kidney disease-associated pruritus: putting the pieces of the puzzle together. Nefrologia. 2023;43:48. [PMID: 37173258]
Rosner MH et al. Uremic encephalopathy. Kidney Int. 2022;101:227. [PMID: 34736971]

G. Distúrbios endócrinos

O hipotireoidismo é comum na DRC. Homens com DRC avançada podem apresentar redução da libido e disfunção erétil; as mulheres podem apresentar distúrbios menstruais e ciclos anovulatórios. Durante a gravidez, creatinina sérica superior a 1,4 mg/dL está associada a uma progressão mais rápida da DRC. Entretanto, os resultados negativos da gravidez não pioram em mulheres com creatinina inferior a 1,4 mg/dL, e a sobrevivência fetal não é comprometida, salvo em caso de DRC avançada.

Mahmoud T et al. The Interplay between nutrition, metabolic, and endocrine disorders in chronic kidney disease. Semin Nephrol. 2021;41:180. [PMID: 34140096]
Rao A et al. Pregnancy in chronic kidney disease: acute kidney injury in pregnant women and management of chronic kidney disease in the pregnant patient. Med Clin North Am. 2023;107:717. [PMID: 37258009]

Tratamento

A. Progressão lenta

Retardar a progressão da DRC é uma tarefa multifacetada que inclui (1) tratamento da causa subjacente, (2) controle da pressão arterial, (3) terapia com agentes antiproteinúricos (IECA ou BRA, MRA, inibidor de SGLT-2 ou uma combinação desses fármacos), (4) perda de peso se o paciente tiver obesidade, (5) evitar possíveis nefrotoxinas (agentes de contraste iodados) e (6) controle de outros fatores de risco cardiovascular. Recomenda-se o tratamento da acidose metabólica. Os resultados laboratoriais devem ser monitorados após o início ou a titulação de agentes antiproteinúricos. Pode haver uma queda inicial na taxa de filtração glomerular nas primeiras semanas, mas, desde que outros testes demonstrem a estabilização da função renal e não haja hipercalemia preocupante, deve-se continuar com o uso do agente.

Bhandari S et al; STOP ACEi Trial Investigators. Renin-angiotensin system inhibition in advanced chronic kidney disease. N Engl J Med. 2022;387:2021. [PMID: 36326117]

de Boer IH et al. Diabetes management in chronic kidney disease: a consensus report by the American Diabetes Association (ADA) and Kidney Disease: Improving Global Outcomes (KDIGO). Kidney Int. 2022;102:974. [PMID: 36202661]

Jacob P et al. Assessment and management of chronic kidney disease in people living with obesity. Clin Med (Lond). 2023;23:353. [PMID: 37524431]

Schrauben SJ et al. Modifiable lifestyle behaviors and CKD progression: a narrative review. Kidney360. 2022;3:752. [PMID: 35721622]

The EMPA-KIDNEY Collaborative Group; Herrington WG et al. Empagliflozin in patients with chronic kidney disease. N Engl J Med. 2023;388:117. [PMID: 36331190]

B. Conduta alimentar

Os pacientes com DRC devem ser avaliados por um nutricionista renal, devendo-se fazer recomendações específicas ao paciente com relação à ingestão de proteínas, sal e água, potássio e fósforo para ajudar a atenuar a progressão e as complicações da DRC.

1. **Restrição de proteínas** – Há um interesse crescente em dietas à base de vegetais para o tratamento da DRC. A redução da ingestão de proteína animal para 0,6-0,8 g/kg por dia pode retardar a progressão da DRC, mas a restrição além dessas quantidades não é aconselhável e deve ser evitada por pessoas com caquexia ou baixa albumina sérica.

2. **Restrição de sal e água** – Os esforços devem priorizar a restrição de sódio em vez da restrição de água; os pacientes devem ser incentivados a beber água quando tiverem sede, desde que estejam seguindo as orientações sobre a ingestão de sódio de forma adequada. Na DRC avançada, o rim não consegue se adaptar a grandes mudanças na ingestão de sódio. A ingestão de mais de 3-4 g/dia pode levar à hipertensão e à hipervolemia, enquanto a ingestão de menos de 1 g/dia pode levar à depleção volumétrica e hipotensão. Uma meta de 2 g/dia de sódio é razoável para a maioria dos pacientes.

3. **Restrição de potássio** – A restrição é necessária quando a taxa de filtração glomerular cai para menos de 10-20 mL/min/1,73 m², ou antes, se o paciente for hipercalêmico. Os pacientes devem receber listas detalhadas com a descrição do teor de potássio dos alimentos e limitar sua ingestão a menos de 50-60 mEq/dia (2 g/dia). A constipação pode contribuir para a hipercalemia na DRC, uma vez que uma porcentagem maior de potássio é excretada pelo trato gastrointestinal à medida que a TFG diminui.

4. **Restrição de fósforo** – As diretrizes sugerem a redução dos níveis elevados de fósforo sérico para os níveis normais na DRC avançada e para um nível inferior a 5,5 mg/dL na DRET. A restrição inicial de fosfato na dieta consiste em evitar o fósforo altamente biodisponível (lanches altamente processados e bebidas à base de cola) e, posteriormente, moderação na ingestão de outros alimentos ricos em fósforo, como ovos, laticínios, nozes, feijão e carne. Deve-se ter o cuidado de evitar a desnutrição proteica. Quando a DRET se configura, a restrição alimentar por si só raramente é suficiente para atingir os níveis desejados, e os ligantes de fósforo geralmente se fazem necessários (ver seção sobre Distúrbios minerais ósseos).

Afsar RE et al. Sodium management in kidney disease: old stories, new tricks. Semin Nephrol. 2023;43:15104. [PMID: 37639931]

Joshi S et al. Risks and benefits of different dietary patterns in CKD. Am J Kidney Dis. 2023;81:352. [PMID: 36682903]

MacLaughlin HL et al. Nutrition in kidney disease: Core Curriculum 2022. Am J Kidney Dis. 2022;79:437. [PMID: 34862042]

Sullivan VK et al. Ultraprocessed foods and kidney disease progression, mortality and cardiovascular disease risk in the CRIC study. Am J Kidney Dis. 2023;82:202. [PMID: 37028638]

C. Gerenciamento de medicamentos

Muitos medicamentos são excretados pelos rins; as dosagens devem ser ajustadas de acordo com a TFG. Com o avanço da DRC, os pacientes com diabetes que utilizam insulina ou sulfonilureias podem correr um risco maior de hipoglicemia em razão da redução da eliminação renal da insulina; a orientação do paciente e as reduções adequadas da dose são fundamentais para evitar danos. O risco de acidose láctica com a metformina se deve tanto à dose quanto à TFGe; sua dose deve ser reduzida quando a TFGe for inferior a 45 mL/min/1,73 m² e interrompida quando a TFGe for inferior a 30 mL/min/1,73 m².

Medicamentos que contenham magnésio, como laxantes ou antiácidos, e medicamentos que contenham fósforo (p. ex., enemas) devem ser evitados. Os metabólitos ativos da morfina podem se acumular na DRC avançada e devem ser evitados; esse problema não ocorre com outros agentes opioides. Medicamentos com potencial de nefrotoxicidade (Aine, contraste intravenoso, bem como outros mencionados na seção Injúria renal aguda) devem ser evitados. Os PPI devem ser utilizados somente quando clinicamente necessários e em curtas séries.

LaForge JM et al. Non-steroidal anti-inflammatory drugs: clinical implications, renal impairment risks, and AKI. Adv Ther. 2023;40:2082. [PMID: 36947330]

Singh S. Medication safety in chronic kidney disease. Curr Opin Nephrol Hypertens. 2023;32:434. [PMID: 37382164]

D. Tratamento da DRET

Quando a TFG diminui para 5-10 mL/min/1,73 m², a terapia (hemodiálise, diálise peritoneal ou transplante renal) pode prolongar a vida. A avaliação e a orientação do paciente são cruciais para a preparação oportuna para a terapia escolhida.

O encaminhamento a um nefrologista demonstrou melhorar a mortalidade e deve ocorrer no estágio 3 tardio da DRC ou quando a TFG estiver diminuindo rapidamente (maior que 5 mL/min/1,73 m² por ano). A preparação para o tratamento da DRET requer uma abordagem de equipe com o envolvimento de nutricionistas, assistentes sociais, clínicos de assistência primária e nefrologistas. Para adultos mais velhos (acima de 80 anos) ou aqueles com várias comorbidades debilitantes ou que limitam a vida, é possível que a diálise não prolongue significativamente a vida, e a opção de tratamento clínico sem diálise deve ser discutida com o paciente e a família. Por outro lado, para pacientes relativamente saudáveis, deve-se considerar a avaliação para transplante renal preventivo.

1. **Diálise** – Deve-se considerar o início da diálise quando a TFG estiver próxima de 10 mL/min/1,73 m² e houver sintomas urêmicos. Outras indicações para diálise, possivelmente quando a TFG for de 10-15 mL/min/1,73 m², são a sobrecarga de fluidos que não responde à diurese e a hipercalemia refratária.

    A. **Hemodiálise** – O acesso vascular para hemodiálise pode ser uma fístula arteriovenosa (o método preferido) ou um enxerto protético; deve-se considerar a criação do acesso para diálise bem antes do início da diálise. Utiliza-se um cateter de diálise tunelizado quando não há acesso vascular utilizável. Por conferirem alto risco de infecção da corrente sanguínea, os cateteres devem ser considerados uma medida temporária. As fístulas normalmente duram mais do que os enxertos protéticos, mas requerem um tempo maior para a maturação (6-8 semanas para uma fístula *versus* 2 semanas para um enxerto) após a construção cirúrgica. Infecção, trombose e formação de aneurisma são complicações observadas com mais frequência nos enxertos do que nas fístulas.

    O tratamento em um centro de hemodiálise geralmente se faz 3 vezes por semana. As sessões duram 3-5 horas, dependendo dos hábitos do paciente. Em geral, a hemodiálise domiciliar é realizada com mais frequência (3-6 dias por semana para sessões mais curtas) e requer um auxiliar treinado. Os ensaios clínicos que comparam as modalidades cotidianas (hemodiálise domiciliar noturna e frequente) com a diálise convencional em centro de tratamento não mostraram diferenças significativas quanto à mortalidade, mas pode haver melhores resultados quanto ao controle da pressão arterial, ao metabolismo mineral e à qualidade de vida.

    B. **Diálise peritoneal** – Na diálise peritoneal, a membrana peritoneal é o "dialisador". Há diferentes tipos de diálise peritoneal: diálise peritoneal ambulatorial contínua (DPAC), na qual o paciente troca o dialisato 4-6 vezes por dia manualmente; e a diálise peritoneal contínua cíclica (DPCC), que utiliza uma máquina cicladora que realiza as trocas automaticamente à noite, durante o sono.

2. **Transplante de rim** – Muitos pacientes com DRET são suficientemente saudáveis para receber um transplante, embora não existam critérios padronizados entre os centros de transplante para a seleção de receptores. Dois terços dos aloenxertos renais são provenientes de doadores falecidos, e o restante, de doadores vivos aparentados ou não aparentados. Mais de 100 mil pacientes estão na lista de espera para um transplante de doador falecido nos EUA; o tempo médio de espera é de 3-7 anos, dependendo da localização geográfica e do tipo sanguíneo do receptor.

3. **Tratamento clínico da DRET** – Conforme observado anteriormente, alguns pacientes não são candidatos a transplante renal e talvez não se beneficiem da diálise. Os idosos frágeis podem morrer logo após o início da diálise; aqueles que não morrerem podem perder rapidamente o estado funcional no primeiro ano de tratamento. A decisão de iniciar a diálise em pessoas com expectativa de vida limitada deve ser ponderada em relação à provável deterioração da qualidade de vida. Para pacientes com DRET que decidem não se submeter à diálise ou retirar-se da diálise, a uremia progressiva com supressão gradual do aparato sensorial resulta em morte indolor no espaço de dias ou meses. A hipercalemia pode intervir com uma disritmia cardíaca fatal. Os diuréticos, restrição de volume e opioides, conforme descrito no Capítulo 5, podem ajudar a diminuir os sintomas de sobrecarga volumétrica. O envolvimento de uma equipe de cuidados paliativos é essencial.

Gondal M. Overview of, and preparations for, dialysis. Med Clin North Am. 2023;107:681. [PMID: 37258006]

Jethwani P. Overview of renal transplantation for primary care physicians: workup, complications, and management. Med Clin North Am. 2023;107:707. [PMID: 37258008]

Kalantar-Zadeh K et al. Patient-centred approaches for the management of unpleasant symptoms in kidney disease. Nat Rev Nephrol. 2022;18:185. [PMID: 34980890]

Li KC et al. Conservative kidney management: when, why, and for whom?. Semin Nephrol. 2023;43:151395. [PMID: 37481807]

Prognóstico de DRET

Em comparação com os receptores de transplante renal e amostras de controle pareadas por idade, a mortalidade é maior para pacientes submetidos à diálise. É provável que haja pouca diferença na sobrevivência para pacientes de diálise peritoneal ou hemodialítica bem pareados.

Os pacientes submetidos à diálise têm uma expectativa de vida média de 3-5 anos, mas a sobrevida pode chegar a 25 anos, dependendo das comorbidades, da idade em que a diálise é iniciada e da causa subjacente da doença renal. A sobrevida geral de 5 anos é estimada em 40%. As taxas de sobrevida de 5 anos de Kaplan-Meier variam de 37% para pacientes com diabetes a 54% para pacientes com glomerulonefrite. A causa mais comum de morte é a doença cardíaca (mais de 50%). Outras causas incluem infecção, doença cerebrovascular e malignidade.

Quando encaminhar

-   Pacientes com DRC em estágio 3b-5 devem ser encaminhados a um nefrologista para tratamento em conjunto com o prestador de cuidados primários.

▪ Pacientes com outras formas de DRC, como aqueles com proteinúria superior a 1 g/dia ou doença renal policística, devem ser encaminhados a um nefrologista nos estágios iniciais.

Quando hospitalizar

▪ Deve-se considerar a internação para descompensação de problemas à DRC, como piora do estado ácido-base, anormalidades eletrolíticas e sobrecarga volumétrica, que não possam ser tratados adequadamente no ambiente ambulatorial.

▪ A internação é adequada quando o paciente precisa iniciar a diálise e não está estável para o início do tratamento em ambiente ambulatorial.

Estenose da artéria renal

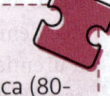

FUNDAMENTOS DO DIAGNÓSTICO

- Secundária a doença oclusiva aterosclerótica (80-90% dos pacientes) ou displasia fibromuscular (10-15%).
- Hipertensão.
- IRA em pacientes com estenose bilateral quando se inicia a terapia com IECA ou BRA.

Considerações gerais

A estenose da artéria renal é uma causa relativamente comum de hipertensão secundária e pode levar a DRC e DRET. Normalmente, acomete pessoas com mais de 45 anos com fatores ateroscleróticos, como diabetes *mellitus*, hiperlipidemia e tabagismo e uso de tabaco; a doença em outros vasos é comum.

A displasia fibromuscular, uma causa menos comum de estenose da artéria renal, geralmente acomete mulheres jovens.

Achados clínicos

A. Sintomas e sinais

Os pacientes com doença renovascular aterosclerótica podem ter hipertensão refratária, hipertensão de início recente (pacientes mais velhos), edema pulmonar agudo com pressão arterial mal controlada e/ou IRA ao iniciar um IECA ou BRA. O exame físico pode revelar a presença de sopro abdominal audível no lado afetado. Hipertensão inexplicada em mulheres com menos de 40 anos deve levantar suspeita de displasia fibromuscular.

B. Achados laboratoriais

A creatinina sérica pode apresentar-se elevada se houver isquemia renal importante. Pacientes com estenose bilateral da artéria renal podem apresentar hipocalemia, um achado que reflete a ativação do sistema renina-angiotensina-aldosterona em resposta ao fluxo sanguíneo reduzido (um estado "pré-renal"). A concentração plasmática de renina ou a atividade da renina plasmática apresenta-se elevada.

C. Exames de imagem

O ultrassom abdominal pode revelar um rim assimétrico (diferença maior que 1,5 cm) se uma artéria renal for afetada, ou rins pequenos e hiperecoicos se ambas estiverem afetadas.

Recomenda-se a triagem com ultrassonografia Doppler, angiografia por TC, ou angiografia por ressonância magnética (RM) se for necessário realizar um procedimento corretivo em caso de resultado positivo no teste. A ultrassonografia com Doppler pode ser sensível e específica, mas é extremamente dependente do operador e da constituição física do paciente.

A **angiografia por TC** consiste na injeção intravenosa de contraste com arteriografia de subtração digital e oferece boa sensibilidade e especificidade.

A **RM** é uma forma excelente, porém cara, de rastreamento da estenose da artéria renal, principalmente em pacientes com doença aterosclerótica. Os agentes de contraste de gadolínio de nova geração parecem oferecer pouco ou nenhum risco de fibrose sistêmica nefrogênica a pessoas com DRC avançada ou DRET.

A **angiografia renal** é o padrão ouro para o diagnóstico, mas é mais invasiva do que os três testes de triagem citados anteriormente. Portanto, geralmente é realizada após um teste de triagem positivo e quando a angioplastia e o implante de *stent* em caso de lesões criticamente estenóticas são clinicamente adequados. As lesões ateroscleróticas são encontradas com mais frequência no terço proximal ou na região ostial da artéria renal; há risco de fenômenos ateroembólicos após a angiografia nesses pacientes. A displasia fibromuscular tem a aparência de "cordão de contas" na angiografia.

Tratamento

O tratamento da doença renovascular aterosclerótica é controverso. As opções incluem controle clínico e angioplastia com implante de *stent*. Dois grandes estudos randomizados mostraram que a intervenção mecânica não é melhor do que o tratamento clínico ideal (incluindo IECA ou BRA e controle lipídico) na maioria dos pacientes. A angioplastia e o *stent* podem ser considerados opções para pacientes com estenose de artéria renal de alto grau (mais de 70%) e qualquer um dos seguintes casos: edema pulmonar agudo ("*flash*") ou episódios recorrentes de sobrecarga volumétrica, intolerância a IECA ou BRA, IRA ou estenose em uma artéria renal transplantada.

Em geral, o tratamento da displasia fibromuscular com angioplastia transluminal percutânea é curativo, o que contrasta com os tratamentos para doença aterosclerótica.

Bhalla V et al. Revascularization for renovascular disease: a scientific statement from the American Heart Association. Hypertension. 2022;79:e128. [PMID: 35708012]

Hicks CW et al. Atherosclerotic renovascular disease: a KDIGO (Kidney Disease: Improving Global Outcomes) Controversies Conference. Am J Kidney Dis. 2022;79:289. [PMID: 34384806]

Pappaccogli M et al. Endovascular versus medical management of atherosclerotic renovascular disease: update and emerging concepts. Hypertension. 2023;80:1150. [PMID: 36919595]

DOENÇAS GLOMERULARES

O glomérulo é uma estrutura histologicamente complexa que consiste em células epiteliais (podócitos), membrana basal, endotélio capilar e mesângio. Vários tipos de insultos podem ocorrer no interior dessas estruturas, causando diferentes padrões de lesão. Exemplos de lesões que podem afetar qualquer um ou todos os elementos constituintes do glomérulo são (1) lesão por excesso de trabalho, como na DRC ou na obesidade; (2) um processo inflamatório, como o LES; (3) uma mutação das proteínas podocitárias, como na glomeruloesclerose segmentar focal hereditária (GESF); ou (4) uma doença de deposição, como no diabetes ou na amiloidose. Diferentes padrões de lesão glomerular tendem a causar diferentes síndromes ou achados clínicos, o que pode ajudar a restringir o diagnóstico diferencial; no entanto, quando há suspeita de doença glomerular, é possível que seja necessária uma biópsia renal para confirmação do diagnóstico.

Classificação

As doenças glomerulares classificam-se clinicamente como nefrítica ou nefrótica (Fig. 24.4) e distinguem-se pela presença (nefrítica) ou ausência (nefrótica) de hematúria glomerular importante. A diferenciação é importante porque ajuda a restringir o diagnóstico diferencial da doença glomerular subjacente e orientar uma avaliação sorológica antes de uma possível biópsia renal (Tabs. 24.8 e 24.9).

As **doenças nefríticas** caracterizam-se por proteinúria abaixo de 3 g/dia e hematúria glomerular. No extremo "menos grave" do espectro nefrítico, a hematúria glomerular assintomática (ou seja, hemácias dismórficas) com ou sem proteinúria subnefrótica é característica. A porção intermediária do espectro é a síndrome nefrítica, na qual outras características acompanham a hematúria e a proteinúria, como edema, hipertensão e elevação da creatinina. A extremidade "mais grave" e clinicamente urgente do espectro são as glomerulonefrites rapidamente progressivas (GNRP).

As doenças do espectro **nefrótico** demonstram algum grau de proteinúria com um sedimento de urina sem brilho (sem células ou celulares). A síndrome nefrótica, relativamente rara, é o extremo mais grave do espectro e envolve proteinúria intensa (mais de 3 g/dia), além de hipoalbuminemia, edema e hiperlipidemia.

As doenças glomerulares podem ser classificadas também de acordo com sua capacidade de causar anormalidades renais isoladamente (doença renal primária) ou a possibilidade de as anormalidades renais serem resultantes de doença sistêmica (doença renal secundária), como diabetes.

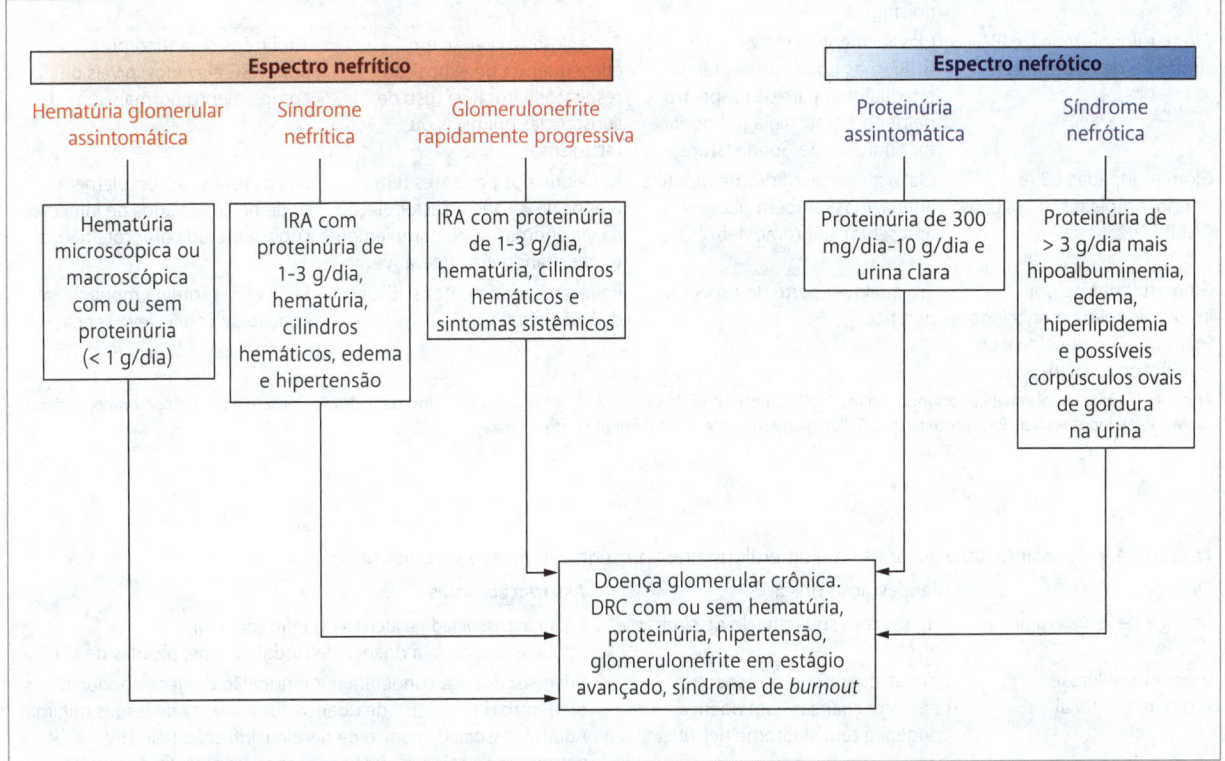

FIGURA 24.4 As doenças glomerulares se apresentam em um dos espectros clínicos mostrados; a apresentação exata é determinada pela gravidade da doença subjacente e pelo padrão de lesão. As doenças nefríticas caracterizam-se pela presença de um sedimento urinário ativo com hematúria glomerular e, frequentemente, com proteinúria. As doenças do espectro nefrótico são proteinúricas, com sedimentos de urina insípidos (sem células ou cilindros celulares). Todas as doenças glomerulares podem progredir para um estado crônico e cicatrizado.
Reproduzida de Megan Troxell, MD, PhD.

TABELA 24.8 Doenças glomerulares do espectro nefrótico

	Manifestação típica	Associação/notas	Sorologia
Glomerulonefrite pós-estrep-tocócica ou relacionada a infecção	Crianças: início abrupto de síndrome nefrítica e IRA, mas pode apresentar-se em qualquer parte do espectro nefrítico	Estreptococos, outras infecções bacterianas (p. ex., estafilococos, endocardite, infecções correntes de *shunt*)	Elevação das titulações de ASLO, baixos níveis de complemento, culturas sanguíneas
Nefropatia por IgA (doença de Berger) e púrpura de Henoch-Schönlein, vasculite sistêmica causada por IgA	Classicamente: hematúria macroscópica com infecção do trato respiratório, mas pode apresentar-se em qualquer parte do espectro nefrítico; púrpura de Henoch-Schönlein com erupção cutânea vasculítica e hemorragia gastrointestinal	Glicosilação anormal de IgA tanto na doença primária (predisposição familiar) como secundária (associada a cirrose, HIV, doença celíaca) Púrpura de Henoch-Schönlein em crianças após uma infecção	Nenhum teste sorológico é útil; os níveis de complemento apresentam-se normais
Glomerulonefrite associada à crioglobulina	Em geral, síndrome nefrítica aguda; geralmente com vasculite sistêmica, incluindo erupção cutânea e artrite	Mais frequentemente associada à hepatite C crônica; pode ocorrer com outras infecções crônicas ou algumas doenças do tecido conjuntivo	Crioglobulinas positivas; fator reumatoide pode estar elevado; níveis de complemento baixos
Nefrite lúpica	Em qualquer parte do espectro nefrítico, dependendo do padrão/gravidade da lesão	O tratamento depende do curso clínico da doença e da classificação da International Society of Nephrology and Renal Pathology Society sobre biópsia	Altas titulações de FAN e de DNA de fita dupla; baixos níveis de complemento
Pauci-imune (granulomatose com poliangiite, granulomatose eosinofílica com poliangiite, poliarterite)	Classicamente: crescente ou GNRP, mas pode apresentar-se em qualquer parte do espectro nefrítico; pode apresentar sintomas do trato respiratório/sinusal na granulomatose com poliangiite	Pode estar relacionada à exposição ambiental, inclusive infecção	Anca: titulações de MPO ou PR3 elevadas; níveis de complemento normais
Glomerulonefrite anti-MBG; síndrome de Goodpasture	Classicamente: crescente ou GNRP, mas pode apresentar-se em qualquer parte do espectro nefrítico; hemorragia pulmonar na síndrome de Goodpasture	Pode desenvolver-se em consequência de exposição respiratória irritativa (uso de substâncias químicas ou tabagismo)	Titulações de anticorpos anti-MBG elevados; níveis de complemento normais
Glomerulopatias C3 (e imunocomplexos idiopáticos GNMP)	Classicamente: síndrome nefrítica aguda, mas também pode apresentar síndrome nefrótica	A maioria dos pacientes tem menos de 30 anos; desregulação da via alternativa do complemento, resultando em superativação	Baixos níveis de complemento, pode haver achados de infecção subjacente ou paraproteinemia
Glomerulonefrite por imunoglobulina monoclonal (gamopatia monoclonal de significância renal)	Em qualquer parte do espectro nefrítico	Pode causar diferentes padrões de lesão renal	SPEP com proteína monoclonal; relação de cadeia leve sérica > 3

Anca: anticorpos citoplasmáticos antineutrófilos; ASLO: antiestreptolisina O; MBG: membrana basal glomerular; GNMP: glomerulonefrite membranoproliferativa; MPO: mieloperoxidase; PR3: proteinase 3; GNRP: glomerulonefrite rapidamente progressiva.

TABELA 24.9 Classificação e achados na glomerulonefrite: apresentação no espectro nefrótico

Doença	Manifestação típica	Associação/notas
Doença de lesões mínimas	Criança com súbito início de síndrome nefrótica	Crianças: associada a alergia ou infecção viral Adultos: associada a doença de Hodgkin, Aine, picadas de abelha
Glomerulosclerose segmentar e focal	Em qualquer parte do espectro nefrótico; crianças com doença congênita têm síndrome nefrótica	Crianças: doença congênita com mutação de genes podocitários, ou dentro do espectro de doença com doença de lesões mínimas Adultos: associada ao uso de heroína, infecção pelo HIV, nefropatia de refluxo, obesidade, pamidronato, mutações nas proteínas podocitárias, mutações em *APOL1*

(continua)

TABELA 24.9 Classificação e achados na glomerulonefrite: apresentação no espectro nefrótico (*continuação*)

Doença	Manifestação típica	Associação/notas
Nefropatia membranosa	Em qualquer parte do espectro nefrótico, mas a síndrome nefrótica não é incomum; especial predisposição para estado de hipercoagulabilidade	A positividade sorológica para PLA_2R Ab é fortemente sugestiva de MN primária (pode eliminar a necessidade de biópsia renal) A secundária pode estar associada a linfoma não Hodgkin, carcinoma (gastrointestinal, renal, broncogênico, tireoide), terapia com ouro, penicilamina, LES, infecção crônica por hepatite B ou C
Doença renal diabética	Taxa de filtração glomerular elevada (hiperfiltração) → microalbuminúria → proteinúria franca → declínio da TFG	O diagnóstico de diabetes precede em anos o diagnóstico de nefropatia
Nefropatia associada ao HIV	Proteinúria intensa, frequentemente síndrome nefrótica, progride para DRET com relativa rapidez	Geralmente observada em pacientes sem tratamento antiviral (raro na era da terapia antirretroviral) e naqueles com 2 alelos de risco *APOL1*
Amiloidose	Geralmente síndrome nefrótica; pode apresentar sinais de deposição de amiloide em outros órgãos	AL: discrasia de células plasmáticas com superprodução e deposição de cadeia leve de Ig; verificar SPEP/UPEP, cadeias leves do soro AA: superprodução e deposição de proteína amiloide sérica A em resposta a doença inflamatória crônica (artrite reumatoide, DII, infecção crônica)

PLA_2R: receptor de fosfolipase A_2; SPEP/UPEP: eletroforese de proteínas do soro e da urina.

Anders HJ et al. CKD therapy to improve outcomes of immune-mediated glomerular diseases. Nephrol Dial Transplant. 2023;38:ii50. [PMID: 37218706]

Anders HJ et al. Glomerulonephritis: immunopathogenesis and immunotherapy. Nat Rev Immunol. 2023;23:453. [PMID: 36635359]

Saha MK et al. Glomerular hematuria and the utility of urine microscopy: a review. Am J Kidney Dis. 2022;80:383. [PMID: 35777984]

Doenças glomerulares do espectro nefrítico

FUNDAMENTOS DO DIAGNÓSTICO

- Casos leves: hematúria glomerular assintomática:
  - Hematúria com hemácias dismórficas.
  - Proteinúria normalmente < 1 g/dia.
- Casos mais graves: síndrome nefrítica:
  - Hematúria glomerular (e cilindros de hemácias se o sangramento glomerular for intenso).
  - Proteinúria normalmente de 1-3,5 g/dia:
  - Hipertensão.
  - Edema.
  - Aumento da creatinina ao longo de dias ou meses.
- Casos mais graves: glomerulonefrite rapidamente progressiva:
  - IRA com aumento da creatinina ao longo de dias a meses.
  - Hematúria glomerular e cilindros de hemácias.
  - Proteinúria normalmente de 1-3,5 g/dia.

Considerações gerais

"Glomerulonefrite" é um termo dado às doenças nefríticas e geralmente designa um processo inflamatório causador de disfunção renal. A glomerulonefrite é ainda classificada de acordo com um dos cinco subtipos patogênicos: imunocomplexo (p.

ex., nefrite lúpica), pauci-imune, anti-MBG, glomerulopatia C3 ou mediada por imunoglobulina monoclonal. A manifestação pode ser aguda (desenvolvendo-se ao longo de dias a semanas), com ou sem resolução, ou crônica e indolente com cicatrização progressiva. Conforme observado anteriormente, as doenças nefríticas podem se apresentar com hematúria glomerular e proteinúria, com síndrome nefrítica ou com GNRP.

Achados clínicos
A. Sintomas e sinais

A síndrome nefrítica geralmente leva a uma diminuição aguda da TFG. A consequente retenção de sódio pode resultar em hipertensão e edema, observado inicialmente em regiões de baixa pressão tecidual, como as áreas periorbital e escrotal. O sangramento intenso da inflamação glomerular pode resultar em hematúria macroscópica ("urina cor de cola").

B. Achados laboratoriais

1. Sorologia – Os testes sorológicos (selecionados com base no histórico e no exame físico) ajudam a restringir o diagnóstico diferencial, além de incluir níveis de complemento C3 e C4, FAN, crioglobulinas, sorologias para hepatite, eletroforese de proteínas do soro/urina e imunofixação, cadeias leves livres no soro, Anca, anticorpos anti-MBG e anticorpos antipatógenos (p. ex., títulos de antiestreptolisina O (p. ex., títulos de antiestreptolisina O) (Tab. 24.8).

2. Urinálise – A triagem de urina por fitas reagentes é positiva para proteína e sangue. A microscopia urinária revela hemácias dismórficas por atravessarem uma barreira de filtração glomerular danificada. Observam-se os cilindros de hemácias com sangramento glomerular intenso e estase tubular. Quando quantificada, a proteinúria geralmente é subnefrótica (menos de 3,5 g/dia).

3. Biópsia – Não se pode fazer o diagnóstico definitivo da doença glomerular subjacente sem uma biópsia renal. Os candidatos à biópsia são pacientes para os quais os resultados do teste influenciariam o tratamento ou infor-

mariam o prognóstico; as exceções incluem aqueles com DRC subjacente avançada, aqueles que não conseguem aderir à terapia clínica, aqueles para os quais a terapia imunossupressora não é adequada, ou aqueles em que a manifestação é "típica" de uma determinada doença (p. ex., glomerulonefrite pós-estreptocócica, doença de lesão mínima na infância e nefropatia diabética). O principal risco da biópsia é o sangramento. As contraindicações incluem diátese hemorrágica, trombocitopenia e hipertensão não controlada.

Tratamento

As medidas gerais incluem o tratamento da hipertensão e da sobrecarga de fluidos, se houver. Deve-se considerar a terapia antiproteinúrica com um IECA ou BRA para pacientes sem IRA. Para aqueles com IRA profunda, a diálise pode ser necessária. A lesão glomerular inflamatória pode exigir agentes imunossupressores (ver doenças específicas discutidas a seguir).

Quando encaminhar

Qualquer paciente com suspeita de glomerulonefrite deve ser encaminhado a um nefrologista.

Quando hospitalizar

Qualquer suspeita de síndrome nefrítica aguda ou GNRP justifica considerar a hospitalização imediata.

Romagnani P et al. The five types of glomerulonephritis classified by pathogenesis, activity and chronicity (GN-AC). Nephrol Dial Transplant. 2023;38:ii3. [PMID: 37218714]

Rovin BH et al. Executive summary of the KDIGO 2021 guideline for the management of glomerular diseases. Kidney Int. 2021;100:753. [PMID: 34556300]

1. Glomerulonefrite por imunocomplexos: Glomerulonefrite relacionada a infecção e pós-estreptocócica

FUNDAMENTOS DO DIAGNÓSTICO

- Proteinúria.
- Hematúria glomerular.
- Os sintomas ocorrem durante o curso de algumas infecções (p. ex., pneumonia, endocardite) ou 1-3 semanas após algumas infecções (geralmente faringite ou impetigo).

Considerações gerais

A glomerulonefrite relacionada à infecção (GNRI) caracteriza-se pela lesão glomerular durante uma infecção ativa ou recente. Embora seja mais comum no contexto de infecções estafilocócicas (p. ex., infecções da corrente sanguínea, abscessos, endocardite), a GNRI pode ocorrer com diversas infecções, incluindo causas virais, fúngicas e parasitárias de glomerulo-

nefrite, as quais incluem hepatite B ou C, HIV, infecção por citomegalovírus, mononucleose infecciosa, coccidioidomicose, malária, micobactérias, sífilis e toxoplasmose. A glomerulonefrite pós-estreptocócica (GNPE) refere-se especificamente aos casos que surgem em decorrência de infecção por estreptococos beta-hemolíticos nefritogênicos do grupo A (faringite ou impetigo), e 1-3 semanas após a infecção (média de 7-10 dias).

Achados clínicos

A. Sintomas e sinais

A manifestação da doença varia no espectro nefrítico desde hematúria glomerular assintomática com função renal preservada até a síndrome nefrítica com hipertensão, edema e hematúria glomerular macroscópica ("urina cor de cola").

Os casos mais graves podem resultar em IRA oligúrica, que exige diálise.

B. Achados laboratoriais

Os níveis séricos de C3 e C4 apresentam-se baixos, e os níveis de C3, como é de esperar, "desproporcionalmente" mais baixos do que o C4. Na glomerulonefrite pós-estreptocócica decorrente de infecção por estreptococos do grupo A, as titulações de antiestreptolisina O (ASLO) podem ser altas. Há presença de hematúria glomerular e proteinúria. Em crianças com infecção estreptocócica recente e características nefríticas, pode-se fazer o diagnóstico empiricamente, sem biópsia. Quando realizada, a biópsia renal mostra um padrão proliferativo difuso de lesão na microscopia óptica. A imunofluorescência demonstra deposição granular de IgG e C3 no mesângio e ao longo da membrana basal capilar. A microscopia eletrônica mostra depósitos subepiteliais grandes e densos ou "corcovas". Os achados da biópsia renal na GNRI são semelhantes, embora alguns possam demonstrar deposição de IgA em vez de IgG, enquanto outros podem assemelhar-se à glomerulopatia C3.

Tratamento

Qualquer infecção ativa deve ser identificada e tratada adequadamente. Caso contrário, o tratamento da GNRI é de suporte. Embora os esteroides às vezes sejam considerados uma opção, as evidências não respaldam seu uso. Anti-hipertensivos, restrição de sal e diuréticos devem ser utilizados, se necessário. O prognóstico depende da gravidade da lesão glomerular e da idade do paciente. É mais provável que as crianças se recuperem totalmente; os adultos são mais propensos ao desenvolvimento de doença grave (GNRP com formação de crescentes) e DRC.

Arivazhagan S et al. Efficacy of corticosteroids in infection-related glomerulonephritis: a randomized controlled trial. Kidney Int Rep. 2022;7:2160. [PMID: 36217524]

Ramineni S et al. Clinicopathological profile and outcomes of infection-related glomerulonephritis in adults. Clin Nephrol. 2021;95:93. [PMID: 33191900]

Wada Y et al. Clinico-pathogenic similarities and differences between infection-related glomerulonephritis and C3 glomerulopathy. Int J Mol Sci. 2023;24:8432. [PMID: 37176142]

2. Glomerulonefrite por imunocomplexos: Nefropatia por IgA

> **FUNDAMENTOS DO DIAGNÓSTICO**
>
> - Proteinúria: mínima até a faixa nefrótica.
> - Hematúria glomerular: microscópica é comum; macroscópica após infecção.
> - Coloração positiva de IgA na biópsia renal.

Considerações gerais

A nefropatia por IgA resulta da deposição mesangial glomerular de imunocomplexos formados por IgA aberrantemente glicosilada (uma condição hereditária) e autoanticorpos IgG contra essas moléculas anormais. A nefropatia por IgA pode ser uma doença primária (limitada aos rins) ou secundária à cirrose, à doença celíaca e a infecções como HIV e citomegalovírus.

A nefropatia por IgA é a doença glomerular primária mais comum em todo o mundo, principalmente na Ásia. É observada com mais frequência em crianças e adultos jovens, e afeta os homens duas a três vezes mais do que as mulheres.

Achados clínicos

A manifestação clássica da nefropatia por IgA é um episódio de hematúria macroscópica associada a uma infecção viral da mucosa, geralmente do trato respiratório superior, e, em geral, 1-2 dias após o início da doença (em contraste com o período latente mais longo observado na glomerulonefrite pós-infecciosa). A nefropatia por IgA pode apresentar-se em qualquer parte do espectro nefrítico, desde hematúria microscópica assintomática com proteinúria mínima e TFGe preservada até GNRP (Fig. 24.4). Em raros casos, pode haver presença também de síndrome nefrótica.

Não há testes sorológicos que auxiliem nesse diagnóstico; os complementos séricos são normais. O padrão típico de lesão observado na biópsia renal é uma glomerulonefrite focal com proliferação mesangial; a imunofluorescência demonstra depósitos mesangiais difusos de IgA e C3.

Tratamento

O curso da doença da nefropatia por IgA primária varia muito, razão pela qual o tratamento deve ser individualizado. Em geral, pacientes com menor risco de progressão (sem hipertensão, TFG normal, proteinúria mínima) podem ser monitorados com expectativas positivas. Os pacientes com maior risco (proteinúria acima de 1 g/dia, diminuição da TFG, hipertensão ou qualquer combinação dessas três condições) devem ser tratados com um IECA ou BRA. A terapia deve ser titulada de modo a reduzir a proteinúria para menos de 0,5 g/dia e controlar a pressão arterial de modo a mantê-la em 120/80 mmHg. Os inibidores de SGLT-2 constituem o tratamento padrão para pacientes com proteinúria. O esparsentana, um inibidor de endotelina e antagonista da angiotensina II, é superior aos IECA ou os BRA para a redução da proteinúria, mas seu uso pode ser limitado pelo alto custo.

A terapia imunossupressora é considerada uma opção para pacientes com maior risco. Os corticosteroides sistêmicos reduzem a proteinúria e retardam sua progressão, mas o entusiasmo por seu uso é atenuado pelos efeitos adversos e pela falta de resposta duradoura quando descontinuados. Visando à imunogenicidade da mucosa intestinal, a terapia com budesonida com revestimento entérico reduz a proteinúria com menos efeitos adversos em comparação com os corticosteroides sistêmicos. Pequenos estudos respaldam o possível uso do micofenolato de mofetila. Para os raros pacientes com nefropatia por IgA e um curso clínico rapidamente progressivo com formação de crescentes difusos na biópsia, deve-se considerar a terapia com ciclofosfamida e corticosteroides (ver seção sobre vasculite associada a Anca a seguir). O transplante renal é uma excelente opção para pacientes com DRET, mas a doença recidiva em 30% dos pacientes 5-10 anos após o transplante.

Prognóstico

A maioria dos pacientes corre o risco de progredir para DRET ao longo da vida. A progressão mais rápida é mais provável naqueles com proteinúria de mais de 0,5 g/dia, TFG mais baixa e/ou achado de biópsia de fibrose tubulointersticial e glomerulosclerose.

Cattran D et al. Effect of oral methylprednisolone on decline in kidney function in patients with IgA nephropathy: the TESTING randomized controlled trial. JAMA. 2022;327:1888. [PMID: 35579642]

Gleeson PJ et al. IgA nephropathy in adults – treatment standard. Nephrol Dial Transplant. 2023;38:2464. [PMID: 37418237]

Lafayette R et al. Efficacy and safety of a targeted-release formulation of budesonide in patients with primary IgA nephropathy (NefIgArd): 2-year results from a randomised phase 3 trial. Lancet. 2023;402:859. [PMID: 37591292]

Rovin BH et al. Efficacy and safety of sparsentan versus irbesartan in patients with IgA nephropathy (PROTECT): 2-year results from a randomised, active-controlled, phase 3 trial. Lancet. 2023;402:2077. [PMID: 37931634]

3. Glomerulonefrite por imunocomplexos: Vasculite por IgA (púrpura de Henoch-Schönlein)

A vasculite por IgA, ou púrpura de Henoch-Schönlein, é uma vasculite leucocitoclástica sistêmica de pequenos vasos associada à deposição de IgA subclasse 1 nas paredes dos vasos. A doença é mais comum em crianças e geralmente está associada a infecção ou exposição a medicamentos. Normalmente, manifesta-se com púrpura palpável nos membros inferiores e nádegas, artralgias, sintomas abdominais (náusea, cólica e melena) e IRA com sedimento de urina nefrítico. O padrão renal da lesão é o mesmo da nefropatia por IgA. A maioria dos pacientes com hematúria microscópica e proteinúria mínima se recupera totalmente em algumas semanas. O desenvolvimento de DRC progressiva é mais provável em adultos e naqueles pacientes com síndromes nefrítica e nefrótica. Embora vários regimes de tratamento com vários agentes imunossupressores tenham sido clinicamente testados, nenhum comprovadamente altera o curso da nefrite grave. O tratamento com rituximabe e a troca de plasma foram bem-sucedidos nos casos de doença grave de acordo com vários relatos, mas faltam ensaios clínicos.

A doença rapidamente progressiva com formação de crescentes na biópsia deve ser tratada como na vasculite associada a Anca (ver seção a seguir). Mais detalhes sobre a vasculite por IgA encontram-se no Capítulo 22.

Hahn D et al. Interventions for preventing and treating kidney disease in IgA vasculitis. Cochrane Database Syst Rev. 2023;2:CD005128. [PMID: 36853224]

Hastings MC et al. IgA vasculitis with nephritis: update of pathogenesis with clinical implications. Pediatr Nephrol. 2022;37:719. [PMID: 33818625]

4. Glomerulonefrite por imunocomplexos: Glomerulonefrite associada à crioglobulina

Uma vasculite sistêmica decorrente de crioglobulinemia (imunoglobulinas precipitáveis pelo frio) pode resultar em doença glomerular. A maioria dos casos é causada pela infecção pelo HCV. Os imunocomplexos formados por fator reumatoide, antígeno do HCV e IgG policlonal anti-HCV se depositam nos vasos e incitam a inflamação. Outras causas de vasculite crioglobulinêmica incluem outras infecções evidentes ou ocultas (p. ex., virais, bacterianas e fúngicas), doenças autoimunes e distúrbios linfoproliferativos. A doença sem causa identificável denomina-se glomerulonefrite essencial associada à crioglobulina.

Os pacientes apresentam lesões cutâneas purpúricas e necrosantes em áreas dependentes, artralgias, febre e hepatoesplenomegalia. Os níveis de complemento sérico (principalmente C4) apresentam-se baixos, e o fator reumatoide geralmente é elevado. A biópsia renal pode mostrar diferentes padrões de lesão: formação de crescentes, trombos capilares glomerulares ou um padrão de lesão membranoproliferativa ("GNMP"). O tratamento consiste em atacar agressivamente a causa, se conhecida. A erradicação viral com agentes antivirais de ação direta é a pedra angular do tratamento da glomerulonefrite crioglobulinêmica associada ao HCV (ver Cap. 18). Deve-se iniciar a terapia com rituximabe e possivelmente corticosteroides e plasmaférese em pacientes com vasculite grave antes do início da terapia antiviral.

Martin P et al. Executive summary of the KDIGO 2022 clinical practice guideline for the prevention, diagnosis, evaluation, and treatment of hepatitis C in chronic kidney disease. Kidney Int. 2022;102:1228. [PMID: 36411019]

Moretti M et al. Cryoglobulinemic vasculitis: a 2023 update. Curr Opin Rheumatol. 2024;36:27. [PMID: 37916482]

Quartuccio L et al. Management of mixed cryoglobulinemia with rituximab: evidence and consensus-based recommendations from the Italian Study Group of Cryoglobulinemia (GISC). Clin Rheumatol. 2023;42:359. [PMID: 36169798]

5. Glomerulonefrite por imunocomplexos: Nefrite lúpica

A nefrite lúpica acomete 35-90% dos pacientes com LES, com estimativas mais altas abrangendo a doença subclínica. As taxas de nefrite lúpica são mais altas em pacientes não brancos. A patogênese é complexa e se deve, em parte, à resposta de autoanticorpos a antígenos nucleares expostos, resultando em glomerulonefrite por imunocomplexos. Ver Capítulo 22 para mais informações sobre o LES.

O termo "nefrite lúpica" abrange muitos padrões de lesão; entretanto, a maioria se apresenta dentro do espectro nefrítico (classe IV). As síndromes não glomerulares incluem nefrite tubulointersticial e vasculite. Todos os pacientes com LES devem fazer exames de urina de rotina para monitorar a presença de hematúria ou proteinúria. Se forem detectadas anormalidades urinárias, a biópsia renal geralmente é recomendada. A International Society of Nephrology e a Renal Pathology Society classificam as lesões glomerulares renais como classe I, nefrite mesangial mínima; classe II, nefrite proliferativa mesangial; classe III, nefrite proliferativa focal (menos de 50% dos glomérulos afetados com envolvimento capilar); classe IV, nefrite proliferativa difusa (mais de 50% dos glomérulos afetados com envolvimento capilar); classe V, nefrite proliferativa membranosa (abordada a seguir); e classe VI, esclerose avançada sem atividade residual da doença. As classes III e IV, as formas mais graves de nefrite lúpica, são classificadas ainda como ativas ou crônicas, e globais ou segmentares, o que confere um valor prognóstico adicional.

Tratamento

Os indivíduos com lesões de **classe I e classe II** geralmente requerem terapia antiproteinúrica com IECA ou BRA. A hidroxicloroquina é recomendada para todo paciente com nefrite lúpica, independentemente da classe histológica. Pode ocorrer transformação em lesão mais ativa e geralmente acompanhada de aumento da atividade sorológica do lúpus (p. ex. aumento das titulações de anticorpos anti-DNA de fita dupla e queda dos níveis de C3 e C4) e elevação da proteinúria ou queda da TFG. Recomenda-se repetir a biópsia em tais pacientes.

Os pacientes com lesões ativas de **classes III e IV** devem receber terapia imunossupressora agressiva. Os indicadores de mau prognóstico incluem creatinina sérica elevada, níveis mais baixos de complemento, sexo masculino, presença de anticorpos antifosfolípides, proteinúria na faixa nefrótica, descendência da África subsaariana (associação pouco clara com alelos de risco *APOL1*) e resposta ruim à terapia. A terapia imunossupressora para nefrite lúpica classe V é indicada se houver lesões proliferativas sobrepostas ou presença de síndrome nefrótica. As lesões de classe VI representam padrões de lesão irreversíveis e não respondem ao tratamento.

O tratamento da nefrite lúpica **classe III ou IV** consiste em aproximadamente 6 meses de terapia de indução, seguida de terapia de manutenção. A terapia de indução inclui corticosteroides em combinação com ciclofosfamida ou micofenolato de mofetila. Os dados sugerem que pacientes negros e latinos respondem de maneira mais favorável ao micofenolato de mofetila do que à ciclofosfamida. O micofenolato de mofetila causa menos eventos adversos do que a ciclofosfamida e é favorecido quando se deseja preservar a fertilidade. A terapia de indução é seguida pela terapia de manutenção com micofenolato de mofetila oral diário (preferido) ou azatioprina por, pelo menos, 3 anos. Pode-se considerar também a terapia complementar com inibidores de calcineurina. A voclosporina pode oferecer vantagens em relação aos inibidores de calcineurina mais antigos, mas seu uso com a ciclofosfamida não foi estudado. Com a terapia padrão, as taxas de remissão com indução variam de 80% para remissão parcial a 50-60% para remissão total. A recaída é comum e maior nas pessoas que não apresentam remissão total. Da mesma forma, a progressão para DRET é mais comum naqueles com recaídas mais frequentes ou que não conseguem alcançar a remissão. O uso da terapia adicional direcionada às células B com belimumabe para doença de classe III, IV ou V demonstrou melhorar as taxas de remissão em alguns estudos. Alguns pacientes podem responder a regimes mais recentes de rituximabe ou obinutuzumabe, sem o uso de esteroides, em combinação com o micofenolato de mofetila. A doença de classe V pura pode ser tratada de forma semelhante às classes III/IV, embora os inibidores de calcineurina também sejam uma opção eficaz.

Os níveis de vários marcadores de atividade da doença (anticorpos de DNA de fita dupla, níveis séricos de C3 e C4), proteinúria e a atividade do sedimento podem ser úteis no monitoramento da resposta ao tratamento, embora a biópsia renal repetida produza informações mais confiáveis sobre a atividade da doença e possa servir de orientação para a interrupção da terapia de manutenção. Os pacientes com LES que se submetem a diálise têm uma perspectiva favorável de sobrevida em longo prazo; os sintomas do LES geralmente se tornam quiescentes com o desenvolvimento da DRET. Os pacientes com LES submetidos a transplante renal podem apresentar doença renal recorrente, embora as taxas sejam relativamente baixas.

Avasare R et al. Management of lupus nephritis: new treatments and updated guidelines. Kidney360. 2023;4:1503. [PMID: 37528520]

Jourde-Chiche N et al. Weaning of maintenance immunosuppression therapy in lupus nephritis (WIN-Lupus): results of a multicentre randomised controlled trial. Ann Rheum Dis. 2022;81:1420. [PMID: 35725295]

Mohan C et al. Pathogenic cellular and molecular mediators in lupus nephritis. Nat Rev Nephrol. 2023;19:491. [PMID: 37225921]

6. Glomerulonefrite pauci-imune (associada a Anca)

A glomerulonefrite necrosante pauci-imune é causada pelas seguintes vasculites associadas a Anca (AAV): granulomatose com poliangiite (antiga granulomatose de Wegener), poliangiite microscópica e granulomatose eosinofílica com poliangiite (antiga doença de Churg-Strauss; ver Cap. 22). A glomerulonefrite associada a Anca também pode se apresentar como uma doença limitada aos rins sem vasculite sistêmica. A patogênese dessas entidades parece envolver neutrófilos preparados por citocinas que apresentam os antígenos citoplasmáticos proteinase-3 ou mieloperoxidase em suas superfícies. Os Anca circulantes se ligam a esses antígenos e ativam uma explosão respiratória de neutrófilos com consequente dano vascular; os neutrófilos preparados também parecem ativar a via alternativa do complemento. A imunofluorescência de amostras da biópsia renal demonstra falta ou pouca deposição de imunoglobulina/complemento, daí o termo "pauci-imune". O envolvimento renal normalmente se manifesta como GNRP, podendo-se observar, no entanto, manifestações mais indolentes. A maioria dos casos de AAV é idiopática, mas outros podem estar ligados a uma infecção (incluindo a Covid-19), exposição ambiental (sílica) ou exposição a medicamentos.

Achados clínicos
A. Sintomas e sinais

Os sintomas de uma doença inflamatória sistêmica, incluindo febre, mal-estar e perda de peso, podem estar presentes, às vezes, meses antes do diagnóstico. Além dos sinais inflamatórios glomerulares de hematúria e proteinúria, o envolvimento vasculítico dos capilares dérmicos e das arteríolas nervosas pode resultar em púrpura e mononeurite múltipla, respectivamente. Noventa por cento dos pacientes com granulomatose com poliangiite apresentam sintomas do trato respiratório superior (especialmente nos seios da face) ou sintomas do trato respiratório inferior com lesões nodulares que podem cavitar e sangrar. A hemoptise é um sinal preocupante de possível hemorragia alveolar e geralmente justifica a hospitalização e imunossupressão agressiva.

B. Achados laboratoriais

Do ponto de vista sorológico, a análise do subtipo de Anca visa determinar se há presença dos anticorpos antiproteinase-3 (PR3-Anca) ou antimieloperoxidase (MPO-Anca). A maioria dos pacientes com granulomatose com poliangiite é PR3 positiva; os demais são MPO positivos ou, mais raramente, não demonstram Anca circulante. A poliangiite microscópica geralmente está associada a MPO-Anca. A biópsia renal revela lesões necrosantes e crescentes na microscopia de luz; a imunofluorescência é negativa para deposição de complexos imunes.

Tratamento

O início imediato do tratamento é essencial. Uma terapia de indução de 3-6 meses com corticosteroides e ciclofosfamida ou rituximabe é seguida por rituximabe de longo prazo (preferencialmente) ou azatioprina. Pode-se considerar o inibidor oral do complemento avacopan no lugar de corticosteroides durante a indução. O papel da troca de plasma na vasculite associada a Anca é controverso; o procedimento pode ser considerado em casos de hemorragia alveolar difusa e é padrão de tratamento na eventual presença de anticorpos anti-MBG (ver a seguir).

Prognóstico

Sem tratamento, o prognóstico é extremamente desfavorável. Com tratamento agressivo, a maioria dos pacientes pode alcançar a remissão total. O prognóstico depende do grau de envolvimento renal antes do início do tratamento, podendo ser pior naqueles com doença associada ao PR3. As titulações de Anca podem ser monitoradas para fins de acompanhamento da eficácia do tratamento, embora sejam apenas modestamente preditivas de recidiva futura da doença, e devam ser interpretados no contexto de outros dados clínicos, como o sedimento urinário, por exemplo.

Chevet B et al. Diagnosing and treating Anca-associated vasculitis: an updated review for clinical practice. Rheumatology. 2023;62:1787. [PMID: 26315063]

Mazzariol M et al. The complement system in antineutrophil cytoplasmic antibody vasculitis: pathogenic player and therapeutic target. Curr Opin Rheumatol. 2023;35:31. [PMID: 36301247]

Moura MC et al. Management of antineutrophil cytoplasmic antibody-associated vasculitis with glomerulonephritis as proposed by the ACR 2021, EULAR 2022 and KDIGO 2021 guidelines/recommendations. Nephrol Dial Transplant. 2023;38:2637. [PMID: 37164940]

7. Antimembrana basal glomerular
Glomerulonefrite e síndrome de Goodpasture

Os autoanticorpos para epítopos do MBG causam uma glomerulonefrite (doença anti-MBG); o ataque imunológico concomitante às membranas basais alveolares resulta em hemorragia pulmonar (síndrome de Goodpasture). A glomerulonefrite associada a doença anti-MBG afeta 10-20% dos pacientes com GNRP aguda. A incidência tem distribuição bimodal, com pico na terceira década de vida, período em que os homens são predominantemente afetados e o envolvimento pulmonar é mais comum, e novamente na sexta e sétima décadas, com menor especificidade de sexo e envolvimento pulmonar. A síndrome de Goodpasture é associada a infecção pulmonar, tabagismo e exposição a solventes de hidrocarbonetos ou alentuzumabe; os antígenos HLA-DR2 e – B7 também podem predispor à doença.

Achados clínicos
A. Sintomas e sinais

O início da doença pode ser precedido por uma infecção do trato respiratório superior, podendo ocorrer hemoptise, dispneia e insuficiência respiratória. Os achados renais são compatíveis com uma GNRP, embora casos raros possam se apresentar de formas muito mais brandas do espectro nefrítico da doença (p. ex., hematúria glomerular e proteinúria com disfunção renal mínima).

B. Achados laboratoriais

Os RXT podem demonstrar infiltrados pulmonares se houver hemorragia pulmonar. Os níveis de complemento sérico apresentam-se normais. Os anticorpos circulantes anti-MBG estão presentes em mais de 90% dos pacientes. Uma pequena porcentagem de pacientes apresenta titulações de Anca elevadas. A biópsia renal normalmente mostra a formação de crescentes na microscopia de luz, com coloração linear de IgG ao longo do MBG na imunofluorescência.

Tratamento

Os pacientes com hemorragia pulmonar e forte suspeita clínica de síndrome de Goodpasture devem ser tratados em caráter de emergência, muitas vezes antes da confirmação do diagnóstico por sorologia e biópsia renal. O tratamento é uma combinação de troca terapêutica de plasma diariamente por até 2 semanas para a remoção dos anticorpos circulantes e a administração de corticosteroides e ciclofosfamida para

evitar a formação de novos anticorpos e controlar a resposta inflamatória. O rituximabe é utilizado em um pequeno número de pacientes com doença refratária. Os pacientes com IRA oligúrica ou que necessitam de diálise por ocasião da manifestação têm um prognóstico desfavorável. As titulações de anticorpos anti-MBG devem diminuir à medida que a evolução clínica melhora.

Kuang H et al. Autoimmunity in anti-glomerular basement membrane disease: mechanisms and prospects for immunotherapy. Am J Kidney Dis. 2023;81:90. [PMID: 36334986]

Ponticelli C et al. Anti-glomerular basement membrane vasculitis. Autoimmun Rev. 2023;22:103212. [PMID: 36252931]

Reggiani F et al. Goodpasture syndrome and antiglomerular basement membrane disease. Clin Exp Rheumatol. 2023;41:964. [PMID: 36995324]

8. Glomerulopatias por C3

A glomerulopatia por C3 é causada por várias anormalidades herdadas ou adquiridas na via alternativa do complemento; esse diagnóstico engloba duas expressões/padrões de lesão da doença – glomerulonefrite por C3 e doença de depósito denso. Ambos resultam em baixos níveis circulantes de C3. A biópsia renal da glomerulonefrite por C3 mostra graus variados de hipercelularidade mesangial, proliferação endocapilar e capilar, resultando em contornos duplos do MBG (aparência de "trilho de bonde"), caracterizados por um padrão de lesão membranoproliferativa de lesão (GNMP). Enquanto outras glomerulonefrites também podem apresentar um padrão de lesão GNMP na microscopia óptica, a característica histopatológica que define a glomerulonefrite por C3 é a ausência ou escassez de coloração de imunoglobulina na imunofluorescência. A variante rara da doença de depósito denso caracteriza-se por depósitos espessos em forma de fita na microscopia eletrônica. O teste genético é padrão nesses casos.

O tratamento das glomerulopatias por C3 está em evolução, à medida que são exploradas novas terapias que têm como alvo a via alternativa desregulada da cascata de complemento. Séries pequenas e não controladas sugerem um benefício do eculizumabe para alguns pacientes; outros podem responder ao micofenolato de mofetila. Os achados prognósticos menos favoráveis incluem doença de depósito denso, declínio precoce da TFG, hipertensão e síndrome nefrótica persistente. A glomerulonefrite por C3 reaparece com alta frequência após o transplante renal; a doença de depósito denso recidiva com mais frequência.

Heiderscheit AK et al. C3 glomerulopathy: understanding an ultra-rare complement-mediated renal disease. Am J Med Genet C Semin Med Genet. 2022;190:344. [PMID: 35734939]

Riedl Khursigara M et al. A guide for adult nephrologist and hematologists to managing atypical hemolytic syndrome and C3 glomerulopathy in teens transitioning to young adults. Adv Chronic Kidney Dis. 2022;29:231. [PMID: 36084970]

Thurman JM et al. The susceptibility of the kidney to alternative pathway activation – a hypothesis. Immunol Rev. 2023;313:327. [PMID: 36369971]

9. Glomerulonefrite com depósitos de imunoglobulina monoclonal

As gamopatias monoclonais que não atendem aos critérios para terapia hematológica podem, no entanto, resultar em lesão glomerular, denominada glomerulonefrite IgM ou gamopatia monoclonal de significância renal (MGRS). A manifestação clínica é variada, desde hematúria glomerular assintomática e proteinúria até GNRP. Os estudos laboratoriais normalmente revelam alguma combinação de índices anormais de cadeia leve livre no soro, o que significa acúmulo de cadeias leves kappa ou lambda; eletroforese anormal de proteínas no soro ou na urina, que determina a concentração de uma proteína monoclonal anormal; ou imunofixação anormal do soro ou da urina, que determina o tipo de proteína monoclonal presente (p. ex., IgG kappa). Se houver suspeita de glomerulonefrite por IgM e o paciente ainda não estiver em terapia para doença sistêmica (p. ex., mieloma), é necessária uma biópsia renal para definir o processo da doença e orientar o tratamento. Embora os achados microscópicos sejam variáveis, todas as glomerulonefrites de IgM revelam a presença monotípica de imunoglobulinas na imunofluorescência.

O tratamento da glomerulonefrite por IgM tem como objetivo identificar e direcionar o clone subjacente da imunoglobulina monoclonal. Se o clone for derivado de células plasmáticas, recomenda-se um regime baseado em bortezomibe (ver seção sobre mieloma múltiplo). Os clones de células B respondem ao rituximabe. O daratumumabe, um anticorpo monoclonal anti-CD38, demonstrou ser eficaz em determinados subtipos de glomerulonefrite IgM. O prognóstico da glomerulonefrite por IgM depende da erradicação do clone e é favorável se houver remissão.

Gnanasampahthan S et al. Monoclonal gammopathies of renal significance. Clin Med. 2023;23:250. [PMID: 37236803]
Karam S et al. Monoclonal gammopathy of renal significance: multidisciplinary approach to diagnosis and treatment. Crit Rev Oncol Hematol. 2023;183:103926. [PMID: 36736510]

Doenças glomerulares do espectro nefrótico

FUNDAMENTOS DO DIAGNÓSTICO

- Proteinúria persistente com sedimento de urina brando (poucas ou nenhuma célula).
- Síndrome nefrótica (se presente):
  - Hipoalbuminemia.
  - Edema periférico.
  - Hiperlipidemia.
  - Corpos graxos ovais podem ser observados na urina.

Considerações gerais

Nos países desenvolvidos, a causa mais comum de doença nefrótica é o diabetes *mellitus*. Outras causas incluem doença de lesão mínima, GESF, nefropatia membranosa e amiloidose. As manifestações clínicas ao longo do espectro nefrótico variam de acordo com a etiologia, e a nefropatia diabética e a GESF secundária geralmente estão na extremidade menos grave (urinálise branda e proteinúria); a doença de lesão mínima, a nefropatia membranosa e a amiloidose tendem a se manifestar com a *síndrome* nefrótica completa. A creatinina sérica pode apresentar-se anormal no momento da manifestação, dependendo da gravidade e cronicidade da doença.

Achados clínicos
A. Sintomas e sinais

Os pacientes com proteinúria isolada não manifestam sintomas de doença renal. Naqueles com *síndrome* nefrótica, há presença de edema periférico – provavelmente em razão da retenção de sódio e baixa pressão oncótica plasmática induzida por hipoalbuminemia. O edema pode se desenvolver apenas em regiões dependentes, como os membros inferiores, ou se generalizar e incluir edema periorbital. Podem ocorrer condições como dispneia decorrente de edema pulmonar, derrames pleurais e comprometimento diafragmático causado por ascite.

B. Achados laboratoriais

1. Urinálise – A proteinúria ocorre como resultado da lesão de podocitócitos e danos variáveis à barreira de filtração glomerular. O exame de urina é um bom teste de triagem para albuminúria; se for positivo, a excreção de proteína urinária deve ser quantificada (ver anteriormente a seção Proteinúria, Tab. 24.2). A relação entre proteína e creatinina na urina fornece uma aproximação razoável de gramas de proteína excretada por dia; uma amostra de urina de 24 horas para excreção de proteína é mais precisa, mas não é necessária como procedimento de rotina.

    O sedimento urinário contém poucos elementos celulares. No entanto, se houver hiperlipidemia acentuada, é possível observar corpos graxos ovais na urina, os quais aparecem como "cachos de uva" à microscopia óptica e "cruzes de Malta" à luz polarizada.

2. Exames de química do sangue – A síndrome nefrótica resulta em hipoalbuminemia. A hiperlipidemia acomete mais de 50% dos pacientes com síndrome nefrótica, em razão da queda da pressão oncótica que desencadeia o aumento da produção hepática de lipídios e da diminuição da depuração de VLDL, resultando em hipertrigliceridemia. Pode-se observar uma VHS elevada decorrente do aumento dos níveis de fibrinogênio. A excreção urinária intensa de proteínas de ligação pode resultar em deficiência de vitamina D, zinco e cobre.

    Os exames laboratoriais que ajudam a elucidar a causa subjacente da doença glomerular incluem níveis de complemento, eletroforese de proteínas do soro/urina e imunofixação, cadeias leves livres no soro, FAN, titulações de anticorpos PLA_2R, HbA1c e testes sorológicos para hepatite B e C, HIV e sífilis (Tab. 24.9).

3. Biópsia renal – Em geral, a biópsia renal é realizada em adultos com síndrome nefrótica de início recente se houver suspeita de doença renal primária que possa exigir terapia

imunossupressora. A diminuição crônica e significativa da TFG indica presença de doença renal irreversível, o que pode reduzir a utilidade da biópsia renal. No caso de diabetes *mellitus* tipo 1 ou 2 de longa data (mais de 12 anos), a doença renal proteinúrica normalmente não é biopsiada, a menos que haja presença de características atípicas (p. ex., hematúria glomerular importante ou cilindros celulares) ou se houver outro motivo para suspeitar de algum outro tipo de lesão renal.

Tratamento

A. Proteinúria

Em pacientes com proteinúria isolada, a restrição de proteína na dieta pode ser útil para retardar a progressão da doença renal (ver Doença renal crônica). Medicamentos antiproteinúricos, incluindo IECA, BRA, antagonistas do receptor de mineralocorticoides e inibidores de SGLT-2, podem ajudar a retardar a progressão. Eles podem ser utilizados em pacientes com TFG reduzida, desde que haja hipercalemia importante (potássio acima de 5,5 mEq/L) e que a creatinina sérica aumente menos de 30% após o início do medicamento ou a titulação da dose; os pacientes devem ser orientados sobre práticas preventivas de IRA e hipercalemia. A terapia combinada de um BRA com um IECA não é recomendada. A MRA não é recomendada quando a TFGe for menor que 30 mL/min.

B. Edema

A restrição de sódio na dieta é essencial para o controle do edema; a maioria dos pacientes necessita também de terapia diurética. Pode ocorrer retenção refratária de líquidos em decorrência da hipoalbuminemia ou da redução do fornecimento de diuréticos ao túbulo renal. Podem ser necessárias doses mais altas ou a terapia diurética combinada (várias classes).

C. Hiperlipidemia

Podem ocorrer hipercolesterolemia e hipertrigliceridemia, como mencionado anteriormente. Deve-se incentivar a modificação da dieta e a prática de exercícios, mas o tratamento farmacológico geralmente é necessário (ver Cap. 30).

D. Estado de hipercoagulabilidade

Os pacientes com síndrome nefrótica apresentam perda urinária de antitrombina, proteína C e proteína S, e aumento da ativação plaquetária. Os pacientes com albumina sérica inferior a 2,5 g/dL (25 g/L) correm maior risco de trombose, podendo desenvolver DVP, trombose da veia renal ou PE, principalmente em casos de nefropatia membranosa. A terapia anticoagulante é necessária por pelo menos 3-6 meses para pacientes com evidência de trombose em qualquer local, podendo ser necessária por tempo indeterminado para trombose da veia renal, PE, tromboembolia recorrente ou quando a síndrome nefrótica em curso representa um risco de recidiva da trombose.

Quando encaminhar

Qualquer paciente com síndrome nefrótica deve ser encaminhado imediatamente a um nefrologista para controle do volume e da pressão arterial, avaliação para biópsia renal e tratamento da doença subjacente. A proteinúria na faixa nefrótica sem a síndrome nefrótica também merece encaminhamento à nefrologia, embora com menos urgência.

Quando hospitalizar

Pacientes com edema refratário à terapia ambulatorial ou rápida piora da função renal que exijam intervenções hospitalares devem ser internados.

Gerstein J et al. Prophylactic anticoagulation in nephrotic syndrome. Kidney360. 2023;4:1476. [PMID: 37526679]
Ponticelli C et al. Nephrotic syndrome: pathophysiology and consequences. J Nephrol. 2023;36:2179. [PMID: 37466816]
Shankland SJ et al. Repurposing drugs for diseases associated with podocyte dysfunction. Kidney Int. 2023;104:455. [PMID: 3290603]

DOENÇA DO ESPECTRO NEFRÓTICO NOS DISTÚRBIOS RENAIS PRIMÁRIOS

Doença de lesões mínimas

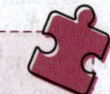

FUNDAMENTOS DO DIAGNÓSTICO

- Em geral, apresenta-se com síndrome nefrótica.
- A biópsia do rim não mostra alterações na microscopia óptica.
- Apagamento difuso do processo podocitário do pé na microscopia eletrônica.

Considerações gerais

A doença de lesões mínimas é a causa mais comum de doença renal proteinúrica em crianças, sendo responsável por cerca de 80% dos casos. Em geral, a doença regride com o tratamento com corticosteroides. Crianças com síndrome nefrótica geralmente são tratadas para doença de lesões mínimas de forma empírica, sem um diagnóstico por biópsia. A doença de lesões mínimas é menos comum em adultos, sendo responsável por 20-25% dos casos de síndrome nefrótica primária em pessoas com mais de 40 anos de idade. Essa entidade pode ser idiopática, mas também ocorre após infecções virais do trato respiratório superior (especialmente em crianças), em associação com neoplasias, como a doença de Hodgkin, com medicamentos (lítio) e com reações de hipersensibilidade (especialmente a Aine e a picadas de abelha).

Achados clínicos

A. Sintomas e sinais

Os pacientes geralmente apresentam síndrome nefrótica, o que confere suscetibilidade a infecções, eventos trombóticos, hiperlipidemia e desnutrição proteica. A doença de lesões mínimas pode manifestar-se também com IRA devido a lesões aos túbulos renais e edema intersticial.

B. Achados laboratoriais e histológicos

Não há testes sorológicos úteis. Quando a biópsia renal é realizada, os glomérulos parecem normais na microscopia de luz e imunofluorescência. Na microscopia eletrônica, há um apagamento difuso característico dos processos podocitários dos pés. Observa-se a proliferação de células mesangiais em um subgrupo de pacientes. Esse achado está associado a mais hematúria, hipertensão e resposta insatisfatória ao tratamento padrão com corticosteroides.

Tratamento

O tratamento de primeira linha se faz com prednisona, 1 mg/kg/dia; a remissão da doença de lesões mínimas sensível a esteroides geralmente ocorre em 4-8 semanas, embora às vezes seja necessário um tratamento de até 16 semanas. O tratamento deve prosseguir por pelo menos 2 semanas após a remissão total, e a dosagem deve ser individualizada. Cerca da metade dos pacientes com doença de lesões mínimas sofrem recaída e necessitam repetir o tratamento com corticosteroides. Os pacientes com recaídas frequentes ou resistência a corticosteroides podem precisar de ciclofosfamida, um inibidor de calcineurina (tacrolimus, ciclosporina) ou rituximabe para indução das remissões subsequentes. A progressão para DRET é rara. As complicações mais frequentes decorrem do uso prolongado de corticosteroides.

Azukaitis K et al. Interventions for minimal change disease in adults with nephrotic syndrome. Cochrane Database Syst Rev. 2022;3:CD001537. [PMID: 35230699]

Chan EYH et al. Use of rituximab in childhood idiopathic nephrotic syndrome. Clin J Am Soc Nephrol. 2023;18:533. [PMID: 36456193]

Vivarelli M et al. Childhood nephrotic syndrome. Lancet. 2023; 402:809. [PMID: 37659779]

Glomerulosclerose segmentar focal (GESF)
Considerações gerais

A GESF é um padrão relativamente comum de lesão resultante de danos aos podócitos. Pode ser um distúrbio primário/limitado ao rim ou pode ser secundária a outra doença subjacente. As etiologias da GESF primária se dividem em três categorias: (1) anormalidades hereditárias em quaisquer das várias proteínas podocitárias ou mutações subjacentes do colágeno tipo 4; (2) polimorfismos no gene *APOL1* em pessoas de ascendência africana subsaariana; ou (3) níveis elevados de um fator de permeabilidade circulante fator de permeabilidade circulante ainda não identificado. As causas secundárias incluem lesão renal por excesso de trabalho, obesidade, hipertensão, refluxo urinário crônico, infecção por HIV ou SARS-CoV-2 ou exposição a analgésicos ou bisfosfonatos. O teste genético em casos primários está se tornando mais comum, especialmente na população pediátrica.

Achados clínicos

A diminuição da taxa de filtração glomerular está presente em 25-50% das pessoas com GESF no momento do diagnóstico. Em geral, observa-se a síndrome nefrótica em pessoas com GESF causada por um distúrbio genético ou por um fator de permeabilidade circulante putativo; a síndrome nefrótica é incomum na GESF secundária e associada à *APOL1*.

O diagnóstico requer biópsia renal, e o teste genético pode ser útil. A microscopia de luz mostra esclerose de segmentos de alguns glomérulos, mas não de todos. Na imunofluorescência, observa-se a presença de IgM e C3 nas lesões escleróticas, embora se presuma que esses componentes imunológicos estejam simplesmente presos aos glomérulos escleróticos e não sejam patogênicos. Como na doença de lesões mínimas, a microscopia eletrônica mostra o apagamento do processo podocitário do pé.

Tratamento

O tratamento para todas as formas de GESF inclui IECA, BRA ou MRA para o controle da proteinúria e da hipertensão, e estatinas para hiperlipidemia; os inibidores de SGLT-2 podem ser uma opção considerada para aqueles que não estão recebendo terapia de imunossupressão. Recomenda-se a imunossupressão (prednisona oral, 1 mg/kg ao dia por 4-16 semanas, seguida de uma redução lenta) se houver presença de síndrome nefrótica, o que sugere GESF primária. Em pessoas com resistência ou intolerância a esteroides, os inibidores da calcineurina, o rituximabe e o micofenolato de mofetila podem ser considerados. O transplante renal nesse subgrupo de pacientes com GESF é complicado em razão da taxa de recidiva relativamente alta e do risco de perda do enxerto. Os pacientes com GESF associada ao *APOL1* e GESF primária hereditária não parecem se beneficiar da imunossupressão. Os pacientes com GESF secundária não se beneficiam da terapia imunossupressora. O tratamento deve ser direcionado à causa subjacente.

Egbuna O et al. Inaxaplin for proteinuric kidney disease in persons with two *APOL1* variants. N Engl J Med. 2023;388:969. [PMID: 36920755]

Gipson DS et al. Comparing kidney health outcomes in children, adolescents, and adults with focal segmental glomerulosclerosis. JAMA Netw Open. 2022;5:e2228701. [PMID: 36006643]

Hodson EM et al. Interventions for focal segmental glomerulosclerosis in adults. Cochrane Database Syst Rev. 2022;2: CD003233. [PMID: 35224732]

Nefropatia membranosa

FUNDAMENTOS DO DIAGNÓSTICO

- Graus variados de proteinúria.
- Causa mais comum da síndrome nefrótica primária do adulto.
- Risco significativo de estado de hipercoagulabilidade na presença de síndrome nefrótica.
- Padrão de "pico e cúpula" na biópsia renal de depósitos subepiteliais.
- As causas secundárias incluem o vírus da hepatite B e câncer.

Considerações gerais

A nefropatia membranosa é a causa mais comum da síndrome nefrótica em adultos, manifestando-se com mais frequência na quinta e sexta décadas. A nefropatia membranosa primária é uma doença autoimune com reatividade contra vários possíveis antígenos de podócitos. A doença secundária está associada a infecções (como hepatite B e C, endocardite e sífilis); câncer subjacente; LES (classe V); e determinados medicamentos (como Aine, captopril e, possivelmente, medicamentos naturais tradicionais). O curso da doença primária é altamente variável, com remissão espontânea em aproximadamente 30% dos pacientes e progressão para DRET em um período de 3-10 anos em 50% dos casos. Um resultado pior está associado a fibrose tubulointersticial concomitante, sexo masculino, creatinina sérica elevada na manifestação, hipertensão e proteinúria maior que 10 g/dia.

Em comparação com outras causas de síndrome nefrótica, pacientes com nefropatia membranosa correm um risco maior de hipercoagulabilidade, incluindo uma predisposição à trombose da veia renal.

Achados clínicos

A. Sintomas e sinais

Os pacientes podem ser assintomáticos ou apresentar edema ou urina espumosa. A trombose venosa sintomática pode ser um sinal inicial. Pode haver sintomas ou sinais de infecção ou neoplasia subjacente (especialmente cânceres de pulmão, estômago, mama e cólon) na nefropatia membranosa secundária.

B. Achados laboratoriais

A hipoalbuminemia e a hiperlipidemia são achados laboratoriais característicos da síndrome nefrótica. Deve-se realizar uma avaliação das causas secundárias, incluindo testes sorológicos para LES, sífilis e hepatites virais, além de triagem de câncer adequada à idade e ao risco. A presença de anticorpos PLA$_2$R circulantes é considerada diagnóstica para nefropatia membranosa primária e pode eliminar a necessidade de biópsia renal. Os achados da biópsia renal na nefropatia membranosa incluem aumento da espessura da parede capilar sem alterações inflamatórias ou proliferação celular; quando corados com metenamina de prata, um padrão de "pico e cúpula" resulta de projeções causadas por excesso de MBG entre os depósitos de imunocomplexos subepiteliais. A imunofluorescência mostra coloração de IgG, C3 e possivelmente PLA$_2$R Ab ao longo das alças capilares. A microscopia eletrônica mostra um padrão descontínuo de depósitos densos ao longo da superfície subepitelial da membrana basal.

Tratamento

As causas secundárias devem ser consideradas antes de se cogitar do tratamento. O tratamento da doença primária depende do risco de progressão da doença renal. Cerca de 30% dos pacientes apresentam proteinúria subnefrótica (menos de 3 g/dia), e a maioria tem um bom prognóstico com o tratamento conservador, incluindo terapia antiproteinúrica com IECA ou BRA se a pressão arterial for superior a 120/80 mmHg. A remissão espontânea pode ocorrer mesmo em pessoas com proteinúria intensa (cerca de 30% dos casos). Portanto, a imunossupressão deve ser reservada àqueles com maior risco de progressão, incluindo a síndrome nefrótica, e com função renal recuperável e creatinina sérica inferior a 3 g/dL. O rituximabe ou os corticosteroides e a ciclofosfamida são administrados por 6 meses, podendo-se considerar também os inibidores de calcineurina com ou sem corticosteroides, embora o risco de recaída seja maior com esse regime de medicamentos. A redução da proteinúria pode levar até 6 meses, especialmente com regimes baseados em rituximabe. Os pacientes com nefropatia membranosa primária que evoluem para DRET são excelentes candidatos a transplante.

Peritore L et al. How to choose the right treatment for membranous nephropathy. Medicina. 2023;59:1997. [PMID: 38004046]

Ponticelli C. Primary membranous nephropathy: an endless story. J Nephrol. 2023;36:563. [PMID: 36251213]

Stai S et al. From KDIGO 2012 towards KDIGO 2021 in idiopathic membranous nephropathy guidelines: what has changed over the last 10 years? J Nephrol. 2023;36:551. [PMID: 36450999]

DOENÇAS DE ESPECTRO NEFRÓTICO DECORRENTES DE DISTÚRBIOS SISTÊMICOS

Doença renal diabética

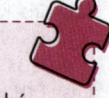

FUNDAMENTOS DO DIAGNÓSTICO

- Evidência de diabetes *mellitus*, geralmente há mais de 10 anos.
- A albuminúria geralmente precede o declínio da TFG.
- Outros danos aos órgãos terminais, como a retinopatia, são comuns.

Considerações gerais

A doença renal diabética é a causa mais comum de DRET nos EUA. A incidência de DRC é de aproximadamente 30%, tanto no diabetes *mellitus* tipo 1 quanto no tipo 2. É muito mais provável que a DRET se desenvolva em pessoas com diabetes *mellitus* tipo 1, em parte, em razão da menor incidência de comorbidades e mortes antes do aparecimento da DRET. Com a atual epidemia de obesidade e diabetes *mellitus* tipo 2, as taxas de nefropatia diabética continuarão a aumentar. As pessoas com histórico familiar de doença renal correm um risco maior. As taxas de mortalidade são mais altas para pacientes diabéticos que também apresentam doença renal em comparação com aqueles sem DRC.

Achados clínicos

A doença renal se desenvolve cerca de 10 anos após o início do diabetes *mellitus*, podendo estar presente no momento em que é diagnosticado o diabetes *mellitus* tipo 2. O primeiro estágio é a hiperfiltração com um aumento da taxa de filtração glomerular, seguido pelo desenvolvimento de albuminúria moderada (30-300 mg/dia). Com a progressão, a albuminúria aumenta para grave (maior que 300 mg/dia), podendo ser detectada no exame de urina como proteinúria evidente; a taxa de filtração glomerular diminui com o tempo. Recomenda-se o rastreamento anual da albuminúria moderada para todo paciente com diabetes, a fim de que a doença seja detectada em seu estágio inicial, embora a doença renal diabética possa se apresentar como DRC não proteinúrica.

A lesão mais comum na doença renal do diabético é a glomeruloesclerose difusa, mas a glomeruloesclerose nodular (nódulos de Kimmelstiel-Wilson) é patognomônica. Os rins geralmente se apresentam aumentados até que a doença alcance um estágio avançado. A biópsia renal não é necessária para a maioria dos pacientes, a menos que haja achados atípicos, como início súbito de proteinúria, características nefríticas (veja anteriormente), proteinúria maciça (mais de 10 g/dia), cilindros celulares urinários ou declínio rápido da taxa de filtração glomerular.

Os pacientes com diabetes são propensos a outras doenças renais, entre elas necrose papilar, nefrite intersticial crônica e acidose tubular renal tipo 4 (hipoaldosteronêmica hiporreninêmica). Os pacientes são mais suscetíveis à IRA devido a muitos insultos, inclusive material de contraste intravenoso e uso concomitante de um IECA ou BRA com Aine.

Tratamento

No início da albuminúria moderada, o tratamento é necessário. O controle glicêmico rigoroso deve ser enfatizado logo no início da nefropatia diabética, com reconhecimento do risco de hipoglicemia à medida que a DRC progride (ver seção sobre Doença renal crônica). As metas recomendadas para a pressão arterial devem ser adaptadas a cada paciente individualmente. No estudo Accord, a redução da pressão arterial pressão arterial para menos de 140/90 mmHg não conferiu nenhum benefício de sobrevida a pacientes com albuminúria moderada (30-300 mg/dia) e TFG preservada e àqueles com DCV importante, embora tenha havido redução do risco de AVE em pacientes com controle mais intensivo da pressão arterial. Apesar desses achados, a diretriz de prática clínica *Kidney Disease Improving Global Outcomes* (KDIGO) de 2021 sobre o controle da pressão arterial recomenda que a meta de pressão arterial seja abaixo de 120/80 mmHg em pacientes diabéticos com DRC, independentemente do grau de albuminúria. Os IECA e os BRA em pacientes com albuminúria moderada diminuem a taxa de progressão para proteinúria maciça e retardam a progressão para DRET, mediante a redução da pressão intraglomerular e por meio de efeitos antifibróticos; esses agentes não são absolutamente indicados para pacientes diabéticos sem albuminúria. Pacientes com diabetes, especialmente com DRC avançada, apresentam um risco relativamente alto de IRA e hipercalemia com inibição do sistema renina-angiotensina, de modo que é prudente monitorar a hipercalemia ou o declínio da taxa de filtração glomerular superior a 30% dentro de aproximadamente 2 semanas do início ou do aumento da titulação dessa terapia, com redução da dose ou interrupção da terapia em caso de ocorrência dessas complicações. A terapia combinada de BRA e IECA não

é recomendada em razão da falta de eficácia e do aumento dos eventos adversos de hipercalemia e IRA. Além de seus efeitos cardioprotetores, os inibidores de SGLT-2, incluindo a canagliflozina, a empagliflozina e a dapagliflozina, retardam a progressão da nefropatia diabética em pacientes com diabetes *mellitus* tipo 2. Embora seu uso seja autorizado pela FDA somente quando a TFGe é maior que 30 mL/min/1,73 m², a dapagliflozina e a empagliflozina demonstraram ser seguras e eficazes em TFGe de 25 e 20 mL/min/1,73 m², respectivamente. O antagonismo do receptor de mineralocorticoide pode ser considerado para o controle da pressão arterial e da proteinúria e proteinúria no DM tipo 2 com monitoramento criterioso para verificação da presença de hipercalemia; os MRA não esteroidais têm menor probabilidade de causar hipercalemia. Os agonistas de GLP1, como dulaglutida ou semaglutida, são opções de tratamento eficazes como terapia complementar, ou para pacientes com DRC mais avançada ou intolerantes aos inibidores de SGLT-2. A metformina pode ter benefícios específicos para os rins, mas deve ser descontinuada quando a TFGe for inferior a 30 mL/min/1,73 m². O tratamento da obesidade e de outros fatores de risco cardiovascular é fundamental. Muitas pessoas com diabetes apresentam múltiplas condições comórbidas, e a mortalidade é alta entre aqueles que evoluem para DRET. Os pacientes relativamente saudáveis, no entanto, se beneficiam do transplante renal.

ElSayed NA et al. 11. Chronic kidney disease and risk management: standards of care in diabetes – 2023. Diabetes Care. 2023;46:S191. [PMID: 36507634]

Navaneethan SD et al. Diabetes management in chronic kidney disease: synopsis of the KDIGO 2022 clinical practice guideline update. Ann Intern Med. 2023;176:381. [PMID: 366232286]

Packer M et al. Drugs that slow the progression of diabetic kidney disease: are renoprotective effects attenuated in heart failure? Eur Heart J. 2023;44:1522. [PMID: 36943697]

The EMPA-KIDNEY Collaborative Group; Herrington WG et al. Empagliflozin in patients with chronic kidney disease. N Engl J Med. 2023;388:117. [PMID: 36331190]

Tomah S et al. Long-term effect of intensive lifestyle intervention on cardiometabolic risk factors and microvascular complications in patient with diabetes in real-world clinical practice: a 10-year longitudinal study. BMJ Open Diabetes Res Care. 2023;11:e003179. [PMID: 37217237]

Nefropatia associada ao HIV

A nefropatia associada ao HIV geralmente se apresenta com síndrome nefrótica e declínio da taxa de filtração glomerular em pacientes com infecção ativa pelo HIV. A maioria dos que apresentam nefropatia associada ao HIV é de descendência da África subsaariana com alelos de risco *APOL1* (ver seção sobre glomeruloesclerose segmentar focal). Em geral, a nefropatia associada ao HIV é associada a baixas contagens de CD4 e à Aids, mas também pode ser a manifestação inicial da doença causada pelo HIV. As pessoas que vivem com HIV correm o risco de sofrer outras doenças renais, como a toxicidade de medicamentos antirretrovirais (p. ex., fumarato de tenofovir desorpoxila), doença vascular e diabetes, ou doença glomerular mediada por imunocomplexos.

A nefropatia clássica associada ao HIV caracteriza-se por um padrão de lesão GESF com colapso glomerular, com possível presença também de danos tubulointersticiais graves.

A nefropatia associada ao HIV é menos comum na era do rastreamento do HIV e da terapia antirretroviral mais eficaz. Estudos pequenos e não controlados mostraram que a terapia antirretroviral retarda a progressão da doença. Os IECA ou BRA podem ser utilizados para controlar a pressão arterial e a proteinúria. A biópsia renal é necessária para o diagnóstico e para descartar outras causas de disfunção renal. Os pacientes que evoluem para DRET e, por outro lado, apresentam-se saudáveis são bons candidatos a transplante renal.

Cervantes CE et al. Updates on HIV and kidney disease. Curr HIV/AIDS Rep. 2023;20:100. [PMID: 36695948]

Hung RKY et al. Host factors predisposing to kidney disease in people with HIV. Curr Opin HIV AIDS. 2023;1:87. [PMID: 36722197]

Amiloidose renal

A amiloidose é uma causa relativamente rara de síndrome nefrótica. A doença é causada pela deposição tecidual de uma proteína superproduzida e mal enovelada (amiloide). Diferentes proteínas podem formar fibrilas amiloides com deposição renal. A amiloidose primária, ou amiloidose AL, é a forma mais comum e é causada por uma discrasia de células plasmáticas que provoca a superprodução e deposição de cadeias leves de Ig monoclonais (ver Cap. 15). A amiloidose secundária, ou amiloidose AA, raramente ocorre em doenças inflamatórias crônicas, como artrite reumatoide, DII ou infecção crônica decorrente da deposição de um reativo de fase aguda, a proteína amiloide A sérica.

O envolvimento renal na amiloidose caracteriza-se por proteinúria, diminuição da taxa de filtração glomerular e síndrome nefrótica. Evidências de envolvimento de outros órgãos, como o coração, são comuns. A eletroforese de proteínas no soro e na urina de 24 horas e a imunofixação, bem como as cadeias leves livres no soro (kappa e lambda), devem ser quantificadas. Os rins afetados pela amiloidose geralmente têm tamanho superior a 10 cm. Do ponto de vista patológico, os glomérulos apresentam esclerose nodular e são preenchidos com depósitos amorfos que mostram birrefringência verde com coloração de vermelho Congo. A EM revela a deposição de fibrilas.

A amiloidose AL com envolvimento renal progride para DRET em uma média de 2-3 anos. A sobrevida global de 5 anos é inferior a 20%, com um prognóstico menos favorável par pacientes com envolvimento cardíaco avançado. O tratamento padrão é uma combinação de melfalano, corticosteroides e o inibidor de proteossomo bortezomibe; a adição de daratumumabe pode melhorar as taxas de remissão. O melfalano e o transplante autólogo de células-tronco estão associados a alta taxa de mortalidade (45%), mas podem induzir a remissão em 80% dos sobreviventes. Entretanto, poucos pacientes são elegíveis para esse tratamento. Na amiloidose AA, a remissão pode ocorrer se a doença subjacente for tratada com sucesso. O transplante renal é uma opção.

Karam S et al. Renal AA amyloidosis: presentation, diagnosis, and current therapeutic options: a review. Kidney Int. 2023;103:473. [PMID: 36502873]

Nader R et al. Amyloidosis and the kidney: an update. Semin Nephrol. 2022;42:151343. [PMID: 37148782]

Wechalekar AD et al. Guidelines for non-transplant chemotherapy for treatment of systemic AL amyloidosis: EHA-ISA working group. Amyloid. 2023;30:3. [PMID: 35838162]

DOENÇAS TUBULOINTERSTICIAIS

A doença tubulointersticial pode ser aguda ou crônica. A doença aguda é mais comumente associada a medicamentos, agentes infecciosos e distúrbios reumatológicos sistêmicos. Observa-se a presença de edema intersticial e infiltração por neutrófilos polimorfonucleares associada a NTA (ver Injúria renal aguda, anteriormente, e Tab. 24.4). A doença crônica pode ser resultante de doença aguda clinicamente aparente e não totalmente reversível ou, com mais frequência, pode desenvolver-se insidiosamente ao longo do tempo sem um fator incitante conhecido. Há presença de fibrose intersticial e atrofia tubular, com predominância de células mononucleares.

Os distúrbios crônicos encontram-se descritos a seguir.

Doenças tubulointersticiais crônicas

FUNDAMENTOS DO DIAGNÓSTICO

- O tamanho dos rins é pequeno e contraído.
- Redução da capacidade de concentração urinária.
- DRC.

Considerações gerais

Uma causa comum de doença tubulointersticial crônica é a **uropatia obstrutiva**, que pode resultar de obstrução prolongada ou de obstrução prolongada ou recorrente. As principais causas são: doença da próstata em homens; cálculo ureteral em um rim único funcional; cálculos ureterais bilaterais; carcinoma do colo do útero, do cólon ou da bexiga; e cólon ou bexiga; e tumores ou fibrose retroperitoneal.

O **refluxo vesicoureteral**, geralmente um distúrbio infantil, também pode resultar em doença intersticial crônica e ocorre quando um esfíncter vesicoureteral incompetente permite que a urina da bexiga reflua para o rim durante a micção. A urina pode extravasar para o interstício, desencadeando uma resposta inflamatória que, com o tempo, leva à fibrose.

A **nefropatia analgésica** pode acometer pacientes que ingerem grandes quantidades de medicamentos anti-inflamatórios para dor, como paracetamol, ácido acetilsalicílico e outros Aine. É necessária a ingestão de pelo menos 1 g/dia desses analgésicos por vários anos para que a disfunção renal se desenvolva; entretanto, muitos pacientes subestimam o uso de analgésicos. O sexo feminino, a idade avançada e a desnutrição são fatores de risco para a nefropatia analgésica. O ácido acetilsalicílico e outros Aine podem causar danos por meio de metabólitos intermediários, que podem levar à necrose celular. Esses medicamentos também diminuem o fluxo sanguíneo medular (por meio da inibição da síntese de prostaglandinas) e reduzem os níveis de glutationa, que são necessários para a desintoxicação. As concentrações de alguns desses analgésicos na ponta das papilas renais e no interior da medula são dez vezes mais altas do que no córtex renal; e tudo isso pode resultar em necrose papilar, além de inflamação intersticial crônica e cicatrizes.

A exposição ambiental a **metais pesados**, como chumbo, cádmio, mercúrio e bismuto, ocorre com pouca frequência nos EUA, mas pode causar doença tubulointersticial. Os indivíduos com risco de doença tubulointersticial induzida por chumbo são aqueles sujeitos a exposição ocupacional (p. ex., soldadores, ou aqueles que trabalham com tinta à base de chumbo ou gasolina com chumbo) e consumidores de álcool destilado em radiadores de automóveis (uísque "caseiro clandestino").

Uma forma de doença tubulointersticial crônica que afeta desproporcionalmente trabalhadores agrícolas do sexo masculino na América Central é uma importante causa de DRET. Embora a fisiopatologia exata ainda seja desconhecida, o termo "nefropatia mesoamericana" é utilizado para designar a região geográfica em que essa doença ocorre.

Achados clínicos
A. Achados gerais

Pode ocorrer poliúria se o dano tubular levar ao diabetes insípido nefrogênico, possivelmente decorrente da insensibilidade à vasopressina. Em raros casos, pode ocorrer depleção volumétrica devido a deficiências de excreção de sódio em alguns indivíduos.

Pode ocorrer hipercalemia em razão da baixa TFG e da resistência tubular distal à aldosterona. A acidose tubular renal é comum e pode se desenvolver por meio de três mecanismos: (1) redução da amoniagênese nos túbulos proximais, (2) incapacidade de reabsorção de bicarbonato nos túbulos proximais e (3) incapacidade de secretar prótons nos túbulos distais, que é necessário para a acidificação urinária. A acidose tubular renal do tipo 1 ou do tipo 4 é observada com mais frequência na doença tubulointersticial, embora a exposição a metais pesados possa causar lesões diretas aos túbulos proximais, levando a uma acidose tubular renal proximal (tipo 2). Ao contrário da nefrite intersticial aguda, a urina na doença tubulointersticial crônica costuma ser branda, sem achados ou com poucas células ou cilindros céreos largos. Pode haver presença de proteinúria atribuída à incapacidade do túbulo proximal de reabsorver as proteínas livremente filtradas, mas geralmente é inferior a 2 g/dia.

B. Achados específicos

1. **Uropatia obstrutiva** – Na obstrução parcial, os pacientes podem apresentar poliúria (devido ao dano tubular) ou oligúria (decorrente da diminuição da taxa de filtração glomerular). A azotemia e a hipertensão (devido ao aumento da produção de renina-angiotensina) geralmente estão presentes. Exames abdominais, retais e geniturinários podem ser úteis na detecção de bexiga distendida ou próstata grande. A urina geralmente não apresenta alterações, mas pode mostrar hematúria, piúria ou bacteriúria. O ultrassom abdominal geralmente detecta hidroureter e hidronefrose, mas pode não detectar obstrução decorrente de fibrose retroperitoneal. Pode-se considerar a TC ou a RM se a suspeita permanecer, apesar de um ultrassom normal.

2. **Refluxo vesicoureteral** – O refluxo vesicoureteral normalmente é diagnosticado em crianças pequenas com histórico de ITU recorrentes, mas também pode se desenvolver após o transplante renal. O ultrassom renal pode mostrar cicatrizes renais e hidronefrose. A maioria dos danos ocorre antes dos 5 anos de idade, e a deterioração progressiva para DRET é comum.

3. **Analgésicos** – Os pacientes podem apresentar hematúria, proteinúria leve, poliúria (por lesão tubular), anemia (por sangramento gastrointestinal ou deficiência de eritropoietina) e piúria estéril. As papilas descamadas podem ser encontradas na urina quando ocorre necrose papilar, o que pode levar à obstrução. Embora classicamente diagnosticada por urografia excretora, a necrose papilar é detectada com mais frequência por imagens de TC ou cistoureteroscopia.

4. **Metais pesados** – A lesão aos túbulos proximais causada pela exposição ao chumbo pode causar diminuição da secreção de ácido úrico, resultando em hiperuricemia e gota saturnina. Os pacientes geralmente são hipertensos. O diagnóstico é determinado por um teste de quelação com edetato dissódico de cálcio (EDTA) realizado em uma coleta de urina cronometrada. A excreção urinária de mais de 600 mg de chumbo após 1 g de EDTA indica exposição excessiva ao chumbo. A disfunção dos túbulos proximais por exposição ao cádmio pode causar hipercalciúria e nefrolitíase.

5. **Nefropatia mesoamericana** – Além da proteinúria de baixo grau, a hiperuricemia e a hipocalemia são regularmente (mas não universalmente) identificadas entre os indivíduos afetados. Embora não sejam patognomônicas, as áreas de isquemia glomerular (apesar da doença vascular leve) que acompanham a lesão tubulointersticial crônica na biópsia renal são altamente sugestivas de nefropatia mesoamericana.

Tratamento

O tratamento depende primeiramente da identificação do distúrbio responsável pela disfunção renal. A fibrose intersticial na biópsia reflete danos irreversíveis, cujo grau está diretamente associado à probabilidade de progressão para DRET. O tratamento da hipertensão pode retardar a progressão. A disfunção tubular pode exigir suplementação de bicarbonato para tratar a acidose metabólica ou a restrição de potássio para atenuar a hipercalemia.

Se houver hidronefrose, a obstrução deve ser prontamente aliviada. A obstrução prolongada leva a outros danos tubulares – principalmente no néfron distal – que podem se tornar irreversíveis. Embora a correção cirúrgica do refluxo possa ser indicada em determinados casos, é improvável que a medida impeça a deterioração e a progressão para DRET se a fibrose for extensa.

Os pacientes com suspeita de nefropatia por chumbo devem continuar a terapia de quelação com EDTA se houver evidência mínima de dano renal irreversível; a exposição contínua ao chumbo deve ser evitada.

O tratamento da nefropatia analgésica requer a interrupção de todos os analgésicos. Pode haver estabilização ou melhora da função renal se não houver fibrose intersticial importante. Garantir a reposição de volume durante a exposição a analgésicos também pode ter alguns efeitos benéficos.

Os pacientes com nefropatia mesoamericana devem ser aconselhados a se manterem adequadamente hidratados e, se possível, minimizar a exposição ao calor. Os Aine devem ser evitados devido a seus efeitos hemodinâmicos (redução do fluxo sanguíneo renal e filtração glomerular), que podem exacerbar a lesão renal em estados de depleção volumétrica e climas quentes.

Quando encaminhar

- Os pacientes com DRC em estágios 3-5 devem ser encaminhados a um nefrologista. O encaminhamento precoce é recomendável se for necessário o gerenciamento da disfunção tubular, como acidose tubular renal.
- Os pacientes com anormalidades urológicas devem ser encaminhados a um urologista.

Bortnick EM et al. Vesicoureteral reflux: current care trends and future possibilities. Urol Clin North Am. 2023;50:391. [PMID: 37385702]

Lou-Meda R et al. Mesoamerican endemic nephropathy (MeN): a disease reported in adults that may start since childhood? Semin Nephrol. 2022;42:151337. [PMID: 37028147]

DOENÇAS CÍSTICAS DOS RINS

Os cistos renais são cavidades revestidas por epitélio e preenchidas por líquido ou material semissólido que se desenvolvem principalmente a partir de elementos tubulares renais. Um ou mais cistos simples são encontrados em 50% dos indivíduos com mais de 50 anos, mas raramente são sintomáticos e têm pouca importância clínica. As cicatrizes e a remodelação do parênquima renal podem levar à formação de cistos simples (conhecidos como cistos "adquiridos") na DRC e na DRET; esses cistos apresentam um pequeno risco de transformação maligna. Por outro lado, as doenças císticas generalizadas hereditárias estão associadas a vários cistos em ambos os rins e, dependendo do tipo, podem progredir para DRET (Tab. 24.10).

Cistos simples ou solitários

Os cistos simples representam 65-70% de todas as massas renais. Em geral, são formações encontradas no córtex externo e contêm fluido compatível com um ultrafiltrado de plasma. A maioria é encontrada incidentalmente no exame ultrassonográfico. Os cistos simples normalmente são assintomáticos, mas podem ser infectados ou causar hematúria.

Os cistos simples devem ser diferenciados de malignidade, abscesso ou doença renal policística. Em raros casos, os cistos simples adquiridos sofrem transformação maligna para carcinoma de células renais. Recomenda-se a avaliação por ultrassom ou a TC. Os cistos simples devem apresentar três características ultrassonográficas para serem considerados benignos: (1) sem eco, (2) nitidamente demarcadas com paredes lisas e (3) uma parede posterior realçada (indicando boa transmissão através do cisto). Os cistos complexos podem ter paredes espessas, calcificações, componentes sólidos e ecogenicidade mista. Na TC, os cistos devem ter paredes finas e lisas, nitidamente demarcadas e não devem se destacar com o meio de contraste. O carcinoma de células renais geralmente apresenta realce vascular; um pequeno número de casos é avascular.

Se um cisto apresentar características de imagem questionáveis ou for de relevância incerta, recomenda-se uma reavaliação periódica, devendo-se considerar também uma consulta urológica. Os cistos benignos não requerem nenhum acompanhamento específico, embora alterações na apresentação clínica devam ensejar a repetição dos exames de imagem.

TABELA 24.10 Características clínicas da doença renal cística

	Cistos renais simples	Cistos renais adquiridos	Doença renal policística autossômica dominante	Rim esponjoso medular	Doença cística medular do rim
Prevalência	Comum	Pacientes em diálise	1:1.000	1:5.000	Rara
Herança	Nenhuma	Nenhuma	Autossômica dominante	Nenhuma	Autossômica dominante
Idade no início	...	...	20-40 anos	40-60 anos	Idade adulta
Tamanho do rim	Normal	Pequeno	Grande	Normal	Pequeno
Localização do cisto	Córtex e medula	Córtex e medula	Córtex e medula	Ductos coletores	Junção corticomedular
Hematúria	Ocasional	Ocasional	Comum	Rara	Rara
Hipertensão	Nenhuma	Variável	Comum	Nenhuma	Nenhuma
Complicações associadas	Nenhuma	Adenocarcinoma nos cistos	Cistos hepáticos, ITU, cálculos renais, aneurismas cerebrais	Cálculos renais, ITU	Poliúria, excreção de sódio
Insuficiência renal	Nunca	Sempre	Frequentemente	Nunca	Sempre

Alrumayyan M et al. Cystic renal masses: old and new paradigms. Urol Clin North Am. 2023;59:227. [PMID: 36948669]

Hanna C et al. Cystic kidney diseases in children and adults: differences and gaps in clinical management. Semin Nephrol. 2023;43:151434. [PMID: 37996359]

Doença renal policística autossômica dominante

> **FUNDAMENTOS DIAGNÓSTICOS**
>
> - Vários cistos em ambos os rins; o número de cistos depende da idade do paciente.
> - Combinação de hipertensão e rins grandes e palpáveis sugestivos de doença.
> - Padrão de herança autossômico dominante.

Considerações gerais

A doença renal policística autossômica dominante (DRPAD) é a doença renal monogênica mais comum, com prevalência de 1:1.000, e é responsável por 5-10% dos casos de DRET em todo o mundo. A DRPAD é causada principalmente por mutações nos genes codificadores das policistinas (*PKD1* para policistina 1, ou *PKD2* para policistina 2). Os indivíduos afetados com as mutações mais comuns de *PKD1* tendem a desenvolver DRET por volta dos 50 anos, embora a penetração da doença seja variável. Aqueles com as mutações menos comuns de *PKD2* (15-20% dos pacientes) têm progressão mais lenta da doença, com idade média de 75 anos na DRET. Podem ocorrer casos esporádicos sem mutações identificáveis no gene da policistina.

Achados clínicos

A hematúria (microscópica ou macroscópica) está presente na maioria dos pacientes. O histórico familiar de DRPAD está presente em 75% dos casos. O desenvolvimento e o crescimento do cisto ao longo do tempo acabam por resultar em rins grandes e palpáveis no exame abdominal; rins muito aumentados podem causar saciedade precoce, falta de ar ou dor. A ruptura espontânea do cisto pode causar dor intensa e intermitente no flanco; os episódios de hematúria macroscópica podem resultar de sangramento nos cistos. Os cistos podem se infectar, causando dor e febre. Aproximadamente metade dos pacientes tem cistos hepáticos concomitantes; podem ocorrer cistos pancreáticos e esplênicos. Em geral, a urina mostra hematúria e proteinúria subnefrótica. Em pacientes com histórico familiar definido de DRPAD, a ultrassonografia confirma o diagnóstico – dois ou mais cistos em pacientes com idade inferior a 30 anos, dois ou mais cistos em cada rim em pacientes com idade de 30-59 anos, e quatro ou mais cistos em cada rim em pacientes com 60 anos ou mais são diagnósticos de DRPAD. É importante ressaltar que esses critérios não se aplicam a indivíduos sem histórico familiar conhecido; esses indivíduos devem ser avaliados com TC, que é mais sensível. Se encontrada, a presença de múltiplos cistos hepáticos ajuda a apoiar o diagnóstico. Em alguns casos, pode ser necessário um teste genético para a verificação de mutações em *PKD1* e *PKD2*.

Complicações e tratamento
A. Dor

A dor no abdome ou no flanco pode ser causada por infecção do cisto, ruptura ou hemorragia, ou nefrolitíase. A descompressão do cisto pode ajudar na dor crônica.

B. Hematúria

A hematúria macroscópica é causada com mais frequência por ruptura cística na pelve renal, mas também pode ser causada por cálculo renal ou ITU. Se for causada por ruptura de cisto, a hematúria geralmente se resolve em 7 dias com repouso no leito e hidratação.

C. Infecção renal

Deve-se suspeitar de cisto renal infectado em pacientes que apresentam dor no flanco, febre e leucocitose. É importante ressaltar que a urina pode apresentar-se normal se o cisto não se comunicar diretamente com o trato urinário. A TC pode ser útil porque um cisto infectado pode ter a espessura da parede aumentada. As infecções bacterianas são de difícil tratamento. Os antibióticos com penetração cística são os agentes de escolha (p. ex., fluoroquinolonas [ciprofloxacino, 500 mg a cada 12 horas, ou levofloxacino, 500 mg 1 vez ao dia se a TFG for normal] ou sulfametoxazol + trimetoprima comprimido de força dupla 2 vezes ao dia).

D. Nefrolitíase

Até 20% dos pacientes têm pedras nos rins, principalmente oxalato de cálcio. A hidratação (2-3 L/dia) é recomendada para evitar a precipitação de cálculos.

E. Hipertensão

No momento da manifestação, 50% dos pacientes apresentam hipertensão e a maioria dos outros a desenvolve durante o curso da doença. A isquemia induzida pelo cisto parece causar a ativação do sistema renina-angiotensina; portanto, os IECA ou BRA são a terapia de primeira linha. Recomenda-se o controle intensivo da pressão arterial (meta ≤ 110/75 mmHg) em adultos com menos de 50 anos com TFGe superior a 60 mL/min/1,73 m²; para todos os outros indivíduos afetados, a meta de pressão arterial é ≤ 130/85 mmHg.

F. Aneurismas cerebrais

Cerca de 10-15% dos pacientes têm aneurismas arteriais no círculo de Willis. A arteriografia de triagem é controversa, e alguns especialistas recomendam a triagem para todos (angiografia por TC ou RM); alguns reservam a triagem para aqueles com histórico familiar de aneurismas, pessoas que exercem profissões de alto risco (p. ex., pilotos de avião) ou pessoas submetidas a cirurgia eletiva com alto risco de desenvolver hipertensão perioperatória de moderada a grave.

G. Outras complicações

Os problemas cardiovasculares incluem prolapso da válvula atrioventricular esquerda em até 25% dos pacientes, aneurismas aórticos e anormalidades na válvula aórtica. Os divertículos colônicos são mais comuns em pacientes com rins policísticos.

Prognóstico

O tamanho do rim, relatado como volume renal total, é o melhor preditor de declínio da função renal em pacientes com doença renal policística autossômica dominante, e pode ser medido por meio de TC ou RM utilizando-se o sistema de Classificação da Mayo (www.mayo.edu/research/documents/pkd-centeradkpkd-classification/doc-20094754). As pessoas com alto risco de acordo com esse sistema de classificação podem se beneficiar de tratamentos que retardam o crescimento do cisto. Os antagonistas dos receptores de vasopressina diminuem a taxa de alteração no volume renal total e o declínio da TGFe, e um desses medicamentos (tolvaptan) é aprovado pela FDA para o tratamento da doença renal policística autossômica dominante. A ingestão excessiva de água terá o mesmo efeito fisiológico sobre a vasopressina, e os pacientes devem ser incentivados a beber pelo menos 2 L de água por dia. A abstenção do consumo de cafeína pode evitar a formação de cistos devido aos efeitos sobre as proteínas acopladas à proteína G.

Borrego Utiel FJ et al. How to estimate kidney growth in patients with autosomal dominant polycystic kidney disease. J Am Soc Nephrol. 2023;34:944. [PMID: 36995133]

Gordon CE et al. Assessing risk of progression in ADPKD. Clin J Am Soc Nephrol. 2022;17:134. [PMID: 34887257]

Zhou JX et al. Drug repurposing in autosomal dominant polycystic kidney disease. Kidney Int. 2023;103:859. [PMID: 36870435]

Zhou JX et al. Autosomal dominant polycystic kidney disease therapies on the horizon. Adv Kidney Dis Health. 2023;30:245. [PMID: 37088527]

Rim esponjoso medular

O rim esponjoso medular é uma doença que envolve o néfron distal e afeta menos de 1% da população em geral. Embora presente no nascimento, geralmente não é diagnosticada antes da terceira ou quarta década de vida. Acredita-se que a doença ocorra devido ao rompimento da interface entre o broto ureteral e o mesênquima metanéfrico, geralmente resultante de mutações autossômicas dominantes nos genes responsáveis pelo desenvolvimento urogenital. Os rins apresentam aumento acentuado e irregular dos ductos coletores medulares e papilares. Essa condição está associada a cistos medulares difusos, dando uma aparência de "queijo suíço" a essas regiões.

Achados clínicos

A nefrolitíase é a manifestação clínica e a complicação mais comum do rim esponjoso medular, afetando até 70% dos pacientes. Podem ocorrer também hematúria (macroscópica ou microscópica), ITU recorrentes, ou ambos. Outros achados podem incluir redução da capacidade de concentração urinária, nefrocalcinose e, com menos frequência, acidose tubular renal tipo 1 (distal). O diagnóstico é determinado clinicamente por meio de dados laboratoriais e características de imagem. A imagem de TC mostra a dilatação cística dos túbulos coletores distais com aparência estriada e calcificações no sistema coletor renal. Achados ultrassonográficos semelhantes também podem respaldar o diagnóstico.

Tratamento

O tratamento do rim esponjoso medular tem caráter de suporte e visa basicamente à atenuação da acidose, se presente, com terapia alcalina oral, e à redução do risco de formação de cálculos mediante a ingestão adequada de líquidos (2 L/dia). Uma dieta com baixo teor de sódio, tiazídicos, ou ambos, pode reduzir a excreção urinária de cálcio.

Prognóstico

Em geral o rim esponjoso medular é considerado uma condição benigna a menos que haja complicações decorrentes de ITU recorrentes, nefrolitíase ou acidose não controlada.

Gliga ML et al. Ultrasound patterns and disease progression in medullary sponge kidney in adults. Ultrason Imaging. 2023;45:151. [PMID: 37057397]

Granata S et al. Proteomics insights into medullary sponge kidney disease: Review of the recent results of an Italian Research Collaborative Network. Kidney Blood Press Res. 2022;47:683. [PMID: 36265463]

DOENÇAS MULTISSISTÊMICAS COM ENVOLVIMENTO RENAL VARIÁVEL

Mieloma múltiplo

O mieloma múltiplo é uma malignidade das células plasmáticas (ver Cap. 15) que pode causar diversos distúrbios renais. A lesão é causada pelos efeitos tóxicos das imunoglobulinas monoclonais ou dos componentes da cadeia leve produzidos pelas células plasmáticas. A nefropatia de cilindros (também chamada de "rim do mieloma") é a doença renal mais comum no mieloma múltiplo e ocorre quando as cadeias leves de imunoglobulina (proteína de Bence Jones) sobrecarregam a capacidade de reabsorção dos túbulos, levando à precipitação no néfron distal e à obstrução tubular. O mieloma múltiplo pode também causar a síndrome de Fanconi, ou disfunção generalizada do túbulo proximal, com sinais que incluem acidose tubular renal tipo 2 e glicosúria euglicêmica. A proteinúria na nefropatia de cilindros se deve exclusivamente ao extravasamento tubular de cadeias leves, que não são detectadas pelo exame de urina (ver seção sobre proteinúria). Pode-se observar a presença de hipercalcemia decorrente de lise óssea. O mieloma múltiplo pode causar também amiloidose renal com síndrome nefrótica; nesses pacientes, o exame de urina revela albuminúria pesada resultante de dano glomerular. Outras condições que resultam em doença renal incluem infiltração de células plasmáticas no parênquima renal e síndrome de hiperviscosidade que compromete o fluxo sanguíneo renal. A terapia para IRA atribuída ao mieloma múltiplo inclui correção da hipercalcemia; reposição de volume; e quimioterapia para a malignidade subjacente, geralmente com agentes à base de bortezomibe. Às vezes a plasmaférese e a hemodiálise são opções consideradas para reduzir a carga de cadeias leves livres circulantes, mas os resultados têm se mostrado ambíguos e seu uso é controverso.

Bridoux F et al. Management of acute kidney injury in symptomatic multiple myeloma. Kidney Int. 2021;99:570. [PMID: 33440212]

Dimopoulos MA et al. Management of multiple myeloma-related renal impairment: recommendations from the International Myeloma Working Group. Lancet Oncol. 2023;24:e293. [PMID: 37414019]

Leung N et al. Multiple myeloma with acute light chain cast nephropathy. Blood Cancer J. 2023;13:46. [PMID: 36990996]

Doença falciforme

As doenças renais são comuns em pessoas com doença falciforme. Na maioria das vezes, é resultado da falcização das hemácias na medula renal relativamente hipóxica. A congestão e a estase levam à hemorragia, inflamação intersticial e infartos papilares com consequente necrose. A hematúria é comum; a proteinúria é uma possível ocorrência e pressagia um prognóstico menos favorável. A isostenúria (osmolaridade da urina igual à do soro) sinaliza danos aos capilares renais com capacidade de concentração urinária prejudicada e perdas excessivas de água pelos rins; os pacientes podem facilmente ficar desidratados. A glomerulopatia falciforme é menos comum, mas progride inexoravelmente para DRET. O tratamento da doença renal visa ao controle da doença falciforme e garantir a ingestão adequada de líquidos; os IECA ou BRA devem ser opções consideradas para pacientes albuminúricos; a hidroxiureia é promissora na proteção contra danos renais. O traço falciforme também pode resultar em doença renal, embora em taxas menores do que as observadas na doença falciforme. Para aqueles que evoluem para DRET, deve-se considerar o transplante renal.

Ataga KI et al. The nephropathy of sickle cell trait and sickle cell disease. Nat Rev Nephrol. 2022;18:361. [PMID: 35190716]

Zahr RS et al. Sickle cell disease and CKD: an update. Am J Nephrol. 2024;55:56. [PMID: 37899028]

Tuberculose

A tuberculose renal geralmente resulta de disseminação hematogênica e é subdiagnosticada. Até 20% dos pacientes com tuberculose têm doença extrapulmonar, e até 5% dos pacientes com tuberculose extrapulmonar apresentam envolvimento geniturinário. Sua manifestação clássica é a presença de piúria microscópica sem crescimento bacteriano na cultura urinária – ou "piúria estéril". Mais frequentemente, há presença também de outras bactérias com possível coexistência de hematúria microscópica. As culturas de urina não são mais o padrão ouro para o diagnóstico, já que o teste de ácido nucleico da urina veio elevar o grau de sensibilidade.

Os achados característicos em exames de imagem incluem necrose papilar e cavitação do parênquima renal. Estenoses ou calcificações ureterais também são possíveis presenças. A biópsia renal geralmente não é necessária para confirmar o diagnóstico, mas revela inflamação granulomatosa e nefrite tubulointersticial. O início imediato do tratamento antituberculose é indicado, sem o qual a progressão para DRET é comum em razão da inflamação crônica e da obstrução.

Bausch K et al. Genitourinary tuberculosis: a brief manual for urologists on diagnosis and treatment from the European Association of Urology Urological Infections Panel. Eur Urol Focus. 2024;10:77. [PMID: 37541917]

Mantica G et al. Genitourinary tuberculosis: a comprehensive review of a neglected manifestation in low-endemic countries. Antibiotics (Basel). 2021;10:1399. [PMID: 34827337]

Gota e os rins

O rim é o principal órgão para a excreção de ácido úrico. Os pacientes com disfunção tubular proximal apresentam redução da excreção de ácido úrico e são propensos a ataques de artrite gotosa. Dependendo do pH e da concentração de ácido úrico, a deposição pode ocorrer nos túbulos, no interstício ou no trato urinário. O pH mais alcalino do interstício causa a deposição de sal de urato, enquanto o ambiente ácido dos túbulos e do trato urinário causa a deposição de cristais de ácido úrico em altas concentrações.

Podem ocorrer três distúrbios de sobrecarga renal de ácido úrico: (1) a nefrolitíase por ácido úrico pode resultar em uropatia obstrutiva ureteral, (2) a nefropatia aguda por ácido úrico ocorre quando cristais de ácido úrico se precipitam no túbulo distal com obstrução tubular e toxicidade tubulointersticial (geralmente observada na síndrome de lise tumoral) e (3) nefropatia crônica por urato com deposição de cristais de urato no meio alcalino do interstício, levando a fibrose e atrofia.

Esses três distúrbios são observados tanto em "superprodutores" quanto em "subexcretores" de ácido úrico. A segunda situação pode parecer contraintuitiva; entretanto, esses pacientes têm urina ácida, o que permite a precipitação de cristais de ácido úrico relativamente insolúveis. Os pacientes com hiperuricemia devem evitar alimentos e medicamentos que causem hiperuricemia (ver Cap. 22), observar a ingestão adequada de líquidos e ser considerados candidatos a terapia de redução de urato (p. ex., alopurinol ou febuxostat). O tratamento da nefrolitíase por ácido úrico também inclui uma ingestão de líquidos que deve exceder 3 L/dia, bem como a opção de um agente alcalinizante urinário. Pacientes com hiperuricemia, mas sem histórico de gota ou nefrolitíase por ácido úrico, não demonstraram beneficiar-se da terapia de redução de urato.

Kannuthurai V et al. Management of patients with gout and kidney disease: a review of available therapies and common missteps. Kidney360. 2023;4:e1332. [PMID: 37526648]

Ramos GK et al. Update on uric acid and the kidney. Curr Rheumatol Rep. 2022;24:132. [PMID: 35420373]

Fibrose sistêmica nefrogênica

A fibrose sistêmica nefrogênica (FSN) é um distúrbio multissistêmico raro, mas devastador em razão da exposição às primeiras formulações de gadolínio que se verificou exclusivamente em pacientes com DRC avançada (estágio 4 e DRET), IRA ou transplante de rim.

A FSN foi reconhecida pela primeira vez em pacientes submetidos a hemodiálise em 1997, nos quais a incidência após a exposição a agentes de gadolínio do "grupo I" (estrutura linear e relativamente instável) foi de aproximadamente 1-4% na população com DRET e menor em pacientes com doença renal menos grave. Com o tempo, essa incidência diminuiu em face da limitação do uso de gadolínio em pacientes com DRC e IRA e do desenvolvimento de formulações de gadolínio mais seguras (agentes do "grupo II e grupo III") e com estruturas moleculares mais estáveis que não foram associadas à FSN. Há um aviso da FDA para que se evite o uso de agentes de gadolínio do grupo I para pacientes com TFGe inferior a 30 mL/min/1,73 m².

Achados clínicos

A fibrose sistêmica nefrogênica afeta vários sistemas de órgãos, incluindo a pele, os músculos, os pulmões e o sistema cardiovascular. A manifestação mais comum é uma doença debilitante que pode variar da cor da pele a pápulas eritematosas, que se aglutinam em manchas musculosas. A pele pode apresentar-se espessa e lenhosa em algumas áreas e desproporcionalmente dolorosa em relação aos achados do exame.

Tratamento

Nenhum tratamento se mostrou definitivamente eficaz; uma abordagem preventiva no sentido de evitar a exposição de pacientes com alto risco de lesão renal ao gadolínio do grupo I é fundamental. Relatos e séries de casos descrevem o possível benefício dos corticosteroides, da fotoferese, da plasmaferese e do tiossulfato de sódio, mas a verdadeira eficácia desses agentes é desconhecida. Se o gadolínio tiver de ser utilizado em pacientes em diálise, as diretrizes da prática clínica recomendam o uso de um agente do grupo II ou III em uma dose não superior à dose padrão. A hemodiálise imediatamente após a exposição ao gadolínio não é considerada necessária para os agentes dos grupos II e III.

Farooqi S et al. The clinical manifestations and efficacy of different treatments used for nephrogenic systemic fibrosis: a systematic review. Int J Nephrol Renovasc Dis. 2023;16:17. [PMID: 36660606]
Weinreb JC et al. Use of intravenous gadolinium-based contrast media in patients with kidney disease: consensus statements from the American College of Radiology and the National Kidney Foundation. Kidney Med. 2021;3:142. [PMID: 33604544]

Distúrbios urológicos

Mathew Sorensen, MD, MS, FACS

Marah C. Hehemann, MD

Maahum A. Haider, MD, MPH

Revisão científica da edição brasileira: Dr. Raphael Tzung Lima Soares

Hematúria

> **FUNDAMENTOS DO DIAGNÓSTICO**
>
> - A hematúria macroscópica requer avaliação: o trato urinário superior requer exames de imagem, e o trato inferior, avaliado por cistoscopia.
> - Na hematúria microscópica, o exame deve ser estratificado por risco.

Considerações gerais

É possível identificar uma **fonte do trato superior** (rins e ureteres) em 10% dos pacientes com hematúria macroscópica ou microscópica. Quanto às fontes do trato superior, a litíase responde por 40%, a doença renal clínica (rim esponjoso medular, glomerulonefrite, necrose papilar renal) por 20%, o carcinoma de células renais por 10% e o carcinoma de células uroteliais do ureter ou pelve renal por 5%. A ingestão de medicamentos e os problemas clínicos associados podem fornecer pistas diagnósticas. O uso de analgésicos (necrose papilar), ciclofosfamida (cistite química), antibióticos (nefrite intersticial), diabetes *mellitus*, traço ou doença falciforme (necrose papilar), histórico de litíase ou malignidade devem ser investigados. A fonte de hematúria macroscópica do trato inferior (na ausência de infecção) é causada com mais frequência por sangramento de varizes prostáticas ou carcinoma urotelial da bexiga. Em geral, a hematúria microscópica no homem é decorrente de hiperplasia prostática benigna (13%), cálculos renais (6%) ou estenose uretral (1,4%). *Não se pode presumir que a presença de hematúria em pacientes que recebem terapia antiplaquetária ou anticoagulante seja atribuída ao medicamento; é necessária uma avaliação completa, que consiste em exames de imagem do trato superior, cistoscopia e urina e citologia urinária.* (Ver Cap. 41 para Câncer de bexiga, Cânceres do ureter e da pelve renal, Carcinoma de células renais e outros tumores primários do rim.)

Achados clínicos

A. Sintomas e sinais

Se ocorrer hematúria macroscópica, uma descrição do momento (inicial, terminal, total) pode servir de pista para a localização da doença. Devem-se investigar os sintomas associados (ou seja, cólica renal, sintomas irritativos ao urinar ou sintomas constitucionais). *O histórico deve se concentrar nos fatores de risco para câncer urotelial* (idade, sexo masculino, histórico de tabagismo ou de hematúria macroscópica, sintomas miccionais irritativos do trato urinário inferior, história de quimioterapia com ciclofosfamida ou ifosfamida, histórico familiar de carcinoma urotelial ou síndrome de Lynch, exposição ocupacional a produtos químicos de benzeno ou aminas aromáticas, histórico de corpo estranho crônico no trato urinário, p. ex., cateter de Foley ou suprapúbico) e em causas não malignas. O exame físico deve procurar sinais de doença sistêmica (febre, erupção cutânea, linfadenopatia, massas abdominais ou pélvicas), bem como sinais de doença renal clínica (hipertensão, sobrecarga de volume). A avaliação urológica pode demonstrar aumento da próstata, massa no flanco ou doença uretral. A avaliação de pacientes com hematúria e sua estratificação de risco não devem ser influenciadas pelo fato de eles estarem tomando algum agente antiplaquetário ou anticoagulante.

B. Achados laboratoriais

As investigações laboratoriais iniciais incluem um exame de urina e cultura urinária. A **micro-hematúria** é definida como três ou mais glóbulos vermelhos por campo de alta potência em uma avaliação microscópica da urina. O grau de hematúria microscópica é importante na estratificação de risco, de acordo com as diretrizes de hematúria da American Urological Association de 2020 (Fig. 25.1). Uma leitura positiva da fita reagente para heme merece um exame microscópico para confirmar ou refutar o diagnóstico de hematúria, mas não é suficiente para justificar um exame por si só. Se a urina e a cultura forem sugestivas de infecção do trato urinário, é importante fazer um acompanhamento da urinálise após o tratamento da infecção para garantir a resolução da hematúria. Deve-se obter uma estimativa da função renal, uma vez que a insuficiência renal pode influenciar os métodos de imagem do trato superior (p. ex., capacidade de obter uma imagem de TC ou RM com contraste) de pacientes com hematúria. *A citologia da urina e outros marcadores baseados na urina*

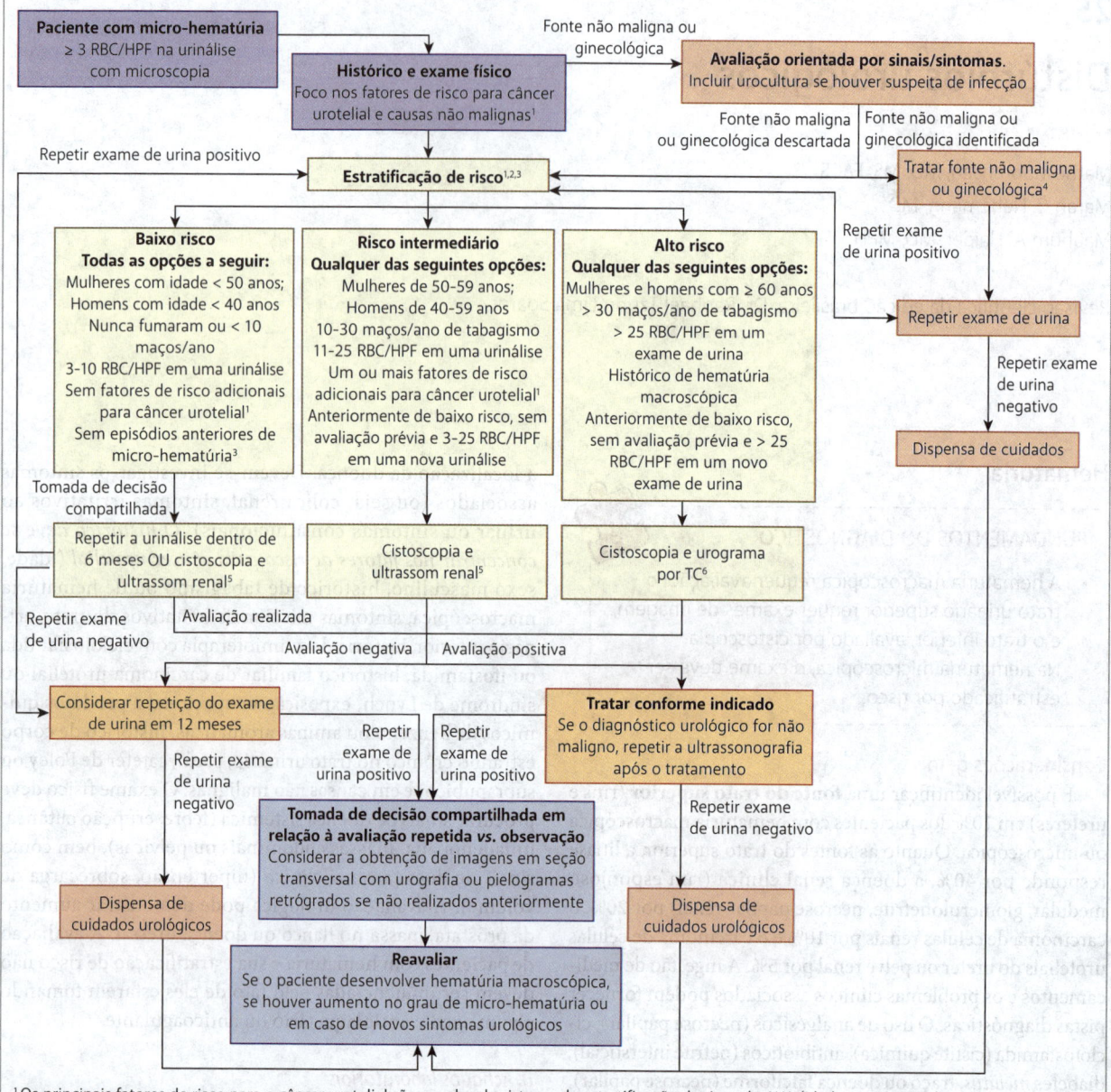

FIGURA 25.1 Hematúria microscópica: abordagem algorítmica para estratificação de risco de pacientes como de baixo risco, risco intermediário e alto risco de malignidade urotelial. HPF: campo de alta potência; RBC: contagem de hemácias.

Reproduzida de Barocas DA, Boorjian SA, Alvarez RD, et al. Microhematuria: AUA/SUFU Guideline. J Urol. 2020;204(4):778-786.

não são recomendados como exames de rotina na avaliação de hematúria microscópica assintomática.

C. Estratificação de risco

Após a avaliação inicial, os médicos devem classificar os pacientes com hematúria microscópica como de risco de malignidade urotelial baixo, intermediário ou alto (Fig. 25.1).

D. Avaliação

Os pacientes com hematúria macroscópica devem fazer uma avaliação completa do trato superior por meio de **pielograma intravenoso por TC (CT-IVP)** ou de **urografia por ressonância magnética (urografia RM)** com e sem contraste, com fases retardadas. *Nenhum estudo de imagem avalia adequadamente a bexiga*, razão pela qual é necessária a inspeção visual da bexiga por **cistoscopia**.

Os pacientes de baixo risco com hematúria microscópica devem tomar uma decisão compartilhada com seu médico para decidir por repetir os exames de urina nos 6 meses seguintes ou prosseguir imediatamente com a cistoscopia e o **ultrassom renal**. Se a hematúria microscópica persistir em uma repetição do exame de urina, o paciente que não tiver sido submetido inicialmente à cistoscopia deve ser reclassificado como de risco intermediário ou alto e submetido a exames de imagem do trato superior de acordo com o grupo de risco e a avaliação do trato inferior por cistoscopia.

Pacientes de risco intermediário devem submeter-se a exames de imagem do trato superior com ultrassom renal e avaliação do trato inferior por cistoscopia.

Pacientes de alto risco devem submeter-se a avaliação do trato superior com TC-IVP (preferencial), neurograma de RM (se a TC-IVP for contraindicada) e avaliação cistoscópica da bexiga. Se houver contraindicações para a TC-IVP e a Urografia RM, os médicos podem realizar exames de imagem no plano axial sem contraste, junto a pielografia retrógrada no momento da cistoscopia.

Acompanhamento

Em pacientes com avaliações negativas de hematúria, recomenda-se a repetição da urinálise com microscopia em um período de 6-12 meses. Os pacientes com ultrassonografia de acompanhamento negativa não necessitam de avaliação adicional. Se a hematúria microscópica persistir ou se repetir nos exames de urina de acompanhamento, os médicos devem compartilhar com os pacientes sua decisão sobre a repetição da avaliação. Entretanto, os pacientes que desenvolverem hematúria macroscópica ou apresentarem agravamento da hematúria microscópica devem ser encaminhados para repetir a avaliação dos tratos superior e inferior.

Quando encaminhar

Na ausência de etiologia benigna clara (como infecção, menstruação, exercício vigoroso, evento agudo de cálculo, doença renal clínica, doença viral, trauma ou procedimento urológico recente), a hematúria (macroscópica ou microscópica) requer avaliação.

Barocas DA et al. Microhematuria: AUA/SUFU Guideline. J Urol. 2020;204:778. [PMID: 32698717]
Judge C et al. Management of patients with microhematuria. JAMA. 2021;326:563. [PMID: 34374732]

Infecções do trato geniturinário

As infecções do trato urinário estão entre as entidades mais comuns encontradas na prática médica. Em geral, nas infecções agudas, um único patógeno é encontrado, enquanto dois ou mais patógenos são frequentemente observados em infecções crônicas. As bactérias coliformes são responsáveis pela maioria das infecções do trato urinário não complicadas e não nosocomiais, sendo a *Escherichia coli* a mais comum. Essas infecções geralmente são sensíveis a uma ampla variedade de antibióticos administrados por via oral e respondem rapidamente. As infecções nosocomiais geralmente são causadas por patógenos mais resistentes, podendo exigir antibióticos parenterais. As infecções são particularmente preocupantes porque, se forem tratadas de forma inadequada, podem resultar em perda da função renal. A cultura urinária é recomendada para pacientes com suspeita de infecção do trato urinário, e o ideal é que seja realizada antes do início do tratamento com antibióticos. Anteriormente, uma contagem de colônias > 105/mL era considerada o critério para infecção do trato urinário, embora até 50% das mulheres com infecções sintomáticas possam ter contagens mais baixas. Além disso, a *presença de piúria tem pouca correlação com o diagnóstico de infecção do trato urinário, portanto a urinálise isoladamente não é adequada para o diagnóstico*. Com relação ao tratamento, as infecções (pielonefrite, prostatite) requerem terapia por 1-2 semanas, enquanto as **infecções da mucosa** (cistite) requerem apenas 1-3 dias de tratamento.

1. Cistite aguda

FUNDAMENTOS DO DIAGNÓSTICO

- Sintomas irritativos ao urinar.
- O paciente geralmente se apresenta afebril.
- Urocultura positiva; hemocultura também pode ser positiva.

Considerações gerais

A cistite aguda é uma infecção da bexiga, geralmente atribuída a bactérias coliformes (especialmente *E. coli*) e, eventualmente, bactérias Gram-positivas (enterococos). A via de infecção costuma ser ascendente a partir da uretra. A cistite viral causada por adenovírus às vezes é observada em crianças, mas é rara em adultos imunocompetentes. *A cistite não complicada em homens é rara e implica um processo patológico como cálculos infectados, prostatite ou retenção urinária crônica que requer investigação complementar.*

Achados clínicos

A. Sintomas e sinais

Sintomas miccionais irritativos (frequência, urgência, disúria) e desconforto suprapúbico são comuns. As mulheres podem apresentar hematúria macroscópica, e os sintomas podem aparecer após a relação sexual. O exame físico pode provocar sensibilidade suprapúbica, mas o exame geralmente se apresenta normal. Não há toxicidade sistêmica.

B. Achados laboratoriais

A urina não deve apresentar células escamosas, indicando uma coleta limpa, e normalmente apresenta piúria, bacteriúria e graus variados de hematúria. O grau de piúria e bacteriúria não tem necessariamente correlação com a gravidade dos sintomas. A cultura urinária é positiva para o organismo agressor, mas *não são necessárias contagens de colônias superiores a 105/mL para o diagnóstico*. Pacientes com bacteriúria assintomática ou colonização devem apresentar uroculturas positivas, mas não requerem tratamento, exceto mulheres grávidas. Pacientes com cateteres urinários de longa duração (**cateter de demora [Foley] ou suprapúbico**) ou urostomia provavelmente estão colonizados por bactérias, portanto o exame e a urocultura são mais úteis para a orientação do tratamento, em vez de determinar se há infecção sintomática.

C. Exames de imagem

Como a cistite não complicada é rara em homens, é necessária uma investigação adequada para elucidar o problema subjacente, a qual pode incluir ultrassonografia abdominal, teste de resíduos pós-miccional e cistoscopia. Em caso de suspeita de pielonefrite, infecções recorrentes ou anormalidades anatômicas, são necessárias imagens de acompanhamento por meio de tomografia computadorizada.

Diagnóstico diferencial

Nas mulheres, os processos infecciosos, como vulvovaginite e doença inflamatória pélvica, geralmente se distinguem pelo exame pélvico e pela ultrassonografia. Nos homens, a uretrite e a prostatite podem ser diferenciadas pelo exame físico (corrimento uretral ou sensibilidade prostática).

As causas não infecciosas de sintomas semelhantes aos da cistite incluem irradiação pélvica, quimioterapia (ciclofosfamida), carcinoma de bexiga, cistite intersticial, disfunção miccional, irritantes da bexiga, cálculo de ureter distal e distúrbios psicossomáticos.

Prevenção

Pode-se reduzir o risco de desenvolver uma infecção do trato urinário com alta ingesta de líquido e esvaziando completamente a bexiga com frequência. Mulheres nas quais as infecções do trato urinário tendem a se desenvolver após a relação sexual devem ser aconselhadas a esvaziar a bexiga antes e, principalmente, depois da relação sexual, podendo beneficiar-se de dose única de antibiótico pós-coito. Mulheres na pós-menopausa com infecções recorrentes do trato urinário (três ou mais episódios por ano) tratadas com estrogênio vaginal como creme ou anel têm uma redução significativa das infecções. Cápsulas diárias de oxicoco podem reduzir o risco de cistite, embora os dados sejam conflitantes. Em geral, os antibióticos profiláticos não são recomendáveis. Antes de instituir a profilaxia antibiótica é preciso realizar uma avaliação urológica completa para excluir qualquer anormalidade anatômica (p. ex., cálculos, refluxo, fístula, prolapso, divertículos uretrais). Pode-se administrar uma série inicial de 6-12 meses de antibióticos profiláticos, embora os benefícios destes devam ser pesados em relação aos riscos associados à resistência bacteriana esperada.

O risco de pacientes hospitalizados contraírem uma infecção do trato urinário associada ao cateter pode ser minimizado com o uso de cateteres de demora somente quando necessário, a implementação de sistemas que garantam a remoção dos cateteres quando não forem mais necessários, o uso de cateteres antimicrobianos em pacientes de alto risco, a manutenção de técnicas de inserção adequadas, a identificação de resíduos pós-miccionais significativamente elevados e a utilização de alternativas, como cateterismo intermitente e dispositivos de coleta externos (cateteres de preservativo) em homens adequadamente selecionados.

Tratamento

A cistite não complicada em mulheres pode ser tratada com terapia antimicrobiana de curto prazo, que consiste em dose única ou 1-7 dias de terapia. Fosfomicina, nitrofurantoína e trimetoprima-sulfametoxazol são os medicamentos de escolha para cistite não complicada (Tab. 25.1). A Food and Drug Administration (FDA) aconselha a restrição do uso de fluoroquinolonas para infecções não complicadas. Devido ao surgimento de organismos resistentes, devem-se consultar os padrões locais de resistência bacteriana para identificar as melhores opções de tratamento. A revisão da literatura propôs que *a cistite aguda não complicada em mulheres pode ser diagnosticada sem avaliação no consultório ou urocultura*, e que as terapias de primeira linha devem incluir a administração de trimetoprima-sulfametoxazol (160/800 mg 2x/dia por 3 dias), nitrofurantoína (100 mg 2x/dia por 5-7 dias) ou fosfomicina trometamol (3 g em dose única). Em homens, a infecção não complicada do trato urinário é rara; portanto, a duração da terapia antibiótica depende da etiologia subjacente. Banhos de assento quentes ou analgésicos urinários (fenazopiridina, 200 mg VO 3x/dia) podem proporcionar alívio sintomático adicional. Mulheres na pós-menopausa com cistite recorrente podem ser tratadas com creme vaginal de estrogênio 0,5 g à noite por 2 semanas e depois 2 vezes por semana a partir daí.

Prognóstico

Em geral, as infecções respondem rapidamente à terapia, e a falta de resposta sugere resistência ao medicamento escolhido ou anormalidades anatômicas, o que requer investigação complementar.

TABELA 25.1 Terapia empírica para infecções do trato urinário

Diagnóstico	Antibiótico	Via	Duração
Cistite aguda[a]	**Primeira linha:**		
	Trimetoprima-sulfametoxazol, 160/800 mg, (1 comprimido DS) a cada 12 horas[1]	Oral	3 dias
	Nitrofurantoína (macrocristais), 100 mg a cada 12 horas	Oral	5 dias
	Fosfomicina, pacote de 3 g, uma única vez	Oral	1 dia
	Segunda linha:		
	Ciprofloxacino, 250 mg a cada 12 horas[2]	Oral	3 dias
	Levofloxacino, 250-500 mg/dia[2]	Oral	3 dias
	Agentes alternativos:		
	Cefalexina, 500 mg a cada 6-12 horas	Oral	7 dias
	Amoxicilina/clavulanato, 500/125 mg a cada 12 horas	Oral	3 dias
	Cefpodoxima, 100 mg a cada 12 horas	Oral	3 dias
Pielonefrite aguda[a]	**Hospitalizado:**		
	Ampicilina, 1 g a cada 6 horas, mais gentamicina, 1 mg/kg a cada 8 horas	Intravenosa	14 dias
	Ceftriaxona, 1 g/dia	Intravenosa	14 dias
	Ciprofloxacino, 400 mg a cada 12 horas[2]	Intravenosa	14 dias
	Cefepime/enmetazobactam, 2,5 g a cada 8 horas[3]	Intravenosa	7-14 dias
	Não hospitalizado: **Dose intravenosa inicial[4]:**		
	Ceftriaxona, 1 g	Intravenosa	1 vez
	Ciprofloxacino, 400 mg[2]	Intravenosa	1 vez
	Gentamicina, 5 mg/kg	Intravenosa	1 vez
	Seguido por um destes regimes orais:		
	Ciprofloxacino, 500 mg a cada 12 horas	Oral	7 dias
	Levofloxacino, 750 mg/dia[2]	Oral	5 dias
	Trimetoprima-sulfametoxazol, 160/800 mg (1 comprimido de DS) a cada 12 horas[1]	Oral	14 dias
Prostatite bacteriana aguda[b]	**Hospitalizado:**		
	Ampicilina, 2 g a cada 6 horas, mais gentamicina, 1,5 mg/kg a cada 8 horas	Intravenosa	Até que a febre passe
	Seguido por um destes regimes orais ambulatoriais:		
	Trimetoprima-sulfametoxazol, 160/800 mg (1 comprimido DS) a cada 12 horas[1]	Oral	3 semanas
	Ciprofloxacino, 250-500 mg a cada 12 horas[2]	Oral	3 semanas
Prostatite bacteriana crônica[b]	**Primeira linha:**		
	Ciprofloxacino, 500 mg a cada 12 horas[2]	Oral	1-3 meses
	Levofloxacino, 750 mg/dia[2]	Oral	28 dias
	Segunda linha:		
	Doxiciclina, 100 mg 2x/dia	Oral	4-12 semanas
	Azitromicina, 500 mg/dia	Oral	4-12 semanas
	Claritromicina, 500 mg/dia	Oral	4-12 semanas
Epididimite aguda[c] Transmitida por via sexual (idade < 35 anos)	Ceftriaxona, 500 mg em dose única, **mais**	Intramuscular	1 vez
	Doxiciclina, 100 mg a cada 12 horas	Oral	10 dias
Transmitida por via sexual entre homens que praticam sexo anal	Ceftriaxona, 500 mg em dose única, **mais**	Intramuscular	1 vez
	Levofloxacino, 500 mg/dia[2]	Oral	10 dias
Transmitida por via não sexual, normalmente organismos entéricos (idade > 35 anos)	Levofloxacino, 500 mg/dia[2]	Oral	10 dias

[1] Resistência crescente observada (até 20%).

[2] A FDA aconselha a restrição do uso de fluoroquinolonas para algumas infecções não complicadas, inclusive do trato urinário, devido a efeitos colaterais na saúde mental, incluindo distúrbios de atenção, desorientação, agitação, nervosismo, comprometimento da memória e delírio; efeitos colaterais musculoesqueléticos: riscos de tendinite e ruptura de tendão; efeitos colaterais neuromusculares: neuropatia periférica e piora da miastenia grave; efeito colateral endócrino de coma por hipoglicemia.

[3] Indicações: adultos com infecção complicada do trato urinário, incluindo pielonefrite, especialmente aquelas causadas por betalactamase de espectro estendido (ESBL), infecções causadas por *Escherichia coli*, *Klebsiella*, *Pseudomonas*, *Proteus* e *Enterobacter*.

[4] A Infectious Diseases Society of America (IDSA) recomenda uma dose intravenosa inicial de 24 horas de antibiótico quando a resistência local do regime oral selecionado for superior a 10%. Ver antibiogramas locais.

Fontes:

[a] Treatment regimens based upon Gupta K et al. Treatment of acute uncomplicated cystitis and pyelonephritis in women: a 2010 update by the Infectious Diseases Society of America and European Society for Microbiology and Infectious Diseases. Clin Infect Dis. 2011;52:e103; and Lee RA et al; Scientific Medical Policy Committee of the American College of Physicians. Appropriate use of short-course antibiotics in common infections: Best Practice Advice From the American College of Physicians. Ann Intern Med. 2021;174:822.

[b] Treatment regimens based upon Coker TJ et al. Acute bacterial prostatitis: diagnosis and management. Am Fam Physician. 2016;93:114; and Su ZT et al. Management of chronic bacterial prostatitis. Curr Urol Rep. 2020;21:29.

[c] Treatment regimens based upon Workowski KA et al; Centers for Disease Control and Prevention. Sexually transmitted diseases treatment guidelines, 2021. MMWR Recomm Rep. 2021;70:1.

Quando encaminhar

- Suspeita ou evidência radiográfica de anormalidade anatômica.
- Evidência de urolitíase.
- Cistite recorrente devido à persistência bacteriana.

Ferrante KL et al. Vaginal estrogen for the prevention of recurrent urinary tract infection in postmenopausal women: a randomized clinical trial. Female Pelvic Med Reconstr Surg. 2021;27:112. [PMID: 31232721]

Gill CM et al. A review of nonantibiotic agents to prevent urinary tract infections in older women. J Am Med Dir Assoc. 2020;21:46. [PMID: 31227473]

Kim DK et al. Reappraisal of the treatment duration of antibiotic regimens for acute uncomplicated cystitis in adult women: a systematic review and network meta-analysis of 61 randomised clinical trials. Lancet Infect Dis. 2020;20:1080. [PMID: 32446327]

Lee RA et al. Appropriate use of short-course antibiotics in common infections: best practice advice from the American College of Physicians. Ann Intern Med. 2021;174:822. [PMID: 33819054]

Morgan DJ et al. Shorter courses of antibiotics for urinary tract infection in men. JAMA. 2021;326:309. [PMID: 34313705]

2. Pielonefrite aguda

FUNDAMENTOS DO DIAGNÓSTICO

- Febre.
- Dor no flanco.
- Sintomas irritativos ao urinar.
- Urocultura positiva.

Considerações gerais

A pielonefrite aguda é uma doença inflamatória infecciosa que envolve o parênquima renal e a pelve renal. As bactérias Gram-negativas são os agentes causadores mais comuns e incluem *E. coli*, *Proteus*, *Klebsiella*, Enterobacter e *Pseudomonas*. As bactérias Gram-positivas são menos frequentes, mas incluem *Enterococcus faecalis* e *Staphylococcus aureus*. Em geral, a infecção se origina no trato urinário inferior, com exceção do *S. aureus*, que geralmente se dissemina pela via hematogênica.

Achados clínicos
A. Sintomas e sinais

Os sintomas incluem febre, dor no flanco, calafrios e sintomas irritativos ao urinar (urgência, frequência, disúria). Sintomas associados, como náuseas, vômitos e diarreia, são comuns. Os sinais incluem febre e taquicardia. A **sensibilidade do ângulo costovertebral** geralmente é acentuada.

B. Achados laboratoriais

A contagem completa de células sanguíneas mostra leucocitose e um desvio para a esquerda. O exame de urina mostra piúria, bacteriúria e vários graus de hematúria. Observam-se cilindros de glóbulos brancos. A urocultura demonstra o crescimento do organismo agressor, e a hemocultura também pode ser positiva.

C. Exames de imagem

Na pielonefrite complicada, o ultrassom renal pode mostrar hidronefrose causada por um cálculo ou outra fonte de obstrução. A TC pode demonstrar redução da perfusão renal ou de áreas focais dentro do rim, bem como a presença de gordura perinefrética inespecífica.

Diagnóstico diferencial

O diagnóstico diferencial inclui cistite aguda ou uma fonte urinária inferior. Deve-se diferenciar doença intra-abdominal aguda, como apendicite, colecistite, pancreatite ou diverticulite, de pielonefrite. Em geral, observa-se um exame de urina normal em distúrbios gastrointestinais; entretanto, uma eventual inflamação do intestino adjacente (apendicite ou diverticulite) pode resultar em hematúria ou piúria estéril. Testes bioquímicos hepáticos anormais ou níveis elevados de amilase podem auxiliar na diferenciação. A pneumonia do lobo inferior é distinguível pela radiografia anormal do tórax.

Em homens, o principal diagnóstico diferencial da pielonefrite aguda inclui também epididimite aguda e prostatite aguda. O exame físico e a localização da dor devem permitir essa distinção.

Complicações

A sepse com choque pode ocorrer com a pielonefrite aguda. Em pacientes diabéticos, a pielonefrite enfisematosa resultante de organismos produtores de gás pode ser fatal se não for tratada adequadamente. **A pielonefrite obstrutiva, decorrente de um cálculo, p. ex., constitui uma situação de emergência cirúrgica e requer atenção urgente.** Adultos saudáveis geralmente recuperam completamente a função renal, mas se houver doença renal coexistente pode ocorrer cicatrização ou pielonefrite crônica. Uma terapia inadequada pode resultar na formação de abscessos.

Tratamento

A urocultura e a hemocultura visam identificar o agente causador e determinar a sensibilidade antimicrobiana. No ambiente de internação, devem-se iniciar antibióticos intravenosos de amplo espectro (ampicilina e um aminoglicosídeo) até que se conheça a sensibilidade dos organismos (Tab. 25.1), com antibióticos ajustados conforme as respectivas sensibilidades. Em geral, mantêm-se os antibióticos intravenosos por 24 horas após a resolução da febre, e os antibióticos orais, para completar uma série de 14 dias de terapia. No ambiente ambulatorial, pode-se iniciar a terapia empírica (Tab. 25.1). *Se os antibiogramas locais demonstrarem que as taxas de resistência local para o regime oral excedem 10%, é necessária uma dose intravenosa inicial de 24 horas de antibiótico.*

A febre pode persistir por até 72 horas, mesmo com antibióticos adequados; a ausência de resposta em 48 horas justifica a realização de exames de imagem (TC ou ultrassom) para excluir fatores complicadores que possam exigir intervenção (p. ex., abscesso perinéfrico ou cálculo obstrutivo). A drenagem por cateter pode ser necessária em caso de retenção urinária e drenagem por nefrostomia se houver obstrução ureteral.

Prognóstico

Com diagnóstico imediato e tratamento adequado, a pielonefrite aguda tem um bom prognóstico. Fatores complicadores, a presença de doença renal subjacente e o aumento da idade do paciente podem levar a um resultado menos favorável.

Quando encaminhar

- Evidência de fatores complicadores (urolitíase, obstrução).
- Falha na melhora clínica em 48 horas.

Quando hospitalizar

- Infecções graves ou fatores complicadores, evidência de sepse ou necessidade de antibióticos parenterais.
- Necessidade de exames de imagem radiográfica ou drenagem de obstrução do trato urinário.

> Bader MS et al. Treatment of urinary tract infections in the era of antimicrobial resistance and new antimicrobial agents. Postgrad Med. 2020;132:234. [PMID: 31608743]
> Kaye KS et al. Effect of cefepime/enmetazobactam vs piperacillin/tazobactam on clinical cure and microbiological eradication in patients with complicated urinary tract infection or acute pyelonephritis: a randomized clinical trial. JAMA. 2022;328: 1304. [PMID: 36194218]

3. Prostatite bacteriana aguda

FUNDAMENTOS DO DIAGNÓSTICO

- Febre.
- Sintomas irritativos ao urinar.
- Dor perineal ou suprapúbica; sensibilidade intensa comum no exame retal.
- Urocultura positiva.

Considerações gerais

A prostatite bacteriana aguda geralmente é causada por bastonetes Gram-negativos, especialmente espécies de *E. coli* e *Pseudomonas*, e, com menor frequência, por organismos Gram-positivos (p. ex., enterococos). As rotas mais prováveis de infecção incluem a subida pela uretra e o refluxo da urina infectada para os dutos prostáticos. As vias linfática e hematogênica são provavelmente raras.

Achados clínicos
A. Sintomas e sinais

Os sintomas podem acompanhar a disfunção crônica da micção, retenção urinária e esforço para urinar. Dor perineal, sacral ou suprapúbica, febre e queixas de sintomas irritativos ao urinar são comuns. Vários graus de sintomas obstrutivos podem ocorrer à medida que a próstata agudamente inflamada edemacia, o que pode resultar em retenção urinária. Febre alta e próstata quente e, muitas vezes, extremamente sensível são sintomas detectados no exame. Deve-se ter o cuidado de realizar um exame retal, pois a manipulação vigorosa pode resultar em septicemia. *A massagem prostática é contraindicada.*

B. Achados laboratoriais

O hemograma completo mostra leucocitose e desvio à esquerda. O exame de urina mostra piúria, bacteriúria e vários graus de hematúria. As culturas de urina ou de secreções prostáticas expressas demonstram o patógeno agressor (Tab. 25.2).

C. Exames de imagem

A prostatite aguda pode evoluir para abscesso prostático, e uma ultrassonografia pélvica ou transretal é indicada para pacientes que não respondem aos antibióticos em 24-48 horas.

Diagnóstico diferencial

A pielonefrite aguda ou a epididimite aguda devem se distinguir pela localização da dor e pelo exame físico. A diverticulite aguda é ocasionalmente confundida com prostatite aguda; no entanto, o histórico e o exame de urina devem permitir uma distinção clara. A retenção urinária causada pelo aumento da próstata é distinguível pelo exame retal inicial ou pelo exame do resíduo pós-miccional na bexiga.

Tratamento

É possível que seja necessária a hospitalização do paciente, devendo-se iniciar a administração de antibióticos intravenosos (ampicilina e aminoglicosídeo) até que se conheça a sensibilidade do organismo (Tab. 25.1). Depois que o paciente se apresentar afebril por 24-48 horas, utilizam-se os antibióticos orais (p. ex., quinolonas, se o organismo for sensível) para completar 4-6 semanas de terapia. Se houver retenção urinária, convém usar cateterismo de entrada e saída para aliviar a obstrução inicial ou cateterismo (12 horas) de curta duração.

TABELA 25.2 Características clínicas da prostatite e da síndrome da dor pélvica crônica

Achados	Prostatite bacteriana aguda	Prostatite bacteriana crônica	Prostatite não bacteriana crônica	Síndrome da dor pélvica crônica
Febre	+	–	–	–
Urinálise	+	–	–	–
Secreções prostáticas expressas	Contraindicada	+ WBC + Cultura	+ WBC – Cultura	– WBC – Cultura
Amostra de urina pós-massagem prostática	Contraindicada	+ Cultura	– Cultura	– Cultura

WBC: contagem de leucócitos.

Prognóstico

A prostatite bacteriana aguda é relativamente simples de tratar, pois as bactérias são erradicadas com a antibioticoterapia adequada. A progressão para prostatite bacteriana crônica é rara.

Quando encaminhar

- Evidência de retenção urinária.
- Evidência de prostatite crônica.

Quando hospitalizar

- Sinais de sepse.
- Necessidade de drenagem cirúrgica da bexiga ou de abscesso prostático.

Kwan ACF et al. Fosfomycin for bacterial prostatitis: a review. Int J Antimicrob Agents. 2020;56:106106. [PMID: 32721595]

Shakur A et al. Prostatitis: imaging appearances and diagnostic considerations. Clin Radiol. 2021;76:416. [PMID: 33632522]

Xiong S et al. Pharmacological interventions for bacterial prostatitis. Front Pharmacol. 2020;11:504. [PMID: 32425775]

4. Prostatite bacteriana crônica

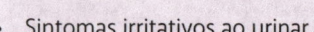

FUNDAMENTOS DO DIAGNÓSTICO

- Sintomas irritativos ao urinar.
- Desconforto perineal ou suprapúbico, muitas vezes incômodo e mal localizado.
- Secreções prostáticas com expressão anormal e cultura positiva.

Considerações gerais

Embora a prostatite bacteriana crônica possa evoluir a partir de uma prostatite bacteriana aguda ou de uma infecção recorrente do trato urinário, mais da metade dos homens afetados não tem histórico de infecção aguda. Os bastonetes Gram-negativos são os agentes etiológicos mais comuns, mas apenas um organismo Gram-positivo (*Enterococcus*) está associado à infecção crônica. As vias de infecção são as mesmas da infecção aguda.

Achados clínicos

A. Sintomas e sinais

As manifestações clínicas são variáveis. A maioria dos pacientes apresenta graus variados de sintomas irritativos ao urinar, dor uretral e sintomas urinários obstrutivos. Dor lombar e perineal são comuns. Muitos pacientes (25-43%) relatam um histórico de infecções do trato urinário. Em geral, o exame físico não é digno de nota, embora a próstata possa parecer normal, encharcada ou endurecida. Deve-se medir o **volume residual de urina pós-miccional** para avaliar a retenção urinária.

B. Achados laboratoriais

O exame de urina é normal, a menos que haja uma cistite secundária. **As secreções prostáticas expressas** ou um **exame de urina pós-massagem prostática** ou ambos demonstram aumento do número de leucócitos (maior que 5-10 por campo de alta potência) e crescimento bacteriano quando cultivadas (Tab. 25.2). *A cultura das secreções e da amostra de urina pós-massagem prostática é necessária para emitir o diagnóstico*. A contagem de leucócitos e bactérias das secreções prostáticas expressas não têm correlação com a gravidade dos sintomas. Se nenhum organismo for identificado na cultura, deve-se suspeitar de prostatite não bacteriana, dor pélvica crônica ou cistite intersticial.

C. Exames de imagem

Normalmente não são necessários exames de imagem.

Diagnóstico diferencial

A uretrite crônica pode imitar a prostatite crônica, embora a urocultura fracionada possa localizar a fonte de infecção em relação à amostra inicial, que vem da uretra. A cistite pode ser secundária à prostatite, mas as amostras de urina após a massagem prostática podem localizar a infecção na próstata. Outras condições prostáticas crônicas, como prostatite não bacteriana, dor pélvica crônica ou cistite intersticial, diferenciam-se da prostatite bacteriana crônica por meio de exame e cultura de secreções prostáticas e amostra de urina pós-massagem prostática. A doença anal pode compartilhar alguns dos sintomas da prostatite, mas o exame físico deve fazer a distinção entre as duas.

Tratamento

Como na prostatite aguda, se os pacientes se apresentarem febris ou sistemicamente doentes, eles podem precisar de internação e terapia intravenosa inicial com antibióticos de amplo espectro, como ampicilina e gentamicina, uma cefalosporina de terceira geração ou uma fluoroquinolona (Tab. 25.1). A terapia continuaria então com trimetoprima-sulfametoxazol oral, fluoroquinolona ou antibiótico de betalactamase de espectro estendido com base na cultura e sensibilidades da secreção prostática expressa ou na urina pós-massagem prostática. A duração ideal da terapia permanece controversa, variando entre 4-6 semanas. Os agentes anti-inflamatórios (indometacina, ibuprofeno), banhos quentes de assento e alfabloqueadores (tansulosina, alfuzosina, silodosina) podem proporcionar alívio dos sintomas.

Prognóstico

A prostatite bacteriana crônica pode ser recorrente, difícil de curar, e muitas vezes requer repetidas séries de antibióticos terapêuticos.

Quando encaminhar

- Sintomas persistentes.
- Hipótese de inscrição em estudos clínicos.

Perletti G et al. Safety considerations with new antibacterial approaches for chronic bacterial prostatitis. Expert Opin Drug Saf. 2022;21:171. [PMID: 34260337]

Su ZT et al. Management of chronic bacterial prostatitis. Curr Urol Rep. 2020;21:29. [PMID: 32488742]

5. Prostatite crônica não bacteriana/síndrome da dor pélvica crônica

FUNDAMENTOS DO DIAGNÓSTICO

- Sintomas irritativos ao urinar.
- Desconforto perineal ou suprapúbico, semelhante ao da prostatite bacteriana crônica.
- Presença de glóbulos brancos em secreções prostáticas, mas cultura negativa.

Considerações gerais

A prostatite crônica não bacteriana e as síndromes de dor pélvica crônica não são totalmente conhecidas com sintomas em razão da cascata inter-relacionada de fatores inflamatórios, imunológicos, endócrinos, musculares, neuropáticos e psicológicos. Existem vários subtipos baseados nos sintomas mais pronunciados. Dor perineal crônica, suprapúbica ou pélvica é o sintoma mais comum, embora os homens possam se queixar de dor nos testículos, na virilha e na região lombar. A dor durante ou após a ejaculação é um dos sintomas mais proeminentes e incômodos para muitos pacientes. É provável que fatores psicossociais (depressão, ansiedade, catastrofização, apoio social deficiente, estresse) também desempenhem um papel importante na exacerbação dos sintomas da dor pélvica crônica. Como a causa da prostatite não bacteriana permanece desconhecida, o diagnóstico geralmente é de exclusão, e o tratamento pode exigir terapia multimodal. A qualidade de vida é bastante reduzida para muitos pacientes com prostatite crônica não bacteriana e síndrome da dor pélvica crônica.

Achados clínicos

A. Sintomas e sinais

A manifestação clínica é idêntica à da prostatite bacteriana crônica, entretanto não há histórico de infecções do trato urinário. O *National Institutes of Health Chronic Prostatitis Symptom Index* (NIH-CPSI) (https://www.med.unc.edu/menshealth/calculator-international-prostatism-symptom-score-ipss) foi validado para quantificar os sintomas de prostatite crônica não bacteriana ou de síndrome da dor pélvica crônica.

B. Achados laboratoriais

Normalmente se observa aumento do número de leucócitos em secreções prostáticas expressas, mas as culturas dessas secreções e as amostras de urina pós-prostática são negativas.

Diagnóstico diferencial

A principal diferença é em relação à prostatite bacteriana crônica. A ausência de culturas positivas estabelece a distinção (Tab. 25.2). Em homens idosos com sintomas miccionais irritativos e culturas negativas, o câncer de bexiga deve ser excluído com exame citológico urinário e cistoscopia.

Tratamento

A terapia multimodal é recomendada de acordo com os vários modos de manifestação do paciente. O paciente com sintomas miccionais é tratado com alfa-bloqueadores (tansulosina, alfuzosina, silodosina). Os antibióticos são utilizados para tratar pacientes recém-diagnosticados virgens de antimicrobianos. Os distúrbios psicossociais são tratados com terapia cognitivo-comportamental, antidepressivos ansiolíticos e, se necessário, encaminhamento a especialistas em saúde mental. A dor neuropática é tratada com gabapentinoides, amitriptilina, neuromodulação, acupuntura e, se necessário, encaminhamento a um especialista em controle da dor (ver Cap. 5). A disfunção muscular do assoalho pélvico pode responder a diazepam, *biofeedback*, fisioterapia (exercícios de Kegel), litotripsia por ondas de choque pélvica e terapia de calor. A disfunção sexual com dor é tratada com terapia sexual e inibidores da fosfodiesterase-5 (avanafila, sildenafila, tadalafila, vardenafila). A cirurgia não é recomendada para a prostatite crônica.

Prognóstico

Sintomas incômodos e recorrentes são comuns, mas não foram identificadas sequelas graves.

Franco JVA et al. Pharmacological interventions for treating chronic prostatitis/chronic pelvic pain syndrome: a Cochrane systematic review. BJU Int. 2020;125:490. [PMID: 31899937]
Pena VN et al Diagnostic and management strategies for patients with chronic prostatitis and chronic pelvic pain syndrome. Drugs Aging. 2021;38:845. [PMID: 34586623]

6. Epididimite aguda

FUNDAMENTOS DO DIAGNÓSTICO

- Febre.
- Sintomas irritativos ao urinar.
- Aumento doloroso do epidídimo.

Considerações gerais

A maioria dos casos de epididimite aguda é infecciosa e pode ser dividida em uma das duas categorias com diferentes distribuições etárias e agentes etiológicos. As **formas sexualmente transmissíveis** geralmente acometem homens com menos de 35 anos, estão associadas a uretrite e resultam de *Chlamydia trachomatis* ou *Neisseria gonorrhoeae*. Os homens que praticam sexo anal podem ter epididimite aguda causada por organismos sexualmente transmissíveis e organismos entéricos. As **formas não sexualmente transmissíveis** normalmente acometem homens com 35 anos ou mais, estão associadas a infecções do trato urinário e prostatite e são causadas por bastonetes Gram-negativos entéricos. A infecção normalmente se dá através da uretra até o ducto ejaculatório, descendo, em seguida, pelo ducto deferente até o epidídimo. A amiodarona foi associada à epididimite autolimitada em um fenômeno dose-dependente.

Achados clínicos

A. Sintomas e sinais

Os sintomas podem ocorrer após disfunção crônica da micção, retenção urinária, colocação de cateter uretral, atividade sexual ou trauma. Sintomas associados de uretrite (dor na glande e secreção uretral) ou cistite (sintomas irritativos ao urinar) podem ocorrer. A dor se desenvolve no escroto, podendo irradiar ao longo do cordão espermático ou para o flanco. O edema e a sensibilidade escrotal geralmente são aparentes. Os casos graves podem desenvolver sintomas sistêmicos, como febre.

No início do curso da doença, o epidídimo pode se distinguir do testículo; entretanto, posteriormente, os dois podem aparecer como uma massa aumentada e sensível. Pode ocorrer o desenvolvimento de uma hidrocele reativa, e a próstata pode apresentar sensibilidade ao exame retal.

B. Achados laboratoriais

O hemograma mostra leucocitose e desvio à esquerda. Na variedade sexualmente transmissível, a coloração de Gram de um esfregaço de secreção uretral pode diagnosticar a presença de diplococos intracelulares Gram-negativos (*N. gonorrhoeae*). Células brancas sem organismos visíveis no esfregaço uretral significam uretrite não gonocócica, e o *C. trachomatis* é o patógeno responsável mais provável. Na variedade não sexualmente transmissível, o exame de urina mostra piúria, bacteriúria e graus variados de hematúria. As uroculturas demonstram o patógeno agressor.

C. Exames de imagem

A ultrassonografia escrotal pode auxiliar no diagnóstico se o exame for difícil ou se houver incerteza no diagnóstico.

Diagnóstico diferencial

A ultrassonografia escrotal é útil para definir a patologia. Os tumores geralmente causam aumento indolor do testículo. O exame de urina é negativo e o exame físico revela epidídimo normal com uma massa palpável no testículo. A torção testicular geralmente ocorre em homens pré-púberes, sendo ocasionalmente observada em adultos jovens. O início agudo dos sintomas e um exame de urina negativo favorecem a torção testicular ou a torção de um dos apêndices testiculares ou epidimários. O sinal de Prehn (a elevação do escroto melhora a dor causada pela epididimite) pode ser sugestivo, mas não é confiável no diagnóstico. Um cálculo ureteral distal geralmente apresenta dor irradiada na virilha ipsilateral e no escroto, mas o escroto não é sensível à palpação e o ultrassom escrotal é normal.

Tratamento

O repouso no leito, o gelo e a elevação do escroto são importantes na fase aguda. O tratamento é direcionado ao patógeno identificado (Tab. 25.3). A variedade sexualmente

TABELA 25.3 Regimes de tratamento recomendados para epididimite

Condição	Regime de tratamento
Para epididimite aguda provavelmente causada por clamídia ou gonorreia	Ceftriaxona 500 mg[1] por via intramuscular em dose única **mais** Doxiciclina 100 mg VO 2x/dia por 10 dias
Para epididimite aguda provavelmente causada por clamídia, gonorreia ou organismos entéricos (observados em homens que praticam sexo anal)	Ceftriaxona 500 mg[1] por via intramuscular em dose única **mais** Levofloxacino 500 mg VO 1x/dia por 10 dias
Para epididimite aguda provavelmente causada apenas por organismos entéricos	Levofloxacino 500 mg VO 1x/dia por 10 dias

[1] Para pessoas com peso ≥ 150 kg, deve ser administrado 1 g de ceftriaxona. Modificada a partir de "Recommended Regimens for Epididymitis", na seção sobre "Epididimite" da Division of STD Prevention, National Center for HIV, Viral Hepatitis, STD, and TB Prevention, Centers for Disease Control and Prevention, https://www.cdc.gov/std/treatmentguidelines/epididymitis.htm.

transmissível em pacientes com menos de 35 anos é tratada com uma única injeção intramuscular de ceftriaxona 500 mg, mais 10 dias de doxiciclina oral 100 mg 2x/dia; além disso, *qualquer parceiro sexual dos 60 dias anteriores deve ser avaliado e tratado conforme indicado*. Homens que praticam sexo anal recebem uma única injeção intramuscular de ceftriaxona 500 mg e 10 dias de levofloxacino oral 500 mg diariamente de modo a abranger organismos sexualmente transmissíveis e entéricos. As formas não sexualmente transmissíveis são tratadas por 10 dias com levofloxacino oral 500 mg/dia. Os sintomas e sinais de epididimite que não melhoram em 3 dias requerem reavaliação do diagnóstico e da terapia.

Prognóstico

Em geral, o tratamento imediato demonstra um resultado favorável. Se ocorrer uma hidrocele reativa ou um edema escrotal significativo, o problema pode levar mais de 4 semanas para se resolver. O tratamento tardio ou inadequado pode resultar em epidídimo-orquite, diminuição da fertilidade ou formação de abscesso.

Quando encaminhar

- Sintomas persistentes e infecção apesar da terapia com antibióticos.
- Sinais de sepse ou formação de abscesso

Centers for Disease Control and Prevention (CDC). 2021 Sexually Transmitted Disease Treatment Guidelines: Epididymitis. 2021. https://www.cdc.gov/std/treatment-guidelines/epididymitis.htm

Khastgir J. Advances in the antibiotic management of epididymitis. Expert Opin Pharmacother. 2022;23:1103. [PMID: 35380486]

Cistite intersticial

Considerações gerais

A cistite intersticial (síndrome da bexiga dolorosa) caracteriza-se por dor durante o enchimento da bexiga, que é aliviada pelo esvaziamento e geralmente está associada a urgência e frequência urinárias com exacerbação extrema das sensações normais. Esse é um diagnóstico de exclusão, e os pacientes devem ter cultura e citologia de urina negativas e nenhuma outra causa óbvia, como cistite por radiação, cistite química (ciclofosfamida), vaginite, divertículo uretral ou herpes genital. Até 40% dos pacientes encaminhados a urologistas por cistite intersticial podem, na verdade, receber um diagnóstico diferente após uma avaliação criteriosa. *O que antes era considerado um distúrbio da bexiga agora é considerado uma síndrome de dor crônica.*

Estudos de base populacional demonstraram prevalência de 18-40 por 100 mil pessoas. Ambos os sexos estão envolvidos, mas a maioria dos pacientes é de mulheres, com idade média de 40 anos no início da doença. Os pacientes com cistite intersticial têm maior probabilidade de relatar problemas de bexiga na infância, sobretudo as mulheres. Até 50% dos pacientes podem apresentar remissão espontânea dos sintomas, com duração média de 8 meses sem tratamento.

A etiologia da cistite intersticial é desconhecida e provavelmente não se trata de uma única doença, mas de várias doenças com sintomas semelhantes. Os diagnósticos associados incluem alergias graves, síndrome do intestino irritável e doença inflamatória do intestino. As teorias sobre a causa da cistite intersticial incluem aumento da permeabilidade epitelial, causas neurogênicas (anormalidades do sistema nervoso sensorial) e autoimunidade.

Achados clínicos
A. Sintomas e sinais

Dor, pressão ou desconforto com o enchimento da bexiga que é aliviada com a micção, além de urgência, frequência e noctúria, são os sintomas mais comuns. Deve-se perguntar à paciente sobre exposição à radiação pélvica ou tratamento com ciclofosfamida. O exame deve excluir herpes genital, vaginite ou divertículo uretral.

B. Achados laboratoriais

O exame de urina, a cultura e a citologia urinárias são realizados com o intuito de examinar causas infecciosas e malignidade da bexiga; na cistite intersticial, todos esses exames são normais. Pode-se fazer o teste urodinâmico para avaliar a sensação e a complacência da bexiga e para excluir a instabilidade do detrusor.

C. Cistoscopia

A cistoscopia pode revelar glomerulações (hemorragia submucosa) com hidrodistensão da bexiga. Deve-se determinar a capacidade total da bexiga, bem como realizar a biópsia de qualquer lesão suspeita para excluir outras causas, como carcinoma, cistite eosinofílica e cistite tuberculosa. A presença de mastócitos submucosos não é necessária para o diagnóstico de cistite intersticial.

Diagnóstico diferencial

As exposições à radiação ou à ciclofosfamida são descobertas pelo histórico. Cistite bacteriana, herpes genital ou vaginite podem ser excluídas por meio de urina, cultura e exame físico. Pode-se suspeitar de divertículo uretral se a palpação da uretra demonstrar uma massa endurecida que resulta na expressão de pus do meato uretral. O carcinoma uretral se apresenta como uma massa firme à palpação.

Tratamento

Não há cura para a cistite intersticial, mas a maioria dos pacientes consegue obter alívio dos sintomas por meio de uma das várias abordagens possíveis. A **hidrodistensão** é um procedimento em que a bexiga é preenchida com líquido e se dilata sob anestesia; cerca de 20-30% dos pacientes notam uma melhora dos sintomas que dura 3-6 meses. A amitriptilina (10-75 mg/dia VO) geralmente é utilizada como terapia clínica de primeira linha em pacientes com cistite intersticial. Os mecanismos centrais e periféricos podem contribuir para sua atividade. O nifedipino (30-60 mg/dia VO) e outros bloqueadores dos canais de cálcio também demonstraram alguma atividade em pacientes com cistite intersticial. O polissulfato de pentosana sódico (Elmiron) é um polissacarídeo sulfatado sintético oral que ajuda a restaurar a integridade do epitélio da bexiga em um subgrupo de pacientes e que foi avaliado em um estudo controlado por placebo. Outras opções incluem a instilação intravesical de dimetilsulfóxido (DMSO) e heparina. O bacilo de Calmette-Guérin (BCG) intravesical não é benéfico. Pacientes com capacidade de bexiga muito pequena (menos de 200 mL) têm pouca probabilidade de responder à terapia clínica.

Outras modalidades de tratamento incluem estimulação elétrica nervosa transcutânea (Tens), acupuntura, redução do estresse, exercícios, *biofeedback*, massagem e relaxamento. Deve-se cogitar a terapia cirúrgica para cistite intersticial somente como último recurso, podendo ser necessária uma cistoureterectomia com desvio urinário.

Quando encaminhar

Sintomas persistentes e incômodos na ausência de causa identificável.

Chen PY et al. Comparative safety review of current pharmacological treatments for interstitial cystitis/bladder pain syndrome. Expert Opin Drug Saf. 2021;20:1049. [PMID: 33944647]

Chermansky CJ et al. Pharmacologic management of interstitial cystitis/bladder pain syndrome. Urol Clin North Am. 2022;49:273. [PMID: 35428433]

Colemeadow J et al. Clinical management of bladder pain syndrome/interstitial cystitis: a review on current recommendations and emerging treatment options. Res Rep Urol. 2020;12:331. [PMID: 32904438]

Lopez SR et al. Current standard of care in treatment of bladder pain syndrome/interstitial cystitis. Ther Adv Urol. 2021;13:17562872211022478. [PMID: 34178118]

Litíase urinária

FUNDAMENTOS DO DIAGNÓSTICO

- Dor forte no flanco.
- Náuseas e vômitos.
- Identificação em TC sem contraste ou ultrassonografia.

Considerações gerais

A frequência da litíase urinária como distúrbio do trato urinário é superada apenas pelas infecções e pelas doenças da próstata. Estima-se que a doença aflija de 240 mil a 720 mil americanos por ano.

A prevalência de litíase renal aumentou para 8,8%, ou 1 em cada 11 americanos, o que representa um aumento de 70% em relação aos últimos 15 anos. Embora os homens sejam afetados pela urolitíase com mais frequência do que as mulheres, com uma proporção de 1,5:1, a prevalência de cálculos em mulheres está aumentando. A manifestação inicial geralmente ocorre da terceira à quinta década, e mais de 50% dos pacientes se tornarão formadores de cálculos recorrentes.

A formação de cálculos tem como pré-requisito a existência de urina saturada, que depende da concentração do soluto, da força iônica, do pH e da complexação. Há cinco tipos principais de cálculos urinários: **oxalato de cálcio, fosfato de cálcio, estruvita** (fosfato de amônio magnesiano), **ácido úrico** e **cistina**. Os tipos mais comuns são aqueles compostos de oxalato de cálcio ou fosfato de cálcio (85%), e por esse motivo a maioria dos cálculos urinários é radiopaco em radiografias simples do abdome. Os cálculos de ácido úrico podem ser radiolúcidos quando puros ou parcialmente radiopacos se misturados com cálcio. Os cálculos de cistina e estruvita são pouco visíveis nas radiografias.

Os fatores geográficos contribuem para o desenvolvimento de cálculos. A alta umidade e as temperaturas elevadas são fatores contribuintes, e a incidência de cálculos ureterais sintomáticos é maior nessas áreas durante os meses quentes de verão. A maior incidência de cálculos também foi associada ao estilo de vida sedentário, obesidade, hipertensão, resistência à insulina e controle glicêmico deficiente, calcificação da carótida e doenças cardiovasculares.

Muitos medicamentos comumente prescritos aumentam o risco de formação de cálculos renais, incluindo inibidores da anidrase carbônica (topiramato, zonisamida, acetazolamida), corticosteroides sistêmicos (prednisona), antirretrovirais (indinavir e outros), medicamentos para gota (probenecida), diuréticos (furosemida, bumetanida, torasemida, triantereno),

descongestionantes (guaifenesina, efedrina) e laxantes (se usados em excesso para perda de peso). O risco de cálculos decorrentes da suplementação de cálcio é controverso. Portanto, se a suplementação de cálcio for clinicamente necessária, recomenda-se tomar o suplemento com as refeições, e que a ingestão total de cálcio (dieta mais suplementação) não exceda 2.000 mg/dia. Não se deve restringir a ingestão alimentar de cálcio, a menos que seja excessiva (mais de 2.000 mg/dia).

A hidratação inadequada é outro fator dietético muito importante no desenvolvimento de cálculos urinários em praticamente todos os formadores de cálculos. Deve-se procurar evitar a desidratação. Os formadores de cálculos devem ser incentivados a ingerir líquido suficiente para manter a urina clara ou amarelo-clara a todo momento, com o objetivo de produzir pelo menos 2.500 mL de urina por dia, o que normalmente requer a ingestão de mais de 3.000 mL por dia.

O excesso de ingestão de proteína animal e sal (mais de 3.500 mg/dia) e a ingestão restrita de cálcio na dieta também aumentam o risco de cálculos. As pessoas que formam cálculos devem ser incentivadas a aumentar a ingestão dietética de frutas e legumes.

Os fatores genéticos podem contribuir para a formação de cálculos urinários. Embora aproximadamente 50% dos cálculos à base de cálcio tenham um componente hereditário, outros tipos de cálculos são mais bem caracterizados do ponto de vista genético. A cistinúria é um distúrbio autossômico recessivo em que indivíduos homozigotos apresentam excreção acentuadamente elevada de cistina e geralmente apresentam vários episódios recorrentes de cálculos urinários. A acidose tubular renal distal pode ser transmitida como um traço hereditário, e a urolitíase acomete até 75% dos pacientes afetados.

Achados clínicos
A. Sintomas e sinais

Os cálculos urinários obstrutivos geralmente se apresentam com cólicas agudas, ininterruptas e graves. Na maioria das vezes a dor ocorre repentinamente, podendo despertar o paciente do sono. Em geral, é uma dor localizada no flanco, podendo vir associada a náuseas e vômitos. Em nítido contraste com os pacientes com dor abdominal aguda, os *pacientes com litíase renal* estão em constante movimento, tentando encontrar uma posição confortável. A dor pode ser episódica e irradiar-se anteriormente pelo abdome. À medida que o cálculo avança pelo ureter, a dor pode se comunicar para a porção ipsilateral da virilha, e, quando o cálculo atinge o ureter distal próximo à bexiga, o paciente pode se queixar de urgência e frequência urinárias acentuadas e disúria. Nos homens, a dor pode irradiar-se para a glande, o que pode ser confundido com um sintoma de infecção do trato urinário.

Depois que o cálculo passa para a bexiga, há um alívio imediato dos sintomas e, em seguida, *o cálculo passa inofensivamente pela uretra.* O tamanho do cálculo não tem correlação com a gravidade dos sintomas, mas afeta a duração e a probabilidade de ser eliminado com sucesso. Se o cálculo não passar e a obstrução persistir, o paciente pode notar uma melhora enganosa dos sintomas. Cerca de 25% dos pacientes com resolução da dor apresentarão um cálculo persistente. Desse modo, *recomenda-se a realização de exames de imagem de acompanhamento para todo paciente se a eliminação do cálculo não for testemunhada.*

B. Achados laboratoriais

Independentemente da gravidade dos sintomas, a urina geralmente revela hematúria microscópica ou hematúria macroscópica (~90%). Entretanto, a ausência de micro-hematúria não exclui cálculos urinários. Deve-se ter cautela ao interpretar um pH de urina em um único ponto, já que o pH flutua significativamente durante o dia, embora um pH urinário persistente < 5,5 possa sugerir a presença de um cálculo de ácido úrico, enquanto um pH urinário persistente > 7,2 pode sugerir um cálculo de estruvita (relacionado à infecção) ou cálculo de fosfato de cálcio. O paciente com cálculo obstrutivo deve ser avaliado com contagem sérica de leucócitos, eletrólitos, função renal e urina para que se possa avaliar se há obstrução com infecção, insuficiência renal ou anormalidades eletrolíticas, já que a febre ou outros sinais de infecção são uma indicação de intervenção urgente mediante procedimento de drenagem (*stent* ureteral ou tubo de nefrostomia) para aliviar a obstrução.

C. Avaliação metabólica

A **análise dos cálculos** pode facilitar o aconselhamento para a prevenção de recorrência. Os pacientes com cálculos iniciais não complicados devem ser submetidos a aconselhamento dietético conforme descrito a seguir, podendo-se, opcionalmente, oferecer uma avaliação metabólica completa.

O aconselhamento dietético geral consiste em incentivar os pacientes a aumentar a ingestão de líquidos para aumentar o volume de urina (meta de produção urinária superior a 2.500 mL/dia), o que normalmente requer uma ingestão de líquidos de 3.000 mL/dia ou mais. Os formadores de cálculos devem reduzir a ingestão de sódio (meta de menos de 3.500 mg/dia) e de proteína animal (ovos, peixe, frango, carne de porco e carne bovina). Os formadores de cálculos devem ser incentivados a aumentar a ingestão de frutas e vegetais, mas não a restringir o cálcio da dieta. Deve-se obter um histórico médico e dietético detalhado, bem como análises químicas do soro e urina, de todo paciente com nefrolitíase recém-diagnosticada. Deve-se verificar o nível sérico do hormônio da paratireoide quando houver suspeita de hiperparatireoidismo como causa de cálculos de oxalato de cálcio ou fosfato de cálcio, devendo-se obter também um exame de ácido úrico sérico para excluir a hipótese de hiperuricemia grave, que pode levar a cálculos de ácido úrico e à deposição de cristais nos rins ou no coração. Recomenda-se uma coleta de urina de 24 horas para determinar o volume urinário, creatinina, pH, cálcio, ácido úrico, oxalato, fosfato sódio e excreção de citrato para pacientes interessados no caso de seu primeiro cálculo, para todo paciente com histórico de cálculos recorrentes e para pacientes com alto risco de recorrência. Os resultados são utilizados para personalizar o gerenciamento médico de acordo com os fatores de risco de cada paciente.

D. Exames de imagem

A TC sem contraste é a modalidade de imagem mais precisa para avaliar a dor no flanco, em razão de sua sensibilidade e especificidade em relação a outros exames; entretanto, a ultrassonografia (que não usa radiação ionizante) é uma alternativa segura e eficaz para a avaliação inicial da cólica renal e pode ser utilizada no departamento de emergência com boa precisão. As tomografias computadorizadas devem ser realizadas na posição prona para ajudar a diferenciar cálculos ureterovesicais distais daqueles que já passaram para a bexiga urinária. Deve-se utilizar um protocolo de imagem de "baixa dose", quando disponível, e minimizar a repetição dos exames de TC em razão da exposição substancial à radiação cumulativa que os pacientes com cálculos recorrentes podem enfrentar. A densidade dos cálculos pode ser estimada com unidades Hounsfield (HU) em exames de TC para ajudar a determinar o tipo de cálculo. Todos os cálculos, sejam eles radiopacos ou radiolúcidos em radiografias simples do abdome, são visíveis na TC sem contraste, exceto o cálculo raro causado por um inibidor de protease ou medicamento cristalizado (guaifenesina, triantereno, ciprofloxacino). Uma radiografia simples do abdome (rim, ureter e bexiga [KUB]) e ultrassom renal podem diagnosticar até 80% dos cálculos. Como mais de 60% dos pacientes com cólica renal aguda apresentam um cálculo nos 4 cm distais do ureter, deve-se direcionar a atenção para essa região ao examinar as radiografias e ultrassonografias. A dor causada por um cálculo renal se deve à dilatação do ureter e do rim em decorrência da obstrução, portanto cálculos renais pequenos e não obstrutivos normalmente não são estão associados à dor.

Tratamento médico e prevenção

Para reduzir a taxa de recorrência de cálculos urinários, é importante modificar a alimentação. Em geral, a avaliação metabólica identifica um fator de risco modificável que pode reduzir ainda mais as taxas de recorrência de cálculos. Sem tratamento médico, os cálculos geralmente recorrem em 50% dos pacientes em um espaço de 5 anos. Alguns tipos de cálculos (p. ex., ácido úrico, cistina) são propensos a uma recorrência rápida. O aumento gradativo da ingestão de líquidos para diluir a urina e evitar a desidratação é o fator de risco alimentar mais importante para a redução da recorrência de cálculos, podendo diminuir o risco em 50%. Aumentar a ingestão de líquidos para garantir um volume urinário de 2,5 L/dia (o volume médio normal de urina é de 1,6 L/dia). A urina deve ser clara ou amarelo-clara em cada micção. Deve-se adaptar a terapia médica ao exame metabólico do paciente e à atividade de sua doença decorrente do cálculo. O acompanhamento de rotina a cada 6-8 meses e os exames de imagem anuais (de preferência com ultrassonografia) ajudarão a incentivar a adesão ao tratamento, avaliarão a formação ou o crescimento de cálculos e permitirão ajustes na terapia médica com base em estudos metabólicos repetidos.

A. Recomendações alimentares gerais

Um nível de sódio urinário de 24 horas superior a 150 mmol/dia indica ingestão excessiva de sódio. A ingestão de sódio deve ser limitada a menos de 3.500 mg/dia. Quando excessiva, aumenta a excreção renal de sódio e cálcio, aumenta os uratos monossódicos urinários (que podem atuar como um nidus para o crescimento de cálculos), aumenta a saturação relativa do fosfato de cálcio e diminui a excreção urinária de citrato. Todos esses fatores estimulam o crescimento de cálculos.

Um nível de sulfato urinário superior a 20 mEq/dia indica ingestão excessiva de proteína animal. É melhor limitar a ingestão de proteína animal a 1 g/kg/dia. O excesso de ingestão resulta em urina ácida, aumenta a excreção urinária de cálcio, oxalato e ácido úrico e diminui a excreção urinária de citrato. *Os pacientes devem ser lembrados de que a proteína animal inclui carne animal, como ovos e peixes, além da tradicional "carne vermelha".*

Não se deve restringir a ingestão de cálcio na dieta na tentativa de diminuir a formação de cálculos, pois isso pode, paradoxalmente, levar ao aumento da formação de cálculos em razão da maior absorção de oxalato e consequente hiperoxalúria.

Os pacientes devem ser incentivados a aumentar a ingestão de frutas, verduras, legumes e fibras, o que pode aumentar o citrato urinário, fornece álcali na dieta e provavelmente substitui o consumo de alimentos de alto risco, como a proteína animal.

B. Nefrolitíase causada por cálcio

1. **Hipercalciúria** – Níveis elevados de cálcio urinário (mais de 4 mg/kg/dia ou mais de 250 mg/dia para homens e mais de 200 mg/dia para mulheres) levam à nefrolitíase hipercalciúrica causada por cálcio. A hipercalciúria pode ser causada por distúrbios de absorção, reabsorção e renais; entretanto, o sistema de categorização não é de uso rotineiro na prática clínica. Após a exclusão do hiperparatireoidismo primário com base no teste de cálcio sérico e PTH, devem-se prescrever diuréticos tiazídicos, pois esses fármacos diminuem a excreção renal de cálcio em pacientes com alto nível de cálcio urinário e cálculos recorrentes de cálcio. A clortalidona e a indapamida são agentes de primeira linha, pois podem ser administrados 1 vez ao dia, enquanto a hidroclorotiazida para hipercalciúria deve ser administrada 2 vezes ao dia. Todo paciente responde aos diuréticos tiazídicos com redução do cálcio urinário, a menos que tenham hiperparatireoidismo primário ou não sejam aderentes ao uso da medicação. Os médicos devem testar periodicamente os pacientes que tomam diuréticos tiazídicos para detectar hipocalemia. Os pacientes devem ser incentivados a aumentar a ingestão de potássio na dieta, concentrando-se na maior ingestão de frutas e legumes. Se insuficiente, alguns pacientes podem necessitar de suplementação de potássio. Pacientes com hipercalciúria correm o risco de ter problemas de densidade mineral óssea decorrentes da perda excessiva de cálcio na urina, embora o tratamento com diuréticos tiazídicos possa interromper e aumentar a densidade óssea 1% ao ano enquanto estiverem recebendo a terapia.

2. **Hiperuricosúria** – A **nefrolitíase por hiperuricosúria e cálcio** é definida por níveis elevados de ácido úrico na urina (> 800 mg/dia para homens e > 750 mg/dia para mulheres). Geralmente é secundária ao excesso de purina na dieta ou defeitos metabólicos endógenos do ácido úrico. O excesso de ácido úrico na urina pode causar cálculos de ácido úrico, se o pH da urina for baixo, ou cálculos de cálcio, se houver formação e posterior calcificação de um cristal. A restrição de purinas na dieta pode reduzir a hiperuricosúria em 85% dos casos. Pacientes com hiperuricosúria, normocalciúria e cálculos recorrentes de oxalato de cálcio podem ser tratados com sucesso com alopurinol. *No entanto, o alopurinol não é o tratamento de primeira linha para cálculos de ácido úrico. A alcalinização urinária é a terapia de primeira linha (ver a seguir).*

3. **Hiperoxalúria** – Em geral, a **nefrolitíase por hiperoxalúria e cálcio** (mais de 40 mg/dia de oxalato urinário) é causada por um distúrbio de má-absorção intestinal ou por uma incompatibilidade com a ingestão de cálcio e oxalato na dieta. Pacientes com histórico de diarreia crônica, doença inflamatória intestinal, má-absorção ou cirurgia de *bypass* gástrico correm o risco de hiperoxalúria. Nesses distúrbios, o aumento da gordura intestinal ou bile (ou ambos) se combinam com o cálcio para formar um produto semelhante ao sabão. Desse modo, o cálcio não está disponível para se ligar ao oxalato, levando à absorção do oxalato livre. Mesmo um pequeno aumento na absorção de oxalato livre aumenta significativamente o risco de formação de cálculos. Se o processo não puder ser efetivamente abreviado, deve-se aumentar a ingestão de cálcio com as refeições, seja por meio da dieta ou da suplementação de carbonato de cálcio de baixa dosagem (250 mg). Quando consumidos ao mesmo tempo, o cálcio dietético e o oxalato não podem ser absorvidos de forma sistêmica, já que se ligam no trato intestinal. Porém, se o cálcio da dieta for restrito ou se o oxalato da dieta for excessivo, o oxalato livre é rapidamente absorvido e excretado na urina, levando à nefrolitíase por hiperoxalúria causada por cálcio. O tratamento inclui a adesão a uma dieta com ingestão moderada de cálcio (1.000-1.200 mg/dia). O tratamento também consiste em evitar alimentos com alto teor de oxalato, incluindo batatas, quiabo, cacau em pó e chocolate, grãos, beterraba, espinafre, ruibarbo, nozes de todos os tipos e produtos de soja. Os pacientes com níveis excessivos de oxalato urinário devem ser lembrados de evitar leite de soja e produtos à base de amêndoas (manteiga de amendoim, leite de amêndoa). Pacientes com intolerância à lactose podem escolher leite de arroz, leite de aveia e leite de cânhamo. *Observação:* O ácido ascórbico em altas doses (mais de 2.000 mg/dia) aumenta substancialmente os níveis de oxalato urinário.

4. **Hipocitratúria** – O citrato urinário é o mais importante inibidor da formação de cálculos. O citrato urinário se liga ao cálcio, diminuindo o cálcio disponível para precipitação e subsequente formação de cálculos. Baixos níveis de citrato na urina (menos de 450 mg/dia) aumentam o risco de formação de cálculos. A **nefrolitíase por hipocitratúria causada por cálcio** geralmente é idiopática. A hipocitratúria ocorre secundariamente a qualquer acidemia metabólica

(diarreia crônica, acidose tubular renal distal) ou com baixos níveis séricos de potássio (tratamento prolongado com diuréticos tiazídicos ou de alça). Normalmente o tratamento eficaz em tais situações é a suplementação com citrato de potássio: uma dose típica é de 40-60 mEq de ingestão diária total, dividida em duas ou três doses diárias. Como alternativa, existem bebidas de venda livre, como limonada e suco de laranja, que demonstraram aumentar modestamente os níveis de citrato na urina. Entretanto, essas bebidas devem ser consumidas em quantidades razoavelmente grandes e podem conter muitas calorias se não forem consumidas como uma variedade da dieta. Vários suplementos foram rigorosamente testados e estão disponíveis como alternativa ao citrato de potássio prescrito (Moonstone em pó, LithoLyte em pó, Kidney COP, KSP tabs, LithoBalance, cápsulas de citrato de potássio NOW, TheraLith XR) com níveis variados de citrato, álcali e custo.

C. Cálculos de ácido úrico

O pH urinário é o fator que mais contribui para a formação de cálculos de ácido úrico, razão pela qual os esforços de primeira linha para prevenir cálculos produzidos por ácido úrico devem centrar-se na alcalinização da urina com citrato de potássio ou bicarbonato de sódio. Os esforços no sentido de diminuir o ácido úrico urinário (com alopurinol 300 mg/dia VO) devem ser reservados a doentes que continuam a formar cálculos apesar da alcalinização urinária e hidratação adequadas. Nos doentes que formam cálculos de ácido úrico puro, o pH da urina é regularmente inferior a 5,5. O aumento do pH urinário aumenta drasticamente a solubilidade do ácido úrico, levando à prevenção da formação de cálculos (com pH urinário > 6) e à dissolução de cálculos (com pH urinário > 6,5). Em geral, as **fitas de papel nitrazina para teste de pH** (que ficam azuis com o pH alcalino da urina > 6) são úteis para alguns doentes como forma de reforçar a adesão aos esforços de alcalinização urinária. Os fatores menos comuns que contribuem para a formação de cálculos de ácido úrico incluem hiperuricemia, doenças mieloproliferativas, quimioterapia para doenças malignas com rápida renovação ou morte celular, perda de peso abrupta e radical e medicamentos uricosúricos (probenecida).

D. Cálculos de estruvita

Os cálculos de estruvita são compostos de fosfato de magnésio e amônio ligeiramente visíveis em radiografias simples. Mais comuns em mulheres com infecções recorrentes do trato urinário e pacientes com cateteres vesicais crônicos, esses cálculos são causados por organismos produtores de urease, como *Proteus*, *Pseudomonas*, *Providencia* e, com menos frequência, *Klebsiella*, *Staphylococcus* e *Mycoplasma* (mas não *E. coli*). Clinicamente, esses organismos raramente provocam cólica decorrente de cálculo ureteral. Ao contrário, um cálculo de estruvita se revela como um cálculo grande que forma um molde do sistema coletor renal e geralmente está associado a infecções recorrentes do trato urinário pelo mesmo organismo. O pH urinário é alto, rotineiramente acima de 7,2. Os cálculos de estruvita são relativamente macios e passíveis de remoção

percutânea. A administração de antibióticos perioperatórios adequados é necessária. Esse tipo de cálculo pode recidivar rapidamente, razão pela qual os esforços devem se concentrar em remover todo o cálculo, evitar novas infecções do trato urinário e reduzir os níveis de colonização bacteriana.

E. Cálculos de cistina

Os cálculos de cistina são causados por um defeito metabólico genético que resulta em uma excreção anormal de cistina. Esses cálculos são excepcionalmente desafiadores para o controle médico. A prevenção envolve o aumento acentuado da ingestão de líquidos durante o dia e a noite para atingir um volume urinário de 3-4 L/dia, redução da ingestão de sódio e cistina na dieta e aumento da alcalinização urinária (normalmente com altas doses de citrato de potássio), com uma meta de pH urinário > 7. Os formadores de cálculos refratários podem ser tratados com inibidores de dissulfeto, como tiopronina (alfa-mercaptopropionilglicina) ou penicilamina. Não há inibidores conhecidos de cálculos de cistina.

Expulsão médica e tratamento cirúrgico

Sinais de infecção, como febre associada, taquicardia, hipotensão e contagem elevada de leucócitos, podem indicar uma infecção do trato urinário por trás do cálculo obstrutivo. **Qualquer cálculo obstrutivo associado a infecção constitui uma emergência médica** que exige consulta urológica e drenagem imediata do rim com um *stent* ureteral ou um tubo de nefrostomia percutânea. Os antibióticos isolados são inadequados e usados apenas como adjuvantes da drenagem da urina infectada por trás da obstrução.

No cenário agudo, forçar fluidos intravenosos não servirá para empurrar os cálculos ureter abaixo. A diurese forçada é contraproducente, exacerba a dor e pode levar à sobrecarga de fluidos; em vez disso, deve-se procurar atingir um estado euvolêmico.

A. Cálculos ureterais

Os cálculos ureterais geralmente são descobertos em três locais: na junção ureteropélvica, no cruzamento do ureter sobre a artéria ilíaca ou na junção ureterovesical. Em geral, os cálculos com menos de 5-6 mm de diâmetro passam espontaneamente. A terapia médica expulsiva com alfa-bloqueadores (p. ex., tansulosina 0,4 mg VO 1x/dia) combinada a um anti-inflamatório (p. ex., ibuprofeno 600 mg VO 3x/dia), com ou sem uma curta série de corticosteroide oral de baixa dosagem (p. ex., prednisona 10 mg VO diariamente por 5-10 dias), pode aumentar a taxa de passagem espontânea do cálculo e parece ser mais eficaz para cálculos distais acima de 5 mm. Os pacientes devem ser informados de que o uso de alfa-bloqueadores, nesse caso, é comum, mas *off label*. A tentativa da terapia médica expulsiva *com medicamentos eficazes para a dor e o acompanhamento por imagem são adequados por algumas semanas. Se o cálculo não passar em 4 semanas, o paciente tiver febre, dor intolerável, náusea ou vômito persistente, ou se o paciente tiver que retornar ao trabalho ou antecipar uma viagem, indica-se a intervenção cirúrgica.*

Os cálculos no ureter médio e distal que exigem remoção cirúrgica são tratados com mais sucesso por **ureteroscopia**. O tratamento ureteroscópico é um procedimento ambulatorial, normalmente realizado sob anestesia geral, que envolve a colocação de um pequeno endoscópio através da uretra e da bexiga até o ureter. Sob visão direta, realiza-se a extração por cesta ou fragmentação a *laser*. Evidências recentes apoiam o tratamento simultâneo de cálculos renais adicionais no momento do tratamento do cálculo ureteral, visto que essa conduta reduz drasticamente o risco de recidiva. Em geral, implanta-se um *stent* ureteral temporariamente para permitir a drenagem do rim enquanto o edema e a inflamação decorrentes do cálculo e do procedimento se resolvem.

A **litotripsia extracorpórea por ondas de choque (LECO)** pode ser oferecida como terapia de segunda linha. A LECO utiliza uma fonte de energia externa de energia focada no cálculo com o auxílio de fluoroscopia ou ultrassonografia. Em geral, a LECO é realizada sob anestesia ou sedação, em um procedimento ambulatorial com o objetivo de fragmentar o cálculo. A maioria dos fragmentos do cálculo passa sem intercorrências no espaço de 2 semanas. Ocasionalmente, o cálculo não consegue se fragmentar muito bem e os fragmentos obstruem o ureter. O tratamento conservador geralmente resulta na resolução espontânea da obstrução com a eventual passagem dos fragmentos do cálculo. Os fragmentos que não tiverem passado em 6 semanas provavelmente não passarão sem intervenção. A LECO é estritamente contraindicada para pacientes grávidas que tenham infecção do trato urinário não tratada, que apresentem quadro de coagulopatia não corrigida ou que precisem continuar recebendo terapia anticoagulante ou antiplaquetária. A colocação de *stent* ureteral normalmente não é necessária com a LECO.

Os cálculos ureterais proximais podem ser tratados com LECO ou ureteroscopia. A LECO demonstra menos sucesso com cálculos maiores e muito densos. Em casos de falha da LECO, é necessário o tratamento ureteroscópico.

B. Cálculos renais

É possível que pacientes com cálculos renais pequenos, assintomáticos e não obstrutivos, sem infecção ou obstrução do trato urinário, não necessitem de tratamento cirúrgico. Se sob observação, o paciente deve ser monitorado com radiografias abdominais ou exames de ultrassonografia renal a cada 3-12 meses. Se os cálculos crescerem ou se tornarem sintomáticos, a intervenção é indicada. A LECO é mais eficaz para cálculos com menos de 1 cm no polo inferior do rim ou com menos de 2 cm em outra parte do rim. A LECO é menos eficaz para cálculos muito duros (cálculos de cistina, brushita, oxalato de cálcio maiores que 1.000-1.200 unidades Hounsfield na TC) e para pacientes obesos (distância pele-cálculo maior que 10-12 cm). A LECO é desaconselhada em cálculos coraliformes e infecciosos. A ureteroscopia e a **litotripsia a *laser*** são eficazes para cálculos múltiplos e para cálculos maiores, embora os muito grandes possam exigir várias sessões de tratamento. Como a litotripsia a *laser* é realizada com visão direta, os cálculos tendem a ser fragmentados de forma mais completa. Os cálculos

com mais de 15-20 mm e os coraliformes (cálculos grandes e ramificados que ocupam pelo menos dois cálices renais) são tratados com mais eficácia por meio de **nefrolitotomia percutânea**. A nefrolitotomia percutânea é realizada com a inserção de uma agulha no cálice renal adequado, dilatando-se um trato suficientemente grande para permitir a passagem de um nefroscópio diretamente para o rim. Cálculos renais maiores e mais complexos podem ser identificados, fragmentados e removidos. Em casos incomuns, pode-se considerar a remoção de cálculos por laparoscopia, assistida por robótica ou aberta.

Quando encaminhar

- Evidência de obstrução urinária.
- Cálculo urinário com dor no flanco.
- Anormalidades anatômicas, rim solitário ou DRC.
- Cálculos maiores (aproximadamente 6 mm ou mais), incluindo cálculos coraliformes.
- Pielonefrite concomitante ou infecção recorrente do trato urinário.

Quando hospitalizar

- Náuseas e vômitos intratáveis ou dor.
- Cálculo obstrutivo com febre ou outros sinais de infecção.

Bishop K et al. Nephrolithiasis. Prim Care. 2020;47:661. [PMID: 33121635]

Corbo J et al. Kidney and ureteral stones. Emerg Med Clin North Am. 2019;37:637. [PMID: 31563199]

Falagario UG et al. Advanced ureteroscopic techniques for the management of kidney stones. Curr Opin Urol. 2021;31:58. [PMID: 33239516]

Lovegrove CE et al. Natural history of small asymptomatic kidney and residual stones over a long-term follow-up: systematic review over 25 years. BJU Int. 2022;129:442. [PMID: 34157218]

Sorensen MD et al. Removal of small, asymptomatic kidney stones and incidence of relapse. N Engl J Med. 2022;387:506. [PMID: 35947709]

Williams JC Jr et al. Urine and stone analysis for the investigation of the renal stone former: a consensus conference. Urolithiasis. 2021;49:1. [PMID: 33048172]

Yuzhakov S et al. 24-hour urine calcium oxalate supersaturation risk correlates with computerized tomography volumetric calcium oxalate stone growth. J Urol. 2021;206:1438. [PMID: 34288713]

Disfunção sexual masculina e disfunção erétil

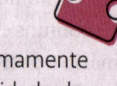

FUNDAMENTOS DO DIAGNÓSTICO

- A disfunção erétil é uma condição extremamente comum que afeta negativamente a qualidade de vida quando não é tratada.
- A maior parte da disfunção erétil está relacionada a problemas médicos subjacentes, pode ser um sinal precoce de doença cardiovascular e requer avaliação.
- A doença de Peyronie é um distúrbio comum causado pela formação de cicatrizes nos corpos eréteis do pênis, resultando em dor, deformidade peniana e disfunção sexual.

> • A doença de Peyronie pode ser tratada com medicação intralesional, cirurgia ou uma combinação de ambas.

Considerações gerais

A disfunção sexual masculina se manifesta de várias maneiras, e o histórico do paciente é fundamental para a classificação e o tratamento adequados. A **disfunção erétil** é a constante incapacidade de atingir ou manter uma ereção peniana suficientemente rígida para a relação sexual. *Mais da metade dos homens com idade entre 40-70 anos tem disfunção erétil, e sua incidência aumenta com a idade*. A perda da ereção pode ser resultante de problemas neurogênicos, arteriais, venosos, hormonais ou psicológicos. Problemas médicos concomitantes podem danificar um ou mais dos mecanismos. A ereção masculina normal depende de nervos autonômicos e somáticos intactos que se ligam ao pênis, do fluxo sanguíneo arterial fornecido pelas artérias cavernosas emparelhadas e pela musculatura lisa e estriada dos corpos cavernosos e do assoalho pélvico. A ereção é ativada por impulsos nervosos no plexo pélvico, levando ao aumento do fluxo arterial, ao relaxamento ativo do músculo liso dentro dos sinusoides dos corpos cavernosos e ao aumento da resistência venosa. A contração do músculo isquiocavernoso causa mais rigidez do pênis, com pressões intracavernosas superiores à pressão arterial sistólica. O óxido nítrico é o principal neurotransmissor que inicia e mantém as ereções.

A causa mais comum de disfunção erétil é a redução do fluxo arterial resultante de doença vascular progressiva. A disfunção endotelial resulta da diminuição da biodisponibilidade do óxido nítrico com subsequente comprometimento da vasodilatação arterial. A disfunção erétil pode ser uma manifestação precoce da disfunção endotelial sistêmica, que precede a doença cardiovascular aterosclerótica mais grave. Muitos medicamentos, especialmente anti-hipertensivos, antidepressivos e agentes opioides, estão associados à disfunção erétil.

A **anejaculação** é a perda da emissão seminal e pode resultar da deficiência de androgênio, diminuindo as secreções da próstata e da vesícula seminal, ou por desnervação simpática como resultado de lesão da medula espinal, diabetes *mellitus* ou cirurgia pélvica ou retroperitoneal ou radiação. A **ejaculação retrógrada** pode ocorrer como resultado de rompimento mecânico do colo da bexiga em decorrência de anormalidades congênitas, cirurgia transuretral da próstata, radiação pélvica, desnervação simpática ou tratamento com alfa-bloqueadores. A **ejaculação precoce** refere-se à ejaculação com estimulação mínima e antes do que a pessoa deseja, o que pode causar significativa aflição. A ejaculação precoce primária pode ser tratada com modificação comportamental, aconselhamento sobre saúde sexual, agentes anestésicos locais e medicamentos sistêmicos utilizados isoladamente ou de forma combinada. A ejaculação precoce secundária é causada por disfunção erétil e responde ao tratamento do distúrbio subjacente. A **doença de Peyronie** é um distúrbio fibrótico da túnica albugínea do pênis que resulta em graus variados de dor, curvatura ou deformidade no pênis. Essa doença afeta até 10% dos homens e, de maneira semelhante à disfunção erétil, é mais comum com o aumento da idade. Enquanto 10% dos homens melhoram espontaneamente, 50% se estabilizam e o restante progride se não for tratado. A deformidade do pênis pode prejudicar a função sexual normal e afetar a autoestima.

O **priapismo** é uma ereção peniana dolorosa e prolongada na ausência de estímulo sexual e que resulta em lesão isquêmica dos corpos cavernosos em razão da congestão venosa, coagulação sanguínea no interior dos seios cavernosos e interrupção completa do influxo arterial (baixo fluxo ou priapismo "isquêmico"). **O priapismo isquêmico é uma emergência médica que requer intervenção médica ou cirúrgica imediata para evitar danos irreversíveis ao pênis.** O priapismo isquêmico pode ser causado por discrasias de glóbulos vermelhos, uso de drogas e qualquer dos tratamentos para disfunção erétil.

Achados clínicos
A. Sintomas e sinais

A disfunção erétil deve ser diferenciada de problemas de libido, orgasmo, ejaculação e deformidade do pênis. Sua gravidade, intermitência, momento e sintomas associados devem ser observados. O histórico deve incluir perguntas sobre dislipidemia, hipertensão, depressão, doença neurológica, diabetes *mellitus*, doença renal, distúrbios endócrinos e doença vascular cardíaca ou periférica. Trauma pélvico, cirurgia ou irradiação aumenta a probabilidade de disfunção erétil em homens. Deve-se indagar sobre possíveis históricos de tratamento de câncer de próstata ou doença de Peyronie. Na ausência de outro histórico médico, o início da disfunção erétil pode ser o primeiro sinal de disfunção endotelial, devendo-se considerar a estratificação do risco cardiovascular. Deve-se revisar o uso de medicamentos, com atenção especial ao uso de medicamentos que contêm nitrato. Álcool, tabaco, maconha e outras drogas recreativas estão associadas a maior risco de disfunção sexual. Instrumentos validados, como o *Sexual Health Inventory for Men* (SHIM) ou o *Erectile Hardness Score* (EHS), podem ser utilizados para fins de triagem e diagnóstico de disfunção erétil, bem como para monitorar a resposta terapêutica.

Durante o exame físico, os sinais vitais, o *habitus* corporal (obesidade) e as características sexuais secundárias devem ser avaliados, devendo-se realizar exames cardiovasculares e neurológicos básicos. Deve-se examinar a genitália, observando o comprimento alongado do pênis, a fibrose da haste peniana e qualquer anormalidade no tamanho ou na consistência de qualquer dos testículos.

B. Achados laboratoriais

A avaliação laboratorial deve ser realizada em determinados casos com base no histórico do paciente e nos achados do exame físico. Os possíveis testes incluem perfil lipídico sérico, glicose e testosterona. Os pacientes com testosterona anormal devem fazer a medição da testosterona livre e do hormônio luteinizante (LH) para fins de distinção da disfunção hipotálamo-pituitária da insuficiência testicular primária.

Tratamento

O tratamento de homens que sofrem de disfunção sexual deve se concentrar no paciente e ser orientado por objetivos. A modificação do estilo de vida e a redução dos fatores de risco cardiovascular são componentes importantes do tratamento e devem incluir cessação do tabagismo; redução da ingestão de álcool; dieta; exercícios; e tratamento de diabetes, dislipidemia e hipertensão. Homens que têm um componente psicogênico em sua disfunção erétil ou que estejam passando por sofrimento emocional se beneficiarão da terapia de saúde sexual ou do aconselhamento psicológico.

A. Reposição hormonal

Em homens com hipogonadismo que passaram por uma avaliação endocrinológica completa, a restauração dos níveis normais de testosterona pode melhorar a função sexual (ver Hipogonadismo masculino no Cap. 28).

B. Terapia vasoativa

1. Agentes orais – O sildenafil, a vardenafila, a tadalafila e o avanafil inibem a fosfodiesterase tipo 5 (PDE-5), impedindo a degradação do GMPc e aumentando o fluxo sanguíneo para o pênis. Esses medicamentos são semelhantes, mas têm eficácia variável em diferentes pacientes. Os medicamentos têm duração variável de início, atividade e efeitos colaterais. O medicamento deve ser iniciado com a menor dose e titulado para alcançar o efeito desejado. Esses medicamentos *são contraindicados para pacientes que estejam tomando nitroglicerina ou nitratos*, já que pode haver uma redução exagerada da pré-carga cardíaca, causando hipotensão e síncope.

   A combinação de inibidores da PDE-5 e bloqueadores do receptor alfa (prescritos para sintomas do trato urinário inferior) pode causar uma redução da pressão arterial sistêmica maior do que quando os inibidores da PDE-5 são usados isoladamente. No entanto, essas duas classes de medicamentos podem ser utilizadas com segurança de forma combinada se forem iniciadas e tituladas gradualmente.

2. Medicamentos injetáveis ou supositórios – A injeção de prostaglandina E1 nos corpos cavernosos é uma forma aceitável de tratamento da disfunção erétil. As injeções são realizadas com uma seringa do tipo tuberculina ou um dispositivo de injeção dosimetrado. A base e a face lateral do pênis são usadas como locais de injeção para evitar lesões no sangue superficial e no suprimento nervoso localizado na parte dorsal. As complicações incluem priapismo, dor no pênis, hematomas, fibrose e infecção. A prostaglandina E1 geralmente é combinada com papaverina, fentolamina ou atropina para aumentar a eficácia e reduzir os efeitos colaterais, principalmente o desconforto peniano. Os pacientes que utilizam esses agentes compostos devem ser alertados sobre o risco de priapismo e a variabilidade do efeito do medicamento em razão das diferenças na composição. A prostaglandina E1 também pode ser administrada por meio de supositório intrauretral.

C. Dispositivo de ereção a vácuo

O dispositivo de ereção a vácuo cria uma pressão negativa ao redor do pênis, atraindo sangue para os corpos cavernosos. Quando a tumescência é alcançada, coloca-se uma faixa elástica constritora elástica ao redor da base do pênis para evitar a perda da ereção. Esses dispositivos são eficazes, mas podem causar desconforto e dormência no pênis, resultando em alto índice de desuso. As complicações graves são raras.

D. Cirurgia para a inserção de prótese peniana

As próteses penianas são implantadas cirurgicamente nos corpos cavernosos e podem ser semirrígidas (maleáveis) ou infláveis. As próteses infláveis são dispositivos hidráulicos autônomos que resultam em aparência e função relativamente naturais. As próteses infláveis são utilizadas com mais frequência porque imitam a tumescência e a detumescência da ereção normal. Essa terapia é adequada para pacientes que não obtiveram uma resposta satisfatória com outras terapias.

E. Terapia médica e cirúrgica para doença de Peyronie

Descobriu-se que os medicamentos orais são pouco eficazes para a redução da curvatura do pênis associada à doença de Peyronie e não devem ser recomendados. A colagenase injetável *Clostridium histolyticum* é aprovada pela FDA para o tratamento da doença de Peyronie. A colagenase provoca a quebra enzimática das fibras de colágeno desordenadas após a injeção na placa peniana, melhorando a curvatura do pênis. O tratamento cirúrgico é uma alternativa para homens com função sexual comprometida em decorrência da grave curvatura, com lesões que causam instabilidade no pênis ou com resultados inadequados produzidos pela colagenase. A escolha do procedimento corretivo deve ser adaptada a cada paciente após uma avaliação detalhada da gravidade da doença e da função sexual.

Quando encaminhar

- Pacientes com disfunção erétil que apresentam uma resposta insatisfatória a medicamentos orais.
- Pacientes com doença de Peyronie ou outra deformidade peniana.
- Pacientes com disfunção sexual e histórico de trauma pélvico ou perineal, cirurgia ou radiação.
- Pacientes com priapismo no departamento de emergência para intervenção imediata, a fim de permitir a restauração da perfusão peniana.

Corona G et al. Erectile dysfunction and cardiovascular risk: a review of current findings. Expert Rev Cardiovasc Ther. 2020;18:155. [PMID: 32192361]

Fernandez-Crespo RE et al. Sexual dysfunction among men who have sex with men: a review article. Curr Urol Rep. 2021;22:9. [PMID: 33420894]

Lima TFN et al. Prevalence of post-prostatectomy erectile dysfunction and a review of the recommended therapeutic modalities. Int J Impot Res. 2021;33:401. [PMID: 33204007]

Loftus CJ et al. Treatment trends and cost associated with Peyronie's disease. Sex Med. 2020;8:673. [PMID: 33036960]

Munarriz R et al. Is there a role for vascular surgery in the contemporary management of erectile dysfunction? Urol Clin North Am. 2021;48:543. [PMID: 34602174]

Salonia A et al. European Association of Urology guidelines on sexual and reproductive health – 2021 update: male sexual dysfunction. Eur Urol. 2021;80:333. [PMID: 34183196]

Terentes-Printzios D et al. Interactions between erectile dysfunction, cardiovascular disease and cardiovascular drugs. Nat Rev Cardiol. 2022;19:59. [PMID: 34331033]

Infertilidade masculina

FUNDAMENTOS DO DIAGNÓSTICO

- A infertilidade é comum, e os fatores masculinos contribuem para até 50% dos casos.
- As causas incluem diminuição ou ausência da produção ou função do esperma ou obstrução do trato genital masculino.
- A qualidade anormal do sêmen é um fator de risco para infertilidade e pode indicar saúde ruim ou risco elevado de determinadas condições de saúde.

Considerações gerais

Infertilidade é a incapacidade de um casal de conceber um filho após 1 ano de relações sexuais sem uso de contraceptivos. A infertilidade afeta de 15-20% dos casais nos EUA, e *os fatores masculinos contribuem para até metade dos casos*. A avaliação de ambos os parceiros é fundamental para otimizar o tratamento. Após um histórico e exame físico detalhados, uma análise do sêmen deve ser realizada pelo menos duas vezes, em duas ocasiões distintas (Fig. 25.2). Como a espermatogênese requer aproximadamente 75 dias, é importante revisar os eventos de saúde e as exposições gonadotóxicas dos 3 meses anteriores. A infertilidade masculina está associada a maior risco de câncer de células germinativas testiculares e a uma taxa maior de comorbidade médica. Esses homens devem ser adequadamente aconselhados e examinados e ensinados a fazer o autoexame testicular.

Achados clínicos

A. Sintomas e sinais

O histórico deve incluir lesões testiculares anteriores (torção, criptorquidia, trauma), infecções (orquite por caxumba,

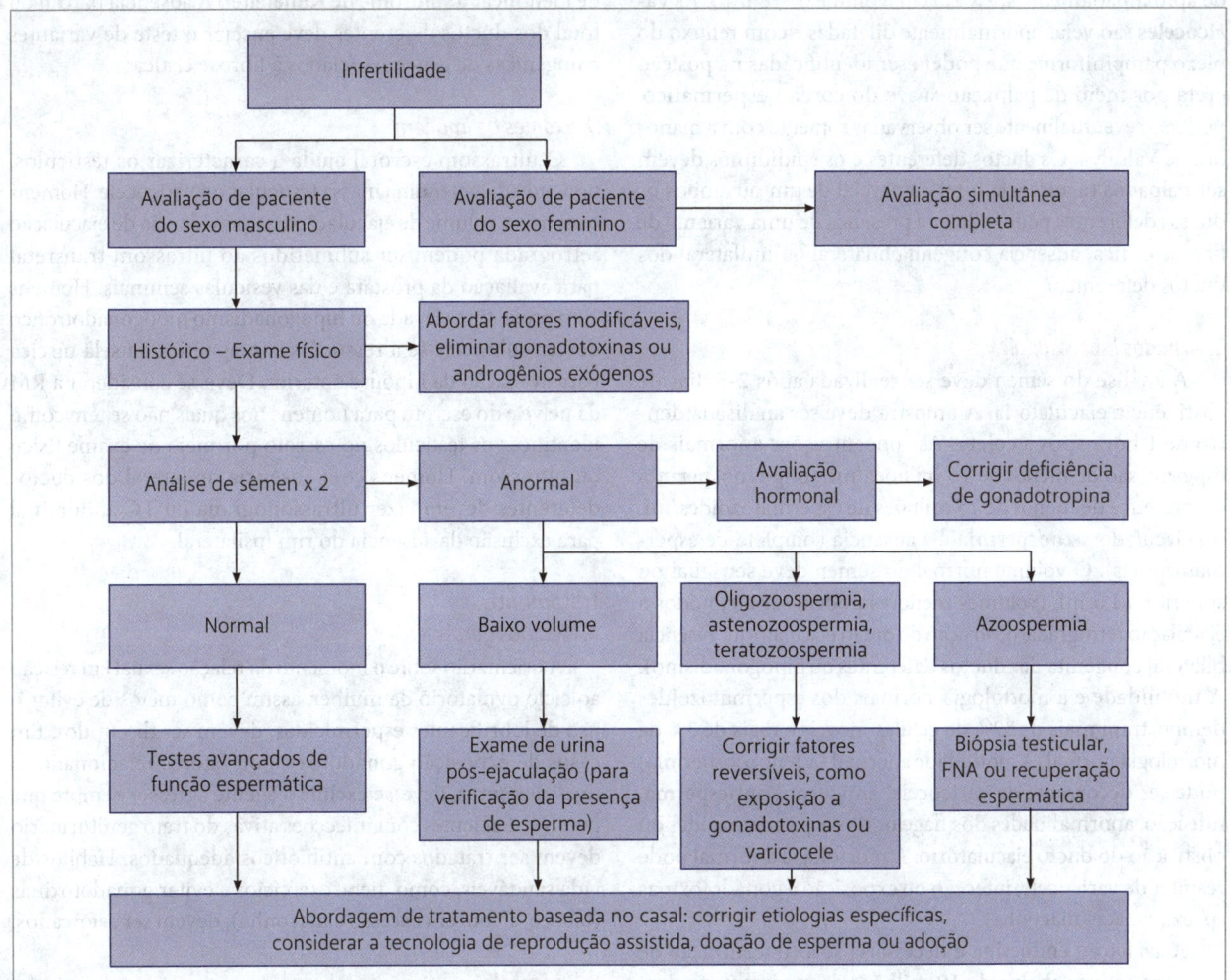

FIGURA 25.2 Abordagem baseada no casal para avaliação e tratamento da infertilidade de fator masculino. FNA: aspiração com agulha fina.

epididimite, infecções sexualmente transmissíveis, Covid-19), fatores ambientais (calor excessivo, radiação, quimioterapia, exposição prolongada a pesticidas), medicamentos (testosterona, finasterida, cimetidina, inibidores seletivos da recaptação de serotonina e espironolactona podem afetar a espermatogênese; a fenitoína pode reduzir o FSH; a sulfassalazina e a nitrofurantoína afetam a motilidade dos espermatozoides; a tansulosina causa ejaculação retrógrada) e outras drogas (álcool, tabaco, maconha), A função sexual, a frequência e o momento da relação sexual, o uso de lubrificantes e a fertilidade anterior de cada parceiro são importantes. Deve-se pesquisar o histórico médico e cirúrgico anterior quanto a doenças crônicas, entre elas obesidade, doença cardiovascular, da tireoide ou do fígado (diminuição da espermatogênese); diabetes *mellitus* (diminuição da espermatogênese, ejaculação retrógrada ou anejaculação); ou cirurgia pélvica radical ou retroperitoneal (ausência de emissão seminal secundária a lesão do nervo simpático).

O exame físico deve avaliar as características do hipogonadismo: características sexuais subdesenvolvidas, diminuição da distribuição de pelos de padrão masculino (axilares, corporais, faciais, pubianos), *habitus* corporal, ginecomastia e obesidade. Deve-se observar o tamanho (tamanho normal de aproximadamente 4,5 × 2,5 cm, volume de 18 mL). As **varicoceles** são veias anormalmente dilatadas e com refluxo do plexo pampiniforme que podem ser identificadas na posição ereta por meio da palpação suave do cordão espermático, podendo eventualmente ser observadas somente com a manobra de Valsalva. Os ductos deferentes e os epidídimos devem ser palpados (a ausência total ou parcial de um ou ambos os ductos deferentes pode indicar a presença de uma variante de fibrose cística, ausência congênita bilateral ou unilateral dos ductos deferentes).

B. Achados laboratoriais

A análise do sêmen deve ser realizada após 2-5 dias de abstinência ejaculatória. A amostra deve ser analisada dentro de 1 hora após a coleta. As concentrações anormais de esperma são de menos de 15 milhões/mL (**oligozoospermia** é a presença de menos de 15 milhões de espermatozoides/mL no ejaculado; **azoospermia** é a ausência completa de espermatozoides). O volume normal do sêmen deve ser igual ou superior a 1,5 mL (volumes menores podem ser atribuídos à ejaculação retrógrada, obstrução do ducto ejaculatório, ausência bilateral congênita dos ductos deferentes ou hipogonadismo). A motilidade e a morfologia normais dos espermatozoides demonstram mais de 39% de células móveis e mais de 3% de morfologia normal. A motilidade anormal (astenozoospermia) pode ser decorrente de varicocele, anticorpos antiesperma, infecção, anormalidades dos flagelos dos espermatozoides ou obstrução do ducto ejaculatório. A morfologia anormal pode resultar de varicocele, infecção ou exposição a gonadotoxinas (p. ex., tabaco, maconha).

A avaliação endócrina é necessária se a concentração de esperma estiver abaixo de 10 milhões de espermatozoides/mL ou se o histórico e o exame físico sugerirem uma origem endocrinológica. Os testes iniciais devem incluir testosterona total sérico e FSH. Anormalidades específicas nesses hormônios devem ensejar exames complementares, entre eles LH sérico, testosterona livre, prolactina e estradiol. Níveis elevados de FSH e LH e baixos níveis de testosterona (**hipogonadotrófico ou hipogonadismo primário**) estão associados a falha testicular primária. Baixos níveis de FSH e LH associados a baixos níveis de testosterona (hipogonadotrófico ou **hipogonadismo secundário**) podem ser de origem hipotalâmica ou hipofisária. A elevação da prolactina sérica pode indicar a presença de prolactinoma. A elevação do estradiol pode indicar conversão periférica anormal de testosterona em estrogênio pela aromatase.

C. Teste genético

Homens com concentrações de esperma inferiores a 1 milhão/mL devem considerar a realização de testes para microdeleções do cromossomo Y e anormalidades cariotípicas. As deleções de genes do braço longo do cromossomo Y podem causar azoospermia ou oligozoospermia com declínio da espermatogênese relacionado à idade, que é transmissível à prole masculina. Quando se identificam testículos pequenos (5 mL) e firmes, o cariótipo deve ser realizado com a finalidade de identificar a síndrome de Klinefelter. A ausência parcial ou total dos ductos deferentes deve ensejar o teste de variantes patogênicas de genes associados à fibrose cística.

D. Exames de imagem

O ultrassom escrotal ajuda a caracterizar os testículos, podendo detectar uma massa testicular ou varicocele. Homens com baixo volume de ejaculação e sem evidência de ejaculação retrógrada podem ser submetidos ao ultrassom transretal para avaliação da próstata e das vesículas seminais. Homens com prolactina elevada ou hipogonadismo hipogonadotrófico devem submeter-se a ressonância magnética da sela túrcica para avaliação da hipófise anterior. Deve-se considerar a RM da pelve e do escroto para homens nos quais não se tem como identificar os testículos no escroto por meio de exame físico ou ultrassom. Homens com ausência unilateral dos ductos deferentes devem fazer ultrassonografia ou TC abdominal para exclusão da ausência do rim ipsilateral.

Tratamento
A. Medidas gerais

A orientação sobre o momento da relação sexual em relação ao ciclo ovulatório da mulher, assim como meios de evitar o uso de lubrificantes espermicidas, devem ser discutidos. Em casos de exposição gonadotóxica ou fatores relacionados a medicamentos, deve-se excluir o agente agressor sempre que possível. Pacientes com infecções ativas do trato geniturinário devem ser tratados com antibióticos adequados. Hábitos de vida saudáveis, como dieta, exercícios e evitar gonadotoxinas (tabaco, álcool em excesso e maconha), devem ser reforçados.

B. Varicocele

A varicocelectomia tem por finalidade evitar o fluxo sanguíneo retrógrado nas veias anormais do cordão espermático.

Ligadura cirúrgica, realizada por meio de incisão subinguinal com o auxílio de um microscópio cirúrgico e ultrassom Doppler, é a abordagem padrão ouro em razão de sua alta eficácia e baixas taxas de complicações. A embolização percutânea de varicoceles é outra abordagem, mas incorre em exposição à radiação e ao contraste intravenoso. Embolização pode ser a melhor abordagem para a recorrência da varicocele após a cirurgia.

C. Terapia endócrina

O hipogonadismo hipogonadotrófico pode ser tratado com gonadotrofina coriônica humana (2.000 UI por via intramuscular 3x/semana) depois que a doença hipofisária primária tiver sido excluída ou tratada. Se a concentração de esperma não aumentar após 12 meses, deve-se iniciar a terapia com FSH recombinante (150 UI por via subcutânea, 3x/semana). O citrato de clomifeno é um modulador seletivo do receptor de estrogênio (SERM) que estimula o funcionamento da glândula pituitária para aumentar a produção de gonadotrofinas. O anastrozol inibe a aromatização da testosterona em estradiol, aumentando, desse modo, a produção de gonadotrofinas. Embora estudados extensamente em homens, nem o clomifeno nem o anastrozol é aprovado pela FDA dos EUA para o tratamento da infertilidade masculina. Portanto, os homens devem ser orientados adequadamente antes de usar qualquer dos dois medicamentos.

D. Terapia para disfunção ejaculatória

Os pacientes com ejaculação retrógrada podem se beneficiar de agonistas alfa-adrenérgicos (pseudoefedrina, 60 mg VO 3x/dia) ou imipramina (25 mg VO 3x/dia). As falhas médicas podem exigir a coleta de urina pós-ejaculação para inseminação intrauterina. A anejaculação pode ser tratada com estimulação vibratória ou eletroejaculação em determinados casos, podendo também justificar a recuperação cirúrgica de espermatozoides para uso com fertilização *in vitro* (FIV).

E. Obstrução de ductos

A obstrução do ducto deferente após a vasectomia pode ser tratada por reversão microcirúrgica da vasectomia ou por recuperação cirúrgica de esperma em combinação com a FIV. Embora dependa da duração da vasectomia, em geral a reversão microcirúrgica da vasectomia é altamente bem-sucedida para retornar o esperma ao ejaculado.

F. Técnicas de reprodução assistida

A **inseminação intrauterina e a FIV (com ou sem injeção intracitoplasmática de espermatozoides)** são alternativas para pacientes nos quais outros meios de tratamento da redução da concentração, motilidade ou funcionalidade dos espermatozoides tenham falhado. A inseminação intrauterina deve ser realizada somente quando se observa um número adequado de espermatozoides móveis em uma amostra. Com o uso da injeção intracitoplasmática de esperma, alguns homens com azoospermia ainda podem iniciar uma gravidez por meio da recuperação cirúrgica de espermatozoides do testículo, epidídimo ou do ducto deferente.

Quando encaminhar

- Casais com infertilidade ou que estejam preocupados com seu potencial de fertilidade.
- Homens com lesões genitais conhecidas, diagnósticos genéticos ou síndromes que impeçam a fertilidade natural.
- Homens em idade reprodutiva com câncer recém-diagnosticado ou outra doença que possa exigir terapias citotóxicas com interesse na preservação da fertilidade.

Agarwal A et al. Male infertility. Lancet. 2021;397:319. [PMID: 33308486]

Kapadia AA et al. Testicular mapping: a roadmap to sperm retrieval in nonobstructive azoospermia? Urol Clin North Am. 2020;47:157. [PMID: 32272987]

Leisegang K et al. Do lifestyle practices impede male fertility? Andrologia. 2021;53:e13595. [PMID: 32330362]

Selvaraju V et al. Environmental contaminants and male infertility: effects and mechanisms. Andrologia. 2021;53:e13646. [PMID: 32447772]

Sharma A et al. Male infertility due to testicular disorders. J Clin Endocrinol Metab. 2021;106:e442. [PMID: 33295608]

Tian Y et al. Evaluating the impact of COVID-19 on male reproduction. Reproduction. 2021;161:R37. [PMID: 33434886]

Visser WR et al. Surgical procedures for male infertility: an update. Curr Opin Urol. 2021;31:43. [PMID: 33165012]

Witherspoon L et al. Y-microdeletions: a review of the genetic basis for this common cause of male infertility. Transl Androl Urol. 2021;10:1383. [PMID: 33850774]

Hiperplasia prostática benigna

FUNDAMENTOS DO DIAGNÓSTICO

- Histórico e exame físico, incluindo exame digital retal.
- Escore internacional de sintomas da próstata e exame de urina.
- Teste no consultório para avaliar o tamanho e a forma da próstata, avaliação do resíduo pós-miccional e do fluxo urinário.
- Caracterização dos sintomas obstrutivos ou irritativos da micção obstrutiva ou irritativa.
- Ausência de infecção do trato urinário, distúrbio neurológico, doença de estenose, malignidade da próstata ou da bexiga.

Considerações gerais

A hiperplasia prostática benigna (HPB) é extremamente comum, e sua incidência aumenta com o aumento da idade. Estudos de autópsia demonstraram que *a HPB foi comprovada histologicamente em 60% dos homens com 60 anos e em 80% dos homens com 80 anos*. Sintomas urinários incômodos relacionados à HPB também aumentam com a idade, embora seja importante observar que *esses sintomas podem ocorrer sem um aumento significativo ao exame*. Os sintomas obstrutivos da micção são relatados por aproximadamente 25% dos homens com 55 anos e 50% dos homens com 75 anos. É fundamental que o médico faça a distinção entre sintomas "obstrutivos" e "irritativos" para identificar a causa principal do incômodo do paciente. Isso pode estar relacionado ao aumento da próstata, tônus muscular liso elevado no colo da bexiga ou na uretra prostática, ou hiperatividade subjacente do detrusor, dos quais todos exigem tratamentos específicos.

Os fatores de risco para o desenvolvimento da HPB são pouco conhecidos. Alguns estudos sugerem uma predisposição genética, enquanto outros observam diferenças raciais. Aproximadamente 50% dos homens com menos de 60 anos que se submetem a cirurgia para HPB podem ter uma forma hereditária da doença. Essa forma é provavelmente uma característica autossômica dominante, e parentes de primeiro grau do sexo masculino apresentam risco relativo aproximadamente quatro vezes maior.

Os sintomas do trato urinário inferior resultam da complexa interação de um sistema dinâmico e com frequência são multifatoriais.

Achados clínicos

A. Sintomas

Os sintomas da HPB podem ser divididos em queixas obstrutivas e queixas irritativas. Os **sintomas obstrutivos** incluem hesitação, diminuição da força e do calibre do jato, sensação de esvaziamento incompleto da bexiga, micção dupla (urinar uma segunda vez em poucos minutos), esforço para urinar e gotejamento pós-miccional. Os **sintomas irritativos** incluem urgência, disúria, frequência e noctúria.

O **índice de sintomas da American Urological Association (AUA)** (Tab. 25.4) é uma ferramenta importante utilizada na avaliação de pacientes com esse distúrbio e deve ser calculado para todos os pacientes antes do início da terapia. As respostas a sete perguntas quantificam a gravidade das queixas obstrutivas ou irritativas em uma escala de 0 a 5. Desse modo, a pontuação pode variar de 0 a 35 com o aumento da gravidade dos sintomas. Uma estimativa do *resíduo pós-miccional* pode fornecer informações importantes sobre o esvaziamento da bexiga e a necessidade de uma intervenção mais urgente.

Deve-se obter um histórico detalhado com foco no trato urinário para excluir outras possíveis causas dos sintomas, como câncer de próstata, infecção do trato urinário, bexiga neurogênica ou estenose uretral. Um histórico médico detalhado também pode revelar outras comorbidades que podem afetar diretamente os sintomas urinários, como síndrome metabólica, insuficiência cardíaca, doença de Parkinson e apneia obstrutiva do sono.

B. Sinais

Todo paciente deve submeter-se a um exame físico, um exame retal digital (DRE) e um exame neurológico específico. Deve-se observar o tamanho e a consistência da próstata. Embora não tenha correlação perfeita com a gravidade dos sintomas ou o grau de obstrução, o tamanho da próstata pode informar as decisões de tratamento. Em geral, a HPB

TABELA 25.4 Índice de sintomas da American Urological Association para hiperplasia prostática benigna[1]

Perguntas a serem respondidas	Não	Menos de 1 vez em 5	Menos da metade do tempo	Cerca da metade do tempo	Mais da metade do tempo	Quase sempre
1. No último mês, com que frequência você teve a sensação de não esvaziar completamente a bexiga depois de terminar de urinar?	0	1	2	3	4	5
2. No último mês, com que frequência você teve que urinar novamente menos de 2 horas depois de ter terminado de urinar?	0	1	2	3	4	5
3. No último mês, com que frequência você percebeu que parou e recomeçou várias vezes ao urinar?	0	1	2	3	4	5
4. No último mês, com que frequência você achou difícil adiar a micção?	0	1	2	3	4	5
5. No último mês, com que frequência você teve um fluxo urinário fraco?	0	1	2	3	4	5
6. No último mês, com que frequência você teve de fazer força ou esforço para começar a urinar?	0	1	2	3	4	5
7. No decorrer do mês passado, quantas vezes você se levantou para urinar, desde o momento em que ia para a cama à noite até a hora em que se levantava pela manhã?	0	1	2	3	4	5

[1] A soma dos sete números circulados é igual à pontuação do sintoma. Ver texto para obter uma explicação.
Reproduzida de Barry MJ et al.; Measurement Committee of the American Urological Association. The American Urological Association symptom index for benign prostatic hyperplasia. J Urol. 2017;197(2S):S189-97.

resulta em um aumento suave, firme e elástico da próstata. O endurecimento, se detectado, deve alertar o médico sobre a possibilidade de câncer, e é necessária uma avaliação complementar (ou seja, teste de antígeno prostático específico [PSA], ultrassom transretal e biópsia). O exame da porção inferior do abdome pode revelar uma bexiga distendida.

C. Achados laboratoriais

O exame de urina deve ser realizado para excluir a hipótese de infecção ou hematúria.

Os médicos devem solicitar um teste de PSA sérico no caso de pacientes que se situem dentro da faixa etária de triagem.

D. Exames de imagem

Os urologistas são aconselhados a considerar a avaliação do volume da próstata antes da intervenção cirúrgica para determinar a abordagem mais apropriada (p. ex., terapia com vapor-d'água para glândulas menores *versus* prostatectomia simples para uma glândula muito grande). Essa avaliação pode ser feita com cistoscopia, ultrassom transretal ou abdominal; ou imagens de seção transversal da pelve, se disponível.

E. Cistoscopia

A cistoscopia não é necessária para determinar a necessidade de tratamento, mas pode ajudar a determinar a melhor abordagem para pacientes que optem pela terapia cirúrgica.

F. Exames complementares

A urofluxometria e o resíduo pós-miccional devem ser avaliados antes do tratamento cirúrgico da próstata e podem ser úteis para monitorar a resposta aos tratamentos. Os cistometrogramas e perfis urodinâmicos devem ser reservados para pacientes com etiologia incerta dos sintomas, suspeita de doença neurológica ou aqueles que não tenham respondido à cirurgia anterior da próstata.

Diagnóstico diferencial

Um histórico de instrumentação uretral anterior, uretrite, infecções sexualmente transmissíveis ou trauma deve ser elucidado de modo a excluir estenose uretral ou contratura do colo da bexiga. Hematúria e dor são comumente associadas a cálculos urinários. O carcinoma da próstata pode ser detectado por anormalidades no DRE ou por um PSA elevado (ver Cap. 41). Uma infecção do trato urinário pode imitar os sintomas irritativos da HPB, podendo ser prontamente identificada por exame de urina e urocultura; entretanto, uma infecção do trato urinário também pode ser uma complicação da HPB. O carcinoma da bexiga, especialmente o carcinoma *in situ*, também pode se apresentar com queixas urinárias irritativas; entretanto, a ultrassonografia geralmente mostra evidências de hematúria (ver Cap. 41). Os pacientes com bexiga neurogênica também podem apresentar muitos dos mesmos sintomas e sinais que aqueles com HPB; entretanto, pode-se obter um histórico de doença neurológica, acidente vascular encefálico, diabetes *mellitus* ou lesão na coluna, e a diminuição da sensação perineal ou dos membros inferiores ou alterações no tônus do esfíncter retal ou no reflexo bulbocavernoso podem ser observadas no exame. Alterações simultâneas na função intestinal (constipação) também podem sugerir a possibilidade de um distúrbio neurológico. Os estudos de urodinâmica podem distinguir entre etiologias neurogênicas e obstrutivas para o esvaziamento da bexiga.

Tratamento

Existem diretrizes de prática clínica para a avaliação e o tratamento de pacientes com HPB. Após a avaliação conforme descrito anteriormente, podem-se oferecer aos pacientes várias formas de terapia para HPB. Os pacientes são aconselhados a consultar seus médicos da atenção primária ou urologistas para tomar uma decisão informada com base na eficácia relativa e nos efeitos colaterais das opções de tratamento (Tab. 25.5).

Os pacientes com sintomas leves (escores AUA de 0 a 7) e escores de incômodo relativamente baixos podem ser tratados apenas com espera vigilante. A terapia médica é adequada para aqueles com incômodo significativo atribuído aos sintomas, mas tratamentos cirúrgicos minimamente invasivos também são uma opção de primeira linha para pacientes adequadamente orientados. Indicações cirúrgicas absolutas incluem qualquer uma das seguintes sequelas da HPB: infecção recorrente do trato urinário, hematúria macroscópica problemática, cálculos na bexiga, cálculos urinários, retenção urinária refratária (falha em pelo menos uma tentativa de remoção do cateter) ou nefropatia obstrutiva.

A. Espera vigilante

O risco de progressão ou complicações é incerto. Entretanto, homens com sintomas progressivos e próstata grande têm uma chance maior de desenvolver retenção urinária ou de necessitar de intervenção cirúrgica no futuro.

Estudos retrospectivos sobre a história natural da HPB estão inerentemente sujeitos a vieses, em parte relacionados à seleção de pacientes e ao tipo e à extensão do acompanhamento. Poucos estudos prospectivos que abordam sua história natural foram relatados. Uma pequena série demonstrou que aproximadamente 10% dos homens sintomáticos podem progredir para retenção urinária, enquanto 50% dos pacientes demonstram melhora ou até mesmo resolução dos sintomas. Um grande estudo randomizado comparou a finasterida com placebo em homens com doença sintomática moderada a grave e próstata aumentada no DRE. Os pacientes do grupo do placebo apresentaram risco de 7% de desenvolver retenção urinária em 4 anos.

Homens com sintomas moderados ou graves também podem ser observados, se assim o desejarem. O intervalo ideal para o acompanhamento é específico para cada paciente.

B. Terapia clínica

1. **Alfa-bloqueadores** – A base da próstata e da bexiga humanas contém receptores alfa-1-adrenérgicos, que apresentam uma resposta contrátil aos agonistas. O bloqueio desses receptores leva ao relaxamento do músculo liso e à redução da resistência na saída da bexiga. Foi demonstrado que o

TABELA 25.5 Resumo dos resultados do tratamento de hiperplasia benigna da próstata[1]

Resultado	Rezūm	Tuip	Cirurgia aberta	Turp	Espera vigilante	Alfa-bloqueadores	Finasterida[2]
Chance de melhora[1]	–	78-83%	94-99,8%	75-96%	31-55%	56-86%	54-78%
Óbito em 30-90 dias[1]	0%	0,2-1,5%	1-4,6%	0,5-3,3%	0,8%	0,8%	0,8%
Grau de melhoria dos sintomas (percentual de redução do escore de sintomas)	47%	73%	79%	85%	Desconhecido	51%	31%
Disfunção erétil[1]	0%	3,9-24,5%	4,7-39,2%	3,3-34,8%	3%	3%	2,5-5,3%
Tempo de internação em dias	0%	1-3	5-10	3-5	0	0	0
Perda de trabalho em dias	–	7-21	21-28	7-21	1	3,5	1,5
Morbidade e complicações[1]	3,7-16,9%	2,2-33,3%	7-42,7%	5,2-30,7%	1-5%	2,9-43,3%	8,8-13,6%
Necessidade de tratamento cirúrgico em decorrência de complicações cirúrgicas[1]	< 2%	1,3-2,7%	0,6-14,1%	0,7-10,1%	0	0	0
Ejaculação retrógrada	3-6%	6-55%	36-95%	25-99%	0	4-11%	0
Incontinência total	0%	0,1-1,1%	0,3-0,7%	0,7-1,4%	2%	2%	2%

[1] Intervalo de confiança de 90%.

[2] A maior parte dos dados revisados sobre a finasterida é derivada de três estudos que exigiram aumento da próstata para a entrada no estudo. A chance de melhora em homens com sintomas, mas com a próstata minimamente aumentada, pode ser muito menor, conforme observado no VA Cooperative Trial.
Tuip: incisão transuretral da próstata; Turp: ressecção transuretral da próstata.

bloqueio alfa resulta em graus objetivos e subjetivos de melhora dos sintomas e sinais da HPB. Os alfa-bloqueadores podem ser classificados de acordo com sua seletividade de receptor (Tab. 25.6) e com sua meia-vida.

A prazosina é um alfa-bloqueador de ação curta e não seletivo. Em razão de sua meia-vida curta e alto perfil de efeitos colaterais (hipotensão ortostática, tontura, cansaço, ejaculação retrógrada, rinite e cefaleia), não é um medicamento normalmente utilizado no tratamento de HPB.

Os alfa-bloqueadores de ação prolongada e não seletivos permitem a dosagem de uma vez ao dia, mas a titulação da dose ainda é necessária porque podem ocorrer efeitos colaterais semelhantes aos observados com a prazosina. A terazosina melhora os sintomas e, em vários estudos, mostrou-se superior ao placebo ou à finasterida. A terazosina é iniciada em uma dosagem de 1 mg VO diariamente por 3 dias, aumentada para 2 mg VO diariamente por 11 dias, passando, em seguida, para 5 mg VO diariamente. Pode-se aumentar complementarmente a dose para 10 mg VO diariamente, se necessário. A doxazosina é iniciada em uma dosagem de 1 mg VO diariamente por 7 dias, aumentada para 2 mg VO diariamente e, em seguida, para 4 mg VO diariamente. Pode-se aumentar complementarmente a dose para 8 mg VO diariamente, se necessário.

Os receptores alfa-1a estão localizados na próstata e no colo da bexiga. O bloqueio seletivo desses receptores resulta em menos efeitos colaterais sistêmicos do que a terapia não seletiva com alfa-bloqueadores não seletivos, evitando, desse modo, a necessidade de titulação da dose. A dose típica de tansulosina é de 0,4 mg VO diariamente, tomada 30 minutos após uma refeição. A alfuzosina é um bloqueador alfa-1a de ação prolongada; sua dose é de 10 mg VO, 1x/dia, com alimentos, e não requer titulação.

TABELA 25.6 Tratamento com agentes alfa-bloqueadores para hiperplasia benigna da próstata

Agente	Ação	Dose oral
Alfuzosina	Bloqueio alfa-1	10 mg/dia
Doxazosina	Bloqueio alfa-1	1-8 mg/dia
Prazosina	Bloqueio alfa-1	1-5 mg 2x/dia
Silodosina	Bloqueio alfa-1a	4 ou 8 mg/dia
Tadalafila	Inibidor tipo 5 da fosfodiesterase	5 mg/dia
Tansulosina	Bloqueio alfa-1a	0,4 ou 0,8 mg/dia
Terazosina	Bloqueio alfa-1	1-10 mg/dia

Realizaram-se vários estudos randomizados, duplo-cegos e controlados por placebo, comparando terazosina, doxazosina, tansulosina e alfuzosina com placebo. Todos os agentes demonstraram segurança e eficácia. A **síndrome da íris flácida**, uma complicação da cirurgia de catarata, pode acometer pacientes que estejam tomando tanto alfa-bloqueadores não seletivos quanto bloqueadores alfa-1a bastante tempo após a interrupção da terapia.

2. **Inibidores da 5-alfa-redutase** – A finasterida e a dutasterida bloqueiam a conversão da testosterona em di-hidrotestosterona. Esses medicamentos afetam o componente epitelial da próstata, resultando na redução do tamanho da glândula e na melhora dos sintomas. *São necessários 6 meses de terapia para obter os efeitos máximos sobre o tamanho da próstata (redução de 20-30%) e melhora sintomática.*

Vários estudos randomizados, duplo-cegos e controlados por placebo foram realizados comparando a finasterida com placebo. A eficácia, a segurança e a durabilidade estão bem estabelecidas. Entretanto, observa-se a melhora dos sintomas somente em homens com a próstata aumentada (mais de 40 mL por exame ultrassonográfico). Os efeitos colaterais incluem diminuição da libido, diminuição do volume de ejaculação e disfunção erétil. *O PSA sérico é reduzido em aproximadamente 50% em pacientes que recebem terapia com finasterida, mas a porcentagem de PSA livre permanece inalterada.* Portanto, para comparar com os níveis de PSA pré-finasterida, o PSA sérico de um paciente em tratamento com finasterida deve ser dobrado.

Estudos demonstraram que a terapia com finasterida diminui a incidência de retenção urinária e a necessidade de tratamento cirúrgico em homens com próstata aumentada e sintomas moderados a graves. Quanto maior a próstata, acima de 40 mL, maior será a redução do risco relativo. A dutasterida é um inibidor não seletivo da 5-alfa-redutase (5ARI) que parece ser semelhante à finasterida em sua eficácia; a dosagem administrada é de 0,5 mg VO diariamente.

Ambos os 5ARI demonstraram ser *agentes quimiopreventivos eficazes para o câncer de próstata* em grandes estudos clínicos randomizados. Observou-se uma redução de 25% do risco em homens com baixo e alto risco de câncer de próstata. No entanto, apesar da força das evidências dos 5ARI na redução do risco de câncer de próstata, um comitê consultivo da FDA recomendou não rotular esses agentes para a quimioprevenção do câncer de próstata, citando o *possível aumento do risco de cânceres de alto grau* nesses estudos (1,8% *vs.* 10% para finasterida e 1% *vs.* 0,5% para dutasterida), redução isolada do risco em cânceres de baixo grau e a incapacidade de aplicar os resultados à população em geral. Além disso, a FDA incluiu o aumento do risco de diagnóstico de câncer de próstata de alto grau nos rótulos de todos os 5ARI.

3. **Inibidor da fosfodiesterase tipo 5** – A tadalafila foi aprovada pela FDA para tratar os sintomas e sinais de HPB (Tab. 25.6); o medicamento é aprovado para uso de primeira linha em homens com sintomas urinários e disfunção erétil. Os dados de dois estudos randomizados, duplo-cegos e controlados por placebo demonstraram melhorias significativas nas medidas padronizadas da função urinária entre 2-4 semanas após o início do tratamento com 5 mg 1 vez ao dia, com efeitos adversos mínimos.

4. **Terapia combinada** – O *Medical Therapy of Prostatic Symptoms* (MTOPS) foi um estudo grande, randomizado e controlado por placebo que comparou a finasterida, a doxazosina, a combinação dos dois e placebo em 3.047 homens observados por uma média de 4,5 anos. A terapia combinada de longo prazo com doxazosina e finasterida mostrou-se segura e reduziu o risco de progressão clínica geral da HPB significativamente mais do que o tratamento com qualquer dos medicamentos isoladamente. A terapia combinada e a finasterida isoladamente reduziram o risco em longo prazo de retenção urinária aguda e a necessidade de terapia invasiva. A terapia combinada também envolveu os riscos de efeitos colaterais adicionais e o custo de dois medicamentos.

C. Terapia cirúrgica transuretral

A maioria dos casos de HPB que requerem cirurgia pode ser tratada com técnicas transuretrais ou minimamente invasivas. Essa continua sendo uma área de pesquisa e inovação ativa, com várias novas tecnologias disponíveis. Uma visão geral de todas as opções cirúrgicas e a tomada de decisões foi publicada pela American Urological Association (Fig. 25.3). Estudos demonstraram redução de custos com terapias cirúrgicas em comparação com as terapias clínicas em um período de 6 meses a 8 anos.

1. **Ressecção transuretral da próstata (Turp)** – Mais de 95% das cirurgias de próstata podem ser realizadas por via endoscópica (através da uretra). A Turp é o tratamento padrão ouro para o tratamento cirúrgico da HPB e geralmente requer internação de 1-2 dias. A maioria dos estudos cirúrgicos que compararam a Turp com terapias minimamente invasivas mostra que os escores de sintomas e as melhorias da taxa de fluxo são superiores após a Turp em comparação com outras terapias minimamente invasivas. É um dos tratamentos mais duradouros, no qual os pacientes permanecem sem sintomas por uma média de 5-10 anos. Os riscos da Turp incluem ejaculação retrógrada (75%), disfunção erétil (5-10%) e incontinência urinária (menos de 1%). As possíveis complicações incluem (1) sangramento; (2) estenose uretral ou contratura do colo da bexiga; (3) perfuração da cápsula da próstata com extravasamento; e (4) **síndrome da ressecção transuretral**, um estado hipervolêmico e hiponatrêmico resultante da absorção da solução de irrigação hipotônica. As manifestações clínicas da síndrome incluem náusea, vômito, confusão mental, hipertensão, bradicardia e distúrbios visuais. O risco da síndrome da ressecção transuretral aumenta com tempos de ressecção monopolar acima de 90 minutos. O tratamento inclui diurese e, em casos graves, administração de solução salina hipertônica (ver Hiponatremia, Cap. 23).

Essa síndrome era muito mais prevalente quando as Turp eram realizadas com mais frequência com eletrocautério monopolar, mas, com o aumento do uso de Turp bipolares (com irrigação salina), o método hoje é muito raro.

2. **Incisão transuretral da próstata (Tuip)** – Homens com sintomas moderados a graves e próstata pequena (menos de 30 g) geralmente têm hiperplasia da comissura posterior ou apresentam "colo da bexiga elevado". Em geral, esses pacientes se beneficiam da incisão da próstata. O procedimento é mais rápido e menos mórbido do que a Turp. Os resultados em pacientes bem selecionados são comparáveis, embora tenha sido relatada uma taxa de ejaculação retrógrada de 25%.

3. **Eletrovaporização transuretral da próstata (TUVP)** – A TUVP é uma modificação eletrocirúrgica técnica da Turp padrão. Várias superfícies de fornecimento de energia, entre as quais um eletrodo esférico rolante (*rollerball*), um eletrodo de rolo ranhurado (vaportrode) ou um eletrodo hemisférico em forma de cogumelo (botão), são utilizadas para fornecer altas densidades de corrente que resulta na

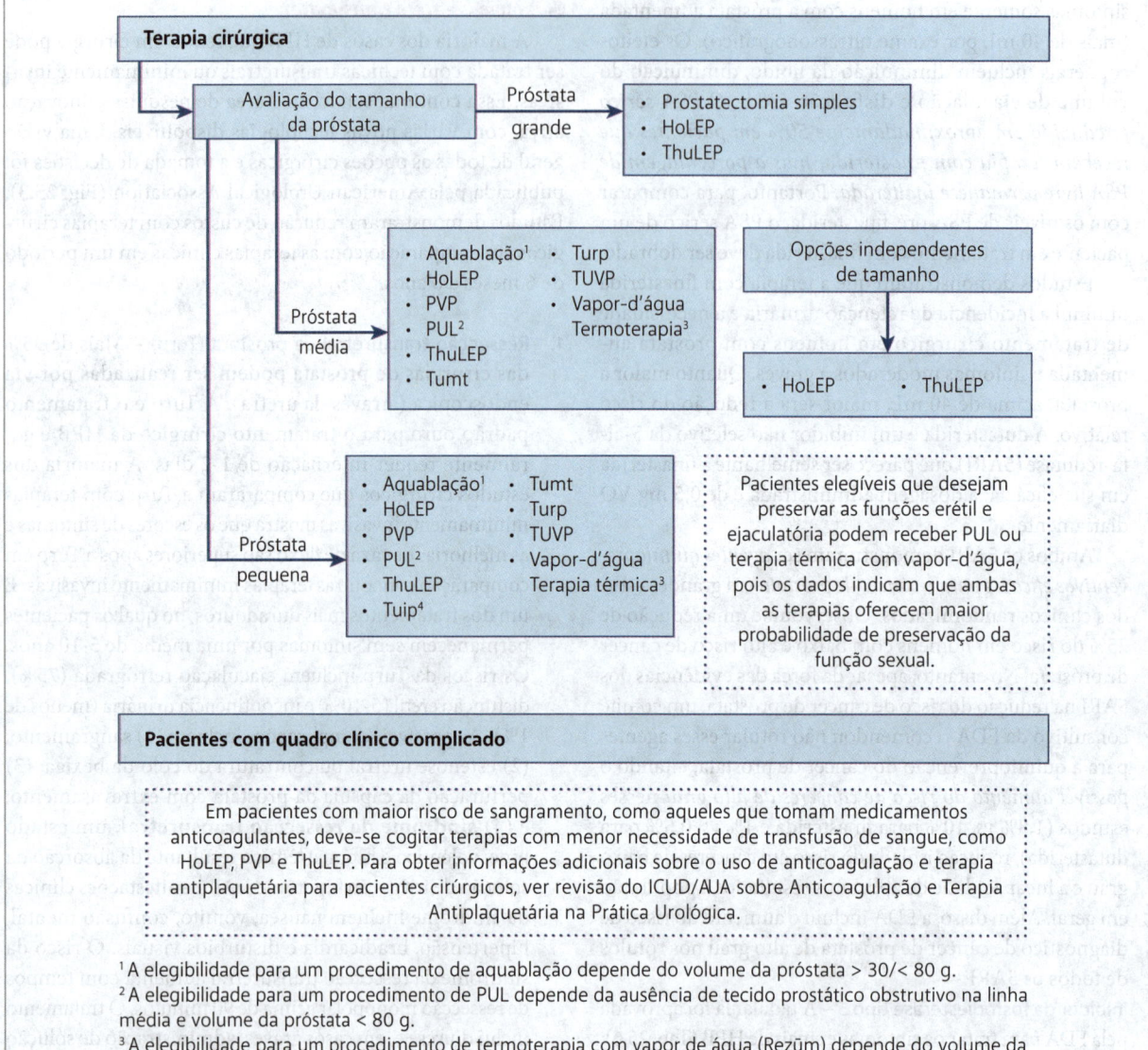

FIGURA 25.3 Tratamento cirúrgico dos sintomas do trato urinário inferior atribuídos à hiperplasia prostática benigna.

HoLEP: enucleação da próstata com *laser* de hólmio; PUL: elevação da uretra prostática; PVP: vaporização fotosseletiva da próstata; ThuLEP: enucleação da próstata com *laser* de túlio; Tuip: incisão transuretral da próstata; Tumt: terapia transuretral por micro-ondas; Turp: ressecção transuretral da próstata; TUVP: Eletrovaporização transuretral da próstata.

Reproduzida de Foster HE, Dahm P, Kohler TS, et al. Surgical Management of Lower Urinary Tract Symptoms Attributed to Lower Urinary Tract Symptoms Attributed to Benign Prostatic Hyperplasia: AUA Guideline Amendment 2019. J Urol. 2019;202(3):592-598.

vaporização térmica do tecido prostático. Para próstatas maiores, esse procedimento geralmente leva mais tempo do que uma Turp padrão, mas tem eficácia comparável e menor necessidade de transfusão.

4. **Aquablação** – Essa ablação da próstata por jato de água, guiada por ultrassom e executada por robô foi projetada para aliviar a obstrução prostática com sangramento limitado, menor tempo cirúrgico e preservação da função sexual. É uma das poucas opções cirúrgicas transuretrais agnósticas para HPB e tem-se mostrado eficaz no tratamento de glândulas que variam de tamanho de 30-150 mL. Os resultados

urinários demonstraram ser comparáveis ao padrão ouro da Turp com menor risco de estenose, incontinência e disfunção sexual. O ultrassom transretal pré-tratamento é usado para mapear o adenoma obstrutivo a ser ablacionado, excluindo os ductos ejaculatórios. O ultrassom transretal em tempo real é utilizado para monitorar a ressecção do tecido durante o procedimento. A ressecção é realizada sob anestesia geral ou raquidiana com um jato de água sem calor emitido por uma manopla robótica inserida por via transuretral, com sucção simultânea de tecido de ablação através do dispositivo. Após a ressecção, utiliza-se um eletrocautério ou a tração produzida por um cateter de três vias para a obtenção de hemostasia. Um estudo clínico multicêntrico de 5 anos demonstra melhorias significativas e sustentadas da taxa de fluxo urinário, do volume residual pós-miccional e da qualidade de vida.

D. Terapias minimamente invasivas

1. **Laserterapia** – Atualmente existem várias tecnologias de *laser* que variam de acordo com o comprimento de onda, a energia produzida e a técnica de remoção de tecido, mas todas resultam na vaporização do tecido com coagulação simultânea de pequenos vasos sanguíneos. A fibra do *laser* é avançada pelo cistoscópio, e o tecido da próstata é sistematicamente vaporizado para criar uma passagem de saída. Capta-se um defeito imediato na uretra prostática semelhante ao observado durante a Turp. As vantagens dessa terapia a *laser* incluem perda mínima de sangue, rara ocorrência da síndrome da ressecção transuretral, capacidade de tratar pacientes sob terapia anticoagulante e capacidade de operar pacientes ambulatoriais. As desvantagens são a falta de tecido para exame patológico, eficácia variável, queixas mais frequentes de micções irritativas com determinados tipos de *laser* e custo das fibras e dos geradores de *laser*.

A **enucleação da próstata com *laser* de hólmio (Ho-LEP)** é uma técnica de enucleação dos lobos adenomatosos intactos e morcelação dentro da bexiga. As vantagens do HoLEP em comparação com outros métodos incluem a capacidade de tratar todos os tamanhos de próstata, baixas taxas de retratamento, poucas complicações e menor duração da cateterização da bexiga. Essa técnica é uma alternativa atraente à prostatectomia simples aberta para glândulas muito grandes (maiores que 100 mL) com resultados comparáveis. Entretanto, em razão da íngreme curva de aprendizagem para os operadores, essa técnica não está disponível de forma tão ampla quanto outras técnicas.

A **vaporização fotosseletiva da próstata (PVP)** é uma técnica mais amplamente adotada que pode ser realizada com diferentes tipos de *laser*, dependendo da preferência do cirurgião. O *laser* KTP original com emissão de luz verde usava um comprimento de onda de 532 nm que é absorvido seletivamente pela hemoglobina, o que resulta em melhor hemostasia. As vantagens incluem vaporização e coagulação combinadas, com redução significativa do volume de tecido, o que o torna *a opção ideal para pacientes anticoagulados*. As desvantagens incluem limitações do volume da próstata, que pode ser tratado com eficiência (menos de 80 mL), e a dificuldade de controlar o sangramento de canais venosos maiores.

A **enucleação da próstata com *laser* de túlio (Thu-LEP)** utiliza uma onda contínua de energia de 2.013 nm que sofre absorção no irrigante, mas sem a natureza intermitente do hólmio. Isso resulta em incisões mais limpas, absorção de tecido mais eficiente e vantagens hemostáticas semelhantes. O *laser* de túlio tem sido utilizado com su-

cesso também para técnicas de ressecção. As vantagens e desvantagens são semelhantes às do PVP com emissão de luz verde, embora as incisões mais limpas o tornem mais atraente para os cirurgiões.

2. **Terapia transuretral por micro-ondas (Tumt)** – A hipertermia por micro-ondas é aplicada com mais frequência com um cateter transuretral. Alguns dispositivos resfriam a mucosa uretral para diminuir o risco de lesões. Entretanto, se as temperaturas não ultrapassarem 45°C, o resfriamento é desnecessário. Obtêm-se melhores escores dos sintomas e melhores taxas de fluxo, mas (como na cirurgia a *laser*) são necessários grandes estudos randomizados com acompanhamento de longo prazo para avaliar a durabilidade e a relação custo-benefício. As taxas de retratamento relatadas são de 9-21% em 5 anos.

3. **Implante para abertura da uretra prostática (UroLift)** – O sistema Uro-Lift utiliza implantes permanentes de nitinol e aço inoxidável colocados sob orientação cistoscópica para retrair os lobos laterais da próstata e abrir mecanicamente a uretra prostática. O procedimento pode ser realizado sob anestesia local em ambiente ambulatorial, e não é necessário manter a medicação anticoagulante. O candidato ideal tem principalmente hiperplasia do lobo lateral e próstata com volume inferior a 80 mL. Dados de curto prazo mostram melhora dos sintomas e taxas de fluxo miccional sem disfunção erétil *de novo* ou incontinência. As taxas de retratamento em 5 anos relatadas foram de até 13,6%.

4. **Terapia térmica com vapor-d'água (Rezūm)** – Essa técnica minimamente invasiva, aprovada pela FDA, utiliza um cistoscópio modificado para aplicar vapor-d'água no tecido prostático. Ao se condensar em água, o vapor libera grandes quantidades de energia térmica armazenada, levando à necrose do tecido e a sua reabsorção em cerca de 3 meses. Esse procedimento é realizado em uma clínica ou em um ambiente de cirurgia ambulatorial com anestesia local e requer 3-7 dias de cateterização da bexiga. Ao contrário do procedimento UroLift, há uma redução significativa do volume da próstata no decorrer do tempo, cerca de 30% em 6 meses, o que, consequentemente, alivia os sintomas do trato urinário inferior. Um estudo randomizado e controlado de 6 anos relatou melhora objetiva significativa nos sintomas do trato urinário inferior já em 2 semanas após o procedimento, melhora que se manteve por um período de 6 anos. O volume recomendado da próstata para o tratamento com Rezūm é de 30-80 mL. As vantagens incluem a natureza minimamente invasiva e ambulatorial do procedimento, sem risco significativo de sangramento, mesmo para pacientes anticoagulados, capacidade de tratar o lobo mediano e nenhum relato de nova disfunção erétil ou incontinência urinária. Entre as desvantagens estão a recuperação mais lenta e o maior tempo de cateterismo vesical em comparação com a Turp e os procedimentos a *laser*. A taxa relatada de retratamento em 4 anos foi de 4,4%, muito menor do que outras opções minimamente invasivas.

5. **Dilatação por balão Optilume** – O sistema de cateter Optilume HPB é o primeiro dispositivo minimamente invasivo

com um duplo mecanismo de ação mecânico e farmacológico baseado no uso original do dispositivo no tratamento de estenoses uretrais recorrentes. O balão HPB cria uma comissurotomia anterior com administração simultânea de paclitaxel para evitar recidiva ou a refusão dos lobos laterais anteriores da próstata. Um estudo duplo-cego, randomizado e controlado por *sham* mostrou melhora na taxa de fluxo, PVR residual pós-miccional e nos escores de satisfação do paciente mantidos depois de 1 ano. O tratamento se limitou a próstatas que variavam entre 20-80 mL, e o benefício em longo prazo ainda não foi comprovado.

E. Prostatectomia simples

Quando a próstata é muito grande, pode-se considerar uma prostatectomia simples por abordagem de enucleação aberta ou robótica. O tamanho "muito grande" depende da experiência do cirurgião com a Turp. As glândulas com mais de 100 g geralmente são consideradas adequadas para a enucleação. Além do tamanho, outras indicações relativas para prostatectomia aberta incluem a situação em que há um divertículo ou cálculo vesical concomitante e quando não é possível posicionar o paciente em litotomia.

A prostatectomia simples pode ser realizada por abordagem suprapúbica ou retropúbica. A prostatectomia suprapúbica simples é realizada por via transvesical e é a operação de escolha se houver a presença concomitante de cálculo na bexiga que não seja passível de tratamento transuretral (> 3 cm). Essas operações podem ser realizadas também por meio de técnicas laparoscópicas assistidas por robô, com menor tempo de interação, menor perda de sangue e menor necessidade de cateter suprapúbico.

Quando encaminhar

- Uropatia obstrutiva.
- Insatisfação do paciente com a terapia clínica.
- Interesse do paciente em tratamentos cirúrgicos.
- Necessidade de avaliação adicional (cistoscopia) ou intervenção cirúrgica.

Gao B et al. Office-based procedures for BPH. Curr Urol Rep. 2021;22:63. [PMID: 34913101]

Kaplan SA et al. The PINNACLE Study: a double-blind, randomized, sham-controlled study evaluating the Optilume BPH Catheter System for the treatment of lower urinary tract symptoms secondary to benign prostatic hyperplasia. J Urol. 2023;210:500. [PMID: 37555604]

McVary KT et al. Final 5-year outcomes of the multicenter randomized sham-controlled trial of a water vapor thermal therapy for treatment of moderate to severe lower urinary tract symptoms secondary to benign prostatic hyperplasia. J Urol. 2021;206:715. [PMID: 33872051]

Parsons JK et al. Surgical management of lower urinary tract symptoms attributed to benign prostatic hyperplasia: AUA Guideline Amendment 2020. J Urol. 2020;204:799. [PMID: 32698710]

Zorn KC et al. Aquablation therapy in large prostates (80-150 cc) for lower urinary tract symptoms due to benign prostatic hyperplasia: WATER II 3-year trial results. BJUI Compass. 2021;3:130. [PMID: 35474721]

Cânceres do trato geniturinário

(Ver Cap. 41 sobre os cânceres do trato geniturinário: Câncer de próstata, câncer de bexiga, câncer de ureter e pelve renal, carcinoma de células renais e câncer testicular.)

Transstornos do sistema nervoso

Vanja C. Douglas, MD

Michael J. Aminoff, MD, DSc, FRCP

Revisão científica da edição brasileira: Dr. Ricardo Padlipskas Alves

Cefaleia

A cefaleia é uma queixa tão comum e pode ocorrer por razões tão diversas que pode ser difícil avaliá-la adequadamente. As cefaleias novas, graves ou agudas tendem mais a estar relacionadas a um distúrbio intracraniano do que as condições crônicas; a abordagem para esse tipo de cefaleia é apresentada no Capítulo 2. As **cefaleias crônicas** podem ser primárias ou secundárias a outro distúrbio. As síndromes comuns de cefaleia **primária** incluem enxaqueca, cefaleia do tipo tensional e cefaleia em salvas. As causas **secundárias** importantes a serem consideradas incluem lesões intracranianas, traumatismo craniano, espondilose cervical, doença dentária ou ocular, disfunção da articulação temporomandibular, sinusite, hipertensão, depressão e uma ampla variedade de distúrbios clínicos gerais. Embora não haja presença de lesões estruturais subjacentes na maioria dos pacientes que apresentam cefaleia, ainda assim é importante ter em mente essa possibilidade. Cerca de um terço dos pacientes com tumores cerebrais, p. ex., apresentam queixa primária de cefaleia.

1. Enxaqueca

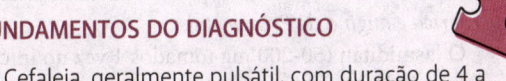

> ### FUNDAMENTOS DO DIAGNÓSTICO
> - Cefaleia, geralmente pulsátil, com duração de 4 a 72 horas.
> - Em geral, mas nem sempre, a dor é unilateral.
> - Náusea, vômito, fotofobia e fonofobia são acompanhamentos comuns.
> - A dor se agrava com a atividade física rotineira.
> - Uma aura de sintomas neurológicos transitórios (geralmente visuais) pode preceder a cefaleia em um quarto dos pacientes.

Considerações gerais

A fisiopatologia da enxaqueca provavelmente está relacionada a disfunção neuronal no sistema trigeminal, resultando na liberação de neuropeptídeos vasoativos, como o peptídeo relacionado ao gene da calcitonina que leva a inflamação neurogênica, sensibilização e cefaleia. A hipótese é de que a aura da enxaqueca resulta da depressão cortical alastrante, uma onda de despolarização neuronal e glial que se move lentamente pelo córtex cerebral correspondente aos sintomas clínicos (ou seja, córtex occipital e aura visual). A enxaqueca geralmente apresenta um padrão complexo e poligênico de herança. Às vezes um padrão de herança autossômica dominante é aparente, como na **enxaqueca hemiplégica familiar**, na qual os ataques de fraqueza lateralizada representam a aura.

Achados clínicos

A cefaleia típica é uma dor de cabeça latejante lateralizada que ocorre episodicamente após seu início na adolescência ou no início da vida adulta. Em muitos casos, as cefaleias não se conformam a es/e padrão, embora suas características associadas e a resposta a medicamentos antimigranosos sugiram uma base semelhante. Nesse sentido mais amplo, as cefaleias migrâneas podem ser lateralizadas ou generalizadas, maçantes ou latejantes e às vezes estão associadas a anorexia, náusea, vômito, fotofobia, fonofobia, osmofobia, comprometimento cognitivo e visão embaçada. Em geral, desenvolvem-se gradualmente e duram várias horas ou mais. As cefaleias geralmente são precedidas por um pródromo de 24-48 horas de humor ou sintomas autonômicos. Distúrbios focais da função neurológica (**aura de enxaqueca**) podem preceder ou acompanhar as cefaleias. Os distúrbios visuais são frequentes e podem consistir em defeitos de campo visual (**escotoma**); alucinações visuais luminosas, como estrelas, faíscas, *flashes* de luz disformes (**fotopsia**), padrões geométricos ou zigue-zagues de luz; ou alguma combinação de defeitos de campo visual e alucinações luminosas (**escotomas cintilantes**). Podem ocorrer também outros distúrbios focais, como afasia ou dormência, parestesias, incoordenação, disartria, desequilíbrio ou fraqueza em uma distribuição circunscrita.

Em raros casos, o distúrbio neurológico ou somático que acompanha as cefaleias típicas da enxaqueca passa a ser a única manifestação de uma crise ("**aura de enxaqueca sem cefaleia**"). Raramente, o paciente pode ficar com um déficit neurológico permanente após uma crise de enxaqueca, e a enxaqueca com aura é um fator de risco para acidente vascular encefálico (AVE).

Os pacientes geralmente apresentam uma história familiar de enxaqueca. As crises podem ser desencadeadas por estresse emocional ou físico, falta ou excesso de sono, perda de refeições, odores, bebidas alcoólicas, luzes fortes, ruídos altos, menstruação ou uso de contraceptivos orais.

Uma variante incomum é a **enxaqueca com aura do tronco encefálico**, na qual a cegueira ou os distúrbios visuais em ambos os campos visuais são acompanhados ou seguidos de disartria, desequilíbrio, zumbido e parestesias periorais e distais e às vezes são seguidas por perda transitória ou comprometimento transitório da consciência ou por um estado de confusão mental, sintomas, por sua vez, seguidos por uma cefaleia latejante (geralmente occipital), muitas vezes com náuseas e vômitos.

Na **neuropatia oftalmoplégica dolorosa recorrente** (anteriormente denominada "enxaqueca oftalmoplégica"), a dor lateralizada, geralmente sobre o olho, é acompanhada de náusea, vômito e diplopia decorrente de oftalmoplegia externa transitória. A oftalmoplegia se deve à paralisia do terceiro nervo, às vezes com envolvimento do sexto nervo, e pode durar mais do que a dor orbital, estendendo-se por vários dias ou até semanas. O ramo oftálmico do quinto nervo também foi afetada em alguns pacientes. A condição é rara e constitui um diagnóstico de exclusão; as causas mais comuns de oftalmoplegia dolorosa são aneurismas da artéria carótida interna e diabetes.

Tratamento

O tratamento da enxaqueca consiste em evitar quaisquer fatores precipitantes, juntamente com tratamento farmacológico profilático ou sintomático, se necessário.

A. Tratamento sintomático

Durante as crises agudas, o repouso em um quarto silencioso e escuro pode ser útil até que os sintomas diminuam. Em geral, um analgésico simples (p. ex., ácido acetilsalicílico, acetaminofeno, ibuprofeno ou naproxeno) tomado imediatamente proporciona alívio, mas às vezes, é necessária a prescrição de medicamentos. *Para evitar o uso excessivo de medicamentos, o uso de analgésicos simples deve ser limitado a 15 dias ou menos por mês e, em geral, outros medicamentos devem ser limitados a no máximo 10 dias por mês.*

1. Ergotaminas – O Cafergot, uma combinação de tartarato de ergotamina tartarato de ergotamina (1 mg) e cafeína (100 mg), costuma ser útil; recomenda-se tomar 1 ou 2 comprimidos no início da cefaleia ou dos sintomas de alerta, seguidos de 1 comprimido a cada 30 minutos, se necessário, até 6 comprimidos por crise e não mais do que 10 dias por mês. O cafergot administrado por via retal (metade de um supositório contendo 2 mg de ergotamina) ou mesilato de diidroergotamina (0,5-1 mg IV ou 1-2 mg SC ou IM) podem ser úteis quando a êmese impede o uso de medicamentos orais. Formulações à base de ergotamina devem ser *evitadas* durante a gravidez, em pacientes com

DCV ou seus fatores de risco e em pacientes que estejam tomando inibidores potentes de CYP 3A4.

2. Agonistas da serotonina – Os triptanos são agonistas dos receptores 5-HT$_{1b/1d}$ que inibem a liberação de neuropeptídeos vasoativos. O sumatriptano é um agente rapidamente eficaz para a interrupção de crises quando administrado SC por um dispositivo de autoinjeção (4-6 mg 1 vez SC, podendo ser repetido 1 vez após 2 horas se necessário; a dose máxima é de 12 mg/24 horas). Existem formulações nasais e orais, mas que podem ser menos eficazes em razão da absorção mais lenta. O zolmitriptano é disponibilizado em formulações orais e nasais. A dose é de 5 mg VO ou aplicada 1 vez em uma narina; essa dose pode ser repetida 1 vez após 2 horas. A dose máxima para ambas as formulações é de 10 mg/24 horas. Existem outros triptanos, incluindo rizatriptano (5-10 mg VO no início, podendo ser repetido a cada 2 horas 2 vezes [dose máxima 30 mg/24 horas]); naratriptano (1-2,5 mg VO no início do tratamento, podendo ser repetido 1 vez após 4 horas [dose máxima de 5 mg/24 horas]); almotriptano (6,25-12,5 mg VO no início, podendo ser repetido 1 vez após 2 horas [dose máxima de 25 mg/24 horas]); frovatriptano (2,5 mg VO no início do tratamento, podendo ser repetido 1 vez após 2 horas [dose máxima de 7,5 mg/24 horas]); e eletriptano (20-40 mg VO no início do tratamento; podendo ser repetido 1 vez após 2 horas [dose máxima de 80 mg/24 horas]). O eletriptano é útil para o tratamento imediato, e o frovatriptano, que tem meia-vida mais longa, pode valer a pena para pacientes com crises prolongadas ou provocadas por períodos menstruais. Os pacientes geralmente são mais beneficiados quando o triptano é combinado com naproxeno (500 mg VO).

Os triptanos podem causar náuseas e vômitos, razão pela qual devem ser evitados em gestantes e pacientes com enxaqueca hemiplégica ou basilar, histórico de AVE ou ataque isquêmico transitório (AIT), ou hipertensão não controlada. Em pacientes cuja hipertensão esteja controlada, os triptanos geralmente são utilizados com segurança, embora se aconselhe cautela. *Os triptanos são contraindicados para pacientes com doença vascular coronariana ou periférica e angina de Prinzmetal.*

O lasmiditan (50-200 mg tomados 1 vez no início da cefaleia; não mais do que uma dose em 24 horas) é um agonista do receptor 5-HT1F aprovado para uso nos EUA que não possui as propriedades vasoconstritoras dos triptanos e pode ser administrado com segurança a pacientes com fatores de risco cardiovascular. Tonturas e sonolência são efeitos colaterais comuns, e os pacientes não devem dirigir nas 8 horas seguintes à administração do medicamento.

3. Antagonistas do peptídeo relacionado ao gene da calcitonina – O sulfato de rimegepant (comprimido de 75 mg dissolvido oralmente no início da cefaleia; dose máxima de 75 mg/24 horas), o ubrogepant (50 ou 100 mg VO no início da cefaleia, podendo ser repetido 1 vez após 2 horas; dose máxima de 200 mg/24 horas) e o zavegepant (10 mg por via intranasal 1 vez em uma narina no início da cefaleia, 10 mg/*spray*; dose máxima de 10 mg/24 horas)

eliminam a dor em 20% dos pacientes e a aliviam em 60% dos casos no espaço de 2 horas. Podem ocorrer reações de hipersensibilidade imediatamente ou vários dias após a administração do rimegepant.

4. **Outros agentes** – A proclorperazina é eficaz e pode ser administrada por via retal (supositório de 25 mg), IV ou IM (5-10 mg), ou VO (5-10 mg). A metoclopramida IV (10-20 mg) também é útil no ambiente do pronto-socorro. Vários analgésicos orais combinados que contêm butalbital apresentam risco de uso excessivo e dependência e só devem ser usados como último recurso. Os analgésicos opioides devem ser evitados em razão das altas taxas de cefaleia de rebote e da tendência ao desenvolvimento de **cefaleia por uso excessivo de medicamentos**.

5. **Neuromodulação** – Estudos placebo-controlados mostram que a estimulação magnética transcraniana de pulso único aborta a enxaqueca com aura, e a estimulação não invasiva do nervo vago, estimulação transcutânea do nervo trigêmeo e estimulação elétrica remota aplicada ao braço abortam a enxaqueca com ou sem aura. A estimulação magnética transcraniana é contraindicada para pacientes com epilepsia.

B. Terapia preventiva

O tratamento preventivo pode ser necessário caso as cefaleias migranosas ocorram mais de 2 ou 3 vezes por mês ou se houver deficiência significativa associada aos episódios. A prevenção dos gatilhos e a manutenção da homeostase com sono regular, alimentação adequada e hidratação não devem ser negligenciadas; um diário de controle da cefaleia pode ser útil para identificar os gatilhos. Alguns dos agentes mais comuns utilizados para profilaxia estão listados na Tabela 26.1. A medicação escolhida inicialmente variará individualmente de acordo com cada paciente, levando em consideração fatores comórbidos como obesidade, depressão, ansiedade, hipertensão e a preferência do paciente. É possível que seja necessário testar várias medicações de cada vez até que se obtenha o controle da cefaleia. Uma vez demonstrada sua eficácia, deve-se manter a medicação por vários meses. Se o paciente permanecer sem cefaleia, a dose pode ser reduzida gradualmente, podendo-se eventualmente suspender a medicação. A acupuntura reduz a frequência e a intensidade da cefaleia e da enxaqueca, com ou sem aura, e é tão eficaz e segura quanto o tratamento farmacológico profilático da enxaqueca sem aura e da **enxaqueca crônica** (com pelo menos 15 dias de cefaleia por mês, com duração superior a 4 horas/dia). A toxina botulínica tipo A, injetada em determinados músculos da cabeça e do pescoço reduz a frequência das cefaleias na enxaqueca crônica. Em um estudo randomizado controlado por placebo, a neuroestimulação transcutânea do nervo supraorbitário demonstrou reduzir o número de dias de enxaqueca por mês e é aprovada nos EUA. Determinadas técnicas de neuroestimulação reduziram a frequência das cefaleias em uma metanálise de ensaios clínicos randomizados, mas não são aprovadas nos EUA. Essas técnicas incluem estimulação magnética transcraniana de pulso único, estimulação elétrica nervosa percutânea e estimulação do nervo occipital implantável. Uma metanálise de ensaios controlados por placebo mostrou que a terapia de *biofeedback* é altamente eficaz na prevenção da enxaqueca.

2. Cefaleia do tipo tensional

Esse é o tipo mais comum de transtorno de cefaleia primária. Os pacientes geralmente relatam sensibilidade pericraniana, falta de concentração e outros sintomas inespecíficos, além de cefaleias que geralmente provocam a sensação de pressão ou aperto no crânio, mas que não são pulsáteis. As cefaleias podem ser exacerbadas por estresse emocional, fadiga, ruído ou claridade; em geral, são generalizadas, podendo ser mais intensas no pescoço ou na porção posterior da cabeça e não estão associadas a sintomas neurológicos localizados. Há sobreposição diagnóstica com a enxaqueca.

A terapia abortiva com analgésicos simples geralmente é eficaz. *Não* se recomendam formulações contra enxaqueca, a menos que o paciente tenha enxaqueca associada a comorbidades. Os antidepressivos tricíclicos, como a amitriptilina, são favorecidos para a profilaxia da cefaleia com base nas evidências de estudos randomizados e muitas vezes constituem uma primeira tentativa. O tratamento da ansiedade ou depressão comórbidas é importante. As terapias comportamentais possivelmente eficazes incluem fisioterapia, terapia de *biofeedback* e treinamento de relaxamento.

3. Cefaleia em salvas

A cefaleia em salvas afeta predominantemente homens de meia-idade. A fisiopatologia não é clara, mas pode estar relacionada à ativação de células no hipotálamo ipsilateral, acionando o sistema vascular trigeminoautonômico. Em geral não há história familiar de cefaleia ou enxaqueca. Os episódios de dor periorbital unilateral grave ocorrem diariamente por várias semanas e geralmente são acompanhados por um ou mais dos seguintes sintomas: congestão nasal ipsilateral, rinorreia, lacrimejamento, hiperemia ocular e síndrome de Horner (ptose, miose pupilar e anidrose ou hipoidrose facial). Durante as crises, o paciente geralmente fica inquieto e agitado. Os episódios geralmente ocorrem à noite, acordam o paciente e duram entre 15 minutos e 3 horas. Em seguida, ocorre a remissão espontânea e o paciente permanece bem por semanas ou meses até que ocorra outra série de crises espaçadas. *As crises podem durar de 4 a 8 semanas, podendo ocorrer até várias vezes por ano.* Durante uma crise, muitos pacientes relatam que o álcool desencadeia crises; outros relatam que o estresse, a claridade ou a ingestão de alimentos específicos ocasionalmente precipitam as crises. Com alguns pacientes, não ocorre remissão. Essa variante é chamada de **cefaleia em salvas crônica**. Em casos de longa duração, a síndrome de Horner pode persistir entre crises.

A cefaleia em salvas é uma das **cefaleias trigeminoautonômicas** que inclui hemicrania contínua, hemicrania paroxística e crises de cefaleia neuralgiforme de curta duração.

De modo semelhante à cefaleia em salvas, as demais cefaleias trigeminoautonômicas consistem em dor periorbital unilateral associada a sintomas autonômicos ipsilaterais, como hiperemia

TABELA 26.1 Profilaxia farmacológica da enxaqueca

Medicamento	Dose oral diária usual para adultos	Determinados efeitos colaterais e comentários
Antiepiléptico[1]		
Topiramato[2]	100 mg (divididos 2x/dia)	Sonolência, náusea, dispepsia, irritabilidade, tontura, ataxia, nistagmo, diplopia, glaucoma, cálculos renais, perda de peso, hipoidrose, hipertermia.
Ácido valproico[2]	100-1.000 mg (divididos 2x/dia)	Náusea, vômitos, diarreia, sonolência, alopecia, ganho de peso, hepatotoxicidade, trombocitopenia, tremores, pancreatite.
Cardiovascular		
Candesartan[2,3]	8-32 mg 1x/dia	Tontura, tosse, diarreia, fadiga.
Guanfacina[3]	1 mg 1x/dia	Xerostomia, sonolência, tontura, constipação, disfunção erétil.
Propranolol[2,4]	80-240 mg (divididos 2-4x/dia)	Fadiga, tontura, hipotensão, bradicardia, depressão, insônia, náusea, vômitos, constipação.
Verapamil[3,5]	120-240 mg (divididos 3x/dia)	Cefaleia, hipotensão, rubor, edema, constipação. Pode agravar o bloqueio cardíaco nodal atrioventricular e a insuficiência cardíaca.
Antidepressivo[6]		
Amitriptilina[3,7]	10-150 mg na hora de dormir	Sedação, xerostomia, constipação, ganho de peso, visão embaçada, edema, hipotensão, retenção urinária.
Venlafaxina[3]	37,5-150 mg liberação prolongada 1x/dia	Náusea, sonolência, xerostomia, tontura, diaforese, disfunção sexual, ansiedade, perda de peso.
Anticorpos monoclonais contra o peptídeo relacionado ao gene da calcitonina		
Eptinezumabe	100 mg IV a cada 3 meses	Reação de hipersensibilidade durante a infusão, nasofaringite.
Erenumabe	70-140 mg SC 1x/mês	Reação no local da injeção, constipação, cãibra muscular, desenvolvimento de anticorpos.
Fremanezumabe	225 mg SC 1x/mês	Reação no local da injeção, desenvolvimento de anticorpos.
Galcanezumabe	120 mg SC 2 doses diárias seguidas por 120 mg mensalmente	Reação no local da injeção, desenvolvimento de anticorpos.
Antagonistas dos receptores do peptídeo relacionado ao gene da calcitonina		
Atogepant	10-30 mg 1x/dia	Náusea, constipação, fadiga.
Rimegepant	75 mg 1 vez em dias alternados	Hipersensibilidade, náusea.
Outros		
Acupuntura		Alívio mais rápido da dor e menos efeitos colaterais do que o tratamento farmacológico.
Toxina botulínica A	Injeção IM	Reação no local da injeção, hipersensibilidade, fraqueza muscular.
Coenzima Q10	300 mg 1x/dia	
Citrato de magnésio	200-300 mg 2x/dia	Diarreia, náusea.
Memantina[3]	5 mg 1x/dia a 10 mg 2x/dia	Sonolência, sedação, náusea.
Riboflavina	400 mg 1x/dia	Coloração amarelo-alaranjada da urina
Neuroestimulação supraorbital transcutânea	20 minutos/dia	Parestesia transitória no local da estimulação.

[1] A gabapentina e possivelmente outros antiepilépticos também têm sido utilizados com sucesso.
[2] Cautela ou evitar durante a gravidez.
[3] Não aprovado pela FDA para essa indicação.
[4] Outros antagonistas beta-adrenérgicos como atenolol, metoprolol, nadolol e timolol são igualmente eficazes.
[5] Outros antagonistas dos canais de cálcio (p. ex., nimodipino, nicardipino e diltiazem) também podem ajudar.
[6] Em geral, a depressão é uma comorbilidade com o distúrbio de enxaqueca e pode justificar um tratamento separado.
[7] Outros antidepressivos tricíclicos (p. ex., nortriptilina e imipramina) podem ajudar de forma semelhante.

conjuntival e lacrimejamento; essas condições se distinguem da cefaleia em salvas pela duração e frequência das crises e, em alguns casos, por sua excelente resposta à indometacina.

Em geral, o tratamento de uma crise isolada com medicamentos orais não é satisfatório, mas o sumatriptano SC (6-12 mg) ou intranasal (20 mg/*spray*) ou a inalação de 100% de oxigênio (12-15 L/min por 15 minutos por meio de máscara não reinalante) são eficazes. O zolmitriptano (*spray* nasal de 5-10 mg) também é eficaz. A diidroergotamina (0,5-1 mg IM ou IV) ou a lidocaína viscosa (1 mg de solução a 4-6% por via intranasal) às vezes é eficaz.

Vários agentes profiláticos incluem medicamentos orais, como o verapamil (iniciar com 240 mg/dia, aumentar em 80 mg a cada 2 semanas para 960 mg/dia, com ECG de rotina para o monitoramento do intervalo PR), carbonato de lítio (iniciar com 300 mg diariamente, titulando de acordo com os níveis séricos e a resposta ao tratamento, até uma dose diária total normal de 900-1.200 mg, dividida em 3 ou 4 vezes), topiramato (100-400 mg diariamente) e galcanezumabe (300 mg SC mensalmente, até o final do período dos episódios). Como geralmente há um atraso para que esses medicamentos surtam efeito, costuma-se utilizar uma terapia de transição. A prednisona (60-100 mg/dia durante 5 dias, seguida da retirada gradual em um período de 7-10 dias) é eficaz em 70-80% dos pacientes, e a injeção suboccipital de corticosteroide sobre o nervo occipital maior é eficaz em 75%. O tartarato de ergotamina pode ser administrado na forma de supositórios (0,5-1 mg à noite ou 2x/dia), VO (2 mg/dia) ou por injeção SC (0,25 mg 3x/dia durante 5 dias por semana). A estimulação elétrica não invasiva do nervo vago no início da cefaleia aborta a dor em 30-50% das crises, e é um tratamento aprovado nos EUA.

4. Cefaleia pós-traumática

Uma série de sintomas inespecíficos pode seguir-se a um traumatismo craniano fechado, independentemente da perda de consciência (ver Traumatismo craniano). A cefaleia costuma ser uma caraterística marcante. Em geral, a cefaleia aparece cerca de 1 dia após o traumatismo, pode agravar-se durante as semanas seguintes e, depois, diminuir gradativamente. Trata-se geralmente de uma dor constante e maçante, com latejamento localizado, lateralizado ou generalizado. As cefaleias são por vezes acompanhadas de náuseas, vômitos ou escotomas cintilantes e geralmente respondem a analgésicos simples; as cefaleias graves podem necessitar de tratamento preventivo, tal como descrito para a enxaqueca.

5. Cefaleia primária da tosse

A cefaleia intensa pode ser causada por tosse (e por esforço, espirro e riso), mas, felizmente, quase sempre dura alguns minutos ou menos. As lesões intracranianas, geralmente na fossa posterior (p. ex., malformação de Arnold-Chiari), estão presentes em cerca de 10% dos casos, e os tumores cerebrais ou outras lesões que ocupam espaço podem se apresentar dessa forma. Desse modo, *todo paciente deve submeter-se a uma TC ou RM.*

O distúrbio geralmente é autolimitado, embora possa persistir por vários anos. Por razões desconhecidas, os sintomas às vezes desaparecem completamente após a punção lombar. A indometacina (75-150 mg/dia VO) pode proporcionar alívio. As síndromes semelhantes de cefaleia desencadeadas por atividades incluem cefaleia primária por esforço e cefaleia primária associada à atividade sexual.

6. Cefaleia decorrente de arterite de células gigantes (temporal ou craniana)

Esse tópico é abordado no Capítulo 22.

7. Cefaleia decorrente de lesão causada por massa intracraniana

As lesões causadas por massas intracranianas de todos os tipos podem causar cefaleia devido ao deslocamento de estruturas vasculares e outros tecidos sensíveis à dor. Embora a dor e a localização sejam inespecíficas, a cefaleia pode piorar ao deitar, despertar o paciente à noite ou atingir o pico pela manhã após uma noite em decúbito. *A principal característica que leva à realização de exames de imagem do cérebro é uma cefaleia nova ou que piora no decorrer da vida.* Outras características que sugerem a presença de lesão intracraniana incluem sinais ou sintomas de infecção ou malignidade, como febre, sudorese noturna e perda de peso; imunocomprometimento; ou histórico de malignidade. Sinais de disfunção cerebral focal ou difusa ou de aumento da pressão intracraniana (p. ex., papiledema) também requerem investigação.

8. Uso excessivo de medicamentos (cefaleia de rebote pelo uso de analgésicos)

Em muitos pacientes com **cefaleias crônicas diárias**, o uso excessivo de medicamentos é o responsável. Os pacientes têm dor crônica ou cefaleia grave que não responde à medicação (normalmente definida como nenhum efeito depois de ter sido usado regularmente por mais de 3 meses). As ergotaminas, os triptanos, medicamentos que contêm butalbital e opioides causam cefaleia por uso excessivo quando tomados em mais de 10 dias por mês; o acetaminofeno, o ácido acetilsalicílico e os Aines também podem ser ofensores se tomados mais de 15 dias por mês. Não se tem conhecimento de que medicamentos como o Lasmiditan e os antagonistas do peptídeo relacionado ao gene da calcitonina causam cefaleia por uso excessivo; no entanto, seu uso também é geralmente restrito a 10 dias por mês. É improvável que os antagonistas da dopamina causem cefaleia por uso excessivo, mas seu uso também deve ser limitado para evitar parkinsonismo ou discinesia induzidos pela droga. O início precoce de uma terapia preventiva da enxaqueca permite a retirada dos analgésicos e o eventual alívio da cefaleia.

9. Cefaleia atribuída a outras causas neurológicas

A doença cerebrovascular pode estar associada à cefaleia, mas o mecanismo não é claro. A cefaleia pode ocorrer com oclusão da artéria carótida interna ou dissecção da carótida e após endarterectomia carotídea. A cefaleia aguda grave (em "**trovoada**") acompanha a hemorragia subaracnóidea, dissecção da artéria carótida ou vertebral, trombose venosa cerebral, AVE isquêmico ou hemorrágico, síndrome de vasoconstrição cerebral reversível, crise hipertensiva, síndrome da leucoencefalopatia posterior reversível, apoplexia pituitária, hipotensão intracraniana espontânea, vasculite e infecções meníngeas; sinais neurológicos focais, comprometimento da consciência e sinais de irritação meníngea indicam a necessidade de uma investigação mais profunda. As cefaleias também são uma característica da hipertensão intracraniana idiopática (pseudotumor cerebral).

A cefaleia maçante ou latejante é uma sequela frequente da punção lombar e pode durar vários dias. A condição é agravada pela postura ereta e aliviada pelo decúbito. O mecanismo não é claro, mas a cefaleia geralmente é atribuída ao extravasamento de LCR pelo local da punção dural. Sua incidência pode ser reduzida com o uso de uma agulha atraumática (em vez de uma agulha biselada e cortante) para a punção lombar.

Quando encaminhar

- Início em trovoada (*thunderclap*).
- Cefaleia crescente que não responde a medidas simples.
- Histórico de trauma, hipertensão, febre, alterações visuais.
- Presença de sinais neurológicos ou de sensibilidade no couro cabeludo.

Quando hospitalizar

Suspeita de hemorragia subaracnóidea ou outra lesão intracraniana estrutural.

May A et al. European Academy of Neurology guidelines on the treatment of cluster headache. Eur J Neurol. 2023;30:2955. [PMID: 37515405]

VanderPluym JH et al. Acute treatments for episodic migraine in adults: a systematic review and meta-analysis. JAMA. 2021;325:2357. [PMID: 34128998]

Dor facial

1. Neuralgia do trigêmeo

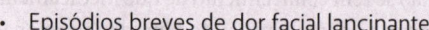

> **FUNDAMENTOS DO DIAGNÓSTICO**
>
> - Episódios breves de dor facial lancinante.
> - A dor ocorre na região do segundo e terceiro ramos do nervo trigêmeo.
> - Dor exacerbada pelo toque.

Considerações gerais

A neuralgia do trigêmeo (*tic douloureux*) é mais comum na meia-idade e mais tarde no decorrer da vida. A condição afeta as mulheres com mais frequência do que os homens. A dor pode ser causada por uma artéria ou veia anômala que se comprime contra o nervo trigêmeo.

Achados clínicos

Episódios momentâneos de dor facial lancinante súbita geralmente surgem perto de um lado da boca e disparam em direção à orelha, ao olho ou à narina ipsilateral. A dor pode ser desencadeada por fatores como toque, movimento, correntes de ar e alimentação. Para diminuir a probabilidade de desencadear novas crises, muitos pacientes tentam manter o rosto imóvel ao falar.

Podem ocorrer remissões espontâneas por vários meses ou mais. Entretanto, à medida que o distúrbio progride, os episódios de dor se tornam mais frequentes, as remissões se tornam mais curtas e menos comuns, podendo persistir uma dor incômoda entre os episódios de dor lancinante. Os sintomas limitam-se à distribuição do nervo trigêmeo (geralmente o segundo ou terceiro ramos) em apenas um lado.

Diagnóstico diferencial

As características da dor na neuralgia do trigêmeo geralmente a distinguem de outras causas de dor facial. O exame neurológico não mostra nenhuma anormalidade, exceto em alguns pacientes nos quais a neuralgia do trigêmeo é sintomá-tica de alguma lesão subjacente, como esclerose múltipla ou neoplasia do tronco cerebral, caso em que o achado dependerá da natureza e do local da lesão. A RM cerebral de alta resolução com contraste deve ser realizada para descartar causas secundárias e avaliar a compressão neurovascular. Causas secundárias são mais prováveis em pacientes com menos de 40 anos e naqueles com sintomas bilaterais.

Tratamento

Os medicamentos mais úteis para o tratamento são a oxcarbazepina (embora não tenha sido aprovada pela FDA como indicação) ou a carbamazepina, com monitoramento por hemograma e exames bioquímicos hepáticos. Se esses medicamentos se mostrarem ineficazes ou não puderem ser tolerados, deve-se tentar a fenitoína. As doses e os efeitos colaterais desses medicamentos encontram-se descritos na Tabela 26.3. O topiramato (50 mg por VO 2x/dia), a lamotrigina (400 mg VO diariamente) ou o baclofeno (10-20 mg VO 3 ou 4 vezes ao dia) também podem ser úteis, isoladamente ou combinados com um desses outros agentes. A gabapentina (até 3.600 mg VO diariamente) também pode aliviar a dor, especialmente em pacientes com esclerose múltipla.

Para neuralgia refratária ao tratamento médico, há várias opções de tratamento cirúrgico que proporcionam alívio inicial da dor em pelo menos 80% dos pacientes. A descompressão por cirurgia microvascular com separação do vaso anômalo (geralmente não visível em TC, RM ou arteriogramas) da raiz nervosa produz alívio dos sintomas em longo prazo em cerca de 75% dos pacientes. Três técnicas menos invasivas consistem na destruição das fibras nervosas nociceptivas do nervo trigêmeo, o que causa perda sensorial, além dos sintomas em metade dos pacientes: (1) a rizotomia por radiofrequência produz alívio da dor em longo prazo em 60% dos pacientes, (2) a compressão com balão percutânea do gânglio trigêmeo em 67% e (3) a radiocirurgia estereotáxica na raiz do nervo trigêmeo, em 45%. Em pacientes idosos com expectativa de vida limitada, a rizotomia por radiofrequência e a radiocirurgia estereotáxica às vezes são preferidas, já que ambas podem ser realizadas sem anestesia geral e apresentam poucas complicações. A exploração cirúrgica não é recomendável para pacientes com neuralgia do trigêmeo decorrente de esclerose múltipla, mas as técnicas menos invasivas às vezes ajudam.

2. Dor facial atípica

Em geral a dor facial sem as características típicas da neuralgia do trigêmeo é uma dor constante, muitas vezes com sensação de queimação, que pode ter distribuição restrita no início, mas logo se espalha para o resto da face no lado afetado e às vezes envolve o lado contralateral, o pescoço ou a porção posterior da cabeça também. O distúrbio é especialmente comum em mulheres de meia-idade, muitas delas com depressão, mas não está claro se a depressão é a causa ou uma reação à dor. Os analgésicos simples devem ser testados, assim como os antidepressivos tricíclicos, a carbamazepina, a oxcarbazepina e a fenitoína; a resposta geralmente é decepcionante. Os analgésicos opioides representam risco de transtorno por uso de substâncias. As tentativas de tratamento cirúrgico *não* são indicadas.

3. Neuralgia glossofaríngea

A neuralgia do nervo glossofaríngeo é um distúrbio incomum em que a dor de qualidade semelhante à da neuralgia do trigêmeo ocorre na garganta, em torno da fossa tonsilar e às vezes no fundo do ouvido e na parte posterior da língua. A dor pode ser desencadeada pela deglutição, mastigação, fala ou bocejo e às vezes é acompanhada de síncope. Na maioria dos casos não há anormalidade estrutural subjacente; às vezes a esclerose múltipla é o fator responsável. A oxcarbazepina e a carbamazepina são os tratamentos de escolha e devem ser tentados antes de se cogitar de quaisquer procedimentos cirúrgicos. A descompressão microvascular costuma ser eficaz e geralmente é preferível em vez de procedimentos cirúrgicos destrutivos, como a rizotomia parcial em casos clinicamente refratários.

4. Neuralgia pós-herpética

A neuralgia pós-herpética se desenvolve em cerca de 15% dos pacientes que tiveram herpes-zóster. A complicação parece ser uma ocorrência especialmente provável em pessoas idosas ou imunocomprometidas, quando a erupção cutânea é grave e quando o primeiro ramo do nervo trigêmeo é afetado. A condição também está relacionada à duração da erupção cutânea antes da instituição do tratamento. O histórico de herpes-zóster e a presença de cicatrizes cutâneas resultantes do herpes-zóster auxiliam o diagnóstico. A dor intensa com herpes-zóster tem correlação com a intensidade dos sintomas pós-herpéticos.

O aciclovir (800 mg 5x/dia) ou o valaciclovir (1.000 mg 3x/dia), quando administrados dentro de 72 horas do início da erupção cutânea, reduzem a incidência de neuralgia pós-herpética quase pela metade; os corticosteroides sistêmicos não ajudam a prevenir a neuralgia pós-herpética (ver Cap. 6). O tratamento da complicação estabelecida é realizado com analgésicos simples. Se esses agentes não ajudarem, o uso de um antidepressivo tricíclico (p. ex., amitriptilina ou nortriptilina, até 100-150 mg/dia VO) geralmente é eficaz. Outros pacientes respondem à gabapentina (até 3.600 mg/dia VO) ou à pregabalina (até 600 mg/dia VO). Em um pequeno estudo placebo-controlado, a injeção SC de toxina botulínica A na região afetada demonstrou produzir alívio sustentado da dor em 87% dos pacientes Aplicação tópica de creme de capsaicina pode ser útil, assim como a lidocaína (5%). *A aplicação da vacina recombinante contra herpes-zóster em pacientes acima de 50 anos é importante para reduzir a probabilidade da doença ou reduzir a gravidade da neuralgia pós-herpética.*

5. Dor facial por outras causas

A dor facial pode ser causada por disfunção da articulação temporomandibular em pacientes com má oclusão, mordida anormal ou próteses defeituosas. Pode haver sensibilidade dos músculos mastigatórios, e às vezes a dor começa no início da mastigação. Esse padrão é diferente daquele da claudicação da mandíbula (mastigatória), um sintoma de arterite de células gigantes, em que a dor se desenvolve progressivamente com a mastigação. O tratamento da disfunção articular subjacente alivia os sintomas.

A relação da dor facial com a mastigação ou mudanças de temperatura pode sugerir um distúrbio dentário. A causa às vezes não é óbvia, e o diagnóstico requer um exame odontológico criterioso e radiografias. A sinusite e as infecções de ouvido causadoras da dor facial geralmente são reconhecidas por um histórico de infecção do trato respiratório, febre e, em alguns casos, secreção nasal ou auricular. Pode haver sensibilidade. A evidência radiológica de infecção sinusal ou mastoidite é confirmatória.

O glaucoma é uma importante causa ocular de dor facial, normalmente localizada na região periorbital.

Ocasionalmente, a dor na mandíbula pode ser a principal manifestação de *angina pectoris*. A precipitação por esforço e a irradiação para áreas mais típicas sugerem uma origem cardíaca.

Quando encaminhar

- Agravamento da dor que não responde a medidas simples.
- Dor contínua de causa incerta.
- Para consideração de tratamento cirúrgico (neuralgia do nervo trigêmeo ou do nervo glossofaríngeo).

Bendtsen L et al. Advances in diagnosis, classification, pathophysiology, and management of trigeminal neuralgia. Lancet Neurol. 2020;19:784. [PMID: 32822636]

Epilepsia

FUNDAMENTOS DO DIAGNÓSTICO

- Convulsões recorrentes e não provocadas.
- Alterações eletroencefalográficas características acompanham as convulsões.
- As anormalidades do estado mental ou os sintomas neurológicos focais podem persistir por horas após a crise.

Considerações gerais

O termo "epilepsia" denota qualquer distúrbio caracterizado por *convulsões recorrentes e não provocadas*. Uma convulsão é um distúrbio transitório da função cerebral resultante de uma descarga neuronal paroxística anormal no cérebro. A epilepsia é relativamente comum e afeta aproximadamente 0,5% da população nos EUA.

Pacientes com convulsões recorrentes provocadas por causa facilmente reversível, como a abstinência de álcool ou drogas, hipo ou hiperglicemia, ou uremia, não são considerados epilépticos.

Classificação da epilepsia

De acordo com o sistema de classificação da International League Against Epilepsy, as crises recorrentes devem ser classificadas primeiro pelo tipo de convulsão, depois pelo tipo de epilepsia, e em terceiro lugar, se possível, pela síndrome da epilepsia. A etiologia das crises recorrentes deve ser buscada em cada estágio da classificação (ver Etiologia da epilepsia).

A. Tipos de convulsões

A International League Against Epilepsy distingue as convulsões que afetam apenas parte do cérebro (convulsões focais) daquelas que são generalizadas.

1. **Convulsões focais** – As manifestações clínicas e eletroencefalográficas iniciais das convulsões focais (parciais) indicam que apenas uma parte restrita de um hemisfério cerebral foi ativada. As manifestações ictais dependem da área do cérebro envolvida. As crises focais são classificadas pelo início motor ou não motor, bem como pelo fato de a consciência ser prejudicada.

    A. **Início motor *versus* não motor** – As convulsões com início motor podem ser **clônicas**, **tônicas**, **atônicas**, **mioclônicas** ou **hipercinéticas**, podendo manifestar-se como **automatismos** ou **espasmos epilépticos**. As crises motoras focais mais observadas com mais frequência consistem em espasmos clônicos ou automatismos. As convulsões não motoras podem se manifestar por sintomas sensoriais (p. ex., parestesia ou formigamento, sensações gustativas, olfativas, visuais ou auditivas), parada comportamental, sintomas cognitivos (p. ex., parada da fala, *déjà vu, jamais vu*), sintomas emocionais (p. ex., medo) ou sintomas ou sinais autonômicos (p. ex., sensações epigástricas anormais, sudorese, rubor, dilatação pupilar).

    As crises sensoriais e motoras focais podem se espalhar (ou "marchar") para diferentes partes do membro ou do corpo, dependendo de sua representação cortical, e eram anteriormente chamadas de crises "parciais simples".

    B. **Perceptiva *versus* disperceptiva** – A consciência é definida como o conhecimento de si mesmo, do ambiente e dos eventos que ocorrem durante uma convulsão. A disperceptiva pode ser precedida, acompanhada ou seguida pelos vários sintomas motores e não motores mencionados anteriormente. Essas crises eram anteriormente chamadas de crises "parciais complexas".

    C. **Convulsões tônico-clônicas focais a bilaterais** – Às vezes as convulsões focais envolvem perda de consciência e evoluem para crises tônico-clônicas bilaterais, em um processo anteriormente chamado de "generalização secundária".

2. **Convulsões de início generalizado** – Acredita-se que as convulsões generalizadas se originem ou se espalhem rapidamente, envolvendo *redes corticais bilaterais*. Em alguns casos, a distinção entre o início focal e generalizado só pode ser feita por eletroencefalograma (EEG). As crises generalizadas são classificadas como características motoras e não motoras. A consciência normalmente se perde nas crises generalizadas, mas pode ser parcialmente mantida nas crises de ausência mais breves e em algumas crises mioclônicas.

    A. **Convulsões não motoras (de ausência)** – Caracterizam-se por comprometimento da consciência, às vezes com componentes clônicos, tônicos, mioclônicos ou atônicos leves (ou seja, redução ou perda do tônus postural), componentes autonômicos (p. ex., enurese) ou automatismos associados. O início e o término das crises são abruptos. Se as crises ocorrerem durante uma conversa, o paciente pode perder algumas palavras ou ser interrompido no meio da frase por alguns segundos. O comprometimento da consciência externa é tão breve que o paciente não se dá conta disso. As **crises de ausência ("*petit mal*")** quase sempre começam na infância e geralmente cessam por volta dos 20 anos de idade ou são substituídas por outras formas de convulsão generalizada. Do ponto de vista eletroencefalográfico, essas crises estão associadas a disparos de atividade bilateralmente sincrônica e simétrica de 3 Hz. Um histórico normal no EEG e inteligência normal ou acima do normal implicam um bom prognóstico para a cessação definitiva dessas convulsões. As **crises de ausência atípicas** podem demonstrar mudanças mais acentuadas no tônus, ou os episódios podem ter um início e um fim mais graduais do que as crises de ausência típicas. Essas crises geralmente acometem pacientes com vários tipos de convulsões.

    B. **Convulsões motoras** – Os tipos de convulsões motoras generalizadas incluem **espasmos tônico-clônicos, clônicos, tônicos e mioclônicos, mioclônico-tônico-clônicos, mioclônico-atônicos, atônicos e espasmos epilépticos**. Durante as convulsões tônico-clônicas, há perda súbita de consciência, o paciente fica rígido, cai no chão e a respiração é interrompida. Essa fase tônica, que geralmente dura menos de 1 minuto, é seguida por uma fase clônica, na qual há um movimento brusco da musculatura do corpo, que pode durar de 2 a 3 minutos e é seguido por um estágio de coma flácido. Durante a convulsão, a língua ou os lábios podem ser mordidos, pode ocorrer incontinência urinária ou fecal e o paciente pode se machucar. Imediatamente após a convulsão, o paciente pode recuperar a consciência, adormecer, ter uma nova convulsão sem a recuperação da consciência entre as crises (*status epilepticus*) ou, depois de recuperar a consciência, ter outra convulsão (**convulsões em série**). Em outros casos, o paciente pode se comportar de forma anormal no período pós-ictal imediato, sem consciência ou memória subsequente dos eventos (automatismo pós-epiléptico). Em geral, condições como cefaleia, desorientação, confusão, sonolência, náusea, mialgia ou alguma combinação desses sintomas ocorre no período pós-ictal. As crises mioclônicas consistem em um ou vários espasmos mioclônicos. As crises atônicas consistem em perda breve (menos de 2 segundos) do tônus muscular e geralmente resultam em quedas (**ataques epilépticos de queda**). **Espasmos epilépticos** são flexões ou extensões súbitas dos músculos do tronco; essas convulsões geralmente se manifestam durante a infância.

3. **Convulsões de início desconhecido** – Em algumas circunstâncias não é possível classificar as convulsões em virtude das informações incompletas ou porque esses episódios não se encaixam em nenhuma categoria. Em geral, com informações complementares do histórico ou da telemetria de vídeo-EEG, é possível classificar corretamente o início da crise.

B. Tipos de epilepsia

A International League Against Epilepsy classifica a epilepsia pelo tipo de convulsão. Desse modo, a epilepsia pode ser **focal, generalizada ou combinada, generalizada e focal**. O EEG pode ser útil para facilitar a classificação.

C. Síndromes epilépticas

As síndromes epilépticas são definidas por constelações de tipos de crises, achados de EEG e características de imagem, e muitas vezes também dependem das comorbidades e da idade do paciente quando do início das crises. Nem todo paciente com epilepsia tem como receber um diagnóstico sindrômico. Existem várias síndromes epilépticas bastante conhecidas, mas estão fora do escopo deste capítulo.

Etiologia da epilepsia

Paralelamente à classificação do tipo de convulsão, do tipo de epilepsia e da síndrome epiléptica (se for o caso), deve-se procurar a causa das convulsões do paciente. A International League Against Epilepsy lista seis categorias etiológicas amplas; às vezes as convulsões de um paciente têm mais de uma etiologia.

A. Etiologia estrutural

1. **Grupos etários pediátricos** – As anormalidades congênitas e lesões perinatais podem resultar em convulsões que se apresentam na infância.
2. **Esclerose temporal mesial** – A esclerose hipocampal é uma causa reconhecida de convulsões focais e secundariamente generalizadas de etiologia incerta.
3. **Trauma** – O trauma é uma causa importante de convulsões em qualquer idade, mas especialmente em adultos jovens. A epilepsia pós-traumática tem maior probabilidade de se desenvolver se a dura-máter tiver sido penetrada e geralmente se manifesta no espaço de 2 anos após a lesão. As convulsões que se desenvolvem na primeira semana após o traumatismo craniano não implicam necessariamente a ocorrência de crises futuras. Não há evidências de que o tratamento profilático com anticonvulsivante profilático reduza a incidência de epilepsia pós-traumática.
4. **Tumores e outras lesões expansivas** – As neoplasias podem levar a convulsões em qualquer idade, mas são uma causa especialmente importante de convulsões na meia-idade e na idade adulta, quando a incidência de doença neoplásica aumenta. Em geral, as convulsões são os sintomas iniciais do tumor e quase sempre são de natureza focal. É mais provável que ocorram com lesões estruturais que envolvem as regiões frontal, parietal ou temporal. *Os tumores devem ser excluídos por meio de exames de imagem (RM preferencialmente à TC) em todo paciente com início de convulsões após os 20 anos de idade, convulsões ou sinais focais ou distúrbio convulsivo progressivo.*
5. **Doenças vasculares** – O AVE e outras doenças vasculares tornam-se causas cada vez mais frequentes de convulsões com o avanço da idade e são a causa mais comum de convulsões com início aos 60 anos de idade ou mais.
6. **Distúrbios degenerativos** – A doença de Alzheimer e outros distúrbios degenerativos são uma causa de convulsões na vida adulta.

B. Etiologia genética

Essa categoria abrange uma ampla gama de distúrbios, para os quais a idade de início varia desde o período neonatal até a adolescência ou até mais tarde na vida. Os distúrbios monogênicos tendem a apresentar um padrão de herança autossômico dominante, e, quando a mutação é conhecida, o gene responsável geralmente codifica um canal iônico neuronal. Uma etiologia genética também pode ser a base de certas epilepsias com base metabólica ou estrutural.

C. Etiologia infecciosa

As doenças infecciosas devem ser consideradas em todas as faixas etárias como causas potencialmente reversíveis de convulsões. As convulsões podem ocorrer com uma doença infecciosa ou inflamatória aguda, como meningite bacteriana ou encefalite por herpes, ou em pacientes com distúrbios crônicos ou de longa duração, como neurossífilis ou cisticercose cerebral. Em pacientes com Aids, as convulsões podem resultar de toxoplasmose do SNC, meningite criptocócica, encefalite viral secundária ou outras complicações infecciosas. As convulsões são uma sequela comum de abscesso cerebral supratentorial que se desenvolve com mais frequência no primeiro ano após o tratamento.

D. Etiologia metabólica

Erros inatos do metabolismo e outras condições hereditárias podem causar epilepsia como uma de suas manifestações (p. ex., deficiência de piridoxina, doença mitocondrial); esses distúrbios geralmente se apresentam durante a infância.

E. Etiologia autoimune

As doenças autoimunes, como o LES e a encefalite límbica autoimune, podem causar epilepsia. Muitas vezes a epilepsia pode ser curada com imunoterapia, não sendo necessário um tratamento com medicação antiepiléptica por toda a vida.

F. Etiologia desconhecida

Em muitos casos não é possível determinar a causa da epilepsia.

Achados clínicos
A. Sintomas e sinais

Alterações inespecíficas, como cefaleia, alterações de humor, letargia e espasmos mioclônicos alertam alguns pacientes sobre uma convulsão iminente horas antes de sua ocorrência. *Esses sintomas prodrômicos são diferentes da aura.* A própria aura que pode preceder uma convulsão generalizada em alguns segundos ou minutos é uma parte da convulsão que indica o início focal a partir de uma parte restrita do cérebro.

Na maioria dos pacientes as convulsões ocorrem de forma imprevisível, a qualquer momento e sem qualquer relação com a postura ou atividades em andamento. Ocasionalmente, porém, esses episódios ocorrem em um momento específico (p. ex., durante o sono) ou em relação a precipitantes externos como falta de sono, perda de refeições, estresse emocional, menstruação, ingestão de álcool (ou abstinência alcoólica) ou uso de certas drogas recreativas. Febre e infecções inespecíficas também podem precipitar convulsões em pacientes com epilepsia. Em alguns pacientes as convulsões são provocadas por estímulos específicos, como luzes piscando ou um aparelho de televisão piscando (**epilepsia fotossensível**), música ou leitura.

O exame clínico entre as crises não mostra nenhuma anormalidade em pacientes com epilepsia idiopática, mas no período pós-ictal imediato pode ser observado reflexo de resposta plantar extensora (sinal de Babinski). A presença de sinais lateralizados ou focais pós-ictais sugere que as crises podem ter origem focal. Em pacientes com epilepsia sintomática, os achados do exame refletem a causa subjacente.

B. Exames de imagem

A RM é indicada para pacientes com sintomas ou sinais neurológicos focais, convulsões focais ou achados eletroencefalográficos de um distúrbio focal. O exame deve ser realizado também em pacientes com evidência clínica de distúrbio progressivo e naqueles com novo início de convulsões após os 20 anos de idade, em razão da possibilidade de uma neoplasia subjacente. A TC geralmente é menos sensível do que a RM para a detecção de pequenas anormalidades estruturais do cérebro, mas pode ser usada quando a RM for contraindicada ou não estiver disponível.

C. Exames laboratoriais

As investigações iniciais após uma primeira convulsão devem incluir hemograma, glicose sérica, eletrólitos, creatinina, cálcio, magnésio e testes bioquímicos hepáticos para excluir várias causas de convulsões provocadas e para fornecer uma linha de base para o subsequente monitoramento dos efeitos de longo prazo do tratamento. Normalmente não são necessárias investigações laboratoriais de rotina após convulsões recorrentes em pacientes com epilepsia conhecida. A punção lombar pode ser necessária quando houver qualquer sinal de infecção ou para a avaliação de convulsões de início recente no cenário agudo.

D. Eletroencefalografia

A eletroencefalografia pode respaldar o diagnóstico clínico de epilepsia (ao demonstrar anormalidades paroxísticas com picos ou ondas agudas), fornecer um guia para o prognóstico e ajudar a classificar o distúrbio convulsivo. A classificação do distúrbio é importante para determinar a medicação an-ticonvulsivante mais apropriada para o início do tratamento. Por exemplo, é possível que seja difícil distinguir clinicamente as crises de ausência e focais disperceptivas, mas os achados eletroencefalográficos e o tratamento de escolha diferem nessas duas condições. Por fim, localizando a fonte epileptogênica, os achados eletroencefalográficos são importantes para avaliar os candidatos ao tratamento cirúrgico.

Diagnóstico diferencial

A distinção entre os vários distúrbios que podem ser confundidos com convulsões generalizadas geralmente se baseia no histórico. *Nunca é demais enfatizar a importância de obter o relato de uma testemunha ocular das crises.*

A. Diagnóstico diferencial de convulsões focais

1. **AIT** – Distingue-se das convulsões por sua duração mais longa, ausência de propagação e sintomas negativos (p. ex., fraqueza ou dormência), e não positivos (p. ex., espasmos convulsivos ou parestesias). O nível de consciência, que permanece inalterado, não os distingue.
2. **Aura da enxaqueca** – A aura da enxaqueca pode produzir sintomas positivos ou negativos, tende a se espalhar lentamente de uma parte do corpo para outra (em minutos, e não segundos) e geralmente tem duração mais longa (de minutos a horas). Em geral, mas nem sempre, é seguida por uma típica cefaleia de enxaqueca.
3. **Episódios neurológicos focais transitórios** – Observados com mais frequência em pacientes com angiopatia amiloide cerebral, esses eventos se assemelham à aura da enxaqueca e, segundo a teoria, têm uma base fisiopatológica semelhante à depressão cortical alastrante desencadeada por áreas de siderose superficial ou hemorragia subaracnóidea espontânea não aneurismática de convexidade (HSAc).
4. **Ataques de pânico** – Pode ser difícil distingui-los das convulsões focais, a menos que haja evidência de um transtorno de ansiedade entre os ataques e que os ataques tenham clara relação com circunstâncias externas.
5. **Ataques de raiva** – São circunstanciais e levam a um comportamento agressivo.

B. Diagnóstico diferencial de convulsões generalizadas

1. **Síncope** – Os episódios de síncope geralmente ocorrem em relação a mudanças posturais, estresse emocional, instrumentação, dor ou esforço. Normalmente são precedidos por palidez, suor, náusea e mal-estar e levam à perda de consciência acompanhada de flacidez. A recuperação ocorre rapidamente com o paciente deitado em decúbito dorsal e não há cefaleia pós-ictal ou confusão mental. Em alguns casos, no entanto, sintomas motores associados e a incontinência urinária podem simular uma convulsão.
2. **Cardiopatia** – Deve-se suspeitar de hipoperfusão cerebral devido a um distúrbio do ritmo cardíaco em pacientes com cardiopatia ou doença vascular conhecida ou em pacientes idosos que apresentem perda episódica de consciência. Em geral não há presença de sintomas prodrômicos. O monitoramento do ritmo cardíaco pode ser necessário

para que se estabeleça o diagnóstico. A relação de ataques decorrentes de atividade física e o achado de um sopro sistólico são sugestivos de estenose aórtica.

3. **Isquemia do tronco encefálico** – A perda de consciência é precedida ou acompanhada de outros sinais do tronco encefálico. A enxaqueca da artéria basilar e a doença vascular vertebrobasilar são assuntos abordados adiante neste capítulo.

4. **Convulsão não epiléptica psicogênica (CNEP)** – Simulando uma crise epiléptica, uma CNEP pode ocorrer devido a um transtorno de conversão ou fingimento. Muitos pacientes também têm crises epilépticas ou uma história familiar de epilepsia. Um histórico de abuso físico ou sexual na infância é comum. Embora a CNEP tenda a ocorrer em momentos de estresse emocional, esse pode também ser o caso de crises epilépticas.

Clinicamente, os ataques se assemelham superficialmente a convulsões tônico-clônicas, mas pode haver uma preparação óbvia antes de uma CNEP. Além disso, geralmente não há fase tônica, podendo haver, por outro lado, uma movimentação assíncrona dos membros, e o ataque raramente leva a lesões. Em geral, os olhos são forçosamente fechados durante a CNEP, ao contrário das crises epilépticas, nas quais eles geralmente permanecem abertos. A consciência pode permanecer normal ou "perder-se", mas na segunda hipótese a ocorrência de comportamento dirigido a um objetivo ou de gritos, palavrões etc. indica fingimento. No pós-ictal, não há mudanças de comportamento ou achados neurológicos.

Em geral, a observação clínica é insuficiente para discriminar as convulsões epilépticas das não epilépticas, sendo necessário o **monitoramento eletroencefalográfico por vídeo**. A elevação do lactato sérico acima de 2,4 mmol/L por até 3 horas após uma convulsão é comum após uma crise epiléptica convulsiva generalizada, mas é rara após uma CNEP ou perda transitória de consciência por outras causas, podendo ser um complemento útil para a eletroencefalografia.

Tratamento
A. Medidas gerais

Para pacientes com epilepsia, a medicação é prescrita com o objetivo de prevenir novos ataques e *geralmente é mantida até que não haja convulsões por pelo menos 2 anos*. Os pacientes devem ser orientados a evitar situações perigosas ou que representem risco à vida, caso ocorram novas convulsões. A legislação pode exigir que os médicos informem às autoridades estaduais (nos EUA) sobre quaisquer pacientes com convulsões ou outros distúrbios episódicos de consciência. Após um episódio de convulsão não provocada, é recomendável que o paciente fique 6 meses sem dirigir, ou conforme dispuser a legislação.

1. **Escolha da medicação** – A seleção da medicação depende do tipo de convulsão, do perfil de efeitos colaterais, das condições médicas coexistentes, da rota de metabolismo, das interações medicamentosas e do custo (Tabs. 26.2 e 26.3). Em mulheres em idade fértil, deve-se considerar especialmente a possível teratogenicidade e as interações com contraceptivos orais. *Todos os antiepilépticos são potencialmente teratogênicos*, embora a teratogenicidade dos medicamentos anticonvulsivos mais recentes seja menos conhecida. No entanto, deve-se administrar a medicação antiepiléptica para prevenir convulsões, que podem repre-

TABELA 26.2 Indicações aprovadas para medicamentos anticonvulsivantes

Tipo de convulsão ou síndrome epiléptica	Aprovado como monoterapia ou terapia adjunta	Aprovado somente como terapia adjunta
Ausência de convulsões	Clonazepam[2], etosuximida, ácido valproico	
Convulsões acinéticas (atônicas)	Clonazepam	
Deficiência de quinase tipo 5 dependente de ciclina	Ganaxolona[3]	
Síndrome de Dravet	Canabidiol	
Convulsões de início focal	Brivaracetam, carbamazepina, cenobamato, eslicarbazepina, felbamato[1], lacosamida, lamotrigina, levetiracetam, oxcarbazepina, perampanel, fenobarbital, primidona, topiramato, ácido valproico	Clorazepato, ezogabina, gabapentina, pregabalina, tiagabina, vigabatrina, zonisamida
Convulsões de início generalizado	Carbamazepina, fenobarbital, primidona, topiramato	Lacosamida, lamotrigina, levetiracetam, perampanel
Espasmos infantis	Vigabatrina	
Síndrome de Lennox-Gastaut	Canabidiol, clonazepam	Clobazam, felbamato[1], lamotrigina, rufinamida, topiramato
Múltiplos tipos de convulsões, inclusive crises de ausência		Ácido valproico
Convulsões mioclônicas	Clonazepam	Levetiracetam
Complexo da esclerose tuberosa	Canabidiol	

[1] Não deve ser utilizado como medicamento de primeira linha; quando utilizado, as contagens sanguíneas devem ser efetuadas regularmente (a cada 2-4 semanas). Só deve ser utilizado em determinados pacientes devido ao risco de anemia aplásica e insuficiência hepática. É aconselhável obter um consentimento informado por escrito antes da utilização.
[2] Aprovado para pacientes que não respondem às succinimidas (etosuximida).
[3] Aprovado para pacientes com idade igual ou superior a 2 anos.

TABELA 26.3   Tratamento farmacológico de convulsões em adultos

Medicamento	Dose oral diária usual para adultos	Número mínimo de doses diárias	Tempo para o medicamento alcançar o estado estável	Nível ideal do medicamento e monitoramento laboratorial[1]	Determinados efeitos colaterais e reações idiossincráticas
Bivaracetam	50-100 mg	2	1-2 dias	Hemograma completo, testes bioquímicos do fígado	Sonolência, fadiga, ataxia, vertigem, psicose, leucopenia, hipersensibilidade (broncoespasmo e angioedema).
Canabidiol	5-20 mg/kg	2	11-13 dias	Testes bioquímicos do fígado em nível basal, 1, 3 e 6 meses	Sonolência, fadiga, anorexia, perda de peso, anemia, diarreia, erupção cutânea, distúrbio do sono, infecções. A elevação das enzimas hepáticas pode ocorrer; reduza a dose em caso de insuficiência hepática.
Carbamazepina	400-1.600 mg (liberação imediata ou prolongada)	2	3-4 dias	4-8 mcg/mL Hemograma completo, testes bioquímicos do fígado, ureia/Cr	Nistagmo, disartria, diplopia, ataxia, sonolência, náusea, discrasias sanguíneas, hepatotoxicidade, hiponatremia, síndrome de Stevens-Johnson .[2] Pode agravar crises mioclônicas.
Cenobamato	200-400 mg	1	14 dias	Teste bioquímicos do fígado, potássio	Hipersensibilidade multiorgânica, encurtamento do intervalo QT, sonolência, tontura, disfunção cognitiva, visão embaçada.
Clobazam	10-40 mg	2	7-10 dias		Letargia e sonolência, ataxia, insônia, disartria, agressão, constipação, febre, síndrome de Stevens-Johnson.
Clonazepam	0,04-0,2 mg/kg	2	7-10 dias	20-80 ng/mL Hemograma completo, testes bioquímicos do fígado	Sonolência, ataxia, irritabilidade, mudanças de comportamento, exacerbação das convulsões tônico-clônicas.
Clorazepato	22,5-90 mg	2	10 dias		Sedação, tontura, confusão mental, ataxia, depressão, dependência/abuso.
Etosuximida	500-1.500 mg	2	5-10 dias	40-100 mcg/mL Hemograma completo, testes bioquímicos do fígado, urinálise	Náusea, vômitos, anorexia, cefaleia, letargia, instabilidade, discrasias sanguíneas, LES, urticária, prurido.
Eslicarbazepina	400-1.200 mg	1	4 dias	Sódio e cloreto de sódio no soro; testes bioquímicos do fígado	Como com a carbamazepina.
Ezogabina	300-1.200 mg	3	2-3 dias	ECG para avaliação do intervalo	Tontura, sonolência, confusão mental, vertigem, náusea, ataxia, transtornos psiquiátricos, intervalo QT prolongado, anomalias retinianas.
Felbamato[4]	1.200-3.600 mg	3	4-5 dias	Hemograma completo e reticulócitos, testes bioquímicos do fígado	Anorexia, náusea, vômitos, cefaleia, insônia, perda de peso, tontura, hapatotoxicidade, anemia aplásica fatal. Reservado para epilepsia refratária.
Gabapentina	900-3.600 mg	3	1 dia		Sedação, fadiga, ataxia, nistagmo, perda de peso.
Ganaxolona	450-1.800 mg	3	7 dias		Sedação, febre, salivação excessiva, alergia sazonal.
Lacosamida	100-400 mg	2	3 dias	ECG se houver problemas de condução cardíaca conhecidos ou cardiopatia grave	Vertigem, diplopia, náusea, cefaleia, fadiga, ataxia, tremores, reações anafilactoides, prolongamento do intervalo PR, disritmia cardíaca, tendência ao autoextermínio.
Lamotrigina	100-500 mg	2	4-5 dias		Sedação, erupção cutânea, distúrbios visuais, dispepsia, ataxia.
Levetiracetam	1.000-3.000 mg	2	2 dias		Sonolência, ataxia, cefaleia, mudanças de comportamento.

(continua)

TABELA 26.3 Tratamento farmacológico de convulsões em adultos (*continuação*)

Medicamento	Dose oral diária usual para adultos	Número mínimo de doses diárias	Tempo para o medicamento alcançar o estado estável	Nível ideal do medicamento e monitoramento laboratorial[1]	Determinados efeitos colaterais e reações idiossincráticas
Oxcarbazepina	900-1.800 mg	2	2-3 dias	Sódio sérico	Como com a carbamazepina.
Perampanel	4-12 mg	1	3 semanas		Tontura, sonolência, irritabilidade, ganho de peso, quedas, ataxia, disartria, visão embaçada.
Fenobarbital	100-200 mg	1	14-21 dias	10-40 mcg/mL Hemograma completo, testes bioquímicos do fígado, ureia/Cr	Sonolência, nistagmo, ataxia, erupção cutânea, dificuldade de aprendizagem, hiperatividade.
Fenitoína	200-400 mg	1	5-10 dias	10-20 mcg/mL Hemograma completo, testes bioquímicos do fígado, folato	Nistagmo, ataxia, disartria, sedação, confusão mental, hiperplasia gengival, hirsutismo, anemia megaloblástica, discrasias sanguíneas, erupções cutâneas, febre, LES, linfadenopatia, neuropatia periférica, discinesias. Pode exacerbar as convulsões mioclônicas.
Pregabalina	150-300 mg	2	2-4 dias		Sonolência, tontura, baixa concentração, ganho de peso, trombocitopenia, erupções cutâneas, reações anafilactoides.
Primidona	750-1.500 mg	3	4-7 dias	5-12 mcg/mL Hemograma completo	Sedação, nistagmo, ataxia, vertigem, náusea, erupção cutânea, anemia megaloblástica, irritabilidade.
Rufinamida	800-3.200 mg	2	2 dias		Sonolência, cefaleia, tontura, tendência ao autoextermínio, síndrome de Stevens-Johnson, leucopenia, intervalo QT encurtado, náusea, vômitos.
Tiagabina	32-56 mg	2	2 dias		Sonolência, ansiedade, tontura, dificuldade de concentração, tremor, diarreia.
Topiramato	200-400 mg	2	4 dias	Bicarbonato sérico, ureia/Cr em pacientes mais velhos	Sonolência, náusea, dispepsia, irritabilidade, tontura, ataxia, nistagmo, diplopia, glaucoma, cálculos renais, perda de peso, hipoidrose, hipertermia.
Ácido valproico	1.500-2.000 mg	2-3	2-4 dias	50-100 mcg/mL Hemograma completo, testes bioquímicos do fígado	Náusea, vômitos, diarreia, sonolência, alopecia, ganho de peso, hepatotoxicidade, trombocitopenia, tremores, pancreatite. Teratogênico; evitar em mulheres em idade fértil.
Vigabatrina	3.000 mg	2	2 dias		Sonolência, anorexia, náusea, vômitos, agitação, hostilidade, confusão mental, tendência ao autoextermínio, neutropenia, síndrome de Stevens-Johnson, perda permanente do campo visual.[2]
Zonisamida	200-600 mg	1	14 dias	Ureia/Cr, bicarbonato sérico	Sonolência, ataxia, anorexia, náusea, vômitos, erupção cutânea, confusão mental, cálculos renais. Não utilizar em pacientes com alergia a sulfonamidas.

Cr: creatinina. Observe que muitos fatores influenciam a dose ideal desses medicamentos, incluindo idade, tolerância e medicação concomitante.

[1] Os pacientes que estão iniciando o tratamento com qualquer medicamento antiepiléptico devem ser monitorados quanto ao surgimento ou à piora da depressão ou de pensamentos sobre autoextermínio, especialmente durante as primeiras semanas de terapia. A medição da depuração de creatinina na linha de base é aconselhável em medicamentos metabolizados pelos rins.

[2] Os portadores do alelo HLA-B*1502 apresentam maior risco de desenvolver a síndrome de Stevens-Johnson. Os pacientes de ascendência asiática devem ser testados para verificação desse alelo antes de iniciar a terapia.

[3] Recomenda-se exame oftalmológico regular.

[4] Não deve ser usado como medicamento de primeira linha; quando usado, as contagens sanguíneas devem ser realizadas regularmente (a cada 2-4 semanas). Deve ser utilizado somente em determinados pacientes devido ao risco de anemia aplásica e insuficiência hepática. É aconselhável obter consentimento informado por escrito antes do uso.

sentar um sério risco para o feto, devido a trauma, hipóxia ou outros fatores.

A dose do anticonvulsivante selecionado deve ser aumentada gradativamente até que as crises sejam controladas ou que os efeitos colaterais impeçam que a dose seja mais aumentada. Se as crises continuarem apesar do tratamento com a dose máxima tolerada, acrescenta-se um segundo medicamento e aumenta-se a dose de acordo com a tolerância; retira-se, então, gradativamente o primeiro medicamento. No caso da maioria dos pacientes com convulsões de um único tipo, é possível obter um controle satisfatório com um único anticonvulsivante. O tratamento com dois medicamentos pode reduzir ainda mais a frequência ou a gravidade das crises, mas em geral apenas à custa de maior toxicidade. O tratamento com mais de dois medicamentos é quase sempre inútil, a menos que o paciente esteja tendo convulsões de diferentes tipos.

2. Monitoramento – Diferenças individuais no metabolismo de medicamentos fazem com que uma determinada dose de um medicamento produza diferentes níveis de concentração sanguínea em pacientes diferentes, o que afeta a resposta terapêutica. Em geral, *aumenta-se dose de um agente antiepiléptico, dependendo da tolerância, para obter a resposta clínica desejada, independentemente do nível sérico da substância.* Quando se chega a uma dose suficiente para controlar as convulsões ou à dose máxima tolerada, obtém-se um nível estável mínimo de concentração do medicamento para referência futura. Recomenda-se uma nova verificação desse nível durante a gravidez, se ocorrer uma convulsão, em caso de mudança de dose ou se outro medicamento (com potencial de interação) for acrescentado ao regime. A faixa terapêutica de um laboratório para um medicamento é apenas um parâmetro de orientação; muitos pacientes conseguem um bom controle das crises sem efeitos adversos em níveis séricos acima da faixa estipulada, e nesses casos não é necessário ajustar a dose. A causa mais comum de concentração de medicamento menor do que a esperada para a dose prescrita é a adesão insatisfatória do paciente. É possível melhorar o nível de adesão limitando ao mínimo o número de doses diárias. Pode haver convulsões recorrentes ou *status epilepticus* se os medicamentos forem tomados de forma errática, e em algumas circunstâncias talvez seja preferível que os pacientes não aderentes permaneçam sem nenhuma medicação. Todos os anticonvulsivantes têm efeitos colaterais, e muitos exigem monitoramento laboratorial regular e em relação aos níveis basais (Tab. 26.3).

3. Interrupção da medicação – *Somente quando o paciente adulto não apresenta convulsões por 2 anos se deve considerar a retirada da medicação.* Infelizmente não há como prever quais pacientes podem ser controlados com sucesso sem tratamento, embora a recorrência de crises seja mais provável (1) em pacientes com epilepsia de longa duração antes da remissão, (2) naqueles com um período de remissão mais curto, (3) naqueles que inicialmente não tenham respondido à terapia, (4) naqueles com crises

com características focais ou de vários tipos, (5) naqueles com início das crises na idade adulta e (6) naqueles com anormalidades eletroencefalográficas contínuas. A redução da dose deve ser gradual (ao longo de semanas ou meses), e os medicamentos devem ser retirados um de cada vez. Em caso de recorrência das convulsões, deve-se reinstituir o tratamento com o regime anteriormente eficaz.

4. Tratamento cirúrgico – Os pacientes com convulsões refratárias a dois ou mais medicamentos podem ser candidatos ao tratamento cirúrgico. A ressecção cirúrgica é mais eficaz quando há um único foco de convulsão bem definido, principalmente no lobo temporal. Entre os pacientes bem selecionados, até 70% permanecem sem crises após um acompanhamento prolongado. Outras técnicas cirúrgicas para epilepsia clinicamente refratária aprovadas nos EUA incluem terapia térmica intersticial a *laser* (LITT), estimulação cerebral profunda, estimulação cortical responsiva e estimulação do nervo vago.

B. Circunstâncias especiais

1. Convulsões isoladas – Em pacientes que tiveram apenas uma convulsão ou um surto de convulsões em um breve período de várias horas, a investigação descrita anteriormente deve excluir uma causa subjacente que exija tratamento específico. Um EEG deve ser realizado, de preferência até 24 horas após a convulsão. O tratamento anticonvulsivante profilático geralmente não é necessário, a menos que ocorram novos ataques ou que as investigações revelem a existência de patologia subjacente. O risco de recorrência de convulsões varia em diferentes séries entre cerca de 30 e 70%, com maior risco de recorrência em pacientes com lesões cerebrais estruturais ou anormalidades evidenciadas pelo EEG. A epilepsia não deve ser diagnosticada com base em uma convulsão isolada. Se as crises ocorrerem no contexto de distúrbios sistêmicos transitórios e não recorrentes, como hiponatremia ou hipoglicemia, o diagnóstico de epilepsia é impreciso, e o tratamento profilático de longo prazo com anticonvulsivantes é desnecessário.

2. Convulsões por abstinência alcoólica – O padrão característico de crises de abstinência alcoólica é de uma ou mais crises tônico-clônicas generalizadas, que podem ocorrer no espaço de 48 horas ou mais de abstinência de álcool após um período de ingestão alta ou prolongada. Se as convulsões apresentarem regularmente características focais, deve-se considerar a possibilidade de uma anormalidade estrutural associada, geralmente de origem traumática. O tratamento com anticonvulsivantes geralmente não é necessário para as convulsões decorrentes de abstinência alcoólica, uma vez que essas crises são autolimitadas. Os benzodiazepínicos são eficazes e seguros para evitar novas convulsões. O *status epilepticus* pode complicar a abstinência do álcool e é tratado de acordo com as linhas convencionais. Não ocorrerão novos ataques se o paciente se abstiver do álcool.

3. *Status epilepticus* tônico-clônico – A baixa adesão ao regime de tratamento anticonvulsivante é a causa mais comum; entretanto, qualquer distúrbio que possa causar uma única

convulsão pode ser responsável. A taxa de mortalidade pode chegar a 20%, e, entre os sobreviventes, a incidência de sequelas neurológicas e cognitivas é alta. O prognóstico está relacionado à causa subjacente, bem como ao período entre o início do *status epilepticus* e o início do tratamento efetivo.

O *status epilepticus* é uma emergência médica. O tratamento inicial consiste na manutenção das vias aéreas e dextrose a 50% (25-50 mL) IV, caso a hipoglicemia seja responsável. Se as convulsões continuarem, administra-se um bólus IV de lorazepam, 4 mg, à taxa de 2 mg/min, repetido 1 vez após 10 minutos, se necessário; como alternativa, administra-se 10 mg de midazolam IM e novamente após 10 minutos, se necessário. O diazepam também pode ser administrado por via retal em forma de gel (0,2 mg/kg). Essas medidas geralmente são eficazes para interromper as convulsões por um breve período. A depressão respiratória e a hipotensão podem complicar o tratamento e são tratadas como em outras circunstâncias, incluindo intubação e ventilação mecânica e internação em UTI.

Independentemente da resposta ao lorazepam ou ao midazolam, a fosfenitoína ou a fenitoína deve ser administrada por via intravenosa. A fosfenitoína (18-20 mg de equivalentes de fenitoína [PE]/kg) é rápida e completamente convertida em fenitoína após a administração intravenosa e é preferida por sua menor probabilidade de causar reações no local da infusão, pode ser administrada com todas as soluções intravenosas comuns, podendo ser administrada em uma taxa mais rápida (150 mg PE/min). Quando a fosfenitoína não está disponível, administra-se a fenitoína (18-20 mg/kg) IV à taxa de 50 mg/min. A fenitoína deve, de preferência, ser injetada diretamente, mas também pode ser administrada em solução salina; a substância se precipita, no entanto, se injetada em soluções que contenham glicose. Como podem ocorrer arritmias durante a administração rápida de fosfenitoína ou fenitoína, é prudente a monitorização por ECG. Pode ocorrer hipotensão, especialmente se o diazepam também tiver sido administrado. Alternativa ou adicionalmente, utiliza-se o valproato IV (dose de ataque de 20-40 mg/kg durante 15 minutos, dose máxima de 3.000 mg) ou o levetiracetam (dose de ataque de 60 mg/kg em 15 minutos, dose máxima de 4.500 mg) para o *status epilepticus*. Embora nenhum desses fármacos seja aprovado pela FDA para essa indicação, ambos se mostraram equivalentes à fosfenitoína em um estudo randomizado. Considerando sua teratogenicidade, o valproato deve ser evitado em mulheres que possam estar gestantes.

Se as convulsões continuarem, administra-se, então, o fenobarbital em uma dose de ataque de 10-20 mg/kg IV por injeção lenta ou intermitente (50 mg/min). A depressão respiratória e a hipotensão são especialmente comuns com essa terapia.

Se essas medidas falharem, pode ser necessária a anestesia geral com assistência ventilatória; alguns especialistas recomendam passar diretamente à anestesia geral se as convulsões não cessarem após a dose de ataque inicial de 18-20 mg PE/kg de fosfenitoína. O midazolam IV pode proporcionar o controle do *status epilepticus* refratário.

A dose de carga sugerida é de 0,2 mg/kg, seguida de 0,05-0,2 mg/kg por hora. Pode-se utilizar também o propofol (1-2 mg/kg como bólus IV, seguido de infusão de 2-15 mg/kg por hora, dependendo da resposta), assim como o pentobarbital (5-15 mg/kg IV, seguido de 0,5-4 mg/kg/hora).

Depois que o *status epilepticus* for controlado, inicia-se um programa de medicação oral para o controle de longo prazo das convulsões, procedendo-se às investigações da causa do distúrbio.

4. *Status epilepticus* não convulsivo – Em alguns casos, o *status epilepticus* não se apresenta com convulsões, mas com um estado mental anormal e flutuante, confusão mental, comprometimento da capacidade de resposta e automatismo. A eletroencefalografia estabelece o diagnóstico. A abordagem de tratamento descrita anteriormente se aplica a qualquer tipo de *status epilepticus*, embora a anestesia intravenosa geralmente não seja necessária. O prognóstico é um reflexo da causa subjacente, e não das convulsões contínuas.

Quando encaminhar

- Episódios comportamentais de natureza incerta.
- Dificuldade de controle das convulsões com monoterapia.
- Existência de distúrbio neurológico progressivo.

Quando hospitalizar

- *Status epilepticus*.
- Convulsões frequentes que exijam titulação rápida da medicação e monitoramento eletroencefalográfico.
- Para monitoramento de pacientes internados quando houver suspeita de CNEP.

Ahmad S et al. Surgical treatments of epilepsy. Semin Neurol. 2020;40:696. [PMID: 33176368]

Marson A et al. The SANAD II study of the effectiveness and cost--effectiveness of levetiracetam, zonisamide, or lamotrigine for newly diagnosed focal epilepsy: an open-label, non-inferiority, multicentre, phase 4, randomized controlled trial. Lancet. 2021;397:1363. [PMID: 33838757]

Marson A et al. The SANAD II study of the effectiveness and cost--effectiveness of valproate versus levetiracetam for newly diagnosed generalized and unclassifiable epilepsy: an open-label, non-inferiority, multicentre, phase 4, randomized controlled trial. Lancet. 2021;397:1375. [PMID: 33838758]

Disautonomia

FUNDAMENTOS DO DIAGNÓSTICO

- Hipotensão postural ou regulação anormal da frequência cardíaca.
- Anormalidades da sudorese, motilidade intestinal, função sexual ou controle esfincteriano.
- Possível ocorrência de síncope.

• Os sintomas ocorrem isoladamente ou com qualquer tipo de combinação.

Considerações gerais

A disautonomia pode ocorrer como resultado de processos patológicos no sistema nervoso central ou periférico. A condição se manifesta com diversos sintomas relacionados a anormalidades da regulação da pressão arterial, sudorese termorregulatória, função gastrointestinal, controle esfincteriano, função sexual, respiração e função ocular. O diagnóstico diferencial depende do tempo de evolução da disfunção autonômica e do fato de a disautonomia ser um sintoma isolado ou associado a sintomas e sinais neurológicos centrais ou periféricos.

A. Causas no sistema nervoso central

A doença em determinados locais, independentemente de sua natureza, pode levar a sintomas disautonômicos. A hipotensão postural, que geralmente é o sintoma mais incômodo e incapacitante, pode resultar da transecção da medula espinal e de outras mielopatias (p. ex., devido a tumor ou siringomielia) acima do nível T6 ou decorrente de lesões do tronco encefálico, como siringobulbia e tumores da fossa posterior. Os distúrbios esfincterianos ou sexuais podem ser resultantes de lesões medulares em qualquer nível. Alguns distúrbios degenerativos primários são responsáveis pela ocorrência de disautonomia isoladamente (**insuficiência autonômica pura**) ou associada a anormalidades mais amplas (**atrofia multissistêmica**), como parkinsonismo, sintomas piramidais e déficits cerebelares. A hipotensão postural também é um sintoma proeminente da doença de Parkinson idiopática e da demência com corpúsculos de Lewy.

B. Causas no sistema nervoso periférico

Uma neuropatia autonômica pura pode ocorrer de forma aguda ou subaguda após uma infecção viral ou como um distúrbio paraneoplásico geralmente relacionado ao câncer de pulmão de pequenas células, particularmente em associação com determinados anticorpos, como o anti-Hu ou aqueles direcionados aos receptores nicotínicos neuronais ganglionares de acetilcolina. A disautonomia geralmente é evidente em pacientes com síndrome de Guillain-Barré e se manifesta com hipotensão ou hipertensão acentuada ou arritmias cardíacas que podem ter um desfecho fatal. A condição pode ocorrer também com neuropatias diabética, urêmica, amiloidótica e várias outras neuropatias metabólicas ou tóxicas, em associação com hanseníase ou doença de Chagas; e como uma característica de determinadas neuropatias hereditárias com herança autossômica dominante ou recessiva ou um padrão ligado ao X. Os sintomas autonômicos são proeminentes nas crises de porfiria hepática. As neuropatias de fibras pequenas podem estar por trás de alguns casos de síndrome de taquicardia ortostática postural (POTS) em razão da contratilidade prejudicada das vênulas desnervadas e consequente falha de pré-carga (ver a seguir). Pacientes com botulismo ou síndrome miastênica de Lambert-Eaton podem apresentar constipação, retenção urinária e uma síndrome sicca (síndrome de Sjögren) como resultado do comprometimento da função colinérgica.

Achados clínicos

A. Sintomas e sinais

Os sintomas disautonômicos incluem síncope, hipotensão postural, hipertensão paroxística, taquicardia persistente sem outra causa, rubor facial, hipo ou hiperidrose, vômitos, constipação, diarreia, disfagia, distensão abdominal, distúrbios de micção ou defecação, disfunção erétil, episódios de apneia e diminuição da visão noturna. Na síncope, mal-estar prodrômico, náusea, cefaleia, palidez, distúrbio visual, perda do tônus postural, sensação de fraqueza e perda iminente de consciência são seguidos pela perda real da consciência. Em geral, a condição é acompanhada de hipotensão e bradicardia, podendo ocorrer em resposta ao estresse emocional, hipotensão postural, exercício vigoroso em ambiente quente, obstrução do retorno venoso ao coração, dor aguda ou sua antecipação, perda de líquido e várias outras circunstâncias. Embora o paciente geralmente esteja relaxado, não é incomum que haja alguma atividade motora, podendo ocorrer também incontinência urinária (e raramente fecal), simulando uma convulsão. A recuperação é rápida quando o paciente fica em decúbito, mas a cefaleia, a náusea e a fadiga geralmente persistem.

B. Avaliação do paciente

A extensão e a gravidade da disfunção autonômica devem ser determinadas, e a presença de sinais e sintomas neurológicos associados, verificada. O teste da função autonômica no leito inclui exame da reatividade pupilar, exame da pele em busca de áreas de sudorese excessiva ou reduzida, e das mãos e dos pés para a verificação de alterações de cor ou mudanças de temperatura, bem como a avaliação da pressão arterial e da frequência cardíaca na posição supina e 3 minutos após ficar de pé. Na disautonomia, a hipotensão postural não é acompanhada pelo aumento compensatório da frequência cardíaca. Os testes incluem a resposta cardiovascular à manobra de Valsalva e respiração profunda, teste de inclinação da mesa (*tilt-test*), o teste termorregulatório do suor, o teste quantitativo de reflexo do axônio sudomotor e o teste do reflexo axional quantitativo direto e indireto. Os testes de motilidade gastrointestinal e urodinâmica podem ser úteis quando há sintomas de dismotilidade, incontinência ou retenção urinária.

O exame neurológico deve se concentrar na detecção de sinais de parkinsonismo, disfunção cerebelar, distúrbios da transmissão neuromuscular e neuropatia periférica. Todos os pacientes devem ser testados quanto à deficiência de vitamina B12 e diabetes. Os pacientes com disautonomia isolada aguda ou subaguda devem ser submetidos a exames para detecção de receptor de acetilcolina ganglionar, anti-Hu, complexo de canais de potássio e anticorpos anticanais de cálcio dependentes de voltagem. Para aqueles com evidência de neuropatia periférica, estudos de condução nervosa; eletromiografia; e testes de HIV, amiloidose, síndrome de Sjögren e doença de Fabry são indicados. Se houver evidência de patologia central, estudos de imagem excluirão uma eventual causa estrutural tratável.

Se o exame neurológico for normal, devem-se considerar as causas reversíveis e não neurológicas dos sintomas. A hipotensão postural isolada e a síncope podem estar relacionadas a um débito cardíaco reduzido, disritmias cardíacas paroxísticas, depleção volumétrica, vários medicamentos e distúrbios endócrinos e metabólicos, como a doença de Addison, hipo ou hipertireoidismo, feocromocitoma e síndrome carcinoide.

Tratamento

Os sintomas mais incapacitantes geralmente são hipotensão postural e síncope. Mudança postural abrupta, decúbito prolongado, refeições pesadas e outros fatores precipitantes devem ser evitados. Os medicamentos associados à hipotensão postural devem ser interrompidos ou ter a dose reduzida. O tratamento pode incluir o uso de meias elásticas na altura da cintura, suplementação de sal, dormir em posição semiereta (que minimiza a natriurese e a diurese que ocorrem durante o decúbito), ingestão de 500 mL de água 30 minutos antes de se levantar e fludrocortisona (0,1-0,5 mg VO diariamente). Os agentes vasoconstritores podem ser úteis e incluem midodrina (2,5-10 mg VO 3x/dia), droxidopa (100-600 mg VO 3x/dia) e efedrina (15-30 mg VO 3x/dia). Outros agentes utilizados ocasionalmente em experimentos foram a diidroergotamina, a ioimbina, a piridostigmina, a atomoxetina e a clonidina; casos refratários podem responder à eritropoietina (epoetina alfa) ou à desmopressina. Os pacientes devem ser monitorados para verificação de hipertensão em decúbito. A hipotensão pós-prandial é favorecida pela cafeína. Não há tratamento satisfatório para distúrbios da sudorese, mas um ambiente com ar-condicionado ajuda a evitar oscilações extremas da temperatura do corpo.

Quando encaminhar

- Em caso de diagnóstico incerto.
- Quando os sintomas persistem apesar do tratamento convencional.

> Shibao CA et al. Management of orthostatic hypotension, postprandial hypotension, and supine hypertension. Semin Neurol. 2020;40:515. [PMID: 33058087]

Síndrome da taquicardia ortostática postural (POTS)

Achados clínicos

Na POTS, os sintomas ortostáticos (tremores, tontura, palpitações, distúrbios visuais, fraqueza, fadiga, ansiedade, hiperventilação, náusea) se desenvolvem com uma taquicardia significativa (um aumento de 30 batimentos/min ou mais ou uma frequência cardíaca de 120 batimentos/min ou mais) em um período de 10 minutos de pé, na ausência de hipotensão postural ou neuropatia autonômica. A POTS é mais comum em mulheres do que em homens e em pacientes entre 20-50 anos de idade.

Outros problemas clínicos que causam taquicardia devem ser excluídos.

Sua fisiopatologia é incerta, mas pode envolver descondicionamento cardíaco; comprometimento da vasoconstrição periférica decorrente de desnervação simpática periférica, levando a um acúmulo venoso nas pernas em posição ortostática e a uma taquicardia compensatória ("**POTS neuropática**"); ou uma resposta simpática exagerada em ortostase, com níveis acentuadamente elevados de norepinefrina plasmática que causam a taquicardia ("**POTS hiperadrenérgica**"). Outros mecanismos possíveis incluem hipovolemia, possivelmente devido ao comprometimento da função do sistema renina-angiotensina ("**desregulação volumétrica**") e ativação excessiva dos mastócitos, levando à liberação inadequada de histamina durante a atividade física. Mecanismos psicológicos também foram invocados. A POTS pode estar associada à síndrome de hipermobilidade articular e a prolapso da válvula atrioventricular esquerda, podendo ocorrer após gravidez, cirurgia, trauma, quimioterapia, vacinas ou infecções virais.

Tratamento

O tratamento pode envolver a reposição volumétrica, uma dieta rica em sal e líquidos em abundância, tratamento postural e treinamento psicofisiológico e um programa de exercícios graduais. O tratamento farmacológico pode incluir um agente betabloqueador (p. ex., propranolol 10-40 mg 3x/dia ou metoprolol 12,5-50 mg 2x/dia), fenobarbital (15 mg pela manhã, 60 mg à noite) ou clonidina (0,2 mg 2x/dia) para pacientes com POTS hiperadrenérgica; e midodrina, droxidopa, piridostigmina ou fludrocortisona nas doses descritas para hipotensão postural em caso de suspeita de base neuropática para os sintomas. O prognóstico de longo prazo não é claro, mas aproximadamente 50% dos pacientes se recuperam em 3 anos.

Ataques isquêmicos transitórios

FUNDAMENTOS DO DIAGNÓSTICO

- Déficit neurológico focal de início agudo.
- O déficit clínico se resolve completamente em 24 horas.
- Em geral, há presença de fatores de risco para doença vascular.

Considerações gerais

Os ataques isquêmicos transitórios (AIT) caracterizam-se por *déficits neurológicos cerebrais isquêmicos focais que duram menos de 24 horas* (geralmente menos de 1-2 horas). Cerca de 30% dos pacientes com AVE têm um histórico de AIT e 5-10% dos pacientes com AIT terão um AVE no prazo de 90 dias. O histórico natural dos ataques é variável. Alguns pacientes sofrem um AVE grave após apenas alguns ataques, enquanto outros podem ter ataques frequentes por semanas ou meses sem sofrer um AVE. *O risco de AVE é alto nos primeiros 3 meses após um ataque, principalmente no primeiro mês e especialmente nas primeiras 48 horas.* O risco de AVE é maior em pacientes com mais de 60 anos, em pacientes com diabetes, ou após

AIT com duração superior a 10 minutos e com sintomas ou sinais de fraqueza, comprometimento da fala ou distúrbios da marcha. Em geral, os ataques isquêmicos carotídeos são mais propensos a serem seguidos por AVE do que os ataques isquêmicos vertebrobasilares.

A intervenção urgente em pacientes com AIT reduz as taxas de AVE subsequente, e *a condição deve ser tratada com um sentido de urgência semelhante ao da angina instável.*

Etiologia

Uma causa importante de isquemia cerebral transitória é a embolização. Em muitos pacientes com esses ataques, a fonte é prontamente aparente no coração ou em uma artéria extracraniana importante da cabeça, e os êmbolos às vezes são visíveis nas artérias da retina. Um fenômeno embólico explica por que ataques distintos podem afetar diferentes partes da região suprida pelo mesmo vaso principal. As causas cardíacas de ataques isquêmicos embólicos incluem fibrilação atrial, IC, endocardite trombótica infecciosa e não bacteriana, mixoma atrial e trombos murais que complicam o infarto do miocárdio. Defeitos do septo atrial e o forame oval patente podem permitir que tromboembolias venosas cheguem ao cérebro (**êmbolos paradoxais**). Uma placa ulcerada em uma artéria importante do cérebro pode servir como fonte de êmbolos. Na circulação anterior, as alterações ateroscleróticas ocorrem com mais frequência na região da bifurcação carotídea extracraniana; essas alterações podem causar um sopro.

A aterosclerose afeta também o sistema vertebrobasilar e os principais vasos intracranianos, incluindo as artérias cerebrais média e anteriores.

As anormalidades menos comuns dos vasos sanguíneos que podem causar AIT são a displasia fibromuscular, que afeta a artéria carótida interna cervical; a aterosclerose do arco aórtico; os distúrbios arteriais inflamatórios, como arterite de células gigantes, a poliarterite e a angiíte granulomatosa; a doença de Fabry; e a sífilis meningovascular. A estenose crítica de uma artéria extracraniana ou intracraniana importante pode causar AIT, especialmente na presença de hipotensão.

As causas hematológicas de AIT incluem policitemia, doença falciforme, síndromes de hiperviscosidade e a síndrome dos anticorpos antifosfolípides. A anemia grave também pode resultar em déficits neurológicos focais transitórios em pacientes com doença arterial cerebral preexistente.

A **síndrome do roubo da subclávia** pode levar à isquemia vertebrobasilar transitória. Os sintomas se desenvolvem quando há estenose localizada ou oclusão de uma artéria subclávia proximal à origem da artéria vertebral, de modo que o sangue é "roubado" da artéria vertebral para suprir o braço. Um sopro na fossa supraclavicular, pulsos radiais desiguais e uma diferença de 20 mmHg ou mais entre as pressões sanguíneas sistólicas nos braços devem sugerir o diagnóstico em pacientes com AIT vertebrobasilares.

Achados clínicos
A. Sintomas e sinais

Os sintomas dos AIT variam muito entre os pacientes; entretanto, os sintomas de um determinado indivíduo tendem a ser do tipo constante. O início é abrupto e sem aviso, e a recuperação geralmente é rápida, muitas vezes em poucos minutos. Os sintomas específicos dependem da distribuição arterial afetada, conforme descrito na seção seguinte sobre o AVE. É importante observar que *o AIT raramente causa perda de consciência ou confusão mental aguda, mas muitas vezes é erroneamente responsabilizado por esses sintomas.*

B. Exames de imagem

A TC ou a RM é indicada no espaço de 24 horas após o início dos sintomas, em parte para exclusão da possibilidade de uma pequena hemorragia cerebral ou de um tumor cerebral disfarçado de AIT. A RM com sequências ponderadas por difusão é sensível para revelar infarto agudo ou subagudo, observado em até um terço dos casos, apesar da resolução dos sintomas clínicos, e indica alto risco de AVE subsequente. Deve-se realizar também o exame de imagem não invasivo da vasculatura cervical; a ultrassonografia doppler da carótida é útil para a detecção de estenose importante da artéria carótida interna, e a angiografia por RM ou TC permite uma visualização mais ampla da vasculatura cervical e intracraniana.

C. Exames laboratoriais e outros

As avaliações clínicas e laboratoriais devem incluir avaliação de hipertensão, cardiopatias e distúrbios hematológicos, diabetes *mellitus*, hiperlipidemia e doença vascular periférica, e os exames devem consistir em hemograma, glicemia de jejum e medições de colesterol sérico, podendo incluir testes sorológicos de sífilis e infecção por HIV. Deve-se realizar um ECG. Realiza-se uma ecocardiografia com contraste salino agitado na possível presença de uma fonte cardioembólica e culturas de sangue em caso de suspeita de endocardite. O monitoramento ambulatorial por ECG é indicado para a detecção de fibrilação atrial paroxística, e, se a causa do AIT permanecer indefinida, *o monitoramento prolongado pode detectar fibrilação atrial paroxística em até 20% dos pacientes.*

Diagnóstico diferencial

As convulsões focais geralmente causam fenômenos motores ou sensoriais anormais, como movimentos clônicos dos membros, parestesias ou formigamento, em vez de fraqueza ou perda de sensibilidade. Os sintomas geralmente se espalham ("marcham") pelo membro e podem levar a uma convulsão tônico-clônica generalizada.

A enxaqueca clássica é facilmente reconhecida pelos sintomas visuais premonitórios, seguidos de náusea, cefaleia e fotofobia, mas os casos menos típicos podem ser de difícil distinção. Em geral, os pacientes com enxaqueca são mais jovens, normalmente têm um histórico de episódios desde a adolescência e relatam que outros membros da família sofrem de distúrbio semelhante.

Podem ocorrer déficits neurológicos focais durante períodos de hipoglicemia em pacientes diabéticos que estejam recebendo insulina ou terapia com agentes hipoglicêmicos orais.

Tratamento
A. Medidas clínicas

O tratamento clínico tem por objetivo prevenir novos ataques e AVE. Recomenda-se tratar o diabetes *mellitus*, os distúrbios hematológicos e a hipertensão, de preferência com um IECA ou BRA. Entre os pacientes com aterosclerose e LDL acima de 100 mg/dL, deve-se iniciar a atorvastatina 80 mg VO 1x/dia. O LDL deve ser medido a cada 3-12 meses, acrescentando-se a ezetimiba (10 mg 1x/dia, VO), se necessário, para reduzir o LDL para menos de 70 mg/dL. Em pacientes com pelo menos dois eventos cardiovasculares ateroscleróticos importantes (AVE isquêmico, ACS ou IAM, doença arterial periférica) ou um evento importante desse tipo e múltiplos fatores de risco (idade acima de 64 anos, cirurgia de *bypass* cardíaco ou intervenção coronariana, hipercolesterolemia familiar heterozigótica, diabetes, hipertensão, DRC ou tabagismo ativo), pode-se acrescentar um inibidor da proproteína convertase subtilisina/kexina tipo 9 (p. ex., evolocumabe ou alirocumabe). O consumo de cigarros deve ser interrompido e as fontes cardíacas de embolização devem ser tratadas adequadamente. A redução de peso e a atividade física regular devem ser incentivadas quando adequado. Deve-se iniciar um antiplaquetário ou anticoagulante assim que o exame de imagem tiver determinado a ausência de hemorragia (ver Anticoagulação e Terapia antiplaquetária, a seguir).

1. **Hospitalização** – Deve-se considerar a hospitalização para pacientes atendidos no espaço de 1 semana após o ataque, quando há maior risco de recorrência precoce. Um método utilizado com frequência para a avaliação do risco de recorrência é o **escore ABCD²**; atribuem-se pontos para cada um dos seguintes critérios: idade 60 anos ou mais (1 ponto), pressão arterial de 140/90 mmHg ou mais (1 ponto), sintomas clínicos de déficit focal (2 pontos) ou comprometimento da fala sem fraqueza (1 ponto), duração de 60 minutos ou mais (2 pontos) ou 10-59 minutos (1 ponto), ou diabetes *mellitus* (1 ponto). *Uma pontuação ABCD² de 4 ou mais pontos foi sugerida como limite para admissão hospitalar.* O **ABCD²I** (com um adicional de 3 pontos para qualquer achado anormal de RM ponderada por difusão ou qualquer infarto [novo ou antigo] na TC sem contraste) foi proposto como um melhor indicador do risco de AVE subsequente. A internação é aconselhável também para pacientes com ataques crescentes, estenose carotídea sintomática ou uma fonte cardíaca conhecida de êmbolos ou estado de hipercoagulabilidade; essa hospitalização facilita a intervenção precoce para qualquer recorrência e a rápida instituição de ações de prevenção secundária.

2. **Anticoagulação** – *A principal indicação para anticoagulação após o AIT é a fibrilação atrial.* Pacientes com válvulas cardíacas mecânicas, trombo no átrio ou ventrículo esquerdo, dispositivos de assistência ao ventrículo esquerdo e a síndrome dos anticorpos antifosfolípides também devem receber terapia anticoagulante. O tratamento é feito com varfarina (meta de INR 2-3); não é necessário fazer a ponte entre a varfarina e a heparina, mas alguns especialistas defendem o tratamento com ácido acetilsalicílico até que o INR se torne terapêutico. Para anticoagulação de longo prazo na presença de fibrilação atrial em pacientes sem estenose mitral de grau moderado a grave (Cap. 12) ou uma válvula cardíaca mecânica, a apixabana (2,5-5 mg VO 2x/dia), a dabigatrana (150 mg VO 2x/dia), a edoxabana (60 mg/dia VO diariamente) e a rivaroxabana (20 mg/dia VO diariamente) são *opções preferenciais em relação à varfarina*. A combinação antiplaquetário-anticoagulação só é indicada para determinados pacientes com válvulas cardíacas mecânicas ou aqueles com uma indicação separada para terapia antiplaquetária, como um *stent* cardíaco. Em pacientes com cardiomiopatia e fração de ejeção abaixo de 35% sem fibrilação atrial, a varfarina (meta INR 2-3) reduz o risco de AVE isquêmico em comparação com o ácido acetilsalicílico, mas resulta em aumento aproximadamente equivalente do risco de hemorragia importante. Portanto, o tratamento nessa população deve ser individualizado.

3. **Terapia antiplaquetária** – Todo paciente para o qual a anticoagulação não seja indicada deve ser tratado com terapia antiplaquetária para reduzir a frequência de AIT e a incidência de AVE. A terapia antiplaquetária dupla deve ser iniciada no espaço de 12 horas após um AIT de alto risco (pontuação ABCD² ≥ 4) ou AVE minor (definido por uma escala de classificação de AVE dos National Institutes of Health de 3 pontos ou menos) com uma dose de carga oral de clopidogrel (300-600 mg) seguida de 75 mg/dia VO mais ácido acetilsalicílico (50-325 mg/dia VO) por 21 dias, seguida de monoterapia com ácido acetilsalicílico (81 mg/dia VO), ácido acetilsalicílico combinada com dipiridamol de liberação prolongada (200 mg 2x/dia VO) ou clopidogrel (75 mg/dia VO). A terapia antiplaquetária dupla com ácido acetilsalicílico e clopidogrel por 90 dias após um AIT ou AVE decorrente de estenose de 70-99% de uma artéria intracraniana também é recomendada. O cilostazol (100 mg 2x/dia) demonstrou eficácia semelhante à da ácido acetilsalicílico na prevenção de AVE em longo prazo em uma população asiática com menor risco de hemorragia. A combinação de clopidogrel com ácido acetilsalicílico por mais de 90 dias aumenta o risco de complicações hemorrágicas e *não* é recomendada.

B. Medidas cirúrgicas ou endovasculares
1. **Revascularização carotídea** – Quando a arteriografia revela uma estenose de alto grau (70-99% do diâmetro luminal) acessível cirurgicamente no lado propício a ataques isquêmicos da carótida, o tratamento cirúrgico (**endarterectomia da carótida**) ou a intervenção endovascular reduz o risco

de AVE carotídeo ipsilateral, especialmente quando os AIT são de início recente (menos de 1 mês) e quando o risco de morbidade e mortalidade perioperatória é estimado em menos de 6%. A terapia endovascular apresenta um risco de AVE ligeiramente maior do que a endarterectomia em pacientes com mais de 70 anos e geralmente é reservada para pacientes mais jovens cuja anatomia do pescoço é desfavorável para a cirurgia. Os pacientes com estenose sintomática da carótida sintomática de 50-69% obtêm benefício moderado da intervenção, mas a cirurgia *não* é indicada para estenose leve (menos de 50%).

2. **Fechamento do forame oval patente** – Pacientes cuidadosamente selecionados com forame oval patente (FOP) e *shunt* direita-esquerda se beneficiam do fechamento do FOP e da terapia antiplaquetária. Os pacientes devem ser candidatos ao fechamento do FOP se tiverem 18-60 anos, tiverem sofrido AVE criptogênico ou AIT criptogênico; e se não tiverem diabetes não controlado, hipertensão ou indicação específica de anticoagulação de longo prazo. O AVE criptogênico não tem um mecanismo identificado, como aterosclerose de grandes artérias (≥ 30-50% de estenose das artérias intracranianas ou cervicais ou uma placa ≥ 4 mm de espessura no arco aórtico), fonte cardioembólica conhecida (p. ex., fibrilação atrial), aterosclerose de pequenos vasos (p. ex., AVE lacunar com menos de 1,5 cm de diâmetro), estado de hipercoagulabilidade ou dissecção. Pacientes com *shunts* interatriais de moderados a grandes ou aneurismas do septo atrial associados parecem beneficiar-se mais com o fechamento do FOP. Ver Capítulo 10.

3. **Fechamento do apêndice atrial esquerdo** – O apêndice atrial esquerdo é a fonte de embolia na maioria dos pacientes com fibrilação atrial. Uma metanálise de estudos randomizados mostrou que o fechamento percutâneo do apêndice atrial esquerdo era equivalente à anticoagulação na prevenção de AVE e embolização sistêmica, e vários dispositivos foram aprovados para essa indicação nos EUA e na Europa. O procedimento deve ser considerado para pacientes com contraindicação à anticoagulação de longo prazo, embora a anticoagulação de curto prazo (45 dias) seguida de terapia antiplaquetária dupla (4,5 meses) e, em seguida, monoterapia com ácido acetilsalicílico por tempo indeterminado normalmente seja necessária após a colocação do dispositivo.

Quando encaminhar

Todo paciente deve ser encaminhado para investigação e tratamento urgentes visando à prevenção de AVE.

Quando hospitalizar

Se atendido no espaço de 1 semana após um AIT, o paciente deve ser internado quando tiver uma pontuação ABCD^2 de 4 pontos ou mais, quando a avaliação ambulatorial for impraticável ou quando houver múltiplos ataques, estenose carotídea superior a 70% ou outra preocupação com recorrência precoce ou AVE.

Kleindorfer DO et al. 2021 Guideline for the prevention of stroke in patients with stroke and transient ischemic attack. Stroke. 2021;52:e364. [PMID: 34024117]

Acidente vascular encefálico

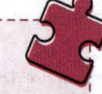

> **FUNDAMENTOS DO DIAGNÓSTICO**
>
> - Início súbito de déficit neurológico de origem cerebrovascular.
> - O paciente geralmente tem hipertensão, diabetes *mellitus,* é fumante e apresenta fibrilação atrial ou aterosclerose.
> - Os sinais neurológicos distintos refletem a região do cérebro envolvida.

Considerações gerais

Nos EUA, o AVE é a quinta principal causa de morte e uma das principais causas de incapacidade. Os fatores de risco de AVE incluem hipertensão, diabetes *mellitus*, hiperlipidemia, tabagismo, cardiopatia, infecção por HIV, herpes-zóster trigeminal, abuso de drogas recreativas, consumo excessivo de álcool e história familiar de AVE.

Do ponto de vista patológico, os AVE subdividem-se em **infartos** e **hemorragias**. A distinção clínica pode ser difícil, e a TC é essencial para esclarecer a base patológica (Tab. 26.4).

1. Infarto lacunar

Os infartos lacunares são lesões pequenas (geralmente com menos de 1,5 cm de diâmetro) que ocorrem na distribuição de arteríolas penetrantes curtas nos gânglios da base, ponte, cerebelo, cápsula interna, tálamo e, com menos frequência, na substância branca cerebral profunda (Tab. 26.4). Os infartos lacunares estão associados a hipertensão ou diabetes mal controlados e foram encontrados em várias síndromes clínicas, incluindo hemiparesia motora pura contralateral ou déficit hemissensorial puro, ataxia ipsilateral com hemiparesia e disartria com incoordenação em uma das mãos. O déficit neurológico pode progredir por 24-36 horas antes de se estabilizar.

A mortalidade precoce e o risco de recorrência do AVE são maiores em pacientes com infartos não lacunares do que com infartos lacunares. O prognóstico de recuperação do déficit produzido por um infarto lacunar geralmente é bom, em muitos casos com resolução parcial ou completa nas 4-6 semanas seguintes. O tratamento é o mesmo descrito para o AIT (abordado na seção sobre AIT) e infarto cerebral.

2. Infarto cerebral

A oclusão trombótica ou embólica de um vaso principal resulta em infarto cerebral. As causas são idênticas às dos distúrbios predisponentes à AIT. O consequente déficit depende do vaso específico envolvido e da extensão de qualquer circulação colateral.

A isquemia cerebral leva à liberação de neuropeptídeos excitatórios e outros neuropeptídeos que podem aumentar

TABELA 26.4 Características dos principais subtipos de AVE

Tipo e subtipo de AVE	Características clínicas	Diagnóstico	Tratamento
AVE isquêmico			
Infarto lacunar	Lesões pequenas (< 1,5 cm) nos gânglios da base, ponte, cerebelo, ou cápsula interna; menos frequentemente na substância branca cerebral profunda; prognóstico geralmente bom; as características clínicas dependem da localização, mas podem piorar nas primeiras 24-36 horas.	A RM com sequências ponderadas por difusão geralmente define a área de infarto; a TC é insensível a condições agudas, mas pode ser utilizada para excluir a presença de hemorragia.	Antiplaquetário; controle de fatores de risco (hipertensão, tabagismo, hipercolesterolemia, e diabetes *mellitus*).
Obstrução da circulação da carótida	Ver texto – os sinais variam, dependendo do vaso ocluído.	TC sem contraste para exclusão de hemorragia, mas os achados podem ser normais durante as primeiras 6-24 horas de um AVE isquêmico; a RM ponderada por difusão é o padrão ouro para a identificação de AVE agudo; ECG, estudos duplex da carótida, ecocardiografia, glicemia, hemograma completo e testes para hiperlipidemia são indicados; monitoramento ambulatorial de por ECG, incluindo monitoramento prolongado em determinados casos; CTA, MRA ou angiografia convencional em determinados casos; testes para estados hipercoaguláveis em determinados casos.	0-4,5 horas: trombolíticos IV (aprovados nos EUA para até 3 horas e na Europa até 4,5 horas). 0-6 horas: embolectomia mecânica endovascular. 6 a 24 horas: embolectomia mecânica endovascular em determinados casos. Prevenção secundária: o agente antiplaquetário é a terapia de primeira linha; anticoagulação sem ponte de heparina para AVE cardioembólicos em decorrência de fibrilação atrial e outros casos específicos quando não houver contraindicações; os fatores de risco devem ser controlados como descrito anteriormente.
Oclusão vertebrobasilar	Ver texto – os sinais variam de acordo com a localização do vaso ocluído.	Como na obstrução da circulação da carótida	Como na obstrução da circulação da carótida.
AVE hemorrágico			
Hemorragia intracerebral espontânea	Geralmente associada a hipertensão; também a distúrbios hematológicos, angiopatia amiloide. A hemorragia hipertensiva geralmente se localiza nos gânglios da base, na ponte, no tálamo, no cerebelo e, com menos frequência, na substância branca do cérebro.	A TC sem contraste é superior à RM para a detecção de sangramentos com duração de <48; exames laboratoriais para a identificação de distúrbio hematológico: a angiografia pode ser indicada para a exclusão da presença de aneurisma ou AVM em pacientes mais jovens sem hipertensão. *Não* realizar punção lombar.	Reduzir a pressão arterial sistólica para 140 mmHg; os sangramentos ou hematomas cerebelares com efeito de massa macroscópico podem exigir evacuação cirúrgica urgente. AVM: ressecção cirúrgica indicada para prevenir mais sangramento; outras modalidades para o tratamento não cirúrgico de AVM disponíveis nos centros especializados.
Hemorragia subaracnóidea	Manifesta-se com início repentino da pior cefaleia da vida, podendo resultar rapidamente em perda de consciência; em geral, presença de sinais de irritação meníngea; etiologia normalmente aneurisma ou AVM, mas 20% sem fonte identificada.	TC para confirmação do diagnóstico, mas pode apresentar-se normal em raros casos; se a TC for negativa e houver alto grau de suspeita, realizar punção lombar para a investigação das hemácias ou de xantocromia; angiografia para determinar a fonte do sangramento em candidatos ao tratamento.	Reduzir a pressão arterial sistólica para < 140 imediatamente. Aneurisma: prevenir mais sangramento mediante clipagem do aneurisma ou embolização de bobinas; o nimodipino auxilia na prevenção de vasoespasmo; após a oclusão do aneurisma, administrar líquidos IV e hipertensão induzida para prevenir vasoespasmo; a angioplastia também pode reverter o vasoespasmo sintomático. AVM: como descrito anteriormente.

AVM: malformações arteriovenosas; CTA: angiografia por tomografia computadorizada; MRA: angiografia por ressonância magnética.

o fluxo de cálcio nos neurônios, levando à morte celular e aumentando o déficit neurológico.

Achados clínicos
A. Sintomas e sinais

O início geralmente é abrupto, podendo haver pouca progressão, exceto a decorrente do edema cerebral. A avaliação clínica deve sempre incluir o exame do coração para a detecção de sopros e irregularidades no ritmo. A auscultação dos vasos carotídeos ou subclávios pode revelar a presença de sopro, mas não é suficientemente sensível para substituir o exame de imagem vascular.

1. **Obstrução da circulação carotídea** – Oclusão da **artéria cerebral anterior** distal à sua junção com a artéria comunicante anterior causa fraqueza e perda sensorial cortical na perna contralateral e às vezes fraqueza leve no braço, especialmente proximalmente. Pode haver reflexo de preensão contralateral, rigidez paratônica, abulia (falta de iniciativa) ou confusão franca. A incontinência urinária não é incomum, principalmente se os distúrbios comportamentais forem acentuados. É bastante provável que o infarto cerebral anterior bilateral cause alterações comportamentais acentuadas e distúrbios de memória. A artéria cerebral anterior unilateral proximal à junção com a artéria comunicante anterior geralmente é bem tolerada devido ao suprimento devido ao suprimento colateral do outro lado.

A **oclusão da artéria cerebral média** resulta em hemiplegia contralateral, perda hemissensorial e hemianopsia homônima (ou seja, perda de visão simétrica bilateral na metade dos campos visuais), com os olhos desviados para o lado da lesão. Se houver envolvimento do hemisfério dominante, há presença também de afasia global. Pode ser impossível estabelecer a distinção clínica entre essa condição e a oclusão da artéria carótida interna. Com a oclusão de qualquer uma dessas artérias, pode haver também edema considerável do hemisfério durante as primeiras 72 horas. Por exemplo, um infarto que envolva um hemisfério cerebral pode levar a um edema de tais proporções que a função do outro hemisfério ou do tronco cerebral rostral chega a ser perturbada, resultando em estado de coma. As oclusões de diferentes ramos da artéria cerebral média resultam em achados mais limitados. Por exemplo, o envolvimento do ramo superior do hemisfério dominante resulta em afasia predominantemente expressiva (**Broca**), bem como em paralisia contralateral e perda de sensibilidade no braço, na face e, em menor grau, na perna. A oclusão do ramo inferior do hemisfério dominante produz uma afasia receptiva (**Wernicke**) e um defeito no campo visual homônimo. Com o envolvimento do hemisfério não dominante, a fala e a compreensão são preservadas, mas pode haver uma síndrome de negligência hemiespacial esquerda ou déficits de construção e visuoespaciais.

A oclusão da **artéria oftálmica ou central da retina** leva à perda visual súbita e indolor com palidez retiniana e uma mancha vermelho-cereja observada no exame fundoscópico. A perda súbita e transitória da visão em um olho (**amaurose fugaz**) é um AIT nessa região arterial.

2. **Obstrução da circulação vertebrobasilar** – A oclusão da **artéria cerebral posterior** pode levar a uma síndrome talâmica na qual ocorre um distúrbio hemissensorial contralateral, seguido pelo desenvolvimento de dor espontânea e hiperpatia. Em geral, há uma hemianopsia homônima e às vezes uma hemiparesia leve, geralmente temporária. Podem ocorrer movimentos involuntários se houver envolvimento do núcleo subtalâmico e alexia se o infarto envolver o lobo occipital esquerdo e o esplênio do corpo caloso. A oclusão da artéria principal além da origem de seus ramos penetrantes pode levar apenas a uma hemianopia com preservação macular.

A oclusão da **artéria vertebral** abaixo da origem das artérias cerebelares espinal anterior e inferior posterior pode ser clinicamente silenciosa porque a circulação é mantida pela outra artéria vertebral. Se a artéria vertebral remanescente for congenitamente pequena ou gravemente aterosclerótica, no entanto, observa-se um déficit semelhante ao da oclusão da artéria basilar, a menos que haja uma boa circulação colateral proveniente da circulação anterior através do círculo de Willis. Uma obstrução da **artéria cerebelar inferior posterior** ou uma obstrução **da artéria vertebral** logo antes de sua ramificação para esse vaso leva à síndrome medular lateral, caracterizada por vertigem e nistagmo (núcleo vestibular), perda sensorial espinotalâmica ipsilateral com envolvimento da face (núcleo e trato trigeminal), disfagia (núcleo ambíguo), ataxia de membros (pedúnculo cerebelar inferior) e síndrome de Horner (fibras simpáticas descendentes), combinada com perda sensorial espinotalâmica contralateral com envolvimento dos membros.

A oclusão de **ambas as artérias vertebrais** ou da **artéria basilar** leva ao coma com pupilas puntiformes, tetraplegia flácida e perda sensorial e anomalias variáveis dos nervos cranianos. Com a oclusão parcial da artéria basilar, pode haver diplopia, perda visual, vertigem, disartria, ataxia, fraqueza ou distúrbios sensoriais em alguns ou todos os membros e paralisias discretas dos nervos cranianos. Em pacientes com hemiplegia de origem pontina, os olhos geralmente se desviam para o lado paralisado, enquanto em pacientes com lesão hemisférica os olhos geralmente se desviam do lado hemiplégico. Quando as pequenas artérias paramedianas originárias da artéria basilar são ocluídas, ocorrem hemiplegia contralateral e déficit sensorial contralateral associados a paralisia do nervo craniano ipsilateral no nível da lesão.

A oclusão de quaisquer das principais **artérias cerebelares** produz vertigem, náusea, vômito, nistagmo e ataxia ipsilateral dos membros. Pode haver presença também de perda sensorial espinotalâmica contralateral nos membros. Pode ocorrer surdez decorrente de infarto coclear após a oclusão da artéria cerebelar inferior anterior, que também pode causar fraqueza e perda sensorial espinotalâmica facial ipsilateral. O infarto cerebelar maciço pode resultar em hidrocefalia obstrutiva, coma, herniação tonsilar e morte.

B. Exames de imagem

Uma TC de crânio (sem contraste) deve ser realizada imediatamente, antes da administração de ácido acetilsalicílico ou outros agentes antitrombóticos, para excluir a hipótese de hemorragia cerebral (Tab. 26.4). A TC é relativamente insensível ao AVE isquêmico agudo nas primeiras 6-12 horas, e a RM subsequente com sequências ponderadas por difusão ajuda a definir a distribuição e a extensão do infarto, além de excluir tumores ou outras considerações diferenciais. **A angiografia por TC de crânio e pescoço** deve ser realizada para identificar oclusões de grandes vasos passíveis de terapia endovascular em pacientes que se apresentem no espaço de 6 horas do início do AVE, devendo ser considerada para pacientes que se apresentem entre 6-24 horas, juntamente com estudos de perfusão por TC. Independentemente do momento da apresentação, o exame de imagem da vasculatura cervical é indicado como parte de uma pesquisa para a identificação da origem do AVE. Em pacientes com FOP e AVE criptogênico, deve-se examinar a vasculatura intracraniana para descartar aterosclerose de grandes vasos antes de se considerar o fechamento do FOP.

C. Exames laboratoriais e outros

As investigações devem incluir um hemograma, determinação de glicose no sangue e painel de lipídios em jejum. Testes sorológicos para sífilis e infecção por HIV podem ser incluídos, dependendo das circunstâncias. O rastreio de anticorpos antifosfolípides (anticoagulantes lúpicos, anticardiolipina e anticorpos antibeta-2-glicoproteína); a mutação do fator V Leiden; anormalidades da proteína C, proteína S ou antitrombina; ou de mutação no gene da protrombina é indicada somente em caso de suspeita de um distúrbio hipercoagulável (p. ex., um paciente jovem sem fatores de risco aparentes para AVE) ou precisa ser excluído se o fechamento do FOP for considerado. Embora a homocisteína sérica elevada seja um fator de risco para AVE, a redução dos níveis de homocisteína com suplementação vitamínica não demonstrou reduzir o risco de AVE, portanto a verificação rotineira da homocisteína não é recomendada. ECG ou monitoramento cardíaco contínuo por pelo menos 24 horas ajuda a excluir um infarto recente ou uma arritmia cardíaca que possa ser uma fonte de embolização.

Embora a fibrilação atrial seja descoberta em aproximadamente 10% dos pacientes com AVE isquêmico durante o período de internação, estima-se que uma arritmia será encontrada em 10% dos pacientes sob monitoramento ambulatorial prolongado por ECG após a alta; esse teste é indicado nos casos de suspeita de fibrilação atrial (p. ex., AVE não lacunar e aumento do átrio revelado pelo ecocardiograma ou ausência de aterosclerose intracraniana ou carotídea), mas não foi demonstrado. A ecocardiografia (com contraste salino agitado) ser realizada em casos de AVE não lacunar para a exclusão de doença valvular, desvio da direita para a esquerda e trombo cardíaco. As culturas de sangue devem ser realizadas em caso de suspeita de endocardite, mas não são necessárias como procedimento de rotina. O exame do líquido cefalorraquidiano (LCR) nem sempre é necessário, mas pode ser útil se houver vasculite cerebral ou outra causa inflamatória ou infecciosa do AVE, devendo ser adiado para após a TC ou a RM para que se exclua qualquer risco de herniação devido ao efeito de massa.

Tratamento

O tratamento é dividido em fases aguda e crônica: a primeira tem como objetivo minimizar a incapacidade, e a segunda, prevenir o AVE recorrente. Uma combinação de trombólise e terapias endovasculares é disponibilizada para pacientes que se apresentem em até 24 horas do início do AVE, determinado pelo momento em que o paciente esteve normal pela última vez.

A terapia trombolítica intravenosa com ativador de plasminogênio tecidual recombinante (rtPA) melhora a chance de recuperação sem incapacidade importante em 90 dias, de 26 para 39%, se administrada em até 3 horas após o início do AVE; a terapia ainda é eficaz até 4,5 horas após o início do AVE. O tratamento deve ser iniciado o mais rápido possível, e *o resultado está diretamente relacionado ao tempo entre o início do AVE e o tratamento*. O alteplase (0,9 mg/kg até um máximo de 90 mg, com 10% administrado em bólus em 1 minuto e o restante em 1 hora) é aprovado na Europa para uso em até 4,5 horas após o início do AVE, mas somente por até 3 horas nos EUA, embora o uso não licenciado durante a janela de 3-4,5 horas seja padrão. O tenecteplase (0,25 mg/kg IV 1 vez dentro de 4,5 horas do início do AVE, dose máxima de 25 mg) é um rtPA não inferior ao alteplase e é utilizado em alguns centros de AVE, embora não seja aprovado para essa indicação nos EUA ou na Europa. Em pacientes com pressão sistólica acima de 185 mmHg ou pressão diastólica acima de 110 mmHg, a pressão arterial deve ser reduzida para menos de 185/110 mmHg com labetalol ou nicardipino IV para permitir a administração de rtPA. Devido ao risco de risco de hemorragia, o rtPA não deve ser usado além de 4,5 horas, ou em outras situações em que seja clinicamente contraindicado, embora algumas evidências sugiram que pacientes com tecido isquêmico, mas não infartado, identificado por imagem de perfusão automatizada ou RM, podem ser tratados até 9 horas após o início ou ao acordar com sintomas de AVE.

Vários estudos randomizados demonstraram maior probabilidade de alcançar a independência funcional após **embolectomia mecânica endovascular** por *stent retrievers* como tratamento adjuvante do rtPA IV ou como tratamento autônomo em pacientes inelegíveis para o rtPA. Pacientes com oclusão de grandes vasos (cerca de 20% dos pacientes com AVE isquêmico agudo) nos quais o tratamento possa ser iniciado em até 6 horas do início do AVE são elegíveis para embolectomia, assim como os pacientes que se apresentam entre 6-24 horas e apresentam uma grande penumbra isquêmica identificada por perfusão, RM de perfusão ou RM ponderada por difusão.

O tratamento precoce de um AVE completo requer medidas gerais de suporte. O tratamento em uma unidade de tratamento de AVE tem demonstrado melhorar os resultados, provavelmente em razão da reabilitação precoce e da prevenção de complicações clínicas. Durante o estágio agudo, pode haver inchaço e edema cerebral acentuados, com sintomas e sinais de aumento da pressão intracraniana, déficit neurológico ou síndrome de herniação. A pressão intracraniana elevada é controlada pela elevação da cabeça e por agentes osmóticos, como o manitol. A manutenção de uma pressão de perfusão cerebral adequada ajuda a evitar mais isquemia. A hemicraniectomia descompressiva precoce (no espaço de 48 horas do início do AVE) para infartos malignos da artéria cerebral média reduz a mortalidade e melhora o resultado funcional. As tentativas de reduzir a pressão arterial de pacientes hipertensos durante a fase aguda (ou seja, em até 72 horas) de um AVE devem ser *evitadas*, a menos que o objetivo seja permitir a administração segura de rtPA, pois há perda da autorregulação cerebral, e a redução da pressão arterial pode comprometer ainda mais as áreas isquêmicas. Entretanto, se a pressão sistólica for superior a 220 mmHg, pode-se reduzi-la com labetalol, nicardipino ou clevidipino IV, com monitoramento contínuo até que chegue a 170-200 mmHg, podendo então, após 72 horas, ser reduzida ainda mais, para menos de 140/90 mmHg. O aumento da pressão arterial geralmente não é necessário em pacientes com hipotensão relativa, mas a manutenção da hidratação com líquidos intravenosos, se necessário, é importante.

As medidas profiláticas e médicas são abordadas na seção sobre AIT e devem orientar o tratamento. Uma vez que a hemorragia tiver sido excluída pela TC, inicia-se imediatamente a administração de **ácido acetilsalicílico** (325 mg VO diariamente), a menos que o paciente tenha recebido trombólise, caso em que o ácido acetilsalicílico é iniciado após uma TC de acompanhamento ter excluído a hemorragia associada ao trombolítico depois de 24 horas. A **terapia antiplaquetária dupla** deve ser utilizada por 21 dias em pacientes com AVE leve (National Institutes of Health Stroke Scale de 3 ou menos). Os medicamentos anticoagulantes são iniciados quando indicados, conforme descrito na seção sobre AIT. *Em geral não há vantagem no atraso, e o receio comum de causar hemorragia em uma área previamente infartada é descabido, já que há um risco muito maior de embolia cerebral se o tratamento for interrompido.*

A **fisioterapia** tem um papel importante no controle de pacientes com função motora comprometida. Os movimentos passivos em um estágio inicial ajudam a evitar contraturas. À medida que a cooperação aumenta e começa a haver algum tipo de recuperação, os movimentos ativos melhoram a força e a coordenação. Em todos os casos, a mobilização precoce e a reabilitação ativa são importantes. A **terapia ocupacional** pode melhorar o moral e as habilidades motoras, enquanto a **terapia fonoaudiológica** pode auxiliar na afasia expressiva ou disartria. Devido ao risco de disfagia após o AVE, o acesso a alimentos e bebidas normalmente é restrito até uma avaliação adequada da deglutição; a cabeceira da cama deve ser mantida elevada para evitar aspiração. A colocação de cateteres urinários *não* é recomendável, e, se colocados, devem ser removidos em 24-48 horas.

Prognóstico

O prognóstico de sobrevivência após o infarto cerebral é melhor do que após uma hemorragia cerebral ou subaracnói-dea. Os pacientes que recebem tratamento com rtPA têm pelo menos 30% mais probabilidade de apresentar uma incapacidade mínima ou nenhuma incapacidade depois de 3 meses do que aqueles não tratados por esse meio. Os pacientes tratados com embolectomia mecânica também têm pelo menos 30% mais probabilidade de alcançar a independência funcional. A perda de consciência após um infarto cerebral implica um prognóstico menos favorável do que o contrário. A extensão do infarto determina o potencial de reabilitação. Os pacientes que sofrem um infarto cerebral correm o risco de outros AVE e de infartos. As medidas profiláticas sobre tratamento discutidas na seção reduzem esse risco. A terapia antiplaquetária reduz a taxa de recorrência em 30% entre os pacientes com AVE sem causa cardíaca que não são candidatos à endarterectomia carotídea. No entanto, o risco cumulativo de recorrência de AVE não cardioembólico ainda é de 3-7% ao ano. O gerenciamento é focado em cuidados paliativos quando é improvável uma recuperação significativa após um AVE maciço (ver Cap. 5).

3. Hemorragia intracerebral

Hemorragia intracerebral (HIC) espontânea e não traumática em pacientes sem evidência angiográfica de anomalia vascular associada (p. ex., aneurisma ou angioma) geralmente é causada por hipertensão. A base patológica da hemorragia é provavelmente a presença de microaneurismas que se desenvolvem em vasos perfurantes em pacientes hipertensos. A HIC hipertensiva ocorre com mais frequência nos gânglios da base, ponte, tálamo e cerebelo, e é menos frequente na substância branca cerebral. A hemorragia pode se estender ao sistema ventricular ou ao espaço subaracnóideo, quando se encontram sinais de irritação meníngea. Em adultos mais velhos, a angiopatia amiloide cerebral é outra causa importante e frequente de hemorragia, geralmente de distribuição lobar, às vezes recorrente, e associada a um melhor prognóstico imediato do que a hemorragia hipertensiva. As malformações arteriovenosas são uma causa importante de HIC em pacientes jovens.

Outras causas de HIC não traumática incluem distúrbios hematológicos e hemorrágicos (p. ex., leucemia, trombocitopenia, hemofilia ou coagulação intravascular disseminada), terapia anticoagulante, doença hepática, alta ingestão de álcool, abuso de cocaína e metanfetamina, *herpes simplex*, encefalite, vasculite, doença de Moyamoya, síndrome de vasoconstrição cerebral reversível e tumores cerebrais primários ou secundários. Há também associação com o avanço da idade e sexo masculino. O sangramento ocorre principalmente no espaço subaracnóideo quando é resultante de aneurisma intracraniano, mas também pode ser parcialmente intraparenquimatoso. A hemorragia também pode ocorrer em infartos cerebrais arteriais e venosos.

Achados clínicos
A. Sintomas e sinais

Com a hemorragia no hemisfério cerebral, a consciência inicialmente se perde ou é prejudicada em cerca da metade dos pacientes. O vômito ocorre com frequência no início do sangramento, e às vezes há cefaleia. Há desenvolvimento de sintomas e sinais focais, dependendo do local da hemorragia.

Na hemorragia hipertensiva, geralmente há um déficit neurológico de evolução rápida com hemiplegia ou hemiparesia. Há presença também de um distúrbio hemissensorial com lesões mais profundas. Com lesões do putâmen, a perda do olhar lateral conjugado pode ser evidente. Com a hemorragia talâmica, pode haver perda do olhar para cima, desvio para baixo ou desvio *skew* dos olhos, paralisia do olhar lateral, paralisias pupilares e desigualdades pupilares.

A hemorragia cerebelar pode se manifestar com início súbito de náuseas e vômitos, desequilíbrio, ataxia da marcha, membros ou tronco, cefaleia e perda de consciência, que podem terminar de maneira fatal em 48 horas. A hemorragia pontina causa uma combinação de paralisia do olhar conjugado lateral para o lado da lesão; pupilas reativas pequenas; hemiplegia contralateral; fraqueza facial periférica; e respiração periódica. Esses sinais podem ser bilaterais em caso de hemorragia pontina de maiores proporções, e o paciente pode ficar em estado de *locked-in*, com tetraplegia e consciência preservada.

B. Exames de imagem

A TC (sem contraste) ou a RM com sequência ponderada em suscetibilidade magnética (p. ex., gradiente eco) é importante não apenas para confirmar a ocorrência de hemorragia, mas também para determinar o tamanho e o local do hematoma. Em geral não há necessidade de imagens vasculares complementares, mas a angiografia por TC ou a angiografia por RM destinada a procurar uma fonte subjacente de hemorragia é recomendada para os seguintes pacientes: aqueles com menos de 70 anos de idade com HIC lobar, aqueles com menos de 45 anos de idade com HIC profunda ou da fossa posterior, e aqueles com idade entre 45-70 anos com HIC profunda ou da fossa posterior e sem histórico de hipertensão. A angiografia convencional de subtração digital deve ser considerada quando a angiografia por TC ou RM for normal, quando for detectada uma lesão vascular na angiografia por TC ou RM, ou para casos de hemorragia intraventricular isolada. A venografia por TC ou RM deve ser uma opção considerada se a localização da HIC (p. ex., regiões parassagital ou temporoparietal) sugerir trombose venosa cerebral. Em pacientes com imagens vasculares normais e sem histórico de hipertensão, uma RM com contraste pode indicar uma causa não hipertensiva, como uma neoplasia subjacente ou angiopatia amiloide cerebral.

C. Exames laboratoriais e outros

Hemograma, contagem de plaquetas, tempos de protrombina e tromboplastina parcial, testes bioquímicos do fígado e testes da função renal podem revelar uma causa predisponente à hemorragia. *A punção lombar é contraindicada* porque pode precipitar uma síndrome de herniação em pacientes com um hematoma grande, e a TC é superior para a detecção de hemorragia intracerebral.

Tratamento

Os pacientes devem ser internados em UTI para observação e cuidados de suporte. A pressão arterial sistólica deve ser reduzida para 140 mmHg com labetalol ou nicardipino IV,

embora estudos randomizados que têm como alvo pressões sistólicas de menos de 140 mmHg e menos de 180 mmHg não tenham demonstrado diferença nos resultados e a redução da pressão arterial sistólica para menos de 130 mmHg possa ser prejudicial. *O tratamento de longo prazo da hipertensão é imperativo para evitar recorrência.* A trombocitopenia deve ser tratada com transfusão de plaquetas, e o limite específico para o tratamento e a meta de contagem de plaquetas após a transfusão variam de acordo com as características do paciente e a experiência do provedor. A transfusão de plaquetas não deve ser utilizada para o tratamento de HIC associada a antiplaquetas, a menos que seja necessária uma cirurgia de emergência. A anticoagulação deve ser descontinuada imediatamente, e as coagulopatias devem ser revertidas com plasma fresco congelado, concentrados de complexo protrombínico, vitamina K ou agentes reversores específicos (p. ex., protamina para heparina; idarucizumabe para dabigatrana; e andexanet alfa ou concentrados de complexo de protrombina de 4 fatores para apixabana, edoxabana e rivaroxabana). O carvão ativado pode ser administrado se um anticoagulante oral direto tiver sido tomado no espaço de 2 horas. A terapia hemostática com fator VII ativado recombinante em pacientes sem coagulopatia subjacente não demonstrou melhorar a sobrevida ou o resultado funcional. A pressão intracraniana pode exigir monitoramento e terapia osmótica. A drenagem ventricular com ou sem trombólise intraventricular pode ser necessária em pacientes com hemorragia intraventricular e hidrocefalia aguda. A descompressão ou a evacuação de hematoma minimamente invasiva pode ser útil quando um hematoma superficial na substância branca cerebral está exercendo um efeito de massa e causando herniação incipiente. Em pacientes com hemorragia cerebelar que estejam se deteriorando neurologicamente ou que apresentem compressão do tronco cerebral ou hidrocefalia, a evacuação cirúrgica imediata do hematoma é adequada porque a deterioração espontânea e imprevisível pode levar a um resultado fatal e porque o tratamento cirúrgico pode resultar na resolução completa do déficit clínico. O tratamento de lesões estruturais subjacentes ou distúrbios hemorrágicos depende da natureza dessas condições. Não há tratamento específico para a angiopatia amiloide cerebral.

4. Hemorragia subaracnóidea espontânea

FUNDAMENTOS DO DIAGNÓSTICO

- Cefaleia forte e repentina (em "trovoada").
- Sinais de irritação meníngea geralmente presentes.
- A presença de nível reduzido de alerta e consciência é comum.
- Déficits focais frequentemente ausentes.

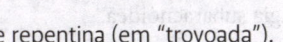

Considerações gerais

Entre 5-10% dos AVE são causados por hemorragia subaracnóidea. O trauma é a causa mais comum de hemorragia subaracnóidea, cujo prognóstico depende da gravidade da lesão na cabeça. A **hemorragia subaracnóidea espontânea (não traumática)** geralmente é resultante de ruptura de aneurisma sacular arterial **("em baga") ou de malformação arteriovenosa**.

Achados clínicos
A. Sintomas e sinais

A hemorragia subaracnóidea tem um quadro clínico característico. Seu início se dá com uma cefaleia súbita ("**em trovoada**") de gravidade nunca experimentada anteriormente pelo paciente. Esse quadro pode ser seguido por náuseas e vômitos e por perda ou comprometimento da consciência, que pode ser transitória ou progredir inexoravelmente para o coma profundo e a morte. Se recuperar a consciência, o paciente geralmente se mostra confuso e irritável, podendo apresentar outros sintomas de um estado mental alterado. O exame neurológico geralmente revela rigidez nucal e outros sinais de irritação meníngea, exceto em pacientes em coma profundo.

A maioria dos aneurismas é assintomática até sua ruptura, podendo, no entanto, causar um déficit neurológico focal ao comprimir estruturas adjacentes. Ocasionalmente, os pacientes com aneurismas apresentam cefaleias, às vezes acompanhadas de náuseas e rigidez no pescoço, algumas horas ou dias antes de uma hemorragia subaracnóidea maciça. Esse fato tem sido atribuído a "vazamentos de alerta" de uma pequena quantidade de sangue do aneurisma.

Um risco maior de hemorragia subaracnóidea está associado a fatores como idade avançada, sexo feminino, etnia não branca, hipertensão, tabagismo, alto consumo de álcool (superior a 150 g/semana), sintomas anteriores, aneurismas da circulação posterior e aneurismas maiores. Em geral, não há presença de sinais neurológicos focais, mas, quando presentes, podem estar relacionados a hematoma intracerebral focal (de malformações arteriovenosas) ou a isquemia na região do vaso em que há um aneurisma rompido.

B. Exames de imagem

Uma TC (de preferência com angiografia por TC) deve ser realizada imediatamente para confirmar a ocorrência de hemorragia e para procurar pistas sobre sua origem. A TC é preferível à RM por ser mais rápida e mais sensível para a detecção da hemorragia nas primeiras 24 horas. Os achados da TC às vezes são normais em pacientes com suspeita de hemorragia, e o LCR deve ser examinado quanto à presença de sangue ou xantocromia antes de se descartar a possibilidade de hemorragia subaracnóidea.

A arteriografia cerebral é realizada para determinar a origem do sangramento. Em geral, a arteriografia carotídea e vertebral bilateral é necessária porque os aneurismas geralmente são múltiplos, enquanto as malformações arteriovenosas podem ser supridas por várias fontes. O procedimento permite que um radiologista intervencionista trate um aneurisma ou malformação arteriovenosa subjacente por meio de várias técnicas. Se os arteriogramas não mostrarem nenhuma anormalidade, deve-se repetir o exame após 2 semanas porque o vasoespasmo ou trombo pode ter impedido a detecção de um aneurisma ou outra anomalia vascular durante o estudo inicial. A angiografia

por TC ou RM também pode ser reveladora, mas é menos sensível do que a arteriografia convencional.

C. Exames laboratoriais e outros

O LCR demonstra uma contagem elevada de hemácias. A hemorragia subaracnóidea pode ser diferenciada de uma punção lombar traumática pela ausência de eliminação de hemácias do primeiro e quarto tubos do LCR ou pela presença de xantocromia, que ocorre devido à lise das hemácias e leva pelo menos 2 horas para se desenvolver. A contagem absoluta de hemácias também é útil: na ausência de xantocromia, uma contagem de hemácias de menos de 2.000/mcL (2×10^9/L) provavelmente não se deve a hemorragia subaracnóidea. A evidência de arritmias ou isquemia miocárdica no ECG foi bem descrita e provavelmente está relacionada à atividade simpática excessiva. A leucocitose periférica e a glicosúria transitória também são achados comuns.

Tratamento

Todo o paciente deve ser hospitalizado e atendido por um neurologista. As medidas descritas a seguir, na seção sobre estupor e coma, aplicam-se a pacientes comatosos. Os pacientes conscientes são confinados ao leito, desaconselhados a qualquer esforço, recebem tratamento sintomático para cefaleia e ansiedade, e tomam medicação à base de laxantes ou amolecedores de fezes. A pressão arterial sistólica deve ser reduzida para 140 mmHg até que o aneurisma seja tratado definitivamente. A profilaxia de convulsões não é necessária a menos que tenha ocorrido uma convulsão (ver Tab. 26.3). Em geral, os pacientes são hospitalizados por um período de pelo menos 14 dias para monitoramento, prevenção e tratamento do vasoespasmo.

O principal objetivo do tratamento é evitar novas hemorragias. O risco de novas hemorragias decorrentes de um aneurisma rompido é maior alguns dias após a primeira hemorragia; aproximadamente 20% dos pacientes apresentam novos sangramentos até 2 semanas depois, e 40%, em 6 meses. O tratamento definitivo, de preferência até 2 dias após a hemorragia, requer a clipagem cirúrgica do aneurisma ou o tratamento endovascular (*coil embolization*); este último às vezes é viável até mesmo para aneurismas inoperáveis e apresenta grau de morbidade inferior ao da cirurgia.

Complicações

A hemorragia subaracnóidea espontânea pode resultar em complicações graves, portanto o monitoramento é necessário, geralmente em UTI. Às vezes a hemiplegia ou outro déficit focal pode ocorrer após uma hemorragia aneurismática com um atraso de 2-14 dias devido ao espasmo arterial focal. A etiologia do *vasoespasmo* é incerta e provavelmente multifatorial, e às vezes resulta em isquemia cerebral ou infarto cerebral importante, podendo agravar ainda mais qualquer elevação existente da pressão intracraniana. O ultrassom Doppler transcraniano pode ser utilizado para detectar a presença de vasoespasmo de forma não invasiva, mas a arteriografia convencional é necessária para documentar e tratar o vasoespasmo quando a suspeita clínica é alta. O *nimodipino demonstrou reduzir a incidência de déficits isquêmicos decorrentes de espasmo arterial*; uma dose de 60 mg a cada 4 horas, VO, durante 21 dias é administrada profilaticamente a todo paciente. Após a obliteração cirúrgica de todos os aneurismas, o vasoespasmo sintomático também pode ser tratado por expansão do volume intravascular e hipertensão induzida; a angioplastia transluminal com balão dos vasos intracranianos envolvidos também é útil.

Em caso de deterioração do quadro clínico do paciente, deve-se suspeitar de **hidrocefalia aguda**, que às vezes ocorre em razão da interrupção do fluxo de saída do LCR pelo sangue subaracnóideo. A TC deve ser repetida. Em geral, a hidrocefalia aguda causa hipertensão intracraniana de gravidade suficiente para exigir uma derivação intraventricular temporária e, com menos frequência, prolongada ou permanente, do LCR. A s**índrome cerebral perdedora de sal** é outra complicação da hemorragia subaracnóidea que pode se desenvolver abruptamente durante os primeiros dias de hospitalização. A hiponatremia e o edema cerebral resultantes podem exacerbar a hipertensão intracraniana e exigir tratamento cuidadosamente titulado com cloreto de sódio oral ou solução hiperosmótica intravenosa de sódio. A medição diária do nível de sódio sérico permite a detecção precoce dessa complicação. O **hipopituitarismo** pode ocorrer como uma complicação tardia da hemorragia subaracnóidea.

5. Trombose venosa intracraniana

A trombose venosa intracraniana pode ocorrer de forma associada a infecções intracranianas ou maxilofaciais, estados de hipercoagulabilidade, policitemia, doença falciforme, cardiopatia congênita cianótica, cardiopatia congênita e na gravidez ou durante o puerpério. Os fatores genéticos também são importantes. Casos de trombose venosa intracraniana com trombocitopenia e anticorpos antiplaquetários do fator 4 foram raramente observados após a administração de vacinas de vetor adenoviral SARS-CoV-2. O distúrbio caracteriza-se por cefaleia, convulsões focais ou generalizadas, sonolência, confusão, aumento da pressão intracraniana e déficits neurológicos focais e às vezes por evidência de irritação meníngea. O diagnóstico é confirmado por venografia ou angiografia por TC ou RM.

O tratamento inclui anticonvulsivantes se houver convulsões (Tab. 26.3) e, se necessário, medidas para a redução da pressão intracraniana. A anticoagulação com heparina IV ajustada pela dose ou heparina SC de baixo peso molecular, seguida de anticoagulação oral com varfarina por 6 meses, reduz a morbidade e a mortalidade da trombose do seio venoso. Os anticoagulantes orais diretos são provavelmente alternativas aceitáveis à varfarina, de acordo com um estudo randomizado que comparou a dabigatrana com a varfarina e em muitos estudos observacionais que compararam a rivaroxabana, a apixabana e a dabigatrana com a varfarina, demostrando grau de eficácia semelhante. A medição de anticorpos antiplaquetários do fator 4 e o tratamento com anticoagulante sem heparina e imunoglobulina IV (1 g/kg diariamente por 2 dias) ou plasmaférese terapêutica por 5-7 dias são recomendados nos casos após a vacinação contra o SARS-CoV-2. *A hemorragia intracraniana*

concomitante relacionada à trombose venosa não contraindica a terapia anticoagulante. Nos casos refratários à anticoagulação, técnicas endovasculares como a terapia trombolítica orientada por cateter (uroquinase) e trombectomia às vezes são úteis, mas podem aumentar o risco de hemorragia grave.

6. Infarto da medula espinal

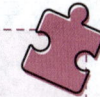

FUNDAMENTOS DO DIAGNÓSTICO

- Início súbito de dorsalgia ou dor nos membros e déficit neurológico nos membros.
- Alterações motoras, sensoriais ou reflexas nos membros, dependendo do nível da lesão.
- Os estudos de imagem distinguem infarto de hematoma.

O infarto da medula espinal é raro e geralmente ocorre na região da artéria espinal anterior; esse vaso, que supre os dois terços anteriores da medula, é suprido por apenas um número limitado de vasos. O infarto geralmente resulta da interrupção do fluxo em um ou mais desses vasos (p. ex., com dissecção aórtica, aneurisma aórtico, aortografia, poliarterite, hipotensão grave ou após reparo cirúrgico da aorta torácica ou abdominal). As artérias espinhais posteriores pareadas, ao contrário, são supridas por numerosas artérias em diferentes níveis da medula. A hipoperfusão da medula espinal pode levar a uma síndrome da medula central com fraqueza distal do tipo neurônio motor inferior e perda da percepção da dor e da temperatura, com preservação da função da porção posterior da coluna.

Como a artéria espinal anterior recebe vários vasos na região cervical, os infartos quase sempre ocorrem na região caudal. A manifestação clínica caracteriza-se pelo início agudo de paraplegia flácida e arreflexiva que evolui após alguns dias ou semanas para uma paraplegia espástica com respostas do reflexo cutâneo-plantar em extensão. Há uma perda sensorial dissociada, com prejuízo da percepção da dor e da temperatura, mas preservação das sensações de vibração e posição da articulação.

O risco de infarto da medula espinal no contexto da cirurgia da aorta abdominal e do reparo endovascular torácico pode ser reduzido pela drenagem intraoperatória do LCR por meio de um cateter colocado no espaço subaracnóideo lombar para reduzir a pressão intraespinal. Observações empíricas demonstraram que, se forem notados sinais de infarto após a cirurgia, o aumento da pressão arterial por 24-48 horas, além da drenagem lombar, traz melhores resultados. A drenagem do LCR e o aumento da pressão arterial também são algumas vezes utilizados em pacientes com infarto da medula espinal atribuído a outras causas. O tratamento é sintomático.

7. Hemorragia espinal epidural ou subdural

A hemorragia epidural ou subdural pode levar a uma súbita e intensa dorsalgia seguida de mielopatia compressiva aguda que exige RM da coluna vertebral ou mielografia e evacuação cirúrgica. Pode acometer pacientes com distúrbios hemorrágicos ou aqueles que estejam tomando anticoagulantes, às vezes após trauma ou punção lombar. A hemorragia epidural pode estar relacionada também a malformação vascular ou depósito de tumor.

Quando encaminhar

Todo paciente com AVE deve ser encaminhado.

Quando hospitalizar

Todo paciente deve ser hospitalizado, de preferência em uma unidade de AVE.

Etminan N et al. Neurovascular disease, diagnosis, and therapy: subarachnoid hemorrhage and cerebral vasospasm. Handb Clin Neurol. 2021;176:135. [PMID: 33272393]

Furie KL et al; American Heart Association/American Stroke Association Stroke Council Leadership. Diagnosis and management of cerebral venous sinus thrombosis with vaccine-induced immune thrombotic thrombocytopenia. Stroke. 2021;52:2478. [PMID: 33914590]

Greenberg SM et al. 2022 guideline for the management of patients with spontaneous intracerebral hemorrhage: a guideline from the American Heart Association/American Stroke Association. Stroke. 2022;53:e282. [PMID: 35579034]

Jovin TG et al. Thrombectomy for anterior circulation stroke beyond 6 h from time last known well (AURORA): a systematic review and individual patient data meta-analysis. Lancet. 2022;399:249. [PMID: 34774198]

Aneurismas e malformações vasculares
1. Aneurisma intracraniano

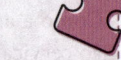

> **FUNDAMENTOS DO DIAGNÓSTICO**
>
> - Hemorragia subaracnóidea ou déficit focal.
> - Exames de imagem anormais.

Considerações gerais

Os aneurismas saculares (**aneurismas "em baga"**) tendem a ocorrer em bifurcações arteriais, geralmente são múltiplos (20% dos casos) e normalmente são assintomáticos. Esses aneurismas estão associados a doença renal policística, doença de Moyamoya, aldosteronismo familiar tipo 1 e coarctação da aorta. Os fatores de risco para a formação de aneurismas incluem tabagismo, hipertensão e sexo feminino. A maioria dos aneurismas está localizada na parte anterior do círculo de Willis, principalmente nas artérias comunicantes anterior ou posterior, na bifurcação da artéria cerebral média e na bifurcação da artéria carótida interna. Os aneurismas micóticos resultantes de embolia séptica ocorrem em vasos mais distais e geralmente na superfície cortical. A *complicação mais séria dos aneurismas intracranianos é a hemorragia subaracnóidea, abordada na seção anterior.*

Achados clínicos
A. Sintomas e sinais

Os aneurismas podem causar um déficit neurológico focal ao comprimir estruturas adjacentes. Entretanto, a grande maioria é assintomática ou produz apenas sintomas inespecíficos até que se rompam, quando ocorre a hemorragia subaracnóidea. Suas manifestações, complicações e tratamento encontram-se descritos na seção anterior.

B. Exames de imagem

A avaliação definitiva é feita por **angiografia por subtração digital** (exames da carótida e vértebras bilaterais), que geralmente indica o tamanho e o local da lesão, às vezes revela aneurismas múltiplos e pode mostrar espasmo arterial se tiver ocorrido ruptura. Em geral, a visualização por angiografia por TC ou RM não é adequada se o tratamento cirúrgico for considerado uma opção, uma vez que as lesões podem ser múltiplas e as pequenas lesões podem passar despercebidas, mas essas modalidades podem ser utilizadas para o rastreio de pacientes que tenham dois ou mais parentes de primeiro grau com aneurisma intracraniano.

Tratamento

O tratamento tem como principal objetivo evitar a hemorragia. O tratamento de aneurismas rompidos encontra-se descrito na seção sobre hemorragia subaracnóidea. Os aneurismas sintomáticos, mas não rompidos merecem tratamento imediato, seja cirúrgico ou por técnicas endovasculares. A decisão de tratar ou monitorar aneurismas assintomáticos descobertos incidentalmente é complicada e depende do tamanho do aneurisma, localização, fatores de risco para ruptura e morbidade relacionada ao tratamento; existem escores de risco para orientar a tomada de decisão.

2. Malformações arteriovenosas cerebrais

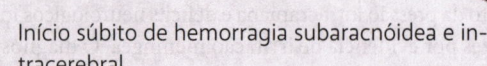

> **FUNDAMENTOS DO DIAGNÓSTICO**
>
> - Início súbito de hemorragia subaracnóidea e intracerebral.
> - Os sinais neurológicos distintos refletem a região do cérebro envolvida.
> - Sinais de irritação meníngea em pacientes que apresentam hemorragia subaracnóidea.
> - Podem ocorrer convulsões ou déficits focais.

Considerações gerais

As malformações arteriovenosas são malformações vasculares congênitas resultantes do mau desenvolvimento localizado de parte do plexo vascular primitivo e consistem em comunicações arteriovenosas anormais sem capilares intermediários. Essas malformações variam em tamanho, desde lesões maciças alimentadas por vários vasos e que envolvem grande parte do cérebro a lesões tão pequenas que são difíceis de identificar na arteriografia, cirurgia ou autópsia. Em aproximadamente 10% dos casos há um aneurisma arterial associado, enquanto 1-2% dos pacientes que apresentam aneurismas apresentam malformações arteriovenosas associadas. A apresentação clínica pode estar relacionada a hemorragia da malformação ou de um aneurisma associado, podendo ainda estar relacionada a isquemia cerebral atribuída ao desvio do sangue pelo *shunt* arteriovenoso anômalo ou a estase venosa. O mau desenvolvimento regional do cérebro, a compressão ou distorção do tecido cerebral adjacente por vasos anômalos aumentados e a gliose progressiva atribuída a fatores mecânicos e isquêmicos também podem contribuir para esse quadro.

Achados clínicos

A maioria das malformações arteriovenosas cerebrais é supratentorial, geralmente situada na região da artéria cerebral média. *Até 70% sangram em algum momento de sua história natural*, mais frequentemente antes de o paciente atingir a idade de 40 anos. As malformações arteriovenosas que já sangraram uma vez têm maior probabilidade de sangrar novamente, à taxa aproximada de 4,5% ao ano. Observa-se um risco maior de sangramento também se houver associação de aneurisma, drenagem venosa profunda ou localização cerebral profunda; o tamanho da malformação e o sexo do paciente não constituem fatores associados ao risco de hemorragia.

A. Sintomas e sinais

Os sintomas iniciais consistem em hemorragia em 30-60% das convulsões recorrentes em 20-40%, cefaleia em 5-25%, e queixas diversas (incluindo déficits focais) em 10-15%. Em geral, a hemorragia é de natureza intracerebral, ocorre no espaço subaracnóideo e é fatal em cerca de 10% dos casos. As convulsões são mais prováveis no caso de malformações arteriovenosas frontais ou parietais. As cefaleias são especialmente prováveis quando as artérias carótidas externas estão envolvidas na malformação. Às vezes essas dores simulam enxaqueca, mas geralmente são de caráter inespecífico, sem nada que sugira a existência de lesão estrutural subjacente. As malformações arteriovenosas cerebelares e do tronco encefálico podem causar hidrocefalia obstrutiva.

Em pacientes que apresentam hemorragia subaracnóidea, o exame pode revelar um estado mental anormal e sinais de irritação meníngea. Achados adicionais podem ajudar a localizar a lesão e às vezes indicar que a pressão intracraniana está elevada. *Um sopro craniano sempre sugere a possibilidade de malformação arteriovenosa cerebral*, mas os sopros podem ser encontrados também em aneurismas, meningiomas, fístulas arteriovenosas adquiridas e malformações arteriovenosas com envolvimento do couro cabeludo, da calvária ou da órbita. Os sopros são mais audíveis no olho ipsilateral ou na região mastóidea e podem ajudar na lateralização, mas não na localização. A ausência de sopro, no entanto, não exclui a possibilidade de malformação arteriovenosa.

B. Exames de imagem

Em pacientes com suspeita de hemorragia, a TC indica se houve sangramento subaracnóideo ou intracerebral recentemente, ajuda a localizar sua origem e pode revelar a malformação arteriovenosa. Quando a hemorragia intracraniana é confirmada mas a fonte da hemorragia não é evidente na TC, a arteriografia é necessária para a exclusão de aneurisma ou malformação arteriovenosa. A angiografia por RM e a TC não são suficientemente sensíveis para essa finalidade. Mesmo que os achados da TC sugiram malformação arteriovenosa, a arteriografia é necessária para que se determine com certeza a natureza da lesão e suas características anatômicas para que o tratamento possa ser planejado. O exame geralmente deve incluir a opacificação bilateral das artérias carótidas interna e externa e das artérias vertebrais.

Em pacientes que não apresentam hemorragia, a TC ou a RM geralmente revela a anormalidade subjacente, e a ressonância normalmente mostra também evidências de hemorragia antiga ou recente e possivelmente assintomática. A natureza e a anatomia detalhada de qualquer lesão focal identificada por esses meios são delineadas pela angiografia, especialmente se o tratamento cirúrgico for considerado uma opção.

C. Exames laboratoriais e outros

Em geral, a eletroencefalografia é indicada para pacientes com convulsões e pode mostrar anormalidades consistentemente focais ou lateralizadas resultantes da malformação arteriovenosa cerebral subjacente. Esse exame deve ser seguido por uma TC.

Tratamento

O tratamento cirúrgico para evitar novas hemorragias se justifica em pacientes com malformações arteriovenosas que tenham sangrado, desde que a lesão seja acessível e o paciente tenha uma expectativa de vida razoável. O tratamento cirúrgico também é adequado se a pressão intracraniana se apresentar aumentada e para evitar progressão ainda maior de um déficit neurológico focal. Em pacientes que apresentam apenas convulsões, o tratamento anticonvulsivo geralmente é suficiente (Tab. 26.3), e o tratamento cirúrgico é desnecessário, a menos que as convulsões não possam ser controladas clinicamente.

O tratamento cirúrgico definitivo consiste na excisão da malformação arteriovenosa, se cirurgicamente acessível. A radiocirurgia estereotáxica é utilizada para o tratamento de malformações arteriovenosas cerebrais inoperáveis. As malformações arteriovenosas inoperáveis em razão de sua localização são às vezes tratadas somente por embolização; embora o risco de hemorragia não seja reduzido, os déficits neurológicos podem ser estabilizados ou até mesmo revertidos por esse procedimento. Em geral, a embolização é realizada como um complemento à cirurgia ou radiocirurgia, podendo ser utilizada também para o tratamento de aneurismas associados às malformações arteriovenosas.

3. Fístulas arteriovenosas durais espinais

As fístulas arteriovenosas durais espinais são lesões congênitas que se apresentam com hemorragia subaracnóidea espinal ou mielorradiculopatia. Como a maioria dessas malformações está localizada na região toracolombar, elas levam a distúrbios motores e sensoriais nas pernas e a distúrbios esfincterianos. A dor nas pernas ou nas costas costuma ser intensa. O exame revela um déficit motor superior, inferior ou misto nas pernas, com presença também de déficits sensoriais geralmente extensos, embora ocasionalmente limitados a uma distribuição radicular. As fístulas arteriovenosas durais da coluna cervical também levam a sintomas e sinais nos braços. É possível que a RM da coluna vertebral detecte a fístula arteriovenosa dural espinal, embora a maioria dos casos mostre hiperintensidade T2 na medula ou vazios de fluxo perimedular. A mielografia (realizada com o paciente em decúbito ventral e dorsal) pode detectar falhas de preenchimento serpiginoso devido à existência de vasos dilatados. **A arteriografia espinal seletiva** é necessária para a confirmação do diagnóstico e o planejamento do tratamento. A maioria das lesões é de natureza extramedular, posterior à medula (situadas intraduralmente ou extraduralmente), e pode ser facilmente tratada com a ligadura dos vasos de alimentação e excisão da anomalia fistulosa ou por procedimentos de embolização. O atraso no tratamento pode resultar em incapacidade elevada e irreversível ou em morte por hemorragia subaracnóidea recorrente.

Quando encaminhar

Todo paciente deve ser encaminhado.

Quando hospitalizar

- Todo paciente com hemorragia cerebral ou subaracnóidea.
- Todo paciente submetido a tratamento cirúrgico ou endovascular.

Hackenberg KAM et al. Neurovascular disease, diagnosis, and therapy: brain aneurysms. Handb Clin Neurol. 2021;176:121. [PMID: 33272392]

Mamaril-Davis J et al. Recurrence rates following treatment of spinal vascular malformations: a systematic review and meta-analysis. World Neurosurg. 2023;173:e250. [PMID: 36787855]

Rutledge C et al. Brain arteriovenous malformations. Handb Clin Neurol. 2021;176:171. [PMID: 33272394]

Lesões de massa intracraniana e espinal
1. Tumores intracranianos primários

FUNDAMENTOS DO DIAGNÓSTICO

- Distúrbio generalizado ou focal da função cerebral, ou ambos.
- Aumento da pressão intracraniana em alguns pacientes.
- Evidência neurorradiológica de lesão com efeito de massa.

Considerações gerais

Aproximadamente um terço das neoplasias intracranianas primárias (Tab. 26.5) são meningiomas, um quarto são gliomas e o restante são adenomas hipofisários (ver Cap. 28), neuro-

fibromas e outros tumores. Alguns tumores, especialmente neurofibromas, hemangioblastomas e retinoblastomas, podem ter uma base familiar com influência de fatores congênitos sobre o desenvolvimento de craniofaringiomas. Os tumores podem ocorrer em qualquer idade, mas alguns gliomas apresentam predileções por idade.

Achados clínicos
A. Sintomas e sinais

Os tumores intracranianos geralmente se apresentam com cefaleia, convulsões ou déficits neurológicos focais. Novas cefaleias ou sintomas de pressão intracraniana elevada, como cefaleias que despertam o paciente do sono ou pioram com a manobra de Valsalva, tosse ou decúbito, são sugestivos de tumor cerebral. Os tumores intracranianos também podem levar a um distúrbio generalizado da função cerebral com alterações de personalidade, declínio intelectual, labilidade emocional, náusea e mal-estar.

1. **Lesões do lobo frontal** – Os tumores do lobo frontal geralmente resultam em declínio intelectual progressivo, diminuição da atividade mental, mudanças de personalidade e reflexos de preensão contralateral. Essas lesões podem levar a afasia expressiva se houver envolvimento da parte posterior do giro frontal inferior esquerdo. Pode ocorrer também anosmia como consequência da pressão sobre o nervo olfativo. As lesões pré-centrais podem causar convulsões motoras focais ou déficits piramidais contralaterais.

2. **Lesões do lobo temporal** – Tumores da região uncinada podem se manifestar por convulsões com alucinações olfativas ou gustativas, fenômenos motores como lamber ou estalar os lábios e algum comprometimento da percepção externa sem perda real da consciência. As lesões do lobo temporal também levam a despersonalização, alterações emocionais, distúrbios de comportamento, sensações de *déjà vu* ou *jamais vu*, micropsia ou macropsia (objetos parecem menores ou maiores do que são), defeitos no campo visual (quadrantanopia) e ilusões ou alucinações auditivas. As lesões do lado esquerdo podem levar a disnomia e a afasia receptiva, enquanto o envolvimento do lado direito às vezes perturba a percepção de notas musicais e melodias.

3. **Lesões do lobo parietal** – Os tumores nessa localização caracteristicamente causam distúrbios contralaterais de sensação e podem causar convulsões sensoriais, perda sensorial ou desatenção ou uma combinação desses sintomas. A perda sensorial é do tipo cortical e envolve sensibilidade postural e discriminação tátil, de modo que a apreciação da forma, tamanho, peso e textura é prejudicada. Os objetos colocados na mão podem não ser reconhecidos (astereognosia). As lesões extensas do lobo parietal podem produzir hiperpatia contralateral e dor espontânea (**síndrome talâmica**). O envolvimento da radiação óptica leva a um defeito de campo homônimo contralateral que às vezes consiste apenas em quadrantanopia inferior. As lesões do giro angular esquerdo causam **síndrome de Gerstmann** (uma combinação de alexia, agrafia, acalculia,

TABELA 26.5 Tumores intracranianos primários (relacionados de acordo com os principais grupos histológicos e da incidência dentro de cada grupo)

Tumor	Características clínicas	Tratamento e prognóstico
Tumores das meninges		
Meningioma	Origina-se da dura-máter ou da aracnoide; comprime, e não invade, as estruturas neurais adjacentes. Cada vez mais comum com o avanço da idade. O local do tumor varia muito. Os sintomas variam de acordo com o tamanho do tumor – p. ex., proptose unilateral (crista esfenoidal); anosmia e compressão do nervo óptico (sulco olfatório). O tumor normalmente é benigno e prontamente detectado por TC; pode resultar em calcificação e erosão óssea visível nas radiografias simples do crânio.	O tratamento é cirúrgico. O tumor pode recidivar em caso de remoção incompleta.
Tumores de origem neuroepitelial		
Glioblastoma multiforme	Em geral, manifesta-se com queixas inespecíficas e elevação da pressão intracraniana. À medida que o tumor cresce, há desenvolvimento de déficits focais. A positividade da metilação do promotor da O^6-metilguanina-DNA metiltransferase (observada em 40% dos casos) e as mutações na isocitrato desidrogenase ½ (observadas em 10% dos casos) têm um prognóstico mais favorável.	Curso rapidamente progressivo, com prognóstico desfavorável (< 20% de sobrevivência depois de 2 anos). Normalmente a remoção cirúrgica total não é possível. A radioterapia e a temozolamida podem prolongar a sobrevivência. Os campos de tratamento do tumor adicionados à temozolamida após a conclusão da radioterapia prolongam a sobrevivência.
Astrocitoma	Manifestação semelhante ao glioblastoma multiforme, mas o curso é mais prolongado, geralmente por vários anos. O astrocitoma cerebelar pode seguir um curso mais benigno. As mutações na isocitrato desidrogenase ½ (observadas na maioria dos casos) têm um prognóstico mais favorável em tumores de graus II e III.	O prognóstico é variável. À época do diagnóstico, a excisão normalmente é impossível; o tumor pode ser radiossensível e a temozolamida também é útil no caso de tumores de graus II e III. No caso do astrocitoma cerebelar, a remoção cirúrgica total geralmente é possível.
Ependimoma	Glioma derivado das células ependimais de um ventrículo, especialmente do quarto ventrículo; resulta em sinais precoces de pressão intracraniana elevada. Oriundo também do canal central da medula.	O tumor é mais bem tratado por meio cirúrgico, se possível. A radioterapia pode ser utilizada no caso para tumor residual.
Oligodendroglioma	Crescimento lento. Normalmente origina-se no hemisfério cerebral em adultos. A calcificação pode ser visível na radiografia do crânio. A codeleção de 1p/19q e a mutação na isocitrato desidrogenase ½ são necessárias para o diagnóstico.	O tratamento é cirúrgico e normalmente bem-sucedido. A radioterapia e a quimioterapia (temozolamida ou procarbazina, lomustina e vincristina) são utilizadas em tumores de graus II e III.
Glioma do tronco encefálico	Manifesta-se durante a infância com paralisia dos nervos cranianos e depois com sinais do trato longo nos membros. Os sinais de aumento da pressão intracraniana ocorrem tardiamente.	O tumor não é passível de cirurgia; o tratamento se faz por irradiação e derivação para pressão intracraniana elevada.
Tumores neuronais e neuronais-gliais mistos	Crescimento lento; normalmente origina-se nos hemisférios cerebrais; geralmente associados a convulsões. Alguns são benignos (p. ex., tumores neuroepiteliais disembrioplásicos) e alguns possuem potencial maligno (p. ex., ganglioglioma)	A ressecção nem sempre é necessária no caso de tumores malignos, a menos que as convulsões sejam clinicamente refratárias, mas é indicada para aqueles com potencial maligno.
Meduloblastoma	Observados com mais frequência em crianças. Em geral, deriva do teto do quarto ventrículo e resulta na elevação da pressão intracraniana acompanhada por sinais no tronco encefálico e no cerebelo. Pode invadir o espaço subaracnoide. Os tumores WNT-ativados (sem asas) têm um prognóstico mais favorável (> 90% de sobrevivência de 5 anos).	O tratamento consiste em cirurgia combinada a radioterapia e quimioterapia; a sobrevivência de 5 anos é de mais de 70%. Os tumores WNT-ativados (sem asas) pode exigir um tratamento menos agressivo.
Tumor da região pineal	Manifesta-se com pressão intracraniana elevada, às vezes associado a comprometimento do olhar vertical (síndrome de Parinaud) e a outros déficits indicativos de lesão no mesencéfalo.	A descompressão ventricular por derivação é seguida de abordagem cirúrgica ao tumor; a irradiação é indicada em caso de tumor maligno. O prognóstico depende dos achados histopatológicos e da extensão do tumor.
Tumores da região selar		
Adenoma hipofisário	Os adenomas funcionais manifestam-se com sintomas de secreção hormonal; os adenomas não funcionais manifestam-se com sintomas de efeito de massa local (p. ex., hemianopsia bitemporal, hipopituitarismo) ou são encontrados incidentalmente.	Os adenomas secretores de prolactina são tratados com bromocriptina ou cabergolina. Outros são ressecados cirurgicamente. A reposição do hormônio hipofisário pode ser necessária.

(continua)

TABELA 26.5 Tumores intracranianos primários (relacionados de acordo com os principais grupos histológicos e da incidência dentro de cada grupo) (*continuação*)

Tumor	Características clínicas	Tratamento e prognóstico
Craniofaringioma	Origina-se de resquícios da bolsa de Rathke, acima da sela túrcica, pressionando o quiasma óptico. Pode manifestar-se em qualquer idade, mas normalmente na infância, com disfunção endócrina e defeitos bitemporais do campo visual.	O tratamento é cirúrgico, mas a remoção total pode não ser possível. A radiação pode ser utilizada para tumor residual.
Tumores das células germinativas (germinomas e tumores das células germinativas não germinomatosos)	As duas localizações mais comuns são as regiões pineal e suprasselar. A manifestação na região pineal ocorre como descrito para os tumores da região pineal, acima. Os tumores suprasselares manifestam-se com disfunção hipotalâmica e da hipófise, como diabetes *insipidus* ou puberdade precoce, ou deficiência de hormônio do crescimento.	Os germinomas são tratados com radiação; o prognóstico é bom para tumores localizados. A quimioterapia é acrescentada ao tratamento no caso de tumores das células germinativas não germinomatosos.
Tumores dos nervos cranianos e espinais		
Neurinoma do acústico (também denominado neuroma do acústico)	A perda auditiva ipsilateral é o sintoma inicial mais comum. Os sintomas subsequentes podem incluir zumbido, cefaleia, vertigem, fraqueza ou parestesia facial e sinais do trato longo. (Pode ser de natureza familiar e bilateral quando relacionado a neurofibromatose.) Os exames de rastreamento mais sensíveis são a RM e potencial evocado auditivo do tronco encefálico.	O tratamento consiste na excisão por cirurgia translabiríntica, craniectomia ou uma abordagem combinada. O resultado normalmente é bom.
Linfomas		
Linfoma cerebral primário	Associado a Aids e outros estados imunodeficientes. A manifestação pode ocorrer com déficits focais ou distúrbios cognitivos e da consciência. Podem ser indistinguíveis da toxoplasmose cerebral.	O tratamento se faz com metotrexato de alta dosagem e corticosteroides seguidos por radioterapia. O prognóstico depende da contagem de CD4 por ocasião do diagnóstico.
Não classificados		
Hemangioblastoma cerebelar	Manifesta-se com desequilíbrio, ataxia do tronco e dos membros e sinais de pressão intracraniana elevada. Eventualmente de natureza familiar. Podem estar associados a lesões vasculares da medula espinal e na retina, policitemia e carcinoma das células renais.	O tratamento é cirúrgico. A radiação é utilizada para tumor residual.

confusão direita-esquerda e agnosia dos dedos), enquanto o envolvimento do giro submarginal esquerdo causa apraxia ideacional. A anosognosia (negação, negligência ou rejeição de um membro paralisado) é observada em pacientes com lesões do hemisfério não dominante (direito). Apraxia de construção e apraxia de vestir também podem ocorrer no caso de lesões do lado direito.

4. **Lesões do lobo occipital** – Os tumores do lobo occipital produzem caracteristicamente hemianopsia homônima contralateral ou defeito parcial de campo visual. Com lesões do lado esquerdo ou bilateral, pode haver agnosia visual tanto para objetos quanto para cores, enquanto as lesões irritativas em ambos os lados podem causar alucinações visuais não formadas. O envolvimento bilateral do lobo occipital bilateral causa cegueira cortical, na qual há preservação das respostas pupilares à luz e falta de consciência do defeito por parte do paciente. Pode haver perda da percepção de cores, prosopagnosia (incapacidade de identificar um rosto familiar), simultagnosia (incapacidade de integrar e interpretar uma cena composta em oposição a seus elementos individuais) e síndrome de Balint (incapacidade de voltar os olhos para um ponto específico no espaço, apesar da preservação dos movimentos oculares

espontâneos e reflexos). A negação da cegueira ou de um defeito de campo visual configura **síndrome de Anton**.

5. **Lesões do tronco encefálico e cerebelo** – A lesões do tronco encefálico levam a paralisias dos nervos cranianos, ataxia, falta de coordenação, nistagmo e déficits piramidais e sensoriais dos membros em um ou em ambos os lados. Os tumores intrínsecos do tronco cerebral, como os gliomas, tendem a elevar a pressão intracraniana somente no final de seu curso. Os tumores cerebelares produzem ataxia acentuada do tronco se houver envolvimento do vermis cerebelar e déficits apendiculares ipsilaterais (ataxia, falta de coordenação e hipotonia dos membros) se os hemisférios cerebelares forem afetados.

6. **Síndrome de herniação** – Se a pressão for aumentada em um determinado compartimento do crânio, o tecido cerebral pode herniar-se para um compartimento com pressão mais baixa. A síndrome mais conhecida é a herniação do úncus do lobo temporal através do hiato tentorial, que causa compressão do terceiro nervo craniano, do mesencéfalo e da artéria cerebral posterior. O primeiro sinal disso é a dilatação pupilar ipsilateral, seguida de estupor, coma, postura em descerebração e parada respiratória. Outra síndrome de herniação importante consiste no deslocamento

das amígdalas cerebelares através do forame magno, que causa compressão medular e resulta em apneia, colapso circulatório e morte.

7. **Falsos sinais de localização** – Os tumores podem resultar em sinais neurológicos que não por compressão direta ou infiltração, levando, desse modo, a erros de localização clínica. Esses falsos sinais de localização incluem paralisia do terceiro ou sexto nervo e respostas bilaterais do reflexo cutâneo-plantar em extensão produzidas por síndromes de herniação, bem como uma resposta do reflexo cutâneo-plantar em extensão que ocorre ipsilateralmente a um tumor hemisférico como resultado da compressão do pedúnculo cerebral oposto contra o tentório.

B. Exames de imagem

A RM com realce de gadolínio é o método preferido para detecção da lesão e definição de sua localização, forma e tamanho; o grau de distorção da anatomia normal; e o grau de qualquer edema cerebral associado ou efeito de massa. A TC com realce de radiocontraste pode ser realizada; no entanto, é menos útil do que a RM para pequenas lesões ou tumores da fossa posterior. A aparência característica dos meningiomas na RM ou na TC é praticamente diagnóstica, ou seja, uma lesão em um local típico (regiões parassagital e silviana, sulco olfatório, crista esfenoidal, tubérculo esfenoidal, tubérculo selar) que aparece como uma área homogênea de densidade aumentada em exames sem contraste e melhora de maneira uniforme com o contraste. Outras sequências que podem ser úteis na diferenciação de gliomas decorrentes de outras patologias intracranianas incluem imagens de perfusão, espectroscopia de RM e imagem ponderada por difusão, embora nenhuma seja suficientemente específica para expressar a necessidade de coleta de amostras de tecido. A arteriografia é amplamente reservada para a embolização pré-cirúrgica de tumores altamente vascularizados. Em pacientes com níveis normais de hormônio e massa intrasselar, a angiografia às vezes é necessária para distinguir com segurança um adenoma hipofisário de um aneurisma arterial.

C. Exames laboratoriais e outros

Quando há suspeita de neoplasias gliais, a biópsia é necessária para o diagnóstico histológico definitivo e a análise molecular. A OMS classifica os tumores gliais de acordo com a histologia e as características genéticas. A punção lombar raramente é necessária; os achados raramente são diagnósticos, e o procedimento oferece o risco de causar síndrome de herniação. A suspeita de tumores de células germinativas intracranianas é uma exceção. Se a punção lombar puder ser realizada com segurança, a citologia e a determinação da alfafetoproteína e da gonadotrofina coriônica humana beta devem ser realizadas no LCR; os marcadores tumorais séricos também devem ser avaliados.

Tratamento

O tratamento depende do tipo e do local do tumor (Tab. 26.5) e da condição do paciente. Alguns tumores benignos, especialmente meningiomas descobertos incidentalmente durante exames de imagem do cérebro para outra finalidade, podem ser monitorados com exames de imagem seriados anuais. No caso de tumores sintomáticos, a remoção cirúrgica completa é uma possibilidade se o tumor for extra-axial (p. ex., meningioma, neuroma do acústico) ou não estiver em uma região crítica ou inacessível do cérebro (p. ex., hemangioblastoma cerebelar). A cirurgia permite também que o diagnóstico seja verificado e pode ser benéfica para reduzir a pressão intracraniana e aliviar os sintomas, mesmo que a neoplasia não possa ser completamente removida. Às vezes os déficits clínicos se devem, em parte, a hidrocefalia obstrutiva, em cujo caso procedimentos cirúrgicos simples de derivação geralmente são benéficos. Em pacientes com gliomas malignos, a sobrevivência tem correlação com a extensão da ressecção inicial.

A radioterapia aumenta as taxas de sobrevida mediana, independentemente de qualquer cirurgia anterior, e sua combinação com quimioterapia proporciona benefícios adicionais. As indicações para irradiação no tratamento de pacientes com outras neoplasias intracranianas primárias dependem do tipo, da acessibilidade e da viabilidade da remoção cirúrgica completa do tumor. Os déficits neurocognitivos de longo prazo podem complicar a radioterapia. A temozolomida é um quimioterápico oral e intravenoso comumente utilizado para gliomas. Em pacientes com glioblastoma com promotor metilado de metilguanina-DNA metiltransferase (MGMT), a terapia combinada com lomustina e temozolomida demonstrou melhorar a sobrevida média de 31 para 48 meses em um estudo clínico randomizado. A adição de campos elétricos alternados de baixa intensidade e frequência de 200 kHz (campos de tratamento de tumores) administrados extracranialmente durante pelo menos 18 horas por dia melhora a sobrevida livre de progressão em 2,7 meses, e a sobrevida média em 4,9 meses, em comparação com a temozolomida isolada no glioblastoma. O bevacizumabe é aprovado nos EUA, mas não na Europa, para uso em glioma recorrente de alto grau. A terapia combinada com procarbazina, lomustina e vincristina melhora a sobrevida média quando administrada com radiação ao paciente com astrocitoma com mutação de isocitrato desidrogenase e oligodendroglioma com codeleção p1/19q.

Os corticosteroides ajudam a reduzir o edema cerebral e geralmente são iniciados antes da cirurgia. A herniação é tratada com dexametasona IV (10-20 mg em bólus, seguidos de 4 mg a cada 6 horas) e manitol IV (solução a 20% administrada em uma dose de 1,5 g/kg durante cerca de 30 minutos).

Em geral, os anticonvulsivantes também são administrados em doses padrão (ver Tab. 26.3), mas não são indicados para profilaxia em pacientes sem histórico de convulsões. Para pacientes com sintomas de difícil tratamento ou que precisam de ajuda com o plano de cuidados avançados, recomenda-se consulta com um profissional especializado em cuidados paliativos (ver Cap. 5).

2. Tumores intracranianos metastáticos
A. Metástases cerebrais

Os tumores cerebrais metastáticos se apresentam da mesma forma que outras neoplasias cerebrais, ou seja, com aumento da pressão intracraniana, com distúrbio focal ou difuso da função cerebral, ou com ambas as manifestações. De fato, em pacientes com uma única lesão cerebral, a natureza metastática da lesão pode se tornar evidente somente no exame histopatológico. Em outros pacientes, há evidências de doença metastática generalizada, ou uma metástase cerebral isolada se desenvolve durante o tratamento da neoplasia primária.

A fonte mais comum de metástase intracraniana é o carcinoma de pulmão; outros locais primários são a mama, o rim, a pele (melanoma) e o trato gastrointestinal. A maioria das metástases cerebrais está localizada supratentorialmente. Estudos laboratoriais e radiológicos utilizados para a avaliação de pacientes com metástases são os descritos para neoplasias primárias e incluem RM e TC realizadas com e sem contraste. A punção lombar é necessária apenas para pacientes com suspeita de meningite carcinomatosa. Para pacientes com metástase cerebral verificada de um tumor primário desconhecido, a investigação é orientada por sinais e sintomas. Para mulheres, indica-se a mamografia; em homens com menos de 50 anos, procura-se a origem das células germinativas.

O tratamento de metástases cerebrais está evoluindo rapidamente, e uma abordagem multidisciplinar entre neurocirurgia, radioterapia, oncologia e cuidados paliativos é necessária. No caso de pacientes com uma única metástase cerebral acessível por meio cirúrgico que estejam bem (ou seja, alto nível de funcionamento e pouca ou nenhuma evidência de doença extracraniana), talvez seja possível remover a lesão e depois tratá-la com irradiação, um recurso que pode ser selecionado também como o único tratamento. A imunoterapia sistêmica também pode ser uma opção inicial aceitável em determinados casos. Para pacientes com metástases múltiplas ou doença sistêmica disseminada, a radiocirurgia estereotáxica, radioterapia de todo o cérebro ou ambas podem ajudar em alguns casos; a quimioterapia sistêmica ou a imunoterapia pode ser uma opção em outras situações, mas em muitos casos o tratamento é apenas paliativo. *Em um estudo randomizado, a memantina (5 mg 1x/dia, VO, titulada 5 mg/semana a 10 mg 2x/dia) demonstrou reduzir a toxicidade cognitiva associada à radioterapia de cérebro inteiro e é recomendada*; esse efeito pode ser aumentado por meio da radioterapia de intensidade modulada com evitação do hipocampo.

B. Metástases leptomeníngeas (meningite carcinomatosa)

As neoplasias mais comuns que produzem metástases para as leptomeninges são o carcinoma de mama e de pulmão, os linfomas e a leucemia (ver Cap. 41). As metástases leptomeníngeas resultam em déficits neurológicos multifocais possivelmente associados à infiltração das raízes dos nervos cranianos e espinais, invasão direta do cérebro ou da medula espinal, hidrocefalia obstrutiva ou comunicante, ou uma combinação desses fatores.

O diagnóstico é confirmado pelo exame do LCR. Os achados podem incluir pressão elevada no LCR, pleocitose, aumento da concentração de proteínas e redução da concentração de glicose. Estudos citológicos podem indicar a presença de células malignas; caso contrário, a punção lombar deve ser repetida

pelo menos duas vezes para a obtenção de mais amostras para análise.

TC mostrando realce de contraste nas cisternas basais ou hidrocefalia sem qualquer evidência de lesão de massa respaldam o diagnóstico. A RM com gadolínio é mais sensível e geralmente mostra focos de realce nas leptomeninges. A mielografia pode mostrar depósitos em várias raízes nervosas.

O tratamento é feito por irradiação das áreas sintomáticas, combinada com quimioterapia intratecal em determinados pacientes. O prognóstico de longo prazo é desfavorável – apenas cerca de 10% dos pacientes sobrevivem por um ano –, razão pela qual, portanto, os cuidados paliativos são importantes (ver Cap. 5).

3. Lesões de massa intracraniana em pacientes com Aids

O **linfoma cerebral primário** é uma complicação comum em pacientes com Aids e leva a distúrbios de cognição ou consciência, déficits sensoriais ou motores focais, afasia, convulsões e neuropatias cranianas. Distúrbios clínicos semelhantes podem resultar da **toxoplasmose cerebral**, que também é uma complicação comum em pacientes com Aids (ver Caps. 33 e 37). A **meningite criptocócica** é uma infecção oportunista comum em pacientes com Aids. Clinicamente, pode assemelhar-se a toxoplasmose cerebral ou linfoma, mas as TC do crânio geralmente são normais (ver Cap. 38).

4. Tumores espinais primários e metastáticos

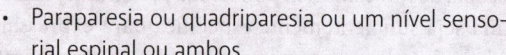

FUNDAMENTOS DO DIAGNÓSTICO

- Paraparesia ou quadriparesia ou um nível sensorial espinal ou ambos.
- Nova disfunção do intestino ou da bexiga.

Considerações gerais

Cerca de 10% dos tumores da coluna vertebral são intramedulares. O ependimoma é o tipo mais comum de tumor intramedular; os demais são outros tipos de glioma. Os tumores extramedulares podem ter localização extradural ou intradural. Entre os tumores extramedulares primários, os neurofibromas e os meningiomas são relativamente comuns, benignos e podem ser intradurais ou extradurais. As metástases carcinomatosas, os depósitos linfomatosos ou leucêmicos e o mieloma normalmente são extradurais. No caso de metástases, a próstata, a mama, o pulmão e o rim são locais primários comuns.

Os tumores podem levar à disfunção da medula espinal por compressão direta, por isquemia secundária à obstrução arterial ou venosa e, no caso de lesões intramedulares, por infiltração invasiva.

Achados clínicos
A. Sintomas e sinais

Os sintomas geralmente se desenvolvem de forma insidiosa. Em geral, a dor é evidente em casos de lesões extradurais e normalmente se agrava com a tosse ou o esforço; pode ser radicular, localizada nas costas, ou sentida de forma difusa em um membro, podendo ser acompanhada de déficits motores, parestesias ou dormência, especialmente nas pernas. Pode ocorrer disfunção da bexiga, do intestino e sexual. Quando ocorrem distúrbios esfincterianos, são condições geralmente incapacitantes. Entretanto, a dor geralmente precede os sintomas neurológicos específicos das metástases epidurais.

O exame pode revelar sensibilidade espinal localizada. Déficit segmentar do neurônio motor inferior ou alterações sensoriais em dermátomos (ou ambos) são condições ocasionalmente encontradas no nível da lesão, enquanto um déficit do neurônio motor superior e um distúrbio sensorial são condições encontradas abaixo dela.

B. Exames de imagem

A RM com contraste ou a mielografia por TC é utilizada para identificar e localizar a lesão. *A combinação de um tumor conhecido em outra parte do corpo, dorsalgia e radiografias simples anormais da coluna vertebral ou sinais neurológicos de compressão da medula constitui indicação para a realização desse exame em caráter de urgência.*

C. Achados laboratoriais

Em geral, o LCR é xantocrômico e contém uma concentração de proteína altamente elevada com conteúdo celular e concentração de glicose normais.

Tratamento

Os tumores intramedulares são tratados por descompressão e excisão cirúrgica (quando possível) e por irradiação. O prognóstico depende da causa e da gravidade da compressão da medula antes de ser aliviada.

O tratamento das metástases epidurais da coluna vertebral consiste em descompressão cirúrgica, radiação ou ambos. A dexametasona também é administrada em alta dosagem (p. ex., 10-96 mg 1 vez IV, seguida de 4-25 mg 4x/dia por 3 dias VO ou IV, seguida de uma rápida redução da dosagem, dependendo da dose inicial e da resposta) para redução do edema da medula e alívio da dor. A radiação isolada geralmente é suficiente para pacientes com tumores radiossensíveis. A descompressão cirúrgica é reservada para pacientes com tumores que não respondem à irradiação ou que tenham sido irradiados anteriormente, para aqueles com instabilidade espinal e para pacientes em relação aos quais há alguma incerteza sobre o diagnóstico. A perspectiva de longo prazo é desfavorável, mas o tratamento pode pelo menos retardar o início da incapacidade grave.

5. Abscesso craniano

FUNDAMENTOS DO DIAGNÓSTICO

- Sinais de expansão da massa intracraniana.
- Sinais de infecção primária ou cardiopatia congênita por vezes presentes.
- Possível ausência de febre.

Considerações gerais

O abscesso cerebral se apresenta como uma lesão que ocupa o espaço intracraniano e surge como sequela de infecção dentária, do ouvido ou do nariz, pode ser uma complicação de infecção em outra parte do corpo, ou pode resultar de infecção introduzida intracranialmente por trauma ou procedimentos cirúrgicos. Os organismos infecciosos mais comuns são estreptococos, estafilococos e anaeróbios, podendo ocorrer também infecções mistas.

Achados clínicos
A. Sintomas e sinais

Cefaleia, sonolência, desatenção, confusão mental e convulsões são os primeiros sintomas, seguidos por sinais de aumento da pressão intracraniana e, em seguida, déficit neurológico focal. Pode haver pouca ou nenhuma evidência sistêmica de infecção.

B. Exames de imagem e outras avaliações

Uma TC da cabeça mostra, caracteristicamente, uma área de contraste ao redor de um núcleo de baixa densidade. Anormalidades semelhantes podem ser encontradas em pacientes com neoplasias metastáticas. Os achados da RM geralmente permitem o reconhecimento precoce de uma cerebrite focal ou de um abscesso. A aspiração estereotáxica com agulha permite a identificação de um organismo etiológico específico. O exame do LCR não ajuda no diagnóstico e pode precipitar uma síndrome de herniação. Ocasionalmente, há presença de leucocitose periférica.

Tratamento

O tratamento consiste em antibióticos intravenosos combinados com drenagem cirúrgica (aspiração ou excisão), se necessário, para reduzir o efeito de massa ou às vezes para estabelecer o diagnóstico. *Abscessos menores que 2 cm geralmente podem ser curados clinicamente.* Os antibióticos de amplo espectro, selecionados com base em fatores de risco e organismos prováveis, são utilizados se o organismo infectante for desconhecido (ver Cap. 35). Um regime inicial empírico com múltiplos antibióticos geralmente inclui ceftriaxona (2 g IV a cada 12 horas), metronidazol (dose de carga IV de 15 mg/kg, seguida de 7,5 mg/kg IV a cada 6 horas) e vancomicina (1 g IV a cada 12 horas). O regime é alterado após a disponibilização dos dados de cultura e sensibilidade. Em geral, prossegue-se com o tratamento antimicrobiano por via parenteral por 6-8 semanas, seguido de tratamento oral para determinadas infecções, como nocardiose, actinomicose, infecções fúngicas e tuberculose.

O paciente deve ser monitorado por TC ou RM a cada 2 semanas e em caso de deterioração. A dexametasona (4-25 mg 4x/dia IV ou VO, dependendo da gravidade, seguida de redução gradual da dose, dependendo da resposta) pode reduzir qualquer edema associado, mas o manitol IV às vezes é necessário.

Quando encaminhar

Todo paciente deve ser encaminhado.

Quando hospitalizar

- Todo paciente com elevação da pressão intracraniana.
- Todo paciente que necessite de biópsia, tratamento cirúrgico ou procedimentos de derivação.

Brown PD et al. Hippocampal avoidance during whole-brain radiotherapy plus memantine for patients with brain metastases: phase III trial NRG oncology CC001. J Clin Oncol. 2020;38:1019. [PMID: 32058845]

Patnaik S et al. Metastatic spinal cord compression. Br J Hosp Med (London). 2020;81:1. [PMID: 32339020]

Redjal N et al. Congress of neurologic surgeons systematic review and evidence-based guidelines update on the role of chemotherapeutic management and antiangiogenic treatment of newly diagnosed glioblastoma in adults. J Neurooncol. 2020;150:165. [PMID: 33215343]

Complicações neurológicas não metastáticas de doença maligna

Podem ocorrer várias complicações neurológicas não metastáticas de doença maligna. **Encefalopatia metabólica** resultante de anormalidades eletrolíticas, infecções, *overdose* de medicamentos ou falência de algum órgão vital são condições possivelmente refletidas por sonolência, letargia, inquietação, insônia, agitação, confusão mental, estupor ou coma. As alterações mentais geralmente estão associadas a tremor, asterixis e mioclonia multifocal. Em geral, o EEG apresenta lentidão difusa. Estudos laboratoriais são necessários para detectar a causa da encefalopatia, que deve então ser tratada de forma adequada.

A **supressão imunológica** resultante de doença maligna ou de seu tratamento (p. ex., quimioterapia) predispõe o paciente a abscesso cerebral, leucoencefalopatia multifocal progressiva, meningite, infecção por herpes-zóster e outras doenças infecciosas oportunistas. Além disso, uma fístula do LCR evidente ou oculta, como ocorre em alguns tumores, também pode aumentar o risco de infecção. A RM ou a TC auxilia no reconhecimento precoce de um abscesso cerebral, mas os tumores cerebrais metastáticos podem ter aparência semelhante. O exame do LCR é essencial na avaliação de pacientes com meningite e encefalite, mas não ajuda no diagnóstico de abscesso cerebral.

Os **distúrbios cerebrovasculares** que causam complicações neurológicas em pacientes com câncer sistêmico incluem endocardite trombótica não bacteriana, embolização séptica e infartos cerebrais decorrentes de hipercoagulabilidade induzida por malignidade. Hemorragias cerebrais, subaracnóideas ou subdurais podem acometer pacientes com leucemia mielogênica, podendo ser encontradas em associação com tumores metastáticos, especialmente melanoma. Às vezes ocorre hemorragia subdural espinal após a punção lombar realizada em pacientes com trombocitopenia acentuada.

A **coagulação intravascular disseminada** acomete com mais frequência pacientes com leucemia promielocítica aguda ou com alguns adenocarcinomas e caracteriza-se por uma encefalopatia flutuante, muitas vezes com convulsões associadas, que geralmente evolui para coma ou morte. Pode haver associação de alguns sinais neurológicos. Em pacientes com leucemia ou linfoma, pode ocorrer também **trombose do seio venoso**, que geralmente se apresenta com convulsões e cefaleias. O exame geralmente revela papiledema e sinais neurológicos focais ou difusos.

Os **distúrbios paraneoplásicos autoimunes** ocorrem quando o sistema imunológico reage contra antígenos neuronais expressos por células tumorais. As manifestações clínicas dependem do autoanticorpo. Os sintomas podem preceder os sintomas decorrentes da própria neoplasia. Várias síndromes distintas são comuns, cada uma associada a anticorpos e tumores específicos (Tab. 26.6). A identificação de um anticorpo nem sempre é possível em caso de suspeita de condição paraneoplásica autoimune, devendo-se procurar uma neoplasia subjacente. O tratamento da neoplasia oferece a melhor esperança de estabilização ou melhora dos sintomas neurológicos, que geralmente não são completamente reversíveis. O tratamento específico dos sintomas mediados por anticorpos mediante a administração de imunoglobulina IV (IVIG), plasmaférese, corticosteroides ou outros regimes imunossupressores geralmente é uma tentativa, apesar das evidências limitadas de eficácia. Muitos dos distúrbios relacionados na Tab. 26.6 podem ocorrer como fenômenos paraneoplásicos ou de forma isolada; quando ocorrem na ausência de tumor, a resposta à imunoterapia geralmente é mais favorável.

Os **distúrbios autoimunes** também podem ser desencadeados como resultado da imunoterapia contra o câncer; encefalite, hipofisite, meningite, mielite transversa, polineuropatia desmielinizante inflamatória aguda e crônica, neuropatia autonômica, miastenia *gravis* e miosite já foram condições descritas.

Graus F et al. Updated diagnostic criteria for paraneoplastic neurological syndromes. Neurol Neuroimmunol Neuroinflamm. 2021;8:e1014. [PMID: 34006622]

Hipertensão intracraniana idiopática

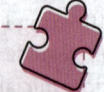

FUNDAMENTOS DO DIAGNÓSTICO

- Cefaleia, agravada pelo esforço.
- Pode ocorrer obscurecimento visual ou diplopia.
- O exame revela papiledema.
- Presença comum de paralisia do abducente.

Considerações gerais

Há muitas causas para esse distúrbio. A trombose do seio venoso transverso como complicação da otite média ou da mastoidite crônica é uma das causas, e a trombose do seio sagital pode levar a um quadro clinicamente semelhante. Outras causas incluem doença pulmonar crônica, LES, uremia, distúrbios endócrinos, como hipoparatireoidismo, hipotireoidismo ou doença de Addison, toxicidade da vitamina A e o uso de tetraciclina ou contraceptivos orais. Ocorreram casos também em seguida à retirada de corticosteroides após uso prolongado. Na maioria dos casos, entretanto, não é possível encontrar uma causa específica, e o distúrbio regride espontaneamente após vários meses. Essa variedade idiopática ocorre com maior

TABELA 26.6 Distúrbios paraneoplásicos autoimunes e seus anticorpos e tumores associados

Síndrome	Características clínicas	Anticorpos associados	Tumores associados típicos
Encefalite associada ao antirreceptor NMDA	Paranoia, alucinações, transtorno de comportamento, convulsão, discinesias orofaciais, atetose, disautonomia, hipoventilação	Receptor NMDA[1]	Teratoma de ovário, pulmão, mama, ovário, testículo
Miopatia necrosante autoimune	Fraqueza	SRP,[1] HMGCR[1]	Pulmão, mama, gastrointestinal, bexiga
Neuropatia autonômica	Hipotensão postural, gastroparesia	Hu, AChR ganglionar[1]	
Degeneração cerebelar	Ataxia, disartria, nistagmo	GAD65,[1] KLHL11, mGluR1,[1] NIF,[1] Ri, Tr, VGCC,[1] Yo	Pulmão, mama, timo, ovário, testículo, linfoma de Hodgkin
Dermatomiosite	Fraqueza, erupção cutânea heliotrópica	TIF-1 gama	Pulmão, mama, ovário, gastrointestinal, linfoma
Síndrome miastênica de Lambert-Eaton	Fraqueza com fadiga, ptose, diplopia, xerostomia, constipação	VGCC,[1] SOX-1	Pulmão
Encefalite límbica/encefalomielite	Perda de memória de curto prazo, alucinações, convulsões, transtorno de comportamento, encefalopatia	Receptor Ampa,[1] Caspr2,[1] CV2/CRMP5, DPPX,[1] Receptor GabaA,[1] Receptor Gaba$_B$,[1] GAD65,[1] GFAP,[1] Hu, LGI1,[1] Ma2, mGluR5,[1] NIF,[1] tireoglobulina[1]/tiroperoxidase[1]	Pulmão, mama, timo, ovário, testículo, linfoma de Hodgkin
Miastenia *gravis*	Fraqueza com fadiga, ptose, diplopia	AChR,[1] LRP4,[1] MuSK[1]	Timo
Mielite	Paraparesia, disfunção intestinal e vesical; nível sensorial	Anfifisina,[1] aquaporina 4,[1] CRMP-5, GFAP,[1] Hu, MOG,[1] Yo	Pulmão, mama, linfoma, leucemia, tireoide, renal
Opsoclonia/mioclonia	Movimentos sacádicos conjugados e erráticos dos olhos e mioclonia dos membros	Ri	Pulmão, mama, ovário, testículo, neuroblastoma (crianças)
Retinopatia	Perda da visão	Antirrecoverina, anticélula bipolar da retina	Pulmonar de células pequenas, melanoma
Neuropatia sensório-motora	Parestesia com ou sem fraqueza; pode ser leve e crônica ou aguda e grave	Hu, MAG[1]	Pulmonar de células pequenas, gamopatia monoclonal
Neuropatia sensorial	Dor, dormência, ataxia sensorial, perda auditiva	Hu	Pulmão
Síndrome da pessoa rígida	Cocontração dos músculos antagonistas e agonistas	Anfifisina,[1] GAD65,[1] GlyR[1]	Pulmonar de células pequenas, mama, timo, linfoma

AChR: receptor de acetilcolina; Ampa: ácido alfa-amino-3-hidroxi-5-metilisoxazol-4-propiônico; Caspr2: proteína associada à contactina tipo 2; CRMP: proteína mediadora da resposta da colapsina; DPPX: proteína-6 semelhante à dipeptidil-peptidase; Gaba: ácido gama-aminobutírico; GAD: ácido glutâmico descarboxilase; GFAP: proteína glial fibrilar ácida; GlyR: receptor de glicina; HMGCR: 3-hidroxi-3-metilglutaril-coenzima A redutase; MAG: glicoproteína associada à mielina; MOG: glicoproteína de oligodendrócito da mielina; MuSK: tirosina quinase específica do músculo; NIF: filamento intermediário neuronal; NMDA: N-metil-D-aspartato; REM: movimento rápido dos olhos; SOX-1: fator de transcrição de caixa de grupo de alta mobilidade semelhante a Sry; SRP: partícula de reconhecimento de sinal; TIF-1: fator intermediário de transcrição humana-1; VGCC: canal de cálcio controlado por voltagem.
[1] Pode ocorrer na ausência de tumor.

frequência entre mulheres com sobrepeso e idade entre 20-44 anos. *Em todos os casos, é importante fazer um rastreio para a verificação de lesão cerebral com efeito de massa.*

Achados clínicos
A. Sintomas e sinais

Os sintomas consistem em cefaleia, diplopia e outros distúrbios visuais decorrentes de papiledema e disfunção do nervo abducente. Também pode ocorrer zumbido com sincronismo de pulso.

O exame revela papiledema e aumento dos pontos cegos, mas, fora isso, os pacientes parecem bem.

B. Exames de imagem

As investigações não revelam evidências de lesão com efeito de massa. A TC ou a RM pode mostrar ventrículos pequenos ou normais, uma sela túrcica vazia, nervos ópticos tortuosos, distensão da bainha do nervo óptico e achatamento posterior

do globo. A venografia por RM é importante no rastreio de trombose dos seios venosos intracranianos. Em alguns casos, observa-se estenose de um ou mais seios venosos.

C. Achados laboratoriais

A punção lombar é necessária para confirmar a presença de hipertensão intracraniana, mas o LCR é normal. Os exames laboratoriais ajudam a excluir algumas das outras causas mencionadas anteriormente.

Tratamento

A hipertensão intracraniana não tratada às vezes resulta em atrofia óptica secundária e perda visual permanente. A acetazolamida (250-500 mg VO 3x/dia, aumentando lentamente até uma dose de manutenção de até 4.000 mg/dia, dividida de 2-4x/dia) reduz a formação de LCR. Assim como a acetazolamida, o medicamento antiepiléptico topiramato (Tab. 26.3) é um inibidor da anidrase carbônica e demonstrou ser igualmente eficaz em um estudo não duplo-cego; o topiramato tem o benefício adicional de causar perda de peso. A furosemida (20-40 mg/dia) pode ser útil como terapia adjunta. Os corticosteroides (p. ex., prednisona 60-80 mg/dia) às vezes são prescritos, mas os efeitos colaterais e o risco de recaída na retirada têm desestimulado o seu uso. A perda de peso é importante: a cirurgia bariátrica demonstrou levar à diminuição da pressão intracraniana e do peso em 2 anos em comparação com um programa comunitário de controle de peso desenvolvido em um estudo realizado, podendo ser considerada em pacientes com um IMC de 35 ou mais. A repetição da punção lombar para reduzir pressão intracraniana por meio da remoção do LCR é eficaz como medida temporária, mas as abordagens farmacológicas para o tratamento proporcionam melhor alívio em longo prazo. O tratamento é monitorado mediante a verificação da acuidade visual e dos campos visuais, a aparência fundoscópica e a pressão do LCR. O distúrbio pode piorar após um período de estabilidade, indicando a necessidade de acompanhamento em longo prazo.

Se o tratamento médico não conseguir controlar a pressão intracraniana, a colocação cirúrgica de uma derivação lombo-peritoneal ou ventriculoperitoneal ou fenestração da bainha do nervo óptico deve ser realizada para preservar a visão. A colocação de um *stent* no seio venoso é uma opção terapêutica cada vez mais aceita para estenose do seio venoso dural.

Além das medidas anteriormente citadas, qualquer causa específica de hipertensão intracraniana requer tratamento adequado. Portanto, deve-se iniciar a terapia hormonal se houver um distúrbio endócrino subjacente. A interrupção do uso de tetraciclina, contraceptivos orais ou vitamina A permitirá a resolução da hipertensão intracraniana causada por esses agentes. Se a retirada do corticosteroide for o fator responsável, a medicação deve ser reintroduzida e depois reduzida de modo mais gradativo.

Quando encaminhar

Todo paciente deve ser encaminhado.

Quando hospitalizar

Todo paciente com condição de piora da visão que exija tratamento cirúrgico deve ser hospitalizado.

Kalyvas A et al. A systematic review of surgical treatments of idiopathic intracranial hypertension (IIH). Neurosurg Rev. 2021;44:773. [PMID: 32335853]

Mollan SP et al. Effectiveness of bariatric surgery vs community weight management intervention for the treatment of idiopathic intracranial hypertension: a randomized controlled trial. JAMA Neurol. 2021;78:678. [PMID: 33900360]

Doenças neurocutâneas específicas

Como o sistema nervoso se desenvolve a partir da camada epitelial do embrião, várias doenças congênitas incluem manifestações neurológicas e cutâneas. Entre esses distúrbios, três encontram-se descritos a seguir, e a doença de Von Hippel-Lindau é abordada no Capítulo 28.

1. Esclerose tuberosa

A esclerose tuberosa pode ocorrer esporadicamente ou em uma base familiar com herança autossômica dominante. A manifestação neurológica ocorre com convulsões e atraso psicomotor progressivo, com início na primeira infância. A anormalidade cutânea adenoma sebáceo se manifesta geralmente entre 5-10 anos de idade e normalmente consiste em nódulos avermelhados na face (bochechas, dobras nasolabiais, laterais do nariz e queixo) e às vezes na testa e no pescoço. Outras lesões cutâneas típicas incluem fibromas subungueais, manchas coriáceas (placas coriáceas de fibrose subepidérmica, geralmente situadas no tronco) e manchas hipopigmentadas em forma de folha. As anormalidades associadas incluem lesões e tumores da retina, rabdomiomas benignos do coração, cistos pulmonares, tumores benignos nas vísceras e cistos ósseos.

A doença é lentamente progressiva e resulta em crescente deterioração mental. Os anticonvulsivantes são indicados para o controle das convulsões. O everolimus, um inibidor do alvo da rapamicina em mamíferos (mTOR), é aprovado nos EUA e na Europa para epilepsia clinicamente refratária e astrocitomas subependimários de células gigantes inoperáveis resultantes de esclerose tuberosa.

2. Neurofibromatose

A neurofibromatose pode ocorrer esporadicamente ou em contexto familiar com herança autossômica dominante. São reconhecidas duas formas distintas: **tipo 1 (doença de Recklinghausen)**, caracterizado por múltiplas máculas hiperpigmentadas, nódulos de Lisch e neurofibromas; e **tipo 2 (schwannomatose associada à NF2)**, caracterizado por tumores bilaterais do oitavo nervo, muitas vezes acompanhados de outros tumores intracranianos ou intraespinais.

Em geral, a manifestação neurológica ocorre com sinais e sintomas de tumor. Os neurofibromas múltiplos constituem uma presença característica e podem envolver nervos espinais ou cranianos, especialmente o oitavo nervo. O exame dos nervos cutâneos superficiais geralmente revela a presença de nódulos móveis palpáveis. Em alguns casos há um crescimento excessivo acentuado dos tecidos subcutâneos (**neuromas plexiformes**), às vezes com uma anormalidade óssea subjacente. As lesões cutâneas associadas incluem sardas axilares e manchas de pigmentação cutânea (**manchas café com leite**). A degeneração maligna de neurofibromas é uma ocorrência ocasional que pode levar a sarcomas periféricos. Meningiomas, gliomas (especialmente gliomas do nervo óptico), cistos ósseos, feocromocitomas, escoliose e hidrocefalia obstrutiva também são possíveis ocorrências. O selumetinibe, um inibidor da proteína quinase ativada por mitógeno, faz com que os neurofibromas plexiformes diminuam em pelo menos 20% em dois terços dos pacientes e é aprovado pela FDA para o tratamento de neurofibromas plexiformes inoperáveis em crianças com 2 anos de idade ou mais. Os estudos com adultos encontram-se em curso. O bevacizumabe tem sido utilizado com eficácia no tratamento de schwannomas vestibulares em pacientes com neurofibromatose tipo 2.

3. Síndrome de Sturge-Weber

A síndrome de Sturge-Weber consiste em um angioma capilar cutâneo congênito, geralmente unilateral, que envolve a parte superior da face, angiomatose leptomeníngea e, em muitos pacientes, angioma coroidal. A doença não tem predileção por sexo e geralmente ocorre de modo esporádico. O angioma cutâneo por vezes apresenta uma distribuição mais extensa pela cabeça e pescoço e costuma ser bastante desfigurante, especialmente se houver crescimento excessivo de tecido conjuntivo associado. As convulsões focais ou generalizadas constituem a manifestação neurológica usual e podem ter início em qualquer idade. Pode haver hemianopsia homônima contralateral, hemiparesia e distúrbios hemissensoriais, glaucoma ipsilateral e subnormalidade mental. As radiografias de crânio feitas após os primeiros 2 anos de vida geralmente revelam calcificação intracraniana giriforme (**"trilho de bonde"**), principalmente na região parieto-occipital, em razão da deposição mineral no córtex abaixo do angioma intracraniano.

O tratamento tem por objetivo o controle farmacológico das convulsões (Tab. 26.3), mas o tratamento cirúrgico pode ser necessário. Deve-se buscar orientação oftalmológica com relação ao tratamento do angioma coroidal e do aumento da pressão intraocular.

Distúrbios do movimento

1. Tremor essencial (familiar)

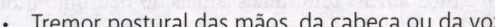

> #### FUNDAMENTOS DO DIAGNÓSTICO
>
> - Tremor postural das mãos, da cabeça ou da voz.
> - História familiar comum.
> - Pode melhorar temporariamente com álcool.
> - Nenhum achado anormal além do tremor.

Considerações gerais

A causa do tremor essencial é incerta, mas às vezes é herdada de forma autossômica dominante. Vários genes responsáveis foram identificados.

Achados clínicos

O tremor pode começar em qualquer idade e é intensificado pelo estresse emocional, geralmente com envolvimento de uma ou ambas as mãos, da cabeça, ou das mãos e da cabeça, enquanto as pernas tendem a ser poupadas. Exceto em casos avançados, geralmente *não há presença de tremor em repouso*, mas surge com a ação. O exame não revela nenhuma outra anormalidade. A ingestão de uma pequena quantidade de álcool geralmente proporciona um alívio notável, mas de curta duração, por um mecanismo desconhecido.

Com o tempo, o tremor geralmente se torna mais evidente e, ocasionalmente, interfere nas habilidades manuais, resultando no comprometimento da escrita à mão. A fala também pode ser afetada se os músculos da laringe forem envolvidos.

Tratamento

O tratamento geralmente é desnecessário. Quando necessário em razão da incapacidade, o propranolol (60-240 mg/dia VO) pode ser útil. A terapia de longo prazo é normal; entretanto, a terapia intermitente às vezes é útil para pacientes cujo tremor se torna exacerbado em situações específicas previsíveis. A primidona pode se resolver quando o propranolol se mostra ineficaz, mas os pacientes com tremor essencial geralmente são sensíveis à substância. Portanto, a dose inicial é de 50 mg/dia, VO, e a dose diária é aumentada em 50 mg a cada 2 semanas, dependendo da resposta do paciente; uma dose de manutenção de 125 mg 3x/dia, VO, geralmente é eficaz. Ocasionalmente os pacientes não respondem a essas medidas, mas são ajudados por agentes como o alprazolam (até 3 mg/dia VO em doses divididas), o topiramato (titulado até uma dose de 400 mg/dia, VO, em doses divididas ao longo de cerca de 8 semanas) ou a gabapentina (1.800 mg/dia VO em doses divididas). A toxina botulínica A pode reduzir o tremor, mas os efeitos adversos incluem fraqueza dependente da dose dos músculos injetados.

O tremor incapacitante que não responde ao tratamento clínico pode ser auxiliado pela estimulação talâmica de alta frequência ("estimulação cerebral profunda") em um ou ambos os lados, de acordo com a lateralidade dos sintomas. A talamotomia por ultrassom transcraniano focalizado orientado por RM também é eficaz, assim como a radiocirurgia estereotáxica para tremor unilateral dos membros superiores.

2. Doença de Parkinson

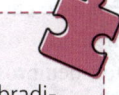

> #### FUNDAMENTOS DO DIAGNÓSTICO
>
> - Qualquer combinação de tremor, rigidez, bradicinesia e instabilidade postural progressiva ("parkinsonismo").
> - O comprometimento cognitivo às vezes é proeminente.

Considerações gerais

O parkinsonismo é um distúrbio relativamente comum que ocorre em todos os grupos étnicos, com uma distribuição aproximadamente igual entre homens e mulheres. A variedade mais comum, idiopática, geralmente começa entre 45-65 anos e é uma doença progressiva.

Etiologia

Em raros casos, o parkinsonismo pode ser de natureza familiar, e o fenótipo parkinsoniano pode resultar de mutações de vários genes diferentes. O parkinsonismo pós-encefalítico está se tornando cada vez mais raro. A exposição a determinadas toxinas (p. ex., poeira de manganês, dissulfeto de carbono) e a intoxicação grave por monóxido de carbono podem levar ao parkinsonismo. O parkinsonismo reversível pode ocorrer em pacientes que estejam recebendo medicamentos neurolépticos (ver Cap. 27), reserpina ou metoclopramida.

Somente em raras situações o hemiparkinsonismo é a característica de manifestação de uma lesão progressiva com efeito de massa.

Na doença de Parkinson idiopática, *a depleção de dopamina resultante da degeneração do sistema nigroestriatal dopaminérgico leva a um desequilíbrio de dopamina e acetilcolina*, que são neurotransmissores normalmente presentes no corpo estriado. O tratamento do distúrbio motor visa à correção desse desequilíbrio, bloqueando o efeito da acetilcolina com medicamentos anticolinérgicos ou pela administração de levodopa, o precursor da dopamina. O uso prévio de ibuprofeno está associado a *um risco menor* de desenvolvimento de doença de Parkinson; idade, história familiar, sexo masculino, exposição contínua a herbicidas/pesticidas e traumatismo craniano anterior constituem fatores de risco.

Achados clínicos

Tremor, rigidez, bradicinesia e instabilidade postural são as principais características motoras do parkinsonismo e podem estar presentes de forma combinada. A manifestações não motoras incluem distúrbios afetivos (depressão, ansiedade e apatia), psicose, alterações cognitivas, fadiga, distúrbios do sono, anosmia, distúrbios autonômicos, queixas sensoriais ou dor e dermatite seborreica. A demência ou a deficiência cognitiva leve acaba se desenvolvendo em muitos pacientes.

O tremor de cerca de 4-6 ciclos por segundo é *mais evidente em repouso*, é intensificado pelo estresse emocional e geralmente é menos grave durante a atividade voluntária. Embora, em última análise, possa estar presente em todos os membros, o tremor geralmente é limitado a um membro ou aos membros de um lado por meses ou anos antes de se tornar mais generalizado. Alguns pacientes não apresentam tremor.

A rigidez (um aumento na resistência ao movimento passivo) é responsável pela postura flexionada característica observada em muitos pacientes, mas *os sintomas mais incapacitantes do parkinsonismo se devem à bradicinesia*, que se manifesta como lentidão dos movimentos voluntários e redução dos movimentos automáticos, como o balanço dos braços ao caminhar. Curiosamente, no entanto, a atividade voluntária efetiva pode ser brevemente recuperada durante uma emergência (p. ex., o paciente é capaz de pular para o lado para se esquivar de um veículo motorizado que se aproxima).

O diagnóstico clínico da síndrome bem desenvolvida geralmente é simples. O paciente apresenta o rosto relativamente imóvel com fissuras palpebrais alargadas, piscar de olhos pouco frequente e expressão facial fixa. A seborreia do couro cabeludo e da face é comum. Em geral, há presença de blefaroclonia leve e de um possível tremor na boca e nos lábios. Batidas repetitivas (cerca de 2 vezes por segundo) sobre a ponte nasal produzem uma resposta de piscada contínua (sinal de Myerson). Outros achados podem incluir saliva escorrendo da boca, talvez devido ao comprometimento da deglutição; voz suave e mal modulada; tremor de repouso variável e rigidez em alguns ou em todos os membros; lentidão dos movimentos voluntários; comprometimento de movimentos finos ou de rápida alternância; e micrografia. Em geral não há fraqueza muscular (desde que haja tempo suficiente para que a força se desenvolva) e nenhuma alteração nos reflexos tendinosos ou nas respostas plantares. O paciente tem dificuldade para se levantar da posição sentada e para começar a andar. A marcha em si é caracterizada por pequenos passos arrastados e pela perda do balanço automático normal do braço; pode haver instabilidade ao virar-se, dificuldade para parar e tendência a quedas.

Diagnóstico diferencial

Podem ocorrer problemas de diagnóstico em casos leves, especialmente se o tremor for mínimo ou ausente. Por exemplo, hipocinesia leve ou tremor leve geralmente é atribuído à idade avançada. A depressão, associada a uma fisionomia inexpressiva, voz mal modulada e redução da atividade voluntária, pode ser de difícil distinção do parkinsonismo leve, especialmente porque os dois distúrbios podem coexistir. A história familiar, a natureza do tremor e a ausência de outros sinais neurológicos devem distinguir o tremor essencial do parkinsonismo. A doença de Wilson pode se distinguir pela idade precoce de início, presença de outros movimentos anormais, anéis de Kayser-Fleischer e hepatite crônica, bem como pelo aumento das concentrações de cobre nos tecidos. A doença de Huntington, que se apresenta com rigidez e bradicinesia, pode ser confundida com parkinsonismo, a menos que a história familiar e a demência que o acompanha sejam reconhecidas. Na atrofia multissistêmica (anteriormente chamada de síndrome de Shy-Drager), a insuficiência autonômica (que leva a hipotensão postural, anidrose, distúrbios do controle esfincteriano, disfunção erétil etc.) pode ser acompanhada de parkinsonismo, déficits piramidais, sinais do neurônio motor inferior ou disfunção cerebelar. Na paralisia supranuclear progressiva, a bradicinesia e a rigidez são acompanhadas por um distúrbio supranuclear dos movimentos oculares, paralisia pseudobulbar, labilidade pseudoemocional (**afeto pseudobulbar**) e distonia axial. A doença de Creutzfeldt-Jakob pode ser acompanhada de características de parkinsonismo, mas a progressão é rápida, a demência é comum, os espasmos mioclônicos são comuns, a ataxia e os sinais piramidais podem ser evidentes, e os achados de RM e eletroencefalográficos geralmente são característicos. Na degeneração corticobasal, o parkinsonismo assimétrico é acompanhado por sinais evidentes de disfunção cortical (p. ex., apraxia, desatenção sensorial, demência, afasia). A demência com corpúsculos de Lewy caracteriza-se por alucinações visuais proeminentes e comprometimento cognitivo que começam antes ou em 1 ano do início das características motoras do parkinsonismo.

Tratamento

O tratamento é sintomático. Há um grande interesse no desenvolvimento de terapias modificadoras da doença e terapias gênicas, mas os testes de vários agentes neuroprotetores putativos demostraram pouco benefício.

A. Medidas clínicas

A medicação não é necessária no início do curso da doença de Parkinson, mas a natureza do distúrbio e a disponibilidade de tratamento clínico para uso quando necessário devem ser discutidas com o paciente.

1. **Amantadina** – Pacientes com sintomas leves mas sem incapacidade podem ser ajudados pela amantadina (100 mg VO 2-3x/dia [liberação imediata] ou 1x/dia [liberação prolongada]). Esse medicamento melhora todas as características clínicas do parkinsonismo, mas seu modo de ação não está claro.

   Os efeitos colaterais são incomuns, mas podem incluir inquietação, confusão mental, depressão, erupções cutâneas, edema, náusea, constipação, anorexia, hipotensão postural e distúrbios do ritmo cardíaco. A amantadina melhora também as discinesias resultantes da terapia prolongada com levodopa em longo prazo.

2. **Levodopa** – A levodopa, que é convertida no corpo em dopamina, melhora as principais características do parkinsonismo, incluindo a bradicinesia, mas *não interrompe a progressão* do distúrbio. Os efeitos colaterais iniciais mais comuns da levodopa são náuseas, vômitos e hipotensão, mas também podem ocorrer arritmias cardíacas. Discinesias, inquietação, confusão mental e outras alterações comportamentais tendem a ocorrer um pouco mais tarde e se tornam mais comuns com o tempo. As **discinesias induzidas pela levodopa** podem assumir qualquer forma concebível, incluindo coreia, atetose, distonia, tremor, tiques e mioclonia. Uma complicação ainda mais tardia é o fenômeno de ***wearing off*** ou o **fenômeno *on-off***, no qual oscilações abruptas, mas transitórias, na gravidade do parkinsonismo ocorrem de forma imprevisível, mas geralmente durante o dia. O período "*off*" de bradicinesia acentuada está relacionado, em alguns casos, à queda dos níveis plasmáticos de levodopa. Durante *a fase "on"*, as discinesias são muitas vezes evidentes, mas a mobilidade é maior. Entretanto, essas oscilações de resposta podem estar relacionadas ao avanço da doença, e não à terapia com levodopa propriamente dita.

   A carbidopa, que inibe a enzima responsável pela decomposição da levodopa em dopamina, não atravessa a barreira hematoencefálica. Quando a levodopa é administrada em combinação com carbidopa, a degradação extracerebral da levodopa é reduzida, diminuindo a quantidade diária de levodopa necessária à obtenção de efeitos benéficos e reduzindo a incidência de náusea, vômito, hipotensão e irregularidades cardíacas. Essa combinação não impede o desenvolvimento de oscilações de resposta, e a incidência de outros efeitos colaterais (discinesias ou complicações psiquiátricas) pode, na verdade, aumentar.

   O sinemet, uma formulação disponível no mercado que contém carbidopa e levodopa em uma proporção fixa (1:10 ou 1:4), geralmente é utilizado. O tratamento se inicia com uma dose pequena – p. ex., um comprimido de Sinemet 25/100 (contendo 25 mg de carbidopa e 100 mg de levodopa) 3x/dia – aumentada gradativamente, dependendo da resposta. O sinemet CR é uma formulação de liberação controlada (contendo 25 ou 50 mg de carbi-

dopa e 100 ou 200 mg de levodopa) e é útil principalmente quando tomado na hora de dormir para diminuir a incapacidade motora ao acordar. Uma formulação de carbidopa/levodopa (Rytary) que contém tanto grânulos de liberação imediata quanto retardada proporciona uma resposta mais suave em pacientes com oscilações. A combinação comercialmente disponível de levodopa com carbidopa e entacapona (Stalevo) também pode ser útil nesse contexto e é abordada na seção a seguir, que trata dos inibidores da COMT. As oscilações de resposta também são reduzidas mantendo-se a ingestão diária de *proteína* no mínimo recomendado e fazendo-se a principal refeição proteica como a última refeição do dia. A infusão contínua de uma suspensão enteral de carbidopa-levodopa por meio de um tubo de gastrojejunostomia percutânea e uma bomba de infusão portátil reduz o tempo "*off*" em pacientes com doença de Parkinson avançada. Uma infusão subcutânea contínua de foslevodopa-foscarbidopa também reduz o tempo "*off*" e melhora a quantidade de tempo "*on*" sem discinesias incômodas. A levodopa pode ser tomada também como um comprimido dispersível tomado por via sublingual para uma resposta mais rápida ou por inalação (Inbrija) como medicação de resgate para pacientes que desenvolvem acinesia grave (períodos de inatividade).

As discinesias e os efeitos colaterais comportamentais da levodopa estão relacionados à dose, mas a redução da dose pode eliminar qualquer benefício terapêutico. As discinesias induzidas pela levodopa podem responder também à amantadina.

A terapia com levodopa é contraindicada para pacientes com doença psicótica ou glaucoma de ângulo estreito. Não deve ser administrada a pacientes que estejam tomando inibidores da MAO ou no espaço de 2 semanas de sua retirada, já que podem ocorrer crises hipertensivas. A interrupção repentina da levodopa pode precipitar a síndrome neuroléptica maligna e deve ser evitada.

3. **Agonistas da dopamina** – Os agonistas da dopamina, como pramipexole e ropinirole, atuam diretamente nos receptores de dopamina, e seu uso no parkinsonismo está associado a menor incidência de oscilações de resposta e discinesias que ocorrem com a terapia de longo prazo com levodopa. Esses agentes são eficazes nos estágios iniciais e avançados da doença de Parkinson e geralmente são administrados antes da introdução da levodopa ou com uma dose baixa de sinemet 25/100 (carbidopa 25 mg e levodopa 100 mg, 1 comprimido 3 vezes diariamente) quando a terapia dopaminérgica é introduzida pela primeira vez em pacientes com menos de 60 anos; a dose de sinemet é mantida constante, enquanto a dose do agonista é gradativamente aumentada.

   O pramipexol é iniciado em uma dosagem de 0,125 mg 3x/dia, VO, e a dose é aumentada gradativamente para 0,5-1,5 mg 3x/dia. O ropinirol é iniciada com 0,25 mg 3x/dia VO e aumentada gradualmente. A maioria dos pacientes precisa de 2-8 mg 3x/dia para obter benefícios. As formulações de liberação prolongada, 1x/dia de pramipexole e ropinirole têm eficácia e tolerabilidade semelhantes às das versões de liberação imediata. A rotigotina é um agonista da dopamina absorvido por via transdérmica de um adesivo cutâneo; a dose inicial é de 2 mg 1x/dia e aumentada semanalmente em 2 mg/dia até atingir uma resposta ideal, até um máximo de 8 mg/dia. Os efeitos adversos desses vários agonistas incluem fadiga, sonolência, náusea, edema periférico, discinesias, confusão mental e hipotensão postural. Com menos frequência, pode ocorrer uma vontade irresistível de dormir, às vezes em circunstâncias inadequadas e perigosas. Ocorrem também distúrbios de controle de impulsos envolvendo jogos de azar, compras ou atividade sexual. Reações cutâneas locais podem ocorrer com o adesivo de rotigotina. A **síndrome de abstinência do agonista da dopamina** se desenvolve ocasionalmente em pacientes nos quais o agonista de dopamina é reduzido. Esse fenômeno consiste em uma combinação de sintomas físicos e psicológicos angustiantes que são refratários à levodopa e a outros medicamentos dopaminérgicos e podem persistir por meses ou mais. Não há tratamento eficaz. O agonista dopaminérgico deve ser reintroduzido e reduzido de forma mais gradual, se possível.

4. Inibidores seletivos da MAO – A rasagilina, um inibidor seletivo da MAO-B, oferece um claro benefício sintomático a alguns pacientes em uma dose oral diária de 1 mg, tomada pela manhã, podendo ser utilizada também como terapia adjuvante em pacientes com oscilações de resposta à levodopa. A selegilina (5 mg VO no café da manhã e no almoço) e a safinamida (50 mg VO diariamente, aumentada para 100 mg/dia após 14 dias) também são aprovadas como tratamentos adjuvantes. Ao inibir a degradação metabólica da dopamina, esses medicamentos podem melhorar as oscilações ou o declínio da resposta à levodopa.

Estudos sugeriram (mas não demonstraram de forma conclusiva) que a rasagilina pode retardar a progressão da doença de Parkinson, e parece retardar a necessidade de outras terapias sintomáticas. Por essas razões, a rasagilina quase sempre é iniciada precocemente, sobretudo em pacientes jovens ou com doença leve.

5. Inibidores da COMT – Os inibidores da catecolamina-O-metiltransferase (COMT) reduzem o metabolismo da levodopa para 3-O-metildopa e, portanto, alteram a farmacocinética plasmática da levodopa, levando a níveis plasmáticos mais sustentados e a uma estimulação dopaminérgica mais constante do cérebro. O tratamento com entacapone ou tolcapone resulta na redução das oscilações de resposta, com um período maior de resposta à levodopa administrada. O tolcapone é administrado em uma dosagem de 100 ou 200 mg 3x/dia VO, e o entacapone é administrado na dose de 200 mg com cada dose de sinemet. O opicapone, um inibidor de ação prolongada, perifericamente seletivo da COMT, é tomado 1x/dia (50 mg), na hora de dormir, pelo menos 1 hora antes ou depois de comer. É possível que a dose de sinemet tomada concomitantemente tenha que ser reduzida em até um terço para evitar efeitos colaterais. A diarreia às vezes é incômoda. Como raros casos

de insuficiência hepática fulminante ocorreram após seu uso, o tolcapone deve ser evitado em pacientes com hepatopatia preexistente. Testes bioquímicos hepáticos seriados devem ser realizados em intervalos de 2 semanas durante o primeiro ano e, posteriormente, em intervalos maiores em pacientes que estejam recebendo a medicação – conforme recomendado pelo fabricante. Não há relatos de hepatotoxicidade grave com entacapona ou opicapone.

O stalevo, a formulação comercial de levodopa combinada com carbidopa e entacapona, é mais bem utilizada em pacientes já estabilizados com doses equivalentes de carbidopa/levodopa e entacapona. O stalevo está disponível em três dosagens, podendo, portanto, ser adaptado às necessidades do paciente.

6. Istradefilina – Esse antagonista do receptor A2A de adenosina (20-40 mg VO 1x/dia) é administrado a pacientes que estejam tomando levodopa ou um agonista da dopamina para reduzir o tempo de inatividade. O tempo total de inatividade normalmente é reduzido em menos de 1 hora por dia.

7. Medicamentos anticolinérgicos – Os anticolinérgicos são mais úteis para aliviar o tremor e a rigidez do que a bradicinesia. O triexifenidil e a benztropina são formulações de uso comum. O tratamento se inicia com uma pequena dose que é aumentada gradativamente até que produza benefício ou os efeitos colaterais limitem novos aumentos. Se o tratamento for ineficaz, o medicamento é retirado gradualmente, fazendo nova tentativa com outra formulação. Entretanto, esses medicamentos geralmente não são bem tolerados, especialmente por adultos mais velhos.

Os efeitos colaterais limitam o uso rotineiro desses medicamentos, e incluem xerostomia, náusea, constipação, palpitações, arritmias cardíacas, retenção urinária, confusão mental, agitação, inquietação, sonolência, midríase, aumento da pressão intraocular e disfunção acomodativa. Os medicamentos anticolinérgicos são contraindicados para pacientes com hiperplasia prostática, glaucoma de ângulo estreito ou doença gastrointestinal obstrutiva e geralmente são tolerados por adultos mais velhos. É melhor evitá-los sempre que houver comprometimento cognitivo ou predisposição ao *delirium*.

8. Antipsicóticos – Confusão mental e sintomas psicóticos podem ocorrer como efeito colateral da terapia dopaminérgica ou como parte da doença subjacente. O pimavanserin (34 mg 1x/dia), um agonista da serotonina (2A), foi aprovado pela FDA especificamente para o tratamento da psicose da doença de Parkinson. Esse fármaco pode responder também aos agentes antipsicóticos atípicos clozapina e quetiapina, que têm poucos efeitos colaterais extrapiramidais e não bloqueiam os efeitos da medicação dopaminérgica. Em raros casos, a clozapina pode causar supressão da medula óssea, portanto são necessários hemogramas semanais para os pacientes que tomam o medicamento. O paciente começa com 6,25 mg ao deitar, aumentando-se a dosagem para 25-100 mg/dia, conforme necessário. Em doses baixas, a clozapina pode melhorar

também as discinesias iatrogênicas. *Os agentes antipsicóticos típicos e os agentes antipsicóticos de segunda geração, como a risperidona e a olanzapina, podem agravar os sintomas motores e devem ser evitados.*

B. Medidas gerais

A fisioterapia, a terapia ocupacional e a fonoaudiologia ajudam muitos pacientes. Uma metanálise de 15 RCT (ensaio clínico randomizado) e 6 estudos controlados não randomizados concluiu que o *tai chi* demonstrou efeitos benéficos, melhorando a função motora, depressão, equilíbrio e mobilidade funcional de pacientes com doença de Parkinson. O déficit cognitivo e os sintomas psiquiátricos podem ser auxiliados por um inibidor da colinesterase, como a rivastigmina (3-12 mg VO diariamente ou 4,6 ou 9,5 mg/24 horas por via transdérmica diariamente). Os distúrbios afetivos, que podem ser evidentes durante os períodos de inatividade, devem ser tratados com antidepressivos ou agentes ansiolíticos, conforme necessário. A qualidade de vida muitas vezes pode melhorar com a oferta de auxílios simples para a vida diária, como, p. ex., trilhos ou corrimões instalados em locais estratégicos da casa, talheres especiais com cabos grandes, serviços americanos de borracha antiderrapante na mesa e dispositivos de amplificação da voz.

C. Tratamentos de estimulação e ablação

A estimulação de alta frequência dos núcleos subtalâmicos ou do globo pálido interno pode beneficiar muitas das características motoras da doença, mas não afeta sua história natural. A estimulação elétrica do cérebro tem sobre os procedimentos ablativos de talamotomia e palidotomia a vantagem de ser reversível e de causar danos mínimos ou nulos ao cérebro. Portanto, é a abordagem cirúrgica preferida para o tratamento e reservada a pacientes sem comprometimento cognitivo ou transtorno psiquiátrico que apresentam boa resposta à levodopa, mas nos quais as discinesias ou as oscilações de resposta são problemáticas. Em geral, são necessários 3-6 meses após a cirurgia para que se consiga ajustar a programação do estimulador e obter resultados ideais. Os efeitos colaterais incluem depressão, apatia, impulsividade, disfunção executiva e diminuição da fluência verbal em um subgrupo de pacientes. A talamotomia com ultrassom focalizado ou a radiocirurgia estereotáxica pode ajudar pacientes com parkinsonismo com predominância de tremor refratário ao tratamento medicamentoso que relutam em se submeter à cirurgia.

3. Doença de Huntington

FUNDAMENTOS DO DIAGNÓSTICO

- Início gradual e progressão de coreia e demência ou mudança de comportamento.
- História familiar do distúrbio.

Considerações gerais

A doença de Huntington caracteriza-se por coreia e demência; é herdada de forma autossômica dominante e ocorre em todo o mundo, em todos os grupos étnicos, com uma taxa de prevalência de cerca de 5 por 100 mil. Há uma repetição expandida e instável do trinucleotídeo CAG no gene da huntingtina em 4p16.3; comprimentos de repetição mais longos correspondem a uma idade de início mais precoce e a uma progressão mais rápida da doença.

Achados clínicos
A. Sintomas e sinais

A manifestação clínica inicial geralmente ocorre entre 30-50 anos de idade. A doença é progressiva e geralmente resulta em um desfecho fatal em um espaço de 15-20 anos. Os sintomas iniciais podem consistir em movimentos anormais ou alterações intelectuais, mas, em última análise, ambos ocorrem. As primeiras alterações mentais geralmente são comportamentais, com irritabilidade, mau humor, comportamento antissocial ou um distúrbio psiquiátrico, mas uma demência mais óbvia se desenvolve posteriormente. A discinesia pode inicialmente limitar-se a uma aparente inquietação ou agitação, mas acabar por evoluir para movimentos coreiformes e uma postura distônica. Uma síndrome parkinsoniana com rigidez progressiva e acinesia (em vez de coreia) por vezes ocorre em associação com demência, especialmente em casos com início na infância. O diagnóstico se estabelece com um teste genético amplamente disponível, embora esse teste deva ser realizado sob a orientação de um conselheiro genético credenciado.

B. Exames de imagem

A TC ou a RM geralmente demonstra atrofia cerebral e atrofia do núcleo caudado em determinados casos. O PET demonstrou redução da taxa metabólica estriatal.

Diagnóstico diferencial

O desenvolvimento de coreia sem história familiar de coreoatetose não deve ser atribuído à doença de Huntington, pelo menos até que outras causas de coreia tenham sido excluídas clinicamente e por estudos laboratoriais adequados. As causas não genéticas de coreia incluem AVE, LES e síndrome do anticorpo antifosfolípide, síndromes paraneoplásicas, infecção por HIV e vários medicamentos. Em pacientes jovens, a coreia de Sydenham autolimitada se desenvolve após infecções estreptocócicas do grupo A em raras ocasiões. Se um paciente apresentar apenas insuficiência intelectual progressiva, pode não ser possível distinguir a doença de Huntington de outras causas de demência, a menos que haja história familiar característica ou desenvolvimento de uma discinesia.

Os distúrbios semelhantes à **doença de Huntington (doença de Huntington-*like*)** se assemelham à doença de Huntington, mas são causados por outras mutações genéticas. Um distúrbio autossômico dominante clinicamente semelhante (**atrofia dentatorrubral-palidoluysiana**), manifestada por coreia, demência, ataxia e epilepsia mioclônica, é incomum exceto em pessoas de ascendência japonesa. O tratamento é o mesmo da doença de Huntington.

Tratamento

Não há cura para a doença de Huntington; a progressão não pode ser interrompida, e o tratamento é puramente sintomático, embora estejam em curso estudos de oligonucleotídeos *antisense* que inibem a produção da proteína huntingtina mutante. As alterações bioquímicas relatadas sugerem relativa subatividade dos neurônios que contêm Gaba e acetilcolina ou relativa hiperatividade dos neurônios dopaminérgicos. A coreia é tratada com inibidores do transportador vesicular de monoamina tipo 2 (VMAT2), três dos quais são aprovados nos EUA. Inicia-se a tetrabenazina com 12,5 mg 2-3x/dia VO, aumentando em 12,5 mg a cada 5 dias, dependendo da resposta e da tolerância; a dose usual de manutenção é de 25 mg 3x/dia. A dose inicial de deutetrabenazina é de 6 mg 1x/dia VO, aumentada para 6 mg 2x/dia após 1 semana e em incrementos de 6 mg/semana a partir de então, até um máximo de 24 mg 2x/dia. A valbenazina inicia com 40 mg 1x/dia VO, aumentada em 20 mg a cada 2 semanas até um máximo de 80 mg/dia. Os efeitos colaterais dos inibidores de VMAT2 incluem depressão, hipotensão postural, sonolência e características parkinsonianas; esses agentes não devem ser administrados nos 14 dias seguintes ao uso de inibidores da MAO e não são indicados para o tratamento de discinesias induzidas por levodopa. O tratamento com medicamentos que bloqueiam os receptores de dopamina, como as fenotiazinas ou o haloperidol, pode controlar a discinesia e quaisquer distúrbios de comportamento. O tratamento com haloperidol geralmente inicia com uma dose de 1 mg, 1-2x/dia, VO, que é aumentada a cada 3-4 dias, dependendo da resposta; como alternativa, agentes antipsicóticos atípicos, como a quetiapina (aumentando de 25 mg/dia VO, até 100 mg 2x/dia, VO, conforme tolerado), podem ser uma opção. A amantadina em uma dose de 200-400 mg/dia VO por vezes é útil para o tratamento da coreia. A estimulação cerebral profunda foi utilizada com sucesso no tratamento da coreia em um pequeno número de pacientes. Os distúrbios de comportamento podem responder à clozapina.

Deve-se oferecer aconselhamento genético aos filhos. O teste genético permite a detecção pré-sintomática e o diagnóstico definitivo da doença.

4. Distonia idiopática de torção

> ### FUNDAMENTOS DO DIAGNÓSTICO
> - Movimentos e posturas distônicas.
> - Histórico normal de nascimento e desenvolvimento. Não há outros sinais neurológicos.
> - As investigações (inclusive TC ou RM) não revelam a causa da distonia.

Considerações gerais

A distonia idiopática de torção pode ocorrer esporadicamente ou de forma hereditária, com modos de transmissão autossômico dominante, autossômico recessivo e recessivo ligado ao X. Os sintomas podem começar na infância ou mais tarde e persistir durante toda a vida.

Achados clínicos

O distúrbio caracteriza-se pelo aparecimento de movimentos e posturas anormais do paciente com histórico normal de nascimento e desenvolvimento, sem doenças clínicas anteriores relevantes e sem outros sinais neurológicos. As investigações (incluindo TC) não revelam nenhuma causa para os movimentos anormais. Os movimentos distônicos da cabeça e do pescoço podem assumir a forma de torcicolo, blefaroespasmo, careta facial ou abertura ou fechamento forçado da boca. Os membros também podem assumir posturas anormais, porém características. A idade de início influencia tanto os achados clínicos quanto o prognóstico. Com início na infância, geralmente há uma história familiar do distúrbio, os sintomas em geral começam nas pernas e a progressão é provável até que haja incapacidade grave resultante de distonia generalizada. distonia generalizada. Por outro lado, quando o início é mais tardio, é improvável que haja uma história familiar positiva, os sintomas iniciais geralmente ocorrem nos braços ou nas estruturas axiais, e não costuma ocorrer incapacidade grave, embora a distonia generalizada possa se desenvolver em alguns pacientes. Considerando conjuntamente todos os casos, cerca de um terço dos pacientes apresentam um grau de incapacidade tão grave a ponto de ficarem limitados a uma cadeira ou cama, enquanto outro terço é afetado apenas de forma leve.

Diagnóstico diferencial

Anóxia perinatal, trauma de nascimento e kernicterus são causas comuns de distonia, mas os movimentos anormais geralmente se desenvolvem antes dos 5 anos de idade, o desenvolvimento inicial do paciente geralmente é anormal, e um histórico de convulsões não é incomum. Além disso, o exame pode revelar sinais de retardo mental ou déficit piramidal, além do distúrbio de movimento. A postura distônica pode ocorrer também na doença de Wilson, na doença de Huntington ou no parkinsonismo; como sequela de encefalite letárgica ou terapia prévia com medicação neuroléptica anterior; e em alguns outros distúrbios. Nesses casos, o diagnóstico é baseado no histórico e nas manifestações clínicas.

Tratamento

Em geral, a distonia idiopática de torção responde mal aos medicamentos. Uma variedade distinta de distonia é notavelmente sensível à levodopa; portanto, é necessário fazer um teste com levodopa em todo paciente distônico (iniciar o sinemet 25/100 mg 0,5 comprimido VO 1x/dia e aumentar a dose, dependendo da resposta). Caso contrário, diazepam, clonazepam, medicamentos anticolinérgicos, como triexifenidil ou benztropina (em alta dosagem), ou baclofeno podem ser úteis ocasionalmente; caso contrário, recomenda-se fazer um teste de tratamento com tetrabenazina. Em cada caso, a dose deve ser individualizada, dependendo da resposta e da tolerância. Entretanto, as doses desses últimos medicamentos que são necessárias para oferecer algum benefício geralmente levam a um parkinsonismo leve. A estimulação cerebral profunda palidal é útil para a distonia generalizada incapacitante e tem morbidade menor do que a talamotomia estereotáxica, que às vezes é útil para pacientes com distonia de membros predominantemente unilateral. Os possíveis eventos adversos da estimulação cerebral profunda incluem infecção cerebral ou hemorragia, ruptura de eletrodos, alterações afetivas e disartria.

5. Distonia focal de torsão

Várias das manifestações distônicas que ocorrem na distonia idiopática de torção também podem ocorrer como fenômenos isolados e são consideradas com mais propriedade como distonias focais que ocorrem como forma frustra da distonia idiopática de torção em pacientes com história familiar positiva ou representam uma manifestação focal da forma desse distúrbio com início na idade adulta quando não há história familiar. O tratamento clínico geralmente é insatisfatório. Vale a pena testar os medicamentos utilizados na distonia idiopática de torção, no entanto, visto que alguns pacientes apresentam algum tipo de resposta. Além disso, com distonias restritas, como blefaroespasmo ou torcicolo, a injeção local de toxina botulínica A nos músculos hiperativos pode produzir benefícios válidos por várias semanas ou meses e pode ser repetida conforme necessário.

Tanto o **blefaroespasmo** quanto a **distonia oromandibular** podem ocorrer como uma distonia focal isolada. O primeiro caracteriza-se pelo fechamento forçado involuntário e espontâneo das pálpebras por um intervalo variável. A distonia oromandibular se manifesta com a contração involuntária dos músculos ao redor da boca, causando, p. ex., abertura ou fechamento involuntário da boca, movimentos de deslocamento ou protrusão da língua e retração do platisma. A **distonia cervical** (torcicolo espasmódico), geralmente com início entre 25-50 anos de idade, caracteriza-se por uma tendência de torção do pescoço para um lado. Isso ocorre inicialmente de forma episódica, mas, por fim, o pescoço é mantido para o lado. Alguns pacientes têm um truque sensorial (*"geste antagoniste"*) que reduz a postura distônica, como, p. ex., tocar a lateral do rosto. A resolução espontânea pode ocorrer no primeiro ano, aproximadamente. O distúrbio geralmente dura por toda a vida. Na maioria dos casos, a injeção local de toxina botulínica A proporciona benefícios, e a estimulação cerebral profunda do globo pálido interno é uma opção se o tratamento clínico e a injeção de toxina botulínica não forem bem-sucedidos.

A **câibra do escrivão** caracteriza-se pela postura distônica da mão e do antebraço quando a mão é utilizada para escrever e às vezes quando é usada para outras tarefas, como, p. ex., tocar piano ou usar uma chave de fenda ou utensílios de cozinha. Em geral, o tratamento farmacológico não é gratificante, e os pacientes geralmente são aconselhados a aprender a usar a outra mão para atividades que exijam destreza manual. As injeções de toxina botulínica A são úteis em alguns casos.

6. Mioclonia

Os espasmos mioclônicos ocasionais podem ocorrer com qualquer pessoa, especialmente durante o sono. A **mioclonia generalizada ou multifocal** é comum em pacientes com epilepsia idiopática e é especialmente proeminente em certos distúrbios hereditários caracterizados por convulsões e declínio intelectual progressivo, como as doenças de armazenamento de lipídios. Também é uma característica da panencefalite esclerosante subaguda e da doença de Creutzfeldt-Jakob. Os espasmos mioclônicos generalizados podem acompanhar encefalopatias urêmicas e outras encefalopatias metabólicas, resultar de terapia com levodopa ou antidepressivos tricíclicos, ocorrer em estados de abstinência de álcool ou drogas, ou após lesão cerebral anóxica. Também ocorre de forma hereditária ou esporádica como um fenômeno isolado em indivíduos saudáveis.

A **mioclonia segmentar** é uma manifestação rara de uma lesão focal da medula espinal. Também pode ser a expressão clínica de **epilepsia parcial contínua**, um distúrbio no qual uma descarga epiléptica focal repetitiva surge no córtex sensório-motor contralateral, às vezes decorrente de uma lesão estrutural subjacente. Um EEG geralmente é útil para esclarecer a natureza epiléptica do distúrbio, e a TC ou a RM pode revelar a lesão causal.

A mioclonia pode responder a determinados medicamentos anticonvulsivantes, especialmente ácido valproico ou levetiracetam, ou a um dos benzodiazepínicos, especialmente o clonazepam (ver Tab. 26.3). Também pode responder ao piracetam (até 16,8 g diariamente; não disponível nos EUA). A mioclonia após lesão cerebral anóxica geralmente responde ao oxitriptano (5-hidroxitriptofano), o precursor da serotonina, e às vezes ao clonazepam. O oxitriptano é administrado em doses que aumentam gradualmente até 1-1,5 mg/dia. Em pacientes com mioclonia segmentar, deve-se procurar uma lesão localizada e tratá-la adequadamente.

7. Doença de Wilson

Nesse distúrbio metabólico, a movimentação e a postura anormais podem ocorrer com ou sem sinais coexistentes de envolvimento hepático. As manifestações psiquiátricas e neuropsicológicas são comuns. A doença de Wilson é abordada no Capítulo 18.

8. Movimentos anormais induzidos por agentes farmacológicos

Os medicamentos podem produzir uma ampla variedade de movimentos anormais, entre os quais tremor, parkinsonismo, acatisia (ou seja, inquietação motora), distonia aguda, coreia, mioclonia e discinesias tardias ou distonia. O **tremor induzido por medicamentos** geralmente é de natureza postural, com baixa amplitude e alta frequência, e pode ocorrer com agonistas beta-2-adrenérgicos, simpaticomiméticos, agentes serotoninérgicos, glicocorticoides, hormônio da tireoide, medicamentos anticonvulsivos, antiarrítmicos, antipsicóticos, quimioterápicos, imunossupressores, agentes hipoglicêmicos e outros medicamentos, como lítio, cafeína e teofilina.

O **parkinsonismo induzido por medicamentos** geralmente é bilateral no início, tende a ter uma incidência menor de tremor e é pouco sensível à levodopa. Pode ser causado por medicamentos antidopaminérgicos (p. ex., antipsicóticos típicos e atípicos, antieméticos, agentes depletores de monoamina central), agentes serotoninérgicos, bloqueadores dos canais de cálcio e lítio.

A **coreia** pode se desenvolver em pacientes que tomam medicamentos antidopaminérgicos (p. ex., antipsicóticos típicos e atípicos, antieméticos), levodopa, agonistas da dopamina, medicamentos anticolinérgicos, certos medicamentos anticonvulsivos, lítio, anfetaminas ou contraceptivos orais.

A **distonia aguda** pode ser produzida por medicamentos antidopaminérgicos (p. ex., fenotiazinas e seus derivados, butirofenonas, metoclopramida) e medicamentos dopaminérgicos (p. ex., levodopa, bromocriptina), agentes serotoninérgicos, fenitoína, carbamazepina e lítio. As discinesias relacionadas a medicamentos psiquiátricos são abordadas no Capítulo 27. *Com exceção da discinesia tardia e da distonia, o distúrbio de movimento geralmente se resolve com a retirada da substância agressora, mas o parkinsonismo pode levar muitos meses para se resolver.* Quando a distonia aguda grave e a acatisia são tratadas com benztropina IV ou IM ou difenidramina, o parkinsonismo induzido por medicamentos é tratado com benztropina oral e a discinesia tardia é tratada com deutetrabenazina ou valbenazina.

9. Síndrome das pernas inquietas

Esse distúrbio comum, que afeta 1-5% das pessoas, pode ocorrer como um distúrbio primário (idiopático) ou estar relacionado a doença de Parkinson, gravidez, anemia por deficiência de ferro ou neuropatia periférica (especialmente urêmica ou diabética). A síndrome das pernas inquietas pode ter uma base hereditária, e vários lócus gênicos foram associados ao distúrbio. A inquietação e distúrbios sensoriais curiosos levam a um desejo irresistível de mover os membros, especialmente durante períodos de relaxamento; o movimento dos membros proporciona alívio. O impulso ocorre exclusivamente à tarde e à noite ou é pior à noite do que durante o dia. *A maioria dos pacientes também apresenta movimentos periódicos dos membros durante o sono,* e um terço apresenta movimentos periódicos dos membros durante a vigília relaxada; ambos consistem em uma breve flexão involuntária do tornozelo, joelho e quadril. Podem ocorrer distúrbios do sono noturno e sonolência diurna excessiva. *Os níveis de ferritina devem sempre ser medidos;* deve-se tentar o tratamento com sulfato de ferro oral em pacientes com níveis de ferritina menores ou iguais a 75 mcg/L (13,4 mcmol/L) e saturação de transferrina abaixo de 45% antes do início de outras farmacoterapias. Em pacientes que não respondem ou não se qualificam para a terapia com ferro, gabapentina enacarbil (300-1.200 mg VO todas as noites), gabapentina (começando com 300 mg VO diariamente e aumentando para aproximadamente 1.800 mg/dia, dependendo da resposta e da tolerância) ou pregabalina (150-300 mg VO divididos em 2-3x/dia) são opções a serem tentadas em seguida. A terapia com agonistas da dopamina como pramipexol (0,125-0,5 mg VO 1x/dia), ropinirol (0,25-4 mg VO 1x/dia diariamente), ropinirole (0,25-4 mg VO 1x/dia, 2-3 horas antes de dormir) ou rotigotina (1-3 mg/24 horas em adesivo transdérmico 1x/dia) é útil, mas pode levar ao agravamento dos sintomas. A levodopa é igualmente útil,

mas também leva a um aumento, portanto seu uso geralmente é reservado àqueles que não respondem a outras medidas. A oxicodona-naloxona de liberação prolongada (2,5-5 a 5-10 mg VO 2x/dia) é útil para pacientes com sintomas graves ou aqueles que são refratários às terapias de primeira linha.

10. Síndrome de Gilles de la Tourette

> **FUNDAMENTOS DO DIAGNÓSTICO**
>
> - Múltiplos tiques motores e fônicos.
> - Os sintomas começam antes dos 18 anos de idade.
> - Os tiques ocorrem com frequência por pelo menos 1 ano.
> - Os tiques variam em número, frequência e natureza ao longo do tempo.

Achados clínicos

Os tiques simples ocorrem de forma transitória em até 25% das crianças, regridem em semanas ou meses e não requerem tratamento. A síndrome de Tourette é um distúrbio mais complexo. Os **tiques motores** são a manifestação inicial em 80% dos casos e envolvem mais comumente a face, enquanto nos 20% restantes os sintomas iniciais são **tiques fônicos**. Por fim, uma combinação de diferentes tiques motores e fônicos se desenvolve em todos os pacientes. Os tiques são precedidos por um impulso que é aliviado com a execução do movimento ou vocalização, podendo ser temporariamente suprimidos, mas o desejo acaba por se tornar irresistível. Esses tiques são observados primeiro na infância, geralmente entre 2-15 anos de idade. Os tiques motores ocorrem principalmente na face, na cabeça e nos ombros (p. ex., fungar, piscar, franzir a testa, encolher os ombros e empurrar a cabeça). Os tiques fônicos geralmente incluem grunhidos, latidos, sibilos, pigarro e tosse, e às vezes também expressões verbais, inclusive coprolalia (discurso obsceno). Também pode haver ecolalia (repetição da fala de outras pessoas), ecopraxia (imitação dos movimentos dos outros) e palilalia (repetição de palavras ou frases). Alguns tiques podem ser de natureza automutilante, como roer as unhas, puxar os cabelos ou morder os lábios ou a língua. O distúrbio é crônico, mas o curso pode ser pontuado por recaídas e remissões. O TOC e o transtorno de déficit de atenção com hiperatividade (TDAH) são frequentemente associados e podem ser mais incapacitantes do que os próprios tiques. Às vezes é possível obter uma história familiar.

O exame geralmente não revela nenhuma anormalidade além dos tiques. Além do TOC, podem ocorrer distúrbios psiquiátricos devido ao constrangimento cosmético e social associado. Em geral, diagnóstico do transtorno geralmente é retardado por anos, e os tiques são interpretados como doença psiquiátrica ou alguma outra forma de movimento anormal. Desse modo, os pacientes geralmente são submetidos a tratamentos desnecessários antes que o distúrbio seja reconhecido. O caráter de tique dos movimentos anormais e a ausência de outros sinais neurológicos devem diferenciar esse distúrbio de outros distúrbios do movimento que se apresentam na infância. A doença de Wilson, no entanto, pode simular a condição e deve ser excluída.

Tratamento

O tratamento é sintomático e pode precisar continuar indefinidamente. O treinamento de reversão de hábitos ou outras formas de terapia comportamental podem ser eficazes isoladamente ou combinados à farmacoterapia. Os agonistas alfa-adrenérgicos, como a clonidina (iniciar com 0,05 mg VO na hora de dormir, titulando para 0,3-0,4 mg VO diariamente, divididos em 3-4x/dia) ou a guanfacina (iniciar com 0,5 mg VO ao deitar, titulando-se até um máximo de 3-4 mg VO diariamente, divididos 2x/dia), são terapias de primeira linha devido a um perfil favorável de efeitos colaterais em comparação com os antipsicóticos típicos, e são terapias aprovadas pela FDA para o tratamento do transtorno. Esses agentes ainda têm a vantagem de melhorar os sintomas do TDAH concomitante. Quando um antipsicótico típico é necessário em casos de tiques graves, o haloperidol geralmente é considerado o medicamento de escolha, iniciado em uma dose baixa (0,25 mg/dia VO) que é aumentada gradualmente (0,25 mg a cada 4-5 dias) até que se obtenha o máximo benefício com o mínimo de efeitos colaterais ou até que os efeitos colaterais limitem novos aumentos. A dose oral diária total entre 2-8 mg geralmente é ideal, mas às vezes são necessárias doses mais altas. O aripiprazol (2,5-20 mg VO diariamente), a flufenazina (1-15 mg VO diariamente), a pimozida (1-10 mg VO diariamente) e a risperidona (1-6 mg diários VO) são alternativas; o haloperidol, o aripiprazol e a pimozida são aprovados pela FDA para a síndrome de Tourette. Os antipsicóticos típicos podem causar ganho de peso e apresentam o risco de discinesias tardias e outros efeitos colaterais motores de longo prazo e potencialmente irreversíveis. Por essa razão, muitos especialistas preferem o uso de um inibidor de VMAT2 (ver dosagem na discussão sobre a doença de Huntington); a tetrabenazina é aprovada para a síndrome de Tourette no Canadá, mas não nos EUA. Pequenos estudos randomizados ou estudos observacionais relataram benefícios do topiramato, da nicotina, do tetra-hidrocanabinol, do baclofeno e do clonazepam.

A injeção de toxina botulínica tipo A no local dos tiques mais angustiantes por vezes vale a pena e produz menos efeitos colaterais do que a terapia antipsicótica sistêmica. A estimulação cerebral profunda bilateral de alta frequência em vários locais tem-se mostrado útil em alguns casos, que de outra forma seriam intratáveis.

Quando encaminhar

Pacientes com tremor essencial, doença de Parkinson e síndrome das pernas inquietas que não respondem à terapia de primeira linha.

Todo paciente com doença de Huntington, doença de Wilson, síndrome de Gilles de la Tourette e distonia.

Quando hospitalizar

Pacientes submetidos a tratamento cirúrgico devem ser hospitalizados.

Billnitzer A et al. Current management of tics and Tourette syndrome: behavioral, pharmacologic, and surgical treatments. Neurotherapeutics. 2020;17:1681. [PMID: 32856174]

Ferreira JJ et al. An MDS evidence-based review on treatments for Huntington's disease. Mov Disord. 2022;37:25. [PMID: 34842303]

Jankovic J et al. Parkinson's disease: etiopathogenesis and treatment. J Neurol Neurosurg Psychiatry. 2020;91:795. [PMID: 32576618]

Ondo WG. Current and emerging treatments of essential tremor. Neurol Clin. 2020;38:309. [PMID: 32279712]

Silber MH et al; Scientific and Medical Advisory Board of the Restless Legs Syndrome Foundation. The management of restless legs syndrome: an updated algorithm. Mayo Clin Proc. 2021;96:1921. [PMID: 34218864]

Demência

FUNDAMENTOS DO DIAGNÓSTICO

- Declínio intelectual progressivo.
- Não atribuído a *delirium* ou doença psiquiátrica.
- A idade é o principal fator de risco, seguida pela história familiar e pelos fatores de risco de doenças vasculares.

Considerações gerais

A demência é um declínio progressivo da função intelectual considerado suficientemente grave para comprometer o funcionamento social ou ocupacional. O **comprometimento cognitivo leve** descreve um declínio não resultante de mudança em nível funcional. Embora alguns pacientes identifiquem um evento precipitante, a maioria apresenta início insidioso e progressão gradual dos sintomas.

A demência geralmente começa após os 60 anos de idade, e a prevalência dobra aproximadamente a cada 5 anos depois disso; em pessoas com 85 anos ou mais, cerca de metade tem demência. Prevê-se que a prevalência da demência de Alzheimer será de 15 milhões até 2060 nos EUA. Na maioria dos casos, a causa da demência é adquirida, seja como doença neurodegenerativa primária esporádica ou como resultado de outro distúrbio, como um AVE (Tab. 26.7). Outros fatores de risco para demência incluem história familiar, diabetes *mellitus*, tabagismo, hipertensão, doença cerebrovascular, obesidade, histórico de traumatismo craniano importante e perda auditiva. A deficiência de vitamina D e a privação crônica de sono também podem aumentar o risco de demência. A demência é mais prevalente entre as mulheres, mas isso pode ser explicado por sua expectativa de vida mais longa. A atividade física parece ser protetora; a educação, a estimulação intelectual contínua e o engajamento social também podem ser protetores, talvez por promover *reserva cognitiva*, uma melhor capacidade de compensar a neurodegeneração insidiosa.

A demência é diferente do *delirium* e da doença psiquiátrica. O *delirium* é um estado confusional agudo que geralmente ocorre em resposta a um gatilho identificável, como intoxicação ou abstinência de drogas ou álcool (p. ex., encefalopatia de Wernicke, descrita a seguir), efeitos colaterais de medicamentos (especialmente medicamentos com propriedades anticolinérgi-

TABELA 26.7 Causas comuns de demência relacionada à idade (relacionadas por prevalência)

Distúrbio	Patologia	Características clínicas
Doença de Alzheimer	Placas com peptídeo beta-amiloide, e emaranhados neurofibrilares com proteína tau, ocorrem em todo o neocórtex.	• Doença neurodegenerativa relacionada à idade mais comum; a incidência dobra a cada 5 anos após os 60 anos de idade. • O comprometimento da memória de curto prazo é precoce e proeminente na maioria dos casos. • Déficits variáveis de função executiva, função visuoespacial e linguagem.
Demência vascular	Alteração isquêmica multifocal.	• Acúmulo gradual ou progressivo de déficits cognitivos associados a • AVE repetidos. • Os sintomas dependem da localização dos AVE.
Demência com corpúsculos de Lewy	Histologicamente indistinguível da doença de Parkinson: os corpúsculos de Lewy com alfassinucleína ocorrem no tronco encefálico, no mesencéfalo, no bulbo olfativo e no neocórtex. Possível coexistência com a patologia de Alzheimer.	• Disfunção cognitiva, com déficits visuoespaciais e executivos proeminentes. • Distúrbio psiquiátrico, com ansiedade, alucinações visuais e *delirium* oscilante. • Déficits motores parkinsonianos com ou após outras características. • Os inibidores da colinesterase diminuem o *delirium*; baixa tolerância a neurolépticos e dopaminérgicos.
Demência frontotemporal (DFT)	A neuropatologia é variável e definida pela proteína encontrada em agregados intraneuronais. A proteína tau, a proteína TAR de ligação ao DNA (TDP-43) ou a proteína fundida no sarcoma (FUS) são responsáveis pela maioria dos casos.	• Pico de incidência na sexta década; aproximadamente igual à doença de Alzheimer como causa de demência em pacientes com menos de 60 anos de idade. • Os casos familiares resultam de mutações nos genes de tau, progranulina ou outros. **Variante comportamental da DFT** • Déficits de empatia, comportamento social, percepção, pensamento abstrato e função executiva. • O comportamento é desinibido, impulsivo e ritualístico, com apatia proeminente e maior interesse por sexo ou alimentos doces/gordurosos. • Preservação relativa da memória. • Atrofia frontal direita focal. • Associação com esclerose lateral amiotrófica. **Variante semântica da afasia progressiva primária** • Déficits na busca de palavras, compreensão de uma única palavra, conhecimento de objetos e categorias e reconhecimento facial. • Os comportamentos podem ser semelhantes à variante comportamental da DFT. • Atrofia focal e assimétrica do polo temporal. **Variante não fluente/agramática da afasia progressiva primária** • A fala é difícil, com disartria, erros fonêmicos, distorções de sons e gramática ruim. • São comuns os sinais extrapiramidais focais e a apraxia do braço e da perna direitos; sobrepõe-se à degeneração corticobasal. • Atrofia frontal esquerda focal.

cas, anti-histamínicos, benzodiazepínicos, soníferos, opioides, neurolépticos, corticosteroides e outros agentes sedativos ou psicotrópicos), infecção (considerar ITU oculta ou pneumonia em pacientes idosos), distúrbio metabólico (incluindo anormalidade eletrolítica; hipo ou hiperglicemia; ou distúrbio nutricional, endócrino, renal ou hepático), privação de sono ou outra doença neurológica (convulsão, incluindo estado pós-ictal ou AVE). Em geral, o *delirium* envolve níveis *oscilantes* de excitação, como sonolência ou agitação, e melhora após a remoção ou o tratamento do fator precipitante. Os pacientes com demência são especialmente suscetíveis a episódios de *delirium*, mas o reconhecimento da demência não é possível até que o *delirium* desapareça. Por esse motivo, a demência normalmente é diagnosticada em pacientes ambulatoriais estáveis do ponto de vista clínico, e não em pacientes com doença aguda hospitalizados.

A doença psiquiátrica às vezes leva a queixas de cognição prejudicada (**pseudodemência**). A atenção prejudicada e, em alguns pacientes com depressão ou ansiedade, a falta de foco e concentração podem até ser a principal queixa. Os sintomas devem melhorar com o tratamento psiquiátrico adequado. Os transtornos de humor são observados com frequência em pacientes com doença neurodegenerativa e, em alguns casos, são um sintoma inicial. Há algumas evidências de que um transtorno de humor persistente e não tratado pode predispor ao desenvolvimento de demência relacionada à idade, e os sintomas psiquiátricos podem claramente exacerbar o déficit cognitivo de pacientes que já têm demência; portanto, a suspeita de demência não deve desviar a atenção do rastreio e do tratamento adequados da depressão ou da ansiedade.

Achados clínicos
A. Sintomas e sinais

Os sintomas e sinais das causas comuns de demência estão detalhados na Tab. 26.7. Os médicos devem estar cientes de que a percepção do paciente sobre uma alteração cognitiva pode ser vaga, e informações a respeito da saúde física e mental, circunstâncias sociais e *status* funcional por meio da família, cuidadores e outros profissionais de saúde são essenciais para uma avaliação adequada. À medida que o paciente envelhece, os médicos da atenção primária devem perguntar periodicamente sobre a presença de quaisquer sintomas cognitivos.

Os sintomas dependem da área do cérebro afetada. A **perda de memória de curto prazo**, envolvendo a repetição de perguntas ou histórias e uma capacidade reduzida de lembrar os detalhes de conversas ou eventos recentes, geralmente é resultante de alterações patológicas no hipocampo. Em geral, a dificuldade para encontrar palavras envolve a dificuldade de lembrar os nomes de pessoas, lugares ou objetos; as palavras de baixa frequência são afetadas primeiro, resultando em uma fala carregada de pronomes e circunlocuções. Acredita-se que esse problema seja decorrente de uma patologia na junção temporoparietal do hemisfério esquerdo. Os problemas de articulação, fluência, compreensão ou significado das palavras são anatomicamente distintos e menos comuns. A **disfunção visuoespacial** pode resultar em dificuldade de orientação e no fato de a pessoa se perder em lugares familiares, comprometimento da capacidade de reconhecer rostos e prédios conhecidos ou dificuldade para discernir um objeto sobre um determinado fundo. O lobo parietal direito é uma das áreas cerebrais implicadas nesses sintomas. A **disfunção executiva** pode se manifestar por distratibilidade fácil, impulsividade, inflexibilidade mental, pensamento concreto, velocidade de processamento lenta, planejamento e organização ou comprometimento da capacidade de julgamento. A localização pode variar e incluir os lobos frontais ou áreas subcorticais, como os gânglios da base ou a substância branca cerebral. A **apatia** ou indiferença, distinta da depressão, é comum, possivelmente com anatomia semelhante à da disfunção executiva. A **apraxia**, ou a perda de comportamentos motores aprendidos, pode ser resultante de disfunção dos lobos frontal ou parietal, especialmente o lobo parietal esquerdo.

Deve-se determinar o momento do início dos sintomas, mas sintomas sutis e precoces geralmente só são aparentes em retrospecto. Outro evento, como uma doença ou hospitalização, pode levar a um novo reconhecimento dos sintomas existentes. Em geral, os sintomas se acumulam com o tempo, e *a natureza do sintoma inicial é mais útil para a formação do diagnóstico diferencial*. O histórico deve estabelecer fatores de risco para demência, como história familiar, outras doenças crônicas e fatores de risco de doenças vasculares. Por fim, é importante documentar a capacidade atual do paciente de realizar **atividades básicas e instrumentais da vida diária** (ver Cap. 4) e observar a extensão do declínio em relação ao nível funcional pré-mórbido. Na realidade, *essa avaliação funcional define a presença e a gravidade da demência*.

O exame físico é importante para identificar qualquer doença clínica oculta. Além disso, anormalidades no movimento dos olhos, parkinsonismo ou outras anormalidades motoras podem auxiliar na identificação de uma condição neurológica subjacente. A investigação deve priorizar a exclusão de condições reversíveis ou que exijam terapia separada. O rastreio de depressão é necessário, juntamente com exames de imagem e laboratório, como indicado a seguir.

B. Avaliação neuropsicológica

Procede-se à breve quantificação do comprometimento cognitivo de um paciente que relata sintomas cognitivos ou se seus cuidadores apresentam preocupações semelhantes. O *Folstein Mini Mental State Exam* (MMSE), a *Montreal Cognitive Assessment* (MoCA), o *Mini-Cog* e outros testes semelhantes são breves, objetivos, amplamente traduzidos e utilizados, mas têm importantes limitações: são insensíveis a comprometimentos cognitivos leves, podem ser influenciados negativamente pela presença de problemas de linguagem ou de atenção, e não têm correlação com a capacidade funcional.

Uma **avaliação neuropsiquiátrica** com um neuropsicólogo ou psicometrista pode ser adequada. Esses testes têm por objetivo melhorar a localização, definindo os domínios cognitivos que estão prejudicados, e quantificar o grau de comprometimento. Não existe uma bateria padrão de testes, mas, em geral, diversas métricas são utilizadas para avaliar os tipos de sintomas destacados anteriormente. As avaliações são mais precisas quando o paciente está bem descansado, confortável e clinicamente estável.

C. Exames de imagem

O exame de imagem do cérebro com RM ou TC sem contraste é indicado para qualquer paciente com queixa de condição cognitiva nova e progressiva. O objetivo é excluir doença cerebrovascular oculta, tumor ou outra anormalidade estrutural identificável, em vez de fornecer evidência positiva de uma doença neurodegenerativa. A atrofia cerebral global ou focal pode ser pior do que o esperado para a idade e pode sugerir a existência de um processo neurodegenerativo específico, mas esses achados raramente são específicos.

O PET com fluorodeoxiglicose (FDG) não confirma nem exclui nenhuma causa específica de demência, mas pode ser útil como elemento de investigação em circunstâncias clínicas específicas, como, p. ex., para fazer a distinção entre doença de Alzheimer e demência frontotemporal em um paciente com alguns sintomas de cada uma dessas doenças. A imagem PET com um ligante radiomarcado para beta-amiloide, uma das proteínas patológicas da doença de Alzheimer, é altamente sensível à patologia amiloide e pode fornecer evidências positivas da doença de Alzheimer em um paciente com declínio cognitivo. Entretanto, após os 60 ou 70 anos de idade, as placas amiloides podem se acumular na ausência de déficit cognitivo; portanto, a especificidade de um exame de amiloide positivo diminui com a idade. A TC de emissão de fóton único fornece informações semelhantes às do FDG-PET, mas é menos sensível. A imagem PET com ligantes radiomarcados para tau, uma proteína patogênica na doença de Alzheimer, na paralisia suprarrenal progressiva e em algumas formas de demência frontotemporal, também pode ajudar a refinar a precisão do diagnóstico pré-morte.

D. Achados laboratoriais

Os níveis séricos de vitamina B12, T4 livre e TSH devem ser medidos em qualquer paciente com sintomas cognitivos. O teste rápido de reagina plasmática no soro (RPR) e o teste de HIV devem ser considerados. Outros exames devem ser orientados por suspeita clínica e geralmente incluem hemograma, eletrólitos séricos, glicose e perfil lipídico.

Embora a presença de um ou dois alelos ApoE épsilon-4 indique maior risco de doença de Alzheimer e a genotipagem da ApoE esteja clinicamente disponível, o teste tem *utilidade clínica limitada*. A descoberta de um alelo ApoE épsilon-4 em um paciente jovem com demência pode aumentar o grau de suspeita de doença de Alzheimer, mas a obtenção de um genótipo de um paciente mais velho provavelmente não terá utilidade, e a aplicação dessa prática a pacientes assintomáticos como um marcador de risco para doença de Alzheimer é inadequada na ausência de uma terapia preventiva.

É possível também efetuar as medições do nível de proteína no fluido espinal, que respaldam o diagnóstico da doença de Alzheimer no contexto clínico adequado; na doença de Alzheimer, os níveis de beta-amiloide diminuem e a proteína tau aumenta, mas esse teste compartilha algumas das mesmas preocupações do exame de imagem PET amiloide.

Diagnóstico diferencial

Em pacientes idosos com sintomas cognitivos gradualmente progressivos e nenhuma outra queixa ou sinal, é provável que se trate de doença neurodegenerativa (Tab. 26.7). O declínio com início antes dos 60 anos, a progressão rápida, o curso oscilante, a perda de peso involuntária, as queixas sistêmicas ou outros sintomas ou sinais inexplicáveis levantam a suspeita de um processo de doença não neurodegenerativa. Nesse caso, o diferencial é amplo e inclui infecção ou doença inflamatória (considere a possibilidade de fazer uma punção lombar para pesquisar células ou anticorpos no fluido espinal), neoplasia ou condição paraneoplásica, doença endócrina ou metabólica, substâncias ou toxinas ou outras condições. É difícil estabelecer o diagnóstico de hidrocefalia de pressão normal. Os sintomas incluem apraxia da marcha (às vezes descrita como uma marcha "magnética", como se os pés estivessem grudados no chão), incontinência urinária e demência. A TC ou a RM do cérebro revela ventrículos aumentados em clara desproporção ao alargamento sulcal e atrofia cerebral geral.

Tratamento
A. Terapia antiamiloide

Duas terapias antiamiloides foram aprovadas nos EUA. O lecanemab (10 mg/kg IV a cada 2 semanas) demonstrou retardar modestamente o declínio cognitivo em pacientes com doença de Alzheimer em estágio inicial e reduzir a carga cerebral de amiloide medida por PET amiloide em comparação com placebo. O aducanumabe foi aprovado pela FDA apesar dos resultados mistos demonstrados em estudos clínicos, dos quais apenas um demonstrou uma pequena redução do declínio cognitivo em 1,5 ano, e muitos especialistas continuam a reagir com ceticismo em relação à sua utilidade. *O uso dessas terapias é limitado a*

pacientes com comprometimento cognitivo leve ou demência leve e patologia amiloide comprovada por PET amiloide ou análise do LCR. Pacientes e prescritores devem aderir a um regime de monitoramento que inclua RM cerebral frequente devido ao alto risco de complicações, como edema cerebral e hemorragia. Recomenda-se cautela em relação a pacientes com histórico de hemorragia cerebral, evidência de micro-hemorragias ou siderose superficial revelada pela RM cerebral pré-tratamento, uso de anticoagulante ou antiplaquetário que não seja ácido acetilsalicílico, qualquer distúrbio hemorrágico ou um alelo ApoE épsilon-4. O custo, a eficácia e o risco de longo prazo dessas terapias permanecem incertos.

B. Abordagens não farmacológicas

Os pacientes com deficiência auditiva devem receber aparelhos auditivos. O **exercício aeróbico** (30 minutos vários dias por semana) pode reduzir a taxa de declínio funcional e as necessidades de cuidados do paciente, além de reduzir o risco de demência em indivíduos normais. Manter um papel tão ativo quanto possível na família e na comunidade é benéfico, enfatizando-se atividades que o paciente sinta confiança em realizar. Os pacientes com doenças neurodegenerativas possuem uma capacidade limitada de recuperar habilidades perdidas; p. ex., é mais provável que os exercícios de memória em um paciente com doença de Alzheimer resultem em mais frustração do que benefícios, e estudos mostram que o treinamento cognitivo computadorizado não melhora a cognição ou a capacidade funcional de pacientes com demência. A **vitamina E** (1.000 UI 2x/dia) parece reduzir a taxa de declínio funcional de pacientes com doença de Alzheimer, mas não afeta a cognição nem previne o desenvolvimento da doença em pacientes com comprometimento cognitivo leve.

C. Sintomas cognitivos

Os **inibidores da colinesterase** são a terapia de primeira linha para a doença de Alzheimer e a demência com corpúsculos de Lewy (Tab. 26.7). Esses agentes fornecem um tratamento modesto e sintomático para a disfunção cognitiva e podem prolongar a capacidade de independência, mas não impedem a progressão da doença. Os medicamentos comumente utilizados incluem donepezil (iniciar com 5 mg VO diariamente por 4 semanas, depois aumentado para 10 mg/dia; uma dose diária de 23 mg é aprovada para a doença de Alzheimer moderada a grave, embora sua modesta eficácia adicional em relação à dose de 10 mg seja ofuscada por um risco maior de efeitos colaterais); rivastigmina (iniciar com 1,5 mg VO 2x/dia, depois aumentado a cada 2 semanas em 1,5 mg 2x/dia até uma meta de 3-6 mg 2x/dia; ou 4,6, 9,5 ou 13,3 mg/24 horas por via transdérmica diariamente); e galantamina (iniciar com 4 mg VO 2x/dia e em seguida aumentar a cada 4 semanas em 4 mg 2x/dia até a meta de 8-12 mg 2x/dia; também está disponível uma formulação de liberação prolongada 1x/dia). Os inibidores da colinesterase não são administrados na demência frontotemporal porque podem piorar os sintomas comportamentais. Náusea e diarreia são efeitos colaterais comuns; síncope e disritmia cardíaca são incomuns, porém mais graves. Em geral, realiza-se um eletrocardiograma antes e depois do início da terapia, principalmente em pacientes com cardiopatia ou histórico de síncope.

A memantina (início com 5 mg VO diariamente e aumento de 5 mg/semana até a meta de 10 mg 2x/dia) é aprovado para o tratamento da doença de Alzheimer moderada a grave. Normalmente é utilizada no lugar dos inibidores da colinesterase, e não além deles. Na demência frontotemporal, a memantina é ineficaz e pode piorar a cognição. Por outro lado, há algumas evidências de que a memantina pode melhorar a cognição e o comportamento de pacientes com demência com a presença de corpúsculos de Lewy.

D. Transtornos de humor e comportamento

Em geral, os ISRS são seguros e bem tolerados por pacientes idosos com comprometimento cognitivo e podem ser eficazes para o tratamento de depressão, ansiedade ou agitação. As evidências apoiam o uso do citalopram (10-30 mg VO diariamente) *para agitação*; os efeitos colaterais incluem prolongamento do QTc e piora da cognição na dose mais alta. A paroxetina deve ser evitada por ter efeitos anticolinérgicos, bem como todos os antidepressivos tricíclicos pelo mesmo motivo.

Outros agentes antidepressivos, como a bupropiona ou a venlafaxina, podem ser experimentados.

A insônia é comum, e a trazodona (25-50 mg VO na hora de dormir, conforme necessário) pode ser segura e eficaz. Hipnóticos anti-histamínicos de venda livre devem ser evitados, juntamente com os benzodiazepínicos, em razão de sua tendência a piorar a cognição e precipitar o *delirium*. Outros hipnóticos de prescrição restrita como o zolpidem podem resultar em reações adversas semelhantes.

Para agitação, impulsividade e outros comportamentos que interferem no cuidado seguro, as causas do *delirium* (detalhadas anteriormente) devem ser consideradas primeiro. Quando não se identifica nenhum gatilho reversível, o tratamento deve ser abordado de maneira escalonada. Intervenções comportamentais, como reorientação e distração de estímulos que provocam ansiedade, são de primeira linha. É preciso certificar-se de que o paciente seja mantido ativo durante o dia com exercícios físicos e atividades mentalmente estimulantes, e que haja sono adequado à noite. Reavaliar o nível de cuidados e considerar a possibilidade de aumentar o tempo passado diretamente com um acompanhante. Em seguida, garantir que o tratamento farmacológico adequado da cognição e do humor seja otimizado. Por fim, como último recurso, quando outras medidas se mostrarem insuficientes e o comportamento do paciente suscitar preocupações com a segurança, considerar a terapia farmacológica. Pode-se tentar o citalopram ou doses baixas de um medicamento antipsicótico atípico, como a quetiapina (iniciada com 25 mg VO diariamente, conforme necessário, aumentada para 2-3x/dia, conforme necessário). Embora causem efeitos colaterais extrapiramidais com menos frequência do que os antipsicóticos típicos, os agentes atípicos devem ser utilizados com cuidado especial em pacientes com risco de quedas, especialmente se já houver presença de sinais parkinsonianos.

A dosagem regularmente programada de antipsicóticos não é recomendada, e, se implementada, deve ser reavaliada com frequência (p. ex., semanalmente), com tentativas de reduzir a dose conforme tolerada. Há um alerta de tarja preta da FDA contra o uso de todo medicamento antipsicótico em pacientes idosos com demência devido ao *aumento do risco de morte*; o motivo do aumento da mortalidade não é claro. A combinação de dextrometorfano e quinidina (até 30/10 mg VO 2x/dia) mostrou-se eficaz em um único estudo clínico realizado.

Circunstâncias especiais
A. Demência rapidamente progressiva

Quando a demência se desenvolve rapidamente, com declínio óbvio de algumas semanas a alguns meses, a síndrome pode ser classificada como uma **demência rapidamente progressiva**. O diagnóstico diferencial das demências típicas ainda é relevante, mas outras etiologias devem ser consideradas, entre as quais a doença do príon, as infecções, as toxinas, as neoplasias e as doenças autoimunes e inflamatórias, inclusive a encefalopatia responsiva a corticosteroides (Hashimoto) e as encefalites paraneoplásica e não paraneoplásica mediadas por anticorpos (Tab. 26.6). A investigação deve começar com RM cerebral com contraste e imagem ponderada por difusão, exames laboratoriais de rotina (níveis séricos de vitamina B12, T4 livre e níveis de TSH), RPR sérico, anticorpo contra HIV, sorologia para Lyme, testes reumatológicos (VHS, PCR e anticorpo antinuclear), níveis de anticorpos antitireoglobulina e antitireoperoxidase, anticorpos autoimunes paraneoplásicos e não paraneoplásicos (Tab. 26.6) e estudos do LCR (contagem de células e diferencial; níveis de proteína e glicose; eletroforese de proteínas para bandas oligoclonais; índice de IgG [relação de gamaglobulina líquido-soro]; e VDRL). Dependendo do contexto clínico, pode ser necessário excluir a presença de doença de Wilson (nível de cobre na urina de 24 horas); intoxicação por metais pesados (painel de metais pesados na urina); e encefalite infecciosa causada por bactérias atípicas, vírus, fungos e micobactérias.

A **doença de Creutzfeldt-Jakob** é uma causa relativamente comum de demência rapidamente progressiva (ver Cap. 34). A história familiar é importante, pois as mutações no PRNP, o gene da proteína priônica, são responsáveis por cerca de 15% dos casos. A RM ponderada por difusão é a ferramenta diagnóstica mais útil, revelando classicamente a formação de fitas corticais (um padrão giral de hiperintensidade), bem como a restrição da difusão no caudado e no putâmen anterior. Um EEG geralmente mostra complexos periódicos. A conversão induzida por tremor em tempo real (RT-QuIC), na qual o LCR do paciente é misturado com proteína priônica recombinante e a agregação da proteína priônica é detectada, é um teste diagnóstico sensível e específico. Refletindo a alta taxa de morte neuronal, os níveis de LCR das proteínas intraneuronais tau, 14-3-3 e enolase específica de neurônios geralmente se apresentam elevados, embora esse achado não seja sensível nem específico.

B. Condução de veículos e demência

Recomenda-se que qualquer paciente com demência leve ou pior pare de dirigir. A maioria dos estados tem leis que regulamentam a condução de veículos por pessoas com problemas cognitivos, e muitos exigem que o médico informe o diagnóstico do paciente ao departamento de saúde pública ou ao departamento de veículos automotores. Não há evidências de que aulas de direção ajudem pacientes com doenças neurodegenerativas.

Quando encaminhar

Todo paciente com quadro de declínio cognitivo recente e inexplicado deve ser encaminhado.

Quando hospitalizar

A internação hospitalar deve ocorrer somente quando for essencial em pacientes com demência devido ao aumento do risco de desenvolvimento de *delirium* adquirido no hospital.

Day GS et al. Aducanumab use in symptomatic Alzheimer disease evidence in focus: a report of the AAN guidelines subcommittee. Neurology. 2022;98:619. [PMID: 35197360]

Van Dyck CH et al. Lecanemab in early Alzheimer's disease. N Engl J Med. 2023;388:9. [PMID: 36449413]

Encefalopatia de Wernicke e síndrome de Korsakoff

A **encefalopatia de Wernicke** caracteriza-se por confusão mental, ataxia e nistagmo que levam à oftalmoplegia (fraqueza do músculo reto lateral, paralisia do olhar conjugado), podendo haver presença também de neuropatia periférica. *Ela se deve à deficiência de tiamina* e, nos EUA, acomete com mais frequência pacientes com transtorno de uso de álcool, podendo acometer também pacientes com Aids ou hiperêmese gravídica e após cirurgia bariátrica. Em casos suspeitos, a tiamina (100 mg) é administrada imediatamente IV e depois IM diariamente até que se possa garantir uma dieta satisfatória, após o que a mesma dose é administrada VO. Algumas diretrizes recomendam doses iniciais de 200-500 mg IV 3x/dia nos primeiros 5-7 dias de tratamento. A glicose IV administrada *antes* da tiamina pode precipitar a síndrome ou piorar os sintomas. O diagnóstico é confirmado pela resposta em 1 ou 2 dias ao tratamento, que não deve ser adiado enquanto se aguarda a confirmação laboratorial da deficiência de tiamina a partir de uma amostra de sangue obtida antes da administração da tiamina. A **síndrome de Korsakoff** ocorre em casos mais graves e inclui amnésia anterógrada e retrógrada e às vezes confabulação, possivelmente não sendo reconhecida até o fim do *delirium* inicial.

Estupor e coma

FUNDAMENTOS DO DIAGNÓSTICO

- O nível de consciência está deprimido.
- Pacientes estuporados respondem apenas a estímulos vigorosos repetidos.
- Os pacientes comatosos estão inconscientes e arresponsivos.

Considerações gerais

O paciente **estuporado** não responde, exceto quando submetidos a estímulos vigorosos repetidos, enquanto o paciente **em coma** é insensível e incapaz de responder a eventos externos ou necessidades internas, apesar da possível presença de movimentos reflexos e postura.

O coma é uma das principais complicações de distúrbios graves do SNC, podendo resultar de convulsões, hipotermia, distúrbios metabólicos, meningoencefalite ou lesões estruturais que causam disfunção hemisférica cerebral bilateral ou um distúrbio do sistema de ativador reticular do tronco cerebral. Uma lesão de massa envolvendo um hemisfério cerebral pode causar coma por compressão do tronco encefálico.

Avaliação e medidas de emergência

A investigação diagnóstica do paciente em coma deve prosseguir concomitantemente com o tratamento. Inicia-se a terapia de suporte para a respiração ou a pressão arterial; na hipotermia, todos esses pacientes devem ser reaquecidos antes que o prognóstico seja avaliado.

O paciente pode ser posicionado de lado com o pescoço parcialmente estendido após a retirada das dentaduras e a remoção das secreções por sucção; se necessário, mantém-se a permeabilidade das vias aéreas com uma via aérea orofaríngea. O sangue é coletado para níveis séricos de glicose, eletrólitos e cálcio; gasometria arterial; testes de função hepática, bioquímica e renal; e estudos toxicológicos, conforme indicado. Tiamina (100 mg), seguida de dextrose 50% (25 g) e naloxona (0,4-1,2 mg), são administradas IV sem demora.

Em seguida, obtém-se mais detalhes junto aos atendentes sobre o histórico clínico do paciente, as circunstâncias do início do coma e o curso de tempo dos eventos subsequentes. O início abrupto do coma sugere hemorragia subaracnóidea, AVE no tronco cerebral ou hemorragia intracerebral, enquanto o início e a progressão são mais lentos em outras lesões estruturais ou de massa. Deve-se realizar uma TC sem contraste da cabeça para identificar a presença de hemorragia intracraniana, hérnia cerebral ou outras lesões estruturais que possam exigir intervenção neurocirúrgica imediata, e a angiografia por TC é importante para descartar a oclusão da artéria basilar. A presença de causa metabólica é provável quando precedida de um estado de intoxicação ou *delirium* agitado. No exame, merecem atenção a resposta comportamental a estímulos dolorosos, as pupilas e sua resposta à luz, a resposta ao toque da córnea com um pedaço de gaze estéril, a posição dos olhos e seu movimento em resposta ao movimento passivo da cabeça e à estimulação calórica com água gelada, e o padrão respiratório.

A. Resposta a estímulos dolorosos

A retirada intencional do membro a estímulos dolorosos implica que as vias sensoriais e as vias motoras de acesso ao membro estimulado estão funcionalmente intactas. A ausência unilateral de respostas, apesar da aplicação de estímulos em ambos os lados do corpo, por sua vez, implica uma lesão corticoespinal; a ausência bilateral de resposta sugere envolvimento do tronco cerebral, lesões bilaterais do trato piramidal ou ausência de resposta psicogênica. A postura **decorticada** (flexora) pode ocorrer com lesões da cápsula interna e do pedúnculo cerebral rostral e a postura **descerebrada** (extensora) com disfunção ou destruição do mesencéfalo e da ponte rostral. A postura descerebrada ocorre nos braços, acompanhada de flacidez ou leves respostas flexoras das pernas em pacientes que apresentam lesão extensa do tronco encefálico com extensão até a ponte no nível do trigêmeo.

B. Achados oculares

1. **Pupilas** – Os processos de doenças hipotalâmicas podem levar à síndrome de Horner unilateral, enquanto o envolvimento diencefálico bilateral ou lesões pontinas destrutivas podem resultar em pupilas pequenas, mas reativas. A dilatação pupilar ipsilateral sem resposta direta ou consensual à luz ocorre com a compressão do terceiro nervo craniano, p. ex., com herniação uncal. As pupilas apresentam-se ligeiramente menores do que o normal, mas respondem à luz na presença de muitas encefalopatias metabólicas; entretanto, elas podem apresentar-se fixas e dilatadas após uma superdosagem de atropina ou escopolamina, e pontuais (mas responsivas) com opioides.

2. **Reflexo da córnea** – Tocar a córnea com uma mecha de gaze ou algodão estéril deve provocar um reflexo de piscada. O membro aferente do arco é mediado pelo quinto nervo craniano; o membro eferente, pelo sétimo nervo. A ausência unilateral do reflexo corneano implica danos à ponte ipsilateral ou déficit trigeminal. A perda bilateral pode ser observada com grandes lesões pontinas ou no coma farmacológico profundo.

3. **Movimentos dos olhos** – O desvio conjugado dos olhos para o lado sugere a presença de uma lesão hemisférica ipsilateral, uma lesão pontina contralateral ou convulsões contínuas originárias do hemisfério contralateral. Uma lesão mesencefálica leva a um desvio conjugado para baixo. O desvio ocular desconjugado no coma implica uma lesão estrutural do tronco encefálico, a menos que haja estrabismo preexistente.

As respostas oculomotoras ao giro passivo da cabeça e à estimulação calórica se relacionam entre si e fornecem informações complementares. Em resposta à rotação rápida da cabeça de um lado para o outro e à flexão e extensão da cabeça, os pacientes normalmente conscientes com olhos abertos não apresentam desvio conjugado contraversivo dos olhos (**reflexo oculocefálico**), a menos que haja fixação visual voluntária ou patologia frontal bilateral. Com depressão cortical em pacientes levemente comatosos, observa-se um reflexo oculocefálico rápido. Com lesões no tronco encefálico, esse reflexo oculocefálico fica prejudicado ou se perde, dependendo do local da lesão.

O **reflexo oculovestibular** é testado por estimulação calórica utilizando-se irrigação com água gelada. Em pacientes normais, o nistagmo espasmódico é provocado por cerca de 2 ou 3 minutos, com o componente lento em direção à orelha irrigada. Em pacientes inconscientes com tronco encefálico intacto, o componente rápido do nistagmo desaparece, de modo que os olhos se desviam tonicamente para o lado irrigado por 2-3 minutos antes de retornar à posição original. Com o comprometimento da função do tronco encefálico, a resposta se torna anormal e, por fim, desaparece. No coma metabólico, as respostas reflexas oculocefálicas e oculovestibulares são preservadas, pelo menos inicialmente.

C. Padrões respiratórios

As doenças que causam coma podem levar a anormalidades respiratórias. A **respiração de Cheyne-Stokes** (na qual episódios de respiração profunda se alternam com períodos de apneia) pode ocorrer com doença bi-hemisférica ou diencefálica ou em distúrbios metabólicos. A **hiperventilação neurogênica central** ocorre com lesões do tegmento do tronco encefálico; a **respiração apnêustica** (na qual há pausas inspiratórias finais proeminentes) sugere danos no nível pontino (p. ex., atribuído à oclusão da artéria basilar); e a **respiração atáxica** (um padrão de respiração completamente irregular, com respiração profunda e superficial, que ocorre aleatoriamente) está associada a lesões do tegmento pontino inferior e da medula.

1. Estupor e coma decorrentes de lesões estruturais

As **lesões de massa supratentorial** tendem a afetar a função cerebral de forma sistemática. Inicialmente, pode haver sinais de disfunção hemisférica, como hemiparesia. À medida que o coma se desenvolve e se aprofunda, a função cerebral se torna progressivamente alterada, produzindo uma progressão previsível de sinais neurológicos que sugerem deterioração rostrocaudal.

Desse modo, quando uma lesão de massa supratentorial começa a afetar o diencéfalo, o paciente fica sonolento, depois estuporado e, finalmente, comatoso. Pode haver respiração de Cheyne-Stokes; pupilas pequenas, mas reativas, ou paralisia do terceiro nervo ipsilateral decorrente de herniação uncal; respostas oculocefálicas normais com movimentos laterais da cabeça, mas às vezes um comprometimento do olhar reflexo para cima com flexão rápida da cabeça; desvio tônico ipsilateral dos olhos em resposta à estimulação vestibular com água fria; e inicialmente uma resposta positiva à dor, mas posteriormente apenas postura decorticada. Com a progressão, ocorre a falência do mesencéfalo. A disfunção motora progride de postura decorticada para postura descerebrada bilateral em resposta a estímulos dolorosos; a respiração de Cheyne-Stokes é gradativamente substituída por hiperventilação central sustentada; as pupilas assumem um tamanho médio e se tornam fixas; e os reflexos oculocefálico e oculovestibular tornam-se prejudicados, anormais, e se perdem. À medida que a ponte, e depois a medula, falham, as pupilas permanecem sem resposta; torna-se impossível obter quaisquer respostas oculovestibulares; a respiração é rápida e superficial; e os estímulos dolorosos podem levar apenas a respostas de flexão das pernas. Por fim, a respiração se torna irregular e para, e as pupilas frequentemente se dilatam amplamente.

Em contrapartida, uma **lesão subtentorial (ou seja, no tronco encefálico)** pode levar a um distúrbio de consciência precoce, às vezes abrupto e sem nenhuma progressão rostro-caudal ordenada dos sinais neurológicos. Lesões compressivas do tronco encefálico, especialmente a hemorragia cerebelar, podem ser clinicamente indistinguíveis de processos intraparenquimatosos.

2. Estupor e coma decorrentes de distúrbios metabólicos

Os pacientes com uma causa metabólica de coma geralmente apresentam sinais de envolvimento neurológico irregular, difuso e simétrico que não pode ser explicado pela perda de função em um único nível ou de forma sequencial, embora possam ocorrer déficits focais ou lateralizados na hipoglicemia. Em geral, a reatividade pupilar é preservada. Pacientes em coma com meningite, encefalite ou hemorragia subaracnóidea podem também apresentar poucos sinais neurológicos focais, e a evidência clínica de irritação meníngea por vezes é sutil em pacientes comatosos. O exame do LCR em tais pacientes é essencial para que se estabeleça o diagnóstico correto, uma vez que a TC tenha excluído uma lesão estrutural que represente risco de herniação cerebral.

Em pacientes com coma decorrente de isquemia cerebral e hipóxia, a ausência de reflexos pupilares à luz 24 horas após o retorno da circulação espontânea indica que há pouca chance de recuperação da independência; a ausência de reflexos corneanos ou respostas motoras extensoras em 72 horas também indicam um prognóstico sombrio. Os achados físicos são preditores menos confiáveis de resultado entre os pacientes tratados com hipotermia terapêutica, embora a ausência de reflexos corneanos ou pupilares à luz 72 horas após o reaquecimento provavelmente indiquem um prognóstico desfavorável, como os potenciais evocados somatossensoriais corticais ausentes bilateralmente em resposta à estimulação do nervo mediano depois que o paciente tenha retornado à normotermia.

O tratamento da encefalopatia metabólica é o tratamento do distúrbio subjacente, abordado em outros capítulos. Se a causa da encefalopatia não for clara, é possível que todos os medicamentos, exceto os essenciais, tenham que ser retirados na hipótese de esses fármacos serem responsáveis pela alteração do estado mental.

3. Morte cerebral

A morte cerebral ocorre quando todas as funções cerebrais cessam totalmente e de forma irreversível; embora os órgãos possam ser mantidos com ventilação mecânica para fins de doação, na maioria dos países *o diagnóstico de morte cerebral é equivalente a uma declaração de morte*. Para diagnosticar a morte cerebral, a causa do coma deve ser estabelecida, ser compatível com uma causa conhecida de morte cerebral e ser irreversível. O coma reversível que simula a morte cerebral pode ser observado com hipotermia (temperatura inferior a 32°C) e superdosagem com drogas depressoras do SNC. Essas condições devem ser excluídas aquecendo-se o paciente e permitindo-se tempo suficiente para que todos os medica-

mentos sedativos sejam metabolizados (ou seja, pelo menos 5 meias-vidas) ou medindo-se os níveis séricos. Não pode haver presença de alterações de pressão arterial, eletrólitos, ácido-base e distúrbios endócrinos.

Por fim, um exame neurológico deve demonstrar que o paciente está em coma (ou seja, sem abertura ocular e sem resposta à dor central ou periférica); perdeu todas as respostas reflexas do tronco encefálico, inclusive as pupilares, corneanas, oculovestibular, oculocefálico, orofaríngeo e de tosse; e não tem *drive* respiratório. Resposta à dor deve estar ausente ou consistir apenas em movimentos reflexos da coluna vertebral; a postura descerebrada ou decorticada não é compatível com a morte cerebral. A ausência de *drive* respiratório é demonstrada com um **teste de apneia** (ausência de atividade respiratória espontânea em um pH < 7,30, $PaCO_2$ de pelo menos 60 mmHg e um aumento de pelo menos 20 mmHg em relação ao nível basal).

Alguns testes auxiliares podem ajudar a determinar a morte cerebral se o reflexo pupilar à luz não puder ser avaliado ou se um teste de apneia não puder ser realizado. Esses testes incluem a demonstração de circulação cerebral ausente por meio de angiografia cerebral com radioisótopo intravenoso ou por angiografia cerebral com contraste de quatro vasos. Um EEG, mesmo quando combinado com potenciais evocados auditivos e somatossensoriais do tronco encefálico, não avalia totalmente a função do tronco encefálico e não deve ser utilizado para determinar formalmente morte cerebral.

4. Estado vegetativo persistente

O paciente com doença hemisférica bilateral grave pode apresentar alguma melhora de um estado inicialmente comatoso, de modo que, após um intervalo variável, ele parece estar acordado, mas permanece imóvel e sem evidência de consciência ou atividade mental superior. Isso é chamado de **estado vegetativo "persistente"** quando dura mais de 4 semanas, sendo conhecido também como mutismo acinético, estado apático ou coma vigil. Pacientes em estado vegetativo devido a uma causa clínica (p. ex., lesão cerebral anóxica) por mais de 3 meses e por lesão cerebral traumática por mais de 12 meses são considerados em **estado vegetativo "crônico"**, do qual alguns pacientes podem recuperar a consciência, mas permanecem gravemente incapacitados.

5. Estado de consciência mínima

Nesse estado, o paciente exibe evidências inconsistentes de consciência. Há algum grau de recuperação funcional de comportamentos que sugerem consciência de si mesmo ou do ambiente, como verbalização básica ou gestos adequados ao contexto, respostas emocionais (p. ex., sorrir) a estímulos emocionais, mas não neutros, ou respostas intencionais a estímulos ambientais (p. ex., movimento dos dedos ou piscar dos olhos aparentemente em resposta a um comando). A melhora adicional é manifestada pela restauração da comunicação com o paciente. O estado minimamente consciente pode ser temporário ou permanente. Há poucas informações disponíveis sobre sua história natural ou perspectiva de longo prazo, o que reflete a causa subjacente. A probabilidade de recuperação funcional útil diminui com o tempo; após 12 meses, o paciente provavelmente continuará gravemente incapacitado e sem um meio de comunicação confiável. O prognóstico é difícil. A amantadina (100-200 mg VO diariamente) pode acelerar a recuperação quando administrada a pacientes em estado vegetativo ou minimamente consciente de 4-16 semanas após a lesão cerebral traumática.

6. Síndrome do encarceramento (estado de tetraplegia e anartria com preservação do nível de consciência)

Lesões destrutivas agudas (p. ex., infarto, hemorragia, desmielinização, encefalite) que envolvem a ponte ventral e poupam o tegmento podem levar a um estado mudo, quadriparético, mas consciente, no qual o paciente é capaz de piscar e fazer movimentos voluntários dos olhos no plano vertical, com respostas pupilares preservadas à luz. Esse paciente pode ser erroneamente considerado comatoso. Os médicos devem reconhecer que os indivíduos "encarcerados" têm plena consciência do ambiente a seu redor. O prognóstico geralmente é desfavorável, mas ocasionalmente existem relatos de recuperação em alguns casos, inclusive com a retomada da vida diária independente. Uma condição semelhante pode ocorrer com a síndrome de Guillain-Barré grave, com um prognóstico melhor.

> Greer DM et al. Pediatric and adult brain death/death by neurologic criteria consensus guideline: report of the AAN guidelines subcommittee, AAP, CNS, and SCCM. Neurology. 2023;101:1112. [PMID: 37821233]

Traumatismo craniano

O trauma é a causa mais comum de morte em jovens, e o traumatismo craniano é responsável por quase metade dessas mortes relacionadas a traumas. A gravidade do traumatismo varia de **concussão** a **traumatismo cranioencefálico (TCE)** grave. A concussão é definida de forma ampla como uma alteração no estado mental causada por trauma com ou sem perda de consciência. O termo concussão é frequentemente utilizado como sinônimo de TCE leve. Os graus de TCE são tradicionalmente definidos pela Escala de coma de Glasgow (GCS) medida 30 minutos após a lesão (Tab. 26.8).

O traumatismo craniano pode causar lesões cerebrais por meio de diversos mecanismos (Tab. 26.9). É fundamental para o tratamento que se determine quais pacientes necessitam de exames de imagem da cabeça e observação. Uma preocupação especial é a identificação de pacientes com hematoma epidural e subdural, que podem apresentar achados neurológicos normais logo após a lesão (**intervalo lúcido**), mas que se deterioram rapidamente depois disso, e nos quais a intervenção cirúrgica pode salvar a vida.

Achados clínicos
A. Sintomas e sinais

Os sintomas comuns de concussão que se desenvolvem de forma aguda incluem cefaleia, náusea, vômito, confusão mental, desorientação, tontura e desequilíbrio. Um período

TABELA 26.8 Escala de Coma de Glasgow[1]

Pontos	Abertura dos olhos	Resposta verbal	Resposta motora
1	Nenhuma	Nenhuma	Nenhuma
2	Com dor	Vocal, mas não verbal	Extensão
3	Com a voz	Verbal, mas não conversacional	Flexão
4	Espontânea	Conversacional, mas desorientada	Retrai-se com dor
5	–	Orientada	Localiza a dor
6	–	–	Obedece a comandos

[1] Escore GCS indicando a gravidade da lesão cerebral traumática: **leve**, 13-15; **moderada**, 9-12; **grave**, ≤ 8.
Reproduzida de Aminoff MJ et al. Clinical Neurology, 9.ed, McGraw-Hill Education, 2015; dados de Teasdale G, Jennett B. Assessment of coma and impaired consciousness. A practical scale. Lancet. 1974;304:81-84.

de amnésia que abrange o evento traumático e um período variável anterior ao trauma é característico. Pode ocorrer perda de consciência, podendo desenvolver-se outros sintomas nas horas ou dias seguintes, como fotofobia, fonofobia, dificuldade de concentração, irritabilidade e distúrbios do sono e do humor. O exame geralmente se apresenta normal, embora a orientação e a atenção, a memória de curto prazo e o tempo de reação possam estar comprometidos. O declínio persistente ou progressivo do nível de consciência após lesão inicial, ou achados neurológicos focais, sugerem a necessidade de exames de exames de imagem e consulta neurocirúrgica urgentes.

Os pacientes devem ser examinados também para verificação de sinais de lacerações no couro cabeludo, fratura facial e craniana e lesão no pescoço. Os sinais clínicos de fratura basilar do crânio incluem hematomas sobre a órbita (**sinal do guaxinim**), sangue no meato auditivo externo (**sinal de Battle**) e vazamento de LCR (que pode ser pode ser identificado por seu conteúdo de glicose ou beta-2-transferrina) do ouvido ou do nariz. Pode ocorrer também paralisia dos nervos cranianos (envolvendo especialmente o primeiro, segundo, terceiro, quarto, quinto, sétimo e oitavo nervos em qualquer combinação). A cabeça e o pescoço devem ser imobilizados até que o exame de imagem possa ser realizado.

B. Exames de imagem e outros

As recomendações são de que a TC de crânio seja realizada em pacientes com concussão e qualquer das seguintes condições: escore GCS menor que 15, déficit neurológico focal, convulsão, coagulopatia, idade igual ou superior a 60 anos, fratura craniana, cefaleia persistente ou vômito, amnésia retrógrada superior a 30 minutos, intoxicação, lesão de tecido mole na cabeça ou no pescoço ou um mecanismo perigoso de lesão, como pedestre atingido por veículo automotor. Caso contrário, os pacientes podem ser mandados para casa, desde que um cuidador responsável possa checar o paciente em *intervalos de hora em hora* durante as 24 horas seguintes. Os pacientes que necessitem de exames de imagem devem ser admitidos, a menos que a TC da cabeça esteja normal, o

TABELA 26.9 Sequelas cerebrais agudas de lesão na cabeça

Sequelas	Características clínicas	Patologia
Contusão ou laceração cerebral	Perda de consciência mais longa do que com a concussão. Déficits neurológicos focais geralmente presentes. Pode levar à morte ou déficit neurológico residual grave.	Hematoma no lado do impacto (lesão do golpe) ou contralateral (lesão do contragolpe). Edema vasogênico, hemorragias petequiais múltiplas e efeito de massa. Pode haver sangramento subaracnóideo. Pode ocorrer hérnia em casos graves. A laceração cerebral envolve especificamente o rompimento do tecido cerebral e da pia-aracnoide sobreposta a uma contusão.
Hemorragia cerebral	Geralmente se desenvolve imediatamente após a lesão. Clinicamente, lembra a hemorragia hipertensiva. Às vezes é necessária uma cirurgia para aliviar o efeito de massa.	Hematoma, visível na TC.
Concussão	Uma alteração transitória do estado mental induzida por trauma que pode ou não envolver perda de consciência. Os sintomas e sinais incluem cefaleia, náusea, desorientação, irritabilidade, amnésia, falta de jeito, distúrbios visuais e déficit neurológico focal.	Desconhecida; provavelmente lesão axonal difusa leve e lesão neuronal excitotóxica. Pode ocorrer contusão cerebral.
Lesão axonal difusa	Perda persistente de consciência, coma ou estado vegetativo persistente resultante de forças rotacionais de cisalhamento ou desaceleração.	O exame de imagem pode ser normal ou mostrar minúsculas hemorragias difusas na substância branca. A histologia revela ruptura de axônios.
Hemorragia epidural	Cefaleia, confusão mental, sonolência, convulsões e déficits focais ocorrem várias horas após a lesão (intervalo lúcido) e resulta em coma, depressão respiratória e morte, a menos que seja tratada com evacuação cirúrgica.	Ruptura da artéria meníngea, veia ou seio dural, resultante em hematoma visível na TC.
Hemorragia subdural	Semelhante à hemorragia epidural, mas o intervalo anterior ao início dos sintomas é mais longo. Consulta neurocirúrgica para que se considere a hipótese da evacuação.	Hematoma decorrente de ruptura das veias do córtex até o seio sagital superior ou de laceração cerebral, visível na TC.

escore GCS seja 15, não tenha havido convulsões, não haja predisposição para sangramento e eles possam ser monitorados por um cuidador em casa.

Como a lesão na coluna vertebral pode ser acompanhada de traumatismo craniano, as radiografias da coluna cervical (três vistas) ou a TC deve sempre ser realizada em pacientes comatosos e em pacientes com dor intensa no pescoço ou com déficit possivelmente relacionado à compressão da medula.

Tratamento

As lesões na cabeça muitas vezes podem ser evitadas com capacetes, cintos de segurança e outros equipamentos de proteção.

Após o sangramento intracraniano ter sido excluído clinicamente ou pela TC de crânio, o tratamento do TCE leve tem por objetivo promover a resolução dos sintomas pós-concussivos e a prevenção de lesões recorrentes, que aumentam o risco de comprometimento neurocomportamental crônico e atrasam a recuperação. Em raros casos, uma concussão recorrente enquanto o paciente ainda está sintomático de uma primeira concussão pode levar a um edema cerebral fatal (**síndrome do segundo impacto**). Essas observações formam a base da recomendação de que os pacientes com risco de concussão recorrente (p. ex., atletas) sejam mantidos fora da atividade de risco até que seus sintomas de concussão tenham se resolvido.

Em pacientes hospitalizados com TCE moderado ou grave, o tratamento geralmente requer abordagem multidis-ciplinar em razão de várias lesões concomitantes. A pressão intracraniana elevada pode resultar de lesão axonal difusa ou de hematoma que requer evacuação cirúrgica, ou de diversas causas clínicas. A craniectomia descompressiva pode reduzir a hipertensão intracraniana refratária, mas não melhora o resultado neurológico. A hipotermia está associada à piora dos resultados funcionais.

Como as veias de ligação entre o cérebro e os seios venosos se tornam mais vulneráveis à lesão por cisalhamento à medida que o cérebro se atrofia, um **hematoma subdural** pode se desenvolver dias ou semanas após o traumatismo craniano em pacientes mais velhos ou até mesmo ocorrer espontaneamente. A manifestação clínica pode ser sutil, geralmente com alterações mentais, como lentidão, sonolência, cefaleia, confusão mental ou distúrbio de memória. Déficits neurológicos focais, como hemiparesia ou distúrbio hemissensorial, são menos comuns. A intervenção cirúrgica é indicada se o hematoma tiver 10 mm ou mais de espessura ou se houver um deslocamento da linha média de 5 mm ou mais; se houver um declínio no escore GCS de 2 ou mais desde a lesão até a internação hospitalar; ou se uma ou ambas as pupilas estiverem fixas e dilatadas.

As lacerações do couro cabeludo e as fraturas deprimidas do crânio devem ser tratadas cirurgicamente conforme adequado. As fraturas simples do crânio não requerem tratamento específico. Se houver vazamento de LCR, o tratamento conservador, com elevação da cabeça, restrição de fluidos e administração de acetazolamida (250 mg VO 4x/dia), geralmente é útil; se o vazamento persistir por mais de alguns dias, pode ser necessária uma drenagem lombar subaracnóidea. Os antibióticos são administrados se houver infecção, confirmada com base em exames de cultura e sensibilidade; recomenda-se a vacinação contra o pneumococo (ver Tab. 32.7). Apenas alguns pacientes ocasionais precisam de reparo intracraniano do defeito dural em razão da persistência do vazamento ou meningite recorrente.

Prognóstico

O TCE moderado e grave pode resultar em comprometimento cognitivo e motor permanentes, dependendo da gravidade e da localização da lesão inicial. Os achados iniciais da GCS e da TC da cabeça têm valor prognóstico. Entre os pacientes com GCS de 8 ou menos na apresentação, a mortalidade se aproxima de 30% e apenas um terço dos sobreviventes recupera a independência funcional. O comprometimento cognitivo tende a afetar a função dos lobos frontal e temporal, causando déficits de atenção, memória, capacidade de julgamento e função executiva. Desregulação comportamental, depressão e desinibição podem prejudicar o funcionamento social. A anosmia, presumivelmente devido ao cisalhamento de fibras do epitélio nasal, é comum.

A epilepsia pode se desenvolver após o TCE, especialmente com lesões mais graves. Entre os pacientes com TCE grave (geralmente perda de consciência por pelo menos 12-24 horas, hematoma intracraniano, fratura craniana deprimida ou contusão cerebral), administra-se fenitoína ou levetiracetam por 7 dias para reduzir a incidência de convulsões pós-traumáticas precoces; isso é feito exclusivamente para minimizar as complicações agudas resultantes de tais convulsões e não impede o desenvolvimento de epilepsia pós-traumática.

Entre os pacientes com TCE leve, os sintomas de concussão desaparecem na maioria dos pacientes em 1 mês e, na grande maioria, em 3 meses. Os sintomas pós-concussivos prolongados são incomuns, persistindo em 1 ano em 10-15% dos pacientes. Os fatores de risco para **sintomas pós-concussivos prolongados** incluem litígio ativo com relação à lesão; concussões repetidas; e escore GCS de 13 ou menos na apresentação. As cefaleias geralmente têm características de enxaqueca e podem responder a antidepressivos tricíclicos ou betabloqueadores (ver Tab. 26.1). Os opioides devem ser evitados para minimizar o risco de cefaleia por uso excessivo de medicamentos. Os sintomas de humor podem responder a antidepressivos, ansiolíticos e terapia cognitivo-comportamental.

Parece haver uma associação entre o traumatismo craniano e o desenvolvimento posterior de doenças neurodegenerativas, como doença de Alzheimer, doença de Parkinson ou esclerose lateral amiotrófica (ELA). Pode ocorrer também hidrocefalia de pressão normal. Lesões leves e repetitivas na cabeça, como aquelas que ocorrem com atletas ou militares, podem resultar em **encefalopatia traumática crônica**, uma entidade patológica distinta associada a alterações cognitivas e de humor e caracterizada pela agregação anormal da tau ou de outras proteínas, seja de forma focal ou global no córtex cerebral. Não se sabe se a encefalopatia traumática crônica é uma resposta estática a lesões recorrentes na cabeça ou uma doença neurodegenerativa progressiva, mas a gravidade da neuropatologia parece estar correlacionada à exposição a lesões repetitivas na cabeça no decorrer da vida.

Quando encaminhar

- Pacientes com déficits neurológicos focais, alteração da consciência ou fratura craniana.
- Pacientes com complicações tardias de traumatismo craniano, p. ex., distúrbio convulsivo pós-traumático ou hidrocefalia de pressão normal.

Quando hospitalizar

- Pacientes com concussão e escore GCS menor que 15, predisposição a sangramento, convulsão ou ausência de cuidador responsável em casa.
- Pacientes com TC anormal da cabeça.

Mariani M et al. Clinical presentation of chronic traumatic encephalopathy. Semin Neurol. 2020;40:370. [PMID: 32740900]
Misch MR et al. Sports medicine update: concussion. Emerg Med Clin North Am. 2020;38:207. [PMID: 31757251]

Esclerose múltipla

> **FUNDAMENTOS DO DIAGNÓSTICO**
>
> - Sintomas neurológicos episódicos.
> - O paciente geralmente tem menos de 55 anos de idade no início da doença.
> - Uma única lesão patológica não explica os achados clínicos.
> - Os focos múltiplos são mais bem visualizados pela RM.

Considerações gerais

Esse distúrbio neurológico comum, provavelmente de base autoimune, tem sua maior incidência em jovens adultos. Estudos epidemiológicos indicam que a esclerose múltipla é muito mais comum em pessoas que vivem em zonas temperadas. Fatores ambientais que supostamente aumentam o risco de esclerose múltipla incluem exposição reduzida à luz solar, baixo nível de vitamina D e infecção pelo vírus Epstein-Barr. Existe suscetibilidade genética à doença. Do ponto de vista patológico, as áreas focais, geralmente perivenulares, de desmielinização com gliose reativa (proliferação fibrosa de células gliais em áreas lesionadas do SNC) encontram-se espalhadas na substância branca do cérebro e da medula espinal e nos nervos ópticos. Podem ocorrer também danos axonais.

Achados clínicos
A. Sintomas e sinais

A manifestação inicial comum é fraqueza, parestesia, formigamento ou instabilidade em um membro; paraparesia espástica; neurite óptica retrobulbar; diplopia; desequilíbrio; ou distúrbio esfincteriano, como urgência ou hesitação urinária. Os sintomas podem desaparecer após alguns dias ou semanas, embora o exame geralmente revele um déficit residual.

São reconhecidas várias formas da doença. Na maioria dos pacientes há um intervalo de meses ou anos após o episódio inicial até que novos sintomas se desenvolvam ou os sintomas originais se repitam (**doença recorrente-remitente**). Eventualmente, no entanto, as recaídas e as remissões geralmente incompletas resultam em incapacidade crescente, com fraqueza, espasticidade e ataxia dos membros, comprometimento da visão e incontinência urinária. Os achados no exame nesse estágio geralmente incluem atrofia óptica, nistagmo, disartria e déficits piramidais, sensoriais ou cerebelares em alguns ou todos os membros.

Em alguns desses pacientes, o curso clínico muda de forma a ocorrer uma deterioração constante não relacionada a recaídas agudas (**doença secundária progressiva**). Com menos frequência, os sintomas são constantemente progressivos desde o início, e a incapacidade se desenvolve em um estágio relativamente precoce (**doença progressiva primária**). Não há como fazer um diagnóstico confiável a menos que o quadro clínico geral indique o envolvimento de *diferentes partes do SNC em momentos diferentes*.

A fadiga é comum em todas as formas da doença. Diversos fatores (p. ex., infecção) podem precipitar ou desencadear exacerbações. As recaídas são reduzidas na gravidez, são mais prováveis durante os 2 ou 3 meses após a gravidez, mas são menos prováveis em mulheres que amamentam seus bebês exclusivamente no peito.

B. Exames de imagem

A RM do cérebro e da medula cervical desempenha um papel importante na exclusão de outras causas de disfunção neurológica e na demonstração da presença de múltiplas lesões. Nas imagens ponderadas em T1, os "buracos negros" hipointensos provavelmente representam áreas de dano axonal permanente. As imagens ponderadas em T1 com gadolínio podem destacar áreas de inflamação ativa com quebra da barreira hematoencefálica, o que ajuda a identificar lesões mais recentes. As imagens ponderadas em T2 fornecem informações sobre a carga da doença ou o número total de lesões, que normalmente aparecem como áreas de alta intensidade de sinal. A TC é menos útil do que a RM.

Em pacientes com mielopatia isolada e sem evidência clínica ou laboratorial de doença mais disseminada, a RM ou mielografia é necessária para excluir uma lesão congênita ou adquirida tratável cirurgicamente. Em pacientes com déficits piramidais e cerebelares mistos nos membros, a região do forame magno deve ser visualizada para que se exclua a possibilidade de malformação de Arnold-Chiari, na qual partes do cerebelo e do tronco encefálico inferior se deslocam para o canal cervical.

C. Exames laboratoriais e outros

Um diagnóstico definitivo nunca pode se basear apenas nos achados laboratoriais. Se houver evidência clínica de uma única lesão no SNC, não há como diagnosticar adequadamente a esclerose múltipla, a menos que seja possível demonstrar que outras regiões estão afetadas subclinicamente. Os potenciais evocados visuais, auditivos do tronco encefálico e somatossen-soriais são úteis nesse sentido, mas outros distúrbios também podem caracterizar-se por anormalidades eletrofisiológicas multifocais que refletem a doença da substância branca central. Determinadas infecções (p. ex., HIV, doença de Lyme, sífilis), doenças do tecido (p. ex., LES, síndrome de Sjögren), sarcoidose, distúrbios metabólicos (p. ex., deficiência de vitamina B12) e linfoma podem, portanto, exigir exclusão.

Pode haver uma linfocitose leve ou um ligeiro aumento da concentração de proteína no LCR, especialmente logo após uma recaída aguda. A IgG elevada no LCR e discretas bandas de IgG (bandas oligoclonais) estão presentes em muitos pacientes. A presença de tais bandas não é específica, entretanto, já que foram encontradas em diversos distúrbios neurológicos inflamatórios e, ocasionalmente, em pacientes com distúrbios vasculares ou neoplásicas do sistema nervoso.

A deficiência de vitamina D pode estar associada a um risco elevado de desenvolvimento de esclerose múltipla; estudos randomizados realizados *não* mostraram que a suplementação de vitamina D reduz a taxa de crises ou a progressão da doença recorrente-remitente.

D. Diagnóstico

A esclerose múltipla somente deve ser diagnosticada se houver evidências de que duas ou mais regiões diferentes da substância branca central (*disseminação no espaço*) foram afetadas em momentos diferentes (*disseminação no tempo*); o algoritmo de diagnóstico mais amplamente utilizado é a revisão de 2017 dos critérios McDonald. O diagnóstico pode ser feito em um paciente acometido por duas ou mais crises típicas e evidência objetiva no exame clínico de duas lesões (p. ex., atrofia do disco óptico e fraqueza piramidal), ou evidência objetiva de uma lesão com evidência histórica clara de que a outra crise foi típica de esclerose múltipla e em uma localização neuroanatômica distinta, e quando não houver explicação alternativa para a apresentação do paciente. Para satisfazer o critério de disseminação no espaço em um paciente com duas crises clínicas, mas com evidência clínica objetiva de apenas uma lesão, a RM deve demonstrar pelo menos uma lesão em pelo menos dois dos quatro locais típicos (periventricular, cortical ou justacortical, infratentorial ou espinal); como alternativa, uma crise adicional localizada em um local diferente é suficiente. O critério de disseminação no tempo em um paciente com uma única crise pode ser satisfeito pela presença simultânea de lesões que aumentam e não aumentam o gadolínio a qualquer tempo (inclusive no exame inicial); a presença de bandas oligoclonais exclusivas do LCR; uma nova lesão na RM de acompanhamento; ou uma segunda crise. As lesões no nervo óptico em pacientes com neurite óptica não podem ser usadas para fins de satisfação dos critérios de McDonald de disseminação no espaço ou no tempo. A doença progressiva primária requer pelo menos 1 ano de progressão, além de duas ou três das seguintes condições: pelo menos uma lesão cerebral típica, pelo menos duas lesões na coluna vertebral ou bandas oligoclonais no LCR.

Em pacientes com um único evento clínico que não satisfazem os critérios para esclerose múltipla, faz-se o diagnóstico de uma **síndrome clinicamente isolada (CIS)**. Esses pacientes correm o risco de desenvolver esclerose múltipla e às vezes não receberem terapia com beta-interferon ou acetato de glatirâmer, que pode retardar a progressão para a doença clinicamente definida. Deve-se considerar a RM de acompanhamento 6-12 meses depois para avaliar a presença de qualquer nova lesão. Os pacientes sem uma crise clínica típica podem ser diagnosticados com síndrome radiologicamente isolada se RM do cérebro demonstrar incidentalmente achados compatíveis com esclerose múltipla. A teriflunomida e o fumarato de dimetila demonstraram retardar o tempo para a primeira crise clínica em comparação com o placebo nesses pacientes.

Tratamento

É razoável que se espere uma recuperação pelo menos parcial das exacerbações agudas, mas outras recaídas podem ocorrer sem aviso prévio. É provável que, eventualmente, haja algum tipo de incapacidade, mas cerca da metade dos pacientes não apresenta incapacidade importante, mesmo 10 anos após

o início dos sintomas. Os tratamentos visam principalmente evitar recaídas, reduzindo assim a incapacidade.

A recuperação de recaídas agudas pode ser acelerada pelo tratamento com corticosteroides, mas a extensão da recuperação não se altera. A terapia intravenosa geralmente é administrada primeiro – geralmente metilprednisolona 1 g/dia durante 3 dias –, seguida de prednisona oral de 60-80 mg/dia durante 1 semana, reduzida gradativamente nas 2-3 semanas seguintes, mas estudos randomizados mostram eficácia semelhante, independentemente de a alta dose inicial ser administrada por via oral ou intravenosa. O tratamento de longo prazo com corticosteroides não traz nenhum benefício nem evita novas recaídas. A exacerbação transitória dos sintomas relacionados à infecção ou calor intercorrente não requer tratamento complementar.

Em pacientes com doença recorrente, vários medicamentos têm eficácia bem definida na *redução da frequência das crises* (Tab. 26.10). Escolhe-se o agente inicial após considerar a tolerância e os riscos da medicação, a preferência do paciente

TABELA 26.10 Tratamento de esclerose múltipla[1]

Medicamento	Dose
Episódio agudo, incluindo recaída[2]	
Dexametasona	160 mg VO diariamente por 3-5 dias
Metilprednisolona	1 g IV ou VO diariamente por 3-5 dias
Plasmaférese	
Terapia modificadora da doença (aprovada pela FDA)	
Alemtuzumabe (Lemtrada)[3,4]	12 mg IV diariamente por 5 dias; curso de 3 dias administrado 1 ano depois
Cladribina (Mavenclad)[3,5,6]	1,75 mg/kg VO divididos entre as semanas 1 e 5, repetidos 1 vez no espaço de 1 ano
Fumarato de dimetila (Tecfidera)[3,5]	240 mg VO 2x/dia
Fingolimod (Gilenya)[3,4,5]	0,5 mg VO diariamente
Acetato de glatirâmer (Copaxone, Mylan, Glatopa)[5]	20 mg SC diariamente ou 40 mg SC 3x/semana
Interferon beta-1a (Rebif)[5]	44 mcg SC 3x/semana
Interferon beta-1a (Avonex)[5]	30 mcg IM 1x/semana
Interferon beta-1b (Betaseron, Extavia)[5]	0,25 mg SC em dias alternados
Mitoxantrona[3]	12 mg/m^2 IV a cada 3 meses; dose máxima vitalícia, 140 mg/m^2
Natalizumabe (Tysabri)[3,4]	300 mg IV mensalmente
Ocrelizumabe (Ocrevus)[3,4,5,6,7]	300 mg IV no dia 1 e no dia 15, seguidos de 600 mg a cada 6 meses
Ofatumumabe (Kesimpta)[3,4,5,6]	20 mg SC nas semanas 0, 1, 2, 4 e, posteriormente, mensalmente
Ozanimod (Zeposia)[3,4,5,6]	0,23 mg VO diariamente nos dias 1-4, 0,46 mg diariamente nos dias 5-7 e, a partir de então, 0,92 mg diariamente
Interferon peguilado beta-1a (Plegridy)[5]	125 mg SC 1 vez a cada 2 semanas
Ponesimod (Ponvory)[3,4,5,6]	Titular de 2 mg VO diariamente a 5 mg em incrementos de 1 mg a cada 2 dias, depois de 1 mg diariamente a 10 mg no 12º dia e, em seguida, a 20 mg diariamente no 15º dia
Siponimode (Mayzent)[3,4,5,6]	0,25 mg VO diariamente, titulado ao longo de 5 ou 6 dias para 1 ou 2 mg VO diariamente, dependendo do genótipo CYP2C9
Teriflunomida (Aubagio)[5]	14 mg ou 7 mg VO diariamente
Ublituximabe-xiiy (Briumvi)[3,4,5,6]	150 mg IV no dia 1 e 450 mg no dia 15, seguidos de 450 mg a cada 24 semanas (a partir da primeira dose de 150 mg)

[1] Vários desses agentes exigem monitoramento ou pré-tratamento especial; alguns devem ser evitados durante a gravidez. Os leitores devem consultar as diretrizes do fabricante.
[2] Para recaídas refratárias a corticosteroides, pode-se utilizar plasmaférese.
[3] Prevenção de recaída para atividade da doença apesar do uso do tratamento de primeira linha.
[4] Alta atividade da doença (geralmente com múltiplas lesões que aumentam o gadolínio na RM).
[5] Prevenção de recidiva, tratamento de primeira linha.
[6] Doença progressiva secundária ativa.
[7] Doença progressiva primária.

e a gravidade da doença. Em geral, os medicamentos mais eficazes na redução das recaídas têm efeitos imunomoduladores mais fortes e efeitos adversos mais graves, embora raros. Em um estudo realizado na Dinamarca e na Suécia, o tratamento precoce com medicamentos altamente eficazes (rituximabe, natalizumabe ou fingolimode) reduziu a progressão da deficiência em 24 semanas em comparação com medicamentos de eficácia mais moderada (teriflunomida, acetato de glatirâmer ou interferon beta-1a), o que levanta a possibilidade de que o tratamento precoce mais intensivo leve a um prognóstico mais favorável. Muitos desses agentes, especialmente aqueles que depletam ou interferem nas células B, tornam a vacinação ineficaz. A prescrição desses agentes deve ser administrada por um especialista.

O ocrelizumabe é o único medicamento eficaz utilizado para retardar a progressão da incapacidade na esclerose múltipla progressiva primária e aprovado para essa indicação pela FDA. Para pacientes com doença secundária progressiva ativa, a cladribina, o ocrelizumabe, o ofatumumabe, o ozanimod, o ponesimod e o siponimod podem ser utilizados. Às vezes a plasmaférese é útil para pacientes com recaídas graves que não respondem aos corticosteroides.

O tratamento sintomático para espasticidade, bexiga neurogênica ou fadiga pode ser necessário. A fadiga é especialmente comum na esclerose múltipla, e o modafinil (200 mg VO todas as manhãs) é uma terapia eficaz e aprovada pela FDA para essa indicação. A dalfampridina (uma formulação de liberação prolongada de 4-aminopiridina administrada na dose de 10 mg VO 2x/dia) é eficaz para melhorar a marcha cronometrada na esclerose múltipla. A depressão e até mesmo o autoextermínio podem ocorrer na esclerose múltipla, podendo agravar-se com a terapia com interferon beta-1a; o rastreio e o tratamento convencional desses sintomas são recomendáveis.

Quando encaminhar

Todo paciente, especialmente aqueles com doenças progressiva, apesar do tratamento padrão, deve ser encaminhado.

Quando hospitalizar

- Pacientes que necessitam de plasmaférese para recaídas graves que não respondem aos corticosteroides.
- Durante recaídas graves.
- Pacientes incapazes de serem manejados em casa.

Freedman MS et al. Treatment optimization in multiple sclerosis: Canadian MS working group recommendations. Can J Neurol Sci. 2020;47:437. [PMID: 32654681]

Spelman T et al. Treatment escalation vs immediate initiation of highly effective treatment for patients with relapsing-remitting multiple sclerosis: data from 2 different national strategies. JAMA Neurol. 2021;78:1197. [PMID: 34398221]

Transtorno do espectro da neuromielite óptica

Esse distúrbio caracteriza-se por neurite óptica e mielite aguda com alterações na RM que se estendem por pelo menos três segmentos da medula espinal. Pode ocorrer mielite ou neurite óptica isolada. Anteriormente conhecida como **doença de Devic**, já tendo sido considerada uma variante da esclerose múltipla, a neuromielite óptica está associada a um marcador específico de anticorpos (NMO-IgG) que tem como alvo o canal de água aquaporina-4 em 80% dos casos, e a anticorpos contra a glicoproteína de oligodendrócitos da mielina (MOG-IgG) em aproximadamente 33% dos casos de pacientes soronegativos para NMO-IgG. A RM do cérebro normalmente não mostra envolvimento generalizado da substância branca, mas essas alterações não excluem o diagnóstico. O tratamento se faz por imunossupressão de longo prazo. Há três medicamentos aprovados pela FDA para o tratamento da neuromielite óptica com base em estudos placebo-controlados que demonstram uma redução da taxa anual de recidiva ou do tempo até a primeira recidiva. O eculizumabe é um inibidor de complemento, o inebilizumabe é um anticorpo humanizado anti-CD19 que elimina as células B, e o satralizumabe é um antagonista do receptor de interleucina-6. O uso do eculizumabe requer imunização prévia contra o meningococo. A terapia *off-label* se faz com rituximabe (2 infusões IV de 1 g, espaçadas por 2 semanas, ou 4 infusões semanais de 375 mg/m²; a repetição da dosagem pode ocorrer a cada 6 meses ou quando os linfócitos CD19/20-positivos ou CD27-positivos se tornarem detectáveis), micofenolato de mofetila (500-1.500 mg VO 2x/dia, titulados até que a contagem absoluta de linfócitos fique abaixo de 1.500/mcL [$1,5 \times 10^9$/L]), ou azatioprina (2,5-3 mg/kg VO). As recaídas agudas são tratadas com corticosteroides em doses semelhantes às indicadas para esclerose múltipla e com plasmaférese para recaídas graves que não respondem aos corticosteroides.

Paul S et al. Neuromyelitis optica spectrum disorders. J Neurol Sci. 2021;420:117225. [PMID: 33272591]

Deficiência de vitamina E

A deficiência de vitamina E pode produzir um distúrbio semelhante à ataxia de Friedreich. Há uma degeneração espinocerebelar que envolve as colunas posteriores da medula espinal e resulta em ataxia dos membros, perda sensorial, ausência de reflexos tendinosos, fala arrastada e, em alguns casos, degeneração pigmentar da retina. O distúrbio pode ocorrer como consequência de má-absorção ou ter caráter hereditário (p. ex., abetalipoproteinemia).

Espasticidade

O termo "espasticidade" é frequentemente utilizado para designar um déficit do neurônio motor superior, mas se refere pertinentemente a um aumento da resistência ao movimento passivo dependente da velocidade que afeta diferentes músculos em diferentes proporções, não é de grau uniforme em toda a amplitude de um determinado movimento e é frequentemente associado a outras características de déficit piramidal. Em geral, é uma complicação importante do AVE, lesão cerebral ou espinal, encefalopatia perinatal estática e esclerose múltipla. A espasticidade pode ser exacerbada por lesões por pressão, infecções urinárias ou outros tipos e estímulos nociceptivos.

A fisioterapia com programas de alongamento adequados é importante durante a reabilitação após o desenvolvimento de uma lesão do neurônio motor superior e no tratamento posterior do paciente. O objetivo é evitar contraturas nas articulações e nos músculos e, talvez, modular a espasticidade.

O tratamento farmacológico também é importante, mas pode aumentar a incapacidade funcional quando o tônus extensor aumentado está fornecendo suporte adicional a pacientes com pernas fracas. O tratamento farmacológico com baclofeno (5-10 mg 2x/dia, VO, com titulação de 80 mg/dia), tizanidina (2-8 mg 3x/dia VO), diazepam (2-10 mg 3x/dia VO) ou dantrolene (25 mg 1x/dia VO, titulada a cada 3 dias, conforme tolerado, até um máximo de 100 mg 4x/dia) geralmente é útil. É melhor evitar o dantrolene em pacientes com baixa função respiratória ou doença miocárdica grave. Os canabinoides (combinação de tetra-hidrocanabinol e canabidiol) também são eficazes para a redução da espasticidade, mas estão associados a efeitos colaterais como tontura, sonolência e fadiga. A injeção IM de toxina botulínica é utilizada para relaxar os músculos-alvo.

Em pacientes com espasticidade grave que não responde a outras terapias e está associada a incapacidade acentuada, a injeção intratecal de fenol ou álcool pode ser útil. As opções cirúrgicas incluem a implantação de uma bomba de infusão intratecal de baclofeno, rizotomia ou neurectomia. As contraturas graves podem ser tratadas com liberação cirúrgica do tendão.

Mielopatias na Aids

Diversas mielopatias podem acometer pacientes com Aids. Essas condições são abordadas no Capítulo 33.

Mielopatia decorrente de infecção por vírus linfotrópico de células T humanas

O vírus linfotrópico de células T humanas (HTLV-1), um retrovírus humano, é transmitido por amamentação, contato sexual, transfusão de sangue e agulhas contaminadas. A maioria dos pacientes é assintomática, mas, após um período latente variável (que pode chegar a vários anos), desenvolve-se mielopatia em alguns casos. Os achados de RM, eletrofisiológicos e do LCR são semelhantes aos da esclerose múltipla, mas os anticorpos contra o HTLV-1 encontram-se presentes no soro e no fluido espinal. Não há tratamento específico, mas os corticosteroides IV ou VO podem ajudar na fase inflamatória inicial da doença. As medidas profiláticas são importantes. Agulhas ou seringas não devem ser compartilhadas; pacientes infectados não devem amamentar seus bebês ou doar sangue, sêmen ou outros tecidos. Os pacientes infectados devem usar preservativos para evitar transmissão sexual.

Degeneração combinada subaguda da medula espinal

A degeneração combinada subaguda da medula espinal se deve à **deficiência de vitamina B12,** como ocorre na anemia perniciosa. A doença se caracteriza por mielopatia com espasticidade, fraqueza, perda proprioceptiva e parestesia decorrente da degeneração dos tratos corticoespinais e das colunas posteriores. Alguns pacientes desenvolvem também polineuropatia, alterações mentais ou neuropatia óptica. Pode ocorrer também anemia megaloblástica, mas não como condição paralela ao distúrbio neurológico, e a primeira pode ser mascarada se o paciente tiver tomado suplementos de ácido fólico. O tratamento se faz com vitamina B12. Para anemia perniciosa, um regime terapêutico conveniente consiste em 1.000 mcg de cianocobalamina IM diariamente por 1 semana, depois semanalmente por 1 mês e depois mensalmente pelo resto da vida do paciente. A reposição oral de cianocobalamina não é recomendada para anemia perniciosa quando houver presença de sintomas neurológicos. Uma síndrome semelhante é causada pelo abuso recreativo de óxido nitroso inalado em razão de sua interferência no metabolismo da vitamina B12. A deficiência de cobre, causada por má-absorção ou ingestão excessiva de zinco, também pode ser um fator responsável.

Trauma da medula espinal

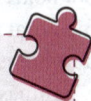

FUNDAMENTOS DO DIAGNÓSTICO

- Histórico de trauma anterior.
- Desenvolvimento de déficit neurológico agudo.
- Sinais de mielopatia ao exame.

Considerações gerais

Embora o dano à medula espinal possa ser resultante de lesão por efeito chicote, a lesão grave geralmente está relacionada à fratura-luxação que causa compressão ou deformidade angular da medula, seja na região cervical ou nas regiões torácica inferior e lombar superior. A hipotensão extrema após a lesão pode resultar também em infarto da medula.

Achados clínicos

A transecção total da medula resulta em paralisia flácida imediata e perda de sensibilidade abaixo do nível da lesão. A atividade reflexa se perde por um período variável, e há retenção urinária e fecal. Conforme a função reflexa retorna nos dias e semanas seguintes, desenvolve-se paraplegia espástica ou quadriplegia, com hiper-reflexia e respostas de reflexo cutâneo-plantar em extensão, podendo ocorrer paralisia atrófica flácida (neurônio motor inferior), dependendo dos segmentos da medula que forem afetados. A bexiga e os intestinos também recuperam parte de sua função reflexa, permitindo que a urina e as fezes sejam expelidas em intervalos. À medida que a espasticidade aumenta, os espasmos flexores ou extensores (ou ambos) das pernas tornam-se incômodos, especialmente se o paciente desenvolver feridas na cama ou na UTI. Eventualmente, pode ocorrer paraplegia com as pernas em flexão ou extensão. Com menores graus de lesão, os pacientes podem apresentar fraqueza leve nos membros, distúrbio sensorial distal ou ambos. A função esfincteriana também pode ser comprometida, enquanto a urgência e a incontinência urinárias são especialmente comuns. Mais especificamente, uma lesão unilateral da medula resulta em distúrbio motor ipsilateral com comprometimento da propriocepção e perda contralateral da percepção da dor e aumento de temperatura abaixo da lesão (**síndrome de Brown-Séquard**). A síndrome do cordão central pode levar a um déficit do neurônio motor inferior no nível da lesão e a perda da percepção da dor e aumento de temperatura abaixo dela, com preservação das funções da coluna posterior. Com um envolvimento mais extenso, pode haver comprometimento da sensibilidade da coluna posterior e desenvolvimento de fraqueza piramidal. Pode ocorrer um déficit radicular no nível da lesão – ou, se a cauda equina for envolvida, pode haver evidência de função alterada em várias raízes lombossacrais.

Tratamento

O tratamento da lesão consiste em imobilização e, se houver compressão da medula, laminectomia descompressiva precoce e fusão (dentro de 24 horas). O tratamento precoce com altas doses de corticosteroides (p. ex., metilprednisolona, 30 mg/kg por bólus IV, seguido de 5,4 mg/kg por hora por 23 horas) pode melhorar a recuperação neurológica se for iniciado no espaço de 8 horas após a lesão, embora as evidências sejam limitadas e algumas diretrizes neurocirúrgicas não recomendem o uso desses agentes. O realinhamento anatômico da medula espinal por tração e outros procedimentos ortopédicos é importante. Os cuidados subsequentes com o déficit neurológico residual – paraplegia ou tetraplegia – requerem tratamento da espasticidade e cuidados com a pele, bexiga e intestinos.

Quando encaminhar

Todo paciente com déficits neurológicos focais deve ser encaminhado.

Quando hospitalizar

- Pacientes com déficits neurológicos.
- Pacientes com lesão da medula espinal, compressão ou hematoma epidural ou subdural agudo.
- Pacientes com fratura-luxação vertebral que possa comprimir a medula.

Ong B et al. Management of the patient with chronic spinal cord injury. Med Clin North Am. 2020;104:263. [PMID: 32035568]

Siringomielia

A destruição ou degeneração da substância cinzenta e branca adjacente ao canal central da medula espinal cervical leva à cavitação e acúmulo de líquido na medula espinal.

A patogênese exata não é clara, mas muitos casos estão associados à **malformação de Arnold-Chiari,** na qual há deslocamento das tonsilas cerebelares, da medula e do quarto ventrículo para o canal espinal, às vezes com meningomielocele. Em tais circunstâncias, a cavidade se conecta ao canal central, podendo simplesmente representar um canal central dilatado. Em outros casos, a causa da cavitação é menos clara. Há um quadro clínico característico, com atrofia segmentar, arreflexia e perda da sensibilidade à dor e aumento de temperatura em uma distribuição em forma de "capa", em razão da destruição das fibras que se cruzam na frente do canal central na medula

espinal cervical média. Em geral, há presença de cifoescoliose torácica. Com a progressão, ocorre o envolvimento dos tratos motores e sensoriais longos, de modo que se desenvolve um déficit piramidal e sensorial nas pernas. A extensão para cima da cavitação (**siringobulbia**) resulta em disfunção do tronco encefálico inferior e, portanto, em paralisia bulbar, nistagmo e comprometimento sensorial em um ou ambos os lados da face.

A siringomielia, ou seja, a cavitação da medula espinal, também pode ocorrer em associação com um tumor intramedular ou após uma lesão grave da medula, e a cavidade não se comunica com o canal central.

Em pacientes com malformação de Arnold-Chiari, a TC revela uma fossa posterior pequena e o aumento do forame magno, juntamente com outras anormalidades esqueléticas associadas na base do crânio e na coluna cervical superior. A RM revela a siringe, bem como os achados característicos da malformação de Arnold-Chiari, incluindo o deslocamento caudal do quarto ventrículo e herniação das amígdalas cerebelares através do forame magno. O aumento focal da medula espinal é encontrado na mielografia ou na RM em pacientes com cavitação relacionada a lesões anteriores ou neoplasias intramedulares.

O tratamento da malformação de Arnold-Chiari com siringomielia associada é feito por craniectomia suboccipital e laminectomia cervical superior, com o objetivo de descomprimir a malformação no forame magno. A cavidade medular deve ser drenada, podendo-se fazer, se necessário, uma saída para o quarto ventrículo. Na cavitação associada a tumor intramedular, o tratamento é cirúrgico, mas a radioterapia pode ser necessária se a remoção completa não for possível. A siringomielia pós-traumática também é tratada por meio cirúrgico se levar ao aumento dos déficits neurológicos ou a dor intolerável.

Doenças degenerativas dos neurônios motores

FUNDAMENTOS DO DIAGNÓSTICO

- Fraqueza.
- Sem perda sensorial ou distúrbio esfincteriano.
- Evolução progressiva.
- Nenhuma causa subjacente identificável, exceto base genética em casos familiares.

Considerações gerais

Esse grupo de distúrbios degenerativos caracteriza-se clinicamente por fraqueza e atrofia variável dos músculos afetados, sem acompanhar as alterações sensoriais.

A doença do neurônio motor em adultos geralmente começa entre 30-60 anos de idade. Há degeneração das células do corno anterior da medula espinal, dos núcleos motores dos nervos cranianos inferiores e das vias corticoespinal e corticobulbar. O distúrbio geralmente é esporádico, mas casos familiares podem ocorrer e várias mutações genéticas ou lócus gênicos foram identificados. O tabagismo pode ser um fator de risco.

Classificação

Distinguem-se 5 variedades nos contextos clínicos.

A. Paralisia bulbar progressiva

O envolvimento bulbar predomina devido aos processos da doença que afetam principalmente os núcleos motores dos nervos cranianos.

B. Paralisia pseudobulbar

O envolvimento bulbar também predomina nessa variedade, mas é atribuído à doença corticobulbar bilateral e, portanto, reflete disfunção do neurônio motor superior. Pode haver um "**afeto pseudobulbar**", com episódios incontroláveis de riso ou choro a estímulos que normalmente não provocariam reações tão marcantes.

C. Atrofia muscular espinal progressiva

Caracteriza-se principalmente por um déficit de neurônios motores inferiores nos membros em decorrência da degeneração das células do corno anterior da medula espinal.

D. Esclerose lateral primária

Há um déficit exclusivamente do neurônio motor superior nos membros.

E. Esclerose lateral amiotrófica (ELA)

Verifica-se a presença de um déficit misto de neurônios motores superiores e inferiores nos membros. Às vezes esse distúrbio está associado ao declínio cognitivo (em um padrão compatível com demência frontotemporal), um afeto pseudobulbar ou parkinsonismo. Até 10% dos casos de ELA são familiares e têm sido associados a mutações em vários lócus gênicos diferentes, inclusive uma repetição hexanucleotídica no cromossomo 9 que também está associada a demência frontotemporal. Alguns (15-20% dos casos familiares e 1-3% dos casos esporádicos) se devem a mutações no gene da superóxido dismutase, para o qual existe uma terapia gênica direcionada.

Diagnóstico diferencial

As atrofias musculares espinais (AME) são síndromes hereditárias causadas, na maioria das vezes, por mutações no gene de sobrevivência do neurônio motor (SMN1) no cromossomo 5, que geralmente se apresentam durante a infância ou a primeira infância. Há relatos de AME juvenil decorrente da deficiência de hexosaminidase. A atrofia muscular bulbar e espinal ligada ao X (síndrome de Kennedy) está associada a uma sequência de repetição de trinucleotídeos expandida no gene do receptor de andrógeno e tem um prognóstico mais benigno do que outras formas de doença do neurônio motor. A paraplegia espástica hereditária é uma síndrome genética diversa que causa uma mielopatia lentamente progressiva que geralmente pode ser diferenciada da ELA pela presença de sinais sensoriais e disfunção esfincteriana.

As síndromes motoras puras que se assemelham à doença do neurônio motor também podem ocorrer em associação com gamopatia monoclonal ou neuropatias motoras multifocais com bloqueio de condução. Uma neuropatia motora também pode se desenvolver na doença de Hodgkin e tem um prognóstico relativamente benigno. As doenças infecciosas das células do corno anterior (vírus da poliomielite ou infecção pelo vírus do Nilo Ocidental) geralmente podem ser distinguidas pelo início agudo e pelo curso monofásico da doença, conforme discutido no Capítulo 34. Pode ocorrer mielite flácida aguda após a infecção por enterovírus, especialmente em crianças, sem envolvimento sensorial e de forma semelhante à poliomielite. Não existe tratamento específico. A radiculomielopatia cervical compressiva pode causar sinais de neurônios motores inferiores nos miótomos cervicais com sinais do neurônio motor superior nas pernas. As fasciculações benignas podem ser diferenciadas da ELA por um exame neurológico e eletromiografia normais.

Achados clínicos
A. Sintomas e sinais

Com o envolvimento bulbar, ocorre dificuldade para deglutir, mastigar, tossir, respirar e falar (disartria). Na paralisia bulbar progressiva, há queda do palato; reflexo de vômito deprimido, acúmulo de saliva na faringe, tosse fraca e língua gasta e fasciculada. Na paralisia pseudobulbar, a língua se apresenta contraída e espástica e o paciente não consegue movimentá-la rapidamente de um lado para o outro. O envolvimento dos membros caracteriza-se por distúrbios motores (fraqueza, rigidez, perda de peso, fasciculações) que refletem a disfunção do neurônio motor inferior ou superior; não há alterações objetivas no exame sensorial, embora possa haver queixas sensoriais vagas. Os esfíncteres geralmente são poupados. Pode haver alterações cognitivas ou afeto pseudobulbar. O distúrbio é progressivo, e a ELA geralmente é fatal em 3-5 anos; a morte geralmente resulta de infecções pulmonares. Os pacientes com envolvimento bulbar geralmente têm o pior prognóstico, enquanto aqueles com esclerose lateral primária geralmente têm uma sobrevida mais longa, apesar da profunda quadriparesia e espasticidade.

B. Exames laboratoriais e outros

A eletromiografia pode mostrar sinais de desnervação parcial aguda e crônica com reinervação. Em pacientes com suspeita de ELA, o diagnóstico não deve ser dado por certo, a menos que essas alterações sejam encontradas em pelo menos três regiões da coluna vertebral (cervical, torácica, lombossacra) ou duas regiões espinais e a musculatura bulbar. A velocidade de condução motora geralmente é normal, mas pode estar ligeiramente reduzida, e os estudos de condução sensorial também se apresentam normais. A biópsia de um músculo perdido mostra as alterações histológicas da desnervação, mas *não* é necessária para o diagnóstico. A creatina quinase sérica pode apresentar-se ligeiramente elevada, mas nunca atinge os valores extremamente altos observados em algumas das distrofias musculares. Podem-se considerar os testes de HIV, doença de Lyme e paraproteínas séricas. O LCR apresenta-se normal.

O teste genético molecular é disponibilizado em caso de suspeita de distúrbios familiares. A atividade reduzida da hexosaminidase é encontrada no soro e nos leucócitos de pacientes com AME juvenil em decorrência da deficiência de hexosaminidase.

Tratamento

Vários medicamentos são aprovados pela FDA para ELA. O riluzol, 50 mg VO 2x/dia, que reduz a liberação pré-sináptica de glutamato, aumentou a sobrevida de curto prazo de pacientes com ELA em estudos randomizados realizados. O fenilbutirato de sódio (3 g)/taurursodiol (1 g) dissolvido em água e administrado VO 1x/dia por 3 semanas e depois 2x/dia reduziu o declínio funcional e prolongou a sobrevida em comparação com o placebo, quando administrado em até 18 meses após o início dos sintomas da ELA. O edaravone, um removedor de radicais livres, retarda a progressão da doença em pacientes com doença leve. O medicamento é administrado em ciclos mensais como uma infusão IV de 60 mg nos dias 1 a 14 no primeiro mês e nos dias 1 a 10 nos meses subsequentes, ou 105 mg VO 1x/dia, seguindo o mesmo esquema de dosagem. As injeções de metilcobalamina em dose ultra-alta (50 mg IM 2x/semana) reduziram o declínio funcional em um estudo randomizado placebo-controlado realizado com pacientes no espaço de 1 ano do início dos sintomas.

A administração de *ventilação não invasiva* de pelo menos 4 horas/dia a pacientes com pressão inspiratória máxima inferior a 60 cm H_2O pode prolongar a sobrevida na ELA. As medidas sintomáticas e de suporte para o tratamento da espasticidade (discutida anteriormente na seção sobre espasticidade), sialorreia e disfagia, prevenção de contraturas e preservação da mobilidade são importantes. A sialorreia é tratada com descongestionantes de venda livre, medicamentos anticolinérgicos (como triexifenidil, amitriptilina ou atropina), injeções de toxina botulínica nas glândulas salivares ou uso de máquina de sucção portátil. A terapia física e a ocupacional são úteis durante todo o curso da doença. A combinação de dextrometorfano/quinidina (20 mg/10 mg, um comprimido VO, 1-2x/dia) pode aliviar os sintomas do afeto pseudobulbar. Uma dieta semilíquida ou alimentação por sonda de gastrostomia pode ser necessária se a disfagia for grave; é aconselhável realizar o procedimento antes que a capacidade vital forçada (CVF) caia para menos de 50% do previsto para minimizar o risco de complicações. A traqueostomia às vezes é realizada se os músculos respiratórios estiverem gravemente afetados; entretanto, nos estágios terminais desses distúrbios, as expectativas realistas e o planejamento antecipado de cuidados devem ser discutidos. As informações sobre cuidados paliativos encontram-se no Capítulo 5.

A terapia gênica é aprovada pela FDA para pacientes com ELA causada por mutações em SOD1 e AME.

Quando encaminhar

Todo paciente (para fins de exclusão de outras causas tratáveis de sintomas e sinais) deve ser encaminhado.

Quando hospitalizar

O paciente talvez precise ser internado para o início ou titulação da ventilação não invasiva, ou para períodos de maior necessidade de suporte ventilatório não invasivo durante as infecções pulmonares.

Oki R et al; Japan Early-Stage Trial of Ultrahigh-Dose Methylcobalamin for ALS (JETALS) Collaborators. Efficacy and safety of ultrahigh-dose methylcobalamin in early-stage amyotrophic lateral sclerosis: a randomized clinical trial. JAMA Neurol. 2022;79:575. [PMID: 35532908]

Paganoni S et al. Effect of sodium phenylbutyrate/taurursodiol on tracheostomy/ventilation-free survival and hospitalisation in amyotrophic lateral sclerosis: long-term results from the CENTAUR trial. J Neurol Neurosurg Psychiatry. 2022;93:871. [PMID: 35577511]

Neuropatias periféricas

As neuropatias periféricas podem ser categorizadas com base na estrutura afetada em nível primário. A característica patológica predominante pode ser a **degeneração axonal (neuropatias axonais)** ou a **desmielinização (neuropatias desmielinizantes)**. É possível fazer a distinção com base em achados neurofisiológicos. A velocidade de condução motora e sensorial pode ser medida em segmentos acessíveis de nervos periféricos. Nas neuropatias axonais, a velocidade de condução é normal ou levemente reduzida e a eletromiografia com agulha fornece evidências de desnervação nos músculos afetados. Nas neuropatias desmielinizantes, a condução pode ser consideravelmente retardada nas fibras afetadas, e, em casos mais graves, a condução é completamente bloqueada, sem sinais eletromiográficos de desnervação.

Polineuropatias e mononeurite múltiplas

FUNDAMENTOS DO DIAGNÓSTICO

- Fraqueza, distúrbios sensoriais ou ambos nos membros.
- A dor é comum.
- Reflexos tendinosos deprimidos ou ausentes.
- Pode haver história familiar de neuropatia.
- Pode haver histórico de doença sistêmica ou exposição tóxica.

Considerações gerais

As **polineuropatias** difusas resultam em déficit sensorial, motor ou misto simétrico, geralmente mais acentuado distalmente. Essas condições incluem distúrbios hereditários, metabólicos e tóxicos; polineuropatia inflamatória idiopática (**síndrome de Guillain-Barré**); e neuropatias periféricas que podem ocorrer como uma complicação não metastática de doenças malignas. O envolvimento das fibras motoras leva a uma fraqueza flácida mais acentuada distalmente; a disfunção das fibras sensoriais e comprometimento da percepção sensorial. Os reflexos tendinosos são deprimidos ou ausentes. Podem ocorrer também parestesias, dor e sensibilidade muscular. As **mononeuropatias múltiplas** sugerem um processo de doença multifocal irregular como vasculopatia (p. ex., diabetes, arterite), um processo infiltrativo (p. ex., hanseníase, sarcoidose), dano por radiação ou um distúrbio imunológico (p. ex., plexopatia braquial).

Achados clínicos

A causa da polineuropatia ou mononeurite múltipla é sugerida pelo histórico, modo de início e manifestações clínicas predominantes. O exame laboratorial inclui um hemograma, eletroforese de proteínas séricas com reflexo para imunofixação ou imunotipagem, determinação de ureia e eletrólitos plasmáticos, testes bioquímicos hepáticos, testes de função tireoidiana, nível de vitamina B12, testes para fator reumatoide e anticorpo antinuclear, determinação de AgHBs, teste sorológico de sífilis, nível de glicose no sangue em jejum e hemoglobina A1c, níveis urinários de metais pesados, exame do LCR e radiografia de tórax. Esses exames devem ser solicitados seletivamente, conforme orientado pelos sintomas e sinais. A medição da velocidade de condução nervosa pode confirmar a origem nervosa periférica dos sintomas e fornecer um meio de acompanhar alterações clínicas, além de indicar o provável processo da doença (ou seja, neuropatia axonal ou desmielinizante). A biópsia do nervo cutâneo pode ajudar a estabelecer um diagnóstico preciso (p. ex., poliarterite, amiloidose). Em cerca de metade dos casos não é possível determinar nenhuma causa específica; e entre esses casos verifica-se posteriormente que pouco menos da metade é considerado de natureza familiar.

Tratamento

O tratamento é da causa subjacente, quando viável, e encontra-se descrito adiante, na seção sobre os transtornos individuais. A fisioterapia ajuda a evitar contraturas, e as talas podem manter um membro fraco em posição funcional útil. Os membros anestesiados devem ser protegidos contra lesões. Para se proteger contra queimaduras, os pacientes devem verificar a temperatura da água e das superfícies quentes com uma parte da pele cuja sensibilidade esteja normal, medir a temperatura da água com um termômetro e usar água fria para se lavar ou diminuir a temperatura de seus aquecedores de água quente. Os sapatos devem ser examinados com frequência durante o dia em busca de grãos ou objetos estranhos, a fim de evitar lesões por pressão.

Pacientes com polineuropatias ou mononeurite múltipla estão sujeitos a lesões nervosas adicionais nos pontos de pressão e, portanto, devem evitar comportamentos como apoiar-se sobre os cotovelos ou sentar-se com as pernas cruzadas por longos períodos.

A dor neuropática e em queimação pode responder a analgésicos simples, como ácido acetilsalicílico ou Aine, e à gabapentina (300 mg VO 3x/dia, titulados até um máximo de 1.200 mg VO 3x/dia, conforme necessário) ou à pregabalina (50-100 mg 3x/dia, VO). A duloxetina (60 mg VO 1-2x/dia), a venlafaxina (início 37,5 mg VO, 2x/dia, titulada até 75 mg VO, 2-3x/dia) ou os antidepressivos tricíclicos (p. ex., amitriptilina 10-150 mg VO ao se deitar diariamente) podem ser úteis para o tratamento da dor associada a neuropatias periféricas. A maconha medicinal pode proporcionar algum alívio, mas faltam dados que comprovem sua segurança em longo prazo.

O uso de uma estrutura ou berço para reduzir o contato com as roupas de cama pode ser útil. Muitos pacientes apresentam dores episódicas em pontadas, que podem responder à gabapentina, pregabalina, carbamazepina (iniciar com 100 mg VO 2x/dia e aumentar até 400 mg VO 2x/dia), ou aos antidepressivos tricíclicos. Os opioides podem ser necessários para hiperpatia grave ou dor induzida por estímulos mínimos, mas, em geral, seu uso deve ser evitado. Um estimulador de medula espinal de 10 kHz implantado na medula espinal, combinado com o controle clínico, reduziu a dor em uma média de 80% em um RCT realizado com pacientes com neuropatia diabética dolorosa, um resultado sustentado por 24 meses e associado à melhora neurológica na maioria dos pacientes.

Os sintomas de disfunção autonômica são ocasionalmente incômodos. O tratamento da hipotensão postural é abordado anteriormente neste capítulo. A disfunção erétil pode ser tratada com inibidores da fosfodiesterase; uma bexiga neuropática flácida pode responder a medicamentos parassimpaticomiméticos, como o cloreto de betanecol, 10-50 mg 3-4x/dia.

1. Neuropatias hereditárias
A. Doença de Charcot-Marie-Tooth (HMSN tipo I, II)

Há diversas variedades distintas da doença de Charcot-Marie-Tooth, geralmente com um modo de herança autossômico dominante, mas casos ocasionais ocorrem de forma esporádica, recessiva ou ligada ao X. A manifestação clínica pode ser com deformidades nos pés ou distúrbios da marcha na infância ou início da vida adulta. A progressão lenta leva às características típicas da polineuropatia, com fraqueza distal e perda de peso que começam nas pernas, uma quantidade variável de perda sensorial distal e reflexos tendinosos deprimidos ou ausentes. O tremor é uma característica marcante em alguns casos. A **neuropatia hereditária motora e sensorial hereditária (HMSN) tipo I** caracteriza-se por desmielinização em estudos eletrodiagnósticos e geralmente é causada por mutações no gene da proteína da mielina periférica 22 ou no gene da proteína zero da mielina. Na **HMSN tipo II**, os estudos de eletrodiagnóstico mostram perda axonal em vez de desmielinização; um terço dos casos é atribuído a mutações no gene mitofusina 2.

Distúrbio semelhante pode ocorrer em pacientes com AME distal progressiva, mas não há perda sensorial; a investigação eletrofisiológica revela que a velocidade de condução motora é normal ou apenas ligeiramente reduzida, e os potenciais de ação nervosa são normais.

B. Doença de Dejerine-Sottas (HMSN tipo III)

O distúrbio pode ocorrer de forma esporádica, autossômica dominante ou, com menos frequência, autossômica recessiva. O início na infância leva a uma polineuropatia motora e sensorial progressiva com fraqueza, ataxia, perda sensorial e reflexos tendinosos deprimidos ou ausentes. Os nervos periféricos podem estar palpavelmente aumentados e caracterizam-se patologicamente por desmielinização segmentar, células de Schwann, hiperplasia e bainhas de mielina finas. Eletrofisiologicamente, há uma desaceleração da condução, e é possível que os potenciais de ação sensorial não sejam registrados.

C. Ataxia de Friedreich

Esse distúrbio, a única doença autossômica recessiva conhecida de repetição de trinucleotídeos, é causado mais comumente pela expansão de um *locus* poli-GAA no gene da frataxina no cromossomo 9, que resulta em sintomas na infância ou no início da vida adulta. A marcha se torna atáxica, as mãos se tornam incoordenadas e outros sinais de disfunção cerebelar se desenvolvem, acompanhados de fraqueza nas pernas e de reflexo extensor plantar. O envolvimento das fibras sensoriais periféricas resulta em distúrbios sensoriais nos membros e reflexos tendinosos deprimidos. Há presença de pé cavo bilateral. Do ponto de vista patológico, há perda acentuada de células nos gânglios da raiz posterior e degeneração das fibras sensoriais periféricas. No SNC, as alterações são evidentes nas colunas posterior e lateral da medula. Eletrofisiologicamente, a velocidade de condução nas fibras motoras é normal ou apenas ligeiramente reduzida, mas os potenciais de ação sensoriais são pequenos ou ausentes. A cardiopatia constitui a causa mais comum de morte. Em um estudo randomizado realizado, a omaveloxolona proporcionou melhora funcional em comparação com o placebo e é aprovada para pacientes com 16 anos ou mais.

No diagnóstico diferencial da ataxia de Friedreich estão outras ataxias espinocerebelares, um grupo crescente de distúrbios hereditários, cada uma envolvendo um gene identificado diferente. Esses distúrbios heterogêneos, que frequentemente (mas não exclusivamente) apresentam um padrão de herança autossômica dominante e expansão poli-CAG do gene afetado, normalmente causam ataxia cerebelar e combinações variadas de outros sintomas (como neuropatia periférica, oftalmoparesia, disartria e sinais piramidais e extrapiramidais).

D. Doença de Refsum (HMSN tipo IV)

Esse distúrbio autossômico recessivo é causado por um distúrbio no metabolismo do ácido fitânico. A degeneração pigmentar da retina é acompanhada por polineuropatia sensório-motora progressiva e sinais cerebelares, podendo ocorrer também disfunção auditiva, cardiomiopatia e manifestações cutâneas. As velocidades de condução motora e sensorial são reduzidas, muitas vezes de forma acentuada, e pode haver evidência eletromiográfica de desnervação nos músculos afetados. A restrição dietética do ácido fitânico e de seus precursores pode ser útil do ponto de vista terapêutico. A plasmaférese para reduzir o ácido fitânico armazenado pode ajudar no início do tratamento.

E. Porfiria

O envolvimento dos nervos periféricos pode ocorrer durante crises agudas, **tanto na porfiria variegata como na porfiria aguda intermitente**. Os sintomas motores geralmente ocorrem primeiro, e a fraqueza costuma ser mais acentuada proximalmente e nos membros superiores, e não nos inferiores. Os sintomas e sinais sensoriais podem ser de distribuição proximal ou distal. O envolvimento autonômico às vezes é acentuado. Os achados eletrofisiológicos apresentam-se de acordo com os resultados de estudos neuropatológicos que sugerem que a neuropatia é do tipo axonal (ver Cap. 40).

F. Polineuropatia amiloide familiar

Os sintomas sensoriais e autonômicos são especialmente evidentes, enquanto a perda de massa muscular e a fraqueza distal ocorrem mais tarde. A polineuropatia é axonal e provavelmente resulta da deposição de amiloide nos nervos periféricos em decorrência de mutações nos genes que codificam a transtirretina, a apolipoproteína A1 ou a gelsolina. A **amiloidose por transtirretina** é a mais comum e está associada a cardiomiopatia, nefropatia, envolvimento leptomeníngeo e opacidade vítrea. A doença pode ser tratada com transplante de fígado, os pequenos ácidos ribonucleicos interferentes patisiran e vutrisiran, ou o oligonucleotídeo *antisense* inotersen. O tafamidis ajuda na cardiomiopatia amiloide por transtirretina e pode retardar a progressão da neuropatia.

2. Neuropatias associadas a distúrbios sistêmicos e metabólicos

A. Diabetes mellitus

Nesse distúrbio, o envolvimento do sistema nervoso periférico pode levar à polineuropatia simétrica sensorial ou mista, radiculoneuropatia motora assimétrica ou plexopatia (amiotrofia diabética), radiculopatia toracoabdominal, neuropatia autonômica ou lesões isoladas de nervos individuais. Essas lesões podem ocorrer isoladamente ou em qualquer combinação e são abordadas no Capítulo 29.

B. Uremia

A uremia pode levar a uma polineuropatia sensório-motora simétrica que tende a afetar mais os membros inferiores do que os superiores e é mais acentuada distalmente do que proximalmente (ver Cap. 24). O diagnóstico pode ser confirmado eletrofisiologicamente porque a velocidade de condução motora e sensorial é moderadamente reduzida. A neuropatia melhora tanto clínica quanto eletrofisiologicamente com o transplante renal e, em menor grau, com a diálise crônica.

C. Distúrbio pelo uso de álcool e deficiência nutricional

Muitos pacientes com transtorno por uso de álcool têm uma polineuropatia sensório-motora distal axonal, que geralmente se apresenta acompanhada de cãibras dolorosas, sensibilidade muscular e parestesias dolorosas e é quase sempre mais acentuada nas pernas do que nos braços. Os sintomas de disfunção autonômica também podem ser evidentes. A velocidade de condução motora e sensorial pode estar ligeiramente reduzida, mesmo em casos subclínicos, mas a desaceleração total da condução é incomum. O tratamento é semelhante ao da polineuropatia diabética, mas também inclui abstinência de álcool. Uma polineuropatia sensório-motora distal semelhante é uma característica bem reconhecida do **beribéri** (deficiência de tiamina). Na deficiência de vitamina B12, pode haver o desenvolvimento de polineuropatia sensorial distal, mas que geralmente é ofuscada por manifestações do SNC (p. ex., mielopatia, neuropatia óptica ou alterações intelectuais).

D. Paraproteinemias

Uma polineuropatia sensório-motora simétrica de início gradual, curso progressivo e frequentemente acompanhada por dor e disestesias nos membros pode ocorrer em pacientes (especialmente homens) com mieloma múltiplo. A neuropatia é do tipo axonal no mieloma lítico clássico, mas a desmielinização segmentar (primária ou secundária) e a perda axonal podem ocorrer no mieloma esclerótico e levar a manifestações clínicas predominantemente motoras.

As neuropatias desmielinizantes e axonais também são observadas em pacientes com paraproteinemias sem mieloma. Uma pequena fração desenvolverá mieloma se acompanhada em série. A neuropatia desmielinizante nesses pacientes pode ser atribuída ao fato de as proteínas monoclonais reagirem a um componente da mielina do nervo. A neuropatia do mieloma clássico múltiplo não responde bem à terapia. A **polineuropatia da gamopatia monoclonal benigna** pode responder a medicamentos imunossupressores e à plasmaférese.

A polineuropatia pode ocorrer também de forma associada a gamopatia monoclonal de significado indeterminado, macroglobulinemia e crioglobulinemia e às vezes responde à plasmaférese. Muitos pacientes com proteína IgM M possuem anticorpos contra a glicoproteína associada à mielina (MAG); esses pacientes podem responder ao tratamento com rituximabe. A neuropatia de aprisionamento, como a síndrome do túnel do carpo, é mais comum do que a polineuropatia em pacientes com amiloidose generalizada (não hereditária).

3. Neuropatias associadas a doenças infecciosas e inflamatórias

A. Hanseníase

A hanseníase é uma importante causa de neuropatia periférica em algumas partes do mundo. Os distúrbios sensoriais são atribuídos principalmente ao envolvimento dos nervos intracutâneos. Na hanseníase tuberculoide, essas condições se desenvolvem ao mesmo tempo e com a mesma distribuição que o nervo; os troncos localizados abaixo da lesão também são envolvidos. Na hanseníase lepromatosa, a perda sensorial é mais extensa e se desenvolve mais cedo e em maiores proporções nas regiões mais frias do corpo, como as superfícies dorsais das mãos e dos pés, onde os bacilos se proliferam mais ativamente. Os déficits motores resultam do envolvimento de nervos superficiais em que a temperatura é mais baixa, p. ex., o nervo ulnar na região proximal ao sulco do olécrano, o nervo mediano que emerge da parte inferior do músculo flexor do antebraço para seguir em direção ao túnel do carpo, o nervo peroneal na cabeça da fíbula e o nervo tibial posterior na parte inferior da perna; pode ocorrer também fraqueza muscular facial irregular devido ao envolvimento dos ramos superficiais do sétimo nervo craniano.

Os distúrbios motores da hanseníase são sugestivos de mononeuropatia múltipla, enquanto as alterações sensoriais se assemelham às da polineuropatia distal. O exame, entretanto, relaciona a distribuição dos déficits sensoriais à temperatura dos tecidos; nas pernas, p. ex., a preservação ocorre com frequência entre os dedos dos pés e na fossa poplítea, onde a temperatura é mais alta. O tratamento é feito com agentes anti-hansêmicos (ver Cap. 35).

B. Aids

Diversas neuropatias acometem pacientes com HIV (ver Cap. 33).

C. Borreliose de Lyme

As manifestações neurológicas da doença de Lyme incluem meningite, meningoencefalite, polirradiculoneuropatia, mononeuropatia múltipla e neuropatia craniana. Os testes sorológicos determinam o distúrbio subjacente. A doença de Lyme e seu tratamento são abordados em detalhes no Capítulo 36.

D. Sarcoidose

Podem ocorrer paralisias dos nervos cranianos (especialmente a paralisia facial), mononeuropatia múltipla e, com menos frequência, polineuropatia simétrica; a última às vezes afeta preferencialmente as fibras motoras ou sensoriais. O tratamento da sarcoidose é abordado no Capítulo 9.

E. Poliarterite

O envolvimento do *vasa nervorum* pelo processo vasculítico pode resultar em infarto do nervo. Clinicamente, é possível encontramos uma polineuropatia sensório-motora assimétrica (mononeurite múltipla) que segue um curso crescente e decrescente. Os corticosteroides, a ciclofosfamida ou o rituximabe ajudam, dependendo do caso específico (ver Cap. 22).

F. Artrite reumatoide

As neuropatias compressivas ou de aprisionamento, as neuropatias isquêmicas, a polineuropatia sensorial distal leve e a polineuropatia sensório-motora progressiva grave podem ocorrer na artrite reumatoide (ver Cap. 22).

4. Neuropatia associada a doença crítica

Os pacientes em UTI com sepse e falência de múltiplos órgãos às vezes desenvolvem polineuropatias. Essa condição pode se manifestar inicialmente pela dificuldade inesperada de desmamar os pacientes do ventilador mecânico e, em casos mais avançados, por perda de peso e fraqueza dos membros e perda dos reflexos tendinosos.

As anomalias sensoriais são relativamente discretas. A neuropatia é do tipo axonal. Sua patogênese não está clara, e o tratamento tem caráter de suporte. O prognóstico é bom, desde que o paciente se recupere da doença crítica subjacente. Pode ocorrer também uma miopatia.

5. Neuropatias tóxicas

A polineuropatia axonal pode ocorrer após a exposição a agentes industriais ou pesticidas, como acrilamida, compostos organofosforados, solventes de hexacarbono, brometo de metila e dissulfeto de carbono; metais como arsênico, tálio, mercúrio e chumbo; medicamentos como fenitoína, amiodarona, perhexilina, isoniazida, nitrofurantoína; e quimioterapias com platina ou taxano, vincristina e piridoxina em altas doses.

Históricos ocupacionais, ambientais e clínicos detalhados e o reconhecimento de grupos de casos são importantes para sugerir o diagnóstico. O tratamento consiste em evitar exposição adicional ao agente causal. A neuropatia por isoniazida é evitada com a suplementação de piridoxina.

A **neuropatia diftérica** resulta de uma neurotoxina liberada pelo organismo causador e é comum em muitas áreas. A fraqueza do palato pode se desenvolver em 2-4 semanas após a infecção da garganta, e a infecção da pele pode ser igualmente seguida de fraqueza focal dos músculos vizinhos. Os distúrbios de acomodação podem ocorrer em cerca de 4-5 semanas após a infecção, e a polineuropatia desmielinizante sensório-motora distal, após 1-3 meses.

6. Neuropatias associadas a doenças malignas

Uma variedade de neuropatias foi associada a complicações não metastáticas de doença maligna. Algumas foram discutidas anteriormente na seção sobre paraproteinemia. Uma neuropatia sensorial pode ser observada em associação com anticorpos anti-Hu, especialmente em pacientes com câncer de pulmão de pequenas células.

7. Polineuropatia idiopática aguda (síndrome de Guillain-Barré)

FUNDAMENTOS DO DIAGNÓSTICO

- Polirradiculoneuropatia progressiva aguda ou subaguda.
- A fraqueza é mais grave do que os distúrbios sensoriais.
- A disautonomia aguda pode ser fatal.

Considerações gerais

Essa polirradiculoneuropatia aguda ou subaguda às vezes segue doenças infecciosas, inoculações ou procedimentos cirúrgicos. Há uma associação com enterite prévia por *Campylobacter jejuni*. O distúrbio provavelmente tem uma base imunológica, mas o mecanismo exato não está claro.

Achados clínicos

A. Sintomas e sinais

A principal queixa é de fraqueza, cuja gravidade varia amplamente em diferentes pacientes e geralmente tem ênfase proximal e distribuição simétrica. A doença quase sempre começa nas pernas, espalhando-se em uma extensão variável, mas geralmente envolvendo os braços e muitas vezes um ou ambos os lados da face.

Os músculos da respiração ou da deglutição também podem ser afetados. Os sintomas sensoriais geralmente são menos evidentes do que os motores, mas parestesias e disestesias distais são comuns, e há presença de dor neuropática ou radicular em muitos pacientes. Os distúrbios autonômicos também são comuns, podem ser graves e às vezes representam risco de vida; incluem taquicardia, irregularidades cardíacas, hipo ou hipertensão, rubor facial, anormalidades na transpiração, disfunção pulmonar e comprometimento do controle dos esfíncteres.

Os subtipos axonais da síndrome (**neuropatia axonal motora aguda** [AMAN] **e neuropatia axonal motora e sensorial aguda** [AMSAN]) são causados por anticorpos contra gangliosídeos na membrana do axônio. A síndrome de **Miller Fisher**, outro subtipo, caracteriza-se pela tríade clínica de oftalmoplegia, ataxia e arreflexia, e está associada a anticorpos anti-GQ1b.

B. Achados laboratoriais

O LCR contém, caracteristicamente, alta concentração de proteínas com uma contagem normal de células, mas essas alterações podem levar até 2 semanas para se desenvolver; contagens de leucócitos superiores a 50 células/mcL ($0,05 \times 10^9$/L) devem levar à consideração de diagnósticos alternativos. Estudos eletrofisiológicos podem revelar anormalidades acentuadas, que não necessariamente são paralelas ao distúrbio clínico em seu curso temporal.

Diagnóstico diferencial

Quando o diagnóstico é feito, o histórico e os exames laboratoriais pertinentes devem excluir a possibilidade de doença porfírica, diftérica ou tóxica (metais pesados, hexacarbono, organofosforados) e de infecção por HIV. O curso temporal exclui outras neuropatias periféricas. A poliomielite, o botulismo e a paralisia por carrapato também são condições a serem consideradas, pois causam fraqueza de início agudo. A presença de sinais piramidais, um déficit motor marcadamente assimétrico, um nível sensorial acentuado ou envolvimento precoce do esfíncter deve sugerir uma lesão focal na medula.

Tratamento

O tratamento com prednisona é *ineficaz* e pode prolongar o tempo de recuperação. A plasmaférese ou IVIG (400 mg/kg por dia por 5 dias) é válida. A melhor maneira de iniciar o tratamento é nos primeiros dias da doença e é útil para casos clinicamente graves ou em rápida progressão ou naqueles com comprometimento ventilatório.

Os pacientes devem ser admitidos na UTI se a CVF estiver diminuindo, devendo-se considerar a intubação se a CVF atingir 15 mL/kg, a pressão inspiratória máxima atingir –30 mmHg ou a dispneia se tornar evidente. A diminuição da saturação de oxigênio é um indicador tardio de insuficiência respiratória neuromuscular. A higiene respiratória e a fisioterapia torácica ajudam a prevenir a atelectasia. A hipotensão acentuada pode responder à reposição volumétrica ou a agentes pressores. A tromboprofilaxia é importante.

Prognóstico

A maioria dos pacientes acaba se recuperando bem, mas isso pode levar vários meses, e cerca de 20% dos pacientes ficam com incapacidade persistente. Aproximadamente 3% dos pacientes com polineuropatia idiopática aguda sofrem uma ou mais recaídas clinicamente semelhantes, às vezes vários anos após a doença inicial.

8. Polineuropatia inflamatória crônica

A polineuropatia desmielinizante inflamatória crônica, um distúrbio imunologicamente mediado adquirido, é clinicamente semelhante à síndrome de Guillain-Barré, exceto pelo fato de ter um curso recidivante ou progressivo constante ao longo de meses ou anos e de que a disfunção autonômica geralmente é menos comum. A doença pode se apresentar como um distúrbio exclusivamente motor ou como um distúrbio sensório-motor misto. Na forma recidivante, pode ocorrer recuperação parcial após algumas recaídas, mas em outros casos não há recuperação entre as exacerbações. Embora a remissão possa ocorrer espontaneamente com o tempo, o distúrbio geralmente segue um curso progressivo de deterioração que resulta em grave incapacidade funcional.

Estudos eletrodiagnósticos mostram lentidão acentuada da condução motora e sensorial e bloqueio de condução focal. Sinais de desnervação parcial também podem estar presentes em razão da degeneração axonal secundária. A biópsia do nervo pode mostrar infiltrados inflamatórios perivasculares crônicos no endoneuro e no epineuro, sem evidência de vasculite. Entretanto, um resultado normal de biópsia de nervo ou a presença de anormalidades inespecíficas *não* excluem o diagnóstico.

Os corticosteroides podem interromper ou reverter o curso descendente. O tratamento geralmente se inicia com prednisona, 60-80 mg VO diariamente e continua por 2-3 meses ou até que haja uma resposta definitiva. Se não houver resposta apesar de 3 meses de tratamento, pode-se tentar uma dose maior. Nos casos responsivos, a dose é gradualmente reduzida, mas a maioria dos pacientes se torna dependente de corticosteroides, muitas vezes necessitando de prednisona, 20 mg/dia, em dias alternados, em longo prazo. A IVIG pode ser utilizada no lugar ou além dos corticosteroides, e é mais bem empregada como tratamento inicial em síndromes motoras puras (2 g/kg durante 2-5 dias, seguido de 1 g/kg a cada 3 semanas); um regime semanal de 0,2-0,4 g/kg de uma solução subcutânea de imunoglobulina a 20% é uma alternativa eficaz, mas não foi comparado diretamente aos corticosteroides ou à IVIG. Quando tanto a IVIG quanto os corticosteroides são ineficazes, a plasmaférese pode valer a pena. Os imunossupressores ou imunomoduladores (como azatioprina ou rituximabe) podem ser adicionados quando a resposta a outras medidas for insatisfatória ou para permitir que as doses de manutenção de corticosteroides sejam reduzidas. O tratamento sintomático também é importante.

Quando encaminhar

- Todo paciente com neuropatia progressiva deve ser encaminhado.
- Neuropatia dolorosa que não responde ao tratamento de primeira linha.
- Pacientes com sintomas autonômicos incapacitantes.

Quando hospitalizar

Pacientes com sintomas em rápida progressão ou comprometimento respiratório.

Petersen E et al. Long-term efficacy of high-frequency (10 kHz) spinal cord stimulation for the treatment of painful diabetic neuropathy: 24-month results of a randomized clinical trial. Diabetes Res Clin Prac. 2023;203:110865. [PMID: 37536514]

Price R et al. Oral and topical treatment of painful diabetic polyneuropathy: practice guideline update summary: report of the AAN Guideline Subcommittee. Neurology. 2022;98:31. [PMID: 34965987]

Varadhachary AS. Recognition and management of neuromuscular emergencies. Neurol Clin. 2022;40:157. [PMID: 34798967]

Mononeuropatias

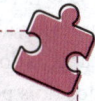

FUNDAMENTOS DO DIAGNÓSTICO

- Déficit motor ou sensorial focal.
- O déficit está na região de um nervo periférico individual.

Um nervo isolado pode ser lesionado ao longo de seu curso ou pode ser comprimido, angulado ou esticado por estruturas anatômicas vizinhas, especialmente em um ponto e, que atravessa um espaço estreito (**neuropatia de aprisionamento**). As contribuições relativas de fatores mecânicos e isquemia para o dano local não são claras. Com o envolvimento de um nervo ou misto, a dor geralmente é sentida distalmente à lesão. Os sintomas nunca se desenvolvem em algumas neuropatias de aprisionamento, mas se resolvem rápida e espontaneamente em outras, tornando-se progressivamente mais incapacitantes e angustiantes em outros casos. O déficit neurológico exato depende do nervo envolvido. A percussão do nervo no local da lesão pode resultar em parestesias em sua distribuição distal.

A neuropatia por aprisionamento pode ser a única manifestação de polineuropatia subclínica, que deve ser levada em consideração e excluída por estudos de condução nervosa. Esses estudos também são indispensáveis para a localização da lesão focal. O ultrassom neuromuscular também é cada vez mais útil nesse contexto.

Em pacientes com neuropatia de compressão aguda, como pode ocorrer em indivíduos intoxicados (**paralisia do sábado à noite**), não há necessidade de tratamento. Em geral, a recuperação completa ocorre no espaço de 2 meses, presumivelmente porque a patologia subjacente é a desmielinização. Entretanto, em casos graves, pode ocorrer degeneração axonal, e a recuperação leva mais tempo e talvez nunca seja completa.

Em neuropatias crônicas compressivas ou de aprisionamento, é importante evitar fatores agravantes e corrigir quaisquer condições sistêmicas subjacentes. A infiltração local da região em torno do nervo com corticosteroides pode ser válida; além disso a descompressão cirúrgica pode ajudar se houver aumento progressivo do déficit neurológico ou se os estudos eletrodiagnósticos mostrarem evidências de desnervação parcial em músculos fracos.

Os tumores de nervos periféricos são incomuns, exceto na neurofibromatose tipo 1, mas também dão origem à mononeuropatia. Essa condição pode distinguir-se da neuropatia de aprisionamento apenas pela observação da presença de uma massa ao longo do curso do nervo e pela demonstração do local exato da lesão com estudos eletrofisiológicos adequados e ultrassom neuromuscular. O tratamento de lesões sintomáticas consiste na remoção cirúrgica, se possível.

1. Síndrome do túnel do carpo

Ver Capítulo 43.

2. Síndrome do pronador redondo ou do interósseo anterior

O nervo mediano libera seu ramo motor, o nervo interósseo anterior, abaixo do cotovelo, à medida que desce entre as duas cabeças do músculo pronador redondo. Uma lesão de qualquer dos dois pode ocorrer nessa região, às vezes após um trauma ou decorrente de compressão, p. ex., de uma banda fibrosa. Com o envolvimento do nervo interósseo anterior, não há perda sensorial, e a fraqueza se limita ao pronador quadrado, ao flexor longo do polegar e ao flexor profundo dos dedos até o segundo e terceiro dígitos. A fraqueza é mais generalizada, e ocorrem alterações sensoriais em uma distribuição adequada quando o próprio nervo mediano é afetado. O prognóstico é variável. Se a melhora não ocorrer espontaneamente, a cirurgia descompressiva pode ser útil.

3. Lesões do nervo ulnar

É provável que as lesões do nervo ulnar ocorram na região do cotovelo, já que o nervo passa por trás do epicôndilo medial e desce até o túnel cubital. No sulco condilar, o nervo ulnar fica exposto a pressão ou trauma. Além disso, qualquer aumento no ângulo de apoio do cotovelo, seja congênito, degenerativo ou traumático, pode causar alongamento excessivo do nervo quando o cotovelo é flexionado. As lesões do nervo ulnar podem resultar também de espessamento ou distorção das estruturas anatômicas que formam o túnel cubital, e os sintomas resultantes também podem ser agravados pela flexão do cotovelo, uma vez que o túnel é estreitado pela redução de seu teto ou abaulamento de seu assoalho para dentro. Uma lesão grave em qualquer dos locais causa alterações sensoriais no quinto e na metade medial do quarto dígito e na extensão da borda medial da mão. Há fraqueza dos músculos inervados pela ulna no antebraço e na mão. Com uma lesão do túnel cubital, entretanto, pode haver relativa preservação do músculo flexor ulnar do carpo. A avaliação eletrofisiológica com o uso de técnicas de estimulação nervosa permite uma localização mais precisa da lesão.

O tratamento inicial consiste em evitar a pressão sobre a porção medial do cotovelo (p. ex., evitar apoiar os cotovelos em apoios de braço; acolchoar o cotovelo durante o sono) e evitar a flexão prolongada do cotovelo, especialmente à noite. Existem talas para evitar que o cotovelo se flexione além de 45-90 graus. Se as medidas conservadoras não forem bem-sucedidas no sentido de aliviar os sintomas e evitar a progressão, o tratamento cirúrgico pode ser necessário. Esse tratamento consiste na transposição do nervo se a lesão estiver no sulco condilar, ou em um procedimento de liberação se a lesão estiver no túnel cubital.

As lesões do nervo ulnar podem se desenvolver também no pulso ou na palma da mão, geralmente em decorrência de traumas repetitivos ou da compressão de gânglios ou tumores benignos. Essas lesões podem ser subdivididas de acordo com seu local presumido. As lesões compressivas são tratadas por meio cirúrgico. Se o responsável for o trauma mecânico repetitivo, isso pode ser evitado por meio de ajuste ocupacional ou retreinamento profissional.

4. Lesões do nervo radial

O nervo radial está sujeito a compressão ou lesão na axila (p. ex., por muletas ou por pressão quando o braço fica pendurado sobre o encosto de uma cadeira). Isso leva à fraqueza ou paralisia de todos os músculos supridos pelo nervo, inclusive o tríceps.

Podem ocorrer também alterações sensoriais, mas, em geral, de forma surpreendentemente discreta e marcada apenas em uma pequena área no dorso da mão, entre o polegar e o indicador. As lesões do nervo radial no sulco espiral ocorrem caracteristicamente durante o sono profundo, como em indivíduos alcoolizados, em cujo caso o músculo tríceps, que é suprido mais proximalmente, é poupado. O nervo pode ser lesionado também no cotovelo ou acima dele; seu ramo interósseo posterior exclusivamente motor, que supre os extensores do punho e dos dedos, pode estar envolvido imediatamente abaixo do cotovelo, mas o extensor radial longo do carpo é preservado, de modo que o pulso ainda pode ser estendido. O nervo radial superficial pode ser comprimido por algemas ou por uma pulseira de relógio apertada.

5. Neuropatia femoral

As características clínicas da paralisia do nervo femoral consistem em fraqueza e perda de massa muscular do quadríceps, com comprometimento sensorial no aspecto anteromediano da coxa e às vezes também da perna até o maléolo medial, e com um movimento brusco fraco ou ausente do joelho. A neuropatia femoral isolada pode ocorrer em pacientes com diabetes ou por compressão causada por neoplasias ou hematomas retroperitoneais (p. ex., aneurisma aórtico em expansão). A neuropatia femoral pode também resultar da pressão do ligamento inguinal quando as coxas estão acentuadamente flexionadas e abduzidas, como na posição de litotomia.

6. Meralgia parestésica

O **nervo cutâneo femoral lateral**, um nervo sensorial originário das raízes de L2 e L3, pode ser comprimido ou esticado em pacientes com obesidade ou diabetes e durante a gravidez. O nervo geralmente passa por baixo da parte externa do ligamento inguinal para alcançar a coxa, mas o ligamento às vezes se divide para envolvê-lo. A hiperextensão do quadril ou o aumento da lordose lombar – como ocorre durante a gravidez – leva à compressão do nervo pelo fascículo posterior do ligamento. Entretanto, o aprisionamento do nervo em qualquer ponto ao longo de seu curso pode causar sintomas semelhantes, e várias outras variações anatômicas predispõem o nervo a danos quando ele é esticado. Há ocorrência de dor, parestesia ou dormência na parte externa da coxa, em geral unilateralmente e às vezes aliviada ao se sentar. A dor para no joelho, ao contrário da dor da ciática lombar inferior, que se irradia para o pé. O exame não mostra anormalidades, exceto em casos graves, quando a sensação cutânea é comprometida na área afetada. Normalmente os sintomas são leves e, em geral, desaparecem espontaneamente. As injeções de hidrocortisona medialmente à espinha ilíaca anterossuperior geralmente aliviam os sintomas temporariamente, enquanto a descompressão do nervo por transposição pode proporcionar alívio mais duradouro.

7. Paralisia dos nervos ciático e fibular (peroneal comum)

As injeções intramusculares profundas mal posicionadas provavelmente ainda são a causa mais comum de paralisia do nervo ciático. Os traumas no glúteo, no quadril ou na coxa também podem ser fatores responsáveis. O consequente déficit clínico depende do fato de todo o nervo ter sido afetado ou apenas algumas fibras. Em geral, as fibras fibulares do nervo ciático são mais suscetíveis a lesões do que as destinadas ao nervo tibial. Portanto, pode ser difícil distinguir uma lesão do nervo ciático da neuropatia fibular, a menos que haja evidência eletromiográfica de envolvimento da cabeça curta do músculo bíceps femoral. O próprio nervo fibular pode ser comprimido ou lesionado na região da cabeça e do colo da fíbula, p. ex., ao sentar-se com as pernas cruzadas ou usar botas de cano alto. Há fraqueza na dorsiflexão e na eversão do pé, acompanhada de parestesia ou sensação de embotamento do aspecto anterolateral da panturrilha e do dorso do pé.

8. Síndrome do túnel do tarso

O nervo tibial, o outro ramo do ciático, supre vários músculos dos membros inferiores, dá origem ao nervo sural e continua como o nervo tibial posterior para suprir os flexores plantares do pé e dos dedos. Esse nervo passa pelo túnel do tarso atrás e abaixo do maléolo medial, dando origem a ramos do calcâneo e aos nervos plantares medial e lateral, que suprem os pequenos músculos do pé e a pele no aspecto plantar do pé e dos dedos. A compressão do nervo tibial posterior ou de seus ramos entre o assoalho ósseo e o teto ligamentar do túnel do tarso causa dor, parestesia e dormência na parte inferior do pé, especialmente à noite; o calcanhar é poupado. A fraqueza muscular pode ser de difícil reconhecimento clínico. As lesões compressivas dos nervos plantares individuais podem ocorrer também em uma direção mais distal, com características clínicas semelhantes às da síndrome do túnel do tarso. O tratamento é a descompressão cirúrgica.

Quando encaminhar

- Se houver incerteza em relação ao diagnóstico.
- Os sintomas e sinais estão evoluindo, apesar do tratamento.

Paralisia de Bell

FUNDAMENTOS DO DIAGNÓSTICO

- Início súbito de paralisia facial do neurônio motor inferior.
- Pode ocorrer hiperacusia ou alteração do paladar.
- Não há outras anormalidades neurológicas.

Considerações gerais

A paralisia de Bell é uma *paresia facial idiopática do tipo neurônio motor inferior* que tem sido atribuída a uma reação inflamatória com envolvimento do nervo facial próximo ao forame estilomastóideo ou no canal ósseo facial. Em alguns casos, isso pode ser atribuído à reativação da infecção pelo vírus herpes simples ou varicela-zóster no gânglio geniculado. O distúrbio é mais comum em gestantes e em pessoas com diabetes *mellitus*.

Achados clínicos

A paresia facial (Fig. 26.1) geralmente aparece de forma abrupta, mas pode piorar no dia seguinte. A dor ao redor da orelha precede ou acompanha a fraqueza em muitos casos, mas geralmente dura apenas alguns dias. A própria face parece rígida e desviada para um lado. Pode haver restrição ipsilateral do fechamento dos olhos e dificuldade para comer e fazer movimentos faciais finos. É comum haver alteração do paladar, devido ao envolvimento das fibras da corda do tímpano, podendo ocasionalmente ocorrer hiperacusia em decorrência do envolvimento das fibras do músculo estapédio. Em casos de infecção por herpes-zóster, podem-se observar vesículas no canal auditivo externo.

Diagnóstico diferencial

A paralisia facial do neurônio motor inferior pode diferenciar-se do AVE por meio de exame clínico. Um AVE ou outra lesão central não causa hiperacusia ou alteração do paladar, geralmente poupa a testa e é acompanhada por outros déficits focais. Uma paralisia facial isolada pode acometer pacientes com soropositividade para HIV, sarcoidose, doença de Lyme (Fig. 26.1; ver Cap. 36) ou qualquer processo que cause uma reação inflamatória no espaço subaracnóideo, como a meningite. Sempre que as paralisias faciais ocorrerem bilateralmente, ou que uma paralisia facial ocorrer juntamente com outros déficits neurológicos, deve-se realizar uma RM do cérebro e considerar outros exames.

Tratamento

Aproximadamente 60% dos casos de paralisia de Bell se recuperam completamente sem tratamento, presumivelmente porque a lesão é tão leve que resulta apenas no bloqueio da condução. O tratamento com corticosteroides (prednisona

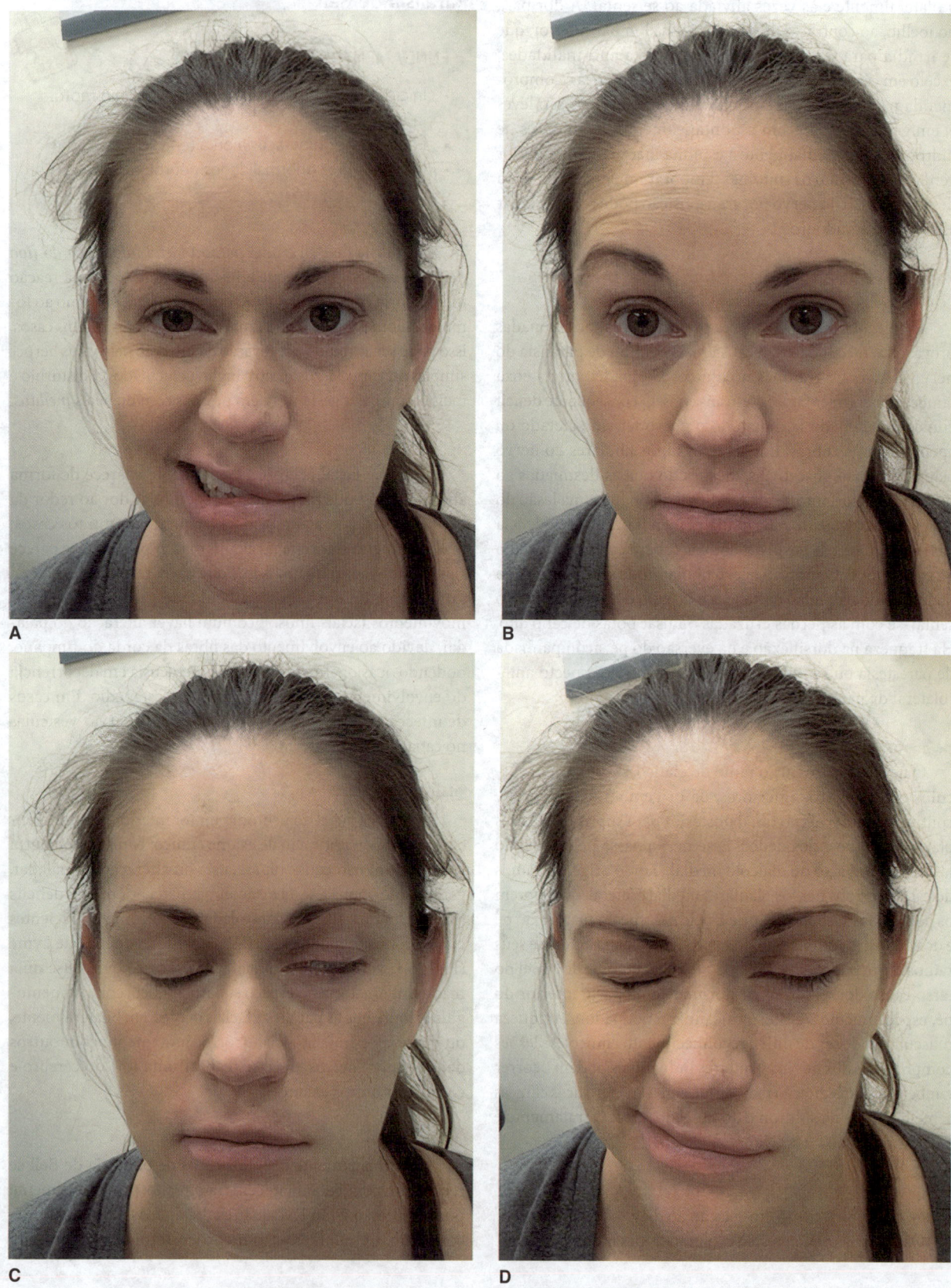

FIGURA 26.1 Fraqueza facial do lado esquerdo com padrão de neurônio motor inferior (devido à paralisia de Bell).
Reproduzida de Berkowitz AL. Clinical Neurology & Neuroanatomy: A Localization-Based Approach, 2.ed., McGraw-Hill, 2022. McGraw-Hill, 2022.

60 mg VO diariamente por 5 dias seguido de uma redução gradual de 5 dias, ou prednisolona 25 mg VO 2x/dia por 10 dias) aumenta a chance de uma recuperação completa em 9-12 meses em 12-15%. *O tratamento com aciclovir ou valaciclovir é indicado somente quando há evidência de vesículas herpéticas no canal auditivo externo.* É útil proteger o olho com colírios lubrificantes (ou pomada lubrificante à noite) e um adesivo se não for possível fechar o olho. Não há evidências de que os procedimentos cirúrgicos para descompressão do nervo facial sejam benéficos. A fisioterapia pode melhorar a função facial.

Menchetti I et al. Surgical interventions for the early management of Bell's palsy. Cochrane Database Syst Rev. 2021;1:CD007468. [PMID: 33496980]

Dor discogênica cervical

FUNDAMENTOS DO DIAGNÓSTICO

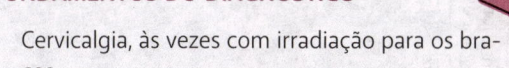

- Cervicalgia, às vezes com irradiação para os braços.
- Restrição dos movimentos do pescoço.
- Alterações motoras, sensoriais ou reflexas nos braços com envolvimento radicular.
- Déficit neurológico nas pernas, distúrbio da marcha ou distúrbio esfincteriano
- com envolvimento da medula.

Considerações gerais

Diversas anormalidades congênitas podem envolver a coluna cervical e resultar em cervicalgia, envolvendo as hemivértebras, as vértebras fundidas, a impressão basilar e a instabilidade da articulação atlantoaxial. Os distúrbios traumáticos, degenerativos, infecciosos e neoplásicos também podem provocar cervicalgia. Quando, envolve a coluna vertebral, a artrite reumatoide tende a afetar especialmente a região cervical, causando dor, rigidez e mobilidade reduzida; o deslocamento das vértebras ou a subluxação atlantoaxial pode levar à compressão da medula, o que pode ser fatal se não for tratado com fixação. O Capítulo 41 contém mais detalhes; a discussão aqui se restringe à doença do disco.

1. Protrusão aguda do disco cervical

A protrusão aguda do disco cervical causa cervicalgia e dor radicular no braço, exacerbada pelo movimento da cabeça. Com a herniação lateral do disco, alterações motoras, sensoriais ou reflexas podem ser encontradas em uma distribuição radicular (geralmente C6 ou C7) no lado afetado (Fig. 26.2); com hérnias mais centrais, a medula espinal também pode estar envolvida, levando a paraparesia espástica e a distúrbios sensoriais nas pernas, às vezes acompanhados de comprometimento da função esfincteriana. O diagnóstico é confirmado por RM ou mielografia por TC. Em casos leves, o prognóstico é bom e a maioria dos pacientes se recupera completamente com terapia conservadora. As evidências não apoiam nenhuma intervenção específica, prescrevendo-se uma combinação de repouso no leito, restrição de atividades, imobilização do pescoço em um colar cervical por várias semanas e fisioterapia. Se essas medidas não forem bem-sucedidas ou se o paciente apresentar um déficit neurológico importante, a remoção cirúrgica do disco protuberante pode ser necessária.

2. Espondilose cervical

A espondilose cervical resulta da degeneração crônica do disco cervical, com herniação do material do disco, calcificação secundária e crescimentos osteofíticos associados. Uma ou mais raízes do nervo cervical podem ser comprimidas, esticadas ou anguladas, com possível desenvolvimento de mielopatia decorrente de compressão, insuficiência vascular ou pequenos traumas recorrentes na medula. O paciente apresenta cervicalgia e movimentos restritos da cabeça, cefaleias occipitais, dor radicular e outros distúrbios sensoriais nos braços, fraqueza nos braços ou nas pernas, ou uma combinação desses sintomas. O exame geralmente revela que a flexão lateral e a rotação do pescoço são limitadas. Um padrão segmentar de fraqueza ou perda sensorial dermatomal (ou ambos) pode ser encontrado unilateral ou bilateralmente nos membros superiores, e os reflexos tendinosos mediados pela raiz ou raízes afetadas apresentam-se enfraquecidos. As raízes nervosas C5 e C6 são envolvidas com mais frequência, e o exame geralmente revela fraqueza dos músculos supridos por essas raízes (p. ex., deltoides, supraespinal e infraespinal, bíceps, braquiorradial), dor ou perda sensorial no ombro e na borda externa do braço e do antebraço, e reflexos enfraquecidos do bíceps e do braquiorradial. Pode haver presença de paraparesia espástica se houver mielopatia associada, às vezes acompanhada de urgência urinária, incontinência ou déficits sensoriais espinotalâmicos nas pernas ou na porção posterior da coluna.

As radiografias simples da coluna cervical mostram a formação de osteófitos, estreitamento dos espaços do disco e invasão dos forames intervertebrais, mas essas alterações são comuns em pessoas de meia-idade e possivelmente não têm relação com a queixa em questão. A TC ou a RM ajuda a confirmar o diagnóstico e excluir outras causas estruturais da mielopatia.

A restrição dos movimentos do pescoço por meio de um colar cervical pode aliviar a dor. A injeção local de anestésicos ou corticosteroides, p. ex., por um especialista em controle da dor, pode ser benéfica. O tratamento cirúrgico pode ser necessário para evitar progressão adicional se houver um déficit neurológico importante; se houver sintomas intestinais ou da bexiga; ou se a dor na raiz for intensa, persistente e não responder a medidas conservadoras.

Quando encaminhar
- Dor que não responde a medidas simples.
- Pacientes com déficits neurológicos.
- Pacientes nos quais o tratamento cirúrgico está sendo considerado.

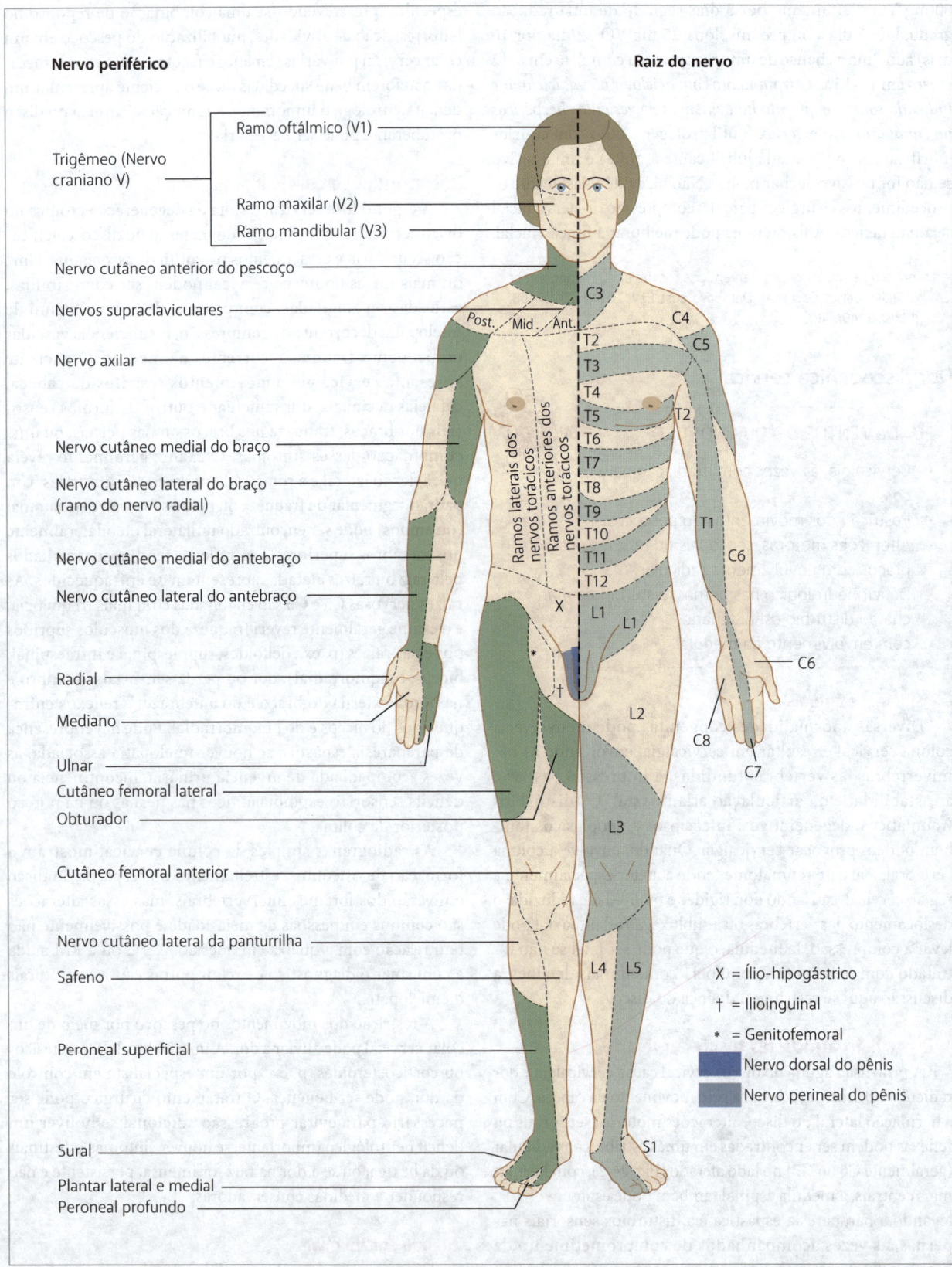

Nervo periférico

Trigêmeo (Nervo craniano V)
- Ramo oftálmico (V1)
- Ramo maxilar (V2)
- Ramo mandibular (V3)

Nervo cutâneo anterior do pescoço

Nervos supraclaviculares

Nervo axilar

Nervo cutâneo medial do braço

Nervo cutâneo lateral do braço (ramo do nervo radial)

Nervo cutâneo medial do antebraço

Nervo cutâneo lateral do antebraço

Radial

Mediano

Ulnar

Cutâneo femoral lateral

Obturador

Cutâneo femoral anterior

Nervo cutâneo lateral da panturrilha

Safeno

Peroneal superficial

Sural

Plantar lateral e medial

Peroneal profundo

Raiz do nervo

Post. Mid. Ant.

Ramos laterais dos nervos torácicos
Ramos anteriores dos nervos torácicos

C3
C4
C5
T2
T3
T4
T5
T6
T7
T8
T9
T10
T11
T12
X
L1
L2

T2
T1
C6
C8
C7

L1
L2
L3
L4 L5
S1

X = Ílio-hipogástrico

† = Ilioinguinal

* = Genitofemoral

Nervo dorsal do pênis

Nervo perineal do pênis

FIGURA 26.2 Inervação cutânea. A distribuição segmentar ou radicular (raiz) é mostrada no lado esquerdo do corpo, e a distribuição do nervo periférico, no lado direito. Os mapas segmentares mostram diferenças dependendo de como foram construídos (estimulação ou seção de uma única raiz; injeção de anestésico local em um único gânglio da raiz dorsal). (*continua*)

Reproduzida de Aminoff MJ, Greenberg DA, Simon RP. Clinical Neurology, 9.ed. McGraw-Hill Education, 2015.

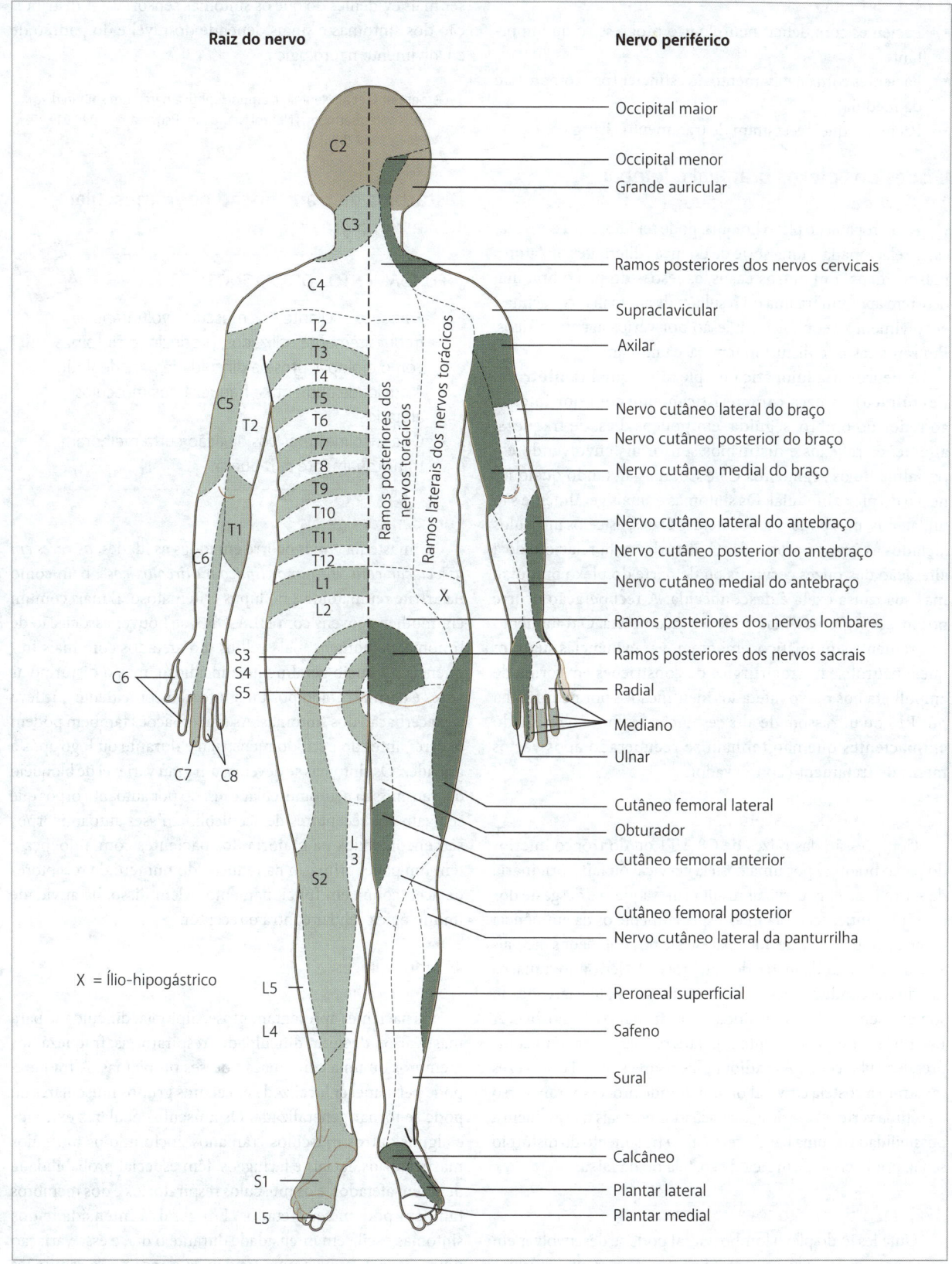

FIGURA 26.2 (*Continuação*)

Quando hospitalizar

- Pacientes com déficit neurológico progressivo ou importante.
- Pacientes com envolvimento do esfíncter (por compressão da medula).
- Pacientes que necessitam de tratamento cirúrgico.

Lesões dos plexos braquial e lombar

1. Neuropatia do plexo braquial

A neuropatia do plexo braquial pode ser idiopática e às vezes estar relacionada a uma série de doenças diferentes ou fatores inespecíficos. Em outros casos, as lesões do plexo braquial ocorrem após um trauma ou resultam de anomalias congênitas, envolvimento neoplásico ou lesão por vários agentes físicos. Em raros casos, o distúrbio tem base familiar.

A neuropatia idiopática do plexo braquial (**amiotrofia nevrálgica**) começa caracteristicamente com dor intensa ao redor do ombro, seguida, em poucos dias, de fraqueza, alterações reflexas e distúrbios sensoriais envolvendo especialmente os segmentos C5 e C6, mas afetando qualquer nervo do plexo braquial. Os sintomas e sinais geralmente são unilaterais, mas podem ser bilaterais. O desgaste dos músculos afetados às vezes é profundo. O distúrbio está relacionado a alteração das raízes cervicais ou de parte do plexo braquial, mas sua causa exata é desconhecida. A recuperação ocorre nos meses seguintes, mas pode ser incompleta. O tratamento é puramente sintomático, embora novas evidências sugiram que a neurólise microcirúrgica de constrições em forma de ampulheta nos nervos afetados identificados por neurografia por RM ou ultrassom de alta resolução melhora o resultado em pacientes que não tenham se recuperado após vários meses de tratamento conservador.

2. Síndrome da costela cervical

Compressão das raízes de C8 e T1 ou do tronco inferior do plexo braquial por uma costela cervical ou faixa originária da sétima vértebra cervical resulta em fraqueza e desgaste dos músculos intrínsecos da mão, especialmente os da eminência tenar, acompanhada de dor e parestesia nos dois dedos mediais e na borda ulnar da mão e do antebraço. A eletromiografia, os estudos de condução nervosa e os estudos de potencial evocado somatossensorial podem ajudar a confirmar o diagnóstico. A RM pode ser especialmente útil para revelar a estrutura compressiva subjacente. As radiografias simples ou a TC às vezes mostram a costela cervical ou um grande processo transverso da sétima vértebra cervical, mas achados normais não excluem a possibilidade de uma banda cervical. O tratamento do distúrbio se faz por excisão cirúrgica da costela ou da faixa.

3. Lesões do plexo lombossacral

Uma lesão do plexo lombossacral pode se desenvolver em associação com doenças como diabetes, câncer ou distúrbios hemorrágicos ou estar relacionada a uma lesão. Ocasionalmente, a condição se configura como um fenômeno isolado semelhante à plexopatia braquial idiopática (**neuropatia radiculoplexia lombossacral não diabética**), e a dor e a fraqueza tendem a ser mais evidentes do que os sintomas sensoriais. A distribuição dos sintomas e sinais depende do nível e do padrão de envolvimento neurológico.

Gstoettner C et al. Neuralgic amyotrophy: a paradigm shift in diagnosis and treatment. J Neurol Neurosurg Psychiatry. 2020;91:879. [PMID: 32487526]

Distúrbios da transmissão neuromuscular

1. Miastenia *gravis*

FUNDAMENTOS DO DIAGNÓSTICO

- Fraqueza oscilante dos músculos voluntários frequentemente utilizados, produzindo sintomas como diplopia, ptose e dificuldade para deglutir.
- A atividade aumenta a fraqueza dos músculos afetados.
- Os anticolinesterásicos de ação curta melhoram transitoriamente a fraqueza.

Considerações gerais

A miastenia *gravis* ocorre em todas as idades, *às vezes em associação com um tumor tímico ou tireotoxicose,* bem como na artrite reumatoide e no lúpus eritematoso. É mais comum em mulheres jovens com HLA-DR3; se houver associação de timoma, os homens mais velhos são afetados com mais frequência. O início geralmente é insidioso, mas o distúrbio às vezes é desmascarado por uma infecção coincidente que leva à exacerbação dos sintomas. As exacerbações também podem ocorrer antes do período menstrual e durante ou logo após a gravidez. Os sintomas se devem a um grau variável de bloqueio da transmissão neuromuscular causado por autoanticorpos que se ligam aos receptores de acetilcolina. Esses autoanticorpos são encontrados na maioria dos pacientes com a doença e têm um papel primário na redução do número de receptores de acetilcolina em funcionamento. Além disso, há atividade imunológica celular contra o receptor.

Achados clínicos

A. Sintomas e sinais

Os pacientes apresentam ptose, diplopia, dificuldade para mastigar ou deglutir, dificuldades respiratórias, fraqueza nos membros ou uma combinação desses problemas. A fraqueza pode permanecer localizada em alguns grupos musculares ou pode se tornar generalizada. Os músculos oculares externos e alguns outros músculos cranianos, incluindo os músculos mastigatórios, faciais e faríngeos, têm especial probabilidade de serem afetados, e os músculos respiratórios e dos membros também podem ser afetados. Em geral, a intensidade dos sintomas oscila em intensidade durante o dia, e essa variação diurna se sobrepõe a uma tendência a recaídas e remissões espontâneas de longo prazo que podem durar semanas. No entanto, o distúrbio segue um curso lentamente progressivo e pode ter um desfecho fatal decorrente de complicações respiratórias, como pneumonia por aspiração.

O exame clínico confirma a fraqueza e a fatigabilidade dos músculos afetados. Na maioria dos casos os músculos extraoculares são envolvidos, o que leva a paralisia ocular e ptose, que geralmente são assimétricas. As respostas pupilares são normais. Os músculos bulbares e dos membros geralmente se mostram fracos, mas o padrão de envolvimento é variável. A atividade contínua dos músculos afetados aumenta a fraqueza, que melhora após um breve repouso. A sensibilidade é normal, e geralmente não há alterações de reflexo.

As exacerbações da miastenia com risco de vida (a chamada **crise miastênica**) podem levar a fraqueza respiratória, exigindo internação imediata em UTI, onde a função respiratória pode ser monitorada e o suporte ventilatório está prontamente disponível.

B. Exames laboratoriais e outros

A sorologia para a detecção dos níveis elevados de **anticorpos circulantes contra o receptor de acetilcolina** é útil porque tem sensibilidade de 80-90% para o diagnóstico de miastenia *gravis*. Alguns pacientes sem anticorpos contra receptores de acetilcolina possuem anticorpos séricos para a tirosina quinase específica do músculo (MuSK), que, portanto, devem ser determinados; esses pacientes têm maior probabilidade de apresentar fraqueza facial, respiratória e muscular proximal do que aqueles com anticorpos contra receptores de acetilcolina. Raramente, os pacientes com miastenia *gravis* possuem anticorpos contra a proteína 4 relacionada ao receptor de LDL (LRP4).

A demonstração eletrofisiológica de uma resposta muscular decremental à estimulação repetitiva de 2 ou 3 Hz dos nervos motores indica a presença de distúrbio da transmissão neuromuscular. Essa anormalidade pode até ser detectada em músculos clinicamente fortes com determinados procedimentos provocativos. A eletromiografia com agulha dos músculos afetados mostra uma variação acentuada na configuração e no tamanho dos potenciais de unidades motoras individuais, e a eletromiografia de fibra única revela um aumento do *jitter*, ou variabilidade, no intervalo de tempo entre dois potenciais de ação da fibra muscular da mesma unidade motora.

C. Exames de imagem

Uma TC do tórax com e sem contraste deve ser realizada para demonstrar a presença de um timoma coexistente.

Tratamento

Os medicamentos anticolinesterásicos proporcionam benefícios sintomáticos sem influenciar o curso da doença. A neostigmina, a piridostigmina ou ambas podem ser utilizadas, sendo a dose determinada individualmente. A dose usual de neostigmina é de 7,5-30 mg (em média, 15 mg) VO, 4x/dia; a de piridostigmina, 30-180 mg (em média, 60 mg) VO 4x/dia. O excesso de medicação pode aumentar temporariamente a fraqueza.

Diversos medicamentos (p. ex., aminoglicosídeos) podem exacerbar a miastenia *gravis* e devem ser evitados.

A timectomia deve ser realizada quando houver presença de timoma. Um estudo multicêntrico randomizado demonstrou o benefício da timectomia, mesmo na ausência de um timoma identificável por meio radiológico, com maior força, menor necessidade de imunossupressão e menos hospitalizações no grupo tratado cirurgicamente. Portanto, *a timectomia deve ser considerada para todo paciente com menos de 65 anos, a menos que a fraqueza esteja restrita aos músculos extraoculares*. Se a doença for de início recente e apenas lentamente progressiva, a operação às vezes é adiada por 1 ano ou na esperança de que ocorra uma remissão espontânea.

O tratamento com corticosteroides é indicado para pacientes que tenham respondido mal aos medicamentos anticolinesterásicos. Alguns pacientes apresentam exacerbação transitória da fraqueza e chegam a desenvolver insuficiência respiratória nas primeiras 1-2 semanas se os corticosteroides forem iniciados em altas doses (p. ex., prednisona 1 mg/kg por dia). Portanto, em pacientes estáveis, os corticosteroides são introduzidos gradualmente no ambiente ambulatorial. A prednisona pode ser iniciada com 20 mg VO diariamente e aumentada em incrementos de 10 mg semanalmente até uma meta de 1 mg/kg por dia (dose diária máxima de 100 mg). Para pacientes hospitalizados com miastenia *gravis* e tratados com IVIG ou plasmaférese, a dose mais alta pode ser administrada inicialmente, uma vez que o início de ação mais rápido das duas primeiras terapias atenua a queda inicial da força atribuída aos corticosteroides. Os corticosteroides podem ser prescritos como tratamento em dias alternados ou diário, e a terapia em dias alternados atenua potencialmente os efeitos colaterais. Quando o quadro do paciente tiver se estabilizado com a dose alta inicial, os corticosteroides podem ser gradualmente reduzidos para um nível de manutenção relativamente baixo (p. ex., 10 mg de prednisona VO diariamente) à medida que houver melhora; entretanto, a retirada total é difícil.

O tratamento com azatioprina pode ser eficaz para permitir uma dose menor de corticosteroides. A dose usual é de 2-3 mg/kg VO diariamente após uma dose inicial menor. Outros imunossupressores utilizados na miastenia *gravis* para reduzir a dose de corticosteroide incluem micofenolato de mofetila, rituximabe, ciclosporina, metotrexato e tacrolimo. O efgartigimod e o rozanolixizumabe agem no receptor Fc neonatal e reduzem a IgG circulante, melhorando a função motora em algumas semanas após a administração. Ambos são aprovados pela FDA para miastenia com anticorpos positivos para acetilcolina, e o rozanolixizumabe também é aprovado para pacientes com miastenia MuSK-positiva. O efgartigimod é administrado por via IV ou SC, 1x/semana, durante 4 semanas. Os ciclos de tratamento subsequentes de 4 semanas são administrados com base na resposta clínica, com datas de início separadas por pelo menos 50 dias. O rozanolixizumabe é administrado por via SC, 1x/semana, durante 6 semanas, com ciclos de tratamento subsequentes baseados na resposta clínica e separados por pelo menos 63 dias. Três inibidores de complemento são aprovados pela FDA para pacientes com anticorpo positivo contra o receptor de acetilcolina. O zilucoplan é administrado 1x/dia por injeção SC e é dosado de acordo com o peso corporal real. O ravulizumabe é administrado por via IV como uma dose de ataque baseada no peso, seguida de uma dose de manutenção a cada 8 semanas, começando 2 semanas após a dose de ataque. O eculizumabe é reservado para doença refratária a pelo menos duas terapias imunossupressoras alternativas e é administrado por via IV semanalmente por 5 semanas e, depois, a cada 2 semanas. Os pacientes devem ser vacinados contra o meningococo antes de receber zilucoplan, o ravulizumabe ou o eculizumabe.

Em pacientes com deficiência grave, a plasmaférese ou a terapia com IVIG pode ser benéfica e ter eficácia semelhante. Essas terapias também são úteis para estabilizar os pacientes antes da timectomia e para o controle de crises agudas.

2. Síndrome miastênica (síndrome miastênica de Lambert-Eaton)

FUNDAMENTOS DO DIAGNÓSTICO

- Fraqueza variável, que geralmente melhora com a atividade.
- Possível presença também de sintomas disautonômicos.
- Pode-se obter um histórico de doença maligna.

Achados clínicos

A síndrome miastênica *pode estar associada ao carcinoma de pequenas células*, às vezes se desenvolve antes de o tumor ser diagnosticado e, ocasionalmente, ocorre com certas doenças autoimunes. Há uma liberação falha de acetilcolina em resposta a um impulso nervoso, causada por anticorpos do canal de cálcio do tipo P/Q, o que causa fraqueza, especialmente nos músculos proximais dos membros. Diferentemente da miastenia *gravis*, entretanto, a força aumenta constantemente com a contração sustentada. O diagnóstico pode ser confirmado eletrofisiologicamente, porque a resposta do músculo à estimulação de seu nervo motor aumenta sensivelmente após o exercício ou se o nervo for estimulado repetidamente em altas taxas (50 Hz), mesmo em músculos não considerados clinicamente fracos.

Tratamento

O tratamento com IVIG, plasmaférese e terapia medicamentosa imunossupressora (prednisona e azatioprina) pode levar a melhora clínica e eletrofisiológica, além da terapia direcionada ao tumor, quando presente. A prednisona geralmente é iniciada em uma dose diária de 60-80 mg VO, e a azatioprina, em uma dose diária de 2 mg/kg VO. A terapia sintomática inclui o uso de antagonistas dos canais de potássio, entre os quais a amifampridina, que é uma 3,4-diaminopiridina (15-80 mg/dia VO em 3 doses divididas) aprovada nos EUA e na Europa. O cloridrato de guanidina (25-50 mg/kg por dia VO em doses divididas) é uma alternativa e, ocasionalmente, é útil para pacientes com deficiência grave, mas os efeitos adversos do medicamento incluem supressão da medula óssea. A resposta ao tratamento com medicamentos anticolinesterásicos, como a piridostigmina ou a neostigmina, geralmente é decepcionante.

3. Botulismo

A toxina do *Clostridium botulinum* impede a liberação de acetilcolina nas articulações neuromusculares e sinapses autonômicas. O botulismo ocorre com mais frequência após a ingestão de alimentos caseiros enlatados contaminados; surtos também ocorreram entre usuários de drogas devido à infecção de feridas após a injeção de heroína contaminada. O diagnóstico deve ser sugerido pelo desenvolvimento de fraqueza súbita, oscilante e intensa, com sensibilidade preservada, em uma pessoa anteriormente saudável. Os sintomas começam 72 horas após a ingestão da ingestão da toxina e podem progredir por vários dias. Normalmente há diplopia, ptose, fraqueza facial, disfagia e fala anasalada, seguidas de dificuldade respiratória e, por fim, fraqueza, que aparece por último nos membros. O embaçamento da visão (com pupilas dilatadas não reativas) é característico, podendo haver xerostomia, constipação (íleo paralítico) e hipotensão postural. Os reflexos tendinosos não são afetados a menos que os músculos envolvidos estejam fracos. Se o diagnóstico levantar suspeita, a autoridade sanitária local deve ser notificada, e uma amostra de soro e do alimento contaminado (se disponível), enviada para teste de toxina. Exames eletrofisiológicos podem respaldar o diagnóstico; com a estimulação repetitiva dos nervos motores em taxas rápidas, a resposta muscular aumenta de tamanho progressivamente.

O paciente deve ser hospitalizado caso haja necessidade de assistência respiratória. O tratamento é feito com antitoxina heptavalente em pacientes sem alergia conhecida ao soro de cavalo. Os antagonistas dos canais de potássio podem proporcionar alívio dos sintomas, como ocorre na síndrome miastênica de Lambert-Eaton. Os medicamentos anticolinesterásicos de nada adiantam. A assistência respiratória e outras medidas de suporte devem ser fornecidas conforme necessário. Mais detalhes são encontrados no Capítulo 35.

4. Distúrbios associados ao uso de aminoglicosídeos

Os antibióticos aminoglicosídeos, p. ex., a gentamicina, podem produzir um distúrbio clínico semelhante ao botulismo, impedindo a liberação de acetilcolina das terminações nervosas, mas os sintomas desaparecem rapidamente quando o medicamento responsável é eliminado do corpo. Esses antibióticos são perigosos para pacientes com distúrbios preexistentes da transmissão neuromuscular, portanto é melhor evitá-los em pacientes com miastenia *gravis*.

Quando encaminhar

Todo paciente deve ser encaminhado.

Quando hospitalizar

- Pacientes com suspeita de botulismo, exacerbação aguda de miastenia *gravis* ou comprometimento respiratório.
- Pacientes que necessitam de plasmaférese.
- Para timectomia.

Howard Jr JF et al; ADAPT Investigator Study Group. Safety, efficacy, and tolerability of efgartigimod in patient with generalized myasthenia gravis (ADAPT): a multicentre, randomised, placebo-controlled, phase 3 trial. Lancet Neurol. 2021;20:526. [PMID: 34146511]

Distúrbios miopáticos

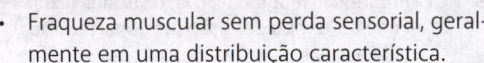

FUNDAMENTOS DO DIAGNÓSTICO

- Fraqueza muscular sem perda sensorial, geralmente em uma distribuição característica.
- A creatina quinase sérica apresenta-se elevada na maioria dos casos.
- A idade de início, o curso do tempo e o padrão de herança podem sugerir um distúrbio subjacente.

Considerações gerais

As miopatias podem ser hereditárias ou adquiridas. As miopatias adquiridas geralmente se apresentam de forma aguda ou subaguda, enquanto as miopatias hereditárias geralmente são de início insidioso. Em geral, os pacientes descrevem *fraqueza que afeta os músculos proximais*, como dificuldade para subir escadas, levantar-se de uma cadeira ou levantar o braço sobre a cabeça, ou da cabeça caída. Não há presença de sintomas sensoriais. É necessária uma história familiar detalhada.

O exame mostra fraqueza dos músculos proximais. Em alguns casos, há um padrão mais específico de fraqueza (p. ex., fraqueza do quadríceps e dos flexores dos dedos na miosite por corpos de inclusão). Raramente se observa envolvimento dos músculos extraoculares, exceto em certos distúrbios mitocondriais, distrofia muscular oculofaríngea e hipertireoidismo; quando presente, deve sugerir a possibilidade de um distúrbio da articulação neuromuscular. Os reflexos são normais ou reduzidos em proporção ao grau de fraqueza. A sensibilidade é normal.

O exame inicial deve inclusive determinar a creatina quinase sérica. Considerar testar os níveis de TSH, cortisol, vitamina D e cálcio. Anticorpos específicos para determinadas miopatias inflamatórias e doenças do tecido conjuntivo podem ser verificados quando há suspeita dessas condições e podem evitar a necessidade de biópsia muscular (ver Cap. 22). A eletromiografia revelará unidades motoras pequenas e recrutamento precoce; o exame é útil para confirmar a localização da fraqueza muscular e sugerir um local adequado para biópsia, assim como a RM.

Os achados eletromiográficos podem ser normais nos casos de miopatia por corticosteroides e miopatias mitocondriais. O diagnóstico é estabelecido pela biópsia muscular quando há suspeita de miopatias inflamatórias, mitocondriais, metabólicas ou certas miopatias hereditárias. Nos casos em que a história familiar ou o padrão de fraqueza sugere um distúrbio genético específico, o teste genético pode ser feito diretamente e a biópsia talvez não seja necessária. Determinadas miopatias comuns e tratáveis são abordadas a seguir.

1. Distrofias musculares

Esses distúrbios miopáticos hereditários são subdivididos por modo de herança, idade de início e características clínicas, conforme mostrado na Tabela 26.11. No **tipo Duchenne**, a pseudo-hipertrofia dos músculos frequentemente ocorre em algum estágio; a deficiência intelectual é comum; e pode haver deformidades esqueléticas, contraturas musculares e envolvimento cardíaco. Um defeito genético no braço curto do cromossomo X foi identificado na distrofia de Duchenne. O gene afetado codifica a proteína distrofina, acentuadamente reduzida ou ausente no músculo de pacientes com a doença. Em geral, os níveis de distrofina são normais na variedade **Becker**, mas a proteína se apresenta qualitativamente alterada. O diagnóstico geralmente se faz com testes genéticos; eventualmente, a biópsia muscular é necessária. A distrofia muscular de Duchenne pode ser reconhecida no início da gravidez em cerca de 95% das mulheres por meio de estudos genéticos; no final da gravidez, sondas de DNA podem ser utilizadas no tecido fetal obtido por amniocentese para esse fim.

Quatro oligonucleotídeos *antisense* foram aprovados pela FDA para o tratamento da distrofia muscular de Duchenne. Os pacientes tratados com esses oligonucleotídeos *antisense* apresentaram mais distrofina funcional na biópsia muscular do que os do grupo de controle, e uma taxa mais lenta de progressão da doença do que os controles históricos pareados. Um transgene de vetor viral que codifica uma proteína de microdistrofina, o delandistrogene moxeparvovec, aumenta a produção de microdistrofina, com efeito desconhecido sobre os resultados clínicos, e é aprovado pela FDA. A prednisona (0,75 mg/kg VO diariamente ou 10 mg/kg VO semanalmente) ou o deflazacorte (0,9 mg/kg VO diariamente) melhora a força e a função muscular em meninos com distrofia de Duchenne, mas os efeitos colaterais precisam ser monitorados. Embora ambas as formulações de corticosteroides causem efeitos colaterais semelhantes, o ganho de peso em 1 ano é menor com o deflazacorte. Um novo corticosteroide, a vamorolona, foi aprovado pela FDA em 2023 para pacientes com 2 anos de idade ou mais, mas ainda não estava disponível comercialmente até o final de 2023. O repouso prolongado no leito deve ser evitado, visto que a inatividade geralmente resulta no agravamento da doença muscular subjacente. A fisioterapia e os procedimentos ortopédicos podem ajudar a combater as deformidades ou contraturas.

2. Distrofia miotônica

A distrofia miotônica, um distúrbio hereditário lentamente progressivo e hereditário, geralmente se manifesta na terceira ou quarta década, mas ocasionalmente aparece no início da infância. Dois tipos, com base genética diferente, foram reconhecidos. A miotonia provoca queixas de rigidez muscular e é evidenciada pelo acentuado atraso que ocorre antes que os músculos afetados possam relaxar após uma contração. Isso muitas vezes pode ser demonstrado clinicamente pelo atraso

TABELA 26.11 Determinadas distrofias musculares[1]

Distúrbio	Herança	Idade por ocasião do início (anos)	Distribuição	Prognóstico	Associação genética
Tipo Duchenne	Recessiva ligada ao X	1-5	Cintura pélvica, depois cintura escapular; mais tarde, membros e músculos respiratórios.	Progressão rápida. Morte em cerca de 15 anos após o início da doença.	Xp21; distrofina (perda de expressão funcional).
Becker	Recessiva ligada ao X	5-25	Cintura pélvica, e depois cintura escapular.	Progressão lenta. Pode ter tempo de vida normal.	Xp21; distrofina (expressão funcional reduzida).
Membro-cintura escapular (Erb)	Autossômica recessiva, dominante ou esporádica	10-30	Cintura pélvica ou cintura escapular inicialmente, com posterior disseminação para as demais regiões.	Gravidade e taxa de progressão variáveis. Possível incapacidade grave no meio da vida.	Múltiplas
Facioescapuloumeral	Autossômica dominante	Qualquer idade	Face e cintura escapular inicialmente; mais tarde, cintura pélvica e pernas.	Progressão lenta. Pequena incapacidade. Em geral, tempo de vida normal.	4q35.2; proteína homeobox duplo 4. 18p11.32; a manutenção estrutural do domínio de dobradiça flexível contendo cromossomos 1.
Emery-Dreifuss	Recessiva ligada ao X ou autossômica dominante	5-10	Humeroperoneal ou escapuloperoneal.	Variável	Múltiplas
Distal	Autossômica dominante ou recessiva	40-60	Inicia-se distalmente nos membros; posterior envolvimento proximal.	Progressão lenta	Múltiplas
Oculofaríngea	Autossômica dominante	Qualquer idade	Ptose, oftalmoplegia externa e disfagia.	Progressão lenta	14q11.2-q13; proteína 2 de ligação a poli (A).
Distrofia miotônica	Autossômica dominante	Qualquer idade (normalmente 20-40 anos)	Face, pescoço, membros distais.	Progressão lenta	19q13.32; proteína miotonina quinase. 3q21.3; proteína celular de ligação ao ácido nucleico.

[1] Nem todos os lócus gênicos possíveis são mostrados.

no relaxamento tardio da mão após uma pegada sustentada ou pela percussão do ventre de um músculo. Além disso, há fraqueza e perda dos músculos faciais, esternocleidomastóideos e dos membros distais. As características clínicas associadas incluem catarata, calvície frontal, atrofia testicular, diabetes *mellitus*, anormalidades cardíacas e alterações intelectuais. A amostragem eletromiográfica dos músculos afetados revela descargas miotônicas, além de alterações sugestivas de miopatia.

É difícil determinar se a terapia medicamentosa para a miotonia é segura ou eficaz. Quando a miotonia é incapacitante, o tratamento com um bloqueador de canal de sódio, como a fenitoína (100 mg VO 3x/dia), a procainamida (0,5-1 g VO 4x/dia) ou a mexiletina (150-200 mg VO 3x/dia) pode ser útil, mas os efeitos colaterais associados, principalmente no caso de medicamentos antiarrítmicos, geralmente são limitantes. Nem a fraqueza nem o curso do distúrbio é influenciado pelo tratamento. A função cardíaca deve ser monitorada, e a colocação de marca-passo pode ser considerada se houver evidência de bloqueio cardíaco.

3. Miotonia congênita

Em geral, a miotonia congênita é herdada como um traço dominante. A miotonia generalizada sem fraqueza geralmente está presente desde o nascimento, mas os sintomas podem não se manifestar até o início da infância. Os pacientes relatam rigidez muscular, que aumenta com o frio e a inatividade e é aliviada com exercícios. A hipertrofia muscular, às vezes acentuada, também é uma característica. Uma forma recessiva com início mais tardio está associada a uma leve fraqueza e atrofia dos músculos distais. O tratamento com procainamida, tocainida, mexiletina ou fenitoína pode ajudar na miotonia, como na distrofia miotônica.

4. Miopatias mitocondriais

As miopatias mitocondriais são um grupo clinicamente diverso de distúrbios que, no exame patológico do músculo esquelético com coloração de Gomori modificada, mostram fibras vermelhas "esfarrapadas" que contêm acúmulos de mitocôndrias anormais. Os pacientes podem apresentar oftalmoplegia externa progressiva ou fraqueza nos membros, que é exacerbada ou induzida pela atividade. Outros pacientes apresentam disfunção neurológica central, p. ex., epilepsia mioclônica (**epilepsia mioclônica, síndrome das fibras vermelhas "esfarrapadas" ou MERRF**) ou a combinação de miopatia, encefalopatia, acidose láctica e episódios semelhantes a AVE (**Melas**). Enxaqueca é um sintoma comum. As características sistêmicas incluem, mas não se limitam a, diabetes *mellitus*, perda auditiva, retinopatia, cardiomiopatia, dismotilidade gástrica e baixa estatura. A creatina quinase sérica geralmente é normal. As miopatias mitocondriais resultam de anormalidades distintas do DNA mitocondrial. Não existem tratamentos aprovados para esses distúrbios, mas a coenzima Q10, a creatina e a levocarnitina são frequentemente prescritas; a arginina também é administrada a pacientes com Melas porque, em um estudo aberto realizado, demonstrou reduzir a frequência e a gravidade dos episódios.

5. Deficiência de maltase ácida (doença de Pompe)

Trata-se de uma doença de armazenamento de glicogênio decorrente de mutações no gene codificador da alfa-1,4-glucosidase ácida. A idade de manifestação varia desde a infância até o final dos 50 anos e depende do grau de atividade enzimática residual. As formas juvenil e de início na idade adulta apresentam fraqueza proximal lentamente progressiva que inclui insuficiência respiratória. A cardiomiopatia é menos comum na forma adulta. A creatina quinase sérica apresenta-se ligeiramente elevada. A biópsia muscular mostra glicogênio com vacúolos lisossômicos, mas o diagnóstico é sugerido pela detecção da atividade reduzida da 1,4-alfa-glicosidase ácida em uma mancha de sangue seco e depois confirmado por teste genético. A substituição da enzima por alfa-glucosidase recombinante estabiliza a progressão da doença e resulta em melhora da função respiratória. Os pacientes com peso de 40 kg ou mais que não apresentam melhora com a terapia inicial de reposição enzimática são elegíveis para o tratamento com a combinação de cipaglucosidase alfa-atga e miglustat, que demonstrou eficácia semelhante à da alglucosidase alfa em um estudo randomizado.

6. Dermatomiosite, síndromes antissintetase, miopatias necrosantes imunomediadas e polimiosite

Ver Capítulo 22.

7. Miosite por corpos de inclusão

Esse distúrbio, de causa desconhecida, começa insidiosamente, geralmente após a meia-idade, com fraqueza proximal progressiva, primeiro dos membros inferiores e depois dos superiores, e afeta os músculos faciais e faríngeos. A fraqueza geralmente começa no quadríceps femoral nos membros inferiores e nos flexores do antebraço nos membros superiores. A fraqueza distal normalmente é leve. Os níveis séricos de creatina quinase podem estar normais ou elevados. O diagnóstico é confirmado por biópsia muscular. Os anticorpos anticitossólicos 5'-nucleotidase 1A são detectados em um terço dos casos e podem estar associados a um fenótipo mais grave. As terapias com corticosteroides e imunossupressores às vezes são oferecidas, mas geralmente são ineficazes, e a terapia com IVIG não é recomendada.

8. Miopatias endócrinas

A miopatia é observada com hipo e hipertireoidismo, síndrome e doença de Cushing, doença de Addison, deficiência de vitamina D e hiper e hipoparatireoidismo (este último mediado por distúrbios do cálcio). No hipotireoidismo, pode haver associação de neuropatias de encarceramento, e o exame pode mostrar atraso no relaxamento dos reflexos tendinosos, aumento muscular ou mioedema. O hipertireoidismo pode causar fraqueza distal e proximal e, raramente, miopatia bulbar. A creatina quinase sérica é normal, exceto na miopatia hipotireoidiana, que também pode ser dolorosa. O tratamento é o da endocrinopatia subjacente.

9. Miopatia causada por doença crítica

A miopatia pode ocorrer em associação com doenças graves, normalmente em pacientes tratados com agentes bloqueadores neuromusculares e corticosteroides. Em geral, a doença é descoberta quando o paciente necessita inesperadamente de suporte ventilatório prolongado. Pode haver associação de uma polineuropatia sensório-motora.

A creatina quinase sérica pode estar elevada inicialmente, mas geralmente volta ao normal ou se apresenta abaixo do normal no momento em que se suspeita da doença. O tratamento é de suporte.

10. Miopatias tóxicas

A miopatia pode acometer pacientes que estejam tomando ácido aminocaproico, amiodarona, cloroquina, colchicina, corticosteroides, ciclosporina, daptomicina, emetina, fibratos, gemcitabina, inibidores nucleosídeos, inibidores da transcriptase reversa ou medicamentos com estatina. A miopatia também ocorre com o transtorno de uso crônico de álcool, enquanto a necrose muscular reversível aguda pode ocorrer logo após intoxicação aguda por álcool, cocaína ou metanfetamina, e com infusão de propofol. A miopatia inflamatória pode ocorrer em pacientes que tomam penicilamina e pode ser induzida por inibidores da morte programada-1; a miotonia pode ser induzida pelo clofibrato, e a miotonia preexistente pode ser exacerbada ou desmascarada por relaxantes musculares despolarizantes (p. ex., suxametônio), betabloqueadores (p. ex., propranolol), fenoterol e, possivelmente, alguns diuréticos. O ácido valproico pode precipitar ou agravar a miopatia em pacientes com distúrbios mitocondriais ou deficiência de carnitina palmitoiltransferase II.

Quando encaminhar

Todo paciente deve ser encaminhado para que se determine o diagnóstico e a causa subjacente.

Quando hospitalizar

- Para assistência respiratória.
- Por rabdomiólise.

Schoser B et al. Therapeutic thoroughfares for adults living with Pompe disease. Curr Opin Neurol. 2022;35:645. [PMID: 35942661]

Síndromes de paralisia periódica

A paralisia periódica pode ter uma base familiar (herança dominante). As síndromes a serem descritas são canalopatias que se manifestam como excitabilidade muscular anormal, geralmente sensível ao potássio, que, do ponto de vista clínico, resulta em episódios de fraqueza flácida ou paralisia, às vezes associadas a anormalidades do nível de potássio no plasma. Incialmente a força é normal entre as crises, mas a fraqueza miopática progressiva pode se desenvolver em até um terço dos pacientes à medida que eles envelhecem. A **paralisia periódica hipocalêmica** caracteriza-se por crises que tendem a ocorrer ao despertar, após exercícios ou após uma refeição pesada, podendo durar vários dias. Uma crise em curso pode ser interrompida com cloreto de potássio administrado VO ou por gotejamento IV, desde que o ECG possa ser monitorado e a função renal seja satisfatória. Uma dieta com baixo teor de carboidratos e sal pode ajudar a prevenir crises, assim como a suplementação de potássio, inibidores da anidrase carbônica e diuréticos poupadores de potássio. Pode ocorrer no contexto de hipertireoidismo (**paralisia periódica tireotóxica**) com ou sem polimorfismo genético subjacente; o tratamento do distúrbio endócrino evita recorrências. Um bloqueador beta-adrenérgico não seletivo pode evitar crises até que a anormalidade endócrina seja tratada. Na **paralisia periódica hipercalêmica**, as crises também tendem a ocorrer após o exercício, mas geralmente duram menos de 1 hora. Esses episódios também podem ser desencadeados por alimentos ricos em potássio e pelo frio, podendo ser interrompidos por gluconato de cálcio IV (1-2 g), diuréticos IV (furosemida, 20-40 mg), glicose, glicose e insulina, ou agonistas beta inalatórios (albuterol, 1-2 inalações de um inalador de dose medida de 90 mcg/ação). Os diuréticos tiazídicos ou os inibidores da anidrase carbônica são utilizados para evitar crises. A **paralisia periódica normocalêmica** é clinicamente semelhante à variedade hipercalêmica, mas o nível de potássio plasmático permanece normal durante as crises. Vários estudos randomizados respaldam o uso de diclorfenamida (50-100 mg VO 2x/dia) para a prevenção de crises, tanto na paralisia periódica hipercalêmica quanto na hipocalêmica; a acetazolamida (250-750 mg VO, diariamente) também é eficaz. A clorotiazida também pode ser utilizada para a prevenção de crises na paralisia periódica hipercalêmica.

Quando encaminhar

Todo paciente deve ser encaminhado.

Quando hospitalizar

Pacientes com crises prolongadas ou crises que envolvam condições de respiração ou deglutição que exija terapia intravenosa.

Sansone VA et al. Long-term efficacy and safety of dichlorphenamide for treatment of primary periodic paralysis. Muscle Nerve. 2021;64:342. [PMID: 34129236]

Transstornos psiquiátricos

Kristin S. Raj, MD

Nolan R. Williams, MD

Charles DeBattista, DMH, MD

Meshell D. Johnson, MD

Revisão científica da edição brasileira: Dra. Paula Fujimura Tomiyama

O *DSM-5* da American Psychiatric Association é a linguagem comum empregada pelos médicos para se referir a transtornos psiquiátricos. Ele utiliza critérios específicos para avaliar objetivamente os sintomas para uso no diagnóstico clínico e na comunicação.

TRANSTORNOS PSIQUIÁTRICOS COMUNS

Transtornos de adaptação

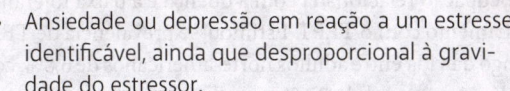

FUNDAMENTOS DO DIAGNÓSTICO

- Ansiedade ou depressão em reação a um estresse identificável, ainda que desproporcional à gravidade do estressor.
- Os sintomas não são tão graves quanto um episódio depressivo maior ou não apresentam a cronicidade do transtorno de ansiedade generalizada (TAG).

Considerações gerais

Um indivíduo experimenta estresse quando sua capacidade de adaptação é sobrecarregada pelos acontecimentos. O evento pode ser insignificante, e mesmo mudanças favoráveis (p. ex., promoções e transferências) podem produzir estresse. O estresse é definido subjetivamente, e a resposta a ele depende da personalidade e da capacidade fisiológica de cada pessoa.

As causas do estresse são distintas nas diferentes faixas etárias – p. ex., na idade adulta jovem, as fontes de estresse encontram-se no casamento ou na relação entre pais e filhos, na relação laboral e na luta para alcançar a estabilidade financeira; na meia-idade, o foco muda para as mudanças nas relações conjugais, problemas com pais idosos e problemas associados ao fato de se ter filhos adultos jovens que enfrentam, eles próprios, situações estressantes; na terceira idade, as principais preocupações tendem a ser a aposentadoria, a perda da capacidade física e mental, grandes perdas pessoais e pensamentos de morte.

Achados clínicos

Um indivíduo pode reagir ao estresse ficando ansioso ou deprimido, desenvolvendo um sintoma físico, fugindo, bebendo álcool, comendo demais, iniciando um caso extraconjugal ou de inúmeras outras maneiras. As respostas subjetivas comuns incluem ansiedade, tristeza, medo, raiva, culpa e vergonha. O estresse agudo e reativado pode se manifestar com inquietação, irritabilidade, fadiga, aumento da reação de sobressalto e sensação de tensão. Incapacidade de concentração, distúrbios do sono (insônia, pesadelos) e preocupações somáticas às vezes levam à automedicação, mais comumente com bebidas alcoólicas ou outros depressores do SNC. A sintomatologia angustiante emocional e comportamental em resposta ao estresse é chamada **transtorno de adaptação**, com o sintoma principal especificado em seguida (p. ex., transtorno de adaptação com humor deprimido, com ansiedade, com ansiedade mista e humor deprimido, com transtorno de conduta, com transtorno misto de emoções e conduta, e não especificado). Mesmo na presença de um estressor identificável, se o paciente preencher critérios para outro transtorno, como transtorno depressivo maior, a convenção é diagnosticar um transtorno depressivo maior, e não um transtorno de adaptação com humor deprimido.

Diagnóstico diferencial

Os transtornos de adaptação são diferenciados dos transtornos de ansiedade, transtornos de humor, luto, outros transtornos de estresse como o TEPT, transtornos da personalidade exacerbados pelo estresse e transtornos somáticos com sobreposição psíquica. Ao contrário de muitos outros transtornos psiquiátricos, os transtornos de adaptação são *totalmente situacionais* e em geral se resolvem quando o estressor é resolvido ou o indivíduo efetivamente se adapta à situação. Os transtornos de adaptação podem ter sintomas que se sobrepõem a outros transtornos, como sintomas de ansiedade, mas ocorrem em reação a um estressor identificável na vida. Um transtorno de adaptação que persiste e piora potencialmente evolui para outro transtorno psiquiátrico, como um transtorno depressivo maior ou TAG. No entanto, esse não é o caso da maioria dos pacientes. Por definição, um transtorno de adaptação ocorre dentro de 3 meses depois do início de um estressor identificável.

Tratamento
A. Comportamental

As técnicas de redução do estresse incluem a redução imediata dos sintomas (p. ex., relaxamento muscular progressivo ou expirações lentas) ou o reconhecimento precoce e a remoção de uma fonte de estresse antes que os sintomas completos apareçam. Muitas vezes, é útil manter um registro diário dos fatores precipitantes, respostas e fatores de alívio do estresse. O relaxamento, a redução do estresse com base na atenção plena e as técnicas de exercícios são úteis para melhorar a reação a eventos estressantes.

B. Social

As reações de estresse aos problemas da vida dependem da perturbação psicossocial. É importante que o médico estabeleça a estrutura do problema, uma vez que o sistema de negação do paciente pode obscurecer as questões. Esclarecer o problema no contexto psicossocial do paciente facilita as difíceis decisões que ele por fim terá de tomar (p. ex., mudança de emprego).

C. Psicológico

Em casos de resposta isolada ao estresse ou transtorno de adaptação, raramente é necessária a psicoterapia prolongada. A psicoterapia de apoio com ênfase no fortalecimento dos mecanismos de enfrentamento existentes é útil, pois a resiliência do próprio paciente restaura o nível anterior de função. Além disso, a terapia cognitivo-comportamental é útil para tratar o estresse agudo e facilitar a recuperação.

D. Farmacológico

O uso criterioso de sedativos (p. ex., lorazepam, 0,5 a 1 mg duas ou três vezes ao dia por via oral) por tempo limitado pode proporcionar alívio dos sintomas agudos de ansiedade. O uso a curto prazo de ISRS direcionados à disforia e à ansiedade pode ser benéfico.

Prognóstico

Nesta síndrome, espera-se retorno à função satisfatória depois de um curto período. A resolução pode ser adiada se as respostas dos outros às dificuldades do paciente forem prejudiciais ou se os ganhos secundários superarem as vantagens da recuperação. Quanto mais tempo os sintomas persistirem, pior será o prognóstico.

Fernández-Buendía S et al. Technology-supported treatments for adjustment disorder: a systematic review and preliminary meta-analysis. J Affect Disord. 2023;347:29. [PMID: 37992766]

Morgan MA et al. Outcomes and prognosis of adjustment disorder in adults: a systematic review. J Psychiatr Res. 2022;156:498. [PMID: 36347110]

Ohi K et al. Is adjustment disorder genetically correlated with depression, anxiety, or risk-tolerant personality trait? J Affect Disord. 2023;340:197. [PMID: 37557993]

Transtornos relacionados a trauma e a estressores

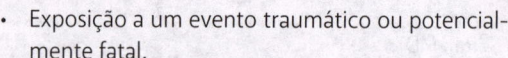

FUNDAMENTOS DO DIAGNÓSTICO

- Exposição a um evento traumático ou potencialmente fatal.
- *Flashbacks*, imagens intrusivas e pesadelos em geral representam uma revivência do evento.
- Sintomas de evitação, incluindo entorpecimento, retraimento social e evitação de estímulos associados ao evento.
- Aumento da vigilância, como reações de susto e dificuldade em adormecer.
- Os sintomas prejudicam o funcionamento.

Considerações gerais

No *DSM-5*, o **transtorno de estresse pós-traumático (TEPT)** foi reclassificado de transtorno de ansiedade para transtorno relacionado a trauma e a estressores. O TEPT é uma síndrome caracterizada pela "revivência" de um evento traumático (p. ex., abuso sexual, queimaduras graves, combate militar) e diminuição da capacidade de resposta e evitação de eventos atuais associados ao trauma. Encontrou-se risco maior de TEPT entre os trabalhadores de linha de frente durante a pandemia de Covid-19. Da mesma maneira, um estudo transversal com jovens adultos nos EUA depois do início da pandemia de Covid-19 demonstrou uma associação entre a solidão, a preocupação relacionada com a doença e a baixa tolerância ao sofrimento com o TEPT. Estimou-se prevalência de TEPT ao longo da vida entre adultos norte-americanos de 6,8%, com prevalência pontual de 3,6% e mulheres apresentando taxas duas vezes mais altas que os homens. Muitos indivíduos com TEPT (20-40%) experimentaram outros problemas associados, incluindo divórcio, problemas parentais, dificuldades com a lei e uso de substâncias.

Achados clínicos

A chave para estabelecer o diagnóstico de TEPT reside na história de exposição a um evento potencialmente fatal percebido ou real, lesão grave, doença médica grave ou violência sexual. Os sintomas do TEPT incluem pensamentos intrusivos (p. ex., *flashbacks*, pesadelos), evitação (p. ex., afastamento), pensamentos e sentimentos negativos e reatividade aumentada. Pacientes com TEPT podem apresentar hiperexcitação fisiológica, incluindo reações de susto, ilusões, associações supergeneralizadas, problemas com o sono, pesadelos, sonhos relacionados com o evento precipitante, impulsividade, dificuldades de concentração e hipervigilância. Os sintomas podem ser precipitados ou exacerbados por eventos que lembram o evento traumático original. Os sintomas frequentemente surgem depois de um longo período de latência (p. ex., o abuso infantil pode resultar em TEPT de início tardio). O *DSM-5* inclui a exigência de que os sintomas persistam por pelo menos 1 mês. Em alguns indivíduos, os sintomas desaparecem ao longo de meses ou anos e, em outros, podem persistir por toda a vida. Aqueles com dor crônica comórbida tendem a ter sintomas aumentados de TEPT em comparação com aqueles sem dor crônica.

Diagnóstico diferencial

Em 75% dos casos, o TEPT ocorre na presença de depressão comórbida ou transtorno do pânico; e há uma sobreposição considerável nos complexos de sintomas dos três transtornos. O transtorno de estresse agudo apresenta muitos dos mesmos sintomas do TEPT, mas estes persistem por menos de um mês depois do trauma. Outra comorbidade importante é o abuso de álcool e outras substâncias. O ***Primary Care-PTSD Screen*** (https://www.ptsd.va.gov/profissional/assessment/documents/pc-ptsd5-screen.pdf) e o ***PTSD Checklist*** (https://www.ptsd.va.gov/professional/assessment/adult-sr/ptsd-checklist.asp) são dois instrumentos de triagem úteis em instituições de atenção primária ou ambientes comunitários com populações em risco de exposição ao trauma.

Tratamento

A. Psicoterapia

A terapia de processamento cognitivo, a terapia cognitivo-comportamental, a dessensibilização e reprocessamento através dos movimentos oculares (EMDR) e a terapia de exposição prolongada demonstraram melhorar os sintomas de TEPT. Nessas abordagens, o indivíduo enfrenta a situação traumática e com o tempo aprende a vê-la e vivenciá-la com menos hiperexcitação. O TEPT responde a intervenções que ajudam os pacientes a integrar o evento de maneira adaptativa, com algum senso de domínio por terem sobrevivido ao trauma. Como os problemas de relacionamento com o parceiro podem ser uma área de preocupação, o aconselhamento de casais pode ser indicado.

O tratamento do uso de substâncias comórbido é parte essencial do processo de recuperação de pacientes com TEPT. Os desfechos são melhores quando o tratamento do uso de substâncias é realizado em conjunto com a psicoterapia focada no trauma. Grupos de apoio e programas de 12 passos, como os Alcoólicos Anônimos, costumam ser úteis.

B. Farmacoterapia

Os ISRS são úteis no TEPT para melhorar a depressão, as crises de pânico, os distúrbios do sono e as respostas de sobressalto. Os ISRS são os únicos fármacos aprovados para o tratamento do TEPT e considerados a farmacoterapia de escolha. O tratamento precoce da excitação ansiosa com beta-bloqueadores (p. ex., propranolol, 80 a 160 mg por via oral diariamente) pode diminuir os sintomas periféricos de ansiedade (p. ex., tremores, palpitações), mas não demonstrou prevenir o desenvolvimento de TEPT. Da mesma maneira, agentes noradrenérgicos como a clonidina (titulada a 0,1 mg por via oral ao deitar a 0,2 mg três vezes ao dia) podem ajudar com os sintomas de hiperexcitação do TEPT. O agente alfabloqueador prazosina (2 a 10 mg por via oral ao deitar) tem evidências mistas de diminuição de pesadelos e melhora da qualidade do sono no TEPT. Os benzodiazepínicos, como o clonazepam, em geral são *contraindicados* no tratamento do TEPT. Acredita-se que os riscos dos benzodiazepínicos, incluindo dependência e potencial aumento de sintomas intrusivos e dissociativos, superam os benefícios ansiolíticos de curto prazo e de sono. A trazodona (25 a 100 mg por via oral ao deitar) é comumente prescrita como agente hipnótico que não causa dependência. Os antipsicóticos de segunda geração não demonstraram utilidade no tratamento do TEPT, mas agentes como a quetiapina 50 a 300 mg/dia podem ter papel limitado no tratamento da irritabilidade e dos distúrbios do sono em pacientes com TEPT. Estudos de fase 2 e 3 da metilenodioximetanfetamina (MDMA) mostraram grandes proporções de efeito e taxas de remissão mais altas do que estudos anteriores com ISRS. A FDA deu ao MDMA a designação de "inovadora" para o tratamento do TEPT, e a aprovação da FDA está pendente.

Prognóstico

Metade dos pacientes com TEPT apresenta sintomas crônicos. O prognóstico é melhor naqueles com bom funcionamento psiquiátrico pré-mórbido. Um estudo comparando a sertralina e a terapia de exposição prolongada para pacientes com TEPT demonstrou que aqueles que receberam seu tratamento de preferência tinham maior probabilidade de aderir, responder ao tratamento e apresentar menos sintomas autorrelatados de TEPT, depressão e ansiedade.

Maercker A et al. Complex post-traumatic stress disorder. Lancet. 2022;400:60. [PMID: 35780794]

Mitchell JM et al. MDMA-assisted therapy for moderate to severe PTSD: a randomized, placebo-controlled phase 3 trial. Nat Med. 2023;29:2473. [PMID: 37709999]

Ressler KJ et al. Post-traumatic stress disorder: clinical and translational neuroscience from cells to circuits. Nat Rev Neurol. 2022;18:273. [PMID: 35352034]

Williams T et al. Pharmacotherapy for post traumatic stress disorder (PTSD). Cochrane Database Syst Rev. 2022;3: CD002795. [PMID: 35234292]

Transtornos de ansiedade

FUNDAMENTOS DO DIAGNÓSTICO

- Ansiedade excessiva persistente ou medo crônico e distúrbios comportamentais associados.
- Sintomas físicos como tensão muscular, inquietação e facilidade em fadigar-se.
- Não se limita a um transtorno de adaptação.
- Não é resultado de distúrbios físicos, outras condições psiquiátricas (p. ex., esquizofrenia) ou uso de substâncias (p. ex., cocaína).

Considerações gerais

Estresse, medo e ansiedade podem interagir. Os principais componentes da ansiedade são os **psicológicos** (tensão, medo, dificuldade de concentração, apreensão) e os **somáticos** (taquicardia, hiperventilação, falta de ar, palpitações, tremores, sudorese). Os sintomas simpaticomiméticos da ansiedade são tanto uma resposta a um estado do SNC quanto um reforço da ansiedade adicional. A ansiedade pode tornar-se autoperpetuada, uma vez que os sintomas reforçam a reação, fazendo-a espiralar. Além disso, evitar os gatilhos da ansiedade reforça a ansiedade. A pessoa continua associando o gatilho à ansiedade e nunca reaprende pela experiência que o gatilho nem sempre resulta em medo, ou que a ansiedade melhorará com a exposição prolongada a um estressor objetivamente neutro.

Achados clínicos

A. Transtorno de ansiedade generalizada

Os transtornos de ansiedade são os transtornos psiquiátricos mais prevalentes. Cerca de 7% das mulheres e 4% dos homens preencherão os critérios para TAG ao longo da vida. O TAG torna-se crônico em muitos pacientes e perdura mais de 2 anos em mais da metade deles. O transtorno de ansiedade em idosos é duas vezes mais comum que a demência e quatro a seis vezes mais comum que a depressão grave; está associada a pior qualidade de vida e contribui para o aparecimento de incapacidades. Os sintomas de ansiedade – como apreensão, preocupação e dificuldade de controlar a preocupação – estão presentes na maior parte dos dias durante pelo menos 6 meses. Outras manifestações podem incluir inquietação, tensão muscular, dificuldade de concentração, distúrbios do sono e irritabilidade.

B. Transtorno de pânico

As **crises de pânico** são episódios recorrentes e imprevisíveis de intensos surtos de ansiedade acompanhados por manifestações fisiológicas marcantes. Sintomas e sinais como dispneia, taquicardia, palpitações, tontura, parestesia, sufocamento, sensação de sufocamento e náuseas estão associados a sentimentos de destruição iminente (resposta de alarme). Esses sintomas se sobrepõem a algumas das queixas encontradas nos transtornos de sintomas somáticos; entretanto, a chave para o diagnóstico de transtorno de pânico é a dor e o sofrimento psíquico que o indivíduo expressa. Diagnostica-se um **transtorno de pânico** quando as crises de pânico são acompanhadas por um medo crônico da recorrência de uma crise ou por uma mudança inadequada de comportamento a fim de tentar evitar possíveis gatilhos da crise de pânico. **Crises de pânico do sono** recorrentes (não pesadelos) ocorrem em cerca de 30% dos transtornos de pânico. Pacientes com esse transtorno desenvolvem uma preocupação persistente com crises de pânico futuras, que restringem ainda mais sua vida diária. O transtorno de pânico tende a ser hereditário, com início em geral antes dos 25 anos de idade, afeta 3% a 5% da população, e a proporção de mulheres para homens é de 2:1. O período pré-menstrual é o de maior vulnerabilidade. Os pacientes frequentemente são submetidos a avaliações à procura de doenças médicas emergenciais (p. ex., infarto agudo do miocárdio ou hipoglicemia), então descartadas antes que o diagnóstico correto seja feito. Os sintomas gastrointestinais (p. ex., dor de estômago, azia, diarreia, constipação intestinal, náuseas e vômitos) são comuns, ocorrendo em cerca de um terço dos casos. Infarto agudo do miocárdio, feocromocito-

ma, hipertireoidismo e diversas reações a drogas recreativas podem mimetizar o transtorno de pânico. Pacientes com esse transtorno podem ficar desmoralizados, hipocondríacos, agorafóbicos e deprimidos. Esses indivíduos têm risco aumentado de depressão maior e suicídio. O abuso de álcool (em cerca de 20%) pode resultar do autotratamento e é frequentemente combinado com a dependência de sedativos. Cerca de 25% dos pacientes com transtorno de pânico também apresentam transtorno obsessivo-compulsivo (TOC).

C. Transtornos fóbicos

Fobias simples são medos de um objeto ou situação específica (p. ex., aranhas, altura) que são desproporcionais ao perigo representado e tendem a ser crônicos. **Fobias sociais** são globais ou específicas; na primeira, todas as situações sociais são mal toleradas, enquanto o último grupo inclui a **ansiedade de desempenho** (p. ex., medo de falar em público). A agorafobia está frequentemente associada a crises de pânico; muitas vezes se desenvolve no início da vida adulta, potencialmente dificultando as atividades de vida diária. Pacientes com agorafobia experimentam medo intenso em relação a situações comuns, como estar em espaços abertos (p. ex., mercados), estar em espaços fechados (p. ex., teatros), ficar em filas ou ficar sozinhos fora de casa.

Tratamento

Em todos os casos, devem-se descartar doenças médicas subjacentes (p. ex., doenças cardiovasculares, endócrinas, respiratórias e neurológicas e síndromes relacionadas com substâncias).

A. Farmacológico

1. **Transtorno de ansiedade generalizada** – Os antidepressivos, incluindo os ISRS e os IRSN, são o tratamento farmacológico de primeira linha seguro e eficaz no tratamento em longo prazo do TAG. São tão eficazes quanto os benzodiazepínicos, sem riscos de tolerância ou dependência. Contudo, os benzodiazepínicos fazem efeito mais rapidamente, o que pode ser benéfico no manejo agudo breve (Tab. 27.1).

Os próprios antidepressivos podem ser ansiogênicos quando iniciados – portanto, no início do tratamento, indica-se dar orientações ao paciente e, às vezes, quando indicado, administrar tratamento concomitante de curto prazo com um benzodiazepínico. Alguns ISRS foram especificamente aprovados pela FDA e todos são, em geral, aceitos como tratamentos eficazes. Os IRSN venlafaxina e duloxetina foram aprovados pela FDA para o tratamento do TAG nas doses antidepressivas habituais. A dose diária inicial deve começar baixa (37,5 a 75 mg para a venlafaxina e 30 mg para a duloxetina) e ser aumentada conforme necessário. A buspirona (30 a 60 mg ao dia em doses divididas) também é eficaz para a ansiedade generalizada. Doses mais altas às vezes estão associadas a efeitos colaterais como sintomas gastrointestinais e tontura. Os pacientes devem ser informados de que há um atraso de 2 a 4 semanas antes que os antidepressivos e a buspirona

TABELA 27.1 Agentes ansiolíticos e hipnóticos comumente usados

Fármaco	Doses orais diárias habituais	Doses máximas diárias usuais
Benzodiazepínicos (usados para a ansiedade)		
Alprazolam (Xanax)[1]	0,5 mg	4 mg
Clordiazepóxido (Librium)[2]	10-20 mg	100 mg
Clonazepam (Klonopin)[2]	1-2 mg	10 mg
Clorazepato (Tranxene)[2]	15-30 mg	60 mg
Diazepam (Valium)[2]	5-15 mg	30 mg
Lorazepam (Ativan)[1]	2-4 mg	4 mg
Oxazepam (Serax)[1]	10-30 mg	60 mg
Benzodiazepínicos (usados para dormir)		
Estazolam (Prosom)[1]	1 mg	2 mg
Flurazepam (Dalmane)[2]	15 mg	30 mg
Quazepam (Doral)[2]	7,5 mg	15 mg
Temazepam (Restoril)[1]	15 mg	30 mg
Triazolam (Halcion)[4]	0,125 mg	0,25 mg
Diversos (usados para a ansiedade)		
Buspirona (Buspar)[1]	10-30 mg	60 mg
Fenobarbital[2]	15-30 mg	90 mg
Diversos (usados para dormir)		
Eszopiclona (Lunesta)[3]	2-3 mg	3 mg
Hidroxizina (Vistaril)[1]	50 mg	100 mg
Lemborexante (Dayvigo)	5 mg	10 mg
Ramelteon (Rozerem)	8 mg	8 mg
Suvorexante (Belsomra)	5-10 mg	20 mg
Zaleplon (Sonata)[4]	5-10 mg	10 mg
Zolpidem (Ambien)[3]	5-10 mg	10 mg

[1] Meia-vida física intermediária (10-20 horas).
[2] Meia-vida física longa (> 20 horas).
[3] Meia-vida física curta (1-6 horas).
[4] Meia-vida física curta (cerca de 1 hora).

tenham efeito total. O sono às vezes é negativamente afetado. A bupropiona pode ser o antidepressivo mais ansiogênico e não tem evidências no tratamento de transtornos de ansiedade. A gabapentina (titulada em doses de 900 a 1.800 mg por via oral diariamente, com doses maiores à noite) e a pregabalina parecem eficazes, mas não têm aprovação da FDA para a ansiedade. O álcool é a droga autoadministrada com mais frequência, e seu uso deve ser fortemente desencorajado.

2. **Transtorno de pânico** – **Os antidepressivos são a farmacoterapia de primeira linha para o transtorno de pânico.** Vários ISRS, incluindo a fluoxetina, a paroxetina e a sertralina, foram aprovados para o tratamento. O IRSN venlafaxina também foi aprovado pela FDA.

Embora o transtorno de pânico muitas vezes responda a benzodiazepínicos de alta potência, como o clonazepam e o alprazolam, é melhor prescrever esses agentes no início do tratamento, concomitantemente com um antidepressivo. Assim que o antidepressivo começar a fazer efeito totalmente (depois de 4 semanas ou mais), o benzodiazepínico pode ser gradualmente reduzido. Como o transtorno de pânico, assim como o TAG, costuma ser uma condição

crônica, o uso prolongado de benzodiazepínicos pode resultar em tolerância ou dependência.

Os benzodiazepínicos de ação mais prolongada são utilizados para o tratamento de sintomas da ansiedade e abstinência de álcool; os agentes de ação intermediária são úteis como sedativos para a insônia (p. ex., lorazepam), enquanto os agentes de ação rápida (p. ex., midazolam) são usados para procedimentos médicos, como endoscopia. Nos transtornos psiquiátricos, os benzodiazepínicos em geral são administrados por via oral. Como o lorazepam não produz metabólitos ativos e tem meia-vida de 10 a 20 horas, é útil no tratamento de pacientes idosos ou com disfunção hepática. Agentes de ação ultracurta, como o triazolam, têm meia-vida de 1 a 3 horas e podem causar ansiedade de abstinência rebote. Os benzodiazepínicos de ação mais longa, como flurazepam, diazepam e clonazepam, produzem metabólitos ativos, têm meia-vida de 20 a 120 horas e devem ser evitados em idosos; entretanto, alguns médicos preferem o clonazepam em razão da sua meia-vida longa e, portanto, pela facilidade de dosagem de uma ou duas vezes ao dia. A dosagem do medicamento deve ser individualizada, pois a resposta dos pacientes varia amplamente e os efeitos podem ser duradouros. Uma dose adequada e programada no início do desenvolvimento dos sintomas evitará a necessidade de *pill popping* (tomar comprimidos repetidamente), o que pode contribuir para problemas de dependência.

Os efeitos colaterais de todos os ansiolíticos benzodiazepínicos dependem do paciente e da dose. Como a dosagem excede os níveis necessários para a sedação, os efeitos colaterais incluem desinibição, ataxia, disartria, nistagmo e *delirium*.

Agitação paradoxal, ansiedade, psicose, confusão mental, instabilidade de humor e amnésia anterógrada foram relatadas, particularmente com os benzodiazepínicos de ação mais rápida. Esses agentes produzem efeitos clínicos cumulativos com doses repetidas (especialmente se o paciente não teve tempo de metabolizar a dose anterior), efeitos aditivos quando administrados com outras classes de sedativos ou álcool e efeitos residuais depois do término do tratamento (particularmente no caso de medicamentos que passam por biotransformação lenta).

A sobredosagem resulta em depressão respiratória, hipotensão, síndrome de choque, coma e morte. O flumazenil, antagonista dos benzodiazepínicos, é eficaz na sobredosagem. A sobredosagem (ver Cap. 40) e os estados de abstinência são emergências médicas. Os efeitos colaterais graves da dosagem excessiva crônica são o desenvolvimento de tolerância, que resulta em aumento dos requisitos de dose, e dependência fisiológica, que resulta em sintomas de abstinência semelhantes em aparência à abstinência de álcool e barbitúricos (os efeitos da abstinência devem ser diferenciados da ansiedade reemergente). A retirada abrupta de fármacos sedativos pode causar convulsões graves e até fatais. Psicose, *delirium* e disfunção autonômica também foram descritos. Tanto a duração da ação como a duração da exposição são fatores importantes relacionados com a probabilidade de abstinência.

Os sintomas comuns de abstinência depois do uso diário baixo a moderado de benzodiazepínicos são classificados como somáticos (distúrbios do sono, tremores, náuseas, dores musculares), psicológicos (ansiedade, falta de concentração, irritabilidade, depressão leve) ou perceptivos (falta de coordenação, paranoia leve, confusão mental leve). A manifestação dos sintomas irá variar dependendo da meia-vida do medicamento. Deve-se considerar o potencial de interações com benzodiazepínicos e outros medicamentos.

Em casos resistentes, têm sido usados betabloqueadores em conjunto com antidepressivos. O propranolol (40 a 160 mg/dia por via oral) pode silenciar os sintomas periféricos de ansiedade sem afetar significativamente o desempenho motor e cognitivo. Eles bloqueiam os sintomas mediados pela estimulação simpática (p. ex., palpitações, tremores), mas não bloqueiam os sintomas não adrenérgicos (p. ex., diarreia, tensão muscular). Ao contrário da crença comum, eles em geral não causam depressão como efeito colateral e podem ser usados com cautela em pacientes com depressão.

3. **Transtornos fóbicos** – As fobias sociais e a agorafobia podem ser tratadas com ISRS, como a paroxetina, a sertralina e a fluvoxamina. Além disso, os transtornos fóbicos comumente respondem a IRSN, como a venlafaxina. A gabapentina na dosagem de 300 a 3.600 mg/dia é uma alternativa aos antidepressivos. Fobias específicas (p. ex., ansiedade de desempenho ou de teste) podem responder a doses moderadas de betabloqueadores, como propranolol 20 a 40 mg 1 hora antes da exposição. Os benzodiazepínicos têm um potencial papel em fobias específicas, como aquelas relacionadas com a ansiedade de voo. Também podem responder a terapias comportamentais, como a dessensibilização sistemática.

B. Comportamental

As abordagens comportamentais são amplamente utilizadas em diversos transtornos de ansiedade, muitas vezes em conjunto com medicamentos. Técnicas de relaxamento, às vezes, podem ser úteis para reduzir a ansiedade. A dessensibilização, que envolve expor o paciente a doses graduais de um objeto ou situação fóbica, é uma técnica eficaz. A imageologia emotiva – na qual o paciente imagina a situação que provoca ansiedade e ao mesmo tempo aprende a relaxar – ajuda a diminuir a ansiedade quando ele enfrenta a situação na vida real. Os sintomas fisiológicos das crises de pânico respondem bem ao treinamento de relaxamento. Tanto o TAG quanto o transtorno de pânico respondem tão à terapia cognitivo-comportamental e aos aos medicamentos. Os exercícios, tanto aeróbicos quanto de resistência, reduzem os sintomas de ansiedade em muitos transtornos de ansiedade.

C. Psicológico

A **terapia cognitivo-comportamental** é a psicoterapia de primeira linha no tratamento de transtornos de ansiedade. Inclui um componente cognitivo de exame dos pensamentos associados ao medo e uma técnica comportamental de exposição do indivíduo ao objeto ou situação temida. A combinação de medicação e terapia cognitivo-comportamental é mais eficaz do que qualquer uma delas isoladamente. A **meditação de atenção plena (*mindfulness*)** pode ser eficaz na diminuição dos sintomas de ansiedade. A **terapia de grupo** é o tratamento de escolha quando a ansiedade é claramente causada pelas dificuldades do paciente em lidar com ambientes sociais. A **terapia de aceitação e compromisso** tem sido usada com algum sucesso nos transtornos de ansiedade. Ela incentiva os indivíduos a manterem o foco nos objetivos de vida enquanto "aceitam" a presença da ansiedade em seu cotidiano. A **terapia de realidade virtual** tem eficácia semelhante à das demais terapias estabelecidas.

D. Social

Grupos de apoio entre pares têm sido úteis no transtorno de pânico e na agorafobia. Medidas como o aconselhamento familiar podem ajudar na aceitação dos sintomas do paciente e a evitar comportamentos contraproducentes no treinamento comportamental. Qualquer ajuda na manutenção da estrutura social alivia a ansiedade, e as atividades ocupacionais, escolares e sociais devem ser mantidas. O aconselhamento escolar e vocacional pode ser prestado por profissionais, muitas vezes são necessários para ajudar o médico a definir as limitações do paciente.

Prognóstico

Os transtornos de ansiedade em geral são de longa duração e podem ser difíceis de tratar. Tudo pode ser aliviado em graus variados com medicamentos e técnicas comportamentais. O prognóstico é melhor se o ciclo comumente observado de ansiedade-pânico-fobia-depressão puder ser quebrado com uma combinação das intervenções terapêuticas discutidas acima.

Bandelow B et al. World Federation of Societies of Biological Psychiatry (WFSBP) guidelines for treatment of anxiety, obsessive-compulsive and posttraumatic stress disorders - Version 3. Part II: OCD and PTSD. World J Biol Psychiatry. 2023;24:118. [PMID: 35900217]

Schröder D et al. Impact of virtual reality applications in the treatment of anxiety disorders: a systematic review and meta-analysis of randomized-controlled trials. J Behav Ther Exp Psychiatry. 2023;81:101893. [PMID: 37453405]

Yuan M et al. Dysfunction of default mode network characterizes generalized anxiety disorder relative to social anxiety disorder and post-traumatic stress disorder. J Affect Disord. 2023;334:35. [PMID: 37127115]

Ziffra M. Panic disorder: a review of treatment options. Ann Clin Psychiatry. 2021;33:124. [PMID: 33529291]

Transtorno obsessivo-compulsivo e transtornos relacionados

Considerações gerais

O **transtorno obsessivo-compulsivo (TOC)** faz parte de uma categoria separada de Transtorno obsessivo-compulsivo e transtornos relacionados no *DSM-5*. No TOC, a ideia ou impulso irracional se envolve na consciência de maneira repetida e indesejável. As **obsessões** (pensamentos angustiantes recorrentes, como medo de exposição a germes) e as **compulsões** (ações repetitivas, como lavar as mãos muitas vezes, ou cognições, como rituais envolvendo contagem) são reconhecidas pelo indivíduo como indesejadas ou injustificadas e ele resiste a elas, mas a ansiedade muitas vezes é aliviada apenas pela execução ritualística da compulsão ou pela contemplação deliberada da ideia ou emoção intrusa. Alguns pacientes experimentam apenas obsessões, enquanto outros experimentam obsessões e compulsões. Muitos não manifestam voluntariamente os sintomas e devem ser questionados sobre eles. Há uma sobreposição do TOC com algumas características de outros transtornos ("**espectro do TOC**"), incluindo tiques, tricotilomania (puxar o cabelo), transtorno de escoriação (escoriar a pele), acumulação e transtorno dismórfico corporal. A incidência de TOC na população geral é de 2% a 3%, e há uma alta comorbidade com o transtorno depressivo maior: este se desenvolverá em dois terços dos pacientes com TOC ao longo da vida. As proporções entre homens e mulheres são semelhantes, com as taxas mais elevadas entre jovens, divorciados, separados e desempregados. Anormalidades neurológicas da coordenação motora fina e movimentos involuntários são comuns. Sob estresse extremo, esses pacientes às vezes apresentam pensamentos paranoicos e delirantes, muitas vezes associados à depressão, que pode mimetizar esquizofrenia.

Tratamento

A. Farmacológico

O TOC responde a antidepressivos serotoninérgicos – incluindo ISRS e a clomipramina – em cerca de 60% dos casos e, em geral, requer um tempo de resposta mais longo do que a depressão (até 12 semanas). A fluoxetina tem sido amplamente utilizada, mas em doses superiores às utilizadas na depressão (até 60 a 80 mg por via oral diariamente). Outros fármacos ISRS são usados com eficácia comparável, cada qual com seu próprio perfil de efeitos colaterais. A clomipramina provou-se eficaz em doses equivalentes às utilizadas para a depressão. Deve-se verificar os níveis plasmáticos de clomipramina e do seu metabólito a cada 2 a 3 semanas depois de se chegar a uma dose de 50 mg/dia, mantendo os níveis séricos abaixo de 500 ng/mL para evitar toxicidade. Há alguma evidência de que fármacos antipsicóticos, topiramato, memantina, riluzol, *N*-acetilcisteína, lamotrigina, ondansetrona e fármacos anti-inflamatórios (minociclina, celecoxibe) podem ser úteis como adjuvantes dos ISRS em casos resistentes ao tratamento.

B. Comportamental

O TOC pode responder a uma variedade de técnicas comportamentais. Uma estratégia comum é a **exposição e prevenção da resposta**. Assim como no tratamento de fobias simples, a exposição e a prevenção de respostas envolvem a exposição gradual do paciente do espectro do TOC a situações que ele teme, como a percepção de germes. Os pacientes elaboram uma lista de suas obsessões e compulsões com o terapeuta, expondo-se primeiro ao gatilho e depois trabalhando para prevenir o pensamento ou compulsão habitual que os acompanha. Ao expor gradualmente os pacientes a situações progressivamente mais estressantes e ajudá-los a controlar sua ansiedade sem realizar o comportamento indesejado, os pacientes do espectro do TOC costumam desenvolver algum domínio sobre os comportamentos.

C. Psicológico

Além das técnicas comportamentais, o TOC pode responder a terapias psicológicas, incluindo a terapia cognitivo-comportamental; em que, o paciente aprende a identificar cognições mal adaptativas associadas a pensamentos obsessivos e a desafiar essas cognições. Essas podem ser identificadas e gradualmente substituídas por pensamentos mais racionais. Há evidências de que a combinação de medicamentos tanto com a terapia cognitivo-comportamental quanto com a exposição e prevenção da resposta podem ser mais eficazes do que uma intervenção única isolada.

D. Social

O TOC pode ter efeitos devastadores na capacidade do paciente de levar uma vida normal. Orientar o paciente e seus familiares sobre o curso da doença e as opções de tratamento é extremamente útil, a fim de estabelecer expectativas adequadas. O TOC grave está comumente associado à incapacidade profissional, e o médico pode, às vezes, precisar conceder uma licença ocupacional ou incentivar a reabilitação profissional para que o paciente volte ao trabalho.

E. Procedimentos

A estimulação magnética transcraniana é uma terapia eficaz aprovada pela FDA para o TOC resistente ao tratamento. A psicocirurgia tem um lugar limitado em casos específicos de TOC grave e incessante. Trabalhos experimentais sugerem um papel da estimulação cerebral profunda no TOC; a técnica foi aprovada pela FDA sob isenção de dispositivo humanitário para pacientes com TOC refratário.

Prognóstico

Em geral, o TOC é uma condição crônica com curso crescente e decrescente. Até 40% dos pacientes nos quais os problemas de TOC se desenvolvem na infância experimentarão remissão na idade adulta. No entanto, é menos comum que o TOC que se desenvolve durante a idade adulta regrida sem tratamento.

Bandeira ID et al. Ketamine in the treatment of obsessive-compulsive disorder: a systematic review. Harv Rev Psychiatry. 2022;30:135. [PMID: 35267254]

Bandelow B et al. World Federation of Societies of Biological Psychiatry (WFSBP) guidelines for treatment of anxiety, obsessive-compulsive and posttraumatic stress disorders - Version 3. Part II: OCD and PTSD. World J Biol Psychiatry. 2023;24:118. [PMID: 35900217]

Kammen A et al. Neuromodulation of OCD: a review of invasive and non-invasive methods. Front Neurol. 2022;13:909264. [PMID: 36016538]

Pampaloni I et al. The global assessment of OCD. Compr Psychiatry. 2022;118:152342. [PMID: 36007341]

Transtornos de sintomas somáticos (comportamentos anormais de doença)

> ### FUNDAMENTOS DO DIAGNÓSTICO
>
> - Sintomas físicos proeminentes podem envolver um ou mais sistemas de órgãos e estão associados a sofrimento, incapacidade ou ambos.
> - Algumas vezes, o paciente correlaciona o desenvolvimento de sintomas com estresses psicossociais.
> - Combinação de padrões biogenéticos e de desenvolvimento.

Considerações gerais

Os transtornos de sintomas somáticos podem envolver qualquer sistema de órgãos. No *DSM-5*, os transtornos de sintomas somáticos abrangem transtornos somáticos, incluindo o transtorno de conversão, a hipocondria, o transtorno de somatização e o transtorno de dor secundário a fatores psicológicos. A vulnerabilidade em um ou mais sistemas de órgãos e a exposição a familiares com problemas de somatização desempenham um papel importante no desenvolvimento de sintomas específicos; a dicotomia "funcional" *versus* "orgânica" é um obstáculo ao bom tratamento. Os médicos devem suspeitar de transtornos psiquiátricos em diversos problemas somáticos. Por exemplo, 45% dos pacientes que descreveram palpitações tiveram diagnósticos psiquiátricos ao longo da vida, incluindo ansiedade generalizada, depressão, pânico e transtornos de sintomas somáticos. Da mesma maneira, descobriu-se que 33% a 44% dos submetidos à angiografia coronariana por dor torácica que tiveram resultados negativos apresentavam transtorno de pânico.

Em todo paciente que apresente uma condição considerada transtorno de sintomas somáticos, deve-se considerar depressão no diagnóstico.

Achados clínicos

A. Transtorno neurológico funcional/transtorno de conversão

A "conversão" do conflito psíquico em sintomas neurológicos físicos em partes do corpo inervadas pelo sistema sensório-motor (p. ex., paralisia, afonia) é um transtorno que pode ocorrer concomitantemente a transtornos de pânico ou depressão. Os dois tipos mais comuns de transtorno neurológico funcional (TNF) são sintomas motores (em geral, fraqueza) ou sintomas do tipo convulsão. A manifestação somática que substitui a ansiedade é muitas vezes a paralisia, e, em alguns casos, a disfunção pode ter um significado simbólico (p. ex., paralisia do braço na raiva acentuada, de modo que o indivíduo não pode usar o braço para bater em alguém). As convulsões não epilépticas psicogênicas podem ser difíceis de diferenciar de estados de intoxicação ou crises de pânico e podem ocorrer em pacientes que também apresentam convulsões epilépticas. A ausência de confusão pós-ictal, olhos fechados durante a convulsão, choro ictal e curso flutuante podem sugerir convulsões não epilépticas; alguns sintomas, como movimentos assíncronos ou movimentos pélvicos, podem ocorrer tanto nas convulsões não epilépticas quanto nas convulsões do lobo frontal (ver Cap. 26). *La belle indifférence* (afeto despreocupado) não é uma característica identificadora significativa, como comumente se acredita, pois os indivíduos, mesmo com uma doença médica genuína, podem apresentar alto nível de negação. É importante identificar doenças físicas com manifestações incomuns (p. ex., esclerose múltipla, LES).

B. Transtorno de sintomas somáticos

O transtorno de sintomas somáticos é caracterizado por um ou mais sintomas somáticos associados a sofrimento ou incapacidade significativa. Os sintomas somáticos estão associados a pensamentos desproporcionais e persistentes acerca da gravidade dos sintomas, a um alto nível de ansiedade em relação à saúde ou a dedicação de tempo e energia excessivos a esses sintomas. O foco do paciente nos sintomas somáticos comumente é crônico. Pânico, ansiedade e depressão estão frequentemente presentes, e o transtorno depressivo maior é consideração importante no diagnóstico diferencial. Existe uma relação significativa (20%) com uma história de pânico-agorafobia-depressão ao longo da vida. Em geral ocorre antes dos 30 anos e é 10 vezes mais comum em mulheres. A preocupação com tratamentos médicos e cirúrgicos torna-se um estilo de vida que pode excluir outras atividades. Na maioria das vezes, os pacientes procuram primeiro médicos generalistas e sentem que a tranquilização dada por eles quanto à sua condição física é apenas brevemente útil ou desdenhosa. As queixas de sintomas dos pacientes devem sempre ser primeiro avaliadas cuidadosamente por um médico.

C. Transtornos factícios

Esses transtornos, nos quais a produção de sintomas é *intencional*, não são condições de sintomas somáticos, pois os sintomas são produzidos conscientemente, em contraste com o processo inconsciente dos demais transtornos de sintomas somáticos. São caracterizados por sintomas autoinduzidos ou descritos ou falsos achados físicos e laboratoriais com o propósito de enganar os médicos ou outros profissionais de saúde. As simulações podem envolver automutilação, febre, hemorragia, hipoglicemia, convulsões e uma variedade quase infinita de manifestações – muitas vezes demonstradas de maneira exagerada e dramática (**síndrome de Munchausen**). O **transtorno factício imposto a outro**, previamente denominado **Munchausen por procuração**, é diagnosticado quando alguém (geralmente um dos pais) cria uma doença em outra pessoa (geralmente criança) para benefício psicológico percebido para o pai, como simpatia ou relacionamento com os médicos. A duplicidade pode ser simples ou extremamente complexa e difícil de reconhecer. Os pacientes frequentemente estão ligados de alguma maneira às profissões de saúde, e não há nenhuma motivação externa aparente além de desempenhar o papel de paciente. Uma má relação médico-paciente e a prática de "*doctor shopping*" (consultar vários médicos por uma mesma queixa) tendem a agravar o problema.

Complicações

A dependência de sedativos e analgésicos é a complicação iatrogênica mais comum. Os pacientes podem buscar tratamentos médicos ou cirúrgicos que induzam a problemas iatrogênicos. Assim, é muito importante identificar pacientes com potencial de transtorno de sintomas somáticos e tentar limitar exames, procedimentos e medicamentos que possam causar danos.

Tratamento
A. Médico

O suporte médico com atenção cuidadosa visando *edificar uma relação médico-paciente é a base do tratamento*. Deve-se aceitar que a angústia do paciente é real. *Todo problema que não tem base orgânica não é necessariamente uma doença mental.* Consultas regulares, frequentes e curtas, não dependentes dos sintomas, podem ser úteis. Não se devem prescrever medicamentos no lugar de uma consulta. O médico principal deve ser um só, e os médicos consultores devem essencialmente exercer o papel de avaliadores. Face aos altos e baixos esperados, deve-se manter uma abordagem empática, realista e otimista. É necessária reavaliação contínua, uma vez que a somatização pode coexistir com uma doença física concomitante.

B. Psicológico

O médico principal pode usar abordagens psicológicas quando o paciente estiver pronto para fazer algumas mudanças no estilo de vida, a fim de obter alívio nos sintomas. Muitas vezes, isso é mais bem abordado com orientações para mudanças pragmáticas atuais, em vez da exploração de experiências prévias que o paciente frequentemente não é capaz de relacionar com a queixa atual. A terapia cognitivo-comportamental mostrou-se um tratamento eficaz para transtornos somatoformes, reduzindo sintomas físicos, sofrimento psicológico e incapacidade. A terapia de grupo com outros indivíduos que têm problemas semelhantes às vezes é valiosa para melhorar o enfrentamento, possibilitar a ventilação de ideias e focar na

adaptação interpessoal. A hipnose usada precocemente pode ser útil na resolução de transtornos de conversão. Se o médico principal estiver trabalhando com o paciente em problemas psicológicos relacionados com a doença física, isso muitas vezes é a ponte para um encaminhamento psiquiátrico bem-sucedido.

Para pacientes identificados como tendo transtorno factício, indica-se a realização precoce de consulta psiquiátrica. Existem duas estratégias principais de tratamento para esses pacientes. Uma consiste em uma confrontação conjunta do paciente tanto pelo médico principal quanto pelo psiquiatra. O transtorno do paciente é tratado como um pedido de socorro, sendo recomendado tratamento psiquiátrico. A segunda abordagem evita a confrontação direta e tenta fornecer uma maneira de abandonar o sintoma sem revelar abertamente a origem do transtorno. Técnicas como *biofeedback* e auto-hipnose podem promover a recuperação usando essa estratégia.

C. Comportamental

A terapia comportamental é provavelmente mais bem exemplificada pelas técnicas de *biofeedback*. No **biofeedback**, a anormalidade (p. ex., peristaltismo aumentado) deve ser reconhecida e monitorada pelo paciente e pelo terapeuta (p. ex., com um estetoscópio eletrônico para amplificar os ruídos). Esse é o *feedback* imediato e, depois de aprender a reconhecê-lo, o paciente pode aprender a identificar qualquer alteração produzida (p. ex., uma diminuição nos ruídos intestinais) e, assim, tornar-se um originador consciente do *feedback*, em vez de um receptor passivo. O alívio do sintoma condiciona operacionalmente o paciente a utilizar a manobra que alivia os sintomas (p. ex., relaxamento que causa diminuição nos ruídos intestinais). Com ênfase nesse tipo de aprendizado, o paciente é capaz de identificar precocemente os sintomas e iniciar as contramanobras, diminuindo o problema sintomático. Enxaquecas e cefaleia tensionais têm respondido aos métodos de *biofeedback*.

Terapias físicas, como fonoaudiologia/terapia ocupacional/fisioterapia, também apresentam fortes evidências de melhora dos sintomas em pessoas que vivem com transtorno neurológico funcional.

D. Social

As iniciativas sociais incluem atividades familiares, ocupacionais e outras atividades interpessoais. Os familiares devem comparecer a algumas consultas com o paciente para saberem a melhor maneira de conviver com ele. Isso é importante no tratamento de transtornos somáticos e dolorosos. Os grupos de apoio entre pares proporcionam um clima para encorajar o paciente a aceitar e conviver com o problema. Pode ser necessária comunicação contínua com o empregador a fim de encorajar o interesse contínuo em longo prazo no empregado. Os empregadores podem ficar tão desanimados quanto os médicos ao lidar com funcionários que têm problemas crônicos.

Prognóstico

O prognóstico é melhor se o médico principal intervir precocemente, antes que a situação se deteriore. Depois que o problema se cristaliza em cronicidade, é mais difícil efetuar mudanças.

Aybek S et al. Diagnosis and management of functional neurological disorder. BMJ. 2022;376:o64. [PMID: 35074803]

Hallett M et al. Functional neurological disorder: new subtypes and shared mechanisms. Lancet Neurol. 2022;21:537. [PMID: 35430029]

Hennemann S et al. Internet-based CBT for somatic symptom distress (iSOMA) in emerging adults: a randomized controlled trial. J Consult Clin Psychol. 2022;90:353. [PMID: 35175070]

Löwe B et al. Somatic symptom disorder: a scoping review on the empirical evidence of a new diagnosis. Psychol Med. 2022;52:632. [PMID: 34776017]

Sauer KS et al. Somatic symptom disorder and health anxiety: assessment and management. Neurol Clin. 2023;41:745. [PMID: 37775202]

Transtornos de dor crônica

FUNDAMENTOS DO DIAGNÓSTICO

- Queixas crônicas de dor.
- Os sintomas frequentemente excedem os sinais.
- Alívio mínimo com tratamentos convencionais.
- História de consulta com muitos médicos.
- Uso frequente de diversos medicamentos inespecíficos.

Considerações gerais

A maioria dos médicos está acostumada a lidar com problemas de dor aguda, mas enfrenta maiores desafios no tratamento de transtornos de dor crônica. Pacientes com dor crônica frequentemente tomam muitos medicamentos, ficam muito tempo na cama, consultam diversos médicos e sentem pouca alegria no trabalho ou no lazer. Os relacionamentos padecem, e a vida se torna uma constante busca por alívio.

A busca resulta em uma complexa relação médico-paciente. É contraproducente especular se a dor é "real". É real para o paciente, e a aceitação do problema deve preceder um esforço mútuo do paciente e do médico para aliviá-la. Os médicos involuntariamente reforçam o papel do paciente em razão da própria natureza da prática da medicina, que é responder às queixas de doença. Sugestões úteis do médico frequentemente são recebidas com respostas como "Sim, mas..." O tratamento inclui, portanto, muitas tentativas com diferentes medicamentos, e as falhas podem provocar respostas de raiva ou de depressão, exacerbando a síndrome dolorosa. À medida que os medicamentos se tornam a principal abordagem ao tratamento, podem surgir problemas de dependência de substâncias. A pressão sobre o médico torna-se desgastante e muitas vezes o leva a rejeitar veladamente o paciente, como não estar disponível ou encaminhá-lo a outros médicos. Isso é percebido pelo paciente, que intensifica os esforços para encontrar ajuda, e o ciclo típico se repete.

Achados clínicos

Os componentes da síndrome de dor crônica consistem em alterações anatômicas, ansiedade e depressão crônicas, raiva e mudanças no estilo de vida. Em geral, o problema anatômico é irreversível, e o paciente já foi submetido a diversas intervenções, com resultados cada vez mais insatisfatórios. A Figura 27.1 ilustra um algoritmo para avaliar a dor crônica e diferenciá-la de outras condições psiquiátricas.

A ansiedade e a depressão crônicas produzem irritabilidade aumentada e reação exagerada aos estímulos. Uma diminuição acentuada no limiar de dor é aparente. Esse padrão se transforma em uma preocupação com o corpo e necessidade constante de tranquilização. Os pacientes podem começar a evitar comportamentos habituais quando desenvolvem a dor pela primeira vez, e a evitação crônica da função física habitual pode levar ao desenvolvimento de dor crônica.

Mudanças no estilo de vida envolvem vários comportamentos relacionados com a dor. Frequentemente existe um roteiro familiar em que o paciente aceita o papel de doente. Esse papel torna-se o foco das interações familiares e é importante na manutenção da família, de modo que nem o paciente nem a família desejam que o papel do paciente mude. Fatores culturais podem atuar no comportamento do paciente e no modo como os entes queridos ao seu redor lidam com o problema. Por exemplo, algumas culturas encorajam um comportamento expansivo, enquanto outras valorizam o papel estoico.

Outro ganho secundário que pode manter o paciente no papel de doente é a compensação financeira ou outros benefícios. Os sistemas podem ser estruturados de modo a reforçar a manutenção da doença e a desencorajar quaisquer tentativas de abandono do papel.

Tratamento

A. Comportamental

A base de uma abordagem unificada às síndromes de dor crônica é um **programa comportamental abrangente.** Isso é necessário para identificar e eliminar os reforçadores da dor, diminuir o uso de medicamentos e utilizar eficazmente os reforços positivos que desviam o foco da dor. É fundamental que o paciente seja parceiro nos esforços para lidar e viver melhor no contexto de sintomas de dor persistentes. O médico deve passar da ideia de cura biomédica para o cuidado contínuo do paciente. O paciente deve concordar em discutir a dor apenas com o médico, e não com familiares; isso tende a estabilizar a vida pessoal do paciente, já que a família costuma estar cansada do assunto.

No início do tratamento, devem-se atribuir ao paciente tarefas de autoajuda graduadas até a atividade máxima, como um tipo de reforço positivo. Evite reforços positivos para a dor, como simpatia acentuada e atenção à dor. Enfatize uma resposta positiva às atividades produtivas que tiram o foco de atenção da dor. A atividade é dessensibilizante à medida que o paciente aprende a tolerar níveis crescentes de atividade. Ele

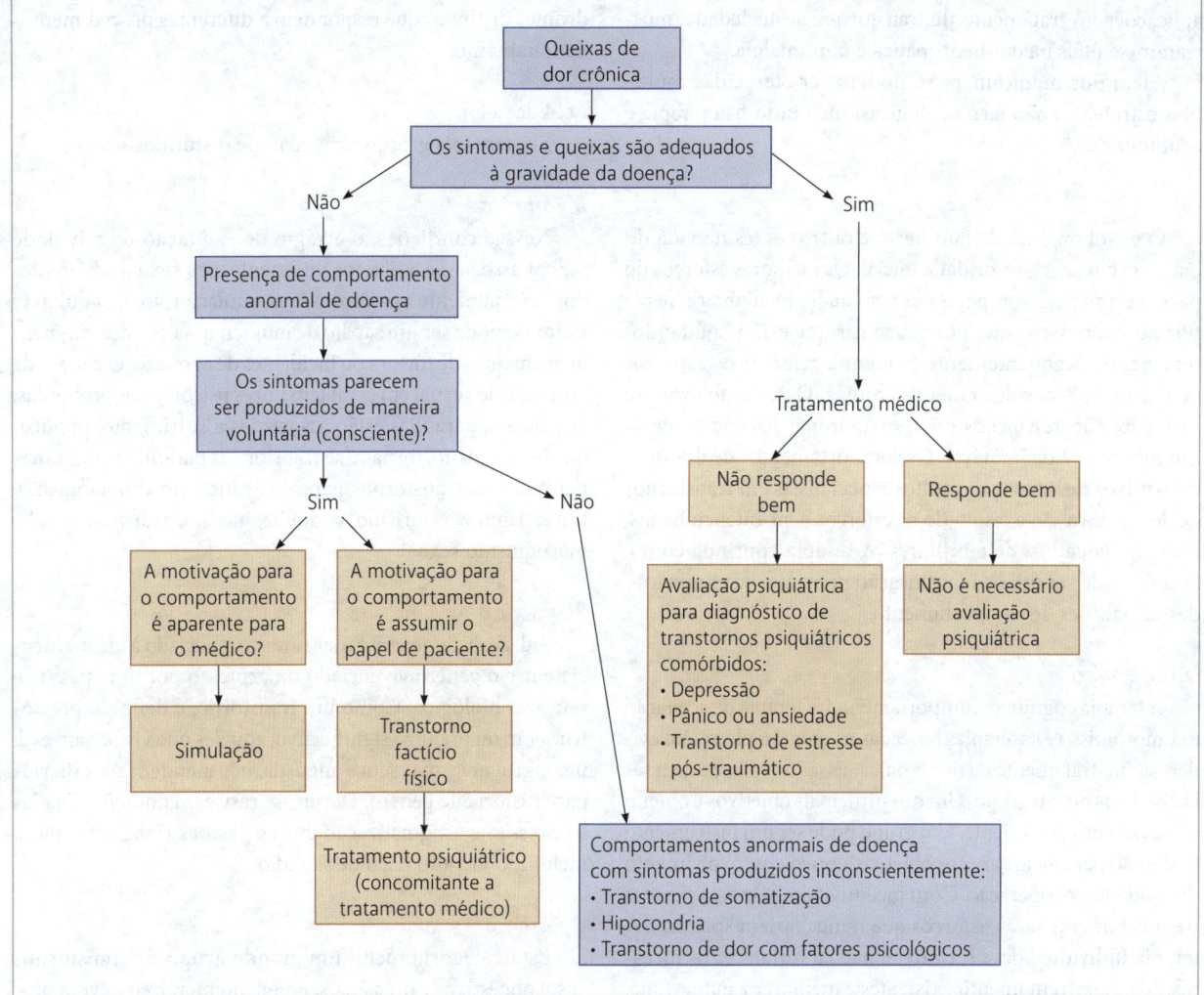

FIGURA 27.1 Algoritmo para avaliação do componente psiquiátrico da dor crônica.
Reproduzida de Eisendrath SJ. Psychiatric aspects of chronic pain. Neurology. 1995;45:S26-S36.

pode manter um gráfico de autoavaliação a fim de registrar realizações e mensurar o progresso. Ao registrar graus de dor em relação a diversas situações e atitudes mentais, podem-se evitar ou modificar circunstâncias semelhantes.

As técnicas de *biofeedback* (ver Transtornos de sintomas somáticos) e a hipnose têm tido bem-sucedidas na melhoria de algumas síndromes dolorosas. A hipnose é mais eficaz em pacientes com alto nível de negação, que respondem melhor às sugestões. Pode ser usada para diminuir a ansiedade, alterar a percepção da duração da dor e estimular o relaxamento. Programas de redução do estresse baseados na atenção plena também podem ser úteis.

B. Médico

Ter um médico único responsável pela abordagem de tratamento abrangente é a maior prioridade. As consultas indicadas e os procedimentos técnicos realizados por terceiros são apropriados, mas o cuidado do paciente deve permanecer nas mãos do médico principal. Não se deve permitir que os encaminhamentos aumentem as esperanças do paciente de

maneira irrealista ou se tornem um modo de o médico rejeitar o caso. A atitude do médico deve ser de honestidade, interesse e esperança – não pela cura, mas pelo controle da dor e pela melhora da função. Se o paciente manifestar dependência de opioides, a desintoxicação pode ser uma meta precoce do tratamento.

O tratamento clínico da dor crônica é abordado no Capítulo 5. Os danos dos opiáceos em geral superam seus benefícios no tratamento da dor crônica. Um horário fixo diminui os efeitos condicionantes desses medicamentos. Particularmente em síndromes de dor neuropática, IRSN (p. ex., venlafaxina, milnaciprana e duloxetina) e ADT (p. ex., nortriptilina) em doses superiores às utilizadas na depressão podem ser úteis. Tanto a duloxetina como a milnaciprana foram aprovadas para o tratamento da fibromialgia; a duloxetina também é indicada em condições de dor crônica. Em geral, os IRSN tendem a ser mais seguros em caso de sobredosagem do que os ADT; a tendência suicida comumente é uma consideração importante no tratamento de pacientes com síndromes de dor crônica. A gabapentina e a pregabalina, anticonvulsivantes com possíveis aplicações no tratamento de transtornos de ansiedade, mostraram-se úteis na dor neuropática e fibromialgia.

Além dos medicamentos, podem ser oferecidas múltiplas estratégias não farmacológicas, incluindo fisioterapia e acupuntura.

C. Social

O envolvimento de familiares e outros entes na vida do paciente deve ser a prioridade inicial. Os melhores esforços do paciente e do terapeuta podem ser sabotados involuntariamente por outras pessoas que podem sentir que estão "ajudando" o paciente. Frequentemente tendem a reforçar os aspectos negativos do transtorno de dor crônica. O paciente torna-se mais dependente e menos ativo, e a síndrome dolorosa torna-se um modo de vida imutável. Os comportamentos de dor mais destrutivos descritos por muitos especialistas em transtornos de dor crônica são o resultado de esforços bem-intencionados, mas equivocados, de familiares. A terapia contínua com a família pode ser útil na identificação precoce e na eliminação desses padrões de comportamento.

D. Psicológico

A terapia cognitivo-comportamental, a terapia de aceitação e compromisso e as terapias baseadas na atenção plena têm evidências no tratamento da dor crônica. Essas terapias podem ser individuais ou em grupo. Um dos principais objetivos é obter o envolvimento do paciente. Um grupo pode ser um instrumento poderoso para alcançar esse objetivo, com o desenvolvimento de lealdade e cooperação. Com incentivo do grupo, as pessoas frequentemente farão esforços que nunca fariam sozinhas. A terapia individual deve ser direcionada a fortalecer os mecanismos de enfrentamento existentes e melhorar a autoestima. Ensinar os pacientes a desafiar as expectativas induzidas pela dor crônica pode levar a melhor funcionalidade. Por exemplo, muitos pacientes com dor crônica creem erroneamente que se prejudicarão ao tentar viver de modo funcional. A relação médico-paciente, como em todos os esforços psicoterapêuticos, é um fator importante no sucesso terapêutico.

Ashar YK et al. Effect of pain reprocessing therapy vs placebo and usual care for patients with chronic back pain: a randomized clinical trial. JAMA Psychiatry. 2022;79:13. [PMID: 34586357]

Eagen K et al. Management of chronic pain in patients with substance use disorders. Prim Care. 2022;49:455. [PMID: 36153086]

Rogers AH et al. A meta-analysis of the associations of elements of the fear-avoidance model of chronic pain with negative affect, depression, anxiety, pain-related disability and pain intensity. Eur J Pain. 2022;26:1611. [PMID: 35727200]

Transtornos psicossexuais

Os estágios da atividade sexual incluem a **excitação**, o **orgasmo** e a **resolução**. A excitação precipitante é determinada psicologicamente.

Em uma pessoa bem ajustada, os estímulos de excitação levam a respostas vasocongestivas e orgásticas. Estes podem ser considerados estágios separados capazes de produzir síndromes distintas, que respondem a diferentes procedimentos de tratamento.

Achados clínicos

Existem três grupos principais de distúrbios sexuais.

A. Parafilias

Nessas condições, o estágio de excitação da atividade sexual associa-se a objetos ou orientações sexuais diferentes dos normalmente associados à estimulação sexual adulta. O estímulo pode ser um sapato de mulher, uma criança, animais, instrumentos de tortura ou incidentes de agressão. O padrão de estimulação sexual em geral tem raízes psicológicas profundas. Quando as parafilias estão associadas a sofrimento, prejuízo ou risco de dano, tornam-se transtornos parafílicos. Algumas parafilias ou transtornos parafílicos incluem exibicionismo, travestismo, voyeurismo, pedofilia, incesto, sadismo sexual e masoquismo sexual.

B. Disforia de gênero

A disforia de gênero é o sofrimento associado à incongruência entre o gênero vivenciado ou expresso por uma pessoa e seu sexo biológico. Como um transtorno, é definido por sofrimento ou prejuízo significativo; aqueles que vivenciam essa incongruência, mas sem a angústia, *não* atendem aos critérios para disforia de gênero. Devem-se rastrear condições ligadas à opressão e estigmatização que as pessoas trans enfrentam, incluindo um alto risco de suicídio.

C. Disfunções sexuais

Esta categoria inclui um grande grupo de transtornos vasocongestivos e orgásticos. Frequentemente envolvem problemas de adaptação, educação e técnica sexuais, que muitas vezes são inicialmente discutidos, diagnosticados e tratados pelo médico generalista.

Existem duas condições comuns em homens: disfunção erétil e distúrbios de ejaculação.

A **disfunção erétil** é a incapacidade de alcançar ou manter uma ereção firme o suficiente para uma relação sexual satisfatória; os pacientes às vezes usam o termo incorretamente para se referir à ejaculação precoce. A diminuição da tumescência peniana noturna ocorre em alguns pacientes deprimidos. A disfunção erétil psicológica é causada por fatores interpessoais ou intrapsíquicos (p. ex., desarmonia com a parceira, depressão). Fatores orgânicos são discutidos no Capítulo 25.

Os **transtornos da ejaculação** incluem a ejaculação precoce, a incapacidade de ejacular e a ejaculação retrógrada. (A ejaculação é possível em pacientes com disfunção erétil.) A ejaculação em geral está associada ao orgasmo, e o controle ejaculatório é um comportamento adquirido, que é mínimo na adolescência e aumenta com a experiência. Fatores patogênicos são aqueles que interferem no controle da aprendizagem, mais comumente a ignorância sexual. Fatores intrapsíquicos (ansiedade, culpa, depressão) e má adaptação interpessoal (problemas com a parceira, falta de resposta da parceira, lutas por poder) também são comuns. As causas orgânicas incluem interferência na distribuição nervosa simpática (muitas vezes decorrente de uma cirurgia ou radioterapia) e os efeitos de agentes farmacológicos (p. ex., ISRS ou simpatolíticos).

Nas mulheres, as formas mais comuns de disfunção sexual são o transtorno orgásmico e o transtorno do desejo sexual hipoativo.

O **transtorno orgásmico** é uma condição complexa em que há ausência geral de capacidade de resposta sexual. A mulher tem dificuldade em vivenciar a sensação erótica e não apresenta resposta vasocongestiva. A atividade sexual varia desde a evitação ativa do sexo até um orgasmo ocasional. A **disfunção orgásmica** – em que a mulher tem uma resposta vasocongestiva, mas com graus variados de dificuldade em alcançar o orgasmo – às vezes é diferenciada da **anorgasmia**. As causas das disfunções incluem técnicas sexuais inadequadas, experiências sexuais iniciais traumáticas, desarmonia interpessoal (lutas entre parceiros, uso do sexo como meio de controle) e problemas intrapsíquicos (ansiedade, medo, culpa). As causas orgânicas incluem quaisquer condições que possam causar dor durante a relação sexual, doença pélvica, obstrução mecânica e déficits neurológicos.

O **transtorno do desejo sexual hipoativo** consiste na diminuição ou ausência da libido em ambos os sexos e pode ser causado por dificuldades orgânicas ou psicológicas (p. ex., ansiedade, evitação fóbica). Qualquer doença crônica pode reduzir o desejo, assim como o envelhecimento. Distúrbios hormonais, incluindo hipogonadismo ou uso de compostos antiandrogênicos, como acetato de ciproterona, e doença renal crônica contribuem para a deterioração do desejo sexual. Bebidas alcoólicas, sedativos, opioides, maconha e alguns medicamentos podem afetar o desejo e o desempenho sexual. A menopausa pode levar à diminuição do desejo sexual em algumas mulheres, e às vezes justifica-se o tratamento com testosterona.

Tratamento
A. Parafilias
1. **Psicológico** – As parafilias, especialmente as de natureza mais superficial (p. ex., voyeurismo) e as de início recente, respondem à psicoterapia em alguns casos. O prognóstico será muito melhor se a motivação vier do indivíduo e não do sistema jurídico; infelizmente, a intervenção judicial frequentemente é o único estímulo ao tratamento porque a condição persiste e é reforçada até que ocorra conflito com a lei. As terapias frequentemente concentram-se nas barreiras à resposta normal de excitação; a expectativa é que o comportamento variante diminua conforme o comportamento normal aumenta.
2. **Comportamental** – Em alguns casos, os transtornos parafílicos melhoram com procedimentos de modelagem, dramatização e condicionamento.
3. **Social** – Embora não produzam mudança nos padrões de excitação sexual ou no papel de gênero, os grupos de autoajuda facilitaram a adaptação a uma sociedade muitas vezes hostil. A atenção à família é importante para ajudar as pessoas nesses grupos a aceitar sua situação e aliviar sua culpa acerca do papel que pensam ter desempenhado na criação do problema.
4. **Farmacológico** – O acetato de medroxiprogesterona, um supressor do impulso libidinal, pode ser usado para silenciar o comportamento sexual perturbador em homens. O início da ação em geral ocorre dentro de 3 semanas, e os efeitos comumente são reversíveis. A fluoxetina ou outros ISRS em doses depressivas podem reduzir alguns dos comportamentos sexuais compulsivos, incluindo as parafilias. Um foco de estudo no tratamento da parafilia grave tem sido os agonistas do hormônio liberador do hormônio luteinizante (LHRH). Relatos de casos e estudos abertos sugerem que os agonistas do LHRH podem atuar na prevenção de recidivas em alguns pacientes com parafilia.

B. Disforia de gênero
Os *Standards of Care for the Health of Transsexual, Transgender, and Gender Nonconforming People* (Padrões de cuidados para a saúde de transexuais, transgêneros e pessoas em não conformidade de gênero) são uma publicação da *World Professional Association for Transgender Health* (WPATH), que tem como objetivo fornecer orientação clínica para profissionais de saúde a fim de ajudar transexuais, transgêneros e pessoas em não conformidade de gênero a encontrar um meio de maximizar sua saúde, bem-estar psicológico e autorrealização. Os padrões de cuidado baseiam-se nas melhores evidências disponíveis e no consenso profissional especializado.

1. **Psicológico** – Indivíduos com disforia de gênero muitas vezes encontram benefícios na psicoterapia, que lhes proporciona um lugar seguro para explorar e compreender seus pensamentos e sentimentos, para identificar suas próprias necessidades e desejos específicos e ajustar-se a uma vida em mudança.
2. **Social** – Grupos de apoio de pares, psicoeducação e apoio aos pais e empoderamento da comunidade são componentes sociais importantes do tratamento.
3. **Médico** – Alguns indivíduos com disforia de gênero optam por cirurgia, terapia hormonal ou ambos. Os cuidados de saúde também podem incluir cuidados ginecológicos e urológicos, opções de reprodução e terapia fonoaudiológica e de comunicação. A maioria das recomendações antes da cirurgia inclui que o indivíduo passe tempo significativo antes de viver com o sexo desejado. As taxas de suicídio caem significativamente depois da cirurgia, mas permanecem muito mais altas do que na população em geral.

C. Disfunção sexual
1. **Psicológico** – A psicoterapia por si só é mais adequada para os casos em que predominam dificuldades interpessoais ou problemas intrapsíquicos. A ansiedade e a culpa em relação às injunções dos pais contra o sexo podem contribuir para a disfunção sexual. Mesmo nesses casos, entretanto, uma abordagem psicológico-comportamental combinada em

geral produz resultados mais rapidamente. A atenção plena pode ser benéfica.

2. Comportamental – Síndromes resultantes de respostas condicionadas têm sido tratadas por técnicas de condicionamento, com excelentes resultados. Masters e Johnson têm utilizado abordagens comportamentais em todas as disfunções sexuais, com psicoterapia de apoio concomitante e melhora nos padrões de comunicação do casal.

3. Social – A proximidade de outras pessoas (p. ex., uma sogra) em um agregado familiar é frequentemente fator inibidor nas relações sexuais. Nesses casos, alguma medida de ajuste social pode aliviar o problema.

4. Médico – Mesmo que a condição não seja reversível, a identificação da causa específica ajuda o paciente a aceitar a condição. A desarmonia entre parceiros, com seus efeitos exacerbadores, pode assim ser evitada. Sildenafila, tadalafila e vardenafila são inibidores da fosfodiesterase tipo 5 que são agentes orais eficazes para o tratamento da disfunção erétil peniana (p. ex., sildenafila 25 a 100 mg por via oral 1 hora antes da relação sexual). Esses agentes são eficazes para a disfunção erétil induzida por ISRS em homens e, em alguns casos, para a disfunção sexual associada a ISRS em mulheres. O uso dos medicamentos em conjunto com quaisquer nitratos pode trazer efeitos hipotensivos significativos, levando à morte em casos raros. Em razão do seu efeito comum em retardar a ejaculação, os ISRS têm sido eficazes na ejaculação precoce.

A flibanserina é um 5-HT$_{1A}$-agonista/5-HT$_2$-antagonista aprovado pela FDA para o tratamento do transtorno de desejo sexual hipoativo feminino. As mulheres tratadas com flibanserina apresentam um número marginalmente maior de eventos sexuais. Deve-se informar aos pacientes que a flibanserina interage com bebidas alcoólicas, causando eventos hipotensivos. A flibanserina é usada na dose de 100 mg por via oral na hora de dormir, a fim de evitar os efeitos colaterais de tontura, sonolência e náuseas. Está sendo estudada uma forma intranasal que pode ter melhor biodisponibilidade.

A bremelanotida é um fármaco aprovado pela FDA para o tratamento do transtorno do desejo sexual hipoativo em mulheres na pré-menopausa; no entanto, o mecanismo de ação não é claro, e a melhoria subjetiva é baixa. A bremelanotida é autoadministrada por injeção na coxa ou no abdome cerca de 45 minutos antes da atividade sexual prevista. Tanto a flibanserina como a bremelanotida têm efeitos colaterais potencialmente intoleráveis, e seu uso permanece baixo.

Cooper K et al. The phenomenology of gender dysphoria in adults: a systematic review and meta-synthesis. Clin Psychol Rev. 2020;80:101875. [PMID: 32629301]

Gombert M et al. Introducing sexual dysfunction in mental care. Expert Opin Drug Saf. 2021;20:69. [PMID: 33191796]

Reed MA. Female sexual dysfunction. Clin Plast Surg. 2022;49:495. [PMID: 36162944]

Wheeler LJ et al. Female sexual dysfunction: pharmacologic and therapeutic interventions. Obstet Gynecol. 2020;136:174. [PMID: 32541291]

Transtornos da personalidade

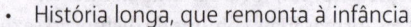

> **FUNDAMENTOS DO DIAGNÓSTICO**
>
> - História longa, que remonta à infância.
> - Comportamento mal adaptativo recorrente.
> - Dificuldades nas relações interpessoais ou na sociedade.
> - Depressão com ansiedade quando o comportamento mal adaptativo falha.

Considerações gerais

A estrutura da personalidade, ou caráter, de um indivíduo é parte integrante da autoimagem. Reflete a genética, as influências interpessoais e os padrões recorrentes de comportamento adotados para lidar com o ambiente. A classificação dos subtipos de transtornos da personalidade depende dos sintomas predominantes e de sua gravidade. Os transtornos mais graves – aqueles que colocam o paciente em maior conflito com a sociedade – tendem a ser o antissocial ou *borderline*.

Classificação e achados clínicos

Consulte a Tabela 27.2.

Diagnóstico diferencial

Os pacientes com transtornos da personalidade tendem a sentir ansiedade e depressão quando os mecanismos patológicos de enfrentamento falham e podem primeiro procurar tratamento quando isso acontece. Ocasionalmente, os casos mais graves podem descompensar em psicose sob estresse e mimetizar outros transtornos psicóticos.

Tratamento

Indica-se hospitalização em caso de grave perigo suicida ou homicida. Na maioria dos casos, o tratamento pode ser feito em centros de tratamento de dia ou na comunidade de autoajuda.

A. Social

Ambientes sociais e terapêuticos, como hospitais-dia, casas de recuperação e comunidades de autoajuda, utilizam a "pressão" dos pares para modificar o comportamento autodestrutivo. O paciente com transtorno de personalidade muitas vezes não é capaz de aproveitar a experiência, e as dificuldades com autoridades podem prejudicar a experiência de aprendizagem. O uso de relações entre pares e a repetição possíveis em um ambiente estruturado de uma comunidade útil melhoram as oportunidades de tratamento comportamental e aumentam a aprendizagem. Quando os problemas são detectados precocemente, tanto a escola como o lar podem servir como focos de pressão social intensificada para mudança de comportamento, particularmente com o uso de técnicas comportamentais.

B. Comportamental

A **terapia comportamental dialética** é um programa de terapia individual e de grupo desenvolvido especificamente para pacientes com tendência suicida crônica e transtorno

TABELA 27.2 Transtornos da personalidade: classificação e achados clínicos

Transtorno de personalidade	Achados clínicos
Antissocial	Egoísta, insensível, promíscuo, impulsivo, incapaz de aprender com a experiência, muitas vezes tem problemas com a lei.
Evitativo	Teme a rejeição, hiper-reage à rejeição e ao fracasso, com fracos esforços sociais e baixa autoestima.
Borderline	Impulsivo; tem relacionamentos interpessoais instáveis e intensos; está repleto de raiva, medo e culpa; carece de autocontrole e autorrealização; tem problemas de identidade e instabilidade afetiva; é suicida (um problema sério – até 80% dos pacientes borderline hospitalizados fazem uma tentativa em algum momento durante o tratamento, e a incidência de morte por suicídio chega a 5%); comportamento agressivo, sentimentos de vazio e descompensação psicótica ocasional.
Dependente	Passivo, receptivo demais, incapaz de tomar decisões, sem confiança, com baixa autoestima.
Histriônico	Dependente, imaturo, sedutor, egocêntrico, vaidoso, emocionalmente lábil.
Narcisista	Exibicionista, com ideias de grandiosidade, preocupado com o poder, desinteresse pelos outros, com excessivas exigências de atenção.
Obsessivo-compulsivo	Perfeccionista, egocêntrico, indeciso, com padrões de pensamento rígidos e necessidade de controle.
Paranoico	Defensivo, hipersensível, reservado, desconfiado, hiperalerta, com resposta emocional limitada.
Esquizoide	Tímido, introvertido, retraído, evita relacionamentos íntimos.
Esquizotípico	Supersticioso, socialmente isolado, desconfiado, com capacidade interpessoal limitada, comportamentos excêntricos e fala estranha.

da personalidade *borderline*. Ela combina atenção plena e um modelo cognitivo comportamental a fim de abordar a autoconsciência, o funcionamento interpessoal, a labilidade afetiva e as reações ao estresse.

C. Psicológico

As intervenções psicológicas podem ser realizadas em grupos e individualmente. A terapia de grupo é útil quando um comportamento interpessoal específico precisa ser melhorado. Esse modo de tratamento também tem espaço nos casos de *acting-out*, ou seja, quando os pacientes agem de forma impulsiva e inadequada. A pressão dos colegas no grupo tende a impor restrições ao comportamento precipitado. O grupo também identifica rapidamente os tipos de comportamento do paciente e ajuda a melhorar a validade de sua autoavaliação, para que os antecedentes do comportamento inaceitável sejam tratados de maneira eficaz, diminuindo a sua frequência. A terapia individual deve inicialmente ser de apoio, ou seja, ajudar o paciente a se reestabilizar e mobilizar mecanismos de enfrentamento. Se o indivíduo tiver a capacidade de observar seu próprio comportamento, uma terapia mais introspectiva e de longo prazo pode ser justificada. A psicoterapia psicodinâmica também pode ser um tratamento eficaz com outras formas específicas de terapia, incluindo a psicoterapia focada na transferência, a terapia baseada na mentalização e a terapia focada no esquema. O terapeuta deve ser capaz de lidar com sentimentos contratransferenciais (frequentemente negativos), manter limites apropriados na relação com o paciente e abster-se de confrontações e interpretações prematuras.

D. Farmacológico

A farmacoterapia pode ser direcionada a grupos específicos de sintomas, mas há evidências limitadas de sua eficácia em transtornos da personalidade. Os antidepressivos melhoraram a ansiedade, a depressão e a sensibilidade à rejeição em alguns pacientes com transtorno da personalidade *borderline*. Os ISRS também atuam na redução do comportamento agressivo em pacientes agressivos impulsivos (p. ex., fluoxetina 20 a 60 mg por via oral diariamente ou sertralina 50 a 200 mg por via oral diariamente). Os antipsicóticos podem ser úteis para combater a hostilidade, a agitação e como complementos à terapia antidepressiva (p. ex., olanzapina [2,5 a 10 mg/dia por via oral], risperidona [0,5 a 2 mg/dia por via oral] ou haloperidol [0,5 a 2 mg/dia por via oral, em duas doses]). Em alguns casos, os medicamentos são necessários apenas por alguns dias e podem ser interrompidos depois de o paciente ter recuperado um nível de ajuste previamente estabelecido; eles também podem fornecer suporte contínuo. Anticonvulsivantes, incluindo carbamazepina 400 a 800 mg por via oral diariamente em doses divididas, lamotrigina, 50 a 200 mg/dia, e valproato 500 a 2.000 mg/dia, demonstraram diminuir a gravidade do descontrole comportamental em alguns pacientes com transtorno de personalidade. Pacientes com personalidade esquizotípica em geral melhoram com antipsicóticos, enquanto aqueles com personalidade evitativa podem se beneficiar de estratégias que reduzam a ansiedade, incluindo o uso de ISRS e benzodiazepínicos.

Prognóstico

As categorias antissocial e narcisista em geral têm um prognóstico reservado, pois o envolvimento no tratamento muitas vezes é limitado. Os pacientes com histórico de abuso parental e histórico familiar de transtorno de humor tendem a ser os mais desafiadores de tratar.

d'Huart D et al. The stability of personality disorders and personality disorder criteria: a systematic review and meta-analysis. Clin Psychol Rev. 2023;102:102284. [PMID: 37116251]

Leichsenring F et al. Borderline personality disorder: a review. JAMA. 2023;329:670. [PMID: 36853245]

Lieslehto J et al. Comparative effectiveness of pharmacotherapies for the risk of attempted or completed suicide among persons with borderline personality disorder. JAMA Netw Open. 2023;6:e2317130. [PMID: 37285156]

Tahir T et al. Pharmacotherapy of impulse control disorders: a systematic review. Psychiatry Res. 2022;311:114499. [PMID: 35305343] van Goozen SHM et al. Childhood antisocial behavior: a neurodevelopmental problem. Annu Rev Psychol. 2022;73:353. [PMID: 34587779]

Transtornos do espectro da esquizofrenia

FUNDAMENTOS DO DIAGNÓSTICO

- Retraimento social, em geral de progressão lenta, com diminuição da expressão emocional ou da motivação, ou ambas.
- Deterioração nos cuidados pessoais, com comportamentos desorganizados ou diminuição da reatividade ao ambiente, ou ambos.
- Pensamento desorganizado, muitas vezes inferido a partir de um discurso que muda de assunto de maneira estranha ou é incoerente.
- Alucinações auditivas, muitas vezes de natureza depreciativa.
- Delírios, crenças falsas fixas apesar de evidências conflitantes, frequentemente de natureza persecutória.

Considerações gerais

A esquizofrenia se manifesta por uma perturbação maciça do pensamento, do humor e do comportamento geral, bem como por um déficit na filtragem de estímulos. Acredita-se que a causa da esquizofrenia seja multifatorial, com componentes fisiopatológicos genéticos, ambientais e de neurotransmissores. Não existe método laboratorial para confirmar o diagnóstico de esquizofrenia. Pode ou não haver história de uma perturbação importante na vida do indivíduo (fracasso, perda, doença física) antes que uma deterioração psicótica grave seja evidente.

Outros transtornos psicóticos nesse espectro são semelhantes à esquizofrenia em seus sintomas agudos, mas têm uma influência menos generalizada em longo prazo. O paciente em geral alcança níveis mais elevados de funcionamento. Os episódios psicóticos agudos tendem a perturbar menos o estilo de vida da pessoa, com um rápido retorno aos níveis prévios de funcionamento.

Classificação

A. Esquizofrenia

A esquizofrenia é o mais comum dos transtornos psicóticos e caracteriza-se pela perda do contato com a realidade. O termo *psicose* é amplo e refere-se a ter um ou mais dos seguintes: paranoia, alucinações auditivas e delírios. Um por cento da população tem esquizofrenia. Trata-se de um transtorno crônico caracterizado por incapacidade social e profissional crescente que começa no final da adolescência ou início da idade adulta e que tende a persistir ao longo da vida. A idade média de início em homens é de 18 anos e, em mulheres, de 25 anos. Os **sintomas positivos** incluem alucinações, delírios e fala desorganizada, relacionados com o aumento da atividade dopaminérgica (D_2) na região mesolímbica; todos os pacientes apresentam pelo menos um ou dois desses sintomas para atender aos critérios

diagnósticos. Muitas vezes há um componente de paranoia e comportamento desorganizado. Os **sintomas negativos** incluem sociabilidade diminuída, afeto restrito e pobreza de fala; esses sintomas estão relacionados com a diminuição na atividade D_2 no sistema mesocortical. Um declínio acentuado no nível de funcionamento deve estar presente durante pelo menos 6 meses antes do início dos sintomas.

B. Transtorno delirante

Os transtornos delirantes são psicoses em que os sintomas predominantes são crenças persistentes falsas (delírios), mas que permanecem fixas, apesar de serem mostradas evidências de que são infundadas. Embora haja um comprometimento mínimo no funcionamento diário e nas atividades intelectuais e ocupacionais, o funcionamento social e conjugal tende a ser bastante impactado. Em geral não há alucinações. A pessoa pode ter delírios paranoicos, comumente de perseguição, de que o parceiro é infiel ou de ser parente ou amado por uma pessoa famosa.

C. Transtorno esquizoafetivo

Os transtornos esquizoafetivos são casos que não se enquadram claramente nem na esquizofrenia nem nas categorias de transtornos afetivos. Esses pacientes em geral apresentam sintomas afetivos (seja episódio depressivo maior, episódio maníaco ou episódio hipomaníaco) que precedem ou se desenvolvem concomitantemente com manifestações psicóticas. Os sintomas psicóticos podem persistir por algum tempo depois da resolução do episódio de humor, mas não se tornam permanentes. Por isso, o prognóstico a longo prazo é melhor do que o da esquizofrenia.

D. Transtornos esquizofreniformes

Os transtornos esquizofreniformes são semelhantes em seus sintomas aos transtornos esquizofrênicos, exceto que a duração dos sintomas prodrômicos, agudos e residuais é superior a 1 mês, mas inferior a 6 meses.

E. Transtornos psicóticos breves

Os transtornos psicóticos breves são definidos como sintomas psicóticos com duração inferior a 1 mês. São decorrentes de estresse psicológico. A duração mais curta é significativa e se correlaciona com um início e resolução mais agudos, bem como com um prognóstico muito melhor.

Achados clínicos

A. Sintomas e sinais

Os sintomas e sinais da esquizofrenia variam acentuadamente entre os indivíduos, bem como na mesma pessoa em momentos diferentes. A aparência do paciente pode ser bizarra, embora o achado habitual seja de um desleixo leve a moderado. A atividade motora geralmente é reduzida, embora ocorram extremos que vão do estupor catatônico à excitação frenética. O comportamento social se caracteriza por um retraimento acentuado, juntamente com relacionamentos interpessoais perturbados e uma capacidade reduzida de sentir prazer. Dependência e baixa autoimagem são comuns. As declarações verbais são variáveis, sendo a linguagem concreta mas simbólica, com declarações desconexas não associadas (às vezes intercaladas com mutismo) durante um episódio agudo. Neologismos (palavras ou frases inventadas), ecolalia (repetição de palavras ditas por outras pessoas) e verborragia (repetição de palavras ou frases sem sentido) ocasionalmente estão presentes. O afeto em geral é embotado, com inadequações ocasionais. Em muitos casos há depressão, mas que pode ser menos aparente durante o episódio psicótico agudo e mais evidente durante a recuperação. A depressão às vezes é confundida com efeitos colaterais acinéticos de fármacos antipsicóticos. O paciente comumente não trabalha e tem tempo livre de sobra, proporcionando oportunidades para atividades contraproducentes, como uso de drogas, abstinência e aumento de sintomas psicóticos.

O conteúdo do pensamento pode variar de uma escassez de ideias a um rico complexo de fantasia delirante com pensamento arcaico. Frequentemente, nota-se, depois de um período de conversa, que pouca ou nenhuma informação foi transmitida. Os estímulos recebidos produzem respostas variadas. Em alguns casos, uma simples pergunta pode desencadear surtos explosivos, enquanto outras vezes pode não haver qualquer resposta evidente (catatonia). Quando a ideação paranoica está presente, o paciente costuma ficar irritado e menos cooperativo. Os delírios (falsas crenças) são característicos do pensamento paranoico e em geral assumem a forma de uma preocupação com o comportamento supostamente ameaçador exibido por outros indivíduos. Essa ideação pode fazer que o paciente adote contramedidas ativas, como trancar portas e janelas, pegar em armas, cobrir o teto com papel alumínio para neutralizar as ondas de radar e outros esforços incomuns. Os delírios somáticos podem girar em torno de questões de decadência ou infestação corporal. As distorções perceptivas comumente incluem alucinações auditivas – as alucinações visuais são mais habitualmente associadas a estados mentais orgânicos – e podem incluir ilusões (distorções da realidade), como figuras que mudam de tamanho ou luzes que variam em intensidade. Pode haver mau humor, sentimentos de pavor, despersonalização (sensação de estar separado de si mesmo) e medo de aniquilação. Qualquer um dos sintomas descritos produz níveis mais elevados de ansiedade, com maior excitação e ocasional pânico e ideação suicida, quando o indivíduo não consegue lidar com a situação.

O desenvolvimento do episódio agudo na esquizofrenia é frequentemente o produto de uma descompensação gradual. Inicialmente surgem frustração e ansiedade, seguidas por depressão e alienação, juntamente com a ineficácia progressiva no enfrentamento do dia a dia. Isso muitas vezes leva a sentimentos de pânico e desorganização crescente, com perda da capacidade de testar e avaliar a realidade das percepções. A fase da chamada **resolução psicótica** inclui delírios, preocupações autistas e *insight* psicótico, com aceitação do estado descompensado. O processo pode ser complicado pelo uso de cafeína, bebidas alcoólicas e outras drogas recreativas. Pacientes com esquizofrenia têm expectativa de vida menor do que a população em geral e muitas vezes apresentam comorbidades associadas, como síndrome metabólica, que pode ser induzida ou exacerbada pelos agentes antipsicóticos atípicos.

B. Exames de imagem

Deve-se considerar uma avaliação médica completa e tomografia computadorizada ou ressonância magnética do encéfalo nos primeiros episódios de psicose para descartar condições cerebrais orgânicas.

Diagnóstico diferencial

O diagnóstico de esquizofrenia é mais bem feito ao longo do tempo porque observações repetidas aumentam a confiabilidade do diagnóstico. Quando a evolução clínica for atípica, o diagnóstico de esquizofrenia deverá ser reconsiderado; os casos inicialmente diagnosticados como esquizofrenia podem mais tarde ser rediagnosticados como transtorno bipolar, que pode responder a estabilizadores de humor em vez de antipsicóticos. Alguns episódios maníacos podem apresentar sintomas que se sobrepõem aos da esquizofrenia, incluindo transtorno de pensamento, alucinações auditivas e delírios. No entanto, é menos provável que a esquizofrenia esteja associada à diminuição da necessidade de sono, ao aumento da atividade direcionada a objetivos e ao excesso de confiança, todos sintomas típicos da mania.

Depressões psicóticas, psicose reativa breve, transtorno delirante e qualquer doença com ideação psicótica tendem a ser confundidos com esquizofrenia, em parte em razão da tendência errônea de usar os termos de maneira intercambiável.

Nos estágios iniciais da doença, devem-se descartar distúrbios clínicos como disfunção tireoidiana, distúrbios adrenais e hipofisários, reações a materiais tóxicos (p. ex., mercúrio, PCB) e outros transtornos mentais orgânicos. A psicose pós-parto é discutida em Transtornos do humor. As crises parciais complexas, especialmente quando estão presentes fenômenos psicossensoriais, são uma consideração diferencial importante. Estados tóxicos decorrentes de medicamentos prescritos e de venda livre, drogas ilícitas e produtos fitoterápicos podem mimetizar transtornos psicóticos. O uso crônico de anfetaminas, cocaína e outros estimulantes frequentemente produz uma psicose quase idêntica ao episódio esquizofrênico paranoide agudo. As psicoses induzidas por fármacos podem apresentar todos os sintomas positivos da esquizofrenia, mas menos comumente os sintomas negativos. A presença de formigamento (sensação de insetos rastejando sobre ou sob a pele) e estereotipia sugere a possibilidade de abuso de estimulantes. A fenciclidina, droga ilícita comum, pode causar uma reação difícil de distinguir de outros transtornos psicóticos. Sinais cerebelares, salivação excessiva, pupilas dilatadas e aumento dos reflexos tendinosos profundos devem alertar o médico para a possibilidade de uma psicose tóxica. No diagnóstico diferencial, devem-se considerar toxicidade química industrial (orgânica e metálica), transtornos degenerativos e deficiências metabólicas.

A **catatonia**, transtorno psicomotor que pode envolver diminuição da atividade motora, diminuição da interação ou atividade motora excessiva e estranha, é frequentemente considerada como existindo apenas como componente dos transtornos esquizofrênicos. No entanto, pode na verdade ser o produto de uma série de doenças, incluindo uma série de condições orgânicas, bem como de outros transtornos psiquiátricos, como o transtorno bipolar. Neoplasias, encefalopatias virais e bacterianas, hemorragia do SNC, distúrbios metabólicos como a cetoacidose diabética, abstinência de sedativos e mau funcionamento do fígado e dos rins têm sido implicados. É importante perceber que a toxicidade medicamentosa (p. ex., *overdoses* de fármacos antipsicóticos, como flufenazina ou haloperidol) pode causar síndrome catatônica, que pode ser erroneamente diagnosticada como uma esquizofrenia catatônica e inadequadamente tratada com mais fármacos antipsicóticos. A catatonia também é observada em transtornos psiquiátricos importantes como o transtorno bipolar e o transtorno depressivo maior.

Tratamento

A. Farmacológico

Os fármacos antipsicóticos são o tratamento de escolha. A taxa de recaída pode ser reduzida em 50% com uma terapia de manutenção adequada. Os antipsicóticos injetáveis de longa ação são usados em pacientes que não aderem às recomendações de medicação ou que não respondem à medicação oral, ou em pacientes que optam pela facilidade de não tomar um comprimido diário. Os efeitos colaterais são discutidos a seguir.

Os fármacos antipsicóticos incluem os antipsicóticos **"típicos ou de primeira geração"** (haloperidol, clorpromazina, loxapina, perfenazina, flufenazina e antagonistas dos receptores de dopamina [D_2]) e os mais recentes antipsicóticos **"atípicos ou de segunda geração"** (clozapina, risperidona, olanzapina, quetiapina, aripiprazol, ziprasidona, paliperidona, asenapina, iloperidona, lurasidona, cariprazina e lumateperona) (Tab. 27.3 e 27.4). Em geral, o aumento da potência em miligramas dos antipsicóticos típicos está associado à diminuição dos efeitos colaterais anticolinérgicos e adrenérgicos e ao aumento dos sintomas extrapiramidais. Parece haver eficácia antipsicótica semelhante para os antipsicóticos de primeira e segunda geração, mas os de segunda geração podem ser mais bem tolerados, com menos efeitos colaterais extrapiramidais; o que leva a uma maior adesão.

A clozapina, o primeiro fármaco antipsicótico "atípico" desenvolvido, contém atividade bloqueadora de receptores de dopamina (D_4), bem como atividade serotoninérgica central, histaminérgica e alfabloqueadora. É eficaz no tratamento de cerca de 30% das psicoses resistentes a outros fármacos antipsicóticos e pode ter eficácia específica na redução da tendência de autoextermínio em pacientes com esquizofrenia. A risperidona é um antipsicótico que bloqueia alguns receptores de serotonina ($5-HT_2$) e receptores D_2. A risperidona causa menos efeitos colaterais extrapiramidais do que os antipsicóticos típicos em doses inferiores a 6 mg. Parece ser tão eficaz quanto o haloperidol e possivelmente tão eficaz quanto a clozapina em pacientes resistentes ao tratamento, sem a necessidade de contagens de leucócitos semanais, conforme exigido no trata-

TABELA 27.3 Fármacos antipsicóticos comumente usados

Medicamento	Dose oral diária habitual	Dose máxima diária habitual[1]
Aripiprazol (Abilify)	10-15 mg	30 mg
Asenapina (Saphris)	10-20 mg	20 mg
Cariprazina (Vraylar)	1,5-6 mg	6 mg
Clorpromazina (Thorazine; outros)	100-400 mg	1 g
Clozapina (Clozaril)	300-450 mg	900 mg
Flufenazina (Permitil, Prolixin)[2]	2-10 mg	60 mg
Haloperidol (Haldol)	2-5 mg	60 mg
Iloperidona (Fanapt)	12-24 mg	24 mg
Loxapina (Loxitane)	20-60 mg	200 mg
Lumateperona (Caplyta)	42 mg	42 mg
Lurasidona (Latuda)	40-80 mg	80 mg
Olanzapina (Zyprexa)	5-10 mg	20 mg
Olanzapina/samidorfano (Lybalvi)	5/10 mg	20/10 mg
Paliperidona (Invega)	6-12 mg	12 mg
Perfenazina (Trilafon)[2]	16-32 mg	64 mg
Pimavanserina (Nuplazid)	34 mg	34 mg
Quetiapina (Seroquel)	200-400 mg	800 mg
Risperidona (Risperdal)[3]	2-6 mg	10 mg
Tiotixeno (Navane)[2]	5-10 mg	80 mg
Trifluoperazina (Stelazine)	5-15 mg	60 mg
Ziprasidona (Geodon)	40-160 mg	160 mg

[1] Pode ser maior em alguns casos.
[2] Indica a estrutura da piperazina.
[3] Para a risperidona, doses diárias acima de 6 mg aumentam o risco de síndrome extrapiramidal. Risperidona 6 mg é aproximadamente equivalente a haloperidol 20 mg.

TABELA 27.4 Potência relativa e efeitos colaterais dos fármacos antipsicóticos

Medicamento	Clorpromazina: relação de potência do medicamento	Efeitos anticolinérgicos[1]	Efeito extrapiramidal[1]
Aripiprazol	1:20	1	1
Clorpromazina	1:1	4	1
Clozapina	1:1	4	–
Flufenazina	1:50	1	4
Haloperidol	1:50	1	4
Iloperidona	1:25	1	1
Loxapina	1:10	2	3
Lurasidona	1:5	1	2
Olanzapina	1:20	1	1
Perfenazina	1:10	2	3
Quetiapina	1:1	1	1
Risperidona	1:50	1	3
Tiotixeno	1:20	1	4
Trifluoperazina	1:20	1	4
Ziprasidona	1:1	1	1

[1] 1: efeito fraco; 4: efeito forte.

mento com clozapina. Relatou-se hiperprolactinemia induzida pela risperidona, mesmo em doses baixas, que é mais comum do que com outros antipsicóticos atípicos. A risperidona está disponível em uma preparação injetável de longa ação.

A olanzapina é um potente bloqueador dos receptores 5-HT$_2$ e da dopamina D$_1$, D$_2$ e D$_4$. Doses elevadas desse fármaco (10 a 20 mg ao dia) parecem ser mais eficazes do que doses mais baixas. A medicação é um pouco mais eficaz que o haloperidol no tratamento de sintomas negativos, como abstinência, lentidão psicomotora e relacionamentos interpessoais ruins. Está disponível na forma de desintegração oral para pacientes incapazes de tolerar a dosagem oral padrão e na forma injetável para o tratamento da agitação aguda associada à esquizofrenia e ao transtorno bipolar.

A quetiapina é um antipsicótico com maior concentração de bloqueio 5-HT$_2$ em relação a D$_2$, bem como uma afinidade relativamente alta para os receptores alfa-1 e alfa-2. Parece ser tão eficaz quanto o haloperidol no tratamento de sintomas positivos e negativos da esquizofrenia, com menos efeitos colaterais extrapiramidais, mesmo em altas doses.

A ziprasidona tem efeitos antirreceptor de dopamina e antirreceptor de serotonina, com boa eficácia para sintomas positivos e negativos da esquizofrenia. O aripiprazol é um agonista parcial dos receptores de dopamina D$_2$ e serotonina 5-HT$_1$ e um antagonista dos receptores 5-HT$_2$; é eficaz contra sintomas positivos e negativos da esquizofrenia. Atua como antagonista ou agonista, dependendo da atividade dopaminérgica nos receptores de dopamina, o que pode diminuir os efeitos colaterais. O aripiprazol está disponível como uma preparação injetável aguda, bem como uma preparação injetável de longo prazo administrada uma vez por mês em pacientes que não conseguem aderir à dosagem oral diária. A asenapina, aprovada para o tratamento da esquizofrenia e do transtorno bipolar (estado misto ou maníaco), parece ser útil no tratamento dos sintomas negativos da esquizofrenia. Está disponível na forma transdérmica, que pode reduzir alguns efeitos colaterais associados à forma sublingual. A paliperidona, o metabólito ativo da risperidona, está disponível na forma de cápsula e injeção mensal. A lurasidona se mostrou eficaz no tratamento da descompensação aguda em pacientes com esquizofrenia crônica. A cariprazina é um agonista parcial dos receptores D$_2$ e D$_3$ e foi aprovada pela FDA para o tratamento da esquizofrenia e do transtorno bipolar. Acatisia e insônia estão entre os efeitos colaterais mais comumente relatados. Como a cariprazina não é um potente antagonista D$_2$, é menos provável que aumente os níveis de prolactina do que a maioria dos antipsicóticos. A cariprazina demonstra maior eficácia na redução dos sintomas negativos da esquizofrenia. A lumateperona, outro antipsicótico de segunda geração, parece ter um perfil metabólico favorável e atuar tanto no glutamato quanto nos receptores D$_2$ e 5-HT$_2$. Ao contrário de outros antipsicóticos, não requer titulação da dose; a dose inicial de 42 mg/dia é a dose terapêutica. Não tem propriedades antimuscarínicas ou anti-histamínicas apreciáveis, o que reduz os efeitos colaterais associados a outros antipsicóticos, como sedação ou ganho de peso.

Além dos antipsicóticos, há evidências mistas de que o canabidiol (CBD) pode melhorar os sintomas psicóticos na esquizofrenia.

1. **Indicações clínicas** – Usam-se antipsicóticos para tratar todas as formas de esquizofrenia, bem como psicoses induzidas por drogas, depressão psicótica, incremento da depressão unipolar, mania aguda e prevenção de ciclos de humor no transtorno bipolar. Também são eficazes na síndrome de Tourette e no descontrole comportamental em pacientes autistas. Embora seja frequentemente utilizado para tratar a agitação em pacientes com demência, nenhum antipsicótico se mostrou eficaz de maneira confiável nessa população e pode aumentar o risco de mortalidade precoce em pacientes idosos com demência. A taxa de melhora no tratamento dos sintomas positivos com antipsicóticos é de cerca de 80%. Pacientes cujos sintomas comportamentais pioram com o uso de fármacos antipsicóticos podem apresentar uma condição orgânica não diagnosticada, como toxicidade anticolinérgica.

Os sintomas que melhoram com esses medicamentos incluem hiperatividade, hostilidade, agressividade, delírios, alucinações, irritabilidade e sono insatisfatório. Indivíduos com psicose aguda e boa função pré-mórbida respondem muito bem. A causa mais comum de falha no tratamento da psicose aguda é a dosagem inadequada, e a causa mais comum de recaída é a não adesão.

Embora os antipsicóticos de primeira geração sejam eficazes no tratamento dos sintomas positivos da esquizofrenia, como alucinações e delírios, acredita-se que os antipsicóticos de segunda geração tenham eficácia na redução dos sintomas positivos e alguma eficácia no tratamento dos sintomas negativos. Fármacos antidepressivos podem ser usados em conjunto com antipsicóticos se houver depressão significativa. Os casos resistentes podem exigir o uso concomitante de lítio, carbamazepina ou ácido valproico. A adição de um fármaco benzodiazepínico ao regime antipsicótico pode ser útil no tratamento do paciente psicótico agitado ou catatônico que não respondeu apenas aos antipsicóticos – lorazepam, 1 a 2 mg por via oral, pode produzir uma rápida resolução dos sintomas catatônicos e possibilita a manutenção com uma dose mais baixa de antipsicóticos. A eletroconvulsoterapia (ECT) também tem sido eficaz no tratamento da catatonia e no tratamento da esquizofrenia quando usada em combinação com medicamentos.

2. **Formas e padrões de dosagem** – A faixa de dosagem é bastante ampla (Tab. 27.3). Por exemplo, a risperidona pode ser eficaz em alguns pacientes com características psicóticas na dose de 0,25 a 1 mg por via oral ao deitar, enquanto se podem usar até 6 mg/dia em um paciente jovem com esquizofrenia aguda. Em um paciente psicótico em sofrimento agudo, pode-se usar haloperidol, 10 mg por via intramuscular, que é rapidamente absorvido e alcança uma vantagem inicial de dez vezes no nível plasmático em

relação a uma dose oral semelhante. Agitação psicomotora, pensamentos acelerados e excitação geral são rapidamente reduzidos. A dose pode ser repetida a cada 3 a 4 horas; quando o paciente é menos sintomático, as doses orais podem substituir a administração parenteral na maioria dos casos. Em pacientes idosos, tanto os antipsicóticos atípicos (p. ex., risperidona 0,25 a 0,5 mg ao dia ou olanzapina 1,25 mg ao dia) como típicos (p. ex., haloperidol 0,5 mg ao dia ou perfenazina 2 mg ao dia) frequentemente são eficazes para o controle comportamental, mas em alguns casos têm sido associados a morte prematura.

Estabelecida uma dose de manutenção, a maioria dos pacientes pode então ser mantida com uma dose única diária, geralmente ao deitar. Isso é apropriado quando o efeito sedativo da medicação é desejado para o sono noturno; podem-se, assim, evitar os indesejáveis efeitos sedativos diurnos. Para pacientes que tiveram seu primeiro episódio psicótico, a medicação deve ser reduzida gradualmente depois de 6 meses de estabilidade e então cuidadosamente monitorada; a taxa de recidiva é menor para pacientes em um primeiro episódio do que para aqueles com episódios múltiplos.

Pacientes psiquiátricos – especialmente aqueles com paranoia – muitas vezes negligenciam a medicação. Nestes e naqueles que não respondem à medicação oral, pode-se administrar enantato ou decanoato de flufenazina de longa ação (este último tem menos efeitos colaterais extrapiramidais) ou decanoato de haloperidol por injeção subcutânea profunda ou intramuscular no consultório médico com eficácia que perdura por 7 a 28 dias. A dose habitual das preparações de longa ação de flufenazina é de 25 mg a cada 2 semanas, mas a dosagem varia amplamente de 0,5 mg mensalmente a 100 mg semanalmente. Use a menor quantidade eficaz com a menor frequência possível.

O haloperidol intravenoso, o antipsicótico mais utilizado por essa via, é frequentemente utilizado em unidades de terapia intensiva no tratamento da agitação e do *delirium*. Ele não deve ser administrado mais rápido do que 1 mg/min a fim de reduzir os efeitos colaterais cardiovasculares, como *torsades de pointes*. Deve-se utilizar monitoramento por ECG sempre que o haloperidol for administrado por via intravenosa.

Também estão disponíveis várias formulações de longa ação de fármacos antipsicóticos atípicos, incluindo risperidona (25 a 50 mg por via intramuscular a cada 2 semanas), paliperidona, aripiprazol e olanzapina. O uso concomitante de um benzodiazepínico (p. ex., lorazepam, 2 mg por via oral duas vezes ao dia) possibilita a redução da dose necessária de medicação antipsicótica oral ou parenteral.

Alguns agentes antipsicóticos estão disponíveis para administração intranasal, o que pode ser menos traumático para os pacientes do que as formas injetáveis. A forma intranasal da loxapina tem início de ação mais rápido para o tratamento da agitação (cerca de 10 minutos) do que os agentes antipsicóticos intramusculares ou orais. No entanto, a loxapina intranasal requer a cooperação do paciente e é mais cara do que as preparações injetáveis genéricas de antipsicóticos. A asenapina está disponível em uma formulação transdérmica.

3. **Efeitos colaterais** – No caso de agentes antipsicóticos típicos e atípicos, é relatada uma série de efeitos colaterais. Os efeitos colaterais anticolinérgicos mais comuns incluem **xerostomia** (que pode levar à ingestão de líquidos calóricos e ganho de peso ou hiponatremia), **visão de perto turva, retenção urinária** (particularmente em pacientes idosos com próstata aumentada), **esvaziamento gástrico retardado, refluxo esofágico, íleo paralítico,** *delirium* e precipitação de **glaucoma agudo** em pacientes com ângulos estreitos da câmara anterior. Outros efeitos autonômicos incluem **hipotensão ortostática** e **disfunção sexual** – problemas em alcançar a ereção, ejaculação (incluindo ejaculação retrógrada) e orgasmo em homens (aprox. 50% dos casos) e mulheres (aprox. 30%). O atraso em alcançar o orgasmo costuma ser um fator que leva ao abandono da medicação. **Alterações eletrocardiográficas** são frequentes, mas arritmias clinicamente significativas são menos comuns. Pacientes idosos e aqueles com doença cardíaca preexistente estão em maior risco. As alterações mais frequentemente observadas incluem diminuição da amplitude da onda T, aparecimento de ondas U proeminentes, depressão do segmento ST e prolongamento do intervalo QT (Tab. 27.5). A ziprasidona pode produzir prolongamento do intervalo QTc. Indica-se um ECG pré-tratamento para pacientes em risco de sequelas cardíacas (incluindo aqueles em uso de outros fármacos que podem prolongar o intervalo QTc). Em pacientes em cuidados intensivos, *torsades de pointes* têm sido associadas ao uso de altas doses de haloperidol intravenoso (geralmente superiores a 30 mg/24 horas).

Muitos antipsicóticos atípicos associam-se a **diabetes** de início recente, **hiperlipidemia** e **ganho de peso** (Tab. 27.5). O risco de diabetes *mellitus* aumenta em pacientes em uso de clozapina e olanzapina. O monitoramento do peso, da glicemia de jejum e dos níveis séricos de lipídios antes do início do tratamento e em intervalos regulares a partir de então é parte importante do monitoramento da medicação. A adição de metformina à olanzapina pode melhorar o ganho de peso induzido por medicamentos em pacientes com primeiro episódio de esquizofrenia sem tratamento prévio. **Lactação e irregularidades menstruais** são comuns. Fármacos antipsicóticos e antidepressivos podem **inibir a motilidade dos espermatozoides.** Em casos raros, ocorrem **depressão da medula óssea** e **icterícia colestática**; estas são reações de hipersensibilidade que em geral aparecem nos primeiros 2 meses de tratamento. Elas diminuem com a descontinuação da medicação. Observa-se sensibilidade cruzada entre todas as fenotiazinas; e deve-se usar um medicamento de um grupo diferente no caso de reações alérgicas.

A clozapina está associada a risco de 1,6% de **agranulocitose** (maior em pessoas de ascendência judaica Ashkenazi); portanto, é necessário monitoramento com hemogramas semanais durante os primeiros 6 meses de tratamento e a cada

TABELA 27.5 Fatores adversos associados a fármacos antipsicóticos atípicos

Medicamento	Ganho de peso	Hiperlipidemia	Diabetes *mellitus* de início recente	Prolongamento do QTc[1]
Aripiprazol	+/–	–	–	++
Asenapina	+/–	+/–	+/–	+++
Clozapina	+++	+++	+++	+/–
Lurasidona	–	–	–	–
Olanzapina	+++	+++	+++	+/–
Paliperidona	+	+/–	+/–	+++
Quetiapina	++	++	++	+++
Risperidona	++	++	++	+
Ziprasidona	+/–	–	–	+++

[1] O prolongamento do intervalo QTc é um efeito colateral de muitos medicamentos e sugere um possível risco de arritmia. Prescriber's Letter 2011;18(12):271207.

duas semanas a partir de então. Antes de iniciar a clozapina, podem-se considerar testes genéticos para o alelo *HLADQB1*, associado a um risco 2,5 vezes maior de agranulocitose. A clozapina tem sido associada a miocardite fatal e é contraindicada a pacientes com doença cardíaca grave. Além disso, reduz o limiar convulsivo e tem diversos efeitos colaterais, incluindo sedação, constipação grave, hipotensão, aumento dos níveis de marcadores hepáticos, hipersalivação, parada cardiorrespiratória, ganho de peso e alterações tanto no ECG quanto no eletroencefalograma. O íleo adinâmico é um efeito colateral raro da clozapina que pode ser fatal; os pacientes devem ser monitorados atentamente quanto à constipação e tratados rapidamente.

Fotossensibilidade, retinopatia e hiperpigmentação estão associadas ao uso de clorpromazina em altas doses. Pacientes em uso prolongado de medicamentos devem ser submetidos a exames oftalmológicos periodicamente.

A **síndrome neuroléptica maligna (SNM)** é um estado semelhante ao da catatonia, manifestado por sinais extrapiramidais, alterações na pressão arterial, alteração da consciência e hiperpirexia; é uma complicação incomum, mas grave, do tratamento com antipsicóticos. Rigidez muscular, movimentos involuntários, confusão mental, disartria e disfagia são acompanhados de palidez, instabilidade cardiovascular, febre, congestão pulmonar e sudorese e podem resultar em estupor, coma e morte. A causa pode estar relacionada com diversos fatores, incluindo controle inadequado da dosagem de fármacos antipsicóticos, doença afetiva, diminuição dos níveis séricos de ferro, desidratação e aumento da sensibilidade dos locais receptores de dopamina. O lítio em combinação com um fármaco antipsicótico pode aumentar a vulnerabilidade, já aumentada em pacientes com transtorno afetivo. Na maioria dos casos, os sintomas desenvolvem-se nas primeiras 2 semanas de tratamento com fármacos antipsicóticos. A síndrome pode ocorrer com pequenas doses de medicamento. A administração intramuscular é um fator de risco. Creatinoquinase elevada e leucocitose com desvio para a esquerda estão presentes precocemente em cerca de metade dos casos. O tratamento inclui controle da febre e fornecimento de suporte hídrico. Agonistas da dopamina, como a bromocriptina, 2,5 a 10 mg por via oral três vezes ao dia, e a amantadina, 100 a 200 mg por via oral duas vezes ao dia, também têm sido úteis. Dantroleno, 50 mg por via

intravenosa conforme necessário, é usado para aliviar a rigidez (não exceder 10 mg/kg/dia, pelo risco de hepatotoxicidade). Há controvérsias contínuas sobre a eficácia desses três agentes, bem como sobre o uso de bloqueadores dos canais de cálcio e benzodiazepínicos. A ECT tem sido usada de maneira eficaz em casos resistentes. A clozapina tem sido usada com relativa segurança e razoável sucesso como fármaco antipsicótico em pacientes que tiveram SNM.

A **acatisia** é o sintoma extrapiramidal mais comum (cerca de 20%). Em geral ocorre no início do tratamento (mas pode persistir após a descontinuação dos antipsicóticos) e é comumente confundida com ansiedade ou exacerbação da psicose. É caracterizada por um desejo subjetivo de estar em constante movimento, seguido por incapacidade de sentar ou ficar parado e consequente andar de um lado para o outro. Pode induzir a suicídio ou sentimentos de medo, raiva, terror ou tormento sexual. Frequentemente há insônia. É crucial orientar os pacientes com antecedência acerca desses potenciais efeitos colaterais, para que eles não os interpretem erroneamente como sinais de piora na doença. Em todos os casos, reavalie a dosagem necessária ou o tipo de fármaco antipsicótico. Deve-se também questionar sobre tabagismo, que nas mulheres tem sido associado a aumento na incidência de acatisia. Fármacos antiparkinsonianos (como triexifenidil, 2 a 5 mg por via oral três vezes ao dia) podem ser úteis, mas o tratamento de primeira linha em geral inclui um benzodiazepínico (como clonazepam, 0,5 a 1 mg por via oral três vezes ao dia). Em casos resistentes, os sintomas podem ser aliviados com propranolol, 30 a 80 mg/dia por via oral, diazepam, 5 mg por via oral três vezes ao dia, ou amantadina, 100 mg por via oral três vezes ao dia.

As **distonias agudas** em geral são precoces, embora uma ocorrência posterior (**tardia**) seja relatada em pacientes (principalmente homens depois de vários anos de terapia) que previamente apresentaram reações distônicas graves precoces e um transtorno de humor. Pacientes mais jovens têm risco aumentado de distonias agudas. Os sinais mais comuns são espasmos musculares bizarros na cabeça, no pescoço e na língua. Frequentemente há torcicolo, crises oculógiras, dificuldades de deglutição ou mastigação e espasmos de masseter. O laringoespasmo é particularmente perigoso. Ocasionalmente, relatam-se espasmos musculares nas costas, nos braços ou nas pernas. A difenidramina, 50 mg por via intramuscular, é eficaz na crise aguda; deve-se então administrar mesilato de benzotropina, 2 mg por via oral duas vezes ao dia, durante algumas semanas, e então descontinuar gradualmente. Poucos sintomas extrapiramidais requerem o uso prolongado de fármacos antiparkinsonianos.

O **parkinsonismo induzido por medicamentos** é indistinguível do parkinsonismo idiopático, mas é reversível, ocorre mais tarde no tratamento do que os sintomas extrapiramidais anteriores e, em alguns casos, aparece depois da retirada do antipsicótico. A condição inclui os sinais típicos de apatia e redução dos movimentos faciais e dos braços (acinesia, que pode mimetizar uma depressão), marcha festinante, rigidez, perda de reflexos posturais e tremor "de rolar pílulas". Pacientes com Aids são particularmente vulneráveis a efeitos colaterais extrapiramidais. Os antipsicóticos de alta potência em geral requerem fármacos antiparkinsonianos, que podem proporcionar alívio imediato nas mesmas dosagens já descritas. A dosagem do fármaco antipsicótico também deve ser reduzida. Depois de 4 a 6 semanas, os fármacos antiparkinsonianos muitas vezes podem ser descontinuados sem sintomas recorrentes. Em qualquer um dos sintomas extrapiramidais, pode-se usar amantadina, 100 a 400 mg por via oral diariamente, em vez de fármacos antiparkinsonianos. A catatonia induzida por antipsicóticos é semelhante ao estupor catatônico, com rigidez, sialorreia, incontinência urinária e rigidez em roda denteada. Em geral, responde lentamente à retirada do fármaco agressor e ao uso de agentes antiparkinsonianos.

A **discinesia tardia** é uma síndrome de movimentos estereotipados involuntários anormais da face, da boca, da língua, do tronco e dos membros que podem ocorrer depois de meses ou (geralmente) anos de tratamento com agentes antipsicóticos. A síndrome afeta de 20 a 35% dos pacientes submetidos a terapia antipsicótica de longo prazo. Os fatores predisponentes incluem idade avançada, muitos anos de tratamento, tabagismo e diabetes *mellitus*. Não há diferenças claras entre os fármacos antipsicóticos no desenvolvimento da discinesia tardia. (Embora os antipsicóticos atípicos pareçam oferecer um risco menor de discinesia tardia, os efeitos em longo prazo não foram investigados.) No entanto, a clozapina é a única que demonstrou tratar a discinesia tardia induzida por antipsicóticos. As primeiras manifestações da discinesia tardia incluem movimentos finos semelhantes a vermes da língua em repouso, dificuldade em colocar a língua para fora, tiques faciais, aumento da frequência do piscar ou movimentos da mandíbula de início recente. As manifestações posteriores podem incluir movimentos buco-linguo-mastigatórios, estalar os lábios, movimentos de mastigação, abertura e fechamento da boca, alteração do reflexo de vômito, inchaço das bochechas, fala interrompida, dificuldade respiratória ou movimentos coreoatetoides das extremidades (este último mais prevalente em pacientes mais jovens). Os sintomas não necessariamente pioram, mesmo que os fármacos antipsicóticos sejam continuados. As discinesias não ocorrem durante o sono e podem ser suprimidas voluntariamente por períodos curtos. O estresse e os movimentos em outras partes do corpo muitas vezes agravam a condição.

Os primeiros sinais de discinesia devem ser diferenciados de sintomas semelhantes produzidos por dentaduras mal ajustadas ou de efeitos colaterais reversíveis de fármacos não antipsicóticos, como levodopa, ADT, agentes antiparkinsonianos, anticonvulsivantes e anti-histamínicos. Outras condições neurológicas, como a coreia de Huntington, podem ser diferenciadas pela história e pelo exame físico.

A ênfase deve estar na prevenção de efeitos colaterais. Use a menor quantidade de medicação antipsicótica necessária para melhorar os sintomas psicóticos. Se ocorrerem manifestações precoces de discinesias, descontinuar gradualmente os fármacos antipsicóticos, se clinicamente viável. Manter o paciente afastado dos medicamentos até que os sintomas psicóticos reemergentes determinem sua retomada, momento em que se deve reiniciá-los em doses baixas e aumentar gradativamente até haver melhora clínica. A clozapina e a olanzapina parecem oferecer menos risco de recorrência. O uso de agentes adjuvantes, como benzodiazepínicos ou lítio, pode ajudar direta ou indiretamente, possibilitando o controle dos sintomas psicóticos com uma dosagem baixa de antipsicóticos. Se a síndrome de discinesia recorrer e for necessário continuar a medicação antipsicótica para controlar os sintomas psicóticos, deve-se obter um consentimento informado. Inibidores do transportador vesicular de monoamina 2 (VMAT2), como valbenazina e deutetrabenazina, amantadina, vitamina B6, vitamina E e propranolol, tiveram alguma utilidade no tratamento dos efeitos colaterais discinéticos. Os inibidores do VMAT2 são considerados o tratamento de escolha para a discinesia tardia e são os únicos medicamentos aprovados pela FDA para o seu tratamento, mas são caros e não cobertos por muitos planos de saúde.

B. Social

Alguns indivíduos com uma doença psiquiátrica crônica podem ter um histórico de hospitalizações repetidas, baixo nível de funcionamento contínuo e sintomas que nunca remitem completamente. A rejeição familiar e o fracasso no trabalho são comuns. Nesses casos, os lares de acolhimento e de cuidado, que contem com funcionários experientes no tratamento de pacientes psiquiátricos, são da maior importância. Frequentemente existe uma relação inversa entre a estabilidade da situação de vida e a quantidade de fármacos antipsicóticos necessários, uma vez que o ambiente mais salutar é aquele que reduz os estímulos. Grupos de autoajuda não residenciais, como Recovery, Inc., devem ser utilizados sempre que possível. Eles proporcionam um ambiente de partilha, aprendizagem e apoio mútuo e frequentemente são o único envolvimento social com o qual esse tipo de paciente se sente confortável. Agências de reabilitação profissional e ocupacional (p. ex., Goodwill Industries, Inc.) oferecem avaliação, treinamento e oportunidades de emprego em um nível proporcional à condição clínica da pessoa.

C. Psicológico

A necessidade de psicoterapia varia acentuadamente dependendo do *status* atual e da história do paciente. Em uma pessoa com um único episódio psicótico e um bom nível de adaptação prévia, a psicoterapia de apoio pode ajudar o paciente a reintegrar a experiência, obter alguma compreensão dos problemas anteriores e tornar-se um indivíduo mais auto-observador, capaz de reconhecer os primeiros sinais de estresse. As pesquisas sugerem que a terapia cognitivo-comportamental – em conjunto com o manejo dos medicamentos – tem eficácia no tratamento dos sintomas da esquizofrenia. A terapia cognitivo-comportamental para psicose envolve ajudar o indivíduo a desafiar o pensamento psicótico e alterar a resposta às alucinações. Da mesma maneira, uma forma de psicoterapia, chamada terapia de aceitação e compromisso, tem demonstrado valor para ajudar a prevenir hospitalizações por esquizofrenia. A terapia de remediação cognitiva é outra abordagem de tratamento que pode ajudar os pacientes com esquizofrenia a se tornarem mais capazes de focar seu pensamento desorganizado. A terapia familiar também pode ajudar a aliviar o estresse do paciente e ajudar os familiares a lidar com o paciente.

D. Comportamental

Às vezes é necessária hospitalização, especialmente quando o comportamento do paciente mostra uma desorganização flagrante. A presença de familiares competentes ou o apoio social diminuem a necessidade de internação hospitalar, devendo cada caso ser julgado individualmente. As principais considerações são evitar danos autoinfligidos ou danos a terceiros e atender às necessidades básicas do paciente.

As técnicas comportamentais são mais comumente utilizadas em ambientes terapêuticos, como centros de tratamento de dia, mas também podem ser incorporadas em situações familiares ou em qualquer ambiente terapêutico. Muitas técnicas comportamentais (p. ex., reforço positivo – uma palavra de elogio ou um aceno de aprovação – depois de algum comportamento positivo) podem ser um instrumento poderoso para ajudar uma pessoa a aprender comportamentos que facilitarão a aceitação social. A música via tocadores digitais portáteis ou *smartphones* com fones de ouvido é uma das várias maneiras de desviar a atenção do paciente das alucinações auditivas.

Prognóstico

Na maioria dos pacientes com alguma psicose, o prognóstico é bom para o alívio de sintomas positivos, como alucinações ou delírios tratados com medicamentos. Sintomas negativos, como diminuição do afeto e da sociabilidade, são muito mais difíceis de tratar, mas parecem responder ligeiramente a antipsicóticos atípicos. Os déficits cognitivos, como a disfunção executiva que é comum à esquizofrenia, também não parecem responder tão bem aos antipsicóticos quanto os sintomas positivos. Infelizmente, tanto os sintomas negativos como os déficits cognitivos parecem contribuir mais para a incapacidade em longo prazo do que os sintomas positivos. A indisponibilidade de situações de trabalho estruturadas e a falta de terapia familiar ou de acesso a outros apoios sociais são outras duas razões pelas quais o prognóstico é tão cauteloso em uma percentagem tão elevada de pacientes.

Jauhar S et al. Schizophrenia. Lancet. 2022;399:473. [PMID: 35093231]

Leucht S et al. The response of subgroups of patients with schizophrenia to different antipsychotic drugs: a systematic review and meta-analysis. Lancet Psychiatry. 2022;9:884. [PMID: 36228647]

Schneider-Thoma J et al. Comparative efficacy and tolerability of 32 oral and long-acting injectable antipsychotics for the maintenance treatment of adults with schizophrenia: a systematic review and network meta-analysis. Lancet. 2022;399:824. [PMID: 35219395]

Yeh TC et al. Pharmacological and nonpharmacological augmentation treatments for clozapine-resistant schizophrenia: a systematic review and network meta-analysis with normalized entropy assessment. Asian J Psychiatr. 2023;79:103375. [PMID: 36470132]

Transtornos do humor (depressão e mania)

FUNDAMENTOS DO DIAGNÓSTICO

Presente na maioria das depressões

- O humor varia de uma leve tristeza a um intenso desânimo e sentimentos de culpa, inutilidade e desesperança.
- Dificuldade no raciocínio, incluindo incapacidade de se concentrar, ruminações e falta de capacidade de decisão.
- Perda de interesse, com envolvimento diminuído em atividades ocupacionais ou recreativas.
- Queixas somáticas como sono interrompido, diminuído ou excessivo; perda de energia; mudanças no apetite; diminuição no desejo sexual.

Presente em algumas depressões graves

- Lentidão psicomotora ou agitação.
- Delírios de natureza somática ou persecutória.
- Afastamento das atividades.
- Sintomas físicos bastante graves, como anorexia, insônia, redução do desejo sexual, perda de peso e queixas somáticas diversas.
- Ideação suicida.

Possíveis sintomas na mania

- Humor que varia da euforia à irritabilidade.
- Distúrbios do sono.
- Hiperatividade.
- Pensamentos acelerados.
- Grandiosidade ou excesso de confiança extremo.
- Sintomas psicóticos variáveis.

Considerações gerais

A depressão é extremamente comum; até 30% dos pacientes da atenção primária apresentam sintomas depressivos. A depressão pode ser a expressão final de (1) fatores genéticos, (2) problemas de desenvolvimento (eventos negativos na infância) ou (3) estresses psicossociais (divórcio, desemprego).

Mania ou hipomania são características do transtorno bipolar. Podem ocorrer isoladamente ou em conjunto com a depressão, em um episódio misto ou de maneira cíclica.

Achados clínicos

Existem quatro tipos principais de depressão, com sintomas semelhantes em cada grupo.

A. Transtorno de adaptação com humor deprimido

O humor deprimido pode ocorrer em reação a algum estressor identificável ou situação adversa de vida, em geral a perda de uma pessoa por morte (reação de luto), divórcio etc.; reversão (crise) financeira; ou perda de uma função estabelecida, como ser necessário. Embora a tristeza e o pesar sejam respostas normais à perda, a depressão não o é. Os sintomas variam desde uma leve tristeza, ansiedade, irritabilidade, preocupação e falta de concentração, desânimo e queixas somáticas até sintomas mais graves de depressão franca. Quando todos os critérios para transtorno depressivo maior estão presentes, o diagnóstico deve ser feito e o tratamento instituído, mesmo quando houver um estressor conhecido. Não se deve negligenciar o tratamento da depressão grave simplesmente porque ela parece ser uma reação compreensível a um estresse ou dificuldade específica.

B. Transtornos depressivos

As subclassificações incluem transtorno depressivo maior e distimia.

1. **Transtorno depressivo maior** – Um transtorno depressivo maior consiste em uma síndrome de sintomas de humor, físicos e cognitivos que ocorre em algum momento da vida. As queixas variam muito, mas frequentemente incluem perda de interesse e prazer (**anedonia**), afastamento das atividades e sentimento de culpa. Também estão incluídos incapacidade de concentração, algum grau de disfunção cognitiva, ansiedade, fadiga crônica, sentimentos de inutilidade, queixas somáticas (queixas somáticas inexplicáveis frequentemente indicam depressão), perda do desejo sexual e pensamentos de morte. O desemprego tem sido associado ao aumento do risco de depressão. A variação diurna com melhora à medida que o dia avança é comum. Os sinais vegetativos que são frequentes incluem insônia, anorexia com perda de peso e constipação. Ocasionalmente, estão presentes agitação intensa e ideação psicótica. **O transtorno depressivo maior psicótico** ocorre em até 14% de todos os pacientes com transtorno depressivo maior e em 25% dos pacientes hospitalizados com depressão. Os sintomas psicóticos (delírios, paranoia) são mais comuns em pessoas deprimidas com mais de 50 anos. Os sintomas paranoicos podem variar de desconfiança geral a ideias de referência com delírios. Os delírios somáticos frequentemente giram em torno de sentimentos de aniquilação iminente ou preocupações somáticas (p. ex., que o corpo esteja apodrecendo com câncer). As alucinações são menos comuns que as crenças incomuns e tendem a não ocorrer independentemente dos delírios.

   Além do transtorno depressivo maior psicótico, outras subcategorias incluem o **transtorno depressivo maior com características atípicas**, caracterizado por hipersonia, alimentação excessiva, letargia e reatividade do humor, em que o humor melhora em resposta a eventos ou notícias positivas. O **transtorno depressivo maior melancólico** caracteriza-se pela falta de reatividade do humor observada na depressão atípica, pela presença de anedonia proeminente e por sintomas vegetativos mais graves. O **transtorno depressivo maior com início sazonal (transtorno afetivo sazonal)** é uma disfunção dos ritmos circadianos que é mais comum nos meses de outono e inverno e que se acredita ser decorrente da diminuição da exposição à luz de espectro total. Os sintomas comuns incluem desejo por carboidratos, letargia, hiperfagia e hipersonia. O **transtorno depressivo maior com início periparto** ocorre durante a gestação ou começa até 4 semanas depois do parto.

   Metade das depressões associadas ao período periparto começam durante a gestação. A maioria das mulheres (até 80%) experimenta alguma leve diminuição no humor no período pós-parto. Para algumas delas (10% a 15%), os sintomas são mais graves e semelhantes aos habitualmente vistos na depressão grave, com potencial ênfase nas preocupações relacionadas com o lactente (pensamentos obsessivos sobre prejudicá-lo ou incapacidade de cuidar dele). Quando há sintomas psicóticos, comumente há privação de sono associada, volatilidade de comportamento e sintomas semelhantes aos maníacos. A psicose pós-parto é muito menos comum (menos de 2%), em geral ocorre nas duas primeiras semanas e requer tratamento precoce e agressivo. A vulnerabilidade biológica com alterações hormonais e estressores psicossociais influenciam. As chances de um segundo episódio são de cerca de 25% e podem ser reduzidas com tratamento profiláctico.

2. **Transtorno depressivo persistente (distimia)** – A distimia é um transtorno depressivo crônico. Tristeza, perda de interesse e afastamento das atividades em um período de 2 anos ou mais com um curso relativamente persistente são necessários para esse diagnóstico. Em geral, os sintomas são mais leves, mas mais duradouros do que os de um episódio depressivo maior.

3. **Transtorno disfórico pré-menstrual** – Os sintomas depressivos ocorrem durante o final da fase lútea (últimas 2 semanas) do ciclo menstrual. (Ver Cap. 20.)

C. Transtorno bipolar

As doenças do espectro bipolar consistem em mudanças episódicas do humor para mania, depressão maior, hipomania e estados de humor mistos. O diagnóstico inicial do transtorno bipolar pode ser difícil em razão da sua capacidade de mimetizar aspectos de muitos outros transtornos mentais importantes coincidentes e da alta comorbidade com o uso de substâncias. O transtorno **bipolar tipo I** é diagnosticado quando um indivíduo tem episódios maníacos. Para indivíduos que têm episódios hipomaníacos sem mania franca, bem como episódios depressivos, o diagnóstico é transtorno **bipolar tipo II**.

1. **Mania** – Um episódio maníaco é um estado de humor caracterizado por euforia ou irritabilidade intensa com hiperatividade, envolvimento excessivo nas atividades da

vida, fuga de ideias, distração fácil e pouca necessidade de sono. A qualidade excessivamente entusiasmada do humor e o comportamento expansivo inicialmente atraem os outros, mas a irritabilidade, a labilidade do humor com oscilações para a depressão, o comportamento agressivo e a grandiosidade geralmente levam a dificuldades interpessoais acentuadas. Podem ocorrer atitudes que serão posteriormente lamentadas, como gastos excessivos, demissão de um emprego, casamento precipitado, atuação sexual e comportamento exibicionista, com alienação de amigos e familiares. Episódios maníacos atípicos podem incluir delírios crassos, ideação paranoica de proporções graves e alucinações auditivas em geral ligadas a alguma percepção patologicamente grandiosa. Os episódios começam abruptamente (às vezes precipitados pelo estresse da vida) e podem durar de alguns dias a meses. Em geral, os episódios maníacos têm duração mais curta que os episódios depressivos. Em quase todos os casos, o episódio maníaco faz parte de um transtorno bipolar mais amplo. Pacientes com quatro ou mais episódios discretos de transtorno de humor em 1 ano apresentam **"ciclagem rápida"**. O uso de substâncias, especialmente cocaína, pode mimetizar uma ciclagem rápida.

2. **Transtorno ciclotímico** – Este é um distúrbio crônico do humor com episódios de depressão subsindrômica e hipomania. Os sintomas devem ter duração de pelo menos 2 anos e são mais leves do que aqueles que ocorrem em episódios depressivos ou maníacos. Ocasionalmente, os sintomas podem evoluir para um episódio maníaco ou depressivo completo, caso em que a reclassificação como transtorno bipolar tipo I ou II seria justificada.

D. Transtornos do humor induzidos por doenças e substâncias/medicamentos

Qualquer doença, grave ou leve, pode causar depressão significativa. Condições como artrite reumatoide, esclerose múltipla, acidente vascular encefálico e doenças cardíacas crônicas provavelmente estão associadas à depressão, assim como outras doenças crônicas. A depressão também é comum no câncer, com um grau particularmente alto de comorbidade no câncer de pâncreas. As variações hormonais claramente influenciam algumas depressões. Graus variados de depressão ocorrem em momentos diversos nos transtornos esquizofrênicos, doenças do SNC e estados mentais orgânicos. A dependência de álcool comumente coexiste com a depressão grave.

O **transtorno depressivo induzido por substância/medicamento** ocorre com o uso de diversos fármacos. Os corticosteroides são comumente associados a alterações de humor, como depressão e hipomania ou psicose. Os medicamentos associados ao desenvolvimento de sintomas depressivos incluem fármacos digitálicos, antiparkinsonianos, retinoides, interferon, dissulfiram, agentes anticolinesterásicos e clonidina. O uso de estimulantes resulta em síndrome depressiva quando o fármaco é suspenso. Bebidas alcoólicas, sedativos e opioides são depressores, mas, paradoxalmente, são frequentemente usados pelos pacientes no autotratamento da depressão.

Diagnóstico diferencial

Dado que a depressão pode fazer parte de qualquer doença – de forma reativa ou como sintoma secundário –, deve-se dar especial atenção aos problemas de adaptação da vida pessoal e ao papel dos medicamentos. Deve-se diferenciá-la da esquizofrenia, convulsões parciais complexas, síndromes cerebrais orgânicas, transtornos de pânico e transtornos de ansiedade. Deve-se descartar disfunção tireoidiana e outras endocrinopatias. As doenças malignas às vezes estão associadas a sintomas depressivos e podem anteceder o diagnóstico de tumor. Os acidentes vasculares encefálicos, em especial as lesões do hemisfério dominante, podem ocasionalmente se manifestar com uma síndrome que se parece com uma depressão grave.

Complicações

A complicação mais relevante é **suicídio**, que muitas vezes inclui elementos de agressividade. As taxas de suicídio na população em geral variam de 9 por 100 mil na Espanha, 15 por 100 mil nos EUA e 31 por 100 mil na Rússia. Homens com mais de 50 anos têm maior probabilidade de morrer por suicídio em razão da sua tendência a usar meios mais violentos, especialmente armas de fogo. As mulheres fazem mais tentativas, mas têm menor probabilidade de morrer por suicídio. A taxa de suicídio na população mais jovem, com idades compreendidas entre 15 e 35 anos, continua aumentando; são mais altas em pacientes que fizeram tentativas prévias de suicídio, que têm história familiar de suicídio, que têm doença psiquiátrica (p. ex., transtorno de pânico, ansiedade, depressão grave) e doença clínica grave. O suicídio é 10 vezes mais prevalente em pacientes com esquizofrenia do que na população geral. A contemplação de métodos violentos, um estressor social humilhante e o uso de drogas (incluindo o uso prolongado de sedativos ou bebidas alcoólicas) contribuem para a impulsividade ou alterações de humor. Pacientes com câncer, doenças respiratórias, Aids e aqueles mantidos em hemodiálise têm maiores taxas de suicídio.

Pacientes confrontados com problemas situacionais agudos podem fazer tentativas de suicídio. Essas situações incluem o rompimento recente de um relacionamento, uma grande decepção ou uma situação estressante com um componente de humilhação pública (p. ex., uma pessoa que sofreu *cyberbullying*). Uma tentativa de suicídio, nesses casos, pode ser um ato impulsivo ou agressivo não associado a depressão significativa. O etilismo é um fator significativo em diversas tentativas de suicídio.

O objetivo imediato da avaliação psiquiátrica é avaliar o risco atual de suicídio e determinar a necessidade de hospitalização *versus* tratamento ambulatorial. Uma pergunta útil é questionar a pessoa se ela pensa em não querer mais estar por perto. É essencial avaliar melhor o risco, perguntando sobre as intenções, os planos, os meios e os fatores inibidores do suicídio (p. ex., fortes laços com filhos ou com a igreja). Bebidas alcoólicas, desesperança, pensamentos delirantes e perda total ou quase total do interesse pela vida ou capacidade de sentir prazer estão todos correlacionados com o aumento do risco de tentativas de suicídio. Em um paciente com depressão, uma aparente melhora pronunciada pode ser decorrente da decisão do paciente de morrer por suicídio. Outros indivíduos de alto risco são aqueles com doenças psicóticas que tendem a não verbalizar suas preocupações. Uma tentativa tem menor probabilidade de chegar ao suicídio se quantidades muito pequenas de veneno ou medicação forem ingeridas ou se o arranhão dos punhos for superficial, se o ato for realizado perto de outros indivíduos ou com notificação antecipada de outras pessoas, ou se a tentativa for planejada de modo que fosse antecipada uma detecção precoce.

O estado de humor atual do paciente é mais bem avaliado pela avaliação direta dos planos e preocupações em relação ao futuro, das reações pessoais à tentativa e dos pensamentos sobre as reações dos outros. Devem-se avaliar também os recursos imediatos do paciente – pessoas que podem estar significativamente envolvidas, apoio familiar, situação profissional, recursos financeiros etc. A medição do humor é frequentemente facilitada pelo uso de um instrumento padronizado, como as escalas de *Hamilton* ou *Montgomery-Asberg*, administradas por profissionais da saúde, ou o autoadministrado *Quick Inventory of Depressive Symptomology (QIDS-SR 16)*. As escalas possibilitam uma avaliação inicial, bem como o acompanhamento contínuo do tratamento. O risco de suicídio pode ser avaliado especificamente usando um instrumento como a *Columbia-Suicide Severity Risk Scale* (https://cssrs.columbia.edu/wp-content/uploads/C-SSRS_Pediatric-SLC_11.14.16.pdf).

Se não for indicada hospitalização após uma tentativa de suicídio, o médico deve formular e instituir um plano de tratamento ou fazer um encaminhamento adequado. A medicação deve ser dispensada em pequenas quantidades para pacientes em risco. Embora os ADT e os ISRS estejam associados a uma incidência semelhante de tentativas de suicídio, o risco de morte por suicídio é muito maior com a sobredosagem de ADT. Devem-se retirar armas de fogo e medicamentos da residência do paciente. O paciente deve ser advertido a não dirigir até que melhore.

Tratamento da depressão
A. Médico

Formas mais leves de depressão em geral não requerem tratamento farmacológico e podem ser tratados com psicoterapia e com o passar do tempo. É necessário hospitalização se o suicídio for uma consideração importante ou se forem necessárias modalidades de tratamento complexas. Em casos graves – especialmente quando os sinais vegetativos são significativos e os sintomas persistem por mais de algumas semanas –, o tratamento com fármacos antidepressivos costuma ser eficaz. O tratamento farmacológico também é sugerido pela história familiar de transtorno depressivo maior em parentes de primeiro grau ou história de episódios anteriores.

Os fármacos antidepressivos podem ser classificados em quatro grupos: (1) antidepressivos mais modernos, incluindo os ISRS, IRSN e bupropiona, vilazodona, vortioxetina e mirtazapina, (2) ADT e medicamentos clinicamente semelhantes, (3) inibidores da MAO (Tab. 27.6) e (4) estimulantes. A ECT e a estimulação magnética transcraniana repetitiva são procedimentos terapêuticos para a depressão. Essas modalidades são descritas com mais detalhes a seguir.

A escolha da medicação é influenciada pelo histórico de resposta prévia ou ausência de resposta, se essa informação estiver disponível. Uma história familiar positiva de resposta a determinado medicamento pode sugerir que o paciente responderá de maneira semelhante. Se não houver informações básicas disponíveis, pode-se optar por um medicamento como a sertralina, 25 mg por via oral diariamente, e aumentando gradualmente até 200 mg, dependendo da resposta e dos efeitos colaterais, ou venlafaxina, 37,5 mg/dia e titulada gradualmente, conforme o necessário, até uma dose máxima de 225 mg/dia, instituindo uma tentativa completa. Durante a tentativa com a medicação, deve-se monitorar o paciente quanto à piora do humor ou ideação suicida a cada 1 a 2 semanas até a semana 6. O estudo *STAR*D* sugere que, se não houver resposta ao primeiro medicamento, as melhores alternativas são mudar para um segundo agente, que pode ser da mesma classe ou de uma classe diferente de antidepressivo; se houver resposta parcial ao primeiro agente, outra abordagem é tentar aprimorá-la com um segundo agente, como bupropiona (150 a 450 mg/dia), lítio (p. ex., 300 a 900 mg/dia por via oral), medicação para tireoide (p. ex., liotironina, 25 a 50 mcg/dia por via oral) ou um antipsicótico de segunda geração (p. ex., aripiprazol [5 a 15 mg/dia]). A Agency for Health Care Policy and Research produziu diretrizes de prática clínica que descrevem um algoritmo de decisões de tratamento (Fig. 27.2).

Questões cognitivas como problemas de concentração e memória são comuns à depressão; as evidências mostram que esses problemas às vezes persistem mesmo depois da remissão da depressão, com risco maior nos indivíduos que tiveram mais episódios depressivos.

O **transtorno depressivo com características psicóticas** deve ser tratado com uma combinação de um antipsicótico e um antidepressivo, como um ISRS, nas doses habituais. A mifepristona pode ter atividade específica e precoce contra a depressão psicótica. A ECT é geralmente considerada o tratamento mais eficaz para a depressão psicótica, com taxas de remissão entre 60% e 90%.

O **transtorno depressivo maior com características atípicas ou início sazonal** pode ser tratada com bupropiona ou ISRS com bons resultados. Os inibidores da MAO parecem mais eficazes que os ADT, e um inibidor da MAO pode ser usado se estratégias antidepressivas mais benignas não forem bem-sucedidas.

O **transtorno depressivo com características melancólicas** pode responder à ECT, ADT e IRSN, preferíveis aos ISRS. No entanto, os ISRS são frequentemente utilizados no tratamento do transtorno depressivo com características melancólicas e são eficazes em muitos casos.

Pacientes deprimidos muitas vezes têm pensamentos suicidas, e a quantidade de medicação dispensada deve ser adequadamente controlada, especialmente se for prescrito um inibidor da MAO, um ADT e, em menor grau, a venlafaxina. Ao mesmo tempo, os adultos com depressão não tratada têm

TABELA 27.6 Fármacos antidepressivos comumente usados

Medicamento	Dose oral diária habitual (mg)	Dose máxima diária habitual (mg)	Efeitos sedativos[1]	Efeitos anticolinérgicos[1]
ISRS				
Citalopram (Celexa)	20	40	< 1	1
Escitalopram (Lexapro)	10	20	< 1	1
Fluoxetina (Prozac, Sarafem)	5-40	80	< 1	< 1
Fluvoxamina (Luvox)	100-300	300	1	< 1
Paroxetina (Paxil)	20-30	50	1	1
Sertralina (Zoloft)	50-150	200	< 1	< 1
IRSN				
Desvenlafaxina (Pristiq)	50	100	1	< 1
Duloxetina (Cymbalta)	40	60	2	3
Levomilnaciprana (Fetzima)	40	120	1	1
Milnaciprana (Savella)	100	200	1	1
Venlafaxina XR (Effexor)	150-225	225	1	< 1
Compostos tricíclicos e agentes clinicamente semelhantes				
Amitriptilina (Elavil)	150-250	300	4	4
Amoxapina (Asendin)	150-200	400	2	2
Clomipramina (Anafranil)	100	250	3	3
Desipramina (Norpramina)	100-250	300	1	1
Doxepina (Sinequana)	150-200	300	4	3
Imipramina (Tofranil)	150-200	300	3	3
Maprotilina (Ludiomil)	100-200	300	4	2
Nortriptilina (Aventyl, Pamelor)	100-150	150	2	2
Protriptilina (Vivactil)	15-40	60	1	3
Trimipramina (Surmontil)	75-200	200	4	4
Inibidores da monoaminoxidase				
Fenelzina (Nardil)	45-60	90	...	...
Selegilina transdérmica (Emsam)	6 (adesivo transdérmico)	12	...	...
Tranilcipromina (Parnate)	20-30	50	...	...
Outros compostos				
Bupropiona SR (Wellbutrin SR)	300	400[2]	< 1	< 1
Bupropiona XL (Wellbutrin XL)	300[4]	450[3]	< 1	< 1
Mirtazapina (Remeron)	15-45	45	4	2
Nefazodona (Serzone)	150-600	600	3	1
Trazodona (Desyrel)	100-300	400	4	< 1
Vilazodona (Viibryd)	10-40	40	1	1
Vortioxetina (Brintellix)	10	20	< 1	< 1

[1] 1, efeito fraco; 4, efeito forte.

[2] 200 mg duas vezes ao dia.

[3] Wellbutrin XL é uma forma de bupropiona usada uma vez ao dia. A bupropiona ainda está disponível como liberação imediata e, se usada, a dose única não deve exceder 150 mg.

um risco maior de suicídio do que aqueles tratados o suficiente para reduzir os sintomas. Acredita-se que, em crianças e adolescentes, os antidepressivos podem estar associados a um risco ligeiramente aumentado de suicídio. Uma metanálise indica que a tendência suicida persiste mesmo depois do tratamento dos sintomas de depressão, sugerindo outras causas, como o aumento da impulsividade entre pacientes mais jovens. Depois dos 25 anos, os antidepressivos podem ter efeitos neutros ou possivelmente protetores até os 65 anos ou mais. Os ADT mais antigos têm um índice terapêutico estreito. Uma vantagem dos medicamentos mais modernos é a sua maior margem de segurança. No entanto, mesmo com agentes mais modernos, em razão da possibilidade de suicídio no início do tratamento com antidepressivos, indica-se acompanhamento rigoroso. Em

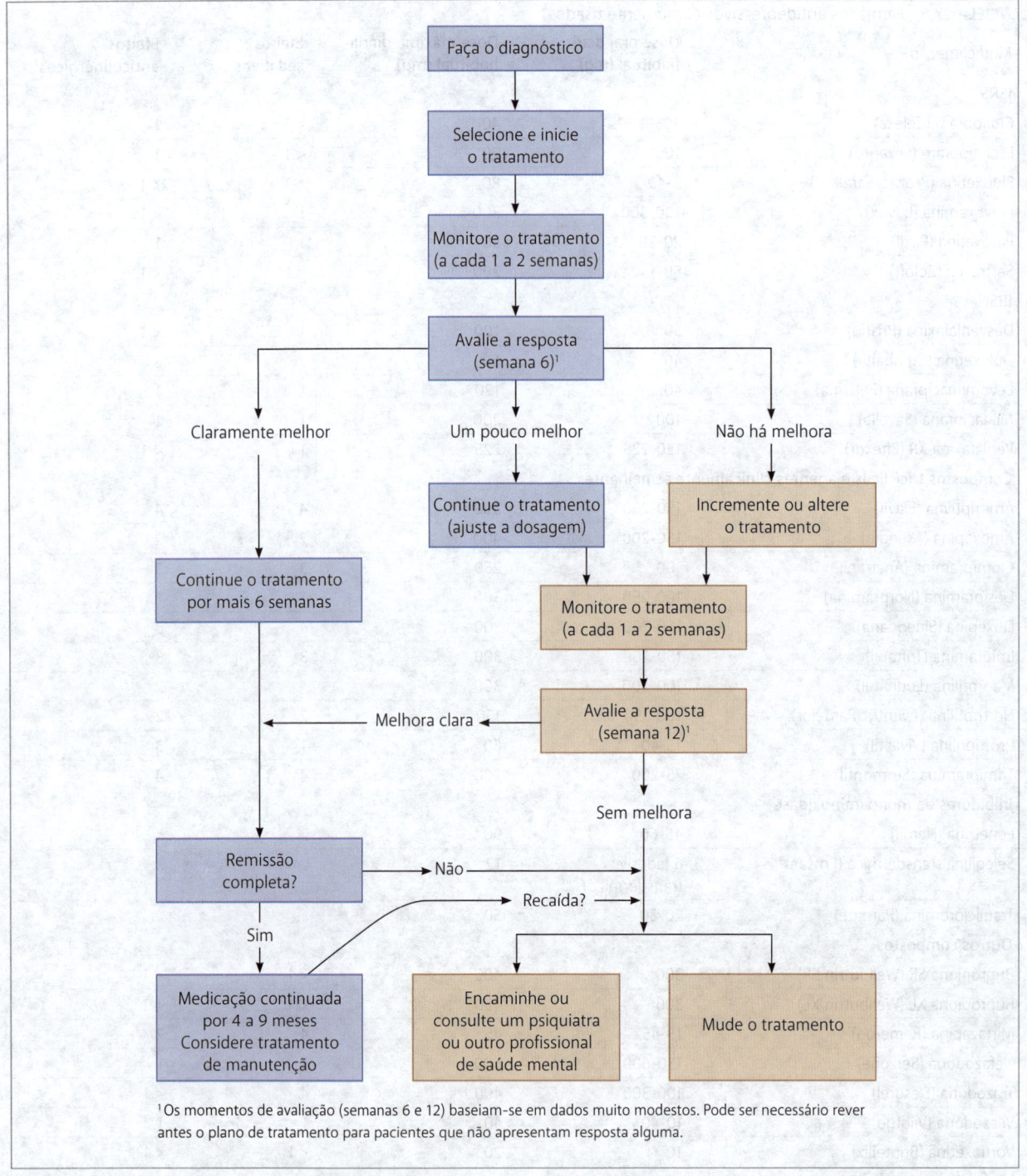

FIGURA 27.2 Visão geral do tratamento para depressão.

Reproduzida de Agency for Health Care Policy and Research: Depression in Primary Care. Vol. 2: Treatment of Major Depression. United States Department of Health and Human Services, 1993.

todos os casos de manejo farmacológico de estados depressivos, recomenda-se cautela até que o risco de suicídio seja considerado mínimo.

1. **ISRS, IRSN e antidepressivos atípicos** – Os ISRS incluem a fluoxetina, a sertralina, a paroxetina, a fluvoxamina e o citalopram e seu enantiômero escitalopram (Tab. 27.6).

As principais vantagens desses agentes incluem o fato de eles em geral serem mais bem tolerados, de a dose inicial ser tipicamente uma dose terapêutica para a maioria dos pacientes e de terem uma letalidade muito menor em caso de sobredosagem em comparação com os ADT ou inibidores da MAO. (O citalopram traz uma advertência sobre o prolongamento do intervalo QT em doses acima de 40 mg, e 20 mg são considerados a dose máxima para pacientes com mais de 60 anos. Não há advertência semelhante da FDA para o escitalopram.) Os IRSN incluem a venlafaxina, a desvenlafaxina, a duloxetina, a milnaciprana e a levomilnaciprana. Além das fortes propriedades de bloqueio da recaptação de serotonina dos ISRS, os IRSN também são bloqueadores da recaptação de norepinefrina. Os antidepressivos atípicos incluem a bupropiona, a nefazodona, a trazodona, a vilazodona, a vortioxetina e a mirtazapina (Tab. 27.6). Todos esses antidepressivos são eficazes no tratamento da depressão, tanto típica quanto atípica. Os fármacos ISRS têm sido eficazes no tratamento do transtorno de pânico, da bulimia, do TAG, do TOC e do TEPT.

A maioria dos medicamentos desse grupo tende a ser ativadora e é administrada pela manhã para não interferir no sono. Alguns pacientes, porém, podem apresentar sedação, sendo necessária a administração do medicamento ao deitar. Os ISRS podem ser administrados uma vez ao dia. A nefazodona e a trazodona em geral são administradas duas vezes ao dia. A bupropiona e a venlafaxina estão disponíveis em formulações de liberação prolongada e podem ser administradas uma vez ao dia. A venlafaxina parece ser mais eficaz em doses superiores a 200 mg/dia por via oral, embora alguns indivíduos respondam a doses tão baixas quanto 75 mg/dia. Pode haver algum atraso na resposta a medicamentos desse grupo; a fluoxetina, p. ex., requer de 2 a 6 semanas para agir na depressão. A dose inicial de fluoxetina (10 mg) é administrada durante 1 semana antes de ser aumentada até a dose oral diária média de 20 mg para a depressão. Alguns pacientes, especialmente os idosos, podem tolerar e se beneficiar com apenas 10 mg/ dia ou em dias alternados. Fármacos mais modernos, como a brexanolona intravenosa, a escetamina intranasal e a bupropiona oral combinada com dextrometorfano, atuam mais rapidamente. Os ISRS com meias-vidas mais curtas permitem uma eliminação mais rápida caso apareçam efeitos colaterais adversos.

Os efeitos colaterais comuns a esses medicamentos são cefaleia, náuseas, zumbido, insônia e nervosismo. A acatisia tem sido comum com o uso de ISRS; outros sintomas extrapiramidais (p. ex., distonias) ocorreram com pouca frequência, mas particularmente em estados de abstinência. Como os ISRS afetam os níveis de serotonina nas plaquetas, pode ocorrer sangramento anormal. A sertralina e o citalopram parecem ser os agentes mais seguros dessa classe quando usados com a varfarina. Os efeitos colaterais sexuais de disfunção erétil, ejaculação retrógrada e disorgasmia são muito comuns com os ISRS. Inibidores orais da fosfodiesterase-5 (como sildenafila, 25 a 50 mg; tadalafila, 5 a 20 mg; ou vardenafila, 10 a 20 mg, tomados 1 hora antes da atividade sexual) podem melhorar a disfunção erétil em alguns pacientes e demonstraram melhorar outras disfunções sexuais induzidas por ISRS em homens e mulheres. A bupropiona adjuvante (75 a 150 mg por via oral diariamente) também pode aumentar a exci-

tação sexual. "Suspender temporariamente o fármaco", ou seja, pular um dia de medicação periodicamente quando for prevista atividade sexual, também pode diminuir os efeitos colaterais sexuais. Os ISRS são fortes bloqueadores da captação de serotonina e podem, em altas doses ou em combinação com inibidores da MAO, causar **"síndrome serotoninérgica".** Essa síndrome se manifesta com rigidez, hipertermia, instabilidade autonômica, mioclonia, confusão mental, *delirium* e coma e pode ser problemática em pacientes idosos. Os ISRS são agentes mais seguros que os ADT em pacientes com doença cardíaca.

Sintomas de abstinência, incluindo tontura, parestesias, humor disfórico, agitação e estado semelhante ao da gripe, foram relatados para os ISRS e IRSN de ação mais curta, mas podem ocorrer com outras classes, incluindo os ADT e os inibidores da MAO. Esses medicamentos devem ser descontinuados gradualmente durante um período de semanas ou meses a fim de reduzir o risco de fenômenos de abstinência.

A venlafaxina não apresenta efeitos colaterais anticolinérgicos significativos. Náuseas, nervosismo e sudorese abundante parecem ser os principais efeitos colaterais. A venlafaxina parece ter poucas interações medicamentosas. Requer monitoramento da pressão arterial porque alguns indivíduos podem desenvolver hipertensão relacionada com a dose. A desvenlafaxina, formulação mais moderna do medicamento, é iniciada na dose-alvo de 50 mg/dia por via oral e não requer aumento da titulação, embora doses mais altas tenham sido bem estudadas e alguns pacientes se beneficiem com 100 mg/dia. A duloxetina também pode resultar em pequenos incrementos na pressão arterial. Os efeitos colaterais comuns incluem xerostomia, tontura e fadiga. A milnaciprana, aprovada para o tratamento da fibromialgia, e a levomilnaciprana, aprovada para o tratamento do transtorno depressivo maior, apresentam muitos efeitos colaterais comuns a outros IRSN, incluindo taquicardia leve, hipertensão, efeitos colaterais sexuais, midríase, constrição urinária e sangramento anormal ocasional. A levomilnaciprana é iniciada a 20 mg/dia por via oral e aumentada para 40 mg/dia depois de 2 a 3 dias. A dose-alvo é de 40 a 120 mg, uma vez ao dia. A milnaciprana é normalmente iniciada a 12,5 mg/dia por via oral, titulada para 12,5 mg duas vezes ao dia após 2 dias e então para 25 mg duas vezes ao dia após 7 dias. A dose-alvo normalmente é de 100 a 200 mg/dia, em duas doses divididas. Embora não seja aprovada para o tratamento do transtorno depressivo maior, as evidências sugerem que a milnaciprana, como a levomilnaciprana, é um agente antidepressivo eficaz.

A nefazodona parece não ter os efeitos anticolinérgicos dos ADT e a agitação por vezes induzida pelos ISRS. Como a nefazodona inibe as isoenzimas do citocromo P450 3A4 do fígado, o uso simultâneo desses medicamentos pode levar a grave prolongamento do intervalo QT, taquicardia ventricular ou morte. Por meio do mesmo mecanismo de inibição enzimática, a nefazodona pode elevar os níveis de ciclosporina em seis a dez vezes. A nefazodona traz uma advertência da FDA em razão da sua associação à insuficiência hepática em casos raros. É indicado pré--tratamento e monitoramento bioquímico contínuo das enzimas hepáticas.

Acredita-se que a mirtazapina aumente a atividade noradrenérgica e serotoninérgica central, com efeitos colaterais sexuais mínimos em comparação aos ISRS. Sua ação como potente antagonista dos receptores histaminérgicos pode torná-lo agente útil a pacientes com depressão e insônia. É também um antiemético eficaz, em razão do seu antagonismo do receptor 5-HT$_3$. Seus efeitos colaterais adversos mais comuns incluem sonolência, aumento do apetite, ganho de peso, anormalidades lipídicas e tontura. Existe uma associação modesta de agranulocitose (2 em 2.796 pacientes) ou neutropenia clinicamente significativa. É administrado em dose oral única ao deitar, começando com 15 mg e titulando até 45 mg, com algumas evidências de que 30 mg podem ser o ideal para a maioria das pessoas.

A vortioxetina é um antidepressivo que bloqueia a recaptação de serotonina e um agonista parcial do receptor 5-HT$_{1A}$ que afeta diversos outros locais receptores de serotonina. Os efeitos colaterais atribuídos aos seus efeitos serotoninérgicos incluem transtornos gastrointestinais e disfunção sexual. Demonstrou eficácia na melhora de alguns sintomas cognitivos da depressão e recebeu aprovação regulamentar para essa indicação na Europa e nos EUA. Normalmente é administrada a 10 mg/dia por via oral e pode ser aumentada para 20 mg/dia.

2. **Antidepressivos tricíclicos (ADT) e medicamentos clinicamente semelhantes** – Os ADT foram por muitos anos a base do tratamento farmacológico para a depressão. Eles também têm sido eficazes no transtorno de pânico, síndromes dolorosas e estados de ansiedade. Alguns agentes específicos foram estudados e considerados eficazes no TOC (clomipramina), na enurese (imipramina), na depressão psicótica (amoxapina) e na redução da fissura na abstinência de cocaína (desipramina).

Os ADT caracterizam-se mais pelas suas semelhanças do que pelas suas diferenças. Tendem a afetar a recaptação de serotonina e norepinefrina; alguns medicamentos atuam principalmente no primeiro e outros sobretudo no segundo sistema neurotransmissor. Os níveis terapêuticos alcançados do medicamento variam acentuadamente entre indivíduos que recebem as mesmas dosagens (pacientes idosos necessitam de doses menores); assim, quando a resposta clínica é decepcionante, é útil determinar os níveis plasmáticos do medicamento. A nortriptilina geralmente é eficaz quando os níveis plasmáticos estão entre 50 e 150 ng/mL; a mesma coisa vale para a imipramina em níveis plasmáticos de 200 a 250 ng/mL; e a desipramina em níveis plasmáticos de 100 a 250 ng/mL. Níveis séricos elevados não são mais eficazes que níveis moderados e podem ser contraproducentes (p. ex., *delirium*, convulsões). Pacientes com efeitos colaterais gastrointestinais se beneficiam do monitoramento dos níveis plasmáticos, a fim de avaliar a

absorção do medicamento. A maioria dos ADT pode ser administrada em dose única ao deitar, começando com doses baixas (p. ex., nortriptilina 25 mg por via oral) e aumentando em 25 mg a cada alguns dias, conforme tolerado até a resposta terapêutica ser alcançada (p. ex., nortriptilina, 100 a 150 mg) ou até a dose máxima, se necessário (p. ex., nortriptilina, 150 mg). A causa mais comum de falha no tratamento é uma tentativa inadequada. Tentativa completa consiste em administrar uma dose diária terapêutica durante pelo menos 6 semanas. Em razão dos acentuados efeitos colaterais anticolinérgicos e sedativos, a clomipramina é iniciada em doses baixas (25 mg/dia por via oral) e aumentada lentamente em doses divididas até 100 mg/dia, mantida nesse nível por alguns dias e depois aumentada gradualmente, conforme necessário, até 250 mg/dia. Os ADT apresentam efeitos colaterais anticolinérgicos em graus variados (100 mg de amitriptilina equivalem a 5 mg de atropina). Deve-se ser particularmente cauteloso quanto ao efeito em homens idosos com hiperplasia prostática. Os efeitos anticolinérgicos predispõem a outros problemas médicos, como constipação intestinal, confusão mental, insolação ou problemas dentários decorrentes da xerostomia. A hipotensão ortostática é comum, não depende da dose e pode não regredir com o tempo sob medicação; isso pode predispor a quedas e fraturas de quadril em idosos.

Os efeitos cardíacos dos ADT decorrem do efeito anticolinérgico, da depressão miocárdica direta, do efeito semelhante ao da quinidina e da interferência em neurônios adrenérgicos. Esses fatores podem produzir alterações na frequência, no ritmo e na contratilidade, particularmente em pacientes com doença cardíaca preexistente, como bloqueio de ramo ou bloqueio bifascicular. Mesmo sobredosagens relativamente pequenas (p. ex., 1.500 mg de imipramina) resultaram em arritmias letais. As alterações eletrocardiográficas variam de alterações benignas do segmento ST e da onda T e taquicardia sinusal a uma variedade de arritmias complexas e graves que requerem mudança na medicação. Como os ADT têm efeitos antiarrítmicos de classe I, devem ser usados com cautela em pacientes com doença cardíaca isquêmica, arritmias ou distúrbios de condução. Os ISRS ou os antidepressivos atípicos são escolhas iniciais melhores para essa população.

Os ADT diminuem o limiar convulsivo, o que é particularmente preocupante em pacientes em risco de convulsões. Perda de libido e disfunção erétil, ejaculatória e orgástica são comuns e podem comprometer a adesão. A trazodona raramente causa priapismo (1 em 9.000), mas, quando ocorre, requer tratamento dentro de 12 horas (epinefrina 1:1.000 injetada no corpo cavernoso). *Delirium*, agitação e mania são complicações pouco frequentes dos ADT, mas possíveis. A interrupção repentina de alguns desses medicamentos pode produzir "rebote colinérgico", manifestado por cefaleia e náuseas com cólicas abdominais. As *overdoses* de ADT frequentemente são graves em razão do índice terapêutico estreito e dos efeitos semelhantes aos da quinidina (ver Cap. 40).

3. **Inibidores da monoaminoxidase** – Em geral, os inibidores da MAO são usados como medicamentos de terceira linha para a depressão (após uma falha nos ISRS, ISRN, ADT ou antidepressivos atípicos) em razão da necessidade de restrições dietéticas e outras restrições (Tab. 27.7). Devem ser considerados medicamentos de terceira linha para o transtorno de pânico refratário e para a depressão. Os adesivos cutâneos de inibidores da MAO (selegilina) contornam o trato gastrointestinal, eliminando a necessidade de restrições dietéticas na dosagem mais baixa (6 mg/24 horas).

Os inibidores da MAO comumente causam sintomas de hipotensão ortostática (que pode persistir) e efeitos simpatomiméticos como taquicardia, sudorese e tremor. Náuseas, insônia (frequentemente associadas a sonolência intensa à tarde) e disfunção sexual são comuns. Zolpidem 5 a 10 mg por via oral ao deitar pode melhorar a insônia induzida pela MAO. Os efeitos no SNC incluem agitação e psicoses tóxicas. Limitações dietéticas (ver Tab. 27.7) e abstinência de medicamentos contendo fenilpropanolamina, fenilefrina, meperidina, dextrometorfano e pseudoefedrina são obrigatórias para inibidores do tipo MAO-A (aqueles comercializados para tratamento da depressão), já que a redução da MAO disponível deixa o paciente vulnerável a aminas exógenas (p. ex., tiramina dos alimentos).

4. **Outros medicamentos** – A dextroanfetamina (5 a 30 mg/dia por via oral) e o metilfenidato (10 a 45 mg/dia por via oral) podem ser eficazes no tratamento de curto prazo de alguns sintomas depressivos em pacientes clinicamente enfermos e geriátricos. Os estimulantes são notáveis pelo rápido início de ação (horas) e escassez de efeitos colaterais (taquicardia, agitação) na maioria dos pacientes. Em geral, são administrados em duas doses divididas no início do dia (p. ex., às 7 horas e ao meio-dia), para evitar interferência no sono. Esses agentes também podem ser úteis como adjuvantes na depressão refratária. Demonstrou-se que a infusão intravenosa do anestésico dissociativo cetamina leva a rápida melhora nos sintomas depressivos em 50% a 70% dos pacientes com depressão. Os efeitos de um tratamento único são de curta duração (cerca de 3 a 7 dias). O *spray* nasal de escetamina foi aprovado para o tratamento da depressão em pacientes com resposta inadequada a dois fármacos antidepressivos. No entanto, o uso prolongado de escetamina ou cetamina pode aumentar o risco de abuso e tem impacto em longo prazo no humor e na tendência suicida.

A alopregnanolona, neuroesteroide, é um modulador alostérico dos receptores GABA-a e foi aprovada para o tratamento da depressão pós-parto. Como a cetamina, a alopregnanolona é administrada por via intravenosa e os efeitos antidepressivos são rápidos. Os efeitos colaterais mais comuns são cefaleia, tontura e sonolência. Existe um efeito colateral raro de perda de consciência que exige que a perfusão seja monitorizada em uma instituição de saúde.

5. **Troca e combinação de tratamentos** – Se houve uma resposta parcial, as evidências apoiam acréscimos à medicação. Se a resposta terapêutica tiver sido fraca depois de uma ten-

TABELA 27.7 Principais restrições alimentares com o uso de inibidores da MAO

1. Queijo, exceto *cream cheese*, queijo *cottage* e iogurte fresco
2. Carnes fermentadas ou envelhecidas, como mortadela, salame
3. Vagens de fava, como vagens de feijão chinês
4. Fígado de todos os tipos
5. Carne e extratos de levedura
6. Vinho tinto, xerez, vermute, conhaque, cerveja, cerveja tipo ale (inglesa)
7. Molho de soja, pasta de camarão, chucrute

tativa adequada com a medicação escolhida, o diagnóstico deverá ser reavaliado. Supondo que a tentativa tenha sido adequada e o diagnóstico esteja correto, é apropriado tentar um segundo medicamento. Ao mudar de um grupo para outro, deve-se respeitar um "tempo de *washout*" adequado. Isso é essencial em certas situações – p. ex., ao mudar de um inibidor da MAO para um ADT, aguarde 2 a 3 semanas entre a interrupção de um medicamento e o início de outro; ao mudar de um ISRS para um inibidor da MAO, aguarde de 4 a 5 semanas para a fluoxetina e pelo menos 2 semanas para outros ISRS. Ao mudar dentro de um mesmo grupo – p. ex., de um ADT para outro (amitriptilina para desipramina etc.) –, não é preciso tempo de *washout*, e pode-se diminuir rapidamente a dosagem de um medicamento enquanto aumenta a do outro. Na prática clínica, o tratamento adjuvante com lítio, buspirona ou hormônio tireoidiano pode ser útil na depressão. O uso adjuvante de antipsicóticos atípicos em baixas doses, como aripiprazol, olanzapina e quetiapina, no tratamento de pacientes com depressão refratária, pode ser benéfico. O risco de efeitos colaterais é o mesmo do tratamento da psicose. A adição de um agente atípico requer monitoramento do IMC, lipídios e glicose. A combinação de dois antidepressivos ou a adição de um antipsicótico a um antidepressivo requer cautela e geralmente é reservada a médicos que se sentem confortáveis com essa conduta ou depois de uma consulta psiquiátrica.

6. **Manutenção e redução gradual** – Quando o alívio clínico dos sintomas é obtido, a medicação é continuada por 6 a 12 meses na mesma dosagem exigida na fase aguda. Embora haja um risco maior de recidiva depois da redução gradual da medicação, há evidências de que a terapia cognitivo-comportamental pode prevenir a recidiva dos sintomas e a necessidade de medicação em longo prazo. A dosagem completa deve ser continuada indefinidamente caso o indivíduo tenha tido três episódios. Em geral, o transtorno depressivo maior deve ser considerado um problema crônico/intermitente; a maioria dos pacientes apresenta recidivas ao longo do tempo e alguns pacientes nunca se recuperam totalmente de um episódio depressivo. Se a medicação estiver sendo reduzida gradualmente, isso deve ser feito paulatinamente ao longo de alguns meses, monitorando de perto a ocorrência de recidivas.

7. **Interações medicamentosas** – Há inúmeras interações medicamentosas possíveis que os prescritores devem

considerar. Recomenda-se a revisão de possíveis interações medicamentosas com as ferramentas on-line disponíveis ou com um farmacêutico.

8. **Eletroconvulsoterapia** – A ECT é o tratamento mais eficaz (taxa de remissão de cerca de 45% a 85%) para a depressão grave. O mecanismo de ação não é conhecido, mas acredita-se que envolva importantes respostas de neurotransmissores na membrana celular. Na depressão resistente ao tratamento, as taxas de remissão da ECT são mais baixas (cerca de 48%). É particularmente eficaz para os delírios e a agitação comumente observados na depressão em pacientes idosos. É indicada quando problemas médicos impedem o uso de antidepressivos, no caso de ausência de resposta a esses medicamentos e no caso de tendência suicida extrema. Estudos comparativos controlados da ECT na depressão grave mostram que ela é mais eficaz que a farmacoterapia. Também é eficaz no tratamento da mania e da catatonia e se mostrou útil em transtornos esquizofrênicos crônicos, quando a clozapina isoladamente não é totalmente eficaz.

Os efeitos colaterais mais comuns da ECT são distúrbios de memória e cefaleia. A perda de memória ou confusão mental geralmente está ligada à quantidade e frequência de sessões de ECT e oxigenação adequada durante o tratamento. A ECT unilateral está associada a menos perda de memória do que a ECT bilateral. Podem ocorrer perdas de memória anterógrada e retrógrada, mas a perda de memória anterógrada de curto prazo é mais comum. Embora alguns déficits de memória possam persistir, a perda de memória tende a melhorar algumas semanas depois da última ECT.

O aumento da pressão intracraniana é uma contraindicação. Outros problemas, como distúrbios cardíacos, aneurismas da aorta, doença broncopulmonar e trombose venosa, devem ser avaliados à luz da gravidade do problema médico *versus* a necessidade de ECT. Complicações graves decorrentes da ECT ocorrem em menos de 1 em 1.000 casos. A maioria desses problemas é de natureza cardiovascular ou respiratória (p. ex., aspiração de conteúdo gástrico, arritmias, infarto agudo do miocárdio). A má compreensão do paciente e a falta de aceitação da técnica pelo público são alguns dos maiores obstáculos ao uso da ECT.

9. **Fototerapia** – A fototerapia é usada no transtorno depressivo maior com início sazonal. Consiste na exposição indireta dos olhos a uma fonte de luz superior a 2.500 lux por 2 horas diárias ou 10.000 lux por 20 minutos diários para aumentar o fotoperíodo do dia. As viseiras luminosas são uma adaptação que proporciona maior mobilidade e intensidade de luz ajustável, mas podem não ser tão eficazes.

10. **Estimulação magnética transcraniana repetitiva** – A estimulação magnética transcraniana repetitiva (EMTr) fornece pulsos eletromagnéticos ao córtex pré-frontal. É aprovada pela FDA para indivíduos que não toleraram ou não responderam a ao menos um ou mais medicamentos antidepressivos convencionais. Tradicionalmente realizada em um curso de 30 sessões durante 6 semanas, a EMTr não requer anestesia geral e não está associada a efeitos colaterais cognitivos. Várias metanálises demonstraram que, na depressão não psicótica, a EMTr não é inferior à ECT. Os efeitos colaterais mais comuns são sensibilidade do couro cabeludo sob a bobina e cefaleia transitória. Foi aprovada uma forma de EMTr de ação rápida administrada em 5 dias, denominada "SAINT" (*Stanford Accelerated Intelligent Neuromodulation Therapy*).

11. **Outros tratamentos** – A estimulação do nervo vago mostrou-se promissora em cerca de um terço dos casos extremamente refratários e foi aprovada pela FDA. Os dados demonstraram que os efeitos se estabilizam em torno de 18 meses a 2 anos e perduram por 5 anos.

B. Psicológico

Muitas vezes, envolver um indivíduo nos esforços psicoterapêuticos durante a fase aguda de uma depressão grave é desafiador. Enquanto se espera que os medicamentos façam efeito, é necessária uma abordagem de apoio e comportamental para reforçar os mecanismos de sobrevivência existentes, além de considerar apropriadamente a necessidade de o paciente continuar desempenhando seu papel no trabalho, participando de atividades recreativas etc., à medida que a gravidade da depressão diminui. A terapia durante ou logo depois da fase aguda pode focar em técnicas de enfrentamento, com a prática de escolhas alternativas. As psicoterapias específicas para depressão melhoram a autoestima, aumentam a assertividade e diminuem a dependência. A psicoterapia interpessoal tem mostrado eficácia no tratamento da depressão aguda, ajudando os pacientes a dominar o estresse interpessoal e a desenvolver novas estratégias de enfrentamento. A terapia cognitivo-comportamental para a depressão aborda os padrões de pensamentos negativos dos pacientes, chamados de distorções cognitivas, que levam a sentimentos de depressão e ansiedade. O tratamento em geral inclui tarefas de casa, como manter um diário das distorções cognitivas e das respostas positivas a elas. A combinação de tratamento farmacológico com psicoterapia interpessoal ou terapia cognitivo-comportamental é comumente mais eficaz do que qualquer uma das modalidades isoladamente. Às vezes, é útil envolver o cônjuge ou outros familiares importantes no início do tratamento. A terapia cognitiva baseada na atenção plena é tão eficaz quanto a medicação de manutenção na prevenção de recidivas. Essa terapia incorpora meditação e ensina os pacientes a se distanciarem do pensamento depressivo.

C. Social

A utilização flexível de serviços sociais apropriados pode ser de grande importância no tratamento da depressão. Como o abuso de álcool frequentemente está associado à depressão, o envolvimento precoce em programas de tratamento da dependência, como os Alcoólicos Anônimos, pode ser importante para o sucesso futuro (ver Transtorno por uso de álcool [TUA]). A estruturação das atividades diárias durante a depressão grave costuma ser bastante difícil para o paciente, e a solidão costuma ser um fator importante. Muitas vezes, é necessária a ajuda da família, do empregador ou dos amigos para mobilizar o paciente que não sente alegria nas atividades diárias e tende a permanecer indiferente e a piorar. A insistência em compartilhar atividades ajudará a envolver o paciente em funções diárias simples, mas importantes. Em alguns casos graves, indicam-se centros de tratamento de dia ou grupos de apoio de um tipo específico (p. ex., grupos de mastectomia). Não é incomum que um paciente tenha múltiplos problemas jurídicos, financeiros e vocacionais que exijam assistência jurídica e vocacional.

D. Comportamental

Quando a depressão está relacionada a técnicas de enfrentamento autodestrutivas, como a passividade, a abordagem de dramatização pode ser útil. Técnicas comportamentais, incluindo a dessensibilização, podem ser usadas em problemas como fobias, em que a depressão é um subproduto. Quando a depressão é um estilo interpessoal usado regularmente, o aconselhamento comportamental a familiares ou outras pessoas pode ajudar a extinguir o comportamento do paciente. A ativação comportamental, técnica para motivar pacientes deprimidos a começarem a se envolver em atividades prazerosas, mostrou-se uma psicoterapia útil específica para a depressão. O exercício, especialmente o aeróbico e supervisionado por profissionais do exercício, tem evidências na melhora dos sintomas depressivos.

Tratamento do transtorno bipolar, episódios maníacos e depressivos

Os sintomas maníacos ou hipomaníacos agudos responderão aos estabilizadores de humor lítio ou ácido valproico após alguns dias de tratamento. Os antipsicóticos também podem ser usados para a mania. Os benzodiazepínicos de alta potência (p. ex., clonazepam) também podem ser adjuvantes úteis no manejo da agitação e dos distúrbios do sono que são características dos episódios maníacos e hipomaníacos.

A. Antipsicóticos

Os sintomas maníacos agudos podem ser inicialmente tratados com um antipsicótico de segunda geração, como a olanzapina (p. ex., 5 a 20 mg por via oral), a risperidona (2 a 3 mg por via oral) ou o aripiprazol (15 a 30 mg) em conjunto com um benzodiazepínico, se indicado. Alternativamente, quando o controle comportamental é imediatamente necessário, pode-se usar olanzapina na forma injetável (2,5 a 10 mg por via intramuscular) ou haloperidol, 5 a 10 mg por via oral ou intramuscular, repetido conforme o necessário, até o desaparecimento dos sintomas. A dosagem do antipsicótico pode ser gradualmente reduzida depois do início do uso de lítio ou de outro estabilizador do humor. A olanzapina, a quetiapina, a ziprasidona, o aripiprazol e a risperidona injetável de longa ação foram aprovados como tratamentos de manutenção para o transtorno bipolar, a fim de prevenir ciclos subsequentes de mania e depressão. Os fármacos antipsicóticos são medicamentos aprovados pela FDA para o tratamento da depressão bipolar, incluindo a quetiapina, a lurasidona, a combinação fluoxetina/olanzapina, a cariprazina e a lumateperona.

B. Ácido valproico

O ácido valproico (divalproex) é um tratamento de primeira linha para a mania. Essa questão é particularmente importante em pacientes com Aids ou outros pacientes clinicamente enfermos propensos à desidratação ou à má absorção, com grandes variações nos níveis séricos de lítio. O ácido valproico também tem sido usado com eficácia no transtorno de pânico e na enxaqueca. O tratamento é frequentemente iniciado em uma dose de 750 mg/dia por via oral e titulado de modo a alcançar níveis séricos terapêuticos. Os sintomas gastrointestinais e o ganho de peso são os principais efeitos colaterais. Testes bioquímicos de enzimas hepáticas, hemogramas, níveis de glicose e peso devem ser monitorados em 2 semanas, 4 semanas e 3 meses inicialmente e anualmente ou com mais frequência após isso, com base no julgamento clínico. Efeitos teratogênicos significativos são uma preocupação, de modo que se deve descartar gravidez antes do início. Devem-se considerar alternativas ao valproato em mulheres em idade fértil que possam engravidar.

C. Lítio

O lítio diminui significativamente a frequência e a gravidade das crises maníacas e depressivas em cerca de 50% a 70% dos pacientes e foi aprovado pela FDA para terapia de manutenção e para episódios maníacos.

Além de seu uso no transtorno bipolar, o lítio às vezes é útil na profilaxia de depressões unipolares recorrentes e na redução do risco de suicídio. O lítio pode melhorar comportamentos agressivos inespecíficos e síndromes de descontrole. Muitos pacientes com doença bipolar podem ser tratados em longo prazo apenas com lítio, embora alguns exijam o uso contínuo ou intermitente de um antipsicótico ou de lamotrigina para ajudar a prevenir episódios depressivos. Um excelente recurso para informações é o Lithium Information Center (https://www.uwhealth.org/health/topic/ multum/lithium/d00061a1.html).

Antes do tratamento, a investigação clínica deve incluir a história de saúde e um exame físico; hemograma completo; determinações dos níveis séricos de T_4, TSH, ureia, creatinina e eletrólitos; urinálise; e ECG (em pacientes com mais de 45 anos ou com histórico de doença cardíaca).

1. Dosagem – A dosagem inicial comum do carbonato de lítio é de 300 a 900 mg ao dia, geralmente administrada em doses divididas duas vezes ao dia, com mensuração de níveis séricos mínimos depois de 4 a 5 dias de tratamento e de alterações na dose. Para mensurar os níveis séricos de lítio, o sangue deve ser coletado 12 horas seguintes à última dose. Pode ser utilizada uma forma de liberação lenta ou unidades de dosagem diferente. O citrato de lítio está disponível na forma de xarope. A dosagem para episódios maníacos agudos é ajustada de modo a alcançar intervalos terapêuticos mínimos de 0,8 a 1,2 mEq/L.

Para o tratamento de manutenção, inicialmente devem-se monitorar os níveis de lítio a cada 1 a 2 meses, mas a mensuração pode ser feita a cada 6 a 12 meses em pacientes estáveis em longo prazo. Para a terapia de manutenção de longo prazo, muitos médicos reduzem a medicação de modo a alcançar níveis mínimos de 0,6 a 1 mEq/L, a fim de reduzir os efeitos colaterais. Os níveis devem ser monitorados mais atentamente quando houver qualquer condição que cause depleção de volume (p. ex., diarreia, desidratação, uso de diuréticos). A dosagem uma vez ao dia é aceitável para a terapia de manutenção.

2. Efeitos colaterais – **Os efeitos colaterais precoces, geralmente transitórios,** podem incluir sintomas gastrointestinais leves (tomar com alimentos e em doses divididas), tremores finos (tratar com propranolol, 20 a 60 mg/dia por via oral, somente se persistente), fraqueza muscular leve e sonolência. Poliúria moderada (responsividade renal reduzida ao ADH) e polidipsia (associada ao aumento da concentração plasmática de renina) frequentemente estão presentes. Esse efeito pode ser atenuado pela posologia em dose única diária e pela administração de potássio. Podem ocorrer ganho de peso e leucocitose.

Os efeitos colaterais tireoidianos incluem bócio (3%; frequentemente eutireoidiano) e hipotireoidismo (10%). A administração concomitante de lítio com iodeto ou carbamazepina aumenta os efeitos hipotireoidianos e o bócio. O hipotireoidismo induzido pelo lítio pode ser tratado com hormônio tireoidiano enquanto se continua a terapia com lítio. Podem ocorrer alterações na tolerância à glicose, diabetes *insipidus* nefrogênico, síndrome nefrótica, edema, deficiência de folato e pseudotumor cerebral. Deve-se verificar a função tireoidiana e renal em intervalos de 4 a 6 meses. Em alguns pacientes, observam-se hipercalcemia e níveis elevados de hormônio da paratireoide. Anormalidades eletrocardiográficas (principalmente achatamento ou inversão da onda T) podem ocorrer durante a administração de lítio, mas sem grande significado clínico. Pode ocorrer bloqueio sinoatrial, principalmente em pacientes idosos. A maioria dos efeitos colaterais desaparece quando o lítio é descontinuado; quando existem efeitos colaterais residuais, em geral não são graves.

Os **efeitos colaterais da terapia prolongada com lítio** incluem o desenvolvimento de rigidez em roda denteada e, ocasionalmente, outros sinais extrapiramidais. O lítio potencializa os efeitos parkinsonianos do haloperidol. O *delirium* induzido pelo lítio na presença de níveis terapêuticos de lítio é uma complicação pouco frequente que em geral ocorre em pacientes idosos e pode persistir por vários dias após os níveis séricos se tornarem insignificantes. Ocorreu encefalopatia em pacientes que receberam terapia combinada de lítio e antipsicóticos e naqueles com doença cerebrovascular, exigindo uma avaliação cuidadosa de pacientes que desenvolverem sinais neurotóxicos em níveis séricos subtóxicos.

O uso prolongado de lítio pode ter efeitos adversos na função renal. A poliúria persistente deve exigir uma investigação da capacidade do rim de concentrar a urina. Um aumento nos níveis séricos de creatinina é uma indicação para uma avaliação aprofundada da função renal e consideração de tratamentos alternativos.

A exposição ao lítio no início da gestação aumenta minimamente a frequência de anomalias congênitas raras. As mães em uso de lítio devem usar fórmula para alimentar seus recém-nascidos, uma vez que a concentração no leite materno é de um terço a metade da concentração no soro.

A toxicidade em geral ocorre em níveis séricos de lítio superiores a 2 mEq/L. Como o sódio e o lítio são reabsorvidos nos mesmos locais nos túbulos renais proximais, qualquer perda de sódio (diarreia, uso de diuréticos ou transpiração excessiva) aumenta os níveis de lítio. Os sintomas e sinais são vômitos e diarreia. Outros sintomas e sinais incluem tremores, fraqueza muscular, confusão mental, disartria, vertigens, coreoatetose, ataxia, hiper-reflexia, rigidez, falta de coordenação, mioclonia, convulsões, opistótono e coma. A toxicidade é mais grave em pacientes idosos, que devem ser mantidos em níveis séricos ligeiramente mais baixos. *Overdoses* significativas de lítio são normalmente tratadas com hemodiálise, pois o medicamento é excretado completamente pelos rins.

Consulte o Capítulo 40 para o tratamento de pacientes com ingestões maciças de lítio ou níveis séricos de lítio superiores a 2,5 mEq/L.

3. Interações medicamentosas – Os pacientes em uso de lítio devem usar diuréticos com cautela e somente sob supervisão médica rigorosa. Os diuréticos tiazídicos causam aumento da reabsorção de lítio nos túbulos renais proximais, o que resulta em níveis séricos aumentados da substância; desse modo, deve-se compensar fazendo um ajuste na ingestão de lítio. Devem ser consideradas possíveis interações medicamentosas do lítio com outros fármacos; recomenda-se a consulta a um farmacêutico ou ferramentas de interação medicamentosa disponíveis *on-line*.

D. Carbamazepina

A carbamazepina é usada no tratamento de pacientes bipolares que não podem ser tratados satisfatoriamente com lítio (efeitos colaterais excessivos, sem resposta ou ciclagem rápida). Muitas vezes é eficaz na dose de 800 a 1.600 mg/dia por via oral. Também tem sido utilizada no tratamento de neuralgias do trigêmeo e abstinência de álcool, bem como em pacientes com descontrole comportamental. Tem sido usada para tratar sintomas residuais em pacientes que fizeram uso abusivo de estimulantes (p. ex., TEPT com problemas de controle de impulsos). Os efeitos colaterais relacionados com a dose incluem sedação e ataxia. As dosagens começam com 400 a 600 mg por via oral diariamente e são aumentadas lentamente até níveis terapêuticos. Erupções cutâneas e leve redução na contagem de leucócitos são comuns. Em casos raros, ocorre secreção de SIADH. A carbamazepina pode ser eficaz em conjunto com o lítio, embora tenha havido relatos de neurotoxicidade reversível com a combinação. Também reduz os níveis de T_4, T_4 livre e T_3. Relataram-se casos de malformação fetal (particularmente espinha bífida), juntamente com déficit de crescimento e atraso no desenvolvimento. Devem-se monitorar os pacientes em uso de carbamazepina com testes bioquímicos de função hepática e hemogramas. Estudos genéticos sugerem que o rastreamento do alelo HLAB1502 na população chinesa Han e do alelo HLA-A3101 nos europeus do norte pode ajudar a alcançar indivíduos mais suscetíveis a erupções cutâneas graves. A oxcarbazepina pode ter eficácia na mania aguda e é uma alternativa mais segura à carbamazepina em razão do seu menor risco de hepatotoxicidade.

E. Lamotrigina

A lamotrigina foi aprovada pela FDA para o tratamento de manutenção do transtorno bipolar. Dois estudos duplo-cegos apoiam a sua eficácia no tratamento da depressão bipolar aguda como terapia adjuvante ou monoterapia, mas vários outros ensaios clínicos controlados não conseguiram demonstrar benefício. A lamotrigina não se mostrou eficaz no tratamento da mania aguda. Os efeitos colaterais leves mais frequentes incluem cefaleia, tontura, náuseas e diplopia. Qualquer nova erupção cutânea associada ao uso de lamotrigina deve ser avaliada por um dermatologista. Erupções cutâneas ocorrem em 10% dos pacientes e podem ser indicação para interrupção imediata do medicamento, uma vez que a lamotrigina tem sido associada à síndrome de Stevens-Johnson (1:1.000) e à necrólise epidérmica tóxica. Se a erupção cutânea estiver associada a sintomas sistêmicos, incluindo febre, linfadenopatia e ulcerações da mucosa oral, a medicação deve ser interrompida e o paciente encaminhado a um pronto-socorro. A dosagem começa com 25 a 50 mg/dia por via oral e é aumentada lentamente, a fim de diminuir a probabilidade de erupção cutânea.

Prognóstico

A maioria dos episódios depressivos em geral melhora com o tempo, e o prognóstico com o tratamento é bom se não houver interferência de um padrão patológico de adaptação. Os principais transtornos afetivos frequentemente respondem bem a uma tentativa completa de tratamento farmacológico. No entanto, pelo menos 20% dos pacientes terão uma doença mais crônica, com duração de dois anos ou mais. Muitos pacientes não apresentam remissão completa dos sintomas, e a maioria dos episódios depressivos recorre. Pelo menos 80% dos pacientes que apresentam um único episódio depressivo maior terão uma ou mais recorrências dentro de 15 anos depois do episódio indicador. Muitos pacientes, portanto, necessitam de terapia de manutenção em longo prazo com antidepressivos.

Com tratamento adequado, a mania tem bom prognóstico, embora a adesão do paciente ao tratamento muitas vezes seja bastante desafiadora. Muitos pacientes com transtorno bipolar necessitam de tratamento com dois ou mais medicamentos, como lítio, antipsicóticos e agentes para dormir. Episódios maníacos ou depressivos repentinos são comuns, mesmo com a adesão à terapia de manutenção, embora esta diminua o risco de episódios recorrentes.

Breedvelt JJF et al. Continuation of antidepressants vs sequential psychological interventions to prevent relapse in depression. JAMA Psychiatry. 2021;78:868. [PMID: 34009273]

Haikazian S et al. Psilocybin-assisted therapy for depression: a systematic review and meta-analysis. Psychiatry Res. 2023;329:115531. [PMID: 37844352]

Kishi T et al. Pharmacological treatment for bipolar mania: a systematic review and network meta-analysis of double-blind randomized controlled trials. Mol Psychiatry. 2022;27:1136. [PMID: 34642461]

Rhee TG et al. Efficacy and safety of ketamine vs electroconvulsive therapy among patients with major depressive episode: a systematic review and meta-analysis. JAMA Psychiatry. 2022;79:1162. [PMID: 36260324]

Sanches M et al. Psychopharmacology algorithms for major depressive disorder: current status. Adv Exp Med Biol. 2021;1305:429. [PMID: 33834411]

Transtorno de déficit de atenção/hiperatividade

FUNDAMENTOS DO DIAGNÓSTICO

- Padrões persistentes de incapacidade de manter a atenção, atividade motora excessiva/inquietação/impulsividade ou ambos.
- Os sintomas interferem nas atividades diárias.
- Os sintomas começam antes dos 12 anos de idade e ocorrem em pelo menos dois contextos (i.e., escola/trabalho, casa, com amigos/família).

Achados clínicos

O transtorno de déficit de atenção/hiperatividade (TDAH) começa na infância, no entanto os sintomas persistem na idade adulta em dois terços dos pacientes, metade deles ainda necessitando de medicação. A prevalência de TDAH em adultos é estimada em 4% a 5%. Em alguns indivíduos, o TDAH não foi diagnosticado durante a infância porque o paciente não foi avaliado ou capaz de compensar os sintomas. Os sintomas apresentados na idade adulta tendem a ser desatenção, inquietação e impulsividade, enquanto a hiperatividade muitas vezes melhorou. São necessários pelo menos cinco sintomas de desatenção (como cometer erros por descuido, distrair-se com facilidade, dificuldade em cumprir prazos ou com a organização, perder pertences, esquecer-se de atividades/tarefas diárias) para atender aos critérios para esse subtipo de TDAH, ou cinco sintomas de hiperatividade/impulsividade (como sentir-se inquieto e levantar de um assento embora se espere que permaneça, sentir-se "movido por um motor", interromper os outros, não ser capaz de esperar sua vez) para esse subtipo. Muitas vezes, é útil que os pacientes forneçam questionários a outros observadores adultos, incluindo aqueles que os conheceram durante a infância, como os pais. Esses dados colaterais podem ajudar a evitar o diagnóstico de TDAH em alguém que procura estimulantes, mas sem sintomatologia, bem como auxiliar no diagnóstico, uma vez que as evidências mostram que muitos adultos que têm TDAH subnotificam os sintomas.

Tratamento
A. Farmacológico

Estimulantes como o metilfenidato e a anfetamina são o tratamento mais eficaz. Eles vêm em formulações de ação rápida e de longa ação. Deve-se ter cautela antes de prescrever essas medicações, para avaliar o potencial de uso abusivo ou desvio de substâncias, bem como transtornos de humor comórbidos que podem não responder bem a um estimulante. Atomoxetina e viloxazina são não estimulantes e são agentes de segunda linha aprovados pela FDA para o TDAH. A bupropiona também tem evidências de eficácia e pode ser considerada em pacientes nos quais um estimulante é contraindicado ou naqueles que também têm transtorno depressivo maior. A desipramina pode ser eficaz para o TDAH e pode ser considerada em pacientes que apresentam necessidades adicionais, como depressão concomitante ou dor neuropática.

B. Tratamentos comportamentais e outros tratamentos

Todos os pacientes devem receber psicoeducação em relação ao TDAH. Muitos deles são capazes de implementar mudanças comportamentais que melhoram o seu funcionamento – como a criação de calendários e esquemas organizacionais ou a realização de tarefas em múltiplos períodos curtos e cronometrados – ou podem ajudá-los a evitar tarefas que são desafiadoras para eles em favor de tarefas complementares que lhes são mais adequadas (p. ex., selecionar empregos que valorizem mais a atividade em vez de foco sustentado, ou desempenhar tarefas domésticas que não exijam atenção aos detalhes). A terapia cognitivo-comportamental pode ajudar com sintomas residuais depois da otimização do manejo da medicação.

Faraone SV et al. The World Federation of ADHD International Consensus Statement: 208 evidence-based conclusions about the disorder. Neurosci Biobehav Rev. 2021;128:789. [PMID: 33549739]
Rubia K et al. Neurotherapeutics for attention deficit/hyperactivity disorder (ADHD): a review. Cells. 2021;10:2156. [PMID: 34440925]

Transtorno do espectro autista

FUNDAMENTOS DO DIAGNÓSTICO

- Problemas persistentes com comunicação e interações sociais.
- Comportamentos, interesses ou atividades repetitivas.
- Os sintomas interferem no funcionamento.
- Pode ou não ter déficit de linguagem ou intelectual.

Achados clínicos

O transtorno do espectro autista é um transtorno do desenvolvimento neurológico no qual os pacientes têm dificuldades generalizadas de comunicação social e têm interesses e comportamentos repetitivos e restritos. O transtorno do espectro autista afeta cerca de 1% da população adulta, com herdabilidade estimada de cerca de 90%. Aproximadamente 20% a 30% dos indivíduos também têm problemas de uso de substâncias e há maior risco de TDAH e transtornos de humor ou obsessivo-compulsivos. As diretrizes do National Institute of Health and Care Excellence (NICE) recomendam que a

avaliação do transtorno do espectro autista seja uma abordagem abrangente e multidisciplinar que inclua perguntas sobre as principais dificuldades do transtorno do espectro autista, desenvolvimento inicial, histórico médico e familiar, comportamento, escolaridade, emprego, avaliação de necessidades e riscos, bem como exame físico, possíveis testes laboratoriais e *feedback* ao indivíduo.

Tratamento

Não há tratamento validado para os sintomas centrais do transtorno do espectro autista em adultos. Dois antipsicóticos, risperidona e paliperidona, foram aprovados para o tratamento da irritabilidade nesses pacientes. Esses antipsicóticos podem ajudar em alguns dos sintomas comportamentais do autismo, mas também apresentam risco de efeitos colaterais metabólicos e sintomas extrapiramidais. Há evidências de que a terapia, como a análise comportamental aplicada, pode abordar cognições e comportamentos sociais.

Baribeau D et al. Novel treatments in autism spectrum disorder. Curr Opin Psychiatry. 2022;35:101. [PMID: 35044968]
Hirota T et al. Autism spectrum disorder: a review. JAMA. 2023;329:157. [PMID: 36625807]
Hollander E et al. Balovaptan vs placebo for social communication in childhood autism spectrum disorder: a randomized clinical trial. JAMA Psychiatry. 2022;79:760. [PMID: 35793101]

Transtornos do sono-vigília

O sono consiste em dois estados distintos, conforme mostrado por estudos eletroencefalográficos: (1) **REM** (movimento rápido dos olhos), também chamado de sono onírico, estado D ou sono paradoxal, e (2) sono **NREM** (não REM), também chamado de estágio S, dividido nos estágios 1, 2, 3 e 4 e reconhecível pelos diferentes padrões eletroencefalográficos. Os estágios 3 e 4 são o sono "delta". Os sonhos ocorrem principalmente no sono REM e, em menor grau, no sono NREM.

O sono é um fenômeno cíclico, com quatro ou cinco períodos REM durante a noite representando cerca de um quarto do total da noite de sono (1,5 a 2 horas). O primeiro período REM ocorre cerca de 80 a 120 minutos após o início do sono e dura cerca de 10 minutos. Os períodos REM posteriores são mais longos (15 a 40 minutos) e ocorrem principalmente nas últimas horas de sono. A maior parte do sono do estágio 4 (mais profundo) acontece nas primeiras horas.

As mudanças no sono normal ligadas à idade incluem uma porcentagem inalterada de sono REM e uma diminuição acentuada nos estágios 3 e 4, com aumento nos períodos de vigília durante a noite. Essas mudanças normais, ir para a cama cedo e os cochilos diurnos levam a um aumento das queixas de insônia em pessoas idosas. Variações nos padrões de sono podem ser decorrentes de circunstâncias (p. ex., "*jet lag*") ou de padrões idiossincráticos ("noctívagos") em pessoas que, talvez por causa de "ritmos biológicos" diferentes, habitualmente vão para a cama tarde e dormem até tarde pela manhã. A criatividade e a rapidez de resposta a situações desconhecidas são prejudicadas pela privação de sono. Também são raros os indivíduos que apresentam dificuldade crônica de adaptação ao ciclo sono-vigília de 24 horas (**distúrbio do sono por dessincronização**), que pode ser ressincronizado, alterando a exposição à luz.

Os três distúrbios do sono principais são discutidos a seguir. Qualquer distúrbio do sono persistente que não seja atribuível a outra condição deve ser avaliado por um especialista em sono.

1. Insônia
Classificação e achados clínicos

Os pacientes podem relatar dificuldade em adormecer ou permanecer dormindo, vigília intermitente durante a noite, acordar cedo pela manhã ou combinações de qualquer um destes. Episódios transitórios em geral são de pouca importância. Estresse, cafeína, desconforto físico, cochilos diurnos e dormir cedo são fatores comuns.

Transtornos psiquiátricos estão frequentemente associados à insônia persistente. A depressão em geral está associada a sono fragmentado, diminuição do tempo total de sono, início mais precoce do sono REM, mudança da atividade REM para a primeira metade da noite e perda do sono de ondas lentas – todos achados inespecíficos. Nos transtornos maníacos, a redução do tempo total de sono e a diminuição da necessidade de sono são características fundamentais e importantes sinais precoces de mania iminente. As crises de pânico relacionadas com o sono ocorrem na transição do estágio 2 para o estágio 3 do sono em alguns pacientes com uma latência REM mais longa no padrão de sono que precede as crises.

O uso de álcool pode causar ou ser secundário ao distúrbio do sono. Há a tendência a consumir bebidas alcoólicas como um meio para dormir, sem perceber que isso perturba o ciclo normal do sono. A ingestão aguda de álcool produz diminuição da latência do sono, com redução do sono REM durante a primeira metade da noite. O sono REM aumenta na segunda metade da noite, com incremento na quantidade total de sono de ondas lentas (estágios 3 e 4). Sonhos vívidos e despertares frequentes são comuns. O etilismo crônico aumenta o estágio 1 e diminui o sono REM (a maioria dos medicamentos atrasa ou bloqueia o sono REM), com os sintomas persistindo por muitos meses depois de o indivíduo ter parado de beber. A abstinência aguda de bebidas alcoólicas ou outros sedativos causa atraso no início do sono e REM rebote, com despertar intermitente durante a noite.

Fumar intensamente (mais de um maço por dia) causa dificuldade em adormecer – muitas vezes associado de maneira independente ao aumento do consumo de café. O consumo excessivo de cafeína, cocaína e outros estimulantes perto da hora de dormir causa diminuição do tempo total de sono – principalmente sono NREM –, com algum aumento na latência do sono.

Os sedativos-hipnóticos – especificamente os benzodiazepínicos, que são os medicamentos mais comumente prescritos para promover o sono – tendem a aumentar o tempo total de sono, reduzir a latência e diminuir o despertar noturno, com efeitos variáveis no sono NREM. Os hipnóticos não benzodiazepínicos têm efeitos no sono semelhantes aos dos benzodiazepínicos, embora algumas evidências mostrem melhora do sono de ondas lentas e menos sonolência residual na manhã seguinte com não benzodiazepínicos, como o zolpidem. A abstinência causa exatamente os efeitos opostos e resulta no uso continuado do medicamento com a finalidade de prevenir os sintomas de abstinência. Os antidepressivos diminuem o sono REM (com recuperação acentuada da abstinência na forma de pesadelos) e têm efeitos variados no sono NREM. O efeito no sono REM está correlacionado com relatos de que a privação do sono REM produz melhora em algumas depressões.

As insônias persistentes também estão relacionadas com uma ampla variedade de condições de saúde, particularmente *delirium*, dor, síndromes respiratórias, uremia, distúrbios da tireoide e noctúria causada por hiperplasia prostática benigna. A apneia do sono e os movimentos inquietos das pernas são descritos a seguir. A analgesia apropriada e o tratamento adequado dos problemas médicos reduzirão os sintomas e diminuirão a necessidade de sedativos. Existe risco aumentado de insônia entre os idosos, porque o sono é mais leve e mais facilmente interrompido com o envelhecimento, e os distúrbios médicos são mais comuns.

Tratamento

Em geral, existem duas grandes classes de tratamento para a insônia que podem ser combinadas: psicológica (cognitivo-comportamental) e farmacológica. Em situações de sofrimento agudo, como uma reação de luto, medidas farmacológicas de curto prazo podem ser mais apropriadas. Na insônia primária, entretanto, os esforços iniciais devem ser baseados em tratamentos psicológicos. Isso é verdadeiro em pacientes idosos, a fim de evitar as potenciais reações adversas dos medicamentos.

A. Psicológico

As estratégias psicológicas incluem orientar o paciente acerca de uma boa **higiene do sono:** (1) Vá para a cama apenas quando estiver com sono. (2) Use a cama e o quarto apenas para dormir e fazer sexo. (3) Se ainda estiver acordado depois de 20 minutos, saia do quarto, faça uma atividade repousante (como banho ou meditação) e só retorne quando estiver com sono. (4) Levante-se no mesmo horário todas as manhãs, independentemente da quantidade de sono durante a noite. (5) Suspenda a cafeína e a nicotina, se não completamente, pelo menos à noite. (6) Estabeleça um regime diário de exercícios físicos. (7) Evite bebidas alcoólicas, pois elas podem atrapalhar a continuidade do sono. (8) Limite a ingestão noturna de líquidos. (9) Aprenda e pratique técnicas de relaxamento. (10) Estabeleça um ritual para a hora de dormir e um horário rotineiro para ir para a cama. As pesquisas sugerem que a terapia cognitivo-comportamental para a insônia é tão eficaz quanto o zolpidem, com benefícios mantidos 1 ano depois do tratamento.

B. Farmacológico

Quando as medidas anteriores forem insuficientes, podem ser utilizados os seguintes medicamentos: lorazepam (0,5 mg por via oral à noite); temazepam (7,5 a 15 mg por via oral todas as noites) e zolpidem (5 mg por via oral em mulheres, 5 a 10 mg por via oral em homens, todas as noites); e zaleplon (5 a 10 mg por via oral todas as noites). O zaleplon é frequentemente usado para tratar a insônia caracterizada por despertar no meio da noite com dificuldade para voltar a dormir. A eszopiclona (2 a 3 mg por via oral) tem ação semelhante à do zolpidem e do zaleplon e uma duração de ação mais longa. Uma dose mais baixa (1 mg) é indicada para pacientes idosos ou com insuficiência hepática. É importante observar que agentes de curta duração de ação, como o triazolam ou o zolpidem, podem causar episódios amnésicos se usados diariamente. Agentes de ação mais longa, como o flurazepam (meia-vida superior a 48 horas), podem acumular-se em pacientes idosos e causar lentidão cognitiva, ataxia, quedas e sonolência. Em geral, é apropriado usar medicamentos em ciclos curtos de 1 a 2 semanas. Anti-histamínicos como a difenidramina (25 mg por via oral todas as noites) ou a hidroxizina (25 mg por via oral todas as noites) também podem ser úteis para o sono, pois não produzem dependência farmacológica; seus efeitos anticolinérgicos podem, entretanto, causar confusão mental ou sintomas urinários em idosos. A trazodona, antidepressivo atípico, é um medicamento eficaz para dormir e não viciante em doses inferiores às usadas para a depressão (25 a 150 mg por via oral ao deitar). O priapismo é um efeito colateral raro que requer tratamento emergencial. A doxepina, 3 a 6 mg por noite, é um ADT também eficaz para a insônia e que parece ser seguro para uso contínuo sem o desenvolvimento de tolerância. A melatonina, disponível para venda sem receita médica, pode melhorar o tempo até o início do sono, mas não é eficaz em sua manutenção. É frequentemente administrada na dose de 0,5 a 5 mg por via oral e mais eficaz quando usada em curto prazo e em combinação com estratégias comportamentais. O ramelteon, 8 mg por via oral ao deitar, é um agonista do receptor de melatonina que ajuda no início do sono e não parece ter potencial de uso abusivo.

A classe de hipnóticos antagonistas do receptor duplo de orexina (DORA) foi aprovada para ajudar a iniciar e manter o sono. Agentes DORA como o suvorexante (10 a 20 mg por via oral) e o lemborexante (5 a 10 mg por via oral), administrados 30 minutos antes de dormir, podem ser mais eficazes do que outros hipnóticos para alguns pacientes. Não foi estabelecido o papel dos DORA em relação a outros hipnóticos. Os DORA demonstraram aumento significativo nos sintomas depressivos em um subconjunto de pacientes; portanto, outros hipnóticos podem ser uma escolha melhor em pacientes deprimidos.

2. Hipersonias (transtorno de hipersonolência)
Classificação e achados clínicos
A. Transtornos do sono relacionados com a respiração

A **apneia obstrutiva do sono** é, de longe, o mais comum dos distúrbios do sono relacionados com a respiração, que incluem a **apneia central do sono** e a **hipoventilação relacionada ao sono**. A hipopneia da apneia obstrutiva do sono é caracterizada por ronco, respiração ofegante ou pausas respiratórias durante o sono e cinco ou mais apneias ou hipopneias por hora ou evidências à polissonografia (ver Cap. 9).

B. Narcolepsia

A narcolepsia se desenvolve a partir de perda seletiva ou disfunção dos neurônios de orexina (também conhecida como hipocretina) do hipotálamo lateral. Aproximadamente 85% a 95% dos indivíduos com narcolepsia com cataplexia ou deficiência de hipocretina são positivos para o haplótipo HLA DQB1*06:02. Os sintomas, em geral, começam entre 15 e 25 anos de idade. A narcolepsia consiste em cochilos diurnos recorrentes ou lapsos de sono, pelo menos três vezes por semana, acompanhados por ao menos um dos seguintes: (1) deficiência de hipocretina; (2) cataplexia – perda repentina do tônus muscular envolvendo pequenos grupos musculares específicos ou fraqueza muscular generalizada, frequentemente associada a reações emocionais e às vezes confundida com um transtorno convulsivo; (3) anormalidades características na polissonografia noturna ou no teste de múltiplas latências do sono. As crises de sonos frequentemente são caracterizadas por transição abrupta para o sono REM.

O transtorno comportamental do sono REM, caracterizado por descontrole motor e sonhos frequentemente violentos durante o sono REM, pode estar relacionado com a narcolepsia.

C. Síndrome de Kleine-Levin

Essa síndrome, que ocorre sobretudo em homens jovens, é caracterizada por crises de hipersonia que acontecem três ou quatro vezes por ano com duração de até 2 dias, com hiperfagia, hipersexualidade, irritabilidade e confusão ao acordar. Tem sido frequentemente associada a insultos neurológicos prévios e, em geral, remite depois dos 40 anos de idade.

D. Transtorno de movimento periódico dos membros

Ocorrem **movimentos periódicos das pernas** apenas durante o sono, com subsequente sonolência diurna, ansiedade, depressão e comprometimento cognitivo. A síndrome das **pernas inquietas** inclui movimentos enquanto acordado.

E. Transtorno do sono tipo trabalho em turnos

O transtorno do sono tipo trabalho em turnos acontece quando há fadiga excessiva como consequência do trabalho ocorrido durante o período normal do sono.

Tratamento

A narcolepsia pode ser controlada pela administração diária de um estimulante como o sulfato de dextroanfetamina, 10 mg por via oral pela manhã, com dosagem aumentada conforme necessário. A modafinila e seu enantiômero armodafinila são medicamentos de programação IV aprovados pela FDA para tratar a fadiga diurna excessiva da narcolepsia, a sonolência associada à apneia obstrutiva do sono, bem como para o transtorno do sono por rotatividade de turno. A dosagem habitual é de 200 a 400 mg por via oral todas as manhãs para a modafinila e 150 a 250 mg por via oral pela manhã para armodafinila. O mecanismo de ação exato da modafinila e da armodafila é desconhecido, mas acredita-se que eles apresentem menos risco de abuso do que os estimulantes que são principalmente dopaminérgicos. Os efeitos colaterais comuns incluem cefaleia e ansiedade; entretanto, a modafinila em geral parece ser bem tolerada. A imipramina, 75 a 100 mg por via oral diariamente, tem sido eficaz no tratamento da cataplexia, mas não da narcolepsia.

O transtorno de movimento periódico dos membros e o transtorno comportamental do sono REM podem ser tratados com clonazepam com resultados variáveis. Não existe tratamento para a síndrome de Kleine-Levin, embora o lítio possa prevenir recorrências em alguns casos.

O tratamento da apneia do sono é discutido no Capítulo 9.

3. Parassonias (comportamentos anormais durante o sono)

Esses distúrbios (terror noturno, pesadelos, sonambulismo e enurese) são comuns em crianças, mas menos comuns em adultos.

Alimoradi Z et al. Effects of cognitive behavioral therapy for insomnia (CBT-I) on quality of life: a systematic review and meta-analysis. Sleep Med Rev. 2022;64:101646. [PMID: 3565395]

Bassetti CLA et al. European guideline and expert statements on the management of narcolepsy in adults and children. Eur J Neurol. 2021;28:2815. [PMID: 34173695]

Maski K et al. Treatment of central disorders of hypersomnolence: an American Academy of Sleep Medicine clinical practice guideline. J Clin Sleep Med. 2021;17:1881. [PMID: 34743789]

Perlis ML et al. Insomnia. Lancet. 2022;400:1047. [PMID: 3611537]

Riemann D et al. Insomnia disorder: state of the science and challenges for the future. J Sleep Res. 2022;31:e13604. [PMID: 35460140]

Transtorno de agressão

A agressividade e a violência são sintomas, e não doenças, e não estão necessariamente associadas a uma condição médica subjacente. Os médicos são incapazes de predizer comportamentos perigosos com uma precisão maior que a do acaso. Depressão, esquizofrenia, transtornos da personalidade, mania, paranoia, disfunção do lobo temporal e estados mentais orgânicos podem estar associados a atos de agressividade. Os distúrbios do controle de impulsos são caracterizados por violência física (em geral contra o cônjuge ou filhos do agressor), por intoxicação patológica, por atividades sexuais impulsivas e por direção imprudente. O uso de esteroides anabolizantes por atletas tem sido associado a aumento na tendência ao comportamento violento.

Nos EUA, proporção significativa de todas as mortes violentas está relacionada com o álcool. Mesmo que em pequenas quantidades, o consumo de bebidas alcoólicas pode resultar em intoxicação patológica semelhante a uma condição mental orgânica aguda. Anfetaminas, *crack* e outros estimulantes estão frequentemente ligados ao comportamento agressivo. A fenciclidina é uma droga comumente associada a comportamento violento que ocasionalmente é de natureza bizarra, em parte em decorrência da redução no limiar de dor. A violência doméstica e o estupro são muito mais generalizados do que se acreditava antes. A consciência do problema deve-se, em certa medida, ao crescente reconhecimento dos direitos das

mulheres e à compreensão por parte delas de que não devem aceitar o abuso. A aceitação desse tipo de comportamento agressivo inevitavelmente leva a mais agressividade, sendo a agressão final o homicídio – 20% a 50% dos homicídios nos EUA ocorrem dentro da família. A polícia é chamada mais por disputas domésticas do que por todos os outros incidentes criminais combinados. As crianças que vivem em tais situações familiares frequentemente são afetadas pelos abusos.

As características dos indivíduos submetidos a abuso físico ou sexual prolongado são as seguintes: dificuldade em expressar a raiva, permanecer com raiva por mais tempo, passividade geral nos relacionamentos, sentir-se "marcado para sempre" com um sentimento concomitante de merecer ser vitimizado, falta de confiança e dissociação do afeto das experiências. Eles tendem a expressar seu sofrimento psicológico com sintomas de somatização, muitas vezes queixas de dor. Eles também podem apresentar sintomas relacionados com o estresse pós-traumático, conforme discutido anteriormente. O médico deve suspeitar da origem de quaisquer lesões não totalmente explicadas, especialmente se tais incidentes ocorrerem novamente.

Tratamento

A. Psicológico

O manejo de qualquer indivíduo potencialmente violento inclui manobras psicológicas apropriadas. Estas podem ser úteis no manejo de pacientes hospitalizados ou mantidos involuntariamente para avaliação psiquiátrica. Mova-se devagar, fale lentamente, com clareza e segurança, e avalie a situação. Esforce-se para criar um ambiente minimamente perturbador e elimine pessoas ou coisas que ameacem o indivíduo violento. Não ameace, não toque nem fique perto da pessoa. Não permita a presença de armas de fogo na área. A proximidade de uma porta é reconfortante tanto ao paciente quanto ao examinador. Use um negociador com quem a pessoa violenta possa se relacionar confortavelmente. Alimentos e bebidas podem ser úteis para acalmar a situação. A honestidade é importante. Não faça falsas promessas, reforce a autoestima do paciente e continue a envolver o indivíduo verbalmente até que a situação esteja sob controle. Esse tipo de indivíduo se sai melhor com fortes controles externos para substituir a falta de controles internos no longo prazo. Uma supervisão probatória rigorosa e as restrições impostas judicialmente podem ser muito úteis. Deveria haver grande esforço para ajudar o indivíduo a evitar o uso de drogas (p. ex., Alcoólicos Anônimos). As pessoas que sofrem abuso são fundamentalmente tratadas como qualquer vítima de trauma e, não raramente, apresentam evidências de TEPT.

B. Farmacológico

Muitas vezes são necessárias medidas farmacológicas, quer as abordagens psicológicas tenham sido bem-sucedidas ou não. Isso é verdadeiro no paciente agitado ou psicótico. Os fármacos de escolha em estados agressivos gravemente violentos ou psicóticos são os antipsicóticos, administrados por via intramuscular, se necessário, a cada 1 a 2 horas até que os sintomas sejam aliviados. Vários antipsicóticos intramusculares de segunda geração foram aprovados pela FDA para o tratamento da agitação aguda e incluem o aripiprazol (9,75 mg/1,3 mL), a ziprasidona (10 mg/0,5 mL) e a olanzapina (10 mg/2 mL). Os antipsicóticos de segunda geração parecem menos propensos a causar sintomas extrapiramidais agudos do que os medicamentos de primeira geração, como o haloperidol (2,5 a 5 mg). Contudo, os fármacos de segunda geração não parecem ser mais eficazes do que os de primeira geração e em geral são mais caros. Podem-se usar sedativos benzodiazepínicos (p. ex., diazepam, 5 mg por via oral ou intravenosa a cada algumas horas) para a agitação leve a moderada, mas às vezes estão associados a desinibição de impulsos agressivos semelhante à do álcool. Estados agressivos crônicos, particularmente em pacientes com deficiência intelectual e danos cerebrais (descartar condições orgânicas causadoras e fármacos como agentes anticolinérgicos em quantidades suficientes para causar confusão mental), foram melhorados com risperidona, 0,5 a 2 mg/dia por via oral, propranolol, 40 a 240 mg/dia por via oral, ou pindolol, 5 mg duas vezes ao dia por via oral (o pindolol causa menos bradicardia e hipotensão que o propranolol). A carbamazepina e o ácido valproico são eficazes no tratamento da agressividade e de transtornos explosivos, principalmente quando associados a lesões cerebrais conhecidas ou suspeitas. O lítio e os ISRS também são eficazes para alguns transtornos explosivos intermitentes. A buspirona (10 a 45 mg/dia por via oral) é útil para a agressividade, particularmente em pacientes com deficiência intelectual.

C. Físico

Se os meios psicológicos e farmacológicos não forem suficientes, é necessário tratamento físico. Requer a presença ativa e visível de uma quantidade adequada de funcionários (cinco ou seis) para reforçar a ideia de que a situação está sob controle, apesar da falta de controle interno do paciente. Tal abordagem muitas vezes exclui a necessidade de contenção física real. Salas de isolamento e contenções devem ser usadas somente quando necessário (contenções ambulatoriais são uma alternativa), e o paciente deve, então, ser observado em intervalos frequentes. Corredores estreitos, espaços pequenos e áreas lotadas exacerbam o potencial de violência em um paciente ansioso.

D. Outras intervenções

O tratamento das pessoas afetadas (p. ex., mulheres agredidas) é um desafio e pode ser complicado pela relutância em abandonar a situação. As razões para permanecer variam, mas os temas comuns incluem o medo de violência adicional decorrente da saída, a esperança de que a situação melhore (apesar do constante agravamento) e os aspectos financeiros da situação. As preocupações com os filhos podem, por fim, obrigar a pessoa a procurar ajuda. Um passo inicial é colocar a pessoa afetada em uma situação terapêutica que forneça o apoio de outras pessoas em dificuldades semelhantes. O Al-Anon é comumente um ativo valioso quando houver envolvimento de etilismo. O grupo pode apoiar o indivíduo enquanto ele reúne forças para considerar alternativas sem ficar paralisado pelo medo. Muitas cidades oferecem centros de emergência

e aconselhamento temporários. Use os recursos disponíveis, lide com quaisquer problemas médicos ou psiquiátricos e mantenha um interesse compassivo. Alguns estados exigem que os médicos relatem lesões causadas por abuso ou suspeita de abuso às autoridades policiais.

Whiting D et al. Violence and mental disorders: a structured review of associations by individual diagnoses, risk factors, and risk assessment. Lancet Psychiatry. 2021;8:150. [PMID: 33096045]

TRANSTORNOS POR USO DE SUBSTÂNCIAS

O termo "dependência" era usado para descrever uma forma grave de uso de substâncias e adição a drogas caracterizada pela tríade: (1) **dependência psicológica ou fissura** e comportamento envolvido na aquisição da substância; (2) **dependência fisiológica**, com sintomas de abstinência na suspensão da substância; e (3) **tolerância**, ou seja, necessidade de aumentar a dose para obter os efeitos desejados. Os termos "dependência" e "uso abusivo" foram eliminados do *DSM-5* a favor do termo único "transtorno por uso de substâncias (TUS)", que varia de leve a grave. Muitos pacientes podem ter um problema de uso grave e potencialmente fatal sem nunca terem sido dependentes de uma substância. O TUS é uma doença médica crônica tratável. Os médicos e os sistemas de saúde devem trabalhar contra o preconceito em relação às pessoas com TUS. O tratamento assistido por medicação é um elemento-chave no manejo do TUS.

Há evidências acumuladas de que existe uma síndrome de deficiência em muitos ex-(e atuais) usuários de drogas. Acredita-se que o uso de drogas produza danos nos receptores de neurotransmissores e que o consequente desequilíbrio leve a sintomas que podem mimetizar outras doenças psiquiátricas. O *kindling* – estimulação repetida do encéfalo – torna o indivíduo mais suscetível à atividade cerebral focal com estimulação mínima. Estimulantes e depressores podem produzir *kindling*, levando a efeitos relativamente espontâneos que não dependem mais do estímulo original. Esses efeitos podem se manifestar como alterações de humor, pânico, psicose e, ocasionalmente, atividade convulsiva evidente. O desequilíbrio também resulta em mudanças frequentes de emprego, problemas com o parceiro e comportamento em geral errático. Pacientes com TEPT frequentemente se tratam com uma variedade de medicamentos. Os usuários crônicos de uma ampla variedade de fármacos apresentam atrofia cerebral à tomografia computadorizada, achado que pode estar ligado a esses sintomas descritos. O reconhecimento precoce é importante, principalmente a fim de estabelecer programas de tratamento realistas que sejam essencialmente direcionados aos sintomas.

Nos transtornos por uso de substâncias, o médico enfrenta três problemas: (1) a prescrição de substâncias como sedativos, estimulantes ou opioides que podem produzir dependência; (2) o tratamento de indivíduos que já fizeram uso indevido de substâncias, mais comumente o álcool; e (3) a detecção do uso de drogas ilícitas em pacientes que apresentam sintomas psiquiátricos. A utilidade do **exame toxicológico para a de-**

tecção de drogas varia acentuadamente entre os diferentes medicamentos e sob circunstâncias distintas (ver Cap. 5). Os falsos positivos podem ser um problema relacionado com a ingestão de alguns medicamentos legítimos (p. ex., fenitoína para barbitúricos, fenilpropanolamina para anfetaminas, clorpromazina para opioides) e alguns alimentos (p. ex., sementes de papoula para opioides, chá de folhas de coca para cocaína). As manipulações podem alterar a legitimidade dos testes. A diluição, *in vivo* ou *in vitro*, pode ser detectada verificando a gravidade específica da urina. A análise do cabelo pode determinar o uso de drogas durante períodos mais longos, particularmente padrões sequenciais de consumo de drogas. A sensibilidade e a confiabilidade desses testes são consideradas boas, e o método pode ser complementar ao exame toxicológico.

Ignaszewski MJ. The epidemiology of drug abuse. J Clin Pharmacol. 2021;61(Suppl 2):S10. [PMID: 34396554]

Transtorno por uso de álcool (TUA)

FUNDAMENTOS DO DIAGNÓSTICO

- Dependência fisiológica manifestada por evidências de abstinência quando o consumo é interrompido.
- Tolerância aos efeitos do álcool.
- Evidência de doenças associadas ao álcool, como hepatopatia alcoólica e degeneração cerebelar.
- Continua bebendo, apesar das fortes contraindicações médicas e sociais e das perturbações da vida.
- Prejuízos nos aspectos social e ocupacional.
- Depressão.
- Apagões.

Considerações gerais

O transtorno por uso de álcool (TUA) é uma síndrome que consiste em duas fases: **consumo de risco** e **uso abusivo de** álcool moderado a grave. O consumo de risco consiste no uso repetitivo de bebidas alcoólicas, muitas vezes para aliviar a ansiedade ou resolver outros problemas emocionais. Um transtorno por uso de álcool moderado a grave é semelhante ao que ocorre depois do uso repetido de outros sedativos hipnóticos e é caracterizado pelo uso recorrente de álcool apesar da perturbação nos papéis sociais (família e trabalho), problemas legais relacionados com o álcool e risco de segurança a si mesmo e a outras pessoas. O National Institute on Alcohol Abuse and Alcoholism define formalmente o consumo de risco como *mais de quatro doses por dia ou 14 doses por semana para homens ou mais de três doses por dia ou sete doses por semana para mulheres.* Uma dose é definida pelo CDC como 355 mL de cerveja, 235 mL de licor de malte, 150 mL de vinho ou 45 mL ou um "*shot*" de bebidas destiladas ou licores com teor alcoólico de 80 *proof* (40% de álcool por volume). Indivíduos com consumo de álcool de risco apresentam risco aumentado de desenvolver ou estão desenvolvendo um transtorno por uso de álcool. Embora a proporção entre homens e mulheres nas instituições de tratamento por dependência de álcool permaneça em 4:1, há evidências de que as taxas estão convergindo. As mulheres muitas vezes demoram a procurar ajuda e, quando o fazem, tendem a fazê-lo em instituições médicas ou de saúde mental. Estudos com adotados e gêmeos indicam alguma influência genética. As distinções étnicas são importantes – p. ex., 40% dos japoneses têm deficiência de aldeído desidrogenase e são mais suscetíveis aos efeitos das bebidas alcoólicas. Frequentemente há depressão, que deve ser cuidadosamente avaliada. O álcool aumenta significativamente o risco de morte por suicídio e tem sido associado a crimes violentos e violência doméstica.

Diversos instrumentos de triagem podem ajudar a identificar um transtorno por uso de álcool. Um dos mais úteis é o ***Alcohol Use Disorder Identification Test (Audit)*** (ver Tab. 1.7).

Achados clínicos
A. Intoxicação aguda por álcool

Os sinais de intoxicação por álcool são os mesmos da superdosagem de qualquer outro depressor do SNC: sonolência, erros de atuação, disfunção psicomotora, desinibição, disartria, ataxia e nistagmo. Para uma pessoa de 70 kg, 45 mL de uísque, uma taça de 150 mL vinho ou uma garrafa de 350 mL de cerveja (cerca de 15 g de álcool) podem aumentar o nível de álcool no sangue em 25 mg/dL. Para uma pessoa de 50 kg, o nível de álcool no sangue aumentaria ainda mais (35 mg/dL) com o mesmo consumo. Níveis séricos de álcool abaixo de 50 mg/dL raramente causam disfunção motora significativa (o limite legal para dirigir alcoolizado geralmente é de 80 mg/dL). A intoxicação manifestada por ataxia, disartria e náuseas e vômitos comumente indica um nível sérico superior a 150 mg/dL; os níveis séricos considerados letais variam de 350 mg/dL a 900 mg/dL. Em casos graves, a sobredosagem é marcada por depressão respiratória, estupor, convulsões, síndrome de choque, coma e morte. As *overdoses* graves frequentemente são decorrentes de uma combinação de álcool com outros sedativos ou substâncias.

B. Abstinência de álcool

Existe um amplo espectro de manifestações da abstinência de álcool, que vão desde ansiedade, diminuição da cognição e tremores; aumento da irritabilidade e hiper-reatividade; até *delirium tremens* (DT) completo. A síndrome de **abstinência de álcool** (SAA) pode ser categorizada como uma abstinência leve, moderada ou grave, convulsões de abstinência e DT. Os sintomas de abstinência leve, que incluem tremor, ansiedade, taquicardia, náuseas, vômito e insônia, podem começar dentro de 6 horas depois da última dose, muitas vezes antes que os níveis séricos de álcool caiam para zero, e geralmente diminuem no segundo dia. A abstinência grave ou importante ocorre de 48 a 96 horas depois da última dose e em geral é precedida por uso prolongado e pesado de bebidas alcoólicas. Os sintomas incluem desorientação, agitação, sudorese, tremor de corpo inteiro, vômitos, hipertensão e alucinações (visuais > táteis > auditivas). Os sintomas e sinais da abstinência moderada situam-se entre os da abstinência leve e grave. As **convulsões de abstinência** podem ocorrer 8 horas depois da última dose, mas geralmente não se manifestam mais de 48 horas depois de parar de beber. As convulsões são mais prevalentes em pessoas com histórico de síndromes de abstinência. São crises tônico-clônicas generalizadas, de curta duração e que se resolvem espontaneamente. Se a abstinência não for tratada, essas convulsões podem recorrer em cerca de 60% dos pacientes. Aproximadamente metade desses pacientes desenvolverá DT. Se as convulsões forem focais, associadas a traumatismo ou febre, ou tiverem início mais de 48 horas depois da última dose, deve-se considerar outra etiologia para elas. O **DT** é a forma mais grave de abstinência de álcool. Trata-se de uma psicose orgânica aguda que em geral se manifesta 48 a 72 horas depois da última dose, mas pode ocorrer até 7 a 10 dias depois. É caracterizada por confusão mental extrema, agitação, tremor, sudorese, hiperacuidade sensorial, alucinações visuais (muitas vezes envolvendo cobras, insetos etc.) e hiperatividade autonômica (taquicardia e hipertensão). As complicações dos DT incluem desidratação, distúrbios eletrolíticos (hipocalemia, hipomagnesemia), arritmias e convulsões, até mesmo colapso cardiovascular e morte. Quando o paciente foi hospitalizado por um problema não relacionado, a síndrome de abstinência aguda muitas vezes é inesperada, manifestando-se como um dilema diagnóstico. Deve-se suspeitar de abstinência de álcool em todos os pacientes com *delirium* sem explicação. Com o diagnóstico precoce e o aprimoramento do tratamento, a taxa de mortalidade por DT tem diminuído constantemente.

Além dos sintomas de abstinência imediata, os sintomas de longo prazo incluem distúrbios do sono, ansiedade, depressão, excitabilidade, fadiga e volatilidade emocional. Esses sintomas podem persistir por 3 a 12 meses e, em alguns casos, tornar-se crônicos.

C. Alucinose alcoólica (orgânica)

Esta síndrome ocorre durante o consumo excessivo de bebidas alcoólicas ou a abstinência e é caracterizada por uma psicose paranoide sem os tremores, a confusão mental e a turvação sensorial observados nas síndromes de abstinência. O paciente parece normal, exceto pelas alucinações auditivas, que frequentemente são persecutórias e podem fazer com que ele se comporte de maneira agressiva e paranoica.

D. Síndromes cerebrais alcoólicas crônicas

Essas encefalopatias são caracterizadas pelo aumento do comportamento errático, problemas de memória e recordação e instabilidade emocional – os sinais usuais de lesão cerebral orgânica decorrente de qualquer causa. A síndrome de Wernicke-Korsakoff causada pela deficiência de tiamina pode se desenvolver no caso de uma série de episódios. A **encefalopatia de Wernicke** consiste na tríade de confusão mental, ataxia e oftalmoplegia (normalmente paralisia do sexto nervo craniano). O reconhecimento precoce e o tratamento com tiamina podem minimizar os danos. Uma das possíveis sequelas é a **psicose de Korsakoff**, caracterizada por amnésia anterógrada e retrógrada, com confabulação no início do curso. O reconhecimento precoce e o tratamento com tiamina intravenosa e vitaminas do complexo B podem minimizar os danos.

E. Achados laboratoriais

O etanol pode contribuir para a presença de um *gap* osmolar inexplicável. Também pode haver aumento nos testes bioquímicos de função hepática, aumento nos níveis séricos de ácido úrico e triglicerídeos e diminuição nos níveis séricos de potássio e magnésio. O marcador biológico mais definitivo para o transtorno por uso de álcool crônico é a transferrina deficiente em carboidratos, que pode detectar o uso intenso (60 mg/dia durante 7 a 10 dias) com alta especificidade. Outros testes úteis para diagnosticar o transtorno por uso de álcool incluem a medição da gamaglutamiltranspeptidase (GGT) (níveis superiores a 30 U/L são sugestivos de consumo excessivo) e o volume corpuscular médio (VCM) (mais de 95 fL em homens e mais de 100 fL em mulheres). O uso de outras drogas ilícitas com bebidas alcoólicas distorce e nega a importância desses testes.

Diagnóstico diferencial

O diagnóstico diferencial do transtorno por uso de álcool é essencialmente entre **transtorno por uso de álcool primário** (quando não há outro diagnóstico psiquiátrico importante) e **transtorno por uso de álcool secundário** (quando o álcool é usado como automedicação para problemas psiquiátricos subjacentes importantes, como esquizofrenia ou transtorno afetivo). A diferenciação é importante, uma vez que este último grupo necessita de tratamento para o problema psiquiátrico em si. Nos transtornos por uso de álcool primários e secundários, o consumo de risco pode ser diferenciado da dependência de álcool, levantando um histórico psiquiátrico cuidadoso e avaliando o grau em que o consumo recorrente de álcool afeta o aspecto social e a segurança física do indivíduo.

O diagnóstico diferencial da abstinência de álcool inclui a abstinência de outros sedativos e outras causas de *delirium*. A alucinose alcoólica aguda deve ser diferenciada de outros estados paranoides agudos, como a psicose por anfetamina ou a esquizofrenia paranoide.

Complicações

Os problemas médicos, econômicos e psicossociais do transtorno por uso de álcool são surpreendentes. As complicações dos sistemas nervosos central e periférico incluem síndromes cerebrais crônicas, degeneração cerebelar, cardiomiopatia e neuropatias periféricas. Os efeitos diretos no fígado incluem cirrose, varizes esofágicas e eventual insuficiência hepática. Os efeitos indiretos incluem anormalidades proteicas, defeitos de coagulação, déficits hormonais e aumento na incidência de neoplasias hepáticas.

Tratamento do consumo de álcool de risco
A. Psicológico

A consideração mais importante para o médico é suspeitar precocemente do problema e adotar uma atitude isenta de julgamento, embora isso não signifique uma atitude passiva. Deve-se enfrentar o problema da negação, de preferência com a presença de familiares próximos na primeira consulta. Isso significa lidar desde o início com qualquer comportamento favorável do cônjuge ou de outros entes queridos. O comportamento facilitador possibilita que o paciente com transtorno por uso de álcool evite enfrentar as consequências de seu comportamento.

Deve-se enfatizar o que pode ser feito. Essa abordagem enfatiza que o médico se preocupa e transmite uma atitude positiva e esperançosa no início do tratamento. Não se deve gastar o valioso tempo tentando entender por que o paciente bebe. O problema imediato a ser abordado é como acabar com o consumo indevido de álcool. Embora a abstinência total deva ser o objetivo final, um **modelo de redução de danos** indica que o progresso gradual em direção à abstinência pode ser uma estratégia de tratamento útil.

A entrevista motivacional, modelo de aconselhamento que aborda tanto a ambivalência do paciente como a motivação para a mudança, pode contribuir para a redução do consumo ao longo do tempo.

B. Social

Uma abordagem potencial é encorajar o paciente a comparecer a reuniões de **Alcoólicos Anônimos** e que amigos e familiares participem das reuniões do **Al-Anon**. O sucesso geralmente é proporcional à adesão aos Alcoólicos Anônimos, aconselhamento e outros recursos de intervenção comportamental. O paciente deve ser visto com frequência em consultas rápidas.

Não subestime a importância da religião para aqueles que têm fortes laços com sua fé. Elicitar precocemente a ajuda de um conselheiro religioso preocupado pode muitas vezes constituir o ponto de virada para uma conversão pessoal à sobriedade.

Uma das considerações mais importantes é o trabalho do paciente – o medo de perder o emprego é uma das motivações mais poderosas para abandonar o álcool. A comunidade empresarial está consciente do problema; cerca de 70% das empresas Fortune 500 oferecem aos seus funcionários programas para ajudar no problema com o transtorno por uso de álcool.

C. Médico

Em geral não é necessário hospitalização, mas esta poderá ser justificada se houver indicações médicas concomitantes. Se o paciente que bebe em excesso for hospitalizado por qualquer outro motivo, os profissionais de saúde devem estar atentos a sinais e sintomas de abstinência de álcool.

Em razão das muitas complicações médicas do transtorno por uso de álcool, é obrigatório um exame físico completo com exames laboratoriais apropriados, com especial atenção ao fígado e ao sistema nervoso. O uso de sedativos em substituição ao álcool não é desejável.

O dissulfiram (250-500 mg/dia por via oral) tem sido usado há muitos anos como medicamento aversivo para desencorajar o consumo de bebidas alcoólicas. Ele inibe a aldeído desidrogenase, causando reações tóxicas quando o álcool é consumido. Os resultados em geral têm sido de eficácia limitada e dependem da motivação do indivíduo em manter a adesão.

A naltrexona é um antagonista opiáceo aprovado pela FDA para terapia de manutenção. Depois de parar de beber, 50 mg de naltrexona por via oral uma vez ao dia reduz as taxas de recaída, diminuindo os efeitos prazerosos do álcool. Estudos indicam que ela reduz a fissura por álcool quando usada como parte de um programa de tratamento abrangente. É mais eficaz quando administrada durante períodos de consumo de álcool em combinação com uma terapia que apoia a abstinência, mas aceita o fato de ocorrerem recaídas. O acamprosato (333 a 666 mg por via oral três vezes ao dia) ajuda a reduzir a fissura e a manter a abstinência e pode ser continuado mesmo durante períodos de recaída. Tanto o acamprosato quanto a naltrexona oral foram associados à redução do retorno ao consumo de álcool.

D. Comportamental

Historicamente, as abordagens de condicionamento têm sido usadas em alguns contextos no tratamento do transtorno por uso de álcool, mais comumente como um tipo de terapia de aversão, mas caíram em desuso. Outras opções de tratamento estão disponíveis, incluindo a terapia cognitivo-comportamental, entrevistas motivacionais e programas domiciliares, todos com níveis variados de sucesso.

Tratamento da alucinose e da abstinência
A. Alucinose

A alucinose alcoólica, que pode ocorrer durante ou depois da cessação de um período prolongado de consumo de álcool, não é uma síndrome de abstinência típica e é tratada de maneira diferente. Como os sintomas são principalmente os de uma psicose na presença de uma condição sensorial clara, são tratados como qualquer outra psicose: hospitalização (quando indicada) e quantidades adequadas de fármacos antipsicóticos. A alucinose alcoólica normalmente desaparece 24 a 48 horas depois da cessação do consumo de bebidas alcoólicas, que é quando o DT pode começar.

B. Abstinência

O início dos sintomas de abstinência geralmente ocorre de 6 a 36 horas, e o pico de intensidade dos sintomas se dá de 48 a 72 horas depois da interrupção do consumo de álcool. É importante fornecer uma dose adequada de depressores do SNC (p. ex., benzodiazepínicos), a fim de neutralizar a excitabilidade resultante da cessação súbita da ingestão de álcool. A escolha de um sedativo específico é menos importante do que utilizar doses adequadas para levar o paciente a um nível de sedação moderada, e isso varia de uma pessoa para outra.

Devem-se avaliar todos os pacientes quanto ao risco de abstinência de álcool. Para pacientes ambulatoriais com TUA leve, um ciclo curto de redução gradual de benzodiazepínicos de longa ação – p. ex., diazepam, 20 mg/dia por via oral inicialmente, diminuindo 5 mg ao dia – pode ser um complemento útil em alguns casos. Quando a história ou as manifestações sugerirem que os pacientes estão ativamente em abstinência ou em risco significativo de abstinência, eles devem ser hospitalizados. Os fatores de risco incluem histórico recente de consumo de álcool; consumo frequente de álcool; abstinência, convulsões, alucinose ou DT prévios; histórico de necessidade de medicação para desintoxicação; ou história de uso, abuso ou dependência de benzodiazepínicos ou barbitúricos.

Em todos os pacientes hospitalizados, o manejo geral inclui garantir uma hidratação adequada, corrigir desequilíbrios eletrolíticos (particularmente magnésio, cálcio e potássio) e administrar as vitaminas tiamina (100 mg por via intravenosa diariamente durante 3 dias e depois por via oral diariamente), ácido fólico (1 mg por via oral diariamente) e um multivitamínico por via oral diariamente. Deve-se administrar tiamina *antes* de quaisquer soluções contendo glicose, para diminuir o risco de precipitar uma encefalopatia de Wernicke ou síndrome de Korsakoff. A abstinência de álcool é mais comumente tratada com benzodiazepínicos. Estudos com outros agentes de tratamento, como fenobarbital e cetamina, não demonstraram superioridade aos benzodiazepínicos. Recomenda-se avaliação contínua para determinar a gravidade da abstinência. Devem-se usar **regimes de medicação baseados em sintomas**, que demonstraram prevenir a subsedação e a supersedação e reduzir o uso total de benzodiazepínicos em esquemas de dose fixa. A gravidade da abstinência determinará o nível de cuidado do paciente. Para aqueles em risco e com sintomas leves de abstinência, a internação em uma instituição de saúde é adequada. Para aqueles com abstinência moderada, recomenda-se um ambiente hospitalar de maior acuidade. Aqueles com abstinência grave devem ser internados na UTI.

1. Avaliação da gravidade dos sintomas de abstinência de álcool – A *Clinical Institute Withdrawal Assessment for Alcohol, Revised* (Ciwa-Ar) é uma ferramenta validada e amplamente utilizada para determinar a gravidade da abstinência de álcool. Essa avaliação analisa sintomas em 10 áreas e pode ser administrada de maneira relativamente rápida (Fig. 27.3). Uma ressalva é que o paciente deve ser capaz de comunicar seus sintomas ao médico. A pontuação máxima atingível é de 67. Deve-se utilizar julgamento clínico para determinar a dosagem final da medicação, uma vez que esta varia entre os pacientes e graus de abstinência.

2. Tratamento dos sintomas da abstinência de álcool com base no escore Ciwa-Ar

   A. **Sintomas mínimos de abstinência (escore Ciwa-Ar inferior a 8)** – Pacientes com histórico de abstinência de álcool com sintomas mínimos são adequados para profilaxia da abstinência. As opções recomendadas de benzodiazepínicos incluem clordiazepóxido ou lorazepam por via oral, com redução gradual ao longo de 3 dias. O protocolo prevê uma avaliação da sedação e dos sintomas de abstinência (Ciwa-Ar) pela enfermagem a cada 6 horas. Se for indicada medicação profiláctica, um exemplo de regime de redução gradual pode incluir lorazepam, 1 mg por via oral a cada 6 horas por 1 dia, depois 1 mg por via oral a cada 8 horas por 1 dia, depois 1 mg por via oral a cada 12 horas por 1 dia e, em seguida, descontinuar; ou clordiazepóxido, 50 mg por via oral a cada 6 horas por 1 dia, 25 mg por via oral a cada 6 horas por 2 dias e depois descontinuar. Evite o clordiazepóxido em pacientes idosos ou com doença hepática. Em pacientes com doença hepática, prefere-se o lorazepam. Avalia-se a sedação 30 a 60 minutos depois de cada dose do medicamento. Suspende-se a dose de benzodiazepínico em caso de sedação excessiva ou se a frequência respiratória for inferior a 10 respirações por minuto. Para escore no Ciwa-Ar superior a 8, deve-se notificar o médico, pois isso é sugestivo de abstinência ativa e deve ocorrer escalonamento do tratamento.

   B. **Sintomas leves de abstinência (escore Ciwa-Ar de 8 a 15)** – Para pacientes com abstinência leve, pode-se usar clordiazepóxido por via oral ou lorazepam por via oral ou intravenosa. Inicialmente, clordiazepóxido 50 mg por via oral ou lorazepam 1 ou 2 mg por via oral ou intravenosa são administrados de hora em hora, durante 2 horas. Deve-se avaliar o paciente quanto ao nível de sedação e sintomas de abstinência (Ciwa-Ar) a cada 4 horas. A dosagem é ajustada conforme o necessário para controlar os sintomas sem sedar em excesso. Depois das primeiras 2 horas, administram-se clordiazepóxido ou lorazepam a cada 4 horas e conforme o necessário. A dosagem típica pode incluir clordiazepóxido 25 a 50 mg por via oral ou lorazepam 0,5 a 1 mg por via oral ou intravenosa a cada 4 horas, conforme o necessário. Devem-se administrar doses adicionais de benzodiazepínicos se o escore Ciwa-Ar permanecer entre 8 e 15.

   C. **Abstinência moderada (escore Ciwa-Ar de 16 a 20)** – Para pacientes com abstinência moderada, administram-se clordiazepóxido 100 mg por via oral ou lorazepam 3 ou 4 mg por via oral ou intravenosa a cada hora durante as primeiras 2 horas. O monitoramento via Ciwa-Ar deve acontecer a cada 2 horas. A dosagem é ajustada de modo a controlar os sintomas sem sedação excessiva. Depois da dosagem inicial, o tratamento continuado pode incluir clordiazepóxido 50 mg por via oral ou lorazepam 1 a 2 mg por via oral ou intravenosa a cada 2 horas, conforme necessário para escores Ciwa-Ar entre 16 e 20, e clordiazepóxido 25 mg por via oral ou lorazepam 0,5 a 1 mg por via oral ou intravenosa a cada 2 horas, para escores Ciwa-Ar entre 8 e 15. A dose máxima de clordiazepóxido é de 600 mg em 24 horas. Devem-se monitorar os pacientes continuamente com oximetria de pulso e monitoramento cardíaco. Deve-se monitorar o grau de sedação a cada 30 a 60 minutos depois de cada dose oral do medicamento e 15 minutos depois de cada dose parenteral.

   D. **Abstinência grave (escore Ciwa-Ar superior a 20)** – Pacientes com abstinência grave estão em risco de desenvolver DT e devem ser internados na UTI. Pode-se usar lorazepam intravenoso para tratamento. Um protocolo de tratamento potencial é administrar 1 a 2 mg de lorazepam por via intravenosa a cada 15 minutos até que o paciente esteja calmo e sedado, mas acordado. O monitoramento inicial via Ciwa-Ar deve ocorrer a cada 30 minutos. O paciente pode, então, receber 2 mg de lorazepam por via oral ou intravenosa a cada hora, conforme necessário, quando o escore Ciwa-Ar estiver

Paciente: _____ Data: _____ Hora: _____ (relógio de 24 horas, meia-noite = 00:00)

Frequência cardíaca, mensurada por 1 minuto: _____ **Pressão arterial:** _____

NÁUSEAS E VÔMITO – Pergunte "Você sente um mal-estar no estômago (enjoo)? Você tem vomitado? Observação.

0 Não
1 Náuseas leves sem vômito
2
3
4 Náuseas recorrentes com ânsia de vômito
5
6
7 Náuseas constantes, ânsia de vômito e vômito

DISTÚRBIOS TÁTEIS – Pergunte "Você tem sentido coceira, sensação de alfinetadas e agulhadas, queimação, dormência ou sensação de insetos rastejando sobre ou sob sua pele?" Observação.

0 Não
1 Coceira muito leve, formigamento, queimação ou dormência
2 Coceira leve, formigamento, queimação ou dormência
3 Coceira moderada, formigamento, queimação ou dormência
4 Alucinações moderadamente graves (formigação)
5 Alucinações graves
6 Alucinações extremamente graves
7 Alucinações contínuas

TREMOR – Tremor com os braços estendidos e dedos separados. Observação.

0 Não
1 Não visível, mas pode ser sentido de ponta a ponta dos dedos
2
3
4 Moderado, com os braços estendidos
5
6
7 Grave, mesmo com os braços não estendidos

DISTÚRBIOS AUDITIVOS – Pergunte "Você tem ouvido sons ao se redor? Eles são agressivos? Eles te assustam? Você está ouvindo algo que é perturbador para você? Você está ouvindo coisas que sabe que não existem?" Observação.

0 Não
1 Aspereza ou capacidade de assustar muito leve
2 Aspereza ou capacidade de assustar leve
3 Aspereza ou capacidade de assustar moderada
4 Alucinações auditivas moderadamente graves
5 Alucinações graves
6 Alucinações extremamente graves
7 Alucinações contínuas

SUDORESE – Observação.

0 Não
1 Quase imperceptível, palmas das mãos úmidas
2
3
4 Gotas de suor evidentes na testa
5
6
7 Profusa

DISTÚRBIOS VISUAIS – Pergunte "As luzes tem parecido muito brilhantes? De cores diferentes? Incomodam os olhos? Você tem visto algo que o tem perturbado? Você tem visto coisas que sabe que não existem?" Observação.

0 Não
1 Fotossensibilidade muito leve
2 Sensibilidade leve
3 Sensibilidade moderada
4 Alucinações visuais moderadamente graves
5 Alucinações graves
6 Alucinações extremamente graves
7 Alucinações contínuas

ANSIEDADE – Pergunte "Você se sente nervoso?" Observação.

0 Não
1 Levemente ansioso
2
3
4 Moderadamente ansioso, ou cauteloso, então infere-se que há ansiedade
5
6
7 Severamente ansioso, equivalente...

CEFALEIA, PLENITUDE NA CABEÇA – Pergunte "Sua cabeça parece estar diferente? Parece que há uma faixa em volta dela?" Não avalie tonturas ou desmaios. Em vez disso, avalie a gravidade.

0 Não
1 Muito leve
2 Leve
3 Moderado
4 Moderado-grave
5 Grave
6 Muito grave
7 Extremamente grave

AGITAÇÃO – Observação.

0 Atividade normal
1 Um pouco mais que a atividade normal
2
3
4 Moderadamente nervoso e inquieto
5
6
7 Dá passos para frente e para trás durante a maior parte da entrevista, ou se debate constantemente

ORIENTAÇÃO E TURVAMENTO DA PARTE SENSITIVA – Pergunte "Que dia é hoje? Onde você está? Quem sou eu?". Somatórios em série: "Por favor, conte os números de 5 em 5 – 0, 5, 10..."

0 Orientado e capaz de fazer somas em série
1 Não é capaz de fazer somas em série ou não tem certeza sobre a data
2 Desorientado em relação à data por não mais que 2 dias corridos
3 Desorientado em relação à data por mais de 2 dias corridos
4 Desorientado em relação à data e local ou pessoa

Escore total do **Ciwa-Ar** _____

Iniciais do avaliador _____

Pontuação máxima possível 67

Esta avaliação para monitorar os sintomas de abstinência requer aproximadamente 5 minutos para ser administrada. A pontuação máxima é 67 (ver instrumento). Pacientes com pontuação inferior a 8 (ou 10, segundo alguns especialistas) em geral não necessitam de medicação adicional para abstinência.

FIGURA 27.3 Avaliação da abstinência de álcool.

Reproduzida de Sullivan JT et al. Assessment of alcohol withdrawal: The revised clinical institute withdrawal assessment for alcohol scale [CIWA-Ar]. Br J Addict. 1989;84:1353. Esta escala não é protegida por direitos autorais e pode ser usada livremente.

entre 16 e 20, e 1 a 2 mg de lorazepam por via oral ou intravenosa a cada hora, conforme necessário, quando o escore Ciwa-Ar estiver entre 8 e 15. Se o paciente necessitar de mais de 8 mg/hora de lorazepam como dose inicial ou continuar mostrando agitação observável, tremores, taquicardia ou hipertensão apesar das altas doses de lorazepam, considere adicionar dexmedetomidina, agonista alfa-2 que produz sedação com efeito mínimo no impulso respiratório. A dexmedetomidina não é recomendada como agente único para o tratamento da abstinência de álcool, mas como terapia adjuvante (junto com benzodiazepínicos) para diminuir o débito hiperadrenérgico em pacientes com abstinência de álcool grave não controlada com benzodiazepínicos ou em pacientes em risco de depressão respiratória decorrente das altas doses de benzodiazepínicos. A dosagem recomendada de dexmedetomidina é de 0,2 a 0,7 mcg/kg/hora, com 1 a 2 mg de lorazepam por via intravenosa a cada 8 horas mais 1 a 2 mg de lorazepam por via intravenosa a cada hora, conforme necessário para a agitação. Em casos limitados de abstinência grave que requerem bólus frequentes de lorazepam por pelo menos 6 horas, pode-se considerar a infusão intravenosa contínua desse medicamento; contudo, o paciente deve ser monitorado com extremo cuidado quanto a sinais de depressão respiratória. São necessárias oximetria de pulso contínua e observação cuidadosa da condição respiratória do paciente. Avalia-se a sedação 15 minutos após cada dose intravenosa. Se os sintomas de abstinência forem refratários ao aumento na dose de benzodiazepínicos, apesar da adição de dexmedetomidina, deve-se considerar a adição de fenobarbital ou o aumento da dose de propofol. Pacientes em uso de altas doses de benzodiazepínicos em geral necessitam de intubação para proteção das vias respiratórias, momento em que é recomendado o início da infusão de propofol para sedação, além do tratamento da abstinência de álcool refratária. Algumas instituições utilizam a monoterapia com fenobarbital para a abstinência de álcool, mas são necessários ensaios clínicos randomizados com potência suficiente comparando a eficácia do fenobarbital com os benzodiazepínicos para informar a adoção de novos regimes de tratamento.

Em todos os casos, os benzodiazepínicos devem ser suspensos se o paciente estiver muito sedado ou tiver frequência respiratória inferior a 10 respirações por minuto. Não administre lorazepam em bólus em doses superiores a 4 mg por via intravenosa. Não é recomendado misturar benzodiazepínicos, como clordiazepóxido por via oral a cada 8 horas com lorazepam. Em vez disso, selecione um único agente e titule conforme necessário. Depois que o paciente estiver estável por 24 horas, pode-se reduzir a dose de benzodiazepínico em 20% ao dia até que a retirada seja completa.

3. **Gerenciando outras condições associadas à abstinência** – É necessário um exame meticuloso à procura de outros pro-

blemas de saúde. A hipoglicemia alcoólica pode ocorrer em níveis séricos baixos de álcool (ver Cap. 29). Pacientes com transtorno por uso de álcool grave em geral apresentam doença hepática com distúrbios de coagulação associados e são propensos a lesões – e a combinação, muitas vezes, leva a um hematoma subdural não diagnosticado.

A fenitoína *não* parece ser útil no tratamento das convulsões por abstinência de álcool, mas doses sedativas de benzodiazepínicos são eficazes. Assim, em geral não são necessários outros anticonvulsivantes, a menos que haja um transtorno convulsivo preexistente.

As síndromes cerebrais crônicas secundárias a uma longa história de ingestão de álcool não respondem claramente à reposição de tiamina e vitaminas. Para esse tipo de paciente, a atenção aos cuidados socioambientais é primordial.

4. **Iniciar medidas psicológicas e sociais** – Os métodos de tratamento psicológico e comportamental descritos no item Tratamento do consumo de risco tornam-se as principais considerações depois do tratamento bem-sucedido da alucinose ou abstinência de álcool. Medidas psicológicas e sociais devem ser iniciadas no hospital, antes da alta. Isso aumenta a possibilidade de continuação do tratamento pós-hospitalização.

Bahji A et al. Comparative efficacy and safety of pharmacotherapies for alcohol withdrawal: a systematic review and network meta-analysis. Addiction. 2022;117:2591. [PMID: 35194860]

Bosch NA et al. Implementation of a phenobarbital-based pathway for severe alcohol withdrawal: a mixed-method study. Ann Am Thorac Soc. 2021;18:1708. [PMID: 33945771]

Casper R et al. Which detoxification syndromes are effective for alcohol withdrawal syndrome? J Fam Pract. 2021;70:E16. [PMID: 33760908]

Kelson M et al. Ketamine treatment for alcohol use disorder: a systematic review. Cureus. 2023;15:e38498. [PMID: 37273364]

Malone D et al. Phenobarbital versus benzodiazepines in alcohol withdrawal syndrome. Neuropsychopharmacol Rep. 2023;43:532. [PMID: 37368937]

Outros transtornos por uso de drogas ilícitas e substâncias

Uma série de drogas ilícitas e medicamentos prescritos pode ser utilizada de maneira abusiva. O tratamento da intoxicação aguda é diferenciado do tratamento de um possível transtorno por uso.

1. Opioides

Os termos "opioides" e "narcóticos" referem-se a um grupo de substâncias com ações que mimetizam as da morfina. Usam-se "opioides" quando se discutem medicamentos prescritos por um médico e "narcóticos" para denotar o uso de drogas ilícitas. Os analgésicos opioides podem ser revertidos pelo antagonista opioide naloxona.

Os sintomas e sinais de intoxicação por narcóticos leve incluem alterações de humor, com sentimentos de euforia; sonolência; náuseas com êmese ocasional; sinais de perfuração por agulha; e miose. A incidência de cheirar e inalar ("fumar") heroína aumentou, especialmente entre os consumidores de cocaína. A sobredosagem causa depressão respiratória, vasodilatação periférica, pupilas puntiformes, edema pulmonar, coma e morte.

A tolerância e a abstinência são as principais preocupações quando ocorre o uso continuado de opioides. A abstinência causa apenas morbidade moderada (semelhante em gravidade a um surto de "gripe") e é categorizada de 0 a 4: **grau 0**, fissura e ansiedade; **grau 1**, bocejo, lacrimejamento, rinorreia e transpiração; **grau 2**, todos esses sintomas mais midríase, piloereção, anorexia, tremores, dor generalizada e ondas de calor e frio; **graus 3 e 4**, aumento na intensidade dos sintomas e sinais descritos antes, com aumento da temperatura, da pressão arterial, da frequência cardíaca e da frequência e profundidade respiratórias. Na abstinência da adição mais grave, comumente ocorrem vômitos, diarreia, perda de peso, hemoconcentração e ejaculação espontânea ou orgasmo.

O **tratamento para a sobredosagem** (ou suspeita de sobredosagem) é discutido no Capítulo 40.

O **tratamento para a abstinência** começa se os sinais de grau 2 se desenvolverem. Se for necessário um programa de abstinência, administre metadona, 10 mg por via oral (use administração parenteral se o paciente estiver vomitando) e observe. Se os sinais (piloereção, midríase, alterações cardiovasculares) persistirem por mais de 4 a 6 horas, continue administrando 10 mg de metadona em intervalos de 4 a 6 horas, até que os sinais não estejam presentes (raramente mais de 40 mg de metadona em 24 horas). Para o segundo período de 24 horas, divida a quantidade total de medicação necessária para o primeiro período de 24 horas por dois e administre essa quantidade a cada 12 horas. Para cada dia seguinte, reduza a dose total de 24 horas em 5 a 10 mg. Assim, um paciente com adição moderada que inicialmente necessitava de 30 a 40 mg de metadona poderia ser desmamado durante um período de 4 a 8 dias. A clonidina, 0,1 mg por via oral várias vezes ao dia durante um período de 10 a 14 dias, é uma alternativa e um complemento à desintoxicação com metadona; não é necessário diminuir gradualmente a dose. A clonidina é útil no alívio dos sintomas cardiovasculares, mas não alivia significativamente a ansiedade, a insônia ou a dor generalizada. Há uma síndrome de abstinência prolongada com alterações metabólicas, respiratórias e de pressão arterial que perdura por 3 a 6 meses.

O **tratamento do transtorno por uso de opioides** (TUO) com medicação é imperativo, pois há fortes evidências do seu impacto significativo na morbidade e mortalidade, incluindo o que tem sido chamado de "epidemia de opioides" nos EUA. A buprenorfina e a metadona, "terapias agonistas de opioides", reduzem a *overdose* fatal e não fatal de opioides e as complicações infecciosas do TUO e são as opções de tratamento de primeira linha. A descontinuação do tratamento com agonistas opioides está associada a um aumento nas taxas de recaída e mortalidade.

A buprenorfina é um agonista mu parcial e antagonista kappa que é um dos pilares do tratamento do TUO em consultório. Uma forma sublingual ou em comprimido combina buprenorfina e naloxona, antagonista opioide que pode reduzir a dispersão para uso de injeção, bloqueando a euforia dos opiáceos. A buprenorfina também vem em versão injetável de longa ação.

Os programas de manutenção com metadona têm algum valor no transtorno por uso de opioides. Sob supervisão cuidadosamente controlada, a pessoa com transtorno por uso de opioides é mantida com altas doses de metadona (40 a 120 mg ao dia), que satisfazem a fissura.

Podem-se usar ainda antagonistas de opioides (p. ex., naltrexona) para o tratamento de pacientes que estão livres de opioides por 7 a 10 dias. Há menos evidências disponíveis para a naltrexona de liberação prolongada; uma metanálise de ECR mostrou diminuição do uso ilícito de opioides, mas nenhum efeito na mortalidade. A naltrexona bloqueia o efeito narcótico da heroína quando 50 mg são administrados por via oral a cada 24 horas, inicialmente durante vários dias, e depois são administrados 100 mg a cada 48 a 72 horas.

2. Sedativos (ansiolíticos)

Veja Transtornos de ansiedade, neste capítulo.

3. Psicodélicos

O transtorno por uso de substâncias psicodélicas não é comum. Todos os psicodélicos comuns (LSD, mescalina, psilocibina, dimetiltriptamina e outros derivados da fenilalanina e triptofano) podem produzir efeitos psicoativos, comportamentais e fisiológicos. Uma sensação inicial de tensão é seguida por uma liberação emocional, como choro ou riso (1 a 2 horas). Mais tarde e em doses mais elevadas, ocorrem distorções perceptivas, com ilusões e alucinações visuais, e ocasionalmente há medo da desintegração do ego (2 a 3 horas). Ocorrem então grandes mudanças na percepção do tempo e na instabilidade do humor (3 a 4 horas). Surge uma sensação de desapego, destino e controle (4 a 6 horas). É claro que as reações variam entre os indivíduos e algumas substâncias produzem reações em prazos bastante diferentes. Ocasionalmente, o episódio agudo é aterrorizante (uma *bad trip*) e pode incluir pânico, depressão, confusão mental ou sintomas psicóticos. Problemas emocionais preexistentes, a atitude do usuário e o ambiente em que a droga é usada afetam a experiência.

O tratamento do episódio agudo envolve principalmente a proteção do indivíduo contra comportamentos erráticos que podem levar a lesões ou morte. Um ambiente estruturado em geral é suficiente, até que o medicamento seja metabolizado. Em casos graves, podem-se administrar fármacos antipsicóticos com efeitos colaterais mínimos (p. ex., haloperidol, 5 mg por via intramuscular) em intervalos de algumas horas até que o indivíduo recupere o controle. Nos casos em que ocorrem *flashbacks* (imagens mentais de uma *bad trip* mais tarde desencadeada por estímulos leves, como maconha, álcool ou trauma psíquico), um curso curto de medicação antipsicótica – p. ex., olanzapina, 5 a 10 mg /dia por via oral, ou risperidona, 2 mg/dia por via oral, inicialmente, e até 20 mg/dia e 6 mg/dia, respectivamente – em geral é suficiente. Lorazepam ou clonazepam, 1 a 2 mg por via oral a cada 2 horas, conforme necessário para a agitação aguda, pode ser um complemento útil. Ocasionalmente, um paciente pode ter *flashbacks* por períodos muito mais longos e necessitar de pequenas doses de fármacos antipsicóticos em longo prazo.

4. Fenciclidina

A fenciclidina (PCP, pó de anjo, poeira da lua, pílula da paz) é simples de produzir e imita até certo ponto as drogas psicodélicas tradicionais. O PCP é um substituto enganoso comum para o LSD, o tetra-hidrocanabinol e a mescalina. Está disponível em cristais, cápsulas e comprimidos para serem inalados, injetados, engolidos ou fumados (geralmente é borrifado na maconha).

O tratamento para a intoxicação aguda é discutido no Capítulo 40.

5. Maconha

A *Cannabis sativa*, uma planta cânhamo, é a fonte da maconha. A droga em geral é inalada na forma de cigarro, mas sua vaporização é popular. Existe uma síndrome clinicamente distinta associada ao uso de cigarro eletrônico com THC – **lesão pulmonar associada ao uso de cigarro eletrônico** – que pode resultar em efeitos pulmonares devastadores e em uma fisiopatologia patologicamente distinta. Os efeitos ocorrem em 10 a 20 minutos e perduram por 2 a 3 horas. Cigarros de boa qualidade contêm cerca de 500 mg de maconha (que contém aproximadamente 5 a 15 mg de tetra-hidrocanabinol, com meia-vida de 7 dias).

Em dosagem moderada, a maconha recreativa (maior teor de THC *versus* CBD) leva a duas fases: euforia leve seguida de sonolência. Na fase aguda, o usuário apresenta percepção temporal alterada, emoções menos inibidas, problemas psicomotores, memória imediata prejudicada e injeção conjuntival. Doses elevadas produzem efeitos psicotomiméticos transitórios. Nenhum tratamento específico é necessário, exceto no caso de uma *bad trip* ocasional, caso em que a pessoa é tratada da mesma maneira que para o uso de psicodélicos. A maconha frequentemente agrava doenças mentais existentes e afeta negativamente o desempenho motor.

Estudos de efeitos em longo prazo mostraram conclusivamente anormalidades na árvore pulmonar. Laringite e rinite estão relacionadas com o uso prolongado, juntamente com a DPOC. Anormalidades eletrocardiográficas são comuns, mas nenhuma doença cardíaca crônica foi associada ao uso de maconha. O uso em longo prazo resultou na depressão dos níveis plasmáticos de testosterona e na redução da contagem de espermatozoides. Menstruação anormal e não ovulação ocorreram em algumas mulheres. As deficiências cognitivas são comuns. A utilização de cuidados de saúde para uma variedade de problemas clínicos é maior naqueles que fumam maconha há muito tempo. A abstinência repentina produz insônia, náuseas, mialgia e irritabilidade. Os efeitos psicológicos do uso prolongado de maconha ainda não são claros. O teste de urina é confiável se as amostras forem cuidadosamente coletadas e testadas. Os períodos de detecção variam de 4 a 6 dias em usuários de curto prazo e de 20 a 50 dias em usuários de longo prazo. Desde 2021, em vários estados dos EUA o uso da maconha é legalizado com fins médicos, recreativos ou ambos.

6. Estimulantes: anfetaminas e cocaína

O uso indevido de estimulantes é bastante comum, isoladamente ou em combinação com o abuso de outras drogas. Os estimulantes incluem drogas ilícitas como a metanfetamina ("*speed*") – uma variante é uma forma fumável chamada "*ice*", que proporciona euforia intensa e duradoura – e o metilfenidato e a dextroanfetamina, que estão sob controle de prescrição. O uso moderado de qualquer estimulante produz hiperatividade, sensação de maior capacidade física e mental e efeitos simpatomiméticos. O quadro clínico da intoxicação aguda por estimulantes inclui sudorese, taquicardia, pressão arterial elevada, midríase, hiperatividade e síndrome cerebral aguda com confusão mental e desorientação. Há rápido desenvolvimento de tolerância e, à medida que a dosagem é aumentada, ocorrem hipervigilância, ideação paranoica (com delírios de parasitose), estereotipia, bruxismo, alucinações táteis de infestação de insetos e psicoses intensas, muitas vezes com ideação persecutória e respostas agressivas. A abstinência de estimulantes é caracterizada por depressão com sintomas de hiperfagia e hipersonia.

Pessoas em uso crônico de estimulantes (p. ex., anorexígenos) ocasionalmente ficam sensibilizadas (*kindling*) ao uso futuro dessas substâncias. Nesses indivíduos, mesmo pequenas quantidades de estimulantes leves, como a cafeína, podem causar sintomas de paranoia e alucinações auditivas.

A **cocaína** é um estimulante, um produto da planta da coca. Os derivados incluem sementes, folhas, pasta de coca, cloridrato de cocaína e a base livre de cocaína. O cloridrato de cocaína é o sal e a forma mais comumente usada. A base livre, um derivado mais puro (e mais forte) chamado *crack*, é preparado pela simples extração do cloridrato de cocaína.

Existem vários modos de uso. Mascar folhas de coca envolve torrar as folhas e mastigá-las com material alcalino (p. ex., cinzas de outras folhas queimadas) para aumentar a absorção bucal. Alcança-se uma euforia leve, com início em 5 a 10 minutos e duração de cerca de uma hora. O uso intranasal consiste simplesmente em cheirar a cocaína com um canudo. A absorção é um pouco retardada pela vasoconstrição (que pode, por fim, causar necrose tecidual e perfuração septal); o início da ação ocorre em 2 a 3 minutos, com euforia (*high*) moderada (euforia, excitação, energia aumentada) que dura cerca de 30 minutos. A pureza da cocaína é um dos principais determinantes da euforia. O uso intravenoso de cloridrato de cocaína ou "base livre" é eficaz em 30 segundos e produz uma sensação intensa e de curta duração, com duração de cerca de 15 minutos. O uso combinado de cocaína e etanol resulta na produção metabólica de cocaetileno pelo fígado. Essa substância produz efeitos semelhantes aos da cocaína, embora mais intensos e duradouros. Fumar base livre (cocaína volatilizada em razão do ponto de ebulição mais baixo) tem efeito em segundos e resulta em uma sensação intensa que dura alguns minutos. A intensidade da reação está relacionada com a acentuada solubilidade lipídica da forma da base livre e produz, de longe, os sintomas médicos e psiquiátricos mais graves.

Foram relatados colapso cardiovascular, arritmias, infarto agudo do miocárdio e ataques isquêmicos transitórios. Podem ocorrer convulsões, acidentes vasculares encefálicos, sintomas de enxaqueca, hipertermia e danos pulmonares, e há várias complicações obstétricas, incluindo aborto espontâneo, descolamento prematuro da placenta, efeitos teratogênicos, atraso no crescimento fetal e prematuridade. A cocaína pode causar ansiedade, alterações de humor e *delirium*, e o uso crônico pode causar os mesmos problemas que outros estimulantes.

Os médicos devem estar alertas quanto ao uso de cocaína em pacientes que apresentam sangramento nasal inexplicável ou perfurações septais, cefaleia, fadiga, insônia, ansiedade, depressão e rouquidão crônica. A retirada repentina da droga não é fatal, mas geralmente produz fissura, distúrbios do sono, hiperfagia, cansaço e depressão grave (às vezes com ideação suicida) que dura de dias a semanas.

O tratamento da intoxicação aguda é impreciso e difícil. Como a euforia está relacionada com o bloqueio da recaptação de dopamina, o agonista da dopamina bromocriptina, 1,5 mg por via oral três vezes ao dia, alivia alguns dos sintomas de fissura associados à abstinência aguda de cocaína. O tratamento da psicose é igual ao de qualquer psicose: fármacos antipsicóticos em dosagens suficientes para aliviar os sintomas. Quaisquer sintomas médicos (p. ex., hipertermia, convulsões, hipertensão) são tratados diretamente. Essas abordagens devem ser utilizadas em conjunto com um programa estruturado para transtornos por uso, na maioria das vezes baseado no modelo dos Alcoólicos Anônimos. Pode ser necessária hospitalização se a automutilação ou a violência contra outras pessoas for uma ameaça percebida (em geral indicada por delírios paranoicos).

7. Cafeína

A cafeína, juntamente com a nicotina e o álcool, é uma das drogas mais comumente usadas em todo o mundo, embora não seja descrito um transtorno por uso de cafeína. Doses baixas a moderadas (30 a 200 mg/dia) tendem a melhorar alguns aspectos do desempenho (p. ex., vigilância). O teor aproximado de cafeína em uma xícara (180 mL) de bebida é o seguinte: café coado, 80 a 140 mg; café instantâneo, 60 a 100 mg; café descafeinado, 1 a 6 mg; chá preto, 30 a 80 mg; chá em saquinho, 25 a 75 mg; chá instantâneo, 30 a 60 mg; cacau, 10 a 50 mg; e 350 mL de refrigerantes do tipo cola, 30 a 65 mg. Uma barra de chocolate de 57 g contém cerca de 20 mg de cafeína. Alguns chás de ervas (p. ex., *morning thunder*) contêm cafeína. Os analgésicos contendo cafeína em geral contêm cerca de 30 mg por unidade. Os sintomas do uso excessivo de cafeína (normalmente associados à ingestão de mais de 500 mg/dia) incluem ansiedade, agitação, inquietação, insônia, sensação de estar "ligado" e sintomas somáticos relacionados com o coração e o trato gastrointestinal. É comum que um caso de uso excessivo de cafeína se manifeste como um transtorno de ansiedade. Também é comum que a cafeína e outros estimulantes precipitem sintomas graves em pacientes esquizofrênicos e maníaco-depressivos compensados. Pacientes com depressão crônica costumam usar bebidas com cafeína como automedicação. Essa pista diagnóstica pode ajudar a distinguir alguns transtornos afetivos importantes. A descontinuação da cafeína (mais de 250 mg/dia) pode produzir sintomas de abstinência, como cefaleia, irritabilidade, letargia e náuseas ocasionais.

8. Fármacos e solventes diversos

Os principais medicamentos vendidos sem prescrição médica que causam preocupação incluem diversos agentes anti-histamínicos, frequentemente em combinação com um analgésico leve apresentado como remédio para resfriado.

Os anti-histamínicos comumente produzem alguma depressão do SNC – daí seu uso como sedativos de venda livre. Praticamente todos os chamados soníferos são anti-histamínicos. A mistura de anti-histamínicos com bebidas alcoólicas normalmente agrava os efeitos no SNC. A escopolamina e os brometos em geral foram removidos dos produtos vendidos sem receita.

O uso abusivo de laxantes às vezes pode levar a distúrbios eletrolíticos que podem contribuir para as manifestações do *delirium*. O maior uso de laxantes tende a ocorrer em idosos e naqueles com transtornos alimentares, sendo ambos os mais vulneráveis a alterações fisiológicas.

Pessoas que desejam aumentar sua massa muscular por razões estéticas ou para obter um aumento na força muscular podem fazer uso abusivo de esteroides anabolizantes. Além dos problemas médicos, a prática às vezes está associada a alterações significativas de humor, agressividade e delírios paranoicos. O uso de bebidas alcoólicas e estimulantes é maior nesses indivíduos. Os sintomas de abstinência da dependência de esteroides incluem fadiga, humor deprimido, inquietação e insônia.

O nitrito de amila é usado como "expansor do orgasmo". As mudanças na percepção do tempo, a sensação de *rush* e a leve euforia causadas pela droga motivaram seu uso não clínico. Os efeitos subjetivos duram de 5 segundos a 15 minutos. A tolerância se desenvolve rapidamente, mas não há sintomas de abstinência conhecidos. A abstinência durante alguns dias restabelece o nível anterior de capacidade de resposta. Os efeitos em longo prazo podem incluir danos ao sistema imune e dificuldades respiratórias.

Cheirar solventes e inalar gases (incluindo aerossóis) produz um modo de embriaguez semelhante à dos anestésicos voláteis. Os agentes incluem gasolina, tolueno, éter de petróleo, fluidos para isqueiros, fluidos de limpeza, diluentes e solventes que estão presentes em muitos produtos domésticos (p. ex., esmaltes para unhas). Os estados de intoxicação típicos incluem euforia, fala arrastada, alucinações e confusão mental, e, no caso de altas doses, as manifestações agudas incluem inconsciência e depressão ou insuficiência cardiorrespiratória; a exposição crônica produz uma variedade de sintomas relacionados com o fígado, o rim, a medula óssea ou o coração. A encefalopatia por chumbo pode estar associada à inalação de gasolina com chumbo. Além disso, estudos realizados com trabalhadores cronicamente expostos ao combustível de aviação mostraram aumentos significativos nos sintomas neurastênicos, incluindo fadiga, ansiedade, alterações de humor, dificuldades de memória e queixas somáticas. Esses mesmos problemas foram observados no uso abusivo de solventes em longo prazo.

As chamadas drogas sintéticas são substitutos sintéticos de drogas recreativas comumente usadas. As drogas sintéticas comuns incluem análogos metílicos do fentanila usados como substitutos da heroína. O MDMA também é uma droga artificial, não apenas com alto potencial de uso abusivo e suposta neurotoxicidade, mas também com usos terapêuticos que estão sendo explorados. Muitas vezes não detectadas pelos exames toxicológicos convencionais, essas substâncias podem representar um problema incômodo para os médicos que se deparam com sintomas de causa totalmente desconhecida.

Bates MLS et al. Use and abuse of dissociative and psychedelic drugs in adolescence. Pharmacol Biochem Behav. 2021;203:173129. [PMID: 33515586]

Ciccarone D et al. Understanding stimulant use and use disorders in a new era. Med Clin North Am. 2022;106:81. [PMID: 34823736]

Hand DJ et al. Comprehensive and compassionate responses for opioid use disorder among pregnant and parenting women. Int Rev Psychiatry. 2021;33:514. [PMID: 34176410]

Koob GF. Anhedonia, hyperkatifeia, and negative reinforcement in substance use disorders. Curr Top Behav Neurosci. 2022;58:147. [PMID: 35112332]

Rabinowitz J et al. The association between naturalistic use of psychedelics and co-occurring substance use disorders. Front Psychiatry. 2023;13:1066369. [PMID: 36704738]

Taylor JL et al. Opioid use disorder. Ann Intern Med. 2022;175:ITC1. [PMID: 35007147]

TRANSTORNOS NEUROCOGNITIVOS

FUNDAMENTOS DO DIAGNÓSTICO

- Disfunção cerebral transitória ou permanente com alterações na consciência ou na atenção.
- Comprometimento cognitivo em graus variados.
- Prejuízo na recordação e na memória recente, incapacidade de focar a atenção e problemas no processamento perceptual, muitas vezes com ideação psicótica.
- Atividade psicomotora aleatória, como estereotipia.
- Distúrbios emocionais frequentemente presentes: depressão, ansiedade, irritabilidade.
- Distúrbios comportamentais: controle de impulsos prejudicado, problemas com a sexualidade (sexual acting out), déficit de atenção, agressividade e exibicionismo.

Considerações gerais

O problema orgânico pode ser um transtorno encefálico primário ou uma manifestação secundária de algum transtorno geral. Todos os transtornos cognitivos mostram *algum grau de pensamento prejudicado* dependendo do local de envol-

vimento, da velocidade de início e progressão e da duração da lesão encefálica subjacente. Distúrbios emocionais (p. ex., depressão) estão frequentemente presentes como comorbidades significativas. Os distúrbios comportamentais tendem a ser mais comuns com a cronicidade, mais diretamente relacionados à personalidade subjacente ou à vulnerabilidade do SNC aos efeitos colaterais de medicamentos, e não necessariamente correlacionados com a disfunção cognitiva.

As causas dos transtornos cognitivos estão listadas na Tabela 27.8.

Achados clínicos

As muitas manifestações clínicas incluem problemas de orientação, capacidade de atenção curta ou flutuante, perda da memória recente e da capacidade de recordação, julgamento prejudicado, labilidade emocional, falta de iniciativa, controle de impulsos prejudicado, incapacidade de raciocinar durante problemas, depressão (pior nos tipos leve a moderado), confabulação (não limitada à síndrome cerebral orgânica causada pelo álcool), restrição nas funções intelectuais, alucinações visuais e auditivas e delírios. Os achados físicos variam de acordo com a causa. O eletroencefalograma em geral mostra lentidão generalizada no *delirium*.

A. Delirium

O *delirium* (**estado de confusão mental aguda**) é um distúrbio global transitório da atenção que se manifesta com turvação da consciência, em geral resultado de problemas sistêmicos (p. ex., medicamentos, hipoxemia). Consulte os Capítulos 4 e 26. O início em geral é abrupto. O *status* mental flutua (o déficit em geral é menor pela manhã), com incapacidade variável de se concentrar, focar a atenção e sustentar um comportamento proposital. Há um déficit acentuado na memória de curto prazo e na capacidade de recordação. Ansiedade e irritabilidade são comuns. Os problemas de orientação decorrem da incapacidade de reter informações. Distúrbios perceptivos (muitas vezes alucinações visuais) e inquietação psicomotora com insônia são comuns. A **síndrome do pôr-do-sol** – *delirium* leve a moderado à noite – é mais comum em pacientes com demência preexistente e pode ser precipitada por hospitalização, medicamentos e privação sensorial.

B. Demência

A demência é caracterizada por cronicidade e deterioração de funções mentais seletivas. Consulte os Capítulos 4 e 26.

Em todos os tipos de demência, é comum a perda do controle dos impulsos (sexuais e de linguagem). **Pseudodemência** é um termo previamente aplicado a pacientes deprimidos que pareciam ter demência. Eles frequentemente são identificáveis por sua tendência a relatar veementemente problemas de memória, em vez de tentar encobri-los. Eles comumente dizem que não conseguem realizar tarefas cognitivas, mas com incentivo muitas vezes eles são capazes de concluí-las. Pode-se considerar que eles apresentam demência reversível induzida pela depressão, que melhora quando a depressão desaparece. Em muitos pacientes geriátricos, contudo, a depressão parece

TABELA 27.8 Etiologia do *delirium* e outros transtornos cognitivos

Transtorno	Possíveis causas
Doenças cardiovasculares	IAM, arritmias cardíacas, espasmos cerebrovasculares, encefalopatia hipertensiva, hemorragias, embolias e oclusões causam indiretamente uma diminuição da função cognitiva.
Doenças do colágeno-vasculares e imunológicas	Doenças autoimunes, incluindo LES, síndrome de Sjögren e Aids.
Doenças degenerativas	Doença de Alzheimer, doença de Pick, esclerose múltipla, parkinsonismo, coreia de Huntington, hidrocefalia de pressão normal.
Doenças endócrinas	Tireotoxicose, hipotireoidismo, disfunção adrenocortical (incluindo doença de Addison e síndrome de Cushing), feocromocitoma, insulinoma, hipoglicemia, hiperparatireoidismo, hipoparatireoidismo, pan--hipopituitarismo, cetoacidose diabética.
Infecções	Septicemia; meningite e encefalite decorrente de organismos bacterianos, virais, fúngicos, parasitários ou tuberculosos ou de sífilis do SNC; infecções agudas e crônicas causada por toda a gama de patógenos microbiológicos.
Intoxicação	Álcool, sedativos, brometos, analgésicos (p. ex., pentazocina), drogas psicodélicas, estimulantes e solventes domésticos.
Efeitos em longo prazo do transtorno por uso de álcool	Síndrome de Wernicke-Korsakoff.
Abstinência de medicação	Abstinência de álcool, sedativos-hipnóticos, corticosteroides.
Fármacos	Fármacos anticolinérgicos, antidepressivos, agentes bloqueadores H_2, digoxina, salicilatos (uso em longo prazo) e uma ampla variedade de outros fármacos prescritos e de venda livre.
Doenças metabólicas	Distúrbios hidroeletrolíticos (especialmente hiponatremia, hipomagnesemia e hipercalcemia), distúrbios ácido-base, doença hepática (encefalopatia hepática), insuficiência renal, porfiria.
Neoplasias	Lesões primárias ou metastáticas do SNC, hipercalcemia induzida por câncer.
Deficiências nutricionais	Deficiência de vitamina B1 (beribéri), vitamina B12 (anemia perniciosa), ácido fólico, ácido nicotínico (pelagra); desnutrição proteico-calórica.
Doenças respiratórias	Hipóxia, hipercapnia.
Transtornos convulsivos	Disfunção ictal, interictal e pós-ictal.
Traumatismo	Hematoma subdural, hemorragia subaracnóidea, sangramento intracerebral, síndrome de concussão.

ser um insulto que muitas vezes desmascara uma demência progressiva.

C. Síndrome amnéstica

Trata-se de um distúrbio de memória na ausência de *delirium* ou demência. Geralmente está associada à deficiência de tiamina e ao transtorno por uso de álcool crônico (p. ex., síndrome de Korsakoff). Há um prejuízo na capacidade de aprender novas informações ou de recordar informações aprendidas antes.

D. Alucinose induzida por substâncias

Essa condição é caracterizada por alucinações persistentes ou recorrentes (geralmente auditivas) sem os outros sintomas normalmente encontrados no *delirium* ou na demência. Álcool ou alucinógenos costumam ser a causa. Não é necessária a presença de outro transtorno mental, e pode haver resolução espontânea completa.

Tratamento

Consulte os Capítulos 4 e 26 para uma discussão detalhada.

PROBLEMAS PSIQUIÁTRICOS ASSOCIADOS À HOSPITALIZAÇÃO E A DOENÇAS

Categorias diagnósticas

A. Problemas agudos

1. *Delirium* com características psicóticas secundárias a problema médico ou cirúrgico ou agravadas pelo efeito do tratamento.
2. Ansiedade aguda, muitas vezes relacionada com ignorância e medo do problema imediato, bem como incerteza em relação ao futuro.
3. Ansiedade como aspecto intrínseco do problema médico (p. ex., hipertiroidismo).
4. Negação da doença, que pode se manifestar durante as fases aguda ou intermediária da doença.

B. Problemas intermediários

1. Depressão em função da doença ou aceitação da doença, frequentemente associada a desesperança realista ou fantasiada em relação ao futuro.
2. Problemas comportamentais, muitas vezes relacionados com a negação da doença que, em casos extremos, fazem com que o paciente deixe o hospital contrariando orientações médicas.

C. Problemas da recuperação

1. Diminuir a cooperação à medida que o paciente percebe que a melhora e a adesão não são obrigatórias.
2. Problemas de readaptação na família, no trabalho e na sociedade.

Considerações gerais

A. Problemas agudos

1. "Psicose da unidade de terapia intensiva" – O ambiente da UTI pode contribuir para o *delirium*. Os fatores rela-

cionados com a unidade de cuidados intensivos incluem a privação do sono, o aumento da excitação, a ventilação mecânica e o isolamento social. Outras causas incluem aquelas comuns ao *delirium*, que requerem investigação vigorosa (ver *Delirium*).

2. **Estados de ansiedade pré-cirúrgicos e pós-cirúrgicos** – A ansiedade antes ou depois de uma cirurgia é comum. A **ansiedade pré-cirúrgica** é comum e consiste principalmente no medo da morte (muitos pacientes cirúrgicos redizem seus testamentos). Os pacientes podem ter medo da anestesia, do centro cirúrgico e dos processos patológicos que podem ser descobertos pelo cirurgião. Tais medos frequentemente fazem com que as pessoas adiem exames que poderiam resultar em maiores chances de cura.

O oposto disso é a **propensão à cirurgia**, a busca por um procedimento cirúrgico para escapar do estresse avassalador da vida. Alguns pacientes policirúrgicos podem ser classificados como tendo transtornos factícios. As motivações incluem a necessidade de satisfazer as necessidades de dependência, o desejo de enganar figuras de autoridade, a culpa inconsciente ou uma necessidade masoquista de sofrer. As cirurgias frequentes também podem estar relacionadas com um transtorno de sintomas somáticos, particularmente o transtorno dismórfico corporal (obsessão de que uma parte do corpo esteja desfigurada). Outras razões incluem tentativa de obter alívio da dor e estilo de vida que se tornou quase exclusivamente voltado aos cuidados de saúde.

Os **estados de ansiedade pós-cirúrgica** em geral estão relacionados com a dor, procedimentos e perda da imagem corporal. Os problemas de dor aguda são bastante diferentes dos transtornos de dor crônica (ver Transtornos de dor crônica, neste capítulo); os primeiros são facilmente tratados com medicação analgésica adequada (ver Cap. 5). Alterações na imagem corporal (p. ex., amputações, estomias e mastectomias) muitas vezes levantam preocupações sobre o relacionamento com outras pessoas.

3. **Problemas iatrogênicos** – Estes incluem medicamentos, complicações de procedimentos diagnósticos e terapêuticos e comportamento impessoal e antipático da equipe. A polifarmácia costuma ser um fator. Pacientes com problemas diagnósticos não resolvidos têm um risco aumentado em razão da busca por respostas que leva a novos procedimentos diagnósticos e risco de complicações. O paciente perturbado e a família podem estar ansiosos e ser excessivamente exigentes. Esse comportamento é mais bem abordado com respostas calmas e comedidas.

B. Problemas intermediários

1. **Hospitalização prolongada** – A hospitalização prolongada apresenta problemas únicos. Muitas vezes há dificuldades comportamentais ligadas ao tempo de internação e aos procedimentos necessários. Disputas com os funcionários são comuns e muitas vezes dizem respeito a medicamentos

para dor ou privilégios de enfermaria. Alguns pacientes regridem ao comportamento infantil e à dependência. Os membros da equipe devem concordar entre si em relação à abordagem ao paciente, a fim de garantir o bom funcionamento da unidade.

2. **Depressão** – Os transtornos de humor, que vão de um transtorno de adaptação leve a um transtorno depressivo maior, frequentemente ocorrem durante hospitalizações prolongadas. A depressão pode ser decorrente da perda de autoestima do indivíduo, que muitas vezes se considera inútil e dominado pela culpa. Medicamentos terapêuticos (p. ex., corticosteroides) podem influenciar. A depressão pode contribuir para a irritabilidade e a raiva manifesta. A depressão grave pode levar à anorexia, o que complica ainda mais a cura e o equilíbrio metabólico. É durante esse período que surge a questão da desfiguração – o alívio pela sobrevivência dá lugar à preocupação com a função e a aparência futuras.

C. Problemas da recuperação

1. **Ansiedade** – A ansiedade quanto ao retorno ao ambiente pós-hospitalar pode causar regressão a uma posição de dependência. As complicações aumentam, e a tolerância dos funcionários é novamente testada.

2. **Ajuste pós-hospitalar** – As dificuldades de adaptação depois da alta estão relacionadas com a gravidade dos déficits e o uso de serviços ambulatoriais (p. ex., fisioterapia, programas de reabilitação, tratamento psiquiátrico ambulatorial). Alguns pacientes podem apresentar sintomas de estresse pós-traumático (p. ex., decorrentes de lesões traumáticas ou de tratamentos médicos necessários). A falta de acompanhamento adequado pode contribuir para a depressão do paciente, que pode sentir que está fazendo poucos progressos e pensar em "desistir". A reintegração ao trabalho, à rotina escolar e às atividades sociais pode ser lenta.

Achados clínicos

Os sintomas que ocorrem nesses pacientes são semelhantes aos discutidos nas seções anteriores deste capítulo, como *delirium*, transtornos de estresse e de adaptação, ansiedade e depressão. Os problemas comportamentais podem incluir falta de cooperação, queixas em excesso, exigências de medicação, investidas sexuais em enfermeiros, ameaças de deixar o hospital e assinatura de documentos contrariando recomendações médicas. O estresse da hospitalização muitas vezes traz à tona mecanismos de defesa mais primitivos do que os que o paciente apresenta na vida diária.

Complicações

O prolongamento da hospitalização causa aumento nos gastos financeiros, deterioração das relações paciente-equipe e aumento da probabilidade de problemas iatrogênicos e legais. A possibilidade de ter muitos problemas de tratamento pós-hospitalar é aumentada.

Tratamento
A. Médico

É importante ter um médico responsável, em quem o paciente confie e que seja capaz de supervisionar múltiplas abordagens de tratamento (ver Transtornos de sintomas somáticos, acima). Em caso de problemas agudos, deve-se prestar atenção ao desequilíbrio metabólico, à abstinência de álcool e ao uso prévio de substâncias – prescritas, recreativas ou de venda livre. Sono adequado e analgesia são importantes para melhorar as habilidades de enfrentamento do paciente.

Muitos médicos estão atentos à detecção precoce do paciente propenso à cirurgia. Os cirurgiões plásticos e ortopédicos estão particularmente em risco. Consultas apropriadas podem ajudar a detectar alguns problemas e mitigar problemas futuros.

Os estados de ansiedade pós-cirúrgica podem ser aliviados pela atenção pessoal do cirurgião. A ansiedade não é diminuída de maneira tão eficaz pela equipe auxiliar, que o paciente percebe como autoridades inferiores, até que o médico o tenha tranquilizado. A "analgesia controlada pelo paciente" pode melhorar o controle da dor, diminuir a ansiedade e minimizar os efeitos colaterais.

A depressão precisa ser reconhecida precocemente. Se for moderada a grave, podem-se prescrever fármacos antidepressivos (ver Fármacos antidepressivos). Altos níveis de ansiedade podem ser reduzidos com o uso criterioso de agentes ansiolíticos. Medicamentos desnecessários tendem a reforçar a impressão do paciente de que deve haver uma doença grave ou então a medicação não seria necessária.

B. Psicológico

Prepare o paciente e a família para o que está por vir. Isso inclui os tipos de unidade em que o paciente será alojado, os procedimentos que serão realizados e quaisquer desfigurações resultantes da cirurgia. A repetição das informações melhora a compreensão. A equipe de enfermagem pode ser útil, uma vez que os pacientes frequentemente confidenciam sua falta de compreensão a uma enfermeira, mas relutam em fazê-lo ao médico.

A negação da doença frequentemente é um obstáculo à aceitação do tratamento. Isso também deve ser tratado com os familiares presentes (para ajudar o paciente a enfrentar a realidade da situação) em uma série de conversas breves (para reforço). Os problemas de dependência resultantes de hospitalização prolongada são mais bem abordados concentrando-se nas mudanças que ocorrerão à medida que o paciente faz a transição para o mundo exterior. As figuras-chave incluem professores, conselheiros vocacionais e fisioterapeutas. Os desafios devem ser realistas e práticos e resolvidos em pequenos passos.

A depressão, em geral, está relacionada com a perda do apoio hospitalar familiar, e os terapeutas e conselheiros ambulatoriais ajudam a diminuir o impacto da perda. O impacto pode ser aliviado antecipando, com o paciente e a família, as características sinalizadoras da depressão comum, a fim de ajudar a evitar que o paciente assuma o papel de doente permanente.

O suicídio é uma preocupação quando o paciente se depara com o desespero. Uma abordagem honesta, compassiva e de apoio ajudará a sustentá-lo durante esse período difícil.

C. Comportamental

A dessensibilização prévia pode aliviar significativamente a ansiedade em relação aos procedimentos médicos. Pode-se fazer um "ensaio" para reforçar o que foi descrito verbalmente. Pode-se melhorar a cooperação durante períodos de problemas agudos com o uso de reforçadores apropriados, como uma enfermeira favorita ou familiar prestativo. Pessoas que são reforçadores positivos são ainda mais úteis durante as fases intermediárias, quando o paciente passa a resistir a procedimentos aparentemente intermináveis (p. ex., debridamento de áreas queimadas).

Situações específicas (p. ex., dependência psicológica do respirador) podem ser corrigidas pelo desmame com reforços apropriados (p. ex., assistir a um filme favorito em um dispositivo de mídia ou *laptop* quando estiver desconectado do ventilador). As abordagens comportamentais devem ser utilizadas de maneira positiva e otimista para o reforço máximo.

Podem-se usar técnicas de relaxamento, hipnose e distração para bloquear os efeitos colaterais de um tratamento necessário (p. ex., náuseas na quimioterapia por câncer).

D. Social

Uma mudança no ambiente requer adaptação. Por causa da doença, pode ser mais fácil lidar com a admissão e a hospitalização do que com a alta. Deve-se fazer uma avaliação pré-alta a fim de determinar se a família será capaz de lidar com as alterações físicas ou mentais do paciente. Trabalhar com a família enquanto o paciente está na fase aguda pode pressagiar uma transição bem-sucedida mais tarde.

Pode-se facilitar o desenvolvimento de uma nova vida social com o auxílio de diversas organizações de autoajuda (p. ex., o clube do estoma). Compartilhar problemas com outras pessoas em circunstâncias semelhantes facilita o retorno a uma vida social, que pode ser bem diferente daquela anterior à doença.

Prognóstico

O prognóstico é bom em todos os pacientes que apresentam condições médicas e cirúrgicas reversíveis. É cauteloso em caso de perda funcional grave que prejudica as possibilidades profissionais, educacionais ou sociais – especialmente no caso de uma doença progressiva e, por fim, potencialmente fatal.

Cortés-Beringola A et al. Diagnosis, prevention, and management of delirium in the intensive care unit. Am Heart J. 2021;232:164. [PMID: 33253676]

Migirov A et al. Postoperative delirium and neurocognitive disorders. Curr Opin Crit Care. 2021;27:686. [PMID: 34545028]

Stollings JL et al. Delirium in critical illness: clinical manifestations, outcomes, and management. Intensive Care Med. 2021; 47:1089. [PMID: 34401939]

28

Distúrbios endócrinos

Paul A. Fitzgerald, MD

Revisão científica da edição brasileira: Dra. Thais Chicorski Ng

DOENÇAS DO HIPOTÁLAMO E DA HIPÓFISE

Hipopituitarismo anterior

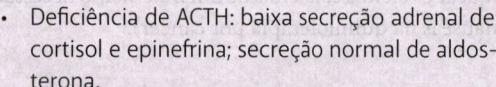

> **FUNDAMENTOS DO DIAGNÓSTICO**
>
> - Deficiência de ACTH: baixa secreção adrenal de cortisol e epinefrina; secreção normal de aldosterona.
> - Deficiência de hormônio de crescimento (GH): baixa estatura em crianças; astenia, obesidade e risco cardiovascular aumentado em adultos.
> - Deficiência de prolactina (PRL): insuficiência de lactação pós-parto.
> - Deficiência de TSH: hipotireoidismo secundário.
> - Deficiência de LH e FSH: hipogonadismo e infertilidade em homens e mulheres.

Considerações gerais

Os hormônios adeno-hipofisários são GH, PRL, ACTH, TSH, LH e FSH. O hipotálamo sintetiza os hormônios que regulam a secreção adeno-hipofisária, incluindo o hormônio liberador da corticotrofina (CRH), hormônio liberador do hormônio de crescimento, hormônio liberador de gonadotrofinas (GnRH), hormônio liberador de tireotrofina, e somatostatina. O hipotálamo também secreta dopamina, que inibe a secreção de PRL. Esses hormônios reguladores hipotalâmicos são transportados por um sistema venoso portal pelo infundíbulo da hipófise para a adeno-hipófise. O hipotálamo também sintetiza ocitocina e arginina vasopressina (AVP), também conhecida como ADH. Os nervos do hipotálamo carregam ocitocina e AVP para a neuro-hipófise, onde são armazenados e liberados.

1. Hipopituitarismo com lesões de massa

A. Tumores neuroendócrinos hipofisários – Esses tumores, também conhecidos como adenomas hipofisários, podem causar hipopituitarismo, particularmente quando são macroadenomas maiores (1 cm ou mais).

Tumores neuroendócrinos hipofisários não secretores têm maior probabilidade de crescerem a ponto de causar hipopituitarismo anterior do que adenomas hipofisários secretores; eles raramente causam diabetes *insipidus*.

B. Metástases hipofisárias – Essas lesões são geralmente decorrentes de câncer mamário (45%); 50% presente no decorrer de 10 anos após o tumor primário. O câncer de pulmão é responsável por cerca de 21% dos casos de metástases hipofisárias que normalmente surgem dentro de 1 ano após o câncer primário. Metástases hipofisárias frequentemente apresentam sintomas de perda de visão e oftalmoplegia, deficiência de ACTH (71%), deficiência de TSH (65%), diabetes *insipidus* (26%) ou deficiência de gonadotrofinas (88%).

C. Outras lesões de massa – Essas lesões incluem craniofaringioma, plasmocitoma, tumores de células germinativas, glioma, linfoma, cistos (Bolsa de Rathke, dermoide, epidermoide, aracnoide), meningioma e hemangiopericitoma.

D. Lesões vasculares – Essas lesões incluem apoplexia de tumor hipofisário, aneurisma de seio cavernoso e hemorragia subaracnóidea.

E. Lesões inflamatórias/infiltrativas – Incluem granulomatose com poliangiite, xantomatose, granuloma de células gigantes, histiocitose de células de Langerhans, sarcoidose, sífilis, hipofisite e tuberculose. As lesões infecciosas podem ser bacterianas, fúngicas ou parasitárias. Hipofisite linfocítica é um transtorno autoimune caracterizado pela infiltração do infundíbulo e hipófise por linfócitos, macrófagos e plasmócitos. A hipofisite linfocítica espontânea é mais comum em mulheres (71%) e se apresenta mais frequentemente durante a gravidez ou pós-parto. A hipofisite por inibidores do *checkpoint* imune pode ser causada por várias drogas para melhora da imunidade.

F. Espessamento do infundíbulo da hipófise – Transtorno mais frequentemente causado por hipofisite linfocítica, metástases, neurossarcoidose ou por uma neuro-hipófise ectópica congênita, mas a causa nunca é clinicamente aparente em muitos pacientes. Danos no infundíbulo da hipófise frequentemente causam diabetes *insipidus* central e uma ou mais deficiências dos hormônios adeno-hipofisários.

2. **Hipopituitarismo sem lesões de massa**

   A. **Hipopituitarismo congênito** – Esse transtorno ocorre em síndromes tais como displasia septo-óptica e em pacientes com várias mutações genéticas que causam uma perda progressiva da função da adeno-hipófise na infância. A Síndrome de Prader-Willi é um transtorno genético em que os genes do cromossomo 15 paterno são apagados ou não expressos. A Síndrome de Kallmann é causada por várias mutações genéticas que prejudicam o desenvolvimento ou migração dos neurônios sintetizadores de GnRH do bulbo olfatório para o hipotálamo, causando hipogonadismo com hiposmia ou anosmia. A deficiência de GH congênita ocorre como uma deficiência dos hormônios hipofisários isolada em um terço dos casos.

   B. **Hipopituitarismo adquirido** – Esse transtorno pode resultar de radioterapia craniana, cirurgia da hipófise, encefalite, malária cerebral, infecção por Covid-19, infecção parasitária, picadas de víboras, hemocromatose, autoimunidade ou derivação de artéria coronária. A deficiência de GH também pode ocorrer após terapia com radionuclídeos receptores de peptídeos para tumores neuroendócrinos. *O hipopituitarismo pode ocorrer de forma aguda, geralmente com insuficiência adrenal secundária grave que pode ser fatal a menos que reconhecida e tratada.* O hipopituitarismo agudo pode estar associado o diabetes *insipidus*.

   Ao menos uma deficiência dos hormônios hipofisários se desenvolve em 25-30% dos sobreviventes de **lesão encefálica traumática** grave a moderada e em cerca de 55% dos sobreviventes de **hemorragia subaracnóidea aneurismática**. Algum grau de hipopituitarismo, mais comumente deficiência de GH e hipogonadismo hipogonadotrófico, ocorre em um terço dos pacientes de **AVE isquêmico**. Outros casos de hipopituitarismo adquirido podem ser idiopáticos ou associados a uma sela vazia em ressonância magnética (RM).

   A **síndrome de Sheehan** refere-se ao hipopituitarismo causado por necrose hipofisária, geralmente após hemorragia uterina pós-parto grave. É geralmente caracterizada por amenorreia pós-parto e incapacidade de lactação. O hipopituitarismo na síndrome de Sheehan geralmente ocorre gradualmente no decorrer de 10-20 anos; o diagnóstico é normalmente atrasado em 9 anos em média. As manifestações em mulheres afetadas costumam ser hiponatremia, hipoglicemia ou anemia. Na síndrome de Sheehan aguda, a RM mostra uma hipófise aumentada apenas com uma borda fina destacada com gadolínio. Após um ano, a RM mostra atrofia da hipófise e uma sela parcialmente vazia.

   C. **Hipopituitarismo funcional** – O hipogonadismo hipogonadotrófico funcional pode ocorrer tanto em homens quanto em mulheres, secundário à perda de peso ou atividade física excessiva. O hipogonadismo hipogonadotrófico parcial normalmente se desenvolve em homens com obesidade ou pelo próprio envelhecimento, com níveis de testosterona livre sérica que são baixos ou próximos do limite inferior da normalidade, mas com níveis normais de LH e FSH sérico. As mulheres podem desenvolver amenorreia hipotalâmica durante períodos de estresse físico ou emocional grave. A deficiência de LH e FSH com hipogonadismo hipogonadotrófico ocorre em doenças severas, desnutrição, anorexia nervosa, alcoolismo, síndrome de Cushing (espontânea ou iatrogênica) e hiperprolactinemia (espontânea ou medicamentosa). O uso de opioides causa hipogonadismo hipogonadotrófico parcial em cerca de 60% de usuários com uso prolongado (incluindo metadona) e insuficiência adrenal secundária em cerca de 15% dos pacientes, com menor probabilidade de causar deficiência de GH ou TSH. Terapia com agonistas do GnRH (p. ex., leuprolida) também causa hipogonadismo hipogonadotrófico que pode persistir após a interrupção da terapia.

   Deficiência funcional de GH pode ocorrer com a idade, desnutrição e doenças renais crônicas. Supressão de ACTH com insuficiência adrenal secundária funcional isolada ocorre em pacientes em tratamento com acetato de megestrol, terapia com opioides em alta dosagem (15%) e corticosteroides endógenos ou exógenos. Quimioterapia com **bexaroteno** pode causar hipotireoidismo secundário e hipopituitarismo. Terapia com **mitotano** para carcinoma adrenocortical causa hipotireoidismo central.

Achados clínicos

Quando o hipopituitarismo é causado por uma lesão de massa ou hipofisite, os pacientes podem apresentar cefaleias ou defeitos no campo visual. Podem surgir sintomas não específicos, tais como fadiga, tontura e hipotensão, confusão, disfunção cognitiva, disfunção sexual, polidipsia ou intolerância ao frio. Outros sintomas e sinais atribuídos a deficiências específicas dos hormônios hipofisários são descritos abaixo.

A. Sintomas e sinais

1. **Deficiência de GH (somatotrofina)** – Deficiência de GH congênita pode estar presente em recém-nascidos com hipoglicemia, icterícia e pênis pequeno e posteriormente com baixa estatura na infância.

   A deficiência de GH em adultos é frequentemente não diagnosticada. Sintomas não específicos, variando de leves a graves, incluem obesidade central leve a moderada, energia mental e física reduzidas, concentração e memória prejudicadas e depressão. Os pacientes também podem apresentar massa muscular reduzida, colesterol LDL aumentado e débito cardíaco reduzido com exercício.

Uma deficiência de GH crônica leva à osteopenia e a um maior risco de fraturas. Quando outros déficits hormonais hipofisários mais reconhecíveis estão presentes, há uma alta probabilidade de deficiência de GH concomitante.

2. **Deficiência de gonadotrofina (hipogonadismo hipogonadotrófico)** – Na deficiência de gonadotrofina, insuficiências de LH e FSH causam hipogonadismo e infertilidade.

A **deficiência de gonadotrofina congênita** é caracterizada pela falta parcial ou total de desenvolvimento puberal. O hipogonadismo hipogonadal isolado ocorre em 1 a cada 4.000 pessoas do sexo masculino, mas é menos comum em pessoas do sexo feminino. Cerca de 30% dos casos foram ligados a variantes genéticas com expressões fenotípicas variáveis que podem ser associadas ao cromossomo X, autossômicas dominantes ou recessivas. Os pacientes podem ter olfato normal ou anormal (síndrome de Kallmann), genitália anormal, anomalias nos rins, defeitos craniofaciais de linha média, déficits neurológicos ou malformações musculoesqueléticas. Algumas mulheres afetadas têm menarca seguida de amenorreia secundária. Meninos afetados que sobrevivem à infância podem apresentar problemas para entrar na puberdade.

A **síndrome de Prader-Willi** apresenta criptorquidia, deficiência intelectual, baixa estatura, hiperflexibilidade, desregulação autonômica, comprometimento cognitivo, obesidade, hipogonadismo hipogonadotrófico ou hipogonadismo primário.

A **deficiência de gonadotrofina adquirida** é caracterizada pela perda gradual de pelos faciais, axilares, pubianos ou corporais. Homens podem notar diminuição da libido, disfunção erétil, atrofia muscular, infertilidade e osteopenia. Mulheres apresentam amenorreia, infertilidade e osteoporose.

3. **Deficiência de TSH** – A deficiência de TSH causa hipotireoidismo (ver Hipotireoidismo).

4. **Deficiência de ACTH** – A insuficiência adrenal central é causada pela deficiência de ACTH. Há atrofia funcional do córtex adrenal dentro de 2 semanas do dano hipofisário, o que resulta na diminuição de cortisol. A secreção de mineralocorticoides adrenais continua, por isso manifestações de insuficiência adrenal no hipopituitarismo podem ser menos marcantes do que na destruição da glândula adrenal bilateral (ver Insuficiência adrenal primária [doença de Addison]). A insuficiência adrenal central decorrente de metástases hipofisárias apresenta como sintomas náusea, perda de peso e fadiga; esses sintomas são frequentemente atribuídos incorretamente à quimioterapia ou à malignidade em si. Pacientes com deficiência parcial de ACTH possuem alguma secreção de cortisol e podem não apresentar sintomas até momentos de estresse por doença ou cirurgia.

5. **Deficiência de PRL** – Costuma estar presente em mulheres com falha de lactação durante o puerpério.

6. **Pan-hipopituitarismo** – Refere-se a uma deficiência de vários ou de todos os hormônios hipofisários. Pode haver hipogonadismo hipogonadotrófico (62%), diabetes *insipidus* (54%), cefaleia (50%), hipotireoidismo (48%), deficiência de ACTH (47%), deficiência de GH (37%) e hiperprolactinemia (36%), que pode ser confundida com um prolactinoma. O hipopituitarismo está geralmente presente em mulheres com amenorreia.

7. **Dano hipotalâmico** – Pode causar obesidade e comprometimento cognitivo. O hipopituitarismo ocorre, mas geralmente junto com níveis prolactina sérica (PRL) *aumentados*. Efeitos de tumores locais podem causar cefaleias ou compressão do nervo óptico com perda do campo visual.

B. Achados laboratoriais

Inicialmente, pode haver hiponatremia e hipoglicemia, com hipoadrenalismo secundário, hipotireoidismo ou deficiência de GH. A hiponatremia pode ser causada por hipotireoidismo ou hipoadrenalismo. Pacientes com hipofisite linfocítica frequentemente têm níveis séricos elevados de anticorpos anti-citoplasma ou antinucleares. Pacientes com hipopituitarismo sem uma etiologia estabelecida podem ser testados para hemocromatose com saturação de transferrina sérica ou ferritina e ferro séricos.

O **hipogonadismo hipogonadotrófico masculino** é diagnosticado pela coleta de sangue antes das 10h da manhã após jejum noturno em homens sem doença aguda ou subaguda. Os homens afetados apresentam em jejum níveis baixos de testosterona livre ou total com nível sérico de LH baixo ou normal. Um nível sérico de PRL também é obtido, visto que a hiperprolactinemia de qualquer causa pode resultar em hipogonadismo.

O **hipogonadismo hipogonadotrófico feminino** é suspeitado em mulheres não gestantes com amenorreia ou oligomenorreia, que não possuem doença aguda, hipertireoidismo ou hiperandrogenismo. Os níveis de estradiol são baixos e os de FSH são baixos ou normais. Em mulheres não gestantes, um nível sérico de PRL também é obtido, visto que hiperprolactinemia de qualquer causa pode resultar em hipogonadismo. Em mulheres pós-menopausa, a ausência de níveis elevados de FSH (em mulheres não submetidas à reposição de estrogênio) indica deficiência de gonadotrofina.

O **hipotireoidismo central** é diagnosticado por tiroxina livre baixa (T_4L) em um contexto de doença da hipófise. Os níveis de TSH podem ser baixos ou normais. O hipotireoidismo central pode surgir quando os pacientes iniciam a reposição de GH, logo, os níveis da tireoide devem ser monitorados nesse quadro. Pacientes submetidos a cirurgia da hipófise devem ser avaliados para hipotireoidismo central no pré-operatório e novamente em 6 semanas do pós-operatório.

A **insuficiência adrenal central** é diagnosticada após interrupção da reposição com corticosteroides por no mínimo 18-24 horas. O sangue é coletado entre 8h e 9h da manhã para cortisol sérico e ACTH de base. Um nível de cortisol menor que 3 mcg/dL (80 nmol/L) geralmente indica insuficiência adrenal, ao passo que níveis de cortisol maiores que 15 mcg/dL (400 nmol/L) geralmente excluem insuficiência adrenal. Para níveis de cortisol entre 3 e 15 mcg/dL, frequentemente é necessário um teste de cosintropina (teste de estimulação com ACTH). Para o teste de cosintropina, os pacientes devem parar a reposição de corticosteroides por no mínimo 18-24 horas. O sangue é coletado entre 8-9h da manhã para medição de cortisol, ACTH e desidroepiandrosterona (DHEA) e então cosintropina (ACTH sintético 1-24) 0,25 mg é administrado por via endovenosa ou intramuscular. Uma outra medição de cortisol é feita 45 minutos após a injeção de cosintropina; um nível de cortisol estimulado de menos de 20 mcg/dL (550 nmol/L) indica insuficiência adrenal provável. Com dano hipofisário gradual e na fase inicial da deficiência de ACTH, os pacientes podem ter um nível de cortisol estimulado de 20 mcg/dL ou mais (550 nmol/L), mas um nível de cortisol sérico basal coletado às 8h da manhã de 5 mcg/dL (138 nmol/L) ou menos, o que pode indicar insuficiência adrenal. Os níveis de ACTH basais são baixos ou normais no hipoadrenalismo secundário, o que o distingue de doença adrenal primária. O DHEA sérico é um substituto para o ACTH; os níveis são geralmente baixos em pacientes com deficiência adrenal secundária, ajudando a confirmar o diagnóstico. Pode ocorrer hiponatremia, especialmente quando deficiências de ACTH e TSH estão ambas presentes.

Para pacientes com sinais de insuficiência adrenal secundária (hiponatremia, hipotensão, tumor hipofisário), mas com resultados de teste de cosintropina no limite, o tratamento pode ser instituído empiricamente e o teste repetido em uma data posterior.

A **deficiência de GH** em adultos é difícil de diagnosticar, visto que a secreção de GH é normalmente pulsátil e os níveis séricos de GH são normalmente indetectáveis na maior parte do dia. Além disso, os adultos (particularmente os homens) fisiologicamente tendem a produzir menos GH após os 50 anos ou quando apresentam obesidade central. Portanto, uma deficiência de GH patológica é geralmente inferida por sintomas de deficiência de GH na presença de destruição da hipófise ou de outras deficiências hormonais hipofisárias. A deficiência de GH está presente em 96% dos pacientes com três ou mais deficiências de hormônios hipofisários e com baixo nível de IGF-1 sérico. O GH estimula a produção de IGF-1, mas o nível de IGF-1 sérico não é um teste sensível (cerca de 50%) ou específico para deficiência da GH em adultos. Níveis muito baixos de IGF-1 (menos de 84 mcg/L) são geralmente indicativos de deficiência de GH, mas também ocorrem em casos de desnutrição, jejum prolongado, hipotireoidismo, diabetes *mellitus* não controlado e falência hepática, bem como na terapia com estrogênio. Um teste terapêutico de GH deve ser considerado para pacientes sintomáticos que apresentem IGF-1 sérico menor que 84 mcg/dL ou três outras deficiências hormonais hipofisárias.

O teste provocativo de estimulação de GH para ajudar a diagnosticar a deficiência de GH em adultos tem sensibilidade de apenas 66%, no entanto, os testes são às vezes indicados ou necessários para cobertura por planos de saúde da terapia de GH. Na ausência de níveis de IGF-1 séricos menores que 84 mcg/dL ou de outras deficiências hormonais hipofisárias múltiplas, o teste provocativo de estimulação de GH pode ser indicado para os seguintes pacientes: (1) adultos jovens que tenham realizado terapia de GH para deficiência de GH na

infância e tenham atingido crescimento linear máximo; (2) pacientes com tumor hipotalâmico ou hipofisário ou que tenham sido submetidos à cirurgia ou radioterapia nessas áreas; (3) pacientes que tenham sofrido traumatismo craniano, acidente vascular encefálico ou encefalite anterior. O teste implica na medição do GH sérico após o estímulo provocativo, incluindo macimorelina ou glucagon.

C. Exames de imagem

Uma RM do hipotálamo e hipófise é indicada quando se suspeita de uma lesão de massa. Uma RM pode detectar lesões da hipófise, hipotálamo ou do infundíbulo da hipófise, incluindo adenoma hipofisário, hipofisite linfocítica, neurossarcoidose, histiocitose de células de Langerhans, craniofaringioma, germinoma, astrocitoma e malignidades metastáticas. A RM mostra aumento da hipófise em 75% dos casos de hipofisite associada ao uso de ipilimumabe, mas em apenas 25% dos casos de hipofisite induzida por agente anti-PD-1. A RM não é garantida em casos de hipopituitarismo funcional associado à obesidade grave, drogas ou distúrbios nutricionais.

Diagnóstico diferencial

A falha em entrar na puberdade pode simplesmente refletir um atraso constitucional no crescimento e puberdade.

O hipotireoidismo secundário, reversível, com supressão de TSH e T$_4$ pode ser causado por doença grave, hipertiroxinemia e administração de tri-iodotironina, mitotano ou bexaroteno, resultando em hipotireoidismo central temporário. Corticosteroides e megestrol suprimem reversivelmente a secreção endógena de ACTH e cortisol. A terapia de corticosteroides de alta dosagem pode causar insuficiência adrenal secundária que podem persistir por muitos meses.

A deficiência de GH normalmente ocorre com a idade e fisiologicamente com obesidade (reversível mediante perda de peso suficiente). Níveis muito baixos de IGF-1 sérico podem ser vistos como resultado de jejum prolongado, desnutrição, falência hepática, hipotireoidismo e diabetes *mellitus* não controlada.

Complicações

Durante uma doença estressante, pacientes com hipoadrenalismo podem apresentar febre, entrar em coma e ir a óbito por hiponatremia e choque.

Raramente, hemorragias graves podem ocorrer em tumores hipofisários extensos, manifestada por rápida perda de visão, cefaleia e insuficiência hipofisária aguda (apoplexia hipofisária) exigindo descompressão de emergência da sela túrcica. Entre pacientes com craniofaringioma, o diabetes *insipidus* é encontrado em 16% dos casos no período pré-operatório e em 60% no pós-operatório. A hiponatremia surge frequentemente de forma abrupta durante as 2 primeiras semanas após qualquer cirurgia hipofisária. A radioterapia convencional para distúrbios intracranianos pode resultar em um aumento na incidência de AVE isquêmico de pequenos vasos, tumores secundários e danos na função hipotalâmica-hipofisária.

Tratamento

A. Reposição de corticosteroides

A terapia de longo prazo é iniciada com hidrocortisona de 10-25 mg por via oral (VO) pela manhã e 5-15 mg no final da tarde. Prednisona ou metilprednisolona também podem ser usadas; a dosagem e duração devem ser ajustadas individualmente. Não é necessária reposição de mineralocorticoides. Ver Terapia de reposição de corticosteroides-insuficiência adrenal primária (doença de Addison).

B. Reposição hormonal da tireoide

Levotiroxina é administrada para corrigir hipotireoidismo apenas após o paciente ser avaliado para deficiência de cortisol ou caso já esteja recebendo corticosteroides. A dose de manutenção típica é de cerca de 1,6 mcg/kg corporal, correspondendo a uma média de 125 mcg diários com um intervalo amplo de 25-300 mcg diários. Como a avaliação de TSH sérico é inútil para monitorar pacientes com hipopituitarismo, a dose de reposição ideal de levotiroxina é determinada clinicamente aumentando ou diminuindo a dose de acordo com os sintomas do paciente e exame clínico. Com a reposição de levotiroxina clinicamente otimizada, os níveis séricos de T_4L ficam normalmente no intervalo médio a normal alto. Alguns pacientes não se sentem clinicamente eutireóideos até receberem levotiroxina em doses nas quais os níveis séricos de T_4L estão levemente elevados, no entanto, os níveis de T_3 ou T_3L devem estar dentro do intervalo baixo a normal. Durante a gestação, o estado clínico e os níveis de T_4L ou T_4 total precisam ser frequentemente monitorados, já que doses mais altas de levotiroxina costumam ser necessárias.

C. Reposição hormonal de gonadotrofina e hormônio sexual

O hipogonadismo hipogonadotrófico relacionado a hiperprolactinemia melhora ou é solucionado com tratamento. A reposição de hormônios sexuais pode ser necessária. Ver Hipogonadismo Masculino e Hipogonadismo Feminino.

Mulheres com pan-hipopituitarismo apresentam deficiência profunda de andrógenos causada pela combinação de hipogonadismo secundário e insuficiência adrenal. Quando os níveis de DHEA são menores que 400 ng/mL, as mulheres também podem ser tratadas com 25-50 mg/dia de DHEA por via oral com composto graduado pela United States Pharmacopeia (USP). A terapia com DHEA tende a aumentar os pelos pubianos e axilares e pode melhorar a libido, o estado de alerta, a resistência e o bem-estar psicológico geral.

Para homens com oligospermia, gonadotrofina coriônica humana (hCG) (equivalente a LH) pode ser aplicada na dosagem de 1500-3000 unidades, por via intramuscular, 3x/semana e a reposição de testosterona interrompida. A dose de hCG é ajustada para normalizar os níveis séricos de testosterona.

Após 6-12 meses de tratamento com hCG, se a contagem de espermatozoides permanecer baixa, injeções de hCG são mantidas junto com injeções de folitropina beta (FSH recombinante sintético) ou urofolitropinas (FSH derivado de urina). Uma alternativa para pacientes com a hipófise intacta é o uso de leuprolida (análogo de GnRH) por infusão intermitente subcutânea. Com o tratamento, o volume testicular aumenta dentro de 5-12 semanas e ocorre alguma espermatogênese na maioria dos casos.

Para homens com hipogonadismo secundário, o tratamento com hCG alcança níveis de testosterona que são normalmente mais altos do que com a terapia de testosterona transdérmica, e mais consistentes do que com a terapia de testosterona intramuscular. Muitos homens preferem o hCG à reposição de testosterona, quando a fertilidade não é uma questão.

O clomifeno, em doses orais de 25-50 mg/dia, às vezes pode estimular as gonadotrofinas hipofisárias do próprio homem (quando a hipófise estiver intacta), aumentando dessa forma a produção de espermatozoides e testosterona. Para indução de fertilidade em pessoas do sexo feminino, a ovulação pode ser induzida por clomifeno, 50-100 mg/dia, por VO por 5 dias a cada 2 meses. A indução de ovulação com FSH e hCG pode levar a gestação múltipla e deve ser usada apenas por indivíduos com experiência em sua administração.

D. Reposição do hormônio do crescimento humano (hGH)

Adultos sintomáticos com deficiência de GH podem ser tratados com injeções de hormônio de crescimento humano recombinante subcutâneo (rhGH, somatotrofina), em uma dose inicial de 0,2 mg/dia (0,6 UI/dia), administrada 3x/semana. A dosagem de rhGH é aumentada a cada 2-4 semanas com aumentos de 0,1 mg (0,3 UI) até a ocorrência de efeitos colaterais ou até uma resposta saudável suficiente e um nível sérico normal de IGF-1 serem alcançados. Se os efeitos desejados (p. ex., energia e atividade mental melhoradas, redução da adiposidade intra-abdominal) não forem vistos dentro de 3-6 semanas com a dosagem máxima tolerada, a terapia de rhGH é interrompida. A terapia com hGH pode gerar hipotireoidismo, portanto, níveis séricos de T_4L exigem monitoramento ao se iniciar a terapia de hGH.

O rhGH pode ser administrado com segurança em mulheres gestantes com hipopituitarismo em sua dose pregestacional usual durante o primeiro trimestre, diminuindo a dose durante o segundo trimestre, e interrompendo o rhGH durante o terceiro trimestre.

A reposição de estrogênios oral reduz a produção hepática de IGF-1. Portanto, antes de iniciar a terapia de rhGH, o estrogênio oral deve ser alterado para estradiol transdérmico ou transvaginal.

O tratamento de deficiência de GH em adultos geralmente melhora a qualidade de vida geral do paciente, com melhor sensação emocional de bem-estar, aumento da massa muscular e diminuição da gordura intra-abdominal e da circunferência da cintura. O tratamento prolongado com rhGH não parece afetar a mortalidade.

Os efeitos colaterais da terapia de rhGH podem incluir edema periférico, rigidez das mãos, artralgias e mialgias, parestesias, síndrome do túnel do carpo, síndrome do túnel do tarso, cefaleia, pseudotumor cerebral, ginecomastia, hipertensão e retinopatia proliferativa. O tratamento com rhGH também pode causar apneia do sono, insônia, dispneia, sudorese e fadiga. Os efeitos colaterais geralmente diminuem prontamente após uma redução suficiente na dosagem. A terapia de reposição com rhGH não aumenta o risco de qualquer malignidade ou o retorno de neoplasias encefálicas ou hipofisárias; os níveis séricos de IGF-1 devem ser mantidos no intervalo normal.

O GH não deve ser administrado durante doenças terminais, já que a administração de doses muito altas de rhGH aumentou a mortalidade em pacientes em cuidados intensivos. Não há um papel comprovado na reposição do GH no caso da deficiência de GH fisiológica que surge com obesidade central ou com a idade.

E. Outro tratamento

A cirurgia transesfenoidal seletiva é geralmente realizada para a ressecção de massas hipofisárias, que não prolactinomas, e de cistos de bolsa de Rathke que causam sintomas locais ou hipopituitarismo. Tal cirurgia reverte o hipopituitarismo em uma minoria de casos. Pacientes com hipofisite linfocítica foram tratados por meio de terapia com corticosteroides e outros imunossupressores sem muita resposta e sem reverter o hipopituitarismo.

Prognóstico

Funcionalmente, a maioria dos pacientes com hipopituitarismo tem bons resultados com a reposição hormonal. Homens com infertilidade tratados com hCG/FSH ou GnRH tendem a retomar a espermatogênese se tiverem atingido maturidade sexual e testículos tópicos com nível sérico de inibina B de linha de base acima de 60 pg/mL. Mulheres abaixo dos 40 anos com infertilidade decorrente de hipogonadismo hipogonadotrófico conseguem geralmente obter sucesso na indução da ovulação.

O hipopituitarismo resultante de tumor hipofisário pode ser reversível com agonistas de dopamina para prolactinomas (ver Prolactinoma) ou com uma ressecção seletiva cuidadosa do tumor. A recuperação espontânea do hipopituitarismo associado ao espessamento do infundíbulo da hipófise foi reportada. Os pacientes também podem se recuperar do hipopituitarismo funcional decorrente de perda de peso ou exercício excessivo, se eles reduzirem o exercício e ganharem peso significativamente; cerca da metade dos homens voltam a atingir os níveis séricos normais de testosterona. A reversão espontânea do hipogonadismo hipogonadotrófico idiopático ocorre em cerca de 10% dos pacientes após vários anos de terapia de reposição hormonal (TRH). No entanto, o hipopituitarismo é geralmente permanente e uma TRH de longo prazo é normalmente necessária.

Pacientes com hipopituitarismo têm risco aumentado de mortalidade, particularmente mulheres e pessoas cujo diagnóstico foi feito quando jovens, que apresentam craniofaringioma ou que necessitam de cirurgia transcraniana ou radioterapia. Há também um risco maior de morte decorrente de infecções por crise adrenal em pacientes com insuficiência secundária não tratada. Alguns tumores hipofisários são localmente invasivos. Cistos de bolsa de Rathke assintomáticos podem não exigir cirurgia, mas necessitam de acompanhamento oftalmológico, endocrinológico e por imagem.

Das L et al. Unusual and lesser-known rare causes of adult growth hormone deficiency. Best Pract Res Clin Endocrinol Metab. 2023;37:101820. [PMID: 37704550]

Melmed S. Pituitary-tumor endocrinopathies. N Engl J Med. 2020; 382:937. [PMID: 32130815]

Prete A et al. Hypophysitis. Endotext [Internet]. 2021. [PMID: 30160871]

Prodam F et al. Insights into non-classic and emerging causes of hypopituitarism. Nat Rev Endocrinol. 2021;17:114. [PMID: 33247226]

Diabetes *insipidus* central

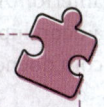

FUNDAMENTOS DO DIAGNÓSTICO

- Deficiência de ADH com poliúria (2-20 L/dia) e polidipsia.
- A hipernatremia ocorre se a ingestão de líquidos for inadequada.

Considerações gerais

O diabetes *insipidus* central é uma doença incomum causada por uma deficiência de vasopressina (ADH) vinda da neuro-hipófise.

O **diabetes *insipidus* central primário** (sem lesão identificável observada na RM da hipófise e hipotálamo) é responsável por um terço dos casos de diabetes *insipidus*. O diabetes *insipidus* familiar ocorre como traço genético dominante com desenvolvimento dos sintomas por volta dos 2 anos de idade. O diabetes *insipidus* central pode ser idiopático ou decorrente de autoimunidade contra as células secretoras de AVP hipotalâmicas. O diabetes *insipidus* central reversível pode ocorrer com a administração de cetamina, temozolomida ou o anticorpo monoclonal anti-PD-L1 avelumabe, e na fase pré-leucêmica mielodisplásica da leucemia mieloide aguda.

O **diabetes *insipidus* central secundário** é mais comum devido a dano no hipotálamo ou infundíbulo da hipófise causado por tumor, hipofisite, infarto, hemorragia, encefalopatia anóxica, lesão encefálica traumática ou cirurgia envolvendo a hipófise ou o hipotálamo. Mais raramente, ele é causado por infecção (p. ex., encefalite, tuberculose, sífilis), craniofaringioma, germinoma ou granulomas (sarcoidose ou granulomatose de células de Langerhans). Metástases na hipófise ou no infundíbulo têm mais probabilidade de causar diabetes *insipidus* (33%) do que adenomas hipofisários (1%).

Achados clínicos
A. Sintomas e sinais

Os sintomas da doença são sede intensa, especialmente uma necessidade por água gelada, com o volume de líquido ingerido variando de 2 a 20 L diários, e poliúria, com grandes volumes de urina e baixa densidade específica da urina (geralmente menos de 1,006 com ingestão de líquidos à vontade). Exceto por isso, a urina é normal. O diabetes *insipidus* parcial apresenta sintomas menos intensos e deve ser investigado em pacientes com enurese. A maioria dos pacientes com diabetes *insipidus* são capazes de manter o equilíbrio de fluidos por meio da ingestão de grandes volumes de água.

Pacientes com DI central que não têm livre acesso à água ficam desidratados e desenvolvem hipernatremia. Da mesma forma, pacientes com dano no centro de sede hipotalâmico anterior têm diabetes *insipidus* central com adipsia (ADI) e desenvolvem desidratação e hipernatremia com débito urinário reduzido. A ADI normalmente ocorre após a clipagem neurocirúrgica de um aneurisma da artéria comunicante anterior. A ADI costuma ser permanente quando associada a dano hipotalâmico, mas pode ser temporária em pacientes com doença crítica.

B. Achados laboratoriais

O diagnóstico do diabetes *insipidus* central é clínico; não há um teste laboratorial diagnóstico único. A avaliação deve incluir uma coleta de urina de 24 horas para volume e creatinina. A urina é coletada com a ingestão de líquidos liberada. Um volume de urina de menos de 2,5 L/24 horas (na ausência de hipernatremia) descarta diabetes *insipidus*. Exames de sangue incluem vasopressina plasmática e glicose sérica, nitrogênio da ureia, cálcio, potássio, sódio e ácido úrico.

Os níveis de AVP plasmática são geralmente baixos (abaixo de 1 pg/mL) com diabetes *insipidus* central e poliúria primária, mas normais ou elevados (mais que 2,5 pg/mL) com diabetes *insipidus* nefrogênico. Uma osmolalidade plasmática de 300 mOsm/kg ou mais implica tanto em diabetes *insipidus* central quanto nefrogênico, ao passo que uma osmolalidade de 280 mOsm/kg ou menos implica no diagnóstico de polidipsia primária. A osmolalidade da urina é baixa (300 mOsm/L ou menos) em todas as três condições poliúricas e não é um teste útil. Hiperuricemia ocorre frequentemente tanto com o diabetes *insipidus* central quanto nefrogênica, mas é incomum com polidipsia primaria.

Um "teste de reatividade de vasopressina" supervisionado pode ser realizado: é administrado 0,05-0,1 mL (5-10 mcg) de acetato de desmopressina por via intranasal (ou 1 mcg por SC ou IV), com medição do volume de urina por 12 horas antes e 12 após a administração. Um nível sérico de sódio é obtido na linha de base, 12 horas após a desmopressina e imediatamente se surgirem sintomas de hiponatremia. Pacientes com diabetes *insipidus* central notam uma redução nítida na sede e poliúria; o sódio sérico geralmente permanece normal. A dosagem de desmopressina é dobrada se a resposta for mínima. Em pacientes com polidipsia primária, o teste de desmopressina não causa redução significativa na polidipsia. Pacientes com diabetes *insipidus* nefrogênica não apresentam resposta na polidipsia ou no volume de urina.

Um outro teste para distinguir diabetes *insipidus* central de polidipsia primária envolve a medição de copeptina plasmática – o fragmento C-terminal da vasopressina arginina pré-pró. Solução salina hipertônica a 3% é administrada por via intravenosa (IV) em bólus de 250 mL, seguida por uma taxa de infusão de 0,15 mL/kg/min. O sódio plasmático é medido imediatamente a cada 30 minutos; quando os níveis

plasmáticos de sódio alcançam 150 mmol/L, o sangue é coletado para copeptina plasmática; um nível de 4,9 pmol/L ou menos confirma o diagnóstico de diabetes *insipidus* central.

C. Exames de imagem

Um "ponto brilhante" na neuro-hipófise em uma imagem de RM ponderada em T1 sem contraste indica a integridade funcional da neuro-hipófise. O ponto brilhante não é detectável ou é pequeno no diabetes *insipidus* central, mas é geralmente presente na polidipsia primária e no diabetes *insipidus* nefrogênico. A RM também pode detectar a patologia responsável pelo diabetes *insipidus* central. A RM da hipófise deve ser interpretada com cuidado. Pacientes com diabetes *insipidus* nefrogênico podem às vezes apresentar um ponto brilhante ausente ou fraco na hipófise, devido à alta secreção de AVP resultando na depleção da AVP hipofisária.

Diagnóstico diferencial

O diabetes *insipidus* central deve ser diferenciado da poliúria causada por polidipsia psicogênica, do diabetes *mellitus*, síndrome de Cushing, hipercalcemia, hipopotassemia e poliúria noturna da doença de Parkinson.

Diabetes *insipidus* induzido por vasopressina pode ser vista no último trimestre de gestação, associado a oligoidrâmnio, pré-eclâmpsia ou hepatopatias, e no puerpério. A vasopressina circulante materna é destruída pela vasopressina placentária, no entanto, a desmopressina sintética não é afetada.

O diabetes *insipidus* nefrogênico é causado pela não resposta dos túbulos renais à secreção normal de vasopressina. A forma congênita é familiar e transmitida como um traço associado ao cromossomo X. As formas adquiridas costumam ser menos graves e ocorrem na pielonefrite, amiloidose renal, mieloma, depleção de potássio, síndrome de Sjögren, anemia falciforme, hipercalcemia crônica ou recuperação da NTA (necrose tubular aguda). Certas medicações (p. ex., corticosteroides, diuréticos, demeclociclina, lítio, foscarnet ou meticilina) podem induzir diabetes *insipidus* nefrogênico.

Complicações

Se não houver água facilmente disponível, o débito urinário excessivo leva à desidratação grave e piora da hipernatremia. Pacientes com um mecanismo de sede prejudicado têm forte tendência à hipernatremia, da mesma forma que aqueles com deficiência intelectual, que esquecem de tomar a desmopressina. O acetato de desmopressina em excesso pode levar à intoxicação por água e hiponatremia.

Tratamento

Casos leves de diabetes *insipidus* não necessitam de tratamento, exceto pela ingestão adequada de líquidos. A redução de fatores agravantes (p. ex., corticosteroides) melhora a poliúria.

Acetato de desmopressina é o tratamento preferencial para o diabetes *insipidus* central e para o diabetes *insipidus* induzido por vasopressina associada à gestação ou puerpério. O acetato de desmopressina (solução de 100 mcg/mL) é administrado por via intranasal a cada 8-24 horas conforme necessário para sede e poliúria. Ele pode ser administrado por inalador nasal dosimetrado contendo 0,1 mL (10 mcg/*spray*) ou por meio de uma cânula nasal calibrada. A dose inicial é um *spray* dosimetrado ou 0,05-0,1 mL a cada 12-24 horas; a dose é em seguida individualizada de acordo com a resposta. Pacientes com diabetes *insipidus* com adipsia requerem administração diária de desmopressina em um cronograma determinado por pesagem diária e testagem frequente da concentração de sódio sérico.

A desmopressina oral é útil para pacientes que desenvolvem rinite ou conjuntivite decorrente da preparação nasal. O tratamento é iniciado com 0,05 mg 2x/dia e aumentado até um máximo de 0,4 mg a cada 8 horas, se necessário. A desmopressina sublingual não está disponível nos EUA.

A desmopressina pode ser administrada por IV, IM ou SC em doses de 1-4 mcg a cada 12-24 horas, conforme necessário.

Ela pode causar hiponatremia, mas isso não é comum se doses eficazes mínimas forem usadas, e o paciente permitir que a sede ocorra a cada 1-2 dias. A desmopressina pode por vezes causar agitação, alterações emocionais e depressão, com aumento do risco de suicídio. Os pacientes devem ser monitorados pela família, amigos e equipe médica quando a terapia com desmopressina é iniciada.

Prognóstico

O diabetes *insipidus* central decorrente de cirurgia da hipófise ou traumatismo craniano geralmente diminui após dias ou semanas, mas pode ser permanente se o hipotálamo ou infundíbulo da hipófise superior for danificado.

O diabetes *insipidus* central crônico é normalmente mais um inconveniente do que uma condição médica séria. Pode ocorrer hipernatremia, especialmente quando o centro de sede hipotalâmico está danificado, mas o diabetes *insipidus* não reduz a expectativa de vida, e o prognóstico é o de um transtorno subjacente. O tratamento com desmopressina permite atividade e sono normais.

Bouça B et al. Central diabetes insipidus following immunization with BNT162b2 mRNA COVID-19 vaccine: a case report. Front Endocrinol (Laussane). 2022;13:889074. [PMID: 35600593]

Kothari V et al. Adipsic diabetes insipidus. Handb Clin Neurol. 2021;181:261. [PMID: 34238462]

Tomkins M et al. Diagnosis and management of central diabetes insipidus in adults. J Clin Endocrinol Metab. 2022;107:2701. [PMID: 35771962]

Acromegalia e gigantismo

FUNDAMENTOS DO DIAGNÓSTICO

- Tumor neuroendócrino hipofisário com secreção excessiva de GH.
- **Gigantismo:** começa antes da puberdade antes do fechamento das epífises.
- **Acromegalia:** ocorre após a puberdade com o crescimento excessivo das mãos, pés, maxilar, órgãos internos.

- Amenorreia, hipertensão, cefaleias, perda do campo visual, fraqueza.
- Aperto de mão leve, fraco, suado.
- IGF-1 sérico elevado.
- GH sérico não suprimido após glicose oral.

Considerações gerais

O GH exerce muitos dos seus efeitos de promoção do crescimento pelo estímulo da liberação de IGF-1 pelo fígado e outros tecidos.

A acromegalia é uma condição rara, com uma incidência anual de cerca de 10 casos por milhão. É quase sempre causada por um adenoma hipofisário. Cerca de 70% são macroadenomas (1 cm ou mais) quando diagnosticados. Esses tumores podem ser localmente invasivos, particularmente para dentro do seio cavernoso. Menos de 1% são malignos. A acromegalia é geralmente esporádica, mas pode raramente ser familiar, com menos de 3% sendo decorrente de neoplasia endócrina múltipla (MEN) tipos 1 ou 4. A acromegalia também pode ser vista raramente na síndrome de McCune-Albright e complexo de Carney. Ela é raramente causada por secreção ectópica do hormônio liberador do hormônio de crescimento ou GH secretado por um tumor neuroendócrino ou linfoma.

Achados clínicos
A. Sintomas e sinais

O GH em excesso causa alta estatura e gigantismo quando ocorre na juventude, antes do fechamento das epífises. Após esse período, desenvolve-se a acromegalia. As manifestações de acromegalia costumam se apresentar de modo traiçoeiro: o tempo médio para diagnóstico após o surgimento do sintoma é 10 anos. As mãos crescem e um aperto de mão mole e úmido é característico. Os dedos ficam mais largos, levando os pacientes a alargar anéis. A síndrome do túnel do carpo é comum. Os pés também crescem, particularmente na largura do sapato. Os traços faciais tornam-se brutos, visto que os ossos e seios do crânio aumentam; o tamanho do chapéu aumenta. A mandíbula torna-se mais saliente, causando prognatismo e má oclusão. O espaço entre os dentes aumenta. Fotografias antigas do paciente podem ser uma comparação útil.

Ocorre macroglossia, assim como hipertrofia do tecido laríngeo e da faringe; isso resulta em uma voz profunda, grossa e algumas vezes torna a intubação difícil. Ronco e apneia obstrutiva do sono são comuns. Pode ser observado bócio. Hipertensão (50%) e cardiomegalia são comuns. No diagnóstico, cerca de 10% dos pacientes com agromegalia apresentam VE dilatado e insuficiência cardíaca (IC) com fração de ejeção (FE) reduzida. O ganho de peso é típico, especialmente de músculos e ossos. Resistência à insulina está geralmente presente e frequentemente causa diabetes *mellitus* (30%). Artralgias poliarticulares e artrite degenerativa estão presentes em cerca de 70% dos pacientes. O crescimento excessivo do osso vertebral pode causar estenose espinal. Pólipos do colo são encontrados em cerca de 30% dos pacientes, especialmente naqueles com papilomas cutâneos. A pele também pode apresentar hiperidrose, espessamento, acne cística, pólipos cutâneos e acantose nigricans.

Tumores hipofisários secretores de GH geralmente causam algum hipogonadismo, seja pela co-secreção de PRL ou por pressão direta no tecido hipofisário normal. Diminuição da libido e disfunção erétil são comuns nos homens e menstruação irregular ou amenorreia ocorrem nas mulheres. Mulheres que se tornam gestantes têm risco maior de diabetes gestacional e hipertensão. Hipotireoidismo secundário pode ocorrer; hipoadrenalismo é incomum. Cefaleias são frequentes. Hemianopsia temporal pode ocorrer como resultado do quiasma óptico sendo pressionado pela extensão suprasselar do tumor.

B. Achados laboratoriais

Para fins de triagem, pode-se obter o nível sérico de IGF-1 aleatório. Se o resultado for normal para a idade, a acromegalia é descartada.

Para outros exames, o paciente deve estar de jejum por no mínimo 8 horas (exceto para água), não apresentar doença aguda e não ter se exercitado no dia do exame. O seguinte deve ser testado: GH sérico, IGF-1 (aumentado e geralmente cinco vezes maior que o normal na acromegalia), PRL (co-secretado por muitos tumores secretores de GH), glicose (diabetes *mellitus* é comum na acromegalia), enzimas hepáticas e creatinina sérica ou nitrogênio da ureia (falência hepática ou doença renal podem enganadoramente aumentar o GH), cálcio (para excluir hiperparatireoidismo), fósforo inorgânico (frequentemente elevado), T$_4$ sérico livre e TSH (hipotireoidismo secundário é comum na acromegalia; hipotireoidismo primário pode aumentar o PRL). A acromegalia é excluída se qualquer nível sérico de GH for menor que 1 mcg/L, no entanto, muitos indivíduos normais podem ter um GH sérico acima desse valor. Logo, um teste de supressão de glicose é geralmente realizado. Xarope de glicose (100 g) é administrado oralmente e o GH sérico é medido 60 minutos após; a acromegalia é excluída se o GH sérico é suprimido para menos de 0,4 mcg/L por meio de um teste de GH ultrassensível. O IGF-1 sérico e o GH suprimido por glicose são geralmente exames complementares; no entanto, disparidades entre os dois ocorrem em até 30% dos pacientes.

C. Exames de imagem

A RM mostra um tumor hipofisário em cerca de 96% dos pacientes com agromegalia. Quando a RM não demonstra um tumor na hipófise ou no osso que a envolve, uma TC do tórax e abdome pode demonstrar uma fonte ectópica de GH ou GHRH. Radiografias podem mostrar uma sela túrcica aumentada e crânio engrossado, com tufos das falanges terminais dos dedos e dedos do pé.

Diagnóstico diferencial

A acromegalia ativa precisa ser diferenciada de traços familiares brutos, mãos e pés grandes, e prognatismo isolado e da acromegalia inativa (*burned-out*), na qual há remissão espontânea devido a infarto do adenoma hipofisário. O gigantismo induzido por GH deve ser diferenciado de alta estatura familiar e da deficiência de aromatase.

Níveis altos de GH podem ser causados por atividade física ou alimentação imediatamente antes do exame; agitação ou doença grave; falência hepática ou doença renal; desnutrição, diabetes *mellitus* ou tratamento concomitante com betabloqueadores, clonidina ou estrogênios orais. A acromegalia pode ser difícil de diagnosticar durante a gravidez, visto que a placenta produz GH e testes comerciais para GH podem não ser capazes de distinguir entre GH hipofisário e placentário. Durante a adolescência normal, o nível sérico de IGF-1 é geralmente alto e o GH pode não ser suprimido.

Complicações

As complicações incluem hipopituitarismo, hipertensão, hiperglicemia, aumento do coração, insuficiência cardíaca e pólipos do colo. Artrite dos quadris, joelhos e coluna vertebral podem ser problemáticas, assim como a síndrome do túnel do carpo. Pode ocorrer compressão da medula. Defeitos no campo visual podem ser graves e progressivos. Pode haver perda aguda da visão ou paralisia dos nervos cranianos, se o tumor sofrer hemorragia espontânea e necrose (apoplexia hipofisária).

Tratamento

A. Microcirurgia hipofisária

A cirurgia transesfenoidal hipofisária alcança a remissão em cerca de 70% dos pacientes. Com tumores menores que 2 cm e níveis de GH abaixo de 50 ng/mL, a cirurgia transesfenoidal hipofisária é bem-sucedida em 80% dos pacientes. A extensão extrasselar do tumor hipofisário, particularmente a invasão do seio cavernoso, reduz a probabilidade de cura cirúrgica. Complicações na cirurgia transesfenoidal ocorrem em cerca de 12% dos pacientes e incluem infecção, vazamento de LCR e hipopituitarismo.

B. Medicações

Pacientes acromegálicos com remissão bioquímica incompleta após a cirurgia hipofisária podem se beneficiar da terapia médica com agonistas de dopamina, análogos da somatostatina, tamoxifeno ou pegvisomanto.

Cabergolina é a agonista de dopamina de escolha. Ela tem mais sucesso com tumores que secretam tanto PRL quanto GH, mas também pode ser eficaz para pacientes com níveis séricos de PRL normais. A cabergolina pode ser tentada como monoterapia para pacientes com níveis de IGF-1 acima do normal, mas menores que 2,5 vezes o limite superior da normalidade. A cabergolina reduzirá 1/3 dos tumores hipofisários associados à acromegalia em mais de 50%. Ela parece ser segura durante a gestação. A dose inicial é de 0,25 mg VO 2x/semana, que é gradualmente aumentada para uma dosagem máxima de 1 mg 3x/semana (com base nos níveis de GH e IGF-1).

Ligantes dos receptores de somatostatina (SRL) incluem octreotida de liberação de longa duração (LAR), lanreotida Depot e pasireotida de liberação de longa duração (LAR). SRL inibem a secreção de GH e o crescimento do tumor pela ativação dos receptores de somatostatina. Eles podem atingir níveis séricos de GH menores que 2 ng/mL em 79% dos pacientes e níveis normais de IGF-1 em 53% dos pacientes.

Raloxifeno é um modulador seletivo de receptor de estrogênio (SERM) que pode ser útil na acromegalia persistente em homens e em mulheres na pós-menopausa ou que tenham tido câncer de mama.

Pegvisomanto, um antagonista do receptor de GH, pode ser útil para pacientes resistentes a outros tratamentos, especialmente quando há diabetes *mellitus* associada. Ele bloqueia a produção hepática de IGF-1, mas não diminui tumores secretores de GH. A terapia com pegvisomanto produz alívio dos sintomas e normaliza os níveis séricos de IGF-1 em 63% dos pacientes.

C. Radiocirurgia estereotáxica

Pacientes com acromegalia que não tenham atingido a remissão completa com a cirurgia transesfenoidal ou terapia médica podem ser tratados com radiocirurgia estereotáxica: com acelerador linear (p. ex., CyberKnife), radiocirurgia com gamma knife e radiocirurgia com feixe de prótons. Após qualquer radioterapia hipofisária, os pacientes são aconselhados a tomarem diariamente, por toda a vida, doses baixas de aspirina por conta do risco maior de AVE de pequenos vasos. A radiocirurgia estereotáxica para tumores hipofisários causa hipopituitarismo anterior em 35-60% dos pacientes dentro de 5 anos, portanto os pacientes devem ter sua função hipofisária monitorada regularmente.

Prognóstico

A menos que tratada, a acromegalia é geralmente crônica e progressiva. Remissões espontâneas são raras, mas têm sido reportadas após apoplexia clínica ou subclínica (hemorragia) dentro do tumor. Pacientes com acromegalia enfrentam aumento na mortalidade em razão de transtornos cardiovasculares e de sintomas progressivos da acromegalia. Aqueles tratados e que apresentam GH sérico aleatório abaixo de 1,0 ng/mL ou GH suprimido por glicose abaixo de 0,4 ng/mL, com níveis normais de IGF-1 ajustado de acordo com a idade, têm morbidade e mortalidade reduzidas.

Após a cirurgia, a função hipofisária normal é geralmente preservada. O edema dos tecidos moles regride, mas o aumento ósseo é permanente. A hipertensão frequentemente persiste, apesar do sucesso da cirurgia. A terapia médica adjuvante é bem-sucedida no tratamento de pacientes não curados pela cirurgia hipofisária. A radiocirurgia com gamma knife ou CyberKnife reduz os níveis de GH em média 77%, com 20% dos pacientes apresentando remissão total após 12 meses. A radiocirurgia com feixe de prótons proporciona remissão em 80% dos pacientes em 5 anos. A radioterapia acaba por gerar algum grau de hipopituitarismo na maioria dos pacientes. Os pacientes precisam de acompanhamento por toda a vida, com monitoramento regular dos níveis de GH e IGF-1. Níveis séricos de GH acima de 5 ng/mL e níveis crescentes de IGF-1 geralmente indicam um tumor recorrente.

Ershadinia N et al. Diagnosis and treatment of acromegaly: an update. Mayo Clin Proc. 2022;97:333. [PMID: 35120696]

Fleseriu M et al. A Pituitary Society update to acromegaly management guidelines. Pituitary. 2021;24:1. [PMID: 33079318]

Ilie MD et al. Predictive factors of somatostatin receptor ligand response in acromegaly – a prospective study. J Clin Endocrinol Metab. 2022;107:2982. [PMID: 36136828]

Weinreb J et al. Acromegaly. N Engl J Med. 2023;388:70. [PMID: 36599064]

Hiperprolactinemia

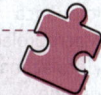

FUNDAMENTOS DO DIAGNÓSTICO

- Mulheres: Oligomenorreia, amenorreia; galactorreia; infertilidade.
- Homens: Hipogonadismo; libido reduzida e disfunção erétil; infertilidade.
- PRL sérico elevado.
- TC ou RM podem indicar um adenoma hipofisário.

Considerações gerais

Algumas causas da hiperprolactinemia são mostradas na Tabela 28.1. Tumores hipofisários secretores de PRL (prolactinomas) são o tumor hipofisário secretor mais comum; eles geralmente são esporádicos; mas podem ser familiares como parte de NEM tipo 1 ou 4. A maioria corresponde a microadenomas (menores que 1 cm), que são mais comuns em mulheres e tipicamente não crescem nem mesmo na gestação ou com uso de contraceptivos orais. Macroprolactinomas agressivos (maiores que 1 cm) são mais comuns em homens e podem se espalhar para dentro dos seios cavernosos e áreas suprasselares; raramente, eles podem erodir a base da sela e invadir os seios paranasais. A hiperprolactinemia (sem um adenoma hipofisário) também pode ser familiar.

Achados clínicos
A. Sintomas e sinais

A hiperprolactinemia pode causar hipogonadismo hipogonadotrófico e redução da fertilidade. Homens geralmente têm diminuição da libido e disfunção erétil que podem não responder a reposição de testosterona; algumas vezes ocorre ginecomastia.

Cerca de 90% das mulheres na pré-menopausa com prolactinomas apresentam amenorreia, oligomenorreia ou infertilidade. A deficiência de estrogênio pode causar diminuição da lubrificação vaginal, irritabilidade, ansiedade e depressão. Galactorreia (lactação na ausência de amamentação) é comum. Durante a gestação, ocorre um aumento clinicamente significativo de um microprolactinoma (menor que 10 mm) em menos de 3% dos casos; o aumento clinicamente significativo de um macroprolactinoma ocorre em 30% dos casos.

Prolactinomas hipofisários podem co-secretar GH e causar acromegalia. Tumores grandes podem causar cefaleias, sintomas visuais e insuficiência hipofisária.

Além dos tumores hipofisários, algumas mulheres secretam uma forma anormal de PRL que parece causar cardiomiopatia no periparto.

TABELA 28.1 Causas da hiperprolactinemia

Causas fisiológicas	Causas farmacológicas	Causas patológicas
Interferência do ensaio	Amoxapina	Acromegalia
Amamentação	Anfetaminas	Insuficiência adrenal
Exercício	Agentes anestésicos	Estimulação crônica
Familiar (mutação no receptor de prolactina)	Antipsicóticos (convencionais e atípicos)	da parede do tórax (toracotomia, mamoplastia de
Idiopática	Andrógenos	aumento ou redução, mastecto-
Macroprolactina ("prolactina grande")	Butirofenonas	mia, herpes-zóster,
	Cimetidina (não famotidina ou nizatidina)	acupuntura no tórax, *piercing* nos
Estimulação dos mamilos	Uso ou abstinência de cocaína	mamilos etc.)
Neonatal	Domperidona	Hipofisite
Gravidez	Estrogênios	Dano no infundíbulo
Sono (fase REM)	Hidroxizina	da hipófise ou hipotalâmico
Estresse (trauma, cirurgia)	Alcaçuz (real)	Hipotireoidismo
	Lorcasserina	Hepatopatia
	Inibidores de MAO	Esclerose múltipla
	Metildopa	Neuromielite óptica
	Metoclopramida	Tumores secretores de prolactina
	Opioides	Pseudogravidez (falsa gravidez)
	Nicotina	
	Fenotiazinas	Insuficiência renal
	Inibidores de protease	(especialmente com deficiência de zinco)
	Progestinas	Lesões da medula espinal
	Reserpina	LES
	ISRS	
	Antidepressivos tricíclicos	
	Verapamil	

B. Achados laboratoriais

Um nível elevado de prolactina sérica deve ser verificado com uma repetição do procedimento, idealmente em um laboratório diferente. Investigue condições conhecidas que causam hiperprolactinemia, particularmente gravidez (hCG sérico), hipotireoidismo (T_4L e TSH séricos), doença renal (NUS e creatinina séricos), cirrose (exames do fígado) e hiperparatireoidismo (cálcio sérico). Realize a triagem para acromegalia com um nível sérico de IGF-1 aleatório. Os homens são testados para hipogonadismo por meio da testosterona livre e total, LH e FSH. Mulheres que apresentam amenorreia são testadas para hipogonadismo por meio de estradiol, LH e FSH séricos. Pacientes com macroprolactinomas ou manifestações de possível hipopituitarismo devem ser testados para hipopituitarismo. Pacientes com hiperprolactinemia que sejam relativamente assintomáticos e não tenham causa aparente para a hiperprolactinemia devem ser testados para macroprolactinemia, que é um nível de circulação aumentado de um PRL de alto peso molecular que é biologicamente inativo, mas detectado nos testes.

C. Exames de imagem

Pacientes com hiperprolactinemia não induzida por medicamentos, hipotireoidismo ou gravidez devem ser exami-nados por RM hipofisário. Pequenos prolactinomas podem ser demonstrados, mas uma diferenciação clara das variantes normais nem sempre é possível. A hipófise normal cresce durante a gestação. Portanto, a RM não é geralmente realizada durante a gestação a menos que haja defeitos no campo visual ou outro sintoma neurológico, caso em que um estudo RM limitado sem gadolínio deve ser realizado.

Diagnóstico diferencial

O diagnóstico diferencial para galactorreia inclui a pequena quantidade de leite materno que pode normalmente ser extraída do mamilo em muitas mulheres parturientes. A estimulação dos mamilos decorrente de piercings de mamilo, cirurgia no tórax ou acupuntura pode causar galactorreia; os níveis séricos de PRL podem ser normais ou minimamente elevados. Algumas mulheres podem ter galactorreia idiopática com níveis normais de PRL. O leite materno normal pode ter várias cores além de branco. No entanto, a galactorreia com sangue exige investigação para câncer de mama.

Cerca de 40% dos macroadenomas hipofisários não funcionais produzem algum grau de hiperprolactinemia. Essas e outras lesões e malignidade podem ser erroneamente diagnosticadas como prolactinomas. Uma característica distinta é que o PRL sérico é geralmente apenas minimamente elevado nesses últimos tumores, ao passo que em macroprolactinomas hipofisários o PRL sérico geralmente excede 100 mcg/L.

Mulheres gestantes podem ter níveis altos de PRL, com aumento hiperplásico fisiológico da hipófise na RM. O tamanho aumentado da hipófise é uma variante normal em mulheres jovens. Hipotireoidismo primário pode causar hiperprolactinemia e hiperplasia da hipófise, que pode ser confundido com um adenoma hipofisário. A macroprolactinemia ocorre em 3,7% da população geral e corresponde a 10-25% de todos os casos de hiperprolactinemia; a RM da hipófise mostra uma anormalidade não patológica em 22% desses pacientes.

Tratamento

Medicações conhecidas por aumentar o PRL devem ser interrompidas se possível (Tab. 28.1). Hiperprolactinemia devido a hipotireoidismo é corrigida por levotiroxina.

Mulheres com microprolactinomas que tenham amenorreia ou que busquem contracepção podem submeter-se à reposição de estrogênio ou a contraceptivos orais; o risco de estimular o aumento do microadenoma é mínimo. Pacientes com infertilidade e hiperprolactinemia podem ser tratados com um agonista de dopamina para melhorar a fertilidade.

Macroprolactinomas hipofisários têm um risco maior de crescimento progressivo, particularmente durante a TRH com testosterona ou estrógeno ou durante a gravidez. Logo, pacientes com macroprolactinomas não devem ser tratados com TRH ou contraceptivos orais, a menos que eles estejam em remissão com medicação agonista de dopamina ou cirurgia.

Mulheres gestantes com macroprolactinomas devem continuar a receber tratamento com agonistas de dopamina durante a gestação para evitar o crescimento do tumor. Se agonistas de dopamina não forem usados durante a gestação em mulheres com macroprolactinomas, exames do campo visual serão necessários a cada trimestre. A medição da PRL não é um controle útil para o crescimento do tumor devido ao fato de que a PRL aumenta muito durante a gestação normal.

A. Agonistas de dopamina

Agonistas de dopamina (cabergolina, bromocriptina ou quinagolida) são o tratamento inicial de preferência para pacientes com prolactinomas gigantes e para aqueles com hiperprolactinemia que almejem a restauração da função sexual normal e fertilidade. A cabergolina é o agonista de dopamina derivado de ergot mais efetivo e normalmente mais bem tolerado. É iniciado com 0,25 mg VO 1x/semana na primeira semana, depois 0,25 mg 2x/semana na semana seguinte, e então 0,5 mg 2x/semana. Aumentos posteriores na dosagem podem ser necessários mensalmente, com base nos níveis séricos de PRL, até um máximo de 1,5 mg 2x/semana. A bromocriptina (1,25-20 mg/dia por VO) é uma alternativa. Pacientes cujo tumor é resistente a um agonista de dopamina podem ser trocados para outro no esforço de induzir uma remissão.

Agonistas de dopamina são administrados na hora de dormir para minimizar os efeitos colaterais de fadiga, náusea, tontura e hipotensão ortostática, que ocorrem em 50% dos pacientes. Esses sintomas geralmente melhoram com a redução da dosagem e o uso contínuo. Agonistas de dopamina podem causar uma variedade de efeitos colaterais psiquiátricos (particularmente depressão, transtorno do controle de impulso e hiperssexualidade) que não têm relação com a dose e podem levar semanas para serem solucionados após a medicação ser suspensa.

Agonistas de dopamina não aumentam o risco de aborto ou teratogenicidade. Mulheres gestantes com microprolactinomas podem interromper o tratamento com segurança durante a gestação e amamentação. No entanto, mais de 20% dos macroadenomas aumentam significativamente durante a gestação; se a terapia for suspensa, as pacientes devem ser monitoradas com análises de PRL e monitoramento do campo visual assistida por computador. Mulheres com macroprolactinomas que tenham respondido aos agonistas de dopamina podem receber contraceptivos orais com segurança, desde que continuem com a terapia de agonista de dopamina.

B. Tratamento cirúrgico

Uma cirurgia hipofisária transesfenoidal pode ser necessária de forma urgente para tumores extensos afetados por apoplexia ou para aqueles comprometendo de forma grave o campo visual. Ela também é indicada para pacientes que não toleram nem respondem aos agonistas de dopamina. A cirurgia transesfenoidal hipofisária é geralmente bem tolerada, com uma taxa de mortalidade de menos de 0,5%. Para microprolactinomas hipofisários, neurocirurgiões habilidosos são bem-sucedidos em normalizar o PRL em 87% dos pacientes e alguns pacientes preferem a cirurgia a terapias prolongadas com agonistas de dopamina.

Complicações, como vazamento de LCR, meningite, AVE ou perda visual, ocorrem em cerca de 3% dos casos; sinusite, perfuração do septo nasal ou infecção complicam 6,5% das cirurgias transesfenoidais. Diabetes *insipidus* pode ocorrer dentro de 2 dias após a cirurgia, mas é geralmente leve e autocorrigível. A hiponatremia pode ocorrer abruptamente 4-14 dias depois do pós-operatório em 21% dos pacientes; os sintomas podem incluir náusea, vômito, cefaleia, mal-estar ou convulsão. A hiponatremia leve (Na maior ou igual a 125 mmol/L) geralmente pode ser gerenciada com uma restrição ambulatorial de água livre mais tolvaptan, se necessário. Hiponatremia sintomática ou grave (Na abaixo de 125 mmol/L) geralmente requer a internação do paciente.

C. Radiocirurgia estereotáxica

A radiocirurgia estereotáxica é raramente necessária para prolactinomas, visto que eles geralmente respondem à cabergolina ou à cirurgia. Ela é reservada para pacientes com macroadenomas que estejam crescendo apesar do tratamento com agonistas de dopamina ou para pacientes que tenham intolerância a agonistas de dopamina.

D. Quimioterapia

Alguns pacientes com macroadenomas hipofisários agressivos ou carcinomas não são candidatos à cirurgia e não respondem a agonistas de dopamina ou à radioterapia. Uma pequena porcentagem de pacientes com tumores agressivos responde à cabergolina, com adição de temozolomida ou everolimo.

Prognóstico

Microprolactinomas hipofisários são tipicamente indolentes e apenas 15% crescem após o diagnóstico. Macroprolactinomas, no entanto, tendem a ser mais agressivos. Prolactinomas geralmente respondem bem à terapia com agonistas de dopamina. Noventa por cento dos pacientes com prolactinomas experimentam uma queda na PRL sérica de 10% ou menos dos níveis pré-tratamento e 80% atingem um nível normal de PRL. A diminuição de um adenoma hipofisário ocorre rapidamente, mas o efeito máximo pode levar até 1 ano. Quase metade dos prolactinomas - até tumores massivos – diminuem mais de 50%. Durante a gestação, o crescimento de um prolactinoma hipofisário ocorre em 3% das mulheres com um microprolactinoma e em 23% daquelas com um macroprolactinoma. Se a cabergolina for suspensa após 2 anos de terapia, a hiperprolactinemia retorna em 68% dos pacientes com hiperprolactinemia idiopática, 79% com microprolactinomas e em 84% com macroprolactinomas.

A taxa de recorrência de 10 anos é 13% para macroadenomas hipofisários após a cirurgia transesfenoidal; a função hipofisária pode ser preservada em mais de 95% dos casos. Contudo, a taxa de sucesso cirúrgico para macroprolactinomas é muito mais baixa e as taxas de complicação são maiores.

Auriemma RS et al. Approach to the patient with prolactinoma. J Clin Endocrinol Metab. 2023;108:2400. [PMID: 36974474]

Brooks EK et al. Disorders of salt and water balance after pituitary surgery. J Clin Endocrinol Metab. 2023;108:198. [PMID: 36300330]

Adenomas hipofisários não funcionais

> ### FUNDAMENTOS DO DIAGNÓSTICO
>
> - A avaliação clínica e bioquímica para hipersecreção de hormônio hipofisário é negativa.
> - A RM mostra um microadenoma hipofisário (< 1 cm) ou macroadenoma (≥ 1 cm).
> - Cefaleia, comprometimento do campo visual e hipopituitarismo anterior são comuns com macroadenomas.
> - Um PRL sérico elevado no caso de macroadenomas pode ser devido à compressão do infundíbulo.

Considerações gerais

Ainda que adenomas hipofisários possam secretar PRL, GH ou ACTH, a maioria é não funcional e não produz sintomas de secreção excessiva de hormônios. Adenomas hipofisários não funcionais ocorrem mais frequentemente em homens do que em mulheres e são mais comuns com a idade. Adenomas hipofisários são encontrados em cerca de 16% das RM do crânio; a maioria são microadenomas com menos de 1 cm de diâmetro.

Achados clínicos

A. Sintomas e sinais

Macroadenomas hipofisários não funcionais (1 cm ou mais) tendem a ser mais agressivos do que adenomas hipofisários funcionais. Pessoas com macroadenomas não funcionais têm muito mais probabilidade de serem sintomáticas a partir do efeito da massa, com comprometimento do campo visual, cefaleias, paralisia dos nervos cranianos afetando os músculos extraoculares e apoplexia hipofisária. Macroadenomas maiores frequentemente causam algum hipopituitarismo, particularmente hipogonadismo hipogonadotrófico. Microadenomas hipofisários não funcionais são assintomáticos.

B. Achados laboratoriais

1. **Hipersecreção hormonal hipofisária** – Todos os pacientes com adenoma hipofisário necessitam de testes para hipersecreção hormonal hipofisária. Obter os níveis séricos de PRL para verificar a hipersecreção de prolactina; mulheres com hiperprolactinemia são testadas para gravidez com um hCG sérico. Um teste para doença de Cushing ou acromegalia deve ser obtido, se clinicamente indicado.

2. **Hipopituitarismo anterior** – Os homens devem realizar os seguintes testes: T$_4$ livre, TSH, testosterona e testosterona livre da manhã. LH e FSH séricos devem ser obtidos em homens com baixa testosterona, mulheres na pós-menopausa e mulheres jovens com amenorreia. Os níveis séricos de sódio e glicose devem ser obtidos de todos os pacientes. Um exame de estimulação por cosintropina (teste de estimulação com ACTH) é realizado para pacientes com hiponatremia ou sintomas de possível hipoadrenalismo. O IGF-1 sérico é testado para identificar deficiência de GH. Pacientes mais jovens de baixa estatura que não tenham

suas epífises fusionadas devem passar por uma avaliação completa para deficiência do hormônio de crescimento.

3. **Macroadenomas hipofisários** – Pacientes com macroadenomas que pressionem o quiasma óptico exigem um teste formal do campo visual.

C. Exames de imagem

RM dinâmica com contraste (3T) da hipófise é o exame de imagem de preferência para a avaliação e acompanhamento de adenomas hipofisários. Microadenomas hipofisários não funcionais menores que 0,5 cm não requerem acompanhamento adicional por RM. Para adenomas hipofisários não funcionais com 0,5 cm ou mais, a repetição da RM é recomendada após 6 meses e então anualmente por 3 anos. Se não for notado aumento, o controle por RM pode ser feito com menos frequência.

Diagnóstico diferencial

Lesões de massa que podem assemelhar-se a um adenoma hipofisário incluem craniofaringiomas hipofisários, gliomas, meningiomas, osteossarcomas da base do crânio, cistos de Rathke, hipofisite linfocítica, infecções ou metástases. Uma hipófise normal e grande e um aumento fisiológico da hipófise durante o hipotireoidismo primário ou gestação também devem ser considerados; os níveis de prolactina sérica são altos no hipotireoidismo primário e durante a gestação. A hiperprolactinemia também ocorre quando há compressão do infundíbulo da hipófise por conta de macroadenomas hipofisários e outras lesões de massa; com a compressão do infundíbulo da hipófise, a prolactina sérica é normalmente mais baixa do que o esperado para o tamanho da massa hipofisária.

Tratamento

Pacientes com microadenomas hipofisários não funcionais assintomáticos geralmente não necessitam de tratamento. A cirurgia é a opção preferida de tratamento para pacientes cujo adenoma está causando sintomas de efeito de massa, desenvolvimento prematuro da puberdade, deficiências hormonais ou o surgimento de hipersecreção hormonal sintomática. Um teste de cabergolina oral pode ser considerado para pacientes com macroadenomas que tenham doença progressiva. A radioterapia pode ser usada para indivíduos selecionados com macroadenomas hipofisários.

Prognóstico

O prognóstico é excelente para pacientes com microadenomas não funcionais menores que 0,5 cm. Pacientes com microadenomas não funcionais maiores também têm um prognóstico muito bom, mas requerem acompanhamento. A cirurgia transesfenoidal é bem-sucedida na ressecção completa de macroadenomas hipofisários em 65% dos casos, melhora o hipopituitarismo em 50% e reverte o comprometimento do campo visual em 80% dos pacientes. Após a cirurgia, deficiências dos hormônios hipofisários anteriores ocorrem em 10% dos pacientes. A taxa de recorrência pós-operatória de 6 anos foi reportada em 36% após a cirurgia apenas e 13% após a cirurgia mais radioterapia adjuvante.

Greeman Y et al. Cabergoline should be attempted in progressive non-functioning pituitary macroadenoma. Eur J Endocrinol. 2021;185:D11. [PMID: 34288884]

Hordejuk D et al. Long-term changes in the size of pituitary microadenomas. Ann Intern Med. 2023;176:298. [PMID: 36848656]

Kolitz T et al. Refractory nonfunctioning pituitary adenomas. Pituitary. 2023;26:278. [PMID: 36786972]

Tritos NA et al. Diagnosis and management of pituitary adenomas: a review. JAMA. 2023;329:1386. [PMID: 37097352]

DOENÇAS DA GLÂNDULA TIREOIDE

Tireoidite

FUNDAMENTOS DO DIAGNÓSTICO

Tireoidite autoimune

- A tireoidite linfocítica crônica (Hashimoto) é a tireoidite mais comum e geralmente evolui para o hipotireoidismo.
- A tireoidite pós-parto e a tireoidite linfocítica subaguda (tireoidite silenciosa) podem causar hipertireoidismo transitório devido à liberação passiva do hormônio da tireoide armazenado.
- Os anticorpos peroxidase tireoidiano (anti-TPO) ou tireoglobulina (anti-Tg) são geralmente altos.

Tireoidite subaguda dolorosa (tireoidite de Quervain)

- A característica é uma glândula tireoide dolorida com disfagia dolorosa.
- VHS elevada.
- Etiologia viral. Anticorpos antitireoidianos são ausentes ou baixos, diferentemente da tireoidite autoimune.

Tireoidite infecciosa (supurativa)

- Glândula tireoide dolorida, grave.
- Febril com leucocitose e VHS elevada.

Tireoidite relacionada à IgG4 (Tireoidite de Riedel)

- Mais frequente em mulheres de meia idade ou mais velhas.
- Geralmente parte de uma síndrome fibrosante sistêmica.

Considerações gerais
A. Tireoidite autoimune

Várias entidades clínicas são classificadas como tireoidite autoimune, incluindo tireoidite linfocítica crônica, tireoidite pós-parto e tireoidite subaguda não dolorosa (silenciosa) esporádica. Suplementação de iodo na dieta (especialmente quando excessiva) e certas medicações podem causar tireoidite autoimune. A incidência da tireoidite autoimune varia de acordo com sexo, raça e parentesco. Normalmente é familiar. Níveis séricos elevados de anticorpos antitireoidianos são detectáveis na população geral em 3% dos homens e 13% das mulheres. Entre adultos nos EUA, níveis altos de anticorpos antitireoidianos são encontrados em 14,3% daqueles que se identificam como brancos, 10,9% como latinos e em 5,3%

dos que se identificam como pretos. A tireoidite subclínica é extremamente comum; séries de autópsias mostraram tireoidite focal em 40% das mulheres e 20% dos homens.

1. **Tireoidite linfocítica crônica** – Também conhecida como "tireoidite de Hashimoto", a tireoidite linfocítica crônica é o transtorno mais comum da tireoide nos EUA. É crônica e mediada por células; a invasão de linfócitos T dá a aparência microscópica de "tireoidite linfocítica". Autoimunidade humoral, com anticorpos antitireoidianos séricos detectáveis (anti-TPO ou anti-Tg, ou ambos), está presente na maioria, mas não em todos pacientes afetados.

2. **Tireoidite pós-parto** – A tireoidite pós-parto ocorre logo após o parto em cerca de 7% das mulheres. A tireoide afetada libera hormônio da tireoide armazenado, resultando em um hipertireoidismo transitório (geralmente leve e não diagnosticado) seguido por hipotireoidismo. A glândula tireoide não fica dolorida de forma aguda, mas algumas mulheres reportam um leve desconforto da tireoide. A maioria das mulheres recupera a função normal da tireoide. As mulheres afetadas pela tireoidite pós-parto têm 70% de chance de recidiva após gestações subsequentes. Ela ocorre com mais frequência em mulheres que têm níveis altos de anti-TPO no primeiro trimestre da gestação ou imediatamente após o parto. É mais comum em mulheres com diabetes *mellitus* tipo 1 preexistente, outras autoimunidades ou histórico familiar de tireoidite autoimune.

3. **Tireoidite subaguda esporádica não dolorosa (silenciosa)** – Essa forma de tireoidite autoimune é similar à tireoidite pós-parto, exceto por não estar relacionada à gestação. As causas incluem terapia com amiodarona e imunoterapia. O hipertireoidismo resulta da liberação de hormônio da tireoide armazenado. Isso corresponde a cerca de 1% dos casos de tireotoxicose e é seguido por hipotireoidismo, que pode ou não se resolver espontaneamente.

4. **Outras causas** – Suplementação de iodo na dieta (especialmente quando excessiva) e certas medicações, incluindo inibidores de tirosina quinase, alemtuzumab, interferon-alfa, interleucina-2, talidomida, lenalidomida, lítio, amiodarona e inibidores do *checkpoint* imunológico são outras causas de tireoidite autoimune. A hepatite C crônica aumenta o risco de tireoidite autoimune: 21% dos pacientes afetados têm anticorpos antitireoidianos e 13% têm hipotireoidismo. Infecção por Covid-19 aumenta o risco de tireoidite autoimune e tireoidite subaguda. A vacinação contra o SARS-CoV-2 pode desencadear tireoidite subaguda, bem como doença de Graves.

A tireoidite autoimune frequentemente progride para hipotireoidismo, o que pode estar ligado aos anticorpos bloqueadores dos receptores de tireotrofina, detectados em 10% dos pacientes com tireoidite autoimune. Altos níveis séricos de anti-TPO também prenunciam a progressão de hipotireoidismo subclínico para sintomático. Ainda que o hipotireoidismo seja geralmente permanente, até 11% dos pacientes têm remissão após vários anos. O hipertireoidismo pode ser causado pela liberação destrutiva de hormônios tireóideos (seguido por hipotireoidismo) ou por aumento da síntese de hormônios tireóideos (doença de Graves).

A tireoidite autoimune é algumas vezes associada a outras deficiências endócrinas como parte da síndrome poliglandular autoimune tipo 2 (APS-II). Adultos com APS-II têm tendência à tireoidite autoimune, diabetes *mellitus* tipo 1, transtorno gonadal autoimune, hipoparatireoidismo e insuficiência adrenal. A tireoidite é frequentemente associada a outras condições autoimunes: anemia perniciosa, síndrome de Sjögren, vitiligo, DII, doença celíaca e sensibilidade ao glúten.

B. Tireoidite subaguda dolorosa

Também chamada de tireoidite de Quervain, tireoidite granulomatosa e tireoidite de células gigantes, a tireoidite subaguda dolorosa é relativamente comum. Células gigantes multinucleadas são encontradas na histologia da glândula tireoide caracteristicamente dolorida. Como na tireoidite subaguda não dolorida, a maioria dos pacientes afetados têm hipertireoidismo transitório, seguido por hipotireoidismo. A tireoidite subaguda dolorosa é tipicamente associada a infecções respiratórias virais das vias aéreas superiores (incluindo a Covid-19) e podem surgir após vacinações, incluindo para SARS-CoV-2. Alguns pacientes também têm anticorpos antitireoidianos. Sua incidência aumenta no verão até o início do outono. Isso afeta ambos os sexos, mas mais de 75% são mulheres de meia idade. A tireoidite subaguda também pode ser uma sequela de uma síndrome de hipersensibilidade medicamentosa.

C. Tireoidite infecciosa (supurativa)

A tireoidite infecciosa é rara entre pacientes imunocompetentes. É geralmente bacteriana, mas infecções de origem micobacteriana, fúngica e parasitárias podem ocorrer, particularmente em indivíduos imunossuprimidos.

D. Tireoidite relacionada à IgG4 (tireoidite de Riedel)

A tireoidite relacionada à IgG$_4$, também chamada de tireoidite de Riedel, tireoidite fibrosa invasiva, estruma de Riedel, tireoidite lenhosa e tireoidite invasiva, é a forma mais rara de tireoidite. É encontrada mais frequentemente em mulheres de meia idade ou mais velhas e é geralmente parte de uma síndrome fibrosa sistêmica multifocal. Ela pode ocorrer como uma manifestação na tireoide de uma doença sistêmica relacionada à IgG$_4$.

Achados clínicos
A. Sintomas e sinais

Na **tireoidite autoimune**, a glândula tireoide pode estar aumentada de forma difusa, firme e levemente nodular, mas frequentemente não é palpável. Um dos lóbulos da tireoide pode estar assimetricamente aumentado, gerando preocupações quanto a neoplasias. Ainda que os pacientes possam reportar rigidez no pescoço, dor e sensibilidade geralmente não estão presentes. Outros pacientes não apresentam bócio palpável nem

sintomas no pescoço. A tireoide é fibrótica e atrófica em cerca de 10% dos casos, particularmente em mulheres mais velhas.

Os sintomas e sinais estão relacionados, na maior parte, aos níveis de hormônios da tireoide. Os pacientes afetados podem ter combinações de hipertireoidismo e hipotireoidismo. Por exemplo, um paciente com hipotireoidismo pode desenvolver mais tarde um hipertireoidismo que pode aumentar e diminuir. Depressão e fadiga crônica são mais comuns, mesmo após a correção do hipotireoidismo.

Cerca de um terço dos pacientes apresentam sintomas leves de boca seca (xerostomia) ou olhos secos (ceratoconjuntivite seca) relacionados à síndrome de Sjögren. A miastenia *gravis* associada é geralmente de grau leve, afetando principalmente os músculos extraoculares e com uma incidência relativamente baixa de anti-AChR detectável ou doença do timo. Doença celíaca ou intolerância ao glúten associadas podem causar fadiga ou depressão, algumas vezes com ausência de sintomas do trato gastrointestinal.

A tireoidite pós-parto é geralmente manifestada por hipertireoidismo que começa entre 1 e 6 meses após o parto e persiste por apenas 1-2 meses. Em seguida, o hipotireoidismo tende a se desenvolver iniciando-se entre 4 e 8 meses após o parto.

Na tireoidite esporádica não dolorosa, os sintomas tireotóxicos são geralmente leves; um bócio pequeno, não sensível pode ser palpável em cerca de 50% dos pacientes. Seu curso é similar ao da tireoidite pós-parto.

A **tireoidite subaguda dolorosa** apresenta um aumento agudo, geralmente doloroso da glândula tireoide, frequentemente com disfagia. Cerca de 38% dos pacientes têm um lóbulo da tireoide envolvido, enquanto 62% têm ambos os lóbulos envolvidos. Aqueles com envolvimento bilateral têm maior probabilidade de hipertireoidismo. A maioria dos pacientes reportam dor que pode irradiar para as orelhas, maxilar ou parte superior do tórax. Os pacientes geralmente têm um grau baixo de febre e fadiga. As manifestações podem persistir por semanas ou meses. A tireotoxicose desenvolve-se em cerca de 50% dos pacientes afetados e tende a permanecer por várias semanas. Em seguida, surge o hipotireoidismo que dura 4-6 semanas. A função normal da tireoide tipicamente retorna dentro do período de um ano, mas um hipotireoidismo persistente ocorre em 5% dos pacientes.

Pacientes com **tireoidite infecciosa supurativa** geralmente apresentam febre e dor intensa, sensibilidade, vermelhidão e flutuação na região da glândula tireoide. Na **tireoidite relacionada à IgG$_4$**, o aumento da tireoide é geralmente assimétrico; a glândula fica endurecida e aderente às estruturas do pescoço, causando sinais de compressão e invasão, incluindo disfagia, dispneia, dor e rouquidão. As condições relacionadas incluem fibrose retroperitoneal, mediastinite fibrosante, cervicite esclerosante, fibrose sub-retiniana e colangite esclerosante.

B. Achados laboratoriais

Na **tireoidite autoimune** (incluindo tireoidite pós-parto), geralmente há níveis circulantes aumentados dos anticorpos antitireoidianos anti-TPO (90%) ou anti-Tg (40%). No entanto, 5%

dos pacientes não têm anticorpos antitireoidianos detectáveis. A maioria dos pacientes com tireoidite causada por inibidores do *checkpoint* imunológico não possui anticorpos antitireoidianos detectáveis. Os anticorpos antitireoidianos diminuem durante a gestação e frequentemente não são detectáveis no terceiro trimestre. Uma vez diagnosticada a tireoidite autoimune, o monitoramento dos níveis de anticorpos não é útil. Se a tireoidite autoimune levar a uma liberação inadequada dos hormônios tireóideos, o nível sérico de TSH fica elevado e os níveis de hormônios tireóideos podem ser normais ou diminuídos (hipotireoidismo). A tireoidite autoimune também pode levar a uma liberação passiva de hormônios tireóideos armazenados, resultando em hipertireoidismo com níveis séricos elevados de T_4L que são proporcionalmente maiores que os níveis de T_3 e níveis de TSH suprimidos. Porque o T_4 é menos ativo que o T_3, o hipertireoidismo visto na tireoidite autoimune é geralmente menos grave do que na doença de Graves.

Pacientes com tireoidite autoimune têm uma incidência de 15% de apresentarem níveis séricos do anticorpo transglutaminase tecidual IgA (tTG) e pelo menos 5% apresentam doença celíaca clinicamente significativa.

Na **tireoidite subaguda dolorosa**, a VHS é marcadamente elevada ao passo que os títulos de anticorpos antitireoidianos são baixos, o que a diferencia da tireoidite autoimune. A tireoidite subaguda pode resultar em uma liberação passiva de hormônios tireóideos armazenados, levando ao hipertireoidismo. Na **tireoidite infecciosa**, tanto a contagem de leucócitos quanto a VHS são geralmente altas.

C. Exames de imagem

Exames de ultrassom tipicamente mostram uma tireoide com densidade heterogênea difusa e ecogenicidade reduzida. É útil para distinguir tireoidite autoimune de bócio multinodular, nódulos da tireoide com suspeita de malignidade e doença de Graves. Na tireoidite a vascularização é reduzida ou normal, ao passo que na doença de Graves a glândula tireoide é hipervascularizada.

A captação e varredura de iodo radioativo (RAI) ajudam a diferenciar a tireoidite da doença de Graves; a tireoidite subaguda dolorosa apresenta uma captação de RAI muito baixa. A captação de RAI pode ser normal ou alta, com uma captação irregular na tireoidite autoimune crônica (eutireóideo ou hipotireóideo); TC ou RM não são úteis no diagnóstico.

A varredura por meio de tomografia por emissão de pósitrons com fluordesoxiglucose [¹⁸F] (¹⁸FDG-PET) frequentemente mostra uma captação difusa de isótopos na tireoide em casos de tireoidite.

D. Citologia aspirativa por agulha fina

Pacientes com tireoidite autoimune que apresentem um nódulo na tireoide devem realizar uma biópsia Paaf guiada por ultrassom, visto que o risco de carcinoma papilífero da tireoide é de cerca de 8% em tais nódulos. Quando se suspeita de tireoidite infecciosa (supurativa), uma biópsia Paaf com cultura e coloração de Gram é necessária. A biópsia Paaf geralmente não é necessária em casos de tireoidite subaguda dolorosa, mas mostra as células gigantes multinucleadas características.

Complicações

A tireoidite autoimune pode levar ao hipotireoidismo. Hipertireoidismo também pode se desenvolver, seja devido ao surgimento da doença de Graves ou devido à liberação de hormônios tireóideos armazenados, uma condição variavelmente identificada como "hashitoxicose" ou "tireoidite esporádica não dolorosa". Mulheres eutireóideas com anti-TPO elevado podem ter um risco maior de aborto e parto prematuro; infelizmente, o tratamento com levotiroxina não reduz esses riscos. Mulheres na perimenopausa com níveis altos de anti-TPO têm um risco relativamente maior de depressão, independente dos níveis de concentração ambiente de hormônios tireóideos.

A tireoidite crônica e a subaguda são complicadas pelos efeitos da pressão nas estruturas do pescoço: dispneia e, na tireoidite de Riedel, paralisia das cordas vocais. O carcinoma papilífero da tireoide ou o linfoma da tireoide podem raramente estar associados à tireoidite crônica e devem ser considerados no diagnóstico de aumentos irregulares não dolorosos que permanecem apesar do tratamento; tais pacientes exigem uma biópsia Paaf. Nas formas supurativas de tireoidite, qualquer complicação ou infecção pode ocorrer.

Diagnóstico diferencial

Todos os tipos de bócio devem ser considerados no diagnóstico diferencial da tireoidite, especialmente se o aumento for rápido. Diferentemente do bócio, na tireoidite subaguda há uma captação de RAI muito baixa e o T_4 e T_3 são elevados. Testes de anticorpos da tireoide têm sido úteis no diagnóstico de tireoidite autoimune, mas os testes não são específicos (positivo em pacientes com bócio multinodular, malignidade [p. ex., linfoma e carcinoma da tireoide] e doença de Graves concomitante). As formas subaguda e supurativa da tireoidite podem se assemelhar a qualquer processo infeccioso nas estruturas do pescoço ou próximo a elas. A tireoidite crônica pode se assemelhar a um carcinoma da tireoide, especialmente se o aumento for irregular e se houver pressão nas estruturas próximas; ambos os distúrbios podem estar presentes na mesma glândula.

Tratamento
A. Tireoidite autoimune

Se houver hipotireoidismo, levotiroxina deve ser administrada em doses usuais de reposição (0,05-0,2 mg diariamente por VO) (ver Hipotireoidismo e mixedema, abaixo). Se houver hipertireoidismo, ver Hipertireoidismo (Tireotoxicose), abaixo.

Em pacientes com bócio aumentado e níveis séricos de TSH normais ou elevados, é feita uma tentativa de diminuir o bócio com levotiroxina em doses suficientes para reduzir os níveis de TSH para baixo do intervalo de referência, mas ainda mantendo o eutireoidismo clínico. Doses supressivas de T_4 tendem a diminuir o bócio em média 30% em 6 meses. Se o bócio não regredir, pode-se oferecer doses mais baixas de levotiroxina. Se a glândula tireoide estiver apenas minimamente aumentada e o paciente estiver eutireóideo, a observação regular é indicada, considerando que o hipotireoidismo pode se desenvolver, frequentemente anos mais tarde.

B. Tireoidite subaguda dolorosa

Todo o tratamento é empírico e deve ser mantido por várias semanas. A recorrência é comum. A medicação de preferência é a aspirina (325-650 mg por VO a cada 4-6 horas, o que alivia a dor e a inflamação) ou Aine. Para pacientes com dor intensa, uma dose diária de prednisona de 20 mg oralmente por cerca de 2 semanas pode ser eficaz. Sintomas tireotóxicos são tratados com propranolol, 10-40 mg por VO a cada 6 horas, ou propranolol ER (de liberação prolongada), 60-160 mg por VO diariamente. Agentes de contraste iodados causam uma queda imediata nos níveis séricos de T_3 e uma melhora dramática nos sintomas tireotóxicos. Ipodato de sódio (Bilivist, Oragrafin) ou ácido iopanoico (Telepaque) são administrados por VO em doses de 500 mg diárias até que os níveis de T_4L no soro voltem ao normal. O hipotireoidismo transitório é tratado com T_4 (0,05-0,1 mg diárias por VO) se sintomático.

C. Tireoidite infecciosa (supurativa)

O tratamento é feito com antibióticos e drenagem cirúrgica quando há flutuação marcada. Pode ser necessário uma tireoidectomia cirúrgica.

D. Tireoidite relacionada à IgG4 (tireoidite de Riedel)

O tratamento preferencial é com tamoxifeno, 20 mg VO 2x/dia, o que pode ser mantido por anos. O tamoxifeno pode induzir remissões parciais ou completas na maioria dos pacientes dentro de 3-6 meses. Sua forma de ação parece não estar relacionada a sua atividade antiestrogênio. O tratamento com corticosteroides de curto prazo pode ser incluído para alívio parcial da dor e sintomas de compressão. A descompressão cirúrgica geralmente falha em aliviar de forma permanente os sintomas de compressão; é uma cirurgia difícil devido a adesões fibrosas densas, o que torna mais provável o surgimento de complicações cirúrgicas. Rituximabe pode ser útil na tireoidite de Riedel, que é refratária a tamoxifeno e corticosteroides.

Prognóstico

Pacientes com tireoidite autoimune de Hashimoto geralmente têm um prognóstico excelente, visto que a condição tanto pode permanecer estável por anos quanto progredir devagar para hipotireoidismo, que é facilmente tratado. Ainda que 80% das mulheres com tireoidite pós-parto voltem a recuperar a função normal da tireoide depois, o hipotireoidismo permanente acaba por se desenvolver em cerca de 50% dos casos em um período de 7 anos. Na tireoidite subaguda dolorosa, exacerbações dos sintomas e remissões espontâneas são comuns; o processo da doença pode permanecer latente por meses.

Mohammadi B et al. COVID-19-induced autoimmune thyroiditis: exploring molecular mechanisms. J Med Virol. 2023;95:e29001. [PMID: 37515444]

Muir CA et al. Thyroid toxicity following immune checkpoint inhibitor treatment in advanced cancer. Thyroid. 2020;30:1458. [PMID: 32264785]

Stasiak M et al. New aspects in the pathogenesis and management of subacute thyroiditis. Rev Endocr Metab Disord. 2021;22:1027. [PMID: 33950404]

Weetman AP. An update on the pathogenesis of Hashimoto's thyroiditis. J Endocrinol Invest. 2021;44:883. [PMID: 33332019]

Hipotireoidismo e mixedema

FUNDAMENTOS DO DIAGNÓSTICO

- A tireoidite autoimune de Hashimoto é a causa mais comum de hipotireoidismo.
- Fadiga, intolerância ao frio, constipação, variação no peso, depressão, menorragia e rouquidão.
- Pele seca, bradicardia, retorno tardio de reflexos de tendões profundos.
- O T4L é geralmente baixo.
- O TSH é elevado no hipotireoidismo primário.

Considerações gerais

O hipotireoidismo é comum, com 0,3% da população tendo a doença manifesta. Cerca de 85% dos indivíduos afetados são mulheres. A deficiência dos hormônios tireóideos afeta quase todas as funções do organismo. O nível de gravidade varia de estados hipotireóideos não reconhecidos e leves a mixedema expressivo. O hipotireoidismo materno durante a gestação resulta em filhos com pontuações de QI que são em média 7 pontos mais baixas do que aqueles que descendem de mães eutireóideas. O hipotireoidismo congênito ocorre em cerca de 1:4000 nascimentos; se não tratado, causa cretinismo com deficiência cognitiva permanente.

O hipotireoidismo pode ser devido a insuficiência ou ressecção da própria glândula tireoide (hipotireoidismo primário) ou a deficiência de TSH hipofisário (hipotireoidismo secundário). A tireoidite autoimune é a causa mais comum de hipotireoidismo. A fase hipotireoide também ocorre na tireoidite viral subaguda (de Quervain) após hipertireoidismo inicial.

Bócio (aumento da tireoide) pode estar presente com tireoidite, deficiência de iodeto, defeitos genéticos da enzima tireoide, alimentos bociogênicos em áreas com deficiência de iodeto (p. ex., nabo, mandioca), ou doenças infiltrativas (p. ex., câncer, sarcoidose). Medicações bociogênicas incluem iodeto, propiltiouracila (PTU) ou metimazol, sulfonamidas, amiodarona, interferon-alfa, interferon-beta, interleucina-2 e lítio. Cerca de 50% dos pacientes com uso prolongado de lítio possuem bócio detectável em ultrassom. O bócio é frequentemente ausente em paciente com tireoidite autoimune ou hipotireoidismo devido à destruição da glândula por terapia com iodo-131 ou radioterapia na região da cabeça-pescoço ou tórax-ombros. A tireoidectomia total causa hipotireoidismo; após uma hemitireoidectomia, 22% dos pacientes apresentam hipotireoidismo.

A **amiodarona**, por causa de seu alto teor de iodo, causa hipotireoidismo clinicamente significativo em 15-20% dos pacientes, bem como tireotoxicose (ver Tireotoxicose induzida por amiodarona). O hipotireoidismo ocorre com mais frequência em pacientes com tireoidite autoimune preexistente. O nível de T_4 é baixo ou normal baixo, e o TSH é alto, geralmente acima de 20 mUI/L. Outros 17% dos pacientes que utilizam amiodarona são assintomáticos com níveis normais de T_4, apesar de níveis elevados de TSH; eles podem ser monitorados de perto sem o uso de levotiroxina.

O hipotireoidismo também pode se desenvolver em pacientes com alta ingestão de iodo, especialmente se apresentarem tireoidite linfocítica subjacente. Algumas malignidades têm alta expressão da enzima inativadora dos hormônios tireoidianos (deiodinase tipo 3) e causam "hipotireoidismo consumptivo". Isso ocorre com hemangiomas extensos ou carga tumoral pesada no câncer de cólon, câncer de células basais, tumores fibrosos ou tumores do estroma gastrointestinal (GISTs).

Os **agentes quimioterápicos** que podem causar tireoidite silenciosa incluem inibidores de tirosina quinase, denileucina diftitox, alemtuzumab, interferon-alfa, interleucina-2, talidomida, lenalidomida e inibidores do *checkpoint* imunológico. A tireoidite geralmente começa com hipertireoidismo (frequentemente não reconhecido) e depois progride para hipotireoidismo. A terapia por radioisótopos baseada em RAI também pode causar hipotireoidismo. A mifepristona causa hipotireoidismo primário e a necessidade de aumento na dose para a reposição de hormônios tireóideos. O mitotano causa hipotireoidismo secundário.

Achados clínicos
A. Sintomas e sinais

1. **Manifestações comuns** – O hipotireoidismo leve frequentemente escapa da detecção. Os pacientes apresentam tipicamente sintomas não específicos que incluem ganho de peso, fadiga, letargia, depressão, fraqueza, dispneia mediante esforço, artralgias ou mialgias, cãibra muscular, menorragia, constipação, pele seca, cefaleia, parestesia, intolerância ao frio, síndrome do túnel do carpo e doença de Raynaud. Os achados físicos podem incluir bradicardia; hipertensão diastólica; unhas finas e quebradiças; afinamento do cabelo; edema periférico; pálpebras e rosto inchado; e pele pálida ou amarelada (carotenemia). Pode haver relaxamento tardio de reflexos de tendões profundos. Os pacientes geralmente apresentam bócio que surge devido a níveis elevados de TSH ou patologia subjacente da tireoide.

2. **Manifestações menos comuns** – Os sintomas menos comuns do hipotireoidismo incluem diminuição do apetite e perda de peso, rouquidão, diminuição do paladar e olfato e diminuição da acuidade auditiva. Alguns pacientes com bócio podem reportar disfagia ou desconforto no pescoço. Ainda que a maioria das mulheres apresentem menorragia, algumas têm a menstruação escassa ou amenorreia. Os achados físicos podem incluir perda dos cílios ou pelos da sobrancelha; espessamento da língua; edema depressível endurecido; e derrames nas cavidades pleural e peritoneal, bem como nas juntas. Galactorreia também pode estar presente. Aumento cardíaco ("coração mixedematoso") e derrames pericárdicos podem se desenvolver. A "loucura mixedematosa" psicótica pode surgir a partir de hipotireoidismo grave ou devido a toxicidade de outras drogas cujo metabolismo é retardado no hipotireoidismo.

Alguns pacientes hipotireóideos com tireoidite autoimune apresentam sintomas que não são decorrentes de hipotireoidismo, mas sim de condições associadas à tireoidite autoimune; isso inclui doença de Addison, hipoparatireoidismo, diabetes *mellitus*, anemia perniciosa, síndrome de Sjögren, vitiligo, cirrose biliar, sensibilidade ao glúten e doença celíaca.

B. Achados laboratoriais

O melhor teste único de triagem para hipotireoidismo é o TSH sérico (Tab. 28.2). No hipotireoidismo primário, o TSH sérico é aumentado em um esforço reflexo para estimular a glândula falha, enquanto o T_4L é baixo ou normal baixo. O intervalo de referência normal para níveis de TSH ultrassensível é geralmente 0,4-4,0 mUI/L. O intervalo normal de TSH varia de acordo com a idade.

Outras anormalidades laboratoriais podem incluir hipoglicemia ou anemia (com volume corpuscular médio aumentado ou normal). A hiponatremia devido à síndrome de secreção inadequada de ADH (SIADH) ou diminuição de GFR é comum. Achados adicionais frequentes incluem aumento dos níveis séricos de LDL-colesterol, triglicerídeos, lipoproteína (a), enzimas hepáticas, creatina quinase ou PRL. Em pacientes com tireoidite autoimune, titulações de anticorpos contra TPO e TG são altas; FAN sérico pode estar presente, mas raramente são indicativos de lúpus.

O **hipotireoidismo subclínico** é definido como o estado em que há um T_4L sérico normal com TSH sérico que esteja acima do intervalo de referência. Ele ocorre com mais frequência em pessoas com 65 anos ou mais, com uma prevalência de 13%. O hipotireoidismo subclínico é geralmente transitório, e os níveis de TSH se normalizam espontaneamente em cerca de 60% dos casos dentro de 5 anos. A probabilidade de normalização do TSH é maior em pacientes sem anticorpos antitireoidianos e naqueles com TSH minimamente elevado. O termo "subclínico" é de alguma forma enganador, já que se refere aos níveis do hormônio e não aos sintomas do paciente.

C. Exames de imagem

O exame de imagem radiológico geralmente não é necessário para pacientes com hipotireoidismo. Na TC ou RM, pode-se observar bócio no pescoço ou no mediastino (bócio retroesternal). A presença de um timo aumentado é frequente em casos de tireoidite autoimune. Na RM, a hipófise é frequentemente bastante aumentada no hipotireoidismo primário, devido à hiperplasia das células secretoras de TSH.

Diagnóstico diferencial

O diagnóstico diferencial para hipotireoidismo subclínico (T_4 baixo ou TSH alto na ausência de hipotireoidismo) inclui

TABELA 28.2 Uso apropriado de testes da tireoide

	Teste	Comentário
Para rastreamento	TSH sérico Tiroxina livre (T_4L)	Teste mais sensível para hipo- e hipertireoidismo primários Teste excelente
Para hipotireoidismo	TSH sérico Anticorpos antiperoxidase e anti-tireoglobulina da tireoide	Alto no hipotireoidismo primário e baixo no secundário Elevado na tireoidite autoimune (Hashimoto)
Para hipertireoidismo	TSH sérico Tri-iodotironina (T_3) ou tri-iodotironina livre (T_3L) Varredura e captação de ^{123}I Anticorpos antiperoxidase e anti-tireoglobulina da tireoide Imunoglobulinas estimuladoras da glândula tireoide (TSI)	Suprimido exceto em tumor hipofisário secretor de TSH ou hiperplasia hipofisária (raro) Elevado Captação aumentada; focos "quentes" *versus* difusos na varredura Elevado na doença de Graves Geralmente positivo (65%) na doença de Graves
Para nódulos na tireoide	Biópsia aspirativa por agulha fina (Paaf) Varredura e captação de ^{123}I Varredura ^{99m}Tc Ultrassonografia	Melhor método diagnóstico para câncer de tireoide O câncer é geralmente "frio"; menos confiável que a biópsia Paaf Vascular *versus* menos vascular Útil para auxiliar na biópsia Paaf. Útil na avaliação do risco de malignidade (bócio multinodular ou cistos puros são menos prováveis de serem malignos). Útil para monitorar nódulos e pacientes após cirurgia na tireoide para carcinoma.

interferência de anticorpos no ensaio de TSH sérico, macro-TSH, privação do sono, exercício, recuperação de doença não tireoidiana, emergências psiquiátricas agudas e outras condições e medicações (Tab. 28.3).

A **síndrome do eutireóideo doente** deve ser considerada em pacientes sem doença tireoidiana conhecida que apresentem baixo nível de T_4L com TSH não elevado. Essa síndrome pode ser vista em pacientes com doenças graves, privação calórica ou que tenha passado por cirurgia extensa. O tratamento com levotiroxina não é indicado para pacientes com síndrome do eutireóideo doente.

O TSH sérico tende a ser suprimido na doença não tireoidiana grave, o que torna difícil o diagnóstico de hipotireoidismo primário concomitante, apesar da presença de bócio sugerir o diagnóstico. O médico deve decidir se esses pacientes doentes com gravidade (com baixo T_4 e baixo TSH) podem ter hipotireoidismo decorrente de hipopituitarismo. Pacientes sem sintomas de hipopituitarismo ou lesão cerebral anterior tem muito pouca probabilidade de desenvolver hipopituitarismo de repente durante uma doença não relacionada. Pacientes com diabetes *insipidus*, hipopituitarismo, ou outros sinais de lesão no SNC podem receber T_4 empiricamente.

Complicações

Hipotireoidismo grave ou prolongado pode aumentar a suscetibilidade à pneumonia bacteriana ou, mais raramente, causar megacólon ou infertilidade. Podem ocorrer psicoses orgânicas com delírios paranoides (loucura mixedematosa). Pode ocorrer rabdomiólise e causar disfunção renal. Hipotireoidismo não tratado durante a gestação frequentemente resulta em aborto. A terapia da tireoide pode exacerbar DAC ou insuficiência cardíaca preexistente e mais raramente desencadear uma crise adrenal.

Crise mixedematosa refere-se a sintomas graves de hipotireoidismo que se tornam uma ameaça à vida. Dos pacientes com crise mixedematosa, 94% apresentam hipotireoidismo primário, 50% apresentam hipotireoidismo não diagnosticado previamente, e 80% são mulheres. A crise mixedematosa também pode resultar de falha no uso da levotiroxina. Pode ocorrer espontaneamente em pacientes hipotireóideos graves com exposição prolongada ao frio, resultando em hipotermia. Também pode ser induzida por AVE, insuficiência cardíaca, infecção (particularmente pneumonia) ou trauma. A crise mixedematosa é frequentemente desencadeada pela administração de sedativos, antidepressivos, hipnóticos, anestésicos ou opioides, cuja metabolização é lenta no hipotireoidismo. Essas drogas prejudicam ainda mais a cognição e o impulso respiratório e podem precipitar uma parada respiratória. Todos os pacientes com crise mixedematosa apresentam algum grau de inconsciência, variando da sonolência ao coma. O termo "coma mixedematoso" é um termo errôneo, visto que o grau de alerta dos pacientes afetados varia da simples letargia ao coma. Podem ocorrer convulsões e sinais anormais do SNC. Os pacientes também podem apresentar hiponatremia (65%), hipotermia (50%), hipotensão (40%), bradicardia (20%), hipoglicemia (15%), rabdomiólise e IRA. A taxa de mortalidade é alta.

Tratamento

Antes de iniciar a terapia com hormônios tireóideos, o paciente hipotireóideo exige uma avaliação clínica para insuficiência adrenal e angina. A presença de qualquer uma das condições exige maior avaliação e gerenciamento.

Para pacientes com hipotireoidismo subclínico, a terapia com levotiroxina é administrada a mulheres tentando engravidar, pacientes adultos com 30 anos ou menos, pacientes com níveis séricos de TSH de 20 mUI/L ou mais, e para aqueles com

TABELA 28.3 Fatores que podem causar aberrações em testes de laboratório que podem ser confundidas com hipotireoidismo primário[1]

Baixo T_4 ou T_3 sérico	Alto TSH sérico
Doença psiquiátrica grave	Doença psiquiátrica grave (transitória) (14%)
Cirrose	Amiodarona
Deficiência de globulina de ligação da tireoide familiar	Anticorpos HAMA
Erro do laboratório	Anticorpos anti-tireotrofina
Síndrome nefrótica	Anticorpos receptores de anti-TSH
Doença grave	Doença autoimune (interferência do ensaio)
Medicações	Medicações
Andrógenos	Alopurinol
Medicações anticonvulsivantes	Anfetaminas
Carbamazepina	Antipsicóticos atípicos
Fenobarbital	Agonistas de dopamina
Fenitoína	Heroína
Asparaginase	Fenotiazinas
Carbamazepina (T_4)	Atividade física antes do teste
Hidrato de cloral	Acompanhamento prolongado de hipotireoidismo primário
Corticosteroides	Anticorpos heterófilos
Diclofenaco (T_3), naproxeno (T_3)	Erro do laboratório
Didanosina	Macrotireotrofina
Fenclofenaco	Não aderência à terapia de reposição da tireoide
5-Fluoruracila	Adultos mais velhos (especialmente mulheres)
Halofenato	Hipersecreção hipofisária de TSH
Imatinibe	Recuperação de doença não tireoidiana grave (transitória)
Mitotano	Atividade física intensa (aguda)
Ácido nicotínico	Privação do sono (aguda)
Oxcarbazepina	Resistência ao TSH
Fenobarbital	
Fenitoína	
Salicilatos em doses grandes (T_3 e T_4)	
Sertralina	
Estavudina	
Terapia de T_3 (T_4)	

[1] Hipotireoidismo primário verdadeiro pode coexistir.

T_4: levotiroxina; T_3: tri-iodotironina.

sintomas significativos atribuíveis ao hipotireoidismo. Outros pacientes com hipotireoidismo subclínico não requerem terapia com levotiroxina, mas devem ser monitorados regularmente para emergência de sintomas.

A. Tratamento do hipotireoidismo

A levotiroxina sintética é a preparação de preferência para o tratamento do hipotireoidismo. Preparações de levotiroxina genéricas atendem os critérios da FDA para bioequivalência. Preparações liofilizadas de levotiroxina estão disponíveis para reconstituição e administração intravenosa, quando indicado.

Preparações naturais de tireoide suína dessecada contendo T_4 e T_3 (p. ex., Armour Thyroid, Nature-Throid, NP Thyroid) são prescritas por alguns médicos. Cerca de 65 mg (1 grão) de tireoide dessecada corresponde a 100 mcg de levotiroxina. Vários órgãos profissionais desencorajam o uso de preparações de tireoide dessecada, mas muitos pacientes as preferem.

Caso contrário, jovens saudáveis e adultos de meia idade com hipotireoidismo podem ser tratados inicialmente com levotiroxina em doses médias de cerca de 1,6 mcg/kg/dia. Doses menores podem ser usadas para casos bem leves de hipotireoidismo, enquanto doses completas são administradas para hipotireoidismo mais sintomático. O objetivo hormonal inicial da terapia de reposição com levotiroxina deve ser normalizar os níveis séricos de TSH. A administração da levotiroxina na hora de dormir resulta em níveis um tanto maiores de T_4 e menores de TSH em comparação com a administração pela manhã. Logo, o horário da administração da levotiroxina deve ser mantido constante. Após o início da administração diária, aumentos significativos nos níveis séricos de T_4 são percebidos dentro de 1-2 semanas e níveis próximos do pico entre 3-4 semanas.

Mulheres gestantes com hipotireoidismo manifesto ou mixedema devem ser tratadas imediatamente com levotiroxina em doses de reposição completa.

Pacientes com DAC estável ou aqueles com mais de 60 anos são tratados com doses iniciais menores de levotiroxina, 25-50 mg diárias por VO; doses iniciais mais altas podem ser usadas se tais pacientes forem hipotireóideos graves. A dose pode ser aumentada em 25 mcg a cada 1-3 semanas até o paciente estar eutireóideo. Idealmente, pacientes com hipotireoidismo e DAC não estável ou fibrilação atrial não controlada devem iniciar a reposição de levotiroxina de acordo com a indicação médica ou terapia de intervenção.

A **crise mixedematosa** pode ser tratada com doses completas de reposição de levotiroxina. A levotiroxina intravenosa pode ser necessária em algumas situações, incluindo para pacientes inconscientes com hipercapnia que necessitem de ventilação mecânica. Levotiroxina sódica de 500 mcg é aplicada por IV como dose de carga, seguida por 50-100 mcg por IV diariamente; a dose menor é aplicada para pacientes com suspeita de DAC. Em paciente com crise mixedematosa, liotironina (T_3, Triostat) pode ser administrado por IV com um bólus de carga de 10-20 mcg, seguido por bólus de 10 mcg por IV a cada 8-12 horas nas primeiras 48 horas. Pacientes com hipotermia são aquecidos apenas com cobertores, já que o aquecimento mais rápido pode desencadear colapso cardiovascular. Pacientes com hipoglicemia recebem dextrose 5% por IV.

Hiponatremia em qualquer paciente hipotireóideo exige avaliação de insuficiência adrenal; os níveis séricos de glicose e triglicerídeos são testados para verificação de hiponatremia diluicional. Medicações e soluções hipotônicas intravenosas que possam causar ou agravar a hiponatremia são interrompidas. Pacientes que estejam levemente sintomáticos com um nível de sódio de 120-129 mEq/mL são tratados com restrição de fluidos, a menos que estejam desidratados. Pacientes sintomáticos com sódio entre 120-129 mEq/mL devem ser controlados internados (ver Cap. 23, Hiponatremia). Ao se aplicar solução salina intravenosa em pacientes mixedematosos, deve-se tomar cuidado para evitar sobrecarga de fluidos.

Pacientes com hipercapnia requerem assistência com ventilação mecânica. Medicações opioides devem ser interrompidas ou usadas em doses muito baixas. Infecções devem ser tratadas de forma agressiva. Pacientes nos quais haja suspeita de insuficiência adrenal concomitante são tratados com hidrocortisona, 100 mg por IV, seguida por 25-50 mg a cada 6-8 horas.

B. Monitoramento e otimização de tratamento do hipotireoidismo

O monitoramento clínico e laboratorial regular é essencial para determinar a dose ideal de levotiroxina. Após o início da reposição de levotiroxina, os níveis séricos de TSH, T_4L e T_3L são monitorados mensalmente e a dose é ajustada com o objetivo de normalizar o TSH sérico dentro de 2 meses. O paciente deve receber prescrição de levotiroxina suficiente para restaurar um estado clinicamente eutireóideo. Isso geralmente pode ser obtido mantendo os níveis séricos de TSH, T_4L, e T_3L dentro de seus intervalos de referência.

A **gestação** normalmente aumenta a dosagem de levotiroxina exigida, o que pode ser necessário já na quinta semana de gestação. As exigências de reposição de levotiroxina no pós-parto costumam retornar aos níveis de antes da gestação.

A necessidade de doses menores de levotiroxina ocorre em mulheres após o parto, após ooforectomia bilateral ou menopausa natural, após a suspensão de reposição de estrogênio oral, ou durante terapia com agonistas do GnRH.

1. **Nível elevado de TSH** – Para a maioria dos pacientes, um TSH alto indica reposição insuficiente com levotiroxina. No entanto, a não adesão de pacientes à levotiroxina prescrita é surpreendentemente comum; antes de aumentar a dose da levotiroxina é importante confirmar a adesão do paciente ao tratamento. Para pacientes com DAC ou fibrilação atrial recorrente, pode ser prudente administrar doses menores de levotiroxina para manter o TSH sérico nos intervalos alto-normal ou mesmo levemente alto.

A levotiroxina deve ser ingerida pela manhã apenas com água. A necessidade de doses maiores de levotiroxina (níveis séricos de T_4 baixos) pode ocorrer com medicações que aumentem o metabolismo hepático da levotiroxina e com estrogênio oral (Tab. 28.3). A amiodarona pode aumentar ou diminuir a dose de levotiroxina necessária. A má absorção de levotiroxina pode ser causada por transtornos gastrointestinais (má absorção, gastrite atrófica); pela administração concomitante de substâncias ligantes, tais como ferro, fibras; raloxifeno, sucralfato; antiácidos de hidróxido de alumínio; sevelamer, orlistate; resinas de ligação de ácidos biliares (colestiramina e colesevelam); IBP, cálcio, magnésio, leite, café e leite de soja.

O TSH sérico pode ser temporariamente elevado em doenças psiquiátricas graves, com antipsicóticos e fenotiazinas, e durante a recuperação de doença não tireoidiana. Doença autoimune pode interferir com o exame e causar falsas elevações de TSH.

2. **Nível sérico normal de TSH** – Para a maioria dos pacientes, o objetivo da reposição de levotiroxina é manter os níveis de TSH no intervalo baixo normal (0,4-2,0 mUI/L). No entanto, pacientes tratados com níveis normais de TSH têm níveis séricos mais altos de LDL-colesterol, taxa metabólica basal média mais baixa, e níveis de T_3 mais baixos em comparação com controles eutireóideos similares. Isso parece explicar porque muitos pacientes tratados continuam a apresentar sintomas subjetivos que sugerem hipotireoidismo leve, apesar dos níveis séricos normais de TSH. Tais pacientes devem ser avaliados em relação a condições concomitantes, tais como reações adversas a medicações, doença de Addison, depressão, hipogonadismo, anemia, doença celíaca ou sensibilidade ao glúten. Se tais condições não estão presentes ou são tratadas e os sintomas tipo hipotireóideos persistem, um exame dos níveis de T_3 sérico ou T_3 livre pode ser útil. Níveis baixos de T_3 sérico podem refletir atividade inadequada da deiodinase periférica para converter T_4 inativo em T_3 ativo. A menos que contraindicado devido a angina instável, tais pacientes com sintomas tipo hipotireóideos persistentes podem receber de forma criteriosa uma dose levemente maior de levotiroxina a fim de suprimir o TSH ligeiramente, ao mesmo tempo que alcança um estado eutireóideo clínico e nível sérico de T_3L na metade inferior do intervalo de referência. Para a maioria dos pacientes com hipotireoidismo, geralmente é possível encontrar uma dose ideal de manutenção estável de levotiroxina.

3. **Nível sérico de TSH baixo ou suprimido** – Um nível de TSH abaixo do intervalo de referência (em adultos 0,4-4,0 mUI/mL) pode ser "baixo" (0,1-0,39 mUI/L) ou suprimido (menos de 0,1 mUI/L). Pacientes clinicamente eutireóideos recebendo levotiroxina que tenham níveis "baixos" de TSH não têm morbidade aumentada. No entanto, um nível de TSH suprimido frequentemente indica reposição excessiva com levotiroxina; tais pacientes podem apresentar sintomas de hipertireoidismo, com risco maior de fibrilação atrial, osteoporose e hipertireoidismo clínico. O diagnóstico diferencial de um TSH sérico suprimido inclui hipopituitarismo, doença não tireoidiana grave e algumas medicações. Exceto pelas circunstâncias mencionadas por último, quando o nível de TSH é suprimido, a dose da levotiroxina é reduzida. No entanto, alguns pacientes sentem-se claramente hipotireóideos enquanto submetidos à dose reduzida de levotiroxina e têm níveis baixos de T_3 sérico ou T_3 livre. Para esses pacientes, uma dose maior de levotiroxina pode ser retomada ou substituída por tireoide dessecada, com acompanhamento próximo para fibrilação atrial, osteoporose, e manifestações sutis de hipertireoidismo.

Prognóstico

Pacientes com hipotireoidismo leve causado por tireoidite autoimune têm uma taxa de remissão de 11%. Com o uso da levotiroxina para o tratamento do hipotireoidismo, o retorno a um estado normal é geralmente a regra, mas recidivas vão ocorrer se o tratamento for interrompido. Pacientes com crise mixedematosa têm uma taxa de mortalidade de 30-100%, com taxas mais altas entre pacientes com sintomas graves.

Quando encaminhar

- Dificuldade na titulação da reposição de levotiroxina para um TSH normal ou estado clinicamente eutireóideo.
- Qualquer paciente com DAC relevante que necessite de terapia com levotiroxina.

Quando hospitalizar

- Suspeita de crise mixedematosa.
- Hipercapnia.

Biondi B et al. Critical approach to hypothyroid patients with persistent symptoms. J Clin Endocrinol Metab. 2023;108:2708. [PMID: 37071856]

Bridwell RE et al. Decompensated hypothyroidism: a review for the emergency clinician. Am J Emerg Med. 2021;39:207. [PMID: 33039222]

Chaudhary S et al. Utility of myxedema score as a predictor of mortality in myxedema coma. J Endocrinol Invest. 2022;46:59. [PMID: 35945394]

Ross DS. Treating hypothyroidism is not always easy: when to treat subclinical hypothyroidism, TSH goals in the elderly, and alternatives to levothyroxine monotherapy. J Intern Med. 2022;291:128. [PMID: 34766382]

Salvatore D et al. The relevance of T3 in the management of hypothyroidism. Lancet Diabetes Endocrinol. 2022;10:366. [PMID: 35240052]

Hipertireoidismo (tireotoxicose)

FUNDAMENTOS DO DIAGNÓSTICO

- Sudorese, perda ou ganho de peso, ansiedade, palpitações, fezes moles, intolerância ao calor, irregularidade menstrual.
- Taquicardia; pele úmida, quente; olhar fixo; tremor.
- Doença de Graves: causa mais comum de hipertireoidismo; bócio palpável (algumas vezes com sopro) na maioria dos pacientes; oftalmopatia também é comum.
- Amiodarona: causa mais comum de crise tireotóxica ("tempestade tireoidiana").
- TSH suprimido no hipertireoidismo primário; T_4, T_4L, T_3 e T_3L geralmente elevados.

Considerações gerais

O termo "tireotoxicose" refere-se a manifestações clínicas associadas a níveis séricos elevados de T_4 ou T_3 que sejam excessivos para o indivíduo (hipertireoidismo).

A. Doença de Graves

A doença de Graves é a causa mais comum de tireotoxicose. É um transtorno autoimune, caracterizado por um aumento na síntese e liberação de hormônios tireóideos. Autoanticorpos, conhecidos como imunoglobulinas estimuladoras da glândula tireoide (TSI) ou anticorpos antirreceptores da tireotrofina (TRAb), ligam-se aos receptores de TSH nas membranas celulares da tireoide e estimulam a glândula a produzir hormônios tireóideos em excesso. A presença desses anticorpos diferencia a doença de Graves da tireoidite linfocítica crônica autoimune (Hashimoto). Ambas as condições costumam ter a presença de anticorpos antitireoidianos (anti-TPO ou anti-Tg ou ambos).

A doença de Graves é mais comum nas mulheres do que nos homens (8:1). Seu surgimento geralmente ocorre entre os 20 e 40 anos de idade. Ela pode ser acompanhada de of-talmopatia infiltrativa (exoftalmia de Graves) e, com menos frequência, por dermopatia infiltrativa (mixedema pré-tibial). O timo é geralmente aumentado, e os níveis séricos de FAN costumam ser altos. Muitos pacientes com a doença de Graves têm histórico familiar de doença de Graves ou de tireoidite autoimune de Hashimoto.

Infecções virais, incluindo infecções causadas pelo SARS-CoV-2, têm sido reportadas como desencadeadoras de doença de Graves. As vacinas contra o SARS-CoV-2 também já foram gatilho para a doença de Graves, bem como para recidivas 4-30 dias após a infecção ou vacinação.

Pacientes com doença de Graves têm risco maior de desenvolver outros transtornos autoimune sistêmicos, incluindo a síndrome de Sjögren, doença celíaca, anemia perniciosa, doença de Addison, alopecia em áreas, vitiligo, diabetes *mellitus* tipo 1, hipoparatireoidismo, miastenia *gravis* e cardiomiopatia.

B. Bócio multinodular tóxico e nódulos da glândula tireoide

Nódulos da glândula tireoide com funcionamento autônomo que resultam em hipertireoidismo são conhecidos como bócio multinodular tóxico (doença de Plummer). São mais prevalentes entre adultos mais velhos e em regiões com deficiência de iodo. Um único nódulo com funcionamento excessivo também pode resultar em hipertireoidismo. O câncer da tireoide é encontrado em 5% dos pacientes com bócio multinodular tóxico.

C. Tireoidite autoimune (pós-parto ou silenciosa) e tireoidite subaguda

Essas condições causam inflamação da tireoide com liberação de hormônios armazenados. Todas elas produzem um curso trifásico variável: hipertireoidismo variável seguido por eutireoidismo transitório, progredindo para hipotireoidismo (ver Tireoidite).

D. Hipertireoidismo induzido por medicamentos

1. **Tireotoxicose induzida por amiodarona (TIA)** – A amiodarona causa tireotoxicose em cerca de 5% dos pacientes nos EUA, com maior incidência em áreas geográficas com deficiência de iodo. A amiodarona é 37% iodo em peso e seus metabólitos têm meia-vida de cerca de 100 dias. No curto prazo, a amiodarona normalmente aumenta o TSH sérico (sem hipotireoidismo), ainda que geralmente não acima de 20 mUI/L. O T_4 e o T_4L aumentam cerca de 40% e podem se tornar elevados em pacientes clinicamente eutireóideos, enquanto os níveis de T_3 geralmente diminuem. Após 3 meses, o nível de TSH sérico geralmente se normaliza. Testes de função da tireoide (TSH, T_4L, T_3) devem ser verificados antes do início da administração da amiodarona, após 3-6 meses de tratamento, e após esse período no mínimo a cada 6 meses (ou antes se clinicamente necessário). Devido a mudanças precoces no curto prazo, é melhor não verificar testes da função da tireoide durante os 3 primeiros meses da terapia.

A tireotoxicose induzida por amiodarona (TIA) pode ocorrer a qualquer momento durante o tratamento e pode se desenvolver vários meses após a interrupção do tratamento. Ela é diagnosticada quando os níveis séricos de TSH estão suprimidos e os níveis de T_3 ou T_3L estão altos ou normal altos. A amiodarona é a principal causa de crise tireotóxica ("tempestade tireoidiana"), no entanto, as manifestações podem passar despercebidas, já que a amiodarona tende a causar bradicardia. A TIA tipo 1 é causada pela produção *ativa* de hormônio da tireoide em excesso e geralmente ocorre dentro de 2-6 meses após o início da amiodarona. A TIA tipo 2 é causada pela liberação *passiva* de hormônio da tireoide armazenado e ocorre em média 30 meses após o início da amiodarona.

2. **Hipertireoidismo induzido por iodo (doença de Basedow)** – A ingestão recomendada de iodo para adultos não gestantes é 150 mcg/dia. Uma ingestão maior de iodo pode desencadear hipertireoidismo em pacientes com bócio nodular, nódulos tireoidianos autônomos, ou doença de Graves assintomática, e menos frequentemente em pacientes sem transtorno da tireoide subjacente detectável. Fontes comuns de excesso de iodo incluem suplementos orais de iodo potássico, certos alimentos (p. ex., algas, nori), antissépticos iodados de uso tópico (p. ex., povidine, iodo), e medicamentos (p. ex., amiodarona ou iodeto de potássio). Raramente, meios de contraste iodados podem induzir uma tireoidite subaguda destrutiva e dolorosa, similar a tireotoxicose induzida por amiodarona tipo 2.

3. **Inibidores de tirosina quinase** – A tireoidite autoimune silenciosa que libera hormônios tireóideos armazenados, resultando em hipertireoidismo, desenvolve-se em cerca de 3% dos pacientes submetidos à quimioterapia com inibidores de tirosina quinase (p. ex., axitinibe, sorafenibe, sunitinibe). O hipotireoidismo geralmente segue-se ao hipertireoidismo e ocorre em 19% dos pacientes que utilizam tais medicações.

4. **Terapia oncológica por inibidores de *checkpoint* imunológico** – A terapia com inibidores de *checkpoint* imunológico dirigida contra PD-1/PD-L1 ou CTLA-4/B7-1/B7-2 frequentemente desencadeia reações autoimunes adversas. A autoimunidade da tireoide comumente causa tireoidite, hipotireoidismo (primário ou secundário), ou hipertireoidismo, tanto pela liberação passiva quanto pela produção ativa dos hormônios tireóideos (doença de Graves).

E. Gravidez, tumores trofoblásticos secretores de hCG, coriocarcinoma testicular

A gonadotrofina coriônica humana (hCG) pode se ligar aos receptores TSH da tireoide. Níveis muito altos de hCG sérico, particularmente durante os primeiros 4 meses de gestação, podem levar à ativação de receptores suficiente para causar tireotoxicose gestacional. Cerca de 20% das mulheres gestantes têm um nível sérico baixo de TSH durante a gestação, mas apenas 1% delas apresenta hipertireoidismo clínico que exige tratamento. Mulheres gestantes têm maior probabilidade de desenvolver tireotoxicose induzida por hCG se tiverem altos níveis séricos de asialo-hCG, uma subfração do hCG que tem maior afinidade com receptores de TSH. Essas mulheres também têm maior probabilidade de sofrerem de hiperêmese gravídica. Essa condição precisa ser diferenciada da doença de Graves verdadeira na gestação, que geralmente precede a concepção e pode estar associada a altos níveis de TSI e anticorpos antitireoidianos ou à exoftalmia.

F. Causas raras de hipertireoidismo

A tireotoxicose factícia deve-se à ingestão intencional ou acidental de quantidades excessivas de hormônios tireoideanos exógenos. *Struma ovarii* é o tecido da tireoide contido em cerca de 3% dos teratomas e tumores dermoides ovarianos. A hipersecreção hipofisária de TSH resultante de tumor tireotrofo hipofisário ou hiperplasia raramente pode causar hipertireoidismo; o TSH sérico é alto ou inadequadamente normal na presença de tireotoxicose verdadeira. O carcinoma metastático funcional da tireoide pode causar hipertireoidismo em pacientes com uma carga tumoral pesada.

Altos níveis de hCG também podem causar tireotoxicose em alguns casos de gestação com doença trofoblástica gestacional (gravidez molar, coriocarcinoma). Algumas dessas gestações resultam em uma crise tireotóxica. Homens desenvolvem hipertireoidismo a partir de níveis altos de hCG secretado por coriocarcinoma testicular.

Achados clínicos
A. Sintomas e sinais

A tireotoxicose pode causar nervosismo, inquietação, intolerância ao calor, sudorese aumentada, palpitações, prurido, fadiga, fraqueza muscular, cãibra muscular, movimento intestinal frequente, variação de peso (geralmente perda) ou irregularidade menstrual. Pode haver tremor leve dos dedos em repouso, pele quente e úmida, febre, hiper-reflexia, cabelos finos e onicólise. Angina ou fibrilação atrial também podem estar presentes, algumas vezes na ausência de outros sintomas tireotóxicos (hipertireoidismo apático). Mulheres com tireoidite pós-parto geralmente são assintomáticas ou exibem apenas sintomas menores, tais como palpitações, intolerância ao calor e irritabilidade. A tireotoxicose crônica pode causar osteoporose.

Pacientes com doença de Graves geralmente têm a tireoide aumentada de forma difusa, que é frequentemente assimétrica e muitas vezes acompanhada de sopro. No entanto, pode não haver aumento palpável da tireoide. Na tireoidite subaguda dolorosa, a glândula tireoide é geralmente dolorida e aumentada de forma moderada. Geralmente há disfagia e dor que pode irradiar para a mandíbula ou ouvido. No bócio multinodular tóxico há geralmente nódulos palpáveis. Pacientes com tireoidite silenciosa ou pós-parto ou não têm bócio palpável ou apresentam bócio pequeno e não dolorido.

Manifestações cardiopulmonares da tireotoxicose geralmente incluem batimentos cardíacos fortes, contrações atriais prematuras e taquicardia sinusal. Os pacientes frequentemente apresentam dispneia por esforço. Fibrilação atrial ou taquicardia atrial ocorre em cerca de 8% dos pacientes com tireotoxicose. A resposta ventricular da fibrilação atrial pode ser difícil de controlar. A tireotoxicose pode causar uma cardiomiopatia tireotóxica, e o surgimento de fibrilação atrial pode desencadear insuficiência cardíaca. Ecocardiogramas revelam hipertensão da artéria pulmonar em cerca de 40% dos pacientes hipertireóideos. Mesmo o "hipertireoidismo subclínico" aumenta o risco de fibrilação atrial e a mortalidade geral. Anormalidades hemodinâmicas e hipertensão pulmonar são reversíveis com a restauração do eutireoidismo.

A **crise tireotóxica ou "tempestade tireoidiana"** é uma forma extrema de tireotoxicose e uma ameaça imediata à vida. As manifestações mais comuns são problemas cardíacos (insuficiência cardíaca, taquicardia sinusal grave [60%], fibrilação ventricular [13%], IAM e choque cardiogênico), agitação ou *delirium* (63%), febre alta, vômitos, diarreia, desidratação, e deficiência hepática (52%).

As **manifestações nos olhos** que ocorrem com o hipertireoidismo são discutidas em Doença ocular tireoidiana, abaixo.

A **dermopatia de Graves (mixedema pré-tibial)** ocorre em cerca de 3% dos pacientes com doença de Graves. Ela geralmente afeta a região pré-tibial, mas também pode afetar a parte dorsal dos antebraços e pulsos e o dorso dos pés. É mais comum em pacientes com altos níveis séricos de TSI e oftalmopatia de Graves severa. Ocorre acúmulo de glicosaminoglicanos e infiltração linfoide na pele afetada, que se torna eritematosa com uma textura áspera e espessa.

Acropatia tireoidiana é uma manifestação óssea rara da doença de Graves. Ela se apresenta com baqueteamento digital, edema dos dedos das mãos e pés, e achados radiográficos de periostite envolvendo os ossos metacarpais e das falanges. A extremidade da pele pode tornar-se muito espessa, assemelhando-se à elefantíase.

O **hipertireoidismo clínico durante a gestação** tem uma prevalência de cerca de 0,2%. Ele pode se iniciar antes da concepção ou surgir durante a gravidez, particularmente no primeiro trimestre. A gravidez pode ter um efeito benéfico na tireotoxicose da doença de Graves, com a redução de titulações de anticorpos e dos níveis séricos de T_4 conforme a gestação avança; cerca de 30% das mulheres afetadas apresentam remissão por fim no segundo trimestre. O hipertireoidismo não diagnosticado ou não tratado traz um risco maior de aborto, pré-eclâmpsia-eclâmpsia, parto prematuro, descolamento prematuro da placenta, insuficiência cardíaca materna e crise tireotóxica (tempestade tireoidiana). Essa crise tireotóxica pode ser desencadeada por trauma, infecção, cirurgia ou pelo parto e leva a taxa de mortalidade fetal/materna a cerca de 25%.

A **paralisia periódica hipocalêmica** ocorre em cerca de 15% dos homens asiáticos ou indígenas norte americanos com tireotoxicose e é 30 vezes mais comum em homens do que em mulheres. Ela é marcada por paralisia flácida simétrica repentina, junto com hipocalemia e hipofosfatemia, que ocorre durante o hipertireoidismo (frequentemente após administração de dextrose intravenosa, carboidratos orais, ou exercício intenso) apesar dos poucos, se algum, dos sinais clássicos de tireotoxicose. Os ataques duram 7-12 horas.

B. Achados laboratoriais

Os níveis séricos de T_4L, T_3, T_3L, e T_4, captação de tireoide em resina, e índice T_4L estão todos geralmente altos. Algumas vezes o nível de T_4L pode estar normal, mas com um T_3 sérico elevado (T_3 toxicose) A gravidade da elevação dos níveis séricos de T_4L e T_3L nem sempre se relaciona com a gravidade das manifestações tireotóxicas; pacientes com crise tireotóxica tendem a ter níveis séricos da tireoide que não são significativamente maiores do que aqueles com sintomas menos pronunciados. O T_4 ou T_3 podem estar elevados em outras condições não tireoidianas (Tab. 28.4)

O TSH sérico é suprimido no hipertireoidismo (exceto em casos muito raros de secreção hipofisária inadequada de tireotrofina. O nível do TSH pode ser enganadoramente baixo em outras condições não tireoidianas (Tab. 28.4). O termo **"hipertireoidismo subclínico"** é usado para descrever indivíduos com baixo TSH sérico, mas com níveis normais de T_4L e T_3; em tais pacientes, a prevalência geral de hipertireoidismo sintomático é 0,7-1,8% em pacientes com ingestão suficiente de iodo e 2-15% em pacientes com deficiência de iodo. Cerca de dois terços dos pacientes com hipertireoidismo subclínico têm níveis séricos de TSH de 0,1-0,4 mUI/L (hipertireoidismo subclínico leve), enquanto o restante tem níveis de TSH abaixo de 0,1 mUI/L (hipertireoidismo subclínico grave).

O hipertireoidismo pode causar hipercalcemia, enzimas hepáticas elevadas, fosfatase alcalina elevada, anemia e neu-

TABELA 28.4 Fatores que podem causar testes laboratoriais enganosos para hipertireoidismo

Alto T_4 ou T_3 séricos	Baixo TSH sérico
Erro do laboratório	Erro do laboratório
O frasco de coleta contém barreira em gel para T_3	Descendência africana (3-4%)
Problemas psiquiátricos graves (30%)	Nódulo na tireoide ou tireoide autônoma
Hepatite ativa crônica ou aguda, cirrose biliar primária	Corticosteroides (curto período de uso)
Aids (TBG aumentada)	Medicações
Autoimunidade	Anfetaminas
Eutireóideo doente	Suplementos de biotina (certos ensaios)
Anomalias familiares de ligação da tireoide	Bloqueadores de canais de cálcio (nifedipino, verapamil)
Resistência familiar aos hormônios tireóideos (Síndrome de Refetoff)	Dobutamina
	Dopamina
Gravidez: enjoo matinal, hiperêmese gravídica	Agonistas de dopamina
	Glicocorticoides
Medicações	Metformina
Amiodarona	Análogos da somatostatina
Anfetaminas	Hormônios tireóideos
Suplementos de biotina (certos ensaios)	Eutireóideo idoso
Capecitabina	Tumores trofoblásticos secretores de hCG
Clofibrato	Hipopituitarismo
Estrogênios (orais)	Doença não tireoidiana (grave)
Heparina	Gravidez (especialmente com enjoo matinal)
Heroína, metadona	Supressão após terapia recente para hipertireoidismo
Perfenazina	Variantes de TSH não detectadas por ensaios comerciais
Tamoxifeno	
Terapia de hormônios tireóideos (excessiva ou autoinduzida)	

hCG: gonadotrofina coriônica humana; T_4: levotiroxina, T_3: tri-iodotironina, TBG: globulina de ligação da tireoide.

tropenia. O hipertireoidismo também aumenta a eliminação de magnésio pela urina, que pode levar a hipomagnesemia, hipoparatireoidismo funcional com hipocalcemia e tetania (raramente). A hipocalemia e a hipofosfatemia ocorrem na paralisia periódica tireotóxica.

Ocorrem dificuldades de diagnóstico em pacientes com transtornos psiquiátricos agudos; cerca de 30% desses pacientes têm níveis séricos elevados de T_4 sem apresentar tireotoxicose clínica. O TSH não é geralmente suprimido, o que diferencia o transtorno psiquiátrico do hipertireoidismo verdadeiro. Os níveis de T_4 voltam ao normal gradualmente.

Na **doença de Graves**, os níveis de imunoglobulinas estimuladoras da tireoide (TSI, TSHrAb) são geralmente detectáveis. Níveis muito altos de TSI predispõem à oftalmopatia de Graves. Anti-TPO ou anti-Tg são geralmente elevados, mas são não específicos. Os níveis séricos de FAN também são geralmente elevados sem qualquer evidência de LES ou outra doença reumatológica.

Com a **tireoidite subaguda** dolorosa, os pacientes frequentemente apresentam VHS, PCR e contagem de glóbulos brancos elevados. Cerca de 25% têm anticorpos antitireoidianos (geralmente em titulação baixa) e os níveis séricos de TSI (TSHrAb) são normais. Pacientes com hipertireoidismo induzido por iodo apresentam níveis séricos de TSI (ou TSHrAb) indetectáveis, anti-TPO não presente, e alta concentração de iodo na urina. Na tireotoxicose factícia, os níveis de tiroglobulina são baixos, o que a diferencia de outras causas de hipertireoidismo.

No **hipertireoidismo durante a gravidez**, as mulheres apresentam T_4L e T_4 total elevados, enquanto o TSH é suprimido. Uma aparente falta de supressão completa de TSH no hipertireoidismo pode ocorrer devido a identificação incorreta de hCG como TSH em certos testes. O teste de T_4L sérico é difícil de interpretar na gravidez. Ainda que o T_4 seja elevado na maioria das mulheres gestantes, valores acima de 20 mcg/dL (257 nmol/L) são encontrados apenas no hipertireoidismo. A captação em resina de T3, que é baixa na gestação normal por conta da alta concentração de globulina ligadora de tiroxina (TBG), é normal ou alta em indivíduos tireotóxicos.

Como níveis altos de T_4 e T_4L são normalmente vistos em pacientes utilizando **amiodarona**, um TSH suprimido deve estar presente ao mesmo tempo que um T_4 (maior que 20 mcg/dL [257 nmol/L]) ou T_3 (maior que 200 ng/dL [3,1 nmol/L]) bastante elevados para o diagnóstico de hipertireoidismo. Na tireotoxicose induzida por amiodarona tipo 1, a presença de proptose e TSI (TSHrAb) sérico é indicativa de diagnóstico. Na tireotoxicose induzida por amiodarona tipo 2, os níveis séricos de interleucina-6 (IL-6) são geralmente bastante elevados.

C. Exames de imagem e captação por radioisótopos

Observação: *Qualquer exame por radioisótopos é contraindicado durante a gravidez ou amamentação.*

A varredura por **iodo radioativo (^{123}I)** pode ser útil em algumas situações para determinar a causa do hipertireoidismo, mas é desnecessária para o diagnóstico em pacientes com doença de Graves óbvia, com TSI sérico elevado ou oftalmopatia de Graves associada. Uma alta captação de RAI na tireoide é

vista na doença de Graves e no bócio nodular tóxico. Uma baixa captação de RAI ^{123}I é característica do hipertireoidismo induzido por iodo e da tireoidite (subaguda, silenciosa ou pós-parto), o que os diferencia da doença de Graves.

A captação na tireoide de **pertecnetato de tecnécio (Tc-99m)** é elevada ou normal na doença de Graves, ao passo que aqueles com tireotoxicose decorrente de tireoidite (silenciosa, subaguda ou pós-parto) têm uma captação reduzida.

A **varredura por 99mTc-Sestamibi (MIBI)** geralmente mostra uma captação elevada na tireotoxicose induzida por amiodarona (TIA) tipo 1, captação reduzida na TIA tipo 2, e captação intermediária na TIA mista.

D. Outros exames de imagem

O **ultrassom de tireoide** pode ser útil em pacientes hipertireóideos com nódulos de tireoide palpáveis. O ultrassom de tireoide mostra uma glândula variavelmente heterogênea e hipoecoica na tireoidite. A ultrassonografia colorida com doppler é útil para distinguir a tireotoxicose induzida por amiodarona tipo 1 (glândula aumentada com vascularização e velocidade do fluxo sanguíneo normal a elevada) da tireotoxicose induzida por amiodarona tipo 2 (glândula deformada sem vascularização aumentada).

Os exames de TC e RM das órbitas são os métodos de diagnóstico por imagem de preferência para visualizar a oftalmopatia de Graves que afeta os músculos extraoculares. O diagnóstico por imagem é necessário apenas em casos graves ou unilaterais, ou na exoftalmia eutireóidea que precisam ser diferenciados de tumores, pseudotumores orbitais ou outras lesões. A TC do tórax na doença de Graves frequentemente detecta um timo aumentado.

Diagnóstico diferencial

A tireotoxicose verdadeira deve ser distinguida de condições que elevam o T_4 e T_3 séricos ou suprimem o TSH sem afetar o estado clínico (ver Tab. 28.4). O TSH sérico é comumente suprimido no início da gestação e apenas cerca de 10% das gestantes com baixo TSH apresentam hipertireoidismo clínico.

Estados de hipermetabolismo sem tireotoxicose – notadamente anemia grave, leucemia, policitemia, câncer e feocromocitoma – raramente causam confusão. A acromegalia também pode causar taquicardia, sudorese, e aumento da tireoide.

O diagnóstico diferencial para oftalmopatia associada à tireoide inclui tumor (p. ex., linfoma) ou pseudotumor orbital. Miastenia *gravis* ocular é outra condição autoimune que ocorre de forma mais comum na doença de Graves.

Diabetes *mellitus* e doença de Addison podem coexistir com a tireotoxicose e podem agravar a perda de peso, fadiga e fraqueza muscular vistas no hipertireoidismo.

Complicações

Hipercalcemia, osteoporose e nefrocalcinose podem ocorrer no hipertireoidismo. Diminuição da libido, disfunção erétil, diminuição da motilidade espermática e ginecomastia podem ser observadas nos homens. Outras complicações incluem arritmias cardíacas e insuficiência cardíaca, crise tireoide, oftalmopatia, dermopatia e paralisia periódica hipocalêmica tireotóxica.

Tratamento

A. Tratamento da doença de Graves

A Tabela 28.5 resume as opções de tratamento para o hipertireoidismo.

1. **Propranolol** – O propranolol é usado para o alívio sintomático da taquicardia, tremores, diaforese e ansiedade até a solução do hipertireoidismo. É o tratamento inicial de preferência para a crise tireotóxica e trata efetivamente a paralisia periódica hipocalêmica tireotóxica. O tratamento geralmente começa com propranolol ER (de liberação prolongada), administrado a cada 12 horas para o hipertireoidismo grave, devido ao metabolismo acelerado do propranolol; ele pode ser administrado uma vez ao dia conforme a melhora do hipertireoidismo (Tab. 28.5).

2. **Medicações com tioureia** – O metimazol ou PTU são geralmente usados para adultos jovens ou pacientes com tireotoxicose leve, bócio pequeno, ou sensibilidade de isótopos. Ver Tratamento de hipertireoidismo durante o planejamento de gravidez, gravidez e lactação, abaixo. Pacientes com 65 anos ou mais geralmente têm boa resposta. Há chance de 50% de remissão do hipertireoidismo na terapia com tioureia de longo prazo. Uma melhor probabilidade de remissão de longo prazo ocorre em pacientes com bócio pequeno, hipertireoidismo leve, os que necessitam de doses

pequenas de tioureia, e aqueles com TSI (TSHrAb) sérico menor que 2 mU/L. Pacientes cujo anti-TPO e anti-Tg continuam baixos após 2 anos de terapia têm apenas 10% de chance de recidiva. Não deve haver pressa em interromper a terapia com tioureia em favor de uma RAI ou cirurgia, mesmo após anos de tratamento. As tioureias podem ser usadas por um longo prazo por pacientes que as tolerem bem. A exceção são mulheres com doença de Graves tireotóxica que estejam planejando engravidar em um futuro próximo; a cirurgia da tireoide ou RAI deve ser considerada no mínimo 4 meses antes da concepção. Medicações com tioureia também são úteis na preparação de pacientes hipertireóideos não gestantes para cirurgia e de pacientes mais velhos para tratamento de RAI.

A agranulocitose (contagem absoluta de neutrófilos abaixo de 500/mcL [$0,5 \times 10^9$/L]) ou pancitopenia podem ocorrer de forma abrupta em 0,4% dos pacientes em tratamento com metimazol ou PTU. Todos os pacientes submetidos à terapia com tioureia devem ser informados sobre o perigo da agranulocitose ou pancitopenia e sobre a necessidade de interromper a medicação e buscar ajuda médica imediata no caso do surgimento de qualquer infecção ou sangramento incomum. Aproximadamente 85% dos casos de agranulocitose ocorrem dentro de um período de 90 dias após o início da terapia; no entanto, é necessário o monitoramento contínuo por meio de exames de sangue. A agranulocitose geralmente diminui espontaneamente com a interrupção da tioureia.

TABELA 28.5 Medicações para o tratamento do hipertireoidismo[1]

Medicação	Dose e frequência	Indicações
Propranolol ER	Dose: 60-80 mg por VO, diariamente, aumentando a cada 3 dias até a frequência cardíaca ser < 90 batidas por minuto. Dose máxima: 320 mg diárias	Alívio sintomático da taquicardia, tremores, diaforese, ansiedade Crise tireotóxica Paralisia periódica hipocalêmica
Tioureia: Metimazol	Dose inicial: geralmente 30-60 mg por VO 1x/dia A dose pode ser dividida e oferecida 2x/dia para evitar incômodo GI Dose menor de 10-20 mg para sintomas bem leves Durante a gravidez ou amamentação, a dose não deve exceder 20 mg/dia	Jovens adultos Pacientes adultos mais velhos Tireotoxicose leve Bócio pequeno Sensibilidade de isótopos Precauções durante a gestação[2]
Propiltiouracila (PTU)	Dose: 300-600 mg por VO diariamente, divididas em quatro doses Durante a gravidez ou amamentação, a dose não deve exceder 200 mg por dia	Precauções durante a gestação[2]
Agentes de contraste iodados, ácido iopanoico ou ipodato de sódio	Dose inicial: 500 mg por VO 2x/dia por 3 dias Dose de manutenção: 500 mg 1x/dia	Tratamento temporário efetivo da tireotoxicose, especialmente para pacientes que estejam muito sintomáticos Tratamento alternativo para pacientes intolerantes a tioureias
Iodo radioativo (RAI, ^{131}I)		Destrói tecido tireóideo hiperativo Ver texto para Precauções Evitar com doença ocular tireoidiana (oftalmopatia de Graves)
Prednisona	Dose inicial: 0,5-0,7 mg/kg por VO diariamente Após 2 semanas: começar a reduzir lentamente e interromper após cerca de 3 meses	Tireotoxicose induzida por amiodarona tipo 2

[1] Ver texto para discussão mais detalhada desses agentes.
[2] Ver Tratamento de hipertireoidismo durante o planejamento de gravidez, gravidez e lactação no texto.

Outros efeitos colaterais comuns incluem prurido, dermatite alérgica, náuseas e dispepsia. Como as duas medicações com tioureia são similares, pacientes que apresentem reações alérgicas significativas a uma não devem receber a outra.

O estado tireóideo do paciente é mais bem monitorado clinicamente e pelos níveis séricos de T_4L. O paciente pode se tornar clinicamente hipotireóideo por 2 semanas ou mais antes dos níveis de TSH subirem.

A. **Metimazol** – Exceto durante o primeiro trimestre da gestação, o metimazol é geralmente preferido em comparação com o PTU, visto que é mais conveniente no uso e menos provável de causar necrose hepática fulminante. A terapia com metimazol também tem menos probabilidade de causar falha no tratamento com ^{131}I. Complicações raras peculiares ao metimazol incluem doença do soro, icterícia colestática, alopecia, síndrome nefrótica, hipoglicemia e perda do paladar.

B. **Propiltiouracila** – Falência hepática aguda ocorre em cerca de 1 a cada 1000 pacientes, o que torna a PTU a segunda opção de medicação para o tratamento de pacientes com hipertireoidismo de Graves. O surgimento de toxicidade hepática grave varia entre 3 dias a 12 meses após o início da terapia com PTU. Logo, a PTU é normalmente reservada para o tratamento de mulheres buscando ativamente a fertilidade e durante o primeiro trimestre da gestação, quando é a opção preferida em relação ao metimazol. Ver Tratamento de hipertireoidismo durante o planejamento de gravidez, gravidez e lactação, abaixo.

3. **Agentes de contraste iodados** – Ácido iopanoico (Telepaque) e ipodato de sódio (Bilivist, Oragrafin) são agentes de contraste iodados que inibem a 5-mono-deiodinação periférica do T_4, bloqueando, portanto, sua conversão para T_3 ativo. Eles proporcionam um tratamento efetivo temporário para a tireotoxicose de qualquer causa e são particularmente úteis para pacientes que estejam muito tireotóxicos sintomaticamente. Os níveis séricos de T3 caem em média 62% em 24 horas. Para pacientes com **doença de Graves**, o metimazol é iniciado primeiro para bloquear a organificação do iodo; no dia seguinte, ipodato de sódio ou ácido iopanoico podem ser adicionados. Eles oferecem uma opção terapêutica para pacientes com tireoidite subaguda, tireotoxicose induzida por amiodarona, superdosagem de T_4, e para aqueles com intolerância a tioureias.

4. **Carbonato de lítio** – As tioureias são amplamente preferidas em relação ao lítio para o tratamento médico do hipertireoidismo na doença de Graves. No entanto, o lítio pode ser usado de modo eficaz em casos de leucopenia ou toxicidade hepática induzida pelo metimazol ou PTU. O lítio não deve ser usado durante a gravidez.

5. **Iodo radioativo (RAI, ^{131}I)** – A terapia com ^{131}I destrói o tecido tireóideo hiperativo (bócio nodular tóxico ou difuso). Pacientes tratados com ^{131}I quando adultos não apresentam risco maior subsequente de câncer de tireoide, leucemia ou de filhos com anormalidades congênitas. Evidências conflitantes mostraram um risco maior leve ou nenhum risco de tumores sólidos malignos após o tratamento com ^{131}I para hipertireoidismo.

Precauções: Como a radiação é prejudicial ao feto e crianças, a *RAI não deve ser aplicada a mulheres gestantes ou amamentando, ou a mães que não tenham acesso a serviços de creche. As mulheres são aconselhadas a evitar a gravidez por pelo menos 4 meses após a terapia com ^{131}I. Um teste de gravidez deve ser realizado dentro de 48 horas antes do início da terapia para qualquer mulher com capacidade de engravidar. Os homens apresentam espermatozoides anormais por até 6 meses após a terapia com ^{131}I e são aconselhados a utilizar métodos contraceptivos durante esse período.*

Os pacientes podem receber ^{131}I enquanto tratados sintomaticamente com propranolol ER, que tem então sua dose reduzida conforme o hipertireoidismo é solucionado. A terapia com iodo radioativo falha em corrigir completamente o hipertireoidismo em cerca de 20% dos pacientes, particularmente naqueles com glândulas muito grandes, níveis de T_4 livre muito altos, e submetidos anteriormente à terapia com tioureias. No entanto, a terapia com ^{131}I geralmente será eficaz se o metimazol for interrompido no mínimo 3-4 dias antes da terapia RAI.

A presença de oftalmopatia de Graves é uma contraindicação relativa para a terapia com ^{131}I. Após o tratamento do hipertireoidismo com ^{131}I, a oftalmopatia de Graves parece piorar ou de fato piora em cerca 15% dos pacientes. Dessa forma, pacientes com oftalmopatia de Graves que devam ser tratados com ^{131}I devem ser considerados para o uso profiláctico de prednisona (20-40 mg por VO diariamente) por 2 meses após a administração do ^{131}I; entre os pacientes recebendo prednisona após o tratamento com ^{131}I, as oftalmopatias preexistentes melhoram em 67% deles e não pioram em nenhum.

O uso do cigarro aumenta o risco de agravamento da oftalmopatia após o tratamento com ^{131}I e também reduz a eficácia do tratamento com prednisona.

Há alta incidência de hipotireoidismo nos meses ou anos após o uso do ^{131}I. Pacientes com doença de Graves tratados com ^{131}I também têm um risco aumentado de desenvolver hiperparatireoidismo durante a vida, particularmente quando a terapia com ^{131}I tenha sido administrada na infância ou adolescência. O acompanhamento clínico durante a vida é obrigatório, com medições de TSH, T_4L e cálcio quando indicado.

6. **Cirurgia da tireoide** – A cirurgia pode ser indicada para pacientes com doença de Graves que sejam intolerantes a tioureias, mulheres que planejem engravidar em um futuro próximo, pacientes que optem por não se submeter à terapia RAI e pacientes com oftalmopatia de Graves. O procedimento cirúrgico preferencial é a ressecção total de um lóbulo e ressecção subtotal do outro, deixando cerca de 4 g de tecido tireóideo (procedimento de Hartley-Dunhill).

Os pacientes são normalmente entregues eutireóideos no pré-operatório por meio de medicação tioureia (Tab.

28.5). Propranolol ER é administrado até que os batimentos cardíacos sejam menores que 90 bpm e mantido até o T_3 sérico (ou T_3 livre) estar normal antes da operação. O paciente deve estar eutireóideo no momento da cirurgia.

Os riscos de uma tireoidectomia subtotal ou total incluem danos ao nervo laríngeo recorrente, com paralisia da prega vocal resultante. Também ocorre hipoparatireoidismo; os níveis séricos de cálcio devem ser verificados no pós-operatório.

B. Tratamento de nódulos solitários e tóxicos da glândula tireoide

Nódulos tóxicos e solitários da glândula tireoide são geralmente benignos, mas podem raras vezes ser malignos. Se uma terapia não cirúrgica for a opção, o nódulo deve ser avaliado por meio de biópsia aspirativa por agulha fina (Paaf). A **terapia médica** para o hipertireoidismo causado por um único nódulo na tireoide com funcionamento excessivo, pode ser o tratamento dos sintomas com propranolol ER e metimazol ou PTU, como na doença de Graves (Tab. 28.5). A dose de metimazol deve ser ajustada para manter o TSH levemente suprimido, de modo que o risco do crescimento do nódulo por estímulo de TSH seja reduzido. O **tratamento cirúrgico** é geralmente recomendado para pacientes com menos de 40 anos, para pacientes mais velhos saudáveis com nódulos tóxicos e solitários na tireoide, e para nódulos com suspeita de malignidade. Os pacientes são mantidos eutireóideos com tioureia no pré-operatório e recebem iodo, ipodato de sódio ou ácido iopanoico por vários dias antes da cirurgia. O hipotireoidismo pós-operatório geralmente se resolve espontaneamente, mas pode haver hipotireoidismo em cerca de 14% dos pacientes até 6 anos após a cirurgia. A **terapia com** [131]I pode ser oferecida a pacientes com nódulo tóxico solitário que tenham mais de 40 anos ou com problemas de saúde (ver **Precauções** para o uso de RAI).

Se o paciente estiver recebendo metimazol preparatório para o ^{131}I, o TSH deve ser mantido levemente suprimido a fim de reduzir a captação de ^{131}I pela tireoide normal. Contudo, o hipotireoidismo permanente ocorre em cerca de um terço dos pacientes até 8 anos após a terapia com [131]I. O nódulo permanece palpável em 50% e pode crescer em 10% dos pacientes após o [131]I.

C. Tratamento de bócio nodular tóxico

A **terapia médica** para pacientes com bócio nodular tóxico consiste de propranolol ER (durante o estado hipertireóideo) e uma tioureia, como na doença de Graves (Tab. 28.5). As tioureias (metimazol ou PTU) revertem o hipertireoidismo, mas não diminuem o bócio. A taxa de recorrência é de 95% caso a medicação seja interrompida.

A **terapia cirúrgica** é o tratamento definitivo para um bócio nodular tóxico extenso, após a terapia com tioureia para deixá-lo eutireóideo. A cirurgia é particularmente indicada para aliviar os sintomas de pressão ou por indicação estética. Pacientes com bócio nodular tóxico não são tratados com iodeto de potássio antes da cirurgia. A tireoidectomia total ou quase total é recomendada, visto que a patologia cirúrgica revela câncer diferenciado da tireoide insuspeito em 18.3% dos casos.

A **terapia com** [131]I pode ser usada para tratar pacientes com bócio nodular tóxico. Ver **Precauções** para uso do RAI. Quaisquer nódulos suspeitos devem ser avaliados anteriormente quanto a malignidade com citologia Paaf.

O paciente deve seguir uma dieta de baixo iodo a fim de aumentar a captação de ^{131}I da glândula tireoide, que pode ser relativamente baixa nessa condição (em comparação com a doença de Graves). São necessárias doses relativamente altas de [131]I. O hipotireoidismo pode ocorrer, mas com menos frequência do que visto na terapia RAI para doença de Graves. A tireotoxicose recorrente também pode ocorrer, logo os pacientes devem ser monitorados de perto. Particularmente, em cerca de 1-5% dos pacientes com bócio nodular tóxico de forma difusa, a administração da terapia com ^{131}I pode levar a doença de Graves.

D. Tratamento de hipertireoidismo decorrente de tireoidite

Pacientes com tireoidite (subaguda, pós-parto ou silenciosa) são tratados com propranolol durante a fase hipertireóidea, que geralmente regride espontaneamente em um período de semanas a meses. Para o alívio sintomático, inicie com propranolol ER até que a frequência cardíaca seja de menos de 90 batidas por minuto (Tab. 28.5). O ipodato de sódio ou o ácido iopanoico, 500 mg diárias por VO, corrige prontamente níveis elevados de T_3 e é mantido por 15-60 dias até que o nível sérico de T_4L se normalize. As tioureias são ineficazes, já que a produção de hormônios tireóideos é na verdade baixa nesta condição. Os pacientes são monitorados com cuidado quanto ao desenvolvimento de hipotireoidismo e tratados com levotiroxina conforme necessário. Na tireoidite subaguda, a dor pode ser administrada com o uso de Aine e corticosteroides, mas analgésicos opioides são necessários algumas vezes.

E. Tratamento de hipertireoidismo durante o planejamento de gravidez, gravidez e lactação

Devido ao risco maior de anomalias congênitas com o uso de qualquer tioureia, todas as mulheres que estejam planejando engravidar são encorajadas a considerar uma terapia definitiva com ^{131}I ou cirurgia bem antes da concepção. Tantos homens quanto mulheres que planejem uma gravidez não devem realizar tratamento com ^{131}I em um período de cerca de 4 meses antes da concepção. Ver **Precauções** para uso do RAI. O iodo da dieta de tais mulheres não deve ser restrito, a fim de proteger o feto contra deficiência de iodo.

A exposição fetal a tioureias (metimazol ou PTU) no primeiro trimestre aumenta o risco de nascimentos com anomalias congênitas em cerca de 2%. As anomalias fetais associadas ao PTU são tipicamente menos graves do que as associadas ao metimazol; logo, o PTU é a tioureia de preferência para mulheres buscando ativamente fertilidade e durante o primeiro trimestre da gestação, apesar do risco muito baixo de necrose hepática. As mulheres devem ser tratadas com PTU imediatamente antes da gravidez e durante o primeiro trimestre; durante a gestação, a dose de PTU é mantida abaixo de 200 mg por dia, a fim de evitar hipotireoidismo bócio no lactente. O PTU pode ser trocado para metimazol no segundo trimestre (ver Medicações com tioureia). A tioureia deve ser administrada na menor dose possível, o que permite a ocorrência de hipertireoidismo subclínico leve, dado que ela é geralmente bem tolerada. Cerca de 30% das mulheres com doença de Graves observam remissão ao final do segundo trimestre.

Tanto o PTU como o metimazol atravessam a placenta e podem induzir hipotireoidismo, com hipersecreção fetal de TSH e bócio. Um ultrassom fetal entre 20 e 32 semanas de gestação pode visualizar qualquer bócio fetal, permitindo o diagnóstico e tratamento da disfunção da tireoide no feto. A administração de hormônios tireóideos na mãe não previne o hipotireoidismo no feto, visto que o T_4 e T_3 não atravessam a placenta livremente. O hipotireoidismo fetal é raro se o hipertireoidismo da mãe for controlado com pequenas doses diárias de PTU (50-150 mg/dia por VO) ou de metimazol (5-15 mg/dia por VO). Os níveis séricos de T_4 durante a gestação devem ser mantidos em cerca de 1,5 x o nível pré-gestação. Níveis séricos maternos de TSI acima de 500% no momento do parto indicam um risco elevado de doença de Graves neonatal no lactente.

A tireoidectomia subtotal é indicada para mulheres gestantes com doença de Graves ou para mulheres férteis em idade reprodutiva que sejam sexualmente ativas e recusem contraceptivos, nas seguintes circunstâncias: (1) reação adversa grave a tioureias; (2) necessidade de altas doses de tioureias (metimazol maior ou igual a 30 mg/dia ou PTU maior ou igual a 450 mg/dia); ou (3) hipertireoidismo não controlado devido a não adesão à terapia com tioureia. A cirurgia é mais bem realizada durante o segundo trimestre.

Tanto o metimazol como o PTU são secretados no leite materno, mas não em quantidades que afetem os níveis de hormônios tireóideos do lactente. Não foram reportadas reações adversas em crianças no período de aleitamento materno. Ver Tabela 28.5 para as doses recomendadas. Recomenda-se a ingestão da medicação logo após a amamentação.

F. Tratamento de tireotoxicose induzida por amiodarona (TIA)

Pacientes com TIA tipo 1 ou Tipo 2 requerem tratamento com propranolol ER para alívio dos sintomas e metimazol (Tab. 28.5). Após duas doses de metimazol, ácido iopanoico ou ipodato de sódio podem ser acrescentados ao tratamento para bloquear ainda mais a conversão de T_4 para T_3 até que a tireotoxicose seja solucionada. Se ácido iopanoico ou ipodato de sódio não estiverem disponíveis, perclorato de potássio pode ser administrado em doses menores ou iguais a 1.000 mg diárias (em doses divididas) por um período não maior que 30 dias, a fim de evitar a complicação de anemia aplástica. A amiodarona pode ser retirada, mas isso não tem impacto terapêutico significativo por vários meses por causa de sua meia-vida longa. Para pacientes com TIA tipo 1, a terapia com ^{131}I pode ser bem-sucedida, mas apenas para aqueles com captação de RAI suficiente. Pacientes com TIA tipo 2 geralmente são também tratados com prednisona por cerca de 2 semanas, que é lentamente reduzida e retirada após cerca de 3 meses. A

tireoidectomia subtotal deve ser considerada para pacientes com TIA que sejam resistentes ao tratamento.

G. Tratamento de complicações

1. Doença ocular tireoidiana – Ver Doença ocular tireoidiana (oftalmopatia de Graves).

2. Complicações cardíacas –

A. **Taquicardia sinusal** – O tratamento consiste do tratamento da tireotoxicose. Um betabloqueador, tal como propranolol, é usado temporariamente a menos que haja uma cardiomiopatia associada.

B. **Fibrilação atrial** – O hipertireoidismo deve ser tratado imediatamente. Outras medicações podem ser necessárias, incluindo digoxina, betabloqueadores e anticoagulantes. A cardioversão elétrica tem pouca probabilidade de converter a fibrilação atrial de volta ao ritmo sinusal normal enquanto o paciente estiver tireotóxico. A conversão espontânea para o ritmo sinusal normal ocorre em 62% dos pacientes com retorno do eutireoidismo, mas essa probabilidade diminui com a idade. Após a conversão para o eutireoidismo, há uma chance de 60% de retorno da fibrilação atrial, independente de exames da função da tireoide com resultados normais. Aqueles com fibrilação atrial persistente podem passar por cardioversão eletiva após anticoagulação 4 meses após a solução do hipertireoidismo.

(1) Betabloqueadores – Os betabloqueadores vão reduzir a frequência ventricular, mas devem ser usados com cautela em pacientes com insuficiência cardíaca com FE reduzida. O propranolol é geralmente preferido em relação ao metoprolol e outros betabloqueadores para a fibrilação atrial induzida por tireotoxicose. O sotalol algumas vezes é preferível para pacientes com insuficiência cardíaca e FEVE reduzida.

(2) Bloqueadores de canais de cálcio não di-hidropiridínicos (NDCC) – Diltiazem ou verapamil atrasam a resposta ventricular durante a fibrilação atrial. No entanto, esses medicamentos têm efeitos inotrópicos negativos e devem ser usados com cautela em pacientes com insuficiência cardíaca e FE reduzida.

(3) Anticoagulantes – A tireotoxicose induz um estado pro-trombótico e aumenta o risco de AVE embólico na fibrilação atrial. Geralmente é necessária anticoagulação. Doac são preferíveis em relação a varfarina na fibrilação atrial induzida por tireotoxicose, já que os Doac são associados a uma mortalidade de causas gerais mais baixa e menor risco de complicações hemorrágicas.

(4) Digoxina – A digoxina é um agente de segunda linha para controle da frequência ventricular na fibrilação atrial induzida por tireotoxicose; doses maiores que o normal são necessárias na tireotoxicose. As doses de digoxina são reduzidas conforme o hipertireoidismo é corrigido. Os níveis séricos de digoxina devem ser mantidos abaixo de 1,2 ng/mL, já que níveis mais altos são associados a uma mortalidade maior.

C. **Insuficiência cardíaca** – A tireotoxicose pode causar insuficiência cardíaca de alto débito devido a taquicardia extrema, cardiomiopatia ou ambas. O tratamento agressivo do hipertireoidismo é necessário em qualquer um dos casos.

A insuficiência cardíaca também pode ocorrer como resultado de cardiomiopatia dilatada de baixo débito. Ela é incomum e pode ser causada por um efeito tóxico grave idiossincrático do hipertireoidismo em certos corações. A cardiomiopatia pode ocorrer em qualquer idade e sem doença cardíaca preexistente. Ver o Capítulo 11 para tratamento de insuficiência cardíaca e cardiomiopatia dilatada. O paciente deve ser tornado eutireóideo. No entanto, a insuficiência cardíaca geralmente persiste apesar da correção do hipertireoidismo.

D. **Hipertireoidismo apático** – O hipertireoidismo apático pode se apresentar com angina *pectoris*. O tratamento é direcionado à reversão do hipertireoidismo, bem como a aplicação da terapia antianginosa padrão. A ICP ou derivação de artéria coronária podem ser evitadas pelo diagnóstico e tratamento rápidos.

3. **Crise tireotóxica ou "tempestade tireoidiana"** – É necessária internação em UTI. Uma medicação tioureia é administrada (p. ex., metimazol, 15-25 mg por VO a cada 6 horas, ou PTU, 150-250 mg por VO a cada 6 horas). Ipodato de sódio (500 mg/dia por VO) pode ser útil se iniciado 1 hora *após* a primeira dose de tioureia. Iodeto é aplicado 1 hora mais tarde como iodeto de potássio (10 gotas 3x/dia, por VO). Propranolol é administrado em uma dose de 0,5-2 mg por IV a cada 4 horas ou 20-120 mg por VO a cada 6 horas. Hidrocortisona é geralmente administrada em doses de 50 mg por VO a cada 6 horas, com rápida redução da dosagem conforme a situação clínica melhora. A plasmaferese tem sido bem-sucedida em casos refratários na remoção direta dos hormônios tireóideos. A aspirina é evitada já que afasta o T_4 da globulina ligadora de tiroxina (TBG), elevando os níveis séricos de T_4L. Para casos resistentes, uma tireoidectomia cirúrgica de emergência é uma opção.

Cuidados de apoio são geralmente oferecidos, incluindo vasopressores, ventilação mecânica, diálise, e oxigenação por membrana extracorpórea (ECMO) no choque cardiogênico.

4. **Hipertireoidismo decorrente de tireoidite pós-parto** – Propranolol ER é administrado durante a fase hipertireóidea, seguida por levotiroxina durante a fase de hipotireoidismo.

5. **Dermopatia de Graves** – O tratamento envolve a aplicação de um corticosteroide tópico (p. ex., fluocinolona) com curativos plásticos oclusivos durante a noite. Meias de compressão podem melhorar o edema associado.

6. **Paralisia periódica hipocalêmica tireotóxica** – A terapia com propranolol, 3 mg/kg em doses divididas, normaliza os níveis séricos de potássio e fosfato e reverte a paralisia dentro de 2-3 horas. Normalmente não há necessidade de potássio ou fosfato intravenoso. Dextrose intravenosa e carboidratos orais agravam a condição e devem ser evitados. A terapia é continuada com propranolol, 60-80 mg por VO a cada 8 horas (ou propranolol ER em uma dose diária equivalente), junto com uma medicação com tioureia (p. ex., metimazol) para tratar o hipertireoidismo.

7. **Acropatia tireoidiana** – Essa rara complicação da doença de Graves é geralmente leve e pode não exigir terapia. Casos mais graves são tratados com terapia imunosupressora sistêmica que pode incluir imunoglobulina intravenosa e rituximabe.

Prognóstico

A **doença de Graves** leve pode retroceder espontaneamente algumas vezes. A doença de Graves presente no início da gestação tem 30% de chance de remissão espontânea antes do terceiro trimestre. As complicações psicológicas, cardíacas e oculares podem se tornar sérias e persistentes mesmo após o tratamento. O hipoparatireoidismo permanente e a paralisia das cordas vocais são os riscos da tireoidectomia cirúrgica. Recorrências são comuns após a terapia com tioureia, mas também podem ocorrer após uma dose baixa de ^{131}I ou tireoidectomia subtotal. Com tratamento adequado e acompanhamento de longo prazo, os resultados são geralmente bons. No entanto, apesar do tratamento para o hipertireoidismo, as mulheres apresentam um risco elevado de morte no longo prazo decorrente de doença da tireoide, doença cardiovascular, AVE, e fratura do fêmur. Hipotireoidismo pós-tratamento é comum. Ele pode ocorrer dentro de alguns meses ou até vários anos após terapia RAI ou tireoidectomia subtotal. Pacientes com crise tireotóxica têm uma taxa de mortalidade alta apesar do tratamento.

O **hipertireoidismo subclínico** geralmente regride espontaneamente. A progressão para tireotoxicose sintomática ocorre à taxa de 1-2% por ano em pacientes sem bócio, e a uma taxa de 5% por ano em pacientes com bócio multinodular. A maioria dos pacientes segue bem sem tratamento, e o TSH sérico geralmente se reverte para normal dentro de 2 anos. A maior parte desses pacientes não tem perda óssea acelerada. No entanto, se uma linha de base de densidade óssea mostrar osteopenia significativa, uma densitometria óssea pode ser realizada periodicamente. Em pessoas com mais de 60 anos, o TSH sérico é suprimido (abaixo de 0,1 mUI/L) em 3% e levemente baixo (0,1-0,4 mUI/L) em 9%. A chance de desenvolver fibrilação atrial é de 2,8% anualmente em pacientes mais velhos com TSH suprimido e de 1,1% anualmente naqueles com TSH levemente baixo. Pessoas assintomáticas com TSH sérico muito baixo são monitoradas de perto, mas não são tratadas a menos que desenvolvam fibrilação atrial ou outras manifestações de hipertireoidismo.

Quando hospitalizar

- Crise tireóidea.
- Fibrilação atrial induzida por hipertireoidismo com taquicardia grave.
- Tireoidectomia.

Azizi F et al. Efficacy and safety of long-term methimazole versus radioactive iodine in the treatment of toxic multinodular goiter. Endocrinol Metab (Seoul). 2022;37:861. [PMID: 36415961]

Chee YJ et al. SARS-CoV-2 mRNA and Graves' disease: a report of 12 cases and review of the literature. J Clin Endocrinol Metab. 2022;107:e2324. [PMID: 35235663]

Lee SY et al. Hyperthyroidism: a review. JAMA. 2023;330: 1472. [PMID: 37847271]

Praw SS et al. Approach to the patient with a suppressed TSH. J Clin Endocrinol Metab. 2023;108:472. [PMID: 36329632]

Shalaby M et al. Predictive factors of radioiodine therapy failure in Graves' disease: a meta-analysis. Am J Surg. 2022;223:287. [PMID: 33865565]

Doença ocular tireoidiana

Considerações gerais

A doença ocular tireoidiana (TED, orbitopatia de Graves) é uma síndrome de anomalias orbitárias e clínicas, identificadas em exames de imagem, causadas pelo depósito de mucopolissacarídeos e infiltração com inflamação crônica de células do tecido conjuntivo orbital, particularmente dos músculos extraoculares. Em pacientes com a doença de Graves, 26% apresentam doença ocular clinicamente aparente e 6% apresentam orbitopatia de moderada a grave. A gravidade da doença ocular não é correlacionada à gravidade da tireotoxicose. Na verdade, cerca de 10% dos pacientes com doença ocular tireoidiana não possuem evidência laboratorial ou clínica da doença de Graves na apresentação ou no acompanhamento prolongado; a ausência de evidência laboratorial exige a consideração de outros diagnósticos.

A doença ocular tireoidiana tem um estágio inflamatório anterior, que dura normalmente entre 18-36 meses, no qual há infiltração linfocítica ativa nos tecidos retrobulbares. O estágio inflamatório ativo tende então a evoluir para um estágio de esgotamento, fibrótico e crônico, no qual o tratamento da exoftalmia torna-se resistente à terapia com glicocorticoides. Como a terapia com ^{131}I para doença de Graves pode agravar a TED, a presença de doença ocular tireoidiana é uma contraindicação relativa ao tratamento com [131]I.

Achados clínicos

As principais características clínicas da TED de qualquer etiologia incluem retração da pálpebra superior, pálpebra retraída ao olhar para baixo, e aparência de olhar fixo. Na orbitopatia de Graves, pode haver exoftalmia, quemose conjuntival, episclerite e fraqueza no movimento de olhar para cima. Pode ocorrer ressecamento da córnea devido ao fechamento inadequado das pálpebras. As mudanças nos olhos podem ser assimétricas ou unilaterais. Pacientes com exoftalmia grave podem apresentar diplopia por conta do aprisionamento do músculo extraocular e compressão do nervo óptico, causando perda progressiva da visão das cores, acuidade visual e dos campos visuais (especialmente do campo inferior).

Os sintomas de inflamação retrobulbar ativa incluem (1) dor retrobulbar, (2) inflamação orbital e edema com piora após o indivíduo dormir deitado, (3) pálpebras eritematosas ou edematosas, (4) quemose (edema) ou hiperemia conjuntival,

(5) progressão recente da exoftalmia, (6) estrabismo ou diplopia recente, e (7) perda recente da acuidade visual.

A exoftalmometria é realizada em todos os pacientes com doença de Graves para documentar o grau de exoftalmia e detectar a progressão da orbitopatia. A protrusão do olho para além do limite orbital é medida com instrumento em forma de prisma (exoftalmômetro de Hertel).

As principais características identificadas em exames de imagem são o aumento dos músculos extraoculares, geralmente afetando ambas as órbitas.

Diagnóstico diferencial

As anomalias clínicas e em exames de imagem da doença ocular tireoidiana podem ser parecidas com proptose congênita, assimetria em protrusão orbital, ou fístula carótido-cavernosa dural. A miastenia ocular e a doença ocular tireoidiana são associadas e podem coexistir, com a presença de ptose em vez de retração da pálpebra sendo mais característica da primeira.

Tratamento

Medidas de proteção geral dos olhos incluem o uso de óculos para proteger o olho saliente, uso de géis ou colírios de metilcelulose ("lágrimas artificiais"), e fechamento da pálpebra com fita durante o sono, se o ressecamento da córnea for um problema. Pacientes com doença ocular tireoidiana leve podem ser tratados com 100 mcg de selênio por VO 2x/dia, o que parece diminuir a velocidade de progressão da doença.

O escore de atividade clínica de Mourits ajuda a classificar a gravidade da doença ocular tireoidiana. A terapia, além do selênio, é necessária para doença ocular tireoidiana ativa com pontuação de atividade clínica maior que ou igual a 3.

A terapia com pulso de metilprednisolona intravenosa, 500 mg semanais por 6 semanas, e depois 250 mg semanais por 6 semanas, iniciada imediatamente para doença ocular tireoidiana, é superior à prednisona oral. Se a prednisona oral for utilizada, 40-60 mg diárias com redução da dosagem durante várias semanas devem ser prontamente administradas. Doses diárias iniciais mais altas de prednisona, de 80-120 mg, são usadas quando há compressão do nervo óptico.

A doença ocular tireoidiana aguda resistente a corticosteroides pode ser tratada com anticorpos monoclonais que reduzem a inflamação imunomediada. Tocilizumabe, teprotumumabe e rituximabe são eficazes na redução da proptose na maioria dos pacientes afetados.

A exoftalmia ativa progressiva pode ser tratada com radioterapia retrobulbar durante 2 semanas. Prednisona em doses altas é administrada concomitantemente. Os pacientes que respondem bem à radiação orbital incluem aqueles com sinais de inflamação aguda, exoftalmia recente (menos de 6 meses), ou compressão do nervo óptico. Pacientes com proptose crônica e restrição do músculo orbital não respondem tão bem.

A diplopia deve ser tratada de forma conservadora (p. ex., com prismas) nos estágios ativos da doença, e por meio de cirurgia apenas quando a doença estiver estável por no mínimo 6 meses. Para casos graves, a cirurgia de descompressão orbital pode salvar a visão, apesar da diplopia frequentemente permanecer no pós-operatório. A tarsorrafia ou cantoplastia podem frequentemente ajudar a proteger a córnea e oferecer uma melhora na aparência.

Quando encaminhar

Todos os pacientes com doença ocular tireoidiana devem ser encaminhados a um oftalmologista, de forma urgente se houver visão reduzida.

Bartalena L et al. Current concepts regarding Graves' orbitopathy. J Intern Med. 2022;292:692. [PMID: 35604323]

Hoang TD et al. 2022 update on clinical management of Graves disease and thyroid eye disease. Endocrinol Metab Clin N Am. 2022;51:287. [PMID: 35662442]

Wang F et al. Selenium and thyroid diseases. Front Endocrinol (Lausanne). 2023:14:1133000. [PMID: 37033262]

Bócio multinodular e nódulos da glândula tireoide

FUNDAMENTOS DO DIAGNÓSTICO

- Nódulos múltiplos ou isolados na tireoide são normalmente palpados pelo paciente ou pelo médico, ou descobertos incidentalmente em estudos de imagem.
- Exames da função da tireoide são recomendados.
- Citologia Paaf para nódulos da tireoide ≥ 1 cm, ou para nódulos menores, quando radioterapia na região da cabeça-pescoço ou tórax-ombros prévia.
- A orientação por ultrassom melhora o diagnóstico por Paaf para nódulos palpáveis e não palpáveis.
- É necessário acompanhamento clínico.

Considerações gerais

Nódulos na tireoide são comuns. Nódulos palpáveis ocorrem em cerca de 5% dos adultos; no entanto, um ultrassom do pescoço revela nódulos na tireoide em 50% dos adultos. Eles são mais comuns em mulheres do que em homens e tornam-se mais prevalentes com a idade. A maioria dos pacientes com nódulos na tireoide se apresentam eutireóideos; porém há uma alta incidência de hipertireoidismo ou hipotireoidismo. Pacientes com nódulos palpáveis exigem testes da função da tireoide e avaliação quanto à malignidade dos nódulos.

Os nódulos da tireoide podem ser detectados incidentalmente por meio de exames de imagem do pescoço por outros motivos. Quando tais exames detectam um nódulo, é realizado um ultrassom da tireoide para ajudar a determinar o risco de malignidade e para estabelecer uma linha de base para exames de acompanhamento. A maioria dos nódulos que tem 1 cm ou mais de diâmetro requerem citologia aspirativa por agulha fina (citologia por Paaf). Nódulos menores podem ser selecionados para citologia por Paaf, se sua aparência no ultrassom indicar suspeita de malignidade, ou se surgirem em um paciente que tenha risco maior de malignidade na tireoide.

O risco geral de malignidade (ROM) para nódulos na tireoide de 1 cm ou mais de diâmetro é 1,2% em geral e 2,8% em pacientes com menos de 30 anos (excluindo carcinoma papilífero microfolicular). O risco de um nódulo da tireoide ser maligno é maior em (1) homens; (2) pacientes com histórico de radioterapia na cabeça-pescoço ou exposição a cinza radioativa quando criança; (3) pacientes com histórico pessoal de malignidade; (4) pacientes com histórico familiar de câncer de tireoide ou síndrome de câncer de tireoide, tais como neoplasia endócrina múltipla tipo 2, polipose familiar, síndrome de Carney ou síndrome de Cowden; (5) nódulos solitários extensos; e (6) rouquidão, paralisia da prega vocal, aderência da traqueia ou músculos infra-hióideos, ou linfadenopatia cervical.

Achados clínicos

A Tabela 28.6 ilustra como avaliar nódulos da tireoide com base no índice de suspeita de malignidade.

A. Sintomas e sinais

A maioria dos nódulos pequenos na tireoide não causam sintomas. Eles podem ser detectados algumas vezes apenas fazendo o paciente engolir durante o exame e palpação da tireoide.

Um nódulo da tireoide ou bócio multinodular pode crescer até se tornar visível e motivo de preocupação para o paciente. Bócios nodulares extensos podem se tornar um constrangimento por razões estéticas. Os nódulos podem crescer o suficiente para causar desconforto, rouquidão ou disfagia. Nódulos que causam paralisia do nervo laríngeo recorrente ipsilateral têm maior probabilidade de serem malignos. Bócios multinodulares extensos retroesternais podem causar dispneia devido à compressão da traqueia. Bócios extensos subesternais podem causar síndrome da veia cava superior, manifestada por eritema facial e distensão da veia jugular, que progride para cianose e edema facial quando os dois braços são mantidos levantados acima da cabeça.

Bócios e nódulos da tireoide podem estar associados a hipotireoidismo (tireoidite autoimune, bócio endêmico) ou hipertireoidismo (doença de Graves, bócio nodular tóxico, tireoidite subaguda e câncer da tireoide com metástase).

B. Achados laboratoriais

Exames de TSH e T_4L séricos determinam se a tireoide está com funcionamento excessivo. Pacientes com TSH sérico abaixo do normal devem passar por uma varredura por radioisótopos da tireoide (^{123}I ou pertecnetato ^{99m}Tc) para verificar se o nódulo apresenta funcionamento excessivo: nódulos com funcionamento excessivo são geralmente benignos, mas não sempre. A calcitonina sérica é obtida se houver suspeita de carcinoma medular da tireoide em paciente com histórico familiar de carcinoma medular da tireoide ou NEM tipos 2 e 3.

C. Exames de imagem

O ultrassom do pescoço deve ser realizado e é geralmente preferido à TC e RM (ver Aspiração por agulha fina de nódu-

TABELA 28.6 Avaliação clínica de nódulos da tireoide[1]

Evidência clínica	Baixo grau de suspeita	Alto grau de suspeita
Histórico	Histórico familiar de bócio; residência em área com bócio endêmico	Radioterapia prévia na cabeça, pescoço ou tórax; rouquidão
Características físicas	Mulheres mais velhas; nódulo macio; bócio multinodular	Jovens adultos, homens; nódulo firme, solitário; paralisia da prega vocal; linfonodos aumentados; lesões metastáticas distantes
Fatores séricos	Titulação alta de anticorpo peroxidase tireoidiano; hipotireoidismo; hipertireoidismo	Calcitonina sérica elevada
Citologia aspirativa por agulha fina	Adenoma ou nódulo coloide	Carcinoma papilífero, lesão folicular, carcinoma medular ou anaplásico
Técnicas de varredura		
Captação de [123]I	Nódulo quente	Nódulo frio
Ultrassonografia	Lesão cística	Lesão sólida
Radiografia	Calcificação em forma de concha	Calcificação pontilhada

[1] Nódulos clinicamente suspeitos devem ser avaliados com citologia aspirativa por agulha fina e teste molecular, quando indicado.

los da tireoide, abaixo). A TC é útil para nódulos maiores da tireoide e bócio multinodular; ela pode determinar o grau de compressão traqueal e o grau da extensão para o mediastino. Nódulos da tireoide que são hipoecoicos de forma moderada a marcada têm maior probabilidade de serem malignos do que nódulos que são levemente hipoecoicos. Nódulos com hipoecogenicidade heterogênea também são mais prováveis de serem malignos do que nódulos hiperecoicos.

Varreduras com RAI (^{123}I ou ^{131}I) não são úteis para avaliar se um nódulo da tireoide é benigno ou maligno. Nódulos com funcionamento excessivo (quentes) são normalmente benignos (mas podem raramente ser malignos). A varredura e captação de RAI são úteis principalmente para avaliar a etiologia do hipertireoidismo (p. ex., nódulo com funcionamento excessivo).

D. Punção aspirativa por agulha fina (Paaf) de nódulos da tireoide

A Paaf é o melhor método para avaliar a malignidade de um nódulo da tireoide. No caso de bócios multinodulares, os quatro maiores nódulos (com 1 cm ou mais) são geralmente submetidos à biópsia para minimizar o risco de não se identificar a malignidade. Amostras são obtidas para citopatologia e uma amostra é reservada para um teste molecular, se a citopatologia for indeterminada para malignidade.

Os nódulos da tireoide são classificados quanto ao risco de malignidade de acordo com sua aparência no ultrassom. Nódulos de alto risco (risco de malignidade de 80%) têm microcalcificações, margens irregulares, extensão extra-tireoide, extrusão de tecido mole para dentro de uma borda calcificada, ou são mais altos que largos; tais nódulos requerem Paaf se tiverem um 1 cm ou mais. Nódulos de risco intermediário (risco de malignidade de 15%) são hipoecoicos e sólidos; eles também geralmente exigem Paaf se tiverem 1 cm ou mais. Nódulos de baixo risco (risco de malignidade de 7%) são parcialmente císticos com áreas sólidas excêntricas; eles exigem biópsia se tiverem 1,5 cm ou mais. Nódulos de risco muito baixo (risco de malignidade abaixo de 3%) são aqueles de aparência espongiforme ou de cistos simples; a Paaf é opcional se tiverem 2 cm ou mais. Utilizar orientação por ultrassom para a biópsia Paaf

melhora a precisão diagnóstica tanto para nódulos palpáveis quanto não palpáveis da tireoide. A citologia Paaf utiliza o Sistema Bethesda para Laudos Citopatológicos de Tireoide (TBSRTC), que divide os resultados em seis categorias:

I. **Amostra não diagnóstica ou insatisfatória:** O risco de malignidade é de cerca de 12%. A abordagem usual é repetir a Paaf com orientação por ultrassom.

II. **Benigno:** O risco de malignidade é de cerca de 2%. A abordagem usual é acompanhamento clínico e por ultrassom.

III. **Atipia de significado indeterminado (AUS):** O risco de malignidade é de cerca de 16%, maior com características ultrassonográficas de malignidade. A abordagem usual é repetir a Paaf, realizar teste molecular, lobectomia diagnóstica da tireoide ou acompanhamento.

IV. **Neoplasia folicular (FN):** O risco de malignidade é de cerca de 23%, maior quando houver presença de células Hürthle e em pacientes acima dos 50 anos. A abordagem usual é realizar teste molecular ou lobectomia da tireoide.

V. **Suspeito de malignidade (SFM):** O risco de malignidade é de cerca de 65%. A abordagem usual é a condução de teste molecular, lobectomia da tireoide ou tireoidectomia quase total.

VI. **Maligno:** O risco de malignidade é de cerca de 94%. A abordagem usual é a realização de lobectomia da tireoide ou tireoidectomia quase total.

O **teste molecular** é bastante útil quando a citopatologia for indeterminada para malignidade (categorias Bethesda III, IV ou V). A detecção de uma mutação *BRAF* indica a presença de carcinoma papilífero da tireoide com uma probabilidade de 98%. O teste molecular reduz a necessidade de cirurgia em cerca de 50%.

Acompanhamento e tratamento

Qualquer nódulo na tireoide, incluindo os que são benignos, precisam ser monitorados por palpação periódica regular e ultrassom a cada 6 meses inicialmente. Após vários anos de estabilidade, exames anuais são suficientes. Nódulos da tireoide devem passar por nova biópsia se houver crescimento. A ingestão excessiva de iodo deve ser minimizada; bócio multinodular tóxico e hipertireoidismo podem se desenvolver em pacientes expostos a grandes quantidades de iodo, seja por VO (p. ex., amiodarona) ou intravenosa (p. ex., contraste radiográfico).

Pacientes com hipertireoidismo causado por nódulos da tireoide ou bócio multinodular podem ser tratados com propranolol, tioureias, cirurgia ou iodo radioativo.

A. Terapia de supressão com levotiroxina

Pacientes com nódulos maiores de 2 cm e com níveis de TSH normais ou elevados podem ser considerados para supressão de TSH com levotiroxina, começando com doses diárias de 50 mcg por VO. A terapia de supressão com levotiroxina não é recomendada se o nível sérico de TSH for baixo ou para nódulos pequenos e benignos da tireoide se o nível sérico de TSH for normal. A terapia de supressão com levotiroxina é mais bem-sucedida em áreas com deficiência de iodo. A supressão prolongada de TSH com levotiroxina tende a evitar o crescimento dos nódulos, mas apenas 20% diminuem mais de 50%. O tamanho do nódulo da tireoide aumentou em 29% dos pacientes tratados com levotiroxina, em comparação com 56% dos pacientes que não receberam levotiroxina. A supressão com levotiroxina também reduz o surgimento de novos nódulos: 8% com levotiroxina e 29% sem levotiroxina. A terapia de supressão com levotiroxina não é administrada em pacientes com doença isquêmica do coração, visto que ela aumenta o risco de angina e fibrilação atrial.

A supressão com levotiroxina precisa ser monitorada com cuidado, já que há 17% de risco de indução de hipertireoidismo. Todos os pacientes submetidos à terapia de supressão com levotiroxina devem ter os níveis séricos de TSH monitorados no mínimo anualmente, com a dose de levotiroxina ajustada para manter o TSH sérico levemente suprimido (entre 0,1 mUI/L e 0,8 mUI/L).

B. Cirurgia

A tireoidectomia total é necessária para nódulos da tireoide identificados como malignos na biópsia Paaf. A cirurgia de tireoide mais limitada é indicada para nódulos benignos com resultados de testes citológicos indeterminados ou suspeitos, sintomas de compressão, desconforto ou por razões estéticas. A cirurgia também pode ser usada para remover adenomas "quentes" de tireoide com funcionamento excessivo ou bócio multinodular tóxico causador de hipertireoidismo.

C. Ablação alcoólica e por radiofrequência

A ablação por radiofrequência guiada por ultrassom é uma opção terapêutica para nódulos benignos da tireoide, comprovados por citologia, que tenham 3 cm ou mais e sejam predominantemente sólidos. A ablação por radiofrequência reduz o tamanho de tais nódulos em cerca de 67% após 6 meses, melhorando os sintomas de pressão e disfagia na maioria dos pacientes, e reduzindo o tamanho de nódulos da tireoide que causam constrangimento por razões estéticas. Os efeitos colaterais incluem desconforto leve no pescoço, edema, lesões

e disfagia que geralmente desaparecem dentro de 5 dias. A ablação por radiofrequência de nódulos da tireoide próximos do nervo vago pode causar hipotensão vasovagal temporária. Dano induzido por ablação por radiofrequência ao nervo laríngeo recorrente pode causar rouquidão. A ablação alcoólica guiada por ultrassom pode ser útil para nódulos da tireoide predominantemente císticos que não sejam associados à doença de Graves. No entanto, a recorrência é comum.

D. Terapia por iodo radioativo (^{131}I)

O ^{131}I é uma opção de tratamento para pacientes hipertireóideos com adenomas tireoidianos tóxicos, bócio multinodular ou doença de Graves. Ver **Precauções** para uso do RAI. O RAI não é recomendado para nódulos da tireoide benignos, não tóxicos. A terapia com ^{131}I pode ser usada para diminuir bócio multinodular extenso; ela raramente induz doença de Graves ou causa o hipotireoidismo que pode se desenvolver anos após a terapia.

Prognóstico

Nódulos benignos da tireoide podem involuir, mas geralmente permanecem estáveis ou crescem lentamente. Cerca de 90% dos nódulos de tireoide vão aumentar seu volume em cerca de 15% ou mais em até 5 anos. O crescimento é mais comum com bócio multinodular e com nódulos maiores e nos homens; os nódulos têm menor probabilidade de crescer quando são solitários ou císticos e quando os pacientes têm mais de 60 anos. Nódulos citologicamente benignos que crescem têm pouca probabilidade de serem malignos; em uma série, apenas 1 de 78 nódulos reexaminados por biópsia foi identificado como maligno. Pacientes com nódulos da tireoide muito pequenos (menos de 1 cm), descobertos por acaso e não palpáveis, que tenham uma aparência benigna no ultrassom, não necessitam de citologia Paaf, apenas palpação anual e acompanhamento clínico, ao passo que nódulos pequenos com aparência no ultrassom levemente suspeita podem necessitar de citologia Paaf ou ultrassom da tireoide a cada 1-2 anos.

Ali SZ et al. The 2023 Bethesda System for reporting thyroid cytopathology. Thyroid. 2023;33:1039. [PMID: 37427847]

Alzahrani AS. Clinical use of molecular data in thyroid nodules and cancer. J Clin Endocrinol Metab. 2023;108:2759. [PMID: 37200449]

Durante C et al. 2023 European Thyroid Association clinical practice guidelines for thyroid nodule management. Eur Thyroid. 2023;12:e230067. [PMID: 37358008]

Grussendorf M et al. Malignancy rates in thyroid nodules: a long-term cohort study of 17,592 patients. Eur Thyroid J. 2022;11:e220027. [PMID: 35635802]

Câncer de tireoide

FUNDAMENTOS DO DIAGNÓSTICO

- Edema indolor na região da tireoide.
- Os testes de função da tireoide são geralmente normais.

- Possível histórico de radiação na infância na região da cabeça e pescoço.
- Citologia Paaf de tireoide positiva.

Considerações gerais

Historicamente, cânceres de tireoide são descobertos pela detecção de uma massa na tireoide pelo paciente ou médico. Nos últimos 40 anos, tumores malignos da tireoide, pequenos e não palpáveis, têm sido detectados cada vez mais como resultado do uso disseminado do ultrassom, TC, RM e imageamento PET. A incidência anual de malignidade na tireoide diagnosticada nos EUA triplicou durante esse período para cerca de 44.000 casos por ano, mas a mortalidade por câncer de tireoide permaneceu relativamente estável, com 2.400 mortes por ano. Cânceres de tireoide são diagnosticados com três vezes mais frequência em mulheres do que em homens. No entanto, a taxa de mortalidade por câncer de tireoide é quase tão alta entre os homens quanto entre as mulheres. Cânceres de tireoide diferenciados e mais extensos (palpáveis ou maiores que 1 cm) são mais prováveis de se comportar de forma maligna e geralmente requerem tratamento.

Dos cânceres de tireoide que são detectados incidentalmente no diagnóstico por imagem, quase todos são microcarcinomas papilíferos não palpáveis e pequenos (menos de 1 cm). Ainda que esses microcarcinomas atendam os critérios patológicos de malignidade, eles são quase sempre indolentes; como tal, uma nova terminologia foi proposta para eles: lesão indolente de origem epitelial (IDLE). Em uma série de autópsias de rotina, microcarcinomas papilíferos da tireoide (menores que 1 cm) são encontrados 11,5% entre homens e mulheres.

Quatro tipos histológicos correspondem a 97% dos cânceres de tireoide: papilífero, folicular, medular e anaplásico (Tab. 28.7).

O **carcinoma papilífero puro (e misto papilífero-folicular)** representa mais de 85% de todos os cânceres de tireoide diagnosticados. Ele geralmente se apresenta como um nódulo único na tireoide, mas pode surgir a partir de um bócio multinodular. O carcinoma papilífero da tireoide é geralmente multifocal e envolve ambos os lóbulos em 30% dos pacientes.

O carcinoma papilífero da tireoide é o menos agressivo. Ele tende a crescer lentamente e frequentemente permanece confinado à tireoide e aos linfonodos regionais por anos. Em cerca de 80% dos pacientes, há metástases microscópicas (menores que 2 mm) nos linfonodos cervicais, o que não parece afetar a sobrevivência. A malignidade pode se tornar mais agressiva em pacientes acima de 45 anos, especialmente em adultos mais velhos. O câncer pode invadir a traqueia e os músculos locais e se espalhar para os pulmões.

A exposição durante a infância à radioterapia na cabeça e pescoço representa uma ameaça em particular por causa do aumento do risco de desenvolver câncer de tireoide durante a vida, incluindo carcinoma papilífero. Esses cânceres podem surgir 10-40 anos após a exposição, com um pico de ocorrência entre 20-25 anos depois.

O carcinoma papilífero da tireoide pode ocorrer em síndromes familiares como um traço autossômico dominante, causado pela perda de vários genes supressores de tumor.

Carcinomas "micropapilíferos" microscópicos (menores que 2 mm) são encontrados em 24% das tireoidectomias realizadas por doença benigna da tireoide. Eles são invisíveis no ultrassom da tireoide, raramente se tornam clinicamente significativos, e podem ser considerados uma variante do normal. A patologia cirúrgica pode relatar esses minúsculos carcinomas micropapilíferos, mas o tratamento e acompanhamento não são justificados.

O **carcinoma folicular da tireoide** e suas variantes (p. ex., carcinoma de células de Hürthle) é responsável por 11% das malignidades da tireoide; carcinomas foliculares são geralmente mais agressivos do que carcinomas papilíferos. A maioria absorve iodo, o que torna a varredura diagnóstica e o tratamento com ^{131}I possível após a tireoidectomia total. Variantes de células de Hürthle (oncócitos) e mal diferenciadas do carcinoma folicular da tireoide são associadas a um risco maior de metástase e recorrência.

O **carcinoma medular da tireoide** representa 2% dos cânceres de tireoide. Eles surgem a partir de células parafoliculares da tireoide que podem secretar calcitonina, prostaglandinas, serotonina, ACTH, CRH, e outros peptídeos que podem causar sintomas e serem usados como marcadores de tumor. Cerca de um terço dos casos são esporádicos, um terço são familiares, e um terço associados a NEM tipo 2A ou 2B. A descoberta de um carcinoma medular da tireoide torna obrigatória uma análise genética. O carcinoma medular da tireoide é geralmente causado por uma mutação ativadora do proto-oncogene *ret* no cromossomo 10.

TABELA 28.7 Algumas características do câncer de tireoide

	Papilífero	Folicular	Medular	Anaplásico
Incidência	Mais comum	Comum	Incomum	Incomum
Média de idade (anos)	42	50	50	57
Pessoas do sexo feminino	77%	72%	56%	56%
Invasão				
Linfonodos	+++++	+	++++++	+++
Vasos sanguíneos	+	+++	+++	+++++
Locais distantes	+	+++	++	++++
Captação de [123]I	+	++++	0	0
Sobrevida específica da doença de 10 anos	98%	92%	78%	7,3%

O **carcinoma anaplásico da tireoide** representa 1% dos cânceres de tireoide. É o mais agressivo dos carcinomas de tireoide e evolui rapidamente para metástase em linfonodos próximos e pontos distantes. Geralmente se apresenta em um paciente mais velho como uma massa rapidamente crescente em um bócio multinodular. Esse tumor não concentra iodo, o que inviabiliza o uso terapêutico de RAI.

Outras malignidades da tireoide representam cerca de 3% dos cânceres de tireoide. Linfomas primários da tireoide são mais comumente linfomas difusos de grandes células B (50%), linfoma de tecido linfoide associado a mucosa (23%), ou de tipo misto; outros tipos incluem linfoma linfocítico pequeno, folicular, linfoma de Burkitt e doença de Hodgkin. Alguns cânceres podem por vezes metastizar na tireoide, particularmente carcinomas broncogênicos, de mama, renais e melanoma.

Achados clínicos
A. Sintomas e sinais

O carcinoma de tireoide geralmente se apresenta como um nódulo não dolorido, firme e palpável na tireoide. A maioria dos carcinomas de tireoide são assintomáticos, mas cânceres extensos na tireoide podem causar desconforto, disfagia ou rouquidão (devido à pressão no nervo laríngeo recorrente). O **carcinoma papilífero da tireoide** se apresenta com envolvimento de linfonodo palpável em 10% dos casos; ele pode invadir a traqueia e músculos locais. Metástases ocultas no pulmão ocorrem em 10-15% dos casos. O **carcinoma folicular da tireoide** geralmente evolui para metástase em nodos do pescoço, nos ossos, e pulmão, mas quase todos os órgãos podem estar envolvidos (Tab. 28.7).

O **carcinoma medular da tireoide** geralmente desenvolve metástase em linfonodos locais, músculos adjacentes e traqueia, bem como em linfonodos mediastinais. Metástases podem surgir nos ossos, pulmão, adrenais ou fígado. Frequentemente causa vermelhidão e diarreia (30%), que podem ser as características clínicas iniciais. A síndrome de Cushing se desenvolve em 5% dos pacientes a partir da secreção de ACTH e CRH pelo tumor.

O **carcinoma anaplásico da tireoide** é mais suscetível a estar avançado no momento do diagnóstico, apresentando-se com sinais de pressão ou invasão de tecidos próximos, resultando em disfagia, rouquidão, ou paralisia do nervo laríngeo recorrente ou dispneia devido a metástases no pulmão.

B. Achados laboratoriais

A biópsia Paaf é discutida em Nódulos da tireoide, acima. Testes de função da tireoide apresentam resultados geralmente normais, a não ser que haja tireoidite concomitante. No entanto, com uma carga tumoral pesada, carcinomas funcionais papilíferos ou foliculares da tireoide podem às vezes secretar hormônios tireóideos suficientes para gerar tireotoxicose e suprimir o TSH sérico.

A **tireoglobulina sérica** é alta na maioria dos tumores metastáticos papilíferos ou foliculares, o que a torna um marcador útil para doença metastática ou recorrente. Deve-se ter cuidado pelas seguintes razões: (1) O anti-Tg circulante pode causar cálculos errôneos de tireoglobulina. Contudo, níveis decrescentes de anti-Tg são um bom fator prognóstico após o tratamento. (2) Os níveis de tireoglobulina podem ficar enganadoramente altos na tireoidite, que geralmente coexiste com o carcinoma. (3) Certos testes de tireoglobulina ainda indicam falsamente a presença de tireoglobulina após ressecção do tumor ou tireoidectomia total, causando uma preocupação indevida sobre possíveis metástases.

A **calcitonina sérica** é geralmente alta no carcinoma medular da tireoide, o que a torna um marcador para doença metastática. A calcitonina sérica pode ser elevada na tireoidite, gravidez, doença renal, hipergastrinemia, hipercalcemia e outras malignidades, particularmente tumores neuroendócrinos (incluindo feocromocitomas, tumores carcinoides) e carcinomas do pulmão, pâncreas, mama e cólon. Resultados de calcitonina sérica e antígeno carcinoembrionário (CEA) devem ser obtidos antes da cirurgia, e depois regularmente no acompanhamento pós-operatório: a cada 4 meses por 5 anos, e depois a cada 6 meses pelo resto da vida. Níveis de calcitonina maiores que 250 ng/L (73 pmol/L) ou crescentes são a melhor indicação de recorrência ou doença metastática. Níveis séricos pró-calcitonina também parecem ser um marcador tumoral razoável para câncer medular. Os níveis séricos de CEA são altos, mas não específicos para carcinoma medular da tireoide.

C. Exames de imagem

1. **Ultrassom do pescoço** – O ultrassom do pescoço deve ser realizado em todos os pacientes com câncer da tireoide para o diagnóstico inicial e para acompanhamento. O ultrassom é útil para determinar o tamanho e localização da malignidade, bem como o local de qualquer metástase no pescoço.

2. **Varredura por iodo radioativo** – A varredura da tireoide e de todo o corpo por RAI (^{131}I ou ^{123}I) é usada após a tireoidectomia para câncer de tireoide diferenciado utilizando o protocolo descrito adiante. (Ver Terapia de iodo radioativo (^{131}I) para câncer de tireoide diferenciado, abaixo.) O câncer medular de tireoide não absorve RAI.

3. **Varredura por TC e RM** – A TC pode identificar metástases e é particularmente útil para localizar e monitorar metástases no pulmão, mas é menos sensível que o ultrassom para detectar metástases dentro do pescoço. O carcinoma medular na tireoide, linfonodos e fígado pode calcificar, mas isso raramente acontece com metástases no pulmão. A RM é particularmente útil para o diagnóstico por imagem de metástases nos ossos.

4. **Varredura PET** – O PET-CT é particularmente útil para detectar metástases do câncer de tireoide que não têm captação de iodo suficiente para serem visíveis nos exames por RAI. Metástases do câncer de tireoide podem ser detectadas por meio da varredura ^{18}FDG-PET de todo o corpo. Pacientes com câncer medular da tireoide são monitorados por meio de exames de RM e ^{18}FDG PET/CT. O exame de imagem ^{68}Ga-DOTATATE-PET é superior na detecção de metástases de câncer medular da tireoide em certos pacientes,

particularmente naqueles com níveis muito elevados de calcitonina (acima de 500 pg/mL).

Diagnóstico diferencial

A captação de RAI na cabeça-pescoço é vista na tireoide normal, glândulas salivares, mucosa nasal, vestígios de ducto tireoglosso e sinusite.

Exames de RAI negativos são comuns em carcinomas diferenciados da tireoide recentemente metastáticos. Exames negativos de RAI também ocorrem com frequência em carcinomas metastáticos avançados da tireoide, o que o torna difícil de detectar e distinguir de neoplasias não tireoidianas. Um nível sérico elevado de tireoglobulina em pacientes com exame RAI negativo deve levantar suspeita de metástase não absorvente de RAI. Carcinomas medulares da tireoide não concentram iodo.

Complicações

O hipertireoidismo pode se desenvolver em pacientes com carga tumoral pesada. Um terço dos carcinomas medulares da tireoide secretam serotonina e prostaglandinas, causando vermelhidão e diarreia. O manejo de pacientes com carcinomas medulares pode ser complicado pela coexistência de feocromocitomas ou hiperparatireoidismo.

Tratamento de carcinoma diferenciado da tireoide

A. Tratamento cirúrgico

Para microcarcinomas (iguais ou menores que 1 cm) papilíferos ou papilíferos/foliculares de baixo risco na tireoide, tanto o acompanhamento ativo como a lobectomia unilateral da tireoide (hemitireoidectomia) são opções de tratamento aceitáveis. Visto que a sobrevida de 5 anos específica da doença é maior que 98%, o acompanhamento ativo está se tornando mais comum. **Para cânceres da tireoide diferenciados de baixo risco (papilíferos ou foliculares) entre 1 e 4 cm**, tanto a hemitireoidectomia quanto a tireoidectomia total podem ser usadas. Ambos os tratamentos oferecem a mesma sobrevida geral de 5 anos, apesar da recorrência ser mais comum após a hemitireoidectomia. A hemitireoidectomia está cada vez mais sendo preferida, já que não há risco de hipoparatireoidismo, risco diminuído de paralisia do nervo laríngeo recorrente, e 30% de chance da reposição de tireoide pós-operatória não ser necessária.

Para carcinomas papilíferos e foliculares de médio e alto risco, é geralmente realizada a tireoidectomia total ou quase total, particularmente para pacientes com tumores maiores que 4 cm e para aqueles com evidência de metástase local ou distante. As vantagens da tireoidectomia total para o carcinoma diferenciado da tireoide incluem a ressecção dos focos do carcinoma no lóbulo contralateral. Além disso, ela remove todo o tecido normal remanescente da tireoide que iria, de outra forma, competir na captação do iodo radioativo administrado para os exames diagnósticos ou tratamento de câncer residual.

Pacientes com metástases nodais podem ser submetidos a uma dissecação central de linfonodos do pescoço no momento da tireoidectomia. Metástases no cérebro são tratadas cirurgicamente ou com radiocirurgia com gamma-knife, visto que o tratamento com RAI é ineficaz. A levotiroxina, 0,05-0,1 mg diárias por VO, é iniciada imediatamente após a cirurgia. Cerca de 2-4 meses após a cirurgia, os pacientes necessitam de reavaliação e frequentemente de terapia com [131]I.

Após a ressecção cirúrgica, ocorre lesão permanente em um dos nervos laríngeos recorrentes (raramente em ambos) em 1-7% dos pacientes, paralisias temporárias do nervo laríngeo em 5%, e hipoparatireoidismo (geralmente termporário) em 20%. A tireoidectomia exige no mínimo uma noite de internação hospitalar, já que pode ocorrer sangramento tardio, problemas nas vias aéreas e tetania. *A tireoidectomia ambulatorial é potencialmente perigosa e não deve ser realizada.* Após a cirurgia, deve ser realizado o estadiamento (Tab. 28.8) para ajudar a determinar o prognóstico e planejar a terapia e acompanhamento.

Em mulheres gestantes com câncer da tireoide, a cirurgia é geralmente adiada até após o parto, exceto no caso de tumores de crescimento rápido que podem ser retirados após as 24 semanas de gestação. Não há diferença nas taxas de sobrevida ou recorrência do tumor em mulheres que tenham passado por cirurgia durante ou após a gestação.

B. Acompanhamento ativo para microcarcinoma papilífero da tireoide

A maioria dos microcarcinomas papilíferos da tireoide que sejam ≤ 1 cm são indolentes e têm excelente prognóstico. Uma abordagem conservadora, portanto, pode ser justificada para pacientes que tenham uma expectativa de vida limitada, alto risco cirúrgico, ou tumores de baixo risco. O protocolo de acompanhamento ativo tipicamente consiste de exame clínico e ultrassom do pescoço a cada 6 meses.

TABELA 28.8 Estadiamento e prognóstico para pacientes com carcinoma papilífero da tireoide usando o índice MACIS

Pontuação total[1] – estágio	Porcentagem de pacientes com carcinoma papilífero da tireoide	Sobrevida de 20 anos
< 6,0 = Estágio I	74,2%	96-99%
6,0-6,99 = Estágio II	8,5%	68-89%
7,0-7,99 = Estágio III	9,2%	55-56%
≥ 8,0 = Estágio IV	8,1%	17-24%

[1] Pontuação total = 3,1 (se idade ≤ 39 anos) *ou* 0,08 × idade (se idade ≥ 40 anos) + 0,3 × tamanho do tumor (cm), + 1 (se ressecção incompleta), + 1 (se localmente invasivo), + 3 (se com metástases à distância).

MACIS: *metastases, age, complete resection, invasion, size* (metástases, idade, ressecção completa, invasão, tamanho).

C. Supressão de TSH com levotiroxina

A levotiroxina não é mais prescrita para pacientes eutireóideos com baixo risco de câncer diferenciado da tireoide (DTC), que tenham passado por lobectomia unilateral da tireoide. A levotiroxina é prescrita para outros pacientes com DTC com o objetivo de atingir certos níveis de TSH sérico como segue: (1) Para DTC de alto risco, o intervalo de TSH almejado é 0,1 mUI/L (ainda mantendo o eutireoidismo clínico). (2) Para DTC de risco intermediário, o TSH sérico almejado é entre 0,1 e 0,4 mUI/L. (3) Para DTC de baixo risco, o intervalo de TSH pretendido é entre 0,4 e 2 mUI/L. (4) Para todos os pacientes com DTC que tenham fibrilação atrial, o TSH sérico deve ser mantido em 0,1 mUI/L ou acima desse valor.

D. Terapia com iodo radioativo (^{131}I) para câncer diferenciado da tireoide (DTC)

Após a tireoidectomia total ou quase total para DTC, a terapia com ^{131}I é recomendada em dois casos: (1) Pacientes de alto risco com metástases à distância ou de extensão extratireoidiana bruta; (2) pacientes de risco intermediário com mais de 5 metástases microscópicas de linfonodo, metástases de linfonodos mediastinais, tamanho do tumor primário acima de 4 cm de diâmetro com extensão extratireoidiana ou em pacientes acima de 50 anos, ou tumor acima de 1 cm de diâmetro com histologia agressiva ou invasão vascular. O ^{131}I é geralmente administrado 2-4 meses após a cirurgia.

1. **Ablação de vestígio de tireoide por RAI** – Para pacientes com baixo risco de carcinoma diferenciado da tireoide (DTC) o iodo radioativo não é mais recomendado, seja para a ablação de vestígio de tireoide, seja como terapia adjuvante após tireoidectomia total ou quase total. DTC de baixo risco inclui um câncer único papilífero ou folicular da tireoide com menos de 2 cm de diâmetro ou tumores múltiplos com menos de 1 cm de diâmetro, sem doença nodal significativa, sem extensão extratireoidiana, e sem histopatologia desfavorável. Em um amplo ensaio clínico de pacientes com DTC de baixo risco, não houve melhora no intervalo livre de doença entre os tratados com RAI em comparação com o grupo de controle.

2. **Tratamento de metástases por RAI** – A terapia com ^{131}I melhora a sobrevida e reduz as taxas de recorrência de câncer diferenciado da tireoide em pacientes com câncer estágio III-IV e naqueles com câncer estágio II com extensão extratireoidiana bruta. A terapia RAI também é adotada para pacientes com câncer de estágio II que tenham metástases à distância, um tumor primário maior que 4 cm, ou tumores primários de 1-4 cm com metástases de linfonodo ou outras características de alto risco. Metástases no cérebro geralmente não respondem ao ^{131}I e são melhor removidas ou tratadas com radiocirurgia com gamma knife.

O estadiamento com varredura RAI ou ^{18}FDG-PET/CT auxilia na determinação da atividade de ^{131}I a ser administrada. Pacientes com carcinoma diferenciado da tireoide que têm pouca ou nenhuma captação de RAI na metástase (cerca de 35% dos casos) não devem ser tratados com ^{131}I. Pacientes assintomáticos, estáveis, com metástases resistentes a RAI devem receber levotiroxina para suprimir o TSH sérico e devem ser cuidadosamente monitorados quanto à progressão do tumor.

3. **Terapia com ^{131}I estimulada por TSH recombinante (rhTSH)** – O hormônio estimulador da tireoide humano recombinante (rhTSH, Thyrogen) pode ser administrado para aumentar a sensibilidade da tireoglobulina sérica para câncer residual e para aumentar a captação de ^{131}I no tecido tireóideo residual ("ablação" de vestígio da tireoide) ou câncer.

   O Thyrogen não deve ser administrado em pacientes com a glândula tireoide intacta, pois ele pode causar edema grave da tireoide e hipertireoidismo. O hipertireoidismo também pode ocorrer em pacientes com metástases significativas ou com tireoide residual normal. Outros efeitos colaterais incluem náusea (11%) e cefaleia (7%). A tireotrofina causa deterioração neurológica em 7% dos pacientes com metástases no SNC.

4. **Terapia com ^{131}I estimulada por remoção da tireoide** – A remoção da tireoide é utilizada algumas vezes porque seu custo é menor do que a rhTSH, apesar dos desconfortos de se tornar hipotireóideo. A levotiroxina é interrompida por 14 dias e o paciente se torna hipotireóideo; altos níveis de TSH endógeno estimulam a captação de RAI e a produção de tireoglobulina pelo câncer da tireoide ou pela tireoide residual. Três dias depois da terapia com ^{131}I, a levotiroxina pode ser retomada na dose de reposição total.

5. **Efeitos colaterais da terapia com ^{131}I** – Pacientes tratados com ^{131}I têm um risco levemente maior de desenvolver malignidades secundárias do que pacientes tratados apenas com a cirurgia.

   A terapia com ^{131}I pode causar gastrite, oligospermia temporária, sialadenite, lacrimejamento e xerostomia. Ela pode causar descompensação neurológica em pacientes com metástases da tireoide no cérebro. Doses cumulativas de ^{131}I acima de 500 mCi (18,5 GBq) podem causar infertilidade, pancitopenia (4%), leucemia (0,3%) e fibrose pulmonar.

E. Outras terapias para câncer diferenciado da tireoide

Pacientes com metástases osteolíticas decorrente de câncer diferenciado da tireoide podem ser tratados com ácido zoledrônico ou denosumabe.

Pacientes com cânceres diferenciados da tireoide agressivos podem ter metástases refratárias à terapia com ^{131}I. A recorrência no pescoço pode ser tratada com procedimento cirúrgico de citorredução (*debulking*) e com radioterapia de feixe externo. Pacientes com metástases de câncer diferenciado da tireoide refratárias ao RAI que estejam em estágio avançado e com progressão rápida podem ser tratados com quimioterapia adaptada para o defeito genético exibido pelo tumor.

Tratamento de outras malignidades da tireoide

O **carcinoma medular da tireoide** é mais bem tratado com cirurgia para o tumor primário e metástases. O carcinoma medular da tireoide não responde à terapia com ^{131}I. Os pacientes devem ser monitorados de perto, com os níveis séricos de calcitonina verificados a cada 3 meses. Como o carcinoma medular da tireoide pode ser indolente, os pacientes devem receber tratamento apenas se apresentarem metástases de progressão rápida, conforme evidenciado por um tempo de duplicação de calcitonina sérica ou CEA de menos de 2 anos. A terapia com radionuclídeos receptores de peptídeos ^{177}Lu-DO-TATATE (PRRT, Lutathera) é uma opção para pacientes com metástases progressivas de carcinoma medular da tireoide que sejam bastante absorventes de ^{64}Cu-DOTATATE ao exame de imagem ou que apresentem alta expressão do receptor SSTR2a na marcação imunohistoquímica. Pacientes com carcinomas medulares da tireoide progressivos (com fusões ou mutações do proto-oncogene *RET* esporádicas ou germinativas) são tratados com selpercatinibe ou pralsetinibe, inibidores *RET* seletivos. O vandetanibe e o cabozantinibe também são aprovados, mas têm maior toxicidade. *Pacientes com carcinoma medular da tireoide não devem ser submetidos à terapia de redução de peso ou para diabetes com agonistas do receptor do peptídeo 1 semelhante ao glucagon (GLP-1), porque eles podem estimular o crescimento do carcinoma medular da tireoide.*

O **carcinoma anaplásico da tireoide** é tratado com ressecção local e radiação. Ele não responde à terapia com [131]I. Cânceres anaplásicos da tireoide com mutações mTOR podem ser inibidos por everolimo. Em pacientes com câncer anaplásico da tireoide com mutação *BRAF*[V600E], o tratamento combinado com dabrafenibe e trametinibe induziu respostas duradouras.

Linfoma da tireoide: Linfomas de tecido linfoide associado a mucosa da tireoide têm baixo risco de recorrência após tireoidectomia simples. Pacientes com outros linfomas da tireoide são melhores tratados com radioterapia externa; quimiterapia é acrescentada para linfomas extensos (Tab. 41.2).

A **radioterapia de feixe externo** pode ser realizada para metástases nos ossos, especialmente para aquelas sem captação de iodo radioativo ou refratárias a RAI. A radioterapia local no pescoço também pode ser administrada a pacientes com carcinoma anaplásico da tireoide. Metástases no cérebro podem ser tratadas com radiocirurgia com gamma knife.

Acompanhamento

A maioria das recorrências de carcinoma diferenciado da tireoide manifestam-se 5-10 anos após a tireoidectomia. Todos os pacientes necessitam pelo menos de um ultrassom de tireoide e verificação do nível de tireoglobulina anualmente (enquanto em tratamento com levotiroxina). Pacientes com risco maior geralmente necessitam de no mínimo dois testes anuais consecutivos negativos de tireoglobulina sérica estimulada com menos de 1 ng/mL e varreduras de RAI normal (se realizadas), além de ultrassons do pescoço antes de serem considerados em remissão. O primeiro acompanhamento ocorre com tireoglobulina sérica estimulada no pós-operatório, terapia com ^{131}I, varredura pós-operatória cerca de 2-4 e 9-12 meses após a cirurgia. A tireoglobulina sérica e a varredura RAI são estimuladas pela retirada do hormônio tireóideo ou da rhTSH, de acordo com os protocolos descritos acima para o tratamento com [131]I. Os pacientes não precisam repetir a terapia com ^{131}I se a captação persistente de RAI estiver confinada ao leito tireoidiano, os ultrassons do pescoço parecerem normais, os níveis séricos de tireoglobulina permanecerem menores que 2 ng/mL. Pacientes com carcinoma diferenciado da tireoide devem ser monitorados por um longo período para recorrência ou doença metastática. Outras varreduras ou RAI adicionais podem ser necessários para pacientes com tipos de câncer diferenciado da tireoide mais agressivos, metástases anteriores, níveis de tireoglobulina sérica crescentes, ou com outras evidências de metástase.

1. **Supressão de levotiroxina para câncer diferenciado da tireoide** – Pacientes que tenham passado por uma tireoidectomia total ou quase total em razão de câncer diferenciado da tireoide devem receber reposição de levotiroxina por toda a vida. (Ver Supressão de TSH com levotiroxina, acima) A tireotoxicose pode ser causada por reposição em excesso com levotiroxina ou pelo crescimento de metástases funcionais. Pacientes submetidos à terapia de supressão com levotiroxina devem realizar exame de densitometria óssea periodicamente.

2. **Tireoglobulina sérica** – A tireoglobulina é produzida pelo tecido tireóideo normal e pela maioria dos carcinomas diferenciados da tireoide. Após a tireoidectomia total ou quase total e ablação de vestígio por ^{131}I, a tireoglobulina passa a ser um marcador útil para tumor residual ou metastático para pacientes com câncer diferenciado da tireoide, papilífero ou folicular, particularmente para pacientes sem anti-Tg sérico. Em pacientes recebendo levotiroxina após tireoidectomia (com supressão de TSH), os níveis de linha de base da tireoglobulina não são sensíveis para a detecção de doença recorrente ou residual. Logo, devem ser utilizadas medições de tireoglobulina sérica *estimulada*. Após a estimulação pela retirada da levotiroxina ou rhTSH, níveis de tireoglobulina sérica de 2 ng/mL ou mais indicam a necessidade de se repetir o ultrassom do pescoço e de varredura adicional com RAI ou [18]FDG-PET (ver Tratamento com ^{131}I).

3. **Ultrassom do pescoço** – O ultrassom do pescoço deve ser realizado em todos os pacientes com carcinoma da tireoide 3 meses após a operação e regularmente depois disso. O ultrassom é mais sensível para metástases de linfonodos do que TC ou RM. A biópsia Paaf guiada por ultrassom deve ser realizada em lesões suspeitas.

4. **Varredura por iodo radioativo (RAI: [131]I ou ^{123}I) do pescoço e de todo o corpo** – Apesar de suas limitações, a varredura por RAI tem sido tradicionalmente usada para detectar câncer diferenciado da tireoide metastático e para determinar se ele é passível de tratamento com [131]I. A varredura RAI é particularmente útil para pacientes de alto risco e para aqueles com anti-Tg persistente, o que torna os exames de tireoglobulina sérica não confiáveis.

Após a tireoidectomia total ou quase total, cerca de 65% das metástases são detectáveis pela varredura RAI. A combinação de varredura de rhTSH estimulada e dos níveis de tireoglobulina detecta um vestígio de tireoide ou câncer com sensibilidade de 84%. É razoável realizar uma varredura de rhTSH estimulado e do nível de tireoglobulina 2-3 meses após a cirurgia inicial no pescoço. Se a varredura for negativa, e a tireoglobulina sérica for menor que 2 ng/mL, pacientes de baixo risco podem não necessitar de exames adicionais, mas devem continuar a ser monitorados por meio de ultrassom do pescoço e pelos níveis de tireoglobulina sérica a cada 6-12 meses. Em cerca de 21% dos pacientes de baixo risco, o rhTSH estimula a tireoglobulina sérica para mais de 2 ng/mL. Esses pacientes têm um risco de 23% de metástase local no pescoço e 13% risco de metástases à distância. A varredura RAI rhTSH estimulada do pescoço e do corpo todo detecta apenas metade dessas metástases, porque elas são pequenas ou não absorvem iodo. Para pacientes de alto risco, a varredura de RAI e tireoglobulina rhTSH estimulada podem ser repetidas cerca de 1 ano após a cirurgia e novamente se necessário.

5. **Tomografia por emissão de pósitrons** – A varredura por [18]FDG-PET é particularmente útil para detectar metástases de câncer diferenciado da tireoide em pacientes com tireoglobulina sérica detectável (especialmente níveis de tireoglobulina sérica maiores que 10 ng/mL e crescentes) que tenham um RAI de corpo inteiro com resultado normal e um ultrassom de pescoço sem achados. Ele também é sensível para detectar metástases de carcinoma medular da tireoide. O exame [18]FDG-PET pode ser combinado com uma TC; a varredura resultante da fusão [18]FDG-PET/TC é 60% sensível para detecção de metástases que não sejam visíveis por outros métodos. Essa varredura é menos sensível para metástases pequenas no cérebro.

O exame ^{68}Ga-DOTATATE-PET é útil para estadiamento de pacientes com carcinoma medular da tireoide. Ele também é útil para determinar se um paciente pode ser tratado com PRRT.

6. **Outras varreduras** – Varreduras de Tálio-201 (^{201}Tl) podem ser úteis para detectar carcinoma diferenciado da tireoide metastático quando a varredura por ^{131}I for normal, mas a tireoglobulina sérica estiver elevada. A RM é útil para o diagnóstico por imagem de metástases no cérebro, mediastino ou ossos. A TC é útil para o diagnóstico por imagem e monitoramento de metástases pulmonares.

Prognóstico

1. **Carcinoma papilífero da tireoide** – Esse câncer tem uma taxa de mortalidade geral de 2%. Ele é mais bem classificado usando o sistema de graduação MACIS (metástase, idade, totalidade da ressecção, invasão, tamanho) (Tab. 28.8). A varredura 18FDG-PET prevê sobrevida independentemente. Diferentemente de outras formas de câncer, pacientes com carcinoma papilífero da tireoide que tenham metástases de linfonodos palpáveis não têm uma taxa de mortalidade particularmente maior, no entanto, o risco de recorrência local para eles é maior. As seguintes características implicam um prognóstico pior: idade acima de 45 anos, sexo masculino, metástases nos ossos ou cérebro, metástases macronodulares (maiores que 1 cm)

no pulmão, e falta de captação de 131I nas metástases. O melhor prognóstico foi com a variante folicular do câncer papilífero da tireoide.

2. **Carcinoma folicular da tireoide** – A taxa de mortalidade do carcinoma folicular da tireoide é 3,4 vezes maior do que do carcinoma papilífero. Pacientes com tumores primários maiores que 1 cm que sejam submetidos à cirurgia limitada da tireoide (tireoidectomia subtotal ou lobectomia) têm mortalidade aumentada 2,2 vezes em relação àqueles submetidos à tireoidectomia total ou quase total. Pacientes que não tenham sido submetidos a ablação por 131I têm taxas de mortalidade aumentadas em duas vezes em 10 anos e três vezes em 25 anos (em relação àqueles que realizaram a ablação). O risco de recorrência de câncer é duas vezes maior em homens do que em mulheres e 1,7 vezes maior para tumores multifocais do que unifocais.

Pacientes com varredura [18]FDG-PET normal têm 98% de sobrevida de 5 anos. A sobrevida de 5 anos é de 95% com metástases locais, 70% com metástases regionais (supraclavicular, mediastinal), e 35% com metástases à distância.

3. **Carcinoma medular da tireoide** – Esse câncer é mais agressivo do que o câncer diferenciado da tireoide, mas é tipicamente indolente. No entanto, o carcinoma medular da tireoide com a mutação somática RET códon M918T tem um prognóstico pior. Quando os níveis séricos de calcitonina pós-operatória estão acima de 500 pg/mL (146 pmol/L), é provável a existência de metástases à distância. Pacientes com carcinoma medular da tireoide metastático, cujo tempo de duplicação da calcitonina sérica é acima de 2 anos, têm um prognóstico relativamente bom.

Pacientes tratados com selpercatinibe têm tido 67% de taxas de resposta constantes de um ano, ao passo que aqueles tratados com vandetanibe ou cabozantinibe tiveram taxas de resposta de 38%.

4. **Outros carcinomas da tireoide** – O linfoma tem uma sobrevida de 5 anos de quase 100% se localizado, e de 63% se houver extensão para além da tireoide. O carcinoma anaplásico da tireoide tem uma taxa de 10% de sobrevida de 1 ano e de 5% de sobrevida de 5 anos.

Chen DW et al. Thyroid cancer. Lancet. 2023;401:1531. [PMID: 37023783]

Gigliotti BJ et al. Differentiated thyroid cancer: a focus on post-operative thyroid hormone replacement and thyrotropin suppression therapy. Endocrine. 2024;83:251. [PMID: 37824045]

Hadoux J et al. Phase 3 trial of selpercatinib in advanced *RET*-mutant medullary thyroid cancer. N Engl J Med. 2023;389:1851. [PMID: 37870969]

Hamidi S et al. Review article: new treatments for advanced differentiated thyroid cancers and potential mechanisms of drug resistance. Front Endocrinol (Lausanne). 2023;14:1176731. [PMID: 37435488]

Kethidi N et al. Extent of surgery for follicular thyroid carcinoma. Laryngoscope. 2023;133:993. [PMID: 36317788]

Pelizzo MR et al. Medullary thyroid carcinoma. Expert Rev Anticancer Ther. 2023;23:943. [PMID: 37646181]

Ullmann TM et al. Current controversies in low-risk differentiated thyroid cancer: reducing overtreatment in an era of overdiagnosis. J Clin Endocrinol Metab. 2023;108:271. [PMID: 36327392]

Transtorno de deficiência de iodo e bócio endêmico

Considerações gerais

A deficiência moderada de iodo durante a gestação e infância pode causar manifestações de hipotireoidismo, surdez e baixa estatura, além de reduzir o coeficiente de inteligência de uma criança em 10-15 pontos. Mesmo uma deficiência de iodo leve a moderada parecer prejudicar o raciocínio perceptivo e índice cognitivo geral de uma criança. A deficiência grave de iodo aumenta o risco de aborto e nascimento sem vida. O cretinismo ocorre em cerca de 0,5% dos nascimentos com vida em áreas com deficiência de iodo.

Ainda que a deficiência de iodo seja a causa mais comum de bócio endêmico, existem outros bociogênicos naturais, incluindo certos alimentos (p. ex., sorgo, painço, milho, mandioca), deficiências de minerais (selênio, ferro, zinco), e poluentes da água, que podem por si só causar bócio ou agravar uma propensão a bócio causado por deficiência de iodo. Em pacientes com deficiência de iodo, o tabagismo pode induzir o crescimento do bócio. A gravidez agrava a deficiência de iodo. Alguns indivíduos são particularmente suscetíveis ao bócio devido a defeitos parciais congênitos na atividade enzimática da tireoide.

Achados clínicos

A. Sintomas e sinais

O bócio endêmico pode se tornar multinodular e bastante extenso. O crescimento geralmente ocorre durante a gestação, aumentando o tamanho dos nódulos da tireoide e produzindo novos nódulos; podem ocorrer sintomas de compressão.

Bócios subesternais são geralmente assintomáticos, mas podem causar compressão da traqueia, desconforto respiratório, disfagia, síndrome da veia cava superior, paralisia recorrente dos nervos laríngeos ou paralisia do frênico, ou síndrome de Horner. A incidência de malignidade significativa é de menos de 1%.

Alguns pacientes com bócio endêmico podem se tornar hipotireóideos. Outros podem se tornar tireotóxicos conforme o bócio cresce e se torna mais autônomo, especialmente se é acrescentado iodo à dieta.

B. Achados laboratoriais

Os níveis séricos de T_4 e TSH são geralmente normais. O TSH é baixo no hipertireoidismo, se um bócio multinodular se torna autônomo e há iodo suficiente para a síntese dos hormônios tireóideos. O TSH aumenta com o hipotireoidismo.

A captação de RAI da tireoide é geralmente alta, mas pode ser normal se a ingestão de iodo for melhorada. Anticorpos antitireoidianos séricos são geralmente não detectáveis ou em baixa titulação. A tireoglobulina sérica é geralmente elevada, acima de 13 mcg/L.

Diagnóstico diferencial

O bócio endêmico deve ser distinguido de outras formas de bócio nodular que possam coexistir em uma região endêmica.

Prevenção

A exigência mínima diária de iodo na dieta é 150 mcg por dia para adultos não gestantes e 250 mcg diários para gestantes e lactantes. O sal iodado contém cerca de 20 mg de iodo por quilo de sal. Outras fontes de iodo incluem pães comerciais, leite e frutos do mar. O início da suplementação de iodo em uma área com deficiência de iodo reduz enormemente o surgimento de novos bócios, mas causa uma frequência maior de hipertireoidismo durante o primeiro ano.

Tratamento

A maioria dos pacientes com bócio por deficiência de iodo são eutireóideos. A suplementação de iodo na dieta é recomendada para evitar o hipotireoidismo, mas tem se mostrado ineficaz na redução de tais bócios. A tireoidectomia pode ser necessária por razões estéticas, sintomas de compressão ou tireotoxicose. Há uma taxa alta de recorrência de bócio em áreas geográficas com deficiência de iodo, portanto, a tireoidectomia total é preferida quando há indicação de cirurgia.

Complicações

A suplementação de iodo na dieta aumenta o risco de disfunção autoimune da tireoide, o que pode causar hipo ou hipertireoidismo. A ingestão de iodo em excesso pode de fato causar bócio endêmico. A suplementação de iodo em altas doses pode desencadear a tireotoxicose. A supressão de TSH pela administração de levotiroxina traz o risco de induzir hipertireoidismo, particularmente em pacientes com bócio multinodular autônomo. A supressão de levotiroxina não deve ser iniciada em pacientes com baixo nível de TSH. O tratamento de pacientes com ^{131}I para bócio multinodular extenso pode reduzir a glândula, contudo, a doença de Graves se desenvolve em alguns pacientes 3-10 meses após a terapia.

Pearce EN et al. The prevention of iodine deficiency: a history. Thyroid. 2023;33:143. [PMID: 36795091]

DOENÇAS DAS PARATIREOIDES

Hipoparatireoidismo e pseudo-hipoparatireoidismo

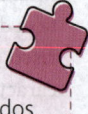

- Sinal de Chvostek e fenômeno de Trousseau.
- Hipocalcemia com PTH sérico baixo, fosfato sérico alto, fosfatase alcalina normal, eliminação reduzida de cálcio na urina.
- O magnésio sérico pode ser baixo.

Considerações gerais

O **hipoparatireoidismo adquirido** é mais comumente causado por cirurgia anterior no pescoço. Após a tireoidectomia total, ela ocorre em 25% dos pacientes de forma temporária e em 4% dos pacientes de forma permanente. O risco de hipoparatireoidismo pós-operatório permanente pode ser reduzido durante a cirurgia da tireoide ao retirar as glândulas paratireoides com suspeita de dano vascular e autotransplantá-las no músculo esternocleidomastóideo.

O hipotireoidismo transitório pode ocorrer após a remoção cirúrgica de um único adenoma paratireóideo no hiperparatireoidismo primário, devido à supressão das paratireoides normais remanescentes e remineralização acelerada do esqueleto ("síndrome da fome óssea"). O hipoparatireoidismo também pode ocorrer após a ressecção de adenomas paratireóideos múltiplos. Ele pode ser considerado permanente se persistir por mais de 12 meses após a cirurgia.

Todos os pacientes submetidos à tireoidectomia ou paratireoidectomia devem ser observados de perto por 12-24 horas com PTH e cálcio séricos. A hipocalcemia pode ser bastante grave, particularmente em pacientes com doença óssea hiperparatireóidea e deficiência de magnésio ou vitamina D antes da cirurgia.

O **hipoparatireoidismo autoimune** pode ser isolado ou combinado com outras deficiências endócrinas. A síndrome poliglandular autoimune tipo I (SPA-I) também é conhecida como poliendocrinopatia autoimune-candidíase-distrofia ectodérmica (Apeced). O hipoparatireoidismo também pode ocorrer no LES causado por anticorpos antiparatireoide.

A deficiência paratireóidea também pode ser o resultado de dano por metais pesados, tal como cobre (doença de Wilson) ou ferro (hemocromatose, hemossiderose transfusional), granulomas, tireoidite de Riedel, tumores, infecção, e radiação no pescoço.

A **deficiência de magnésio** causa hipoparatireoidismo funcional. Ainda que a hipomagnesemia leve estimule a secreção de PTH, uma hipomagnesemia mais profunda (abaixo de 1,2 mg/dL) inibe a secreção de PTH. A hipomagnesemia também causa resistência a PTH nos ossos e túbulos renais. A correção da hipomagnesemia resulta no desaparecimento rápido da condição. A **hipermagnesemia** também suprime a secreção de PTH devido à estimulação do receptor sensível ao cálcio (CaSR) nas glândulas.

O **hipoparatireoidismo congênito** causa hipocalcemia começando na infância. No entanto, ele pode não ser diagnosticado por anos. Como o hipoparatireoidismo pode ser familiar, o rastreamento genético para variantes do *gene regulador autoimune (AIRE)* é recomendado para qualquer paciente com hipoparatireoidismo idiopático que tenha outras manifestações de poliendocrinopatia autoimune-candidíase-distrofia ectodérmica (Apeced).

Achados clínicos

A. Sintomas e sinais

Os sintomas do hipoparatireoidismo dependem da gravidade da hipocalcemia, assim como sua taxa de desenvolvimento. Pacientes com hipocalcemia aguda podem manifestar sintomas graves após a paratireoidectomia, apesar de apresentarem níveis de cálcio sérico levemente baixos ou baixo normal. Pacientes com hipocalcemia grave crônica podem ter poucos sintomas. A **irritabilidade neuromuscular** se apresenta com dormência perioral, parestesia dos pés ou das mãos, mialgias, cãibras musculares, espasmos musculares generalizados com tetania, reflexos hiperativos, e laringoespasmo que pode causar estridor respiratório. O sinal de Chvostek (contração muscular facial pela percussão do nervo facial em frente ao trago) está presente em 70% dos pacientes com hipocalcemia e em cerca de 15% dos indivíduos normocalcêmicos. O sinal de Trousseau (flexão do pulso e das articulações metacarpofalângeanas com adução dos dedos após insuflação de manguito de esfigmomanômetro acima da pressão arterial sistólica por 3 minutos) está presente em mais de 90% dos pacientes com hipocalcemia, mas em apenas 1% dos indivíduos normocalcêmicos. As manifestações **cardiovasculares** da hipocalcemia aguda incluem arritmias (7%), tais como bradicardia, arritmia ventricular e FE reduzida. Manifestações no **SNC** incluem convulsões (11%), bem como depressão (12%), mudanças psiquiátricas, irritabilidade, fadiga, comprometimento cognitivo, e sintomas extrapiramidais. Manifestações **oftálmicas** incluem catarata (17%); hipocalcemia grave pode causar papiledema. As manifestações **renais** de hipoparatireoidismo crônico ocorrem devido à hipercalciúria e incluem nefrolitíase ou nefrocalcinose (15%), e insuficiência renal (12%). Manifestações **dermatológicas** incluem pele seca, áspera, cabelo seco, perda de cabelo na cabeça e sobrancelhas, unhas quebradiças com sulcos transversais. A hipocalcemia crônica com hiperfosfatemia pode causar calcificações nos tecidos moles, tais como articulações, pele e artérias.

B. Achados laboratoriais

O cálcio sérico é baixo. Como o cálcio sérico é amplamente ligado à albumina, o cálcio *ionizado* deve ser determinado em pacientes com hipoalbuminemia. Alternativamente, o nível de cálcio sérico pode ser corrigido para o nível de albumina sérica como segue:

$$Ca^{2+} \text{ sérico "corrigido"} = Ca^{2+} \text{ sérico mg/dL} + (0,8 \times [4,0 - \text{albumina g/dL}])$$

Os níveis séricos de PTH são geralmente baixos, mas podem estar dentro do intervalo de referência normal. Para confirmar o diagnóstico, os níveis séricos de PTH e cálcio devem ser confirmados com um segundo teste no mínimo 2 semanas depois. Os níveis de magnésio sérico devem ser medidos sempre.

Outras anomalias laboratoriais causadas pelo hipoparatireoidismo apoiam o diagnóstico, incluindo um nível de fósforo sérico elevado, baixa 1,25-Di-hidroxivitamina D, e alta excreção urinária fracionada de cálcio.

C. Exames de imagem

Uma TC sem contraste dos rins deve ser realizada para se determinar a presença de nefrolitíase ou nefrocalcinose. Uma TC do cérebro pode revelar calcificações dos gânglios basais e outras áreas em mais de 50% dos pacientes com hipocalcemia crônica. Os ossos podem parecer mais densos que o normal e densidade mineral óssea (DMO) é geralmente elevada, particularmente na coluna lombar. Pode ocorrer calcificação cutânea.

D. Outros exames

Um exame com lâmpada de fenda pode mostrar a formação de catarata lenticular posterior precoce. O ECG pode mostrar bloqueio cardíaco, um intervalo QTc prolongado e alterações de ST-T sugestivas de um IAM.

Complicações

Tetania aguda com estridor, especialmente associado à paralisia da prega vocal, pode levar a obstrução respiratória necessitando de traqueostomia. Convulsões são comuns em pacientes não tratados. A hipocalcemia também pode causar insuficiência cardíaca e disrritmias. Pode ocorrer ossificação dos ligamentos paravertebrais com compressão da raiz nervosa; pode ser necessária descompressão cirúrgica. Sobretratamento com vitamina D e cálcio pode gerar nefrocalcinose e comprometimento da função renal. Pode estar associado à autoimunidade causando doença celíaca, anemia perniciosa ou doença de Addison.

Diagnóstico diferencial

Parestesia, cãibras musculares ou tetania devidas à alcalose respiratória, na qual o cálcio sérico é normal, podem ser confundidas com hipocalcemia. Na verdade, a hiperventilação tende a acentuar os sintomas hipocalcêmicos.

A hipocalcemia pode ser causada por certas medicações: diuréticos de alça, plicamicina, fenitoína, foscarnet, denosumabe e bifosfonatos. A hipocalcemia também pode ocorrer devido à má absorção de cálcio, magnésio ou vitamina D. Ela pode se desenvolver em pacientes com carcinomas metastáticos osteoblásticos (especialmente de mama, próstata), em vez da esperada hipercalcemia. A hipocalcemia com hiperfosfatemia (simulando hipoparatireoidismo) é vista na azotemia, mas também pode ser causada por doses altas de preparações de fosfato por via intravenosa, oral ou retal, e por quimioterapia de leucemia ou linfomas responsivos.

A **hipocalcemia com hipercalciúria** pode ser devida à síndrome autossômica dominante familiar envolvendo uma mutação germinativa no receptor cálcio-sensível; os pacientes apresentam níveis séricos de PTH que estão dentro do intervalo normal, o que a diferencia do hipoparatireoidismo.

Tais pacientes são hipercalciúricos; o tratamento com cálcio e vitamina D pode causar nefrocalcinose.

O **pseudo-hipoparatireoidismo congênito** corresponde a um grupo de transtornos caracterizados por hipocalcemia devido à resistência ao PTH. Os subtipos são causados por mutações diferentes, envolvendo o receptor renal PTH, receptor de proteína G, ou adenilil ciclase.

Tratamento

A. Profilaxia contra hipocalcemia pós-operatória grave

A hipocalcemia pós-tireoidectomia pode ser detectada precocemente pelo monitoramento próximo do cálcio e PTH séricos. Se o cálcio sérico cair para menos de 8,0 mg/dL, com um PTH sérico abaixo de 10-15 pg/mL (1,0-1,5 pmol/L) após a cirurgia de tireoide ou paratireoide, o paciente tem alto risco de hipocalcemia e pode ser profilaticamente tratado com calcitriol e cálcio. Um regime profilático oral seria calcitriol, 0,25-1 mcg 2x/dia, e carbonato de cálcio (com as refeições), 500-1000 mg 2x/dia.

B. Tratamento de emergência para hipocalcemia aguda (tetania hipoparatireoide)

1. **Vias aéreas** – Certifique-se de haver vias aéreas adequadas.
2. **Gluconato de cálcio intravenoso** – Gluconato de cálcio, 10-20 mL de solução intravenosa a 10%, podem ser *lentamente* administrados até a tetania cessar. Dez a 50 mL de gluconato de cálcio a 10% podem ser adicionados a 1 L de glicose a 5% em água ou solução salina e administrados por gotejamento intravenoso lento. A taxa deve ser ajustada para que o cálcio sérico seja mantido no intervalo de 8-9 mg/dL (2-2,25 mmol/L).
3. **Cálcio oral** – Os sais de cálcio oral devem ser administrados assim que possível para fornecer 1-2 g de cálcio elementar diariamente. O carbonato de cálcio líquido, 500 mg/5 mL, contém 40% de cálcio e pode ser especialmente útil; ele deve ser oferecido com as refeições.
4. **Preparações de vitamina D** – (Tab. 28.9) A terapia com vitamina D deve ser iniciada assim que o cálcio oral for administrado. O 1,25-Di-hidroxicolecalciferol (calcitriol) tem um início de ação muito rápido e não dura tanto quanto a vitamina D3 se houver hipercalcemia. Iniciar o calcitriol com uma dose de 0,25 mcg (1000 UI) por VO pela manhã e titular para cima até se aproximar da normocalcemia. Por fim, doses de 0,5-4 mcg/dia podem ser necessárias.
5. **Magnésio** – Se houver hipomagnesemia (magnésio sérico menor que 1,8 mg/dL ou menos de 0,8 mmol/L), ela deve ser corrigida para tratar a hipocalcemia resultante. Para hipomagnesemia crítica (magnésio sérico menor que 1,0 mg/dL ou menos que 0,45 mmol/L), uma solução de sulfato de magnésio a 50% (5 g/10 mL) é diluída em 250 mL de solução salina a 0,9% ou dextrose a 5% em água e administrada por infusão intravenosa de 5 g durante 3 horas, com doses adicionais baseadas nos níveis séricos de magnésio. A reposição de magnésio oral prolongada pode ser ofere-

TABELA 28.9 Preparações de vitamina D usadas no tratamento do hipoparatireoidismo

	Preparações disponíveis	Dose diária	Duração da ação
Calcitriol (Rocaltrol)	Cápsulas de 0,25 mcg (1.000 UI) e 0,5 mcg (2.000 UI); solução oral de 1 mcg/mL; injeção de 1 mcg/mL	0,25-3 mcg divididos em 2 doses diárias	3-5 dias
Alfacalcidol	Cápsulas de 0,25 mcg, 0,5 mcg e 1 mcg	0,25 mcg com calcitriol, 0,5-3,0 mcg (divididos em 2 doses) sem calcitriol	3-5 dias
Colecalciferol (vitamina D$_3$)	Líquido de 400 UI/mL, cápsulas de 1.000-50.000 UI	400-4.000 UI com calcitriol, 10.000-100.000 UI sem calcitriol	4-8 semanas
Ergocalciferol, ergosterol (vitamina D2, calciferol)	Líquido de 8.000 UI/mL, cápsulas de 50.000 UI	400-4.000 UI com calcitriol, 50.000-200.000 UI sem calcitriol	1-2 semanas

cida como óxido de magnésio de 500 mg (60% magnésio elementar) em comprimidos, 1 a 3x/dia.

C. Tratamento de manutenção de hipoparatireoidismo

Pacientes com hipoparatireoidismo leve podem não necessitar de terapia, mas devem ser monitorados de perto para manifestações de hipocalcemia. A terapia é comumente necessária para hipocalcemia sintomática ou cálcio sérico abaixo de 8,0 mg/dL (2 mmol/L).

Terapia com magnésio, vitamina D e cálcio: Pacientes com hipoparatireoidismo têm a reabsorção renal tubular de cálcio reduzida e são, portanto, mais suscetíveis a hipercalciúria e pedras nos rins se o cálcio sérico for normalizado com a terapia de cálcio e vitamina D. Portanto, o objetivo é manter o cálcio sérico em um intervalo levemente baixo, mas assintomático, de 8-8,6 mg/dL (2-2,15 mmol/L). É prudente monitorar o cálcio na urina com exames de urina parcial e manter o nível abaixo de 30 mg/dL (7,5 mmol/L), se possível. A hipercalciúria pode responder à hidroclorotiazida oral, 25 mg por dia, geralmente administrada com um suplemento de potássio. O magnésio sérico deve ser monitorado e mantido no intervalo normal com um suplemento de magnésio, se necessário. O fosfato sérico também deve ser monitorado e o cálcio sérico × produto do fostato mantido abaixo de 55 mg^2/dL^2 (4,4 mmol^2/L^2).

Suplementos de cálcio incluem carbonato de cálcio (40% cálcio elementar) que é mais bem absorvido com o pH gástrico baixo que ocorre com as refeições. O citrato de cálcio (21% cálcio elementar) é absorvido com ou sem as refeições e é a melhor escolha para paciente utilizando IBP ou H$_2$-bloqueadores; ele causa menos intolerância GI do que o carbonato de cálcio. Suplementos de cálcio são administrados por VO em doses divididas para fornecer 0,8-4 g de cálcio elementar diariamente.

Análogos de **vitamina D** são geralmente necessários para pacientes com hipoparatireoidismo crônico (Tab. 28.9). A dosagem de preparações de vitamina D necessárias para manter os níveis séricos de cálcio podem variar com o tempo. No hipoparatireoidismo, há uma deficiência na 1-hidroxilação renal da vitamina D, logo, análogos de vitamina D que já sejam 1-hidroxilados (ativados) (tais como calcitriol e alfacalcidol) geralmente são usados. O monitoramento dos níveis séricos de cálcio, fosfato e vitamina D 25-OH é recomendado no mínimo a cada 3-4 meses. A vitamina D$_3$ pode ser necessária em doses

de 1.000-5.000 unidades diárias para manter os níveis séricos normais de vitamina D 25-(OH).

Para pacientes com hipocalcemia recorrente apesar do tratamento com análogos de vitamina D ativa, o uso de colecalciferol (vitamina D$_3$, derivada da exposição da pele à luz do sol ou suplementos dietéticos) ou ergocalciferol (vitamina D$_2$ derivada de plantas) é uma opção de tratamento (Tab. 28.9). Essas preparações de vitamina D têm duração de ação biológica de 4-6 semanas; se a hipercalcemia se desenvolver, ela pode persistir por semanas após a interrupção da preparação. Apesar do risco de hipercalcemia prolongada, o colecalciferol e o ergocalciferol geralmente produzem níveis séricos de cálcio mais estáveis do que preparações de ação mais curta.

O **hormônio paratireóideo humano recombinante (rhPTH)** é idêntico ao PTH nativo e aprovado pela FDA como um adjuvante ao cálcio e análogos de vitamina D para controlar a hipocalcemia sintomática em pacientes com hipoparatireoidismo. Ele deve ser administrado por injeção subcutânea a cada 1-2 dias. Os efeitos colaterais do rhPTH incluem náusea, vômito, diarreia, artralgias e parestesias. Houve ocorrência de osteossarcoma em ratos submetidos a doses muito altas. O custo do rhPTH limita o seu uso.

O transplante de tecido paratireóideo criopreservado, removido durante cirurgia anterior, restaura a normocalcemia em cerca de 23% dos pacientes.

O **hipoparatireoidismo na gravidez** apresenta desafios especiais. A hipocalcemia maternal pode afetar de forma adversa o desenvolvimento do esqueleto do feto e causar hiperparatireoidismo compensatório no recém-nascido. Os níveis séricos de cálcio devem idealmente ser mantidos na metade inferior do intervalo normal de referência, visto que a hipercalcemia materna pode suprimir o desenvolvimento paratireóideo fetal, resultando em hipocalcemia neonatal. Os níveis de cálcio sérico devem ser verificados a cada 4 semanas durante a gestação e amamentação e com mais frequência por 3 meses antes e após o parto. O PTH e análogos de PTH, bem como diuréticos tiazídicos são geralmente evitados durante a gravidez.

Prognóstico

Pacientes com hipoparatireoidismo leve geralmente tem bons resultados. A verificação periódica dos níveis de cálcio sérico é necessária, já que mudanças podem exigir modificação no programa de tratamento. A hipercalcemia que se desenvolve em pacientes aparentemente estáveis e tratados para hipoparatireoidismo pode ser um sinal de doença de Addison.

Apesar do tratamento adequado, os pacientes com hipoparatireoidismo moderado a grave têm uma redução geral na qualidade de vida. Pacientes cronicamente afetados, geralmente desenvolvem calcificações em seus rins e gânglios da base. Eles têm um risco maior de apresentar pedras de cálcio nos rins e disfunção renal, bem como convulsões, transtornos de humor e psiquiátricos, e uma redução geral do senso de bem-estar. A terapia com rhPTH pode prevenir ou melhorar essas manifestações.

Bilezikian JP. Hypoparathyroidism. J Clin Endocrinol Metab. 2020;105:1722. [PMID: 32322899]

Hamny I et al. New directions in the treatment of hypoparathyroidism. Ann Endocrinol (Paris). 2023;84:460. [PMID: 37080533]

Khan AA et al. Evaluation and management of hypoparathyroidism. Summary statement and guidelines from the second international workshop. J Bone Miner Res. 2022;37:2568. [PMID: 36054621]

Hiperparatireoidismo

FUNDAMENTOS DO DIAGNÓSTICO

- Frequentemente encontrado incidentalmente por meio de exames de sangue de rotina.
- Cálculos renais, poliúria, hipertensão, constipação, fadiga, alterações mentais.
- Dor nos ossos; raramente, lesões císticas e fraturas espontâneas.
- Níveis elevados de PTH sérico, cálcio sérico e na urina, e fosfato na urina; nível baixo a normal de fosfato sérico; nível normal a alto de fosfatase alcalina.

Considerações gerais

O **hiperparatireoidismo primário** é a causa mais comum de hipercalcemia, com uma prevalência estimada de 0,89% na população dos EUA, mas é subdiagnosticado e com tratamento negligenciado. Ele ocorre em todas as idades, mas é mais comum após os 70 anos e em mulheres (74%).

As glândulas paratireoides variam em número e localização, com glândulas paratireoides ectópicas tendo sido encontradas dentro da glândula tireoide, na parte de cima do pescoço e bainha carotídea, espaço retroesofágico, e no timo ou mediastino. O hiperparatireoidismo é geralmente causado por um único adenoma paratireóideo (80%), e menos comumente por hiperplasia ou adenomas de duas ou mais glândulas paratireoides (20%) ou carcinoma (menos de 1%). Quando o hiperparatireoidismo surge antes dos 30 anos, há uma alta incidência de doença multiglandular (36%) e carcinoma de paratireoide (5%). O tamanho do adenoma paratireóideo tem relação com o nível de PTH sérico.

O hiperparatireoidismo é familiar em cerca de 5-10% dos casos; o hiperparatireoidismo presente antes dos 45 anos tem maior chance de ser familiar. A hiperplasia paratireoide comumente surge em NEM tipos 1, 2 (2A) e 4 (ver Tab. 28.12).

O hiperparatireoidismo resulta na eliminação excessiva de cálcio e fosfato pelos rins. O PTH estimula a reabsorção tubular renal de cálcio; no entanto, a hipercalcemia que leva ao aumento do cálcio no filtrado glomerular sobrecarrega a capacidade de reabsorção tubular, resultando em hipercalciúria. Pelo menos 5% dos cálculos renais são associados a essa doença. A calcificação parenquimatosa difusa (nefrocalcinose) é vista com menos frequência.

O **carcinoma de paratireoide** é uma causa rara de hiperparatireoidismo, correspondendo a menos de 1% dos casos. Metástases à distância surgem mais comumente nos pulmões, mas também nos ossos, fígado, cérebro e mediastino.

O **hiperparatireoidismo secundário e terciário** geralmente ocorre nas DRC, nas quais a hiperfosfatemia e a produção renal reduzida de 1,25-di-hidroxicolecalciferol ($1,25[OH]_2D_3$) frequentemente resultam em uma diminuição do cálcio ionizado. As glândulas paratireoides são estimuladas pela hipocalcemia (hiperparatireoidismo secundário) e com o passar do tempo podem se tornar maiores e autônomas (hiperparatireoidismo terciário). A osteodistrofia renal é a doença óssea desse transtorno (ver Transtornos do metabolismo mineral, Cap. 24). O hiperparatireoidismo secundário também se desenvolve em pacientes com deficiência de vitamina D. Os níveis de cálcio sérico estão tipicamente no intervalo normal, mas podem se tornar próximos de elevados com o passar do tempo com o hiperparatireoidismo terciário.

Achados clínicos

A. Sintomas e sinais

A hipercalcemia é frequentemente descoberta incidentalmente por meio de perfis metabólicos. Muitos pacientes são assintomáticos ou têm apenas sintomas leves. Os adenomas paratireóideos são geralmente pequenos, localizados profundamente no pescoço, e quase nunca palpáveis.

Pacientes sintomáticos costumam apresentar problemas com "ossos, pedras, ruídos abdominais, queixas psíquicas, com o acréscimo da fadiga".

1. Manifestações esqueléticas – A baixa densidade óssea é tipicamente mais significativa no terço distal do rádio, um local com a maior parte de osso cortical. A densidade óssea da coluna lombar (trabecular) é geralmente poupada e é maior comparada a do rádio distal. Os ossos do quadril são uma mistura de osso cortical e trabecular, e o risco de fraturas no quadril é aumentado em 50%. Mulheres pós-menopausa são propensas a sofrer fraturas vertebrais assintomáticas, mas a desmineralização vertebral grave é incomum no hiperparatireoidismo leve. Mais comumente, os pacientes experimentam artralgias e dor óssea, particularmente nas pernas. O hiperparatireoidismo crônico grave pode causar **osteíte fibrosa cística**, que é substituição da matriz óssea calcificada por tecido fibroso formando tumores ósseos marrons císticos que podem ser palpáveis na mandíbula.

2. **Manifestações hipercalcêmicas** – A hipercalcemia leve pode ser assintomática. No entanto, a gravidade do sintoma não é totalmente antecipada pelo nível sérico de cálcio ou PTH; mesmo a hipercalcemia leve pode causar sintomas significativos, particularmente depressão, constipação, e dor óssea e articular. As manifestações neuromusculares incluem parestesia, cãibras e fraqueza muscular, e diminuição do reflexo de tendões profundos. Manifestações **neuropsiquiátricas** incluem mal-estar, cefaleia, fadiga, insônia, irritabilidade e depressão. Os pacientes podem ter comprometimento cognitivo que pode variar de fadiga mental a desorientação grave, psicose ou estupor. Manifestações **cardiovasculares** incluem hipertensão, palpitações, intervalo P-R prolongado, intervalo Q-T encurtado, bradiarritmias, bloqueio cardíaco, assistolia, e sensibilidade a digitálicos. A mortalidade cardiovascular geral é aumentada em pacientes com hipercalcemia crônica moderada a grave. Manifestações **renais** incluem poliúria e polidipsia decorrente de diabetes *insipidus* nefrogênica induzida por hipercalcemia. Entre pacientes com hiperparatireoidismo recentemente descoberto, cálculos renais contendo cálcio ocorreram ou são detectáveis em cerca de 18% dos casos. Pacientes com hiperparatireoidismo assintomático têm 5% de incidência de nefrolitíase de cálcio assintomática. Sintomas **GI** incluem anorexia, náusea, azia, vômito, dor abdominal, perda de peso, constipação e obstipação. A pancreatite ocorre em 3% dos casos. Sintomas **dermatológicos** podem incluir prurido. O cálcio pode se precipitar nas córneas (ceratopatia em faixa), em tecidos extravasculares (calcinose), e em pequenas artérias, causando trombose de pequenos vasos e necrose da pele (calcifilaxia).

3. **Hiperparatireoidismo primário normocalcêmico** – Os pacientes com hiperparatireoidismo primário normocalcêmico geralmente têm poucos sintomas. Os pacientes afetados podem ter sintomas sutis, tal como fadiga leve, que pode não ser considerada.

4. **Hiperparatireoidismo durante a gravidez** – Mulheres gestantes com hiperparatireoidismo leve que apresentam cálcio sérico abaixo de 11,0 mg/dL (menos de 2,75 mmol/L) geralmente toleram bem a gestação apresentando resultados normais. Contudo, mulheres gestantes com hipercalcemia mais grave podem apresentar complicações, tais como nefrolitíase, hiperêmese, pancreatite, fraqueza muscular e alterações cognitivas. Cerca de 30% das mulheres afetadas apresentam pré-eclâmpsia e dois terços das mulheres eclâmpticas têm partos prematuros. Podem ocorrer crises hipercalcêmicas, especialmente após o parto. Cerca de 80% dos fetos têm complicações decorrentes do hiperparatireoidismo materno, incluindo morte fetal, parto prematuro e baixo peso no nascimento. Os recém-nascidos apresentam hipoparatireoidismo que pode ser permanente.

5. **Carcinoma da paratireoide** – O hiperparatireoidismo que apresenta uma massa grande e palpável no pescoço, ou paralisia da prega vocal resultante de paralisia do nervo laríngeo recorrente, causa preocupação em relação ao carcinoma de paratireoide. Alguns casos mostram tumo-res menores, hipercalcemia menos grave, e características histológicas de aparência benigna. *A biópsia Paaf não é recomendada porque ela pode plantar o tumor no trato da biópsia e a distinção citológica entre tumores benigno e maligno é problemática.* O carcinoma da paratireoide é mais frequente em pacientes com hiperparatireoidismo-síndrome de tumor de mandíbula, bem como em pacientes com NEM 1 e NEM 2. Sendo assim, os pacientes devem ser testados geneticamente.

B. Achados laboratoriais

A marca do hiperparatireoidismo primário é a hipercalcemia, com cálcio sérico total ajustado maior que 10,5 mg/dL (2,6 mmol/L). O cálcio total ajustado = cálcio sérico medido em mg/dL + [0,8 × (4,0 – albumina sérica do paciente em g/dL)]. Os níveis séricos de cálcio ionizado são altos (acima de 1,36 mmol/L).

Para confirmar o diagnóstico de hiperparatireoidismo, avaliar a eliminação de cálcio na urina. No hiperparatireoidismo primário, a eliminação de cálcio na urina é normal (100-300 mg/dia [25-75 mmol/dia]) A baixa eliminação de cálcio na urina (abaixo de 100 mg/dia [25 mmol/dia], na ausência de diuréticos tiazídicos ocorre em apenas 4% dos casos de hipertireoidismo primário e traz o diagnóstico diferencial de hipercalcemia hipocalciúrica familiar.

No hiperparatireoidismo primário, o fosfato sérico pode ser menor que 2,5 mg/dL (0,8 mmol/L) devido a perda excessiva de fosfato na urina (25% dos casos). Um coeficiente de cálcio-fosfato sérico (Ca/P) acima de 2,5 (mg/dL) ou acima de 2,17 (mmol/L) ajuda a confirmar o diagnóstico de hiperparatireoidismo primário. A fosfatase alcalina é elevada apenas se houver doença óssea. Os níveis de cloreto plasmático e ácido úrico podem estar elevados. Os níveis séricos de 25-OH vitamina D devem ser medidos, já que a deficiência de vitamina D é comum em pacientes com hiperparatireoidismo. Níveis séricos de 25-OH vitamina D abaixo de 20 mcg/L (50 nmol/L) podem agravar o hiperparatireoidismo e suas manifestações ósseas.

Níveis séricos elevados de PTH intacto confirmam o diagnóstico de hiperparatireoidismo. Sempre deve-se suspeitar de carcinoma de paratireoide em pacientes com cálcio sérico de 14,0 mcg/dL (3,5 mmol/L) ou mais e PTH sérico 5 ou mais vezes acima do limite normal.

Pacientes com baixa densidade óssea, cálcio sérico normal e PTH sérico alto devem ser avaliados para causas de hiperparatireoidismo secundário (p. ex., deficiência de cálcio ou vitamina D, hiperfosfatemia, DRC). Na ausência de hiperparatireoidismo secundário, pacientes com PTH sérico elevado, mas cálcio normal apresentam **hiperparatireoidismo normocalcêmico**. Tais indivíduos requerem monitoramento, já que a hipercalcemia se desenvolve em cerca de 19% dos pacientes no decorrer de 3 anos de acompanhamento.

Um teste genético é recomendado para pacientes com hiperparatireoidismo primário documentado que tenham menos de 40 anos, histórico familiar de hiperparatireoidismo, ou doença multiglandular.

C. Exames de imagem

O exame de imagem da paratireoide não é necessário para o diagnóstico de hiperparatireoidismo, mas é realizado para a maioria dos pacientes antes da cirurgia da paratireoide.

Um **ultrassom** deve cobrir o pescoço da mandíbula até o mediastino superior, em um esforço de localizar adenomas paratireóideos ectópicos. O ultrassom tem uma sensibilidade de 79% para adenomas únicos, mas apenas de 35% para doença multiglandular. O ultrassom é útil para o cirurgião localizar adenomas paratireóideos, enquanto também avalia as pregas vocais.

A **cintilografia com sestamibi** utilizando ^{99m}Tc-Sestamibi é a mais útil para localizar adenomas paratireóideos. No entanto, exames falso-positivos são comuns, por conta de nódulos da tireoide, tireoidite ou linfadenopatia cervical. O exame Sestamibi-SPECT melhora a sensibilidade para adenomas paratireóideos únicos. Nódulos pequenos e benignos na tireoide são encontrados incidentalmente em quase 50% dos pacientes com hiperparatireoidismo submetidos a exame de imagem por ultrassom ou RM.

O **PET/RM ^{18}F-fluorocolina** é um exame útil para pacientes com hiperparatireoidismo primário e resultado negativo ou com localização discordante no ultrassom e na varredura por sestamibi do pescoço. Essa varredura localiza corretamente um adenoma paratireóideo em cerca de 75% dos casos.

A **TC e RM convencionais** não são geralmente solicitadas antes de uma primeira cirurgia no pescoço para hiperparatireoidismo. No entanto, uma tomografia computadorizada quadridimensional (TC-4D) é útil como imagem pré-operatória quando a ultrassonografia e a varredura sestamibi resultarem negativo. Ela também pode ser útil para pacientes que tenham passado por cirurgia no pescoço anterior e para aquele com glândulas paratireoides ectópicas. A RM também pode ser útil no caso de cirurgias no pescoço repetidas e quando se suspeita de glândulas paratireoides ectópicas. A RM apresenta um contraste melhor dos tecidos moles em comparação com a TC.

A varredura por TC sem contraste dos rins em pacientes com hiperparatireoidismo permite visualizar pedras com conteúdo de cálcio. Contudo, em pacientes com hiperparatireoidismo leve e aparentemente assintomático, apenas cerca de 5% apresentam nefrolitíase não suspeitada.

Mensurações da densidade óssea por meio de absorciometria de raios X de dupla energia (Dexa) são úteis para determinar a quantidade de perda de osso cortical em pacientes com hiperparatireoidismo. O Dexa deve incluir três áreas: rádio distal (cortical), quadris (cortical e trabecular) e coluna lombar (trabecular).

Complicações

Fraturas ósseas espontâneas longas são uma complicação do hiperparatireoidismo. Infecções do trato urinário devido a pedras e obstrução podem causar uremia e doença renal. Se o nível de cálcio sérico subir rapidamente, pode ocorrer turvação do sensório, doença renal, e rápida precipitação de cálcio através dos tecidos moles (calcifilaxia). Úlcera péptica e pancreatite podem ser intratáveis antes da cirurgia. Em pacientes com NEM tipo 1, insulinomas, gastrinomas ou tumores hipofisários podem estar associados. Pseudogota pode complicar o hiperparatireoidismo tanto antes quanto após a cirurgia para remoção de tumores. A hipercalcemia durante a gestação produz hipocalcemia neonatal.

No hiperparatireoidismo terciário devido a DRC, os altos níveis séricos de cálcio e fosfato podem causar calcifilaxia; calcificação das artérias pode resultar em necrose isquêmica dolorosa da pele e gangrena, arritmias cardíacas e insuficiência respiratória.

Diagnóstico diferencial

A **pseudo-hipercalcemia** é comum, então uma medição confirmatória do nível de cálcio sérico deve ser colhida após uma noite de jejum, junto com os níveis de proteína, albumina e triglicerídeos, garantindo que o paciente esteja bem hidratado. A hipercalcemia pode ser devida a altas concentrações de proteína sérica; na presença de concentrações de albumina sérica muito altas ou baixas, um cálcio sérico ajustado ou um cálcio sérico ionizado é mais confiável que uma concentração de cálcio sérico total. A hipercalcemia também pode ser vista com desidratação.

A **hipercalcemia de malignidade** ocorre com mais frequência em casos de carcinoma de mama, pulmão, pâncreas, útero e células renais, e com paragangliomas. A maioria desses tumores secreta proteína relacionada ao PTH (PTHrP) que tem homologia estrutural com o PTH e causa reabsorção óssea e hipercalcemia similar às causadas pelo PTH. Os níveis séricos de PTH são baixos ou baixo-normal, enquanto os níveis séricos de PTHrP são elevados; o fosfato é frequentemente baixo. Outros tumores podem secretar 1,25 (OH)2 vitamina D3 em excesso, particularmente malignidades ovarianas e linfoproliferativas. O mieloma de plasmócitos causa hipercalcemia em indivíduos mais velhos. Outros cânceres hematológicos associados à hipercalcemia incluem leucemia monicítica, linfoma e leucemia de células T, e linfoma de Burkitt. As características clínicas da hipercalcemia maligna podem simular o hiperparatireoidismo de forma bem próxima.

O **pseudo-hiperparatireoidismo da gestação** apresenta hipercalcemia durante a gravidez. Ela é causada por hipersensibilidade das mamas ao PRL. As mamas crescem de modo anormal e secretam quantidades excessivas de PTHrP que causam a hipercalcemia. O tratamento com agonistas de dopamina reverte a hipercalcemia.

A **sarcoidose e outros distúrbios granulomatosos**, tais como tuberculose, beriliose, histoplasmose, coccidioidomicose, hanseníase, e granuloma de corpo estranho, podem causar hipercalcemia. Granulomas sarcoides podem secretar PTHrP, mas granulomas secretam 1,25(OH)$_2$D$_3$ e os níveis séricos de 1,25(OH)$_2$D$_3$ são geralmente elevados na presença de hipercalcemia. Contudo, na hipercalcemia com coccidioidomicose, os níveis de 1,25(OH)$_2$D$_3$ podem não ser elevados. Os níveis séricos de PTH são geralmente baixos.

Fatores dietéticos podem causar hipercalcemia. A ingestão em excesso de cálcio, vitamina D ou vitamina A pode causar hipercalcemia, especialmente em pacientes paralelamente submetidos a tratamento com diuréticos tiazídicos, com perda reduzida de cálcio na urina. A hipercalcemia é reversível após a retirada dos suplementos de cálcio e vitamina D. Na intoxicação por vitamina D, a hipercalcemia pode persistir por várias semanas. Níveis séricos de 25-hidroxicolecalciferol (25[OH] D$_3$) são úteis para confirmar o diagnóstico. Um período curto de tratamento com corticosteroides pode ser necessário se a hipercalcemia for grave. Uma dieta cetogência com restrição severa de carboidratos também pode causar hipercalcemia com um baixo PTH sérico.

A **hipercalcemia hipocalciúrica familiar (FHH)** é um distúrbio autossômico dominante herdado incomum. A função reduzida dos CaSR faz com que as glândulas paratireoides falsamente "sintam" a hipocalcemia e liberem inadequadamente quantidade excessivas de PTH. Os CaSR dos túbulos renais também são afetados, causando a hipocalciúria.

Adultos com hipercalcemia devido à FHH são ou assintomáticos ou têm reclamações não específicas, como fadiga, fraqueza ou problemas cognitivos. Pode ocorrer pancreatite recorrente.

A FHH é caracterizada por cálcio sérico levemente elevado, geralmente abaixo de 11,0 mg/dL (2,75 mmol/L) e baixa eliminação de cálcio na urina, geralmente menos de 50 mg/24 horas (13 mmol/24 horas). A FHH é confirmada por testes genéticos para mutações dos genes *FHH*. Esses pacientes não normalizam a hipercalcemia após a remoção subtotal da paratireoide e não devem ser submetidos à cirurgia. A cinacalcete, um calcimimético, pode ser útil.

A **imobilização prolongada** no repouso em cama geralmente causa hipercalcemia, particularmente em adolescentes, pacientes críticos, e pacientes com doença óssea de Paget extensa. A hipercalcemia desenvolve-se em cerca de um terço dos pacientes graves sendo tratados em UTIs, particularmente pacientes com lesão grave dos rins (IRA). Elevações no cálcio sérico são tipicamente leves, mas podem alcançar 15 mg/dL (3,75 mmol/L). Os níveis séricos de PTH são geralmente levemente altos, o que é consistente com hiperparatireoidismo leve, mas podem ser suprimidos ou normais.

Casos raros de hipercalcemia incluem insuficiência adrenal não tratada. Hipercalcemia discreta é ocasionalmente vista em pacientes sob tratamento com diuréticos tiazídicos ou lítio; o nível de PTH pode ser não devidamente suprimido com a hipercalcemia. O hipertireoidismo causa aumento na remodelação óssea e hipercalcemia ocasional. Bifosfonatos podem aumentar o cálcio sérico em 20% e o PTH sérico aumenta em 10%, simulando o hiperparatireoidismo. Outras causas da hipercalcemia são apresentadas na Tabela 23.7.

Tratamento
A. Hiperparatireoidismo primário "assintomático"

O hiperparatireoidismo normocalcêmico ou leve deve ser considerado "assintomático" apenas após se obter um histórico médico detalhado do paciente. Muitos pacientes podem não reconhecer manifestações sutis, tal como lentidão cognitiva, tendo se acostumado a elas com o passar dos anos. É importante avaliar a pressão sanguínea, creatinina e NUS séricos, e

determinar a presença de nefrolitíase ou nefrocalcinose por radiografia, ultrassonografia, ou TC dos rins. Pacientes verdadeiramente assintomáticos podem ser monitorados de perto e aconselhados a se manterem ativos, evitar imobilizações, e ingerir quantidades adequadas de fluído. Para mulheres na pós-menopausa com hiperparatireoidismo, a terapia de reposição de estrogênios reduz o cálcio sérico em média 0,75 mg/dL (0,19 mmol/L) e melhora levemente a densidade óssea. Para pacientes com hipercalciúria (mais de 400 mg diárias) ou nefrolitíase por cálcio, a hidroclorotiazida pode ser usada em doses de 12,5-25 mg diárias para reduzir a calciúria, no entanto, o cálcio sérico deve ser monitorado cuidadosamente. A paratireoidectomia não melhora a densidade óssea de pacientes com osteoporose que tenham normocalcemia ou hiperparatireoidismo normocalcêmico.

Os pacientes afetados devem evitar doses grandes de diuréticos tiazídicos, vitamina A, e suplementos ou antiácidos com cálcio. A albumina e cálcio séricos são verificados no mínimo duas vezes ao ano, a função renal e o cálcio na urina uma vez ao ano, e a densidade óssea em três pontos (coluna lombar, quadris e rádio distal) a cada 2 anos. A elevação do cálcio sérico indica a necessidade de avaliação adicional e determinação dos níveis séricos de PTH.

Se não estiver claro se um paciente com hiperparatireoide primária é sintomático, é razoável considerar um teste de terapia médica com cinacalcete.

B. Medidas médicas

1. **Fluidos** – A hipercalcemia é tratada com grande ingestão de fluidos a menos que contraindicado. A hipercalcemia grave requer hospitalização e hidratação intensiva com solução salina intravenosa.

2. **Ativadores de CaSR** – Cinacalcete é um agente calcimimético que se liga a pontos de CaSR extracelulares das glândulas paratireoides para aumentar a afinidade das glândulas ao cálcio extracelular, diminuindo, portanto, a secreção de PTH. Cinacalcete pode ser usado como terapia inicial para pacientes com hiperparatireoidismo ou paratireoidectomia cirúrgica falha. No caso de hiperparatireoidismo primário com hipercalcemia leve, iniciar a administração de cinacalcete (15 mg por VO [metade de um comprimido de 30 mg]) e monitorar o cálcio sérico semanalmente; aumentar a dose a cada 2 semanas se a hipercalcemia persistir até o paciente se tornar normocalcêmico, o que é alcançado em cerca de 65% dos casos esporádicos e 80% dos casos familiares. Pacientes com carcinoma de paratireoide e hipercalcemia grave são tratados com cinacalcete além do bifosfonato, ácido zoledrônico. Para o câncer de paratireoide, o cinacalcete é administrado em doses de 30 mg por VO 2x/dia, aumentada progressivamente para 60 mg 2x/dia, e então para 90 mg 2x/dia, até um máximo de 90 mg a cada 6-8 horas. O cinacalcete é geralmente bem tolerado, mas pode causar náusea e vômito (11%), mialgia ou mal-estar. O cinacalcete geralmente não corrige a hipercalciúria. Há ocorrência de hipocalcemia, mesmo com 30 mg/dia.

Cerca de 50% dos pacientes azotêmicos com hiperparatireoidismo secundário ou terciário têm hipercalcemia resistente a análogos de vitamina D. Em tais casos, a paratireoidectomia oferece taxas de mortalidade mais baixas que o cinacalcete. Mas para pacientes nos quais a cirurgia é contraindicada, ou como uma terapia intermediária, o cinacalcete pode ser administrado em doses de 30 mg por VO diariamente, até um máximo de 250 mg diárias, com ajustes na dosagem para manter o PTH sérico dentro do intervalo de 150-300 pg/mL (15,8-31,6 pmol/L). O etelcalcetido também ativa os CaSR das glândulas paratireoides e reduz a hipercalcemia em pacientes submetidos à diálise; é administrado por IV ao final das sessões de hemodiálise, evitando assim os efeitos colaterais GI do cinacalcete.

3. Bifosfonatos – Bifosfonatos intravenosos são inibidores potentes da reabsorção óssea e podem tratar temporariamente a hipercalcemia por hiperparatireoidismo. Após a administração intravenosa, o pamidronato (30-90 mg) e o ácido zoledrônico (5 mg) causam uma redução gradual no cálcio sérico no decorrer de vários dias, que pode durar de semanas a meses. Bifosfonatos intravenosos são geralmente usados em pacientes com hiperparatireoidismo na preparação para cirurgia. Bifosfonatos orais, como o alendronato, não são eficientes para tratar a hipercalcemia ou hipercalciúria decorrente de hiperparatireoidismo. No entanto, o alendronato oral mostrou melhorar a DMO no osso trabecular da coluna lombar e dos quadris (não no rádio distal) e pode ser usado para pacientes assintomáticos com hiperparatireoidismo que tenham baixa DMO.

4. Denosumabe – Para pacientes com hipercalcemia grave devido a carcinoma de paratireoide, a administração de 120 mg de denosumabe por via SC, mensalmente, pode ser eficaz. No entanto, uma alta dosagem de desonumabe aumenta o risco de osteonecrose da mandíbula e infecções sérias.

5. Vitamina D e análogos de vitamina D –
   A. **Hiperparatireoidismo primário** – Para pacientes com deficiência de vitamina D, a reposição de vitamina D pode ser benéfica para pacientes com hiperparatireoidismo. O agravamento da hipercalcemia não ocorre normalmente. Os níveis séricos de PTH podem cair com a reposição de vitamina D em doses de 800-2.000 UI diárias ou mais para atingir níveis séricos de 25-OH vitamina D de 30 ng/mL ou mais (50 nmol/L ou mais).
   B. **Hiperparatireoidismo secundário e terciário associado à azotemia** – Ver Distúrbios do metabolismo mineral, doença renal.

6. Outras medidas – A reposição de estrogênio reduz levemente a hipercalcemia em mulheres com hiperparatireoidismo na pós-menopausa. Betabloqueadores, como propranolol, também podem ser úteis na prevenção dos efeitos cardíacos adversos da hipercalcemia. Metástases de carcinoma da paratireoide podem ser tratadas com ablação por radiofrequência ou por embolização arterial.

C. Paratireoidectomia cirúrgica

A paratireoidectomia é recomendada para pacientes com hiperparatireoidismo que sejam sintomáticos ou que tenham nefrolitíase ou doença óssea paratireóidea. Durante a gravidez, a paratireoidectomia é realizada no segundo trimestre em mulheres sintomáticas ou com cálcio sérico acima de 11 mg/dL (2,75 mmol/L).

Alguns pacientes com hiperparatireoidismo aparentemente assintomático podem ser candidatos à cirurgia por outras razões, tais como (1) cálcio sérico 1 mg/dL (0,25 mmol/L) acima do limite superior do normal, (2) eliminação de cálcio na urina maior que 400 mg/dia (10 mmol/dia), (3) TFG menor que 60 mL/min/1,73 m², (4) nefrolitíase ou nefrocalcinose, (5) densidade do osso cortical (pulso, quadril ou rádio distal) indicando osteoporose (escore T abaixo de -2,5) ou fratura por fragilidade óssea anterior, (6) juventude relativa (abaixo de 50 anos), (7) dificuldade em garantir acompanhamento médico, ou (8) gravidez.

A cirurgia para pacientes com hiperparatireoidismo "assintomático" pode melhorar a DMO cortical e proporcionar benefícios discretos no bem-estar social e emocional e na qualidade de vida geral, em comparação com pacientes monitorados sem cirurgia. A função cognitiva pode se beneficiar com melhoras na abstração não verbal e na memória.

Sem estudos pré-operatórios de localização, a exploração bilateral do pescoço é geralmente aconselhável nos seguintes casos: (1) pacientes com histórico familiar de hiperparatireoidismo, (2) pacientes com histórico familiar ou pessoal de NEM, e (3) pacientes que desejem uma chance melhor de sucesso com uma única cirurgia. As glândulas paratireoides são frequentemente supranumerárias (cinco ou mais) ou ectópicas (p. ex., no interior da tireoide, bainha carotídea, mediastino).

Para pacientes com NEM tipo 1, a abordagem cirúrgica ideal é a paratireoidectomia subtotal. O hiperparatireoidismo recorrente desenvolve-se em 18%, e a taxa de hipoparatireoidismo pós-operatório é alta. Em tais casos, uma glândula paratireoide pode ser transplantada para o músculo do pescoço, do qual ela pode ser facilmente removida se o hiperparatireoidismo persistir. Cerca de 30% dos pacientes com cirurgia bem-sucedida de paratireoide continuam a ter um PTH sérico elevado após a cirurgia, apesar dos níveis normais de cálcio sérico; isso se deve algumas vezes à deficiência de vitamina D.

A **hiperplasia de paratireoide** é comumente vista no hiperparatireoidismo secundário ou terciário associado a uremia resistente a análogos de vitamina D. A paratireoidectomia oferece taxas baixas de mortalidade em comparação ao cinacalcete. Quando a cirurgia é realizada, uma paratireoidectomia subtotal é o ideal; três e meia glândulas são geralmente removidas.

A cirurgia para o **carcinoma de paratireoide** consiste tanto da paratireoidectomia quanto da ressecção em bloco do tumor e lóbulo tireóideo ipsilateral com cuidado para evitar romper a cápsula do tumor. Se as margens cirúrgicas não estiverem livres do tumor, pode ser realizada radioterapia pós-operatória no pescoço. Metástases à distância e locais podem ser submetidas a citorredução ou radiação. A quimioterapia tem se mostrado ineficaz para pacientes com metástases à distância. A imunoterapia com anticorpos monoclonais anti-hPTH é o tratamento de escolha.

Complicações – Os níveis séricos de PTH caem para abaixo do normal em 70% dos pacientes horas após uma cirurgia bem-sucedida, normalmente causando parestesia hipocalcêmica ou mesmo tetania. A hipocalcemia tende a ocorrer na noite após a cirurgia ou no dia seguinte. O monitoramento pós-operatório frequente do cálcio sérico (ou da albumina mais cálcio séricos) é aconselhável no início da noite após a cirurgia. Uma vez resolvida a hipercalcemia, carbonato de cálcio líquido ou mastigável é oferecido por VO para reduzir a probabilidade de hipocalcemia. A hipocalcemia sintomática é tratada com doses maiores de cálcio; calcitriol (0,25-1 mcg diários por VO) pode ser acrescentado, com a dosagem dependendo da gravidade dos sintomas. Sais de magnésio algumas vezes são necessários no pós-operatório, já que a quantidade adequada de magnésio é necessária para a recuperação funcional das glândulas paratireoides suprimidas remanescentes.

Em cerca de 12% dos pacientes submetidos a cirurgias de paratireoide bem-sucedidas, os níveis de PTH sobem acima do normal (enquanto o cálcio sérico permanece normal ou baixo) cerca de 1 semana após a cirurgia. Esse hiperparatireoidismo secundário é provavelmente devido à "fome óssea" e é tratado com preparações de vitamina D e cálcio. Essa terapia geralmente é necessária apenas por 3-6 meses, mas para alguns pacientes ela é necessária por um período longo.

O hipertireoidismo normalmente ocorre imediatamente após a cirurgia de paratireoide. Ela é causada pela liberação de hormônio tireóideo armazenado, durante a manipulação cirúrgica da tireoide. Em pacientes sintomáticos, o tratamento de curto prazo com propranolol pode ser necessário por vários dias.

Prognóstico

Pacientes com hiperparatireoidismo sintomático geralmente apresentam uma piora da doença (p. ex., nefrolitíase) a menos que obtenham tratamento. Por outro lado, a maioria dos pacientes completamente assintomáticos com cálcio sérico abaixo de 11,0 mg/dL (2,75 mmol/L) permanecem estáveis com o acompanhamento. No entanto, uma piora na hipercalcemia, hipercalciúria e diminuição da DMO se desenvolve em cerca de um terço dos pacientes assintomáticos. Por essa razão, pacientes assintomáticos precisam ser monitorados com cuidado e tratados com hidratação oral e mobilização.

A remoção cirúrgica de adenomas paratireóideos esporádicos aparentemente únicos é bem-sucedida em 94% dos casos. Pacientes com NEM 1 submetidos a paratireoidectomia subtotal podem apresentar longas remissões, mas o hiperparatireoidismo frequentemente ressurge. Mesmo com o tratamento do hiperparatireoidismo, a hipertensão não é geralmente revertida, e os pacientes permanecem com risco maior de mortalidade geral, AVE, cálculos renais, e disfunção renal.

Os ossos, mesmo com deformidades, fraturas e formação de cistos graves, vão se recuperar se o hiperparatireoidismo for tratado com sucesso. A pancreatite aguda geralmente se resolve com a correção da hipercalcemia. Os danos nos rins podem progredir mesmo após a remoção do adenoma paratireóideo.

O **carcinoma de paratireoide** está associado a taxas de sobrevida de 5 e 10 anos de 78% e 49%, respectivamente. Margens cirúrgicas positivas ou metástases preveem uma sobrevida de 5 anos muito baixa.

Quando encaminhar

Encaminhar a um cirurgião de paratireoide para paratireoidectomia.

Quando hospitalizar

Pacientes com hipercalcemia grave para hidratação intravenosa.

Appleman-Dijkstra NM et al. Approach to the patient: management of parathyroid disease in pregnancy. J Clin Endocrinol Metab. 2023;108:1505. [PMID: 36546344]

Chandran M et al. The efficacy and safety of cinacalcet in primary hyperparathyroidism: a systematic review and meta-analysis of randomized controlled trials and cohort studies. Rev Endocr Metab Disord. 2022;23:485. [PMID: 35041148]

Kanis JA et al. Primary hyperparathyroidism and fracture probability. Osteoporos Int. 2023;34:489. [PMID: 36525071]

Komaba H et al. Parathyroidectomy vs cinacalcet among patients undergoing hemodialysis. J Clin Endocrinol Metab. 2022;107:2016. [PMID: 35277957]

McInerney NJ et al. Parathyroid carcinoma: current management and outcomes – a systematic review. Am J Otolaryngol. 2023;44:103843. [PMID: 36989753]

Doença óssea metabólica

A **absorciometria de raios X de dupla energia (Dexa)** mede a densidade mineral do osso cortical (DMO) que é geralmente expressa em g/cm2, para a qual há diferentes intervalos de normalidade para cada osso e para cada tipo de equipamento de mensuração de Dexa. O "**escore Z**" expressa a DMO de um indivíduo como o número de desvios-padrão a partir das *médias de mesma idade e mesmo sexo*. O escore Z é útil para avaliar o risco de fratura em mulheres na pré-menopausa, homens com menos de 50 anos, e crianças. Um escore Z abaixo de -2,0 indica uma massa óssea menor que a prevista para aquela idade e sexo e necessita de avaliação. O "**escore T**" expressa a DMO como o número de desvios-padrão a partir das *médias de mesmo sexo de adultos jovens*. Pacientes com escore T baixo são ditos ter "osteopenia" ou "osteoporose", apesar da osteomalácia também ser frequentemente presente. O risco de fratura aumenta cerca de duas vezes para cada queda no desvio-padrão da DMO. A OMS estabeleceu critérios para a definição de osteopenia e osteoporose com base no escore T: Escore T maior ou igual a -1,0, normal; escore T -1,0 a -2,5, osteopenia ("baixa densidade óssea"); escore T menor que -2,5, osteoporose; escore T menor que -2,5 com fratura, osteoporose grave.

A ferramenta de avaliação de risco de fratura (Frax) ajuda a estimar o risco, nos próximos 10 anos, de fratura no quadril ou de outra fratura relevante por osteoporose no indivíduo. O Frax é particularmente útil para decisões de tratamento em pacientes com osteopenia e leva em consideração idade, sexo, DMO, e outros fatores de risco. A National Osteoporosis Foundation recomenda o tratamento de indivíduos com osteopenia (escore T entre -1,0 e -2,5) que tenham um risco calculado de fratura no quadril em 10 anos de no mínimo 3% ou um risco de qualquer fratura relevante em 10 anos de no mínimo 20%. O modelo Frax, no entanto, tem limitações já que considera apenas a DMO do colo femoral e não a DMO da coluna. Além disso, o Frax não considera a propensão de um indivíduo a quedas, nem considera totalmente raça ou dose de exposição a glicocorticoides. As decisões de tratamento devem sempre ser individualizadas. O Frax está disponível em https://frax.shef.ac.uk/FRAX/ tool.aspx?country=9.

Carey JJ et al. Risk assessment tools for osteoporosis and fractu-res. Best Pract Res Clin Rheumatol. 2022;36:101775. [PMID: 36050210]

Yu JS et al. ACR appropriateness criteria osteoporosis and bone mineral density: 2022 update. J Am Coll Radiol. 2022;19:S417. [PMID: 36436967]

Osteopenia

FUNDAMENTOS DO DIAGNÓSTICO

- Os pacientes são tipicamente assintomáticos.
- Densidade óssea abaixo do normal para adultos jovens normais, mas menos grave que na osteoporose.
- Diagnóstico por Dexa.
- Risco de fratura determinado com a ferramenta Frax.

Considerações gerais

A osteopenia é menos grave que a osteoporose, com escores T entre -1,0 e -2,4 (ver acima). Não há limite absoluto de fratura para DMO, e quase todos os pacientes com fraturas ósseas são identificados como tendo osteopenia, e não osteoporose. Pacientes identificados como osteopênicos exigem avaliação para as causas da osteoporose ou osteomalácia e monitoramento para piora da DMO.

Achados clínicos

A. Sintomas e sinais

Pacientes com osteopenia são tipicamente assintomáticos. No entanto, pode haver dor óssea, principalmente com osteomalácia. A osteopenia predispõe a fraturas de baixo impacto e espontâneas das vértebras, quadris, pulso, metatarso e costelas.

B. Achados laboratoriais

Pacientes com osteopenia moderada a grave (escores T entre -1,5 e -2,4) exigem uma avaliação para causas subjacentes de osteoporose e osteomalácia. Os testes devem incluir níveis séricos de NUS, creatinina, albumina, cálcio, fosfato, fosfatase alcalina e 25-OH vitamina D; um hemograma completo tam-

bém é recomendado. O PTH sérico deve ser obtido se o cálcio sérico estiver fora do normal.

C. Densitometria óssea Dexa e Frax

A osteopenia é diagnosticada por densitometria óssea Dexa com escores T de -1,0 a -2,4. A frequência de acompanhamento por exames Dexa para mulheres na pós-menopausa e adultos mais velhos deve ser baseada nos escores T: a cada 5 anos para escores T -1,0 a -1,5, a cada 3-5 anos para escores T -1,5 a -2,0, e a cada 1-2 anos para escores T abaixo de -2,0. Pacientes que necessitam de terapia prolongada com prednisona em altas doses devem realizar o acompanhamento por Dexa a cada 1-2 anos. O escore Frax (ver acima) deve ser calculado junto com cada determinação de DMO por Dexa.

Prevenção e tratamento

Pacientes com osteopenia exigem a ingestão adequada de vitamina D para atingir níveis séricos de 25-OH vitamina D acima de 30 ng/mL (75 nmol/L). A suplementação de cálcio não é geralmente exigida, exceto para pacientes com uma ingestão anormalmente baixa de cálcio na dieta. Modificações no estilo de vida podem ser necessárias, incluindo parar de fumar, moderação no consumo de álcool, treinamento de força e exercícios sem carga. Exercícios de equilíbrio, como tai chi, podem ajudar a prevenir quedas. Outras medidas de prevenção incluem a redução do consumo de álcool e calmantes, auxílio visual ou para caminhada quando necessário, remoção de itens domésticos que aumentem o perigo de tropeçar, e iluminação noturna adequada.

Terapia farmacológica não é geralmente necessária para pacientes com osteopenia. Contudo, tratamentos farmacológicos de intervenção (ver Osteoporose) podem ser necessários para pacientes que exijam terapia prolongada com prednisona em altas doses, para pacientes com fraturas por fragilidade óssea, e para aqueles cujo escore Frax indica risco de fratura em 10 anos acima de 20% ou risco de fratura de quadril acima de 3%.

Ott SM. In osteoporosis or osteopenia, exercise interventions im-prove BMD; effects vary by exercise type and BMD site. Ann Intern Med. 2022;175:JC46. [PMID: 35377720]

Osteoporose

FUNDAMENTOS DO DIAGNÓSTICO

- Propensão de fratura na coluna, quadril, pelve e pulso.
- Assintomático até a ocorrência de uma fratura.
- Níveis séricos de PTH, cálcio, fósforo e fosfatase alcalina geralmente normais.
- Níveis séricos de 25-hidroxivitamina D podem ser baixos como uma condição de comorbidade.

Considerações gerais

A osteoporose é caracterizada por uma perda da matriz óssea (osteoide) que reduz a integridade óssea e a força do osso, predispondo o indivíduo a um risco maior de fragilidade e fratura. Nos EUA, a osteoporose causa mais de 1,5 milhão de fraturas anualmente. Mulheres brancas com 50 anos ou mais (não submetidas à reposição de estrogênios) têm 46% de risco de sofrer uma fratura por osteoporose no decorrer de suas vidas. Fraturas vertebrais são as mais comuns; elas geralmente são diagnosticadas incidentalmente em radiografias ou em exames de TC.

Em grande parte, devido à redução do tabagismo, o risco de fratura no quadril de acordo com a idade diminuiu nos EUA nos últimos anos. No entanto, o risco de fraturas por fragilidade continua alto e varia de acordo com etnia, sexo e idade. O risco de fratura do quadril durante a vida é 12,1% em mulheres brancas e 4,6% em homens brancos. Os riscos são menores em mulheres e homens latinos e ainda menor em mulheres e homens asiáticos (com diferenças similares entre os sexos). Adultos negros também têm um risco menor de fratura. Há muito menos variação étnica para fraturas vertebrais. A prevalência de fraturas vertebrais em mulheres com mais de 65 anos é de 70% para mulheres brancas, 68% para mulheres japonesas, 55% para mulheres mexicanas e 50% para mulheres negras.

A osteoporose pode ser causada por vários fatores (Tab. 28.10); as mais comuns incluem idade, deficiência de hormônios sexuais, transtorno do abuso de álcool, tabagismo, terapia prolongada com IBP, e administração de altas doses de corticosteroides. Mulheres que consomem refrigerantes de cola por longos períodos têm um risco maior de osteoporose do quadril. Homens hipogonádicos ou submetidos à terapia antiandrogênica para câncer de próstata apresentam risco e devem ser monitorados por densitometria óssea.

Achados clínicos

A. Sintomas e sinais

A osteoporose é geralmente assintomática até a ocorrência de fratura, que pode se apresentar como uma dor nas costas com graus variados de gravidade, ou como uma fratura espontânea, colapso de uma vértebra ou cifose da coluna. A perda de altura é comum. Fraturas vertebrais e do quadril estão associadas a maior mortalidade, dor, redução de independência e menor qualidade de vida. Uma vez identificada a osteoporose, um exame físico e histórico dirigido devem ser realizados a fim de determinar sua causa (Tab. 28.10).

B. Achados laboratoriais

Testes de laboratório são necessários para rastrear causas secundárias da osteoporose ou osteomalácia concomitante. Para pacientes com baixa densitometria óssea, obter resultados para NUS, creatinina, albumina, cálcio sérico, fosfato, fosfatase alcalina e 25-hidroxivitamina D (25-OHD, 25-hidroxicalciferol). O PTH sérico deve ser obtido se o cálcio sérico estiver fora do normal. A fosfatase alcalina sérica baixa (abaixo de 40 U/L em adultos) pode indicar hipofosfatasia. Um hemograma completo é obtido e geralmente é normal; para pacientes com anemia, rastrear a possibilidade de mieloma de plasmócitos por meio de eletroforese de proteínas sérica e de má absorção intestinal, quando indicado. Níveis séricos de 25-OHD abaixo

TABELA 28.10 Causas da osteoporose[1]

Idade	**Medicações (uso prolongado)**
Transtorno do abuso de álcool (alcoolismo)	Inibidores de aromatase
Tabagismo	Corticosteroides
Consumo de refrigerantes de cola nas mulheres (quadril)	Inibidores de GnRH
Etnia: branca	Heparina
Sexo feminino	Pioglitazona
Transtornos genéticos	IBP
Deficiência de aromatase	ISRS (adultos mais velhos)
Transtornos do colágeno	Inibidores do SGLT-2
Síndrome de Ehlers-Danlos	Excesso de vitamina A, excesso de vitamina D
Homocistinúria	**Magreza (IMC < 18,5)**
Hipofosfatasia	**Condições variadas**
Osteoporose adulta e juvenil idiopática	Anorexia nervosa
Síndrome de Marfan	Doença celíaca
Osteogênese imperfeita	Deficiência de cobre
Deficiência hormonal	Fibrose cística
Estradiol (mulheres)	Diabetes *mellitus* (não controlada)
Testosterona (homens)	Infecção por HIV
Excesso de hormônios	Hiponatremia (crônica)
Síndrome de Cushing	DII
Hiperparatireoidismo	Hepatopatia (crônica)
Tireotoxicose	Mastocitose (sistêmica)
Baixa atividade física e imobilização	Colangite biliar primária
Malignidade, especialmente mieloma de plasmócitos	Desnutrição proteico-calórica
	Artrite reumatoide
	Talassemia maior
	Deficiência de vitamina C

[1] Ver Tabela 28.11 para causas da osteomalácia.

de 20 ng/mL (50 nmol/L) são considerados uma clara deficiência de vitamina D, mas graus menores de insuficiência de vitamina D também podem aumentar levemente o risco de fratura do quadril. Realizar testes para tireotoxicose, hipogonadismo, doença celíaca ou colangite biliar primária se clinicamente necessário.

Diagnóstico diferencial

Osteopenia e fraturas podem ser causadas por osteomalácia e neoplasias da medula óssea, tais como mieloma de plasmócitos ou doença óssea metastática. A hipofosfatasia também causa diminuição da densidade óssea. Essas condições coexistem em muitos pacientes e não podem ser diferenciadas com a densitometria óssea.

Prevenção e tratamento

A. Medidas não farmacológicas

Para a prevenção e tratamento da osteoporose, a dieta deve ser adequada em quantidades de proteína, calorias totais, cálcio e vitamina D. Corticosteroides farmacológicos (por VO, parenteral ou inalação) devem ser reduzidos ou interrompidos se possível. Parar de fumar é essencial. A ingestão excessiva de álcool deve ser evitada. Atividade física é fortemente recomendada para aumentar tanto a densidade óssea quanto a força, reduzindo, portanto, o risco de quedas por fragilidade. A caminhada aumenta a densidade óssea tanto na coluna quanto no quadril. Exercícios de resistência aumentam a densidade da coluna. Outras medidas de prevenção incluem iluminação adequada do ambiente doméstico, corrimão nas escadas, apoios nos banheiros, e treinamento de fisioterapia na prevenção de quedas e exercícios de equilíbrio. Pacientes que apresentem fraqueza ou problemas de equilíbrio devem usar uma bengala ou andador; andadores com rodas devem ter um mecanismo de freio. Medicações que causem ortoestase, tontura ou confusão devem ser evitadas.

B. Medidas farmacológicas

O tratamento é indicado para pacientes com osteoporose, ou com osteopenia e fratura espontânea, ou com risco calculado por Frax de fratura no quadril em 10 anos maior que 3%, ou risco de fratura relevante maior que 20% (ver acima). Pacientes com osteoporose grave (Dexa escore T menor que -2,5 com fratura por fragilidade) devem ser considerados para terapia anabólica com PTH, PTHrP ou romosozumabe. O tratamento da osteoporose reduz o risco de fratura, mas não melhora a mortalidade geral.

1. **Vitamina D e cálcio** – A deficiência de vitamina D ou cálcio causa osteomalácia, e não osteoporose, mas elas podem frequentemente coexistir e não podem ser diferenciadas pela densitometria óssea por Dexa; é crucial garantir a ingestão suficiente de vitamina D e cálcio. A ingestão diária recomendada de vitamina D de 600-800 UI/dia é difícil de ser atingida por dieta e exposição ao sol, e por pacientes com má absorção intestinal, submetidos a hospitalização prolongada ou assistência domiciliar. A vitamina D3 oral (colecalciferol) é administrada em doses de 800-2.000 UI/dia ou tituladas para alcançar níveis séricos de 25-hidroxivitamina D (25-OHD) maiores ou iguais a 20 ng/mL (50 nmol/L) para a maioria das pessoas. Os níveis séricos de 25-OHD devem ser mantidos em 30 ng/mL (75 nmol/L) ou mais para os indivíduos "de risco": mulheres grávidas, adultos mais velhos e para aqueles com osteoporose ou fraturas por fragilidade. Doses de vitamina D3 acima de 4.000 UI diários em adultos geralmente não são aconselhadas (exceto para pacientes com má absorção intestinal), já que podem ocorrer efeitos colaterais GI ou hipercalcemia. Dados observacionais sugerem uma mortalidade geral maior com níveis séricos de 25-OHD que são excessivamente baixos ou excessivamente altos, logo o intervalo terapêutico ideal para os níveis de 25-OHD parecem ser 30-50 ng/mL (75-125 nmol/L).

   Uma ingestão de cálcio elementar total de no mínimo 1.000 mg/dia é recomendada para todos os adultos e 1.200 mg/dia para mulheres na menopausa e para homens acima de 70 anos. Ainda que muitos indivíduos não consumam essa quantidade de cálcio, um amplo estudo prospectivo com mulheres osteopênicas na pós-menopausa não mostrou melhora na DMO com alto consumo de cálcio, e a maioria dos estudos de coortes não mostraram associação entre ingestão de cálcio na dieta e risco de fratura. A suplementação de cálcio (1 g/dia ou mais) não mostrou reduzir o risco de fraturas no quadril ou antebraço e reduziu as fraturas vertebrais em apenas 14%. Logo, a maioria dos indivíduos normais e osteopênicos não requerem suplementação de cálcio. Os suplementos de cálcio são reservados para pacientes com má absorção intestinal ou com dietas deficientes em cálcio (isto é, baixa ingestão de produtos laticínios, vegetais com folhas verde escuro, sardinhas, tofu ou alimentos fortificados). O citrato de cálcio não necessita de ácido para absorção e é preferido para pacientes que utilizam bloqueadores de ácido. O carbonato de cálcio deve ser ingerido junto com alimentos para melhorar a absorção de cálcio. Suplementos de cálcio são geralmente administrados junto com vitamina D_3, e muitos suplementos comerciais contêm essa combinação. Ainda que os suplementos de cálcio sejam geralmente tolerados, alguns pacientes apresentam edema intestinal e constipação. A ingestão de suplementos de cálcio com as refeições pode reduzir o risco de nefrolitíase.

2. **Hormônios sexuais** – A reposição de hormônios sexuais pode prevenir a osteoporose em mulheres e homens hipogonádicos, mas não é uma terapia eficaz para a osteoporose já estabelecida. Uma baixa dose de estrogênio sistêmico transdérmico previne a osteoporose em mulheres com hipogonadismo, incluindo pacientes jovens com anorexia nervosa (ver Terapia de reposição hormonal).

   A reposição de testosterona ou a terapia com estradiol transdérmico de baixa dose previnem a osteoporose em homens com deficiência grave de testosterona (ver Hipogonadismo masculino).

3. **Moduladores seletivos de receptor de estrogênio (SERMs)** – Esses agentes podem prevenir a osteoporose, mas não são uma terapia eficaz para osteoporose estabelecida. Raloxifeno 60 mg/dia por VO pode ser utilizado por mulheres na pós-menopausa no lugar do estrogênio para a prevenção da osteoporose. A densidade óssea aumenta cerca de 1% em 2 anos em mulheres na pós-menopausa em comparação com 2% com a reposição de estrogênios. Ele reduz o risco de fraturas vertebrais em cerca de 40%, mas não o risco de fraturas não vertebrais. Diferentemente do estrogênio, o raloxifeno não reduz as ondas de calor nem alivia a secura vaginal. Contudo, também diferentemente do estrogênio, o raloxifeno não causa hiperplasia endometrial, sangramento uterino ou câncer. O risco de câncer de mama é reduzido 76% em mulheres utilizando o raloxifeno por 3 anos. Como ele é um teratogênico potencial, é relativamente contraindicado para mulheres capazes de engravidar. O raloxifeno aumenta o risco de tromboembolismo.

   O tamoxifeno é normalmente administrado em mulheres por até 5 anos após a ressecção de câncer de mama positivo para receptor de estrogênio. Em mulheres na pré-menopausa, o tamoxifeno causa uma *perda* da densidade mineral óssea vertebral de -1,44% ao ano, ao passo que para mulheres na pós-menopausa, o tamoxifeno causa um *aumento* na densidade mineral óssea vertebral de +1,17% ao ano.

   O bazedoxifeno está disponível como uma combinação em dose fixa de estrogênios conjugados com um SERM (bazedoxifeno) (0,45 mg/20 mg [Duavive]). É aprovado pela FDA para a prevenção da osteoporose em mulheres na pós-menopausa com o útero intacto. No entanto, diferente do raloxifeno, ele não mostrou reduzir o risco de câncer de mama. Mulheres que fazem uso prolongado dessa medicação combinada têm um risco maior de eventos tromboembólicos.

4. Calcitonina – O *spray* nasal de calcitonina de salmão é usado principalmente para o manejo da dor decorrente de fraturas osteoporóticas por compressão vertebral aguda (não crônica). A analgesia pode ser vista dentro de 2-4 semanas, caso em que o tratamento é mantido por até 3 meses, até a redução da dor aguda. A dose usual é uma borrifada (200 UI) uma vez ao dia alternando as narinas. Rinite e epistaxe são comuns; a calcitonina aumenta o risco geral de malignidade em cerca de 1,1%, e foi retirada do mercado no Canadá e Europa.

5. Bifosfonatos – A terapia com bifosfonatos é indicada para pacientes com osteoporose na coluna, quadril total, ou colo femoral, ou para pacientes com fratura espontânea na coluna ou fratura de baixo impacto no quadril. Os bifosfonatos incluem ácido zoledrônico ou pamidronato intravenosos e alendronato, risedronato ou ibandronato orais. Todos os bifosfonatos funcionam da mesma forma, inibindo a reabsorção óssea induzida por osteoclastos. Eles aumentam a densidade óssea significativamente, e todos reduzem a incidência de fraturas vertebrais; exceto o ibandronato, todos demonstraram também reduzir o risco de fraturas não vertebrais. Os bifosfonatos também são eficazes na prevenção de osteoporose induzida por corticosteroides. Para garantir a absorção intestinal, os bifosfonatos orais devem ser ingeridos pela manhã com no mínimo 240 ml de água normal, no mínimo 40 minutos antes de consumir qualquer alimento. O paciente deve permanecer levantado após ingerir bifosfonatos para reduzir o risco de esofagite. Os bifosfonatos são relativamente contraindicados em pacientes com CrCl abaixo de 35 mL/min. A densidade óssea cai em 18% dos pacientes durante o primeiro ano de tratamento com bifosfonatos, mas 80% desses pacientes têm aumento da densidade óssea com a continuação do tratamento. A meia-vida dos bifosfonatos nos ossos é de cerca de 10 anos. Portanto, após 3 anos, uma densitometria óssea Dexa pode ser realizada. Se o escore T do paciente subiu acima de -2,5 e ele tiver um risco de fratura relativamente baixo, o paciente pode ter "férias" do bifosfonato por 3-5 anos. No entanto, para pacientes com osteoporose contínua e alto risco de fratura, o bifosfonato pode ser mantido por outros 2 anos. O tempo de tratamento usual com bifosfonatos é 3-5 anos, devido ao risco crescente de fraturas femorais atípicas após esse tempo.

O **alendronato** é administrado por VO uma vez por semana tanto na forma de comprimido padrão de 70 mg como em comprimido efervescente, pH tamponado, de 70 mg, que é mais fácil de ingerir para alguns pacientes e pode reduzir lesões esofágicas. **Risedronato** (Actonel) pode ser oferecido uma vez por mês em comprimido de 150 mg. O risedronato é preferido para mulheres em idade fértil, já que tem uma meia-vida mais curta e menos retenção óssea que outros bifosfonatos. O alendronato parece ser superior ao risedronato na prevenção de fraturas não vertebrais. O **ibandronato de sódio** (Boniva) é tomado uma vez ao mês em dose de 150 mg por VO. Ele reduz o risco de fraturas vertebrais, mas não de fraturas não vertebrais; sua eficácia não foi diretamente comparada a de outros bifosfonatos.

Para pacientes que não utilizam bifosfonatos orais, há disponibilidade de bifosfonatos intravenosos. Eles não devem ser oferecidos a pacientes com depuração de creatinina abaixo de 35 mL/min. O **ácido zoledrônico** é um inibidor de osteoclastos potente. A dose é de 5 mg por IV durante no mínimo 15-30 minutos, a cada 12 meses. Em um estudo com mulheres na pós-menopausa com osteoporose, o ácido zoledrônico intravenoso administrado uma vez ao ano reduziu a incidência em 3 anos de fraturas no quadril em 41% (de 2,5% para 1,4%) e de fraturas vertebrais clínicas em 77% (de 2,6% para 0,5%).

Efeitos colaterais dos bifosfonatos – Os bifosfonatos orais podem causar náusea, dor no peito e rouquidão. Pode ocorrer esofagite erosiva, particularmente em pacientes com hérnia de hiato e refluxo gastroesofágico.

A **terapia com bifosfonato intravenoso** pode causar efeitos colaterais coletivamente conhecidos como resposta de fase aguda. Isso ocorre em 42% dos pacientes após a primeira aplicação de ácido zoledrônico, geralmente nos primeiros dias após a infusão. Esses efeitos colaterais incluem febre, calafrios ou vermelhidão (20%), dor musculoesquelética (20%), náusea, vômito ou diarreia (8%), sintomas não específicos, tais como fadiga, dispneia, edema, cefaleia ou tontura (22%) e inflamação ocular (0,6%). Os sintomas são temporários, durando vários dias e geralmente se resolvem espontaneamente. Eles normalmente retornam com as doses subsequentes, mas diminuem de intensidade com o tempo. Os sintomas podem ser tratados com paracetamol ou Aine. A loratadina pode reduzir a dor musculoesquelética. A resposta de fase aguda é geralmente menos grave com o pamidronato intravenoso do que com o ácido zoledrônico. Desse modo, o pamidronato intravenoso pode substituir o ácido zoledrônico em tratamentos subsequentes. Pacientes que apresentam uma resposta de fase aguda particularmente grave podem ser tratados de modo profiláctico com corticosteroides e ondansetrona antes das infusões seguintes de bifosfonatos. O ácido zoledrônico intravenoso causa convulsões que podem ser idiossincráticas ou devido à hipocalcemia.

Osteonecrose da mandíbula é uma complicação rara da terapia com bifosfonatos. Ocorre uma lesão dolorida, necrótica e de difícil manejo da mandíbula ou maxilar, particularmente após extrações dentárias. O risco é aumentado para pacientes mais velhos, mulheres, e para aqueles paralelamente submetidos à terapia com corticosteroides ou quimioterapia. Cerca de 95% dos casos de osteonecrose da mandíbula ocorreram com terapia intravenosa de alta dosagem com ácido zoledrônico ou pamidronato em pacientes com metástases osteolíticas. Apenas cerca de 5% dos casos ocorreram em pacientes tratados com bifosfonatos orais ou com infusões anuais de bifosfonatos para osteoporose. A incidência de osteonecrose é estimada em cerca de 1:100.000 pacientes tratados para osteoporose com bifosfonatos orais, em comparação com 1:100 pacientes tratados contra o câncer com bifosfonatos intravenosos. O risco de osteonecrose da mandíbula com cirurgia dentária pode ser avaliado no pré-operatório com a verificação do nível sérico de C-telopeptídeos. Os bifosfonatos reduzem os níveis de C-telopeptídeos. Parece haver risco mínimo de osteonecrose com níveis séricos de C-telopeptídeos maiores ou iguais a 150 pg/mL, risco moderado com níveis entre 100-149 pg/mL, e risco maior com níveis menores do que 100 pg/mL. Pacientes em tratamento com bifosfonatos devem receber tratamento dentário regular e tentar evitar extrações dentárias. Se uma cirurgia dental for necessária, a terapia com bifosfonatos é geralmente interrompida 3 meses antes da cirurgia e retomada cerca de 1 mês depois, se o osso estiver curado.

Fraturas atípicas de baixo impacto da diáfise do fêmur são uma complicação incomum da terapia com bifosfonatos. Mulheres asiáticas, contudo, apresentam um risco relativo de fratura atípica do fêmur que é 4,8 vezes maior do que em mulheres brancas. Em mais de 52.000 mulheres na pós-menopausa utilizando bifosfonatos por 5 anos ou mais, 0,22% apresentaram fratura subtrocantérica durante os 2 anos subsequentes; 27% de tais fraturas eram bilaterais. Cerca de 70% dos pacientes afetados apresentaram dor prodrômica na coxa antes da fratura. O risco de fraturas femorais atípicas é particularmente maior entre mulheres asiáticas, pacientes utilizando altas doses de corticosteroides, e para os submetidos a tratamento com bifosfonatos por mais de 5 anos. A teriparatida (um análogo de PTH) pode auxiliar na cura de tais fraturas. Apesar dessa complicação potencial, os benefícios dos bifosfonatos superam os riscos, particularmente em mulheres não asiáticas. Em uma ampla análise de coorte, para cada 10.000 mulheres utilizando bifosfonatos por 3 anos, foram evitadas 149 fraturas do quadril e ocorreram 2 fraturas atípicas do fêmur em mulheres brancas, enquanto 91 fraturas do quadril foram evitadas e 8 fraturas atípicas do fêmur ocorreram em mulheres asiáticas.

Em pacientes utilizando bifosfonatos, a hipercalcemia é vista em 20% e os níveis séricos de PTH aumentaram acima do normal em 10%, simulando o hiperparatireoidismo primário. A hipocalcemia ocorre frequentemente, resultando em hiperparatireoidismo secundário. Esses pacientes podem ser tratados com suplementos orais de sais de cálcio (500-1.000 mg/dia) e vitamina D_3 oral (começando com 1.000 U/dia).

6. **Denosumabe** – Denosumabe é um anticorpo monoclonal que inibe a proliferação e a maturação de pré-osteoclastos em células de reabsorção óssea, os osteoclastos. Ele é indicado para o tratamento da osteoporose, fraturas de fragilidade relevantes, ou osteopenia com escore Frax alto tanto em homens quanto em mulheres. Ele é usado para pacientes com alto risco de fratura submetidos à terapia de supressão de hormônios sexuais para o tratamento de câncer de mama ou próstata. O tratamento reduz fraturas vertebrais em 68% e fraturas do quadril em 40%. O denosumabe é administrado em doses de 60 mg por via SC a cada 6 meses. Comparado aos bifosfonatos orais, o denosumabe é superior em melhorar a DMO da coluna, fêmur total e colo femoral, e em reduzir o risco de fratura após 2 anos de terapia. Comparado com ácido zoledrônico intravenoso, ele é superior em aumentar a DMO no fêmur total e colo femoral, mas os dois têm eficácia similar em melhorar a DMO da coluna.

O denosumabe é relativamente bem tolerado, com uma incidência de 8% de sintomas similares ao da gripe. Ele pode reduzir o cálcio sérico e não deve ser administrado em pacientes com hipocalcemia. Ao contrário dos bifosfonatos, o denosumabe pode ser oferecido a pacientes com doença renal grave. No entanto, um estudo de coorte retrospectivo amplo com mulheres submetidas à diálise relatou hipocalcemia grave (menos de 7,5 mg/dL [1,88 mmol/L]) em 41% dos indivíduos recebendo denosumabe (alguns casos resultando em eventos de ameaça à vida, hospitalizações e morte) em comparação com 2% dos indivíduos recebendo bifosfonatos orais. Em 2024, a FDA emitiu um aviso sobre o risco de hipocalcemia grave em pacientes com doenças renais crônicas avançadas, especialmente aqueles com distúrbio mineral e ósseo relacionado. *Em mulheres na pré-menopausa, o denosumabe deve ser usado com grande cautela e com controle anticoncepcional, visto que ele causou teratogenicidade fetal em estudos com animais.* Com o uso prolongado, o denosumabe predispõe a fraturas atípicas femorais e osteonecrose da mandíbula e é um acréscimo aos bifosfonatos nesse aspecto.

Após a interrupção do denosumabe, os efeitos nos ossos diminuem rapidamente após 6 meses, e os pacientes podem apresentar um aumento dramático no risco de fraturas vertebrais múltiplas em 1-2 anos. Portanto, o denosumabe deve ser administrado regularmente, sem intervalos no tratamento. O denosumabe não deve ser interrompido sem a substituição por outro agente antirreabsortivo (bifosfonato, estradiol, ou modulador seletivo de receptor de estrogênio [SERM]).

7. **Análogos de PTH e PTHrP** – A **teriparatida** e a **abaloparatida** são análogos de PTH e PTHrP, respectivamente. Eles são indicados apenas para pacientes com osteoporose que tenham risco muito alto de fratura, particularmente aqueles com fraturas vertebrais graves constantes ou múltiplas. Esses análogos são agentes anabólicos que estimulam a produção de colágeno de matriz óssea, particularmente no osso trabecular vertebral que deve ser mineralizado. Pacientes em tratamento com teriparatida ou abaloparatida devem ter ingestão suficiente de vitamina D e cálcio. Quando administrados em sequência com um agente antirreabsortivo, a sequência ideal é primeiro a terapia

com análogo de PTH/PTHrP seguida por um bifosfonato ou por denosumabe.

A dosagem de teriparatida é 20 mcg ou 40 mcg diárias, e a dose da abaloparatida é de 80 mcg por dia; ambas administradas por via SC diariamente por até 2 anos. Essas medicações melhoram dramaticamente a densidade óssea na maioria dos ossos, exceto no rádio distal. Elas também podem ser usadas para promover a recuperação de fraturas femorais atípicas associadas à terapia com bifosfonatos. A dose recomendada não deve ser excedida, visto que ambas as medicações causaram osteossarcoma em ratos quando administradas por um longo período em doses muito altas. Os pacientes não devem receber teriparatida ou abaloparatida se apresentarem um risco maior de osteossarcoma pelas seguintes razões: Doença óssea de Paget, aumentos inexplicados na fosfatase alcalina sérica, radioterapia anterior nos ossos, epífises abertas, ou histórico de osteossarcoma ou condrossarcoma. Pode ocorrer hipercalcemia manifestada por náusea, constipação, astenia ou fraqueza muscular. Essas medicações são aprovadas apenas para um período de tratamento de 2 anos.

A teriparatida e a abaloparatida não devem ser utilizadas em pacientes com hipercalcemia. Da mesma forma, elas devem ser usadas com cuidado em pacientes se eles também estiverem utilizando corticosteroides e diuréticos tiazídicos junto com suplementação oral de cálcio, já que a hipercalcemia pode se desenvolver.

Após um período de 2 anos de tratamento com teriparatida e abaloparatida, bifosfonatos devem ser administrados para manter a melhora da densidade óssea. Alternativamente, no caso de osteoporose muito grave, essas medicações podem ser administradas junto com denosumabe; o tratamento combinado por 2 anos é mais eficaz do que qualquer outra terapia única, mas efeitos adversos como fadiga, dor nas articulações e náusea são comuns.

8. **Romosozumabe** – Romosozumabe é um anticorpo monoclonal injetável que inibe a esclerostina, aumentando a formação de ossos novos e diminuindo a reabsorção óssea. Em um amplo estudo de coorte com mulheres com osteoporose e fraturas de fragilidade, o tratamento com romosozumabe por 12 meses, seguido por alendronato por 12 meses, resultou em um risco 48% menor de fraturas vertebrais e 38% menor de fratura no quadril, comparado com mulheres recebendo apenas alendronato. Ele é reservado para pacientes com osteoporose muito grave, como aqueles com múltiplas fraturas vertebrais. Ele deve ser aplicado apenas em pacientes com baixo risco de doença coronária ou AVE, já que pode aumentar levemente o risco de eventos cardiovasculares adversos.

Prognóstico

A osteoporose deve idealmente ser evitada, já que ela só pode ser revertida em parte. As medidas apresentadas acima são razoavelmente eficazes na prevenção e tratamento da osteoporose e na redução do risco de fraturas.

Bird ST et al. Severe hypocalcemia with denosumab among older female-dialysis-dependent patients. JAMA. 2024;331:491. [PMID: 38241060]

Gregson CL et al. UK clinical guideline for the prevention and treatment of osteoporosis. Arch Osteoporos. 2022;17:58. [PMID: 35378630]

Händel MN et al. Fracture risk reduction and safety by osteoporosis treatment compared with placebo or active comparator in postmenopausal women: systematic review, network meta-analysis, and meta-regression analysis of randomised clinical trials. BMJ. 2023;381:e068033. [PMID: 37130601]

Walker MD et al. Postmenopausal osteoporosis. N Engl J Med. 2023;389:1979. [PMID: 37991856]

Raquitismo e osteomalácia

FUNDAMENTOS DO DIAGNÓSTICO

- Baixa densidade óssea decorrente de mineralização defeituosa.
- Causada por deficiência de cálcio, fósforo ou baixa fosfatase alcalina.
- Raquitismo: mineralização óssea defeituosa na infância ou adolescência antes da fusão epifisária.
- Osteomalácia: mineralização óssea defeituosa em adultos com epífises fusionadas.
- Fraqueza muscular proximal dolorosa (especialmente da cintura pélvica); dor óssea.
- Baixa 25-hidroxivitamina D (25-OHD) sérica, hipocalcemia, hipocalciúria, hipofosfatemia, hiperparatireoidismo secundário.
- Características radiológicas clássicas podem estar presentes.

Considerações gerais

A mineralização defeituosa do esqueleto em crescimento na infância causa deformidades ósseas permanentes (raquitismo). A mineralização esquelética defeituosa nos adultos é conhecida como osteomalácia. Ela é causada pela mineralização inadequada de fosfato ou cálcio no osso osteoide.

Etiologia

As causas da osteomalácia são listadas na Tabela 28.11.

A. Deficiência de vitamina D

A deficiência de vitamina D é a causa mais comum de osteomalácia; sua incidência tem aumentado em todo o mundo como resultado da menor exposição à luz do sol devido a urbanização com uso de automóveis e transporte público, moradia em altas latitudes, inverno, institucionalização, uso de protetor solar ou vestimentas muito discretas. Cerca de 36% dos adultos nos EUA têm deficiência de vitamina D.

Outros fatores de risco para deficiência de vitamina D incluem gravidez, idade acima de 65 anos, obesidade, pele escura, desnutrição, dietas veganas e má absorção intestinal.

Anticonvulsivantes (p. ex., fenitoína, carbamazepina, valproato, fenobarbital) inibem a produção hepática de 25-OHD

TABELA 28.11 Causas da osteomalácia[1]

Distúrbios relacionados à vitamina D
  Medicações: Fenitoína, carbamazepina, ácido valproico ou terapia com barbitúricos (crônica)
  Exposição insuficiente à luz do sol
  Má absorção intestinal: idade, cirurgia bariátrica, doença celíaca, orlistate, deficiência de enzimas pancreáticas, excesso de farelo de trigo
  Fatores renais: DRC, síndrome nefrótica, transplante dos rins
  Hepatopatia (crônica)
  Desnutrição: inanição, dieta vegana
  Raquitismo dependente de vitamina D tipos I e II
Deficiência de cálcio na dieta
Deficiência de fosfato
  Terapia com adefovir para hepatite B
  Transtorno do abuso de álcool (alcoolismo)
  Diuréticos
  Relacionada a FGF23: osteomalácia hipofosfatêmica tumoral, raquitismo hipofosfatêmico ligado ao cromossomo X
  Hiperparatireoidismo
  Má absorção intestinal
  Deficiência nutricional de fósforo
  Terapia com antiácido ligante de fosfato
  Perda tubular renal: síndrome de Fanconi, contraceptivos orais (idiossincrático), ferro parenteral, acidose tubular renal
  Outros transtornos: doenças do armazenamento de glicogênio, neurofibromatose, paraproteinemias, doença de Wilson
Inibidores de mineralização
  Toxicidade do alumínio
  Bifosfonatos
Transtornos da matriz óssea
  Osteomalácia axial
  Fibrogênese imperfeita
  Hipofosfatasia

[1] Ver Tabela 28.10 para causas da osteoporose.

e algumas vezes causam osteomalácia. A fenitoína também pode inibir diretamente a mineralização óssea.

O raquitismo dependente de vitamina D tipo I é causado por um raro distúrbio autossômico recessivo com um defeito na enzima 1-alfa-hidroxilase renal levando a síntese defeituosa da 1,25(OH)$_2$D.

O raquitismo dependente de vitamina D tipo II (raquitismo resistente a 1,25[OH]$_2$D hereditário) é causado por uma mutação germinativa no receptor de 1,25(OH)$_2$D.

B. Deficiência de cálcio

O consumo total diário de cálcio deve ser de no mínimo 1.000 mg por dia. Pacientes com ingestão deficiente de cálcio desenvolvem raquitismo (infância) ou osteomalácia (idade adulta) apesar da vitamina D suficiente. Uma deficiência nutricional de cálcio pode ocorrer em veganos e em qualquer paciente com desnutrição severa. Um certo grau de deficiência de cálcio é comum em adultos mais velhos, visto que a absorção intestinal de cálcio diminui com a idade.

C. Deficiência de fosfato

A osteomalácia desenvolve-se em pacientes com hipofosfatemia devido à falta de fosfato suficiente para mineralização do osso osteoide. Esses pacientes geralmente apresentam dor

musculoesquelética e fraqueza muscular e são suscetíveis a fraturas.

1. **Transtornos genéticos** – O fator de crescimento de fibroblastos 23 (FGF23) é um fator fosfatúrico (fosfatonina) secretado pelos osteoblastos em resposta a níveis séricos elevados de fosfato. Várias mutações germinativas podem resultar em níveis séricos altos de FGF23, causando hipofosfatemia e redução mineral óssea.

2. **Osteomalácia induzida por tumor** – Essa é uma síndrome paraneoplásica rara que pode ser causada por uma variedade de tumores mesenquimais (87% benignos) e malignidades que secretam FGF23 e causam forte hipofosfatemia e hiperfosfatúria devido à perda renal de fosfato. Tais tumores são geralmente tumores mesenquimais fosfatúricos (70%); outros tumores incluem hemangiopericitomas, osteossarcomas, e tumores de célula gigante. Esses tumores são frequentemente pequenos e difíceis de encontrar, geralmente localizados nos sínus ou extremidades.

3. **Hipofosfatemia secundária** – Com a deficiência de cálcio ou vitamina D, a calciopenia estimula a secreção de PTH contrarregulatória, resultando em hipofosfatemia devido à perda renal de fosfato. A hipofosfatemia causa mineralização óssea deficiente e hipertrofia de condrócitos em placas de crescimento ativas, resultando no espessamento das junções costocondrais visto no raquitismo.

4. **Outras causas de hipofosfatemia** – A hipofosfatemia pode ser causada por transtorno de abuso de álcool (alcoolismo), nutrição deficiente e nutrição parenteral prolongada. Ela também pode ser causada pela quelação do fosfato no estômago por meio de antiácidos com hidróxido de alumínio, acetato de cálcio, ou cloridrato de sevelamer. Perdas renais excessivas de fosfato também são vistas na acidose tubular renal proximal, síndrome de Fanconi, ferro intravenoso, e em algumas mulheres que utilizam contraceptivos orais.

D. Toxicidade do alumínio

A mineralização óssea é inibida pelo alumínio. A osteomalácia pode ocorrer em pacientes submetidos à hemodiálise prolongada com solução de diálise a base de água encanada ou a partir de antiácidos a base de alumínio utilizados para reduzir os níveis de fosfato.

E. Hipofosfatasia

A hipofosfatasia refere-se a uma deficiência grave de fosfatase alcalina óssea. É uma causa genética rara da osteomalácia que é comumente diagnosticada erroneamente como osteoporose.

Ela pode se apresentar na idade adulta pela perda prematura dos dentes, fraturas de estresse metatársicas, dor na coxa devido a pseudofraturas femorais, ou artrite devido à condrocalcinose. A densidade óssea é baixa. A fosfatase alcalina sérica é baixa (abaixo de 40 U/L em adultos e frequentemente menos de 20 U/L em casos graves). O diagnóstico diferencial é hipofosfatasia assintomática e outras causas de fosfatase alcalina sérica baixa, tal como gravidez prematura, hipotireoidismo, mieloma, anemia grave, ou intoxicação por vitamina D.

F. Osteogênese imperfeita

Essa condição rara afeta esporadicamente pacientes de meia-idade, que apresentam dor óssea progressiva e fraturas espontâneas. Os ossos apresentam uma aparência densa "rendilhada" na radiografia. Os níveis séricos de fosfatase alcalina são elevados. Alguns pacientes apresentam gamopatia, indicando uma possível discrasia de plasmócitos que causa o comprometimento da função dos osteoblastos e desarticulação do colágeno.

Achados clínicos

O raquitismo nutricional é geralmente diagnosticado na primeira infância. Crianças mais velhas e adolescentes podem ter dor óssea e fraqueza muscular e podem desenvolver deformidades esqueléticas do raquitismo clássico, tal como atraso no crescimento longitudinal. A hipertrofia dos condrócitos nas placas de crescimento causa o espessamento das articulações com pernas arqueadas ou joelhos valgos. O abaulamento das junções costocondrais pode causar o alargamento do tórax e deformidades conhecidas como "rosário raquítico". Cifoescoliose ou lordose lombar são comuns.

Nos adultos, a osteomalácia é inicialmente assintomática. Queixas não específicas incluem fadiga, resistência e força muscular reduzidas, e o desenvolvimento de dor nos ossos envolvendo ombros, costelas, região lombar e coxas. Podem ocorrer fraturas espontâneas com pouco ou nenhum trauma.

A hipocalcemia causa redução na qualidade de vida, com fadiga, irritabilidade, depressão, ansiedade, comprometimento cognitivo, letargia e parestesia na região perioral, mãos e pés. Manifestações mais graves incluem fraqueza muscular ou cãibras, espasmo carpopedal, convulsões, tetania, laringoespasmo e ruído respiratório. A hipofosfatemia primária ou secundária pode causar fraqueza muscular relevante grave, resistência reduzida, disfagia, diplopia, cardiomiopatia e fraqueza dos músculos respiratórios. Os pacientes também podem apresentar comprometimento cognitivo.

Testes diagnósticos

A **DMO por Dexa** é usada para determinar a presença de baixa densidade óssea que pode ser decorrente de osteoporose, osteomalácia ou ambas. São obtidos os níveis séricos de cálcio, albumina, fosfato, fosfatase alcalina, PTH e 25-OHD. A *deficiência* de vitamina D é definida como um nível sérico de 25-OHD menor que 20 ng/mL (50 nmol/L). A *insuficiência* de vitamina D é definida como um nível sérico de 25-OHD entre 20 ng/mL e 30 ng/mL (50-75 nmol/L). Pacientes com osteomalácia grave geralmente apresentam deficiência crônica grave de vitamina D (25-OHD abaixo de 12 ng/mL [25 nmol/L]).

A $1,25(OH)_2D_3$ pode estar baixa mesmo quando os níveis de $25(OH)D_2$ estão normais. Em uma série de casos de osteomalácia comprovada por biópsia, a fosfatase alcalina estava alta em 94% dos pacientes; o cálcio ou fósforo estavam baixos em 47% dos pacientes; a vitamina $25(OH) D_3$ baixa em 29% dos pacientes; e o cálcio na urina baixo em 18% dos pacientes.

Pseudofraturas foram vistas em 18% dos pacientes. Radiografias podem mostrar características diagnósticas. A densitometria óssea ajuda a documentar o grau de osteopenia.

Contraceptivos orais podem causar hipofosfatemia renal em algumas mulheres, logo, uma interrupção do tratamento com contraceptivos orais é necessária. Pacientes com hipofosfatemia não explicada de outra forma devem ter os valores séricos ou plasmáticos do fator de crescimento de fibroblastos 23 (FGF23) mensurados. Pacientes com altos níveis de FGF23 podem ser testados geneticamente para raquitismo hipofosfatêmico (*PHEX*) ligado ao cromossomo X, raquitismo hipofosfatêmico (*FGF23*) autossômico dominante e raquitismo hipofosfatêmico (*DMP1*) autossômico recessivo.

Pacientes com hipofosfatasia têm níveis séricos de fosfatase alcalina baixos (abaixo de 40 U/L em adultos e abaixo de 20 U/L em casos graves). No entanto, logo após uma fratura, a fosfatase alcalina sérica sobe e pode obscurecer o diagnóstico. O diagnóstico de hipofosfatasia é ainda sugerido por um exame de urina de 24 horas para fosfoetalonamina ou nível sérico de 5-fosfato de piridoxal (B_6); esses substratos para fosfatase alcalina de tecido não específico estão sempre elevados em pacientes com hipofosfatasia. O diagnóstico é confirmado com testes genéticos para mutação no gene *ALPL*.

Diagnóstico diferencial

A osteomalácia geralmente coexiste com a osteoporose. A contribuição relativa das duas condições para uma densidade óssea reduzida pode não ser aparente até o tratamento, já que um crescimento significativo na densidade óssea é frequentemente visto com a terapia para osteomalácia. A deficiência de fosfato deve ser diferenciada da hipofosfatemia vista no hiperparatireoidismo.

Prevenção e tratamento

Os seres humanos recebem naturalmente cerca de 90% de sua vitamina D da luz solar. Para obter a vitamina D adequada, o rosto, braços, mãos ou costas devem ficar expostos à luz do sol, sem protetor solar, por 15 minutos no mínimo 2x/semana. Em indivíduos privados da luz solar (p. ex., mulheres com vestimentas longas, pacientes confinados ou residentes de locais de alta altitude durante o inverno), vitamina D_3, 1.000 UI diárias, deve ser administrada profilacticamente. Pacientes submetidos a terapia prolongada com fenitoína também devem receber suplementação de vitamina D_3. O principal alimento natural fonte de vitamina D é o peixe, particularmente salmão, cavala, óleo de fígado de bacalhau, e sardinha e atum em óleo enlatados. A maior parte do leite de vaca comercial é fortificado com vitamina D com cerca de 400 UI (10 mcg) por cerca de um litro, no entanto, leite desnatado, iogurte e queijo cottage podem ter pouca ou nenhuma vitamina D_3.

Muitos suplementos de vitamina contêm vitamina D_2 de origem vegetal, que têm disponibilidade biológica variável. Logo, é prudente recomendar que os pacientes utilizem um suplemento de vitamina D_3 de um fabricante confiável.

A deficiência grave de vitamina D pode ser tratada com ergocalciferol (D_2), 50.000 UI por VO semanalmente por 8 semanas. Alguns pacientes exigem suplementação prolongada com D_2 de até 50.000 UI por semana. A alternativa é tratar os pacientes com deficiência de vitamina D com colecalciferol D_3 em doses de no mínimo 2.000 UI por dia. Altas doses de vitamina D_3 (10.000 UI/dia para adultos) são às vezes necessárias para pacientes com obesidade, má absorção intestinal, ou após cirurgia de derivação gástrica; raramente a má absorção grave pode exigir 25.000-100.000 UI diárias. Pacientes com esteatorreia podem responder melhor ao calcifediol (25(OH) D_3) oral, 50-100 mcg/dia. Os níveis séricos de 25-OHD devem ser monitorados, e a dosagem da vitamina D ajustada para manter os níveis de 25-OHD acima de 30 ng/mL. A organização Endocrine Society recomenda um intervalo de 25-OHD entre 40-60 ng/mL como meta. Níveis séricos de 25-OHD acima desse intervalo não oferecem benefícios adicionais e podem, na verdade, causar uma *redução* na força óssea.

A inclusão de suplementos de cálcio à vitamina D é desnecessária para a prevenção de osteomalácia na maioria dos pacientes de outra forma considerados bem nutridos. Pacientes com má absorção ou nutrição deficiente devem receber suplementação com citrato de cálcio, 0,4-0,6 g de cálcio elementar por dia, ou carbonato de cálcio (p. ex., OsCal, Tums), 1-1,5 g de cálcio elementar por dia com as refeições.

No raquitismo hipofosfatêmico ou osteomalácia, as deficiências nutricionais são corrigidas, antiácidos que contenham alumínio são interrompidos, e pacientes com acidose tubular renal são submetidos a terapia com bicarbonato.

Para pacientes com hipofosfatemia tumoral, a ressecção do tumor normaliza os níveis séricos de fosfato, mas cerca de 20% apresentam recorrência, geralmente no mesmo local.

Tanto no caso da hipofosfatemia genética relacionada ao FGF23 como da induzida por tumor, a terapia com burosumabe melhora a osteomalácia.

Pacientes com hipofosfatasia podem ser tratados com alfa asfotase (Strensiq). Teriparatida pode melhorar a dor óssea e a recuperação de fraturas. Bifosfonatos são contraindicados.

Bouraima F et al. Tumor-induced osteomalacia in patients with malignancy: a meta-analysis and systemic review of case reports. J Clin Endocrinol Metab. 2023;108:3031. [PMID: 37235783]

Cianferotti L. Osteomalacia is not a single disease. Int J Mol Sci. 2022;23:14896. [PMID: 36499221]

Econs MJ et al. Case 18-2022: a 29-year-old woman with recurrent fractures. N Engl J Med. 2022;386:2316. [PMID: 35704485]

Falchetti A et al. The effects of vegetarian diets on bone health: Front Endocrinol (Lausanne). 2022;13:899375. [PMID: 35992115]

Korkmaz HA et al. Approach to nutritional rickets. J Pediatr Endocrinol Metab. 2023;36:335. [PMID: 36843296]

Doença óssea de Paget (osteíte deformante)

FUNDAMENTOS DO DIAGNÓSTICO

- Frequentemente assintomática.
- Dor óssea pode ser o primeiro sintoma.
- Cifose, tíbias arqueadas, cabeça grande, surdez e fraturas frequentes.
- Fosfato e cálcio séricos normais; fosfatase alcalina e hidroxiprolina urinária elevadas.
- Ossos densos e expandidos nas radiografias.

Considerações gerais

A doença óssea de Paget é manifestada por uma ou mais lesões ósseas com alta remodelação óssea e formação osteoide desorganizada. O osso envolvido primeiro aumenta a atividade osteoclástica, causando lesões líticas que podem progredir até cerca de 1 cm/ano. Em seguida, a atividade osteoblástica aumenta, produzindo uma alta taxa de formação óssea desorganizada. Os ossos envolvidos tornam-se vasculares, fracos e deformados. Por fim, há uma fase de esgotamento final com atividade celular óssea marcadamente reduzida e ossos anormais que podem ser aumentados com deformidade esquelética.

A prevalência da doença de Paget diminuiu nos últimos 20 anos. Ela é mais comum no Reino Unido e em áreas de imigração europeia, sendo rara na África, Índia, Ásia e Escandinávia. Nos EUA, a doença de Paget afeta cerca de 1% de pessoas brancas acima de 55 anos, com sua prevalência aumentando a partir dos 40 anos. A maioria dos casos é descoberta incidentalmente durante exames de imagem radiológicos ou pela descoberta também incidental de aumentos na fosfatase alcalina sérica.

Achados clínicos

A. Sintomas e sinais

A doença de Paget é leve ou assintomática em cerca de 75% dos casos. Ela envolve vários ossos (poliostótica) em 72% dos casos e um único osso (monostótica) em 28% dos casos. Ela ocorre com mais frequência na pelve, vértebras, fêmur, úmero e crânio. A doença tipicamente envolve ossos afetados simultaneamente e tende a não envolver ossos adicionais durante seu curso. A dor, geralmente descrita como dolorida, profunda e com piora à noite, é o sintoma inicial mais comum. Ela pode ocorrer no osso envolvido ou em uma articulação adjacente, que pode apresentar artrite degenerativa. A doença de Paget geralmente afeta ossos longos de forma proximal para depois avançar na direção distal, com a dor óssea na frente osteolítica sendo agravada com o peso. Superfícies de articulações (como o joelho) podem estar envolvidas e causar dor artrítica. Os ossos podem se tornar flexíveis, levando a tíbias arqueadas, cifose, e fraturas femorais atípicas frequentes com trauma leve. Se o crânio for afetado, o paciente pode relatar cefaleias e aumento no diâmetro da cabeça; metade desses pacientes tem veias dilatadas no couro cabeludo, o chamado "sinal de veia saliente na cabeça". O envolvimento do osso temporal petroso frequentemente danifica a cóclea, causando perda auditiva, zumbido ou vertigem. A vascularização aumentada nos ossos envolvidos causa aumento do calor.

B. Achados laboratoriais

A fosfatase alcalina total e a fosfatase alcalina óssea séricas são frequentemente bastante elevadas. No entanto, os níveis séricos de fosfatase alcalina são normais em 40%

dos pacientes, particularmente naqueles com envolvimento monostótico. O cálcio sérico pode ser alto, particularmente se o paciente estiver acamado. Um exame de 25-OH vitamina D deve ser obtido para rastrear a deficiência de vitamina D, que também pode estar presente com fosfatase alcalina sérica elevada e dor óssea.

C. Exames de imagem

Exames de raio-x simples ou TC mostram as lesões osteolíticas na doença de Paget, com radiolucência focal ("osteoporose circunscrita") no crânio ou lesões em forma de chama avançando nos ossos longos. Nas vértebras, as lesões podem apresentar uma aparência de "trevo" ou "coração" ("sinal do Mickey Mouse"), ajudando a distingui-las de metástases nos ossos. As lesões ósseas podem ter uma fase lítica, mista ou esclerótica. Os ossos afetados acabam tornando-se espessos e deformados. Varreduras dos ossos com pirofosfato de tecnécio Tc 99m são úteis para definir a atividade das lesões ósseas e identificar lesões adicionais em outros locais.

Diagnóstico diferencial

Tipos de displasias ósseas esclerosantes familiares e raras compartilham homologias fenotípicas com a doença óssea de Paget. O diagnóstico diferencial também inclui mielofibrose, osteosclerose intramedular, doença de Erdheim-Chester, histiocitose de células de Langerhans, e doença de células falciformes.

A doença de Paget deve ser diferenciada de lesões ósseas primárias (p. ex., sarcoma osteogênico, mieloma múltiplo, e displasia fibrosa) e de lesões ósseas secundárias (p. ex., osteíte fibrosa cística e carcinoma metastático nos ossos). Osteogênese imperfeita é um distúrbio simétrico raro que pode imitar as características da doença de Paget; a fosfatase alcalina sérica é igualmente elevada. Essa condição pode estar associada a paraproteinemias.

Complicações

Se houver imobilização, hipercalcemia e cálculos renais podem se desenvolver. No caso de doença poliostótica grave, o aumento da vascularização pode levar a IC de alto débito. Frequentemente há desenvolvimento de artrite nas articulações adjacentes ao osso envolvido.

O envolvimento extenso do crânio pode causar paralisias dos nervos cranianos devido à compressão do forâme neural. O envolvimento do crânio também pode causar uma síndrome do roubo da artéria subclávia, com sonolência ou eventos neurológicos isquêmicos; o nervo óptico pode ser afetado, resultando em perda da visão. O envolvimento da mandíbula pode fazer com que os dentes se espalhem intraoralmente e tornem-se desalinhados. O colapso vertebral pode causar compressão da medula ou dos nervos espinhais, resultando em radiculopatia ou paralisia. O envolvimento vertebral também pode levar a uma síndrome do roubo da artéria subclávia com paralisia. A cirurgia de ossos longos fraturados é geralmente complicada por conta da perda excessiva de sangue dessas lesões líticas vasculares.

Um tumor de células gigantes ou sarcoma se desenvolve em menos de 1% das lesões antigas.

Tratamento

Pacientes assintomáticos podem exigir apenas acompanhamento clínico. O tratamento com bifosfonatos deve ser considerado para pacientes assintomáticos que tenham envolvimento significativo do crânio, ossos longos ou vértebras. Os pacientes devem ser cuidadosamente monitorados antes, durante e depois do tratamento com exames clínicos e medições seriadas da fosfatase alcalina sérica.

Ácido zoledrônico é o tratamento de preferência para a doença de Paget e é superior aos bifosfonatos. Administrado por IV em dose única de 5 mg, ele normaliza a fosfatase alcalina sérica em 89% dos pacientes em 6 meses, e de 98% em 2 anos. A infusão do ácido zoledrônico pode ser repetida no caso de recorrência, conforme determinado clinicamente e pela fosfatase alcalina sérica e exame radiológico dos ossos.

O ácido zoledrônico deve ser administrado antes da artoplastia total de uma articulação envolvida na doença de Paget, ou antes da osteotomia para arqueamento das pernas, a fim de reduzir o risco de hemorragia durante a cirurgia e perda da prótese após a cirurgia. Para pacientes com paraplegia devido a envolvimento vertebral, o ácido zoledrônico intravenoso deve ser administrado enquanto a consulta neurocirúrgica é obtida.

Os pacientes frequentemente apresentam um aumento paradoxal da dor nos locais afetados pela doença logo após o início da terapia com bifosfonatos; esse "efeito da primeira dose" geralmente diminui com a continuação do tratamento. Após a aplicação do ácido zoledrônico intravenoso, os pacientes frequentemente apresentam febre, fadiga, mialgia, dor óssea e problemas oculares. A hipocalcemia é comum e pode ser grave, especialmente se os bifosfonatos intravenosos forem administrados junto com diuréticos de alça. Logo, é aconselhável administrar suplementos de cálcio e vitamina D, especialmente durante as 2 primeiras semanas que seguem o tratamento. Qualquer deficiência de vitamina D deve ser corrigida antes da prescrição de um bifosfonato.

Prognóstico

O prognóstico é bom, mas podem ocorrer recidivas após um tratamento inicial bem-sucedido com bifosfonato. Em 6,5 anos após a terapia inicial, a taxa de recorrência é de 12,5% após o tratamento com ácido zoledrônico, e de 62% com o risedronato. Os pacientes devem ser monitorados por um longo período, com medições da fosfatase alcalina sérica ao menos uma vez por ano. As fraturas geralmente têm boa recuperação. Nas formas mais graves da doença, ocorrem deformidade acentuada, dor intratável e IC de alto débito se não tratada com bifosfonatos. O surgimento de osteossarcoma nos locais afetados pela doença de Paget resulta em uma sobrevida de 2 anos de apenas 25%.

Lombardi AF et al. Imaging of Paget's disease of bone. Radiol Clin North Am. 2022;60:561. [PMID: 35672089]

DOENÇAS DO CÓRTEX ADRENAL

Insuficiência adrenal primária (doença de Addison)

> ### FUNDAMENTOS DO DIAGNÓSTICO
>
> - Deficiência de cortisol e mineralocorticoides decorrentes da destruição do córtex adrenal.
> - Fraqueza, vômitos, diarreia; dor abdominal, artralgias; amenorreia.
> - Aumento na pigmentação da pele, especialmente das dobras, áreas de pressão e mamilos.
> - Hipotensão hipovolêmica.
> - Hiponatremia; hipercalemia; hipoglicemia; eosinofilia.
> - Nível plasmático de ACTH elevado; cosintropina incapaz de estimular cortisol sérico ≥ 20 mcg/dL (550 nmol/L).
> - Crise adrenal aguda: as manifestações acima tornam-se críticas, com febre, choque, confusão, coma, morte.

Considerações gerais

A insuficiência adrenal primária (doença de Addison) é causada pela disfunção ou ausência do córtex adrenal. A insuficiência adrenal secundária é causada pela secreção deficiente de ACTH. A doença de Addison refere-se a uma deficiência crônica de cortisol causada por insuficiência adrenocortical; os níveis plasmáticos de ACTH e alfa-MSH são consequentemente elevados, causando pigmentação que varia de nenhuma a acentuadamente escura.

A doença de Addison é um distúrbio incomum. Nos EUA, a prevalência é de cerca de 90-140 casos por milhão, e a incidência anual de cerca de 5-6 casos por milhão. Pacientes com destruição do córtex adrenal ou com deficiência clássica de 21-hidroxilase também apresentam deficiência de mineralocorticoides, tipicamente com hiponatremia, depleção de volume e hipercalemia. Por outro lado, a deficiência de mineralocorticoides não está presente em pacientes com deficiência familiar de corticosteroides, síndrome de Allgrove, ou insuficiência adrenal secundária.

Crise adrenal aguda (addisoniana) é uma emergência causada por insuficiência de cortisol. A crise pode ocorrer durante o tratamento da insuficiência adrenal crônica, ou ela pode ser a manifestação presente da insuficiência adrenal. A crise adrenal aguda é mais comumente vista na insuficiência adrenal primária do que na insuficiência adrenal secundária. Ela é geralmente desencadeada por um dos seguintes fatores: (1) estresse grave (p. ex., infecção, trauma, cirurgia, hipertireoidismo ou jejum prolongado) ou menor (vacinação) em pacientes com insuficiência adrenal latente ou tratada; (2) hipertireoidismo ou prescrição de hormônios tireóideos para pacientes com insuficiência adrenal não tratada; (3) não adesão à reposição de glicocorticoides ou interrupção repentina do hormônio adrenocortical em pacientes com insuficiência

adrenal primária ou secundária crônicas; (4) adrenalectomia bilateral ou remoção de tumor adrenal funcional que suprimia a outra glândula adrenal; (5) destruição repentina da hipófise (necrose hipofisária) ou dano a ambas as adrenais (por trauma, hemorragia, terapia anticoagulante, trombose, infecção ou, raramente, carcinoma metastático); ou (6) administração de etomidato intravenoso (usado para indução anestésica rápida ou intubação).

Etiologia

Autoimunidade é a causa mais comum da doença de Addison em países industrializados, sendo responsável por cerca de 90% dos casos espontâneos; a função adrenal diminui no decorrer de vários anos conforme progride para insuficiência adrenal manifesta. Mais da metade dos casos de doença de Addison autoimune ocorre como parte de uma síndrome poliglandular autoimune (SPA-1, SPA-2). A doença de Addison também pode ocorrer após o tratamento de malignidades com inibidores de *checkpoint* imunológico PD-1.

Doenças adrenais bilaterais infiltrativas causam insuficiência adrenal primária. Neoplasias causadoras incluem linfomas, câncer de mama e câncer de pulmão. Infecções causadoras incluem tuberculose, coccidioidomicose, histoplasmose, citomegalovírus, criptococose e sífilis.

Infecções das glândulas adrenais, particularmente pelo citomegalovírus, são encontradas em quase metade dos pacientes com HIV não tratados na autópsia. No entanto, uma porcentagem muito menor apresenta a doença clínica de Addison. O diagnóstico de insuficiência adrenal em pacientes com HIV é geralmente problemático. Uma síndrome de resistência ao cortisol foi descrita em pacientes com HIV, e uma revisão do intervalo normal no teste de cosintropina (teste de estimulação com ACTH) para esses pacientes foi proposta (cortisol de pico normal acima de 22 mcg/dL). Além disso, em pacientes HIV positivos é comum a ocorrência de hipercalemia isolada, particularmente durante a terapia com pentamidina; isso geralmente é devido a hipoaldosteronismo isolado e responde a terapia com mineralocorticoides (fludrocortisona) sozinha.

Hemorragia adrenal bilateral pode ocorrer com sepse, trombocitopenia induzida por heparina, anticoagulação, ou síndrome dos anticorpos antifosfólipides. Ela pode ocorrer associada a trauma ou cirurgia extensa, manifestando-se uma semana depois com dor, febre e choque. Ela também pode ocorrer espontaneamente e se manifestar com dor de flanco. Meningococcemia pode estar associada a púrpura e insuficiência adrenal secundária a infarto adrenal (síndrome de Waterhouse-Friderichsen).

Adrenoleucodistrofia é um distúrbio peroxissômico ligado ao cromossomo X que causa acúmulo de ácidos graxos de cadeia muito longa no córtex adrenal, testículos, cérebro e medula espinal. A insuficiência adrenal ocorre em última instância em 80% dos pacientes afetados e é responsável por um terço dos casos de doença de Addison em meninos. Ela se manifesta mais comumente na infância ou adolescência, mas pode se manifestar em qualquer idade.

A insuficiência adrenal congênita ocorre em várias condições. A deficiência familiar de corticosteroides é uma doença autossômica recessiva que é causada por mutações germinativas no receptor de ACTH adrenal (receptor tipo 2 de melanocortina, MC2R). Ela é caracterizada por deficiência isolada de cortisol e resistência a ACTH e pode se manifestar com hipoglicemia neonatal, infecções frequentes e pigmentação escura da pele. A síndrome do triplo A (Allgrove) é causada por uma mutação no gene AAAS que codificam uma proteína conhecida como ALADIN (alacrima, *a*calasia, *i*nsuficiência a*d*renal, transtorno *n*eurológico). A deficiência de cortisol geralmente se manifesta na infância, mas pode não ocorrer até a terceira década de vida.

A **hiperplasia adrenal congênita** é causada por vários defeitos genéticos nas enzimas responsáveis pela síntese esteroide. Devido à síntese de cortisol defeituosa, os pacientes têm vários graus de insuficiência adrenal e níveis elevados de ACTH que causam hiperplasia do córtex adrenal. O defeito enzimático mais comum é *P450c21 (deficiência de 21-hidroxilase)*.

Drogas que causam insuficiência adrenal primária incluem mitotano, acetato de abiraterona e os inibidores de tirosina quinase lenvatinibe e vandetanibe. **Causas raras** de insuficiência adrenal incluem linfoma, carcinoma metastático, esclerodermia, amiloidose e hemocromatose.

Achados clínicos
A. Sintomas e sinais

O surgimento de sintomas pode ocorrer repentinamente, mas geralmente se desenvolve aos poucos durante meses ou anos. O diagnóstico é frequentemente tardio, visto que muitos sintomas iniciais não são específicos. Mais de 90% dos pacientes descrevem fadiga, pouca resistência, fraqueza, anorexia e perda de peso. Mais de 80% dos pacientes afetados apresentam sintomas de hipotensão ortostática (agravada por desidratação causada por náusea ou vômito), tontura quando em pé, desejo por sal, e por fim hiperpigmentação da pele e gengivas. Dor abdominal, náusea e vômito acabam por se desenvolver na maioria dos pacientes; pode ocorrer diarreia, agravando a desidratação e a hipotensão. Também pode haver febre e hiperplasia do tecido linfoide. Os pacientes frequentemente apresentam dor significativa: artralgias, mialgias, dor no peito, dor abdominal, dor nas costas, dores nas pernas ou cefaleia. Os sintomas psiquiátricos incluem ansiedade, irritabilidade e depressão: no momento do diagnóstico, mais de 40% dos pacientes ouvem que seus sintomas são psicológicos. O edema cerebral pode causar cefaleia, vômitos, perturbação no caminhar e disfunção intelectual que pode progredir para coma. Pode ocorrer hipoglicemia e consequente piora da fraqueza e funcionamento mental do paciente. Os pacientes em tratamento prolongado para insuficiência adrenal parecem ser mais propensos a pneumonia, infecções do trato urinário e gastrointestinal.

A hiperpigmentação da pele devido ao aumento da secreção hipofisária de alfa-MSH varia entre os pacientes afetados (p. ex., de nenhuma a um aumento nas sardas, chegando até um escurecimento difuso que lembra uma aparência bronzeada). Áreas expostas ao sol escurecem mais, mas áreas não expostas

também escurecem. A hiperpigmentação é frequentemente mais visível nas articulações dos dedos, cotovelos, joelhos, parte posterior do pescoço, vincos das palmas, mucosa gengival e borda vermelha dos lábios. Faixas pigmentadas longitudinais podem se desenvolver nos leitos ungueais. Mamilos e aréolas tendem a escurecer. A pele também escurece nas áreas de pressão, tais como a pele embaixo do cinto, sutiã e nas nádegas. Dobras de pele e novas cicatrizes também podem ficar pigmentadas. Por outro lado, manchas de vitiligo autoimune podem ser encontradas em cerca de 10% dos pacientes. Pelos esparsos pubianos e nas axilas tipicamente se desenvolvem nas mulheres.

Na gravidez, insuficiência adrenal não diagnosticada é rara, já que a condição tende a causar anovulação e fertilidade reduzida. A insuficiência adrenal não diagnosticada pode causar retardo no crescimento intrauterino e perda do feto. Mulheres gestantes com insuficiência adrenal não diagnosticada podem apresentar choque decorrente da crise adrenal, particularmente durante o primeiro trimestre, com doença simultânea, no parto ou no pós-parto.

Pacientes com diabetes tipo 1 preexistente apresentam hipoglicemia mais frequente com o surgimento da insuficiência adrenal, tanto que suas dosagens de insulina devem ser reduzidas.

A **crise adrenal aguda** é uma ameaça imediata a vida. Os pacientes afetados têm os sintomas de insuficiência adrenal ampliados e apresentam uma deterioração aguda de sua saúde, tipicamente com sintomas gastrointestinais agudos e febre que podem se parecer com uma emergência abdominal. Infecções (urinária, gastrointestinal, vias respiratórias inferiores) são gatilhos comuns para crise adrenal aguda. Os pacientes também frequentemente apresentam dor nas costas, artralgias e fadiga profunda. Eles podem apresentar *delirium* ou coma, algumas vezes agravados pela hipoglicemia. A crise adrenal é marcada por tontura ortostática e hipotensão (pressão sanguínea abaixo de 100 mmHg sistólica ou 20 mmHg abaixo da linha de base). Cardiomiopatia reversível e IC também podem ocorrer, causando hipotensão que pode progredir para choque de ameaça à vida que não responde a vasoconstritores e fluidos intravenosos.

B. Achados laboratoriais

Tipicamente, há anemia leve, neutropenia moderada, linfocitose e eosinofilia (contagem total de eosinófilos acima de 300/mcL). Entre os pacientes com insuficiência adrenal crônica, o sódio sérico é geralmente baixo (88%) e o potássio alto (64%). No entanto, pacientes com vômitos ou diarreia podem não ser hipercalêmicos. Hipoglicemia por jejum é comum. A hipercalcemia pode estar presente.

Um cortisol plasmático abaixo de 3 mcg/dL (83 nmol/L) às 8h da manhã é diagnóstico, especialmente se acompanhado por elevação simultânea do nível plasmático de ACTH acima de 200 pg/mL (44 pmol/L). O diagnóstico é confirmado por um teste de estimulação de cosintropina (teste de estimulação com ACTH) simplificado: (1) ACTH$_{1-24}$ sintético (cosintropina), 0,25 mg, é administrada por via intramuscular. (2) O cortisol sérico é obtido 45 minutos depois da administração da cosintropina.

Normalmente, o cortisol sérico sobe até no mínimo 20 mcg/dL (550 pmol/L), ao passo que pacientes com insuficiência adrenal têm os níveis de cortisol sérico estimulado abaixo de 20 mcg/dL (550 pmol/L). Para pacientes submetidos a tratamento com corticosteroides, a hidrocortisona não deve ser administrada por no mínimo 8 horas antes do teste. Outros corticosteroides (p. ex., prednisona, dexametasona) não interferem com ensaios específicos para cortisol. A cosintropina é geralmente bem tolerada, mas efeitos colaterais pouco frequentes (menos de 5%) incluem reações de hipersensibilidade com náusea, cefaleia, tontura, dispneia, palpitações, vermelhidão, edema e reações no local da injeção.

Um ou mais anticorpos antiadrenais séricos são encontrados em cerca de 50% dos casos de doença de Addison autoimune. A sensibilidade dos quatro anticorpos antiadrenais é como segue: anticorpos anticitoplasma (26%), anti-21-hidroxilase (21%), anti-17-hidroxilase (21%), e anticlivagem da cadeia lateral (16%). Anticorpos para tireoide (45%) e outros tecidos também podem estar presentes.

A atividade de renina plasmática (APR) elevada indica a presença de volume intravascular reduzido e a necessidade de administração de fludrocortisona. Os níveis séricos de epinefrina são baixos em pacientes não tratados com insuficiência adrenal.

Hiperplasia adrenal congênita perdedora de sal devido à deficiência de 21-hidroxilase é geralmente diagnosticada no nascimento. O diagnóstico específico requer níveis séricos elevados de 17-OH progesterona.

Homens jovens com doença de Addison idiopática são rastreados para adrenoleucodistrofia ligada ao cromossomo X pela determinação dos níveis plasmáticos de ácidos graxos de cadeia muito longa; os pacientes afetados apresentam níveis altos.

Na crise adrenal aguda, culturas de urina, escarro ou sangue podem ser positivas, se uma infecção bacteriana for a causa desencadeante.

C. Exames de imagem

Quando a insuficiência adrenal não é claramente autoimune, uma TC das glândulas adrenais deve ser realizada. As adrenais estão aumentadas em cerca de 85% dos casos relacionados à doença granulomatosa ou metastática. Calcificações adrenais ocorrem em 50% dos casos de Addison por tuberculose, mas também são vistas com hemorragia, infecção fúngica, feocromocitoma e melanoma. Adrenais pequenas, não calcificadas são vistas na doença de Addison autoimune.

Diagnóstico diferencial

Pacientes com insuficiência adrenal secundária devido à deficiência de ACTH têm produção normal de mineralocorticoides e não desenvolvem hipercalemia (ver Hipopituitarismo). Em contraste com a doença de Addison, pacientes com insuficiência adrenal secundária têm a pigmentação da pele de normal a reduzida, descrita como "pele de alabastro". A hemocromatose também causa hiperpigmentação bronzeada da pele, e a hemocromatose pode de fato ser a causa da doença de Addison. A crise adrenal aguda deve ser diferenciada de outras causas de choque (p. ex., séptico, hemorrágico, cardiogênico).

Os sintomas constitucionais podem ser confundidos com câncer, anorexia nervosa ou estresse emocional. A insuficiência adrenal aguda deve ser diferenciada do abdome agudo, no qual a neutrofilia é a regra, ao passo que na insuficiência adrenal ocorre linfocitose e eosinofilia. As manifestações neurológicas da síndrome de Allgrove e a adrenoleucodistrofia (especialmente nas mulheres) podem ser confundidas com esclerose múltipla. A hipercalemia pode ser causada por hipoaldosteronismo hiporreninêmico decorrente de acidose tubular renal tipo IV. A hipercalemia também é vista com rabdomiólise, paralisia hipercalêmica e algumas medicações (p. ex., iECA, espironolactona e drospirenona) (ver Cap. 23).

A hiponatremia é vista em muitas outras condições (p. ex., hipotireoidismo, uso de diuréticos, IC, cirrose, vômitos, diarreia, doença grave ou cirurgia extensa) (ver Fig. 23.1). Quase 40% dos pacientes criticamente doentes têm níveis séricos de cortisol baixos devido a baixos níveis séricos de albumina; seus níveis séricos de cortisol total podem ser baixos, mas os níveis séricos de cortisol livre são normais.

Complicações

Qualquer uma das complicações da doença subjacente (p. ex., tuberculose) tem maior probabilidade de ocorrer na insuficiência adrenal, e infecções intercorrentes podem desencadear uma crise adrenal aguda. Doenças autoimunes associadas são comuns (ver acima).

Tratamento

A. Medidas gerais

Os pacientes e membros da família devem ser totalmente instruídos sobre a insuficiência adrenal. *Os pacientes são aconselhados a usar um bracelete ou pingente de alerta médico onde se lê "Insuficiência adrenal – utiliza cortisona".* Deve-se fornecer a eles um cronograma com a progressão da dosagem para o aumento de corticosteroides em caso de doença, acidentes ou antes de pequenos procedimentos cirúrgicos e para o aumento da fludrocortisona no caso de calor ou atividade física extenuante prolongada. Os corticosteroides e a fludrocortisona devem ser prescritos em quantidades generosas com reposição automática a fim de evitar que o paciente fique sem medicação. Também é aconselhável prescrever um antiemético de rotina, como ondansetrona ODT em comprimidos de 8 mg para serem tomados a cada 8 horas em caso de náusea. Hidrocortisona parenteral (Solu-Cortef) 100 mg também é prescrita para injeção pelo próprio paciente no caso de vômitos. Os pacientes devem receber com antecedência instruções para buscar ajuda médica em uma unidade de emergência em caso de vômito ou doença grave. Todas as infecções devem ser tratadas imediatamente e de forma contundente, com hidrocortisona administrada em doses devidamente aumentadas.

B. Terapia específica

A terapia de reposição deve incluir corticosteroides com mineralocorticoides para insuficiência adrenal primária. Em casos leves, apenas corticosteroides podem ser adequados.

1. **Terapia de reposição de corticosteroides** – A terapia de manutenção para a maioria dos pacientes com doença de Addison corresponde a 15-30 mg de hidrocortisona por VO diariamente em duas doses (10-20 mg pela manhã; 5-10 mg à noite) ou em três doses (p. ex., 10 mg às 7h, 10 mg às 13h, e 5 mg às 19h). Alguns pacientes respondem melhor à prednisona ou metilprednisolona em doses de cerca de 3-6 mg diárias em doses divididas. Ajustes na dosagem são feitos de acordo com a resposta clínica. A dose de corticosteroide deve ser mantida no menor nível no qual o paciente sinta-se clinicamente bem.

   Pacientes com deficiência parcial de ACTH (cortisol sérico basal coletado pela manhã acima de 8 mg/dL [220 mmol/L]) exigem reposição de hidrocortisona em doses menores de cerca de 5 mg por VO 2x/dia ou mesmo 10 mg todas as manhãs. Alguns pacientes sentem-se melhores com a substituição da prednisona (2-7,5 mg/dia por VO) ou metilprednisolona (2-6 mg/dia por VO), oferecida em doses divididas. A fludrocortisona não é necessária. Corticosteroides adicionais devem ser administrados durante períodos de estresse (p. ex., infecção, trauma ou procedimentos cirúrgicos). Para doenças leves ou estresse cirúrgico leve a moderado, as doses de corticosteroides são dobradas ou triplicadas. Para doença ou trauma graves, ou estresse cirúrgico relevante, 100 mg de hidrocortisona são administrados por IV, seguidos por 200 mg por dia, aplicados por infusão intravenosa contínua ou como bólus de 50 mg aplicados a cada 6 horas por IV ou IM, depois reduzidos para as doses usuais conforme o estresse diminui.

   Plenadren MR (comprimidos de liberação modificada de 5 ou 20 mg) é uma preparação de hidrocortisona oral de liberação dual em dose única diária que pode ser administrada pela manhã (a dose usual é 20-30 mg por dia). Estudos preliminares indicam que o Plenadren pode melhorar a qualidade de vida para alguns pacientes com insuficiência adrenal. Ele não está disponível nos EUA, mas está disponível no Canadá e em outros países.

   Os pacientes devem ser cuidadosamente monitorados para identificação de sinais clínicos de dosagem excessiva ou insuficiente na terapia de reposição de corticosteroides. A dose adequada de corticosteroides geralmente resulta em uma melhora clínica. A fadiga também pode ser uma indicação de dosagem inadequada da medicação, desequilíbrio de eletrólitos, ou hipotireoidismo e diabetes *mellitus* simultâneos. Uma contagem diferencial de células brancas também pode ser útil, já que a neutrofilia e linfopenia podem indicar uma reposição excessiva de corticosteroides e vice-versa. Os níveis séricos de ACTH variam significativamente e não devem ser usados para determinar a dosagem.

   Cuidado: Doses maiores de corticosteroides são necessárias em circunstâncias como infecções, trauma, cirurgia, procedimentos de diagnóstico estressantes ou outras formas de estresse. Para o estresse maior causado por doenças relevantes, cirurgia ou parto, uma dose máxima por estresse de hidrocortisona é administrada como 50-100 mg por IV ou IM, seguida por 50 mg a cada 6 horas (infusão intravenosa contínua ou bólus), e então reduzida durante vários dias. No entanto, após trauma relevante, podem ser necessárias doses maiores de hidrocortisona de reposição por até várias semanas. Doses menores, por via oral ou parenteral, são usadas para períodos de estresse menos graves. Para imunizações administradas com um adjuvante, tal como varicela zóster (Shingrix), por conta da inflamação local, um aumento das doses de hidrocortisona é recomendado por 5 dias após a imunização. A dose é reduzida de volta ao normal conforme o estresse diminui. Doses menores de corticosteroides são necessárias quando as medicações prescritas inibem o metabolismo corticosteroide pelo bloqueio da isoenzima CYP34A, particularmente os antifúngicos cetoconazol ou itraconazol, o antidepressivo nefazodona, inibidores de anti-HIV protease e cobicistat. A rifampina aumenta a eliminação da hidrocortisona, exigindo uma dosagem maior de corticosteroide. Durante o terceiro trimestre da gestação, as exigências de corticosteroides são maiores, logo, as doses usuais de corticosteroides são aumentadas em 50%.

2. **Terapia de reposição de mineralocorticoides** – **O acetato de fludrocortisona** tem um efeito potente de retenção de sódio. A dosagem é 0,05-0,3 mg por VO diariamente ou em dias alternados. Na presença de hipotensão postural, hiponatremia ou hipercalemia, a dosagem é aumentada. Da mesma forma, em pacientes com fadiga, uma APR elevada indica a necessidade de uma dose maior de reposição de fludrocortisona. Se seguirem-se edema, hipocalemia ou hipertensão, a dose é diminuída. Durante o tratamento com hidrocortisona com doses máximas ajustadas para estresse, a reposição de fludrocortisona não é necessária. Alguns pacientes não toleram a fludrocortisona e devem substituir por comprimidos de NaCl para repor a perda renal de sódio.

3. **Terapia de reposição DHEA** – **A DHEA** é administrada para algumas mulheres com insuficiência adrenal. Em um ensaio clínico duplo cego, mulheres utilizando DHEA 50 mg por VO pela manhã relataram melhora na sensação de bem-estar, aumento da massa muscular, e reversão da perda óssea no colo femoral. Mulheres mais velhas utilizando o DHEA devem ser monitoradas quanto a efeitos androgênicos. Como preparações manipuladas têm potências variáveis, é melhor que a farmácia as preparem com um DHEA farmacêutico micronizado.

4. **Tratamento de hiperandrogenismo em mulheres com hiperplasia adrenal congênita** – Ver Hirsutismo e virilização.

5. **Tratamento de crise adrenal aguda** – Se há suspeita de crise adrenal aguda, mas o diagnóstico de insuficiência adrenal não está ainda confirmado, um acesso venoso deve ser estabelecido. O sangue é coletado para culturas, ACTH plasmático, cortisol sérico, glicose sérica, NUS, creatinina e níveis de eletrólitos. Uma urinálise é realizada para rastrear infecções do trato urinário. Sem esperar pelos resultados, o tratamento é iniciado *imediatamente* com hidrocortisona,

100 mg por bólus intravenoso seguido de 50 mg por IV a cada 6 horas por bólus intravenoso ou infusão intravenosa contínua. A dosagem da hidrocortisona pode então ser reduzida de acordo com a situação clínica e os resultados dos exames laboratoriais.

Fluidos intravenosos são administrados como solução salina normal a 0,9% ou solução salina normal a 0,9%/dextrose a 5%. Um volume de 2-3 L é aplicado rapidamente e então a taxa intravenosa é reduzida de acordo com parâmetros clínicos e com medições frequentes de glicose e eletrólitos séricos. Quando a solução salina intravenosa é interrompida, a reposição de mineralocorticoides é iniciada com fludrocortisona, começando com 0,1 mg diários por VO e ajustada de acordo com as medições séricas de eletrólitos.

Como infecções bacterianas frequentemente desencadeiam uma crise adrenal aguda, antibióticos de amplo espectro devem ser administrados empiricamente enquanto se aguarda os resultados das culturas iniciais (ver Tab. 32.5). O paciente também deve ser tratado para anomalias nos eletrólitos, hipoglicemia e desidratação, conforme indicado.

Quando o paciente consegue ingerir alimentos, a hidrocortisona é administrada por VO em doses de 10-20 mg a cada 6 horas, e a dosagem é reduzida para níveis de manutenção conforme necessário. A maioria dos pacientes acaba necessitando hidrocortisona 2x/dia (10-20 mg pela manhã; 5-10 mg à noite). A reposição de mineralocorticoides não é necessária quando grandes quantidades de hidrocortisona são oferecidas, mas conforme sua dose é reduzida, geralmente é necessário acrescentar acetato de fludrocortisona, 0,05-0,2 por VO diariamente. Alguns pacientes requerem fludrocortisona ou tornam-se edematosos, em doses de mais de 0,05 mg 1 ou 2x/semana. Uma vez encerrada a crise, o paciente precisa ser avaliado para se verificar o grau de insuficiência adrenal permanente e estabelecer a causa, se possível.

Prognóstico

A expectativa de vida de pacientes com doença de Addison é razoavelmente normal, desde que eles tomem regularmente suas medicações e tenham ciência de sua condição. A crise adrenal pode ocorrer em pacientes que interrompem a medicação ou que passam por estresse, tal como infecções, trauma ou cirurgia sem as doses adequadas maiores de corticosteroides. A síndrome de Cushing pode se desenvolver, impondo seus próprios riscos, em pacientes que utilizam doses excessivas de reposição de corticosteroides.

A crise adrenal aguda geralmente responde ao tratamento rápido. No entanto, se a crise adrenal não for reconhecida e tratada, o choque não responsivo à reposição de fluidos e vasoconstritores pode resultar em morte.

Bridwell RE et al. Adrenal emergencies. Emerg Med Clin North Am. 2023;41:795. [PMID: 37758424]

Carsote M et al. Addison's disease: diagnosis and management strategies. Int J Gen Med. 2023;16:2187. [PMID: 37287503]
Merke DP et al. Congenital adrenal hyperplasia due to 21-hydroxylase deficiency. N Engl J Med. 2020;383:124861. [PMID: 32966723]

Síndrome de Cushing (hipercortisolismo)

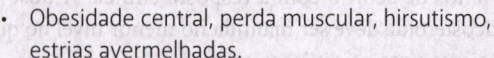

FUNDAMENTOS DO DIAGNÓSTICO

- Obesidade central, perda muscular, hirsutismo, estrias avermelhadas.
- Mudanças psicológicas e comprometimento cognitivo.
- Osteoporose, hipertensão, má cicatrização de feridas.
- Hiperglicemia, leucocitose, linfocitopenia, hipocalemia.
- Cortisol sérico e cortisol livre urinário elevados. Falta de supressão normal por dexametasona.

Considerações gerais

O termo "síndrome" de Cushing refere-se às manifestações de corticosteroides em excesso. A síndrome de Cushing endógena refere-se ao aumento da produção de cortisol pelo córtex adrenal. É uma doença rara com incidência estimada de cerca de 2,4 casos por milhão por ano nos EUA. Cerca de 75% dos casos são devido ao excesso de secreção de ACTH, enquanto 25% são devido à produção autônoma de cortisol pelo córtex adrenal.

A. Doença de Cushing com níveis de ACTH normais ou elevados (75%)

Cerca de 90% dos casos de hipercortisolismo dependente de ACTH ocorrem devido à "doença" de Cushing, causada por um adenoma hipofisário secretor de ACTH benigno. O adenoma é tipicamente menor que 5 mm e localizado na adeno-hipófise (94%), no entanto, cerca de 6% são ectópicos, em locais como seio cavernoso, seio esfenoide, seio etmoide ou neuro-hipófise. A doença de Cushing é pelo menos três vezes mais frequente em mulheres do que em homens, e a média de idade no momento do diagnóstico é 41 anos.

Cerca de 10% dos casos de hipercortisolismo dependente de ACTH devem-se a neoplasias neuroendócrinas não hipofisárias produzindo ACTH ectópico. As localizações ectópicas incluem pulmões (55%), pâncreas (9%), timo-mediastino (8%), adrenais (6%), TGI (5%), tireoide (4%) e outros locais (13%). Cerca de 15% dos casos são devido a ACTH vindo de uma fonte que não pode ser inicialmente localizada.

B. Síndrome de Cushing com ACTH baixo ou baixo-normal (25%)

Cerca de 25% dos casos de síndrome de Cushing espontânea devem-se à secreção excessiva *autônoma* de cortisol pelas adrenais. A secreção de cortisol é independente do ACTH, e os níveis plasmáticos de ACTH são geralmente baixos ou baixo-normal. A maioria de tais casos deve-se a um tumor adrenal unilateral. Adenomas adrenais benignos são geralmente pequenos e produzem principalmente cortisol; carcinomas adrenocorticais são geralmente extensos quando descobertos e podem produzir cortisol em excesso, bem como andrógenos, mas podem ser não secretores. Hiperplasia adrenal macronodular independente de ACTH também pode gerar hipercortisolismo devido ao estímulo anormal das células do córtex adrenal por hormônios tais como as catecolaminas, arginina vasopressina, serotonina, hCG/LH, ou polipeptídeo inibidor gástrico; nesse último caso, o hipercortisolismo pode ser intermitente e dependente de alimentos, e os níveis plasmáticos de ACTH podem não ser completamente suprimidos. A doença macronodular pigmentada adrenal primária bilateral pode ser uma condição isolada ou parte do complexo de Carney, uma condição autossômica dominante com características adicionais que consistem de mixomas do coração e pele com pigmentação manchada e sardas no rosto.

Achados clínicos

A. Sintomas e sinais

As manifestações da síndrome de Cushing variam consideravelmente. No início do curso da doença, os pacientes frequentemente descrevem sintomas não específicos, tais como fadiga ou resistência reduzida, mas podem apresentar uns poucos, se algum, dos estigmas físicos descritos abaixo. A maioria dos pacientes acaba por desenvolver ganho de peso com obesidade central e uma "face de lua cheia" de aspecto pletórico, "corcova de búfalo", bolsas de gordura na região supraclavicular, abdome protuberante e membros finos. A atrofia muscular causa fraqueza, com dificuldade em levantar a partir de uma posição sentada ou de subir escadas. Os pacientes também podem apresentar dor nas costas, cefaleia, hipertensão, osteoporose, necrose óssea avascular, acne, hirsutismo, infecções superficiais da pele, e oligomenorreia ou amenorreia em mulheres ou disfunção erétil e diminuição da libido em homens. Os pacientes podem apresentar sede e poliúria (com ou sem glicosúria), cálculos renais, glaucoma, estrias avermelhadas (especialmente ao redor das coxas, mamas e abdome), e facilidade em apresentar hematomas. Infecções fúngicas ou bacterianas pouco usuais são comuns. A cicatrização de feridas é prejudicada. A síndrome de Cushing afeta de modo adverso o cérebro, resultando em comprometimento cognitivo e distúrbios emocionais. Os pacientes frequentemente têm redução da capacidade de concentração, problemas de memória, função executiva reduzida, aumento da depressão e maior instabilidade de humor. A ansiedade algumas vezes pode vir acompanhada de psicose. A hiperglicemia com diabetes *mellitus* é comum. Os pacientes são suscetíveis a infecções oportunistas. Hiperpigmentação é comum em caso de neoplasias secretoras de ACTH ectópico, que tendem a produzir níveis plasmáticos de ACTH muito altos; a hiperpigmentação é incomum no caso de doença de Cushing hipofisária.

Carcinomas adrenais que são sintomáticos geralmente apresentam metástases grandes no momento do diagnóstico. Metástases microscópicas não são visíveis por exames de varredura, mas podem ser inferidas a partir da presença de níveis de cortisol detectáveis após a remoção do tumor adrenal primário em pacientes com carcinoma secretor de cortisol e síndrome de Cushing. Mais de 30% dos carcinomas adrenais são diagnosticados incidentalmente e tendem a ser menos sintomáticos.

B. Achados laboratoriais

A tolerância à glicose é prejudicada como resultado da resistência à insulina. A poliúria ocorre como resultado do aumento na eliminação de água livre; o diabetes *mellitus* com glicosúria pode piorar isso. Pacientes com síndrome de Cushing frequentemente apresentam leucocitose com granulocitose (Contagem absoluta de granulócitos maior que 8.000 células/mcL) e linfocitopenia relativa (porcentagem relativa de linfócitos menor que 24%). A hipocalemia pode estar presente, particularmente em casos de secreção de ACTH ectópico.

1. Testes diagnósticos para hipercortisolismo – Os testes para hipercortisolismo envolvem determinar a presença das seguintes características da síndrome de Cushing: (1) falta de variação diurna de cortisol, (2) supressão reduzida do cortisol por dexametasona, (3) aumento do cortisol livre na urina de 24 horas. No mínimo dois dos três testes devem ser positivos para um diagnóstico de síndrome de Cushing. Em pacientes com massa adrenal conhecida, a supressão de ACTH plasmático também indica hipercortisolismo. Resultados conflitantes são comuns.

    Medições do cortisol salivar tarde da noite (22-23h) são particularmente úteis, especialmente no caso de hipercortisolismo dependente de ACTH. Os níveis normais de cortisol salivar noturno são menos de 150 ng/dL (4,0 nmol/L). Níveis de cortisol salivar noturno consistentemente maiores que 250 ng/dL (7,0 nmol/L) são considerados anormais. O teste de cortisol salivar noturno tem uma sensibilidade e especificidade para síndrome de Cushing relativamente altas.

    O **teste noturno de supressão por dexametasona** é um teste de rastreamento fácil para hipercortisolismo e é particularmente sensível para o hipercortisolismo leve independente de ACTH decorrente de nódulo adrenal. A dexametasona, 1 mg, é administrada às 23h e o soro coletado para medição de cortisol às 8h da manhã seguinte; um nível de cortisol menor que 1,8 mcg/dL (50 nmol/L) exclui a síndrome de Cushing com certa segurança. No entanto, 8% dos pacientes estabelecidos com doença de Cushing hipofisária têm níveis de cortisol suprimidos por dexametasona menores que 2 mcg/dL (55 nmol/L). Várias medicações anticonvulsivantes e rifampina aceleram o metabolismo da dexametasona, gerando falta de supressão de cortisol por dexametasona. Estrogênios, durante a gravidez ou como contraceptivo oral ou TRH, também podem causar falta de supressão por dexametasona.

    Um teste de **urina de 24 horas de creatinina e cortisol livre** é geralmente usado para confirmar o hipercortisolismo em pacientes com cortisol salivar noturno alto ou teste de supressão por dexametasona anormal. Um teste de urina de 24 horas de cortisol livre (maior que 50 mcg/dia ou 140 nmol/dia em adultos), ou da proporção entre cortisol livre e creatinina com resultado maior que 95 mcg de cortisol por grama de creatinina, ajuda a confirmar o hipercortisolismo. No entanto, muitos pacientes com hipercortisolismo leve têm o cortisol livre urinário dentro do intervalo de referência. Uma eliminação alta e enganosa de cortisol livre urinário ocorre com uma alta ingestão de fluidos. Na gravidez, o cortisol livre urinário aumenta, enquanto o 17-hidroxicorticosteroides permanece normal e a variabilidade diurna do cortisol sérico é normal.

2. **Testes diagnósticos para fonte de hipercortisolismo** – Uma vez confirmado o hipercortisolismo, são obtidos os resultados de DHEAS e ACTH plasmáticos. Um ACTH plasmático abaixo de 6 pg/mL (1,3 pmol/L), com um DHEAS baixo, indica um tumor adrenal provável, ao passo que níveis maiores são produzidos por tumores secretores de ACTH ectópico ou hipofisários. Os níveis séricos de sulfato de desidroepiandrosterona (DHEAS) podem ser usados como substituto para o ACTH, visto que a secreção de DHEAS é dependente de ACTH; níveis abaixo do intervalo de referência e particularmente abaixo de 40 mcg/dL (1,1 mcmol/L) sugerem hipercortisolismo independente de ACTH.

C. Exames de imagem

Na síndrome de Cushing ACTH-independente, uma TC das adrenais geralmente detecta uma lesão de massa, que é mais frequentemente um adenoma adrenal. Carcinomas adrenocorticais geralmente podem ser distinguidos de adenomas adrenais benignos, pois são normalmente maiores (cerca de 11 cm) e muitos têm metástases visíveis nos exames pré-operatórios.

Na síndrome de Cushing ACTH-dependente, uma RM da hipófise mostra uma lesão hipofisária em cerca de 8,5% dos casos; as lesões tendem a ser pequenas (9,1 mm em média). Lesões muito pequenas (menores que 5 mm) não são diagnósticas. Quando a RM da hipófise apresenta resultado normal ou mostra uma pequena irregularidade (com menos de 5 mm) que pode ser incidental, é realizado o cateterismo seletivo das veias de drenagem do seio petroso inferior da hipófise. Níveis de ACTH no seio petroso inferior que são mais de duas vezes o nível de ACTH venoso periférico simultâneo são indicativos de doença de Cushing hipofisária.

Quando as concentrações de ACTH do seio petroso inferior não estão acima dos níveis de requisito, é realizada uma busca pela fonte de ACTH ectópico. A localização de fontes ectópicas de ACTH começa com um exame de TC do tórax e abdome, com atenção especial aos pulmões (para carcinoide ou carcinoma de células pequenas), timo, pâncreas e adrenais.

No caso de síndrome de Cushing devido à ACTH ectópico, a TC falha em detectar a fonte do ACTH em cerca de 34% dos casos. Em tais casos, a técnica de varredura mais sensível (82%) é o exame de imagem de corpo inteiro com ^{64}Cu-DO-TATOTATE-PET/CT.

Diagnóstico diferencial

Pacientes alcoólatras podem apresentar hipercortisolismo e muitas manifestações clínicas da síndrome de Cushing. Mulheres gestantes têm níveis elevados de ACTH sérico, aumento do cortisol livre urinário e altos níveis de cortisol sérico devido aos altos níveis séricos de globulina de ligação ao cortisol. Pacientes criticamente doentes frequentemente apresentam hipercortisolismo, geralmente com supressão de ACTH sérico. Pacientes com depressão também têm hipercortisolismo que pode ser quase impossível de distinguir bioquimicamente da síndrome de Cushing, mas sem os sinais clínicos da síndrome de Cushing. Anorexia nervosa e bulimia podem ser confundidas com a síndrome de Cushing devido à perda muscular e aos níveis extraordinariamente altos de cortisol livre na urina encontrados na anorexia. Pacientes com obesidade grave frequentemente têm o resultado do teste de supressão por dexametasona anormal, mas o cortisol livre urinário é geralmente normal, assim como a variação diurna do cortisol sérico. Pacientes com resistência ao cortisol familiar apresentam hiperandrogenismo, hipertensão e hipercortisolismo sem síndrome de Cushing de fato. A ingestão excessiva de ácido gama-hidroxibutírico (GHB, oxibato de sódio) também pode induzir uma síndrome de Cushing ACTH-dependente que se resolve após a interrupção do medicamento.

Alguns adolescentes desenvolvem estrias arroxeadas no abdome, costas e mamas; essas são conhecidas como "estrias de distensão" e não são indicativas de síndrome de Cushing. Pacientes submetidos à terapia antiretroviral para infecção por HIV-1 frequentemente desenvolvem lipodistrofia parcial, com extremidades finas e obesidade central com bolsa de gordura dorsocervical ("corcova de búfalo"), causando uma pseudo-síndrome de Cushing.

Tratamento

Os pacientes devem receber tratamento para as comorbidades dependentes de cortisol, incluindo osteoporose, distúrbios psiquiátricos, diabetes *mellitus*, hipertensão, hipocalemia, fraqueza muscular e infecções. A densitometria óssea é recomendada para todos os pacientes e o tratamento iniciado para aqueles com osteoporose.

A. Terapia cirúrgica

A **doença de Cushing hipofisária** é mais bem tratada com ressecção transesfenoidal seletiva do adenoma hipofisário, mesmo quando a RM da hipófise é normal ou inconclusiva. Com um neurocirurgião de hipófise experiente, as taxas de remissão variam de 80% a 90%. Hiponatremia pós-operatória ocorre frequentemente; o sódio sérico deve ser monitorado com frequência nas primeiras 2 semanas após a cirurgia. O paciente deve ser rastreado para hipotireoidismo secundário com um teste de T4 livre sérico dentro de 1-2 semanas após a cirurgia. Após uma cirurgia hipofisária bem-sucedida, o restante da glândula geralmente retorna à função normal; os corticotrofos hipofisários, no entanto, permanecem suprimidos e necessitam de 3-36 meses para recuperar a função normal.

Desse modo, os pacientes recebem, de forma empírica, doses de reposição de hidrocortisona após a cirurgia. A insuficiência adrenal secundária pós-cirurgia é uma marca de cirurgia hipofisária bem-sucedida; o rastreamento pode incluir um teste de cortisol sérico matinal 8 horas após a dose de hidrocortisona da noite anterior. O teste de cosintropina (teste de estimulação com ACTH) fica anormal 2 semanas após a cirurgia hipofisária bem-sucedida. Pacientes com insuficiência adrenal secundária e suas famílias precisam ser instruídos sobre a condição e devem manter a reposição de corticosteroides até o teste de estimulação de cosintropina ter o resultado normal. Uma RM da hipófise é obtida cerca de 3 meses após a cirurgia e repetida conforme indicado para evidência clínica de recorrência da doença de Cushing.

A doença de Cushing pode persistir após a cirurgia hipofisária, particularmente quando houve envolvimento do seio cavernoso. Após uma cirurgia aparentemente bem-sucedida, a doença de Cushing apresenta recorrência de 16% após uma média de 38 meses. Os pacientes devem passar por repetidas avaliações para doença de Cushing por anos após a cirurgia. Para pacientes com doença de Cushing persistente ou recorrente, pode ser necessário repetir a cirurgia hipofisária transesfenoidal se o tumor recorrente for visível e considerado extraível. Caso contrário, uma adrenalectomia bilateral laparoscópica é geralmente a melhor opção de tratamento. Tumores hipofisários secretores de ACTH recorrentes ou residuais também podem ser tratados com radiocirurgia estereotáxica, que normaliza o cortisol livre urinário em 70% dos pacientes dentro de uma média de 17 meses, comparada com uma taxa de remissão de 23% com a radioterapia convencional. A radiocirurgia hipofisária também pode ser usada para tratar a síndrome de Nelson.

Tumores secretores de ACTH ectópico devem ser extraídos cirurgicamente. Se o tumor não puder ser localizado ou for metastático, a adrenalectomia bilateral laparoscópica é geralmente recomendada. O tratamento médico com uma combinação de mitotano (3-5 g/24 horas), cetoconazol (0,4-1,2 g/24 horas) e metirapona (3-4,5 g/24 horas), por VO, frequentemente suprime o hipercortisolismo.

Adenomas adrenais benignos secretores de cortisol podem ser extraídos por laparoscopia se forem menores que 6 cm; a cura é obtida para a maioria dos pacientes. Contudo, a maioria deles apresenta insuficiência adrenal secundária prolongada. Pacientes com hiperplasia macronodular adrenal bilateral geralmente exigem adrenalectomias bilaterais e uma avaliação para complexo de Carney.

Carcinomas adrenocorticais são extraídos cirurgicamente. Se o carcinoma adrenocortical for funcional, a insuficiência adrenal secundária pós-cirurgia é um sinal de bom prognóstico, com uma chance maior de que o tumor foi completamente extraído sem metástases. No entanto, níveis de cortisol detectáveis no pós-cirúrgico antecipam metástases, ainda que não sejam detectáveis metástases nos exames.

B. Terapia médica

Para pacientes com síndrome de Cushing que rejeitam a cirurgia, ou para os quais a cirurgia não foi bem-sucedida, pode ser considerada a terapia médica: **osilodrostat** por VO 2x/dia pode normalizar o cortisol livre urinário e melhorar as manifestações do hipercortisolismo. Ele reduz a síntese de cortisol pelo bloqueio da enzima adrenal 11b-hidroxilase. Efeitos adversos incluem insuficiência adrenal, intervalo QT longo, hipertensão, hirsutismo e acne. O **cetoconazol** inibe a esteroidogênese adrenal e é outra opção de tratamento quando administrado em doses de cerca de 200 mg por VO a cada 6 horas, no entanto, ele é marginalmente eficaz e pode causar toxicidade hepática. A **metirapona** pode suprimir o hipercortisolismo; a dose diária média exigida é 1.250-1.500 mg/dia, por VO, em doses divididas. Ela pode ser combinada com outras terapias. A metirapona também pode ser usada para pacientes com carcinoma adrenocortical nos quais o hipercortisolismo não é totalmente controlado com mitotano. O **mitotano** é aprovado para uso em casos de carcinoma adrenocortical e reduz a secreção de cortisol durante várias semanas. Ele acelera a eliminação de hidrocortisona, então a reposição de glicocorticoides é geralmente necessária em dobro das doses usuais. O **etomidato** é um agente anestésico intravenoso que bloqueia a esteroidogênese adrenal. Ele pode ser administrado em doses sub-anestésicas para controlar o hipercortisolismo grave em pacientes criticamente doentes com síndrome de Cushing.

A hipertensão por mineralocorticoides pode ser tratada com espironolactona, eplerenona, finerenona, ou bloqueadores do canal de cálcio do tipo di-hidropiridina. Mulheres com hiperandrogenismo podem ser tratadas com flutamida. A cabergolina, 0,5-3,5 mg VO 2x/semana, reduziu a hipercortisolemia em 40% dos pacientes com doença de Cushing em um estudo pequeno. A pasireotida, um análogo de somatostatina multireceptor-direcionado, é uma opção de tratamento para tumores hipofisários refratários, secretores de ACTH, que causam doença de Cushing ou síndrome de Nelson.

Tumores metastáticos produtores de ACTH que são visíveis com os exames de imagem Octreoscan ou ^{68}Ga-DOTATATE-PET têm receptores de somatostatina. Esses tumores podem responder à terapia com análogos da somatostatina; pasireotida LAR (60 mg por via intramuscular a cada 28 dias) ou octreotida LAR (30-40 mg via intramuscular a cada 28 dias) retardam a progressão da malignidade e reduzem a secreção de ACTH em até metade dos pacientes. Diuréticos poupadores de potássio são frequentemente úteis. A terapia de radionuclídeos com vários ciclos de ^{177}Lu-DOTATATE gerou remissões em alguns pacientes.

Pacientes com tratamento cirúrgico bem-sucedido para síndrome de Cushing tipicamente desenvolvem "síndrome de abstinência de cortisol", mesmo recebendo corticosteroides de reposição para insuficiência adrenal. As manifestações podem incluir hipotensão, náusea, fadiga, artralgias, mialgias, prurido e descamação da pele. Aumentar a reposição de hidrocortisona para 30 mg por VO 2x/dia pode melhorar esses sintomas; a dosagem é depois reduzida aos poucos conforme tolerado.

Pacientes com carcinomas adrenocorticais secretores são geralmente tratados com mitotano após a cirurgia, particularmente se as metástases são visíveis ou o cortisol detectável após a cirurgia. Pacientes com carcinomas adrenocorticais metastáticos não secretores também responderam ao mitotano. O mitotano é tipicamente oferecido por 2-5 anos após a cirurgia. Ele pode causar hipogonadismo e insuficiência adrenal primária. A hidrocortisona ou prednisona de reposição devem ser iniciadas quando as doses de mitotano chegarem a 2 g por dia. A dose de reposição de hidrocortisona oral começa com 15 mg pela manhã e 10 mg à tarde, mas precisa frequentemente ser dobrada ou triplicada porque o mitotano aumenta o metabolismo do cortisol e os níveis de globulina de ligação ao cortisol; essa última pode aumentar artificialmente os níveis de cortisol sérico. O mitotano também causa hipotireoidismo central em 95% dos pacientes no primeiro ano de tratamento. A quimioterapia combinada com etoposido, doxorrubicina, cisplatina e mitotano (EDP-M) parece ser o regime mais eficaz para carcinoma adrenocortical metastático recorrente.

Prognóstico

As manifestações da síndrome de Cushing regridem com o tempo, mas os pacientes podem ter comprometimento psiquiátrico ou cognitivo residual, fraqueza muscular, osteoporose e sequelas de fraturas vertebrais. O prejuízo contínuo na qualidade de vida é mais comum nas mulheres que nos homens. Pacientes mais jovens têm melhores chances de recuperação total.

Pacientes com síndrome de Cushing decorrente de adenoma adrenal benigno têm uma sobrevida de 5 anos de 95% e de 10 anos de 90%, após uma adrenalectomia bem-sucedida. Pacientes com doença de Cushing decorrente de adenoma hipofisário têm taxas de sobrevida similares se a cirurgia hipofisária for bem-sucedida, o que pode ser previsto se os níveis séricos de cortisol não suprimido após a cirurgia forem menores que 2 mcg/dL (55 nmol/L). Após um tratamento bem-sucedido, a mortalidade geral permanece mais alta para pacientes mais velhos no momento do diagnóstico, com concentrações de ACTH maiores antes da cirurgia, e com maior duração do hipercortisolismo. Pacientes em remissão da doença de Cushing continuam a apresentar uma taxa de mortalidade maior que o esperado, particularmente em decorrência de doença cardíaca isquêmica e infarto cerebral, infecções bacterianas e suicídio.

Pacientes que têm uma remissão completa após cirurgia transesfenoidal têm cerca de 15-20% de chance de recorrência nos 10 anos seguintes. A recorrência do hipercortisolismo pode ocorrer como resultado do crescimento de um vestígio adrenal estimulado por altos níveis de ACTH. O prognóstico para pacientes com tumores produtores de ACTH ectópico depende da agressividade e estágio do tumor em particular. Pacientes com ACTH de fonte desconhecida têm uma taxa de sobrevida de 5 anos de 65% e de sobrevida de 10 anos de 55%.

Em pacientes com carcinoma adrenocortical, as taxas de sobrevida de 5 anos de pacientes tratados mostraram relação com o estágio da classificação Ensat. Para o estágio 1, a sobrevida de 5 anos foi 81%; para o estágio 2, 61%; para o estágio 3, 50%; e para o estágio 4, 13%.

Complicações

Após a adrenalectomia para doença de Cushing, um adenoma hipofisário pode aumentar progressivamente (síndrome de Nelson), causando destruição local (p. ex., comprometimento do campo visual, paralisia dos nervos cranianos) e hiperpigmentação. Após uma terapia bem-sucedida para síndrome de Cushing, ocorre uma insuficiência adrenal secundária que exige reposição de corticosteroides de longo prazo. Cinco anos após uma cirurgia bem-sucedida, o hipoadrenalismo secundário é solucionado em cerca de 58% dos pacientes com doença de Cushing hipofisária, em 82% daqueles com ACTH ectópico, e em apenas 38% dos pacientes que tiveram um tumor adrenal.

Quando encaminhar

O teste de supressão de dexametasona tem resultado anormal.

Quando hospitalizar

- Hipofisectomia transesfenoidal.
- Adrenalectomia.
- Ressecção de tumor secretor de ACTH ectópico.

Catalino MP et al. Postoperative serum cortisol and Cushing disease recurrence in patients with corticotroph adenomas. J Clin Endocrinol Metab. 2023;108:3287. [PMID: 37290036]

Paja M et al. White blood cell count: a valuable tool for suspected Cushing's syndrome. J Endocrinol Invest. 2023;46:141. [PMID: 35943722]

Puglisi S et al. New findings on presentation and outcome of patients with adrenocortical cancer: results from a national cohort study. J Clin Endocrinol Metab. 2023;108:2517. [PMID: 37022947]

Reincke M et al. Cushing syndrome: a review. JAMA. 2023;330: 170. [PMID: 37432427]

Wright K et al. Emerging diagnostic methods and imaging modalities in Cushing's syndrome. Front Endocrinol (Lausanne). 2023;14:1230447. [PMID: 37560300]

Aldosteronismo primário

FUNDAMENTOS DO DIAGNÓSTICO

- Hipertensão que pode ser grave ou resistente a medicamentos.
- Hipocalemia (na minoria dos pacientes) pode causar poliúria, polidipsia, fraqueza muscular.
- Renina plasmática baixa; níveis elevados de aldosterona plasmática e urinária.

Considerações gerais

O aldosteronismo primário (hiperaldosteronismo) refere-se à secreção de aldosterona renina-independente, inapropriadamente alta e não suprimível, e está associado a distúrbios cardiovasculares adversos. Ainda que a maioria dos pacientes afetados apresente hipertensão, alguns podem ser normotensos. A prevalência do aldosteronismo primário é 5-10% em pacientes hipertensos e de no mínimo 20% em pacientes com hipertensão resistente. O aldosteronismo primário deve ser suspeitado quando o paciente tem surgimento precoce de hipertensão ou AVE (antes dos 50 anos). Aldosteronismo primário e casos de hipertensão essencial de baixa renina podem se sobrepor, tornando difícil a distinção entre eles. Pacientes de todas as idades podem ser afetados, mas o pico de incidência é entre 30 e 60 anos. A produção excessiva de aldosterona aumenta a retenção de sódio; aumenta a excreção de potássio pelos rins, que pode levar a hipocalemia; e suprime a renina plasmática. Eventos cardiovasculares são mais prevalentes em pacientes com aldosteronismo (35%) do que naqueles com hipertensão essencial (11%).

O aldosteronismo primário é mais frequentemente causado por hiperplasia cortical adrenal bilateral (75%) que é mais comum em homens em uma proporção de 4:1, com pico entre os 50 e 60 anos. Aldosteronismo primário também pode ser causado por um adenoma unilateral cortical adrenal produtor de aldosterona (síndrome de Conn, 25%), que é mais comum em mulheres em uma proporção de 2:1, com pico entre os 30 e 50 anos. É importante distinguir os dois, já que um aldosteronoma unilateral (síndrome de Conn) pode ser curado por ressecção cirúrgica, ao passo que pacientes com hiperplasia adrenal bilateral são tratados clinicamente.

Achados clínicos

A. Sintomas e sinais

Aldosteronismo primário é a causa mais comum de hipertensão refratária em jovens e adultos de meia idade. Os pacientes apresentam hipertensão que é tipicamente moderada, mas que pode ser grave. Alguns pacientes têm apenas hipertensão diastólica, sem outros sintomas e sinais. Edema é raramente visto no aldosteronismo primário. A hipocalemia pode levar a fraqueza muscular, parestesia com tetania, cefaleia, poliúria e polidipsia.

B. Achados laboratoriais

O potássio plasmático deve ser determinado em indivíduos hipertensos. No entanto, a hipocalemia, anteriormente considerada a principal característica do hiperaldosteronismo, está presente em apenas 37% dos pacientes afetados: 50% dos que apresentam um adenoma produtor de aldosteronoma e 17% dos que têm hiperplasia adrenal. Uma concentração elevada de bicarbonato sérico (HCO_3) indica alcalose metabólica e está comumente presente.

A testagem para o aldosteronismo primário deve ser considerada para todos pacientes hipertensos com uma das seguintes características: (1) hipertensão constante acima de 150/100 mmHg em 3 dias diferentes; (2) hipertensão resistente a três medicamentos anti-hipertensivos convencionais, incluindo um diurético; (3) pressão sanguínea controlada exigindo quatro ou mais medicamentos anti-hipertensivos; (4) hipocalemia, particularmente quando não relacionada a diuréticos; (5) histórico familiar ou pessoal de hipertensão de surgimento precoce ou acidente vascular encefálico antes dos 40 anos; (6) parente de primeiro grau com aldosteronismo primário; (7) presença de massa adrenal; e (8) APR baixa.

Por no mínimo 2 semanas antes da testagem, os pacientes devem ter qualquer hipocalemia corrigida, adotar uma dieta alta em NaCl (mais de 6 g/dia) e, idealmente, restringir o uso de certas medicações: diuréticos, inibidores de ECA e BRA (estimula a APR), betabloqueadores, clonidina, Aine (surprime a APR), estrogênios orais e contraceptivos orais.

Para a testagem do sangue, o paciente deve estar fora da cama há pelo menos 2 horas e sentado por 15-60 minutos antes da coleta, que deve ser obtida preferencialmente entre 8h e 10h da manhã. O sangue deve ser coletado devagar com seringa e agulha (em vez de com um vacutainer) pelo menos 5 segundos após a liberação do torniquete e sem apertar o punho. O potássio plasmático, em vez do potássio sérico de rotina, deve ser mensurado em casos de hipercalemia inesperada. Os níveis de potássio plasmático devem ser normais já que a hipocalemia suprime a aldosterona. Pacientes com aldosaldosteronismo primário têm APR suprimida abaixo ou próximo de 1,0 ng/mL por hora. APR suprimida com uma concentração de aldosteronoma sérica maior que 15 ng/dL (420 pmol/L) indica provável hiperaldosteronismo primário. Uma proporção de aldosterona sérica (ng/dL) para APR (ng/mL/hora) menor que 24 exclui o aldosteronismo primário; taxas entre 24 e 30 são indeterminadas; taxas entre 30 e 64 são suspeitas; e uma taxa acima de 64 ajuda a confirmar o diagnóstico de aldosteronismo primário. Para ajudar a confirmar o diagnóstico de aldosteronismo, especialmente para pacientes com APR suprimida, mas com níveis séricos de aldosterona mais baixos, uma aldosterona em exame de urina de 24 horas maior que 12 mcg/24 horas (33 nmol/24 horas) confirma o aldosteronismo primário com 93% de especificidade.

Testes genéticos para aldosteronismo familiar tratável com corticosteroides são recomendados para pacientes com aldosteronismo primário confirmado aos 20 anos e para aqueles com histórico familiar de aldosteronismo primário ou AVE quando jovens (antes dos 40 anos).

C. Exames de imagem

Em alguns pacientes com aldosteronismo primário não diagnosticado descobre-se incidentalmente a existência de um nódulo adrenal (incidentaloma) durante exames de imagem do abdome ou do tórax. Todos os pacientes com aldosteronismo primário confirmado bioquimicamente necessitam de varredura por TC de corte fino das adrenais para rastrear carcinomas adrenais raros ou um adenoma adrenal. Na ausência de um adenoma adrenal extenso, a TC adrenal não consegue distinguir, de forma confiável, um excesso de aldosterona bilateral de um unilateral, tendo tanto sensibilidade quanto especificidade de 78% para aldosteronismo unilateral. Sendo assim, um exame de amostragem venosa adrenal é geralmente necessário.

D. Amostragem venosa adrenal

A amostragem venosa adrenal seletiva bilateral é invasiva, cara, e não amplamente disponível. A amostragem venosa adrenal tem sensibilidade de 95% e especificidade de 100%, mas apenas quando realizada por um radiologista experiente. Esse procedimento traz um risco de 0,6% de complicações graves.

O procedimento pode não ser necessário para pacientes cuja pressão sanguínea é bem controlada com espironolactona ou eplerenona e para aqueles com hiperaldosteronismo familiar. Ele é indicado apenas se uma cirurgia for considerada a fim de direcionar o cirurgião para a glândula adrenal correta. Em tais casos, a amostragem venosa adrenal pode ser útil para identificar a glândula adrenal a ser removida, quando não há adenoma adrenal visível no exame de TC. A amostragem venosa adrenal também pode ajudar a evitar a remoção indevida de um adenoma adrenal não secretor incidental. A amostragem venosa adrenal não é necessária em pacientes com adenoma adrenal clássico (síndrome de Conn), que é caracterizado por hipocalemia espontânea e um adenoma adrenal unilateral de 10 mm ou mais visível na TC.

Antes desse procedimento, o paciente deve ser devidamente preparado (ver Achados laboratoriais). No entanto, pacientes com APR suprimida persistente podem continuar o bloqueio de mineralocorticoide. A lateralização está presente quando a proporção aldosterona:cortisol de uma das veias adrenais é no mínimo quatro vezes maior que a da veia adrenal oposta.

A hipersecreção de aldosterona lateralizada em uma adrenal geralmente indica que aquela glândula apresenta aldosteronoma unilateral ou hiperplasia, particularmente quando a secreção de aldosterona da adrenal contralateral é suprimida.

Diagnóstico diferencial

O diagnóstico diferencial do aldosteronismo primário inclui outras causas de hipocalemia em pacientes com hipertensão essencial, especialmente terapia diurética; a depleção crônica de volume intravascular estimula a secreção de renina e o hiperaldosteronismo secundário (ver Tab. 23.3).

A **síndrome de excesso aparente de mineralocorticoides** pode ser causada por alcaçuz (preto) real (derivado do anis) ou por bebidas sabor anis (sambuca, pastis), que contêm ácido glicirretínico. A abiraterona, medicação usada na terapia para câncer de próstata, causa hipertensão e hipocalemia. Da mesma forma, o posaconazol, um anti-fúngico oral, pode causar pseudo-hiperaldosteronismo com hipertensão e hipocalemia.

Contraceptivos orais podem aumentar a secreção de aldosterona em alguns pacientes. A doença vascular renal pode causar hipertensão grave com hipocalemia, mas a APR é elevada. A secreção adrenal excessiva de outros corticosteroides (além da aldosterona), certos transtornos enzimáticos adrenais congênitos e resistência primária ao cortisol também podem causar hipertensão com hipocalemia. O diagnóstico diferencial também inclui a síndrome de Liddle, uma causa autossômica dominante da hipertensão e hipocalemia resultante da absorção excessiva de sódio a partir dos túbulos renais; os níveis de renina e aldosterona são baixos.

Complicações

Complicações cardiovasculares ocorrem com mais frequência no aldosteronismo primário do que na hipertensão idiopática. Após uma adrenalectomia unilateral para síndrome de Conn, a supressão da adrenal contralateral pode resultar em hipoaldosteronismo pós-operatório temporário, caracterizado por hipercalemia e hipotensão.

Tratamento

O **adenoma adrenal unilateral** da síndrome de Conn é geralmente tratado por adrenalectomia laparoscópica. Durante a gestação, essa cirurgia é melhor realizada durante o segundo trimestre. A terapia médica prolongada é uma opção para o hiperaldosteronismo unilateral, se o controle adequado da pressão sanguínea puder ser mantido.

A **hiperplasia adrenal bilateral** é melhor tratada com terapia médica. O tratamento médico deve incluir um diurético poupador de potássio. **Espironolactona** é a medicação mais eficaz, mas também tem atividade antiandrogênica e os homens frequentemente apresentam sensibilidade das mamas, ginecomastia, ou redução da libido; a dose inicial é 12,5-25 mg por VO 1x/dia, podendo ser titulada para 200 mg diários. A espironolactona pode levar a subvirilização de crianças do sexo masculino e é contraindicada na gestação; mulheres em idade reprodutiva são aconselhadas a utilizar métodos contraceptivos durante a terapia. **Canrenona** é um metabólito ativo da espironolactona que tem menos efeitos antiandrogênicos; está disponível na Europa. **Eplerenona**, 25-50 mg por VO 2x/dia, é preferida durante a gravidez (categoria B na gestação pela FDA) e para os homens, pois não tem efeitos antiandrogênicos. **Finerenona** é um antagonista do receptor mineralocorticoide, não esteroidal, sem efeitos antiandrogênicos. Ainda que não formalmente aprovado para o tratamento de aldosteronismo, ela pode ser usada *off label* por pacientes com TFG maior que 25 mL/min/1,73 m². A dose inicial é 20 mg/dia se a TFG for maior que 60 mL/min/1,73 m² e 10 mg/dia se a TFG for 25-60 mL/min/1,73 m². Espera-se que doses maiores sejam necessárias para eficácia adequada. Ao iniciar essas medicações antimineralocorticoides, a pressão sanguínea deve ser medida diariamente. Outras medicações anti-hipertensivas podem ser necessárias, particularmente anlodipino, iECA, ou BRA, no entanto, podem ocorrer quedas significativas na pressão sanguínea quando antimineralocorticoides e outros anti-hipertensivos são usados juntos.

Prognóstico

A hipertensão decorrente de adenoma adrenal unilateral é reversível em cerca de dois terços dos casos, mas persiste ou retorna mesmo com cirurgia no restante dos casos. O prognóstico é bastante melhorado com o diagnóstico e tratamento precoces. Apenas 2% dos tumores adrenais secretores de aldosterona são malignos.

Auchus RJ. Approaching primary aldosteronism as a common disease. Endocr Pract. 2023;29:994. [PMID: 37683826]

Cohen JB et al. Primary aldosteronism and the role of mineralocorticoid receptor antagonists for the heart and kidneys. Annu Rev Med. 2023;74:217. [PMID: 36375469]

Dogra P et al. Primary aldosteronism: a pragmatic approach to diagnosis and management. Mayo Clin Proc. 2023;98:1207. [PMID: 37536806]

Forestiero V et al. Primary aldosteronism in pregnancy. Rev Endocr Metab Disord. 2023;24:39. [PMID: 35536535]

Mullen N et al. Treating primary aldosteronism-induced hypertension: novel approaches and future outlooks. Endocr Rev. 2024;45:125. [PMID: 37556722]

FEOCROMOCITOMA E PARAGANGLIOMA

FUNDAMENTOS DO DIAGNÓSTICO

- "Ataques" de cefaleia, transpiração, palpitações, ansiedade. Crise multisistêmica.
- Hipertensão: contínua, mas frequentemente paroxística, especialmente durante cirurgia ou parto; pode ser ortostática.
- Níveis elevados de metanefrina plasmática livre fracionada.

Considerações gerais

Tanto feocromocitomas como paragangliomas que não da cabeça e pescoço (PGL) são tumores raros. A incidência anual é de cerca de 2-6 casos/milhão, no entanto, muitos casos não são diagnosticados durante a vida, já que a prevalência de PGL em autópsias é 1 em 2000. Esses tumores podem estar localizados em uma ou ambas as adrenais; em qualquer lugar ao longo da cadeia nervosa simpática; e algumas vezes no mediastino, coração ou bexiga. Os feocromocitomas surgem a partir da medula adrenal e geralmente secretam tanto epinefrina quanto norepinefrina. Paragangliomas ("feocromocitomas extra-adrenais") surgem a partir de paragânglios simpáticos e frequentemente desenvolvem metástase. Cerca de 50% dos paragangliomas secretam norepinefrina; o restante é não funcional ou secreta apenas dopamina, normetanefrina ou cromogranina A (CgA).

Esses tumores são perigosos e enganosos, causando morte em pelo menos um terço dos pacientes antes do diagnóstico. Eles são responsáveis por menos de 0,4% dos casos de hipertensão. A incidência é maior em crianças hipertensas e em pacientes com hipertensão de moderada a grave, particularmente na presença de sintomas suspeitos como cefaleia, palpitações significativas ou episódios diaforéticos. Quase 50% dos casos são descobertos incidentalmente em exames de imagem. Eles correspondem a cerca de 4% dos incidentalomas adrenais.

Paragangliomas não secretores surgem na cabeça ou pescoço, particularmente no corpo carotídeo, região jugulo-timpânica, ou corpo aórtico; apenas 4% secretam catecolaminas.

Cerca de 40% dos pacientes com PGL carregam uma mutação germinativa em 1 de pelo menos 16 genes de suscetibilidade conhecidos que predispõem ao tumor, geralmente de maneira autossômica dominante com penetrância incompleta. O teste genético é recomendado para todos os pacientes com esse tumor.

A **doença de von Hippel-Lindau (VHL) tipo 2** está associada a 30% da incidência de feocromocitomas durante a vida que podem se manifestar já aos 5 anos de idade ou mais tarde na vida adulta. Os feocromocitomas com VHL são menos prováveis de serem malignos (3,5%), em comparação com feocromocitomas sem VHL (cerca de 10%). Eles também são menos prováveis de metastizar do que paragangliomas, nos quais há 20-25% de risco de metástase. Cerca de 25% desses pacientes são assintomáticos e normotensos no diagnóstico. A condição também é associada a hemangiomas da retina, cerebelo, tronco encefálico e medula espinal; hiperparatireoidismo; cistos pancreáticos, tumores do saco endolinfático; cistoadenomas dos anexos uterinos ou epidídimo; tumores neuroendócrinos pancreáticos; e cistos, adenomas e carcinomas renais; a herança é autossômica dominante.

NEM 2 (NEM 2A) é associada a feocromocitomas, carcinoma medular da tireoide, hiperparatireoidismo e líquen amiloide cutâneo. Feocromocitomas são geralmente silenciosos na NEM 2; no momento do diagnóstico apenas cerca de 50% têm sintomas e poucos são hipertensos. A falta de sintomas pode ser devida ao diagnóstico precoce por meio de rastreamento anual de transportadores da mutação. **NEM 3 (NEM 2B)** pode ser familiar, mas geralmente surge a partir de uma mutação *ret* de novo; NEM 3 está associada a feocromocitomas (50%), carcinoma medular da tireoide agressivo, neuromas mucosos e postura de síndrome de Marfan.

A **neurofibromatose de von Recklinghausen tipo 1 (NF-1)** está associada a um aumento do risco de feocromocitonas/paragangliomas, bem como de neurofibromas cutâneos, gliomas do nervo óptico e tronco encefálico, astrocitomas, anomalias vasculares, hamartomas, tumores malignos da bainha neural e manchas café com leite de bordas regulares.

Achados clínicos
A. Sintomas e sinais

As manifestações clínicas de feocromocitomas e paragangliomas dependem da maneira pela qual o tumor é descoberto. Feocromocitomas podem ser relativamente assintomáticos quando são diagnosticados preventivamente pelo rastreamento de membros da família carregando mutações germinativas que predispõem a esses tumores. Da mesma forma, pacientes com feocromocitomas descobertos incidentalmente em uma TC podem apresentar poucos sintomas. No entanto, outros feocromocitomas podem ser letais a menos que diagnosticados e tratados de forma adequada. Crises hipertensivas catastróficas e arritmias cardíacas fatais podem ocorrer espontaneamente ou podem ser desencadeadas por biópsia por agulha ou manipulação da massa, injeção de glucagon, parto vaginal, trauma, anestesia ou cirurgia (ambas não relacionadas ao tumor ou a sua remoção). Atividade física, alterações posturais, ou estresse emocional podem desencadear crises paroxísticas. Paragangliomas da bexiga podem se manifestar com crises paroxísticas durante a micção. Certas drogas podem desencadear ataques: descongestionantes, anfetaminas, cocaína, epinefrina, corticosteroides, fluoxetina e outros ISRS, metoclopramida, inibidores de MAO, cafeína, nicotina, e contraste iônico intravenoso.

As manifestações clínicas de feocromocitomas tipicamente incluem hipertensão (81%), que pode ser paroxística ou contínua, cefaleia (60%), palpitações (60%) ou diaforese (52%). Cerca de 60% dos pacientes têm "períodos de mal-estar" episódicos não específicos. Outros sintomas incluem ansiedade (frequentemente com uma sensação de desgraça iminente), fraqueza/fadiga, dispneia, náusea/vômito, tremor, tontura, dor no peito, dor abdominal, parestesia ou constipação. Vasoespasmos durante um ataque podem causar a síndrome de Raynaud, cianose mosqueada ou palidez facial. Conforme o ataque diminui, pode ocorrer rubor facial e suor excessivo. A secreção de epinefrina por um feocromocitoma adrenal pode causar episódios de taquiarritmia e, algumas vezes, hipotensão ortostática ou mesmo síncope. Manifestações cardíacas incluem SCA, cardiomiopatias, IC e disritmias potencialmente fatais. Cardiomiopatia induzida por catecolamina pode se manifestar com o choque. Confusão, psicose, parestesia, convulsões, ataques isquêmicos transitórios ou AVE podem ocorrer com vasoconstrição cerebrovascular ou AVE hemorrágico. Pode ocorrer dor abdominal, náusea, vômito ou até mesmo isquemia mesentérica. Os pacientes podem apresentar aumento do apetite, perda de peso, dormência ou febre. Durante a gravidez, os feocromocitomas podem causar hipertensão e proteinúria, simulando eclâmpsia; o parto vaginal pode causar crise hipertensiva seguida de choque pós-parto. Metástases ósseas dolorosas podem ser um sintoma de feocromocitoma metastático. A minoria dos pacientes é normotensa e assintomática, particularmente quando o tumor é não secretor ou é descoberto em um estágio inicial.

Feocromocitomas também podem raramente produzir outros hormônios peptídicos "ectópicos", resultando em síndrome de Cushing (ACTH), síndrome de Verner-Morrison (VIP) ou hipercalcemia (PTHrP). Podem ocorrer **crises multisistêmicas**, com manifestações de hipertensão ou hipotensão graves, síndrome do desconforto respiratório agudo (SDRA), cardiomiopatia com IC aguda, disfunção renal, falência hepática e morte. A crise multisistêmica pode ocorrer espontaneamente, ou pode ser provocada por cirurgia, parto vaginal, ou tratamento de doença metastática.

B. Achados laboratoriais

Feocromocitomas são tumores raros, mas representam uma ameaça à vida; um diagnóstico falho pode ser catastrófico. Contudo, menos de 1% das avaliações bioquímicas em pacientes com sintomas suspeitos levam a um diagnóstico de feocromocitoma. Mais comumente, os testes geram elevações menores enganosas em marcadores de tumor, particularmente quando os níveis são menores que três vezes o limite superior do normal.

A verificação dos níveis **plasmáticos de metanefrinas livres fracionadas** é o teste mais sensível para feocromocitomas e paragangliomas secretores. As metanefrinas livres são menores quando o paciente está em decúbito dorsal, do que quando caminhando. O teste tem sensibilidade de 97% para tumores secretores, logo, níveis normais descartam feocromocitomas e paragangliomas secretores com alguma segurança. As exceções são pacientes monitorados por carregarem uma mutação germinativa para feocromocitoma familiar. No entanto,

para outros pacientes com hipertensão grave ou "períodos de mal-estar" causados por um feocromocitoma, as metanefrinas livres fracionadas do plasma estão em geral pelo menos três vezes acima do limite normal. Esse teste tem uma taxa de falso-positivo de 17%, geralmente com elevações menores nas metanefrinas plasmáticas. Resultados falso-positivos devem ser suspeitados quando a proporção de normetanefrina para norepinefrina é menor que 0,52, ou a proporção de metanefrina para epinefrina é menor que 4,2. Em tais casos, é melhor repetir o teste bioquímico em condições ideais, p. ex., após eliminar uma possível recuperação de doença ou tratar uma apneia do sono. Medicações associadas a um falso-positivo devem ser interrompidas, idealmente por 2 semanas antes da retestagem; os pacientes podem ser retestados após permanecerem em decúbito dorsal em um ambiente tranquilo por 30-90 minutos antes do sangue ser coletado. A maioria dos pacientes com elevações marginais nas metanefrinas livres fracionadas do plasma necessita de confirmação por meio de exame de urina de 24 horas para creatinina e metanefrinas fracionadas.

A **creatinina e metanefrinas fracionadas da urina** efetivamente confirmam a maioria dos feocromocitomas detectados pelos níveis plasmáticos elevados de metanefrinas livres fracionadas. É realizado um exame de urina de 24 horas, ainda que uma coleta durante a noite ou mais curta possa ser usada; pacientes com feocromocitomas geralmente apresentam mais de 2,2 mcg de metanefrina total por miligrama de creatinina, e mais de 135 mcg de catecolaminas totais por grama de creatinina. O exame de urina para metanefrinas totais tem sensibilidade de 97% para detectar feocromocitomas funcionais.

As **catecolaminas plasmáticas fracionadas** podem ser úteis para confirmar se um tumor adrenal é um feocromocitoma secretor. O teste também pode ser útil para pacientes normotensos com paraganglioma; o tumor pode secretar apenas dopamina, que pode ser rastreada como um marcador de tumor.

O **CgA sérico** é elevado em cerca de 85% dos pacientes com feocromocitomas ou paraganglioma e os níveis têm correlação com o tamanho do tumor, sendo maior em pacientes com doença metastática. O CgA sérico deve ser testado com o paciente em jejum, já que os níveis sobem após as refeições. O CgA sérico não é específico para feocromocitomas, logo sua medição não é muito útil para o diagnóstico inicial.

O **teste de supressão de clonidina** pode ajudar a distinguir se os níveis de normetanefrina plasmática livre são fisiológicos ou indicativos de feocromocitoma. As metanefrinas plasmáticas livres fracionadas são medidas antes da administração de clonidina (0,3 mg por VO) e 3 horas depois. Uma queda da normetanefrina plasmática até o intervalo normal ou uma queda de mais 40% a partir da linha de base descarta a presença de um tumor.

A hiperglicemia está presente em cerca de 35% dos pacientes, mas é geralmente leve. A proteinúria está presente em cerca de 10-20% dos pacientes. A leucocitose é comum.

C. Exames de imagem

1. **Exames de TC e RM** – Quando há suspeita de feocromocitoma, é realizada uma TC *sem contraste* do abdome, com

cortes finos através das adrenais. *Não se deve utilizar glucagon durante a varredura, já que ele pode provocar crises hipertensivas em pacientes com feocromocitomas.*

A RM tem a vantagem de não exigir contraste intravenoso; a falta de radiação a torna o exame de imagem de preferência durante a gestação e para exames de imagens em série. Tanto a TC como a RM têm sensibilidade de 90% para feocromocitomas adrenais e de 95% para tumores adrenais acima de 0,5 cm. No entanto, tanto a TC quanto a RM são menos sensíveis para a detecção de tumores recorrentes, metástases e paragangliomas extra-adrenais. Se nenhum tumor é encontrado, a varredura é ampliada para incluir todo o abdome, pelve e tórax.

2. **Exame de imagem nuclear** – ^{68}Ga-DOTATOC-PET é o exame mais sensível, detectando cerca de 90% dos feocromocitomas, paragangliomas e metástases. Ele não é, porém, totalmente específico para esses tumores. Exames de imagem tipo PET geram imagens mais nítidas do que a cintilografia. O exame nuclear é geralmente combinado com um exame de imagem volumétrico (TC ou RM) para determinar o tamanho e localização exata de tumores.

A varredura com ^{18}FDG-PET detecta cerca de 54% das metástases, mas é mais sensível para pacientes com mutações germinativas *SDHB*. Contudo, o ^{18}FDG-PET não é específico para feocromocitomas ou paragangliomas.

A cintilografia ^{123}I-MIBG de corpo inteiro pode lateralizar e confirmar feocromocitomas adrenais com uma sensibilidade de mais de 90%, mas tem apenas 67% de sensibilidade para tumores (paraganglioma) extra-adrenais e metástases e também é menos sensível para feocromocitomas relacionados a NEM 2 ou NEM 3. A cintilografia ^{123}I-MIBG também é menos sensível para tumores particularmente agressivos. Antes do exame, o paciente recebe KI para inibir competitivamente a captação de ^{123}I livre na tireoide. Além disso, medicações que reduzem a captação de ^{123}I-MIBG devem ser evitadas. A interferência da medicação é suspeitada em exames negativos de ^{123}I-MIBG que não mostram captação normal nas glândulas salivares.

Diagnóstico diferencial

Condições que simulam feocromocitomas incluem tireotoxicose, hipertensão essencial lábil, miocardite, glomerulonefrite ou outras lesões renais, eclâmpsia, porfiria aguda intermitente, instabilidade vascular hipogonádica (ondas de calor), ataques de ansiedade, uso de cocaína ou anfetamina, e abstinência de clonidina. Pacientes que utilizam antidepressivos inibidores de MAO não seletivos podem ter crises hipertensivas após o consumo de alimentos com tiramina. Pacientes com eritromelalgia podem ter crises hipertensivas. Estenose da artéria renal pode causar hipertensão grave. Metanefrinas plasmáticas livres fracionadas podem aumentar em decorrência de apneia do sono ou doenças estressantes. Na TC, feocromocitomas adrenais devem ser distinguidos de adenomas adrenais e outras massas. A captação na cintilografia ^{123}I-MIBG das glândulas adrenais pode ser uma captação fisiológica e pode ocorrer às vezes em adenomas adrenais benignos.

Complicações

Todas as complicações de hipertensão grave podem ser encontradas. Além disso, uma cardiomiopatia induzida por catecolamina pode-se desenvolver. Colapso cardiovascular e IC grave podem se desenvolver em pacientes durante uma crise paroxística. Pode ocorrer morte súbita devido a arritmia cardíaca. SDRA e crise multisistêmica podem ocorrer de forma aguda e, portanto, a manifestação inicial do feocromocitoma pode ser hipotensão ou mesmo choque. Crises hipertensivas com cegueira repentina ou acidente vascular encefálico não são incomuns.

Após a remoção do tumor, um estado de hipotensão e choque (resistente à epinefrina e norepinefrina) podem resultar com precipitação de IRA ou IAM. Pode ocorrer hipotensão e choque decorrente de hemorragia ou infarto espontâneo do tumor. Feocromocitomas e paragangliomas podem metastizar. Células tumorais também podem se espalhar dentro do peritônio, tanto espontaneamente ou como uma complicação durante a ressecção cirúrgica. Essa implantação de células no abdome pode levar a tumores intra-abdominais multifocais recorrentes, uma condição conhecida como feocromocitomatose.

Tratamento médico

Os pacientes devem receber tratamento adequado para hipertensão e taquiarritmias antes da cirurgia para feocromocitoma/paraganglioma. Os pacientes são aconselhados a medir sua pressão sanguínea diariamente e imediatamente durante crises paroxísticas. Alguns pacientes com feocromocitomas ou paragangliomas não são hipertensos e não requerem manejo anti-hipertensivo antes da cirurgia. Alfa-bloqueadores ou bloqueadores de canais de cálcio podem ser usados, sozinhos ou combinados. A pressão sanguínea deve ser controlada antes que betabloqueadores cardioseletivos sejam incluídos para o controle de taquiarritmias. Pacientes normotensos com feocromocitomas ou paragangliomas simpáticos não necessitam de alfa-bloqueadores antes da cirurgia, o que aumenta a necessidade de vasoconstritores e coloides após a ressecção do tumor.

Alfa-bloqueadores são normalmente administrados na preparação para a cirurgia. Fenoxibenzamina é um alfa-bloqueador não seletivo de ação longa com meia-vida de 24 horas; ele é administrado inicialmente em dose de 10 mg por VO a cada 12 horas, aumentando gradualmente em cerca de 10 mg/dia aproximadamente a cada 3 dias até a hipertensão estar controlada. As doses de manutenção variam de 10 mg/dia a 120 mg/dia. Doxazosina (meia-vida de 22 horas), um bloqueador seletivo alfa-1, também pode ser usado em doses de 2-32 mg por dia. O bloqueio alfa ideal é alcançado quando a pressão arterial com o paciente em decúbito dorsal fica abaixo de 140/90 mmHg ou tão baixa quanto possível para o paciente ter uma pressão arterial em pé acima de 80/45 mmHg.

Bloqueadores de canais de cálcio (nifedipina ER ou nicardipina ER) são bastante eficazes e são geralmente acrescentados aos alfa-bloqueadores, mas podem ser usados sozinhos. A nifedipina ER é inicialmente administrada por VO em doses de 30 mg/dia, aumentada gradualmente até um máximo de 60 mg 2x/dia. Bloqueadores de canais de cálcio são superiores à fenoxibenzamina para uso prolongado, pois causam menos fadiga, congestão nasal e hipotensão ortostática. No entanto, eles não podem ser usados por pacientes com IC grave. Para crises hipertensivas agudas (pressão sanguínea sistólica maior que 170 mmHg), uma cápsula de 10-mg de nifedipina pode ser mastigada e engolida. A nifedipina apresenta resultados muito bons no tratamento da hipertensão aguda em pacientes com feocromocitoma/paraganglioma, mesmo no ambiente doméstico; ela é razoavelmente segura desde que a pressão sanguínea seja cuidadosamente monitorada.

Betabloqueadores (p. ex., metoprolol XL) são frequentemente necessários após o estabelecimento do bloqueio alfa ou do bloqueio dos canais de cálcio. *O uso de um betabloqueador como terapia anti-hipertensiva inicial resulta em um estado "alfa sem oposição", o que causa uma piora paradoxal da hipertensão.* O labetalol combina as atividades de bloqueio alfa e beta e é um agente eficaz, mas que pode causar hipertensão paradoxal se usado como agente anti-hipertensivo inicial.

Tratamento cirúrgico

A remoção cirúrgica dos feocromocitomas ou paragangliomas abdominais é o tratamento de escolha. Para a cirurgia, uma abordagem em equipe, com endocrinologista, anestesiologista e cirurgião, é crucial. A cirurgia laparoscópica é preferida, mas tumores extensos e invasivos exigem uma laparotomia aberta. Pacientes com feocromocitomas pequenos familiares ou bilaterais podem passar por ressecção seletiva dos tumores, poupando o córtex adrenal, no entanto, a taxa de recorrência é de 10% em 10 anos.

Antes da cirurgia, deve ser mantido controle da pressão sanguínea por um mínimo de 4-7 dias ou até o estado cardíaco ideal ser estabelecido. Pode levar uma semana ou mesmo meses para corrigir mudanças no ECG em pacientes com miocardite por catecolamina, e pode ser prudente adiar a cirurgia até então nesses casos. Os pacientes devem ser muito bem monitorados durante a cirurgia para se identificar imediatamente arritmias cardíacas ou mudanças repentinas na pressão sanguínea.

A autotransfusão de 1-2 unidades de sangue 12 horas antes da cirurgia mais um volume de reposição generoso durante a cirurgia reduz o risco de choque e hipotensão pós-ressecção causadas pela dessensibilização dos receptores vasculares alfa-1. O choque é tratado com solução salina ou coloide intravenosa e altas doses de norepinefrina intravenosa. Dextrose a 5% por IV é aplicada após a cirurgia para evitar hipoglicemia.

Feocromocitoma na gestação

Ainda que raros, feocromocitomas devem sempre ser considerados em mulheres com hipertensão ou taquicardia que planejem uma gravidez. Membros suscetíveis de famílias com síndromes conhecidas de feocromocitoma familiar devem ser rastreados para feocromocitomas *ao planejarem* uma gravidez, mesmo se totalmente assintomáticos. Durante a gravidez, mulheres com hipertensão, IC, ou edema pulmonar devem ser rastreadas para feocromocitomas. Feocromocitomas não tratados resultam em taxas de mortalidade de 25% para a mãe e 50% para o feto. O diagnóstico é geralmente tardio,

visto que hipertensão, taquicardia, dor abdominal, e dores no peito são frequentemente atribuídos à pré-eclâmpsia e a gestação em si. Uma suspeita de feocromocitoma é confirmada com níveis plasmáticos elevados, em jejum, de metanefrinas livres fracionadas, coletadas em repouso. A RM é preferida em relação ao ultrassom para detectar uma massa adrenal. Em casos diagnosticados, a mãe deve ter o teste genético realizado para mutações germinativas associadas ao feocromocitoma. Mulheres afetadas com hipertensão são tratadas com fenoxibenzamina, bloqueadores dos canais de cálcio (nifedipina ou nicardipina), ou ambos. Betabloqueadores devem ser usados de forma criteriosa, já que podem causar retardo do crescimento uterino. O momento ideal para a remoção cirúrgica laparoscópica de um feocromocitoma é durante o segundo trimestre e antes de 24 semanas de gestação. Mulheres com um feocromocitoma diagnosticado após 28 semanas de gestação são mais bem tratadas clinicamente, até que possa realizar uma cesárea eletiva com 38 semanas de gestação.

Feocromocitoma e paraganglioma metastáticos

Todos os feocromocitomas e paragangliomas devem ser tratados como possivelmente malignos. A histopatologia cirúrgica para feocromocitoma e paraganglioma não é capaz de determinar com segurança se um tumor é maligno. Apenas a presença de metástases define a malignidade, logo a classificação de tumor endócrino da OMS usa o termo "feocromocitoma metastático" em lugar de "feocromocitoma maligno". É essencial verificar novamente a pressão sanguínea e os níveis de metanefrina plasmática fracionada cerca de 4-6 semanas após a cirurgia, pelo menos a cada 6 meses por 5 anos, e então anualmente pelo resto da vida, e imediatamente se hipertensão, sintomas suspeitos ou metástases tornarem-se evidentes.

Cerca de 15% dos feocromocitomas e até 50% dos paragangliomas abdominais acabam por desenvolver metástase. Dos pacientes com metástase, cerca de 35% são detectadas quando o tumor primário é descoberto. Outras metástases tornam-se clinicamente aparentes 5,5 anos (intervalo de 0,3-53 anos) após o diagnóstico inicial. Como algumas metástases são indolentes, é importante ajustar o tratamento de acordo com a agressividade do tumor. A maioria dos cirurgiões realizam a ressecção do tumor principal e das metástases maiores (citorredução). Algumas metástases indolentes e assintomáticas podem ser mantidas sob acompanhamento rigoroso sem tratamento.

A. Análogos da somatostatina

Quase 90% dos feocromocitomas e paragangliomas metastáticos expressam receptores de somatostatina e são visíveis por meio do exame ^{64}Cu-DOTATATE-PET. Pacientes com tais tumores podem receber um tratamento experimental com um análogo de somatostatina.

B. Quimioterapia

O regime quimioterápico mais comum combina ciclofosfamida, vincristina e dacarbazina (ver Tab. 41.3). Cerca de um terço dos pacientes apresentam algum grau de remissão temporária. Um outro regime quimioterápico utiliza temozolomida, que é geralmente a medicação quimioterápica mais bem tolerada e é particularmente eficaz para feocromocitoma ou paraganglioma metastáticos em pacientes com mutações germinativas *SDHB*. A terapia com inibidor de tirosina quinase (TKI) também pode obter remissões. A metirosina reduz a síntese de catecolamina, mas não inibe o crescimento de metástases.

C. Terapia com radioisótopos localizada

1. **[131]I-iobenguano** – Cerca de 60% dos pacientes com feocromocitoma ou paraganglioma metásticos têm tumores com captação suficiente de ^{123}I-MIBG no exame diagnóstico que permite a terapia com ^{131}I-MIBG de alta atividade específica. O azedra (iobenguano I-131) é aprovado pela FDA para o tratamento de pacientes com feocromocitoma ou paraganglioma metastáticos. Contudo, essa terapia com radioisótopos tornou-se menos disponível. A maioria dos pacientes tratados com tumores secretores apresentam uma remissão parcial em marcadores de tumor associados a melhora na hipertensão e outros sintomas. Ainda que algumas remissões sejam duradouras, a maioria dos pacientes acaba apresentando progressão da doença.

2. **Terapia com radionuclídeos receptores de peptídeos (PRRT)** – Essa terapia usa um análogo de somatostatina marcado por radioisótopo contra tumores neuroendócrinos que expressam receptores de somatostatina. ^{177}Lu-DOTATATE (Lutathera) é aprovada pela FDA para o tratamento de pacientes com tumores neuroendócrinos gastro-entero-pancreáticos (TNE GEP) metastáticos; está sendo usada *off label* para tratar pacientes com tumores metastáticos de feocromocitoma e paraganglioma, 90% dos quais absorventes de PRRT. A taxa de resposta objetiva é 25%, e a taxa de controle da doença no curto prazo é 84%.

D. Tratamento de metástases ósseas

Pacientes com metástases ósseas osteolíticas significativas podem ser tratados com radioterapia de feixe externo. Pacientes com metástases vertebrais e compressão da coluna espinal necessitam de descompressão cirúrgica e cifoplastia. Ácido zoledrônico intravenoso ou denosumabe subcutâneo também podem ser administrados aos pacientes com metástases ósseas osteolíticas.

Prognóstico

O prognóstico é bom para pacientes com feocromocitomas extraídos antes de causar dano cardiovascular. A hipertensão geralmente é resolvida após uma cirurgia bem-sucedida, mas pode persistir ou retornar em 25% dos pacientes, apesar do sucesso da cirurgia. Em tais casos, uma reavaliação bioquímica é necessária para detectar um possível segundo feocromocitoma ou metástases.

A mortalidade cirúrgica é de menos de 3% com o uso de técnicas cirúrgicas de laparoscopia, monitoramento durante a cirurgia, e controle da pressão sanguínea antes da cirurgia com alfa-bloqueadores ou com bloqueadores de canais de cálcio.

Mesmo que nenhuma metástase seja evidente no momento da cirurgia, o acompanhamento durante o tempo de vida

é indicado para a detecção de metástases posteriores. Após a ressecção, a taxa de recorrência para feocromocitomas e paragangliomas esporádicos (PGL), incluindo aqueles com mutações germinativas quinase-ativadoras, é de 15%; tumores com mutações germinativas SDHX ativando vias de pseudo-hipóxia têm taxa de recorrência de 47%. Pacientes com PGL metastáticos têm um prognóstico extremamente variável. Algumas metástases são indolentes por várias décadas após o diagnóstico do tumor primário. A sobrevida geral é melhor para pacientes com tumores que são não funcionais, absorventes de MIBG, ou que tenham Ki-67 abaixo de 10%. Metástases de paragangliomas da cabeça e pescoço têm crescimento particularmente lento.

Cascón A et al. Genetic bases of pheochromocytoma and paraganglioma. J Mol Endocrinol 2023;70:e220167. [PMID: 36520714]

Eisenhofer G et al. Biochemical assessment of pheochromocytoma and paraganglioma. Endocr Rev. 2023;44:862. [PMID: 36996131]

Hashmi HZ et al. What is the rationale for the laboratory workup for suspected pheochromocytomas and paragangliomas? Cleve Clin J Med. 2023;90:150. [PMID: 36958610]

Li M et al. Recurrent disease in patients with sporadic pheochromocytoma and paraganglioma. J Clin Endocrinol Metab. 2023;108:397. [PMID: 36190922]

Zhou Y et al. Efficacy and safety of tyrosine kinase inhibitors in patients with metastatic pheochromocytomas/paragangliomas. J Clin Endocrinol Metab. 2023;108:755. [PMID: 36383456]

Massas adrenais descobertas incidentalmente

Massas adrenais incidentais (MAI) são definidas como nódulos adrenais descobertos incidentalmente por exames de imagem abdominais obtidos por outras razões. Sua incidência é de cerca de 4%, sendo menos comum em pacientes com menos de 30 anos (0,2%) e mais comum em pacientes com mais de 70 anos (7%). Cerca de 85% são adenomas adrenais não funcionais, porém, 14% secretam cortisol ou aldosterona, o que pode causar síndrome de Cushing ou aldosteronismo, respectivamente, e 7% são feocromocitomas. Outros 4% dos incidentalomas correspondem a metástases ou adenocarcinomas adrenais. O diagnóstico diferencial para massas adrenais descobertas incidentalmente também inclui infecção, hemorragia e cistos adrenais.

A secreção autônoma de cortisol tipicamente resulta em síndrome de Cushing com ACTH plasmático e DHEAS sérico baixos ou baixo-normal. Os pacientes devem ainda ser avaliados com um teste de supressão de dexametasona (TSD) de 1 mg (ver Síndrome de Cushing para detalhes). No TSD, um nível de cortisol sérico coletado às 8h da manhã maior ou igual a 1,8 mcg/dL (50 nmol/L) indica ou síndrome de Cushing ou um excesso de cortisol autônomo leve, e um nível maior ou igual a 3 mcg/dL (83 nmol/L) projeta um risco maior de mortalidade, mesmo sem as manifestações clínicas da síndrome de Cushing.

Pacientes com hipertensão são rastreados para aldosteronismo primário por meio de testes APR e aldosterona sérica (ver Aldosteronismo primário).

Todos os pacientes com incidentalomas adrenais devem ser rastreados para feocromocitoma usando o teste de metanefrina plasmática livre fracionada, exceto aqueles cujos nódulos apresentam todas as seguintes características: (1) normotenso, (2) densidade do nódulo de 10 UH ou menos no exame de densidade de TC sem realce, (3) tamanho de 3 cm de diâmetro ou menos, e (4) morfologia não suspeita. (Ver Feocromocitomas).

A ressecção cirúrgica é recomendada para incidentalomas adrenais maiores que 4 cm, a menos que se trate indubitavelmente de um mielolipoma benigno, hemorragia ou cisto adrenal. A preocupação mais importante é não falhar em identificar um adenocarcinoma adrenal. Carcinomas correspondem a 25% das massas adrenais maiores que 6 cm de diâmetro, 6% das massas com 4-6 cm de diâmetro e 2% das massas menores que 4 cm. Incidentalomas adrenais menores são geralmente observados após o teste endócrino. A suspeita de malignidade em incidentalomas adrenais menores é aumentada em pacientes abaixo de 40 anos e ou com lesões que têm características suspeitas (heterogeneidade ou irregularidade). Uma TC *sem contraste* deve ser realizada para determinar a densidade da massa. Mais de 99% dos feocromocitomas adrenais e adrenocarcinomas têm uma densidade de 10 UH ou mais; pacientes com incidentalomas adrenais que não passaram por ressecção, com densidades de 10 UH ou mais, necessitam de acompanhamento clínico e por TC dentro de 6-12 meses.

Fassnacht M et al. European Society of Endocrinology clinical practice guidelines on the management of adrenal incidentalomas, in collaboration with the European Network for the Study of Adrenal Tumors. Eur J Endocrinol. 2023;189:G1. [PMID: 37318239]
He X et al. Approach to the patient with an incidental adrenal mass. Med Clin North Am. 2021;105:1047. [PMID: 34688414]
Park SS et al. Recent updates on the management of adrenal incidentalomas. Endocrinol Metab (Seoul). 2023;38:373. [PMID: 37583083]

TUMORES NEUROENDÓCRINOS GASTRO-ENTERO-PANCREÁTICOS (TNE-GEP) E TUMORES CARCINOIDES

FUNDAMENTOS DO DIAGNÓSTICO

- TNE-GEP são tumores neuroendócrinos que se originam no TGI.
- Cerca de 60% dos TNE-GEP são não secretores ou secretores sem manifestações clínicas; eles podem ser detectados incidentalmente ou se manifestar por meio da perda de peso, dor abdominal ou icterícia.
- Tumores carcinoides surgem a partir dos intestinos ou pulmão, secretam serotonina, e podem metastizar.

Considerações gerais

TNE-GEP são tumores neuroendócrinos (TNE) que surgem a partir do estômago, intestinos ou pâncreas endócrino.

A incidência reportada de TNE-GEP aumentou para cerca de 37 por milhão ao ano nos EUA, devido à detecção incidental de pequenos tumores em varreduras abdominais. Cerca de 40% são funcionais, produzindo hormônios que também servem como marcadores de tumor, importantes para o diagnóstico e acompanhamento. Na manifestação, 65% dos TNE-GEP são metastáticos ou não extraíveis. Até 25% dos TNE-GEP estão associados a um de quatro diferentes distúrbios herdados: NEM 1, VHL, NF-1, e esclerose tuberosa. Na NEM 1, TNE-GEP são geralmente gastrinomas, carcinoides ou tumores não funcionais e são uma causa comum de morte. Na VHL, TNE-GEP são geralmente benignos e múltiplos.

Insulinomas são o tipo funcional mais comum de TNE-GEP e são geralmente pequenos, intrapancreáticos e benignos (90%). Insulinomas são solitários em 95% dos casos esporádicos, mas múltiplos em cerca de 90% dos casos decorrentes de NEM 1 (ver Cap. 29).

Gastrinomas são frequentemente malignos (cerca de 50%) e desenvolvem metástase no fígado. Gastrinomas são tipicamente encontrados no duodeno (49%), pâncreas (24%), ou linfonodos (11%). Gastrinomas esporádicos são raramente suspeitados no início dos sintomas; normalmente há um atraso de 5 anos no diagnóstico. Cerca de 22% dos gastrinomas surgem em pacientes com NEM 1, geralmente quando mais jovens e frequentemente com tumores múltiplos; pode ocorrer hiperparatireoidismo muitos anos antes ou depois da descoberta de um gastrinoma.

Glucagonomas são raros e geralmente malignos, apesar de sua aparência histológica benigna. Eles geralmente surgem como um tumor intrapancreático extenso com 60% apresentando metástases aparentes no fígado no momento do diagnóstico. Além de glucagon, eles geralmente secretam outros hormônios, incluindo gastrina.

Somatostatinomas são muito raros e geralmente únicos. Eles surgem no pâncreas (50%) ou no intestino delgado e secretam somatostatina.

VIPomas são bastante raros e correspondem geralmente a um tumor intrapancreático único com metástases geralmente evidentes (80%) no momento do diagnóstico. Eles produzem peptídeo intestinal vasoativo (VIP).

Tumores produtores de colecistocinina (CCKomas) são tumores raros do pâncreas endócrino.

Tumores **carcinoides** podem surgir no intestino delgado (53%, particularmente no íleo terminal), cólon (12%), esôfago até o duodeno (6%), ou no pulmão (carcinoide brônquico [5%]). Cerca de 20% dos casos se manifestam com metástases sem um local primário conhecido. Carcinoides são múltiplos em cerca de 28% dos casos. Ainda que os tumores sejam geralmente indolentes, as metástases são comuns, particularmente no fígado, linfonodos e peritônio.

Achados clínicos
A. Sintomas e sinais

Tumores não funcionais tipicamente apresentam efeito em massa e metástases, além de pancreatite, icterícia, dor abdominal ou perda de peso.

Insulinomas secretam insulina e se manifestam com sintomas de hipoglicemia por jejum (ver Cap. 29).

Gastrinomas podem ser assintomáticos, mas geralmente apresentam manifestações de hipersecreção de ácido gástrico (síndrome de Zollinger-Ellison), incluindo doença de úlcera péptica e esofagite. Os sintomas incluem dor abdominal (75%), azia (44%), sangramento (25%), diarreia e perda de peso (17%). Cerca de 75% dos gastrinomas são esporádicos, enquanto 25% são múltiplos e ocorrem com NEM tipo 1. Mais de 50% dos gastrinomas são malignos e desenvolvem metástase nos linfonodos e fígado.

Glucagonomas geralmente se manifestam com perda de peso causada por gliconeogênese de proteína hepática estimulada por glucagon e catabolismo relacionado à proteína. Outras manifestações comuns incluem diarreia, náusea, úlcera péptica, hipoaminoacidemia ou eritema migratório necrolítico, conhecido como "síndrome de glucagonoma". Cerca de 35% dos pacientes desenvolvem diabetes *mellitus*. A sobrevida média é de 34 meses após o diagnóstico.

Os **somatostatinomas** podem se manifestar com uma tríade clássica de sintomas: diabetes *mellitus* devido a inibição da insulina e secreção de glucagon; colelitíase devido à inibição da mobilidade da vesícula biliar; e esteatorreia devido à inibição da função exócrina pancreática. Diarreia, hipocloridria e anemia também podem ocorrer.

VIPomas se manifestam com diarreia aquosa (persistente) hipocalemia e acloridria (*w*atery *d*iarrhea, *h*ypokalemia e *a*chlorhydria, "WDHA"), a chamada síndrome de Verner-Morrison.

CCKomas podem apresentar metástases no fígado e sintomas de diarreia, doença de úlcera péptica e perda de peso.

Tumores carcinoides podem levar a "síndrome carcinoide": episódios de dor abdominal, diarreia, broncoespasmo e perda de peso. Pele seca e rubor geralmente surgem na parte superior do tórax, pescoço e rosto, durante períodos de 30 segundos a 30 minutos, ainda que o rubor por carcinoides brônquicos possa persistir por dias. Apesar da dor abdominal e diarreia poderem ocorrer ao mesmo tempo que a ruborização, elas geralmente surgem em outro momento. A ruborização pode ser espontânea ou desencadeada por exercícios, anestesia, estímulos emocionais ou alimentos (banana, tomate, queijo, kiwi, berinjela e álcool). No entanto, a síndrome carcinoide completa ocorre com apenas 10% dos tumores. Outras manifestações incluem a doença cardíaca carcinoide causada por placas fibrosas no endocárdio. A fibrose induzida por tumor também pode ocorrer no retroperitônio causando obstrução ureteral, ou no pênis causando doença de Peyronie. Pode ocorrer pelagra (glossite, confusão, pele seca) por deficiência de niacina em pacientes com carga tumoral pesada.

Carcinoides brônquicos secretam serotonina e podem desencadear síndrome carcinoide mesmo sem metástases hepáticas. Carcinoides do intestino anterior secretam serotonina que é hepaticamente metabolizada e, portanto, geram síndrome carcinoide apenas quando metastizados no fígado. Carcinoides do apêndice são geralmente descobertos incidentalmente em apendicectomias; uma hemicolectomia é necessária se o tumor tiver 2 cm ou mais ou uma histopatologia desfavorável. Carcinoides do ceco frequentemente manifestam-se com obstrução intestinal ou sangramento intestinal. Carcinoides do intestino posterior raramente produzem serotonina e não causam síndrome carcinoide.

Hormônios ectópicos podem ser secretados por TNE-GEP. A secreção de ACTH ectópico a partir de carcinoides brônquicos ou tumores neuroendócrinos pancreáticos (TNEp) pode desencadear a síndrome de Cushing.

B. Achados laboratoriais

Cerca de 40% dos TNE-GEP são funcionais, produzindo hormônios que servem como marcadores de tumor, importantes para o diagnóstico e acompanhamento. Insulinomas produzem insulina, proinsulina e peptídeo C. Gastrinomas secretam gastrina e CgA; endoscopias geralmente demonstram fluido gástrico com pH menor que 2 e rugas gástricas hiperplásicas (94%). Glucagonomas secretam glucagon e outros hormônios, incluindo gastrina. No caso de tumores carcinoides, a serotonina pode estar elevada, assim como o ácido 5-hidroxi-indol-acético (5-HIAA). Pacientes com CCKomas podem ter níveis séricos elevados de colecistocinina e CgA.

C. Exames de imagem

A localização de TNE-GEP e de suas metástases é mais bem realizada por varredura PET utilizando ^{68}Ga-DOTATATE, um análogo da somatostatina marcado por radiação. No caso de metástases hepáticas, uma RM é mais sensível do que a TC.

Com insulinomas, os estudos de localização pré-cirúrgica são menos bem-sucedidos e apresentam as seguintes sensibilidades: ultrassonografia 25%, TC 25%, ultrassonografia endoscópica 27%, amostragem por veia porta hepática 40% e arteriografia 45%. Quase todos os insulinomas podem ser localizados com sucesso na cirurgia pela combinação de palpação (sensibilidade 55%) e ultrassom (sensibilidade 75%) durante a cirurgia, e pelo exame ^{68}Ga-DOTATATE-PET (sensibilidade 90%).

Tratamento

A cirurgia é o tratamento inicial principal para a maioria dos TNE-GEP e uma opção razoável mesmo para pacientes com a doença em estágio IV. A agressividade da cirurgia pode variar de uma citorredução conservadora a uma ressecção radical ou mesmo transplante de fígado. No entanto, TNEp não funcionais descobertos incidentalmente que são assintomáticos e menores que 2 cm estão cada vez mais sendo monitorados sem cirurgia.

Com gastrinomas, a hiperacidez gástrica da síndrome de Zollinger-Ellison é tratada com um IBP (ver Cap. 17).

A visualização do tumor pelo exame de imagem [64]Cu- ou ^{68}Ga-DOTATATE-PET/CT indica que eles podem responder a preparações de análogos da somatostatina de longa ação, incluindo octreotida (Sandostatin LAR Depot). São necessárias injeções subcutâneas de octreotida LAR de 20-30 mg a cada 4 semanas. O tratamento melhora os sintomas em pacientes com tumores funcionais e também parece melhorar a sobrevida livre de progressão em pacientes com TNE-GEP funcionais ou não funcionais. Metástases hepáticas crescentes passam por embolização ou são tratadas com radioterapia de feixe externo. Para pacientes com doença metastática progressiva, a quimioterapia (p. ex., everolimo) melhora a sobrevida livre de progressão quando combinada com a terapia com análogos da somatostatina (Tab. 41.2). Pacientes com TNE-GEP que continuam a progredir podem ser tratados com PRRT, geralmente com quatro infusões separadas de ^{177}Lu-DOTATE (Lutathera).

Prognóstico

O prognóstico para pacientes com TNE-GEP é variável, dependendo do grau e estágio do tumor. Pacientes com TNE-GEP bem ou moderadamente diferenciados têm melhor sobrevida do que aqueles com tumor pouco diferenciado. Tumores menores sem metástases detectáveis têm uma chance muito menor de recorrência após a cirurgia. Porém, a maioria dos pacientes com TNE-GEP estão em estágio IV com metástases hepáticas no momento do diagnóstico. Apesar disso, metástases de baixo grau podem ser indolentes ou ter o crescimento lento e podem responder à octreotida ou lanreotida.

A taxa de complicação cirúrgica para TNE-GEP é de cerca de 40%. A ressecção pancreática extensa pode causar diabetes *mellitus*. A ablação por radiofrequência guiada por ultrassom endoscópico (EUS-RFA) é eficaz para a maioria dos pacientes com TNEp com até 3 cm, mesmo para aqueles com tumores múltiplos. Para pacientes com gastrinomas, as taxas de sobrevida de 5, 10 e 20 anos com NEM 1 são 94%, 75% e 58%, respectivamente, enquanto as taxas de sobrevida para pacientes com gastrinomas esporádicos são 62%, 50% e 31%, respectivamente.

Chen Q et al. Impact of primary tumor resection and metastasectomy among gastroentero-pancreatic neuroendocrine tumors with liver metastases only on survival. HPB (Oxford). 2024;26:125. [PMID: 37806829]

Fernandes CJ et al. Gastroenteropancreatic neuroendocrine tumors. Gastroenterol Clin North Am. 2022;51:625. [PMID: 36153114]

Hofland J et al. European Neuroendocrine Tumor Society 2023 guidance paper for functioning pancreatic neuroendocrine tumour syndromes. J Neuroendocrinol. 2023;35:e13318. [PMID: 37578384]

NEOPLASIA ENDÓCRINA MÚLTIPLA (NEM)

NEM tipos 1–4

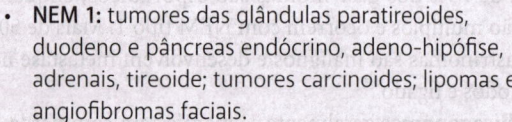

FUNDAMENTOS DO DIAGNÓSTICO

- **NEM 1:** tumores das glândulas paratireoides, duodeno e pâncreas endócrino, adeno-hipófise, adrenais, tireoide; tumores carcinoides; lipomas e angiofibromas faciais.
- **NEM 2:** câncer medular da tireoide, hiperparatireoidismo, feocromocitoma, doença de Hirschsprung.
- **NEM 3:** câncer medular da tireoide, feocromocitoma, postura de síndrome de Marfan, neuromas mucosos, ganglioneuroma intestinal, puberdade tardia.
- **NEM 4:** tumores das glândulas paratireoides, adeno-hipófise, glândula adrenal, ovários, testículos, rins.

Síndromes de NEM são herdadas como traços autossômicos dominantes que causam predisposição para o desenvolvimento de tumores de duas ou mais glândulas endócrinas diferentes (Tab. 28.12). Síndromes NEM são causadas por mutações germinativas e os tumores surgem quando mutações somáticas adicionais ocorrem em órgãos predispostos. Pacientes com NEM devem ser testados geneticamente para que seus parentes em primeiro grau possam ser testados para a mutação específica.

1. NEM 1

A neoplasia endócrina múltipla tipo 1 (NEM 1, síndrome de Wermer) é uma síndrome tumoral com prevalência de 2-10 por 100.000 pessoas nos EUA. Cerca de 90% dos pacientes afetados abrigam uma mutação germinativa detectável no gene *menin*.

A manifestação da NEM 1 é variável, mesmo entre indivíduos da mesma família. Os pacientes afetados são propensos a muitos tumores diferentes, particularmente envolvendo as

TABELA 28.12 Síndromes de neoplasia endócrina múltipla (NEM): incidência de tipos de tumores

Tipo do tumor	NEM 1	NEM 2 (NEM 2A)	NEM 3 (NEM 2B)	NEM 4
Paratireoide	95%	20-50%	Raro	Comum
Pancreático	54%			Comum
Hipofisário	42%			Comum
Carcinoma medular da tireoide		> 90%	80%	
Feocromocitoma	Raro	20-35%	60%	
Ganglioneuromas GI e de mucosa		Raro	> 90%	
Lipoma subcutâneo	30%			
Adenoma adrenocortical	30%			Comum
Carcinoide do tórax	15%			
Adenoma da tireoide	55%			Comum
Colagenomas e angiofibromas faciais	85%			
Câncer de mama	27%			

paratireoides, duodeno e pâncreas endócrino e adeno-hipófise (Tab. 28.12). Nódulos adrenais incidentais são encontrados em cerca de 50% dos pacientes afetados, mas raramente são secretores. As manifestações bioquímicas iniciais (geralmente hipercalcemia) podem ser frequentemente detectadas já entre 14-18 anos em pacientes com uma mutação genética de NEM 1, ainda que as manifestações clínicas geralmente surjam na terceira ou quarta década.

O hiperparatireoidismo é a primeira manifestação clínica de NEM 1 em dois terços dos pacientes afetados, mas ela pode surgir em qualquer momento da vida.

TNE-GEP e carcinoides ocorrem em até 70% dos pacientes com NEM 1. Os TNE-GEP podem secretar apenas polipeptídeo pancreático ou serem inteiramente não secretores (20-55%). Gastrinomas ocorrem em cerca de 40% dos pacientes com NEM 1. A hipercalcemia concomitante, devido ao hiperparatireoidismo na NEM 1, estimula a gastrina e piora a secreção de ácido gástrico; o controle da hipercalcemia frequentemente reduz os níveis séricos de gastrina e a secreção de ácido gástrico. Tumores carcinoides podem surgir no pulmão ou abdome e podem metastizar, especialmente para o fígado.

Insulinomas ocorrem em cerca de 10% dos pacientes com NEM 1. Tumores neuroendócrinos extrapancreáticos são comuns na NEM 1; eles são frequentemente malignos e incluem tumores carcinoides (geralmente em locais na região do intestino anterior [69%], como pulmões, timo, duodeno ou estômago).

Adenomas hipofisários são o tumor de manifestação em 29% dos pacientes com NEM 1 e acabam por ser encontrados em cerca de 42% dos pacientes com NEM 1. Cerca de 42% dos adenomas hipofisários são não secretores. Microadenomas hipofisários não secretores (com menos de 1 cm e detectados em RM de rotina) são geralmente indolentes; 25% dos adenomas hipofisários não secretores são macroadenomas (com 1 cm ou mais) e mais agressivos.

Adenomas adrenais ou hiperplasia ocorrem em cerca de 40% dos pacientes com NEM 1; 50% são bilaterais. Eles são geralmente benignos e não funcionais. Essas lesões adrenais são ACTH-independentes.

Tumores neuroendócrinos tímicos ocorrem em 3,4% dos pacientes afetados, com uma sobrevida de 10 anos de 25%. Tumores neuroendócrinos do pulmão ocorrem em 13% dos pacientes, com uma sobrevida de 10 anos de 71%.

Adenomas da tireoide benignos ou bócio multinodular ocorrem em 55% dos pacientes de NEM 1.

Tumores não endócrinos ocorrem comumente na NEM 1, particularmente angiofibromas pequenos na região da cabeça e pescoço (85%) e lipomas (30%). Colagenomas são comuns (70%), apresentando-se como nódulos dérmicos firmes. O risco de câncer de mama é aumentado em mais de duas vezes; é recomendado acompanhamento em mulheres a partir dos 40 anos, de preferência usando RM. Os pacientes afetados também podem estar mais propensos a meningiomas, câncer de mama, câncer colorretal, câncer de próstata, melanomas malignos.

No geral, pacientes com NEM 1 têm uma taxa de mortalidade maior com uma expectativa de vida média de apenas 55 anos.

2. NEM 2 (anteriormente NEM 2A)

A neoplasia endócrina múltipla tipo 2 (NEM 2A, síndrome de Sipple) é uma síndrome tumoral autossômica dominante rara que surge em pacientes com uma mutação germinativa com ganho de função do proto-oncogene *ret*. A testagem genética identifica cerca de 95% dos indivíduos afetados.

Carcinoma medular da tireoide (mais de 90%), hiperparatireoidismo (30%), com hiperplasia ou adenomas de glândulas paratireoides múltiplas desenvolvem-se na maioria dos casos; feocromocitomas (30%), são frequentemente bilaterais e geralmente assintomáticos; e doença de Hirschsprung podem se desenvolver. Nenhum paciente com NEM 2 deve ser submetido a terapia para diabetes com agonistas do peptídeo semelhante ao glucagon 1 (GLP-1) que podem aumentar o risco de carcinoma medular da tireoide. Antes de qualquer procedimento cirúrgico, portadores da NEM 2 (2A) devem ser rastreados para feocromocitomas (ver acima) e para carcinoma medular da tireoide.

3. NEM 3 (anteriormente NEM 2B)

A neoplasia endócrina múltipla tipo 3 (NEM 2B) é uma síndrome multiglandular autossômica dominante familiar também causada por uma mutação germinativa com ganho de função do proto-oncogene *ret*. A NEM 3 (2B) é caracterizada por neuromas mucosos (em mais de 90% dos casos) com lábios e língua aumentados e de aspecto irregular, postura de síndrome de Marfan (75% dos casos) e feocromocitomas adrenais (60%) que são raramente malignos e geralmente bilaterais. Os pacientes também apresentam anomalias intestinais (75%), tais como ganglioneuromas intestinais, anomalias esqueléticas (87%) e puberdade tardia (43%). O carcinoma medular da tireoide (80%) é agressivo e se manifesta precocemente.

4. NEM 4

A neoplasia endócrina múltipla tipo 4 (NEM 4) é uma síndrome tumoral autossômica dominante familiar rara causada por mutações germinativas no gene *CDKN1B*. Os pacientes afetados são particularmente propensos a adenomas paratireóideos (80%), adenomas hipofisários, tumores neuroendócrinos pancreáticos e tumores adrenais. Diferentemente dos pacientes com NEM 1, os pacientes com NEM 4 também são propensos a desenvolver tumores renais, câncer testicular, carcinoma cervical neuroendócrino e falência ovariana primária.

Kostiainen I et al. Pancreatic imaging in MEN1– comparison of conventional and somatostatin receptor positron emission tomography/computed tomography imaging in real-life setting. Eur J Endocrinol. 2023;188:431. [PMID: 36943311]

Mathiesen JS et al. Multiple endocrine neoplasia type 2: a review. Semin Cancer Biol. 2022;79:163. [PMID: 33812987]

Pieterman CRC et al. Update on the clinical management of multiple endocrine neoplasia type 1. Clin Endocrinol (Oxf). 2022;97:409. [PMID: 35319130]

DOENÇAS DOS TESTÍCULOS E MAMAS MASCULINAS

Hipogonadismo masculino

FUNDAMENTOS DO DIAGNÓSTICO

- Diminuição na libido e ereções.
- Fadiga, depressão, redução de resistência ao exercício.
- Testículos de tamanho normal ou pequeno.
- Testosterona sérica total ou livre baixas.
- Hipogonadismo hipogonadotrófico: LH e FSH sérico baixo ou normal.
- Hipogonadismo hipergonadotrófico: falência testicular, LH e FSH sérico alto.

Considerações gerais

O hipogonadismo masculino é causado pela secreção deficiente de testosterona pelos testículos. Ele pode ocorrer devido a (1) secreção insuficiente de gonadotrofina pela hipófise (hipogonadotrófico); (2) patologia dos testículos (hipergonadotrófico); ou (3) ambos os casos (Tab. 28.13). O hipogonadismo masculino parcial pode ser difícil de distinguir da redução fisiológica na testosterona sérica vista no envelhecimento normal, obesidade e doença.

Etiologia

A. Hipogonadismo hipogonadotrófico (baixa testosterona com LH baixo ou normal)

Uma deficiência nos hormônios FSH e LH pode ser isolada ou associada a outras anomalias hormonais da hipófise (ver Hipopituitarismo). O hipogonadismo hipogonadotrófico pode ser primário, definido como a falha em entrar na puberdade aos 14 anos, ou pode ser adquirido. As causas do hipogonadismo hipogonadotrófico primário incluem hipopituitarismo, hipogonadismo hipogonadotrófico isolado, ou um simples atraso constitucional do crescimento e da puberdade. As causas do hipogonadismo hipogonadotrófico adquirido incluem condições genéticas (p. ex., síndrome de Kallmann ou mutações do gene *PROKR2*, hipoplasia adrenal congênita ligada ao cromossomo X, deficiência de 17-cetoesteroide redutase, síndrome de Prader-Willis), que correspondem a 40% dos casos da doença isolada e idiopática com um nível sérico de testosterona menor que 150 ng/dL (5,2 nmol/L) (Tab. 28.13).

O hipogonadismo hipogonadotrófico masculino parcial é definido como uma testestosterona sérica dentro do intervalo de 150-300 ng/dL (5,2-10,4 nmol/L). As principais causas do hipogonadismo hipogonadotrófico masculino parcial incluem obesidade, saúde debilitada ou envelhecimento normal, tanto que é chamado de **hipogonadismo da idade**. No entanto, outras causas precisam ser excluídas, incluindo tumores hipofisários ou hipotalâmicos. A espermatogênese é geralmente preservada.

TABELA 28.13 Causas do hipogonadismo masculino

Hipogonadotrófico (LH baixo ou normal)	Hipergonadotrófico (LH alto)
Envelhecimento	Envelhecimento
Álcool	Autoimunidade
Doença crônica	Anorquidia (bilateral)
Atraso constitucional de crescimento e puberdade	Quimioterapia
Síndrome de Cushing	Idiopática
Medicações	Síndrome de Klinefelter
Estrogênio	Hanseníase
Agonista de GnRH (leuprolida)	Linfoma
Cetoconazol	Climatério masculino
Maconha	Distrofia miotônica
Opioides (oral, injetado ou intratecal)	Síndrome de Noonan
Precursores de andrógenos	Orquiectomia (bilateral ou unilateral)
Espironolactona	Orquite
Condições genéticas[1]	Terapia por radioisótopos ou radioterapia
Doenças granulomatosas	Síndrome de células de Sertoli
Hemocromatose	Trauma testicular
Hipopituitarismo	Tuberculose
Tumores hipofisários ou hipotalâmicos	Uremia
Hipo, hipertireoidismo	Infecções virais (caxumba)
Idiopática	Disgenesia gonadal XY
Doença renal	
Hipofisite linfocítica	
Doenças cirúrgicas ou médicas significativas	
Desnutrição	
Obesidade (IMC > 30)	

[1] Ver texto para discussão.
GnRH: hormônio liberador de gonadotrofina.

B. Hipogonadismo hipergonadotrófico (falência testicular com LH alto)

Uma falha das células testiculares de Leydig em secretar testosterona de forma adequada causa um aumento no LH e FSH. As condições adquiridas que podem causar falência testicular estão listadas na Tabela 28.13. O hipogonadismo hipergonadotrófico pode ser causado por disgenesia gonadal XY, deficiência parcial de 17-cetoesteroide redutase, e deficiência parcial congênita da enzima esteroidogênica CYP17 (17-hidroxilase). Em homens que tenham passado por orquiectomia unilateral por câncer, o testículo remanescente frequentemente falha, mesmo na ausência de radiação ou quimioterapia.

A **síndrome de Klinefelter** (47,XXY e suas variantes) é a anomalia cromossômica mais comum entre pessoas do sexo masculino, com uma incidência de cerca de 1:500 (ver Cap. 42). Ainda que a puberdade ocorra no tempo normal, o grau de virilização é variável. A testosterona sérica é geralmente baixa e as gonadotrofinas elevadas. Outros achados comuns incluem estatura alta e proporções anormais do corpo que são incomuns em homens hipogonádicos (p. ex., altura pelo menos 3 cm maior do que a envergadura dos braços).

A **disgenesia gonadal XY** descreve várias condições que resultam na falha dos testículos em se desenvolver normalmente. *SRY* é um gene no cromossomo Y que inicia o desenvolvimento sexual masculino. Mutações no *SRY* resultam em disgenesia testicular. Os indivíduos afetados têm ausência de testosterona, o que resulta em reversão do sexo: genitália externa feminina com uma bolsa vaginal cega, sem útero, e gônadas disgenéticas intra-abdominais. Os indivíduos afetados parecem ser meninas normais até a falta do desenvolvimento puberal e a amenorreia levarem ao diagnóstico. Testículos rudimentares intra-abdominais têm um risco maior de desenvolver uma malignidade e são geralmente extraídos.

C. Insensibilidade androgênica

Resistência parcial à testosterona é uma condição rara na qual indivíduos de fenótipo masculino têm graus variáveis de aparente hipogonadismo, hipospadia, criptorquidia e ginecomastia. Os níveis séricos de testosterona são normais.

Achados clínicos
A. Sintomas e sinais

O hipogonadismo congênito ou adquirido durante a infância se manifesta como puberdade tardia. Homens com hipogonadismo adquirido têm manifestações variáveis, conhecidas como "síndrome da deficiência de testosterona". A maioria dos homens apresenta diminuição da libido. Outros reclamam de disfunção erétil, falta de ereção matinal, ondas de calor. Homens frequentemente apresentam depressão, fadiga ou capacidade reduzida de realizar atividade física intensa. A queixa apresentada também pode ser infertilidade, ginecomastia, cefaleia, fratura, ou outros sintomas relacionados à causa ou resultado do hipogonadismo. O histórico do paciente geralmente oferece pistas da causa (Tab. 28.13).

Os sinais físicos associados ao hipogonadismo podem incluir redução dos pelos corporais, pubianos, nas axilas ou barba, mas apenas após vários anos de hipogonadismo grave. Homens com hipogonadismo perdem massa muscular e ganham peso devido a um aumento na gordura subcutânea. Os exames devem incluir medições da extensão dos braços e altura. O tamanho dos testículos deve ser avaliado com um orquidômetro (o volume normal é cerca de 10-25 mL; o comprimento normal é 3-5 cm). O tamanho testicular pode diminuir, mas geralmente permanece dentro do intervalo normal em homens com hipogonadismo hipogonadotrófico pós-puberal, no entanto, ele pode ser reduzido por lesão testicular ou síndrome Klinefelter. Os testículos devem ser palpados para rastreamento de massas e examinados para evidência de trauma, lesões infiltrativas (p. ex., linfoma), ou infecção (p. ex., hanseníase, tuberculose).

B. Achados laboratoriais

A testosterona sérica circula como hormônio "livre" e hormônio vinculado à globulina ligadora de hormônios sexuais. Os níveis séricos de testosterona livre e total são mais altos entre 20-30 anos. Após esse período, os níveis de testosterona sérica declinam variavelmente em média 1-2% a cada ano;

os níveis séricos de testosterona livre diminuem ainda mais rápido, visto que a globulina ligadora de hormônios sexuais aumenta com a idade. Ao avaliar os valores laboratoriais para testosterona livre e total, é importante comparar com intervalos de referência ajustados de acordo com a idade. Os intervalos normais de testosterona sérica derivam de amostras de sangue coletadas pela manhã, sem jejum, que tendem a ser os níveis mais altos do dia.

A avaliação para hipogonadismo começa com um exame de sangue coletado pela manhã (antes das 10h) para medição dos níveis séricos de testosterona livre e testosterona total "ultrassensível". Os intervalos de referência normais para testosterona sérica total variam de acordo com o laboratório e ensaio. Os **níveis séricos de testosterona *total*** são considerados baixos se forem menores que 300 ng/dL (8,3 nmol/L); níveis entre 300 ng/dL e 350 ng/dL (12 nmol/L) são considerados baixos no limite. Os **níveis séricos de testosterona *livre*** são considerados baixos se forem menores que 35 pg/mL (120 pmol/L); níveis entre 35 pg/mL e 40 pg/mL (140 pmol/L) são considerados baixos no limite. Um resultado baixo de testosterona ou testosterona livre séricas deve ser verificado com uma repetição do ensaio matinal sem jejum, junto com os níveis séricos de LH e PRL.

As principais condições de comorbidade que contribuem para um declínio na testosterona sérica com a idade incluem diabetes tipo 2, obesidade, síndrome metabólica, DCV, DPOC, insuficiência renal, câncer e opioides. Após os 70 anos, os níveis de LH tendem a subir, o que indica uma contribuição de disfunção gonadal primária. O teste de testosterona livre sérica é especialmente importante para detectar hipogonadismo em homens mais velhos, que geralmente têm níveis mais altos de globulina ligadora de hormônios sexuais. Os níveis séricos de LH são altos em pacientes com hipogonadismo hipergonadotrófico, mas baixos ou inadequadamente normais em homens com hipogonadismo hipogonadotrófico ou com envelhecimento normal. Níveis séricos altos de estradiol são vistos em homens com hipogonadismo hipogonadotrófico relacionado à obesidade.

Anemia leve é comum em homens com hipogonadismo. Em homens com hipogonadismo masculino grave por um longo período, a osteoporose é comum, logo, recomenda-se uma densitometria óssea.

1. Hipogonadismo hipogonadotrófico – Um teste de PRL sérico é obtido para rastrear a existência de um prolactinoma hipofisário (ver Tab. 28.1). Homens sem causa discernível para o hipogonadismo hipogonadotrófico devem ser testados para hemocromatose. Homens adultos com hipogonadismo hipogonadotrófico devem realizar uma RM da hipófise/hipotálamo para verificar a existência de lesão de massa na presença de um ou mais dos seguintes fatores: (1) hipogonadismo grave (testosterona total abaixo de 150 ng/mL [5,2 nmol/L]), (2) PRL sérico elevado, (3) outras deficiências hormonais hipofisárias ou (4) sintomas de uma lesão de massa (cefaleia ou redução do campo visual).

2. Hipogonadismo hipergonadotrófico – Homens com hipogonadismo hipergonadotrófico têm níveis séricos de

testosterona baixos com um aumento compensatório no FSH e LH. A síndrome de Klinefelter pode ser confirmada por cariotipagem ou pela medição do gene XIST em leucócitos. A biópsia dos testículos é geralmente reservada para pacientes mais jovens nos quais a razão para o hipogonadismo primário não está clara.

Tratamento

A reposição de testosterona é razoável para meninos que não tenham entrado na puberdade aos 14 anos. Ela também é benéfica para maioria dos homens com falência testicular primária (hipogonadismo hipergonadotrófico). A reposição de testosterona ou terapia de estimulação gonadal também é necessária para homens com hipogonadismo hipogonadotrófico grave, de qualquer etiologia, com níveis séricos de testosterona menores que 150 ng/mL (5,2 nmol/L). A terapia com testosterona também deve ser considerada para homens com níveis séricos baixos ou baixo-normais de testosterona ou testosterona livre, junto com níveis séricos elevados de LH. Para outros homens sem níveis altos de LH sérico e com uma média de pelo menos dois testes matinais de testosterona sérica total abaixo de 275 ng/dL (9,5 nmol/L, "hipogonadismo fisiológico"), um teste experimental com a terapia de testosterona pode ser considerado, particularmente se eles apresentarem pelo menos três dos seis seguintes sintomas: disfunção erétil, falta de ereção matinal, baixa libido, depressão, fadiga e incapacidade de realizar atividade física intensa. A reposição de testosterona deve ser mantida apenas se os pacientes claramente obtiverem benefícios clínicos da terapia. A terapia pode ser ajustada com o objetivo de melhorar os sintomas clínicos enquanto mantém níveis séricos normais de testosterona ou testosterona livre. Homens com níveis fisiológicos baixo-normais de testosterona sérica acima de 325 ng/dL (11,3 nmol/L) têm pouca probabilidade de se beneficiar da terapia com testosterona.

Podem ocorrer interações com medicamentos. A testosterona deve ser administrada com cuidado em homens que utilizem coumadin, já que a combinação pode aumentar o INR e o risco de sangramento. A testosterona pode predispor

à hipoglicemia homens com diabetes que utilizam insulina ou agentes hipoglicêmicos orais, logo, um monitoramento rigoroso do açúcar no sangue é aconselhável durante o início da terapia com testosterona.

A. Terapias para hipogonadismo masculino

1. **Géis tópicos de testosterona** – A testosterona tópica é geralmente aplicada uma vez ao dia pela manhã após o banho. São usados um ou dois dedos para aplicar o gel uniformemente na pele, e as mãos lavadas em seguida. A testosterona tópica não deve ser aplicada no peito ou genitais. Deve-se permitir que o gel seque (cerca de 10 minutos) antes de se vestir. Antes de um contato próximo com outras pessoas, deve-se usar uma camisa ou lavar as áreas de aplicação com sabão e água para evitar a transferência de testosterona para elas. O paciente deve evitar nadar, tomar banho ou lavar a área de aplicação por pelo menos 2 horas após a aplicação. A Tabela 28.14 lista as formulações e dosagens de testosterona tópica.

O nível de testosterona sérica deve ser medido cerca de 14 dias após o início da terapia; se o nível permanecer abaixo do normal ou se a resposta clínica for inadequada, a dose diária pode ser aumentada para 1,5-2 vezes a dose inicial. Os níveis de testosterona sérica variam consideravelmente durante o dia após a aplicação do gel tópico de testosterona, tanto que uma única medição do nível de testosterona sérica pode não refletir de forma precisa a testosterona sérica média para aquele indivíduo.

2. **Adesivos transdérmicos de testosterona** – Sistemas transdérmicos de testosterona (adesivos para pele) devem ser aplicados na pele fora da área genital. Adesivos androderm (2 ou 4 mg/dia) podem ser aplicados na hora de dormir em doses de 4-8 mg; eles aderem firmemente e podem causar irritação na pele.

3. **Testosterona parenteral** – A dose e os intervalos das injeções são ajustados de acordo com a resposta clínica do paciente, e a medição dos níveis de testosterona sérica deve ser feita logo antes da próxima injeção. Sugere-se

TABELA 28.14 Formulações de testosterona tópica e doses diárias recomendadas

Medicação	Formulações disponíveis	Dose diária recomendada e sugestão de local de aplicação
Gel de testosterona 1%	*Envelopes:* 12,5 mg/1,25 g, 25 mg/2,5 g ou 50 mg/5 g *Bisnagas:* 50 mg/5 g	50-100 mg
Gel de testosterona 2%	*Frasco com dispensador:* 10 mg/0,5 g por acionamento	40-70 mg
Androgel 1%	*Envelopes:* 25 mg/2,5 g, 50 mg/5 g *Frasco com dispensador:* 12,5 mg por acionamento	50-100 mg Aplicar nos ombros
Androgel 1,6%	*Frasco com dispensador:* 20,25 mg por acionamento	40,5-81 mg
Testim gel 1%	*Bisnagas:* 50 mg/5 g	50-100 mg Aplicar nos ombros, braços ou abdome
Fortesta gel 2%	*Frasco com dispensador:* 10 mg por acionamento	40-70 mg Aplicar nos ombros, braços ou abdome
Testogel	*Sachê:* 50 mg/5 g	Aplicar nos ombros, braços ou abdome
Axiron solução 2%	*Frasco com dispensador:* 30 mg por acionamento	30-60 mg Aplicar nas axilas diariamente
Vogelxo gel 1%	*Envelopes ou bisnagas:* 50 mg/5 g *Frasco com dispensador:* 12,5 mg/1,25 g por acionamento	50-100 mg Aplicar nos ombros

um nível visado de testosterona sérica de 500 ng/dL (17,3 nmol/L). O **cipionato de testosterona** é uma formulação de testosterona intramuscular disponível em soluções de 200 mg/mL. Sua principal vantagem é o custo baixo. A dose usual é de 200 mg a cada 2 semanas ou 300 mg a cada 3 semanas. Ele geralmente é injetado no glúteo médio, na parte lateral superior das nádegas, alternando os lados. A técnica de aplicação deve incluir precauções de esterilização e tração do êmbolo antes da aplicação para garantir que não ocorra injeção intravenosa, que pode resultar em embolia pulmonar por óleo.

Pellets **de testosterona** (Testopel) são uma formulação de testosterona de longa duração disponível em frascos individuais com um único *pellet* para implantação de 75 mg em cada frasco. Após técnica de esterilização, a pele da nádega superior externa é anestesiada com lidocaína; usando um trocarte, os *pellets* são injetados por via SC em doses de 150-450 mg a cada 3-6 meses, como um procedimento realizado em consultório.

Undecanoato de testosterona (Aveed) é uma formulação de testosterona de longa duração restrita a centros de saúde qualificados. Ela geralmente é injetada no glúteo médio, na parte lateral superior das nádegas, alternando os lados. O nível de testosterona sérica é medido antes da quarta dose; se a testosterona sérica permanecer baixa, o intervalo entre as doses é diminuído para aplicações a cada 10 semanas.

Cuidado: Injeções de undecanoato de testosterona causaram sérias reações de microembolismo pulmonar por óleo, manifestadas por tosse, dispneia, garganta fechada, dor no peito e síncope. Também pode ocorrer anafilaxia. *Os pacientes devem ser observados no centro de saúde por 30 minutos após a aplicação, para que se possa oferecer o cuidado médico apropriado em caso de complicações.*

4. **Testosterona bucal** – Comprimidos de testosterona bucal (Striant) são colocados entre o lábio superior e as gengivas. Um ou dois comprimidos de 30 mg são mantidos no local e trocados a cada 12 horas. Eles não devem ser mastigados ou engolidos. Ela não está disponível nos EUA.

5. **Gel nasal de testosterona** – O gel intranasal de testosterona (Natesto) é aplicado pelo próprio paciente por meio de um aplicador nasal dosimetrado: um acionamento (5,5 mg) em cada narina, 3x/dia. O aplicador nasal precisa ser preparado invertendo o frasco e bombeando-o 10 vezes antes do primeiro uso. Ele não deve ser usado paralelamente a descongestionantes intranasais simpatomiméticos. Os efeitos adversos incluem nasofaringite, sinusite, bronquite, epistaxe, desconforto nasal e cefaleia.

6. **Undecanoato de testosterona oral** – Três preparações em cápsulas orais de undecanoato de testosterona (Jatenzo 158 mg, 198 mg, 237 mg; Kyzatrex 100 mg, 150 mg, 200 mg; Tlando 112,5 mg) são aprovadas pela FDA para o tratamento de hipogonadismo hipogonadotrófico e primário; elas não são aprovadas para "hipogonadismo relativo a idade" não relacionado a etiologias genéticas ou estruturais. As doses iniciais recomendadas são, para Jatenzo, 237 mg

2x/dia; para Kyzatrex, 200 mg 2x/dia; e para o Tlando, 225 mg 2x/dia, todos ingeridos com alimentos. Ajustes nas doses são feitos após 7 dias de acordo com a resposta clínica e com os níveis de testosterona sérica obtidos 3-9 horas (variando de acordo com a fórmula) após a dose oral. Os efeitos colaterais são aqueles da testosterona não oral e efeitos colaterais adicionais que incluem aumento da pressão sanguínea sistólica (4 mmHg em média) com risco de eventos cardiovasculares adversos, policitemia e intolerância GI.

7. **Citrato de clomifeno** – Homens com hipogonadismo hipogonadotrófico funcional geralmente respondem bem ao citrato de clomifeno, que é administrado por VO em doses tituladas para atingir a resposta clínica desejada de nível sérico de testosterona de cerca de 500 ng/dL (17,3 nmol/L). Iniciar com 25 mg de clomifeno em dias alternados e aumentar para 50 mg em dias alternados se necessário, sendo a dose máxima de 50 mg diários. Os níveis de testosterona sérica geralmente se normalizam, ao passo que a espermatogênese é melhorada.

8. **Gonadotrofinas** – Pacientes com hipogonadismo hipogonadotrófico podem precisar de terapia com gonadotrofinas, especialmente para induzir fertilidade. Homens podem receber hCG 2.000 unidades por via SC 3x/semana por 6 meses; se a análise do sêmen mostrar esperma inadequado, é acrescentado FSH 75 unidades por via cutânea 3x/semana. Os homens frequentemente preferem a terapia de longo prazo com hCG à terapia com testosterona transdérmica, visto que a terapia com hCG mantém níveis de testosterona mais altos na metade superior do intervalo de referência, melhorando assim a masculinização e força muscular. A dose de hCG para administração de longo prazo é 1.500 a 2.000 unidades por via SC, 3x/semana, com ajustes de acordo com medições de testosterona sérica.

9. **Perda de peso** – Quando o hipogonadismo hipogonadotrófico é decorrente de obesidade mórbida, uma perda de peso significativa irá melhorar os níveis de testosterona sérica. O aumento na testosterona sérica é proporcional à perda de peso.

B. Benefícios da terapia de estimulação ou reposição de testosterona

A terapia com testosterona oferecida para as indicações listadas no item Tratamento geralmente beneficia homens com baixa testosterona sérica e pelo menos três manifestações de hipogonadismo. A terapia com testosterona pode melhorar o humor de modo geral, a sensação de bem-estar, o desejo sexual e a função erétil. Ela também melhora a anemia, densidade óssea, energia física e força muscular. A reposição de testosterona melhora a resistência ao exercício e capacidade de subir escadas. A reposição de testosterona de longo prazo causa perda de peso significativa e redução na circunferência da cintura. Após 2 anos de reposição de testosterona, a massa muscular aumenta cerca de 4,5%, enquanto a massa gorda diminui cerca de 9,1%. A reposição apropriada de testosterona também parece melhorar a longevidade.

C. Riscos da terapia de estimulação ou reposição de testosterona

A terapia com testosterona não parece aumentar o risco de câncer de próstata ou HPB acima do normal nos homens, desde que os níveis de testosterona sérica sejam mantidos dentro do intervalo de referência normal. No entanto, a terapia com testosterona é contraindicada na presença de câncer de próstata ativo. Homens hipogonádicos que tenham passado por prostatectomia em razão de câncer de próstata de grau baixo, e que tenham permanecido em remissão completa por vários anos, podem ser submetidos à terapia de testosterona de forma cuidadosa, mantendo o monitoramento dos níveis de PSA.

Em um amplo estudo *Traverse*, duplo cego e controlado por placebo, sobre reposição de testosterona transdérmica em homens hipogonádicos com alto risco cardíaco, não houve aumento no risco observado de morte, eventos cardiovasculares relevantes, HPB, ou câncer de próstata. No entanto, houve um pequeno aumento no risco de embolismo pulmonar (0,9% *versus* 0,5%), fibrilação atrial (3,5% *versus* 2,4%) e lesão renal (2,3% *versus* 1,5%).

A ocorrência de eritrocitose é mais comum com injeções intramusculares de enantato de testosterona do que com testosterona transcutânea. A terapia com testosterona tende a agravar a apneia do sono em homens mais velhos, provavelmente através de efeitos no SNC. Recomenda-se uma avaliação formal para todos os pacientes de alto risco com ronco, obesidade, laudo de episódios apneicos, despertares noturnos, sono não reparador com fadiga diurna ou hipertensão.

A terapia com testosterona geralmente aumenta a ocorrência de acne que é geralmente leve e tolerada; terapia anti-acne tópica ou uma redução na dosagem da reposição de testosterona podem ser necessárias. Houve aumento da pressão intraocular durante a terapia com testosterona. Durante o início da terapia de reposição de testosterona, alguns homens desenvolveram ginecomastia, geralmente leve e com tendência a se resolver espontaneamente; a troca de injeções de testosterona para gel de testosterona transdérmica pode ajudar nessa condição.

D. Riscos de esteroides anabolizantes de melhora de desempenho

Agentes de melhora de desempenho, particularmente esteroides androgênicos anabolizantes, são usados por até 2% de atletas jovens e por 20-65% dos atletas de esportes de força. Eles são geralmente usados como parte de uma "pilha" de polifármacos que pode incluir nandrolona, decanoato, dimetandrolona, proprionato de testosterona ou enantato de testosterona. Esses andrógenos são geralmente ilegais, frequentemente contaminados por substância tóxicas (como arsênico), e podem produzir hepatite tóxica, dependência, agressividade, depressão, dislipidemias, ginecomastia, acne, calvície masculina padrão, hepatite, tromboembolia e cardiomiopatia. A contaminação por arsênico pode causar falência dos órgãos e morte.

Prognóstico do hipogonadismo masculino

Se o hipogonadismo for decorrente de lesão na hipófise, o prognóstico é o mesmo da doença primária (p. ex., tumor, necrose). O prognóstico de restauração da virilidade é bom se for oferecida testosterona. Em um estudo amplo, o risco cardiovascular foi reduzido em homens hipogonádicos acima de 40 anos submetidos à terapia de reposição de testosterona para manter os níveis de testosterona sérica dentro do intervalo de referência normal.

Jayasena CN et al. Society for Endocrinology guidelines for testosterone replacement for male hypogonadism. Clin Endocrinol (Oxf). 2022;96:200. [PMID: 34811785]
Lincoff AM et al. Cardiovascular safety of testosterone-replacement therapy. N Engl J Med. 2023;389:107. [PMID: 37326322]
Rastrelli G et al. Pharmacotherapy of male hypogonadism. Curr Opin Pharmacol. 2023;68:102323. [PMID: 36525815]
Wang C et al. Testosterone replacement therapy in men. Endocrinol Metab Clin North Am. 2022;51:77. [PMID: 35216722]

Criptorquidia

A criptorquidia está presente em cerca de 4% dos nascimentos a termo de crianças do sexo masculino, mas a descida dos testículos ocorre espontaneamente em metade deles até os 6 meses de idade. A criptorquidia deve ser diferenciada de testículos retráteis, que não necessitam de tratamento.

A infertilidade ou subfertilidade afeta até 75% dos homens adultos com criptorquidia bilateral e 50% dos homens com criptorquidia unilateral. A idade recomendada para a orquidopexia para correção de testículos criptorquídicos é 6 meses. A orquidopexia precoce pode melhorar a fertilidade e reduzir o risco de malignidade mais adiante. O risco de malignidade testicular é maior para testículos criptorquídicos (0,06%) e para testículos intra-abdominais (5%). No caso de testículos intra-abdominais, a orquiectomia após a puberdade é geralmente a melhor opção.

Chedrawe ER et al. Diagnosis, classification, and contemporary management of undescended testicles. Urol Clin North Am. 2023;50:477. [PMID: 37385709]
Hutson JM et al. Cryptorchidism and hypospadias. Endotext (Internet). 2022. [PMID: 25905331]
Nguyen V et al. Cryptorchidism (undescended testicle). Am Fam Physician. 2023;108:378. [PMID: 37843945]

Ginecomastia

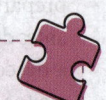

FUNDAMENTOS DO DIAGNÓSTICO

- Aumento palpável da mama masculina, geralmente assimétrico ou unilateral.
- Ginecomastia glandular: tipicamente dolorida.
- Ginecomastia de gordura: tipicamente não dolorida.
- Deve ser diferenciada de carcinoma ou mastite.

Considerações gerais

A ginecomastia é definida como a presença de tecido mamário glandular palpável em pessoas do sexo masculino. A ginecomastia é uma condição comum, e sua incidência vem aumentando em grupos de todas as idades. As causas são múltiplas e diversas (Tab. 28.15). A ginecomastia puberal se desenvolve em 60% dos meninos, mais comumente em adolescentes acima do peso; o edema geralmente regride espontaneamente dentro de um ano. Cerca de 20% dos casos de ginecomastia em adultos é causado por medicação. Ela pode se desenvolver em homens com HIV submetidos à terapia antirretroviral, especialmente efavirenz ou didanosina, e em atletas que abusam de esteroides anabolizantes e androgênicos. A pseudoginecomastia ou lipomastia é comum entre homens mais velhos, particularmente quando associada a ganho de peso. A ginecomastia verdadeiramente glandular pode ser o primeiro sinal de um transtorno mais sério em homens mais velhos (Tab. 28.15).

Achados clínicos

A. Sintomas e sinais

As mamas masculinas devem ser palpadas para distinção entre ginecomastia glandular verdadeira com tecido firme e a pseudoginecomastia, na qual apenas tecido adiposo é sentido. As mamas são mais bem examinadas com o paciente em ambas as posições, sentado e deitado. Usando o polegar e o indicador como pinça, o tecido subareolar é comparado com o tecido adiposo próximo. O tecido adiposo é geralmente difuso e não dolorido. O aumento glandular verdadeiro abaixo da aréola pode ser dolorido. A ginecomastia puberal é caracterizada por um aumento discoide dolorido do tecido mamário de 2-3 cm de diâmetro sob a aréola. As características a seguir são motivo de preocupação quanto à malignidade: assimetria, localização não imediatamente sob a aréola; firmeza incomum; ou retração, sangramento ou secreção dos mamilos. O exame também deve incluir uma avaliação da masculinização, exame dos testículos em relação a tamanho e massas, e exame do pênis para hipospadia.

B. Achados laboratoriais

Na presença de ginecomastia glandular verdadeira, os exames laboratoriais devem incluir testes bioquímicos hepáticos, NUS sérico, e creatinina. Testes endócrinos, incluindo níveis séricos de testosterona, testosterona livre, LH, FSH, TSH e T$_4$L, são realizados para determinar se pode haver hipogonadismo primário (testosterona sérica baixa, LH alto), hipogonadismo secundário (testosterona sérica baixa, LH baixo ou normal), ou resistência a andrógenos. Níveis altos de testosterona sérica mais níveis altos de LH caracterizam síndrome de insensibilidade a andrógenos parcial. Um teste de PRL sérico é realizado para rastrear hiperprolactinemia e lesões hipofisárias/hipotalâmicas. São realizados testes dos níveis séricos de beta-hCG e estradiol para rastrear malignidades associadas a ginecomastia. Níveis detectáveis de beta-hCG implicam a existência de um tumor testicular (de células germinativas ou de células de Sertoli) ou de outra malignidade (geralmente no pulmão ou fígado).

TABELA 28.15 Causas da ginecomastia

Causas fisiológicas	Antiandrógenos (p. ex., flutamida, bicalutamida)
Envelhecimento	
Período neonatal, puberdade	Antipsicóticos (primeira e segunda gerações)
Obesidade	
Doenças endócrinas	Antirretrovirais
Síndromes de resistência a andrógenos	Bloqueadores de canais de cálcio (raro)
Síndrome de excesso de aromatase (esporádica ou familiar)	Gonadotrofina coriônica
	Cimetidina
Mastite linfocítica diabética	Clomifeno
Hiperprolactinemia	Diazepam
Hiper ou hipotireoidismo	Preparações digitálicas
Síndrome de Klinefelter	Domperidona
Hipogonadismo masculino (primário ou secundário)	Inibidores de DPP-4 (sitagliptina)
Deficiência de 17-cetoesteroide redutase parcial	Estrogênios (oral ou tópico)
	Etionamida
Doenças sistêmicas	Famotidina (raro)
Hepatopatia crônica	Fenofibrato (raro)
DRC estágio 4-5	Finasterida
HIV	GH
Hanseníase (lepra)	Análogos de GnRH
Transtornos neurológicos	Hidroxizina
Realimentação após inanição	Isoniazida
Doenças da medula espinal	Cetoconazol
Neoplasmas	Óleos de melaleuca e lavanda (tópico)
Tumores adrenais: secreção de estrogênio ou precursor de estrogênio	Metadona
	Metildopa
Carcinoma broncogênico	Metoclopramida
Carcinoma de mama	Metronidazol
hCG ectópico: germinoma de SNC, carcinomas de pulmão, hepatocelular, gástrico, renal	Minociclina
	Opioides
	Fenotiazinas
Prolactinoma hipofisário	Fenitoína
Tumores testiculares: secreção de estrogênio ou hCG	Progestinas
	IBP (incomum)
	Sulindaco
	ISRS
Medicações (lista parcial)	Ingestão de soja
Álcool (etanol)	Estatinas (raro)
Agentes quimioterápicos alquilantes	Espironolactona (comum)
	Sunitinibe
Inibidores de 5-alfa redutase (finasterida, dutasterida)	Inibidores de tirosina quinase
Amiodarona	Óleo de melaleuca (tópico)
Esteroides anabolizantes	Tricíclicos
Andrógenos (testosterona)	

GH: hormônio do crescimento; GnRH: hormônio liberador de gonadotrofina; hCG: gonadotrofina coriônica humana.

Níveis séricos altos de estradiol podem resultar de tumores testiculares, aumento do beta-hCG, hepatopatia, obesidade, tumores adrenais (raros), hermafroditismo verdadeiro (raro), ou mutações com ganho de função do gene da aromatase (raro). Um teste de cariótipo para síndrome de Klinefelter é realizado em homens com ginecomastia persistente sem causa óbvia.

C. Exames de imagem e biópsia

A investigação de casos não claros deve incluir mamografia bilateral e TC do tórax, a fim de rastrear carcinoma broncogênico ou metástatico. Achados mamográficos benignos tornam a malignidade bastante improvável. Achados mamográficos suspeitos requerem biópsia Paaf guiada por ultrassom e exame citológico para distinguir a ginecomastia de lesões benignas (pseudoginecomastia, lipoma, hematoma pós-traumático/esteatonecrose, cisto de inclusão epidérmica), linfoma e câncer de mama masculino. O câncer de mama masculino e a ginecomastia podem coexistir.

Homens com altos níveis séricos de hCG ou estradiol devem repetir o teste para confirmação. Níveis altos confirmados pedem um ultrassom dos testículos. Se o ultrassom for normal, os altos níveis séricos de estradiol podem exigir a TC das glândulas adrenais; e altos níveis séricos de hCG podem exigir varreduras adicionais por TC para detectar carcinomas secretores de hCG raros no pulmão, mediastino, fígado, estômago ou rins.

Tratamento

A ginecomastia puberal geralmente se resolve espontaneamente dentro de 1-3 anos. A ginecomastia induzida por medicação se resolve em questão de meses na maioria dos pacientes após a interrupção da medicação lesiva. Pacientes com ginecomastia persistente ou dolorosa podem ser tratados com terapia medicamentosa, geralmente por 9-12 meses.

A terapia com modulador seletivo de receptor de estrogênio (SERM) é eficaz para o tratamento de ginecomastia glandular verdadeira. O raloxifeno, 60 mg por VO diariamente por 3-4 meses, reduz o volume das mamas em mais de 50% em cerca de 90% dos pacientes. O tamoxifeno reduz o volume das mamas em mais de 50% em cerca de 60% dos pacientes.

A terapia com inibidores de aromatase (IA) também é razoavelmente eficaz. Uma dose inicial de anastrozol para ginecomastia masculina corresponde a 0,5 mg VO 3x/semana. O estradiol sérico é monitorado e a dose ajustada para manter o estradiol na faixa média do intervalo de referência para pessoas do sexo masculino. O anastrozol reduz o volume das mamas significativamente em cerca de 50% dos adolescentes em 6 meses; uma redução significativa de tamanho pode ser vista com 1 mês. Os níveis séricos de estradiol caem enquanto os níveis de testosterona sobem. A terapia com IA em adolescentes por um longo período não é recomendada devido a possibilidade de induzir osteoporose e atrasar a fusão epifisária, o que poderia causar um aumento da altura na vida adulta.

A terapia com testosterona para homens com hipogonadismo pode melhorar ou piorar ginecomastias preexistentes.

A correção cirúrgica é reservada para pacientes com ginecomastia grave ou persistente.

Daniels J et al. Gynaecomastia. BMJ. 2022;379:e069771. [PMID: 36265883]

Swerdloff RS et al. Gynecomastia: etiology, diagnosis, and treatment. Endotext (internet). 2023. [PMID: 25905330]

HIRSUTISMO E VIRILIZAÇÃO

FUNDAMENTOS DO DIAGNÓSTICO

- Hirsutismo, acne, distúrbios menstruais.
- Virilização: musculosidade, alopecia androgênica, engrossamento da voz, clitoromegalia.
- Raramente, um tumor pélvico palpável.
- Níveis séricos elevados de DHEAS e androstenediona em distúrbios adrenais; variável em outros casos.
- A testosterona sérica é frequentemente elevada.

Considerações gerais

O hirsutismo é definido como o crescimento de pelos terminais cosmeticamente inaceitáveis que ocorre nas mulheres em um padrão masculino. O hirsutismo relevante afeta cerca de 5-10% das mulheres não asiáticas em idade reprodutiva e mais de 40% das mulheres em algum momento de suas vidas. A quantidade de pelos considerada inaceitável depende da etnicidade e padrão cultural da mulher. A virilização é definida como o desenvolvimento de características físicas masculinas nas mulheres, tais como desenvolvimento muscular pronunciado, voz grossa, calvície de padrão masculino e hirsutismo mais grave.

Etiologia

O hirsutismo pode ser idiopático ou familiar, ou ser causado pelos seguintes distúrbios: síndrome do ovário policístico (SOP), hipertecose ovariana, defeitos das enzimas esteroidogênicas, distúrbios neoplásicos; ou raramente por medicações, acromegalia, ou doença de Cushing induzida por ACTH.

A. Idiopático ou familiar

A maioria das mulheres com hirsutismo ou alopecia androgênica não apresenta hiperandrogenismo detectável; o hirsutismo pode ser considerado normal no contexto de seu histórico genético. Tais pacientes podem ter níveis séricos elevados de androstanediol glucuronídeo, um metabólito da di-hidrotestosterona que é produzido pela pele em quantidades esteticamente inaceitáveis.

B. Síndrome do ovário policístico (hipertecose, síndrome de Stein-Leventhal)

A SOP é um distúrbio funcional comum dos ovários de etiologia desconhecida (ver Cap. 20). Ela é responsável por pelo menos 50% de todos os casos de hirsutismo associado a níveis elevados de testosterona sérica.

Um diagnóstico de SOP deve satisfazer três critérios: (1) excesso de andrógenos com hiperandrogenismo clínico ou testosterona sérica total ou livre elevada; (2) disfunção ovariana com oligoanovulação ou morfologia de ovário policístico; e (3) ausência de outras razões para o excesso de testosterona ou anovulação, tal como gravidez, disfunção da tireoide, deficiência de 21-hidroxilase, secreção neoplásica de testosterona, síndrome de Cushing ou hiperprolactinemia.

As mulheres afetadas geralmente apresentam sinais de hiperandrogenismo, incluindo hirsutismo, acne, ou diminuição dos cabelos em padrão masculino; isso persiste após a menopausa natural. Contudo, mulheres descendentes do leste asiático têm menor probabilidade de apresentar hirsutismo. A maioria das mulheres também apresenta níveis séricos de testosterona ou testosterona livre elevados. Cerca de 70% das mulheres afetadas apresentam ovários policísticos no ultrassom e 50% têm oligomenorreia ou amenorreia com anovulação. Destaca-se que cerca de 30% das mulheres com SOP *não* têm ovários císticos e 25-30% das mulheres com menstruação normal *têm* ovários císticos.

A obesidade e níveis séricos de insulina altos (devido a resistência à insulina) contribuem para a síndrome em 70% das mulheres. A proporção sérica de LH:FSH é frequentemente maior que 2,0. Hipersecreção de andrógenos de origem tanto ovariana quanto adrenal estão normalmente presentes.

C. Cariótipo 46,XX: Hiperplasia adrenal congênita

Defeitos congênitos da enzima esteroidogênica adrenal resultam em uma secreção reduzida de cortisol com aumento compensatório no ACTH, que causa a hiperplasia adrenal. O defeito enzimático mais comum no 46,XX é a deficiência de 21-hidroxilase, com prevalência de cerca de 1:18.000.

A hiperplasia adrenal congênita (HAC) pode se manifestar no nascimento com clitoromegalia ou mais tarde na puberdade como hirsutismo ou virilização. A deficiência parcial na 21-hidroxilase adrenal pode se manifestar nas mulheres como hirsutismo. Em cerca de 2% dos pacientes com hirsutismo surgido na idade adulta descobriu-se a existência de um defeito parcial na 21-hidroxilase adrenal. A expressão fenotípica é adiada até a adolescência ou idade adulta.

D. Cariótipo 46,XY: Defeitos na ação ou síntese de andrógenos

Meninas com aparência fenotípica normal com cariótipo 46,XY podem apresentar virilização em graus diversos na puberdade. Isso pode ser causado pela **síndrome de insensibilidade parcial a andrógenos.** A virilização na puberdade também pode ser causada por mutações no gene *SRD5A2*, resultando em deficiência de **5-alfa redutase** que leva a uma redução na conversão da testosterona em di-hidrotestosterona. A **disgenesia gonadal** (DG) refere-se à diferenciação incompleta das gônadas. Ela pode ser causada por várias mutações germinativas diferentes e pode causar hirsutismo ou virilização na puberdade.

E. Distúrbios neoplásicos

Tumores ovarianos são causas incomuns de hirsutismo (0,8%) e incluem arrenoblastomas, tumores de células de Sertoli-Leydig, disgerminomas e tumores de células hilares. O carcinoma adrenal, uma causa rara da síndrome de Cushing e do hiperandrogenismo, pode ser bastante virilizante. Tumores puros adrenais secretores de andrógenos ocorrem muito raramente; cerca de 50% são malignos.

F. Causas raras de hirsutismo e virilização

A acromegalia e síndrome de Cushing induzida por ACTH são causas raras de hirsutismo e virilização. A porfiria cutânea tardia pode causar o crescimento de pelos periorbitários além de dermatite nas áreas expostas ao sol. A virilização materna durante a gestação pode resultar de um luteoma da gravidez, hiper-reação luteínica, ou ovários policísticos. Em mulheres na pós-menopausa, a hiperplasia de células de Leydig estromal difusa é uma causa rara de hiperandrogenismo. Causas farmacológicas incluem minoxidil, ciclosporina, fenitoína, esteroides anabolizantes, interferon, cetuximabe, diazóxido e determinadas progestinas.

Achados clínicos

A. Sintomas e sinais

Um excesso modesto de andrógenos de qualquer fonte aumenta os pelos sexuais (queixo, lábio superior, abdome e tórax) e aumenta a atividade das glândulas sebáceas, produzindo acne. Irregularidades menstruais, anovulação e amenorreia são comuns. Se o excesso de andrógeno for pronunciado, ocorre desfeminização (diminuição de tamanho das mamas, perda de tecido adiposo feminino) e virilização (calvície androgênica, muscularização, clitoromegalia e engrossamento da voz). Pontos de virilização na presença de neoplasia produtora de andrógeno.

O hirsutismo é quantificado usando a classificação de Ferriman-Gallwey; ele é graduado de 0 (nenhum) a 4 (grave) em 9 áreas do corpo, com uma pontuação máxima de 36 (https://myendoconsult.com/learn/ferriman-gallwey-score/).

Um exame pélvico pode revelar clitoromegalia ou aumento ovariano que pode ser cístico ou neoplásico. Pode ocorrer hipertensão na síndrome de Cushing, deficiência adrenal de 11-hidroxilase, ou síndrome de resistência ao cortisol.

B. Exames laboratoriais e de imagem

O exame de andrógeno sérico é útil principalmente para rastrear neoplasias ovarianas ou adrenais ocultas e raras. O exame é necessário para mulheres com hirsutismo moderado a grave, hirsutismo leve com distúrbios menstruais, e para mulheres com piora no hirsutismo apesar da terapia.

Soro é coletado para exame de testosterona total e testosterona livre. Um nível sérico de testosterona maior que 200 ng/dL (6,9 nmol/L) ou de testosterona livre maior que 40 ng/dL (140 pmol/L) indica a necessidade de um exame pélvico manual e de ultrassom pélvico. Se o resultado for negativo, um exame de TC é realizado. Um nível sérico de androstenediona maior que 1.000 ng/dL (34,9 nmol/L) também aponta para neoplasia adrenal ou ovariana.

Pacientes com DHEAS sérico maior que 700 mcg/dL (35 nmol/L) têm uma fonte adrenal de andrógenos. Isso geralmente deve-se a hiperplasia adrenal e raramente a um carcinoma adrenal. Pacientes com qualquer sinal clínico de síndrome de

Cushing devem ser testados (p. ex., teste noturno de supressão por dexametasona de 1 mg) (ver Síndrome de Cushing, acima).

O rastreamento de hiperplasia adrenal congênita (HAC) de "surgimento tardio" não clássica devido a deficiência de 21-hidroxilase é necessário para mulheres com (1) níveis séricos elevados de testosterona ou testosterona livre e (2) hirsutismo com níveis séricos normais de testosterona que tenham alto risco de HAC devido a histórico familiar de hirsutismo ou por serem membros de grupo um étnico de alto risco (p. ex., judeus Ashkenazi, croatas, iranianos, inuítes Yupik). Pacientes com HAC geralmente têm um nível de 17-hidroxiprogesterona de linha de base maior que 300 ng/dL (9,1 nmol/L). Os níveis séricos de FSH e LH são elevados se a amenorreia for decorrente de falência ovariana. Uma proporção de LH:FSH maior que 2,0 é comum em pacientes com SOP. No ultrassom abdominal, cerca de 25-30% das mulheres jovens normais apresentam ovários policísticos, logo, o aparecimento de cistos nos ovários no ultrassom não é útil. Um ultrassom pélvico transvaginal ou RM geralmente detecta tumores virilizantes do ovário. No entanto, tumores ovarianos virilizantes pequenos podem não ser detectáveis em exames de imagem; um teste de amostragem venosa seletivo para testosterona pode ser usado para o diagnóstico de tais pacientes.

Tratamento

Quaisquer medicações que causem hirsutismo (ver acima) devem ser interrompidas. Quaisquer causas médicas subjacentes de hirsutismo (p. ex., síndrome de Cushing, acromegalia) devem ser tratadas.

A. Tratamentos tópicos e a laser

O **tratamento local** do hirsutismo é por raspagem ou depilação, com cera, eletrólise ou clareamento. Eflornitina (Vaniqa) 13,9%, creme tópico, retarda o crescimento dos pelos quando aplicado duas vezes nos pelos faciais indesejados; a melhora é vista em 4-8 semanas. A eflornitina pode ser usada durante a terapia a *laser* para uma resposta mais dramática. No entanto, pode haver irritação local da pele. O hirsutismo retorna com a suspensão, a menos que combinado com a terapia a *laser*.

A **terapia a *laser*** (fotodepilação) pode ser um tratamento bastante eficaz para o hirsutismo facial, particularmente em mulheres com pelos escuros e pele clara. Para mulheres negras, é utilizado um *laser* com maior comprimento de ondas, como Nd:YAG ou *laser* de diodo aplicado com resfriamento da pele. Em tais mulheres, a remoção a *laser* de pelos faciais melhora significativamente o hirsutismo. A repetição do tratamento a *laser* é geralmente necessária. A terapia a *laser* não é recomendada para mulheres de origem mediterrânea ou do Oriente Médio com hirsutismo facial, já que elas têm um risco particularmente maior de desenvolver hipertricose paradoxal com a terapia a *laser*.

O **minoxidil tópico** é moderadamente eficaz para o tratamento de alopecia androgênica. Meia tampa de espuma 5% ou 1 mL de solução 2% é aplicada no couro cabeludo 2x/dia.

B. Medicações

Contraceptivos orais são oferecidos como terapia inicial para mulheres com hirsutismo que não estejam ativamente buscando engravidar. Para reduzir o risco de TVP, recomenda-se o uso do contraceptivo oral com uma dose baixa de estradiol (20 mcg) e uma progestina com risco relativamente baixo de trombose venosa (noretindrona, norgestimato, levonorgestrel). Uma formulação favorecida para uso diário contém noretindrona 1 mg com etinil estradiol 20 mg. Apesar disso, esses contraceptivos orais aumentam em mais de duas vezes o risco de TVP. Além disso, o levonorgestrel causa resistência a insulina, então seu uso é problemático em mulheres com síndrome do ovário policístico. Contraceptivos orais que contenham particularmente progestinas antiandrogênicas, como desogestrel (Azurette, Kariva), drospirenona (Yaz, Gianvi), norgestimato (Ortho Tri-Cyclen Lo) ou acetato de ciproterona (Diane 35, não disponível nos EUA), reduzem o hirsutismo e a acne com mais eficácia, porém, esses contraceptivos orais antiandrogênicos aumentam em quatro vezes o risco de TVP e seu uso é desencorajado em pacientes de alto risco.

O acetato de ciproterona é uma progestina única usada para tratar mulheres com hirsutismo no mundo todo, exceto nos EUA, onde não é aprovada pela FDA. O acetato de ciproterona bloqueia os receptores de andrógeno, bem como a atividade da 5-alfa redutase, enquanto também suprime os níveis de testosterona. Ele é normalmente prescrito como contraceptivo oral em uma dose de 2 mg com etinil estradiol de 35 mcg.

Contraceptivos orais combinados são relativamente contraindicados para mulheres com histórico de tromboembolia, ou que tenham predisposição a tromboembolia, tal como mulheres (1) que são fumantes, (2) têm enxaqueca, (3) tenham mais de 39 anos, (4) obesidade ou (5) hipertensão. A síndrome metabólica e a hipertrigliceridemia são vistas, particularmente, com o uso de progestinas antiandrogênicas.

A **espironolactona** é eficaz em reduzir o hirsutismo, acne e alopecia androgênica em mulheres. Ela pode ser tomada em doses de 100-200 mg por VO diariamente (tomada como dose única ou dividida em duas doses) nos dias 5-25 do ciclo menstrual, ou diariamente se usada junto com um contraceptivo oral. A espironolactona é contraindicada na gravidez, portanto, mulheres em idade reprodutiva devem utilizar métodos contraceptivos confiáveis durante essa terapia. Hipercalemia é um efeito colateral incomum, mas o potássio sérico deve ser checado 1 mês após o início da terapia ou após um aumento de dosagem. A espironolactona deve ser evitada ou usada com cuidado em mulheres com doença renal ou que estejam utilizando um inibidor da ECA ou BRA. Os efeitos colaterais da espironolactona incluem dor nas mamas, ciclo menstrual irregular, cefaleias, náusea e fadiga, que podem diminuir com a continuação do tratamento ou redução da dose; uma paradoxal perda dos cabelos foi relatada com doses mais altas.

A **flutamida** e a **bicalutamida** inibem a ligação da testosterona com os receptores de andrógeno e também suprimem a testosterona sérica. A flutamida reduz a gordura abdominal e o LDL-colesterol sérico em mulheres com SOP. Eles devem ser usados apenas como último recurso para mulheres com hirsutismo/virilização grave e apenas com monitoramento próximo para toxicidade hepática, além de precauções contraceptivas rígidas devido aos riscos de má-formação fetal.

A **finasterida** inibe a 5-alfa redutase, a enzima que converte a testosterona em di-hidrotestosterona ativa na pele. A finasterida é usada *off label* por seus efeitos antiandrogênicos para tratar mulheres com hirsutismo e mulheres transgênero. A dose usual para hirsutismo é 5 mg 1x/dia. Devido ao risco de indução de pseudo-hermafroditismo em fetos homens se utilizada indevidamente durante a gestação, a finasterida é usada no tratamento de hirsutismo apenas com precauções contraceptivas rigorosas.

O **minoxidil oral** é usado *off label* para alopecia androgênica em mulheres em doses de 0,25 mg a 2,5 mg diárias, ingeridas 1x/dia ou em doses divididas. Os efeitos colaterais do minoxidil oral podem incluir o crescimento de pelos em locais indesejados.

A **sinvastatina** e a **atorvastatina** podem reduzir o hirsutismo em mulheres com SOP. Quando administradas em mulheres que fazem uso de contraceptivo oral, essas estatinas levam a uma redução maior do hirsutismo e da testosterona livre sérica em comparação com um contraceptivo oral sozinho.

Mulheres com hiperplasia adrenal congênita clássica (deficiência de 21-hidroxilase) com hirsutismo e insuficiência adrenal necessitam de **reposição de mineralocorticoides e glicocorticoides.** No entanto, mulheres com deficiência parcial da 21-hidroxilase de surgimento tardio não têm deficiência de cortisol e não exigem reposição de glicocorticoides. Os glicocorticoides são ineficazes na redução do hirsutismo nessas mulheres. Ainda assim, doses de reposição de glicocorticoides (prednisona, metilprednisolona) podem ser indicadas para normalizar a menstruação e induzir a ovulação.

A terapia com **agonistas de GnRH** tem sido bem-sucedida no tratamento de mulheres na pós-menopausa com hiperandrogenismo ovariano grave, quando a ooforectomia laparoscópica é contraindicada ou recusada pela paciente.

C. Cirurgia

Tumores androgenizantes das adrenais ou ovários são extraídos por laparoscopia. Mulheres na pós-menopausa com hiperandrogenismo grave devem ser submetidas à ooforectomia bilateral (se a varredura por TC das adrenais e ovários resultar normal), visto que pequenos tumores de células hilares do ovário podem não ser visíveis no exame. Mulheres com hiperplasia adrenal congênita clássica perdedora de sal e infertilidade, ou com hiperandrogenismo resistente ao tratamento, podem ser tratadas com uma adrenalectomia bilateral laparoscópica.

Dumesic DA et al. Randomized clinical trial: effect of low-dose flutamide on abdominal adipogenic function in normal-weight women with polycystic ovary syndrome. Fertil Steril. 2023;119:116. [PMID: 36400597]

Hirschberg AL. Approach to investigation of hyperandrogenism in a postmenopausal woman. J Clin Endocrinol Metab. 2023;108:1243. [PMID: 36409990]

Santi M et al. Approach to the virilizing girl at puberty. J Clin Endocrinol Metab. 2021;106:1530. [PMID: 33367768]

Shrivastava S et al. Polycystic ovary syndrome. Med Clin North Am. 2023;107:227. [PMID: 36759093]

Teede HJ et al. Recommendations from the 2023 International Evidence-based Guideline for the assessment and management of polycystic ovary syndrome. J Clin Endocrinol Metab. 2023;108:2447. [PMID: 37580314]

AMENORREIA E MENOPAUSA

Amenorreia primária

A menarca geralmente ocorre entre as idades de 11 e 15 anos (média nos EUA: 12,7 anos) (ver Cap. 20). A falha no aparecimento de qualquer menstruação é chamada de "amenorreia primária", e uma avaliação é recomendada ou (1) aos 14 anos se não tiver ocorrido nem a menarca nem o desenvolvimento das mamas ou se a altura estiver dentro dos 3% mais baixos para a etnicidade, ou (2) aos 16 anos se não houve menarca.

Etiologia da amenorreia primária

As etiologias para amenorreia primária incluem causas hipotalâmicas-hipofisárias, hiperandrogenismo, causas ovarianas (disgenesia gonadal, disgenesia Mulleriana), distúrbios do desenvolvimento sexual (pseudo-hermafroditismo), causas uterinas e gravidez.

A. Causas hipotalâmicas-hipofisárias (com FSH baixo ou normal)

A causa mais comum da amenorreia primária é uma variação da normalidade conhecida como atraso do crescimento e puberdade, que corresponde a cerca de 30% dos casos de puberdade tardia. Há uma forte base genética para essa condição; mais de 50% das meninas com a condição tem histórico familiar de puberdade tardia. No entanto, o atraso constitucional do crescimento e puberdade é um diagnóstico de exclusão.

Pode haver uma deficiência genética de GnRH e gonadotrofinas isolada ou associada com outras deficiências hipofisárias ou redução do olfato (síndrome de Kallmann). Lesões hipotalâmicas, particularmente craniofaringioma, podem estar presentes. Tumores hipofisários podem ser não secretores ou podem secretar PRL ou GH. A síndrome de Cushing pode ser causada por tratamento com corticosteroides, um tumor adrenal secretor de cortisol ou um tumor hipofisário secretor de ACTH. O hipotireoidismo pode atrasar a adolescência. Traumatismo craniano ou encefalite podem causar deficiência de gonadotrofina. A amenorreia primária também pode ser causada por doença grave, atividade física intensa (p. ex., balé, corrida), eventos estressantes da vida, dieta ou anorexia nervosa; no entanto, essas condições não devem ser assumidas como responsáveis pela amenorreia sem uma avaliação endocrinológica completa.

B. Causas uterinas (com FSH normal)

A agenesia Mulleriana (síndrome de Mayer-Rokitansky-Küster-Hauser) resulta na ausência do útero e graus variáveis de hipoplasia vaginal superior. Ela é a causa mais comum de amenorreia primária permanente. As mulheres afetadas têm os ovários intactos e passam, de outra forma, pela puberdade normal.

Um hímen imperfurado ocasionalmente é a razão da ausência de menstruação visível.

C. Causas ovarianas (com FSH alto)

A disgenesia gonadal (síndrome de Turner e variantes) é uma causa frequente de amenorreia primária. Falência ovariana autoimune é outra causa. Deficiências raras em certas enzimas esteroidogênicas são a causa de hipogonadismo primário sem virilização: deficiência de 3-beta-hidroxiesteroide desidrogenase (insuficiência adrenal com 17-hidroxiprogesterona sérica baixa) e deficiência de P450c17 (hipertensão e hipocalemia com 17-hidroxiprogesterona sérica alta).

D. Hiperandrogenismo (com FSH baixo ou normal)

Ovários policísticos e tumores ovarianos podem secretar testosterona em excesso. O excesso de testosterona também pode ser secretado por tumores adrenais ou ser causado por hiperplasia adrenal causada, por sua vez, por defeitos em enzimas esteroidogênicas, tal como deficiência de P450c21 (perdedora de sal) ou de P450c11 (hipertensão). Abuso de esteroides androgênicos também pode ser a causa dessa síndrome.

E. Distúrbios do desenvolvimento sexual 46,XY (pseudo-hermafroditismo)

A síndrome de insensibilidade a andrógenos completa é causada por mutações de inativação do homozigoto no receptor de andrógeno. Indivíduos 46,XY com síndrome de insensibilidade a andrógenos completa nascem com genitália feminina externa normal, ainda que alguns possam apresentar edema labial ou inguinal devido aos testículos criptorquídicos. Os indivíduos afetados são meninas fenotípicas que apresentam desenvolvimento normal das mamas na puberdade, mas que não desenvolvem pelos sexuais e apresentam amenorreia primária.

A síndrome de insensibilidade a andrógenos parcial em indivíduos 46,XY resulta em graus variáveis de genitália ambígua.

F. Gravidez (com hCG alto)

A gravidez pode ser a causa de amenorreia primária mesmo quando a paciente nega ter tido relações sexuais.

Achados clínicos
A. Sintomas e sinais

Cefaleias ou anomalias no campo visual implicam um tumor hipotalâmico ou hipofisário. Sinais de gravidez podem estar presentes. Elevação da pressão sanguínea, acne e hirsutismo devem ser observados. Uma estatura baixa pode ser vista associada a deficiência de hormônios tireóideos ou GH. Baixa estatura com manifestações de disgenesia gonadal indicam síndrome de Turner. Deficiências olfatórias são vistas na síndrome de Kallmann. Obesidade e estatura baixa podem ser sinais de síndrome de Cushing. Alta estatura pode ser

decorrente de eunuquismo ou acromegalia. Hirsutismo ou virilização sugerem testosterona excessiva.

Um exame pélvico externo e um exame retal devem ser realizados para avaliar patência do hímen e a presença de um útero.

B. Achados laboratoriais e radiológicos

A avaliação endócrina inicial deve incluir níveis séricos de FSH, LH, PRL, testosterona livre e total, TSH, T_4L, e beta-hCG (teste de gravidez). Pacientes virilizados ou hipertensos necessitam de medições de eletrólitos séricos e outras avaliações hormonais (ver Hirsutismo e virilização, acima). RM do hipotálamo e hipófise são usadas para avaliar adolescentes com amenorreia primária e FSH e LH baixo ou normal - especialmente aqueles com níveis altos de PRL. Uma ultrassonografia doppler/colorida da região pélvica é muito útil. Meninas que tenham um útero normal e FSH alto, sem características clássicas de síndrome de Turner, podem precisar de um exame de cariótipo para diagnosticar mosaicismo do cromossomo X.

Tratamento

O tratamento da amenorreia primária é direcionado à causa subjacente. Meninas com hipogonadismo permanente são tratadas com TRH.

Varughese R et al. Fifteen-minute consultation: a structured approach to the child with primary amenorrhea. Arch Dis Child Educ Pract Ed. 2021;106:18. [PMID: 32561551]

Amenorreia secundária
Considerações gerais

Amenorreia secundária é definida como a ausência de menstruação por 3 meses consecutivos em mulheres que tenham passado pela menarca. A menopausa é definida como o último episódio de menstruação que ocorre naturalmente; é um diagnóstico retrospectivo, geralmente feito após 12 meses de amenorreia.

Etiologia e achados clínicos

As causas de amenorreia secundária incluem gravidez, causas hipotalâmicas-hipofisárias, hiperandrogenismo, causas uterinas, falência ovariana prematura e menopausa.

A. Gravidez (alto hCG)

A gravidez é a causa mais comum de amenorreia secundária em mulheres na pré-menopausa. O diagnóstico diferencial inclui secreção ectópica rara de hCG por um coriocarcinoma ou carcinoma broncogênico.

B. Causas hipotalâmicas-hipofisárias (com FSH baixo ou normal)

O hipotálamo precisa liberar GnRH de forma pulsátil para a hipófise poder secretar gonadotrofinas. Pulsos de GnRH ocorrendo mais de uma vez por hora favorecem a secreção de LH, ao passo que pulsos menos frequentes favorecem a secreção de

FSH. Nos ciclos ovulatórios normais, os pulsos de GnRH na fase folicular são rápidos e favorecem a síntese de LH e a ovulação; progesterona luteal ovariana é então secretada diminuindo a velocidade dos pulsos GnRH e causando a secreção de FSH durante a fase luteal. A maioria das mulheres com amenorreia hipotalâmica tem uma frequência persistentemente baixa dos pulsos de GnRH.

A amenorreia "hipotalâmica" secundária pode ser causada por eventos estressantes da vida, como exames escolares ou mudança de moradia. Tais mulheres geralmente têm histórico de desenvolvimento sexual normal e menstruações irregulares desde a menarca. A amenorreia também pode ser o resultado de dietas restritivas, atividade física intensa, doença orgânica ou anorexia nervosa. A infusão intratecal de opioides causa amenorreia na maioria das mulheres. Essas condições não devem ser supostas como as responsáveis pela amenorreia sem um exame físico completo e avaliação endocrinológica. Mulheres jovens nas quais os resultados da avaliação e o teste de supressão de progestina estão normais apresentam secreção não cíclica de gonadotrofinas resultando em anovulação. Essas mulheres geralmente têm recuperação espontânea, mas devem passar por avaliações regulares e por testes de supressão de progestina a cada 3 meses para identificar perda de efeito do estrogênio

A elevação de PRL pode causar amenorreia. Tumores hipofisários ou outras lesões podem causar hipopituitarismo. O excesso de corticosteroides suprime gonadotrofinas.

C. Hiperandrogenismo (com FSH baixo-normal)

Níveis séricos elevados de testosterona podem causar hirsutismo, virilização e amenorreia. Na SOP, os pulsos de GnRH são persistentemente rápidos, favorecendo a síntese de LH com secreção excessiva de andrógenos; a secreção reduzida de FSH prejudica a maturação folicular. A administração de progesterona pode diminuir a velocidade dos pulsos de GnRH, favorecendo assim a secreção de FSH que induz à maturação folicular. Causas raras de amenorreia secundária incluem deficiência adrenal de P450c21, malignidades adrenais ou ovarianas, e síndrome de Cushing. Esteroides anabolizantes também causam amenorreia.

D. Causas uterinas (com FSH normal)

A infecção do útero comumente ocorre após o parto ou dilatação e curetagem, mas pode ocorrer espontaneamente. Deve-se suspeitar de endometrite decorrente de tuberculose ou esquistossomose em áreas endêmicas. Cicatrização endometrial pode resultar da condição, causando amenorreia (síndrome de Asherman). Algumas mulheres normalmente continuam a ter sintomas pré-menstruais. O estrogênio vaginal é normal.

E. Menopausa (com FSH alto)

Menopausa precoce refere-se à falência ovariana primária que ocorre antes dos 45. Ela afeta aproximadamente 5% das mulheres. Cerca de 1% das mulheres apresenta **menopausa prematura** definida como falência ovariana antes dos 40 anos; cerca de 30% desses casos são decorrentes de autoimunidade contra os ovários. Mosaicismo do cromossomo X é responsável

por 8% dos casos de menopausa prematura. Outras causas incluem ooforectomia bilateral cirúrgica, radioterapia para malignidades pélvicas e quimioterapia. Mulheres que tenham passado por histerectomia são propensas a falência ovariana prematura, mesmo que os ovários tenham sido mantidos intactos. Distrofia miotônica, galactosemia e ooforite por caxumba são causas adicionais. Menopausa precoce ou prematura é frequentemente familiar. A falência ovariana é geralmente irreversível. Mulheres com menopausa prematura, comparadas a mulheres com menopausa normal, têm um risco 50% maior de doença coronária, 23% maior de AVE, e uma mortalidade geral 12% maior.

Achados laboratoriais na menopausa prematura- Um hCG espantosamente alto indica gravidez; testes falso-positivos podem ocorrer muito raramente por conta de secreção ectópica de hCG (p. ex., coriocarcinoma ou carcinoma broncogênico) Exames laboratoriais adicionais para mulheres não gestantes incluem níveis séricos de PRL, FSH e LH (ambos elevados na menopausa), e TSH. Hiperprolactinemia ou hipopituitarismo (sem causa óbvia) devem motivar um exame por RM da região hipofisária. Exames de rotina dos rins e função hepática (NUS, creatinina sérica, bilirrubina, fosfatase alcalina e ALT) também são realizados. O nível de testosterona sérica também deve ser obtido para mulheres hirsutas ou virilizadas.

Tratamento

Mulheres não gestantes sem qualquer anomalia nos exames laboratoriais podem receber progestina (p. ex., acetato de medroxiprogesterona 10 mg/dia) por um período de 10 dias; ausência de menstruação de interrupção geralmente indica falta de estrogênio e anomalia uterina (ver Tratamento para menopausa normal).

Menopausa

FUNDAMENTOS DO DIAGNÓSTICO

- Menopausa é um diagnóstico retrospectivo após 12 meses de amenorreia.
- Aproximadamente 80% das mulheres apresenta ondas de calor e suor noturno.
- Níveis altos de FSH e baixos de estradiol ajudam a confirmar o diagnóstico.

Considerações gerais

Menopausa normal refere-se à falência ovariana primária que ocorre após os 45 anos. **Menopausa precoce** refere-se à falência ovariana que ocorre entre 40 e 45 anos. **Menopausa prematura** refere-se à falência ovariana que ocorre antes dos 40 anos. "Climatério" é definido como o período de declínio fisiológico normal na função ovariana, geralmente ocorrendo durante cerca de 10 anos. Por volta dos 40 anos de idade, os folículos ovarianos remanescentes são aqueles menos sensíveis às gonadotrofinas. Quantidades maiores de FSH são necessárias para estimular a secreção de estradiol. Os níveis de estradiol podem na verdade subir durante o início do climatério.

A idade normal para a menopausa nos EUA varia entre 48 e 55 anos, ocorrendo em média por volta dos 51,4 anos. Os níveis séricos de estradiol caem, e o estrogênio remanescente após a menopausa torna-se estrona, derivado principalmente da aromatização periférica da androstenediona adrenal. Essa produção periférica de estrona é aumentada pela obesidade e por hepatopatias. Diferenças individuais nos níveis de estrona explicam em parte porque os sintomas observados acima podem ser mínimos em algumas mulheres e graves em outras.

Achados clínicos

A. Sintomas e sinais

1. **Interrupção da menstruação** – Os ciclos menstruais geralmente tornam-se irregulares durante o início da transição para a menopausa. Ciclos anovulatórios ocorrem mais frequentemente, com extensão irregular do ciclo e menorragia ocasional. O fluxo menstrual geralmente diminui em quantidade devido à redução na secreção do estrogênio, que resulta em um crescimento endometrial menos abundante. O final da transição para a menopausa é evidenciado por amenorreia com mais de 60 dias de duração. A perimenopausa inclui o final da transição para a menopausa e os 12 meses seguintes após o último período menstrual, com períodos pulados ou episódios de sangramento leve apenas. Quando não há sangramento por 1 ano, a menopausa pode ser considerada estabelecida. Qualquer sangramento após 6 meses do fim das menstruações exige investigação por curetagem endometrial ou aspiração para descartar câncer de endométrio.

2. **Sintomas vasomotores** – As ondas de calor (sensação de calor intenso no tronco e face, com enrubescimento da pele e suor) ocorrem em mais de 80% das mulheres. Os sintomas vasomotores da menopausa duram mais tempo do que se acreditava anteriormente. Em mais de 50% das mulheres, os sintomas vasomotores duram mais de 7 anos. As ondas de calor ocorrem mais frequentemente à noite, causando sudorese e insônia, que resulta em fadiga no dia seguinte.

3. **Síndrome geniturinária da menopausa (SGM)** – A redução da secreção de estrogênio resulta em uma menor lubrificação vaginal. Até 50% das mulheres apresentam sintomas geniturinários de secura, dispareunia, queimação e prurido. A deficiência de estrogênio também causa frequência e urgência urinária, disuria e um aumento do risco de infecções do trato urinário. A SGM não melhora com o tempo, ao contrário das ondas de calor. O exame pélvico revela uma mucosa vaginal lisa, pálida e colo e útero pequenos.

4. **Outras manifestações da menopausa** – Mais de 60% das mulheres apresentam problemas cognitivos, particularmente durante a transição para a menopausa. Há um aumento da incidência de perturbações do sono e alterações de humor. Depressão grave é manifestada em cerca 10% das mulheres durante a transição para menopausa. Uma diminuição da libido ocorre para cerca de 10% das mulheres na menopausa, o que se acredita estar relacionado às deficiências tanto de estrogênio quanto de testosterona. Dores musculoesqueléticas tendem a aumentar e sintomas de fibromialgia podem se tornar mais intensos. A osteoporose pós-menopausa se manifesta mais adiante na menopausa com fraturas de fragilidade dos ossos longos e vértebras.

B. Achados laboratoriais

Nenhum exame laboratorial é necessário para o diagnóstico da menopausa normal quando a amenorreia ocorre na idade esperada. A idade esperada da menopausa na mulher tem relação com a idade da mãe na menopausa e varia entre diferentes grupos étnicos e familiares. Um nível sérico elevado de FSH (maior que 40 UI/L) com um nível sérico baixo-normal de estradiol confirma o diagnóstico. Para mulheres abaixo dos 40 anos, o diagnóstico de insuficiência ovariana prematura requer pelo menos duas medições de níveis altos de FSH coletados com um mês de diferença.

Tratamento

A. Tratamentos sem estrogênio

Mulheres com suor noturno devem dormir em um quarto arejado e evitar o uso de edredons. Eliminar gatilhos das ondas de calor, como tabagismo, álcool, cafeína e alimentos apimentados pode ser útil. Respiração lenta e profunda pode melhorar as ondas de calor. **Exercícios aeróbicos** por 50 minutos 4x/semana reduziram todos os sintomas da menopausa, exceto a secura vaginal em um ensaio clínico randomizado controlado. A **hipnose clínica** reduziu as ondas de calor durante 12 semanas em um estudo. Acupuntura pode ajudar a aliviar os sintomas em algumas mulheres. Lubrificantes vaginais podem ser usados diariamente ou 2 horas antes da relação.

Para mulheres com ondas de calor graves que não podem tomar estrogênio, ISRS podem oferecer um alívio eficaz e modesto dentro de uma semana; escitalopram (10-20 mg por VO diariamente) ou paroxetina (7,5 mg por VO diariamente) podem reduzir as ondas de calor significativamente, mas eles não podem ser administrados para mulheres que utilizam tamoxifeno, pois os ISRS inibem a conversão do tamoxifeno em seu metabólito ativo. A venlafaxina de liberação prolongada (75 mg por VO diariamente) também pode ser eficaz e não tem interação medicamentosa com o tamoxifeno. A gabapentina também é eficaz em doses orais tituladas em até 200-800 mg a cada 8 horas. Efeitos colaterais como sonolência, tontura e cefaleia, que são mais pronunciados durante as 2 primeiras semanas de terapia, geralmente melhoram em 4 semanas. A planta cimicifuga racemosa pode possivelmente aliviar as ondas de calor. Tamoxifeno e raloxifeno oferecem proteção óssea, mas pioram as ondas de calor. Mulheres com baixos níveis séricos de testosterona podem apresentar transtorno do desejo sexual hipoativo, que pode responder à reposição de testosterona de dose baixa.

B. Terapia de reposição de estrogênio – benefícios

A terapia de reposição de estrogênio (TRE) melhora a sobrevida geral para mulheres que iniciam a TRE antes dos 60 anos ou dentro de um período de 10 anos do início da menopausa. De acordo com o *California Teachers Study*, a TRE nessas mulheres foi associada a uma redução dramática de 46%

na mortalidade geral, particularmente por DCV. Além disso, um estudo de 20 anos com 8.801 mulheres que viviam em casas de repouso revelou que a TRE estava associada a uma melhora na sobrevida. As taxas de mortalidade de acordo com a idade foram 56,4 (a cada 1.000 pessoas-anos) entre não usuários e 50,4 entre mulheres que haviam utilizado estrogênio por 15 anos ou mais. A redução em DCV entre mulheres mais jovens na pós-menopausa que utilizam TRE pode ser explicada pela redução nos níveis séricos da lipoproteína(a) aterogênica com a TRE, com ou sem progestina. A melhora nos níveis séricos de HDL colesterol é maior com o estrogênio sem oposição, mas também é vista com o acréscimo de uma progestina. A vantagem de sobrevida diminui com a idade; nenhuma redução na mortalidade foi observada no grupo de mulheres com idade entre 85-94 anos. Contudo, outros benefícios podem ser razões para se continuar a TRE para além dos primeiros 10 anos da menopausa.

Outros benefícios da TRE mesmo em doses baixas incluem a melhora nas ondas de calor, a prevenção de osteoporose pós-menopausa e uma redução de 33% nas fraturas de quadril. O estudo WHI descobriu que mulheres submetidas a TRE apresentaram menos seis fraturas/ano para cada 10.000 mulheres, comparadas com o grupo placebo. A TRE melhora a lubrificação vaginal e aumenta a libido em algumas mulheres. A TRE também melhora as perturbações do sono e a disfunção cognitiva leve, que são sintomas comuns da menopausa. O estrogênio sem oposição melhora a depressão relacionada a perimenopausa, mas o acréscimo de uma progestina pode anular esse efeito. A reposição de estrogênio também pode ajudar com a dor das articulações, dor generalizada no corpo e diminuição da função física apresentada por algumas mulheres. A TRE também aumenta a umidade e espessura da pele do rosto e reduz a dermatite seborreica, mas não previne as rugas.

Em razão desses fatores, a reposição de estrogênio é mais comumente prescrita para mulheres com menos de 60 anos e dentro dos primeiros 5-10 anos da menopausa, quando os sintomas são piores e os benefícios maiores. O estrogênio transdérmico é preferido em relação a terapia oral para reduzir o risco de tromboembolismo. Em mulheres com o útero intacto, a reposição de estrogênio sem uma progestina traz o risco de hipertrofia do endométrio e de sangramento uterino disfuncional. O acréscimo de uma progestina, porém, aumenta o risco de câncer de mama. Desse modo, deve-se utilizar apenas a menor dose eficaz possível de estrogênio para evitar a necessidade de progestina, ou usá-la em doses menores ou de forma intermitente. Além disso, a progestina pode ser liberada diretamente no útero com DIU de liberação de progesterona. A prescrição de reposição de estrogênio para mulheres acima de 65 anos é geralmente aceita. O American College of Obstetricians and Gynecologists e a North American Menopause Society recomendam que a decisão de continuar a reposição de estrogênio após os 65 anos deve incluir uma avaliação dos riscos e benefícios, incluindo particularmente o alívio das ondas de calor, prevenção da osteoporose e melhora da sensação de bem-estar.

C. Terapia de reposição de estrogênio – riscos

A TRE oral aumenta o risco de eventos trombóticos venosos e arteriais de forma dependente das doses administradas, ainda que o risco absoluto seja pequeno. O estudo WHI descobriu que mulheres submetidas a TRH oral combinada convencional de longa duração apresentaram um risco maior de TVP (3,5 por 1.000 pessoas-anos) em comparação com mulheres que receberam placebo (1,7 por 1.000 pessoas-anos). O estrogênio oral também aumenta o risco de AVE isquêmico em cerca de 30%. O estrogênio oral causa um risco particularmente maior de doença tromboembólica entre mulheres mais velhas e entre aquelas com maior propensão a um AVE (atualmente fumantes e com hipertensão, fibrilação atrial ou evento anterior de tromboembolismo). O uso prolongado de estrogênios orais conjugados em mulheres acima de 65 anos foi associado com um menor desempenho cognitivo, talvez devido a pequenos AVE. A administração de estrogênio por via vaginal ou transdérmica evita esse risco. A incontinência urinária de esforço parece aumentar com o uso da reposição de estrogênio oral na dose convencional, ao passo que o estrogênio tópico vaginal pode ter um efeito benéfico. A reposição de estrogênio pode causar mastalgia que tipicamente responde a uma redução da dose. As doses convencionais de TRE carregam riscos maiores do que doses menores. Os riscos da TRE também dependem do fato de o estrogênio ser administrado sozinho (TRE sem oposição) ou com progestina (TRE combinada).

1. **Riscos da TRE sem progestina (TRE sem oposição)** – O *California Teachers Study* relatou um *risco maior de câncer de mama* entre essas mulheres, enquanto o estudo WHI relatou que mulheres na pós-menopausa que tomavam estrogênio sem oposição tiveram um *risco menor de câncer de mama*. Espera-se que mulheres que utilizam a terapia de estrogênio sem oposição em doses menores tenham um risco de longo prazo menor de câncer de mama em comparação com mulheres que utilizam doses altas de estrogênio.

A terapia de estrogênio conjugada sem oposição em dose convencional (0,625-1,25 mg diárias) aumenta o risco de hiperplasia do endométrio e de sangramento uterino disfuncional, o que frequentemente leva as pacientes a interromperem o estrogênio. No entanto, uma dose menor de estrogênio sem oposição confere um risco muito menor de sangramento uterino disfuncional. Um sangramento disfuncional recorrente requer um exame pélvico e possivelmente uma biópsia endometrial. Tem havido uma preocupação considerável de que a reposição de estrogênio sem oposição possa aumentar o risco de carcinoma de endométrio. No entanto, a *Cochrane Database Review* não identificou aumento no risco de carcinoma de endométrio em uma revisão de 30 estudos. Sendo assim, a reposição de estrogênio sem oposição em dose menor não parece conferir qualquer aumento significativo no risco de câncer de endométrio.

O risco de AVE entre mulheres que utilizam uma dose convencional de estrogênio oral sem oposição é maior; o risco é de cerca de 44 eventos a cada 10.000 pessoas ao ano, em comparação com cerca de 32 a cada 10.000 pessoas ao ano em mulheres que utilizaram placebos. No entanto, a TRE transdérmica ou transvaginal não parece aumentar o risco de AVE.

Estrogênios orais podem causar hipertrigliceridemia, particularmente em mulheres com hiperlipidemia preexistente, raramente resultando em pancreatite. A terapia com estrogênio pós-menopausa também parece aumentar levemente o risco de cálculos biliares e colecistite. Os efeitos colaterais podem ser reduzidos ou evitados com o uso da reposição de estrogênio transdérmica ou vaginal.

2. **Riscos de TRE com progestina (TRE combinada)** – A TRH combinada oral em dose convencional aumenta a densidade da mama e o risco de mamografias anormais (9,4% *versus* 5,4% com placebo). Também há um risco maior de câncer de mama (8 casos para cada 10.000 mulheres/ano *versus* 6,5 casos para cada 10.000 mulheres/ano com placebo). As progestinas implicadas foram o acetato de medroxiprogesterona e a noretisterona, logo, a prescrição foi alterada para progesterona bioidêntica. O aumento do risco de câncer de mama é mais alto logo após a menopausa (cerca de 2 casos a cada 1000 mulheres anualmente). Esse risco maior de câncer de mama parece afetar principalmente mulheres relativamente magras, com IMC menor que 24,4. O *Iowa Women's Health Study* relatou um aumento no câncer de mama com TRH apenas em mulheres que consumiam mais de 30 ml de álcool semanalmente. Não foi identificado risco acelerado de câncer de mama em usuárias da TRH que apresentavam doença mamária benigna ou histórico familiar de câncer de mama. Mulheres nas quais o sintoma de mamas doloridas surge com o uso da TRH combinada têm um risco maior de câncer de mama em comparação a mulheres sem dor nas mamas. As mulheres submetidas à TRH combinada não apresentam mortalidade geral maior nem uma mortalidade maior geral ou específica por câncer.

O *Women's Health Initiative Mental Study* (WHIMS) acompanhou o efeito da TRH oral combinada em dose convencional na função cognitiva de mulheres entre 65-79 anos. A TRH não protegeu essas mulheres mais velhas do declínio cognitivo. Na verdade, elas apresentaram um risco maior de demência grave, com uma taxa de 23 casos a mais ao ano para cada 10.000 mulheres acima de 65 anos. Não se sabe se esse achado se aplica a mulheres mais jovens na pós-menopausa.

No estudo WHI, mulheres que utilizaram a dose convencional da TRH oral combinada apresentaram um aumento no risco de AVE (31 casos por 10.000 mulheres/ano *versus* 26 casos por 10.000 mulheres/ano com placebo). O risco de AVE também foi aumentado pela hipertensão, diabetes e tabagismo.

Mulheres que utilizaram a reposição oral combinada de estrogênio-progestina não apresentaram risco maior de câncer de ovário. Elas apresentaram, no entanto, um risco levemente maior de desenvolver asma.

As progestinas podem causar alterações do humor, particularmente em mulheres com histórico de transtorno disfórico pré-menstrual. Progestinas cíclicas podem desencadear crises de enxaqueca em certas mulheres. Várias outras reações adversas foram reportadas, incluindo dor nas mamas, alopecia e retenção de fluidos. As contraindicações ao uso de progestinas incluem transtornos tromboembólicos, hepatopatia, câncer de mama e gravidez.

D. Riscos e benefícios da terapia hormonal

Em razão desses fatores, a reposição de estrogênio é mais comumente prescrita para mulheres com menos de 60 anos e dentro dos primeiros 5-10 anos da menopausa, quando os sintomas são piores e os benefícios maiores. O estrogênio transdérmico é preferido em relação a terapia oral para reduzir o risco de tromboembolismo. Em mulheres com o útero intacto, a reposição de estrogênio sem uma progestina traz o risco de hipertrofia do endométrio e de sangramento uterino disfuncional. O acréscimo de uma progestina, porém, aumenta o risco de câncer de mama. Desse modo, deve-se utilizar apenas a menor dose eficaz possível de estrogênio para evitar a necessidade de progestina, ou usá-la em doses menores ou de forma intermitente. Além disso, a progestina pode ser liberada diretamente no útero com DIU de liberação de progesterona. A prescrição de reposição de estrogênio para mulheres acima de 65 anos é geralmente aceita. O American College of Obstetricians and Gynecologists e a North American Menopause Society recomendam que a decisão de continuar a reposição de estrogênio após os 65 anos deve incluir uma avaliação dos riscos e benefícios, incluindo particularmente o alívio das ondas de calor, prevenção da osteoporose e melhora da sensação de bem-estar.

E. Agentes da terapia de reposição hormonal

A reposição hormonal precisa ser individualizada. Idealmente, em mulheres com o útero intacto, doses muito baixas de estradiol transdérmico podem ser usadas sozinhas ou com progestina de forma intermitente, ou com um DIU de liberação de progesterona para reduzir o risco de hiperplasia do endométrio, evitando ao mesmo tempo a necessidade de progestina oral diária. Pode-se incluir estrogênio vaginal se a reposição de estradiol sistêmica de dose baixa for insuficiente para aliviar os sintomas de atrofia vulvovaginal. Mulheres que tenham passado por histerectomia podem receber estrogênio transdérmico na dose mais baixa possível para aliviar os sintomas de forma adequada. No entanto, algumas mulheres não conseguem obter alívio suficiente com o estradiol transdérmico e precisam utilizar uma preparação oral.

1. **Estradiol transdérmico** – O estradiol pode ser aplicado sistematicamente com diferentes sistemas de adesivos para pele, *spray* ou géis. O estradiol transdérmico funciona para a maioria das mulheres, mas algumas apresentam pouca absorção transdérmica. Se a mulher apresentar alguma reação na pele por conta do adesivo de estradiol, pode-se

tentar um gel ou *spray* em doses diferentes até se encontrar a formulação ideal.

A. **Adesivos de estradiol misturados com aderente** – Esses sistemas tendem a causar irritação mínima da pele. O estradiol transdérmico genérico está disponível como adesivo que deve ser substituído duas vezes por semanas (0,025, 0,0375, 0,05, 0,075 ou 0,1 mg/dia) ou semanalmente (0,025, 0,0375, 0,05, 0,06, 0,075 ou 0,1 mg/dia). As marcas de produtos incluem: Vivelle-Dot (0,025 mg/dia) ou Minivelle (0,0375, 0,05, 0,075 ou 0,1 mg/dia) ou Alora (0,025, 0,05, 0,075 ou 0,1 mg/dia), substituídos duas vezes por semana; Climara (0,025, 0,0375, 0,05, 0,06, 0,075 ou 0,1 mg/dia), substituído semanalmente; e Menostar (0,014 mg/dia), substituído semanalmente. Esse tipo de adesivo de estradiol pode ser cortado ao meio e aplicado na pele sem perda de potência proporcionalmente maior. Os adesivos Minivelle são os menores.

B. **Estradiol em *spray*, gel ou loção** – Evamist é um aplicador em *spray* tópico que libera 1,53 mg de estradiol por acionamento; o conteúdo de 1-3 acionamentos é aplicado na parte interna do braço diariamente; um único acionamento diário pode oferecer em uma dose suficientemente baixa de estradiol para possivelmente evitar a necessidade de progestina diária em mulheres com o útero intacto. EstroGel 0,06% em frasco com dosímetro libera 0,75 mg de estradiol por acionamento (dose: meio a 2 acionamentos/dia). Elestrin 0,06% em frasco com dosímetro libera 0,52 mg de estradiol por acionamento (dose: meio a 2 acionamentos/dia). Esses géis são aplicados diariamente em um braço do pulso até o ombro após o banho. Divigel, gel a 0,1% (0,25, 0,5, 0,75 1 g/envelope) é aplicado na parte interna superior da coxa ou na parte interna do braço diariamente. Estrasorb 2,5% está disponível em embalagens de 1,74 g (4,35 mg de estradiol); 1-2 envelopes de loção são aplicados na coxa/panturrilha diariamente. Para evitar transferir estradiol tópico para outras pessoas, as mãos devem ser lavadas e deve-se tomar cuidado para evitar contato prolongado da pele com crianças. A aplicação de protetor solar antes do gel de estradiol foi relatada como capaz de *aumentar* a absorção transdérmica do estradiol.

C. **Adesivos de estradiol com progestina misturada com aderente** – Essas preparações misturam estradiol com acetato de noretindrona ou com levonorgestrel. CombiPatch (0,05 mg E com 0,14 mg de acetato de noretindrona diariamente ou 0,05 mg E com 0,25 mg de acetato de noretindrona diariamente) é substituído duas vezes por semana. Climara Pro (0,045 mg E com 0,015 mg de levonorgestrel diariamente) é substituído uma vez por semana. O acréscimo de uma progestina reduz o risco de hiperplasia do endométrio, mas é comum a ocorrência de sangramento de escape. O adesivo combinado aumenta o risco de câncer de mama. Perda de cabelos, acne, ganho de peso, irritação da pele e pouca aderência à pele foram relatados com o uso desses adesivos.

2. **Estrogênios orais**

A. **Preparações orais apenas com estrogênio** – Essas preparações incluem estrogênios equinos conjugados que estão disponíveis como Premarin (0,3, 0,45, 0,625, 0,9 e 1,25 mg), estrogênios vegetais conjugados (p. ex., Menest, 0,3, 0,625 e 2,5 mg), e estrogênios sintéticos conjugados (Cenestin: 0,3, 0,45, 0,625, 0,9 e 1,25 mg; e Enjuvia: 0,3, 0,45, 0,625, 0,9 e 1,25 mg). Outras preparações incluem estradiol (0,5, 1 e 2 mg) e estropipato (0,75, 1,5 e 3 mg).

B. **Preparações orais de estrogênio mais progestina** – Estrogênios equinos conjugados com acetato de medroxiprogesterona estão disponíveis como Prempro (0,3/1,5, 0,45/1,5, 0,625/2,5 e 0,625 mg/5 mg); estrogênios equinos conjugados por 14 dias alternados com estrogênios equinos conjugados mais acetato de medroxiprogesterona por 14 dias estão disponíveis como Premphase (0,625/0, e depois 0,625 mg/5 mg); estradiol com acetato de noretindrona (0,5/0,1 e 1 mg/0,5 mg); etinil estradiol com acetato de noretindrona está disponível como Femhrt (2,5/0,5 e 5 mcg/1 mg) e Jinteli (5 mcg/1 mg); estradiol com drospirenona está disponível como Angeliq (0,5/0,25 e 1,0 mg/0.5 mg); estradiol com norgestimato está disponível como Prefest (estradiol 1 mg/dia por 3 dias, alternando com 1 mg de estradiol/0.09 mg norgestimato diariamente por 3 dias); estradiol com progesterona está disponível está disponível como Bijuva (1 mg/100 mg) em cápsulas. Contraceptivos orais também podem ser usados para TRH combinada.

C. **Estrogênio oral mais modulador seletivo de receptor de estrogênio** – Uma combinação de estrogênios equinos conjugados (0,45 mg) com bazedoxifeno (20 mg) está disponível (Duavee). O bazedoxifeno é um modulador seletivo de receptor de estrogênio (SERM) que reduz o risco de hipertrofia do endométrio e de sangramento uterino disfuncional, sem efeitos adversos nas mamas. Essa formulação é indicada para sintomas vasomotores moderados a graves e para prevenção da osteoporose pós-menopausa.

3. **Estrogênio vaginal** – O estrogênio vaginal é pensado para liberação de estrogênio diretamente nos tecidos locais e é moderadamente eficaz na redução de sintomas de atrofia urogenital, ao mesmo tempo em que minimiza a exposição sistêmica ao estrogênio. Algum estrogênio é absorvido sistematicamente e pode aliviar sintomas da menopausa. O estrogênio vaginal pode ser usado sem interrupção em doses baixas ou em mulheres que tenham passado por histerectomia. Para reduzir o risco de proliferação endometrial e sangramento disfuncional, os fabricantes recomendam que essas preparações sejam usadas por apenas 3-6 meses e por apenas 3 de 4 semanas em mulheres que tenham o útero intacto, já que o estrogênio vaginal pode causar proliferação endometrial. No entanto, a maioria dos médicos

utilizam eles por períodos mais longos e sem rodízio. O estrogênio vaginal pode ser administrado em três formas diferentes: cremes, comprimidos e anéis.

A. **Cremes vaginais de estrogênio** – Esses cremes são administrados intravaginalmente com aplicador dosimetrado, diariamente por 2 semanas para vaginite atrófica, e depois 1 a 3x/semana. *Estrogênios equinos conjugados* estão disponíveis como Premarin Vaginal (0,625 mg/g creme), dosado como 0,25-2 g de creme administrado vaginalmente 1 a 3x/semana. O *estradiol* está disponível como Estrace Vaginal (0,1 mg/g creme), com 1 g de creme administrado vaginalmente 1 a 2x/semana.

B. **Estradiol em cápsulas gelatinosas e comprimidos vaginais** – *Vagifem e Yuvafem* (equivalente genérico) estão disponíveis em comprimidos de 10 mcg. *Imvexxy* é uma cápsula gelatinosa vaginal (4 mcg ou 10 mcg de estradiol em uma base de óleo de coco). Ambas as preparações podem ser administradas intravaginalmente, diariamente por 2 semanas para vaginite atrófica, e então 2x/semana. Prasterona (Intrarosa) está disponível na forma de cápsula gelatinosa vaginal de 6,5 mg a ser usada diariamente. Preparações vaginais são geralmente aplicadas na hora de dormir.

C. **Anéis vaginais de estradiol** – Esses anéis são inseridos manualmente no terço superior da vagina, usados continuamente e substituídos a cada 3 meses. Apenas uma pequena quantidade do estradiol liberado entra na circulação sistêmica. Anéis vaginais geralmente não interferem na relação sexual. Se um anel for removido ou descer para o introito, ele pode ser lavado com água morna e reinserido. Estring (2 mg estradiol/anel) libera 7,5 mcg/dia de 17 beta-estradiol com apenas 8% entrando na circulação sistêmica, o que resulta em concentrações séricas médias de estradiol de apenas 10 pg/mL; é mais eficaz para sintomas vaginais locais. Femring libera acetato de estradiol que é rapidamente hidrolisado para estradiol e está disponível em duas concentrações: 12,4 mg/anel que libera 0,05 mg/dia de acetato de estradiol ou 24,8 mg/anel que libera 0,1 mg/dia de acetato de estradiol, o que resulta em concentrações séricas médias de estradiol de cerca de 40 pg/mL e 80 pg/mL, respectivamente; é eficaz tanto para os sintomas vaginais locais quanto para os sistêmicos. Os dois anéis são substituídos a cada 90 dias. Para mulheres com frequência e urgência urinária pós-menopausa, mesmo a baixa dose do Estring pode reduzir com sucesso os sintomas urinários e a secura vaginal.

D. **Anéis vaginais de estradiol com progestina** – NuvaRing libera uma mistura de etinil estradiol, 0,015 mg/dia, e etonogestrel, 0,12 mg/dia. É um anel vaginal contraceptivo posicionado na vagina antes ou no dia 5 do ciclo menstrual, deixado por 3 semanas, removido por 1 semana, e então reposicionado.

4. Injeções de estradiol – O estradiol parenteral deve ser usado apenas para sintomas particularmente graves da menopausa quando outras medidas falharam ou são contraindicadas. O cipionato de estradiol (Depo-Estradiol 5 mg/mL) pode ser administrado por via intramuscular em doses de 1-5 mg a cada 3-4 semanas. O valerato de estradiol (20 ou 40 mg/mL) pode ser administrado por via intramuscular em doses de 10-20 mg a cada 4 semanas. Mulheres com o útero intacto devem receber progestina nos últimos 10 dias de cada ciclo.

5. Progestinas orais – Para mulheres com o útero intacto, a terapia de estrogênio sistêmico sem oposição, em dose convencional e de longo prazo, pode causar hiperplasia do endométrio, que tipicamente resulta em sangramento uterino disfuncional e pode raramente levar a câncer do endométrio. A terapia com progestina transforma o endométrio de proliferativo para secretor, causando uma possível menstruação quando administrada intermitentemente ou sem sangramento quando administrada de forma contínua.

O tipo de preparação de progestina, sua dosagem e o momento da administração podem ser ajustados de acordo com a situação apresentada. As progestinas podem ser administradas diariamente, mensalmente ou em intervalos maiores. Quando utilizadas episodicamente, as progestinas são geralmente administradas por períodos de 7 ou 14 dias. A administração antes da hora de dormir pode melhorar o sono. Algumas mulheres consideram que as progestinas apresentam efeitos adversos, tais como irritabilidade, náusea, fadiga ou cefaleia; progestinas de uso prolongado oferecidas com a reposição de estrogênio aumentam o risco de câncer de mama.

As progestinas orais estão disponíveis em diferentes formulações: a progesterona micronizada (100 mg e 200 mg/cápsula) pode trazer um risco menor de câncer de mama, tromboembolismo venoso e redução de efeitos adversos no humor e nos níveis lipídicos comparada com outras progestinas, de acordo com estudos observacionais. Outras progestinas incluem medroxiprogesterona (2,5, 5,0 e 10 mg/comprimido), acetato de noretindrona (5 mg/comprimido) e noretindrona (0,35 mg/comprimido). A progesterona tópica (20-50 mg/dia) pode reduzir as ondas de calor em mulheres que sejam intolerantes a TRH oral. Ela pode ser aplicada nos braços, coxas ou na parte interna dos pulsos diariamente. Pode ser composta de progesterona micronizada 250 mg/mL em forma de gel transdérmico. Seu efeito nas mamas e endométrio é desconhecido. A progesterona também está disponível como gel vaginal (p. ex., Prochieve, 4% = 45 mg por aplicador cheio, e 8% = 90 mg por aplicador cheio) que são tipicamente administrados para amenorreia secundária por via vaginal em dias alternados até completar 6 doses.

6. Progesterona vaginal – A progesterona vaginal minimiza o sangramento uterino disfuncional ao mesmo tempo em que reduz a exposição sistêmica à progesterona. Crinone e Prochieve contêm um gel a 4% e 8% com 45 mg e 90 mg por aplicador cheio, respectivamente. O Endometrin é oferecido em forma de implante vaginal de 100 mg. É administrado 2x/semana com estrogênio diário, e a maioria

das mulheres não apresenta hipertrofia do endométrio ou sangramento uterino disfuncional.

7. **Dispositivos intrauterinos de liberação de progestina** – DIU que liberam progestinas podem ser úteis para mulheres que utilizam TRE, já que eles podem reduzir a incidência de sangramento uterino disfuncional e carcinoma de endométrio, sem expor as mulheres aos riscos significativos das progestinas sistêmicas. O DIU Mirena libera levonorgestrel e é inserido no útero por um médico dentro de 7 dias do início da menstruação. Ele é tão eficaz para reduzir a hiperplasia endometrial quanto o acetato de medroxiprogesterona alternado e é associado a menor ocorrência de hirsutismo. Ele permanece eficaz por até 5 anos. Mulheres que já tenham dado à luz geralmente são capazes de tolerar melhor o DIU Mirena do que mulheres nulíparas.

8. **Moduladores seletivos de receptor de estrogênio** – SERMs (p. ex., raloxifeno, ospemifeno, tamoxifeno) são uma alternativa à reposição de estrogênio para mulheres hipogonádicas com risco de osteoporose que preferem não tomar estrogênios por conta de suas contraindicações (p. ex., câncer de mama ou útero) ou efeitos colaterais (ver Osteoporose, acima). O raloxifeno (Evista) não reduz as ondas de calor, secura vaginal, enrugamento da pele, ou atrofia das mamas; ele não melhora a cognição. No entanto, em doses de 60 mg/dia por VO, ele inibe a perda óssea sem estimular efeitos nas mamas. De fato, ele reduz o risco de câncer de mama invasivo em cerca de 50%. O raloxifeno não estimula o endométrio e na verdade reduz o risco de carcinoma de endométrio, logo, a terapia concomitante com progesterona não é necessária. O raloxifeno aumenta levemente o risco de TEV (ainda que menos que o tamoxifeno), portanto não deve ser usado por mulheres submetidas a repouso prolongado em cama ou de outra forma propensas à trombose. O ospemifeno (Osphena) é um SERM que tem efeitos únicos similares ao estrogênio no epitélio vaginal e é indicado para o tratamento de dispareunia pós-menopausa quando outras terapias se mostram ineficazes. Administrado por VO em doses de 60 mg/dia, ele normalmente piora as ondas de calor, mas tem efeito estrogênico nos ossos e retarda a perda óssea na menopausa. Ele normalmente não causa hipertrofia do endométrio. O ospemifeno não possui efeitos de longo prazo conhecidos nas mamas.

9. **Terapia de reposição de andrógeno em mulheres** – Em mulheres na pré-menopausa, os níveis de testosterona sérica diminuem com a idade. Entre 25 e 45 anos de idade, os níveis de testosterona da mulher caem 50%. Após a menopausa natural, os ovários continuam a ser uma fonte significativa para que os níveis de testosterona e testosterona sérica não caiam abruptamente. Por outro lado, níveis de testosterona sérica muito baixos são encontrados em mulheres após ooforectomia bilateral, falência ovariana autoimune, ou adrenalectomia, e no hipopituitarismo. A deficiência de testosterona contribui para as ondas de calor, perda de pelos sexuais, atrofia muscular, osteoporose e diminuição da libido, também conhecida como transtorno do desejo sexual hipoativo (ver Cap. 27). Certas mulheres podem ser tratadas com testosterona em baixas doses, o que resulta em níveis fisiológicos de testosterona sérica de pré-menopausa. Em mulheres com transtorno do desejo sexual hipoativo, a terapia com testosterona de baixa dose melhora a libido, a receptividade sexual e a função orgásmica. A metiltestosterona pode ser apresentada em cápsulas e ingeridas por VO em doses de 1,25-2,5 mg diariamente. A testosterona também pode ser apresentada em forma de creme, contendo 1 mg/mL, com 1 mL aplicado no abdome diariamente. A metiltestosterona também está disponível em apresentação combinada com estrogênios esterificados: 1,25 mg de metiltestosterona/0,626 mg de estrogênios esterificados ou 2,5 mg de metiltestosterona/1,25 mg de estrogênios esterificados. Essas últimas formulações são convenientes, mas trazem as mesmas desvantagens do estrogênio oral, particularmente um risco maior de tromboembolismo.

Os efeitos colaterais da terapia com testosterona em baixa dose são geralmente mínimos, mas podem incluir eritrocitose, alterações emocionais, hirsutismo, acne, um efeito adverso em lipídios e potencialização da terapia de anticoagulação com varfarina. A terapia com testosterona de baixa dose tende a reduzir os níveis de triglicerídeos e colesterol HDL. Neoplasias hepáticas e peliose hepática, complicações raras do uso de andrógenos orais em altas doses, não foram reportadas com doses orais diárias de metiltestosterona de 2,5 mg ou menos.

Andrógenos vaginais são uma opção para mulheres na pós-menopausa que apresentam secura vaginal e satisfação sexual reduzida. Eles também são uma opção para mulheres que não podem utilizar estrogênio vaginal ou sistêmico devido ao câncer de mama. O creme de testosterona 150-300 mcg (formulado) é administrado por via vaginal diariamente por 2 semanas e depois 3x/semana. Ele melhora a satisfação sexual ao mesmo tempo em que reduz a secura vaginal e a dispareunia, sem aumentar os níveis de testosterona ou estrogênio sistêmico. Prasterona 0,5% vaginal (Intrarosa), uma formulação de DHEA, está disponível na forma de um comprimido de 6,5 mg, inserido por via vaginal à noite antes de dormir. Ela é indicada para o alívio da dispareunia moderada a grave da menopausa. No entanto, ela é contraindicada para mulheres com câncer de mama.

Cuidado: *Andrógenos não podem ser administrados em mulheres com hepatopatia ou durante a gravidez ou amamentação.* A terapia de reposição de testosterona para mulheres deve ser usada de modo criterioso, visto que não há ensaios clínicos prospectivos de longo prazo. Uma análise do *Nurses' Health Study* descobriu que mulheres que haviam utilizado estrogênios equinos conjugados mais metiltestosterona apresentaram um risco maior de câncer de mama. Logo, o rastreamento para câncer de mama é recomendado.

Cappola AR et al. Hormones and aging: an Endocrine Society scientific statement. J Clin Endocrinol Metab. 2023;108:1835. [PMID: 37326526]

Crandall CJ et al. Management of menopausal symptoms: a review. JAMA. 2023;329:405. [PMID: 36749328]

Gottschau M et al. Long-term health consequences after ovarian removal at benign hysterectomy: a nationwide cohort study. Ann Intern Med. 2023;176:596. [PMID: 37068275]

Hamoda H et al. Premature ovarian insufficiency, early menopause, and induced menopause. Best Pract Res Clin Endocrinol Metab. 2023;101823. [PMID: 37802711]

Johnson KA et al. Efficacy and safety of fezolinetant in moderate to severe vasomotor symptoms associated with menopause: a phase 3 RCT. J Clin Endocrinol Metab. 2023;108:1981. [PMID: 36734148]

Steunkel CA et al. Primary ovarian insufficiency. N Engl J Med. 2023;388:154. [PMID: 36630623]

Síndrome de Turner (disgenesia gonadal)

FUNDAMENTOS DO DIAGNÓSTICO

- Baixa estatura com níveis normais de GH.
- Amenorreia primária ou falência ovariana precoce.
- Pregas epicânticas, pescoço largo, quarto metacarpo curto.
- Anomalias renais e cardiovasculares.

A síndrome de Turner compreende um grupo de transtornos do cromossomo X que estão associados a aborto espontâneo, hipogonadismo primário, baixa estatura e outras anomalias fenotípicas (Tab. 28.16). Ela afeta 1-2% dos fetos, dos quais 97% são abortados, o que corresponde a cerca de 10% de todos os abortos espontâneos. Não obstante, ela afeta cerca de 1 a cada 2.500 nascimentos vivos de crianças do sexo feminino. Pacientes com a síndrome clássica (cerca de 50% dos casos) não possuem um dos dois cromossomos X (cariótipo 45,XO). Cerca de 12% dos pacientes carregam mosaicismo para sequências de cromossomo Y. Outros pacientes com síndrome de Turner apresentam anomalias do cromossomo X, tais como X em anel ou Xq (X/X anormal) ou deleções do cromossomo X que afetam todas ou algumas células somáticas (mosaicismo, XX/XO).

1. Síndrome de Turner clássica (45,XO disgenesia gonadal)

Achados clínicos

A. Sintomas e sinais

As características da síndrome de Turner são variáveis e podem ser sutis em meninas com mosaicismo. A síndrome de Turner pode ser diagnosticada em bebês do sexo feminino no nascimento, já que eles tendem a ser pequenos e podem exibir linfedema grave. A avaliação para estatura baixa na infância frequentemente leva ao diagnóstico. Meninas e mulheres com a síndrome de Turner têm risco maior de apresentarem coartação aórtica e válvula aórtica bicúspide; essas anomalias cardíacas são mais comuns em pacientes com o pescoço largo. Manifestações típicas em adultos incluem baixa estatura,

hipogonadismo, pescoço largo, palato alto arqueado, mamilos afastados, hipertensão e anomalias dos rins (Tab. 28.16).

TABELA 28.16 Manifestações da síndrome de Turner

Sistemas afetados	Sintoma, sinal ou condição
Traços na cabeça e pescoço	Palato alto arqueado (35%) Linha do cabelo posterior baixa (40%) Micrognatia (60%) Pterígio coli (pescoço largo 40%)
Anomalias oculares	Catarata, opacidade da córnea Pregas epicânticas (20%) Estrabismo (15%) Ptose (10%)
Anomalias da orelha	Perda auditiva condutiva (30%) e otite média recorrente (60%) Orelhas com rotação posterior e implantação baixa
Anomalias cardiovasculares	Dilatação aórtica ou aneurisma (25% com válvula aórtica bicúspide) Válvula aórtica bicúspide (30%) com regurgitação ou estenose aórtica Coartação (14%) e necrose medial cística da aorta Hipertensão (50%, idiopática ou devido à doença renal ou coartação) Retorno venoso pulmonar anômalo parcial (18%)
Transtornos GI	Acloridria Doença celíaca (8%) Carcinoma de cólon Transaminases hepáticas elevadas (65%) DII (3%) Colangite biliar primária Telangiectasia com sangramento
Anomalias dos rins (60%)	Rim em ferradura (10%), posicionamento anormal ou duplicação da pelve renal ou ureteres (15%)
Anomalias gonadais	Disgenesia gonadal (amenorreia primária 80%) ou falha ovariana precoce (20%)
Anomalias das extremidades e esqueleto	Baixa estatura (98%) Tórax largo (em escudo) (30%) com mamilos hipoplásicos e distantes Cúbito valgo dos braços (50%) e geno valgo (35%) Linfedema das mãos e dos pés (30%) Deformidade de Madelung no pulso (5%) Osteopenia (65%) Escoliose (10%) Quarto metacarpo curto (40%)
Distúrbios do SNC	Imaturidade emocional (40%) Deficiência de aprendizado e TDAH (40%) Perda auditiva neurossensorial
Transtornos cutâneos e das unhas	Unhas hiperconvexas Formação de queloide Nevo pigmentado
Condições associadas	Tireoidite autoimune (Hashimoto) (37%) Diabetes *mellitus* (10%) ou intolerância à glicose (35%) Hiperlipidemia Hiperuricemia Neuroblastoma (1%) Obesidade Artrite reumatoide

TDAH: transtorno do déficit de atenção com hiperatividade.

Distúrbios emocionais são comuns. As mulheres afetadas também são mais propensas a desenvolver doença autoimune, particularmente tireoidite, DII e doença celíaca.

O hipogonadismo se manifesta como "adolescência tardia" (amenorreia primária, 80%) ou falência ovariana precoce (20%); meninas com Turner 45,XO (cariotipagem de sangue) que entram na puberdade tipicamente apresentam mosaicismo, se outros tecidos são testados.

B. Achados laboratoriais

O hipogonadismo é confirmado em meninas que apresentam níveis séricos altos de FSH e LH. Um exame de cariótipo com resultado 45,XO (ou anomalias do cromossomo X ou mosaicismo) estabelece o diagnóstico. Os níveis de GH e IGF-1 são normais.

C. Exames de imagem

Um ultrassom transtorácico e RM do tórax e abdome devem ser realizados em todas as pacientes com a síndrome de Turner para determinar se há anomalias cardíacas, aórticas e renais presentes.

Tratamento

Por conta da baixa estatura, a terapia com GH deve ser iniciada cedo, idealmente por volta dos 4-6 anos e antes dos 12 anos de idade. O GH é aplicado por via SC em doses de 50 mcg/kg ao dia ou 4,5 UI/m² ao dia; a dose de GH é titulada para manter os níveis séricos de IGF-1 em 3 DP acima da média para a idade. Raramente, o tratamento com GH causa pseudotumor cerebral. O andrógeno oral oxandrolona (0,03-0,05 mg/kg por dia) é acrescentado após os 10 anos para meninas cujo crescimento é inadequado apenas com a terapia de GH. Após os 12 anos, a terapia de estrogênio é iniciada com doses baixas de estradiol transdérmico e com um aumento gradual na dose durante 2-3 anos. A progesterona é acrescentada após 2 anos da terapia de estrogênio ou se ocorrer sangramento menstrual.

Complicações e acompanhamento

Mulheres com síndrome de Turner têm uma expectativa de vida reduzida devido em parte ao seu maior risco de desenvolver diabetes *mellitus* (tipos 1 e 2), hipertensão, dislipidemia e osteoporose. O acompanhamento anual deve incluir a verificação da pressão sanguínea e exames laboratoriais que incluem TSH sérico, enzimas hepáticas, NUS, creatinina e níveis séricos de glicose e lipídios em jejum. Exames audiológicos são recomendados a cada 1-5 anos. Uma densitometria mineral óssea deve ser realizada periodicamente para mulheres acima dos 18 anos.

Válvulas aórticas bicúspide são comuns e estão associadas a um aumento do risco de endocardite infecciosa, regurgitação ou estenose valvular aórtica, e dilatação e dissecção da aorta ascendente. O risco de dissecção aórtica é aumentado mais de 100 vezes em mulheres com síndrome de Turner.

Conexões da veia pulmonar parcialmente anômalas podem levar ao desvio de sangue da esquerda para direita. Adultos com síndrome de Turner também apresentam alta incidência de anomalias no ECG, como síndrome do QT longo.

Pacientes com o cariótipo clássico 45,XO têm alto risco de apresentarem anomalias renais estruturais, enquanto indivíduos com 46,X/X anormal são mais propensos a má-formação do sistema de coleta urinária.

2. Variantes da síndrome de Turner
A. Cariótipo 46,X (X anormal)

Pacientes com deleções pequenas do braço curto distal do cromossomo X (Xp–) que incluem o gene *SHOX* frequentemente têm baixa estatura e anomalias esqueléticas, mas apresentam baixo risco de falência ovariana.

B. Mosaicismo 45,XO/46,XX e 45,XO/46,XY

O mosaicismo 45,XO/46,XX resulta em uma forma modificada da síndrome de Turner. Tais meninas tendem a ser mais altas e podem ter maior função gonadal e poucas outras manifestações da síndrome de Turner.

Os pacientes podem apresentar genitália ambígua ou infertilidade masculina com um fenótipo de outra forma normal.

Steiner M et al. Turner syndrome: an update. Adv Pediatr. 2022;69:177. [PMID: 35985709]
Yoon SH et al. Organ abnormalities caused by Turner syndrome. Cells. 2023;12:1365. [PMID: 37408200]

USO CLÍNICO DE CORTICOSTEROIDES

Tratamentos prolongados com altas doses de corticosteroides podem causar efeitos tóxicos que podem ser fatais. Além da administração oral e parenteral, corticosteroides transdérmicos e inaláveis apresentam alguma absorção sistêmica e podem causar efeitos adversos similares. Os pacientes devem ser totalmente informados dos principais efeitos colaterais possíveis do tratamento: insônia, alterações cognitivas e de personalidade, ganho de peso com obesidade central, afinamento da pele e surgimento de hematomas, estrias, fraqueza muscular, poliúria, cálculos renais, diabetes *mellitus*, glaucoma, catarata, supressão de hormônios sexuais, candidíase e infecções oportunistas (Tab. 28.17). Altas doses de corticosteroides por longos períodos também aumentam o risco de hipertensão, dislipidemia, IAM, AVE, *flutter* ou fibrilação atrial, e IC. Ulceração gástrica é mais comum com corticosteroides em altas doses, particularmente quando os pacientes utilizam simultaneamente Aine. Altas doses de corticosteroides inaláveis predispõem os pacientes à candidíase oral e a infecções pulmonares por micobactérias não tuberculosas. Para reduzir os riscos, a dosagem e a duração da administração de corticosteroides devem ser minimizadas. Imediatamente após a inalação de corticorticosteroides, o gargarejo e enxágue apropriado da boca podem reduzir a absorção sistêmica.

Terapias longas com corticosteroides orais, inaláveis, intravenosos ou tópicos, em altas doses, normalmente suprimem a secreção hipofisária de ACTH, causando insuficiência adrenal secundária. A interrupção abrupta de terapia prolongada com corticosteroides pode causar síndrome de abstinência com sintomas de insuficiência adrenal, hipotensão, náusea, artralgias, prurido e fadiga. Crises adrenais ocorrem em 5-10% desses pacientes por ano, com uma mortalidade associada estimada em 6%.

A maioria desses corticosteroides (dexametasona, prednisona, hidrocortisona, deflazacorte, budesonida) é metabolizada pela enzima CYP34A. Quando medicações que inibem a CYP34A são administradas junto com doses, mesmo que modestas, de corticosteroides (oral, inalável ou intravenoso), os níveis de corticosteroides do sangue aumentam e podem causar síndrome de Cushing iatrogênica e insuficiência adrenal secundária. Medicações que inibem fortemente a CYP34A incluem itraconazol, cetoconazol, nefazodona, inibidores de protease e cobicistate.

Na gravidez, corticosteroides utilizados pela mãe são transmitidos pela placenta para o feto, causando efeitos adversos no crescimento e desenvolvimento fetal, bem como na cognição e comportamento na infância. Dessa forma, mulheres que precisem receber corticosteroides em altas doses devem ser rastreadas para gravidez e aconselhadas a utilizar métodos contraceptivos.

Fraturas por osteoporose (especialmente das vértebras) ocorrem em cerca de 40% dos pacientes submetidos à terapia de longo prazo com corticosteroides. Fraturas por osteoporose podem ocorrer mesmo em pacientes submetidos à terapia prolongada com corticosteroides em doses relativamente baixas (p. ex., 5-7,5 mg de prednisona diariamente). O risco de fratura nas vértebras aumenta 14 vezes e o risco de fratura no quadril aumenta 3 vezes. Pacientes com risco maior de fraturas por osteoporose decorrente do uso de corticosteroides incluem aqueles acima dos 60 anos ou que tenham IMC baixo, em pré-tratamento para osteoporose, histórico familiar de osteoporose, ou doença concomitante que limite a mobilidade. Necrose óssea avascular (especialmente dos quadris) desenvolve-se em cerca de 15% dos pacientes que utilizam corticosteroides em doses altas (p. ex., 15 mg diárias ou mais de prednisona) por mais de 1 mês com doses cumulativas de prednisona de 10 g ou mais.

Bifosfonatos (p. ex., alendronato) evitam o desenvolvimento de osteoporose entre os pacientes em uso prolongado de corticosteroides (Tab. 28.17). Para pacientes que não sejam capazes de tolerar bifosfonatos orais (em razão de esofagite, hérnia de hiato ou gastrite), podem ser utilizados bifosfonatos parenterais. O denosumabe inibe a reabsorção óssea mas pode aumentar o risco de infecção comparado aos bifosfonatos, logo, o uso de denosumabe não é recomendado para pacientes que utilizam terapia com corticosteroides em altas doses, que já apresentam um risco maior de infecção.

A teriparatida e abaloparatida, análogos de PTH/PTHrP, são agentes anabólicos que também são eficazes contra a osteoporose induzida por corticosteroides. Elas podem ser administradas por um período de 2 anos e aumentam a densidade óssea de modo mais eficaz que os bifosfonatos. Para pacientes atualmente submetidos à terapia com corticosteroides, no entanto, esses análogos aumentam o risco de hipercalcemia e devem ser usados com grande cautela; eles são mais úteis para pacientes com osteoporose que tenham interrompido a terapia com

TABELA 28.17 Gerenciamento de pacientes que recebem corticosteroides sistêmicos

Recomendações para prescrição
- Não administrar corticosteroides sistêmicos a não ser que medidas mais conservadoras ou absolutamente indicadas tenham falhado.
- Manter a dosagem e a duração da administração no mínimo necessário para o tratamento adequado.

Recomendações de monitoramento
- Rastrear tuberculose com um teste de derivado proteico purificado (PPD) ou ensaio de liberação de interferon-gama antes de iniciar terapia prolongada com corticosteroides.
- Rastrear gravidez em mulheres em idade reprodutiva; recomendar medidas contraceptivas.
- Rastrear diabetes *mellitus* antes do tratamento e a cada 3-4 meses.
- Rastrear hipertensão antes do tratamento e a cada 3-4 meses.
- Rastrear glaucoma e catarata antes do tratamento, 3 meses após o início do tratamento, e depois no mínimo anualmente.
- Monitorar o potássio plasmático para hipocalemia e tratar conforme indicado.
- Obter densitometria óssea antes do tratamento e depois periodicamente. Tratar a osteoporose.
- Pesar-se diariamente. Utilizar medidas dietéticas para evitar a obesidade e otimizar a nutrição.
- Medir a altura com frequência e obter densitometria óssea por Dexa a cada 1-2 anos para documentar o grau de compressão e desmineralização da coluna espinal axial.
- Estar atento a infecções fúngicas ou por leveduras na pele, unhas, boca, vagina e reto, e tratar apropriadamente.
- Com a redução da dosagem, buscar sinais de insuficiência adrenal ou síndrome de abstinência de corticosteroides.

Informações ao paciente
- Preparar o paciente e a família para possíveis efeitos adversos no humor, memória e função cognitiva.
- Explicar ao paciente sobre os sintomas da hiperglicemia.
- Informar o paciente sobre outros possíveis efeitos colaterais, particularmente ganho de peso, osteoporose e necrose asséptica do osso.
- Aconselhar a evitar o tabagismo e consumo excessivo de álcool.

Medidas profiláticas
- Instituir um regime isométrico e de atividade física vigorosa adaptado para as habilidades ou deficiências de cada paciente.
- Administrar cálcio (1 g de cálcio elementar) e vitamina D3, 400-800 unidade por VO, diariamente.
  - Verificar a urina da manhã para localização de cálcio; alterar a dosagem para manter a concentração de cálcio na urina < 30 mg/dL (< 7,5 mmol/L).
  - Se o paciente estiver recebendo diurético tiazídico, realizar teste para hipercalcemia e administrar apenas 500 mg de cálcio elementar diariamente.
- Se o paciente tiver osteoporose preexistente ou estiver recebendo corticosteroides por ≥ 3 meses, considerar a profilaxia:
  - Bifosfonatos tais como alendronato (70 mg a cada semana por VO), ácido zoledrônico (5 mg a cada ano por IV) por até 3-5 anos; ou
  - Teriparatida, 20 mcg por SC diariamente por até 2 anos.
- Evitar repouso prolongado em cama que vai acelerar a fraqueza muscular e perda mineral óssea. Movimentar-se precocemente após fraturas.
- Evitar cirurgias eletivas, se possível. Vitamina A em uma dose diária de 20.000 unidades por VO por uma semana pode melhorar a cicatrização de feridas, mas não é indicada na gravidez.

(continua)

TABELA 28.17 Gerenciamento de pacientes que recebem corticosteroides sistêmicos (*continuação*)

- Estratégias de prevenção de queda: assistência na caminhada (bengala, andador, cadeira de rodas, corrimão) quando necessário devido a problemas de equilíbrio ou fraqueza; evitar atividades que possam causar quedas ou outros traumas.
- Para profilaxia de úlcera, no caso de administração de corticosteroides com Aine, prescrever um IBP (não necessário apenas para corticosteroides). Evitar doses grandes de antiácidos com hidróxido de alumínio (muitas marcas populares), pois o hidróxido de alumínio se liga ao fosfato e pode causar osteomalácia hipofosfatêmica, que pode agravar a osteoporose por corticosteroides.
- Tratar o hipogonadismo.
- Tratar infecções agressivamente. Considerar patógenos incomuns.
- Tratar edemas conforme indicado.

corticosteroides em altas doses. Após um período de 2 anos de tratamento com esses análogos, fraturas e perda óssea surgem rapidamente após a interrupção, logo, essa terapia é geralmente seguida por outra utilizando bifosfonatos em pacientes com histórico de fraturas ou osteoporose por densitometria óssea (ver Osteoporose). É prudente estabelecer um plano organizado de tratamento como o apresentado na Tabela 28.17.

Alcubierre DD et al. Glucocorticoids and cognitive function: a walk-through in endogenous and exogenous alterations. J Endocrinol Invest. 2023;46:1961. [PMID: 37058223]

Chotiyarnwong P et al. Pathogenesis of glucocorticoid-induced osteoporosis and options for treatment. Nat Rev Endocrinol. 2020;16:437. [PMID: 32286516]

Sanpawithayakul K et al. Metabolic complications of glucocorticoids – prevention by metformin. Ann Endocrinol (Paris). 2023;84:483. [PMID: 37209947]

Theiler-Schwetz V et al. Glucocorticoid withdrawal syndrome: what to expect and how to manage. Curr Opin Endocrinol Diabetes Obes. 2023;30:167. [PMID: 36876715]

Diabetes *mellitus* e hipoglicemia

Umesh Masharani, MB, BS

Revisão científica da edição brasileira: Dra. Victoria Rivas Vial

Diabetes *mellitus*

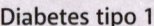

FUNDAMENTOS DO DIAGNÓSTICO

Diabetes tipo 1
- Poliúria, polidipsia e perda de peso com glicose plasmática aleatória ≥ 200 mg/dL (11,1 mmol/L).
- Glicose plasmática ≥ 126 mg/dL (7,0 mmol/L) depois de jejum noturno, documentada em mais de uma ocasião.
- Cetonemia e/ou cetonúria.
- Autoanticorpos de ilhotas estão presentes frequentemente.
- Geralmente progride do estágio 1 (autoanticorpos, mas tolerância normal à glicose) para o estágio 2 (autoanticorpos com intolerância à glicose) e para o estágio 3 (doença sintomática).

Diabetes tipo 2
- Muitos pacientes têm menos de 40 anos e são obesos.
- Poliúria e polidipsia. Cetonúria e perda de peso são incomuns no momento do diagnóstico. A vaginite por cândida pode ser uma manifestação inicial.
- Glicose plasmática ≥ 126 mg/dL depois de jejum noturno em mais de uma ocasião. Duas horas depois de 75 g de glicose VO, os valores diagnósticos são ≥ 200 mg/dL (11,1 mmol).
- HbA$_{1c}$ ≥ 6,5%.
- Hipertensão, dislipidemia e aterosclerose muitas vezes estão associadas.

Considerações epidemiológicas

Estima-se que 37,3 milhões de pessoas (10,5%) tenham diabetes *mellitus* nos EUA e que 5-10% dessas pessoas tenham diabetes tipo 1 e a maioria das demais tenha diabetes tipo 2. Um terceiro grupo designado como "outros tipos específicos" pela American Diabetes Association (ADA) (Tab. 29.1) inclui milhares de pessoas.

Classificação e patogênese
A. Diabetes mellitus *tipo 1*

Essa forma de diabetes deve-se à destruição autoimune das células B das ilhotas pancreáticas. A taxa de destruição de células B pancreáticas é variável, sendo rápida em algumas pessoas e lenta em outras. Ela acontece em qualquer idade, mas é mais comum em crianças e em jovens adultos, com pico de incidência aos 10-14 anos. O diabetes tipo 1 em geral está associado com cetose em estado não tratado. A insulina exógena é, portanto, necessária para reverter o estado catabólico, evitar a cetose, reduzir a hiperglucagonemia e reduzir a glicose no sangue.

A maioria dos pacientes com diabetes *mellitus* tipo 1 tem anticorpos para células de ilhotas (ICA), ácido glutâmico descarboxilase 65 (GAD65), insulina (IAA), tirosina fosfatase IA2 (ICA-512) e transportador de zinco 8 (ZnT8) circulantes no momento em que o diagnóstico é feito (Tab. 29.2). Esses anticorpos facilitam o rastreio de uma causa autoimune do

TABELA 29.1 Outros tipos específicos de diabetes *mellitus*

Defeitos genéticos da função das células B pancreáticas
   MODY 1 (HNF-4alfa); raro
   MODY 2 (glicoquinase); menos raro
   MODY 3 (HNF-1alfa); responsável por dois terços de todos os MODY
   MODY 4 (PDX1); muito raro
   MODY 5 (HNF-1beta); muito raro
   MODY 6 (neuroD1); muito raro
   DNA mitocondrial
   Síndrome de Wolfram
Defeitos genéticos na ação da insulina
   Resistência à insulina tipo A
   Leprechaunismo
   Síndrome de Rabson-Mendenhall
   Diabetes lipoatrófico
Doenças do pâncreas exócrino
Endocrinopatias
Diabetes induzido por medicamentos ou substâncias químicas
Outras síndromes genéticas (Down, Klinefelter, Turner, outras) algumas vezes associadas com o diabetes

HNF: fator nuclear hepático; MODY: *maturity-onset diabetes of the young* (diabetes familiar com idade de diagnóstico precoce); PDX1: fator de transcrição homeobox-1 duodeno-pancreático.

TABELA 29.2 Sensibilidade e especificidade diagnóstica de marcadores autoimunes em pacientes com diabetes *mellitus* tipo 1 recém-diagnosticado

	Sensibilidade	Especificidade
Anticorpos de células de ilhotas (ICA)	44-100%	96%
Descarboxilase do ácido glutâmico	70-90%	99%
Insulina (IAA)	40-70%	99%
Tirosina fosfatase (IA2, ICA-512)	50-70%	99%
Transportador de zinco 8 (ZnT8)	50-70%	99%

diabetes, em especial o rastreio de irmãos das crianças afetadas, além de adultos com características atípicas do diabetes *mellitus*. O rastreio com autoanticorpos GAD65, ICA-512, IAA e ZnT8 pode identificar cerca de 98% das pessoas que têm uma base autoimune para sua perda de células beta. Os níveis de anticorpos declinam conforme a duração da doença aumenta. Além disso, níveis baixos de anticorpos anti-insulina se desenvolvem em quase todos os pacientes quando eles são tratados com insulina.

Os parentes dos probandos com diabetes têm um risco aumentado por toda a vida de desenvolver diabetes tipo 1. Uma criança cuja mãe tem diabetes tipo 1 tem um risco de 3% de desenvolver a doença e um risco de 6% se o pai tiver a doença. O risco nos irmãos está relacionado ao número de haplótipos HLA que o irmão compartilha com o probando que tem diabetes. Se um haplótipo for compartilhado, o risco é 6%, e se dois haplótipos forem compartilhados, o risco aumenta para 12-25%. O risco mais alto é de gêmeos monozigóticos, nos quais a taxa de concordância é 25-50%.

Alguns pacientes com uma expressão mais leve do diabetes tipo 1 retêm inicialmente função suficiente de células B para evitar a cetose, mas conforme a massa de suas células B diminui no decorrer da vida, a dependência de insulina se desenvolve. As pesquisas de anticorpo de células de ilhota entre pessoas de descendência do norte da Europa indicam que até 15% dos pacientes com diabetes "tipo 2" podem ter essa forma leve do diabetes tipo 1 (diabetes autoimune latente do adulto; LADA). As evidências para o papel que os fatores ambientais desempenham no desenvolvimento do diabetes tipo 1 incluem a observação de que a doença é mais comum nos países escandinavos e se torna progressivamente menos frequente nos países mais próximos do equador. Além disso, o risco de diabetes tipo 1 aumenta quando indivíduos que tipicamente têm um risco baixo emigram para o hemisfério norte. Por exemplo, as crianças paquistanesas nascidas e criadas em Bradford, Inglaterra, têm um risco mais elevado de desenvolver o diabetes tipo 1 em comparação com as crianças que moram no Paquistão.

Não se sabe qual fator ambiental é responsável pelo aumento do risco do diabetes tipo 1. A amamentação nos primeiros 6 meses de vida parece ser uma proteção. Existem evidências de que melhorias na saúde pública e redução de infecções (especialmente parasíticas) levam à desregulação do sistema imunológico e ao desenvolvimento de distúrbios autoimunes como asma e diabetes tipo 1 (hipótese da higiene).

As imunoterapias de inibidores de *checkpoint*, como nivolumabe, pembrolizumabe e ipilimumabe, podem precipitar distúrbios autoimunes, entre eles o diabetes tipo 1. O início do diabetes pode ser rápido, e os pacientes muitas vezes têm cetoacidose diabética ao procurar o médico. Os autoanticorpos contra os antígenos de ilhotas só estão presentes em cerca de 50% dos pacientes. Os pacientes que recebem esses medicamentos devem ser cuidadosamente monitorados para o desenvolvimento de diabetes.

Cerca de 5% das pessoas com diabetes tipo 1 não têm evidência de autoimunidade de células B pancreáticas para explicar sua insulinopenia e cetoacidose. Esse subgrupo tem sido classificado como "diabetes tipo 1 idiopático" e designado como "tipo 1B". Embora apenas uma minoria de pacientes com diabetes tipo 1 formem este grupo, a maioria dessas pessoas se originam no leste da Ásia ou na África subsaariana. Cerca de 4% das pessoas do oeste da África com diabetes com tendência à cetose são homozigóticas para um alelo específico de ancestralidade africana subsaariana no *PAX-4* (*Arg133Trp*) – um fator de transcrição que é essencial para o desenvolvimento das ilhotas pancreáticas.

B. Diabetes mellitus tipo 2

O diabetes tipo 2 deve-se a causas não imunes de perda de células B pancreáticas, com graus variáveis de insensibilidade do tecido à insulina, ou seja, resistência à insulina. A função residual das células beta é suficiente para evitar cetoacidose, mas inadequada para evitar hiperglicemia. Essa forma de diabetes costumava ocorrer predominantemente em adultos, mas agora é encontrada com mais frequência em crianças e adolescentes.

Fatores genéticos e ambientais combinam-se para causar tanto a perda de células beta quanto a resistência à insulina. A maioria dos dados epidemiológicos indica fortes influências genéticas, pois em gêmeos monozigóticos com mais de 40 anos, a concordância se desenvolve em mais de 70% dos casos dentro de um ano quando o diabetes tipo 2 se desenvolve em um dos gêmeos. Estudos de associação de genoma completo identificaram 143 variantes de risco e supostos mecanismos reguladores para o diabetes tipo 2. Um número significativo de *loci* identificados parece codificar proteínas que têm um papel na função ou no desenvolvimento das células beta (*CDKAL1*, *SLC30A8*, *HHEX-IDE*, *CDKN2A/B*, *KCNJ11*, *IGF2BP2*). Um dos *loci* genéticos com o maior efeito de risco é *TCF7L2*. Esse gene codifica um fator de transcrição envolvido na via de sinalização Wnt que é necessária para o desenvolvimento pancreático normal. Dois *loci* (*FTO* e *MC4R*) afetam a massa de gordura e o risco de obesidade. O *locus PPARG* tem um papel crucial na diferenciação, sobrevivência e função de adipócitos. A identificação de alelos de risco tornou possível gerar um escore de risco poligênico para estimar um risco genético de toda a vida de um indivíduo para o diabetes tipo 2. Esses escores de risco, porém, ainda não são usados rotineiramente pelos médicos na ausência de diretrizes sobre seu uso.

Obesidade é o fator ambiental mais importante que causa resistência à insulina. O grau e a prevalência de obesidade com o diabetes tipo 2 varia entre os diferentes grupos étnicos. Em pacientes com diabetes tipo 2, a obesidade é aparente em não mais de 30% de pacientes chineses e japoneses; 60-70% de pacientes africanos, europeus ou norte-americanos; e se aproxima de 100% dos pacientes entre os índios Pima ou habitantes das ilhas de Nauru ou Samoa, no oceano Pacífico.

A obesidade visceral, decorrente do acúmulo de gordura nas regiões omental e mesentérica, correlaciona-se com a resistência à insulina. A gordura abdominal subcutânea parece estar menos associada à insensibilidade à insulina. "Obesidade metabólica" é um termo usado para descrever a gordura visceral aumentada em pacientes com diabetes tipo 2 sem obesidade aparente. O exercício pode afetar o depósito de gordura visceral como sugerido por TC de lutadores japoneses, cuja obesidade extrema é predominantemente subcutânea. O programa diário de exercícios vigorosos que eles seguem impede o acúmulo de gordura visceral, e eles têm lipídios séricos normais e euglicemia apesar da ingestão diária de 5.000-7.000 kcal e do desenvolvimento de enorme obesidade subcutânea.

C. Outros tipos específicos de diabetes mellitus

1. **Diabetes familiar com idade de diagnóstico precoce (MODY – *maturity-onset diabetes of the young*)** – Esse subgrupo de distúrbios monogênicos é caracterizado por diabetes que não requer insulina com herança dominante autossômica e idade de início de 25 anos ou menos. Os pacientes não têm obesidade e a hiperglicemia deles se deve à secreção defeituosa de insulina induzida por glicose. Foram descritos seis tipos de MODY (Tab. 29.1). Pacientes com menos de 30 anos com produção endógena de insulina (razão urinária de peptídeo C/creatinina de 0,2 nmol/mmol ou mais alta) e autoanticorpos negativos são candidatos para rastreio genético para MODY. A enzima glicoquinase é uma etapa que limita a taxa na glicólise e determina a taxa de produção de adenosina trifosfato (ATP) a partir de glicose e a resposta de secreção de insulina na célula beta. MODY 2, devido a mutações na glicoquinase, é em geral bastante leve, associado apenas com leve hiperglicemia de jejum e nenhuma ou poucas complicações diabéticas microvasculares. MODY 3, devido a mutações no fator nuclear hepático 1 alfa, é a forma mais comum, representando dois terços de todos os MODY. No início, os pacientes com MODY 3 respondem à terapia de sulfonilureia, mas o curso clínico é de falha progressiva das células beta e necessidade eventual de terapia de insulina. Mutações nos dois alelos da glicoquinase estão presentes com diabetes neonatal mais grave. A mutação em um alelo do fator de transcrição homeobox-1 duodeno-pancreático (PDX1) causa diabetes, em geral, em uma idade mais tardia (~ 35 anos) do que as outras formas de MODY. As mutações nos dois alelos do PDX1 causa agenesia pancreática.

2. **Diabetes mellitus associado com uma mutação de DNA mitocondrial** – O diabetes devido a mutações de DNA mitocondrial ocorre em menos de 2% dos pacientes com diabetes. A causa mais comum é a mutação A3243G na codificação do gene para RNAt (Leu, UUR). O diabetes em geral se desenvolve nesses pacientes aos 30 e poucos anos e, caracteristicamente, eles também têm perda auditiva (diabetes e surdez hereditária materna [MIDD]).

3. **Síndrome de Wolfram** – A síndrome de Wolfram é um distúrbio neurodegenerativo autossômico recessivo que fica evidente primeiro na infância. Ela consiste de diabetes *insipidus*, diabetes *mellitus*, atrofia óptica e surdez, daí a sigla DIDMOAD. Ela se deve a mutações em um gene chamado *WFS1* que codifica uma proteína transmembrana 100.3 KDa localizada no retículo endoplasmático. O diabetes *insipidus* central e a surdez neurossensorial se desenvolvem durante a segunda década em 60-75% dos pacientes. Hidroureteronefrose, bexiga neurogênica, ataxia cerebelar, neuropatia periférica e doenças psiquiátricas se desenvolvem posteriormente em muitos pacientes.

4. **Síndromes autossômicas recessivas** – Mutações homozigóticas em vários fatores de transcrição pancreáticos, como *NEUROG3, PTF1A, RFX6* e *GLI-similar 3 (GLIS3)*, causam diabetes neonatal ou infantil. Pacientes com mutação no gene *EIF2AK3* têm diabetes neonatal, displasia epifisária, atraso no desenvolvimento e disfunção no fígado e no rim (síndrome de Wolcott-Rallison).

5. **Diabetes mellitus secundário a outras causas** – Tumores endócrinos que secretam hormônio do crescimento, glicocorticoides, catecolaminas, glucagon ou somatostatina podem causar intolerância à glicose (Tab. 29.3). Nas quatro primeiras situações, a responsividade periférica à insulina é diminuída. Com o excesso de glicocorticoides, catecolaminas ou glucagon, a saída hepática aumentada de glicose é um fator contribuinte; no caso das catecolaminas, a diminuição da liberação da insulina é um fator adicional na produção da intolerância a carboidratos, e com a somatostatina, a inibição da secreção de insulina é o principal fator. O diabetes ocorre principalmente em indivíduos com defeitos subjacentes na secreção de insulina, e a hiperglicemia costuma se resolver quando o excesso de hormônio é resolvido.

Anticorpos antirreceptor de insulina de alto título que inibem a ligação de insulina causam uma síndrome clínica caracterizada por resistência grave à insulina, intolerância à glicose ou diabetes *mellitus* e acantose nigricans. Esses pacientes em geral têm outros distúrbios autoimunes.

Muitos medicamentos estão associados com intolerância a carboidratos ou diabetes franco (Tab. 29.3). Eles atuam diminuindo a secreção de insulina e/ou aumentando a resistência à insulina. Os inibidores da calcineurina, ciclosporina e tacrolimo afetam a secreção de insulina; o sirolimo aumenta principalmente a resistência à insulina. Esses agentes contribuem para o desenvolvimento do diabetes de início recente após transplante. Os corticosteroides aumentam a resistência à insulina, mas também podem afetar a função das células beta. Em um estudo de caso-controle e em um estudo de coorte de grande população, os corticosteroides orais dobraram o risco

TABELA 29.3 Causas secundárias da hiperglicemia

TABELA 29.3 Causas secundárias da hiperglicemia

Hiperglicemia causada por insensibilidade do tecido à insulina

Medicamentos (corticoesteroides, fármacos simpatomiméticos, niacina, alpelisibe, sirolimo)

Tumores hormonais (acromegalia, síndrome de Cushing, glucagonoma, feocromocitoma)

Doença hepática (cirrose, hemocromatose)

Distúrbios musculares (distrofia miotônica)

Distúrbios do tecido adiposo (lipodistrofia, obesidade troncular)

Hiperglicemia causada por secreção de insulina reduzida

Medicamentos (diuréticos tiazídicos, betabloqueadores, fenitoína, pentamidina, inibidores da calcineurina, antipsicóticos atípicos)

Tumores hormonais (somatostatinoma, feocromocitoma)

Distúrbios pancreáticos (pancreatite, hemossiderose, hemocromatose)

de desenvolvimento de diabetes. Os diuréticos tiazídicos e os betabloqueadores aumentam levemente o risco de diabetes. O tratamento da hipocalemia causada por tiazídicos pode reverter a hiperglicemia. Antipsicóticos atípicos, em especial olanzapina e clozapina, estão associados com risco aumentado de intolerância à glicose. Esses medicamentos provocam ganho de peso e resistência à insulina, mas podem também afetar a função das células beta; um aumento nas taxas de cetoacidose diabética (CAD) foi relatado. O alpelisibe é um inibidor da fosfatidilinositol-3-quinase (PI3K) e o capivasertibe é um inibidor das isoformas da AKT. Esses dois agentes são usados em combinação com fulvestranto para câncer de mama receptor hormonal positivo, HER2 negativo e com mutação *PIK3CA*. PI3K/AKT são componentes da via de sinalização de insulina, e hiperglicemia é um efeito colateral comum de terapias de alpelisibe e capivasertibe.

A pancreatite crônica ou a pancreatectomia subtotal (volume dissecado maior que 40%) reduz o número de células B em funcionamento. Um desarranjo metabólico pode ter um resultado similar ao do diabetes genético tipo 1, exceto que uma redução concomitante nas células pancreáticas A pode diminuir a secreção de glucagon de modo que doses relativamente mais baixas de substituição de insulina são necessárias.

Síndrome metabólica (síndrome de resistência à insulina)

O termo síndrome metabólica tem sido usado para identificar as pessoas que têm risco mais elevado para desenvolvimento do diabetes e DCV. Os critérios incluem a circunferência da cintura, níveis de glicose, pressão arterial, triglicerídeos e colesterol HDL. Porém não existe uma base fisiopatológica unificadora para a síndrome e, em 2010, um comitê de especialistas da OMS relatou que a síndrome não tinha utilidade como ferramenta de diagnóstico nem de tratamento. Eles observaram que havia apenas uma pequena associação entre a síndrome metabólica e a DCV, e a definição era superada por algoritmos tradicionais de previsão de risco cardiovascular como o Escore de Risco de Framingham. Igualmente, a glicose de jejum reflete um risco maior de incidência de diabetes do que a síndrome metabólica. Também não há evidências de que

a hiperinsulinemia e a resistência à insulina tenham um papel direto nessas anormalidades metabólicas.

Ensaios clínicos sobre o controle ideal da glicose diabética

Os achados do *Diabetes Control and Complications Trial* (DCCT) no diabetes tipo 1 e o *United Kingdom Prospective Diabetes Study* (UKPDS) no diabetes tipo 2 confirmaram os efeitos benéficos do controle glicêmico melhorado no diabetes tipo 1 e também no tipo 2.

A. Diabetes tipo 1

O **DCCT**, um estudo terapêutico de longo prazo envolvendo 1.441 pacientes com diabetes *mellitus* tipo 1, relatou que a "quase" normalização da glicose sanguínea resultou em um atraso no início e em uma importante desaceleração do progresso das complicações microvasculares e neuropáticas estabelecidas do diabetes.

O grupo de tratamento intensivo teve uma média de HbA_{1c} de 7,2%, enquanto no grupo tratado convencionalmente a HbA_{1c} teve média de 8,9%. No período do estudo, em média de 7 anos, o grupo de tratamento intensivo teve aproximadamente 60% de redução no risco para retinopatia, nefropatia e neuropatia diabéticas em comparação com o outro grupo. O grupo tratado intensivamente também teve uma redução não significativa de 41% (95% CI, -10% a 68%) no risco de doença macrovascular. Os pacientes tratados intensivamente tinham um risco três vezes maior de hipoglicemia grave além de uma tendência maior de ganho de peso. No entanto, não houve nenhuma morte definitivamente atribuível à hipoglicemia em ninguém no estudo DCCT e não foi detectada nenhuma evidência de dano cognitivo pós-hipoglicêmico.

O consenso geral da ADA é que a terapia intensiva de insulina associada com o treinamento amplo de autoadministração deveria ser a terapia padrão nos pacientes com diabetes *mellitus* tipo 1 depois da puberdade. As exceções incluem quem tem doença renal crônica avançada e adultos mais velhos, pois os riscos prejudiciais da hipoglicemia superam os benefícios do controle glicêmico restrito nesses grupos.

B. Diabetes tipo 2

O **UKPDS**, um estudo multicêntrico, foi planejado para estabelecer se o risco de complicações macro ou microvasculares poderia ser reduzido pelo controle intensivo da glicose sanguínea com agentes hipoglicêmicos orais ou insulina e se alguma terapia específica era mais benéfica do que as outras para pacientes com diabetes tipo 2.

O tratamento intensivo, com sulfonilureias, metformina, combinações das duas ou com insulina atingiu níveis médios de HbA_{1c} de 7%. Esse nível de controle glicêmico diminuiu o risco de complicações microvasculares (retinopatia e nefropatia) em comparação com a terapia convencional (praticamente apenas dieta) que atingiu níveis médios de HbA_{1c} de 7,9%. O ganho de peso aconteceu nos pacientes tratados intensivamente, exceto quando a metformina foi usada como monoterapia. Nenhum desfecho cardiovascular adverso foi observado independentemente do agente terapêutico. No subgrupo de pacientes que tinham sobrepeso ou obesidade, a terapia de metformina foi mais benéfica do que apenas a dieta na redução do número de pacientes que tiveram IAM e acidentes vasculares encefálicos. As reações hipoglicêmicas ocorreram nos grupos de tratamento intensivo, mas apenas uma morte por hipoglicemia foi documentada durante os 27.000 pacientes-ano de terapia intensiva.

O controle restrito da pressão arterial (valor médio 144/82 mmHg *vs.* 154/87 mmHg) reduziu substancialmente o risco de doença microvascular e acidente vascular encefálico (AVE), mas não de IAM. De fato, a redução da pressão arterial nesse valor teve um impacto substancialmente maior sobre os desfechos microvasculares do que o atingido pela redução da HbA_{1c} de 7,9% para 7%. Uma análise epidemiológica dos dados do UKPDS mostrou que cada 10 mmHg a menos na pressão arterial sistólica média estava associado com uma redução de 11% no risco de IAM. Mais de metade dos pacientes precisaram de dois ou mais medicamentos para uma terapia adequada de sua hipertensão e não houve vantagem demonstrável da terapia com IECA sobre a terapia com betabloqueadores em relação aos desfechos do diabetes. O uso de um bloqueador de canal de cálcio adicionado a ambos os grupos de tratamento pareceu ser seguro a longo prazo nessa população com diabetes apesar de alguma controvérsia na literatura sobre sua segurança em pacientes com diabetes.

Os achados do UKPDS sustentam que o controle glicêmico para níveis da HbA_{1c} de 7% mostrou benefício na redução dos desfechos totais do diabetes, incluindo uma redução de 25% na doença microvascular em comparação com níveis da HbA_{1c} de 7,9%. Isso tranquiliza quem questionou se o valor da terapia intensiva, demonstrado de modo tão convincente pelo DCCT no diabetes tipo 1, pode ser extrapolado com segurança para pacientes com diabetes tipo 2. Isso também argumenta contra o conceito de um "limiar" de controle glicêmico, pois nesse grupo houve um benefício dessa pequena redução da HbA_{1c} abaixo de 7,9%, enquanto no DCCT foi sugerido um limiar, pois o benefício adicional foi menos aparente em níveis de HbA_{1c} abaixo de 8%.

Provavelmente a implicação mais surpreendente do UKPDS é o benefício do controle intensivo da pressão arterial para os pacientes com hipertensão e diabetes tipo 2. Não houve vantagem demonstrável da terapia com IECA sobre o resultado apesar de vários relatos de curto prazo em populações menores que implicaram que esses medicamentos têm eficácia especial na redução da pressão glomerular além de seus efeitos anti-hipertensivos gerais. Além disso, a nifedipina de liberação lenta não demonstrou evidências de toxicidade cardíaca nesse estudo apesar de alguns relatos anteriores afirmarem que os bloqueadores de canal de cálcio podem ser arriscados em pacientes com diabetes. O maior benefício nos desfechos diabéticos dos agentes anti-hipertensivos em relação ao dos tratamentos anti-hiperglicêmicos pode ser que a diferença entre as pressões arteriais médias atingidas (144/82 mmHg contra 154/87 mmHg) é terapeuticamente mais influente do que a leve diferença na HbA_{1c} (7% *vs.* 7,9%). Uma hiperglicemia mais

elevada no grupo de controle provavelmente teria corrigido essa discrepância nos resultados.

Ensaios de prevenção do diabetes
A. Prevenção do diabetes tipo 1

No momento do diagnóstico do diabetes tipo 1, ainda resta uma função significativa das células B pancreáticas. Isso explica porque, logo depois do diagnóstico, o diabetes entra em remissão clínica parcial e pouca ou nenhuma insulina é necessária ("lua de mel"). A remissão clínica dura pouco, no entanto, e por fim os pacientes perdem toda a função das células B e têm um controle mais lábil da glicose. Foram conduzidos estudos para prolongar essa remissão clínica parcial usando agentes imunomoduladores. O complexo CD3 é o principal elemento transdutor de sinal do receptor da célula T, e acredita-se que os anticorpos anti-CD3 modulem a resposta autoimune ao inibir seletivamente as células T patogênicas ou ao induzir células T reguladoras. Os ensaios clínicos de anticorpos monoclonais humanizados contra CD3 – hOKT3gamma (Ala-Ala), teplizumabe e ChAglyCD3 (otelixizumabe) – atrasaram, mas não interromperam completamente o declínio na produção de insulina em pacientes com diabetes tipo 1 recém-diagnosticado. Um ensaio clínico similar usando teplizumabe foi realizado em parentes (que não tinham diabetes) dos pacientes com diabetes tipo 1 que tinham dois ou mais anticorpos relacionados ao diabetes e intolerância à glicose. Nos 5 anos após a randomização, 43% dos pacientes que receberam teplizumabe e 72% do grupo placebo desenvolveram diabetes. O tratamento atrasou o tempo médio até o início do diabetes tipo 1 evidente em 25 meses.

O **teplizumabe mzwv** é aprovado nos EUA para uso em indivíduos com 8 anos ou mais que se encontram em alto risco para o diabetes tipo 1 (doença em estágio 2 com dois anticorpos positivos e menor tolerância à glicose). As reações adversas comuns incluem diminuições transitórias na contagem dos linfócitos e das células brancas, exantema e cefaleia.

Foi relatado que o **infliximabe**, um bloqueador do TNF alfa, reverteu a disfunção das células beta e induziu a remissão do diabetes em um paciente com diabetes induzido por inibidor de *checkpoint*.

LeFevre JD et al. Anti-CD3 monoclonal antibodies for the prevention and treatment of type 1 diabetes: a literature review. Am J Health Syst Pharm. 2022;79:2099. [PMID: 36056809]

B. Prevenção do diabetes tipo 2

O *Diabetes Prevention Program* estudou se o tratamento com dieta e exercício ou metformina poderia evitar o início do diabetes tipo 2 em homens e mulheres com sobrepeso de 25-85 anos, que tinham tolerância diminuída à glicose. A intervenção com uma dieta de baixo teor de gordura e 150 minutos de exercício moderado (equivalente a uma caminhada rápida) por semana reduziu em 71% o risco de progressão para o diabetes tipo 2. Os participantes que tomaram metformina 850 mg duas vezes ao dia reduziram em 31% o risco de desenvolver diabetes tipo 2, mas essa intervenção foi relativamente ineficaz naqueles que tinham um grau menor de obesidade ou estavam no grupo etário mais idoso. Das pessoas no *Diabetes Prevention Program*, 88% optaram por continuar o acompanhamento no *Diabetes Prevention Program Outcome Study*. Depois de 15 anos de acompanhamento, a incidência cumulativa do diabetes era de 55% no grupo de estilo de vida e de 62% no grupo de controle.

Achados clínicos

A. Sintomas e sinais

1. **Diabetes tipo 1** – Um sintoma característico complexo de hiperosmolalidade e hipercetonemia do acúmulo da glicose circulante e de ácidos graxos ocorre tipicamente em pacientes com diabetes tipo 1. Quando uma deficiência absoluta de insulina tem um início agudo, há um aumento abrupto na micção, sede, visão embaçada, perda de peso, parestesias e nível alterado de consciência. A cetoacidose exacerba a desidratação e a hiperosmolalidade, produzindo anorexia, náusea e vômitos, interferindo na substituição oral de fluidos.

   A. **Aumento da micção e da sede** – Esses sintomas são consequências da diurese osmótica secundária à hiperglicemia contínua. A diurese resulta em perda de glicose e também de água livre e eletrólitos na urina.

   B. **Visão embaçada** – Conforme as lentes são expostas a fluidos hiperosmolares, com frequência há o desenvolvimento da visão embaçada.

   C. **Perda de peso** – Apesar do apetite usual ou aumentado, a perda de peso é uma característica comum do diabetes tipo 1 quando se desenvolve de forma subaguda. A perda de peso deve-se inicialmente ao esgotamento de água, glicogênio e triglicerídeos; depois ocorre a redução da massa muscular conforme os aminoácidos são desviados para formar glicose e corpos cetônicos. A perda de gordura subcutânea e de massa muscular são características de deficiência de insulina de desenvolvimento mais lento. A diminuição do volume do plasma produz sintomas de hipotensão postural, o que é um sinal de prognóstico grave. A perda total de potássio corporal e o catabolismo geral da proteína muscular contribuem para a fraqueza.

   D. **Parestesias** – Parestesias podem estar presentes no momento do diagnóstico, em especial quando o início é subagudo. Elas refletem uma disfunção temporária dos nervos sensoriais periféricos, que desaparece conforme a substituição da insulina restaura os níveis glicêmicos até mais perto do normal, sugerindo neurotoxicidade da hiperglicemia contínua.

   E. **Nível de consciência** – O nível de consciência do paciente pode variar dependendo do grau de hiperosmolalidade. Quando a deficiência de insulina se desenvolve com lentidão relativa e a ingestão suficiente de água é mantida, os pacientes permanecem relativamente alertas e os achados físicos podem ser mínimos. Quando ocorre o vômito em resposta à piora da cetoacidose, a desidratação aumenta e os mecanismos compensatórios se tornam inadequados para manter a osmolalidade do

soro abaixo de 320-330 mOsm/L. O estupor ou mesmo o coma podem ocorrer quando a osmolalidade do soro excede 320-330 mOsm/L. O odor frutado de acetona no hálito sugere também o diagnóstico da CAD.

2. **Diabetes tipo 2** – Enquanto o aumento de urina e de sede podem ser sintomas presentes em alguns pacientes com o diabetes tipo 2, muitos outros pacientes têm um início insidioso da hiperglicemia e inicialmente são assintomáticos. Isso é particularmente verdadeiro em pacientes com obesidade, cujo diabetes pode ser detectado apenas depois de glicosúria ou hiperglicemia serem observadas durante exames laboratoriais de rotina. Às vezes, quando a doença está oculta há algum tempo, os pacientes podem ter evidências de complicações neuropáticas ou cardiovasculares no momento da apresentação. O coma hiperosmolar hiperglicêmico também pode estar presente quando a osmolalidade no soro excede 320-330 mOsm/L. Nesses casos, os pacientes estão profundamente desidratados, hipotensivos, letárgicos ou comatosos, mas sem as respirações de Kussmaul de cetoacidose.

   A. **Manifestações na pele** – São comuns infecções crônicas na pele. Pruridos generalizados e sintomas de vaginite são frequentemente as queixas iniciais das mulheres. Deve-se suspeitar de diabetes em mulheres com vulvovaginite crônica por candidíase. Pode ocorrer balanopostite (inflamação do prepúcio e da glande em homens não circuncidados).

   Outros achados na pele incluem *acantose nigricans*, que está associada com resistência significativa à insulina. A pele na axila, virilha e na nuca é hiperpigmentada e hiperceratótica (Fig. 29.1). Xantomas eruptivos na superfície flexora dos membros e nas nádegas, além de *lipemia retinalis* decorrente da hiperquilomicronemia podem ocorrer nos pacientes com diabetes tipo 2 não controlado que também tenham uma forma familiar de hipertrigliceridemia.

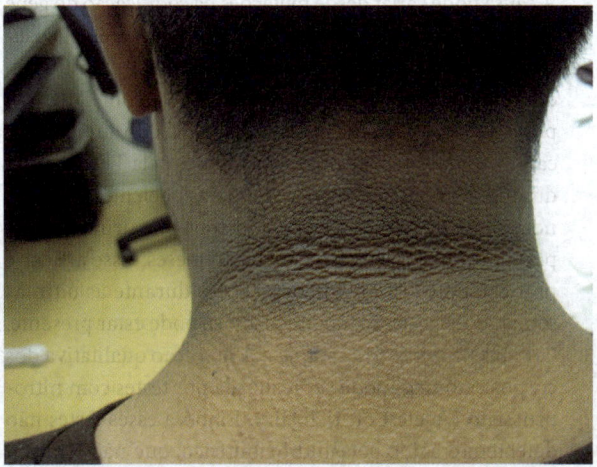

FIGURA 29.1 Acantose nigricans da nuca, com a aparência escura e aveludada típica.
De Umesh Masharani, MB, BS, MRCP [RU].

B. **Hábitos corporais** – Pacientes com sobrepeso ou obesos frequentemente têm diabetes tipo 2. Mesmo aqueles que não são significativamente obesos muitas vezes têm localização característica de depósitos de gordura no segmento superior do corpo (em especial, abdome, peito, pescoço e face) e relativamente menos gordura nos membros, que podem ser bastante musculosos. Essa distribuição centrípeta de gordura se caracteriza por uma circunferência na cintura > 102 cm em homens e > 88 cm nas mulheres e está associada com maior risco de diabetes. A hipertensão leve está presente muitas vezes nos pacientes com diabetes e obesidade.

C. **Complicações obstétricas** – O diabetes tipo 2 deve ser considerado em pacientes que tiveram bebês com mais de 4,1 kg ou que tiveram polidrâmnio, pré-eclâmpsia ou perdas fetais inexplicadas.

B. Achados laboratoriais

1. **Glicose no plasma ou soro** – A concentração da glicose é 10-15% mais elevada no plasma ou soro do que em todo o sangue porque os componentes estruturais das células sanguíneas estão ausentes. Um nível de glicose no plasma de 126 mg/dL (7 mmol/L) ou mais alto em mais de uma ocasião depois de pelo menos 8 horas de jejum é diagnóstico de diabetes *mellitus* (Tab. 29.4). Níveis de glicose no plasma em jejum de 100-125 mg/dL (5,6-6,9 mmol/L) estão associados com risco aumentado de diabetes (tolerância diminuída à glicose em jejum).

2. **Glicose na urina** – Um método conveniente de detectar glicosúria é a fita de papel impregnada com glicose oxidase e um sistema cromogênico (Clinistix, Diastix), que é sensível a pelo menos 100 mg/dL (5,5 mmol) de glicose na urina. Um limiar renal normal para a glicose e um esvaziamento confiável da bexiga são essenciais para interpretação.

   A glicosúria não diabética (glicosúria renal) é uma condição assintomática benigna em que a glicose aparece na urina apesar de uma quantidade normal de glicose no sangue, básica ou durante um teste de tolerância de glicose. A causa pode variar desde mutações na codificação do gene *SGLT2* para o cotransportador de sódio-glicose-2 (glicosúria renal familiar) até uma causa associada com a disfunção do túbulo renal proximal (síndrome de Fanconi, DRC) ou pode ser simplesmente uma consequência do aumento da carga de glicose apresentada aos túbulos pela TFG elevada durante a gravidez. Cerca de 50% das pacientes grávidas normalmente têm açúcar demonstrável na urina, em especial durante o terceiro e o quarto meses. Esse açúcar é praticamente sempre glicose, exceto durante as últimas semanas de gestação, quando lactose pode estar presente.

3. **Cetonas na urina e no sangue** – A detecção qualitativa dos corpos cetônicos pode ser realizada por testes com nitroprussiato (Acetest ou Ketostix). Embora esses testes não detectem o ácido beta-hidroxibutírico, que não tem um grupo cetona, a estimativa semiquantitativa da cetonúria obtida dessa maneira ainda é, em geral, adequada para propósitos clínicos. Muitos laboratórios medem o ácido beta-hidroxibutírico, e existem medidores disponíveis (Precision Xtra; Nova Max Plus) para uso dos pacientes que medem os níveis do ácido beta-hidroxibutírico nas amostras de glicose nos capilares. Níveis de ácido beta-hidroxibutírico mais altos do que 0,6 mmol/L requerem avaliação. Os pacientes com níveis mais altos do que 3,0 mmol/L, equivalentes a cetonas urinárias muito altas, requerem hospitalização.

4. **Teste de tolerância à glicose oral** – Se o nível de glicose no plasma em jejum é de menos de 126 mg/dL (7 mmol/L) quando há suspeita de diabetes, então um teste padronizado de tolerância à glicose pode ser feito (Tab. 29.4). A fim de otimizar a secreção e a eficácia da insulina, em especial quando os pacientes estão fazendo uma dieta de baixo teor de carboidratos, um mínimo de 150-200 g de carboidrato por dia deve ser incluído na dieta durante os três dias anteriores ao teste. O paciente não deve comer nada após a meia-noite do dia anterior ao teste. Na manhã do teste, os pacientes recebem 75 g de glicose em 300 mL de água. A carga de glicose é consumida dentro de 5 minutos. O teste é realizado de manhã por causa da variação diurna na tolerância à glicose oral. Os pacientes não devem fumar nem estar ativos durante o teste.

   As amostras de sangue para glicose no plasma são obtidas em 0 e 120 minutos após a ingestão da glicose. A Tabela 29.4 oferece critérios de diagnóstico para diabetes *mellitus* com base no teste de tolerância à glicose oral. Um valor em jejum de 126 mg/dL (7 mmol/L) ou mais alto, ou um valor de 2 horas mais alto do que 200 mg/dL (11,1 mmol/L) é diagnóstico de diabetes *mellitus*. Pacientes com um valor de 2 horas de 140-199 mg/dL (7,8-11,1 mmol/L) têm tolerância diminuída à glicose. Resultados falso-positivos podem ocorrer em pacientes com desnutrição, acamados, que tenham uma infecção ou estejam sob grave estresse emocional.

5. **Medidas da hemoglobina glicada (hemoglobina A1)** – A hemoglobina se torna glicada pelas reações de cetoamina entre a glicose e outros açúcares e os grupos amino livres nas cadeias alfa e beta. Apenas a glicação da valina N-terminal da cadeia beta confere carga negativa suficiente à molécula de hemoglobina para permitir a separação por técnicas

TABELA 29.4 Critérios para diagnósticos do diabetes

	Tolerância normal à glicose[1]	Tolerância diminuída à glicose[1]	Diabetes *mellitus*[2]
Glicose no plasma em jejum mg/dL (mmol/L)	< 100 (5,6)	100-125 (5,6-6,9)	≥ 126 (7,0)
Glicose no plasma mg/dL (mmol/L) 2 horas após carga de glicose	< 140 (7,8)	≥ 140-199 (7,8-11,0)	≥ 200 (11,1)
HbA₁c (%)	< 5,7	5,7-6,4	≥ 6,5

[1] Ver texto sobre o protocolo de teste de tolerância à glicose oral.
[2] Glicose no plasma em jejum ≥ 126 mg/dL (7,0 mmol) é diagnóstico de diabetes se confirmado pela *repetição do teste*. Uma glicose no plasma em jejum ≥ 126 mg/dL (7,0 mmol) e HbA₁c ≥ 6,5% na *mesma amostra* também é diagnóstico de diabetes.

dependentes de carga. Essas hemoglobinas com cargas separadas são chamadas coletivamente de hemoglobina A$_1$ HbA$_1$). A forma principal da HbA$_1$ é a hemoglobina A$_{1c}$ (HbA$_{1c}$) na qual a glicose é o carboidrato. A HbA$_{1c}$ compreende 4-6% da hemoglobina A total. Como a HbA$_{1c}$ circula dentro de eritrócitos cujo período de vida abarca até 120 dias, ela reflete, em geral, o estado da glicemia nas 8-12 semanas precedentes, fornecendo assim um método aperfeiçoado de avaliar o controle diabético. Porém, o valor da HbA$_{1c}$ é ponderado em relação a níveis mais recentes de glicose (mês anterior), e isso explica por que mudanças significativas na HbA$_{1c}$ são observadas com alterações de curto prazo (um mês) nos níveis médios da glicose plasmática. As medidas devem ser feitas nos pacientes com qualquer tipo de diabetes *mellitus* a intervalos de 3-4 meses. Nos pacientes que monitoram seus próprios níveis de glicose no sangue, os valores da HbA$_{1c}$ fornecem uma verificação valiosa da precisão do monitoramento. Nos pacientes que não monitoram seus níveis de glicose no sangue, os valores da HbA$_{1c}$ são essenciais para o ajuste da terapia. No entanto, existe uma variabilidade individual significativa, e deve-se ter cautela na estimativa dos níveis médios de glicose a partir da HbA$_{1c}$ medida. Por exemplo, para valores da HbA$_{1c}$ entre 6,9 e 7,1, os níveis de glicose podem variar entre 125 mg/dL e 205 mg/dL (6,9-11,4 mmol/L).

A precisão dos valores da HbA$_{1c}$ pode ser afetada pelas variantes da hemoglobina ou traços. Em pacientes com altos níveis de hemoglobina F, os imunoensaios dão valores da HbA$_{1c}$ falsamente baixos. O *site* do *National Glycohemoglobin Standardization Program* (https://ngsp.org) tem informações sobre o impacto de variantes e traços de hemoglobina encontrados com frequência sobre os resultados obtidos com os ensaios mais comumente usados de HbA$_{1c}$.

Qualquer condição que diminua a sobrevivência dos eritrócitos ou reduza a idade média dos eritrócitos (p. ex., recuperação de perda aguda de sangue, anemia hemolítica) com HbA$_{1c}$ falsamente mais baixa, independentemente do método de ensaios usado por causa do tempo estendido que a hemoglobina circulante leva para ser glicosilada. A terapia de ferro e eritropoietina intravenosos para tratamento da anemia na DRC também diminui falsamente os níveis da HbA$_{1c}$. Métodos alternativos como a frutosamina (ver a seguir) devem ser considerados para esses pacientes. Há relatos de que as vitaminas C e E diminuem falsamente os resultados dos testes, possivelmente por inibir a glicação da hemoglobina. Condições que aumentam a sobrevivência dos eritrócitos, como a esplenectomia para esferocitose hereditária aumentam falsamente os níveis da HbA$_{1c}$. A anemia por deficiência de ferro também está associada com níveis mais elevados de HbA$_{1c}$.

A HbA$_{1c}$ é endossada pela ADA como um teste diagnóstico para diabetes tipo 1 e tipo 2 (Tab. 29.4). Um valor de corte de 6,5% (48 mmol/mol) foi escolhido porque o risco de retinopatia aumenta substancialmente acima desse valor. *As vantagens do uso de HbA$_{1c}$ para diagnosti-*

car o diabetes são que não existe necessidade de jejum; há variabilidade intraindividual mais baixa do que no teste de glicose em jejum e no teste de tolerância à glicose; e ele proporciona uma estimativa do controle da glicose nos 2-3 meses anteriores. As pessoas com níveis de HbA$_{1c}$ de 5,7-6,4% (39-46 mmol/mol) devem ser consideradas em risco elevado para o desenvolvimento de diabetes (pré-diabetes). Esse teste não é apropriado para uso em populações com alta prevalência de hemoglobinopatias ou em condições com aumento do *turnover* dos eritrócitos.

6. **Frutosamina sérica** – A frutosamina sérica é formada pela glicosilação não enzimática de proteínas séricas (predominantemente albumina). Como a albumina sérica tem uma meia-vida muito mais curta do que a hemoglobina, a frutosamina sérica geralmente reflete o estado do controle glicêmico durante 1-2 semanas anteriores. As reduções na albumina sérica (p. ex., estado nefrótico, enteropatia com perda de proteína ou doença hepática) vão diminuir o valor da frutosamina sérica. Quando hemoglobinas anormais ou estados hemolíticos afetam a interpretação da hemoglobina glicada ou quando um período mais estreito é necessário, como para verificar o controle glicêmico no momento da concepção em uma mulher com diabetes que engravidou recentemente, os testes de frutosamina sérica oferecem algumas vantagens. Os valores normais variam em relação à concentração de albumina sérica e são de 200-285 mcmol/L quando o nível da albumina sérica é 5 g/dL. Os valores da HbA$_{1c}$ e da frutosamina estão altamente correlacionados. Os níveis de frutosamina sérica de 300, 367 e 430 mcmol/L aproximam-se respectivamente dos valores da HbA$_{1c}$ de 7%, 8% e 9%. Existe grande variabilidade individual, no entanto, quando se estima o valor provável da HbA$_{1c}$ a partir da medida da frutosamina.

7. **Albumina glicada** – Essa é a medida específica da forma glicosilada da albumina. Ela tem as mesmas vantagens e desvantagens da medida da frutosamina sérica.

8. **Sistemas de automonitoramento da glicose** – As medidas de glicose sanguínea nos capilares realizada pelos próprios pacientes são extremamente úteis. Existem muitos medidores de glicose sanguínea disponíveis. Todos são precisos, mas eles variam em relação à velocidade, conveniência, tamanho das amostras de sangue, capacidade de geração de relatórios e custo. Modelos preferidos incluem os fabricados pela LifeScan (One Touch), Bayer Corporation (Contour), Roche Diagnostics (Accu-Chek) e Abbott Laboratories (Precision, FreeStyle). Esses medidores de glicose no sangue são relativamente baratos e custam de $20 a $80 cada. As fitas de teste continuam a ser uma despesa importante, custando entre $0,25 e $1,50 cada. Os medidores também vêm com um dispositivo de lanceta e lancetas descartáveis de calibre 26-33. O medidor automático Pogo (Intuity Medical) usa um cartucho de teste para automatizar a amostragem de sangue e a medida da glicose. O paciente simplesmente coloca um dedo sobre a plataforma de teste e pressiona um botão para fazer a leitura da glicose. A maioria dos medidores pode armazenar de 100 a 1.000 valores de

glicose na memória e tem recursos para fazer *download* dos valores em um computador ou *smartphone*. Ensinar ao paciente os procedimentos corretos de amostragem e de medida vai ajudar a garantir a precisão dos dados obtidos pelo monitoramento da glicose em domicílio.

O médico deve estar ciente das limitações dos sistemas de automonitoramento de glicose. As tiras têm duração limitada, e o armazenamento inadequado (temperatura alta; frasco aberto) pode afetar seu funcionamento. Os pacientes também devem ser alertados para não usar fitas fora da validade. Aumentos ou diminuições no hematócrito podem diminuir ou aumentar os valores de glicose medidos. Os medidores e as fitas de teste são calibrados para concentrações de glicose de 60 mg/dL (3,3 mmol/L) a 160 mg/dL (8,9 mmol/L), e a precisão não é tão boa para níveis mais altos e mais baixos de glicose. Quando a glicose é menos de 60 mg/dL (3,3 mmol/L), a diferença entre o valor do medidor e o do laboratório pode ser de até 20%. Os sistemas amperométricos baseados em glicose oxidase subestimam os níveis de glicose na presença de alta tensão de oxigênio. Isso pode ser importante para as pessoas criticamente doentes que estejam recebendo oxigênio suplementar. Sob essas circunstâncias, um sistema baseado em glicose desidrogenase pode ser preferível. Os sistemas de glicose desidrogenase pirroloquinolina quinona (GDH-PQQ) podem relatar níveis de glicose falsamente altos em pacientes que estejam recebendo produtos parenterais contendo açúcares não glicose, como maltose, galactose ou xilose ou seus metabólitos. Alguns medidores são aprovados para medir a glicose em amostras de sangue obtidas em locais alternativos como o antebraço e a coxa. Existe, porém, um atraso de 5-20 minutos na resposta de glicose no braço em relação à resposta de glicose no dedo. As medidas de glicose no sangue no antebraço podem, desse modo, resultar em um atraso na detecção de hipoglicemia de rápido desenvolvimento. Má circulação nos dedos (p. ex., em pacientes com a doença de Raynaud) acarretará medidas de glicose artificialmente baixas nos dedos (pseudo-hipoglicemia)

9. **Sistemas de monitoramento contínuo de glicose (CGM) –** Os sistemas CGM medem concentrações de glicose no fluido intersticial. Esses sistemas, fabricados por Medtronic, sistemas Dexcom e Abbott Diagnostics, envolvem a inserção de um sensor subcutâneo no paciente (como um pequeno filamento) que mede continuamente as concentrações de glicose no fluido intersticial por 7-14 dias. Os sistemas transmitem dados de glicose de modo sem fio para *smartphones*, leitores personalizados ou para a tela de bombas de insulina. Podem ser definidos alertas para valores de glicose perigosamente baixos ou altos. O paciente também tem informações sobre como alimentos e atividades específicas afetam seu nível de glicose. O sistema de sensor Freestyle Libre 2 (Abbott Diagnostics) exige que o paciente segure um dispositivo de leitura ou um *smartphone* perto do sensor por cerca de um segundo para ver o valor de glicose em tempo real. O sistema de sensor Freestyle Libre 3 não exige escaneamento e transmite dados de glicose em tempo real para um *smartphone* ou para o leitor Libre 3. O sensor Guardian 3, da Medtronic, exige calibração com níveis de glicose medida com amostras obtidas por picada no dedo, que não são necessárias para os sistemas de sensores Dexcom, Freestyle Libre e Guardian 4 da Medtronic. Os sistemas calibrados de fábrica usam uma função de calibragem que corrige automaticamente o desvio do sensor nos 10-14 dias subsequentes. Não se recomenda reiniciar o sensor e tentar usá-lo por mais tempo do que o período recomendado. Um estudo controlado randomizado de 6 meses com pacientes com diabetes tipo 1 mostrou que adultos (25 anos e mais velhos), usando esses sistemas CGM, melhoraram o controle glicêmico sem aumento na incidência de hipoglicemia. Um estudo controlado randomizado de CGM durante a gravidez demonstrou controle glicêmico melhor no terceiro trimestre, peso ao nascer mais baixo (mais típico) e risco reduzido de macrossomia. Os resumos dos dados de CGM coletados nas semanas 2-12 podem ser muito úteis. É possível avaliar a porcentagem de "tempo no intervalo" (níveis de glicose 70-180 mg/dia [3,9-10 mmol/L]), níveis de glicose que são baixos ou altos e também sua variabilidade. Existe uma forte correlação entre os níveis de glicose que estão 70% do "tempo no intervalo" e uma HbA_{1c} de aproximadamente 7%. Todos os pacientes com diabetes tipo 1 e os pacientes com diabetes tipo 2 que são tratados com agentes que podem provocar hipoglicemia devem ser incentivados a usar esses sistemas.

10. **Anormalidades de lipoproteínas no diabetes –** As lipoproteínas circulantes são tão dependentes da insulina quanto a glicose plasmática. No diabetes tipo 1, o controle moderadamente deficiente da hiperglicemia está associado apenas com uma leve elevação do colesterol LDL e dos triglicerídeos séricos e pouca ou nenhuma mudança no colesterol HDL. Quando a hiperglicemia é corrigida, os níveis de lipoproteínas geralmente são normais. Porém, no diabetes tipo 2, uma "dislipidemia diabética" é característica da síndrome de resistência à insulina. As características são um nível alto de triglicerídeos séricos (300-400 mg/dL [3,4-4,5 mmol/L]), um nível baixo de colesterol HDL (menos de 30 mg/dL [0,8 mmol/L]) e uma mudança qualitativa nas partículas LDL, produzindo uma partícula densa e menor cuja membrana carrega quantidades supranormais do colesterol livre. Essas partículas de LDL densas e menores são mais suscetíveis à oxidação, o que as torna mais aterogênicas. Medidas voltadas para corrigir a obesidade e a hiperglicemia, como exercício, dieta e terapia hipoglicêmica, são o tratamento preferencial para a dislipidemia diabética e, em alguns pacientes nos quais o peso normal foi atingido, todas as características das anormalidades de lipoproteína desapareceram. Como os distúrbios principais do metabolismo de lipídios podem coexistir com o diabetes, a persistência de anormalidades de lipídios depois da restauração do peso normal e da gli-

cose no sangue deve levar a um trabalho de diagnóstico e possível farmacoterapia do distúrbio lipídico. O Capítulo 30 discute essas questões detalhadamente.

American Diabetes Association. Standards of Medical Care in Diabetes – 2023. Diabetes Care. https://diabetesjournals.org/ care/ issue/46/Supplement_1

Tratamento

A. Dieta

Uma dieta nutritiva e balanceada continua a ser um elemento fundamental da terapia. Não há uma recomendação específica sobre a porcentagem de calorias que deve vir de carboidratos, proteína e gordura. As proporções de macronutrientes devem ser individualizadas com base nos padrões alimentares, preferências e objetivos metabólicos do paciente. Em geral, a maioria dos pacientes com diabetes consome cerca de 45% de suas calorias diárias totais na forma de carboidratos, 25-35% na forma de gordura e 10-35% na forma de proteína. Em pacientes com o diabetes tipo 2, limitar a ingestão de carboidratos e substituir parte das calorias por gorduras monoinsaturadas como azeite, óleo de canola ou os óleos em nozes e abacates pode diminuir os triglicerídeos e aumentar o colesterol HDL. Um padrão alimentar em estilo mediterrâneo (uma dieta suplementada com nozes, amêndoas, avelãs e azeite) comprovadamente melhora o controle glicêmico e reduz os desfechos combinados para eventos cardiovasculares e acidente vascular encefálico. Em pacientes com obesidade e diabetes tipo 2, a redução do peso por restrição calórica é um objetivo importante da dieta (ver Cap. 31). Os pacientes com diabetes tipo 1 ou tipo 2 que ingerem insulina devem ser ensinados a "contar carboidratos" para poderem administrar seu bólus de insulina para cada refeição com base no conteúdo de carboidratos.

As recomendações para ingestão de gorduras saturadas e colesterol na dieta para pessoas com diabetes são as mesmas para a população geral. As gorduras saturadas devem ser limitadas a menos de 10% das calorias diárias e a ingestão de colesterol na dieta deve ser de menos de 300 mg/dia. Para os pacientes com doença renal, a proteína na dieta deve ser mantida na dose diária recomendada de 0,8 g/kg/dia. Listas de trocas para planejamento de refeições podem ser obtidas na ADA e nas associações afiliadas a ela ou na Academy of Nutrition and Dietetics (http://www.eatright.org).

1. **Fibra dietética** – Componentes vegetais, como celulose, goma e pectina não são digestíveis para os seres humanos e são chamados de "fibra" dietética. Fibras insolúveis como celulose ou hemicelulose, como as encontradas no farelo de cereais, tendem a aumentar o trânsito intestinal e podem ter efeitos benéficos no funcionamento do cólon. Por outro lado, fibras solúveis, p. ex. gomas e pectinas, como as encontradas em feijões, aveia ou casca de maçã, tendem a retardar as taxas de absorção de nutrientes, o que torna mais lenta a absorção da glicose e pode diminuir levemente a hiperglicemia. Embora as recomendações não incluam suplementos de fibras insolúveis, como adição de farelo, a ADA recomenda que alimentos como aveia, cereais e feijões, com teor relativamente alto de fibras solúveis, sejam componentes básicos da dieta. O alto teor de fibras solúveis na dieta também pode ter um efeito favorável sobre os níveis de colesterol no sangue.

2. **Índice glicêmico** – O índice glicêmico de um alimento que contenha carboidratos é determinado pela comparação das excursões de glicose após o consumo de 50 g do alimento de teste com as excursões de glicose após o consumo de 50 g do alimento de referência (pão branco).

$$\text{Índice glicêmico} = \frac{\substack{\text{Área sob a curva de glicemia (3h)} \\ \text{para o alimento de teste}}}{\substack{\text{Área sob a curva de glicemia (3h)} \\ \text{para o alimento de referência}}} \times 100$$

Comer alimentos com baixo índice glicêmico resulta em níveis de glicose mais baixos após as refeições. Alimentos com baixo índice glicêmico têm valores de 55 ou menos e incluem muitas frutas, vegetais, pães de grãos, massas e legumes. Alimentos de alto índice glicêmico têm valores de 70 ou mais e incluem batata assada, pão branco e arroz branco. O índice glicêmico é reduzido pela presença de gorduras e proteínas quando o alimento é consumido em uma refeição mista. Mesmo que não seja possível prever com precisão o índice glicêmico de um alimento específico no contexto de uma refeição, é razoável escolher alimentos com baixo índice glicêmico.

3. **Adoçantes artificiais e outros** – Sacarina (Sweet N Low), sucralose (Splenda), acessulfame de potássio (Sweet One) e estévia (Truvia) são adoçantes "artificiais" que podem ser usados para cozinhar e assar. O aspartame (NutraSweet) não é estável quando exposto ao calor e por isso não pode ser usado para cozinhar. Nenhum desses adoçantes eleva os níveis de glicose sanguínea.

A frutose representa uma substância de açúcar "natural" que é um adoçante muito eficaz, induz apenas leves aumentos nos níveis plasmáticos de glicose e não exige insulina para seu metabolismo. No entanto, em razão dos efeitos potencialmente adversos de grandes quantidades de frutose para elevar os níveis de colesterol, triglicerídeos e colesterol LDL no soro, ela não tem nenhuma vantagem como um agente adoçante na dieta diabética. Porém, isso não impede a ingestão de frutas e vegetais que contenham frutose nem de alimentos adoçados com frutose com moderação.

Álcoois de açúcar, também conhecidos como polióis ou poliálcoois, são comumente usados como adoçantes e agentes de volume. Eles ocorrem naturalmente em diversas frutas e vegetais, mas também são feitos comercialmente a partir de sacarose, glicose e amido. Sorbitol, xilitol, manitol, lactitol, isomalte, maltitol e hidrolisados de amido hidrogenado são alguns exemplos. Eles não são tão facilmente absorvidos como o açúcar e por isso não elevam tanto os níveis de glicose no sangue. Portanto, os álcoois de açúcar são usados muitas vezes em produtos alimentícios com rótulos "sem adição de açúcar", como chiclete, pastilhas, balas duras e sorvete sem açúcar. Porém, se consumidos em grande quantidade, eles vão elevar a glicose no sangue e podem causar gases e diarreia.

B. Medicamentos para tratar a hiperglicemia

Os medicamentos para tratar o diabetes tipo 2 estão listados na Tabela 29.5.

1. Medicamentos que estimulam principalmente a secreção de insulina ao se ligar ao receptor de sulfonilureia na célula beta

A. **Sulfonilureias** – O principal mecanismo de ação das sulfonilureias é estimular a liberação de insulina das células B do pâncreas e é usado no diabetes tipo 2. As sulfonilureias são metabolizadas pelo fígado e, exceto a acetoexamida, cujo metabólito é mais ativo do que o composto pai, os metabólitos de todas as outras sulfonilureias são pouco ativos ou inativos. Os metabólitos são excretados pelo rim e, no caso das sulfonilureias

TABELA 29.5 Medicação para tratamento do diabetes *mellitus* tipo 2 (doses orais salvo indicação em contrário)

Medicamento	Tamanho do comprimido	Dose diária	Duração da ação
Sulfonilureias			
Acetoexamida (Dymelor)	250 e 500 mg	250-1.000 mg como dose única; 1.500 mg em duas doses divididas (máx. 1.500 mg/dia)	12-24 horas
Clorpropamida (Diabinese)	100 e 250 mg	100-500 mg como dose única (máx. 750 mg/dia)	24-72 horas
Gliclazida	80 mg	40-80 mg como dose única; 160-320 mg em dose dividida (máx. 320 mg/dia)	12 horas
Glimepirida (Amaryl)	1, 2 e 4 mg	*Dose usual:* 1-4 mg uma vez ao dia *Dose máxima:* 8 mg uma vez ao dia	Até 24 horas
Glipizida, liberação imediata (Glucotrol, liberação imediata)	5 e 10 mg	*Dose usual:* 2,5-10 mg uma vez ao dia 30 minutos antes das refeições *Dose máxima:* 10 mg duas vezes ao dia	6-12 horas
Glipizida, liberação estendida (Glucotrol XL)	2,5, 5 e 10 mg	*Dose usual:* 2,5-10 mg uma vez ao dia *Dose máxima:* 20 mg uma vez ao dia	Até 24 horas
Gliburida			
(Micronase)	1,25, 2,5 e 5 mg	1,25-20 mg como dose única ou em duas doses divididas	Até 24 horas
(Glynase)	1,5, 3 e 6 mg	1,5-12 mg como dose única ou em duas doses divididas	Até 24 horas
Tolazamida (Tolinase)	100, 250 e 500 mg	100-500 mg como dose única; > 500 mg em duas doses divididas (máx. 1.000 mg/dia)	Até 24 horas
Tolbutamida (Orinase)	250 e 500 mg	250-3.000 mg em duas ou três doses divididas	6-24 horas
Análogos da meglitinida			
Mitiglinida (disponível no Japão)	5 e 10 mg	5-10 mg três vezes ao dia antes das refeições	2 horas
Repaglinida (Prandin)	0,5, 1 e 2 mg	*Dose usual:* 0,5 a 4 mg três vezes ao dia 15 minutos antes das refeições *Dose máxima:* 16 mg uma vez ao dia	3 horas
Derivado da D-fenilalanina			
Nateglinida (Starlix)	60 e 120 mg	60 ou 120 mg três vezes ao dia antes das refeições	4 horas
Biguanidas			
Metformina (Glucophage)	500, 625, 850 e 1.000 mg	500-850 mg nas refeições duas ou três vezes ao dia; 850-1.000 mg no café da manhã e no jantar	4 horas
Metformina, liberação estendida (Glucophage XR)	500, 750 e 1.000 mg	500-2.000 mg uma vez ao dia	Até 24 horas
Tiazolidinedionas			
Pioglitazona (Actos)	15, 30 e 45 mg	15-45 mg uma vez ao dia	Até 24 horas
Rosiglitazona (Avandia)	2, 4 e 8 mg	4-8 mg por dia (pode ser dividida)	Até 24 horas
Inibidores da alfa-glicosidase			
Acarbose (Precose)	25, 50 e 100 mg	25-100 mg três vezes ao dia antes das refeições (dose máxima: ≤ 60 kg: 50 mg três vezes ao dia; > 60 kg: 100 mg três vezes ao dia)	4 horas
Miglitol (Glyset)	25, 50 e 100 mg	25-100 mg três vezes ao dia antes das refeições	4 horas
Voglibose	0,2 e 0,3 mg	0,2-0,3 mg três vezes ao dia antes das refeições	4 horas

(continua)

TABELA 29.5 Medicação para tratamento do diabetes *mellitus* tipo 2 (doses orais salvo indicação em contrário) (*continuação*)

Medicamento	Tamanho do comprimido	Dose diária	Duração da ação
Agonistas do receptor de GLP-1			
Dulaglutida (Trulicity)	0,75 e 1,5 mg caneta de dose única ou seringa preenchida	*Dose usual:* 0,75 mg SC 1x/semana *Dose máxima:* 1,5 mg SC 1x/semana	1 semana
Exenatida (Byetta)	1,2 mL e 2,4 mL canetas preenchidas que liberam doses de 5 mcg e 10 mcg	5 mcg SC 2x/dia 1 hora depois do café da manhã e do jantar. Aumento para 10 mcg SC 2x/dia depois de um mês. **EVITE** se TFGe < 30 mL/min/1,73 m²	6 horas
Exenatida, liberação de longa duração (Byetta LAR, Bydureon)	2 mg (pó)	Suspender nos diluentes fornecidos e injetar SC	1 semana
Liraglutida (Victoza)	Canetas multidose preenchidas liberando 0,6 mg, 1,2 mg ou 1,8 mg	*Dose inicial:* 0,6 mg SC 1x/dia. Aumento para 1,2 mg após uma semana se não houver reações adversas. *Dose máxima:* 1,8 mg SC 1x/dia	24 horas
Semaglutida (Ozempic, Rybelsus)	Canetas preenchidas liberando 0,25 mg, 0,5 mg, 1 mg ou 2 mg	*Dose inicial:* 0,25 mg semanalmente por 1 mês e aumento para 0,5 mg semanalmente. A dose pode ser aumentada para 1 mg semanalmente ou 2 mg semanalmente para redução adicional de glicose e/ou perda de peso (uma dose de 2,4 mg semanal é aprovada para perda de peso).	1 semana
	1 ,3 ,7 e 14 mg comprimidos	*Dose inicial:* 3 mg por 1 mês e depois aumento para 7 mg. Tomar diariamente em jejum e esperar 30 minutos antes de comer. *Dose máxima:* 14 mg ao dia	Diariamente
Agonista dual dos receptores GIP/GLP-1			
Tirzepatida (Mounjaro)	2,5, 5, 7,5, 10, 12,5 e 15 mg	*Dose inicial:* 2,5 mg semanalmente por 1 mês e aumento para 5 mg semanalmente. Aumentar dose para 2,5 mg semanalmente em intervalos de 1 mês para redução adicional da glicose. *Dose máxima:* 15 mg semanalmente	1 semana
Inibidores de DPP-4			
Alogliptina (Nesina)	6,25, 12,5 e 25 mg	25 mg uma vez ao dia se TFGe ≥ 60 mL/min/1,73 m² 12,5 mg uma vez ao dia se TFGe 30-59 mL/min/1,73 m² 6,25 mg uma vez ao dia se TFGe < 30 mL/min/1,73 m²	24 horas
Linagliptina (Tradjenta)	5 mg	5 mg uma vez ao dia	24 horas
Sitagliptina (Januvia)	25, 50 e 100 mg	100 mg uma vez ao dia se TFGe > 50 mL/min/1,73 m² 50 mg uma vez ao dia se TFGe 30-50 mL/min/1,73 m² 25 mg uma vez ao dia se TFGe < 30 mL/min/1,73 m²	24 horas
Vildagliptina (Galvus)	50 mg	50 mg uma ou duas vezes ao dia **EVITAR** se TFGe ≤ 60 mL/min/1,73 m² ou AST/ALT três vezes o limite superior do normal	24 horas
Inibidores de SGLT-2			
Canagliflozina (Invokana)	100 e 300 mg	*Dose usual:* 100 mg uma vez ao dia. Pode usar 300 mg ao dia se TFGe normal, resultando na redução da HbA$_{1c}$ um adicional de ~ 0,1-0,25%. **EVITE** se TFGe < 45 mL/min/1,73m²	24 horas
Dapagliflozina (Farxiga)	5 e 10 mg	10 mg uma vez ao dia	24 horas
Empagliflozina (Jardiance)	10 e 25 mg	*Dose usual:* 10 mg uma vez ao dia *Dose máxima:* 25 mg	24 horas
Ertugliflozina (Steglatro)	5 e 15 mg	*Dose usual:* 5 mg uma vez ao dia *Dose máxima:* 15 mg	24 horas
Outro			
Pramlintida (Symlin)	Frasco de 5 mL contendo 0,6 mg/mL; também disponível como canetas preenchidas. SymlinPen 60 ou SymlinPen 120	Para diabetes tipo 2 tratado com insulina, comece com uma dose de 60 mcg SC 3x/dia (10 unidades em seringa de insulina U100). Aumento para 120 mcg 3x/dia (20 unidades em seringa de insulina U100) se não houver náusea por 3-7 dias. Administrada imediatamente antes da refeição. Para diabetes tipo 1, comece em 15 mcg 3x/dia (2,5 unidades em seringa de insulina U100) e aumente com incrementos de 15 mcg até um máximo de 60 mcg três vezes ao dia, conforme tolerado). Para evitar hipoglicemia, diminua a dose de insulina em 50% no início da terapia	2 horas

de segunda geração, parcialmente excretados na bile. A hipoglicemia é uma reação adversa comum com as sulfonilureias. O ganho de peso também é comum, em especial no primeiro ano de uso. Os mecanismos do ganho de peso incluem melhor controle da glicose e aumento da ingestão de alimentos em resposta à hipoglicemia. Reações idiossincráticas são raras, com irritações da pele ou toxicidade hematológica (leucopenia, trombocitopenia) ocorrendo em menos de 0,1% dos usuários.

(1) Primeira geração de sulfonilureias orais (tolbutamida, tolazamida, acetoexamida, clorpropamida) – O uso desses agentes de primeira geração tem sido suplantado, de modo geral, pela nova geração de sulfonilureias orais. A clorpropamida tem um efeito biológico prolongado, e a hipoglicemia grave pode ocorrer especialmente em adultos mais idosos conforme sua depuração renal declina com o envelhecimento. Os outros efeitos colaterais incluem rubor induzido pelo álcool e hiponatremia decorrente do aumento da secreção e da ação da vasopressina.

(2) Sulfonilureias de segunda geração (gliburida, glipizida, gliclazida, glimepirida) – Gliburida, glipizida, gliclazida e glimepirida são 100-200 vezes mais potentes do que a tolbutamida. Esses medicamentos devem ser usados com cautela em pacientes com DCV ou em pacientes idosos, nos quais a hipoglicemia prolongada seria especialmente perigosa.

Gliburida geralmente começa como uma dose oral de 2,5 mg/dia. A dose de manutenção média é de 5-10 mg/dia, administrada como dose única de manhã; não são recomendadas doses de manutenção mais altas do que 20 mg/dia. Está disponível uma formulação "*Press Tab*" de gliburida "micronizada", fácil de dividir na metade com uma leve pressão, se necessário. A gliburida é metabolizada no fígado, e os produtos metabólicos têm atividade hipoglicêmica. A gliburida pode provocar hipoglicemia prolongada e não deve ser usada em pacientes mais idosos nem em pacientes com insuficiência hepática ou DRC. Rubor raramente foi relatado depois de ingestão de etanol.

Glipizida geralmente é iniciada com uma dose oral de 5 mg/dia, com até 15 mg/dia administrados como uma dose diária única antes do café da manhã. Quando são necessárias doses diárias mais elevadas, elas devem ser divididas e administradas antes das refeições. A dose máxima recomendada é de 40 mg/dia, embora doses acima de 10-15 mg/dia provavelmente tragam poucos benefícios adicionais. Para obter o efeito máximo na redução da hiperglicemia pós-prandial, a glipizida deve ser ingerida 30 minutos antes das refeições, pois a absorção rápida é mais lenta quando o medicamento é ingerido com alimentos. A terapia de glipizida não deve ser usada em pacientes com insuficiência hepática. Por causa de sua baixa potência e duração curta de ação, é preferível usar gliburida em pacientes mais idosos

e pacientes com doença renal. Glucotrol XL oferece liberação estendida da glipizida durante o trânsito pelo trato gastrointestinal com maior efetividade na redução da hiperglicemia antes do café da manhã do que os comprimidos de glipizida padrão de liberação imediata e duração mais curta. Porém, essa formulação ainda não demonstrou nenhuma vantagem terapêutica em relação à gliburida.

Gliclazida é outra sulfonilureia de duração intermediária, com ação de cerca de 12 horas. A dose inicial recomendada é de 40-80 mg/dia com uma dose máxima de 320 mg. Doses de 160 mg ou mais são administradas como doses divididas antes do café da manhã e do jantar. O medicamento é metabolizado pelo fígado; os metabólitos e conjugados não têm efeito hipoglicêmico. Uma preparação de liberação estendida está disponível.

Glimepirida tem um efeito de longa duração com meia-vida de 5 horas, permitindo uma ou duas doses ao dia. A glimepirida obtém a redução da glicose sanguínea com a dose mais baixa de qualquer outro composto de sulfonilureia. Uma dose única diária de 1 mg/dia mostrou-se efetiva, e a dose máxima recomendada é de 8 mg. Ela é completamente metabolizada pelo fígado em produtos metabólicos relativamente inativos.

B. Análogos da meglitinida – A repaglinida é estruturalmente similar à gliburida, mas não tem a fração do ácido sulfônico-ureia. Ela atua ligando-se ao receptor de sulfonilureia e fechando o canal de potássio sensível ao ATP. Ela é rapidamente absorvida no intestino e, depois, passa por metabolismo completo no fígado até produtos biliares inativos, o que lhe dá meia-vida de menos de 1 hora no plasma. Portanto, o medicamento causa um pulso breve e rápido de insulina. A dose inicial é de 0,5 mg três vezes ao dia, 15 minutos antes de cada refeição. A dose pode ser titulada até uma dose máxima diária de 16 mg. Como as sulfonilureias, a repaglinida pode ser usada em combinação com metformina. A hipoglicemia é o principal efeito colateral. Como as sulfonilureias, a repaglinida causa ganho de peso. Ela é metabolizada pela isoenzima citocromo P450 3A4. Outros medicamentos que induzem ou inibem essa isoenzima podem aumentar ou inibir (respectivamente) o metabolismo da repaglinida. O medicamento pode ser útil em pacientes com problemas renais ou para adultos mais velhos.

A mitiglinida é um derivado do ácido benzil succínico que se liga ao receptor de sulfonilureia e é similar à repaglinida em seus efeitos clínicos. Ela está aprovada para uso no Japão.

C. Derivados da D-fenilalanina – A nateglinida estimula a secreção da insulina, ligando-se ao receptor de sulfonilureia e fechando o canal de potássio sensível ao ATP. Ela é rapidamente absorvida no intestino, atingindo níveis de pico no plasma dentro de 1 hora. Ela é metabolizada no fígado e tem meia-vida no plasma de cerca de 1,5 hora. Como a repaglinida, ela causa um breve e rápido pulso de insulina e, quando administrada antes de uma refeição, ela reduz o aumento pós-prandial na glicose sanguínea. Para a maioria dos pacientes, a dose recomendada de início e de manutenção é 120 mg três vezes ao dia antes das refeições. Use 60 mg em pacientes que tenham elevação leve da HbA$_{1c}$. Como os outros secretagogos da insulina, seus principais efeitos colaterais são hipoglicemia e ganho de peso.

2. **Medicamentos que baixam os níveis de glicose principalmente pelas ações sobre fígado, músculos e tecido adiposo**

A. **Metformina** – A metformina é a terapia de primeira linha para os pacientes com diabetes tipo 2. Ela pode ser usada sozinha ou em conjunto com outros agentes orais ou insulina no tratamento de pacientes com diabetes tipo 2. Ela é ineficaz em pacientes com diabetes tipo 1.

Os efeitos terapêuticos da metformina derivam principalmente da gliconeogênese hepática. A metformina tem meia-vida de 1,5-3 horas e não está ligada às proteínas do plasma nem é metabolizada, sendo excretada sem modificações pelos rins.

A dosagem máxima da metformina é de 2.550 mg, embora pouco benefício seja obtido acima de uma dose total de 2.000 mg. É importante começar com uma dose baixa e aumentar a dosagem muito gradualmente em doses divididas – administradas com as refeições – para reduzir pequenos transtornos gastrointestinais (anorexia, náusea, vômitos, desconforto abdominal, diarreia), que ocorrem em até 20% dos pacientes. Um esquema comum seria um comprimido de 500 mg três vezes ao dia com as refeições ou um comprimido de 850 ou 1.000 mg duas vezes ao dia no café da manhã e no jantar. Até 2.000 mg da preparação de liberação estendida podem ser administrados uma vez ao dia. Doses mais baixas podem ser usadas em pacientes com TFGe entre 30 e 45 mL/min/1,73 m^2 e em adultos mais idosos que estão em risco mais alto para IRA devido a reserva funcional renal reduzida. A medicação deve ser interrompida se a creatinina no soro exceder 1,7 mg/dL (150 mcmol/L) ou se o TFGe estiver abaixo de 30 mL/min/1,73 m^2. Os pacientes com insuficiência hepática ou pessoas com ingestão de álcool excessiva não devem receber esse medicamento por causa do risco de acidose láctica.

Os efeitos colaterais gastrointestinais tendem a ocorrer no início da terapia e, muitas vezes, são passageiros. Porém, em 3-5% dos pacientes, a terapia pode precisar ser descontinuada por causa do desconforto de diarreia persistente. Os pacientes que mudam da metformina de liberação imediata para uma dose de metformina de liberação estendida podem experimentar menos efeitos colaterais gastrointestinais.

A hipoglicemia não ocorre com as doses terapêuticas de metformina, o que permite sua descrição como uma medicação "euglicêmica" ou "anti-hiperglicêmica" em vez de como um agente hipoglicêmico oral. A toxicidade dermatológica ou hematológica é rara. A metformina interfere na absorção dependente de cálcio do complexo intrínseco da vitamina B$_{12}$ no íleo terminal. A deficiência de vitamina B$_{12}$ pode ocorrer depois de muitos anos do uso de metformina. *O rastreio periódico com níveis de vitamina B$_{12}$ deve ser considerado*, em especial em pacientes com neuropatia periférica (que pode ser erroneamente atribuída à neuropatia diabética) ou se houver o desenvolvimento de uma anemia macrocítica. O aumento da ingestão de cálcio na dieta pode evitar a má-absorção de vitamina B$_{12}$ induzida pela metformina.

A acidose láctica tem sido relatada como um efeito colateral, mas é incomum com a metformina em contraste com a fenformina. Quase todos os casos relatados envolveram pessoas com fatores de risco associados que deveriam ter contraindicado seu uso (rim, fígado ou insuficiência cardiorrespiratória e distúrbio de uso de álcool). IRA pode ocorrer raramente em pacientes que tomam metformina e recebem agentes de radiocontraste. A terapia de metformina deve, portanto, ser temporariamente interrompida no dia da administração do radiocontraste e recomeçada um dia ou dois depois da confirmação de que a função dos rins não se deteriorou.

B. **Tiazolidinedionas** – As tiazolidinedionas pioglitazona e rosiglitazona aumentam a sensibilidade à insulina e abaixam os níveis de glicose, causando uma expansão favorável do depósito de gordura subcutânea. O receptor gama ativado por proliferadores de peroxissomo nuclear (PPAR gama) é um regulador-chave da diferenciação de adipócitos, e a pioglitazona e a rosiglitazona são agonistas do PPAR gama. Como as biguanidas, essa classe de medicamentos não causa hipoglicemia.

A rosiglitazona e a pioglitazona são eficazes como monoterapia e, em combinação com sulfonilureias ou metformina ou insulina, reduzindo a HbA$_{1c}$ em 1-2%. Quando usadas em combinação com insulina, elas podem resultar em uma redução de 30-50% na dosagem da insulina, e alguns pacientes podem deixar completamente a insulina. A dosagem oral da rosiglitazona é 4-8 mg ao dia, e da pioglitazona, 15-45 mg ao dia; os medicamentos não precisam ser administrados com alimento. A rosiglitazona é metabolizada principalmente pela isoenzima CYP 2C8, e a pioglitazona é metabolizada pelas CYP 2C8 e CYP 3A4.

A combinação de uma tiazolidinediona e metformina tem a vantagem de não provocar hipoglicemia. Os pacientes administrados inadequadamente com sulfonilureias podem se dar melhor com uma combinação de sulfonilureia e rosiglitazona ou pioglitazona.

Esses medicamentos têm alguns efeitos adicionais além da redução da glicose. A terapia com rosiglitazona está associada com aumentos no colesterol total, colesterol LDL (15%) e colesterol HDL (10%). Existe uma redução nos ácidos graxos livres de cerca de 8-15%.

As mudanças nos triglicerídeos geralmente não são diferentes das ocorridas com placebo. A pioglitazona em ensaios clínicos abaixou triglicerídeos (9%) e aumentou o colesterol HDL (15%), mas não causou uma alteração consistente nos níveis de colesterol total e de colesterol LDL. Uma comparação randomizada dos efeitos metabólicos da pioglitazona e da rosiglitazona mostrou efeitos similares sobre a HbA$_{1c}$ e ganho de peso. Pequenos estudos prospectivos demonstraram que o tratamento com esses medicamentos leva a melhoras nas características bioquímicas e histológicas da doença hepática gordurosa não alcoólica. As tiazolidinedionas também podem limitar a proliferação do músculo liso vascular após lesões, e há relatos de que a pioglitazona pode reduzir a proliferação neointimal após a colocação de *stent* coronário. Em um estudo duplo-cego, controlado por placebo, foi demonstrado que a rosiglitazona estava associada com uma diminuição na proporção de albumina urinária em relação à excreção de creatinina.

Preocupações de segurança e alguns efeitos colaterais incômodos limitam o uso dessa classe de medicação.

Edema acontece em cerca de 3-4% dos pacientes que recebem monoterapia com rosiglitazona ou pioglitazona. O edema acontece mais frequentemente (10-15%) em pacientes que recebem terapia de insulina concomitante e pode resultar em IC. Os medicamentos são contraindicados em pessoas com diabetes e *status* cardiológico classes III e IV da New York Heart Association. Também têm havido relatos de que as tiazolidinedionas estão associadas com um novo início ou uma piora do edema macular. Aparentemente, esse é um raro efeito colateral, e a maioria desses pacientes também tinha edema periférico. O edema macular se resolveu ou melhorou quando o medicamento foi interrompido.

A troglitazona, o primeiro medicamento nessa classe, foi retirado do uso clínico por causa da insuficiência hepática fatal associada ao medicamento. Embora não tenha havido relatos de que a rosiglitazona e a pioglitazona causam lesões hepáticas, a FDA recomenda que elas não sejam usadas em pacientes com evidência clínica de doença hepática ativa ou elevação pré-tratamento do nível de ALT que seja 2,5 vezes maior do que o limite superior do normal. Testes bioquímicos do fígado devem ser realizados em todos os pacientes antes do início do tratamento e periodicamente depois.

Um aumento no risco de fraturas nas mulheres (mas não nos homens) tem sido relatado com rosiglitazona e pioglitazona. O risco de fraturas está no intervalo de 1,9 por 100 pacientes-ano com a tiazolidinediona em oposição a 1,1 por 100 pacientes-ano no tratamento de comparação. Em pelo menos um estudo da rosiglitazona, o risco de fratura foi aumentado em mulheres pré-menopausa e também nas pós-menopausa.

Outros efeitos colaterais incluem anemia, que ocorre em 4% dos pacientes tratados com esses medicamen-

tos. Ele pode ser causado por um efeito de diluição do volume aumentado do plasma em vez de uma redução na massa de eritrócitos. O ganho de peso acontece especialmente quando o medicamento é combinado com sulfonilureia ou com insulina. Parte do ganho de peso é retenção de fluidos, mas há também um aumento na massa de gordura total. Os estudos clínicos têm relatado resultados conflitantes em relação a uma associação do câncer de bexiga com o uso da pioglitazona. Um estudo de observação de 10 anos de coorte de pacientes que tomaram pioglitazona não encontrou associação com câncer de bexiga. Uma grande análise agrupada multipopulacional (1,01 milhão de pessoas em 5,9 milhões de pessoas-ano) também não encontrou uma associação entre a exposição cumulativa de pioglitazona ou rosiglitazona e a incidência de câncer de bexiga. Outro estudo baseado em população, porém, que gerou 689.616 pessoas-ano de acompanhamento revelou que a pioglitazona, mas não a rosiglitazona, estava associada com um risco aumentado de câncer de bexiga.

3. **Medicamentos que afetam a absorção da glicose** Os inibidores da alfa-glucosidase inibem competitivamente as enzimas da alfa-glucosidase no intestino que digerem o amido e a sacarose da dieta. Dois desses medicamentos – acarbose e miglitol – estão disponíveis para uso clínico nos EUA. A voglibose, outro inibidor da alfa-glucosidase, está disponível no Japão, Coreia e Índia. Acarbose e miglitol são inibidores potentes da glucoamilase, alfa-amilase e sacarase, mas têm menos efeito sobre a isomaltase e quase nenhum sobre a trealase e a lactase.

A. **Acarbose** – A dose inicial recomendada da acarbose é 50 mg oral duas vezes ao dia, aumentando gradualmente para 100 mg três vezes ao dia. Para benefício máximo sobre a hiperglicemia pós-prandial, a acarbose deve ser administrada com a primeira porção de alimento ingerido. Em pacientes com diabetes, a acarbose reduz a hiperglicemia pós-prandial em 30-50% e seu efeito geral é abaixar a HbA$_{1c}$ em 0,5-1%.

O principal efeito adverso, visto em 20-30% dos pacientes, é flatulência. Em 3% dos casos, ocorre uma diarreia incômoda. Esse desconforto gastrointestinal tende a desestimular o consumo excessivo de carboidrato e promove mais adesão dos pacientes com diabetes tipo 2 a suas prescrições alimentares. Quando a acarbose é administrada sozinha, não há risco de hipoglicemia. Porém, se combinada com insulina ou sulfonilureias, ela pode aumentar o risco de hipoglicemia desses agentes. Um leve aumento nas aminotransferases hepáticas foi observado em ensaios clínicos com acarbose (5% *vs.* 2% nos controles de placebo e, em especial, com doses acima de 300 mg/dia). Os níveis geralmente retornam ao normal quando o medicamento é interrompido.

B. **Miglitol** – O miglitol é similar à acarbose em termos de seus efeitos clínicos. Ele é indicado para uso em pacientes com diabetes tipo 2 tratados com dieta ou sulfonilureias. A terapia é iniciada na dose eficaz mais baixa de 25 mg oral 3x/dia. A dose usual de manutenção é 50 mg três vezes ao dia, embora alguns pacientes possam se beneficiar com o aumento da dose para 100 mg 3x/dia. Os efeitos colaterais gastrointestinais são similares aos da acarbose. O medicamento não é metabolizado e é excretado sem alteração pelo rim. O miglitol não deve ser usado na DRET, quando sua depuração seria diminuída.

4. Incretinas – A glicose oral provoca uma resposta de 3-4 vezes mais alta de insulina do que uma dose equivalente de glicose administrada por via intravenosa (IV). Isso ocorre porque a glicose oral causa uma liberação de hormônios intestinais, principalmente o GLP-1 e os polipeptídeos insulinotrópicos dependentes de glicose (GIP1) que amplifica a liberação de insulina induzida por glicose. Esse "efeito de incretina" da secreção de GLP-1 (mas não da secreção de GIP1) é reduzido nos pacientes com diabetes tipo 2. Quando o GLP-1 é infundido em pacientes com diabetes tipo 2, ele estimula a secreção de insulina e reduz os níveis de glicose. O GLP-1, ao contrário das sulfonilureias, tem apenas um pequeno efeito de estimulação da insulina em concentrações normoglicêmicas. Isso significa que o GLP-1 tem um risco mais baixo de hipoglicemia do que as sulfonilureias.

Além de seu efeito de estimulação da insulina, o GLP-1 tem diversos outros efeitos pancreáticos e extrapancreáticos. Ele suprime a secreção de glucagon e assim pode aliviar a hiperglucagonemia que está presente nas pessoas com diabetes e melhorar a hiperglicemia pós-prandial. O GLP-1 atua sobre o estômago, atrasando o esvaziamento gástrico; a importância desse efeito na redução da glicose é exemplificada pela observação de que antagonizar a *desaceleração* do esvaziamento gástrico reduz marcadamente o efeito de redução da glicose do GLP-1. Os receptores do GLP-1 estão presentes no SNC e podem ter um papel no efeito anorético dos fármacos. Os pacientes com diabetes tipo 2 que se submetem à infusão de GLP-1 têm menos fome. Não está claro se isso se deve principalmente a uma desaceleração do esvaziamento gástrico ou se há também um efeito do SNC.

A. **Agonistas dos receptores do GLP-1** – A meia-vida do GLP-1 é de apenas 1-2 minutos. Ele é rapidamente proteolizado pela dipeptidil peptidase 4 (DPP-4) e por outras enzimas, como a endopeptidase 24.11, e é também excretado rapidamente pelo rim. O peptídeo nativo, portanto, não pode ser usado terapeuticamente. Cinco agonistas dos receptores do GLP-1, semaglutida, exenatida, liraglutida, dulaglutida e lixisenatida, estão disponíveis para uso clínico. Tirzepatida, um agonista dual dos receptores GLP-1 e GIP, foi relatada em um grande ensaio clínico de pacientes com diabetes tipo 2 para reduzir peso e melhorar o controle da glicose.

Semaglutida é um análogo sintético do GLP-1 com meia-vida do fármaco de cerca de 1 semana. Ela é dispensada por SC ou VO. Existem duas canetas para injeção subcutânea: uma caneta administra uma dose de 0,25 mg ou de 0,5 mg, e a outra caneta administra uma dose de 1 mg. A dosagem recomendada é de 0,25 por semana durante 4 semanas e, se tolerada, a dose é então aumentada para 0,5 mg por semana. A dose de 1 mg por semana pode oferecer um efeito adicional de redução da glicose. A monoterapia da semaglutida e a terapia de combinação reduz a HbA_{1c} em 1,5% a 1,8%.

A semaglutida oral é tomada em jejum com um copo de água. O paciente deve então esperar meia hora antes de comer, beber ou tomar outros remédios. A dose inicial recomendada é de 3 mg diários durante o primeiro mês, com aumento da dose para 7-14 mg diários conforme tolerado e conforme necessário para o controle de glicose.

Exenatida (Exendin 4) é um agonista dos receptores do GLP-1 isolado na saliva do monstro-de-gila (um lagarto venenoso) que tem um efeito de redução de glicose de cerca de 6 horas. Exenatida é dispensada como duas canetas de dose fixa (5 mcg e 10 mcg). Ela é injetada 60 minutos antes do café da manhã e do jantar. Os pacientes com diabetes tipo 2 devem receber a caneta de 5 mcg durante o primeiro mês e, se tolerada, a dose pode então ser aumentada para 10 mcg duas vezes ao dia. O medicamento não é recomendado em pacientes com TFGe de menos de 30 mL/min/1,73 m². Em ensaios clínicos, acrescentar a terapia de exenatida a pacientes com diabetes tipo 2 que já estejam tomando metformina e/ou uma sulfonilureia, reduziu o valor da HbA_{1c} em 0,4% a 0,6% em um período de 30 semanas. Esses pacientes também tiveram uma perda de peso de 1,36-2,72 kg. A exenatida LAR é uma formulação para uso uma vez por semana que é dispensada como um pó (2 mg). Ela é suspensa no diluente fornecido logo antes da injeção. Em ensaios clínicos comparativos, a exenatida de longa ação (exenatida LAR) reduz o nível da HbA_{1c} um pouco mais do que a exenatida ministrada duas vezes ao dia. Anticorpos de baixo título contra a exenatida se desenvolvem em mais de um terço (38%) dos pacientes, mas os efeitos clínicos não são atenuados. Anticorpos de alto título se desenvolvem em um subconjunto de pacientes (~6%), e em cerca de metade desses casos foi observada uma atenuação da resposta glicêmica.

Liraglutida é um acilado de ácido graxo solúvel análogo do GLP-1. Ele tem meia-vida de aproximadamente 12 horas, permitindo que o medicamento seja injetado uma vez por dia. A dose se inicia em 0,6 mg ao dia, aumentada depois de 1 semana para 1,2 mg ao dia. Alguns pacientes podem se beneficiar com o aumento da dose para 1,8 mg. Em ensaios clínicos com duração de 26 e 52 semanas, a adição de liraglutida ao regime terapêutico (metformina, sulfonilureia, tiazolidinediona) dos pacientes com diabetes tipo 2 reduziu ainda mais o valor da HbA_{1c}. Dependendo da dose e do desenho do estudo, o declínio da HbA_{1c} situou-se no intervalo de 0,6% a 1,5%. Os pacientes tiveram perda de peso sustentada de 0,45-2,72 kg. A liraglutida em dose de 3 mg ao dia foi aprovada para perda de peso.

Em um estudo multinacional pós-lançamento com 9.340 pacientes com diabetes tipo 2 com DCV conhecida, a adição de liraglutida foi associada com um desfecho composto primário de morte por causas cardiovasculares, IAM não fatal ou AVE não fatal (taxa de risco 0,87, $P = 0,01$) mais baixo. Os pacientes que tomavam liraglutida tiveram níveis mais baixos da HbA_{1c}, perda de peso de 2,3 kg, pressão arterial sistólica mais baixa e menos episódios de hipoglicemia grave.

Dulaglutida tem meia-vida de cerca de 5 dias. A dose usual é de 0,75 mg por semana via injeção subcutânea. A dose máxima recomendada é de 1,5 mg por semana. A monoterapia com dulaglutida e a terapia de combinação reduz a HbA_{1c} em cerca de 0,7% a 1,6%. A perda de peso variou entre 0,90 a 3,17 kg.

Lixisenatida tem meia-vida de 3 horas. Ela é dispensada como duas canetas de dose fixa (10 mcg e 20 mcg). A dose de 10 mcg é injetada uma vez ao dia antes do café da manhã nas primeiras 2 semanas e, se tolerada, a dose é aumentada até 20 mcg ao dia. Seu efeito clínico é aproximadamente igual ao da exenatida, com redução da HbA_{1c} no intervalo de 0,4-0,6%. A perda de peso variou entre 0,90 a 3,17 kg. Anticorpos para a lixisenatida ocorrem frequentemente (70%) e em ~2,4% dos pacientes com os títulos mais altos de anticorpos houve atenuação da resposta glicêmica. Só está disponível nos EUA como uma medicação combinada com a insulina glargina.

Efeitos colaterais – As reações adversas mais frequentes dos agonistas dos receptores do GLP-1 são náusea (11-40%), vômito (4-13%) e diarreia (9-17%). As reações são mais frequentes com doses mais altas. Cerca de 1-5% dos participantes de ensaios clínicos desistiram por causa dos sintomas gastrointestinais.

Os agonistas dos receptores do GLP-1 têm sido associados com risco aumentado de pancreatite. A pancreatite foi grave (hemorrágica ou necrotizante) em 6 casos, e dois desses pacientes morreram. Nos ensaios clínicos da liraglutida e da dulaglutida, houve respectivamente 13 e 5 casos de pancreatite nos grupos tratados com o fármaco *versus* 1 e 1 casos nos grupos de comparação. Isso significa cerca de 1,4-2,2 *vs.* 0,6-0,9 casos de pancreatite por 1.000 pacientes-ano. *Os pacientes que tomam agonistas dos receptores do GLP-1 devem ser aconselhados a procurar cuidado médico imediato se tiverem dor abdominal forte e persistente inexplicada.*

Têm havido relatos raros de IRA em pacientes que tomam exenatida. Alguns desses pacientes tinham doença renal preexistente, e outros tinham um ou mais fatores de risco para doença renal. Diversos pacientes relataram náusea, vômito e diarreia, e é possível que esses efeitos colaterais provocassem diminuição de volume e contribuíssem para o desenvolvimento da lesão renal. Liraglutida, semaglutida e dulaglutida são metabolizadas por proteólise e são escolhas preferenciais em pacientes com insuficiência renal.

Os agonistas dos receptores do GLP-1 estimulam a neoplasia de células C e provocam carcinoma medular da tireoide em ratos. As células C humanas expressam muito poucos receptores do GLP-1, e a relevância para a terapia humana não é clara. No entanto, os medicamentos não devem ser usados em pacientes com histórico pessoal ou familiar de carcinoma medular da tireoide ou de síndrome de neoplasia endócrina múltipla (NEM) tipo 2.

B. **Agonista dual dos receptores GIP/GLP-1** – Tirzepatida, um agonista dual dos receptores GIP/GLP-1, é um análogo do hormônio GIP. A acilação resulta em ligação de albumina, permitindo ação prolongada e dose uma vez por semana. A dose inicial recomendada é 2,5 mg injetados SC semanalmente. A dose é aumentada para 5 mg uma vez por semana depois de 4 semanas. Se for necessária uma redução adicional de glicose, a dose pode ser aumentada incrementalmente em 2,5 mg a cada 4 semanas, até a dose máxima de 15 mg. O tratamento com tirzepatida resultou em reduções de 1,9% a 2,6% da HbA_{1c} dependentes da dose. A perda média de peso ficou entre 6,2-12,9 kg. Efeitos benéficos incluíram melhor perfil de lipídios, diminuição da pressão arterial e redução de gordura no fígado. O perfil de segurança é igual ao dos agonistas dos receptores do GLP-1. Os efeitos colaterais gastrointestinais (náusea, vômito, diarreia) ocorrem mais frequentemente em doses mais altas. Em ensaios clínicos, houve uma taxa levemente mais alta de pancreatite no grupo tratado que recebeu tirzepatida em comparação com o grupo placebo (0,23 *vs.* 0,11 pacientes por 100 anos de exposição).

C. **Inibidores do DPP-4** – Uma abordagem alternativa ao uso de agonistas dos receptores do GLP-1 é inibir a enzima DPP-4 e prolongar a ação do GLP-1 e do GIP liberados de forma endógena. Três inibidores orais da DPP-4, sitagliptina, linagliptina e alogliptina, estão disponíveis nos EUA para o tratamento do diabetes tipo 2. Um outro inibidor da DPP-4, vildagliptina, está disponível na Europa. Outros inibidores da DPP-4 – gemigliptina, anagliptina, teneligliptina, trelagliptina, omarigliptina, evogliptina e gosogliptin – estão aprovados fora dos EUA e da União Europeia (Coreia, Índia, Tailândia, Japão, Rússia e vários países sul-americanos).

Sitagliptina, quando usada sozinha ou em combinação com outros medicamentos para diabetes, reduz a HbA_{1c} em aproximadamente 0,5%. A dose usual é de 100 mg uma vez ao dia, mas a dose é reduzida para 50 mg ao dia se a depuração calculada da creatinina estiver entre 30-50 mL/min e para 25 mg para excreções de menos de 30 mL/min.

Alogliptina diminui a HbA_{1c} em cerca de 0,5-0,6% quando adicionada à metformina, sulfonilureia ou pioglitazona. A dose usual é 25 mg por VO por dia. A dose de 12,5 mg é usada em pacientes com TFGe de 30-60 mL/min/1,73 m²; e 6,25 mg para depuração de menos de 30 mL/min/1,73 m².

Linagliptina diminui a HbA$_{1c}$ em cerca de 0,4-0,6% quando adicionada à metformina, sulfonilureia ou pioglitazona. A dose é de 5 mg oral por dia, e como é principalmente excretada não metabolizada pela bile, não é necessário nenhum ajuste de dose em pacientes com doença renal.

Vildagliptina diminui a HbA$_{1c}$ em cerca de 0,5-1% quando adicionada ao regime terapêutico de pacientes com diabetes tipo 2. A dose é de 50 mg uma ou duas vezes ao dia.

Efeitos colaterais – O principal efeito adverso dos inibidores da DPP-4 parece ser uma predisposição para a nasofaringite ou infecção do trato respiratório superior. Foram relatadas reações de hipersensibilidade, incluindo anafilaxia, angioedema e condições exfoliativas da pele (como a síndrome de Stevens-Johnson). Também houve relatos de pancreatite, mas a frequência do evento não é clara. Foram relatados casos de insuficiência hepática com o uso de alogliptina, mas não se sabe ao certo se a alogliptina foi a causa. No entanto, o medicamento deve ser interrompido em caso de insuficiência hepática. Casos raros de disfunção hepática, incluindo hepatite, têm sido relatados com o uso de vildagliptina; e recomendam-se testes bioquímicos do fígado trimestralmente durante o primeiro ano de uso e periodicamente depois. Em um grande estudo após o lançamento, a alogliptina foi associada a uma taxa levemente aumentada de IC. Além disso, a FDA emitiu um alerta de que os inibidores da DPP-4 podem ocasionalmente provocar dores nas articulações que passam depois da interrupção do uso do medicamento.

5. **Inibidores do cotransportador sódio-glicose 2** – A glicose é filtrada livremente pelos glomérulos renais e reabsorvida nos túbulos proximais pela ação dos cotransportadores sódio-glicose (SGLT). O SGLT-2 é responsável por 90% da reabsorção da glicose, e sua inibição provoca glicosúria nas pessoas com diabetes, reduzindo os níveis de glicose no plasma. Os inibidores do SGLT-2 aprovados pela FDA são canagliflozina, dapagliflozina, empagliflozina e ertugliflozina. A sotagliflozina é um inibidor do SGLT-2 e do SGLT-1 combinado que está disponível na Europa para uso por pessoas com diabetes tipo 1. Esses agentes reduzem o limiar para glicosúria de um limiar de glicose no plasma de cerca de 180 mg/dL para cerca de 40 mg/dL e diminuem a HbA$_{1c}$ em 0,5-1% quando usados sozinhos ou em combinação com outros agentes orais ou insulina. A eficácia é maior em níveis de HbA$_{1c}$ mais elevados, quanto mais glicose é excretada como resultado da inibição do SGLT-2. A perda de calorias resulta em uma pequena perda de peso de 2-5 kg.

A canagliflozina é administrada em dose de 100 mg ao dia, mas até 300 mg ao dia podem ser usados em pacientes com função renal normal. A dose de dapagliflozina é 10 mg ao dia, mas 5 mg ao dia é a dose inicial recomendada em pacientes com insuficiência hepática. A dose usual de empagliflozina é de 10 mg ao dia, mas uma dose mais alta, de 25 mg ao dia, pode ser usada. A dose inicial recomendada da ertugliflozina é 5 mg, mas ela pode ser aumentada até 15 mg ao dia se for necessária uma redução adicional da glicose.

A empagliflozina foi avaliada em um estudo multinacional de 7.020 pacientes com diabetes tipo 2 e DCV conhecida. A adição de empagliflozina estava associada a um desfecho composto primário mais baixo de morte por causas cardiovasculares, IAM não fatal ou AVE não fatal (taxa de risco 0,86, *P* = 0,04). Os mecanismos relativos ao benefício permanecem sem esclarecimento. Perda de peso, pressão arterial mais baixa e diurese podem ter tido um papel pois houve menos mortes por IC no grupo tratado, enquanto as taxas de IAM permaneceram inalteradas. Um estudo multinacional similar foi realizado com a adição da canagliflozina. Esse foi um estudo de 10.142 pacientes com diabetes tipo 2 com risco de DCV conhecido ou aumentado. O grupo tratado com canagliflozina teve um desfecho composto primário mais baixo de morte por causas cardiovasculares, IAM não fatal ou AVE não fatal (taxa de risco 0,86, *P* = 0,02. Em um estudo de IC realizado em 2019 com 4.744 pacientes com Classe II, III ou IV de IC da New York Heart Association e FE de menos de 40%, a dapagliflozina reduziu a incidência cumulativa de piora da IC ou de morte cardiovascular (taxa de risco 0,74, *P* < 0,001). Quarenta e dois por cento dos pacientes tinham diabetes. Os achados em pacientes com e sem diabetes foram iguais. Tanto a empagliflozina como a canagliflozina mostraram benefícios em termos da progressão da albuminúria e de lesões renais, possivelmente por diminuir a hiperfiltração glomerular. Em um estudo multinacional realizado em 2019 com 4.401 pacientes com diabetes tipo 2 e DRC albuminúrica (TFGe 30-89 mL/min/1,73 m² com proporção de albumina [mg] para creatinina [g] maior do que 300 a 5.000) e tomando IECA ou BRA, a canagliflozina reduziu o risco de DRET, da duplicação da creatinina no soro e de morte renal. Em um estudo multinacional realizado em 2020 com 4.304 pacientes com DRC, a dapagliflozina reduziu o risco de DRET ou morte por causas renais ou cardiovasculares. Um terço dos pacientes no estudo não tinha diabetes e teve benefícios.

Efeitos colaterais – Como é de se esperar, a eficácia dos inibidores do SGLT-2 é reduzida na DRC. Eles também aumentam a creatinina e diminuem o TFGe, em especial em pacientes com insuficiência renal. Seu uso geralmente não é recomendado em pacientes com TFGe menor que 45 mL/min/1,73 m² e é contraindicado em pacientes com TFGe menor que 30 mL/min/1,73 m². O estudo da dapagliflozina na DRC, porém, observou que o fármaco é seguro e benéfico em pacientes com TFGe de 25 mL/min/1,73 m². Os principais efeitos colaterais são incidência aumentada de infecções micóticas genitais e ITU afetando ~8-9% dos pacientes. Foram relatados casos de fascite necrosante do períneo (gangrena de Fournier). Houve também relatos de pielonefrite e septicemia que exigiram hospitalização. A glicosúria pode provocar contração do volume intravascular e hipotensão.

Um estudo multinacional com canagliflozina (Programa CANVAS) mostrou um risco aumentado de amputações, em especial dos artelhos (taxa de risco 1,97). Esse achado não foi observado em outros estudos desse fármaco nem com outros inibidores do SGLT-2.

A canagliflozina causa uma diminuição na densidade mineral óssea na coluna lombar e no quadril. Em uma análise conjunta de oito ensaios clínicos (duração média de 68 semanas), foi observado um aumento de 30% de fraturas em pacientes que tomavam canagliflozina. Todos os inibidores do SGLT-2 causam um pequeno aumento nos níveis do colesterol LDL (3-8%).

Casos de CAD foram relatados com o uso não aprovado dos inibidores SGLT-2 em pacientes com diabetes tipo 1. Os pacientes com diabetes tipo 1 aprendem a injetar menos insulina se seus níveis de glicose não forem elevados. Os inibidores SGLT-2 reduzem os níveis de glicose pela alteração do limiar renal e não pela ação da insulina. Os pacientes com diabetes tipo 1 que tomam um inibidor do SGLT-2, porque os níveis de glicose não estão elevados, podem pular ou reduzir as doses de insulina a ponto de induzir cetoacidose. *Os inibidores do SGLT-2 não devem ser usados em pacientes com diabetes tipo 1 e nos pacientes considerados com diabetes tipo 2, mas que têm deficiência de insulina e tendência à cetose.*

6. **Outros** – A pranlintida é um polipeptídeo sintético análogo da ilhota amiloide (IAPP ou amilina). Quando administrado por SC, ele atrasa o esvaziamento gástrico, suprime a secreção de glucagon e diminui o apetite. Está aprovado para uso no diabetes tipo 1 e no diabetes tipo 2 tratado com insulina. Em estudos clínicos de 6 meses em pacientes com diabetes tipo 1 e diabetes tipo 2 tratado com insulina, os que tomaram o medicamento tiveram uma redução de aproximadamente 0,4% na HbA_{1c} e perda de peso de aproximadamente 1,7 kg em comparação com os que tomaram placebo. A redução da HbA_{1c} foi mantida durante 2 anos, mas parte do peso foi recuperada. O medicamento é administrado por injeção imediatamente antes de uma refeição. Pode ocorrer hipoglicemia, e é recomendado que doses de insulina de curta ação ou pré-misturadas sejam reduzidas em 50% quando o medicamento for iniciado. Como o medicamento diminui o esvaziamento gástrico, a recuperação depois da hipoglicemia pode ser um problema por causa do atraso na absorção dos carboidratos de ação rápida. A náusea é o outro efeito colateral importante e afeta 30-50% das pessoas, mas tende a melhorar com o tempo. Nos pacientes com diabetes tipo 1, a dose inicial de pranlintida é 15 mcg antes de cada refeição e titulada em incrementos de 15 mcg para uma dose de manutenção de 30 mcg ou 60 mcg antes de cada refeição. Nos pacientes com diabetes tipo 2, a dose inicial é de 60 mcg antes das refeições, aumentada para 120 mcg em 3-7 dias se não houver náusea importante.

7. **Combinações de medicamentos** – Várias combinações de medicamentos estão disponíveis em doses diferentes, incluindo gliburida e metformina (Glucovance); glipizida e metformina (Metaglip); repaglinida e metformina PrandiMet; rosiglitazona e metformina (Avandamet); pioglitazona e metformina (ACTOplusMet); rosiglitazona e glimepirida (Avandaryl); pioglitazona e glimepirida (Duetact); sitagliptina e metformina (Janumet); saxagliptina e metformina XR (Kombiglyze XR); linagliptina e metformina (Jentadueto); alogliptina e metformina (Kazano); alogliptina e pioglitazona (Oseni); dapagliflozina e metformina (Xigduo); canagliflozina e metformina (Invokamet); empagliflozina e metformina (Synjardy); empagliflozina e linagliptina (Glyxambi); empagliflozina, linagliptina e metformina (Trijardy); ertugliflozina e metformina (Segluormet); ertugliflozina e sitagliptina (Steglujan); insulina degludeca e liraglutida (Xultophy); e insulina glargina e lixisenatida (Soliqua). No entanto, essas combinações de medicamentos limitam a capacidade do médico para ajustar a dosagem de modo ideal dos medicamentos individuais e, por essa razão, não são recomendadas.

C. Insulina

A insulina é indicada para pacientes com diabetes tipo 1 e também para pacientes com diabetes tipo 2 com insulinopenia cuja hiperglicemia não responde à terapia de dieta isoladamente ou combinada com outros medicamentos hipoglicêmicos.

1. **Características das preparações de insulina disponíveis** – A insulina humana é dispensada em formulações regulares (R) ou NPH (N). Há seis análogos da insulina humana disponíveis para uso clínico – três de ação rápida (insulina lispro, insulina asparte, insulina glulisina) e três de ação longa (insulina glargina, insulina detemir e insulina degludeca). As preparações de insulina diferem em relação ao tempo do início e à duração de sua ação biológica (Tab. 29.6). Todas as insulinas atualmente disponíveis contêm menos de 10 ppm de pró-insulina e são rotuladas como "purificada". Essas insulinas purificadas preservam sua potência e, por isso, a refrigeração é recomendada, mas não é crucial. Durante viagens, os suprimentos de reserva de insulina podem ser transportados durante semanas sem perder a potência se forem protegidos dos extremos de calor ou frio. Todas as insulinas nos EUA estão disponíveis em uma concentração de 100 U/mL (U100) e são dispensadas em frascos de 10 mL ou em cartuchos ou canetas descartáveis preenchidas de 0,3 mL.

2. **Preparações de insulina** – Ver Tabela 29.7. Os análogos de insulina de ação rápida e as insulinas de longa ação são projetados para administração subcutânea, enquanto a insulina regular e a insulina asparte também podem ser administradas por IV.

TABELA 29.6 Resumo das características de biodisponibilidade das insulinas

Preparações de insulina[1]	Início da ação	Pico da ação	Duração efetiva
Insulinas lispro,[2] asparte,[3] glulisina	5-15 minutos	1-1,5 hora	3-4 horas
Regular humana	30-60 minutos	2 horas	6-8 horas
NPH humana	2-4 horas	6-7 horas	10-20 horas
Insulina glargina	0,5-1 hora	Plana	~24 horas
Insulina detemir	0,5-1 hora	Plana	17 horas
Insulina degludeca	0.5-1,5 hora	Plana	Mais de 42 horas
Insulina inalável Technosphere	5-15 minutos	1 hora	3 horas

[1] Insulina administrada por SC salvo indicação em contrário.
[2] Insulina lispro formulada com treprostinil e citrato (Lyumjev, lispro-aabc) tem um início de ação 11 minutos mais rápido.
[3] Insulina asparte formulada com niacinamida (FiAsp) tem um início de ação ~10 minutos mais rápido.

TABELA 29.7 Preparações de insulina disponíveis nos EUA[1]

Análogos de insulina humana de ação rápida
Insulina lispro (Humalog, Lyumjev, Lilly; Admelog, Sanofi)
Insulina asparte (Novolog, FiAsp, Novo Nordisk)
Insulina glulisina (Apidra, Sanofi Aventis)

Insulina regular de ação curta
Insulina regular (Lilly, Novo Nordisk)
Insulina regular inalável Technosphere (Afrezza)

Insulinas de ação intermediária
Insulina NPH (Lilly, Novo Nordisk)

Insulinas pré-misturadas
70% NPH/30% regular (70/30 insulina – Lilly, Novo Nordisk)
75% NPL/25% insulina lispro (Humalog Mix 75/25 – Lilly)
50% NPL/50% insulina lispro (Humalog Mix 50/50 – Lilly)
70% insulina asparte protamina/30% insulina asparte (Novolog Mix 70/30 – Novo Nordisk)
70% insulina degludeca/30% insulina asparte (Ryzodeg, Novo Nordisk)

Análogos de insulina humana de ação longa
Insulina glargina (Lantus [U100], Toujeo [U300], Sanofi Aventis; Basaglar [U100], Lilly; Semglee, Mylan; Rezvoglar, Lilly)
Insulina detemir (Levemir, Novo Nordisk)
Insulina degludeca (Tresiba, Novo Nordisk)

[1] Todas as insulinas disponíveis nos EUA são de origem humana recombinante ou análogo de insulina humana. Todas as insulinas citadas são dispensadas em concentração U100. Existem preparações adicionais de U500 de insulina regular; preparação de U300 de insulina glargina; preparação de U200 de insulina lispro; e preparação de U200 de insulina degludeca.
NPH: protamina neutra Hagedorn.

A. Preparações de insulina de curta ação

(1) Insulina regular – A insulina regular é uma insulina zinco cristalina solúvel de curta ação cujo efeito aparece 30 minutos depois da injeção subcutânea e dura 5-7 horas quando as quantidades usuais são administradas. As infusões intravenosas de insulina regular são especialmente úteis no tratamento da CAD e durante o manejo perioperatório de pacientes com diabetes que requer insulina. Para pessoas marcadamente resistentes a insulina que, de outra forma, exigiriam grandes volumes de solução de insulina, uma preparação U500 de insulina regular humana está disponível tanto em frasco quanto em caneta descartável. Uma seringa de insulina U500 deve ser usada se for administrada a forma em frasco. A insulina regular U500 é muito mais cara do que a concentração U100 e raramente é necessária.

(2) Análogos de insulina de ação rápida – A insulina lispro (Humalog, Admelog) é um análogo de insulina em que a prolina na posição B28 é revertida com a lisina na posição B29. A insulina asparte (Novolog) é uma única substituição da prolina por ácido aspártico na posição B28. Na insulina glulisina (Apidra) a asparagina na posição B3 é substituída pela lisina, e a lisina na posição B29 é substituída pelo ácido glutâmico. Os três análogos, quando injetados por SC, se dissociam rapidamente em monômeros e são absorvidos muito rápido, atingindo valores de pico no soro em até 1 hora, em contraste com a insulina humana regular que exige muito mais tempo para se dissociar e ser absorvida. As mudanças de aminoácidos nesses análogos não interferem com sua vinculação ao receptor de insulina, com a meia-vida circulante nem com sua imunogenicidade, que são idênticas às da insulina regular humana. Uma formulação de insulina asparte (FiAsp) que contém niacinamida (vitamina B$_3$) tem uma absorção inicial mais rápida e o início de sua ação é cerca de 10 minutos mais rápido do que a formulação padrão de insulina asparte. Por causa desse início de ação mais rápido, as excursões de glicose pós-prandial de 1 hora (mas não de 2 horas) são mais baixas em comparação com a formulação padrão. Do mesmo modo, uma formulação de insulina lispro (Lyumjev), contendo treprostinil para induzir vasodilatação local e citrato para aumentar a permeabilidade vascular, tem início de ação 11 minutos mais rápido e excursões de glicose pós-prandial mais baixas de 1 e de 2 horas em comparação com a formulação padrão da insulina lispro.

Os ensaios clínicos têm demonstrado que os tempos ideais de injeção subcutânea pré-prandial de doses comparáveis dos análogos de insulina de ação rápida e da insulina humana regular são respectivamente 20 minutos e 60 minutos antes da refeição. O início mais rápido de ação com os análogos de insulina de ação rápida permite que o paciente injete insulina 15-20 minutos antes de comer em vez de esperar 60 minutos como é necessário com a insulina regular. Outra característica desejável dos análogos de insulina de ação rápida é que sua duração de ação permanece por cerca de 4 horas para a maioria das doses usadas comumente. Isso contrasta com a insulina regular, cuja duração de ação é significativamente prolongada quando se usam doses maiores.

Embora a insulina asparte tenha sido aprovada para uso intravenoso (p. ex., em emergências hiperglicêmicas), não há vantagem em usar a insulina asparte em vez da insulina regular por essa via. Uma concentração U200 de insulina lispro está disponível em uma caneta preenchida descartável. A única vantagem da preparação de insulina lispro U200 sobre a U100 é que ela libera a mesma dose na metade do volume.

B. Preparações de insulina de longa ação

(1) Insulina NPH (protamina neutra Hagedorn ou isofana) – A NPH é uma insulina de ação intermediária cujo início de ação é atrasado para 2-4 horas, e seu pico de resposta é geralmente atingido em cerca de 6-7 horas. O início da ação é atrasado pela combinação de 2 partes de insulina zinco cristalina solúvel com 1 parte de insulina zinco protamina. Isso produz quantidades equivalentes de insulina e protamina, de modo que nenhuma está presente em uma forma não complexa ("isofana"). Como sua duração de ação frequentemente é de menos de 24 horas (com um intervalo de 10-20 horas), a maioria dos pacientes precisa de pelo menos duas injeções ao dia para manter um efeito contínuo de insulina. Frascos ocasionais da insulina NPH tendem a mostrar agrupamentos incomuns de seu conteúdo ou "congelamento" do recipiente, com perda considerável de bioatividade. Essa instabilidade é rara e acontece menos frequentemente se a insulina humana NPH for refrigerada quando não estiver em uso e se os frascos forem descartados depois de 1 mês de uso.

(2) Insulina glargina – Nesta insulina, a asparagina na posição 21 da cadeia A da insulina é substituída por glicina, e duas argininas são acrescentadas ao terminal carboxila da cadeia B. As argininas elevam o ponto isoelétrico da molécula mais próxima ao neutro, tornando-a mais solúvel em um ambiente ácido. Por outro lado, a insulina humana tem um ponto isoelétrico de pH 5,4. A insulina glargina é uma insulina clara que, quando injetada no ambiente de pH neutro do tecido subcutâneo, forma microprecipitados que liberam lentamente a insulina na circulação. Essa insulina dura cerca de 24 horas sem nenhum pico pronunciado e é administrada uma vez por dia para fornecer cobertura básica. Essa insulina não pode ser misturada com outras insulinas humanas por causa de seu pH ácido. Quando essa insulina foi administrada como uma única injeção na hora de dormir a pacientes com diabetes tipo 1 em ensaios clínicos, a hiperglicemia de jejum foi mais bem controlada com menos hipoglicemia noturna quando comparada à insulina NPH.

Uma forma mais concentrada de insulina glargina (U300) está disponível como uma caneta de insulina. Nos ensaios clínicos, em pacientes com diabetes tipo

1, o uso de U300 não resultou em melhor controle nem reduziu as taxas de hipoglicemia. Embora dados clínicos limitados sugiram que a insulina glargina é segura na gravidez, ela não é aprovada para esse uso.

(3) Insulina detemir – A afinidade da insulina detemir é de 4 a 5 vezes mais baixa do que a da insulina humana solúvel e, portanto, a formulação de insulina detemir U100 tem uma concentração de insulina de 2.400 nmol/mL em comparação com 600 nmol/mL para NPH. A duração da insulina detemir é de cerca de 17 horas nas doses terapeuticamente relevantes. Recomenda-se que a insulina seja injetada uma ou duas vezes ao dia para atingir uma cobertura básica estável. Ela foi aprovada para uso durante a gravidez. Essa insulina não está mais disponível nos EUA após 2024.

(4) Insulina degludeca – Neste análogo da insulina, a treonina na posição B30 foi removida, e a lisina na posição B29 é conjugada com o ácido hexadecanoico por meio de um espaçador gama-L glutamil. No frasco, na presença de fenol e de zinco, a insulina está na forma de di-hexâmeros, mas quando injetada por SC, ela se associa em cadeias multi-hexaméricas que consistem em milhares de di-hexâmeros. As cadeias lentamente se dissolvem no tecido subcutâneo e os monômeros de insulina são liberados continuamente na circulação sistêmica. A meia-vida da insulina degludeca é 25 horas. O início de sua ação está na faixa 30-90 minutos e sua duração de ação é de mais de 42 horas. Recomenda-se que a insulina seja injetada uma ou duas vezes ao dia para atingir uma cobertura básica estável. A insulina degludeca está disponível em duas concentrações, U100 e U200, e dispensada em canetas preenchidas descartáveis.

(5) Insulina icodeca – Esse análogo da insulina basal é administrado uma vez por semana, mas ainda não está disponível. A lisina na B29 da insulina está conjugada com o ácido 1,20-icosanodioico (C20). Há três substituições de aminoácidos (A14E, B16H e B25H). O grupo C20 di-ácido resulta em vínculo forte e reversível com a albumina, e as substituições de aminoácidos atenuam a afinidade do receptor de insulina e aumentam a resistência à degradação.

C. Preparações mistas de insulina Os pacientes com diabetes tipo 2 algumas vezes podem atingir um controle de glicose razoável apenas com injeções antes do café da manhã e antes do jantar de misturas de insulinas de curta ação e NPH. A insulina regular ou análogo de insulina de ação rápida é retirada primeiro, depois a insulina NPH e, por fim, injetadas imediatamente. Insulinas pré-misturadas estáveis (70% NPH e 30% regular) estão disponíveis como uma conveniência para os pacientes que têm dificuldade em misturar a insulina em razão de problemas visuais ou comprometimento da destreza manual (Tab. 29.7). Preparações pré-misturadas de insulina lispro e insulinas NPH são instáveis; a estabilidade é atingida substituindo a insulina NPH com NPL (protamina neutra lispro). Essa insulina tem a mesma duração de ação que a insulina NPH. Combinações pré-misturadas de NPL e insulina lispro (mistura de 75% NPL/25% insulina lispro [Humalog Mix 75/25] e mistura de 50% NPL/50% insulina lispro [Humalog Mix 50/50]) estão disponíveis para uso clínico. Igualmente, está disponível uma 70% insulina asparte protamina/30% insulina asparte (NovoLog Mix 70/30). As principais vantagens dessas misturas são que elas podem ser administradas dentro de 15 minutos do início da refeição e são superiores no controle do aumento da glicose pós-prandial após uma refeição de alto teor de carboidratos. Esses benefícios não se traduziram em melhorias nos níveis da HbA$_{1c}$ quando comparados com a mistura usual de 70% NPH/30% regular. Os análogos de insulina de ação mais longa, insulina glargina e insulina detemir, não podem ser misturados com a insulina regular nem com análogos de insulina de ação rápida. No entanto, a insulina degludeca pode ser misturada e está disponível como 70% insulina degludeca/30% insulina asparte e é injetada 1 ou 2x/dia.

3. **Métodos de administração de insulina**

   A. **Seringas e agulhas para insulina** – Seringas plásticas descartáveis estão disponíveis em tamanhos com 1 mL, 0,5 mL e 0,3 mL. Há três comprimentos de agulhas disponíveis: 6 mm, 8 mm e 12,7 mm. Agulhas longas são preferíveis em pacientes com obesidade para reduzir a variabilidade da absorção da insulina. As agulhas são de calibre 28, 30 e 31. As agulhas de calibre 31 são quase indolores. Seringas "descartáveis" podem ser reutilizadas até que a agulha fique rombuda (em geral depois de três a cinco injeções). A esterilização adequada para evitar a infecção com a reutilização parece ser mantida ao recolocar a tampa na seringa entre os usos. Limpar a agulha com álcool pode não ser desejável, pois isso pode dissolver a camada de silicone e aumentar a dor da pele ao ser perfurada.

   B. **Locais de injeção** – Qualquer parte do corpo coberta por pele solta pode ser usada, como o abdome, coxas, parte superior dos braços, lateral do corpo e parte superior das nádegas. Não é preciso preparar o local com álcool antes da injeção desde que a pele esteja limpa. Recomenda-se a rotação dos locais para evitar absorção mais lenta quando ocorrer fibrose ou lipo-hipertrofia por causa do uso repetido de um único local. A insulina regular é absorvida mais rapidamente quando injetada no deltoide ou no abdome em comparação com coxas e nádegas. O exercício pode aumentar a absorção quando o local da injeção for adjacente ao músculo exercitado. Para a maioria dos pacientes, o abdome é a região recomendada para injeção porque ele tem área adequada em que fazer rotação de locais. O efeito das regiões anatômicas parece ser muito menos pronunciado com os análogos de insulina.

   C. **Dispositivos injetores canetas de insulina** – As canetas de insulina (Novo Nordisk e Owen Mumford) eliminam a necessidade de carregar frascos e seringas de insulina. Canetas inteligentes (Companion Medical) que estão pareadas com celulares podem ser usadas para lembrar o usuário de tomar a insulina antes das refeições, calcular as doses e manter o registro do horário das doses. Cartuchos de insulina lispro e insulina asparte estão disponíveis para canetas reutilizáveis. Canetas preenchidas descartáveis também estão disponíveis para insulina regular (U100 e U500), insulina lispro, insulina asparte, insulina glulisina, insulina detemir, insulina glargina, insulina degludeca, NPH, 70% NPH/30% regular, 75% NPL/25% insulina lispro, 50% NPL/50% insulina lispro, 70% insulina asparte protamina/30% insulina asparte, e 70% insulina degludeca/30% insulina asparte. Agulhas para canetas estão disponíveis em calibres 29, 31 e 32 e em comprimentos de 4, 5, 6, 8 e 12,7 mm (Novofine; BD).

   D. ***Insulin pumps*** – Nos EUA, Medtronic Mini e Med, Insulet e Tandem fabricam bombas de infusão de insulina subcutânea contínua (CSII) operadas por bateria. A SOOIL fabrica uma bomba que está disponível na Europa e na Ásia. Essas bombas são pequenas (cerca de 5 cm × 8 cm × 1,5 cm) e fáceis de programar. Elas oferecem muitos recursos, inclusive a capacidade de definir diversas taxas basais no decorrer de 24 horas e de ajustar o horário em que as doses bólus são ministradas. Elas também conseguem detectar o aumento de pressão se o cateter estiver dobrado. O cateter que conecta o reservatório de insulina à cânula subcutânea pode ser desconectado, permitindo que o paciente remova a bomba temporariamente (p. ex., para tomar banho). A Omnipod (Insulet Corporation) é um sistema de infusão de insulina em que o reservatório de insulina e o conjunto de infusão são integrados em uma unidade (cápsula, com cerca de 4 cm × 5 cm × 1,5 cm), de modo que não há um cateter (bomba adesiva eletrônica). A cápsula, colocada sobre a pele, libera insulina basal subcutânea e bólus com base em instruções transmitidas sem fio pelo assistente digital pessoal ou *smartphone*. A grande vantagem da CSII é que ela permite o estabelecimento de um perfil basal personalizado para o paciente, permitindo melhor controle da glicose durante a noite e entre as refeições. A capacidade de ajustar a infusão de insulina basal facilita que o paciente gerencie excursões glicêmicas que ocorrem com exercício. As bombas têm *software* que pode auxiliar o paciente para calcular bólus com base na leitura de glicose e nos carboidratos a serem consumidos. Elas monitoram o tempo passado desde o último bólus de insulina. O paciente é lembrado disso quando tenta ministrar bólus adicional de correção antes que o efeito do bólus anterior tenha se esgotado (recurso "*insulin on board*"). Esse recurso reduz o risco de correção exagerada e hipoglicemia subsequente. Os análogos da insulina de ação rápida são quase sempre usados em bombas de insulina.

E. **Sistemas automáticos de liberação de insulina** – O modo mais efetivo de controlar o nível de glicose no diabetes tipo 1 é usar um sistema de administração de insulina com sensor aumentado – também chamado de sistema híbrido de circuito fechado ou pâncreas artificial. O sistema de liberação consiste em três componentes, um CGM (monitoramento contínuo de glicose), um algoritmo de controle e uma bomba de insulina. O algoritmo de controle usa os dados do sistema CGM para ajustar automaticamente as doses de insulina liberadas pela bomba de infusão de insulina subcutânea contínua. Em alguns sistemas, é necessário ter um *smartphone* para executar o *software*.

Nos EUA, Medtronic, Insulet, Tandem e Beta Bionics produzem algoritmos de controle e bombas para liberação automática de insulina. CamAPS e SOOIL produzem os sistemas automáticos de liberação de insulina para a Europa e a Ásia.

O sistema de circuito fechado MiniMed 7870G usa os dados de glicose de um sensor para ajustar automaticamente as doses da insulina basal a cada 5 minutos, visando um nível de sensor de glicose de 100 a 150 mg/dL (5,6 a 8,3 mmol/L). A liberação de insulina é suspensa quando o nível de glicose no sensor cai abaixo ou se prevê que vai cair abaixo do nível-alvo. O alvo de glicose pode ser ajustado até 150 mg/dL (8,3 mmol/L) para atividade física. O Tandem Control-IQ visa um nível de glicose no sensor de 112,5 mg/dL (6,25 mmol/L). O alvo pode ser ajustado para exercício até 140-160 mg/dL (7,8-8,9 mmol/L). Há um modo de sono durante a noite que visa a glicose entre 112,5 e 120 mg/dL (6,25-6,7 mmol/L), permitindo melhor controle noturno. O Omnipod 5 permite que o usuário vise níveis de glicose entre 110 mg/dL e 150 mg/dL (6,1-8,3 mmol/L) em incrementos de 10 mg/dL (0,5 mmol/L). O iLet permite que o alvo de glicose seja definido entre 110 e 130 mg/dL (6,1-7,2 mmol/L). O sistema CamAPS FX, disponível no Reino Unido e na Europa, tem um alvo-padrão de 104 mg/dL (5,8 mmol/L), mas pode ser personalizado para alvos entre 79-198 mg/dL (4,4-11 mmol/L). Esse sistema também se adapta a padrões prandiais e diurnos.

MiniMed 780G, Tandem Control-IQ e Omnipod 5 todos exigem que o usuário programe as taxas basais e de carboidratos e proporções de correção. Os sistemas exigem que o paciente insira os gramas de carboidratos que vão ser ingeridos em uma refeição. O sistema MiniMed, que faz ajustes da dose de insulina a cada 5 minutos, pode compensar uma refeição se o paciente esquecer de inserir as informações de carboidratos. O sistema iLet é diferente dos outros sistemas por não permitir a inserção de taxas basais e proporções de bólus. O sistema usa o peso do paciente para estimar as taxas basais iniciais e as proporções e, depois, ajusta a dose de insulina com base na resposta de glicose. O sistema iLet também não exige que o paciente insira o conteúdo de carboidratos de uma refeição. Em vez disso, o paciente deve dizer ao sistema se é uma refeição com um conteúdo usual de carboidratos, menor do que o usual ou maior do que o usual. O sistema funciona melhor se a refeição for inserida antes de ser consumida ou até 30 minutos depois do consumo. Ele vai tentar compensar se a refeição não for inserida.

Existem também sistemas de circuito fechado "faça você mesmo" que usam *software* de código aberto. Um desses sistemas, chamado de "Loop", usa o sensor Dexcom, o iPhone e a bomba de insulina Omnipod. O controlador "Loop" é baixado para um iPhone e usa as medidas de glicose do sensor Dexcom G6 (também no iPhone) para ajustar automaticamente a liberação de insulina basal na bomba Omnipod. Esses sistemas não são aprovados para uso pela FDA.

O uso bem-sucedido desses sistemas exige proficiência no uso da bomba de insulina e monitoramento contínuo da glicose. Os pacientes devem ser treinados quanto ao que fazer se houver níveis inesperados de glicose, altos ou baixos. As complicações conhecidas da terapia de bomba de insulina incluem cetoacidose, que pode ocorrer quando a liberação de insulina é interrompida, além de infecções de pele.

Os sistemas de liberação de insulina são caros; a bomba de insulina, que precisa ser substituída a cada 4 anos, custa cerca de US$6.000, e os materiais de consumo da bomba custam US$1.500 por ano. O sistema CGM custa aproximadamente US$4.000 por ano. Outra barreira à ampla implementação é o acesso a equipes especializadas experientes no uso desses sistemas.

Os sistemas de liberação de insulina devem ser considerados para todos os pacientes com diabetes tipo 1 que não estejam mais em remissão clínica parcial. Pacientes com outros tipos de diabetes, que tenham níveis variáveis de glicose e que estejam em terapia de insulina intensiva também são candidatos (p. ex., depois da pancreatomia total).

F. **Bombas adesivas mecânicas** – V-go (MannKind) é uma bomba adesiva mecânica projetada especificamente para pacientes com diabetes tipo 2 que usam um regime de insulina basal/bólus. O dispositivo é predefinido para liberar uma de três taxas fixas basais (0,83 unidade/hora, 1,25 unidade/hora, ou 1,67 unidade/hora) por 24 horas (ponto em que deve ser substituído), e há um botão que libera duas unidades por pressão para ajudar a cobrir refeições e reduzir as excursões altas de glicose. CeQur Simplicity (CeQur) é um dispositivo adesivo mecânico de 3 dias que contém 200 unidades de insulina de ação rápida e libera duas unidades por pressão de um botão para cobrir refeições e reduzir as excursões altas de glicose.

G. **Insulina inalada** – Insulina Technosphere (Afrezza) é uma formulação em pó seco de insulina humana regular recombinante que pode ser inalada. Essa insulina é absorvida rapidamente, com níveis de pico de insulina atingidos em 12-15 minutos e declinando para a linha de base em 3 horas; o tempo médio até o efeito máximo com insulina inalada é aproximadamente de 1 hora e declina até a linha de base em cerca de 3 horas. Por outro lado, o tempo médio até o efeito máximo com insulina subcutânea lispro é de cerca de 2 horas e declina para a linha de base em 4 horas. Em ensaios clínicos, a insulina Technosphere combinada com insulina basal foi tão eficaz na redução da glicose quanto análogos de insulina de ação rápida combinados com insulina basal. Ela é formulada como um cartucho codificado por cor, de uso único, que libera 4, 8 ou 12 unidades imediatamente antes da refeição. O fabricante fornece uma tabela de conversão da dose; os pacientes que injetam até 4 unidades de análogo de insulina de ação rápida devem usar o cartucho de 4 unidades. As pessoas que injetam de 5-8 unidades devem usar o cartucho de 8 unidades. Se a dose é de 9-12 unidades de insulina de ação rápida antes da refeição, então deve-se usar um cartucho de 4 unidades e um cartucho de 8 unidades, ou um cartucho de 12 unidades. O inalador tem mais ou menos o tamanho de um apito de juiz esportivo.

A reação adversa mais comum da insulina inalada é a tosse e afeta cerca de 27% dos pacientes. Uma pequena redução da função pulmonar (FEV_1) é vista nos primeiros 3 meses de uso e persiste por mais de 2 anos de acompanhamento. A insulina inalada é contraindicada em pacientes que fumam cigarros e naqueles com doença pulmonar crônica, como asma e DPOC. A espirometria deve ser realizada para identificar a doença pulmonar potencial antes de iniciar a terapia. Durante ensaios clínicos, houve dois casos de câncer de pulmão em pacientes que estavam tomando insulina inalada e nenhum caso entre os pacientes tratados com comparador. Todos os pacientes nos quais o câncer de pulmão se desenvolveu tinham um histórico de tabagismo. Casos de câncer de pulmão também foram relatados em fumantes de cigarro que usaram uma preparação de insulina inalada disponível anteriormente (Exubera). A taxa de incidência no grupo tratado com Exubera foi 0,13 por 1.000 pacientes-ano, enquanto foi 0,03 por 1.000 pacientes-ano no grupo tratado com comparador.

D. Transplante

1. **Transplante de pâncreas** – Todos os pacientes com DRET e diabetes tipo 1 que são candidatos a um transplante de rim devem também ser considerados candidatos em potencial para um transplante de pâncreas. Os critérios de elegibilidade incluem menos de 55 anos e risco cardiovascular mínimo. As contraindicações incluem DAC não corrigível, extensa doença vascular periférica e obesidade significativa (peso acima de 100 kg). O transplante de pâncreas pode ocorrer ao mesmo tempo que o transplante de rim ou depois do transplante de rim. Os pacientes que passam por transplante simultâneo de pâncreas e rim têm uma chance de 83% de sobrevivência ao enxerto pancreático em 1 ano e 69% em 5 anos. O transplante isolado do pâncreas, na ausência de necessidade de transplante de rim, é considerado apenas nos raros pacientes que não respondem a todas as outras abordagens terapêuticas de insulina e que têm hipoglicemia grave frequente ou que têm complicações que ameaçam a vida relacionadas à sua falta de controle metabólico. A sobrevivência ao enxerto de transplante do pâncreas isolado é 78% em 1 ano e 54% em 5 anos.

2. **Transplante de ilhota** – A pancreatomia total é curativa para síndrome de dor severa associada com pancreatite crônica, mas resulta em diabetes cirúrgico. Colher ilhotas do pâncreas removido e autotransplantá-las para o fígado (via veia porta) pode prevenir o desenvolvimento do diabetes ou resultar em diabetes "leve" (função parcial das ilhotas) que é mais fácil de controlar. Como as ilhotas são autólogas, não é necessária imunossupressão. O número de ilhotas transplantadas é o principal preditor da independência de insulina.

As pessoas com diabetes tipo 1 podem se tornar independentes da insulina depois de receber ilhotas isoladas de um pâncreas de doador (transplante de aloilhotas). As ilhotas são infundidas na veia porta usando uma abordagem trans-hepática percutânea, e elas se alojam no fígado liberando insulina em resposta ao estímulo fisiológico. A imunossupressão a longo prazo é necessária para evitar a rejeição alográfica e para suprimir o processo autoimune que levou à doença. A independência da insulina por mais de 5 anos foi demonstrada em pacientes que receberam imunossupressão de indução com anticorpo anti-CD3 ou globulina antitimócito e inibidores de calcineurina, inibidores de mTor e micofenolato de mofetila como imunossupressão de manutenção. Uma importante limitação é a necessidade de mais de uma infusão de ilhotas para atingir a independência de insulina por causa de perda significativa de ilhotas durante isolamento e o período anterior ao enxerto. Células beta derivadas de células-tronco ou ilhotas podem resolver o problema da disponibilidade de ilhotas.

Boughton CK et al. New closed-loop insulin systems. Diabetologia. 2021;64:1007. [PMID: 33550442] Erratum in Diabetologia. 2021;64:1455. [PMID: 33751132]

Frias JP et al. Tirzepatide versus semaglutide once weekly in patients with type 2 diabetes. N Engl J Med. 2021;385:503. [PMID: 34170647]

Kristensen SL et al. Cardiovascular, mortality, and kidney outcomes with GLP-1 receptor agonists in patients with type 2 diabetes: a systematic review and meta-analysis of cardiovascular outcome trials. Lancet Diabetes Endocrinol. 2019;7:776. [PMID: 31422062]

McGuire DK et al. Association of SGLT2 inhibitors with cardiovascular and kidney outcomes in patients with type 2 diabetes: a meta-analysis. JAMA Cardiol. 2021;6:148. [PMID: 33031522]

Etapas no controle do diabetes

A. Distinguir os diferentes tipos de diabetes

Uma tentativa deve ser feita para caracterizar o diabetes como tipo 1 ou tipo 2 ou outros tipos específicos como MODY, baseada nas características clínicas presentes e no fato de a cetonúria acompanhar ou não a glicosúria. Características que sugerem insensibilidade à insulina em órgãos terminais, como obesidade visceral e/ou acantose nigricans devem ser identificadas. O histórico familiar deve documentar a incidência de diabetes em outros membros da família e também a idade no início, associação com obesidade, a necessidade de insulina e se houve complicações. Medidas de GAD65, IAA, ICA 512 e anticorpos do transportador do zinco 8 podem ajudar a distinguir entre diabetes tipo 1 e tipo 2 (Tab. 29.2). Muitos pacientes com diabetes tipo 1 recém-diagnosticada ainda têm produção significativa de insulina endógena e níveis de peptídeo C não distinguem de modo confiável entre o diabetes tipo 1 e tipo 2.

B. Educação do paciente (treinamento em autocontrole)

Como o diabetes é um distúrbio para a vida toda, a educação do paciente e da família é uma obrigação das mais importantes do médico que presta os cuidados. As melhores pessoas para controlar uma doença que é tão afetada por flutuações diárias no estresse ambiental, exercício, dieta e infecções são os próprios pacientes e suas famílias. O "currículo de ensino" deve incluir explicações por parte do médico ou da enfermeira sobre a natureza do diabetes e seus riscos potenciais agudos e crônicos e como eles podem ser reconhecidos no início e prevenidos ou tratados. O automonitoramento da glicose no sangue deve ser enfatizado, especialmente em pacientes com diabetes que exigem insulina. Devem ser dadas instruções sobre testes adequados e registro de dados.

Os pacientes que tomam insulina devem entender as ações das insulinas basal e bólus. Eles devem aprender a determinar se a dose basal é apropriada e como ajustar a dose de insulina de ação rápida conforme o conteúdo de carboidratos de uma refeição. Os pacientes e suas famílias e amigos devem aprender a reconhecer sinais e sintomas de hipoglicemia e como tratar reações à baixa glicose. Exercícios extenuantes podem precipitar a hipoglicemia e, portanto, os pacientes devem aprender a tomar um suplemento de carboidratos ou reduzir sua dosagem de insulina antes de uma atividade extenuante. A injeção de insulina em um local mais distante dos músculos mais envolvidos no exercício pode ajudar a melhorar a hipoglicemia induzida por exercício, pois a insulina injetada na proximidade do músculo exercitado pode ser mobilizada mais rapidamente. O treinamento de exercício também aumenta a eficácia de insulina, e as doses de insulina devem ser ajustadas de acordo. As infecções podem causar resistência à insulina, e os pacientes devem ser instruídos sobre como controlar a hiperglicemia suplementar com insulina de ação rápida.

Devem ser dados conselhos sobre higiene pessoal, incluindo instruções detalhadas sobre cuidados com os pés e com os dentes. Todas as infecções (especialmente as piogênicas) provocam a liberação de níveis altos de antagonistas da insulina, como catecolaminas ou glucagon, provocando assim um aumento acentuado nas necessidades de insulina. Os pacientes que estejam tomando agentes orais de redução da glicose podem descompensar e necessitar temporariamente de insulina. Os pacientes devem ser informados sobre as agências da comunidade, como os capítulos da ADA, que podem servir como uma fonte contínua de instrução.

Finalmente, esforços vigorosos devem ser feitos para persuadir os pacientes com diabetes recém-diagnosticado que sejam fumantes a parar de fumar, pois a doença vascular periférica de grandes vasos e a retinopatia debilitante são menos comuns em pacientes não fumantes com diabetes.

C. Medicações

O tratamento deve ser individualizado com base no tipo de diabetes e nas necessidades específicas de cada paciente. No entanto, alguns princípios gerais de controle podem ser esboçados para estados hiperglicêmicos dos diferentes tipos.

1. **Diabetes tipo 1** – Uma combinação de análogos de insulina de ação rápida e de análogos de insulina de longa ação permite substituição mais fisiológica da insulina. A Tabela 29.8 ilustra um regime com análogo de insulina de ação rápida e insulina basal de longa ação que pode ser apropriado para uma pessoa de 70 kg com diabetes tipo 1 que consome refeições com ingestão de carboidratos padrão e conteúdo de moderado a baixo teor de gorduras.

   A insulina glargina ou a insulina degludeca é geralmente administrada uma vez à noite para proporcionar 24 horas de cobertura. Existem alguns pacientes nos quais a insulina glargina não dura por 24 horas e, nesses casos, ela precisa ser administrada duas vezes ao dia. A insulina detemir geralmente precisa ser dada duas vezes ao dia para se obter cobertura basal adequada durante 24 horas. Outra possibilidade é administrar pequenas doses de NPH (~3-4 unidades) com cada refeição para fornecer cobertura basal diária com uma dose maior à noite.

   A dosagem basal de 24 horas é geralmente baseada na idade e peso corporal. Um adolescente pode precisar de até 0,4 unidade/kg/dia; um jovem adulto (menos de 25 anos), 0,35 unidade/kg/dia; e um adulto mais velho, 0,25 unidade/kg/dia. As bombas de insulina permitem a definição de taxas basais diferentes no decorrer das 24 horas e permitem ajustes de dose bólus em no mínimo incrementos de 0,05 unidade. Por exemplo, uma pessoa de 30 anos pesando 70 kg pode precisar de uma taxa basal de 0,7 unidade por hora durante as 24 horas com exceção das 3h às 8h, quando 0,8 unidade por hora poderia ser adequada (considerando o **"fenômeno da madrugada"**: sensibilidade reduzida do tecido para a insulina entre 5h e 8h). O bólus da refeição varia com base na hora do dia e na idade da pessoa. Adolescentes e jovens adultos geralmente precisam de 1 unidade para cerca de 10 g de carboidratos. Adultos mais velhos geralmente precisam de 1 unidade para cerca de 15 g de carboidratos. O fator de correção – quanta insulina é necessária para reduzir os níveis de glicose em 50 mg/dL – pode ser calculado a partir das proporções de

TABELA 29.8 Exemplos de regimes intensivos de insulina usando análogos de insulina de ação rápida (insulina lispro, asparte ou glulisina) e análogos de insulina de longa ação (insulina detemir, insulina glargina ou degludeca) em um homem de 70 kg com diabetes tipo 1[1-3]

	Antes do café da manhã	Antes do almoço	Antes do jantar	Na hora de dormir
Análogos de insulina de ação rápida	5 unidades	4 unidades	6 unidades	
Insulina detemir[3]	6-7 unidades			8-9 unidades
OU				
Análogos de insulina de ação rápida	5 unidades	4 unidades	6 unidades	–
Insulina glargina ou degludeca[3]		–		15-16 unidades

[1] Pressupõe que o paciente está consumindo aproximadamente 75 g de carboidratos no café da manhã, 60 g no almoço e 90 g no jantar.
[2] A dose da insulina de ação rápida pode ser aumentada em 1 ou 2 unidades se forem ingeridos carboidratos extras (15-30 g) ou se a glicose no sangue antes da refeição for > 170 mg/dL (9,4 mmol/L).
[3] Insulina glargina ou insulina detemir devem ser administradas como uma injeção separada.

insulina para carboidratos. Por exemplo, se 1 unidade for necessária por 15 g de carboidratos, então 1 unidade vai diminuir os níveis de glicose em 50 mg/dL. Se 1,5 unidade de insulina for necessária para 15 g de carboidratos (i.e., 1 unidade para 10 g de carboidratos), então 1,5 unidade de insulina vai reduzir os níveis de glicose em 50 mg/dL (i.e., 1 unidade vai reduzir o nível de glicose em 33 mg/dL). Para uma pessoa de 30 anos com 70 kg, as proporções bólus de 1 unidade para 12-15 g de carboidratos mais 1 unidade para 50 mg/dL de glicose no sangue para um valor-alvo de 120 mg/dL seria um ponto de partida razoável. Outros ajustes para dosagens basal e bólus vão depender dos resultados do monitoramento da glicose no sangue. Um dos problemas terapêuticos mais difíceis no gerenciamento de pacientes com diabetes tipo 1 é determinar o ajuste adequado da dose de insulina quando o nível de glicose no sangue antes do café da manhã for alto. Ocasionalmente, a hiperglicemia antes do café da manhã deve-se ao **efeito Somogyi**, em que a hipoglicemia noturna leva a um surto dos hormônios contrarregulatórios para produzir níveis altos de glicose no sangue às 7h. No entanto, uma causa mais comum para a hiperglicemia antes do café da manhã é a diminuição dos níveis de insulina circulantes de manhã.

O diagnóstico da causa da hiperglicemia antes do café da manhã pode ser facilitado pelo automonitoramento da glicose no sangue às 3h, além das medidas usuais na hora de dormir e às 7h ou pela análise dos dados do monitor contínuo de glicose. Isso é necessário apenas por algumas noites para que medidas terapêuticas adequadas possam ser tomadas depois de emergir um padrão específico do monitoramento dos níveis de glicose no sangue durante a noite. O efeito Somogyi pode ser tratado com a redução da dose da insulina basal na hora de dormir ou com a ingestão de um lanche na hora de dormir. Quando a diminuição do nível de insulina é a causa, então aumentar a dose de insulina basal noturna ou mudá-la da hora do jantar para a hora de dormir (ou as duas coisas) pode ser eficaz.

Os sistemas de circuito fechado disponíveis atualmente possibilitam que os pacientes se aproximem dos níveis normais de glicose de manhã com um risco baixo de hipoglicemia noturna e melhoram o controle geral da glicose. ***Todos os pacientes com diabetes tipo 1 que têm boas habilidades de autogerenciamento deveriam usar esses sistemas.***

2. **Diabetes tipo 2** – As recomendações terapêuticas são baseadas nas contribuições relativas da insuficiência de células beta e da insensibilidade à insulina em pacientes individuais. A possibilidade de que o paciente individual tenha uma causa etiológica específica para seu diabetes sempre deve ser considerada, especialmente quando o paciente não tem um histórico familiar de diabetes tipo 2 nem tem evidências de obesidade central ou resistência à insulina. Esses pacientes devem ser avaliados para outros tipos de diabetes como LADA ou MODY (Tab. 29.1). Pacientes com LADA devem receber insulina quando a doença é diagnosticada e ser tratados como pacientes com diabetes tipo 1. É importante notar que muitos pacientes com diabetes *mellitus* tipo 2 têm uma perda progressiva da função das células beta e precisam de intervenções terapêuticas adicionais com o passar do tempo.

A. **Redução do peso** – Um dos modos principais de terapia em pacientes com obesidade e diabetes tipo 2 é a redução de peso. A normalização da glicemia pode ser atingida pela perda de peso e pela melhora na sensibilidade dos tecidos à insulina. Uma combinação de restrição calórica, aumento de exercício e modificação de comportamento é necessária para que um programa de redução de peso seja bem-sucedido. Entender os riscos associados com o diagnóstico do diabetes pode motivar o paciente a perder peso.

Semaglutida 2,4 mg SC semanalmente (Wegovy), liraglutida 3 mg SC diariamente (Saxenda) e tirzepatida 2,5-15 mg SC semanalmente (Zepbound) estão aprovados, associados a dieta e exercício, para perda de peso em pessoas com ou sem diabetes. Em um estudo de 68 semanas em adultos sem diabetes, os pacientes que tomavam semaglutida perderam 6,2% de seu peso corporal inicial em comparação com pacientes que tomavam placebo. Em um estudo de 72 semanas, os pacientes que tomaram tirzepatida 15 mg perderam cerca de 15% de seu peso corporal em comparação com placebo. As reações adversas comuns incluíram náusea, vômitos e diarreia. Efeitos colaterais graves incluem pancreatite. Esse medicamento não deve ser usado em pacientes com NEM 2 ou histórico pessoal ou familiar de carcinoma medular da tireoide.

Outras opções médicas para perda de peso incluem orlistate, fentermina/topiramato e naltrexona/bupropiona de liberação extensa (ver Cap. 31).

A cirurgia bariátrica (derivação gástrica em Y de Roux, banda gástrica, gastrectomia vertical ou *sleeve*, derivação biliopancreática/*duodenal switch*) normalmente resulta em perda de peso substancial e melhora dos níveis de glicose. Uma metanálise que examinou o efeito da cirurgia bariátrica em pacientes com diabetes e IMC de 40 ou mais observou que 82% dos pacientes tiveram resolução de manifestações clínicas e laboratoriais do diabetes nos primeiros 2 anos depois da cirurgia e 62% continuaram livres do diabetes mais de 2 anos depois da cirurgia. A melhora foi mais acentuada no procedimento que causou maior perda de peso (derivação biliopancreática/*duodenal switch*). Houve, porém, um alto desgaste de pacientes disponíveis para acompanhamento, e houve poucas informações sobre a variação dos resultados conforme a etnia. O reganho de peso ocorre depois da cirurgia bariátrica; pode-se esperar que 20-25% do peso perdido será recuperado em 10 anos. O impacto desse ganho de peso sobre a recorrência do diabetes depende principalmente do grau de disfunção de células beta.

Os pacientes com diabetes tipo 2 sem obesidade frequentemente têm adiposidade visceral aumentada – a chamada obesidade metabólica em pessoas com peso corporal normal. Há menos ênfase na perda de peso, mas o exercício continua a ser um aspecto importante do tratamento.

B. **Agentes de redução da glicose** – A Figura 29.2 esboça a abordagem de tratamento baseada em um algoritmo de consenso pela American Diabetes Association e a European Association for the Study of Diabetes. A recomendação atual é iniciar a terapia farmacológica no momento de diagnóstico e não esperar para ver se o paciente pode atingir o controle glicêmico alvo com gerenciamento de peso e exercício. Ver a discussão dos medicamentos individuais.

(1) Terapia farmacológica inicial – Geralmente, os pacientes começam por metformina. No entanto, a presença de doença cardiovascular e/ou renal pode ser uma indicação para prescrever um agonista dos receptores do GLP-1 ou um inibidor do SGLT-2 como terapia inicial. Liraglutida, semaglutida, empagliflozina, canagliflozina e dapagliflozina melhoraram os resultados cardiovasculares. Os inibidores do SGLT-2 são especialmente benéficos em pacientes com nefropatia diabética e/ou IC. A necessidade de perda de peso deveria levar ao uso de agonistas dos receptores do GLP-1 ou dual GIP/GLP-1 em pacientes com obesidade e com ou sem DAC. Os inibidores do SGLT-2

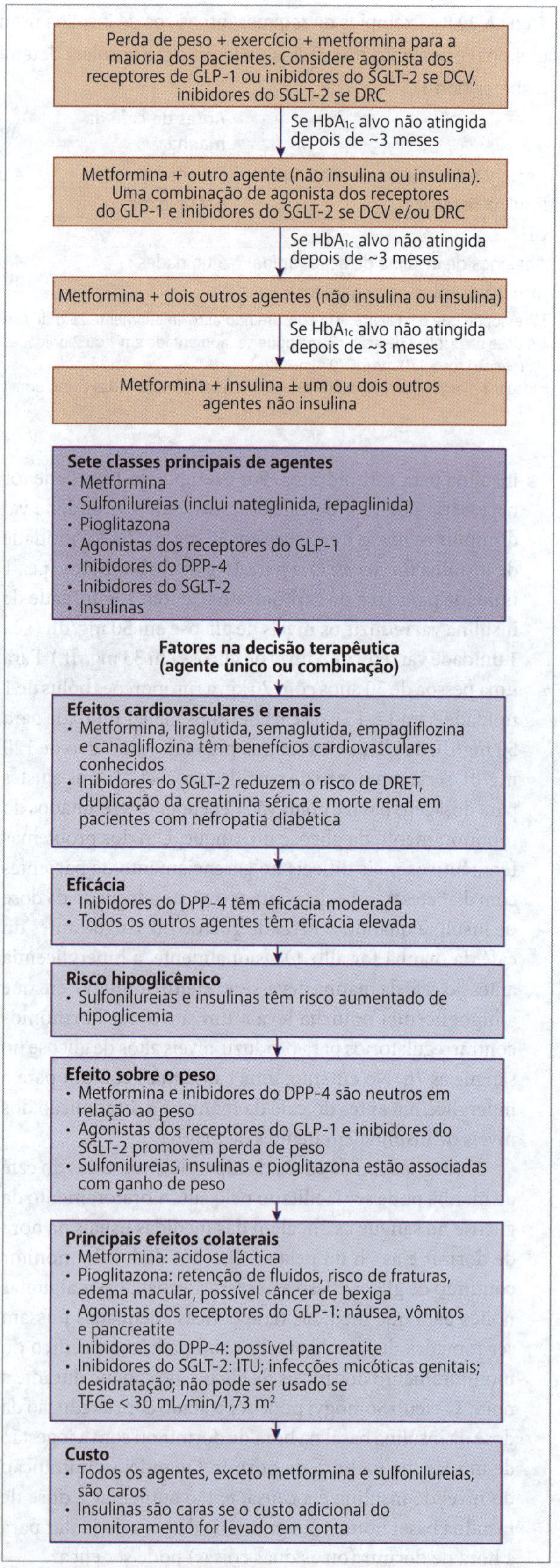

FIGURA 29.2 Algoritmo para tratamento do diabetes tipo 2 com base nas recomendações de 2022 do painel de consenso da American Diabetes Association/European Association for the Study of Diabetes.

também promovem uma modesta perda de peso e devem ser prescritos para pacientes com IC ou nefropatia diabética.*(2) Quando a terapia farmacológica inicial não controla a glicose adequadamente* – Um segundo agente é adicionado, em geral um agonista dos receptores do GLP-1 ou GIP/GLP-1 ou ainda um inibidor do SGLT-2. As terapias combinadas de agonistas dos receptores GLP-1 ou GIP/GLP-1 e inibidor do SGLT-2 devem ser consideradas para pacientes com doença cardiovascular e/ou doença renal. As sulfonilureias estão disponíveis há muitos anos e seu uso em combinação com a metformina é bem estabelecido. Porém, elas tendem a causar hipoglicemia e ganho de peso. Em pacientes que têm hiperglicemia depois de uma refeição rica em carboidratos (como o jantar), um secretagogo de curta ação (repaglinida ou nateglinida) antes das refeições pode bastar para colocar os níveis de glicose no intervalo-alvo. Os pacientes com resistência grave à insulina podem ser candidatos para pioglitazona. A pioglitazona também pode reduzir o risco de AVE recorrente em pacientes com um histórico de AVE ou ataque isquêmico transitório. Se dois agentes forem inadequados, então um terceiro agente é adicionado. A combinação de metformina, um agonista dos receptores do GLP-1 e um inibidor do SGLT-2 deve ser considerada em pacientes com obesidade, doença cardíaca e doença renal, embora os dados relativos à eficácia dessa terapia combinada sejam limitados.

Quando a combinação de agentes orais (e agonistas dos receptores do GLP-1 injetáveis) não atingem a euglicemia em pacientes com diabetes tipo 2, então o tratamento com insulina deve ser iniciado. Vários regimes de insulina podem ser eficazes. Um regime proposto é continuar os agentes orais (e os agonistas dos receptores do GLP-1 ou dual GIP/GLP-1 injetáveis) e simplesmente adicionar uma dose noturna de NPH ou de análogo da insulina de longa ação (insulina glargina, detemir ou degludeca) para reduzir a produção excessiva de glicose hepática noturna e melhorar os níveis de glicose em jejum. Se o paciente não alcançar os níveis-alvo de glicose durante o dia, então o tratamento com insulina durante o dia pode ser iniciado. Um regime de insulina conveniente nessas circunstâncias é uma dose dividida de 70/30 NPH/mistura regular (ou Humalog Mix 75/25 ou NovoLog Mix 70/30) antes do café da manhã e antes do jantar.

Se esse regime não atingir as metas de glicemia satisfatória ou estiver associado com frequência inaceitável de episódios hipoglicêmicos, então um regime mais intensivo de múltiplas injeções de insulina pode ser instituído como no caso dos pacientes com diabetes tipo 1. A metformina principalmente reduz a produção de glicose hepática, e é razoável continuar com esse medicamento quando a terapia com insulina é instituída. A pioglitazona, que melhora a sensibilidade periférica à insulina, pode ser usada em conjunto com a insulina, mas essa combinação está associada com maior ganho de peso e edema periférico. As sulfonilureias, os agonistas dos receptores do GLP-1, os inibidores do DPP-4 e os inibidores do SGLT-2 também demonstraram trazer benefícios contínuos e podem ser mantidos. As intervenções de redução do peso devem continuar mesmo depois do início da terapia com insulina e podem permitir a simplificação do regime terapêutico no futuro.

D. Níveis aceitáveis de controle glicêmico

Uma meta razoável da terapia é se aproximar das excursões glicêmicas normais sem provocar hipoglicemia grave ou frequente. A Tabela 29.9 resume as metas de glicose no sangue e HbA_{1c} para diferentes grupos de pacientes. *O estudo UKPDS demonstrou que o controle da pressão arterial era tão importante ou mais importante do que o controle glicêmico nos pacientes com diabetes tipo 2 no que diz respeito à prevenção de complicações microvasculares bem como macrovasculares.*

E. Complicações da terapia com insulina

1. **Hipoglicemia** – As reações hipoglicêmicas são as complicações mais comuns que ocorrem em pacientes com diabetes que são tratados com insulina. Os sinais e sintomas de hipoglicemia podem ser divididos naqueles que resultam de estimulação do sistema nervoso autônomo e naqueles resultantes da neuroglicopenia (glicose insuficiente para o funcionamento normal do SNC). Quando a glicose no sangue cai para cerca de 54 mg/dL (3 mmol/L), o paciente começa a ter tanto sintomas do sistema nervoso simpático (taquicardia, palpitações, suor, tremores) quanto do parassimpático (náusea, fome). Se esses sintomas autônomos forem ignorados e os níveis de glicose caírem ainda mais (para cerca de 50 mg/dL [2,8 mmol/L]), então podem surgir sintomas neuroglicopênicos, como irritabilidade, confusão, visão embaçada, cansaço, cefaleia e dificuldade de fala. Um declínio ainda maior da glicose pode levar à perda de consciência ou mesmo a uma convulsão.

2. **Hipoglicemia não percebida** – Com a repetição dos episódios de hipoglicemia, há uma adaptação, e os sintomas autônomos não ocorrem até que os níveis da glicose no sangue estejam muito mais baixos e assim os primeiros sintomas muitas vezes devem-se à neuroglicopenia. Essa condição é chamada de "hipoglicemia não percebida". Tem sido demonstrado que a hipoglicemia não percebida pode ser revertida mantendo-se os níveis de glicose elevados por um período de várias semanas.

Exceto pelo suor, a maioria dos sintomas simpáticos da hipoglicemia são mascarados em pacientes que recebem agentes betabloqueadores. Embora não sejam absolutamente contraindicados, esses medicamentos devem ser usados com cautela em pacientes com diabetes que usam insulina, e os agentes bloqueadores beta-1 seletivos devem ser preferidos.

A hipoglicemia pode ocorrer em um paciente que toma sulfonilureias, repaglinida e nateglinida, especialmente se o

TABELA 29.9 Alvos glicêmicos para diferentes grupos de adultos com diabetes tipo 1 ou tipo 2

	Alvos de glicose no sangue mg/dL (mmol/L)	Alvos de HbA$_{1c}$ % (mmol/mol)
Homens e mulheres saudáveis (mulheres não grávidas)	Glicose pré-refeição 90-130 (5-7,2) Pico de 1 hora <180 (10) Pico de 2 horas < 150 (8,3)	< 7(53). Vise < 6,5 (48) se isso puder ser alcançado sem hipoglicemia ou polifarmácia significativas
Mulheres grávidas	Glicose pré-refeição ≤ 95 (5,3) Pico de 1 hora ≤ 140 (7,8) Pico de 2 horas ≤ 120 (6,7)	6-6,5 (42-48). Vise < 6 (42) se possível sem hipoglicemia significativa
Adultos mais velhos		
Saudáveis	Pré-refeição 90-130 (5-7,2) Hora de dormir 90-150 (5-8,3)	< 7,5 (58)
Frágil com expectativa de vida limitada	Pré-refeição 100-180 (5,6-10) Hora de dormir 110-200 (6,1-11,1)	< 8,5 (69)
Pacientes com histórico de hipoglicemia grave	Pré-refeição 90-150 (5-8,3) Hora de dormir 100-180 (5,6-10)	< 8 (64)
Pacientes hospitalizados	140-180 (7,8-10)	–
Pacientes com DRC	Alvos glicêmicos na DRC são iguais aos sem DRC. Os valores de HbA$_{1c}$ e frutosamina podem não ser precisos na DRET e deve-se confiar mais nas medidas de glicose feitas em casa	

paciente for mais velho, tiver doença renal ou hepática ou estiver tomando alguns outros medicamentos que alterem o metabolismo das sulfonilureias (p. ex., sulfonamidas ou varfarina). Ela ocorre mais frequentemente com o uso de sulfonilureias de longa ação do que com agentes de ação mais curta. Caso contrário, a hipoglicemia em pacientes tratados com insulina ocorre como uma consequência de três fatores: problemas comportamentais, sistemas contrarreguladores enfraquecidos e complicações do diabetes.

Os problemas comportamentais incluem injetar insulina demais em relação à quantidade de carboidratos ingerida. Beber álcool em excesso, especialmente com o estômago vazio, também pode causar hipoglicemia. Em pacientes com diabetes tipo 1, a hipoglicemia pode ocorrer durante ou mesmo várias horas depois de se exercitar, e assim os níveis de glicose precisam ser monitorados, e a ingestão de alimentos e de insulina ajustada. Alguns pacientes não gostam de ter níveis de glicose altos e tratam cada nível alto de glicose agressivamente. Essas pessoas que "empilham" sua insulina – isto é, aplicam outra dose de insulina antes de a primeira injeção ter tido sua ação completa – podem desenvolver hipoglicemia.

Problemas de contrarregulação que resultam em hipoglicemia incluem resposta enfraquecida do glucagon, respostas simpatoadrenais e deficiência de cortisol. Os pacientes com diabetes com mais de 5 anos de duração perdem a resposta ao glucagon para a hipoglicemia. Como resultado, eles têm uma desvantagem significativa ao se proteger contra níveis de glicose em queda. Quando a resposta ao glucagon se perde, as respostas simpatoadrenais assumem mais importância. Infelizmente, envelhecimento, neuropatia autônoma ou hipoglicemia não percebida decorrente de níveis de glicose baixos e repetidos enfraquece ainda mais as respostas simpatoadrenais. Às vezes, a doença de Addison se desenvolve em pessoas com diabetes *mellitus* tipo 1. Quando isso acontece, as necessidades de insulina diminuem significativamente e, a menos que a

dose de insulina seja reduzida, a hipoglicemia recorrente vai se desenvolver.

As complicações do diabetes que aumentam o risco de hipoglicemia incluem neuropatia autônoma, gastroparesia e DRET. O sistema nervoso simpático é um importante sistema que alerta o indivíduo de que o nível de glicose está caindo, provocando os sintomas de taquicardia, palpitações, suores e tremores. A falha nas respostas simpatoadrenais aumenta o risco de hipoglicemia. Além disso, em pacientes com gastroparesia, se a insulina for administrada antes de uma refeição, o pico de ação da insulina pode ocorrer antes de a comida ser absorvida, fazendo com que os níveis de glicose caiam. Finalmente, na DRET, a hipoglicemia pode ocorrer presumivelmente por causa da depuração diminuída da insulina além da perda da contribuição renal para a gliconeogênese no estado pós-absorção.

Para evitar e tratar hipoglicemia induzida por insulina, um paciente com diabetes deve carregar tabletes de glicose ou suco o tempo todo. Para a maioria dos episódios, a ingestão de 15 gramas de carboidrato é suficiente para reverter a hipoglicemia. O paciente deve ser instruído a verificar a glicose no sangue depois de 15 minutos e de tratar novamente se o nível de glicose ainda estiver baixo. Um kit de emergência de glucagon parenteral (1 mg) ou de inalação nasal (3 mg) deveria ser fornecido para todos os pacientes com diabetes que estejam recebendo terapia com insulina. Os familiares ou amigos devem ser instruídos sobre como injetá-lo por SC ou intramuscular nas nádegas, braço ou coxa, ou como administrar uma dose nasal caso o paciente esteja inconsciente ou não ingira alimento. O medicamento pode causar vômitos algumas vezes, e o paciente inconsciente deve ser virado de lado para proteger as vias aéreas. O glucagon mobiliza o glicogênio do fígado, elevando a glicose no sangue em cerca de 36 mg/dL (2 mmol/L) em aproximadamente 15 minutos. Depois de o paciente recuperar a consciência, carboidratos orais adicionais devem ser dados. *As pessoas com diabetes que recebem medicamentos para hipoglicemia também devem usar um bracelete ou colar de identificação MedicAlert ou carregar um cartão em sua carteira.*

Os profissionais médicos que estejam tratando hipoglicemia severa podem administrar 50 mL de uma solução de glicose 50% por infusão intravenosa rápida. Se o acesso intravenoso não estiver disponível, 1 mg de glucagon pode ser injetado por via intramuscular ou 3 mg podem ser administrados por *spray* nasal.

3. **Imunopatologia da terapia de insulina** – Pelo menos cinco classes moleculares de anticorpos de insulina são produzidas no curso da terapia com insulina no diabetes, incluindo, IgA, IgD, IgE, IgG e IgM. Com a mudança para insulina humana e de porco purificada, as diversas síndromes imunopatológicas como alergia à insulina, resistência imunológica à insulina e lipoatrofia se tornaram bastante raras, pois os títulos e a avidez desses anticorpos induzidos são geralmente muito baixos.

   A. **Alergia à insulina** – A alergia à insulina, ou hipersensibilidade de tipo imediato, é uma condição rara na qual urticária local ou sistêmica é causada pela liberação de histamina dos mastócitos teciduais sensibilizados pela adesão de anticorpos anti-insulina IgE. Em casos graves, o resultado é anafilaxia. Quando só a insulina humana foi usada desde o início da terapia com insulina, a alergia à insulina é extremamente rara. Anti-histamínicos, corticosteroides e até mesmo dessensibilização podem ser necessários, em especial para hipersensibilidade sistêmica.

   B. **Resistência imunológica à insulina** – Um título baixo de anticorpos circulantes anti-insulina IgG que neutralizam a ação da insulina em pequena extensão se desenvolve na maioria dos pacientes tratados com insulina. Isso raramente é de importância clínica com a mudança para insulinas humana ou de porco altamente purificada das antigas insulinas animais e não foi relatado com os análogos.

   C. **Lipodistrofia** – Atrofia do tecido gorduroso subcutâneo levando a áreas deprimidas e a escavações desfigurantes podem ocorrer raramente no local da injeção. Essa complicação resulta de uma reação imune e se tornou mais rara com o desenvolvimento de preparações de insulina humana e de insulina altamente purificada. A lipo-hipertrofia, por outro lado, é uma consequência dos efeitos farmacológicos da insulina que é depositada repetidamente no mesmo local. Isso pode ocorrer também com insulinas purificadas. A rotação dos locais de injeção previne a lipo-hipertrofia.

Rodriguez-Gutierrez R et al. Benefits and harms of intensive glycemic control in patients with type 2 diabetes. BMJ. 2019;367:l5887. [PMID: 31690574]

Complicações crônicas do diabetes

As manifestações clínicas posteriores do diabetes *mellitus* incluem alterações patológicas que envolvem pequenos e grandes vasos sanguíneos, nervos cranianos e periféricos, pele e a lente do olho. Essas lesões levam à hipertensão, DRET, cegueira, neuropatia autônoma e periférica, amputações das extremidades inferiores, IAM e acidentes vasculares encefálicos. Essas manifestações tardias se correlacionam com a duração do estado diabético subsequente ao início da puberdade. No diabetes tipo 1, a DRET se desenvolve em até 40% dos pacientes em comparação com menos de 20% dos pacientes com diabetes tipo 2. A retinopatia proliferativa desenvolve-se, em última instância, nos dois tipos de diabetes, mas tem uma prevalência levemente mais alta no diabetes tipo 1 (25% depois de 15 anos de duração). Nos pacientes com diabetes tipo 1, as complicações da DRET são uma importante causa de morte, enquanto os pacientes com diabetes tipo 2 têm maior probabilidade de ter doenças macrovasculares que levam a IAM e a AVE como principais causas de morte. O uso de cigarro aumenta significativamente o risco de complicações microvasculares e macrovasculares no diabetes.

A. Complicações oculares

1. **Cataratas diabéticas** – Cataratas prematuras ocorrem em pacientes com diabetes e parecem se correlacionar com a duração do diabetes e com a gravidade da hiperglicemia crônica. A glicosilação não enzimática da proteína da lente é duas vezes mais alta em pacientes com diabetes do que em pessoas da mesma idade sem diabetes e pode contribuir para a ocorrência prematura de cataratas.

2. **Retinopatia diabética** – As duas categorias principais de retinopatia diabética, não proliferativa e proliferativa, são discutidas no Capítulo 7.

3. **Glaucoma** – O glaucoma ocorre em aproximadamente 6% das pessoas com diabetes. Ele é responsivo à terapia usual para a doença com ângulo aberto. A neovascularização da íris em pacientes com diabetes pode predispor ao glaucoma de ângulo fechado, mas isso é relativamente incomum, exceto após a extração da catarata, quando se sabe que o crescimento de novos vasos progride rapidamente, envolvendo o ângulo da íris e obstruindo o escoamento.

B. Nefropatia diabética

A nefropatia diabética inicialmente se manifesta por albuminúria. Posteriormente, conforme a função renal declina, a ureia e a creatinina se acumulam no sangue (ver Cap. 24). Uma proporção albumina-creatinina em uma amostra de urina colhida ao acordar é o método preferido para avaliar a excreção de albumina. Na amostra de urina do início da manhã, uma proporção de albumina (mcg/L) para creatinina (mg/L) de menos de 30 mcg/mg de creatinina é normal, e uma proporção de 30-300 mcg/mg de creatinina sugere microalbuminúria anormal. Pelo menos duas amostras de urina no início da manhã em um período de 3-6 meses devem ser anormais antes de um diagnóstico de microalbuminúria ser justificado. A hiperglicemia de curto prazo, exercício, ITU, IC e doença febril aguda podem causar albuminúria temporária e, assim, o teste de microalbuminúria deve ser adiado até a resolução desses problemas.

A DRET subsequente pode ser prevista por taxas de excreção de albumina urinária persistente acima de 30 mcg/mg de creatinina. O controle glicêmico bem como uma dieta de proteína de ~0,8 g/kg/dia podem reduzir tanto a hiperfiltração quanto a microalbuminúria elevada nos pacientes nos estágios iniciais do diabetes e em quem tem nefropatia diabética incipiente. A terapia anti-hipertensiva também diminui a microalbuminúria. Evidências de alguns estudos apoiam um papel específico dos IECA na redução da pressão intraglomerular além de reduzirem a hipertensão sistêmica. Um IECA (captopril, 50 mg duas vezes ao dia) em pacientes normotensos com diabetes impede a progressão para proteinúria e evita o aumento na taxa de excreção da albumina. A terapia do SGLT-2 deveria ser instituída nos pacientes com diabetes tipo 2 que têm progressão de doença renal apesar de se submeterem a uma terapia anti-hipertensiva ideal, que inclui um IECA ou BRA.

C. Neuropatia diabética

As neuropatias diabéticas são as complicações do diabetes mais comuns, afetando até 50% dos pacientes mais velhos com diabetes tipo 2.

1. Neuropatia periférica

A. Polineuropatia simétrica distal – Esta é a forma mais comum da neuropatia periférica diabética em que a perda de função aparece em um padrão de bota e luva e ocorre em decorrência de um processo neuropático axonal. Os nervos mais longos são especialmente vulneráveis, daí o impacto sobre os pés. A condução nervosa motora e sensorial é atrasada nos nervos periféricos, e os reflexos do tornozelo podem estar ausentes.

Geralmente, o envolvimento sensorial ocorre primeiro e costuma ser bilateral, simétrico e associado com a percepção embotada de vibração, dor e temperatura. A dor pode ir de um desconforto leve até sintomas severos e incapacitantes. O déficit sensorial pode ocasionalmente ter um grau suficiente para evitar que os pacientes sintam dor. Os pacientes que têm neuropatia sensorial devem, portanto, ser examinados com um filamento de Semmes-Weinstein 5,07, e os que não conseguirem sentir o filamento devem ser considerados em risco de uma lesão neuropática não percebida.

A desnervação dos pequenos músculos dos pés pode resultar em dedos em garra e em deslocamento das almofadas de gordura submetatarsais anteriormente. Essas mudanças, em conjunto com as alterações do tecido conjuntivo, alteram a biomecânica dos pés e aumentam as pressões plantares. Essa combinação de limiar diminuído de dor, pressões anormalmente altas nos pés e estresse repetitivo (p. ex., de caminhar) pode provocar calos e ulcerações nas áreas de alta pressão como sobre as cabeças dos metatarsais (Fig. 29.3). Neuropatia periférica, neuropatia autônoma e trauma também predispõem ao desenvolvimento da **artropatia de Charcot.** Um caso agudo da artropatia de Charcot no pé se apresenta com dor e edema e, se não tratada, leva a uma deformidade em *rocker bottom*

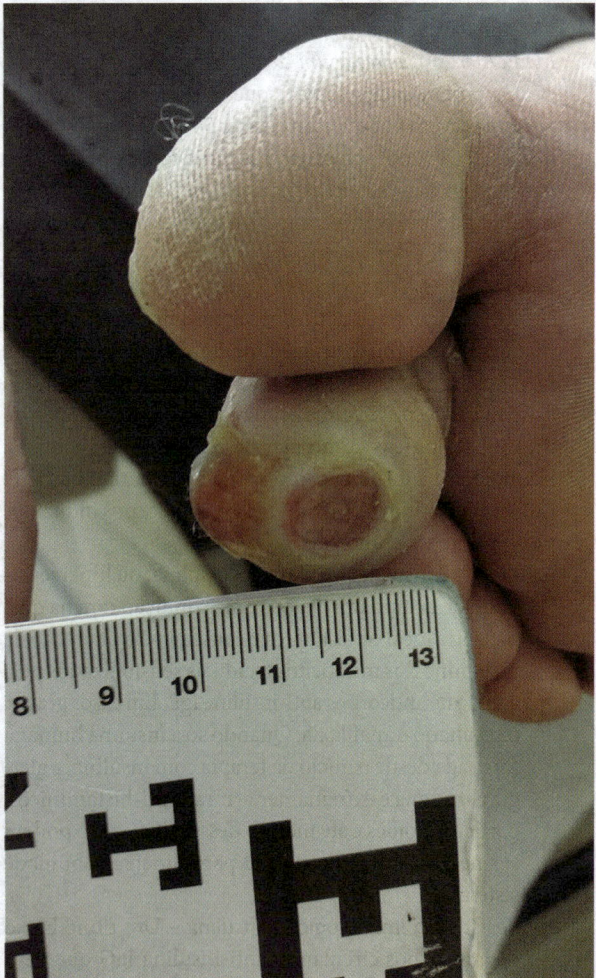

FIGURA 29.3 Úlcera neuropática em pé de um paciente com diabetes.

e ulceração. As primeiras mudanças radiológicas mostram subluxação e fraturas periarticulares. À medida que o processo progride, há uma franca destruição osteoclástica que leva a articulações instáveis e afetadas em especial no meio do pé.

Não é de surpreender que a principal questão para a cura das úlceras neuropáticas em um pé com bom suprimento vascular é a descarga mecânica. Além disso, qualquer infecção deve ser tratada com desbridamento e antibióticos adequados; a duração até a cura de cerca de 8-10 semanas é típica. Ocasionalmente, quando a cura parece difícil, o fator de crescimento derivado de plaquetas (becaplermina [Regranex]) deve ser considerado para aplicação local. Depois de as úlceras estarem curadas, calçados terapêuticos são cruciais para evitar recorrências. Sapatos moldados personalizados são reservados a pacientes com deformidades importantes nos pés. Outros pacientes com neuropatia podem precisar de palmilhas de acomodação que distribuem a carga sobre uma área o mais ampla possível. Os pacientes com deformidades nos pés e perda de seu limiar de proteção devem receber cuidado regular de um podólogo. Os pacientes devem ser informados sobre calçados apropriados e aqueles que tiveram perda de seu limiar de proteção devem ser instruídos a inspecionar seus pés diariamente em busca de áreas avermelhadas, bolhas, abrasões ou lacerações.

Em alguns pacientes, a hipersensibilidade ao toque leve e às vezes dor "ardente" severa, especialmente à noite, pode se tornar física e emocionalmente incapacitante. Nortriptilina ou desipramina em doses de 25-150 mg/dia por VO podem trazer um alívio drástico para a dor da neuropatia diabética, muitas vezes dentro de 48-72 horas. Os pacientes muitas vezes atribuem o benefício a ter tido uma boa noite de sono. A sonolência matinal leve a moderada é um efeito colateral que geralmente melhora com o tempo ou pode ser aliviada ao tomar a medicação várias horas antes de dormir. Esse medicamento não deve ser continuado se a melhora não tiver ocorrido depois de 5 dias de terapia. Amitriptilina, 25-75 mg por VO ao dormir, também pode ser usada, mas tem mais efeitos anticolinérgicos. Os antidepressivos tricíclicos, em combinação com flufenazina (3 mg por dia em três doses divididas), mostraram-se eficazes em dois estudos na neuropatia dolorosa, com benefícios não relacionados ao alívio de depressão. Gabapentina (900-1.800 mg por VO diariamente em três doses divididas) também se mostrou eficaz no tratamento da neuropatia dolorosa e deve ser experimentada se os medicamentos tricíclicos se mostraram ineficazes. Pregabalina, uma congênere da gabapentina, mostrou-se mais eficaz do que placebo, em um estudo de 8 semanas, no tratamento da neuropatia periférica diabética dolorosa. No entanto, esse medicamento não foi comparado com controle ativo. Além disso, por causa do potencial de abuso, ele é categorizado como uma substância controlada da tabela V. Duloxetina (60-120 mg), um inibidor da recaptação da serotonina e da norepinefrina, é aprovado para o tratamento da neuropatia diabética dolorosa. A capsaicina, um irritante tópico, é eficaz na redução da dor neural local e administrado como um creme (Zostrix 0,025%, Zostrix-HP 0,075%) para ser aplicado sobre a pele na região dolorosa 2-4x/dia. Luvas devem ser usadas para aplicação, pois a contaminação da mão pode resultar em desconforto se o creme entrar em contato com os olhos ou com áreas sensíveis como a genitália. A aplicação de um adesivo de lidocaína a 5% sobre uma área de muita dor tem sido relatada como benéfica. Ela é aprovada para tratamento de neuralgia pós-herpética.

Caquexia neuropática diabética é uma síndrome caracterizada por uma neuropatia periférica simétrica, profunda perda de peso (até 60% do peso corporal total) e disestesias dolorosas que afetam os membros inferiores proximais, as mãos ou a parte inferior do tronco. O tratamento geralmente é feito com insulina e analgésicos. O prognóstico é geralmente bom, e os pacientes costumam recuperar seu peso básico com a resolução dos sintomas sensoriais dolorosos dentro de 1 ano.

B. **Neuropatia periférica isolada** – Com o envolvimento da distribuição de apenas um nervo ("mononeuropatia") ou de vários nervos ("mononeuropatia múltipla"), caracteriza-se pelo início súbito com recuperação posterior de todas as funções ou da maioria delas. Essa neuropatologia tem sido atribuída a isquemia vascular ou dano traumático. Os nervos cranianos e femoral estão habitualmente envolvidos, e as anormalidades motoras predominam. O paciente com envolvimento de nervo craniano geralmente tem diplopia e fraqueza de um único terceiro, quarto ou sexto nervo no exame, mas a pupila é poupada. A recuperação completa da função acontece em 6-12 semanas. A amiotrofia diabética se apresenta com um surto de dor severa na frente da coxa. Dentro de poucos dias ou semanas do início da dor, desenvolvem-se fraqueza e atrofia do quadríceps. Com o aparecimento da fraqueza, a dor tende a melhorar. O tratamento inclui analgesia e controle melhor do diabetes. Os sintomas melhoram em 6-18 meses.

2. **Neuropatia autônoma** – A neuropatia do sistema autônomo ocorre principalmente nos pacientes com diabetes de longa duração. Ela afeta muitas funções viscerais diversas, incluindo pressão arterial e pulso, atividade gastrointestinal, função da bexiga e disfunção erétil. O tratamento é dirigido especificamente para cada anormalidade. A neurite da insulina ou neuropatia diabética induzida por tratamento ocorre ocasionalmente em pacientes que têm controle de glicose deficiente e cujos níveis de glicose melhoram rapidamente em dias ou em poucas semanas. Os sintomas incluem dores neuropáticas sensoriais severas e, algumas vezes, funções autônomas. Esses sintomas melhoram em poucos meses.

A. **Sistema gastrointestinal** – O envolvimento do sistema gastrointestinal pode se manifestar com náusea, vômitos, plenitude pós-prandial, refluxo ou disfagia, constipação e/ou diarreia e incontinência fecal. A gastroparesia deve ser considerada em pacientes com diabetes tipo 1 nos quais flutuações inesperadas e variabilidade nos níveis de glicose no sangue se desenvolvem após as refeições. A metoclopramida tem sido útil no tratamento da gastroparesia diabética. Ela é dada em uma dose de 10 mg por VO, 3 ou 4x/dia, 30 minutos antes das refeições e na hora de dormir. Sonolência, agitação, fadiga e lassidão são efeitos adversos comuns. Podem ocorrer a discinesia tardia e efeitos extrapiramidais, especialmente quando usada por mais de 3 meses. A FDA alertou contra o uso da metoclopramida a longo prazo.

A eritromicina parece se ligar aos receptores de motilina no estômago e demonstrou melhorar o esvaziamento gástrico a curto prazo em doses de 250 mg três vezes ao dia, mas sua eficácia parece diminuir com o tempo. Em pacientes selecionados, injeções de toxina botulínica no piloro podem reduzir a resistência do esfíncter piloro e melhorar o esvaziamento gástrico. A estimulação elétrica gástrica tem demonstrado melhorar sintomas e qualidade de índices de vida em pacientes com gastroparesia refratária à terapia farmacológica.

A diarreia associada com a neuropatia autônoma tem às vezes respondido à terapia de antibiótico de amplo espectro (como rifaximina, metronidazol, amoxicilina/clavulanato, ciprofloxacino ou doxiciclina), embora muitas vezes ela passe por remissão espontânea. A diarreia diabética refratária é muitas vezes associada com controle esfincteriano prejudicado e incontinência fecal. A terapia com loperamida, 4-8 mg ao dia, ou difenoxilato com atropina, dois comprimidos até quatro vezes ao dia, pode trazer alívio. Em casos mais severos, tintura de paregórico ou codeína (comprimidos de 60 mg) podem ser necessárias para reduzir a frequência da diarreia e melhorar a consistência das fezes. A clonidina tem demonstrado diminuir a diarreia diabética, porém, sua utilidade é limitada por sua tendência de diminuir a pressão arterial nos pacientes que já têm neuropatia autônoma, resultando em hipotensão ortostática. A constipação geralmente responde ao estímulo de laxantes como o sene.

B. **Sistema geniturinário** – O esvaziamento incompleto da bexiga pode acontecer às vezes. O betanecol, em doses de 10-50 mg por VO 3x/dia, tem demonstrado melhora ocasional no esvaziamento da bexiga urinária atônica. A descompressão da bexiga distendida por meio de cateter pode melhorar seu funcionamento, e benefícios consideráveis foram relatados depois do corte cirúrgico do esfíncter interno da uretra.

A disfunção erétil pode resultar de causas neurológicas, psicológicas ou vasculares, ou de uma combinação dessas causas. Os inibidores da fosfodiesterase tipo 5 (PDE5) sildenafila (Viagra), vardenafila (Levitra) e tadalafila (Cialis) têm demonstrado, em ensaios clínicos controlados por placebo, que melhoram as ereções em resposta à estimulação sexual. A dose recomendada de sildenafila para a maioria dos pacientes é de um comprimido de 50 mg tomado aproximadamente 1 hora antes da atividade sexual. O efeito de pico ocorre em 1,5-2 horas, com parte do efeito persistindo por 4 horas. Os pacientes com diabetes *mellitus* que usam sildenafila relataram melhora de 50-60% na função erétil. A dose máxima recomendada é de 100 mg. A dose recomendada da vardenafila e da tadalafila é 10 mg. As doses podem ser aumentadas até 20 mg ou reduzidas até 5 mg com base na eficácia e nos efeitos colaterais. A tadalafila demonstrou aumentar a função erétil por até 36 horas após a dosagem. Doses baixas estão disponíveis para uso diário. Apenas alguns efeitos adversos foram relatados nos ensaios clínicos: cefaleia leve temporária, rubor, dispepsia e visão de cores um pouco alterada. Pode ocorrer priapismo com

esses medicamentos, e os pacientes devem ser aconselhados a buscar atenção médica imediata se a ereção persistir por mais de 4 horas. Os inibidores da PDE5 potencializam os efeitos hipotensivos dos nitratos e seu uso é contraindicado para pacientes que estejam usando nitratos orgânicos em qualquer forma. *Aconselha-se cautela no caso de homens que tenham tido um IAM, AVE ou arritmia que ameaçou a vida dentro dos 6 meses anteriores; homens que tenham hipotensão ou hipertensão em repouso; e homens que tenham um histórico de IC ou tenham angina instável.* Raramente, uma diminuição na visão ou perda visual permanente foi relatada depois do uso de inibidores da PDE5.

A injeção intracorpórea de medicamentos vasoativos causa intumescimento e ereção do pênis. Os medicamentos mais usados incluem papaverina isolada, papaverina com fentolamina, e alprostadil (prostaglandina E_1). As injeções de alprostadil são relativamente indolores, mas instruções cuidadosas são essenciais para evitar trauma local, priapismo e fibrose. Pílulas intracavernosas de alprostadil evitam o problema de injeção da medicação.

A terapia a vácuo externa (ErecAid System) é um tratamento não cirúrgico que consiste em uma câmara de sucção operada por uma bomba manual que cria um vácuo ao redor do pênis.

Isso leva sangue para dentro do pênis para produzir uma ereção que é mantida por um anel de tensão especialmente projetado e inserido na base do pênis e que pode ser mantido no lugar por até 20-30 minutos. Embora esse método seja geralmente eficaz, sua natureza incômoda limita sua atração.

Implantes cirúrgicos de próteses penianas continuam a ser uma opção para os pacientes para os quais as abordagens não cirúrgicas são ineficazes.

C. **Hipotensão ortostática** – O uso de meias de compressão Jobst, levantar a cabeceira da cama e levantar lentamente da posição de decúbito dorsal podem ser úteis no tratamento de sintomas da hipotensão ortostática. Quando essas medidas são inadequadas, deve-se considerar o tratamento com fludrocortisona 0,1-0,2 mg por VO diariamente. Esse medicamento, porém, pode resultar em hipertensão supina e hipocalemia. O alfa-agonista midodrina (10 mg por VO 3x/dia) também pode ser usado.

D. Complicações cardiovasculares

1. **Doença cardíaca** – A microangiopatia ocorre no coração dos pacientes com diabetes e pode explicar a etiologia das cardiomiopatias congestivas naqueles que não têm DAC. No entanto, o mais comum é que a doença cardíaca em pacientes com diabetes seja causada por aterosclerose coronariana. IAM é de três a cinco vezes mais comum nos pacientes com diabetes e é a principal causa de morte nos pacientes com diabetes tipo 2. O risco de DCV também é aumentado em pacientes com diabetes tipo 1, embora o

risco absoluto seja mais baixo do que em pacientes com diabetes tipo 2. Mulheres pré-menopausa, que normalmente têm taxas mais baixas de DAC, perdem essa proteção quando o diabetes se desenvolve. O risco aumentado em pacientes com diabetes tipo 2 reflete a combinação de hiperglicemia, hiperlipidemia, anormalidades na adesão de plaquetas, fatores de coagulação, hipertensão, estresse oxidativo e inflamação. Faltam grandes estudos de intervenção de redução de fatores de risco em diabetes, mas é razoável supor que a redução desses fatores de risco teria um efeito benéfico. A redução do colesterol LDL reduz os primeiros eventos em pacientes sem doença coronariana conhecida e os eventos secundários em pacientes com doença coronariana conhecida. Esses estudos de intervenção incluíram alguns pacientes com diabetes, e os benefícios da redução do colesterol LDL foi aparente nesse grupo. As diretrizes de prática clínica do *National Cholesterol Education Program* designaram o diabetes como um equivalente do risco coronariano e recomendaram que pacientes com diabetes tenham uma meta de colesterol LDL de menos de 100 mg/dL (2,6 mmol/L). Reduzir o colesterol LDL para 70 mg/dL (1,8 mmo/L) pode trazer benefícios adicionais e é um alvo razoável para a maioria dos pacientes com diabetes tipo 2 que têm vários fatores de risco para DCV.

Ácido acetilsalicílico (aspirina) em uma dose de 81-325 mg ao dia é eficaz na redução de morbidade e da mortalidade cardiovascular em pacientes que tenham um histórico de IAM ou AVE (prevenção secundária). Para prevenção primária, um estudo randomizado de 2018 com 15.480 pessoas com diabetes, mas sem DCV evidente, observou que 100 mg de ácido acetilsalicílico reduziu o primeiro evento vascular de IAM, AVE ou ataque isquêmico temporário ou morte por evento vascular (excluindo hemorragia intracraniana) (razão de taxas 0,88; 95% IC 0,79 a 0,97). Houve, no entanto, eventos hemorrágicos importantes, especialmente gastrointestinal, no grupo do ácido acetilsalicílico (razão de taxas 1,29; 95% IC 1,09 a 1,52). Desse modo, para prevenção primária, o uso de ácido acetilsalicílico deve ser considerado apenas para pacientes com diabetes que tenham alto risco cardiovascular e baixo risco hemorrágico, e evitado, em geral, para adultos acima de 70 anos. Com base no *Early Treatment Diabetic Retinopathy Study*, não parece haver uma contraindicação ao uso de ácido acetilsalicílico em pacientes que têm retinopatia proliferativa diabética. O ácido acetilsalicílico também não parece afetar a gravidade de hemorragias pré-retinianas ou no vítreo nem a resolução delas.

2. **Hipertensão** – A ADA recomenda a redução da pressão arterial sistólica para menos de 140 mmHg e da pressão diastólica para menos de 90 mmHg em pacientes com diabetes. A meta sistólica de 130 mmHg ou menos e a diastólica de 80 mmHg ou menos são recomendadas para pacientes mais jovens se puderem ser atingidas sem dificuldades indevidas no tratamento. O *Systolic Blood Pressure Intervention Trial* relatou que o tratamento para uma pressão arterial sistólica de menos de 120 mmHg reduziu os eventos cardiovasculares em 25% e a morte de causas cardiovasculares em 43% durante 3,26 anos de acompanhamento. No entanto, as pessoas com diabetes foram excluídas desse estudo, e não está claro se os resultados são aplicáveis a essa população. Os pacientes com diabetes tipo 2 que já têm DCV ou microalbuminúria devem ser considerados para tratamento com um IECA.

3. **Doença vascular periférica** – Em pacientes com diabetes, a aterosclerose é marcadamente acelerada nas grandes artérias. Muitas vezes ela é difusa, com intensificação localizada em algumas áreas de fluxo sanguíneo turbulento, como na bifurcação da aorta ou de outros grandes vasos. As manifestações clínicas da doença vascular periférica incluem isquemia das extremidades inferiores, disfunção erétil e angina intestinal.

A incidência de **gangrena nos pés** em pacientes com diabetes é 30 vezes a dos controles com idade correspondente. Os fatores responsáveis por seu desenvolvimento, além da doença vascular periférica, são: doença dos pequenos vasos, neuropatia periférica com perda da sensação de dor e das respostas inflamatórias neurogênicas, e infecção secundária. Em dois terços dos pacientes com gangrena isquêmica, os pulsos nos pés não são palpáveis. No outro terço, que tem pulsos palpáveis, o fluxo sanguíneo reduzido por esses vasos pode ser demonstrado pela pletismografia ou pelo ultrassom com Doppler. A prevenção de lesões nos pés é obrigatória. Agentes que reduzem o fluxo de sangue periférico, como o tabaco, devem ser evitados. O controle dos outros fatores de risco, como a hipertensão, é essencial. Os betabloqueadores são relativamente contraindicados por causa das consequências hemodinâmicas periféricas negativas presumidas, mas faltam dados que suportem essa suposição. Os agentes de redução do colesterol são úteis como terapia adjunta quando os primeiros sinais isquêmicos são detectados e quando a dislipidemia está presente. Os pacientes devem ser aconselhados a procurar cuidados médicos imediatos se uma úlcera do pé diabético se desenvolver. A melhoria no fluxo de sangue periférico com cirurgias de endarterectomia e ponte (*bypass*) é possível em alguns pacientes.

E. Complicações da pele e das membranas mucosas

Infecções piogênicas crônicas da pele podem ocorrer, em especial em pacientes com diabetes mal controlada. Infecção por cândida pode produzir eritema e edema das áreas intertriginosas abaixo dos seios, nas axilas e entre os dedos. Ela causa vulvovaginite em mulheres com diabetes cronicamente não controlada que têm glicosúria persistente e é uma causa frequente de prurido. A glicosúria causada pela administração de SGLT-2 também pode aumentar o risco de vulvovaginite por cândida e balanopostite. Embora cremes antifúngicos contendo miconazol ou clotrimazol proporcionem alívio imediato da vulvovaginite, a recorrência é frequente a menos que a glicosúria seja reduzida.

Em alguns pacientes com diabetes tipo 2, o controle glicêmico ruim pode provocar hipertrigliceridemia grave, que pode se apresentar como xantomas cutâneos eruptivos e pancreatite. As lesões de pele aparecem como erupções morbiliformes amarelas com 2-5 mm de diâmetro com aréolas eritematosas. Elas ocorrem nas superfícies extensoras (cotovelos, joelhos, nádegas) e desaparecem quando os níveis de triglicerídeos são reduzidos.

A necrobiose lipoídica diabética usualmente se localiza sobre as superfícies anteriores das pernas ou nas superfícies dorsais dos tornozelos. São placas ovais ou com formas irregulares com bordas demarcadas e uma superfície amarela brilhante e ocorrem em mulheres com frequência duas a quatro vezes maior do que nos homens. Patologicamente, as lesões mostram degeneração do colágeno, inflamação granulomatosa dos tecidos subcutâneos e vasos sanguíneos, espessamento da membrana basal capilar e obliteração da luz dos vasos. A condição está associada com diabetes tipo 1, embora possa ocorrer em pacientes com diabetes tipo 2, e também em pacientes sem diabetes. A terapia de primeira linha inclui corticosteroides tópicos e subcutâneos. A melhoria do controle glicêmico pode ajudar na condição.

"Manchas nas canelas" (dermopatia diabética) não são incomuns nos adultos com diabetes. Elas são lesões atróficas indolores, amarronzadas, arredondadas da pele na área pré-tibial.

F. Complicações dos ossos e das articulações

Diabetes de longa duração pode causar rigidez progressiva da mão em consequência de contratura e espessamento da pele sobre as articulações (quiroartropatia diabética), ombro congelado (capsulite adesiva), síndrome do túnel do carpo e contraturas de Dupuytren. Acredita-se que essas complicações se devam à glicosilação do colágeno e talvez outras proteínas no tecido conjuntivo. Pode haver também um componente inflamatório.

Os dados sobre densidade mineral óssea e risco de fratura nas pessoas com diabetes são contraditórios. Pacientes com diabetes tipo 2 parecem ter risco aumentado de fraturas não vertebrais. Mulheres com diabetes tipo 1 têm um risco aumentado de fratura em comparação com mulheres sem diabetes. Outros fatores como duração do diabetes e complicações de diabetes, como neuropatia e doença renal, provavelmente afetam a densidade mineral óssea e o risco de fraturas.

A hiperostose esquelética idiopática difusa é caracterizada pela ossificação dos ligamentos longitudinais anteriores da coluna e vários ligamentos extraespinais. Ela causa rigidez e diminuição da amplitude de movimento da coluna. As articulações periféricas mais comumente afetadas são as articulações metacarpofalângicas, cotovelos e ombros. Diabetes, obesidade, hipertensão e dislipidemia são fatores de risco para essa condição.

A hiperuricemia e a gota aguda e tofácea são mais comuns no diabetes tipo 2.

Bursite, em especial nos ombros e quadris, ocorre com mais frequência do que se espera nos pacientes com diabetes.

ASCEND Study Collaborative Group; Bowman L et al. Effects of aspirin for primary prevention in persons with diabetes mellitus. N Engl J Med. 2018;379:1529. [PMID: 30146931]

Grennan D. Diabetic foot ulcers. JAMA. 2019;321:114. [PMID: 30620372]

Hinchliffe RJ et al; International Working Group on the Diabetic Foot (IWGDF). Guidelines on diagnosis, prognosis, and management of peripheral artery disease in patients with foot ulcers and diabetes (IWGDF 2019 update). Diabetes Metab Res Rev. 2020;36 Suppl1:e3276. [PMID: 31958217]

Selvarajah D et al. Diabetic peripheral neuropathy: advances in diagnosis and strategies for screening and early intervention. Lancet Diabetes Endocrinol. 2019;7:938. [PMID: 31624024]

Shen JI et al. Evidence for and against ACC/AHA 2017 guideline for target systolic blood pressure of < 130 mmHg in persons with type 2 diabetes. Curr Cardiol Rep. 2019;21:149. [PMID: 31760494]

Situações especiais

A. Manejo do diabetes no hospital

Pacientes hospitalizados geralmente não comem como de hábito e, muitas vezes, fazem jejum para procedimentos, o que torna um desafio usar regimes de insulina ou de medicamentos orais dados a pacientes ambulatoriais. Pode haver um aumento nas reações adversas aos medicamentos para diabetes (p. ex., tiazolidinedionas podem causar retenção de fluidos e piorar a IC); a metformina não deve ser usada em pacientes com doença renal crônica ou doença hepática significativas ou naqueles que vão tomar contraste para estudos radiográficos; e os inibidores do SGLT-2 podem estar associados com risco aumentado de cetoacidose diabética. Os dados sobre o uso de CGM, bombas de insulina e sistemas híbridos de circuito fechado em pacientes hospitalizados são insuficientes. A continuidade ou não do uso desses sistemas pelos pacientes no hospital vai depender da gravidade da doença e do acesso a cuidados especializados. Em geral, as decisões relativas à dosagem de insulina devem ser feitas com base em medidas da glicose no sangue dos capilares e não baseadas nos dados do CGM. Os pacientes devem fazer a transição para um regime convencional de insulina subcutânea em bólus basal se não conseguirem manejar a bomba e/ou o CGM por causa de sua doença ou se eles se recusarem a seguir as diretrizes institucionais sobre o uso da bomba ou monitor contínuo (p. ex., a equipe clínica não conseguiu motivar nem aumentar a adesão do paciente). Os sistemas precisam ser removidos se o paciente for fazer uma RM.

Nos **serviços hospitalares médicos e cirúrgicos gerais**, a maioria dos pacientes é tratada com regimes de insulina subcutânea. Estudos transversais e prospectivos limitados sugerem que o melhor controle da glicose é alcançado com uma combinação de regimes basal e bólus com 50% das necessidades diárias de insulina fornecidas por insulinas de ação longa ou intermediária. Conjuntos de pedidos padronizados podem reduzir erros e muitas vezes incluem algoritmos para reconhecimento e tratamento da hipoglicemia (ver http://ucsfinpatientdiabetes.pbworks.com para exemplos). Medicamentos orais, especialmente metformina e sulfonilureias, podem ser retomados quando o paciente estiver sendo preparado para alta hospitalar.

Na **UTI**, os níveis de glicose são controlados na maioria das vezes usando infusões de insulina (http://ucsfinpatient-diabe-tes.pbworks.com). Os pacientes que recebem nutrição parenteral total podem ter a insulina adicionada à bolsa. A nutrição parenteral total padrão contém 25% de dextrose, então uma taxa de infusão de 50 mL/hora fornece 12,5 g de dextrose por hora.

Com base nas evidências disponíveis, os pacientes de UTI com diabetes e novo surto de hiperglicemia com níveis de glicose no sangue acima de 180 mg/dL (10 mmol/L) devem ser tratados com insulina, tendo como alvo níveis de glicose entre 140 mg/dL (7,8 mmol/L) e 180 mg/dL (10 mmol/L). No ambiente da UTI, ter como alvo níveis de glicose de 100 mg/dL (5,6 mmol/L) não é benéfico e pode até ser prejudicial. Quando os pacientes saem da UTI, os valores-alvo de glicose entre 100 mg/dL (5,6 mmol/L) e 180 mg/dL (10 mmol/L) podem ser apropriados, embora essa visão seja baseada em observações clínicas em vez de evidências conclusivas.

Estratégias de manejo diabético pré-operatório e perioperatório são discutidas no Capítulo 3.

A morbidade e a mortalidade em pacientes com diabetes hospitalizados são duas vezes maiores do que em pacientes sem diabetes. Os que têm hiperglicemia de início recente (i.e., aqueles sem um diagnóstico de diabetes antes da internação) têm mortalidade ainda mais alta – quase oito vezes a dos pacientes sem diabetes em um estudo. Essas observações levaram ao questionamento sobre um rígido controle glicêmico no hospital melhorar os desfechos.

B. Diabetes na gestação
Ver Capítulo 21.

Coma diabético

O coma pode dever-se a causas não diretamente relacionadas ao diabetes. O coma diabético requer diferenciação (Tab. 29.10): (1) coma hipoglicêmico por excesso de insulina ou de agentes orais hipoglicêmicos. (2) Coma hiperglicêmico com deficiência severa de insulina (CAD) ou deficiência de insulina leve a moderada (estado hiperosmolar hiperglicêmico). (3)

Acidose láctica, especialmente quando pacientes com diabetes têm infecções graves ou colapso cardiovascular.

Cetoacidose diabética

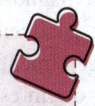

FUNDAMENTOS DO DIAGNÓSTICO

- Hiperglicemia > 250 mg/dL (13,9 mmol/L).
- Acidose metabólica com pH do sangue < 7,3; bicarbonato no soro < 15 mEq/L.
- Soro positivo para cetonas.

Considerações gerais

A cetoacidose diabética (CAD) é um distúrbio principalmente do diabetes tipo 1, mas pode ocorrer em pacientes com diabetes tipo 2 que têm doença grave, como sepse ou trauma. A CAD pode ser a manifestação inicial do diabetes tipo 1 ou pode resultar de necessidades aumentadas de insulina em pacientes com diabetes tipo 1 durante o curso da infecção, trauma, IAM ou cirurgia. É uma emergência médica que ameaça a vida. O National Data Group relata uma incidência anual de cinco a oito episódios de CAD por 1.000 pessoas com diabetes. CAD é uma das complicações mais graves da terapia com bomba de insulina, ocorrendo em aproximadamente 1 por 80 paciente-mês de tratamento. Muitos pacientes que monitoram a glicose no sangue dos capilares ignoram regularmente as medidas de cetona na urina que assinalam a possibilidade de vazamento de insulina ou falha da bomba antes que uma doença grave se desenvolva. A baixa adesão, por razões psicológicas ou por causa da educação inadequada, é a causa mais comum de CAD recorrente.

Achados clínicos

A. Sintomas e sinais

O aparecimento da CAD é geralmente precedido por um dia ou mais de poliúria ou polidipsia associadas com fadiga intensa, náusea e vômito. Se não tratada, segue-se estupor que pode progredir para o coma. A sonolência é comum, mas o coma franco só acontece em cerca de 10% dos pacientes.

TABELA 29.10 Diagnóstico laboratorial do coma diabético

	Glicose na urina	Cetonas na urina	Glicose no plasma	Bicarbonato no soro	Cetonas no soro
Relacionado ao diabetes					
Hipoglicemia	0[1]	0 ou +	Baixo	Normal	0
Cetoacidose diabética	++++	++++	Alto	Baixo	++++
Coma hiperglicêmico em estado hiperosmolar	++++	0 ou +	Alto	Normal ou levemente baixo	0
Acidose láctica	0 ou +	0 ou +	Normal ou baixo ou alto	Baixo	0 ou +
Não relacionado ao diabetes					
Álcool ou outras drogas tóxicas	0 ou +	0 ou +	Talvez baixo	Normal ou baixo[2]	0 ou +
AVE ou traumatismo na cabeça	+ ou 0	0	Frequentemente alto	Normal	0
Uremia	0 ou +	0	Alto ou normal	Baixo	0 ou +

[1] A urina que sobra na bexiga pode ainda conter glicose da hiperglicemia anterior.
[2] Álcool pode elevar o lactato no plasma bem como os ácidos cetônicos para reduzir o pH.

No exame físico, a evidência de desidratação em um paciente em estado de estupor com respiração profunda rápida e um odor "frutado" de acetona na respiração sugere intensamente o diagnóstico. Hipotensão com taquicardia indica profundo esgotamento de fluidos e eletrólitos, e uma leve hipotermia está geralmente presente. Dor abdominal e mesmo sensibilidade podem estar presentes na ausência de doença abdominal. Por outro lado, colecistite ou pancreatite podem ocorrer com sintomas e sinais mínimos.

B. Achados laboratoriais

1. **CAD leve** – Os pacientes estão alertas e têm níveis de pH entre 7,25 e 7,30 e níveis de beta-hidroxibutirato de 3-4 mmol/L.

2. **CAD moderada** – Os pacientes podem estar alertas ou um pouco sonolentos e têm níveis de pH entre 7,0 e 7,24 e níveis de beta-hidroxibutirato de 4-8 mmol/L.

3. **CAD grave** – Os pacientes estão em estado de estupor e têm pH < 7,0 e níveis de beta-hidroxibutirato acima de 8 mmol/L.

   Em geral, os pacientes com CAD moderadamente grave têm glicose no plasma de 350-900 mg/dL (19,4-50 mmol/L), cetonas no soro em uma diluição de 1:8 ou mais ou beta-hidroxibutiratos acima de 4 nmol/L, hipercalemia (nível de potássio no soro de 5-8 mEq/L), leve hiponatremia (sódio no soro de aproximadamente 130 mEq/L), hiperfosfatemia (nível de fosfato no soro de 6-7 mg/dL [1,9-2,3 mmol/L]), e níveis de ureia e de creatinina no soro elevados (Tab 29.10). A acidose pode ser grave (pH entre 6,9 e 7,2 e bicarbonato no soro entre 5 mEq/L e 15 mEq/L); PCO_2 é baixo (15-20 mmHg) relacionado com hiperventilação compensatória. O esgotamento de fluidos é marcante, em geral cerca de 100 mL/kg. Os níveis de lactatos são geralmente elevados e acima de 2 mmol/L em mais de 50% dos pacientes. A hiperlactatemia não se deve a hipóxia nem sepse e reflete o uso de combustível metabólico no estado deficiente de insulina. Os níveis mais altos de glicose e os níveis de pH mais baixos estão associados com níveis mais altos de lactatos.

4. **Cetoacidose euglicêmica** – Os pacientes podem ter acidose grave e esgotamento de fluidos, mas os níveis de glicose no plasma são apenas levemente elevados, em geral menos de 250 mg/dL (13,9 mmol/L). Essa condição é vista em pacientes em que CAD se desenvolve ao receber tratamento com inibidores do SGLT-2. A cetoacidose com níveis mais baixos de glicose também acontece na gravidez e pode refletir o volume de plasma expandido e a maior TFG.

   A diferença entre o pH venoso e o arterial é de 0,02-0,15 unidade de pH e entre o bicarbonato venoso e o arterial é de 1,88 mEq/L. Essas pequenas diferenças não vão afetar o diagnóstico ou o manejo da CAD, e não há necessidade de coletar sangue arterial para medir o estado ácido-base.

   A hipercalemia acontece apesar do esgotamento do potássio corporal total por causa da passagem do potássio dos espaços intracelulares para os espaços extracelulares que acontece na acidose sistêmica. O déficit médio do potássio corporal total resultante da diurese osmótica, acidose e perdas gastrointestinais é de cerca de 3-5 mEq/kg. Do mesmo modo, apesar do elevado fosfato no soro, o fosfato corporal total está geralmente esgotado. O sódio no soro em geral é reduzido pela perda de íons de sódio (7-10 mEq/kg) por poliúria e vômitos e pelas mudanças de hiperglicemia da água intracelular para o compartimento intersticial. Para cada 100 mg/dL de glicose no plasma, o sódio no soro diminui em 1,6 mEq/L (5,56 mmol/L). A diminuição do sódio no soro pode ser maior quando os pacientes têm hiperglicemia mais grave (acima de 400 mg/dL, 22,2 mmol/L), e um fator de correção de 2,4 mEq/L pode ser usado. A hipertrigliceridemia deve ser considerada se o sódio corrigido estiver muito baixo. A osmolalidade do soro pode ser medida diretamente por testes-padrão de depressão do ponto de congelamento ou pode ser estimada com o cálculo da molaridade do sódio, cloreto e glicose no soro. Um método conveniente de estimar a osmolalidade efetiva do soro é o que se segue (valores normais são 280-300 mOsm/kg):

$$mOsm/kg = 2\,[Na^+\ mensurado] + \frac{Glicose\ (mg/dL)}{18}$$

As estimativas calculadas desse modo são em geral 10-20 mOsm/kg mais baixas do que os valores medidos por técnicas crioscópicas padrão. A depressão do SNC ou coma acontece quando a osmolalidade efetiva do soro excede 320-330 mOsm/L. O coma em um paciente com diabetes simultâneo e osmolalidade mais baixa deve provocar uma busca pela causa do coma além da hiperosmolalidade (ver Tab. 29.10 e Cap. 26).

5. **Cetoacidose** – A cetoacidose representa o efeito da falta de insulina em diversos *loci* enzimáticos. A falta de insulina associada a níveis elevados do hormônio do crescimento, catecolaminas e glucagon contribui para aumentos na lipólise do tecido adiposo e na cetogênese hepática. Além disso, a cetólise reduzida por tecidos periféricos com deficiência de insulina contribui para a cetoacidose. O único ácido "ceto" verdadeiro presente na CAD é o ácido acetoacético que, juntamente com o subproduto acetona, é medido por reagentes de nitroprussiatos (Acetest e Ketostix). A sensibilidade para acetona, porém, é ruim, exigindo mais de 10 mmol/L, que raramente é atingido no plasma de pacientes com cetoacidose, embora essa concentração detectável seja prontamente alcançada na urina. Assim, no plasma de pacientes cetóticos, apenas o acetoacetato é mensurável por esses reagentes. O ácido beta-hidroxibutírico, mais prevalente, não tem grupo de cetonas e desse modo não é detectado por testes de nitroprussiatos. Isso tem uma importância especial na presença de colapso circulatório durante a CAD, quando um aumento no ácido láctico pode mudar o estado *redox* para aumentar o ácido beta-hidroxibutírico à custa do ácido acetoacético prontamente detectável. Os reagentes diagnósticos de beira-leito são, portanto, pouco confiáveis,

não sugerindo cetonemia quando o ácido beta-hidroxi-butírico é um fator importante na produção da acidose. Estão disponíveis medidores combinados de glicose e cetonas (Precision Xtra, Nova Max Plus) que medem a concentração de beta-hidroxibutirato no sangue dos capilares. Muitos laboratórios clínicos também oferecem medidas diretas de beta-hidroxibutiratos no sangue.

Elevações não específicas da amilase e da lipase no soro ocorrem em cerca de 16-25% dos casos de CAD, e um estudo de exames de imagem pode ser necessário se o diagnóstico de pancreatite aguda estiver sendo considerado seriamente. A leucocitose chega a 25.000/mcL (25×10^9/L) com uma alteração para a esquerda, podendo ocorrer com ou sem infecção associada. A presença de temperatura elevada ou mesmo normal pode sugerir uma infecção, pois pacientes com CAD geralmente são hipotérmicos na ausência de infecções.

Tratamento

Os pacientes com **CAD leve** podem ser tratados no pronto-socorro. Pacientes com **CAD moderada** ou **grave** exigem internação na UTI ou unidade semi-intensiva.

Os alvos terapêuticos são restaurar o volume de plasma e a perfusão de tecido, reduzir a glicose no sangue e a osmolalidade na direção do normal, corrigir a acidose, repor perdas de eletrólitos e identificar e tratar os fatores precipitantes. A intubação gástrica é recomendada no paciente comatoso para evitar vômitos e aspiração que podem ocorrer em resultado da atonia gástrica, uma complicação comum da CAD. Um cateter urinário permanente pode ser necessário. Em pacientes com insuficiência cardíaca ou renal preexistente ou naqueles em colapso cardiovascular grave, um cateter que mede a PVC pode ser inserido para avaliar o grau de hipovolemia e monitorar a administração de fluidos subsequente.

Um fluxograma abrangente que inclui sinais vitais, dados seriais de laboratório e intervenções terapêuticas (p. ex., fluidos, insulina) deve ser meticulosamente atualizado pelo médico responsável pelos cuidados do paciente. A glicose no plasma deve ser registrada a cada hora, e os eletrólitos e o pH pelo menos a cada 2-3 horas durante o período de tratamento inicial. Medidores de glicose à beira-leito devem ser usados para titular a terapia de insulina. O paciente não deve receber sedativos nem opioides para não mascarar sinais e sintomas de edema cerebral por obstrução (ver Complicações e prognósticos, a seguir).

A. Reposição de fluidos

Na maioria dos pacientes com CAD, o déficit de fluidos é de 4-5 L. Inicialmente, o soro a 0,9% é a solução de escolha para ajudar a expandir novamente o volume vascular contraído e deve ser iniciado no pronto-socorro assim que o diagnóstico for estabelecido. O soro deve ser infundido rapidamente para fornecer 1 L/hora durante as primeiras 1-2 horas. Depois dos primeiros 2 L de fluido terem sido administrados, a taxa de infusão intravenosa deve ser de 300-400 mL/hora. Use soro a 0,9% ("normal") a menos que o sódio no soro sanguíneo esteja acima de 150 mEq/L, quando o soro a 0,45% ("metade do normal") deve ser usado. O *status* do volume deve ser monitorado clinicamente com cuidado. A incapacidade de administrar reposição de volume suficiente (pelo menos 3-4 L em 8 horas) para restaurar a perfusão normal é uma das falhas terapêuticas mais graves que influenciam adversamente a recuperação satisfatória. A reposição excessiva de fluidos (mais de 5 L em 8 horas) pode contribuir para a síndrome respiratória aguda grave ou para o edema cerebral. Quando a glicose no sangue cai para aproximadamente 250 mg/dL (13,9 mmol/L), os fluidos devem ser alterados para uma solução contendo 5% de glicose para manter a glicose no soro no intervalo de 250-300 mg/dL (13,9-16,7 mmol/L). Isso vai evitar o desenvolvimento de hipoglicemia e também vai reduzir a probabilidade de edema cerebral, que poderia resultar de um declínio rápido demais da glicose no sangue.

B. Reposição de insulina

Imediatamente depois do início da reposição de fluidos, a insulina regular pode ser administrada intravenosamente em uma dose de carga de 0,1 unidade/kg como um bólus para preparar os receptores de insulina do tecido. Depois do bólus inicial, doses intravenosas de insulina de apenas 0,1 unidade/kg/hora são continuamente infundidas ou administradas a cada hora como uma injeção intramuscular. Isso é suficiente para repor o déficit de insulina na maioria dos pacientes. Um estudo randomizado prospectivo mostrou que uma dose de bólus não é necessária se os pacientes receberem infusão de insulina de 0,14 unidade/kg a cada hora. A reposição da deficiência de insulina ajuda a corrigir a acidose, reduzindo o fluxo de ácidos graxos para o fígado, reduzindo a produção de cetonas pelo fígado e também melhorando a remoção de cetonas do sangue. O tratamento de insulina também reduz a hiperosmolalidade, diminuindo a hiperglicemia. Isso é feito aumentando a remoção de glicose por meio da utilização periférica, bem como diminuindo a produção de glicose pelo fígado. Esse último efeito é obtido pela inibição direta da gliconeogênese e da glicogenólise, bem como pela diminuição do fluxo de aminoácidos do músculo para o fígado e pela redução da hiperglucagonemia.

A infusão de insulina deve ser "carregada" na linha de fluido para que a taxa de reposição de fluido possa ser alterada sem alterar a taxa de administração de insulina. Se o nível de glicose no plasma não cair pelo menos 10% na primeira hora, recomenda-se uma repetição da dose de carga (0,1 ou 0,14 unidade/kg). Raramente, um paciente com resistência imune à insulina é encontrado, e isso exige dobrar a dose de insulina a cada 2-4 horas, se a hiperglicemia não melhorar depois das duas primeiras doses de insulina. A dose de insulina deve ser ajustada para diminuir a concentração de glicose em cerca de 50-70 mg/dL por hora (2,8-3,9 mmol/L). Se as circunstâncias clínicas impedirem o uso de uma infusão de insulina, então a insulina pode ser administrada por via intramuscular. Uma dose inicial de 0,15 unidade/kg de insulina regular é administrada por IV e, ao mesmo tempo, o mesmo tamanho de dose é administrado por via intramuscular. Posteriormente, insulina regular é administrada por via intramuscular a cada hora em uma dose de 0,1 unidade/kg até que a glicose do sangue caia para cerca de 250 mg/dL, quando a insulina pode ser administrada por SC. Os pacientes que normalmente tomam insulina glargina ou insulina detemir podem receber suas doses de manutenção usuais durante o tratamento inicial de sua CAD. A continuação de suas insulinas basais subcutâneas significa que doses mais baixas de insulina intravenosa serão necessárias e haverá uma transição mais suave da infusão intravenosa de insulina para o regime subcutâneo.

C. Potássio

A perda total de potássio corporal por poliúria e vômito pode ser de até 200 mEq. No entanto, por causa das mudanças do potássio das células para o espaço extracelular em consequência da acidose, o potássio no soro é em geral de normal a levemente elevado antes do início do tratamento. Conforme a acidose é corrigida, o potássio flui de volta para as células, e a hipocalemia pode se desenvolver se a reposição do potássio não for iniciada. Se o paciente não estiver urêmico e tiver uma saída urinária adequada, o cloreto de potássio deve ser infundido em doses de 10-30 mEq/hora durante a segunda e a terceira horas depois do início da terapia, assim que a acidose começar a se resolver. A reposição deve ser iniciada antes se o potássio inicial no soro estiver inadequadamente normal ou baixo e deve ser atrasada se o potássio no soro não responder à terapia inicial e permanecer acima de 5 mEq/L, como em casos de DRC. Às vezes, um paciente pode se apresentar com um nível de potássio no soro de menos de 3,5 mEq/L, e nesse caso a terapia de insulina deve ser atrasada até que o nível de potássio seja corrigido para mais de 3,5 mEq/L. Um ECG pode ajudar a monitorar o *status* do potássio do paciente. Ondas T com picos altos são um sinal de hipercalemia, e ondas T achatadas com ondas U são um sinal de hipocalemia. Alimentos com alto teor de potássio devem ser prescritos quando o paciente tiver se recuperado o bastante para se alimentar por VO. Suco de tomate tem 14 mEq de potássio por 240 mL, e uma banana média fornece cerca de 10 mEq.

D. Bicarbonato de sódio

O uso de bicarbonato de sódio no gerenciamento do CAD tem sido questionado, pois o benefício clínico não foi demonstrado em um ensaio randomizado prospectivo e por causa das seguintes consequências potencialmente prejudiciais: (1) desenvolvimento de hipocalemia causada pela passagem rápida do potássio para as células se a acidose for supercorrigida; (2) anóxia dos tecidos causada pela dissociação reduzida do oxigênio causada pela hemoglobina quando a acidose é rapidamente revertida (mudança para a esquerda da curva de dissociação de oxigênio); e (3) acidose cerebral resultante da redução do pH do líquido cerebrospinal. No entanto, deve-se enfatizar que essas considerações são menos importantes quando existe uma acidose muito severa. Portanto, recomenda-se que o bicarbonato seja administrado em CAD se o pH do sangue arterial for 7,0 ou menos, com monitoramento cuidadoso para evitar a supercorreção. Uma ou duas ampolas de bicarbonato de sódio (uma ampola contém 44 mEq/50 mL) devem ser adicionadas a 1 L de soro a 0,45% com 20 mEq KCl ou a 400 mL de água estéril com 20 mEq KCl e infundidas por 1-2 horas. (**Observação:** a adição de bicarbonato de sódio a soro a 0,9% produziria uma solução marcadamente hipertônica que poderia agravar o estado hiperosmolar já presente.) Isso pode ser repetido até que o pH arterial atinja 7,1, mas *não deve ser administrado se o pH for 7,1 ou maior*, pois o bicarbonato adicional pode aumentar o risco de alcalose metabólica de rebote conforme as cetonas são metabolizadas. A alcalose leva o potássio do soro para as células, o que pode precipitar uma arritmia cardíaca fatal.

E. Fosfato

A reposição de fosfatos raramente é necessária no tratamento da CAD. Porém, se hipofosfatemia grave de menos de 1 mg/dL (0,32 mmol/L) se desenvolver durante a terapia de insulina, uma pequena quantidade de fosfato pode ser reposta por hora como sal de potássio. Três estudos randomizados, no entanto, nos quais o fosfato foi reposto em pacientes com CAD não mostraram nenhum benefício clínico aparente da administração de fosfato. Além disso, as tentativas de usar fosfato de potássio como o único meio de repor potássio levaram a diversos casos relatados de severa hipocalcemia com tetania. Para minimizar o risco de induzir tetania por reposição rápida demais de fosfato, o déficit médio de 40-50 mmol de fosfato deve ser reposto IV a uma taxa *não maior que 3-4 mmol/hora* em uma pessoa de 60-70 kg. Uma solução padrão fornece uma mistura de 1,12 g de KH_2PO_4 e 1,18 de K_2HPO_4 em um frasco de dose única de 5 mL (isso corresponde a 22 mmol de potássio e 15 mmol de fosfato). Metade desse frasco (2,5 mL) deve ser adicionada a 1 L de soro a 0,45% ou a 5% de dextrose em água. Dois litros dessa solução, infundida a uma taxa de 400 mL/hora vão corrigir o déficit de fosfato na taxa ideal de 3 mmol/hora enquanto fornece 4,4 mEq de potássio por hora. (Potássio adicional deve ser administrado como cloreto de potássio para fornecer um total de 10-30 mEq de potássio por hora, conforme observado anteriormente.) Se o fosfato no soro continuar abaixo de 2,5 mg/dL (0,8 mmol/L) depois dessa infusão, pode ser repetida uma infusão de 5 horas.

F. Acidose hiperclorêmica durante terapia

Em razão da perda considerável de ácidos cetônicos na urina durante a fase inicial da terapia, o substrato para a regeneração posterior de bicarbonato é perdido e a correção do déficit total de bicarbonato é dificultada. Uma parte do déficit de bicarbonato é reposta com íons de cloreto infundidos em grandes quantidades como soro para corrigir a desidratação. Na maioria dos pacientes, conforme a cetoacidose diminui durante a reposição de insulina, um padrão hiperclorêmico, de baixo bicarbonato, emerge com um intervalo normal de ânions. Essa é uma condição relativamente benigna que se reverte nas 12-24 horas subsequentes quando o soro intravenoso não está mais sendo administrado. Foi relatado que o uso de uma solução eletrolítica balanceada com pH de 7,4 e cloreto de 98 mEq/L, como Plasma-Lyte, em vez de soro normal (pH ~5,5; cloreto de 154 mEq/L) previne a acidose hiperclorêmica.

G. Tratamento de infecções associadas

Os antibióticos são prescritos como indicados (Tab. 32.5). A colecistite e a pielonefrite podem ser especialmente graves nesses pacientes.

H. Transição para regime de insulina subcutâneo

A terapia de insulina subcutânea pode ser iniciada quando a CAD estiver controlada e o paciente estiver alerta e conseguir se alimentar. O paciente com diabetes tipo 1 pode ter resistência à insulina nos tecidos significativa e persistente e pode necessitar de uma dose total diária de insulina de cerca de 0,6 unidade/kg. A quantidade de insulina necessária nas 8 horas anteriores também podem ser úteis para estimar as doses iniciais de insulina. Metade da dose total diária pode ser administrada como insulina basal de longa duração e a outra metade como insulina de curta duração antes das refeições. O paciente deve receber insulina basal subcutânea e análogo de insulina de ação rápida com a primeira refeição e a infusão de insulina deve ser interrompida uma hora depois. A sobreposição da ação da insulina subcutânea e da infusão de insulina é necessária para evitar recaída da CAD. Em pacientes com diabetes preexistente, administrar a insulina basal por injeção subcutânea no início do tratamento simplifica a transição do regime intravenoso para o subcutâneo. A resistência aumentada à insulina só está presente por alguns dias, e é importante reduzir tanto a insulina basal quanto em bólus para evitar hipoglicemia. Um paciente com início de diabetes tipo 1 geralmente ainda tem uma função de células beta significativa e pode não precisar de insulina basal e apenas de doses muito baixas de insulina de ação rápida antes das refeições depois da recuperação da cetoacidose. Os pacientes com diabetes tipo 2 e CAD por doença grave podem precisar inicialmente de terapia de insulina, mas muitas vezes podem retornar a agentes orais durante o acompanhamento ambulatorial.

Complicações e prognóstico

A infusão de baixa dose de insulina e a reposição de fluidos e eletrólitos combinada com monitoramento cuidadoso das respostas clínicas e laboratoriais dos pacientes à terapia reduziram drasticamente as taxas de mortalidade de CAD para menos de 5% em indivíduos com menos de 40 anos. No entanto, essa complicação continua a ser um risco significativo nos idosos, que têm taxas de mortalidade maiores que 20% e em pacientes em coma profundo em quem o tratamento foi adiado. IAM e infarto do intestino depois de hipotensão prolongada pioram as perspectivas. A DRET é um sinal prognóstico grave, e disfunção renal anterior piora consideravelmente o prognóstico porque o rim tem um papel crucial na compensação de grandes anormalidades do pH e dos eletrólitos. O edema cerebral sintomático acontece principalmente na população pediátrica. Os fatores de risco para seu desenvolvimento incluem acidose basal grave, correção rápida da hiperglicemia e administração excessiva de volume nas primeiras 4 horas. O início de cefaleia ou deterioração no estado mental durante o tratamento deve levar à consideração dessa complicação. O manitol intravenoso em uma dosagem de 1-2 g/kg administrado durante 15 minutos é o principal pilar do tratamento. A infusão excessiva de cristaloides pode precipitar o edema pulmonar. A síndrome respiratória aguda grave é uma rara complicação do tratamento da CAD.

Depois da recuperação e da estabilização, os pacientes devem ser instruídos sobre como reconhecer os primeiros sintomas e sinais da cetoacidose. As cetonas na urina ou o beta-hidroxibutirato no sangue dos capilares devem ser medidos nos pacientes com sinais de infecção ou em pacientes tratados com bomba de insulina quando a glicose no sangue dos capilares permanecer inesperada e persistentemente alta. Quando a cetonúria e a glicosúria pesadas persistem em vários exames sucessivos, insulina de ação rápida suplementar deve ser administrada, e alimentos líquidos como suco de tomate e caldo levemente salgados devem ser ingeridos para repor fluidos e eletrólitos. O paciente deve ser instruído a contatar o médico se a cetonúria persistir e, especialmente, se houver vômito e incapacidade de manter os fluidos. Episódios recorrentes de cetoacidose grave muitas vezes indicam baixa adesão ao regime de insulina, e esses pacientes vão necessitar de aconselhamento intensivo.

Dhatariya KK; Joint British Diabetes Societies for Inpatient Care. The management of diabetic ketoacidosis in adults – an updated guideline from the Joint British Diabetes Society for Inpatient Care. Diabet Med. 2022;39:e14788. [PMID: 35224769]

Karslioglu French E et al. Diabetic ketoacidosis and hyperosmolar hyperglycemic syndrome: review of acute decompensated diabetes in adult patients. BMJ. 2019;365:l114. [PMID: 31142480]

Estado hiperosmolar hiperglicêmico

FUNDAMENTOS DO DIAGNÓSTICO

- Glicose > 600 mg/dL (33,3 mmol/L).
- Osmolalidade no soro > 310 mOsm/kg.
- Sem acidose; pH do sangue > 7,3.
- Bicarbonato no soro > 15 mEq/L.
- Intervalo normal de ânions (< 14 mEq/L).

Considerações gerais

Essa segunda forma mais comum de coma hiperglicêmico é caracterizada por hiperglicemia severa na ausência de cetose significativa, com hiperosmolalidade e desidratação. Ela ocorre em pacientes com diabetes leve ou oculto, e a maioria dos pacientes costuma ser de meia-idade ou idoso. Não estão disponíveis números precisos em relação à verdadeira incidência, mas a partir dos dados de alta hospitalar, ela é mais rara do que a CAD mesmo nos grupos etários mais velhos. DRC ou IC subjacente é comum, e a presença de uma dessas doenças piora o prognóstico. Muitas vezes, um evento precipitante, como infecção, IAM, AVE ou operação recente, está presente. Alguns medicamentos como fenitoína, diazóxido, corticosteroides e diuréticos estão envolvidos em sua patogênese, da mesma forma que alguns procedimentos associados com carga de glicose, como a diálise peritoneal.

Patogênese

Uma deficiência de insulina parcial ou relativa pode iniciar a síndrome, reduzindo o uso de glicose de músculo, gordura e fígado enquanto induz a hiperglucagonemia e aumenta a saída de glicose hepática. A perda obrigatória de água segue-se à glicosúria massiva. Se um paciente é incapaz de manter a ingestão adequada de fluidos por causa de uma doença aguda ou crônica associada, ou experimentou perda excessiva de fluido, o resultado é desidratação marcante. Conforme o volume do plasma diminui, a função renal se torna prejudicada, limitando as perdas de glicose na urina e exacerbando a hiperglicemia. Desenvolve-se uma grave hiperosmolalidade que causa confusão mental e, por fim, coma. Não está claro por que a cetose está praticamente ausente sob essas condições de insuficiência de insulina, embora níveis reduzidos do hormônio do crescimento possam ser um fator, associados com as concentrações de insulina na veia porta suficientes para conter a cetogênese.

Achados clínicos

A. Sintomas e sinais

O início pode ser insidioso, durante um período de dias ou semanas, com fraqueza, poliúria e polidipsia. A falta de características de CAD (p. ex., vômito, respiração profunda rápida, odor de acetona) pode retardar o reconhecimento da síndrome e atrasar a terapia até que a desidratação se torne mais profunda do que na cetoacidose. A ingestão reduzida de fluidos não é uma característica histórica incomum, pela falta de sede inadequada, náusea ou falta de acessibilidade a fluidos para os pacientes acamados e frágeis. Um histórico de ingestão de grandes quantidades de fluidos que contêm glicose, como refrigerantes ou suco de laranja, pode ser obtido às vezes. A letargia e a confusão se desenvolvem quando a osmolalidade sérica excede 310 mOsm/kg, e convulsões e coma podem ocorrer se a osmolalidade exceder 320-330 mOsm/kg. O exame físico confirma a presença de desidratação profunda em um paciente letárgico ou comatoso sem respirações de Kussmaul.

B. Achados laboratoriais

Hiperglicemia severa está presente, com valores de glicose no sangue de 800-2.400 mg/dL (44,4 mmol/L a 133,2 mmol/L) (Tab. 29.10). Em casos leves, em que a desidratação é menos severa, a hiponatremia dilucional, bem como as perdas urinárias de sódio, podem reduzir o sódio no soro para 120-125 mEq/L, o que protege em alguma medida contra a hiperosmolalidade extrema. Porém, conforme a desidratação progride, o sódio no soro pode exceder 140 mEq/L, produzindo leituras de osmolalidade no soro de 330-440 mOsm/kg. Cetose e acidose estão geralmente ausentes ou são leves. A azotemia pré-renal é a regra, com elevações típicas de nitrogênio ureico no soro acima de 100 mg/dL (35,7 mmol/L).

Tratamento

A. Reposição de fluidos

A reposição de fluidos é extremamente importante no tratamento do estado hiperglicêmico não cetótico. O déficit de fluidos pode ser de até 6-10 L.

Se a hipovolemia estiver presente como evidenciado por hipotensão e oligúria, a terapia de fluidos deve ser iniciada com soro a 0,9%. Em todos os outros casos, o soro a 0,45% parece ser preferível como a solução inicial de reposição porque os fluidos corporais desses pacientes são marcadamente hiperosmolares. Até 4-6 L de fluidos podem ser necessários nas primeiras 8-10 horas. O monitoramento cuidadoso do paciente é necessário para repor sódio e água adequadamente. Um importante desfecho da terapia de fluidos é restaurar a saída urinária para 50 mL/hora ou mais. Quando a glicose no sangue atinge 250 mg/dL (13,9 mmol/L), a reposição de fluidos deve incluir 5% de dextrose em água ou 0,45% em soro ou 0,9% em soro. A taxa de infusão de dextrose deve ser ajustada para manter os níveis glicêmicos de 250-300 mg/dL (13,9-16,7 mmol/L) a fim de reduzir o risco de edema cerebral.

B. Insulina

Menos insulina pode ser necessária para reduzir a hiperglicemia em pacientes não cetóticos em comparação com os pacientes com coma cetoacidótico diabético. Na verdade, a reposição de fluido por si só pode reduzir a hiperglicemia consideravelmente ao corrigir a hipovolemia, o que então aumenta a filtração glomerular e a excreção renal de glicose. O tratamento de insulina deve, portanto, ser adiado a menos que o paciente tenha cetonemia significativa (beta-hidroxibutirato acima de 1 mmol/L). Inicie a taxa de infusão de insulina em 0,05 unidade/kg/hora (bólus não é necessário) e titule para níveis mais baixos de glicose no sangue para 50-70 mg/dL por hora (2,8-3,9 mmol/L/hora). Quando o paciente for estabilizado e a glicose no sangue cair para aproximadamente 250 mg/dL (13,9 mmol/L), a insulina poderá ser administrada por SC.

C. Potássio

Com a ausência de acidose, pode não haver hipercalemia inicial a menos que haja também DRET. Isso resulta em esgotamento do potássio total menos severo do que na CAD, e por isso é necessária menos reposição de potássio. Contudo, como o potássio inicial no soro geralmente não é elevado e porque ele declina rapidamente em resultado do efeito de a insulina levar o potássio para o interior das células, é recomendado que a reposição de potássio seja iniciada mais cedo do que em pacientes cetóticos, supondo que não haja DRC nem oligúria. O cloreto de potássio (10 mEq/L) pode ser adicionado ao frasco inicial de fluidos administrados se o potássio no soro do paciente não for elevado.

D. Fosfato

Se a hipofosfatemia grave (fosfato no soro menos de 1 mg/dL [0,32 mmol/L]) se desenvolver durante a terapia de insulina, a reposição de fosfato pode ser administrada como descrito para pacientes cetoacidóticos (a 3 mmol/hora).

Complicações e prognóstico

O estado de desidratação severa e o baixo rendimento podem predispor o paciente a complicações como IAM, AVE, EP, trombose da veia mesentérica e coagulação intravascular disseminada. A reposição de fluidos continua a ser a abordagem principal para a prevenção dessas complicações. A profilaxia de heparina de baixa dose é razoável, mas os benefícios da anticoagulação de rotina continuam duvidosos. A rabdomiólise é uma complicação reconhecida e deve ser pesquisada e tratada.

A taxa de mortalidade geral do coma de estado hiperosmolar hiperglicêmico é mais do que 10 vezes a da CAD, principalmente por causa de sua incidência mais alta em pacientes mais velhos, que podem ter sistemas cardiovasculares comprometidos ou doenças graves associadas e cuja desidratação muitas vezes é excessiva por causa de atrasos no reconhecimento e tratamento. (Quando os pacientes correspondem quanto à idade, os prognósticos dessas duas emergências hiperglicêmicas são razoavelmente comparáveis.) Quando a terapia é iniciada rapidamente, a taxa de mortalidade pode ser reduzida de quase 50% até a relacionada à gravidade dos distúrbios coexistentes.

Depois que o paciente estiver estabilizado, a forma apropriada da gestão de longo prazo do diabetes deve ser determinada. O tratamento de insulina deve ser continuado por algumas semanas, mas os pacientes geralmente recuperam secreção de insulina endógena suficiente para que valha a pena experimentar uma dieta ou a dieta mais agentes orais. Quando o episódio ocorre em um paciente que tem diabetes conhecido, então a educação do paciente e dos cuidadores deve ser iniciada. Eles devem ser ensinados a reconhecer situações (náusea e vômitos, infecção) que predispõem à recorrência do estado hiperosmolar hiperglicêmico, bem como informações detalhadas de como evitar o aumento da desidratação que culmina no coma hiperosmolar (pequenos goles de líquidos sem açúcares, aumento na terapia hipoglicêmica usual ou contato inicial com o médico).

Fayfman M et al. Management of hyperglycemic crises: diabetic ketoacidosis and hyperglycemic hyperosmolar state. Med Clin North Am. 2017;101:587. [PMID: 28372715]

Mustafa OG et al; Joint British Diabetes Societies (JBDS) for Inpatient Care Group. Management of hyperosmolar hyperglycaemic state (HHS) in adults: an updated guideline from the Joint British Diabetes Societies (JBDS) for Inpatient Care Group. Diabet Med. 2023;40:e15005. [PMID: 36370077]

Acidose láctica

FUNDAMENTOS DO DIAGNÓSTICO

- Acidose metabólica grave com hiperventilação compensatória.
- pH do sangue < 7,30.
- Bicarbonato no soro < 15 mEq/L.
- Intervalo de ânions > 15 mEq/L.
- Cetonas ausentes no soro.
- Lactato no soro > 5 mmol/L.

Considerações gerais

A acidose láctica é caracterizada pelo acúmulo do excesso de ácido láctico no sangue. Normalmente, as principais fontes desse ácido são os eritrócitos (que não têm enzimas para oxidação aeróbica), músculos esqueléticos, pele e cérebro. A conversão do ácido láctico para glicose e sua oxidação principalmente pelo fígado, mas também pelos rins representam as principais vias para sua remoção. A hiperlactatemia e a acidose ocorrem quando a produção de lactato excede o consumo de lactato. As causas incluem hipóxia dos tecidos, distúrbios que aumentam os níveis de epinefrina (asma grave com excesso de uso de agonistas adrenérgicos beta, choque cardiogênico ou hemorrágico, feocromocitoma), e medicamentos que prejudicam a fosforilação oxidativa (agentes antirretrovirais e propofol). A acidose láctica associada à metformina é incomum e a maioria dos casos ocorre em pacientes que têm contraindicações ao uso da metformina, em especial a insuficiência renal. Os níveis de metformina geralmente estão acima de 5 mcg/L quando a metformina está envolvida como a causa da acidose láctica. Outras causas da acidose láctica incluem vários erros congênitos do metabolismo e a síndrome de MELAS (encefalopatia mitocondrial, acidose láctica e episódios similares a acidentes vasculares). A acidose d-láctica pode ocorrer em pacientes com síndrome do intestino curto quando carboidratos não absorvidos estão presentes como substrato para fermentação por colônias de bactérias.

Achados clínicos
A. Sintomas e sinais

A principal característica da acidose láctica é a hiperventilação acentuada. Quando a acidose láctica é secundária à hipóxia dos tecidos ou colapso vascular, a apresentação clínica é variável, sendo a da doença catastrófica prevalente. No entanto, na variedade idiopática ou espontânea, o início é rápido (geralmente em poucas horas), a pressão arterial é normal, a circulação periférica é boa e não há cianose.

B. Achados laboratoriais

O bicarbonato no plasma e o pH do sangue estão muito baixos, indicando a presença de acidose metabólica grave. As cetonas estão em geral ausentes do plasma e da urina ou, pelo menos, não são proeminentes. A primeira pista pode ser um intervalo alto de ânions (o sódio no soro menos a soma de ânions de cloreto e de bicarbonato [em mEq/L] não deve ser maior do que 15). Um valor mais alto indica a existência de um compartimento anormal de ânions. Se isso não puder ser clinicamente explicado por um excesso de ácidos cetônicos (diabetes), ácidos inorgânicos (uremia) ou ânions de superdosagem de medicamentos (salicilatos, álcool metílico, etilenoglicol), então a acidose láctica provavelmente será o diagnóstico correto (ver Cap. 23.) Na ausência de azotemia, a hiperfosfatemia pode ser uma pista para a presença de acidose láctica por razões que não estão claras. O diagnóstico é confirmado por uma concentração de ácido láctico no plasma de 5 mmol/L ou mais alta (valores de até 30 mmol/L têm sido relatados). Os valores normais no plasma são em média 1 mmol/L, com uma proporção normal de lactato/piruvato de 10:1. Essa proporção é muito excedida na acidose láctica.*

Tratamento

O tratamento agressivo da causa precipitante da acidose láctica é o principal componente da terapia, como garantir uma oxigenação adequada e a perfusão vascular dos tecidos. A cobertura antibiótica empírica para sepse deve ser administrada depois de amostras de cultura serem obtidas de qualquer paciente em que a causa da acidose láctica não for aparente (Tab. 32.5).

A alcalinização com bicarbonato de sódio intravenoso para manter o pH acima de 7,2 tem sido recomendada por alguns no tratamento de emergência da acidose láctica; até 2.000 mEq em 24 horas têm sido usados. No entanto, não há evidências de que a taxa de mortalidade seja favoravelmente afetada pela administração de bicarbonato, e seu uso permanece controverso. A hemodiálise pode ser útil em casos em que grandes cargas de sódio são mal toleradas e em casos associados com a toxicidade da metformina.

Prognóstico

A taxa de mortalidade de acidose láctica espontânea é alta. Na maioria dos casos, o prognóstico é do distúrbio primário que produziu a acidose láctica.

Yang CC et al. Clinical presentations and prognosis of metformin-associated lactic acidosis patients in the intensive care unit: a 20-year survey. Medicine (Baltimore). 2022;101:e29918. [PMID: 35801742]

OS ESTADOS HIPOGLICÊMICOS

A hipoglicemia espontânea em adultos é de dois tipos principais: jejum e pós-prandial. Os sintomas começam nos níveis de glicose no plasma na faixa de 60 mg/dL (3,3 mmol/L) e a função cerebral prejudicada aproximadamente em 50 mg/dL (2,8 mmol/L). A hipoglicemia de jejum muitas vezes é subaguda ou crônica e, em geral, se apresenta com neuroglicopenia como sua manifestação principal; a hipoglicemia pós-prandial é relativamente aguda e muitas vezes é anunciada por sintomas de descarga autônoma neurogênica (suor, palpitações, ansiedade, tremores).

---

* Ao coletar amostras, é essencial esfriar e separar o sangue rapidamente a fim de remover as células vermelhas, cuja glicólise continuada em temperatura ambiente é uma fonte comum de erros nos relatórios de lactato alto no plasma. O plasma congelado permanece estável para ensaio posterior.

Diagnóstico diferencial

A hipoglicemia de jejum pode ocorrer em alguns distúrbios endócrinos, como o hipopituitarismo, doença de Addison ou mixedema; em distúrbios relacionados ao mal funcionamento do fígado, como no distúrbio agudo de uso de álcool; ou insuficiência hepática; e em casos de DRET, especialmente em pacientes que necessitam de diálise (Tab. 29.11). Essas condições geralmente são óbvias, e a hipoglicemia é apenas uma característica secundária. Quando a hipoglicemia em jejum é uma manifestação primária que se desenvolve em adultos sem distúrbios endócrinos aparentes nem doenças metabólicas congênitas da infância, as principais possibilidades diagnósticas incluem (1) hiperinsulinismo, decorrente de tumores das células B pancreáticas ou administração iatrogênica ou sub-reptícia de insulina ou sulfonilureia; e (2) hipoglicemia decorrente de tumores extrapancreáticos.

A hipoglicemia pós-prandial (reativa) pode ocorrer depois de cirurgia no trato gastrointestinal e está especialmente associada com a síndrome de *dumping* após gastrectomia e cirurgia de *bypass* gástrico em Y de Roux. O diabetes oculto muito ocasionalmente se apresenta com hipoglicemia pós-prandial.

A hipoglicemia relacionada ao álcool deve-se ao esgotamento do glicogênio hepático combinado com a inibição da gliconeogênese mediada pelo álcool. Ela é mais comum em indivíduos desnutridos com ingestão excessiva de álcool, mas pode ocorrer em qualquer pessoa que não consiga ingerir alimentos após o uso agudo de álcool, seguido por gastrite e vômitos.

A hipoglicemia imunopatológica é uma condição extremamente rara em que os anticorpos anti-insulina ou anticorpos para os receptores de insulina se desenvolvem espontaneamente.

Hipoglicemia decorrente de tumores de células B pancreáticas

FUNDAMENTOS DO DIAGNÓSTICO

- Sintomas hipoglicêmicos – muitas vezes neuroglicopênicos (confusão, visão embaçada, ansiedade, convulsões).
- Recuperação imediata após a administração de glicose.
- Glicose no sangue 40-50 mg/dL (2,2-2,8 mmol/L) com nível de insulina no soro de ≥ 6 microunidades/mL.

Considerações gerais

A hipoglicemia em jejum em outro adulto bem nutrido e saudável é rara e é mais comumente decorrente de um adenoma das ilhotas de Langerhans. Noventa por cento desses tumores são únicos e benignos, mas adenomas múltiplos podem ocorrer, além de tumores malignos com metástases funcionais. Os adenomas podem ser familiares, e adenomas múltiplos foram encontrados em conjunção com tumores das paratireoides e da pituitária (NEM tipo 1 [NEM 1]). Mais de 99% dos insulinomas estão localizados dentro do pâncreas e menos de 1% no tecido pancreático ectópico.

TABELA 29.11 Causas comuns de hipoglicemia em adultos[1]

Hipoglicemia de jejum
Tumor de células B pancreáticas
Administração sub-reptícia de insulina ou sulfonilureias
Tumores extrapancreáticos

Hipoglicemia pós-prandial
Cirurgia gástrica
Diabetes *mellitus* oculto

Hipoglicemia relacionada ao álcool

Hipoglicemia imunopatológica
Anticorpos idiopáticos anti-insulina (que liberam a insulina ligada a eles)
Anticorpos para os receptores de insulina (que agem como agonistas)

Hipoglicemia induzida por drogas

[1] Na ausência de distúrbios endócrinos óbvios, distúrbios renais ou hepáticos e exclusivo do diabetes *mellitus* tratado com agentes hipoglicêmicos.

Achados clínicos
A. Sintomas e sinais

O pré-requisito mais importante para diagnosticar um insulinoma é simplesmente considerá-lo, sobretudo em pessoas com aparência relativamente saudável que têm hipoglicemia em jejum com algum grau de disfunção do SNC como confusão ou comportamento atípico. Um atraso no diagnóstico pode resultar em tratamento desnecessário para epilepsia ou distúrbios psiquiátricos e pode causar dano cerebral irreversível. Em casos de longa duração, a obesidade pode resultar como uma consequência de comer demais para aliviar os sintomas.

A chamada tríade de Whipple é característica da hipoglicemia, independentemente da causa. Ela consiste de (1) um histórico de sintomas hipoglicêmicos, (2) um nível baixo de glicose no plasma (40-50 mg/dL) e (3) alívio dos sintomas após ingerir carboidratos de ação rápida em aproximadamente 15 minutos. Os sintomas hipoglicêmicos no insulinoma muitas vezes se desenvolvem no início da manhã ou depois de pular uma refeição. Às vezes, eles ocorrem depois de se exercitar.

Os pacientes tipicamente reclamam de sintomas neuroglicopênicos, como visão embaçada ou diplopia, cefaleia, sentimentos de desligamento, fala enrolada e fraqueza. Alterações mentais e de personalidade variam de ansiedade a comportamento psicótico, e a deterioração neurológica pode resultar em convulsões ou coma. A ausência de percepção da hipoglicemia é muito comum, e os sintomas adrenérgicos de palpitações e sudorese podem ser pouco nítidos. Com a disponibilidade imediata dos sistemas domésticos de monitoramento da glicose no sangue, os pacientes algumas vezes se apresentam com níveis de glicose no sangue na ponta dos dedos na faixa de 40 e 50 no momento dos sintomas. O acesso a sulfonilureias ou insulina deve ser explorado: algum parente tem diabetes ou o paciente ou o parente trabalham na área médica? Devem ser excluídos erros de administração de medicamentos: o medicamento prescrito para o paciente mudou na forma ou na cor? Os pacientes com insulinoma ou hipoglicemia fictícia geralmente têm um exame físico comum.

B. Achados laboratoriais

Os adenomas de células B não reduzem a secreção de insulina na presença de hipoglicemia, e o teste de diagnóstico crucial é demonstrar níveis inadequadamente elevados de insulina, pró-insulina e peptídeo C no soro, em um momento em que o nível de glicose no plasma esteja abaixo de 45 mg/dL ou quando o paciente tiver sintomas neuroglicopênicos.

Os critérios diagnósticos para insulinoma depois de um jejum de 72 horas estão listados na Tabela 29.12. Outras causas de hipoglicemia hiperinsulinêmica incluem administração fictícia de insulina ou sulfonilureias. O uso fictício de insulina resultará na supressão da secreção de insulina endógena e em níveis baixos do peptídeo C. Nos pacientes que injetaram insulina, a proporção insulina/peptídeo C (pmol/L) será maior que 1. Um nível elevado de pró-insulina circulante na presença de hipoglicemia de jejum é característica da maioria dos adenomas de células B e não ocorre no hiperinsulinismo fictício. Portanto, os níveis do peptídeo C (por imunoensaios de quimioluminescência [ICMA] maiores que 200 pmol/L e níveis de pró-insulina (por radioimunoensaio [RIA]) maiores que 5 pmol/L são característicos de insulinomas. Em pacientes com insulinoma, os níveis de beta-hidroxibutiratos no plasma são suprimidos para 2,7 mmol/L ou menos. Nenhuma medida isolada de hormônio (insulina, pró-insulina, peptídeo C) é 100% sensível e específica para o diagnóstico de insulinoma, e as pessoas diagnosticadas com insulinoma podem ter níveis de insulina abaixo de 3 microunidades/mL (ensaio ICMA) ou nível de pró-insulina abaixo de 5 pmol/L. Esses ensaios hormonais também não são padronizados, e existem variações significativas nos resultados dos testes. Portanto, o diagnóstico deve se basear em múltiplos parâmetros bioquímicos.

Em pacientes com distúrbios epigástricos, histórico de cálculos renais ou disfunção menstrual ou erétil, o nível de cálcio, gastrina ou prolactina no soro pode ser útil no rastreio de NEM-1 associada com insulinoma.

C. Testes diagnósticos

Se o histórico é consistente com episódios de hipoglicemia espontânea, os pacientes devem receber um monitor doméstico

TABELA 29.12 Critérios diagnósticos para insulinoma depois de jejum de 72 horas

Teste de laboratório	Resultado
Glicose no plasma	< 45 mg/dL (2,5 mmol/L)
Insulina no plasma (RIA)	≥ 6 microunidades/mL (36 pmol/L)
Insulina no plasma (ICMA)	≥ 3 microunidades/mL (18 pmol/L)
Peptídeo C no plasma	≥ 200 pmol/L (0,2 nmol/L, 0,6 ng/mL)
Pró-insulina no plasma	≥ 5 pmol/L
Beta-hidroxibutirato	≤ 2,7 mmol/L
Rastreio de sulfonilureia (incluindo repaglinida e nateglinida)	Negativo

ICMA: imunoensaios de quimioluminescência; RIA: radioimunoensaio.

de glicose no sangue e ser aconselhados a monitorar os níveis de glicose no sangue no momento dos sintomas e antes da ingestão de carboidratos, se isso puder ser feito com segurança. Os pacientes com insulinomas frequentemente relatam níveis de glicose no sangue por punção digital entre 40 mg/dL (2,2 mmol/L e 50 mg/dL (2,8 mmol/L) no momento dos sintomas. O diagnóstico, porém, não pode ser feito com base em um teste de glicose no sangue por punção. É necessário ter um nível baixo de glicose medida em laboratório concomitantemente com níveis elevados de insulina, pró-insulina e peptídeo C no plasma e um rastreio negativo de sulfonilureia. Quando os pacientes têm um histórico de sintomas apenas depois de um curto período de retirada de alimentos ou com exercícios, pode-se tentar uma avaliação ambulatorial. O paciente pode ser trazido por um membro da família até o consultório após jejum noturno e observado no consultório. Atividades como andar devem ser incentivadas, e a medida da glicose no sangue por punção digital deve ser medida repetidamente durante a observação. Se houver sintomas ou se a medida da glicose no sangue por punção digital estiver abaixo de 50 mg/dL (2,8 mmol/L), então devem ser enviadas amostras de glicose no sangue, insulina, peptídeo C, pró-insulina, rastreio de sulfonilureia, cetonas séricas e anticorpos para insulina. Se a observação do paciente ambulatorial não resultar em sintomas ou hipoglicemia e se a suspeita clínica permanecer alta, então o paciente deve passar por um jejum supervisionado de 72 horas. Um protocolo sugerido para o jejum supervisionado é apresentado na Tabela 29.13.

Em 30% de pacientes com insulinoma, os níveis de glicose no sangue muitas vezes caem abaixo de 45 mg/dL (2,5 mmol/L) após jejum noturno, mas alguns pacientes precisam de até 72 horas para desenvolverem sintomas de hipoglicemia. No entanto, o termo "jejum de 72 horas" é na verdade enganoso na maioria dos casos, pois o jejum deve ser imediatamente interrompido assim que surjam sintomas e a confirmação laboratorial da hipoglicemia estiver disponível. Tipicamente, em homens, a glicose no sangue não cai abaixo de 55-60 mg/dL (3,1-3,3 mmol/L) durante um jejum de 3 dias. Por outro lado, em mulheres normais pré-menopausa, a glicose no plasma pode atingir valores tão baixos quanto 35 mg/dL (1,9 mmol/L). Nesses casos, porém, as mulheres não são sintomáticas, presumivelmente pelo desenvolvimento de cetonemia suficiente para suprir as necessidades energéticas do cérebro. Os pacientes de insulinoma, por outro lado, apresentam sintomas quando a glicose no plasma cai a níveis subnormais, pois a secreção inadequada de insulina restringe a formação de cetonas. Além disso, a demonstração de um nível não suprimido de insulina de 3 microunidades/mL ou mais usando um ensaio de ICMA (acima de 6 microunidades/mL usando um ensaio de RIA) na presença de hipoglicemia sugere o diagnóstico de insulinoma. Se a hipoglicemia não se desenvolver em um paciente masculino depois de jejuar por até 72 horas e, especialmente, quando esse jejum prolongado é interrompido com um período de exercício moderado, insulinoma deve ser considerado como um diagnóstico improvável.

TABELA 29.13 Protocolo hospitalar sugerido para jejum supervisionado no diagnóstico de insulinoma

(1) Coloque cânula intravenosa e obtenha medidas de linha de base de glicose, insulina, pró-insulina, beta-hidroxibutirato e peptídeo C no plasma no início do jejum.

(2) Permita apenas fluidos sem calorias e sem cafeína e incentive atividade supervisionada (como caminhar).

(3) Obtenha medidas de glicose por punção digital a cada 4 horas até que valores < 60 mg/dL sejam obtidos. Então, aumente a frequência das punções digitais para 1-2 horas e, quando o valor da glicose nos capilares for < 45 mg/dL, envie uma amostra de sangue venoso para o laboratório para medir a glicose no plasma.[1] Verifique frequentemente se há manifestações de neuroglicopenia.

(4) Depois de 48 horas do início do jejum, envie uma amostra de sangue venoso para medida de glicose, insulina, pró-insulina, peptídeo C, beta-hidroxibutirato e sulfonilureia no plasma.

(5) Se ocorrerem sintomas de hipoglicemia **ou** se o valor de glicose no soro for < 45 mg/dL no laboratório, **ou** se 72 horas passarem, conclua o jejum com uma amostra final de sangue para medida de glicose,[1] insulina, pró-insulina, peptídeo C, beta-hidroxibutirato e sulfonilureia no plasma. Então, administre carboidrato oral de ação rápida seguido por uma refeição. Se o paciente estiver confuso ou incapaz de tomar agentes orais, administre 50 mL de 50% de dextrose por IV em 3-5 minutos. Não conclua um jejum com base simplesmente na medida de glicose de sangue nos capilares; espere o valor de glicose do laboratório, a menos que o paciente tenha muitos sintomas e seja perigoso esperar.

[1] Amostras de glicose devem ser coletadas em tubo contendo fluoreto de sódio em gelo para evitar a glicólise, e o plasma deve ser separado imediatamente assim que a amostra for recebida no laboratório. Providencie para que o laboratório execute as amostras de glicose "stat".

Um teste de tolerância oral à glicose não tem valor no diagnóstico de tumores secretores de insulina. Os níveis de HbA_{1c} podem ser baixos, mas há considerável sobreposição com pacientes que não têm insulinomas e nenhum valor específico é diagnóstico.

D. Localização pré-operatória dos tumores de células B

Depois de o diagnóstico de insulinoma ter sido inequivocamente feito por achados clínicos e laboratoriais, devem ser iniciados estudos para localizar o tumor. A maioria dos tumores estão no pâncreas, e os casos ectópicos são raros.

Por causa do pequeno tamanho desses tumores (em média 1,5 cm em diâmetro em uma grande série), estudos de imagem não necessariamente identificam todos eles. Uma TC helicoidal dupla fase pancreática com secção fina pode identificar 82-94% das lesões. Exames de RM com gadolínio podem ser úteis para detectar um tumor em 85% dos casos. Um relato de caso sugere que a RM ponderada por difusão pode ser útil para detectar e localizar pequenos insulinomas, em especial aqueles sem padrão hipervascular. Exames de PET-TC usando análogos de somatostatina marcados com gálio, como DOTA-1-NaI-3-octreotida (DOTA-NOC) foram relatados como úteis na localização de tumores. Os insulinomas expressam receptores GLP-1, e agonistas marcados com rádio do receptor GLP-1, como Lys(40)(Ahx-hidrazina-nicotinamida [HYNIC]-[(99m)

Tc) NH(2)]-exendina-4 para SPECT/TC também foram relatados para visualizar os tumores. Se o estudo de imagem for normal, então um ultrassom endoscópico deve ser realizado. Em mãos experientes, cerca de 80-90% dos tumores podem ser detectados com esse procedimento. A aspiração da lesão identificada com agulha fina pode ser tentada para confirmar a presença de um tumor neuroendócrino. Se o tumor não for identificado ou se o resultado dos exames de imagem for equívoco, então o paciente deve se submeter a angiografia seletiva estimulada por cálcio, que tem sido relatada para localizar o tumor em uma região específica do pâncreas aproximadamente 90% do tempo. Nesse teste, a angiografia é combinada com injeções de gluconato de cálcio nas artérias gastroduodenais, esplênica e mesentérica superior, e os níveis de insulina são medidos na veia hepática efluente. O procedimento é realizado após um jejum noturno. O cálcio estimula a liberação de insulina dos insulinomas, mas não das ilhotas normais, e assim um aumento nos níveis de insulina da linha de base (duas vezes ou mais) regionaliza a fonte do hiperinsulinismo para a cabeça do pâncreas para a artéria gastroduodenal, o processo uncinado para a artéria mesentérica superior, e o corpo e a cauda do pâncreas para as infusões de cálcio da artéria esplênica. Esses estudos combinados com ultrassom intraoperatório cuidadoso e palpação por um cirurgião experiente na cirurgia de insulinoma identificam até 98% dos tumores.

Tratamento

O tratamento preferido para tumores que secretam insulina é a ressecção cirúrgica. Enquanto esperam a cirurgia, os pacientes devem receber diazóxido oral. Em geral, bastam doses divididas de 300-400 mg/dia, embora um paciente ocasional possa necessitar de até 800 mg/dia. Os efeitos colaterais incluem edema causado pela retenção de sódio, irritação gástrica e hirsutismo leve. Pode-se usar hidroclorotiazida 25-50 mg ao dia para se contrapor à retenção de sódio e o edema, bem como potencializar o efeito hiperglicêmico do diazóxido.

Entre os pacientes com um único adenoma de células B pancreáticas benigno, 90-95% têm uma cura bem-sucedida na primeira tentativa cirúrgica quando o ultrassom intraoperatório é usado por um cirurgião habilidoso. O diazóxido deve ser administrado no dia da cirurgia porque ele reduz o risco de hipoglicemia durante a cirurgia. Tipicamente, ele não mascara o aumento glicêmico indicativo de cura cirúrgica. A glicose no sangue deve ser monitorada durante toda a cirurgia, e infusão de dextrose a 5% ou 10% deve ser usada para manter a euglicemia. Nos casos em que o diagnóstico foi estabelecido, mas nenhum adenoma foi localizado depois de palpação cuidadosa e do uso de ultrassom intraoperatório, não é mais aconselhável ressecar às cegas o corpo e a cauda do pâncreas, pois um tumor não palpável perdido pelo ultrassom tem maior probabilidade de estar incrustado na cabeça do pâncreas que é deixada para trás nas ressecções subtotais. A maioria dos cirurgiões prefere fechar a incisão e agendar uma estimulação seletiva de cálcio arterial com amostragem venosa hepática para localizar o local do tumor antes de uma nova operação. A laparoscopia usando ultrassom e enucleação tem sido bem-sucedida com um único

tumor do corpo ou cauda do pâncreas, mas a cirurgia aberta continua necessária para tumores na cabeça do pâncreas.

Em pacientes com carcinoma de células das ilhotas funcionante inoperável com e sem metástase hepática e em aproximadamente 5-10% dos casos de NEM 1 quando a remoção subtotal do pâncreas não produziu cura, a abordagem de tratamento é a mesma que para outros tipos de tumores neuroendócrinos pancreáticos (TNE-P). O diazóxido é o tratamento preferido para evitar a hipoglicemia. Alimentação frequente com carboidratos (a cada 2-3 horas) também pode ser útil, embora o ganho de peso possa se tornar um problema. Análogos da somatostatina, octreotida ou lanreotida, devem ser considerados se o diazóxido for ineficaz ou se houver progressão do tumor. Cirurgia ou embolização (branda, químio e rádio) ou ablação térmica (radiofrequência, micro-ondas e crioablação) podem ser usadas para reduzir o fardo do tumor e também oferecer alívio dos sintomas. Os regimes de quimioterapia que podem ser considerados incluem combinação de estreptozocina, 5-fluorouracil e doxorrubicina; capecitabina e oxaliplatina; e capecitabina e temozolomida (ver Tab. 41.3). Terapias direcionadas contra múltiplos passos na via PI3K/AKT/mTor se demonstraram úteis. O everolimo, um inibidor do mTor, é aprovado para tratamento de TNE-P avançados. Tem sido demonstrado que o sunitinibe desacelera o crescimento de TNE-P. O tratamento com radioisótopos (índio-111, ítrio-90 ou lutécio-177) ligado a um análogo da somatostatina tem sido relatado como benéfico a uma parcela de pacientes.

Hipoglicemia de tumor de células não ilhotas

Essas causas raras de hipoglicemia incluem tumores mesenquimais como sarcomas retroperitoneais, carcinomas hepatocelulares, carcinomas adrenocorticais e diversos tumores epiteliais. Os tumores frequentemente são grandes e prontamente palpados ou visualizados nos exames de TC ou RM.

Em muitos casos, a hipoglicemia deve-se à expressão e liberação de um fator de crescimento semelhante à insulina 2 (IGF-2) processado de modo incompleto pelo tumor.

O diagnóstico é suportado pelos níveis de insulina no soro abaixo de 5 microunidade/mL com níveis de glicose no plasma de 45 mg/dL (2,5 mmol/L) ou mais baixos. Os valores do hormônio de crescimento e do IGF-1 também são reduzidos. Os níveis do IGF-2 podem estar aumentados, mas muitas vezes são "normais" em quantidades, apesar da presença da forma imatura do IGF-2, de peso molecular mais elevado, que pode ser detectado apenas por técnicas laboratoriais especiais.

Nem todos os pacientes com hipoglicemia de tumor de células não ilhotas têm pró-IGF-2 elevado. A produção de insulina ectópica foi descrita no carcinoma brônquico, carcinoma ovariano e carcinoma de pequenas células do colo do útero. A hipoglicemia decorrente do IGF-1 liberado por um carcinoma metastático de grandes células do pulmão também foi relatada. Os tumores que secretam GLP-1 (ovarianos e TNE-P) também podem causar hipoglicemia ao estimular a liberação de insulina das ilhotas pancreáticas normais.

O prognóstico para esses tumores geralmente é ruim, e a remoção cirúrgica deve ser tentada quando viável. O manejo da hipoglicemia com dieta é o suporte principal do tratamento médico.

Hipoglicemia pós-prandial

1. Hipoglicemia após cirurgia gástrica

Algumas vezes, a hipoglicemia se desenvolve em pacientes que passaram por cirurgia gástrica (p. ex., gastrectomia, vagotomia, piloroplastia, gastrojejunostomia, fundoplicatura de Nissen, procedimento Billroth II e *bypass* gástrico em Y de Roux) em especial quando esses pacientes consomem altos níveis de carboidratos rapidamente absorvíveis. Essa síndrome de *dumping* tardio ocorre cerca de 1-3 horas após uma refeição e é um resultado da liberação rápida de alta concentração de carboidratos no intestino delgado proximal e da rápida absorção de glicose. A resposta hiperinsulinêmica à alta carga de carboidratos provoca hipoglicemia. A liberação excessiva de hormônios do trato gastrointestinal como GLP-1 provavelmente tem um papel na resposta hiperinsulinêmica. Os sintomas incluem tontura, suor, confusão e até mesmo perda da consciência depois de ingerir uma refeição com alto teor de carboidratos. Para documentar hipoglicemia, o paciente deve ingerir uma refeição que provoque sintomas durante a vida cotidiana. Um teste de tolerância oral à glicose não é recomendado porque muitas pessoas sem diabetes têm resultados de testes falso-positivos. Houve relatos de caso de insulinoma em pacientes com hipoglicemia depois da cirurgia de *bypass* gástrico em Y de Roux. Não está claro em que frequência isso ocorre. Um histórico cuidadoso pode identificar pacientes que têm um histórico de hipoglicemia com exercícios ou ao pular refeições, e essas pessoas podem precisar de um jejum formal de 72 horas para descartar um insulinoma.

O tratamento para o *dumping* secundário inclui modificação na dieta, mas isso pode ser difícil de sustentar. Os pacientes podem experimentar refeições mais frequentes, com porções menores de carboidratos de digestão menos rápida. A terapia de alfa-glicosidase pode ser um adjunto útil para uma dieta com baixo teor de carboidratos. A octreotida 50 mcg administrada por SC 2 ou 3x/ dia, 30 minutos antes de cada refeição, foi relatada para propiciar a melhora dos sintomas causados pela síndrome de *dumping* tardio. O tratamento com exendina 9-39 (avexitida), um agonista do receptor de GLP-1, pode evitar a hipoglicemia de *bypass* pós-gástrico. Os inibidores SGLT-2 podem melhorar o aumento de glicose pós-prandial, a resposta de insulina subsequente e hipoglicemia. Há um relatório de uma paciente com cirurgia de *bypass* em Y de Roux que teve uma resolução completa da hiperglicemia e da hipoglicemia quando recebeu canagliflozina. Diversos procedimentos cirúrgicos para atrasar o esvaziamento gástrico foram relatados como melhora dos sintomas, mas faltam estudos de eficácia de longo prazo.

2. Hipoglicemia alimentar funcional

Os pacientes têm sintomas que sugerem o aumento da atividade simpática, incluindo ansiedade, fraqueza, tremor, suor ou palpitações depois das refeições. O exame físico e os testes laboratoriais são normais. Não se recomenda que os pacientes com sintomas sugestivos de maior atividade simpática passem por um teste de tolerância oral à glicose prolongado ou um teste de refeição mista. Em vez disso, os pacientes devem receber monitores domésticos de glicose no sangue (com memória) e serem instruídos a monitorar os níveis de glicose por punção digital na hora dos sintomas. Apenas pacientes que tenham sintomas quando sua glicose no sangue por punção digital estiver baixa (menos de 50 mg/dL) e que tenham resolução dos sintomas quando a glicose é elevada por ingestão de carboidratos de rápida liberação precisam de avaliação adicional. Os pacientes que não tenham evidências de níveis baixos de glicose na hora dos sintomas são, em geral, tranquilizados por seus achados. O aconselhamento e o suporte devem ser os apoios principais na terapia, e a manipulação da dieta deve ser apenas um adjunto.

3. Diabetes oculto

Essa condição se caracteriza por um atraso na liberação inicial de insulina das células B pancreáticas, resultando em exagero inicial da hiperglicemia durante um teste de tolerância à glicose. Em resposta a essa hiperglicemia, uma liberação exagerada de insulina produz uma hipoglicemia tardia 4-5 horas após a ingestão de glicose. Esses pacientes muitas vezes têm obesidade e um histórico familiar de diabetes *mellitus*.

Os pacientes com esse tipo de hipoglicemia pós-prandial muitas vezes respondem à ingestão reduzida de açúcares refinados com várias refeições pequenas e espaçadas, com alto teor de fibras. Em pacientes com obesidade, o tratamento é dirigido para a redução de peso até atingir o peso ideal. Deve-se considerar que esses pacientes tenham pré-diabetes ou diabetes (tipo 1 ou 2) inicial e aconselhados a passarem por avaliações médicas periódicas.

4. Hipoglicemia autoimune

Os pacientes com hipoglicemia autoimune têm hiperglicemia inicial pós-prandial seguida por hipoglicemia 3-4 horas depois. A hipoglicemia é atribuída a uma dissociação dos complexos imunes insulina-anticorpo, liberando insulina.

O distúrbio está associado com tratamento de metimazol para a doença de Graves, embora também possa ocorrer em pacientes tratados com vários outros medicamentos que contêm sulfidrila (captopril, penicilamina), além de outros fármacos como hidralazina, isoniazida e procainamida. Além disso, ela tem sido relatada em pacientes com distúrbios autoimunes como artrite reumatoide, lúpus eritematoso sistêmico (LES) e polimiosite, além de mieloma de células do plasma e outras discrasias de células plasmáticas em que paraproteínas ou anticorpos reagem com a insulina. Há também uma associação com os alelos HLA classe II (DRB1*0406, DQA1*0301 e DQB1*0302). Esses alelos são de 10 a 20 vezes mais comuns nas populações japonesa e coreana, o que explica por que o distúrbio tem sido relatado principalmente em pacientes japoneses.

Altos títulos de autoanticorpos de insulina, geralmente classe IgG, podem ser detectados. Os níveis de insulina, pró-insulina e peptídeo C podem ser elevados, mas os resultados podem ser errados por causa da interferência dos anticorpos de insulina com os imunoensaios para esses peptídeos.

Na maioria dos casos, a hipoglicemia é temporária e em geral se resolve espontaneamente dentro de 3-6 meses de diagnóstico, sobretudo quando os medicamentos envolvidos são interrompidos. O benefício terapêutico mais consistente no manejo dessa síndrome tem sido alcançado pelo tratamento com dieta, com refeições pequenas e frequentes com baixo teor de carboidratos. Prednisona (30-60 mg oral/dia) tem sido usada para reduzir o título dos anticorpos de insulina.

Hipoglicemia fictícia

A hipoglicemia fictícia pode ser difícil de documentar. Uma suspeita de hipoglicemia autoinduzida é suportada quando o paciente é associado com as profissões da área de saúde ou tem acesso a medicações para diabetes de um parente que tem diabetes. A tríade de hipoglicemia, alta imunorreatividade de insulina e imunorreatividade do peptídeo C no plasma suprimida é patognomônica da administração de insulina exógena. Insulina e peptídeo C são secretados em uma proporção molar 1:1. Uma fração maior da insulina endógena é depurada pelo fígado, enquanto o peptídeo C, que é depurado pelo rim, tem uma taxa de depuração metabólica mais baixa. Por essa razão, a proporção molar de insulina e peptídeo C em um paciente hipoglicêmico deve ser menos do que 1,0 em casos de insulinoma e maior do que 1,0 em casos de administração de insulina exógena (ver Hipoglicemia decorrente de tumores de células B pancreáticas, anteriormente). Quando sulfonilureias, repaglinida e nateglinida são suspeitas como causa de hipoglicemia fictícia, um nível desses medicamentos no plasma para detectar a presença deles pode ser necessário para distinguir os achados laboratoriais dos achados de insulinoma.

Hipoglicemia decorrente de anticorpos de receptores de insulina

A hipoglicemia decorrente de anticorpos de receptores de insulina é uma síndrome extremamente rara. A maioria dos casos ocorre em mulheres, muitas vezes com um histórico de doença autoimune. Quase todos esses pacientes também tiveram episódios de diabetes resistente à insulina e acantose nigricans. Sua hipoglicemia pode ser em jejum ou pós-prandial e muitas vezes é grave e atribuída a uma ação agonista do anticorpo no receptor de insulina. O equilíbrio entre os efeitos antagonistas e agonistas dos anticorpos determina se ocorre o diabetes resistente à insulina ou a hipoglicemia. Foi descoberto que a hipoglicemia responde à terapia de corticosteroide, mas não à plasmaférese nem à imunossupressão.

Hipoglicemia induzida por medicamentos e etanol

Vários medicamentos além dos medicamentos para diabetes podem às vezes provocar hipoglicemia. Isso acontece comumen-te com as fluoroquinolonas, como gatifloxacina e levofloxacina, pentamidina, quinina, IECA, salicilatos e agentes bloqueadores beta-adrenérgicos. As fluoroquinolonas, especialmente a gatifloxacina, têm sido associadas tanto com hipoglicemia quanto com hiperglicemia. Considera-se que o fármaco atua nos canais de potássio sensíveis ao ATP na célula beta. A hipoglicemia é o evento inicial, e a hiperglicemia ocorre vários dias depois do início da terapia. A pentamidina intravenosa é citotóxica para as células beta e provoca hiperinsulinemia e hipoglicemia agudas seguidas por insulinopenia e hiperglicemia. Os pacientes em jejum que tomam betabloqueadores não cardiosseletivos podem ter uma resposta hipoglicêmica exagerada ao jejum. O betabloqueio inibe os ácidos graxos e o substrato de gliconeogênese libera e reduz a resposta do glucagon no plasma. Terapia com IECA aumenta o risco da hipoglicemia em pacientes que estejam tomando insulina ou sulfonilureias, presumivelmente porque esses fármacos aumentam a sensibilidade à insulina circulante, aumentando o fluxo de sangue para o músculo. Alguns opioides provocam hipoglicemia. O uso de Tramadol tem sido associado com o risco aumentado de hospitalização por hipoglicemia. Overdose de metadona também tem sido relatada como causa de hipoglicemia, e um rápido aumento da dose de metadona em pacientes com câncer pode diminuir os níveis de glicose.

A hipoglicemia associada ao etanol pode ser causada pela atividade da desidrogenase alcoólica hepática que esgota o dinucleotídeo de nicotinamida adenina (NAD). A mudança resultante no estado *redox* – aumento na proporção de nicotinamida adenina dinucleotídeo + hidrogênio (NADH) para NAD+ – provoca um bloqueio parcial em vários pontos na via gliconeogênica. Com jejum prolongado, as reservas de glicogênio se esgotam em 18-24 horas e a saída hepática de glicose se torna totalmente dependente da gliconeogênese. Nessas circunstâncias, uma concentração de etanol no sangue de apenas 45 mg/dL (9,8 mmol/L) pode induzir hipoglicemia profunda ao bloquear a gliconeogênese. A neuroglicopenia em um paciente cujo hálito cheira a álcool pode ser confundida com estupor alcoólico. A prevenção consiste em ingestão adequada de alimentos durante a ingestão de etanol. A terapia consiste em administração de glicose para reabastecer as reservas de glicogênio até que a gliconeogênese recomece.

Quando refrigerantes que contêm açúcar são usados como misturas para diluir o álcool em bebidas (gim e tônica; rum e Coca-Cola), parece haver uma maior liberação de insulina do que quando o refrigerante é ingerido isoladamente e uma tendência para que um surto hipoglicêmico tardio ocorra 3-4 horas depois. A prevenção consiste em evitar misturas açucaradas ao ingerir álcool e garantir ingestão suplementar de alimentos para fornecer a absorção sustentada.

Distúrbios de lipídios

Michael J. Blaha, MD, MPH

Revisão científica da edição brasileira: Dr. Marcelo Arruda Candido

A **"Hipótese de lipídios"** de DCV (**doença cardiovascular**), que afirma que o *colesterol é uma causa no desenvolvimento da DCV aterosclerótica (DCVAS) e que diminuir o colesterol produz taxas mais baixas de eventos cardiovasculares,* é amplamente aceita em toda a comunidade médica. No caso de pacientes com DCVAS (prevenção secundária), os estudos demonstraram que abaixar o colesterol leva a uma redução consistente na mortalidade total e nos eventos cardiovasculares recorrentes em homens e mulheres; outros estudos documentaram redução de mortalidade e de eventos em pacientes de meia-idade e mais velhos. Entre os pacientes sem DCVAS (prevenção primária), os dados são geralmente consistentes, com as taxas de eventos cardiovasculares, mortalidade por doença cardíaca e mortalidade por todas as causas diferindo entre os estudos. As diretrizes foram planejadas para auxiliar os médicos generalistas na seleção de pacientes para terapia de redução de colesterol, baseada predominantemente no risco geral de desenvolver DCV e nos níveis basais de colesterol.

Existem diversos distúrbios genéticos que trazem *insight* sobre a patogênese de doenças relacionadas a lipídios. **A hipercolesterolemia familiar,** rara no estado homozigoto (cerca de 1:1 milhão), causa níveis marcadamente altos de LDL-C (colesterol da lipoproteína de baixa densidade) e DCVAS precoce. Os defeitos genéticos mais comuns envolvem receptores de LDL (lipoproteína de baixa densidade) ausentes ou defeituosos, resultando em metabolismo não regulado de LDL, variantes patogênicas genéticas da apolipoproteína B ou ganho de função na pró-proteína convertase subtilisina/kexina tipo 9 (PCSK9 – proteína que regula a decomposição dos receptores de LDL). Os pacientes com o par de genes anormais (homozigotos) têm níveis extremamente altos, até oito vezes acima do normal, e apresentam doença aterosclerótica na infância. Os homozigotos podem necessitar de transplante de fígado ou plasmaférese para corrigir suas graves anormalidades de lipídios; o tratamento precoce com estatinas parece proporcionar benefícios por toda a vida nesses pacientes. Os que têm apenas um gene defeituoso (heterozigotos) apresentam concentrações de LDL de até 2 ou 3 vezes maior que o normal; as pessoas com essa condição têm risco variável, mas a DCV pode se desenvolver já aos 30-40 anos. Com as opções de tratamento atuais, quase todos os pacientes com hipercolesterolemia familiar heterozigótica podem atingir valores de colesterol normais com combinações de terapias.

Outra condição rara é causada por uma anormalidade da lipase lipoproteica, a enzima que permite que os tecidos periféricos captem triglicerídeos de quilomicrons e de partículas de lipoproteínas de muito baixa densidade (VLDL). Os pacientes com essa condição, uma causa da **síndrome de quilomicronemia familiar**, têm hipertrigliceridemia marcada com pancreatite recorrente e hepatoesplenomegalia na infância.

Outras numerosas anormalidades genéticas do metabolismo dos lipídios são nomeadas pela anormalidade observada quando o soro passa por eletroforese (p. ex., disbetalipoproteinemia, caracterizada por níveis elevados de lipoproteínas remanescentes) ou a partir de combinações poligênicas de anormalidades de lipídios em famílias (p. ex., hiperlipidemia combinada familiar).

Quando encaminhar

- Distúrbios lipídicos genéticos conhecidos.
- História familiar marcante de hiperlipidemia ou aterosclerose prematura.
- Colesterol LDL sérico extremamente alto (LDL-C), triglicerídeos e/ou lipoproteína (a), bem como HDL-C sérico extremamente baixo ou extremamente alto.

Hegele RA et al. Rare dyslipidaemias, from phenotype to genotype to management: a European Atherosclerosis Society task force consensus statement. Lancet Diabetes Endocrinol. 2020;8:50. [PMID: 31582260]

Khera AV et al. What is familial hypercholesterolemia, and why does it matter? Circulation. 2020;141:1760. [PMID: 32479201]

Sniderman AD et al. Apolipoprotein B particles and cardiovascular disease: a narrative review. JAMA Cardiol. 2019;4:1287. [PMID: 31642874]

Frações lipídicas e o risco de doença arterial coronariana

No soro, o colesterol é transportado principalmente por três diferentes lipoproteínas: VLDL, LDL e HDL. O colesterol total é igual à soma desses três componentes:

Colesterol total = colesterol HDL + colesterol VLDL + colesterol LDL

Usando essas suposições, a **equação de Friedewald** afirma que o LDL-C pode ser estimado como:

$$\text{Colesterol LDL (mg/dL)} = \text{colesterol total (mg/dL)} - \text{colesterol HDL (mg/dL)} - \frac{\text{triglicerídeos (mg/dL)}}{5}$$

Quando se usam unidades do sistema internacional, a fórmula passa a ser:

$$\text{Colesterol LDL (mmol/L)} = \text{colesterol total (mmol/L)} - \text{colesterol HDL (mmol/L)} - \frac{\text{triglicerídeos (mmol/dL)}}{2{,}2}$$

A pesquisa moderna tem questionado diversas das suposições subjacentes à equação de Friedewald, em especial a convenção de que o VLDL é sempre melhor estimado como triglicerídeos/5, o que é impreciso quando os triglicerídeos estão acima de 150 mg/dL e quando o LDL-C é menor que 70 mg/dL. Por essa razão, muitos laboratórios comerciais mudaram para a **equação de Martin-Hopkins**, que usa um fator flexível para derivar o VLDL dos triglicerídeos (em vez de sempre dividir por 5). A equação de Martin-Hopkins reduz a subestimação sistemática do LDL-C quando os triglicerídeos são mais altos do que 150 mg/dL e o LDL é mais baixo do que 70 mg/dL e é mais precisa ao estimar o LDL de amostras de sangue sem jejum.

O **não HDL-C** é cada vez mais reconhecido como uma medida importante da quantidade total da apolipoproteína B, contendo partículas lipídicas aterogênicas. O não HDL-C é calculado como: colesterol total – HDL-C. As vantagens de calcular o não HDL-C são que a mensuração é direta, não requer custo adicional, é menos sensível ao *status* de jejum e é um melhor preditor do risco cardiovascular em comparação ao LDL-C.

A **lipoproteína (a) [Lp(a)]**, uma subfração do LDL que é em grande medida determinada geneticamente, também tem sido reconhecida como um fator causal na aterosclerose. Uma medição de lipoproteína (a) em pacientes com forte história familiar, com manifestações de DCVAS precoce ou com hipercolesterolemia familiar é útil. A National Lipid Association também recomenda rastreio em cascata em parentes de pessoas com hipercolesterolemia grave, incluindo Lp(a) elevada. Valores mais altos que 50 mg/dL ou 100 nmol/L são considerados elevados. As diretrizes da European Society of Cardiology/European Atherosclerosis Society (ESC/EAS) de 2019 recomendam uma medição de Lp(a) para todos os adultos para identificar os que têm valores muito altos (maiores que 180 mg/dL ou maiores que 430 nmol/L). Uma nova terapia com oligonucleotídeos antisense (pelacarsen) associada a redução de quase 80% na Lp(a) está sendo testada em um ensaio de fase três de desfechos cardiovasculares de pacientes com IAM prévio e Lp(a) alta. Os resultados desse ensaio, *Horizon de Lp (a)*, estão previstos de 2025. A Lp(a) deveria ser medida mais comumente e usada como um fator de aumento de risco, favorecendo o tratamento precoce e mais agressivo com estatina.

É difícil atribuir um intervalo "normal" para os lipídios no soro. Isso ocorre porque nossos valores de colesterol são muito mais elevados do que os de nossos ancestrais evolutivos (cujos valores de LDL-C podem ter sido 30-50 mg/dL). Os níveis médios de LDL-C estão declinando atualmente nos EUA, inclusive em jovens. *Não* há evidências disponíveis de que os níveis de colesterol em adultos possam ser "baixos demais"; isto é, *não* há evidências de que níveis muito baixos de LDL-C estejam ligados a nenhum efeito colateral (p. ex., disfunção cognitiva).

Reyes-Soffer G et al. Lipoprotein(a): a genetically determined, causal, and prevalent risk factor for atherosclerotic cardiovascular disease: a Scientific Statement from the American Heart Association. Arterioscler Thromb Vasc Biol. 2022;42:e48. [PMID: 34647487]

Sampson M et al. A new equation for calculation of low-density lipoprotein cholesterol in patients with normolipidemia and/ or hypertriglyceridemia. JAMA Cardiol. 2020;5:540. [PMID: 32101259]

Wilson PWF et al. Lipid measurements in the management of cardiovascular diseases: practical recommendations. A scientific statement from the National Lipid Association writing group. J Clin Lipidol. 2021;15:629. [PMID: 34802986]

Efeitos terapêuticos da redução do colesterol

A redução dos níveis de colesterol em homens saudáveis de meia-idade sem doença arterial coronariana (DAC) (**prevenção primária**) reduz o risco em proporção direta à redução no LDL-C. Adultos tratados têm reduções clinicamente importantes nas taxas de IAM, novos casos de angina, necessidade de ponte de safena ou outros procedimentos de revascularização do miocárdio, doença arterial periférica (DAP) e acidente vascular encefálico (AVE). O estudo *West of Scotland* mostrou 31% de diminuição em IAM em homens de meia-idade tratados com pravastatina em comparação com placebo. O estudo *Air Force/ Texas Coronary Atherosclerosis Prevention Study* (AFCAPS/ TexCAPS) mostrou resultados similares com lovastatina. Como ocorre em qualquer intervenção de prevenção primária, muitos pacientes saudáveis precisam ser tratados para prevenir um único evento. Os números de pacientes que precisavam ser tratados (NNT) para prevenir um IAM não fatal ou uma morte por DAC nesses dois estudos foram respectivamente 46 e 50. O ensaio *Anglo-Scandinavian Cardiac Outcomes Trial* (*Ascot*) de atorvastatina em pessoas com hipertensão e outros fatores de risco, mas sem DAC, demonstrou uma redução de 36% nos eventos de DAC. O estudo *Justification for the Use of Statins in Prevention: An Intervention Trial Evaluating Rosuvastatin* (*Jupiter*) mostrou redução de 44% em um desfecho clínico combinado de IAM, AVE, revascularização, hospitalização por angina instável ou morte por causas cardiovasculares em homens e mulheres. O NNT estimado de cinco anos para prevenir um evento foi 20. O ensaio *Heart Outcomes Prevention Evaluation* (*Hope*-3) de rosuvastatina mostrou uma redução de 24% nos eventos cardiovasculares. O NNT em 5,6 anos foi 91. O estudo *Randomized Trial to Prevent Vascular Events in HIV* (*Reprieve*) mostrou uma redução de 35% na morte por causas cardiovasculares, IAM, hospitalização por angina instável, AVE, ataque isquêmico transitório, isquemia arterial periférica, revascularização ou morte por causa indeterminada com o uso de pitavastatina em 7.769 pessoas com HIV com risco baixo a moderado de DAC. O número de necessidade de tratamento de cinco anos foi 106. No entanto, estudos de prevenção primária encontraram um efeito menos consistente na mortalidade total.

Nos estudos de **prevenção secundária** entre pacientes com DCVAS, os benefícios da redução do colesterol para a mortalidade foram menos claros. *Os principais ensaios com estatinas demonstraram reduções significativas em eventos e mortes cardiovasculares, e mortalidade por todas as causas em homens e mulheres com DAC.* O NNT para prevenir IAM não fatal ou morte por DAC nesses estudos ficou entre 12 e 34. A redução agressiva do colesterol com esses agentes causa regressão de placas ateroscleróticas em alguns pacientes, reduz a progressão da aterosclerose em enxertos de veia safena e podem retardar ou reverter a aterosclerose da artéria carótida. Os resultados com outras classes de medicamentos, em especial aqueles com pouco efeito sobre o LDL ou o receptor de LDL, têm sido menos consistentes. Os benefícios e os efeitos adversos da redução do colesterol podem ser específicos para cada tipo ou mecanismo de medicamento.

As disparidades na redução absoluta de eventos entre os estudos de prevenção primária e secundária enfatizam um aspecto da redução clínica do colesterol. *Os benefícios líquidos da redução de colesterol dependem do risco subjacente de DCVAS bem como dos riscos concorrentes de outras doenças.* Em pacientes de meia-idade com aterosclerose e colesterol alto, as taxas de morbidade e de mortalidade são altas, e as medidas que reduzem o risco relacionado ao colesterol têm maior probabilidade de fornecer um benefício líquido significativo ao paciente. Em pacientes mais velhos com pouca aterosclerose e níveis mais baixos de colesterol, pode não haver nenhum benefício clínico líquido com a redução do colesterol.

Grinspoon SK et al; REPRIEVE Investigators. Pitavastatin to prevent cardiovascular disease in HIV infection. N Engl J Med. 2023;389:687. [PMID: 37486775]

Condições secundárias que afetam o metabolismo de lipídios

Diversos fatores, incluindo medicamentos, podem influenciar os lipídios séricos. Esses fatores são importantes por duas razões: níveis anormais de lipídios (ou mudanças nos níveis dos lipídios) podem ser indicadores de algumas dessas condições, e a correção da condição subjacente pode evitar a necessidade de tratar um aparente distúrbio de lipídios. As doenças da tireoide, em especial o hipotireoidismo,

estão associadas com LDL-C elevado. O diabetes *mellitus* e o uso de álcool estão normalmente associados com níveis altos de triglicerídeos, que declinam com o controle glicêmico ou redução no uso de álcool. Portanto, as causas secundárias de níveis elevados de lipídios no sangue devem ser consideradas em cada paciente com um distúrbio lipídico antes do início da terapia para redução de lipídios.

Apresentações clínicas

A maioria dos pacientes com níveis altos de colesterol não tem sintomas nem sinais específicos. Quase todos, com anormalidades de lipídios, são detectados pelo laboratório, como parte dos exames de um paciente com DAC ou de uma estratégia de rastreio preventivo. Níveis extremamente altos de quilomícrons ou partículas VLDL (nível de triglicerídeos acima de 1.000 mg/dL ou 10 mmol/L) resultam na formação de **xantomas eruptivos** (Fig. 30.1) (pápulas vermelho-amareladas, especialmente nas nádegas). Altas concentrações do LDL-C resultam em **xantomas tendinosos** em determinados tendões (Aquileu, patela, dorso da mão). Esses xantomas geralmente indicam uma das hiperlipidemias genéticas subjacentes.

Rastreio e tratamento do colesterol elevado no sangue

Embora o rastreio de todas as crianças para distúrbios de colesterol continue a ser controverso, *todos os adultos deveriam verificar seu nível de lipídios antes da meia-idade.* Os pacientes com aterosclerose e diabetes *mellitus* documentados merecem exames mais detalhados de seus lipídios, pois esses pacientes têm o risco mais alto de sofrer manifestações adicionais a curto prazo e, portanto, têm mais a ganhar com a redução de lipídios. Outras medidas de redução de riscos para aterosclerose são discutidas no Capítulo 10; a redução de lipídios deveria ser apenas um aspecto de um programa para reduzir o avanço e os efeitos da aterosclerose.

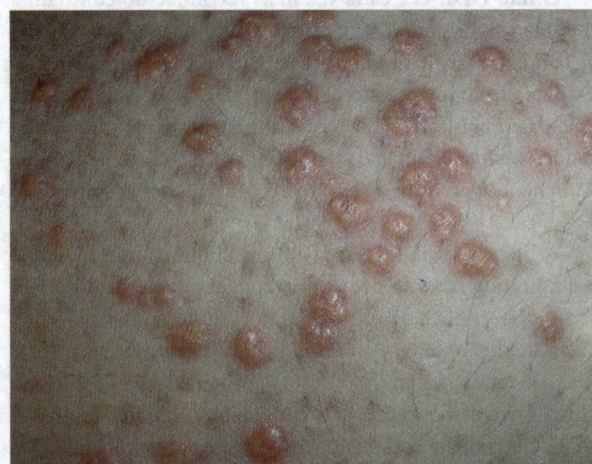

FIGURA 30.1 Xantomas eruptivos no braço de um homem com hiperlipidemia e diabetes *mellitus*.

Reproduzida de Richard P. Usatine, MD, em Usatine RP, Smith MA, Mayeaux EJ Jr, Chumley H. *The Color Atlas of Family Medicine*, 2.ed. McGraw-Hill, 2013.

A melhor estratégia de rastreio e tratamento para adultos que não têm DCVAS é menos clara. Vários algoritmos foram desenvolvidos para guiar o médico nas decisões de tratamento, mas as decisões clínicas sempre devem ser individualizadas com base no risco de DCVAS do paciente para maximizar o custo-benefício.

As diretrizes da American Heart Association/American College of Cardiology (AHA/ACC/Multi-society) de 2018 recomendam rastreio de todos os adultos com 20 anos ou mais para nível alto de colesterol no sangue. As diretrizes do United States Preventive Services Task Force (USPSTF) de 2016 recomendam iniciar aos 20 anos apenas se houver outros fatores de risco cardiovascular, como uso de tabaco, diabetes, hipertensão, obesidade ou história familiar de DCV precoce. Para homens sem outros fatores de risco, recomenda-se o rastreio a partir dos 35 anos. Para mulheres e para homens entre 20 e 35 anos sem risco aumentado, o USPSTF não faz recomendação a favor nem contra rastreio de rotina para distúrbios lipídicos. Embora não haja um intervalo estabelecido para o rastreio, pode ser repetido a cada cinco anos para quem tem risco baixo ou moderado e com mais frequência para aqueles cujos níveis estejam próximos dos limiares terapêuticos.

Os indivíduos sem DCV devem ter seu risco calculado em 10 anos e o risco ao longo da vida também deve ser considerado. *Embora as pessoas com LDL-C maior que 190 mg/dL (4,91 mmol/L) tenham recomendação de tratamento independentemente do risco de DCV em 10 anos, todos os outros pacientes têm recomendação de tratamento com base no risco cardiovascular geral.* Enquanto outros calculadores (como **Score2** ou **Qrisk**) possam ser mais apropriados para outros países, o melhor método para estimar o risco de DCVAS em 10 anos nos EUA é o das *Pooled Cohort Equations* (equações de coorte agrupadas). Introduzidas pela primeira vez em 2013 nas diretrizes da ACC/AHA, as *Pooled Cohort Equations* incluem equações separadas para pacientes brancos e negros e estimam o risco de ataque cardíaco, AVE e morte cardiovascular em 10 anos. O calculador de risco da ACC/AHA pode ser encontrado em https://tools.acc.org/ASCVD-Risk-Estimator-Plus/#!/calculate/estimate, e existem aplicativos para dispositivos móveis disponíveis para *download*. Embora tenha sido demonstrado que esse calculador superestima o risco em algumas populações atuais, incluindo aquelas de *status* socioeconômico pelo menos moderado, o calculador de risco da ACC/AHA continua a ser um excelente ponto de partida para uma conversa sobre risco. O modelo **Life-CVD** é o melhor para exemplificar o risco no decorrer da vida e o benefício da terapia (https://www.u-prevent.com/calculators/lifeCvd). As equações Prevent foram lançadas em 2023 para ser um modelo do risco combinado de DCVAS e HF (hipercolesterolemia familiar) no intervalo de 10-30 anos, além de acrescentar outros fatores de risco cardiometabólicos e determinantes sociais, ao mesmo tempo em que elimina a raça das equações.

A **tomada de decisão compartilhada** é uma parte central do gerenciamento do colesterol na prevenção primária. Portanto, as diretrizes da AHA/ACC/Multi-society de 2018 e as diretrizes de prevenção primária da ACC/AHA de 2019

identificam um conjunto de "fatores de aumento de risco" que poderiam influenciar o médico e seu paciente a favorecer o tratamento de redução do colesterol. A Tabela 30.1 lista esses fatores de aumento de risco que podem ser considerados, em especial para pacientes com risco limítrofe a intermediário (risco cardiovascular de 5-20 em 10 anos).

TABELA 30.1 Fatores de aumento de risco que ajudam a identificar os pacientes que podem se beneficiar com a terapia de redução de lipídios: diretrizes 2018 AHA/ACC/Multi-society

História familiar de doença prematura (homens, idade < 55 anos; mulheres, idade < 65 anos)
Hipercolesterolemia primária (LDL-C, 160-189 mg/dL [4,1-4,8 mmol/L]; não HDL-C, 190-219 mg/dL [4,9-5,6 mmol/L])
Síndrome metabólica
DRC (não DRCT)
Condições inflamatórias crônicas, como psoríase, artrite reumatoide ou HIV/Aids
História de pré-eclâmpsia ou de menopausa prematura antes dos 40 anos
Raça/etnias de alto risco (p. ex., descendência do sul da Ásia)
Triglicerídeos altos persistentes ≥ 175 mg/dL
PCR de alta sensibilidade elevada (≥ 2,0 mg/L)
Lp(a) elevada (≥ 50 mg/dL ou ≥ 125 nmol/L)
Apolipoproteína B elevada (≥ 130 mg/dL)
Índice tornozelo-braquial < 0,9

AHA/ACC: American Heart Association/American College of Cardiology; DRC: doenças renais crônicas; DRCT: doença renal em estágio terminal; HDL-C: colesterol de lipoproteína de alta densidade; LDL-C: colesterol de lipoproteína de baixa densidade; PCR: proteína C reativa.

É importante notar que as diretrizes da AHA/ACC/Multi-society de 2018 e as diretrizes de prevenção primária da ACC/AHA de 2019 também identificam a pontuação de cálcio da artéria coronária como o melhor teste isolado para estratificação de risco adicional. A pontuação de cálcio da artéria coronária obtida em uma tomografia computadorizada simples, sem contraste, com controle cardíaco, que leva cerca de 10-15 minutos para ser realizada, está associada a aproximadamente 1mSv de radiação e custa entre 50-300 dólares. Ao contrário dos fatores de aumento de risco, que podem inclinar o médico e o paciente para o tratamento, *a pontuação de cálcio da artéria coronária também pode ajudar a identificar pacientes que têm baixa probabilidade de se beneficiar da terapia de redução de colesterol.* Por exemplo, quando a pontuação de cálcio da artéria coronária é zero na ausência de tabagismo ou de diabetes, o paciente tem baixo risco e menor probabilidade de receber benefício com a terapia; em vez disso, a pontuação de cálcio da artéria coronária pode ser repetida em aproximadamente três anos para pacientes de risco mais elevado e sete anos para pacientes de risco mais baixo. A USPSTF *não* endossa a pontuação de cálcio como um teste amplo de rastreio; em vez disso, ela diz que o teste deve ser reservado para situações em que dados adicionais vão informar a tomada de decisão compartilhada e potencialmente mudar a decisão terapêutica.

As estatinas são quase sempre a terapia de primeira linha (Tabs. 30.2 e 30.3). As decisões de tratamento estão baseadas

TABELA 30.2 Efeitos de medicamentos de modificação de lipídios selecionados

Medicamento	Efeitos de modificação de lipídios			Regimes	Custo aproximado
	LDL-C	HDL-C	Triglicerídeos		
Alirocumabe (Praluent)[2]	−45 a −60%	±	±	*Inicial:* 75 mg, SC, dose única, a cada 2 semanas *Máxima:* 150 mg, SC, dose única, a cada 2 semanas	$$$
Atorvastatina (Lipitor)	−25 a −40%	+5 a 10%	↓↓	*Inicial:* 10 mg, VO, dose única *Máxima:* 80 mg, VO, dose única	$
Ácido bempedoico (Nexletol)	−17 a −20%	−6%	±	*Inicial:* 180 mg, VO, dose única *Máxima:* 180 mg, VO, dose única	$$$
Colestiramina (Questran, outros)	−15 a −25%	+5%	±	*Inicial:* 4 g, VO, 2x/dia *Máxima:* 24 g, VO, dividida	$$
Colesevelam (WelChol)	−10 a −20%	+10%	±	*Inicial:* 625 mg, 6-7 comprimidos, dose única, VO *Máxima:* 625 mg, 6-7 comprimidos oral uma vez	$$
Colestipol (Colestid)	−15 a −60%	+5%	±	*Inicial:* 5 g, VO, 2x/dia *Máxima:* 30 g, VO, dividida	$$
Evinacumabe (Evkeeza)[3]	−47%	−52%	↓↓	*Inicial:* 15 mg/kg, IV, a cada 4 semanas *Máxima:* 15 mg/kg, IV, a cada 4 semanas	$$$$
Evolocumabe (Repatha)[2]	−50 a −60%	±	±	*Inicial:* 140 mg, SC, 1x, a cada 2 semanas *Máxima:* 420 mg, SC, 1x/mês	$$$
Ezetimiba (Zetia)	−15 a −20%	+5%	±	*Inicial:* 10 mg, VO, dose única *Máxima:* 10 mg, VO, dose única	$$
Fenofibrato (Tricor, outros)	−10 a −15%	+15 a 25%	↓↓	*Inicial:* 48 mg, VO, dose única *Máxima:* 145 mg, VO, dose única	$$
Ácido fenofíbrico (Trilipix)	−10 a −15%	+15 a 25%	↓↓	*Inicial:* 45 mg, VO, dose única *Máxima:* 135 mg, VO, dose única	$$
Fluvastatina (Lescol)	−20 a −30%	+5 a 10%	↓	*Inicial:* 20 mg, VO, dose única *Máxima:* 40 mg, VO, dose única	$
Genfibrozila (Lopid, outros)	−10 a −15%	+15 a 20%	↓↓	*Inicial:* 600 mg, VO, dose única *Máxima:* 1.200 mg, VO, dividida	$
Inclisiran (Leqvio)[2]	−50 a −52%	+5 a 6%	↓	*Inicial:* 284 mg, SC, linha de base e 3 meses *Manutenção:* 284 mg, SC, a cada 6 meses	$$$
Lomitapida (Juxtapid)[3,4]	−40 a −50%	−7%	↓↓	*Inicial:* 5 mg, VO, dose única *Máxima:* 60 mg, VO, dose única	$$$$
Lovastatina (Mevacor, outros)	−25 a −40%	+5 a 10%	↓	*Inicial:* 10 mg, VO, dose única *Máxima:* 80 mg, VO, dividida	$
Niacina (MIP, Niaspan)[2]	−15 a −25%	+25 a 35%	↓↓	*Inicial:* 100 mg, VO, dose única *Máxima:* 3-4,5 g, VO, dividida	$
Ésteres etílicos de ácidos graxos ômega-3 (Lovaza)			↓↓	*Inicial:* 4 g, VO, dose única *Máxima:* 4 g, VO, dose única	$$
Icosapent etil ácido graxo ômega-3 (Vascepa)			↓↓	*Inicial:* 2 g, VO, duas doses *Máxima:* 2 g, VO, duas doses	$$$
Pitavastatina (Livalo, Zypitamag)	−30 a −40%	+10 a 25%	↓↓	*Inicial:* 2 mg, VO, dose única *Máxima:* 4 mg, VO, dose única	$$
Pravastatina (Pravachol)	−25 a −40%	+5 a 10%	↓	*Inicial:* 20 mg, VO, dose única *Máxima:* 80 mg, VO, dose única	$
Rosuvastatina (Crestor)	−40 a −50%	+10 a 15%	↓↓	*Inicial:* 10 mg, VO, dose única *Máxima:* 40 mg, VO, dose única	$
Sinvastatina (Zocor, outros)	−25 a −40%	+5 a 10%	↓↓	*Inicial:* 5 mg, VO, dose única *Máxima:* 80 mg, VO, dose única	$

[1] Custo vai de $ = menos caro a $$$$ = mais caro. Estimativas de custo baseadas no preço médio de atacado (AWP, para genéricos AB, quando disponível).

[2] Também associado à redução em Lp(a).

[3] Restrito a pacientes com hipercolesterolemia familiar homozigótica.

[4] Alerta FDA Black Box em relação a hepatotoxicidade. Só pode ser prescrito no contexto de um plano de Food and Drug Administration Risk Evaluation and Mitigation Strategies (Plano de estratégias de avaliação e mitigação de risco da FDA).

± variável, se alguma; outros, indica disponibilidade de preparações genéricas menos caras; HDL-C: colesterol de lipoproteína de alta densidade; LDL-C: colesterol de lipoproteína de baixa densidade; MIP: medicamento isento de prescrição

Fonte: IBM Micromedex Red Book (versão eletrônica). IBM Watson Health, Greenwood Village, Colorado, EUA.

TABELA 30.3 Indicações para estatinas de alta e moderada intensidade: recomendações das diretrizes da AHA/ACC/Multi-society de 2018

Indicações	Recomendação de tratamento
Presença de DCVAS	Estatina de alta intensidade[1] ou estatina de intensidade moderada[2], se acima dos 75 anos
Elevação primária do LDL-C ≥ 190 mg/dL (4,91 mmol/L)	Estatina de alta intensidade
40-75 anos Presença de diabetes LDL-C ≥ 70 mg/dL (1,81 mmol/L)	Estatina de intensidade moderada ou estatina de alta intensidade, em caso de diabetes e risco de DCV em 10 anos ≥ 7,5% ou outros critérios de aumento de risco[3]
40-75 anos Sem DCVAS nem diabetes LDL-C 70-189 mg/dL (1,81-4,91 mmol/L) Risco de DCV em 10 estimado ≥ 7,5% ou pontuação de cálcio da artéria coronária ≥ 100 ou ≥ percentil 75	Estatina de intensidade moderada a alta

[1] Estatinas de alta intensidade incluem 40-80 mg/dia de atorvastatina VO ou 20-40 mg/dia de rosuvastatina VO.
[2] Estatinas de intensidade moderada incluem os seguintes agentes orais: atorvastatina, 10-20 mg/dia; fluvastatina, 40 mg/2x/dia; lovastatina, 40-80 mg/dia; pitavastatina, 1-4 mg/dia; pravastatina, 40-80 mg/dia; rosuvastatina, 5-10 mg/dia; ou sinvastatina, 20-40 mg/dia.
[3] Duração de diabetes > 10 anos, microalbuminúria, DRC, e índice tornozelo-braquial < 0,9 favorecem o tratamento agressivo mesmo para pacientes com 20-39 anos.
AHA/ACC: American Heart Association/American College of Cardiology; DCVAS: doença cardiovascular aterosclerótica; LDL-C: colesterol de lipoproteína de baixa densidade.

TABELA 30.4 Recomendações terapêuticas para pacientes hipercolesterolêmicos adultos com intolerância a estatinas da ACC de 2022 modificadas[1]

Indicações	Recomendações de tratamento		
	Terapia de primeira linha	Terapia de segunda linha	Terapia de terceira linha
Sem DCVAS, mas com risco aumentado[2]	Ezetimiba	Ácido bempedoico (ezetimiba/combinação de ácido bempedoico)	BAS (colesvelam)
Sem DCVAS clínica, mas com LDL-C ≥ 190 mg/dL (≥ 5,1 mmol/L)	Ezetimiba e/ou inibidor da PCSK9 (anticorpo monoclonal)	Ácido bempedoico ou inclisiran	Evinacumabe para HoFH
DCVAS clínica, mas risco não muito alto[3]	Ezetimiba e/ou inibidor da PCSK9 (anticorpo monoclonal)	Ácido bempedoico ou inclisiran	
DCVAS clínica com risco muito alto[3] ou com LDL-C ≥ 190 mg/dL (≥ 5,1 mmol/L)	Ezetimiba e/ou inibidor da PCSK9 (anticorpo monoclonal)	Ácido bempedoico ou inclisiran	Evinacumabe para HoFH

[1] Intolerância a estatinas é definida como desenvolvimento de efeitos colaterais associados a estatinas (miopatia ou rabdomiólise, inflamação hepática, hiperglicemia, perda de memória ou confusão) com pelo menos duas estatinas com uma tentativa na dose diária mais baixa aprovada pela FDA (ou uma tentativa de uma dosagem alternativa).
[2] Por exemplo, diabetes ou pontuação de cálcio da artéria coronária ≥100 ou ≥ percentil 75.
[3] Risco muito alto de DCVAS inclui pacientes com SCA nos últimos 12 meses ou história de IAM ou acidente vascular cerebral isquêmico ou doença vascular periférica.
ACC: American College of Cardiology; DCVAS: doença cardiovascular aterosclerótica; BAS: sequestrante de ácido biliar, como colesevelam; HoFH: hipercolesterolemia familiar homozigótica; LDL-C: colesterol de lipoproteína de baixa densidade; PCSK9: pró-proteína convertase subtilisina kexinaa tipo 9. Fonte: 2022 ACC Expert Consensus Decision Pathway on the Role of Nonstatin Therapies for LDL-Cholesterol Lowering in the Management of Atherosclerotic Cardiovascular Disease Risk. J Am Coll Cardiol. 2022;80:1366. [PMID: 36031461]

na presença de DCV ou diabetes, LDL-C maior que 190 mg/dL (4,91 mmol/L), idade do paciente e o risco estimado de desenvolver DCV em 10 anos. As diretrizes da AHA/ACC/Multi-society de 2018 definem quatro grupos de pacientes que se beneficiam de medicamentos de estatina: (1) indivíduos com DCVAS; (2) indivíduos com elevação primária do LDL-C acima de 190 mg/dL (4,91 mmol/L); (3) indivíduos entre 40-75 anos com diabetes e LDL igual ou maior que 70 mg/dL (1,81 mmol/L); e (4) indivíduos entre 40-75 anos sem DCVAS ou diabetes, com LDL entre 70-189 mg/dL (1,81-4,91 mmol/L), e risco estimado de DCVAS em 10 anos de 7,5% ou mais.

Ezetimiba, inibidores da PCSK9 e ácido bempedoico (Tab. 30.2) têm as recomendações mais fortes como terapia de segunda linha para pacientes com: (1) DCV cujo LDL em terapia com estatina permanece acima do limite relevante de tratamento de 55 mg/dL ou 70 mg/dL; (2) possível hipercolesterolemia familiar com LDL basal acima de 190 mg/dL (4,91 mmol/L), cujo LDL permanece superior ao limite de tratamento de 100 mg/dL; ou (3) intolerância documentada à estatina. A **intolerância à estatina** é comumente definida como incapacidade ou incapacidade percebida de tolerar pelo menos duas terapias de estatina diferentes, incluindo uma tentativa na dose mais baixa aprovada ou uma tentativa de dosagem

em dias alternados. A Tabela 30.4 esboça versões modificadas das recomendações terapêuticas da ACC de 2022 para adultos com hipercolesterolemia que são intolerantes às estatinas. Em pacientes de alto risco, a terapia de ezetimiba é favorecida em parte pelo custo reduzido, enquanto em pacientes de risco muito alto a terapia com inibidores da PCSK9 deve ser considerada. Como apresentado no estudo *Clear Outcomes*, o ácido bempedoico é uma alternativa excelente quando a intolerância a estatinas está presente.

Rastreio e tratamento em pacientes mais velhos

A metanálise de evidências que relacionam o colesterol a DCV em adultos mais velhos sugere que o colesterol é um fator de risco um pouco mais fraco em pessoas com idade acima de 75 anos. As diretrizes da AHA/ACC/Multi-society de 2018 aconselham continuar o tratamento com estatinas em pacientes com idade acima de 75 anos que tenham DCV. Contudo, as diretrizes sugerem tratar seletivamente os pacientes acima de 75 anos que não tenham evidências de DCV. As decisões de descontinuar a terapia de estatinas para pacientes individuais devem ser baseadas no *status* funcional geral, na expectativa de vida, nas comorbidades e na preferência do paciente, e devem ser tomadas no contexto com metas terapêuticas gerais e decisões de fim de vida.

Rastreio e tratamento em pacientes com HIV

Os pacientes com HIV têm risco de DCV mais alto do que pacientes comparáveis sem HIV, independentemente de fatores de risco cardiovascular tradicionais. Os mecanismos para isso incluem: ativação imune, inflamação e impacto das terapias de HIV sobre os fatores de risco, entre eles o colesterol. Os resultados cardiovasculares do estudo *Reprieve*, no qual o LDL de linha de base foi 108 mg/dL, são um argumento para a terapia de estatinas de rotina para quase todos os pacientes com HIV que não tenham contraindicações. Os tratamentos com pitavastatina podem ter menos interações com outros medicamentos do que algumas outras estatinas (p. ex., sinvastatina).

Arnett DK et al. 2019 ACC/AHA guideline on the primary prevention of cardiovascular disease: executive summary: a report of the American College of Cardiology/American Heart Association Task Force on Clinical Practice Guidelines. J Am Coll Cardiol. 2019;74:1376. [PMID: 30894319]

Dennison Himmelfarb CR et al. Shared decision-making and cardiovascular health: a scientific statement from the American Heart Association. Circulation. 2023;148:912. [PMID: 37577791]

Gencer B et al. Efficacy and safety of lowering LDL cholesterol in older patients: a systematic review and meta-analysis of randomised controlled trials. Lancet. 2020;396:1637. [PMID: 33186535]

Kalra DK et al. Dyslipidemia in human immunodeficiency virus disease: JACC Review Topic of the Week. J Am Coll Cardiol. 2023;82:171. [PMID: 37407116]

Khan SS et al; American Heart Association. Novel prediction equations for absolute risk assessment of total cardiovascular disease incorporating cardiovascular-kidney-metabolic health: a scientific statement from the American Heart Association. Circulation. 2023;148:1982. [PMID: 37947094]

Orringer CE, Blaha MJ et al. The National Lipid Association scientific statement on coronary artery calcium scoring to guide preventive strategies for ASCVD risk reduction. J Clin Lipidol. 2021;15:33. [PMID: 33419719]

Tratamento de colesterol LDL elevado

A redução do LDL-C com estatinas é apenas uma parte de um programa para reduzir o risco da DCV. Outras medidas – entre elas, dieta, exercícios, deixar de fumar, controle da hipertensão, perda de peso, controle do diabetes e terapia antitrombótica – também são muito importantes. Por exemplo, exercício (e perda de peso) pode reduzir o LDL-C, aumentar o HDL e diminuir os triglicerídeos.

Não foi demonstrado que o uso de medicamentos para aumentar o HDL-C traga benefícios adicionais. A adição de niacina a estatinas tem sido cuidadosamente estudada no estudo *Aim-high* e no estudo HPS2-*Thrive* em pacientes com alto risco de DCV. Nenhum benefício de resultado cardiovascular foi demonstrado.

Preiss D et al. Lipid-modifying agents, from statins to PCSK9 inhibitors: JACC focus seminar. J Am Coll Cardiol. 2020;75:1945. [PMID: 32327106]

Terapia nutricional

Estudos com adultos não hospitalizados têm relatado apenas benefícios modestos da redução do colesterol com terapias de dietas individuais, normalmente no intervalo de 5-10% de redução no LDL-C e ainda menos a longo prazo. O efeito das terapias nutricionais, porém, pode ser cumulativo. Alguns pacientes têm reduções marcantes no LDL-C – até 25-30% de redução –, enquanto outros têm aumentos clinicamente importantes. Assim, os resultados da terapia nutricional devem ser avaliados cerca de quatro semanas depois de seu início.

Várias abordagens nutricionais estão disponíveis para a terapia de dieta. A maioria dos norte-americanos ingere mais de 35% de calorias como gordura, 15% das quais é gordura saturada. Uma dieta tradicional de redução do colesterol recomenda reduzir a gordura total a 25-30% e a gordura saturada a menos de 7% das calorias, com a eliminação completa das gorduras trans. Essas dietas substituem a gordura, em especial a gordura saturada, por carboidrato. Outros planos de dieta, incluindo a *Dean Ornish Diet* e a maioria das dietas vegetarianas, restringem ainda mais a gordura. As dietas de baixo nível de gordura e alto nível de carboidrato, porém, resultam em resistência à insulina, triglicerídeos elevados e reduções no HDL-C.

Uma estratégia com forte suporte de evidências é a **dieta mediterrânea**, que mantém a gordura total em aproximadamente 35-40% das calorias totais, mas substitui a gordura saturada por gordura monoinsaturada – como a encontrada no óleo de canola e em azeitonas, amendoins, abacates e seus óleos. Essa dieta, como outras, requer a eliminação de alimentos altamente processados ou pré-embalados, é igualmente efetiva em reduzir o LDL-C e tem menor probabilidade de levar à redução do HDL-C. Vários estudos sugeriram que essa dieta também pode estar associada a reduções na disfunção endotelial, resistência à insulina e marcadores de inflamação vascular e pode resultar em melhor resolução da síndrome metabólica do que as dietas de redução do colesterol tradicionais. Um estudo clínico demonstrou a redução de eventos cardiovasculares em pessoas que seguiam uma dieta mediterrânea suplementada com nozes ou azeite de oliva extra virgem em comparação com pessoas que faziam uma dieta mediterrânea padrão menos intensa.

Outras mudanças na dieta podem também resultar em alterações benéficas nos lipídios no sangue. Fibras solúveis, como as encontradas no farelo de aveia ou *psyllium*, podem reduzir o LDL-C em 5-10%. Estanóis e esteróis vegetais podem reduzir o LDL-C em 10%. Estudos têm sugerido que, quando todos esses elementos são combinados em uma única prescrição dietética, o impacto da dieta sobre o LDL-C pode se aproximar do obtido com estatinas, reduzindo o LDL-C em cerca de 30%. Em contraste, suplementos isentos de prescrição (i.e., alho, canela, cúrcuma etc.) têm sido testados e são geralmente ineficazes para reduzir o LDL-C, em especial quando comparados diretamente com a rosuvastatina em um ensaio de comparação direta.

Laffin LJ et al. Comparative effects of low-dose rosuvastatin, placebo and dietary supplements on lipids and inflammatory biomarkers. J Am Coll Cardiol. 2023;81:1. [PMID: 36351465]

Lichtenstein AH et al. 2021 Dietary guidance to improve cardio-vascular health: a scientific statement from the American Heart Association. Circulation. 2021;144:e472. [PMID: 34724806]

Volpp KG et al; American Heart Association. Food is medicine: a presidential advisory from the American Heart Association. Circulation. 2023;148:1417. [PMID: 37767686]

Terapia farmacológica

Existem oito opções de classes de medicamentos disponíveis para pacientes que necessitam de tratamento farmacológico de colesterol elevado: estatinas, ezetimiba, inibidores da PCSK9, ácidos graxos ômega-3, ácido bempedoico, resinas de ligação de ácidos biliares, fibratos e niacina. Como mencionado, as estatinas são essenciais para quase todos os regimes médicos. Os quatro grupos de pacientes, definidos pelas diretrizes, que se beneficiam com os medicamentos de estatina são: *adultos com diabetes* mellitus, *os que têm DCVAS, LDL-C maior que 190 mg/dL ou risco de DCVAS em 10 anos maior que 7,5%.* Entre os medicamentos não estatinas que são considerados para controlar o LDL-C, as evidências são mais fortes para ezetimiba, inibidores da PCSK9 e ácido bempedoico; para triglicerídeos, sugere-se adicionar preparações de ácidos graxos ômega-3 de grau de prescrição. Existem muito menos evidências para inibidores de absorção de colesterol, fibratos e niacina. Esses medicamentos, de modo geral, devem ser usados com parcimônia.

A. Estatinas (inibidores da hidroximetilglutaril coenzima A [HMG-CoA] redutase)

As estatinas (inibidores da HMG-CoA redutase) agem inibindo a enzima que limita a taxa de formação do colesterol. A síntese do colesterol no fígado é reduzida, com um aumento compensatório nos receptores hepáticos do LDL (de modo que o fígado pode reter mais do colesterol de que precisa do sangue) e uma redução no nível do LDL-C circulante em 50% ou mais nas doses mais altas. Há também pequenos aumentos nos níveis do HDL, diminuições substanciais nos níveis de triglicerídeos e reduções marcadas nos níveis de PCR (proteína C reativa) de alta sensibilidade.

As diretrizes da AHA/ACC/Multi-society de 2018 dividem as estatinas em duas categorias: estatinas de "**alta intensidade**" e "**moderada intensidade**" (Tab. 30.3). As estatinas de alta intensidade reduzem o LDL-C em aproximadamente 50%. Os exemplos incluem atorvastatina em dose alta de 40-80 mg/dia e rosuvastatina de 20-40 mg/dia (Tab. 30.2). As estatinas de intensidade moderada reduzem o LDL-C em cerca de 30-50%. Os exemplos incluem pitavastatina de 2-4 mg/dia, sinvastatina de 20-40 mg/dia e pravastatina de 40-80 mg/dia, bem como atorvastatina de dose baixa de 1-20 mg/dia e rosuvastatina de 5-10 mg/dia. Todas as estatinas são ingeridas 1x/dia pela manhã ou à noite.

Dores musculares associadas a estatinas, com níveis normais de creatina quinase sérica, ocorrem em até 10% dos pacientes, e frequentemente esses pacientes podem tolerar a estatina após a reexposição. O ensaio *Samson* demonstrou a importância do efeito nocebo com a intolerância percebida à estatina (efeitos colaterais relatados oriundos das expectativas do paciente); nesse ensaio, 90% dos sintomas associados à reexposição à estatina também foram observados com placebo. O índice clínico de sintomas musculares associados às estatinas (Sams-CI) é uma ferramenta útil para ajudar a diferenciar os sintomas referentes às estatinas dos sintomas não relacionados a elas. Doenças musculares mais graves, mas muito incomuns, incluem miosite e rabdomiólise, com elevações moderadas e acentuadas dos níveis séricos de creatina quinase, respectivamente. Essas doenças musculares ocorrem com mais frequência quando a estatina é tomada com niacina ou um fibrato, bem como com eritromicina, medicamentos antifúngicos, nefazodona ou ciclosporina. A sinvastatina na dose mais alta aprovada (80 mg) está associada com risco elevado de lesão muscular ou miopatia; essa dose só deveria ser usada em pacientes que estão tomando sinvastatina em dose mais baixa por mais de 1 ano, sem toxicidade muscular. Doença hepática, com elevações de transaminases séricas, é outro efeito colateral incomum da terapia de estatina e, novamente, é mais comum em pacientes que também estão tomando fibratos ou niacina. Os fabricantes de estatinas recomendam monitorar as enzimas hepáticas antes de iniciar a terapia e, como clinicamente indicado também depois. As diretrizes atuais *não* recomendam o monitoramento de rotina. Finalmente, *a terapia de estatina está associada com um aumento de 10% de desenvolvimento de diabetes* mellitus *em indivíduos em risco* (p. ex., os que apresentam síndrome metabólica).

B. Ezetimiba

A ezetimiba inibe a absorção intestinal do colesterol alimentar e biliar pela parede intestinal ao inibir um transportador de colesterol. A dose de ezetimiba é 10 mg/dia VO. A ezetimiba reduz o LDL-C entre 15-20% quando usada como monoterapia, diminui a PCR de alta sensibilidade e pode reduzir ainda mais o LDL-C nos pacientes que tomam estatinas nos quais a meta terapêutica não foi atingida (Tab. 30.2). Efeitos colaterais são incomuns. Embora os efeitos benéficos da monoterapia com ezetimiba nos resultados cardiovasculares estejam disponíveis apenas em um grande ensaio aberto, o ensaio duplo-cego *Improve-IT* mostrou que adicionar ezetimiba a uma estatina resultou em uma pequena redução incremental de 5-10% de risco relativo de resultados cardiovasculares nocivos. No final de sete anos de estudo, os pacientes que tomaram ezetimiba e sinvastatina tiveram uma redução absoluta de 2% nos eventos cardiovasculares em comparação com os pacientes que tomaram apenas sinvastatina. *As diretrizes atuais recomendam adicionar a terapia com ezetimiba à terapia com estatina máxima tolerada em pacientes em alto risco para DCV, cujo LDL-C se mantém acima do limiar de tratamento de 70 mg/dL.*

C. Inibidores da pró-proteína convertase subtilisina/kexina tipo 9 (PCSK9)

Os inibidores da PCSK9 mais comumente usados são os anticorpos monoclonais totalmente humanos que inibem a degradação dos receptores de LDL, mediada pela PCSK9, e reduzem os níveis de LDL-C em 50-60%, e da Lp(a) em até 20-30%. Dois agentes, alirocumabe e evolocumabe, são aprovados pela FDA para uso em pacientes com hipercolesterolemia familiar ou em pacientes com DCV ou alto risco de DCV que precisam de redução adicional de LDL-C. Esses medicamentos são injetados por via subcutânea a cada 2-4 semanas. Nenhum aumento significativo em eventos adversos foi observado em comparação com placebo. O ensaio *Fourier (Further Cardiovascular Outcomes Research with PCSK9 Inhibition in Subjects with Elevated Risk)* comparou o evolocumabe com placebo em 27.564 pacientes com doença aterosclerótica estabelecida que já faziam terapia com estatina. Os participantes foram monitorados por mediana de 2,2 anos. O LDL-C foi reduzido em 59% para um valor médio de ~30 mg/dL. Os pacientes que receberam evolocumabe + estatina tiveram redução de 15% no desfecho primário, composto de morte cardiovascular, IAM, AVE, internação hospitalar por angina instável ou revascularização coronária; e redução de 20% no resultado secundário de morte cardiovascular, IAM ou AVE. O acompanhamento aberto de longo prazo da população do Fourier demonstrou redução de 23% na morte cardiovascular com randomização do evolocumabe no decorrer de cinco anos. O estudo *Odyssey-outcomes* randomizou 18.924 pacientes com síndrome coronária aguda (SCA) recente para receber alirocumabe ou placebo, demonstrando redução de 15% no desfecho cardiovascular composto primário; e diminuição também de 15% na mortalidade por qualquer causa no teste estatístico secundário, após mediana de 2,8 anos de acompanhamento.

No entanto, apesar dos resultados encorajadores de vários ensaios clínicos, em razão do custo muito alto, concluiu-se que esses inibidores da PCSK9 não apresentavam um bom custo-benefício. Depois de reduções acentuadas no preço em 2018 e 2019, chegaram mais perto de ter um bom custo-benefício; porém *a maioria das diretrizes ainda indica que seu custo relativamente alto continua a ser parte de qualquer consideração em relação a seu uso.* As diretrizes atuais recomendam a adição de inibidores da PCSK9 a estatinas nas doses máximas toleradas tanto em pacientes com pontuações de cálcio da artéria coronária maiores de 1.000 ou com um risco muito alto de DCV recorrente, quanto em tratamento de LDL-C que permanece bem acima de 55-70 mg/dL (ou acima de 100 mg/dL em pacientes com hipercolesterolemia familiar sem DCV conhecida). Pacientes considerados em risco muito alto para DCV incluem aqueles com SCA recente dentro de 12 meses; diversos IAM ou AVE anteriores; DAC significativa não revascularizada e doença polivascular (DAC mais doença cerebrovascular ou doença vascular periférica).

O inclisirana, um inibidor da PCSK9, reduz a superprodução da proteína PCSK9 em aproximadamente 80%. Depois de uma dose subcutânea inicial e de outra em três meses, inclisirana pode ser administrado por via subcutânea a cada seis meses (duas doses anuais). Essa dosagem produz reduções de LDL-C sustentadas de aproximadamente 51%. A dosagem 2x/ano é novidade na terapia de redução de lipídios. O inclisirana possibilita novas estratégias de administração, entre elas em

clínica. Os achados do grande ensaio de resultados cardiovasculares, Orion-4, que testou o inclisirana, provavelmente estarão disponíveis em 2025 ou 2026.

D. Ácido bempedoico

Como as estatinas, o ácido bempedoico atua sobre a síntese do colesterol no fígado, resultando na regulação da expressão do receptor de LDL. O ácido bempedoico é um pró-fármaco de molécula pequena que inibe a adenosina trifosfato citrato liase, uma enzima que está dois passos acima do mecanismo das estatinas (inibição da HMG-CoA redutase, a etapa que limita a taxa). Como o ácido bempedoico não é ativado nos músculos esqueléticos, os efeitos colaterais específicos de músculos são mais limitados do que com as estatinas. O ácido bempedoico abaixa o LDL-C em aproximadamente 17-20%, além da redução produzida pelas estatinas de moderada a alta intensidade. O ácido bempedoico também é comercializado em combinação com a ezetimiba. Essa combinação fornece cerca de 38% de redução do LDL-C, além da terapia de base de redução de lipídios. O tratamento com o ácido bempedoico pode diminuir moderadamente tanto a PCR de alta sensibilidade quanto o risco de diabetes *mellitus.* Os pacientes tratados com ácido bempedoico devem ser monitorados para hiperuricemia e início ou piora potenciais de gota, bem como de colelitíase. O ácido bempedoico também parece aumentar um pouco o risco de ruptura de tendões. Não deve ser usado com mais de 20 mg de sinvastatina diariamente nem 40 mg de pravastatina diariamente. O estudo *Clear outcomes* relatou que o ácido bempedoico reduz os eventos cardiovasculares em cerca de 13% nos pacientes com DCV estabelecida (ou em prevenção primária e com alto risco de DCV), intolerância à estatina documentada e LDL-C igual ou maior a 100 mg/dL.

E. Preparações de ácidos graxos ômega-3

Os ácidos graxos ômega-3 são essenciais e devem ser consumidos na dieta. A dieta de estilo mediterrâneo é caracterizada pela utilização regular desses ácidos graxos. Em doses farmacológicas, as preparações de ácidos graxos ômega-3 podem reduzir os triglicerídeos em até 30%, com pequenas reduções nas lipoproteínas que contêm apolipoproteína B e em PCR de alta sensibilidade. A terapia farmacológica deve ser diferenciada dos suplementos alimentares de ácidos graxos ômega-3. O primeiro é um produto aprovado pela FDA e geralmente é administrado em uma dose muito mais alta. Os suplementos alimentares são variáveis, e a evidência de suporte é muito mais fraca. Além disso, eles não são regulamentados atualmente.

Há algumas evidências de metanálises de que a suplementação de ácidos graxos ômega-3 reduz IAM, embora sem redução na mortalidade total nem na cardiovascular. Os ésteres etílicos do ômega-3 não têm sido associados com redução de eventos cardiovasculares quando acrescentados à terapia de estatinas.

Em contraste, foi demonstrado, no ensaio clínico randomizado *Reduce-IT*, com 8.179 pessoas, que o icosapent etil (preparação altamente purificada do ácido eicopentaenoico [EPA]), comparado com placebo de óleo mineral, reduz mortes cardiovasculares, IAM não fatais, AVE não fatais, revascularizações coronárias e angina instável em 25% nos pacientes tratados com estatinas e que têm triglicerídeos acima de 135 mg/dL. O mecanismo de ação do icosapent etil ainda não está claro, mas provavelmente envolve vários mecanismos além da redução de lipídios, incluindo atividade antiplaquetária, atividade anti-inflamatória e prevenção de arritmia ventricular. O icosapent etil é aprovado pela FDA para a indicação ampla de redução de eventos de DCV em pacientes com triglicerídeos acima de 150 mg/dL, e/ou DCV ou diabetes *mellitus* estabelecidos, com dois ou mais fatores de risco adicionais para DCV. Porém, continua a haver controvérsia sobre a eficácia das terapias de ômega-3, desde que o ensaio *Strength* de 2020 não demonstrou benefício para DCV pelos ácidos carboxílicos ômega-3. Ainda não se sabe se esse resultado se deve a uma preparação diferente de ácidos graxos de ômega-3, a um benefício muito menor das preparações de ácidos graxos ômega-3 do que demonstrado originalmente, ao uso de um placebo diferente (com óleo em vez de óleo mineral) ou ao acaso.

F. Resinas de ligação de ácidos biliares

As resinas de ligação de ácidos biliares incluem colestiramina, colesevelam e colestipol. Na época anterior às estatinas, o tratamento com esses agentes reduzia a incidência de eventos coronários em homens de meia-idade, sem nenhum efeito significativo sobre a mortalidade total. As resinas atuam por meio da ligação de ácidos biliares no intestino. A redução resultante na circulação entero-hepática faz o fígado aumentar sua produção de ácidos biliares, usando o colesterol hepático. Portanto, a atividade do receptor hepático de LDL aumenta, com um declínio nos níveis do LDL-C no plasma. O nível de triglicerídeos tende a aumentar em alguns pacientes tratados com resinas de ligação de ácidos biliares. Essas resinas devem ser usadas com cautela em pacientes com triglicerídeos elevados e não devem ser usadas em pacientes que tenham níveis de triglicerídeos acima de 500 mg/dL. O médico pode prever uma redução de 15-25% no nível de LDL-C, com efeitos insignificantes sobre o nível de HDL. As resinas são o único medicamento de modificação de lipídios considerado seguro durante a gestação.

Esses agentes podem interferir na absorção de vitaminas solúveis em gorduras (complicando assim o manejo de pacientes que recebem varfarina) e podem ligar outros fármacos no intestino. Muitas vezes, elas causam sintomas gastrointestinais, como prisão de ventre e gases.

G. Derivados do ácido fíbrico

Os fibratos são agonistas do receptor alfa proliferativo ativado por peroxíssomo (PPAR-alfa) que resultam em reduções significativas dos triglicerídeos e aumentos do HDL-C no plasma. Eles reduzem os níveis de LDL-C em cerca de 10-15% (embora o resultado seja variável), os níveis de triglicerídeos em cerca de 40%, e eleva os níveis de HDL em aproximadamente 15-20%. Os derivados do ácido fíbrico ou fibratos aprovados para uso nos EUA são a genfibrozila e o fenofibrato.

A monoterapia com genfibrozila reduziu as taxas de DAC em homens de meia-idade com hipercolesterolemia sem doença coronariana no *Helsinki Heart Study*. O efeito foi observado apenas naqueles que também tinham níveis baixos de HDL-C e níveis altos de triglicerídeos. Em um estudo da Veterans Affairs, a monoterapia com genfibrozila também demonstrou reduzir os eventos cardiovasculares em homem com DAC cuja anormalidade lipídica primária era o HDL-C baixo.

No entanto, os fibratos *não* demonstraram reduzir os eventos cardiovasculares em todos os pacientes tratados com estatinas com DCV ou diabetes. Por exemplo, no estudo *Accord*, a adição de fenofibrato a estatina em pacientes com diabetes e elevações moderadas de triglicerídeos não resultou em benefícios. O interesse clínico no uso de fibratos diminuiu depois da publicação do ensaio *Prominent* de um novo fibrato, pemafibrato, que é um modulador seletivo do PPAR (receptor alfa ativado por proliferador de peroxissoma). Os resultados desse grande ensaio mostraram que o pemafibrato diminuiu os níveis de triglicerídeos, mas não reduziu os níveis de ApoB (apolipoproteína B). Além disso, o pemafibrato não afetou a incidência dos eventos cardiovasculares. O fenofibrato, 48-145 mg diariamente, tem menos efeitos colaterais do que a genfibrozila.

H. Niacina (ácido nicotínico)

A niacina reduz a produção de partículas de VLDL, com redução secundária do LDL-C e aumentos nos níveis do HDL-C. Também diminui os níveis de Lp(a) em 15-25%. O efeito médio da terapia de dose completa de niacina é uma redução de 15-25% no LDL-C e um aumento de 25-35% no HDL-C.

Existem poucas evidências para sustentar o uso de niacina na era moderna. Em dois grandes ensaios clínicos pivotais, AIM-HIGH e HPS2-THRIVE, a niacina de liberação estendida não reduziu os eventos cardiovasculares quando adicionada à terapia de estatinas em pacientes de alto risco. Portanto, a niacina deveria ser usada raramente.

Algoritmos de tratamento

Para pacientes que precisam de um medicamento de modificação de lipídios, recomenda-se um inibidor da HMG-CoA redutase (estatina). Em pacientes com DCVAS, isso deve ser feito na dose máxima tolerada.

A **terapia de combinação** está se tornando comum na prática clínica. *Mudar para a terapia de combinação reduz o LDL-C e melhora os resultados clínicos mais do que aumentar a dose da monoterapia.* A terapia de combinação é indicada para: (1) pacientes com hipercolesterolemia familiar em quem o LDL-C permanece acima de 100 mg/dL com tratamento; (2) pacientes com aterosclerose avançada subclínica (pontuações de cálcio da artéria coronária acima de 100, em especial aqueles acima de 1.000), ou pacientes de alto risco com DCV em quem o LDL-C permanece acima de 70 mg/dL com tratamento; (3) pacientes de risco muito alto com DCV existente em quem o LDL-C permanece acima de 55 mg/dL com tratamento; e (4) muitos pacientes de alto risco com triglicerídeos acima de 150 mg/dL ou não HDL-C acima de 100 mg/dL.

Os pacientes com hipercolesterolemia familiar heterozigótica, aterosclerose prematura ou DCV podem precisar de dois ou mais medicamentos para ficar abaixo do limiar de tratamento, enquanto aqueles sem DCV ou sem aterosclerose avançada subclínica (prevenção primária) vão precisar de menos medicamentos. As diretrizes da AHA/ACC/Multi-society de 2018 priorizam a adição de ezetimiba em pacientes de alto risco, enquanto reserva a terapia de inibidor da PCSK9 para pacientes de risco muito elevado ou para aqueles submetidos a terapia de estatinas em dose máxima tolerada e ezetimiba com LDL-C ainda não abaixo de 70 mg/dL (Tab. 30.5). Notavelmente, as diretrizes da ESC de 2019 foram a primeira a endossar uma meta de tratamento de LDL-C de menos de 55 mg/dL em pacientes de risco muito elevado, que incluem unicamente pacientes com pelo menos duas estenoses de 50% da artéria coronária identificadas por angiotomografia coronariana, ou nas artérias carótidas identificadas por ultrassonografia. Essas diretrizes endossam também uma meta de LDL-C de menos de 40 mg/dL nos pacientes de risco mais alto com vários eventos de DCV recentes. Em 2022, o *ACC Expert Consensus Decision Pathway* também endossou um LDL-C de menos de 55 mg/dL em pacientes de alto risco (Tab. 30.5). Outras diretrizes, incluindo a American Diabetes Association e a National Lipid Association, endossaram o uso do icosapent etil em pacientes de alto risco com DCV ou diabetes e triglicerídeos em tratamento acima de 150 mg/dL.

Pacientes com hipercolesterolemia familiar homozigota podem precisar de plasmaférese, terapias especiais de redução de lipídios ou ambos (Tab. 30.2).

Cholesterol Treatment Trialists' Collaboration. Effect of statin therapy on muscle symptoms: an individual participant data meta-analysis of large-scale, randomised, double-blind trials. Lancet. 2022;400:832. [PMID: 36049498]

Lloyd-Jones DM et al. 2022 ACC Expert Consensus decision pathway on the role of nonstatin therapies for LDL-cholesterol lowering in the management of atherosclerotic cardiovascular disease risk: a report of the American College of Cardiology Solution Set Oversight Committee. J Am Coll Cardiol. 2022;80:1366. [PMID: 36031461]

Nissen SE et al; CLEAR Outcomes Investigators. Bempedoic acid and cardiovascular outcomes in statin-intolerant patients. N Engl J Med. 2023;388:1353. [PMID: 36876740]

Nurmohamed NS et al. New and emerging therapies for reduction of LDL-cholesterol and apolipoprotein B: JACC Focus Seminar 1/4. J Am Coll Cardiol. 2021;77:1564. [PMID: 33766264]

O'Donoghue ML et al. Long-term evolocumab in patients with established atherosclerotic cardiovascular disease. Circulation. 2022;146:1109. [PMID: 36031810]

Pradhan AD et al; PROMINENT Investigators. Triglyceride lowering with pemafibrate to reduce cardiovascular risk. N Engl J Med. 2022;387:1923. [PMID: 36342113]

Wood FA et al. N-of-1 trial of a statin, placebo, or no treatment to assess side effects. N Engl J Med. 2020;383:2182. [PMID: 33196154]

Triglicerídeos elevados no sangue

Os pacientes com níveis muito altos de triglicerídeos séricos (acima de 1.000 mg/dL) correm *risco de pancreatite*. A fisiopatologia não é certa, pois a pancreatite nunca se desenvolve na maioria dos pacientes com níveis muito altos de triglicerídeos. Em grande parte dos pacientes com anormalidades congênitas

TABELA 30.5 Recomendações terapêuticas para pacientes hipercolesterolêmicos adultos com DCVAS

Indicações	Recomendações terapêuticas		
	Primeira linha	Segunda linha	Terceira linha
Risco muito alto de DCVAS[1]	Estatina de alta intensidade[2]/dose máxima de estatina	Se o LDL-C permanecer > 55 mg/dL [1,8 mmol/L] com a dose máxima de estatina, adicione ezetimiba[3]	Se o LDL-C continuar > 55 mg/dL [1,8 mmol/L], considere inibidor da PCSK9[4]
Risco não muito alto de DCVAS[1]			
≤ 75 anos	Estatina de alta intensidade[2]; se a estatina de alta intensidade não for tolerada, usar estatina de intensidade moderada[5]	Se usar dose máxima de estatina e o LDL-C continuar > 70 mg/dL [1,8 mmol/L], adicionar ezetimiba[3]	
> 75 anos	Estatina de intensidade moderada[5]	Estatina de alta intensidade[2]	

[1] Risco muito alto de DCVAS inclui os pacientes com um CSA nos últimos 12 meses, os que tem uma DAC significativa não revascularizada e os que tem história de vários IAM anteriores ou acidentes vasculares cerebrais isquêmicos.
[2] Estatinas de alta intensidade incluem 40-80 mg/dia de atorvastatina VO ou 20-40 mg/dia de rosuvastatina VO.
[3] Ezetimiba, 10 mg/dia VO.
[4] Os inibidores da PCSK9 incluem evolocumabe, 140 mg, SC, a cada 2 semanas; alirocumabe, 75 mg, SC, a cada 2 semanas; ou opcionalmente inclisiran, 284 mg na linha de base, 3 meses e, depois, a cada 6 meses.
[5] Estatinas de intensidade moderada incluem atorvastatina, 10-20 mg/dia VO; fluvastatina 40 mg/2x/dia VO; lovastatina, 40-80 mg/dia VO; pitavastatina, 1-4 mg/dia VO; pravastatina, 40-80 mg/dia VO; rosuvastatina, 5-10 mg/dia VO; ou sinvastatina, 20-40 mg/dia VO.
DCVAS: doença cardiovascular aterosclerótica; LDL-C: colesterol de lipoproteína de baixa densidade; PCSK9: inibidor da pró-proteína convertase subtilisina kesina tipo 9.
Fonte: 2022 ACC Expert Consensus Decision Pathway on the Role of Nonstatin Therapies for LDL-Cholesterol Lowering in the Management of Atherosclerotic Cardiovascular Disease Risk. J Am Coll Cardiol. 2022;80:1366. [PMID: 36031461]

no metabolismo presentes na infância, e na pancreatite induzida por hipertrigliceridemia que se apresenta pela primeira vez em adultos, a pancreatite é mais normalmente decorrente de um problema adquirido no metabolismo lipídico.

Embora não haja níveis claros de triglicerídeos que prevejam pancreatite, a maioria dos médicos trata níveis de triglicerídeos em jejum acima de 500 mg/dL (5 mmol/L). O risco de pancreatite pode estar mais relacionado ao nível de triglicerídeos após o consumo de uma refeição gordurosa. Como os aumentos pós-prandiais de triglicerídeos são inevitáveis se os alimentos que contém gordura forem consumidos, os níveis de triglicerídeos em jejum de pessoas com tendência a pancreatite devem ser mantidos bem abaixo desse nível.

A terapia primária para níveis elevados de triglicerídeos é dietética, evitando álcool, açúcares simples, amidos refinados e ácidos graxos saturados e trans, além de restrição das calorias totais. O controle das causas secundárias dos níveis elevados de triglicerídeos também pode ser útil. Em pacientes com triglicerídeos em jejum acima ou igual a 500 mg/dL (5 mmol/L) apesar de adesão adequada à dieta – e certamente naqueles com um episódio prévio de pancreatite – é indicada a terapia com um medicamento de redução de triglicerídeos (p. ex., estatinas, preparações de ômega-3 ou derivados do ácido fíbrico). Combinações desses medicamentos também podem ser usadas.

O tratamento farmacológico para pacientes com triglicerídeos acima de 150 mg/dL (1,5 mmol/L), mas inferior a 500 mg/dL, é reservado para aqueles com DCV estabelecido com LDL-C bem controlado com terapia máxima tolerada com estatinas ou outros agentes. Os dados são mais robustos para icosapent etil, enquanto os agonistas de GLP-1 também são eficientes no contexto de sobrepeso ou de obesidade.

Orringer CE et al. National Lipid Association Scientific Statement on the use of icosapent ethyl in statin-treated patients with elevated triglycerides and high or very-high ASCVD risk. J Clin Lipidol. 2019;13:860. [PMID: 31787586]

Pradhan AD et al; PROMINENT Investigators. Triglyceride lowering with pemafibrate to reduce cardiovascular risk. N Engl J Med. 2022;387:1923. [PMID: 36342113]

Simha V. Management of hypertriglyceridemia. BMJ. 2020;371:m3109. [PMID: 33046451]

Nutrição, transtornos nutricionais e obesidade

Katherine H. Saunders, MD

Leon I. Igel, MD, FACP, FTOS

Sarah Fink, RD, CDN, CNSC

Revisão científica da edição brasileira: Dr. Raphael Tzung Lima Soares

TRANSTORNOS NUTRICIONAIS

Desnutrição proteico-calórica

> **FUNDAMENTOS DO DIAGNÓSTICO**
>
> - Ingestão inadequada de calorias e/ou proteína, com perdas ou necessidades nutricionais aumentadas.
> - **Kwashiorkor**: causada pela deficiência de proteína.
> - **Marasmo**: causada pela deficiência combinada de proteína e calorias.
> - A desnutrição proteico-calórica pode ser leve, moderada ou grave.
> - A perda de proteínas está correlacionada com a perda de peso.
> - Uma perda de 35% a 40% do peso corporal total pode ser fatal.

Considerações gerais

A desnutrição proteico-calórica decorre de uma deficiência relativa ou absoluta de energia e proteína. Pode ser primária, causada pela ingestão alimentar inadequada; secundária, como resultado de outras doenças e inflamação associada; ou uma combinação de ambas. Em muitas nações em desenvolvimento, a desnutrição proteico-calórica primária continua sendo um problema de saúde significativo. Existem duas síndromes distintas: *kwashiorkor*, causada por uma deficiência de proteína na presença de uma quantidade adequada de calorias, e **marasmo**, causada pela deficiência combinada de proteínas e calorias.

Nas sociedades industrializadas, a desnutrição é mais frequentemente uma sequela de outras doenças do que da fome propriamente dita. Embora não exista uma definição universalmente aceita de desnutrição, várias ferramentas de avaliação da desnutrição reconhecidas internacionalmente foram desenvolvidas para padronizar a identificação da desnutrição e promover intervenções nutricionais. Os exemplos incluem a *Subjective Global Assessment* (SGA), os critérios da American Society for Parenteral and Enteral Nutrition (Aspen) e da Academy of Nutrition and Dietetics (AND), além dos critérios da European Society for Parenteral and Enteral Nutrition (Espen). Os critérios da Aspen/AND são amplamente utilizados e únicos, pois reconhecem o papel da inflamação no desenvolvimento da desnutrição, propondo, assim, uma abordagem diagnóstica baseada na etiologia.

Achados clínicos

As manifestações clínicas da desnutrição proteico-calórica incluem uma leve restrição do crescimento em crianças, perda de peso em adultos e diversas síndromes clínicas distintas. Essas manifestações são determinadas pelo estado nutricional do paciente antes da doença, pelo processo patológico em si, pelos tratamentos associados e pela gravidade da desnutrição.

É essencial realizar uma avaliação física focada na nutrição a fim de identificar as manifestações clínicas da desnutrição proteico-calórica. A emaciação começa com a perda de peso e pode ser observada no tecido adiposo, na massa muscular ou em ambos. A caquexia é definida como a perda isolada de massa corporal magra, independentemente de alterações no tecido adiposo, e está associada à inflamação e ao catabolismo proteico. A depleção da massa muscular é observada nas têmporas, nas clavículas, nos ombros, nas escápulas, nas mãos, nas coxas e nas panturrilhas. A perda de gordura corporal subcutânea pode ser evidente nas áreas orbitais, tricipitais e na caixa torácica. Edema dependente, ascite ou anasarca podem se desenvolver e ser avaliados no exame físico. Os exames laboratoriais podem não apresentar achados dignos de nota – os níveis séricos de albumina, p. ex., tendem a ser normais em pacientes com desnutrição relacionada com etiologias sociais, comportamentais ou ambientais; entretanto, os níveis diminuem na presença de inflamação e tendem a ser baixos em pacientes que apresentam desnutrição relacionada com doenças agudas e crônicas. No geral, a albumina não é considerada um bom marcador da desnutrição e não deve ser utilizada como parte do diagnóstico. Da mesma maneira, a avaliação laboratorial das deficiências de micronutrientes pode não ser confiável.

Tratamento

O tratamento da desnutrição proteico-calórica deve ser um processo gradual e cuidadoso, principalmente nos casos crônicos e graves. Na parte inicial do tratamento, o foco deve estar na prevenção da síndrome de realimentação, definida como uma série de alterações eletrolíticas que ocorrem após o fornecimento de calorias (glicose), depois de um período de diminuição ou ausência de ingestão calórica. Pacientes realimentados muito rapidamente estão em risco de desenvolver insuficiência cardíaca (IC) decorrente de alterações hidroeletrolíticas.

Os esforços iniciais devem ser direcionados à correção de anormalidades hidroeletrolíticas, particularmente relacionadas aos níveis de fósforo, potássio e magnésio. A segunda fase do tratamento visa repor cuidadosamente calorias, proteínas e micronutrientes. Embora os pacientes possam receber quantidades adequadas de proteína, isso pode ser difícil de alcançar com o início e avanço conservadores do total de calorias. Dependendo da gravidade da desnutrição, os pacientes podem se beneficiar de taxas de apenas 5 a 20 kcal/kg/dia durante os primeiros dias, com aumento das calorias conforme tolerado durante os próximos 7 dias. Uma vez fora da janela de realimentação inicial, a maioria dos pacientes precisa receber pelo menos 30 a 35 kcal/kg/dia e 1,5 g de proteína/kg/dia, embora alguns possam necessitar de quantidades significativamente maiores, dependendo do seu IMC e da gravidade da desnutrição. Todos os pacientes devem receber 100 mg adicionais de tiamina diariamente por pelo menos 5 a 7 dias.

O edema de realimentação é benigno, mas deve ser diferenciado da IC. Alterações na reabsorção renal de sódio e a má integridade da pele e dos vasos sanguíneos podem resultar em edema dependente. O tratamento inclui elevação da área edemaciada e restrição de sódio, se apropriado. Não devem ser usados diuréticos.

É essencial realizar rastreamento nutricional, a fim de identificar pacientes desnutridos ou em risco de desnutrição. Esses pacientes necessitam de uma avaliação nutricional formal com intervenções focadas e monitoramento rigoroso durante a internação hospitalar.

Hummell AC et al. Role of the nutrition-focused physical examination in identifying malnutrition and its effectiveness. Nutr Clin Pract. 2022;37:41. [PMID: 34751967]

Ponzo V et al. The refeeding syndrome: a neglected but potentially serious condition for inpatients. A narrative review. Intern Emerg Med. 2021;16:49. [PMID: 33074463]

Schuetz P et al. Management of disease-related malnutrition for patients being treated in hospital. Lancet. 2021;398:1927. [PMID: 34656286]

Wunderle C et al. ESPEN guideline on nutritional support for polymorbid medical inpatients. Clin Nutr. 2023;42:1545. [PMID: 37478809]

Obesidade

FUNDAMENTOS DO DIAGNÓSTICO

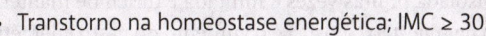

- Transtorno na homeostase energética; IMC ≥ 30.

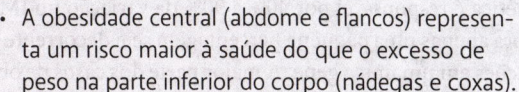

- A obesidade central (abdome e flancos) representa um risco maior à saúde do que o excesso de peso na parte inferior do corpo (nádegas e coxas).
- Está associada a inúmeras comorbidades, incluindo diabetes *mellitus* tipo 2, hipertensão arterial, hiperlipidemia, doenças cardíacas, acidente vascular encefálico e apneia obstrutiva do sono.

Definição e mensuração

A obesidade é uma doença crônica multifatorial, caracterizada pelo acúmulo de gordura visceral e subcutânea, que promove disfunção dos adipócitos. A obesidade predispõe a uma ampla variedade de comorbidades. O **IMC** normalmente se correlaciona com o excesso de tecido adiposo, mas não reflete a composição corporal. É calculado dividindo o peso corporal em quilogramas pela altura em metros ao quadrado (kg/m²). Os National Institutes of Health definem o IMC saudável como entre 18,5 e 24,9. O excesso de peso é definido como um IMC entre 25 e 29,9. A obesidade classe I vai de 30 a 34,9, a classe II de 35 a 39,9, e a classe III inclui um IMC de 40 ou mais. A obesidade central (excesso de tecido adiposo ao redor da cintura e dos flancos) representa um risco maior à saúde do que a obesidade da parte inferior do corpo (tecido adiposo nas coxas e nas nádegas). Pacientes com obesidade e circunferência abdominal aumentada (maior que 102 cm em homens e 88 cm em mulheres) ou relação cintura-quadril elevada (maior que 1,0 em homens e 0,85 em mulheres) têm um risco maior de condições comórbidas relacionadas ao peso e de morte precoce do que pacientes com o mesmo IMC, mas com relação cintura-quadril mais baixa. Existem diferentes pontos de corte de circunferência abdominal para diferentes populações. A gordura visceral no interior da cavidade abdominal apresenta maior risco à saúde do que a gordura subcutânea ao redor do abdome. Atualmente, mais de 40% dos norte-americanos têm obesidade.

Consequências da obesidade à saúde

A obesidade está associada a aumentos significativos na morbidade e mortalidade, e muitas doenças ocorrem com maior frequência em pacientes com obesidade. As comorbidades relacionadas com a obesidade incluem muitas das principais causas de morte evitável, como doenças cardíacas, acidente vascular encefálico, diabetes tipo 2 e muitos tipos de câncer. Mais de 200 condições de saúde, desde hipertensão e doença arterial coronariana (DAC) até doenças tromboembólicas e cutâneas, são mais prevalentes em indivíduos com obesidade. Pacientes com IMC mais elevado apresentam riscos cirúrgicos e obstétricos aumentados e taxas mais altas de depressão maior e transtorno da compulsão alimentar periódica. A maior parte dos pacientes com excesso de peso sofre preconceito, estigma e discriminação por causa do seu peso.

Etiologia

Fatores genéticos e ambientais contribuem para o desenvolvimento da obesidade. Estudos com gêmeos demonstram que a genética é responsável por 40% a 90% da variação no IMC, embora apenas uma pequena percentagem seja decorrente de mutações em um único gene. A maior parte dos casos de obesidade se desenvolve a partir de interações de múltiplos genes, fatores ambientais e comportamentais. O rápido aumento da obesidade nas últimas décadas aponta a influência significativa de fatores ambientais e comportamentais nesse processo.

Avaliação de saúde do paciente com obesidade

A anamnese deve determinar a idade de início do ganho de peso, alterações recentes no peso, história familiar de obesidade, história ocupacional, comportamento alimentar e de exercícios, experiência prévia de perda de peso e fatores psicossociais, incluindo avaliação de transtornos de humor e alimentares.

O exame físico deve avaliar o IMC, o grau e a distribuição da gordura corporal e o estado nutricional geral. Devem ser investigados sinais de causas secundárias de obesidade; no entanto, menos de 1% dos pacientes tem uma causa identificável. A síndrome de Cushing é um exemplo que pode ser diagnosticado pelo exame físico e por exames laboratoriais em pacientes com ganho de peso inexplicável (ver Cap. 28). Todos os pacientes devem ser examinados à procura de condições comórbidas relacionadas com o peso, incluindo apneia obstrutiva do sono. Devem-se mensurar a pressão arterial, a circunferência abdominal, a glicemia de jejum, o perfil metabólico abrangente, o painel lipídico e a hemoglobina A1c, bem como realizar outros exames laboratoriais, conforme indicado clinicamente.

Tratamento

Em muitos pacientes com obesidade, uma perda de 5-10% do peso corporal é suficiente para alcançar uma melhora clinicamente relevante em muitos fatores de risco; a redução do risco parece estar "relacionada com a dose". A magnitude da perda de peso em 1 ano está fortemente associada a melhorias em muitos parâmetros, incluindo níveis de glicemia, pressão arterial, triglicerídeos e colesterol HDL.

O tratamento bem-sucedido da obesidade requer uma abordagem multidisciplinar voltada a neutralizar a resistência do organismo à perda de peso. Dieta, atividade física e modificações comportamentais formam a base do controle de peso. Muitas **estratégias de dieta** podem ser eficazes para a perda de peso. As recomendações devem ser adaptadas às preferências do paciente, uma vez que a adesão à dieta está associada a maior perda de peso. As instruções dietéticas devem enfatizar a ingestão predominantemente de alimentos "não processados", com atenção especial à limitação de alimentos que fornecem grandes quantidades de calorias sem outros nutrientes, como alimentos ultraprocessados, bebidas adoçadas, *fast food*, *junk food* e doces. A dieta mediterrânea pode ser uma boa opção para pacientes com alto risco cardiovascular, uma vez que demonstrou reduzir a incidência de eventos cardiovasculares graves. Uma dieta com baixo índice glicêmico pode reduzir a fome e o desejo por comida, diminuindo as flutuações dos níveis de glicose no sangue. As dietas substitutas de refeições podem facilitar a perda de peso, mas podem ser menos susten-

táveis. Nutricionistas podem fornecer orientações nutricionais e personalizar planos dietéticos.

São necessárias mudanças de longo prazo no comportamento alimentar para manter o peso perdido, e estratégias de **modificação de comportamento** que apoiem a manutenção da perda de peso. É importante enfatizar o planejamento das refeições e o automonitoramento, incluindo a pesagem em intervalos regulares. Alguns pacientes mantêm um registro alimentar para monitorar a ingestão calórica. O automonitoramento auxilia na mudança comportamental e fornece ao profissional dados adicionais para orientar as recomendações. Os pacientes podem aprender a reconhecer "gatilhos que levam a comer" (p. ex., emocionais, situacionais) e como evitá-los ou controlá-los. Pode ser mais desafiador manter o peso do que perdê-lo inicialmente; por isso, é importante continuar o acompanhamento regular, a fim de garantir a adesão a um plano de tratamento.

A **atividade física** oferece diversas vantagens para pacientes que tentam alcançar e manter a perda de peso. O exercício aeróbico aumenta o gasto energético diário e previne parcialmente a diminuição do gasto energético basal (GEB) resultante da perda de peso. Ele é útil para manutenção do peso em longo prazo e ajuda a preservar a massa corporal magra. A combinação de exercício e dieta resulta em maior perda de peso do que apenas dieta ou apenas exercício. Exercícios de maior intensidade estão associados a maior perda de peso. A prática de até 1 hora de exercícios moderados por dia está associada à manutenção do peso em longo prazo em indivíduos que foram bem-sucedidos em perder peso.

O American College of Sports Medicine recomenda a prática de 150 minutos de atividade física aeróbica de intensidade moderada (como tênis ou caminhada rápida) por semana, 75 minutos de exercício aeróbico de intensidade vigorosa (como corrida ou natação) por semana, ou uma combinação equivalente de atividade aeróbica de intensidade moderada e vigorosa. Os exercícios devem ser distribuídos ao longo da semana. Recomenda-se ainda treinamento de resistência pelo menos duas vezes por semana. Fisiologistas do exercício e fisioterapeutas podem fornecer suporte aos pacientes.

Os medicamentos podem ter efeitos imprevisíveis e variáveis no peso dos pacientes, por isso é importante rever os regimes de medicação e equilibrar os seus benefícios com a probabilidade de ganho de peso. Muitos medicamentos estão associados ao ganho de peso, incluindo corticosteroides, contraceptivos (e outros agentes hormonais) e certos fármacos antidiabéticos, anti-hipertensivos, antidepressivos, antipsicóticos, antiepilépticos e anti-histamínicos. A Tabela 31.1 fornece uma visão geral dos medicamentos que promovem ganho de peso, bem como possíveis alternativas. Quando possível, os médicos devem prescrever medicamentos neutros ou que promovam a perda de peso. Se não houver alternativas, o ganho de peso pode ser evitado ou diminuído selecionando-se a menor dose clinicamente eficaz durante o menor período de uso possível.

A perda de peso alcançada pela modificação no estilo de vida isolada muitas vezes é limitada e difícil de manter. A redução da ingestão calórica e o aumento do gasto energético

TABELA 31.1 Fármacos e seus efeitos sobre o peso

Classe de fármaco	Resultado: ganho de peso	Resultado: peso neutro (ou menor ganho de peso)	Resultado: perda de peso
Antidiabéticos	Insulina Meglitinidas Sulfonilureias Glitazonas	Inibidores da alfaglicosidase Bromocriptina Colesevelam Inibidores de DPP-4	Agonistas do GLP-1 Metformina Pranlintida Inibidores da SGLT-2
Anti-hipertensivos	Alfabloqueadores Betabloqueadores (atenolol, metoprolol, nadolol, propranolol)	Inibidores da ECA BRA Betabloqueadores (carvedilol, nebivolol) Bloqueadores dos canais de cálcio Tiazidas	
Antidepressivos	Lítio Inibidores da MAO Mirtazapina IRSN (duloxetina, venlafaxina) ISRS (citalopram, paroxetina) Antidepressivos tricíclicos (amitriptilina, desipramina, doxepina, imipramina, nortriptilina)	ISRS (fluoxetina, sertralina)	Bupropiona
Antipsicóticos	Clozapina Haloperidol Olanzapina Quetiapina Risperidona	Lurasidona Ziprasidona	
Antiepilépticos	Carbamazepina Gabapentina Pregabalina Ácido valproico	Lamotrigina Levetiracetam Fenitoína	Topiramato Zonisamida
Contraceptivos	Acetato de medroxiprogesterona	Métodos de barreira DIU Esterilização cirúrgica	
Anti-histamínicos	Anti-histamínicos de primeira geração	Anti-histamínicos de segunda e terceira geração	
Esteroides	Glicocorticoides	Esteroides inalatório Esteroides tópicos	

DPP-4: dipeptidil peptidase-4.
Reproduzida de Igel LI et al. Practical use of pharmacotherapy for obesity. Gastroenterology. 2017;152(7):1765-1779.

são contrabalançados por respostas fisiológicas adaptativas. O apetite aumenta, e a taxa metabólica de repouso (TMR) diminui desproporcionalmente ao que seria esperado com base nas mudanças na composição corporal. Como resultado, os pacientes podem necessitar de fármacos antiobesidade, cirurgia bariátrica, dispositivos, tratamentos bariátricos endoscópicos ou uma combinação destes para alcançar e manter uma perda de peso significativa.

Deve-se considerar o uso de **fármacos antiobesidade** (FAO) (Tab. 31.2) em pacientes com IMC de 30 ou mais, ou IMC de 27 ou superior no caso de comorbidades relacionadas com o peso, que não conseguiram perder peso apenas com mudanças no estilo de vida. A maior parte dos agentes afeta os mecanismos que regulam o apetite por vias hormonais, serotoninérgicas, dopaminérgicas ou noradrenérgicas estimuladas por nutrientes. Eles têm como alvo o núcleo arqueado do hipotálamo a fim de estimular os neurônios anorexígenos da pró-opiomelanocortina (POMC), que promovem a saciedade. Os FAO devem ser prescritos como parte de um plano de tratamento abrangente e personalizado, que incluem intervenções no estilo de vida (dieta, exercício e modificação comportamental). Os sete

FAO mais amplamente prescritos e aprovados pela FDA são a fentermina, o orlistate, a fentermina/topiramato de liberação prolongada (ER), a naltrexona de liberação sustentada (SR)/bupropiona SR, a liraglutida, a semaglutida e a tirzepatida. Além de produzir perda de peso, cada FAO melhora biomarcadores, incluindo níveis de glicemia, pressão arterial e nível de lipídios. Três FAO têm regras de interrupção, que fornecem limites de perda de peso depois de 12 a 16 semanas de tratamento, abaixo dos quais é sugerida a descontinuação da medicação.

A **liraglutida 3,0 mg ao dia** e a **semaglutida 2,4 mg semanalmente** são agonistas do receptor do peptídeo-1 semelhante ao glucagon (GLP-1) injetados por via subcutânea. O GLP-1 é um hormônio liberado pelas células L gastrintestinais (GI) em resposta a uma refeição que retarda o esvaziamento gástrico, estimula a secreção de insulina dependente de glicose e reduz a ingestão de alimentos. A liraglutida 1,8 mg e a semaglutida 2,0 mg são aprovadas pela FDA para o tratamento do diabetes tipo 2 e redução do risco cardiovascular nesses pacientes. A liraglutida 3,0 mg foi aprovada para o controle de peso em 2014. É iniciada a uma dose diária de 0,6 mg por via subcutânea e aumentada em 0,6 mg por semana até um máximo de 3,0 mg ao dia. Em uma

TABELA 31.2 Fármacos testados em ensaios clínicos para tratamento da obesidade

Fármaco	Mecanismo, dosagem e formulações disponíveis	Estudo e duração	Braços do estudo	Perda de peso (%)	Eventos adversos mais comuns	Bons candidatos	Candidatos ruins
Fentermina (Adipex,[1] Lomaira[2]) Substância controlada Schedule IV do CSA Observação: aprovada para uso de curto prazo (até 3 meses)	Agonista adrenérgico 8 a 37,5 mg ao dia (a dose de 8 mg pode ser prescrita até três vezes ao dia) Cápsula, comprimido	Aronne LJ et al.[3] 28 semanas	15 mg ao dia 7,5 mg ao dia Placebo (braços topiramato de liberação prolongada e fentermina/topiramato de liberação prolongada excluídos)	6,06* 5,45* 1,71	Boca seca, insônia, tontura, irritabilidade	Pacientes mais jovens que precisam de assistência para suprimir o apetite	Pacientes com hipertensão não controlada, doença coronariana ativa ou instável, hipertireoidismo, glaucoma, ansiedade, insônia ou sensibilidade geral a estimulantes Pacientes com histórico de consumo de drogas ilícitas ou uso recente de inibidores da MAO Gestantes
Orlistate (Alli,[4] Xenical[5])	Inibidor da lipase 60 a 120 mg três vezes ao dia com as refeições Cápsula	Xendos[6] 208 semanas	120 mg três vezes ao dia Placebo	9,6 (semana 52)* 5,25 (semana 208)* 5,61 (semana 52) 2,71 (semana 208)	Urgência fecal, fezes oleosas, flatos com secreção, incontinência fecal	Pacientes com hipercolesterolemia e/ou constipação que podem limitar a ingestão de gordura na dieta	Pacientes com síndromes de má absorção ou outras condições GI que predispõem a distúrbios gastrintestinais/diarreia Pacientes que não conseguem modificar o teor de gordura de suas dietas Gestantes
Fentermina/ Topiramato Liberação estendida (Qsimia)[7] Substância controlada Schedule IV do CSA	Agonista adrenérgico/ neuroestabilizador 3,75/23 a 15/92 mg ao dia (titulação da dose) Cápsula	Equip[8] 56 semanas	15/92 mg ao dia 3,75/23 mg ao dia Placebo	10,9* 5,1* 1,6	Parestesias, tonturas, disgeusia, insônia, constipação intestinal, boca seca	Pacientes mais jovens que precisam de assistência para suprimir o apetite	Pacientes com hipertensão não controlada, doença coronariana ativa ou instável, hipertireoidismo, glaucoma, ansiedade, insônia ou sensibilidade geral a estimulantes Pacientes com histórico de uso de drogas ilícitas ou uso recente de inibidores da MAO Pacientes com histórico de nefrolitíase Gestantes ou mulheres que estão tentando engravidar
Naltrexona/ bupropiona de liberação sustentada (Contrave)[9]	Antagonista do receptor opioide/ inibidor da recaptação de dopamina e noradrenalina 8/90 mg ao dia a 16/180 mg duas vezes ao dia Comprimido	COR-I[10] 56 semanas	16/180 mg duas vezes ao dia 8/180 mg duas vezes ao dia Placebo	6,1* 5,0* 1,3	Náuseas, vômitos, constipação, cefaleia, tontura, insônia, boca seca	Pacientes que apresentam comportamentos de desejo por comida e/ou de adição relacionada com a comida; pacientes que estão tentando parar de fumar, beber menos e/ou que apresentam depressão concomitante	Pacientes com hipertensão não controlada, dor não controlada, uso recente de inibidores da MAO, história de convulsões ou qualquer condição que predisponha a convulsões, como anorexia/bulimia nervosa, interrupção abrupta de bebidas alcoólicas, fármacos benzodiazepínicos, barbitúricos ou antiepilépticos Gestantes

(continua)

TABELA 31.2 Fármacos testados em ensaios clínicos para tratamento da obesidade (*continuação*)

Fármaco	Mecanismo, dosagem e formulações disponíveis	Estudo e duração	Braços do estudo	Perda de peso (%)	Eventos adversos mais comuns	Bons candidatos	Candidatos ruins
Liraglutida 3,0 mg (Saxenda)[11]	Agonista do receptor GLP-1 0,6 a 3,0 mg ao dia Caneta pré-cheia para injeção subcutânea	Scale Obesity and Prediabetes[12] 56 semanas	3,0 mg ao dia Placebo	8,0* 2,6	Náuseas, vômitos, diarreia, constipação, dispepsia, dor abdominal	Pacientes que apresentam saciedade alimentar inadequada e/ou têm diabetes tipo 2, pré-diabetes ou tolerância diminuída à glicose Pacientes que necessitam de uso concomitante de fármacos psiquiátricos	Pacientes com história de pancreatite, história pessoal/familiar de CMT ou NEM2 Pacientes com aversão a agulhas Gestantes
Semaglutida 2,4 mg (Wegovy)	Agonista do receptor GLP-1 0,25 a 2,4 mg semanalmente Caneta pré-cheia para injeção subcutânea	Step 1[13] 68 semanas	Placebo 2,4 mg semanalmente	2,4 14,9*	Náuseas, vômitos, diarreia, constipação, dispepsia, dor abdominal	Pacientes que apresentam saciedade alimentar inadequada e/ou têm diabetes tipo 2, pré-diabetes ou tolerância diminuída à glicose Pacientes que necessitam de uso concomitante de fármacos psiquiátricos	Pacientes com história de pancreatite, história pessoal/familiar de CMT ou NEM2 Pacientes com aversão a agulhas Gestantes
Tirzepatida (Zepbound)	Agonista duplo do GLP-1/GIP 2,5 a 15 mg por semana Caneta pré-cheia para injeção subcutânea	Surmount 1[14] 72 semanas	Placebo 5 mg semanalmente 10 mg semanalmente 15 mg semanalmente	3,1% 15%* 19,5%* 20,9%*	Náusea, diarreia, vômito, constipação intestinal, dor abdominal, dispepsia	Pacientes que apresentam saciedade alimentar inadequada e/ou têm diabetes tipo 2, pré-diabetes ou tolerância diminuída à glicose Pacientes que necessitam de uso concomitante de fármacos psiquiátricos	Pacientes com história de pancreatite, história pessoal/familiar de CMT ou NEM2 Pacientes com aversão a agulhas Gestantes

*p < 0,001 *versus* placebo.

[1] Adipex [bula]. Tulsa, OK: Physicians Total Care, Inc; 2012.

[2] Lomaira [bula]. Newtown, PA: KVK-TECH, INC; 2016.

[3] Aronne LJ et al. Evaluation of phentermine and topiramate versus phentermine/topiramate extended-release in obese adults. Obesity (Silver Spring). 2013;21:2163.

[4] Alli [bula]. Moon Township, PA: GlaxoSmithKline Consumer Healthcare, LP; 2015.

[5] Xenical [bula]. South San Francisco, CA: Genentech USA, Inc; 2015.

[6] Torgerson JS et al. XENical in the prevention of diabetes in obese subjects (XENDOS) study: a randomized study of orlistate as an adjunct to lifestyle changes for the prevention of type 2 diabetes in obese patients. Diabetes Care. 2004;27:155.

[7] Qsymia [bula]. Mountain View, CA: VIVUS, Inc; 2012.

[8] Allison DB et al. Controlled-release phentermine/topiramate in severely obese adults: a randomized controlled trial (EQUIP). Obesity (Silver Spring). 2012;20:330.

[9] Contrave [bula]. Deerfield, IL: Takeda Pharmaceuticals America, Inc; 2014.

[10] Greenway FL et al. Effect of naltrexone plus bupropion on weight loss in overweight and obese adults (COR-I): a multicentre, randomised, double-blind, placebo-controlled, phase 3 trial. Lancet. 2010;376:595.

[11] Saxenda [bula]. Plainsboro, NJ: Novo Nordisk; 2014.

[12] Pi-Sunyer X et al. A randomized, controlled trial of 3.0 mg of liraglutide in weight management. N Engl J Med. 2015;373:11.

[13] Wilding JPH et al. Once-weekly semaglutide in adults with overweight or obesity. N Engl J Med. 2021;384:989.

[14] Jastreboff AM et al.; Surmount-1 Investigators. Tirzepatide once weekly for the treatment of obesity. N Engl J Med. 2022;387:205.

Reproduzida de Saunders KH et al. Obesity pharmacotherapy. Med Clin North Am. 2018;102(1):135-148.

metanálise de oito ECR de 2022, a liraglutida 3,0 mg foi associada a uma perda de peso corporal total 4,81% maior do que o placebo. Em 2021, a **semaglutida 2,4 mg** foi aprovada pela FDA para o tratamento da obesidade. É iniciada a uma dose de 0,25 mg por via subcutânea semanalmente e titulada até uma dose máxima de 2,4 mg semanalmente. Em uma metanálise de 2022 de oito ECR, semaglutida foi associada a uma perda média de peso corporal total 10,76% maior do que o placebo. No estudo de desfechos cardiovasculares Select de 2023, a semaglutida 2,4 mg reduziu o risco de eventos cardiovasculares adversos maiores (Ecam) em 20% em adultos com 45 anos ou mais que estavam com sobrepeso (IMC maior que 27) ou tinham obesidade e doença cardiovascular preexistente, mas que não tinham diabetes tipo 2. Esse é o primeiro FAO a demonstrar redução da incidência de Ecam. Tanto a liraglutida quanto a semaglutida podem causar náuseas, vômitos, constipação intestinal ou diarreia e um pequeno aumento na pancreatite e na colecistite.

A **tirzepatida** é um agonista injetável por via subcutânea que tem como alvo os receptores do GLP-1 e o polipeptídeo insulinotrópico dependente de glicose (GIP), outro hormônio estimulado por nutrientes que regula o equilíbrio energético por meio de sinalização no encéfalo e no tecido adiposo. Em 2022, a tirzepatida foi aprovada para o tratamento do diabetes tipo 2 e, em 2023, foi aprovada pela FDA para controle do peso. É iniciada em uma dose de 2,5 mg por via subcutânea semanalmente e aumentada em 2,5 mg por mês, até um máximo de 15 mg por via subcutânea semanalmente. No estudo Surmount-1, a tirzepatida 15 mg semanalmente produziu uma perda de 20,9% do peso corporal total em comparação com 3,1% do placebo. A tirzepatida está associada às mesmas contraindicações, eventos adversos e tarjas de advertências que a liraglutida e a semaglutida, mas normalmente é mais bem tolerada. Ela atrasa o esvaziamento gástrico e tem o potencial de afetar a absorção de fármacos orais administrados concomitantemente, incluindo contraceptivos orais.

A **fentermina** é o agonista adrenérgico e FAO mais comumente prescrito nos EUA. Em um ensaio clínico randomizado controlado de 28 semanas, os participantes que usaram 15 mg de fentermina por dia perderam em média 6,0 kg, em comparação com 1,5 kg entre os que receberam placebo. Em uma metanálise da AGA de 2022 de sete ECR de curto prazo, a fentermina foi associada a uma perda de peso corporal total 3,63% maior do que o placebo. A dose máxima recomendada de fentermina é de 37,5 mg ao dia, mas a dosagem deve ser individualizada à menor dose eficaz.

A combinação de **fentermina** e **topiramato ER** (3,75 mg/23 mg por via oral diariamente durante 14 dias, depois 7,5 mg/46 mg por via oral diariamente, até uma dosagem máxima de 15 mg/92 mg por via oral diariamente) tem como alvo dois mecanismos diferentes de regulação do peso simultaneamente. Uma metanálise da AGA de 2022 de três ECR com 52 a 56 semanas de seguimento descobriu que a combinação fentermina-topiramato resultou em perda de peso corporal total 8,45% maior do que o placebo. Existe um aumento no risco potencial de fissuras orofaciais em crianças expostas ao topiramato durante o primeiro trimestre de gestação.

A combinação de **naltrexona SR** e **bupropiona SR** (8 mg/90 mg, 1 comprimido por via oral diariamente, aumentando em 1 comprimido diário adicional por semana até um máximo de 2 comprimidos duas vezes ao dia) reduz o apetite e o desejo por comida, visando duas áreas do encéfalo: o núcleo arqueado do hipotálamo e o circuito mesolímbico de recompensa da dopamina. A naltrexona 32 mg/bupropiona 360 mg está associada a uma redução de 6,1% no peso corporal, em comparação com 1,3% do placebo depois de 56 semanas. Assim como com todos os antidepressivos, a bupropiona traz uma advertência de tarja preta relacionada a um potencial aumento na tendência suicida entre pacientes com menos de 24 anos de idade durante a fase inicial do tratamento.

O **orlistate** atua no trato GI, inibindo a lipase intestinal, reduzindo assim a absorção de gordura da dieta. O orlistate pode, desse modo, causar esteatorreia, urgência fecal, desconforto abdominal e redução da absorção de vitaminas lipossolúveis. Uma metanálise de ECR da AGA descobriu que os indivíduos que tomaram orlistate perderam 2,8% mais peso corporal total em comparação com o placebo. Uma diretriz da AGA de 2022 sugere contra o uso do orlistate em razão da pequena magnitude da perda de peso e da moderada taxa de descontinuação decorrente de efeitos colaterais.

A **cirurgia bariátrica** está associada a uma perda de peso significativa e sustentada, redução ou resolução de comorbidades relacionadas com a obesidade e melhora da qualidade de vida. Está associada, ainda, a uma menor incidência de eventos cardiovasculares, diminuição na quantidade de mortes por causas cardiovasculares e redução da mortalidade geral em comparação com os cuidados habituais. Os dois procedimentos bariátricos mais comumente realizados nos EUA são a gastrectomia vertical e o *bypass* gástrico em Y-de-Roux. A banda gástrica ajustável por via laparoscópica e outros procedimentos cirúrgicos bariátricos são realizados com menor frequência. A cirurgia bariátrica pode ser considerada em pacientes com IMC igual ou superior a 40 ou com IMC igual ou superior a 35, com pelo menos uma complicação relacionada com a obesidade, que não conseguiram perder uma quantidade suficiente de peso depois de modificações no estilo de vida, com ou sem medicação antiobesidade. O acompanhamento médico em longo prazo, as mudanças no estilo de vida e a adesão a um regime vitamínico são cruciais para o sucesso da cirurgia bariátrica. Alguns pacientes têm dificuldade em manter a perda de peso e recuperam parte do peso perdido. Apesar dos conhecidos benefícios da cirurgia bariátrica, menos de 1% dos pacientes elegíveis são submetidos a uma cirurgia para perda de peso. Isso provavelmente se deve à limitação nos conhecimentos do paciente acerca dos benefícios da cirurgia à saúde, à limitação na segurança do médico em recomendar a cirurgia e à cobertura inadequada dos seguros de saúde.

A **gastrectomia vertical** envolve a remoção de aproximadamente 70% do corpo e do antro do estômago ao longo de sua curvatura maior. O fundo do estômago, que secreta grelina, hormônio que estimula o apetite, também é removido. A gastrectomia vertical está associada a uma perda de aproximadamente 25% do peso corporal total depois de 1 ano. Como esse procedimento é essencialmente restritivo (em comparação ao *bypass* gástrico em Y-de-Roux, também disabsortivo), há menor risco de deficiências nutricionais. Em geral, a gastrectomia vertical está associada a menos complicações do que o *bypass* gástrico em Y-de-Roux. As complicações tardias incluem o refluxo gastroesofágico, deficiências nutricionais e a expansão do estômago, que levam à diminuição da restrição. Ao contrário do *bypass* gástrico em Y-de-Roux, a gastrectomia vertical não é reversível.

O **bypass gástrico em Y-de-Roux** envolve uma partição com grampos através do estômago proximal com fixação de um pequeno estômago proximal a uma alça do jejuno, desviando assim o restante do estômago, duodeno e jejuno proximal. Esse procedimento está associado a uma perda de aproximadamente 30% do peso corporal total em 1 ano e maiores melhorias nos marcadores de doenças comórbidas em comparação com a gastrectomia vertical. Está associado, ainda, a uma taxa menor de refluxo gastroesofágico do que a gastrectomia vertical e pode até aliviar o refluxo gastroesofágico em pacientes que o apresentam. É frequentemente recomendado em vez da gastrectomia vertical para pacientes com diabetes tipo 2 porque leva a maior remissão em longo prazo. Os eventos adversos tardios incluem deficiências nutricionais (p. ex., vitaminas B1, B12, D e ferro) e ulceração da anastomose. A síndrome de *dumping* pode se desenvolver a qualquer momento. Tecnicamente, o *bypass* gástrico em Y-de-Roux é um procedimento reversível; no entanto, em geral só é revertido em circunstâncias extremas.

Pacientes que não são capazes de perder uma quantidade de peso clinicamente significativa com fármacos antiobesidade e que não são submetidos à cirurgia bariátrica caem em uma "lacuna de tratamento". Existem diversos **dispositivos e procedimentos endoscópicos** reversíveis e minimamente invasivos disponíveis. Além disso, podem ser menos dispendiosos e mais seguros do que a cirurgia bariátrica para candidatos cirúrgicos de baixa qualidade.

Quando encaminhar

- Pacientes com IMC maior ou igual a 30 ou IMC maior ou igual a 27 com pelo menos uma comorbidade relacionada com o peso podem ser encaminhados a um especialista em medicina da obesidade.
- Pacientes com IMC maior ou igual a 40 (ou maior ou igual a 35 com pelo menos uma comorbidade relacionada com a obesidade) que não alcançaram perda de peso suficiente a fim de alcançar as metas de saúde depois de tratamento comportamental, com ou sem medicação antiobesidade, podem ser encaminhados a um cirurgião bariátrico.

Aronne LJ et al. Continued treatment with tirzepatide for maintenance of weight reduction in adults with obesity: the SURMOUNT-4 randomized clinical trial. JAMA. 2024;331:38. [PMID: 38078870]
Grunvald E et al. AGA clinical practice guideline on pharmacological interventions for adults with obesity. Gastroenterology. 2022;163:1198. [PMID: 36273831]
Jastreboff AM et al. Tirzepatide once weekly for the treatment of obesity. N Engl J Med. 2022;387:205. [PMID: 35658024]
Lincoff AM et al. Semaglutide and cardiovascular outcomes in obesity without diabetes. N Engl J Med. 2023;389:2221. [PMID: 37952131]

Perdomo CM et al. Contemporary medical, device, and surgical therapies for obesity in adults. Lancet. 2023;401:1116. [PMID: 36774932]
Shi Q et al. Pharmacotherapy for adults with overweight and obesity: a systematic review and network meta-analysis of randomised controlled trials. Lancet. 2022;399:259. [PMID: 34895470]

TRANSTORNOS ALIMENTARES

Anorexia nervosa

FUNDAMENTOS DO DIAGNÓSTICO

- Restrição da ingestão calórica que leva a um peso corporal significativamente baixo no contexto da idade, sexo, trajetória de desenvolvimento e saúde física.
- Medo intenso de ganhar peso ou comportamento que impede o ganho de peso.
- Percepção distorcida da imagem corporal, com influência indevida do peso na autoestima.
- Negação da gravidade clínica do *status* de baixo peso.

Considerações gerais

A anorexia nervosa é caracterizada por baixo peso corporal, medo intenso de ganhar peso e percepção distorcida da imagem corporal. Normalmente começa nos anos entre a adolescência e a idade adulta jovem, mas muitas vezes persiste na idade adulta mais avançada. Anteriormente, acreditava-se que a anorexia nervosa afetava principalmente mulheres brancas de nível socioeconômico médio a alto, mas a doença é cada vez mais reconhecida em homens, pessoas de nível socioeconômico baixo e indivíduos transgêneros e não conformes de gênero.

A prevalência da anorexia nervosa é maior do que o sugerido previamente. O *DSM-5* da American Psychiatric Association classifica a gravidade da anorexia de acordo com o IMC: leve, IMC de 17 a 18,49; moderada, IMC de 16 a 16,99; grave, IMC de 15 a 15,99; extrema, IMC inferior a 15.

Existem dois subtipos de anorexia nervosa: tipo compulsivo/purgativo e tipo restritivo. O subtipo compulsivo/purgativo é caracterizado por episódios recorrentes de compulsão alimentar ou purgação (i.e., vômito autoinduzido e/ou abuso de diuréticos, laxantes, enemas, catárticos). O subtipo restritivo é caracterizado por dieta, jejum ou exercício excessivo sem compulsão alimentar ou purgação associada.

A causa da anorexia nervosa não é conhecida. Embora existam múltiplas anormalidades endocrinológicas em pacientes com essa doença, a maior parte das autoridades acredita que elas sejam secundárias à desnutrição e não à doença primária. Os especialistas defendem uma origem psiquiátrica primária, mas nenhuma hipótese explica todos os casos. O paciente caracteristicamente vem de uma família cujos membros perseguem veementemente seus objetivos. Os pacientes costumam ter comportamento perfeccionista e exibir características de personalidade obsessiva. Uma preocupação obsessiva com a comida também é comum.

Achados clínicos

A. Sintomas e sinais

Pacientes com anorexia nervosa podem apresentar emagrecimento grave e frequentemente relatar intolerância ao frio ou constipação intestinal. Bradicardia, hipotensão e hipotermia podem estar presentes em casos graves. O exame físico evidencia perda de gordura corporal, pele seca e escamosa e aumento de pelos corporais com lanugem. Aumento da parótida e edema também podem ocorrer. Nas mulheres em idade reprodutiva, a cessação da menstruação é comum.

B. Achados laboratoriais

Os achados laboratoriais são variáveis, mas podem incluir anemia, leucopenia, anormalidades eletrolíticas e elevações do BUN e níveis séricos de creatinina. Os níveis séricos de colesterol frequentemente estão aumentados. As anormalidades endócrinas incluem níveis reduzidos de LH e FSH e resposta prejudicada do LH ao hormônio liberador de gonadotrofina.

Diagnóstico e diagnóstico diferencial

O diagnóstico baseia-se na presença de restrição calórica, peso corporal significativamente baixo, imagem corporal distorcida, medo intenso de ganhar peso ou de perder o controle sobre a ingestão alimentar e recusa em exceder um peso mínimo saudável. Devem-se excluir outras doenças clínicas ou psiquiátricas que possam ser responsáveis pela anorexia e perda de peso.

O diagnóstico diferencial inclui bulimia nervosa, transtorno da compulsão alimentar periódica, doenças endócrinas e metabólicas (p. ex., pan-hipopituitarismo, doença de Addison, hipertireoidismo e diabetes *mellitus*), doenças GI (p. ex., doença de Crohn e enteropatia por glúten), infecções crônicas (p. ex., tuberculose), cânceres (p. ex., linfoma) e doenças raras do SNC (p. ex., tumor hipotalâmico).

Tratamento

O objetivo do tratamento é restaurar um peso corporal saudável e melhorar comorbidades psicológicas. Pode ser necessária hospitalização, especialmente quando se preveem uma síndrome de realimentação e anomalias eletrolíticas graves. Programas de tratamento conduzidos por equipes especializadas restauram com sucesso o peso saudável em aproximadamente dois terços dos casos. O restante continua tendo dificuldades com baixo peso, comportamentos alimentares e condições psiquiátricas associadas. Até 6% dos pacientes morrem de complicações da doença ou por suicídio.

Vários métodos de tratamento têm sido utilizados, sem evidências claras de superioridade de um sobre o outro. Os cuidados de suporte por parte dos médicos e familiares são a característica mais importante de qualquer tratamento. Podem-se tentar terapia cognitivo-comportamental, psicoterapia intensiva e terapia familiar. Uma variedade de medicamentos, incluindo antidepressivos tricíclicos, ISRS e lítio, é eficaz em

alguns casos; no entanto, os resultados de ensaios clínicos têm sido decepcionantes. Pacientes com desnutrição grave devem estar estabilizados hemodinamicamente e podem necessitar de alimentação enteral ou parenteral. A alimentação forçada deve ser reservada a situações que envolvem risco de vida, uma vez que o objetivo do tratamento é restabelecer um comportamento alimentar saudável.

Quando encaminhar

- Adolescentes e adultos jovens com perda de peso grave e inexplicável devem ser avaliados por um psiquiatra ou especialista em transtornos alimentares.
- Todos os pacientes com anorexia nervosa diagnosticada devem ser tratados por uma equipe multidisciplinar, que inclua médicos, psiquiatras, assistentes sociais e nutricionistas.

Quando hospitalizar

- Sinais de hipovolemia, distúrbios eletrolíticos importantes e desnutrição proteico-calórica grave.
- Falha de tratamento ambulatorial.

Han R et al. Effectiveness of olanzapine in the treatment of anorexia nervosa: a systematic review and meta-analysis. Brain Behav. 2022;12:e2498. [PMID: 35020271]
Muratore AF et al. Current therapeutic approaches to anorexia nervosa: state of the art. Clin Ther. 2021;43:85. [PMID: 33293054]
Muratore AF et al. Psychopharmacologic management of eating disorders. Curr Psychiatry Rep. 2022;24:345. [PMID: 35576089]

Bulimia nervosa

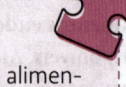

FUNDAMENTOS DO DIAGNÓSTICO

- Episódios não controlados de compulsão alimentar pelo menos uma vez por semana durante 3 meses.
- Comportamento compensatório inadequado e recorrente para evitar o ganho de peso, como vômito autoinduzido, laxantes, diuréticos, jejum ou exercício excessivo.
- Preocupação excessiva com o peso e a forma corporal, com influência indevida do peso na autoestima.

Considerações gerais

A bulimia nervosa consiste em uma ingestão episódica e descontrolada de grandes quantidades de alimentos, seguida de comportamento compensatório inadequado e recorrente para evitar o ganho de peso, como vômito autoinduzido, uso de diuréticos ou catárticos, dieta rigorosa ou exercícios vigorosos.

Assim como a anorexia nervosa, a bulimia nervosa era considerada uma doença que afetava predominantemente mulheres brancas jovens, mas é cada vez mais comum em homens, pessoas de nível socioeconômico baixo e indivíduos transexuais e não conformes de gênero. É mais difícil de detectar do que a anorexia, pois os pacientes em geral mantêm um IMC normal ou elevado.

Achados clínicos

Pacientes com bulimia nervosa normalmente consomem grandes quantidades de alimentos altamente calóricos de fácil ingestão, geralmente em sigilo. Alguns deles podem ter vários desses episódios por dia durante vários dias; outros relatam padrões regulares e persistentes de compulsão alimentar. A compulsão alimentar em geral é seguida de vômitos, catárticos ou diuréticos e acompanhada por sentimentos de culpa ou depressão. Os períodos de compulsão alimentar podem ser seguidos por intervalos de jejum autoimposto. O peso corporal pode flutuar, mas geralmente permanece dentro de 20% do IMC normal.

As condições familiares e psicológicas habitualmente são semelhantes às dos pacientes com anorexia nervosa. Contudo, pacientes com bulimia apresentam maior incidência de obesidade, maior uso de catárticos e diuréticos e comportamento mais impulsivo ou antissocial. A menstruação normalmente é preservada.

As complicações clínicas são múltiplas. Relataram-se dilatação gástrica e pancreatite depois da compulsão alimentar. O vômito pode resultar em má dentição, faringite, esofagite, aspiração e anormalidades eletrolíticas. O abuso de catárticos e diuréticos também pode causar distúrbios eletrolíticos ou desidratação. A constipação é comum.

Tratamento

O tratamento da bulimia nervosa requer cuidados de suporte e psicoterapia. Utilizam-se terapia individual, de grupo, familiar e comportamental. Fármacos antidepressivos podem ser úteis. Os melhores resultados foram obtidos com a fluoxetina e outros ISRS. Embora a morte por bulimia seja rara, o prognóstico psiquiátrico em longo prazo na bulimia grave é pior do que na anorexia nervosa.

Quando encaminhar

Todos os pacientes com bulimia diagnosticada devem ser tratados por uma equipe multidisciplinar que inclua médicos, psiquiatras, assistentes sociais e nutricionistas.

Hagan KE et al. State of the art: the therapeutic approaches to bulimia nervosa. Clin Ther. 2021;43:40. [PMID: 33358256]
Muratore AF et al. Psychopharmacologic management of eating disorders. Curr Psychiatry Rep. 2022;24:345. [PMID: 35576089]
Nitsch A et al. Medical complications of bulimia nervosa. Cleve Clin J Med. 2021;88:333. [PMID: 34078617]

TRANSTORNOS DO METABOLISMO DE VITAMINAS

Deficiência de tiamina (B1)

Nos EUA, a maior parte dos casos de deficiência de tiamina é decorrente do alcoolismo, com baixa ingestão alimentar de tiamina e prejuízo em sua absorção, metabolismo e armazenamento. Também está associada à má absorção (p. ex., depois de cirurgia bariátrica), diálise e outras causas de desnutrição proteico-calórica crônica. A depleção de tiamina pode ser precipitada quando pacientes com baixo teor de tiamina recebem uma grande carga de carboidratos, como por nutrição enteral ou parenteral.

Achados clínicos

As primeiras manifestações da deficiência de tiamina incluem anorexia, cãibras musculares, parestesia e irritabilidade. A deficiência avançada afeta principalmente o sistema cardiovascular ("beribéri úmido") ou o sistema nervoso ("beribéri seco"). O beribéri úmido ocorre na deficiência de tiamina acompanhada de grande esforço físico e alta ingestão de carboidratos. O beribéri seco ocorre na deficiência de tiamina acompanhada de inatividade e baixa ingestão de calorias.

O **beribéri úmido** é caracterizado por vasodilatação periférica acentuada, que resulta em uma IC de alto débito com dispneia, taquicardia, cardiomegalia, edema pulmonar e edema periférico com extremidades quentes, mimetizando uma celulite.

O **beribéri seco** envolve tanto o SNP como o SNC. O envolvimento dos nervos periféricos é tipicamente uma neuropatia motora e sensitiva simétrica com presença de dor, parestesia e perda de reflexos. As pernas são mais afetadas que os braços. O envolvimento do SNC resulta na síndrome de Wernicke-Korsakoff. A encefalopatia de Wernicke consiste em nistagmo que progride para oftalmoplegia, ataxia troncular e confusão mental. A síndrome de Korsakoff inclui amnésia, confabulação e dificuldade de aprendizagem.

Diagnóstico

Na maioria dos casos, usa-se a resposta clínica à terapia empírica com tiamina para apoiar o diagnóstico de deficiência de tiamina. Os testes bioquímicos mais comuns medem diretamente a concentração de tiamina, enquanto outros testes medem a atividade da transcetolase eritrocitária e a excreção urinária de tiamina. Os valores normais de tiamina normalmente variam de 70 a 180 nmol/L.

Tratamento

A deficiência de tiamina é tratada com grandes doses parenterais de tiamina. Inicialmente administram-se 50 a 100 mg/dia por via intravenosa, seguidos por doses orais diárias de 5 a 100 mg/dia. É importante notar que a suplementação de tiamina só será eficaz se houver abundância de magnésio. Todos os pacientes devem receber simultaneamente doses terapêuticas de outras vitaminas hidrossolúveis. O tratamento resulta na resolução completa em um quarto dos pacientes imediatamente e em outro quarto ao longo de dias, mas metade apresenta apenas benefício parcial ou nenhum.

Quando encaminhar

Pacientes com sinais de beribéri seco ou síndrome de Wernicke-Korsakoff devem ser encaminhados a um neurologista. Pacientes com sinais de beribéri úmido devem ser encaminhados a um cardiologista.

Toxicidade da tiamina

Não há toxicidade conhecida da tiamina.

Smith TJ et al. Thiamine deficiency disorders: a clinical perspective. Ann N Y Acad Sci. 2021;1498:9. [PMID: 33305487]

Deficiência de riboflavina (B2)
Achados clínicos

A deficiência de riboflavina em geral ocorre em combinação com outras deficiências vitamínicas. A inadequação alimentar, as interações com medicamentos, o alcoolismo e outras causas de desnutrição proteico-calórica são as causas mais comuns.

As manifestações da deficiência de riboflavina incluem queilose, estomatite angular, glossite, dermatite seborreica, fraqueza, vascularização da córnea e anemia.

Diagnóstico

A deficiência de riboflavina pode ser confirmada medindo a enzima glutationa redutase eritrocitária dependente de riboflavina.

Tratamento

Quando suspeita, a deficiência de riboflavina é, em geral, tratada empiricamente com alimentos como carne, peixe e laticínios ou com preparações orais da vitamina. A administração de 10 a 20 mg/dia até a resolução dos achados clínicos geralmente é adequada. A riboflavina também pode ser administrada por via parenteral.

Toxicidade da riboflavina

Não há toxicidade conhecida da riboflavina.

McNulty H et al. Causes and clinical sequelae of riboflavin deficiency. Annu Rev Nutr. 2023;43:101. [PMID: 37603429]

Deficiência de niacina

"Niacina" é um termo genérico para ácido nicotínico e outros derivados com atividade nutricional semelhante. Ao contrário da maioria das demais vitaminas, a niacina pode ser sintetizada a partir do aminoácido triptofano. A niacina é um componente essencial das coenzimas nicotinamida adenina dinucleotídeo (NAD) e nicotinamida adenina dinucleotídeo fosfato (NADP), envolvidas em muitas reações de oxidação-redução. As principais fontes alimentares de niacina são proteínas que contenham triptofano (carne, peixe, aves) e cereais e grãos enriquecidos.

Historicamente, a deficiência de niacina ocorreu quando o milho, relativamente deficiente em triptofano e niacina, era a principal fonte de calorias. A deficiência de niacina é mais comumente causada por alcoolismo e interações entre nutrientes e medicamentos. Também pode ocorrer em erros inatos do metabolismo. A niacina na forma de ácido nicotínico é utilizada terapeuticamente para o tratamento da hipercolesterolemia e da hipertrigliceridemia. A niacinamida (a forma de niacina geralmente usada para tratar a deficiência de niacina) não apresenta os efeitos hipolipemiantes do ácido nicotínico.

Achados clínicos

Tal como acontece com outras vitaminas B, as manifestações precoces da deficiência de niacina são inespecíficas – anorexia, fraqueza, irritabilidade, dor na boca, glossite, estomatite e perda de peso. A deficiência mais avançada resulta na tríade clássica da pelagra: dermatite, diarreia e demência. A dermatite é simétrica, envolvendo áreas expostas ao sol. As lesões cutâneas são escuras, secas e escamosas. A demência começa com insônia, irritabilidade e apatia e progride para confusão mental, perda de memória, alucinações e psicose. A diarreia pode ser grave e resultar em má absorção decorrente da atrofia das vilosidades intestinais. A pelagra avançada pode resultar em morte.

Diagnóstico

Na deficiência precoce, o diagnóstico requer alto índice de suspeição. Níveis baixos podem ser encontrados em pacientes com desnutrição generalizada. Em casos avançados, o diagnóstico de pelagra pode ser feito clinicamente. A niacina pode ser medida na urina, no soro ou no plasma.

Tratamento

A deficiência de niacina pode ser tratada, com eficácia, com niacina oral, em geral administrada na forma de nicotinamida (10 a 150 mg/dia). Os estágios avançados da pelagra são tratados com injeções intramusculares de ácido nicotínico (50 a 100 ng/dia) três vezes ao dia durante 3 a 4 dias, seguidas de terapia oral com ácido nicotínico.

Toxicidade da niacina

Nas altas doses de niacina usadas para tratar a hiperlipidemia, os efeitos colaterais são comuns e incluem rubor cutâneo (parcialmente prevenido pelo pré-tratamento com aspirina, 81 a 325 mg/dia, e uso de preparações de ácido nicotínico ER) e irritação gástrica. Elevação das enzimas hepáticas, hiperglicemia e gota são efeitos colaterais menos comuns.

Berger MM et al. ESPEN micronutrient guideline. Clin Nutr. 2022;41:1357. [PMID: 35365361]
Hołubiec P et al. Pathophysiology and clinical management of pelagra – a review. Folia Med Cracov. 2021;61:125. [PMID: 34882669]

Deficiência de vitamina B6

A deficiência de vitamina B6 ocorre mais comumente como resultado do alcoolismo ou de interações com medicamentos, especialmente isoniazida e anticoncepcionais orais. Vários erros inatos do metabolismo e outras síndromes responsivas à piridoxina, particularmente a anemia responsiva à piridoxina, não são claramente decorrentes da deficiência de vitamina, mas em geral respondem a altas doses dela. Pacientes com imunodeficiência comum variável podem apresentar deficiência de vitamina B6 concomitante.

Achados clínicos

A deficiência de vitamina B6 resulta em sintomas clínicos semelhantes aos de outras deficiências de vitamina B, incluindo boca dolorida, glossite, queilose, fraqueza e irritabilidade.

A deficiência grave pode resultar em neuropatia periférica, anemia e convulsões.

Diagnóstico

O diagnóstico de deficiência de vitamina B6 pode ser confirmado pela dosagem dos níveis séricos de fosfato de piridoxal, excreção urinária de ácido 4-piridóxico e AST ou ALT eritrocitária.

Tratamento

A deficiência de vitamina B6 pode ser eficazmente tratada com suplementos de vitamina B6 (100 mg/dia por via oral). Alguns pacientes em uso de medicamentos que interferem no metabolismo da piridoxina (como a isoniazida) podem necessitar de vitamina B profilática (50 a 100 mg/dia por via oral) para prevenir a deficiência. Isso é verdadeiro para pacientes mais propensos a manter dietas marginalmente adequadas em vitamina B6, como idosos e etilistas.

Toxicidade da vitamina B6

Uma neuropatia sensitiva, às vezes irreversível, pode ocorrer em pacientes que recebem grandes doses de vitamina B6 (200 a 2.000 mg/dia).

Vitamina B12 e folato

A vitamina B12 (cobalamina) e o folato são revisados no Capítulo 15.

Deficiência de vitamina C (ácido ascórbico)

A maior parte dos casos de deficiência de vitamina C nos EUA se deve à inadequação alimentar em idosos, distúrbios de má absorção e alcoolismo. Pacientes com doenças crônicas como câncer e indivíduos tabagistas também estão em risco.

Achados clínicos

As primeiras manifestações da deficiência de vitamina C são inespecíficas e incluem mal-estar e fraqueza. Em estágios mais avançados, desenvolvem-se as características típicas do escorbuto. As manifestações incluem hemorragias perifoliculares, pápulas hiperqueratóticas perifoliculares, petéquias, púrpura, hemorragia em estilhaços, sangramento nas gengivas, hemartroses e hemorragias subperiosteais. A anemia é comum, e a cicatrização de feridas é prejudicada. Os estágios finais do escorbuto são caracterizados por edema, oligúria, neuropatia, hemorragia intracerebral e morte.

Diagnóstico

O diagnóstico de escorbuto avançado pode ser feito clinicamente com base na presença de lesões cutâneas no contexto clínico adequado. A hemartrose atraumática também é altamente sugestiva. O diagnóstico pode ser confirmado ao se deparar com uma diminuição dos níveis plasmáticos de ácido ascórbico, normalmente abaixo de 0,2 mg/dL.

Tratamento

O escorbuto em adultos pode ser tratado com ácido ascórbico 300 a 1.000 mg/dia por via oral. A melhora comumente ocorre dentro de poucos dias.

Toxicidade da vitamina C

Doses excessivas de vitamina C podem causar irritação gástrica, flatulência ou diarreia. No caso de função renal adequada, a toxicidade é rara. Pacientes com insuficiência renal, cálculos renais, sobrecarga de ferro ou em uso de heparina ou varfarina devem evitar doses altas. A vitamina C pode confundir testes diagnósticos comuns, causando resultados falso-negativos em alguns exames de sangue oculto nas fezes e resultados falso-negativos e falso-positivos para glicose na urina.

Doseděl M et al. Vitamin C-sources, physiological role, kinetics, deficiency, use, toxicity, and determination. Nutrients. 2021;13:615. [PMID: 33668681]
Nowak D. Vitamin C in human health and disease. Nutrients. 2021;13:1595. [PMID: 34064549]

Deficiência de vitamina A
Achados clínicos

A deficiência de vitamina A é uma das síndromes de deficiência de vitaminas mais comuns, particularmente nos países em desenvolvimento. Em certas regiões, é a causa mais comum de cegueira. Nos EUA, em geral decorre de síndromes de má absorção de gordura ou do abuso de laxantes de óleo mineral. Ocorre mais comumente em idosos e pacientes com condições de má absorção.

A cegueira noturna é o sintoma mais precoce. A secura da conjuntiva (xerose) e o desenvolvimento de pequenas manchas brancas na conjuntiva (manchas de Bitot) são sinais precoces. Ulceração e necrose da córnea (ceratomalácia), perfuração, endoftalmite e cegueira são manifestações tardias. Também podem ocorrer xerose e hiperqueratinização da pele e perda do paladar.

Diagnóstico

Anormalidades de adaptação ao escuro são fortemente sugestivas de deficiência de vitamina A. Níveis séricos abaixo da faixa normal de 30 a 65 mg/dL são comumente observados na deficiência avançada.

Tratamento

Cegueira noturna, má cicatrização de feridas e outros sinais de deficiência podem ser efetivamente tratados com vitamina A, 30.000 UI por via oral, diariamente, durante 1 semana.

Toxicidade da vitamina A

A ingestão excessiva de betacaroteno (hipercarotenose) resulta em pele de coloração amarelo-alaranjada, mas é benigna. As alterações cutâneas são mais marcantes nas palmas das mãos e nas plantas dos pés, enquanto as escleras permanecem brancas, distinguindo claramente a hipercarotenose da icterícia.

O excesso de vitamina A (hipervitaminose A), por outro lado, pode ser tóxico. A toxicidade crônica geralmente ocorre depois da ingestão de doses diárias superiores a 50.000 UI/dia por mais de 3 meses. As primeiras manifestações incluem pele seca e escamosa, queda de cabelo, feridas na boca, hiperostose dolorosa, anorexia e vômitos. Achados mais graves incluem hipercalcemia; pressão intracraniana aumentada com papiledema, cefaleia e diminuição da cognição; e hepatomegalia, que pode evoluir para cirrose. A toxicidade aguda pode resultar da ingestão de doses excessivas de vitamina A via medicamentos ou suplementos. As manifestações incluem náuseas, vômitos, dor abdominal, cefaleia, papiledema e letargia.

O diagnóstico pode ser confirmado pela elevação dos níveis séricos de retinol. O único tratamento é a retirada da vitamina A da dieta. A maioria dos sintomas e sinais melhora rapidamente.

Carazo A et al. Vitamin A update: forms, sources, kinetics, detection, function, deficiency, therapeutic use and toxicity. Nutrients. 2021;13:1703. [PMID: 34069881]

Vitamina D

A vitamina D é revisada no Capítulo 28.

Deficiência de vitamina E
Achados clínicos

A deficiência clínica de vitamina E é mais comumente observada em pacientes com distúrbios de má absorção de gordura, como doença de Crohn, fibrose cística, função biliar comprometida ou ressecção do íleo ou intestino delgado. As manifestações de deficiência incluem arreflexia, distúrbios da marcha, diminuição da sensibilidade vibratória e da propriocepção e oftalmoplegia.

Diagnóstico

Os níveis plasmáticos normais de vitamina E são de 0,5 a 0,7 mg/dL ou superiores. Como a vitamina E é normalmente transportada nas lipoproteínas, os níveis séricos devem ser interpretados em relação aos níveis plasmáticos de colesterol.

Tratamento

A dose terapêutica ideal de vitamina E não foi definida; entretanto, a faixa sugerida é de 200 a 2.000 mg/dia. Altas doses, frequentemente administradas por via parenteral, podem ser usadas para melhorar as complicações neurológicas observadas na abetalipoproteinemia e doença hepática colestática. A suplementação de vitamina E também pode trazer benefícios em pacientes com doença hepática gordurosa não alcoólica.

Toxicidade da vitamina E

Ensaios clínicos sugeriram aumento na mortalidade por todas as causas com o consumo de suplementos de vitamina E em altas doses (superiores a 400 UI/dia). Altas doses de vitamina E também podem aumentar a necessidade de vita-mina K e resultar em sangramento em pacientes em uso de anticoagulantes orais.

Sherf-Dagan S et al. Vitamin E status among bariatric surgery patients: a systematic review. Surg Obes Relat Dis. 2021;17:816. [PMID: 33323330]

Vitamina K

A vitamina K é revisada no Capítulo 16.

TRATAMENTO COM DIETA

Dietas terapêuticas específicas podem complementar o tratamento médico das doenças mais comuns. As modificações dietéticas podem ser difíceis de sustentar, e os pacientes podem se beneficiar do apoio de um nutricionista ou de outro profissional que possa oferecer orientações. Elicitar um recordatório alimentar é uma estratégia útil para fornecer informações sobre as preferências e restrições alimentares do paciente e fornecer informações sobre o teor de nutrientes na dieta atual. O rastreamento contínuo dos alimentos pode melhorar a adesão à dieta; muitos programas e aplicativos *on-line* facilitam essa tarefa.

As dietas terapêuticas podem ser divididas em três grupos: (1) dietas que alteram a consistência dos alimentos, (2) dietas que restringem ou modificam os componentes dietéticos e (3) dietas que complementam os componentes dietéticos.

Dietas que alteram a consistência
Dieta de líquidos claros

Esta dieta fornece uma quantidade adequada de água, 500 a 1.000 kcal na forma de açúcar simples e alguns eletrólitos. Não contém fibras e requer digestão ou motilidade intestinal mínima.

Uma dieta de líquidos claros é útil para pacientes com íleo paralítico pós-operatório em resolução, gastroenterite aguda, obstrução intestinal parcial e na preparação para procedimentos GI diagnósticos. É comumente usada como a primeira dieta para pacientes que não ingerem nada por via oral há muito tempo. Em razão do baixo teor calórico e da quantidade mínima de proteínas da dieta de líquidos claros, ela é usada apenas por curtos períodos.

Dieta líquida completa

A dieta líquida completa fornece uma quantidade adequada de água e pode ser projetada de modo a fornecer uma quantidade suficiente de calorias e proteínas. A quantidade de vitaminas e minerais pode ser inadequada, e estes devem ser fornecidos na forma de suplementos. Laticínios, *shakes* de proteína e sopas com consistência de purê são usados para complementar líquidos claros.

Esta dieta é pobre em resíduos e pode ser útil para pacientes com dificuldade de mastigação ou deglutição decorrente de traumatismo ou cirurgia orofacial, com obstruções GI parciais, ou na preparação para determinados procedimentos diagnósticos.

Dietas de consistência modificada

As dietas de consistência modificada são projetadas para pacientes incapazes de mastigar ou engolir alimentos duros. As texturas variam de purê a alimentos de fácil mastigação. Dietas com textura modificada são comumente usadas em pacientes com disfagia ou má dentição, pacientes submetidos a cirurgias de cabeça e pescoço, pacientes com estenoses esofágicas e pacientes em pós-operatório, a fim de auxiliar na progressão de dietas líquidas para dietas regulares. Dietas de consistência modificada podem ser projetadas de modo a atender a todas as necessidades nutricionais.

Dietas que restringem nutrientes

As dietas podem ser elaboradas de modo a restringir (ou eliminar) praticamente qualquer nutriente ou componente alimentar. As dietas restritas mais comumente usadas são aquelas com limitação no sódio, gordura, carboidratos e proteínas. Outras dietas restritivas incluem a restrição de glúten para pacientes com enteropatia de glúten, a redução de potássio e fosfato para pacientes com doença renal crônica e a eliminação de certos alérgenos para pacientes com alergia alimentar.

Dietas com restrição de sódio

Dietas com baixo teor de sódio podem ser úteis no tratamento de pacientes com hipertensão e condições nas quais a retenção de sódio e o edema são características proeminentes, particularmente a IC, a doença hepática crônica e a doença renal crônica. A restrição de sódio pode ser benéfica com ou sem terapia diurética e, quando usada em conjunto com fármacos diuréticos, possibilita o uso de dosagens mais baixas desses medicamentos e prevenir efeitos colaterais. Por exemplo, a restrição de sódio diminui as perdas de potássio relacionadas com os diuréticos, reduzindo a distribuição de sódio no túbulo distal.

As dietas norte-americanas típicas contêm de 4 a 6 g (175 a 260 mEq) de sódio por dia. Uma dieta sem adição de sal contém aproximadamente 3 g (132 mEq) de sódio diárias. Restrições adicionais podem ser alcançadas com dietas de 2 ou 1 g de sódio por dia. Dietas com restrições mais severas são difíceis de aderir e raramente são utilizadas. As diretrizes da National Academies of Sciences, Engineering, and Medicine recomendam o uso de 2,3 g de sódio por dia (aproximadamente 1 colher de chá de sal).

O sódio dietético inclui o sódio que há naturalmente nos alimentos, o sódio adicionado durante o processamento dos alimentos e o sódio adicionado durante o cozimento e à mesa. Aproximadamente 80% da ingestão alimentar nas dietas norte-americanas provém de alimentos processados e pré-preparados. Dietas elaboradas para 2,3 g de sódio por dia exigem a eliminação da maioria dos alimentos processados, do sal adicionado e de alimentos com alto teor de sódio. Pacientes com hipertensão leve podem conseguir reduções significativas na pressão arterial (aproximadamente 5 mmHg na pressão diastólica) com esse grau de restrição de sódio.

Dietas com restrição de gordura e dietas com baixo teor de gordura saturada

As dietas tradicionais com restrição de gordura são úteis no tratamento de pacientes com síndromes de má absorção de gordura e depois de procedimentos cirúrgicos como colecistectomia e ressecção pancreática. Essas dietas podem melhorar os sintomas da diarreia com esteatorreia, independentemente da anormalidade fisiológica primária, limitando a quantidade de ácidos graxos que chegam ao colo intestinal. O grau de restrição de gordura necessário para controlar os sintomas deve ser individualizado. Pacientes com má absorção grave podem ter sua ingestão de gordura limitada a 40 a 60 g por dia. Podem-se planejar dietas contendo 60 a 80 g de gordura por dia em pacientes com anormalidades menos graves.

Dietas com restrição de gordura que limitam especificamente as gorduras saturadas são a base do tratamento dietético da hiperlipidemia com colesterol LDL elevado (ver Cap. 30). Dietas semelhantes são frequentemente recomendadas para a prevenção da DAC (ver Cap. 10). Contudo, o estudo *Dietary Modification Trial da Women's Health Initiative* não demonstrou benefícios significativos de uma dieta com baixo teor de gordura para o controle do peso ou a prevenção de doenças cardiovasculares ou câncer. Em contraste, um estudo sobre dietas mediterrâneas, complementadas com frutos secos ou azeite extravirgem, demonstrou redução nos eventos cardiovasculares. As dietas à base de plantas, definidas pelo baixo consumo de produtos de origem animal, têm sido cada vez mais recomendadas pelos seus benefícios à saúde. Diversos estudos mostraram que dietas enriquecidas com alimentos vegetais de alta qualidade, como grãos integrais, frutas, vegetais e nozes, estão associadas a um menor risco cardiovascular.

O objetivo das dietas com baixo teor de gordura é restringir a gordura total a menos de 30% das calorias e a gordura saturada a menos de 7% das calorias. Uma restrição mais extrema oferece pouca vantagem adicional na modificação dos níveis séricos de lipídios. Dietas com baixo teor de gordura podem ser complementadas com estanóis e esteróis vegetais e com fibra alimentar solúvel, a fim de reduzir ainda mais os níveis séricos de lipídios.

Dietas com restrição de carboidratos

As dietas com baixo teor de carboidratos normalmente restringem a ingestão de carboidratos a 50 a 180 g/dia. Demonstrou-se que o consumo de alimentos contendo mais proteínas e gorduras com menor teor de carboidratos promove a saciedade. Dietas com restrição de carboidratos, incluindo aquelas com baixo índice glicêmico (ver Cap. 29), podem ser úteis para pacientes com diabetes tipo 2 e outras formas de resistência à insulina na redução da glicemia e do peso corporal. Diversos estudos que investigaram a eficácia de dietas com baixo teor de gordura *versus* dietas com baixo teor de carboidratos para a perda de peso não mostraram nenhum benefício claro de uma em relação à outra.

Dietas com restrição de proteínas

As dietas com restrição de proteínas são mais comuns em pacientes com doença renal crônica avançada, a fim de retardar a progressão da doença inicial e diminuir os sintomas de uremia em doenças mais graves.

A restrição de proteínas visa limitar a produção de resíduos nitrogenados. A ingestão energética deve ser adequada, para facilitar o uso eficiente da proteína dietética. Deve-se fornecer uma quantidade suficiente de proteínas (pelo menos 0,6 g/kg/dia na maioria dos pacientes) para atender às necessidades mínimas. É pouco provável que os pacientes com encefalopatia que não respondem a esse grau de restrição respondam a uma restrição mais rigorosa.

Dietas que suplementam nutrientes

Dietas ricas em fibras

A fibra dietética é um grupo diversificado de constituintes vegetais que é resistente à digestão pelo trato digestório humano. As diretrizes sugerem que homens adultos ingiram de 30 a 38 g de fibra por dia e mulheres adultas de 21 a 25 g/dia. As dietas típicas dos EUA, entretanto, contêm cerca de metade dessa quantidade. Evidências epidemiológicas sugerem que as populações que consomem maiores quantidades de fibra têm uma menor incidência de certas doenças GI, incluindo diverticulite e, em alguns estudos, câncer do colo intestinal, bem como menor risco de DCV. Uma metanálise de 22 estudos sugeriu que 7 g de fibra alimentar estavam associados a uma redução de 9% na ocorrência do primeiro evento cardiovascular.

Dietas ricas em fibras alimentares (21 a 38 g/dia) são comumente usadas no tratamento de uma variedade de doenças GI, como síndrome do intestino irritável e diverticulite recorrente. Dietas ricas em fibras, particularmente fibras solúveis, também podem ser úteis para reduzir os níveis de glicemia em pacientes com diabetes e para reduzir os níveis de colesterol em pacientes com hipercolesterolemia. Boas fontes de fibra solúvel incluem aveia, nozes, sementes, legumes e a maioria das frutas. Alimentos com fibra insolúvel incluem o trigo integral, o arroz integral, outros grãos integrais e a maioria dos vegetais. Para alguns pacientes, a adição de *psyllium* ou metilcelulose pode ser um complemento útil para aumentar a fibra alimentar.

Chao AM et al. Dietary interventions for obesity: clinical and mechanistic findings. J Clin Invest. 2021;131:e140065. [PMID: 33393504]

Volek JS et al. Alternative dietary patterns for Americans: low-carbohydrate diets. Nutrients. 2021;13:3299. [PMID: 34684300]

Zhubi-Bakija F et al. The impact of type of dietary protein, animal versus vegetable, in modifying cardiometabolic risk factors: a position paper from the International Lipid Expert Panel (ILEP). Clin Nutr. 2021;40:255. [PMID: 32620446]

SUPORTE NUTRICIONAL

O suporte nutricional é o fornecimento de nutrientes a pacientes que não são capazes de satisfazer suas necessidades nutricionais apenas com a ingestão de dietas-padrão. Os nutrientes podem ser administrados por via enteral por meio de suplementos nutricionais orais e sondas de alimentação, ou por via parenteral por meio de acessos ou cateteres inseridos diretamente nas veias. As técnicas de suporte nutricional possibilitam uma administração nutricional adequada; no entanto, seu uso deve ser considerado apenas quando houver probabilidade de melhorar o desfecho do paciente.

Indicações do suporte nutricional

O suporte nutricional é indicado para pacientes desnutridos ou em risco de desnutrição. As indicações comuns para a nutrição enteral incluem a disfagia, a ventilação mecânica que impede a ingestão de alimentação oral, a necessidade de alimentar o intestino distalmente a uma obstrução ou fístula de alto débito, e em estados de doença hipermetabólica, como queimaduras e traumatismos. A nutrição parenteral é necessária quando a nutrição enteral é contraindicada ou quando o trato GI apresenta função diminuída em razão de condições subjacentes, incluindo obstruções do intestino delgado, íleo paralítico, síndrome do intestino curto e fístulas. Na maioria das demais condições, tem sido difícil provar o benefício do suporte nutricional em relação ao tratamento sem esse suporte.

A Aspen publicou recomendações para o uso racional do suporte nutricional. Essas diretrizes enfatizam a necessidade de individualizar a decisão de iniciar o suporte nutricional, ponderando os riscos, benefícios e custos. As diretrizes também destacam a necessidade de realizar avaliações nutricionais abrangentes a fim de identificar pacientes que possam se beneficiar de intervenções nutricionais agressivas.

Métodos de suporte nutricional

A escolha do método de suporte nutricional mais apropriado envolve a consideração da função GI, a duração prevista do suporte nutricional e a capacidade de cada método de atender às necessidades nutricionais do paciente. O método escolhido deve atender a essas necessidades com o menor risco e custo possível. Para a maioria dos pacientes, a alimentação enteral é mais segura e menos dispendiosa, além de oferecer vantagens fisiológicas significativas. Um algoritmo para a escolha do método de suporte nutricional mais adequado é apresentado na Figura 31.1.

Antes de iniciar o suporte nutricional enteral especializado, deve-se tentar complementar a ingestão alimentar. A atenção às preferências alimentares do paciente, a flexibilização das prescrições dietéticas, a sincronização das refeições com os procedimentos diagnósticos e os medicamentos necessários, e o uso de alimentos trazidos ao hospital por familiares e amigos muitas vezes podem aumentar a ingestão oral. Pacientes incapazes de comer o suficiente nas refeições regulares para atender às necessidades nutricionais podem receber **suplementação oral** na forma de lanches ou bebidas de baixas calorias substitutas. Suplementos orais com diferentes composições nutricionais estão disponíveis para atender às necessidades específicas de diversas condições clínicas. As formulações variam em teor de fibras e lactose, densidade calórica, nível de proteína e concentrações de eletrólitos.

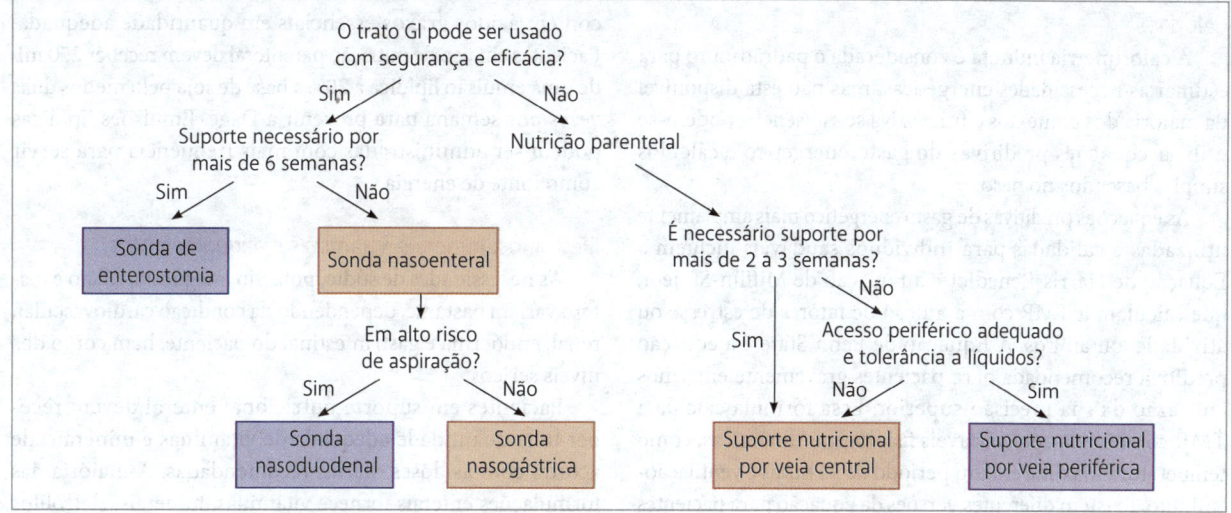

FIGURA 31.1 Árvore de decisão do método de suporte nutricional.

Pacientes com trato GI funcional que não são capazes de ingerir uma alimentação oral adequada ou engolir com segurança são apropriados para receber suporte nutricional enteral (alimentação por sonda). Pode-se colocar no nariz ou na boca dispositivos de acesso enteral de curto prazo que terminam no estômago ou no intestino delgado. Exemplos incluem sondas orogástricas, nasogástricas, nasoduodenais e nasojejunais. A colocação de dispositivos de acesso enteral de curto prazo à beira do leito geralmente é bem-sucedida; no entanto, pode ser difícil obter a colocação pós-pilórica. Alguns pacientes necessitam de orientação fluoroscópica ou endoscópica para inserir a sonda de alimentação distalmente ao piloro gástrico. Deve-se sempre confirmar radiograficamente a colocação correta da sonda antes de iniciar a alimentação. Dispositivos de acesso enteral de longo prazo colocados diretamente no estômago ou no intestino delgado são chamados de sondas de enterostomia. Gastrostomias, jejunostomias e gastrojejunostomias percutâneas podem ser feitas por um endoscopista, radiologista intervencionista ou cirurgião.

Ao selecionar o dispositivo de acesso enteral apropriado, devem-se considerar a duração prevista de uso e a anatomia do paciente, o risco de aspiração e a qualidade de vida. Pacientes com risco aumentado de aspiração podem se beneficiar da alimentação pelo intestino delgado; entretanto, isso pode não impedir a aspiração, especialmente se o piloro for patuloso. Os pacientes alimentados pelo estômago podem receber alimentação em *bolus*, alimentação intermitente ou "ciclada" ou contínua por sonda. Pacientes alimentados pelo intestino delgado necessitam de alimentação por sonda contínua ou ciclada assistida por bomba; a alimentação em *bolus* é proibida.

Pacientes que necessitam de suporte nutricional, mas cujos tratos GI estão prejudicados, são candidatos a **suporte nutricional parenteral**. O local preferido para a administração da nutrição parenteral é uma veia central (mais comumente a veia subclávia), mas a administração por veia periférica pode ser apropriada em alguns pacientes.

O **suporte nutricional por veia central** é reservado a pacientes desnutridos e que necessitam de suporte nutricional por mais de 7 dias. É administrado por meio de cateteres intravenosos colocados por via percutânea usando técnica estéril. O posicionamento adequado na veia cava superior é documentado radiograficamente antes da infusão da solução. Os cateteres devem ser cuidadosamente mantidos por profissionais de enfermagem experientes, a fim de prevenir infecções e outras complicações relacionadas com o cateter.

O **suporte nutricional por veia periférica** é mais comum em pacientes que não estão desnutridos e que necessitam de suporte nutricional parenteral de curto prazo. O suporte nutricional por veia periférica é administrado por meio de acessos intravenosos convencionais. Eventos adversos graves são pouco frequentes, mas há alta incidência de flebite, infiltração de acessos intravenosos e sobrecarga de volume.

Requisitos nutricionais

Antes do início do suporte nutricional, devem-se determinar as necessidades nutricionais estimadas do paciente. Na maioria das situações, soluções de igual valor nutricional podem ser projetadas para administração por via enteral e parenteral, mas devem-se considerar as diferenças na absorção. Uma solução de suporte nutricional completa deve conter água, carboidratos, aminoácidos, gordura, eletrólitos, vitaminas e minerais.

Água

Um método para calcular as necessidades de líquidos em adultos é alocar 1.500 mL para os primeiros 20 kg de peso corporal com a adição de 20 mL para cada quilograma acima de 20 kg. Outra maneira de calcular a necessidade de líquidos é usar como parâmetro 25 a 35 mL/kg ou aproximadamente 1 mL/kcal de energia necessária. É importante observar que pacientes com certas condições médicas se beneficiam da restrição de líquidos.

Calorias

A calorimetria indireta é considerada o padrão-ouro para estimar as necessidades energéticas, mas não está disponível na maioria dos contextos clínicos. Na sua ausência, podem-se utilizar equações preditivas do gasto energético e cálculos simples baseados no peso.

As equações preditivas de gasto energético mais amplamente utilizadas e validadas para indivíduos saudáveis incluem a Equação de Harris-Benedict e a Equação de Mifflin-St. Jeor, que calculam a TMR com a adição de fatores de estresse ou atividade, ou ambos. A Equação de Penn State é a equação preditiva recomendada para pacientes gravemente enfermos em razão da sua precisão superior. Essa fórmula calcula a TMR combinada com variáveis fisiológicas dinâmicas, como temperatura máxima em um período de 24 horas e ventilação-minuto. Existem diferentes versões da equação para pacientes com mais de 60 anos de idade ou com IMC superior a 30. Em todas as equações preditivas, deve-se usar o peso corporal atual.

As necessidades energéticas também podem ser estimadas multiplicando o peso corporal atual em quilogramas por 25 a 35 kcal/kg/dia. Esse método é simples e fácil de usar, mas estudos de validação mostraram taxa de precisão inferior a 50%.

Os métodos citados fornecem estimativas imprecisas do gasto energético real, especialmente em pacientes com baixo peso, sobrepeso e pacientes críticos que são candidatos ideais à calorimetria indireta. Estudos que utilizam a calorimetria indireta demonstraram que até 30% a 40% dos pacientes apresentaram medidas 10% acima ou abaixo dos valores estimados.

Em dietas convencionais e soluções de suporte nutricional balanceadas, os carboidratos fornecem a maior quantidade da energia em comparação com os demais macronutrientes; no entanto, proteínas e gorduras são necessárias em quantidades ideais a fim de fornecer energia ao corpo e auxiliar em outras funções.

Proteína

As necessidades de proteína e energia estão intimamente relacionadas. Se for fornecida uma quantidade adequada de calorias, pacientes estáveis e não estressados devem receber 0,8 a 1,2 g/kg/dia de proteína. Pacientes sob estresse moderado a grave necessitam de pelo menos 1,5 g/kg/dia, embora pacientes com traumatismos e queimaduras possam precisar de cerca de 2,5 g/kg/dia. Deve-se usar o peso real no caso de pacientes com peso saudável e abaixo do peso, enquanto se deve usar o peso corporal ajustado em pacientes com obesidade.

Pacientes que recebem proteínas sem uma quantidade adequada de calorias catabolizam a proteína para obter energia, em vez de utilizá-la para a síntese proteica. Assim, quando a ingestão calórica é baixa, é necessário excesso de proteína para o equilíbrio nitrogenado.

Gordura

Os pacientes em suporte nutricional precisam receber 2% a 4% de suas calorias totais via ácido linoleico e 0,25% a 0,5% via ácido alfa-linolênico para prevenir a deficiência de ácidos graxos essenciais (Dage). A maioria das fórmulas enterais contém ácidos graxos essenciais em quantidade adequada. Pacientes em uso de nutrição parenteral devem receber 250 mL de uma emulsão lipídica a 20% à base de soja pelo menos duas vezes por semana para prevenir a Dage. Emulsões lipídicas podem ser administradas com mais frequência para servir como fonte de energia.

Eletrólitos, minerais, vitaminas e oligoelementos

As necessidades de sódio, potássio, magnésio, cálcio e fósforo variam bastante, dependendo da condição cardiovascular, renal, endócrina e gastrintestinal do paciente, bem como dos níveis séricos.

Pacientes em suporte nutricional enteral devem receber uma quantidade adequada de vitaminas e minerais, de acordo com as doses diárias recomendadas. A maioria das formulações enterais fornece vitaminas, minerais, eletrólitos e oligoelementos em quantidade suficiente, desde que sejam administrados volumes adequados. Certas fórmulas, como aquelas destinadas a pacientes com doença renal, apresentam perfil eletrolítico mais baixo.

Pacientes em suporte nutricional parenteral normalmente necessitam de 1 a 2 mEq/kg/dia de sódio e potássio, 10 a 15 mEq/dia de cálcio, 8 a 20 mEq/dia de magnésio e 20 a 40 mmol/dia de fósforo.

As formulações parenterais também contêm os oligoelementos zinco, cobre, manganês, selênio e cromo. Pacientes com diarreia podem necessitar de zinco adicional para repor as perdas fecais. O cobre e o manganês podem ser excluídos de uma formulação parenteral em pacientes com doença hepática em razão da excreção prejudicada e do risco de toxicidade. É importante observar que os produtos com oligoelementos não contêm ferro, de modo que os pacientes em nutrição parenteral de longo prazo podem necessitar de suplementação adicional desse elemento.

As vitaminas são fornecidas diariamente na solução de nutrição parenteral. Produtos multivitamínicos injetáveis para uso em adultos contêm as vitaminas A, D, E, K, B1, B2, B6, B12, niacinamida, dexpantenol, biotina, ácido fólico e ácido ascórbico.

Soluções de suporte nutricional enteral

Os pacientes que necessitam de suporte nutricional enteral em um contexto de cuidados intensivos recebem fórmulas enterais preparadas comercialmente (Tab. 31.3). A maioria das formulações enterais foi projetada para fornecer proporções adequadas de água, calorias, proteínas e micronutrientes. Algumas fórmulas contêm menos água livre para pacientes que necessitam de restrição de líquidos. Produtos modulares também estão disponíveis para fornecer macronutrientes específicos (p. ex., proteínas, carboidratos e gorduras), a fim de complementar fórmulas disponíveis comercialmente para pacientes com necessidades nutricionais específicas.

Em geral, as fórmulas enterais podem ser classificadas como padrão (poliméricas), baseadas em peptídeos (elementares ou semi-elementares) ou específicas para doenças. A classificação é comumente baseada na composição geral da fórmula e nos

TABELA 31.3 Formulações enterais

Produtos-padrão

Blenderizado preparado comercialmente (p. ex., Compleat Regular, Compleat Modified[1], Liquid Hope, Real Food Blends, Kate Farms)

Proteína intacta, sem lactose, com baixo teor de resíduos:
1 kcal/mL (p. ex., Isosource 1.0, Osmolite 1.0, Nutren 1.0[1])
1,5 kcal/mL (p. ex., Isosource 1.5, Osmolite 1.5, Nutren 1.5)
2 kcal/mL (p. ex., TwoCal HN, Nutren 2.0, Resource 2.0)

Proteína intacta, sem lactose, com alto teor de resíduos:
1 kcal/mL (p. ex., Jevity,[1] Nutren with fiber,[1] Fibersource HN)

Produtos "específicos para doenças"

Doença renal crônica avançada: com teor proteico e concentração hidroeletrolítica ajustados (p. ex., Nepro, Nepro com Carb Steady, Suplena com Carb Steady, Novosource Renal, Renalcal)

Diabetes tipo 2: com teor reduzido de carboidratos (p. ex., Glucerna 1.0, 1.2, ou 1.5, Nutren Glytrol, Diabetisource AC)

Má absorção: com nutrientes parcial ou totalmente hidrolisados (p. ex., Peptamen, Peptamen 1.5, Peptamen AF, Peptamen com Prebio, Peptamen Intense VHP, Tolerex, Vital 1.0 e 1.5, Vital AF 1.2, Vital High Protein, Vivonex T.E.N., Vivonex RTF, Vivonex Plus)

Insuficiência respiratória: > 50% de calorias provenientes de gordura (p. ex., Pulmocare, Nutren Pulmonary, Oxepa)

Encefalopatia hepática: grandes quantidades de aminoácidos de cadeia ramificada (p. ex., Nutri-Hep)

Cicatrização de feridas: alto teor de proteínas (p. ex., Promote, Replete, Perative)

Produtos modulares

Proteína (p. ex., ProMod, ProStat Sugar Free, Beneprotein, Unjury)
Carboidrato (p. ex., Polycose, SolCarb)
Gordura (p. ex., MCT Oil, Microlipid)

[1] Isotônico.

macronutrientes contidos. A maioria das fórmulas enterais não contém lactose.

As fórmulas poliméricas padrão em geral são isotônicas, têm quantidades moderadas de macronutrientes intactos e podem conter fibras. As fórmulas poliméricas requerem a presença de capacidade normal de digestão e absorção. As fórmulas isotônicas contêm 1 kcal/mL, enquanto as fórmulas concentradas contêm 1,2 a 2 kcal/mL. As fórmulas poliméricas padrão são bem toleradas pela maior parte dos pacientes.

As fórmulas semi-elementares e elementares são projetadas para pacientes com função GI prejudicada que demonstraram má absorção e má digestão com o uso das fórmulas poliméricas padrão. As fórmulas elementares contêm aminoácidos livres, enquanto as semi-elementares contêm oligopeptídeos parcialmente hidrolisados. As fórmulas elementares contêm quantidades mínimas de gordura, normalmente na forma de triglicerídeos de cadeia média, o que pode aumentar o risco de Dage quando usadas em longo prazo. As fórmulas elementares são hipertônicas e podem resultar em diarreia grave.

Fórmulas enterais específicas para doenças foram desenvolvidas para pacientes com diabetes, doença renal, encefalopatia hepática e insuficiência respiratória. Contudo, não se demonstrou que sejam superiores às fórmulas poliméricas padrão para a maioria dos pacientes.

Ao iniciar a nutrição enteral, geralmente é preferível uma infusão contínua com bomba. Em pacientes gravemente enfermos, a nutrição enteral é comumente iniciada a 10 a 40 mL/hora e avançada até a velocidade alvo a 10 a 20 mL/hora a cada 8 a 12 horas. Pacientes estáveis e não críticos podem tolerar a nutrição enteral na velocidade desejada; entretanto, esta não é apropriada em pacientes em risco de síndrome de realimentação, que se beneficiam de um início e avanço mais conservadores. Em pacientes com dispositivos de acesso enteral de longo prazo, a transição para alimentação em *bolus* ou alimentação cíclica/noturna pode melhorar a qualidade de vida.

Complicações do suporte nutricional enteral

A nutrição enteral é o método de alimentação preferido em pacientes com trato GI funcional; no entanto, há complicações em 10% a 15% dos casos. Complicações mecânicas menores são comuns e incluem oclusão e deslocamento da sonda. Complicações GI comuns incluem diarreia, náusea, vômito e constipação. Pode ocorrer sangramento GI decorrente da colocação da sonda de alimentação, mas isso é mais raro. A diarreia é a complicação mais comum. Pode ser causada pela fórmula em si (ou seja, intolerância a uma carga hiperosmótica ou a um componente específico da fórmula), medicamentos, infecções ou estar relacionada com uma doença primária do intestino. Devem-se considerar todas as possibilidades antes de atribuir a diarreia à nutrição enteral.

Uma das complicações mais graves do suporte nutricional enteral é o risco de aspiração. A melhor maneira de prevenir a aspiração é identificar os pacientes em risco e utilizar protocolos para redução desse risco; medidas incluem a elevação da cabeceira do leito a 30°, a verificação do volume residual gástrico a cada 4 horas, a utilização de agentes pró-motilidade e a colocação pós-pilórica da sonda de alimentação, conforme apropriado.

As complicações metabólicas durante o suporte nutricional enteral têm menor probabilidade de serem causadas pela nutrição enteral em si e mais comumente estão relacionadas com condições subjacentes que predispõem os pacientes a alterações metabólicas. As complicações mais comuns incluem a síndrome de realimentação, distúrbios eletrolíticos, a hiperglicemia e a desidratação.

Soluções de suporte nutricional parenteral

A formulação de nutrição parenteral é uma solução complexa que contém até 40 nutrientes diferentes. A solução parenteral básica é composta de dextrose, aminoácidos, lipídios, eletrólitos, minerais, oligoelementos, vitaminas e água. Podem ser adicionados também medicamentos. A maioria das soluções comerciais contém a forma mono-hidratada da dextrose, que fornece 3,4 kcal/g. Usam-se aminoácidos cristalinos em formulações de nutrição parenteral para prover proteínas, que fornecem 4 kcal/g quando oxidados. As emulsões lipídicas estão disponíveis em concentrações de 20% e 30%, que fornecem 2 e 3 kcal/mL, respectivamente. A concentração de 30% é aprovada apenas para composição em uma mistura 3 em 1.

A nutrição parenteral por veia central possibilita a administração de solução hiperosmolar (mais de 1.800 mOsm/L) e o fornecimento de nutrição adequada. A dextrose, os aminoácidos e os eletrólitos contribuem para a carga osmótica e podem ser administrados em concentrações mais elevadas em comparação à nutrição parenteral por veia periférica. As emulsões lipídicas são isotônicas e podem ser administradas por uma veia central ou periférica.

Soluções com osmolaridades mais baixas (menos de 900 mOsm/L) devem ser administradas por veias periféricas. As soluções para infusão periférica em geral contêm 5% a 10% de dextrose e 3% de aminoácidos. Essas soluções de osmolaridade mais baixa resultam em elevada incidência de tromboflebite e infiltração do acesso, além de poderem fornecer quantidade adequada de proteína para alguns pacientes, mas uma quantidade inadequada de energia total proveniente da dextrose, dependendo das limitações de volume. Podem-se fornecer calorias adicionais com emulsões lipídicas, uma vez que essas soluções são isotônicas e bem toleradas pelas veias periféricas.

As emulsões lipídicas podem prevenir a Dage e fornecer energia aos pacientes em nutrição parenteral. Existem quatro produtos de emulsão lipídica disponíveis para uso nos EUA. Duas formulações são compostas de triglicerídeos de cadeia longa, derivados de 100% de óleo de soja ou 50% de óleo de cártamo e 50% de óleo de soja. A terceira formulação, Smoflipid, foi elaborada em razão de preocupações com o alto teor de ácidos graxos poli-insaturados ômega-6 pró-inflamatórios nas emulsões lipídicas tradicionais. O Smoflipid é composto por 30% de óleo de soja, 30% de triglicerídeos de cadeia média, 25% de azeite e 15% de óleo de peixe. Uma quarta emulsão, o Clinolipid, é composta por 80% de azeite e 20% de óleo de soja. Em todas as emulsões lipídicas, os fornecedores devem seguir as recomendações de dosagem do fabricante para prevenir complicações associadas à administração excessiva de gordura ou Dage.

As soluções de nutrição parenteral devem ser iniciadas com metade da necessidade energética estimada, ou aproximadamente 100 a 150 g de dextrose nas primeiras 24 horas. As calorias são aumentadas diariamente conforme o tolerado, de modo a evitar a hiperglicemia e anormalidades eletrolíticas em pacientes em risco de síndrome de realimentação. Podem-se introduzir aminoácidos e emulsões lipídicas de acordo com os objetivos desejados.

Complicações do suporte nutricional parenteral

A nutrição parenteral é considerada terapia nutricional de alto risco, que pode resultar em complicações mecânicas, infecciosas e metabólicas, para as quais os pacientes necessitam de monitoramento rigoroso para prevenção, detecção e tratamento.

Complicações relacionadas com o cateter podem ocorrer durante a inserção ou enquanto o cateter estiver posicionado. Pneumotórax, laceração arterial, êmbolos gasosos e lesão do plexo braquial podem ocorrer durante a colocação do cateter. Devem-se realizar imagens radiográficas para confirmar o posicionamento adequado do acesso venoso central antes de iniciar a nutrição parenteral. Complicações adicionais relacionadas com o cateter incluem oclusões trombóticas e não trombóticas causadas por interações medicamentosas, precipitados e resíduos.

As infecções da corrente sanguínea relacionadas com o cateter são as mais graves de todas as complicações. Pacientes com cateteres venosos centrais de demora nos quais se desenvolve febre sem origem aparente devem ter seus cateteres removidos ou trocados imediatamente; neste momento, a ponta do cateter deve ser submetida à cultura e deve ser iniciada a administração de antibióticos empíricos. As culturas quantitativas e as hemoculturas orientam a terapia antibiótica. A sepse relacionada com o cateter ocorre em 2% a 3% dos pacientes, mesmo se utilizando medidas para prevenir infecções. "*Bundles*" de cateter venoso central são práticas baseadas em evidências destinadas a reduzir a incidência de infecções associadas a cateteres centrais.

As complicações metabólicas do suporte nutricional venoso central incluem hiperglicemia, hipoglicemia, Dage, hipertrigliceridemia, anormalidades hidroeletrolíticas, distúrbios hepatobiliares e doença óssea metabólica. É necessário um nutricionista especializado em suporte nutricional para prescrever, monitorar e abordar com segurança possíveis complicações associadas à nutrição parenteral. A Tabela 31.4 descreve exemplos de complicações metabólicas e soluções sugeridas.

Acompanhamento do paciente durante o suporte nutricional

Todo paciente que recebe suporte nutricional enteral ou parenteral deve ser monitorado atentamente. Demonstrou-se que a presença de equipes formais de suporte nutricional compostas por um médico, uma enfermeira, um nutricionista e um farmacêutico diminui a taxa de complicações.

Os pacientes devem ser monitorados tanto para a adequação do tratamento como para a prevenção de complicações ou detecção precoce quando ocorrerem. Como as estimativas das necessidades nutricionais são imprecisas, é necessário reavaliação frequente. As ingestões diárias devem ser registradas e comparadas com as necessidades estimadas. Devem-se monitorar o peso corporal, o *status* de hidratação e a condição clínica geral. Pacientes que parecem não estar respondendo conforme o esperado devem ser submetidos a um estudo de calorimetria indireta, se possível, e avaliados quanto ao balanço de nitrogênio por meio da seguinte equação:

$$\text{Balanço de nitrogênio} = \frac{\text{Ingestão de proteína em 24 horas (g)}}{6,25} - (\text{Nitrogênio urinário de 24 horas (g)} + 4)$$

Os pacientes que recebem prescrições calóricas comparáveis aos resultados do estudo de calorimetria indireta e que apresentam balanços de nitrogênio positivos podem continuar em seus regimes atuais; por outro lado, aqueles que não alcançam suas metas energéticas ou apresentam balanços de nitrogênio negativos devem receber incrementos moderados de calorias e proteínas, e depois reavaliados. O monitoramento à procura de complicações metabólicas inclui medições diárias de painéis metabólicos básicos, níveis de magnésio e fósforo. Quando o paciente estiver estabilizado no regime de suporte nutricional

TABELA 31.4   Complicações metabólicas do suporte nutricional parenteral

Complicação	Causas comuns	Soluções possíveis
Hiperglicemia	Infusão muito rápida de dextrose, "estresse", corticosteroides	Diminuir a infusão de glicose; insulina; substituir a dextrose por gordura
Desidratação hiperosmolar não cetótica	Hiperglicemia grave e não detectada	Insulina, hidratação, potássio
Acidose metabólica hiperclorêmica	Administração rica em cloreto	Diminuir o cloreto
Azotemia	Administração de proteínas em excesso	Diminuir a concentração de aminoácidos
Hipofosfatemia, hipocalemia, hipomagnesemia	Desvio extracelular para intracelular com a realimentação	Aumentar a concentração da solução e fornecer reposição fora da bolsa de nutrição parenteral; não avançar adicionalmente a dextrose
Anormalidades nas enzimas hepáticas	Aprisionamento lipídico em hepatócitos, fígado gorduroso	Diminuir a dextrose e os lipídios, a fim de obter uma solução mais balanceada, ciclo de nutrição parenteral
Colecistite acalculosa	Estase biliar	Incentivar uma dieta oral ou a alimentação por sonda, conforme possível
Deficiência de zinco	Diarreia, fístulas do intestino delgado	Aumentar a concentração
Deficiência de cobre	Fístulas biliares	Aumentar a concentração

desejado, pode ser submetido a exames laboratoriais 1 a 2 vezes por semana. Pacientes em nutrição parenteral devem realizar testes semanais de função hepática e níveis de triglicerídeos. Vitaminas e oligoelementos devem ser mensurados a cada 3 a 6 meses em pacientes em suporte nutricional de longo prazo.

Berlana D. Parenteral nutrition overview. Nutrients. 2022;14:4480. [PMID: 36364743]

Compher C et al. Guidelines for the provision of nutrition support therapy in the adult critically ill patient: the American Society for Parenteral and Enteral Nutrition. JPEN J Parenter Enteral Nutr. 2022;46:12. [PMID: 34784064]

Doley J. Enteral nutrition overview. Nutrients. 2022;14:2180. [PMID: 35683980]

Krutkyte G et al. Refeeding syndrome: a critical reality in patients with chronic disease. Nutrients. 2022;14:2859. [PMID: 35889815]

Problemas comuns em doenças infecciosas e terapia antimicrobiana

Monica Fung, MD, MPH

Katherine Gruenberg, PharmD, MAEd

Peter V. Chin-Hong, MD

Revisão científica da edição brasileira: Dra. Marina Elisa Motta Agati

PROBLEMAS COMUNS EM DOENÇAS INFECCIOSAS

Febre de origem indeterminada (FOI)

> **FUNDAMENTOS DO DIAGNÓSTICO**
>
> - Doença com duração mínima de três semanas.
> - Febre ≥ 38,3°C em várias ocasiões.
> - Diagnóstico não estabelecido após duas consultas ambulatoriais ou três dias de hospitalização.

Considerações gerais

Os intervalos especificados nos critérios para o diagnóstico de febre de origem indeterminada (FOI) são arbitrários, com o objetivo de excluir pacientes com doenças prolongadas, mas autolimitadas, e de permitir tempo suficiente para a realização dos estudos radiográficos, sorológicos e de cultura habituais. Os critérios para FOI são atendidos quando o diagnóstico não é estabelecido após duas consultas ambulatoriais ou três dias de hospitalização.

As categorias adicionais incluem complicações relacionadas aos cenários atuais de assistência à saúde: (1) **FOI associada ao hospital**: refere-se ao paciente hospitalizado com febre de 38,3°C ou mais em várias ocasiões, causada por um processo não presente ou em incubação no momento da admissão, cujas culturas iniciais são negativas e o diagnóstico permanece desconhecido após uma semana de investigação (ver Infecções associadas à assistência à saúde); (2) **FOI neutropênica**: inclui pacientes com febre de 38,3°C ou mais em várias ocasiões, com menos de 500 neutrófilos por microlitro, cujas culturas iniciais são negativas e o diagnóstico permanece incerto após três dias (ver Cap. 2 e Infecções em pacientes imunocomprometidos); (3) **FOI associada ao HIV**: pacientes com HIV e febre de 38,3°C ou mais, que apresentam febre há quatro semanas ou mais como pacientes ambulatoriais, ou por três dias como pacientes internados, cujo diagnóstico permanece incerto após três dias de investigação, com pelo menos dois dias para a incubação de culturas (ver Cap. 33). Embora geralmente não seja conside-

rada separadamente, a **FOI em receptores de transplante de órgão sólido** e a **FOI em indivíduos que retornam de viagem** são cenários comuns, cada uma com diagnóstico diferencial específico, também são abordados neste capítulo.

Para uma discussão geral sobre febre, ver seção sobre febre e hipertermia no Capítulo 2.

A. Causas comuns

A maioria dos casos representa manifestações incomuns de doenças comuns, e não doenças raras ou exóticas – p. ex., tuberculose, endocardite, doenças da vesícula biliar e HIV (infecção primária ou infecção oportunista) são causas mais frequentes de FOI do que a doença de Whipple ou a febre familiar do Mediterrâneo.

B. Idade do paciente

Em adultos, infecções (25-40% dos casos) e câncer (25-40% dos casos) representam a maioria das FOI. Em crianças, as infecções são a causa mais comum (30-50% dos casos), enquanto o câncer é uma causa rara (5-10% dos casos). Doenças autoimunes ocorrem com frequência semelhante em adultos e crianças (10-20% dos casos), embora as doenças sejam diferentes. A artrite idiopática juvenil (AIJ) é comum em crianças, enquanto o LES (lúpus eritematoso sistêmico), a granulomatose com poliangiite e a poliarterite nodosa são mais frequentes em adultos. A doença de Still, a arterite de células gigantes e a polimialgia reumática ocorrem exclusivamente em adultos. Em adultos com mais de 65 anos, doenças imunomediadas multissistêmicas, como arterite temporal, polimialgia reumática, sarcoidose, artrite reumatoide e granulomatose com poliangiite, correspondem a 25-30% de todas as FOI.

C. Duração da febre

A causa de FOI muda drasticamente em pacientes que apresentam febre há seis meses ou mais. Infecções, câncer e doenças autoimunes, juntos, representam apenas 20% dos casos de FOI nesses pacientes. Em vez disso, outras condições, como doenças granulomatosas (hepatite granulomatosa, doença de Crohn, colite ulcerativa) e febre factícia, tornam-se causas importantes. Um quarto dos pacientes que relatam febre há seis meses ou mais, na verdade, não apresenta febre verdadeira ou doença subjacente. Em vez disso, a variação circadiana normal da temperatura (0,5-1°C mais alta à tarde do que pela manhã) é interpretada como anormal. Pacientes com **febre episódica** ou **recorrente** (p. ex., aqueles que atendem aos critérios para FOI, mas apresentam períodos de duas semanas ou mais sem febre) são semelhantes àqueles com febre prolongada. Infecções, malignidades e doenças autoimunes representam apenas 20-25% dessas febres, enquanto diversas doenças variadas (doença de Crohn, febre familiar do Mediterrâneo, alveolite alérgica) correspondem a outros 25%. Aproximadamente 50% dos casos permanecem sem diagnóstico, mas apresentam curso benigno, com eventual resolução dos sintomas.

D. Estado imunológico

No paciente neutropênico, infecções fúngicas e infecções bacterianas ocultas são causas importantes de FOI. No paciente em uso de medicamentos imunossupressores (particularmente pacientes transplantados de órgãos sólidos), infecções por citomegalovírus (CMV) são causa frequente de febre, assim como infecções fúngicas, nocardiose, pneumonia por *Pneumocystis jirovecii* e infecções micobacterianas.

E. Classificação das causas de FOI

A maioria dos pacientes com FOI se enquadrará em uma das seguintes cinco categorias:

1. **Infecção** – Infecções sistêmicas e localizadas podem causar FOI. A tuberculose e a endocardite são as infecções sistêmicas mais comuns associadas à FOI, mas micoses, doenças virais (particularmente infecção por vírus Epstein-Barr e CMV), toxoplasmose, brucelose, febre Q, doença da arranhadura do gato, salmonelose, malária e muitas outras infecções menos comuns também foram implicadas. A infecção primária por HIV ou infecções oportunistas associadas à Aids – particularmente infecções micobacterianas – também podem se apresentar como FOI. A forma mais comum de infecção localizada que causa FOI é um abscesso oculto. Abscessos no fígado, baço, rim, cérebro e ossos podem ser difíceis de detectar. Uma coleção de pus pode se formar na cavidade peritoneal ou em áreas subdiafragmáticas, sub-hepáticas, paracólicas ou outras. Colangite, osteomielite, infecção do trato urinário (ITU), abscesso dentário ou sinusite paranasal podem causar febre prolongada.

2. **Neoplasias** – Muitos tipos de câncer podem se apresentar como FOI. Os mais comuns são o linfoma (tanto Hodgkin como não Hodgkin) e a leucemia. Distúrbios linfoproliferativos pós-transplante também podem se manifestar com febre. Outras doenças dos linfonodos, como linfoma angioimunoblástico e doença de Castleman, também podem causar FOI. Tumores primários e metastáticos no fígado são frequentemente associados à febre, assim como os carcinomas de células renais. O mixoma atrial é uma neoplasia frequentemente esquecida que pode resultar em

febre. A leucemia linfocítica crônica e o mieloma múltiplo raramente estão associados à febre; caso ocorra, deve-se investigar imediatamente uma possível infecção.

3. **Distúrbios autoimunes** – A doença de Still, o LES, a crioglobulinemia e a poliarterite nodosa são as causas mais comuns. A arterite de células gigantes e a polimialgia reumática são observadas quase exclusivamente em pacientes com mais de 50 anos e estão quase sempre associadas a uma VHS (velocidade de sedimentação de eritrócitos) elevada (acima de 40 mm/h).

4. **Causas diversas** – Muitas outras condições foram associadas à FOI, mas com menos frequência do que os tipos de doenças mencionados anteriormente. Alguns exemplos são tireoidite, sarcoidose, doença de Whipple, febre familiar do Mediterrâneo, embolias pulmonares recorrentes, hepatite alcoólica, febre medicamentosa e febre factícia.

5. **FOI não diagnosticada** – Apesar de uma avaliação extensa, o diagnóstico permanece evasivo em até 50% ou mais dos pacientes. Desses pacientes, a febre desaparece espontaneamente em cerca de 75% dos casos sem que se estabeleça o diagnóstico; nos demais, manifestações mais clássicas da doença subjacente surgem com o tempo.

Achados clínicos

Como a avaliação de pacientes com FOI é dispendiosa e demorada, é imperativo primeiro documentar a presença de febre, observando-os **enquanto se mede a temperatura, de modo a garantir que a febre** não seja factícia (autoinfligida). Achados associados que acompanham a febre incluem taquicardia, calafrios e arrepios. Uma história clínica detalhada – incluindo informações familiares, ocupacionais, sociais (práticas sexuais, uso de drogas injetáveis), dietéticas (produtos não pasteurizados, carne crua), exposições (animais, produtos químicos) e histórico de viagens – pode fornecer pistas para o diagnóstico. Exames físicos repetidos podem revelar achados clínicos sutis e efêmeros, essenciais para o diagnóstico.

A. Exames laboratoriais

Além dos exames laboratoriais de rotina, as hemoculturas devem ser sempre realizadas, preferencialmente quando o paciente não tiver tomado antibióticos por vários dias, e devem ser mantidas pelo laboratório por duas semanas para detectar organismos de crescimento lento. Culturas em meios especiais devem ser solicitadas se *Legionella*, *Bartonella* ou estreptococos nutricionalmente deficientes forem patógenos possíveis. "Testes de triagem" com sorologias imunológicas ou microbiológicas (*febrile agglutinins*) têm baixo rendimento e não devem ser realizados. Se a história ou o exame físico sugerirem um diagnóstico específico, testes sorológicos específicos, com aumento ou diminuição de quatro vezes no título, podem ser úteis. Como infecção é a causa mais comum de FOI, outros fluidos corporais geralmente são cultivados, ou seja, urina, escarro, fezes, líquido cefalorraquiano (LCR) e aspirados gástricos matinais (em caso de suspeita de tuberculose). O exame direto de esfregaços de sangue pode estabelecer o diagnóstico de malária ou febre recorrente (*Borrelia*).

B. Exames de imagem

Todos os pacientes com FOI devem realizar uma radiografia de tórax. Exames como tomografia computadorizada (TC) dos seios paranasais, endoscopia digestiva alta (EDA), enema baritado, retossigmoidoscopia e avaliação da função da vesícula biliar são reservados para pacientes que apresentem sintomas, sinais ou história que sugiram doença nessas regiões do corpo. A TC do abdome e da pelve também é frequentemente realizada e é particularmente útil para examinar o fígado, baço e retroperitônio. Quando a TC é anormal, os achados frequentemente levam a um diagnóstico específico. Uma TC normal não é tão útil; procedimentos mais invasivos, como biópsia ou laparotomia exploratória, podem ser necessários. O papel da ressonância magnética (RM) na investigação da FOI não foi amplamente avaliado. De maneira geral, no entanto, a RM é superior à TC para detectar lesões do sistema nervoso e é útil no diagnóstico de várias vasculites. A ultrassonografia é sensível para detectar lesões nos rins, pâncreas e trato biliar e deve ser utilizada se houver suspeita de endocardite ou mixoma atrial. A ecocardiografia transesofágica é mais sensível do que a ecocardiografia transtorácica para detectar lesões valvares, no entanto, mesmo um estudo transesofágico negativo não exclui a endocardite (taxa de falso-negativo de 10%). Há uma crescente evidência do uso de estudos com radionuclídeos no diagnóstico de FOI. Alguns especialistas utilizam a tomografia por emissão de pósitrons (PET) se as tomografias (torácica e abdominal) forem não diagnósticas no início da investigação de FOI, para identificar infecção, inflamação ou tumor.

C. Biópsia

Procedimentos invasivos são frequentemente necessários para o diagnóstico. Qualquer achado anormal deve ser avaliado de forma agressiva: uma cefaleia exige punção lombar para descartar meningite; uma erupção cutânea deve ser biopsiada para manifestações cutâneas de doenças do tecido conjuntivo ou infecção; e linfonodos aumentados devem ser aspirados ou biopsiados para a verificação de neoplasia e enviados para cultura. A aspiração de medula óssea com biópsia é um procedimento de baixo rendimento (15-25%; exceto em pacientes com HIV, nos quais a infecção micobacteriana é uma causa comum de FOI), mas o risco é baixo e o procedimento deve ser realizado se outros testes menos invasivos não tiverem levado a um diagnóstico, particularmente em pacientes com anormalidades hematológicas. A biópsia hepática pode fornecer um diagnóstico específico em 10-15% dos pacientes com FOI e deve ser considerada em qualquer paciente com testes hepáticos anormais, mesmo que o fígado tenha tamanho normal. A TC e a RM reduziram a necessidade de laparotomia exploratória; no entanto, a visualização cirúrgica e as biópsias devem ser consideradas quando houver deterioração contínua ou falta de diagnóstico.

Tratamento

Embora um curso empírico de antimicrobianos seja às vezes considerado para FOI, ele raramente é útil e pode impactar os diagnósticos de doenças infecciosas (p. ex., ao reduzir a sensibilidade das hemoculturas).

Quando encaminhar

- Qualquer paciente com FOI e perda de peso progressiva e outros sinais constitucionais.
- Qualquer paciente imunocomprometido (p. ex., receptores de transplante e pacientes com HIV).
- Especialistas em doenças infecciosas podem também ser capazes de coordenar e interpretar testes especializados (p. ex., sorologias para febre Q) com agências externas, como o Centers for Disease Control and Prevention (CDC) dos EUA.

Quando hospitalizar

- Qualquer paciente que apresente declínio rápido com perda de peso, em cujo caso a internação hospitalar possa acelerar a investigação.
- Na eventual presença de FOI em pacientes imunocomprometidos, como aqueles que se apresentam neutropênicos em decorrência de quimioterapia recente ou aqueles submetidos a transplante (particularmente nos últimos seis meses).

Fisher RE et al. Lack of clinical utility of labeled white blood cell scintigraphy in patients with fever of unknown origin. Open Forum Infect Dis. 2022;9:ofac015. [PMID: 35146051]

Haidar G et al. Fever of unknown origin. N Engl J Med. 2022;386:463. [PMID: 35108471]

Palestro CJ et al. FDG PET in evaluation of patients with fever of unknown origin: *AJR* Expert Panel narrative review. AJR Am J Roentgenol. 2023;221:151. [PMID: 36722759]

Rohan T et al. Significance of F-18 FDG PET/MRI in the search for the etiology of inflammation of unclear origin and fever of unknown origin. Eur J Radiol. 2024;171:111281. [PMID: 38219354]

van Rijsewijk ND et al. Molecular imaging of fever of unknown origin: an update. Semin Nucl Med. 2023;53:4. [PMID: 35902280]

Wright WF et al. Fever of unknown origin (FUO) – a call for new research standards and updated clinical management. Am J Med. 2022;135:173. [PMID: 34437835]

Infecções no paciente imunocomprometido

FUNDAMENTOS DO DIAGNÓSTICO

- **A febre e outros sintomas podem ser atenuados** em razão da imunossupressão.
- Um organismo contaminante em indivíduo imunocompetente pode ser um patógeno em um imunocomprometido.
- O intervalo desde o transplante e o grau de imunossupressão podem estreitar o diagnóstico diferencial.
- Os antibióticos de amplo espectro empíricos podem ser adequados para pacientes de alto risco, independentemente de os sintomas serem ou não localizados.

Considerações gerais

Pacientes imunocomprometidos apresentam defeitos em seus mecanismos de defesa naturais, resultando em aumento do risco de infecção. Além disso, a infecção geralmente é grave, rapidamente progressiva e oferece risco de vida. Organismos que normalmente não são problemáticos em indivíduos imunocompetentes podem ser patógenos importantes em pacientes imunocomprometidos (p. ex., *Staphylococcus epidermidis*, *Corynebacterium jeikeium*, *Propionibacterium acnes*, espécies de *Bacillus*). Portanto, os resultados das culturas devem ser interpretados com cautela, e os agentes isolados não devem ser descartados como meros contaminantes. Embora o tipo de imunodeficiência esteja associado a síndromes de doenças infecciosas específicas, quase qualquer patógeno pode causar infecção em qualquer paciente imunossuprimido a qualquer momento. Desse modo, é necessária uma avaliação sistemática para identificar um organismo específico.

A. Imunidade humoral comprometida

Em geral, os defeitos da imunidade humoral são congênitos, embora a hipogamaglobulinemia possa ocorrer na presença de mieloma múltiplo, leucemia linfocítica crônica, linfoma de linfócitos pequenos e em pacientes submetidos a esplenectomia. Pacientes com imunidade humoral ineficaz não possuem anticorpos opsonizantes e estão particularmente em risco de infecção por **organismos encapsulados**, como *Haemophilus influenzae*, *Neisseria meningitides* e *Streptococcus pneumoniae*. Embora normalmente seja associado à imunidade celular comprometida, o rituximabe tem sido relacionado ao desenvolvimento de infecção por *Pneumocystis jirovecii* e leucoencefalopatia multifocal progressiva (LEMP), bem como reativação do vírus da hepatite B.

B. Granulocitopenia (neutropenia)

A granulocitopenia é comum após o transplante de células-tronco hematopoéticas e entre pacientes com tumores sólidos – como resultado da quimioterapia mielossupressora – e em leucemias agudas. O risco de infecção começa a aumentar quando a contagem absoluta de granulócitos está abaixo de 1.000/mcL, com drástico aumento da frequência e gravidade quando a contagem de granulócitos fica abaixo de 100/mcL. O risco de infecção também aumenta com a acelerada taxa de declínio dos neutrófilos e com um período prolongado de neutropenia. Pacientes com granulocitopenia são particularmente suscetíveis a infecções por organismos entéricos Gram-negativos, *Pseudomonas*, cocos Gram-positivos (particularmente *Staphylococcus aureus* e estreptococos do grupo viridans), *Candida*, *Aspergillus* e outros fungos que surgiram recentemente como patógenos, como *Scedosporium*, *Fusarium* e as mucormicoses.

C. Imunidade celular comprometida

Pacientes com deficiência imunológica celular constituem um grupo grande e heterogêneo, como pacientes com infecção por HIV (ver Cap. 33); pacientes com linfomas, como a doença de Hodgkin; e pacientes que utilizam medicamentos imunossupressores, como corticosteroides, ciclosporina, tacrolimo e outros medicamentos citotóxicos. O grupo dos imunossuprimidos pelo uso de medicamentos inclui pacientes submetidos a transplante de órgão sólido, tratamento para tumores sólidos e pacientes em tratamento prolongado com corticosteroides em doses altas (p. ex., para asma, arterite temporal, LES). Pacientes que utilizam inibidores de fator de necrose tumoral (TNF), como etanercepte e infliximabe, também estão incluídos nessa categoria. Pacientes com disfunção imunológica celular são suscetíveis a infecções por um grande número de organismos, particularmente aqueles que se replicam de forma intracelular. Exemplos incluem bactérias, como *Listeria*, *Legionella*, *Salmonella* e *Mycobacterium*; vírus, como herpes simples, varicela e CMV; fungos, como *Cryptococcus*, *Coccidioides*, *Histoplasma* e *Pneumocystis*; e protozoários, como *Toxoplasma*.

D. Receptores de transplante de células hematopoiéticas

O tempo necessário para que ocorram complicações em receptores de transplante de células hematopoéticas pode ser útil para determinar o agente etiológico. Em transplante de medula óssea no **período de aplasia (dias 1-21)**, os pacientes se tornam gravemente neutropênicos por 7-21 dias. Pacientes estão em risco de infecções bacterianas Gram-positivas (particularmente relacionadas ao cateter) e Gram-negativas, além de infecções pelo herpes-vírus simples, vírus sincicial respiratório e infecções fúngicas. Em contraste com os receptores de transplante de órgãos sólidos, a origem da febre é desconhecida em 60-70% dos pacientes de transplante de células hematopoéticas. **Entre três semanas e três meses pós-transplante**, as infecções por CMV, adenovírus, *Aspergillus* e *Candida* são as mais comuns. A pneumonia por *Pneumocystis jirovecii* é possível, especialmente em pacientes que recebem imunossupressão adicional para o tratamento da doença do enxerto contra o hospedeiro. Os pacientes continuam em risco de complicações infecciosas **além de três meses após o transplante**, especialmente aqueles que receberam transplante alogênico e aqueles que estão em terapia imunossupressora para doença crônica do enxerto contra o hospedeiro. Varicela-zóster é comum, e infecções por *Aspergillus* e CMV estão sendo cada vez mais observadas nesse período.

E. Receptores de transplante de órgãos sólidos

O tempo necessário para que a infecção ocorra após o transplante de órgãos sólidos também pode ser útil para que se determine a origem infecciosa. **Infecções imediatas no pós-operatório** geralmente envolvem o órgão transplantado. Após o transplante pulmonar, pneumonia e mediastinite são comuns; após o transplante hepático, podem-se observar abscessos intra-abdominais, colangite e peritonite; após o transplante renal, podem ocorrer ITU, abscessos perinéfricos e linfoceles infectadas.

A maioria das infecções ocorridas nas **primeiras 2-4 semanas após o transplante** está relacionada ao procedimento cirúrgico e à hospitalização propriamente dita (infecção de ferida, infecção de cateter intravenoso, infecção urinária devido à sonda vesical permanente) ou está associada ao órgão transplantado. Em casos raros, infecções transmitidas pelo doador (p. ex., vírus do Nilo Ocidental, tuberculose) podem se manifestar durante esse período. Transplantes de órgãos realizados no exterior por meio do "turismo médico" podem introduzir risco adicional de infecções, que variam de acordo com o país e o ambiente de transplante. As infecções que ocorrem entre o primeiro e o sexto mês geralmente estão relacionadas à imunossupressão. Durante esse período, a reativação de vírus, como herpes simples, varicela-zóster e CMV, é bastante comum. Infecções oportunistas por fungos (p. ex., *Candida, Aspergillus, Cryptococcus, Pneumocystis*), *Listeria monocytogenes, Nocardia* e *Toxoplasma* também são comuns. **Após seis meses**, se a imunossupressão tiver sido reduzida para níveis de manutenção, as infecções que seriam esperadas em qualquer população ocorrem. Pacientes com aloenxerto com função deficiente e que recebem terapia imunossupressora em longo prazo continuam com risco de infecções oportunistas.

F. Receptores de inibidor do fator de necrose tumoral

Pacientes que utilizam inibidores do TNF (infliximabe, etanercepte, adalimumabe, certolizumabe pegol, golimumabe) apresentam defeitos específicos que aumentam o risco de infecções bacterianas, micobacterianas (particularmente tuberculose), virais (reativação do vírus da hepatite B [HBV] e progressão da infecção por vírus da hepatite C [HCV]) e fúngicas (*Pneumocystis*, bolores e micose endêmica). O risco de infecção pode ser maior logo após o início da terapia (nos primeiros três meses) e com doses mais altas dos medicamentos.

G. Receptores de outros agentes imunobiológicos

Além dos inibidores do TNF, outros imunobiológicos atuam em diversas vias imunológicas envolvidas em doenças mediadas por mecanismos imunológicos e na replicação de câncer. A interrupção dessas vias pode afetar as células B e T, o complemento e os leucócitos, podendo resultar não apenas em infecções graves, mas também no desenvolvimento de doenças autoimunes e malignidades. Observa-se que alguns medicamentos têm associações específicas com infecções oportunistas (p. ex., natalizumabe e LEMP, ou eculizumabe e doença meningocócica). Outros imunobiológicos, como as células T com receptor de antígeno quimérico (CAR-T), também apresentam risco de infecções de até 40% após infecção ou podem ter efeitos adversos que imitam infecções (p. ex., síndrome de liberação de citocinas). Inibidores de *checkpoint* (p. ex., anticorpos anti-PD-1 e CTLA) usados no tratamento de malignidades avançadas também podem ter efeitos que imitam infecção por meio da melhoria da resposta imunológica. A imunossupressão prolongada utilizada para tratar efeitos adversos imunológicos relacionados à terapia com CAR-T e inibidores do *checkpoint* (p. ex., inibidores do TNF e corticosteroides) pode resultar em infecções oportunistas e outras. À medida que mais imunobiológicos são desenvolvidos e utilizados, os médicos devem permanecer vigilantes quanto à possibilidade de risco significativo de doenças infecciosas.

H. Outros estados imunocomprometidos

Um grande grupo de pacientes que não são especificamente imunodeficientes apresenta maior risco de infecção por condições debilitantes, como lesões graves (p. ex., queimaduras ou trauma grave), procedimentos invasivos (como cateteres intravenosos centrais de longa duração, sondas vesicais permanentes, cateteres para diálise), disfunção do sistema nervoso central (que predispõe a pneumonia aspirativa e lesões por pressão), lesões obstrutivas (p. ex., pneumonia devido a brônquio obstruído, pielonefrite causada por nefrolitíase, colangite secundária a colelitíase) e uso de antibióticos de amplo espectro. Pacientes com diabetes *mellitus* apresentam alterações na imunidade celular, o que pode resultar em mucormicose, pielonefrite enfisematosa e infecções nos pés.

Achados clínicos
A. Achados laboratoriais

A avaliação de rotina inclui hemograma completo com diferencial, painel metabólico completo e hemoculturas, com um baixo limiar para a realização de exames de imagens em corte transversal. Uroculturas e culturas respiratórias devem ser realizadas se indicadas clinicamente ou com base nos achados radiográficos. Qualquer sintoma focal (p. ex., dor localizada, cefaleia, erupção cutânea) deve levar à realização de exames de imagem e culturas adequadas para o local afetado.

Pacientes que permanecem febris sem uma fonte óbvia devem ser avaliados para infecção viral (PCR sérico para CMV), abscessos (que geralmente ocorrem próximos a locais operatórios prévios), candidíase envolvendo o fígado ou baço, ou aspergilose. A avaliação sorológica pode ser útil se toxoplasmose ou infecção fúngica endêmica (coccidioidomicose, histoplasmose) for uma possível causa. Testes baseados em antígenos podem ser úteis para o diagnóstico de aspergilose (detectados pelo nível de galactomanana no soro ou no líquido de lavado broncoalveolar [LBA]) ou outras doenças fúngicas invasivas, incluindo infecção por *Pneumocystis* (nível sérico de 1-3-beta-d-glucano).

B. Procedimentos diagnósticos especiais

Procedimentos diagnósticos especiais também devem ser considerados. A causa de infiltrados pulmonares pode ser facilmente determinada com técnicas simples em algumas situações – p. ex., a indução de escarro permite o diagnóstico de pneumonia por *Pneumocystis* em 50-80% das pacientes com Aids que apresentam essa infecção. Em outras situações, podem ser necessários procedimentos mais invasivos, como lavado broncoalveolar, biópsia transbrônquica ou biópsia pulmonar aberta. Biópsias de pele, fígado ou medula óssea podem ser úteis para estabelecer um diagnóstico. A análise de sequenciamento de DNA de nova geração (p. ex., de plasma, lavado broncoalveolar, ou LCR) é uma opção cada vez mais utilizada e validada para o diagnóstico de doenças infecciosas em pessoas imunocomprometidas.

Diagnóstico diferencial

Rejeição de transplante, isquemia e necrose do órgão, tromboflebite e linfoma (doença linfoproliferativa pós-transplante) são condições que podem se manifestar como febre e devem ser consideradas no diagnóstico diferencial.

Prevenção

Embora os medicamentos antimicrobianos profiláticos sejam utilizados com frequência, os medicamentos ou regimes de dosagem ideais são alvo de debate. A lavagem das mãos é o meio mais simples e eficaz de reduzir infecções associadas ao ambiente hospitalar, especialmente em pacientes imunocomprometidos. Dispositivos invasivos, como cateteres centrais, periféricos e sondas vesicais de demora, são potenciais fontes de infecção. Alguns centros utilizam **isolamento com fluxo de ar laminar** ou **filtros de ar particulado de alta eficiência (Hepa)** em pacientes submetidos a transplante de células hematopoéticas. As taxas de infecção e episódios de neutropenia febril, mas não a mortalidade, são reduzidas com o uso de fatores estimuladores de colônias (normalmente em situações em que o risco de neutropenia febril é de 20% ou mais) durante a quimioterapia ou o transplante de células-tronco.

A. Infecções por Pneumocystis e herpes simples

Sulfametoxazol-trimetoprima (SMZ-TMP), na dose de um comprimido de dose dobrada VO 3x/semana, um comprimido de dose dobrada 2x/dia nos fins de semana, ou um comprimido de dose única diariamente, pode prevenir infecções por *Pneumocystis*. Em pacientes alérgicos ao SMZ-TMP, recomenda-se dapsona, 50 mg VO diariamente ou 100 mg 3x/semana. Os níveis de glicose-6-fosfato desidrogenase (G6PD) devem ser avaliados antes de se instituir o uso da dapsona.

O aciclovir previne infecções por herpes simples em receptores de transplantes de medula óssea e de órgãos sólidos e deve ser administrado a pacientes soropositivos que não estejam sendo tratados com ganciclovir ou valganciclovir para profilaxia contra CMV. A dose usual é de 200 mg VO 3x/dia por 4 semanas (transplantes de células hematopoiéticas) até 12 semanas (transplantes de órgãos sólidos).

B. Citomegalovírus

As duas abordagens para prevenção de CMV são **profilaxia universal** ou **terapia preemptiva**. Entre os receptores de transplantes de órgãos sólidos (fígado, rim, coração, pulmão), a estratégia escolhida depende do *status* sorológico do doador e do receptor, assim como do órgão transplantado, o que determina o nível de imunossupressão desejado após o transplante. O maior risco de desenvolvimento de doença por CMV ocorre em receptores soronegativos que recebem órgãos de doadores soropositivos. Esses pacientes de alto risco frequentemente recebem profilaxia com valganciclovir oral por 3 a 6 meses, podendo ser por um período mais longo em receptores de transplante pulmonar. Outros receptores de transplantes de

órgãos sólidos (receptores soropositivos) apresentam risco menor de desenvolver doença por CMV, mas ainda assim geralmente recebem profilaxia com valganciclovir oral por 3 meses ou manejo preemptivo, no qual são monitorados para a presença de CMV por PCR. Caso o CMV seja detectado, a terapia é iniciada com valganciclovir oral em dose terapêutica por no mínimo 2 a 3 semanas. O mais recente agente para CMV refratário ou resistente é o maribavir. O grupo de menor risco para o desenvolvimento de doença por CMV são os pacientes soronegativos que recebem órgãos de doadores soronegativos. Normalmente, não é utilizada profilaxia para CMV neste grupo. O ganciclovir e o valganciclovir também previnem a reativação do herpesvírus. Como a imunossupressão aumenta durante os períodos de rejeição, pacientes tratados para rejeição recebem profilaxia para CMV ou são monitorados de forma preemptiva durante o tratamento da rejeição.

Os receptores de transplantes de células hematopoiéticas são mais gravemente imunossuprimidos do que os receptores de transplantes de órgãos sólidos, estando em maior risco de desenvolver infecção grave por CMV (geralmente reativação do CMV), e, por isso, geralmente recebem profilaxia mais agressiva. Assim como nos receptores de transplantes de órgãos sólidos, todo paciente de alto risco (pacientes soropositivos que recebem transplantes alogênicos) pode receber profilaxia oral até o dia 100. Como o valganciclovir está associado a uma toxicidade significativa para a medula óssea, o letermovir é a primeira linha para receptores de transplante de células hematopoiéticas de alto risco. Diante da possibilidade de toxicidade para a medula óssea e do custo, muitos médicos tradicionalmente preferem a abordagem preemptiva em vez da profilaxia universal para receptores de transplante de células-tronco hematopoiéticas. No entanto, embora essa abordagem preemptiva seja eficaz, perde um pequeno número de pacientes em que a doença por CMV teria sido prevenida caso a profilaxia tivesse sido utilizada. Outras estratégias preventivas incluem o uso de hemoderivados negativos para CMV ou com depleção de leucócitos para receptores soronegativos para CMV.

C. Outros organismos

A descontaminação rotineira do trato gastrointestinal para a prevenção de bacteremia em pacientes neutropênicos não é recomendada. O uso de antibióticos profiláticos em pacientes neutropênicos afebris e assintomáticos é discutível, embora muitos centros tenham adotado essa estratégia. As taxas de bacteremia são reduzidas, mas a mortalidade geral não é afetada e ocorre o surgimento de organismos resistentes. O uso de imunoglobulina intravenosa é reservado para o pequeno número de pacientes com hipogamaglobulinemia grave após transplante de células-tronco hematopoiéticas e não deve ser administrado como procedimento de rotina a todos os pacientes transplantados.

A profilaxia com agentes antifúngicos para prevenir infecções invasivas por fungos filamentosos (principalmente *Aspergillus*) e leveduras (principalmente *Candida*) é amplamente utilizada, mas o agente ideal, a dose e a duração do tratamento ainda são objeto de discussão. Preparações lipídicas de anfotericina B, assim como fluconazol, voriconazol ou posaconazol sistêmicos, são opções profiláticas para pacientes neutropênicos. O voriconazol e o posaconazol são superiores à anfotericina para infecções documentadas por *Aspergillus*, e a profilaxia com posaconazol (em comparação ao fluconazol) resulta em menos casos de aspergilose invasiva entre pacientes que receberam transplante alogênico de células-tronco com doença do enxerto contra o hospedeiro. Assim, uma abordagem para a profilaxia é o uso de fluconazol oral (400 mg/dia) para pacientes com baixo risco de desenvolver infecções fúngicas (transplantes autólogos de células-tronco) e voriconazol oral (200 mg 2x/dia) ou posaconazol oral (200 mg em suspensão, 3x/dia, ou 300 mg [três comprimidos de 100 mg] de liberação prolongada, 1x/dia) para aquelas com alto risco (transplantes alogênicos, doença do enxerto contra o hospedeiro), pelo menos até o enxerto (geralmente 30 dias). Em pacientes que receberam transplante de órgãos sólidos, o risco de infecção fúngica invasiva varia consideravelmente (1-2% em transplantes de fígado, pâncreas e rins, e 6-8% em transplantes de coração e pulmão). Ainda não está definido se a melhor abordagem é a profilaxia universal ou a observação com terapia preemptiva. Embora o fluconazol seja eficaz na prevenção de infecções por leveduras, o surgimento de *Candida* resistente ao fluconazol e de fungos filamentosos (como *Fusarium, Aspergillus* e *Mucor*) levanta preocupações sobre seu uso rotineiro como agente profilático na população geral de receptores de transplante de órgãos sólidos. No entanto, pacientes que receberam transplante de fígado com fatores de risco adicionais, como coledocojejunostomia, alta necessidade de transfusão ou desenvolvimento de doença renal, podem se beneficiar de uma profilaxia abreviada contra *Candida* no pós-operatório.

Dado o alto risco de reativação da tuberculose em pacientes que utilizam inibidores de TNF, todo paciente deve ser submetido a triagem para infecção latente por tuberculose (ILTB), por meio de teste tuberculínico (PPD) ou teste de liberação de interferon-gama (IGRA) antes do início da terapia. Caso seja diagnosticada ILTB, o início do tratamento com inibidores de TNF deve ser adiado até que o tratamento para ILTB seja concluído.

Há também um risco significativo de reativação de hepatite B e hepatite C em pacientes que utilizam inibidores de TNF; por isso, é necessário realizar triagem para esses vírus quando o tratamento com inibidores de TNF estiver sendo considerado. Além disso, os profissionais devem garantir que as vacinas dos pacientes estejam atualizadas antes de iniciar a terapia com inibidores de TNF.

Tratamento
A. Medidas gerais

Como as infecções em pacientes imunocomprometidos podem ser rapidamente progressivas e potencialmente fatais, os procedimentos diagnósticos devem ser realizados com urgência, e a terapia empírica geralmente é iniciada de imediato.

Embora a redução ou suspensão da medicação imunossupressora possa aumentar o risco de rejeição do órgão transplantado ou agravamento da doença subjacente, essa medida pode ser necessária se a infecção representar ameaça à vida. Os fatores de crescimento hematopoiéticos (fatores estimuladores de colônias de granulócitos e granulócitos-macrófagos) estimulam a proliferação de células-tronco da medula óssea, resultando em um aumento de leucócitos periféricos. Esses agentes reduzem o período de neutropenia e são associados à diminuição das infecções.

B. Medidas específicas

A terapia medicamentosa antimicrobiana deve, em última análise, ser ajustada com base nos resultados das culturas. Embora combinações de antimicrobianos sejam utilizadas com o objetivo de proporcionar sinergia ou prevenir resistência, a principal razão para a terapia empírica combinada é garantir cobertura de amplo espectro para todos os patógenos prováveis.

A terapia empírica é frequentemente iniciada ao primeiro sinal de infecção no paciente imunossuprimido, pois o tratamento precoce impacta favoravelmente o desfecho, especialmente na neutropenia febril. O antibiótico ou a combinação de antibióticos utilizados depende do grau de imunossupressão e do sítio de infecção. Por exemplo, no paciente neutropênico febril de alto risco, é comum o uso de **abordagem algorítmica para a terapia**. Pacientes neutropênicos febris devem ser tratados empiricamente com agentes de amplo espectro ativos contra bactérias Gram-positivas selecionadas, *Pseudomonas aeruginosa* e outros bacilos Gram-negativos aeróbios (como cefepima, 2 g a cada 8 horas IV). A adição de vancomicina, 10-15 mg/kg/dose IV a cada 12 horas, deve ser considerada para pacientes com suspeita de infecção por *Staphylococcus aureus* resistente à meticilina (MRSA).

A neutropenia febril persistente exige o aumento da cobertura antibacteriana, substituindo a cefepima por agentes como meropenem, 1 g a cada 8 horas IV, associado a um agente adicional contra Gram-negativos (ciprofloxacino ou tobramicina) caso o paciente esteja gravemente enfermo ou instável. Agentes antifúngicos (como voriconazol, 200 mg IV ou VO a cada 12 horas) devem ser adicionados se a febre persistir após 5-7 dias de terapia antibacteriana de amplo espectro. Embora a abordagem tradicional recomende a manutenção dos antibióticos até a resolução da neutropenia, há evidências que respaldam a descontinuação precoce dos antibióticos em pacientes neutropênicos que permanecem afebris por 72 horas, desde que não apresentem sinais ou sintomas de infecção.

Pacientes com febre e neutropenia de baixo risco (neutropenia prevista para durar menos de 10 dias, sem complicações comórbidas que exijam hospitalização e câncer adequadamente tratado) podem ser tratados com esquemas de antibióticos orais, como ciprofloxacino, 750 mg a cada 12 horas, associado a amoxicilina-clavulanato, 500 mg a cada 8 horas. Os antibióticos geralmente são mantidos enquanto o paciente se apresenta neutropênico, mesmo sem identificação de uma fonte. No paciente receptor de órgão com infiltrados intersticiais, a principal preocupação é a infecção por espécies de *Pneumocystis* ou *Legionella*, sendo, portanto, razoável o tratamento empírico com um macrolídeo ou fluoroquinolona (*Legionella*) e SMZ-TMP (15 mg/kg/dia VO ou IV, para *Pneumocystis*) naqueles pacientes que não estejam recebendo profilaxia com SMZ-TMP. Se o paciente não responder ao tratamento empírico, deve-se decidir entre acrescentar mais agentes antimicrobianos ou realizar procedimentos invasivos para estabelecer um diagnóstico específico. Ao obter um diagnóstico definitivo, a terapia pode ser direcionada, reduzindo assim a pressão seletiva para resistência e superinfecção.

Quando encaminhar

- Qualquer paciente imunocomprometido com uma infecção oportunista.
- Pacientes com possível toxicidade medicamentosa e interações medicamentosas relacionadas a antimicrobianos, nos quais se buscam agentes alternativos.
- Pacientes com ILTB, infecção por HBV e HCV, para os quais esteja planejada a terapia com inibidores de TNF.

Quando hospitalizar

Pacientes imunocomprometidos que apresentam febre ou aqueles sem febre, mas com suspeita de infecção, especialmente nos seguintes grupos: receptores de transplante de órgãos sólidos ou de células-tronco hematopoiéticas (particularmente nos primeiros seis meses), pacientes neutropênicos, pacientes sob tratamento com inibidores de TNF e receptores de transplante que tenham apresentado episódios recentes de rejeição (inclusive doença do enxerto contra o hospedeiro).

Alghamdi W et al. Hepatitis C positive organ transplantation to negative recipients at a multiorgan Canadian transplant centre: ready for prime time. BMC Gastroenterol. 2022;22:34. [PMID: 35078405]

Avery RK et al; SOLSTICE Trial Investigators. Maribavir for refractory cytomegalovirus infections with or without resistance post-transplant: results from a phase 3 randomized clinical trial. Clin Infect Dis. 2022;75:690. [PMID: 34864943]

Baden LR et al. NCCN Clinical Practice Guidelines in Oncology: Prevention and treatment of cancer-related infections, version 1. 2021. https://www.nccn.org/guidelines/guidelines-detail? category=3&id=1457

Bergin SP et al. Plasma microbial cell-free DNA sequencing in immunocompromised patients with pneumonia: a prospective observational study. Clin Infect Dis. 2024;78:775. [PMID: 37815489]

Casto AM et al. Diagnosis of infectious diseases in immunocompromised hosts using metagenomic next generation sequencing-based diagnostics. Blood Rev. 2022;53:100906. [PMID: 34802773]

Chiu Y-M et al. Infection risk in patients undergoing treatment for inflammatory arthritis: non-biologics versus biologics. Expert Rev Clin Immunol. 2020;16:207. [PMID: 31852268]

Donnelly JP et al. Revision and update of the consensus definitions of invasive fungal disease from the European Organization for Research and Treatment of Cancer and the Mycoses Study Group Education and Research Consortium. Clin Infect Dis. 2020;71:1367. [PMID: 31802125]

Durand CM et al; HOPE in Action Investigators. HOPE in Action: a prospective multicenter pilot study of liver transplantation from donors with HIV to recipients with HIV. Am J Transplant. 2022;22:853. [PMID: 34741800]

Haidar G et al. Cytomegalovirus infection in solid organ and hematopoietic cell transplantation: state of the evidence. J Infect Dis. 2020;221(Suppl 1):S23. [PMID: 32134486]

Hill JA et al. A systematic literature review to identify diagnostic gaps in managing immunocompromised patients with cancer and suspected infection. Open Forum Infect Dis. 2023;11:ofad616. [PMID: 38221981]

Keck JM et al. Approach to fever in patients with neutropenia: a review of diagnosis and management. Ther Adv Infect Dis. 2022;9:20499361221138346. [PMID: 36451936]

Koval CE et al. Comparative outcomes for over 100 deceased donor kidney transplants from SARS-CoV-2 positive donors: a single-center experience. Am J Transplant. 2022;22:2903. [PMID: 36176236]

Limaye AP et al. Letermovir vs valganciclovir for prophylaxis of cytomegalovirus in high-risk kidney transplant recipients: a randomized clinical trial. JAMA. 2023;330:33. [PMID: 37279999]

Senneville É et al. IWGDF/IDSA guidelines on the diagnosis and treatment of diabetes-related foot infections. Clin Infect Dis. 2023 Oct 2. [Epub ahead of print] [PMID: 37779457]

Infecções relacionadas à assistência à saúde (IRAS)

FUNDAMENTOS DO DIAGNÓSTICO

- Adquiridas durante o atendimento médico para o tratamento de outras condições.
- A maioria dos casos é evitável.
- As infecções associadas à hospitalização são definidas como aquelas que não estavam presentes nem em período de incubação no momento da admissão hospitalar e que se desenvolvem ≥ 48 horas após a internação.
- A lavagem das mãos é a medida preventiva mais eficaz e deve ser realizada rotineiramente, mesmo quando há uso de luvas.

Considerações gerais

Globalmente, aproximadamente 10% dos pacientes adquirem uma infecção relacionada à assistência à saúde, o que resulta no prolongamento da internação hospitalar, no aumento dos custos do tratamento e em morbidade e mortalidade significativas. As infecções mais comuns são as ITU, geralmente associadas a sondas vesicais de demora ou a procedimentos urológicos; infecções da corrente sanguínea (ICS), mais frequentemente relacionadas a cateteres venosos centrais, mas também secundárias a focos, como feridas cirúrgicas, abscessos, pneumonia, trato geniturinário e trato gastrointestinal; pneumonia em pacientes intubados ou com nível de consciência alterado; infecções de sítio cirúrgico; infecções por MRSA; e infecção por *Clostridioides difficile*. Tem sido documentada a transmissão hospitalar de vírus respiratórios, incluindo o SARS-CoV-2.

Alguns princípios gerais são úteis na prevenção, no diagnóstico e no tratamento das infecções relacionadas à assistência à saúde:

1. Muitas infecções resultam diretamente do uso de dispositivos invasivos para monitoramento ou terapia, como cateteres intravenosos, sondas vesicais de demora, deriva-

ções, drenos cirúrgicos, cateteres inseridos por radiologia intervencionista para drenagem, sondas nasogástricas e tubos orotraqueais ou nasotraqueais para suporte ventilatório. A remoção precoce desses dispositivos reduz o risco de infecção.

2. Os pacientes que desenvolvem infecções relacionadas à assistência à saúde geralmente estão gravemente doentes, passaram por longos períodos de hospitalização e receberam múltiplos cursos de antibioticoterapia de amplo espectro. Consequentemente, essas infecções geralmente são causadas por patógenos multirresistentes e diferem das infecções adquiridas na comunidade. Por exemplo, *S. aureus* e *S. epidermidis* (uma causa frequente de infecções associadas a dispositivos protéticos) normalmente são resistentes à meticilina e à maioria das cefalosporinas (a ceftarolina é a única cefalosporina ativa contra MRSA) e requerem vancomicina para o tratamento; *Enterococcus faecium* resistente à ampicilina e à vancomicina; infecções por bacilos Gram-negativos, como *Pseudomonas, Citrobacter, Enterobacter, Acinetobacter, Stenotrophomonas, Escherichia coli* produtora de β-lactamase de espectro estendido (ESBL), *Klebsiella* e *Enterobacteriaceae* resistentes aos carbapenêmicos, podem apresentar resistência à maioria dos antibacterianos. Ao escolher antibióticos para o tratamento de pacientes gravemente enfermos com infecção relacionada à assistência à saúde, é essencial considerar a história de uso de antimicrobianos e a "ecologia local". Nos pacientes mais graves, recomenda-se cobertura de amplo espectro com vancomicina e um carbapenêmico, com ou sem aminoglicosídeo. Assim que o patógeno for isolado e suas sensibilidades forem conhecidas, deve-se utilizar o espectro mais estreito, menos tóxico e mais custo-efetivo possível.

O uso generalizado de agentes antimicrobianos contribui para a seleção de microrganismos resistentes; portanto, todo esforço deve ser feito para limitar o espectro de cobertura e a duração desnecessária do tratamento. Com muita frequência, são coletadas amostras não confiáveis ou de difícil interpretação para cultura, resultando no uso inadequado de antibióticos. O melhor exemplo desse princípio é o diagnóstico de infecção da corrente sanguínea ou relacionada a cateter em pacientes febris. Para evitar o uso desnecessário de antibióticos, é fundamental avaliar criteriosamente os resultados das culturas. Cultura de secreção de ferida positiva sem sinais de inflamação ou infecção, cultura de escarro positiva sem infiltrados pulmonares na radiografia de tórax ou urocultura positiva em paciente com sonda vesical sem sintomas ou sinais de pielonefrite provavelmente indicam colonização, e não infecção.

Achados clínicos
A. Sintomas e sinais

As infecções associadas a cateteres apresentam manifestações variáveis, dependendo do tipo de cateter utilizado (cateteres venosos periféricos ou centrais, tunelizados ou não

tunelizados). Sinais locais de infecção podem estar presentes no sítio de inserção, com dor, eritema e presença de secreção purulenta. Na ausência de complicações, não costuma haver febre e, quando há, pode indicar doença mais disseminada, como bacteremia, celulite ou tromboflebite séptica. Em geral, não há sinais de infecção no sítio de inserção.

1. **Febre em paciente na UTI** – A febre complica até 70% dos casos em unidades de terapia intensiva (UTI) e pode ter etiologia infecciosa ou não infecciosa. As causas infecciosas mais comuns incluem infecções associadas a cateteres, pneumonia hospitalar e pneumonia associada à ventilação mecânica (ver Cap. 9), infecções de sítio cirúrgico, ITU e sepse. Sinusite clinicamente relevante é relativamente incomum em pacientes na UTI.

    Uma causa não infecciosa importante é a doença tromboembólica. Febre associada a hipotensão refratária e choque pode sugerir sepse; no entanto, insuficiência adrenal, tempestade tireotóxica e reação transfusional podem apresentar um quadro clínico semelhante. A febre medicamentosa é de difícil diagnóstico e geralmente é um diagnóstico de exclusão, a menos que haja outros sinais de hipersensibilidade, como um exantema maculopapular típico (mais comum com β-lactâmicos).

2. **Febre em paciente no pós-operatório** – A febre pós-operatória é comum, e a febre não infecciosa resolve-se espontaneamente. O momento de início da febre em relação ao procedimento cirúrgico pode ter valor diagnóstico.

    A. **Febre imediata (nas primeiras horas após a cirurgia)** – A febre imediata pode ser causada por medicamentos administrados no período perioperatório, por trauma cirúrgico ou por infecções presentes antes da cirurgia. A fasciíte necrosante causada por *Streptococcus* do grupo A ou por organismos mistos pode se manifestar nesse período. A **hipertermia maligna** é rara e ocorre de 30 minutos a várias horas após a anestesia inalatória, sendo caracterizada por hipertermia extrema, rigidez muscular, rabdomiólise, alterações eletrolíticas e hipotensão. O resfriamento agressivo e o dantroleno são os principais tratamentos. A aspiração de conteúdos gástricos ácidos durante a cirurgia pode resultar em pneumonite química (**síndrome de Mendelson**), que se desenvolve rapidamente, é transitória e não requer antibióticos. A febre decorrente de trauma cirúrgico geralmente se resolve em 2 a 3 dias; no entanto, pode durar mais tempo em casos operatórios mais complicados e em pacientes com trauma craniano.

    B. **Febre aguda (dentro de 1 semana após a cirurgia)** – A febre aguda geralmente tem causas comuns de infecções associadas ao hospital, como pneumonia relacionada à ventilação mecânica (incluindo pneumonia aspirativa em pacientes com reflexo de engasgamento diminuído) e infecções de cateter. As causas não infecciosas incluem abstinência alcoólica, gota, tromboembolismo pulmonar e pancreatite. A atelectasia após a cirurgia é frequentemente mencionada como causa de febre pós-operatória, mas não há evidências consistentes que sustentem uma associação causal entre a presença ou grau de atelectasia e a febre.

C. **Febre subaguda (pelo menos 1 semana após a cirurgia)** – As infecções de sítio cirúrgico geralmente se manifestam, pelo menos, 1 semana após a cirurgia. O tipo de cirurgia realizada pode prever etiologias infecciosas específicas. Pacientes submetidos a cirurgias cardiotorácicas podem ter maior risco de pneumonia e infecções profundas e superficiais da ferida esternal. Meningite, sem sinais típicos de meningismo, pode complicar procedimentos neurocirúrgicos. Abscessos abdominais profundos pós-operatórios podem necessitar de drenagem.

B. Achados laboratoriais

As hemoculturas são universalmente recomendadas, e as radiografias de tórax (RXT) são realizadas com frequência. A coloração de Gram do escarro adequadamente preparada e as culturas semiquantitativas de escarro podem ser úteis em pacientes selecionados, nos quais há alta probabilidade pré-teste de pneumonia, mas múltiplos critérios de exclusão provavelmente limitam a generalização na maioria dos pacientes, como pacientes imunocomprometidos e aqueles com resistência a medicamentos. Outras estratégias diagnósticas serão determinadas pelo contexto clínico (p. ex., ecocardiograma transesofágico em paciente com bacteremia por *S. aureus*).

Qualquer febre em um paciente com cateter venoso central deve levar à coleta de sangue. O melhor método para a avaliação da bacteremia consiste na coleta de, pelo menos, duas hemoculturas obtidas perifericamente. As hemoculturas de locais não identificados, uma única hemocultura de qualquer local ou hemocultura realizada por meio de um cateter existente, geralmente apresentam resultados positivos para estafilococos coagulase-positivos, particularmente *S. epidermidis*, e quase sempre resultam no uso inadequado de vancomicina. A menos que duas culturas de venopunção separadas sejam obtidas – e não por meio de cateteres – a interpretação dos resultados é impossível, e o tratamento desnecessário frequentemente é iniciado. Cada "pseudobacteremia" aumenta a chance de resistência bacteriana, os custos laboratoriais, o uso de antibióticos e o tempo de internação. A avaliação microbiológica do cateter removido pode ser útil em alguns casos, mas apenas como complemento (e não substituto) das hemoculturas coletadas de locais periféricos. O **tempo diferencial para positividade** mede a diferença de tempo até que culturas simultaneamente coletadas por meio de cateter e de local periférico se tornem positivas. O teste positivo (diferença de pelo menos 120 minutos) respalda a infecção da corrente sanguínea relacionada ao cateter, enquanto o teste negativo sugere que os cateteres podem ser mantidos.

Complicações

Complicações como tromboflebite séptica, endocardite ou focos metastáticos de infecção (particularmente com *S. aureus*)

podem ser suspeitas em pacientes com bacteremia persistente e febre, apesar da remoção do cateter infectado. Exames adicionais, como doppler venoso, ecocardiograma transesofágico e RXT, podem ser indicados, com possível necessidade de 4 a 6 semanas de antibióticos. No caso de tromboflebite séptica, recomenda-se também a anticoagulação com heparina, caso não haja contraindicações.

Diagnóstico diferencial

Embora a maioria das febres seja causada por infecções, cerca de 25% dos pacientes apresentam febre de origem não infecciosa, incluindo febre medicamentosa, febres pós-operatórias não específicas (dano ou necrose tecidual), hematoma, pancreatite, tromboembolismo pulmonar, infarto do miocárdio e doença isquêmica do intestino.

Prevenção

O conceito de **precauções universais** enfatiza que todo paciente deve ser tratado como se tivesse uma doença transmissível por via sanguínea potencial e, portanto, todas as secreções corporais devem ser manuseadas com cuidado para evitar a propagação da doença. O isolamento de substâncias corporais exige o uso de luvas sempre que um profissional de saúde antecipa contato com sangue ou outras secreções corporais. Mesmo com o uso de luvas, os profissionais de saúde devem lavar as mãos rotineiramente, pois essa é a forma mais fácil e eficaz de prevenir infecções associadas ao hospital. A aplicação de um antisséptico à base de álcool de secagem rápida é simples, leva menos tempo do que a lavagem tradicional com água e sabão, é mais eficaz na redução da colonização e promove a adesão à desinfecção das mãos. Para prevenção da transmissão de infecção por *C. difficile*, a lavagem das mãos é mais eficaz do que os antissépticos à base de álcool. Consequentemente, mesmo após a remoção das luvas, os profissionais devem sempre lavar as mãos em casos de infecção por *C. difficile* comprovada ou suspeita.

As linhas intravenosas periféricas devem ser substituídas no máximo a cada 3-4 dias. Alguns clínicos as substituem apenas quando clinicamente indicado ou se a linha foi inserida de forma emergencial. As linhas arteriais e as linhas na circulação venosa central (inclusive aquelas colocadas perifericamente) podem ser deixadas no lugar indefinidamente e são trocadas ou removidas quando há suspeita clínica de infecção, quando se tornam não funcionais ou quando não são mais necessárias. Recomenda-se o uso de equipamentos de proteção individual (incluindo touca, máscara, avental, luvas e campo estéril) durante a inserção de cateteres venosos centrais. **Cateteres venosos impregnados com antibióticos (minociclina mais rifampicina ou clorexidina mais sulfadiazina de prata)** reduzem as infecções de linha. **Sondas vesicais permanentes impregnadas com liga de prata** reduzem a incidência de bacteriúria associada a cateter, mas não efetivamente as ITU associadas a cateter. As melhores práticas para prevenir pneumonia associada à ventilação mecânica incluem: evitar a intubação sempre que possível, minimizar e interromper a sedação diariamente, drenar/separar as secreções subglóticas acima do manguito do tubo e elevar a cabeceira da cama. Tubos endotraqueais revestidos com prata podem reduzir a incidência de pneumonia associada à ventilação, mas têm impacto limitado na duração da internação hospitalar ou na mortalidade, portanto, não são geralmente recomendados. *As ITU relacionadas a cateter e as infecções associadas a cateter intravenoso não são condições reembolsáveis pelo Medicare nos EUA.* A **preparação pré-operatória da pele** com clorexidina e álcool (em comparação com a iodopovidona) reduz a incidência de infecção após a cirurgia. Outra estratégia que pode prevenir infecções de sítio cirúrgico é a **identificação e o tratamento de portadores nasais de *S. aureus*** com pomada nasal de mupirocina 2% e sabonete de clorexidina. O **banho diário de pacientes em UTI** com toalhas impregnadas com clorexidina, em comparação com sabão e água, resulta em menor incidência de infecções relacionadas à assistência à saúde e colonização. A descontaminação seletiva do trato digestivo com antibióticos não absorvíveis ou parenterais, ou ambos, pode prevenir pneumonia contraída no hospital e diminuir a mortalidade, mas seu uso é limitado devido à preocupação com o desenvolvimento de resistência aos antibióticos. Os **pacotes de prevenção** (implementando mais de uma intervenção simultaneamente) são comumente utilizados como estratégia prática para o aprimoramento dos cuidados.

Os cuidados de enfermagem (como posicionamento para a prevenção de lesões por pressão, cuidados com feridas, elevação da cabeça durante a alimentação por sonda para prevenir aspiração) são essenciais na prevenção de infecções associadas ao hospital. Além disso, o monitoramento de áreas de alto risco por epidemiologistas hospitalares é crucial na prevenção de infecções. Algumas diretrizes recomendam testes de triagem (culturas de vigilância ativa) para MRSA na admissão em unidades de cuidados agudos entre certas subpopulações de pacientes (p. ex., aqueles recentemente internados, admissão na UTI, pacientes em hemodiálise). No entanto, fora do contexto de um surto de MRSA, não está claro se essa estratégia diminui a incidência de infecções hospitalares por MRSA.

As vacinas, inclusive de hepatite A, hepatite B, varicela, pneumocócica, influenza e SARS-CoV-2, são importantes auxiliares (ver seção Imunização contra doenças infecciosas).

Tratamento

A. Febre em paciente na UTI

A menos que o paciente tenha uma lesão neurológica central com pressão intracraniana elevada ou uma temperatura superior a 41°C, há menor necessidade fisiológica de manter a eutermia. Os antibióticos empíricos de amplo espectro (ver Tab. 32.1) são recomendados para pacientes neutropênicos e outros imunocomprometidos, bem como para pacientes clinicamente instáveis.

B. Infecções associadas ao uso de cateter

Os fatores decisivos para o tratamento incluem tipo de cateter, patógeno causador, disponibilidade de locais alternativos para o acesso ao cateter, necessidade de acesso intravascular contínuo e gravidade da doença.

Em geral, os cateteres devem ser removidos se houver pus no local de saída; se o organismo for *S. aureus*, bacilos Gram-negativos ou espécies de *Candida*; se houver bacteremia persistente (mais de 48 horas recebendo antibióticos); ou se houver complicações, como tromboflebite séptica, endocardite ou outras doenças metastáticas. Cateteres venosos centrais podem ser trocados sobre um fio-guia, desde que não haja eritema ou pus no local de saída e o paciente não aparente estar séptico. Estafilococos coagulase-negativos resistentes à meticilina são os patógenos mais comuns; portanto, a terapia empírica com vancomicina, 15 mg/kg/dose IV 2x/dia, deve ser administrada, assumindo função renal normal. A cobertura empírica para Gram-negativos deve ser utilizada em pacientes imunocomprometidos ou criticamente enfermos (ver Tab. 32.1).

A duração do tratamento antibiótico depende do patógeno e da extensão da doença. Para bacteremia não complicada, geralmente 5-7 dias de terapia são suficientes para estafilococos coagulase-negativos, mesmo que o cateter original seja mantido. Quinze dias de terapia são geralmente recomendados para bacteremia não complicada causada por bacilos Gram-negativos, espécies de *Candida* e *S. aureus*. A **terapia de bloqueio antibiótico** envolve a instilação de concentrações supraterapêuticas de antibióticos com heparina no lúmen dos cateteres. O objetivo é atingir concentrações adequadas de antibióticos para matar os microrganismos no biofilme. A terapia de bloqueio antibiótico pode ser usada para infecções relacionadas a cateter causadas por patógenos bacterianos Gram-positivos e Gram-negativos, quando o cateter é mantido em uma situação de resgate.

Quando encaminhar

- Qualquer paciente com infecção multirresistente a medicamentos.
- Qualquer paciente com fungemia, bacteremia por *S. aureus* ou bacteremia persistente por qualquer organismo.
- Pacientes cujos cateteres não possam ser removidos.
- Pacientes com infecções em múltiplos locais.
- Pacientes com função renal comprometida ou oscilante para assistência no ajuste de doses de antimicrobianos.
- Pacientes com infecção recorrente ou refratária por *C. difficile*.

Bassetti M et al. Post-operative abdominal infections: epidemiology, operational definitions, and outcomes. Intensive Care Med. 2020;46:163. [PMID: 31701205]

Goto M et al; VA-CDC Practice-Based Research Network. Effectiveness of ultraviolet-C disinfection on hospital-onset gram-negative rod bloodstream infection: a nationwide stepped-wedge time-series analysis. Clin Infect Dis. 2023;76: 291. [PMID: 36124706]

Huang SS et al. Nasal iodophor antiseptic vs nasal mupirocin antibiotic in the setting of chlorhexidine bathing to prevent infections in adult ICUs: a randomized clinical trial. JAMA. 2023;330:1337. [PMID: 37815567]

Johnson S et al. Clinical practice guideline by the Infectious Diseases Society of America (IDSA) and Society for Healthcare Epidemiology of America (SHEA): 2021 focused update guidelines on management of Clostridioides difficile infection in adults. Clin Infect Dis. 2021;73:e1029. [PMID: 34164674]

TABELA 32.1 Exemplos de terapia antimicrobiana inicial para adultos gravemente enfermos, internados, aguardando a identificação do organismo causador

Diagnóstico clínico suspeito	Provável diagnóstico etiológico	Medicação de escolha
Abscesso cerebral	*Staphylococcus aureus*, bacilos Gram-negativos, estreptococos, anaeróbios mistos	Ceftriaxona, 2 g IV a cada 12 horas, **mais** metronidazol, 500 mg VO/IV a cada 8 horas, mais vancomicina, 15-20 mg/kg IV a cada 8-12 horas[1]
Endocardite aguda	*S. aureus, Enterococcus faecalis*, estreptococos viridans	Vancomicina, 15-20 mg/kg/dose IV a cada 8-12 horas[1]
Febre em paciente neutropênico sob quimioterapia contra câncer	*S. aureus, Pseudomonas, Klebsiella, Escherichia coli*	Cefepima, 2 g IV a cada 8 horas. Se houver suspeita de infecção por MRSA, adicionar vancomicina, 15-20 mg/kg IV a cada 8-12 horas[1]
Sepse intra-abdominal (p. ex., pós-operatória, peritonite, colecistite)	Bactérias Gram-negativas, bactérias anaeróbias (p. ex., *Bacteroides*), enterococo	Piperacilina-tazobactam, 4,5 g IV a cada 6-8 horas, **ou** ertapenem, 1 g a cada 24 horas.
Meningite bacteriana, idade acima de 50 anos, contraída na comunidade	*Streptococcus pneumoniae* (pneumococo), *Neisseria meningitidis* (meningococo), *Listeria monocytogenes*,[2] bacilos Gram-negativos, estreptococos do grupo B	Ampicilina, 2 g IV a cada 4 horas, **mais** ceftriaxona, 2 g IV a cada 12 horas, **mais** vancomicina, 15-20 mg/kg IV a cada 8-12 horas[1]
Meningite bacteriana, idade entre 18 e 50 anos, contraída na comunidade	Pneumococo,[3] meningococo	Ceftriaxona, 2 g IV a cada 12 horas,[3] **mais** vancomicina, 15-20 mg/kg IV a cada 8-12 horas[1]
Meningite pós-operatória (ou pós-traumática)	*S. aureus*, bacilos Gram-negativos, estafilococos coagulase-negativos, difteroides (p. ex., *Cutibacterium acnes*).	Vancomicina, 15-20 mg/kg IV a cada 8-12 horas,[1] **mais** cefepima, 2 g IV a cada 8 horas
Osteomielite	*S. aureus*, aeróbios Gram-negativos secundários	Vancomicina, 15-20 mg/kg IV a cada 8-12 horas,[1] **mais** ceftriaxona, 2 g IV a cada 24 horas
Pneumonia adquirida na comunidade, sem internação em UTI	Pneumococos, *Haemophillus influenzae, Mycoplasma pneumoniae, Legionella, Chlamydia pneumoniae*	Ceftriaxona, 1 g IV a cada 24 horas, ou ampicilina-sulbactam, 1,5-3 g IV a cada 6 horas, **mais** azitromicina, 500 mg IV a cada 24 horas; **ou** apenas uma fluoroquinolona[4] respiratória
Pneumonia pós-operatória ou nosocomial	*S. aureus*, bacilos Gram-negativos	Cefepima, 2 g IV a cada 8 horas; **ou** ceftazidima, 2 g IV a cada 8 horas; **ou** piperacilina-tazobactam, 4,5 g IV a cada 6-8 horas; **ou** imipenem, 500 mg IV a cada 6 horas; **ou** meropenem, 1 g IV a cada 8 horas, **mais** vancomicina, 15-20 mg/kg/dose IV a cada 8-12 horas[1] A terapia combinada empírica para bacilos Gram-negativos pode ser considerada com base nos padrões locais de resistência. Agentes secundários incluem ciprofloxacino, 400 mg IV a cada 8 horas, **ou** tobramicina, 5-7 mg/kg IV a cada 24 horas
Pielonefrite com dor no flanco e febre	*E. coli, Klebsiella, Proteus*	Ceftriaxona, 1 g IV a cada 24 horas; **ou**, se os resultados de cultura confirmarem a sensibilidade, ciprofloxacino, 400 mg IV a cada 12 horas (500 mg oral); **ou** levofloxacino, 500 mg 1x/dia (IV/VO)
Artrite séptica	*S. aureus, Neisseria gonorrhoeae*	Ceftriaxona, 1-2 g IV a cada 24 horas, **mais** vancomicina, 15-20 mg/kg/dose IV a cada 8-12 horas[1]
Tromboflebite séptica	*S. aureus*, bactérias aeróbias Gram-negativas	Vancomicina, 15-20 mg/kg/dose IV a cada 8-12 horas,[1] **mais** ceftriaxona, 1 g IV a cada 24 horas

[1] Os níveis séricos de vancomicina devem ser monitorados. O intervalo do medicamento deve ser selecionado com base na função renal estimada e a dose arredondada para o valor mais próximo de 250 mg.

[2] O SMZ-TMP pode ser utilizado para o tratamento de *Listeria monocytogenes* em pacientes alérgicos à penicilina, na dosagem de 15-20 mg/kg/dia de TMP, divididos em 3 ou 4 doses. A redução da dose é necessária para pacientes com função renal reduzida.

[3] Inclusive isolados resistentes à penicilina.

[4] Levofloxacino 750 mg/dia, moxifloxacino 400 mg/dia.

Kelly CR et al. ACG clinical guidelines: prevention, diagnosis, and treatment of Clostridioides difficile infections. Am J Gastroenterol. 2021;116:1124. [PMID: 34003176]

Khanna S. Advances in Clostridioides difficile therapeutics. Expert Rev Anti Infect Ther. 2021;19:1067. [PMID: 33427531]

Lai CC et al. Increased antimicrobial resistance during the COVID-19 pandemic. Int J Antimicrob Agents. 2021;57:106324. [PMID: 33746045]

Lastinger LM et al. Continued increases in the incidence of healthcare-associated infection (HAI) during the second year of the coronavirus disease 2019 (COVID-19) pandemic. Infect Control Hosp Epidemiol. 2023;44:997. [PMID: 35591782]

Metersky ML et al. Temporal trends in postoperative and ventilator-associated pneumonia in the United States. Infect Control Hosp Epidemiol. 2023;44:1247. [PMID: 36326283]

Minter DJ et al. Contemporary management of Staphylococcus aureus bacteremia-controversies in clinical practice. Clin Infect Dis. 2023;77:e57. [PMID: 37950887]

Morgan DJ et al. The impact of universal glove and gown use on Clostridioides difficile acquisition: a cluster-randomized trial. Clin Infect Dis. 2023;76:e1202. [PMID: 35776131]

NIHR Global Research Health Unit on Global Surgery. Routine sterile glove and instrument change at the time of abdominal wound closure to prevent surgical site infection (ChEETAh): a pragmatic, cluster-randomised trial in seven low-income and middle-income countries. Lancet. 2022;400:1767. [PMID: 36328045]

O'Grady NP et al. Society of Critical Care Medicine and the Infectious Diseases Society of America guidelines for evaluating new fever in adult patients in the ICU. Crit Care Med. 2023;51:1570. [PMID: 37902340]

Rhee C et al. Prevention of SARS-CoV-2 and respiratory viral infections in healthcare settings: current and emerging concepts. Curr Opin Infect Dis. 2022;35:353. [PMID: 35849526]

Slimings C et al. Antibiotics and healthcare facility-associated Clostridioides difficile infection: systematic review and meta-analysis 2020 update. J Antimicrob Chemother. 2021;76:1676. [PMID: 33787887]

Stewart S et al. Epidemiology of healthcare-associated infection reported from a hospital-wide incidence study: considerations for infection prevention and control planning. J Hosp Infect. 2021;114:10. [PMID: 34301392]

Infecções do sistema nervoso central

FUNDAMENTOS DO DIAGNÓSTICO

- A infecção do sistema nervoso central (SNC) é uma emergência médica.
- Os sintomas e sinais comuns a todas as infecções do SNC incluem cefaleia, febre, distúrbios sensoriais, rigidez no pescoço e nas costas, sinais de Kernig e Brudzinski positivos, e anormalidades no LCR.

Considerações gerais

As infecções do SNC podem ser causadas por praticamente qualquer agente infeccioso, como bactérias, micobactérias, fungos, espiroquetas, protozoários, helmintos e vírus.

Classificação etiológica

As infecções do SNC podem ser divididas em várias categorias, que geralmente podem ser facilmente distinguidas entre si por meio da análise do LCR como o primeiro passo para o diagnóstico etiológico (Tab. 32.2).

A. Meningite purulenta

Pacientes com meningite bacteriana geralmente buscam atendimento médico dentro de poucas horas ou 1-2 dias após o início dos sintomas. Os organismos responsáveis dependem principalmente da faixa etária do paciente, conforme resumido na Tabela 32.3. O diagnóstico é geralmente baseado na coloração de Gram do LCR (positiva em 60-90%) ou na cultura (positiva em mais de 90%).

B. Meningite crônica

A manifestação da meningite crônica é menos aguda do que a da meningite purulenta. Pacientes com meningite crônica geralmente apresentam uma história de sintomas que duram semanas a meses. Os patógenos mais comuns são *Mycobacterium tuberculosis*, micobactérias atípicas, fungos (como *Cryptococcus, Coccidioides, Histoplasma*) e espiroquetas (*Treponema pallidum* e *Borrelia burgdorferi*). O diagnóstico é feito por cultura ou, em alguns casos, por testes sorológicos (criptococose, coccidioidomicose, sífilis, doença de Lyme).

C. Meningite asséptica

A meningite asséptica – uma síndrome mais benigna e autolimitada do que a meningite purulenta – é causada principalmente por vírus, especialmente o herpes-vírus simples e o grupo dos enterovírus (incluindo os coxsackievírus e os echovírus). A mononucleose infecciosa pode ser acompanhada de meningite asséptica. A meningite por leptospirose também é geralmente classificada no grupo asséptico devido à resposta celular linfocitária e ao seu curso relativamente benigno. Esse tipo de meningite também ocorre durante a sífilis secundária e a doença de Lyme disseminada. Antes da administração rotineira da vacina tríplice viral (SCR), a caxumba era a causa mais comum de meningite viral. Existem relatos de meningite asséptica induzida por drogas com o uso de anti-inflamatórios não esteroides (Aine), sulfonamidas e certos anticorpos monoclonais.

D. Encefalite

A encefalite (causada por herpes-vírus, arbovírus, vírus da raiva, flavivírus [encefalite do Nilo Ocidental, encefalite japonesa] e muitos outros) provoca distúrbios sensoriais, convulsões e várias outras manifestações. Os pacientes ficam mais graves do que aqueles com meningite asséptica. O LCR pode estar completamente normal ou mostrar alguns linfócitos e, em alguns casos (p. ex., herpes simples), também hemácias. A influenza tem sido associada à encefalite, mas a relação não é clara. Uma forma autoimune de encefalite associada a anticorpos contra o receptor N-metil-D-aspartato (NMDA) deve ser suspeitada em pacientes mais jovens com encefalite e convulsões associadas, distúrbios do movimento e psicoses.

E. Meningite bacteriana parcialmente tratada

O tratamento antibiótico é eficaz administrado nas primeiras 12-24 horas, com taxa de resultados positivos no Gram do

LCR em 20%, e a cultura, em 30-40%; mas terá pouco efeito na contagem de células, proteínas ou glicose. O uso anterior de antibióticos pode, ocasionalmente, alterar uma resposta predominantemente polimorfonuclear para pleocitose linfocítica, e alguns dos achados no LCR podem ser semelhantes aos observados na meningite asséptica.

F. Reação da vizinhança

Como observado na Tabela 32.2, esse termo denota um processo infeccioso purulento nas proximidades do SNC que espalha alguns dos produtos do processo inflamatório – leucócitos ou proteínas – no LCR. Tal infecção pode ser um abscesso cerebral, espondilodiscite, abscesso epidural, empiema subdural ou sinusite bacteriana ou mastoidite.

G. Irritação meníngea não infecciosa

Meningite carcinomatosa, sarcoidose, LES, meningite química e certos medicamentos – como Aine, OKT3, SMZ--TMP e outros – também podem produzir sintomas e sinais de irritação meníngea com pleocitose no LCR associada, aumento de proteína e glicose normal ou baixa. O meningismo com achados normais no LCR ocorre na presença de outras infecções, como pneumonia e shigelose.

H. Abscesso cerebral

O abscesso cerebral se apresenta como uma lesão com efeito de massa; os sintomas podem incluir vômitos, febre, alteração do estado mental ou manifestações neurológicas focais. Quando há suspeita de abscesso cerebral, deve-se realizar uma TC. Se positiva, a punção lombar não deve ser realizada, pois os resultados raramente fornecem informações clinicamente úteis e pode ocorrer herniação. A bacteriologia do abscesso cerebral geralmente é polimicrobiana e inclui *S. aureus*, bacilos Gram-negativos, estreptococos e anaeróbios da cavidade bucal (incluindo estreptococos anaeróbios e espécies de *Prevotella*).

I. Meningite associada a serviços de saúde

Essa infecção pode surgir como resultado de procedimentos neurológicos invasivos (p. ex., craniotomia, derivações ventriculares internas ou externas, cateteres lombares externos), trauma craniano complicado ou infecções hospitalares presentes na corrente sanguínea. Os surtos têm sido associados a injeções epidurais ou paravertebrais de corticosteroides contaminados. Em geral, a microbiologia é distinta da meningite adquirida na comunidade, com organismos Gram-negativos (como *Pseudomonas*), *S. aureus* e estafilococos coagulase-negativos e, nos surtos associados a corticosteroides contaminados, bolores e fungos (*Exserohilum rostratum* e *Aspergillus fumigatus*) desempenhando um papel maior.

Achados clínicos
A. Sintomas e sinais

A tríade clássica de febre, rigidez nucal e alteração do estado mental tem baixa sensibilidade (44%) para meningite bacteriana. No entanto, quase todos os pacientes com meningite bacteriana apresentam, pelo menos, dois dos seguintes sintomas: febre, cefaleia, rigidez nucal ou alteração do estado mental.

B. Exames laboratoriais

A avaliação de um paciente com suspeita de meningite inclui hemograma, hemocultura, punção lombar seguida de estudo cuidadoso e cultura do LCR, e RXT. O líquido deve ser examinado quanto à contagem de células, glicose e proteína, com a realização de coloração para bactérias (e organismos ácidos resistentes quando apropriado) e cultura para organismos piogênicos, bem como para micobactérias e fungos quando indicado. Testes de aglutinação em látex podem detectar antígenos de organismos encapsulados (*S. pneumoniae, H. influenzae, N. meningitidis e Cryptococcus neoformans*), mas são raramente utilizados, exceto para detecção de *Cryptococcus* ou em pacientes parcialmente tratados. O teste PCR do LCR

TABELA 32.2 Achados típicos de LCR em várias doenças do SNC

Diagnóstico	Células/mcL	Glicose (mg/dL)	Proteína (mg/dL)	Pressão de abertura
Normal	0-5 linfócitos	45-85[1]	15-45	70-180 mmH$_2$O
Meningite asséptica, meningite viral ou meningoencefalite[2]	25-2000 (0,025-2,0 × 10⁹/L), principalmente linfócitos[3]	Normal ou baixo	Alto (> 50)	Ligeiramente elevado
Meningite granulomatosa (micobacteriana, fúngica)[3]	100-1.000 (0,1-1,0 × 10⁹/L), principalmente linfócitos[3]	Baixo (< 45)	Alto (> 50)	Moderadamente elevado
"Reação da vizinhança"[4]	Variavelmente elevado	Normal	Normal ou alto	Variável
Meningite purulenta (bacteriana)[5] contraída na comunidade	200-20.000 (0,2-20 × 10⁹/L), neutrófilos polimorfonucleares	Baixo (< 45)	Alto (> 50)	Acentuadamente elevado
Meningite causada por espiroquetas	100-1.000 (0,1-1,0 × 10⁹/L), principalmente linfócitos[3]	Normal	Alto (> 50)	Normal a ligeiramente elevado

[1] A glicose no LCR deve ser considerada em relação ao nível de glicose no sangue. Normalmente, a glicose no LCR é 20-30 mg/dL mais baixa do que a glicose no sangue, ou 50-70% do valor normal da glicose sanguínea.

[2] Isolamento viral precoce do LCR; aumento do título de anticorpos em amostras pareadas de soro; PCR para herpes-vírus.

[3] Os neutrófilos polimorfonucleares podem predominar no início.

[4] Pode ocorrer em mastoidite, abscesso cerebral, abscesso epidural, sinusite, trombo séptico, tumor cerebral. Os resultados de cultura do LCR geralmente são negativos.

[5] Organismos na lâmina ou cultura do LCR; a contraimunoeletroforese ou aglutinação com látex pode ser diagnóstica.

tem sido utilizado para detectar bactérias (*S. pneumoniae, H. influenzae, N. meningitidis, M. tuberculosis, B. burgdorferi* e *Tropheryma whipplei*) e vírus (herpes simples, varicela-zóster, CMV, vírus Epstein-Barr e enterovírus) em pacientes com meningite. A maior experiência é com PCR para herpes simples, varicela-zóster e vírus John Cunningham (JC). Esses testes são muito sensíveis (superiores a 95%) e específicos. Além de seu uso na meningite, métodos moleculares como PCR e sequenciamento de próxima geração estão sendo cada vez mais utilizados no diagnóstico de encefalite, mielite transversa e abscesso cerebral. Em geral, os testes diagnósticos moleculares podem fornecer uma alternativa mais sensível e rápida aos métodos tradicionais de cultura e sorologia. No entanto, é difícil determinar a verdadeira sensibilidade de muitos testes moleculares para infecções do SNC, dada a ausência de um padrão-ouro. Em alguns casos, testes para detectar vários organismos podem não ser mais sensíveis que a cultura (ou sorologia), mas o verdadeiro valor está na rapidez com que os resultados são liberados, ou seja, horas, e não dias ou semanas.

C. Punção lombar e exames de imagem

Como a realização de uma punção lombar na presença de uma lesão com efeito de massa (abscesso cerebral, hematoma subdural, empiema subdural, lobo temporal necrótico decorrente de encefalite herpética) pode resultar em herniação do tronco cerebral, deve-se realizar uma TC antes da punção lombar, em caso de suspeita de lesão com efeito de massa baseada na presença de papiledema, convulsões ou achados neurológicos focais. Outras indicações para TC incluem pacientes imunocomprometidos ou com nível de consciência moderadamente a severamente comprometido. Caso haja demora na obtenção de uma TC e se houver suspeita de meningite bacteriana, devem ser colhidas hemoculturas e administrados antibióticos e corticosteroides antes mesmo de obter o LCR para cultura, a fim de evitar atraso no tratamento

(Tab. 32.2). Antibióticos administrados até 4 horas antes da obtenção do líquor provavelmente não afetam os resultados da cultura. A RM com contraste do local da injeção epidural e das áreas circundantes é recomendada (às vezes repetidamente) para aqueles com sintomas após uma possível injeção de corticosteroide contaminada, a fim de excluir abscesso epidural, flegmão, espondilodiscite, discite ou aracnoidite.

Tratamento

Embora seja difícil provar com os dados clínicos existentes que a terapia antibiótica precoce melhore o prognóstico na meningite bacteriana, o tratamento imediato ainda é recomendado. Na meningite purulenta, a identidade do microrganismo causador pode permanecer desconhecida ou duvidosa por alguns dias, e o tratamento antibiótico inicial, conforme estabelecido na Tabela 32.3, deve ser direcionado aos microrganismos mais comuns para cada faixa etária.

A duração da terapia para meningite bacteriana varia dependendo do agente etiológico: *H. influenzae*, 7 dias; *N. meningitidis*, 3-7 dias; *S. pneumoniae*, 10-14 dias; *L. monocytogenes*, 14-21 dias; e bacilos Gram-negativos, 21 dias.

Para adultos com meningite pneumocócica, a administração intravenosa de dexametasona 10 mg, 15-20 minutos antes ou simultaneamente à primeira dose de antibióticos, e mantida a cada 6 horas por 4 dias, reduz a morbidade e a mortalidade. Os pacientes mais propensos a se beneficiar dos corticosteroides são aqueles infectados por organismos Gram-positivos (*S. pneumoniae* ou *S. suis*), e aqueles HIV negativos. Não se sabe se pacientes com meningite causada por *N. meningitidis* e outros patógenos bacterianos se beneficiam do uso de corticosteroides adjuvantes.

O aumento da pressão intracraniana devido ao edema cerebral geralmente requer atenção terapêutica. Hiperventilação, manitol (25-50 g IV em bólus) e até mesmo a drenagem do LCR por repetidas punções lombares ou pela colocação

---

TABELA 32.3 Terapia antimicrobiana inicial para meningite purulenta de causa desconhecida

População	Microrganismos usuais	Terapia padrão
18-50 anos	*Streptococcus pneumoniae, Neisseria meningitidis*	Vancomicina[1] **mais** ceftriaxona[2]
Mais de 50 anos	*S. pneumoniae, N. meningitidis, Listeria monocytogenes*, bacilos Gram-negativos entéricos, *Streptococcus* do grupo B	Vancomicina[1] **mais** ampicilina[3] **mais** ceftriaxona[2]
Imunidade celular comprometida	*L. monocytogenes*, bacilos Gram-negativos, *S. pneumoniae*	Vancomicina[1] **mais** ampicilina[3] **mais** cefepima[4]
Pós-cirúrgica ou pós-traumática	*Staphylococcus aureus, S. pneumoniae*, bacilos Gram-negativos aeróbios, estafilococos coagulase-negativos,[5] difteroides (p. ex., *Cutibacterium acnes*)[5] (raros)	Vancomicina[1] **mais** cefepima[4]

[1] Administrada como cobertura para pneumococos altamente resistentes à penicilina ou cefalosporina. A dose de vancomicina é de 15-20 mg/kg/dose IV a cada 8-12 horas. As doses devem ser ajustadas para atingir uma área sob a curva (AUC) entre 400 e 600 mgh/L para *Staphylococcus aureus* resistente à meticilina (MRSA) confirmado ou alvo de pico de 15-20 mcg/mL para infecções não-MRSA. A vancomicina deve ser interrompida se o organismo causador for suscetível à ceftriaxona.

[2] A ceftriaxona 2 g IV a cada 12 horas pode ser utilizada com segurança na maioria dos pacientes com história de alergia à penicilina de baixo risco (p. ex., não mediada por IgE). O aztreonam, na dose de 2 g IV a cada 6-8 horas, pode ser considerado para cobertura empírica de bacilos Gram-negativos em pacientes com alergia a penicilina e cefalosporina, do tipo hipersensibilidade tipo 1 mediada por IgE (anafilática). Se o organismo for sensível à penicilina, administra-se penicilina 4 milhões de unidades, IV, a cada 4 horas.

[3] Em pacientes gravemente enfermos, ampicilina 2 g, IV, a cada 4 horas é utilizada quando se considera infecção por *L monocytogenes*. Para infecção confirmada por *L monocytogenes*, gentamicina às vezes é adicionada à ampicilina. (Para pacientes com hipersensibilidade tipo 1 mediada por IgE à penicilina, pode-se considerar sulfametoxazol-trimetoprima [SMZ-TMP] na dosagem de 15-20 mg/kg/dia de TMP em 3 ou 4 doses divididas.)

[4] A cefepima é administrada na dose de 2 g, IV, a cada 8 horas.

[5] Associado principalmente à presença de *hardware*.

de cateteres intraventriculares têm sido utilizados para controlar o edema cerebral e a hipertensão intracraniana. A dexametasona (4 mg IV a cada 4-6 horas) também pode reduzir o edema cerebral.

A terapia do abscesso cerebral consiste em drenagem (exérese ou aspiração), além de 3-4 semanas de antibióticos sistêmicos direcionados aos organismos isolados. Um regime empírico frequentemente inclui metronidazol, 500 mg IV ou VO a cada 8 horas, mais ceftriaxona, 2 g IV a cada 12 horas (dose para SNC), com ou sem vancomicina, 10-15 mg/kg/dose IV a cada 12 horas. Os níveis séricos de vale da vancomicina devem ser superiores a 15 mcg/mL nesses pacientes; no entanto, a obtenção da curva/concentração inibitória mínima (AUC/MIC) de 400-600 é um melhor preditor e deve ser utilizada em abscessos confirmados por MRSA. Nos casos em que os abscessos têm menos de 2 cm, quando há múltiplos abscessos que não podem ser drenados ou se um abscesso estiver localizado em uma área em que a drenagem resultaria em sequelas neurológicas significativas, podem-se utilizar antibióticos por 6-8 semanas sem drenagem.

Além dos antibióticos, em caso de meningite decorrente dos cuidados de saúde associada ao uso de derivação intraventricular externa, a probabilidade de cura aumenta se o cateter for removido. Nas infecções associadas a derivações ventriculares internas, recomenda-se a remoção dos componentes internos e a inserção de um dreno externo. Após a coleta de LCR, aspirado epidural ou outras amostras para cultura, é recomendada a terapia empírica de rotina para outros patógenos (como descrito) até que a causa específica da infecção do SNC ou parameníngea do paciente seja identificada. Além disso, recomenda-se consulta precoce com um neurocirurgião para pacientes com abscesso epidural, flegmão, espondilodiscite, discite ou aracnoidite, a fim de discutir a possibilidade de tratamento cirúrgico (p. ex., desbridamento).

A terapia para outros tipos de meningite é discutida em outros capítulos deste livro (meningite fúngica, Cap. 38; sífilis e borreliose de Lyme, Cap. 36; meningite tuberculosa, Cap. 35; encefalite herpética, Cap. 34).

Quando encaminhar

- Pacientes com meningite aguda, especialmente se a cultura for negativa ou atípica (p. ex., fungos, sífilis, doença de Lyme, *M. tuberculosis*), ou se for contraída no hospital, associada a um cateter intraventricular, ou se o paciente for imunossuprimido.
- Pacientes com meningite crônica.
- Todo paciente com abscessos cerebrais e encefalite.
- Pacientes com suspeita de meningite contraída no hospital (p. ex., em pacientes recém-submetidos a neurocirurgia ou injeção de corticosteroide epidural ou paravertebral).
- Pacientes com meningite recorrente.

Quando hospitalizar

- Pacientes com suspeita de meningite aguda, encefalite e abscesso cerebral ou paravertebral devem ser internados para avaliação e tratamento urgentes.

- Há menos urgência na internação de pacientes com meningite crônica; nesses casos, a internação pode ser indicada para agilizar os procedimentos diagnósticos e coordenar o tratamento, especialmente se nenhum diagnóstico tiver sido estabelecido em ambiente ambulatorial.

Bhimraj A et al. Diagnostic approach and update on encephalitis. Curr Opin Infect Dis. 2022;35:231. [PMID: 35665717]

Boers SA et al. A multicenter evaluation of the QIAstat-Dx meningitis-encephalitis syndromic test kit as compared to the conventional diagnostic microbiology workflow. Eur J Clin Microbiol Infect Dis. 2024;43:511. [PMID: 38206519]

Boulware DR et al. Oral lipid nanocrystal amphotericin B for cryptococcal meningitis: a randomized clinical trial. Clin Infect Dis. 2023;77:1659. [PMID: 37606364]

Bystritsky RJ et al. Infectious meningitis and encephalitis. Neurol Clin. 2022;40:77. [PMID: 34798976]

Fagre AC et al. West Nile Virus and other nationally notifiable arboviral diseases - United States, 2021. MMWR Morb Mortal Wkly Rep. 2023;72:901. [PMID: 37616182]

Hall AD et al. Primary amebic meningoencephalitis: a review of Naegleria fowleri and analysis of successfully treated cases. Parasitol Res. 2024;123:84. [PMID: 38182931]

Hasbun R. Healthcare-associated ventriculitis: current and emerging diagnostic and treatment strategies. Expert Rev Anti Infect Ther. 2021;19:993. [PMID: 33334204]

Hasbun R. Progress and challenges in bacterial meningitis: a review. JAMA. 2022;328:2147. Erratum in: JAMA. 2023;329:515. [PMID: 36472590]

Liu JJ et al. Diagnostic status and epidemiological characteristics of community-acquired bacterial meningitis in children from 2019 to 2020: a multicenter retrospective study. BMC Pediatr. 2024;24:11. [PMID: 38178076]

Richie MB. Autoimmune meningitis and encephalitis. Neurol Clin. 2022;40:93. [PMID: 34798977]

van Soest TM et al. A risk score for identifying patients at a low risk of bacterial meningitis amongst adults with cerebrospinal fluid leucocytosis and a negative gram stain result: a derivation and validation study. Clin Microbiol Infect. 2023;29:360. [PMID: 36220627]

Ferimentos por mordida humana e de animais

FUNDAMENTOS DO DIAGNÓSTICO

- Mordidas de gatos e humanos apresentam taxas de infecção mais altas do que mordidas de cães.
- Mordidas na mão são particularmente preocupantes devido ao risco de infecção em espaço fechado.
- A profilaxia com antibióticos é indicada para mordidas não infectadas na mão, e a hospitalização é necessária para mordidas na mão que evoluam com infecção.
- Toda ferida infectada deve ser submetida a cultura para orientação da terapia.

Considerações gerais

Cerca de 1.000 lesões por mordida de cão requerem atendimento em serviços de emergência todos os dias nos EUA, ocorrendo com maior frequência em áreas urbanas. Mordidas de cães são mais comuns nos meses de verão. Os animais que mordem geralmente são conhecidos das vítimas, e a maioria dos incidentes ocorre de forma provocada (ou seja, as mordidas acontecem durante brincadeiras com o animal ou após surpreendê-lo enquanto ele se alimenta ou ao despertá-lo abruptamente do sono). A ausência de história de provocação é um achado importante, pois um ataque não provocado levanta a suspeita de raiva. Mordidas humanas geralmente são infligidas por crianças durante brincadeiras ou brigas; em adultos, estão associadas ao consumo de álcool e a lesões por punho fechado que ocorrem em confrontos físicos.

O animal causador da mordida, a localização da mordida e o tipo de lesão infligida são fatores determinantes para o risco de infecção. As mordidas de gato têm maior probabilidade de infeccionar do que as mordidas humanas – entre 30 e 50% de todas as mordidas de gato evoluem para infecção. As infecções decorrentes de mordidas humanas são variáveis. Mordidas infligidas por crianças raramente infeccionam, pois são superficiais, enquanto mordidas por adultos evoluem com infecção em 15 a 30% dos casos, com alta taxa de infecção em lesões por punho fechado. Mordidas de cão, por razões pouco esclarecidas, infeccionam em apenas 5% dos casos. Mordidas na cabeça, face e pescoço têm menor probabilidade de infeccionar do que aquelas localizadas nos membros. Mordidas "transfixantes" (p. ex., envolvendo a mucosa e a pele) apresentam taxa de infecção semelhante à das lesões por punho fechado. Ferimentos perfurantes infeccionam com mais frequência do que lacerações, provavelmente porque estas últimas são mais fáceis de irrigar e desbridar.

A bacteriologia das infecções por mordida é polimicrobiana. Após mordidas de cães e gatos, mais de 50% das infecções são causadas por aeróbios e anaeróbios, e 36% decorrem exclusivamente de aeróbios. Infecções puramente anaeróbias são raras. Espécies do gênero *Pasteurella* são os isolados mais comuns (presentes em 75% das infecções por mordidas de gato e 50% das infecções por mordidas de cão). Outros aeróbios frequentemente isolados incluem estreptococos, estafilococos, *Moraxella* e *Neisseria*; os anaeróbios mais comuns são *Fusobacterium*, *Bacteroides*, *Porphyromonas* e *Prevotella*. O número mediano de isolados após mordidas humanas é quatro (três aeróbios e um anaeróbio). Assim como nas mordidas de cães e gatos, a maioria das infecções causadas por mordidas humanas resulta de uma mistura de aeróbios e anaeróbios (54%) ou exclusivamente de aeróbios (44%). *Estreptococcus* e *Staphylococcus aureus* são os aeróbios mais comuns. *Eikenella corrodens* (encontrada em até 30% dos pacientes), *Prevotella* e *Fusobacterium* são os anaeróbios mais frequentes. Embora esses sejam os microrganismos mais comumente isolados, inúmeros outros já foram identificados – incluindo *Capnocytophaga* (associada a mordidas de cães e gatos), Pseudomonas e *Haemophilus* – ressaltando a importância de realizar culturas de todas as mordidas infectadas para definir a microbiologia.

O HIV pode ser transmitido por mordidas (tanto ao morder quanto ao ser mordido por um paciente com HIV), embora raramente tenha sido relatado.

Tratamento

A. Cuidados locais

A limpeza vigorosa e a irrigação abundante da ferida, assim como o desbridamento de material necrótico, são os fatores mais importantes para reduzir a incidência de infecções. Recomenda-se a obtenção de radiografias para a investigação de fraturas e da presença de corpos estranhos. Um exame minucioso para avaliação da extensão da lesão (laceração de tendões, penetração em espaço articular) é fundamental para o tratamento adequado.

B. Sutura

Se for necessário fechar a ferida por razões estéticas ou mecânicas, a sutura pode ser realizada. No entanto, nunca se deve suturar uma ferida infectada e, em geral, feridas na mão não devem ser fechadas com sutura, uma vez que uma infecção em espaço fechado nessa região pode resultar em perda de função.

C. Antibióticos profiláticos

A profilaxia é indicada para mordidas de alto risco e em pacientes de alto risco. Mordidas de gato, independentemente da localização, e mordidas na mão por qualquer animal, incluindo humanos, devem receber profilaxia. Indivíduos com certas comorbidades (diabetes, hepatopatias) apresentam maior risco de complicações graves e devem receber profilaxia mesmo para mordidas de baixo risco, assim como pacientes com asplenia funcional, que têm risco aumentado de sepse fulminante (principalmente por espécies do gênero *Capnocytophaga*). A amoxicilina-clavulanato (augmentin) 500 mg VO, 3x/dia, por 5 a 7 dias, é o esquema de escolha. Para pacientes com alergia grave à penicilina, recomenda-se a combinação de clindamicina 300 mg VO, 3x/dia, associada a um dos seguintes agentes por 5 a 7 dias: doxiciclina 100 mg VO, 2x/dia; SMZ-TMP (sulfametoxazol-trimetoprima) em dose dobrada, VO, 2x/dia; ou fluoroquinolona (ciprofloxacino 500 mg VO, 2x/dia; ou levofloxacino 500-750 mg, VO, 1x/dia). O moxifloxacino, uma fluoroquinolona com boa atividade contra aeróbios e anaeróbios, pode ser uma opção em monoterapia na dose de 400 mg, VO, 1x/dia, por 5 a 7 dias.

Fármacos como dicloxacilina, cefalexina, macrolídeos e clindamicina não devem ser usados isoladamente, pois não possuem atividade contra espécies do gênero *Pasteurella*. O SMZ-TMP tem baixa atividade contra anaeróbios e deve ser utilizado apenas em combinação com clindamicina.

Como o risco de transmissão do HIV após uma mordida é muito baixo, a profilaxia rotineira pós-exposição não é recomendada. Cada caso deve ser avaliado individualmente, e a profilaxia deve ser considerada para pacientes que se apresentem dentro de 72 horas do incidente, quando a fonte for sabidamente infectada pelo HIV e a exposição for de alto risco.

D. Antibióticos para infecção documentada

Para feridas infectadas, os antibióticos são claramente indicados. O modo como esses fármacos são administrados (por via oral ou intravenosa) e a necessidade de hospitalização são decisões clínicas individualizadas. Os patógenos encontrados com mais frequência requerem tratamento com ampicilina-sulbactam (Unasyn), 1,5-3,0 g, IV, a cada 6-8 horas; ou amoxicilina-clavulanato (augmentin), 500 mg, VO, 3x/dia; ou ertapenem, 1 g, IV, diariamente. Para o paciente com alergia grave à penicilina, indica-se uma combinação de clindamicina, 600-900 mg, IV, a cada 8 horas, mais fluoroquinolona (ciprofloxacino, 400 mg, IV, a cada 12 horas; a levofloxacino, 500-750 mg, IV, 1x/dia) é indicada. Em geral, a terapia tem duração de 2 a 3 semanas, salvo na presença de complicações, como artrite séptica ou osteomielite; na presença dessas complicações, deve-se estender a terapia para 4 e 6 semanas, respectivamente.

E. Tétano e raiva

Todo paciente deve ser avaliado quanto à necessidade de profilaxia para tétano (ver Cap. 35) e raiva (ver Cap. 34).

Quando encaminhar

- Se houver suspeita de artrite séptica ou osteomielite.
- Em caso de exposição a mordidas de cães, gatos, répteis, anfíbios e roedores.
- Quando houver possibilidade de raiva.

Quando hospitalizar

- Pacientes com mordidas infectadas nas mãos.
- Mordidas profundas, especialmente sobre as articulações.

Desai AN. Dog bites. JAMA. 2020;323:2535. [PMID: 32573671]

Greene SE et al. Infectious complications of bite injuries. Infect Dis Clin North Am. 2021;35:219. [PMID: 33494873]

Haskell MG et al. Animal-encounter fatalities, United States, 1999–2016: cause of death and misreporting. Public Health Rep. 2020;135:831. [PMID: 32933400]

Maurer M et al. Animal bite injuries to the face: a retrospective evaluation of 111 cases. J Clin Med. 2023;12:6942. [PMID: 37959407]

Rao AK et al. Use of a modified preexposure prophylaxis vaccination schedule to prevent human rabies: recommendations of the Advisory Committee on Immunization Practices – United States, 2022. MMWR Morb Mortal Wkly Rep. 2022;71:619. [PMID: 35511716]

Infecções sexualmente transmitidas

FUNDAMENTOS DO DIAGNÓSTICO

- Todas as infecções sexualmente transmissíveis (IST) apresentam períodos subclínicos ou latentes, e os pacientes podem ser assintomáticos.
- A infecção simultânea por vários microrganismos é comum.
- Todo paciente que procura testagem para verificação de IST deve ser rastreado para sífilis e HIV.
- A notificação e o tratamento dos parceiros são fundamentais para prevenir a cadeia de transmissão e a reinfecção.

Considerações gerais

A taxa de IST está em ascensão, especialmente após as interrupções na testagem e no tratamento durante a pandemia de Covid-19. As IST mais comuns são gonorreia, sífilis, condiloma acuminado associado ao HPV, infecções genitais por *Chlamydia*, infecções genitais pelo herpes-vírus, vaginite por *Trichomonas*, cancroide, donovanose, escabiose, infestação por piolhos e vaginose bacteriana (entre mulheres que têm relações sexuais com mulheres). No entanto, shigelose; hepatites A, B e C; amebíase; giardíase; criptosporidíase; salmonelose; campilobacteriose e mpox também podem ser transmitidas por contato sexual (oral-anal), especialmente entre homens que fazem sexo com homens. Os vírus Ebola e Zika também foram associados à transmissão sexual.

Tanto o contato homossexual como o heterossexual são fatores de risco para a transmissão do HIV (ver Cap. 33). Todas as IST apresentam fases subclínicas ou latentes, que desempenham papel importante na persistência prolongada da infecção ou em sua transmissão por indivíduos infectados (mas amplamente assintomáticos) para outros contatos. A infecção simultânea por diversos agentes é comum.

As infecções geralmente se manifestam de algumas formas distintas, cada uma com um diagnóstico diferencial bem definido, o que deve orientar a realização dos exames diagnósticos adequados.

A. Úlceras genitais

As etiologias mais comuns incluem o vírus do herpes simples, sífilis primária e cancroide. Outras possibilidades incluem linfogranuloma venéreo (ver Cap. 35), granuloma inguinal (donovanose) causado por *Klebsiella granulomatis* (ver Cap. 35), mpox e lesões causadas por infecção pelo vírus Epstein-Barr e pelo HIV.

As causas não infecciosas incluem doença de Behçet (ver Cap. 22), neoplasia, trauma, fármacos e agentes irritantes.

B. Uretrite com ou sem corrimento uretral

As infecções mais comuns que causam secreção uretral são *Neisseria gonorrhoeae* e *Chlamydia trachomatis*; além de serem causa frequente também de prostatite em homens sexualmente ativos. Outras IST que podem causar uretrite incluem *Mycoplasma genitalium* e, com menos frequência, *Ureaplasma urealyticum* e *Trichomonas vaginalis*. As causas não infecciosas de uretrite incluem artrite reativa associada à uretrite.

C. Corrimento vaginal

As causas mais comuns de vaginite são vaginose bacteriana (causada pelo crescimento excessivo de anaeróbios, como *Gardnerella vaginalis*), candidíase e *T. vaginalis* (ver Cap. 20). Causas infecciosas menos comuns de vaginite incluem condilomas acuminados associados ao HPV e estreptococos do grupo A. As causas não infecciosas incluem alterações fisiológicas relacionadas ao ciclo menstrual, agentes irritantes e líquen plano. Embora *N. gonorrhoeae* e *C. trachomatis* sejam causas frequentes de cervicite, elas raramente produzem corrimento vaginal.

Rastreamento e prevenção

Toda pessoa que busca testagem para verificação de IST deve submeter-se a rastreamento rotineiro de infecção pelo HIV, utilizando teste rápido (caso o paciente não possa acompanhar os resultados obtidos pelos métodos padrão) ou ampliação de ácidos nucleicos seguida de sorologia confirmatória, caso a infecção primária por HIV seja uma possibilidade. A maioria dos algoritmos inicia com imunoensaio combinado de antígeno/anticorpo para HIV-1/2, seguido de imunoensaio de diferenciação de anticorpos HIV-1/HIV-2 confirmatório. Pacientes diagnosticados e tratados por determinadas IST (clamídia ou gonorreia, e tricomoníase em mulheres) apresentam alto risco de reinfecção e devem ser incentivados a realizar um novo rastreamento três meses após o diagnóstico inicial da IST.

Os pacientes assintomáticos geralmente solicitam rastreamento de IST no momento de iniciar um novo relacionamento sexual. Os testes de HIV e a sorologia para hepatite B devem ser oferecidos a todos esses pacientes. Em mulheres sexualmente ativas que não tenham sido recentemente rastreadas, recomenda-se a realização do exame de colpocitologia oncótica e a ampliação de ácidos nucleicos em uma amostra de urina para gonorreia e clamídia. Entre os homens que fazem sexo com homens, é recomendado um rastreamento adicional para sífilis; hepatite A; gonorreia uretral, faríngea e retal; bem como clamídia uretral e retal. O teste de ampliação de ácidos nucleicos é recomendado para gonorreia ou clamídia. Não há recomendações de rastreamento de homens heterossexuais para clamídia uretral, mas o procedimento pode ser considerado em clínicas de IST, clínicas de adolescentes ou unidades prisionais. A periodicidade do rastreamento subsequente depende do risco sexual, mas a maioria dos rastreamentos deve ser, pelo menos, anualmente para adultos sexualmente ativos (principalmente aqueles com 25 anos ou menos). Os médicos devem avaliar também homens e mulheres transgêneros para rastreamento de IST, com base na anatomia atual e nos tipos de comportamento adotados. Se não forem imunes, a vacinação contra hepatite B é recomendada para todos os adultos sexualmente ativos, e a vacinação contra hepatite A é indicada para homens que fazem sexo com homens. As pessoas entre 9 e 26 anos devem ser rotineiramente oferecidas vacinação contra HPV (9-valente).

É difícil determinar com precisão o risco de desenvolvimento de uma IST após uma agressão sexual, dadas as altas taxas de infecções basais e o acompanhamento inadequado. Pessoas agredidas sexualmente apresentam uma alta taxa basal de infecção (*N. gonorrhoeae*, 6%; *C. trachomatis*, 10%; *T. vaginalis*, 15%; e vaginose bacteriana, 34%), e o risco de contrair uma infecção como resultado da agressão é significativo, mas muitas vezes menor do que a taxa pré-existente (*N. gonorrhoeae*, 6-12%; *C. trachomatis*, 4-17%; *T. vaginalis*, 12%; sífilis, 0,5-3%; e vaginose bacteriana, 19%). Os pacientes devem ser avaliados em 24 horas após a agressão, e testes de amplificação de ácidos nucleicos para *N. gonorrhoeae* e *C. trachomatis* devem ser realizados. Secreções vaginais devem ser coletadas para exame a fresco de *Trichomonas* e cultura, ou testes no ponto de atendimento. Se houver secreção, prurido ou se as secreções tiverem odor fétido, deve-se realizar o exame a fresco para *Candida* e vaginose bacteriana. Além disso, uma amostra de sangue deve ser obtida para testes sorológicos imediatos para sífilis, hepatite B e HIV. O exame de acompanhamento para IST deve ser repetido em 1-2 semanas, já que as concentrações dos organismos infecciosos podem não ter sido suficientes para produzir um teste positivo no momento da avaliação inicial. Se o tratamento profilático foi administrado (podendo incluir vacinação pós-exposição para hepatite B sem imunoglobulina específica para hepatite B; tratamento para infecção por clamídia, gonorreia ou tricomoníase; e contracepção de emergência), os testes devem ser repetidos apenas se o paciente apresentar sintomas. Se a profilaxia não foi administrada, o indivíduo deve ser reavaliado em 1 semana, para que qualquer teste positivo possa ser tratado. O acompanhamento sorológico para sífilis e HIV deve ser realizado em 6, 12 e 24 semanas se os testes iniciais forem negativos. A utilidade da terapia presuntiva é controversa, e algumas pessoas acreditam que todo paciente deve recebê-la, enquanto outros defendem que a terapia deve ser limitada àqueles nos quais o acompanhamento não poderá ser garantido ou aos pacientes que a solicitarem.

Embora tenha sido relatada soroconversão para HIV após agressão sexual, quando esse era o único risco conhecido, acredita-se que esse risco seja baixo. A probabilidade de transmissão do HIV por meio de relações sexuais vaginais ou anais receptivas, quando a fonte é conhecida por ser HIV positiva, é de 1 a cada 1.000 e 5 a cada 1.000, respectivamente. Embora a terapia antirretroviral profilática não tenha sido estudada nesse contexto, o Department of Health and Human Services recomenda a instituição imediata da profilaxia pós-exposição com terapia antirretroviral se a pessoa procurar atendimento dentro de 72 horas após a agressão, a fonte for conhecida por ser HIV positiva e a exposição apresentar um risco substancial de transmissão.

Além da triagem de pacientes assintomáticos para IST, outras estratégias para prevenir a transmissão incluem a avaliação de parceiros sexuais e a administração de profilaxia pré-exposição de IST preveníveis para indivíduos em risco; estratégias adicionais incluem o uso consistente de preservativos masculinos e femininos e a circuncisão masculina. A circuncisão masculina adulta demonstrou reduzir a transmissão do HIV em 50%, e do herpes-vírus simples e HPV em 30% em casais heterossexuais na África Subsaariana. Vale ressaltar que espermicidas vaginais e camisinhas contendo nonoxinol-9 não oferecem proteção adicional contra IST. Entre pessoas com HIV, a supressão viral com terapia antirretroviral pode prevenir a aquisição do HIV em um parceiro sexual não infectado. Além disso, a profilaxia pré-exposição com pílula diária ou sob demanda que contenha emtricitabina mais tenofovir ou cabotegravir injetável de ação prolongada tem se mostrado eficaz na prevenção da infecção por HIV em homens que fazem sexo com homens de alto risco, mulheres e homens heterossexuais, mulheres transgênero e pessoas que fazem uso de drogas injetáveis. A profilaxia pós-exposição com doxiciclina parece reduzir as IST bacterianas entre indivíduos desproporcionalmente afetados por IST. A supressão antiviral do HSV pode diminuir o risco de transmissão para um parceiro sexual não infectado. Para cada paciente com uma IST, há um ou mais contatos sexuais que necessitam de diagnóstico e tratamento. O tratamento imediato dos contatos, com a entrega de antibióticos ao caso índice para distribuição a todos os contatos sexuais (**terapia entregue pelo paciente**), é uma estratégia importante para prevenir nova transmissão e reinfecção do caso índice.

Quando encaminhar

- Paciente com um novo diagnóstico de HIV.
- Pacientes com IST persistente, refratária ou recorrente, especialmente quando houver suspeita de resistência medicamentosa.

Centers for Disease Control and Prevention (CDC). Sexually Transmitted Disease Surveillance 2019. Atlanta: US Department of Health and Human Services; 2021. https://www.cdc.gov/std/statistics/2019/std-surveillance-2019.pdf

Dombrowski JC et al. Doxycycline versus azithromycin for the treatment of rectal chlamydia in men who have sex with men: a randomized controlled trial. Clin Infect Dis. 2021;73:824. [PMID: 33606009]

Fonner VA et al. Safety and efficacy of long-acting injectable cabotegravir as pre-exposure prophylaxis to prevent HIV acquisition: a systematic review and meta-analysis. AIDS. 2023;37:957. [PMID: 36723489]

Gandhi RT et al. Antiretroviral drugs for treatment and prevention of HIV infection in adults: 2022 recommendations of the International Antiviral Society-USA Panel. JAMA. 2023;329:63. [PMID: 36454551]

Inciarte A et al; Sexual Assault Victims Study Group. Post-exposure prophylaxis for HIV infection in sexual assault victims. HIV Med. 2020;21:43. [PMID: 31603619]

Luetkemeyer AF et al; DoxyPEP Study Team. Postexposure doxycycline to prevent bacterial sexually transmitted infections. N Engl J Med. 2023;388:1296. [PMID: 37018493]

Manhart LE et al; MyGeniUS Study Team. Mycoplasma genitalium in the US (MyGeniUS): surveillance data from sexual health clinics in 4 US regions. Clin Infect Dis. 2023;77:1449. [PMID: 37402645]

Marzinke MA et al; HPTN 083 study group. Efficacy, safety, tolerability, and pharmacokinetics of long-acting injectable cabotegravir for HIV pre-exposure prophylaxis in transgender women: a secondary analysis of the HPTN 083 trial. Lancet HIV. 2023;10:e703. [PMID: 37783219]

Salcedo RM et al. Monkeypox (hMPXV Infection): a practical review. Am J Med. 2023;136:234. [PMID: 36495937]

Soriano V et al. Rebound in sexually transmitted infections after the COVID-19 pandemic. AIDS Rev. 2023;26:127. [PMID: 37879632]

Stafford IA et al. Syphilis complicating pregnancy and congenital syphilis. N Engl J Med. 2024;390:242. [PMID: 38231625]

St Cyr S et al. Update to CDC's treatment guidelines for gonococcal infection, 2020. MMWR Morb Mortal Wkly Rep. 2020;69:1911. [PMID: 33332296]

Tuddenham S et al. Diagnosis and treatment of sexually transmitted infections: a review. JAMA. 2022;327:161. [PMID: 35015033]

US Preventive Services Task Force; Krist AH et al. Behavioral counseling interventions to prevent sexually transmitted infections: US Preventive Services Task Force recommendation statement. JAMA. 2020;324:674. [PMID: 32809008]

US Preventive Services Task Force; Mangione CM et al. Serologic screening for genital herpes infection: US Preventive Services

Task Force reaffirmation recommendation statement. JAMA. 2023;329:502. [PMID: 36786784]

US Preventive Services Task Force; Barry MJ et al. Preexposure prophylaxis to prevent acquisition of HIV: US Preventive Services Task Force recommendation statement. JAMA. 2023;330:736. [PMID: 37606666] Erratum in: JAMA. 2023;330:1805. [PMID: 37870841]

Workowski KA et al. Sexually transmitted infections treatment guidelines, 2021. MMWR Recomm Rep. 2021;70:1. [PMID: 34292926]

Wright SS et al. Impact of the COVID-19 pandemic on Centers for Disease Control and Prevention-funded sexually transmitted disease programs. Sex Transm Dis. 2022;49:e61. [PMID: 34654769]

Infecções em usuários de drogas injetáveis

FUNDAMENTOS DO DIAGNÓSTICO

- As infecções comuns que acometem com maior frequência usuários de drogas injetáveis incluem:
  - Infecções cutâneas, pneumonia aspirativa, tuberculose.
  - Hepatites A, B, C, D; IST; HIV/Aids.
  - Embolia séptica pulmonar, endocardite infecciosa.
  - Osteomielite e artrite séptica.

Considerações gerais

Há uma alta incidência de infecção entre pessoas com transtorno de uso de opioides, particularmente entre usuários de drogas injetáveis. O aumento do risco de infecção está provavelmente associado a maus hábitos de higiene e colonização por organismos potencialmente patogênicos, contaminação de drogas e equipamentos, aumento de comportamentos sexuais de risco e sistema imunológico comprometido. O uso de drogas recreativas administradas por via parenteral aumentou enormemente nos últimos anos, impulsionado em parte por uma epidemia de abuso e uso indevido de opioides prescritos. Estima-se que mais de 3 milhões de pessoas na América do Norte tenham usado drogas injetáveis no último ano, com um aumento nas mortes por opioides durante a pandemia de Covid-19, especialmente em bairros urbanos de baixa renda.

As **infecções cutâneas** estão associadas a maus hábitos de higiene e ao uso de técnica não estéril ao injetar drogas. *S. aureus* (incluindo cepas resistentes à meticilina adquiridas na comunidade) e flora oral (estreptococos, *Eikenella, Fusobacterium, Peptostreptococcus*) são os organismos mais comuns, com Gram-negativos entéricos sendo geralmente mais observados em indivíduos que injetam na virilha. Celulite e abscessos subcutâneos ocorrem com maior frequência, particularmente em associação com injeções subcutâneas (*skin-popping*) ou intramusculares e o uso de misturas de cocaína e heroína (provavelmente devido à isquemia). Miosite, mionecrose clostridial e fasciíte necrosante ocorrem raramente, mas são potencialmente fatais. O botulismo de ferida, associado à heroína de alcatrão preto, ocorre esporadicamente, mas geralmente de forma agregada.

A **pneumonia aspirativa** e suas complicações (abscesso pulmonar, empiema, abscesso cerebral) resultam da alteração do estado de consciência associada ao uso de drogas. A flora mista aeróbia e anaeróbia da boca é geralmente envolvida.

A **tuberculose** também acomete usuários de drogas, e a infecção pelo HIV favorece a disseminação da tuberculose nessa população. As taxas de morbidade e mortalidade estão aumentadas em indivíduos com HIV e tuberculose. Os achados radiográficos clássicos muitas vezes estão ausentes; a tuberculose deve ser suspeitada em qualquer paciente com infiltrados pulmonares que não responde a antibióticos.

A **hepatite** é comum entre pessoas que utilizam drogas injetáveis e é transmissível tanto por via parenteral (hepatite B, C e D) como por via fecal-oral (hepatite A). Podem ocorrer múltiplos episódios de hepatite causados por diferentes agentes. A hepatite C também é associada ao uso de heroína não injetável, bem como ao uso intranasal de outras drogas, provavelmente devido ao sangue presente em canudos compartilhados.

As **embolias sépticas pulmonares** podem originar-se de trombos venosos ou endocardite do lado direito.

As **IST** não estão diretamente relacionadas ao uso de drogas, mas a prática de trocar sexo por drogas resultou em aumento na frequência de IST. Sífilis, gonorreia e cancroide são as mais comuns.

O **HIV/Aids** tem alta incidência entre usuários de drogas injetáveis e seus contatos sexuais, assim como entre os filhos de mulheres infectadas (ver Cap. 33).

A **endocardite infecciosa** em usuários de drogas injetáveis é causada com mais frequência por *S. aureus*, *Candida* (geralmente *C. albicans* ou *C. parapsilosis*), *Enterococcus faecalis*, outros estreptococos e bactérias Gram-negativas (especialmente *Pseudomonas* e *Serratia marcescens*) (ver Cap. 35).

Outras infecções vasculares incluem tromboflebite séptica e aneurismas micóticos. Os aneurismas micóticos resultantes de trauma direto a um vaso com infecção secundária ocorrem com mais frequência nas artérias femorais, e são menos frequentes nas artérias do pescoço. Os aneurismas resultantes da disseminação hematogênica de organismos geralmente envolvem vasos intracerebrais e, desse modo, são observados em associação com endocardite.

Em geral, a **osteomielite** e a **artrite séptica** que envolvem corpos vertebrais, articulações esternoclaviculares, sínfise púbica, articulações sacroilíacas e outros locais, são resultantes da distribuição hematogênica de organismos injetados ou trombos venosos sépticos. A dor e a febre precedem as alterações radiográficas, às vezes por várias semanas. Embora o *S. aureus* – geralmente resistente à meticilina – seja o mais comum, *Serratia, Pseudomonas, Candida* (geralmente não *C. albicans*) e outros patógenos raramente encontrados em doenças ósseas ou articulares espontâneas são encontrados em usuários de drogas injetáveis.

Tratamento

Um problema clínico comum e difícil é o tratamento de uma pessoa sabidamente usuária de drogas injetáveis que se apresenta com febre. De maneira geral, após a obtenção das culturas apropriadas (sangue, urina e escarro, caso a RXT seja anormal), a terapia empírica é iniciada. Se a RXT sugerir uma pneumonia adquirida na comunidade (consolidação), a terapia para pneumonia ambulatorial é iniciada com ceftriaxona, 1 g, IV, a cada 24 horas, além de azitromicina (500 mg oral ou intravenosa a cada 24 horas) ou doxiciclina (100 mg oral ou intravenosa 2x/dia). Se a RXT sugerir êmbolos sépticos (infiltrados nodulares), a terapia para endocardite presumida é iniciada, geralmente com vancomicina 15 mg/kg/dose a cada 12 horas IV (em razão da alta prevalência de MRSA e da possibilidade de enterococos). Se a RXT for normal e nenhum local focal de infecção for encontrado, presume-se endocardite. Enquanto se aguardam os resultados das hemoculturas, o tratamento empírico com vancomicina é iniciado. Se as hemoculturas forem positivas para organismos geralmente causadores de endocardite em usuários de drogas (ver anteriormente), presume-se que a endocardite esteja presente e o tratamento é feito de acordo. No caso de infecção confirmada por *S. aureus* sensível à meticilina, a vancomicina deve ser descontinuada e o tratamento iniciado com cefazolina ou uma penicilina antiestafilocócica. Se as hemoculturas forem positivas para um organismo que é causa rara de endocardite, a avaliação de uma fonte oculta de infecção deve prosseguir. Nesse caso, um ecocardiograma transesofágico pode ser bastante útil, pois tem 90% de sensibilidade na detecção de vegetações e um resultado negativo é forte evidência contra endocardite. Se as hemoculturas forem negativas e o paciente responder aos antibióticos, a terapia deve ser continuada por 7-14 dias (o tratamento oral pode ser administrado após a resposta inicial). Em cada paciente, deve-se realizar um exame cuidadoso em busca de uma fonte oculta de infecção (p. ex., geniturinária, dental, sinusite, vesícula biliar). Os clínicos também podem ter papel importante na integração do tratamento do transtorno de uso de opioides quando os pacientes se apresentam com complicações infecciosas. Isso inclui a triagem para o transtorno de uso de opioides, treinamento específico e prescrição de medicamentos para o transtorno de uso de opioides, tratamento dos sintomas de abstinência e encaminhamento para tratamento comunitário após a alta hospitalar.

Quando encaminhar

- Qualquer paciente com suspeita ou comprovação de endocardite infecciosa.
- Paciente com bacteremia persistente.

Quando hospitalizar

- Usuários de drogas injetáveis com febre.
- Pacientes com abscessos ou infecções cutâneas e de tecidos moles progressivas que requeiram desbridamento.

Allaw F et al. Community-acquired skin and soft-tissue infections in people who inject drugs. Curr Opin Infect Dis. 2023;36:67. [PMID: 36718912]

Appa A et al. Comparative 1-year outcomes of invasive Staphylococcus aureus infections among persons with and without drug use: an observational cohort study. Clin Infect Dis. 2022;74:263. [PMID: 33904900]

Baddour LM et al; American Heart Association Rheumatic Fever, Endocarditis and Kawasaki Disease Committee of the Council on Lifelong Congenital Heart Disease and Heart Health in the Young; Council on Cardiovascular Surgery and Anesthesia; Council on Cardiovascular and Stroke Nursing; Council on Clinical Cardiology; and Council on Peripheral Vascular Disease. Management of infective endocarditis in people who inject drugs: a scientific statement from the American Heart Association. Circulation. 2022;146:e187. [PMID: 36043414]

Bradley H et al. Estimated number of people who inject drugs in the United States. Clin Infect Dis. 2023;76:96. [PMID: 35791261]

Dhanani M et al. Antibiotic therapy completion for injection drug use-associated infective endocarditis at a center with routine addiction medicine consultation: a retrospective cohort study. BMC Infect Dis. 2022;22:128. [PMID: 35123439]

Ghose R et al. Impact of the COVID-19 pandemic on opioid overdose deaths: a spatiotemporal analysis. J Urban Health. 2022;99:316. [PMID: 35181834]

Lewis S et al. Patients with serious injection drug use-related infections who experience patient-directed discharges on oral antibiotics have high rates of antibiotic adherence but require multidisciplinary outpatient support for retention in care. Open Forum Infect Dis. 2022;9:ofab633. [PMID: 35106316]

Marks LR et al. Infectious complications of injection drug use. Med Clin North Am. 2022;106:187. [PMID: 34823730]

Pericàs JM et al. Prospective cohort study of infective endocarditis in people who inject drugs. J Am Coll Cardiol. 2021;77:544. [PMID: 33538252]

Thompson GR 3rd et al. Fungal endocarditis: pathophysiology, epidemiology, clinical presentation, diagnosis, and management. Clin Microbiol Rev. 2023;36:e0001923. [PMID: 37439685]

Diarreia infecciosa aguda

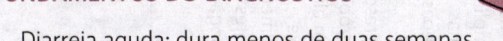

FUNDAMENTOS DO DIAGNÓSTICO

- Diarreia aguda: dura menos de duas semanas.
- Diarreia crônica: dura mais de duas semanas.
- Diarreia leve: até três evacuações por dia.
- Diarreia moderada: quatro ou mais evacuações por dia com sintomas locais (cólica abdominal, náuseas, tenesmo).
- Diarreia grave: quatro ou mais evacuações por dia com sintomas sistêmicos (febre, calafrios, desidratação).

Considerações gerais

A diarreia aguda pode ser causada por diversos fatores, incluindo estresse emocional, intolerância alimentar, agentes inorgânicos (p. ex., nitrito de sódio), substâncias orgânicas (p. ex., cogumelos, mariscos), medicamentos e agentes infecciosos (incluindo vírus, bactérias e protozoários) (Tab. 32.4).

Do ponto de vista diagnóstico e terapêutico, é útil classificar a diarreia infecciosa em síndromes que produzem diarreia inflamatória ou sanguinolenta e aquelas que são não inflamatórias, não sanguinolentas ou aquosas. Em geral, o termo "**diarreia inflamatória**" sugere envolvimento colônico por bactérias ou parasitas invasivos ou pela produção de toxinas. Os pacientes relatam fezes pequenas e sanguinolentas, frequentemente associadas a febre, cólicas abdominais, tenesmo e urgência fecal. Causas comuns dessa síndrome incluem *Shigella, Salmonella, Campylobacter, Yersinia*, cepas invasivas de *Escherichia coli*

e outras cepas produtoras de toxina Shiga de *E. coli* (STEC), *Entamoeba histolytica* e *Clostridium difficile*. Os testes para leucócitos fecais ou o marcador de neutrófilos lactoferrina frequentemente são positivos, e o diagnóstico etiológico definitivo requer coprocultura. A **diarreia não inflamatória** geralmente é mais branda e é causada por vírus ou toxinas que afetam o intestino delgado e interferem no equilíbrio de sais e água, resultando em diarreia aquosa em grande volume, frequentemente com náuseas, vômitos e cólicas. Causas comuns dessa síndrome incluem vírus (p. ex., rotavírus, norovírus, astrovírus, adenovírus entéricos), vibriões (*Vibrio cholerae, Vibrio parahaemolyticus*), *E. coli* produtora de enterotoxina, *Giardia lamblia, Cryptosporidium*, e agentes que podem causar gastroenterite alimentar. Em países desenvolvidos, os vírus (particularmente o norovírus) são causa importante de hospitalizações por gastroenterite aguda entre adultos.

O termo **intoxicação alimentar** refere-se a doenças causadas por toxinas presentes nos alimentos consumidos. Quando o período de incubação é curto (1-6 horas após o consumo), a toxina geralmente está pré-formada. O vômito é normalmente o principal sintoma, e não costuma haver presença de febre. Os exemplos incluem intoxicação por *S. aureus* ou *Bacillus cereus*, e a toxina pode ser detectada no alimento. Quando o período de incubação é mais longo – entre 8 e 16 horas – o organismo está presente no alimento e produz toxina após ser ingerido. O vômito é menos proeminente, cólicas abdominais são frequentes, e a febre muitas vezes está ausente. O melhor exemplo dessa doença é a causada por *Clostridium perfringens*. A toxina pode ser detectada em alimentos ou amostras de fezes.

As diarreias inflamatórias e não inflamatórias discutidas anteriormente podem ser transmitidas também por alimentos e água, geralmente com períodos de incubação entre 12 e 72 horas. *Cyclospora, cryptosporidia* e *Isospora* são protozoários capazes de causar doenças tanto em pacientes imunocompetentes quanto imunocomprometidos. As características da doença incluem diarreia aquosa profusa que é prolongada, mas geralmente autolimitada (1-2 semanas) em pacientes imunocompetentes, podendo ser crônica no hospedeiro imunocomprometido. Características epidemiológicas podem ser úteis para determinar a etiologia. Hospitalização recente ou uso de antibióticos sugere *C. difficile*; viagem recente para o exterior sugere *Salmonella, Shigella, Campylobacter, E. coli* ou *V. cholerae*; hambúrguer malcozido sugere STEC; surtos em instalação de cuidados prolongados, escola ou navio de cruzeiros sugere norovírus (incluindo cepas recentemente identificadas, como GII.4 Sydney); e o consumo de arroz frito está associado à toxina de *B. cereus*. As características proeminentes de algumas dessas causas de diarreia estão listadas na Tabela 32.4.

Tratamento
A. Medidas gerais

De maneira geral, a maioria dos casos de gastroenterite aguda é autolimitada e não requer tratamento além de medidas de suporte. O tratamento geralmente consiste na reposição de líquidos e eletrólitos e, raramente, no tratamento de choque

TABELA 32.4 Diarreia bacteriana aguda e "intoxicação alimentar"

Organismo	Período de incubação	Vômitos	Diarreia	Febre	Alimentos associados	Diagnóstico	Características clínicas e tratamento
Bacillus cereus (toxina diarreica)	10-16 horas	+/-	+++	-	Toxina presente nas carnes, ensopados e molhos.	Clínico. O alimento e as fezes podem ser submetidos a exame para verificação da presença de toxina.	Cólicas abdominais, diarreia aquosa e náusea com duração de 24 a 48 horas. Tratamento: cuidados de suporte.
Bacillus cereus (toxina pré-formada)	1-8 horas	+++	+/-	-	Arroz frito reaquecido causa vômitos ou diarreia.	Clínico. O alimento e as fezes podem ser submetidos a exame para verificação da presença de toxina.	Manifestação aguda, náusea intensa e vômitos com duração de 24 horas. Tratamento: cuidados de suporte.
Campylobacter jejuni	2-5 dias	+/-	+++	+	Aves cruas ou malcozidas, leite não pasteurizado, água.	Coprocultura em meio especial.	Febre, diarreia possivelmente sanguinolenta, cólicas. Geralmente autolimitada a 2-10 dias. Pode estar associada à síndrome de Guillain-Barré. Tratamento: azitromicina. Fluoroquinolonas podem ser utilizadas se a sensibilidade for confirmada.
Clostridioides difficile	Geralmente ocorre após 7-10 dias de antibióticos. Pode ocorrer após uma única dose ou várias semanas após a conclusão dos antibióticos.	-	+++	++	Associado a medicamentos antibacterianos; clindamicina e beta-lactâmicos são os mais comumente implicados. Fluoroquinolonas associadas a cepas hipervirulentas.	Exame de fezes para identificação da toxina.	Manifestação abrupta de diarreia possivelmente sanguinolenta; febre. Tratamento: fidaxomicina ou vancomicina oral.
Clostridium botulinum	12-72 horas	+/-	-	-	Os clostrídios crescem em ambiente anaeróbico e ácido, p. ex., em alimentos enlatados, peixe fermentado, alimentos mantidos quentes por períodos prolongados.	Fezes, soro e alimentos podem ser testados para verificação da presença de toxina. Fezes e alimentos podem ser submetidos a cultura.	Diplopia, disfagia, disartria, dificuldades respiratórias. Os sintomas podem durar de dias a meses. Tratamento: via aérea desobstruída, ventilação e antitoxina polivalente intravenosa.

(continua)

TABELA 32.4 Diarreia bacteriana aguda e "intoxicação alimentar" *(continuação)*

Organismo	Período de incubação	Vômitos	Diarreia	Febre	Alimentos associados	Diagnóstico	Características clínicas e tratamento
Clostridium perfringens	8-16 horas	+/-	+++	-	Os clostrídios crescem em pratos de carne e aves reaquecidos e produzem uma enterotoxina.	Exame de fezes ou cultura para verificação da presença de enterotoxina.	Manifestação abrupta de diarreia profusa, cólicas abdominais, náusea; vômito ocasionalmente. Tratamento: recuperação geralmente sem tratamento em 24-48 horas. Cuidados de suporte: antibióticos não são necessários.
Escherichia coli entero-hemorrágica, incluindo STEC	1-8 dias	+	+++	-	Carne malcozida, especialmente hambúrguer; leite e suco não pasteurizados; frutas e vegetais crus.	STEC pode ser cultivado em meio especializado. Outras toxinas podem ser detectadas nas fezes.	Manifestação normalmente abrupta de diarreia, geralmente sanguinolenta; dor abdominal. Em adultos, geralmente é autolimitada em 5 a 10 dias. Em crianças, está associada a SHU. Tratamento: a terapia antibiótica pode aumentar o risco de SHU. A troca de plasma pode ajudar pacientes com SHU associada ao STEC.
Escherichia coli enterotoxigênica	1-3 dias	+/-	+++	+/-	Água, alimentos contaminados por fezes.	Coprocultura. Exames especiais necessários para a identificação de cepas produtoras de toxinas	Diarreia aquosa e cólicas abdominais, geralmente com duração de 3 a 7 dias. Tratamento: para viajantes, as fluoroquinolonas encurtam a doença.
Norovírus e outros calicivírus	12-48 horas	++	+++	+	Frutos do mar e alimentos contaminados por fezes, manuseados por manipuladores de alimentos infectados.	Diagnóstico clínico com coproculturas negativas. PCR disponível nas fezes.	Náusea, vômito (mais comum em crianças), diarreia (mais comum em adultos), febre, mialgias, cólicas abdominais. Duração de 12 a 60 horas. Tratamento: cuidados de suporte.
Rotavírus	1-3 dias	++	+++	+	Alimentos contaminados por fezes, manipulados por trabalhadores infectados.	Imunoensaio em amostra de fezes.	Manifestação aguda, vômitos, diarreia aquosa com duração de 4-8 dias. Tratamento: cuidados de suporte.
Espécies de *Salmonella*	1-3 dias	-	++	+	Ovos, aves, leite não pasteurizado, queijo, sucos, frutas e vegetais crus.	Coprocultura de rotina.	Início gradual ou abrupto de diarreia e febre baixa. Tratamento: sem antimicrobianos, a menos que haja alto risco (ou seja, pessoas imunossuprimidas), suspeita de disseminação sistêmica ou isolamento de *Salmonella enterica* sorotipo *Typhi* ou *Paratyphi*. Se a suscetibilidade for confirmada, recomenda-se tratamento com ceftriaxona, ciprofloxacino, SMZ-TMP ou amoxicilina. Pode ocorrer portador prolongado.

(continua)

TABELA 32.4 Diarreia bacteriana aguda e "intoxicação alimentar" *(continuação)*

Organismo	Período de incubação	Vômitos	Diarreia	Febre	Alimentos associados	Diagnóstico	Características clínicas e tratamento
Espécies de *Shigella* (casos leves)	24-48 horas	+/-	+	+	Alimentos ou água contaminados com fezes humanas. Transmissão de pessoa para pessoa.	Coprocultura de rotina.	Manifestação abrupta de diarreia, frequentemente com sangue e pus nas fezes, cólicas, tenesmo e letargia. As coproculturas são positivas. Tratamento: azitromicina, ciprofloxacino e ceftriaxona são os medicamentos de escolha. Evitar fluoroquinolonas se o MIC de ciprofloxacino for de 0,12 mcg/mL ou superior, mesmo que o relatório laboratorial identifique o isolado como sensível. Não administrar opioides. Geralmente é leve e autolimitada.
Staphylococcus (toxina pré-formada)	1-8 horas	+++	+/-	+/-	Os estafilococos crescem em carnes, laticínios e produtos de panificação e produzem enterotoxina.	Clínico. Alimentos e fezes podem ser testados para verificação da presença da toxina.	Manifestação abrupta, náuseas intensas e vômitos por até 24 horas, recuperação em 24-48 horas. Tratamento: cuidados de suporte.
Vibrio cholerae	24-72 horas	+	+++	−	Água contaminada, peixe, mariscos, comida de vendedores ambulante.	Coprocultura em meio especial.	Manifestação abrupta de diarreia líquida em área endêmica. Tratamento: reposição imediata de fluidos e eletrólitos IV ou VO. Doxiciclina é o agente de escolha se houver indicação de antibióticos. Ciprofloxacino, azitromicina ou ceftriaxona são alternativas.
Vibrio parahaemolyticus	2-48 horas	+	+	+/-	Frutos do mar malcozidos ou crus.	Coprocultura em meio especial.	Manifestação abrupta de diarreia aquosa, cólicas abdominais, náuseas e vômitos. Tratamento: suporte; a recuperação geralmente é completa em 2 a 5 dias.
Yersinia enterocolitica	24-48 horas	+/-	+	+	Carne de porco malcozida, água contaminada, leite não pasteurizado, tofu.	Coprocultura em meio especial.	Dor abdominal intensa (sintomas semelhantes à apendicite), diarreia, febre. Poliartrite, eritema nodoso em crianças. Tratamento: se grave, administrar SMZ-TMP. Alternativas são cefotaxima e ciprofloxacino. Sem tratamento, autolimitado a 1-3 semanas.

SHU: síndrome hemolítico-urêmica; MIC: concentração inibitória mínima; STEC: cepas de *E. coli* produtora de toxina Shiga; SMZ-TMP: sulfametoxazol-trimetoprima.

hipovolêmico e comprometimento respiratório. Nos casos leves de diarreia, o aumento da ingestão de sucos e caldos claros é adequado. Nos casos mais graves de desidratação (hipotensão postural, oligúria), soluções orais de reidratação à base de glicose podem ser utilizadas (*Ceralyte, Pedialyte*).

B. Medidas específicas

Em adultos imunocompetentes, a terapia antimicrobiana empírica para diarreia sanguinolenta enquanto se aguarda os resultados é recomendada apenas nas seguintes circunstâncias: (1) febre documentada, dor abdominal, diarreia sanguinolenta e **disenteria bacilar** (fezes sanguinolentas frequentes e escassas, febre, cólicas abdominais, tenesmo), presumivelmente devido a *Shigella*; e (2) viajantes retornando com temperatura de pelo menos 38,5°C ou sinais de sepse.

Deve-se utilizar fluoroquinolona ou azitromicina como terapia antimicrobiana empírica para diarreia sanguinolenta. O tratamento antibacteriano empírico deve ser considerado em pessoas imunocomprometidas com doença grave e diarreia sanguinolenta. A loperamida pode ser administrada em adultos imunocompetentes com diarreia aquosa aguda, mas deve ser evitada em caso de infecção por *Shigella* ou em caso de megacólon tóxico suspeito ou comprovado. As recomendações terapêuticas para agentes específicos podem ser encontradas em outras seções deste livro.

Bai GH et al. Unraveling the interplay between norovirus infection, gut microbiota, and novel antiviral approaches: a comprehensive review. Front Microbiol. 2023;14:1212582. Erratum in: Front Microbiol. 2023;14:1324539. [PMID: 37485533]

Delahoy MJ et al. Preliminary incidence and trends of infections caused by pathogens transmitted commonly through food – Foodborne Diseases Active Surveillance Network, 10 U.S. Sites, 2022. MMWR Morb Mortal Wkly Rep. 2023;72:701. [PMID: 37384552]

Fleckenstein JM et al. Acute bacterial gastroenteritis. Gastroenterol Clin North Am. 2021;50:283. [PMID: 34024442]

Kelly CR et al. ACG clinical guidelines: prevention, diagnosis, and treatment of Clostridioides difficile infections. Am J Gastroenterol. 2021;116:1124. [PMID: 34003176]

Lucero Y et al. Norovirus: facts and reflections from past, present, and future. Viruses. 2021;13:2399. [PMID: 34960668]

Meier JL. Viral acute gastroenteritis in special populations. Gastroenterol Clin North Am. 2021;50:305. [PMID: 34024443]

Moritz ED et al. Foodborne illness outbreaks at retail food establishments – National Environmental Assessment Reporting System, 25 State and Local Health Departments, 2017-2019. MMWR Surveill Summ. 2023;72:1. [PMID: 37252900]

Doenças infecciosas dos viajantes

FUNDAMENTOS DO DIAGNÓSTICO

- A maioria das infecções é comum e autolimitada.
- Identificação de pacientes com doenças transmissíveis que requerem isolamento.
- O período de incubação pode ser útil no diagnóstico.

- Menos de três semanas após a exposição pode sugerir dengue, leptospirose e febre amarela.
- Mais de três semanas sugere febre tifoide, malária e tuberculose.

Considerações gerais

O diagnóstico diferencial de febre em pessoas que retornam de viagem é amplo, variando de infecções virais autolimitadas a doenças potencialmente fatais. A avaliação é mais bem realizada mediante a identificação da presença de uma síndrome específica, e refinando-se depois o diagnóstico diferencial com base na história de exposição. A história de viagem deve incluir perguntas direcionadas sobre a geografia (rural *versus* urbana, país e região visitados), época do ano, contato com animais ou artrópodes, relações sexuais sem proteção, ingestão de água não tratada ou alimentos crus, imunizações de rotina ou pré-viagem, e adesão à profilaxia para malária.

Etiologias

As causas infecciosas mais comuns de febre – excluindo causas simples como infecções respiratórias superiores, pneumonia bacteriana e ITU – em viajantes são malária (ver Cap. 37), diarreia (ver a próxima seção) e dengue (ver Cap. 34). Outras incluem mononucleose (associada ao vírus Epstein-Barr ou citomegalovírus), infecções respiratórias, incluindo influenza sazonal, influenza A/H1N1 "gripe suína", e influenza A/H5N1 ou A/H7N9 "gripe aviária" (ver Cap. 34); leptospirose (ver Cap. 36); febre tifoide (ver Cap. 35); e infecções rickettsiais (ver Cap. 34). Os coronavírus causam surtos regionais e globais de vários tamanhos (SARS-CoV, MERS-CoV e a pandemia global massiva do SARS-CoV-2). A viagem para o exterior está sendo cada vez mais reconhecida como um fator de risco para colonização e doença com patógenos resistentes, como organismos Gram-negativos produtores de beta-lactamase de espectro estendido (ESBL). Doenças febris sistêmicas sem diagnóstico também ocorrem com frequência, especialmente em viajantes que retornam da África Subsaariana ou do Sudeste Asiático.

A. Febre e erupção cutânea

As etiologias potenciais incluem os vírus da dengue, Ebola, Chikungunya e Zika, febre hemorrágica viral, leptospirose, meningococcemia, febre amarela, tifo, *Salmonella typhi* (febre tifoide) e infecção aguda por HIV.

B. Infiltrados pulmonares

Tuberculose, *Ascaris*, *Paragonimus* e *Strongyloides* podem causar infiltrados pulmonares.

C. Meningoencefalite

As etiologias incluem *N. meningitidis*, leptospirose, arbovírus, raiva e malária (cerebral).

D. Icterícia

Considerar hepatite A, febre amarela, febre hemorrágica, leptospirose e malária.

E. Febre sem sinais localizatórios

Malária, febre tifoide, infecção aguda por HIV, doença rickettsial, leishmaniose visceral, tripanossomíase e dengue são etiologias possíveis.

F. Diarreia do viajante

Ver próxima seção.

Achados clínicos

Febre e erupção cutânea em viajantes devem levar à realização de hemoculturas e testes sorológicos com base na história de exposição. A investigação de infiltrado pulmonar deve incluir a realização do teste tuberculínico (PPD) ou o uso de ensaio de liberação de interferon-gama (IGRA), exame de escarro para bacilos álcool-ácido resistentes (pBAAR) e, possivelmente, para ovos e parasitas. Pacientes com evidências de meningoencefalite devem realizar punção lombar, hemoculturas, esfregaços de sangue periférico , teste da gota espessa, sorologias guiadas pela história clínica e biópsia da nuca (se houver suspeita de raiva). A icterícia de viajantes deve ser investigada quanto à hemólise (para malária), e os seguintes testes devem ser realizados: testes bioquímicos hepáticos, esfregaços de sangue periférico, teste da gota espessa e testes sorológicos direcionados. O diagnóstico da diarreia do viajante será abordado na seção seguinte. Por fim, pacientes com febre sem sinais localizatórios devem realizar hemoculturas. Os exames laboratoriais de rotina geralmente incluem hemograma com diferencial, eletrólitos, testes bioquímicos hepáticos, exame de urina (UA) e hemoculturas. Esfregaços de sangue periférico devem ser realizados, inclusive teste da gota espessa (e repetidos em 12-24 horas se a suspeita clínica permanecer alta) para malária, caso haja história de viagem a áreas endêmicas. Outros exames são dirigidos pelos resultados da história, exame físico e testes laboratoriais iniciais e podem incluir fezes para ovos e parasitas, RXT, teste de HIV e sorologias específicas (p. ex., dengue, leptospirose, doença rickettsial, esquistossomose, *Strongyloides*). A biópsia de medula óssea para diagnóstico de febre tifoide pode ser útil no paciente adequado. Cada vez mais, o sequenciamento de próxima geração de plasma ou fluidos corporais, como LCR, é utilizado como uma modalidade adjunta para diagnóstico quando os métodos tradicionais não resultaram em diagnóstico.

Quando encaminhar

Viajantes com febre, especialmente se imunocomprometidos.

Quando hospitalizar

Qualquer evidência de hemorragia, desconforto respiratório, instabilidade hemodinâmica e déficits neurológicos.

Avrami S et al. Comparison of clinical and laboratory parameters of primary vs secondary dengue fever in travellers. J Travel Med. 2023;30:taad129. [PMID: 37877966]

Camprubí-Ferrer D et al. Causes of fever in returning travelers: a European multicenter prospective cohort study. J Travel Med. 2022;29:taac002 [PMID: 35040473]

Masuet-Aumatell C et al. Typhoid fever infection – antibiotic resistance and vaccination strategies: a narrative review. Travel Med Infect Dis. 2021;40:101946. [PMID: 33301931]

Rolfe RJ et al. Travel medicine. Ann Intern Med. 2023;176:ITC129. [PMID: 37696033]

Tozan Y et al. Impact, healthcare utilization and costs of travel-associated mosquito-borne diseases in international travellers: a prospective study. J Travel Med. 2023;30:taad060. Erratum in: J Travel Med. 2023;30:taad074. [PMID: 37129519]

Warner JC et al. Infections in travellers returning to the UK: a retrospective analysis (2015-2020). J Travel Med. 2023;30: taad003. [PMID: 36708032]

Diarreia do viajante

FUNDAMENTOS DO DIAGNÓSTICO

- Geralmente uma doença benigna e autolimitada, que ocorre cerca de uma semana após o início da viagem.
- A profilaxia não é recomendada, salvo na presença de doença comórbida (síndrome do intestino irritável, HIV, medicação imunossupressora).
- A terapia com dose única de fluoroquinolona geralmente é eficaz no caso de desenvolvimento de sintomas importantes.

Considerações gerais

Sempre que uma pessoa viaja de um país para outro – particularmente se a mudança envolver uma diferença acentuada no clima, nas condições sociais ou nos padrões e instalações de saneamento – pode ocorrer diarreia dentro de 2 a 10 dias. As bactérias causam 80% dos casos de diarreia do viajante, sendo *Escherichia coli* enterotoxigênica, *Shigella* e *Campylobacter jejuni* os patógenos mais comuns. Menos comuns são *Aeromonas*, *Salmonella*, vibriões não coléricos, *Entamoeba histolytica* e *Giardia lamblia*. Causas contributivas incluem alimentos e bebidas incomuns, mudança nos hábitos de vida, infecções virais ocasionais (adenovírus ou rotavírus) e alteração da flora intestinal. A diarreia aquosa crônica pode ser decorrente de amebíase ou giardíase ou, raramente, de *sprue* tropical.

Achados clínicos
A. Sintomas e sinais

Podem ocorrer até dez ou mais evacuações diarreicas por dia, geralmente acompanhadas de cólicas abdominais e náuseas, ocasionalmente com vômitos e raramente com febre. As fezes são geralmente aquosas e não estão associadas à febre quando causadas por *Escherichia coli* enterotoxigênica. Com patógenos bacterianos invasivos (como *Shigella*, *Campylobacter*, *Salmonella*), as fezes podem ser sanguinolentas e pode haver febre. A doença geralmente cede espontaneamente em 1 a 5 dias, embora 10% dos casos permaneçam sintomáticos por uma semana ou mais, e os sintomas persistem por mais de um mês em 2% dos casos. A diarreia do viajante é também um fator de risco importante para o desenvolvimento de síndrome do intestino irritável.

B. Achados laboratoriais

Em pacientes com febre e diarreia sanguinolenta, a coprocultura é indicada, mas na maioria dos casos, são reservadas para aqueles que não respondem ao tratamento com antibióticos.

Prevenção
A. Medidas gerais

Recomenda-se evitar alimentos frescos e fontes de água provavelmente contaminadas para aqueles que viajam a países em desenvolvimento, onde doenças diarreicas infecciosas são condições endêmicas.

B. Medidas específicas

Como nem todo viajante apresenta diarreia e a maioria dos episódios é breve e autolimitado, a abordagem recomendada é fornecer ao viajante um suprimento de antimicrobianos. A profilaxia é recomendada para aqueles com doenças subjacentes significativas (doença inflamatória intestinal [DII], Aids, diabetes *mellitus*, doença cardíaca em idosos, condições que requerem imunossupressores) e para aqueles cuja plena capacidade funcional durante a viagem seja essencial, de modo que mesmo períodos curtos de diarreia seriam inaceitáveis.

A profilaxia é iniciada na entrada no país de destino e continua por 1 ou 2 dias após a saída. Para estadias superiores a três semanas, a profilaxia não é recomendada devido ao custo e ao aumento da toxicidade. Diversos regimes antimicrobianos orais de dose única diária são eficazes para a profilaxia, como ciprofloxacino, 500 mg, ou rifaximina, 200 mg. O subsalicilato de bismuto é eficaz, mas pode causar escurecimento da língua e das fezes e interferir na absorção da doxiciclina, que pode ser necessária para a profilaxia da malária; por esse motivo, seu uso é raro.

Tratamento

Para a maioria dos indivíduos, a doença é autolimitada, e a terapia sintomática com loperamida é suficiente, desde que o paciente não apresente quadro sistêmico grave (febre de 39°C ou superior) nem disenteria (fezes com sangue), situações em que os agentes antimotilidade devem ser evitados. Sachês de sais de reidratação oral para tratamento da desidratação são comercializados sem prescrição nos EUA (Infalyte, Pedialyte, entre outros) e em muitos outros países.

Quando o tratamento é necessário, em regiões em que as bactérias produtoras de toxinas são a principal causa de diarreia (América Latina e África), a administração de loperamida (dose de ataque oral de 4 mg, seguida de 2 mg após cada evacuação diarreica, até o máximo de 16 mg/dia) associada a uma dose única oral de ciprofloxacino (750 mg), levofloxacino (500 mg) ou ofloxacino (200 mg) resolve a maioria dos casos de diarreia do viajante. Se a diarreia estiver associada a fezes sanguinolentas ou persistir apesar da administração de uma dose única de fluoroquinolona, deve-se utilizar azitromicina 1.000 mg. Em gestantes e em áreas onde bactérias invasivas são causas mais comuns de diarreia (subcontinente indiano, Ásia, especialmente Tailândia, onde *Campylobacter* resistente a fluoroquinolonas é prevalente), a azitromicina é a medicação de escolha. A rifaximina, um agente não absorvível, também é aprovada para o tratamento da diarreia do viajante na dose de 200 mg VO 3x/dia ou 400 mg 2x/dia por 3 dias. Como as

concentrações luminais são altas, mas os níveis teciduais são insuficientes, a rifaximina não deve ser utilizada em situações com alta probabilidade de doença invasiva (p. ex., febre, toxicidade sistêmica ou fezes sanguinolentas).

Quando encaminhar
- Casos refratários ao tratamento.
- Infecção persistente.
- Paciente imunocomprometido.

Quando hospitalizar

Pacientes gravemente desidratados ou hemodinamicamente instáveis devem ser hospitalizados.

Adler AV et al. What's new in travellers' diarrhoea: updates on epidemiology, diagnostics, treatment and long-term consequences. J Travel Med. 2022;29:taab099. [PMID: 34230966]

Carroll SC et al. Incidence and risk factors for travellers' diarrhoea among short-term international adult travellers from high-income countries: a systematic review with meta-analysis of cohort studies. J Travel Med. 2024 Jan 15. [Epub ahead of print] [PMID: 38224319]

Gefen-Halevi S et al. Persistent abdominal symptoms in returning travelers: clinical and molecular findings. J Travel Med. 2022;29:taac011. [PMID: 35134178]

Sridhar S et al. Antimicrobial-resistant bacteria in international travelers. Curr Opin Infect Dis. 2021;34:423. [PMID: 34267046]

Stürchler D. Infections transmitted via the faecal-oral route: a simple score for a global risk map. J Travel Med. 2023;30:taad069. [PMID: 37158467]

TERAPIA ANTIMICROBIANA

Princípios fundamentais da terapia antimicrobiana

Passos específicos (descritos a seguir) são necessários ao se considerar a terapia antibiótica para os pacientes. Os medicamentos apresentados por classe, os de primeira escolha e os alternativos encontram-se descritos na Tabela 32.5.

A. Diagnóstico etiológico

Com base no sistema orgânico envolvido, geralmente é possível prever o organismo causador da infecção. Ver Tabelas 32.1 e 32.6.

B. Melhor estimativa clínica

Selecione um regime empírico que provavelmente será eficaz contra os patógenos suspeitos.

C. Controle laboratorial

As amostras para exame laboratorial devem ser coletadas antes do início da terapia para que se determine a sensibilidade.

D. Resposta clínica

Com base na resposta clínica e em outros dados, os relatórios laboratoriais são avaliados antes de se considerar a necessidade de alterar o regime de tratamento. Se a amostra tiver sido obtida a partir de um local normalmente estéril

TABELA 32.5 Medicação de escolha para patógenos microbianos suspeitos ou documentados

Agente etiológico suspeito ou comprovado	Medicamento(s) de primeira escolha	Medicamento(s) alternativo(s)
Cocos Gram-negativos		
Moraxella catarrhalis	Cefuroxima axetil, amoxicilina-clavulanato	Ceftriaxona, uma fluoroquinolona,[1] um macrolídeo,[2] uma tetraciclina,[3] SMZ-TMP[4]
Neisseria gonorrhoeae (gonococo)	Ceftriaxona ± doxiciclina[5]	Gentamicina + azitromicina ou cefixima ± doxiciclina[5]
Neisseria meningitidis (meningococo)	Penicilina[6]	Ceftriaxona, ampicilina
Cocos Gram-positivos		
Enterococcus faecalis	Ampicilina ± gentamicina[7] Ampicilina ± ceftriaxona	Vancomicina ± gentamicina
Enterococcus faecium	Vancomicina ± gentamicina[7]	Linezolida,[8] daptomicina,[8] tigeciclina,[8] tedizolida,[8] oritavancina[8]
Staphylococcus, resistente à meticilina	Vancomicina	SMZ-TMP,[4] doxiciclina, minociclina, linezolida,[8] tedizolida,[8] daptomicina,[8] televancina,[8] dalbavancina,[8] oritavancina,[8] ceftarolina, delafloxacina
Staphylococcus, suscetível à meticilina	Cefazolina ou penicilina resistente à penicilinase[9]	Vancomicina, uma cefalosporina,[10] clindamicina, amoxicilina-clavulanato, ampicilina-sulbactam
Streptococcus, hemolítico, grupos A, B, C, G	Penicilina[6]	Macrolídeo,[2] uma cefalosporina,[10] vancomicina, clindamicina
Streptococcus pneumoniae[11] (pneumococo)	Penicilina[6]	Uma cefalosporina,[10] vancomicina, clindamicina, uma tetraciclina,[3] fluoroquinolonas respiratórias[1]
Estreptococos do grupo viridans	Penicilina[6]	Cefalosporina,[10] vancomicina
Bacilos Gram-negativos		
Acinetobacter	Imipenem, meropenem, ampicilina-sulbactam	Tigeciclina, minociclina, aminoglicosídeos,[12] polimixina B, cefiderocol, sulbactam/durlobactam
Bacteroides, cepas gastrointestinais	Metronidazol	Ampicilina-sulbactam, piperacilina-tazobactam, ertapenem
Brucella	Doxiciclina + rifampicina	SMZ-TMP[4] ± gentamicina; ciprofloxacino + rifampicina
Burkholderia pseudomallei (melioidose) e *Burkholderia mallei* (mormo)	Ceftazidima inicialmente seguida por SMZ-TMP[4]	Meropenem inicialmente seguido por amoxicilina-clavulanato
Campylobacter jejuni	Azitromicina	Uma fluoroquinolona[1]
Enterobacter	Ertapenem, imipenem, meropenem, cefepima	Aminoglicosídeo, uma fluoroquinolona,[1] SMZ-TMP[4]
Escherichia coli (complicada, hospitalizada)[13]	Ceftriaxona, se houver altas taxas locais de sensibilidade, caso contrário, selecione uma alternativa	Ertapenem,[13] aminoglicosídeos,[12] aztreonam, piperacilina-tazobactam, ceftazidima-avibactam,[13,14] ceftolozano-tazobactam,[13] meropenem/vaborbactam,[14] imipenem/cilastatina-relebactam[13,14]
Escherichia coli (ITU ambulatorial não complicada)	Nitrofurantoína	Fluoroquinolonas,[1] fosfomicina, SMZ-TMP,[4] cefalosporina oral
Haemophilus (infecções respiratórias, otite)	Amoxicilina-clavulanato	Doxiciclina, azitromicina, ceftriaxona, cefuroxima sódica, cefuroxima axetil, SMZ-TMP[4]
Haemophilus (infecção grave)	Ceftriaxona	Aztreonam
Helicobacter pylori	PPI, claritromicina, amoxicilina e metronidazol, se as taxas de sensibilidade local forem altas, caso contrário, selecione uma alternativa	PPI, subsalicilato de bismuto, tetraciclina e metronidazol
Klebsiella[13]	Ceftriaxona, se as taxas de sensibilidade local forem altas, caso contrário, selecione uma alternativa	Cefepima, SMZ-TMP,[4] aminoglicosídeo,[12] ertapenem,[13] fluoroquinolona,[1] aztreonam, piperacilina-tazobactam, ceftazidima-avibactam,[13] ceftolozana-tazobactam,[13] meropenem/vaborbactam,[14] imipenem/cilastatina-relebactam[13,14]
Espécies de *Legionella* (pneumonia)	Azitromicina, ou fluoroquinolonas[1] ± rifampicina	Doxiciclina ± rifampicina
Prevotella, cepas orofaríngeas	Clindamicina	Metronidazol
Proteus mirabilis	Ampicilina	SMZ-TMP,[4] uma fluoroquinolona,[1] uma cefalosporina,[10] ertapenem ou meropenem[13]
Proteus vulgaris e outras espécies (*Morganella, Providencia*)	Ceftriaxona	Ertapenem ou meropenem, SMZ-TMP,[4] uma fluoroquinolona[1]
Pseudomonas aeruginosa	Piperacilina-tazobactam ou ceftazidima ou cefepima, ou imipenem ou meropenem ou doripenem ou aztreonam	Ceftazidima-avibactam,[13,15] ceftolozano-tazobactam,[13,15] cefiderocol,[15] imipenem/cilastatina-relebactam[15]
Salmonella (bacteremia)	Ceftriaxona	Uma fluoroquinolona[1]

(continua)

TABELA 32.5 Medicação de escolha para patógenos microbianos suspeitos ou documentados (*continuação*)

Agente etiológico suspeito ou comprovado	Medicamento(s) de primeira escolha	Medicamento(s) alternativo(s)
Serratia	Ceftriaxona, piperacilina-tazobactam	SMZ-TMP,[4] uma fluoroquinolona,[1] um carbapenêmico
Shigella	Azitromicina, ciprofloxacino ou ceftriaxona	SMZ-TMP[4]
Vibrio (cólera, sepse)	Uma tetraciclina[3]	Azitromicina, uma fluoroquinolona,[1] ceftriaxona
Yersinia pestis (peste)	Uma fluoroquinolona[1] ou estreptomicina ou gentamicina	SMZ-TMP,[5] tetraciclina[3]
Bacilos Gram-positivos		
Actinomyces	Penicilina[6]	Tetraciclina,[3] clindamicina
Bacillus (incluindo anthrax)	Penicilina[6]	Um macrolídeo,[2] uma fluoroquinolona[1]
Clostridium (p. ex., gangrena gasosa, tétano)	Penicilina[6]	Metronidazol, clindamicina, imipenem ou meropenem
Corynebacterium diphtheria	Macrolídeo[2]	Penicilina[6]
Corynebacterium jeikeium	Vancomicina	Linezolida
Listeria	Ampicilina ± aminoglicosídeo[12]	SMZ-TMP[4]
Bacilos álcool-ácido resistentes		
Complexo *Mycobacterium avium*	Claritromicina ou azitromicina + etambutol, ± rifabutina	Amicacina, ciprofloxacino
Mycobacterium fortuitum-chelonae	Cefoxitina + claritromicina	Amicacina, rifampicina, sulfonamida, doxiciclina, linezolida
Mycobacterium kansasii	INH + rifampicina ± etambutol	Claritromicina, azitromicina, etionamida, cicloserina
Mycobacterium leprae	Dapsona + rifampicina ± clofazimina	Minociclina, ofloxacina, claritromicina
Mycobacterium tuberculosis[16]	INH+ rifampicina + pirazinamida ± etambutol	Outros medicamentos antituberculose (ver Tabs. 9.14 e 9.15)
Nocardia	SMZ-TMP[4]	Minociclina, imipenem ou meropenem, linezolida
Espiroquetas		
Borrelia burgdorferi (doença de Lyme)	Doxiciclina, amoxicilina, axetil cefuroxima	Ceftriaxona, penicilina, azitromicina
Borrelia recurrentis (febre recorrente)	Doxiciclina[3]	Penicilina[6]
Leptospira	Penicilina[6]	Doxiciclina,[3] ceftriaxona
Treponema pallidum (sífilis)	Penicilina[6]	Doxiciclina
Treponema pertenue (bouba)	Penicilina[6]	Doxiciclina
Mycoplasmas	**Azitromicina ou doxiciclina**	**Uma fluoroquinolona[1]**
Chlamydiae		
C. pneumoniae	Doxiciclina[3]	Azitromicina, uma fluoroquinolona[1,17]
C. psittaci	Doxiciclina	Azitromicina, claritromicina
C. trachomatis (uretrite ou doença inflamatória pélvica)	Doxiciclina	Azitromicina, levofloxacino
Rickettsiae	**Doxiciclina[3]**	**Uma fluoroquinolona[1]**

[1] As fluoroquinolonas incluem ciprofloxacino, levofloxacino, moxifloxacino e outros. Levofloxacino, moxifloxacino e fluoroquinolonas respiratórias demonstram a atividade mais confiável contra o pneumococo resistente à penicilina e outros patógenos de infecções respiratórias. O delafloxacino é previsivelmente ativo contra o *S. aureus* resistente à meticilina (MRSA).

[2] A azitromicina é o macrolídeo preferido em virtude do perfil de segurança melhorado e ao potencial mínimo de interações medicamentosas.

[3] Todas as tetraciclinas possuem atividade semelhante contra a maioria dos microrganismos. A minociclina (a tetraciclina mais ativa) e a doxiciclina são mais ativas do que a tetraciclina contra o *S. aureus*.

[4] SMZ-TMP é uma mistura de 1 parte de trimetoprima e 5 partes de sulfametoxazol.

[5] Adicione doxiciclina, se a *Chlamydia* não tiver sido descartada.

[6] A penicilina G é preferida para injeção parenteral, penicilina V para administração oral.

[7] A adição de gentamicina é indicada apenas para infecções enterocócicas graves (p. ex., endocardite, meningite).

[8] Linezolida, tedizolida, tigeciclina, daptomicina, telavancina, dalbavancina e oritavancina devem ser reservadas para o tratamento de isolados resistentes à vancomicina ou em pacientes intolerantes à vancomicina.

[9] Nafcilina ou oxacilina parenteral; dicloxacilina, cloxacilina ou oxacilina oral.

[10] A maioria das cefalosporinas intravenosas (exceto ceftazidima) são ativas contra estreptococos e estafilococos sensíveis à meticilina.

[11] Infecções causadas por isolados com resistência intermediária podem responder a doses elevadas de penicilina ou ceftriaxona ou a fluoroquinolonas respiratórias (levofloxacino e moxifloxacino). Infecções causadas por isolados altamente resistentes à penicilina devem ser tratadas com vancomicina. Pneumococos resistentes à penicilina frequentemente são resistentes a macrolídeos, tetraciclinas e SMZ-TMP.

[12] Aminoglicosídeos – gentamicina, tobramicina, amicacina, plazomicina – devem ser escolhidos com base nos padrões locais de suscetibilidade.

[13] Isolados produtores de beta-lactamase de espectro expandido (ESBL) devem ser tratados com um carbapenêmico. Se não for possível utilizar um carbapenêmico, ceftazidima-avibactam ou possivelmente ceftolozana-tazobactam ou imipenem/cilastatina-relebactam podem ser considerados.

[14] Considerar em casos de infecção por *Enterobacterales* produtores de carbapenemase.

[15] Ceftolozana-tazobactam, cefiderocol, imipenem/cilastatina-relebactam e, ocasionalmente, ceftazidima-avibactam podem ser ativos contra *P. aeruginosa* resistente a múltiplos medicamentos.

[16] A resistência é comum e os antibiogramas devem ser realizados.

[17] Ciprofloxacino tem atividade inferior contra clamídia em comparação com levofloxacino ou ofloxacino.

±: sozinho ou combinado.

TABELA 32.6 Exemplos de escolhas empíricas de antimicrobianos para infecções em adultos ambulatoriais

Diagnóstico clínico suspeito	Prováveis agentes etiológicos	Medicamentos de escolha	Medicamentos alternativos
Sinusite aguda	*Streptococcus pneumoniae, Haemophillus influenzae, Moraxella catarrhalis*	Amoxicilina-clavulanato,[1] 875 mg VO, 2x/dia, por 5-7 dias	Para pacientes alérgicos à penicilina, doxiciclina, 100 mg duas vezes ao dia por 5-7 dias.
Pneumonia aspirativa	Flora orofaríngea mista, incluindo anaeróbios	Amoxicilina-clavulanato 875 mg, VO, 2x/dia, por 5-7 dias	Levofloxacino 750 mg, via oral, uma vez ao dia ou moxifloxacino 400 mg, via oral, uma vez ao dia por 5-7 dias.
Cistite (não complicada)	Espécies de *Escherichia coli, Staphylococcus saprophyticus, Klebsiella pneumoniae, Proteus*, outros bacilos Gram-negativos ou enterococos	Nitrofurantoína monoidratada macrocristalina 100 mg, 2x/dia, por 5-7 dias (exceto em caso de gravidez); fosfomicina 3 g, VO, dose única	Cefalexina, 500 mg, via oral, quatro vezes ao dia, por 7 dias, para cistite não complicada. Devido ao aumento da resistência bacteriana, SMZ-TMP e fluoroquinolonas **não** são recomendados como tratamento de primeira linha para tratamento empírico.
Erisipela, impetigo, celulite não purulenta, linfangite ascendente	Estreptococos do grupo A	Penicilina V, 250-500 mg, VO, 4x/dia, por 5-7 dias.	Cefalexina, 500 mg via oral, quatro vezes ao dia, por 5-7 dias.
Furúnculo com celulite ao redor	*Staphylococcus aureus*	Dicloxacilina, 500 mg, VO, 4x/dia, por 5-7 dias, para MSSA. Para CA-MRSA: SMZ-TMP,[2] 2 a 3 comprimidos de dose dobrada, 2x/dia, por 5-7 dias; **ou** clindamicina, 300 mg, VO, 3 a 4x/dia, por 5-7 dias	Cefalexina, 500 mg por via oral, quatro vezes ao dia, por 5-7 dias, para MSSA. Para CA-MRSA, doxiciclina, 100 mg por via oral, duas vezes ao dia, é uma alternativa razoável.
Gastroenterite	*Salmonella, Shigella, Campylobacter, Entamoeba histolytica*	Ver nota 3	
Otite média	*S. pneumoniae, H. influenzae, M. catarrhalis*	Amoxicilina-clavulanato[1] 875 mg, VO, 2x/dia, por 7-10 dias	Cefuroxima, 500 mg por via oral, duas vezes ao dia; **ou** cefpodoxima, 200-400 mg ao dia; **ou** doxiciclina, 100 mg duas vezes ao dia.
Doença inflamatória pélvica	*Neisseria gonorrhoeae, Chlamydia trachomatis*, anaeróbios, bacilos Gram-negativos	Ceftriaxona 500 mg, IM, uma vez; mais doxiciclina 100 mg, VO, 2x/dia, por 14 dias; **mais** metronidazol 500 mg, VO, 2x/dia, por 14 dias; **ou** cefoxitina 2 g, IM, uma vez; **mais** probenecida 1 g, VO, uma vez; **mais** doxiciclina 100 mg, VO, 2x/dia, por 14 dias; **mais** metronidazol 500 mg, VO, 2x/dia, por 14 dias	Cefotaxima **mais** doxiciclina 100 mg por via oral, duas vezes ao dia, por 14 dias, **mais** metronidazol 500 mg por via oral, duas vezes ao dia, por 14 dias.
Faringite	Estreptococos do grupo A	Penicilina V, 500 mg, VO, 4x/dia; **ou** amoxicilina, 500 mg-1 g, VO, 3x/dia, por 10 dias.	Para pacientes com histórico de alergia leve à penicilina, cefalexina, 500 mg por via oral, quatro vezes ao dia, por 10 dias; para pacientes com reação mediada por IgE, clindamicina, 300 mg por via oral, quatro vezes ao dia, por 10 dias; **ou** azitromicina, 500 mg no primeiro dia e 250 mg nos dias 2-5.
Pneumonia	*S. pneumoniae, Mycoplasma pneumoniae, Legionella pneumophila, Chlamydia pneumoniae*	Amoxicilina, 1 g, 3x/dia; **ou** doxiciclina, 100 mg, VO, 2x/dia	Para pacientes com alto risco de infecção devido a pneumococos resistentes: amoxicilina-clavulanato **ou** cefpodoxima **ou** cefuroxima + macrolídeo **ou** doxiciclina **ou** monoterapia com uma fluoroquinolona respiratória.
Pielonefrite	*E. coli, K. pneumoniae, Proteus species, S. saprophyticus*	Fluoroquinolonas[5] por 7 dias se a prevalência de resistência entre os uropatogênicos for < 10%	SMZ-TMP,[2] uma a duas doses dobradas por via oral, duas vezes ao dia, por 7-14 dias para patógenos sensíveis. Os beta-lactâmicos orais são menos eficazes do que as fluoroquinolonas ou SMZ-TMP.

(continua)

TABELA 32.6 Exemplos de escolhas empíricas de antimicrobianos para infecções em adultos ambulatoriais *(continuação)*

Diagnóstico clínico suspeito	Prováveis agentes etiológicos	Medicamentos de escolha	Medicamentos alternativos
Uretrite, epididimite	*N. gonorrhoeae, C. trachomatis*	Ceftriaxona, 500 mg, IM, uma vez, para *N. gonorrhoeae*; doxiciclina, 100 mg, VO, 2x/dia, por 7 dias, para *C. trachomatis*	Gentamicina 240 mg por via intramuscular uma vez **ou** cefixima 800 mg por via oral uma vez para *N. gonorrhoeae* Alternativas para *C. trachomatis* incluem azitromicina 1 g por via oral uma vez **ou** levofloxacino 500 mg por via oral uma vez ao dia por 7 dias.
Sífilis			
Sífilis primária, secundária ou latente com duração inferior a 1 ano	*Treponema pallidum*	Penicilina G benzatina, 2,4 milhões de unidades, IM, uma vez	Doxiciclina, 100 mg por via oral, duas vezes ao dia, por 2 semanas. Ceftriaxona, 1 g por via intravenosa ou intramuscular, uma vez ao dia, por 10 dias.
Sífilis latente com duração > 1 ano ou sífilis cardiovascular	*T. pallidum*	Penicilina benzatina, 2,4 milhões de unidades, IM, 1x/semana, durante 3 semanas (total: 7,2 milhões de unidades)	Doxiciclina, 100 mg por via oral, duas vezes ao dia, durante 28 dias
Neurossífilis	*T. pallidum*	Penicilina G aquosa, 18-24 milhões de unidades/dia, IV, divididas a cada 4 horas, por 10-14 dias	Penicilina G procaína 2,4 milhões de unidades por via intramuscular uma vez ao dia + probenecida 500 mg via oral quatro vezes ao dia por 10-14 dias

[1] A amoxicilina-clavulanato é disponibilizada como uma combinação de amoxicilina, 250 mg, 500 mg ou 875 mg, mais 125 mg de ácido clavulânico. Augmentin XR é uma combinação de amoxicilina 1 g e ácido clavulânico 62,5 mg.

[2] SMZ-TMP é uma combinação fixa de 1 parte de trimetoprima e 5 partes de sulfametoxazol. Comprimidos de dose simples: 80 mg de TMP, 400 mg de SMZ; comprimidos de dose dobrada: 160 mg de TMP, 800 mg de SMZ.

[3] O diagnóstico deve ser confirmado por cultura antes do início da terapia. A gastroenterite por *Salmonella* geralmente não requer tratamento. Para isolados sensíveis de *Shigella*, administre ciprofloxacino, 500 mg, VO, 2x/dia, por 5 dias. Para infecção por *Campylobacter*, administre azitromicina, 1 g, VO, em dose única; ou ciprofloxacino, 500 mg, VO, 2x/dia por 5 dias. Para infecção por *E. histolytica*, administre metronidazol, 750 mg, VO, 3x/dia, por 5-10 dias, seguido por um medicamento intraluminalmente ativo, como paromomicina 10 mg/kg, VO, 3x/dia, por 7 dias.

[4] As fluoroquinolonas com atividade contra *S. pneumoniae*, incluindo isolados resistentes à penicilina, incluem levofloxacino (500-750 mg, VO, 1x/dia) ou moxifloxacino (400 mg, VO, 1x/dia). Utilize as fluoroquinolonas como medicamento de escolha em caso de uso recente de antibióticos não fluoroquinolonas nos últimos três meses.

[5] Fluoroquinolonas e as dosagens incluem ciprofloxacino, 500 mg, VO, 2x/dia; ofloxacino, 400 mg, VO, 2x/dia; e levofloxacino, 500 mg, VO, 1x/dia.

[6] O teste de cura é recomendado caso ceftriaxona não seja utilizada.

CA-MRSA: *Staphylococcus aureus* resistente à meticilina adquirido na comunidade; MRSA: *S. aureus* resistente à meticilina; MSSA: *S. aureus* sensível à meticilina; SMZ-TMP: sulfametoxazol-trimetoprima.

(p. ex., sangue, líquido cefalorraquidiano, líquido pleural, líquido articular), a recuperação de um microrganismo em quantidades significativas é clinicamente relevante, mesmo que o organismo identificado seja diferente do agente inicialmente suspeito, podendo exigir mudança na terapia. A identificação de microrganismos inesperados no trato respiratório, trato gastrointestinal ou lesões superficiais (locais com flora complexa) pode representar colonização ou contaminação, devendo, portanto, ser avaliada de forma crítica antes de se interromper o uso de antimicrobianos previamente selecionados com base na melhor estimativa clínica.

E. Antibiograma

Alguns microrganismos são previsivelmente inibidos por determinados medicamentos; quando esses microrganismos são isolados, não há necessidade de realizar o antibiograma. Por exemplo, todos os estreptococos do grupo A são inibidos pela penicilina. Outros microrganismos (como os bacilos Gram-negativos entéricos) apresentam sensibilidade variável e geralmente exigem antibiograma sempre que são isolados. Microrganismos que antes apresentavam padrões de

sensibilidade previsíveis agora estão associados à resistência e exigem testes. Exemplos incluem os pneumococos, que podem ser resistentes a múltiplos medicamentos (incluindo penicilina, macrolídeos e tetraciclinas); os enterococos, que podem ser resistentes à penicilina, aminoglicosídeos e vancomicina; e as cepas de *E. coli* produtoras de ESBL, resistentes a cefalosporinas de terceira geração, aminoglicosídeos e fluoroquinolonas.

Quando os resultados de cultura e sensibilidade são finalizados, os médicos devem utilizar o agente de espectro mais restrito e pela menor duração possível, a fim de reduzir a pressão seletiva para resistência antibacteriana.

Os antibiogramas podem ser realizados em meios sólidos, como testes de difusão por disco, em caldo, em tubos, em poços de placas de microdiluição ou como testes de E (fitas com concentrações crescentes de antibiótico). Os três últimos métodos geram resultados expressos como MIC. Na maioria das infecções, a MIC é o teste *in vitro* adequado para orientar a escolha de um agente antibacteriano. Quando existem discrepâncias marcantes entre os antibiogramas e a resposta clínica, as seguintes possibilidades devem ser consideradas:

1. A seleção de um medicamento inadequado, dosagem ou via de administração.
2. Falha na drenagem de acúmulo de pus ou remoção de corpo estranho.
3. Falha de um medicamento de baixa difusão em alcançar o local da infecção (p. ex., SNC) ou alcançar bactérias fagocitadas intracelulares.
4. Superinfecção no curso de quimioterapia prolongada.
5. Surgimento de resistência ao medicamento no patógeno original ou superinfecção com um novo organismo mais resistente.
6. Participação de dois ou mais microrganismos no processo infeccioso, dos quais apenas um foi inicialmente detectado e utilizado para a seleção do medicamento.
7. Defesas do hospedeiro inadequadas, incluindo imunodeficiências e diabetes *mellitus*.
8. Causas não infecciosas, entre as quais, febre medicamentosa, malignidade e doenças autoimunes.

F. Rapidez na resposta

A resposta depende de uma série de fatores, entre os quais, o paciente (pacientes imunocomprometidos respondem mais lentamente do que os imunocompetentes), o local da infecção (infecções profundas, como osteomielite e endocardite, respondem mais lentamente do que infecções superficiais, como cistite ou celulite), o patógeno (organismos virulentos, como *S. aureus*, respondem mais lentamente do que os estreptococos *viridans*; infecções micobacterianas e fúngicas respondem mais lentamente do que as infecções bacterianas) e a duração da doença (em geral, quanto mais tempo os sintomas persistem, mais tempo para ocorrer a resposta). Assim, dependendo da situação clínica, febre persistente e leucocitose vários dias após o início da terapia podem não indicar escolha inadequada de antibióticos, mas ser decorrentes da evolução natural da doença que está sendo tratada. Na maioria das infecções, pode-se usar um agente bacteriostático ou bactericida. Em algumas infecções (p. ex., endocardite infecciosa e meningite), deve-se usar um agente bactericida. Quando são utilizados medicamentos potencialmente tóxicos (p. ex., aminoglicosídeos, flucitosina), os níveis séricos do medicamento devem ser medidos para minimizar a toxicidade e garantir a dosagem adequada. Em pacientes com depuração renal ou hepática alterada, a dosagem ou a frequência de administração devem ser ajustadas; é recomendável medir os níveis em idosos, pacientes com obesidade mórbida ou aqueles com função renal alterada, sempre que possível, e ajustar a terapia conforme necessário.

G. Duração da terapia antimicrobiana

Em geral, o tratamento antimicrobiano eficaz resulta na reversão dos parâmetros clínicos e laboratoriais da infecção ativa e em melhora clínica significativa. No entanto, períodos variados de tratamento podem ser necessários para a cura. Os fatores-chave incluem: (1) o tipo de organismo causador da infecção (infecções bacterianas geralmente podem ser curadas mais rapidamente do que infecções fúngicas ou micobacte-

rianas); (2) a localização do processo (p. ex., endocardite e osteomielite requerem terapia prolongada); e (3) a imunocompetência do paciente.

H. Reações adversas e toxicidade

Incluem-se nessa categoria as reações de hipersensibilidade, toxicidade direta, superinfecção por microrganismos resistentes a medicamentos e interações medicamentosas. Se a infecção representar risco à vida e o tratamento não puder ser interrompido, as reações são tratadas de forma sintomática ou se escolhe outro medicamento que não apresente reação cruzada com o medicamento agressor (Tab. 32.5). Se a infecção for menos grave, talvez seja possível interromper todos os antimicrobianos e monitorar rigorosamente o paciente.

I. Via de administração

A terapia intravenosa é preferível para pacientes gravemente enfermos com infecções sérias (p. ex., endocardite, meningite, sepse, pneumonia grave) quando níveis confiáveis de antibióticos são necessários para o sucesso do tratamento. Determinados medicamentos (p. ex., doxiciclina, fluconazol, voriconazol, rifampicina, metronidazol, SMZ-TMP e fluoroquinolonas) são tão bem absorvidos que geralmente podem ser administrados por via oral em pacientes gravemente enfermos – mas não hemodinamicamente instáveis.

Os alimentos não influenciam muito a biodisponibilidade da maioria dos agentes antimicrobianos orais. No entanto, as tetraciclinas (particularmente a tetraciclina) e as quinolonas quelam cátions multivalentes, resultando em redução da biodisponibilidade oral.

Uma complicação importante da terapia antibiótica intravenosa é a infecção decorrente da manipulação do cateter intravenoso. Cateteres periféricos são trocados a cada 48-72 horas para reduzir a probabilidade de infecção associada ao cateter, e cateteres venosos centrais revestidos com agentes antimicrobianos (minociclina e rifampicina, clorexidina e sulfadiazina) são associados a menor incidência dessas infecções. A maioria dessas infecções se manifesta com sinais locais de infecção (eritema, sensibilidade) no local de inserção. Em paciente com febre que esteja recebendo terapia intravenosa, o cateter deve sempre ser considerado uma possível fonte de infecção. Cateteres periféricos de pequeno calibre (20-23F) de silicone ou poliuretano (Per Q Cath, A-Cath, Ven-A-Cath, entre outros) apresentam baixa taxa de infecção e podem ser mantidos por 3-6 meses sem necessidade de substituição. Esses cateteres são ideais para terapia antibiótica ambulatorial de longo prazo.

J. Custo dos antibióticos

O custo desses agentes pode ser significativo. Além dos custos de aquisição e monitoramento (níveis séricos do fármaco, testes bioquímicos hepáticos, eletrólitos, etc.), devem ser considerados os custos do tratamento de reações adversas, do insucesso terapêutico e de superinfecção, bem como os custos associados à administração do medicamento.

K. Gerenciamento do uso de antimicrobianos

O gerenciamento do uso de antimicrobianos é uma ferramenta essencial para otimizar os resultados clínicos, minimizando as consequências indesejadas do uso desses agentes. Entre essas consequências, incluem-se toxicidade medicamentosa, superinfecção, surgimento de resistência bacteriana e impacto sobre o microbioma humano.

A Infectious Diseases Society of America recomenda a implementação de uma equipe de gerenciamento do uso de antimicrobianos em todas as unidades de assistência aguda. Os membros centrais dessa equipe devem incluir um médico infectologista e um farmacêutico clínico com treinamento em doenças infecciosas. Sempre que possível, a equipe deve ser complementada por um microbiologista clínico, um especialista em sistemas de informação, um profissional de controle de infecções e um epidemiologista hospitalar. As principais estratégias para a equipe de gerenciamento, bem como para o prescritor individual, devem abordar as questões fundamentais dos "Quatro Momentos da Decisão sobre Antibióticos": (1) O paciente tem uma infecção que requeira o uso de antibióticos?; (2) Foram coletadas as culturas adequadas antes do início da antibioticoterapia?; (3) Após alguns dias de antibioticoterapia empírica, é possível interromper os antibióticos? A terapia pode ser reduzida ou convertida de via intravenosa para oral?; (4) Qual a duração necessária da antibioticoterapia para o diagnóstico deste paciente? As intervenções baseadas em uma ou mais dessas questões demonstraram reduzir o risco de superinfecção por *Clostridioides difficile* e *Candida*, além de atenuar os efeitos negativos dos antibióticos sobre o microbioma humano.

Adefisoye MA et al. Antimicrobial resistance expansion in pathogens: a review of current mitigation strategies and advances towards innovative therapy. JAC Antimicrob Resist. 2023;5:dlad127. [PMID: 38089461]

Cantón R et al. Relevance of the consensus principles for appropriate antibiotic prescribing in 2022. J Antimicrob Chemother. 2022;77(Suppl_1):i2. [PMID: 36065724]

Kelly CR et al. ACG clinical guidelines: prevention, diagnosis, and treatment of Clostridioides difficile infections. Am J Gastroenterol. 2021;116:1124. [PMID: 34003176]

MacNair CR et al. Alternative therapeutic strategies to treat antibiotic-resistant pathogens. Nat Rev Microbiol. 2024;22:262. [PMID: 38082064]

Hipersensibilidade

Alergia à penicilina

Todas as penicilinas apresentam sensibilização e reatividade cruzadas. Testes cutâneos com peniciloil-polilisina e penicilina não degradada podem identificar a maioria dos indivíduos com reações mediadas por IgE (p. ex., urticária, broncoespasmo). Em pacientes com teste cutâneo positivo, a incidência de reações imediatas graves após a administração de penicilina é elevada. A história de reação à penicilina no passado nem sempre é confiável. Apenas uma pequena proporção (menos de 5%) dos pacientes que relatam alergia à penicilina apresenta reação adversa quando administrada a medicação. A decisão de administrar penicilina ou outros betalactâmicos a pacientes com história de alergia depende da gravidade da reação relata-da, da gravidade da infecção a ser tratada e da disponibilidade de medicamentos alternativos. Em pacientes com história de reação grave (anafilaxia), devem ser utilizados medicamentos alternativos. Nos raros casos em que há uma forte indicação para o uso de penicilina (p. ex., sífilis na gestação) em pacientes alérgicos, pode-se realizar dessensibilização. Se a reação for leve (exantema não urticariforme), o paciente pode ser reexposto à penicilina ou receber outro antibiótico betalactâmico.

As reações alérgicas incluem anafilaxia, doença do soro (urticária, febre, edema articular, angioedema 7-12 dias após a exposição), exantemas cutâneos, febre, nefrite intersticial, eosinofilia, anemia hemolítica, outras alterações hematológicas e vasculite. A incidência de hipersensibilidade à penicilina entre adultos nos EUA é estimada em 1-5%. Reações anafiláticas com risco de vida são raras (0,05%). A ampicilina provoca exantemas maculopapulares com mais frequência do que outras penicilinas, mas muitos desses exantemas (assim como os causados por outros betalactâmicos) não têm origem alérgica. O exantema não alérgico da ampicilina geralmente surge após 3-4 dias de terapia, é maculopapular, acomete com mais frequência pacientes com infecção viral concomitante (especialmente infecção pelo vírus Epstein-Barr) e desaparece com a continuidade do tratamento. Esse exantema maculopapular pode ou não reaparecer com a reexposição ao fármaco. Os betalactâmicos podem induzir nefrite com lesões tubulares primárias associadas a anticorpos antimembrana basal.

Se o teste intradérmico for negativo, a dessensibilização não é necessária, podendo-se administrar uma dose completa de penicilina. Se o teste for positivo, deve-se considerar o uso de medicamentos alternativos. Caso isso não seja viável, a dessensibilização é necessária.

Pacientes com história de alergia à penicilina também apresentam maior risco de reação a cefalosporinas ou carbapenêmicos. Uma abordagem comum para esses pacientes é avaliar a gravidade da reação. Se uma reação mediada por IgE à penicilina puder ser excluída com base na história, pode-se administrar a cefalosporina. Quando a história sugere preocupação com uma reação do tipo imediato, deve-se realizar o teste cutâneo para penicilina. Se o teste for negativo, a cefalosporina ou o carbapenêmico podem ser administrados. Se o teste for positivo, há risco de 5-10% de reatividade cruzada com cefalosporinas, e a decisão de utilizá-las dependerá da disponibilidade de agentes alternativos e da gravidade da infecção. Embora os carbapenêmicos sejam considerados altamente reativos cruzados com as penicilinas, a reatividade cruzada parece ser mínima (1%).

Caruso C et al. Beta-lactam allergy and cross-reactivity: a clinician's guide to selecting an alternative antibiotic. J Asthma Allergy. 2021;14:31. [PMID: 33500632]

Collins CD et al. Impact of an antibiotic side-chain-based cross-reactivity chart combined with enhanced allergy assessment processes for surgical prophylaxis antimicrobials in patients with beta-lactam allergies. Clin Infect Dis. 2021;72:1404. [PMID: 32155264]

Copaescu AM et al. Efficacy of a clinical decision rule to enable direct oral challenge in patients with low-risk penicillin allergy: the

PALACE randomized clinical trial. JAMA Intern Med. 2023;183:944. [PMID: 37459086]

Leone M et al. Beta-lactam allergy labeling in intensive care units: an observational, retrospective study. Medicine (Baltimore). 2021;100:e26494. [PMID: 34232182]

Otani IM et al. Impact of an inpatient allergy guideline on β-lactam and alternative antibiotic use. J Allergy Clin Immunol Pract. 2023;11:2557. [PMID: 37182569]

IMUNIZAÇÃO CONTRA DOENÇAS INFECCIOSAS

Imunização recomendada para adultos

A imunização é uma das ferramentas mais importantes (juntamente com o saneamento) utilizadas para a prevenção da morbidade e mortalidade por doenças infecciosas. A **imunização passiva** ocorre quando se administram anticorpos pré-formados (p. ex., imunoglobulina derivada de *pool* de soro), resultando em proteção temporária. No entanto, a administração da maioria das vacinas induz uma resposta duradoura de anticorpos (**imunidade ativa**). As duas variantes de imunização ativa são as **vacinas vivas atenuadas** (que se acredita resultar em uma resposta imunológica mais semelhante à infecção natural) e as **vacinas inativadas ou mortas**.

O cronograma de vacinação varia com base no risco da doença prevenida pela vacinação, se a vacina foi administrada anteriormente, o estado imunológico do paciente (probabilidade de resposta à vacina) e a segurança da vacina (produto vivo *versus* inativado, assim como as implicações para o feto em gestantes). As recomendações para adultos saudáveis, bem como para populações especiais com base em condições médicas, estão resumidas na Tabela 32.7, que pode ser acessada *on-line* em https://www.cdc.gov/vaccines/schedules. As recomendações para vacinação e reforços contra o SARS-CoV-2 estão sendo atualizadas regularmente.

1. Adultos saudáveis

As recomendações de vacinação são feitas pelo Advisory Committee on Immunization Practices (ACIP) do CDC dos EUA (Tab. 32.7). As características das vacinas selecionadas contra a Covid-19 podem ser encontradas *on-line* e no Capítulo 34.

2. Gestantes

Dada a incerteza dos riscos para o feto, a vacinação durante a gestação geralmente é evitada, com as seguintes exceções: tétano (a transferência de anticorpos maternos através da placenta é importante para prevenir o tétano neonatal), difteria e influenza. As vacinas vivas são evitadas durante a gestação.

A influenza pode ser uma infecção grave se contraída durante a gravidez, e a vacina contra a influenza (inativada) deve ser oferecida a toda gestante. A vacina contra a influenza viva atenuada (intranasal) não é recomendada durante a gestação.

3. Adultos com HIV

Pacientes com HIV apresentam respostas celulares e de células B prejudicadas. Em geral, as vacinas inativadas ou mortas podem ser administradas sem consequências, mas o receptor pode não ser capaz de obter uma resposta adequada de anticorpos. As vacinas vivas ou atenuadas geralmente são evitadas, com algumas exceções (ou seja, em pacientes com linfócitos T CD4+ maiores que 200 células/mcL [$0,2 \times 10^9$/L]). As diretrizes para a vacinação de pacientes com HIV foram emitidas em conjunto pelo Centers for Disease Control and Prevention (CDC), pelos US National Institutes of Health e pela HIV Medical Association da IDSA. O momento da vacinação é importante para a otimização da resposta. Se possível, a vacinação deve ser administrada no início da doença por HIV ou após a reconstituição imunológica.

4. Receptores de transplante de células hematopoiéticas

Os receptores de HCT apresentam taxas variáveis de reconstituição imunológica após o transplante, dependendo de: (1) tipo de quimioterapia ou radioterapia utilizada no pré-transplante (em HCT autólogos); (2) regime preparatório utilizado para o transplante; (3) presença de doença enxerto *versus* hospedeiro; e (4) tipo de imunossupressão utilizada no pós-transplante (em HCT alogênicos). É possível que as vacinas não demonstrem eficácia imediata no período pós-transplante. As células B podem levar de 3 a 12 meses para retornar ao normal após o transplante, e as células T ingênuas, que podem responder a novos antígenos, aparecem apenas de 6 a 12 meses após o transplante. As células B de pacientes pós-transplante tratados com rituximabe podem levar até 6 meses para se recuperar totalmente após a última dose do medicamento. Portanto, as vacinas são administradas de 6 a 12 meses após o transplante, com um intervalo mínimo de um mês entre as doses para maximizar a probabilidade de resposta.

5. Receptores de transplante de órgãos sólidos

Os receptores de transplante de órgãos sólidos apresentam amplo espectro de imunossupressão, dependendo da razão e do tipo de transplante de órgão e da natureza da imunossupressão (incluindo agentes que depletam células T durante o tratamento da rejeição do órgão). Esses fatores afetam a propensão à infecção no pós-transplante e a capacidade de desenvolver respostas de anticorpos à vacinação. Em muitos casos, o tempo entre a inclusão de um paciente na lista de transplante e a realização do transplante pode levar meses ou anos. Os profissionais de saúde devem aproveitar essa oportunidade para garantir que as vacinas indicadas sejam administradas durante esse período pré-transplante para otimizar as respostas de anticorpos. Se isso não for possível, a maioria dos especialistas administra as vacinas de 3 a 6 meses após o transplante. Vacinas vivas são contraindicadas no período pós-transplante.

Imunizações recomendadas para viajantes

Indivíduos que viajam para outros países geralmente necessitam de outras imunizações além daquelas de rotina, podendo beneficiar-se de quimioprofilaxia contra várias doenças. As vacinas contra febre amarela e meningococo são as únicas exigidas por alguns países. Essas e outras vacinas

TABELA 32.7 Cronograma de imunização recomendado para adultos – EUA, 2024

Vacina	19-26 anos	27-49 anos	50-64 anos	≥ 65 anos
Covid-19	1 ou mais doses de vacina atualizada (fórmula 2023-2024) (Ver notas)			
Influenza inativada (IIV4) ou Influenza recombinante (RIV4)	1 dose anualmente			
Influenza viva, atenuada (LAIV4)	1 dose anualmente			
Vírus sincicial respiratório (VSR)	Administração sazonal durante a gestação. Ver notas.		≥ 60 anos	
Tétano, difteria, coqueluche (dTpa ou dT)	1 dose de dTpa a cada gestação; 1 dose de dT/dTpa para tratamento de feridas (ver notas) — 1 dose de dTpa, seguida de reforço com dT ou dTpa a cada 10 anos			
Sarampo, caxumba, rubéola (SCR)	1 ou 2 doses, dependendo da indicação (se nascido a partir de 1957)			Para profissionais de saúde, ver notas
Varicela (VAR)	2 doses (se nascido a partir de 1980)		2 doses	
Zóster recombinante	2 doses para condições de imunocomprometimento (ver notas)			2 doses
Papilomavírus humano (HPV)	2 ou 3 doses, dependendo da idade na vacinação inicial ou condição	27 a 45 anos		
Pneumocócica (PCV15, PCV20, PPSV23)				Ver notas
Hepatite A (HepA)	2, 3 ou 4 doses, dependendo da vacina			
Hepatite B (HepB)	2, 3 ou 4 doses, dependendo da vacina ou da condição			
Meningocócica A, C, W, Y (MenACWY)	1 ou 2 doses, dependendo da indicação, ver notas para recomendações de reforço			
Meningocócica B (MenB)	19 a 23 anos	2 ou 3 doses, dependendo da vacina e da indicação, ver notas para recomendações de reforço		
Haemophillus influenzae tipo b (Hib)	1 ou 3 doses, dependendo da indicação			
Mpox				

■ Vacinação recomendada para adultos que atendem aos requisitos de idade, não possuem documentação de vacinação ou não têm evidência de imunidade.

■ Vacinação recomendada para adultos com um fator de risco adicional ou outra indicação

■ Vacinação recomendada com base em decisão clínica compartilhada.

■ Sem recomendação/Não se aplica.

Sempre use esta tabela em conjunto com a Tabela 1 e as notas que a seguem. As condições médicas ou indicações frequentemente não são mutuamente exclusivas. Se houver múltiplas condições médicas ou indicações, consulte a orientação em todas as colunas relevantes. Veja as notas para condições médicas ou indicações não listadas.

Vacina	Gravidez	Imunocomprometido (excluída infecção por HIV)	Infecção pelo HIV: percentual e contagem de CD4 < 15% ou < 200 mm	Infecção pelo HIV: percentual e contagem de CD4 ≥ 15% e ≥ 200 mm	Homens que têm relações sexuais com homens	Asplenia, deficiência do complemento	Doenças cardíacas ou pulmonares	Falência renal, doença renal terminal ou em diálise	Doença hepática crônica; alcoolismo[a]	Diabetes	Profissionais de saúde[b]
Covid-19	Ver notas										
IIV4 ou RIV4						1 dose anualmente					
LAIV4			1 dose anualmente se entre 19-49 anos		1 dose anualmente se entre 19-49 anos				1 dose anualmente se entre 19-49 anos		
VSR	Administração sazonal. Ver notas	Ver notas						Ver notas			
dTpa ou dT	dTpa: 1 dose a cada gestação				1 dose dTpa, seguida por reforço de dT ou dTpa a cada 10 anos						
SCR			Ver notas								
VAR			Ver notas	Ver notas							
RZV			Ver notas								
HPV			3 séries de doses se indicado								
Pneumocócica											
HepA	Ver notas										
HepB										Idade ≥ 60 anos	
MenACWY											
MenB											
Hib		HSCT: 3 doses[c]				Asplenia: 1 dose					
Mpox	Ver notas				Ver notas						Ver notas

Legenda:
- Recomendado para todos os adultos que não possuem documentação de vacinação OU evidência de imunidade.
- Não recomendado para todos os adultos, mas recomendado para alguns adultos com base na idade OU risco aumentado ou resultados graves da doença.
- Recomendado com base na decisão clínica compartilhada.
- Recomendado para todo adulto, e doses adicionais podem ser necessárias com base na condição clínica ou outras indicações. Ver notas.
- Precaução: Pode ser indicado se o benefício da proteção superar o risco de reação adversa. *Vacinar após a gravidez, se indicado.
- Contraindicado ou não recomendado.
- Sem orientação/Não se aplica.

TABELA 32.7 Cronograma de imunização recomendado para adultos – EUA, 2024 (*continuação*)

Notas

Para recomendações de vacinação para pessoas com 18 anos de idade ou menos, consultar o Calendário de Imunização Recomendada para Crianças/Adolescentes.

Informações adicionais

Vacinação contra Covid-19

O Advisory Committee on Immunization Practices (ACIP) recomenda o uso de vacinas contra a Covid-19 para todas as pessoas com 6 meses de idade ou mais. A vacina contra a Covid-19 pode ser administrada no mesmo dia que outras vacinas.

Vacinação contra *Haemophillus influenzae* tipo b

Situações especiais

• Asplenia anatômica ou funcional (incluindo doença falciforme): administrar 1 dose se o paciente não recebeu Hib anteriormente; no caso de esplenectomia eletiva, administrar 1 dose, preferencialmente pelo menos 14 dias antes do procedimento.

• Transplante de células-tronco hematopoiéticas (HSCT): administrar uma série de 3 doses com intervalos de 4 semanas, iniciando entre 6 e 12 meses após o transplante bem-sucedido, independentemente da história vacinal contra Hib.

Vacinação contra hepatite A

Vacinação de rotina

• Indivíduos sem risco identificado, mas que desejam proteção contra hepatite A (não é necessária identificação de fator de risco): administrar uma série de 2 doses da vacina HepA (Havrix com intervalo de 6 a 12 meses ou Vaqta com intervalo de 6 a 18 meses [intervalo mínimo: 6 meses]) ou uma série de 3 doses da vacina combinada HepA-HepB (Twinrix nos meses 0, 1 e 6 [intervalos mínimos: da dose 1 para a dose 2: 4 semanas; da dose 2 para a dose 3: 5 meses]).

Situações especiais

• Indivíduos em risco de infecção pelo vírus da hepatite A: administrar uma série de 2 doses da vacina HepA ou uma série de 3 doses da vacina combinada HepA-HepB, conforme descrito anteriormente.

• Hepatopatia crônica (p. ex., indivíduos com hepatite B, hepatite C, cirrose, doença hepática gordurosa, doença hepática alcoólica, hepatite autoimune, ou níveis de ALT ou AST superiores a duas vezes o limite superior da normalidade).

• Infecção pelo HIV.

• Homens que fazem sexo com homens.

• Uso de drogas injetáveis ou não injetáveis.

• Pessoas em situação de rua.

• Profissionais que trabalham com o vírus da hepatite A em laboratórios de pesquisa ou com primatas não humanos infectados pelo vírus da hepatite A.

• Viagem a países com endemicidade alta ou intermediária de hepatite A (a vacina combinada HepA-HepB [Twinrix] pode ser administrada em um esquema acelerado de 3 doses nos dias 0, 7 e 21-30, seguidas de uma dose de reforço aos 12 meses).

• Contato pessoal próximo com adotado internacional (p. ex., membros do domicílio ou cuidadores regulares) nos primeiros 60 dias após a chegada de um país com endemicidade alta ou intermediária de hepatite A (administrar a primeira dose assim que a adoção for planejada, pelo menos 2 semanas antes da chegada do adotado).

• Gestação, caso haja risco de infecção ou de evolução grave da doença durante a gravidez.

• Ambientes de exposição, incluindo estabelecimentos de saúde que oferecem serviços a usuários de drogas injetáveis ou não injetáveis, além de casas de acolhimento e centros de cuidados diurnos para pessoas com deficiência do desenvolvimento (não é necessário triagem individual de fatores de risco).

Vacinação contra hepatite B

Vacinação de rotina

• Indivíduos sem risco identificado, mas que desejam proteção contra hepatite B (não é necessária identificação de fator de risco): administrar uma das seguintes opções: Série de 2 ou 3 doses (séries de 2 doses da vacina Heplisav-B, com intervalo mínimo de 4 semanas entre as doses [a série de 2 doses de HepB aplica-se apenas quando ambas as doses forem da vacina Heplisav-B, administradas com pelo menos 4 semanas de intervalo] ou série de 3 doses das vacinas Engerix-B ou Recombivax HB, administradas nos meses 0, 1 e 6 [intervalos mínimos: da dose 1 para a dose 2: 4 semanas; da dose 2 para a dose 3: 8 semanas; da dose 1 para a dose 3: 16 semanas]) ou série de 3 doses da vacina combinada HepA-HepB (Twinrix administrada nos meses 0, 1 e 6 [intervalos mínimos: da dose 1 para a dose 2: 4 semanas; da dose 2 para a dose 3: 5 meses]).

Situações especiais

• Indivíduos em risco de infecção pelo vírus da hepatite B: série de 2 doses (Heplisav-B) ou série de 3 doses (Engerix-B, Recombivax HB) ou série de 3 doses da vacina combinada HepA-HepB (Twinrix), conforme descrito anteriormente.

• Hepatopatia crônica (p. ex., indivíduos com hepatite C, cirrose, doença hepática gordurosa, doença hepática alcoólica, hepatite autoimune, ou níveis de ALT ou AST superiores a duas vezes o limite superior da normalidade).

• Infecção pelo HIV.

• Risco de exposição sexual (p. ex., parceiros sexuais de pessoas positivas para o antígeno de superfície da hepatite B [HBsAg]; indivíduos sexualmente ativos que não estão em relacionamentos monogâmicos mútuos; pessoas em busca de avaliação ou tratamento para infecções sexualmente transmissíveis; homens que fazem sexo com homens).

• Uso atual ou recente de drogas injetáveis.

• Risco percutâneo ou mucoso de exposição ao sangue, incluindo (p. ex., contatos domiciliares de pessoas positivas para HBsAg; residentes e funcionários de instituições para pessoas com deficiência do desenvolvimento; profissionais de saúde e de segurança pública com risco razoavelmente previsto de exposição a sangue ou fluidos corporais contaminados com sangue; pacientes em hemodiálise, diálise peritoneal, diálise domiciliar e pré-diálise; pessoas com diabetes *mellitus* com menos de 60 anos de idade (para aqueles com 60 anos ou mais, a decisão deve ser compartilhada, considerando-se, entre outros fatores, a presença de diabetes).

• Pessoas privadas de liberdade.

• Viagem para países com endemicidade alta ou intermediária de hepatite B.

(*continua*)

TABELA 32.7 Cronograma de imunização recomendado para adultos – EUA, 2024 (*continuação*)

• Gestação, caso haja risco de infecção ou evolução grave da doença durante a gravidez (a vacina Heplisav-B não é atualmente recomendada devido à falta de dados de segurança em gestantes).

Vacinação contra HPV

Vacinação de rotina

• A vacinação contra HPV é recomendada para toda pessoa até os 26 anos de idade, com uma série de 2 ou 3 doses, dependendo da idade na vacinação inicial ou da condição:
  • Início da vacinação aos 15 anos de idade ou mais: série de 3 doses nos meses 0, 1-2 e 6 (intervalos mínimos: da dose 1 para a dose 2: 4 semanas; da dose 2 para a dose 3: 12 semanas; da dose 1 para a dose 3: 5 meses; repetir a dose caso tenha sido administrada precocemente).
  • Início da vacinação entre 9 e 14 anos de idade e recebeu 1 dose ou 2 doses com intervalo inferior a 5 meses: administrar 1 dose adicional.
  • Início da vacinação entre 9 e 14 anos de idade e recebeu 2 doses com intervalo de pelo menos 5 meses: esquema vacinal contra HPV completo, sem necessidade de dose adicional.
• Esquemas interrompidos: caso o esquema vacinal tenha sido interrompido, não é necessário reiniciá-lo.
• Nenhuma dose adicional é recomendada após a conclusão da série com os intervalos recomendados com o uso de qualquer vacina contra HPV.

Decisão clínica compartilhada

• Alguns adultos entre 27 e 45 anos de idade: com base em decisão clínica compartilhada, pode-se administrar a série de 2 ou 3 doses, conforme descrito anteriormente.

Situações especiais

• As faixas etárias recomendadas para vacinação de rotina, de resgate ou baseada em decisão clínica compartilhada também se aplicam a situações especiais.
• Condições de imunossupressão, incluindo infecção pelo HIV: administrar a série de 3 doses, independentemente da idade na vacinação inicial.
• Gestação: a vacinação contra HPV não é recomendada até o término da gestação; nenhuma intervenção é necessária caso a vacina tenha sido administrada durante a gravidez; não é necessário realizar teste de gravidez antes da vacinação.

Vacinação contra influenza

Vacinação de rotina

• Pessoas com 6 meses de idade ou mais: 1 dose anual de qualquer vacina contra influenza apropriada para a idade e condição de saúde.
• Pessoas com 65 anos de idade ou mais: as vacinas quadrivalentes contra influenza são preferidas.
• Para orientações adicionais, consultar www.cdc.gov/flu/professionals/index.htm.

Situações especiais

• Pessoas com alergia a ovo podem receber qualquer vacina contra influenza (tanto as baseadas em ovo quanto as não baseadas em ovo).
• Reações alérgicas graves a qualquer vacina podem ocorrer, mesmo na ausência de história de reação alérgica prévia. Portanto, todos os profissionais que administram vacinas devem estar familiarizados com o plano de emergência do local e ser certificados em CPR.
• História de reação alérgica grave a qualquer vacina contra influenza constitui contraindicação para doses futuras dessa vacina.
• A vacina LAIV4 não deve ser utilizada em indivíduos com as seguintes condições ou situações:
  • História de reação alérgica grave a qualquer componente da vacina (exceto ovo) ou a uma dose anterior de qualquer vacina contra influenza.
  • Imunossupressão por qualquer causa (incluindo uso de medicamentos imunossupressores e infecção pelo HIV).
  • Asplenia anatômica ou funcional.
  • Contato próximo ou cuidador de pessoas com imunossupressão grave que necessitam de ambiente protegido.
  • Gestação.
  • Comunicação anômala entre LCR e orofaringe.
  • Implante coclear.
  • Uso de antivirais contra influenza: oseltamivir ou zanamivir nas últimas 48 horas, peramivir nos últimos 5 dias ou baloxavir nos últimos 17 dias.
  • Adultos com 50 anos de idade ou mais.
  • História de síndrome de Guillain-Barré no espaço de 6 semanas após uma dose anterior da vacina contra influenza: em geral, a vacinação não é recomendada, a menos que os benefícios superem os riscos em indivíduos com maior risco de complicações graves da influenza.

Vacinação contra sarampo, caxumba e rubéola

Vacinação de rotina

• Ausência de evidência de imunidade contra sarampo, caxumba ou rubéola: 1 dose.
• Evidência de imunidade: nascidos antes de 1957 (para profissionais de saúde, ver a seguir), documentação de recebimento da vacina SCR, evidência laboratorial de imunidade ou doença (diagnóstico clínico sem confirmação laboratorial não é considerado evidência de imunidade).

Situações especiais

• Gestação sem evidência de imunidade contra rubéola: a vacina SCR é contraindicada durante a gravidez; após o parto (antes da alta da instituição de saúde), administrar 1 dose.
• Mulheres não grávidas em idade fértil sem evidência de imunidade contra rubéola: 1 dose.
• Infecção pelo HIV com contagem de CD4 ≥ 200 células/mL por, pelo menos, 6 meses e sem evidência de imunidade contra sarampo, caxumba ou rubéola: série de 2 doses com intervalo mínimo de 4 semanas; a vacina SCR é contraindicada para infecção pelo HIV com contagem de CD4 < 200 células/mL.

(continua)

TABELA 32.7 Cronograma de imunização recomendado para adultos – EUA, 2024 (*continuação*)

- Condições graves de imunossupressão: a vacina SCR é contraindicada.
- Estudantes em instituições de ensino superior, viajantes internacionais e contatos domiciliares ou pessoais próximos de pessoas imunocomprometidas sem evidência de imunidade contra sarampo, caxumba ou rubéola: série de 2 doses com intervalo mínimo de 4 semanas, caso não tenha recebido nenhuma dose anterior de SCR, ou 1 dose, se já recebeu 1 dose de SCR.
- Profissionais de saúde:
  - Nascidos a partir de 1957, sem evidência de imunidade contra sarampo, caxumba ou rubéola: série de 2 doses com intervalo mínimo de 4 semanas para sarampo ou caxumba ou, pelo menos, 1 dose para rubéola.
  - Nascidos antes de 1957, sem evidência de imunidade contra sarampo, caxumba ou rubéola: série de 2 doses com intervalo mínimo de 4 semanas para sarampo ou caxumba ou 1 dose para rubéola.

Vacinação meningocócica

Situações especiais para MenACWY

- Asplenia anatômica ou funcional (incluindo doença falciforme), infecção pelo HIV, deficiência persistente de componente do complemento, uso de inibidores do complemento (p. ex., eculizumabe, ravulizumabe): série de 2 doses de MenACWY-D (Menveo ou MenQuadfi) com intervalo mínimo de 8 semanas e revacinação a cada 5 anos, caso o risco persista.
- Viagem a países com doença meningocócica hiperendêmica ou epidêmica, microbiologistas rotineiramente expostos à *Neisseria meningitidis*: 1 dose de MenACWY (Menveo ou MenQuadfi) e revacinação a cada 5 anos, caso o risco persista.
- Estudantes universitários do primeiro ano que residem em moradias universitárias (se não vacinados previamente aos 16 anos ou mais) e recrutas militares: 1 dose de MenACWY (Menveo ou MenQuadfi).
- Para recomendações sobre doses de reforço de MenACWY para os grupos listados em "Situações especiais" e em contextos de surto (p. ex., em ambientes comunitários ou organizacionais e entre homens que fazem sexo com homens), além de informações adicionais sobre vacinação meningocócica, consultar www.cdc.gov/mmwr/volumes/69/rr/rr6909a1.htm

Decisão clínica compartilhada para MenB

- Adolescentes e jovens adultos com idades entre 16 e 23 anos (preferencialmente entre 16 e 18 anos) sem aumento de risco para doença meningocócica: com base em decisão clínica compartilhada, série de 2 doses de MenB-4C (Bexsero) com intervalo mínimo de 1 mês, ou série de 2 doses de MenB-FHbp (Trumenba) nos meses 0 e 6 (caso a dose 2 tenha sido administrada em menos de 6 meses após a dose 1, administrar a dose 3, pelo menos, 4 meses após a dose 2); MenB-4C e MenB-FHbp não são intercambiáveis (utilizar o mesmo produto para todas as doses da série).

Situações especiais para MenB

- Asplenia anatômica ou funcional (incluindo doença falciforme), deficiência persistente de componentes do complemento, uso de inibidores do complemento (p. ex., eculizumabe, ravulizumabe) e microbiologistas rotineiramente expostos a *Neisseria meningitidis*: série primária de 2 doses de MenB-4C (Bexsero), com pelo menos 1 mês de intervalo entre as doses, ou
- Série primária de 3 doses de MenB-FHbp (Trumenba), administradas nos meses 0, 1-2 e 6 (se a segunda dose foi administrada pelo menos 6 meses após a primeira, a terceira dose não é necessária); MenB-4C e MenB-FHbp não são intercambiáveis (deve-se usar o mesmo produto para todas as doses da série); dose de reforço: 1 dose de MenB um ano após a série primária e revacinação a cada 2-3 anos se o risco persistir.
- Gravidez: adiar a vacinação com MenB até o pós-parto, a menos que o risco seja aumentado e os benefícios da vacinação superem os riscos potenciais.
- Para recomendações de doses de reforço de MenB para grupos mencionados em "situações especiais" e em cenários de surto (p. ex., em comunidades, organizações e entre homens que fazem sexo com homens), além de informações adicionais sobre vacinação meningocócica, consulte: www.cdc.gov/mmwr/volumes/69/rr/rr6909a1.htm.

Situações especiais para MenABCWY

- Adultos podem receber uma dose única de MenABCWY como alternativa à administração separada de MenACWY e MenB quando ambas as vacinas forem administradas no mesmo dia.
- Para adultos sem aumento de risco, se MenABCWY (Penbraya) for utilizada para a dose 1 de MenB, então MenB-FHbp (Trumenba) deve ser administrada para a dose 2 de MenB.
- Para adultos com aumento de risco para doença meningocócica, MenABCWY (Penbraya) pode ser usada para doses adicionais de MenACWY e MenB (incluindo doses de reforço), caso ambas as vacinas sejam administradas no mesmo dia de vacinação e tenha se passado, pelo menos, 6 meses desde a última dose de MenABCWY (Penbraya).

Vacinação contra Mpox

Situações especiais

- Qualquer pessoa em risco de infecção por Mpox: série de 2 doses com intervalo de 28 dias.
- Os fatores de risco incluem: pessoas *gays*, bissexuais e outros homens que fazem sexo com homens (HSH), pessoas transgênero ou não binárias que, nos últimos 6 meses, tiveram:
  - Um novo diagnóstico de, pelo menos, uma infecção sexualmente transmissível.
  - Mais de um parceiro sexual.
  - Sexo em local de sexo comercial.
  - Sexo associado a um grande evento público em uma área geográfica em que esteja ocorrendo transmissão de Mpox.
  - Pessoas parceiras sexuais das pessoas descritas anteriormente.
  - Pessoas que preveem vivenciar qualquer uma das situações descritas anteriormente.

Vacinação pneumocócica

Vacinação de rotina

- Pessoas com 65 anos ou mais que não tenham recebido previamente uma dose de PCV13, PCV15 ou PCV20, ou cuja história vacinal anterior seja desconhecida:

(continua)

TABELA 32.7 Cronograma de imunização recomendado para adultos – EUA, 2024 (*continuação*)

- 1 dose de PCV15 ou 1 dose de PCV20.
- Se a PCV15 for utilizada, deve ser seguida por uma dose de PPSV23 administrada pelo menos 1 ano após a dose de PCV15.
- Pode-se considerar um intervalo mínimo de 8 semanas entre PCV15 e PPSV23 para adultos com condição imunossupressora, implante coclear ou vazamento de LCR, a fim de minimizar o risco de doença pneumocócica invasiva causada por sorotipos exclusivos do PPSV23 nesses grupos vulneráveis.
- Para orientações para pacientes que já tenham recebido uma dose anterior de PCV13 e/ou PPSV23, consultar www.cdc.gov/mmwr/volumes/71/wr/mm7104a1.htm

Situações especiais

- Pessoas com idades entre 19 e 64 anos com determinadas condições médicas subjacentes ou outros fatores de risco** que não tenham recebido previamente uma vacina pneumocócica conjugada ou cuja história vacinal anterior seja desconhecida:
  - 1 dose de PCV15 ou 1 dose de PCV20.
  - Se a PCV15 for utilizada, deve ser seguida por uma dose de PPSV23 administrada pelo menos 1 ano após a dose de PCV15.
  - Pode-se considerar um intervalo mínimo de 8 semanas entre PCV15 e PPSV23 para adultos com condição imunossupressora, implante coclear ou vazamento de LCR, a fim de minimizar o risco de doença pneumocócica invasiva causada por sorotipos exclusivos do PPSV23 nesses grupos vulneráveis.
- Para orientações para pacientes que já tenham recebido uma dose anterior de PCV13 e/ou PPSV23, consultar www.cdc.gov/mmwr/volumes/71/wr/mm7104a1.htm.

*Nota: condições imunossupressoras incluem DRC, síndrome nefrótica, imunodeficiência, imunossupressão iatrogênica, malignidade generalizada, HIV, doença de Hodgkin, leucemia, linfoma, mieloma de células plasmáticas, transplantes de órgãos sólidos, asplenia congênita ou adquirida, doença falciforme ou outras hemoglobinopatias.

**Nota: condições médicas subjacentes ou outros fatores de risco incluem transtorno do uso de álcool, doenças crônicas do coração/fígado/pulmão, DRC, tabagismo, implante coclear, asplenia congênita ou adquirida, vazamento de LCR, diabetes *mellitus*, malignidade generalizada, HIV, doença de Hodgkin, imunodeficiência, imunossupressão iatrogênica, leucemia, linfoma, mieloma de células plasmáticas, síndrome nefrótica, transplantes de órgãos sólidos, doença falciforme ou outras hemoglobinopatias

Vacinação contra o vírus sincicial respiratório

Vacinação de rotina

- Mulheres adultas grávidas entre 32 semanas e 0 dias; até 36 semanas e 6 dias de gestação, de setembro a janeiro, na maior parte do território continental dos EUA: 1 dose

Situações especiais:

- Pessoas com 60 anos ou mais: com base na decisão clínica compartilhada: 1 dose.
- Aqueles com maior risco incluem: adultos com 60 anos ou mais e condições médicas crônicas, como doenças pulmonares, doenças cardiovasculares, condições neurológicas ou neuromusculares, distúrbios renais, distúrbios hepáticos, distúrbios hematológicos, diabetes *mellitus* e condições imunossupressoras moderadas ou graves.

Vacinação contra tétano, difteria e coqueluche

Vacinação de rotina

- Pessoas que não tenham recebido anteriormente a dTpa a partir dos 11 anos de idade: 1 dose de dTpa, seguida de dT ou dTpa a cada 10 anos.

Situações especiais

- Pessoas que não tenham recebido anteriormente a série de vacinação primária para tétano, difteria ou coqueluche: pelo menos 1 dose de dTpa, seguida de 1 dose de dT ou dTpa, administrada, pelo menos, 4 semanas após a dose de dTpa, e outra dose de dT ou dTpa de 6 a 12 meses após a última dose de dT ou dTpa (dTpa pode ser substituída por qualquer dose de dT, mas é preferível como primeira dose), e dT ou dTpa a cada 10 anos a partir daí.
- Gravidez: 1 dose de dTpa durante cada gestação, preferencialmente no início das semanas gestacionais 27-36.
- Tratamento de feridas: pessoas com 3 ou mais doses de vacina que contenha toxoide tetânico: para feridas limpas e menores, administrar dTpa ou dT se tiver passado mais de 10 anos desde a última dose da vacina que contém toxoide tetânico; para todas as outras feridas, administrar dTpa ou dT se tiver passado mais de 5 anos desde a última dose da vacina que contenha toxoide tetânico. A dTpa é preferível para pessoas que não tenham recebido anteriormente dTpa ou cuja história de dTpa seja desconhecida; se uma vacina que contenha toxoide tetânico for indicada para uma gestante, deve-se utilizar dTpa. Para informações detalhadas, consultar www.cdc.gov/mmwr/volumes/69/wr/mm6903a5.htm

Vacinação contra varicela

Vacinação de rotina

- Sem evidência de imunidade à varicela: série de 2 doses, administradas com intervalo de 4 a 8 semanas, se não tiver recebido anteriormente vacina contendo varicela (VAR ou SCRV [vacina tríplice viral contra sarampo, caxumba, rubéola e varicela] para crianças); se tiver recebido 1 dose de vacina contendo varicela, administrar 1 dose pelo menos 4 semanas após a primeira dose.
- Evidência de imunidade: nascidos nos EUA antes de 1980 (exceto mulheres grávidas e profissionais de saúde [ver a seguir]), documentação de 2 doses de vacina contendo varicela, administradas com pelo menos 4 semanas de intervalo, diagnóstico ou verificação da história de varicela ou herpes-zóster por um profissional de saúde, evidência laboratorial de imunidade ou doença.

Situações especiais

- Gravidez sem evidência de imunidade à varicela: a vacina VAR é contraindicada durante a gravidez. Após a gravidez (antes da alta da Unidade Básica de Saúde), administrar 1 dose se a paciente já tiver recebido 1 dose de vacina que contivesse varicela; ou a dose 1 da série de 2 doses (dose 2: 4-8 semanas depois) se não tiver recebido anteriormente nenhuma vacina que contivesse varicela, independentemente de ser nascida nos EUA antes de 1980.
- Profissionais de saúde sem evidência de imunidade à varicela: 1 dose se já tiver recebido 1 dose de vacina que contivesse varicela. Série de 2 doses, com intervalo de 4 a 8 semanas, se não tiver recebido nenhuma vacina contendo varicela, independentemente de ser nascido nos EUA antes de 1980.

(*continua*)

TABELA 32.7 Cronograma de imunização recomendado para adultos – EUA, 2024 (*continuação*)

- Infecção por HIV com contagem de CD4 ≥ 200 células/mm³ e sem evidência de imunidade: pode-se considerar a vacinação (2 doses, com intervalo de 3 meses); a vacina VAR é contraindicada para infecção por HIV com contagem de CD4 < 200 células/mm³.
- Condições graves de imunocomprometimento: vacina VAR é contraindicada.

Vacinação contra herpes-zóster

Vacinação de rotina

- Idade de 50 anos ou mais: série de 2 doses de RZV (Shingrix), com intervalo de 2 a 6 meses (intervalo mínimo de 4 semanas; repetir a dose se administrada muito cedo), independentemente de história de herpes-zóster ou de vacinação prévia com a vacina contra herpes-zóster viva (ZVL, Zostavax) (administrar RZV pelo menos 2 meses após a vacinação com ZVL).

Situações especiais

- Gravidez: considerar o adiamento da administração de RZV até após a gravidez, caso a vacina seja indicada por outros motivos.
- Condições graves de imunocomprometimento (incluindo infecção por HIV com contagem de CD4 < 200 células/mm³): o uso de RZV é recomendado, mas está em revisão.

TABELA 32.8 Efeitos adversos e contraindicações para vacinas de uso comum em adultos

Vacina	Efeitos adversos	Contraindicações[1]
Haemophilus influenzae tipo b (Hib)	Mínimos. Consistem principalmente em dor no local da injeção.	Qualquer reação alérgica grave (p. ex., anafilaxia) após uma dose anterior ou a um componente da vacina.
Hepatite A	Mínimos. Consistem principalmente em dor no local da injeção.	Qualquer reação alérgica grave (p. ex., anafilaxia) após uma dose anterior ou a um componente da vacina.
Hepatite B	Mínimos. Consistem principalmente em dor no local da injeção.	Qualquer reação alérgica grave (p. ex., anafilaxia) após uma dose anterior ou a um componente da vacina.
HPV	Mínimos. Consistem principalmente em dor localizada de leve a moderada, eritema, edema. Reações sistêmicas, principalmente febre, observadas em 4% dos receptores.	Qualquer reação alérgica grave (p. ex., anafilaxia) após uma dose anterior ou a um componente da vacina.
Influenza (vacina inativada intramuscular e viva atenuada intranasal)	**Vacina inativada intramuscular:** reações locais (eritema e sensibilidade) no local da injeção são comuns, mas febres, calafrios e mal-estar (que duram, em qualquer caso, apenas 2-3 dias) são raros. **Tanto a vacina inativada como a vacina de vírus vivo atenuado:** foi relatada uma possível associação entre a síndrome de Guillain-Barré (3-6 mil casos por ano nos EUA, geralmente após infecções respiratórias) e a vacinação com a vacina inativada contra a gripe (possivelmente, 1-2 pessoas por milhão de vacinados), mas essa taxa é inferior ao risco de desenvolvimento da síndrome após a infecção pela gripe (dado que aproximadamente 750 pessoas por milhão de adultos são hospitalizadas anualmente em decorrência de gripe, e muitos mais casos permanecem como ambulatoriais). A vacinação contra a gripe pode estar associada a múltiplos testes sorológicos falso-positivos para HIV, HTLV-1 e hepatite C, mas é autolimitada, com duração de 2 a 5 meses	Contraindicação para ambas as vacinas inativada e de vírus vivo atenuado: História de síndrome de Guillain-Barré, especialmente no intervalo de 6 semanas após a administração de uma vacina contra a gripe anterior. Qualquer reação alérgica grave (p. ex., anafilaxia) após uma dose anterior ou a um componente da vacina, incluindo proteína do ovo.[2] Vacina intranasal, de vírus vivo atenuado (FluMist) não deve ser utilizada em: • Pessoas com 50 anos de idade ou mais • Indivíduos imunossuprimidos e aqueles em tratamento imunossupressor • Membros da família de indivíduos imunossuprimidos • Profissionais de saúde ou outros com contato próximo com pessoas imunossuprimidas • Presença de doença das vias aéreas reativas (p. ex., asma) ou doenças metabólicas crônicas subjacentes (p. ex., doença renal), pulmonares ou cardíacas (usar vacina inativada intramuscular) • Gravidez[3] Recomenda-se evitar salicilatos por 6 semanas após a vacinação (para prevenir a síndrome de Reye).

(continua)

TABELA 32.8 Efeitos adversos e contraindicações para vacinas de uso comum em adultos (*continuação*)

Vacina	Efeitos adversos	Contraindicações[1]
SCR[4]	Desenvolvimento de febre em cerca de 5-15% dos indivíduos não imunizados, e uma erupção cutânea leve ocorrerá em cerca de 5%, 5-12 dias após a vacinação. A febre e a erupção cutânea são autolimitadas, durando apenas 2-3 dias. O edema local e o endurecimento são comuns em indivíduos anteriormente vacinados com a vacina inativada.	Gravidez[5] Imunodeficiência grave conhecida (p. ex., de cânceres hematológicos e de órgãos sólidos, uso de quimioterapia, imunodeficiência congênita, terapia imunossupressora de longo prazo [p. ex., > 2 semanas de prednisona 20 mg/dia ou mais], ou outras doenças ou terapias que causem supressão imunológica, ou pacientes com infecção por HIV gravemente imunocomprometidos). Pode ser utilizada em indivíduos assintomáticos com HIV cujo número de células CD4 seja > 200/mcL ($0{,}2 \times 10^9$/L). Reação alérgica grave (p. ex., anafilaxia) a uma dose anterior ou a um componente da vacina (p. ex., neomicina ou agentes relacionados como estreptomicina).
Vacina meningocócica, conjugada com oligossacarídeo (MCV4 ou Men-ACWY [Menveo, MenQuadfi]); vacina meningocócica do grupo B, recombinante (MenB) [Bexsero, Trumenba]; vacina meningocócica dos sorogrupos ABCWY [Penbraya]	Reações menores (febre, vermelhidão, edema, eritema, dor) são um pouco mais frequentes com MCV4. Reações graves são raras. Foi relatada uma possível associação entre a síndrome de Guillain-Barré (3-6 mil casos por ano nos EUA, geralmente após infecções respiratórias) e a vacinação com MCV4, mas as recomendações favorecem o uso contínuo da MCV4, já que os benefícios de prevenir as sérias consequências da infecção meningocócica superam o risco teórico da síndrome de Guillain-Barré	Qualquer reação alérgica grave (p. ex., anafilaxia) a uma dose anterior ou a um componente da vacina (p. ex., pessoas com história de reação adversa ao toxoide diftérico não devem receber vacinas meningocócicas conjugadas com oligossacarídeos e conjugadas com polissacarídeos, uma vez que o conjugado proteico utilizado nessas vacinas é o toxoide diftérico).
Vacina contra Mpox (Mpox) [Jynneos]	Reações locais leves (vermelhidão, dor, edema e prurido) e reações sistêmicas (fadiga, cefaleia, dor muscular)	Qualquer reação alérgica grave (p. ex., anafilaxia) após uma dose anterior ou a um componente da vacina.
Vacina conjugada contra pneumococo (PCV13) [Prevnar]; vacina polissacarídica contra pneumococo (PPSV23) [Pneumovax]	Reações locais leves (eritema e dor) ocorrem em até 50% dos receptores, mas reações sistêmicas são incomuns. Da mesma forma, a revacinação pelo menos 5 anos após a vacinação inicial está associada a reações locais leves e autolimitadas, mas não a reações sistêmicas.	Qualquer reação alérgica grave (p. ex., anafilaxia) após uma dose anterior ou a um componente da vacina (p. ex., para o PCV13, a qualquer vacina que contenha toxoide diftérico).
Vacina contra o vírus sincicial respiratório (VSR) [Arexvy, Abrysvo]	Reações locais leves (dor, vermelhidão, edema) e reações sistêmicas (fadiga, febre, cefaleia, náusea, diarreia, dor muscular ou nas articulações). Raramente: síndrome de Guillain-Barré. Na gravidez: parto prematuro, hipertensão, pré-eclâmpsia.	Qualquer reação alérgica grave (p. ex., anafilaxia) a um componente da vacina.
Tétano, difteria e coqueluche (DTP, dTpa); tétano e difteria (dT)	Mínimos. Consistem principalmente em dor no local da injeção.	Qualquer reação alérgica grave (p. ex., anafilaxia) após uma dose anterior ou a um componente da vacina. Para vacinas que contêm coqueluche: qualquer história de encefalopatia inexplicada (p. ex., coma, diminuição do nível de consciência ou convulsões prolongadas) dentro de 7 dias após a administração de uma dose anterior de dTpa ou vacina combinada de difteria e tétano com coqueluche (DTP) ou difteria e tétano com coqueluche acelular (dTpa).

(continua)

TABELA 32.8 Efeitos adversos e contraindicações para vacinas de uso comum em adultos (*continuação*)

Vacina	Efeitos adversos	Contraindicações[1]
Varicela	Pode ocorrer até 4-6 semanas após a vacinação. Sensibilidade e eritema no local da injeção são reações observadas em 25%, febre em 10-15% e uma erupção maculopapular ou vesicular localizada em 5%; uma erupção difusa, geralmente com cinco ou menos lesões vesiculares, se desenvolve em uma porcentagem menor. A disseminação do vírus de vacinados para indivíduos suscetíveis é possível, mas o risco de tal transmissão, mesmo para pacientes imunocomprometidos, é pequeno, e a doença, quando se desenvolve, é leve e tratável com aciclovir	Imunodeficiência grave conhecida (p. ex., devido a cânceres hematológicos e de órgãos sólidos, uso de quimioterapia, imunodeficiência congênita, terapia imunossupressora de longo prazo [p. ex., > 2 semanas de prednisona 20 mg/dia ou mais; outros medicamentos imunossupressores], outras supressões imunológicas relacionadas a doenças ou terapias, ou pacientes com infecção por HIV gravemente imunocomprometidos). Gravidez. Reação alérgica grave (p. ex., anafilaxia) após uma dose anterior ou a um componente da vacina (p. ex., neomicina). Por razões teóricas, recomenda-se evitar o uso de salicilatos por 6 semanas após a vacinação (para prevenir a possibilidade de síndrome de Reye).
Herpes-zóster	Leves e limitados a reações locais. Embora a transmissão do vírus para contatos suscetíveis seja teoricamente possível, não existem relatos desse tipo de caso.	Imunodeficiência grave conhecida (p. ex., devido a cânceres hematológicos e sólidos, uso de quimioterapia, imunodeficiência congênita, terapia imunossupressora de longo prazo [p. ex., > 2 semanas de prednisona 20 mg diários ou mais; outros medicamentos imunossupressores], outras supressões imunológicas relacionadas a doenças ou terapias, ou pacientes com infecção por HIV gravemente imunocomprometidos). Pode ser utilizada em indivíduos assintomáticos com HIV cuja contagem de CD4 seja > 200/mcL [0,2 × 10^9/L]). Gravidez. Qualquer reação alérgica grave (p. ex., anafilaxia) após uma dose anterior ou a um componente da vacina (p. ex., gelatina ou neomicina).

[1] Adaptada dos Centers for Disease Control and Prevention. Contraindicações e precauções para vacinas frequentemente utilizadas em adultos. Recomendações gerais sobre imunização: recomendações do Advisory Committee on Immunization Practices. https://www.cdc.gov/vaccines/hcp/acip-recs/general-recs/contraindications.html, acessado em 15 de dezembro de 2023; de Hamborsky J et al (editores). Apêndice A. Epidemiology and prevention of vaccine preventable diseases. 13.ed. Washington, DC, Public Health Foundation, 2015. Disponível em www.cdc.gov/vaccines/pubs/pinkbook/index.html; e dos Centers for Disease Control and Prevention. Vaccine Information Statements. Disponível em: https://www.cdc.gov/vaccines/hcp/vis/current-vis.html. Acessado em 15 de dezembro de 2023.

[2] A vacina normalmente é preparada utilizando ovos de galinha embrionados. No entanto, uma nova vacina usando cultura de células de mamíferos foi aprovada pela FDA.

[3] A vacina inativada contra influenza pode ser administrada durante qualquer trimestre.

[4] A vacina SCR pode ser administrada com segurança a pacientes com história de alergia ao ovo, mesmo que grave.

[5] Embora a vacinação de mulheres grávidas não seja recomendada, com a cepa vacinal RA27/3 disponível, a síndrome da rubéola congênita não acomete a prole daquelas vacinadas inadvertidamente durante a gravidez ou no espaço de 3 meses antes da concepção.

específicas para viagem estão listadas em http://wwwnc.cdc.gov/travel/destinations/list.

Diversas vacinas podem ser administradas simultaneamente em locais diferentes. Algumas, como a vacina contra cólera, peste e febre tifoide, causam desconforto significativo e é melhor administrá-las em momentos distintos. De maneira geral, vacinas vivas atenuadas (sarampo, caxumba, rubéola, febre amarela e vacina oral contra febre tifoide) não devem ser administradas em indivíduos imunossuprimidos, membros da família de pessoas imunossuprimidas ou gestantes. A imunoglobulina não deve ser administrada três meses antes ou, pelo menos, duas semanas após a administração de vacinas com vírus vivos, visto que pode atenuar a resposta de anticorpos. A quimioprofilaxia da malária é descrita no Capítulo 37.

Segurança das vacinas

A maioria das vacinas é segura para administração. De maneira geral, recomenda-se evitar o uso de vacinas vivas em pacientes imunocomprometidos, incluindo gestantes. Em geral, as vacinas não são contraindicadas nas seguintes situações: doença aguda leve com febres de baixo grau (menos de 40,5°C); terapia antibiótica concomitante; dor ou vermelhidão no local da aplicação; e história familiar de reações adversas a vacinas. As contraindicações absolutas a vacinas são raras (Tab. 32.8).

Centers for Disease Control and Prevention (CDC). Adult immunization schedules – United States, 2023. Addendum updated February 29, 2024. https://www.cdc.gov/vaccines/ schedules/hcp/imz/adult.html

Centers for Disease Control and Prevention (CDC). CDC Yellow Book 2024. Health information for international travel. https://ww-wnc.cdc.gov/travel/page/yellowbook-home

Centers for Disease Control and Prevention (CDC). Vaccine safety. https://www.cdc.gov/vaccinesafety/index.html

Grohskopf LA et al. Prevention and control of seasonal influenza with vaccines: recommendations of the Advisory Committee on Immunization Practices - United States, 2022-23 Influenza Season. MMWR Recomm Rep. 2022;71:1. [PMID: 36006864]

Kobayashi M et al. Use of 15-valent pneumococcal conjugate vaccine and 20-valent pneumococcal conjugate vaccine among U.S. adults: updated recommendations of the Advisory Committee on Immunization Practices – United States, 2022. MMWR Morb Mortal Wkly Rep. 2022;71:109. [PMID: 35085226]

Leibovici Weissman Y et al. Clinical efficacy and safety of high dose trivalent influenza vaccine in adults and immunosuppressed populations – a systematic review and meta-analysis. J Infect. 2021;83:444. [PMID: 34425161]

Murthy N et al. Advisory Committee on Immunization Practices Recommended Immunization Schedule for Adults Aged 19 Years or Older – United States, 2023. MMWR Morb Mortal Wkly Rep. 2023;72:141. [PMID: 36757861]

Reynolds G et al. Vaccine schedule recommendations and updates for patients with hematologic malignancy post-hematopoietic cell transplant or CAR T-cell therapy. Transpl Infect Dis. 2023;25 Suppl 1:e14109. [PMID: 37515788]

Viganò M et al. Vaccination recommendations in solid organ transplant adult candidates and recipients. Vaccines (Basel). 2023;11:1611. [PMID: 37897013]

Walsh EE et al. Efficacy and safety of a bivalent RSV prefusion F vaccine in older adults. N Engl J Med. 2023;388:1465. [PMID: 37018468]

Infecção por HIV e Aids

Monica Gandhi, MD, MPH
Matthew A. Spinelli, MD, MAS

Revisão científica da edição brasileira: Dr. Raphael Tzung Lima Soares

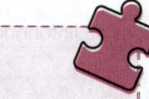

> **FUNDAMENTOS DO DIAGNÓSTICO**
>
> - Critérios para o diagnóstico de HIV com ou sem Aids.
> - Testes laboratoriais para anticorpos e antígenos do HIV e RNA viral do HIV.
> - Queixas sistêmicas proeminentes: sudorese, diarreia, perda de peso e debilitação.
> - Infecções oportunistas decorrentes da queda da imunidade celular reduzida – muitas vezes com risco de vida.
> - Maior risco de alguns tipos de câncer, principalmente o linfoma não Hodgkin.

Considerações gerais

A definição de caso de Aids do CDC (Tab. 33.1) inclui infecções oportunistas e malignidades que raramente ocorrem na ausência de imunodeficiência grave (p. ex., pneumonia por *Pneumocystis*, linfoma do SNC, retinite por citomegalovírus). A instituição também classifica as pessoas como portadoras de Aids se elas obtiverem um teste de anticorpos contra o HIV positivo e determinadas infecções e malignidades que podem ocorrer em hospedeiros imunocompetentes, mas que são mais comuns entre pessoas com HIV (p. ex., tuberculose pulmonar, câncer cervical invasivo). Várias condições inespecíficas, incluindo demência e debilitação (perda de peso documentada) – na presença de um teste de HIV positivo – também são classificadas como Aids. A definição inclui critérios para diagnósticos definitivos e presuntivos de determinadas infecções e doenças malignas. Por fim, as pessoas com um teste de HIV positivo cuja contagem de linfócitos CD4 cai para menos de 200 células/mcL ou uma porcentagem de linfócitos CD4 abaixo de 14% são consideradas portadoras de Aids.

A inclusão de pessoas com baixa contagem de CD4 como casos de Aids reflete o reconhecimento de que a *imunodeficiência é a característica definidora da Aids*. A escolha de um ponto de corte em 200 células/mcL é respaldada por vários estudos de coorte que mostram que a Aids se desenvolverá dentro de 3 anos em mais de 80% das pessoas com contagens abaixo desse nível na ausência de terapia antirretroviral (Tarv). Felizmente, o prognóstico de pessoas com HIV/Aids melhorou de forma drástica em função do desenvolvimento da Tarv. Uma consequência é que menos pessoas com HIV desenvolvem uma infecção ou condição maligna ou têm uma contagem de CD4 suficientemente baixa para classificá-las como portadoras de Aids, o que significa que *a definição do CDC se tornou uma medida menos útil do impacto do HIV/Aids nos EUA*. Por outro lado, as pessoas com Aids diagnosticadas anteriormente com base em uma infecção oportunista grave, malignidade ou imunodeficiência podem agora estar mais saudáveis, com altas contagens de CD4, pelo uso de Tarv. Portanto, a Social Security Administration (nos EUA), bem como a maioria dos órgãos de serviço social, agora se concentram na *avaliação funcional para determinar a elegibilidade para benefícios*, e não na simples presença ou ausência de uma doença que define a Aids, como no passado.

Epidemiologia

Os modos de transmissão do HIV são semelhantes aos da hepatite B, em particular com relação à transmissão sexual, parenteral e vertical. Embora certos comportamentos sexuais (p. ex., relação anal receptiva) confiram maior risco do que outros (p. ex., relação sexual vaginal insertiva), é difícil quantificar os riscos por contato. No entanto, as melhores estimativas disponíveis indicam que o risco de transmissão do HIV com a relação anal receptiva é de 138 por 10.000 exposições, sendo no coito anal insertivo de 11 por 10.000 exposições. A relação sexual vaginal receptiva resulta em transmissão do HIV em 8 a cada 10.000 exposições, e a vaginal insertiva é de 4 em cada 10.000 exposições, e um risco insignificante com relação sexual oral insertiva ou receptiva.

Sabe-se que vários **cofatores** aumentam o risco de transmissão do HIV durante um determinado encontro, incluindo a presença de doenças sexualmente transmissíveis ulcerativas ou inflamatórias sexualmente transmissíveis, lesões, menstruação ativa e a ausência de circuncisão masculina.

TABELA 33.1 Definição de caso de Aids do CDC para acompanhamento de adultos e adolescentes

Diagnósticos definitivos de Aids (com ou sem evidência laboratorial de infecção pelo HIV)

1. Candidíase esofágica, da traqueia, dos brônquios ou dos pulmões.

2. Criptococose extrapulmonar.

3. Criptosporidiose com diarreia persistente por > 1 mês.

4. Doença por citomegalovírus em órgão que não seja o fígado, baço ou linfonodos.

5. Infecção por vírus herpes simples causadora de úlcera mucocutânea persistente por > 1 mês; ou bronquite, pneumonite ou esofagite de qualquer duração.

6. Sarcoma de Kaposi em paciente com < 60 anos.

7. Linfoma primário do cérebro em paciente com < 60 anos.

8. Doença por complexo *Mycobacterium avium* ou doença por *Mycobacterium kansasii*, disseminada (em local diferente ou adicional aos pulmões, pele ou linfonodos cervicais ou hilares).

9. Pneumonia causada por *Pneumocystis jirovecii*.

10. Leucoencefalopatia multifocal progressiva.

11. Toxoplasmose cerebral.

Diagnóstico definitivo de Aids (com evidência laboratorial de infecção por HIV)

1. Coccidioidomicose disseminada (em local diferente ou adicional aos pulmões ou linfonodos cervicais ou hilares).

2. Encefalopatia por HIV.

3. Histoplasmose disseminada (em local diferente ou adicional aos pulmões ou linfonodos cervicais ou hilares).

4. Isosporíase com diarreia persistente por > 1 mês.

5. Sarcoma de Kaposi em qualquer idade.

6. Linfoma cerebral (primário) em qualquer idade.

7. Outro linfoma não Hodgkin de célula B ou fenótipo imunológico desconhecido.

8. Qualquer doença micobacteriana causada por micobactérias diferentes de *Mycobacterium tuberculosis*, disseminada (em local diferente ou adicional aos pulmões, pele ou linfonodos cervicais ou hilares).

9. Doença causada por *M. tuberculosis* extrapulmonar.

10. Septicemia por *Salmonella* (não tifoide), recorrente.

11. Síndrome de caquexia associada ao HIV.

12. Contagem de linfócitos CD4 < 200 células/mcL ou percentual de linfócitos CD4 < 14%.

13. Tuberculose pulmonar.

14. Pneumonia recorrente.

15. Câncer cervical invasivo.

Diagnósticos presuntivos de Aids (com evidência laboratorial de infecção por HIV)

1. Candidíase do esôfago: (a) início recente de dor retroesternal ao engolir; e (b) candidíase oral.

2. Retinite por citomegalovírus. Aparência característica em exames oftalmoscópicos seriados.

3. Micobacteriose. Amostra de fezes ou fluidos corporais normalmente estéreis ou tecido de local diferente dos pulmões, pele ou linfonodos cervicais ou hilares, contendo bacilos álcool-ácido resistentes de uma espécie não identificada por cultura.

4. Sarcoma de Kaposi. Lesão em forma de placa eritematosa ou violácea na pele ou mucosa.

5. Pneumonia por *Pneumocystis jirovecii*: (a) histórico de dispneia ao esforço ou tosse não produtiva de início recente (nos últimos 3 meses); e (b) evidência em radiografia torácica de infiltrações intersticiais bilaterais difusas ou evidência em cintilografia com gálio de doença pulmonar bilateral difusa; e (c) análise de GSA mostrando pressão parcial de oxigênio arterial < 70 mmHg ou baixa capacidade de difusão respiratória < 80% dos valores preditivos ou aumento do gradiente de tensão alveolar-arterial de oxigênio; e (d) nenhuma evidência de pneumonia bacteriana.

6. Toxoplasmose cerebral: (a) início recente de anomalia neurológica focal compatível com doença intracraniana ou nível reduzido de consciência; e (b) evidência em imagem cerebral de lesão com efeito de massa ou cuja aparência radiográfica é realçada pela injeção de meio de contraste; e (c) presença de anticorpos séricos contra toxoplasmose ou resposta bem-sucedida ao tratamento para toxoplasmose.

7. Pneumonia recorrente: (a) mais de um episódio em um período de 1 ano; e (b) pneumonia aguda (novos sintomas, sinais ou evidência radiológica não presentes anteriormente) diagnosticada com base em critérios clínicos ou radiológicos pelo médico do paciente.

8. Tuberculose pulmonar: (a) infiltrados apicais ou miliares e (b) resposta radiográfica e clínica à terapia antituberculosa.

O risco de contrair a infecção pelo HIV em um ferimento de agulha com sangue infectado com HIV é estimado em 23 por 10.000 exposições. Os fatores conhecidos por aumentar o risco de transmissão incluem a profundidade da penetração, agulhas ocas, sangue visível na agulha e estágio avançado da doença na fonte. Não se sabe o risco de transmissão do HIV de um respingo na mucosa com sangue infectado, mas presume-se que seja significativamente menor.

Estima-se que o risco de contrair a infecção por HIV pelo uso de drogas injetáveis com o compartilhamento de agulhas de uma pessoa com HIV seja de 63 por 10.000 exposições. O uso de agulhas limpas diminui acentuadamente a chance de transmissão do HIV, mas não a elimina se outros apetrechos de drogas forem compartilhados (p. ex., utensílios para preparação de droga).

Quando ocorre uma transfusão de sangue de um doador com HIV, o risco de transmissão é de 93%. Felizmente, desde 1985, a triagem de doadores de sangue para HIV tem sido praticada universalmente nos EUA. Além disso, as pessoas que recentemente se envolveram em comportamentos que podem resultar na aquisição do HIV (p. ex., sexo com uma pessoa com risco de contrair o HIV, uso de drogas injetáveis) não têm permissão para doar. Isso essencialmente elimina as doações de pessoas que adquiriram o HIV, mas ainda não desenvolveram um teste de antígeno/anticorpo positivo (i.e., pessoas no período de "janela"). Testes de antígeno e carga viral do HIV foram adicionados à triagem de sangue para reduzir ainda mais a chance de transmissão do HIV. Com essas precauções, a chance de transmissão do HIV com o recebimento de transfusão de sangue nos EUA é de aproximadamente 1:2.000.000.

Entre 13 e 40% das crianças nascidas de mãe com HIV contraem a infecção pelo HIV quando a mãe não recebeu tratamento ou quando a criança não recebeu profilaxia perinatal contra o HIV. O risco é maior no parto vaginal do que cesárea; maior entre as mães com cargas virais altas; e maior entre aquelas que amamentam seus filhos. A combinação de testes pré-natais de HIV e aconselhamento pré-natal, Tarv para mães com HIV durante a gravidez e para o bebê imediatamente após o nascimento, parto cesáreo programado se a mãe tiver uma carga viral desconhecida ou não suprimida viralmente no momento do parto, e o fato de evitar a amamentação reduziu a taxa de transmissão perinatal do HIV para menos de 1% nos EUA e na Europa. É importante ressaltar que o aleitamento materno tem importantes benefícios nutricionais e imunológicos para as crianças, de modo que as diretrizes internacionais recomendam que as mães lactantes que vivem com HIV em Tarv amamentem seus bebês (https://clinicalinfo.hiv.gov/en/guidelines/perinatal/introduction; https://www.who.int/news-room/questions-and-answers/item/hiv-aids-infant-feeding-and-nutrition).

Não foi demonstrado que o HIV seja transmitido por gotículas respiratórias, por vetores como mosquitos ou por contato casual não sexual. Saliva, suor, fezes e lágrimas não são considerados fluidos infecciosos.

Estima-se que cerca de 1,2 milhão de adultos e adolescentes nos EUA estejam vivendo com o HIV. Em 2021, 36.136 pessoas receberam um diagnóstico de HIV nos EUA e 6 áreas dependentes – um aumento de 18% em relação a 2020, embora o impacto desestabilizador da pandemia de Covid-19 nos testes de HIV seja provavelmente responsável pela subnotificação de diagnósticos de HIV em 2020. Como resultado, o melhor palpite é que os diagnósticos de HIV tenham permanecido essencialmente estáveis desde 2019. Em 2021, os homens que fazem sexo com homens (HSH) foram a população mais afetada pelo HIV nos EUA e responderam por 67-71% de todos os diagnósticos (25.482 ao incluir 1.375 HSH que também usavam drogas injetáveis).

As pessoas que adquiriram o HIV por meio de contato heterossexual representaram 22% (8.059) dos diagnósticos de HIV nos EUA em 2020, com as mulheres heterossexuais representando 18% dos novos diagnósticos. Pessoas que injetam drogas recreativas (incluindo HSH que usam drogas injetáveis) representaram 11% dos novos diagnósticos de HIV em 2021. *Entre as pessoas com HIV nos EUA, a prevalência da infecção em negros, indígenas e pessoas não brancas é desproporcionalmente maior do que entre pessoas brancas.* Em 2021, as pessoas que se identificam como negras representavam 12% da população dos EUA, mas 40% dos novos diagnósticos de HIV, e as pessoas que se identificam como latinas (que representam 19% da população dos EUA) população dos EUA) corresponderam a 29% dos novos diagnósticos de HIV.

Em geral, a progressão da doença relacionada ao HIV é semelhante independentemente do gênero, embora as mulheres em geral tenham cargas virais mais baixas do que as dos homens no início da infecção. Existem outras diferenças importantes. As mulheres correm o risco de complicações ginecológicas do HIV, incluindo vaginite recorrente causada por cândida, doença inflamatória pélvica e displasia e carcinoma cervicais. A violência contra as mulheres, a gravidez e a ocorrência frequente de uso de drogas e pobreza complicam o tratamento de mulheres com HIV.

Em todo o mundo, estima-se que haja 39 milhões de pessoas com HIV, sendo a disseminação heterossexual o modo mais comum de transmissão para homens e mulheres. Houve 1,33 milhão de novas infecções por HIV em todo o mundo em 2022, com 650.000 mortes por HIV/Aids. Desde o início da pandemia de HIV, 40,4 milhões de pessoas morreram. O motivo do maior risco de transmissão por relações heterossexuais na África e na Ásia do que nos EUA pode estar relacionado a cofatores como o estado geral de saúde, a presença de úlceras genitais, a relativa falta de circuncisão masculina, o número de parceiros sexuais e diferentes sorotipos de HIV. Em todo o mundo, 75% dos adultos têm acesso à Tarv que salva vidas e as taxas gerais de supressão virológica em 1 ano após o início da Tarv são estimadas em 79% e em 3 anos são estimadas em 59%. Nos EUA, as taxas de supressão virológica variam de acordo com o tipo de atendimento. O programa Ryan White Care HIV oferece um sistema abrangente de atendimento médico primário, Tarv e serviços essenciais de apoio a pessoas com HIV, com foco específico no apoio às necessidades da comunidade. Em 2021, nos EUA, para cada 100 pessoas diagnosticadas com HIV, cerca de 75% receberam algum atendimento para HIV, 54% foram mantidas no cuidado e 66% tiveram supressão viral.

Centers for Disease Control and Prevention (CDC). HIV Surveillance Report, 2020. Diagnoses of HIV infection in the United States and dependent areas 2021. http://www.cdc.gov/ hiv/library/reports/hiv-surveillance.html

HIV.gov. U.S. Statistics. 2022 Oct 27. https://www.hiv.gov/ hiv-basics/overview/data-and-trends/statistics

World Health Organization. Number of people (all ages) living with HIV: estimates by WHO region. Updated 2022. https:// apps.who.int/gho/data/node.main.620?lang=en

Fisiopatologia

Clinicamente, as síndromes causadas por infecção pelo HIV em geral são explicáveis por um dos três mecanismos conhecidos: imunodeficiência, autoimunidade e reações alérgicas e de hipersensibilidade.

A. Imunodeficiência

A imunodeficiência é um resultado direto dos efeitos do HIV sobre as células imunológicas, bem como o impacto indireto de um estado generalizado de inflamação e ativação imunológica decorrente de infecção viral crônica. Observa-se um espectro de infecções e neoplasias, como em outros estados de imunodeficiência congênita ou adquirida. Duas características notáveis da imunodeficiência por HIV são a baixa incidência de certas infecções, como listeriose e aspergilose e a ocorrência frequente de determinadas neoplasias, como linfoma ou sarcoma de Kaposi. Essa última complicação foi observada principalmente em HSH, e sua incidência diminuiu de forma constante durante os primeiros 15 anos da epidemia. O sarcoma de Kaposi é causado por um herpes-vírus (HHV-8).

B. Autoimunidade e reações alérgicas e de hipersensibilidade

A autoimunidade pode ocorrer como resultado de uma função imunológica celular ou disfunção dos linfócitos B. Exemplos de infiltração linfocítica de órgãos (p. ex., pneumonite intersticial linfocítica) e a produção de autoanticorpos (p. ex., trombocitopenia imunológica). Esses fenômenos podem ser a única doença clinicamente aparente ou podem coexistir com uma imunodeficiência óbvia. Além disso, as pessoas com HIV parecem ter taxas mais altas de reações alérgicas a alérgenos desconhecidos, como observado na foliculite pustulosa eosinofílica ("síndrome do edema vermelho e prurido"), bem como taxas maiores de reações de hipersensibilidade a medicamentos (p. ex., febre e erupção cutânea semelhante a queimaduras solares observadas nas reações ao trimetoprima-sulfametoxazol).

Achados clínicos

As complicações das infecções e neoplasias relacionadas ao HIV afetam praticamente todos os órgãos. A abordagem geral para as pessoas com HIV sintomático consiste na avaliação dos sistemas de órgãos envolvidos, com o objetivo de diagnosticar rapidamente as condições tratáveis. Conforme mostrado na Figura 33.1, *o nível de contagem de linfócitos CD4 permite que o médico se concentre nos diagnósticos mais prováveis de serem observados em cada estágio da imunodeficiência.* Certas infecções podem ocorrer em qualquer contagem de CD4, enquanto outras raramente ocorrem, a menos que a contagem de linfócitos CD4 tenha caído abaixo de um determinado

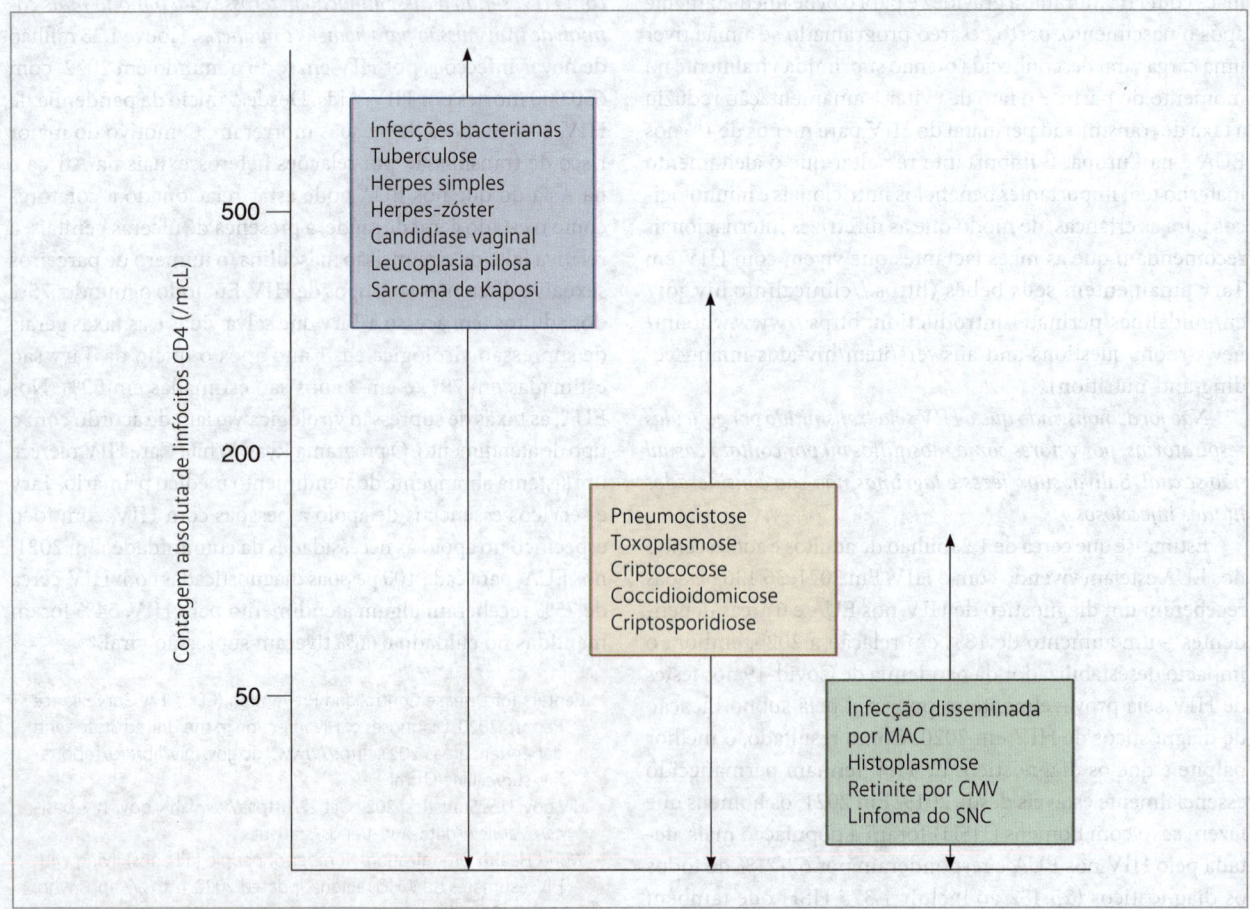

FIGURA 33.1 Relação da contagem de CD4 com o desenvolvimento de infecções oportunistas.
MAC: complexo *Mycobacterium avium*; CMV: citomegalovírus.

nível. Por exemplo, um paciente com uma contagem de CD4 de 600 células/mcL, tosse e febre pode ter uma pneumonia bacteriana, mas é muito improvável que tenha pneumonia por *Pneumocystis jirovecii*.

A. Sintomas e sinais

Muitas pessoas com HIV permanecem assintomáticas por anos, mesmo sem Tarv, com um tempo médio de aproximadamente 10 anos entre a infecção e o desenvolvimento da Aids. Quando ocorrem sintomas, podem ser notavelmente inconstantes e inespecíficos. Como praticamente todos os achados podem ser observados em outras doenças, um conjunto de queixas é mais sugestivo de infecção por HIV do que qualquer sintoma isolado.

O exame físico pode ser totalmente normal. Os achados anormais variam de completamente inespecíficos a altamente específicos para a infecção pelo HIV. Algumas infecções oportunistas específicas da infecção pelo HIV incluem leucoplasia pilosa oral (pelo vírus Epstein-Barr) da língua, sarcoma de Kaposi disseminado e angiomatose bacilar cutânea (por *Bartonella*). A linfadenopatia generalizada, inespecífica, é comum no início da infecção.

As apresentações específicas e o gerenciamento das várias complicações da infecção pelo HIV são abordados na seção Complicações a seguir.

> Dillon SM et al. Gut innate immunity and HIV pathogenesis. Curr HIV/AIDS Rep. 2021;18:128. [PMID: 33687703]
> Sonti S et al. HIV-1 persistence in the CNS: mechanisms of latency, pathogenesis and an update on eradication strategies. Virus Res. 2021;303:198523. [PMID: 34314771]

B. Achados laboratoriais

Os testes específicos para HIV incluem detecção de anticorpos, antígenos e carga viral do HIV (Tab. 33.2). O teste inicial para HIV deve usar um **imunoensaio de antígeno/anticorpo de HIV de quarta geração**. Esse teste detecta anticorpos contra o HIV-1 e o HIV-2 e o antígeno p24 do HIV-1. As amostras reativas são então testadas com um **imunoensaio de diferenciação HIV-1/HIV-2** para confirmar a infecção e distinguir o HIV-1 do HIV-2. Para os pacientes que são reativos em ambos os testes, a sensibilidade e a especificidade do HIV crônico se aproximam de 100%. Os pacientes que tenham um imunoensaio de antígeno/anticorpo HIV reativo, mas um imunoensaio de diferenciação HIV-1/HIV-2 negativo devem fazer um **teste de carga viral do HIV (teste de ácido nucleico)**; aqueles com cargas virais positivas, apesar de um ensaio de diferenciação negativo, têm, provavelmente, infecção aguda pelo HIV. Pessoas reativas no teste inicial e depois negativas no teste de confirmação e têm cargas virais não detectáveis, presume-se que tenham um teste falso-positivo, que pode ocorrer com a vacinação recente contra a gripe, autoanticorpos (p. ex., com doença vascular do colágeno ou doenças autoimunes), ou aloanticorpos da gestação. Com os testes de quarta geração, os anticorpos serão detectáveis em 99% das pessoas no prazo

de 6 semanas após a infecção, com o tempo médio de detecção de cerca de 2 semanas.

Os **testes rápidos de anticorpos anti-HIV em sangue ou fluido oral** fornecem resultados em 10-20 minutos e podem ser realizados em consultórios médicos, inclusive por pessoal sem treinamento em laboratório e sem um laboratório aprovado pela Clinical Laboratory Improvement (CLIA). As pessoas que testam positivo em um teste rápido requerem confirmação com um teste-padrão, conforme descrito anteriormente. O teste rápido é particularmente útil em situações em que o resultado é necessário imediatamente (p. ex., uma mulher em trabalho de parto que não tenha sido testada recentemente para HIV; com o uso de cabotegravir intramuscular como prevenção do HIV) ou quando é improvável que o paciente retorne para obter um resultado. Testes rápidos de HIV em casa que permitem que os testadores saibam seu estado de forma privada, bastando passar um cotonete na gengiva, também encontram-se disponíveis (www.oraquick.com).

Achados laboratoriais inespecíficos na infecção pelo HIV podem incluir anemia, leucopenia (particularmente linfopenia) e trombocitopenia em qualquer combinação, elevação da VHS, hipergamaglobulinemia policlonal e hipocolesterolemia. A anergia cutânea é comum com a imunossupressão.

A **contagem absoluta de linfócitos CD4** é o marcador mais amplamente utilizado para o fornecimento de informações prognósticas e orientação de decisões de profilaxia de infecções oportunistas (Tab. 33.2). À medida que a contagem diminui, o risco de infecção oportunista grave nos 3-5 anos seguintes aumenta. Há muitas limitações ao uso da contagem de CD4, incluindo variação diurna, depressão com doença intercorrente ou vacinação contra outro patógeno, e variabilidade intra e interlaboratorial. Portanto, *a tendência é mais importante do que uma única determinação* e a porcentagem de CD4 pode contornar algumas das limitações de uma única contagem absoluta de CD4. A frequência das contagens depende do estado de saúde do paciente e de eles estarem ou não recebendo Tarv. **A todos os pacientes, independentemente da contagem de CD4, a Tarv deve ser oferecida e a contagem de CD4 deve ser monitorada regularmente até que a supressão virológica seja alcançada**; o monitoramento regular de CD4 depois de alcançar uma contagem superior a 350 células/mcL e a supressão virológica não é necessário. O início do tratamento com terapia profilática para *Pneumocystis jirovecii* é recomendado quando a contagem de CD4 cai para menos de 200 células/mcL, com profilaxia de *Toxoplasma gondii* recomendada para pacientes IgG-positivos para o patógeno com contagem de CD4 inferior a 100 células/mcL. O início da profilaxia do *Mycobacterium avium complex* é agora recomendado apenas nos raros casos de indivíduos com contagem de CD4 inferior a 50 células/mcL que não iniciam a Tarv (p. ex., por preferência do paciente). A **porcentagem de linfócitos CD4** pode ser um indicador mais confiável de prognóstico do que as contagens absolutas (com uma porcentagem inferior a 14% que prevê aproximadamente uma contagem de CD4 inferior a 200 células/mcL), sobretudo no cenário de doença aguda. Embora meça a disfunção imuno-

TABELA 33.2 Testes geralmente solicitados para infecção de HIV

Teste	Importância
Contagem absoluta de linfócitos CD4	O melhor teste para determinar o estágio da infecção pelo HIV. O risco de progressão para uma infecção oportunista ou malignidade associada à Aids é elevado com contagem de CD4 < 200 células/mcL na ausência de tratamento.
Percentual de linfócitos CD4	O percentual pode ser mais confiável do que a contagem de CD4. O risco de progressão para uma infecção oportunista ou malignidade associada à Aids é elevado com percentual < 14% na ausência de tratamento.
Imunoensaio de diferenciação de anticorpos HIV-1/HIV-2	Serve como teste confirmatório e diferencia HIV-1 de HIV-2. Testes que são reativos no imunoensaio de antígeno/anticorpo HIV-1/2, mas negativos neste teste confirmatório, devem ser complementados com teste de carga viral para HIV-1. A sensibilidade e a especificidade da combinação do imunoensaio de antígeno/anticorpo reativo e do imunoensaio de diferenciação positivo se aproximam de 100% para infecção crônica.
Imunoensaio de antígeno/anticorpo HIV-1/2	Detecta anticorpos para HIV-1 e HIV-2, juntamente com o antígeno p24 do HIV-1. Amostras positivas requerem teste com o imunoensaio de diferenciação de anticorpos HIV-1/HIV-2.
Teste rápido de anticorpos para HIV	Teste de triagem para HIV. Produz resultados em 10-20 minutos. Pode ser realizado por profissionais com treinamento limitado. A sensibilidade e especificidade para infecção crônica são > 99%, embora a sensibilidade na infecção aguda seja mais baixa. Resultados positivos devem ser confirmados com testes-padrão para HIV, utilizando o imunoensaio de antígeno/anticorpo HIV-1/2 e o imunoensaio de diferenciação de anticorpos HIV-1/HIV-2.
Testes de carga viral para HIV-1	Este teste de ácido nucleico mede a quantidade de vírus HIV replicando ativamente. Pacientes que apresentam resultado negativo no imunoensaio de antígeno/anticorpo HIV-1/2 ou no imunoensaio de diferenciação de anticorpos HIV-1/HIV-2, ou em ambos, mas apresentam carga viral positiva para HIV, provavelmente estão experimentando infecção aguda por HIV; no entanto, deve-se ter cautela quando o resultado do teste mostrar viremia de nível baixo (i.e., < 1.000 cópias/mL), pois isso pode representar um resultado falso-positivo. Além de ser utilizado no diagnóstico de infecção aguda por HIV, a carga viral do HIV é o indicador mais preciso da atividade viral e da resposta ao tratamento.

lógica, a contagem de CD4 não fornece uma medida de quão ativamente o HIV está se replicando no corpo. Testes de carga viral do HIV avaliam o nível de replicação viral e fornecem informações úteis sobre o prognóstico que independem das informações fornecidas pelas contagens de CD4. *A Tarv tem por objetivo a supressão virológica abaixo ou nos limites de detecção do ensaio.*

Diagnóstico diferencial

A infecção pelo HIV pode imitar uma variedade de outras doenças clínicas. O diagnóstico diferencial específico depende do modo de apresentação. Em pacientes que apresentam sintomas constitucionais, como perda de peso e febre, as considerações diferenciais incluem câncer, infecções crônicas, como tuberculose e endocardite, condições autoimunes e doenças endocrinológicas, como o hipertireoidismo. Quando os processos pulmonares dominam a apresentação, infecções pulmonares agudas e crônicas devem ser consideradas, bem como outras causas de infiltrados pulmonares intersticiais difusos, incluindo a infecção por SARS-CoV-2 (Covid-19). Quando a doença neurológica for o modo de apresentação, condições que causam alterações no estado mental ou neuropatia – p. ex., transtorno por uso de álcool (alcoolismo), hepatopatias, tireoidopatias e deficiência de vitaminas devem ser consideradas. Se um paciente apresentar cefaleia e uma pleocitose no LCR, outras causas de meningite crônica devem ser consideradas no diagnóstico diferencial. Quando a diarreia é uma queixa proeminente, a enterocolite infecciosa, a colite associada a antibióticos, DII e síndromes de má absorção devem ser consideradas.

Complicações
A. Queixas sistêmicas

Febre, sudorese noturna e perda de peso são sintomas comuns em pessoas com HIV e podem ocorrer sem uma infecção oportunista complicadora. Os pacientes com febre persistente e sem sintomas localizados devem, no entanto, ser cuidadosamente examinados e avaliados com uma radiografia de tórax (a pneumonia por *Pneumocystis* pode se apresentar com sintomas respiratórios sutis), hemoculturas bacterianas se a febre for acima de 38,0°C, bem como culturas de antígeno criptocócico sérico e micobacteriana do sangue em pessoas com baixa contagem de células CD4. A TC do abdome pode ser considerada para a avaliação de infecções ou cânceres intra-abdominais ocultos. Se esses estudos apresentarem resultados normais, os pacientes devem ser observados atentamente. Os antipiréticos são úteis para evitar a desidratação.

Centers for Disease Control and Prevention (CDC). 2018 quick reference guide: recommended laboratory HIV testing algorithm for serum or plasma specimens. https://stacks.cdc.gov/ view/cdc/50872

Pahwa S et al. NIH Workshop on HIV-associated comorbidities, coinfections, and complications: summary and recommendation for future research. J Acquir Immune Defic Syndr. 2021;86:11. [PMID: 33306561]

1. **Alterações de peso** – A perda de peso é uma complicação particularmente angustiante da infecção de longa data pelo HIV. Os pacientes normalmente apresentam *perda*

desproporcional de massa muscular, com manutenção ou perda menos substancial de reservas de gordura. O mecanismo da perda de peso relacionada ao HIV não é totalmente conhecido, mas parece ser multifatorial, com implicação de alguns dos medicamentos análogos de timidina mais antigos. No cenário dos medicamentos mais novos, observou-se ganho de peso com alguns regimes de Tarv, com os inibidores de transferência da cadeia de integrase associados a um maior ganho de peso do que os inibidores da protease ou os inibidores não nucleosídeos da transcriptase reversa.

Entre os inibidores nucleosídeos/nucleotídeos da transcriptase reversa, o tenofovir alafenamida está associado a um maior ganho de peso do que o fumarato de tenofovir desoproxila ou o abacavir.

A. Manifestação – Os pacientes com Aids frequentemente apresentam anorexia, náuseas e vômitos, que contribuem para a perda de peso ao diminuir a ingestão calórica. Em alguns casos, esses sintomas são secundários a uma infecção específica, como a hepatite viral. Em outros casos, entretanto, a avaliação dos sintomas não revela nenhum patógeno específico, e presume-se que se deva a um efeito primário do HIV. A má absorção também desempenha um papel na diminuição da ingestão calórica. Os pacientes podem sofrer diarreia resultante de infecções por agentes bacterianos, virais ou parasitários.

Exacerbando a diminuição da ingestão calórica, muitos pacientes com HIV não controlado têm uma taxa metabólica mais elevada. Essa taxa mais elevada demonstrou existir mesmo entre pessoas assintomáticas com HIV, mas se acelera com a progressão da doença e a infecção secundária. Pessoas com HIV com infecções secundárias também apresentam redução da síntese proteica, o que dificulta a manutenção da massa muscular.

B. Tratamento – Várias estratégias foram desenvolvidas para retardar a **perda de peso da Aids**. Em longo prazo, nada é tão eficaz quanto a Tarv, que trata a infecção subjacente pelo HIV. Em curto prazo, o controle eficaz da febre diminui a taxa metabólica, podendo reduzir o ritmo da perda de peso, assim como o tratamento de qualquer infecção oportunista subjacente. A suplementação alimentar com bebidas altamente calóricas e estimulantes do apetite pode permitir que os pacientes com baixo apetite mantenham sua ingestão.

Duas abordagens farmacológicas para aumentar o apetite e o ganho de peso são o agente progestagênio acetato de megestrol (400-800 mg por via oral, diariamente, em doses divididas) e o agente antiemético dronabinol (2,5-5 mg VO, 3x/dia), mas *nenhum desses agentes aumenta a massa corporal magra*. Os efeitos colaterais do acetato de megestrol são raros, mas foram relatados fenômenos tromboembólicos, edema, náusea, vômito e erupção cutânea. Em 3-10% dos pacientes que usam dronabinol, euforia, tontura,

paranoia, sonolência e até mesmo náuseas e vômitos foram relatados. O dronabinol contém apenas um dos ingredientes ativos da maconha, e alguns pacientes sentem melhor alívio da náusea e melhora do apetite com a maconha medicinal *cannabis* (acredita-se que THC seja mais eficaz do que CBD; administrada por meio de fumo, vaporização, óleos essenciais ou cozida nos alimentos). Nos EUA, 38 Estados e o Distrito de Columbia legalizaram a maconha medicinal, e 23 Estados e o Distrito de Columbia legalizaram o uso recreativo (não medicinal). Entretanto, o uso e a venda da maconha ainda são ilegais de acordo com a legislação federal norte-americana.

Saeteaw M et al. Efficacy and safety of pharmacological cachexia interventions: systematic review and network meta-analysis. BMJ Support Palliat Care. 2021;11:75. [PMID: 33246937]

2. Náusea – A náusea que resulta em perda de peso, às vezes, é atribuída à candidíase esofágica. Os pacientes com candidíase oral e náusea devem ser tratados empiricamente com um agente antifúngico oral. Pacientes com perda de peso decorrente de náusea de origem incerta podem se beneficiar do uso de antieméticos ou agentes pró-motilidade antes das refeições (ondansetrona, 8 mg três vezes ao dia; proclorperazina, 10 mg três vezes ao dia; ou metoclopramida, 10 mg três vezes ao dia). O dronabinol (5 mg três vezes ao dia) ou a *cannabis* medicinal também podem ser utilizados para o tratamento da náusea, embora em alguns indivíduos possam piorar a náusea e o vômito. A depressão e a insuficiência suprarrenal são duas causas potencialmente tratáveis de perda de peso.

Unal E et al. Cannabinoids: a guide for use in the world of gastrointestinal disease. J Clin Gastroenterol. 2020;54:769. [PMID: 31789770]

B. Doença pulmonar

1. Pneumonia por *Pneumocystis* – (Ver Cap. 38.) A pneumonia por *P. jirovecii* é a infecção oportunista mais comum associada à Aids. A pneumonia por *Pneumocystis* pode ser difícil de diagnosticar, pois os sintomas – febre, tosse e dispneia – são inespecíficos e normalmente subagudos. Além disso, a gravidade dos sintomas varia de febre e ausência de sintomas respiratórios a tosse leve ou dispneia, até um desconforto respiratório grave.

A hipoxemia pode ser grave, com uma PO_2 menor que 60 mmHg. *O fundamento do diagnóstico é a radiografia de tórax ou a TC* (Fig. 33.2). Os infiltrados difusos ou peri-hilares são mais característicos, mas apenas dois terços dos pacientes com pneumonia por *Pneumocystis* apresentam esse achado. As radiografias de tórax apresentam-se normais em 5-10% dos pacientes com pneumonia por *Pneumocystis*, embora a sensibilidade seja maior com a TC, enquanto o restante apresenta opacidades difusas em vidro fosco. Casos graves podem resultar em pneumotórax.

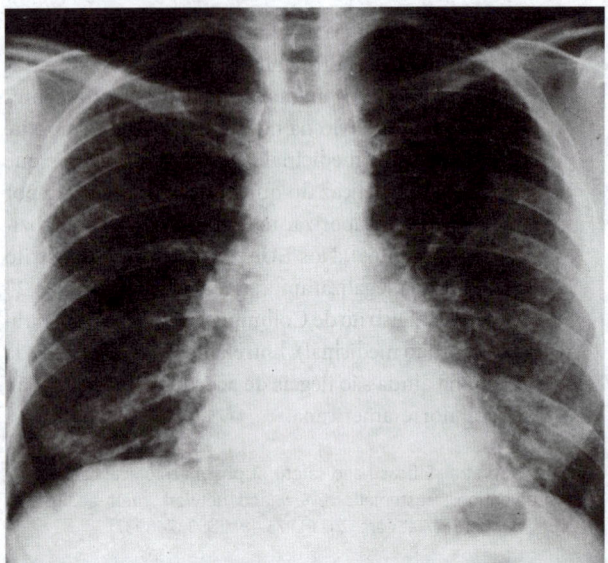

FIGURA 33.2 Pneumonia por *Pneumocystis* em uma mulher haitiana com suspeita de HIV/Aids subjacente. Radiografia torácica típica mostrando infiltrados intersticiais bilaterais e difusos, projetando-se das áreas hilares.
Reproduzida de Grippi MA, Elias JA, Fishman JA et al. (editores). Fishman's Pulmonary Diseases and Disorders, 5.ed. McGraw-Hill, 2015.

Grandes efusões pleurais são incomuns na pneumonia por *Pneumocystis*; sua presença sugere pneumonia bacteriana, outras infecções, como tuberculose, ou sarcoma de Kaposi pleural.

Pode-se obter o diagnóstico definitivo em 70-90% dos casos pela **coloração de Wright-Giemsa** ou pelo **teste de anticorpo de fluorescência direta (DFA)** do escarro induzido. Cada vez mais, o teste de PCR está disponível e tem alta sensibilidade e especificidade. A indução do escarro é realizada fazendo-se com que os pacientes inalem uma solução aerossolizada salina a 3% produzida por um nebulizador ultrassônico. Os pacientes não devem se alimentar por pelo menos 8 horas e não devem usar pasta de dente ou enxaguante bucal antes do procedimento, uma vez que esses produtos podem interferir na interpretação do teste. A próxima etapa para pacientes com exames de escarro negativos em que ainda há suspeita de pneumonia por *Pneumocystis* deve ser o **lavado broncoalveolar**. Essa técnica estabelece o diagnóstico em mais de 95% dos casos.

Em pacientes com sintomas sugestivos de pneumonia por *Pneumocystis*, mas com radiografias de tórax negativas ou atípicas e exames de escarro negativos, outros testes de diagnóstico podem fornecer informações adicionais para decidir se é aconselhável prosseguir para a lavagem broncoalveolar. A elevação da DHL **sérica** ocorre em 95% dos casos de pneumonia por *Pneumocystis*, mas a especificidade desse achado é de no máximo 75%. Um **teste de betaglucana sérica** normal torna improvável a pneumonia por *Pneumocystis*, embora diversos fatores possam causar um teste de betaglucana sérica falso-positivo. Uma **capacidade de difusão de monóxido de carbono (DLCO)**

normal ou uma **TC de alta resolução** do tórax que não demonstre doença pulmonar intersticial torna o diagnóstico de pneumonia por *Pneumocystis* muito improvável. Além disso, uma contagem de CD4 superior a 250 células/mcL nos 2 meses anteriores à avaliação dos sintomas respiratórios torna o diagnóstico de pneumonia por *Pneumocystis* improvável; apenas 1-5% dos casos ocorrem acima desse nível de contagem de CD4 (ver Fig. 33.1). Isso é verdadeiro mesmo que o paciente tenha tido anteriormente uma contagem de CD4 inferior a 200 células/mcL, mas que tenha aumentado com a Tarv. Observa-se a presença de pneumotórax em pessoas com HIV com histórico de pneumonia por *Pneumocystis*.

O trimetoprima-sulfametoxazol é o tratamento preferido para pneumonia por *Pneumocystis* (Tab. 33.3). Além do tratamento específico anti-*Pneumocystis*, a terapia com corticosteroides demonstrou melhorar o curso do quadro de pacientes com pneumonia por *P jirovecii* moderada a grave (PaO_2 menor que 70 mmHg em temperatura ambiente ou gradiente alvéolo-arterial de O_2 maior ou igual a 35 mmHg) quando administrado no espaço de 72 horas após o início do tratamento anti-*Pneumocystis*. Os corticosteroides devem ser iniciados o mais cedo possível após o início do tratamento, utilizando-se prednisona 40 mg por via oral duas vezes por dia nos dias 1-5, 40 mg por dia nos dias 6-10, e 20 mg por dia nos dias 11-21 (para pacientes que não possam tomar medicação oral, a metilprednisolona intravenosa pode ser substituída em 75% da dose oral). O mecanismo de ação para que os corticosteroides melhorem os resultados é presumivelmente uma diminuição da inflamação alveolar.

Fishman JA. Pneumocystis jirovecii. Semin Respir Crit Care Med. 2020;41:141. [PMID: 32000290]

Tasaka S. Recent advances in the diagnosis and management of Pneumocystis pneumonia. Tuberc Respir Dis (Seoul). 2020;83:132. [PMID: 32185915]

US Department of Health and Human Services. Guidelines for the prevention and treatment of opportunistic infections in adults and adolescents with HIV. 2020. https://clinicalinfo.hiv. gov/en/ guidelines/adult-and-adolescent-opportunistic-infection/what-s-new-guidelines

2. Outras doenças pulmonares infecciosas – Outras causas infecciosas de doença pulmonar em pacientes com Aids incluem etiologias bacterianas, micobacterianas e virais.

A. Bacterianas – *A pneumonia adquirida na comunidade é a causa mais comum de doença pulmonar em pessoas com HIV*. A incidência de pneumonia pneumocócica com septicemia e pneumonia por *Haemophilus influenzae* é maior entre as pessoas com HIV. *Pseudomonas aeruginosa* é um patógeno respiratório importante na doença avançada e, mais raramente, na pneumonia por espécies de *Nocardia* ou infecção por *Rhodococcus equi* pode ocorrer às vezes com abscessos cerebrais concomitantes na Aids avançada. Como a disfunção das células B é mais comum no início da infecção pelo

TABELA 33.3 Tratamento de infecções oportunistas e malignidades[1] relacionadas à Aids

Infecção ou malignidade	Tratamento	Complicações[2]
Meningite criptocócica	Regime preferido: Indução: Anfotericina B liposssomal, 3-4 mg/kg/dia intravenoso, com flucitosina, 25 mg/kg/dose via oral quatro vezes ao dia por no mínimo 2 semanas (ajustar a dose de flucitosina conforme a função renal), seguido de fluconazol, 400 mg via oral ao dia por no mínimo 8 semanas (consolidação), e depois 200 mg via oral ao dia para completar no mínimo 1 ano de terapia (manutenção).	Anfotericina B liposssomal: febre, calafrios, hipocalemia, doença renal Flucitosina: supressão da medula óssea, doença renal, hepatite Fluconazol: hepatite
	Indução: Anfotericina B, 0,7-1,0 mg/kg/dia intravenoso, com flucitosina, 25 mg/kg/dose via oral quatro vezes ao dia por no mínimo 2 semanas (ajustar a dose de flucitosina conforme a função renal), seguido de fluconazol, 400 mg via oral ao dia por no mínimo 8 semanas (consolidação), e depois 200 mg via oral ao dia para completar no mínimo 1 ano de terapia (manutenção).	Anfotericina: febre, calafrios, hipocalemia, doença renal Flucitosina: supressão da medula óssea, doença renal, hepatite Fluconazol: hepatite
	O fluconazol, quando usado isolado, é inferior à anfotericina B como terapia de indução; é recomendado apenas para pacientes que não conseguem tolerar ou não respondem ao regime preferido citado. Se utilizado para terapia de indução primária, deve-se administrar fluconazol, 1.200 mg via oral ao dia, com flucitosina, 25 mg/kg/dose via oral quatro vezes ao dia por no mínimo 2 semanas (ajustar a dose de flucitosina conforme a função renal), seguido de 400 mg via oral ao dia por no mínimo 8 semanas (consolidação), e depois 200 mg via oral ao dia para completar no mínimo 1 ano de terapia.	Hepatite
Retinite por citomegalovírus (ameaça imediata à visão)	Regime preferido: a terapia de primeira linha é o valganciclovir oral, 900 mg via oral duas vezes ao dia com alimentos por 21 dias, seguido por 900 mg ao dia (manutenção). Para infecções com risco imediato de perda de visão envolvendo a mácula ou o nervo óptico, adicionar ganciclovir intravítreo (2 mg/injeção) ou foscarnet (2,4 mg/injeção) por 1-4 doses/dia durante 7-10 dias.	Para valganciclovir: neutropenia, anemia, trombocitopenia (evitar em pacientes com hemoglobina < 8 g/dL, contagem de neutrófilos abaixo de 500 células/mcL [$0,5 \times 10^9$/L] ou contagem de plaquetas abaixo de 25.000/mcL [25×10^9/L]). Potencialmente embriotóxico.
	Ganciclovir, 10 mg/kg/dia intravenoso em duas doses divididas por 14-21 dias, seguido de 5 mg/kg ao dia (manutenção).	Neutropenia, anemia, trombocitopenia. Ajustar a dose de ganciclovir conforme a função renal. Potencialmente embriotóxico
	Foscarnet, 90 mg/kg intravenoso a cada 12 horas por 14 dias, seguido de 90-120 mg/kg uma vez ao dia.	Náusea, hipocalemia, hipocalcemia, hiperfosfatemia, azotemia. Ajustar a dose de foscarnet conforme a função renal
	Cidofovir, 5 mg/kg/semana intravenoso por 2 semanas, seguido de 5 mg/kg a cada duas semanas, com probenecida, 2 g via oral 3 horas antes da dose, 1 g via oral 2 horas após a dose e 1 g via oral 8 horas após a dose.	Nefrotoxicidade renal (para reduzir a probabilidade, hidratação com soro fisiológico antes e depois, juntamente com probenecida), hipotonia ocular, uveíte anterior, neutropenia Evitar em pacientes com alergia à sulfa pela hipersensibilidade cruzada com probenecida.
Candidíase esofágica ou candidíase vaginal recorrente	Fluconazol, 100-200 mg via oral ao dia por 14-21 dias para doença esofágica e > 7 dias para doença vaginal recorrente.	Hepatite, desenvolvimento de resistência aos azóis. Fluconazol *não* deve ser administrado a mulheres que estão ou possam estar grávidas em razão do risco de aborto espontâneo
Infecção por herpes simples	Aciclovir, 400 mg via oral três vezes ao dia por 5-10 dias; ou aciclovir, 5 mg/kg intravenoso a cada 8 horas para casos graves	Herpes simples resistente com terapia de longo prazo
	Valaciclovir, 1 g via oral duas vezes ao dia por 5-10 dias	Náusea
	Fanciclovir, 500 mg via oral duas vezes ao dia por 5-10 dias	Náusea
	Foscarnet, 40 mg/kg intravenoso a cada 8 horas, para casos resistentes ao aciclovir	Náusea, hipocalemia, hipocalcemia, hiperfosfatemia, azotemia Ajustar a dose de foscarnet conforme a função renal
Herpes-zóster	Regime preferencial: valaciclovir, 1.000 mg via oral três vezes ao dia por 7-10 dias	Náusea
	Regime preferencial: fanciclovir, 500 mg via oral três vezes ao dia por 7-10 dias	Náusea
	Aciclovir, 800 mg via oral cinco vezes ao dia por 7-10 dias. Terapia intravenosa a 10 mg/kg a cada 8 horas para doença cutânea ou visceral extensa até melhora clínica, depois trocar para terapia oral para completar um curso de 10-14 dias. Para envolvimento ocular, consulte um oftalmologista imediatamente	Náusea

(continua)

TABELA 33.3 Tratamento de infecções oportunistas e malignidades[1] relacionadas à Aids (*continuação*)

Infecção ou malignidade	Tratamento	Complicações[2]
Sarcoma de Kaposi		
Leve a moderado	Início ou otimização do tratamento antirretroviral	Efeitos colaterais do tratamento antirretroviral
Doença avançada	Quimioterapia (p. ex., doxorrubicina lipossomal ou daunorrubicina):	Supressão da medula óssea, toxicidade cardíaca
	Pomalidomida, 5 mg/dia via oral nos dias 1-21 de cada ciclo de 28 dias; alternativa à quimioterapia	Fadiga, astenia, dispneia, anemia, neutropenia; contraindicado na gravidez
Infecção por complexo *Mycobacterium avium*	Claritromicina, 500 mg via oral duas vezes ao dia, ou azitromicina, 600 mg uma vez ao dia, com etambutol, 15 mg/kg/dia via oral (máximo de 1 g). Pode-se acrescentar também:	Claritromicina: hepatite, náusea, diarreia. Etambutol: hepatite, neurite óptica
	Rifabutina, 300 mg via oral ao dia	Erupção cutânea, hepatite, uveíte
Linfoma não Hodgkin	Quimioterapia combinada (p. ex., R-CHOP e G-CSF). Doença do SNC: tratamento com radiação e dexametasona para edema	Náusea, vômito, anemia, neutropenia, trombocitopenia, toxicidade cardíaca (com doxorrubicina)
Infecção por *Pneumocystis jirovecii*[3]	Regime preferido: Trimetoprima-sulfametoxazol, 15 mg/kg/dia (com base no componente trimetoprima) intravenoso ou um comprimido de dose dupla via oral três vezes ao dia por 21 dias. Adicionar prednisona quando PaO_2 < 70 mmHg em ar ambiente ou gradiente alveolar-arterial de O_2 > 35 mmHg: 40 mg via oral duas vezes ao dia nos dias 1-5, 40 mg via oral uma vez ao dia nos dias 6-10, 20 mg via oral uma vez ao dia nos dias 11-21	Náusea, neutropenia, anemia, hepatite, erupção cutânea, síndrome de Stevens-Johnson
	Pentamidina, 3-4 mg/kg/dia intravenoso por 21 dias, mais prednisona quando indicada, conforme mencionado	Hipotensão, hipoglicemia, anemia, neutropenia, pancreatite, hepatite
	Primaquina, 30 mg/dia via oral, e clindamicina, 600 mg a cada 8 horas via oral, por 21 dias, mais prednisona quando indicada, conforme mencionado	Primaquina: anemia hemolítica em pacientes com deficiência de G6PD;[3] metemoglobinemia, neutropenia, colite. Clindamicina: erupção cutânea, náusea, dor abdominal, colite
	Não recomendado para doença grave: trimetoprima, 15 mg/kg/dia via oral em três doses divididas, com dapsona, 100 mg/dia via oral, por 21 dias,[3] mais prednisona quando indicada, conforme mencionado	Náusea, erupção cutânea, anemia hemolítica em pacientes com deficiência de G6PD;[3] metemoglobinemia (os níveis semanais devem ser < 10% da hemoglobina total)
	Não recomendado para doença grave: Atovaquona, 750 mg via oral duas vezes ao dia com alimentos por 21 dias, mais prednisona quando indicada, conforme mencionado	Erupção cutânea, aminotransferases elevadas, anemia, neutropenia
Toxoplasmose	Regime preferido: pirimetamina, 200 mg via oral como dose de carga, seguida por 50 mg ao dia (peso ≤ 60 kg) ou 75 mg ao dia (peso > 60 kg), combinada com sulfadiazina, 1.000 mg via oral quatro vezes ao dia (peso ≤ 60 kg) ou 1.500 mg via oral quatro vezes ao dia (peso > 60 kg), e leucovorina, 10-25 mg via oral ao dia, por pelo menos 6 semanas. Cursos mais longos são necessários para doença extensa ou resolução clínica ou radiográfica incompleta. Terapia de manutenção com pirimetamina, 25-50 mg via oral, mais sulfadiazina, 2.000-4.000 mg em duas a quatro doses divididas, mais leucovorina, 10-25 mg via oral ao dia. O tratamento de longo prazo deve ser mantido até ocorrer a reconstituição imunológica com o tratamento antirretroviral	Pirimetamina: leucopenia, anorexia, vômito Sulfadiazina: náusea, vômito, síndrome de Stevens-Johnson
	Para pacientes que são intolerantes à sulfa e não podem ser dessensibilizados: Substituir a sulfadiazina por clindamicina, 600 mg via intravenosa ou oral a cada 6 horas, no regime citado	Clindamicina: erupção cutânea, náusea, dor abdominal, colite
	Se a pirimetamina não estiver disponível: trimetoprima-sulfametoxazol, 10 mg/kg/dia (com base no componente trimetoprima)	Náusea, neutropenia, anemia, hepatite, erupção cutânea, síndrome de Stevens-Johnson

[1] Recomendações extraídas de Centers for Disease Control and Prevention (CDC). Diretrizes para a prevenção e tratamento de infecções oportunistas em adultos e adolescentes infectados pelo HIV. 11 de fevereiro de 2020. Baixado de https://aidsinfo.nih.gov/guidelines em 14 de fevereiro de 2020.

[2] A lista de complicações não é exaustiva.

[3] Antes do uso de primaquina ou dapsona, verifique o nível de glicose-6-fosfato desidrogenase (G6PD) em pacientes negros e naqueles de origem mediterrânea.

G-CSF: fator estimulante de colônia de granulócitos (filgrastim); R-CHOP: rituximabe, ciclofosfamida, doxorrubicina, vincristina, prednisolona.

HIV, as infecções bacterianas recorrentes podem ser um indício de um novo diagnóstico.

B. **Micobacterianas** – A tuberculose ocorre em uma estimativa de 4,2% das pessoas nos EUA que têm HIV. Os pacientes com tuberculose ativa e contagens de CD4 acima de 350 células/mcL provavelmente apresentam infiltrados no lobo superior e infiltrados hilares e adenopatia paratraqueal, achados semelhantes aos de pessoas sem HIV (Fig. 33.3). Com imunodeficiência avançada, lobo inferior, lobo médio, intersticial e miliar são mais comuns, juntamente com adenopatia mediastinal e envolvimento extrapulmonar. Embora um **teste de derivado proteico purificado (PPD)** ou um **ensaio de liberação de interferon-gama (IGRA**, incluindo os testes QuantiFERON e T-SPOT) devam ser realizados em toda pessoa com HIV para a qual se considere o diagnóstico de tuberculose, quanto menor a contagem de células CD4, maior a probabilidade de resultados falso-negativos nos testes PPD ou IGRA ou de resultados indeterminados do teste IGRA. Recomenda-se repetir o teste PPD ou IGRA após a melhora na contagem de CD4 para aqueles com contagem de CD4 inferior a 200 células/mcL.

Em casos de tuberculose ativa, o tratamento de pessoas com HIV é semelhante ao de pessoas sem HIV. Entretanto, a *rifampicina não deve ser administrada a pacientes que estejam recebendo um inibidor de protease (IP)*. Nesses casos, a rifabutina pode ser substituída, mas pode exigir modificações na dosagem, dependen-

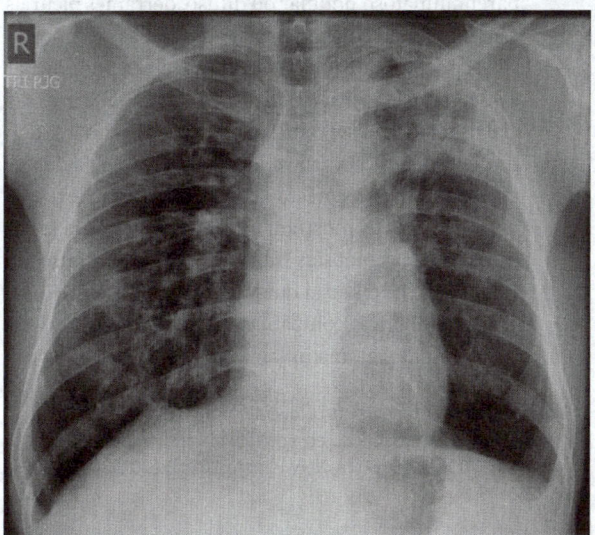

FIGURA 33.3 Um homem de 36 anos com **tuberculose pulmonar**. Observa-se uma opacificação de parte do pulmão esquerdo associada a uma cavitação, achados consistentes com tuberculose pulmonar. Além disso, há um infiltrado no pulmão direito. A extensão da doença levanta a possibilidade de que ele tenha HIV/Aids subjacente.

Reproduzida de Richard P. Usatine, MD, em Usatine RP, Smith MA, Mayeaux EJ Jr, Chumley H. The Color Atlas of Family Medicine, 3.ed. McGraw-Hill, 2019.

do do regime antirretroviral. O tenofovir alafenamida não deve ser utilizado com a rifampicina e deve ser substituído pelo fumarato de tenofovir desoproxila (TDF). O dolutegravir pode ser administrado com a rifampicina, mas a dose deve ser ajustada para duas vezes ao dia. A tuberculose multirresistente tem sido um grande problema em várias regiões metropolitanas do mundo desenvolvido, e os casos de tuberculose "extremamente resistente" em pacientes com HIV são uma importante preocupação global. A falta de adesão aos medicamentos antituberculosos prescritos é um fator de risco importante. Vários dos surtos relatados parecem implicar disseminação nosocomial. *O surgimento de resistência a medicamentos torna essencial que a sensibilidade aos antibióticos seja realizada em todas as culturas positivas*. A terapia medicamentosa deve ser individualizada. Pacientes com infecção por *M tuberculosis* multirresistente (MDR) devem receber pelo menos três medicamentos aos quais seu organismo seja sensível. O aumento da MDR TB e da TB extensivamente resistente na Europa Oriental e na Rússia levou ao aumento do uso de regimes baseados em bedaquilina/pretomanida/linezolida.

As micobactérias atípicas podem causar doença pulmonar em pacientes com Aids com ou sem doença pulmonar preexistente e respondem de forma variável ao tratamento. A distinção entre *M tuberculosis* e micobactérias atípicas geralmente é feita utilizando-se a amplificação do ácido nucleico do *M tuberculosis* (NAA), se disponível, que também pode identificar rapidamente a resistência à rifampicina, ou por meio de cultura. As sondas de DNA permitem a identificação presuntiva, geralmente dias após uma cultura positiva. A identificação definitiva das espécies de micobactérias não tuberculosas geralmente requer cultura de amostras de escarro. Enquanto aguardam o diagnóstico definitivo, se a suspeita clínica for alta, os médicos devem optar por tratar os pacientes como se eles tivessem infecção por *M. tuberculosis*. Os médicos podem aguardar o diagnóstico definitivo se a pessoa apresentar baciloscopia negativa para bacilos álcool-ácido resistentes, *M. tuberculosis* NAA negativo, apresentar-se clinicamente estável e não estiver vivendo em ambiente comunitário. É importante observar que a pneumonia isolada pelo complexo *M. avium* é relativamente incomum na Aids, portanto, a investigação diagnóstica para pneumonia inexplicada deve continuar se não houver presença de doença pulmonar estrutural preexistente.

Blanc FX et al; STATIS ANRS 12290 Trial Team. Systematic or test-guided treatment for tuberculosis in HIV-infected adults. N Engl J Med. 2020;382:2397. [PMID: 32558469]

Centers for Disease Control and Prevention (CDC). Provisional CDC guidance for the use of pretomanid as part of a regimen [bedaquiline, pretomanid, and linezolid (BPaL)] to treat drug-resistant tuberculosis disease. 2022 Feb. https://www .cdc.gov/tb/topic/drtb/bpal/default.htm

Kerkhoff AD et al. VirtualCROI 2020: tuberculosis and coinfections in HIV infection. Top Antivir Med. 2020;28:455. [PMID: 32886465]

C. **Virais (SARS-CoV-2 e outras)** – Covid-19, a doença causada pelo SARS-CoV-2, causa um espectro muito amplo de doenças que variam de ausência de sintomas a uma doença leve do trato respiratório superior com febre e tosse, a uma tríade clínica de febre, tosse e dispneia, a pneumonia, a síndrome da angústia respiratória aguda (Sara) e, até mesmo, falência fulminante de órgãos multissistêmicos e morte. Os exames de raio X do tórax e TC podem apresentar-se normais no início do curso da doença, podendo depois mostrar opacidades em vidro fosco difusas inespecíficas, infiltrados multilobares e consolidações, alguns evoluindo para Sara totalmente desenvolvida (ver Cap. 34).

Pessoas com HIV antes das vacinas contra a Covid-19 têm maior propensão à doença grave da Covid-19, em parte relacionada a taxas mais altas de comorbidades clínicas (p. ex., DCV, doença pulmonar, tabagismo prolongado), embora as baixas contagens de CD4 e a não supressão virológica também sejam um presságio de maior risco. *As pessoas com HIV devem ser consideradas um grupo prioritário para estratégias preventivas,* incluindo o reforço da série inicial de vacinação e abordagens de tratamento precoce com antivirais.

As pessoas com HIV não devem alterar seus regimes de Tarv ou adicionar medicamentos com o objetivo de possivelmente prevenir ou tratar a infecção por SARS-CoV-2. Entretanto, os regimes à base de tenofovir para o HIV podem ser protetores contra o SARS-CoV-2, conforme relatado em grandes estudos observacionais. Com a vacinação e a infecção natural, a imunidade da população aumentou em todos os grupos, inclusive nas pessoas que vivem com HIV. Quando a Covid-19 é diagnosticada em uma pessoa com HIV, deve-se continuar a Tarv, mesmo que se inicie o paxlovid, já que o curso deste último é de apenas 5 dias, apesar do potencial para interações medicamentosas.

O isolamento do citomegalovírus (CMV) do fluido de lavagem broncoalveolar ocorre comumente em pacientes com Aids, mas não estabelece um diagnóstico definitivo, e a pneumonite por CMV continua sendo uma infecção oportunista muito rara entre pessoas com Aids. O diagnóstico da pneumonite por CMV normalmente requer biópsia; a resposta ao tratamento é baixa. Histoplasmose, coccidioidomicose e doença criptocócica, bem como infecções virais respiratórias mais comuns, também devem ser consideradas no diagnóstico diferencial de infiltrados pulmonares inexplicáveis.

Centers for Disease Control and Prevention (CDC). HIV and COVID-19 Basics. Updated 2023 Sept 12. https://www.cdc. gov/hiv/basics/covid-19.html.

Li G et al. Tenofovir disoproxil fumarate and coronavirus disease 2019 outcomes in men with HIV. AIDS. 2022;36:1689. [PMID: 35848570]

US Department of Health and Human Services. Guidance for COVID-19 and persons with HIV. Updated 2022 Feb 22. https://clinicalinfo.hiv.gov/en/guidelines/guidance-covid-19-and-people-hiv/guidance-covid-19-and-people-hiv

Western Cape Department of Health in collaboration with the National Institute for Communicable Diseases, South Africa. Risk factors for Coronavirus Disease 2019 (COVID-19) death in a population cohort study from the Western Cape Province, South Africa. Clin Infect Dis. 2021;73:e2005. [PMID: 32860699]

3. **Doenças pulmonares não infecciosas**

A. **Manifestação** – As causas não infecciosas de doença pulmonar na infecção pelo HIV incluem sarcoma de Kaposi, linfoma não Hodgkin, pneumonite intersticial, linfoma de efusão primária e, cada vez mais, na atual era da Tarv, o câncer de pulmão. Alguns desses cânceres (p. ex., linfoma, sarcoma de Kaposi) têm uma etiologia viral subjacente. Em pacientes com sarcoma de Kaposi conhecido, o envolvimento pulmonar complica o curso em aproximadamente um terço dos casos. No entanto, o envolvimento pulmonar raramente é a manifestação do sarcoma de Kaposi. O linfoma não Hodgkin pode envolver o pulmão como o único local da doença, mas, com mais frequência, envolve também outros órgãos, especialmente o cérebro, o fígado e o trato gastrointestinal. Esses dois processos podem apresentar envolvimento parenquimatoso nodular ou difuso, derrames pleurais e adenopatia mediastinal nas radiografias de tórax.

A pneumonite intersticial inespecífica pode imitar a pneumonia por *Pneumocystis*. A pneumonite intersticial linfocítica observada em biópsias pulmonares tem um curso clínico variável. Em geral, esses pacientes apresentam vários meses de tosse e dispneia leves; os exames de raio X mostram infiltrados intersticiais. Em raros casos, as biópsias transbrônquicas demonstram inflamação intersticial que varia de uma intensa infiltração linfocítica (compatível com pneumonite intersticial linfoide) a uma inflamação mononuclear leve.

Marcus JL et al. Comparison of overall and comorbidity-free life expectancy between insured adults with and without HIV infection, 2000-2016. JAMA Netw Open. 2020;3:e207954. [PMID: 32539152]

4. **Sinusite** – A sinusite crônica pode ser um problema frustrante para pessoas com HIV. Os sintomas incluem congestão e secreção nasais, cefaleia e febre. Alguns pacientes podem apresentar evidência radiográfica de doença sinusal na TC dos seios paranasais na ausência de sintomas importantes.

C. Doença do sistema nervoso central

A doença do SNC em pessoas com HIV pode ser dividida em lesões intracerebrais que ocupam espaço, encefalopatia, meningite e processos da medula espinal. Muitas dessas complicações diminuíram significativamente em termos de prevalência na era da Tarv. Os declínios cognitivos, entretanto, podem ser mais comuns em pessoas com HIV, especialmente à medida que envelhecem (mais de 50 anos), mesmo entre aqueles que permanecem virologicamente suprimidos.

Stephens RJ et al. Central nervous system infections in the immunocompromised adult presenting to the emergency department. Emerg Med Clin North Am. 2021;39:101. [PMID: 33218652]

1. **Toxoplasmose** – A toxoplasmose costumava ser uma das lesões mais comuns com ocupação de espaço no SNC em pessoas com HIV. Cefaleia, déficits neurológicos focais, convulsões ou estado mental alterado podem ser os sintomas apresentados. O diagnóstico geralmente se faz de forma presuntiva com base na aparência característica dos estudos de imagem cerebral em um paciente sabidamente soropositivo para *Toxoplasma*. Normalmente, *a toxoplasmose aparece como múltiplas lesões realçadas pelo contraste na TC que não se reduzem na difusão na RM*. As lesões tendem a ser periféricas, com predileção pelos núcleos da base.

   As lesões únicas são atípicas na toxoplasmose. Quando uma lesão única tiver sido detectada pela TC, a RM pode revelar múltiplas lesões em razão de sua maior sensibilidade. *Se o paciente apresentar uma única lesão na RM e estiver neurologicamente estável, os médicos podem realizar um teste empírico de 2 semanas de terapia para toxoplasmose.* Deve-se repetir o exame em duas semanas. Se a lesão não tiver diminuído de tamanho, faz-se uma biópsia da lesão. Um teste sorológico positivo para *Toxoplasma não* confirma o diagnóstico porque muitas pessoas com HIV apresentam títulos detectáveis sem ter doença ativa. Por outro lado, menos de 3% dos pacientes com toxoplasmose têm títulos negativos. Portanto, títulos negativos de *Toxoplasma* em paciente com infecção por HIV e uma lesão com ocupação de espaço devem ser motivo para uma busca agressiva por um diagnóstico alternativo. O tratamento preferido da toxoplasmose se faz com pirimetamina e sulfadiazina (Tab. 33.3). Se a pirimetamina não estiver disponível, o paciente pode ser tratado com trimetoprima-sulfametoxazol oral.

2. **Linfoma do SNC** – O linfoma não Hodgkin primário é a segunda lesão mais comum com ocupação de espaço no SNC em pessoas com HIV. Os sintomas são semelhantes aos da toxoplasmose. Embora as técnicas de imagem não consigam distinguir essas duas doenças com certeza, o linfoma geralmente é solitário. Deve-se suspeitar de outras lesões menos comuns se houver bacteremia precedente, fatores de risco de tuberculose, fungemia ou uso de drogas injetáveis. Essas lesões incluem abscessos bacterianos, criptococcomas, tuberculomas e lesões de *Nocardia*. *Deve-se considerar a biópsia cerebral estereotáxica se as lesões forem solitárias ou não responderem ao tratamento de toxoplasmose, especialmente se forem de fácil acesso.* O diagnóstico do linfoma é importante porque muitos pacientes se beneficiam do tratamento (radioterapia). Um ensaio de PCR positivo do LCR para o DNA do vírus Epstein-Barr (EBV) é compatível com o diagnóstico de linfoma; *um PCR para DNA do EBV no LCR é 100% sensível e 98,5% específico para linfoma primário do SNC associado à Aids*, tornando-o útil como marcador diagnóstico de tumor.

Kimani SM et al. Epidemiology of haematological malignancies in people living with HIV. Lancet HIV. 2020;7:e641. [PMID: 32791045]

3. **Demência e distúrbios neurocognitivos associados ao HIV** – Pacientes com distúrbios neurocognitivos associados ao HIV, inclusive demência, normalmente têm dificuldade com tarefas cognitivas (p. ex., memória, atenção), apresentam função motora reduzida e têm problemas emocionais ou comportamentais. O paciente pode notar primeiro uma deterioração de sua caligrafia. As manifestações de comprometimento cognitivo ou demência podem ser inconstantes, com as pessoas exibindo períodos de lucidez e confusão mental ao longo do dia. O diagnóstico de demência associada ao HIV é mais comum em pacientes não tratados com infecção avançada por HIV, e é um diagnóstico de exclusão baseado em um estudo de imagem cerebral e em análise do líquido espinal que exclui outros patógenos. Os testes neuropsiquiátricos são úteis para distinguir pacientes com demência daqueles com depressão. Muitos pacientes melhoram com a Tarv. Entretanto, déficits neurocognitivos lentamente progressivos ainda podem se desenvolver em pacientes que estejam tomando Tarv à medida que eles envelhecem.

   As anormalidades metabólicas também podem causar alterações no estado mental: hipoglicemia, hiponatremia, hipóxia e *overdose* de medicamentos são considerações importantes nessa população. Outras causas infecciosas menos comuns de encefalopatia incluem leucoencefalopatia multifocal progressiva (discutida a seguir), CMV, sífilis e encefalite por herpes simples.

Avedissian SN et al. Pharmacologic approaches to HIV-associated neurocognitive disorders. Curr Opin Pharmacol. 2020;54:102. [PMID: 33049585]

4. **Meningite criptocócica** – A meningite criptocócica geralmente se apresenta com febre e cefaleia. Menos de 20% dos pacientes apresentam meningismo. O diagnóstico é baseado em um teste de aglutinação em látex positivo no soro ou no LCR que detecta o antígeno criptocócico (ou "CrAg") ou cultura positiva do líquido espinal para *Cryptococcus*. *Aproximadamente 99% dos pacientes com meningite criptocócica têm um antígeno sérico positivo CrAg*. Portanto, um teste de CrAg sérico negativo torna o diagnóstico de meningite criptocócica improvável e pode ser útil na avaliação inicial do paciente com cefaleia, febre e estado mental normal. O tratamento envolve três fases:

indução, consolidação e manutenção. O tratamento de indução é administrado por um mínimo de 2 semanas, além de evidências de melhora clínica e cultura negativa do LCR em uma nova punção lombar. O tratamento de indução preferido é a anfotericina lipossomal com flucitosina (Tab. 33.3), seguido por um tratamento oral com fluconazol e, em seguida, uma profilaxia secundária com fluconazol. A profilaxia pode ser interrompida se o paciente estiver assintomático, tiver uma contagem de células CD4 superior a 100/mcL por pelo menos 3 meses e tiver suprimido a carga viral com Tarv. Vale ressaltar que um estudo de 2022 mostrou que um regime de indução alternativo de apenas uma dose única de anfotericina B lipossomal com 14 dias de flucitosina concomitantemente com fluconazol não foi inferior ao curso mais longo de anfotericina B; essa pode ser considerada uma abordagem alternativa em ambientes com recursos limitados ou em caso de intolerância à anfotericina B lipossomal.

5. **Meningite meningocócica** – Pessoas com infecção por HIV apresentam maior risco de contrair doença meningocócica bacteriana. O tratamento é o mesmo que o de pessoas sem infecção. O Advisory Committee on Immunization Practices recomenda a vacina conjugada meningocócica rotineiramente (sorogrupos A, C, W e Y) para todas as pessoas com 2 meses de idade ou mais com infecção por HIV. Em ambientes de surtos de meningococos, a vacina meningocócica B pode ser administrada a adolescentes e jovens adultos com HIV, não necessariamente todos os pacientes com HIV, para proteção de curto prazo contra a maioria das cepas da doença meningocócica do sorogrupo B. A administração rotineira da vacina meningocócica B a pacientes com HIV, entretanto, *não* é indicada.

National Institutes of Health (NIH). HIVinfo. Guidelines for the Prevention and Treatment of Opportunistic Infections in Adults and Adolescents with HIV. 2023 Jan 11. https://clinicalinfo.hiv.gov/en/guidelines/hiv-clinical-guidelines-adult-and-adolescent-opportunistic-infections/immunizations

6. **Meningite HIV e mielopatia por HIV** – A meningite por HIV, caracterizada por pleocitose linfocítica do líquido cefalorraquidiano com cultura negativa, é comum no início da infecção pelo HIV. A função da medula espinal também pode estar prejudicada em indivíduos com infecção pelo HIV. A mielopatia do HIV se apresenta com fraqueza nas pernas e incontinência. A paraparesia espástica e a ataxia sensorial são observadas no exame neurológico. A mielopatia geralmente é uma manifestação tardia da doença do HIV, e a maioria dos pacientes apresenta encefalopatia concomitante causada pelo HIV. A avaliação patológica da medula espinal revela vacuolização da substância branca. Como a mielopatia por HIV é um diagnóstico de exclusão, os sintomas sugestivos de mielopatia devem ser avaliados por punção lombar para descartar a polirradiculopatia por CMV (descrita a seguir) e uma RM ou TC para a exclusão de linfoma epidural.

Leffert J et al. HIV-vacuolar myelopathy: an unusual early presentation in HIV. Int J STD AIDS. 2021;32:205. [PMID: 33323068]

7. **Leucoencefalopatia multifocal progressiva (LEMP)** – A LEMP é uma infecção viral (com o poliomavírus JC) da substância branca do cérebro observada em pacientes com infecção muito avançada pelo HIV. Normalmente, resulta em déficits neurológicos focais como afasia, hemiparesia e cegueira cortical. Os estudos de imagem são altamente sugestivos do diagnóstico se mostrarem lesões de substância branca sem realce e sem efeito de massa; o diagnóstico é verificado pela positividade do vírus JC por PCR no LCR. Os pacientes podem se estabilizar ou melhorar após o início da Tarv; não há outro tratamento. No cenário de uma Tarv em larga escala e como a LEMP ocorre com uma contagem de CD4 muito baixa, a prevalência dessa condição é rara.

Abrão CO et al. AIDS-related progressive multifocal leukoencephalopathy. Rev Soc Bras Med Trop. 2020;54:e02522020. [PMID: 33338109]
Cortese I et al. Progressive multifocal leukoencephalopathy and the spectrum of JC virus-related disease. Nat Rev Neurol. 2021;17:37. [PMID: 33219338]

D. Sistema nervoso periférico

A. **Manifestação** – As síndromes do sistema nervoso periférico incluem polineuropatias inflamatórias, neuropatias sensoriais e mononeuropatias.

Uma **polineuropatia desmielinizante inflamatória** semelhante à síndrome de Guillain-Barré pode acometer pessoas com HIV, geralmente antes de uma imunodeficiência franca. Em muitos casos, a síndrome melhora com a plasmaférese, o que sustenta uma base autoimune da doença. O CMV pode causar uma polirradiculopatia ascendente caracterizada por fraqueza nos membros inferiores e pleocitose neutrofílica na análise do líquido espinal com uma cultura bacteriana negativa. A mielite transversa pode ser observada com herpes-zóster ou CMV.

A **neuropatia periférica** é comum entre pessoas com HIV. Os pacientes geralmente se queixam de parestesia, formigamento e dor nos membros inferiores. Os sintomas são desproporcionais aos achados da avaliação sensorial e motora macroscópia. Além da própria infecção pelo HIV, a causa mais comum é a Tarv anterior com um análogo da timidina, como a estavudina ou a didanosina (embora ambas não estejam mais disponíveis nos EUA). Infelizmente, a neuropatia induzida por medicamentos nem sempre foi revertida quando o agente agressor foi interrompido. Os pacientes com doença avançada também podem desenvolver neuropatia periférica; em alguns casos, isso ocorre entre aqueles com cargas virais suprimidas. Em muitos pacientes, a neuropatia melhora após a supressão virológica persistente. A avaliação deve descartar outras causas de neuropatia sensorial, como transtorno por uso de álcool, doença da tireoide, diabetes, deficiência de vitamina B_{12} e sífilis.

B. Tratamento – O tratamento da neuropatia periférica tem por objetivo o alívio dos sintomas; aqueles pacientes que não estão tomando Tarv de forma regular devem ser incentivados a melhorar sua adesão à Tarv e alcançar a supressão virológica. As pessoas com diabetes comórbido devem ser incentivadas a melhorar o controle do diabetes. Os pacientes podem ser tratados inicialmente com gabapentina (começar com 300 mg na hora de dormir e aumentar para 300-900 mg por via oral três vezes ao dia) ou outros coanalgésicos para dor neuropática (ver Cap. 5). Os analgésicos opioides devem ser evitados porque a condição tende a ser crônica e é provável que os pacientes se tornem dependentes desses agentes sem melhora significativa de seu estado funcional.

Julian T et al. Human immunodeficiency virus-related peripheral neuropathy: a systematic review and meta-analysis. Eur J Neurol. 2021;28:1420. [PMID: 33226721]

E. Manifestações reumatológicas e ósseas

A **artrite**, envolvendo uma ou várias articulações, com ou sem efusão, é frequentemente observada em pessoas com HIV. O envolvimento de grandes articulações é o mais comum. Embora a causa da artrite relacionada ao HIV seja desconhecida, a maioria dos pacientes responde aos Aine. Pacientes com derrame considerável, especialmente se a articulação estiver quente ou eritematosa, devem ter a articulação aspirada, seguida de cultura do fluido para descartar artrite supurativa, bem como doença fúngica e micobacteriana.

Várias **síndromes reumatológicas**, incluindo artrite reativa, artrite psoriásica, síndrome sicca e LES, são relatadas em pessoas com HIV (ver Cap. 22). Entretanto, não está claro se a prevalência é maior do que na população geral. Casos de necrose avascular das cabeças femorais foram relatados esporadicamente, em geral no cenário de doença avançada com infecção de longa data e em pacientes que estavam recebendo Tarv por tempo prolongado. A etiologia não está clara, mas provavelmente é de natureza multifatorial.

A **osteoporose** e a **osteopenia** parecem ser mais comuns em pessoas com HIV com infecção crônica e estão associadas ao uso prolongado de TDF e Tarv à base de IP.

A **deficiência de vitamina D** parece ser bastante comum entre pessoas com HIV, e o monitoramento dos níveis de vitamina D e a instituição de terapia de reposição para a deficiência detectada são recomendados. Exames de densidade mineral óssea para mulheres na pós-menopausa com HIV e homens com 50 anos ou mais também são recomendados.

Thomsen MT et al. Prevalence of and risk factors for low bone mineral density assessed by quantitative computed tomography in people living with HIV and uninfected controls. J Acquir Immune Defic Syndr. 2020;83:165. [PMID: 31929404]
Vega LE et al. Human immunodeficiency virus infection (HIV)- associated rheumatic manifestations in the pre- and post- HAART eras. Clin Rheumatol. 2020;39:2515. [PMID: 32297034]

F. Miopatia

As miopatias não são frequentes na era da Tarv efetiva, mas podem estar relacionadas à infecção pelo HIV ou à Tarv, principalmente com o uso do agente mais antigo, a zidovudina (azidotimidina [AZT]). A fraqueza muscular proximal é típica, e os pacientes podem apresentar graus variados de sensibilidade muscular. Em razão de suas toxicidades de longo prazo, a zidovudina não é mais recomendada quando há tratamentos alternativos disponíveis. Os inibidores da transferência de fita da integrase raramente são associados a elevação da creatina fosfoquinase e miopatia.

G. Retinite

Em pessoas com HIV, as queixas de alterações visuais devem ser avaliadas imediatamente por um oftalmologista familiarizado com as manifestações da doença causada pelo HIV. A **retinite por CMV**, caracterizada por hemorragias perivasculares e exsudatos brancos, é a infecção retiniana mais comum em pacientes com Aids, em geral com contagens de CD4 inferiores a 50 células/mcL, e pode ser rapidamente progressiva (Fig. 33.4). Por outro lado, as manchas algodonosas, que também são comuns em pessoas com HIV, são benignas, regridem espontaneamente e aparecem como pequenas manchas brancas indistintas sem exsudação ou hemorragia. A sífilis ocular também deve ser considerada, já que a incidência de sífilis aumenta com o passar do tempo entre pessoas com HIV.

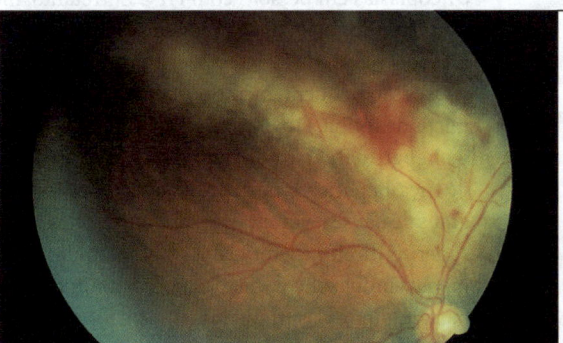 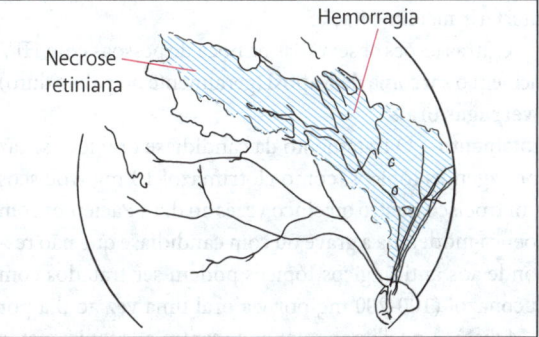

FIGURA 33.4 **Retinite por CMV**. A retina apresenta a clássica aparência de "pizza" ou "queijo e ketchup", com hemorragias e necrose retinal branca e granulosa ao redor dos principais vasos sanguíneos (ver mapa diagramático).
Foto gentilmente cedida por Richard E. Wyszynski, MD. Reproduzida de Knoop KJ, Stack LB, Storrow AB, Thurman RJ. The Atlas of Emergency Medicine, 5.ed. McGraw Hill, 2021.

Outros processos raros da retina incluem outras infecções por herpes-vírus ou toxoplasmose. A escolha do tratamento para a retinite por CMV (Tab. 33.3) depende da gravidade e da localização das lesões, bem como da condição geral e das circunstâncias do paciente.

Ballard B et al. CMV retinitis. EyeWiki. 2020 Oct 22. https:// eyewiki. org/CMV_Retinitis#General_treatment

Tang Y et al. Clinical features of cytomegalovirus retinitis in HIV infected patients. Front Cell Infect Microbiol. 2020;10:136. [PMID: 32318357]

Wons J et al. HIV-induced retinitis. Ocul Immunol Inflamm. 2020;28:1259. [PMID: 32966142]

H. Lesões orais

A. Manifestação – A **candidíase oral** pode ser incômoda para os pacientes, muitos dos quais sentem um gosto desagradável ou secura na boca. As duas formas mais comuns de candidíase oral são a **pseudomembranosa** (placas brancas removíveis) e a **eritematosa** (placas vermelhas friáveis). A **queilite angular** – fissuras nas laterais da boca – normalmente é causada por *Candida*.

A **leucoplasia pilosa oral** é causada pelo vírus Epstein-Barr. A lesão em geral não é preocupante para os pacientes e, às vezes, regride espontaneamente. Em geral, a leucoplasia pilosa é vista como uma lesão branca na face lateral da língua. Ela pode ser plana ou levemente elevada, geralmente é ondulada e apresenta linhas verticais paralelas com projeções finas ou grossas ("peludas") (ver Fig. 8.6). Ao contrário da candidíase oral, essa lesão não pode ser raspada, o que é uma característica distintiva no exame físico.

A presença de candidíase oral ou leucoplasia pilosa é importante por vários motivos. Primeiro, essas lesões são altamente sugestivas de infecção por HIV em pacientes que não têm outra causa óbvia de imunodeficiência. Segundo, vários estudos indicaram que os pacientes com candidíase apresentam alta taxa de progressão para Aids, mesmo com ajuste estatístico para a contagem de CD4.

A **doença gengival** é comum em pessoas com HIV e acredita-se que seja causada pelo crescimento excessivo de microrganismos. As **úlceras aftosas** são dolorosas e podem interferir na alimentação.

Outras lesões observadas na boca de pessoas com HIV incluem o **sarcoma de Kaposi** (geralmente no palato duro) e **verrugas orais**.

B. Tratamento – O tratamento da candidíase oral leve se faz com agentes tópicos, como clotrimazol 10 mg trociscos (um trocisco quatro ou cinco vezes ao dia). Pacientes com doença moderada a grave ou com candidíase que não responde aos antifúngicos tópicos podem ser tratados com fluconazol (100-200 mg por via oral uma vez ao dia por 7-14 dias). A queilite angular pode ser tratada topicamente com cetoconazol creme (2%) duas vezes ao dia.

A doença gengival geralmente responde à limpeza dentária profissional e enxágues com clorexidina. Uma gengivite ou periodontite particularmente agressiva se

desenvolve em algumas pessoas com HIV. Esses pacientes devem receber antibióticos que cubram a flora oral anaeróbia (p. ex., metronidazol, 250 mg quatro vezes ao dia, por 4 ou 5 dias) e encaminhados a cirurgiões-dentistas com experiência com essas entidades.

As úlceras aftosas podem ser tratadas com fluocinonida (pomada a 0,05% misturada 1:1 com orabase simples e aplicada seis vezes ao dia na úlcera). Para lesões de difícil acesso, os pacientes devem usar *swishes* de dexametasona (0,5 mg em 5 mL de elixir, três vezes ao dia). A dor das úlceras pode ser aliviada com um *spray* anestésico (lidocaína a 10%).

Indrastiti RK et al. Oral manifestations of HIV: can they be an indicator of disease severity? (A systematic review). Oral Dis. 2020;26:133. [PMID: 32862546]

Tappuni AR. The global changing pattern of the oral manifestations of HIV. Oral Dis. 2020;26:22. [PMID: 32862536]

I. Manifestações gastrointestinais

1. Esofagite causada por *Candida* e de outros tipos – (ver Cap. 17.) A **candidíase esofágica** é uma complicação comum da Aids. Em um paciente com sintomas característicos, o tratamento antifúngico empírico é iniciado com fluconazol (200-400 mg por via oral diariamente por 14-21 dias). A melhora dos sintomas deve ser aparente em um ou dois dias de tratamento antifúngico. Se não houver melhora, recomenda-se fazer uma cultura de fungos para excluir a resistência ao fluconazol e uma avaliação adicional para identificar outras causas de esofagite (herpes simples, CMV).

Hoversten P et al. Risk factors, endoscopic features, and clinical outcomes of cytomegalovirus esophagitis based on a 10-year analysis at a single center. Clin Gastroenterol Hepatol. 2020;18:736. [PMID: 31077832]

2. Doença hepática

A. Manifestação – Estudos de autópsia demonstraram que o fígado é um local frequentemente sujeito a infecções e neoplasias em pessoas com HIV. Entretanto, muitas dessas infecções não são clinicamente sintomáticas. Elevações leves da fosfatase alcalina e das aminotransferases são frequentemente observadas em painéis químicos de rotina. **Doença micobacteriana, CMV, vírus da hepatite B, vírus da hepatite C e linfoma** causam doença hepática e podem se apresentar com vários graus de náusea, vômitos, dor abdominal no quadrante superior direito e icterícia. As sulfonamidas, medicamentos imidazólicos, medicamentos antituberculosos, pentamidina e claritromicina também foram associados à hepatite. *Os medicamentos análogos à timidina da classe dos inibidores nucleosídeos da transcriptase reversa (NRTI) (i.e., zidovudina) podem causar acidose láctica e esteatose hepática, que podem ser fatais.* Entretanto, esses medicamentos, em especial a didanosina e a estavudina, raramente são utilizados em regimes de Tarv e não estão mais disponíveis nos EUA. Por fim, as pessoas com HIV com hepatite crônica podem ter uma progressão mais rápida da doença hepática em decorrência da imunodeficiência concomitante ou da hepatotoxicidade da Tarv. A biópsia hepática percutânea pode ser útil no diagnóstico de doença hepática, mas algumas causas comuns de doença hepática (p. ex., complexo *M. avium*, linfoma) podem ser determinadas por medidas menos invasivas (p. ex., cultura de sangue, biópsia de um local mais acessível).

B. **Tratamento** – Com os pacientes vivendo mais como resultado dos avanços da Tarv, a doença hepática avançada e a insuficiência hepática decorrentes de **hepatite B** e/ou hepatite C crônica ativa, são causas crescentes de morbidade e mortalidade.

Pessoas com HIV que também têm infecção por hepatite B devem ser tratadas com regimes antirretrovirais que incluam dois medicamentos com atividade contra ambos os vírus (TDF ou tenofovir alafenamida [TAF] e lamivudina ou emtricitabina). É importante ter extrema cautela ao descontinuar esses medicamentos em pacientes coinfectados, pois a descontinuação repentina pode levar a um surto fatal de infecção por hepatite B. A coinfecção por hepatite D é subdiagnosticada em pacientes com hepatite B, mas pode exigir uma triagem maior no futuro, uma vez que um novo antiviral (bulevirtide) foi aprovado para seu tratamento na Europa. A **doença hepática gordurosa não alcoólica** é uma preocupação crescente entre as pessoas com HIV, particularmente pelas preocupações com o ganho de peso e a resistência à insulina com os inibidores da integrase e o tenofovir alafenamida. O tratamento envolve a modificação do estilo de vida, abstinência de álcool e otimização do controle do diabetes. Se a biópsia identificar a presença de **esteato-hepatite não alcoólica (NASH)** com fibrose, pode-se considerar a terapia com vitamina E.

A **hepatite C** é mais virulenta em pacientes com HIV e deve ser tratada com antivirais de ação direta (AAD) para o HCV (ver Tab. 18.6). Antes do tratamento, a carga viral e o genótipo do HCV do paciente devem ser determinados. Os regimes pan-genotípicos, como glecaprevir/pibrentasvir são cada vez mais usados. Como novos AAD estão disponíveis e como o tratamento do HCV é um campo bastante mutável, os médicos devem consultar as diretrizes da American Association for the Study of Liver Disease (ASLD)/Infectious Diseases Society of America (IDSA) https://www.hcvguidelines.org/) para ver os regimes recomendados mais recentes (ver Tabs. 18.6 e 18.7).

Embora os regimes recomendados sejam os mesmos para pessoas com HIV, as possíveis interações medicamentosas com a Tarv podem complicar o tratamento. Os médicos devem verificar as diretrizes da AASLD/IDSA e do US Department of Health and Human Ser-vices ou as diretrizes da University of Liverpool para determinar as interações entre o regime proposto para a hepatite C e o HIV. Os regimes com inibidores de protease com ritonavir para HIV são os mais prováveis de causar interações medicamentosas.

Transplantes de fígado têm sido realizados com sucesso em pessoas com HIV. É mais provável que essa estratégia seja bem-sucedida em pessoas com contagens de CD4 superiores a 100 células/mcL e cargas virais não detectáveis.

Buti M. Hepatitis D virus: more attention needed. Nat Rev Gastroenterol Hepatol. 2022;19:556. [PMID: 35883011]

Lake JE et al. Expert panel review on nonalcoholic fatty liver disease in persons with human immunodeficiency virus. Clin Gastroenterol Hepatol. 2022;20:256. [PMID: 33069882]

Patel SV et al. Real-world efficacy of direct acting antiviral therapies in patients with HIV/HCV. PLoS One. 2020;15:e0228847. [PMID: 32053682]

University of Liverpool. HEP drug interactions. https://www.hep-druginteractions.org

3. **Doença biliar** – A **colecistite** se apresenta com manifestações semelhantes àquelas observadas em hospedeiros imunocompetentes, mas tem maior probabilidade de ser acalculosa. A **colangite esclerosante** e a **estenose papilar** também foram relatadas em pessoas com HIV. Normalmente, a síndrome se apresenta com náusea grave, vômitos e dor no quadrante superior direito. As enzimas hepáticas geralmente mostram elevações de fosfatase alcalina desproporcionais à elevação das aminotransferases. Embora ductos dilatados possam ser observados no ultrassom, o diagnóstico é feito pela colangiopancreatografia retrógrada endoscópica, que revela irregularidades intraluminais dos ductos intra-hepáticos proximais com "poda" dos ramos ductais terminais. Em geral, observa-se estenose do ducto biliar comum distal na papila. CMV, *Cryptosporidium* e microsporidia desempenham papéis incitantes nessa síndrome, mas essas condições raramente são observadas, a menos que o paciente esteja sofrendo de imunodeficiência muito avançada relacionada ao HIV.

4. **Enterocolite**

A. **Manifestação** – A **enterocolite** é um problema comum em pessoas com HIV. Os organismos conhecidos por causar enterocolite incluem bactérias (*Campylobacter, Salmonella, Shigella*), vírus (CMV, adenovírus, SARS-CoV-2) e protozoários (*Cryptosporidium, Entamoeba histolytica, Giardia, Isospora*, microsporidia, *Cyclospora*). O próprio HIV pode causar enterocolite. Vários dos organismos que causam enterocolite em pessoas com HIV também causam diarreia em pessoas imunocompetentes. Entretanto, as pessoas com HIV tendem a apresentar sintomas mais graves e crônicos, entre os quais, febre alta e dor abdominal intensa que podem imitar catástrofes abdominais agudas. Bacteremia e envolvimento biliar concomitante também são mais comuns na enterocolite em pessoas com HIV. Recaídas de enterocolite após terapia adequada foram relatadas com infecções por *Salmonella* e *Shigella*.

Em razão da ampla gama de agentes conhecidos por causar enterocolite, uma cultura de fezes e vários exames de fezes para óvulos e parasitas (incluindo coloração ácido-resistente modificada para *Cryptosporidium* e teste de antígeno de *Giardia*) devem ser realizados. Pacientes que apresentam *Cryptosporidium* nas fezes com melhora dos sintomas em menos de um mês não devem ser considerados como portadores de Aids, visto que o *Cryptosporidium* é uma causa de diarreia autolimitada em pessoas HIV-negativas. Mais frequentemente, pessoas com HIV com imunodeficiência subsequente e infecção por *Cryptosporidium* têm enterocolite persistente com diarreia aquosa profusa.

B. Tratamento – Para indivíduos que não melhoram com o início da Tarv, a nitazoxanida (500-1.000 mg duas vezes ao dia) foi aprovada pela FDA para o tratamento da criptosporidiose, e a paromomicina é utilizada ocasionalmente em casos refratários com base em dados de pequenos estudos randomizados. A diarreia pode ser tratada sintomaticamente com loperamida ou difenoxilato com atropina (um ou dois comprimidos por via oral, três ou quatro vezes ao dia). A remissão duradoura em geral requer reconstituição imunológica com Tarv.

Os pacientes com exame de fezes negativo e sintomas persistentes devem ser avaliados com colonoscopia e biópsia. Os pacientes cujos sintomas duram mais de 1 mês sem causa identificada de diarreia são considerados como tendo um diagnóstico presuntivo de **enteropatia por HIV**. Os pacientes podem responder ao início da Tarv, a agentes antimotilidade ou ao crofelemer (um agente antidiarreico).

Sparks BS et al. Treatment of Cryptosporidium: what we know, gaps, and the way forward. Curr Trop Med Rep. 2015;2:181. [PMID: 26568906]

5. Outros distúrbios – Duas outras anormalidades gastrointestinais importantes em pessoas com Aids avançada são a **gastropatia** e a **má absorção**. Foi documentado que algumas pessoas com HIV não produzem níveis normais de ácido estomacal e, portanto, não conseguem absorver medicamentos que requerem um meio ácido. Essa produção reduzida de ácido pode explicar, em parte, a suscetibilidade de pessoas com HIV a *Campylobacter*, *Salmonella* e *Shigella*, todas sensíveis à concentração de ácido. Não há evidências de que o *Helicobacter pylori* seja mais comum em pessoas com HIV.

Uma síndrome de má absorção acomete com frequência pacientes com Aids. A condição pode ser causada por infecção do intestino delgado por complexo *M. avium*, *Cryptosporidium* ou microsporidia.

J. Manifestações endocrinológicas

O **hipogonadismo** é provavelmente a anormalidade endocrinológica mais comum em homens com HIV. A glândula suprarrenal é também uma glândula endócrina comumente afetada em pacientes com Aids, seja por HIV, TB, CMV, histoplasmose ou outros organismos micobacterianos. As anormalidades demonstradas na autópsia incluem infecção, especialmente por CMV e complexo *M. avium* (i.e., aqueles com imunocomprometimento grave), infiltração com sarcoma de Kaposi e lesão por hemorragia e autoimunidade presumida. A prevalência de insuficiência suprarrenal clinicamente importante é baixa. Os pacientes com sintomas sugestivos devem submeter-se a um teste de estimulação de cosintropina.

Embora a deficiência de cortisol seja rara, um **defeito no metabolismo de mineralocorticoides** isolado pode levar à perda de sal e hipercalemia. Esses pacientes devem ser tratados com fludrocortisona (0,1-0,2 mg por via oral diariamente). O trimetoprima-sulfametoxazol também pode causar hipercalemia por meio de seus efeitos no néfron distal, por isso deve ser utilizado com cautela.

Os pacientes com Aids parecem apresentar, nos testes de função tireoidiana, anormalidades diferentes das de pacientes com outras doenças crônicas. Pacientes com Aids demonstraram ter altos níveis de tri-iodotironina (T_3), tiroxina (T_4) e globulina de ligação à tireoide e baixos níveis de tri-iodotironina reversa (rT_3). As causas e o significado clínico dessas anormalidades são desconhecidos e geralmente melhoram com o início da Tarv.

Maffezzoni F et al. Hypogonadism and bone health in men with HIV. Lancet HIV. 2020;7:e782. [PMID: 33128905]
Pezzaioli LC et al. The importance of SHBG and calculated free testosterone for the diagnosis of symptomatic hypogonadism in HIV-infected men: a single-centre real-life experience. Infection. 2021;49:295. [PMID: 33289905]
Santi D et al. The prevalence of hypogonadism and the effectiveness of androgen administration on body composition in HIV-infected men: a meta-analysis. Cells. 2021;10:2067. [PMID: 34440836]

K. Manifestações cutâneas

As manifestações cutâneas que comumente se desenvolvem em pessoas com HIV podem ser agrupadas em dermatites virais, bacterianas, fúngicas, neoplásicas e dermatites inespecíficas.

1. Dermatites virais

A. Infecções por herpes simples – Essas infecções (Fig. 33.5) ocorrem com mais frequência, tendem a ser mais graves e têm maior probabilidade de se disseminar em pacientes com Aids do que em pessoas imunocompetentes. Pelo risco de doença local progressiva, *toda crise de herpes simples deve ser tratada por 5-10 dias com valaciclovir (1.000 mg por via oral duas vezes ao dia), aciclovir (400 mg por via oral três vezes ao dia) ou fanciclovir (250 mg por via oral três vezes ao dia)* (Tab.

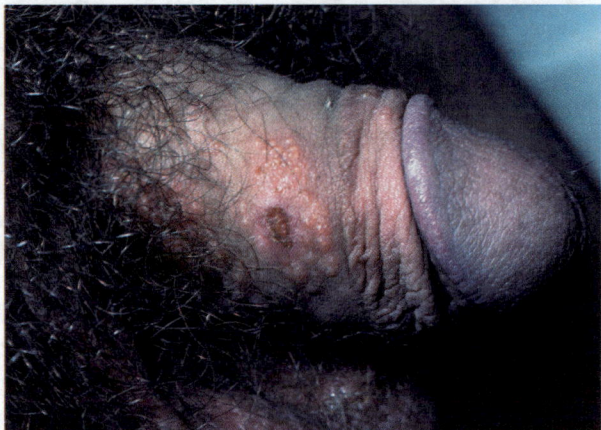

FIGURA. 33.5 **Infecção cutânea pelo vírus herpes simples**, frequentemente encontrada em homens com HIV. Observam-se as vesículas agrupadas típicas de herpes simples no pênis, com vesículas intactas da erupção inicial e crostas visíveis de lesões em resolução.

Reproduzida de Eric Kraus, MD, em: Usatine RP, Smith MA, Mayeaux EJ Jr, Chumley H. The Color Atlas and Synopsis of Family Medicine, 3.ed. McGraw-Hill, 2019.

33.3). Para evitar as complicações das crises, muitos médicos recomendam terapia supressiva para pessoas com HIV com histórico de herpes recorrente. As opções de terapia supressiva incluem valaciclovir (1.000 mg por via oral diariamente), aciclovir (400 mg por via oral duas vezes ao dia) ou fanciclovir (250 mg por via oral, duas vezes ao dia). A profilaxia supressiva de longo prazo do herpes com aciclovir não reduz a transmissão do HIV entre homens e mulheres heterossexuais de países de renda baixa e média.

B. **Varicela-zóster** – Trata-se de uma manifestação comum da infecção pelo HIV. Pacientes com infecções por varicela-zóster devem ser tratados por 7-10 dias com valaciclovir (1.000 mg três vezes ao dia) ou fanciclovir (500 mg por via oral três vezes por dia). O aciclovir também pode ser utilizado, mas requer uma dosagem mais frequente (800 mg por via oral cinco vezes por dia durante 7 dias). As lesões vesiculares devem ser cultivadas se houver qualquer dúvida sobre sua origem, uma vez que o herpes simples requer doses muito menores de aciclovir do que o varicela zóster.

O zóster disseminado e os casos com envolvimento ocular devem ser tratados com aciclovir intravenoso (10 mg/kg a cada 8 horas por 7-10 dias). *A vacina recombinante contra zóster (shingrix, duas doses administradas com intervalo de 2-6 meses) deve ser administrada a pessoas com HIV*, e não há mais exigência de idade para esses pacientes. Como não se trata de um vírus vivo como a vacina anterior contra zóster (Zostavax), a vacina não é contraindicada para pacientes com deficiência imunológica – mas, com base em outras vacinas, é provável que as pessoas com HIV desenvolvam uma resposta imunológica mais robusta à vacina quando a contagem de CD4 for superior a 200/mcL.

Harbecke R et al. Herpes zoster vaccines. J Infect Dis. 2021;224:S429. [PMID: 34590136]

C. **Molusco contagioso** – Essa infecção é causada por um vírus da varíola e é observada em pessoas com HIV, assim como em outros pacientes imunocomprometidos. As lesões papulares carnudas umbilicadas características têm uma propensão a se espalhar amplamente pelo rosto e pescoço do paciente (Fig. 33.6) e devem ser tratadas com nitrogênio líquido tópico.

D. **MPOX** – A MPOX (anteriormente denominada "varíola do macaco") é um Orthopoxvirus do mesmo gênero dos vírus varíola e vaccinia (vírus causador da varíola e o vírus utilizado na vacina contra a varíola, respectivamente). A varíola é o quarto Orthopoxvirus da família, e o "Alaska pox" foi recentemente adicionado como o quinto membro. Embora originalmente isolado em uma colônia de macacos de laboratório, o mpox pode ser isolado em diversos roedores, com os seres humanos como hospedeiros acidentais. Antes de um surto global de mpox em 2022, acreditava-se que a maioria das transmissões era de roedores para seres humanos em regiões endêmicas de mpox na África Ocidental e Central. Entretanto, em maio de 2022, foram relatados casos de varíola de países não endêmicos, o que levou a OMS a declarar uma emergência de saúde global de preocupação internacional em julho de 2022. A grande maioria dos casos (98-99%) ocorreu em homens e principalmente entre HSH.

Com o vírus viável isolado de esfregaços anais e uretrais e sua distribuição específica, o mpox foi reclassificado por algumas organizações como uma IST. Em abril de 2023, mais de 87.000 casos de mpox foram registrados em 110 países, embora os casos tenham começado a cair em todo o mundo no início do

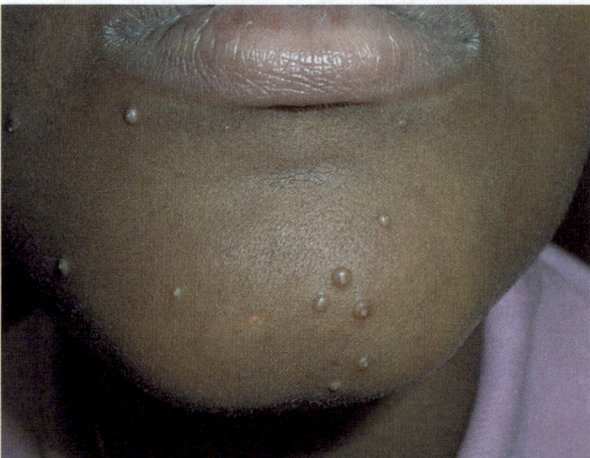

FIGURA 33.6 Molusco contagioso. Lesões extensas de molusco contagioso no rosto de uma pessoa jovem, sugestivas de HIV.

Reproduzida de Richard P. Usatine, MD, em Usatine RP, Smith MA, Mayeaux EJ Jr, Chumley H. The Color Atlas of Family Medicine, 3.ed. McGraw-Hill, 2019.

outono de 2022 em decorrência de uma combinação de infecção natural na população, vacinação contra o vírus mpox das populações afetadas e mudança de comportamento. Em janeiro de 2023, o surto de mpox em todo o mundo foi considerado controlado, embora tenham ocorrido pequenos surtos no verão de 2023 nos EUA e na Europa.

No surto de 2022, uma taxa mais alta de casos de mpox ocorreu entre pessoas com HIV (~40% de todos os casos), embora não esteja claro se isso se deveu à maior suscetibilidade ao vírus, ao surto desproporcional entre HSH, à propensão a orthopoxvirus com infecção por HIV, ou outros fatores. Os fatores de risco para maior gravidade da doença mpox em HIV incluem uma contagem de células T CD4+ inferior a 200 células/mcL, embora alguns estudos sugiram maior carga de erupção cutânea entre pessoas com HIV, independentemente da contagem de células T. Os pacientes podem desenvolver primeiro febres, calafrios e mialgias, que são seguidos pela erupção cutânea característica, que começa como pequenas máculas que depois evoluem para pápulas, vesículas e pseudo-pústulas cheias de detritos celulares em vez de pus. As lesões acabam se transformando em crostas e caindo aproximadamente 7-14 dias após o início da erupção. A erupção cutânea geralmente é dolorosa e, no surto mais recente, ocorre com frequência na região anogenital ou perioral. A proctite que ocorre com a doença pode ou não estar associada a lesões anorretais. Podem ocorrer lesões oculares, e a coalescência de lesões pode levar à superinfecção bacteriana. Casos de encefalite, sepse, miocardite e obstrução intestinal foram descritos, mas são raros. O diagnóstico é feito por PCR do DNA do Orthopoxvirus realizado em um esfregaço das lesões. A maioria dos pacientes se recupera com cuidados de suporte, embora a terapia com tecovirimat possa ser considerada para indivíduos com risco de doença grave, incluindo HIV não controlado, pessoas com lesões nos olhos, lesões confluentes, lesões orais graves que limitam a ingestão oral, ou doença sistêmica com risco de morte. Ainda não há evidências de ECR sobre o tecovirimat para mpox, embora os dados disponíveis das séries retrospectivas sugiram que o tratamento é bem tolerado. Uma vacina de vaccinia modificada (chamada Modified Vaccinia Ankara [MVA] ou vacina Jynneos) foi a base da prevenção durante o surto global de mpox e é segura para pessoas com HIV. Qualquer pessoa com fatores de risco de varíola ou que tenha tido exposição recente deve ser vacinada. Ver Capítulo 34.

Allan-Blitz LT, Gandhi M et al. A position statement on Mpox as a sexually transmitted disease. Clin Infect Dis. 2023;76:1508. [PMID: 36546646]

Centers for Disease Control and Prevention (CDC). Interim clinical guidance for treatment of monkey pox. Updated 2022 Oct 31. https://www.cdc.gov/poxvirus/monkeypox/clinicians/treatment.html

Centers for Disease Control and Prevention (CDC). Severe manifestations of monkeypox among people who are immunocompromised due to HIV or other conditions. September 29, 2022. https://emergency.cdc.gov/han/2022/han00475.asp

World Health Organization (WHO). Mpox Outbreak 2022. https://www.who.int/emergencies/situations/monkeypox-outbreak-2022

World Health Organization (WHO). 2022 Mpox (monkeypox) outbreak: global trends. 2023 Feb 21. https://worldhealthorg. shinyapps.io/mpx_global/

2. **Dermatites bacterianas**

   A. **Infecção estafilocócica** – O *Staphylococcus* é a causa bacteriana mais comum de doença de pele em pessoas com HIV e geralmente se apresenta como **foliculite, abscessos superficiais (furúnculos)** ou **impetigo bolhoso**. Essas lesões devem ser tratadas agressivamente, pois pode ocorrer sepse. A foliculite é tratada inicialmente com mupirocina tópica ou clindamicina, e os pacientes podem se beneficiar da lavagem regular com peróxido de benzoíla. Mupirocina intranasal, banhos de alvejante e limpeza da pele intacta com sabão de clorexidina foram medidas utilizadas com sucesso para a descolonização estafilocócica em outros ambientes. Em pessoas com HIV com infecções estafilocócicas recorrentes, deve-se considerar a mupirocina intranasal semanal, além de cuidados tópicos e antibióticos sistêmicos. Os abscessos geralmente requerem incisão e drenagem. Os pacientes podem necessitar de antibióticos antiestafilocócicos também. Em razão da alta frequência de infecções cutâneas por *Staphylococcus aureus* resistente à meticilina (MRSA) em pessoas com HIV, *é necessária a cobertura de MRSA nos regimes empíricos*. As recomendações para o tratamento empírico de infecções graves são (1) trimetoprima-sulfametoxazol (um comprimido de força dupla, por via oral, duas vezes ao dia); (2) doxiciclina (100 mg por via oral duas vezes ao dia); ou (3) linezolida (600 mg por via oral, duas vezes ao dia) com acompanhamento rigoroso.

Hatlen TJ et al. Staphylococcal skin and soft tissue infections. Infect Dis Clin North Am. 2021;35:81. [PMID: 33303329]

   B. **Angiomatose bacilar** – Ela é causada por dois organismos intimamente relacionados: *Bartonella henselae* e *Bartonella quintana*. A epidemiologia dessas infecções sugere uma transmissão zoonótica a partir de pulgas de gatos domésticos infectados (*henselae*) ou contato com fezes de piolhos do corpo humano (*quintana*). A manifestação mais comum é a presença de lesões cutâneas elevadas, avermelhadas e altamente vascularizadas que podem imitar as lesões do sarcoma de Kaposi. A febre é uma manifestação comum dessa infecção; envolvimento de ossos, linfonodos, fígado (peliose hepática causada por *B. henselae*) e endocardite também foram relatados. A infecção é tratada com doxiciclina, 100 mg por via oral duas vezes ao dia e rifampicina, 300 mg por via oral duas vezes diariamente por um período prolongado, dependendo da gravidade da infecção. É possível que os pacientes gravemente enfermos com envolvimento visceral ou endocardite necessitem de, pelo menos, 6 meses de terapia.

Ding F et al. Clinical and echocardiographic characteristics of Bartonella infective endocarditis: an 8-year single-centre experience in the United States. Heart Lung Circ. 2022;31:350. [PMID: 34456130]

3. **Erupções fúngicas**
   A. **Erupções cutâneas causadas por dermatófitos e Candida** – A maioria das erupções cutâneas fúngicas que afligem pacientes com Aids é causada por dermatófitos e *Candida*. Embora particularmente comuns na região inguinal, essas erupções podem ocorrer em qualquer parte do corpo. As erupções cutâneas fúngicas geralmente respondem bem ao clotrimazol tópico (creme a 1% duas vezes ao dia) ou cetoconazol (creme a 2% duas vezes ao dia).
   B. **Foliculite eosinofílica** – A foliculite eosinofílica é uma erupção cutânea pruriginosa com infiltração eosinofílica dos folículos pilosos que causa pápulas ou pústulas, localizadas predominantemente no couro cabeludo, face, pescoço e tronco. A foliculite eosinofílica no HIV avançado é considerada não infecciosa, embora a fisiopatologia seja desconhecida. O principal tratamento se faz com o uso de corticosteroides tópicos com Tarv e terapia com isotretinoína em casos graves.
   C. **Dermatite seborreica** – É mais comum em pessoas com HIV. Raspagens de seborreia revelaram *Malassezia furfur* (*Pityrosporum ovale*), o que sugere que a seborreia é causada por esse fungo. Um achado compatível é que a seborreia responde bem ao clotrimazol tópico (creme a 1%), bem como à hidrocortisona (creme a 1%).
4. **Dermatites neoplásicas** – Ver Capítulo 6 e a seção sobre sarcoma de Kaposi a seguir.
5. **Dermatites inespecíficas**
   A. **Xerose** – Essa condição se apresenta em pessoas com HIV com prurido grave. O paciente pode não ter erupção cutânea ou escoriações inespecíficas causadas pelo ato de coçar. O tratamento se faz com emolientes (p. ex., creme à base de absorção) e loções antipruriginosas (p. ex., cânfora 9,5% e mentol 0,5%).
   B. **Psoríase** – A psoríase pode ser muito grave em pessoas com HIV. Fototerapia, retinoides tópicos e etretinato (0,25-9,75 mg/kg/dia por via oral em doses divididas) podem ser utilizados para casos recalcitrantes após consulta com um dermatologista.

L. Condições malignas relacionadas ao HIV
Quatro cânceres estão incluídos na classificação do CDC de Aids: **Sarcoma de Kaposi**, **linfoma não Hodgkin**, **linfoma primário do cérebro** e **carcinoma cervical invasivo**.

Estudos epidemiológicos mostraram que entre 1973 e 1987, entre homens solteiros em São Francisco, o risco de sarcoma de Kaposi aumentou mais de 5.000 vezes e o risco de linfoma não Hodgkin aumentou mais de 10 vezes. Na era atual do tratamento, os cânceres não classificados como relacionados à Aids, como o câncer de pulmão, estão sendo cada vez mais diagnosticados em pessoas idosas com HIV, apesar da Tarv ideal.

Estudos de coorte sugerem que os adultos com HIV apresentam maior risco de diversos tipos de câncer em comparação com adultos da mesma idade que não têm HIV. A mortalidade secundária a neoplasias malignas representa uma causa crescente de morte entre pessoas com HIV.

Chiao EY et al. The effect of non-AIDS-defining cancers on people living with HIV. Lancet Oncol. 2021;22:e240. [PMID: 34087151]
Pumpalova YS et al. The impact of HIV on non-AIDS defining gastrointestinal malignancies: a review. Semin Oncol. 2021;48:226. [PMID: 34593219]

1. **Sarcoma de Kaposi**
   A. **Manifestação** – O sarcoma de Kaposi é causado pelo herpes-vírus-8 (HHV-8) e pode ocorrer com qualquer contagem de CD4, embora o risco aumente com contagens mais baixas de células CD4. As lesões podem aparecer em qualquer lugar; um exame cuidadoso das pálpebras, conjuntiva, pavilhão auricular, palato e membranas dos dedos dos pés é obrigatório para localizar lesões potencialmente ocultas. Em indivíduos de pele clara, as lesões de Kaposi geralmente aparecem como lesões arroxeadas, sem branqueamento, que podem ser papulares ou nodulares. Em indivíduos de pele escura, as lesões podem parecer mais marrons. Na boca, as lesões são, na maioria das vezes, pápulas palatinas, embora também possam ser observadas lesões exofíticas na língua e na gengiva. As lesões de Kaposi podem ser confundidas com outras lesões vasculares, como angiomas e granulomas piogênicos. O sarcoma de Kaposi pulmonar pode se apresentar com tosse crônica e/ou hemoptise e está associado a nódulos peribroncovasculares na TC. A condição pode ser diagnosticada por broncoscopia após a visualização das lesões típicas. O sarcoma de Kaposi gastrointestinal se manifesta com mais frequência como sangramento gastrointestinal. As lesões do sarcoma de Kaposi podem ocorrer logo após o início da Tarv, especialmente em pacientes com imunodeficiência avançada. Nessa situação, o sarcoma de Kaposi é provavelmente uma reação de reconstituição imunológica (ver Reações inflamatórias, a seguir).
   B. **Tratamento** – Os pacientes com formas leves a moderadas de sarcoma de Kaposi não requerem tratamento específico, uma vez que as lesões em geral desaparecem com a Tarv efetiva. Entretanto, deve-se observar que as lesões podem se manifestar quando a Tarv é iniciada, provavelmente como resultado de um processo de re-

constituição imunológica. A doença avançada é tratada com quimioterapia (Tab. 33.3).

Alves CGB et al. Clinical and laboratory profile of people living with HIV/AIDS with oral Kaposi sarcoma. AIDS Res Hum Retroviruses. 2021;37:870. [PMID: 34538064]

Gouveia-Moraes F et al. Conjunctival Kaposi's sarcoma. N Engl J Med. 2021;385:e36. [PMID: 34525288]

Ngalamika O et al. Antiretroviral therapy for HIV-associated cutaneous Kaposi's sarcoma: clinical, HIV-related, and sociodemographic predictors of outcome. AIDS Res Hum Retroviruses. 2021;37:368. [PMID: 33386064]

2. Linfoma não Hodgkin

A. Manifestação – Os linfomas não Hodgkin em pessoas infectadas pelo HIV tendem a ser muito agressivos. Em geral, essas malignidades são originárias de células B e caracterizadas como tumores difusos de células grandes. Mais de 70% das malignidades são extranodais.

B. Tratamento – O prognóstico dos pacientes com linfoma não Hodgkin sistêmico depende principalmente do grau de imunodeficiência no momento do diagnóstico.

Os pacientes com altas contagens de CD4 se saem muito melhor do que aqueles diagnosticados com contagens mais baixas de CD4. Os pacientes com linfoma primário do SNC geralmente são tratados por oncologia com quimioterapia de alta dose à base de metotrexato com ou sem rituximabe.

Kimani SM et al. Epidemiology of haematological malignancies in people living with HIV. Lancet HIV. 2020;7:e641. [PMID: 32791045]

Lurain K et al. Treatment of HIV-associated primary CNS lymphoma with antiretroviral therapy, rituximab, and high-dose methotrexate. Blood. 2020;136:2229. [PMID: 32609814]

3. Doença de Hodgkin – Embora a doença de Hodgkin não esteja incluída como parte da definição de Aids do CDC, estudos descobriram que a infecção pelo HIV está associada a um aumento de cinco vezes na incidência da doença de Hodgkin. Pessoas infectadas pelo HIV com doença de Hodgkin têm maior probabilidade de ter subtipos de celularidade mista e depleção de linfócitos da doença de Hodgkin e de procurar atendimento médico em um estágio avançado da doença.

4. Displasia anal e carcinoma de células escamosas – Essas lesões geralmente são resultantes da infecção por HPV e são observadas em pessoas de todos os gêneros com HIV. Embora muitos relatem um histórico de verrugas anais ou tenham verrugas visíveis, uma porcentagem significativa tem infecção silenciosa por papilomavírus. Estudos citológicos (com o uso de esfregaços de Papanicolau) e de DNA do papilomavírus podem ser realizados em amostras obtidas por esfregaço anal. Em razão do risco de progressão da displasia para o câncer em pacientes com HIV, *exames citológicos anais regulares ou anoscopia de alta resolução devem ser realizados.*

O **esfregaço de Papanicolau anal** é realizado girando-se um *swab* de Dacron umedecido cerca de 2 cm no canal anal. O *swab* é, então, imediatamente inserido em um frasco de citologia. Alguns especialistas também recomendam que o teste de HPV PCR de alto risco seja incluído. No grande estudo *Anchor*, que envolveu cerca de 4.500 indivíduos com lesões intraepiteliais escamosas de alto grau (HGSIL), nove pacientes que foram designados para terapia agressiva (principalmente eletrocautério em consultório) desenvolveram câncer anal em comparação com 21 dos que estavam em um grupo de monitoramento ativo (sem tratamento), representando uma redução de 57% no risco relativo de câncer anal durante o período médio de acompanhamento de 25,8 meses. Esse estudo fundamental mudou o atendimento para uma triagem mais agressiva, para HGSIL e tratamento para evitar a progressão para o câncer anal entre pessoas com HIV.

O HPV também desempenha um papel causal na **displasia cervical** e no **carcinoma** em mulheres com HIV (discutido a seguir).

Goddard SL et al; Study for the Prevention of Anal Cancer (SPANC) Research Team. Prevalence and association of perianal and intra-anal warts with composite high-grade squamous intraepithelial lesions among gay and bisexual men: baseline data from the Study of the Prevention of Anal Cancer. AIDS Patient Care STDS. 2020;34:436. [PMID: 32955927]

Palefsky JM et al; ANCHOR Investigators Group. Treatment of anal high-grade squamous intraepithelial lesions to prevent anal cancer. N Engl J Med. 2022;386:2273. [PMID: 35704479].

M. Manifestações ginecológicas

Candidíase vaginal, displasia e neoplasia cervicais e doença inflamatória pélvica são mais comuns em mulheres com HIV do que em mulheres sem HIV. Essas manifestações também tendem a ser mais graves quando ocorrem em associação com a infecção pelo HIV. Portanto, **as mulheres com HIV precisam de cuidados ginecológicos frequentes**. A **candidíase vaginal** pode ser tratada com agentes tópicos ou uma dose única de fluconazol oral (150 mg) (ver Cap. 38). A candidíase vaginal recorrente deve ser tratada com fluconazol (100-200 mg) por pelo menos 7 dias. Uma dose única de fluconazol 150 mg para tratar candidíase vaginal é considerada de categoria C, embora outros usos sejam considerados de categoria D, pelo risco de defeitos congênitos raros. As mulheres com HIV têm um risco seis vezes maior de **câncer cervical** em comparação com as mulheres sem HIV. Em decorrência desse achado, *o rastreamento recomendado para mulheres com HIV é mais extenso do que para mulheres sem HIV* (ver Cap. 20). Para mulheres com menos de 30 anos, uma colpocitologia oncótica deve ser realizada no espaço de um ano do início da atividade sexual, mas no máximo até os 21 anos. Se estiver normal, a colpocitologia oncótica deve ser realizada anualmente. Após três exames negativos, a triagem deve ser feita a cada 3 anos. O teste de DNA do HPV da amostra cervical *não* é recomendado para mulheres com menos de 30 anos.

Para mulheres com 30 anos ou mais, o rastreamento deve continuar após os 65 anos (diferentemente da população em geral). Há dois protocolos de rastreamento aceitos: citologia isolada e citologia com teste conjunto de DNA de HPV. Uma colpocitologia oncótica é feita quando o HIV é diagnosticado e a cada 12 meses a partir de então e, após três esfregaços negativos, pode ser realizada a cada 3 anos. Como alternativa, uma colpocitologia oncótica com teste para DNA de HPV pode ser realizada quando o HIV é diagnosticado ou a partir dos 30 anos. Se a colpocitologia oncótica estiver normal e o teste de HPV for negativo, o exame seguinte poderá ser feito em 3 anos.

A American Society of Colposcopy and Cervical Pathology recomenda a colposcopia para todos os resultados de HPV-positivo ASC-US ou superior, ou LSIL ou superior, independentemente do *status* do HPV, entre mulheres com HIV. Se o teste de HPV não for realizado e o resultado for ASC-US, então a citologia deve ser repetida em 6-12 meses, com encaminhamento para colposcopia se o resultado repetido for ASC-US ou superior ou se o HPV for positivo. O tratamento deve seguir as diretrizes de consenso descritas nas referências a seguir.

Embora a **doença inflamatória pélvica** pareça ser mais comum em mulheres com HIV, a bacteriologia dessa condição parece ser a mesma que ocorre entre as mulheres sem HIV. As mulheres com HIV que têm doença inflamatória pélvica devem ser tratadas com os mesmos regimes que aquelas sem HIV (ver Cap. 20).

Castle PE et al. Cervical cancer prevention and control in women living with human immunodeficiency virus. CA Cancer J Clin. 2021;71:505. [PMID: 34499351]

Perkins et al. ASCCP Risk-Based Management Consensus Guidelines for Abnormal Cervical Cancer Screening Tests and Cancer Precursors. 2020. https://www.asccp.org/management-guidelines

Strickler HD et al. Primary HPV and molecular cervical cancer screening in US women living with HIV. Clin Infect Dis. 2021;72:1529. [PMID: 32881999]

N. Doença arterial coronariana

As pessoas com HIV correm maior risco de sofrer de DAC do que os controles pareados por idade e sexo. Parte desse aumento na DAC pode ser decorrente de inflamação residual que pode ocorrer apesar da Tarv. Os resultados do estudo *Reprieve 2023*, que mudou a prática, indicam que o tratamento com estatina pode beneficiar pacientes com HIV com escores de risco de ASCVD mais baixos (2,5-5%). Alguns dados sugerem que o abacavir pode estar associado ao IAM, possivelmente relacionado ao aumento da agregação plaquetária, embora essa associação não tenha sido encontrada em todos os estudos. Parte do risco parece ser resultante de infecção pelo HIV, independentemente de sua terapia. É importante que os médicos prestem muita atenção a essa questão porque os IAM tendem a se apresentar em uma idade mais jovem em indivíduos com HIV do que em indivíduos sem HIV. Pessoas com HIV e sintomas de DAC, como dor torácica ou dispneia, devem ser avaliadas rapidamente. Os médicos devem tratar agressivamente as condições que resultam em aumento do risco de doença cardíaca, espe-cialmente tabagismo, hipertensão, hiperlipidemia, obesidade, diabetes *mellitus* e estilo de vida sedentário.

Grinspoon SK et al; REPRIEVE Investigators. Pitavastatin to prevent cardiovascular disease in HIV infection. N Engl J Med. 2023;389:687. [PMID: 37486775]

Patel AA et al. Coronary artery disease in patients with HIV infection: an update. Am J Cardiovasc Drugs. 2021;21:411. [PMID: 33184766]

O. Reações inflamatórias (síndromes inflamatórias de reconstituição imunológica)

Com o início da Tarv, alguns pacientes apresentam reações inflamatórias que parecem estar associadas à reconstituição imunológica, conforme indicado por um rápido aumento na contagem de CD4. Essas reações inflamatórias podem se apresentar com sinais generalizados de febre, sudorese e mal-estar, com ou sem manifestações mais localizadas que geralmente representam manifestações incomuns de infecções oportunistas. Por exemplo, a vitreíte se desenvolveu em pacientes com retinite por CMV depois de terem sido tratados com Tarv.

O *M. avium* pode se apresentar como linfadenite focal ou supurativa ou massas granulomatosas em pacientes que recebem Tarv. A tuberculose pode, paradoxalmente, piorar com infiltrados pulmonares e a linfadenopatia novos ou em evolução. A LEMP e a meningite criptocócica também podem se comportar de maneira atípica. Os médicos devem estar atentos a essas síndromes, que são observadas com mais frequência em pacientes que iniciaram a Tarv no cenário de doença avançada e que apresentam rápida diminuição da carga viral do HIV e aumento da contagem de CD4 com o tratamento. O diagnóstico da **síndrome inflamatória de reconstituição imunológica (Siri)** é um diagnóstico de exclusão e pode ser feito somente depois que a recorrência ou nova infecção oportunista tenha sido descartada como a causa da deterioração clínica. O tratamento da Siri é conservador e de suporte, com o uso de corticosteroides apenas para reações graves, e continuação da Tarv.

Sereti I. Immune reconstruction inflammatory syndrome in HIV infection: beyond what meets the eye. Top Antivir Med. 2020;27:106. [PMID: 32224502]

Sereti I et al. Prospective international study of incidence and predictors of immune reconstitution inflammatory syndrome and death in people living with human immunodeficiency virus and severe lymphopenia. Clin Infect Dis. 2020;71:652. [PMID: 31504347]

Prevenção

A. Prevenção primária

A prevenção da infecção pelo HIV depende de testes de HIV e aconselhamento, incluindo o início da Tarv entre as pessoas com HIV como ferramenta de prevenção da transmissão para outras pessoas. O uso pré-exposição e pós-exposição de antirretrovirais, precauções com relação a práticas sexuais e uso de drogas injetáveis, gerenciamento perinatal, incluindo tratamento antirretroviral da mãe, triagem de produtos sanguíneos e práticas de controle de infecções no ambiente de assistência médica.

1. **Teste de HIV e aconselhamento** – Os médicos da atenção primária devem obter rotineiramente um histórico sexual e fornecer uma avaliação dos fatores de risco de seus pacientes. *A USPSTF recomenda que os médicos façam o rastreamento da infecção pelo HIV em adolescentes e adultos com idades entre 15 e 65 anos, pelo menos uma vez na vida.* Adolescentes mais jovens e adultos mais velhos com maior risco também devem ser examinados e repetir o exame sempre que indicado para qualquer pessoa com risco contínuo. Os médicos devem analisar os fatores de risco de infecção pelo HIV com o paciente e discutir estratégias de prevenção do HIV e o uso de agulhas mais seguras, bem como o significado de um teste positivo. Embora o CDC recomende teste com consentimento informado em ambientes médicos, alguns estados (nos EUA) exigem consentimento específico por escrito. Para as pessoas cujos resultados dos testes são positivos, é extremamente importante que elas estejam conectadas aos serviços de saúde. *As diretrizes de saúde pública e os especialistas em HIV defendem o início do atendimento e do tratamento no mesmo dia em que alguém testa positivo, inclusive pacientes em ambientes de rede de segurança* (ver C. Tratamento antiviral, a seguir). Os encaminhamentos para serviços de notificação de parceiros, serviços sociais, serviços de saúde mental e serviços de prevenção do HIV também devem ser realizados.

Para os pacientes cujos resultados dos testes são negativos, os médicos devem revisar as estratégias de prevenção do HIV, as práticas de uso de agulhas, ou ambos. A profilaxia pré-exposição (PrEP) e a profilaxia pós-exposição são estratégias altamente eficazes de prevenção do HIV e são analisadas a seguir. Para evitar a transmissão sexual do HIV, somente **preservativos de látex ou poliuretano** devem ser utilizados, juntamente com um lubrificante solúvel em água. Embora o nonoxinol-9, um espermicida, mate o HIV, esse agente é *contraindicado* porque, em alguns pacientes, pode causar úlceras genitais que podem facilitar a transmissão do HIV. Os pacientes devem ser orientados sobre o fato de que os preservativos não são 100% eficazes e podem ser ineficazes entre os HSH se não forem utilizados de forma confiável com todos os parceiros. Eles devem se familiarizar com o uso de preservativos, incluindo, especificamente, a orientação de que os preservativos devem ser usados todas as vezes, que se deve deixar um espaço na ponta do preservativo como um receptáculo para o sêmen, que a relação sexual com preservativo não deve ser tentada se o pênis estiver apenas parcialmente ereto, que os homens devem segurar a base do preservativo ao retirar o pênis para evitar que escorregue e que os preservativos não devem ser reutilizados. Vários estudos randomizados na África demonstraram que a **circuncisão masculina** reduziu significativamente a incidência de HIV em homens e,

eventualmente, em parceiras, o que levou à implantação de programas de circuncisão em todo o continente africano.

As pessoas que usam drogas injetáveis devem ser advertidas a não compartilhar **agulhas ou outros apetrechos de drogas**. Quando não houver disponibilidade de agulhas estéreis, a água sanitária parece inativar o HIV e pode ser usada para limpar as agulhas. A PrEP é uma opção de prevenção eficaz se não houver agulhas limpas prontamente disponíveis (ver a seguir).

Beksinska M et al. Male and female condoms: their key role in pregnancy and STI/HIV prevention. Best Pract Res Clin Obstet Gynaecol. 2020;66:55. [PMID: 32007451]

2. **Tarv para diminuir a transmissão do HIV para outras pessoas (tratamento como prevenção)** – Além de evitar a progressão da doença pelo HIV, a Tarv eficaz diminui o risco de transmissão do HIV entre parceiros sexuais. Entre os casais sorodiscordantes (HSH ou heterossexuais), a supressão estável do HIV com Tarv eliminou completamente o risco de transmissão do HIV para o parceiro não infectado em três grandes estudos de coorte. Embora as pessoas HIV-negativas em parcerias estáveis de longo prazo com pessoas com HIV representem apenas um grupo de pessoas em risco, o aumento do uso de Tarv entre a população de pessoas com HIV parece diminuir a transmissão do HIV em toda a comunidade. *Apesar das grandes melhorias na eficácia e tolerabilidade da Tarv, apenas cerca de dois terços das pessoas com HIV nos EUA estão viralmente suprimidos.* As pessoas nas quais o vírus HIV permanece regularmente suprimido (menos de 200 cópias/mL) não transmitem o HIV *sexualmente*. A eficácia do tratamento como prevenção da transmissão por uso de drogas injetáveis é menos clara; as pessoas com HIV ou em risco de contrair o HIV devem ser incentivadas a evitar o compartilhamento de equipamentos de injeção para prevenir a transmissão.

Cobb DA et al. Long-acting approaches for delivery of antiretroviral drugs for prevention and treatment of HIV: a review of recent research. Expert Opin Drug Deliv. 2020;17:1227. [PMID: 32552187]

Cohen MS et al. Prevention of HIV transmission and the HPTN 052 Study. Annu Rev Med. 2020;71:347. [PMID: 31652410]

Saag MS et al. Antiretroviral drugs for treatment and prevention of HIV infection in adults: 2020 recommendations of the International Antiviral Society – USA Panel. JAMA. 2020;324: 1651. [PMID: 33052386]

3. **Profilaxia pré-exposição com Tarv** – Vários grandes estudos randomizados, duplo-cegos e controlados por placebo demonstraram que a administração de fumarato de tenofovir desoproxila/emtricitabina (TDF/FTC) pode reduzir o risco de transmissão sexual do HIV entre indivíduos não infectados com alto risco de infecção; um estudo foi realizado com homens HIV negativos e mulheres transgênero que fazem sexo com homens, e dois estudos foram conduzidos com casais heterossexuais. O tenofovir pré-exposição também demonstrou reduzir a infecção pelo HIV entre pessoas

da Tailândia que injetam drogas recreativas. Além disso, estudos do mundo real e projetos de demonstração de HSH e mulheres cisgênero, em que a adesão à emtricitabina/TDF foi adequada (média de, pelo menos, quatro doses/semana), constataram que a **PrEP** é altamente eficaz na prevenção da infecção pelo HIV. Testes subsequentes e estudos abertos também demonstraram alta eficácia com o uso de **dosagem baseada em eventos** (dois comprimidos 2 a 24 horas antes da relação sexual e, em seguida, um comprimido 24 horas mais tarde e um último comprimido 24 horas depois) para TDF/FTC entre HSH. E, por fim, o tenofovir alafenamida (TAF)/FTC também não se mostrou inferior ao TDF/FTC entre HSH e mulheres transgênero e, portanto, é aprovado para sexo não vaginal. O TAF/FTC está associado a menor toxicidade óssea e renal do que o TDF/FTC, mas aumenta o ganho de peso e a dislipidemia. O TAF/FTC não foi estudado entre mulheres cisgênero ou com o uso de dosagem de PrEP baseada em eventos (i.e., dosagem 2-1-1). O cabotegravir, um medicamento de ação prolongada para PrEP, foi aprovado pela FDA em 2022 para uso como PrEP como um medicamento injetável, a cada 8 semanas. Esse medicamento demonstrou ser superior ao TDF/FTC oral na prevenção da infecção pelo HIV entre HSH, mulheres transgênero que fazem sexo com homens e mulheres cisgênero. A reação adversa mais comum ao cabotegravir são as reações no local da injeção, embora melhorem com as injeções subsequentes e a maioria dos pacientes não interrompa a terapia como resultado das reações no local da injeção. Dado o potencial para a ocorrência de soroconversão tardia em indivíduos que desenvolvem uma infecção pelo HIV com cabotegravir injetável, recomenda-se o teste de RNA do HIV nas visitas inicial e de acompanhamento, se for o caso.

As diretrizes do CDC recomendam que todo adulto e adolescente sexualmente ativos sejam informados sobre a PrEP para prevenção da aquisição do HIV. O risco de contrair o HIV é uma combinação da probabilidade de ter um parceiro que esteja vivendo com HIV e a probabilidade de que o comportamento (p. ex., tipo de relação sexual, agulhas compartilhadas) os coloca em risco de transmissão do HIV. Os HSH e as mulheres transgênero são os grupos com a maior soroprevalência de HIV nos EUA, e é provável que eles tenham parceiros que possam estar vivendo com HIV ou com *status* desconhecido de HIV. Aqueles que praticam sexo anal receptivo têm o maior risco de contrair o HIV porque esse comportamento é mais eficiente na transmissão do HIV do que outras práticas sexuais. As pessoas que usam drogas também correm alto risco de infecção pelo HIV se não usarem regularmente agulhas limpas ou se trocarem drogas por sexo. Pode ser difícil avaliar o risco de pessoas heterossexuais que não estão em risco pelo uso de drogas, pois isso exige a avaliação da probabilidade de que seus parceiros tenham risco de contrair o HIV. Entretanto, é importante avaliar o risco com a maior precisão possível entre mulheres cisgênero para oferecer PrEP quando indicado. Os fatores conhecidos

por aumentar o risco de transmissão do HIV e a exposição potencial ao HIV são descritos na Tabela 33.4. As diretrizes do CDC também reconhecem que os históricos sexuais obtidos pelos médicos podem ser imprecisos, ou os pacientes podem não se sentir à vontade para relatar suas práticas sexuais; portanto, *a PrEP deve ser oferecida a qualquer paciente que a solicite.*

Por fim, para que a PrEP seja eficaz, é preciso haver a adesão adequada do paciente, principalmente no momento da exposição. Após os resultados do protocolo de dosagem baseada em eventos 2-1-1, que mostra alta eficácia entre os HSH, *recomenda-se tomar uma dose dupla no primeiro dia, de 2-24 horas antes do sexo, para encurtar o tempo até a proteção máxima.* Essa abordagem não foi estudada entre mulheres transgênero, heterossexuais e pessoas que injetam drogas. Com base na modelagem farmacológica, são necessários, pelo menos, 7-10 dias para que a PrEP atinja a eficácia máxima para o sexo vaginal receptivo. Os participantes do estudo de HSH e mulheres transgênero que tomaram pelo menos quatro doses diárias em uma semana foram protegidos, bem como aqueles que tomaram o medicamento todos os dias, indicando que a falta ocasional de doses não invalida o tratamento. Projetos de demonstração de PrEP envolvendo mulheres cisgênero mostram resultados semelhantes. Para pacientes que estão se preparando para interromper a PrEP, a dosagem deve continuar por pelo menos 2 dias após a última exposição para HSH com base no protocolo 2-1-1. Não está claro por quanto tempo os outros grupos devem continuar a PrEP após a última exposição, e alguns médicos recomendam 28 dias com base em estudos de profilaxia pós-exposição, embora essa provavelmente seja uma abordagem conservadora.

As recomendações sobre as avaliações iniciais e de acompanhamento estão descritas na Tabela 33.4. O TDF/FTC é contraindicado para pessoas com doença renal (depuração de creatinina menor que 60 mL/min) em razão do pequeno risco de toxicidade renal com o TDF. Foram documentadas reduções na densidade mineral óssea em pessoas que tomam TDF/FTC para PrEP depois de 24 semanas; não se sabe se essa diminuição terá significado clínico, e os declínios parecem se reverter após a interrupção da PrEP. Para HSH que têm depuração de creatinina inferior a 60 mL/min, mas superior a 30 mL/min, ou osteoporose/osteopenia (ou em risco de apresentar essas condições), os médicos podem optar por usar a PrEP com TAF/FTC ou cabotegravir injetável. A dosagem oral de cabotegravir antes da injeção deve ser considerada opcional, visto que ocorreram soroconversões durante o período de introdução oral em um dos estudos com cabotegravir, e o cabotegravir injetável é bem tolerado. Ao utilizar o cabotegravir injetável, o teste de HIV mais sensível disponível deve ser utilizado (de preferência, o teste de RNA do HIV), dada a possibilidade de ocorrência de soroconversão com essa terapia. **A cauda do cabotegravir** (níveis detectáveis da droga persistentes após a última administração do medicamento) deve ser coberta após a descontinuação

TABELA 33.4 Recomendações para a profilaxia pré-exposição (PrEP) da infecção por HIV

Pacientes para os quais a PrEP deve definitivamente ser considerada como uma boa opção para prevenção do HIV

Homens que fazem sexo com homens (HSH), pessoas transgênero que fazem sexo com homens e mulheres heterossexuais e bissexuais com parceiros em risco de HIV.

Usuários de drogas injetáveis.

Fatores que aumentam a probabilidade de a PrEP ser uma boa opção

Paciente que tem relações sexuais anais receptivas.

Paciente que tem um parceiro com infecção por HIV conhecida e sem supressão virológica duradoura ou um parceiro com *status* de HIV desconhecido.

Paciente que tem histórico de IST.

Paciente que tem um número elevado de parceiros sexuais.

Paciente que é profissional do sexo.

Paciente com uso inconsistente ou sem uso de preservativo.

Paciente que foi preso ou tem parceiros que foram presos.

Paciente que é de uma área ou tem parceiros de uma área onde a incidência de HIV é alta.

Paciente que está compartilhando agulhas ou objetos relacionados (equipamentos).

Avaliação inicial antes de prescrever a PrEP

Teste de anticorpos contra HIV para confirmar HIV negativo (RNA do HIV se utilizar cabotegravir injetável).

Revisão de sintomas para excluir infecção primária por HIV (p. ex., sem histórico de doença aguda com febre e erupção cutânea no mês anterior).

Testes para IST: sífilis; gonorreia (em locais de risco); e clamídia (em locais de risco).

Creatinina sérica e TFGe[1].

Confirmar imunidade ao HBV ou vacinar se não for imune[2].

Teste de gravidez.

Discutir que a PrEP não protege contra outras IST e revisar efeitos colaterais comuns.

Orientar pacientes sobre o uso de preservativos de látex ou poliuretano para prevenir IST e o uso de agulhas limpas para prevenir infecções bacterianas e hepatite C, além da PrEP.

Avaliar uso de substâncias ilícitas e oferecer tratamento, se necessário.

Discutir a importância da adesão à medicação diária, injeções a cada 8 semanas ou a PrEP 2-1-1 no momento das exposições.

Prescrição da PrEP

Emtricitabina/TDF (Truvada): 1 comprimido oral ao dia, com fornecimento de prescrição para 90 dias. (Dose dupla recomendada no dia 1 para HSH, mas reduziria o tempo até os níveis terapêuticos em qualquer paciente).

Emtricitabina/TAF (Descovy): 1 comprimido oral ao dia, com fornecimento de prescrição para 90 dias (apenas para HSH e mulheres trans).

Cabotegravir (Apretude): 600 mg de injeção administrada 1 vez por mês (carregamento) e depois a cada 2 meses. A medicação pode ser prescrita com cabotegravir oral 30 mg ao dia por 4 semanas como fase inicial ou sem (opcional).

Avaliação de acompanhamento

Teste de HIV a cada 3 meses (a cada 8 semanas para HIV RNA se usar cabotegravir injetável).

Creatinina sérica a cada 6-12 meses (opcional com cabotegravir).

Teste de gravidez a cada 3 meses.

Testes para IST: sífilis, gonorreia (em locais de risco); e clamídia (em locais de risco).

Avaliar e apoiar a adesão à medicação.

Reforçar os benefícios do uso de preservativos de látex ou poliuretano e agulhas limpas com a PrEP.

Avaliar uso de substâncias e oferecer tratamento, se necessário.

---

[1] Emtricitabina/TDF é contraindicada se a depuração de creatinina for < 60 mL/min.

[2] Pessoas com infecção por HBV podem experimentar reativação do HBV e danos no fígado se emtricitabina/TDF for interrompido.

HBV: vírus da hepatite B; HSH: homens que fazem sexo com homens; TAF: fumarato de alafenamida de tenofovir; TDF: fumarato de tenofovir desoproxila.

Listas de verificação da PrEP para prestadores de serviços e pacientes estão disponíveis em https://www.cdc.gov/hiv/risk/prep/index.html (última revisão em 5 de julho de 2022).

enquanto houver risco contínuo de HIV com TDF/FTC ou TAF/FTC, com testes trimestrais de RNA do HIV realizados durante um ano.

Também foram observadas altas taxas de IST em pessoas que tomam PrEP, indicando a importância do acompanhamento regular de pacientes que usam a PrEP. A triagem regular de IST assintomática e tratamento subsequente entre os usuários de PrEP (incluindo exames de toque retal e faríngeo para pessoas expostas nesses locais) podem causar um impacto substancial na piora da epidemia de IST não relacionadas ao HIV. Alguns pacientes relutam em usar o seguro de saúde (nos EUA) para cobrir o custo da medicação por medo de revelar que correm o risco de contrair o HIV; sem o seguro, o custo é alto. Existem programas oferecidos pelo fabricante do medicamento para cobrir o custo do tratamento para pessoas de baixa renda sem seguro e para cobrir copagamentos de seguros para pacientes segurados. A disponibilidade de emtricitabina/TDF genérico reduziu ainda mais os custos. Estudos que demonstram a eficácia da profilaxia pós-exposição à doxiciclina entre HSH e mulheres transgênero com e sem HIV (dose única de 200 mg após o sexo por até 72 horas) demonstraram sua eficácia na prevenção da clamídia e da sífilis e, em um estudo, a gonorreia. O estudo entre mulheres cisgênero HIV-negativas não mostrou eficácia, embora a adesão tenha sido baixa nesse estudo. Por fim, os preservativos de látex ou poliuretano previnem outras IST e a gravidez.

Delany-Moretlwe S et al. Cabotegravir for the prevention of HIV-1 in women: results from HPTN 084, a phase 3, randomised clinical trial. Lancet. 2022;399:1779. [PMID: 35378077]

Hillis A et al. Pre-exposure prophylaxis (PrEP) for HIV prevention among men who have sex with men (MSM): a scoping review on PrEP service delivery and programming. AIDS Behav. 2020;24:3056. [PMID: 32274670]

Joseph Davey DL; PrEP in Pregnancy Working Group. Emerging evidence from a systematic review of safety of pre-exposure prophylaxis for pregnant and postpartum women: where are we now and where are we heading? J Int AIDS Soc. 2020;23: e25426. [PMID: 31912985]

Landovitz RJ et al; HPTN 083 Study Team. Cabotegravir for HIV prevention in cisgender men and transgender women. N Engl J Med. 2021;385:595. [PMID: 34379922]

Luetkemeyer AF et al; DoxyPEP Study Team. Postexposure doxycycline to prevent bacterial sexually transmitted infecions. N Engl J Med. 2023;388:1296. [PMID: 37018493]

Vanhamel J et al. The current landscape of pre-exposure prophylaxis service delivery models for HIV prevention: a scoping review. BMC Health Serv Res. 2020;20:704. [PMID: 32736626]

4. Profilaxia pós-exposição sexual e mediante o uso de drogas ao HIV

– A **profilaxia pós-exposição** tem por objetivo reduzir ou impedir a replicação viral local antes da disseminação para que a infecção possa ser abortada. Embora não haja nenhum estudo clínico anterior que demonstre que a administração de medicamentos antirretrovirais após uma exposição sexual ou parenteral ao uso de drogas reduz a probabilidade de infecção, há dados sugestivos a partir de modelos animais, experiência perinatal e um estudo de caso-controle de profissionais de saúde que sofreram um ferimento de agulha.

O tratamento de pessoas que foram expostas ao HIV deve ser feito em até 72 horas, mas quanto antes, melhor. Toda pessoa exposta deve primeiro fazer o teste de HIV para excluir a possibilidade de já estar infectada. Se não houver testes rápidos disponíveis, o tratamento deve ser iniciado enquanto se aguarda os resultados de um teste-padrão de HIV.

A escolha dos agentes antirretrovirais e a duração do tratamento são os mesmos das exposições que ocorrem por via ocupacional; o regime preferido é tenofovir 300 mg com emtricitabina 200 mg diariamente com dolutegravir 50 mg uma vez ao dia ou raltegravir 400 mg duas vezes ao dia. Ao contrário daqueles com exposições ocupacionais, alguns indivíduos podem se apresentar muito tarde após a exposição. Como a probabilidade de sucesso diminui com o tempo de exposição ao HIV, *o tratamento não é recomendado após mais de 72 horas depois da exposição.* Além disso, como as questões psicossociais envolvidas na profilaxia pós-exposição para exposição sexual e ao uso de drogas são complexas, a profilaxia deve ser oferecida com aconselhamento de prevenção. O aconselhamento deve se concentrar em como evitar futuras exposições. Os indivíduos com risco contínuo de infecção pelo HIV

devem ser considerados candidatos à PrEP, às vezes chamada de PEP-para-PrEP. Os médicos que necessitem de mais informações sobre a profilaxia pós-exposição para exposições ocupacionais ou não ocupacionais devem entrar em contato com a **National Clinicians' Post-Exposure Prophylaxis Hotline** (http://nccc.ucsf.edu/clinician-consultation/pep-post-exposure-prophylaxis/).

Atim M et al; Dean Street Collaborative Group. Post-exposure prophylaxis in the era of pre-exposure prophylaxis. HIV Med. 2020;21:668. [PMID: 32902098]

Centers for Disease Control and Prevention (CDC). HIV, HIV Basics, Prevention, PEP (Post-Exposure Prophylaxis). 2020 Oct 21. https://www.cdc.gov/hiv/basics/pep.html

DeHaan E. Post-exposure prophylaxis (PEP) to prevent HIV infection [Internet]. Baltimore (MD): Johns Hopkins University; 2020. [PMID: 33026756]

O'Connell KA et al. HIV post-exposure prophylaxis in the emergency department: an updated assessment and opportunities for HIV prevention identified. Am J Emerg Med. 2021;46:323. [PMID: 33069548]

5. Prevenção da transmissão perinatal do HIV

– *A prevenção da transmissão perinatal do HIV começa com a oferta de aconselhamento e teste de HIV a toda mulher grávida ou que esteja pensando em engravidar.* Mulheres com HIV que estejam grávidas devem iniciar a Tarv com pelo menos três medicamentos o mais rápido possível. Os regimes recomendados incluem uma combinação dupla de NRTI e dolutegravir. O parto por cesariana deve ser planejado se a carga viral do HIV não for suprimida ou for desconhecida próximo ao momento do parto, e um ou mais medicamentos antirretrovirais, administrados ao recém-nascido por 6 semanas para reduzir o risco de aquisição perinatal. As diretrizes de alimentação de bebês nos EUA foram alteradas em 2023 para permitir a tomada de decisão compartilhada com a mãe sobre a decisão de amamentar.

Joseph Davey DL et al; PrEP in Pregnancy Working Group. Emerging evidence from a systematic review of safety of pre-exposure prophylaxis for pregnant and postpartum women: where are we now and where are we heading? J Int AIDS Soc. 2020;23:e25426. [PMID: 31912985]

6. Prevenção da transmissão do HIV em ambientes de assistência médica

– Em ambientes de assistência médica, as **precauções universais contra fluidos corporais** devem ser usadas, incluindo o uso de luvas ao manusear fluidos corporais e a adição de avental, máscara e óculos de proteção para procedimentos que possam resultar em respingos ou disseminação de gotículas, e o uso de agulhas especialmente projetadas com dispositivos de proteção para diminuir o risco de ferimentos com agulha.

Estudos epidemiológicos mostram que os ferimentos com agulha geralmente ocorrem entre os profissionais de saúde, sobretudo entre cirurgiões que realizam procedimentos invasivos, funcionários inexperientes e estudantes de medicina. Os esforços para reduzir os ferimentos com agulha devem se concentrar em evitar o reencape de agulhas e no uso de agulhas de segurança sempre que realizar procedimentos invasivos em circunstâncias controladas. O risco de transmissão do HIV por um ferimento com agulha com sangue de um paciente com infecção por HIV é de aproximadamente 1:300, embora os fatores determinantes do risco incluam punções profundas, grande inóculo e pacientes-fonte com altas cargas virais. O risco de contato com membranas mucosas e contato com pele não intacta é de 1:1.000 ou menos.

Os profissionais de saúde que forem vítimas de ferimentos com agulha devem ser aconselhados e fazer o teste de HIV o mais rápido possível. O teste de HIV é feito para estabelecer uma linha de base negativa para o caso de haver uma conversão subsequente. O teste de acompanhamento geralmente é realizado depois de 6 semanas e de 3 meses. Com a permissão do paciente, seu sangue pode ser testado para HIV, com suspensão da profilaxia pós-exposição e do acompanhamento adicional para o profissional de saúde se o paciente-fonte apresentar resultado negativo.

Um estudo de caso-controle do CDC indica que a administração de zidovudina após um ferimento com agulha diminuiu a taxa de soroconversão do HIV em 79%. Portanto, *os médicos devem oferecer Tarv o mais rápido possível após a exposição e continuar por 4 semanas.* Os antirretrovirais modernos não foram estudados, mas se espera que a eficácia seja maior com antirretrovirais mais potentes e mais bem tolerados com regimes de três medicamentos baseados em inibidores da integrasse. O regime preferido é o TDF 300 mg com emtricitabina 200 mg (Truvada) diariamente com dolutegravir 50 mg uma vez ao dia ou raltegravir 400 mg duas vezes ao dia. Os médicos que estejam expostos a pessoas com probabilidade de apresentar resistência a medicamentos antirretrovirais (p. ex., pessoas que estejam recebendo terapia e tenham cargas virais detectáveis) devem submeter-se a uma terapia individualizada, com o uso de pelo menos dois medicamentos aos quais a fonte não seja resistente.

Centers for Disease Control and Prevention (CDC). Human immunodeficiency virus (HIV) and occupational exposure. 2019 Sep 5. https://www.cdc.gov/hiv/workplace/healthcareworkers.html

7. **Prevenção da transmissão do HIV por meio de sangue ou hemoderivados** – Os esforços atuais nos EUA para a triagem de sangue e hemoderivados reduziram o risco de transmissão do HIV com a transfusão de uma unidade de sangue para 1:2.000.000. O uso de sangue e hemoderivados deve ser criterioso e realizado somente quando clinicamente indicado.

8. Vacina contra o HIV – Dados de modelos de primatas sugerem que o desenvolvimento de uma vacina protetora pode ser possível, mas os testes clínicos em seres humanos foram decepcionantes. Apenas um ensaio de vacina demonstrou algum grau de eficácia. Nesse estudo randomizado, duplo-cego e controlado por placebo, uma vacina recombinante

de vetor de canarypox mais duas injeções de reforço de uma vacina recombinante gp120 reduziram o risco de contrair o HIV em uma população predominantemente heterossexual na Tailândia, mas a eficácia foi muito baixa (31%) para uso generalizado. Uma vacina em mosaico contra o HIV resultou em uma forte resposta imunológica entre seres humanos adultos e proteção contra infecção por um vírus semelhante ao HIV em macacos rhesus. Infelizmente, os resultados iniciais de um estudo de fase 2b com mulheres cisgênero utilizando essa vacina em mosaico (estudo *Imbokodo*) não demonstraram eficácia. Em janeiro de 2023, um estudo de fase 3 (*Mosaico*) que utilizou uma formulação diferente da vacina em mosaico entre 3.900 HSH e mulheres transgênero realizado na América Latina, América do Norte e Europa teve de ser descontinuado por falta de eficácia na prevenção da infecção pelo HIV. O estudo mais recente de duas vacinas combinadas candidatas, denominado estudo *PrEPVacc*, que está sendo testado em 1.500 participantes em Uganda, na Tanzânia e na África do Sul, também foi encerrado precocemente, em dezembro de 2023, por falta de eficácia.

Embora os resultados desses testes de vacinas contra o HIV tenham sido desanimadores, as vacinas candidatas anteriores contra o HIV não conseguiram obter anticorpos amplamente neutralizantes e células T contra o vírus. Entretanto, o trabalho preliminar com uma nova vacina de mRNA desenvolvida para o HIV mostra o desenvolvimento de ambos. Além disso, a proteção contra a infecção pelo HIV em símios foi demonstrada em um pequeno grupo de macacos com o uso da vacina adaptada de mRNA contra o HIV. Portanto, os primeiros testes clínicos de vacinas de mRNA contra o HIV/Aids foram lançados em 2022 e estão em andamento desde o início de 2024.

National Institute of Allergy and Infectious Diseases (NIAID). News Releases: NIH launches clinical trial of three mRNA HIV vaccines. 2022 Mar 14. https://www.niaid.nih.gov/news-events/nih-launches-clinical-trial-three-mrna-hiv-vaccines

National Institutes of Health (NIH). News Releases: Experimental HIV vaccine regimen safe but ineffective, study finds. 2023 Jan 18. https://www.nih.gov/news-events/news-releases/ experimental-hiv-vaccine-regimen-safe-ineffective-study-finds

National Institutes of Health (NIH). News Releases: HIV vaccine candidate does not sufficiently protect women against HIV infection. 2021 Aug 31. https://www.nih.gov/news-events/ news-releases/hiv-vaccine-candidate-does-not-sufficiently-protect-women-against-hiv-infection

Pitisuttithum P et al. Prophylactic HIV vaccine: vaccine regimens in clinical trials and potential challenges. Expert Rev Vaccines. 2020;19:133. [PMID: 31951766]

Zhang P et al. A multiclade envgag VLP mRNA vaccine elicits tier-2 HIV-1-neutralizing antibodies and reduces the risk of heterologous SHIV infection in macaques. Nat Med. 2021;27: 2234. [PMID: 34887575]

B. Prevenção secundária

Na era anterior ao desenvolvimento da Tarv eficaz, estudos de coorte de indivíduos com datas documentadas de soroconversão demonstram que a Aids se desenvolveu em 10 anos em aproximadamente 50% das pessoas soropositivas não tratadas. Com o tratamento atualmente disponível, a progressão da doença foi significativamente reduzida. Além da Tarv, os regimes profilácticos podem prevenir infecções oportunistas e melhorar a sobrevida. A profilaxia e a intervenção precoce previnem várias doenças infecciosas, inclusive a tuberculose e a sífilis, que são transmissíveis a outras pessoas. As recomendações para testes de triagem, vacinas e profilaxia estão listadas na Tabela 33.5.

1. **Tuberculose** – Em virtude do aumento da ocorrência de tuberculose entre pessoas com HIV, esses pacientes devem realizar um teste intradérmico de PPD ou um exame de sangue IGRA no início do tratamento e, depois disso, anualmente, caso permaneçam em risco de exposição (p. ex., encarcerados, vivendo em ambientes coletivos). Aqueles com um PPD positivo (definido para pessoas com HIV como mais de 5 mm de endurecimento) ou um ensaio IGRA positivo (resultados relatados como positivos, e não negativos ou indeterminados) devem ser avaliados clinicamente quanto à tuberculose ativa, inclusive por meio de radiografia de tórax. Pacientes com opacidade em qualquer local, especialmente se acompanhada de adenopatia mediastinal, devem ter o escarro enviado para coloração ácido-resistente e teste de amplificação de ácido nucleico. Os pacientes com tuberculose ativa devem ser tratados conforme descrito no Capítulo 9 (ver Tabs. 9.14 e 9.15). Pacientes com um teste PPD ou IGRA positivo e uma radiografia de tórax normal ou avaliação negativa do escarro para tuberculose ativa são classificados como portadores de tuberculose latente. Os pacientes com infecção latente por tuberculose que não tenham sido tratados de tuberculose (ativa ou latente) anteriormente devem receber isoniazida uma vez por semana (900 mg por via oral, semanalmente, para pacientes com mais de 50 kg) e rifapentina (900 mg por via oral, semanalmente, para pacientes com mais de 50 kg) por 12 semanas. Outros regimes preferidos são a rifampicina diária (10 mg/kg; a dose máxima e usual para adultos é de 600 mg por via oral diariamente) por 4 meses, embora todas as pessoas com HIV devam ser avaliadas

---

TABELA 33.5 Manutenção de saúde e monitoramento de pessoas com HIV

Para toda pessoa com HIV:

Contagem de CD4 a cada 3-6 meses (pode ser reduzido para a cada 12 meses se a carga viral estiver suprimida com a Tarv por 2 anos e a contagem de CD4 for > 300 células/mcL, opcional se consistentemente acima de 500 células/mcL)

Testes de carga viral a cada 3-6 meses e 2-4 semanas após uma mudança na terapia

Teste genotípico de resistência no início e se a carga viral não for completamente suprimida e o paciente estiver tomando Tarv

Hemograma, perfil químico, transaminases e bilirrubina total, no início e a cada 3-6 meses

UA no início e anualmente durante a Tarv (a cada 6 meses se o regime de Tarv incluir TDF)

Glicose ou hemoglobina A_{1c} no início e anualmente durante a Tarv

Painel lipídico no início, 4-8 semanas após iniciar ou alterar um regime de Tarv que afete lipídios, e anualmente para todos com mais de 40 anos

PPD ou IGRA no início e anualmente se estiver em alto risco de exposição a pessoas com TB ativa

Tratamento para infecção latente por TB para aqueles com PPD ou IGRA positivo, raio X de tórax normal e sem histórico de tratamento para TB ativa ou latente

RPR ou VDRL na entrada e periodicamente com base na atividade sexual

Sorologia para Toxoplasma IgG no início

Sorologias para hepatite: anticorpo contra hepatite A, antígeno de superfície da hepatite B, anticorpo de superfície da hepatite B, anticorpo da hepatite B núcleo, anticorpo contra hepatite C.

Vacina contra pneumococo

Vacina contra meningococo

Vacina contra herpes-zóster[1]

Vacina contra influenza inativada anualmente na temporada

Vacina contra hepatite A para aqueles sem imunidade à hepatite A.

Vacina contra hepatite B para aqueles que são negativos para antígeno de superfície da hepatite B e anticorpo (usar a formulação de 40 mcg em 0, 1 e 6 meses; repetir se não houver imunidade 1 mês após o esquema de três vacinas)

Vacina combinada contra tétano, difteria e coqueluche

Vacinação contra Covid-19

Vacina contra HPV para mulheres de até 26 anos com HIV

Vacinação contra *Haemophilus influenzae* tipo b.

Monitoramento da densidade mineral óssea para mulheres pós-menopausa e homens com 50 anos ou mais.

Exame de colpocitologia oncótica anualmente; se três exames forem negativos, pode-se alternar para intervalos mais longos (ver Complicações, Seção M. Manifestações ginecológicas)

Considerar a coleta de esfregaço anal para avaliação citológica

Para pessoas com HIV com CD4 < 200 células/mcL:

Profilaxia para *Pneumocystis jirovecii* (ver Tratamento, Seção A. Profilaxia para complicações da infecção por HIV e Tab. 33.6)

Para pessoas com HIV com CD4 < 100 células/mcL e toxoplasma IgG positivo:

Garantir que a profilaxia atual cubra toxoplasmose, e se não, adicionar profilaxia para toxoplasmose (ver Tratamento, Seção A. Profilaxia para complicações da infecção por HIV e Tab. 33.6)

---

[1] Considerar em pacientes com mais de 50 anos, não deve ser administrada a vacina viva (Zostavax) para indivíduos com células T CD4 < 200 células/mcL.
TARV: terapia antirretroviral; CMV: citomegalovírus; IgG: imunoglobulina G; IGRA: teste de liberação de interferon-gama; INH: isoniazida; PPD: derivado proteico purificado; RPR: reagente plasmático rápido; TB: tuberculose; TDF: fumarato de tenofovir desoproxila; VDRL: Laboratório de Pesquisa de Doenças Venéreas.

quanto a interações medicamentosas, inclusive com Tarv e 3 meses de rifampicina e isoniazida uma vez ao dia (300 mg por via oral diariamente). A OMS também recomenda 1 mês de isoniazida diária e rifapentina diária (300 mg diários para pacientes com peso inferior a 35 kg, 450 mg diários para um peso de 35-45 kg e 600 mg para peso superior a 45 kg) como um regime de curta duração, embora esse regime não seja recomendado em conjunto com inibidores da integrase em razão da preocupação com a indução do metabolismo pela rifapentina diária. Um regime alternativo, e menos preferido em razão das baixas taxas de conclusão, é de 9 meses de isoniazida diária. Em pacientes com imunodeficiência avançada, tanto o teste PPD quanto o IGRA têm maior probabilidade de serem falsamente negativos ou (para o ensaio IGRA) indeterminado. Portanto, pode valer a pena obter uma radiografia de tórax, uma avaliação do escarro da tuberculose ou ambos em pessoas com alto risco de tuberculose e testar de novo os pacientes com contagens inicialmente baixas de CD4 depois de receberem a Tarv e terem reconstituição imunológica (contagem de CD4 maior ou igual a 200 células/mcL).

2. **Sífilis** – Em razão do aumento do número de casos de sífilis entre os HSH, incluindo aqueles que vivem com HIV, *todo homem deve submeter-se a teste de sífilis por meio de um imunoensaio enzimático, reagina plasmática rápida (RPR) ou exame dos Venereal Disease Research Laboratories (VDRL) a cada 3-6 meses*. O aumento de casos de sífilis entre pessoas com HIV é particularmente preocupante porque esses indivíduos apresentam maior risco de neurossífilis e outras complicações da sífilis. As pessoas com HIV podem perder a reatividade à absorção de anticorpos treponêmicos fluorescentes (FTA-ABS) após o tratamento da sífilis, principalmente se tiverem baixas contagens de CD4. Portanto, *nessa população, um teste treponêmico não reativo não exclui um histórico de sífilis*. As pessoas com HIV devem ser cuidadosamente avaliadas quanto a sintomas otológicos, oftálmicos ou qualquer outro sintoma neurológico após o diagnóstico de sífilis, com a realização de punção lombar se houver sintomas neurológicos, supondo que o tratamento empírico não seja realizado em razão da presença de sintomas oftálmicos ou otológicos inexplicados. A contagem de células do LCR e o LCR-VDRL devem ser examinados nesses casos. Aqueles sem sintomas neurológicos ou uma avaliação normal do LCR são tratados como portadores de **sífilis latente precoce** (avaliação prévia de sífilis em um ano ou sintomas de sífilis precoce) com uma dose de penicilina G benzatina, 2,4 milhões de unidades, por via intramuscular. Aqueles com sífilis de tempo desconhecido ou com mais de um ano desde uma avaliação prévia de sífilis são tratados como **sífilis latente tardia** (penicilina benzatina G, 2,4 milhões de unidades por via intramuscular semanalmente durante 3 semanas). Aqueles com uma pleocitose ou um teste LCR-VDRL positivo são tratados como portadores de **neurossífilis** (penicilina G aquosa, 2-4 milhões de unidades por via intravenosa a

cada 4 horas por 10-14 dias). Em razão das taxas mais altas de falha clínica, as pessoas com HIV devem ser avaliadas quanto à resposta ao tratamento, sendo a não resposta definida como a ausência de uma redução de quatro vezes dos títulos em um ano após o tratamento de sífilis latente precoce ou 2 anos após o tratamento de sífilis latente tardia.

Esses indivíduos devem ser avaliados quanto à neurossífilis, especialmente se não houver evidência clínica de reinfecção. Para uma discussão mais detalhada sobre esse tópico, ver Capítulo 36.

Ren M et al. Deciphering the serological response to syphilis treatment in men living with HIV. AIDS. 2020;34:2089. [PMID: 32773482]

3. **Imunizações** – Os pacientes com HIV devem receber imunizações conforme descrito na Tabela 33.5. Pacientes sem evidência de antígeno de superfície ou anticorpo de superfície da hepatite B devem receber a vacina contra hepatite B, utilizando a formulação de 40 mcg (a dose mais alta é para aumentar a chance de desenvolvimento de imunidade protetora) ou utilizando a nova formulação de duas doses da vacina contra a hepatite B com adjuvante de CpG (Heplisav-B). Embora a vacina com adjuvante de CpG não tenha sido inicialmente estudada entre pessoas com HIV, os dados apresentados na IDWeek 2022 demonstraram que um esquema de três doses levou a excelentes respostas sorológicas. Não está claro se deve ser utilizado um esquema de três doses ou de duas doses entre pessoas com HIV. Se o paciente não apresentar imunidade 1 mês após o término da série, a série deve ser repetida. As pessoas com HIV também devem receber as vacinas inativadas padrão, como as vacinas contra tétano, difteria e coqueluche que seriam dadas a pessoas não infectadas. *A maioria das vacinas vivas, como a vacina contra a febre amarela, deve ser evitada em pessoas com contagem de células T CD4+ inferior a 200 células/mcL*. Entretanto, a vacina mpox (que é uma vacina viva atenuada) foi considerada segura quando administrada a pessoas com HIV e diversas contagens de células CD4 no surto de mpox de 2022. A vacinação contra o sarampo, embora seja uma vacina de vírus vivo, parece ser relativamente segura quando administrada a pacientes com HIV e deve ser administrada se o paciente nunca tiver tido sarampo (com a vacina desenvolvida em 1963) ou tiver sido vacinado adequadamente. A vacina recombinante com adjuvante contra herpes-zóster (Shingrix), duas doses com intervalo de 2 a 6 meses, é recomendada para todos os adultos com HIV. As vacinas contra a Covid-19 são seguras e eficazes para pessoas com HIV. Embora a maioria das pessoas com HIV produza uma resposta sorológica à vacinação, há evidências de redução da resposta sorológica entre algumas pessoas com HIV, principalmente aquelas com baixa contagens de células T CD4+ ou cargas virais não suprimidas. A vacinação de reforço, portanto, é recomendada para essa população.

Garrido HMG et al. Immunogenicity of pneumococcal vaccination in HIV infected individuals: a systematic review and meta-analysis. EClinicalMedicine. 2020;29:100576. [PMID: 33294820]

Lee JH et al. Systematic review and meta-analysis of immune response of double dose of hepatitis B vaccination in HIV-infected patients. Vaccine. 2020;38:3995. [PMID: 32334887]

Spinelli MA et al. Differences in post-mRNA vaccination severe acute respiratory syndrome coronavirus 2 (SARS-CoV-2) immunoglobulin G (IgG) concentrations and surrogate virus neutralization test response by human immunodeficiency virus (HIV) status and type of vaccine: a matched case-control observational study. Clin Infect Dis. 2022;75:e916. [PMID: 34864962]

4. **Outras medidas** – A triagem de IST deve continuar, dadas as altas taxas de infecção por sífilis, gonorreia e clamídia entre as pessoas com HIV. A profilaxia pós-exposição (PEP) com doxiciclina demonstrou reduzir a incidência de IST entre HSH e mulheres transgênero e é recomendada para esses grupos se o risco sexual for contínuo. Deve-se recomendar o tratamento do uso de substâncias para pessoas com transtornos por uso de substâncias, o que pode melhorar a adesão e o envolvimento no tratamento. As pessoas devem ser alertadas para evitar o consumo de carne crua, ovos ou mariscos para evitar infecções por *Toxoplasma*, *Campylobacter* e *Salmonella*. As pessoas com contagens de CD4+ inferiores a 200 células/mcL devem lavar bem as mãos após limpar a areia do gato ou devem renunciar a essa tarefa doméstica para evitar uma possível exposição à toxoplasmose. Para reduzir a probabilidade de infecção por espécies de *Bartonella*, os pacientes com baixa contagem de CD4 devem evitar atividades que possam resultar em arranhões ou mordidas de gatos.

Tratamento

O tratamento para a infecção pelo HIV pode ser amplamente dividido nas seguintes categorias: (1) profilaxia para infecções oportunistas, neoplasias malignas e outras complicações da infecção pelo HIV; (2) tratamento de infecções oportunistas, malignidades e outras complicações da infecção pelo HIV; e (3) tratamento da própria infecção pelo HIV com Tarv.

A. Profilaxia para complicações da infecção pelo HIV

Em geral, as decisões sobre a profilaxia de infecções oportunistas são baseadas na contagem de CD4, na carga viral recente do HIV e no histórico de infecções anteriores. Estudos demonstraram que, *em pacientes com melhoras robustas da função imunológica – medida por elevações da contagem de CD4 acima dos níveis utilizados para se iniciar o tratamento – ou a supressão virológica prolongada em um cenário de baixa resposta imunológica, os regimes profiláticos podem ser interrompidos.*

Como as pessoas com infecção avançada por HIV são suscetíveis a vários patógenos oportunistas, é preferível o uso de agentes com atividade contra mais de um patógeno.

1. **Profilaxia contra pneumonia por *Pneumocystis*** – Pacientes com contagem de CD4 abaixo de 200 células/mcL, porcentagem de linfócitos CD4 abaixo de 14%, ou candidíase oral devem receber profilaxia primária para pneumonia por *Pneumocystis*. Os pacientes com histórico de pneumonia por *Pneumocystis* devem receber profilaxia secundária até que a sua carga viral seja indetectável e eles mantenham uma contagem de CD4 de 200 células/mcL ou mais enquanto estiverem recebendo Tarv por mais de 3 meses. Os regimes para a profilaxia de *Pneumocystis* são apresentados na Tabela 33.6.

2. **Profilaxia contra a infecção pelo complexo *M. avium*** – A profilaxia contra o complexo *M. avium não é mais recomendada* para a maioria dos indivíduos que estão iniciando a Tarv, inclusive aqueles com contagens de CD4+ inferiores a 50 células/mcL. A incidência de infecção pelo complexo *M. avium* é muito baixa entre aqueles que estão recebendo Tarv. Nos raros casos em que os indivíduos atrasam a Tarv (p. ex., por preferência do paciente) cujas contagens de CD4 caem para menos de 50 células/mcL, deve-se oferecer profilaxia contra a infecção pelo complexo *M. avium*. A claritromicina (500 mg por via oral duas vezes ao dia) e azitromicina (1.200 mg por via oral semanalmente) são os regimes recomendados. Em geral, o regime de azitromicina é preferido com base na alta adesão e no baixo custo. A

TABELA 33.6 Profilaxia para *Pneumocystis jirovecii*

Medicamento	Dose	Efeitos colaterais	Limitações
Trimetoprima-sulfametoxazol	Uma cápsula de dose dupla três vezes por semana até uma cápsula ao dia	Erupção cutânea, neutropenia, hepatite, síndrome de Stevens-Johnson	Reação de hipersensibilidade é comum, mas, se leve, pode ser possível continuar o tratamento.
Dapsona	50-100 mg por via oral ao dia ou 100 mg duas ou três vezes por semana	Anemia, náusea, metemoglobinemia, anemia hemolítica	Menos eficaz do que o anterior. O nível de glicose-6-fosfato desidrogenase (G6PD) deve ser verificado antes da terapia. Verificar o nível de metemoglobina após 1 mês de tratamento.
Atovaquona	1.500 mg via oral, uma vez ao dia, com uma refeição	Erupção cutânea, diarreia, náusea	Menos eficaz do que a suspensão de trimetoprima-sulfametoxazol; eficácia igual à da dapsona, mas mais caro.
Pentamidina aerossolizada	300 mg mensalmente	Broncoespasmo (pré-tratar com broncodilatadores); relatos raros de pancreatite	Pneumonia apical por *P. jirovecii*, infecções extrapulmonares por *P. jirovecii*, pneumotórax.

profilaxia contra a infecção pelo complexo *M. avium* pode ser descontinuada em pacientes que iniciam a Tarv.

3. **Profilaxia contra toxoplasmose** – A profilaxia contra toxoplasmose é desejável em pacientes com sorologia positiva para toxoplasma IgG e contagens de CD4 abaixo de 100 células/mcL. O trimetoprima-sulfametoxazol (um comprimido diário de força dupla) oferece boa proteção contra a toxoplasmose, assim como a combinação de pirimetamina, 25 mg por via oral uma vez por semana, mais dapsona, 50 mg por via oral diariamente, mais leucovorina, 25 mg por via oral uma vez por semana. A glicose-6-fosfato desidrogenase (G6PD) deve ser verificada antes da terapia com dapsona, e o nível de metemoglobina deve ser verificado em um mês. A profilaxia pode ser interrompida quando as células CD4 tiverem aumentado para mais de 200 células/mcL por mais de 3 meses.

B. Tratamento das complicações da infecção por HIV

O tratamento das complicações comuns relacionadas à Aids está detalhado anteriormente e na Tabela 33.3. Na era anterior ao uso da Tarv, os pacientes precisavam de tratamento por toda a vida para muitas infecções, incluindo retinite por CMV, toxoplasmose e meningite criptocócica. Entretanto, *entre os pacientes que têm uma boa resposta à Tarv, a terapia de manutenção para infecções oportunistas pode ser interrompida.* Por exemplo, em consulta com um oftalmologista, o tratamento de manutenção para a infecção por CMV pode ser descontinuado quando as pessoas que tiverem recebido Tarv apresentarem um aumento sustentado da contagem de CD4 de mais de 100 células/mcL por, pelo menos, 3 a 6 meses. Resultados semelhantes foram observados em pacientes com bacteremia por complexo *M. avium*, que completaram um ano ou mais de terapia para o complexo *M. avium* e apresentam um aumento de sua contagem de CD4 para 100 células/mcL por mais de 6 meses enquanto estiverem recebendo Tarv. A interrupção da profilaxia secundária para pneumonia por *Pneumocystis* foi descrita anteriormente.

O tratamento de pacientes com episódios repetidos da mesma infecção oportunista pode representar desafios terapêuticos difíceis. Por exemplo, pacientes com segundo ou terceiro episódio de pneumonia por *Pneumocystis* podem ter desenvolvido reações alérgicas aos tratamentos-padrão em um episódio anterior. Felizmente, existem várias alternativas disponíveis para o tratamento da infecção por *Pneumocystis*. A trimetoprima com dapsona e a primaquina com clindamicina são duas combinações geralmente toleradas por pacientes com reação alérgica anterior ao trimetoprima-sulfametoxazol e à pentamidina intravenosa.

C. Terapia antirretroviral

A disponibilidade de agentes que, combinados, suprimem a replicação do HIV (Tab. 33.7) teve um impacto profundo na história natural da infecção pelo HIV. De fato, *com o advento da Tarv efetiva, a expectativa de vida das pessoas com HIV se aproxima da de pessoas sem infecção quando o tratamento é iniciado no início do curso da doença e mantido.*

O reconhecimento de que o HIV danifica o sistema imunológico desde o início da infecção, mesmo quando o dano não é facilmente mensurado por testes convencionais, combinado com a maior potência, o melhor perfil de efeitos colaterais e a diminuição da carga de comprimidos dos regimes modernos de tratamento do HIV, levaram à recomendação de **iniciar o tratamento o mais rápido possível para toda pessoa com HIV, inclusive pacientes com infecção aguda pelo HIV, independentemente da contagem de CD4**. O estudo *Start* demonstrou que o tratamento imediato está associado a uma redução de mais de 50% no risco de doença grave ou morte, em comparação com o adiamento do tratamento até que a contagem de CD4 caia para menos de 350 células/mcL. O estudo *Temprano* mostrou que os indivíduos que iniciam imediatamente a Tarv *versus* adiam o tratamento até que a contagem de CD4 caia abaixo de 500 células/mcL apresentaram taxas mais baixas de doença grave.

Foram criados programas de iniciação rápida, nos quais o tratamento pode ser iniciado no mesmo dia em que os pacientes testam positivo para o HIV, para que os pacientes possam começar a receber o tratamento prontamente e evitar a perda de acompanhamento. O médico deve fornecer recursos suficientes para ajudar o paciente a lidar com esses eventos importantes em um curto espaço de tempo, receber cobertura suficiente de seguro e benefícios, além de se conectar a outros recursos de serviços sociais (i.e., assistência alimentar, moradia, etc.). Se o tratamento for iniciado antes que os resultados dos testes de resistência sejam disponibilizados, não se deve utilizar inibidor não nucleosídeo da transcriptase reversa (NNRTI), dada a possibilidade de resistência transmitida ao medicamento. Os regimes recomendados para o início do tratamento antes que os resultados dos testes de resistência estejam disponíveis incluem (1) dolutegravir mais TAF/emtricitabina ou TDF/emtricitabina (ou lamivudina), (2) bictegravir/TAF/emtricitabina, ou (3) darunavir reforçado mais TAF/emtricitabina ou TDF/emtricitabina (ou lamivudina). O último regime é recomendado (até que o teste de resistência seja conhecido) se o paciente tiver desenvolvido uma soroconversão para o HIV durante o uso de PrEP à base de cabotegravir em razão da possibilidade de desenvolvimento de resistência ao inibidor da integrase. Além disso, pacientes que necessitam de abacavir como parte de seu regime de tratamento não devem iniciar o tratamento antes dos resultados do teste de alelos HLA-B*5701 ou do teste de hepatite B. *O principal objetivo da terapia deve ser a supressão completa da replicação viral, medida pela carga viral sérica.* Combinações parcialmente supressivas devem ser evitadas. Da mesma forma, se houver toxicidade, é preferível trocar a medicação agressora, dada a disponibilidade de várias medicações eficazes e bem toleradas.

Embora o protocolo de tratamento do HIV tradicionalmente inclua três medicamentos de pelo menos duas classes diferentes, *vários regimes de dois agentes utilizando medicamentos de pelo menos duas classes diferentes têm se mostrado eficazes.*

Uma combinação de dolutegravir mais lamivudina (Tab. 33.8) demonstrou ser não inferior ao dolutegravir mais TDF e emtricitabina como terapia inicial em pacientes com carga

TABELA 33.7 Agentes para terapia antirretroviral por classe

Medicamento	Dose	Efeitos colaterais comuns	Monitoramento especial[1]
Inibidores nucleosídeos da transcriptase reversa (NRTI)			
Abacavir (Ziagen)	600 mg via oral, uma vez ao dia	Erupção cutânea, febre – se ocorrer, a reexposição pode ser fatal	Nenhum monitoramento especial
Emtricitabina (Emtriva)	200 mg via oral, uma vez ao dia	Descoloração da pele nas palmas/solas (leve)	Nenhum monitoramento especial
Lamivudina (Epivir)	150 mg via oral, duas vezes ao dia, ou 300 mg ao dia	Erupção cutânea, neuropatia periférica	Nenhum monitoramento especial
Zidovudina (AZT) (Retrovir)	600 mg por via oral, ao dia, em duas doses divididas	Anemia, neutropenia, náusea, mal-estar, cefaleia, insônia, miopatia	Hemograma completo com contagem diferencial de 4-8 semanas após o início do AZT
Inibidores nucleotídeos da transcriptase reversa (NRTI)			
Tenofovir alafenamida (TAF)/ emtricitabina (Descovy)	25 mg de TAF com 200 mg de emtricitabina, uma vez ao dia	Ganho de peso; dislipidemia; risco reduzido, mas ainda presente, de nefrotoxicidade e reabsorção óssea	Creatinina no nível basal, nas 2-8 semanas, e depois a cada 3-6 meses; exame de urina, glicose e proteínas na urina no nível basal e repetida conforme indicado clinicamente; HBsAg, enzimas hepáticas na linha de base, nas 2-8 semanas, e depois a cada 3-6 meses, continuar por meses após descontinuação; considerar densitometria óssea
Tenofovir (TDF) (Viread)	300 mg via oral uma vez ao dia	Disfunção renal, reabsorção óssea, distúrbios gastrointestinais	Creatinina no nível basal, em 2-8 semanas, e depois a cada 3-6 meses; urinálise, glicose e proteínas urinárias no nível basal e repetidos conforme indicado clinicamente; considerar densitometria óssea
Inibidores não nucleosídeos da transcriptase reversa (NNRTI)			
Doravirina (Pifeltro)	100 mg ao dia	Cefaleia, fadiga, dor abdominal	Sem necessidade de monitoramento especial
Efavirenz (Sustiva)	600 mg por via oral ao dia	Distúrbios neurológicos, erupção cutânea, hepatite	Sem necessidade de monitoramento especial
Etravirina (Intelence)	200 mg por via oral duas vezes ao dia	Erupção cutânea, neuropatia periférica	Sem necessidade de monitoramento especial
Nevirapina (Viramune)	200 mg por via oral ao dia por 2 semanas, seguido de 200 mg por via oral duas vezes ao dia	Erupção cutânea	Sem necessidade de monitoramento especial
Rilpivirina (Edurant)	25 mg ao dia	Depressão, erupção cutânea	Sem necessidade de monitoramento especial
Inibidores da protease (IP)			
Atazanavir (Reyataz)	400 mg por via oral uma vez ao dia ou 300 mg de atazanavir com 100 mg de ritonavir ao dia	Hiperbilirrubinemia	Nível de bilirrubina a cada 3-4 meses
Atazanavir/cobicistate (Evotaz)	300 mg de atazanavir com 150 mg de cobicistate por via oral uma vez ao dia	Hiperbilirrubinemia	Nível de bilirrubina a cada 3-4 meses
Darunavir/cobicistate (Prezcobix)	800 mg de darunavir e 150 mg de cobicistate via oral, uma vez ao dia	Erupção cutânea	Sem necessidade de monitoramento especial
Darunavir/ritonavir (Prezista/ Norvir)	**Pacientes experientes com IP**: 600 mg de darunavir e 100 mg de ritonavir, via oral, duas vezes ao dia **Para pacientes não experientes com IP**: 800 mg de darunavir e 100 mg de ritonavir, via oral, uma vez ao dia	Erupção cutânea	Sem necessidade de monitoramento especial
Lopinavir/ritonavir (Kaletra)	400 mg/100 mg via oral, duas vezes ao dia	Diarreia	Sem necessidade de monitoramento especial

(continua)

TABELA 33.7 Agentes para terapia antirretroviral por classe (*continuação*)

Medicamento	Dose	Efeitos colaterais comuns	Monitoramento especial[1]
Ritonavir (Norvir)	600 mg via oral, duas vezes ao dia, ou em doses menores (p. ex., 100 mg via oral uma ou duas vezes ao dia) para potencializar outros IP	Distúrbios gastrointestinais, parestesias periféricas	Sem necessidade de monitoramento especial
Inibidores de entrada			
Enfuvirtida (Fuzeon)	90 mg via subcutânea, duas vezes ao dia	Dor no local da injeção e reação alérgica	Sem necessidade de monitoramento especial
Inibidores da integrase			
Bictegravir	50 mg via oral, uma vez ao dia. Não comercializado mais como agente único; utilizado em combinação antirretroviral (Tab. 33.8)	Diarreia, náusea, cefaleia	Sem necessidade de monitoramento especial
Cabotegravir	Regime oral de 30 mg ao dia com rilpivirina 25 mg ao dia por 1 mês (opcional); em seguida, dose de carga intramuscular de 600 mg com rilpivirina 900 mg intramuscular, administrada em injeções separadas nas nádegas; seguido de (1) essa dosagem a cada 8 semanas ou (2) injeções intramusculares mensais de 400 mg com 600 mg de rilpivirina depois disso	Reações no local da injeção com a dose intramuscular	Sem necessidade de monitoramento especial
Dolutegravir (Tivicay)	Pacientes sem tratamento prévio ou sem experiência anterior com integrase: 50 mg, uma vez ao dia Quando administrado com efavirenz ou rifampicina: 50 mg, duas vezes ao dia Quando administrado a pacientes experientes com integrase e com resistência suspeita à integrase: 50 mg, duas vezes ao dia	Hipersensibilidade, insônia, fadiga, cefaleia, erupção cutânea	Sem necessidade de monitoramento especial
Elvitegravir	Não é mais comercializado como agente único; utilizado em combinações antirretrovirais (Tab. 33.8)	Diarreia, cefaleia	Sem necessidade de monitoramento especial
Raltegravir (Isentress)	400 mg via oral, duas vezes ao dia	Diarreia, náusea, cefaleia	Sem necessidade de monitoramento especial
Inibidores de entrada e fusão			
Enfuvirtida (Fuzeon)	90 mg por via subcutânea, duas vezes ao dia	Dor no local da injeção e reação alérgica	Sem necessidade de monitoramento especial
Ibalizumab (Trogarzo)	Dose de ataque de 2.000 mg por via intravenosa durante 30 minutos; dose de manutenção de 800 mg por via intravenosa a cada 2 semanas posteriormente	Diarreia, tontura, náusea, erupção cutânea, creatinina elevada, linfopenia	Hemograma completo mensal, creatinina, bilirrubina, glicose, lipase
Maraviroc (Selzentry)	150 mg via oral, duas vezes ao dia, ou 300 mg via oral, duas vezes ao dia	Tosse, febre, erupção cutânea	Sem necessidade de monitoramento especial

(*continua*)

TABELA 33.7 Agentes para terapia antirretroviral por classe (*continuação*)

Medicamento	Dose	Efeitos colaterais comuns	Monitoramento especial[1]
Inibidor de capsídeo			
Lenacapavir	Inicialmente, 927 mg (2 frascos) injetados sob a pele e 600 mg (2 comprimidos) uma vez ao dia no dia 1. Seguido por 600 mg (2 comprimidos) uma vez ao dia no dia 2. Para manutenção, 927 mg (2 frascos) injetados sob a pele uma vez ao dia a cada 6 meses	Nódulos subcutâneos e dor no local da injeção.	Sem necessidade de monitoramento especial
Inibidor de ligação			
Fostensavir	600 mg por via oral 2 vezes ao dia	Náusea	Sem necessidade de monitoramento especial

[1] O monitoramento-padrão é hemograma completo com diferencial, química básica, aminotransferases séricas e bilirrubina total a cada 3-6 meses, urinálise no nível basal e anualmente durante o tratamento antirretroviral, glicose de jejum ou hemoglobina A$_{1c}$ na linha de base e anualmente durante o tratamento antirretroviral, e perfil lipídico de jejum na linha de base, 4-8 semanas após o início de um regime de tratamento antirretroviral que afeta os lipídios, e anualmente para todos com mais de 40 anos.

TABELA 33.8 Combinações antirretrovirais de dose fixa

Marca	Componentes	Dosagem e considerações especiais
Atripla	TDF 300 mg Emtricitabina 200 mg Efavirenz 600 mg	Um comprimido por dia constitui um regime completo de Tarv
Biktarvy	Emtricitabina 200 mg TAF 25 mg Bictegravir 50 mg	Um comprimido diário constitui um regime completo de Tarv. Um dos regimes iniciais recomendados de tratamento
Complera	TDF 300 mg Emtricitabina 200 mg Rilpivirina 25 mg	Um comprimido por dia constitui um regime completo de Tarv. Apenas para pacientes com carga viral do HIV < 100.000/mL
Delstrigo	TDF 300 mg Lamivudina 300 mg Doravirina 100 mg	Um comprimido por dia constitui um regime completo de Tarv
Descovy	TAF 25 mg Emtricitabina 200 mg	Um comprimido diário junto com um NNRTI, IP, inibidor de integrase ou maraviroc (inibidor de entrada). A diferença entre Descovy e Truvada é que Descovy contém uma forma diferente de tenofovir (TAF), que tem menos efeito sobre a função renal e a densidade mineral óssea do que a forma de tenofovir (TDF) presente em Truvada. O Descovy é aprovado para uso como agente único para PrEP em homens (não estudado em mulheres)
Dovato	Dolutegravir 50 mg Lamivudina 300 mg	Um comprimido diário constitui um regime completo de Tarv em adultos sem tratamento antiviral prévio e sem substituições conhecidas associadas à resistência a qualquer um dos componentes
Epzicom	Abacavir 600 mg Lamivudina 300 mg	Um comprimido diário junto com um NNRTI, IP, inibidor de integrase ou maraviroc (inibidor de entrada)
Genvoya	TAF 10 mg Emtricitabina 200 mg Elvitegravir 150 mg Cobicistate 150 mg	Um comprimido diário constitui um regime completo de Tarv. Embora contenha quatro medicamentos, um componente (cobicistate) é apenas um potenciador. A única diferença entre Stribild e Genvoya é que o Genvoya contém uma forma diferente de tenofovir (TAF), que parece ser mais segura do que o tenofovir TDF, com menos efeito na função renal e na densidade mineral óssea
Juluca	Dolutegravir 50 mg Rilpivirina 25 mg	Um comprimido diariamente com uma refeição para pacientes que foram virologicamente suprimidos (carga viral < 50 cópias/mL) em um regime estável de Tarv por ≥ 6 meses e sem histórico de falha no tratamento ou resistência a dolutegravir ou rilpivirina
Odefsey	TAF 25 mg Emtricitabina 200 mg Rilpivirina 25 mg	Um comprimido diariamente constitui um regime completo de Tarv. Somente para pacientes sem histórico de carga viral de HIV ≥ 100.000 cópias/mL. Ou para substituição de regime antirretroviral estável em pacientes completamente suprimidos por mais de 6 meses, sem histórico de falha no tratamento e sem resistência conhecida aos componentes da combinação medicamentosa
Stribild	TDF 300 mg Emtricitabina 200 mg Elvitegravir 150 mg Cobicistate 150 mg	Um comprimido ao dia constitui um regime completo de Tarv. Embora contenha quatro medicamentos, um componente (cobicistate) é apenas um potenciador da medicação

(continua)

TABELA 33.8 Combinações antirretrovirais de dose fixa (*continuação*)

Marca	Componentes	Dosagem e considerações especiais
Symtuza	TAF 10 mg Emtricitabina 200 mg Darunavir 800 mg Cobicistate 150 mg	Um comprimido diário constitui um regime completo de Tarv. Embora contenha quatro medicamentos, um componente (cobicistate) é apenas um potenciador de medicação. Um dos regimes iniciais recomendados de tratamento
Triumeq	Abacavir 600 mg Lamivudina 300 mg Dolutegravir 50 mg	Um comprimido constitui um regime completo de Tarv. Um dos regimes iniciais recomendados de tratamento
Trizivir	Abacavir 300 mg Lamivudina 150 mg Zidovudina 300 mg	Uma cápsula duas vezes ao dia com um NNRTI, IP, inibidor de integrase ou maraviroc (inibidor de entrada). Embora contenha três medicamentos, *não* constitui um regime completo de Tarv
Truvada	TDF 300 mg Emtricitabina 200 mg	Uma cápsula por dia com um NNRTI, IP, inibidor de integrase ou maraviroc (inibidor de entrada). O tenofovir é a base de NRTI mais comumente utilizada. Está associado a menor ganho de peso e anormalidades lipídicas em comparação com o TAF. O Truvada é aprovado para uso como agente único para PrEP

Tarv: terapia antirretroviral; NNRTI: inibidor não nucleosídeo da transcriptase reversa (p. ex., delavirdina, efavirenz, etravirina, nevirapina, rilpivirina); NRTI: inibidor nucleosídeo/nucleotídeo da transcriptase reversa (p. ex., abacavir, didanosina, emtricitabina, lamivudina, estavudina, tenofovir, zidovudina); IP: inibidor da protease; PrEP: profilaxia pré-exposição; TAF: tenofovir alafenamida; TDF: fumarato de tenofovir desoproxila.

viral de HIV inferior a 500.000 cópias/mL. Uma segunda exceção é a formulação de dolutegravir e rilpivirina (Tab. 33.8); essa combinação é aprovada pela FDA como um tratamento alternativo para pacientes que tenham tido supressão viral bem-sucedida por, pelo menos, 6 meses, sem histórico de falha no tratamento e que não sejam resistentes a nenhum dos dois agentes componentes. O terceiro regime aprovado de dois medicamentos é o cabotegravir com rilpivirina em injeções intramusculares administradas a cada 4 ou 8 semanas em pacientes que tenham obtido supressão virológica com Tarv oral.

A presença de uma infecção oportunista aguda, na maioria dos casos, não impede o início da Tarv. Estudos compararam o início precoce da Tarv (dentro de 2 semanas após o início do tratamento de uma infecção oportunista ou tuberculose) com a Tarv que foi adiada até a conclusão do tratamento da infecção oportunista ter sido concluído (6 semanas após o início do tratamento); os resultados demonstraram que o início precoce reduziu a morte ou a progressão da Aids em 50%. As taxas de progressão reduzidas estavam relacionadas a melhorias mais rápidas nas contagens de CD4 em pacientes com imunodeficiência avançada. Além disso, Siri e outros eventos adversos não foram mais frequentes no ramo da Tarv precoce.

Vários estudos randomizados também demonstraram melhores resultados clínicos em pacientes coinfectados com HIV/tuberculose que iniciam a Tarv precocemente no contexto do tratamento ativo para tuberculose e cujas contagens de CD4 são inferiores a 50 células/mcL. *A exceção à Tarv precoce no cenário de infecções ativas pode estar em pacientes com uma infecção associada ao SNC, como meningite criptocócica ou tuberculosa.* Vários estudos em países de baixa renda mostraram altas taxas de mortalidade com o início precoce da Tarv nesse cenário.

Deve-se escolher um regime antirretroviral inicial para minimizar os efeitos colaterais. Para pacientes hospitalizados, o início do tratamento em pacientes com infecções oportunistas requer uma estreita coordenação entre os médicos do hospital e do ambulatório para garantir que o tratamento continue após a alta do paciente.

D. Escolha de um regime de tratamento antirretroviral

Os medicamentos antirretrovirais para HIV podem ser agrupados em seis categorias principais: inibidores nucleosídeos e nucleotídeos da transcriptase reversa (NRTI); NNRTI; IP; inibidores da integrase; inibidores de entrada e fusão; e inibidores de ligação. Um inibidor de capsídeo administrado como injeção subcutânea (lenacapavir) a cada 26 semanas foi aprovado pela FDA em dezembro de 2022 para HIV multirresistente em combinação com agentes antirretrovirais orais com atividade residual.

1. **Inibidores nucleosídeos e nucleotídeos da transcriptase reversa** – Atualmente, há seis agentes NRTI disponíveis (contando TDF e TAF como agentes separados) para uso. A escolha do agente a ser usado depende principalmente da experiência de tratamento anterior do paciente, dos resultados dos testes de resistência, dos efeitos colaterais da medicação, de outras condições subjacentes e da conveniência da formulação. Entretanto, a maioria dos médicos utiliza combinações de dose fixa (ver Tab. 33.8) de emtricitabina/TDF, emtricitabina/TAF ou abacavir/lamivudina (ABC/lamivudina), e todas podem ser administradas uma vez ao dia. O abacavir deve ser administrado somente a pessoas HLA-B*5701-negativas pelo risco de hipersensibilidade naqueles que são HLA-B*5701-positivos. Em pacientes com cargas virais superiores a 100.000 cópias/mL, o ABC/lamivudina mostrou-se menos eficaz do que a emtricitabina/TDF quando combinado com efavirenz ou atazanavir com reforço de ritonavir. Entretanto, o ABC/lamivudina parece ser tão eficaz quanto a emtricitabina/TDF em pacientes com cargas virais superiores a 100.000 cópias/mL quando combinadas com dolutegravir. Em

alguns estudos, o abacavir aumentou o risco de IAM e, portanto, deve ser evitado em pacientes com alto risco de DCV. Atualmente, a zidovudina é raramente utilizada em razão da toxicidade (p. ex., anemia ou neutropenia). Dos agentes disponíveis, a zidovudina é o mais provável de causar anemia ou neutropenia. A emtricitabina, TDF, TAF e lamivudina têm atividade contra a hepatite B. TDF, TAF, emtricitabina, abacavir e lamivudina podem ser administrados uma vez ao dia. As informações específicas de cada medicamento são fornecidas a seguir e na Tabela 33.7.

A. **Lamivudina** – A lamivudina é um agente seguro e bem tolerado. A dosagem é de 300 mg por via oral uma vez ao dia. A dose deve ser reduzida em pacientes com DRC, embora a toxicidade não seja prevista. Não há efeitos colaterais importantes com a lamivudina, que tem atividade contra a hepatite B, embora a resistência do HBV a esse agente seja um problema crescente, e a lamivudina seja sempre administrada com tenofovir no contexto da coinfecção HIV/hepatite B.

B. **Emtricitabina** – A emtricitabina é administrada na dose de 200 mg por via oral, uma vez ao dia. A emtricitabina também tem atividade contra a hepatite B, mas não deve ser utilizada como monoterapia. Sua dosagem deve ser reduzida em pacientes com DRC.

C. **Abacavir** – O abacavir é administrado na dose de 600 mg uma vez ao dia. Antes de iniciar o abacavir, os pacientes devem ser submetidos a testes para tipagem HLA. *Aqueles com o alelo B*5701 não devem ser tratados com abacavir porque a probabilidade de desenvolvimento de uma reação de hipersensibilidade é alta*; a reação caracteriza-se por uma síndrome semelhante à gripe, com erupção cutânea e febre que pioram com doses sucessivas. Infelizmente, a ausência desse alelo não garante que o paciente evitará a reação de hipersensibilidade. Os indivíduos que desenvolvem reação de hipersensibilidade *não* devem ser desafiados novamente com esse agente porque as reações de hipersensibilidade subsequentes podem ser fatais. O abacavir, especificamente o uso recente, também foi associado a um *maior risco de IAM* em alguns estudos de coorte, geralmente em pacientes com riscos subjacentes de DCV. Em geral, o abacavir é prescrito como uma pílula de dose fixa com lamivudina para uso diário (Epzicom; Tab. 33.8).

D. **Tenofovir** – O tenofovir é o único análogo de nucleotídeo licenciado e é apresentado em duas formas: TDF e tenofovir alafenamida (TAF). O TDF está disponível para uso tanto na forma de comprimido único em uma dose oral de 300 mg uma vez ao dia e como comprimido de combinação de dose fixa oral com emtricitabina 200 mg (Truvada; Tab. 33.8) uma vez ao dia. Vários outros regimes completos de comprimido único, uma vez ao dia, incluem TDF (Atripla, Complera, Stribild) (Tab. 33.8). O tenofovir é ativo contra a hepatite B, incluindo os isolados que têm resistência à lamivudina. O TDF está associado a uma perda clinicamente modesta da função renal, um pequeno aumento do risco de IRA e

um aumento da taxa de reabsorção óssea. Em pacientes que estejam recebendo terapia reforçada (p. ex., terapia que inclui cobicistate ou ritonavir), o TAF parece causar menos problemas com disfunção renal e perda óssea e é a escolha preferida.

O TAF atinge níveis mais altos em células com um nível plasmático muito mais baixo.

Por esse motivo, esse agente parece causar menos danos aos rins e menor reabsorção óssea. O TAF não deve ser utilizado com rifamicinas. O TDF parece estar associado a níveis lipídicos mais baixos, e o TAF parece estar associado a um maior ganho de peso quando combinado com inibidores da integrase.

2. **Inibidores não nucleosídeos da transcriptase reversa** – Os NNRTI inibem a transcriptase reversa em um local diferente daquele dos agentes nucleosídeos e nucleotídeos descritos anteriormente. A principal vantagem dos NNRTI é que quatro deles (efavirenz, rilpivirina, doravirina e nevirapina) têm potências comparáveis às dos IP (próxima seção), pelo menos, para pacientes com cargas virais abaixo de 100.000 cópias/mL – com menor carga de comprimidos e menos efeitos colaterais. No entanto, esses agentes têm menor barreira à resistência quando comparados aos IP e aos inibidores da integrase. Ao contrário dos IP, *não* causam lipodistrofia nem parecem causar ganho de peso; os pacientes com elevação de colesterol e triglicérides que passam de um IP para um NNRTI podem apresentar melhora em seus lipídios. Os padrões de resistência dos NNRTI são distintos daqueles dos IP. Como esses agentes podem causar alterações na depuração dos IP, é possível que sejam necessárias modificações quando essas duas classes de medicamentos são administradas concomitantemente. Há um alto grau de resistência cruzada entre os NNRTI de "primeira geração", de modo que a resistência a um medicamento dessa classe prediz a resistência a outros medicamentos. Entretanto, os NNRTI de "segunda geração" etravirina, rilpivirina e doravirina podem ter atividade antiviral consistente em pacientes com exposição prévia e resistência à nevirapina ou efavirenz, embora a análise genotípica seja necessária primeiro nesses contextos. Em particular, a variante patológica *K103N* não tem impacto sobre a etravirina, a doravirina ou a rilpivirina. Não há razão terapêutica para utilizar mais de um NNRTI ao mesmo tempo.

A. **Efavirenz** – O efavirenz pode ser administrado uma vez ao dia em uma dose única (600 mg por via oral) e está disponível em uma combinação de dose fixa diária com TDF e emtricitabina em um único comprimido (Atripla; Tab. 33.8). Os principais efeitos colaterais são erupção cutânea e queixas psiquiátricas/neurológicas, com os pacientes relatando sintomas que variam de falta de concentração e sonhos estranhos a delírios e manias. Esses efeitos colaterais tendem a diminuir com o tempo, geralmente em um mês ou mais; entretanto, há alguns pacientes que não os toleram, sobretudo se eles persistirem por mais de um mês. Dados de nível de participante de quatro estudos randomizados de regimes de efavirenz *versus* regimes que não contêm efavirenz constataram *aumento da suicidalidade* (razão de risco de 2,6) entre aqueles que estavam tomando efavirenz. Como resultado desses efeitos colaterais neuropsiquiátricos, o efavirenz deixou de ser o regime preferido. A administração de efavirenz com alimentos, especialmente alimentos gordurosos, pode aumentar seus níveis séricos e a consequente neurotoxicidade. Portanto, o medicamento deve ser tomado com o estômago vazio; a ingestão antes de dormir também pode reduzir a experiência do paciente com sintomas neuropsiquiátricos.

B. **Doravirina** – Dosado em 100 mg por via oral diariamente, esse medicamento pode ser tomado com ou sem alimentos. Dois estudos de fase 3 de 48 semanas mostraram que, em indivíduos não tratados anteriormente, a doravirina, quando usada com dois NRTI, resultou em níveis de supressão viral semelhantes aos do efavirenz mais dois NRTI ou darunavir/ritonavir mais dois NRTI. Também está disponível como uma combinação de comprimido único com TDF e lamivudina (Delstrigo; Tab. 33.8). É bem tolerado. Em casos de falha virológica, pode se desenvolver resistência cruzada de NNRTI.

C. **Rilpivirina** – Esse medicamento, na dose de 25 mg uma vez ao dia, tem eficácia igual ao efavirenz em pacientes com cargas virais de HIV abaixo de 100.000 cópias/mL. A rilpivirina oral *não* deve ser administrada a pacientes com cargas virais basais de 100.000 cópias/mL ou mais ou naqueles com contagem de CD4 abaixo de 200 células/mcL em razão do maior risco de falha viral. Como no caso do efavirenz, a rilpivirina está disponível em uma combinação de dose fixa uma vez ao dia com TDF e emtricitabina (Complera; Tab. 33.8) e com TAF e emtricitabina (Odefsey; Tab. 33.8) para ser tomada com uma refeição. Também está disponível em um esquema de dois medicamentos com dolutegravir (Juluca; Tab. 33.8). Os IBP não devem ser administrados com a rilpivirina. A rilpivirina tem menos efeitos colaterais neurológicos do que o efavirenz. A FDA aprovou uma formulação de ação prolongada da rilpivirina para injeções intramusculares mensais ou a cada 8 semanas a serem administradas com o cabotegravir, inibidor da integrase (ver a seguir).

D. **Nevirapina** – A dose de nevirapina é de 400 mg por via oral diariamente (liberação prolongada), mas é iniciada com uma dose de 200 mg uma vez ao dia para diminuir a incidência de erupção cutânea, que chega a 40% quando a dose completa é iniciada de imediato. Se a erupção cutânea ocorrer enquanto o paciente estiver tomando 200 mg por dia, as enzimas hepáticas devem ser verificadas e a dose não deve ser aumentada até que a erupção cutânea se resolva. Pacientes com erupção cutânea leve e sem evidência de hepatotoxicidade podem continuar a ser tratados com nevirapina. A nevirapina não deve ser administrada a mulheres sem experiência anterior de tratamento com contagem de CD4 acima de 250 células/mcL ou em homens com contagem de CD4 superior a 400 células/mcL, dado o maior risco de hepatotoxicidade. Em geral, em razão do risco de hepatotoxicidade fatal, *a nevirapina deve ser utilizada somente quando não houver uma alternativa melhor.*

E. **Etravirina** – A etravirina é um NNRTI aprovado para o tratamento de pacientes com intolerância ou resistência prévia a NNRTI. A etravirina demonstrou ser eficaz em pacientes com experiência em tratamento, mesmo quando há algum grau de resistência a NNRTI, o que a torna um verdadeiro medicamento de "segunda geração" nessa classe. A dosagem da etravirina é um comprimido de 200 mg duas vezes ao dia ou 400 mg uma vez ao dia. Os efeitos colaterais mais comuns são náusea e erupção cutânea; em raros casos, a erupção pode ser grave (necrólise epidérmica tóxica). *Pacientes com sinais de erupção cutânea grave ou reações de hipersensibilidade devem interromper imediatamente o uso do medicamento.* A ocorrência anterior de erupção cutânea decorrente de tratamento com um dos outros NNRTI não aumenta a probabilidade com a etravirina. A etravirina não deve ser tomada por pessoas com doença hepática grave ou administrada com atazanavir/ritonavir, ritonavir em dose total ou IP sem ritonavir em dose baixa.

3. **Inibidores da protease** – Quatro IP – ritonavir, lopinavir (em combinação com ritonavir), atazanavir e darunavir – ainda estão disponíveis (com outros utilizados raramente). Darunavir reforçado com ritonavir ou cobicistate é o IP utilizado com mais frequência nos EUA. Os IP são potentes supressores da replicação do HIV e são administrados como parte de um regime combinado.

Todos os IP – em diferentes graus – são metabolizados pelo sistema do citocromo P450, e cada um pode inibir e induzir várias isoenzimas do P450. Portanto, as interações medicamentosas são comuns e difíceis de prever. Os médicos devem consultar as bulas dos produtos antes de prescrever IP com outros medicamentos. Os medicamentos que sabidamente induzem o sistema P450, como a rifampicina, devem ser evitados.

O fato de os IP dependerem do metabolismo pelo sistema do citocromo P450 levou ao uso do ritonavir para *aumentar* os níveis de medicação de outros IP, permitindo o uso de doses menores e esquemas de dosagem mais simples desses IP. Um segundo agente de reforço, o cobicistate, é coformulado com os IP atazanavir (Evotaz) e darunavir (Prezcobix e Symtuza). Semelhante ao ritonavir, o cobicistate também inibe as enzimas hepáticas que metabolizam outros medicamentos para o HIV.

Todos os IP foram associados a vários graus de efeitos colaterais metabólicos, incluindo níveis elevados de colesterol, triglicerídeos, resistência à insulina, diabetes *mellitus* e alterações na composição da gordura corporal (p. ex., obesidade abdominal).

As anormalidades lipídicas e as mudanças no *habitus* corporal são chamadas de **lipodistrofia**. Embora geralmente associada aos IP, a lipodistrofia também foi observada em pessoas com HIV que nunca foram tratadas com esses agentes. Em particular, os efeitos da lipoatrofia observados em pacientes que recebem Tarv parecem estar mais relacionados à toxicidade dos nucleosídeos e, em particular, aos análogos da timidina (i.e., zidovudina).

Dentre as diferentes manifestações da lipodistrofia, as dislipidemias que ocorrem são particularmente preocupantes em razão da probabilidade de que o aumento dos níveis de colesterol e triglicérides resulte em maior prevalência de doenças cardíacas. *Todos os pacientes em uso de IP devem submeter-se à avaliação dos níveis séricos de colesterol em jejum, colesterol LDL e triglicerídeos.* Os médicos devem avaliar a presença de CHD (ver Cap. 30) e considerar a possibilidade de iniciar mudanças na dieta e/ou terapia medicamentosa. Os IP inibem o metabolismo das estatinas. A lovastatina e a sinvastatina devem ser evitadas. Em geral, a menor interação ocorre com a pravastatina (20 mg ao dia por via oral). Atorvastatina (10 mg ao dia por via oral) ou rosuvastatina (5 mg/dia por via oral inicialmente; máximo de 10 mg/dia) também podem ser utilizadas com cautela. Pacientes com níveis persistentemente elevados de triglicerídeos séricos em jejum de 500 mg/dL ou mais que não respondem à intervenção dietética devem ser tratados com um dos medicamentos à base de estatina, seguido de gemfibrozila (600 mg duas vezes ao dia antes das refeições da manhã e da noite). Os IP estão associados a anormalidades na condução cardíaca, especialmente prolongamento do intervalo PR.

A. **Ritonavir** – O uso desse potente IP na dose máxima (600 mg via oral, duas vezes ao dia) tem sido limitado por sua inibição da via do citocromo P450, causando um grande número de interações medicamentosas e por seus frequentes efeitos colaterais de fadiga, náuseas e parestesias. No entanto, o medicamento é amplamente utilizado em dose mais baixa (p. ex., 100 mg ao dia a 100 mg duas vezes ao dia) como um reforço ou aprimorador farmacocinético de outros IP.

B. **Lopinavir/r** – O lopinavir/r é o lopinavir (200 mg) coformulado com uma dose baixa de ritonavir (50 mg) para maximizar a biodisponibilidade do lopinavir. A dose usual é de lopinavir 400 mg com ritonavir 100 mg (dois comprimidos) por via oral duas vezes ao dia com alimentos. Quando administrado em conjunto com efavirenz ou nevirapina, uma dose mais alta (600 mg/150 mg, três comprimidos) geralmente é prescrita. O efeito colateral mais comum é a diarreia, e as anormalidades lipídicas são frequentes. Em decorrência desses efeitos colaterais, o lopinavir/r saiu da lista de medicamentos recomendados como parte dos regimes de tratamento de primeira linha.

C. **Atazanavir** – O atazanavir está disponível sozinho e coformulado com cobicistate (Evotaz). O atazanavir pode ser dosado 400 mg (duas cápsulas de 200 mg) ao dia com alimentos ou pode ser 300 mg em combinação com 100 mg de ritonavir uma vez ao dia com alimentos. Quando coformulado com cobicistate, a dosagem é de 300 mg de atazanavir e 150 mg de cobicistate. O efeito colateral mais comum é uma hiperbilirrubinemia leve que se resolve com a interrupção da medicação. Também foram relatadas nefrolitíase e colelitíase com esse IP. Tanto o tenofovir como o efavirenz reduzem a concentração sérica de atazanavir. Portanto, quando um desses dois medicamentos for utilizado com o atazanavir, ele deve ser reforçado com a administração de ritonavir ou coformulado com cobicistate. Os IBP são contraindicados em pacientes que tomam atazanavir, pois o atazanavir requer um pH ácido para permanecer em solução.

D. **Darunavir** – O darunavir tem uma atividade antiviral impressionante no cenário de resistência significativa aos IP e em pacientes sem experiência anterior de tratamento. Ele é formulado sozinho e coformulado com cobicistate (Prezcobix). Quando formulado sem cobicistate, requer reforço com ritonavir. Para o tratamento inicial do HIV ou para pacientes experientes no tratamento sem as variantes patológicas de resistência ao darunavir, a dosagem diária é de 800 mg de darunavir com 100 mg de ritonavir ou com 150 mg de cobicistate. O darunavir 800 mg também está disponível em um comprimido coformulado com emtricitabina, TAF e cobicistate (Symtuza, Tab. 33.8). Para pacientes com resistência a IP (com 1-3 variantes patológicas conhecidas pelo impacto do darunavir), o darunavir deve ser administrado na dose de 600 mg por via oral duas vezes ao dia, com ritonavir, 100 mg por via oral duas vezes ao dia. O darunavir tem um perfil de segurança semelhante ao de outros IP, como o lopinavir com ritonavir, mas em geral é mais bem tolerado. O darunavir é um medicamento que contém sulfa, e seu uso deve ser monitorado de perto em pacientes com alergia a sulfa.

4. **Inibidores da integrase** – Os inibidores da integrase retardam a replicação do HIV ao bloquear a enzima integrase do HIV, necessária para que o vírus se multiplique. Atualmente, eles são *os regimes preferidos para o início da terapia* pela combinação de eficácia, facilidade de administração e baixa incidência de efeitos colaterais. Cinco inibidores da integrase estão disponíveis atualmente: raltegravir; elvitegravir; dolutegravir; bictegravir; e cabotegravir, que é administrado por injeções juntamente com injeções de rilpivirina a cada 4 ou 8 semanas. Os ensaios clínicos dos inibidores da integrase disponíveis revelam um padrão consistente de declínio mais rápido da carga viral em comparação com os IP/r ou regimes baseados em NNRTI. Os inibidores da integrasse são eficazes (quando combinados com outros medicamentos ativos) no tratamento de pessoas com HIV com resistência documentada a cada uma das três principais classes de medicamentos antirretrovirais (análogos de nucleosídeos, IP, NNRTI). Evite administrar inibidores orais da integrasse com antiácidos ou outros

medicamentos com cátions divalentes (Ca^{2+}, Mg^{2+}, Al^{2+}, Fe^{2+}), pois a quelação do inibidor da integrase pelo cátion reduz a absorção. Quando tomados com inibidores da integrase, esses medicamentos devem ser tomados junto com alimentos ou o inibidor da integrase deve ser tomado 2 horas antes dos cátions divalentes. Os inibidores da integrasse são associados ao ganho de peso, com ou sem tenofovir alafenamida.

A. **Raltegravir** – A dose de raltegravir é de 400 mg por via oral duas vezes ao dia ou 1.200 mg por via oral uma vez ao dia (dois comprimidos de 600 mg). Foi constatado que ele é superior ao efavirenz e ao darunavir com reforço de ritonavir e atazanavir com reforço de ritonavir. Os efeitos colaterais mais comuns são diarreia, náusea e cefaleia, mas, em geral, é bem tolerado e tem a vantagem adicional em relação aos regimes baseados em IP e efavirenz, pois parece ter pouco impacto nos perfis lipídicos ou no metabolismo da glicose. Pela maior barreira à resistência com boa tolerabilidade da dose única diária, os inibidores da integrase de segunda geração (dolutegravir, bictegravir), o raltegravir agora é raramente utilizado.

B. **Elvitegravir** – O elvitegravir não é fabricado como um agente único. O medicamento pode ser prescrito em um comprimido combinado uma vez ao dia (Stribild) que contém 125 mg de elvitegravir e 150 mg de cobicistate, um agente de reforço, juntamente com doses-padrão de TDF e emtricitabina (Tab. 33.8). O Stribild demonstrou ser não inferior a dois regimes preferenciais de primeira linha: Atripla e atazanavir potenciado com emtricitabina/TDF. O principal efeito colateral do Stribild é um aumento nos níveis de creatinina sérica, que se mostrou relacionado à inibição da secreção tubular de creatinina pelo rim pelo cobicistate e acredita-se que não seja patológico e seja reversível. Entretanto, devido a esse efeito, o *Stribild é recomendado em pacientes com depuração estimada de creatinina superior a 70 mL/min.* Deve-se fazer uma urinálise na linha de base e no acompanhamento inicial para verificar se há proteinúria e glicosúria, que são sinais de tubulopatia. Diarreia e erupção cutânea também podem ocorrer, embora, em geral, o medicamento seja bem tolerado. O elvitegravir também é coformulado com emtricitabina e TAF, juntamente com o reforço de cobicistate em um único comprimido de uso diário (Genvoya, Tab. 33.8). Pela maior barreira à resistência e menores interações medicamentosas dos inibidores da integrase de segunda geração (dolutegravir, bictegravir), elvitegravir raramente é utilizado.

C. **Dolutegravir** – O dolutegravir apresenta excelente potência e tolerabilidade e é dosado uma vez ao dia na maioria das circunstâncias. Ele demonstrou ser superior ao efavirenz e ao darunavir. Ao contrário do elvitegravir, o dolutegravir não requer um agente de reforço e tem menos interações medicamentosas. Semelhante ao cobicistate, ele inibe a secreção tubular de creatinina pelo rim, resultando em pequenos aumentos nos níveis de creatinina sérica. A dosagem-padrão utilizada em pacientes sem experiência anterior de tratamento e sem experiência de integrase é de 50 mg/dia. Está disponível combinado com abacavir e lamivudina em um único comprimido uma vez ao dia (Triumeq, Tab. 33.8). Em pacientes que recebem efavirenz ou rifampicina, a dose deve ser aumentada para 50 mg duas vezes ao dia. Também deve ser administrada a dose de 50 mg duas vezes ao dia em pacientes com experiência em integrasse em que a resistência ao dolutegravir é documentada ou suspeita. De fato, quando combinado com outros medicamentos ativos, o medicamento demonstrou proporcionar alguma atividade em pacientes com resistência à integrase que não responderam a tratamentos anteriores com raltegravir ou elvitegravir. O dolutegravir demonstrou resultados impressionantes em estudos clínicos de pacientes sem experiência anterior de tratamento, em termos de eficácia, tolerabilidade e alta barreira à resistência, quando comparado com NNRTI, IP reforçado e regimes contendo raltegravir. O dolutegravir é coformulado em combinação com a rilpivirina (Juluca, Tab. 33.8) para uso como tratamento uma vez ao dia (para ser tomado com uma refeição) para pacientes que estão virologicamente suprimidos (carga viral menor que 50 cópias/mL) em um regime estável por pelo menos 6 meses, sem histórico de falhas no tratamento ou resistência a qualquer um dos dois agentes. *A combinação de dolutegravir-TDF e lamivudina é considerada terapia de primeira ou segunda linha em todo o mundo.*

D. **Bictegravir** – O bictegravir é dosado uma vez ao dia, não requer reforço e tem uma alta barreira à resistência. É dosado em 50 mg ao dia e demonstrou ser não inferior ao dolutegravir. Não está disponível como agente único, mas é comercializado como uma combinação de dose fixa de bictegravir com emtricitabina e TAF (Biktarvy, Tab. 33.8).

E. **Cabotegravir** – O cabotegravir é um inibidor da integrasse que foi aprovado para uso nos EUA, Canadá e na União Europeia. O cabotegravir é apresentado em duas formas: um *comprimido oral* e uma *formulação injetável*. Em ambas as formas, ele deve ser administrado com a rilpivirina. Quando administrado por via intramuscular em combinação com a rilpivirina, o cabotegravir e a rilpivirina são administrados simultaneamente como injeções separadas, uma em cada nádega. As primeiras doses de carga intramuscular são 600 mg de cabotegravir e 900 mg de rilpivirina. Depois disso, a dosagem intramuscular mensal é de 400 mg de cabotegravir e 600 mg de rilpivirina. A vantagem dessa combinação é ser uma terapia completa para pacientes nos quais a carga viral esteja estável e suprimida (menos de 50 cópias) em seu regime atual, que é então interrompido em favor do cabotegravir/rilpivirina. Além disso, a combinação de cabotegravir 600 mg e rilpivirina 900 mg administrada a cada 8 semanas por injeção foi aprovada. O efeito colateral mais comum é a reação no local da injeção.

5. **Inibidores de entrada e fusão**

   A. **Enfuvirtida** – A enfuvirtida (Fuzeon) é conhecida como um inibidor de fusão que bloqueia a entrada do HIV nas células, bloqueando a fusão do envelope do HIV com a membrana celular. A adição de enfuvirtida a um regime antirretroviral otimizado melhorou as contagens de CD4 e reduziu as cargas virais em pacientes altamente pré-tratados com HIV multirresistente. Infelizmente, a resistência à enfuvirtida se desenvolve rapidamente em pacientes que recebem um regime de tratamento não supressivo. A dose é de 90 mg por injeção subcutânea duas vezes ao dia; infelizmente, surgem reações dolorosas no local da injeção na maioria dos pacientes, o que torna problemático o uso em longo prazo.

   B. **Maraviroc** – O maraviroc é um antagonista do correceptor CCR5. Os medicamentos dessa classe impedem que o vírus entre nas células não infectadas por meio do bloqueio do correceptor CCR5. Antes de iniciar a terapia, deve ser realizado um ensaio de tropismo viral, pois essa classe de inibidores de entrada é *ativa somente contra o "vírus CCR5-trópico"*. Essa forma do vírus HIV-1 tende a predominar no início da infecção, enquanto o chamado vírus de trópico duplo/misto (que utiliza correceptores R5 ou CXCR4) surge mais tarde, à medida que a infecção progride. Aproximadamente 50-60% das pessoas com HIV previamente tratadas têm HIV trópico CCR5 circulante. A medicação tem se mostrado eficaz em pessoas com HIV que têm o vírus CCR5-trópico e replicação viral contínua apesar de estarem em tratamento intensivo. A dose de maraviroc é de 150-300 mg por via oral, duas vezes ao dia, com base nos outros medicamentos que o paciente estiver tomando no momento – em combinação com um IP reforçado com ritonavir, 150 mg ao dia de maraviroc foram utilizados com sucesso. Os efeitos colaterais comuns são tosse, febre, erupção cutânea, problemas musculoesqueléticos, dor abdominal e tontura; entretanto, o maraviroc é geralmente bem tolerado com impacto limitado sobre os lipídios séricos.

   C. **Ibalizumab** – O ibalizumab é um anticorpo monoclonal que bloqueia a entrada do HIV na célula CD4 por meio do bloqueio do receptor CD4. Administrado como terapia de infusão intravenosa junto com outros medicamentos orais para HIV, é utilizado como terapia de resgate para pacientes com HIV multirresistente que não é controlado por outros tratamentos. É administrado a cada duas semanas e agora pode ser administrado por via intravenosa em 30 segundos. Os efeitos colaterais comuns incluem diarreia, tontura, náusea, erupção cutânea, elevação da creatinina e linfopenia.

6. **Inibidor de ligação**

   Fostensavir – O metabólito ativo do fostensavir, o tensavir, liga-se à glicoproteína 120 do envelope viral, próximo ao local de ligação do CD4, de modo que o vírus não se liga às células CD4 e não pode entrar nelas. Com seu mecanismo único, o medicamento não apresenta resistência cruzada com outros antirretrovirais. Ao contrário do maraviroc, ele é eficaz independentemente do tropismo do HIV-1. Ele é aprovado pela FDA para uso em adultos altamente experientes em tratamento para infecção por HIV-1 multirresistente que não estejam respondendo ao regime atual. A dosagem de fostensavir é de 600 mg por via oral duas vezes ao dia, juntamente com um regime otimizado de outros medicamentos antirretrovirais. O medicamento não deve ser utilizado em conjunto com medicamentos que sejam fortes indutores de P450 (CYP)3A, como rifampicina, fenitoína e erva-de-são-joão.

7. **Inibidor de capsídeo**

   Lenacapavir – O lenacapavir é um inibidor de capsídeo de primeira classe muito potente e que pode ser administrado em uma única injeção subcutânea a cada 26 semanas após duas doses de ataque orais. O lenacapavir foi aprovado pela FDA em combinação com antirretrovirais orais com atividade residual para pessoas com HIV multirresistente, com base nos resultados do estudo *Capella*. O estudo do lenacapavir em pacientes sem experiência anterior em tratamento está em andamento.

Segal-Maurer S et al; CAPELLA Study Investigators. Capsid inhibition with lenacapavir in multidrug-resistant HIV-1 infection. N Engl J Med. 2022;386:1793. [PMID: 35544387]

8. **Elaboração de um regime inicial** – As diretrizes para iniciar a Tarv estão descritas na Tabela 33.9. *Os regimes com as evidências mais fortes contêm inibidores da integrase*, o que reflete sua alta eficácia, alta barreira à resistência, tolerabilidade, baixa carga de comprimidos e perfil de segurança. Os dois inibidores da integrase mais bem tolerados e com alta barreira à resistência são os inibidores da integrasse bictegravir e dolutegravir e, portanto, formam o pilar dos regimes recomendados. Os inibidores da integrase normalmente são administrados com um pilar de dois NRTI (ver, no entanto, a discussão sobre a terapia com dois medicamentos a seguir). Quanto aos NRTI, a combinação mais utilizada é TDF ou TAF com emtricitabina ou lamivudina. Do ponto de vista da eficácia, não há diferença entre TDF ou TAF; para pacientes em um regime de reforço (i.e., que inclua cobicistate ou ritonavir), aqueles com disfunção renal, osteoporose ou osteopenia (ou risco dessas condições) devem receber TAF. No entanto, o TAF está associado ao aumento de peso e dislipidemia, portanto, o TDF pode ser considerado para indivíduos com obesidade ou dislipidemia. Além disso, a escolha entre TDF e TAF pode depender da conveniência: qual é coformulado com outros medicamentos parceiros desejados. A emtricitabina e a lamivudina são essencialmente as mesmas do ponto de vista da eficácia e dos efeitos colaterais. Os próximos mais utilizados são o abacavir e a lamivudina (coformulado como parte do Epzicom ou com dolutegravir no Triumeq). Diante da necessidade de realizar o alelo B*5701 e testes

TABELA 33.9 Regimes iniciais recomendados e alternativos de terapia antirretroviral

Regime	Vantagens	Desvantagens
Regimes iniciais recomendados		
Bictegravir + TAF + emtricitabina (Biktarvy)	Regime de um comprimido uma vez ao dia Baixo risco de resistência Não inferior ao dolutegravir	Menos experiência em pacientes sob tratamento intensivo do que com dolutegravir
Dolutegravir (50 mg ao dia)[1] + Qualquer dos seguintes: Emtricitabina/TDF ou Emtricitabina/TAF ou Lamivudina/TDF ou Lamivudina/TAF	Tem atividade em alguns pacientes com resistência à integrase. Regime de uma vez ao dia. A combinação de dolutegravir com abacavir/lamivudina ou emtricitabina/TDF é superior à combinação de darunavir/ritonavir com qualquer um dos pilares de NRTI	Nenhuma cápsula disponível. Quando utilizado para pacientes com resistência à integrase ou combinado com outros medicamentos determinados, requer dosagem duas vezes ao dia
Dolutegravir + abacavir + lamivudina (Triumeq)	Regime de uma pílula uma vez ao dia Baixo risco de resistência Superior ao Atripla Dolutegravir mais abacavir/lamivudina ou emtricitabina/TDF é superior ao darunavir/ritonavir mais qualquer um dos pilares de NRTI	O abacavir deve ser utilizado apenas em pessoas negativas para HLA-B*5701 Não deve ser utilizado em pacientes com coinfecção por hepatite B Quando utilizado em pacientes com resistência à integrase ou combinado com outros medicamentos determinados, requer dosagem duas vezes ao dia A combinação de dose fixa não deve ser utilizada em pacientes com depuração de creatinina < 50 mL/min
Dolutegravir + lamivudina (Dovato)	Único regime inicial recomendado de dois medicamentos Regime de um comprimido uma vez ao dia	Não é recomendado para pacientes com RNA do HIV > 500.000 cópias/mL, ou pacientes que estejam iniciando a terapia durante uma infecção oportunista, ou pacientes com coinfecção por hepatite B, ou pacientes nos quais a terapia antirretroviral esteja sendo iniciada antes dos resultados dos testes de resistência genotípica do HIV ou testes de hepatite B
Outros regimes com inibidores da integrase		
Raltegravir (400 mg duas vezes ao dia ou 1.200 mg uma vez ao dia) + Qualquer um dos seguintes: emtricitabina/TDF ou emtricitabina/TAF ou lamivudina/TDF ou lamivudina/TAF	Menos interações medicamentosas em comparação com outros inibidores da integrase	Barreira de resistência mais baixa do que o bictegravir e o dolutegravir Requer administração duas vezes ao dia ou dois comprimidos uma vez ao dia Não há combinação em dose única disponível
Regimes iniciais alternativos que são baseados em inibidor não integrase		
Darunavir (800 mg ao dia) com cobicistate + Qualquer um dos seguintes: Emtricitabina/TDF ou Emtricitabina/TAF ou Lamivudina/TDF ou Lamivudina/TAF (regime de IP potenciado)	Regime de um comprimido uma vez ao dia (com emtricitabina e TAF, Symtuza)	O reforço com cobicistate causa interações medicamentosas semelhantes ao ritonavir; aumento da creatinina sérica (não patológico)
Darunavir (800 mg ao dia) com ritonavir (100 mg ao dia) como reforço + Qualquer um dos seguintes: Emtricitabina/TDF ou Emtricitabina/TAF ou Lamivudina/TDF ou Lamivudina/TAF (regime de IP reforçado)	IP potente reforçado Pode ser administrado uma vez ao dia Risco limitado de resistência com adesão inadequada	Não disponível como um único comprimido Pode causar erupção cutânea em pacientes com alergia à sulfa Requer reforço com ritonavir Apresenta efeitos colaterais metabólicos
Doravirina com Qualquer um dos seguintes: Emtricitabina/TDF ou Emtricitabina/TAF ou Lamivudina/TDF ou Lamivudina/TAF	Evita o uso de ambos os inibidores da integrase e os IP Disponível como um comprimido único com lamivudina e TDF (Delstrigo). Inibe ou induz a enzima citocromo P450 3A4.	Em casos de falha virológica, pode ocorrer resistência cruzada aos NNRTI

(continua)

TABELA 33.9 Regimes iniciais recomendados e alternativos de terapia antirretroviral (*continuação*)

Regime	Vantagens	Desvantagens
Rilpivirina/emtricitabina/TDF (Complera) ou com emtricitabina/TAF (Odefsey) Regimes não integrase, não IP	Regimes de dose única diária Não inferior ao Atripla em pacientes com carga viral basal < 100.000/mL Efeitos colaterais metabólicos limitados	Exige administração com uma refeição Não pode ser utilizado com IBP Utilizar apenas em pacientes com carga viral < 100.000 cópias/mL e contagem de CD4 > 200 células/mcL Não utilizar em pacientes com carga viral > 100.000 cópias/mL ou contagem de CD4 < 200 células/mcL

[1] As doses habituais de medicamentos são fornecidas quando não fazem parte de uma preparação de dose fixa.
NNRTI: inibidor não nucleosídeo da transcriptase reversa (p. ex: delavirdina, efavirenz, etravirina, nevirapina, rilpivirina); NRTI: inibidor nucleosídeo/nucleotídeo da transcriptase reversa (p. ex: abacavir, didanosina, emtricitabina, lamivudina, estavudina, tenofovir, zidovudina); IP: inibidor da protease; TAF: tenofovir alafenamida; TDF: fumarato de tenofovir desoproxila.

de hepatite B, os regimes que contêm abacavir não são apropriados para o início rápido da Tarv.

O único regime de dois medicamentos aprovado para Tarv inicial é dolutegravir mais lamivudina, que está disponível em um único comprimido para tratamento uma vez ao dia (Dovato, Tab. 33.8). (Todos os outros regimes iniciais de primeira linha recomendados contêm três medicamentos, às vezes com um quarto agente como reforço.) Esse regime de dois medicamentos não é recomendado para pacientes com alta carga viral de HIV (maior que 500.000 cópias/mL) ou para pacientes com coinfecção por HBV (pelo desenvolvimento de resistência do vírus da hepatite B à lamivudina quando utilizada como monoterapia, com possibilidade de crises graves de hepatite), ou para pacientes para os quais os resultados dos testes de resistência ao HIV ou do HBV ainda não estão disponíveis. Há também preocupação com seu uso em pacientes com contagem de células CD4 inferior a 200/mL. Dolutegravir/rilpivirina (Juluca) e cabotegravir/rilpivirina injetáveis (Cabenuva) são aprovados somente no caso de supressão virológica prévia, sem falha no tratamento anterior ou resistência ao medicamento, embora existam dados observacionais promissores com relação ao seu uso em pacientes que não estão com supressão virológica, mas não têm resistência a seus componentes e não podem tomar Tarv oral.

Estudos demonstraram que o dolutegravir/abacavir/lamivudina é superior ao efavirenz/TDF/emtricitabina e demonstraram que o dolutegravir é superior ao darunavir com reforço de ritonavir (ambos combinados com abacavir/lamivudina ou TDF/emtricitabina). Uma metanálise em rede ajustada para o pilar do NRTI constatou que o dolutegravir teve eficácia superior na supressão da carga viral em comparação com os regimes à base de atazanavir com reforço de ritonavir, darunavir com reforço de ritonavir, efavirenz ou lopinavir com reforço de ritonavir. A descontinuação decorrente de eventos adversos também foi estatisticamente menor com os regimes de dolutegravir.

O surgimento de medicamentos antirretrovirais genéricos também pode afetar as escolhas de prescrição quando regimes igualmente eficazes estão disponíveis a custos diferentes. Existem versões genéricas disponíveis para abacavir, atazanavir, efavirenz, lamivudina e TDF. Mas pode ser muito difícil determinar como isso afetará os custos que os pacientes pagam em razão das complicadas regras de copagamento.

Para pacientes que não podem tomar um inibidor da integrase, regimes alternativos são recomendados (Tab. 33.9).

O teste de resistência deve ser realizado antes do início da Tarv. Das pessoas com infecções recém-diagnosticadas em algumas áreas urbanas dos EUA, 8-10% transmitiram resistência aos medicamentos (mais comumente aos NNRTI seguidos pelos NRTI).

O fator determinante mais importante da eficácia do tratamento é a adesão ao regime. Portanto, é de vital importância que o regime escolhido seja aquele ao qual o paciente possa aderir com facilidade (Fig. 33.7). Em geral, os pacientes são mais aderentes se seus regimes de medicação (Tab. 33.9) oferecem terapia completa em um único comprimido que precisa ser tomado apenas uma vez ao dia, não exigem horários especiais em relação às refeições, podem ser tomados ao mesmo tempo que outros medicamentos, não requerem refrigeração ou preparação especial e não têm efeitos colaterais incômodos. Tendo em vista o alto nível de eficácia dos regimes recomendados, é provável que os pacientes cuja carga viral não seja totalmente suprimida estejam enfrentando desafios de adesão. Os farmacêuticos e outros médicos especialmente treinados podem ser muito eficazes para ajudar os pacientes a melhorar sua adesão, dedicando tempo para entender por que os pacientes deixam de tomar seus medicamentos e resolver problemas (p. ex., tomar o medicamento no mesmo horário todos os dias, manter um estoque no carro ou no trabalho para o caso de esquecimento). Projetos de demonstração estão examinando o cabotegravir de ação prolongada e a rilpivirina na forma injetável em pessoas com dificuldade de adesão ou viremia, com alta supressão virológica alcançada em um projeto de demonstração em São Francisco, com projeção de supressão virológica de 97,5%. Para determinadas populações (p. ex., indivíduos com moradia instável), programas especialmente adaptados podem ser benéficos.

E. Monitoramento do tratamento antirretroviral

1. **Objetivos do monitoramento da Tarv** – Monitoramento da Tarv (Fig. 33.7) tem dois objetivos: avaliar a *toxicidade* e medir a *eficácia* com o uso de marcadores objetivos para determinar se os regimes serão mantidos ou alterados. A avaliação laboratorial da toxicidade depende dos medicamentos específicos combinados, mas, em geral, deve ser feita aproximadamente a cada 3-6 meses quando o paciente estiver em um regime estável. Os pacientes que forem intolerantes ao regime inicial devem mudar para um dos outros regimes iniciais recomendados ou alternativos descritos na Tabela 33.9. O segundo aspecto do monitoramento é medir a carga viral do HIV, o marcador objetivo de eficácia. A carga viral do HIV deve ser repetida de 2-4 semanas após o início ou a mudança do regime antirretroviral, e a cada 3-6 meses a partir de então em pacientes clinicamente estáveis. Com os regimes de integrase, espera-se uma redução de dois $\log_{10}$ dentro de 2 semanas após o início da terapia, e cerca de 80% dos pacientes terão carga viral de HIV indetectável em 1 mês. *Todos os pacientes devem ter cargas virais indetectáveis em 3 meses; se não, o problema normalmente é a não adesão* (ver a seguir). As contagens de CD4+ são mais úteis para determinar a resposta imunológica à Tarv, embora a resposta possa variar significativamente e determinar se a profilaxia de infecções oportunistas pode ser descontinuada. As contagens de CD4+ devem ser monitoradas aproximadamente a cada 3-6 meses em indivíduos que tiverem iniciado Tarv recentemente. Para aqueles com cargas virais de HIV regularmente suprimidas durante os primeiros 1-2 anos de terapia com uma contagem de CD4+ superior a 300 células/mcL, o monitoramento pode ocorrer anualmente e é opcional para aqueles com contagens de CD4+ superiores a 500 células/mcL.

2. **O desafio da adesão à medicação** – Em um paciente que adere a um regime de inibidores da integrase, a carga viral deve cair 100 vezes em 2 semanas. Para pacientes cujas cargas virais não diminuem adequadamente ou que apresentam rebote viral após a supressão, *a principal questão enfrentada pelo médico é se o* **paciente não aderiu** *ou se tem* **resistência ao regime** *de tratamento, ou ambos*. Os pacientes que têm problemas para aderir ao tratamento devem receber aconselhamento. Pacientes que aderem ou perdem doses suficientes para ensejar a resistência, devem submeter-se ao teste de resistência. Com base nos resultados do teste de resistência, se não houver resistência oriunda do tratamento e o paciente estiver tolerando bem o regime, ele deve continuar o regime com a avaliação das possíveis barreiras à adesão (i.e., saúde mental, uso de substâncias, cobertura de medicamentos ou desafios de moradia). Se houver resistência, o paciente deve ser transferido para um regime de alta barreira à resistência com pelo menos dois, mas, de preferência, três agentes ativos (i.e., dolutegravir trifásico, bictegravir, ou regime reforçado à base de darunavir).

   Uma vez iniciada a Tarv, não é aconselhável interromper o tratamento. As chamadas férias do medicamento ou interrupções estruturadas do tratamento não são recomendadas porque demonstraram aumentar o risco de complicações relacionadas à Aids, aumentam a queda de CD4 e aumentam a morbidade não relacionada à Aids (p. ex., IAM e insuficiência hepática).

3. **O desafio da resistência à medicação** – A resistência à medicação para HIV-1 foi documentada para todos os antirretrovirais disponíveis atualmente. Embora a resistência a medicamentos contra o HIV fosse comum no passado, a resistência de alto nível tem diminuído nos últimos anos,

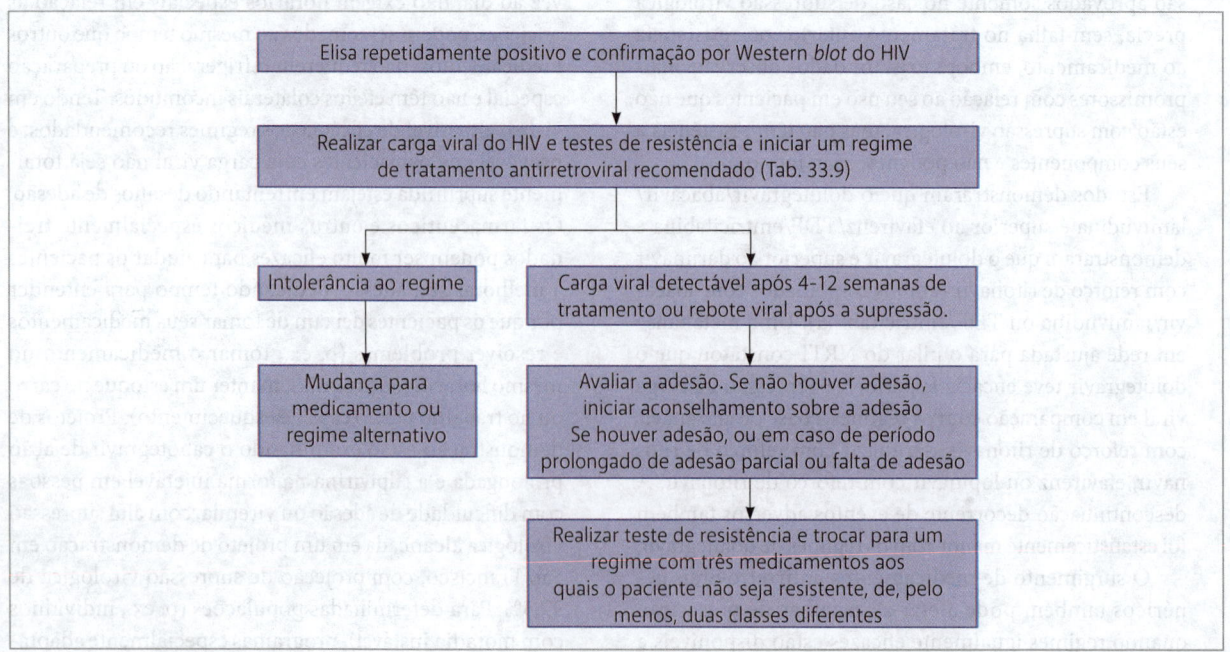

FIGURA 33.7 Abordagem de monitoramento inicial e subsequente terapia antirretroviral.

provavelmente em razão dos antirretrovirais mais bem tolerados, mais fáceis de usar e mais eficazes. A resistência ocorre também em pacientes sem Tarv, mas infectados com uma cepa resistente à medicação – denominada **resistência "primária" ou "transmitida" à medicação**. Estudos de coorte de pacientes sem experiência anterior de Tarv que entram na América do Norte e na Europa Ocidental mostram que cerca de 8-10% das pessoas com infecção recente têm uma cepa de HIV-1 resistente a medicamentos.

Além de fazer parte de uma avaliação de linha de base padrão, o teste de resistência é recomendado para pacientes que estão recebendo Tarv e têm supressão viral abaixo do ideal (normalmente é necessária uma carga viral superior a 500 cópias/mL para que o teste de resistência seja realizado). *Os testes de resistência genotípica e fenotípica estão disponíveis comercialmente, e em estudos controlados e randomizados, o teste de resistência genotípica resultou em melhores resultados virológicos de curto prazo em comparação com a escolha de tratamento sem teste de resistência.* Além disso, vários estudos retrospectivos demonstraram de forma conclusiva que os testes de resistência fornecem informações prognósticas sobre a resposta virológica à terapia recém-iniciada que não podem ser obtidas a partir das informações clínicas padrão (i.e., histórico de tratamento, exame, contagem de CD4 e testes de carga viral).

Pela complexidade dos testes de resistência, muitos médicos exigem uma interpretação especializada dos resultados. No caso dos genotípicos, os resultados podem mostrar que as variantes patológicas selecionadas durante a Tarv são específicas do medicamento ou contribuem para uma ampla resistência cruzada a vários medicamentos de uma determinada classe terapêutica. Um exemplo de variante patológica específica do medicamento para os inibidores da transcriptase reversa seria a variante patológica *M184V*, selecionada pela terapia com lamivudina ou emtricitabina. Essa variante patológica causa resistência somente a esses dois medicamentos. Por outro lado, as variantes patológicas do análogo da timidina ("TAMs") de *M41L, D67N, K70R, L210W, T215Y/F*, e *T219Q/K/E* são selecionadas pela terapia anterior com zidovudina ou estavudina, mas causam resistência a todos os medicamentos da classe e quase sempre se estendem ao inibidor de nucleotídeos tenofovir na eventual presença de três ou mais desses TAM.

É importante conhecer a combinação de *M184V* e *K65R*, que causa resistência a todos os NRTI, exceto à zidovudina, e normalmente exigiria a mudança para um regime poupador de NRTI. As variantes patológicas mais comuns associadas à resistência a medicamentos e padrões de resistência cruzada para NRTI, NNRTI, IP e inibidores da integrase podem ser encontradas em https://hivdb.stanford.edu (ver referências específicas a seguir). O teste de resistência fenotípica pode fornecer dados complementares e geralmente é fornecido com uma interpretação sobre a suscetibilidade ao vírus.

Os resultados de resistência podem ser enganosos se o paciente não estiver tomando medicamentos antir-retrovirais no momento do teste, uma vez que o vírus dominante é provavelmente do tipo selvagem, mesmo que existam vírus resistentes no corpo que possam se tornar dominantes com a pressão seletiva dos antivirais. Portanto, os resultados de resistência não substituem um histórico criterioso dos medicamentos que o paciente tomou no passado e por quanto tempo. Além disso, os resultados dos testes de resistência devem ser vistos cumulativamente, ou seja, se for relatada resistência a um agente em um teste, deve-se presumir que ela esteja presente depois disso, mesmo que os testes subsequentes não apresentem o mesmo resultado.

A página inicial do *site* do Stanford University HIV Drug Resistance Database (https://hivdb.stanford.edu/) fornece o Algoritmo de Interpretação de Resistência Genotípica, *HIVdb Program*, versão 9.0, 22 de fevereiro de 2021.

F. Elaboração de regimes de tratamento com antirretrovirais para pacientes com resistência

Ao projetar regimes de segunda linha para pacientes com resistência à terapia inicial, o objetivo é identificar três medicamentos de pelo menos duas classes diferentes aos quais o vírus não seja resistente. Mesmo sem testes de resistência, determinadas formas de resistência cruzada entre medicamentos de uma mesma classe podem ser presumidas. Por exemplo, os padrões de resistência do raltegravir e elvitegravir se sobrepõem, e os pacientes com resistência oriunda do tratamento a esses regimes possivelmente têm resistência a inibidores da integrase de segunda geração, como o bictegravir e o dolutegravir. O fostensavir (um inibidor de ligação), o ibalizumab (um anticorpo monoclonal), e o lenacapavir (um inibidor do capsídeo administrado por via subcutânea) são especificamente aprovados pela FDA para adultos sob tratamento intensivo contra HIV resistente a múltiplos medicamentos e que não respondem ao regime existente. Esses fármacos são utilizados em combinação com outros medicamentos antirretrovirais.

Na elaboração dos regimes, as toxicidades não devem se sobrepor e os agentes virologicamente antagônicos ou incompatíveis em termos de interações medicamentosas devem ser evitados. Por exemplo, o dolutegravir e a etravirina não devem ser coadministrados sem a inclusão de um IP reforçado com ritonavir, visto que a etravirina reduzirá as concentrações plasmáticas do dolutegravir. A combinação de TDF e IP reforçados deve ser idealmente evitada pelo potencial de aumento da toxicidade do tenofovir com esse regime. Os regimes co-formulados de TAF e IP potenciado (i.e., emtricitabina/TAF/darunavir ou Symtuza) são preferíveis nesse cenário, já que essas são as únicas formulações em que uma dose menor de TAF é disponibilizada (10 mg *versus* a dose típica de 25 mg). A lamivudina e a emtricitabina são medicamentos muito semelhantes e, portanto, não são utilizados juntos.

Com a disponibilidade de medicamentos da nova classe e da nova geração de medicamentos, *uma combinação de Tarv pode tratar com sucesso praticamente todo paciente – não importa o grau de resistência presente.*

Curso e prognóstico

Com as melhorias na terapia, os pacientes que têm acesso a regimes eficazes e aderem ao tratamento devem ter expectativa de vida próxima da média. Um estudo de base populacional realizado na Dinamarca constatou que pessoas com 25 anos de idade com HIV sem hepatite C tinham uma expectativa de vida semelhante à de uma pessoa de 25 anos sem HIV. Infelizmente, há disparidades raciais e étnicas na utilização de Tarv. *Estudos indicam regularmente disparidades na adoção e manutenção da Tarv entre pacientes com HIV que se identificam como negros e aqueles com insegurança habitacional ou usuários de drogas recreativas injetáveis.* Para pacientes cuja doença progride apesar de eles estarem recebendo o tratamento adequado, é preciso oferecer cuidados paliativos (ver Cap. 5), com atenção ao controle da dor, necessidades espirituais e dinâmica familiar (biológica e escolhida).

Quando encaminhar

- Pessoas com HIV cujas cargas virais não podem ser totalmente suprimidas em um dos regimes iniciais recomendados devem ser tratadas em consulta com um especialista.
- A consulta com um especialista é particularmente importante para pacientes com cargas virais detectáveis em Tarv; aqueles intolerantes aos medicamentos-padrão; aqueles que necessitam de quimioterapia sistêmica; e aqueles com infecções oportunistas complicadas, principalmente quando procedimentos invasivos ou terapias experimentais se fazem necessários.

Quando hospitalizar

Pacientes com infecções oportunistas e doença aguda (p. ex., febris, com rápida alteração do estado mental ou que estejam com dificuldade respiratória) ou que necessitem de medicamentos intravenosos devem ser hospitalizados.

Gandhi M et al. Demonstration project of long-acting antiretroviral therapy in a diverse population of people with HIV. Ann Intern Med. 2023;176:969. [PMID: 37399555]

Panel on Opportunistic Infections in Adults and Adolescents with HIV. Guidelines for the prevention and treatment of opportunistic infections in adults and adolescents with HIV: recommendations from the Centers for Disease Control and Prevention, the National Institutes of Health, and the HIV Medicine Association of the Infectious Diseases Society of America. Updated 2020 May 26. https://clinicalinfo.hiv.gov/ sites/default/files/guidelines/documents/Adult_OI.pdf

Saag MS et al. Antiretroviral drugs for treatment and prevention of HIV infection in adults: 2020 recommendations of the International Antiviral Society-USA Panel. JAMA. 2020;324: 1651. [PMID: 33052386]

Segal-Maurer S et al; CAPELLA Study Investigators. Capsid inhibition with lenacapavir in multidrug-resistant HIV-1 infection. N Engl J Med. 2022;386:1793. [PMID: 35544387]

Swindells S et al. Long-acting cabotegravir and rilpivirine for maintenance of HIV-1 suppression. N Engl J Med. 2020;382: 1112. [PMID: 32130809]

Infecções virais e rickettsiais

Eva H. Clark, MD, PhD

Patrycja Ashley, MD

Wayne X. Shandera, MD

Revisão científica da edição brasileira: Dra. Thais Chicorski Ng e Dr. Ricardo Padlipskas Alves

Nas últimas décadas, o reconhecimento e o impacto das doenças virais e rickettsiais aumentaram de forma drástica – principalmente após a Covid-19, declarada pandemia pela OMS em 11 de março de 2020, tendo o fim da fase pandêmica sido anunciado em 5 de maio de 2023. Vírus emergentes e reemergentes clinicamente importantes e patógenos transmitidos por carrapatos incluem aqueles que se adaptaram a novos ambientes em razão de viagens e importações (p. ex., vírus do Nilo Ocidental, chikungunya, mpox), mudança climática e expansão da gama de vetores (p. ex., dengue, Zika, encefalite japonesa, vírus da encefalite transmitida por carrapatos, *Ehrlichia*) e estreitamento das interfaces homem-animal (p. ex., gripe aviária, coronavírus, Ebola, tifo murino). O novo patógeno viral mais notável a entrar nas populações humanas foi o SARS-CoV-2, o agente causador da Covid-19. A comunidade científica global respondeu a muitas dessas ameaças trabalhando em conjunto para desenvolver novas opções de diagnóstico, tratamentos, vacinas e iniciativas de saúde pública, bem como para melhorar o acesso àquelas já existentes.

No que tange patógenos virais, novas imunoterapias foram bem-sucedidas contra alguns destes (p. ex., terapia com células T CAR para o citomegalovírus em pacientes imunocomprometidos), e agentes antivirais novos e reposicionados estão agora amplamente disponíveis para outros (remdesivir, molnupiravir, nirmatrelvir/ritonavir para SARS-CoV-2). Novas vacinas e terapias foram desenvolvidas recentemente para o VSR em pacientes com 60 anos ou mais, gestantes e recém-nascidos. Em contrapartida, os vírus mais antigos e conhecidos (p. ex., raiva, arbovírus, coronavírus do resfriado comum) continuam a causar doenças extensas e, às vezes, graves, na ausência de novos agentes terapêuticos e preventivos. Foi dada menos atenção às doenças rickettsiais, embora patógenos como a *Rickettsia rickettsii* e a *R. typhi* infectem cada vez mais a população. Tão importante quanto o diagnóstico, os tratamentos e a vacinação eficaz, a atenção dedicada às questões ambientais e climáticas é urgentemente necessária para controlar e prevenir doenças causadas por patógenos virais e rickettsiais novos, variantes e reemergentes. O conhecimento sobre tais patógenos está avançando rapidamente em razão dos impressionantes saltos tecnológicos nas áreas de vacinologia, multiômica (proteômica, transcriptômica, genômica, metabolômica) e diagnóstico.

DOENÇAS VIRAIS

Herpes-vírus humano

1. Herpes-vírus 1 e 2

> **FUNDAMENTOS DO DIAGNÓSTICO**
>
> - Espectro da doença: estomatite, lesões urogenitais, paralisia de Bell, encefalite.
> - Intervalos variáveis entre a exposição e a doença clínica, pois o vírus do herpes simples (HSV) causa tanto a doença primária (geralmente subclínica) como a doença por reativação.

Considerações gerais

O HSV-1 e o HSV-2 afetam principalmente os tratos oral e genital, respectivamente. A eliminação assintomática de qualquer um dos vírus é comum, sendo mais comum no HSV-2 e no trato genital. A maioria dos indivíduos infectados elimina o vírus pelo menos uma vez por mês, o que pode ser responsável pela transmissão. Indivíduos com infecção assintomática por HSV-2 eliminam o vírus com menos frequência do que aqueles com infecção sintomática. A doença clínica geralmente indica reativação. A eliminação total e subclínica do vírus HSV-2 diminui após o primeiro ano da infecção inicial, embora a eliminação viral continue por anos depois disso.

Embora o HSV-2 seja a causa mais comum de úlceras genitais na maioria das populações em todo o mundo, estudos epidemiológicos mostram que o HSV-1 é uma causa mais comum de lesões genitais e orais do que o HSV-2 entre mulheres jovens nos EUA. A maioria das pessoas infectadas por HSV-2 nos EUA não sabe que está infectada.

A soropositividade do HSV-2 está associada a um maior risco de contrair HIV (é 3x maior entre pessoas soropositivas para o HSV-2 do que entre aquelas soronegativas para o HSV-2), e o HSV-2 é reativado com mais frequência na infecção avançada pelo HIV. A replicação do HIV é aumentada pela interação com as proteínas do HSV. A supressão do HSV-2 diminui os níveis plasmáticos de HIV e a eliminação do HIV no trato genital, o que pode contribuir para a redução da transmissão sexual do HIV.

Achados clínicos
A. Sintomas e sinais

1. **Doença mucocutânea** – Ver o Capítulo 6 sobre a doença mucocutânea do HSV-1 (**"herpes labial" ou "gengivoestomatite"**). As lesões digitais (**panarício**) (Fig. 34.1) são um risco ocupacional da medicina e odontologia. Os esportes de contato (p. ex., luta livre) estão associados a surtos de infecções cutâneas (**"herpes *gladiatorum*"**).

   As vesículas formam úlceras úmidas e dolorosas após vários dias e epitelizam em uma ou duas semanas se não forem tratadas. A infecção primária em geral é mais grave do que as recidivas, mas pode ser assintomática. As recorrências geralmente envolvem menos lesões, tendem a ser labiais, cicatrizam mais rapidamente e são desencadeadas por estresse, febre, infecção, luz solar e quimioterapia (p. ex., fludarabina, azatioprina), entre outros fatores indeterminados.

   As lesões do HSV-2 envolvem principalmente o trato genital. Em geral, o vírus permanece latente nos gânglios pré-sacrais e a eliminação do HSV-2 pode ocorrer por anos após o diagnóstico (ver Cap. 6). De modo ocasional, surgem lesões na região perianal ou nas nádegas e na parte superior das coxas. Nas mulheres, podem ocorrer disúria, cervicite e retenção urinária. A uretrite pode ocorrer em homens. Proctite e lesões sacrais extensas, ulceradas e exsudativas podem apresentar sintomas em pacientes com HIV com baixa de CD4. Ulcerações grandes e lesões atípicas sugerem isolados resistentes a medicamentos.

2. **Doença ocular** – O HSV pode causar uveíte, ceratite, blefarite e ceratoconjuntivite (ver Cap. 7). As lesões limitadas ao epitélio geralmente cicatrizam sem afetar a visão, enquanto o envolvimento do estroma pode causar uveíte, cicatrizes e, por fim, cegueira. O HSV é a segunda causa infecciosa mais comum de necrose aguda da retina, depois do vírus da varicela-zóster (VVZ).

3. **Infecção neonatal e congênita** – Raramente, o HSV-1 ou o HSV-2 podem infectar o feto e induzir má-formações congênitas (organomegalia, sangramento e anomalias do SNC). A transmissão neonatal durante o parto, entretanto, é mais comum do que a infecção intrauterina. A taxa global de herpes neonatal é estimada em cerca de 10 casos por 100 mil nascidos vivos. A infecção materna durante o terceiro trimestre está associada ao maior risco de transmissão neonatal, mas cerca de 70% dessas infecções são assintomáticas ou não reconhecidas. O monitoramento fetal invasivo e o parto a vácuo ou com fórceps aumentam o risco de transmissão do herpes-vírus.

4. **Doença do SNC** – Tradicionalmente, a encefalite por herpes simples está associada à infecção pelo HSV-1 e a meningite asséptica à infecção pelo HSV-2. Ambos os vírus, entretanto, podem causar encefalite. A encefalite se apresenta com sintomas inespecíficos: um pródromo semelhante ao da gripe, seguido de cefaleia, febre, distúrbios comportamentais e da fala e convulsões focais ou generalizadas. O lobo temporal é frequentemente envolvido. A doença não tratada e o quadro de coma têm alta mortalidade. O AVE isquêmico, embora não frequente, pode complicar o curso da meningite ou encefalite por HSV ou pode ocorrer de forma isolada por conta da vasculite cerebral induzida por HSV. Muitos sobreviventes sofrem sequelas neurológicas, que são observadas com mais frequência em pacientes com infecção por HSV-1. Tanto o HSV-1 como o HSV-2 podem causar sintomas neurológicos leves e não específicos e também estão associados à meningite linfocítica recorrente benigna (Mollaret). A hiponatremia é um marcador preditivo de encefalite antes que os dados da punção lombar estejam disponíveis.

5. **Infecção disseminada** – A infecção disseminada por HSV ocorre com mais frequência no contexto de imunossupressão, seja primária ou iatrogênica, ou raramente com a gravidez. Na doença disseminada, as lesões cutâneas nem sempre estão presentes. As lesões cutâneas disseminadas são uma complicação específica em pacientes com eczema atópico (eczema herpético) e queimaduras. A pneumonia pode ocorrer independentemente do estado imunológico.

6. **Paralisia de Bell** – O HSV-1 é uma causa da paralisia de Bell (paralisia do nervo facial) (ver Cap. 26).

7. **Esofagite e proctite** – O HSV-1 pode causar esofagite em pacientes imunocomprometidos, principalmente naqueles com HIV avançado. As lesões são menores e mais profundas do que as observadas em pacientes com esofagite por citomegalovírus (CMV) ou com outros herpes-vírus conhecidos por causar esofagite em pessoas imunocomprometidas. Raramente, a esofagite por HSV é acompanhada de hemorragia no trato GI superior significativa. A proctite

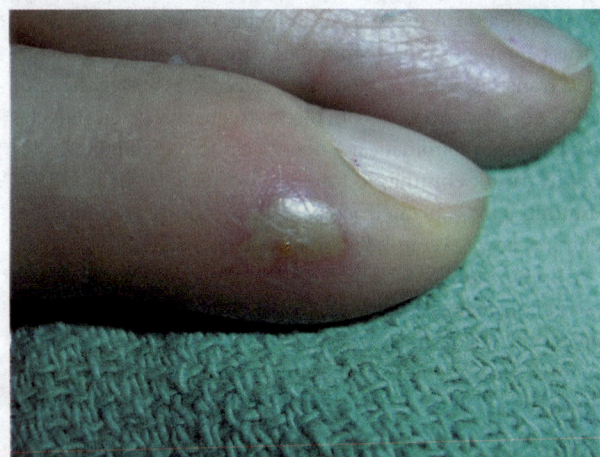

FIGURA 34.1 Panarício herpético.

Reproduzida de Richard P. Usatine, MD, em Usatine RP, Smith MA, Mayeaux EJ Jr, Chumley H. The Color Atlas of Family Medicine, 2.ed., McGraw-Hill, 2013.

ocorre principalmente em homens que têm relações sexuais com homens.

8. **Eritema multiforme** – as infecções por HSV são uma das principais causas de eritema multiforme menor ("eritema multiforme associado ao herpes") e de uma doença de pele mais grave, a síndrome de Stevens-Johnson/necrólise epidérmica tóxica (ver Cap. 6).

9. **Outros** – A infecção por outros HSV causa aproximadamente 1% dos casos de insuficiência hepática aguda, principalmente em gestantes e naquelas com imunossupressão. A mortalidade dessa hepatite fulminante rara é de quase 75%. Uma infecção do trato respiratório inferior por HSV de significado clínico desconhecido é comum em pacientes com ventilação mecânica. Evidências sugerem que esse achado geralmente é um indicador, e não a causa de uma condição clínica ruim. A pneumonia por HSV-1 está associada à alta morbidade em pacientes com tumores sólidos. O HSV-1 é relatado como causa de neutropenia febril, urticária crônica, esofagite e enterite no LES. O HSV também está associado a úlceras do trato gastrointestinal superior negativas para *Helicobacter pylori*.

B. Achados laboratoriais

1. **Doença mucocutânea** – Ver Capítulo 6.

2. **Doença ocular** – A ceratite por herpes é diagnosticada por úlceras ramificadas (dendríticas) que se coram com fluoresceína. A extensão da lesão epitelial na ceratite por herpes se correlaciona bem com a positividade da PCR. A uveíte por HSV é em geral diagnosticada clinicamente, embora os ensaios de PCR (inclusive um ensaio multiplex que inclui o VVZ) em material aspirado da câmara anterior possam ajudar no diagnóstico.

3. **Encefalite e meningite recorrente** – a pleocitose do LCR é comum, com um aumento semelhante no número de hemácias, embora os achados do LCR possam ser atípicos em pacientes imunossuprimidos. A PCR em tempo real do HSV no LCR é uma ferramenta rápida, sensível e específica para o diagnóstico precoce e pode ser incluída em um painel rápido múltiplo de *array*. A detecção viral por esse método pode ser usada se o quadro clínico for consistente, principalmente se os estudos iniciais forem negativos. Os anticorpos contra o HSV no LCR podem confirmar o diagnóstico, mas aparecem de forma tardia. A cultura viral apresenta uma sensibilidade de apenas 10%. A ressonância magnética costuma ser um complemento útil, mostrando aumento do sinal nos lobos temporais e frontais (as alterações talâmicas de sinal estão associadas a um pior resultado funcional). Os focos de convulsão do lobo temporal podem ser mostrados em eletroencefalogramas (EEG).

4. **Esofagite, proctite e outras doenças do trato GI** – A esofagite é diagnosticada por biópsia endoscópica com PCR em tempo real e culturas. A proctite pode ser diagnosticada por *swab* retal para PCR, cultura ou ambos. Os casos complicados podem exigir biópsia. Hepatite e colite concomitantes foram relatadas com o herpes simples. Na gravidez, a hepatite por HSV é raramente (18% em uma série) associada a uma erupção cutânea e sua mortalidade é de até 39%.

5. **Pneumonia** – A pneumonia é diagnosticada por achados clínicos, patológicos e radiográficos. Os achados da TC incluem áreas difusas ou multifocais de atenuação em vidro fosco ou alterações consolidativas, ou ambos, e são mais bem confirmados com o uso de técnicas de TCAR.

Tratamento e profilaxia

Os medicamentos que inibem a replicação do HSV-1 e do HSV-2 incluem o aciclovir e compostos relacionados (fanciclovir, valaciclovir), foscarnet, cidofovir, trifluridina e vidarabina (ambos para ceratite) (Tab. 34.1). Os agentes em estudo incluem os inibidores de helicase-primase pritelivir e amenamevir, que têm atividade contra o VVZ e o HSV. O pritelivir está sendo avaliado em um estudo de fase 3 para o tratamento de HSV mucocutâneo resistente ao aciclovir em pacientes imunocomprometidos. Brincidofovir, um conjugado lipídico de cidofovir, apresenta atividade *in vitro* contra HSV/VVZ e foi eficaz em um estudo retrospectivo em receptores de transplante de células hematopoiéticas como profilaxia de HSV/VVZ; no entanto, são necessários mais dados de estudos clínicos.

A. Doença mucocutânea

Ver Capítulo 6.

B. Ceratite e uveíte

Para o tratamento da ceratite epitelial aguda, os agentes antivirais orais, como o valaciclovir ou o fanciclovir, são as terapias de primeira linha (ver Cap. 7). O uso de corticosteroides tópicos pode exacerbar a infecção, embora os corticosteroides sistêmicos possam ajudar em casos selecionados de infecção do estroma. O tratamento de longo prazo (mais de um ano) com aciclovir em uma dosagem de 800 mg/dia por via oral diminui as taxas de recorrência de ceratite, conjuntivite ou blefarite em razão do HSV. A uveíte é mais bem tratada com aciclovir sistêmico oral (não tópico), embora a resistência ao HSV entre pacientes com HIV seja relatada por conta da diversidade das espécies de HSV frequentemente presentes.

C. Doença neonatal

O aconselhamento (mas não a triagem sorológica) deve ser oferecido às gestantes. O uso de terapia supressiva materna pré-natal com aciclovir (normalmente 400 mg VO 3x/dia) a partir da 36ª semana de gestação diminui a presença de HSV detectável, as taxas de recorrência no parto e a necessidade de parto cesáreo. O parto cesáreo é recomendado para gestantes com lesões genitais ativas ou sintomas prodrômicos típicos.

D. Encefalite e meningite

Por conta da necessidade de um tratamento rápido para diminuir a mortalidade e as sequelas neurológicas, o aciclovir intravenoso (10 mg/kg a cada 8 horas por 10 dias ou mais, com ajuste para doença renal) deve ser iniciado nos pacientes

TABELA 34.1 Agentes para infecções virais[1]

Droga	Dosagem[2]	Espectro	Toxicidade
Aciclovir	**Infecções por HSV e VVZ:** 400 mg VO 3x por dia ou 200 mg VO 5x por dia; 30 mg/kg/dia ou 10 mg/kg a cada 8 h por via intravenosa durante 7 dias **Encefalite aguda por herpes:** 10 mg/kg por via intravenosa a cada 8 h (total de 30 mg/kg/dia) por 14-21 dias	HSV, VVZ	Reações neurotóxicas, disfunção renal reversível, reações locais
Baloxavir	Dose de 40 mg se o paciente tiver de 40 a < 80 kg Dose de 80 mg se o paciente tiver ≥ 80 kg Uso exclusivo para pacientes com 12 anos ou mais	Cepas de influenza A e B	Diarreia e bronquite
Cidofovir	5 mg/kg por via intravenosa semanalmente por 2 semanas, depois a cada 2 semanas	CMV	Neutropenia, doença renal, hipotonia ocular
Fanciclovir	**VVZ agudo:** 500 mg VO 3x por dia, durante 7 dias **HSV-1/HSV-2 genital ou cutâneo:** 250 mg 3x por dia por 7 a 10 dias; 125 mg 2x por dia por 5 dias para recorrências (500 mg 2x por dia por 7 dias se for HIV positivo)	HSV, VVZ	Angioedema inicial; mais tarde, raramente, sintomas gastrointestinais, cefaleias, erupções cutâneas
Foscarnet	**Indução:** 90 mg/kg por via intravenosa (infusão de 90 a 120 min) a cada 12 h ou 60 mg/kg por via intravenosa (infusão mínima de 1 hora) a cada 8 h durante 2 a 3 semanas, dependendo da resposta clínica **Manutenção:** 90-120 mg/kg por via intravenosa (infusão de 2 h) 1x por dia	HSV resistente ao aciclovir, CMV, VVZ, HIV-1	Nefrotoxicidade, ulcerações genitais, distúrbios de cálcio
Ganciclovir	**Indução:** 5 mg/kg por via intravenosa a cada 12 h por 14-21 dias **Manutenção:** 6 mg/kg/dia por via intravenosa por 5 dias por semana	CMV	Neutropenia, trombocitopenia, efeitos colaterais do SNC
Idoxuridina	Tópico, 0,1% a cada 1-2 h por 3-5 dias	Ceratite por HSV	Reações locais
Interferon alfa-2b	**Infecção por HBV:** 10 milhões de UI por via subcutânea 3x/semana ou 5 milhões de UI por dia[1] **Condilomas:** 1 milhão de UI por via intralesional em até 5 verrugas, 3x/semana, durante 3 semanas	HBV, HCV, HPV	Síndrome semelhante à gripe, mielossupressão, neurotoxicidade
Interferon alfa-n3	**Condiloma acuminado externo refratário ou recorrente:** 0,05 mL (250.000 UI) por verruga, por via intralesional, 2x por semana, por até 8 semanas; 0,5 mL (2,5 milhões de UI) é a dose máxima por sessão de tratamento	HPV, HCV	Reações locais Síndrome semelhante à gripe, mielossupressão, neurotoxicidade
Nirmatrelvir/ritonavir	300/100 mg 2x por dia por 5 dias	SARS-CoV-2	Ajuste para disfunção renal, interações medicamentosas múltiplas
Oseltamivir	75 mg VO 2x por dia por 5 dias	Influenza A e B	Ajuste para disfunção renal
Palivizumabe	15 mg/kg por via intramuscular todos os meses na temporada de RSV	RSV	Sintomas de infecção respiratória superior
Penciclovir	Creme tópico a 1% a cada 2 horas por 4 dias	HSV	Reações locais
Peramivir	Intravenosa, dose única de 600 mg	Influenza A não complicada	Náusea, vômito, diarreia, neutropenia
Remdesivir	Intravenoso, 200 mg no primeiro dia, seguido de 100 mg/dia por 4 dias para pacientes que não estão na UTI, mais 9 dias para pacientes na UTI	SARS-CoV-2	Transaminite, fadiga, cefaleias, náusea
Ribavirina	**Infecção por RSV:** um frasco (6 g) dissolvido e administrado por meio de um gerador de aerossol de partículas pequenas (SPAG-2) em um período contínuo de 12 a 18 horas por dia durante 5 dias consecutivos	RSV, influenza A ou B grave, febre de Lassa	Sibilo, anemia hemolítica
Trifluridina	Tópico, 1% gotas a cada 2 h a 9 gotas/dia	Ceratite por HSV	Reações locais
Valaciclovir	**VVZ agudo:** 1 g VO 3x dia por 7 dias **HSV-1/HSV-2 genital primário:** 1 g 2x por dia por 10 dias **HSV-1/HSV-2 genital recorrente:** 500 mg 2x por dia por 3 dias **Terapia supressiva:** 1 g por dia; 500 mg se houver menos de 9 recorrências/ano (a dose depende do *status* imunológico e do número de recorrências)	VVZ, HSV	Púrpura trombocitopênica trombótica ou síndrome hemolítico-urêmica na Aids
Valganciclovir	900 mg VO 2x por dia por 3 semanas; 900 mg por dia como manutenção	CMV	Ver ganciclovir

(continua)

TABELA 34.1 Agentes para infecções virais[1] (*continuação*)

Droga	Dosagem[2]	Espectro	Toxicidade
Zanamivir	Inalações de 5 mg 2x/dia por 5 dias	Influenza A e B não complicada	Broncoespasmo em pacientes com asma

Fontes: Dados de Drugs.com e Lexicomp Online.

[1] Os agentes usados exclusivamente no tratamento da infecção pelo HIV e da Aids encontram-se no Capítulo 33. Os agentes usados no tratamento de infecções por HBV e HCV encontram-se no Capítulo 16.

[2] A dosagem varia consideravelmente de acordo com a indicação e pode exigir ajustes com base no estado clínico do paciente e no tipo de infecção viral. Consultar um farmacêutico é recomendável.

CMV: citomegalovírus; HBV: vírus da hepatite B; HCV: vírus da hepatite C; HSV: vírus do herpes simples; VVZ: vírus da varicela-zóster.

com suspeita de encefalite por HSV, interrompendo apenas se outro diagnóstico for estabelecido. Se a PCR do LCR for negativa, mas a suspeita clínica permanecer alta, o tratamento deve ser continuado por 10 dias, pois a taxa de falso-negativos para a PCR pode chegar a 25% (principalmente em crianças) e o aciclovir é relativamente não tóxico. Observe que a duração recomendada da terapia é mais longa (14 a 21 dias) para pacientes imunossuprimidos. Foi relatada resistência ao aciclovir na encefalite por herpes simples. A carga viral do herpes simples não parece se correlacionar com o resultado da meningite, e não é recomendado acompanhar as cargas virais ao longo do tempo.

As sequelas neurológicas de longo prazo da encefalite por HSV são comuns, e a recaída pediátrica tardia é reconhecida. A meningite asséptica também pode exigir um curso de aciclovir ou valaciclovir intravenoso. A profilaxia oral de longo prazo com valaciclovir, entretanto, não parece prevenir recorrências de meningite asséptica por HSV-2.

E. Doença disseminada

A doença disseminada responde melhor ao aciclovir parenteral quando o tratamento é iniciado de forma precoce.

F. Paralisia de Bell

A prednisolona, 25 mg VO 2x por dia por 10 dias, iniciada dentro de 72 horas do início, aumenta de forma significativa a taxa de recuperação. Os dados sobre os agentes anti-herpes são ambíguos e, portanto, os testes de HSV não são recomendados de modo rotineiro. De acordo com um estudo, o valaciclovir (mas não o aciclovir), 1 g VO diariamente durante 5 dias, associada à terapia com corticosteroides pode ser benéfica se iniciada dentro de 7 dias do início dos sintomas. Em pacientes com paralisia facial grave ou completa, essa terapia antiviral é frequentemente administrada, mas sem comprovação de eficácia.

G. Esofagite e proctite

Os pacientes com esofagite devem receber aciclovir intravenoso (5-10 mg/kg a cada 8 horas) ou aciclovir oral (400 mg 5x por dia) até a resolução dos sintomas, em geral de 3 a 5 dias; entretanto, um tratamento mais longo pode ser necessário para pacientes imunossuprimidos. A terapia de manutenção para pacientes com HIV avançado ou infecções recorrentes, mesmo com reconstituição imunológica na terapia do HIV, também é feita com aciclovir (400 mg VO, 3 a 5x por dia). A proctite é tratada com dosagens semelhantes e geralmente responde

em cinco dias, embora em pacientes com HIV possam ser necessárias doses mais altas (até 5 g/dia) por via intravenosa em cinco ou seis doses divididas para lesões graves.

H. Eritema multiforme

A terapia de supressão com aciclovir oral (400 mg 2x por dia por 6 meses) diminui a taxa de recorrência do eritema multiforme associado ao HSV. O valaciclovir (500 mg VO 2x por dia) pode ser eficaz nos casos que não respondem ao aciclovir.

Prevenção

Além da terapia supressiva antiviral (ver Eritema multiforme e no Cap. 6), a prevenção também requer aconselhamento e o uso de preservativos durante a relação sexual. A revelação aos parceiros sexuais da condição soropositiva para HSV está associada a uma redução de cerca de 50% de ocorrência do HSV-2. A circuncisão masculina está associada a uma menor incidência de infecção pelo HSV-2.

Para evitar a disseminação para a equipe hospitalar e outros pacientes com doença mucocutânea, disseminada ou genital, é necessário isolamento, lavagem constante das mãos e uso de luvas. Os funcionários com lesões ativas (p. ex., lesões brancas) não devem ter contato com os pacientes. Não há vacina contra esse tipo de herpes disponível, embora várias tenham sido submetidas a testes clínicos.

Bruehl FK et al. Routine testing for herpes simplex virus in bronchoalveolar lavage specimens is unwarranted. Diagn Microbiol Infect Dis. 2021;100:115400. [PMID: 34030103]

Cruz AT et al. Predictors of invasive herpes simplex virus infection in young infants. Pediatrics. 2021;148:e2021050052. [PMID: 34446535]

Pittet LF et al. Postnatal exposure to herpes simplex virus: to treat or not to treat? Pediatr Infect Dis J. 2021;40:S16. [PMID: 32773663]

Sarton B et al. Assessment of magnetic resonance imaging changes and functional outcomes among adults with severe herpes simplex encephalitis. JAMA Netw Open. 2021;4:e2114328. [PMID: 34313743]

2. Varicela (catapora) e herpes-zóster

FUNDAMENTOS DO DIAGNÓSTICO

- **Erupção cutânea da varicela:** pruriginosa, centrífuga, papular, passando a vesicular ("gota de orvalho em uma pétala de rosa"), pustulosa e, finalmente, com crostas.

> • **Erupção cutânea do zóster:** formigamento, dor, erupção de vesículas em distribuição dermatomal, evoluindo para pústulas e depois crostas.

Considerações gerais

As manifestações da doença do VVZ, ou herpes-vírus humano (HHV)-3, incluem catapora (varicela) e herpes-zóster. A varicela geralmente se manifesta durante a infância, tem um período de incubação de 10 a 20 dias (média de 2 semanas) e é altamente contagiosa, espalhando-se por inalação de gotículas infecciosas ou contato com lesões.

A incidência e a gravidade do herpes-zóster, que afeta até 30% das pessoas durante a vida, aumentam com a idade por conta do declínio da imunidade contra o VVZ relacionado à idade. Mais da metade de todos os pacientes que desenvolvem herpes-zóster têm mais de 60 anos e a incidência chega a 10 casos por 1.000 pacientes-ano aos 80 anos (quando 50% já estão infectados pelo VVZ). A incidência anual de 1 milhão de casos nos EUA está aumentando à medida que a população envelhece. As populações com maior risco de doenças relacionadas à varicela-zóster incluem pessoas imunossuprimidas e pessoas que recebem agentes biológicos.

Achados clínicos
A. Varicela

1. **Sintomas e sinais** – A febre e o mal-estar são leves em crianças e mais acentuados em adultos. A erupção pruriginosa começa de forma proeminente na face, no couro cabeludo e no tronco e, posteriormente, envolve as extremidades (Tab. 34.2). Em poucas horas, as maculopápulas se transformam em vesículas que se tornam pustulosas e, por fim, formam crostas (Figs. 34.2 e 34.3). Novas lesões podem irromper por 1 a 5 dias, de modo que diferentes estágios da erupção geralmente estão presentes de forma simultânea. As crostas se desprendem em 7 a 14 dias. As vesículas e pústulas são superficiais e elípticas, com bordas levemente serrilhadas. São frequentes as cicatrizes atróficas. Embora a doença geralmente seja leve, as complicações (como infecção bacteriana secundária, pneumonite e encefalite) ocorrem em cerca de 1% dos casos e geralmente levam à internação.

    A varicela é mais grave em idosos e em pessoas imunocomprometidas. Nessas últimas, apresentações atípicas, incluindo disseminação generalizada na ausência de lesões cutâneas, são descritas com frequência. Após a infecção primária, o vírus permanece dormente nos gânglios sensoriais dos nervos cranianos e nos gânglios da raiz dorsal da coluna vertebral. O VVZ latente se reativará como herpes-zóster em cerca de 30% das pessoas. O risco da síndrome de Guillain-Barré é um pouco maior por pelo menos dois meses após um ataque agudo de herpes-zóster.

2. **Achados laboratoriais** – O diagnóstico geralmente é feito clinicamente, com confirmação por coloração direta de anticorpos imunofluorescentes ou PCR de raspagens de lesões, ambos mais sensíveis do que a cultura. Células gigantes multinucleadas em geral são aparentes em um esfregaço de Tzanck do material da base da vesícula. A leucopenia e a elevação subclínica de transaminases estão frequentemente presentes e, de modo ocasional, ocorre trombocitopenia. Embora a elevação da IgM de varicela seja às vezes utilizada para diagnosticar uma infecção primária por VVZ, o ensaio tem desempenho ruim e em geral não é recomendado. A exceção é que o anticorpo contra varicela testado no LCR é útil para identificar o envolvimento do SNC se houver suspeita de vasculopatia por VVZ, mas o teste de PCR do DNA do VVZ no LCR é negativo. O teste cutâneo de varicela e o ensaio de Elispot (*enzyme-linked immunospot*) de interferon-gama podem rastrear a suscetibilidade ao VVZ.

B. Herpes-zóster

O herpes-zóster geralmente ocorre em adultos, mas há relatos de casos em bebês e crianças. A incidência de herpes-zóster aumenta de modo acentuado com o avanço da idade por conta da imunossenescência e perda da imunidade específica ao VVZ, com taxas de 8 a 12 por 1.000 pessoas-ano em indivíduos acima dos 80 anos. As lesões cutâneas em geral se desenvolvem em grupos de vesículas em um período de 3 a 5 dias e podem ser dolorosas ou pruriginosas. Sintomas sensoriais superficiais, como a dor, costumam ser severos e geralmente precedem o aparecimento da erupção cutânea em vários dias. As lesões seguem uma distribuição dermatomal, sendo as raízes torácicas e lombares as mais comuns. Na maioria dos casos, um único dermátomo unilateral é acometido, mas, ocasionalmente, áreas circundantes e distantes são envolvidas. Se as lesões cobrirem três ou mais dermátomos, considera-se que a doença está disseminada. As lesões eventualmente secam e formam crostas; em indivíduos imunocompetentes não tratados, elas levam de 2 a 4 semanas para cicatrizar e podem deixar cicatrizes maculares hiperpigmentadas. As lesões na ponta do nariz, no canto interno do olho, na raiz e na lateral do nariz (**sinal de Hutchinson**) indicam o envolvimento do nervo trigêmeo (**herpes-zóster oftálmico**). Paralisia facial e lesões do ouvido externo com ou sem envolvimento da membrana timpânica, vertigem e zumbido ou surdez significam envolvimento do gânglio geniculado (**síndrome de Ramsay Hunt** ou **herpes-zóster oticus**). O herpes-zóster é uma complicação particularmente comum e grave em pacientes imunossuprimidos.

Complicações
A. Varicela

As superinfecções bacterianas secundárias da pele, principalmente com *Streptococcus* do grupo A e *Staphylococcus aureus*, são as complicações mais comuns. São descritas celulite, erisipela e escarlatina. Impetigo bolhoso e fasciíte necrosante são menos frequentemente observados. Outras condições associadas à varicela incluem epiglotite, pneumonia necrosante, osteomielite, artrite séptica, abscesso epidural, meningite, endocardite, pancreatite, arterite de células gigantes, DII e púrpura fulminante. Também pode ocorrer a síndrome do choque tóxico.

TABELA 34.2 Características diagnósticas de alguns exantemas agudos

Doença	Sinais e sintomas prodrômicos	Natureza da erupção	Outros recursos diagnósticos	Testes laboratoriais
Febre chikungunya	2-4 (às vezes 1-12) dias, febre, cefaleias, queixas abdominais, mialgias, artralgias.	Maculopapular, distribuído centralmente, prurido, pode ser bolhoso com descamação em crianças, ocasionalmente edema facial e petéquias.	História de picadas de mosquito, fatores epidemiológicos.	IgM ou IgG com base em Elisa (aumento de 4 vezes nos títulos); PCR e culturas não estão disponíveis com frequência.
Eczema herpético	Nenhum	Lesões vesiculopustulosas em área de eczema.		HSV isolado em cultura de células. Células gigantes multinucleadas no esfregaço da lesão.
Erliquiose	Cefaleia, mal-estar.	Erupção cutânea em 1/3, semelhante à febre maculosa das Montanhas Rochosas.	Pancitopenia, testes bioquímicos hepáticos elevados.	PCR, anticorpo imunofluorescente.
Infecções por enterovírus	1-2 dias de febre, mal-estar.	Erupção cutânea maculopapular semelhante à rubéola, raramente papulovesicular ou petequial.	Meningite asséptica.	Isolamento do vírus das fezes ou do LCR; aumento do título de fixação de complemento.
Eritema infeccioso (eritroparvovírus)	Nenhum. Geralmente em epidemias.	Bochechas vermelhas e ruborizadas; palidez perioral; maculopápulas nas extremidades.	Fácies esbofeteada	Contagem de leucócitos normal.
Exantema súbito (HHV-6, 7; roséola)	3 a 4 dias de febre alta	Quando a febre cai, aparecem maculopápulas rosadas no tórax e no tronco; desaparecem em 1 a 3 dias.		Contagem de leucócitos baixa.
Mononucleose infecciosa (EBV)	Febre, adenopatia, faringite.	Erupção cutânea maculopapular semelhante à rubéola, raramente papulovesicular.	Esplenomegalia, exsudato tonsilar.	Linfócitos atípicos em esfregaços de sangue; aglutinação heterófila (teste Monospot).
Doença de Kawasaki	Febre, adenopatia, conjuntivite.	Lábios rachados, língua de morango, erupção cutânea polimorfa maculopapular, descamação da pele nos dedos das mãos e dos pés.	Edema das extremidades. Angiite das artérias coronárias.	Trombocitose, alterações eletrocardiográficas.
Sarampo	3 a 4 dias de febre, coriza, conjuntivite e tosse.	Maculopapular, vermelho-vivo; começa na cabeça e no pescoço; espalha-se para baixo e para fora, em 5 a 7 dias, erupção cutânea acastanhada, descamativa.	Manchas de Koplik na mucosa bucal.	Contagem de leucócitos baixa. Isolamento do vírus em cultura de células. Testes de anticorpos por inibição de hemaglutinação ou neutralização.
Meningococemia	Horas de febre, vômitos.	Maculopápulas, petéquias, púrpura.	Sinais meníngeos, toxicidade, choque.	Culturas de sangue, LCR. Contagem de leucócitos elevada.
Febre maculosa das Montanhas Rochosas	3-4 dias de febre, vômito.	Maculopápulas, petéquias, distribuição inicial centrípeta (extremidades ao tronco, inclusive palmas das mãos).	História de picada de carrapato.	Anticorpo fluorescente indireto; fixação de complemento.
Rubéola	Pouco ou nenhum pródromo.	Maculopapular, rosa; começa na cabeça e no pescoço, espalha-se para baixo, desaparece em 3 dias. Não há descamação.	Linfadenopatia, pós-auricular ou occipital.	Contagem de leucócitos normal ou baixa. Testes sorológicos para imunidade e diagnóstico definitivo (inibição da hemaglutinação).
Escarlatina	De 12 h a 2 dias de mal-estar, faringite, febre e vômito.	Generalizada, pontilhada, vermelha; proeminente no pescoço, nas axilas, na virilha, nas dobras cutâneas; palidez perioral; descamação fina envolve mãos e pés.	Língua de morango, tonsilite exsudativa.	Estreptococos beta-hemolíticos do grupo A em culturas da garganta; aumento do título de antiestreptolisina O.

(continua)

TABELA 34.2 Características diagnósticas de alguns exantemas agudos (*continuação*)

Doença	Sinais e sintomas prodrômicos	Natureza da erupção	Outros recursos diagnósticos	Testes laboratoriais
Tifo	3-4 dias de febre, calafrios, cefaleias fortes.	Maculopápulas, petéquias, distribuição inicial centrífuga (do tronco para os membros).	Área endêmica, piolhos.	Fixação de complemento
Varicela (catapora)	0-1 dia de febre, anorexia, cefaleia.	Evolução rápida de máculas para pápulas, vesículas, crostas; todos os estágios estão presentes simultaneamente; lesões superficiais, distribuição centrípeta.	Lesões no couro cabeludo e nas membranas mucosas.	Fixação de complemento especializado e neutralização de vírus em cultura de células. Teste de anticorpos fluorescentes de esfregaço de lesões.

¹ https://www.cdc.gov/smallpox/index.html

EBV: vírus Epstein-Barr; EM: microscopia eletrônica; HHV: herpes-vírus humano; HSV: vírus do herpes simples; Ig: imunoglobulina.

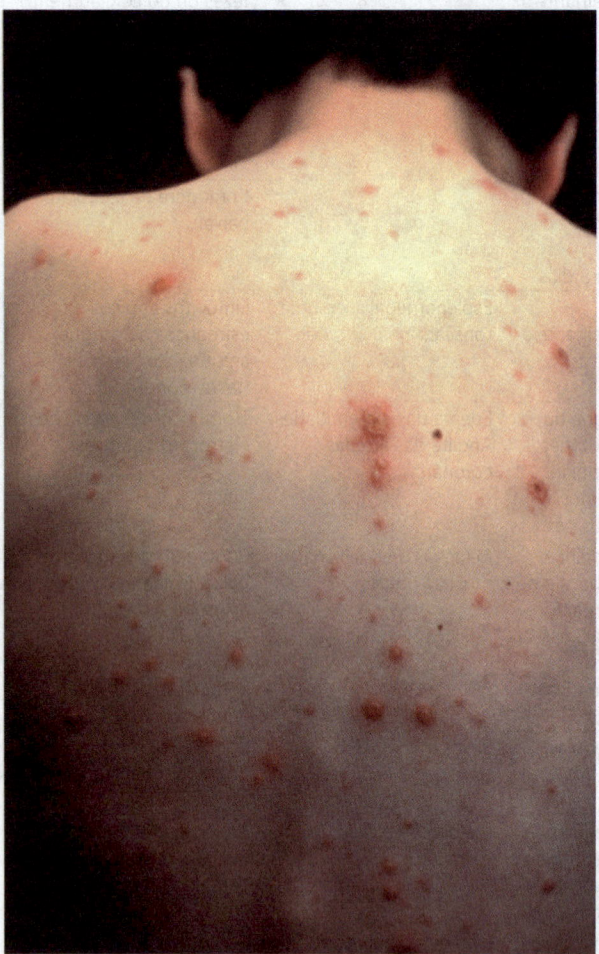

FIGURA 34.2 Lesões cutâneas primárias de varicela (catapora). De Public Health Image Library, CDC.

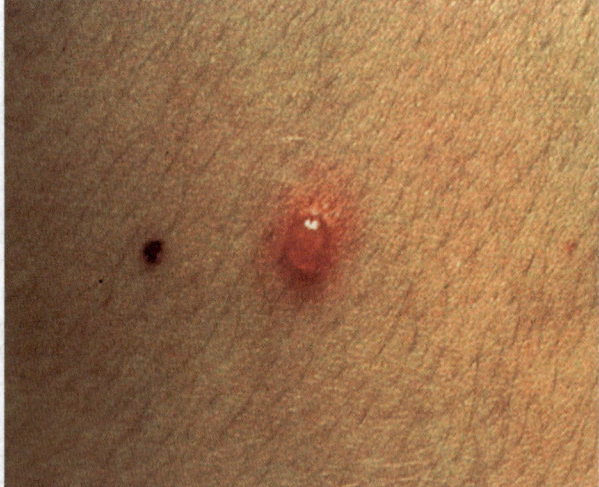

FIGURA 34.3 Varicela com aparência clássica de "gota de orvalho em pétala de rosa".
Reproduzida de Richard P. Usatine, MD, em Usatine RP, Smith MA, Mayeaux EJ Jr, Chumley H. The Color Atlas of Family Medicine, 2.ed., McGraw-Hill, 2013.

A pneumonia intersticial por VVZ é mais comum em adultos (principalmente tabagistas, pacientes com HIV e gestantes) e pode resultar em síndrome do desconforto respiratório agudo. Após a cicatrização, numerosas lesões densamente calcificadas são vistas em todos os campos pulmonares nas radiografias de tórax.

Historicamente, as complicações neurológicas se desenvolveram em cerca de 1 em cada 2.000 crianças. A ataxia cerebelar ocorre em uma frequência de 1:4.000 em jovens. Um curso limitado e uma recuperação completa são a regra. A encefalite é igualmente infrequente, ocorre principalmente em adultos e é caracterizada por delírio, convulsões e sinais neurológicos focais. As taxas de mortalidade e de sequelas neurológicas de longo prazo são de cerca de 10%. Os acidentes vasculares cerebrais isquêmicos após a infecção aguda pelo VVZ ocorrem em média 4 meses após as erupções e podem ser devidos a uma vasculite associada. A encefalite multifocal (descrita sem erupção cutânea em receptores de transplante de órgãos sólidos), ventriculite, mielorradiculite, formação de aneurisma arterial, síndrome de Ramsay Hunt, neurite óptica (com zóster oftálmico) e arterite também são descritas em indivíduos imunossuprimidos, em especial aqueles com HIV. Quando as convulsões se desenvolvem em pacientes imunossuprimidos, principalmente naqueles que tomam corticosteroides, deve-se considerar a possibilidade de zóster disseminado.

A hepatite clínica é incomum e se apresenta principalmente em pacientes imunossuprimidos, mas pode ser fulminante e fatal. A síndrome de Reye (fígado gorduroso com encefalopatia) também piora raramente o quadro de varicela (e outras infecções virais, como o vírus influenza B), em geral na infância e está associada ao tratamento com ácido acetilsalicílico (ver Influenza).

Quando contraída durante o primeiro ou o segundo trimestre da gravidez, a varicela apresenta um risco minúsculo de malformações congênitas, incluindo lesões cicatriciais de uma extremidade, retardo de crescimento, microftalmia, catarata, coriorretinite, surdez e atrofia cerebrocortical. Se a varicela se desenvolver na época do parto, o recém-nascido corre o risco de ter uma doença disseminada.

B. Herpes-zóster

A **neuralgia pós-herpética** ocorre em 10% a 13% dos pacientes que têm herpes-zóster e mais de 60 anos. A dor pode ser prolongada e debilitante. Os fatores de risco para a neuralgia pós-herpética incluem idade avançada, sexo feminino, a presença de um pródromo e gravidade da erupção cutânea ou da dor, mas não a história familiar.

Outras complicações incluem as seguintes: (1) superinfecções bacterianas da pele; (2) herpes-zóster oftálmico, que ocorre com o envolvimento do nervo trigêmeo, é uma complicação que ameaça a visão (especialmente quando envolve a íris) e é um marcador de acidente vascular encefálico vasculopático no ano seguinte (o sinal de Hutchinson é um sinal de herpes-zóster oftálmico que aparece como lesões cutâneas na extremidade ou na lateral do nariz); (3) raramente, oftalmoplegia unilateral; (4) ceratite; (5) envolvimento do gânglio geniculado do nervo craniano VII, bem como dos nervos cranianos V, VIII, IX e X; (6) meningite asséptica; (7) neuropatia motora periférica; (8) mielite transversa, que pode se tornar crônica; (9) encefalite; (10) cerebelite aguda; (11) acidente vascular encefálico; (12) vasculopatia; (13) necrose aguda da retina; (14) necrose progressiva da retina externa (principalmente entre pacientes com HIV); (15) arterite temporal; e (16) meningoradiculite sacral (síndrome de Elsberg). A disseminação visceral em pacientes imunocomprometidos é rara e fatal na metade das vezes. O VVZ é uma das principais causas de paralisia de Bell em pacientes soronegativos para HSV.

O diagnóstico de complicações neurológicas requer a detecção do DNA do VVZ no LCR ou a detecção do DNA do VVZ no tecido. A *zoster sine herpete* (dor sem erupção cutânea) também pode estar associada à maioria das complicações citadas anteriormente. Um ensaio molecular pode ajudar a distinguir o HSV do VVZ em pacientes com ceratite.

A varicela-zóster aumenta a morbidade materna e fetal, e as gestantes devem ser aconselhadas a evitar a exposição ao VVZ.

Tratamento
A. Medidas gerais

Em geral, os pacientes com varicela devem ser isolados até que as lesões primárias apresentem crostas. A pele é mantida limpa. O prurido pode ser aliviado com anti-histamínicos, loção de calamina e banhos de aveia coloidal. A febre pode ser tratada com paracetamol (não ácido acetilsalicílico). As unhas podem ser bem cortadas para evitar escoriações e infecções na pele. Indivíduos hospitalizados com lesões cutâneas abertas e disseminadas de herpes-zóster (ou seja, lesões que atravessam três ou mais dermátomos) devem ser colocados em isolamento de contato e de transmissão aérea até que as lesões se curem.

B. Terapia antiviral

1. **Varicela** – A doença não complicada em crianças e adolescentes saudáveis não requer terapia antiviral. O aciclovir, 20 mg/kg (até 800 mg por dose) VO 4x por dia durante 5 a 7 dias, deve ser administrado nas primeiras 24 horas após o início da erupção cutânea da varicela e deve ser considerado para pacientes acima de 12 anos de idade, contatos domiciliares secundários (a doença tende a ser mais grave em casos secundários), pacientes com doenças cutâneas e cardiopulmonares crônicas e crianças que estejam recebendo terapia de longo prazo com salicilatos (para diminuir o risco da síndrome de Reye). O fanciclovir não é aprovado para menores de 18 anos. O valaciclovir pode ser administrado entre as idades de 2 e 18 anos em uma dose de 20 mg/kg (máximo de 1 g) 3x por dia por 5 dias. O uso de Aine em crianças com infecção por varicela parece estar associado a um aumento de infecções bacterianas.

   Em pacientes imunocomprometidos, em gestantes durante o terceiro trimestre e em pacientes com doença extracutânea (encefalite, pneumonite), a terapia antiviral com aciclovir intravenoso em altas doses (30 mg/kg/por dia em 3 doses divididas por via intravenosa por pelo menos 7 dias, 10 dias para encefalite) deve ser iniciada assim que houver suspeita do diagnóstico. A alternativa oral é 800 mg 4x por dia por 5 a 10 dias, com base no estado da doença tratada. Os corticosteroides podem ser úteis na presença de pneumonia. O aciclovir profilático prolongado é importante para evitar a reativação do VVZ em pacientes profundamente imunossuprimidos. Alguns especialistas defendem o tratamento adjuvante com imunoglobulinas específicas para o VSV em pacientes com pneumonia.

2. **Herpes-zóster** – Para o herpes-zóster não complicado, o valaciclovir ou fanciclovir é preferível ao aciclovir por conta da conveniência da dosagem e aos níveis mais altos do medicamento no organismo (Tab. 34.1). A terapia deve ser iniciada nas primeiras 72 horas do aparecimento das lesões e ser continuada por 7 dias ou até que as lesões desapareçam. A bromovinil desoxiuridina (brivudina) é outra terapia para o herpes-zóster usada principalmente na Europa (não disponível nos EUA). A terapia antiviral reduz a duração das lesões herpéticas e os episódios associados de dor aguda, mas não diminui o risco de neuralgia pós-herpética. Os corticosteroides (um curso gradual, p. ex., começando com prednisona 60 mg/dia, por 2 a 3 semanas ou metilprednisolona 24 mg/dia por 1 a 2 semanas) são seguros em pacientes imunocompetentes e podem ser úteis no tratamento agudo da doença para acelerar a resolução da dor relacionada ao zóster.

   O aciclovir intravenoso é usado para complicações extradermatomais do zóster. A terapia adjuvante pode ser considerada na doença da retina (p. ex., infecções vitreais por foscarnet) e no herpes-zóster agudo (p. ex., sorivudina, um antiviral tópico). Em casos de uso prolongado ou repetido de aciclovir, os pacientes imunossuprimidos podem precisar mudar para foscarnet intravenoso em razão do surgimento de infecções por VVZ resistentes ao aciclovir.

C. Tratamento da neuralgia pós-herpética

Uma vez estabelecida, a neuralgia pós-herpética é difícil de ser tratada, e menos da metade dos pacientes obtém alívio adequado da dor. Essa condição pode responder a agentes de dor neuropática, como gabapentina ou adesivos de lidocaína. Os antidepressivos tricíclicos e o creme de capsaicina também são amplamente utilizados e eficazes; o uso de opioides no tratamento da dor neuropática é controverso e baseado em evidências limitadas, e seu uso em longo prazo deve ser evitado. A injeção epidural de corticosteroides e anestésicos locais parece reduzir modestamente a dor herpética em um mês, mas, assim como os corticosteroides orais, não é eficaz na prevenção da neuralgia pós-herpética de longo prazo. A estimulação elétrica nervosa transcutânea ou a radiofrequência pulsada são bem-sucedidas. A gabapentina parece mostrar eficácia como medicamento preventivo na redução do risco de neuralgia pós-herpética em pacientes com diabetes e neuropatia. As evidências disponíveis sugerem que a vacinação com a vacina recombinante contra o zóster (Shingrix; ver Herpes-zóster a seguir) reduz a duração da dor relacionada ao herpes-zóster de forma significativa.

Prognóstico

A duração total da varicela, desde o início dos sintomas até o desaparecimento das crostas, raramente excede 2 semanas. As fatalidades são raras, exceto em pacientes imunossuprimidos.

O herpes-zóster se resolve em 2 a 6 semanas. Os anticorpos persistem por mais tempo e em níveis mais altos do que na varicela primária. O envolvimento dos olhos com o herpes-zóster exige exames periódicos futuros.

Prevenção

Os profissionais de saúde devem ser examinados quanto à varicela e vacinados se forem soronegativos. Os pacientes com varicela ativa ou herpes-zóster devem ser imediatamente separados dos pacientes soronegativos. Para pacientes com varicela, recomenda-se o isolamento para aerossóis e de contato, ao passo que para aqueles com zóster, as precauções de contato são suficientes, embora devam ser acrescentadas precauções para aerossóis se a doença afetar três ou mais dermátomos. No caso de pacientes imunossuprimidos com zóster, as precauções devem ser as mesmas que seriam tomadas se o paciente tivesse varicela. Os pacientes sorossuscetíveis expostos devem ser colocados em isolamento e os funcionários sorossuscetíveis expostos devem ficar afastados do trabalho por 8 a 21 dias após a exposição. Os profissionais de saúde com zóster devem receber agentes antivirais durante as primeiras 72 horas da doença e se afastar do trabalho até que as lesões apresentem crostas. Deve-se avaliar a necessidade de profilaxia pós-exposição.

A. Varicela

1. **Vacinação** – A vacinação infantil universal contra a varicela é eficaz. A vacina contra a varicela é viva e atenuada, segura e mais de 98,1% eficaz quando administrada após os 13 meses de idade. Está disponível uma vacina viva atenuada de antígeno único (Varivax, Varilrix) ou uma vacina quadrivalente contra sarampo, caxumba, rubéola e varicela (MMRV) (ProQuad) (a combinação é imunogênica). A primeira dose da vacina de antígeno único deve ser administrada entre 12 e 18 meses de idade e a segunda entre 4 e 6 anos. Como alternativa, a vacina MMRV pode ser administrada como uma primeira dose aos 12-15 meses de idade e a segunda dose antes do início do ensino fundamental. O ácido acetilsalicílico deve ser evitado por pelo menos 6 semanas após a vacinação por conta do risco de síndrome de Reye. A vacina de antígeno único é segura e bem tolerada, mas a vacina quadrivalente MMRV está associada a um pequeno risco de convulsões febris de 5 a 12 dias após a vacinação em bebês de 12 a 23 meses de idade. Em razão desse risco, o CDC recomenda o uso de vacinas separadas contra varicela e MMR para a primeira dose em crianças com menos de 48 meses de idade. As erupções cutâneas, quando secundárias à vacina contra varicela, aparecem de 15 a 42 dias após a vacinação. Casos raros de ceratite estão associados às vacinas contra zóster e varicela.

Para indivíduos sorossuscetíveis acima de 13 anos de idade, duas doses da vacina contra varicela (antígeno único) administradas com 4 a 8 semanas de intervalo. Para aqueles que receberam uma dose única no passado, uma segunda dose de reforço é recomendada, especialmente no cenário epidêmico (onde ela é eficaz quando pode ser administrada durante os primeiros 5 dias após a exposição). Os contatos domiciliares de pacientes imunocomprometidos devem aderir a essas recomendações. As gestantes suscetíveis (que não devem ser vacinadas com vacinas vivas contra varicela ou zóster durante a gravidez) precisam receber a primeira dose da vacina de antígeno único antes da alta após o parto e a segunda dose 4 a 8 semanas depois. O Advisory Committee on Immunization Practices (ACIP) recomenda a administração da vacina de agente único contra varicela em duas doses com três meses de intervalo para crianças vivendo com HIV com 12 meses de idade ou mais e com porcentagem de células CD4 superior a 15% e adolescentes e adultos com de células CD4 igual ou superior a 200/mcL (independentemente da idade).

A vacina também pode ser administrada a pacientes com imunidade humoral prejudicada, a pacientes que estejam recebendo corticosteroides, a pacientes oncológicos pediátricos que estejam recebendo quimioterapia e a pacientes com artrite reumatoide juvenil que estejam recebendo metotrexato. Os pacientes que recebem altas doses de corticosteroides por mais de duas semanas podem ser vacinados um mês após a interrupção da terapia. Pacientes com leucemia, linfoma ou outras doenças malignas cuja doença esteja em remissão e que não tenham sido submetidos à quimioterapia por pelo menos três meses podem ser vacinados. Pacientes com transplante de rim e fígado devem ser vacinados se forem suscetíveis à varicela.

A incidência de varicela nos EUA é significativamente reduzida com a vacina. Embora não seja comum, tal vacina, como qualquer outra vacina viva contra varicela-zóster, tem o potencial de reativar e causar doença clínica. Acredita-se que a vacinação contra a varicela ofereça menos proteção contra o zóster futuro do que a infecção natural por varicela. A incidência de infecção pelo estreptococo do grupo A associada à varicela e as complicações neurológicas da varicela diminuíram com o advento da vacinação contra a varicela.

A FDA não mantém mais um registro para gestantes expostas por conta do baixo número de incidentes e da segurança geral da vacina contra varicela.

2. **Pós-exposição** – Recomenda-se a vacinação pós-exposição para pessoas não vacinadas sem outra evidência de imunidade. A imunoglobulina contra varicela-zóster, disponível nos EUA apenas como VariZIG, deve ser considerada para pacientes expostos suscetíveis (por até 10 dias após a exposição, mas assim que possível) que não devem receber a vacina, incluindo pacientes imunossuprimidos, recém-nascidos de mães com varicela na época do parto, bebês prematuros expostos nascidos de mães sorossuscetíveis com mais de 28 semanas de gestação e recém-nascidos com menos de 28 semanas de gestação, independentemente da condição sorológica materno. As vacinas contra varicela e zóster não são recomendadas para gestantes.

Nenhum estudo controlado avaliou o uso de aciclovir nesse cenário. O VariZIG é administrado por injeção intramuscular numa dose de 125 UI/10 kg, até um máximo de 625 UI, com uma dose mínima baseada no peso (ponto de corte de 2 kg) de 62,5 ou 125 UI, com uma dose idêntica repetida em 3 semanas se um paciente de alto risco permanecer exposto. O VariZIG não tem lugar na terapia da doença estabelecida; no entanto, ele reduz a gravidade da varicela em crianças ou adultos de alto risco (ou seja, aqueles com imunidade prejudicada e bebês expostos durante o parto) se administrado dentro de 4 dias da exposição. A vacinação contra a varicela deve ser adiada por pelo menos 5 meses após a administração do VariZIG. Se a VariZIG não estiver disponível, pode-se administrar imunoglobulina intravenosa (IVIG) padrão (400 mg/kg em uma única dose). O aciclovir (40-80 mg/kg) por 5 dias ou a vacina contra varicela (se não for contraindicada) também podem ser administrados como profilaxia pós-exposição em até 3 dias após a exposição. Qualquer uma dessas opções oferece uma eficácia de 70-85% em comparação com a eficácia de 90% do VariZIG.

B. Herpes-zóster

A Shingrix, HZ/su (GlaxoSmithKline Biologicals), uma vacina de subunidade recombinante adjuvante, é aprovada pela FDA para o VVZ e é recomendada para indivíduos imunocompetentes com 50 anos de idade ou mais, bem como para adultos com 19 anos de idade ou mais que são ou serão imunodeficientes ou imunossuprimidos por conta da doença ou terapia (incluindo pessoas que vivem com HIV). Shingrix é preferível à antiga vacina viva atenuada contra o VVZ (Zostavax, não mais disponível nos EUA). A Shingrix é particularmente eficaz na redução da incidência de infecção por herpes-zóster e neuralgia pós-herpética em adultos com 70 anos ou mais; a imunossenescência à vacina não parece ocorrer em pacientes mais velhos; de fato, respostas imunes fortes e persistentes são observadas mais de 7 anos após a vacinação inicial. Duas doses da vacina administradas com 2 meses de intervalo tiveram 97% de eficácia na prevenção do herpes-zóster. A Shingrix é segura em pessoas com HIV e com restauração imunológica (geralmente contagens de células CD4 acima de 50/mcL), receptores de transplantes autólogos de células-tronco e adultos com doença autoimune em terapia imunossupressora.

A vacina viva atenuada mais antiga contra o VVZ, Zostavax (19.400 unidades formadoras de placas [pfu] da cepa Oka/Merck), não está disponível para uso nos EUA desde 2020.

Mesmo que a pessoa tenha tido um episódio anterior de herpes-zóster, a vacina Shingrix é eficaz e pode ser administrada. Não existem recomendações específicas com relação ao tempo de espera entre um surto de zóster e a administração da vacina; o CDC recomenda esperar pelo menos até que o surto tenha se resolvido. A administração simultânea da vacina de subunidade recombinante adjuvante contra o VVZ com a vacina pneumocócica é segura. Essa política é baseada na análise de dados do CDC. A coadministração da Shingrix com a vacina contra a gripe com adjuvante (Fluad) e as vacinas contra a Covid-19 parece ser segura; a recomendação geral do CDC é que as vacinas recombinantes e com adjuvante, como a Shingrix, podem ser administradas de modo concomitante em diferentes locais anatômicos, com outras vacinas para adultos, incluindo as vacinas contra a Covid-19.

Se, por engano, for administrada a um adulto uma vacina contra a varicela em vez da vacina contra o zóster de subunidades recombinantes com adjuvante, a dose deve ser considerada inválida e deve ser administrada ao paciente uma dose da vacina contra o zóster na mesma consulta. A vacina contra zóster não pode ser usada em crianças no lugar da vacina contra varicela; se a vacina for administrada acidentalmente em uma criança, o evento deve ser relatado ao CDC. Se a Zostavax for administrada em um adulto quando a Shingrix for indicada, a série da Shingrix poderá ser iniciada oito semanas depois.

Boutry C et al. The adjuvanted recombinant zoster vaccine confers long-term protection against herpes zoster: interim results of an extension study of the pivotal phase iii clinical trials (ZOE-50 and ZOE-70). Clin Infect Dis. 2022;74:1459. [PMID: 34283213]

Cohen E. Herpes zoster and postherpetic neuralgia. Clin Infect Dis. 2021;73:e3218. [PMID: 32829389]

Wang Y et al. Effect of antivirals plus low-dose, short-term glucocorticoids on post-herpetic neuralgia. Eur J Dermatol. 2023;33:413. [PMID: 37823492]

Wu CY et al. Efficacy of pulsed radiofrequency in herpetic neuralgia: a meta-analysis of randomized controlled trials. Clin J Pain. 2020;36:887. [PMID: 32701526]

3. Vírus Epstein-Barr e mononucleose infecciosa

> **FUNDAMENTOS DO DIAGNÓSTICO**
>
> - Mal-estar, febre e faringite (exsudativa).
> - Petéquias palatinas, linfadenopatia, esplenome-galia; ocasionalmente, uma erupção maculopa-pular.
> - Teste de aglutinação heterófila positivo (Monospot).
> - Linfócitos grandes atípicos no esfregaço de san-gue; linfocitose.
> - Complicações: hepatite, miocardite, neuropatia, encefalite, obstrução das vias respiratórias por conta de adenite, anemia hemolítica, tromboci-topenia.

Considerações gerais

O **vírus Epstein-Barr** (EBV, ou herpes-vírus humano 4 [HHV-4]) é um dos vírus humanos mais onipresentes, infec-tando mais de 95% da população adulta em todo o mundo e persistindo por toda a vida do hospedeiro. A **mononucleose infecciosa** é uma manifestação comum do EBV e pode ocorrer em qualquer idade. Nos EUA, a incidência de infecção por EBV está diminuindo, embora a prevalência do EBV permaneça alta na faixa etária de 12 a 19 anos. Em países de baixa e média renda, a mononucleose infecciosa ocorre em idades mais jovens e tende a ser menos sintomática. Casos raros em adultos mais velhos ocorrem geralmente sem a sintomatologia completa. O EBV é transmitido principalmente pela saliva, mas também por secreções genitais. A saliva pode permanecer infecciosa durante a convalescência, por 6 meses ou mais após o início dos sintomas. O período de incubação dura várias semanas (30 a 50 dias). Os pacientes com distúrbios de imunodeficiência correm o risco de apresentar todo o espectro de distúrbios associados ao EBV.

Achados clínicos

A. Sintomas e sinais

Febre, faringite exsudativa, fadiga, mal-estar, anorexia e mialgia geralmente ocorrem na fase inicial da doença. Os acha-dos físicos incluem linfadenopatia (discreta, não supurativa, levemente dolorosa, em especial ao longo do espaço cervical posterior), edema transitório da pálpebra superior (**sinal de Hoagland**) e esplenomegalia (em até 50% dos pacientes e, às vezes, maciça). Uma erupção maculopapular ou ocasionalmente petequial ocorre em menos de 15% dos pacientes, a menos que seja administrada ampicilina. Pode ocorrer hemorragia conjuntival, faringite exsudativa, edema uvular, amigdalite ou gengivite, e petéquias palatinas moles podem ser observadas.

Outras manifestações incluem hepatite, pneumonite inters-ticial (às vezes com envolvimento pleural), colestase, gastrite, doença renal (principalmente nefrite intersticial), epiglotite e envolvimento do sistema nervoso em 1 a 5% (mononeuropatias e, ocasionalmente, meningite asséptica, encefalite, cerebelite, neurite periférica e óptica, mielite transversa ou síndrome de Guillain-Barré). Pode ocorrer obstrução das vias aéreas por conta do aumento dos linfonodos. As complicações da doença aguda são mais comuns em adultos mais velhos.

B. Achados laboratoriais

A fase inicial de granulocitopenia ocorre dentro de uma semana, por leucocitose linfocítica (mais de 50% de todos os leucócitos) com linfócitos atípicos (maiores do que os linfócitos maduros normais, com coloração mais escura e citoplasma vacuolado e espumoso e cromatina nuclear escura) que com-preendem mais de 10% da contagem de leucócitos. A anemia hemolítica, com anticorpos, ocorre de modo ocasional, assim como a trombocitopenia (às vezes acentuada e com risco de morte).

O diagnóstico é feito com base nas manifestações característ-icas e na evidência sorológica da infecção (os **testes de anticor-pos heterófilos de aglutinação de células de carneiro [HA]** ou o **teste de mononucleose correlacionado [Monospot]**). Esses testes geralmente se tornam positivos em até quatro semanas após o início da doença e são específicos, mas geralmente não são sensíveis no início da doença. Os anticorpos heterófilos podem estar ausentes em crianças pequenas e em até 20% dos adultos. Durante a doença aguda, o anticorpo de imunoglobu-lina M (IgM) para o antígeno do capsídeo do vírus EB (VCA) aumenta e diminui, e o anticorpo de imunoglobulina G (IgG) para o VCA aumenta e persiste por toda a vida. Os anticorpos (IgG) para o antígeno nuclear do EBV (EBNA) aparecem após 4 semanas do início e também persistem. A ausência de VCA IgG e IgM ou a presença de EBNA IgG deve fazer com que se reconsidere o diagnóstico de infecção aguda por EBV.

Diagnóstico diferencial

A infecção por CMV, a toxoplasmose, a infecção aguda por HIV, a sífilis secundária, a infecção por HHV-6, a rubéola e as reações de hipersensibilidade a medicamentos podem ser indistinguíveis da mononucleose infecciosa por EBV, mas a faringite exsudativa geralmente está ausente e os testes de anticorpos heterófilos são negativos. Na infecção aguda pelo HIV, a erupção cutânea e a ulceração mucocutânea são comuns, mas a linfocitose atípica é muito menos comum. A mononucleose infecciosa heterófila-negativa com linfocitose não significativa (especialmente se erupção cutânea ou úlceras mucocutâneas) deve levar à investigação de infecção aguda por HIV. O CMV, a toxoplasmose e, ocasionalmente, o EBV podem causar mononucleose infecciosa heterófilo negativa com linfocitose atípica. A infecção por micoplasma também pode se apresentar como faringite, embora os sintomas respi-ratórios inferiores geralmente predominem. Uma síndrome de hipersensibilidade induzida por carbamazepina ou fenitoína pode simular a mononucleose infecciosa.

O diagnóstico diferencial da faringite exsudativa aguda inclui infecções gonocócicas e estreptocócicas, além de infec-ções por adenovírus e herpes simples. As infecções dos tecidos moles da cabeça e do pescoço (abscessos faríngeos e tonsilares) podem ocasionalmente ser confundidas com a linfadenopatia da mononucleose.

Complicações

Pode ocorrer faringite bacteriana secundária, que geralmente é estreptocócica. A ruptura esplênica (0,5-1%) é uma complicação rara, mas dramática, e uma história de trauma anterior pode ser obtido em 50% dos casos. Colecistite alitiásica, hepatite fulminante com necrose maciça, pericardite e miocardite também são complicações infrequentes da infecção aguda pelo EBV. Raramente, a doença crônica grave associada ao EBV causa fadiga crônica, febres, insuficiência de múltiplos órgãos, pneumonia crônica e doenças linfoproliferativas.

Tratamento

A. Medidas gerais

Mais de 95% dos pacientes com mononucleose infecciosa aguda associada ao EBV se recuperam sem terapia antiviral específica. O tratamento é sintomático com Aine ou paracetamol e irrigações salinas mornas na garganta ou gargarejos 3 ou 4x ao dia. O aciclovir diminui a disseminação viral, mas não apresenta nenhum benefício clínico. A terapia com corticosteroides, embora amplamente difundida, não é recomendada em casos não complicados; seu uso é reservado para obstrução iminente das vias aéreas por conta do aumento dos linfonodos, anemia hemolítica e trombocitopenia grave. O valor do tratamento com corticosteroides na iminência de ruptura esplênica, pericardite, miocardite e envolvimento do sistema nervoso é menos bem estabelecido. Se uma cultura de garganta apresentar estreptococos beta-hemolíticos, é indicado um tratamento de 10 dias com penicilina ou azitromicina. A ampicilina e a amoxicilina são evitadas com EBV concomitante por conta da associação frequente com erupção cutânea (90%), embora um estudo indique que a incidência de hipersensibilidade a medicamentos seja muito menor do que a relatada anteriormente.

B. Tratamento de complicações

Hepatite, miocardite e encefalite são tratadas de forma sintomática. A ruptura do baço requer esplenectomia e, na maioria das vezes, é causada por palpação profunda do baço ou atividade vigorosa. *Os pacientes devem evitar esportes de contato ou de colisão por pelo menos 4 semanas para diminuir o risco de ruptura esplênica (mesmo que a esplenomegalia não seja detectada pelo exame físico, que pode ser insensível).*

Prognóstico e prevenção

Em casos não complicados, a febre desaparece em 10 dias e a linfadenopatia e a esplenomegalia em 4 semanas. Às vezes, a debilidade persiste por 2 a 3 meses.

A morte é incomum e geralmente é causada por ruptura esplênica, hiperesplenismo (anemia hemolítica grave, púrpura trombocitopênica) ou encefalite.

4. Outras doenças associadas ao EBV

O EBV está associado a determinadas malignidades, incluindo vários tipos de linfomas. Os antígenos virais do EBV são encontrados em mais de 90% dos pacientes com linfoma de Burkitt endêmico (africano) e carcinoma nasofaríngeo. Os fatores de risco para o linfoma de Burkitt incluem história de malária (que pode diminuir a resistência à infecção pelo EBV), enquanto os fatores de risco para o carcinoma nasofaríngeo incluem tabagismo pesado de longa data e sorologias soropositivas para o EBV (VCA e desoxirribonuclease [DNase]). O VCA-IgA no sangue periférico é um preditor sensível e específico para o carcinoma nasofaríngeo em uma área endêmica. Entre os pacientes com linfoma de Hodgkin, a soropositividade ao EBV é comum quando a doença é encontrada em países em desenvolvimento ou está associada à infecção pelo HIV, quando as amostras patológicas mostram celularidade mista e quando os pacientes têm menos de 10 anos ou mais de 45 anos no início do linfoma. Os pacientes EBV-soropositivos têm um pior prognóstico para os estágios iniciais do linfoma de Hodgkin.

A idade é um dos principais determinantes do tipo de tumor associado ao EBV. Os linfomas de células T e NK causados por infecções crônicas ativas pelo EBV são mais frequentes em crianças, enquanto os linfomas periféricos de células T e os linfomas difusos de grandes células B são mais comuns em pacientes mais velhos por conta da diminuição da imunidade. O EBV também está associado a leiomiomas em crianças com Aids e a linfomas de células T nasais.

A PCR para o DNA do EBV é útil na avaliação de doenças malignas associadas ao EBV. Por exemplo, a detecção do DNA do EBV no LCR mostra uma sensibilidade de 90% e uma especificidade de quase 100% para o diagnóstico de linfoma primário do SNC em pacientes com Aids.

Os cânceres relacionados ao EBV, como os linfomas, geralmente são tratados como linfomas não relacionados ao EBV com quimioterapia e radiação. A imunossupressão deve ser reduzida, se possível. As terapias direcionadas ao EBV estão sendo pesquisadas.

As infecções primárias e reativadas disseminadas por EBV são uma preocupação em indivíduos com imunidade celular comprometida, incluindo aqueles pós-transplante de órgãos. A infecção crônica pelo EBV está associada à imunidade celular anormal (uma baixa frequência de células T CD8+ específicas do EBV), uma síndrome linfoproliferativa ligada ao X (doença de Duncan), granulomatose linfomatoide e um distúrbio linfoproliferativo fatal de células T em crianças. A infecção/reativação e as sequelas pós-transplante do EBV são particularmente preocupantes, incluindo as **doenças linfoproliferativas pós-transplante (DLPT)** em pacientes com EBV positivo no órgão do doador e negativo no receptor. O principal fator de risco para DLPT precoce (menos de 1 ano após o transplante) e DLPT tardia (mais de 1 ano após o transplante) permanece controverso. A DLPT está associada ao EBV, principalmente em crianças. O *status* sorológico do EBV, entretanto, não está associado à sobrevida global entre os pacientes com DLPT. O monitoramento de CD30 e da carga viral do EBV são marcadores prognósticos para a DLPT associada ao EBV em pacientes de alto risco. O papel da profilaxia antiviral na prevenção da DLPT ainda não está claro. As diretrizes de 2019 da American Society of Transplantation Infectious Disease Community of Practice enfatizam a importância da redução da imunossupressão iatrogênica para a DLPT, mas também observam que o rituximabe e a quimioterapia citotóxica são úteis para estados linfoproliferativos positivos para EBV e CD20.

Quando hospitalizar

Presença de complicações graves da doença por EBV, incluindo as seguintes:

- Meningite aguda, encefalite ou síndrome de Guillain-Barré.
- Trombocitopenia grave; hemólise significativa.
- Possível ruptura esplênica.
- Obstrução das vias aéreas decorrente de adenite grave.
- Pericardite.
- Achados abdominais que simulam um abdome agudo.

Kerr JR. Epstein-Barr virus (EBV) reactivation and therapeutic inhibitors. J Clin Pathol. 2019;72:651. [PMID: 31315893]

Stocker N et al. Pre-emptive rituximab treatment for Epstein-Barr virus reactivation after allogeneic hematopoietic stem cell transplantation is a worthwhile strategy in high-risk recipients: a comparative study for immune recovery and clinical outcomes. Bone Marrow Transplant. 2020;55:586. [PMID: 31562397]

Yoon SE et al. A phase II study of ibrutinib in combination with rituximab-cyclophosphamide-doxorubicin-hydrochloride-vincristine sulfate-prednisone therapy in Epstein-Barr virus-positive, diffuse large B cell lymphoma (54179060LYM2003: IVORY study): results of the final analysis. Ann Hematol. 2020;99:1283. [PMID: 32333154]

5. Doença por citomegalovírus

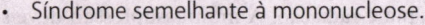

FUNDAMENTOS DO DIAGNÓSTICO

- Síndrome semelhante à mononucleose.
- Patógeno frequente observado em populações com imunidade celular comprometida, como populações transplantadas.
- Diversas síndromes clínicas no HIV (retinite, esofagite, pneumonia, encefalite).
- Importante causa infecciosa de anormalidades congênitas.

Considerações gerais

A maioria das infecções por CMV é assintomática. Após a infecção primária, o vírus permanece latente na maioria das células do corpo. A soroprevalência em adultos de países de alta renda é de aproximadamente 60-80%, mas é maior em países de baixa e média renda. O vírus pode ser isolado de uma variedade de tecidos em condições não patogênicas. A transmissão ocorre por meio de contato sexual, amamentação, produtos sanguíneos ou transplante; também pode ocorrer de pessoa para pessoa (p. ex., creches) ou ser congênita. A doença grave ocorre principalmente em pessoas imunocomprometidas, incluindo aquelas pós-transplante de órgãos, com HIV avançado e com DII.

Existem três síndromes clínicas reconhecíveis: (1) doença congênita por CMV e doença de inclusão citomegálica, (2) doenças em pessoas imunocompetentes e (3) doenças em pessoas imunocomprometidas. *A infecção congênita por CMV é*

a infecção congênita mais comum em países de alta renda (cerca de 0,6% dos nascidos vivos, com taxas mais altas em áreas subdesenvolvidas e entre grupos socioeconômicos mais baixos). A transmissão é muito maior em mães com doença primária do que naquelas com reativação (40% *versus* 0,2 a 1,8%). Cerca de 10% dos recém-nascidos infectados apresentarão sintomas de doença de inclusão citomegálica.

Em pessoas imunocompetentes, a infecção aguda por CMV é a causa mais comum da síndrome semelhante à mononucleose com anticorpos heterófilos negativos. Em adultos imunocompetentes gravemente enfermos, a reativação do CMV está associada à hospitalização prolongada e à morte.

O CMV geralmente se dissemina em pessoas com imunidade celular comprometida, levando a várias manifestações clínicas diferentes, descritas abaixo. Os pacientes de transplante de órgãos sólidos e de medula óssea correm o maior risco de contrair a doença por conta de reativação do CMV durante um ano após o transplante de aloenxerto (mas especialmente durante os primeiros 100 dias pós-transplante) e, em particular, quando há doença do enxerto contra o hospedeiro. Para os receptores de transplante de órgãos sólidos, o risco aumenta quando o doador é soropositivo para CMV e o receptor é soronegativo, enquanto para os pacientes submetidos a transplante de medula óssea ocorre o contrário, e o risco de reativação e doença por CMV é maior nos casos de doador soronegativo para CMV e receptor soropositivo. Dependendo do *status* sorológico do doador e do receptor, a doença pode se apresentar como infecção primária ou reativação. O risco de doença por CMV é proporcional ao grau de imunossupressão e as manifestações podem diferir de acordo com a causa. O CMV pode contribuir para a disfunção de órgãos transplantados, que muitas vezes simula a rejeição de órgãos.

Achados clínicos

A. Sintomas e sinais

1. **Doença perinatal e doença de inclusão citomegálica** – A doença de inclusão citomegálica em recém-nascidos infectados é caracterizada por hepatite, trombocitopenia, microcefalia, calcificações periventriculares do SNC, retardo mental e deficiência motora. A perda auditiva se desenvolve em mais de 50% dos bebês sintomáticos ao nascimento, tornando o CMV a principal causa de perda auditiva pediátrica. A maioria dos recém-nascidos infectados é assintomática, mas déficits neurológicos podem ocorrer mais tarde na vida, incluindo perda auditiva em 15% e comprometimento cognitivo em 10 a 20%. A infecção perinatal contraída por meio da amamentação ou de produtos sanguíneos geralmente tem um curso clínico benigno.

2. **Doença em pessoas imunocompetentes** – A infecção aguda por CMV é caracterizada por febre, mal-estar, mialgias, artralgias e esplenomegalia. Ao contrário da mononucleose por EBV, a faringite exsudativa ou as linfadenopatias cervicais são incomuns, mas as erupções cutâneas (incluindo a erupção maculopapular típica após a exposição à ampicilina) são comuns. A duração média

dos sintomas é de 7 a 8 semanas. As complicações incluem danos à mucosa gastrointestinal, encefalite, hepatite grave, trombocitopenia (ocasionalmente, refratária), síndrome de Guillain-Barré, pericardite e miocardite. Estima-se que o risco de desenvolvimento da síndrome de Guillain-Barré após a infecção primária por CMV seja de 0,6 a 2,2 casos por 1.000 infecções primárias, semelhante ao observado na infecção por *Campylobacter jejuni*. Uma síndrome semelhante à mononucleose causada pelo CMV também pode ocorrer após a esplenectomia, geralmente anos depois e associada a uma febre prolongada, linfocitose acentuada e resposta IgM anti-CMV prejudicada.

3. **Doença em pessoas imunocomprometidas** – É importante distinguir entre infecção por CMV (com evidência de replicação do CMV) e doença por CMV (evidência de sintomas sistêmicos ou invasão de órgãos por diagnóstico patológico). Além dos pacientes com HIV, aqueles que foram submetidos a transplantes (de órgãos sólidos ou de células-tronco hematopoiéticas) apresentam um amplo espectro de doenças, incluindo doenças oculares, gastrointestinais (p. ex., colite, esofagite e colecistite aguda), renais e do SNC, conforme descrito acima. A viremia do CMV, avaliada com "cargas virais", serve como um importante indicador da presença da doença.

A. **Retinite por CMV** – O exame fundoscópico revela lesões neovasculares e proliferativas (retinopatia com aspecto em pizza). A restauração imunológica com TARV está associada à vitrite por CMV e ao edema macular cistoide.

B. **Trato GI e hepatobiliar** – A esofagite por CMV se apresenta com odinofagia. A gastrite pode ocasionalmente causar sangramento, e a doença do intestino delgado pode simular a DII ou apresentar-se como ulceração ou perfuração. A doença colônica por CMV causa diarreia, hematoquezia, dor abdominal, febre e perda de peso e pode simular a DII. A hepatite por CMV comumente complica o transplante de fígado e parece estar aumentada em indivíduos com infecção viral por hepatite B ou C.

C. **A pneumonite respiratória** por CMV é caracterizada por tosse, dispneia e relativamente pouca produção de escarro. A infecção concomitante com *Pneumocystis jirovecii* ocorre entre os pacientes, independentemente do *status* do HIV.

D. **CMV neurológico** – As síndromes neurológicas associadas ao CMV incluem polirradiculopatia, mielite transversa, ventriculoencefalite (suspeita de ependimite) e encefalite focal. Essas manifestações são mais proeminentes em pacientes com HIV avançado, nos quais a encefalite tem um início subagudo.

B. Achados laboratoriais

1. **Mães e recém-nascidos** – Gestantes devem ser testadas para viremia de CMV a cada 3 meses se forem soropositivas durante o primeiro trimestre. A doença congênita por CMV é confirmada pela presença do vírus no líquido amniótico ou um ensaio de IgM do sangue fetal. A amniocentese é menos confiável antes da 21ª semana de gestação (por conta do desenvolvimento urinário fetal inadequado e à liberação no líquido amniótico), mas a amniocentese apresenta maior risco quando realizada após a 21ª semana de gestação. Os ensaios de PCR de amostras de sangue seco de recém-nascidos, micro Elisa, cultura de frasco com concha ou cultura de amostras de urina, saliva ou sangue obtidas durante as primeiras 3 semanas de vida são usados para diagnosticar a infecção congênita por CMV.

2. **Indivíduos imunocompetentes** – A síndrome mono-*like* aguda é caracterizada por leucopenia inicial; em uma semana, ela é seguida por linfocitose absoluta com linfócitos atípicos. Testes bioquímicos hepáticos anormais são comuns nas primeiras 2 semanas da doença (geralmente 2 semanas após a febre). A detecção de DNA de CMV, IgM específica ou um aumento de 4x nos níveis de IgG específica apoiam o diagnóstico de infecção aguda.

3. **Indivíduos imunocomprometidos** – A retinite por CMV é diagnosticada com base nos achados oftalmoscópicos característicos. Em pacientes com HIV, as sorologias negativas para CMV diminuem a possibilidade do diagnóstico, mas não o eliminam. As culturas isoladas são de pouca utilidade no diagnóstico de infecções por CMV relacionadas à Aids, uma vez que a eliminação viral do CMV é comum. A detecção do CMV por PCR de DNA quantitativo do LCR deve ser usada para diagnosticar a infecção do SNC.

A detecção do CMV por PCR de DNA quantitativo também é usada em pacientes pós-transplante para orientar o tratamento e a prevenção e deve ser interpretada no contexto dos achados clínicos e patológicos. Os níveis de DNA do CMV são padronizados internacionalmente e substituíram os testes convencionais de antigenemia do CMV em muitos locais. A PCR é sensível na previsão da doença clínica. A PCR em série deve ser realizada e comparada usando o mesmo tipo de amostra (ou seja, sangue total ou plasma). Para auxiliar no diagnóstico da pneumonia por CMV, o fluido do lavado broncoalveolar pode ser testado para quantificar os níveis de DNA do CMV com um ensaio de carga viral. As culturas rápidas de frascos em concha detectam antígenos iniciais do CMV com anticorpos fluorescentes em 24 a 48 horas. As culturas em concha são mais úteis no fluido de lavagem broncoalveolar do que no monitoramento sanguíneo de rotina. A colite por CMV pode ocorrer na ausência de viremia detectável. O ensaio Elispot específico para CMV é usado em alguns centros para avaliar o risco de infecção por CMV, o controle da infecção por CMV ou ambos em receptores de transplante de células-tronco.

C. Exames de imagem

Os achados de RX de tórax da pneumonite por CMV são consistentes com a pneumonia intersticial.

D. Biópsia

A confirmação tecidual é especialmente útil no diagnóstico da pneumonite por CMV e da doença gastrointestinal por

CMV; o diagnóstico da doença colônica por CMV é feito por biópsia da mucosa que mostra os achados histopatológicos característicos do CMV de inclusões intranucleares ("olho de coruja") e intracitoplasmáticas. Em situações em que não são observados achados histopatológicos ou imuno-histoquímicos, mas há suspeita de colite por CMV, a PCR de DNA do CMV pode ser usada para identificar casos adicionais.

Tratamento e prognóstico

Em indivíduos imunocompetentes, a infecção por CMV geralmente é autolimitada e não é necessária nenhuma terapia antiviral específica. Por outro lado, nos imunocomprometidos, o tratamento da doença por CMV é necessário. Todos os tipos de doença por CMV em pacientes imunocomprometidos (principalmente aqueles com Aids ou após transplante de órgãos sólidos) geralmente são tratados inicialmente com ganciclovir intravenoso (a dose recomendada é de 5 mg/kg a cada 12 horas, embora isso precise ser ajustado de acordo com a função renal) até que duas PCR de CMV com uma semana de intervalo sejam negativas (geralmente de 14 a 21 dias). O valganciclovir oral (900 mg a cada 12 horas), que também precisa ser ajustado de acordo com a função renal, é uma alternativa aceitável em pacientes com doença sem risco de morte.

A pneumonia causada por CMV em receptores de transplante de células-tronco hematopoiéticas é tratada de forma ainda mais agressiva, com 5 mg/kg de ganciclovir por via intravenosa a cada 12 horas por 21 dias, seguido de 5 mg/kg diariamente por 3 a 4 semanas, mais imunoglobulina contra CMV (500 mg/kg) ou imunoglobulina contra CMV (150 mg/kg) 2x por semana por 2 semanas e, depois, 1x por semana por mais 4 semanas.

As infecções por CMV em pacientes imunossuprimidos requerem uma redução da imunossupressão quando possível (especialmente para muromonab, azatioprina ou micofenolato de mofetila; os dados são menos consistentes para alentuzumabe usado para doença do enxerto contra o hospedeiro e não está consistentemente associado a um risco de doença por CMV). A profilaxia secundária (ou seja, a continuação da terapia para CMV após o tratamento inicial) geralmente é mantida até a restauração imunológica (com duas contagens de células CD4 superiores a 100/mcL presentes por 3 a 6 meses cenário da infecção pelo HIV). A profilaxia prolongada pode ser necessária em outros pacientes imunossuprimidos, como aqueles que recebem inibidores de TNF.

O foscarnet e o cidofovir são reservados para o tratamento de infecções resistentes. O maribavir é aprovado pela FDA para eliminar a viremia do CMV e controlar os sintomas em pacientes com infecção por CMV refratária pós-transplante com ou sem resistência. Outros agentes que podem ser úteis em infecções resistentes por CMV incluem imunoglobulina para CMV, leflunamida, terapia à base de sirolimus, artesunato e imunoterapia adotiva. Casos raros de meningoencefalite por CMV pós-transplante de células-tronco hematopoiéticas foram tratados com sucesso usando células T adotivas contra o CMV. Terapias de células T específicas para multivírus "prontas para uso" estão disponíveis e mostram eficácia contra infecções por CMV após o transplante de células-tronco hematopoiéticas.

O tratamento da retinite por CMV é discutido no Capítulo 7.

Prevenção

Uma vacina de mRNA produzida pela Moderna (mRNA-1647) foi considerada segura e imunogênica; um estudo de fase 3 em participantes saudáveis está em andamento. Duas vacinas vivas (baseadas nas cepas de CMV adaptadas para fibroblastos AD169 e Towne, respectivamente) demonstraram ser seguras e bem toleradas em ensaios clínicos. Entretanto, a vacina Towne não foi eficaz na prevenção da infecção primária ou da reativação viral em pacientes transplantados renais ou em mulheres soronegativas. Uma candidata a vacina baseada em um vírus AD169 com defeito de replicação (denominado V160) demonstrou ser segura e imunogênica em adultos soronegativos; no entanto, com apenas 42,4% de eficácia imunogênica no grupo de três doses e 32% no grupo de duas doses, não avançou para os estudos de fase 3 até o início de 2023.

Uma das principais fontes de CMV para gestantes são seus próprios filhos pequenos, especialmente aqueles que frequentam a creche. Essas mulheres podem diminuir o risco de contrair o CMV primário pouco antes da gravidez ou durante a gravidez praticando a higiene das mãos após a troca de fraldas e após o contato com secreções respiratórias; e evitando compartilhar utensílios, alimentos e objetos de limpeza que tenham entrado em contato com secreções de crianças. Os testes sorológicos para CMV estão sendo avaliados para diagnosticar a infecção materna primária por CMV e estão sendo revisados para uso como ferramenta de triagem durante o primeiro trimestre da gravidez. A terapia antiviral precoce com valaciclovir está sendo estudada para evitar a transmissão vertical do CMV.

A TARV é eficaz na prevenção de infecções por CMV em pacientes com HIV. A prevenção primária é mais bem realizada por meio de uma boa higiene das mãos e do uso de métodos de barreira durante contatos sexuais com pessoas que fazem parte de grupos de alta prevalência (ou seja, homens que têm relações sexuais com homens, usuários de drogas injetáveis e pessoas expostas a crianças em ambientes de cuidados infantis). A terapia farmacológica preventiva para pacientes com HIV não é recomendada.

O uso de *produtos sanguíneos com depleção de leucócitos* reduz efetivamente a incidência de doença por CMV em pacientes que passaram por transplante. As estratégias profiláticas e preventivas (p. ex., agentes antivirais somente quando a detecção de antígenos ou os ensaios de PCR mostram evidências de replicação ativa do CMV) parecem igualmente eficazes na prevenção de doenças invasivas e mortalidade após o transplante de células-tronco hematopoiéticas. O tratamento adequado dos pacientes transplantados é baseado no *status* sorológico do doador e do receptor. Todas as terapias anti-CMV eficazes podem servir como agentes profiláticos para transplantes CMV-soropositivos ou para receptores CMV-soronegativos de transplantes de órgãos CMV-positivos. O início da profilaxia do CMV de 7 a 14 dias após o transplante pode ajudar a reduzir o acometimento tardio de órgãos-alvo por CMV. A dose típica para a profilaxia com valganciclovir é de 450 mg VO 2x por dia, embora um estudo prospectivo em receptores de transplante renal tenha indicado que a profilaxia com valganciclovir em baixa dose (450 mg/dia, 3x por semana durante 6 meses) parece ser eficaz. O aciclovir também pode ser usado. O Letermovir é útil na profilaxia contra infecções por CMV em receptores adultos de transplante alogênico de células-tronco hematopoiéticas. É administrado na dose de 480 mg por via oral diariamente, com ajustes de dose para a administração de ciclosporina e para disfunção renal avançada (depuração de creatinina inferior a 10 mL/min). Os principais efeitos colaterais relatados até o momento incluem tosse, diarreia, cefaleia, náusea, dor de estômago, fraqueza e vômito. A duração recomendada da profilaxia para CMV em pacientes pós-transplante e em outros pacientes imunocomprometidos varia de acordo com o tipo de transplante.

A imunoglobulina contra CMV também pode ser útil na redução da incidência de bronquiolite obliterante na população de transplante de medula óssea e é usada em alguns centros como parte da profilaxia em pacientes de transplante de rim, fígado e pulmão. A imunoglobulina contra CMV como profilaxia não é recomendada em receptores de transplante de células-tronco hematopoiéticas.

Quando encaminhar

- Pacientes com HIV avançado com retinite, esofagite, colite, doença hepatobiliar ou encefalite.
- Transplantes de órgãos e de células-tronco hematopoiéticas com suspeita de reativação de CMV.

Quando hospitalizar

- Aumento da carga viral do CMV no início da doença.
- Risco de perfuração do cólon.
- Avaliação de encefalopatia inexplicável e avançada.
- Início do tratamento com agentes intravenosos anti-CMV.

Avery RK et al; SOLSTICE Trial Investigators. Maribavir for refractory cytomegalovirus infections with or without resistance post-transplant: results from a phase 3 randomized clinical trial. Clin Infect Dis. 2022;75:690. [PMID: 34864943]

Chemaly AF et al. Cytomegalovirus (CMV) cell-mediated immunity and CMV infection after allogeneic hematopoietic cell transplantation: the REACT Study. Clin Infect Dis. 2020;71:2365. [PMID: 32076709]

Hussein ITM et al. The discovery and development of filociclovir for the prevention and treatment of human cytomegalovirus-related disease. Antiviral Res. 2020;176:104710. [PMID: 31940473]

Shahar-Nissan K et al. Valacirclovir to prevent vertical transmission of cytomegalovirus after maternal primary infection during pregnancy: a randomized, double-blind, placebo-controlled trial. Lancet. 2020;396:779. [PMID: 32919517]

6. Herpes-vírus humano 6, 7 e 8

O **HHV-6** é um vírus linfotrópico de células B que é a principal causa do **exantema súbito** (roséola infantil, sexta doença). A infecção primária pelo HHV-6 ocorre mais comumente em crianças com menos de 2 anos de idade e é uma das principais causas de convulsões febris infantis (21% em uma série recente). O HHV-6 também está associado à encefalite (os sintomas podem incluir insônia, convulsões e alucinações), a determinadas doenças autoimunes (tireoidite de Hashimoto e esclerose múltipla), à miocardite e à insuficiência hepática aguda. A infecção primária em adultos imunocompetentes não é comum, mas pode produzir uma doença semelhante à mononucleose. A linfadenite pode ser confundida com linfoma. Patologicamente, o HHV-6 está associado à esclerose temporal mesial, que pode levar à epilepsia do lobo temporal, e o HHV-6 está associado a síndromes epilépticas. A reativação do HHV-6 em adultos imunocompetentes é rara e pode se apresentar como encefalite. Estudos de imagem na encefalite por HHV-6 geralmente mostram lesões no hipocampo, amígdala e estruturas límbicas.

A infecção durante a gravidez e a transmissão congênita são reconhecidas. A maioria dos casos de reativação ocorre em pessoas imunocomprometidas. A reativação está associada à rejeição do enxerto, à doença do enxerto contra o hospedeiro e à supressão da medula óssea em pacientes transplantados e à encefalite e pneumonite em pacientes com HIV avançado. Em receptores de transplantes de células-tronco hematopoiéticas, o HHV-6 pode causar febre. Ele também está associado a uma encefalite induzida por HHV-6 (diagnosticada com ensaios de PCR multiplex) que está fortemente correlacionada com transplantes de células hematopoiéticas de cordão umbilical (embora o HHV-6 não esteja associado à sobrevivência nesses pacientes e a vigilância do vírus talvez não seja necessária).

Ocasionalmente, o HHV-6 também está associado a síndromes de hipersensibilidade induzidas por medicamentos. O HHV-6 pode causar insuficiência hepática fulminante e descompensação aguda de doença hepática crônica em crianças. São relatadas púrpura fulminante e inflamação da córnea. Foram identificadas duas variantes (A e B) do HHV-6. O HHV-6B é a cepa predominante encontrada em pessoas normais e imunocomprometidas. O ganciclovir, o cidofovir e o foscarnet (mas não o aciclovir) parecem ser clinicamente ativos contra o HHV-6. A terapia com células T específicas do vírus transferidas de forma adotiva também está sendo desenvolvida para o tratamento do HHV-6 e de outras infecções virais em receptores de transplante de células-tronco hematopoiéticas.

O **HHV-7** é um vírus linfotrópico de células T que está associado a convulsões por roséola e, raramente, encefalite, mesmo em adultos imunocompetentes. Pessoas grávidas são frequentemente infectadas. A infecção pelo HHV-7 é sinérgica com o CMV em receptores de transplante renal.

O **HHV-8** (ver Cap. 33) está associado a um espectro de síndromes relacionadas, incluindo sarcoma de Kaposi, linfoma efusivo primário, doença de Castleman multicêntrica (MCD), linfoma difuso de grandes células (DLBCL) HHV-8+, distúrbio linfoproliferativo germinotrópico (GLPD) e síndrome da citocina inflamatória do sarcoma de Kaposi (KICS). A infecção pelo HHV-8 é endêmica na África; a transmissão parece ser principalmente horizontal na infância a partir de contatos intrafamiliares e continua até a idade adulta, possivelmente por vias não sexuais. As pessoas que vivem com HIV são suscetíveis a desenvolver cânceres relacionados ao HHV-8.

Ceasarman E et al. KSHV/HHV8-mediated hematologic diseases. Blood. 2021;139:1013. [PMID: 34479367]

Cosme I et al. Human herpes virus 6 detection in children with suspected central nervous system infection. Pediatr Infect Dis J. 2020;39:e469. [PMID: 32925539]

Principais vírus preveníveis por vacina

1. Sarampo

FUNDAMENTOS DO DIAGNÓSTICO

- Início do pródromo 7 a 18 dias após a exposição em um paciente não vacinado.
- Pródromo: febre, coriza, tosse, conjuntivite, mal--estar, irritabilidade, fotofobia, manchas de Koplik.
- Erupção cutânea: vermelho-tijolo, maculopapular; aparece de 3 a 4 dias após o início do pródromo; começa na face e prossegue "para baixo e para fora", afetando as palmas das mãos e as plantas dos pés por último.
- Leucopenia.

Considerações gerais

O sarampo é uma infecção paramixoviral sistêmica aguda, passível de notificação, transmitida por contato direto com gotículas infecciosas ou por propagação aérea. É altamente contagiosa, com maior comunicabilidade durante os estágios pré-eruptivo e catarral, mas continua 4 dias após o aparecimento da erupção cutânea. Milhões de doses de vacinas contra o sarampo foram adiadas ou perdidas de 2020 a 2022 por conta de atrasos no atendimento médico relacionados à Covid-19. As vacinas perdidas, junto à crescente hesitação em vacinar, aumentaram o número de casos de sarampo observados em todo o mundo nos últimos anos. Em 2023, a OMS estima que houve 9 milhões de casos de sarampo em todo o mundo e 136 mil mortes, principalmente em crianças.

Anteriormente, a OMS considerava o sarampo erradicado na maioria dos países do mundo, inclusive nas Américas. Embora a vacinação eficaz tenha levado a uma redução de 94% no número de óbitos globais por sarampo entre 2000 e 2020, a redução das taxas de vacinação contra o sarampo durante a pandemia de Covid-19 levou a um ressurgimento da doença. Surtos de sarampo estão ocorrendo em todo o mundo; os países que relataram o maior número de casos entre abril de 2023 e setembro de 2023 foram Iêmen, Índia, Paquistão, Etiópia, Cazaquistão, Nigéria, Iraque, República Democrática do Congo (RDC), Turquia e Camarões. A Índia e o Iêmen registraram 28.247 e 24.301 casos durante esse intervalo, respectivamente. As organizações internacionais de saúde relatam o aumento do número de casos e surtos na Zâmbia, onde o Ministério da Saúde relata mais de 2.200 casos entre janeiro de 2022 e o início de 2023 – e esses números não são relatados nos relatórios de incidência baseados no CDC anteriormente citados, o que sugere uma notificação insuficiente da doença. É interessante

notar que existem relatos de 2017 na Zâmbia de uma lacuna materna em anticorpos neutralizantes do sarampo entre mulheres em idade fértil.

A maioria dos casos de sarampo nos EUA veio de fora antigamente. No entanto, vários surtos de sarampo foram registrados nos EUA em 2023-2024 por conta de baixa adesão à vacina, com um aumento notável de pais que solicitaram dispensa médica ou religiosa para vacinas infantis no período de 2019-20 para o período de 2021-22. Nos primeiros três meses de 2024, foram registrados mais casos de sarampo nos EUA do que em todo o ano de 2023. Em 21 de março de 2024, um total de 64 casos de sarampo foi notificado por 17 jurisdições: Arizona, Califórnia, Flórida, Geórgia, Illinois, Indiana, Louisiana, Maryland, Michigan, Minnesota, Missouri, Nova Jersey, Nova York, Ohio, Pensilvânia, Virgínia e Washington. Durante o ano letivo de 2022-23, a cobertura de vacinas contra o sarampo entre as crianças foi menor do que nos anos anteriores, agora em 93,1%. Esse nível de cobertura vacinal e os surtos de sarampo resultantes nos EUA estão ameaçando o *status* de erradicação do sarampo no país, que foi declarado no ano 2000.

Achados clínicos

A. Sintomas e sinais

O período de incubação do sarampo é de 10 a 14 dias. A doença começa com uma fase prodrômica manifestada por febre alta (geralmente de 40 a 40,6°C), mal-estar, coriza (obstrução nasal, espirros e faringite semelhantes a infecções respiratórias superiores), tosse persistente e conjuntivite (vermelhidão, edema, fotofobia e secreção). Esses sintomas se intensificam de 2 a 4 dias antes do início da erupção e atingem o pico no primeiro dia da erupção. A febre persiste durante o início da erupção (cerca de 5 a 7 dias) (Tab. 34.2).

A erupção cutânea característica do sarampo aparece no rosto e atrás das orelhas. As lesões iniciais são pápulas do tamanho de uma cabeça de alfinete que se aglutinam para formar uma erupção maculopapular vermelho-tijolo, irregular e manchada. A erupção se espalha para tronco e as extremidades, incluindo as palmas das mãos e as plantas dos pés. Ela dura de 3 a 7 dias e desaparece da mesma forma que apareceu. Outros achados incluem eritema faríngeo, exsudato tonsilar, linfadenopatia generalizada moderada e, às vezes, esplenomegalia.

As **manchas de Koplik** (pequenas, irregulares e vermelhas com centro esbranquiçado nas membranas mucosas) são patognomônicas do sarampo (Fig. 34.4). Elas aparecem cerca de 2 dias antes da erupção cutânea e duram de 1 a 4 dias como pequenos "cristais de sal de cozinha" na mucosa palatina ou bucal oposta aos molares.

B. Achados laboratoriais

A leucopenia geralmente está presente, a menos que haja complicações bacterianas secundárias. Uma contagem de linfócitos abaixo de 2.000/mcL ($2,0 \times 10^9$/L) é um sinal de prognóstico ruim. A trombocitopenia é comum. A proteinúria é frequentemente observada.

A detecção de anticorpos IgM contra o sarampo com o Elisa ou um aumento de 4x no anticorpo de inibição da he-

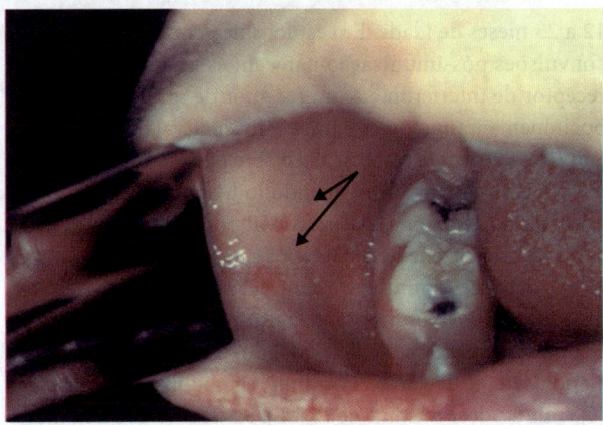

FIGURA 34.4 Manchas vermelhas muito pequenas e brilhantes na mucosa bucal, indicativas de manchas de Koplik.
De Public Health Image Library, CDC.

maglutinação no soro corrobora o diagnóstico. Os ensaios de IgM podem ser falsamente negativos nos primeiros dias de infecção e falsamente positivos na presença de fator reumatoide ou com infecção aguda por rubéola, eritrovírus (antigo parvovírus B19) ou HHV-6.

A cultura do vírus do sarampo é tecnicamente difícil. A transcriptase-PCR reversa em tempo real (RT-PCR), disponível no CDC e em alguns laboratórios de saúde pública (nos EUA), pode ajudar a estabelecer o diagnóstico imediatamente.

Diagnóstico diferencial

O sarampo geralmente é diagnosticado clinicamente, mas pode ser confundido com a doença de Kawasaki e outras infecções exantemáticas (Tab. 34.2). A dificuldade frequente em estabelecer um diagnóstico sugere que o sarampo pode ser mais prevalente do que se reconhece.

Complicações

A. Doenças do trato respiratório

No início do curso da doença, a broncopneumonia ou bronquiolite causada pelo vírus do sarampo pode ocorrer em até 5% dos pacientes e resultar em dificuldades respiratórias graves. A bronquiectasia pode ocorrer em até um quarto das crianças não vacinadas. A incidência de doença respiratória grave pode aumentar entre crianças imunocomprometidas e pessoas grávidas.

B. Sistema nervoso central

A encefalomielite pós-infecciosa ocorre em 0,05 a 0,1% dos casos, com taxas mais altas em adolescentes. É uma doença desmielinizante aguda que geralmente começa de 3 a 7 dias após a erupção cutânea. Podem ocorrer convulsões, coma e outros sintomas e sinais neurológicos. O tratamento é sintomático e de suporte. O isolamento do vírus no SNC é incomum. A mortalidade é de 10% a 20%, e a morbidade inclui 33% dos sobreviventes que ficam com déficits neurológicos.

A encefalite por corpos de inclusão do sarampo é outra forma de complicação neurológica que resulta em deterioração neurológica e morte dentro de meses após a doença aguda em pacientes com imunidade celular prejudicada. O tratamento é de suporte, incluindo a interrupção dos imunossupressores quando possível. O interferon e a ribavirina têm sucesso variável.

A panencefalite esclerosante subaguda é uma complicação fatal e muito rara do SNC que ocorre de 5 a 15 anos após a infecção. É caracterizada pela deterioração progressiva da função motora e cognitiva, levando à óbito. É mais comum em pessoas infectadas com sarampo antes dos 2 anos de idade.

C. Outras complicações

Imediatamente após o sarampo, a infecção bacteriana secundária, principalmente a otite média (a complicação mais comum), a adenite cervical e a pneumonia, ocorre em cerca de 15% dos pacientes. A ceratoconjuntivite é uma complicação grave que causava cegueira antes do uso generalizado da vacina contra o sarampo e da suplementação de vitamina A. A diarreia e a enteropatia perdedora de proteínas (podem ocorrer manchas prodrômicas de Koplik no reto) são complicações significativas entre crianças malnutridas, embora a mortalidade associada à diarreia ocorra principalmente uma semana antes e quatro semanas após a erupção cutânea do sarampo, sem mortalidade de longo prazo demonstrada pela diarreia associada ao sarampo.

Tratamento

O tratamento é sintomático, incluindo antipiréticos e fluidos, conforme necessário. A suplementação de vitamina A para crianças reduz a morbidade pediátrica e a mortalidade associada ao sarampo. Os dados são menos substanciais para a suplementação de adultos, embora muitos defendam a administração de uma megadose de vitamina A à gestante no momento do parto para aumentar os níveis de vitamina no bebê.

O vírus do sarampo é suscetível à ribavirina e a outros antivirais *in vitro*. A ribavirina é usada em casos graves selecionados de pneumonite, mas dados insuficientes impedem a recomendação do uso de antivirais. O zinco tem um papel importante na manutenção das funções imunológicas, mas a suplementação rotineira de zinco para crianças com sarampo não é recomendada, novamente por falta de dados.

Prognóstico

Estima-se que 23,2 milhões de mortes foram evitadas entre 2000 e 2018 pelo uso da vacinação contra o sarampo. Nos EUA, a taxa de letalidade é de cerca de 2 por 1.000 casos registrados, com mortes principalmente por conta de complicações respiratórias e neurológicas. As mortes no mundo em desenvolvimento estão relacionadas principalmente à diarreia aguda e à enteropatia perdedora de proteínas. Gestantes com sarampo podem ter maior risco de morte. Historicamente, a fome está particularmente associada à alta mortalidade por sarampo.

Prevenção

A vacina contra o sarampo é uma vacina viva que está disponível em todo o mundo como parte da vacina MMR trivalente ou da vacina MMRV quadrivalente. Como o sarampo é altamente contagioso, as taxas de cobertura da vacina devem ser superiores a 95% para evitar surtos. A doença confere imunidade permanente. Uma dose de vacina é cerca de 93% eficaz. Estima-se que duas doses da vacina sejam 97% protetoras. O efeito do surto de Covid foi considerável na redução das taxas de vacinação, com 83% das crianças do mundo tendo recebido uma dose de vacina até o primeiro aniversário – a menor taxa desde 2008. As disparidades geográficas e o agrupamento de indivíduos não vacinados aumentam a probabilidade de um surto.

Aos 6 meses de idade, mais de 99% dos bebês de mulheres vacinadas e 95% dos bebês de mulheres naturalmente imunes perdem os anticorpos maternos. A suscetibilidade ao sarampo é 2,4 vezes maior se a vacina for administrada antes dos 15 meses (com o impacto da diminuição dos níveis de anticorpos maternos). Nos EUA, as crianças recebem a primeira dose da vacina MMR entre 12 e 15 meses de idade (https://www.cdc.gov/vaccines/schedules/hcp/imz/child-adolescent.html). A segunda dose é administrada entre 4 e 6 anos de idade. Os dados sobre o uso da vacinação precoce (antes dos 12 meses de idade) não apoiam essa prática em estudos realizados em países desenvolvidos (Dinamarca). Estudos realizados na Guiné-Bissau, onde a administração de rotina ocorre aos 9 meses de idade, não demonstram um benefício estatisticamente significativo de uma segunda dose de vacinação contra o sarampo aos 18 meses de idade.

Crianças mais velhas, adolescentes e adultos sem evidência de imunidade devem receber duas doses de MMR com intervalo de 28 dias. *Para indivíduos nascidos antes de 1957, presume-se imunidade coletiva.* As pessoas com alto risco de exposição ao sarampo (p. ex., professores, profissionais de saúde, estudantes pós-ensino médio, viajantes para países de baixa e média renda) também devem receber duas doses de vacina com pelo menos 28 dias de intervalo. Os imigrantes e refugiados devem ser examinados e vacinados, se necessário. As vacinas MMRV podem ser usadas no lugar da vacina MMR tradicional. Os dados sobre convulsões febris após a vacinação mostram um risco ligeiramente maior associado à vacina MMRV em comparação com a vacinação MMR separada da vacinação contra a vacina, mas com a fraqueza estatística da associação, os especialistas recomendam que as duas sejam separadas somente quando houver uma indicação, como uma história familiar de convulsões.

As vacinas MMR e MMRV *não* devem ser administradas em gestantes, pacientes com reações anafiláticas à neomicina e pacientes com imunodeficiência primária ou adquirida conhecida. Pacientes assintomáticos vivendo com infecção por HIV com contagem de células CD4 superior a 200/mcL devem receber a vacina MMR, mas não a vacina MMRV.

Estudos longitudinais falham em demonstrar uma associação entre vacinação e autismo. A vacina MMR pode causar febre e erupções cutâneas transitórias. Reações alérgicas graves são raras. A vacina MMRV quadrivalente está associada a um risco maior de convulsões febris que parece estar relacionado à idade; o risco é maior quando a MMRV é administrada a bebês de 12 a 23 meses de idade. Em estudos de genoma completo, as convulsões pós-imunização parecem estar associadas a um receptor de interferon e a um receptor de sarampo. A trombocitopenia imunológica é um efeito colateral documentado. São relatados casos raros de encefalite pós-imunização.

No caso de um surto, quando indivíduos suscetíveis são expostos ao sarampo, a vacina MMR pode prevenir a doença se administrada em até 3 dias após a exposição. A imunoglobulina deve ser administrada dentro de 6 dias da exposição em qualquer pessoa de alto risco exposta ao sarampo, seguida de imunização ativa 3 meses depois. Todos os bebês com menos de 1 ano de idade devem receber imunoglobulina intramuscular (0,5 mL/kg, dose máxima de 15 mL). Para bebês de 6 a 12 meses de idade, a vacinação MMR com repetição aos 15 meses pode ser administrada no lugar da imunoglobulina intramuscular. Gestantes e indivíduos gravemente imunocomprometidos que forem expostas a casos ativos de sarampo devem receber IVIG (400 mg/kg).

Os pacientes com sarampo devem ser isolados por 4 dias após o início da erupção cutânea. No ambiente hospitalar, os pacientes com sarampo devem ser colocados sob precaução contra transmissão aérea.

Quando encaminhar
- Todos os casos suspeitos devem ser relatados às autoridades de saúde pública.
- Infecção por HIV.
- Gravidez.

Quando hospitalizar
- Meningite, encefalite ou mielite.
- Pneumonia grave.
- Diarreia que compromete o estado de fluidos ou eletrólitos de modo significativo.

Casabona G et al. Combined measles-mumps-rubella-varicella vaccine and febrile convulsions: the risk considered in the broad context. Expert Rev Vaccines. 2023;22:764. [PMID: 37642012]

Di Pietrantonj C et al. Vaccines for measles, mumps, rubella, and varicella in children. Cochrane Database Syst Rev. 2021;11:CD004407. [PMID: 34806766]

Dixon MG et al. Progress toward regional measles elimination – worldwide, 2000-2020. MMWR Morb Mortal Wkly Rep. 2021;70:1563. [PMID: 34758014]

Hill HA. Vaccination coverage by age 24 months among children born in 2017 and 2018 – National Immunization Survey-Child, United States, 2018–2020. MMWR Morb Mortal Wkly Rep. 2021;70:1435. [PMID: 34648486]

Hübshchen JM et al. Measles. Lancet. 2022;399:678. [PMID: 35093206]

Rana MS et al. Emergence of measles during the COVID-19 pandemic threatens Pakistan's children and the wider region. Nat Med. 2021;27:1127. [PMID: 34183836]

Seither R et al. Coverage with selected vaccines and exemption from school vaccine requirements among children in kindergarten – United States, 2022-23 school year. MMWR Morb Mortal Wkly Rep 2023;72:1217. https://www.cdc.gov/mmwr/volumes/72/wr/mm7245a2.htm?s_cid=mm7245a2_w

2. Caxumba

> **FUNDAMENTOS DO DIAGNÓSTICO**
>
> - Exposição 12 a 25 dias antes do início.
> - Glândulas salivares doloridas e inchadas, geralmente parótidas.
> - Envolvimento frequente dos testículos, pâncreas e meninges em indivíduos não vacinados.
> - A caxumba pode ocorrer em pessoas adequadamente vacinadas em comunidades altamente vacinadas.

Considerações gerais

A caxumba é uma doença paramixoviral transmitida por gotículas respiratórias. As crianças são mais comumente afetadas; no entanto, em surtos, a infecção pode afetar pacientes na segunda ou terceira décadas de vida. A caxumba pode se disseminar rapidamente em ambientes coletivos, como faculdades e escolas. O período de incubação é de 12 a 25 dias (média de 16 a 18 dias). O vírus da caxumba se espalha por meio do contato direto com secreções respiratórias, saliva ou superfícies infectadas. A transmissão também pode ser feita pelo ar ou por gotículas. Até um terço dos indivíduos afetados tem infecção subclínica, que ainda é transmissível. Desde que a vacina MMR foi introduzida em 1989, a taxa de casos de caxumba diminuiu em mais de 99%, com apenas algumas centenas de casos registrados na maioria dos anos.

As taxas de casos de caxumba foram mais altas do que o normal entre 2014 e 2019 nos EUA. Em 2020, o número de casos diminuiu para níveis mais típicos; o CDC relatou 694 casos de caxumba em 2020, 154 em 2021, 399 em 2022, 436 em 2023 e 96 casos até 28 de março de 2024. Uma combinação de fatores contribui para os surtos, incluindo a eficácia das vacinas, a diminuição da imunidade individual e as condições de aglomeração, que promovem a transmissão.

A natureza onipresente da caxumba exige que os viajantes mantenham coberturas de vacinação, mas não cobertura suplementar. Mais de 500 mil casos ocorrem globalmente por ano. Surtos como o ocorrido na República da África do Sul são impulsionados pela redução das taxas de vacinação durante a pandemia da Covid-19.

Achados clínicos
A. Sintomas e sinais

A caxumba é mais grave em adultos do que em crianças e parece ocorrer mais comumente em crianças do sexo masculino, adolescentes e adultos. A sensibilidade da parótida e o edema facial subjacente (Fig. 34.5) são os achados físicos mais comuns e geralmente se desenvolvem dentro de 48 horas após os sintomas prodrômicos. Normalmente, uma glândula parótida aumenta antes da outra, mas a parotidite unilateral ocorre em 25% dos pacientes. O ducto parotídeo (orifício de Stensen) pode estar vermelho e edemaciado. A parotidite pode resultar em trismo. As glândulas parótidas voltam ao normal em uma semana. O envolvimento de outras glândulas

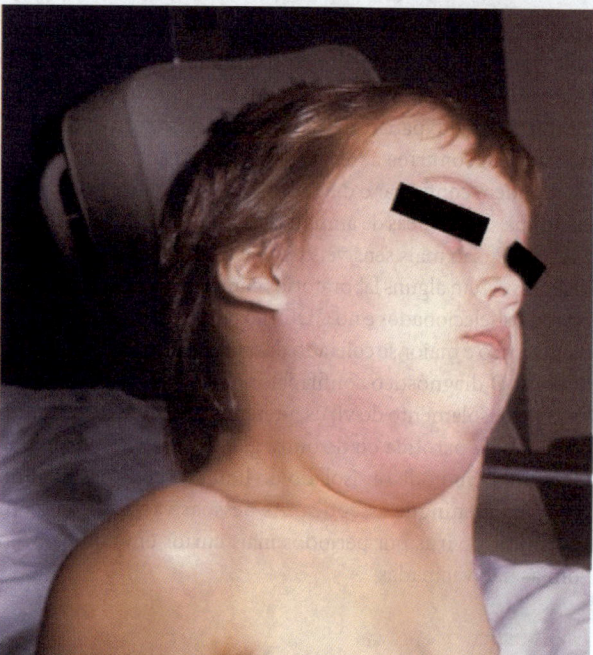

FIGURA 34.5 Caxumba.
De Public Health Image Library, CDC.

salivares (submaxilar e sublingual) ocorre em 10% dos casos. A febre e o mal-estar são variáveis, mas geralmente mínimos em crianças pequenas. O curso completo da caxumba raramente ultrapassa 2 semanas.

Os testículos são o local mais comum de doença extra-salivar em adultos. Febre alta, edema e sensibilidade testicular (unilateral em 75% dos casos) denotam orquite, que geralmente se desenvolve de 7 a 10 dias após o início da parotidite. Nos surtos de caxumba que ocorreram entre 2006 e 2010 nos EUA, as complicações da caxumba foram raras; 3,3% a 10% dos adolescentes e homens desenvolveram orquite (que ocorreu com menos frequência em pessoas que receberam duas doses da vacina). A dor no abdome inferior e o aumento do ovário sugerem ooforite, que geralmente é unilateral e ocorre em menos de 1% das mulheres pós-púberes.

Outras complicações raras, que ocorrem em menos de 1% dos casos, são meningite, encefalite, síndrome de Guillain-Barré, perda auditiva, priapismo ou infarto testicular por orquite, pancreatite, tireoidite, ceratite, neurite, hepatite, miocardite, trombocitopenia, artralgias migratórias e nefrite. Não houve óbitos relacionados à caxumba nos EUA em surtos recentes. Uma causa rara de caxumba é a exposição ao iodo em procedimentos médicos ("caxumba por iodeto").

B. Achados laboratoriais

Leucopenia leve com linfocitose relativa pode estar presente. A amilase sérica elevada geralmente reflete a glândula salivar em vez de pancreatite. Uma lesão renal leve é encontrada em até 60% dos pacientes.

O quadro clínico característico geralmente é suficiente para o diagnóstico. Um IgM sérico elevado é considerado diagnóstico. Recomenda-se repetir o teste de 2 a 3 semanas após o início dos sintomas se o primeiro teste for negativo, pois o aumento de IgM pode ser retardado, especialmente em pessoas vacinadas. Um aumento de 4x nos anticorpos fixadores de complemento para o vírus da caxumba no soro IgG pareado também confirma a infecção. IgM e IgG anti-caxumba no LCR podem confirmar o diagnóstico de meningite associada à caxumba. As técnicas de amplificação de ácido nucleico, como a RT-PCR, são mais sensíveis do que as culturas virais e estão disponíveis em alguns laboratórios comerciais, em laboratórios estaduais selecionados e no CDC (nos EUA). O rendimento do diagnóstico é maior se coletado durante os primeiros 3 dias da doença. O diagnóstico confirmatório da caxumba também é feito pelo isolamento do vírus, preferencialmente de um *swab* do ducto da parótida ou de outra glândula salivar afetada. O vírus também pode ser isolado do líquido cerebroespinal no início da meningite asséptica. As pessoas vacinadas podem transmitir o vírus por períodos mais curtos em comparação com as não vacinadas.

Diagnóstico diferencial

O edema da glândula parótida pode ser causado por cálculos nos ductos parotídeos, tumores ou cistos. Outras causas incluem sarcoidose, cirrose, diabetes, bulimia, uso de pilocarpina e síndrome de Sjögren. A parotidite pode ser produzida por organismos piogênicos (p. ex., *S. aureus*, organismos Gram-negativos [especialmente em indivíduos debilitados com ingestão oral deficiente]), reação a medicamentos (fenotiazinas, propiltiouracil) e outros vírus (HIV, influenza A, parainfluenza, infecção por EBV, coxsackievírus, adenovírus, HHV-6). O edema da glândula parótida deve ser diferenciado da inflamação dos linfonodos localizados mais posterior e inferiormente à glândula parótida.

Tratamento

O tratamento é sintomático. As compressas tópicas podem aliviar o desconforto da parótida. Alguns médicos defendem a IVIG para doenças complicadas (p. ex., trombocitopenia), embora seu papel definitivo não esteja comprovado. Não existe tratamento específico para a orquite.

Prevenção

A vacinação é a maneira mais eficaz de prevenir a caxumba, e o uso de pelo menos uma dose de vacina foi relatado por 122 países em 2018.

O esquema de vacinação, as indicações e as contraindicações estão descritos na seção sobre o sarampo. O componente da vacina contra caxumba da MMR é menos eficaz do que os componentes contra sarampo e rubéola. Uma dose oferece proteção de 78% (intervalo: 49-92%). Duas doses da vacina são 88% (intervalo: 66-95%) eficazes. As complicações raras relatadas da vacinação contra a caxumba incluem púrpura trombocitopênica imune e meningite asséptica. O CDC recomenda uma terceira dose da vacina no caso de um surto, mas não recomenda doses adicionais para viagens a áreas com surto de caxumba.

Uma nova vacina viva atenuada contra a caxumba foi relatada na China e parece ser segura e eficaz.

Os casos suspeitos devem ser isolados. Para o controle de surtos, a etapa mais importante é a vacinação de todos os indivíduos suscetíveis. A vacina MMR não é eficaz na prevenção da doença em pacientes não vacinados que já tenham sido expostos ao vírus. No ambiente de assistência médica, devem ser tomadas as seguintes medidas: implementar precauções padrão e contra gotículas, isolar os pacientes até que o edema desapareça (cerca de 9 dias após o início) e vacinar os profissionais de saúde sem evidência de imunidade.

Quando encaminhar

Todos os casos suspeitos devem ser relatados às autoridades de saúde pública.

Quando hospitalizar

- Trismo; meningite; encefalite; miocardite; pancreatite.
- Dor testicular grave; priapismo.
- Trombocitopenia grave.

Deal A et al; European Society of Clinical Microbiology and Infectious Diseases Study Group for Infections in Travellers and Migrants (ESGITM). Migration and outbreaks of vaccine-preventable disease in Europe: a systematic review. Lancet Infect Dis. 2021;21:e387. [PMID: 34626552]

Hu W et al. Safety analysis of a live attenuated mumps vaccine in healthy adolescents in China: a phase 4, observational, open-label trial. PLoS One. 2023;18:e0291730. [PMID: 37733724]

Kaaijk P et al. A third dose of measles-mumps-rubella vaccine to improve immunity against mumps in young adults. J Infect Dis. 2020;221:902. [PMID: 31112277]

3. Rubéola

FUNDAMENTOS DO DIAGNÓSTICO

- Exposição 14 a 21 dias antes do início da doença.
- Sem pródromo em crianças, pródromo leve em adultos; sintomas leves (febre, mal-estar, coriza) coincidem com a erupção cutânea ou a precedem em até 5 dias.
- Linfadenopatia cervical posterior e pós-auricular 5 a 10 dias antes da erupção cutânea.
- Erupção maculopapular fina de 3 dias de duração; face, tronco e extremidades.
- Leucopenia, trombocitopenia.

Considerações gerais

A rubéola é uma doença sistêmica causada por um togavírus transmitido pela inalação de gotículas infectantes e é moderadamente transmissível. A infecção geralmente confere imunidade permanente. O período de incubação é de 14 a 21 dias. A doença é transmissível de uma semana antes do aparecimento da erupção cutânea até 15 dias depois.

Os últimos casos de rubéola endêmica e **síndrome da rubéola congênita** foram relatados em 2009 no continente americano. Todos os anos, nos EUA, menos de 10 casos de rubéola são registrados, todos eles por conta da chegada de pessoas infectadas de outros países. Em 2015, a OMS declarou que o continente americano foi a primeira região a erradicar a rubéola e a síndrome da rubéola congênita. Alguns países europeus enfrentam um desafio com a baixa cobertura de imunização entre refugiados e imigrantes. Em todo o mundo, os casos estão diminuindo por conta da implementação generalizada de vacinas contendo rubéola; em janeiro de 2020, a vacina foi adicionada ao calendário nacional de vacinação em 173 dos 194 países (89%), embora seja importante observar que existe uma grande variação na taxa de cobertura nacional. Os países que não introduziram a vacinação contra a rubéola estão principalmente na África e no Mediterrâneo Oriental. Por outro lado, o número de casos da síndrome da rubéola congênita continua alto, principalmente na África e no Sudeste Asiático. O aumento da síndrome da rubéola congênita pode ser secundário a um aumento na vigilância e na notificação de casos de rubéola congênita. A OMS estabeleceu a meta de erradicar a rubéola em pelo menos cinco das seis regiões (todas menos a região do Pacífico Ocidental, que inclui a China) até 2020, embora o progresso tenha sido prejudicado pela falta de recursos.

Achados clínicos

A. Rubéola pós-natal

A rubéola é uma doença comum na infância; a maioria dos casos é assintomática. O quadro clínico da rubéola é difícil de distinguir de outras doenças virais, como mononucleose infecciosa, sarampo, infecções por echovírus e infecções por coxsackievírus. Febre e mal-estar, geralmente leves, acompanhados de adenite suboccipital sensível, podem preceder a erupção em uma semana. A linfadenopatia cervical posterior e pós-auricular precoce é comum. Uma erupção maculopapular fina e rosada aparece e desaparece na face, no tronco e nas extremidades em rápida progressão (2 a 3 dias), geralmente com duração de 1 dia em cada área (Tab. 34.2).

B. Rubéola congênita

A principal importância da rubéola está em seus efeitos devastadores sobre o feto no útero, causando morte fetal, parto prematuro e efeitos teratogênicos. A gravidade dos sintomas está diretamente relacionada à idade gestacional; a infecção fetal durante o primeiro trimestre leva à rubéola congênita em pelo menos 80% dos fetos; entretanto, uma infecção durante o quarto mês pode levar a 10% de risco de um único defeito congênito. No segundo trimestre da gravidez, a surdez é a principal complicação.

C. Achados laboratoriais

Quando há suspeita de rubéola, o diagnóstico requer confirmação sorológica. O diagnóstico da infecção aguda por rubéola na elevação do anticorpo IgM, no aumento de 4x ou mais nos títulos de anticorpo IgG ou no isolamento do vírus.

Acredita-se que a imunidade à rubéola mude com gestações subsequentes, embora os dados de Hong Kong (imunidade mais baixa) e do Reino Unido (imunidade mais alta) tenham apresentado resultados diferentes.

A IgM é detectável em 50% dos pacientes no primeiro dia da erupção, mas na maioria no quinto dia após o início da erupção. O teste de anticorpos pode ser realizado no soro ou na saliva. Um teste IgM positivo isolado não implica necessariamente em infecção aguda. Os anticorpos IgM podem persistir após uma infecção ou podem ser falso-positivos por causa da reatividade cruzada com outros antígenos, como EBV, CMV, eritrovírus e fator reumatoide. *É muito importante fazer essa distinção quando há suspeita de infecção na gravidez.* Os ensaios de IgG antirrubéola de alta avidez podem distinguir entre infecção recente e remota. A IgG de baixa avidez é observada em infecções agudas por rubéola e dura até 3 meses após a infecção. Após 3 meses, os anticorpos de baixa avidez são substituídos por anticorpos de alta avidez, indicando infecção remota.

O CDC pode testar o vírus por RT-PCR a partir de *swabs* de garganta, fluidos orais ou secreções nasofaríngeas. O momento da coleta da amostra é importante e é melhor se for coletada nos primeiros 3 dias de uma doença aguda e dentro de 3 meses no caso da síndrome da rubéola congênita. Após os 3 meses de idade, até 50% dos bebês com síndrome da rubéola congênita não eliminam o vírus.

Complicações

As complicações da rubéola são raras, exceto a síndrome da rubéola congênita. A artrite poliarticular e a artralgia ocorrem mais comumente em mulheres adultas, envolvem os dedos, os pulsos e os joelhos e geralmente desaparecem em sete dias, mas podem persistir por semanas. Manifestações hemorrágicas decorrentes de trombocitopenia e danos vasculares ocorrem mais comumente em crianças, diferentemente de outras complicações. Foi relatada hepatite. A encefalite, outra complicação rara, ocorre mais comumente em adultos e tem uma alta taxa de mortalidade.

Tratamento

A infecção por rubéola, incluindo as complicações, é tratada de forma sintomática.

Prevenção

Os pacientes com rubéola devem ser isolados por 7 dias após o início da erupção cutânea.

Nos EUA, a vacina monovalente contra a rubéola não é produzida. A vacina viva atenuada contra o vírus da rubéola está incluída na vacina MMR ou MMRV. Recomenda-se que a primeira dose seja administrada entre 12 e 15 meses de idade. A segunda dose é dada entre os 4 e 6 anos de idade, antes do ingresso na escola. Mais detalhes sobre a programação, os efeitos colaterais e as contraindicações são explicados na seção sobre sarampo. É importante que as meninas estejam imunes à rubéola antes da menarca. Nos EUA, cerca de 80% das mulheres de 20 anos são imunes à rubéola.

A vacina contra a rubéola é segura e altamente eficaz; uma única dose da vacina MMR é cerca de 97% eficaz na prevenção da rubéola. A vacinação fora da faixa etária recomendada (acima de 7 anos de idade) demonstrou ser eficaz, e a adesão à vacina não é afetada pela coadministração da vacina contra febre amarela (na Argentina) ou da vacina contra febre tifoide (na Índia e em Malaui). A vacinação dos profissionais de saúde é eficaz (Itália) para aumentar as taxas gerais, e a imunização seletiva de homens tem sido eficaz no Japão, onde as políticas anteriores incluíam a vacinação direcionada de meninas do ensino fundamental.

O *status* imunológico de pessoas grávidas deve ser avaliado porque os títulos de anticorpos caem em cerca de 10% dos indivíduos vacinados dentro de 12 anos após a vacinação. Embora não existam evidências de resultados adversos com a imunização de gestantes com MMR, ainda é recomendado que as mulheres evitem a gravidez por pelo menos 4 semanas após a vacinação. *Devem ser oferecidas oportunidades para vacinar todas as mulheres em idade fértil.*

A administração de vacinas vivas a pacientes imunocomprometidos é controversa. Em pacientes que recebem terapia imunossupressora, bem como em pacientes que foram submetidos a transplante de órgãos sólidos ou de medula óssea, a soroconversão é maior para rubéola do que para sarampo, caxumba e varicela. Além disso, a resposta a vacinas vivas atenuadas pode ser reduzida em razão da presença de anticorpos de IVIG ou outros produtos sanguíneos.

A segurança é outra preocupação ao administrar vacinas vivas atenuadas a pacientes imunocomprometidos. Como a vacina MMR é contraindicada em receptores de transplante de órgãos sólidos, as evidências recomendam que os pacientes soronegativos recebam uma ou duas doses da vacina MMR pelo menos 4 semanas antes do transplante de órgãos sólidos. Os pacientes que passaram por transplante de medula óssea perdem anticorpos específicos de antígenos e devem ser revacinados independentemente da história de vacinação. As diretrizes que as vacinas MMR e varicela sejam administradas a pacientes soronegativos sem doença do enxerto contra o hospedeiro dois anos após o transplante de células-tronco hematopoiéticas.

Prognóstico

A rubéola geralmente é uma doença leve e raramente dura mais de 3 a 4 dias. A rubéola congênita tem uma alta taxa de mortalidade fetal, e os defeitos congênitos associados são, em grande parte, permanentes.

Quando encaminhar

- Gravidez.
- Meningoencefalite.
- Reações significativas à vacinação.
- Todos os casos suspeitos devem ser relatados às autoridades de saúde pública.

Pawaskar M et al. Use of M-M-R II outside of the routinely recommended age range – a systematic literature review. Hum Vaccin Immunother. 2022;18:1. [PMID: 34128759]

Plotkin SA. Rubella eradication: not yet accomplished, but entirely feasible. J Infect Dis. 2021;224:S360. [PMID: 34590132]
Winter AK et al. Rubella. Lancet. 2022;399:1336. [PMID: 35367004]
Zimmerman LA et al. Progress toward rubella and congenital rubella syndrome control and elimination – worldwide, 2012- 2020. MMWR Morb Mortal Wkly Rep. 2022;71:196. [PMID: 35143468]

4. Poliomielite

> ### FUNDAMENTOS DO DIAGNÓSTICO
>
> - Período de incubação de 7 a 14 dias após a exposição.
> - Cefaleia, rigidez no pescoço, febre, vômito, faringite.
> - Lesão do neurônio motor inferior (mielite flácida) com diminuição dos reflexos tendinosos profundos e perda de massa muscular; sensação intacta.

Considerações gerais

O vírus da poliomielite, um enterovírus, é altamente contagioso pela via fecal-oral, especialmente durante a primeira semana de infecção. Existem três sorotipos de poliovírus selvagem; no entanto, apenas o poliovírus selvagem tipo 1 permaneceu endêmico desde 2012. O Paquistão e o Afeganistão são os únicos países com transmissão endêmica do poliovírus selvagem, com 7 e 6 casos, respectivamente, embora Moçambique também tenha registrado 1 caso em 2022. É preocupante o aumento de surtos de poliomielite derivada de vacina. Entre agosto de 2022 e agosto de 2023, foram registrados 612 casos circulantes de VDPV em 27 países do mundo. A OMS considera os seguintes países como tendo surtos de pólio em andamento: vírus selvagem da pólio tipo 1 no Afeganistão, Moçambique e Paquistão; vírus circulante da pólio derivado da vacina tipo 1 (VDPV1) em Madagascar, Moçambique, Malaui, RDC e Congo. Além disso, a OMS reconhece 22 países (Israel e 21 na África) infectados com VDPV2 circulante; uma lista completa pode ser encontrada no *site* polioeradication.org. Em julho de 2022, um caso de poliomielite paralítica causada pelo VDPV2 foi identificado nos EUA (no condado de Rockland, Nova York). Testes de águas residuais detectaram o VDPV2 no condado de Rockland e em condados vizinhos de agosto de 2022 a fevereiro de 2023, mas as amostras estão limpas desde essa data. Guatemala, Israel e Reino Unido relataram amostras ambientais positivas.

Estão sendo relatados casos de mielite flácida aguda (anteriormente denominada paralisia flácida aguda) semelhante à poliomielite, mas não causada pelo vírus da poliomielite (ver Mielite flácida aguda).

Achados clínicos

A. Sintomas e sinais

Pelo menos 95% das infecções são assintomáticas. Os pacientes que se tornam sintomáticos podem apresentar poliomielite abortiva, poliomielite não paralítica ou poliomielite paralítica. A síndrome pós-poliomielite é a constelação de sintomas que afetam os sobreviventes da pólio e não é infecciosa.

1. **Poliomielite abortiva** – Os sintomas inespecíficos dessa doença menor incluem febre, cefaleia, vômito, diarreia, constipação e faringite com duração de 2 a 3 dias.

2. **Poliomielite não paralítica** – Além dos sintomas acima, ocorrem sinais de irritação meníngea e espasmo muscular na ausência de paralisia franca.

3. **Poliomielite paralítica** – Caracteriza-se por uma paralisia flácida assimétrica que afeta principalmente os músculos proximais das extremidades inferiores; o período febril ocorre durante 2 a 3 dias. A perda sensorial é muito rara. A poliomielite paralítica é dividida em duas formas, que podem coexistir: (1) **poliomielite espinhal** envolvendo os músculos inervados pelos nervos espinhais e (2) **poliomielite bulbar** envolvendo os músculos supridos pelos nervos cranianos (especialmente os nervos IX e X) e dos centros respiratório e vasomotor. O aspecto mais ameaçador à vida da poliomielite bulbar é a paralisia respiratória. A incidência de poliomielite paralítica é maior quando as infecções são contraídas mais tarde na vida.

4. **Síndrome pós-poliomielite** – A síndrome apresenta sinais de desnervação crônica e nova. Os sintomas mais frequentes são paresia progressiva dos membros musculares com atrofia muscular, com fasciculações e fibrilação durante a atividade de repouso. A síndrome das pernas inquietas também é relatada.

B. Achados laboratoriais

O vírus pode ser recuperado de lavagens da garganta (precoces) e fezes (precoces e tardias), e a PCR de lavagens, fezes ou LCR também pode facilitar o diagnóstico. Os achados do LCR incluem os seguintes: (1) pressão e proteína normais ou ligeiramente aumentadas, (2) glicose não diminuída e (3) contagem de leucócitos geralmente inferior a 500/mcL ($0,5 \times 10^9$/L) e principalmente linfócitos após as primeiras 24 horas. Os achados no LCR são normais em 5% dos pacientes. Os anticorpos neutralizantes e fixadores de complemento aparecem durante a primeira ou a segunda semana da doença. Os testes sorológicos não conseguem distinguir entre infecções por vírus do tipo selvagem e relacionadas à vacina.

Diagnóstico diferencial

A polineurite inflamatória aguda (síndrome de Guillain-Barré), a infecção pelo vírus da encefalite japonesa, a infecção pelo vírus do Nilo Ocidental e a paralisia por carrapato podem se assemelhar à poliomielite. Na síndrome de Guillain-Barré (ver Cap. 24), a fraqueza é mais simétrica e ascendente na maioria dos casos, mas a variante Miller Fisher de Guillain-Barré é semelhante à poliomielite bulbar. A parestesia é incomum na poliomielite, mas comum na síndrome de Guillain-Barré. O líquido cerebroespinal geralmente tem alto teor de proteína, mas a contagem de células é normal na síndrome de Guillain-Barré. Embora não haja evidência de infecção por poliomielite na mielite flácida aguda que se assemelha à poliomielite, os enterovírus são isolados em alguns casos de mielite flácida aguda.

Tratamento

Na fase aguda da poliomielite paralítica, os pacientes devem ser hospitalizados. Em casos de fraqueza respiratória ou paralisia, é necessário tratamento intensivo. A fisioterapia intensiva pode ajudar a recuperar alguma função motora com paralisia. A atenção aos distúrbios psicológicos na doença de longa duração também é importante.

Indivíduos imunodeficientes têm excreção prolongada de poliovírus, o que leva à circulação do vírus e ameaça os esforços de erradicação da pólio.

Os imunomoduladores, como prednisona, interferon e IVIG, não demonstram nenhum benefício claro no tratamento da síndrome pós-poliomielite.

Prognóstico

A taxa de mortalidade por caso de poliomielite paralítica varia entre 2% e 30%, dependendo da idade. A poliomielite bulbar tem uma taxa de mortalidade de até 75%.

Prevenção

Por conta da distribuição epidemiológica da poliomielite e à preocupação contínua com a doença associada à vacina com a VOP viva trivalente, a vacina parenteral inativa (Salk) (VIP) é usada nos EUA em todas as quatro doses recomendadas (aos 2 meses, 4 meses, 6-18 meses e 4-6 anos de idade).

Como a maior parte do poliovírus derivado da vacina em circulação e da poliomielite associada à vacina é a VOP viva do tipo 2, a OMS substituiu em todo o mundo a VOP viva trivalente (que contém os tipos 1, 2 e 3) pela VOP viva bivalente (tipos 1 e 3) em 2016. O objetivo é substituir todas as VOP vivas pela vacinação parenteral inativa para eliminar a circulação do poliovírus. As vantagens da vacinação oral, no entanto, são a facilidade de administração, o baixo custo, a imunidade local efetiva, a imunidade circular e a imunidade de rebanho. A VOP monovalente tipo 2 (mVOP2) e a VOP trivalente são usadas para controle em países com surtos do tipo 2 derivados da vacina. Uma nova vacina oral contra a poliomielite tipo 2 (nVOP2) foi desenvolvida em resposta aos surtos de poliovírus tipo 2 derivados de vacina em circulação e demonstrou ser segura e imunogênica em adultos previamente imunizados. Os estudos realizados até o momento mostraram que a nVOP2 é mais estável geneticamente do que a mVOP2 e, portanto, menos propensa a reverter para a neurovirulência. A nVOP2 foi recomendada para uso inicial de acordo com o procedimento de listagem de uso emergencial da OMS em novembro de 2020.

Várias medidas com vacinas inativadas reduzem os custos e aumentam a cobertura, incluindo adjuvantes mais novos, novos sistemas de administração com adesivos de microagulhas e o desenvolvimento de formatos multimodais e combinados, incluindo doses fracionadas (Bangladesh).

A imunização de rotina de adultos na maior parte dos EUA *não é mais recomendada* por conta da baixa incidência da doença. Em decorrência da crescente preocupação com a transmissão da poliomielite em Nova York em 2022, o Departamento de Saúde do Estado de Nova York começou a recomendar que os adultos não vacinados anteriormente recebessem a vacina e que as pessoas que iniciassem a série de vacinas após os 4 anos de idade recebessem um total de 3 doses. A vacinação deve ser considerada para adultos não vacinados na década anterior, expostos à poliomielite ou que planejam viajar para áreas endêmicas e adultos envolvidos em atividades de alto risco (p. ex., profissionais de laboratório que manipulam fezes).

Quando encaminhar

Qualquer caso suspeito deve ser encaminhado às autoridades de saúde pública.

Capeding MR et al. Safety and immunogenicity of a new inactivated polio vaccine made from Sabin strains: a randomized, double-blind, active-controlled, phase 2/3 seamless study. J Infect Dis. 2022;226:308. [PMID: 33351072]

Kumar P et al. Current and next-generation formulation strategies for inactivated polio vaccines to lower costs, increase coverage, and facilitate polio eradication. Hum Vaccin Immunother. 2022;18:2154100. [PMID: 36576132]

World Health Organization (WHO). Global Polio Eradication Initiative. Polio today. https://polioeradication.org/polio-today

5. Mielite flácida aguda

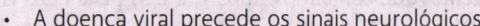

FUNDAMENTOS DO DIAGNÓSTICO

- A doença viral precede os sinais neurológicos.
- A paralisia flácida geralmente afeta os membros superiores ou todos os quatro membros.
- O enterovírus é comumente isolado; a poliomielite deve ser descartada.

Considerações gerais

Antes da ampla vacinação contra a poliomielite na década de 1950, a poliomielite era a causa mais comum de mielite flácida aguda (também conhecida como paralisia flácida aguda). Mais recentemente, as enteroviroses não relacionadas à poliomielite são a causa mais frequente da mielite flácida aguda. Essa doença foi relatada em toda a África (20 países), na região do Mediterrâneo Oriental (5 países), intermitentemente na Europa (Alemanha e França) e nos EUA (50 estados e Washington D.C.). O CDC iniciou a vigilância da mielite flácida aguda em 2014. Desde então, foram registrados três surtos nos EUA. O maior surto até o momento ocorreu em 2018, com 238 casos confirmados; a maioria teve uma doença viral anterior no mês anterior à apresentação dos sinais neurológicos. Os sinais neurológicos mais comuns envolviam os membros superiores ou todos os quatro membros. Os vírus mais comumente associados foram o enterovírus A71 e o enterovírus D68. Em todos os casos, a poliomielite foi descartada, mas nem sempre foi possível determinar a causa exata da mielite flácida aguda. A contagem atualizada de casos nos EUA pode ser encontrada em https:// www.cdc.gov/acute-flaccid-myelitis/cases-in-us.html.

Achados clínicos

A mielite flácida aguda geralmente é uma doença infantil; a idade média de apresentação é de 5 anos. Os casos geralmente se apresentam no final do verão ou no início do outono. Os 3 estágios clínicos da mielite flácida aguda são: doença prodrômica, lesão neurológica aguda e convalescença.

A. Sintomas e sinais

O pródromo geralmente consiste em febre, sintomas respiratórios superiores e sintomas gastrointestinais. Uma a quatro semanas depois, os sintomas neurológicos começam e geralmente se manifestam como fraqueza flácida nos membros com reflexos reduzidos. Pode haver recorrência da febre, e o paciente apresenta mialgia e fraqueza flácida em um ou mais membros. As extremidades superiores são afetadas com mais frequência do que as extremidades inferiores. Depois que os novos sintomas neurológicos diminuem, a fase de convalescença pode durar de meses a anos. Durante esse período, os pacientes podem apresentar fraqueza e atrofia muscular residual.

B. Achados laboratoriais

A análise do líquido cerebroespinal mostra pleocitose (contagem de leucócitos superior a 5/mcL [$0,005 \times 10^9$/L]) frequentemente associada a um nível elevado de proteína (e uma concentração normal de glicose).

Todos os indivíduos com suspeita de mielite flácida aguda devem ser testados para enterovírus (incluindo D68 e A71) e rinovírus de locais anatômicos relevantes. Também deve ser considerado o teste para arbovírus, adenovírus e herpes-vírus. Todos os casos suspeitos devem ser relatados ao departamento de saúde estadual, ao CDC ou a ambos.

C. Exames de imagem

As ressonâncias magnéticas do cérebro e da medula espinal devem ser acompanhadas de punção lombar. A RM normalmente mostra doença na substância cinzenta central da medula espinhal no local das células do corno anterior.

Tratamento

Não existe tratamento específico para a mielite flácida aguda. O gerenciamento consiste em cuidados de suporte. Muitas terapias adjuvantes foram usadas, incluindo IVIG, corticosteroides em altas doses e plasmaférese, mas nenhuma demonstrou eficácia. Os neurologistas especializados no tratamento da mielite flácida aguda podem ser contatados por meio do *AFM PhysiCian Consult and Support Portal* em https://bit.ly/2Y2U3VR.

A terapia de longo prazo durante a fase de convalescença deve incluir fisioterapia e quaisquer outras formas de reabilitação física.

Prevenção

Três vacinas eficazes contra o enterovírus-A71 foram licenciadas na China para crianças.

Chen J et al. Clinical evaluation of the lot-to-lot consistency of an enterovirus 71 vaccine in a commercial-scale phase IV clinical trial. Hum Vaccin Immunother. 2022;18:2063630. [PMID: 35714273]

Liu X et al. Immunogenicity and safety of an inactivated enterovirus 71 vaccine co-administered with measles-mumps-rubella vaccine and live attenuated Japanese encephalitis vaccine: a phase 4, single-center, randomized controlled trial. Hum Vaccin Immunother. 2021;17:5348. [PMID: 34905446]

Murphy OC et al. Acute flaccid myelitis: cause, diagnosis, and management. Lancet. 2021;397:334. [PMID: 33357469]

Outros vírus neurotrópicos

1. Raiva

FUNDAMENTOS DO DIAGNÓSTICO

- História de mordidas de animais.
- Parestesias, hidrofobia, acessos de fúria alternados com períodos de calma.
- Convulsões, paralisia, saliva espessa e tenaz.

Considerações gerais

A raiva é uma encefalite viral (rabdovírus) transmitida pela saliva infectada que entra no corpo por meio de uma mordida de animal ou de uma ferida aberta. Em todo o mundo, mais de 17 milhões de casos de mordidas de animais são registrados a cada ano, e estima-se que cerca de 59 mil mortes anuais sejam atribuídas à raiva. A raiva é endêmica em mais de 150 países; estima-se que mais de 40% da população mundial viva em áreas sem vigilância da raiva. A maioria dos casos ocorre em áreas rurais da África e da Ásia. Em países de baixa e média renda, mais de 90% dos casos humanos e 99% das mortes humanas por raiva são secundárias a mordidas de cães infectados. A raiva entre viajantes para áreas endêmicas geralmente está associada a ferimentos em animais (incluindo cães no norte da África e na Índia, gatos no Oriente Médio e primatas não humanos na África Subsaariana e na Ásia), sendo a maioria dos casos associados a viagens que ocorrem dentro de 10 dias após a chegada. As áreas livres de raiva incluem grande parte da Europa Ocidental, Austrália, Nova Zelândia, Japão e o estado do Havaí, nos EUA. Um mapa que descreve essas áreas está disponível na Wikimedia Commons (https://commons.wikimedia.org/wiki/File:Rabies_ Free_Countries_and_Territories.svg).

Nos EUA, os casos de raiva contraída domesticamente são raros (cerca de 92% dos casos estão associados à vida selvagem), mas provavelmente são subnotificados. Relatórios provenientes principalmente da Costa Leste mostram um aumento da raiva entre gatos, com cerca de 1% dos gatos testados apresentando soropositividade. O número de casos anuais nos EUA é de 1 a 3 casos (https://www.cdc.gov/rabies/location/usa/surveillance/human_ rabies.html). Entre 1960 e 2018, um total de 125 casos de raiva humana foram relatados nos EUA. Tais casos incluíram 36 (28%) com história de mordidas de cães durante viagens internacionais. Os 89 casos restantes (72%) foram contraídos nos EUA, na maioria das vezes por morcegos.

A vigilância da raiva animal em 2018 mostrou 4.951 casos de animais e 3 casos humanos ocorridos em 49 estados e em Porto Rico. *Os animais selvagens foram responsáveis por 92,7% dos casos e, entre os animais selvagens, os morcegos foram o animal mais comum (33%).* Os reservatórios de animais silvestres, com cada espécie tendo sua própria variante de raiva, seguem uma distribuição geográfica única nos EUA: guaxinins na Costa Leste; gambás no Centro-Oeste, Sudoeste e Califórnia; e raposas no Sudoeste e no Alasca. Entretanto, algumas áreas têm todos os três reservatórios de vida selvagem (p. ex., a região montanhosa do Texas) https://www.cdc.gov/rabies/location/usa/surveillance/ wild_animals.html.

Guaxinins, morcegos e gambás foram responsáveis por 86,6% animais raivosos encontrados nos EUA em 2018; outros animais raivosos incluem raposas, gatos, gado e cães. É improvável que roedores e lagomorfos (p. ex., coelhos) disseminem a raiva porque não conseguem sobreviver à doença por tempo suficiente para transmiti-la (marmotas e *groundhogs* são exceções). As epizootias de animais silvestres representam uma ameaça constante à saúde pública, além do perigo de reintrodução da raiva em animais domésticos. A vacinação é a chave para o controle da raiva em pequenos animais e a prevenção da transmissão da raiva para seres humanos.

O vírus entra nas glândulas salivares dos cães de 5 a 7 dias antes de sua morte por raiva, limitando assim seu período de infectividade. As vias de transmissão menos comuns incluem contaminação de membranas mucosas com saliva ou tecido cerebral, transmissão por aerossol e transplante de córnea. As mutações reconhecidas nas proteínas do vírus da raiva podem subverter o sistema imunológico do hospedeiro. A transmissão por meio de transplante de órgãos sólidos e segmentos vasculares de doadores com infecção não reconhecida também é relatada. Vários casos associados a transplantes são relatados, incluindo dois grupos nos EUA. A profilaxia pós-exposição pode ser administrada nesses pacientes e pode evitar o desenvolvimento da doença.

O período de incubação pode variar de 10 dias a muitos anos, mas geralmente é de 3 a 7 semanas, dependendo em parte da distância da ferida em relação ao SNC. O vírus viaja pelos nervos até o cérebro, multiplica-se lá e depois migra pelos nervos eferentes até as glândulas salivares. A infecção pelo vírus da raiva forma corpos de inclusão citoplasmáticos semelhantes aos corpos de Negri. Acredita-se que estes sejam os locais de transcrição e replicação viral.

Achados clínicos

A. Sintomas e sinais

Embora os pacientes geralmente relatem uma mordida de animal, as mordidas de morcego podem não ser reconhecidas. A síndrome prodrômica consiste em dor no local da mordida associada a febre, mal-estar, cefaleia, náusea e vômito. A pele é sensível a mudanças de temperatura, especialmente a correntes de ar (aerofobia). O mioedema de percussão (formação de edema muscular após um leve estímulo de pressão) pode estar presente e persistir durante toda a doença. O comportamento sexual anormal também é um sintoma reconhecido de apresentação da raiva; esse comportamento inclui priapismo e ejaculação frequente em homens e hipersexualidade em mulheres.

O estágio do SNC começa cerca de 10 dias após o pródromo e pode ser encefalítico ("furioso") ou paralítico ("mudo"). A **forma encefalítica** (cerca de 80% dos casos) produz as manifestações clássicas da raiva, como delírio alternado com períodos de calma, espasmos laríngeos extremamente dolorosos ao tentar beber (hidrofobia), estimulação autonômica (hipersalivação) e convulsões. Na **forma paralítica**, menos comum, predomina uma paralisia ascendente aguda semelhante à síndrome de Guillain-Barré, com relativa preservação das funções corticais superiores no início. Ambas as formas progridem de forma implacável para o coma, disfunção do sistema nervoso autônomo e morte.

B. Achados laboratoriais

Os animais mordedores que aparentam estar bem devem ser colocados em quarentena e observados por 10 dias. Os animais doentes ou mortos devem ser testados para raiva. Um animal selvagem, se capturado, deve ser sacrificado e sua cabeça enviada envolto em gelo para o laboratório qualificado mais próximo, a fim de examinar o cérebro em busca de evidências do vírus da raiva. *Quando o animal não puder ser examinado, presume-se que guaxinins, gambás, morcegos e raposas estejam com raiva.*

O teste direto de anticorpos fluorescentes em material de biópsia de pele do pescoço posterior do animal potencialmente infectado (onde os folículos pilosos são altamente inervados) apresenta alta sensibilidade e especificidade. As diretrizes mais recentes estão disponíveis no CDC em https://www.cdc.gov/rabies/pdf/ emergency-shortage-of-conjugates-update-508.pdf.

RT-PCR quantitativo, amplificação baseada em sequência de ácidos nucleicos, teste imuno-histoquímico rápido direto e isolamento viral do LCR ou da saliva do paciente são recomendados como ensaios de diagnóstico definitivo. Os anticorpos podem ser detectados no soro e no LCR. As amostras patológicas geralmente demonstram corpos de inclusão eosinofílicos redondos ou ovais (corpos de Negri) no citoplasma das células neuronais, mas esse achado não é sensível nem específico. Os sinais de ressonância magnética são difusos e inespecíficos.

Tratamento e prognóstico

O tratamento requer cuidados intensivos com atenção às vias aéreas, manutenção da oxigenação e controle das convulsões. As precauções universais são essenciais. Os corticosteroides não são úteis. Quando os sintomas aparecem, a sobrevivência é rara e os dados são insuficientes para fornecer uma estimativa de sucesso.

Se a profilaxia pós-exposição (discutida a seguir) for administrada precocemente, antes do surgimento dos sinais clínicos, sua eficácia será de quase 100% na prevenção da doença. Após o início dos sintomas, a morte é quase inevitável dentro de 7

dias, geralmente por insuficiência respiratória. A maioria das mortes ocorre em pessoas com doença não diagnosticada que não buscam atendimento médico ou em indivíduos que não recebem profilaxia pós-exposição. Os casos muito raros em que os pacientes se recuperam sem cuidados intensivos são denominados "raiva abortiva".

Prevenção

A imunização de cães e gatos domésticos e a imunização ativa de pessoas com exposição significativa a animais (p. ex., veterinários) são importantes. As decisões mais importantes, no entanto, dizem respeito a mordidas de animais. Os animais que são fontes frequentes de infecção para viajantes são cães, gatos e primatas não humanos.

No mundo em desenvolvimento, a educação, a vigilância e os programas de vacinação de animais (especialmente cães) (em intervalos recorrentes) são preferíveis à destruição em massa de cães, que normalmente é seguida pela invasão de animais selvagens suscetíveis em áreas urbanas. Em alguns países da Europa Ocidental, campanhas de vacinação oral de animais selvagens levaram à erradicação da raiva na vida selvagem.

A. Tratamento local de mordidas e arranhões de animais

É importante fazer uma assepsia completa, desbridamento e lavagem repetida das feridas com água e sabão. A imunoglobulina antirrábica (RIG) ou o antissoro devem ser administrados conforme indicado abaixo. As feridas causadas por mordidas de animais não devem ser suturadas.

B. Imunização pós-exposição

A decisão de tratar deve se basear nas circunstâncias da mordida, incluindo a extensão e a localização do ferimento, o animal mordedor, a história de vacinação anterior e a epidemiologia local da raiva. *Qualquer contato ou suspeita de contato com um morcego, gambá ou guaxinim geralmente é considerado uma indicação suficiente para justificar a profilaxia.* Recomenda-se consultar os departamentos de saúde estaduais e locais. O tratamento pós-exposição, incluindo imunoglobulina e vacinação, deve ser administrado o mais rápido possível quando indicado.

Para pacientes que não receberam a vacina antirrábica antes da possível exposição, a forma ideal de **imunização passiva** é a RIG humana (HRIG), 20 UI/kg, em dose única, embora os dados de 2020 da Costa do Marfim sejam inconclusivos quanto à sua eficácia. A maior parte possível da dose total deve ser infiltrada ao redor da ferida, e o restante deve ser administrado por via intramuscular em um local distante da ferida. Os espaços dos dedos podem ser injetados com segurança sem o desenvolvimento de uma síndrome compartimental. Foi demonstrado que a lidocaína tópica a 2% reduz a dor associada à injeção. Na ausência de HRIG, após a realização de testes adequados de sensibilidade ao soro equino, pode-se utilizar o antissoro antirrábico equino (40 UI/kg).

Duas vacinas contendo vírus da raiva inativados estão licenciadas para **imunização ativa** e disponíveis para uso em humanos nos EUA: a vacina de células diploides humanas

(HDCV, Imovax) e a vacina de células embrionárias de pintinho purificadas (PCECV, RabAvert). Várias estratégias de profilaxia pós-exposição são recomendadas. A mais comumente usada é a estratégia "Essen abreviada", em que qualquer uma das vacinas atuais é administrada em quatro doses intramusculares de 1 mL no músculo deltoide ou, em crianças pequenas, nos músculos anterolaterais da coxa nos dias 0, 3, 7 e 14 após a exposição (a quinta dose aos 28 dias após a exposição não é mais recomendada, exceto em pacientes imunossuprimidos). A vacina não deve ser administrada na região glútea em razão de resposta abaixo do ideal. Uma estratégia alternativa de vacinação intramuscular que leva apenas uma semana, com injeções nos dias 0, 3 e 7 após a exposição com uma vacina antirrábica de células Vero purificadas (PVRV, Verorab), demonstrou ser eficaz na obtenção de títulos neutralizantes adequados nos dias 14 e 28 em um estudo da Tailândia; essa vacina não está disponível nos EUA. Diversas novas vacinas antirrábicas permanecem em testes clínicos, incluindo vacinas de adenovírus de chimpanzés com defeito de replicação (ChAd155-RG e ChAdOx2 RabG) e uma vacina de mRNA (CureVac CV7202).

Uma alternativa à RIG, um coquetel de anticorpos monoclonais denominado SYN023 e desenvolvido por uma empresa taiwanesa com apoio chinês e americano, concluiu a fase 3 em dezembro de 2022. Ele reduz a eficácia da RIG se administrado simultaneamente à vacinação. Estudos realizados na China apoiam o uso do anticorpo antirrábico humano recombinante (NM57) como sendo igual em eficácia à imunoglobulina antirrábica humana (HRIG). Um novo anticorpo monoclonal, também da China, o mutivimab, demonstrou ser seguro, com menos interferência quando administrado com uma vacina contra a raiva e com menos reações adversas do que a RIG. Recentemente, foi comprovado que ele não é inferior à HRIG em um estudo de fase 3.

A OMS apoia uma estratégia de vacinação intradérmica usando o Verorab e a vacina inativada contra o vírus da raiva Rabipur (uma formulação alternativa da célula de embrião de galinha purificada) (0,1 mL por injeção intradérmica) para regiões do mundo onde a vacina é escassa. Qualquer uma das vacinas pode ser administrada em dois locais nos dias 0, 3, 7 e 28. Uma revisão de 2019 confirma a adequação do Verorab para a profilaxia da raiva. O Verorab-NG (próxima geração) também é seguro em crianças. Um estudo de três vacinas antirrábicas humanas usadas internacionalmente (HDCV, PVRV e PCECV) mostra imunogenicidade semelhante, embora a HDCV apresente menos efeitos colaterais.

As vacinas contra a raiva e a HRIG nunca devem ser administradas na mesma seringa ou no mesmo local. Reações alérgicas às vacinas são raras e incluem relato de perda auditiva neurossensorial unilateral súbita e púrpura trombocitopênica imune, embora as reações locais (prurido, eritema, sensibilidade) ocorram em cerca de 25% e reações sistêmicas leves (cefaleias, mialgias, náuseas) em cerca de 20% dos receptores. Foram relatados casos raros de encefalite pós-imunização. As vacinas intradérmicas parecem ser mais bem toleradas do que as intramusculares, especialmente em crianças pequenas (embora os títulos obtidos com as vacinas intramusculares sejam mais altos, os títulos obtidos com a vacinação intradérmica são considerados suficientes para a proteção contra a raiva clínica). As vacinas estão disponíveis comercialmente ou podem ser obtidas por meio dos departamentos de saúde. As reações adversas à HRIG parecem ser mais frequentes em mulheres e raras em crianças pequenas.

Em pacientes com história de vacinação anterior, a necessidade de HRIG é eliminada (a HRIG está em falta em todo o mundo), mas a vacinação pós-exposição ainda é necessária. A vacina deve ser administrada em 1 mL no músculo deltoide 2x (nos dias 0 e 3). Nem a forma passiva nem a ativa da profilaxia pós-exposição estão associadas a anormalidades fetais e, portanto, a gravidez não é considerada uma contraindicação à vacinação. A transmissão da raiva no periparto pode ocorrer, mas é rara. Os recém-nascidos também podem receber as duas formas de profilaxia pós-exposição ao nascer.

A OMS tem um programa para erradicar a raiva humana transmitida por cães até 2030.

C. Imunização pré-exposição

A profilaxia pré-exposição com 2 doses de vacina antirrábica administradas por via intramuscular foi oficialmente endossada pelo CDC em 2022, com base nas recomendações do *Advisory Committee on Immunization Practices Rabies Work Group*. Antes de 2022, uma série de 3 doses era recomendada para a profilaxia pré-exposição. Injeções da vacina de células diploides humanas (Imovax) ou da vacina purificada de células de embrião de pintinho (RabAvert) por via intramuscular (1 mL nos dias 0 e 7) são recomendadas para a profilaxia pré-exposição. O Grupo de Trabalho também redefiniu as categorias de risco. As categorias de risco mais alto (1 e 2) incluem exposições que podem ser reconhecidas e se aplicam à equipe de laboratório que lida com diagnóstico do vírus da raiva, profissionais que frequentemente realizam necrópsias ou que manipulam morcegos. A recomendação de verificar os títulos de anticorpos contra a raiva periodicamente após a vacinação nessas categorias foi mantida. Veterinários, técnicos veterinários, responsáveis pelo controle de animais, estudantes ou estagiários e viajantes de longo prazo para áreas remotas em países endêmicos foram classificados como categoria de risco 3. Os viajantes de curto prazo sem previsão de viagens de alto risco nos últimos 3 anos após a vacinação constituem a categoria de risco 4. Tanto a categoria 3 como a 4 estão associadas apenas a exposições reconhecidas; a verificação de títulos em série para essas pessoas é desnecessária porque as exposições reconhecidas devem sempre levar à avaliação da profilaxia pós-exposição. Para a categoria de risco 3, recomenda-se uma verificação única do título durante os anos 1 a 3 após uma série primária de duas doses e uma vacina de reforço se o título for menor que 0,5 UI/mL. Como alternativa, pode-se considerar uma vacina de reforço preventiva sem verificar os níveis de título entre o 21º dia e o 3º ano após a vacinação primária de duas doses.

Doenças e agentes imunossupressores, incluindo corticoesteroides e antimaláricos – em especial a cloroquina – podem diminuir a resposta dos anticorpos.

Entre as pessoas com condições temporárias de imunocomprometimento, recomenda-se, quando possível, adiar a vacinação até que a condição de imunocomprometimento seja resolvida; se não puder ser resolvida ou temporariamente reservada, a vacinação contra a raiva poderá ser administrada. O título de anticorpos deve ser verificado depois de 2 a 4 semanas após a conclusão da vacinação de duas doses. Se o título for inferior a 0,5 UI/mL, deverá ser administrada uma dose de reforço, seguida de uma verificação subsequente do título. As autoridades locais ou estaduais de saúde pública devem ser consultadas para obter orientação se duas doses de reforço não obtiverem resposta.

Quando encaminhar

A suspeita de raiva requer contato com as autoridades de saúde pública para iniciar a profilaxia passiva e ativa adequada e a observação de casos suspeitos. Um conjunto de diretrizes para determinar a necessidade de tratamento com base no tipo de exposição está disponível no *site* da OMS: https://www.who.int/news-room/fact-sheets/detail/rabies.

Quando hospitalizar

- Disfunção respiratória, neuromuscular ou do SNC consistente com raiva.
- Pacientes com suspeita de raiva requerem o início da terapia até que a doença seja descartada em animais suspeitos, e isso requer a coordenação do atendimento com base na probabilidade de adesão do paciente, disponibilidade de instalações para pacientes internados e ambulatoriais e resposta das equipes locais de saúde pública.

Moulenat T et al. Purified Vero cell rabies vaccine (PVRV, Verorab®): a systematic review of intradermal use between 1985 and 2019. Trop Med Infect Dis. 2020;5:40. [PMID: 32156005]

Rao AK et al. Use of a modified preexposure prophylaxis vaccination schedule to prevent human rabies: recommendations of the Advisory Committee on Immunization Practices – United States, 2022. MMWR Morb Mortal Wkly Rep. 2022; 71:619. [PMID: 35511716]

Wang SY et al. Immunogenicity and safety of human diploid cell vaccine (HDCV) vs. purified Vero cell vaccine (PVRV) vs. purified chick embryo cell vaccine (PCECV) used in post-exposure prophylaxis: a systematic review and meta-analysis. Hum Vaccin Immunother. 2022;18:2027714. [PMID: 35192787]

Zhang J et al. Population pharmacodynamic analyses of human anti-rabies virus monoclonal antibody (ormutivimab) in healthy adult subjects. Vaccines (Basel). 2022;10:1218. [PMID: 36016106]

2. Encefalite por arbovírus

FUNDAMENTOS DO DIAGNÓSTICO

- Doença febril aguda; pode haver erupção cutânea; rigidez no pescoço que progride para estupor, coma e convulsões.
- Sinais de lesão do neurônio motor superior: reflexos tendinosos profundos exagerados, reflexos superficiais ausentes e paralisia espástica.

- A pressão de abertura do LCR e a proteína estão frequentemente aumentadas com pleocitose linfocítica.

Considerações gerais

Os arbovírus são patógenos virais transmitidos por artrópodes, transportados por mosquitos ou carrapatos que produzem manifestações clínicas em humanos. Os **patógenos transmitidos por mosquitos** incluem: togavírus, a maioria dos quais é do gênero *Alphavirus*, incluindo a encefalite por vírus equino oriental, venezuelano e ocidental (EEEV, VEEV, WEEV), chikungunya e vírus Mayaro; flavivírus (West Nile, encefalite de St. Louis [cuja epidemiologia mostra uma migração para o oeste nos EUA], encefalite japonesa, encefalite de Murray Valley, dengue, Zika, febre amarela e vírus Rocio); e ortobunyavírus, incluindo os vírus do sorogrupo da Califórnia (Jamestown Canyon [observado principalmente nos estados do nordeste dos EUA], La Crosse [observado principalmente na região superior do meio-oeste e no meio do Atlântico] e vírus Keystone). As causas de encefalite transmitidas por carrapatos incluem os flavivírus Powassan (nordeste da América do Norte e Grandes Lagos) e o vírus da encefalite transmitida por carrapatos (Europa e Ásia), bem como o reovírus da febre do carrapato do Colorado. Somente os vírus que causam principalmente encefalite nos EUA serão discutidos aqui. Os arbovírus mais comumente encontrados em 2020 nos EUA são o vírus do Nilo Ocidental (731 casos, 83% da doença arboviral), o vírus La Crosse (88 casos, 10%), o vírus Powassan (21 casos, 2%), a encefalite de St. Louis (16,2%), encefalite equina oriental, 13 casos (1%), vírus Jamestown Canyon (13, 1%) e 2 vírus do sorogrupo da Califórnia não especificados. Dos casos do vírus do Nilo Ocidental, 559 (78%, um aumento de 68% em 2019) foram considerados neuroinvasivos, enquanto a taxa de neuroinvasivos foi menor para LaCrosse (54, 61%), mas quase universal para Powassan, encefalite de St. Louis. Casos de encefalite por EEEV foram registrados em 45 estados. Acredita-se que um surto de EEEV em 2019 (com 35% de mortalidade) e a mudança climática no nordeste dos EUA sejam responsáveis por um ressurgimento de casos. Um segundo grupo de casos foi observado em Michigan.

O **vírus do Nilo Ocidental** é a principal causa de doença arboviral contraída internamente nos EUA. A doença do vírus do Nilo Ocidental é uma condição de notificação nacional. Entre os 713 casos de 2020, com base em dados preliminares do CDC de 45 estados. Os estados que registraram a maioria dos casos de doença neuroinvasiva estão no oeste e no sudoeste e incluem a Califórnia com o maior número (179 casos). A soroconversão assintomática é frequente, talvez a norma, e não é relatada.

Os surtos de infecção por Nilo Ocidental tendem a ocorrer entre meados de julho e o início de setembro. Fatores climáticos, incluindo temperaturas médias elevadas e chuvas, estão correlacionados com o aumento da infecção pelo Nilo Ocidental. Na África, em dezembro de 2022, pelo menos 28 países relataram o isolamento do agente entre humanos, animais e vetores. O vírus do Nilo Ocidental circula entre mosquitos (principalmente da espécie *Culex*) e aves. Em casos de surto do vírus do Nilo Ocidental, as aves infectadas desenvolvem viremia de alto nível que leva a uma mortalidade aviária substancial e a uma alta incidência de infecção por mosquitos. Os mosquitos infectados picam e infectam humanos e outros mamíferos. Entretanto, os seres humanos e outros mamíferos são hospedeiros "sem saída", pois não transmitem o vírus a outros mosquitos que picam (embora novos dados sugiram que os cervos de cauda branca possam desempenhar um papel na circulação do vírus do Nilo Ocidental e de outras arboviroses); somente a dengue e o VEEV produzem viremias suficientemente altas para permitir a continuação da transmissão para outros mosquitos e carrapatos entre humanos e vetores. A transmissão de pessoa para pessoa geralmente está relacionada à transfusão de sangue e ao transplante de órgãos. Desde 2003, todas as doações de sangue nos EUA são examinadas com ensaios de amplificação de ácido nucleico para o vírus do Nilo Ocidental. Em uma série internacional de 74 arbovírus transmitidos por transfusão, o vírus do Nilo Ocidental foi responsável por 57% dessas transmissões.

Achados clínicos
A. Sintomas e sinais

A infecção pelo vírus do Nilo Ocidental tem um período de incubação de 2 a 14 dias. A infecção é sintomática em cerca de 20% dos casos e menos de 1% evolui para doença neuroinvasiva, incluindo meningite, encefalite e paralisia flácida. A taxa de letalidade é de 3 a 15% em pacientes sintomáticos.

Os sintomas incluem doença febril aguda, e uma erupção maculopapular não pruriginosa está presente de forma variável. A meningite é indistinguível de outras meningites virais. A encefalite pelo vírus do Nilo Ocidental se apresenta com febre e estado mental alterado. Outros sinais incluem tremores, convulsões, paralisia dos nervos cranianos, paralisia de Bell e outros reflexos patológicos. A paralisia flácida aguda (semelhante à poliomielite), que é assimétrica e pode envolver os músculos faciais e respiratórios, é uma complicação bem conhecida e é menos comumente observada em outras infecções por arbovírus. O vírus do Nilo Ocidental também pode se apresentar como síndrome de Guillain-Barré com radiculopatia. As manifestações da doença associadas à infecção pelo vírus do Nilo Ocidental são fortemente dependentes da idade: a síndrome febril aguda e os sintomas neurológicos leves são mais comuns em jovens, a meningite asséptica e as síndromes semelhantes à poliomielite são observadas em pessoas de meia-idade, e a encefalopatia franca é vista com mais frequência em adultos mais velhos. Todas as formas da doença tendem a ser graves em pessoas imunocomprometidas, nas quais as manifestações neuroinvasivas e a alta mortalidade associada são mais propensas a se desenvolver. Outros fatores de risco para o desenvolvimento de doença neuroinvasiva e aumento da mortalidade incluem raça negra, diabetes, DRC e infecção pelo vírus da hepatite C.

A variação genética do hospedeiro na via de resposta do interferon está associada tanto ao risco de infecção sintomática pelo vírus do Nilo Ocidental quanto ao aumento da probabilidade de progressão da doença pelo vírus do Nilo Ocidental. A variação intra-hospedeiro de quase-espécies também foi documentada para a encefalite equina do leste.

B. Achados laboratoriais

A contagem de leucócitos periféricos geralmente é normal. A pleocitose linfocítica no LCR, e as células nucleares polimórficas predominam no início. O diagnóstico das encefalites arbovirais depende de testes sorológicos. Para o vírus do Nilo Ocidental, um Elisa de captura de IgM no soro ou no LCR é quase sempre positivo no momento em que a doença é clinicamente evidente, e a presença de IgM no LCR indica doença neuroinvasiva. A documentação de um aumento de 4x nos títulos de IgG agudos/convalescentes é confirmatória para todos os arbovírus. Os anticorpos contra arbovírus persistem por toda a vida, e a presença de IgG na ausência de um título crescente de IgM pode indicar exposição passada em vez de infecção aguda. Os testes sorológicos estão disponíveis comercialmente e por meio dos departamentos de saúde locais e estaduais. Existe reatividade cruzada entre os diferentes flavivírus, portanto, pode ser necessário um ensaio de redução de placa (PRNT) para distinguir definitivamente entre a febre do Nilo Ocidental, a encefalite de St. Louis, entre outros. Os ensaios de PCR (disponíveis em laboratórios estaduais e no CDC) podem ser usados para detectar o RNA viral no soro, LCR ou tecido logo após o início da doença e podem ser particularmente úteis em pacientes imunocomprometidos com respostas anormais de anticorpos. A melhor maneira de fazer a triagem de produtos sanguíneos é usar ensaios de ácido nucleico. A ressonância magnética do cérebro pode revelar aumento das sequências ponderadas em T2 com realce leptomeníngeo, dos gânglios basais, talâmico ou periventricular, ou uma combinação desses.

Diagnóstico diferencial

As formas leves de encefalite devem ser diferenciadas da meningite asséptica, da coriomeningite linfocítica e da poliomielite não paralítica. Um surto simultâneo de encefalite do Nilo Ocidental e de St. Louis em 2015 no condado de Maricopa, Arizona, mostrou que pode ser difícil distinguir as duas clinicamente.

As formas graves de encefalites por arbovírus devem ser diferenciadas de outras causas de encefalite viral (HSV, vírus da caxumba, poliovírus ou outros enterovírus, HIV), encefalite que acompanha doenças exantemáticas em crianças (sarampo, varicela, mononucleose infecciosa, rubéola), encefalite após vacinação ou infecção (um tipo de desmielinização observado após a vacinação contra raiva, sarampo e coqueluche), encefalite tóxica (causada por drogas, venenos ou toxinas bacterianas, como *Shigella dysenteriae* tipo 1), síndrome de Reye e formas graves de AVE, tumores cerebrais, abscesso cerebral, processos autoimunes, como lúpus cerebral, e intoxicações. No *California Encephalitis Project*, a encefalite por receptor anti-N-metil-D-aspartato (anti-NMDAR) é uma causa mais comum de encefalite do que as doenças virais, especialmente em jovens, com 65% dos casos de encefalite por anti-NMDAR ocorrendo em pacientes com 18 anos ou menos.

Complicações

Podem ocorrer pneumonia brônquica, retenção e infecção urinária, fraqueza prolongada e lesões por pressão. A retinopatia ocorre em 24% dos pacientes com história de infecção pelo vírus do Nilo Ocidental e está associada a um risco maior naqueles com encefalite. Indivíduos com sintomas crônicos após a infecção pelo vírus do Nilo Ocidental podem apresentar infecção renal persistente por até 6 anos com RNA do vírus do Nilo Ocidental presente na urina; a infecção renal pode levar a uma patologia renal progressiva.

Tratamento

Embora não haja terapia antiviral específica disponível para a maioria das entidades causadoras, medidas vigorosas de suporte podem ser úteis. Alguns estudos sugerem melhores resultados com uso de IVIG enriquecido com anticorpos contra o vírus do Nilo Ocidental; no entanto, um estudo randomizado e controlado de IVIG não mostrou benefícios. Uma série de agentes está em desenvolvimento para os arbovírus encefalíticos EEEV (vírus da encefalite equina do leste), VEEV (vírus da encefalite equina venezuelana) e WEEV (vírus da encefalite equina do oeste), e seus mecanismos conservados de patogênese oferecem potencial para medicamentos de ação ampla, sendo um dos principais candidatos o CID15997213, um composto de quinazolinona eficaz *in vitro* contra o VEEV e o WEEV, mas não contra o EEEV.

Prognóstico

Embora a maioria das infecções seja leve ou assintomática, o prognóstico é sempre reservado, especialmente nos extremos de idade. O WEEV pode ser gravemente patogênico em pacientes mais jovens, onde a mortalidade em pessoas com menos de 1 ano de idade é de 90%, e o EEV apresenta uma taxa de letalidade de 30%, com até 70% em alguns surtos. A maioria das fatalidades ocorre com a doença neuroinvasiva.

A maioria dos pacientes com doença não neuroinvasiva do vírus do Nilo Ocidental ou meningite do vírus do Nilo Ocidental se recupera completamente, mas uma síndrome de fadiga, mal-estar e fraqueza pode persistir por semanas ou meses. Os pacientes que se recuperam da encefalite do vírus do Nilo Ocidental ou da poliomielite geralmente apresentam déficits neurológicos residuais. A recuperação de pessoas com comprometimento neurológico grave pode levar seis meses ou mais. As sequelas da infecção pelo vírus do Nilo Ocidental incluem uma síndrome semelhante à poliomielite, queixas cognitivas, distúrbios de movimento, epilepsia e depressão, e podem se tornar aparentes tardiamente no curso do que parece ser uma recuperação bem-sucedida.

Outra entidade (infecção não primária), caracterizada por IgG sérica elevada, ausência de IgM sérica e detecção ocasional de RNA do vírus do Nilo Ocidental no sangue ou no LCR, está associada a distúrbios psiquiátricos subjacentes, hospitalização

em períodos não associados ao pico de transmissão do Nilo Ocidental, febre e aumento da mortalidade hospitalar.

O prognóstico de longo prazo é geralmente melhor para a equina ocidental do que para a equina oriental ou a encefalite de St. Louis.

Prevenção

Evitar o mosquito (p. ex., repelentes, roupas de proteção e pulverização de inseticida) é uma prevenção eficaz. Os cuidados prévios em laboratório são indicados para a manipulação de todos esses patógenos. Não há vacina humana disponível para os arbovírus prevalecentes na América do Norte, embora esteja em um ensaio clínico de fase 1, patrocinado pelo NIH, de uma vacina trivalente de partículas semelhantes a vírus contra EEEV, WEEV e VEEV. Uma vacina quimérica viva atenuada contra o vírus do Nilo Ocidental está sendo testada em ensaios clínicos de fase 2 e demonstrou ser segura e imunogênica em adultos saudáveis. Nenhum tratamento licenciado protege contra as outras encefalites arbovirais. Os produtos de transfusão devem ser testados para arbovírus, em especial o vírus do Nilo Ocidental.

Giménez-Richarte A et al. Transfusion-transmitted arboviruses: update and systematic review. PLoS Negl Trop Dis. 2022;16:e0010843. [PMID: 36201547]

Kehn-Hall K et al. Understanding host responses to equine encephalitis virus infection: implications for therapeutic development. Expert Rev Anti Infect Ther. 2022;20:1551. [PMID: 36305549]

Lindsey NP et al. Multistate outbreak of eastern equine encephalitis virus – United States, 2019. MMWR Morb Mortal Wkly Rep. 2020;69:50. [PMID: 31945032]

Stromberg ZR et al. Vaccine advances against Venezuelan, eastern, and western equine encephalitis viruses. Vaccines (Basel). 2020;8:273. [PMID: 32503232]

Vahey GM et al. West Nile virus and other domestic nationally notifiable arboviral diseases – United States, 2019. MMWR Morb Mortal Wkly Rep 2021;70:1069. [PMID: 34383731]

3. Encefalite japonesa

FUNDAMENTOS DO DIAGNÓSTICO

- A causa mais importante de encefalite evitável por vacina na região da Ásia-Pacífico.
- O vírus é transmitido por mosquitos, especialmente os da espécie *Culex*.
- Amplo espectro de sintomas; a maioria das infecções é assintomática.

Considerações gerais

O vírus da encefalite japonesa (JEV) é um flavivírus semelhante aos que causam a infecção do Nilo Ocidental e a encefalite de St. Louis. É a causa mais comum de encefalite no leste da Ásia, com mais de 50 mil casos anuais estimados e 10 mil mortes anuais. Estima-se que apenas 10% dos casos sejam registrados. O JEV ocorre principalmente no leste da

Ásia e no Pacífico Ocidental, com 50% dos casos ocorrendo na China e 75% de todos os casos em crianças de 0 a 14 anos. O vírus tem cinco genótipos. Estão surgindo casos em várias áreas da Austrália, especialmente no norte. A mudança climática, a modificação do terreno e as interfaces homem-animal alteradas são consideradas responsáveis por essas mudanças, assim como ocorre com muitas doenças virais em expansão.

A maioria dos casos ocorre no verão e no final do outono, embora em áreas tropicais e subtropicais a transmissão ocorra durante todo o ano. Grandes surtos a cada 2 a 15 anos geralmente estão relacionados a padrões de desenvolvimento agrícola. O vírus é transmitido por mosquitos, principalmente os da espécie *Culex*. As áreas com alta endemicidade tendem a ser áreas temperadas quentes, semitropicais ou tropicais com altas precipitações anuais. Aves pernaltas (como garças) e porcos sustentam mais comumente a infecção como reservatórios na natureza, já que a viremia em humanos é transitória e geralmente não é alta o suficiente para sustentar a transmissão. Nos países endêmicos, a encefalite japonesa é principalmente uma doença de crianças. As pessoas que viajam para grandes áreas urbanas por menos de um mês correm um risco mínimo de contrair a encefalite japonesa. A transmissão por transfusão de sangue está documentada.

Achados clínicos

A. Sintomas e sinais

O período médio de incubação é de 5 a 15 dias. A maioria dos pacientes é soroconvertida de forma assintomática. O 1% dos pacientes nos quais a doença se desenvolve relata cefaleias, náuseas e vômitos de início súbito, seguidos de alterações do estado mental, distúrbios parkinsoianos do movimento e, em uma porcentagem menor, convulsões, geralmente em crianças.

A encefalite japonesa é a que mais se assemelha à encefalite de St. Louis e à encefalite do Nilo Ocidental, embora os dados epidemiológicos distingam prontamente essas infecções na maioria dos casos. O curso clínico é menos grave em pacientes com história de infecção pelo vírus da dengue. A mielite com paralisia flácida foi relatada, assim como a síndrome de Guillain-Barré e a distonia.

B. Achados laboratoriais e diagnóstico

Deve-se suspeitar da doença em pacientes com sintomas de infecção do SNC que tenham visitado recentemente ou que residam em uma área endêmica.

Anormalidades laboratoriais comuns incluem leucocitose, anemia leve e hiponatremia. O líquido cerebroespinal geralmente apresenta uma pleocitose leve a moderada com predominância linfocítica, proteína levemente elevada e glicose normal.

O diagnóstico é confirmado pela detecção de IgM anti-JEV no LCR ou no soro por meio de Elisa. O diagnóstico definitivo requer um aumento de 4x na IgG específica do vírus, confirmado pelo ensaio de neutralização por redução de placa. Por conta dos baixos níveis de viremia em humanos, a RT-PCR não é recomendada. É necessário um ensaio de diagnóstico simples no local de atendimento. A reatividade sorológica cruzada é comum com outros flavivírus (os vírus que causam infecções por dengue, Nilo Ocidental e Zika).

Na doença grave, a imagem cerebral revela lesões talâmicas, com o hipocampo, o mesencéfalo, os gânglios basais e o córtex cerebral afetados em graus variados.

Prognóstico e complicações

As taxas de fatalidade de casos diminuíram de 26% na década de 1960-1970 para menos de 20% desde 2000. Pouco menos da metade (46%) dos sobreviventes vive normalmente, mas 49% (com uma ampla variação com base nos estudos, de 3 a 86%) apresentam sequelas neurológicas. As sequelas incluem uma variedade de complicações cognitivas, neurológicas e psiquiátricas, incluindo comprometimento da memória e comprometimento intelectual em adultos e crianças. As sequelas podem persistir por pelo menos um a dois anos após a infecção aguda. Raramente é relatada a síndrome da opsoclonia-mioclonia.

As complicações graves parecem estar associadas à regulação positiva de determinados genes do inflamassoma.

Tratamento

O tratamento é de suporte, incluindo antipiréticos, analgésicos, repouso no leito e líquidos. Os corticosteroides podem resultar em melhora clínica da síndrome da opsoclonia-mioclonia. A extensa lista de agentes que estão sendo estudados em ensaios clínicos inclui vários agentes antivirais tradicionais, bem como outros antimicrobianos reaproveitados (interferon, ribavirina, minociclina, curcumina, pentoxifilina, anfotericina e micofenolato). O papel fundamental do retículo endoplasmático na patogênese da encefalite japonesa pode direcionar futuros estudos.

Prevenção

O uso de repelentes contra mosquitos, o uso de mangas compridas, calças compridas e meias e o uso de instalações com ar-condicionado e mosquiteiros são meios essenciais de proteção.

Nos EUA, a vacina contra a encefalite japonesa derivada de cultura de células Vero inativadas com formalina (Ixiaro) é licenciada para a prevenção da encefalite japonesa em pessoas não grávidas com 2 meses de idade ou mais. Os viajantes que planejam passar mais de um mês em áreas endêmicas devem receber a vacina. A vacina também deve ser considerada para os viajantes que planejam passar menos de um mês em áreas endêmicas, mas que têm um risco maior de contrair a encefalite japonesa (com base na estação, no local e nas atividades). A vacinação primária requer duas doses administradas com 28 dias de intervalo, a ser completada mais de uma semana antes da viagem. Um estudo japonês mostra a eficácia de uma vacinação com adesivo de microagulha com duas doses com 3 semanas de intervalo. Para adultos, recomenda-se uma dose de reforço em caso de possível reexposição ou de risco contínuo de infecção se a série primária da vacina tiver sido administrada há mais de 7 anos.

Pelo menos oito tipos eficazes de vacina contra a encefalite japonesa estão disponíveis em todo o mundo, incluindo vacinas inativadas derivadas de cérebro de camundongo, vacinas inativadas derivadas de células Vero, vacinas vivas atenuadas e vacinas vivas recombinantes (quiméricas). A vacina viva atenuada SA14-14-2 da China está se tornando a vacina mais usada nos países endêmicos.

Os anticorpos persistem por até 7 anos. Os benefícios de uma terceira dose da vacina estão estabelecidos entre as crianças coreanas. O risco de reações graves, incluindo a possível encefalite com vacinas vivas, é baixo e diminui com a idade. As raras reações neurológicas relatadas não estão associadas à vacinação. A vacina CV (ChimeriVax-JE, comercializada como Imojev) da Índia demonstrou ser particularmente segura em Taiwan. Não existem estudos detalhando a segurança da Ixiaro em gestantes. Portanto, a administração dessa vacina em gestantes deve ser adiada, a menos que o risco de infecção supere o risco de complicações da vacina.

Bharucha T et al. A need to raise the bar – a systematic review of temporal trends in diagnostics for Japanese encephalitis virus infection, and perspectives for future research. Int J Infect Dis. 2020;95:444. [PMID: 32205287]

Cheng Y et al. Estimates of Japanese encephalitis mortality and morbidity: a systematic review and modeling analysis. PLoS Negl Trop Dis. 2022;16:e0010361. [PMID: 35613183]

Islam N et al. Persistence of antibodies, biostability, and interchangeability of Japanese encephalitis vaccines: a systematic review and dose-response meta-analysis. Vaccine. 2022;40: 3546. [PMID: 35568587]

Joe S et al. Antiviral drug research for Japanese encephalitis: an updated review. Pharmacol Rep. 2022;74:273. [PMID: 35182390]

Kwak BO et al. Immunogenicity and safety of the third booster dose of the inactivated Japanese encephalitis vaccine in Korean children: a prospective multicenter study. Vaccine. 2021;39:1929. [PMID: 33712352]

Ma H-Y et al. Adverse events following immunization with the live-attenuated recombinant Japanese encephalitis vaccine (IMO-JEV®) in Taiwan, 2017-18. Vaccine. 2020;38:5219. [PMID: 32546414]

4. Encefalite transmitida por carrapatos

FUNDAMENTOS DO DIAGNÓSTICO

- Encefalite flaviviral encontrada na Europa Oriental, Central e, ocasionalmente, no Norte da Europa e na Ásia.
- Transmitida por carrapatos ou pela ingestão de produtos lácteos não pasteurizados.
- Sequelas neurológicas de longo prazo em 2 a 25% dos casos.
- O tratamento é basicamente de suporte.
- Prevenção: evitar a exposição a carrapatos, pasteurizar o leite e vacinar.

Considerações gerais

A **encefalite transmitida por carrapatos** (TBE) é uma infecção flaviviral causada pelo vírus TBE com três subtipos: **europeu**, **siberiano** e do **extremo Oriente**. Os principais reservatórios e vetores do vírus TBE são os carrapatos, sendo os pequenos roedores o hospedeiro amplificador; os seres humanos são um hospedeiro acidental. Os vetores para a maioria dos casos são *Ixodes ricinus* (subtipo europeu) e

Ixodes persulcatus (subtipo siberiano e do Extremo Oriente), mas o *Dermacentor reticularis* também é um vetor. A infecção resulta de picadas de carrapatos durante atividades ao ar livre em áreas florestais (sabe-se que predomina em um "clima de faia"), predominantemente no final da primavera até o outono. A ingestão de leite não pasteurizado de animais virêmicos (cabras, ovelhas e gado) também é um modo reconhecido de transmissão. A transmissão por transplante de órgãos sólidos é relatada, levando a resultados fatais. A TBE é endêmica em certas partes da Europa (onde sua prevalência tem aumentado nos últimos anos), na Ásia (principalmente na China, mas também em alguns casos do Japão) e onde uma variedade de subtipos se estende além dos 3 originais (ocidental, siberiano e do extremo oriente). A OMS relata de 10 mil a 12 mil casos por ano, um número considerado uma subestimação um tanto grosseira, com o número real de casos relatados anualmente flutuando de modo significativo, a depender da vigilância, das atividades humanas, dos fatores socioeconômicos, da ecologia e do clima. O período de incubação é de 7 a 14 dias para exposições transmitidas por carrapatos, mas apenas 3 a 4 dias para a ingestão de leite.

O **vírus Powassan** é o único membro norte-americano das encefalites transmitidas por carrapatos. Seu vetor são vários carrapatos *Ixodes*. A maioria dos casos ocorre em homens idosos (a maioria acima de 60 anos; sendo que 12% destes foram a óbito), principalmente nos estados do nordeste e do centro-norte (especialmente Minnesota, Nova York e Wisconsin). A doença também é relatada no Canadá e na Rússia. A maioria dos casos relatados é neuroinvasiva, com apresentações que incluem encefalite aguda e meningite asséptica. O período de incubação pode variar de 1 a 5 semanas, embora seja difícil identificar a data da exposição real. Segundo relatos, ela é transmitida por transplante renal.

A **febre hemorrágica de Alkhurma** também é causada por um flavivírus descoberto pela primeira vez em Jeddah, na Arábia Saudita, em 1995, e está ressurgindo no Oriente Médio com ocorrências em turistas no Egito, Djibuti e possivelmente na Índia. Sua extensão de distribuição geográfica é desconhecida.

Achados clínicos

A. Sintomas e sinais

A maioria dos casos é subclínica e muitos se assemelham a uma síndrome semelhante à gripe, com 7 a 10 (intervalo extremo relatado, 4 a 28) dias de febre (geralmente com mal-estar, cefaleia e mialgias). Em alguns casos, a doença é bifásica, em que o período inicial semelhante à gripe é seguido por um intervalo de 1 a 21 dias sem sintomas, seguido por uma segunda fase com febre e sintomas neurológicos (os casos da Ásia parecem não apresentar esse padrão bifásico). As manifestações neurológicas variam de cefaleia febril a meningite asséptica e encefalite com ou sem mielite (preferencialmente do corno anterior cervical) e paralisia espinal (geralmente flácida). Uma forma mielorradiculítica também pode se desenvolver, mas é menos comum. As paralisias faciais periféricas, às vezes bilaterais, tendem a ocorrer com pouca frequência no final do curso da infecção, geralmente após a encefalite e, em geral, estão associadas a um quadro favorável em 30 a 90 dias. A miosite aguda é rara, mas pode estar associada à doença grave. A principal sequela da doença é a paresia. Outras causas de morbidade em longo prazo incluem disfunção cognitiva prolongada e paralisia persistente do nervo espinal. A infecção alimentar ocorre dentro de 3 a 4 dias após a ingestão de leite e produtos lácteos não pasteurizados, é relatada em toda a Europa Central, ocorre em família ou em pequenos estabelecimentos, é mais comumente (38,9% de incidência) bifásica com meningoencefalite frequente não grave e tem uma probabilidade muito alta de recuperação.

A **síndrome pós-encefalítica** é caracterizada por cefaleia, dificuldade de concentração, distúrbios de equilíbrio, disfasia, defeitos auditivos e fadiga crônica. Uma doença progressiva do neurônio motor e epilepsia parcial contínua são complicações. Complicações psiquiátricas de longa duração são relatadas e incluem déficits de atenção, lentidão de pensamento e comprometimento da aprendizagem, depressão, labilidade e mutismo.

A mortalidade no TBE geralmente é consequência de edema cerebral ou envolvimento bulbar.

B. Achados laboratoriais e diagnóstico

Pode ser observada leucopenia alternada com leucocitose. Os achados anormais no LCR incluem uma pleocitose inconsistente que pode persistir por até quatro meses. A hiponatremia é mais comumente observada do que em outras encefalites virais. A neuroimagem pode mostrar lesões hiperintensas no tálamo, tronco cerebral e gânglios basais, além de atrofia cerebral. Em estudos de pesquisa, a carga viral se correlaciona com a gravidade da doença nos casos em que o SNC não está envolvido. Quando os sintomas neurológicos se desenvolvem, o vírus TBE normalmente não é mais detectável em amostras de sangue e LCR. A detecção do vírus por RT-PCR em carrapatos de pacientes com TBE, se disponível, pode ajudar no diagnóstico. Vírus TBE IgM e IgG são detectados por Elisa quando ocorrem sintomas neurológicos.

A reatividade cruzada com outros flavivírus ou um estado vacinado pode exigir a confirmação por meio da detecção de anticorpos específicos do vírus TBE por testes de neutralização por redução de placa.

Diagnóstico diferencial

O diagnóstico diferencial inclui outras causas de meningite asséptica, como infecções enterovirais, poliomielite (não mais relatada na Europa Oriental), encefalite por herpes simples e uma variedade de patógenos transmitidos por carrapatos, incluindo tularemia, doenças rickettsiais, babesiose, doença de Lyme e outras infecções flavivirais. As coinfecções são documentadas com infecções por *Anaplasma*, *Babesia* e *Borrelia*.

Tratamento

Não há tratamento antiviral específico disponível, e a terapia é basicamente de suporte. A terapia com anticorpos recombinantes está sendo desenvolvida.

Prognóstico

Os três subtipos de TBE têm prognósticos diferentes. O subtipo europeu é geralmente mais brando, com até 2% de mortalidade e 30% de doença neuroinvasiva. O subtipo siberiano está associado a 3% de mortalidade e doença crônica e progressiva. O subtipo do Extremo Oriente é geralmente mais grave, com até 40% de mortalidade e maior probabilidade de envolvimento neurológico.

Todos os três subtipos são mais graves em adultos mais velhos em comparação com crianças. A coinfecção com *Borrelia burgdorferi* (o agente da doença de Lyme, transmitido pelo mesmo carrapato) pode resultar em doença mais grave. Em casos sem envolvimento do SNC, a duração média da doença é de 7 dias.

Prevenção

Uma vacina de vírus inteiro inativado (TicoVac; conhecida como FSME-Immun na Europa) foi aprovada para uso nos EUA em 2021 para adultos e crianças. A vacina é segura e eficaz e deve oferecer proteção cruzada contra todos os três subtipos do vírus TBE. O cronograma de vacinação inicial requer três doses administradas em um período de 6 meses ou mais, com reforço 3 anos após a vacinação inicial. Cinco outras vacinas contra o TBE licenciadas ao redor do mundo não estão disponíveis nos EUA. Há relatos de TBE em indivíduos vacinados, principalmente entre os receptores acima de 50 anos de idade e entre pessoas imunossuprimidas, como as que recebem terapia anti-TNF ou metotrexato, indicando a necessidade de uma estratégia de imunização modificada nesses pacientes. Os dados, baseados em uma resposta imunológica prejudicada em adultos mais velhos, apoiam a adição de uma dose extra de reforço da vacina para indivíduos com 50 anos ou mais (com um cronograma de 0-7-21-360 dias). Neurite e neuropatias dos nervos periféricos (neuropatia do plexo – paresia dos músculos dos membros inferiores, polirradiculopatia) são complicações reconhecidas da vacinação contra o TBE. A vacina é indicada para pessoas que residem e viajam para áreas endêmicas (e a doença agora está se estendendo para altitudes mais elevadas com as mudanças climáticas).

O baixo apoio popular à vacina nos países endêmicos é responsável pela capacidade limitada de controlar a doença. Outras recomendações de prevenção incluem evitar a exposição a carrapatos e a pasteurização do leite de vaca e de cabra.

Elbaz M et al. Systematic review and meta-analysis of foodborne tickborne encephalitis, Europe, 1980-2021. Emerg Infect Dis. 2022;28:1945. [PMID: 36149234]

Hansson KE et al. Tick-borne encephalitis (TBE) vaccine failures: a ten-year retrospective study supporting the rationale for adding an extra priming dose in individuals at age 50 years. Clin Infect Dis. 2020;70:245. [PMID: 30843030]

Kunze U et al. Report of the 21st Annual Meeting of the International Scientific Working Group on Tick-Borne Encephalitis (ISW-TBE): TBE – record year 2018. Ticks Tick Borne Dis. 2020;11:101287. [PMID: 31522919]

Ličková M et al. Alimentary infections by tick-borne encephalitis virus. Viruses. 2021;14:56. [PMID: 35062261]

5. Coriomeningite linfocítica

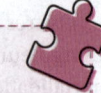

> ### FUNDAMENTOS DO DIAGNÓSTICO
>
> - Pródromo "semelhante à gripe" de febre, calafrios e tosse, seguido por uma fase meníngea.
> - Meningite asséptica: pescoço rígido, cefaleia, vômito, letargia.
> - LCR: leve aumento de proteína, pleocitose linfocítica (500-3.000/mcL [0,5-3,0 × 10^9/L]).
> - Anticorpos fixadores de complemento em 2 semanas.

Considerações gerais

O vírus da coriomeningite linfocítica é um arenavírus (relacionado ao patógeno que causa a febre de Lassa, discutida a seguir) que infecta principalmente o SNC. Seu principal reservatório é o camundongo doméstico (*Mus musculus*), e a prevalência da LCM está correlacionada com a expansão dos roedores. Outros roedores (como ratos, porquinhos-da-índia, porcos-espinhos e até hamsters de estimação), macacos, musaranhos, cães e suínos também são possíveis reservatórios. O animal infectado expele o vírus da coriomeningite linfocítica nas secreções nasais, na urina e nas fezes; a transmissão para os seres humanos provavelmente ocorre por meio de partículas aerossolizadas e exposição da mucosa, inoculação percutânea, contato direto ou mordidas de animais.

A doença em humanos é subdiagnosticada e ocorre mais frequentemente no outono. Em geral, o vírus da coriomeningite linfocítica não é transmitido de pessoa para pessoa, embora haja relatos de transmissão vertical, e é considerado um *teratógeno pouco reconhecido*. Também são relatados casos raros relacionados a transplante de órgãos sólidos e autópsias de indivíduos infectados. Todos os casos relatados foram derivados de doadores. Os surtos são incomuns e geralmente ocorrem em ambientes laboratoriais dentre os profissionais com exposição significativa a roedores.

A natureza onipresente de seu reservatório e a ampla distribuição dos casos relatados sugerem um risco geográfico generalizado de infecção pelo vírus da coriomeningite linfocítica. Pesquisas sorológicas nos EUA mostram uma variabilidade significativa na infecção prévia, de menos de 1% em Nova York a 3-5% no sul e no leste dos EUA.

Achados clínicos
A. Sintomas e sinais

O período de incubação é de 8 a 13 dias até o aparecimento das manifestações sistêmicas e de 15 a 21 dias até o aparecimento dos sintomas meníngeos. Os sintomas são bifásicos, com uma doença prodrômica caracterizada por febre, calafrios, cefaleia, mialgia, tosse e vômito, ocasionalmente com adenopatia linfática e erupção maculopapular. Após 3 a 5 dias, a febre cede, retornando apenas após 2 a 4 dias, juntamente com fase meníngea, caracterizada por cefaleia, náuseas e vômitos, letargia e sinais meníngeos de apresentação variável. Artralgias podem se desenvolver no final do curso. Há relatos de mielite

transversa, surdez, síndrome de Guillain-Barré e hidrocefalia transitória e permanente. O vírus da coriomeningite linfocítica é uma causa bem conhecida, mas cada vez mais reconhecida, de infecção congênita frequentemente associada a hidrocefalia obstrutiva, calcificações intracerebrais e coriorretinite. Uma revisão da literatura que abrangeu 66 anos encontrou 70 casos de infecção congênita por LCMV; os achados mais comuns foram corioretinite, hidrocefalia, microcefalia, ventriculomegalia e calcificações periventriculares. Em fetos e recém-nascidos com ventriculomegalia ou outros achados anormais de neuroimagem, pode-se considerar a triagem para coriomeningite linfocítica congênita; as mães são assintomáticas na metade das vezes. Em mais de um terço dos casos, a exposição a roedores é relatada retrospectivamente. Ocasionalmente, uma síndrome semelhante à coriomeningite hemorrágica viral pode ser considerada.

A febre é descrita em receptores de transplante de órgãos infectados e em pacientes com linfoma.

B. Achados laboratoriais

Leucocitose ou leucopenia e trombocitopenia podem estar presentes inicialmente. Durante a fase meníngea, a análise do LCR frequentemente mostra pleocitose linfocítica (a contagem total geralmente é de 500-3.000/mcL [0,5-3,0 × 10^9/L]) com um ligeiro aumento na proteína, enquanto uma glicose baixa a normal é observada em pelo menos 25%. O vírus pode ser recuperado do sangue e do LCR por inoculação em camundongos. Os anticorpos fixadores de complemento aparecem durante ou após a segunda semana. A detecção de IgM específica por Elisa é amplamente utilizada. A detecção do vírus da coriomeningite linfocítica por PCR está disponível em ambientes de pesquisa.

Diagnóstico diferencial

O pródromo semelhante ao da gripe e o período de latência podem distingui-la de outras meningites assépticas e meningites bacterianas e granulomatosas. A história de exposição a camundongos ou outros vetores em potencial é uma pista importante para o diagnóstico.

Tratamento

O tratamento é de suporte. Em vários sobreviventes de surtos associados a transplantes, a ribavirina (que é eficaz contra outros arenavírus) tem sido usada com sucesso, juntamente com a diminuição da imunossupressão. Estudos em andamento estão o favipiravir e o umifenovir, ambos agentes anti-influenza. O favipiravir foi testado sem sucesso no início da infecção por Covid-19, e o umifenovir (que não está disponível nos EUA) é usado para influenza na Rússia e na China e tem atividade contra várias infecções arenavírus. Seu uso na gravidez também precisa ser estudado.

Prognóstico

As complicações e fatalidades são raras na população em geral. A doença geralmente dura de uma a duas semanas, embora a convalescença possa ser prolongada. A infecção congênita é mais grave, com uma taxa de mortalidade de cerca de 30% entre os bebês infectados e mais de 90% dos sobreviventes com anormalidades neurológicas de longo prazo. A coriomeningite linfocítica em receptores de transplante de órgãos sólidos está associada a um prognóstico ruim; a taxa de mortalidade pode ultrapassar 80%.

Prevenção

As gestantes devem ser orientadas sobre os perigos para seus filhos ainda não nascidos inerentes à exposição a roedores. O risco de infecção pode ser reduzido limitando-se o contato com roedores de estimação e com os excrementos de roedores.

Pencole L et al. Congenital lymphocytic choriomeningitis virus: a review. Prenat Diagn. 2022;42:1059. [PMID: 35695127]
Vilibic-Cavlek T et al. Lymphocytic choriomeningitis – emerging trends of a neglected virus: a narrative review. Trop Med. Infect Dis 2021;6:88. [PMID: 34070581]

6. Doenças causadas por príons

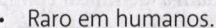

FUNDAMENTOS DO DIAGNÓSTICO

- Raro em humanos.
- Declínio cognitivo.
- Fasciculações mioclônicas, ataxia, distúrbios visuais, sintomas piramidais e extrapiramidais.
- A forma variante se apresenta em pessoas mais jovens com sintomas psiquiátricos ou sensoriais proeminentes.
- Padrões específicos de EEG.

Considerações gerais

As **encefalopatias espongiformes transmissíveis** são um grupo de doenças neurodegenerativas fatais que afetam humanos e animais. Elas são causadas por partículas infecciosas proteicas ou **príons**. Esses agentes apresentam capacidade replicativa lenta e longos intervalos de latência no hospedeiro. Eles induzem a mudança conformacional (*misfolding*) de uma proteína normal do cérebro (proteína priônica; PrP[C]) em uma isoforma anormal (PrP[Sc]) que se acumula e causa vacuolação neuronal (espongiose), proliferação reativa de astrócitos e microglia e, em alguns casos, a deposição de placas oligoméricas beta-amiloides.

A doença priônica pode ser hereditária, esporádica ou transmissível em humanos. Os distúrbios **hereditários** são causados por mutações na linha germinativa do gene PrP[C] que causam a doença de Creutzfeldt-Jakob familiar (DCJf), a síndrome de Gerstmann-Sträussler-Scheinker e a insônia familiar fatal. Outro distúrbio hereditário incomum é a amiloidose sistêmica por PrP.

A **doença de Creutzfeldt-Jakob esporádica (DCJe)** é a mais comum das doenças humanas causadas por príons, sendo responsável por aproximadamente 85% dos casos; ela não tem causa conhecida. A doença priônica transmissível é descrita apenas para o kuru e para a doença de Creutzfeldt-

-Jakob em sua forma **iatrogênica (DCJi)** e **variante (DCJv)**. A transmissão iatrogênica da DCJ está associada a córneas humanas contaminadas por príons, enxertos de dura-máter, hormônio de crescimento derivado da hipófise, gonadotrofinas, eletroencefalografia estereotáxica, eletrodos e instrumentos neurocirúrgicos. Um subconjunto de casos com história de intervenção neurocirúrgica mostra lesões talâmicas hiperintensas, mas sem complexos periódicos de ondas agudas no EEG (o que pode ser um sinal pré-sintomático para a maioria dos casos de DCJ). Proteínas anormais de príons foram detectadas na mucosa nasal e na urina de pacientes com a doença de Creutzfeldt-Jakob, o que suscita preocupações de saúde sobre a possibilidade de transmissão.

O Kuru, antes predominante na região central da Nova Guiné, agora é raro, um declínio na prevalência que começou após o abandono do canibalismo no final da década de 1950.

Mais de 200 casos de DCJv (**encefalopatia espongiforme bovina** [BSE] ou "doença da vaca louca") foram registrados no Reino Unido desde os primeiros casos documentados em meados da década de 1990. É muito menos comum na América do Norte, com apenas quatro casos relatados nos EUA (o último em 2015) e duas mortes no Canadá de DCJv definitiva ou provável. Dos casos relatados nos EUA, nenhum foi confirmado como tendo contraído a doença localmente (dois deles contraíram a infecção no Reino Unido, um na Arábia Saudita e um possivelmente em um país do Oriente Médio ou do Leste Europeu). A incidência anual geral da doença priônica em todo o mundo é de aproximadamente 1 a 2 pessoas por milhão. Essa doença é caracterizada pela transmissão de bovinos para humanos por meio da ingestão de carne de bovinos infectados com BSE. A EEB não se propaga de animal para animal, e o leite e seus produtos derivados não são considerados infecciosos. No Reino Unido, há relatos de transmissão secundária da DCJv decorrente de transfusões de sangue de doadores assintomáticos.

Uma **doença debilitante crônica** também causada por um agente encefalopático espongiforme transmissível está aumentando; ocorre entre veados, alces e cervos; e foi relatada em 26 estados, incluindo a maior parte do Wyoming e partes do Colorado, mas está presente no Leste e no Sul. Embora nenhum caso de transmissão para seres humanos tenha sido documentado, ocorreu a transmissão em laboratório para macacos-esquilo, e o CDC recomenda não matar animais com comportamento bizarro, não manusear ou comer animais atropelados e usar luvas ao vestir animais selvagens. O teste para detectar o vírus em animais de caça pode ser útil, mas sua eficácia não está estabelecida.

Achados clínicos

A. Sintomas e sinais

Tanto a DCJs como a DCJf geralmente se apresentam na sexta ou sétima década de vida, enquanto a forma de DCJi tende a ocorrer em uma população muito mais jovem. As características clínicas dessas três formas da doença geralmente envolvem deterioração mental (demência, alterações comportamentais, perda da função cortical) que é progressiva ao longo de vários meses, bem como mioclonias e manifestações extrapiramidais (hipocinesia) e (ataxia, disartria). Por fim, segue-se o coma, geralmente associado a um estado acinético e, menos comumente, a uma postura descerebrada/decorticada. Assim como a DCJi, a DCJv geralmente afeta pacientes mais jovens (com média de aproximadamente 28 anos), mas a duração da doença é mais longa (cerca de 1 ano). O grau de envolvimento dos órgãos geralmente é extenso, e os sintomas clínicos são únicos, caracterizados principalmente por sintomas psiquiátricos e sensoriais proeminentes.

B. Achados laboratoriais

A DCJ deve ser diagnosticada no cenário clínico adequado, na ausência de diagnósticos alternativos após as investigações de rotina. As anormalidades no LCR são sutis e raramente úteis. A detecção da proteína 14-3-3 no LCR é útil para diagnóstico da DCJ, mas não na DCJv e na DCJf. Sua sensibilidade e especificidade são amplamente variáveis entre os diferentes estudos e podem ser aumentadas com o uso de ensaios de proteína tau. A detecção de PrP total no LCR pode diferenciar a DCJ da doença de Alzheimer atípica com 82% de sensibilidade e 91% de especificidade.

Um ensaio baseado no sangue e uma PCR do LCR podem ajudar no diagnóstico da DCJv com alta especificidade, mas sensibilidade de 71%. O ensaio, bem como o ensaio da proteína 14-3-3 e o ensaio de "conversão induzida por agitação" estão disponíveis em laboratórios de referência. Também é reconhecido que a presença de uma variante com títulos baixos ("colonização priônica periférica muito baixa") no tecido periférico, incluindo o tecido amigdaliano frequentemente biopsiado, pode ser responsável pelo sub-reconhecimento da DCJv. Uma biópsia de pele usando uma "conversão induzida por agitação em tempo real" (RT-QuIC) de príons está disponível comercialmente em alguns países e pode ser a ferramenta de diagnóstico mais sensível para a DCJ, apresentando 89% de sensibilidade e 100% de especificidade.

Os critérios diagnósticos atualmente recomendados para a DCJ esporádica incluem sintomas neuropsiquiátricos mais (1) RT-QuIC, conforme descrito acima, (2) detecção de pequenas quantidades de proteína priônica específica da DCJ e (3) imagens ponderadas por difusão clinicamente correlacionadas na ressonância magnética. A aplicabilidade desses ensaios além da DCJ é desconhecida e difícil de ser verificada por conta do baixo número de casos.

O diagnóstico provável requer a presença de demência rapidamente progressiva mais duas de quatro características clínicas (mioclonia, sinais visuais ou cerebelares, sinais piramidais/extrapiramidais e mutismo acinético), bem como um teste laboratorial positivo (EEG típico, teste positivo de 14-3-3 no LCR com duração inferior a 2 anos) e ressonância magnética com sinal elevado no caudado ou putâmen na imagem ponderada por difusão, ou em ambas, ou na imagem de recuperação de inversão atenuada por fluido (Flair). Na DCJ, o EEG normalmente mostra um padrão de paroxismos com altas voltagens e ondas lentas, enquanto a RM é característica de áreas bilaterais de intensidade de sinal aumentada,

predominantemente no caudado e no putâmen. Os achados de atrofia cortical e subcortical na RM ocorrem tanto em pacientes com progressão rápida quanto lenta. A RM pode melhorar o diagnóstico precoce da DCJ porque os achados clínicos muitas vezes não são percebidos. Quando um neurorradiologista experiente ou um especialista em doença priônica analisa a RM, a sensibilidade diagnóstica da RM para a DCJ aumenta para 91%.

Diagnóstico diferencial

A encefalite autoimune pode ter um quadro clínico semelhante. A presença de autoanticorpos de alto título (p. ex., para o receptor NMDA) no LCR é consistente com a encefalite autoimune. Uma apresentação sugestiva de acidente vascular encefálico também pode ser observada na DCJ, o que complica o perfil diagnóstico.

Tratamento e prevenção

A DCJ não tem um tratamento específico. Quando os sintomas aparecem, a infecção invariavelmente leva à morte. A flupirtina (um medicamento analgésico) às vezes é útil para retardar o declínio cognitivo associado, mas não afeta a sobrevida. Os anticorpos contra a PrP também são propostos como estratégia terapêutica. Estudos continuam a identificar epítopos para o desenvolvimento de vacinas, mas até o momento não existem candidatos promissores.

A DCJ iatrogênica pode ser evitada limitando a exposição do paciente a fontes potencialmente infecciosas, conforme mencionado acima. A prevenção da DCJv depende do monitoramento do gado para detectar possíveis infecções. A Cruz Vermelha Americana não aceita doações de sangue de pessoas com história familiar de DCJ ou com história de enxertos durais ou injeções de hormônio de crescimento derivado da hipófise.

Os EUA não recusam mais doadores de sangue com história de transfusão no Reino Unido – e, de fato, a Europa importa plasma dos EUA, expondo a inconsistência de algumas diretrizes da UE.

Um banco de dados e referência internacional para a DCJ está disponível em http://www.cjdsurveillance.com.

Goldman JS et al. Genetic counseling for prion disease: updates and best practices. Genet Med. 2022;24:1993. [PMID: 35819418]

Kishida H et al. The advances in the early and accurate diagnosis of Creutzfeldt-Jakob disease and other prion diseases: where are we today? Expert Rev Neurother. 2023;23:803. [PMID: 37581576]

Mammana A et al. Detection of prions in skin punch biopsies of Creutzfeldt–Jakob disease patients. Ann Clin Transl Neurol. 2020;7:559. [PMID: 32141717]

Stefano GB et al. Potential prion involvement in long COVID-19 neuropathology, including behavior. Cell Mol Neurobiol. 2023;43:2621. [PMID: 36977809]

7. Leucoencefalopatia multifocal progressiva (LEMP)

A LEMP é um distúrbio desmielinizante raro do SNC causado pela reativação de dois vírus de polioma, o **vírus JC** (vírus John Cunningham ou VJC) e, menos comumente, o **vírus BK** (associado à nefropatia). O vírus JC geralmente causa sua infecção primária durante a infância, sendo que cerca de 80% dos adultos são soropositivos. O vírus permanece latente nos rins, nos tecidos linfoides, nas células epiteliais, nos leucócitos do sangue periférico, na medula óssea e, possivelmente, no cérebro, até que ocorra a reativação e os sintomas se tornem evidentes. Essa reativação é geralmente observada em adultos com imunidade mediada por células prejudicada, especialmente em pacientes com Aids (5 a 10% dos quais desenvolvem LEMP e que constituem 43,7% dos casos em uma grande série francesa), bem como naqueles com síndrome de linfocitopenia CD4 idiopática. Também é relatada em pessoas com distúrbios linfoproliferativos e mielo-proliferativos; em pessoas com doenças granulomatosas, inflamatórias e reumáticas (especialmente LES e artrite reumatoide); em pessoas que foram submetidas a transplante de células sólidas e hematopoiéticas; e, ocasionalmente, em pessoas com outras condições médicas, incluindo cirrose e doença renal. Os critérios de diagnóstico que usam manifestações clínicas, de imagem, patológicas e virológicas do VJC estão disponíveis na Academia Americana de Neurologia.

A LEMP **associada a medicamentos** é descrita com o uso de natalizumabe, rituximabe, infliximabe, alentuzumabe, fingolimode, azatioprina com corticosteroides, ciclofosfamida, micofenolato de mofetila, fumarato de dimetila e moduladores dos receptores de esfingosina-1-fosfato – bem como, possivelmente, os novos agentes modificadores de doenças siponimod (para esclerose múltipla), ofatumumab (para leucemia) e alguns outros medicamentos. O natalizumabe, um anticorpo monoclonal usado no tratamento da esclerose múltipla, está associado ao risco de desenvolvimento de LEMP em 4 a cada 1.000 pacientes tratados, com a taxa aumentando com a duração da terapia. O risco de LEMP clínica parece aumentar até 36 meses de terapia e se estabiliza depois disso. O intervalo médio entre o uso de um medicamento e o diagnóstico de LEMP é de 5,5 meses. O VJC é detectado no LCR de até metade de todos os pacientes tratados com natalizumabe. Um estado inflamatório de reconstituição imunológica (SIRI) pode ocorrer após a interrupção do natalizumabe ou de outra terapia com anticorpos monoclonais, embora a presença do VJC e os déficits neurológicos residuais possam não desaparecer por anos após a interrupção da terapia. O risco de desenvolver LEMP associada ao rituximabe é de pelo menos 1 em 25.000 pacientes expostos, com casos relatados em várias condições autoimunes tratadas com rituximabe (LES, artrite reumatoide, esclerose múltipla). Embora a relação exata entre o VJC latente e a LEMP franca ainda não esteja clara, cargas virais de JC mais altas são detectadas em pacientes imunossuprimidos e naqueles com infecção por HIV com contagens mais baixas de células CD4.

A LEMP é relatada em pacientes sem imunossupressão e a média de neurodegeneração progressiva nesses pacientes é de 57,5, com predominância masculina.

Achados clínicos

A. Sintomas e sinais

O VJC causa infecção lítica dos oligodendrócitos na substância branca e os sintomas que se apresentam de forma suba-guda refletem as diversas áreas de envolvimento do SNC. Os sintomas incluem alteração do estado mental, afasia, ataxia, hemiparesia ou hemiplegia e distúrbios do campo visual. As convulsões ocorrem em cerca de 18% e o *status epilepticus* é observado em uma variante específica da PnP (E200K). O envolvimento dos nervos cranianos e da coluna cervical é raro.

B. Achados laboratoriais

A PCR quantitativa para VJC no LCR é usada para o diagnóstico em pacientes com achados clínicos e radiológicos compatíveis. A viremia persistente de JC e o aumento do DNA urinário de VJC podem ser preditivos de LEMP. Um IgG anti-VJC foi maior 6 meses antes do diagnóstico, mas não foi preditivo de LEMP em uma coorte de pacientes que vivem com infecção por HIV. Os níveis séricos de neurofilamento estão aumentados em pacientes com esclerose múltipla tratados com natalizumabe que desenvolvem LEMP em comparação com aqueles que não desenvolvem e podem fornecer utilidade prognóstica (especificidade 67%, especificidade 80%).

C. Exames de imagem

A ressonância magnética do cérebro mostra áreas multifocais de desmielinização da substância branca sem efeito de massa ou, geralmente, realce pelo contraste. As lesões são mais frequentemente bilaterais do que unilaterais e as fibras U subcorticais são frequentemente relatadas. Os achados podem não ser distinguíveis da SIRI. O aumento da captação de metionina com diminuição concomitante da captação de flúor-oxiglicose no PET pode ser útil para o diagnóstico. Em pacientes com HIV, é descrita uma síndrome de degeneração cerebelar. Os relatos de casos atestam a variabilidade dos achados da RM e não devem ser considerados apenas para o diagnóstico.

Tratamento e prevenção

Não existem medicamentos antivirais eficazes contra o vírus JC. *Limitar o estado imunossuprimido sem induzir uma SIRI representa a base da terapia para a LEMP associada ao HIV.* O tratamento do HIV com TARV reduz a incidência de LEMP, melhora os sintomas clínicos, reverte algumas das anormalidades radiográficas e melhora a taxa de morbidade em um ano, independentemente da contagem basal de células CD4. A TARV com maior penetração no SNC não parece ter nenhum benefício em relação a outros regimes de TARV no controle da LEMP. A recuperação imunológica pode induzir a piora do quadro clínico em um pequeno número de casos. As síndromes de reconstituição imunológica não alteram a mortalidade, mas estão associadas a uma forma de LEMP chamada **leucoencefalopatia não determinada** associada a um polimorfismo de quimiocina. As sequelas neurológicas significativas das infecções por LEMP são a regra e os déficits podem persistir por anos. A mortalidade em um ano em uma série francesa de 2023 foi de 38,2%.

É importante diminuir a imunossupressão em pacientes sem HIV, mas com LEMP (p. ex., pacientes com esclerose múltipla ou aqueles que foram submetidos a transplante). O cidofovir pode ser benéfico em casos não relacionados ao HIV, enquanto os corticosteroides podem ser úteis na reconstituição imunológica. Como o VJC infecta as células por meio de receptores de serotonina, alguns médicos recomendam o uso de risperidona e mirtazapina. Relatos baseados em observações mostram que a interrupção prematura do natalizumabe na esclerose múltipla pode levar a estados de SIRI e que a combinação de teriflunomida com interferon pode manter os sintomas de LEMP em suspenso, permitindo o controle da esclerose múltipla subjacente. A troca de plasma, que teoricamente reduz o nível plasmático de agentes associados à LEMP, pode ser útil na LEMP associada ao natalizumabe, mas está associada a um alto risco de SIRI. Em pacientes pós-transplante renal, um regime de pré-indução com IVIG e rituximabe e transplante com células depletadas de linfócitos parece reduzir o risco de LEMP. Não foi demonstrado que os títulos de anticorpos JC aumentam significativamente antes do início clínico da LEMP em pacientes que passaram por transplante de órgãos sólidos.

Entre os pacientes com LEMP sem nenhum comprometimento imunológico óbvio, foram relatadas respostas ao tratamento com mirtazapina e metilprednisolona de pulso IV, mas em uma série a mortalidade dentro de meses após o início dessa terapia foi de 50%.

A terapia com inibidores da proteína de morte celular programada (PD-1) (também conhecida como "inibidor do ponto de controle imunológico") foi avaliada, mas em uma metanálise de 35 artigos, os pacientes com LEMP associados à terapia imunossupressora têm menor probabilidade de responder aos inibidores do ponto de controle, embora o pembrolizumabe, inibidor de PD-1, tenha reduzido a carga viral de JC e aumentado a atividade de CD4+ e CD8+ contra o vírus em um conjunto preliminar de oito pacientes com LEMP com diferentes condições predisponentes. Além disso, as células T alogênicas específicas do vírus BK são úteis na redução da carga viral de JC.

Beck ES et al. Checkpoint inhibitors for the treatment of JC virus-related progressive multifocal leukoencephalopathy. Curr Opin Virol. 2020;40:19. [PMID: 32279025]
Lambert N et al. Immune checkpoint inhibitors for progressive multifocal leukoencephalopathy: identifying relevant outcome factors. Eur J Neurol. 2021;28:3814. [PMID: 34251719]
Joly M et al. Progressive multifocal leukoencephalopathy: epidemiology and spectrum of predisposing conditions. Brain. 2023;146:349. [PMID: 35779271]

8. Vírus linfotrópico de células T humanas (HTLV)

O HTLV-1 e o -2 são retrovírus que infectam as células T CD4 e CD8, respectivamente, onde persistem como uma infecção latente por toda a vida. O HTLV-1 infecta cerca de 5 a 10 milhões de indivíduos em todo o mundo. Ele é endêmico em muitas regiões do mundo, incluindo o sul do Japão, o Caribe, grande parte da África subsaariana, América do Sul, Europa Oriental e Oceania. Historicamente, a bacia do Caribe e o sudoeste do Japão apresentam a maior prevalência de infecção (4-37%). Por outro lado, o HTLV-2 é encontrado principalmente em populações nativas das Américas do Sul

(1-58%), Central (8-10%) e do Norte (2-13%), bem como em tribos pigmeus africanas. Em algumas áreas da África (p. ex., Malaui), a soroprevalência do HTLV-2 é maior do que a soroprevalência do HTLV-1.

Nos EUA, estudos realizados em doadores de sangue mostram uma soroprevalência do HTLV-1 de 0,005% e do HTLV-2 de 0,014%, um declínio desde o início da década de 1990. O vírus é transmitido horizontalmente (sexo), verticalmente (intrauterino, periparto e amamentação prolongada) e parenteralmente (uso de drogas injetáveis e transfusão de sangue). Portanto, uma prevalência maior é observada entre pessoas que injetam drogas. A coinfecção com o HIV-1 ocorre (em menos de 5% em uma série da Espanha), mas provavelmente é sub-reconhecida. A transmissão via transplante de órgãos foi relatada. A doença pode se manifestar quando agentes biológicos são usados para doenças reumáticas. A infecção pelo **HTLV-1 está associada ao linfoma/leucemia de células T do adulto (LTA)** e à mielopatia associada ao **HTLV-1/paraparesia espástica tropical (HAM/TSP)**. Em contraste, o HTLV-2 é significativamente menos patogênico, com poucos casos relatados de HAM/TSP, bem como outras manifestações neurológicas. A associação causal do HTLV-1 com a LTA, atribuída à oncoproteína Tax codificada pelo vírus, está bem estabelecida.

Achados clínicos
A. Sintomas e sinais

O risco ao longo da vida de desenvolver LTA entre pessoas soropositivas para HTLV-1 é estimado em 3% nas mulheres e 7% nos homens, com um período de incubação de pelo menos 15 anos. A idade média no diagnóstico da LTA é de 40 a 50 anos na América Central e do Sul e de 60 anos no Japão.

As síndromes clínicas da LTA podem ser classificadas como crônicas, agudas (leucêmicas), latentes ou linfomatosas. Um tumor cutâneo primário também é descrito (com aparência que varia de lesões papulares a eritrodermia esfoliativa) e apresenta um prognóstico pior em comparação com o tipo latente. As características clínicas da LTA incluem adenopatia linfática difusa, lesões cutâneas maculopapulares que podem evoluir para eritrodermia, periodontite, disfunção broncoalveolar, organomegalia, lesões ósseas líticas e hipercalcemia. Infecções oportunistas, como pneumonia por *P. jirovecii* e meningite criptocócica, são comuns.

A HAM/TSP, associada tanto ao HTLV-1 quanto ao HTLV-2, desenvolve-se em 0,3 a 4% dos indivíduos soropositivos e é mais comum em mulheres e em indivíduos mais velhos. Uma inflamação crônica do SNC e da medula espinhal leva à fraqueza motora intensa e progressiva e à paraparesia espástica simétrica, paralisias faciais bilaterais e comprometimento cognitivo, quedas, dor lombar nociceptiva e paraplegia com hiperreflexia. Distúrbios vesicais e sexuais (p. ex., dispareunia, disfunção erétil), distúrbios sensoriais e constipação também são comuns. Ambos os vírus também podem induzir anormalidades motoras, como fraqueza nas pernas, marcha em tandem prejudicada e sensação de vibração, sem mielopatia evidente associada ao HTLV.

Estudos realizados no Brasil mostram que um subgrupo de pacientes com inflamação crônica e infecções por HTLV-1 pode ser assintomático e é reconhecido como tendo uma "síndrome intermediária" que pode progredir para uma mielopatia completa.

A soropositividade para HTLV-1 está associada a um risco maior de tuberculose, hiperinfecção por *Strongyloides stercoralis*, sarna crostosa e dermatite infecciosa. Os estados inflamatórios associados à infecção pelo HTLV-1 incluem artropatia, paralisias faciais recorrentes, polimiosite, uveíte e síndrome sicca, mas inconsistentemente síndrome de Sjögren, vasculite, crioglobulinemia, pneumonite infiltrativa e ictiose. O carcinoma bronquioalveolar é mais frequente na presença do HTLV-1.

O HTLV-2 parece causar uma mielopatia mais branda e de progressão mais lenta do que a HAM. A mortalidade por todas as causas e por câncer é maior entre os pacientes soropositivos para HTLV-2.

A coinfecção HTLV-1/HIV está associada a contagens mais altas de células CD4 e a um risco maior de HAM.

B. Achados laboratoriais

O esfregaço periférico pode mostrar células linfoides atípicas com citoplasma basofílico e núcleos convolutos (células em flor). O padrão de diagnóstico é a evidência de integração clonal do genoma do DNA proviral na célula tumoral. A identificação de anticorpos contra o HTLV-1 apoia o diagnóstico. Os níveis de neopterina no soro podem indicar atividade da doença. Uma carga de provírus do HTLV-1 nas células mononucleares do sangue periférico e nas células do LCR e uma carga proviral do HTLV-1 são propostas como marcadores de risco e progressão do HAM. A positividade do HTLV está associada à eritrocitose, linfocitose (HTLV-2) e trombocitose (HTLV-1).

Tratamento, prevenção e prognóstico

Não existe vacina ou terapia antiviral para a prevenção e o tratamento de infecções por HTLV.

O tratamento da LTA consiste principalmente em quimioterapia (como os regimes CHOP e EPOCH), seguida de transplante alogênico de células-tronco. As imunoterapias estão sendo cada vez mais usadas, incluindo anticorpos monoclonais (p. ex., o inibidor anti-CCR4 mogamulizumabe, agentes anti-CD25), inibidores da tirosina quinase esplênica e da Janus quinase (JAK) (p. ex., cerdulatinibe e ruxolitinibe) e inibidores de PD-1/ponto de controle imunológico (p. ex., nivolumabe). Um regime de quimioterapia no Japão usando oito agentes diferentes mostra uma taxa de resposta mais alta do que o tradicional CHOP quinzenal (40% *versus* 25%). Um estudo clínico está em andamento avaliando a lenalidomida associada ao regime EPOCH (NCT04301076). A terapia combinada com zidovudina e interferon-alfa pode ser útil. A profilaxia contra infecções é necessária na LTA porque os pacientes apresentam uma profunda imunodeficiência.

A HAM é tratada com uma variedade de agentes imunomoduladores (incluindo corticosteroides) sem que haja resultados consistentes. As modalidades de terapia, nenhuma das quais é uniformemente aceita como base, incluem terapia combinada com o antirretroviral raltegravir sozinho ou em combinação com zidovudina; interferon-alfa; e uma combinação de prednisolona, interferon peguilado e valproato de sódio; pentoxifilina, ciclosporina e o retinoide tamibaroeno. Estudos pequenos e não controlados sugerem que a plasmaférese resulta em melhora da marcha e dos distúrbios sensoriais em alguns pacientes e melhora da dor muscular com metilprednisolona pulsada. Um estudo japonês mostrou que a I-arginina pode melhorar a função motora.

A triagem do fornecimento de sangue para HTLV-1 é exigida em muitos países, inclusive nos EUA. O HTLV-1 e o HTLV-2 têm reatividade sorológica cruzada significativa, mas a PCR pode distinguir os dois. São necessários ensaios aprimorados para a triagem de doadores de órgãos para infecções por HTLV-1 e -2. A triagem pré-natal e evitar a amamentação (onde o vírus pode ser transmitido) também são medidas preventivas importantes.

Hirons A et al. Human T-cell lymphotropic virus type-1: a lifelong persistent infection, yet never truly silent. Lancet Infect Dis. 2021;21:e2. [PMID: 32986997]

Marino-Merlo F et al. Antiretroviral therapy in HTLV-1 infection: an updated overview. Pathogens. 2020;9:342. [PMID: 32369988]

Shafiee A et al. Zidovudine and interferon alfa based regimens for the treatment of adult T-cell leukemia/lymphoma (ATLL): a systematic review and meta-analysis. Virol J. 2023;20:118. [PMID: 37287047]

Febres hemorrágicas virais
1. Doença viral do Ebola (DVE)

FUNDAMENTOS DO DIAGNÓSTICO

- DVE em estágio inicial: uma doença febril inespecífica.
- Estágio posterior da DVE: sintomas gastrointestinais graves, depois sintomas neurológicos e choque hipovolêmico.
- As manifestações hemorrágicas são manifestações de estágio tardio.
- A uveíte é proeminente.
- A história de viagens e contatos advindos de um país afetado pelo Ebola levanta a suspeita.
- O vírus é detectado pelo RT-PCR.

Considerações gerais

O gênero *Ebolavirus* é um vírus de RNA de fita simples da família *Filoviridae*. Quatro espécies diferentes de *Ebolavirus* foram identificadas como causadoras de doenças humanas. Os morcegos frugívoros são possíveis reservatórios do *Ebolavirus*. A transmissão zoonótica para humanos ocorre por meio do contato com o reservatório ou com um primata infectado. O *Ebolavirus* pode continuar a ser transmitido entre humanos que têm contato direto com fluidos corporais infectados. Para contrair a DVE, o vírus deve entrar no corpo por meio de membranas mucosas, pele não intacta, relações sexuais, amamentação ou agulhas. Rituais funerários tradicionais em algumas comunidades africanas (que implicam um contato considerável com o cadáver) e o cuidado direto desprotegido de pessoas com DVE estão associados ao maior risco de transmissão. O *Ebolavirus* foi detectado no sêmen até 9 meses após a recuperação da infecção.

A DVE tem um período de incubação de 2 a 21 dias. Antes da manifestação dos sintomas, o *Ebolavirus* não é transmissível. Mesmo com o início dos sintomas, o risco de transmissão é baixo, mas aumenta com o tempo.

O primeiro surto de Ebola ocorreu em 1976 como uma epidemia simultânea na República Democrática do Congo e no Sudão do Sul. Os surtos subsequentes foram confinados à República Democrática do Congo, Uganda e Sudão até março de 2014, quando o primeiro caso de Ebola na África Ocidental foi identificado na Guiné. O *Ebolavirus* do Zaire foi a espécie associada. Esse surto de Ebola se tornou maior do que todos os surtos anteriores de Ebola juntos. O número de casos de DVE se espalhou rapidamente; havia pelo menos 10 países afetados, especialmente Guiné, Libéria e Serra Leoa. Muitos casos e mortes nesses países ocorreram entre profissionais de saúde. Nos EUA, 11 pessoas foram tratadas com Ebola; a maioria era de profissionais de saúde que foram evacuados para os EUA, e quatro casos foram diagnosticados nos EUA. No total, aproximadamente 40 surtos distintos de Ebola ocorreram desde 1976, a maioria na África. A taxa estimada de fatalidade de casos é de 60%.

Achados clínicos

A. Sintomas e sinais

No início dos sintomas, a **DVE em estágio inicial** geralmente se apresenta como uma doença febril inespecífica. Junto com a febre, os pacientes tendem a apresentar cefaleia, fraqueza, tontura, mal-estar, fadiga, mialgia e artralgia. Após 3 a 5 dias, os pacientes com **DVE em estágio mais avançado** podem desenvolver dor abdominal, náusea grave, vômito e diarreia, acompanhando a doença febril. Esse estágio da doença pode continuar por uma semana, período em que os sintomas neurológicos ganham destaque. A encefalite é observada e manifestada como confusão, lentidão cognitiva, agitação e, ocasionalmente, convulsões. O choque hipovolêmico ocorre na maioria dos pacientes, mas as manifestações hemorrágicas (sangramento gastrointestinal, sangramento difuso da mucosa, sangramento conjuntival) ocorrem em apenas 1% a 5% dos pacientes. Os sintomas respiratórios não são típicos da DVE, embora sejam relatadas pneumonia intersticial e insuficiência respiratória.

B. Achados laboratoriais

Durante os primeiros dias de sintomas, o diagnóstico pode ser feito por meio de várias modalidades, incluindo Elisa de captura de antígeno, Elisa de IgM, RT-PCR ou isolamento do vírus. As amostras de sangue obtidas nos primeiros três dias da doença e testadas por um método molecular devem ser repetidas se os resultados forem negativos e os sinais e sintomas clínicos persistirem. Os níveis de RNA atingem o pico em uma média de 7 dias após o início da doença. Mais

tarde no curso da doença ou após a recuperação, os testes sorológicos de IgM e IgG podem ser enviados. Após cerca de 10 dias, os anticorpos IgM começam a se desenvolver, e, após aproximadamente duas semanas, desenvolve-se uma resposta de anticorpos IgG. O diagnóstico post-mortem pode ser feito por meio de imuno-histoquímica, RT-PCR ou isolamento do vírus. A OMS recomenda testes de ácido nucleico (NATs) automatizados ou semiautomatizados de sangue total anticoagulado com EDTA de pacientes sintomáticos para o gerenciamento de diagnóstico de rotina e testes rápidos de detecção de antígeno em áreas onde os NATs não estão disponíveis. O fluido oral pode ser usado para diagnósticos quando a coleta de sangue não é possível. É importante ressaltar que as amostras de pacientes representam riscos extremos de risco biológico e devem ser manuseadas de acordo com os equipamentos de proteção individual apropriados.

Como os filovírus infectam as células dendríticas e, em seguida, os hepatócitos e as células corticais renais, os achados laboratoriais normalmente incluem uma baixa contagem de plaquetas (e uma síndrome de púrpura trombocitopênica trombótica foi postulada com a provável causa multifatorial), leucopenia e transaminite (TGO maior que TGP). À medida que os sintomas inespecíficos progridem para uma resposta inflamatória sistêmica grave, geralmente ocorre coagulopatia com evidência de disfunção plaquetária e coagulopatia intravascular disseminada (CIVD). Ainda não se sabe se a CIVD é uma causa comum de sangramento, pois as medições clínicas de fibrinogênio, tempo de protrombina, produtos de divisão de fibrina e plaquetas não são feitas rotineiramente nas comunidades onde ocorreu a maioria dos surtos. Outras anormalidades laboratoriais observadas incluem hipoalbuminemia, desequilíbrio de eletrólitos e aumento do nível de creatinina sérica. Ureia, TGO e creatinina elevados na apresentação estão associados a maior mortalidade.

Diagnóstico diferencial

O diagnóstico diferencial varia de acordo com o estágio da doença. A DVE em estágio inicial é comumente confundida com malária, febre tifoide e outras doenças virais. À medida que os sintomas gastrointestinais se desenvolvem, os profissionais de saúde também devem considerar hepatite viral, toxinas, leptospirose e doenças rickettsiais. Em estágios mais avançados da DVE, doenças bacterianas, virais e parasitárias, inclusive cólera e, em crianças, infecção por rotavírus, podem se apresentar com gastroenterite grave e choque. A encefalite deve ser diferenciada da confusão associada à uremia. As manifestações hemorrágicas levantam a suspeita de DVE, mas podem ser causadas por leucemia, púrpura trombocitopênica trombótica, síndrome hemolítico-urêmica ou CIVD. A história de viagens e contatos é crucial ao considerar o diagnóstico diferencial em áreas onde o Ebola não é endêmico.

Complicações

O choque hipovolêmico e a insuficiência de múltiplos órgãos são as complicações mais comuns da DVE. A hemorragia pode ocorrer nos estágios finais. A rabdomiólise é relatada com frequência e pode explicar muitas das anormalidades laboratoriais associadas. As coinfecções com malária ou bactérias (ou ambas) são considerações importantes e podem ocorrer antes da apresentação e durante o tratamento da DVE. Sabe-se que o vírus persiste em locais imunologicamente privilegiados, como o SNC, os olhos e os testículos; no entanto, a recaída viral é incomum. Pode ocorrer dor musculoesquelética pós-DVE, cefaleia, sintomas auditivos, incluindo perda de audição, e sintomas oculares (sendo a uveíte o achado ocular mais comum). Os sobreviventes de DVE apresentam altas taxas de sequelas neuropsicológicas de longo prazo, incluindo depressão, ansiedade, insônia e TEPT.

Tratamento

O tratamento é basicamente de suporte. Vários estudos mostraram que os fluidos intravenosos podem reduzir as taxas de mortalidade para menos de 50%. Apesar da ampla disponibilidade de sais de reidratação oral, a mortalidade é alta, variando de 25% a 90%. Entre os pacientes tratados nos EUA ou na Europa, quase todos receberam fluidos intravenosos, suplementação de eletrólitos e antibioticoterapia empírica. A ventilação mecânica invasiva ou não invasiva e a terapia de substituição renal contínua são necessárias em muitos casos. Esse maior nível de intervenção provavelmente contribuiu para a redução da mortalidade (19%) entre esses pacientes. O uso de cubículos individuais de biossegurança com ar-condicionado é preferível ao pesado equipamento de proteção usado durante os surtos de 2014 na África Ocidental e permite que se passe mais tempo com os pacientes.

Dois coquetéis de anticorpos monoclonais (Inmazeb [conhecido como REGTN-EB3] e Ebanga [conhecido como mAb114]) foram aprovados pelos EUA em 2020 para o tratamento da infecção pela espécie de *Ebolavirus* do Zaire em adultos e crianças. Em 2022, a OMS publicou as primeiras diretrizes para o tratamento da DVE, fazendo uma forte recomendação para o tratamento com mAb114 ou REGN-EB3 para pacientes com DVE confirmada por PCR causada pela espécie do *Ebolavirus* do Zaire e neonatos com 7 dias ou menos nascidos de mães com DVE confirmada causada pelo *Ebolavirus* do Zaire. As diretrizes fazem uma recomendação condicional contra o uso de remdesivir ou ZMapp nesses casos.

Além do tratamento de suporte e da terapêutica experimental, os pacientes normalmente recebem agentes antimaláricos empíricos em áreas endêmicas e antibióticos de amplo espectro.

Prognóstico

Crianças com menos de 5 anos de idade e adultos acima de 40 anos têm um alto risco de morte por DVE. A gravidez é um fator de risco para doença grave e morte. No surto de 2014-2016, a mortalidade materna média foi de 86%. Os pacientes imunossuprimidos tiveram um tempo de incubação mais curto, progressão rápida da doença e resultados ruins. Uma carga viral de base mais alta foi um forte preditor de mortalidade. Em geral, o atendimento médico geral deficiente confere um prognóstico ruim. Entre os sobreviventes, os anticorpos protetores persistem por pelo menos 10 anos.

Prevenção

A redução do risco deve se concentrar na prevenção da transmissão de animais selvagens para humanos e na redução da transmissão de humanos para humanos por meio de vigilância, detecção precoce e isolamento de casos, rastreamento de contatos, medidas de contenção (desinfecção, higiene e saneamento), precauções rigorosas contra gotículas e contatos em ambientes de assistência médica e redução da transmissão sexual em sobreviventes do Ebola. A OMS recomenda que os homens evitem a atividade sexual ou usem proteção de barreira durante a relação sexual por 12 meses a partir do início dos sintomas ou até que seu sêmen apresente dois testes negativos para o vírus Ebola.

A vacina recombinante baseada no vírus da estomatite vesicular (rVSV) que expressa a glicoproteína do Z *Ebolavirus* (ZEBOV) (rVSV-ZEBOV, comercializada como Ervebo pela Merck) é eficaz na prevenção da doença logo após 10 dias da administração da vacina e parece gerar uma resposta imune de longa duração. Os efeitos colaterais, como febre, mialgia, calafrios, fadiga, cefaleias e oligoartrite, se desenvolvem na maioria dos pacientes que receberam a vacina. A rVSV-ZEBOV foi aprovada pela Agência Europeia de Medicamentos (EMA) em 11 de novembro de 2019 e pela FDA dos EUA em 19 de dezembro de 2019. Uma segunda vacina, uma vacina de vetor de vírus adenovírus/vaccinia (comercializada como Zabdeno e Mvabea), foi aprovada pela EMA em 2020. Trata-se, na verdade, de uma série de duas doses de duas vacinas diferentes, Ad26. ZEBOV (adenovírus recombinante incompetente para replicação que expressa a glicoproteína ZEBOV [cepa Mayinga]) e MVA-BN-Filo (um vetor de vírus vaccinia Ankara-Bavarian Nordic modificado sem replicação que expressa as glicoproteínas dos *Ebolavirus* do Zaire e do Sudão, do vírus Marburg e a nucleoproteína do vírus Tai Forest), administradas com cerca de 8 semanas de intervalo. Essa vacina está sendo submetida a testes clínicos (p. ex., NCT02876328) e não é considerada apropriada para uso em situações em que a proteção imediata é necessária, como durante um surto. Portanto, em um cenário de surto, é preferível usar a rVSV- ZEBOV.

A estratificação de risco pode ser útil para decidir quando e a quem administrar a profilaxia antiviral pós-exposição. Uma exposição de alto risco é definida como ferimento penetrante por objeto cortante de um dispositivo usado ou por meio de luvas ou roupas contaminadas, contato direto com um paciente infectado (vivo ou falecido) ou seus fluidos corporais com a pele ferida ou membranas mucosas, como olhos, nariz ou boca. A vacina rVSV-ZEBOV foi usada no contexto da profilaxia pós-exposição segura entre os profissionais de saúde e foi considerada eficaz. A imunidade mediada pela vacina requer uma média de 10 dias para se desenvolver e pode não ser rápida o suficiente em certos casos para evitar a infecção.

O uso de agentes antivirais na profilaxia pós-exposição é outra alternativa que, até o momento, também não mostra nenhum benefício claro de sobrevivência.

Quando hospitalizar

As pessoas que moram ou retornam de um país com altas taxas de transmissão de Ebola devem ser monitoradas por 21 dias e internadas em uma unidade de saúde quando surgirem sintomas que atendam à definição de suspeito de DVE da OMS, de acordo com o protocolo de triagem designado pelo órgão governamental de tomada de decisões de saúde do respectivo país.

Bond NG et al. Post-Ebola syndrome presents with multiple overlapping symptom clusters: evidence from an ongoing cohort study in Eastern Sierra Leone. Clin Infect Dis. 2021;73:1046. [PMID: 33822010]

Choi MJ et al. Use of Ebola vaccine: recommendations of the Advisory Committee on Immunization Practices, United States, 2020. MMWR Recomm Rep. 2021;70:1. [PMID: 33417593]

Kieh M et al. Randomized trial of vaccines for Zaire Ebola virus disease. N Engl J Med. 2022;387:2411. [PMID: 36516078]

World Health Organization (WHO). Therapeutics for Ebola virus disease. 2022 Aug 19. https://www.who.int/publications/i/item/9789240055742

2. Outras febres hemorrágicas

Esse grupo diversificado de doenças resulta da infecção por um dos vários vírus de RNA de fita simples (membros das famílias *Arenaviridae*, *Bunyaviridae*, *Filoviridae*, *Flaviviridae* e *Nairoviridae*). Os flavivírus, como os causadores da dengue e da febre amarela, e os filovírus, causadores da DVE, são discutidos em seções separadas.

A **febre de Lassa** é uma doença associada a roedores causada por um arenavírus do Velho Mundo. Os roedores liberam o vírus na urina e nas fezes e o transmitem aos seres humanos por contato direto com esses materiais, ingestão ou inalação de partículas aerossolizadas. A febre de Lassa é endêmica principalmente na África Ocidental, onde são observados de 100 mil a 300 mil casos e 5 mil mortes por ano. As taxas de mortalidade de casos em pacientes hospitalizados na África Ocidental são de até 50%. Outros arenavírus incluem o **vírus *Junin*** (causa da febre hemorrágica argentina), o **vírus *Machupo*** (causa da febre hemorrágica boliviana), o **vírus *Chaparé*** (causa da febre hemorrágica Chaparé, que também ocorre na Bolívia), o **Guanarito *mammarenavirus*** (GTOV; causa da febre hemorrágica venezuelana), o ***Mammarenavirus* brasileiro** (causa da febre hemorrágica brasileira) e o **vírus *Lujo***.

As **febres hemorrágicas por bunyavírus** incluem os hantavírus (discutidos separadamente), a febre hemorrágica da Crimeia-Congo, a febre do Vale do Rift e vários vírus emergentes, como um que causa febre grave com síndrome de trombocitopenia.

A **febre hemorrágica da Crimeia-Congo (FHCC)** é uma doença transmitida por carrapatos e animais bovinos. A transmissão de pessoa para pessoa pode ocorrer na comunidade ou no ambiente hospitalar por meio do contato com secreções corporais infectadas. A distribuição geográfica é ampla, com casos relatados na África, Ásia, Oriente Médio, Europa Oriental, especialmente na região do Mediterrâneo Oriental.

A **febre do Vale do Rift** é transmitida por animais de criação, mosquitos e moscas infectados. Não há registro de transmissão de pessoa para pessoa. Os fatores de risco para contrair a febre do Vale do Rift incluem trabalhar com manipulação de remanescentes de fetos que sofreram aborto; abater, esfolar ou abrigar animais; e beber leite não pasteurizado. A febre do Vale do Rift causa surtos na África e, mais recentemente, na Península Arábica.

Um novo bunyavírus foi identificado em 2009 na região central e nordeste da China e recebeu o nome com base em seus sintomas: vírus da **febre grave com síndrome da trombocitopenia (SFTS)**. A SFTS é transmitida pela picada de um carrapato (família *Ixodidae*, incluindo o carrapato *Haemaphysalis longicornis*, que é encontrado na Ásia e também entre animais [raramente humanos] no leste dos EUA). Ele também pode ser transmitido entre humanos por meio do contato direto com sangue ou secreções infectadas. Outro vírus (**vírus Heartland**), identificado nos EUA, é semelhante ao vírus SFTS. A transmissão ocorre por meio do carrapato Lone Star (*Amblyomma americanum*). O vírus parece ser amplificado em veados e guaxinins. Nos EUA, a maioria dos casos é relatada nos estados do meio-oeste e do sul. Mais recentemente, um novo ortonavírus, denominado **vírus Songling** (SGLV), foi identificado no nordeste da China. O SGLV causa uma doença febril frequentemente associada à cefaleia e provavelmente é transmitido por carrapatos.

Achados clínicos
A. Sintomas e sinais

O período de incubação varia de acordo com a espécie, de 2 a 21 dias. Os sintomas clínicos na fase inicial de uma febre hemorrágica viral são indistinguíveis de outras doenças virais. Em função da falta de sintomas específicos na apresentação, as febres hemorrágicas virais são uma causa importante a ser considerada na febre de origem desconhecida em crianças de áreas endêmicas. A fase tardia é mais específica e é caracterizada por falência de órgãos, estado mental alterado e hemorragia. Podem ocorrer exantemas e lesões nas mucosas.

Em estágios avançados, podem ocorrer edema significativo, derrame pleural e menos manifestações hemorrágicas em comparação com a DVE em pacientes com febre de Lassa e infecção pelo vírus Lujo. A perda auditiva em vários graus é a complicação mais comum da infecção por febre de Lassa. A mortalidade em gestantes durante o terceiro trimestre e a mortalidade fetal são muito altas.

A FHCC tem manifestações hemorrágicas mais proeminentes. Os pacientes apresentam olhos vermelhos, face ruborizada, garganta vermelha e petéquias que evoluem para sangramento grave e incontrolável. Cefaleias graves são comuns na FHCC e estão relacionadas à gravidade do dano vascular, à vasodilatação e à liberação de citocinas.

A febre do Vale do Rift pode se apresentar com três síndromes distintas: (1) doença ocular; a retinite é a complicação mais comum e a perda permanente da visão ocorre em 1 a 10% dos pacientes; (2) meningoencefalite ocorre em menos de 1% dos casos; esses pacientes apresentam cefaleia, coma ou convulsões de 1 a 4 semanas após os sintomas iniciais e baixa mortalidade, mas alta morbidade com déficits neurológicos que podem ser graves; e (3) febre hemorrágica; os pacientes se apresentam de 2 a 4 dias após a doença e mostram evidências de comprometimento hepático grave e hemorragias posteriores; o estado hemorrágico ocorre em menos de 1% dos pacientes, mas a taxa de mortalidade desses pacientes chega a cerca de 50%.

B. Achados laboratoriais

As características laboratoriais geralmente incluem trombocitopenia, leucopenia (embora na febre de Lassa seja observada leucocitose), anemia, testes bioquímicos hepáticos elevados e anormalidades consistentes com CIVD.

Deve-se tomar cuidado especial no manuseio de amostras clínicas de casos suspeitos. O pessoal do laboratório deve ser alarmado sobre a suspeita de diagnóstico e, nos EUA, o CDC deve ser contatado para obter orientação. O diagnóstico pode ser feito por PCR, detecção de antígeno (por Elisa) ou demonstração de um aumento de quatro vezes no título de anticorpos. O vírus Lassa pode ser cultivado em sangue, urina ou *swab* de garganta; entretanto, o isolamento do vírus em cultura requer um laboratório de nível 4 de biossegurança. A FHCC é mais bem diagnosticada com RT-PCR, mas o Elisa ou o teste de detecção de antígeno também podem ser usados. Os ensaios sorológicos podem produzir resultados falso-negativos precoces e falso-positivos tardios.

Diagnóstico diferencial

O diagnóstico diferencial da febre hemorrágica inclui meningococemia ou outras septicemias, infecção por rickettsias, dengue, febre tifoide e malária. O diagnóstico diferencial da SFTS inclui anaplasmose, febre hemorrágica com síndrome renal ou leptospirose. A probabilidade de contrair febres hemorrágicas entre viajantes é baixa.

Tratamento e prevenção

Os pacientes devem ser colocados em quartos privativos com precauções padrão de contato e gotículas. Precauções de barreira para evitar a contaminação da pele ou das membranas mucosas também devem ser adotadas pelos profissionais de saúde. Precauções contra transmissão aérea devem ser consideradas em pacientes com comprometimento pulmonar significativo ou submetidos a procedimentos que estimulem a tosse.

Os cuidados de suporte são a base da terapia. Nenhum medicamento antiviral foi aprovado para uso contra o vírus Lassa, mas a ribavirina pode reduzir a mortalidade se administrada no início da doença. Um antiviral de molécula pequena chamado LHF-535 está sendo desenvolvido para tratar a febre de Lassa e outros arenavírus.

O plasma convalescente é usado rotineiramente para tratar pacientes com febre hemorrágica argentina.

A profilaxia pós-exposição com ribavirina no tratamento da FHCC parece ser eficaz; entretanto, há poucos dados que comprovem sua eficácia para a febre de Lassa e outros vírus da arena. O agente antitripanossômico suramina pode ser eficaz contra o vírus da febre do Vale do Rift. O sorafenibe, um inibidor da tirosina quinase aprovado para o tratamento de células renais e CHC, tem atividade antiviral contra o vírus da febre do Vale do Rift. Uma combinação de anticorpos monoclonais

que apresentam reação cruzada com as glicoproteínas do vírus Lassa foi testada em macacos com resultados promissores.

Uma vacina inativada foi desenvolvida para a febre do Rift Valley, mas não está licenciada nem disponível comercialmente. Não há vacinas aprovadas para outros vírus que causam febre hemorrágica viral. Várias vacinas foram desenvolvidas para o vírus de Lassa, mas apenas três entraram em testes clínicos. Uma vacina de dose única para o vírus de Lassa que consiste em um vetor de sarampo que expressa simultaneamente a glicoproteína e a nucleoproteína do LASV e uma vacina baseada em DNA (MV-LASV) concluiu um ensaio clínico de fase 1. Uma terceira vacina (rVSVΔG-LASV-GPC) demonstrou eficácia protetora promissora em primatas e os ensaios de fase 2 em humanos na África Ocidental estão em andamento (NCT05868733).

O principal método de prevenção da febre do Vale do Rift é a vacinação de animais suscetíveis antes da ocorrência de surtos. Várias vacinas foram desenvolvidas para o controle da febre do Vale do Rift em animais, mas apenas uma, a vacina Smithburn (um vírus vivo atenuado), é produzida comercialmente e usada na África Oriental. Uma vacina inativada foi desenvolvida para humanos, mas não está licenciada nem disponível comercialmente. Uma vacina mais recente, a ChAdOx1, concluiu um estudo clínico de fase 1 (NCT04754776).

Quando hospitalizar

- As pessoas com sintomas de qualquer febre hemorrágica e que tenham estado em uma possível área endêmica devem ser isoladas para diagnóstico e tratamento sintomático.
- O isolamento é particularmente importante porque as doenças causadas por alguns desses agentes, como o vírus Lassa, são altamente transmissíveis aos profissionais de saúde.

Raabe V et al. Lassa virus infection: a summary for clinicians. Int J Infect Dis. 2022;119:187. [PMID: 35395384]

3. Dengue

FUNDAMENTOS DO DIAGNÓSTICO

- Período de incubação de 7 a 10 dias.
- Início repentino de febre alta, calafrios, mialgias e artralgias graves, cefaleia e dor retrorbitária.
- A dengue grave é definida pela presença de extravasamento de plasma, hemorragia ou envolvimento de órgãos.
- Os sinais de hemorragia, como equimoses, sangramento gastrointestinal e epistaxe, aparecem mais tarde na doença.

Considerações gerais

O vírus da dengue pertence ao gênero *Flavivirus* e tem quatro sorotipos distintos (considerados vírus distintos por alguns virologistas) que podem causar infecção. A infecção por um sorotipo não confere imunidade aos outros sorotipos. A dengue é transmitida principalmente de humano para humano pela picada do mosquito *Aedes*. A transmissão associada à assistência médica (exposição a agulhas ou mucocutânea) e a transmissão vertical ocorrem raramente. Sabe-se também que a transmissão ocorre por meio de transplante de medula óssea e de órgãos sólidos. A OMS relata que a dengue é endêmica em 128 países, principalmente em regiões tropicais e subtropicais, com mais de 3 bilhões de pessoas em risco de infecção. *Estima-se a ocorrência anual de 100 a 400 milhões de casos de dengue.* Os números de casos aumentaram nas últimas duas décadas; esse aumento de casos está associado a fatores climáticos, viagens e urbanização. Assim, juntamente com a malária, *a dengue é uma das duas doenças mais comuns transmitidas por vetores aos seres humanos.* A dengue também é a *segunda causa geral de doença febril (depois da malária e excluindo infecções virais respiratórias superiores comuns) em viajantes que retornam de países de baixa e média renda.*

A maioria dos casos de dengue ocorre na Ásia (cerca de 70% dos casos) e na América Latina. Em 2 de outubro de 2023, mais de 4,2 milhões de casos foram registrados em todo o mundo. A maioria vem das Américas, especialmente do Brasil e do Peru. Atualmente, o Peru está registrando um dos maiores surtos de dengue de sua história. Também foram relatados casos de dengue na Ásia (Índia, Bangladesh, Afeganistão, Camboja, China, Laos, Malásia, Nepal, Filipinas, Cingapura, Sri Lanka, Tailândia e Vietnã) e na África (Angola, Burkina Faso, Chade, Egito, Etiópia, Guiné, Mali, Costa do Marfim, Ilhas Maurício, São Tomé e Príncipe, Senegal e Sudão) em 2023. Na Europa, em 2023, foram relatados casos na Itália (42), França (31) e Espanha (1).

A dengue é uma doença de notificação nacional nos EUA desde 2010. Embora a dengue seja endêmica no norte do México e o mosquito *Aedes* seja comum nos estados do sul, os surtos são incomuns nos EUA. A maioria dos casos ocorre em viajantes, imigrantes ou habitantes de territórios dos EUA que são endêmicos para o vírus da dengue. Porto Rico apresenta periodicamente grandes surtos, como os ocorridos no Havaí em 2015 e 2016. Em 8 de novembro de 2023, 1654 casos de dengue foram registrados nos EUA e territórios (589 registrados em Porto Rico e 481 registrados na Flórida).

O período de incubação é geralmente de 7 a 10 dias. Quando o vírus é introduzido em populações suscetíveis, geralmente por viajantes virêmicos de países endêmicos, as taxas de ataque epidêmico variam de 50% a 70%.

Achados clínicos
A. Sintomas e sinais

Uma história de viagem a uma área endêmica de dengue dentro de 14 dias do início dos sintomas é útil para estabelecer o diagnóstico. A maioria dos pacientes infectados é assintomática. Apenas 20% desenvolvem sintomas que variam de doença leve (**febre de dengue**) a febre hemorrágica grave e choque fatal (**síndrome do choque da dengue**). Em 1997, a OMS classificou a dengue sintomática em febre da dengue, febre hemorrágica da dengue e síndrome do choque da dengue. A classificação da OMS de 2009 para a dengue é a seguinte: dengue sem sinais de alarme; dengue com sinais de alarme; e dengue grave. Essa classificação foi criticada pela falta de clareza e por misturar fenótipos distintos da doença em cada categoria, não sendo adotada por todos os países.

Após o período de incubação, a fase febril pode começar abruptamente com sintomas inespecíficos, febre alta, calafrios, rubor facial, mal-estar, dor ocular retrorbitária, dor corporal generalizada e artralgia. Alguns pacientes podem apresentar erupção cutânea maculopapular, faringite e injeção conjuntival. Nem todos os pacientes apresentam todos os sintomas ou febre. Podem ser observadas manifestações hemorrágicas leves. A maioria dos pacientes se recupera, e a febre geralmente desaparece no 8º dia.

Um subconjunto de pacientes, especialmente aqueles com diabetes tipo 2 e/ou obesidade com controle abaixo do ideal, e mais comumente com o sorotipo 2, pode evoluir para dengue grave, que é definida pela presença de extravasamento de plasma, hemorragia ou envolvimento de órgãos. O aumento do hematócrito pode ser o sinal mais precoce e um indicador da gravidade do extravasamento de plasma. O derrame pleural e a ascite podem se desenvolver e podem ser detectados por RX em decúbito lateral ou ultrassom antes da detecção clínica. O aumento do tamanho do fígado, vômitos persistentes e dor abdominal intensa são indicações de extravasamento de plasma. Aparecem sinais de hemorragia, como equimoses, sangramento gastrointestinal e epistaxe. Pode haver envolvimento grave de órgãos, como hepatite, encefalite e miocardite.

O choque se desenvolve em pacientes quando um volume crítico de plasma é perdido por extravasamento. A diminuição do nível de consciência, a hipotermia, a hipoperfusão que leva a acidose metabólica, o comprometimento progressivo dos órgãos e a CIVD que leva a uma hemorragia grave devem ser motivo de preocupação em relação ao choque. A IRA na dengue ocorre em grande parte com a síndrome do choque e apresenta alta mortalidade.

B. Achados laboratoriais

A leucopenia é característica, e transaminases elevadas são encontradas com frequência na dengue. Trombocitopenia, fibrinólise e a hemoconcentração ocorrem com mais frequência na forma hemorrágica da doença. Em outras formas da doença, especialmente em crianças, a anemia é mais comum. A VHS é normal na maioria dos casos.

A natureza inespecífica da doença exige verificação laboratorial para o diagnóstico, geralmente com Elisas de IgM e IgG após a fase febril. O vírus é detectado no sangue por PCR ou detecção da proteína viral específica NS1 por Elisa ou teste rápido durante os primeiros dias de infecção. A imuno-histoquímica para detecção de antígeno em amostras de tecido e manchas de sangue seco também pode ser usada. A trombocitopenia e a fragilidade dos vasos sanguíneos em ambientes remotos podem ser avaliadas com um teste de torniquete. As recomendações gerais de avaliação incluem o teste do sorotipo infectante e o monitoramento da contagem de plaquetas e da albumina sérica, TGO e TGP durante a fase febril da doença para monitorar o desenvolvimento da doença grave.

Diagnóstico diferencial

É difícil fazer a distinção entre a dengue e outras causas de doença febril em áreas endêmicas. As febres causadas pela dengue são mais frequentemente associadas à neutropenia e à trombocitopenia e a mialgias, artralgias/artrite e letargia em adultos. As doenças rickettsiais podem ter uma apresentação semelhante, mas muitas vezes podem ser distinguidas por diferenças na epidemiologia e nas manifestações cutâneas. A chikungunya é diferente, pois é mais propensa a causar artrite crônica. As encefalites arbovirais exigem informações epidemiológicas e dados sorológicos adicionais para o diagnóstico. A gripe e a malária são facilmente confundidas no início da doença, embora a rinite e o mal-estar devam ajudar a distinguir a gripe, e a ciclicidade das febres e a presença de esplenomegalia devam sugerir malária.

Complicações

As complicações usuais incluem pneumonia, insuficiência da medula óssea, hepatite, irite, hemorragias retinianas e maculopatia, orquite e ooforite. As complicações neurológicas (como encefalite, síndrome de Guillain-Barré, neuropatia frênica, hematoma subdural, vasculite cerebral e mielite transversa) são menos comuns. A encefalomielite aguda disseminada tem sido associada à infecção e à vacina viva contra a dengue. Pode ocorrer superinfecção bacteriana. As complicações orais incluem gengivite aguda, sangramento palatino, placas na língua, xerostomia e, raramente, osteonecrose da mandíbula.

A infecção materna representa um risco de hemorragia tanto para a mãe quanto para o bebê se a infecção ocorrer próximo ao termo. A dengue grave é um fator de risco para complicações obstétricas, parto cesáreo, sofrimento fetal e morbidade materna.

Tratamento

Não há opções terapêuticas específicas disponíveis para o manejo clínico da dengue, além de cuidados de suporte. O tratamento envolve o uso adequado de reposição de volume, produtos sanguíneos e vasopressores. O paracetamol é recomendado para o tratamento analgésico e antipirético. O uso de Aine deve ser minimizado e, de preferência, evitado para diminuir o risco de gastrite e sangramento, principalmente em pacientes com predileção por hemorragia ou com anormalidades nas plaquetas, na função hepática ou nos fatores de coagulação.

A contagem de plaquetas não é útil para prever sangramentos clinicamente significativos. As transfusões de plaquetas podem ser consideradas para trombocitopenia grave (menos de 10.000/mcL [$10,0 \times 10^9$/L]) ou para pacientes com sangramento. Entretanto, na ausência de sangramento, o benefício pode não ser observado, e o atraso na recuperação da contagem pode causar danos. O monitoramento dos sinais vitais e do volume sanguíneo pode ajudar a antecipar as complicações da febre hemorrágica da dengue ou da síndrome do choque.

Os medicamentos reaproveitados, como a cloroquina, as estatinas e o balapiravir, não demonstraram benefícios terapêuticos claros. As pesquisas estão se concentrando em anticorpos monoclonais como opção terapêutica, bem como em medicamentos, incluindo agentes peptídicos que têm como alvo proteínas estruturais e não estruturais do vírus da dengue essenciais para sua replicação.

Prognóstico

Embora ocorram fatalidades com a doença grave, a mortalidade estimada (2,5% dos casos graves) parece estar diminuindo, provavelmente por conta do melhor reconhecimento da doença e à maior disponibilidade de tratamento de suporte. As causas de morte incluem febre hemorrágica (observada na doença recorrente) e, ocasionalmente, hepatite fulminante. A trombocitopenia e a hepatite aguda são preditores de dengue grave e de maior mortalidade. A IRA na síndrome do choque da dengue é um presságio de mau prognóstico. Em geral, as formas mais graves da doença (febre hemorrágica e choque) ocorrem com mais frequência na Ásia do que nas Américas. As comorbidades de DCV, diabetes, acidente vascular encefálico, doença pulmonar, doença renal e idade avançada estão associadas à dengue mais grave.

Prevenção

Medidas preventivas devem ser incentivadas, como o controle de mosquitos por meio de rastreio e repelentes de insetos, incluindo inseticidas de longa duração, principalmente durante as exposições no início da manhã e no final da tarde. O rastreio de transfusões de sangue para dengue é importante, especialmente em áreas endêmicas.

A Dengvaxia (CYD-TDV), uma vacina recombinante, viva, atenuada e tetravalente contra a dengue, é aprovada pela FDA para crianças de 9 a 16 anos de idade com história prévio de infecção por dengue e que vivem em áreas endêmicas. Os estudos da Dengvaxia relataram uma eficácia geral de 56%; no entanto, a eficácia foi menor em grupos etários mais jovens e naqueles infectados com o sorotipo 2 da dengue. A vacina é administrada em uma série de 0, 6 e 12 meses, embora um esquema de duas doses seja provavelmente eficaz. Os efeitos colaterais graves não foram mais comuns do que nos receptores do placebo. A vacinação é indicada para pessoas entre 9 e 45 anos de idade. No entanto, a Dengvaxia acarreta um risco maior de dengue grave naqueles que experimentam sua primeira infecção natural por dengue após a vacinação (aqueles que eram soronegativos no momento da vacinação). Portanto, a OMS recomenda limitar a vacina àqueles que tiveram pelo menos uma infecção por dengue antes da vacinação e, para os países que estão considerando usar a Dengvaxia como parte de seu programa de controle da dengue, recomenda a triagem pré-vacinação usando sorologia para dengue. Grávidas e pessoas imunossuprimidas não devem ser vacinadas.

Outra vacina viva tetravalente contra a dengue, a TAK-003 de duas doses da Takeda, concluiu os estudos clínicos de fase 3 com 3 anos de acompanhamento e demonstrou eficácia cumulativa de 62,0% contra casos sintomáticos de dengue e 83,6% de eficácia contra casos hospitalizados de dengue, sem preocupações significativas de segurança. É importante ressaltar que o TAK-003 tem eficácia contra todos os quatro sorotipos da dengue em crianças de 4 a 16 anos de idade que vivem em países endêmicos e que são soropositivas na linha de base e contra os sorotipos 1 e 2 em crianças que são soronegativas na linha de base.

Patel SS et al. Clinical safety experience of TAK-003 for dengue fever: a new tetravalent live attenuated vaccine candidate. Clin Infect Dis. 2023;76:e1350. [PMID: 35639602]

Rivera L et al. Three-year efficacy and safety of Takeda's dengue vaccine candidate (TAK-003). Clin Infect Dis. 2022;75:107. [PMID: 34606595]

Russell KL et al. A phase I randomized, double-blind, placebo-controlled study to evaluate the safety, tolerability, and immunogenicity of a live-attenuated quadrivalent dengue vaccine in flavivirus-naïve and flavivirus-experienced healthy adults. Hum Vaccin Immunother. 2022;18:2046960. [PMID: 35290152]

Sangkaew S et al. Risk predictors of progression to severe disease during the febrile phase of dengue: a systematic review and meta-analysis. Lancet Infect Dis. 2021;21:1014. [PMID: 33640077]

4. Hantavírus

FUNDAMENTOS DO DIAGNÓSTICO

- Transmitida por roedores e causa duas síndromes clínicas.
- **Febre hemorrágica com síndrome renal (FHSR):** doença leve a grave.
- **Síndrome pulmonar por hantavírus (SPH):** Taxa de mortalidade de 40%.

Considerações gerais

Os hantavírus são bunyavírus de RNA envelopados que têm como hospedeiros naturais roedores, toupeiras e musaranhos. Em todo o mundo, os hantavírus infectam mais de 200.000 pessoas anualmente, e sua taxa de mortalidade coletiva é de cerca de 35 a 40%. A infecção por hantavírus em humanos pode causar várias síndromes de doenças. A FHSR é causada principalmente pelo vírus Dobrava-Belgrado, pelo Puumala, pelo vírus Seul e pelo vírus Hantaan na Ásia e na Europa. Esses vírus são chamados de hantavírus do Velho Mundo. A nefropatia epidêmica é uma forma mais branda de FHSR. O vírus Puumala é o patógeno mais prevalente e está presente em toda a Europa. A SPH, também conhecida como síndrome cardiopulmonar por hantavírus, é causada principalmente pelo vírus *Sin Nombre* e pelo vírus Andes, os hantavírus do Novo Mundo nas Américas. Embora compartilhem muitas características clínicas, uma cepa específica não está associada a uma síndrome específica e há sobreposição entre as síndromes. Os principais reservatórios incluem o camundongo do campo para o vírus Hantaan FHSR, a ratazana do rio para o vírus Puumala e o camundongo-cervo para o SNV-SPH.

Acredita-se que os aerossóis de urina e fezes de roedores contaminados com o vírus sejam o principal veículo de transmissão para os seres humanos. A transmissão interpessoal foi relatada apenas com o vírus dos Andes, mas os dados são limitados. A ocupação é o principal fator de risco para a transmissão de todos os hantavírus: caçadores de animais, trabalhadores florestais, pessoal de laboratório, fazendeiros e militares estão

em maior risco. A mudança climática parece estar afetando a incidência da infecção por hantavírus principalmente por meio de efeitos na ecologia do reservatório.

Achados clínicos
A. Sintomas e sinais

O vazamento vascular é a marca registrada da doença em ambas as síndromes, sendo os rins o principal alvo das variantes associadas à FHSR e os pulmões das variantes associadas à SPH.

1. **A FHSR** se manifesta como doença leve, moderada ou grave, dependendo da cepa causadora. Um período de incubação de 2 a 3 semanas é seguido por um curso clínico prolongado, geralmente composto por cinco fases distintas: período febril, hipotensão, oligúria, diurese e fase de convalescência. Em geral, são observados vários graus de envolvimento renal. A infecção pelo vírus Puumala é frequentemente chamada de nefropatia epidêmica. Fenômenos tromboembólicos também são complicações reconhecidas. Uma linfohistiocitose hemofagocítica secundária pode ser observada com a FHSR. O edema pulmonar não é normalmente observado, mas, quando presente, geralmente ocorre nos estágios finais da doença (fase oligúrica e diurética). A encefalite e o envolvimento da hipófise são achados raros na infecção por hantavírus, embora alguns casos tenham sido relatados na infecção pelo vírus Puumala. Os pacientes podem apresentar hematúria persistente, proteinúria ou hipertensão até 35 meses após a infecção. O tabagismo parece exacerbar a viremia com a infecção pelo vírus Puumala, e a bradicardia também pode ser proeminente.

2. **SPH** – A evolução clínica da SPH é dividida em um pródromo febril, um estágio cardiopulmonar, fase oligúrica e diurética, seguida de convalescença. Um período de incubação de 14 a 17 dias é seguido por uma fase prodrômica, geralmente com duração de 3 a 6 dias, associada a mialgia, mal-estar, dor abdominal com náusea, vômito e diarreia, cefaleia, calafrios e febre de início abrupto. A fase cardiopulmonar que se segue é caracterizada pelo início agudo de edema pulmonar. Nesse estágio, a tosse geralmente está presente, a dor abdominal e os sintomas mencionados acima podem dominar a apresentação clínica e, em casos graves, ocorre depressão miocárdica significativa. Podem ocorrer IRA e miosite. As sequelas incluem deficiências neuropsicológicas em alguns sobreviventes de SPH.

B. Achados laboratoriais

As características laboratoriais incluem hemoconcentração e elevação da DHL, lactato sérico e enzimas hepatocelulares. Trombocitopenia e leucocitose precoces (tão altas quanto 90.000 células/mcL [90,0 × 10⁹/L no SPH) são observadas em ambos os casos FHSR e SPH. Na SPH, os imunoblastos (linfócitos ativados com características plasmocitoides) podem ser vistos no sangue, pulmões, rins, medula óssea, fígado e baço.

Um ensaio fluorescente indireto e um imunoensaio enzimático estão disponíveis para a detecção de anticorpos específicos do vírus IgM ou IgG de baixa avidez. Um RT-PCR quantitativo está disponível; no entanto, a viremia das infecções por hantavírus humano é de curto prazo e, portanto, o RNA viral não pode ser prontamente detectado no sangue ou na urina dos pacientes, a menos que a viremia precoce da variante dos Andes seja mais facilmente detectada.

O teste de neutralização por redução de placa continua sendo um ensaio sorológico padrão ouro e distingue as diferentes espécies de hantavírus, embora exista reação cruzada entre os vírus do Velho e do Novo Mundo. Esse teste precisa ser realizado em um laboratório com biossegurança adequada (nível 3).

Diagnóstico diferencial

O diagnóstico diferencial da síndrome febril aguda observada na SRPA ou na SPH inicial inclui o tifo esfoliante, a leptospirose e a dengue. A SPH requer diferenciação de outras infecções respiratórias causadas por patógenos como SARS-CoV-2, *Legionella*, *Chlamydia* e *Mycoplasma*. A infecção por *Coxsackievirus* também deve ser considerada no diagnóstico diferencial.

Tratamento

O tratamento é principalmente de suporte. O suporte cardiorrespiratório com vasopressores é frequentemente necessário; a oxigenação por membrana extracorpórea pode ser necessária em casos graves de SPH. A ribavirina intravenosa é usada na FHSR (vírus Hantaan) com algum sucesso na redução da gravidade da lesão renal. Sua eficácia na SPH, entretanto, não está estabelecida.

Prevenção

Como se acredita que a infecção ocorra pela inalação de resíduos de roedores, a prevenção visa à erradicação de roedores nas casas e à prevenção da exposição a excrementos de roedores, inclusive em instalações de serviços florestais. As mudanças climáticas geralmente exigem atenção especial às populações de roedores nos parques. As vacinas inativadas são usadas em vários países asiáticos onde os pacientes correm o risco de contrair a FHSR. A vacina de DNA do vírus Hantaan/Puumala (administrada por meio de um dispositivo TriGrid) está sendo avaliada e se encontra na fase 2 de testes clínicos.

Prognóstico

O resultado é altamente variável, dependendo da gravidade da doença. A SPH é uma doença mais grave do que a FHSR, com uma taxa de mortalidade de cerca de 40%. Nas infecções pelo vírus *Sin Nombre*, a persistência de títulos elevados de IgG se correlaciona com um resultado favorável.

Dheerasekara K et al. Hantavirus infection – treatment and prevention. Curr Treat Options Infect Dis. 2020;29:1. [PMID: 33144850]
Munir N et al. Hantavirus diseases pathophysiology, their diagnostic strategies and therapeutic approaches: a review. Clin Exp Pharmacol Physiol. 2021;48:20. [PMID: 32894790]

5. Febre amarela

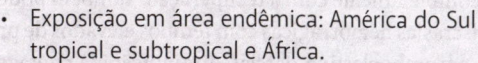

> **FUNDAMENTOS DO DIAGNÓSTICO**
>
> - Exposição em área endêmica: América do Sul tropical e subtropical e África.
> - Início súbito de cefaleia intensa, dor nas pernas e taquicardia.
> - Breve remissão (1 dia), seguida de bradicardia, hipotensão, icterícia, tendência hemorrágica.
> - Albuminúria, leucopenia, bilirrubinemia.

Considerações gerais

A febre amarela é uma infecção zoonótica por flavivírus transmitida por picadas de mosquitos *Aedes*. Os três tipos de ciclos de transmissão incluem **silvestre** (ou selva; os seres humanos que trabalham ou viajam pela floresta são picados por mosquitos infectados), **intermediário** (tipo mais comum de surto na África; os mosquitos infectam macacos e seres humanos, levando a surtos em vilarejos separados) e **urbano** (visto em grandes epidemias; os mosquitos infectados transmitem o vírus de pessoa para pessoa). As temperaturas elevadas e o aumento das chuvas são os principais determinantes da transmissão.

A febre amarela ocorre em 47 países endêmicos na África e nas Américas Central e do Sul. Cerca de 90% dos casos registrados todos os anos ocorrem na África Subsaariana. Adultos e crianças são igualmente suscetíveis, embora as taxas de ataque sejam mais altas entre homens adultos por conta de seus hábitos de trabalho. Dados de modelagem da África em 2013 estimam que a carga anual de casos é de 84.000 a 170.000 casos anuais com 29.000 a 60.000 mortes. Estima-se que o número de pessoas em risco de infecção pelo vírus da febre amarela em todo o mundo esteja entre 394 milhões e 473 milhões.

Na última década, houve um ressurgimento da febre amarela, provavelmente por conta da adesão à vacina abaixo do ideal e à diminuição da imunidade na população.

Achados clínicos
A. Sintomas e sinais

A maioria dos pacientes não apresenta doença ou apresenta apenas uma doença leve. O período de iniciação é de 3 a 6 dias nas pessoas que desenvolvem sintomas.

1. **Forma leve** – Os sintomas são mal-estar, cefaleia, febre, dor retrorbitária, náusea, vômito e fotofobia. Pode haver bradicardia relativa (frequência cardíaca menor do que a esperada para grau de elevação da temperatura corporal), injeção conjuntival e rubor facial.
2. **Forma grave** – A doença grave se desenvolve em cerca de 15%. Os sintomas iniciais são semelhantes aos da forma leve, mas uma breve remissão da febre que dura de horas a alguns dias é seguida por um "período de intoxicação" manifestado por febre e bradicardia relativa, hipotensão, icterícia, hemorragia (gastrointestinal, nasal, oral) e delírio que pode evoluir para coma.

B. Achados laboratoriais

Pode ocorrer leucopenia, elevação das enzimas hepáticas e da bilirrubina. A proteinúria está presente e geralmente desaparece completamente com a recuperação. Também podem ocorrer discrasias hemorrágicas com tempos elevados de protrombina e tromboplastina parcial, diminuição da contagem de plaquetas e presença de produtos de divisão de fibrina.

Nos estágios iniciais da doença (até 10 dias), o diagnóstico é confirmado se o RNA do vírus da febre amarela for detectado por RT-PCR no sangue de uma pessoa sem história de vacinação recente contra a febre amarela. Os determinantes da PCR podem distinguir entre o vírus do tipo selvagem e as cepas associadas à vacina.

Em estágios mais avançados, o diagnóstico sorológico pode ser feito usando o Elisa para medir a IgM 3 dias após o início dos sintomas; no entanto, a vacinação contra a febre amarela e a infecção por outros flavivírus, incluindo os vírus da dengue, do Nilo Ocidental e da Zika, podem gerar um resultado falso-positivo no teste Elisa. Portanto, a presença de anticorpo IgM específico para o vírus da febre amarela e o painel Elisa negativo para outros flavivírus confirmam o diagnóstico. Se o Elisa for positivo para outros flavivírus, o ensaio de neutralização por redução de placa, mais específico, deve ser feito em laboratórios de referência, que mede o título dos anticorpos neutralizantes no soro em relação ao vírus infectante.

Diagnóstico diferencial

Pode ser difícil distinguir a febre amarela de outras hepatites virais, malária, leptospirose, febre recorrente transmitida por piolhos, dengue e outras febres hemorrágicas apenas com base em evidências clínicas. A albuminúria é uma característica constante em pacientes com febre amarela, e sua presença ajuda a diferenciar a febre amarela de outras hepatites virais. A confirmação sorológica geralmente é necessária.

Tratamento

Não há terapia antiviral específica disponível. O tratamento é direcionado para o alívio sintomático e o controle das complicações. Um estudo clínico randomizado do sofosbuvir para o tratamento da febre amarela está em andamento no Brasil.

Prognóstico

A taxa de mortalidade da forma grave é de 20 a 50%, com a morte ocorrendo mais comumente entre o sexto e o décimo dia. A convalescença é prolongada, incluindo uma ou duas semanas de astenia. A infecção confere imunidade vitalícia àqueles que se recuperam.

Prevenção

Quatro vacinas vivas atenuadas contra o vírus da febre amarela (todas derivadas da cepa 17D) são pré-qualificadas pela OMS. Todas são administradas em dose única (doses de reforço de 10 anos são recomendadas para alguns grupos) e são seguras e eficazes. No passado, considerava-se que uma única dose de vacina proporcionava imunidade vitalícia. Embora a dose de reforço de 10 anos não seja mais recomendada para a maioria dos pacientes, a soropositividade persistente 8 anos após a vacinação é de apenas 85% (e abaixo de 60% em crianças vacinadas aos 9-12 meses de idade). Portanto, grupos de risco com imunidade em declínio e alta probabilidade de exposição podem considerar receber uma segunda dose da vacina após 10 anos (esses grupos estão listados em https://www.cdc.gov/yellowfever/healthcareproviders/vaccine-info.html).

A vacina contra a febre amarela é recomendada para pessoas acima de 9 meses de idade que estejam viajando ou vivendo em áreas de risco de transmissão do vírus da febre amarela. Essa vacina nunca deve ser administrada a crianças com menos de 6 meses de idade por conta do maior risco de desenvolver encefalite relacionada à vacina. *A OMS recomenda que todos os países endêmicos incluam a vacina contra a febre amarela em seus programas nacionais de imunização e fornece uma lista de países que exigem a vacinação contra a febre amarela para a entrada no país.*

A vacina é contraindicada em pessoas com alergia grave a ovo ou que estejam gravemente imunocomprometidas, incluindo pacientes com imunodeficiências primárias, infecção por HIV com contagem de células CD4+ abaixo de 200/mcL, distúrbio do timo com função imunológica anormal, neoplasias malignas, transplante ou terapias imunossupressoras e imunomoduladoras. A vacina não deve ser administrada em mulheres que estejam amamentando ou em pacientes acima de 60 anos de idade, pois essa faixa etária apresenta maior risco de doença viscerotrópica e neurológica. Ela deve ser administrada com pelo menos 24 horas de intervalo da vacina contra o sarampo. As gestantes devem receber a vacina somente se não puderem adiar a viagem para áreas endêmicas (Cap. 32). Os médicos devem estar cientes das reações raras, mas frequentemente fatais, induzidas pela vacina, incluindo anafilaxia, doença viscerotrópica associada à vacina contra a febre amarela e doença neurológica associada à vacina contra a febre amarela.

Uma iniciativa de 2017, o programa *Eliminate Yellow Fever Epidemics* (EYE), é composto por mais de 50 organizações e foi projetado para aumentar a vigilância e o controle em 40 países da África e das Américas, na tentativa de atingir 1 bilhão de indivíduos em risco com soroproteção até 2026.

As melhores medidas de proteção pessoal são evitar picadas de mosquito. Se não estiver em uma área endêmica, o paciente deve ser isolado dos mosquitos para evitar a transmissão, pois o sangue na fase aguda é potencialmente infeccioso.

Juan-Giner A et al. Immunogenicity and safety of fractional doses of yellow fever vaccines: a randomized double-blind, non-inferiority trial. Lancet. 2021;397:119. [PMID: 33422245]

Kling K et al. Duration of protection after vaccination against yellow fever: a systematic review and meta-analysis. Clin Infect Dis. 2022;75:2266. [PMID: 35856638]

Waters TW et al. Updated yellow fever entry requirements and recommendations from WHO as of August 2020. J Travel Med. 2020;27:taaa152. [PMID: 32889538]

Outras doenças virais sistêmicas
1. Zika vírus

FUNDAMENTOS DO DIAGNÓSTICO

- A maioria das pessoas infectadas é soroconvertida de forma assintomática.
- Os sintomas clínicos são semelhantes aos da infecção pelo vírus chikungunya, mas com menos artrite.
- As complicações incluem microcefalia e anormalidades oculares em bebês nascidos de mães infectadas durante a gravidez, bem como Guillain-Barré.
- Não há nenhum antiviral ou vacina eficaz disponível.

Considerações gerais

O vírus Zika é um flavivírus, semelhante aos vírus que causam a dengue, a encefalite japonesa e a infecção do Nilo Ocidental.

O vírus foi observado na África e na Ásia entre as décadas de 1950 e 1980, mas se espalhou pela primeira vez para além desses dois continentes em 2007, quando ocorreu um surto no Estado de Yap, Estados Federados da Micronésia. Um grande surto ocorreu na Polinésia Francesa em 2013. Em seguida, o vírus se espalhou para o hemisfério ocidental e foi observado pela primeira vez no nordeste do Brasil em 2015, e 239.742 casos foram registrados subsequentemente entre 2015 e 2018. O vírus Zika se espalhou rapidamente pelas Américas, incluindo os EUA e o mundo todo. Apesar das linhagens distintas, o vírus Zika existe em apenas um sorotipo.

Os mosquitos da espécie *Aedes*, especialmente o *Aedes aegypti*, são os principais responsáveis pela transmissão do vírus Zika. A biodistribuição da espécie determina em grande parte a área de prevalência do vírus Zika. Raramente, algumas outras espécies de mosquitos, incluindo *Anopheles* e *Culex*, podem ser competentes para o vírus Zika. A transmissão sexual é relatada de homens e mulheres para parceiros por meio de sexo vaginal, anal ou oral. A transmissão vertical da mulher grávida para o feto é proeminente. A transmissão por transfusão de plaquetas também é relatada.

De acordo com a atualização mais recente da OMS, em dezembro de 2021, 89 países/territórios haviam relatado casos de transmissão local do vírus Zika, o que inclui todas as regiões da OMS, exceto a região do Mediterrâneo Oriental. A incidência do vírus Zika vem diminuindo na maioria das regiões da OMS desde meados de 2019.

Desde o surgimento dos primeiros casos relatados nos EUA em 2015, a maioria dos casos ocorre nos territórios dos EUA (principalmente em Porto Rico). Os casos territoriais são em grande parte contraídos localmente e os casos dos estados dos EUA são em grande parte contraídos em viagens. O número de casos anuais está diminuindo acentuadamente nos EUA, com um pico em 2016 de 4897 casos associados a viagens e 224 casos contraídos localmente (Flórida, 218; Texas, 6). Desde então, nenhuma transmissão local foi relatada em nenhum estado dos EUA, e nenhum caso confirmado de Zika em territórios dos EUA foi relatado desde 2019.

Achados clínicos
A. Sintomas e sinais

O período de incubação é de 3 a 14 dias. A maioria (50 a 80%) das infecções pelo vírus Zika é assintomática. Os sintomas incluem febre de início agudo, erupção cutânea maculopapular, geralmente pruriginosa, conjuntivite não purulenta e artralgias, esta última imitando os sintomas do vírus chikungunya. A erupção cutânea pode durar mais do que a febre, mas nem sempre está presente. Os sintomas duram até 7 dias. A maioria das infecções é assintomática. As infecções virais mais frequentemente confundidas com a Zika incluem as infecções pelos vírus da dengue e chikungunya.

B. Achados laboratoriais e estudos diagnósticos

O diagnóstico é feito pela detecção do RNA viral (teste de ácido nucleico) em pacientes com início dos sintomas há menos de 7 dias. O teste de ácido nucleico pode ser realizado em até 14 dias após o início da doença. As pessoas que estão sendo testadas 14 dias ou mais após o início dos sintomas devem ser testadas por meio de sorologia IgM. Estão disponíveis ensaios comerciais de RT-PCR e Elisas de IgM (geralmente apresentados até 12 semanas após o início da doença). As amostras de soro e urina devem ser testadas simultaneamente. Embora não seja recomendado rotineiramente, o RT-PCR pode ser realizado em líquido amniótico, LCR e tecido placentário. Um teste RT-PCR positivo faz o diagnóstico definitivo da infecção pelo vírus Zika e não requer testes confirmatórios adicionais. Um teste negativo não exclui a presença do vírus em outros tecidos e não descarta a infecção. Pessoas com testes de ácido nucleico negativos e sintomas de infecção por Zika devem ser submetidas a testes adicionais para anticorpos IgM contra o vírus Zika e outras infecções arbovirais. Os testes sorológicos para o vírus Zika devem ser realizados somente por laboratórios com experiência na realização de sorologia para flavivírus.

Os ensaios sorológicos recomendados incluem imunoensaios enzimáticos e ensaios de imunofluorescência (que detectam anticorpos IgM usando lisado viral, sobrenadante de cultura de células ou proteínas recombinantes), bem como ensaios de neutralização (como testes de neutralização por redução de placa). O Zika MAC-Elisa pode ser realizado em soro ou LCR. Anticorpos IgM anti Zika são observados no LCR de crianças com infecção congênita. Os anticorpos neutralizantes podem apresentar reação cruzada com a dengue e outros flavivírus, portanto, as amostras com resultado positivo devem ser enviadas aos laboratórios de saúde pública para confirmação.

Nos EUA, o CDC não recomenda o teste para gestantes assintomáticas, mesmo depois de viajar para uma área com atividade de Zika. A OMS, no entanto, ainda recomenda o teste de anticorpos IgM para gestantes assintomáticas que possam ter tido contato com o vírus Zika transmitido por vetores ou sexualmente. Em áreas com transmissão ativa do Zika, as gestantes assintomáticas devem ser testadas para anticorpo IgM como parte dos cuidados obstétricos de rotina. O RNA persistente do vírus Zika no soro foi relatado na gravidez. As gestantes com infecção confirmada ou suspeita pelo vírus Zika podem ser monitoradas por ultrassonografias seriadas em intervalos de 3 a 4 semanas, avaliando a anatomia e o crescimento fetal. Com o declínio da prevalência da infecção pelo vírus Zika, os testes de anticorpos positivos correm o risco de serem mais provavelmente falso-positivos e, portanto, existe a necessidade das avaliações descritas.

Complicações

Duas complicações neurológicas são particularmente preocupantes: (1) **microcefalia congênita**, geralmente associada a calcificações cerebrais e outras anormalidades, observada pela primeira vez durante o surto no Brasil; e (2) **síndrome de Guillain-Barré**, observada pela primeira vez durante o surto na Polinésia Francesa. A incidência da síndrome de Guillain-Barré é estimada em 2 a 3 casos por 10.000 infecções pelo vírus Zika. Além da microcefalia, o Zika causa um espectro de defeitos congênitos do SNC que, coletivamente, são denominados "**síndrome congênita do Zika**". Esses defeitos incluem sequência de disrupção cerebral fetal, calcificações subcorticais, sinais piramidais e extrapiramidais, lesões oculares de atrofia coriorretiniana, manchas pigmentadas focais da retina e contraturas congênitas. Os recém-nascidos de mulheres infectadas pelo vírus Zika durante a gravidez têm um risco de 5 a 14% de síndrome congênita do Zika e um risco de 4-6% de microcefalia associada ao vírus Zika. São relatados abortos espontâneos e raras mortes relacionadas à infecção pelo vírus Zika.

Assim como o vírus Ebola, o vírus Zika pode persistir no sêmen por meses; no trato reprodutivo masculino, a glândula prostática e os testículos são os reservatórios presumidos. É possível a persistência do vírus no trato reprodutivo feminino.

Tratamento

Nenhum antiviral foi aprovado para o tratamento do vírus Zika; portanto, o manejo deve se concentrar em cuidados de suporte. Ácido acetilsalicílico e Aine são evitados durante a doença causada pelo flavivírus da dengue por conta de sua propensão a causar hemorragia. As infecções pelo vírus Zika, entretanto, não parecem estar associadas a complicações hemorrágicas importantes.

Prevenção

O meio mais eficaz é o controle ambiental dos mosquitos e a remoção de áreas onde a água fica estagnada ou se acumula. Essas medidas incluem telas nas casas; remoção de pneus velhos e detritos das áreas endêmicas de infecção; e mudança para melhores condições de vida, incluindo ar-condicionado em áreas pobres. Em razão à associação entre microcefalia e infecção pelo vírus Zika durante a gravidez, as *gestantes devem evitar viajar para áreas onde o vírus Zika esteja circulando*. As diretrizes para o teste de pessoas grávidas potencialmente expostas estão disponíveis no CDC. O CDC recomenda que os casais grávidos usem preservativos ou se abstenham de relações sexuais durante toda a gravidez se o parceiro da pessoa grávida tiver tido uma possível exposição ao vírus Zika. Os indivíduos infectados devem se abster de relações sexuais (https://www.cdc.gov/zika/hc-providers/clinical-guidance/sexualtransmission.html) e de doações de sangue por vários meses.

Não existe vacina aprovada contra o vírus Zika; no entanto, várias vacinas candidatas inativadas demonstraram a capacidade de induzir anticorpos neutralizantes com base em estudos de fase 1, incluindo uma vacina inativada contra o vírus Zika inteiro (Takeda's TAK-426; NCT03343626) e várias candidatas de mRNA (mRNA-1325, estudo NCT03014089 e mRNA-1893, estudo NCT04064905). Um estudo multicêntrico randomizado de fase 2 que avalia a vacina de DNA do tipo selvagem do vírus Zika está em fase de análise de dados. A avaliação da candidata a vacina foi prejudicada pelo declínio da incidência do vírus Zika.

Kovacs A. Zika, the newest TORCH infectious disease in the Americas. Clin Infect Dis. 2020;70:2673. [PMID: 31346608]

Major CG et al. Risk estimation of sexual transmission of Zika virus – United States, 2016-2017. J Infect Dis. 2021;224:1756. [PMID: 33822107]

World Health Organization. Zika epidemiology update – February 2022. https://www.who.int/publications/m/item/zika-epidemiology-update---february-2022

2. Febre chikungunya

A febre chikungunya ("aquilo que se dobra" na língua bantu Kimakonde) é uma infecção por alfavírus transmitida aos seres humanos pelo *A. aegypti* e *A. albopictus* e é considerada um vírus "artritogênico" clássico. O vírus originou-se de duas cepas, uma na África Ocidental e outra na África Oriental/Central/Sul. Os primeiros casos clínicos documentados na Índia eram derivados das cepas da África Oriental/Central/Sul, com relatos posteriores de surtos no Quênia em 2004. Posteriormente, houve relatos de áreas adjacentes ao Oceano Índico, ao Sudeste Asiático e às ilhas vizinhas (2005-2007), ao sul da Índia (2005) e à ilha de La Réunion (2005-2006), com maior disseminação, incluindo casos autóctones na Itália e na França (2007). Em 2013, o primeiro caso autóctone de chikungunya relatado no hemisfério ocidental ocorreu em Saint Martin, no Caribe, com isolados derivados das cepas do leste/centro/sul da África. Apesar dessas diferenças, existe apenas um sorotipo.

O vírus chikungunya é onipresente em países endêmicos na África, nas Américas, na Ásia e na Europa. O CDC relatou 0 casos contraídos localmente e 81 casos nos EUA associados a viagens em 2022. Os últimos casos relatados de transmissão local de chikungunya nos EUA ocorreram em 2015. No entanto, até junho de 2023, 214.317 casos e 281 mortes foram registrados em todo o mundo.

Entre as populações ingênuas, as taxas de ataque costumam chegar a 50%. Em Saint Martin, 39% das infecções foram assintomáticas. A transmissão vertical é documentada se a mãe estiver virêmica durante o parto, e a transmissão não parece ocorrer durante a gravidez, como ocorre com o vírus Zika. O vírus infeccioso foi isolado da saliva, embora a transmissão por secreções orais não seja observada em humanos. A endemicidade do *A. aegypti* nas Américas e a introdução do *A. albopictus* na Europa e no Novo Mundo geram preocupação quanto a uma maior extensão da epidemia. Relatos de casos mostram que o vírus chikungunya pode coinfectar pacientes com o vírus da febre amarela, plasmódio, vírus Zika e vírus da dengue.

Achados clínicos

A. Sintomas e sinais

Após um período de incubação de 1 a 12 dias (mediana estimada de 3), vários sintomas começam abruptamente, incluindo febre, cefaleia, queixas intestinais, incluindo episódios de diarreia, vômito ou dor abdominal, mialgias e artralgias/artrite que afetam as articulações pequenas, grandes e axiais. O envolvimento simultâneo de mais de 10 articulações e a presença de tenossinovite (especialmente no punho) são característicos. A postura curvada dos pacientes dá o nome à doença. Os sintomas articulares persistem por 4 meses em 33% e por anos em cerca de 10%. Uma erupção maculopapular pigmentada ou pruriginosa distribuída centralmente é relatada em 10% a 40% dos pacientes; ela pode ser bolhosa com descamação em crianças. A doença da mucosa ocorre em cerca de 15%. São relatados edema facial e petéquias localizadas. As complicações neurológicas, incluindo encefalite, mielopatia, neuropatia periférica, síndrome de Guillain-Barré, mieloneuropatia e miopatia, geralmente são encontradas em pessoas com menos de 5 anos ou acima de 49 anos. A encefalite ocorreu em 8,6 por 100.000 pessoas infectadas em La Réunion em 2005-2006, com 17% de mortalidade e risco aumentado de encefalite entre pessoas acima de 65 anos. Apresentações semelhantes à febre hemorrágica são incomuns. A coinfecção com outros vírus respiratórios e com a dengue é comum. Algumas das neuropatologias podem ser imunomediadas, e esses casos geralmente ocorrem em pessoas acima de 20 anos de idade e estão associados a latências mais longas e melhores resultados. A morte é rara e geralmente está relacionada às comorbidades subjacentes. O diagnóstico diferencial inclui outras doenças febris tropicais, como malária, leishmaniose ou dengue.

B. Achados laboratoriais

O diagnóstico é feito de forma epidemiológica e clínica. Ocorre leucopenia leve e trombocitopenia, que é raramente grave. Os marcadores inflamatórios elevados não se correlacionam bem com a gravidade da artrite. As radiografias das articulações afetadas são normais durante fase aguda. As lesões ósseas são visíveis em alguns pacientes com sintomas crônicos.

A confirmação sorológica requer títulos elevados de IgM ou um aumento de quatro vezes nos níveis de IgG convalescente usando um Elisa. RT-PCR e Elisa estão disponíveis comercialmente; nenhum kit Elisa é aprovado pela FDA. As técnicas de cultura (isolamento viral em linhagens de células de insetos ou mamíferos ou por inoculação de mosquitos ou camundongos) requerem de BSL 3 (nível de biossegurança 3). As instruções sobre o envio de amostras para teste podem ser obtidas no CDC Arboviral Diseases Branch. Os casos suspeitos nos EUA devem ser prontamente relatados às autoridades de saúde pública.

Complicações e prognóstico

As complicações mais comuns da febre chikungunya são fraqueza de longo prazo, astenia, mialgia, artralgia e artrite, que estão presentes em 25 a 66,5% dos casos em um ano. Os fatores de risco para artralgias de longo prazo incluem a existência de tais sintomas 4 meses após o início da doença e idade acima de 35 anos. As pessoas com artrite preexistente também apresentam maior risco de sintomas prolongados após a infecção por chikungunya, com poliartralgias que ocasionalmente duram anos. A necrose da pele nasal é raramente relatada. A síndrome de Guillain-Barré também é relatada. As condições comórbidas, incluindo hipertensão, diabetes e doenças cardíacas, podem contribuir para resultados graves, embora em algumas séries os pacientes com complicações neurológicas significativas não apresentem comorbidades. Resultados graves e maior mortalidade são relatados entre os casos brasileiros mais recentes.

Tratamento e prevenção

O tratamento é de suporte com Aine e corticosteroides. A cloroquina e o metotrexato podem ser úteis para o controle da artrite refratária. A doença crônica pode exigir medicamentos antirreumáticos modificadores da doença, como os relatos de La Réunion, onde o metotrexato foi associado a uma resposta positiva. Não existe nenhuma vacina licenciada, embora várias vacinas estejam em testes clínicos, incluindo vacinas inativadas, vivas atenuadas (VLA1553; NCT04546724) e de mRNA (mRNA-1388; NCT03325075). Uma vacina contra o vírus chikungunya com vetor do sarampo (MV-CHIK) demonstrou boa imunogenicidade e segurança e eficácia em um estudo clínico de fase 2 (NCT03635086). Uma vacina de partículas semelhantes ao vírus chikungunya com adjuvante de hidróxido de alumínio, a PXVX0317, induziu respostas imunológicas robustas em um ensaio clínico de fase 2 e está passando para os ensaios de fase 3. A prevenção se baseia em evitar o contato com vetores do mosquito. O transplante de tecido de imigrantes ou de viajantes para áreas reconhecidamente endêmicas deve ser desencorajado. A profilaxia com imunoglobulinas específicas para chikungunya pode ser útil para pessoas imunossuprimidas.

Centers for Disease Control and Prevention. Chikungunya virus in the United States. https://www.cdc.gov/chikungunya/geo/chikungunya-in-the-us.html

3. Febre do carrapato do Colorado

FUNDAMENTOS DO DIAGNÓSTICO

- Início de 1 a 19 dias (média de 4 dias) após a picada do carrapato.
- Febre, calafrios, mialgia, cefaleia, prostração.
- Leucopenia, trombocitopenia.
- Segundo ataque de febre após a remissão, com duração de 2 a 3 dias.

Considerações gerais

A febre do carrapato do Colorado é uma doença bifásica, febril e de notificação obrigatória, causada por uma infecção por reovírus transmitida pela picada do carrapato *Dermacentor andersoni*. Cerca de 5 casos são reportados anualmente, principalmente entre homens acima de 40 anos. A doença se limita ao oeste dos EUA e ao Canadá e é mais prevalente durante a temporada de carrapatos (março a novembro), geralmente entre 1.200 e 3.000 metros acima do nível do mar em áreas gramadas. A maioria dos casos (90%) relata uma história discreta de exposição ou picada de carrapato. Menos casos de febre do carrapato do Colorado são relatados a cada ano, com apenas 59 casos relatados ao CDC entre 2010 e 2019. Os casos mais recentes foram registrados em Wyoming, Montana e Utah. O vírus infecta os precursores de eritrócitos da medula óssea. As transfusões de sangue podem ser um veículo de transmissão.

Achados clínicos

A. Sintomas e sinais

O período de incubação é de 3 a 6 dias, raramente chegando a 19 dias. O início geralmente é abrupto, com febre alta. Mialgia grave, cefaleia, fotofobia, anorexia, náusea e vômito e fraqueza generalizada são proeminentes. Os achados físicos são limitados a uma erupção cutânea ocasionalmente fraca. Os sintomas agudos desaparecem em uma semana. A remissão é seguida, em 50% dos casos, por febre recorrente e recrudescência completa que dura de 2 a 4 dias.

O diagnóstico diferencial inclui influenza, febre maculosa das Montanhas Rochosas, várias outras infecções virais e, no cenário correto, febres recorrentes.

B. Achados laboratoriais

Ocorre leucopenia com desvio para a esquerda e linfócitos atípicos, atingindo o ponto mais baixo 5 a 6 dias após o início da doença. Pode ocorrer trombocitopenia. Um ensaio de RT-PCR pode ser usado para detectar a viremia precoce. Detecção de IgM por captura de Elisa ou neutralização por redução de placa é possível após 2 semanas do início dos sintomas e é a ferramenta de diagnóstico mais frequentemente usada.

Complicações

Raramente ocorrem meningite asséptica (principalmente em crianças), encefalite e febre hemorrágica. O mal-estar pode durar de semanas a meses. As fatalidades são muito incomuns. Raramente, o aborto espontâneo ou múltiplas anomalias congênitas podem complicar a infecção pela febre do carrapato do Colorado contraída durante a gravidez.

Tratamento

Não há tratamento específico disponível. A ribavirina demonstrou eficácia em um modelo animal. Antipiréticos são usados, embora os salicilatos devam ser evitados por conta do possível sangramento com a trombocitopenia observada em pacientes com febre do carrapato do Colorado.

Prognóstico

A doença geralmente é autolimitada e benigna.

Prevenção

Evitar os carrapatos é a melhor prevenção. A temporada de carrapatos ocorre principalmente de março a novembro, e os carrapatos vivem principalmente em altitudes elevadas (acima de 2.000 metros) em arbustos de artemísia.

Padgett KA et al. Colorado tick fever virus in the far west: forgotten, but not gone. Vector Borne Zoonotic Dis. 2022;22:443. [PMID: 35877087]

Rodino KG et al. Tick-borne diseases in the United States. Clin Chem. 2020;66:537. [PMID: 32232463]

Infecções respiratórias virais comuns
1. Síndrome respiratória aguda grave – Coronavírus 2019 (SARS-CoV-2)

FUNDAMENTOS DO DIAGNÓSTICO

- Quando sintomáticos, os adultos geralmente apresentam doença do trato respiratório com febre e tosse; os sintomas do trato superior são mais proeminentes na variante Ômicron.
- Complicações pulmonares avançadas (pneumonia, síndrome do desconforto respiratório agudo [SDRA]) ocorrem com a doença fulminante.
- Alta predileção por adultos mais velhos, pacientes imunocomprometidos, com doenças crônicas e que vivem em condições de aglomeração.
- Agora em fase endêmica, com a OMS declarando o fim da fase pandêmica em 5 de maio de 2023 (com gerenciamento contínuo com vacinas de reforço anuais recomendadas para idosos e tratamento quando indicado).

Considerações gerais

Os coronavírus são uma grande família de vírus comumente encontrados em seres humanos e em outras espécies de animais, incluindo morcegos, camelos, gado, gatos, cervos de cauda branca e hamsters. Existem quatro gêneros de coronavírus, dos quais apenas os alfacoronavírus (coronavírus NL63 e 229E) e os betacoronavírus afetam os seres humanos. Assim como o SARS-CoV-1, o MERS-CoV e os coronavírus do resfriado comum humano HC43 e HKU1, o vírus SARS-CoV-2 é um vírus betacorona. Todos os coronavírus provavelmente se originaram em morcegos.

A. Transmissão

R^0 é o número reprodutivo básico que significa o número de contatos infectados por um indivíduo infeccioso. Os cálculos de R^0 para o SARS-CoV-2 têm variado, mas o verdadeiro R^0 provavelmente está entre 2 e 3, embora as taxas de transmissão variem de acordo com a cepa do SARS-CoV-2 (p. ex., o R^0 é medido mais próximo de 5 para as variantes Ômicron). Embora a taxa de mortalidade de casos tenha sido muito maior com o vírus SARS-CoV-1 de 2003 e com o vírus MERS, a taxa de disseminação de pessoa para pessoa e o número de casos infectados são muito maiores com o SARS-CoV-2 do que com os vírus SARS-CoV-1 ou MERS. A transmissão é particularmente eficiente em instalações residenciais de alta densidade e em ambientes de trabalho, e é maior entre as novas variantes, como o Ômicron (ver a seguir). A disseminação pré-sintomática é responsável por muitos casos, e a carga viral do SARS-CoV-2 era mais alta no dia anterior ao surgimento dos sintomas, antes da imunidade generalizada da população. Após a imunidade da população por vacinas e infecção natural, a carga viral mais alta para o SARS-CoV-2 foi no quarto dia de sintomas, com a maior parte da disseminação atual ocorrendo durante os sintomas ativos.

O período de incubação do SARS-CoV-2 varia de 2 a 24 dias, com uma média de cerca de 5 dias. O principal modo de transmissão são as gotículas respiratórias (como a saliva), e não pelo ar (aerossolização), embora a aerossolização possa ocorrer durante atividades como exercícios pesados e canto. As gotículas respiratórias podem ser impulsionadas por mais de 3 metros ao espirrar ou tossir (e foi documentado que podem ser impulsionadas por até 3 metros). O simples fato de falar (ou cantar) em locais próximos pode disseminar o vírus com eficiência. Em um ambiente médico, a OMS e o CDC recomendam que os profissionais de saúde usem precauções contra gotículas e contato para todos os pacientes nos quais a Covid-19 é suspeitada ou diagnosticada. Além disso, essas organizações recomendam que os profissionais de saúde se previnam contra a transmissão aérea ao realizar procedimentos médicos que geram aerossóis (como coleta de escarro induzido ou intubação do paciente).

A transmissão *in utero* do SARS-CoV-2 é relatada, mas parece ser rara. Em geral, o vírus não parece ser transmitido pelo leite materno.

Os *eventos de superdisseminação* (ou seja, quando uma pessoa infectada pelo SARS-CoV-2 está no estágio mais infeccioso [geralmente por volta do quarto dia de infecção] e infecta um número desproporcional de pessoas suscetíveis) podem desempenhar um papel importante na transmissão do SARS-CoV-2. A importância dos locais fora de casa para a disseminação da infecção é evidente em um estudo japonês no qual 61% de todos os casos nacionais foram rastreados em grupos fora de casa, incluindo restaurantes, bares, locais de eventos e locais de trabalho. Em um estudo da Universidade do Colorado em Boulder, o papel dos "supertransportadores" também foi identificado, com apenas 2% dos indivíduos infectados carregando 90% dos vírions que circularam na comunidade. Essas pessoas podem ser superdisseminadoras.

B. Fatores de risco

Os dados dos EUA enfatizam que a taxa de infecção é mais alta entre adultos jovens e de meia-idade, com quase 25% dos casos confirmados ocorrendo em pessoas com idade entre 20 e 29 anos e cerca de 20% dos casos em pessoas com idade entre 50 e 64 anos. Dados do sul dos EUA mostram que o aumento da incidência entre pessoas de 20 a 39 anos precede o aumento entre pessoas acima de 60 anos em 4 a 15 dias. *As taxas de mortalidade por Covid-19 são nitidamente mais altas acima dos 50 anos de idade*. Indivíduos mais velhos geralmente têm níveis mais baixos de anticorpos concomitantes contra coronavírus benignos causadores de resfriados, enquanto presença de tais anticorpos em indivíduos mais jovens pode protegê-los da infecção sintomática por SARS-CoV-2. Indivíduos mais velhos com exposição prévia a crianças parecem estar protegidos contra os resultados graves da Covid-19.

As populações de alto risco incluem profissionais de saúde e outros trabalhadores essenciais com ampla exposição pública (isso está documentado entre os trabalhadores de trânsito na Califórnia), especialmente caixas e motoristas de ônibus.

A mortalidade é maior durante surtos e atingiu o pico durante o surto do verão de 2020. A mortalidade geral de pacientes hospitalizados nos EUA em um estudo de coorte retrospectivo foi de 17,6%, e estima-se que 23,6% das mortes hospitalares por Covid-19 sejam consequência do aumento do número de casos.

As crianças são tão suscetíveis à aquisição do SARS-CoV-2 quanto os adultos, embora tenham uma probabilidade muito menor de manifestar sintomas. Indivíduos mais jovens, incluindo crianças, têm maior probabilidade de terem sido expostos anteriormente a coronavírus benignos causadores de resfriados, o que pode proporcionar uma proteção relativa contra a infecção grave pelo SARS-CoV-2. Além disso, as crianças têm concentrações mais baixas de receptores ECA-2 – o receptor usado pelo SARS-CoV-2 para infectar as células hospedeiras – no tecido pulmonar, o que pode explicar sua menor propensão à infecção grave. Por fim, a resposta imune inata mais robusta à Covid-19 entre as crianças, que têm níveis mais altos de interleucina 17 e interferon gama do que os adultos, torna-as muito menos suscetíveis à doença grave.

Além dos adultos mais velhos, a infecção por SARS-CoV-2 é particularmente grave em pessoas com doenças crônicas (como diabetes, obesidade, hipertensão, doença cardíaca, pulmonar ou renal crônica e acidente vascular encefálico prévio). Em um grande estudo de coorte multiétnico de adultos hospitalizados com Covid-19, a obesidade foi associada a um risco 113% maior de hospitalização e a um risco 43% maior de morte. Embora a infecção mostre uma predileção pelos tecidos das vias aéreas, e as pessoas que fumam cigarros e aquelas com DPOC tenham um risco maior de doença sintomática, os dados sobre a suscetibilidade de pessoas com asma não são claros.

A doença sintomática parece se desenvolver em homens com mais frequência do que em mulheres. A codificação da proteína do receptor ECA-2 ocorre no cromossomo X, e a presença de variantes dessa proteína podem explicar parte da variação clínica com base no sexo. A presença de altos títulos de anticorpos de ligação ao receptor está correlacionada com menor gravidade da doença e melhor sobrevida.

1. **Covid-19 em pacientes imunossuprimidos** – As evidências preliminares são variadas em relação ao risco de infecção por SARS-CoV-2 em pacientes imunossuprimidos (incluindo aqueles imunossuprimidos decorrentes de condições reumatológicas). Cerca de 3% da população dos EUA é considerada imunossuprimida. Em uma revisão, os subgrupos de pacientes com câncer que tiveram mortalidade desproporcionalmente alta por Covid-19 incluíram aqueles com câncer de pulmão (taxa de mortalidade de casos [CFR] 18-55%) e aqueles com malignidade hematológica (CFR 33-41%). Os pacientes com câncer, especialmente aqueles com tumores metastáticos, linfomas ou que receberam quimioterapia recentemente, apresentam riscos mais altos de resultados adversos quando infectados pelo SARS-CoV-2. A terapia ativa recente para o câncer (incluindo inibidores de tirosina quinase, inibidores de JAK, como o ruxolitinibe, miméticos de Bcl-2, como o venetoclax, ou anticorpos anti-CD20) está associada a resultados piores. De forma casuística, pacientes com câncer e estado imunossupressor apresentam recrudescimento clínico da infecção por Covid-19, apesar da boa resposta inicial. Pacientes com DII não correm maior risco de doença grave ou morte quando infectados.

   Em uma revisão alemã sobre a Covid-19 entre pacientes com doenças inflamatórias imunomediadas, certos medicamentos (particularmente inibidores de citocinas) parecem reduzir o risco de Covid-19 grave, enquanto os glicocorticoides e os tratamentos de depleção de células B pioram os resultados da Covid-19. As respostas às vacinas são boas nesses pacientes, exceto naqueles que tomam metotrexato ou tratamento direcionado a CD20.

   Estudos de pacientes com HIV sugerem que o risco de desenvolver Covid-19 é tão alto, se não maior, do que o da população em geral (ver Cap. 31). Pacientes com infecção pelo HIV e baixa contagem de células CD4, infecções não tratadas ou ambos têm maior probabilidade de ter um curso clínico mais grave da Covid-19 do que pacientes sem HIV. A vacinação contra a Covid-19 de pacientes com HIV está associada a respostas de neutralização mais baixas, especialmente entre aqueles com contagens mais baixas de células T CD4+ e os que receberam a vacina da Pfizer.

2. **Covid-19 na gravidez** – Ver o Capítulo 19. Embora a gravidez não esteja claramente associada a um risco maior de aquisição do SARS-CoV-2, as complicações se desenvolvem em gestantes em uma taxa maior do que em pacientes não gestantes. A maioria das gestantes hospitalizadas com Covid-19 está no terceiro trimestre e é latina ou negra. Em um grande estudo de coorte multinacional de gestantes, a Covid-19 demonstrou estar associada de forma consistente e subestadual à maior morbidade e mortalidade materna, incluindo taxas mais altas de pré-eclâmpsia e eclâmpsia, infecções maternas graves e internações maternas na UTI. As perdas de gravidez ocorrem em 2% das pacientes infectadas com SARS-CoV-2 (69% das quais eram assintomáticas). Além disso, a infecção pelo SARS-CoV-2 durante a gravidez está associada a partos prematuros e anormalidades placentárias, incluindo arteriopatia decidual, má formação vascular fetal e intervilosite histiocítica crônica. Esses achados enfatizam a necessidade de vacinação (com os maiores dados de segurança disponíveis para as vacinas de mRNA da Pfizer e da Moderna, a vacina da AstraZeneca e a vacina da Johnson & Johnson).

3. **Suscetibilidade genética à Covid-19** – Pelo menos 23 genes humanos foram associados ao aumento da suscetibilidade ao SARS-CoV-2. Várias mutações no gene ECA-2 parecem conferir uma sensibilidade alterada do hospedeiro ao SARS-CoV-2, e essas mutações apresentam diferenças raciais.

   Os casos de Covid-19 grave parecem estar desproporcionalmente representados em indivíduos com deficiências congênitas ou adquiridas de interferon (IFN). *É importante ressaltar que, apesar desses achados genéticos, os maiores determinantes da gravidade da Covid-19 até o momento são fatores epidemiológicos, demográficos e clínicos do paciente, e não fatores genéticos.* (Ver a seção sobre Variantes preocupantes).

4. **Vacinação com BCG** – Curiosamente, a incidência de Covid-19 é menor entre aqueles que relatam uma história de vacinação com BCG.

C. Variantes do SARS-CoV-2

Diversas variantes genéticas do SARS-CoV-2 (variantes de preocupação, variantes de interesse e variantes sob monitoramento) foram identificadas até o momento; informações detalhadas sobre as variantes atuais podem ser encontradas nos *sites* da OMS (https://www.who.int/en/activities/tracking-SARS-CoV-2-variants/) e do CDC (https://www.cdc.gov/coronavirus/2019-ncov/variants/).

A maioria das mutações relatadas está na proteína *spike* ("S"), embora a proteína N também esteja sujeita a taxas de mutação mais altas do que outras proteínas estruturais do SARS-CoV-2. As cepas variantes identificadas não parecem reduzir o reconhecimento dos epítopos da proteína S importantes para a neutralização de anticorpos, com exceção da variante Ômicron, que evita a neutralização de anticorpos, embora os receptores de vacinas de mRNA pareçam ainda gerar alguns anticorpos específicos da proteína S.

Tratamentos específicos com anticorpos monoclonais puderam ser usados no tratamento de casos de Covid-19 causados por variantes com determinadas substituições na proteína S. No entanto, a evolução da proteína S nas variantes da era atual tornou ineficazes todos os tratamentos anteriores com anticorpos monoclonais.

Achados clínicos
A. Sintomas e sinais

A maioria dos indivíduos infectados é assintomática (85% em uma série sul-africana), embora a proporção de infecção assintomática e sintomática permaneça incerta, mude à medida que mais indivíduos são testados e tenha evoluído com o aumento da vacinação e da imunidade induzida pela infecção. Os adultos podem manifestar uma ampla gama de sintomas, de leves a graves, que normalmente começam de 2 a 14 dias após a exposição ao SARS-CoV-2. Os pacientes sintomáticos podem apresentar tosse, febre, calafrios/tremores, mialgias ou faringite. A presença de dispneia é variável, mas é comum em infecções graves. Nenhum sintoma deve ser usado como discriminante da doença. Os sintomas iniciais menos frequentes incluem rinite e faringite; sintomas abdominais, como náusea e diarreia; cefaleias; anosmia, parassonia (comportamentos anormais durante o sono, como sonambulismo) e cacosmia (alucinação de um odor nocivo); e ageusia (ausência de paladar) e cacogeusia (sensação de mau gosto). No início da pandemia, de 15% a 20% dos adultos com infecção por SARS-CoV-2 precisavam de hospitalização e de 3% a 5% precisavam de cuidados críticos. Essas taxas evoluíram substancialmente ao longo da pandemia com o desenvolvimento do tratamento hospitalar (p. ex., remdesivir, dexametasona) e, posteriormente, com a administração das vacinas contra a Covid-19. A variante Ômicron afeta menos o trato respiratório inferior, e os sintomas são desproporcionalmente respiratórios superiores, semelhantes a um resfriado: congestão nasal, cefaleias, fadiga, faringite e tosse.

Em estudos de autópsia alemães, a causa mais comum de morte é o dano alveolar seguido de falência de múltiplos órgãos. Em uma série britânica de 73.197 pacientes adultos internados em um hospital com Covid-19, 49,7% desenvolveram complicações; as complicações mais comuns foram renais (24%), respiratórias (18%), sistêmicas (16,3%), cardiovasculares (12%), gastrointestinais (11%), neurológicas (4%) e urológicas. Essas complicações foram mais comuns entre pessoas negras, homens, pessoas com obesidade e pessoas com doenças preexistentes.

Existem várias escalas validadas para prever o risco de doenças graves no momento da hospitalização. Os níveis séricos de triglicérides parecem se correlacionar com a doença grave em um estudo da Australian genome-wide association (GWAS).

B. Achados laboratoriais

Os achados hematológicos incluem neutrofilia, linfopenia absoluta e aumento da relação entre neutrófilos e linfócitos. À medida que a doença avança, os achados químicos do sangue geralmente incluem testes bioquímicos hepáticos e bilirrubina total elevados. Os marcadores séricos de inflamação sistêmica estão aumentados na maioria dos pacientes com Covid-19 grave, incluindo DHL, ferro, PCR, procalcitonina e interleucina 6 (IL-6). Uma coagulopatia é frequentemente observada na Covid-19 grave, que é identificada pelo fator antigênico de von Willebrand (VWF) elevado, dímero D elevado e produtos de degradação de fibrina/fibrinogênio; o tempo de protrombina, o tempo de tromboplastina parcial e a contagem de plaquetas geralmente não são afetados inicialmente (ver Cap. 14). A entidade, chamada de **coagulopatia associada à Covid-19 (CAC)**, tem achados laboratoriais que diferem da CIVD tradicional. Na CAC, os níveis de fibrinogênio são mais altos e os níveis de plaquetas são mais frequentemente normais do que na CIVD. A mortalidade entre os pacientes hospitalizados infectados com SARS-CoV-2 está correlacionada com os níveis de antígeno VWF, bem como com os níveis de trombomodulina solúvel, sugerindo que ocorre uma endoteliopatia em pacientes graves. Além do impacto atenuante do aumento da imunidade da

população sobre as manifestações da infecção por Ômicron, a variante foi menos virulenta do que outras variantes inerentemente, conforme demonstrado em vários modelos animais.

C. Estudos de diagnóstico

Os três tipos de testes diagnósticos comumente usados são os testes moleculares (mais sensíveis e específicos) e os testes rápidos de detecção de antígenos (baratos e rápidos, mas não tão sensíveis), e testes de anticorpos (sorológicos) (úteis para confirmar a exposição, mas nem sempre capazes de distinguir a vacinação da infecção).

1. **Testes moleculares** – Os ensaios de reação em cadeia da polimerase com transcriptase reversa (RT-PCR) foram inicialmente a base do diagnóstico, após o que os testes rápidos de antígenos passaram a ser usados com mais frequência. Os testes de RT-PCR geralmente são realizados em amostras de vias respiratórias superiores ou inferiores. A sensibilidade dos testes de ácido nucleico de *swabs* orais é considerada baixa (35%); os *swabs* nasofaríngeos (63%) e a amostra mais invasiva de fluido de lavagem broncoalveolar (91%) são preferidos. O escarro é preferível às amostras orofaríngeas, e o vírus pode ser detectável por mais tempo no escarro do que em outras amostras do trato respiratório superior.

    O isolamento do vírus por meio de ensaios de ácido nucleico mais de 10 dias após o início da infecção sintomática (ou 15 dias após a exposição, em média) geralmente não está associado a partículas replicativas e infecciosas.

2. **Testes rápidos de detecção de antígenos** – Os testes rápidos de detecção de antígenos estão disponíveis tanto em ambientes de assistência médica quanto em testes domiciliares. Esses testes geralmente são realizados em amostras da via respiratória superior. Embora o desempenho do teste varie entre as marcas, um estudo indicou que 54% dos pacientes com infecção por SARS-CoV-2 desenvolvem um teste de antígeno positivo entre 5 e 9 dias após o início dos sintomas.

3. **Testes de anticorpos (sorológicos)** – Vários ensaios de anticorpos estão disponíveis; eles não são úteis no diagnóstico da infecção pelo SARS-CoV-2, mas são recomendados para determinar o estado imunológico. Esses testes geralmente são realizados em amostras de sangue (especificamente, soro).

4. **Diagnóstico clínico** – Uma combinação não padronizada de achados clínicos em conjunto com testes moleculares é usada para fazer o diagnóstico formal da Covid-19, reconhecendo que o amplo espectro de achados clínicos e a falsa segurança dos ensaios não são totalmente sensíveis ou específicos. No momento, o consenso, incluindo o de uma revisão da *Cochrane*, é que os testes sorológicos não devem ser usados em ambientes de ponto de atendimento e não devem ser usados para determinar o *status* de retorno ao trabalho. Além disso, não se recomenda que os ensaios de anticorpos sejam usados para determinar a imunidade ao SARS-CoV-2 após a vacinação. Em vez disso, seus usos recomendados são apenas para determinar se uma pessoa

teve infecção por SARS-CoV-2 e para avaliar a imunidade da população.

D. Exames de imagem

No início do curso da doença, nem a radiografia nem a tomografia computadorizada do tórax oferecem utilidade diagnóstica, pois ambas podem estar normais e os achados inespecíficos se sobrepõem aos de muitas infecções virais respiratórias. Mais tarde, no curso da doença, opacidades em vidro fosco inespecíficas difusas ou infiltrados multilobares (que frequentemente evoluem para consolidação) ou ambos se tornam mais comuns. Os achados da ultrassonografia de tórax, da ressonância magnética e da PET/CT tendem a confirmar os achados da TC de uma pneumonia em organização em evolução. A neuroimagem mostra redução da espessura da substância cinzenta no córtex orbitofrontal e no giro para-hipocampal (as alterações são proeminentes em áreas conectadas ao complexo olfativo primário) e redução do tamanho do cérebro.

Diagnóstico diferencial

A infecção por influenza sazonal geralmente pode ser descartada por um ensaio de antígeno de *swab* nasal. Há relatos de infecção concomitante por influenza ou outros patógenos respiratórios. O início dos sintomas (p. ex., taquicardia) tende a ser mais abrupto com a gripe do que com a Covid-19, e a gripe tende a ter uma duração mais curta (7-9 dias para a gripe *versus* 12 dias para a Covid-19 sintomática). Uma tabela útil comparando os sintomas de uma infecção respiratória superior, gripe e Covid-19 está disponível em https://www.medicalnewstoday.com/articles/coronavirus-vs-flu#symptoms.

Uma doença que pode ser desencadeada ou associada à infecção por SARS-CoV-2 e que imita a Covid-19 grave é a linfohistiocitose hemofagocítica secundária.

Complicações

Muitas complicações extrapulmonares foram relatadas e a maioria delas provavelmente está relacionada a reações inflamatórias induzidas pelo SARS-CoV-2.

1. **Ativação imunológica relacionada à SARS-CoV-2** – Indivíduos com doença mais grave por Covid-19 apresentam inflamação sistêmica pronunciada na apresentação, muitas vezes chamada de "tempestade de citocinas" na fase tardia da doença. A ativação imunológica persistente em pacientes predispostos pode levar à amplificação descontrolada da produção de citocinas (inclusive IL-6), levando à falência de múltiplos órgãos e à morte. Aproximadamente 17 a 23 dias após a identificação da infecção, ocorre uma resposta inflamatória única em pacientes graves, cujos resultados são fatais. É relatado um aumento na incidência de doenças autoimunes, desde Guillain-Barré até tireoidite autoimune e encefalite autoimune.

2. **Complicações pulmonares** – O sistema mais comum envolvido com complicações da Covid-19 grave é o pulmonar. Alguns pacientes evoluem para SDRA, semelhante às infecções por coronavírus que causam SARS e MERS. Em um grande banco de dados do *Veterans Affairs* no início da pandemia, o risco de tal progressão foi 19 vezes maior entre os pacientes com Covid-19 do que entre os pacientes com influenza.

A determinação da necessidade de ventilação não invasiva *versus* intubação e oxigenação por membrana extracorpórea (ECMO) baseia-se na gravidade da doença e na probabilidade de SDRA progressiva. Em comparação com a oxigenação nasal de alto fluxo, a pressão positiva contínua nas vias aéreas parece ser mais benéfica em pacientes com insuficiência respiratória hipoxêmica decorrente da Covid-19, reduzindo o risco de intubação traqueal e mortalidade.

3. **Complicações de coagulação** – Ver o Capítulo 14. A coagulopatia relacionada à Covid-19 está bem descrita e associada a uma predisposição a embolia pulmonar e à trombose de vasos usados para terapia de substituição renal contínua ou ECMO. O sexo masculino e os altos níveis de dímero D estão associados à maior probabilidade de complicações trombóticas. As oclusões vasculares da retina podem ser outra complicação trombótica da Covid-19.

Em geral, *pacientes ambulatoriais* com Covid-19 não devem receber terapia anticoagulante ou antiplaquetária para prevenção de trombose venosa ou arterial (as primeiras são estatisticamente mais comuns), a menos que haja outras indicações fortes. Os *pacientes hospitalizados* devem receber terapia antitrombótica padrão; as recomendações diferem entre as sociedades especializadas, com recomendações que aconselham a heparina para doenças moderadas, mas não para doenças graves. Os benefícios e os riscos dos anticoagulantes em pacientes hospitalizados com Covid-19 e as recomendações atuais de gerenciamento estão disponíveis em https://www.covid19treatmentguidelines.nih.gov/antithrombotic-therapy/.

A trombose e a trombocitopenia induzidas pela vacina são discutidas abaixo (ver **Reações e complicações associadas à vacina**).

4. **Complicações cardíacas** – Em um estudo de coorte multicêntrico dos EUA, os infartos ocorreram em 14% dos pacientes com Covid-19; a sobrevida foi infrequente (2,9%) naqueles com infarto que tinham mais de 80 anos. Uma miocardite fulminante ocorre em cerca de 15% dos pacientes de UTI, que pode ser ainda mais complicada por IC, arritmias cardíacas, SCA, cardiomiopatia de estresse, aneurismas cardíacos, vasculite e morte súbita. O aumento da concentração plasmática de ECA-2 está associado a um risco maior de eventos cardiovasculares importantes. As taxas de miocardite e pericardite após a infecção são consideravelmente mais altas do que as taxas após a vacinação.

5. **Complicações renais** – A IRA ocorreu em aproximadamente 12% dos pacientes hospitalizados com Covid-19 no início da pandemia. Desses, mais de 20% precisaram de terapia de substituição renal. Bexigas hiperativas e maior incidência de ITU são observadas com a Covid longa (ver a seguir).

6. **Complicações reumatológicas** – Exemplos incluem artrite inflamatória, LES e, menos frequentemente, rabdomiólise

e miosite. Uma vasculite por IgA foi relatada em pacientes com Covid-19 de longa data.

7. **Complicações gastrointestinais** – O SARS-CoV-2 é eliminado nas fezes em até 80% dos pacientes e, em um pequeno subconjunto (3,8%), é eliminado por até 7 meses. Esses pacientes têm maior probabilidade de relatar sintomas gastrointestinais, principalmente dor abdominal, náusea e vômito (mas não diarreia, que não é frequente). Houve uma associação particularmente forte entre a pancreatite aguda e a infecção pelo SARS-CoV-2.

8. **Complicações neurológicas** – As complicações neurológicas comumente relatadas são cefaleias, convulsões, AVE e, mais frequentemente, perda do paladar e do olfato (ageusia e anosmia). A perda do olfato na ausência de rinorreia significativa ou congestão nasal sugere um neurotropismo por esse coronavírus. Foram relatadas meningite relacionada ao SARS-CoV-2, bem como outras complicações neurológicas, incluindo comprometimento da consciência até um estado de coma, síndrome de Guillain-Barré e encefalopatia necrosante hemorrágica aguda. Essas manifestações neurológicas foram associadas a uma maior mortalidade hospitalar.

9. **Complicações psiquiátricas** – Os diagnósticos psiquiátricos agudos que ocorrem com maior frequência incluem ansiedade, depressão, transtorno por uso de substâncias e TEPT. Mais de um terço dos alunos do ensino médio dos EUA relatou problemas de saúde mental, sendo que três quartos tiveram uma experiência adversa na infância durante a pandemia da Covid-19, e quase metade disse que se sentiu persistentemente triste ou sem esperança no último ano. Vale que o motivo mais provável para os resultados adversos de saúde mental durante a pandemia da Covid-19 foram os *lockdowns*, o fechamento prolongado das escolas e a ansiedade durante uma pandemia.

Os transtornos por uso de opioides aumentaram durante a pandemia e foram acompanhados por uma diminuição nas consultas ambulatoriais para tratamento e uma possível diminuição no acesso à naloxona.

Um estudo multinacional demonstrou que as rigorosas medidas de controle da Covid-19 políticas foram associadas a uma saúde mental mais precária.

10. **Complicações dermatológicas** – As manifestações cutâneas são diversas e, às vezes, são o sinal de apresentação. Aproximadamente 5 a 20% dos pacientes com Covid-19 apresentam sintomas dermatológicos. Uma revisão de pacientes com Covid-19 identificou lesões acrais como o tipo de erupção cutânea mais comum, seguidas por erupções maculopapulares eritematosas, erupções vesiculares, erupções urticariformes e muitas outras. A Covid-19 tem sido associada ao aumento do risco de reativação do vírus herpes-zóster (VVZ) em adultos com 50 anos ou mais.

11. **Complicações infecciosas** – Uma revisão sistemática constatou que aproximadamente 8% dos pacientes hospitalizados com Covid-19 apresentam coinfecção bacteriana ou infecção secundária.

As taxas de complicações mais altas entre os pacientes que têm Covid-19 em comparação com os pacientes que

têm influenza incluem riscos de pneumonia, dependência de ventilador, pneumotórax, miocardite aguda, acidente vascular encefálico, choque cardiogênico, sepse e lesões por pressão, mas não de infartos agudos, angina instável ou IC.

Como foi bem documentado em pacientes com influenza, a aspergilose pulmonar, conhecida como **aspergilose pulmonar associada à Covid-19 (Capa)**, aumenta a morbidade e a mortalidade de pacientes infectados pelo SARS-CoV-2. A Capa geralmente responde ao voriconazol ou ao isavuconazol, embora, em alguns casos resistentes aos azóis, seja necessária a anfotericina. O diagnóstico é facilitado por ensaios de galactomanana, quando disponíveis. Em um estudo de coorte observacional multinacional, 15% dos pacientes hospitalizados em uma UTI com Covid-19 foram infectados por *Aspergillus*. Os médicos da Índia relataram um aumento na incidência de mucormicose em pacientes com Covid-19 durante a onda da variante delta.

12. **Complicações endócrinas** – Uma série de anormalidades endócrinas é relatada, incluindo cetoacidose diabética, tireoidite subaguda com tireotoxicose clínica e doença de Graves de início recente, ou tireoidite autoimune (Hashimoto) e insuficiência adrenal de início recente.

13. **Síndrome inflamatória multissistêmica** – Uma síndrome hiperinflamatória semelhante à doença de Kawasaki (DK) atípica é denominada **síndrome inflamatória multissistêmica em crianças (MIS-C)** e raramente **em adultos (MIS-A)** nos EUA e **síndrome inflamatória multissistêmica pediátrica associada temporalmente à SARS-CoV-2 (PIMS-TS)** na Europa (ver Doença de Kawasaki); os principais sistemas envolvidos são GI (os sintomas inespecíficos foram diagnosticados como apendicite), cardiovascular, hematológico, mucocutâneo e pulmonar. A MIS-C pode ser diferenciada da DK pelos subconjuntos de células T envolvidos (CD4+ maior na DK) e pelos níveis de IL-17A (maior na DK). A MIS-A apresenta complicações inflamatórias semanas após uma infecção leve ou assintomática pelo SARS-CoV-2 e é cada vez mais reconhecida. Para os pacientes com MIS-C, o tratamento inicial com IVIG mais glicocorticoides pode ter uma resposta mais rápida e menor risco de disfunção cardiovascular do que o tratamento apenas com IVIG, embora os dados sejam variados. A MIS-C e a DK apresentam características epidemiológicas distintas (a primeira com idade mais avançada de início, igual predileção por sexo e diferentes predileções por grupos raciais). (A doença de DK é muito mais comum em asiáticos, enquanto a doença de MIS-C é mais comum em latinos e negros nos dados dos EUA).

14. **Covid-19 longa** – *A prevalência da Covid-19 longa parecia estar entre 4% e 7% das pessoas que tiveram infecção aguda por Covid-19 no início da pandemia. Com mais imunidade da população e uma variante menos grave (ou seja, a Ômicron), a taxa de complicações pós-infecciosas agora é muito menor, de 0,2%. Uma compilação de nove estudos sobre* **síndrome pós-aguda da Covid-19** *demonstra que as complicações mais comuns são fadiga (32%), distúrbio do*

olfato ou do paladar (22%), dispneia (16%), cefaleia (12%), comprometimento da memória (11%), perda de cabelo (10%) e distúrbio do sono (10%). Entre os pacientes que testaram positivo para SARS-CoV-2, o sexo feminino (aOR = 1,7) e o excesso de peso (aOR = 1,7) previram sintomas persistentes. A Covid longa ou as sequelas pós-agudas após a SARS-CoV-2 ou PASC parecem ser muito mais comuns em pacientes que tiveram Covid-19 grave, o que provavelmente é o motivo pelo qual a incidência dessa condição está diminuindo. Há relatos de que as vacinas reduzem substancialmente a incidência da Covid longa, e a coorte *Recover* do NIH foi lançada para examinar uma variedade de terapias holísticas e farmacêuticas para essa condição. O tratamento com nirmatrelvir/ritonavir não reduziu a incidência da Covid-19 longa em um pequeno estudo, embora o estudo *Recover-Vital* esteja estudando se um curso mais longo do medicamento reduzirá os sintomas da Covid-19 longa.

Tratamento

A OMS (https://www.who.int/publications/i/item/ WHO--2019-nCoV-clinical-2021-2), o NIH e o CDC (https://www. covid19treatmentguidelines.nih.gov/about-the-guidelines/ whats-new/) e a Infectious Diseases Society of America (IDSA) (https://www.idsociety.org/practice-guideline/covid-19-guide-line-treatment-and-management/) fornecem orientações para o manejo de pacientes com Covid-19 desde a triagem até a alta.

A maioria das infecções por SARS-CoV-2 é leve e não requer tratamento ou requer apenas terapia de suporte.

Em razão da natureza bifásica dos casos avançados, o curso inicial deve ser gerenciado com agentes antivirais, e a fase inflamatória posterior deve ser gerenciada com agentes anti-inflamatórios. Os medicamentos com dados mais promissores para a doença grave são remdesivir, dexametasona, tocilizumabe e baricitinibe.

A. Inibidores de protease viral

O inibidor de protease oral reforçado nirmatrelvir/ritonavir (**Paxlovid**) desenvolvido pela Pfizer é aprovado pela FDA para o tratamento da Covid-19 leve a moderada em pacientes ambulatoriais com 12 anos de idade ou mais, pesando pelo menos 40 kg, com alto risco de progressão para Covid-19 grave. Assim como os inibidores de protease usados no tratamento do HIV, o nirmatrelvir deve ser reforçado com ritonavir (que tem interações significativas com outros medicamentos comuns). Em estudos de fase 2/3, o nirmatrelvir/ritonavir mostrou uma redução de risco relativo de cerca de 85% para hospitalização ou morte se administrado dentro de 5 dias do início dos sintomas em pacientes com alto risco de doença grave. A dose é de 300 mg de nirmatrelvir/100 mg de ritonavir por via oral a cada 12 horas durante 5 dias (ajuste de dose do nirmatrelvir para 150 mg para TFG 30-60 mL/min/1,73 m² e contraindicado com TFG abaixo de 30 mL/min/1,73 m²). O estudo *Epic-SR* mostra que não houve benefício em dar nirmatrelvir/ritonavir para aqueles com risco padrão de Covid-19, e o estudo *Epic-PEP* mostra que o medicamento não foi útil

como agente de profilaxia pós-exposição para reduzir o risco de infecção subsequente. Em um estudo com pacientes idosos de Massachusetts e New Hampshire, o nirmatrelvir/ritonavir reduziu pela metade o risco já baixo de hospitalização e morte entre pacientes ambulatoriais.

É relatada uma baixa taxa de viremia recorrente após a interrupção do nirmatrelvir/ritonavir, provavelmente por conta da resposta imunológica. Atrasar a medicação por dois dias após o início dos sintomas pode reduzir o risco de recidiva. O uso de nirmatrelvir/ritonavir requer monitoramento de interações medicamentosas potencialmente graves, inclusive com vários anticonvulsivantes e antidepressivos. A suspensão de certos medicamentos durante o tratamento com nirmatrelvir/ritonavir, como medicamentos anticolesterol, é razoável, mas quando indutores enzimáticos estão sendo usados (p. ex., fenitoína, rifampicina, troglitazona), é necessária uma terapia alternativa contra a Covid. O Nirmatrelvir/ritonavir requer boa função renal, e uma dose ajustada é necessária com depuração de creatinina de 30 a 60 mL/min. Para pacientes com depuração de creatinina inferior a 30 mL/min, o nirmatrelvir/ritonavir não deve ser administrado, e a terapia preferida anteriormente, o bebtelovimabe, não é mais eficaz. Os relatórios do CDC de 2022 mostram um uso 39% e 36% menor de nirmatrelvir/ritonavir entre pessoas negras e latinas/latinas em comparação com pacientes brancos e não latinos/latinos, bem como uma distribuição menor do agente para populações de alta vulnerabilidade.

B. Inibidores da polimerase de RNA

O **remdesivir** (Veklury) é um inibidor da RNA polimerase dependente de RNA (RdRp) viral aprovado pela FDA para tratamento de pacientes com Covid-19 que necessitam de hospitalização e oxigênio suplementar (mas não de ventilação mecânica). Por conta dos dados clínicos que respaldam um tratamento de menor duração, o uso do remdesivir é restrito a 5 dias para pacientes com hipóxia (saturação de oxigênio de 94% ou menos em ar ambiente) e que necessitam de oxigênio suplementar. Embora os pacientes que necessitam de ventilação mecânica ou ECMO estejam autorizados a receber um curso de 10 dias de remdesivir, a IDSA não considera as evidências convincentes para o uso do remdesivir nessas populações. Ele não deve ser administrado em caso de disfunção renal.

O **molnupiravir** é um medicamento oral que tem como alvo o RdRp do SARS-CoV-2 e induz mutações nele que impedem a propagação do coronavírus. Dados preliminares indicam que o molnupiravir reduz o risco de internação hospitalar em cerca de 30% em adultos com Covid-19 leve a moderada. No entanto, estudos posteriores, quando a imunidade da população era alta, só mostraram benefícios entre aqueles com imunocomprometimento. Também foi levantada a preocupação sobre seu potencial mutagênico. Portanto, o molnupiravir não deve ser usado em gestantes ou que estejam amamentando, naquelas que desejam engravidar ou em menores de 18 anos de idade (nas quais pode afetar o crescimento de ossos e cartilagens). Ele foi aprovado para uso no Reino Unido. Nos EUA, foi concedida uma autorização da FDA que aconselha que o molnupiravir

(800 mg por 5 dias) seja usado apenas para o tratamento de Covid-19 leve a moderado em adultos com testes positivos para SARS-CoV-2 e que estejam sob alto risco de progressão para doença grave, hospitalização ou morte, para os quais melhores opções alternativas (p. ex., nirmatrelvir/ritonavir [Paxlovid] ou remdesivir) não são acessíveis ou apropriadas. Em um estudo da Veterans Affairs (VA), o molnupiravir mostrou um benefício para a mortalidade em 30 e 30-180 dias, mas não para a hospitalização (ao contrário do nirmatrelvir/ritonavir, que mostrou um benefício de 30 dias para a hospitalização).

C. Corticosteroides

Um estudo britânico (o *Recovery Trial*) indicou que a dexametasona reduz a morte em pacientes hospitalizados com complicações respiratórias graves da Covid-19. *A dexametasona é recomendada apenas para o tratamento de pacientes com doença grave* (p. ex., aqueles que precisam de oxigênio suplementar e aqueles que são ventilados mecanicamente ou precisam de ECMO). Por causa de possíveis efeitos colaterais de longo prazo, os cursos de dexametasona devem ser relativamente curtos, de preferência não mais do que 5 a 10 dias. Os pacientes sem hipóxia e que não precisam de ventilação mecânica ou ECMO não devem receber corticosteroides. Se a dexametasona não estiver disponível, as diretrizes de tratamento da Covid-19 do NIH recomendam o uso de glicocorticoides alternativos, incluindo prednisona, metilprednisona ou hidrocortisona.

D. Inibidores do receptor de IL-6

Visando à resposta imune induzida pelo SARS-CoV-2, a adição de tocilizumabe à dexametasona isolada ou à dexametasona mais remdesivir é recomendada para pacientes com necessidades respiratórias que aumentam rapidamente e com evidência de inflamação sistêmica, bem como para aqueles que estão internados na UTI dentro de 24 horas. Nenhum desses regimes, no entanto, é recomendado para pacientes com doença leve ou nos quais a ventilação mecânica é prolongada.

E. Inibidores da Janus Kinase

O **baricitinibe** tem sido usado para artrite reumatoide refratária. Ele foi estudado em combinação com remdesivir durante a segunda iteração do *Adaptive Covid-19 Treatment Trial* (ACTT 2). Assim como o tocilizumabe, o baricitinibe é recomendado para uso em combinação com dexametasona isolada ou dexametasona mais remdesivir para o tratamento da Covid-19 em pacientes com necessidades respiratórias crescentes. O baricitinibe mostra um efeito maior na redução da mortalidade em pacientes hospitalizados com Covid-19, mas não na alteração da frequência da progressão da doença. Além disso, se os corticosteroides não estiverem disponíveis, o baricitinibe em combinação com remdesivir pode ser usado para o tratamento da Covid-19 em pacientes hospitalizados, não intubados, que necessitam de oxigênio.

O **tofacitinibe** pode ser usado em pacientes hospitalizados com pneumonia por Covid-19, embora a anticoagulação profilática deva ser administrada concomitantemente, e o tofacitinibe não deve ser usado em pacientes que já tenham recebido um inibidor de JAK. O baricitinibe não é inferior ao tofacitinibe na prevenção de ventilações mecânicas, morte e alta hospitalar.

Prevenção
A. Medidas de saúde pessoal e pública

As precauções de saúde pública recomendadas ou necessárias em nível populacional e individual variaram ao longo da pandemia e de acordo com a localidade. As precauções continuam sendo importantes em comunidades onde o SARS-CoV-2 continua a circular, ou onde a maioria dos membros da comunidade não está vacinada, ou ambos. Nos EUA, as taxas de Covid-19 variam amplamente de acordo com as comunidades; os níveis de risco de Covid-19 atualizados por condado e a recomendação do CDC para cada nível de risco podem ser encontrados em https://www.cdc.gov/coronavirus/2019-ncov/science/community-levels.html. Nos EUA, em 11 de agosto de 2022, o CDC emitiu uma atualização de suas recomendações, inclusive para isolamento após a exposição, isolamento quando infectado e testes assintomáticos. A atualização do CDC incluiu a declaração: "Essa orientação reconhece que a pandemia não acabou, mas também nos ajuda a chegar a um ponto em que a Covid-19 não atrapalhe mais gravemente nossa vida diária". Em 1º de março de 2024, o CDC atualizou novamente sua orientação de isolamento para recomendar que as pessoas com Covid permaneçam em casa quando estiverem doentes ou até que os sintomas tenham desaparecido por 24 horas.

1. **Máscaras** – Máscaras bem ajustadas e com filtro podem reduzir a transmissão de vírus respiratórios se o usuário estiver infectado. Para a equipe de saúde, as máscaras N95 de tamanho correto, mas vencidas, com elásticos intactos e as máscaras submetidas a procedimentos de esterilização tiveram eficiências de filtragem ajustadas (FFE) inalteradas de mais de 95%. Os limpadores portáteis de ar particulado de alta eficiência (Hepa) reduzem a exposição a aerossóis em até 90% quando combinados com máscaras universais. Diversos estudos foram realizados para examinar os efeitos do uso de máscaras em nível populacional durante a pandemia da Covid-19, incluindo um grande estudo randomizado em grupo sobre o uso de máscaras, realizado em 600 vilarejos (n = 342.183 adultos) em Bangladesh. Uma revisão da *Cochrane* dos dados de ensaios clínicos observacionais e randomizados até o momento, publicada em janeiro de 2023, demonstrou que o uso de máscaras em nível populacional provavelmente fez pouca ou nenhuma diferença no resultado de influenza confirmada em laboratório ou SARS-CoV-2 em comparação com o não uso de máscaras (risco relativo, 1,01; IC 95% 0,72-1,42; 6 estudos com 13.919 participantes; evidência de qualidade moderada). Entretanto, a adesão ao uso da máscara variou em estudos randomizados, e um benefício em nível individual das máscaras faciais certamente ainda poderia estar presente.

Além disso, como a variante Ômicron era tão transmissível, as intervenções não farmacêuticas, como o mascaramento e o rastreamento de contatos, eram menos eficazes. Por exemplo, o rastreamento universal de contatos não foi mais recomendado pelo CDC após o surgimento da Ômicron. Um estudo da Universidade de Cornell mostrou que os testes universais e o uso de máscaras não conseguiram conter a disseminação da Ômicron. Portanto, é provável que os especialistas em saúde pública continuem recomendando o uso de máscaras filtradas e de ajuste unidirecional para indivíduos vulneráveis em espaços internos lotados durante as temporadas de vírus respiratórios, mas sem impor a obrigatoriedade de uso de máscaras.

2. **Outras intervenções não farmacêuticas** – Manter 1,80 m de distância entre as pessoas em público e isolar aquelas com exposição ou infecção significativa pelo SARS-CoV-2 (em particular, remover pacientes infectados de instalações de cuidados de longo prazo, como casas de repouso, e estruturas de transporte, como navios de cruzeiro) foram medidas recomendadas ou exigidas em momentos durante a pandemia.

Antes da disponibilidade de vacinas e tratamentos, as intervenções não farmacêuticas usadas para a Covid-19 eram distanciamento físico, máscaras faciais, ventilação, evitar reuniões em ambientes fechados, testes e rastreamento de contatos. A testagem assintomática generalizada não pareceu diminuir a transmissão em relação a outros controles de prevenção de infecções em ambientes de assistência à saúde, e a Society of Healthcare Epidemiology of America (SHEA) recomendou contra a pré-missão e o pré-procedimento na testagem em dezembro de 2022. Após a disponibilidade e a adoção de vacinas em países de alta renda, e após o surgimento da variante mais branda do Ômicron, a maioria dos países, exceto a China, parou de usar *lockdowns* como forma de conter a transmissão viral, por causa dos impactos negativos na saúde pública em geral.

3. **Vacinas** – As vacinas foram consideradas uma medida preventiva no início da pandemia, quando conseguiram evitar a transmissão com a variante Alfa. No entanto, as infecções de emergência tornaram-se comuns durante o surto da variante Delta, provavelmente porque os anticorpos diminuíram e não foram tão eficazes contra as novas variantes. A obrigatoriedade de vacinas contra o SARS-CoV-2 parecia inicialmente importante em determinados ambientes ocupacionais, educacionais ou sociais onde o risco de transmissão era alto. O uso generalizado de vacinas obrigatórias na comunidade, no entanto, geralmente não é considerado uma política sensata, com riscos de reação adversa e uma multiplicidade de fatores associados à transmissão na sociedade, conforme descrito pela OMS em maio de 2022.

B. Vacinas

Para obter mais detalhes, consulte a tabela em https://extranet.who.int/pqweb/sites/default/files/documents/Status_Covid_VAX_26May2022.pdf. Mais de 300 vacinas estão em desenvolvimento (consulte o *site* de vacinas candidatas da OMS em https://www.who.int/publications/m/item/draft-landscape- of-covid-19-candidate-vaccines).

1. **Distribuição da vacina nos EUA** – A distribuição das vacinas da Pfizer e da Moderna começou nos EUA em dezembro de 2020, depois que essas duas vacinas receberam a autorização da FDA. Posteriormente, a vacina da Janssen também recebeu a autorização da FDA, mas a autorização foi descontinuada desde então. A vacina da Pfizer (Comirnaty) obteve aprovação total da FDA (para pacientes com 5 anos ou mais) e EUA para crianças de 6 meses a 4 anos. A vacina da Moderna obteve aprovação total da FDA (para pacientes com 18 anos ou mais) e EUA para crianças de 6 meses a 17 anos. Ambas as vacinas são geralmente seguras, embora o risco de miocardite induzida pela vacina tenha sido maior com a segunda dose da vacina Moderna entre homens de 16 a 29 anos de idade. *Todas as pessoas com 6 meses de idade ou mais, sem contraindicações, são elegíveis para serem vacinadas contra a Covid-19 nos EUA.*

Com o surgimento das variantes, alguns países implantaram reforços específicos para o Ômicron com vacinas de mRNA que codificam as subvariantes do Ômicron (BA.1/BA.2 ou BA.4/BA.5), juntamente com a cepa ancestral (reforços "bivalentes"). A vacina de reforço atualmente disponível nos EUA é monovalente e dirigida contra a variante XBB1.5 da Moderna, Pfizer e Novavax, embora a variante XBB1.5 não esteja mais circulando a partir de março de 2024 (sendo a JN.1 a variante dominante no momento em que este texto foi escrito). A OMS e a maioria dos países recomendaram reforços contínuos para grupos mais velhos e imunossuprimidos, em razão de sua contínua vulnerabilidade a doenças graves e morte se infectados.

2. **Reações e complicações associadas à vacina** – Os efeitos colaterais comumente relatados após a administração da vacina de mRNA incluem náusea, febre baixa, dor no local da injeção (demonstrada para a vacina Moderna como uma reação de hipersensibilidade retardada local e não como uma contraindicação para vacinação adicional), cefaleias e fadiga (até 9,7% com a vacina Moderna e 3,8% com a vacina Pfizer). Reações locais no local da injeção, fadiga, cefaleia, febre e dores musculares também são comuns para as vacinas AstraZeneca e Johnson & Johnson com vetor de adenovírus. Como os ovos não são usados na produção, uma história de alergia a ovos não é uma contraindicação para receber a vacina. As reações adversas sistêmicas, mas não locais, às segundas vacinas de mRNA estão relacionadas à imunogenicidade.

Uma análise provisória de dados de vigilância de 6,2 milhões de receptores de mRNA nos EUA não mostrou diferença nos efeitos colaterais de 1 a 21 dias em comparação com 22 a 42 dias após a imunização.

Os efeitos colaterais raros associados às vacinas de vetor de adenovírus, especificamente a vacina da AstraZeneca e a vacina da Johnson & Johnson, incluem eventos trombóticos e hemorrágicos e trombocitopenia. Uma análise de Oxford de seis países mostra um risco 30% maior de trombocitopenia após as primeiras doses da AstraZeneca em comparação com a Pfizer-BioNTech, e uma tendência de aumento do risco de trombose venosa com síndrome de trombocitopenia com as vacinas da Janssen/Johnson & Johnson.

Uma teoria é que as vacinas com vetor de adenovírus podem desencadear fenômenos autoimunes direcionados aos ativadores de plaquetas, o que pode tornar os receptores desses tipos de vacinas excepcionalmente suscetíveis à doença trombótica. A síndrome clínica da doença trombótica associada à vacina no cenário de trombocitopenia foi denominada **"trombocitopenia trombótica imune induzida por vacina" (VITT)**. Essa síndrome também é reconhecida após a administração da segunda dose da vacina de mRNA da Moderna. Trata-se de uma entidade heterogênea, pois as respostas à ativação plaquetária induzida pelo soro são variáveis. Normalmente, ela se desenvolve de 5 a 30 dias após a administração da vacina, e as veias cerebrais estão envolvidas em cerca de 50% dos casos. O anticorpo contra o fator plaquetário 4 é quase universal e não está relacionado à administração de heparina. O tratamento recomendado é a imunoglobulina intravenosa e a anticoagulação sem heparina.

O *Vaccine Safety Datalink* é usado para documentar as complicações das vacinas usadas atualmente. A miocardite, uma complicação rara das vacinas de mRNA, foi estudada em membros saudáveis do exército americano (23 casos em 2,8 milhões de doses). Os dados de vigilância mostram que a miocardite/pericardite ocorre desproporcionalmente em adultos jovens com idades entre 12 e 39 anos, em uma taxa excessiva de 6,3 por milhão de doses durante a semana seguinte à vacinação. As taxas são ligeiramente mais altas após a segunda dose e em homens mais jovens. As taxas do CDC são de 1 em 12.361 para homens de 12 a 15 anos de idade (1 em 144.439 para adolescentes do sexo feminino) e para homens israelenses (após a vacina Pfizer-BioNTech) dessa faixa etária, 1 em 16.129.

As taxas de anafilaxia ou relações anafilactoides após a imunização contra a Covid-19 (4,9 por milhão de doses para vacina da Pfizer e 50 por milhão de doses para a vacina da Moderna) são muito baixas. Embora mais altas do que as estabelecidas com outras vacinas comumente administradas, conforme documentado no Vaers (*Vaccine Adverse Event Reporting System*) patrocinado pelo CDC/FDA, as taxas também incluem o aumento da vigilância com essas vacinas.

Os dados do CDC mostram que as taxas de mortalidade não associadas à Covid-19 entre os vacinados apresentam menor mortalidade do que as taxas entre os não vacinados, com ajustes apropriados de cofatores (sexo, idade, raça, etnia, localização), confirmando assim o perfil de segurança das vacinas contra a Covid-19.

Um estudo britânico descreve um conjunto distinto de pacientes com maior risco de mortes relacionadas à vacina contra a Covid-19. Entre 81 possíveis mortes relacionadas à vacina (de quase 7 milhões de pessoas vacinadas), os pacientes com as seguintes condições ou fatores tiveram um risco duas vezes maior de morte: Síndrome de Down (aumento de 12,7 vezes), transplantes renais, anemia falciforme, residência em asilos, quimioterapia, infecção por HIV/Aids, cirrose hepática, condições neurológicas, transplante recente de órgãos sólidos ou medula óssea, demência e doença de Parkinson.

É importante a vigilância contínua com o *Vaccine Safety Datalink* para outras complicações associadas à vacina.

A análise preliminar demonstra um aumento na incidência da síndrome de Guillain-Barré associada à vacina da Johnson & Johnson, mas em uma taxa baixa (100 relatos com 95 pessoas que precisaram de hospitalização e 1 morte entre as 12,7 milhões de doses administradas). Em geral, o perfil de segurança neurológica das vacinas contra a Covid-19 é alto. Também são relatados casos de doenças autoimunes, incluindo LES e outras doenças reumáticas, formas autoimunes de glomerulonefrite, hepatite e doença bulbosa após a imunização.

Os pacientes com câncer em geral apresentam uma resposta reduzida às vacinas contra a Covid-19 (com base em um estudo do Reino Unido que avaliou receptores de vacinas da BioNTech e AstraZeneca), com eficácia reduzida em comparação com pacientes sem câncer (65,5% *versus* 69,9%) e uma diferença maior de 47% *versus* 67,4% aos 3 meses após a vacinação.

3. Vacinação em gestantes e lactantes – Os dados de registro de vacinas indicam que as vacinas de mRNA são seguras em gestantes (incluindo a avaliação em uma coorte israelense de mais de 10.000 mulheres vacinadas), portanto, as gestantes e aquelas que planejam engravidar devem ser orientadas para a vacinação com as vacinas de mRNA. Entre os pacientes vacinados, os anticorpos da vacina contra o SARS-CoV-2 aparecem no leite materno duas semanas após a vacinação e persistem por sete semanas (mas o mRNA associado à vacina não aparece); portanto, as pacientes lactantes e seus filhos que estão amamentando provavelmente se beneficiam da vacinação.

Prognóstico

Nos surtos anteriores de Covid-19, a taxa de mortalidade por infecção foi inferior a 1% para pessoas com menos de 65 anos, mas aumentou para 15% para pessoas com 85 anos ou mais. A gravidade da infecção evoluiu com o surgimento de variantes e com o aumento da imunidade da população por causa de infecção, vacinação ou ambos. Em uma grande análise do CDC realizada de dezembro de 2020 a outubro de 2021 entre mais de 1,2 milhão de adultos que completaram a vacinação primária, a taxa de casos graves de Covid-19 foi de 0,015% e a taxa de morte por Covid-19 após um caso de vacinação foi de 0,0033%. Uma grande análise de infecções graves após duas doses de vacina em 30 milhões de indivíduos no Reino Unido mostrou que ter 80 anos ou mais, ter doença renal crônica, estar em uso de imunossupressores ou ter 5 ou mais comorbidades foram fatores de risco contínuos para doenças graves. Esses tipos de estudos em nível populacional permitem que a comunidade de saúde pública atinja as pessoas com risco de desfechos graves (pacientes mais velhos e aqueles que tomam imunossupressores) para vacinação de reforço e tratamento antiviral.

Quando hospitalizar

As principais complicações que exigem internação para adultos com Covid-19 são respiratórias. A progressão para insuficiência respiratória e SDRA pode ser rápida, e qualquer paciente em uma categoria de alto risco para complicações (p. ex., aqueles com idade avançada, imunossupressão ou doenças crônicas, como hipertensão, obesidade e diabetes) ou qualquer paciente com doença trombótica, neurológica ou de múltiplos órgãos deve ficar em observação e colocado sob cuidados intensivos com base nos parâmetros respiratórios. A consulta a um pneumologista é essencial.

Abaluck J et al. Impact of community masking on COVID-19: a cluster-randomized trial in Bangladesh. Science. 2022;375: eabi9069. [PMID: 34855513]

Agrawal U et al. Severe COVID-19 outcomes after full vaccination of primary schedule and initial boosters: pooled analysis of national prospective cohort studies of 30 million individuals in England, Northern Ireland, Scotland, and Wales. Lancet. 2022;400:1305. [PMID: 36244382]

Chikina M et al. Re-analysis on the statistical sampling biases of a mask promotion trial in Bangladesh: a statistical replication. Trials. 2022;23:786. [PMID: 36109816]

Durstenfeld MS et al. Association of nirmatrelvir for acute SARS-CoV-2 infection with subsequent long COVID symptoms in an observational cohort study. J Med Virol. 2024;96: e29333. [PMID: 38175151]

Frediani JK et al. The new normal delayed peak SARS-CoV-2 viral loads relative to symptom onset and implications for COVID-19 testing programs. Clin Infect Dis. 2024;78:301. [PMID: 37768707]

Hedberg P et al. Post COVID-19 condition after SARS-CoV-2 infections during the omicron surge compared with the delta, alpha, and wild-type periods in Stockholm, Sweden. J Infect Dis. 2024;229:133. [PMID: 37665981]

Jefferson T et al. Physical interventions to interrupt or reduce the spread of respiratory viruses. Cochrane Database Syst Rev. 2023;1:CD006207. [PMID: 36715243]

Li L et al. A scoping review of the impacts of COVID-19 physical distancing measures on vulnerable population groups. Nat Commun. 2023;14:599. [PMID: 36737447]

Watanabe A et al. Protective effect of COVID-19 vaccination against long COVID syndrome: a systematic review and meta-analysis. Vaccine. 2023;41:1783. [PMID: 36774332]

2. Vírus sincicial respiratório (VSR) e outros paramixovírus

FUNDAMENTOS DO DIAGNÓSTICO

- O VSR é uma das principais causas de morbidade e mortalidade nos extremos de idade (< 5 anos e > 65 anos).
- O tratamento é basicamente de suporte.
- Não há vacinação ativa contra o VSR disponível.*

---

* N.R.C.: Atualmente há vacina contra VSR disponível.

Considerações gerais

O **VSR** é um paramixovírus que causa surtos anuais durante o inverno, com início usual de sintomas pulmonares entre meados de outubro e início de janeiro na região continental dos EUA, embora a incidência de VSR tenha diminuído e depois aumentado em épocas fora de época em 2022, após o pico da pandemia de Covid-19. Fora dos EUA, o VSR geralmente atinge o pico durante os meses úmidos em áreas com alta precipitação anual e durante os meses mais frios em áreas quentes e secas. As infecções ocorrem mais cedo em áreas urbanas.

Há dois subtipos principais de VSR: A e B; o subtipo A pode estar associado à doença grave. O VSR é uma causa frequente de hospitalização em crianças dos EUA, com taxas anuais de hospitalização de 6 por 1.000 crianças menores de 5 anos. O VSR é a causa mais comum de bronquiolite e pneumonia em crianças menores de 1 ano nos EUA. A prematuridade e a displasia broncopulmonar são os principais fatores de risco para a doença grave. A bronquiolite precoce por VSR em crianças, associada a uma história familiar de asma, está relacionada à persistência da reatividade das vias aéreas mais tarde na vida.

O VSR também causa infecção do trato respiratório superior e inferior em adultos, com o vírus entrando em contato com as membranas mucosas. O VSR ocorre com o aumento da gravidade em pessoas com condições comórbidas, adultos mais velhos (responsável por uma taxa de 4 por 1.000 hospitalizações e 14.000 mortes por ano), pessoas com imunodeficiência combinada grave e pacientes após transplante de pulmão ou medula óssea (porque as células T CD8 não estão disponíveis para a eliminação viral). Um polimorfismo do receptor de interleucina-1 está associado a uma bronquiolite mais grave. As recorrências ocorrem ao longo da vida. Em 2023, ocorreram grandes avanços no combate ao VSR, com a aprovação de duas vacinas contra o VSR para indivíduos com 60 anos ou mais e para gestantes entre 32 e 36 semanas de gestação para proteger o feto. Um anticorpo monoclonal para o VSR (nirsevimab) foi aprovado para bebês e crianças pequenas com doença grave. O período médio de incubação é de 5 dias. Acredita-se que até 10% das doenças classificadas como pneumocócicas invasivas sejam causadas por VSR ou influenza.

Em pacientes imunocomprometidos, como os receptores de transplante de medula óssea, pode ocorrer pneumonia grave, e são relatados surtos com alta taxa de mortalidade (mais de 70%).

Outros paramixovírus importantes em doenças humanas incluem o metapneumovírus humano, o vírus da parainfluenza e o vírus Nipah.

O **metapneumovírus humano** é um vírus sazonal onipresente que circula entre o final do inverno e o início da primavera. Ele é dividido em subgrupos A e B. O metapneumovírus foi responsável por 7,3% das pneumonias infantis (menores de 16 anos) em uma série norueguesa de 3.650 pacientes, na qual o VSR foi responsável por 28,7%. As apresentações clínicas variam de infecções leves do trato respiratório superior a infecções graves do trato respiratório inferior (p. ex., bronquiolite, crupe e pneumonia). Infecções do trato respiratório inferior (às vezes graves) são observadas entre imunocomprometidos e adultos mais velhos, especialmente residentes de casas de repouso.

Em receptores de transplante de pulmão, o metapneumovírus humano é uma causa comum de doença respiratória e pode aumentar o risco de rejeição aguda e crônica do enxerto. A ribavirina parece ser bem tolerada em receptores de transplante de pulmão com infecção por metapneumovírus. O controle da infecção por VSR em estudos de modelagem reduz a incidência de infecção por metapneumovírus humano.

Os **vírus parainfluenza humanos (HPIV)** são comumente observados em crianças e são a causa mais comum de laringo-traqueíte (crupe). Quatro sorotipos diferentes são descritos, e eles diferem em suas apresentações clínicas e epidemiologia. O HPIV-1 e o HPIV-2 são responsáveis pelo crupe. O HPIV-3 está associado a bronquiolite e pneumonia. O HPIV-4 é um patógeno relatado com menos frequência. As reinfecções são comuns ao longo da vida. Os HPIV também podem causar doença grave em indivíduos idosos, pessoas imunocompro-metidas e pacientes com doenças crônicas.

O **vírus Nipah** é um paramixovírus altamente virulento descrito pela primeira vez em 1999. Os casos estão concentra-dos principalmente no sudeste da Ásia (Malásia, Cingapura, Bangladesh e Índia). Os morcegos frugívoros são identificados como o hospedeiro natural do vírus. Um surto de 14 casos, 8 fatais, ocorreu em Bangladesh, associado ao consumo de seiva de tamareira entre 2010 e 2014. Há relatos de transmis-são direta entre porco e homem, vaca e homem, homem e homem e nosocomial. O vírus Nipah causa encefalite aguda com uma alta taxa de letalidade (67-92%), embora também sejam descritos sintomas respiratórios. Paralisias de nervos cranianos, encefalopatia e distonia estão entre as sequelas neurológicas (15-32%) observadas em indivíduos infectados. São descritas recaídas que ocorrem semanas e meses após a infecção inicial (3,4-7,5%).

Achados clínicos
A. Sintomas e sinais

Na bronquiolite por VSR, ocorre proliferação e necrose do epitélio brônquico, produzindo obstrução pelo epitélio descamado e aumento da secreção de muco. Os sinais de infecção incluem febre baixa, taquipneia e sibilos. A apneia é um sintoma comum. Os pulmões hiperinsuflados, a troca de gases diminuída e o aumento do trabalho respiratório estão presentes. Há relatos de hemorragia pulmonar. *Em crianças, o VSR é globalmente uma causa comum de infecção respiratória inferior aguda e otite média aguda e recorrente.*

B. Achados laboratoriais

O diagnóstico rápido da infecção por VSR é feito por meio da identificação do antígeno viral de lavagens nasais usando um Elisa ou um ensaio de imunofluorescência; testes rápidos moleculares também são usados. Ensaios multiplex em conjunto com outros vírus respiratórios, mais comumente influenza e SARS-CoV-2, estão disponíveis comercialmente. Os valores do ensaio de carga viral do VSR no terceiro dia de infecção podem se correlacionar com a necessidade de cuidados intensivos e insuficiência respiratória em crianças.

O metapneumovírus humano é mais bem diagnosticado por PCR. Testes para detecção rápida de antígenos virais com técnicas de imunofluorescência, Elisa e PCR estão amplamente disponíveis para a detecção do HPIV. A cultura também pode ser usada. O Elisa (soro e LCR) e a PCR (urina e secreções respiratórias, mas não sangue) são usados para o diagnóstico da infecção pelo vírus Nipah.

Tratamento e prevenção

O tratamento do VSR consiste em cuidados de suporte, incluindo hidratação, umidificação do ar inspirado, terapia com anticorpo monoclonal em recém-nascidos, antibioticoterapia (para reduzir outra morbidade respiratória) se houver suspeita de pneumonia bacteriana concomitante e suporte ventilatório, conforme necessário. Nem os agentes broncodilatadores nem os corticosteroides demonstram eficácia na bronquiolite, embora alguns pacientes com broncoespasmo significativo ou história de asma possam responder a eles.

O uso de ribavirina aerossolizada ou IVIG enriquecida com VSR, ou ambos, pode ser considerado em pacientes de alto risco, como aqueles com história de transplante de medula óssea, e parece reduzir a mortalidade.

Vários outros agentes estão sendo estudados para o trata-mento do VSR. Eles incluem inibidores de fusão do VSR de moléculas pequenas que se ligam à proteína F da superfície (como rilematovir, presatovir, ziresovir e sisunatovir). Os compostos que têm como alvo a replicação viral também estão sendo estudados.

O anticorpo monoclonal **nirsevimab** está atualmente dis-ponível nos EUA, na Europa e no Reino Unido para prevenção do VSR em recém-nascidos durante a primeira temporada de risco (e estendido nos EUA até a segunda temporada de risco). O anticorpo tem como alvo a proteína de fusão F na superfície do VSR e, em geral, é bem tolerado (8% de incidência de efeitos adversos).

O anticorpo monoclonal profilático palivizumabe, embora recomendado e eficaz em bebês de alto risco (prematuros com menos de 32 semanas de gestação, bebês com 32 a 25 semanas de gestação com fatores de risco adicionais, como doenças cardíacas e pulmonares congênitas e síndrome de Down), não tem eficácia comprovada em adultos com VSR. O anticorpo monoclonal nirsevimab também é eficaz na prevenção de infecções do trato respiratório inferior associadas ao VSR em bebês prematuros e a termo. Outro anticorpo monoclonal, o clesrovimab, está sendo submetido a testes de fase 3.

Em 2023, uma vacina contra VSR (Arexvy) foi aprovada nos EUA para pacientes acima de 60 anos. A vacina tem como alvo a proteína de pré-fusão F do VSR. Uma segunda vacina (Abrysvo) tem como alvo as proteínas de fusão dos isolados de VSR tipo A e tipo B e é eficaz em gestantes entre 35 e 39 semanas de gestação. Os médicos têm a opção de fornecer a última vacina contra o VSR à mãe e confiar no anticorpo transmitido passivamente para proteger os bebês ou usar o nirsevimab para os bebês. Outras vacinas contra o VSR estão sendo estudadas.

A prevenção em hospitais envolve o diagnóstico rápido, a lavagem das mãos, o isolamento de contatos e, talvez, a imunização passiva. (A imunização passiva é cara, mas está associada a melhores títulos antivirais em receptores de transplante de células-tronco hematológicas). O uso da vacinação pneumocócica conjugada parece diminuir a incidência de pneumonia concomitante associada a infecções virais em crianças em alguns países. A eliminação viral dura em média 11 dias e se correlaciona inversamente com a idade e diretamente com a gravidade da infecção.

As modalidades terapêuticas para infecções pelo metapneumovírus humano e pelo vírus da parainfluenza que estão sendo investigadas incluem a administração intravenosa de ribavirina.

Abu-Raya B et al. Why has the epidemiology of RSV changed during the COVID-19 pandemic? EClinical Medicine. 2023;61:102089. [PMID: 37483545]

Centers for Disease Control. Update on RSV and new vaccine recommendations. 2023 Sept 23. https://www.cdc.gov/ncird/whats-new/rsv-update-2023-09-22.html

Cunningham S et al. Nebulised ALX-0171 for respiratory syncytial virus lower respiratory tract infection in hospitalised children: a double-blind, randomised, placebo-controlled, phase 2b trial. Lancet Respir Med. 2021;9:21. [PMID: 33002427]

Elawar F et al. Pharmacological targets and emerging treatments for respiratory syncytial virus bronchiolitis. Pharmacol Ther. 2021;220:107712. [PMID: 33121940]

Keam SJ. Nirsevimab: first approval. Drugs. 2023;83:181. [PMID: 36577878]

Papi A et al. RSV Prefusion F protein vaccine in older adults. N Engl J Med. 2023;388:595. [PMID: 36791160]

Walsh EE et al; RENOIR Clinical Trial Group. Efficacy and safety of a bivalent RSF prefusion F vaccine in older adults. N Engl J Med. 2023;388:1465. [PMID: 37018468]

3. Influenza sazonal

FUNDAMENTOS DO DIAGNÓSTICO

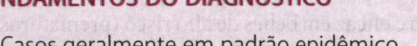

- Casos geralmente em padrão epidêmico.
- Início com febre, calafrios, mal-estar, tosse, coriza e mialgias.
- Dores, febre e prostração desproporcionais aos sintomas catarrais.
- Leucopenia.

Considerações gerais

A influenza (um ortomixovírus) é uma doença altamente contagiosa transmitida pela via respiratória em humanos. A transmissão ocorre principalmente por núcleos de gotículas em vez de fômites ou contato direto. Três tipos de vírus da gripe infectam os seres humanos. Enquanto o tipo A pode infectar uma variedade de mamíferos (humanos, suínos, cavalos etc.) e aves, os tipos B e C infectam quase exclusivamente humanos. Os vírus do tipo A são ainda divididos em subtipos com base na hemaglutinina (H) e na neuraminidase (N) expressas em sua superfície. Foram identificados 18 subtipos de hemaglutinina e 11 subtipos de neuraminidase.

As epidemias anuais geralmente aparecem no outono ou no inverno em climas temperados. A OMS estima que ocorram até 5 milhões de casos de influenza grave por ano, com aproximadamente 0,5 milhão de mortes anuais. As epidemias de influenza afetam, em média, 10 a 20% da população global (3 a 11%, com uma média de 8% nos EUA) a cada ano e, normalmente, são o resultado de pequenas variações antigênicas do vírus, ou deriva antigênica, que ocorrem com frequência no vírus influenza A. Por outro lado, as pandemias – associadas a uma maior mortalidade – aparecem em intervalos mais longos e variáveis (décadas) como consequência de um grande rearranjo genético do vírus (mudança antigênica) ou da adaptação de um vírus aviário ou suíno aos seres humanos (como no caso da pandemia do vírus H1N1 de 1918).

Os subtipos de influenza aviária altamente patogênicos são discutidos na próxima seção. O novo vírus da influenza A (pandêmico H1N1) de origem suína surgiu no México em 2009 e rapidamente se espalhou pela América do Norte e pelo mundo, causando uma pandemia. Esse vírus se originou de uma tripla variedade de linhagens de vírus de suínos, humanos e aves da América do Norte e de linhagens de vírus de suínos da Eurásia e substituiu o vírus sazonal H1N1 anterior.

Achados clínicos
A. Sintomas e sinais

Os vírus da influenza sazonal dos tipos A e B produzem infecções clinicamente indistinguíveis, enquanto o tipo C geralmente causa uma doença leve. O período de incubação é de 1 a 4 dias. Em pessoas não vacinadas, a gripe não complicada geralmente começa de forma abrupta. Os sintomas variam amplamente, desde quase assintomáticos até uma constelação de sintomas sistêmicos (incluindo febre, calafrios, cefaleia, mal-estar e mialgias) e sintomas respiratórios (incluindo rinorreia, congestão, faringite, rouquidão, tosse não produtiva e dor subesternal). Podem ocorrer sintomas e sinais gastrointestinais, principalmente em crianças pequenas com infecções pelo vírus influenza B. A febre dura de 1 a 7 dias (geralmente de 3 a 5). Especialmente os pacientes mais velhos podem apresentar lassidão e confusão, geralmente sem febre ou sintomas respiratórios. Os sinais incluem hiperemia faríngea leve, face ruborizada e vermelhidão conjuntival. Pode ser observado um aumento moderado dos linfonodos cervicais e sensibilidade traqueal. A presença de febre (maior que 38,2°C) e tosse durante a temporada de influenza é altamente preditiva de infecção por influenza em pessoas acima de 4 anos de idade.

A influenza também é uma doença associada a viagens, e os profissionais de saúde precisam estar cientes da sazonalidade diferencial da doença.

B. Achados laboratoriais

Os testes rápidos de diagnóstico de influenza para detecção de antígenos de influenza em *swabs* nasais ou de garganta estão amplamente disponíveis, são altamente específicos e produzem resultados rápidos, mas têm baixa sensibilidade, o que leva a altos resultados falso-negativos. Por esse motivo, *o CDC recomenda tratar empiricamente os pacientes com suspeita de influenza*. Nem todos os testes comerciais de diagnóstico rápido de influenza podem diferenciar entre influenza A e influenza B, e nenhum dos testes de diagnóstico rápido de influenza disponíveis pode fornecer informações sobre os subtipos de influenza A. Os imunoensaios digitais mais recentes e os testes rápidos de amplificação de ácido nucleico são mais sensíveis do que os testes de diagnóstico rápido de influenza tradicionais; entretanto, a sensibilidade das técnicas de PCR mais recentes é comprometida no início da estação durante os períodos de baixa prevalência. Um *swab* nasofaríngeo, aspirado nasal, *swab* nasofaríngeo combinado com *swab* orofaríngeo ou material de um lavado broncoalveolar pode ser testado para qualquer cepa de influenza. Quando houver suspeita de pneumonia por influenza, as amostras do trato respiratório inferior devem ser coletadas e testadas para vírus da influenza por RT-PCR ou pelos ensaios acima.

Diagnóstico diferencial

Os diagnósticos diferenciais para infecções semelhantes à influenza incluem uma variedade de infecções respiratórias virais (SARS-CoV-2, parainfluenza, VSR, dengue atípica, adenovírus, enterovírus, coronavírus) ou outras infecções virais (flavivírus, CMV, EBV, infecção aguda por HIV), bem como infecções bacterianas, como infecção por micobactérias (pneumonia atípica), coqueluche e doença do legionário. Fatores epidemiológicos podem sugerir doença do legionário (adultos mais velhos que fumam cigarros). A cronicidade da tosse pode sugerir infecção por adenovírus, micobactéria ou coqueluche. A leucocitose e a linfadenopatia são mais frequentemente observadas com CMV e EBV. Para distinguir a gripe da dengue, é necessário prestar atenção à rinite (gripe) e à trombocitopenia (dengue).

Complicações

A hospitalização ou a internação na UTI por influenza geralmente é consequência de pneumonite viral difusa com hipoxemia grave e, às vezes, choque. Pacientes com asma, residentes de casas de repouso e instalações de cuidados de longo prazo, adultos com 65 anos ou mais, pessoas com obesidade mórbida e pessoas com condições médicas subjacentes (condições pulmonares, renais, cardiovasculares, hepáticas, hematológicas, neurológicas e de neurodesenvolvimento; e condições de imunodeficiência, como HIV, diabetes e cirrose) têm alto risco de complicações. A infecção durante a gravidez aumenta o risco de hospitalização e pode estar associada a doença grave, sepse, pneumotórax e insuficiência respiratória, aborto espontâneo, trabalho de parto prematuro e sofrimento fetal.

A gripe causa necrose do epitélio respiratório, aumento da aderência das bactérias às células infectadas e disfunção ciliar, o que predispõe a infecções bacterianas secundárias. A pneumonia pneumocócica é a infecção secundária mais comum, e a pneumonia estafilocócica é a mais grave. Também ocorrem infecções por *Haemophile's* spp. Outras complicações frequentes são sinusite aguda, otite média e bronquite purulenta.

As doenças cardiovasculares são uma complicação da infecção por influenza, especialmente entre adultos mais velhos, e acredita-se que a influenza seja um importante fator desencadeante de infarto do miocárdio, doença cerebrovascular e morte súbita. Vários estudos sugerem que a vacina contra a gripe tem efeito protetor contra os principais eventos cardiovasculares adversos. Podem ocorrer complicações neurológicas, inclusive convulsões e encefalopatia. As complicações encefalopáticas da influenza são incomuns.

A **síndrome de Reye** é uma complicação rara e grave da gripe (geralmente do tipo B) e de outras doenças virais (especialmente a varicela), principalmente em crianças pequenas. Ela consiste em insuficiência hepática e encefalopatia rapidamente progressivas, e a taxa de mortalidade é de 30%. A patogênese é desconhecida, mas a síndrome está associada ao uso de ácido acetilsalicílico no tratamento de infecções virais.

Tratamento

O tratamento é de suporte. A terapia antiviral deve ser considerada para todas as pessoas com doença aguda, em especial aquelas com alto risco de desenvolver complicações, com quadro clínico sugestivo ou com influenza confirmada em laboratório. Os estudos clínicos mostram uma redução na duração dos sintomas, nas internações hospitalares e nas complicações secundárias, como otite, sinusite ou pneumonia, mas não na mortalidade, quando esses agentes são usados. O benefício máximo é esperado com o início mais precoce da terapia. Embora o benefício da terapia antiviral após 48 horas da doença seja reduzido, ela deve ser iniciada se o paciente estiver hospitalizado ou em estado crítico. O benefício foi observado até 4 a 5 dias após o início da doença.

O tratamento antiviral de escolha deve se basear na suscetibilidade do vírus circulante. Como os altos níveis de resistência às adamantanas (amantadina e rimantadina) persistem entre os vírus sazonais H1N1 e H3N2 da influenza A e esses agentes não são eficazes contra os vírus da influenza B, a amantadina e a rimantadina não são recomendadas para o tratamento.

Três inibidores da neuraminidase são aprovados pela FDA para o tratamento da influenza A e B: oseltamivir oral, zanamivir inalado e peramivir intravenoso. O CDC recomenda o tratamento com **oseltamivir oral** (75 mg duas vezes ao dia por 5 dias) como o medicamento de escolha para pacientes de qualquer idade, gestantes e pacientes hospitalizados ou com infecção complicada. A absorção do oseltamivir oral é considerada confiável, exceto em pacientes com motilidade gástrica prejudicada ou sangramento gastrointestinal.

O **zanamivir inalado** (10 mg, duas inalações duas vezes ao dia durante 5 dias) é indicado para influenza aguda não complicada em pacientes com 7 anos de idade ou mais, é relativamente contraindicado em pessoas com asma por causa do risco de broncoespasmo e não foi formulado para uso em pacientes com ventilação mecânica. O zanamivir inalado não é eficaz na pneumonia, provavelmente por conta da baixa biodisponibilidade nos pulmões periféricos.

O **peramivir intravenoso** (600 mg em dose única) é usado no tratamento ambulatorial de infecções não complicadas em pacientes com 18 anos ou mais. Também é recomendado se houver preocupação com a absorção oral inadequada do oseltamivir. A eficácia do peramivir em pacientes com doença grave e em pacientes com influenza B não está bem estabelecida. Alguns estudos demonstraram que doses repetidas de até 5 dias de peramivir intravenoso são seguras, eficazes e diminuem a duração do quadro de influenza.

A resistência aos inibidores da neuraminidase (oseltamivir, zanamivir e peramivir) pode ocorrer durante ou após o uso prolongado em pacientes imunocomprometidos, especialmente em pessoas que passaram por transplante de células-tronco hematopoiéticas. O **zanamivir intravenoso** é um medicamento experimental que pode ser solicitado para uso clínico se houver preocupação com uma cepa de influenza resistente ao oseltamivir. O **laninamivir** é um inibidor da neuraminidase inalatório de ação prolongada usado para o tratamento da gripe sazonal, incluindo a infecção causada pelo vírus resistente ao oseltamivir. Ele está licenciado no Japão e na Coreia do Sul, mas não nos EUA, embora estudos avançados de desenvolvimento estejam em andamento com a Biota Technology.

O **baloxavir** (um inibidor seletivo da endonuclease dependente de cap da influenza, administrado em dose oral única) é aprovado pela FDA para o tratamento de infecções não complicadas por influenza A e B e profilaxia pós-exposição. É administrado em 40 mg ou 80 mg por via oral em dose única, dependendo do peso (a dose mais alta para pessoas com 80 kg ou mais) e deve ser administrado nas primeiras 48 horas de infecção. Seus efeitos colaterais incluem diarreia, cefaleia e bronquite. O mecanismo exclusivo do baloxavir pode ser benéfico como parte da terapia com múltiplas drogas para doenças resistentes ou graves; entretanto, um RCT (*Flagstone*) de pacientes hospitalizados com influenza grave, comparando baloxavir mais um inibidor de neuraminidase *versus* placebo mais um de neuraminidase, não indicou que a combinação de antivirais melhorou os resultados. Para doenças complicadas, especialmente em pacientes imunossuprimidos, a combinação de oseltamivir, amanadina e ribavirina parece produzir uma eliminação viral mais rápida, mas sem melhora clínica definitiva.

Orientações atualizadas estão disponíveis em http://www. cdc.gov/flu/index.htm.

Prognóstico

A duração da doença não complicada é de 1 a 7 dias, e o prognóstico é excelente em adultos e crianças saudáveis. A hospitalização geralmente ocorre em pessoas com doenças subjacentes, nos extremos de idade e em gestantes. A maioria das fatalidades se deve à pneumonia bacteriana, embora ocorram exacerbações de outros processos patológicos, principalmente doenças cardíacas. A pneumonia resultante da influenza tem uma alta taxa de mortalidade entre gestantes e pessoas com história de doença cardíaca reumática. A mortalidade entre adultos hospitalizados com influenza varia de 4% a 8%, embora uma mortalidade mais alta (superior a 10-15%) possa ser observada durante pandemias e entre indivíduos imunocomprometidos. Pelo menos 64% das mortes por pneumonia e influenza ocorreram entre pessoas idosas nos EUA, que representavam apenas 15% da população.

Se a febre recidivar ou persistir por mais de quatro dias com tosse produtiva e contagem de glóbulos brancos acima de 10.000/mcL ($10,0 \times 10^9$/L), deve-se verificar se há infecção bacteriana secundária.

Prevenção

A administração anual da vacina contra influenza é a medida mais eficaz para prevenir a influenza e suas complicações. As vacinas contra a influenza sazonal podem reduzir as hospitalizações por influenza em até 60%, embora a eficácia varie consideravelmente de ano para ano (tão baixa quanto 19% durante a temporada 2014-2015, mas 60% em relação à temporada 2010-2011). A vacinação dos profissionais de saúde está associada à redução da mortalidade entre pacientes hospitalizados e aqueles em instalações de cuidados de longo prazo. A vacinação previne a doença por influenza entre as gestantes e seus bebês durante os primeiros meses de vida.

Várias medidas de doenças cardiovasculares são melhoradas com a vacinação contra a gripe, incluindo a incidência de infarto do miocárdio, AIT, parada cardíaca, AVE, bem como a mortalidade geral.

A ACIP e o American College of Obstetricians and Gynecologists' Committee recomendam a vacinação anual contra a influenza para todas as pessoas acima de 6 meses de idade sem contraindicações. A vacinação é enfatizada para grupos de alto risco e seus contatos e cuidadores.

Várias análises do banco de dados da *Cochrane* examinaram a eficácia das vacinas contra influenza em populações selecionadas. Os grupos estudados incluem pacientes com DPOC (uma redução documentada nas exacerbações com a vacina inativada), adultos mais velhos (onde a vacinação mostra alguma eficácia), adultos com câncer (evidência fraca, alguns resultados mais baixos de mortalidade e relacionados à influenza), adultos saudáveis (eficácia estabelecida com a vacina inativada, mas apenas efeitos modestos em gestantes e recém-nascidos) e crianças saudáveis (onde as vacinas vivas e inativadas reduzem a taxa de infecções por influenza).

Outras revisões estabelecem a eficácia e a segurança da vacinação contra influenza em pacientes com artrite reumatoide, asma ou miastenia gravis e em pacientes em lares para idosos. Os pacientes com obesidade têm uma resposta prejudicada à vacina contra a gripe.

Vários produtos de vacina contra influenza estão licenciados nos EUA e disponíveis em diferentes fabricantes (ver Tab. 32.8). Eles incluem vacinas inativadas contra influenza (dose padrão ou alta, quadrivalente [IIV4], com ou sem adjuvante), vacinas recombinantes (quadrivalente [RIV4]), e vacina viva atenuada contra a gripe (LAIV4). As vacinas quadrivalentes disponíveis contêm antígenos de duas cepas de influenza A (H1N1 e H3N2) e duas cepas de influenza B (linhagem Victoria e linhagem Yamagata). O CDC não endossa um produto de vacina contra influenza em detrimento de outro, embora cada produto de vacina contra influenza tenha diferentes indicações e contraindicações para a idade. O CDC publica suas recomendações anuais sobre influenza no final do verão (www.cdc.gov/mmwr).

A LAIV4 (que não foi recomendada pelo CDC durante as temporadas de 2016-2017 e 2017-2018 no Hemisfério Norte por causa de preocupações com sua eficácia contra os vírus da gripe em anos anteriores) é considerada uma opção aceitável para os grupos em que é indicada. É uma vacina em *spray* nasal indicada para pessoas de 2 a 49 anos de idade, mas não para grávidas, usuários de salicilatos, imunocomprometidos, alérgicos a ovo ou asmáticos (especialmente crianças de 2 a 4 anos de idade). Uma série de contraindicações está disponível abaixo.

Adultos acima de 18 anos de idade, inclusive gestantes, podem receber qualquer vacina contra influenza, com poucas exceções. Pacientes com 65 anos ou mais devem receber uma vacina de influenza inativada quadrivalente de alta dose, que contém várias vezes mais hemaglutinina do que as vacinas de influenza de dose padrão. Alguns dados sugerem que a vacinação intradérmica é mais eficaz do que a intramuscular em adultos mais velhos. *As vacinas contra a Covid-19 podem ser coadministradas com segurança com as vacinas inativadas contra a gripe sazonal com um perfil de reatogenicidade aceitável e sem evidência de imunointerferência.* Várias vacinas combinadas contra influenza e SARS-CoV-2 estão sendo estudadas.

A vacinação é contraindicada para pessoas com história de reação alérgica grave a uma vacina contra influenza. Devem ser tomadas precauções se os pacientes relatarem uma história de síndrome de Guillain-Barré seis semanas após uma vacina contra influenza e se os pacientes apresentarem uma doença aguda moderada a grave com ou sem febre até a melhora clínica. A nova recomendação para pessoas com alergia a ovo é que apenas aquelas com reações urticariformes devem ser observadas de perto, mas todos os pacientes vacinados devem ser acompanhados quanto a possíveis reações, independentemente da história de alergia a ovo. O direcionamento dendrítico é uma nova forma de estratégia de vacina. Informações adicionais sobre vacinas podem ser encontradas em https://www.cdc.gov/flu/professionals/.

Quando a quimioprofilaxia antiviral é usada, ela evita de 70 a 90% das infecções por influenza. *A quimioprofilaxia não é recomendada rotineiramente e não é recomendada antes da exposição para evitar o desenvolvimento de resistência.* A quimioprofilaxia pode ser considerada para pessoas com risco aumentado de complicações decorrentes da infecção que são expostas a um paciente infectado dentro de duas semanas após a vacinação, para pessoas que provavelmente não responderão à vacinação por causa da imunossupressão após a exposição a uma pessoa infectada, para pessoas para as quais a vacinação é contraindicada e que apresentam alto risco de complicações após a exposição a uma pessoa infectada e para a prevenção da infecção em residentes de instituições durante um surto. Como alternativa, a pessoa pode ser monitorada de perto e a terapia antiviral pode ser iniciada no primeiro aparecimento de sintomas após a exposição. O início da quimioprofilaxia não é recomendado mais de 48 horas após a exposição. Pacientes em uso de quimioprofilaxia devem procurar atendimento médico urgente se desenvolverem uma doença semelhante à gripe.

A quimioprofilaxia contra a influenza A e B é realizada com a administração diária dos inibidores da neuraminidase oseltamivir (75 mg/dia, oral) ou zanamivir (10 mg/dia, inalado) até 7 dias após a última exposição conhecida. Para o controle de surtos em instalações de cuidados de longo prazo e hospitais, recomenda-se um mínimo de 2 semanas, inclusive em pessoas vacinadas, se a vacina sazonal não for bem compatível com a cepa circulante, para continuar até 1 semana após a identificação do último caso conhecido. O zanamivir não deve ser administrado como quimioprofilaxia a pessoas asmáticas, residentes em lares para idosos ou crianças menores de 5 anos.

As infecções por influenza ocorrem com inibidores da neuraminidase (em um estudo com zanamivir) e com a vacinação. A eficácia da quimioprofilaxia é comprovada para indivíduos e residências, mas não para ambientes comunitários.

A higiene das mãos e as máscaras cirúrgicas parecem impedir a transmissão doméstica de isolados do vírus da influenza quando implementadas dentro de 36 horas do reconhecimento dos sintomas em um paciente índice. Essas intervenções não farmacêuticas ajudam a mitigar a disseminação da influenza pandêmica e interpandêmica para pessoas não vacinadas. Em um estudo, os pacientes com infecção sazonal por influenza H1N1 eram infecciosos de 1 dia antes a cerca de 7 dias após o início da doença. Crianças e pessoas imunossuprimidas apresentam eliminação viral prolongada e podem ser infecciosas por mais tempo. As férias escolares de inverno durante os períodos de alta transmissão de influenza parecem diminuir as taxas de visitas a médicos de cuidados primários por doença de influenza entre crianças e adultos.

Qualquer paciente hospitalar com suspeita de infecção deve ser isolado em um quarto individual com precauções padrão e contra gotículas. As diretrizes do CDC recomendam o uso equivalente de máscaras N95 para procedimentos que geram aerossóis (p. ex., broncoscopia, intubação eletiva, aspiração, administração de medicamentos nebulizados). Para esses procedimentos, pode ser usada uma sala de isolamento de infecções transmitidas pelo ar, com o ar exaurido diretamente do lado de fora ou recirculado após a filtragem por um filtro Hepa. É essencial a adesão rigorosa à higiene das mãos com água e sabão ou com um desinfetante para as mãos à base de álcool e a remoção imediata das luvas e de outros equipamentos após o contato com secreções respiratórias. As precauções devem ser mantidas até 7 dias após o início dos sintomas ou até 24 horas após a resolução dos sintomas, o que for mais longo. A profilaxia pós-exposição ou o monitoramento rigoroso e o tratamento precoce devem ser considerados para contatos próximos de pacientes com alto risco de complicações da influenza e podem ser considerados para profissionais de saúde, trabalhadores da saúde pública ou socorristas que tiveram uma exposição reconhecida e desprotegida a uma pessoa com infecção pelo vírus da influenza durante o período infeccioso dessa pessoa.

Quando hospitalizar

- Disponibilidade limitada de serviços de apoio.
- Pneumonia ou diminuição da saturação de oxigênio.
- Alterações no estado mental.
- Leve em consideração a gravidez.

Chan KKP et al. Antiviral therapies for influenza. Curr Opin Infect Dis. 2023;36:124. [PMID: 36752709]

Centers for Disease Control and Prevention (CDC). FluView: a weekly U.S. influenza surveillance report. https://www.cdc.gov/flu/weekly

Cohen C et al. Vaccinating mothers to protect their babies against influenza. J Infect Dis. 2020;221:5. [PMID: 31671176]

Grohskopf LA et al. Prevention and control of seasonal influenza with vaccines: recommendations of the Advisory Committee on Immunization Practices – United States, 2023-2024 influenza season. MMWR Recomm Rep. 2023;72:1.2022;71:1. DOI: http://dx.doi.org/10.15585/mmwr.rr7202a1.

Ikematsu H et al. Baloxavir marboxil for prophylaxis against influenza in household contacts. N Engl J Med. 2020;383:309. [PMID: 32640124]

Kakoullis L et al. Influenza: seasonality and travel-related considerations. J Travel Med. 2023;30:taad102. [PMID: 37535890]

Kumar D et al. Combining baloxavir marboxil with standard-of-care neuraminidase inhibitor in patients hospitalised with severe influenza (FLAGSTONE): a randomised, parallel-group, double-blind, placebo-controlled, superiority trial. Lancet Infect Dis. 2022;22:718. [PMID: 35085510]

Ngwudike CJ et al. Correlation between cardiovascular protection and influenza vaccination. Curr Cardiol Rep. 2023;25:571. [PMID: 37058200]

4. Influenza aviária

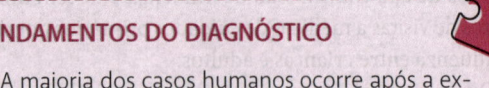

FUNDAMENTOS DO DIAGNÓSTICO

- A maioria dos casos humanos ocorre após a exposição a aves domésticas infectadas.
- Clinicamente indistinguível da gripe sazonal.
- Fatores epidemiológicos ajudam no diagnóstico.
- Os testes rápidos de antígeno confirmam o diagnóstico, mas não distinguem a influenza aviária da sazonal.

Considerações gerais

Os vírus da influenza zoonótica são distintos dos vírus da influenza sazonal humana e não se transmitem facilmente entre humanos. Além disso, várias alterações genéticas virais são necessárias para a adaptação aos seres humanos. Para os vírus da influenza aviária, as aves são os hospedeiros naturais. Em todo o mundo e na América do Norte, surtos de influenza aviária A ocorrem em aves de tempos em tempos e o vírus se tornou endêmico em aves em alguns países, principalmente no Sudeste Asiático e no Egito. Ocasionalmente, os vírus da influenza aviária podem infectar seres humanos ou outros mamíferos, incluindo cães e gatos domésticos. A doença em humanos varia de doença leve a doença grave rapidamente progressiva e morte, dependendo do subtipo.

O principal fator de risco para a infecção humana é a exposição direta ou indireta a aves vivas ou mortas infectadas ou a ambientes contaminados, como mercados de aves vivas. O abate e o manuseio de carcaças de aves infectadas também são fatores de risco.

O surgimento dos subtipos H5, H7 e H9 do vírus da gripe aviária em seres humanos suscita a preocupação de que o vírus possa sofrer rearranjo genético ou mutações em alguns dos subtipos e desenvolver maior transmissibilidade entre humanos, com o potencial de produzir uma pandemia global. Todas as infecções fatais pelo vírus da influenza aviária adquirem seus segmentos de genes internos dos vírus H9N2, o subtipo de influenza aviária mais difundido.

Infecções humanas com o vírus H5N1 foram relatadas à OMS em 16 países, o primeiro relato nas Américas foi no Canadá em 2014, e aproximadamente 60% dos casos morreram. A infecção pelo vírus da influenza aviária H7N9 foi relatada pela primeira vez na China em 2013. Desde então, muitos casos foram relatados em todo o mundo e os pesquisadores chineses relataram 2634 casos humanos, incluindo mais de 1000 mortes desde 2006. Também foram registrados casos raros de influenza H9N2 em humanos. No último ano, apenas um caso de H5 foi relatado nos EUA, no Colorado, e o primeiro caso de H5N8 (cuja prevalência está aumentando globalmente em aves, com a maior prevalência na África) também foi relatado em um paciente da Rússia. Na primavera de 2024, a gripe aviária H5N1 foi disseminada em aves selvagens, causando surtos tanto em aves quanto em vacas leiteiras nos EUA.

Achados clínicos

A. Sintomas e sinais

É difícil distinguir a gripe aviária da gripe comum. Deve-se investigar a história de exposição a aves mortas ou doentes ou a mercados de aves vivas nos últimos 10 dias, viagens recentes ao sudeste da Ásia ou ao Egito ou contato com casos conhecidos. Os pacientes infectados pelos vírus H5N1 ou H7N9 da influenza aviária A têm um curso clínico agressivo. Os sintomas e sinais incluem febre seguida de sintomas respiratórios inferiores (tosse, dispneia). Os sintomas do trato respiratório superior ocorrem com menos frequência. Os sintomas gastrointestinais são relatados com mais frequência nas infecções por H5N1. A conjuntivite é relatada em infecções por influenza H7. Outros sistemas também podem estar envolvidos, levando a manifestações neurológicas (encefalopatia, convulsão) e comprometimento hepático. Estados febris prolongados e mal-estar generalizado são comuns. A insuficiência respiratória, a disfunção de múltiplos órgãos e o choque séptico são as causas comuns de morte. São relatadas superinfecções bacterianas.

Em relação às infecções humanas pelo vírus da influenza aviária H7N7 e N9B2, a maioria dos casos foi leve, com alguns casos de internação e pouquíssimos casos de óbito resultantes da infecção.

B. Achados laboratoriais

Os testes comerciais rápidos de antígeno não são sensíveis ou específicos de forma ideal para a detecção da influenza H5N1 e não devem ser o teste definitivo para influenza. Ensaios de RT-PCR mais sensíveis estão disponíveis em muitos hospitais e departamentos de saúde estaduais. O rendimento do diagnóstico pode ser melhorado com a coleta precoce de amostras, de preferência dentro de 7 dias do início da doença. Os *swabs* de garganta ou espécimes do trato respiratório inferior (como aspirado traqueal ou fluido de lavagem broncoalveolar) podem proporcionar maior rendimento de detecção do que os *swabs* nasais. Quando houver suspeita de cepas altamente patogênicas, como infecções pelo vírus da influenza H5N1, deve-se ter extremo cuidado no manuseio dessas amostras durante os testes preliminares. As amostras positivas devem então ser encaminhadas ao órgão de saúde pública apropriado para investigação adicional (p. ex., cultura) em laboratórios com o nível adequado de biossegurança (nível 3).

Tratamento

As pessoas com doença grave e os casos confirmados e prováveis com doença leve devem receber tratamento o mais rápido possível. A recomendação de primeira linha é usar o inibidor de neuraminidase oseltamivir, 75 mg por via oral duas vezes ao dia por 5 dias, administrado dentro de 48 horas do início da doença. Cursos mais longos de terapia (p. ex., 10 dias) devem ser considerados em pacientes hospitalizados com doença grave e eliminação viral persistente. Não há dados sobre o uso de zanamivir ou peramivir inalatório para a gripe aviária grave. Em geral, o oseltamivir, por modelagem, está associado a uma redução de 49% na mortalidade por infecções pelo vírus da influenza aviária H5N1. Assim como ocorre com a gripe sazonal, o oseltamivir entérico é bem absorvido em pessoas gravemente enfermas sem estase gástrica, má absorção conhecida ou sangramento gastrointestinal. O peramivir intravenoso diário (600 mg, reduzido para 200 mg em caso de disfunção renal) por um mínimo de 5 dias e um máximo de 10 ou mais dias (dependendo da gravidade da doença) ou o zanamivir (10 mg inalados diariamente por 10 dias) podem ser considerados nesses pacientes. A terapia combinada com amantadina ou rimantadina (em países onde é provável que as cepas do vírus influenza A H5N1 sejam suscetíveis às adamantanas) pode ser considerada em pacientes com pneumonia ou doença progressiva. A resistência das cepas de influenza aviária H5N1 à amantadina e à rimantadina está presente na maioria das áreas geográficas. A resistência aos inibidores da neuraminidase (oseltamivir, zanamivir e peramivir) pode ocorrer em pacientes com infecção aviária por H5NA e H7N9. Há relatos de tratamento bem-sucedido com a administração de plasma convalescente.

Prevenção

O método mais eficaz de prevenção é evitar a exposição. Aqueles que trabalham com aves devem praticar uma boa higiene das mãos e usar equipamentos de proteção individual adequados. Esses trabalhadores também devem ser vacinados contra a influenza sazonal, pois isso pode reduzir a probabilidade de coinfecção com a influenza aviária e sazonal. Todas as pessoas, especialmente aquelas com fatores de risco para influenza, devem evitar visitar mercados de aves vivas e evitar contato com aves doentes. Não há risco de contrair a influenza aviária por meio do consumo de produtos de aves bem cozidos. O governo dos EUA proíbe a importação de aves de áreas infectadas. O abate de animais tem sido eficaz para acabar com os surtos de influenza aviária altamente patogênica,

mas é difícil com aves infectadas pelo H7 porque a maioria é assintomática. As políticas relativas ao fechamento de mercados de aves vivas durante epidemias aviárias são controversas. A cepa de influenza aviária H5N1 que entrou em vacas leiteiras foi encontrada no leite pasteurizado na primavera de 2024, mas não estava viva nem era considerada contagiosa.

As pessoas expostas devem se monitorar por 10 dias após a última exposição conhecida e devem procurar atendimento médico imediato se surgirem novos sintomas de febre ou respiratórios. A profilaxia pós-exposição não é recomendada para pessoas que trabalham com aves não infectadas que usaram equipamentos de proteção individual adequados ao trabalhar com aves infectadas. Para pessoas expostas a pessoas infectadas, a profilaxia pós-exposição é recomendada para membros da família e do lar e pode ser considerada para profissionais de saúde com contato próximo e desprotegido. Os regimes de profilaxia pós-exposição incluem oseltamivir, 75 mg por via oral, ou zanamivir, 10 mg inalado duas vezes ao dia por 5 ou 10 dias a partir da última exposição conhecida, dependendo da duração da exposição. A vigilância cuidadosa dos casos humanos e a estocagem prudente de medicamentos com o estabelecimento de uma infraestrutura para disseminação são modalidades essenciais de controle. Os meios de controle não farmacológicos incluem máscaras, distanciamento social, quarentena, limitações de viagem e desenvolvimento de infraestrutura, especialmente para departamentos de emergência.

As vacinas não oferecem proteção cruzada contra as cepas dos vírus influenza H5, H7 e H9. O governo dos EUA tem estoques pré-pandêmicos de vacinas H5N1 com adjuvante e vacinas H7N9 que não estão disponíveis para o público. A natureza genética altamente diversificada e a rápida evolução dos vírus da gripe aviária resultaram no surgimento de vírus que não são cobertos pelas vacinas estocadas. A FDA aprovou uma vacina monovalente contra influenza A (H5N1) com adjuvante (Audenz) em janeiro de 2020. Ela foi aprovada para pacientes com 6 meses de idade ou mais. Uma vacina recombinante com adjuvante de hemaglutinina H7 contra o subtipo H7N9 da influenza aviária A demonstrou ser segura e imunogênica em adultos saudáveis. O aumento global do H5N8 em aves é uma preocupação especial.

Como o potencial de influenza pandêmica para muitos dos novos vírus de rearranjo não é totalmente conhecido, a vigilância contínua é essencial, e o estoque de vacinas, adjuvantes e medicamentos (oseltamivir e zanamivir) é garantido em nível de saúde pública.

Calle-Hernández DM et al. Prevalence of the H5N8 influenza virus in birds: Systematic review with meta-analysis. Travel Med Infect Dis. 2023;51:102490. [PMID: 36336273]

Shi J et al. Alarming situation of emerging H5 and H7 avian influenza and effective control strategies. Emerg Microbes Infect. 2023;12:2155072. [PMID: 36458831]

Szablewski CM et al. Reported global avian influenza detections among humans and animals during 2013-2022: comprehensive review and analysis of available surveillance data. JMIR Public Health Surveill. 2023;9:e46383. [PMID: 37651182]

5. Síndrome respiratória aguda grave (SARS-CoV-1)

> **FUNDAMENTOS DO DIAGNÓSTICO**
>
> - Doença respiratória leve, moderada ou grave.
> - Viagem para área endêmica dentro de 10 dias antes do início dos sintomas, incluindo China continental, Hong Kong, Cingapura, Taiwan, Vietnã e Toronto.
> - Febre persistente; tosse seca, dispneia na maioria.
> - Diagnóstico confirmado por teste de anticorpos ou isolamento do vírus.
> - Não há tratamento específico; a mortalidade chega a 14% nos casos diagnosticados clinicamente.

Considerações gerais

A SARS-CoV-1 (anteriormente denominada "SARS") é uma síndrome respiratória causada por um coronavírus, transmitida pelo contato direto ou indireto das membranas mucosas com gotículas respiratórias infecciosas. O vírus é eliminado nas fezes, mas o papel da transmissão fecal-oral é desconhecido. O reservatório natural parece ser o morcego-ferradura (que come e deixa cair frutas ingeridas por civetas, o reservatório presumido anterior e um provável hospedeiro amplificador), que pode carregar uma variedade de diferentes cepas de coronavírus.

Os primeiros casos foram rastreados até um profissional de saúde na província de Guangdong, na China, no final de 2002, com rápida disseminação em toda a Ásia e no Canadá, considerada uma consequência da disseminação por meio de viagens. Os últimos casos foram registrados em 2004. O surto de 2003 envolveu 8098 casos prováveis de 29 países, com 774 fatalidades. Nove casos adicionais associados a um laboratório de pesquisa foram relatados na China em 2004, e nenhum outro caso foi relatado desde então em nenhum lugar do mundo. Uma deleção de 29 pares de bases evoluiu durante o curso da transmissão entre humanos e acredita-se que seja responsável, em parte, pela suspensão do surto.

6. Síndrome respiratória do Oriente Médio – coronavírus (MERS-CoV)

> **FUNDAMENTOS DO DIAGNÓSTICO**
>
> - Doença respiratória leve, moderada ou grave.
> - Viajar para a área endêmica, incluindo a Península Arábica e países vizinhos dentro de 14 dias antes do início dos sintomas.
> - O contato com camelos foi relatado em muitos casos.
> - Febre, tosse e dispneia.
> - O CDC pode ajudar com o RT-PCR.
> - Tratamento de suporte; mortalidade de 36 a 45%.

Considerações gerais

A MERS é uma síndrome associada a um coronavírus semelhante ao causador da SARS. Os pacientes com MERS têm uma história de residência ou viagem ao Oriente Médio, em especial à Arábia Saudita, ou contato com esses pacientes. O vírus é transmitido entre humanos por meio do contato direto ou indireto das membranas mucosas com gotículas respiratórias infecciosas. O vírus é eliminado nas fezes, mas o papel da transmissão fecal-oral é desconhecido. Os primeiros casos foram identificados em 2012, na Arábia Saudita, e 75% de todos os casos de infecção pelo vírus foram registrados lá. Outros casos no Oriente Médio, na África e na Europa, com uma taxa de mortalidade relatada de 36% (http://www.who.int/emergencies/mers-cov/en/). Apenas dois casos foram identificados nos EUA; ambos foram relatados em 2014 em profissionais de saúde que moravam e trabalhavam na Arábia Saudita. Em outubro de 2022, 2.600 casos de MERS haviam sido relatados à OMS, incluindo 935 mortes (taxa de letalidade de 36%); a maioria foi relatada na Arábia Saudita.

Os chamados superdisseminadores geralmente são responsáveis pela propagação do patógeno nos estágios iniciais de um surto. Também se reconhece com mais frequência que os casos assintomáticos são frequentes, especialmente em crianças, e podem contribuir para a transmissão da doença. A transmissão de pessoa para pessoa pode ocorrer dentro das famílias; os casos associados a hospitais representam de 10 a 25% das infecções relatadas. O período médio de incubação é de 5 dias (variação de 2 a 14), com idade média de 50 anos (variação de 9 meses a 99 anos) e 65% ocorrendo entre homens. Mais de 90% dos pacientes têm uma condição médica subjacente, incluindo diabetes *mellitus* (68%), hipertensão (34%) ou doença cardíaca ou renal crônica. Aqueles com diabetes, doença renal, doença pulmonar crônica ou outras condições de imunocomprometimento provavelmente têm maior risco de doença grave.

Os camelos (especialmente as fêmeas) parecem ser o principal reservatório, e vários estudos mostram que o contato com rebanhos de camelos dromedários é maior entre os casos do que entre os controles. O leite cru de camelo é considerado uma fonte em potencial. As pessoas que trabalham com camelos têm maior probabilidade de apresentar evidências de anticorpos de infecções anteriores. Os camelos afetados mais comumente infectados pela MERS são fêmeas, dromedários, jovens, em rebanhos livres e importados.

Achados clínicos
A. Sintomas e sinais

A MERS é uma síndrome respiratória aguda, cujos sintomas mais comuns são febre (98%), tosse (83%) e dispneia (72%). Calafrios e tremores são comuns (87%). Podem ocorrer sintomas gastrointestinais, sendo a diarreia a mais comum (26%), seguida de náusea e dor abdominal, e podem preceder os sintomas respiratórios. São relatados casos leves e assintomáticos.

B. Achados laboratoriais e exames de imagem

Os achados hematológicos na maior série até o momento incluem trombocitopenia (36%), linfopenia (34%) e linfocitose (11%). São reconhecidas elevações moderadas na DHL (49%), TGO (15%) e TGP (11%). As anormalidades na radiografia de tórax são quase universais e incluem aumento das marcas broncovasculares, infiltrados ou consolidações irregulares, alterações intersticiais, opacidades (reticulares e nodulares) e efusões pleurais e opacificação pulmonar total. As opacidades em vidro fosco e a consolidação são mais comumente observadas. Os achados imitam os de muitas outras causas de pneumonia.

As sorologias de soro e RT-PCR estão disponíveis no CDC (https://www.cdc.gov/coronavirus/mers/lab/index.html). As cargas virais mais altas são encontradas em amostras do trato respiratório inferior, incluindo o fluido de lavagem broncoalveolar, escarro e aspirados traqueais. Essas amostras são as preferidas para o diagnóstico. O CDC recomenda o envio de amostras do trato respiratório inferior, *swabs* nasofaríngeos e orofaríngeos e soro para teste. Em casos confirmados, recomenda-se a coleta de amostras em série (talvez a cada 2 a 4 dias) de vários locais para aumentar a compreensão da cinética de eliminação do vírus. Nos casos em que o início dos sintomas ocorreu há mais de 14 dias e os sintomas estão em andamento, o soro deve ser enviado ao CDC para teste sorológico e as amostras acima devem ser enviadas para RT-PCR.

C. Definição de caso

Um paciente com doença grave apresenta as seguintes características: febre (38°C ou mais) e pneumonia ou SDRA (com base em evidências clínicas ou radiológicas); e história de viagem à Península Arábica ou próximo a ela dentro de 14 dias antes do início dos sintomas; ou contato próximo com um viajante sintomático no qual febre e doença respiratória aguda (não necessariamente pneumonia) se desenvolveram dentro de 14 dias após a viagem à Península Arábica ou próximo a ela (acima); ou for membro de um grupo de pacientes com doença respiratória aguda grave (p. ex., febre e pneumonia que exija hospitalização) de etiologia desconhecida em que o MERS-CoV esteja sendo avaliado, em consulta com os departamentos de saúde estaduais e locais.

Na doença mais branda, os pacientes apresentam febre e sintomas de doença respiratória (não necessariamente pneumonia; p. ex., tosse, falta de ar) e história de contato próximo com um caso confirmado de MERS, bem como história de ter estado em um estabelecimento de saúde (como paciente, funcionário ou visitante) nos 14 dias anteriores ao início dos sintomas em um país ou território da Península Arábica no qual foram identificados casos recentes de MERS associados a cuidados de saúde.

É importante observar que a febre pode não estar presente em determinados pacientes, incluindo os muito jovens, adultos mais velhos, indivíduos imunossuprimidos ou aqueles que estão tomando determinados medicamentos.

Complicações

A insuficiência respiratória é uma complicação tão comum que, em uma série da Arábia Saudita, 89% dos pacientes precisaram de cuidados intensivos e ventilação mecânica. Os pacientes com MERS-CoV parecem evoluir mais rapidamente para a insuficiência respiratória do que aqueles com SARS.

Tratamento

O suporte respiratório é essencial. Não existe vacina ou terapia antiviral conhecida para combater a MERS. As terapias são adaptadas dos tratamentos da SARS, que incluem interferons, ribavirina, lopinavir-ritonavir ou micofenolato de mofetila. O uso de macrolídeos não está associado a uma redução na morbidade. Um pequeno estudo retrospectivo constatou melhor sobrevida em 14 dias com ribavirina e interferon-alfa, mas não em 28 dias.

Prognóstico

A taxa de mortalidade geral dos casos identificados é de cerca de 36%. Os fatores associados à mortalidade incluem o uso de corticosteroides e o uso de terapia de substituição renal contínua. Um conjunto de critérios radiográficos (envolvimento difuso, sequela fibrosante) está associado a um pior prognóstico e à necessidade de intubação. A idade avançada está associada a um prognóstico ruim. Os resultados funcionais dos sobreviventes são semelhantes aos de outras doenças graves do vírus respiratório agudo não MERS.

Prevenção

O isolamento e a quarentena dos casos são autorizados pelo CDC. Medidas rigorosas de controle de infecção são essenciais, bem como o cuidado e o gerenciamento dos contatos domiciliares e dos funcionários do hospital envolvidos no tratamento dos pacientes. Os viajantes para a Arábia Saudita (incluindo os muitos peregrinos aos locais sagrados) devem lavar as mãos com frequência e evitar o contato com pessoas que apresentem sintomas respiratórios. A avaliação de pacientes com sintomas suspeitos dentro de 14 dias após o retorno da Arábia Saudita é essencial. Como os profissionais de saúde envolvidos em procedimentos que envolvem contato com gotículas respiratórias estão em risco, o isolamento de pacientes de alto risco é essencial, assim como medidas simples de higiene. É importante limitar o número de contatos e visitas ao hospital. Medidas de controle, incluindo quarentena em casa para pessoas expostas de alto risco e o uso de máscaras faciais para evitar infecções hospitalares, são importantes. É essencial auxiliar as autoridades de saúde pública na notificação e vigilância de casos. A profilaxia pós-exposição com ribavirina e lopinavir/ritonavir para profissionais de saúde está associada a uma redução de 40% no risco de contrair a infecção.

Os trabalhadores que trabalham com camelos, incluindo os que trabalham em abatedouros e mercados, veterinários e pessoal de corridas, devem usar proteção facial e roupas de proteção e praticar boa higiene pessoal, incluindo a lavagem frequente das mãos após tocar nos animais e receber educação sobre a síndrome. Os membros da família dessas pessoas não devem ser expostos à parafernália de trabalho, incluindo roupas e calçados, e os trabalhadores devem tomar banho no local de trabalho e não em casa. É importante evitar o contato direto com camelos (que podem ser assintomáticos, mas que podem transmitir o vírus por meio de secreção nasal ou ocular, leite, urina e fezes). Os camelos infectados devem ser separados de outros animais e mantidos fora do mercado, incluindo seus produtos de carne, e enterrados ou destruídos. Os fatores epidemiológicos abordados acima podem ser usados para evitar o contato com camelos provavelmente infectados.

Kandeel M. An overview of the recent progress in Middle East Respiratory Syndrome Coronavirus (MERS-CoV) drug discovery. Expert Opin Drug Discov. 2023;18:385. [PMID: 36971501]

Infecções por adenovírus
Considerações gerais

Pelo menos 88 sorotipos de adenovírus são descritos, e esses são membros de sete espécies classificadas de A a G, sendo que as espécies A a D apresentam os tipos mais patogênicos. Cerca de metade desses subgrupos produzem uma variedade de síndromes clínicas. Os adenovírus apresentam uma distribuição mundial e ocorrem durante todo o ano. Essas infecções geralmente são autolimitadas ou clinicamente inaparentes e ocorrem mais comumente entre bebês, crianças pequenas e recrutas militares e parecem ser responsáveis por cerca de 2 a 7% das infecções respiratórias virais na infância e 5 a 11% das pneumonias e bronquiolites virais. Essas infecções causam morbidade e mortalidade específicas em pessoas imunocomprometidas, como pacientes com infecção por HIV e DPOC, bem como em pacientes que foram submetidos a transplante de órgãos sólidos e células-tronco hematopoiéticas ou cirurgia cardíaca, ou que receberam quimioterapia contra o câncer. Alguns casos de infecção adenoviral transmitida por doadores foram relatados nos últimos anos.

Os adenovírus, embora sejam uma causa comum de doenças humanas, também recebem reconhecimento especial por sua função como *vetores na terapia genética e no desenvolvimento de vacinas*.

Achados clínicos
A. Sintomas e sinais

O período de incubação é de 4 a 9 dias. As síndromes clínicas da infecção por adenovírus, muitas vezes sobrepostas, incluem as seguintes. O **resfriado comum** (ver Cap. 8) é caracterizado por rinite, faringite e mal-estar leve sem febre. A conjuntivite está frequentemente presente. A faringite exsudativa não estreptocócica é caracterizada por febre que dura de 2 a 12 dias e é acompanhada de mal-estar e mialgia. Pode ocorrer infecção do trato respiratório inferior, inclusive bronquiolite, sugerida por tosse e estertores, ou pneumonia. As espécies B e C e os tipos 1, 2, 3, 4, 7, 55 e 66 comumente causam doença respiratória aguda e pneumonia atípica; registros de coinfecções ou infecções em série. As infecções são especialmente graves

em crianças nativas americanas. O adenovírus B14 é uma causa de pneumonia grave e, às vezes, fatal em pessoas com doença pulmonar crônica, mas também é observado em adultos jovens saudáveis e em surtos de recrutas militares. Coinfecções virais ou bacterianas ocorrem com o adenovírus em 15 a 20% dos casos. A febre faringoconjuntival se manifesta por febre e mal-estar, conjuntivite (geralmente unilateral), faringite leve e adenite cervical. A ceratoconjuntivite epidêmica (transmissível de pessoa para pessoa, mais frequentemente da espécie C, tipos 8, 19 e 37) ocorre em adultos e se manifesta por vermelhidão conjuntival bilateral, dor, lacrimejamento e linfonodo pré-auricular aumentado (vários tipos podem estar envolvidos em um único surto). A ceratite pode levar a opacidades subepiteliais (especialmente com os tipos acima).

As úlceras geniturinárias e a uretrite sexualmente transmissíveis podem ser causadas pelas espécies C e D, tipos 2, 8 e 37. Os adenovírus também causam gastroenterite aguda (tipos 40 e 41), adenite mesentérica, apendicite aguda, rabdomiólise e intussuscepção. Raramente, eles estão associados a encefalite, meningite, cerebelite, SDRA, mielite flácida aguda e pericardite. O adenovírus é comumente identificado no tecido endomiocárdico de pacientes com miocardite e cardiomiopatia dilatada. Os fatores de risco associados à gravidade da infecção incluem juventude, infecções crônicas subjacentes, transplante recente e sorotipos 5 ou 21.

Hepatite (adenovírus C5), pneumonia e cistite hemorrágica (espécie B, tipos 11 e 34) tendem a se desenvolver em receptores de transplante de fígado, pulmão ou rim infectados, respectivamente. Os estados de doença que podem se desenvolver em pacientes de transplante de células-tronco hematopoiéticas incluem hepatite, pneumonia, diarreia, cistite hemorrágica, nefrite tubulointersticial, colite e encefalite.

B. Achados laboratoriais e exames de imagem

Os ensaios de detecção de antígenos, incluindo o ensaio de fluorescência direta ou o ensaio imunoenzimático, são rápidos e apresentam sensibilidade de 40 a 60% em comparação com a cultura viral (considerada o padrão). As amostras com ensaios rápidos negativos requerem ensaios de PCR ou culturas virais para o diagnóstico. A PCR quantitativa de ciclo rápido em tempo real é útil para distinguir a doença da colonização, especialmente em pacientes de transplante de células-tronco hematopoiéticas. Os ensaios de amplificação de ácido nucleico multiplex podem testar vários vírus respiratórios simultaneamente com maior sensibilidade. O adenovírus difere de outras infecções respiratórias virais e bacterianas observadas na imagem de TC do tórax, aparecendo como uma consolidação multifocal ou opacidade em vidro fosco sem achados inflamatórios nas vias aéreas.

Tratamento e prognóstico

O tratamento é sintomático. A ribavirina ou o cidofovir são usados em indivíduos imunocomprometidos com sucesso ocasional, embora o cidofovir apresente toxicidade renal significativa. O brincidofovir, pró-fármaco conjugado com lipídios do cidofovir, tem melhor biodisponibilidade oral, é mais bem tolerado e alcança concentrações intracelulares mais altas do fármaco ativo do que o cidofovir, mas só está disponível por meio de políticas de uso compassivo, pois seu uso primário indicado continua sendo para infecções pelo vírus Ebola. A IVIG é usada em pacientes imunocomprometidos e pode ser usada em combinação com outras terapias, mas os dados ainda são limitados. Geralmente, é necessária uma imunossupressão reduzida. A tipagem de isolados é útil do ponto de vista epidemiológico e para distinguir a transmissão da reativação endógena. Esteroides tópicos ou tacrolimus podem ser usados para tratar a ceratoconjuntivite adenoviral. O corticosteroide sintético disponível comercialmente, a mifepristona, apresenta alguma atividade *in vitro* contra adenovírus. As complicações da pneumonia por adenovírus em crianças incluem bronquiolite obliterante. Ocasionalmente, há relatos de mortes.

O controle da conjuntivite adenoviral epidêmica geralmente é difícil e requer atenção meticulosa à higiene das mãos, ao uso de luvas descartáveis, à esterilização dos equipamentos (o álcool isopropílico é insuficiente, as recomendações dos fabricantes são preferíveis), à coorte de casos e à licença dos funcionários. O tratamento com uma combinação de colírio de iodopovidona a 1,0% e colírio de dexametasona a 0,1% quatro vezes ao dia pode reduzir os sintomas e acelerar a recuperação. Foi relatada a disseminação prolongada do adenovírus tipo 55.

As vacinas não estão disponíveis para uso geral. O uso de vacinas orais vivas contendo os tipos 4 e 7 atenuados foi restabelecido em militares em 2013 e foi associado a uma redução significativa da doença adenoviral.

Saha B et al. Recent advances in novel antiviral therapies against human adenovirus. Microorganisms. 2020;8:1284. [PMID: 32842697]

Poxvírus e outras infecções virais exantemáticas

1. Mpox

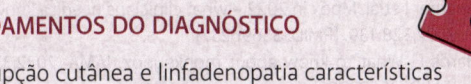

> **FUNDAMENTOS DO DIAGNÓSTICO**
>
> - Erupção cutânea e linfadenopatia características na maioria das pessoas não vacinadas.
> - A vacinação anterior contra a varíola oferece proteção.
> - A transmissão ocorre principalmente pelo contato pele a pele.

Considerações gerais

O Mpox (anteriormente conhecido como vírus monkeypox) é um ortopoxvírus. Dois clados são reconhecidos, um clado menos virulento da África Ocidental e um clado da África Central, que é a base do surto global de 2022. Ele pode ser transmitido quando os seres humanos encontram animais infectados (primatas, roedores, coelhos) e por contato direto com seres humanos infectados, incluindo contato sexual e pele a pele.

O Mpox foi diagnosticado pela primeira vez em 1970 na República Democrática do Congo e, posteriormente, na África Central (principalmente na Nigéria) e na África Ocidental. Nas décadas seguintes, surgiram surtos ocasionais relacionados a viagens. Desde 2017, casos confirmados de varíola ocorreram em Camarões, República Centro-Africana, Costa do Marfim, República Democrática do Congo, República do Congo, Gabão, Libéria, Nigéria (onde os casos ocorreram após um de 40 anos), Serra Leoa e Sudão do Sul. Os fatores de risco identificados na República Democrática do Congo incluem ser mordido por roedores, trabalhar como caçador e ser homem acima de 18 anos de idade. O rato gigante é um reservatório específico da doença na África Central, embora o espectro completo de reservatórios permaneça desconhecido.

Em maio de 2022, surtos de mpox do clado II foram relatados em vários países não endêmicos, incluindo Espanha, Portugal e Reino Unido. Em 17 de dezembro de 2023, mais de 92.000 casos haviam sido registrados em todo o mundo. Gays, bissexuais e outros homens que fazem sexo com homens constituem a maioria dos casos; ocorreram mortes. Os maiores números de casos ocorreram nos EUA (31.277 casos e 55 mortes), no Brasil e na Espanha. A atualização da situação global da OMS pode ser vista em https://worldhealthorg.shinyapps.io/ mpx_global/#2_Global_situation_update.

Achados clínicos

O período de incubação é em média de 13 dias, com uma variação de 3 a 17 dias no surto atual. O período prodrômico inclui uma série de sintomas, desde febre e calafrios (62%) até letargia (41%), mialgias (31%) e cefaleias (27%). A linfadenopatia é proeminente (56%) e pode ser generalizada ou localizada. As lesões cutâneas ocorrem em quase todos os casos de 1 a 3 dias após o início da febre. As lesões são profundas e bem circunscritas em todos os estágios de desenvolvimento e progridem centrifugamente. As lesões clássicas aparecem em quatro estágios: máculas, pápulas, vesículas, pústulas e, por fim, crostas e desaparecimento. Historicamente, as erupções cutâneas eram observadas na face ou nas palmas das mãos e plantas dos pés; no surto atual, as lesões no tronco e nas regiões anogenitais e as lesões nas mucosas são mais comuns. As lesões variam em número de um a dez, embora possam ser difusas. As lesões anorretais se apresentam com dor intensa, tenesmo e possivelmente diarreia.

Achados laboratoriais

O DNA do vírus Mpox pode ser detectado por períodos prolongados em isolados do trato respiratório superior. Se lesões cutâneas, devem ser coletados *swabs* e enviados para PCR. Microscopia eletrônica, cultura viral, Elisa, PCR e um ensaio GeneXpert (conhecido como MPX/OPX [mpox/orthodox]) das lesões podem ser usados para confirmação. A PCR e o GeneXpert são preferidos, mas não recomendados para uso com amostras de sangue. Os ensaios falso-positivos ocorrem entre as pessoas recentemente vacinadas e as sorologias não são usadas rotineiramente para o diagnóstico. Os médicos devem notificar as autoridades de saúde estaduais e locais e o CDC para obter assistência na confirmação do diagnóstico.

Tratamento

A maioria dos pacientes terá uma doença leve e autolimitada. Os agentes antivirais devem ser considerados para aqueles com doença grave, para os imunocomprometidos (incluindo pacientes com HIV), para grávidas e lactantes e para aqueles com lesões cutâneas complicadas envolvendo os tratos genital, anal, ocular ou oral. O agente antiviral tecovirimat (TPOXX; 600 mg por via oral duas vezes ao dia por 2 semanas) está disponível nos EUA por meio do protocolo de acesso expandido a novos medicamentos em investigação do CDC (https://www.cdc.gov/poxvirus/monkeypox/clinicians/obtaining-tecovirimat.html). Na maioria dos casos, não é necessário ajuste para doença renal ou hepática. O cidofovir é eficaz *in vitro* contra o mpox, e seu pró-fármaco menos tóxico, o brincidofovir, também pode ser útil.

Prevenção

Há duas vacinas disponíveis. A preferida é a JYNNEOS (Imvamune ou Imvanex), uma vacina de vírus vivo sem capacidade de replicação (vírus Ankara modificado). Ela foi desenvolvida inicialmente como uma vacina contra a varíola e é eficaz e aprovada pela FDA para prevenir a varíola. Geralmente é administrada em duas doses com um mês de intervalo e pode ser administrada por via intradérmica. A vacinação pós-exposição é recomendada para contatos documentados de pessoas ou animais infectados.

A segunda vacina é a ACAM2000 (uma vacina de vírus vivo, com capacidade de replicação), que historicamente foi usada para a erradicação da varíola e está disponível apenas sob o protocolo de investigação de novos medicamentos de acesso expandido do CDC. Essa vacina não deve ser administrada a pessoas com eczema ou com deficiência imunológica grave, incluindo pacientes com transplante de medula óssea. Os efeitos colaterais associados a essa vacina incluem casos raros de miocardite, encefalite e cegueira. Portanto, ela não deve ser usada em pessoas com risco de tais complicações, incluindo pacientes com doença cardíaca, doença ocular tratada com esteroides, deficiência imunológica congênita ou adquirida, pessoas com eczema, bebês com menos de 1 ano de idade e gestantes.

Os casos devem ser colocados em precauções padrão, de contato e de queda. *Os pacientes hospitalizados devem ser alojados em quartos individuais com equipe e equipamentos respiratórios dedicados, EPI para a equipe e isolamento do fluxo de ar para os procedimentos respiratórios.* Nenhuma roupa de cama ou equipamento pessoal deve ser compartilhado. Os casos são considerados infecciosos até que todas as crostas tenham caído.

Os órgãos federais dos EUA proíbem a importação de roedores africanos.

Prognóstico

Embora a doença aguda possa durar várias semanas, o prognóstico geralmente é excelente. Foram registradas raras fatalidades no surto de 2022-2023. Os imunossuprimidos são mais propensos a complicações, inclusive broncopneumonia, sepse, encefalite e ceratite com rara perda visual.

Diagnóstico diferencial

O diferencial inclui varicela (que compartilha todos os estágios do desenvolvimento da erupção cutânea), sífilis, sarna, herpes e sarampo. Ocorre confusão com varíola e varicela; entretanto, tanto a linfadenopatia (observada em até 90% das pessoas não vacinadas) como um pródromo febril são características distintas da infecção por varíola. A erupção cutânea da mpox se distingue por sua natureza profunda e bem circunscrita, lesões em vários estágios de desenvolvimento (como a varicela, mas diferente da varíola) e progressão centrífuga (incluindo palmas das mãos e plantas dos pés).

Quando encaminhar

Qualquer paciente com lesões suspeitas deve ser encaminhado a um consultor de doenças infecciosas ou ao departamento de saúde local. Os pacientes com doença grave (especialmente aqueles que apresentam doença oral ou anogenital) devem ser imediatamente encaminhados ao departamento de emergência.

Quando hospitalizar

Qualquer paciente com risco de desenvolver complicações graves, como sepse, pneumonia, encefalite ou ceratite, deve ser internado.

Adler H et al; NHS England High Consequence Infectious Diseases (Airborne) Network. Clinical features and management of human monkeypox: a retrospective observational study in the UK. Lancet Infect Dis. 2022;22:1153. [PMID: 35623380]

Centers for Disease Control and Prevention (CDC). Mpox Vaccine Recommendations https://www.cdc.gov/poxvirus/ mpox/vaccines/vaccine-recommendations.html

Guarner J et al. Mpox in 2022 – what clinicians need to know. JAMA. 2022;328:139. [PMID: 35696257]

Harris E. What to know about monkeypox. JAMA. 2022;327:2278. [PMID: 35622356]

Siegrist EA et al. Antivirals with activity against mpox: a clinically oriented review. Clin Infect Dis. 2023;76:155. [PMID: 35904001]

2. Variola (varíola) e vaccinia

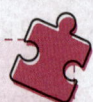

FUNDAMENTOS DO DIAGNÓSTICO

- Febre alta prodrômica.
- Erupção que progride de pápulas a vesículas, pústulas e, em seguida, crostas.
- Todas as lesões no mesmo estágio.
- Face e extremidades distais (incluindo palmas das mãos e plantas dos pés) favorecidas.

Historicamente, a varíola causou milhões de mortes em todo o mundo antes de sua erradicação em 1980. A preocupação com o uso do vírus da varíola como arma bioterrorista levou à reintrodução da vacinação em alguns segmentos da população (socorristas e militares).

3. Molusco contagioso

O molusco contagioso é causado por um vírus da varíola que pode ser transmitido sexualmente ou por outro contato próximo. A doença se manifesta por nódulos de pele perolados, elevados e umbilicados, poupando as palmas das mãos e as plantas dos pés. Pode ocorrer ceratoconjuntivite. A maioria das lesões oculares são lesões típicas em forma de cúpula umbilicada, mas uma variedade de lesões oculares atípicas é relatada com frequência em pacientes imunocompetentes, mais frequentemente em mulheres e adultos jovens (idade média de 19 anos). São relatadas raras lesões anais e no couro cabeludo.

Pode haver uma associação com dermatite atópica ou eczema. O molusco contagioso também foi relatado como uma complicação da terapia com dupilumabe para dermatite atópica. Lesões marcantes e persistentes em pacientes com Aids respondem prontamente à combinação de TARV. As opções de tratamento incluem terapias destrutivas (curetagem, crioterapia, cantaridina administrada pelo menos duas vezes com intervalo de 2 a 3 semanas, peróxido de hidrogênio a 10-15%, hidróxido de potássio a 10% e queratolíticos [o mebutato de ingenol e o gel de sódio SB206/berdazimer estão sendo estudados], entre outros), imunomoduladores e medicamentos para a dermatite atópica, entre outros), imunomoduladores (imiquimod, cimetidina, derivados proteicos purificados de tuberculina [PPD] e antígeno de *Candida*) e agentes antivirais (o cidofovir tópico é eficaz em casos refratários; O brincidofovir é aprovado para o tratamento do Ebola, mas ainda não é indicado para o molusco contagioso, onde mostra alguma eficácia). Nenhum tratamento é uniformemente eficaz, embora a cantaridina seja melhor em um estudo do que o veículo isolado e o imiquimode em outro (e considerado por alguns dermatologistas o tratamento de escolha). Muitas vezes são necessários vários cursos de terapia. Uma metanálise recomenda a resolução natural das lesões se a imunidade normal puder ser restaurada. Dois agentes promissores sob investigação incluem a cantaridina tópica, chamada VP-102, e um produto tópico liberador de óxido nítrico (NO) contendo berdazimer, chamado SB206. Eles têm o potencial de serem os primeiros agentes aprovados pela FDA para o tratamento do molusco contagioso.

Lacarrubba F et al. New developing treatments for molluscum contagiosum. Dermatol Ther (Heidelb). 2022;12:2669. [PMID: 36239905]

4. Orf e paravacínia

A orf (dermatite pustular contagiosa ou ectima contagioso) e a paravacínia (nódulos do ordenhador) são doenças ocupacionais contraídas pelo contato com ovinos/caprinos e bovinos, respectivamente. O processamento doméstico de carne e o abate de animais foram implicados como fatores de risco. A orf é uma infecção comum em ovelhas, cabras e veados. Portanto, ela é encontrada em todo o mundo, e fazendeiros, veterinários e caçadores são considerados populações de alto risco. Clinicamente, ela se apresenta como uma pústula solitária de 1 cm na mão. Ela progride por seis estágios dermatológicos clinicamente distintos e as lesões geralmente cicatrizam em 3 a 6 semanas sem deixar cicatrizes. Recomenda-se o uso de luvas impermeáveis para pessoas que manuseiam animais, especialmente se essas pessoas forem imunossuprimidas. Os testes moleculares são usados para confirmar o diagnóstico clínico. Embora a orf não tenha tratamento específico, ela costuma responder ao imiquimod. Uma vacina viva está disponível para animais, e o vírus da orf, que tem propriedades imunomoduladoras, é cada vez mais usado como vetor e como agente oncolítico em testes de vacinas em humanos.

Thompson HJ et al. Orf virus in humans: case series and clinical review. Cutis. 2022;110:48. [PMID: 36179231]

5. Infecções por eritroparvovírus

O eritroparvovírus 1 de primatas, mais comumente conhecido como **parvovírus B19**, infecta células precursoras eritroides humanas. É bastante difundido (aos 15 anos de idade, cerca de 50% das crianças têm IgG detectável) e sua transmissão ocorre por meio de secreções respiratórias e saliva, pela placenta (transmissão vertical com 30 a 50% das gestantes não imunes) e pela administração de produtos sanguíneos. O período de incubação é de 4 a 14 dias. Podem ocorrer formas crônicas da infecção. O bocavírus, outro eritroparvovírus, é uma causa de doença respiratória aguda de inverno em crianças e adultos.

Achados clínicos
A. Sintomas e sinais

O parvovírus B19 causa várias síndromes e se manifesta de forma diferente em várias populações.

1. Crianças – Em crianças, uma doença exantemática (**"quinta doença", eritema infeccioso**) é caracterizada por uma aparência vermelha ardente de "bochecha esbofeteada", palidez perioral e uma subsequente erupção cutânea rendilhada, maculopapular e evanescente no tronco e nos membros. A celulite eosinofílica (**síndrome de Wells**) também é relatada com o parvovírus B19, assim como erupções microvesiculares e erupções cutâneas atípicas. A infecção pelo parvovírus B19 também é uma das causas mais comuns de miocardite na infância.

2. Pacientes imunocomprometidos – Pode ocorrer uma crise aplástica transitória e aplasia pura de hemácias, embora os sintomas e sinais possam ser menos clássicos em populações imunocomprometidas. Os aspirados de medula óssea revelam ausência de precursores eritroides maduros e pronormoblastos gigantes característicos. O gene do parvovírus B19 é detectado em 16-19% dos pacientes com leucemia aguda e leucemia mieloide crônica. Os pacientes submetidos à diálise crônica também apresentam uma alta prevalência de infecção por parvovírus.

3. **Adultos** – Uma poliartrite simétrica não erosiva limitada que imita o lúpus eritematoso e a artrite reumatoide, que pode, em alguns casos, ser uma crioglobulina mista tipo II, pode se desenvolver em pessoas de meia-idade (especialmente mulheres). As erupções cutâneas, especialmente as faciais, são menos comuns em adultos.

A cloroquina e seus derivados exacerbam a anemia associada ao parvovírus B19 e estão associados a um hematócrito significativamente menor em internações hospitalares em áreas endêmicas de malária. As apresentações raras relatadas incluem miocardite com infarto, pericardite constritiva, cardiomiopatia dilatada crônica, uveíte, encefalite (da Índia), tireoidite autoimune (Hashimoto), hepatite e insuficiência hepática, pneumonite, neutropenia, trombocitopenia, síndrome semelhante ao lúpus, glomerulonefrite, vasculite do SNC, síndrome papular-purpúrica "luvas e meias", complicações de hipersensibilidade a medicamentos e síndrome de fadiga crônica. Uma infecção subclínica foi documentada em pacientes com doença falciforme. Outras manifestações do SNC do parvovírus B19 incluem encefalite, meningite, acidente vascular encefálico (geralmente em pacientes com anemia falciforme com crises aplásticas) e neuropatia periférica (plexite braquial e síndrome do túnel do carpo).

Os sintomas da infecção pelo parvovírus B19 podem simular os de estados autoimunes, como lúpus, esclerose sistêmica, síndrome antifosfolípide ou vasculite. Em crianças, ela pode simular doenças semelhantes à gripe. Uma entidade mais específica denominada sinovite seronegativa simétrica recidivante com edema foi relatada em dois casos associados sorologicamente à infecção pelo parvovírus B19.

Na gravidez, a transmissão transplacentária ocorre em 30% dos casos de infecção materna. As complicações incluem trabalho de parto prematuro, hidropisia fetal, anemia fetal e perda fetal. Pessoas grávidas com exposição recente ou com sintomas sugestivos devem ser testadas para a doença e monitoradas cuidadosamente se os resultados forem positivos.

Um levantamento sorológico realizado na França sugere que a infecção pelo parvovírus B19 pode ocorrer mais comumente em pacientes com esquizofrenia.

Estudos metagenômicos sugerem que os parvovírus estão associados a alguns casos de fibrose tubulointersticial.

B. Achados laboratoriais

O diagnóstico é clínico (Tab. 34.2), mas pode ser confirmado por um título elevado de anticorpos IgM antiparvovírus B19 no soro ou com PCR no soro ou na medula óssea. No momento em que os sintomas comuns se manifestam, em particular uma erupção cutânea ou poliartrite em um paciente imunocompetente, a viremia pode ter desaparecido, mas é provável que os anticorpos IgM estejam presentes. Em pacientes imunocomprometidos, o teste ideal é o RT-PCR. Anticorpos autoimunes (anticorpos antifosfolípides e anticorpos citoplasmáticos antineutrófilos) podem estar presentes e acredita-se que sejam uma consequência do mimetismo molecular. As sorologias falso-positivas também ocorrem na presença de terapia recente com IVIG e anticélulas B. Além disso, acredita-se que o parvovírus B19 remanescente, do tecido e do soro, explique alguns achados falso-positivos. Os testes em tecido de medula são indicados somente se a medula for considerada necessária por outros motivos hematológicos.

Tratamento

O tratamento em pessoas saudáveis é sintomático (Aine são usados para tratar artralgias e transfusões são usadas para tratar crises aplásticas transitórias). Em pacientes imunossuprimidos, inclusive aqueles com HIV, a IVIG é muito eficaz na redução da anemia em curto prazo. As recaídas tendem a ocorrer cerca de quatro meses após a administração da IVIG. A administração de IVIG não reduz as complicações encefalíticas. A transfusão de sangue intrauterino pode ser considerada em casos de anemia fetal grave, embora essas transfusões tenham sido associadas ao comprometimento do desenvolvimento neurológico.

Prevenção e prognóstico

Vários surtos nosocomiais foram documentados. Nesses casos, as diretrizes padrão de contenção, incluindo a lavagem das mãos após a exposição do paciente e evitar o contato com pessoas grávidas, são fundamentais. Entre as gestantes infectadas, a presença de hidropisia está associada a um prognóstico ruim. Dados sorológicos mostram que os atendentes de creches correm maior risco de infecção e precisam praticar medidas higiênicas em particular.

Como o parvovírus transmitido por transfusão é muito raro, os bancos de sangue não fazem rotineiramente a triagem do parvovírus nos EUA ou no exterior. A maioria dos pacientes doadores infectados tem anticorpos concomitantes, a maioria dos receptores já teve infecção anterior por parvovírus e os níveis de viremia são considerados muito baixos em pacientes infectados para transmitir o vírus. Os especialistas em transfusão recomendam a triagem de DNA de pacientes vulneráveis após a transfusão.

O prognóstico geralmente é excelente em indivíduos imunocompetentes. Em pacientes imunossuprimidos, a anemia persistente pode exigir dependência prolongada de transfusão. A remissão da infecção pelo parvovírus B19 em pacientes com Aids pode ocorrer com a TARV, embora a síndrome inflamatória da reconstituição imunológica também seja relatada.

Alves ADR et al. High prevalence of parvovirus B19 infection in patients with chronic kidney disease under hemodialysis: a multicenter study. Int J Infect Dis. 2020;100:350. [PMID: 32927082]

6. Novos ortopoxvírus

Dois casos de um novo ortopoxvírus foram identificados no país da Geórgia em 2013. Outro novo ortopoxvírus foi identificado em um paciente que havia sido submetido a um transplante de rim na América do Norte em 2015. A soroprevalência para ortopoxvírus é alta em profissionais veterinários e naqueles com exposição a gatos.

Vírus e gastroenterite

Os vírus são responsáveis por pelo menos 30 a 40% dos casos de diarreia infecciosa nos EUA. Esses agentes incluem rotavírus; calicivírus, inclusive norovírus, como o vírus Norwalk; astrovírus; adenovírus entéricos; e, com menos frequência, torovírus, coronavírus, picornavírus (inclusive o vírus Aichi), sapovírus e pestivírus. Os rotavírus e norovírus são responsáveis pela maioria dos casos não bacterianos de gastroenterite.

Os **rotavírus** são reovírus associados a morbidade e mortalidade significativas. A cada ano, mais de 200.000 crianças morrem de infecção por rotavírus em todo o mundo. As crianças de 6 meses a 2 anos de idade são as mais afetadas, embora os adultos sejam afetados ocasionalmente. Aos 5 anos de idade, praticamente todas as crianças já foram infectadas por esse patógeno. O conjunto diversificado de rotavírus (classificados por glicoproteínas e proteínas sensíveis à protease [antígenos do tipo G e do tipo P], que se segregam de forma independente) resulta em uma constelação de sorotipos, embora apenas cinco deles causem mais de 90% das doenças. As infecções por rotavírus seguem um padrão endêmico, especialmente nos trópicos e em países de baixa renda, mas atingem o pico durante o inverno em regiões temperadas. O vírus é transmitido pela via fecal-oral e pode ser eliminado nas fezes por até três semanas em infecções graves. Em ambientes de surto (p. ex., creches), o vírus é encontrado de forma onipresente no ambiente, e as taxas de ataque secundário estão entre 16% e 30% (incluindo contatos domiciliares). São relatados surtos nosocomiais.

A doença geralmente é leve e autolimitada. Um pródromo de 2 a 3 dias de febre e vômito é seguido por diarreia não sanguinolenta (até 10 a 20 evacuações por dia) com duração de 1 a 4 dias. Acredita-se que a doença sistêmica ocorra raramente, e as apresentações incomuns relatadas incluem cerebelite e pancreatite. Os pacientes com gastroenterite não são rotineiramente testados para rotavírus porque os resultados não alteram o tratamento. As soluções de reidratação oral e intravenosa são as principais opções de tratamento. As complicações neurológicas são raras, mas incluem encefalite, cerebelite e encéfalo-cerebelite, sendo que as complicações de longo prazo são mais comuns com a idade mais avançada no momento do diagnóstico ou com a presença de encéfalo-cerebelite.

As vacinas têm sido muito bem-sucedidas na redução do ônus global do rotavírus. Quatro vacinas orais, vivas e atenuadas contra o rotavírus – RotaRix (derivada de uma única cepa comum de rotavírus humano), RotaTeq (um rotavírus bovino-humano recombinante), Rotavac (G9P neonatal recombinante bovino-humano de ocorrência natural, também chamado de 116E) e RotaSiil (bovino-humano recombinante com espinha dorsal G1, G2, G3 e G4 bovino UK G6P[5]) estão disponíveis internacionalmente e são pré-qualificadas pela OMS. Todas as quatro vacinas são consideradas altamente eficazes na prevenção da doença GI grave. Nos EUA, duas vacinas contra rotavírus foram aprovadas desde 2006: RotaTeq (administrada aos 2, 4 e 6 meses de idade) e uma vacina viva, oral atenuada e monovalente contra rotavírus humano (HRV, Rotarix ou RV1; administrada aos 2 e 4 meses de idade). Uma vantagem dessas vacinas é a evidência de imunidade heterotípica (prevenção contra cepas de rotavírus não incluídas na vacina). Dessa forma, alguns dados sugerem que a vacinação contra o rotavírus confere imunidade coletiva a crianças com menos de 1 ano de idade.

Uma metanálise de 15 estudos controlados e randomizados não mostrou aumento estatisticamente significativo na intussuscepção.

A cobertura vacinal é inadequada nos EUA para o rotavírus (75,6% entre as crianças nascidas em 2017 e 2018, de acordo com a Pesquisa Nacional de Imunização). Os programas nacionais de imunização de mais de 80 países incluem a vacina contra o rotavírus, e as diferentes vacinas contra o rotavírus estão disponíveis em todo o mundo.

Com o controle do rotavírus, os **norovírus**, como o vírus Norwalk (um de uma variedade de pequenos vírus redondos divididos em seis genogrupos [três que causam doenças no homem] e pelo menos 25 genótipos), são agora a principal causa de diarreia em todo o mundo. Os norovírus são uma das principais causas de doenças transmitidas por alimentos nos EUA (sendo os manipuladores de alimentos os principais responsáveis e os alimentos associados, na maioria das vezes, vegetais folhosos, frutas, nozes e moluscos) e estão significativamente associados ao alistamento militar, bem como a infecções nosocomiais e viagens.

Globalmente, a cada ano, a gastroenterite por norovírus é responsável por cerca de 700 milhões de infecções e até 20% de todos os casos de diarreia em crianças e adultos, com uma estimativa de 200.000 óbitos, 900 dos quais nos EUA (principalmente entre adultos mais velhos). A eficácia da vacinação contra o rotavírus aumentou a porcentagem de gastroenterite causada pelo norovírus. Os norovírus parecem evoluir por deriva antigênica (semelhante à influenza). Embora 90% da transmissão em crianças pequenas seja fecal-oral, a transmissão pelo ar, de pessoa para pessoa e pela água também foi documentada. Um curto período de incubação (24 a 48 horas), uma doença sintomática curta (12 a 60 horas, mas até 5 dias em casos associados a hospitais), uma alta frequência (maior que 50%) de vômitos e a ausência de patógenos bacterianos em amostras de fezes são altamente preditivos de gastroenterite por norovírus. Raras complicações neurológicas da infecção por norovírus ocorrem, sendo as convulsões os sintomas mais comuns e a encefalite a complicação mais grave.

A RT-PCR de amostras de fezes é usada para fins diagnósticos e epidemiológicos. Os adultos apresentam evidência sorológica de infecção passada, não há desenvolvimento de imunidade protetora duradoura e as reinfecções são comuns.

Os ambientes de surto incluem instalações de cuidados de longo prazo (especialmente lares para idosos), restaurantes, hospitais (incluindo um surto em cidades chinesas), escolas, creches, destinos de férias (incluindo navios de cruzeiro) e bases militares. As pessoas que correm risco especial são os jovens, os adultos mais velhos, aqueles que estão internados e os imunossuprimidos. Acredita-se que os casos assintomáticos sejam responsáveis pela transmissão na comunidade. Os ensaios imunocromatográficos para rotavírus são altamente sensíveis.

Vários ensaios licenciados de plataformas de múltiplos patógenos estão disponíveis, mas são caros e a interpretação da causa da doença em um determinado paciente pode ser difícil. As opções de tratamento são semelhantes às do rotavírus (ver anteriormente) e dependem principalmente da reidratação oral e intravenosa. As mortes são raras no mundo desenvolvido, e as doenças associadas mais comuns são pneumonia por aspiração, septicemia e enterocolite necrosante.

O controle de surtos de infecções por rotavírus e norovírus inclui a adesão estrita a medidas gerais de higiene. Apesar da promessa dos desinfetantes à base de álcool para o controle da transmissão de patógenos, *esses produtos de limpeza podem ser relativamente ineficazes contra os norovírus em comparação com água e sabão antibacteriano*, reforçando a necessidade de novos agentes higiênicos contra esse grupo predominante de vírus. A coorte de pacientes doentes, as precauções de contato para pacientes hospitalizados sintomáticos e os procedimentos adequados de descontaminação são fundamentais. A equipe sintomática deve ser excluída do trabalho até a resolução dos sintomas (ou 48 a 72 horas após isso para a doença por norovírus). A vigilância global de norovírus é especialmente importante no setor de frutos do mar.

Deb S et al. Norovirus-associated neurological manifestations: summarizing the evidence. J Neurovirol. 2023;29:492. [PMID: 37477790]

Vetter V et al. Established and new rotavirus vaccines: a comprehensive review for healthcare professionals. Hum Vaccin Immunother. 2022;18:1870395. [PMID: 33605839]

Wang G et al. Impact of vaccination with different types of rotavirus vaccines on the incidence of intussusception: a randomized controlled meta-analysis. Front Pediatr. 2023;11:1239423. [PMID: 37583623]

Wang J et al. Global prevalence of asymptomatic norovirus infection in outbreaks: a systematic review and meta-analysis. BMC Infect Dis. 2023;23:595. [PMID: 37700223]

Enterovírus que produzem várias síndromes

O enterovírus mais famoso, o vírus da poliomielite, é discutido anteriormente em Principais infecções virais evitáveis por vacina. Os enterovírus não relacionados à poliomielite mais conhecidos (enterovírus D68, enterovírus A71 e coxsackievírus A6 e A16) e outras infecções enterovirais clinicamente relevantes são discutidos nesta seção.

1. Infecções por coxsackievírus

As infecções pelo coxsackievírus causam várias síndromes clínicas. Como ocorre com outros enterovírus, as infecções são mais comuns durante o verão. Dois grupos, A e B, são definidos sorologicamente ou por bioensaio em camundongos. Mais de 50 sorotipos foram identificados.

Achados clínicos

A. Sintomas e sinais

As síndromes clínicas associadas à infecção por coxsackievírus são gripe de verão; herpangina; pleurodinia epidêmica; meningite asséptica e outras síndromes neurológicas; pericardite aguda inespecífica; miocardite; febre aftosa; conjuntivite epidêmica e outras síndromes.

1. **Gripe de verão (A e B)** – Doença febril, principalmente em crianças, a gripe de verão geralmente dura de 1 a 4 dias. Sintomas menores de infecção do trato respiratório superior geralmente estão presentes.

2. **Herpangina (A2-6, 10; B3)** – Há um início súbito de febre, que pode chegar a 40,6°C, às vezes com convulsões febris. Outros sintomas são cefaleia, mialgia e vômito. A faringite é caracterizada precocemente por petéquias ou pápulas no palato mole que ulceram em cerca de 3 dias e depois cicatrizam. O tratamento é sintomático.

3. **Pleurodinia epidêmica (doença de Bornholm) (B1-5)** – A dor pleurítica é proeminente. Sensibilidade, hiperestesia e edema muscular estão presentes na área de fixação do diafragma. Outros achados incluem cefaleia, faringite, mal-estar, náusea e febre. A orquite e a meningite asséptica ocorrem em menos de 10% dos pacientes. A maioria dos pacientes fica doente por 4 a 6 dias.

4. **Meningite asséptica (A e B) e outras síndromes neurológicas** – Podem ocorrer febre, cefaleia, náusea, vômito, rigidez de nuca, sonolência e linfocitose do LCR sem anormalidades químicas, e há grupos pediátricos de meningite do grupo B (especialmente B5). A encefalite focal e a mielite transversa são relatadas com o coxsackievírus do grupo A e a mielite flácida aguda com o grupo B na Índia. A encefalite disseminada ocorre após a infecção pelo grupo B, e a mielite flácida aguda é relatada com ambos os grupos de coxsackievírus A e B.

5. **Pericardite aguda inespecífica (tipos B)** – O início súbito de dor torácica anterior, geralmente pior com a inspiração e na posição supina, é típico. Febre, mialgia, cefaleia e fricção pericárdica aparecem precocemente e geralmente são transitórios. A evidência de derrame pericárdico em estudos de imagem está frequentemente presente e, ocasionalmente, o paciente apresenta um pulso paradoxal. A evidência eletrocardiográfica de pericardite está frequentemente presente. Podem ocorrer recaídas.

6. **A miocardite (B1-5)** – IC no período neonatal é secundária à miocardite *in utero* e mais de 20% dos casos de miocardite e cardiomiopatia dilatada em adultos estão associados a infecções do grupo B (especialmente B3).

7. **Febre aftosa (A5, 6, 10, 12 e 16, B5)** – Essa doença pode ser epidêmica. É caracterizada por estomatite, erupção vesicular nas mãos e nos pés (Fig. 34.6), distrofias ungueais e onicomadese (queda de unhas), com alguns casos apresentando febres mais altas, longa duração e manifestações cutâneas mais graves. Os enterovírus 71 e 33 também são agentes causadores, sendo que o primeiro geralmente causa doença mais grave. A doença do A16 geralmente é leve. A A6 pode ser atípica, mas geralmente é autolimitada. Raras fatalidades são relatadas em programas de vigilância na China, onde são relatados patógenos recombinantes entre coxsackievírus e echovírus.

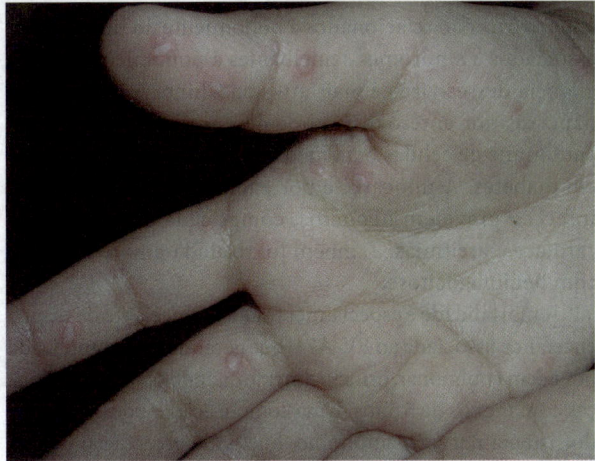

FIGURA 34.6 Erupção cutânea da febre aftosa. Lesões vesiculares típicas, planas, cinzentas e ovais na parte ventral da mão e dos dedos.
Reproduzida de Richard P. Usatine, MD, em Usatine RP, Smith MA, Mayeaux EJ Jr, Chumley H. The Color Atlas and Synopsis of Family Medicine, 3.ed., McGraw-Hill, 2019.

8. **Conjuntivite epidêmica** – Assim como o enterovírus 70, a variante A24 do coxsackievírus está associada à conjuntivite hemorrágica epidêmica aguda em áreas tropicais, com surtos relatados no sul da China, Paquistão, sul do Sudão, Comores, Uganda, Cuba e Tailândia. Também é relatada como causa de endotelite corneana após cirurgia de catarata.

9. **Encefalite miálgica/síndrome da fadiga crônica** – Está associada em uma série coreana ao vírus da doença de Borna, enquanto as buscas por associações com outros enterovírus (bem como herpes e parvovírus) não tiveram sucesso.

10. **Outras síndromes associadas às infecções por coxsackievírus** – Incluem rabdomiólise, hepatite neonatal fulminante (ocorre raramente), pancreatite com hepatite e miocardite concomitantes (A4), glomerulopatia (infecções do grupo B), onicomadese (B1), linfohistiocitose hemofagocítica neonatal (B1), diabetes *mellitus* tipos 1 e 2 (principalmente infecções do grupo B) e doença da tireoide (grupo B4), embora a causalidade definitiva não esteja estabelecida. Uma função patogênica na síndrome de Sjögren primária e no infarto agudo do miocárdio também foi proposta para as infecções por coxsackievírus do grupo B. Um relato de endocardite infecciosa confirmada decorrente do coxsackievírus B2 em um paciente com uma prótese cardíaca usada no reparo de uma criança com defeito septal ventricular atrial completo sugere que as etiologias virais de endocardite infecciosa com cultura negativa devem ser consideradas mesmo em casos de cirurgia cardíaca.

B. Achados laboratoriais

Os estudos laboratoriais de rotina não mostram anormalidades características. Os anticorpos neutralizantes aparecem durante a convalescença. O vírus pode ser isolado de lavados da garganta ou fezes inoculadas em camundongos em aleitamento. A cultura viral é cara, trabalhosa e requer vários dias para obter resultados. Um teste de PCR para RNA de enterovírus está disponível e, embora não possa identificar o sorotipo, pode ser útil, especialmente em casos de meningite.

Tratamento e prognóstico

O tratamento é sintomático. Com exceção de meningite, miocardite, pericardite, diabetes e doenças raras, como pancreatite ou estados semelhantes à poliomielite, as síndromes mais comuns causadas por coxsackievírus são benignas e autolimitadas. Dois estudos controlados mostraram um possível benefício clínico com pleconaril para pacientes com meningite enteroviral, embora o uso compassivo desse medicamento tenha sido interrompido (os médicos podem entrar em contato com a Schering Plough para obter atualizações). Relatos baseados em observações descrevem o sucesso da IVIG na doença grave. Foram desenvolvidas vacinas contra os agentes etiológicos mais comuns em um determinado país, incluindo três vacinas contra a febre aftosa na China em 2016, mas a circulação simultânea de mais de um vírus torna as vacinas contra o coxsackievírus baseadas em um único agente relativamente ineficazes.

2. Infecções por echovírus

Os echovírus são enterovírus que produzem várias síndromes clínicas, principalmente em crianças. A infecção é mais comum durante o verão. Entre os espécimes relatados, a morte ocorre em cerca de 3%. Adolescentes e homens abaixo de 20 anos são mais comumente infectados do que outras pessoas.

Mais de 30 sorotipos de echovírus são reconhecidos e os sorotipos mais comuns para a doença são os tipos A 6, 9, 11, 19, 29, 30 e 33, bem como o C99. A maioria pode causar meningite asséptica, que pode estar associada a uma erupção cutânea rubeoliforme. A transmissão é principalmente fecal-oral. Foi relatado um surto nosocomial com o tipo 23. A lavagem das mãos é uma medida de controle eficaz em surtos de meningite asséptica. Surtos relacionados à contaminação fecal de fontes de água, incluindo água potável, água para banho e água para consumo humano foram reportados previamente.

Além da meningite, outras condições associadas aos echovírus variam de doenças respiratórias comuns (que aumentaram significativamente durante a pandemia de SARS-2) e diarreia epidêmica a miocardite, síndrome obstétrica hemorrágica, ceratoconjuntivite, hepatite grave com coagulopatia, vasculite leucocitoclástica, encefalite com sepse, pneumonite intersticial, pleurodinia, rabdomiólise, síndromes hemofagocíticas (em crianças com câncer), surdez súbita, encefalite, mielite flácida aguda (uma das principais causas na Índia), neurite óptica, uveíte, sepse neonatal e choque séptico. Os ecovírus e enterovírus também são uma causa comum de exantemas inespecíficos.

Como em outras infecções por enterovírus, o diagnóstico é melhor estabelecido pela correlação de evidências clínicas, epidemiológicas e laboratoriais. Os efeitos citopáticos são produzidos em cultura de tecidos após a recuperação do vírus de lavados da garganta, sangue ou LCR. Uma PCR de enterovírus do LCR pode ajudar no diagnóstico e está associada a uma duração mais curta de hospitalização em recém-nascidos febris.

Aumentos de quatro vezes ou mais no título de anticorpos significam infecção sistêmica.

O tratamento geralmente é sintomático e o prognóstico é excelente, embora seja relatada paralisia leve após a infecção do SNC. Os dados *in vitro* sugerem algum papel para a amantadina ou a ribavirina, mas não há estudos clínicos que comprovem esses achados.

Do ponto de vista da saúde pública, doenças agrupadas, como entre viajantes que nadam em águas do mar infestadas de esgoto, sugerem uma exposição de fonte pontual. A prevenção da contaminação fecal oral e a manutenção da higiene da piscina por meio da cloração e do controle do pH são medidas importantes de controle da saúde pública.

Hwang JH et al. Evaluation of viral infection as an etiology of ME/CFS: a systematic review and meta-analysis. J Transl Med. 2023;21:763. [PMID: 37898798]

Yuan X et al. Recent advances in anti-coxsackievirus A16 viral drug research. Future Med Chem. 2023;15:97. [PMID: 36538291]

Zhang X et al. Hand-foot-and-mouth disease-associated enterovirus and the development of multivalent HFMD vaccines. Int J Mol Sci. 2022;24:169. [PMID: 36613612]

3. Enterovírus 68, 70, 71 e agentes relacionados

Os enterovírus são vírus não envelopados, de fita simples, da família *Picornaviridae*. Eles são divididos em 12 espécies (A a L; os enterovírus humanos incluem as espécies A a D). Várias síndromes clínicas distintas são descritas em associação com os enterovírus.

O **enterovírus D68 (EV-D68)** é um enterovírus único que compartilha características epidemiológicas com o rinovírus humano e está normalmente associado a doenças respiratórias, incluindo exacerbações de asma. Ocorreram surtos em todo o mundo, inclusive na Ásia, Europa, América do Sul, África Ocidental e EUA. Um surto nos EUA em 2014-2015 foi associado a casos de mielite flácida aguda. O vírus também está envolvido em meningite asséptica e encefalite. Após a remoção das restrições de saúde pública relacionadas ao SARS-CoV-2 em 2021, foi relatado um aumento nos casos de EV-D68, incluindo 139 casos em oito países europeus entre julho e outubro de 2021. Entre março e setembro de 2022, 260 casos de EV-D68 foram identificados em hospitais dos EUA por meio de vigilância ativa.

O **enterovírus 70 (EV-A70)** é um vírus ubíquo e responsável por secreção ocular bilateral abrupta e hemorragia subconjuntival com sintomas sistêmicos ocasionais, é mais comumente associado à conjuntivite hemorrágica aguda.

O **enterovírus 71 (EV-A71)** quase sempre ocorre na região da Ásia-Pacífico (mas com relatos dos EUA desde a década de 1980) e está associado a (1) febre aftosa, que pode ser grave ou até mesmo fatal; (2) herpangina; (3) uma forma de encefalite epidêmica associada ocasionalmente a edema pulmonar; e (4) mielite flácida aguda que imita a poliomielite (ver a seção que aborda a mielite flácida aguda).

Os enterovírus humanos são neurotrópicos. Eles podem ter uma função na esclerose lateral amiotrófica. O EV-D68 foi relatado em um caso fatal de meningoencefalite. Vários enterovírus não relacionados à poliomielite do tipo C estão associados a síndromes semelhantes à poliomielite, e a vigilância desses vírus é mais ativa na China. A infecção do pâncreas por enterovírus pode desencadear a destruição autoimune de células beta mediada por células, resultando em diabetes. A miocardite por enterovírus pode ser uma infecção grave em neonatos, complicada por disfunção cardíaca e arritmias. Também foi relatada uma associação com hemofagocitose.

A mortalidade é especialmente alta na encefalite de tronco encefálico associada ao EV-A71, que geralmente é complicada por edema pulmonar, principalmente quando ocorre em crianças com menos de 5 anos. Uma complicação é a desregulação do sistema nervoso autônomo, que pode preceder o edema pulmonar. Por conta da baixa imunidade do rebanho, a febre aftosa tende a infectar crianças com menos de 5 anos de idade em áreas não endêmicas. Achados clínicos e epidemiológicos auxiliados pelo isolamento do agente suspeito de raspagem conjuntival para EV-A70; *swabs* de vesículas, secreções corporais ou LCR para EV-A71; e secreções respiratórias para D68 facilitam o diagnóstico dessas entidades enterovirais. Os imunoensaios enzimáticos e os testes de fixação de complemento apresentam boa especificidade, mas baixa sensibilidade (menos de 80%). A RT-PCR pode aumentar a taxa de detecção em infecções por enterovírus e é útil na análise de amostras de LCR entre pacientes com meningite e de amostras de sangue entre bebês com doença semelhante à sepse.

O tratamento dessas entidades permanece, em grande parte, sintomático. Um estudo na China mostrou que o interferon-alfa 1b humano recombinante na doença das mãos, pés e boca associada ao EV-A71 foi associado à diminuição da duração da febre, do tempo de cicatrização de lesões típicas da pele ou da mucosa oral e da carga viral do EV-A71. Os médicos relatam um sucesso baseado em observações no tratamento da miocardite com imunoglobulinas.

A principal complicação associada à EV-A70 é desenvolvimento raro de uma doença neurológica aguda com paralisia motora semelhante à poliomielite. O tratamento da mielite flácida aguda relacionada ao EV-A71 com IVIG não parece melhorar os resultados neurológicos. O déficit de atenção com hiperatividade ocorre em cerca de 20% dos casos de infecção confirmada.

A EV-D68 requer cuidados de suporte, com atenção especial ao suporte respiratório.

Os contatos domésticos, especialmente crianças com menos de 6 meses de idade, correm um risco especial de contrair o EV-A71. Um desinfetante comercial, o Virkon S, aplicado a 1-2%, parece reduzir a infectividade dos fômites. É importante um tratamento de suporte baseado em estágios para infecções por EV-A71, reconhecendo o potencial de doença do SNC de início tardio e insuficiência cardiopulmonar. Nenhuma vacina contra o EV-A71 está disponível comercialmente nos EUA, embora as vacinas produzidas na China pareçam ser bem-sucedidas contra a febre aftosa e a herpangina associadas ao EV-A71. A diminuição dos títulos de anticorpos sugere que podem ser necessárias doses de reforço vacinais.

Enterovírus 72 (EV-A72) é outro termo para o vírus da hepatite A (ver Cap. 16). **O enterovírus EV-A104** está relacionado aos rinovírus e associado a doenças respiratórias em relatos da Itália e da Suíça.

Fall A et al. Global prevalence and case fatality rate of Enterovirus D68 infections, a systematic review and meta-analysis. PLoS Negl Trop Dis. 2022;16:e0010073. [PMID: 35134062]

Shi Y et al. Seroprevalence of coxsackievirus A6 and enterovirus A71 infection in humans: a systematic review and meta-analysis. Arch Virol. 2023;168:37. [PMID: 36609748]

Wei Y et al. Recent advances in enterovirus A71 infection and antiviral agents. Lab Invest. 2023;104:100298. [PMID: 38008182]

4. Infecção por parechovírus humano

O parechovírus humano é classificado entre 19 genótipos de um gênero distinto de picornavírus e causa uma ampla variedade de doenças em humanos, especialmente em bebês. O patógeno afeta principalmente crianças pequenas durante o verão e o início do outono, embora a doença também possa ocorrer em adultos mais velhos. Há relatos de casos em todo o mundo. O vírus tipo A3 é o isolado mais comumente relatado nos EUA. Um surto de parechovírus ocorreu nos EUA (Tennessee) entre abril e maio de 2022, envolvendo 29 bebês, incluindo 23 com meningoencefalite. Uma metanálise de 41 estudos realizada em 2022 encontrou uma prevalência geral de parechovírus A de 10,4% entre pacientes pediátricos com gastroenterite, sendo o genótipo 1 identificado com mais frequência. A apresentação clínica é principalmente causada por doenças gastrointestinais e respiratórias, embora haja otite, sepse neonatal e febre sem uma fonte detectável, gastroenterite, paralisia flácida, mialgias (que podem ser epidêmicas), erupções maculopapulares e palmo-plantares difusas, meningite asséptica, hemorragia intracraniana, convulsões, pericardite e encefalite aguda disseminada.

O tipo A6 geralmente afeta indivíduos acima de 20 anos, enquanto o tipo A3 é responsável por meningoencefalite, sepse neonatal (13% da sepse neonatal de início tardio [entre 4 e 120 dias de vida] em uma série foi causada por parechovírus) e foi relatada em associação com enterocolite necrosante e hepatite. É a causa mais comum de meningite neonatal e é o picornavírus mais frequentemente encontrado em amostras de LCR de infecções relacionadas ao SNC em crianças muito pequenas. A encefalite pode ser grave, e a síndrome de Guillain-Barré também é relatada com o parechovírus tipo A6. Os parâmetros do LCR incluem uma contagem normal em mais de 90% e uma proteína anormal em menos de 50%. A infecção do SNC também pode ser observada com o vírus tipo A4. Doenças respiratórias e gastrointestinais são observadas com os tipos A4-A6, A10, A13 e A15.

O tratamento é em grande parte de suporte e a rápida identificação do antígeno viral por PCR em fezes, amostras respiratórias e LCR pode diminuir o uso de antibióticos desnecessários e encurtar a permanência no hospital, embora os atuais ensaios de PCR nem sempre sejam suficientemente sensíveis para excluir os parechovírus. A imunoglobulina intravenosa foi bem-sucedida em um caso de cardiomiopatia dilatada por parechovírus; além disso, os anticorpos maternos contra o parechovírus tipo 3 são protetores. As complicações relatadas de infecções cerebrais neonatais incluem dificuldades de aprendizagem, epilepsia e paralisia cerebral. Como a transmissão intrafamiliar está bem documentada, o diagnóstico pode ajudar a isolar as crianças afetadas. Além disso, o diagnóstico pode evitar o uso excessivo de antibióticos.

Bozzola E et al. Human parechovirus meningitis in children: state of the art. Ital J Pediatr. 2023;49:144. [PMID: 37880789]

Kabuga AI et al. Human parechovirus are emerging pathogens with broad spectrum of clinical syndromes in adults. J Med Virol. 2020;92:2911. [PMID: 32761910]

Tao L et al. Notes from the field: cluster of parechovirus central nervous system infections in young infants – Tennessee, 2022. MMWR Morb Mortal Wkly Rep. 2022;71:977. [PMID: 35900934]

DOENÇAS RICKETTSIAIS

Grupo tifo

1. Tifo epidêmico (transmitido por piolhos)

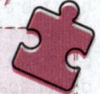

> **FUNDAMENTOS DO DIAGNÓSTICO**
>
> - Pródromo de cefaleia, depois calafrios e febre.
> - Cefaleias graves e intratáveis, prostração, febre alta persistente.
> - Erupção cutânea macular que aparece nos dias 4 a 7 no tronco e nas axilas, espalhando-se para o resto do corpo, mas poupando o rosto, as palmas das mãos e as plantas dos pés.
> - Diagnóstico confirmado por fixação de complemento, microaglutinação ou imunofluorescência.

Considerações gerais

O tifo epidêmico transmitido por piolhos é causado pela *Rickettsia prowazekii*, um parasita obrigatório do piolho *Pediculus humanus* (acreditava-se que outros piolhos não contribuíam, embora um relatório de 2018 da Turquia sugira que o *P. humanus capitis* pode transmitir a *R. prowazekii*) (Tab. 34.3). A transmissão é favorecida por condições de vida lotadas e insalubres, fome, guerra ou quaisquer circunstâncias que predisponham a uma infestação pesada de piolhos. Após picar uma pessoa infectada com *R. prowazekii*, o piolho é infectado pelo organismo, que persiste no intestino do piolho e é excretado em suas fezes. Quando o mesmo piolho pica um indivíduo não infectado, as fezes entram na corrente sanguínea quando a pessoa coça a ferida que coça. As fezes secas e infecciosas do piolho também podem entrar pelo trato respiratório. Os casos podem ser obtidos por meio de viagens a focos de infecção (p. ex., centro e nordeste da África, América Central e do Sul). Foram registrados surtos no Peru, Burundi, Etiópia, Turquia e Rússia, e estão associados à migração de pessoas, bem como a campos de refugiados onde pode haver aglomeração e falta de higiene. Acredita-se que a guerra e o deslocamento da população na Ucrânia estejam associados ao risco de ressurgimento dessa doença.

TABELA 34.3 Doenças rickettsiais

Doença	Patógeno da Rickettsia	Áreas geográficas prevalentes	Insetos vetores	Mamíferos reservatórios	Associação a viagens
Grupo tifo					
Tifo endêmico (murino)	*Rickettsia typhi*	Em todo o mundo; pequenos focos (EUA: sudeste da Costa do Golfo)	Pulga	Roedores, gambás	Frequentemente
Tifo epidêmico (transmitido por piolhos)	*Rickettsia prowazekii*	América do Sul, nordeste e centro da África	Piolho	Humanos, esquilos voadores	Raro
Grupo tifo esfoliante					
Tifo esfoliante	*Orientia tsutsugamushi*	Sudeste Asiático, Japão, Austrália, Sibéria Ocidental	Ácaro[1]	Roedores	Frequentemente
Grupo febre maculosa					
Febre da picada do carrapato africano	*Rickettsia africae*	África Subsaariana rural, Caribe Oriental	Carrapato[1]	Gado	Frequentemente
Rickettsiose por pulgas da Califórnia	*Rickettsia felis*	Em todo o mundo	Pulga	Gatos, gambás	
Rickettsiose associada à linfangite	*R. sibirica mongolitimonae*	Europa, África, Mongólia	Carrapato[1]	Desconhecido	Desconhecido
Febre maculosa do Mediterrâneo, febre botonosa, tifo do carrapato do Quênia, febre do carrapato da África do Sul, tifo do carrapato da Índia	*Rickettsia conorii*	África, Índia, regiões mediterrâneas	Carrapato[1]	Roedores, cães	Frequentemente
Tifo do carrapato de Queensland	*Rickettsia australis*	Leste da Austrália	Carrapato[1]	Roedores, marsupiais	Raro
Febre maculosa das Montanhas Rochosas, febre maculosa brasileira	*Rickettsia rickettsii*	Hemisfério Ocidental; EUA (especialmente a região da costa do meio do Atlântico) Sudeste do Brasil	Carrapato[1]	Roedores, cães, porcos-espinhos, capivaras para febre maculosa brasileira	Raro
Tifo do carrapato asiático da Sibéria	*Rickettsia sibirica*	Sibéria, Mongólia	Carrapato[1]	Roedores	Raro
Linfadenopatia transmitida por carrapatos/necrose transmitida por Dermacentor eritema linfadenopatia do pescoço	*R. slovaca, R. raoultii, Candidatus R. rioja*	Europa	Carrapato	Desconhecido	Ocasionalmente
Grupo de transição					
Varíola rickettsial	*Rickettsia akari*	EUA, Coreia, antiga URSS	Ácaro[1]	Ratos	Ocasionalmente
Erliquiose/anaplasmose					
Anaplasmose granulocítica humana	*Anaplasma phagocytophilum, Ehrlichia ewingii, Ehrlichia muris eauclairensis[2] Neorickettsia sennetsu[2]*	Nordeste dos EUA e parte superior do Meio-Oeste (*E. muris eauclairensis*) Sudeste Asiático (*N. sennetsu*)	Carrapato[1]	Roedores, veados, ovelhas	Ocasionalmente
Erliquiose monocítica humana	*Ehrlichia chaffeensis, Ehrlichia canis*	Sudeste dos EUA	Carrapato[1]	Cães	Ocasionalmente
Febre Q	*Coxiella burnetii*	Em todo o mundo	Nenhum[3]	Gado, ovelhas, cabras	Ocasionalmente

[1] Também servem como reservatórios de artrópodes, mantendo as rickettsias por meio da transmissão transovariana.
[2] Dados limitados disponíveis sobre a célula exata envolvida na patogênese.
[3] A infecção humana resulta da inalação de poeira.

Por causa da transmissibilidade por aerossol, o *R. prowazekii* é considerado um possível agente de bioterrorismo. Nos EUA, os casos ocorrem entre os sem-teto, refugiados e pessoas sem higiene, mais frequentemente no inverno.

O *R. prowazekii* pode sobreviver em tecidos linfoides e adiposos (em reservatórios endoteliais) após a infecção primária e, anos depois, produzir recrudescimento da doença (**doença de Brill-Zinsser**) sem exposição a piolhos infectados.

Esse fenômeno pode servir como um ponto de origem para futuros surtos.

Um reservatório extra-humano de *R. prowazekii* nos EUA são os esquilos voadores, *Glaucomys volans*. A transmissão aos seres humanos pode ocorrer por meio de seus ectoparasitas, conhecidos como tifo silvestre, geralmente causando uma doença atípica leve. Focos de tifo silvestre são encontrados no leste dos EUA e há relatos de ocorrência no Brasil, na Etiópia e no México.

Achados clínicos
A. Sintomas e sinais

Mal-estar prodrômico, tosse, cefaleia, dor nas costas, artralgia, mialgia e dor torácica começam após um período de incubação de 10 a 14 dias, seguidos por um início abrupto de calafrios, febre alta e prostração, com sintomas semelhantes aos da gripe que progridem para delírio e estupor. A cefaleia é intensa e a febre é prolongada (Tab. 34.2).

Outros achados consistem em conjuntivite, vitrite leve, lesões na retina, neurite óptica e perda auditiva em função da neuropatia do oitavo nervo craniano, dor abdominal e, com frequência, esplenomegalia. Aparecem faces ruborizadas e erupção macular (que pode se tornar confluente); a erupção aparece primeiro axilas e depois no tronco, espalhando-se para as extremidades no quinto ou sexto dia da doença, mas poupando as das mãos e as solas dos pés. Em pacientes gravemente enfermos, a erupção cutânea torna-se hemorrágica e a hipotensão torna-se acentuada. Podem ocorrer pneumonia, tromboses, vasculite com obstrução dos vasos principais e gangrena, colapso circulatório, miocardite, uremia e convulsões. A melhora começa de 13 a 16 dias após o início da doença, com uma rápida queda da febre e, geralmente, uma recuperação espontânea.

B. Achados laboratoriais

A contagem de leucócitos é variável. É comum ocorrer trombocitopenia, elevação das enzimas hepáticas, proteinúria e hematúria. O soro obtido de 5 a 12 dias após o início dos sintomas geralmente apresenta anticorpos específicos para antígenos de *R. prowazekii*, conforme demonstrado por fixação de complemento, microaglutinação ou imunofluorescência. Na infecção rickettsial primária, os anticorpos iniciais são IgM; na recrudescência (doença de Brill-Zinsser), os anticorpos iniciais são predominantemente IgG. Existe um teste de PCR, mas sua disponibilidade é limitada.

C. Exames de imagem

As radiografias do tórax podem mostrar uma consolidação irregular.

Diagnóstico diferencial

Os sintomas prodrômicos e o estágio febril inicial não têm especificidade suficiente para permitir o diagnóstico em situações não epidêmicas. A erupção cutânea é suficiente distinta para o diagnóstico, mas pode estar ausente em até 50%

dos casos ou pode ser difícil de observar em pessoas de pele escura. Várias outras doenças febris agudas devem ser consideradas, incluindo febre tifoide, meningococemia, dengue, leptospirose e sarampo.

Tratamento

O tratamento consiste em doxiciclina, 100 mg por via oral duas vezes ao dia, por 7 a 10 dias ou por pelo menos 3 dias após o desaparecimento da febre. Uma dose única de 200 mg de doxiciclina pode ser eficaz; entretanto, alguns pacientes podem ter recaídas. O cloranfenicol é considerado menos eficaz que a doxiciclina, mas ainda é o medicamento de escolha na gravidez.

Prognóstico

O prognóstico depende muito da idade e do estado imunológico do paciente. A taxa de mortalidade é de 10% na segunda e terceira décadas de vida, mas, no passado, chegou a 60% na sexta década. A doença de Brill-Zinsser raramente é fatal.

Prevenção

A prevenção consiste no controle de piolhos com inseticidas, especialmente por meio da aplicação de produtos químicos nas roupas ou tratamento térmico, e banhos frequentes.

Um paciente com tifo desinfetado e banhado não é infeccioso. A doença não é transmitida de pessoa para pessoa. Os pacientes são infectados pelos piolhos durante o período febril e talvez 2 a 3 dias após a febre voltar ao normal.

Não há vacina disponível para a prevenção da infecção por *R. prowazekii*.

Centers for Disease Control and Prevention (CDC). Typhus fevers. https://www.cdc.gov/typhus/healthcare-providers/ index.html
Deng YP et al. Emerging bacterial infectious diseases/pathogens vectored by human lice. Travel Med Infect Dis. 2023;55:102630. [PMID: 37567429]

2. Tifo endêmico (murino)

A *Rickettsia typhi*, um patógeno onipresente reconhecido em todos os continentes, é transmitida de rato para rato por meio da pulga do rato (Tab. 34.3). Pesquisas sorológicas de animais mostram alta prevalência de anticorpos contra *R. typhi* em gambás, seguidos por cães e gatos. Os seres humanos geralmente contraem a infecção em um ambiente urbano ou suburbano quando são picados por uma pulga infectada. Casos humanos raros no mundo desenvolvido ocorrem em viajantes, geralmente para o Sudeste Asiático (na Indonésia, foi documentado um subdiagnóstico significativo), para a África ou para a região do Mediterrâneo, embora outros focos de infecção também ocorram nos Andes e em Yucatán. A doença é cada vez mais reconhecida, inclusive nos EUA, ao longo da Costa do Golfo. A exposição ao sol parece estar correlacionada com o aumento do risco de exposição.

Nos EUA, os casos relacionados à *Rickettsia felis* (uma rickettsia da febre maculosa, discutida abaixo) são relatados principalmente no Texas e no sul da Califórnia.

Achados clínicos

A. Sintomas e sinais

A apresentação é inespecífica, incluindo febre, cefaleia, mialgia e calafrios. É relatada bradicardia relativa. A erupção maculopapular ocorre em cerca de 50% dos casos; é concentrada no tronco, poupando principalmente as palmas das mãos e as plantas dos pés, e desaparece rapidamente. As apresentações raras incluem dor ou úlceras genitais dolorosas (Lipschutz), meningite e meningoencefalite. As infecções não tratadas duram em média de 12 a 15 dias.

Mesmo se não for tratado, o tifo endêmico geralmente é autolimitado, e o prognóstico é excelente. Uma revisão sistemática que incluiu 239 pacientes não tratados de 12 estudos relatou uma mortalidade geral de 0,4%. A doença pode estar associada a morte materna, aborto espontâneo, parto prematuro e baixo peso ao nascer se contraída no início da gravidez.

B. Achados laboratoriais

A confirmação sorológica pode ser necessária para a diferenciação, com anticorpos fixadores de complemento ou imunofluorescentes detectáveis dentro de 15 dias após o início, com antígenos específicos de *R. typhi*. Um aumento de quatro vezes nos títulos de anticorpos séricos entre a fase aguda e a fase de convalescença é diagnóstico, embora os valores de corte para o diagnóstico não sejam padronizados. É importante observar que os antígenos de *R. typhi* frequentemente apresentam reação cruzada com os de *R. prowazekii*. A PCR pode distinguir entre essas duas infecções dependendo do tipo de amostra, do momento da coleta da amostra, da carga bacteriana e da gravidade da doença. Durante a primeira semana da doença, a PCR é o teste mais sensível se as amostras forem coletadas antes da administração da doxiciclina.

Diagnóstico diferencial

A entidade mais comum no diagnóstico diferencial é a febre maculosa das Montanhas Rochosas, geralmente ocorrendo após exposição rural e com uma erupção cutânea diferente (centrípeta *versus* centrífuga para tifo epidêmico ou endêmico). A coinfecção com *Bartonella henselae* foi relatada em 3,8% de uma população grega de todas as idades. A doença tem sido confundida com a Covid e, curiosamente, assim como a Covid, está associada a uma síndrome inflamatória multissistêmica. O tifo murino também ocorre na gravidez, está frequentemente associado à transaminite e, em geral, tem um prognóstico favorável.

Complicações

A complicação mais comum é a pulmonar, na forma de pneumonia, seguida de derrame pleural e insuficiência respiratória. Outras complicações incluem neurológicas (paralisia facial periférica, meningite, ataxia e convulsões), IRA (e glomeruloesclerose segmentar focal), miocardite fulminante e insuficiência de múltiplos órgãos. As complicações raras incluem achados oculares, CIVD e síndrome de hemofagocitose e linfocitose. É comum a ocorrência de anemia, trombocitopenia, leucopenia, hiponatremia e níveis elevados de enzimas hepáticas.

Tratamento

A doxiciclina, 100 mg por via oral duas vezes ao dia, por 3 dias (ou até que a paciente esteja afebril por 48 horas) é o medicamento de escolha, exceto durante a gravidez. A ciprofloxacina (500-750 mg por via oral, duas vezes ao dia) e a ampicilina (500 mg por via oral, três vezes ao dia) são bem-sucedidas em gestantes. A azitromicina é usada com frequência, mas é inferior à doxiciclina e não está associada a melhores resultados fetais.

Prevenção

As medidas preventivas são direcionadas para o controle de ratos e ectoparasitas (pulgas de ratos) com inseticidas, venenos para ratos e proteção de edifícios contra ratos.

Prognóstico

O tifo endêmico geralmente é uma doença autolimitada. Uma grande série de casos do Texas relatou uma taxa de letalidade de 0,4%.

Blanton LS. Murine typhus: a review of a reemerging flea-borne rickettsiosis with potential for neurologic manifestations and sequalae. Infect Dis Rep. 2023;15:700. [PMID: 37987401]

3. Tifo de arbusto (febre de Tsutsugamushi)

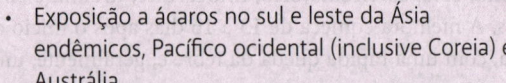

FUNDAMENTOS DO DIAGNÓSTICO

- Exposição a ácaros no sul e leste da Ásia endêmicos, Pacífico ocidental (inclusive Coreia) e Austrália.
- Escara preta no local da picada, com linfadenopatia regional e generalizada.
- Febre alta, bradicardia relativa, cefaleia, mialgia e uma erupção macular de curta duração.
- Frequente pneumonite, encefalite e miocardite.

Considerações gerais

O tifo de arbusto é causado pelo *Orientia tsutsugamushi*, que é um parasita de roedores e é transmitido por larvas de ácaros trombiculídeos (*chiggers*). Existem várias cepas e estão associadas a áreas geográficas. A doença é endêmica na Coreia, China, Taiwan, Japão, Paquistão, Índia (onde é relatada como a principal causa de doença febril aguda na região central da Índia), Tailândia (onde o tifo esfoliante também é a principal causa de febre indiferenciada aguda), Malásia, Vietnã, Laos e Queensland, Austrália (Tab. 34.3), que formam uma área conhecida como "triângulo tsutsugamushi". O tifo esfoliante é uma causa de doença febril aguda na Índia e na China e é uma causa reconhecida de febre de origem desconhecida. Também são relatados casos no Oriente Médio, no Quênia e na América do Sul. A transmissão costuma ser mais comum em altitudes mais elevadas e, em um estudo chinês, o número de casos aumenta com temperaturas mais altas, alta umidade e aumento das chuvas. Os ácaros vivem na vegetação (grama e arbustos), mas completam seu ciclo de maturação picando seres humanos que encontram vegetação infestada. Os fatores de risco na China incluem sexo feminino, idade entre 60 e 69 anos e agricultura. Portanto, a doença é mais comum em áreas rurais, mas também foram descritos casos urbanos. Ocorre transmissão vertical, e as transfusões de sangue também podem transmitir o patógeno. Uma rara transmissão ocupacional por inalação foi documentada entre profissionais de laboratório. Os casos entre viajantes para áreas endêmicas são cada vez mais reconhecidos.

Achados clínicos

A. Sintomas e sinais

Após um período de incubação de 1 a 3 semanas, surgem mal-estar, calafrios, cefaleia intensa e dor nas costas. No local da picada, uma pápula evolui para uma escara preta e plana (a virilha e o abdome são os locais mais comuns, seguidos pelo tórax e axila), o que é um achado útil para o diagnóstico, mas só foi descrito em 19% dos pacientes em uma série sul-coreana de tifo esfoliante. Os linfonodos regionais geralmente estão aumentados e sensíveis, e às vezes ocorre uma adenopatia mais generalizada. A febre aumenta gradualmente durante a primeira semana de infecção, e a erupção cutânea geralmente é maculosa e ocorre principalmente na área do tronco. A erupção cutânea pode ser passageira ou mais grave, com pico em 8 dias, mas com duração de até 21 dias após o início da infecção. A bradicardia relativa, definida como um aumento na frequência cardíaca de menos de 10 batimentos/minuto para um aumento de 1°C na temperatura, frequentemente acompanha a infecção por tifo esfoliante. A ocorrência de bradicardia relativa não tem efeito sobre o resultado clínico. Os sintomas gastrointestinais, incluindo náusea, vômito e diarreia, ocorrem em quase dois terços dos pacientes e correspondem à presença de hemorragia superficial da mucosa, erosões múltiplas ou úlceras no trato gastrointestinal. A IRA e outras anormalidades renais estão frequentemente presentes.

Complicações graves, como pneumonite, miocardite, encefalite ou meningite asséptica, peritonite, hepatite granulomatosa, síndrome hemofagocítica, trombocitopenia imune, CIVD, hemorragia ou infarto cerebrovascular, paralisia de nervos cranianos, sintomas parkinsonianos, síndrome da opsoclonia-mioclonia, ataxia, convulsões, trombose venosa cerebral e cerebelite. A púrpura de Henoch-Schönlein é uma complicação relatada. A SDRA ou a hemofagocitose podem se desenvolver durante a segunda ou terceira semana. Um ataque confere imunidade prolongada contra cepas homólogas e imunidade transitória contra cepas heterólogas. As cepas heterólogas produzem doença leve se a infecção ocorrer dentro de um ano após o primeiro episódio.

B. Achados laboratoriais

Trombocitopenia e elevação das enzimas hepáticas, bilirrubina e creatinina são comuns. O ensaio de imunofluorescência indireta e os ensaios de imunoperoxidase indireta são o padrão ouro para o diagnóstico do tifo esfoliante. Esses testes são caros e têm disponibilidade limitada. Está disponível um Elisa que detecta anticorpos específicos de *Orientia* no soro. O PCR (da escara ou do sangue) é o teste de diagnóstico mais sensível, mas permanece positivo mesmo após o início do tratamento. A cultura do organismo a partir do sangue obtido nos primeiros dias da doença é outra modalidade de diagnóstico, mas requer um laboratório especializado BSL 3. Sugere-se combinar a detecção de IgM por Elisa e PCR convencional para melhorar o diagnóstico do tifo esfoliante. O sequenciamento de última geração pode, quando disponível e menos dispendioso, revolucionar o diagnóstico.

Diagnóstico diferencial

Leptospirose, febre tifoide, dengue, malária, febre Q, febres hemorrágicas, meningite tuberculosa e outras infecções por rickettsias devem ser consideradas. A cefaleia pode simular a neuralgia do trigêmeo. O tifo esfoliante é uma causa reconhecida de febres tropicais obscuras, especialmente em crianças. A presença de escara, linfocitose e PCR elevada pode ajudar a distinguir o tifo esfoliante da dengue. Na Noruega, o eritema migratório é relatado com doenças rickettsiais. Pode haver coinfecção com a malária, embora os estudos sejam complicados por conta da variedade e à confiabilidade dos testes de diagnóstico e às diferentes notificações de saúde pública sobre as duas doenças.

Tratamento e prognóstico

Sem tratamento, a febre cede espontaneamente após duas semanas, mas a taxa de mortalidade pode ser de 10% a 30%. O tratamento de escolha é a doxiciclina (100 mg por via oral duas vezes ao dia) ou a minociclina (100 mg por via intravenosa duas vezes ao dia). Os pacientes devem ser tratados por pelo menos três dias após o desaparecimento da febre. A duração mais curta da terapia está associada à recaída. Um ensaio clínico randomizado (RCT) comparando doxiciclina, azitromicina e ambos para tifo esfoliante grave não mostrou diferença entre doxiciclina e azitromicina, mas observou menor incidência do resultado primário (mortalidade composta em 28 dias, complicações no dia 7 e febre persistente no dia 5) com a terapia combinada. A terapia alternativa para gestantes e para aquelas com alergia à doxiciclina inclui cloranfenicol, embora cepas resistentes ao cloranfenicol e à tetraciclina tenham sido relatadas no sudeste da Ásia. A azitromicina demonstrou ser tão eficaz quanto a doxiciclina, com menos efeitos colaterais, mas é mais cara. A azitromicina pode não evitar resultados fetais ruins em gestantes infectadas.

Em uma análise de Nanjing de 1.582 casos de tifo esfoliativo examinando sete antibióticos (azitromicina, doxiciclina, cloranfenicol, tetraciclina, rifampicina, moxifloxacina e telitromicina), as taxas de cura foram melhores com a rifampicina e azitromicina. A azitromicina apresentou o menor número de eventos adversos e a moxifloxacina foi claramente inferior.

Os fatores de mau prognóstico incluem hipotensão que requer vasopressores, cuidados na UTI, idade acima de 60 anos, ausência de escara (dificultando o diagnóstico), gravidez e achados laboratoriais como leucocitose ou hipoalbuminemia. A maioria dos pacientes se recupera sem sequelas neurológicas.

As infecções graves estão correlacionadas a níveis intermediários e altos de IgG inicial e a níveis mais altos de proteases, chamadas de granzimas. O resultado da doença pulmonar está correlacionado com a rapidez da eliminação da febre e a presença de anemia, edema facial e erupção maculopapular.

Prevenção

O controle de ácaros com a aplicação repetida de acaricidas de ação prolongada e, menos ainda, o controle de roedores podem tornar as áreas endêmicas seguras. Repelentes de insetos nas roupas e na pele, bem como roupas protetoras, são medidas preventivas eficazes. Embora a quimioprofilaxia com doxiciclina tenha sido usada, o CDC não recomenda a profilaxia com antibióticos para viajantes assintomáticos. Não há vacinas eficazes disponíveis.

Kjemtrup AM et al. A forty-year review of Rocky Mountain spotted fever cases in California shows clinical and epidemiologic changes. PLoS Negl Trop Dis. 2022;16:e0010738. [PMID: 36108065]

Lu D et al. Evaluation of the therapeutic effect of antibiotics on scrub typhus: a systematic review and network meta-analysis. Front Public Health. 2022;10:883945. [PMID: 35570886]

Varghese GM et al; INTREST Trial Investigators. Intravenous doxycycline, azithromycin, or both for severe scrub typhus. N Engl J Med. 2023;388:792. [PMID: 36856615]

Febre maculosa
1. Febre maculosa das Montanhas Rochosas

FUNDAMENTOS DO DIAGNÓSTICO

- Exposição à picada de carrapato em uma área endêmica.
- Pródromo semelhante ao da gripe seguido de febre, cefaleia intensa e mialgias; ocasionalmente, delírio e coma.
- A erupção macular vermelha aparece entre os dias 2 e 6 da febre, primeiro nos pulsos e tornozelos e depois se espalhando centralmente; pode se tornar petequial.
- Mortalidade superior a 70% em pacientes não tratados.
- Exames sorológicos seriados por anticorpo fluorescente indireto confirmam o diagnóstico retrospectivamente.

Considerações gerais

A **febre maculosa das Montanhas Rochosas (RMSF)** é causada por *R. rickettsii* e é endêmica em partes das Américas (Tab. 34.3). Nos EUA, o número de casos de RMSF aumentou nas últimas duas décadas, atingindo o pico de 6248 em 2017. Apesar do nome, a maioria dos casos de RMSF ocorre fora da região das Montanhas Rochosas. Mais da metade dos casos dos EUA são de cinco estados: Arkansas, Missouri, Carolina do Norte, Tennessee e Virgínia. Os casos humanos reapareceram

no norte do México em 2008, após décadas de quiescência (desde a década de 1940) e, desde 2004, ressurgiram no Panamá. Em 2019, 4290 (mas apenas 779 com confirmação por PCR, ensaios de imunofluorescência ou ambos) casos haviam sido registrados na área de Mexicali.

A *R. rickettsii* é transmitida aos seres humanos pela picada de carrapatos. São necessárias várias horas de contato entre o carrapato e o hospedeiro humano para a transmissão. Os carrapatos que podem transmitir a infecção incluem o carrapato-da-madeira das Montanhas Rochosas, *Dermacentor andersoni*, no oeste dos EUA, e o carrapato-do-cão-americano, *D. variabilis*, no leste dos EUA. Essas transmissões são em grande parte silvestres. Outros carrapatos de corpo duro transmitem o organismo no sul dos EUA e nas Américas Central e do Sul e são responsáveis pela transmissão entre roedores, cães, porcos-espinhos e outros animais.

O carrapato marrom do cão, *Rhipicephalus sanguineus*, é um vetor no leste do Arizona, no sul da Califórnia e no México, associado a habitats peridomésticos e responsável por muitos casos de nativos americanos. A RMSF epidêmica, conforme descrita no Arizona e no México, está associada a infestações locais maciças do carrapato marrom em cães domésticos, o que pode explicar por que a incidência de RMSF nas três comunidades mais afetadas em uma epidemia no Arizona de 2003 a 2012 foi 150 vezes maior do que a média nacional dos EUA. A transmissão por agulha para uma enfermeira foi relatada no Brasil.

Existem vinte e cinco genótipos de *R. rickettsii* em quatro grupos diferentes, e estão em andamento possíveis correlações genômico-clínicas. Várias outras espécies de rickettsias causam infecções leves e não letais nos EUA, incluindo *R. parkeri*, *R. philipi* e *R. massiliae*. Essas espécies são discutidas na seção "tifo do carrapato". A mudança climática e a globalização aumentam a transmissão e as espécies de Rickettsia são agora registradas em todo o mundo.

Acredita-se que a **febre maculosa brasileira** com maior mortalidade do que a RMSF seja causada por uma cepa virulenta de *R. rickettsii*. Uma série de espécies de febre maculosa foi identificada em pacientes humanos nos últimos 20 anos em todo o mundo, incluindo espécies da China (*Rickettsia sp. XY99*), Eslováquia (*R. slovaca*), Marrocos (*R. aeschlimannii*), Sicília (*R. massiliae*), China e Egito (*R. sibirica mongolitimonae*). As capivaras são um vetor altamente móvel da doença brasileira.

Achados clínicos
A. Sintomas e sinais

A RMSF pode causar disfunção multiorgânica grave e taxas de letalidade de até 73% se não for tratada, o que a torna a doença rickettsial mais grave. Dois a 14 dias (média de 7 dias) após a picada de um carrapato infeccioso, os sintomas começam com o início abrupto de febre alta, calafrios, cefaleia, náuseas e vômitos, mialgias, inquietação, insônia e irritabilidade. A erupção cutânea característica (máculas tênues que evoluem para maculopápulas e depois petéquias) aparece entre o segundo e o sexto dia de febre. Inicialmente, envolve os pulsos e tornozelos, espalhando-se centralmente para os braços, pernas e tronco nos dois ou três dias seguintes. O envolvimento das palmas das mãos e plantas dos pés é característica. Normalmente, não são observadas escaras, que sugerem mais febres rickettsiais. Pode ocorrer rubor facial, hiperemia conjuntival e lesões no palato duro (Fig. 34.7). Em cerca de 10% dos casos, entretanto, não se observa erupção cutânea ou apenas uma erupção cutânea mínima. Pode haver tosse e pneumonite, e delírio, letargia, convulsões, estupor e coma também podem aparecer em casos mais graves. Ocasionalmente, há esplenomegalia, hepatomegalia, icterícia, miocardite (que pode simular uma SCA), hemorragia adrenal, artrite poliarticular ou uremia. A SDRA e a vasculite necrosante, quando presentes, são as mais preocupantes.

Em Sonora, México, em 2015-2016, foram registrados abortos espontâneos em três de quatro gestantes com RMSF.

B. Achados laboratoriais

Trombocitopenia, hiponatremia, aminotransferases elevadas e hiperbilirrubinemia são comuns. O líquido cerebroespinal pode apresentar hipoglicorraquia e pleocitose leve. A CIVD é observada em casos graves. O diagnóstico durante a fase aguda da doença pode ser feito pela demonstração imuno-histológica ou por PCR de *R. rickettsii* em amostras de biópsia de pele (ou *swabs* cutâneos de lesões de pele). A realização desses estudos assim que as lesões cutâneas se tornam aparentes e antes do início dos antibióticos maximiza a sensibilidade.

Estudos sorológicos confirmam o diagnóstico, mas a maioria dos pacientes não apresenta uma resposta de anticorpos até a segunda semana da doença. O teste de anticorpo fluorescente indireto IgG é o mais comumente usado.

O diagnóstico é mais comumente feito por sorologia e 99% dos casos são diagnosticados com doença provável. É importante que soros pareados (agudo e convalescente) sejam usados quando possível para estabelecer uma infecção aguda.

Diagnóstico diferencial

O diagnóstico é desafiador porque os sintomas iniciais se assemelham aos de muitas outras infecções. A tríade clássica

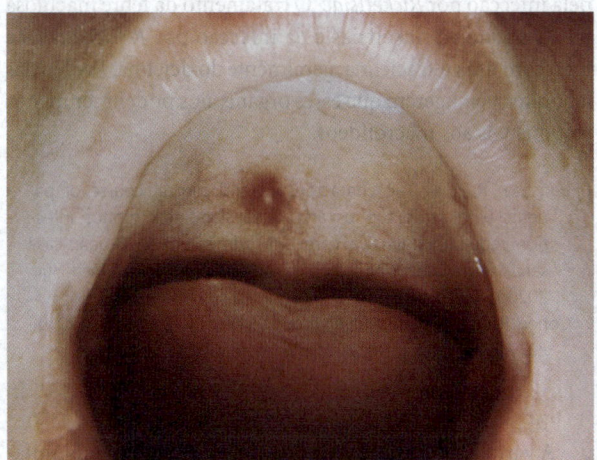

FIGURA 34.7 Lesão no palato duro causada pela febre maculosa das Montanhas Rochosas.
De Public Health Image Library, CDC.

de febre, erupção cutânea e picada de carrapato raramente é reconhecida, sendo que até 40% dos pacientes não se lembram de uma picada de carrapato. Além disso, a erupção cutânea pode ser confundida com a do sarampo, da febre tifoide e da erliquiose ou, o mais importante, meningococemia. As hemoculturas e o exame do líquido cerebroespinal estabelecem essa última. As coinfecções podem mascarar o diagnóstico. Algumas rickettsioses de febre maculosa também podem simular a RMSF, mas não são detectadas por testes sorológicos de rotina para RMSF.

Tratamento e prognóstico

O tratamento com doxiciclina (100 mg por via oral duas vezes ao dia por 5 a 7 dias ou por pelo menos 3 dias após o desaparecimento da febre) é recomendado em todas as idades e em gestantes. Embora os dados sugiram que é improvável que a doxiciclina seja teratogênica, as gestantes devem ser orientadas quanto aos possíveis riscos. O cloranfenicol (50-100 mg/kg/dia em quatro doses divididas, por via oral ou intravenosa, por 4 a 10 dias) é o único medicamento alternativo para tratar a FMR; no entanto, os pacientes tratados com cloranfenicol podem ter maior risco de morte do que os pacientes tratados com uma tetraciclina. Observe que as formulações orais de cloranfenicol não estão disponíveis nos EUA e que o uso de cloranfenicol pode ter riscos adversos, como anemia aplástica. Em geral, os pacientes apresentam defervescência em 48 a 72 horas, e a terapia deve ser continuada por pelo menos 3 dias após a ocorrência da defervescência.

A taxa de mortalidade relatada para pacientes tratados nos EUA é de cerca de 3 a 5%. No surto de Mexicali, na última década, a taxa de mortalidade foi de quase 18%. As características a seguir estão associadas ao aumento da mortalidade: (1) infecção em adultos mais velhos ou nativos americanos; (2) presença de características clínicas atípicas (ausência de cefaleia, sem história de fixação de carrapatos, sintomas gastrointestinais) e doenças crônicas subjacentes; e (3) atraso no início da antibioticoterapia adequada. A causa comum de morte é a pneumonite com insuficiência respiratória ou cardíaca. Uma forma fulminante de RMSF pode ser observada em pacientes com deficiência de glicose-6-fosfato desidrogenase.

As complicações incluem convulsões, encefalopatia e encefalite, neuropatia periférica, paraparesia, incontinência intestinal e da bexiga, disfunção cerebelar e vestibular, perda auditiva e déficits motores; essas sequelas podem durar anos após a infecção inicial. A presença de um padrão de "céu estrelado", significando lesões restritivas difusas puntiformes multifocais na imagem de RM T2, deve levar ao tratamento.

Prevenção

Roupas de proteção, produtos químicos repelentes de carrapatos e a remoção de carrapatos em intervalos frequentes são medidas úteis. Existem campanhas agressivas para reduzir os carrapatos em muitas comunidades com altas taxas de ataque de RMSF. A terapia profilática após uma picada de carrapato não é recomendada.

Bradshaw MJ et al. Meningoencephalitis due to spotted fever rickettsioses, including Rocky Mountain spotted fever. Clin Infect Dis. 2020;71:188. [PMID: 31412360]

Piotrowski M et al. Expansion of tick-borne rickettsioses in the world. Microorganisms. 2020;8:1906. [PMID: 33266186]

Zazueta OE et al. Rocky Mountain spotted fever in a large metropolitan center, Mexico-United States Border, 2009-2019. Emerg Infect Dis. 2021;27:1567. [PMID: 34014151]

2. Tifo do carrapato (febre rickettsial)

O termo "tifo do carrapato" denota uma variedade de febres rickettsiais maculadas, geralmente nomeadas por sua localização geográfica (p. ex., febre maculosa mediterrânea, tifo do carrapato de Queensland, febre maculosa oriental, febre da picada do carrapato africano, tifo do carrapato siberiano, tifo do carrapato do norte da Ásia, tifo do carrapato indiano) ou por morfologia (p. ex., febre botonosa). Mais de 30 espécies de rickettsioses do grupo da febre maculosa são encontradas em todo o mundo (principalmente na Europa e na Ásia), 21 das quais são patogênicas em humanos (incluindo a *R. rickettsii*). Essas doenças são causadas por vários organismos rickettsiais (p. ex., *R. africae, R. australis, R. conorii, R. japonica, R. massiliae, R. parkeri, R. sibirica* e R 364D) e são transmitidas por várias espécies de carrapatos. Cães e animais silvestres, geralmente roedores e até mesmo répteis, podem servir como reservatórios de febres rickettsiais. As viagens são um fator de risco para a doença, principalmente entre os ecoturistas adultos mais velhos.

As rickettsioses transmitidas por carrapatos são a principal fonte de infecções por rickettsias na Europa e causam uma síndrome semelhante à observada na febre maculosa do Mediterrâneo. Médicos da Argélia e da Índia relatam tifo endêmico por carrapatos, sugerindo uma pandemia de rickettsioses transmitidas por carrapatos. As espécies mais recentes reconhecidas incluem R. *helvetica, R. monacensis, R. massiliae* e *R. aeschlimannii*. Outra síndrome descrita é a linfadenopatia transmitida por carrapatos associada à *R. slovaca, R. candidatus, R. rioja* e *R. raoultii* e caracterizada por picada de carrapato, escara no couro cabeludo e linfadenopatia cervical. Em uma série israelense de 42 infecções por *R. conorii*, a história de picada de carrapato foi rara (5%), as escaras foram infrequentes (12%) e a leucocitose foi mais comum do que a leucopenia. Na Austrália, o tifo do carrapato de Queensland (QTT) apresenta sintomas um pouco mais graves do que o tifo esfoliante. Em uma série de casos de 22 pacientes que precisaram de cuidados na UTI, 9% necessitaram de ventilação mecânica. A mortalidade foi observada somente com o QTT.

Os patógenos geralmente produzem uma escara ou mancha preta (*taches noire*) no local da picada do carrapato que pode ser útil no diagnóstico, embora ocorra a febre botonosa sem manchas. Os sintomas incluem febre, cefaleia, mialgias e erupção cutânea. Também pode ocorrer linfadenopatia dolorosa ou linfangite. Raramente, as lesões papulovesiculares podem se assemelhar à varíola por rickettsias. A lesão endotelial produz edema perivascular, necrose dermatológica e, raramente, púrpura fulminante e fasciíte necrotizante. São relatadas adenopatia regional, lesões disseminadas, doença renal, ruptura esplênica e hepatite, incluindo necrose hepática focal. A retinite multi-focal é uma complicação relatada. São raras as manifestações neurológicas, incluindo encefalite, oftalmoplegia internuclear, arterite vertebral com disfagia associada ao glossofaríngeo, envolvimento coronariano, púrpura fulminante e síndrome hemofagocítica.

O diagnóstico é clínico, com sorologia ou PCR (a cultura pode ser usada, mas é menos sensível do que qualquer uma delas) da camada leucocitária do sangue ou de uma escara, se tiver disponível, usada para confirmação. *O tratamento deve ser iniciado após a suspeita clínica, uma vez que o atraso na terapia é a causa comum do aumento da morbidade*. É indicado o tratamento oral com doxiciclina (100 mg duas vezes ao dia) ou cloranfenicol (50-75 mg/kg/dia em quatro doses divididas) por 7 a 10 dias. É preciso ter cautela com o uso de ciprofloxacina porque ela está associada a um resultado ruim e aumenta a gravidade da doença na febre maculosa do Mediterrâneo. Os profissionais da atenção primária em áreas endêmicas geralmente incluem macrolídeos no tratamento de doenças febris agudas para cobrir essas febres rickettsiais. A combinação de azitromicina e rifampicina é eficaz e segura na gravidez. A prevenção envolve roupas protetoras, repelentes e inspeção e remoção de carrapatos. Casos graves podem exigir cuidados na UTI por insuficiência de múltiplos órgãos, especialmente insuficiência respiratória; casos fatais são relatados com mais frequência do que no tifo esfoliante. Defervescência (mais de 48 horas) é relatada em casos graves.

Anteriormente classificado como um tifo endêmico ou murino, o tifo da pulga do gato, causado pelo *R. felis*, é mais adequadamente classificado como uma febre maculosa. O agente causador foi associado à exposição à pulga do gato e ao gambá. Embora as doenças pareçam ser onipresentes, a maioria dos casos nos EUA (sul do Texas, Califórnia e possivelmente Havaí) ocorre na primavera e no verão. Há relatos de doença neurológica aguda no México e na Suécia, e raros casos fatais de *R. felis* foram registrados na Indonésia. O tratamento é o mesmo que o de outras febres rickettsiais.

Os casos de febre maculosa não associada à *Rickettsiae* tendem a ter um prognóstico melhor do que aqueles causados pela infecção por *Rickettsiae*. O tratamento da febre maculosa não associada a rickettsias e da infecção por *R. rickettsiae* é feito com uma tetraciclina, geralmente doxiciclina. Evidências laboratoriais sugerem que esses organismos podem ser menos responsivos aos macrolídeos.

Bagshaw R et al. The characteristics and clinical course of patients with scrub typhus and Queensland tick typhus infection requiring intensive care unit admission: a 23-year case series from Queensland, tropical Australia. Am J Trop Med Hyg. 2020;103:2472. [PMID: 32959771]

Cohen R et al. Spotted fever group rickettsioses in Israel, 2010–2019. Emerg Infect Dis. 2021;27:2117. [PMID: 34286684]

3. Varíola rickettsial

A varíola rickettsial é uma doença febril aguda, autolimitada, causada pela *Rickettsia akari*, um parasita de camundongos, transmitido pelo ácaro *Liponyssoides sanguineus* (Tab. 34.3). A varíola rickettsial pertence ao grupo de rickettsias da febre maculosa. As infecções por *R. akari* são registradas em todo o mundo. Estudos de soroprevalência entre pessoas que injetam drogas em Baltimore mostram uma soropositividade de até 16%. Em Nova York, sua associação com a pobreza é muito forte. A doença também foi encontrada em comunidades agrícolas. Condições de aglomeração e moradias infestadas de ratos permitem a transmissão do patógeno aos seres humanos. *A tríade clássica de febre, erupção cutânea e escara é encontrada em 99% dos casos.* A lesão primária é uma pápula vermelha indolor que aparece em momentos variáveis, mas, em média, uma semana após a picada do ácaro. A lesão geralmente forma vesículas e posteriormente forma uma escara preta. As lesões da febre da picada do carrapato africano causada pela *R. africae* podem se assemelhar às da varíola rickettsial.

O início dos sintomas – calafrios, febre, cefaleia, fotofobia e dores disseminadas – é repentino. A febre pode ser seguida por uma erupção papular generalizada de 2 a 4 dias depois, com uma média de 30 a 40 lesões que cobrem as palmas das mãos e as plantas dos pés. O intervalo entre a vesiculação e a formação da crosta é de cerca de 10 dias. As lesões iniciais podem se assemelhar às da varicela (geralmente vesiculares, em vez de papulovesiculares na varíola rickettsial). Os achados patológicos incluem edema dérmico, vesículas subepidérmicas e a essência parece ser a vasculite linfocítica e granulocítica. Uma proteína de membrana externa de 44 kDa parece ser um biomarcador para *R. akari*.

Podem ocorrer leucopenia e trombocitopenia transitórias e hepatite aguda. Um aumento de quatro vezes nos títulos de anticorpos séricos contra o antígeno rickettsial, detectado por fixação de complemento ou ensaios fluorescentes indiretos, é diagnóstico e está disponível no CDC. A globulina anti-rickettsial conjugada pode identificar o antígeno em biópsias de lesões cutâneas. A detecção por PCR do DNA rickettsial em tecido fresco também parece ser útil. A *R. akari* também pode ser isolada de amostras de biópsia de escaras.

O tratamento consiste em doxiciclina oral (dose de ataque de 200 mg, seguida de 100 mg duas vezes ao dia) por 2 a 5 dias ou até a defervescência. A doença geralmente é leve e autolimitada sem tratamento, mas, ocasionalmente, os sintomas graves podem exigir hospitalização. O controle exige a eliminação de camundongos de habitações humanas e aplicações de inseticidas.

Vyas NS et al. Investigating the histopathological findings and immunolocalization of rickettsialpox infection in skin biopsies: a case series and review of the literature. J Cutan Pathol. 2020;47:451. [PMID: 31955452]

Outras infecções rickettsiais e semelhantes a rickettsiais

1. Erliquiose e anaplasmose

FUNDAMENTOS DO DIAGNÓSTICO

- Infecção de monócitos ou granulócitos por bactérias Gram-negativas transmitidas por carrapatos.

- Período de incubação de nove dias; a doença clínica varia de assintomática a com risco de morte.
- Mal-estar, náusea, febre e cefaleias.
- Os casos de erliquiose nos EUA geralmente ocorrem em homens com idade entre 60 e 69 anos; os casos de anaplasmose nos EUA geralmente ocorrem em homens acima de 40 anos; ambos ocorrem no verão, com diferentes áreas geográficas de prevalência.
- Excelente resposta à terapia com tetraciclinas.

Considerações gerais

A erliquiose e a anaplasmose humanas são endêmicas nos EUA.

A *Ehrlichia chaffeensis* (Tab. 34.3), a espécie mais comum de *Ehrlichia* que infecta seres humanos, é observada principalmente centro-sul dos EUA (especialmente Arkansas, Missouri e Oklahoma), mas também foi relatada na Cidade do México e no Japão, sugerindo que é muito mais onipresente do que se reconhecia anteriormente. A *Ehrlichia ewingii* causa a erliquiose granulocítica humana semelhante à anaplasmose e constitui quase 10% dos casos de erliquiose; a maioria dos casos nos EUA é relatada no Centro-Oeste e no Sudeste. A anaplasmose granulocítica humana é causada pelo *Anaplasma phagocytophilum*; a maioria dos casos nos EUA é registrada na Nova Inglaterra, Nova York, Minnesota e Wisconsin. Cada vez mais, a anaplasmose está sendo relatada na Ásia, na Coreia do Sul, na Mongólia, na China (onde uma nova espécie foi identificada, *Anaplasma capra*) e no norte da Europa.

Na América do Norte, os principais vetores de doenças rickettsiais transmitidas por carrapatos para esses patógenos são: (1) o carrapato estrela solitária (*Amblyomma americanus*), que é o vetor de *E. chaffeensis* e *E. ewingii*; (2) o carrapato de patas pretas (*Ixodes scapularis*), que é um vetor de *B. burgdorferi* (doença de Lyme), *Babesia microti* (babesiose) e *A. phagocytophilum* (anaplasmose), e um possível vetor de *Ehrlichia muris eauclairensis*; e (3) o carrapato de pernas pretas do oeste (*Ixodes pacificus*), que é um vetor de *A. phagocytophilum* ao longo da costa do Pacífico dos EUA. Os vetores dos casos europeus e asiáticos são espécies de *Ixodes*, como *I. ricinus* e *I. persulcatus*. Os principais reservatórios da erliquiose monocítica humana e da anaplasmose granulocítica humana são o cervo de cauda branca e o camundongo de patas brancas, respectivamente. Outros mamíferos também estão envolvidos. A anaplasmose transmitida por transfusão foi relatada.

Os relatórios do CDC indicam que as incidências de erliquiose monocítica humana, erliquiose granulocítica e, em particular, anaplasmose estão aumentando; os casos são relatados aos departamentos de saúde locais e estaduais. Os casos ocorrem principalmente entre homens brancos, não hispânicos, acima de 50 anos de idade. Como mais de um agente pode coexistir na mesma área, os casos de erliquiose humana e anaplasmose podem ser relatados como "erliquiose humana/anaplasmose indeterminada" na ausência de identificação da espécie. Aumentos concomitantes nas populações de carrapatos podem ser responsáveis por esse aumento.

A taxa de letalidade é de 1% com infecções por *E. chaffeensis* e 0,3% entre os casos de anaplasmose humana. A maioria dos casos de infecção por *E. ewingii* ocorreu em pacientes imunocompetentes. Nenhuma morte foi relatada por *E. ewingii* ou *E. muris eauclairensis*.

Tanto o *E. chaffeensis* como o *A. phagocytophilum* raramente são transmitidos por transplante de órgãos sólidos. A maioria dos casos ocorre em homens de meia-idade, e os órgãos mais frequentemente observados são o coração e o pulmão. A triagem de rotina pré-transplante não ocorre no momento. Ocorreram fatalidades em 2 de 13 casos em uma série.

Achados clínicos

A. Sintomas e sinais

A doença clínica da erliquiose monocítica humana varia de leve a potencialmente fatal. Normalmente, após um período de incubação de uma a duas semanas e um pródromo que consiste em mal-estar, mialgias, tremores e náuseas, surgem febre alta e cefaleia. Pode ocorrer uma erupção cutânea pleomórfica. A apresentação em pacientes imunossuprimidos (inclusive pacientes transplantados) e em pacientes idosos tende a ser mais grave. As sequelas graves raras incluem insuficiência respiratória aguda e SDRA; complicações neurológicas, sendo as mais comuns meningoencefalite e meningite asséptica; doença renal aguda (que pode simular púrpura trombocitopênica trombótica); síndrome hemofagocítica; e falência de múltiplos órgãos.

As manifestações clínicas da erliquiose granulocítica humana e da anaplasmose são semelhantes àquelas observadas na erliquiose monocítica humana. A infecção assintomática é reconhecida. A erupção cutânea, entretanto, não é frequente. Se houver erupção cutânea, deve-se suspeitar de coinfecção com outras doenças transmitidas por carrapatos ou de um diagnóstico alternativo. Há relatos de febre persistente e mal-estar por dois anos ou mais. As complicações relatadas da anaplasmose incluem hiponatremia, leucopenia, trombocitopenia e infarto agudo do cérebro.

A coinfecção com anaplasmose e doença de Lyme ou babesiose pode ocorrer, mas as manifestações clínicas (incluindo febre e citopenias) são mais graves com a anaplasmose do que com a doença de Lyme. Uma espiroqueta, *Borrelia miyamotoi*, pode simular a anaplasmose em suas manifestações clínicas.

B. Achados laboratoriais

O diagnóstico pode ser feito pela história de exposição a carrapatos, seguido de um quadro clínico característico. Leucopenia, linfopenia absoluta, trombocitopenia e aumento de transaminases ocorrem com frequência. A trombocitopenia ocorre com mais frequência do que a leucopenia na erliquiose granulocítica humana. É relatada hiponatremia por depleção de volume. O exame de sangue periférico com coloração de Giemsa pode revelar vacúolos intraleucocíticos característicos (mórulas) em até 20% dos pacientes. Um ensaio de anticorpos fluorescentes indiretos está disponível no CDC e requer soros agudos e convalescentes. Um ensaio de PCR pode ser útil para fazer o diagnóstico no início do curso da doença. O ensaio de PCR é mais sensível na primeira semana da doença e pode ser usado como um teste de confirmação.

Tratamento e prevenção

O tratamento para erliquiose humana e anaplasmose é feito com doxiciclina, 100 mg duas vezes ao dia (por via oral ou intravenosa) por 10 a 14 dias ou até 3 dias de defervescência. A rifampicina é uma alternativa em gestantes. O tratamento não deve ser suspenso enquanto se aguarda a confirmação da sorologia quando a suspeita é alta. A falta de melhora clínica e a defervescência 48 horas após o início da doxiciclina sugerem um diagnóstico alternativo. Alguns pacientes podem continuar a apresentar cefaleia, fraqueza e mal-estar por semanas, apesar do tratamento adequado. O controle de carrapatos é a essência da prevenção. Por conta do aumento da prevalência e do reconhecimento dessas doenças, deve-se estabelecer uma triagem para transplantes de órgãos sólidos e transfusões de sangue para evitar infecções pós-transplante.

Centers for Disease Control and Prevention (CDC). Ehrlichiosis: epidemiology and statistics. https://www.cdc.gov/ehrlichiosis/stats/index.html

Centers for Disease Control and Prevention (CDC). Anaplasmosis: epidemiology and statistics. https://www.cdc.gov/anaplasmosis/stats/index.html

2. Febre Q (infecção por *Coxiella burnetii*)

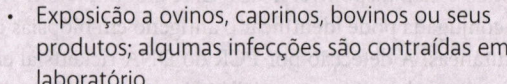

FUNDAMENTOS DO DIAGNÓSTICO

- Exposição a ovinos, caprinos, bovinos ou seus produtos; algumas infecções são contraídas em laboratório.
- Doença febril aguda ou crônica: cefaleia, tosse, prostração e dor abdominal.
- Pneumonite, hepatite ou encefalopatia; menos frequentemente, endocardite, infecções vasculares, osteomielite ou síndrome da fadiga crônica.
- Uma causa comum de endocardite com cultura negativa.

Considerações gerais

A febre Q, uma doença relatável e significativamente subestimada nos EUA, é causada pelo coccobacilo intracelular Gram-negativo *C. burnetii*. As infecções por *Coxiella* ocorrem em todo o mundo (com reconhecimento crescente em vários países, incluindo Brasil e Coreia do Sul), principalmente em bovinos, ovinos e caprinos, nos quais causam doença leve ou subclínica (Tab. 34.3). Nesses animais, a reativação da infecção ocorre durante a gravidez e causa abortos ou filhotes com baixo peso ao nascer. A *Coxiella* é resistente ao calor e à secagem e permanece infecciosa no ambiente por meses. Sua incidência parece estar aumentando e os modos de transmissão em surtos estão passando da aquisição ocupacional para a comunitária.

A infecção humana ocorre por meio da inalação de bactérias aerossolizadas (em poeira ou gotículas) de fezes, urina, leite ou produtos de concepção de animais infectados. A ingestão e a penetração na pele são outras vias reconhecidas de transmissão. Um surto de 2017 na Espanha teve uma taxa de ataque de 25% (16/64). Manipuladores de animais, funcionários de abatedouros, veterinários, técnicos de laboratório e outros trabalhadores expostos a produtos de origem animal estão expostos ao risco por conta de suas ocupações. Nos EUA, mais de 60% dos casos não relatam exposição a animais potencialmente infecciosos, mas os casos têm duas vezes mais probabilidade do que os não casos de relatar o consumo de leite cru. Um grupo italiano identificou agentes semelhantes à *Coxiella* em aves e postula que eles também podem estar envolvidos na patogênese da infecção por *C. burnetii*.

A transmissão entre humanos não parece ocorrer, mas pode haver infecção materno-fetal e há relatos de infecção após transplante de fígado. Suspeita-se de uma rara transmissão por carrapatos, mas os carrapatos podem ser importantes na transmissão entre ruminantes. Na Europa, 4,8% dos carrapatos carregam o *C. burnetii*.

Achados clínicos
A. Sintomas e sinais

A infecção assintomática é comum. Nos demais casos, desenvolve-se uma doença febril após um período de incubação de 2 a 3 semanas, geralmente acompanhada de cefaleia, bradicardia relativa, prostração e dores musculares. O curso clínico pode ser agudo, crônico (duração de 6 meses ou mais), ou recidivante. A pneumonia e a hepatite granulomatosa são as manifestações predominantes na forma aguda (e sua incidência pode variar geograficamente), enquanto outras manifestações menos comuns incluem erupções cutâneas (maculopapulares ou purpúricas), febre de origem desconhecida, miocardite, pericardite, aneurismas aórticos, meningite asséptica, encefalite, orquite, abscesso iliopsoas, neuropatia periférica (de mononeurite múltipla a plexopatia e síndrome de Guillain-Barré), espondilodiscite, tenossinovite, osteomielite granulomatosa (mais frequentemente observada em crianças e raramente associada à recuperação completa da articulação) e linfadenopatias regionais (mediastinais) ou difusas.

Foi recomendado que o termo *febre Q crônica* fosse abandonado para evitar confusão e substituído por *infecções localizadas persistentes*. A apresentação mais comum em pacientes com infecções localizadas persistentes é a endocardite com cultura negativa. Os fatores de risco para endocardite são o estado imunocomprometido, a presença de condições valvares preexistentes, o sexo masculino e a idade acima de 40 anos. A prótese valvular (mecânica ou bioprótese) representa o fator de risco mais importante. Em uma série de pacientes pós-cirurgia cardíaca com endocardite com cultura negativa, a febre Q é a causa mais comum (cerca de 40% dos casos). Em série holandesa de 107 pacientes com fatores de risco de endocardite por febre Q e sorologias positivas, o acompanhamento em uma média de 64 meses após a triagem inicial mostrou que 4,7% desenvolveram uma infecção localizada persistente

(uma pessoa apesar de uma sorologia negativa intermediária), enquanto 23,4% tornaram-se soronegativos e a maioria (72%) apresentou um padrão de infecção resolvida.

As manifestações clínicas da endocardite são inespecíficas, com febre, suores noturnos e perda de peso. Raramente, são relatados urticária, edema, eritema nodoso e artralgias. Também podem ocorrer insuficiência cardíaca súbita, acidente vascular encefálico ou outros aneurismas embólicos e micóticos. As infecções vasculares, principalmente da aorta (causando aneurismas micóticos) e de próteses de enxerto, são a segunda apresentação mais comum e estão associadas a uma alta mortalidade (25%). A síndrome da fadiga crônica pós-febre Q (1 ano após a infecção aguda com sintomas crônicos) é controversa e de fisiopatologia desconhecida. A terapia comportamental cognitiva é eficaz na redução da gravidade da fadiga em pacientes com síndrome da fadiga da febre Q; o tratamento de longo prazo com doxiciclina não se mostrou eficaz. Infecções osteoarticulares recorrentes em crianças também podem ser causadas por infecção prolongada por febre Q.

Uma nova infecção ou reativação da febre Q pode ocorrer em gestantes e está associada a abortos espontâneos, retardo do crescimento intrauterino, morte fetal intrauterina e parto prematuro. A infecção por *C. burnetii* durante o primeiro trimestre pode causar oligoidrâmnio.

B. Achados laboratoriais

O exame laboratorial durante a fase aguda pode mostrar testes bioquímicos hepáticos elevados e leucocitose ocasional. Os pacientes com febre Q aguda geralmente produzem anticorpos contra o antígeno de fase II de *C. burnetii* (os antígenos de fase II são formados *in vitro* a partir de mutantes avirulentos deletados e são empiricamente mais comuns na doença aguda, enquanto os antígenos de fase I, observados em infecções na natureza e em laboratório, são encontrados na forma de IgG na doença crônica). Um aumento de quatro vezes entre soros agudos e convalescentes por imunofluorescência indireta é diagnóstico da infecção. A PCR em tempo real para o DNA de *C. burnetii* é útil apenas no diagnóstico precoce da febre Q. O DNA do *C. burnetii* torna-se indetectável no soro à medida que as respostas sorológicas se desenvolvem. O valor preditivo positivo dos anticorpos para os antígenos da fase II na doença aguda é de no máximo 65%, e existe uma variabilidade considerável entre os testes com os antígenos da fase 2. Os testes de diagnóstico que combinam PCR com Elisa (Immuno-PCR) melhoram a sensibilidade e a especificidade durante as primeiras duas semanas após o início dos sintomas.

Embora a infecção persistente possa ser diagnosticada com base em testes sorológicos realizados em intervalos de 3 e 6 meses (com um título de IgG contra o antígeno da fase I de 1:800 ou mais), a sensibilidade de tais sorologias costuma ser baixa, e o diagnóstico da febre Q costuma ser feito clinicamente. Um ensaio automatizado de epifluorescência tem sensibilidade superior a 95% para a detecção de antígenos de fase I em infecções persistentes. A presença de níveis elevados de anticorpos anticardiolipina tem um alto valor preditivo positivo para endocardite aguda.

O diagnóstico da endocardite por febre Q geralmente é feito no momento da substituição da válvula com PCR de amostras de tecido. O *C. burnetii* também pode ser isolado das válvulas afetadas usando a cultura em frasco de concha. A análise do material da articulação pode ser facilitada com técnicas de sequenciamento genômico.

C. Exames de imagem

As radiografias do tórax podem mostrar infiltrados pulmonares irregulares. *Todos os pacientes com febre Q aguda devem ser examinados quanto à doença valvular subjacente por meio de ecocardiografia.* O exame de imagem inicial e o acompanhamento com PET/CT de 18-FDG em série podem ser úteis para identificar a infecção crônica e monitorar a resposta ao tratamento.

Diagnóstico diferencial

Pneumonias virais, por *Mycoplasma* e bacterianas; hepatite viral; brucelose; doença do legionário; tifo murino ou esfoliante; doença de Kawasaki; tuberculose; psitacose; e outras doenças transmitidas por animais podem ter manifestações clínicas semelhantes às da febre Q. A febre Q deve ser considerada em casos de febres inexplicáveis com hemoculturas negativas em associação com doença embólica ou cardíaca. Os casos de febre Q podem simular uma doença autoimune. Há relatos de coinfecção com tifo e leptospirose.

Tratamento e prognóstico

A doxiciclina é o medicamento mais eficaz contra o *C. burnetii*; a resistência à doxiciclina é rara. Os isolados permanecem suscetíveis à levofloxacina, à moxifloxacina e, em menor grau, à ciprofloxacina. Até o momento, não foi relatada nenhuma resistência ao sulfametoxazol-trimetoprim.

No caso de infecção aguda, o tratamento com doxiciclina (100 mg por via oral duas vezes ao dia) por 14 dias ou pelo menos 3 dias completos após a defervescência é o recomendado. Mesmo em pacientes não tratados, a taxa de mortalidade é geralmente baixa, exceto quando há desenvolvimento de endocardite. Para crianças com menos de 8 anos de idade, a terapia baseada em ciprofloxacina é preferível, combinada com rifampicina ou trimetoprim-sulfametoxazol.

Não existem diretrizes consensuais para o tratamento de infecções persistentes por *C. burnetii*. A maioria dos especialistas recomenda uma terapia oral combinada com doxiciclina (100 mg duas vezes ao dia) mais hidroxicloroquina por aproximadamente 18 meses para endocardite de válvula nativa e 24 meses para endocardite de válvula protética. O uso de regimes alternativos de combinação com uma quinolona ou rifampicina mostra alguma eficácia.

As respostas sorológicas podem ser monitoradas durante e após o término da terapia e o tratamento pode ser estendido na ausência de resposta sorológica favorável. A variabilidade geral dos dados sorológicos, no entanto, limita sua utilidade, e os profissionais de saúde geralmente se baseiam em critérios clínicos. Os pacientes devem ser monitorados por um período prolongado, geralmente pelo menos vários anos, de acordo com a opinião de especialistas, por causa do risco de recaída.

Para pacientes com endocardite, a cura clínica é possível sem a substituição da válvula. A substituição da válvula cardíaca não está associada a uma melhor sobrevida, exceto no grupo de pacientes com uma prótese valvular. Dada a dificuldade no tratamento da endocardite, *recomenda-se a realização de ecocardiografia transtorácica para triagem de valvulopatia predisponente em todos os pacientes com febre Q aguda*, e a mesma terapia por um ano deve ser oferecida na presença de valvulopatia. Além disso, os pacientes submetidos à cirurgia valvar de rotina em países endêmicos devem ser avaliados por meio de sorologia para febre Q e tratado se for positivo.

Todas as gestantes infectadas devem receber trimetoprim-sulfametoxazol a longo prazo (320/1600 mg por via oral durante toda a gravidez, mas não além de 32 semanas de gestação) para evitar complicações obstétricas.

Em estudos retrospectivos, foi encontrado um risco maior de linfoma difuso de células B e linfoma folicular em pacientes com febre Q em comparação com a população em geral. Os pacientes com infecções focalizadas persistentes apresentaram maior risco de linfadenite e progressão para linfoma.

Prevenção

A prevenção baseia-se na detecção da infecção em animais, com redução do contato com animais infectados e parturientes ou poeira contaminada; cuidados especiais ao trabalhar com tecidos animais; e pasteurização eficaz do leite. Uma vacina de células inteiras contra a febre Q está disponível na Austrália (Q-VAX) para pessoas com exposições de alto risco (onde a soroprevalência geral de anticorpos contra *Coxiella* é de apenas 19%). As respostas reatogênicas graves estão associadas às vacinas contra a febre Q e são uma grande barreira ao uso dessas vacinas. Os médicos relataram falha na vacina mais de 15 dias após a vacinação, e os receptores com exposição prévia à *C. burnetii* correm maior risco de reações adversas que incluem nódulos e abscessos nos locais de injeção. Por esse motivo, a vacina nunca deve ser usada como reforço. As novas vacinas em desenvolvimento têm como alvo as proteínas imunogênicas, especialmente as citoplasmáticas e as de membrana interna e externa, e os antígenos são formulados como vacinas de subunidade, vacinas de DNA com múltiplos epítopos e imitadores de peptídeos sintéticos direcionados ao LPS.

O organismo é altamente transmissível aos funcionários do laboratório e as técnicas de cultura exigem um ambiente de nível de biossegurança 3. O *C. burnetii* é um agente de bioterrorismo de categoria B. Em um cenário de ataque bioterrorista, a profilaxia pós-exposição com doxiciclina 100 mg por via oral, duas vezes ao dia, por 5 a 7 dias, deve ser feita dentro de 8 a 12 dias após a exposição. Gestantes podem tomar trimetoprim-sulfametoxazol como alternativa.

Buijs SB et al. Long-term serological follow-up after primary Coxiella burnetii infection in patients with vascular risk factors for chronic Q fever. Eur J Clin Microbiol Infect Dis. 2021;40:1569. [PMID: 33566203]

Redden P et al. Q fever – immune responses and novel vaccine strategies. Future Microbiol. 2023;18:1185. [PMID: 37850346]

Tan TS et al. Identifying scenarios and risk factors for Q fever outbreaks using qualitative analysis of expert opinion. Zoonoses Public Health. 2022;69:344. [PMID: 35243790]

Ullah Q et al. Q fever – a neglected zoonosis. Microorganisms. 2022;10:1530. [PMID: 36013948]

DOENÇA DE KAWASAKI

FUNDAMENTOS DO DIAGNÓSTICO

- Exposição a ovinos, caprinos, bovinos ou seus produtos; algumas infecções são contraídas em laboratório.
- Doença febril aguda ou crônica: cefaleia, tosse, prostração e dor abdominal.
- Pneumonite, hepatite ou encefalopatia; menos frequentemente, endocardite, infecções vasculares, osteomielite ou síndrome da fadiga crônica.

Considerações gerais

A doença de Kawasaki é uma doença multissistêmica mundial. Também é conhecida como "síndrome do linfonodo mucocutâneo". Ocorre principalmente em crianças entre 3 meses e 5 anos de idade, mas pode ocorrer ocasionalmente em adultos também. A doença de Kawasaki ocorre com mais frequência em pessoas de ascendência asiática ou nativa das Ilhas do Pacífico. Sua incidência no Japão é duas vezes maior do que nos EUA, e ocorre entre irmãos com o dobro da incidência de casos e com taxas mais altas entre os pais dos casos. Esses achados, somados à sazonalidade conhecida (maior incidência no inverno e no início da primavera) e ao padrão epidêmico ocasional dos casos, apontam para o entendimento atual inadequado da etiologia dessa doença.

A doença de Kawasaki é uma vasculite mucocutânea aguda, autolimitada, caracterizada pela infiltração das paredes dos vasos com células mononucleares e, posteriormente, por células plasmáticas secretoras de IgA que podem resultar na destruição da túnica média e na formação de aneurismas. A causa permanece desconhecida. Estudos epidemiológicos mostram um risco maior com idade materna avançada, mãe de parto estrangeiro, colonização materna por Streptococcus do grupo B e hospitalização na primeira infância por doença bacteriana. Considera-se que os fatores genéticos desempenham um papel importante na patogênese da doença. Análises em andamento identificam muitos polimorfismos de genes, que se correlacionam significativamente com a suscetibilidade à doença de Kawasaki (pelo menos 23 com a doença e 10 com a presença de aneurismas coronários).

A doença semelhante à Kawasaki, chamada de **síndrome inflamatória multissistêmica em crianças (MIS-C)**, é descrita na seção acima sobre o SARS-CoV-2. Em resumo, as principais diferenças são a distribuição por idade e sexo. A Kawasaki ocorre tipicamente entre crianças mais jovens e homens de etnia do leste asiático, enquanto a MIS-C é mais comum entre crianças de origem africana e hispânica. A IL-17 é elevada na DK; a IL-15 e o IFN-γ são elevados na MIS-C.

Achados clínicos

A. Sintomas e sinais

O diagnóstico clínico da **doença de Kawasaki clássica ou "completa"** requer a presença de pelo menos 5 dias de febre, geralmente alta (acima de 39°C a 40°C) e quatro dos cinco critérios a seguir: (1) conjuntivite bilateral não exsudativa (começa logo após o início da febre), (2) alterações orais de eritema e rachaduras nos lábios, língua em morango e eritema da mucosa oral e faríngea (úlceras e exsudatos faríngeos não são compatíveis com a doença de Kawasaki), (3) alterações nas extremidades periféricas (eritema e edema das mãos e dos pés na fase aguda, ou descamação periungueal, ou ambos, dentro de 2 a 3 semanas após o início da febre), (4) erupção cutânea polimorfa e (5) linfadenopatia cervical (maior que 1,5 cm, geralmente unilateral; a menos comum das características clínicas). A definição de caso revisada permite o diagnóstico no quarto dia na presença de mais de quatro critérios clínicos principais, especialmente quando há vermelhidão e edema nas mãos e nos pés.

Um diagnóstico de **doença de Kawasaki atípica ou "incompleta"** pode ser feito em pacientes com febre inexplicável e menos de quatro critérios principais, se acompanhado de exames laboratoriais compatíveis ou achados de aneurismas detectados por ecocardiografia ou angiografia.

Um amplo espectro de apresentações raras reconhecidas e diagnósticas inclui erupção cutânea com eritema multiforme, onicomicose, linfadenopatia cervical, abscesso retrofaríngeo, convulsões febris, queilite, torcicolo, paralisia do nervo facial, linhas de Beau nas unhas, inflamação no local da vacinação com BCG e ITU.

B. Achados laboratoriais

Os achados laboratoriais na fase aguda da doença de Kawasaki geralmente incluem leucocitose com predominância neutrofílica, anemia e elevação da VHS e da PCR. Contagens elevadas de plaquetas são características, mas ocorrem na segunda semana. A porção N-terminal do BNP (NT-proBNP), provavelmente indicativa de envolvimento do miocárdio, pode estar elevada em alguns pacientes com doença de Kawasaki.

Os componentes laboratoriais da definição de caso de MIS-C do CDC são a positividade para infecção atual ou recente por SARS-CoV-2 por RT-PCR, sorologia ou teste de antígeno (ou exposição conhecida à Covid-19 nas quatro semanas anteriores ao início dos sintomas) em conjunto com evidências de inflamação (incluindo um ou mais dos seguintes itens: PCR, VHS, fibrinogênio, procalcitonina, D-dímero, ferritina, desidrogenase do ácido lático, interleucina-6 [IL-6] ou neutrófilos elevados; ou linfócitos ou albumina reduzidos).

As principais complicações incluem arterite e aneurismas dos vasos coronários. A arterite começa de 6 a 8 dias após o início da doença, ocorre em cerca de 25% dos pacientes não tratados e, ocasionalmente, causa IAM. As complicações coronarianas são mais comuns entre pacientes acima de 6 anos ou menos de 1 ano de idade; homens; e aqueles que não responderam à IVIG, que receberam uma dose menor de IVIG ou não receberam tratamento dentro de 10 dias do início dos sintomas. De acordo com as definições de aneurisma de artéria coronária da American Heart Association de 2017, esses aneurismas se desenvolveram em 6,4% dos pacientes com doença de Kawasaki, apesar do tratamento com IVIG e ácido acetilsalicílico. Embora a miocardite possa ser encontrada em todos os pacientes com doença de Kawasaki em amostras histológicas e seja proeminente durante o estágio agudo, apenas uma pequena porcentagem dos pacientes é clinicamente sintomática.

As complicações cardíacas incluem disfunção do VE, que geralmente se normaliza prontamente com a terapia IVIG, e regurgitação mitral, que ocorre precocemente e não parece persistir. O novo conceito cardíaco de tensão longitudinal global pode ser útil para o diagnóstico, mas parece ser especialmente útil em pacientes com MIS-C.

O diagnóstico não invasivo de complicações coronarianas pode ser feito com angiografia coronariana por TC (o exame mais sensível), angiografia por ressonância magnética ou ecocardiografia transtorácica (recomendada para triagem precoce). A síndrome do choque de Kawasaki é uma complicação, com incidência estimada de 7%, possivelmente causada pela diminuição da resistência vascular periférica, miocardite com ou sem isquemia miocárdica e vazamento capilar.

Os achados multissistêmicos da doença de Kawasaki mostram que se trata de uma doença sistêmica que afeta artérias de médio porte de vários órgãos, causando elevação das transaminases séricas, pneumonite intersticial, dor abdominal, vômitos, diarreia, hidropisia da vesícula biliar, pancreatite, linfadenopatia, hipoalbuminemia, arritmias, meningite asséptica, encefalopatia aguda com convulsões bifásicas e redução tardia da difusão, descolamento de retina e coroide, complicações pulmonares (AVE, empiema, pneumotórax e uma SDRA conhecida como "síndrome do choque da doença de Kawasaki") e piúria. A pleocitose do LCR com predominância de células mononucleares, níveis normais de glicose e níveis de proteína é observada em um terço das crianças submetidas à punção lombar.

Outras doenças com apresentação semelhante que devem ser consideradas incluem sarampo em crianças não imunizadas, bem como outras infecções virais, como SARS-CoV-2, adenovírus, escarlatina, síndrome de linfohistiocitose hemofagocítica e síndrome do choque tóxico; infecções por rickettsias; ou leptospirose e reações de hipersensibilidade a medicamentos.

Tratamento e prevenção

Todos os pacientes que atendem aos critérios de diagnóstico da doença de Kawasaki (completa e incompleta), inclusive aqueles com doença de Kawasaki recorrente, devem ser tratados assim que houver suspeita do diagnóstico para reduzir a inflamação e o dano arterial.

Uma dose única de IVIG deve ser administrada nos primeiros 7 a 10 dias da doença. Pacientes cujo diagnóstico foi feito após o décimo dia ainda podem se beneficiar do tratamento com IVIG se apresentarem marcadores inflamatórios elevados (VHS ou PCR), febre persistente ou aneurisma da artéria coronária. Quando o tratamento com IVIG não é administrado, o aneurisma da artéria coronária ocorre em 20% das crianças. Mesmo quando tratadas com IVIG nos primeiros 10 dias da doença, o aneurisma da artéria coronária ainda se desenvolve em 5% dos pacientes. Em um banco de dados da *Cochrane*, a IVIG foi mais eficaz no controle da febre, mas também na redução da incidência de aneurisma da artéria coronária em 30 dias. Foram relatados casos raros de meningite asséptica com a IVIG. A anemia hemolítica positiva para Coombs, especialmente em indivíduos com tipo sanguíneo AB, e reações anafiláticas a imunoglobulinas com deficiência seletiva de IgA são outras complicações associadas à administração de IVIG.

Embora o ácido acetilsalicílico não reduza a frequência de surgimento de anormalidades coronarianas, ele tem importante atividade anti-inflamatória e antiplaquetária. O ácido acetilsalicílico concomitante com IVIG deve ser iniciado com 80-100 mg/kg/dia por via oral (dividido em 4 doses e não excedendo 4 g por dia) até que o paciente esteja afebril por 48 horas e depois reduzida para 3-5 mg/kg por dia até que os marcadores de inflamação aguda se normalizem. Uma metanálise de 2019 indica que o ácido acetilsalicílico em baixa dose (3-5 mg/kg/dia) pode ser tão eficaz quanto o uso de ácido acetilsalicílico em alta dose (30 mg/kg/dia ou mais) para o tratamento inicial da doença de Kawasaki. Como o ibuprofeno antagoniza a inibição irreversível das plaquetas induzida pelo ácido acetilsalicílico, ele deve ser evitado quando o ácido acetilsalicílico é administrado.

O uso de corticosteroides em crianças com doença de Kawasaki é controverso. De acordo com as diretrizes publicadas em 2017 pela American Heart Association, o pulso de metilprednisolona em dose única não deve ser usada rotineiramente em pacientes com doença de Kawasaki. Um curso de terapia com corticosteroides com redução gradual ao longo de 2 a 3 semanas pode ser considerado, além de IVIG e ácido acetilsalicílico para pacientes com alto risco de não responderem à IVIG.

A **doença de Kawasaki resistente**, definida como febre recrudescente ou persistente pelo menos 36 horas após o término da primeira infusão de IVIG, quando nenhuma outra fonte de febre é encontrada, ocorre em cerca de 10 a 20% dos pacientes. A presença de anormalidades na artéria coronária no ecocardiograma inicial e sua presença antes do quinto dia de febre predizem a não resposta à IVIG em um estudo israelense. Os marcadores prognósticos de resistência à terapia incluem a relação neutrófilos/linfócitos (marcadores indicativos de inflamação *versus* resposta imunorreguladora), PCR, relação plaquetas/linfócitos (PLR) (megacariócitos indicam inflamação) e relação neutrófilos/linfócitos.

As opções para os casos refratários incluem uma segunda dose de IVIG (cuja validade total precisa ser estudada mais a fundo), pulso de corticosteroides em altas doses durante 3 dias com ou sem um curso gradual oral subsequente, curso gradual oral mais longo de corticosteroides durante 2 a 3 semanas junto com IVIG e ácido acetilsalicílico. O bloqueador de TNF-alfa infliximabe é seguro, bem tolerado e eficaz no tratamento de pacientes com DK resistente à IGIV e resulta em menor duração da febre, menor necessidade de terapia adicional, anemia menos grave e hospitalização mais curta em comparação com uma segunda infusão de IGIV. Outras opções incluem o antagonista anti-inflamatório do receptor de interleucina-1 anakinra, metotrexato em baixas doses e ciclosporina. A terapia imunomoduladora com anticorpos monoclonais e agentes citotóxicos ou (raramente) a troca de plasma devem ser considerados em casos altamente refratários somente quando outras terapias falharem. Em Taiwan, foi demonstrado que a variação em dois tipos de IVIG disponíveis afeta o resultado.

A complicação grave mais comum na fase aguda é a oclusão trombótica de um aneurisma da artéria coronária levando a infarto do miocárdio ou morte súbita. A realização de um eco-cardiograma dentro de uma a duas semanas e de quatro a seis semanas após o tratamento para pacientes sem complicações, e os ecocardiogramas de estresse de exercício são especialmente sensíveis na avaliação da disfunção miocárdica. Recomenda-se a realização de exames de imagem mais frequentes em pacientes com anormalidades significativas e em evolução na artéria coronária. Os aneurismas da artéria coronária com diâmetro menor, especialmente menor que 6 mm, tendem a regredir mais cedo, geralmente dentro de 6 meses após a infecção.

A *anticoagulação* com varfarina ou heparina de baixo peso molecular é indicada, juntamente com o ácido acetilsalicílico, em pacientes com aneurismas de artéria coronária em rápida expansão. O ácido acetilsalicílico, um segundo agente anti-plaquetário e a anticoagulação com varfarina, heparina de baixo peso molecular ou Doac (que precisam de mais estudos nessa população) podem ser considerados para pacientes com aneurismas grandes ou gigantes (pelo menos 8 mm) (que se correlacionam com o atraso no diagnóstico) e uma história recente de trombose da artéria coronária. As plaquetas de pacientes com doença de Kawasaki tratados com agentes antiplaquetários apresentam diminuição da função de agregação plaquetária. Os aneurismas arteriais sistêmicos também são reconhecidos e sempre ocorrem concomitantemente aos aneurismas coronarianos, e os aneurismas sistêmicos grandes apresentam uma alta taxa de regressão.

Se ocorrer um infarto do miocárdio, deve ser considerada a terapia com trombolíticos, intervenção coronariana per-cutânea, enxertos de *bypass* da artéria coronária e até mesmo transplante cardíaco. As manifestações de aneurismas da ar-téria coronária podem ocorrer até a terceira ou quarta década de vida, com um estudo mostrando uma prevalência de 5% de sequelas coronárias da doença de Kawasaki entre adultos jovens avaliados com angiografia. Aneurismas coronários calcificados em tomografias computadorizadas têm menor probabilidade de regredir.

Prognóstico

A taxa de recorrência relatada é de 3% em um estudo realizado no Japão. O maior risco de recorrência ocorre nos primeiros 2 anos após o primeiro episódio. O pico de mor-talidade ocorre entre 15 e 45 dias após o início da febre, no momento da vasculite da artéria coronária, trombocitose e estado de hipercoagulabilidade.

Em longo prazo, o risco de eventos cardíacos clínicos em pacientes sem anormalidades na artéria coronária é seme-lhante à população em geral. Para os pacientes nos quais se desenvolveram anormalidades na artéria coronária, o risco de complicações cardíacas, como trombose, estenose, infarto do miocárdio e morte, varia entre 1% e 48%. O acompanhamento é especialmente necessário entre o subgrupo de pacientes com neutropenia que foram tratados com IVIG. Foi demonstrado que a administração de IVIG melhora a função do VE. A Ame-rican Heart Association recomenda a estratificação de risco com base na avaliação das dimensões do lúmen coronariano por ecocardiograma, sob supervisão cardiológica. A frequên-cia do acompanhamento clínico, dos testes diagnósticos, do aconselhamento reprodutivo, das indicações de terapia medi-camentosa (betabloqueadores, estatinas) e da tromboprofilaxia (ácido acetilsalicílico e anticoagulação) depende da avaliação de risco do indivíduo.

Quando encaminhar

Todos os casos de doença de Kawasaki merecem ser enca-minhados a especialistas.

Broderick C et al. Intravenous immunoglobulin for the treat-ment of Kawasaki disease. Cochrane Database Syst Rev. 2023;1:CD014884. [PMID: 36695415]

Burns JC et al. Infliximab versus second intravenous immunoglo-bulin for treatment of resistant Kawasaki disease in the USA (KI-DCARE): a randomised, multicentre comparative effectiveness trial. Lancet Child Adolesc Health. 2021;5:852. [PMID: 34715057]

Centers for Disease Control and Prevention (CDC). Multisystem in-flammatory syndrome in children. https://www.cdc.gov/ mis/ index.html

Liu C et al. Value of blood inflammatory markers for predicting intra-venous immunoglobulin resistance in Kawasaki disease: a syste-matic review and meta-analysis. Front Pediatr. 2022;10:969502. [PMID: 36081627]

Noval Rivas M et al. Kawasaki disease and multisystem inflamma-tory syndrome in children: common inflammatory pathways of two distinct diseases. Rheum Dis Clin North Am. 2023;49:647. [PMID: 37331738]

Schroeder AR et al. COVID-19 and Kawasaki disease: finding the signal in the noise. Hosp Pediatr. 2020;10:e1. [PMID: 32404331]

Selamet Tierney ES et al; International Kawasaki Disease Regis-try. Variation in pharmacologic management of patients with Kawasaki disease with coronary artery aneurysms. J Pediatr. 2021;240:164. [PMID: 34474088]

Infecções por clamídia e outras bactérias

Kelly A. Johnson, MD, MPH

Emma D. Bainbridge, MD, MPH

Revisão científica da edição brasileira: Dra. Marina Elisa Motta Agati

INFECÇÕES CAUSADAS POR BACTÉRIAS GRAM-POSITIVAS

Infecções estreptocócicas

Os estreptococos beta-hemolíticos do grupo A (*Streptococcus pyogenes*) são a causa bacteriana mais comum de faringite, tópico abordado juntamente com a amigdalite no Capítulo 8.

1. Faringite e amigdalite (ver Cap. 8)

2. Febre reumática aguda e febre escarlate
Considerações gerais

Os estreptococos do grupo A são bactérias Gram-positivas e beta-hemolíticas que podem causar infecções que variam de faringite a infecções de pele, endocardite e osteomielite. As exotoxinas pirogênicas estreptocócicas, conhecidas como toxinas eritrogênicas, podem causar escarlatina em pacientes suscetíveis. Além disso, as infecções estreptocócicas agudas, como faringite e infecções de pele, podem ser seguidas por complicações não supurativas em decorrência da produção de autoanticorpos. Por exemplo, a febre reumática aguda pode se seguir à faringite, começando de 1 a 4 semanas após o início dos sintomas. O controle eficaz da febre reumática depende da identificação e do tratamento da infecção estreptocócica primária e da prevenção secundária de recorrências. A glomerulonefrite é outra complicação não supurativa rara após a infecção estreptocócica aguda com uma cepa nefritogênica de *Streptococcus* do grupo A (p. ex., tipos 4, 12, 2, 49 e 60), mais comumente na pele do que na garganta, que pode começar de 1 a 3 semanas após o início da infecção. Portanto, as infecções por estreptococos do grupo A devem ser acompanhadas de perto quanto a complicações agudas e, raramente, pós-agudas.

Achados clínicos

A faringite por *S. pyogenes* (*Streptococcus* do grupo A [GAS]) geralmente é uma condição autolimitada, com duração de 3 a 5 dias. Consulte o Capítulo 8 para obter uma discussão abrangente sobre faringite e amigdalite.

1. **Escarlatina** – A escarlatina pode aparecer de 1 a 2 dias após o início da faringite por GAS. A erupção cutânea da escarlatina é difusamente eritematosa e se assemelha a uma queimadura solar, com pápulas vermelhas finas sobrepostas que conferem à pele uma consistência de lixa. A erupção cutânea da escarlatina pode ser mais intensa nas áreas de dobras. A erupção fica branca à digitopressão, pode se tornar petequial e desaparece em 2 a 5 dias, deixando uma descamação fina. A face fica ruborizada, com palidez circunferencial, e a língua é coberta por papilas vermelhas aumentadas (chamadas de "língua de morango" ou "em framboesa"). O diagnóstico é feito clinicamente no contexto de faringite estreptocócica.

2. **Febre reumática** – O diagnóstico de febre reumática aguda se baseia em um conjunto de sinais, sintomas e achados laboratoriais, conhecidos como critérios de Jones: os critérios maiores incluem a presença de pancardite, poliartrite, nódulos subcutâneos, eritema marginado, coreia, e os critérios menores incluem a presença de bloqueio cardíaco, artralgia, VHS ou PCR elevados, febre, leucocitose ou história de febre reumática anterior. Para estabelecer o diagnóstico, são necessários pelo menos dois critérios maiores de Jones ou um critério maior e dois critérios menores, além da evidência de infecção recente por GAS por meio de dados de cultura bacteriana, teste rápido de estreptococos ou títulos elevados de anticorpos antiestreptocos. Essas complicações são mais comuns em crianças. E, o que é importante, a prevalência da febre reumática aguda vem diminuindo com o tempo, especialmente nos países desenvolvidos, sendo que as taxas mais altas ainda são encontradas em países de baixa renda. Uma análise abrangente de 25 anos que resume os dados até 2017 mostra que a incidência de febre reumática aguda neste momento é de cerca de 0,5 por 100 mil crianças em países desenvolvidos, mas de 8 a 54 por 100 mil crianças e adultos jovens em países de baixa renda. A incidência de febre reumática aguda diminuiu na maioria dos lugares do mundo, especialmente nos países desenvolvidos, devido ao diagnóstico precoce, à assistência

médica imediata, à educação e à diminuição da aglomeração de pessoas nas residências.

Tratamento

A terapia antimicrobiana da faringite deve reduzir o risco de complicações (ver Cap. 8). Não há tratamento adicional para escarlatina ou febre reumática aguda além do tratamento da faringite estreptocócica subjacente. As espécies de estreptococos do grupo A são universalmente sensíveis à penicilina.

Prevenção da febre reumática recorrente

Os pacientes que tiveram febre reumática devem ser tratados com um curso contínuo de profilaxia antimicrobiana por pelo menos cinco anos. Os regimes orais eficazes são penicilina V, 500 mg por via oral diariamente ou eritromicina, 250 mg por via oral 2x/dia em pacientes alérgicos à penicilina. A penicilina G benzatina intramuscular administrada a cada 28 dias pode ser usada quando disponível, mas deve ser evitada em pacientes com doença valvar grave e sintomática, IC classe III ou IV da NYHA ou disfunção ventricular.

Karthikeyan G et al. Acute rheumatic fever. Lancet. 2018;392:161. [PMID: 30025809]

Sanyahumbi A et al. Penicillin reactions in patients with severe rheumatic heart disease: a presidential advisory from the American Heart Association. J Am Heart Assoc. 2022;11:e024517. [PMID: 35049336]

van Driel ML et al. Different antibiotic treatments for group A streptococcal pharyngitis. Cochrane Database Syst Rev. 2021;3:CD004406. [PMID: 33728634]

3. Infecções cutâneas estreptocócicas

Os estreptococos beta-hemolíticos do grupo A não fazem parte da flora normal da pele. As infecções cutâneas estreptocócicas resultam da colonização da pele normal por contato com outros indivíduos infectados ou por infecção respiratória estreptocócica anterior do trato superior ou inferior.

Achados clínicos

A. Sintomas e sinais

A **erisipela** é uma celulite superficial dolorosa, bem demarcada da pele normal circundante e que envolve com frequência a face (Fig. 35.1). Apresenta propensão para a pele com drenagem linfática prejudicada, como extremidades inferiores edemaciadas ou feridas.

O **impetigo** é uma lesão focal, vesicular e pustulosa com uma crosta espessa, de cor amarelada, com aparência de "grudada" (ver Cap. 6).

B. Achados laboratoriais

É provável que as culturas obtidas de uma ferida ou pústula apresentem estreptococos do grupo A. Ocasionalmente, as culturas de sangue são positivas.

Tratamento

Embora a penicilina seja o tratamento de escolha para infecções por estreptococos, pode ser difícil diferenciar infecções

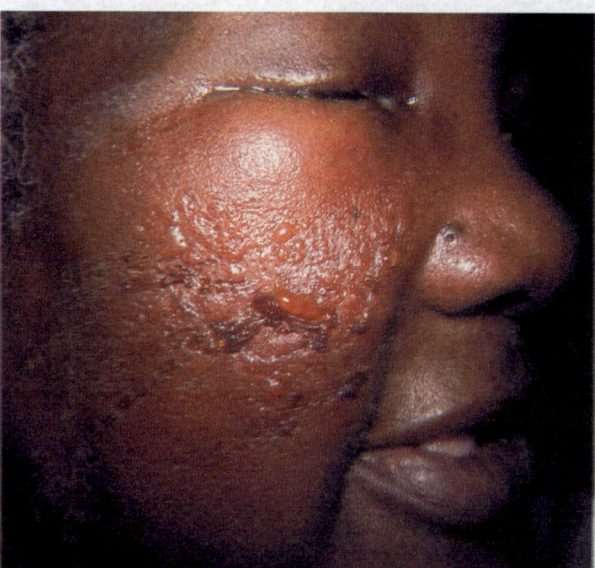

FIGURA 35.1 Erisipela da face com edema, eritema vermelho-vivo e secreção serossanguinolenta da bochecha gravemente inchada.
De Public Health Image Library, CDC.

estafilocócicas de infecções estreptocócicas. Na prática, a terapia inicial para pacientes com fatores de risco para *Staphylococcus aureus* (p. ex., uso de drogas injetáveis, diabetes *mellitus*, feridas infectadas) deve abranger esse organismo além do *Streptococcus pyogenes*. A terapia parenteral com nafcilina intravenosa ou cefazolina (também administrável por via intramuscular) é uma opção razoável. Em pacientes com risco de infecção por *S. aureus* resistente à meticilina (MRSA) ou com alergia grave e documentada à penicilina (ou seja, anafilaxia), deve-se usar vancomicina ou daptomicina intravenosa (Tab. 35.1).

Os pacientes que não necessitam de terapia parenteral e nos quais a infecção por *S. aureus* é menos provável podem ser tratados apenas com cobertura estreptocócica, com amoxicilina 500 mg, 3x/dia ou 875 mg, 2x/dia por 7 a 10 dias. Uma cefalosporina oral de primeira geração (p. ex., cefalexina) ou clindamicina, é uma alternativa à amoxicilina (Tab. 35.1). Se for diagnosticado MRSA, antibióticos como doxiciclina, linezolida, fluoroquinolonas ou sulfametoxazol-trimetoprima em geral cobrem a infecção. Em pacientes com celulite recorrente da perna, a terapia de manutenção (por pelo menos um ano) com penicilina V 250 mg VO, 2x/dia, pode reduzir as recaídas.

Rrapi R et al. Cellulitis: a review of pathogenesis, diagnosis, and management. Med Clin North Am. 2021;105:723. [PMID: 34059247]

Stevens DL et al. Practice guidelines for the diagnosis and management of skin and soft tissue infections: 2014 update by the Infectious Diseases Society of America. Clin Infect Dis. 2014;59:147. [PMID: 24947530]

4. Fasciíte necrosante

A fasciíte necrosante é uma infecção de rápida disseminação que envolve a fáscia do músculo profundo, em geral localizada em uma extremidade, cabeça e pescoço, região perianal ou

TABELA 35.1 Tratamento de infecções comuns de pele e tecidos moles (IPTM)

Tipo de IPTM	Patógenos comuns	Tratamento
Purulenta (abscesso, furúnculo, carbúnculo, celulite com purulência)	*Staphylococcus aureus*	A incisão e a drenagem são o tratamento primário Considere a adição de antibióticos em situações específicas[1] **Regimes de antibióticos orais[2]** Dicloxacilina, 500 mg 4x/dia, *ou* cefalexina, 500 mg 4x/dia Clindamicina, 300 4x/dia *ou* 450 mg 3x/dia *ou* sulfametoxazol-trimetoprima, um comprimido de dose dobrada 2x/dia, *ou* doxiciclina (ou minociclina), 100 mg 2x/dia **Protocolos de antibióticos intravenosos[2]** Nafcilina, 1-2 g 4 a 6x/dia, *ou* cefazolina, 1 g 3x/dia Vancomicina, 1 g 2x/dia, *ou* daptomicina, 4 mg/kg 1x/dia
Não purulenta (celulite, erisipela)	Estreptococos beta-hemolíticos (*S. aureus* menos provável)	**Protocolos de antibióticos orais[2]** Amoxicilina, 500 mg 3x/dia *ou* 875 mg 2x/dia Cefalexina, 500 mg 4x/dia *ou* clindamicina, 300 mg 4x/dia[2] **Protocolos de antibióticos intravenosos[2]** Nafcilina, 1-2 g 4 a 6 x/dia *ou* cefazolina, 1 g 3x/dia Vancomicina, 1 g 2x/dia, *ou* daptomicina, 4 mg/kg 1x/dia

[1] Devem-se administrar antibioticoterapia além da incisão e drenagem para IPTM purulentas se o paciente apresentar um dos seguintes sintomas: quadro clínico grave ou extenso, sintomas e sinais de doença sistêmica, celulite purulenta/infecção da ferida, comorbidades e extremos de idade, abscesso em área de difícil drenagem ou na face/mão, flebite séptica associada ou falta de resposta à incisão e drenagem isoladas. As doses de antibióticos podem variar com o peso e a função renal. As doses listadas pressupõem funções renal e hepática normais, bem como peso médio. Reavaliar a dosagem em caso de comprometimento renal/hepático.

[2] Outros medicamentos aprovados pela FDA para o tratamento de IPTM incluem linezolida, 600 mg por via intravenosa ou VO 2x/dia por 10 a 14 dias; daptomicina, 4 mg/kg por via intravenosa 1x/dia por 7 a 14 dias; tedizolida, 200 mg VO 1x/dia por 6 dias; tigeciclina, 100 mg por via intravenosa 1x seguida de 50 mg por via intravenosa 2x/dia por 5 a 14 dias; ceftarolina, 600 mg 2x/dia por 7 a 14 dias; dalbavancina, 1.500 mg em dose única intravenosa; oritavancina, 1.200 mg em dose única intravenosa; telavancina, 10 mg/kg por via intravenosa 1x/dia por 7 a 14 dias; e delafloxacino, 450 mg por via oral ou 300 mg por via intravenosa 2x/dia por 5 a 14 dias.

genital (chamada de "gangrena de Fournier" nessa região). Alguns pacientes têm uma lesão cutânea anterior ou um trauma contuso. Pacientes imunodeprimidos, com diabetes, em extremos de idade (idosos ou recém-nascidos) ou afetados por doença hepática geralmente são mais suscetíveis.

A fasciíte necrosante é, na maioria das vezes, monomicrobiana por conta do *S. pyogenes* (estreptococos beta-hemolíticos do grupo A), mas também pode ser causada por outras espécies de estreptococos ou *S. aureus*. As infecções também podem ser polimicrobianas (mistura de bactérias aeróbias e bactérias anaeróbias). Um histórico de exposição à água salobra ou à vida marinha deve levantar a suspeita de *Vibrio vulnificus*, *Erysipelothrix rhusiopathiae* ou espécies de *Aeromonas*. Os pacientes com queimaduras são suscetíveis a espécies de *Pseudomonas*. A miosite necrosante, que pode se apresentar de forma semelhante e envolver tanto a fáscia quanto o sistema musculoesquelético, geralmente é causada por espécies de *Clostridia* (mionecrose clostridial ou "gangrena gasosa"). Consulte Doenças clostridiais, a seguir.

Achados clínicos
A. Sintomas e sinais

Os achados clínicos na apresentação podem ser os de uma celulite grave, mas a presença de toxemia e dor intensa, que pode ser seguida de anestesia da área envolvida por conta da destruição dos nervos à medida que a infecção avança pelos planos fasciais, é uma pista para o diagnóstico. Na maioria das vezes, a dor é intensa. A infecção pode progredir rapidamente, o desbridamento é quase sempre indicado, e a falência de múltiplos órgãos é comum.

B. Achados laboratoriais

Os marcadores séricos inespecíficos incluem leucócitos, VHS e PCR elevados. A creatina quinase elevada pode indicar envolvimento muscular. Hemoculturas e culturas de feridas devem ser obtidas, bem como culturas de tecido de amostras cirúrgicas durante o desbridamento. As amostras histológicas podem demonstrar destruição extensiva do tecido, trombose dos vasos sanguíneos e disseminação de bactérias ao longo dos planos fasciais.

C. Exames de imagem

A TC ou a RM da área afetada pode mostrar gás nos tecidos ou infecção do plano fascial. Os exames de imagem também podem parecer normais, portanto confie na suspeita clínica e na avaliação cirúrgica.

Tratamento

A exploração cirúrgica é obrigatória quando há suspeita do diagnóstico. O desbridamento precoce, extenso e muitas vezes repetido é essencial para a sobrevivência. A avaliação cirúrgica não deve ser adiada enquanto se aguardam exames de imagem ou outros testes diagnósticos, especialmente no caso de progressão rápida das manifestações clínicas.

A antibioticoterapia de amplo espectro deve ser iniciada sempre que houver suspeita do diagnóstico e deve abranger organismos aeróbios e anaeróbios. A terapia inicial para pacientes com função renal normal comumente consiste em terapia intravenosa com um carbapenêmico (meropenem, 2 g a cada 8 horas ou imipenem, 1 g a cada 6 horas) ou piperacilina-tazobactam, 3,375 g a cada 6 horas (a menos que haja suspeita de *Pseudomonas*, caso em que a dose deve ser aumentada para 4,5 g a cada 6 horas), mais um agente com atividade contra *S. aureus* resistente à meticilina (vancomicina, linezolida ou daptomicina), mais clindamicina por seus efeitos antitoxina contra cepas de estreptococos e estafilococos produtoras de toxinas. A clindamicina pode inibir a produção de toxinas e deve ser usada em altas doses, 600-900 mg a cada 8 horas, para doenças presumivelmente mediadas por toxinas. Pacientes com história de exposição que sugerem etiologias menos comuns também devem receber terapia direcionada a esses organismos. A terapia antibiótica deve então ser adaptada aos resultados da cultura e continuada até que todo o tecido infectado tenha sido removido e o paciente se estabilizado; a duração total depende de fatores individuais do paciente.

Além da terapia cirúrgica e antibiótica, foi demonstrado que o uso de imunoglobulina intravenosa para infecções estreptocócicas necrosantes de tecidos moles reduz a mortalidade. A dose é de 1 g/kg no dia 1, seguida de 0,5 g/kg nos dias 2 e 3.

Eckmann C et al. Current management of necrotizing soft-tissue infections. Curr Opin Infect Dis. 2021;34:89. [PMID: 33278180]
Stevens DL et al. Necrotizing soft tissue infections. Infect Dis Clin North Am. 2021;35:135. [PMID: 33303335]
Urbina T et al. Antibiotics in necrotizing soft tissue infections. Antibiotics (Basel). 2021;10:1104. [PMID: 34572686]

5. Outras infecções por estreptococos do grupo A

Artrite séptica, pneumonia, empiema, endocardite e fasciíte necrosante são infecções relativamente incomuns que podem ser causadas por estreptococos do grupo A. Também ocorre a síndrome do choque tóxico.

A **artrite séptica** em geral ocorre em associação à celulite. Além do tratamento com penicilina G, 3 milhões de unidades por via intravenosa a cada 4 horas (ou cefazolina ou vancomicina se houver alergia à penicilina ou se for necessária uma dosagem menos frequente), os derrames articulares infectados devem ser drenados por aspiração percutânea com agulha ou drenagem cirúrgica aberta. A duração do tratamento não foi bem estudada, mas geralmente é de 2 a 4 semanas, sendo que a duração final depende da melhora clínica e da normalização dos marcadores inflamatórios (VHS, PCR).

A **pneumonia** e o **empiema** geralmente são caracterizados pela destruição extensa do tecido e por um curso clínico agressivo e rapidamente progressivo, associado a morbidade e mortalidade significativas. A penicilina G em altas doses, 4 milhões de unidades intravenosas a cada 4 horas, e a drenagem torácica são indicadas para o tratamento do empiema estreptocócico do grupo A. A vancomicina é um substituto aceitável em pacientes alérgicos à penicilina. A duração da terapia é orientada pela melhora clínica, com um mínimo de 5 dias para pneumonia. A drenagem adequada é fundamental para o tratamento do empiema, e, em geral, é preciso fazer exames de imagem seriados para avaliar a resolução.

Os estreptococos do grupo A podem causar **endocardite** em casos raros. A endocardite deve ser tratada com 4 milhões de unidades de penicilina G por via intravenosa a cada 4 horas

por 4 a 6 semanas. A vancomicina, começando com 1 g por via intravenosa a cada 12 horas, mas titulada para manter um nível mínimo de 15-20 mcg/mL, é recomendada para alérgicos à penicilina. A daptomicina 6 mg/kg ao dia é uma alternativa aceitável para o tratamento de endocardite com a maioria dos organismos Gram-positivos.

Qualquer infecção estreptocócica – a fasciíte necrosante em particular – pode estar associada à **síndrome do choque tóxico estreptocócico**, caracterizada pela invasão da pele ou de tecidos moles, síndrome da angústia respiratória aguda e insuficiência renal. Jovens, adultos mais velhos e pessoas com condições médicas subjacentes têm alto risco de doença invasiva. A bacteremia ocorre na maioria dos casos. A erupção cutânea e a descamação podem não estar presentes. As taxas de mortalidade podem chegar a 80%. Um betalactâmico, como a penicilina G, 4 milhões de unidades por via intravenosa a cada 4 horas, continua sendo a droga de escolha para o tratamento de infecções estreptocócicas graves, mas a clindamicina também deve ser administrada na dose de 900 mg a cada 8 horas por via intravenosa para doenças invasivas, especialmente na presença de choque. O mecanismo de ação da clindamicina é inibir a síntese proteica bacteriana; portanto, acredita-se que a administração desse medicamento reduza a produção de toxina. A imunoglobulina intravenosa pode ser considerada para a síndrome do choque tóxico estreptocócico por conta do possível benefício terapêutico do anticorpo específico para exotoxinas estreptocócicas em preparações de imunoglobulina. Muitos regimes de dosagem foram usados, incluindo 1 g/kg no dia 1, seguido de 0,5 g/kg nos dias 2 e 3.

6. Infecções por estreptococos não pertencentes ao grupo A

Os estreptococos beta-hemolíticos não pertencentes ao grupo A (p. ex., grupos B, C e G) produzem um espectro de doença semelhante ao dos estreptococos do grupo A. O tratamento de infecções causadas por essas cepas geralmente é semelhante aos regimes de tratamento para estreptococos do grupo A. Entretanto, alguns estreptococos isolados dos grupos C e G podem apresentar tolerância à penicilina; portanto, os perfis de antibiograma devem ser testados para essas espécies.

Os estreptococos do grupo B são uma importante causa de sepse, bacteremia e meningite no recém-nascido. O rastreio anteparto para identificar portadores e a profilaxia antimicrobiana periparto são recomendados na gravidez. Esse organismo, parte da flora vaginal normal, pode causar aborto infectado, endometrite ou infecções periparto e, menos comumente, celulite, bacteremia e endocardite em adultos. O tratamento de infecções causadas por estreptococos do grupo B é feito com penicilina ou vancomicina nas doses recomendadas para o tratamento de infecções de pele e tecidos moles por estreptococos do grupo A (Tab. 35.1).

Os estreptococos do grupo D incluem o *Streptococcus gallolyticus* (antes conhecido como *S. bovis*) e as bactérias atualmente classificadas como enterococos. O *S. gallolyticus* é uma causa de endocardite associada a neoplasia intestinal ou cirrose e em geral é tratado com antibióticos betalactâmicos, embora a suscetibilidade à penicilina deva ser determinada primeiro. As espécies descritas anteriormente são em geral beta-hemolíticas, com zona clara de hemólise ao redor das colônias bacterianas em placa de ágar-sangue.

Os estreptococos *viridans*, que são não hemolíticos ou alfa-hemolíticos (ou seja, produzem zona de hemólise incompleta ou verde no ágar-sangue), fazem parte da flora oral e intestinal normal. Embora essas cepas possam produzir infecção piogênica focal, elas são mais notáveis como a principal causa de endocardite de valva nativa. As espécies de estreptococos *viridans* também podem fazer parte de infecções bacterianas mistas em vários locais ou ser agentes de bacteremia com infecções gastrointestinais ou geniturinárias graves.

> Baddour LM et al. Infective endocarditis in adults: diagnosis, antimicrobial therapy, and management of complications: a scientific statement for healthcare professionals from the American Heart Association. Circulation. 2015;132:1435. [PMID: 26373316]

Infecções pneumocócicas
Pneumonia pneumocócica

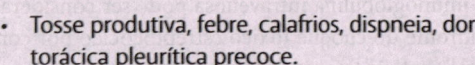

FUNDAMENTOS DO DIAGNÓSTICO

- Tosse produtiva, febre, calafrios, dispneia, dor torácica pleurítica precoce.
- Pneumonia lobar em consolidação no RX de tórax.
- Diplococos Gram-positivos na coloração de Gram do escarro.

Considerações gerais

O pneumococo é a causa mais comum de pneumonia bacteriana piogênica adquirida na comunidade. O transtorno por uso de álcool, asma, infecção por HIV, doença falciforme, esplenectomia e distúrbios hematológicos são fatores predisponentes. As taxas de mortalidade permanecem altas em casos de idade avançada, pneumonia multilobar, hipoxemia, complicações extrapulmonares e bacteremia.

Achados clínicos
A. Sintomas e sinais

Os sintomas e sinais incluem febre alta, tosse produtiva, hemoptise ocasional e dor torácica pleurítica. Calafrios podem ocorrer no início, mas são incomuns mais tarde no curso da doença. Os ruídos respiratórios brônquicos são um sinal precoce.

B. Achados laboratoriais

Geralmente há leucocitose ou, ocasionalmente, leucopenia, mas nenhum desses achados deve ser usado para decidir se a internação deve ser feita (ver Quando hospitalizar, a seguir).

O diagnóstico requer isolar o organismo em cultura, embora a coloração de Gram do escarro possa ser sugestiva. As culturas de escarro e sangue, positivas em 60% e 25% dos casos de pneumonia pneumocócica, respectivamente, devem ser obtidas antes do início da terapia antimicrobiana em

pacientes internados no hospital. Uma amostra de escarro de boa qualidade (menos de 10 células epiteliais e mais de 25 leucócitos polimorfonucleares por campo de alta potência) em geral mostra diplococos Gram-positivos. Um teste rápido de antígeno urinário para *Streptococcus pneumoniae*, com sensibilidade de 70-80% e especificidade maior que 95%, pode ajudar no diagnóstico precoce.

C. Exames de imagem

A pneumonia pneumocócica é classicamente uma pneumonia lobar com achados radiográficos de consolidação e, ocasionalmente, derrame. Não é possível diferenciá-la de outras pneumonias, tanto radiográfica quanto clinicamente, por conta da significativa sobreposição de apresentações.

Complicações

O derrame pleural parapneumônico é comum e pode causar recorrência ou persistência da febre. Esses acúmulos de líquido estéril não necessitam de tratamento específico. O empiema ocorre em 5% ou menos dos casos e é diferenciado do derrame parapneumônico clinicamente e pela presença de organismos no fluido com coloração de Gram ou culturas positivas do líquido pleural. Na maioria das vezes, o empiema requer drenagem para ser resolvido.

A pericardite pneumocócica é uma complicação rara que pode causar tamponamento. A artrite séptica pneumocócica ocorre raramente. A endocardite pneumocócica em geral envolve a valva aórtica e com frequência ocorre em associação com meningite e pneumonia (com as três manifestações, às vezes, chamadas de tríade austríaca ou de Osler). A insuficiência cardíaca (IC) e os eventos embólicos também são comumente observados na endocardite.

Tratamento
A. Medidas específicas

A terapia antimicrobiana inicial para pneumonia é empírica (ver Tab. 9.10) enquanto se aguardam o isolamento e a identificação do agente causador. Após o *S. pneumoniae* ser identificado como o patógeno infectante, qualquer um dos vários agentes antimicrobianos pode ser usado, dependendo do ambiente clínico, dos padrões comunitários de resistência à penicilina e da sensibilidade do agente isolado específico.

1. **Terapia ambulatorial** – A pneumonia não complicada (ou seja, PO$_2$ arterial maior que 60 mmHg, sem problemas médicos coexistentes e pneumonia unilobar sem sinais de infecção extrapulmonar) causada por cepas de pneumococo sensíveis à penicilina pode ser tratada ambulatorialmente com amoxicilina, 750 mg VO 2x/dia por 7 a 10 dias. Cefalosporinas, incluindo cefpodoxima, 200 mg VO 2x/dia, também podem ser usadas. Para alérgicos à penicilina, as alternativas incluem azitromicina, dose de 500 mg VO no primeiro dia e 250 mg nos quatro dias seguintes; doxiciclina, 100 mg VO 2x/dia por 7 dias; ou levofloxacino, 750 mg VO por 5 a 7 dias. Como as espécies de pneumococos têm aumentado a resistência à penicilina, as sensibilidades

antimicrobianas devem ser examinadas. Os pacientes devem ser monitorados quanto à resposta clínica (p. ex., menos tosse, defervescência em 2 a 3 dias) ao regime antibiótico.

Pacientes ambulatoriais com condições comórbidas de alto risco (como doença pulmonar, diabetes, doença cardíaca ou transtorno por uso de álcool) podem se beneficiar de uma terapia combinada mais ampla (p. ex., amoxicilina/clavulanato ou cefalosporina mais doxiciclina ou um macrolídeo) se houver suspeita de bactérias anaeróbias ou outras bactérias mistas em combinação com o pneumococo, a menos que uma fluoroquinolona (p. ex., levofloxacino ou moxifloxacino) seja escolhida para monoterapia. As fluoroquinolonas também cobrem os anaeróbios Gram-positivos e algumas bactérias Gram-negativas.

2. **Terapia hospitalar** – A terapia parenteral é comumente recomendada para o paciente hospitalizado, pelo menos até que haja melhora clínica. A ceftriaxona, 1 g por via intravenosa a cada 24 horas, é eficaz para cepas sensíveis à penicilina (ou seja, cepas para as quais a concentração inibitória mínima [MIC] da penicilina é de 2 mcg/mL ou menos para amostras não relacionadas ao SNC). Para casos graves de alergia à penicilina ou infecção causada por uma cepa altamente resistente à penicilina, a vancomicina é eficaz, com 1 g por via intravenosa a cada 12 horas ou uma dose para atingir um nível mínimo de 15-20 mcg/mL. Além disso, a azitromicina (500 mg por via oral no primeiro dia e 250 mg nos quatro dias seguintes) ou a doxiciclina (100 mg por via oral 2x/dia) é normalmente adicionada para a cobertura de organismos atípicos (p. ex., *Mycoplasma pneumoniae, Chlamydia pneumoniae*). Como alternativa, pode ser usada uma fluoroquinolona respiratória (p. ex., levofloxacino, 750 mg 1x/dia). A duração total da terapia não está bem definida, mas 5 a 7 dias são adequados para pacientes com infecção não complicada e que demonstram boa resposta clínica. O uso de corticosteroides permanece controverso na pneumonia bacteriana adquirida na comunidade e não deve ser administrado rotineiramente.

B. Pneumococos resistentes à penicilina

Nos casos de pneumonia pneumocócica em que o agente isolado não é suscetível à penicilina, a resistência cruzada à cefalosporina é comum, e é recomendado um antimicrobiano não betalactâmico, como a vancomicina, 1 g por via intravenosa a cada 12 horas, ou uma fluoroquinolona com atividade Gram-positiva aprimorada (p. ex., levofloxacino, 750 mg por via intravenosa ou oral 1x ao dia, ou moxifloxacino, 400 mg por via intravenosa ou oral 1x ao dia). As cepas de pneumococos resistentes à penicilina podem ser resistentes aos macrolídeos e ao sulfametoxazol-trimetoprima, e o antibiograma deve ser documentado antes do uso desses medicamentos. Todos os agentes isolados de sangue e LCR devem ser testados quanto à resistência à penicilina.

Complicações

Os derrames pleurais que se desenvolvem após o início da terapia antimicrobiana geralmente são estéreis, e a toracocentese não precisa ser feita se o paciente estiver melhorando. A toracocentese é indicada para derrames presentes antes do início da terapia e em pacientes que não responderam aos antibióticos após 3 a 4 dias. A drenagem torácica pode ser necessária se os pneumococos forem identificados por cultura ou coloração de Gram, indicando que o líquido pleural está infectado.

A ecocardiografia deve ser feita se houver suspeita de derrame pericárdico. Pacientes com derrame pericárdico que estejam respondendo à terapia antibiótica e não apresentem sinais de tamponamento podem ser monitorados e tratados com indometacina, 50 mg VO 3x/dia, para dor. Em pacientes com derrame crescente, resposta clínica insatisfatória ou evidência de tamponamento, a pericardiocentese determinará se o espaço pericárdico está infectado. O fluido infectado deve ser drenado percutaneamente (por inserção de tubo ou aspiração por agulha), por realização de uma janela pericárdica ou por pericardiectomia. Pode ser preciso fazer uma pericardiectomia para prevenir ou tratar a pericardite constritiva.

A endocardite deve ser tratada por 4 semanas com penicilina G, 3 a 4 milhões de unidades por via intravenosa a cada 4 horas, ceftriaxona, 2 g por via intravenosa 1x/dia, ou vancomicina, 15 mg/kg por via intravenosa a cada 12 horas, para manter os níveis mínimos na faixa de 15 a 20 mcg/mL. A insuficiência cardíaca leve em decorrência de regurgitação valvar pode responder à terapia medicamentosa, mas IC moderada a grave é indicação para o implante de valva protética, assim como a embolia sistêmica ou grandes vegetações friáveis, conforme determinado pela ecocardiografia.

Prevenção

Consulte o Capítulo 32 para obter informações sobre as vacinas pneumocócicas. A partir de 2022, uma nova vacina pneumocócica conjugada 20-valente foi disponibilizada. O CDC recomenda a vacina pneumocócica conjugada 20-valente (PCV20) para todos os adultos com 65 anos ou mais e para adultos entre 19 e 64 anos com determinadas condições médicas subjacentes (inclusive HIV) que não tenham recebido anteriormente uma vacina pneumocócica conjugada ou cujo histórico de vacinação anterior seja desconhecido. Todos os pacientes devem ser examinados quanto à cessação do tabagismo.

Quando encaminhar
- Paciente gravemente enfermo com pneumonia, particularmente no contexto de condições comórbidas (p. ex., doença hepática).
- Progressão da pneumonia ou falha na antibioticoterapia.
- Todos os pacientes com suspeita de endocardite ou meningite pneumocócica precisam de consulta com um infectologista.

Quando hospitalizar
- Falha no tratamento ambulatorial da pneumonia, incluindo incapacidade de manter a ingestão oral e os medicamentos.
- Todos os pacientes com pneumonia pneumocócica que seja multilobar ou esteja associada a hipoxemia significativa.

- Exacerbações de doenças subjacentes (p. ex., IC) por pneumonia que se beneficiariam de hospitalização.
- Os escores de risco para a gravidade da doença usando o PSI (*Pneumonia Severity Index*) e o CURB-65 (confusão [*Confusion*], ureia [*Urea*], frequência respiratória [*Respiratory rate*], pressão arterial [*Blood pressure*] e idade [*Age*] ≥ 65 anos) podem ajudar na decisão de internar ou não um paciente.
- Todos os pacientes com suspeita ou documentação de endocardite ou meningite pneumocócica devem ser internados para observação e terapia empírica.

Kamat IS et al. Procalcitonin to distinguish viral from bacterial pneumonia: a systematic review and meta-analysis. Clin Infect Dis. 2020;70:538. [PMID: 31241140]

Kobayashi M et al. Use of 15-valent pneumococcal conjugate vaccine and 20-valent pneumococcal conjugate vaccine among U.S. adults: updated recommendations of the Advisory Committee on Immunization Practices – United States, 2022. MMWR Morb Mortal Wkly Rep. 2022;71:109. [PMID: 35085226]

Metlay JP et al. Diagnosis and treatment of adults with community-acquired pneumonia. An official clinical practice guideline of the American Thoracic Society and Infectious Diseases Society of America. Am J Respir Crit Care Med. 2019;200:e45. [PMID: 31573350]

Suaya JA et al. Identification of Streptococcus pneumoniae in hospital-acquired pneumonia in adults. J Hosp Infect. 2021;108:146. [PMID: 33176175]

2. Meningite pneumocócica

FUNDAMENTOS DO DIAGNÓSTICO

- Febre, cefaleia, alteração do estado mental.
- Meningismo.
- Diplococos Gram-positivos na coloração de Gram do LCR.

Considerações gerais

A *S. pneumoniae* é a causa mais comum de meningite bacteriana em adultos. Trauma craniano com vazamento de LCR, sinusite e pneumonia podem precedê-la.

Achados clínicos

A. Sintomas e sinais

O início é rápido, com febre, cefaleia, meningismo e alterações mentais. Pode haver pneumonia. Em comparação com a meningite causada pelo meningococo, a meningite pneumocócica não apresenta erupção cutânea. Obnubilação, déficits neurológicos focais e paralisias de nervos cranianos são características mais proeminentes e podem levar a sequelas de longo prazo.

B. Achados laboratoriais

O LCR tem contagem de leucócitos normalmente superior a 1.000/mcL ($1,0 \times 10^9$/L), dos quais mais de 60% são leucócitos polimorfonucleares; a concentração de glicose é inferior a 40 mg/dL (2,22 mmol/L), ou menos de 50% da concentração

sérica simultânea; a proteína geralmente excede 150 mg/dL (1.500 mg/L). Nem todos os casos de meningite terão esses achados típicos, e as alterações na análise do LCR podem ser surpreendentemente mínimas, sobrepondo-se às da meningite asséptica.

A coloração de Gram do LCR mostra cocos Gram-positivos em 80 a 90% dos casos, e, em casos não tratados, as hemoculturas ou culturas do LCR são quase sempre positivas. Os testes de antígeno na urina podem ser positivos, mas não são suficientemente sensíveis para excluir o diagnóstico.

Tratamento

Os antibióticos deverão ser administrados assim que houver suspeita do diagnóstico. Se a punção lombar tiver de ser adiada (p. ex., enquanto se aguardam os resultados de um estudo de imagem para excluir uma lesão com efeito de massa), o paciente deve ser tratado empiricamente com ceftriaxona, 2 g por via intravenosa a cada 12 horas, mais vancomicina, 15 mg/kg a cada 12 horas para manter os níveis mínimos na faixa de 15-20 mcg/mL, mais dexametasona, 0,15 mg/kg a cada 6 horas, administrada de modo concomitante após a obtenção de culturas sanguíneas (positivas em 50% dos casos). Uma vez confirmada a sensibilidade à penicilina, a vancomicina pode ser descontinuada e substituída pela penicilina, 24 milhões de unidades por via intravenosa diariamente em seis doses divididas, ou a ceftriaxona, 2 g a cada 12 horas por via intravenosa, é continuada por 10 a 14 dias em casos documentados.

O antibiograma é essencial para o manejo adequado. As cepas resistentes à penicilina (MIC maior que 0,06 mcg/mL) em geral apresentam resistência cruzada às cefalosporinas de terceira geração, bem como a outros antibióticos. Se a MIC da ceftriaxona ou da cefotaxima for igual ou inferior a 0,5 mcg/mL, é provável que a terapia com um único medicamento com qualquer uma dessas cefalosporinas seja eficaz; quando a MIC for igual ou superior a 1 mcg/mL, recomenda-se o tratamento com combinação de ceftriaxona, 2 g por via intravenosa a cada 12 horas, mais vancomicina, 30 mg/kg/dia por via intravenosa em duas ou três doses divididas. Se a resposta clínica de um paciente com um organismo resistente à penicilina for lenta, pode ser indicada a repetição da punção lombar para avaliar a resposta bacteriológica.

A dexametasona adjunta administrada com antibióticos foi associada a redução na mortalidade e nas complicações neurológicas, como a perda auditiva. Recomenda-se que a dexametasona seja administrada imediatamente antes ou concomitantemente com a primeira dose do antibiótico adequado e que continue a cada 6 horas posteriormente por um total de 4 dias. O efeito da dexametasona sobre o resultado da meningite causada por organismos resistentes à penicilina não é conhecido.

De Gans J et al; European Dexamethasone in Adulthood Bacterial Meningitis Study Investigators. Dexamethasone in adults with bacterial meningitis. N Engl J Med. 2002;347:1549. [PMID: 12432041]

Tansarli GS et al. Diagnostic test accuracy of the BioFire® _FilmArray® meningitis/encephalitis panel: a systematic review and meta-analysis. Clin Microbiol Infect. 2020;26:281. [PMID: 31760115]

Infecções enterocócicas

Duas espécies, *Enterococcus faecalis* e *Enterococcus faecium*, são responsáveis pela maioria das infecções enterocócicas humanas. Os enterococos causam infecções de feridas, ITU, bacteremia e endocardite. As infecções causadas por cepas suscetíveis à penicilina devem ser tratadas com ampicilina, 2 g a cada 4 horas, ou penicilina, 3 a 4 milhões de unidades a cada 4 horas; se o paciente for alérgico à penicilina, pode-se administrar vancomicina, 15 a 20 mg/kg a cada 12 horas por via intravenosa, para atingir um nível mínimo de 15 a 20 mcg/mL. Se o paciente tiver endocardite ou meningite, a gentamicina, 1 mg/kg a cada 8 horas, por via intravenosa, deve ser adicionada ao regime por 4 a 6 semanas para atingir a atividade bactericida. A duração da gentamicina pode ser reduzida para 2 semanas no caso de nefrotoxicidade. Em casos de endocardite, ceftriaxona, 2 g a cada 12 horas, pode ser administrada no lugar da gentamicina em combinação com a ampicilina, por 6 semanas.

A resistência à vancomicina, à penicilina e à gentamicina é comum entre os agentes isolados de enterococos, especialmente *E. faecium*; é essencial determinar os padrões de sensibilidade antimicrobiana dos agentes isolados. É altamente recomendável consultar um infectologista ao tratar infecções causadas por cepas resistentes de enterococos. A linezolida é aprovada pela FDA para o tratamento de infecções causadas por cepas de enterococos resistentes à vancomicina. Daptomicina, tigeciclina, tedizolida e oritavancina não são especificamente aprovadas para o tratamento de cepas de enterococos resistentes à vancomicina, embora sejam frequentemente ativas *in vitro*.

A linezolida é ativa contra *E. faecalis* e *E. faecium*. A dose é de 600 mg/2x ao dia, e estão disponíveis preparações intravenosas e orais. A linezolida também pode interagir com antidepressivos, que aumentam os níveis de serotonina. O surgimento de resistência ocorreu durante a terapia com linezolida.

Cairns KA et al. Therapeutics for vancomycin-resistant enterococcal bloodstream infections. Clin Microbiol Rev. 2023;36:e0005922. [PMID: 37067406]

Rosselli Del Turco E et al. How do I manage a patient with enterococcal bacteraemia? Clin Microbiol Infect. 2021;27:364. [PMID: 33152537]

Infecções por *Staphylococcus aureus*
1. Infecções de pele e tecidos moles

FUNDAMENTOS DO DIAGNÓSTICO

- Eritema localizado com endurecido e drenagem purulenta.
- Formação de abscesso.
- Foliculite comumente observada.
- A coloração de Gram do pus mostra cocos Gram-positivos em cachos; as culturas geralmente são positivas.

Considerações gerais

Cerca de um quarto dos indivíduos são portadores nasais assintomáticos de *S. aureus*, transmitido por contato direto. A colonização em geral precede a infecção, que ocorre como consequência do rompimento da barreira cutânea ou do comprometimento das defesas do hospedeiro. O *S. aureus* tende a causar infecções cutâneas mais purulentas do que os estreptococos; a formação de abscessos é comum. A prevalência de cepas resistentes à meticilina em muitas comunidades é alta e deve influenciar as escolhas de antibióticos quando a terapia antimicrobiana for necessária.

Achados clínicos
A. Sintomas e sinais

As infecções cutâneas por *S. aureus* podem começar ao redor de um ou mais folículos pilosos, causando foliculite; podem se localizar e formar furúnculos; ou se espalhar para a pele adjacente e para o tecido subcutâneo mais profundo (ou seja, um carbúnculo). Podem ocorrer abscessos profundos envolvendo o músculo ou a fáscia, em geral em associação a uma ferida profunda ou outra inoculação ou injeção (Fig. 35.2). A fasciíte necrosante, forma rara de infecção de pele e tecidos moles, foi relatada com cepas comunitárias de *S. aureus* resistente à meticilina.

B. Achados laboratoriais

As culturas do material da ferida ou do abscesso quase sempre revelam o microrganismo. Em pacientes com sinais sistêmicos de infecção, as hemoculturas devem ser obtidas

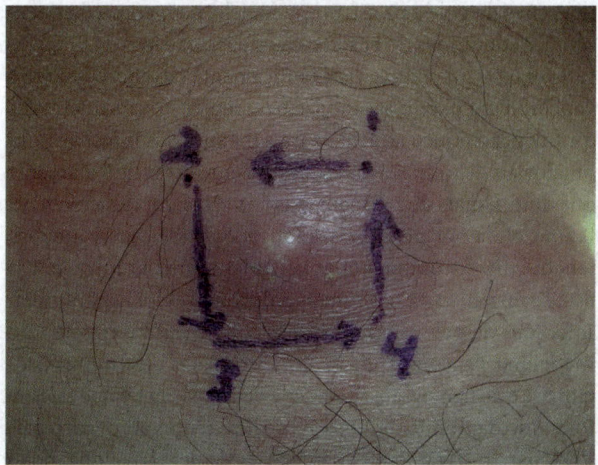

FIGURA 35.2 Abscesso de *Staphylococcus aureus* resistente à meticilina (MRSA) na parte posterior do pescoço.
Reproduzida de Richard P. Usatine, MD, em Usatine RP, Smith MA, Mayeaux EJ Jr, Chumley HS. *The Color Atlas and Synopsis of Family Medicine*, 3.ed. McGraw-Hill, 2019.

por causa da possível bacteremia, endocardite, osteomielite ou disseminação metastática em outros locais. Os pacientes com bacteremia devem ter hemoculturas repetidas a cada 24-28 horas durante a antibioticoterapia para excluir bacteremia persistente, um indicador de infecção grave ou complicada.

Tratamento

A drenagem adequada do fluido do abscesso ou de outras infecções focais é a base do tratamento. A incisão e a drenagem isoladas são altamente eficazes para o tratamento da maioria dos pequenos abscessos cutâneos não complicados. Um pequeno benefício pode ser obtido com a adição de antimicrobianos após a incisão e drenagem (Tab. 35.1). Em áreas onde a resistência à meticilina entre os isolados de *S. aureus* da comunidade é alta, os agentes antimicrobianos orais recomendados incluem clindamicina, sulfametoxazol-trimetoprima ou doxiciclina. Quando o risco de resistência à meticilina for baixo ou a sensibilidade à meticilina tiver sido confirmada pelo antibiograma, considere dicloxacilina ou cefalexina. A amoxicilina pode ser usada quando as cepas forem sensíveis tanto à meticilina como à penicilina. O tratamento por 5 a 7 dias é suficiente na maioria dos casos.

Para infecções complicadas com extenso envolvimento cutâneo ou de tecidos profundos ou sintomas sistêmicos, como febre, a terapia parenteral inicial geralmente é indicada. Quando as taxas de resistência à meticilina são superiores a 10% na comunidade, a vancomicina empírica é a droga de escolha. Para infecções causadas por agentes isolados sensíveis à meticilina, é preferível a cefazolina ou penicilina resistente à penicilinase, como a nafcilina ou a oxacilina, administrada por via intravenosa. A duração total da terapia para infecções de tecidos moles depende da resposta clínica e eficácia da drenagem/desbridamento. Cursos de 7 dias com transição precoce para a terapia oral são eficazes em muitos casos.

A linezolida é aprovada pela FDA para o tratamento de infecções da pele e da estrutura da pele, bem como de pneumonias adquiridas no hospital causadas por cepas de *S. aureus* resistentes à meticilina; ela é clinicamente tão eficaz quanto a vancomicina para essas indicações. Seu custo considerável a torna opção pouco atraente para a maioria das infecções ambulatoriais de rotina, e sua segurança em cursos de tratamento que duram mais de 2 a 3 semanas não está bem caracterizada. A linezolida por períodos prolongados pode causar anemia, leucopenia e trombocitopenia. A daptomicina intravenosa está se tornando cada vez mais a droga de escolha para tratar infecções de pele e tecidos moles com *S. aureus* resistente à meticilina. O acompanhamento de rotina da creatinina fosfoquinase e do hemograma deve ser feito em pacientes que estejam tomando daptomicina. Outros medicamentos aprovados pela FDA para o tratamento de infecções de pele e tecidos moles estão listados na Tabela 35.1.

Hatlen TJ et al. Staphylococcal skin and soft tissue infections. Infect Dis Clin North Am. 2021;35:81. [PMID: 33303329]

Moran GJ et al. Effect of cephalexin plus trimethoprim-sulfamethoxazole vs cephalexin alone on clinical cure of uncomplicated cellulitis: a randomized clinical trial. JAMA. 2017;317:2088. [PMID: 28535235]

2. Osteomielite

FUNDAMENTOS DO DIAGNÓSTICO

- Febre associada a dor e sensibilidade no osso afetado.
- O diagnóstico microbiológico é frequentemente feito por meio de hemoculturas.
- Aumento de VHS e PCR.
- As radiografias no início do curso da doença geralmente são negativas.

Considerações gerais

O *S. aureus* causa aproximadamente 60% de todos os casos de osteomielite. A osteomielite pode ser causada por (1) disseminação hematogênica, (2) extensão a partir de um foco contíguo de infecção ou ferida aberta (p. ex., fratura exposta ou como resultado de cirurgia) e (3) ruptura da pele no contexto de insuficiência vascular. Os ossos longos e as vértebras são os locais mais comuns. O abscesso epidural é uma complicação comum da osteomielite vertebral e deve ser suspeitado se a febre e a dor intensa nas costas ou no pescoço forem acompanhadas de dor radicular ou evidência de compressão da medula espinhal (p. ex., incontinência, fraqueza nas extremidades, reflexos patológicos nas extremidades).

Achados clínicos
A. Sintomas e sinais

1. **Osteomielite hematogênica** – A osteomielite resultante de bacteremia é uma doença associada à anemia falciforme, ao uso de drogas injetáveis, ao diabetes *mellitus* ou à idade avançada. Os pacientes com essa forma de osteomielite comumente apresentam febre alta de início súbito, calafrios, dor e sensibilidade no osso afetado. O local da osteomielite e o organismo causador dependem do hospedeiro. A osteomielite em usuários de drogas injetáveis se desenvolve mais comumente na coluna vertebral. Embora nesse cenário o *S. aureus* seja o mais comum, as infecções por Gram-negativos, especialmente as espécies *P. aeruginosa* e *Serratia*, também são patógenos frequentes. Entre os pacientes com hemoglobinopatias, como a anemia falciforme, a osteomielite é causada mais frequentemente por salmonela; *S. aureus* é a segunda causa mais comum. Não é incomum a rápida progressão para abscesso epidural, causando febre, dor e perda sensorial e motora. Em pacientes idosos com osteomielite hematogênica, os locais mais comuns são os corpos vertebrais torácicos e lombares. Os fatores de risco para esses pacientes incluem diabetes, cateteres intravenosos e sondas vesicais de demora. Esses pacientes em geral têm apresentações mais sutis, com febre baixa e aumento gradual da dor óssea, sendo as anormalidades neurológicas um achado tardio.

2. **Osteomielite decorrente de um foco contíguo de infecção** – A substituição de articulações protéticas ou outras cirurgias ortopédicas, neurocirurgias e traumas causa com mais frequência infecções de tecidos moles que podem se espalhar para o osso. *S. aureus* e *Staphylococcus epidermidis* são os organismos mais comuns. As infecções polimicrobianas, raras na osteomielite de disseminação hematogênica, são mais comuns na osteomielite por conta da disseminação contígua. Os sinais localizados de inflamação em geral são evidentes, mas a febre alta e outros sinais de toxicidade comumente estão ausentes. A artrite séptica e a celulite também podem se espalhar para o osso contíguo.

3. **Osteomielite associada à insuficiência vascular** – Pacientes com diabetes *mellitus* e insuficiência vascular são suscetíveis a desenvolver uma forma muito desafiadora de osteomielite. O pé e o tornozelo são locais comumente afetados, assim como o quadril e o sacro, devido à lesão por pressão (anteriormente chamada de úlcera de pressão). A infecção se origina de uma úlcera ou outra ruptura na pele que, em geral, ainda está presente, mas pode parecer pouco impressionante. As infecções polimicrobianas são comuns por causa da disseminação contígua, geralmente envolvendo bacilos Gram-negativos aeróbios e anaeróbios. Ocasionalmente, o *S. aureus* pode ser encontrado como um único patógeno. A dor óssea habitualmente está ausente ou é atenuada pela neuropatia associada. A febre também está comumente ausente. Duas das melhores pistas à beira do leito para a presença de osteomielite são a capacidade de avançar facilmente uma sonda estéril até o osso por meio de uma úlcera cutânea e uma área de úlcera maior que 2 cm × 2 cm.

B. Achados laboratoriais

O diagnóstico é feito pelo isolamento de *S. aureus* (ou outro organismo) do sangue, do osso ou de um foco contíguo de um paciente com sintomas e sinais de infecção óssea focal. A hemocultura será positiva em aproximadamente 60% dos casos não tratados. A VHS e a PCR sérica quase sempre estão elevadas e podem ser parâmetros úteis para acompanhamento durante o curso da terapia. A biópsia óssea e a cultura são valiosas para orientar a terapia direcionada. As culturas de úlceras, feridas ou fístulas sobrepostas não são confiáveis (em geral estão contaminadas com a flora da pele) e não se correlacionam com as culturas de tecidos profundos ou de ossos.

C. Exames de imagem

As radiografias ósseas simples no início do curso da infecção geralmente são normais, mas se tornam anormais na maioria dos casos, mesmo com terapia eficaz. A infecção da coluna vertebral (diferentemente da malignidade) atravessa o espaço do disco para envolver o corpo vertebral contíguo. A TC é mais sensível do que as radiografias ósseas simples e ajuda a localizar os abscessos associados. A cintilografia óssea e a cintilografia com gálio, cada qual com sensibilidade de aproximadamente 95% e especificidade de 60 a 70%, são úteis para identificar ou confirmar o local da infecção óssea. A ressonância magnética é um pouco menos sensível do que a cintilografia óssea, mas possui especificidade de 90%. Ela é indicada quando há suspeita de abscesso epidural em associação com osteomielite vertebral.

Tratamento

A identificação do microrganismo causador e a determinação da sensibilidade a antibióticos determinam a terapia; recomenda-se consultar um infectologista.

Recomenda-se terapia prolongada (4 a 6 semanas ou mais) para a osteomielite estafilocócica. Tradicionalmente, a terapia intravenosa tem sido preferida, em especial durante a fase aguda da infecção para pacientes com toxicidade sistêmica. A terapia intravenosa com cefazolina, 2 g a cada 8 horas, ou, alternativamente, nafcilina ou oxacilina, 9-12 g ao dia em seis doses divididas, são os medicamentos de escolha para infecções com agentes isolados sensíveis à meticilina. Os pacientes com infecções causadas por cepas de *S. aureus* resistentes à meticilina ou que tenham alergia grave à penicilina devem ser tratados com vancomicina, 30 mg/kg ao dia, por via intravenosa, em duas ou três doses. As doses devem ser ajustadas para atingir um nível mínimo de vancomicina de 15 a 20 mcg/mL. A daptomicina é um agente alternativo e deve ser administrada em doses de 6-8 mg/kg/dose por via intravenosa a cada 24 horas.

Em termos de encurtamento do curso da terapia intravenosa, os estudos também demonstraram a não inferioridade dos regimes orais após 2 semanas de terapia intravenosa. Em pacientes com isolados de *S. aureus* sensíveis a agentes orais, a terapia oral combinada se mostrou eficaz se administrada por 4 a 6 semanas após 2 semanas de terapia de indução com um agente intravenoso, conforme descrito anteriormente. Levofloxacino, 750 mg VO diariamente, ou ciprofloxacino, 750 mg VO 2x/dia, em combinação com rifampicina, 300 mg 2x/dia, é um regime oral com a maioria dos dados que comprovam a eficácia. Sulfametoxazol-trimetoprima, doxiciclina ou clindamicina podem ser opções para terapia oral, dependendo da sensibilidade antimicrobiana do organismo.

O tratamento cirúrgico em geral é indicado nas seguintes circunstâncias: (1) osteomielite estafilocócica com abscesso epidural associado e compressão da medula espinhal (pode ser necessário descompressão neurocirúrgica urgente), (2) outros abscessos (psoas, paraespinhal), (3) doença extensa ou (4) infecção recorrente ou persistente apesar da terapia médica padrão. O exame de imagem de acompanhamento pode não ser necessário em pacientes que demonstram melhora dos sintomas e normalização dos marcadores inflamatórios.

Berbari EF et al. 2015 Infectious Diseases Society of America (IDSA) clinical practice guidelines for the diagnosis and treatment of native vertebral osteomyelitis in adults. Clin Infect Dis. 2015;61:e26. [PMID: 26229122]

Li HK et al; OVIVA Trial Collaborators. Oral versus intravenous antibiotics for bone and joint infection. N Engl J Med. 2019;380:425. [PMID: 30699315]

Senneville É et al. IWGDF/IDSA guidelines on the diagnosis and treatment of diabetes-related foot infections (IWGDF/IDSA 2023). Diabetes Metab Res Rev. 2024;40:e3687. [PMID: 37779323]

Urish KL et al. Staphylococcus aureus osteomyelitis: bone, bugs, and surgery. Infect Immun. 2020;88:e00932. [PMID: 32094258]

3. Bacteremia estafilocócica

O *S. aureus* invade prontamente a corrente sanguínea e infecta locais distantes do sítio primário da infecção. Sempre que o *S. aureus* for coletado de hemoculturas, deve-se considerar a possibilidade de endocardite, osteomielite ou outra infecção profunda metastática. A bacteremia que persiste por mais de 48 a 96 horas após o início da terapia é um forte indicador de pior resultado e infecção complicada. Em razão do risco relativamente alto de endocardite infecciosa em pacientes com bacteremia por *S. aureus*, a ecocardiografia transesofágica é recomendada para a maioria dos pacientes como método sensível e econômico para excluir a endocardite subjacente. No entanto, a ecocardiografia transtorácica pode ser suficiente em pacientes selecionados considerados de baixo risco para endocardite, ou seja, aqueles que atendem a todos os critérios a seguir: (1) nenhum dispositivo intracardíaco permanente, (2) hemoculturas de acompanhamento estéreis dentro de 4 dias após o conjunto inicial, (3) nenhuma dependência de hemodiálise, (4) aquisição nosocomial de bacteremia por *S. aureus* e (5) nenhum sinal clínico de endocardite infecciosa ou focos secundários de infecção. Se essas condições não forem atendidas, a ecocardiografia transesofágica é mais sensível para excluir a endocardite, especialmente a endocardite valvar do lado esquerdo.

A terapia empírica da bacteremia estafilocócica deve ser feita com vancomicina, 15-20 mg/kg/dose intravenosa a cada 8-12 horas (titulada para atingir um nível mínimo de 15-20 mcg/mL), ou daptomicina, 6 mg/kg ao dia intravenosa, até que os resultados dos antibiogramas sejam conhecidos. Se o isolado de *S. aureus* for sensível à meticilina, o tratamento deve ser limitado à cefazolina, 2 g a cada 8 horas, ou nafcilina ou oxacilina, 2 g por via intravenosa a cada 4 horas. A cefazolina é tão eficaz quanto a nafcilina ou oxacilina e tem sido associada a menos eventos adversos durante o tratamento. Em pacientes com *S. aureus* resistente à meticilina, o tratamento deve ser feito com vancomicina, 15-20 mg/kg/dose intravenosa a cada 8-12 horas; a manutenção de um nível mínimo de 15-20 mcg/mL pode melhorar os resultados e é recomendada. A daptomicina 6-10 mg/kg/dia também é uma opção aprovada pela FDA, desde que o paciente não precise de tratamento para pneumonia concomitante por *S. aureus*, pois o surfactante pulmonar inativa a daptomicina nos pulmões. A adição de rifamicinas à terapia antimicrobiana padrão não demonstrou ser benéfica na ausência de material protético permanente e está associada a mais eventos adversos. A duração da terapia antibiótica para bacteremia por *S. aureus* é de 4 a 6 semanas, mas os pacientes com infecção não complicada podem concluir o tratamento em 14 dias. Um paciente com bacteremia não complicada deve atender a todos os critérios a seguir: (1) a endocardite infecciosa foi excluída, (2) não há próteses implantadas, (3) as hemoculturas de acompanhamento colhidas de 2 a 4 dias após o conjunto inicial são estéreis, (4) o paciente se recupera em até 72 horas após o início da antibioticoterapia eficaz e (5) não há evidência de infecção metastática no exame. Quando presentes no momento do diagnóstico, os cateteres venosos centrais devem ser removidos. As falhas no tratamento com vancomicina são relativamente comuns, principalmente para bacteremia complicada e entre infecções envolvendo corpos estranhos. Foram demonstrados melhores resultados quando se consulta um infectologista, o que é recomendado em todos os casos de bacteremia por *S. aureus*.

Holland TL et al. Rifampicin for Staphylococcus aureus bacteraemia: give it ARREST. Lancet. 2018;391:634. [PMID: 29249277]

Li J et al. β-Lactam therapy for methicillin-susceptible Staphylococcus aureus bacteremia: a comparative review of cefazolin versus antistaphylococcal penicillins. Pharmacotherapy. 2017;37:346. [PMID: 28035690]

Tong SYC et al. Effect of vancomycin or daptomycin with vs without an antistaphylococcal β-lactam on mortality, bacteremia, relapse, or treatment failure in patients with MRSA bacteremia: a randomized clinical trial. JAMA. 2020;323:527. [PMID: 32044943]

4. Síndrome do choque tóxico

O *S. aureus* produz toxinas que causam três entidades importantes: A "síndrome da pele escaldada" em crianças, a síndrome do choque tóxico em adultos e a intoxicação alimentar por enterotoxina. A síndrome do choque tóxico é caracterizada pelo início abrupto de febre alta, vômitos e diarreia aquosa. Odinofagia, mialgias e cefaleias são comuns. A hipotensão com lesão renal e IC está associada a um resultado ruim. Uma erupção macular eritematosa difusa e conjuntivite não purulenta são comuns, e a descamação, especialmente das palmas das mãos e plantas dos pés, é típica durante a recuperação (Fig. 35.3). As taxas de fatalidade podem chegar a 15%. Embora originalmente associada ao uso de absorventes internos qualquer foco (p. ex., nasofaringe, osso, vagina, reto, abscesso, ferida) que abrigue uma cepa de *S. aureus* produtora de toxina pode causar a síndrome do choque tóxico. Classicamente, as hemoculturas são negativas porque os sintomas se devem aos efeitos da toxina e não à infecção sistêmica. Outras entidades associadas ao choque tóxico incluem infecção invasiva por estreptococos do grupo A e determinadas espécies de *Clostridium*.

Aspectos importantes do tratamento incluem reidratação rápida, antimicrobianos direcionados (terapia antiestafilocócica quando *S. aureus* está implicado) (Tab. 35.1), gerenciamento

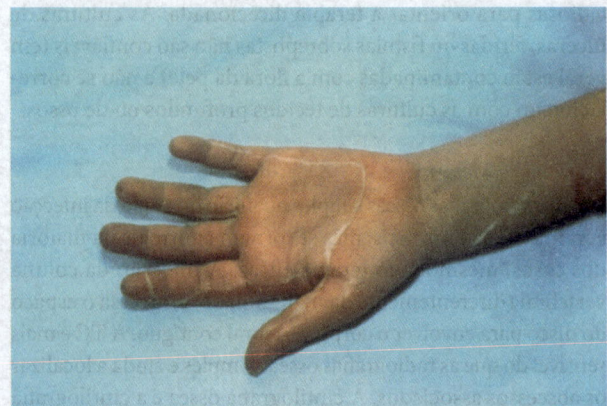

FIGURA 35.3 Descamação acentuada em decorrência da síndrome do choque tóxico, que se desenvolve tardiamente na doença. De Public Health Image Library, CDC.

de insuficiência de múltiplos órgãos e abordagem das fontes de toxina, p. ex., remoção do absorvente interno ou drenagem do abscesso. A clindamicina, 900 mg a cada 8 horas por via intravenosa, é frequentemente adicionada para inibir a produção de toxinas. A imunoglobulina intravenosa pode ser considerada, embora haja dados limitados em comparação com a síndrome do choque tóxico por *Streptococcus* (ver anteriormente).

5. Infecções causadas por estafilococos coagulase-negativos

Os estafilococos coagulase-negativos são causa importante de infecções de dispositivos intravasculares e protéticos e de infecção de feridas após cirurgia cardiotorácica. Esses organismos raramente causam infecções como osteomielite e endocardite na ausência de uma prótese. A maioria das infecções humanas é causada por *Staphylococcus epidermis*, *S. haemolyticus*, *S. hominis*, *S. saprophyticus* e *S. lugdunensis*. Com exceção do *S. lugdunensis*, esses patógenos comuns são menos virulentos do que o *S. aureus*, e as infecções que causam tendem a ser mais indolentes. O *S. lugdunensis* pode causar endocardite grave com vegetações volumosas semelhantes às do *S. aureus*; esse diagnóstico comumente é ignorado quando a espécie estafilocócica coagulase-negativa é descartada como contaminante.

Como os estafilococos coagulase-negativos são habitantes normais da pele humana, é difícil distinguir infecção de contaminação, esta última, talvez, responsável por três quartos dos agentes isolados de hemocultura. É mais provável que haja infecção se o paciente tiver um corpo estranho (p. ex., fios esternais, articulação protética, valva cardíaca protética, marca-passo, cateter de monitorização de pressão intracraniana (PIC), derivações de LCR, cateter de diálise peritoneal) ou um dispositivo intravascular no local. Drenagem purulenta ou serossanguinolenta, eritema, dor ou sensibilidade no local do corpo estranho ou dispositivo sugerem infecção. Instabilidade e dor na articulação são sinais de infecção da articulação protética. Febre, um novo sopro, instabilidade da prótese e sinais de embolização sistêmica são evidências de endocardite de valva protética.

A infecção também é mais provável se a mesma cepa for isolada de forma consistente em duas ou mais hemoculturas (principalmente se as amostras forem obtidas em momentos diferentes e tiverem os mesmos padrões de sensibilidade antimicrobiana) e no local do corpo estranho.

Sempre que possível, o dispositivo intravascular ou o corpo estranho suspeito de estar infectado deve ser removido. No entanto, a remoção e a substituição de alguns dispositivos (p. ex., articulação protética, valva protética, derivação de LCR) podem ser um procedimento difícil ou arriscado e, às vezes, pode ser preferível tratar apenas com antibióticos, sabendo que a probabilidade de cura é reduzida, que antibióticos supressivos podem ser necessários em longo prazo e o tratamento cirúrgico pode ser necessário.

Os estafilococos coagulase-negativos são comumente resistentes aos betalactâmicos e a vários outros antibióticos. Para pacientes com função renal normal, o tratamento de escolha até

que a sensibilidade às penicilinas resistentes à penicilinase ou a outros agentes tenha sido confirmada é a vancomicina, 1 g por via intravenosa a cada 12 horas no início, com um aumento da dose para atingir níveis mínimos na faixa de 15-20 mcg/mL. A duração da terapia não foi estabelecida para infecções relativamente não complicadas, como as causadas por dispositivos intravenosos, que podem ser eliminadas com a simples remoção do dispositivo. A infecção que envolve osso ou valva protética deve ser tratada por 6 semanas. Um tratamento combinado de vancomicina associada a rifampicina, 300 mg por via oral 2x/dia, mais gentamicina, 1 mg/kg por via intravenosa a cada 8 horas, para o tratamento de endocardite de valva protética causada por cepas resistentes à meticilina.

Baddour LM et al. Infective endocarditis in adults: diagnosis, antimicrobial therapy, and management of complications: a scientific statement for healthcare professionals from the American Heart Association. Circulation. 2015;132:1435. [PMID: 26373316]

Becker K et al. Emergence of coagulase-negative staphylococci. Expert Rev Anti Infect Ther. 2020;18:349. [PMID: 32056452]

Tan EM et al. Outcomes in patients with cardiovascular implantable electronic device infection managed with chronic antibiotic suppression. Clin Infect Dis. 2017;64:1516. [PMID: 28329125]

Doenças clostridiais

1. Mionecrose clostridial (gangrena gasosa)

FUNDAMENTOS DO DIAGNÓSTICO

- Início repentino de dor e edema dentro e ao redor de uma ferida contaminada.
- Prostração e toxemia.
- Exsudato aquoso de coloração marrom a sanguinolenta, com descoloração da pele da área ao redor.
- Gás no tecido por palpação ou radiografia.
- Bastonetes Gram-positivos em cultura ou esfregaço de exsudato.

Considerações gerais

A gangrena gasosa ou mionecrose clostridial é uma infecção muscular com risco de morte produzida por qualquer um dos vários clostrídios, que são organismos anaeróbios, mais comumente o *Clostridium perfringens*. O trauma e o uso de drogas injetáveis são condições comuns de predisposição. As toxinas produzidas em tecidos desvitalizados sob condições anaeróbicas resultam em choque, hemólise e mionecrose.

Achados clínicos

A. Sintomas e sinais

O início em geral é súbito, com aumento rápido da dor na área afetada, hipotensão e taquicardia. A febre está presente, mas não é proporcional à gravidade da infecção. Nos últimos estágios da doença, ocorrem prostração grave, estupor, delírio e coma.

A ferida fica inchada e a pele ao redor fica pálida. Há uma secreção serosa de cor marrom e tingida de sangue, de odor fétido. À medida que a doença avança, o tecido ao redor muda de pálido para escuro e, por fim, torna-se descolorido, com vesículas coalescentes, vermelhas e cheias de líquido. Os gases podem ser palpáveis nos tecidos. A dor em geral é intensa, não concomitante com os achados iniciais, o que pode ser um indicativo diagnóstico.

B. Achados laboratoriais

A gangrena gasosa é um diagnóstico clínico, e a terapia empírica é indicada se houver suspeita do diagnóstico. Estudos radiográficos podem mostrar gás nos tecidos moles, mas esse achado não é sensível nem específico. A cultura anaeróbia confirma o diagnóstico. É importante informar ao laboratório de microbiologia que há suspeita de um organismo anaeróbio para que as culturas possam ser adequadamente manipuladas e cultivadas.

Diagnóstico diferencial

A mionecrose clostridial pode se apresentar de forma semelhante às infecções necrosantes por estreptococos do grupo A e infecções de feridas causadas por organismos Gram-negativos bastonetes curvos, como o *Vibrio vulnificus*. Outras bactérias, incluindo organismos Gram-negativos entéricos e anaeróbios, também podem produzir gás em tecidos infectados.

Tratamento

O desbridamento cirúrgico adequado das áreas infectadas é essencial, sendo muitas vezes necessária a excisão cirúrgica radical. A penicilina, 3-4 milhões de unidades a cada 4 horas por via intravenosa, é um adjuvante eficaz, e a clindamicina, 600-900 mg a cada 8 horas por via intravenosa, pode diminuir a produção de toxina bacteriana.

Peetermans M et al. Necrotizing skin and soft-tissue infections in the intensive care unit. Clin Microbiol Infect. 2020;26:8. [PMID: 31284035]

Stevens DL et al. Practice guidelines for the diagnosis and management of skin and soft tissue infections: 2014 update by the Infectious Diseases Society of America. Clin Infect Dis. 2014;59:147. [PMID: 24947530]

Yang Z et al. Interventions for treating gas gangrene. Cochrane Database Syst Rev. 2015;12:CD010577. [PMID: 26631369]

2. Tétano

FUNDAMENTOS DO DIAGNÓSTICO

- História de ferimento contaminado ou penetrante.
- Rigidez muscular da mandíbula ("mandíbula travada"), depois espasmos (trismo) com espasmos dos músculos faciais denominados "riso sardônico" e espasmo das costas causando arqueamento ou "opistótono".
- Rigidez no pescoço, disfagia, irritabilidade, hiper-reflexia.
- Por fim, convulsões dolorosas precipitadas por estímulos mínimos.

Considerações gerais

O tétano é causado pela neurotoxina tetanospasmina, metabolizada pelo *C. tetani*. Os esporos desse organismo são ubíquos no solo e podem germinar quando introduzidos em uma ferida. A tetanospasmina interfere na neurotransmissão nas sinapses espinhais dos neurônios inibitórios, resultando em espasmos descontrolados e reflexos exagerados. O período de incubação é de 5 dias a 15 semanas, sendo a média de 8 a 12 dias.

A maioria dos casos ocorre em indivíduos não vacinados. Os reforços da vacina toxoide tetânica devem ser feitos a cada 10 anos. Adultos mais velhos, trabalhadores migrantes, recém-nascidos e usuários de drogas injetáveis estão em risco. Embora os ferimentos por punção sejam propensos a causar tétano, qualquer ferimento, inclusive mordidas ou úlceras de decúbito, pode ser infectado pelo *C. tetani*.

Achados clínicos
A. Sintomas e sinais

Os primeiros sintomas podem ser dor e formigamento no local da inoculação, seguidos de espasticidade dos músculos próximos. Rigidez da mandíbula, rigidez do pescoço, disfagia e irritabilidade são outros sinais iniciais. A hiper-reflexia se desenvolve mais tarde, com espasmos dos músculos da mandíbula (trismo) ou dos músculos faciais (riso sardônico) e rigidez e espasmo dos músculos do abdome, do pescoço e das costas (opistótono). Convulsões tônicas dolorosas precipitadas por estímulos mínimos são comuns. Os espasmos da glote e dos músculos respiratórios podem causar asfixia aguda e apneia. O paciente em geral permanece consciente, e o exame sensorial é normal. A temperatura está normal ou apenas ligeiramente elevada.

B. Achados laboratoriais

O diagnóstico do tétano é feito clinicamente.

Diagnóstico diferencial

O tétano deve ser diferenciado de várias infecções agudas do SNC, como a meningite. O trismo pode ocasionalmente se desenvolver com infecções odontogênicas ou com o uso de fenotiazinas. A intoxicação por estricnina também deve ser considerado.

Complicações

A obstrução das vias aéreas é comum. A retenção urinária e a constipação podem resultar do espasmo dos esfíncteres. A parada respiratória e a insuficiência cardíaca são eventos tardios.

Prevenção

A imunização *ativa* previne o tétano (ver Tab. 32.7). Para a imunização primária de adultos, a dT (vacina contra tétano e difteria) é administrada em duas doses com 4 a 6 semanas de intervalo, com uma terceira dose 6 a 12 meses depois. Em uma das três doses, a vacina dTpa (toxoide tetânico, toxoide diftérico de dose reduzida e vacina pertussis acelular) deve ser substituída pela dT. As doses de reforço da dT são administradas a cada 10 anos ou no momento de uma lesão grave, se ela ocorrer mais de 5 anos após uma dose; uma única dose de dTpa é preferível à dT para o tratamento de feridas se o paciente não tiver sido vacinado anteriormente com a dTpa. As mulheres devem receber a vacina dTpa a cada gravidez, de preferência entre 27 e 36 semanas de gestação, e a imunização entre 27 e 30 semanas de gestação está associada às maiores concentrações de anticorpos.

A imunização *passiva* com imunoglobulina antitetânica, 250 unidades por via intramuscular, deve ser usada em indivíduos não imunizados e naqueles cujo *status* de imunização é incerto, sempre que uma ferida estiver contaminada ou com probabilidade de ter tecido desvitalizado. A imunização ativa com a vacina de toxoide tetânico é iniciada simultaneamente. A Tabela 35.2 fornece um guia para o gerenciamento profilático.

Tratamento

A. Medidas específicas

A imunoglobulina humana contra o tétano, 500 unidades, deve ser administrada por via intramuscular nas primeiras 24 horas após a apresentação. O tétano não produz imunidade natural, portanto um curso completo de imunização contra a infecção com toxoide tetânico deve ser administrado assim que o paciente se recuperar.

B. Medidas gerais

O desbridamento das feridas deve ser feito se a fonte for implicada. O metronidazol, 500 mg, administrado por via intravenosa ou oral a cada 6 horas, é o preferido e deve ser administrado a todos os pacientes. A penicilina, 3 milhões de unidades por via intravenosa a cada 4 horas, é uma alternativa. Estímulos mínimos podem provocar espasmos; portanto, o paciente deve ser colocado em repouso no leito e o excesso de luz e ruído deve ser evitado. A sedação com benzodiazepínicos, a paralisia com agentes semelhantes ao curare e a ventilação mecânica geralmente são necessárias. O suporte nutricional enteral deve ser administrado precocemente.

Prognóstico

As altas taxas de mortalidade estão associadas a um curto período de incubação, ao início precoce das convulsões e à demora no tratamento. As lesões contaminadas na cabeça e na face são mais perigosas do que as feridas em outros locais.

Pfausler B et al. Toxin-associated infectious diseases: tetanus, botulism and diphtheria. Curr Opin Neurol. 2021;34:432. [PMID: 33840775]

3. Botulismo

FUNDAMENTOS DO DIAGNÓSTICO

- Ingestão recente de alimentos caseiros enlatados ou defumados; recuperação da toxina no soro ou no alimento.
- Uso de drogas injetáveis.
- Diplopia, boca seca, disfagia, disfonia; fraqueza muscular que leva à paralisia respiratória; exame sensorial normal.
- As pupilas estão fixas e dilatadas na maioria dos casos.

Considerações gerais

O botulismo é uma doença neuroparalítica, causada pela toxina botulínica, que é produzida pelo *Clostridium botulinum*, um bacilo ubíquo, estritamente anaeróbio e formador de esporos encontrado no solo. A toxina botulínica é extremamente potente e classificada pelo CDC como um agente de alta prioridade, em razão de seu potencial de uso como agente de bioterrorismo. O botulismo de ocorrência natural existe em três formas: botulismo de origem alimentar, botulismo infantil ou botulismo de feridas. O botulismo de origem alimentar é causado pela ingestão de toxina pré-formada presente em alimentos enlatados, defumados ou embalados a vácuo, como vegetais envasados em casa, carnes defumadas e peixes embalados a vácuo. Alimentos comercializados têm sido associados a surtos de botulismo. O botulismo infantil (associado à ingestão de mel) e o botulismo de feridas (geralmente associado ao uso de drogas injetáveis) resultam de organismos *C. tetani* presentes no intestino ou na ferida que secretam a toxina.

Achados clínicos

A. Sintomas e sinais

Doze a 36 horas após a ingestão da toxina, surgem distúrbios visuais, principalmente diplopia e perda de acuidade visual. Ptose,

TABELA 35.2 Guia para profilaxia do tétano no tratamento de feridas

História de toxoide tetânico	Ferimentos limpos e leves		Todas as outras feridas[1]	
	dTpa ou dT[2]	TIG[3]	dTpa ou dT[2]	TIG[3]
Desconhecido ou < 3 doses	Sim	Não	Sim	Sim
3 ou mais doses	Não[4]	Não	Não[5]	Não

[1] Exemplos incluem ferimentos contaminados com sujeira, fezes, terra ou saliva; ferimentos por punção; avulsões; e ferimentos causados por projéteis, esmagamento, queimaduras e congelamento.

[2] dT indica a vacina contra o toxoide tetânico e o toxoide diftérico, forma adulta. dTpa indica a vacina contra o toxoide tetânico, o toxoide diftérico reduzido e a vacina contra coqueluche acelular, que pode ser substituída como dose única pela dT. Indivíduos não vacinados devem receber um esquema completo de 3 doses, uma das quais é a dTpa.

[3] Imunoglobulina humana contra o tétano, 250 unidades por via intramuscular.

[4] Sim, se já se passaram mais de 10 anos desde a última dose.

[5] Sim, se já se passaram mais de 5 anos desde a última dose. (Reforços mais frequentes não são necessários e podem aumentar os efeitos colaterais.) A dTpa tem sido administrada com segurança dentro de 2 anos após a vacinação com dT, embora as reações locais à vacina possam aumentar.

paralisia dos nervos cranianos com comprometimento dos músculos extraoculares e pupilas dilatadas fixas são sinais característicos. O exame sensorial é normal. Outros sintomas incluem boca seca, disfagia e disfonia. Náuseas e vômitos podem estar presentes, principalmente com a toxina do tipo E. O sensório permanece claro e a temperatura, normal. Pode ocorrer paralisia flácida simétrica e descendente, evoluindo para insuficiência respiratória e morte, a menos que seja fornecida ventilação mecânica.

B. Achados laboratoriais

A toxina nos alimentos e no soro dos pacientes pode ser demonstrada pela inoculação em camundongos e identificada com antissoro específico, mas a confirmação dos resultados pode levar vários dias. Um diagnóstico presuntivo deve ser feito com base nos achados clínicos.

Diagnóstico diferencial

Como a apresentação clínica do botulismo é tão distinta e o diagnóstico diferencial é limitado, o botulismo, uma vez considerado, não é facilmente confundido com outras doenças. O envolvimento do nervo craniano pode ser observado com insuficiência vertebrobasilar, a variante Miller-Fisher da síndrome de Guillain-Barré, miastenia *gravis* ou qualquer meningite basilar (infecciosa ou carcinomatosa).

Tratamento

Se houver suspeita de botulismo, o médico deve entrar em contato com as autoridades sanitárias estaduais ou com o CDC para obter orientação, adquirir a antitoxina botulínica heptavalente de soro equino e assistência na obtenção de testes de toxina no soro, nas fezes ou nos alimentos. Recomendam-se testes cutâneos para excluir hipersensibilidade à preparação da antitoxina. A antitoxina deve ser administrada o mais cedo possível, de preferência dentro de 24 horas do início dos sintomas, para interromper a progressão da doença; sua administração não deve ser adiada para a confirmação laboratorial do diagnóstico. A insuficiência respiratória é controlada com intubação e ventilação mecânica. Fluidos parenterais ou alimentação devem ser administrados enquanto persistir a dificuldade de deglutição. Pode ser tentada a remoção da toxina não absorvida do intestino. No caso de botulismo de feridas, a penicilina, 3 g por via intravenosa a cada 4 horas, ou o metronidazol, 500 mg por via intravenosa a cada 8 horas, podem ser úteis para deter o organismo.

Liang JL et al. Prevention of pertussis, tetanus, and diphtheria with vaccines in the United States: recommendations of the Advisory Committee on Immunization Practices (ACIP). MMWR Recomm Rep. 2018;67:1. [PMID: 29702631]

Rao AK et al. Clinical guidelines for diagnosis and treatment of botulism, 2021. MMWR Recomm Rep. 2021;70:1. [PMID: 33956777]

Listeriose

FUNDAMENTOS DO DIAGNÓSTICO

- Ingestão de produto alimentício contaminado.
- Febre em uma mulher grávida em seu terceiro trimestre.
- Estado mental alterado e febre em um paciente idoso ou imunocomprometido.
- As hemoculturas e culturas de LCR confirmam o diagnóstico.

Considerações gerais

A *Listeria monocytogenes* é um bastonete Gram-positivo, facultativo e móvel. A maioria dos casos de infecção causada por *L. monocytogenes* é esporádica, mas surtos têm sido atribuídos ao consumo de alimentos contaminados, inclusive produtos lácteos não pasteurizados, cachorros-quentes, carnes de charcutaria, melões *cantaloupe*, queijos frescos, queijos macios, como *brie* e ricota. Os surtos foram associados a mortalidade significativa em pacientes com infecção.

Achados clínicos

São reconhecidos cinco tipos de infecção:

1. **A infecção durante a gravidez**, geralmente no último trimestre, é uma doença febril leve sem um foco primário aparente e pode ser resolvida sem terapia específica. No entanto, aproximadamente uma em cada cinco gestações complicadas por listeriose resulta em aborto espontâneo ou natimorto, e os bebês sobreviventes correm o risco de desenvolver listeriose neonatal clínica.
2. **A granulomatose infantil** é uma infecção neonatal adquirida no útero, caracterizada por abscessos disseminados, granulomas e alta taxa de mortalidade.
3. **A bacteremia** com ou sem sepse é uma infecção de neonatos ou adultos imunocomprometidos. A apresentação é uma doença febril sem fonte identificada.
4. **A meningite** causada por *L. monocytogenes* afeta bebês com menos de 2 meses de idade, bem como adultos mais velhos, ocupando o terceiro lugar depois do pneumococo e meningococo como causas comuns de meningite bacteriana. O LCR comumente mostra pleocitose linfocítica, com achados variáveis de proteína e glicose. Os adultos com meningite em geral estão imunocomprometidos, e os casos têm sido associados ao HIV avançado, além do uso de glicocorticoides e inibidores de TNF, como o infliximabe.
5. **Infecções focais**, incluindo adenite, abscesso cerebral, endocardite, osteomielite e artrite, ocorrem raramente.

Prevenção

Pacientes em risco (p. ex., mulheres grávidas e pessoas que vivem com HIV) devem evitar produtos lácteos não pasteurizados, inclusive queijos crus. Frutos do mar defumados, frios, cachorros-quentes e pastas de carne também apresentam risco. Cozinhe bem os alimentos de origem animal e higienize os vegetais crus.

Tratamento

A ampicilina, 8-12 g/dia por via intravenosa em quatro a seis doses divididas (a dose mais alta para meningite), é o tratamento de escolha. A gentamicina, 5 mg/kg/dia por via intravenosa uma vez ou em doses divididas, é sinérgica com a ampicilina contra a *Listeria in vitro* e em modelos animais, e o uso de terapia combinada pode ser considerado durante os primeiros dias de tratamento para aumentar a erradicação dos organismos. Em pacientes com alergia à penicilina, o sulfametoxazol-trimetoprima possui excelente penetração intracelular e no LCR e é uma alternativa adequada. A dose é de 10-20 mg/kg/dia por via intravenosa, dividida a cada 6-12 horas do componente trimetoprima. As taxas de mortalidade e morbidade ainda são altas. A terapia deve ser administrada por pelo menos 2 a 3 semanas. Durações mais longas – entre 3 e 6 semanas – foram recomendadas para o tratamento da meningite, especialmente em pacientes imunocomprometidos.

Khsim IEF et al. Listeriosis in pregnancy: an umbrella review of maternal exposure, treatment and neonatal complications. BJOG. 2022;129:1427. [PMID: 34954888]

Koopmans MM et al. Human listeriosis. Clin Microbiol Rev. 2023;36:e0006019. [PMID: 36475874]

Lepe JA. Current aspects of listeriosis. Med Clin (Barc). 2020;154:453. [PMID: 32147188]

ENDOCARDITE INFECCIOSA

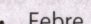

FUNDAMENTOS DO DIAGNÓSTICO

- Febre.
- Doença valvar subjacente ou material endovascular protético.
- Hemoculturas positivas.
- Evidência de vegetação na ecocardiografia.
- Evidência de êmbolos sistêmicos.

Considerações gerais

A endocardite é uma infecção bacteriana ou fúngica (ou raramente asséptica) da superfície valvar ou endocárdica do coração. A apresentação clínica depende do organismo infectante e da valva ou valvas infectadas. Os organismos mais virulentos – especialmente o *S. aureus* – tendem a produzir uma infecção mais rapidamente progressiva e destrutiva. A endocardite causada por organismos mais virulentos em geral se apresenta como doença febril aguda e é complicada por embolização precoce, regurgitação valvar aguda e formação de abscesso miocárdico. Cepas de *viridans* de estreptococos, enterococos, outras bactérias (inclusive bactérias intracelulares), leveduras e fungos tendem a causar um quadro mais subagudo.

As anormalidades valvares predisponentes incluem uma variedade de distúrbios cardíacos congênitos, envolvimento reumático de qualquer valva, valvas aórticas bicúspides, valvas aórticas calcificadas ou escleróticas, estenose subaórtica hipertrófica e prolapso da valva atrioventricular esquerda. As lesões de regurgitação são mais suscetíveis do que as estenóticas.

O evento inicial da endocardite de valva nativa é a colonização da valva por bactérias ou leveduras que ganham acesso à corrente sanguínea. A bacteremia transitória é comum durante procedimentos diagnósticos e cirúrgicos odontológicos, respiratórios superiores, urológicos e gastrointestinais inferiores. É menos comum durante procedimentos ginecológicos e do trato gastrointestinal superior. Os dispositivos intravasculares também são um portal de acesso de microrganismos à corrente sanguínea. Uma grande proporção dos casos de endocardite por *S. aureus* é atribuída à bacteremia associada à assistência médica.

A **endocardite de valva nativa** geralmente é causada por *S. aureus*, estreptococos *viridans*, enterococos ou organismos HACEK (acrônimo de *Haemophilus aphrophilus* [atualmente *Aggregatibacter aphrophilus*], *Actinobacillus actinomycetemcomitans* [atualmente *Aggregatibacter actinomycetemcomitans*], *Cardiobacterium hominis*, *Eikenella corrodens* e espécies de *Kingella*). O *S. aureus* é a prinþcipal causa de endocardite de valva nativa. Os organismos Gram-negativos e os fungos representam uma pequena porcentagem.

Em usuários de drogas injetáveis, o *S. aureus* é responsável por mais de 60% de todos os casos de endocardite e por 80-90% dos casos em que a valva atrioventricular direita está infectada. Enterococos e estreptococos compreendem a maior parte do restante em proporções aproximadamente iguais. Outros organismos causadores incluem bacilos aeróbios Gram-negativos, fungos e organismos incomuns, como as espécies *Bartonella* e *Coxiella*.

A microbiologia da **endocardite de valva protética** é distinta. As infecções precoces (ou seja, aquelas que ocorrem dentro de 2 meses após o implante da valva) são comumente causadas por estafilococos – tanto organismos coagulase-positivos quanto coagulase-negativos – e fungos. Na endocardite tardia da valva protética, os estreptococos são comumente identificados, embora os estafilococos coagulase-negativos e coagulase-positivos ainda causem muitos casos.

Achados clínicos

A. Sintomas e sinais

Praticamente todos os pacientes apresentam febre em algum momento da doença, embora ela possa ser de grau muito baixo (menos de 38°C) em indivíduos mais velhos e em pacientes com IC ou insuficiência renal. Raramente, pode não haver febre alguma.

A duração da doença, em geral, é de alguns dias a algumas semanas. Sintomas inespecíficos são comuns. Os sintomas e sinais iniciais da endocardite podem ser causados por dano arterial, valvar ou cardíaco direto. Embora um sopro regurgitante variável seja importante para o diagnóstico, ele é mais a exceção do que a regra. Os sintomas também podem ocorrer como resultado de embolização, infecção metastática ou fenômenos imunologicamente mediados. Estes incluem tosse, dispneia, artralgias ou artrite, diarreia e dor abdominal, nas costas ou nos flancos.

As lesões periféricas características – petéquias (no palato, na conjuntiva ou embaixo das unhas), hemorragias subungueais ("lascas") (Fig. 35.4), nódulos de Osler (lesões dolorosas, violáceas e elevadas nos dedos das mãos, dos pés ou dos pés), lesões de Janeway (lesões eritematosas indolores

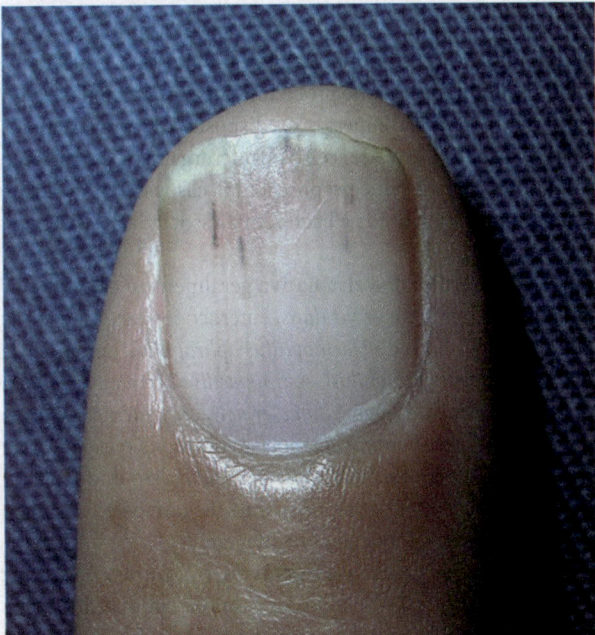

FIGURA 35.4 Hemorragias em estilhaços que aparecem como estrias lineares vermelhas sob a placa ungueal e dentro do leito ungueal, em endocardite, psoríase e trauma.
Reproduzida de Richard P. Usatine, MD, em Usatine RP, Smith MA, Mayeaux EJ Jr, Chumley H, Tysinger J. *The Color Atlas of Family Medicine*. McGraw-Hill, 2009.

nas palmas das mãos ou plantas dos pés e manchas de Roth (lesões exsudativas na retina) – ocorrem em cerca de 25% dos pacientes. Os acidentes vasculares cerebrais e os principais eventos embólicos sistêmicos estão presentes em cerca de 25% dos pacientes e tendem a ocorrer antes ou na primeira semana de terapia antimicrobiana. A hematúria e a proteinúria podem resultar de êmbolos ou de glomerulonefrite imunologicamente mediada. Embolias sépticas para os pulmões são comuns na endocardite que afeta as valvas do lado direito (p. ex., tricúspide, pulmonar).

B. Exames de imagem

A ecocardiografia é útil para identificar vegetações e outras características suspeitas de endocardite e pode fornecer informações complementares sobre a valva ou valvas específicas que estão infectadas. A sensibilidade da ecocardiografia transtorácica está entre 55% e 65%; ela não pode descartar a endocardite de forma confiável, mas pode confirmar uma suspeita clínica. A ecocardiograma transesofágica tem sensibilidade de 90% na detecção de vegetações e é útil para identificar abscessos no anel da valva, bem como endocardite de valva protética. A radiografia de tórax pode mostrar evidências da doença cardíaca subjacente, na endocardite do lado direito e infiltrados pulmonares. Novas anormalidades de condução no ECG, como o prolongamento do intervalo PR, sugerem a formação de abscesso miocárdico.

C. Estudos de diagnóstico

1. **Hemoculturas** – A realização de três conjuntos de hemoculturas é recomendada antes de iniciar os antibióticos para maximizar o diagnóstico microbiológico. O volume adequado é importante; cada frasco de cultura deve ser preenchido com 10 mL de sangue, pois metade dos adultos tem menos de 1 unidade formadora de colônia de bactérias por mL de sangue.

    Aproximadamente 5% dos casos terão cultura negativa, em geral atribuível à administração de antimicrobianos antes das culturas. Se a terapia antimicrobiana tiver sido administrada antes da obtenção das culturas e o paciente estiver clinicamente estável, é razoável suspender a terapia antimicrobiana por 2 a 3 dias para que as culturas apropriadas possam ser obtidas. A endocardite com cultura negativa também pode ser causada por organismos que requerem meios especiais para o crescimento (p. ex., *Legionella*, *Bartonella*, espécies de *Abiotrophia*, anteriormente chamadas de estreptococos nutricionalmente deficientes), organismos que não crescem em meios artificiais e que, na maioria das vezes, requerem diagnóstico sorológico (p. ex., *Tropheryma whipplei*, *Coxiella burnetii*, *Chlamydia psittaci*) ou aqueles que podem exigir incubação prolongada (p. ex., *Brucella*, anaeróbios, organismos HACEK). A *B. quintana* e a *B. henselae* são causas importantes de endocardite com cultura negativa, que são mais frequentes entre as pessoas com pior *status* socioeconômico e geralmente são diagnosticadas por sorologias.

2. **Critérios de Duke 2023 – Duke-International Society for Cardiovascular Infectious Disease (ISCVID)** – Os critérios de Duke 2023-ISCVID estabelecem um diagnóstico de endocardite por critérios patológicos (ou seja, microrganismos ou achados histopatológicos de endocardite identificados em tecido, como vegetação, tecido cardíaco ou valva protética ou dispositivo cardíaco explantado) no contexto de sinais clínicos de endocardite. Um diagnóstico definitivo também pode ser feito com o atendimento de dois critérios clínicos maiores, um critério clínico maior e três critérios clínicos menores, ou cinco critérios clínicos menores. Os **critérios maiores** incluem (1) duas hemoculturas positivas para um microrganismo que normalmente causa endocardite infecciosa ou bacteremia persistente, três ou mais hemoculturas positivas para um microrganismo que ocasional ou raramente causa endocardite ou exames de sangue consistentes com infecção aguda por *Coxiella burnetii*, espécies de *Bartonella* ou *Tropheryma whipplei*; (2) evidência de envolvimento endocárdico documentada por ecocardiografia mostrando vegetação definitiva, abscesso miocárdico, nova deiscência parcial de uma valva protética ou nova regurgitação valvar ou imagem de FDG PET/CT demonstrando atividade metabólica anormal envolvendo tecido cardíaco ou material protético; e (3) evidência diretamente observada de endocardite durante a cirurgia

cardíaca. Os **critérios menores** incluem a presença de uma condição predisponente; febre de 38°C ou mais; fenômenos vasculares, como hemorragias cutâneas, aneurisma, embolia sistêmica ou infarto pulmonar; fenômenos imunológicos, como glomerulonefrite, nódulos de Osler, manchas de Roth ou fator reumatoide; hemoculturas positivas que não atendam aos critérios principais ou outras evidências laboratoriais de uma infecção ativa; atividade metabólica anormal de FDG PET/CT dentro de 3 meses do implante do material protético endovascular; e nova regurgitação valvar (a piora ou alteração de um sopro preexistente é insuficiente). Um possível diagnóstico de endocardite é feito se um critério maior e um menor ou três critérios menores forem atendidos. Se forem encontrados menos critérios, se for identificada uma boa explicação alternativa para a doença ou se a doença febril do paciente tiver se resolvido em 4 dias, a endocardite é improvável.

Complicações

O curso da endocardite infecciosa é determinado pelo grau de dano ao coração, pelo local da infecção (lado direito *versus* lado esquerdo, valva aórtica *versus* valva atrioventricular esquerda), pela presença de focos metastáticos de infecção, pela ocorrência de embolização e por processos imunologicamente mediados. A destruição de valvas cardíacas infectadas é especialmente comum e precipitada com o *S. aureus*, mas pode ocorrer com qualquer organismo e progredir mesmo após a cura bacteriológica. A infecção também pode se estender ao miocárdio, resultando em abscessos que levam a distúrbios de condução, e envolver a parede da aorta, criando aneurismas do seio de valva.

A embolização periférica para o cérebro e o miocárdio pode resultar em infartos. A embolização do baço e dos rins também é comum. Os êmbolos periféricos podem iniciar infecções metastáticas ou se estabelecer nas paredes dos vasos, levando a aneurismas micóticos. A endocardite do lado direito (geralmente na valva atrioventricular direita) causa embolia pulmonar séptica, ocasionalmente com infarto e abscessos pulmonares.

Prevenção

A American Heart Association recomenda a profilaxia antibiótica para endocardite infecciosa em um grupo relativamente pequeno de pacientes com anomalias congênitas ou valvares predisponentes submetidos a procedimentos odontológicos selecionados, operações que envolvam o trato respiratório ou operações de pele, estrutura da pele ou tecido musculoesquelético infectados.

Tratamento

Os regimes empíricos para endocardite enquanto os resultados da cultura estiverem pendentes devem incluir agentes ativos contra estafilococos, estreptococos e enterococos. A vancomicina, 1 g a cada 12 horas, por via intravenosa, com titulação da dose até atingir um nível mínimo de 15-20 mcg/mL, mais

ceftriaxona, 2 g a cada 24 horas, oferece cobertura adequada enquanto se aguarda o diagnóstico definitivo; recomenda-se enfaticamente a consulta a um infectologista ao iniciar o tratamento. A terapia intravenosa tem sido a base do tratamento da endocardite infecciosa. Alguns dados, entretanto, apoiam o uso de antibioticoterapia oral após 2 semanas de regimes de antibióticos intravenosos para determinados organismos.

A. Estreptococos viridans

Para endocardite estreptocócica *viridans* sensível à penicilina (ou seja, MIC de 0,12 mcg/mL ou menos), recomenda-se penicilina G, 18 milhões de unidades intravenosas continuamente ou em quatro a seis doses divididas igualmente, ou ceftriaxona, 2 g por via intravenosa 1x por dia por 4 semanas. Para pacientes que não conseguem tolerar a penicilina ou a ceftriaxona, a vancomicina, 15 mg/kg por via intravenosa a cada 12 horas por 4 semanas, é administrada com um nível mínimo desejado de 15-20 mcg/mL. A endocardite de valva protética é tratada com um curso de 6 semanas de penicilina ou ceftriaxona e o médico pode considerar a adição de 2 semanas de gentamicina no início da terapia.

Os estreptococos *viridans* relativamente resistentes à penicilina (ou seja, MIC maior que 0,12 mcg/mL, mas menor ou igual a 0,5 mcg/mL) devem ser tratados por 4 semanas. A penicilina G, 24 milhões de unidades por via intravenosa, continuamente ou em quatro a seis doses igualmente divididas, é combinada com gentamicina, 3 mg/kg por via intravenosa a cada 24 horas nas primeiras duas semanas. A ceftriaxona pode ser uma opção de tratamento alternativo razoável. Em pacientes com alergia à penicilina mediada por IgE, deve-se usar vancomicina isolada, 15 mg/kg por via intravenosa a cada 12 horas durante 4 semanas, com obtenção de níveis mínimos adequados. A endocardite de valva protética é tratada com um curso de 6 semanas de penicilina ou ceftriaxona mais gentamicina, conforme descrito anteriormente.

A endocardite causada por estreptococos *viridans* com uma MIC maior que 0,5 mcg/mL ou por espécies de *Abiotrophia* deve ser tratada da mesma forma que a endocardite enterocócica.

B. Enterococos (anteriormente Streptococcus do grupo D)

No caso da endocardite enterocócica, a penicilina ou a ampicilina isoladamente é inadequada. Um regime recomendado é a ampicilina, 2 g por via intravenosa a cada 4 horas, ou penicilina G, 24 milhões de unidades por via intravenosa a cada 4 horas, mais gentamicina, 1 mg/kg por via intravenosa a cada 8 horas. O segundo regime recomendado é ampicilina, 2 g por via intravenosa a cada 4 horas, mais ceftriaxona, 2 g por via intravenosa a cada 12 horas. A duração recomendada da terapia é de 4 a 6 semanas (duração mais longa para pacientes com sintomas por mais de 3 meses, recidiva ou endocardite de valva protética). A combinação de ampicilina mais ceftriaxona é recomendada para pacientes com *clearance* de creatinina inferior a 50 mL/min ou cujos enterococos sejam resistentes à gentamicina. Em pacientes que não toleram penicilina e ampicilina ou que têm enterococos resistentes a esses agentes, pode-se usar vancomicina mais gentamicina. A endocardite causada por cepas resistentes à penicilina e à vancomicina é difícil de tratar e deve sempre ser tratada com um infectologista.

C. Estafilococos

Para os isolados de *S. aureus* sensíveis à meticilina, a terapia preferida é a nafcilina ou oxacilina, 12 g por via intravenosa diariamente, administrada de modo contínuo ou em 4 a 6 doses divididas, ou cefazolina, 6 g por via intravenosa diariamente, administrada de modo contínuo ou em 3 doses divididas por 6 semanas. Em casos de abscesso cerebral resultante de endocardite por *S. aureus* sensível à meticilina, a nafcilina deve ser usada em vez da cefazolina. Para pacientes com histórico de hipersensibilidade imediata a betalactâmicos, deve-se realizar um protocolo de dessensibilização. Para pacientes com histórico de reações não anafilactoides a penicilinas, deve-se usar cefazolina. Pacientes infectados com *S. aureus* resistente à meticilina ou que não conseguem tolerar a terapia com betalactâmicos devem receber vancomicina, 30 mg/kg/dia por via intravenosa, dividida em duas ou três doses, para atingir uma meta de nível mínimo de 15-20 mcg/kg, ou daptomicina 8-12 mg/kg por via intravenosa 1x/dia. Os regimes de combinação de aminoglicosídeos não são recomendados. O efeito da rifampicina com medicamentos antiestafilocócicos é variável, e seu uso rotineiro não é recomendado.

Como os estafilococos coagulase-negativos – causa comum de endocardite de valva protética – são rotineiramente resistentes à meticilina, os antibióticos betalactâmicos não devem ser usados, a menos que se demonstre que o agente isolado é sensível. Recomenda-se uma combinação de vancomicina, 30 mg/kg por dia por via intravenosa dividida em 2 ou 3 doses por 6 semanas; rifampicina, 300 mg a cada 8 horas por 6 semanas; e gentamicina, 3 mg/kg por via intravenosa a cada 8 horas nas primeiras 2 semanas, para infecção da valva protética. Se o organismo for sensível à meticilina, a nafcilina, a oxacilina ou a cefazolina podem ser usadas em combinação com a rifampicina e a gentamicina. A terapia combinada com nafcilina ou oxacilina (vancomicina ou daptomicina para cepas resistentes à meticilina), rifampicina e gentamicina também é recomendada para o tratamento da infecção da valva protética por *S. aureus*.

D. Bactérias HACEK

As bactérias do grupo HACEK são cocobacilos ou bacilos Gram-negativos de crescimento lento e fastidioso (*H. aphrophilus* [agora *A. aphrophilus*], *A. actinomycetemcomitans*, *C. hominis*, *E. corrodens* e espécies de *Kingella*) que fazem parte da flora oral normal e causam menos de 5% de todos os casos de endocardite. Elas podem produzir betalactamase, portanto o tratamento de escolha é o ceftriaxona (ou outra cefalosporina de terceira geração), 2 g por via intravenosa 1x por dia durante 4 semanas. A endocardite de valva protética deve ser tratada por 6 semanas. Em pacientes alérgicos à penicilina, a experiência é limitada, mas as fluoroquinolonas têm atividade *in vitro* e devem ser consideradas. Os microrganismos HACEK anteriormente exigiam períodos de incubação prolongados, mas agora podem crescer dentro do período de incubação padrão de 5 dias, por conta dos sistemas automatizados de hemocultura.

E. Endocardite com cultura negativa

A falha na cultura de microrganismos de pacientes com endocardite infecciosa suspeita pode ser decorrente de infecção por organismos não recuperados em testes microbiológicos de rotina ou da administração prévia de agentes antimicrobianos antes da obtenção das hemoculturas. Esses casos devem ser gerenciados com a ajuda de um infectologista. Os patógenos que não podem ser cultivados pelas técnicas comumente usadas incluem espécies de *Bartonella*, *Coxiella*, *Chlamydia*, *Brucella* e *Tropheryma whipplei*. Os testes sorológicos devem ser realizados em pacientes que tenham fatores de risco epidemiológicos para essas infecções. Cada vez mais o teste universal de PCR está sendo empregado em doenças infecciosas para fazer diagnósticos difíceis. O tratamento deve ser direcionado aos patógenos prováveis enquanto se aguardam os resultados sorológicos; o tratamento de pacientes que receberam antimicrobianos antes da obtenção de culturas também deve considerar os patógenos prováveis.

F. Papel da cirurgia

Embora muitos casos possam ser tratados clinicamente com sucesso, o tratamento cirúrgico com frequência é necessário. A IC aguda que não responde ao tratamento médico é uma indicação para a substituição da valva, mesmo se houver infecção ativa. As infecções que não respondem à terapia antimicrobiana adequada após 7 a 10 dias (ou seja, febres persistentes, hemoculturas positivas apesar da terapia) têm maior probabilidade de serem erradicadas se a valva for substituída. A cirurgia é quase sempre necessária para a cura da endocardite fúngica e é mais frequentemente necessária com bactérias altamente resistentes. Ela também é indicada quando a infecção envolve o seio de Valsalva (ou seios aórticos) ou produz abscessos septais. A infecção recorrente com o mesmo organismo requer abordagem cirúrgica, especialmente com valvas protéticas infectadas. A embolização contínua apresenta um problema difícil quando a infecção está respondendo de outra forma; a cirurgia pode ser a abordagem adequada. Particularmente desafiadora é uma vegetação grande e frágil mostrada pela ecocardiografia na ausência de embolização. A maioria dos médicos prefere uma abordagem cirúrgica com vegetectomia e reparo da valva se o paciente for um bom candidato. A cirurgia imediata pode ser considerada em pacientes com endocardite e acidente vascular encefálico embólico que tenham indicação de cirurgia. Se não for urgente ou se houver hemorragia intracraniana, deve-se considerar um atraso de pelo menos quatro semanas. A embolização após a cura bacteriológica não implica necessariamente a recorrência da endocardite.

G. Papel da anticoagulação

A anticoagulação é contraindicada na endocardite de valva nativa por conta do aumento do risco de hemorragia intracerebral por aneurismas micóticos ou fenômenos embólicos. O papel da terapia anticoagulante durante a endocardite de valva protética é mais controverso. A reversão da anticoagulação pode resultar em trombose da prótese mecânica, principalmente na posição mitral. Por outro lado, a anticoagulação durante a endocardite ativa da valva protética causada por *S. aureus* foi associada à hemorragia intracerebral fatal. Uma abordagem é interromper a anticoagulação durante a fase séptica da endocardite de valva protética por *S. aureus*. Em pacientes com endocardite de valva protética por *S. aureus* complicada por um evento embólico no SNC, a anticoagulação deve ser interrompida nas primeiras duas semanas de terapia. As indicações para anticoagulação após o implante de uma valva protética para endocardite são as mesmas que para pacientes com valvas protéticas sem endocardite (p. ex., valvas mecânicas não porcinas e valvas na posição mitral).

Resposta à terapia

Se a infecção for causada por estreptococos *viridans*, enterococos ou estafilococos coagulase-negativos, a defervescência ocorre em média em 3 a 4 dias; com *S. aureus* ou *Pseudomonas aeruginosa*, a febre pode persistir por mais tempo. As hemoculturas devem ser obtidas a cada 1 a 2 dias para documentar a negativação. Outras causas de febre persistente incluem abscesso miocárdico ou metastático, embolização estéril, infecção hospitalar adquirida sobreposta e reação a medicamentos. A maioria das recaídas ocorre em um ou dois meses após o término da terapia. É prudente obter uma ou duas hemoculturas durante esse período.

Quando encaminhar

- Considere consultar um infectologista em todos os casos de suspeita de endocardite infecciosa.
- Consulte um cirurgião cardíaco, para evitar doença embólica tardiamente, IC e outras complicações, inclusive morte.

Quando hospitalizar

Os pacientes com endocardite infecciosa devem ser hospitalizados para avaliação e tratamento imediatos.

Baddour LM et al. Infective endocarditis in adults: diagnosis, antimicrobial therapy, and management of complications: a scientific statement for healthcare professionals from the American Heart Association. Circulation. 2015;132:1435. [PMID: 26373316]

Fowler VG et al. The 2023 Duke-International Society for Cardiovascular Infectious Diseases Criteria for Infective Endocarditis: Updating the Modified Duke Criteria. Clin Infect Dis. 2023;77:518. [PMID: 37138445]

Iversen K et al. Partial oral versus intravenous antibiotic treatment of endocarditis. N Engl J Med. 2019;380:415. [PMID: 30152252]

INFECÇÕES CAUSADAS POR BACTÉRIAS GRAM-NEGATIVAS

Infecção por *Bordetella pertussis* (coqueluche)

FUNDAMENTOS DO DIAGNÓSTICO

- Predominantemente em crianças com menos de 2 anos; adolescentes e adultos são reservatórios de infecção.
- Estágio catarral prodrômico de duas semanas com mal-estar, tosse, coriza e anorexia.
- Tosse paroxística que termina em um "guincho" inspiratório agudo.
- Linfocitose absoluta, muitas vezes marcante; a cultura confirma o diagnóstico.

Considerações gerais

A coqueluche é uma infecção aguda do trato respiratório causada pela bactéria *B. pertussis*, transmitida por gotículas respiratórias. O período de incubação é de 7 a 17 dias. Metade de todos os casos ocorre antes dos 2 anos de idade. Nem a imunização nem a doença conferem imunidade duradoura à coqueluche, exigindo vacinação de reforço contínua. Consequentemente, os adultos podem ser importante reservatório da doença.

Achados clínicos

Os sintomas da coqueluche clássica duram cerca de seis semanas e são divididos em três estágios consecutivos. O estágio catarral é caracterizado por seu início insidioso, com lacrimejamento, espirros e coriza, anorexia e mal-estar, além de uma tosse noturna que se torna diurna. O estágio paroxístico é caracterizado por explosões de tosses rápidas e consecutivas seguidas de uma inspiração profunda e aguda ("grito, guincho"). O estágio de convalescença começa 4 semanas após o início da doença, com diminuição na frequência e gravidade dos paroxismos de tosse. As apresentações atípicas são mais comuns em adultos e em indivíduos vacinados anteriormente. A tosse que persiste por mais de duas semanas é sugestiva. A infecção também pode ser assintomática, e a apneia pode ser a única manifestação em bebês.

A contagem de leucócitos geralmente é de 15.000-20.000/mcL ($15\text{-}20 \times 10^9$/L) com linfocitose. O diagnóstico é estabelecido pelo isolamento do organismo de uma cultura nasofaríngea em um meio especial (p. ex., ágar Bordet-Gengou). Os ensaios de PCR para *B. pertussis* podem estar disponíveis em alguns laboratórios clínicos ou do departamento de saúde.

Prevenção

A vacina contra coqueluche acelular é recomendada para todos os bebês, combinada com toxoides contra difteria e tétano (DTPa). Bebês e adultos suscetíveis com exposição significativa devem receber profilaxia com um macrolídeo oral.

Em reconhecimento à sua importância como reservatório da doença, recomenda-se a vacinação de adolescentes e adultos contra a coqueluche (ver Tab. 32.7). Os adolescentes de 11 a 18 anos (de preferência entre 11 e 12 anos) que concluíram a série de vacinação DTP ou dTpa devem receber uma dose única de um dos produtos dTpa em vez da dT (vacina contra toxoides do tétano e da difteria) para imunização de reforço contra tétano, difteria e coqueluche. A dTpa, que imuniza contra a mesma bactéria que a DTPa, é uma imunização de reforço; a dTpa contém a mesma quantidade de toxoide tetânico (T) que a DTPa, mas reduziu o toxoide diftérico e a coqueluche acelular (por isso a grafia em letra minúscula "dpa"). Adultos de todas as idades (inclusive aqueles com mais de 64 anos) devem receber uma dose única de dTpa. Além disso, as mulheres grávidas devem receber uma dose de dTpa durante cada gravidez, independentemente da história de vacinação anterior, idealmente entre 27 e 36 semanas de gestação, para maximizar a resposta de anticorpos da mulher e a transferência passiva de anticorpos para o bebê. Para qualquer mulher que não tenha sido vacinada anteriormente com a dTpa e para a qual a vacina não tenha sido administrada durante a gravidez, a dTpa deve ser administrada imediatamente após o parto. O CDC eliminou a recomendação de que é necessário um período de 2 anos entre o recebimento das vacinas dT e dTpa, com base em dados que mostram que não há um aumento no risco de eventos adversos.

Tratamento

O tratamento com antibióticos deve ser iniciado em todos os casos suspeitos. As opções de tratamento incluem azitromicina, 500 mg por via oral no dia 1 e 250 mg por mais 4 dias, ou claritromicina, 500 mg VO 2x/dia por 7 dias. O sulfametoxazol-trimetoprima, 800/160 mg VO 2x/dia por 14 dias, também é eficaz. O tratamento reduz a duração da transmissão e pode diminuir a gravidade dos paroxismos de tosse. Esses mesmos regimes são indicados para a profilaxia de contatos de um caso ativo de coqueluche que são expostos dentro de 3 semanas do início da tosse no caso-índice.

Craig R et al. Asymptomatic infection and transmission of pertussis in households: a systematic review. Clin Infect Dis. 2020;70:152. [PMID: 31257450]

Wilkinson K et al. Pertussis vaccine effectiveness and duration of protection – a systematic review and meta-analysis. Vaccine. 2021;39:3120. [PMID: 33934917]

Meningite meningocócica

FUNDAMENTOS DO DIAGNÓSTICO

- Febre, cefaleia, vômito, delírio, convulsões.
- Erupção cutânea petequial na pele e nas membranas mucosas.
- Rigidez no pescoço e nas costas e sinais positivos de Kernig e Brudzinski são característicos.
- Líquido espinal purulento com diplococos Gram-negativos intracelulares e extracelulares.
- A cultura de LCR, sangue ou aspiração de petéquias confirma o diagnóstico.

Considerações gerais

A meningite meningocócica é causada pela *Neisseria meningitidis* dos grupos A, B, C, Y e W-135, entre outros. Até 40% das pessoas são portadoras nasofaríngeas de meningococos, mas a doença se desenvolve em relativamente poucas dessas pessoas. A infecção é transmitida por gotículas. A doença clínica pode assumir a forma de meningococcemia (forma fulminante de septicemia sem meningite), meningococcemia com meningite ou meningite. A meningococcemia recorrente com febre, erupção cutânea e artrite é observada raramente em pacientes com determinadas deficiências terminais de complemento. Pacientes asplênicos também estão em risco.

Achados clínicos

A. Sintomas e sinais

Febre alta, calafrios, náuseas, vômitos e cefaleia, bem como dores nas costas, abdominais e nas extremidades, são típicos. Em alguns casos, ocorre confusão de desenvolvimento rápido, delírio, convulsões e coma. Em bebês e adultos mais velhos, geralmente não há febre ou rigidez no pescoço, e o estado mental alterado pode predominar no quadro. Ao exame, a rigidez nucal e das costas é típica. O sinal de Kernig positivo (dor nos tendões ao estender o joelho com o quadril em flexão de 90°) e o sinal de Brudzinski (flexão do joelho em resposta à flexão do pescoço) são achados específicos, mas não sensíveis, de meningite. Na maioria dos casos, é encontrada uma erupção cutânea petequial que aparece em todo o corpo, inclusive nas mucosas, nas extremidades inferiores e nos pontos de pressão. As petéquias podem variar em tamanho, desde lesões pontuais até grandes equimoses ou até mesmo gangrena da pele, que pode se desprender posteriormente.

B. Achados laboratoriais

A punção lombar normalmente revela um LCR turvo ou purulento, com pressão elevada, proteína aumentada e conteúdo de glicose diminuído. O fluido geralmente contém contagem de células superior a 1.000/mcL ($1,0 \times 10^9$/L), com predominância de células polimorfonucleares e diplococos intracelulares Gram-negativos. O microrganismo em geral é demonstrado por esfregaço e cultura do LCR, orofaringe, sangue ou petéquias aspiradas. A ausência de organismos em um esfregaço do sedimento do LCR com coloração de Gram não exclui o diagnóstico. O polissacarídeo capsular pode ser mostrado no LCR ou na urina por aglutinação de látex; isso é útil em pacientes parcialmente tratados, embora a sensibilidade seja de 60 a 80%.

A coagulação intravascular disseminada é uma complicação importante da infecção meningocócica e em geral está presente em pacientes toxemiados com lesões cutâneas equimóticas.

Diagnóstico diferencial

A meningite meningocócica deve ser diferenciada de outras meningites. Rickettsias, echovírus e, raramente, outras infecções bacterianas (p. ex., infecções estafilocócicas, escarlatina) que também causam erupção cutânea petequial.

Prevenção

Há quatro vacinas meningocócicas disponíveis. Há duas vacinas com cobertura contra os sorogrupos meningocócicos A, C, Y e W-135 e duas com cobertura contra o sorogrupo meningocócico B. As vacinas eficazes para os sorogrupos meningocócicos A, C, Y e W-135 são as vacinas conjugadas (MenACWY-TT e MenACWY-CRM), indicadas para pessoas de 2 a 55 anos de idade. A vacina polissacarídica meningocócica (MPSV4) foi descontinuada em 2022. As duas vacinas contra o sorogrupo meningocócico B são MenB-FHbp e MenB-4C, aprovadas para pessoas de 10 a 25 anos de idade e não intercambiáveis.

O Advisory Committee on Immunization Practices (EUA) recomenda a imunização com uma dose de MCV4 para pré-adolescentes de 11 a 12 anos e um reforço aos 16 anos. Para facilitar a implementação do programa, pessoas com 21 anos de idade ou menos devem ter registrado o recebimento de uma dose de MCV4 no máximo 5 anos antes da inscrição no ensino superior. Se a dose primária tiver sido administrada antes do 16º aniversário, uma dose de reforço deve ser administrada antes da inscrição. A vacina também é recomendada como uma série primária de duas doses administradas com 2 meses de intervalo para pessoas com idade entre 2 e 54 anos com deficiência persistente de complemento, pessoas com asplenia funcional ou anatômica e adolescentes com infecção por HIV. Todas as outras pessoas com risco aumentado de doença meningocócica (p. ex., militares, microbiologistas expostos rotineiramente a isolados de *N. meningitidis* ou viajantes para um país epidêmico ou altamente endêmico) devem receber uma única dose. Uma das vacinas meningocócicas do sorogrupo B pode ser administrada a pessoas com 10 anos de idade ou mais que tenham maior risco de desenvolver a doença meningocócica. Esses indivíduos incluem aqueles com deficiências de complemento, pessoas com asplenia anatômica ou funcional, microbiologistas e pessoas identificadas como de risco aumentado por conta de

um surto de doença meningocócica do sorogrupo B. A vacinação de pessoas com idade entre 16 e 23 anos pode oferecer proteção de curto prazo contra a maioria das cepas da doença meningocócica do sorogrupo B e é indicada se houver um surto em um alojamento ou instituição de ensino.

A eliminação da colonização nasofaríngea de meningococos é uma estratégia de prevenção eficaz em populações restritas e para evitar casos secundários em contatos domiciliares ou próximos. Rifampicina, 600 mg VO 2x/dia por 2 dias, ciprofloxacino, 500 mg VO 1xdia, ou uma dose intramuscular de 250 mg de ceftriaxona são eficazes. Casos de infecções meningocócicas resistentes à fluoroquinolona foram identificados nos EUA. No entanto, o ciprofloxacino continua sendo o agente empírico recomendado para a erradicação da colonização nasofaríngea. Os contatos em instituição de ensino e no trabalho normalmente não precisam ser tratados. Casos de contatos hospitalares recebem terapia somente se tiver ocorrido exposição intensa (p. ex., ressuscitação boca a boca). Portadores descobertos acidentalmente, sem contato próximo conhecido com a doença meningocócica, não precisam de antimicrobianos profiláticos.

Tratamento

As hemoculturas devem ser obtidas, e a terapia antimicrobiana intravenosa deve ser iniciada imediatamente. Isso pode ser feito antes da punção lombar em pacientes nos quais o diagnóstico não é simples e para aqueles em que a imagem de RM ou TC é indicada para excluir lesões de massa. A penicilina G aquosa é o antibiótico de escolha (4 milhões de unidades por via intravenosa a cada 4 horas). A prevalência de cepas de *N. meningitidis* com resistência intermediária à penicilina *in vitro* (MIC 0,1-1 mcg/mL) está aumentando, principalmente na Europa. Até o momento, as cepas com resistência intermediária à penicilina permanecem totalmente suscetíveis à ceftriaxona e a outras cefalosporinas de 3ª geração usadas no tratamento da meningite, e estas devem ser alternativas eficazes à penicilina. Em pacientes alérgicos à penicilina ou naqueles em que a meningite por *Haemophilus influenzae* ou Gram-negativa está sendo considerada, deve-se usar a ceftriaxona, 2 g por via intravenosa, a cada 12 horas. O tratamento deve ser continuado por pelo menos 4 dias em adultos e 5 dias em crianças e pode ser estendido para 7 dias em casos de agravamento do quadro ou respostas tardias à terapia.

Quando hospitalizar

Todos os pacientes com suspeita de infecção meningocócica devem ser internados para avaliação e antibioticoterapia intravenosa empírica.

Linder KA et al. JAMA patient page. Meningococcal meningitis. JAMA. 2019;321:1014. [PMID: 30860561]

Mbaeyi SA et al. Meningococcal vaccination: recommendations of the Advisory Committee on Immunization Practices, United States, 2020. 2020. MMWR Recomm Rep. 2020;69:1. [PMID: 33417592]

McMillan M et al. Effectiveness of meningococcal vaccines at reducing invasive meningococcal disease and pharyngeal Neisseria meningitidis carriage: a systematic review and meta-analysis. Clin Infect Dis. 2021;73:e609. [PMID: 33212510]

Infecções causadas por espécies de *Haemophilus*

As infecções por *Haemophilus* em adultos diminuíram em mais de 90% desde a introdução da vacinação infantil de rotina no final da década de 1980. O *H. influenzae* e outras espécies de *Haemophilus* podem causar sinusite, otite, bronquite, epiglotite, pneumonia, celulite, artrite séptica, meningite e endocardite. As cepas não tipáveis são responsáveis pela maioria das doenças em adultos. Transtorno por uso de álcool, tabagismo, doença pulmonar crônica, idade avançada e infecção por HIV são fatores de risco. As espécies de *Haemophilus* colonizam o trato respiratório superior em pacientes com DPOC e frequentemente causam bronquite purulenta.

Para adultos com sinusite, otite ou infecções do trato respiratório, os antibióticos orais adequados incluem amoxicilina (500-1.000 mg 3x/dia, se o microrganismo for sensível) ou amoxicilina-clavulanato (875/125 mg 2x/dia, para cepas produtoras de betalactamase). Outras opções de antibióticos orais podem incluir cefuroxima axetil (500 mg 2x/dia), cefdinir (600 mg 1x/dia), fluoroquinolonas (levofloxacino 750 mg por dia ou moxifloxacino 400 mg por dia), doxiciclina (100 mg 2x/dia) ou azitromicina (500 mg VO 1x seguida de 250 mg por dia). A duração da terapia depende da síndrome clínica; 5 a 7 dias geralmente são adequados. No paciente mais gravemente enfermo (p. ex., o paciente toxemiado com pneumonia multilobar), pode ser usada a ceftriaxona, 1 g/dia por via intravenosa, ou uma fluoroquinolona intravenosa (também apropriada para pacientes alérgicos à penicilina; dosagens como as descritas anteriormente).

A **epiglotite** é caracterizada por febre alta de início abrupto, sialorreia e incapacidade de engolir saliva. Uma odinofagia grave, apesar de um exame inexpressivo da faringe, é o diagnóstico. O estridor e o desconforto respiratório resultam da obstrução da laringe. O melhor diagnóstico é feito pela visualização direta da epiglote inchada e vermelho-cereja na laringoscopia. Como a laringoscopia pode provocar laringoespasmo e obstrução, especialmente em crianças, ela deve ser realizada em uma unidade de terapia intensiva ou em um ambiente semelhante, e somente em um momento em que a intubação possa ser feita de imediato, se necessário. A ceftriaxona, 2 g por via intravenosa a cada 24 horas, é o medicamento inicial de escolha, com duração total da terapia em geral de 7 a 10 dias. As fluoroquinolonas (ver dosagem anterior) podem ser usadas em pacientes com alergia grave à penicilina.

A **meningite**, rara em adultos, é considerada em pacientes que apresentam meningite associada à sinusite ou otite. A terapia inicial para suspeita de meningite por *H. influenzae* deve ser com ceftriaxona, 4 g/dia em duas doses divididas, até que se prove que a cepa não produz betalactamase. A meningite por *H. influenzae* é tratada por pelo menos 7 dias.

A dexametasona, 0,15 mg/kg por via intravenosa a cada 6 horas, pode reduzir a incidência de sequelas de longo prazo, principalmente perda auditiva.

Chow AW et al. IDSA clinical practice guideline for acute bacterial rhinosinusitis in children and adults. Clin Infect Dis. 2012;54:e72. [PMID: 22438350]

Khattak ZE et al. Haemophilus influenzae infection. In: StatPearls [Internet]. Treasure Island (FL): StatPearls Publishing; 2023. [PMID: 32965847]

Metlay JP et al. Diagnosis and treatment of adults with community-acquired pneumonia. An official clinical practice guideline of the American Thoracic Society and Infectious Diseases Society of America. Am J Respir Crit Care Med. 2019;200:e45. [PMID: 31573350]

Sriram KB et al. Nontypeable Haemophilus influenzae and chronic obstructive pulmonary disease: a review for clinicians. Crit Rev Microbiol. 2018;44:125. [PMID: 28539074]

Infecções causadas por *Moraxella catarrhalis*

O *M. catarrhalis* é um diplococo aeróbio Gram-negativo, morfológica e bioquimicamente semelhante à *Neisseria*. Ele causa sinusite, bronquite, otite média e pneumonia. Bacteremia e meningite também foram relatadas em pacientes imunocomprometidos. O organismo coloniza com frequência o trato respiratório, dificultando a diferenciação entre colonização e infecção. Se o *M. catarrhalis* for o agente isolado predominante, a terapia é direcionada contra ele. O *M. catarrhalis* geralmente produz betalactamase e, portanto, é resistente à penicilina, ampicilina e amoxicilina. Normalmente, é sensível à amoxicilina-clavulanato, ampicilina-sulbactam, sulfametoxazol-trimetoprima, ciprofloxacino e cefalosporinas de 2ª e 3ª geração.

Doença dos legionários (legionelose)

FUNDAMENTOS DO DIAGNÓSTICO

- Os pacientes geralmente são imunocomprometidos, tabagistas ou têm doença pulmonar crônica.
- Pouca produção de escarro, dor torácica pleurítica, aparência toxemiada.
- RX de tórax: infiltrados focais irregulares ou consolidação.
- Coloração de Gram do escarro: leucócitos polimorfonucleares e nenhum microrganismo.

Considerações gerais

A *Legionella* é uma causa importante de pneumonia adquirida na comunidade e é considerada sempre que a etiologia de uma pneumonia é questionada. A doença dos legionários (pneumonia por *Legionella*) é mais comum em indivíduos tabagistas e naqueles com doença pulmonar crônica ou imunocomprometidos. Surtos têm sido associados a fontes de água contaminada, como chuveiros e torneiras em quartos de pacientes e torres de resfriamento de ar-condicionado.

Achados clínicos

A. Sintomas e sinais

A doença dos legionários é uma das pneumonias atípicas, assim chamada porque um esfregaço de escarro com coloração de Gram não mostra microrganismos. No entanto, muitas características da doença dos legionários se assemelham mais à pneumonia típica, com febre alta, toxemia, dor pleurítica e escarro grosseiramente purulento. Náuseas, vômitos e diarreia podem ser proeminentes. Pode haver bradicardia relativa. Classicamente, essa pneumonia é causada pela *Legionella pneumophila*, embora outras espécies de *Legionella* possam causar doença idêntica.

B. Achados laboratoriais

Pode haver hiponatremia, hipofosfatemia, elevação das enzimas hepáticas e elevação da creatina quinase. O teste de PCR em amostras de escarro é um método altamente sensível para diagnosticar a *Legionella*. A cultura de espécies de *Legionella* tem sensibilidade de até 80%. Também podem ser realizadas imunofluorescências diretas de escarros. A sorologia de *Legionella* (aguda e convalescente) e o teste de antígeno urinário são métodos diagnósticos menos sensíveis; o último detecta apenas o sorotipo 1 de *L. pneumophila*.

Tratamento

A azitromicina (500 mg por via oral ou intravenosa 1x/dia) ou uma fluoroquinolona (p. ex., levofloxacino 750 mg ou moxifloxacino 400 mg 1x/dia, administrado por VO ou intravenosa) são os medicamentos de escolha para o tratamento da legionelose. A duração da terapia, em geral, é de 7 a 10 dias, embora um curso de terapia de 14 a 21 dias seja recomendado para pacientes imunocomprometidos ou com doença grave.

Centers for Disease Control and Prevention (CDC). Legionella: diagnosis, treatment, and prevention. 2021 Mar 25. https:// www.cdc.gov/legionella/clinicians/diagnostic-testing.html.

Metlay JP et al. Diagnosis and treatment of adults with community-acquired pneumonia. An official clinical practice guideline of the American Thoracic Society and Infectious Diseases Society of America. Am J Respir Crit Care Med. 2019;200:e45. [PMID: 31573350]

Bacteremia Gram-negativa e sepse

A bacteremia Gram-negativa pode se originar em vários locais, sendo os mais comuns o sistema geniturinário, o trato hepatobiliar, o trato GI e os pulmões. Fontes menos comuns incluem acessos intravenosos, fluidos de infusão, feridas cirúrgicas, drenos e lesões por pressão. Pacientes com sepse secundária a bacteremia Gram-negativa, especialmente aqueles imunocomprometidos, podem ficar gravemente doentes, com taxas de mortalidade de até 40% ou mais.

Achados clínicos

A. Sintomas e sinais

A maioria dos pacientes apresenta febre e calafrios, em geral de início abrupto, embora alguns pacientes possam estar hipotérmicos ou normotérmicos. A hiperventilação com alcalose respiratória e alterações no estado mental são manifestações precoces importantes. Hipotensão e choque são sinais prognósticos desfavoráveis.

B. Achados laboratoriais

Neutropenia ou neutrofilia, muitas vezes com aumento do número de formas imaturas de leucócitos polimorfonucleares, são as anormalidades laboratoriais mais comuns em pacientes sépticos. Os pacientes também podem ter trombocitopenia, evidência laboratorial de anormalidades de coagulação ou coagulação intravascular disseminada evidente. As hemoculturas nem sempre são positivas; a obtenção de dois conjuntos de hemoculturas de locais separados, idealmente antes do início dos antibióticos (se houver atraso significativo no início dos antibióticos), pode aumentar o rendimento da cultura.

Tratamento

Vários fatores são importantes no gerenciamento da sepse, incluindo a atribuída à bacteremia Gram-negativa.

A. Remoção de fatores predisponentes

Quando possível, isso pode significar a diminuição ou interrupção de medicamentos imunossupressores e, em determinadas circunstâncias, a administração do fator estimulador de colônias de granulócitos (filgrastim; G-CSF) a pacientes com neutropenia.

B. Identificação da origem da bacteremia

Basta encontrar a fonte da bacteremia e removê-la (cateter venoso central) ou drená-la (abscesso) para que uma doença potencialmente fatal se torne tratável.

C. Medidas de apoio

O uso de fluidos, vasopressores e corticosteroides no choque séptico é discutido no Capítulo 16. O manejo da coagulação intravascular disseminada é discutido no Capítulo 15.

D. Antibióticos

Os antibióticos devem ser administrados assim que houver suspeita de sepse, pois atrasos na terapia têm sido associados ao aumento das taxas de mortalidade, principalmente quando há desenvolvimento de hipotensão. Em geral, os antibióticos devem ser usados e administrados por via intravenosa para garantir níveis séricos terapêuticos. A penetração de antibióticos no local da infecção primária é fundamental para o sucesso da terapia – ou seja, se a infecção se originar no SNC, devem ser usados antibióticos que penetrem na barreira hematoencefálica (como cefalosporinas de 3ª ou 4ª geração, mas não cefalosporinas de 1ª geração ou aminoglicosídeos, que penetram pouco). A sepse causada por organismos Gram-positivos não pode ser diferenciada, em termos clínicos, daquela causada por bactérias Gram-negativas. Portanto, a terapia inicial deve incluir antibióticos ativos contra ambos os tipos de organismos. Foi demonstrado que a administração de um betalactâmico antes da vancomicina como 1ª dose de antibiótico melhora a sobrevida em pacientes com infecções na corrente sanguínea.

O número de antibióticos necessários permanece controverso e depende da causa. A Tabela 32.6 fornece um guia para a terapia empírica. Embora uma combinação de antibióticos possa ser recomendada em pacientes criticamente doentes e/ou com risco de organismos multirresistentes, um regime de medicamento único (como uma cefalosporina de 3ª geração, piperacilina-tazobactam ou carbapenêmico) comumente é apropriado. Se vários medicamentos forem usados inicialmente, o regime deve ser modificado e a cobertura, reduzida com base nos resultados da hemocultura e do antibiograma. O teste rápido de diagnóstico molecular em hemoculturas positivas pode reduzir o tempo para a identificação da espécie e a detecção de mecanismos de resistência.

A bacteremia Gram-negativa não complicada (como uma infecção bacterêmica do trato urinário secundária a *E. coli*) pode ser tratada com sucesso com apenas 7 dias de antibioticoterapia. Em pacientes com choque séptico presumido que respondem clinicamente à antibioticoterapia, mas nos quais as hemoculturas permanecem negativas e a fonte de infecção não é clara, a terapia deve ser estendida para 10 a 14 dias.

Amoah J et al. Administration of a β-lactam prior to vancomycin as the first dose of antibiotic therapy improves survival in patients with bloodstream infections. Clin Infect Dis. 2022;75:98. [PMID: 34606585]

Evans L et al. Surviving sepsis campaign: international guidelines for management of sepsis and septic shock 2021. Intensive Care Med. 2021;47:1181. [PMID: 34599691]

McNamara JF et al. Long term sepsis readmission, mortality and cause of death following Gram negative bloodstream infection: a propensity matched observational linkage study. Int J Infect Dis. 2022;114:34. [PMID: 34718157]

Yahav D et al; Bacteremia Duration Study Group. Seven versus 14 days of antibiotic therapy for uncomplicated gram-negative bacteremia: a noninferiority randomized controlled trial. Clin Infect Dis. 2019;69:1091. [PMID: 30535100]

Salmonelose

A salmonelose inclui a infecção por qualquer um dos mais de 2.000 sorotipos de salmonela. As infecções humanas são causadas quase exclusivamente por *S. enterica* subsp *enterica*, dos quais três sorotipos – *Typhi*, *Typhimurium* e *Enteritidis* – são predominantemente isolados. São reconhecidos três padrões clínicos de infecção: (1) febre entérica; p. ex., febre tifoide, causada por *Salmonella enterica* subsp *enterica sorovares Typhi* ou *Paratyphi*; (2) enterocolite aguda, normalmente causada por sorotipos não tifoides de *Salmonella*; e (3) o tipo "septicêmico", caracterizado por bacteremia e lesões focais. Todos os tipos são transmitidos pela ingestão do organismo, em geral de alimentos ou bebidas contaminados.

1. Febre entérica (febre tifoide)

FUNDAMENTOS DO DIAGNÓSTICO

- Início gradual de cefaleia, vômito, dor abdominal.
- Manchas rosadas, bradicardia relativa, esplenomegalia, distensão e sensibilidade abdominal.
- Aumento lento (gradual) da febre até o máximo e depois retorno lento ao normal.
- Leucopenia; hemoculturas, coproculturas e uroculturas positivas para Salmonella.

Considerações gerais

A febre entérica é uma síndrome clínica caracterizada por sintomas GI e manifestações constitucionais, como febre, mal-estar e cefaleia. A infecção pode ter um longo período de incubação (6 a 30 dias), e os sintomas gastrointestinais podem se resolver, mas depois voltar. A infecção progressiva geralmente evolui com *delirium*. A febre entérica é causada por sorotipos tifoidais de *Salmonella*, ou seja, *Typhi* e, em menor grau, *Paratyphi* (subtipos A, B e C). A infecção começa quando os organismos rompem o epitélio da mucosa do intestino. Depois de atravessar a barreira epitelial, os organismos invadem e se replicam em macrófagos nas placas de Peyer, nos linfonodos mesentéricos e no baço. Ocorre bacteremia, e a infecção se localiza principalmente no tecido linfoide do intestino delgado. As placas de Peyer ficam inflamadas e podem ulcerar, com maior envolvimento durante a 3ª semana da doença. O organismo pode se disseminar para os pulmões, vesícula biliar, rins ou SNC.

Achados clínicos
A. Sintomas e sinais

Durante o estágio prodrômico, os pacientes apresentam mal-estar crescente, cefaleia, tosse e odinofagia, muitas vezes com dor abdominal e constipação, enquanto a febre aumenta gradualmente. Após cerca de 7 a 10 dias, a febre atinge um patamar e piora do quadro clínico. Pode haver constipação acentuada, especialmente no início, ou diarreia tipo "ervilha"; também ocorre distensão abdominal. Se não houver complicações, a condição do paciente melhorará gradualmente nos próximos 7 a 10 dias. Entretanto, pode haver recidiva por até 2 semanas após a defervescência.

Durante o pródromo inicial, os achados físicos são poucos. Mais tarde, aparecem esplenomegalia, distensão e sensibilidade abdominal, bradicardia relativa e, ocasionalmente, meningismo. Uma erupção cutânea (conhecida como manchas rosadas) comumente aparece durante a 2ª semana da doença. A mancha individual, encontrada principalmente no tronco, é uma pápula rosa de 2 a 3 mm de diâmetro que desaparece com a pressão. Ela desaparece em 3 a 4 dias.

B. Achados laboratoriais

Diferentemente de outras causas de bacteremia Gram-negativa, a maioria dos pacientes com febre entérica não apresenta leucocitose, podendo ser observada leucopenia. O aumento das transaminases é comum; também podem ocorrer anemia e trombocitopenia. A febre tifoide é mais bem diagnosticada pela hemocultura, que pode ser positiva na primeira semana da doença em aproximadamente 80% dos pacientes que não tomaram antimicrobianos. A taxa de positividade diminui depois disso, mas um quarto ou mais dos pacientes ainda podem ter hemoculturas positivas na 3ª semana. Ocasionalmente, as culturas da medula óssea são positivas quando as hemoculturas não são. As coproculturas geralmente são negativas no momento em que os sintomas sistêmicos se desenvolvem.

Diagnóstico diferencial

A febre entérica deve ser diferenciada de outras doenças do trato GI e de outras infecções com poucos achados localizados. Os exemplos incluem tuberculose, endocardite infecciosa, brucelose, linfoma e febre Q. Muitas vezes, há um histórico de viagens recentes para áreas endêmicas (como o leste ou o sul da Ásia, a África, o Caribe, a América Central ou do Sul e o Oriente Médio); considere a hepatite viral, a malária ou a amebíase no diferencial.

Complicações

As complicações ocorrem em cerca de 30% dos casos não tratados e podem resultar em mortalidade. A hemorragia intestinal, manifestada por uma queda repentina da temperatura e sinais de choque, seguida de sangue escuro ou fresco nas fezes, ou perfuração intestinal, acompanhada de dor e sensibilidade abdominal, têm maior probabilidade de ocorrer durante a 3ª semana. O aparecimento de leucocitose e taquicardia deve sugerir essas complicações. Retenção urinária, pneumonia, tromboflebite, miocardite, complicações neurológicas, colecistite, nefrite, osteomielite e meningite são observadas com menos frequência.

Prognóstico

A taxa de mortalidade da febre tifoide é de cerca de 2% nos casos tratados. Pacientes idosos ou debilitados provavelmente terão resultados piores. Com complicações, o prognóstico é ruim. As recaídas ocorrem em até 10% dos pacientes não tratados. Um estado residual de portador comumente persiste apesar da terapia.

Prevenção

A imunização nem sempre é eficaz, mas deve ser considerada para contatos domiciliares de um portador de febre tifoide, para quem viaja para áreas endêmicas e durante surtos epidêmicos.

Estão disponíveis uma vacina oral de dose múltipla e uma vacina intramuscular de dose única. Suas eficácias são semelhantes, mas a vacina oral causa menos efeitos colaterais. As doses de reforço, quando indicadas, devem ser administradas a cada 5 e 2 anos para as preparações orais e parenterais, respectivamente.

O descarte adequado de resíduos e a proteção dos suprimentos de água e alimentos contra a contaminação são medidas importantes de saúde pública para prevenir a salmonelose. Os portadores não podem trabalhar como manipuladores de alimentos.

Tratamento
A. Medidas específicas

A maioria dos isolados de *S. enterica* subsp *enterica* sorotipos *Typhi* e *Paratyphi* permanece sensível à azitromicina e à ceftriaxona. No tratamento empírico, a ceftriaxona (2 g por via intravenosa diariamente por 10 a 14 dias) ou a azitromicina (1 g VO 1x, depois 500 mg VO por 5 a 7 dias) são opções razoáveis para a maioria dos pacientes. Por conta das altas taxas de resistência antimicrobiana, caso um paciente tenha contraído uma infecção grave ou complicada no Paquistão ou no Iraque, o meropenem (1 a 2 g por via intravenosa a cada 8 horas) deve ser selecionado como terapia empírica. A terapia combinada (ceftriaxona ou meropenem mais azitromicina) deve ser considerada para pacientes hospitalizados. A dexametasona (3 mg/kg inicialmente e, em seguida, 1 mg/kg a cada 6 horas por 48 horas) é indicada em pacientes gravemente enfermos, como aqueles com choque ou encefalopatia. As fluoroquinolonas (ciprofloxacino, 500 mg 2x/dia ou levofloxacino 750 mg 1x/dia, administrados por VO ou intravenosa) podem ser usadas quando se sabe ou se suspeita que os isolados sejam sensíveis. Quando uma infecção for causada por uma cepa multirresistente, selecione um antibiótico ao qual o isolado seja sensível *in vitro*. Há uma resistência global à ampicilina, ao cloranfenicol e à sulfametoxazol-trimetoprima.

B. Tratamento de portadores

O ciprofloxacino, 500-750 mg VO 2x/dia durante 4 semanas, mostrou-se altamente eficaz na erradicação do estado de portador. Quando o isolado é sensível, o tratamento do portador com amoxicilina, ampicilina ou sulfametoxazol-trimetoprima pode ser bem-sucedido. A *Salmonella* pode se alojar na vesícula biliar; a colecistectomia pode ser necessária se a terapia antimicrobiana prolongada falhar.

Cruz Espinoza LM et al. Occurrence of typhoid fever complications and their relation to duration of illness preceding hospitalization: a systematic literature review and meta-analysis. Clin Infect Dis. 2019;69:S435. [PMID: 31665781]

Marchello CS et al. A systematic review on antimicrobial resistance among Salmonella Typhi worldwide. Am J Trop Med Hyg. 2020;103:2518. [PMID: 32996447]

Wain J et al. Typhoid fever. Lancet. 2015;385:1136. [PMID: 25458731]

2. Gastroenterite por *Salmonella*

De longe, a forma mais comum de salmonelose é a enterocolite aguda, normalmente causada por *Salmonella* não tifoide. O período de incubação é de 6 a 72 horas após a ingestão de alimentos ou líquidos contaminados.

Os sintomas e sinais consistem em febre (geralmente com calafrios), náuseas e vômitos, dor abdominal – cólicas e diarreia –, que pode ser altamente sanguinolenta, com duração de 4 a 7 dias. É preciso diferenciá-la de gastroenterite viral, intoxicação alimentar, shigelose, disenteria amebiana e colite ulcerativa aguda. O diagnóstico é feito pela cultura do organismo a partir das fezes. A doença em geral é autolimitada, mas pode ocorrer bacteremia com localização nas articulações ou nos ossos, especialmente em pacientes com doença falciforme.

Na maioria dos casos, o tratamento da enterocolite não complicada é apenas sintomático, já que a maioria das doenças é autolimitada e o tratamento antimicrobiano pode prolongar a eliminação de bactérias. No entanto, determinados pacientes – incluindo aqueles que estão malnutridos ou gravemente doentes, que têm doença falciforme ou que são imunocomprometidos (incluindo aqueles com infecção avançada por HIV) – devem ser tratados com ciprofloxacino 500 mg por via oral 2x/dia ou levofloxacino 500 mg VO 1x/ dia. As opções alternativas incluem ceftriaxona, 1 g por via intravenosa 1x/ dia; sulfametoxazol-trimetoprima, 800/160 mg VO 2x/por dia; amoxicilina, 75-100 mg/kg VO por dia, ou azitromicina, 1 g 1x seguido de 500 mg VO todos os dias. A duração da terapia depende da gravidade da doença e do estado imunológico do paciente; os pacientes geralmente são tratados por 3 a 14 dias (14 dias para pacientes imunocomprometidos).

Shane AL et al. 2017 Infectious Diseases Society of America clinical practice guidelines for the diagnosis and management of infectious diarrhea. Clin Infect Dis. 2017;65:1963. [PMID: 29194529]

3. Complicações da bacteremia por *Salmonella*

A infecção por *Salmonella* pode se manifestar por febres prolongadas ou recorrentes acompanhadas de bacteremia e infecção local nos ossos, articulações, pleura, pericárdio, pulmões ou outros locais. Também podem ocorrer aneurismas aórticos micóticos. Essas complicações tendem a ocorrer em pacientes imunocomprometidos, inclusive aqueles com infecção avançada por HIV, ou em adultos mais velhos com aneurismas ou placas ateroscleróticas preexistentes. Podem ser isolados outros sorotipos além do *Typhi*. O tratamento requer terapia antimicrobiana sistêmica (a duração depende do local da infecção) e drenagem de qualquer abscesso. Em pacientes com infecção por HIV, a recaída é comum, e pode ser necessária uma terapia supressiva até que a reconstituição imunológica seja alcançada com a terapia antirretroviral. Se o organismo for sensível, o ciprofloxacino, 750 mg VO 2x/dia, pode ser eficaz tanto para o tratamento da infecção aguda quanto para a supressão da recorrência. A incidência de infecções causadas por cepas resistentes a medicamentos pode estar aumentando.

Shigelose

FUNDAMENTOS DO DIAGNÓSTICO

- Diarreia, geralmente com sangue e muco.
- Dor abdominal com cólicas e toxemia.
- Leucócitos nas fezes; coprocultura positiva.

Considerações gerais

A disenteria por *Shigella* é uma doença comum, habitualmente autolimitada e leve, mas ocasionalmente grave. A *S. sonnei* é a principal causa nos EUA, seguida pela *S. flexneri*. A *S. dysenteriae* causa a forma mais grave da doença. As *Shigellae* são organismos invasivos. A dose infecciosa é baixa, da ordem de 10 a 100 organismos. A shigelose é altamente transmissível pela via fecal-oral, incluindo a ingestão de alimentos e água contaminados e o contato sexual anal-oral, principalmente em homens que têm relação sexual com homens. Houve um aumento no número de cepas resistentes a vários antibióticos.

Achados clínicos
A. Sintomas e sinais

A doença em geral começa de forma abrupta, com quadro de diarreia, cólicas abdominais inferiores e tenesmo. As fezes diarreicas comumente estão misturadas com sangue e muco. Os sintomas sistêmicos são febre, calafrios, anorexia, mal-estar e cefaleia. O abdome fica sensível. A retossigmoidoscopia, se realizada, revela mucosa inflamada e ingurgitada com áreas pontilhadas e, às vezes, grandes áreas de ulceração.

B. Achados laboratoriais

As fezes apresentam muitos leucócitos e hemácias. A coprocultura é positiva para *Shigella* na maioria dos casos, mas as hemoculturas raramente apresentam o organismo (0-7% dos casos).

Diagnóstico diferencial

A disenteria causada por *Shigella* deve ser diferenciada da enterocolite por *Salmonella* e da doença causada por *Escherichia coli* enterotoxigênica, *Campylobacter* e *Yersinia enterocolitica*. A disenteria amebiana pode ser semelhante do ponto de vista clínico e é diagnosticada pela presença de amebas nas amostras de fezes frescas. A colite ulcerativa é outra causa de diarreia com sangue.

Complicações

A deficiência temporária de dissacaridase pode acompanhar a diarreia. A artrite reativa é uma complicação incomum, geralmente ocorrendo em indivíduos HLA-B27 infectados por *Shigella*. A síndrome hemolítico-urêmica raramente ocorre. As complicações intestinais podem incluir proctite, obstrução intestinal e perfuração do cólon.

Tratamento

Os antibióticos não são necessários para a gastroenterite não complicada e autolimitada. Por outro lado, juntamente com o tratamento da desidratação e da hipotensão, os antibióticos são recomendados em casos graves e em pacientes imunocomprometidos. O ideal é que a terapia antimicrobiana seja orientada por antibiogramas. As opções comumente incluem uma fluoroquinolona (ciprofloxacino oral ou intravenoso, 750 mg 2x/dia, ou levofloxacino, 500 mg VO 1x/dia por 3 a 5 dias) ou ceftriaxona, 1-2 g por via intravenosa 1x por dia por 5 dias. Se o agente isolado for sensível, sulfametoxazol-trimetoprima, 800/160 mg VO 2x/dia por 5 dias, ou azitromicina, 500 mg VO 1x/dia por 3 dias, também são eficazes. Altas taxas de resistência à amoxicilina e à ampicilina tornam essas opções de tratamento menos eficazes. Há também preocupações crescentes com relação à resistência à ceftriaxona, azitromicina e fluoroquinolonas, principalmente entre homens que têm relações sexuais com homens.

Shane AL et al. 2017 Infectious Diseases Society of America clinical practice guidelines for the diagnosis and management of infectious diarrhea. Clin Infect Dis. 2017;65:1963. [PMID: 29194529]

Gastroenterite causada por *Escherichia coli*

A *E. coli* causa gastroenterite por diversos mecanismos. A *E. coli* enterotoxigênica (ETEC) elabora uma toxina estável ao calor ou lábil ao calor que medeia a doença; esse patógeno, juntamente com a *E. coli* enteroagregativa (EAEC), é importante causa da diarreia do viajante, que em geral é aquosa (ver Cap. 32). A *E. coli* enteroinvasiva (EIEC), que não é comum nos EUA, difere de outros patógenos intestinais da *E. coli* porque essas cepas invadem as células, causando diarreia sanguinolenta e infecção semelhante à disenteria com espécies de *Shigella*. Nem as cepas ETEC nem EIEC são rotineiramente isoladas e identificadas a partir de coproculturas porque não há meio seletivo, mas elas podem ser detectadas em multiplex-PCR baseado em fezes. A terapia antimicrobiana, como a azitromicina oral (1.000 mg × 1 ou 500 mg por dia durante 3 dias), encurta o curso clínico, mas a doença habitualmente é autolimitada.

A infecção por *E. coli* produtora de shiga-toxina (STEC) pode resultar em portador assintomático, diarreia que pode iniciar aquosa, colite hemorrágica, síndrome hemolítico-urêmica ou púrpura trombocitopênica trombótica. Embora a *E. coli* O157:H7 seja responsável pela maioria dos casos de infecção por STEC nos EUA, foram relatadas outras cepas de STEC que causam doenças graves (como a *E. coli* O104:H4). A *E. coli* O157:H7 causou vários surtos de diarreia e síndrome hemolítico-urêmica relacionados ao consumo de hambúrguer malcozido, farinha crua, suco de maçã não pasteurizado e espinafre, enquanto a *E. coli* O145 foi associada ao consumo de alface contaminada. Indivíduos mais velhos e crianças pequenas são os mais afetados, sendo que a síndrome hemolítico-urêmica é mais comum no último grupo. A identificação da STEC pode ser difícil. O CDC recomenda que todas as fezes enviadas para testes de rotina de pacientes com diarreia aguda adquirida na comunidade sejam simultaneamente cultivadas para *E. coli* O157:H7 e testadas para toxinas *Shiga* para detectar STEC não O157, como *E. coli* O145. A terapia antimicrobiana não altera o curso da doença e pode aumentar o risco de síndrome hemolítico-urêmica. O tratamento é basicamente de suporte. A síndrome hemolítico-urêmica ou a púrpura trombocitopênica trombótica que ocorre em associação a uma doença diarreica sugere o diagnóstico e deve levar a avaliação para STEC. As infecções confirmadas devem ser relatadas às autoridades de saúde pública.

Tack D et al. Preliminary incidence and trends of infections with pathogens transmitted commonly through food – Foodborne Diseases Active Surveillance Network, 10 U.S. Sites, 2016–2019. MMWR Morb Mortal Wkly Rep. 2020;69: 508. [PMID: 3235295]

Cólera

FUNDAMENTOS DO DIAGNÓSTICO

- História de viagem em área endêmica ou contato com pessoa infectada.
- Diarreia volumosa (até 1 L/hora).
- Características "fezes de água de arroz".
- Desenvolvimento rápido de desidratação acentuada.
- Coproculturas positivas.

Considerações gerais

A cólera é uma doença diarreica aguda causada por determinados sorotipos de *Vibrio cholerae*. A doença é mediada por toxina, e a febre é incomum. A toxina ativa a adenilil-ciclase nas células epiteliais intestinais do intestino delgado, produzindo hipersecreção de água e íons cloreto e resultando em diarreia significativa de até 1 L/hora. A morte resulta de hipovolemia profunda. A cólera ocorre em epidemias sob condições de aglomeração, guerra e fome (p. ex., em campos de refugiados) e onde o saneamento é inadequado. A infecção é adquirida pela ingestão de alimentos ou água contaminados.

Achados clínicos

A cólera é caracterizada por um início repentino de diarreia aquosa grave e frequente (até 1 L/hora). As fezes líquidas são cinzentas e turvas, sem odor fecal, sangue ou pus ("fezes de água de arroz"). A desidratação e a hipotensão se desenvolvem rapidamente. O diagnóstico definitivo é baseado em coprocultura positiva. Também estão disponíveis testes rápidos de antígeno de fezes e testes de fezes baseados em PCR.

Tratamento

O tratamento é feito principalmente por meio da reposição de fluidos. Em doenças leves ou moderadas, a reidratação oral em geral é adequada. Um soro de reidratação oral simples pode ser feito com 1/2 colher de chá de sal de cozinha e 6 colheres de chá rasas de açúcar adicionadas a 1 L de água. Os fluidos intravenosos são indicados para pacientes com sinais de hipovolemia grave e para aqueles que não podem ingerir fluidos adequados por via oral. A infusão de Ringer-lactato é satisfatória.

A terapia antimicrobiana encurtará o curso da doença e é indicada para pacientes gravemente enfermos. Os antimicrobianos ativos contra *V. cholerae* incluem tetraciclinas, macrolídeos e fluoroquinolonas. Há cepas multirresistentes, logo é recomendável fazer antibiogramas, se disponíveis.

Prevenção

As vacinas orais contra a cólera conferem alguma proteção e podem ser necessárias para a entrada ou reentrada após viagens a alguns países. Uma vacina oral viva atenuada foi aprovada para uso nos EUA para pessoas que viajam para áreas de transmissão ativa de cólera. Os suprimentos da vacina oral têm sido limitados, e, em março de 2024, a OMS informou que milhões de pessoas corriam o risco de contrair cólera por conta de falta de água potável, sabão e sanitários, além da escassez da vacina contra a cólera.

Clemens JD et al. Cholera. Lancet. 2017;390:1539. [PMID: 28302312]

Collins JP et al. Cholera vaccine: recommendations of the Advisory Committee on Immunization Practices, 2022. MMWR Morb Mortal Wkly Rep. 2022;71:1. [PMID: 36173766]

Infecções causadas por outras espécies de *Vibrio*

Os demais *Vibrios* que causam doenças humanas, além do *V. cholerae*, são o *Vibrio parahaemolyticus*, o *V. vulnificus* e o *V. alginolyticus*. Todos são organismos marinhos halofílicos. A infecção é adquirida pela exposição a organismos em crustáceos ou moluscos contaminados, malcozidos ou crus e em águas oceânicas e estuários quentes (acima de 15 a 20°C). As infecções são mais comuns durante os meses de verão em regiões ao longo da costa do Atlântico e do Golfo do México nos EUA e em águas tropicais em todo o mundo. As ostras estão envolvidas em até 90% dos casos relacionados a alimentos.

O *V. parahaemolyticus* causa diarreia aquosa aguda com dor abdominal (cólicas) e febre, que em geral ocorre dentro de 24 horas após a ingestão de mariscos contaminados. A doença é autolimitada, e a terapia antimicrobiana normalmente não é necessária. Pacientes com hepatopatia crônica e os imunocomprometidos devem ser alertados para evitar o consumo de ostras cruas. O *V. parahaemolyticus* também pode causar celulite e sepse, embora esses achados sejam mais característicos da infecção pelo *V. vulnificus*.

O *V. vulnificus* e o *V. alginolyticus* são causas importantes de celulite, infecções de feridas e bacteremia primária após a exposição à água do mar ou ingestão de mariscos contaminados. A celulite com ou sem sepse pode ser acompanhada pela formação de bolhas e necrose com extensa destruição do tecido mole, às vezes exigindo desbridamento e amputação. A infecção pode ser rapidamente progressiva e é particularmente grave em indivíduos imunocomprometidos, especialmente aqueles com cirrose ou outra doença hepática, com taxas de mortalidade de até 50%.

A doxiciclina ou minociclina 100 mg 2x/dia VO ou IV associada à ceftriaxona intravenosa 2 g por dia ou ceftazidima 1 g a cada 8 horas por 7 a 10 dias (com base na resposta clínica) são geralmente tratamentos de escolha para bacteremia ou celulite primária suspeita ou documentada causada por espécies de *Vibrio*. As fluoroquinolonas também podem ser eficazes contra espécies de *Vibrio* não coléricas.

Baker-Austin C et al. Vibrio vulnificus: new insights into a deadly opportunistic pathogen. Environ Microbiol. 2018;20:423. [PMID: 29027375]
Chuang PY et al. Hepatic disease and the risk of mortality of Vibrio vulnificus necrotizing skin and soft tissue infections: a systematic review and meta-analysis. PLoS One. 2019;14:e0223513. [PMID: 31652263]

Infecções causadas por espécies de *Campylobacter*

Os organismos *Campylobacter* são bastonetes microaerófilicos, móveis e Gram-negativos. A enterite por *Campylobacter* é normalmente causada por *C. jejuni* ou *C. coli*, ambos causando gastroenterite associada a febre, dor abdominal e diarreia caracterizada por fezes soltas, aquosas ou com sangue. Gado leiteiro e aves são um importante reservatório de *Campylobacters*. Surtos de enterite foram associados ao consumo de leite cru. O diagnóstico diferencial inclui shigelose, gastroenterite por *Salmonella* e enterite causada por *Y. enterocolitica* ou *E. coli* invasiva. A doença é autolimitada, mas sua duração pode ser modestamente reduzida, em cerca de 1 dia, com terapia antimicrobiana. A azitromicina, 1 g VO em dose única ou 500 mg VO diariamente por 3 dias, é um tratamento eficaz para a gastrenterite não complicada causada por *Campylobacter*. Os agentes isolados podem ser resistentes às fluoroquinolonas e à doxiciclina, principalmente entre as cepas de fora dos EUA.

Uma 3ª espécie de *Campylobacter*, o *C. fetus*, causa infecções sistêmicas que podem ser fatais, incluindo bacteremia primária, endocardite, meningite e abscessos focais. Raramente causa gastroenterite. Os pacientes infectados com *C. fetus* em geral são idosos, debilitados ou imunocomprometidos. As infecções sistêmicas podem ser tratadas com imipenem-cilastatina intravenosa (500 mg a cada 6 horas) ou meropenem (1 g a cada 8 horas). A ampicilina e o ertapenem são opções alternativas; as fluoroquinolonas podem ser usadas entre os isolados sensíveis. O meropenem 2 g por via intravenosa a cada 8 horas é adequado para infecções do SNC, em razão de sua capacidade de penetrar na barreira hematoencefálica.

Heimesaat MM et al. Human Campylobacteriosis – a serious infectious threat in a one health perspective. Curr Top Microbiol Immunol. 2021;431:1. [PMID: 33620646]
Shane AL et al. 2017 Infectious Diseases Society of America clinical practice guidelines for the diagnosis and management of infectious diarrhea. Clin Infect Dis. 2017;65:1963. [PMID: 29194529]

Tularemia

FUNDAMENTOS DO DIAGNÓSTICO

- História de contato com coelhos, outros roedores e carrapatos que picam (ou outros artrópodes) no verão em área endêmica.
- Febre, cefaleia, náusea e prostração.
- Pápula que progride para úlcera no local da inoculação.
- Linfonodos regionais aumentados.
- Testes sorológicos positivos; cultura de úlcera, aspirado de linfonodo ou hemocultura; PCR de sangue ou outro fluido corporal (se disponível).

Considerações gerais

A tularemia é uma infecção zoonótica de roedores selvagens e coelhos causada pela *Francisella tularensis*. Os seres humanos em geral adquirem a infecção por meio do contato com tecidos animais (p. ex., armadilhas para ratos-almiscarados, esfola de coelhos) ou por picada de carrapato ou inseto. Hamsters e cães-da-pradaria também podem ser portadores do organismo. Um surto de tularemia pneumônica em 2000, em Martha's Vineyard, Massachusetts, foi associado ao corte de grama e de arbustos como fatores de risco para a infecção, aumentando o potencial de transmissão do organismo por aerossol. O *F. tularensis* foi classificado como tendo alto potencial para o bioterrorismo por causa de sua virulência e relativa facilidade de disseminação. A infecção em humanos em geral produz uma lesão local e o envolvimento generalizado de órgãos, mas pode ser totalmente assintomática. O período de incubação é de, em geral, 3 a 5 dias.

Achados clínicos

A. Sintomas e sinais

Febre, cefaleia e náusea têm início abrupto e, na forma ulceroglandular da tularemia, uma pápula se desenvolve no local da inoculação e ulcera logo em seguida. Os linfonodos regionais podem ficar aumentados e sensíveis e podem supurar. A lesão local pode ser na pele de uma extremidade ou (em casos de tularemia oculoglandular) no olho. A pneumonia pode se desenvolver a partir da disseminação hematogênica do organismo (como nos casos de tularemia tifoide ou bacterêmica) ou pode ser primária após a inalação de aerossóis infectados. Após a ingestão de carne ou água infectada, a tularemia orofaríngea pode se manifestar como odinofagia, ulceração na boca, amigdalite e edema dos linfonodos cervicais, às vezes com sintomas gastrointestinais. Podem ocorrer estupor e *delirium*. Em qualquer tipo de envolvimento, o baço pode estar aumentado e sensível e pode haver erupções cutâneas não específicas, mialgias e prostração.

B. Achados laboratoriais

A cultura do organismo a partir de sangue ou tecido infectado requer recursos especiais. Por esse motivo e porque as culturas de *F. tularensis* podem ser perigosas para a equipe do laboratório, o diagnóstico pode ser feito sorologicamente, por meio de soro agudo e convalescente (com testes comuns que incluem aglutinação em tubo, microaglutinação e ensaios de imunoabsorção enzimática). A sorologia positiva se desenvolve na segunda semana após a infecção e pode persistir por vários anos. O diagnóstico também pode ser feito usando PCR, se disponível, realizado em sangue ou outros fluidos corporais.

Diagnóstico diferencial

A tularemia deve ser diferenciada das infecções rickettsiais e meningocócicas, da doença da arranhadura do gato, da mononucleose infecciosa e de várias doenças bacterianas e fúngicas.

Complicações

A disseminação hematogênica pode causar meningite, peritonite, hepatite, hematoma ou rotura esplênica, pericardite, aortite, pneumonia e osteomielite.

Tratamento

Em caso de doença grave, os pacientes com tularemia devem ser tratados com estreptomicina (1 g por via intravenosa ou intramuscular a cada 12 horas por 7 a 10 dias; não disponível nos EUA) ou gentamicina (5,1 mg/kg por via intravenosa diariamente, em doses divididas a cada 8 horas, por 10 dias). Algumas séries de casos relatam taxas de sucesso de tratamento

mais baixas com a gentamicina. A doxiciclina (100 mg VO ou intravenosa a cada 12 horas por 14 a 21 dias) também é eficaz, mas apresenta taxa de recaída mais alta e só deve ser usada nos casos menos graves. O ciprofloxacino 2x/dia (400 mg por via IV ou 750 mg VO) por 14 a 21 dias pode ser outra opção para a doença mais branda. Para profilaxia pós-exposições a aerossóis, doxiciclina (100 mg VO 2x/dia) ou ciprofloxacino (500 mg VO 2x/dia) é administrado por 14 dias.

Maurin M et al. Tularaemia: clinical aspects in Europe. Lancet Infect Dis. 2016;16:113. [PMID: 26738841]

Peste bubônica

FUNDAMENTOS DO DIAGNÓSTICO

- Histórico de exposição a roedores em área endêmica.
- Início repentino de febre alta, dores musculares e prostração.
- Linfadenite axilar, cervical ou inguinal (bubão).
- Pústula ou úlcera no local da inoculação.
- Pneumonia ou meningite podem ser fatais.
- Esfregaço e cultura positivos do bubão e hemocultura positiva.

Considerações gerais

A peste bubônica é uma infecção zoonótica transmitida por roedores selvagens e causada pela *Yersinia pestis*, um pequeno bastonete Gram-negativo com coloração bipolar nas colorações de Wright, Giemsa ou Wayson. A maioria dos casos humanos nos EUA ocorre na Califórnia, Arizona, Nevada, Oregon, Colorado e Novo México. Os países com o maior número de casos em todo o mundo incluem Congo, Madagascar e Peru. A peste é transmitida entre roedores e para humanos por meio de picadas de pulgas ou pelo contato com animais infectados. Após uma picada de pulga, os organismos se espalham pelos vasos linfáticos até os linfonodos, que ficam muito aumentados (bubões). Em seguida, eles podem alcançar a corrente sanguínea e se disseminar, envolvendo todos os órgãos. Quando ocorre pneumonia ou meningite, o resultado pode ser fatal. Pacientes com pneumonia podem transmitir a infecção a outras pessoas por meio de gotículas. O período de incubação da peste bubônica é de 2 a 8 dias. Em razão de sua extrema virulência e do potencial de disseminação e transmissão de pessoa a pessoa, a peste é considerada um agente de alta prioridade para o bioterrorismo.

Achados clínicos

A. Sintomas e sinais

O início é súbito, com febre alta, mal-estar, taquicardia, cefaleia intensa, *delirium* e mialgias graves. O paciente parece bastante debilitado. Pode ser observada uma pústula ou úlcera no local da inoculação. Os linfonodos axilares, inguinais ou cervicais ficam aumentados e sensíveis, podendo supurar e drenar. Com a disseminação hematogênica, o paciente pode rapidamente entrar em estado toxemiado e entrar em coma, com o aparecimento de manchas purpúricas (peste negra) na pele. Pode haver sinais de meningite.

Se houver pneumonia, também ocorrerão taquipneia, tosse produtiva, escarro com sangue e cianose. A peste pneumônica primária é uma pneumonite fulminante com expectoração sanguinolenta e espumosa e sepse. Em geral é fatal, a menos que o tratamento seja iniciado em poucas horas após o início.

B. Achados laboratoriais

O bacilo da peste pode ser encontrado em esfregaços de aspirados de bubões examinados com coloração de Gram ou outras colorações especiais. As culturas de aspirado de bubão ou pus, sangue, LCR e escarro podem ser positivas, mas o organismo pode crescer lentamente. Amostras de soro de pacientes agudos e convalescentes podem ser úteis para fazer o diagnóstico sorológico (usando testes de aglutinação). Nos casos em que há tecido disponível, como de linfonodos, pulmão, fígado ou medula óssea, os métodos de detecção direta usando PCR ou teste de imunofluorescência direta também podem ser úteis.

Diagnóstico diferencial

A linfadenite da peste pode ser confundida com a linfadenite que acompanha infecções estafilocócicas ou estreptocócicas das extremidades, infecções sexualmente transmissíveis, como linfogranuloma venéreo ou sífilis, e tularemia. As manifestações sistêmicas se assemelham às de febres entéricas ou rickettsiais, malária ou gripe, enquanto a pneumonia e as infecções meníngeas atribuíveis à peste se assemelham às causadas por outras bactérias.

Prevenção

Evitar a exposição a roedores e pulgas em áreas endêmicas é a melhor estratégia de prevenção. A profilaxia medicamentosa pode fornecer proteção temporária para as pessoas expostas à peste, principalmente pela via respiratória. A doxiciclina, 100 mg por via oral 2x/dia por 7 dias, é eficaz, assim como as fluoroquinolonas (ciprofloxacino, 500-750 mg por via oral a cada 12 horas, levofloxacino, 500-750 mg por via oral 1x/dia, ou moxifloxacino, 400 mg por via oral 1x/dia; todos são administrados em ciclos de 7 dias). Não há vacina disponível.

Tratamento

A terapia deve ser iniciada imediatamente quando houver suspeita de peste. Uma fluoroquinolona (ciprofloxacino, 400 mg por via intravenosa a cada 8 horas, ou 750 mg VO a cada 12 horas; levofloxacino, 750 mg por via intravenosa ou oral a cada 24 horas; ou moxifloxacino, 400 mg por via intravenosa ou oral a cada 24 horas) ou um aminoglicosídeo intravenoso ou intramuscular (estreptomicina, 1 g a cada 12 horas ou gentamicina, 5 mg/kg a cada 24 horas) ou doxiciclina (dose de ataque de 200 mg e, em seguida, 100 mg a cada 12 horas por via intravenosa ou oral) são eficazes. A duração da terapia é de 10 a 14 dias. Recomenda-se a terapia combinada com duas classes diferentes de antimicrobianos para o tratamento inicial

de pacientes com peste pneumônica ou septicêmica grave. Pacientes com pneumonia por peste são colocados em isolamento respiratório rigoroso, e a terapia profilática é administrada a qualquer pessoa que tenha tido contato com o paciente.

Centers for Disease Control and Prevention. Resources for clinicians: plague. https://www.cdc.gov/plague/healthcare/clinicians.html. Accessed 10 Dec 2023.
Godfred-Cato S et al. Treatment of human plague: a systematic review of published aggregate data on antimicrobial efficacy, 1939-2019. Clin Infect Dis. 2020;70:S11. [PMID: 32435800]
Nelson CA et al. Antimicrobial treatment and prophylaxis of plague: recommendations for naturally acquired infections and bioterrorism response. MMWR Recomm Rep. 2021;70:1. [PMID: 34264565]

Infecções gonocócicas

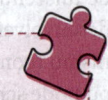

FUNDAMENTOS DO DIAGNÓSTICO

- Corrimento uretral purulento e profuso com disúria; classicamente apresenta coloração de Gram positiva.
- Uretrite, epididimite, prostatite, proctite, faringite.
- Cervicite com secreção purulenta; vaginite; salpingite.
- Doença disseminada: febre, erupção cutânea, tenossinovite e artrite; também pode causar bacteremia, artrite séptica e endocardite.
- O método preferido de diagnóstico em um local da mucosa é o teste com amplificação de ácido nucleico.

Considerações gerais

A gonorreia é causada pela *Neisseria gonorrhoeae*, diplococo Gram-negativo normalmente encontrado dentro de células nucleares polimórficas. Ela é transmitida durante a atividade sexual e tem sua maior incidência na faixa etária de 15 a 29 anos. O período de incubação, em geral, vai de 2 a 8 dias.

Achados clínicos
A. Uretrite e cervicite

1. **Infecções penianas/uretrais** – Os sintomas iniciais incluem ardência ao urinar e corrimento seroso ou leitoso. De 1 a 3 dias depois, a dor uretral é mais acentuada e o corrimento torna-se amarelo, pastoso e abundante, às vezes com sangue. O distúrbio pode regredir e se tornar crônico ou progredir e envolver a próstata, o epidídimo e as glândulas periuretrais com inflamação dolorosa. A infecção crônica leva à prostatite e à estenose uretral. A infecção retal (proctite) é comum em homens que têm relações sexuais com homens. Outros locais de infecção primária (p. ex., a faringe ou o reto) devem sempre ser considerados. A infecção assintomática pode ocorrer em todos os gêneros.

2. **Infecções cervicovaginais** – As infecções cervicovaginais por gonococos podem se apresentar com disúria, frequência e urgência urinária e/ou secreção purulenta. Vaginite e cervi-

cite com inflamação das glândulas de Bartholin são comuns. A infecção pode ser assintomática ou apresentar-se apenas com corrimento vaginal ligeiramente aumentado e cervicite moderada ao exame. A infecção pode persistir como cervicite crônica, servindo de importante reservatório para os gonococos. A gonorreia cervicovaginal pode progredir e envolver o útero e as tubas uterinas com salpingite aguda e crônica, podendo resultar em cicatrizes e infertilidade. Na doença inflamatória pélvica, os anaeróbios e a clamídia em geral acompanham os gonococos. A infecção retal pode resultar da disseminação do organismo a partir do trato genital ou de relações sexuais anais receptivas.

Os testes de amplificação de ácido nucleico têm excelente sensibilidade e especificidade; são o método preferido para o diagnóstico da gonorreia em todos os locais da mucosa. Em pacientes com suspeita de infecções cervicovaginais, *swabs* endocervicais ou vaginais (coletados pelo médico ou o próprio paciente), bem como amostras de urina matinal, são opções para o teste. Naqueles com suspeita de infecções penianas/uretrais, recomenda-se a primeira coleta de urina da manhã. Os testes de amplificação de ácido nucleico também são recomendados para triagem de gonorreia e testes em locais da faringe e do reto. O exame de urina não detecta a gonorreia orofaríngea ou retal, a menos que haja infecção genital concomitante. A coloração de Gram da secreção uretral, cervicovaginal ou retal pode mostrar diplococos Gram-negativos em leucócitos polimorfonucleares. Culturas e antibiogramas devem ser obtidos para avaliar a resistência antimicrobiana sempre que houver preocupação com a falha do tratamento gonocócico.

B. Doença disseminada

As complicações sistêmicas ocorrem após a disseminação dos gonococos do local primário da mucosa pela corrente sanguínea. Duas síndromes clínicas distintas – artrite purulenta ou a tríade de erupção cutânea, tenossinovite e poliartralgias (também conhecida como síndrome da artrite-dermatite) – são comumente observadas em pacientes com infecção gonocócica disseminada, embora possa haver sobreposição. A infecção gonocócica disseminada também pode se apresentar como bacteremia, meningite, osteomielite ou endocardite. As lesões cutâneas, quando presentes, podem variar de maculopapulares a pustulosas ou hemorrágicas; tendem a ser poucas e aparecem com mais frequência nas extremidades distais. A tenossinovite é comumente encontrada nas mãos e nos punhos, ou nos pés e tornozelos. Esses achados únicos podem ajudar a distinguir entre outras síndromes infecciosas. A artrite e as artralgias podem ocorrer em uma ou mais articulações e podem ser migratórias. Os gonococos são isolados por cultura em menos da metade dos pacientes com artrite gonocócica. O teste de amplificação de ácido nucleico pode ser feito no líquido sinovial, se disponível, e ser mais sensível para o diagnóstico. Os fatores do hospedeiro que aumentam a probabilidade de infecções gonocócicas disseminadas incluem deficiências de complemento, lúpus eritematoso sistêmico e o recebimento do anticorpo monoclonal eculizumabe.

C. Conjuntivite

A forma mais comum de envolvimento ocular é a inoculação direta de gonococos no saco conjuntival. Em adultos, isso ocorre por autoinoculação de uma pessoa com infecção genital. A conjuntivite purulenta pode progredir rapidamente para panoftalmite e perda do olho, a menos que seja tratada prontamente.

Diagnóstico diferencial

A uretrite gonocócica e as infecções cervicovaginais devem ser diferenciadas daquelas causadas por outros patógenos (muitos dos quais também são sexualmente transmissíveis), como *Chlamydia trachomatis* e *Trichomonas vaginalis*. A doença vaginal também pode ser causada por patógenos não sexualmente transmissíveis, incluindo espécies de *Candida* e *Gardnerella vaginalis*. As pacientes com infecções gonocócicas na mucosa devem ser avaliadas quanto a quaisquer sintomas que sugiram complicações, como infecção gonocócica disseminada ou doença inflamatória pélvica. Eles também devem ser examinados quanto a outras infecções sexualmente transmissíveis, como clamídia, sífilis e HIV, pois as coinfecções são comuns. A artrite reativa (uretrite, conjuntivite, artrite) pode imitar as manifestações da gonorreia ou coexistir com ela.

Prevenção

A prevenção se baseia em educação e profilaxia mecânica ou química. O preservativo, se usado de forma correta, pode reduzir o risco de infecção. Recomendam-se notificação do parceiro e encaminhamento dos contatos sexuais para teste de gonorreia e tratamento empírico. Nos casos em que os parceiros não puderem ou não comparecer aos serviços de saúde para fazer o teste e o tratamento, a terapia acelerada do parceiro (EPT, *expedited partner therapy*) fornecida pelo paciente é uma estratégia útil. Em termos de prevenção biomédica, a doxiciclina 200 mg VO como profilaxia pós-exposição dentro de 72 horas (de preferência dentro de 24 horas) após a relação sexual sem preservativo demonstrou reduzir de modo significativo a incidência de sífilis, clamídia e gonorreia entre homens que se relacionam sexualmente com homens e mulheres transgênero em estudos clínicos. Essa estratégia, conhecida como DoxyPEP, parece estar reduzindo a incidência de clamídia e sífilis em municípios (como São Francisco, CA, EUA) que adotaram a intervenção de forma rápida.

Tratamento

A gonorreia desenvolveu resistência a vários antibióticos, incluindo penicilina, doxiciclina e ciprofloxacino. Esses antibióticos não devem ser usados no tratamento, a menos que a sensibilidade antimicrobiana seja conhecida. A resistência à azitromicina e à ceftriaxona também foi relatada, embora esta última seja rara. Os pacientes e seus parceiros sexuais devem ser tratados para gonorreia e testados para outras IST (como HIV, clamídia e sífilis).

A. Gonorreia não complicada

Para infecções gonocócicas não complicadas do colo do útero, da uretra, do reto e da faringe, o tratamento recomendado é a ceftriaxona (500 mg por via intramuscular para pacientes com peso inferior a 150 kg e 1 g por via intramuscular para pacientes com peso igual ou superior a 150 kg). A cefixima, 800 mg VO em dose única, pode ser usada para infecções não faríngeas quando uma cefalosporina oral for a única opção. Quando a infecção por clamídia não tiver sido excluída, recomenda-se o tratamento conjunto da clamídia com doxiciclina oral, 100 mg 2x/dia por 7 dias, em pacientes não grávidas com gonorreia. Para a paciente alérgica à penicilina, o regime de tratamento recomendado consiste em gentamicina, 240 mg por via intramuscular, e azitromicina, 2 g por via oral.

B. Gonorreia complicada

A infecção gonocócica disseminada (inclusive as síndromes de artrite e artrite-dermatite) deve ser tratada com ceftriaxona (1 g por via intravenosa ou intramuscular diariamente). Para a síndrome de artrite-dermatite, a terapia pode ser mudada para um regime oral, orientada por antibiogramas, dentro de 24 a 48 horas após uma melhora clínica substancial, para um curso de tratamento total de pelo menos 7 dias. A endocardite deve ser tratada com ceftriaxona (2 g a cada 24 horas por via intravenosa) por ao menos 4 semanas.

Para pacientes internados no hospital, a doença inflamatória pélvica (DIP) é inicialmente tratada com ceftriaxona (1 g por via intravenosa diariamente) mais doxiciclina (100 mg por via oral ou intravenosa 2x por dia) e metronidazol (500 mg VO ou intravenosa a cada 12 horas). Pacientes hospitalizados também podem ser tratados com cefoxitina (2 g por via intravenosa a cada 6 horas) ou cefotetana (2 g por via intravenosa a cada 12 horas), ambos administrados com doxiciclina (100 mg VO ou intravenosa 2x por dia). Dentro de 24 a 48 horas após a melhora clínica substancial, os pacientes inicialmente tratados com terapia intravenosa podem ser transferidos para terapia intramuscular ou oral (em geral com doxiciclina e metronidazol nas doses listadas anteriormente) para completar um curso total de 14 dias. Pacientes ambulatoriais com DIP podem ser tratados com uma dose única de ceftriaxona (500 mg por via intravenosa) ou cefoxitina (2 g por via intramuscular, administrada com uma dose única de probenecida 1 g VO), ambas com doxiciclina (100 mg VO 2x/dia) e metronidazol (500 mg VO 2x/dia) por um total de 14 dias.

De Ambrogi M. International forum on gonococcal infections and resistance. Lancet Infect Dis. 2017;17:1127. [PMID: 29115267]
Luetkemeyer A et al. Postexposure doxycycline to prevent bacterial sexually transmitted infections. N Engl J Med. 2023;388:1296. [PMID: 37018493]
Workowski KA et al. Sexually transmitted infections treatment guidelines, 2021. MMWR Recomm Rep. 2021;70:1. [PMID: 34292926]

CANCROIDE

O cancroide é uma IST causada pelo bacilo curto Gram-negativo *Haemophilus ducreyi*. O período de incubação é de 4 a 10 dias. No local da inoculação, desenvolve-se uma vesicopústula que se decompõe para formar uma úlcera dolorosa e macia com uma base necrótica, eritema circundante

e bordas não bem delimitadas. Pode haver várias lesões por conta da autoinoculação. A linfadenite associada em geral é unilateral e consiste em nódulos sensíveis e emaranhados de tamanho moderado com eritema sobreposto. O diagnóstico é estabelecido pela cultura de um *swab* da lesão em um meio especial. Nos EUA, um caso provável de cancroide pode ser diagnosticado se o paciente tiver uma úlcera consistente (com ou sem regional) e os diagnósticos alternativos mais comuns de sífilis e vírus herpes-simples tiverem sido descartados.

O cancroide deve ser diferenciado de outras úlceras genitais. O cancro da sífilis é limpo e classicamente indolor, com base dura e bordas elevadas, enquanto a úlcera do cancroide não é endurecida, é profunda e dolorosa, com bordas serpiginosas e, com frequência, um exsudato purulento. Coinfecções com outros patógenos sexualmente transmissíveis (inclusive sífilis, vírus herpes-simples e HIV) são muito comuns, assim como a superinfecção da úlcera de cancroide por outras bactérias.

Uma dose única de azitromicina, 1 g por via oral, ou ceftriaxona, 250 mg por via intramuscular, é um tratamento eficaz. Regimes multidose eficazes são a base de eritromicina, 500 mg VO 3x/dia durante 7 dias, ou ciprofloxacino, 500 mg VO 2x/dia durante 3 dias.

Centers for Disease Control and Prevention (CDC). Immigrant, refugee, and migrant health: chancroid. 2017 Apr 6. https://www.cdc.gov/immigrantrefugeehealth/guidelines/domestic/sexually-transmitted-diseases/chancroid.html
Roett MA. Genital ulcers: differential diagnosis and management. Am Fam Physician. 2020;101:355. [PMID: 32163252]
Workowski KA et al. Sexually transmitted infections treatment guidelines, 2021. MMWR Recomm Rep. 2021;70:1. [PMID: 34292926]

MYCOPLASMA GENITALIUM

O patógeno intracelular Gram-negativo *M. genitalium* é uma infecção sexualmente transmissível surgida recentemente. As manifestações clínicas incluem uretrite sintomática e cervicite. O *M. genitalium* corresponde a 15% a 20% das uretrites não gonocócicas e em 40% das uretrites persistentes ou recorrentes. Certas infecções por *M. genitalium* têm sido associadas a complicações, incluindo doença inflamatória pélvica, parto prematuro, aborto espontâneo e infertilidade. O transporte assintomático geniturinário e retal é comum, mas as implicações clínicas da colonização não estão claramente definidas.

A triagem de rotina para *M. genitalium* não é recomendada, mas o teste deve ser realizado em indivíduos com sintomas de uretrite/cervicite persistente ou recorrente. O organismo tem crescimento extremamente lento (com cultura que requer até 6 meses); o diagnóstico pode ser feito usando testes de amplificação nucleica em *swabs* de urina ou uretral, peniano, endocervical ou vaginal. Os testes moleculares em busca de marcadores de resistência a macrolídeos (azitromicina) ou quinolonas (moxifloxacino) não estão disponíveis comercialmente nos EUA, mas podem ser usados em outros países.

A resistência a antibióticos é comum, e o tratamento requer dois antibióticos diferentes usados em ordem sequencial. Quando o teste de resistência do *M. genitalium* não está disponível, o tratamento recomendado consiste em doxiciclina 100 mg VO 2x/dia por 7 dias (para reduzir a carga bacteriana do *M. genitalium*), seguido de moxifloxacino 400 mg por via oral diariamente por mais 7 dias. Se o teste de resistência estiver disponível e o organismo mantiver a sensibilidade aos macrolídeos, o tratamento pode ser feito com doxiciclina 100 mg VO 2x/dia 7 dias, seguido de azitromicina (1 g VO no dia 1, seguido de 500 mg VO 1x por dia por mais 3 dias). Os parceiros sexuais de pacientes com infecção confirmada por *M. genitalium* devem ser testados para *M. genitalium* e receber tratamento se o resultado do teste for positivo.

Nem a doxiciclina nem o moxifloxacino são recomendados para uso em pacientes grávidas, portanto as decisões sobre o tratamento do *M. genitalium* na gravidez são tomadas caso a caso, considerando a gravidade dos sintomas, as preferências da paciente e as discussões sobre risco/benefício. A consulta clínica para casos complexos envolvendo infecções sexualmente transmissíveis está disponível *on-line* no site: stdccn.org.

Workowski KA et al. Sexually transmitted infections treatment guidelines, 2021. MMWR Recomm Rep. 2021;70:1. [PMID: 34292926]

Espécies de *Bartonella*

As espécies de *Bartonella* são responsáveis por uma ampla variedade de síndromes clínicas. A **angiomatose bacilar**, importante manifestação da bartonelose, é discutida no Capítulo 33. Foi descrita uma variedade de infecções atípicas, incluindo retinite, encefalite, osteomielite, bacteremia persistente e endocardite (especialmente considerada na endocardite com cultura negativa).

1. ***Bartonella quintana*** – *B. quintana* causa classicamente a **febre das trincheiras**, doença febril recorrente transmitida por piolhos ou carrapatos. A doença ocorreu de forma epidêmica em tropas militares e civis infestados de piolhos durante as guerras e de forma endêmica em residentes de áreas geográficas dispersas. Um equivalente urbano da febre das trincheiras foi descrito entre pessoas sem moradia (inclusive no Colorado, recentemente, em 2020). Os seres humanos contraem a infecção quando as fezes de piolhos infectados entram em locais de ruptura da pele. O início dos sintomas é abrupto, e a febre dura de 2 a 5 dias, com recaídas, embora também possam ocorrer episódios febris isolados e febres persistentes prolongadas. Os pacientes podem relatar fraqueza e cefaleia, com dor intensa retrorbitária e, em geral, nas costas e nas pernas (especialmente nas canelas). Podem aparecer linfadenopatia, esplenomegalia e erupção maculopapular transitória. O diagnóstico diferencial inclui outros estados febris autolimitados, como dengue, leptospirose, malária, febre recorrente e tifo. A terapia ideal é incerta; entretanto, os especialistas sugerem doxiciclina, 100 mg VO 2x/dia por 4 semanas, administrada com gentamicina, 3 mg/kg por via intravenosa 1x/dia, ou rifampicina, 300 mg VO 2x/dia, durante as primeiras 2 semanas de tratamento.

2. ***Bartonella henselae*** – *B. henselae* classicamente causa a **doença da arranhadura do gato**, infecção aguda de crianças e adultos jovens que é transmitida de gatos para seres humanos como resultado de uma arranhadura ou mordida e, mais comumente, se apresenta como uma linfadenite regional. Poucos dias após a exposição, uma pápula ou úlcera pode se desenvolver no local da inoculação. Uma a três semanas depois, ocorrem febre, cefaleia e mal-estar. Os linfonodos regionais ficam aumentados, geralmente sensíveis, e podem supurar. A linfadenopatia causada por arranhões de gatos se assemelha à causada por neoplasia, tuberculose, granuloma venéreo e linfadenite bacteriana. O diagnóstico em geral é feito clinicamente. A sorologia, culturas especiais para *bartonellae*, PCR ou biópsia excisional, embora raramente necessárias, confirmam o diagnóstico. A biópsia revela linfadenite necrosante e, por si só, não é específica para a doença da arranhadura do gato. A doença da arranhadura do gato geralmente é autolimitada; no entanto, recomenda-se o tratamento da linfadenite (ou seja, com azitromicina, 500 mg por via oral uma vez, seguido de 250 mg por via oral diariamente por 4 dias) para encurtar a duração da doença e reduzir as complicações. A doença da arranhadura do gato disseminada ocorre raramente, mas pode envolver infecção hepatoesplênica ou neurológica (inclusive encefalite).

Formas disseminadas de infecção por Bartonella

Outras formas disseminadas de infecção por *Bartonella* – angiomatose bacilar, peliose hepática, endocardite e retinite – são mais comuns em pacientes imunocomprometidos, como aqueles em estágios finais de HIV ou transplantados de órgãos sólidos. A *B. quintana* ou a *B. henselae* estão envolvidas com mais frequência, embora outras espécies de *Bartonella* também possam causar a doença humana. Na angiomatose bacilar, lesões vasculoproliferativas histopatologicamente distintas se desenvolvem na pele ou em órgãos internos como resultado da infecção por *Bartonella*. Na endocardite associada à *Bartonella*, as culturas de sangue geralmente são negativas. Por conta da natureza fastidiosa do organismo e das suas exigências especiais de crescimento, testes sorológicos (p. ex., demonstração de um alto título de anticorpos em um ensaio de imunofluorescência indireta) ou testes de PCR realizados em tecido ou sangue em geral são necessários para estabelecer o diagnóstico.

As formas disseminadas da doença exigem um curso prolongado de antibioticoterapia, muitas vezes em combinação com um segundo agente. A endocardite causada por espécies de *Bartonella* pode ser tratada de forma eficaz com doxiciclina (200 mg VO ou IV em 2 doses divididas por dia) associada à rifampicina (300 mg VO ou IV, administrada 2x/dia nas primeiras 6 semanas) ou 2 semanas de gentamicina (3 mg/kg por dia por via IV, caso não seja possível tomar rifampicina), seguida de monoterapia com doxiciclina por um período total de pelo menos 3 meses. A cirurgia da valva, se realizada, pode alterar a duração da antibioticoterapia. Podem ocorrer recaídas.

Akram SM. Bacillary angiomatosis. In: StatPearls [Internet]. Treasure Island (FL): StatPearls Publishing; 2023. [PMID: 28846267]

Okaro U et al. *Bartonella* species, an emerging cause of blood-culture-negative endocarditis. Clin Microbiol Rev. 2017;30:709. [PMID: 28490579]

Okorji O et al. Trench fever. In: StatPearls [Internet]. Treasure Island (FL): StatPearls Publishing; 2023. [PMID: 32965930]

Infecções anaeróbias

As infecções anaeróbias tendem a ser polimicrobianas, e os abscessos são comuns. O pus e o tecido infectado geralmente apresentam mau cheiro. Podem ocorrer tromboflebite séptica e infecção metastática; a última pode exigir incisão e drenagem. As culturas, a menos que sejam cuidadosamente coletadas em condições anaeróbicas, podem produzir resultados negativos.

Os tipos importantes de infecções causadas por organismos anaeróbios estão listados a seguir. O tratamento dessas infecções pode consistir em exploração cirúrgica e excisão criteriosa em conjunto com medicamentos antimicrobianos.

1. Infecções de cabeça e pescoço

As espécies de *Prevotella* e as espiroquetas anaeróbias estão comumente envolvidas em infecções periodontais. Esses organismos, fusobacilos e peptostreptococos podem causar sinusite crônica, abscesso peritonsilar, otite média crônica e mastoidite. O *F. necrophorum* foi reconhecido como causa de faringite em adolescentes e adultos jovens. A infecção por *F. necrophorum* também foi associada à tromboflebite séptica da jugular interna (síndrome de Lemierre) e pode causar embolização pulmonar séptica. O desbridamento cirúrgico e a drenagem são tão importantes no tratamento quanto os antimicrobianos. A penicilina isoladamente é um tratamento inadequado para infecções por organismos anaeróbios orais por causa da resistência à penicilina, em geral causada pela produção de betalactamase. Portanto, 1,5-3 g de ampicilina/sulbactam por via intravenosa a cada 6 horas (se for necessário terapia parenteral), ou amoxicilina/clavulanato 875 mg/125 mg VO 2x/dia podem ser usados para cobertura de anaeróbios orais. O tratamento antimicrobiano é continuado por alguns dias após a resolução dos sintomas e sinais de infecção. Infecções indolentes e estabelecidas (p. ex., mastoidite ou osteomielite) podem exigir cursos prolongados de terapia, p. ex., de 4 a 6 semanas ou mais, usando antimicrobianos que penetram no osso.

2. Infecções no peito

Geralmente, no contexto de higiene bucal deficiente e doença periodontal, a aspiração de saliva pode levar a pneumonia necrosante, abscessos pulmonares e empiema. A infecção polimicrobiana é comum, e os anaeróbios – particularmente as espécies de *Prevotella*, fusobactérias e peptostreptococos – estão frequentemente entre os agentes etiológicos. A maioria das infecções pulmonares responde apenas à terapia antimicrobiana. O dreno torácico percutâneo ou a drenagem cirúrgica são indicados para o empiema.

Os regimes preferidos incluem ampicilina-sulbactam (3 g por via intravenosa a cada 6 horas, seguido de amoxicilina/clavulanato 875/125 mg VO 2x/dia) ou moxifloxacino (400 mg por IV ou VO 1x/dia). A clindamicina (300-450 mg VO 3x/dia) também pode ser usada. O metronidazol não cobre os estreptococos facultativos, que frequentemente estão presentes, e, se for usado, um segundo agente ativo contra estreptococos, como a ceftriaxona, 1 g por via intravenosa ou intramuscular diariamente, deve ser adicionado. Como essas infecções respondem de forma lenta, um curso prolongado de terapia (p. ex., de 4 a 6 semanas) pode ser recomendado para infecções complicadas.

3. Sistema nervoso central

Os anaeróbios são uma causa comum de abscesso cerebral, empiema subdural ou tromboflebite séptica do SNC. Os organismos chegam ao SNC por extensão direta de sinusite, otite ou mastoidite ou por disseminação hematogênica de infecções pulmonares crônicas. A terapia antimicrobiana – p. ex., ceftriaxona, 2 g por via intravenosa a cada 12 horas, mais metronidazol, 500 mg por via intravenosa ou oral a cada 8 horas – é um complemento importante da drenagem cirúrgica. A duração do tratamento é de 6 a 8 semanas, mas deve ser baseada em exames de imagem de acompanhamento. Alguns pequenos abscessos cerebrais podem ser tratados apenas com antibióticos sem drenagem cirúrgica.

4. Infecções intra-abdominais

Os anaeróbios – predominantemente *B. fragilis*, clostrídios e peptoestreptococos – compreendem mais de 90% das bactérias do cólon. Esses organismos desempenham papel central na maioria dos abscessos intra-abdominais após trauma no cólon, bem como na diverticulite, apendicite, abscesso perirretal, abscesso hepático e colecistite. A bacteriologia dessas infecções inclui anaeróbios, bem como bastonetes Gram-negativos entéricos e, ocasionalmente, enterococos. A terapia para infecções intra-abdominais deve, portanto, ser direcionada contra anaeróbios e aeróbios Gram-negativos. Os agentes ativos contra o *B. fragilis* incluem metronidazol, moxifloxacino, tigeciclina, ertapeném, imipeném, meropeném, ampicilina-sulbactam, ticarcilina-clavulanato e piperacilina-tazobactam. A resistência à cefoxitina, à cefotetana e à clindamicina é cada vez mais encontrada. A maioria das cefalosporinas de 3ª geração tem eficácia ruim.

A Tabela 35.3 resume os esquemas de antibióticos para o tratamento de infecções moderadas a moderadamente graves (p. ex., paciente hemodinamicamente estável, boa drenagem cirúrgica possível ou estabelecida, baixo escore *Apache*, sem falência múltipla de órgãos) e infecções graves (p. ex., grande contaminação peritoneal, abscessos grandes ou múltiplos, paciente hemodinamicamente instável), especialmente se houver suspeita de organismos resistentes a medicamentos. Também é apresentado um regime oral eficaz para pacientes que podem tomá-lo.

5. Infecções do trato genital feminino e pélvicas

A flora normal da vagina e do colo do útero inclui várias espécies de *Bacteroides*, peptostreptococos, estreptococos do grupo B, lactobacilos, bactérias coliformes e, ocasionalmente,

TABELA 35.3 Tratamento de infecções anaeróbias intra--abdominais

Início na comunidade

Terapia oral

Moxifloxacino, 400 mg a cada 24 horas

Ciprofloxacino, 750 mg 2x/dia, ou levofloxacino, 750 mg 1x/dia, mais metronidazol, 500 mg a cada 8 horas

Terapia intravenosa

Infecções moderadas a moderadamente graves:

Ertapenem, 1 g por via intravenosa a cada 24 horas

ou

Ceftriaxona, 1 g por via intravenosa a cada 24 horas, mais metronidazol, 500 mg por via intravenosa ou oral a cada 8 horas. Se for alérgico à penicilina, pode substituir a ceftriaxona por ciprofloxacino, 400 mg por via intravenosa (ou 500 mg por via oral) a cada 12 horas

Infecções graves:

Imipenem, 0,5 g por via intravenosa a cada 6 horas (ou 1 g por via intravenosa a cada 8 horas), ou meropenem, 1 g a cada 8 horas, ou doripenem, 0,5 g a cada 8 horas, ou piperacilina/tazobactam, 3,375 g a cada 6 horas (dosagem não pseudomonal)[1]

Associado a cuidados de saúde

Terapia intravenosa

Imipenem, 0,5 g por via intravenosa a cada 6 horas (ou 1 g por via intravenosa a cada 8 horas), ou meropenem, 1 g a cada 8 horas, ou doripenem, 0,5 g a cada 8 horas, ou piperacilina/tazobactam, 4,5 g a cada 6 horas (dosagem pseudomonal)[1]

ou

Ceftazidima ou cefepima, 2 g por via intravenosa a cada 8 horas, **mais** metronidazol, 500 mg por via intravenosa ou oral a cada 8 horas

[1] Para infecções pseudomoniais e não pseudomoniais, a piperacilina/tazobactam também pode ser administrada por infusão prolongada, em que o antibiótico é administrado como dose única de carga intravenosa de 4,5 g infundida durante 30 minutos, seguida de 4,5 g infundidos intravenosamente durante 4 horas a cada 8 horas (começando 4 horas após a dose de carga).

espiroquetas e clostrídios. Esses organismos comumente causam infecções do trato genital e podem se disseminar a partir daí.

Embora a salpingite seja frequentemente causada por gonococos e clamídias, os abscessos tubo-ovarianos e pélvicos também são comumente associados a anaeróbios. As infecções pós-parto podem ser causadas por estreptococos aeróbios ou estafilococos, mas os anaeróbios também são encontrados com frequência. Os casos mais graves de sepse pós-parto ou pós-aborto em geral estão associados a clostrídios e *Bacteroides*. Essas infecções têm alta taxa de mortalidade sem tratamento imediato; o tratamento requer antimicrobianos direcionados contra anaeróbios e coliformes (como o tratamento de infecções intra-abdominais anaeróbias de início comunitário, Tab. 35.3) combinados com drenagem de abscesso ou histerectomia precoce.

6. Bacteremia e endocardite

As complicações de infecções anaeróbias do trato gastrointestinal, do trato genital feminino, da orofaringe ou de lesões por pressão podem incluir bacteremia e endocardite. Os casos de endocardite causada por estreptococos microaerófilos ou anaeróbios podem ser tratados, com eficácia, com 12 a 18 milhões de unidades de penicilina G cristalina aquosa intravenosa administradas diariamente por 4 a 6 semanas, embora a terapia ideal da endocardite bacteriana anaeróbia dependa, muitas vezes, de orientação laboratorial. As espécies de propionibactérias, clostrídios e *Bacteroides* também causam endocardite ocasionalmente.

7. Infecções de pele e tecidos moles

As infecções anaeróbias da pele e dos tecidos moles em geral ocorrem após trauma, isquemia ou cirurgia e são mais comuns em áreas contaminadas pela flora oral ou fecal. Essas infecções também ocorrem em usuários de drogas injetáveis ou que foram mordidas por animais. Pode haver necrose progressiva do tecido (Fig. 35.5) e um odor pútrido.

Vários termos, como gangrena sinérgica bacteriana, celulite necrosante sinérgica, fasciíte necrosante (ver anteriormente) e celulite crepitante não clostridial, são usados para classificar essas infecções. Embora existam algumas diferenças na microbiologia entre elas, a diferenciação apenas com base na clínica é difícil. Todas são infecções mistas causadas por organismos aeróbios e anaeróbios; elas exigem desbridamento cirúrgico agressivo do tecido necrótico para a cura.

Antibióticos de amplo espectro ativos contra anaeróbios e aeróbios Gram-positivos e Gram-negativos (p. ex., vancomicina intravenosa mais piperacilina-tazobactam com clindamicina intravenosa para fasciíte necrosante) devem ser instituídos empiricamente e modificados de acordo com os resultados da cultura. Os antibióticos são administrados por cerca de uma semana após o controle da destruição progressiva do tecido e após as margens da ferida permanecerem livres de inflamação.

de Prost N et al. Therapeutic targets in necrotizing soft tissue infections. Intensive Care Med. 2017;43:1717. [PMID: 28474117]

ACTINOMICOSE

FUNDAMENTOS DO DIAGNÓSTICO

- Infecção dentária recente, trauma abdominal ou colocação de dispositivo de contracepção intrauterina (DIU).
- Pneumonia crônica ou abscesso cervicofacial ou intra-abdominal indolente.
- Formação no trato sinusal.

Considerações gerais

O *Actinomyces israelii* e outras espécies de *Actinomyces* ocorrem na flora normal da boca e das criptas tonsilares. Quando introduzidos em tecidos traumatizados e associados a outras bactérias anaeróbias, esses actinomicetos tornam-se patógenos.

O local mais comum de infecção é a área cervicofacial (cerca de 60% dos casos). A infecção geralmente ocorre após a extração de um dente ou outro trauma. As lesões podem se desenvolver no trato GI ou nos pulmões após a ingestão ou aspiração do organismo de sua fonte endógena na boca.

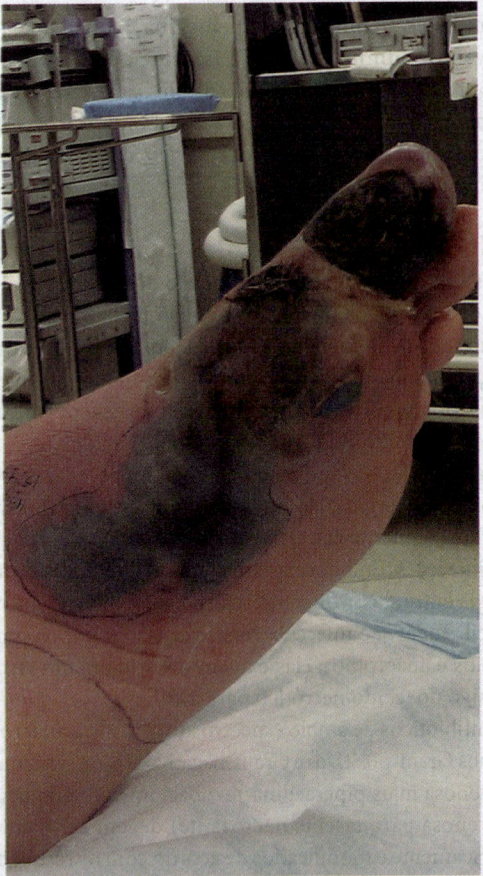

FIGURA 35.5   Gangrena no pé esquerdo, com extensão plantar. De Dean SM, Satiani B, Abraham WT. *Color Atlas and Synopsis of Vascular Diseases*. McGraw-Hill, 2014.

Achados clínicos

A. Sintomas e sinais

1. **Actinomicose cervicofacial** – A actinomicose cervicofacial se desenvolve lentamente. A área afetada torna-se acentuadamente endurecida, e a pele sobreposta torna-se avermelhada ou cianótica. Os abscessos que acabam drenando para a superfície persistem por longos períodos. Os "grânulos de enxofre" – massas de organismos filamentosos – podem ser encontrados no pus. Em geral, há pouca dor, a menos que haja outra infecção secundária. O trismo indica que os músculos da mastigação estão envolvidos. As radiografias podem revelar envolvimento ósseo. A doença cervicofacial ou torácica pode ocasionalmente envolver o SNC, mais comumente abscesso cerebral ou meningite.

2. **Actinomicose torácica** – O envolvimento torácico começa com febre, tosse e produção de escarro com suores noturnos e perda de peso. Pode haver dor pleurítica. Várias cavidades podem se estender pela parede torácica, até o coração ou a cavidade abdominal. As costelas podem estar envolvidas. A radiografia mostra áreas de consolidação e, às vezes, derrame pleural.

3. **Actinomicose abdominal e pélvica** – A actinomicose abdominal geralmente causa dor na região ileocecal, febre alta e calafrios, vômitos e perda de peso; pode ser confundida

com a doença de Crohn. Massas abdominais irregulares podem ser palpadas. A DIP causada por actinomicetos tem sido associada ao uso prolongado de dispositivos contraceptivos intrauterinos. Pode haver desenvolvimento de cavidades que drenam para o exterior. A tomografia computadorizada pode revelar uma massa inflamatória que se estende até envolver o osso.

B. Achados laboratoriais

O organismo anaeróbio Gram-positivo pode ser demonstrado como um grânulo ou como filamentos Gram-positivos ramificados e dispersos no pus. A cultura anaeróbia é necessária para distinguir os actinomicetos das espécies de *Nocardia* porque a terapia específica é diferente para as duas infecções. O exame histopatológico do tecido e do osso afetados é útil na identificação de organismos que são fastidiosos e de cultura lenta.

Tratamento

A penicilina G é o medicamento de escolha. Dez a 20 milhões de unidades são administradas por via intravenosa em doses divididas a cada 4-6 horas, geralmente por 4-6 semanas, seguidas de penicilina V oral, 2-4 g por dia, divididas em 4 doses diárias. As alternativas incluem ampicilina intravenosa (200 mg/kg/dia em 3-4 doses divididas) ou ceftriaxona (2 g por dia) por 2-6 semanas, seguida de amoxicilina oral ou doxiciclina. A resposta à terapia é lenta. A terapia deve ser continuada por semanas ou meses após o desaparecimento das manifestações clínicas para garantir a cura. Procedimentos cirúrgicos, como drenagem e ressecção, podem ser benéficos. Com a terapia antimicrobiana e a cirurgia ideais, o prognóstico é bom. Entretanto, como a actinomicose é difícil de diagnosticar, pode haver destruição extensa do tecido antes que o diagnóstico seja confirmado e o tratamento iniciado.

Xu Y et al. Disseminated actinomycosis. N Engl J Med. 2018;379:1071. [PMID: 30207906]

NOCARDIOSE

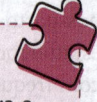

FUNDAMENTOS DO DIAGNÓSTICO

- Pneumonia indolente com disseminação para o SNC, pele e ossos ou doença cutânea primária.
- Suspeita no contexto de doença pulmonar crônica ou pessoa imunocomprometida.

Considerações gerais

As espécies de *Nocardia* são bactérias filamentosas aeróbias do solo que podem causar nocardiose pulmonar e sistêmica. As espécies comuns de *Nocardia* incluem membros do complexo *Nocardia* asteroides, *Nocardia brasiliensis* e *Nocardia nova*. As anormalidades broncopulmonares (p. ex., bronquiectasia) podem predispor à colonização, mas a infecção pode não ocorrer, a menos que o paciente também esteja recebendo corticosteroides sistêmicos ou esteja imunossuprimido de outra forma.

Achados clínicos

O envolvimento pulmonar em geral começa com mal-estar, perda de peso, febre e suores noturnos. A tosse e a produção de escarro purulento são os principais sintomas. Os infiltrados pulmonares podem penetrar no exterior pela parede torácica, invadindo as costelas.

A disseminação envolve qualquer órgão. Os abscessos cerebrais e os nódulos subcutâneos são os mais frequentes. As lesões cutâneas podem imitar a actinomicose. A radiografia pode mostrar infiltrados pulmonares acompanhados de derrame pleural. Mesmo na ausência de sintomas clínicos e sinais de infecção do SNC, recomenda-se que os médicos realizem exames de imagem do cérebro em pacientes diagnosticados com nocardiose para descartar abscesso oculto.

As espécies de *Nocardia* comumente são encontradas como filamentos Gram-positivos delicados e ramificados. Eles podem ser fracamente álcool-ácido resistentes reagentes, ocasionalmente causando confusão diagnóstica com a tuberculose. A identificação é feita por cultura.

Tratamento

Para infecções cutâneas primárias isoladas, a terapia é iniciada com sulfametoxazol-trimetoprima por via oral ou intravenosa (5-10 mg/kg/dia com base no trimetoprima, administrado em 2-4 doses divididas). Procedimentos cirúrgicos, como drenagem e ressecção, podem ser necessários como terapia adjuvante para doença cutânea isolada. Uma dose mais alta de 15 mg/kg/dia (com base na trimetoprima) deve ser usada para infecções disseminadas ou pulmonares, em geral associados a outros antimicrobianos. A resistência a sulfametoxazol-trimetoprima aumentou, e deve-se considerar o início do tratamento com dois medicamentos enquanto se aguarda o antibiograma em casos de doença disseminada ou localizada grave. Abscessos cerebrais ou pneumonia grave devem ser tratados inicialmente com terapia combinada. Outros agentes frequentemente ativos contra espécies de *Nocardia* incluem imipenem-cilastatina, 500 mg por via intravenosa a cada 6 horas; meropenem 2 g por via intravenosa a cada 8 horas; amicacina, 7,5 mg/kg por via intravenosa a cada 12 horas; linezolida, 600 mg por via intravenosa ou oral a cada 12 horas ou (para linfadenite e/ou abscesso cutâneo) minociclina, 100-200 mg VO ou intravenosa 2x/dia. Recomenda-se consulta a um infectologista.

A resposta pode ser lenta; a terapia deve ser continuada por pelo menos 6 a 12 meses. O prognóstico da nocardiose sistêmica é ruim quando há atraso no diagnóstico e na terapia.

Margalit I et al. Nocardia colonization in contrast to nocardiosis: a comparison of patients' clinical characteristics. Eur J Clin Microbiol Infect Dis. 2020;39:759. [PMID: 31863237]

Margalit I et al. How do I manage nocardiosis? Clin Microbiol Infect. 2021;27:550. [PMID: 33418019]

Restrepo A et al. Nocardia infections in solid organ transplantation: guidelines from the Infectious Diseases Community of Practice of the American Society of Transplantation. Clin Transplant. 2019;33:e13509. [PMID: 30817024]

INFECÇÕES CAUSADAS POR MICOBACTÉRIAS NÃO TUBERCULOSAS

Doenças micobacterianas não tuberculosas

As infecções por micobactérias não tuberculosas estão entre as infecções oportunistas mais comuns na doença avançada pelo HIV, mas também podem causar doenças em pessoas imunocompetentes. Esses microrganismos têm características laboratoriais distintas, ocorrem de forma ubíqua no ambiente, não são transmissíveis de pessoa para pessoa e podem ser resistentes aos medicamentos antituberculosos padrão.

1. Infecções pulmonares

O complexo *Mycobacterium avium-intracellulare* (MAC) causa uma infecção pulmonar crônica, que progride de forma lenta, semelhante à tuberculose em pacientes imunocompetentes que normalmente têm doença pulmonar subjacente. Os testes de sensibilidade à resistência aos macrolídeos devem ser realizados em agentes isolados clínicos. A doença pulmonar é frequentemente classificada como nodular, bronquiectásica ou fibrocavitária. O tratamento do MAC pulmonar requer um regime de 3 medicamentos. Para a doença nodular ou bronquiectásica em hospedeiros imunocompetentes, o tratamento pode incluir azitromicina (500 mg), etambutol (25 mg/kg VO) e rifampicina (600 mg), os 3 medicamentos administrados 3x por semana. Para a doença cavitária, o tratamento pode consistir em azitromicina (250-500 mg VO por dia) mais etambutol (15 mg/kg VO por dia) mais rifampicina (até 600 mg VO por dia) e amicacina (15-25 mg/kg por via intravenosa ou intramuscular 3x por semana nos primeiros 2-3 meses). A terapia é continuada por pelo menos 12 meses após a negativação das culturas de escarro.

O *M. kansasii* pode provocar uma doença clínica semelhante à tuberculose, mas sua progressão é mais lenta. A maioria das infecções pulmonares ocorre em pacientes com doença pulmonar preexistente. Do ponto de vista microbiológico, o *M. kansasii* é semelhante ao *M. tuberculosis* e é sensível aos mesmos medicamentos, exceto a pirazinamida, ao qual é resistente. A terapia com isoniazida oral diária de 300 mg (administrada com piridoxina 50 mg) ou azitromicina (250-500 mg), além de etambutol (15 mg/kg) e rifampicina (600 mg) por pelo menos 12 meses, tem sido bem-sucedida.

As causas menos comuns de doença pulmonar incluem *M. xenopi*, *M. szulgai* e *M. malmoense*. Esses organismos têm sensibilidades variáveis, e o tratamento é baseado nos resultados dos testes de sensibilidade. As micobactérias de crescimento rápido – *M. abscessus*, *M. chelonae* e *M. fortuitum* – podem ocasionalmente causar pneumonia.

Daley CL et al. Treatment of nontuberculous mycobacterial pulmonary disease: an official ATS/ERS/ESCMID/IDSA clinical practice guideline. Eur Respir J. 2020;56:2000535. [PMID: 32636299]

Nasiri MJ et al. Antibiotic therapy success rate in pulmonary Mycobacterium avium complex: a systematic review and meta-analysis. Expert Rev Anti Infect Ther. 2020;18:263. [PMID: 31986933]

2. Linfadenite

A maioria dos casos de linfadenite (escrófula) em adultos é causada por *M. tuberculosis* e pode ser manifestação de doença disseminada. Em crianças, a maioria dos casos é causada por espécies de micobactérias não tuberculosas. A infecção por micobactérias não tuberculosas tem sido tratada com sucesso por meio de excisão cirúrgica com ou sem medicamentos antituberculosos.

3. Infecções de pele e tecidos moles

Infecções de pele e tecidos moles, como abscessos, artrite séptica e osteomielite, podem resultar de inoculação direta ou disseminação hematogênica ou ocorrer como complicação de cirurgia.

As micobactérias de crescimento rápido (*M. abscessus*, *M. chelonae* e *M. fortuitum*) podem causar esses tipos de infecções. A maioria dos casos ocorre nas extremidades e se apresenta inicialmente como nódulos que podem ulcerar e formar abscessos. Esses organismos são resistentes aos medicamentos usuais contra a tuberculose, mas podem ser sensíveis a azitromicina, claritromicina, amicacina, imipenem, cefoxitina, linezolida, tigeciclina, fluoroquinolonas, sulfonamidas ou clofazimina, entre outros agentes; recomenda-se a realização de antibiogramas. O tratamento em geral inclui o desbridamento cirúrgico associado a pelo menos 2 (e muitas vezes 3) antibióticos ativos. A terapia com antibióticos frequentemente é mantida por pelo menos 3 a 6 meses, embora isso deva ser determinado com base na resposta clínica.

A infecção por *M. marinum* (granuloma de "piscina" ou de "aquário") apresenta-se como lesão nodular na pele após a exposição à água não clorada. A excisão cirúrgica pode ser recomendada. A terapia é baseada em antibiogramas e comumente envolve 2 ou 3 agentes ativos; os isolados podem ser suscetíveis a rifampicina, etambutol, claritromicina, doxiciclina, minociclina ou sulfametoxazol-trimetoprima. A infecção por *M. ulcerans* (úlcera de Buruli) é observada principalmente na África e na Austrália e produz uma grande lesão ulcerativa. A terapia também pode exigir excisão cirúrgica e enxerto de pele, além de antibióticos.

4. Infecção disseminada do complexo *Mycobacterium avium-intracellulare*

O MAC causa doença disseminada em pacientes imunocomprometidos, mais comumente em pacientes nos estágios finais da infecção pelo HIV, quando a contagem de células CD4 é inferior a 50/mcL (ver *Doença pulmonar causada por micobactérias não tuberculosas*, Cap. 9, para uma discussão sobre a infecção em pacientes imunocompetentes). Febre persistente e perda de peso são os sintomas mais comuns. O organismo habitualmente pode ser cultivado em vários locais, incluindo sangue, fígado, linfonodos ou medula óssea. A hemocultura é o meio preferido de estabelecer o diagnóstico e tem uma sensibilidade de 98%.

Os agentes com atividade comprovada contra MAC incluem rifabutina, azitromicina, claritromicina e etambutol. Uma combinação de dois ou mais agentes ativos deve ser usada para evitar o rápido surgimento de resistência secundária. Claritromicina, 500 mg VO 2x/dia, mais etambutol, 15 mg/kg VO por dia, com ou sem rifabutina, 300 mg VO por dia, é o tratamento de escolha. A azitromicina, 500 a 600 mg VO 1x/dia, pode ser usada no lugar da claritromicina em casos de interações medicamentosas ou intolerância. Os dados disponíveis são insuficientes para permitir recomendações específicas sobre os regimes de segunda linha para pacientes que não toleram macrolídeos ou aqueles com organismos resistentes a macrolídeos; fluoroquinolonas ou aminoglicosídeos podem ser opções, e antibiogramas devem ser obtidos. A terapia para MAC pode ser descontinuada em pacientes que tenham sido tratados com 12 meses de terapia para MAC disseminado, que não tenham evidência de doença ativa e cujas contagens de CD4 excedam 100/mcL (0,1 × 10⁹/L) por mais de 6 meses enquanto estiverem recebendo terapia antirretroviral.

A profilaxia antimicrobiana do MAC evita a disseminação da doença e prolonga a sobrevida em determinados pacientes com HIV. É o padrão de tratamento oferecê-la a pacientes com infecção por HIV e contagens de CD4 de 50/mcL (0,05 × 10⁹/L) ou menos quando esses pacientes não estiverem em terapia antirretroviral (TARV) totalmente supressiva. A profilaxia não é mais recomendada em pacientes com HIV que iniciaram imediatamente a TARV ou estão em um regime de TARV totalmente supressivo. Em contraste com a infecção ativa, os regimes orais de medicamento único de claritromicina, 500 mg 2x/dia, azitromicina, 1.200 mg uma vez por semana, ou rifabutina, 300 mg 1x/dia, são adequados. A claritromicina e a azitromicina são mais eficazes e mais bem toleradas do que a rifabutina e, portanto, são preferidas. Quando iniciada anteriormente, a profilaxia primária para a infecção por MAC pode ser interrompida em pacientes adultos e adolescentes que continuam com TARV totalmente supressiva.

Panel on Opportunistic Infections in Adults and Adolescents with HIV. Guidelines for the prevention and treatment of opportunistic infections in adults and adolescents with HIV: recommendations from the Centers for Disease Control and Prevention, the National Institutes of Health, and the HIV Medicine Association of the Infectious Diseases Society of America. Available at https://clinicalinfo.hiv.gov/en/guidelines/hiv-clinical-guidelines-adult-and-adolescent-opportunistic-infections/whats-new

Infecções por *Mycobacterium tuberculosis*

A tuberculose é discutida no Capítulo 9. Informações complementares e consultas a especialistas podem ser obtidas no site da Curry International Tuberculosis Center, no endereço www.currytbcenter.ucsf.edu.

Meningite tuberculosa

Considerações gerais

A meningite tuberculosa costuma ser predominante na região basilar. Ela pode resultar da ruptura de um tuberculoma meníngeo (resultado de uma semeadura hematogênica anterior de bacilos da tuberculose de um foco pulmonar primário) ou ser consequência de disseminação miliar.

Achados clínicos

A. Sintomas e sinais

O início geralmente é gradual, com apatia, irritabilidade, anorexia e febre, seguidos de cefaleia, vômito, convulsões e coma. Em pacientes mais velhos, a cefaleia e as alterações comportamentais são sintomas iniciais proeminentes. A rigidez nucal e as paralisias dos nervos cranianos ocorrem à medida que a meningite progride. É comum haver evidência de tuberculose ativa em outro local ou histórico de tuberculose anterior.

B. Achados laboratoriais

O LCR é frequentemente amarelado, com aumento da pressão de abertura, contagem de células de 100 a 500/mcL ($0,1$ a $0,5 \times 10^9$/L) (predominantemente linfócitos, embora neutrófilos possam estar presentes no início da infecção), aumento de proteínas e diminuição da glicose. As colorações ácido-resistentes do LCR habitualmente são negativas, e as culturas também podem ser negativas (sensibilidade de até 50-60%). Os testes de amplificação de ácido nucleico são ferramentas valiosas que permitem o diagnóstico rápido quando positivos. As radiografias do tórax geralmente revelam anormalidades compatíveis com a tuberculose, mas podem estar normais. Os testes cutâneos de tuberculina (PPD) e os ensaios de liberação de interferon-gama (IGRA) não distinguem entre tuberculose ativa e latente e podem ser negativos na presença de infecção do SNC.

Diagnóstico diferencial

A meningite tuberculosa pode ser confundida com qualquer outro tipo de meningite, mas o início gradual, predominantemente pleocitose linfocítica do LCR e a evidência de tuberculose em outros locais, em geral apontam para o diagnóstico. Meningites fúngicas e outras meningites granulomatosas, sífilis e meningite carcinomatosa integram o diagnóstico diferencial.

Complicações

As complicações da meningite tuberculosa incluem convulsões, paralisia dos nervos cranianos, acidente vascular encefálico e hidrocefalia obstrutiva com comprometimento da função cognitiva. Essas complicações resultam do exsudato inflamatório principalmente das meninges e artérias basilares.

Tratamento

O diagnóstico sugestivo seguido de terapia antituberculosa empírica precoce é essencial para a sobrevivência e para minimização das sequelas. Mesmo que as culturas do LCR não sejam positivas, um curso completo de terapia é garantido se o quadro clínico for de meningite tuberculosa.

Os regimes que são eficazes para a tuberculose pulmonar também o são para a meningite tuberculosa (ver Tab. 9.15). A rifampicina, a isoniazida e a pirazinamida penetram bem no LCR. A penetração do etambutol é mais variável, mas é possível obter concentrações terapêuticas, e o medicamento tem sido usado com sucesso para meningite. Os aminoglicosídeos não penetram tão bem. Os regimes que não incluem isoniazida e rifampicina podem ser eficazes, mas são menos confiáveis e, em geral, devem ser administrados por períodos mais longos.

Muitas autoridades recomendam a adição de corticosteroides como terapia adjuvante. Pode ser usada dexametasona (0,4 mg/kg por dia por via intravenosa na semana 1, depois 0,3 mg/kg por dia na semana 2, depois 0,2 mg/kg por dia na semana 3, depois 0,1 mg/kg por dia na semana 4 e, em seguida, em doses decrescentes durante mais 3 a 4 semanas).

Heemskerk AD et al. Intensified antituberculosis therapy in adults with tuberculous meningitis. N Engl J Med. 2016;374:124. [PMID: 26760084]

Khonga M et al. Xpert MTB/RIF Ultra: a gamechanger for tuberculous meningitis? Lancet Infect Dis. 2018;18:6. [PMID: 28919337]

Prasad K et al. Corticosteroids for managing tuberculous meningitis. Cochrane Database Syst Rev. 2016;4:CD002244. [PMID: 27121755]

Slane VH et al. Tuberculous meningitis. In: StatPearls [Internet]. Treasure Island (FL): StatPearls Publishing; 2023. [PMID: 31082059]

Lepra (hanseníase)

Considerações gerais

A hanseníase (doença de Hansen) é uma doença infecciosa crônica causada pelo bastonete álcool-ácido resistente *M. leprae*. O principal modo de transmissão é provavelmente respiratório (*versus* zoonótico, associado a tatus) e envolve exposições prolongadas. A doença é endêmica na Ásia tropical e subtropical, na África, na América Central e do Sul e nas regiões do Pacífico, e é vista esporadicamente no sul e sudeste dos EUA. Há relatos de ocorrência de hanseníase na Flórida e na Geórgia sem os fatores de risco tradicionais, o que levanta preocupações quanto à endemicidade no solo.

Achados clínicos

A. Sintomas e sinais

O início é insidioso. As lesões envolvem os tecidos mais frios do corpo: pele, nervos superficiais, nariz, faringe, laringe, olhos e testículos. As lesões cutâneas podem ocorrer como lesões maculares pálidas e anestésicas; nódulos eritematosos discretos e infiltrados; ou infiltração difusa da pele. Os distúrbios neurológicos são causados pela infiltração e espessamento dos nervos, com consequente anestesia e anormalidades motoras. A neuropatia ulnar bilateral é altamente sugestiva. Em casos não tratados, a desfiguração decorrente da infiltração da pele e do envolvimento dos nervos pode ser extrema, levando a úlceras tróficas, reabsorção óssea e perda dos dedos.

A doença é dividida clinicamente e por testes laboratoriais em dois tipos distintos: virchowiano e tuberculoide. O **tipo virchowiano** (também conhecido como lepra multibacilar) geralmente ocorre em pacientes com imunidade celular defeituosa. O curso é progressivo, com lesões cutâneas nodulares, envolvimento nervoso lento e simétrico, bacilos álcool-ácido resistentes abundantes nas lesões cutâneas e teste de Mitsuda negativo. No **tipo tuberculoide** (hanseníase paucibacilar), a imunidade celular está intacta. O curso é mais benigno e menos progressivo, com lesões cutâneas maculares, envolvimento nervoso grave e assimétrico de início súbito, poucos bacilos presentes nas lesões e teste de Mitsuda positivo. Casos intermediários ("indeterminados") são frequentes. Podem ocorrer envolvimento ocular (ceratite e iridociclite), úlceras nasais, epistaxe, anemia e linfadenopatia.

B. Achados laboratoriais

A confirmação laboratorial da hanseníase requer a demonstração de bacilos álcool-ácido resistentes em uma biópsia de pele. As biópsias de pele ou de nervos também podem apresentar um quadro histológico típico. O *M. leprae* não cresce em meios artificiais, mas sim nas almofadas das patas dos tatus.

Diagnóstico diferencial

As lesões cutâneas da hanseníase geralmente se assemelham às do LES, da sarcoidose, da sífilis, do eritema nodoso, do eritema multiforme, da tuberculose cutânea e do vitiligo.

Complicações

A insuficiência renal e a hepatomegalia da amiloidose secundária podem ocorrer com a doença de longa duração.

Tratamento

A terapia combinada é recomendada para o tratamento de todos os tipos de hanseníase. O tratamento com um único medicamento é acompanhado pelo surgimento de resistência, e a resistência primária à dapsona também acontece. Para os casos indeterminados e virchowianos (ou seja, doença multibacilar), a OMS recomenda um regime de medicamento oral triplo de rifampicina, 600 mg 1x por mês; dapsona, 100 mg por dia; e clofazimina, 300 mg 1x por mês e 50 mg por dia durante 12 meses, embora cursos mais longos possam ser necessários para pacientes com alta carga da doença. Para a hanseníase terminal e tuberculoide (doença paucibacilar), a duração da terapia pode ser mais curta (em torno de 6 meses).

Bhukhan A et al. Case report of leprosy in Central Florida, USA, 2022. Emerg Infect Dis. 2023;29:1698. [PMID: 37486691]

INFECÇÕES CAUSADAS POR CLAMÍDIA

Infecções por *Chlamydia trachomatis*
1. Linfogranuloma venéreo

> **FUNDAMENTOS DO DIAGNÓSTICO**
>
> - Lesão genital primária evanescente.
> - Linfonodos inguinais com supuração e trajetos de drenagem.
> - Proctite ou proctocolite, com risco de estenoses e fístulas colorretais.
> - Diagnóstico por teste de amplificação nucleica positivo para *C. trachomatis* no contexto clínico correto.

Considerações gerais

O linfogranuloma venéreo (LGV) é uma infecção sexualmente transmissível aguda e crônica causada pelo *C. trachomatis* sorovares L1-L3. A doença é adquirida durante a relação sexual ou por meio do contato com exsudato contaminado de lesões ativas. O período de incubação é de 3 a 30 dias. Uma úlcera ou pápula autolimitada pode se formar no local inicial da inoculação. Após o desaparecimento da lesão genital, a infecção se espalha para os linfonodos das áreas genital e retal.

Achados clínicos

A. Sintomas e sinais

A pápula inicial ou lesão ulcerativa (geralmente na genitália externa) é fugaz e muitas vezes passa despercebida. Os pacientes que praticam sexo anal receptivo em geral têm sintomas de proctocolite, a apresentação mais comum da LGV. Os bubões inguinais ou femorais aparecem de 1 a 4 semanas após a exposição, podem ser unilaterais ou bilaterais e tendem a se fundir, amolecer e se romper para formar vários trajetos de drenagem, com cicatrizes extensas. As manifestações anorretais iniciais incluem proctite com tenesmo e secreção purulenta sanguinolenta; as manifestações tardias incluem inflamação cicatrizante crônica do tecido retal e perirretal. Essas alterações podem levar à obstipação, à estenose retal e, ocasionalmente, a fístulas retovaginais e perianais.

B. Achados laboratoriais

O diagnóstico de LGV só pode ser confirmado com testes moleculares específicos para LGV (ou seja, reação em cadeia da polimerase), que podem diferenciar as infecções por LGV das infecções por *C. trachomatis* não LGV. Esses testes específicos para LGV, no entanto, não estão amplamente disponíveis e podem ter tempos de resposta prolongados. Em vez disso, o diagnóstico de LGV pode ser feito quando um paciente tem um teste de amplificação nucleica positivo para clamídia (geralmente de um *swab* retal) no contexto clínico apropriado. A sorologia para clamídia (fixação de complemento ou microimunofluorescência) não deve ser usada rotineiramente, mas pode ser útil em casos de linfadenopatia inguinal ou femoral isolada quando não for possível o teste de amplificação nucleica.

Diagnóstico diferencial

A lesão inicial da LGV deve ser diferenciada das lesões da sífilis, do herpes genital e do cancroide; o envolvimento dos linfonodos deve ser diferenciado daquele por conta da tularemia, tuberculose, peste, neoplasia ou infecção piogênica. A estenose retal atribuível ao LGV deve ser diferenciada daquela decorrente de neoplasia ou DII.

Tratamento

Caso o teste de diagnóstico para LGV não esteja disponível, os pacientes com quadro clínico sugestivo de LGV devem ser tratados com urgência. O antibiótico de escolha é a doxiciclina (contraindicada na gravidez), 100 mg VO 2x/dia por 21 dias. A eritromicina, 500 mg VO 4x/dia por 21 dias, é um tratamento alternativo. A azitromicina, 1 g VO 1x por semana durante 3 semanas, também pode ser eficaz.

De Vries HJC et al. 2019 European guideline on the management of lymphogranuloma venereum. J Eur Acad Dermatol Venereol. 2019;33:1821. [PMID: 31243838]

Workowski KA et al; Centers for Disease Control and Prevention (CDC). Sexually transmitted infections treatment guidelines, 2021. MMWR Recomm Rep. 2021;70:1. [PMID: 34292926]

2. Uretrite e cervicite por clamídia

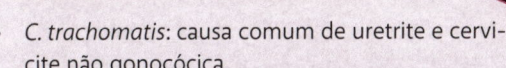

FUNDAMENTOS DO DIAGNÓSTICO

- *C. trachomatis*: causa comum de uretrite e cervicite não gonocócica.
- O diagnóstico é feito pela amplificação do ácido nucleico da urina ou amostra de swab de um local da mucosa (ou seja, reto, faringe, colo do útero ou vagina).

Considerações gerais

Os imunotipos D-K de *C. trachomatis* são uma causa comum de uretrite e cervicite não gonocócica. *Mycoplasma genitalium* é outra possível causa dessas síndromes. A coinfecção com gonococos e clamídias é comum, e a uretrite por clamídia pode persistir após o tratamento bem-sucedido do componente gonocócico. Ocasionalmente, epididimite, prostatite ou proctite são causadas por infecção por clamídia. As sequelas após infecções cervicovaginais por clamídia podem incluir DIP, gravidez ectópica e infertilidade.

Achados clínicos
A. Sintomas e sinais

A secreção uretral ou cervical causada pela *C. trachomatis* tende a ser menos dolorosa, menos purulenta e mais aquosa do que a causada pela *N. gonorrhoeae*. As infecções por clamídia cervicovaginal podem ser assintomáticas ou apresentar sinais e sintomas de cervicite, salpingite ou doença inflamatória pélvica. As sequelas de longo prazo podem incluir gravidez ectópica e infertilidade.

B. Achados laboratoriais

Presume-se que pacientes com sinais e sintomas de uretrite ou cervicite tenham infecção por clamídia até que se prove o contrário. O diagnóstico deve ser confirmado, sempre que possível, pelos testes de amplificação de ácido nucleico altamente sensíveis aprovados pela FDA para uso com urina ou *swabs* cervicais ou vaginais. Um teste de amplificação de ácido nucleico urogenital negativo pode excluir de forma confiável o diagnóstico de uretrite ou cervicite por clamídia. O teste urogenital não exclui a infecção em outros locais, como o reto ou a faringe.

C. Triagem

A triagem ativa para infecção por clamídia é recomendada em determinados contextos: todas as mulheres sexualmente ativas com 25 anos ou menos; mulheres acima de 25 anos com fatores de risco para infecções sexualmente transmissíveis; grávidas abaixo de 25 anos ou com maior vulnerabilidade a infecções sexualmente transmissíveis; pacientes com HIV; e homens com fatores de risco para infecções sexualmente transmissíveis, como homens que têm relações sexuais com homens.

Tratamento

A doxiciclina, 100 mg VO 2x/dia por 7 dias, é o regime preferido para infecções por clamídia urogenital, retal e faríngea, mas é contraindicada na gravidez. Como alternativa, pode-se usar uma dose oral única de 1 g de azitromicina (regime alternativo, preferido na gravidez) ou 500 mg de levofloxacino 1x/dia por 7 dias. A terapia administrada de forma sugestiva ainda pode ser indicada para alguns pacientes, como para (1) um indivíduo com infecção gonocócica no qual não foi realizado nenhum teste de clamídia ou um teste diferente do teste de amplificação de ácido nucleico foi usado para excluir o diagnóstico, ou (2) um indivíduo com um resultado de teste de clamídia pendente que é considerado improvável de fazer o acompanhamento. Os parceiros sexuais de pacientes com infecções confirmadas por clamídia também devem ser tratados. A triagem para HIV, gonorreia e sífilis também deve ser realizada em todos os pacientes com diagnóstico de IST.

Wiesenfeld HC. Screening for *Chlamydia trachomatis* infections in women. N Engl J Med. 2017;376:765. [PMID: 28225683]

Workowski KA et al; Centers for Disease Control and Prevention (CDC). Sexually transmitted infections treatment guidelines, 2021. MMWR Recomm Rep. 2021;70:1. [PMID: 34292926]

Chlamydia psittaci e psitacose (ornitose)

FUNDAMENTOS DO DIAGNÓSTICO

- Febre, calafrios e tosse; cefaleia comum.
- Pneumonia atípica com aparecimento ligeiramente tardio dos sinais de pneumonite.
- Contato com aves infectadas (psitacídeos, pombos, muitas outras) 5 a 14 dias antes.
- Isolamento de clamídia ou aumento dos títulos de anticorpos.

Considerações gerais

A psitacose é adquirida pelo contato com aves infectadas (papagaios, periquitos, pombos, galinhas, patos e muitas outras), que podem ou não estar doentes.

Achados clínicos

A maioria dos pacientes com psitacose apresenta doença leve, semelhante a outras doenças respiratórias, com início de 5 a 14 dias após a exposição. Os sintomas incluem febre, calafrios, mialgia, tosse seca e cefaleia. Os sinais incluem bradicardia relativa (dissociação entre temperatura e pulso), macicez à percussão e estertores. Os achados pulmonares podem estar ausentes no início do curso clínico. A dispneia e a cianose podem surgir mais tarde. Pode ocorrer endocardite com cultura negativa. Raramente os pacientes podem apresentar doença fulminante com falência de múltiplos órgãos. Os achados radiográficos na psitacose geralmente são os da pneumonia atípica, que tende a ser intersticial e de aparência difusa, embora possa ocorrer consolidação. A psitacose é, portanto, indistinguível de outras pneumonias bacterianas ou virais pela radiografia.

O organismo raramente é isolado de culturas respiratórias. O diagnóstico em geral é feito sorologicamente por fixação de complemento ou microimunofluorescência e pode ser definido por um aumento de quatro vezes ou mais nos títulos de anti-corpos entre amostras agudas e convalescentes (coletadas com 2 semanas de intervalo, para um título de ≥ 1:32) ou um único título de IgM de ≥ 1:16 (por microimunofluorescência). Caso esteja disponível, o teste de reação em cadeia da polimerase de amostras do trato respiratório inferior, escarro, nasofaringe ou fezes pode proporcionar um diagnóstico mais rápido.

Diagnóstico diferencial

A doença é indistinguível de pneumonias virais, por micoplasma ou outras pneumonias atípicas, exceto pelo histórico de contato com aves. A psitacose está no diagnóstico diferencial da endocardite com cultura negativa.

Tratamento

O tratamento é feito com doxiciclina 100 mg VO 2x/dia por 7 a 10 dias. A azitromicina, 500 mg VO no dia 1 e, em seguida, 250 mg 1x/dia por 4 dias, também pode ser eficaz.

Hogerwerf L et al. Chlamydia psittaci (psittacosis) as a cause of community-acquired pneumonia: a systematic review and meta-analysis. Epidemiol Infect. 2017;145:3096. [PMID: 28946931]

McGovern OL et al. Use of real-time PCR for Chlamydia psittaci detection in human specimens during an outbreak of psittacosis – Georgia and Virginia, 2018. MMWR Morb Mortal Wkly Rep. 2021;70:505. [PMID: 33830980]

Infecção por *Chlamydia pneumoniae*

A *C. pneumoniae* causa pneumonia e bronquite. A apresentação clínica é a de uma pneumonia atípica, com febre e tosse não produtiva. O organismo é responsável por até 20% (dependendo do estudo) das pneumonias adquiridas na comunidade.

Quando o diagnóstico de *C. pneumoniae* é confirmado, os tratamentos recomendados incluem doxiciclina (100 mg 2x/dia VO ou intravenosa por 14 dias) ou azitromicina (500 mg no dia 1, depois 250 mg por dia por mais 4 dias VO ou intravenosa). Não está claro se a cobertura empírica para patógenos atípicos em pacientes hospitalizados com pneumonia adquirida na comunidade proporciona um benefício de sobrevivência ou melhora o resultado clínico.

Fujita J et al. Where is Chlamydophila pneumoniae pneumonia? Respir Investig. 2020;58:336. [PMID: 32703757]

Metlay JP et al. Diagnosis and treatment of adults with community-acquired pneumonia. An official clinical practice guideline of the American Thoracic Society and Infectious Diseases Society of America. Am J Respir Crit Care Med. 2019;200:e45. [PMID: 31573350]

Infecções espiroquetais

Susan S. Philip, MD, MPH

Revisão científica da edição brasileira: Dr. Marcelo Arruda Candido

SÍFILIS

História natural e princípios de diagnóstico e tratamento

A sífilis é uma doença infecciosa complexa, causada pelo *Treponema pallidum*, uma espiroqueta capaz de infectar quase qualquer órgão ou tecido do corpo e causar manifestações clínicas variáveis. A transmissão ocorre com maior frequência durante o contato sexual ou pela placenta da mãe para o feto (sífilis congênita). O risco de adquirir sífilis após relação sexual desprotegida com um indivíduo acometido por sífilis infecciosa gira em torno de 30-50%. Raras vezes, também pode ser transmitida por contato não sexual ou transfusão de sangue. A história natural da sífilis adquirida é geralmente dividida em dois grupos principais: (i) sífilis precoce, que tem menos de 1 ano de duração e é infecciosa, e (ii) sífilis tardia, que está presente por mais de 1 ano e não é infecciosa. Em qualquer estágio, podem ocorrer sífilis ocular e neurossífilis.

1. **Sífilis precoce (primária, secundária e latente precoce) (Tab. 36.1)** – A característica marcante das lesões de sífilis primária e secundária é a abundância de espiroquetas; a reação tecidual costuma ser mínima.
   - As lesões de **sífilis primária** incluem cancro e linfadenopatia regional.
   - As lesões de **sífilis secundária** comumente envolvem a pele e as mucosas – e, ocasionalmente, os ossos, o SNC ou o fígado, quando a disseminação do *T. pallidum* produz sinais sistêmicos.
   - A **doença latente precoce** não apresenta sinais ou sintomas, embora possam aparecer lesões recidivantes.
   - As **lesões congênitas** são categorizadas como doença precoce.

   A progressão da sífilis não tratada vai do estágio primário (cancro no local da inoculação) até a resolução da(s) lesão(ões), que é o estágio latente precoce. Lesões secundárias podem surgir à medida que os treponemas se disseminam; elas também podem apresentar resolução espontânea sem tratamento, e a doença recebe o nome de sífilis latente precoce se tiver passado menos de 1 ano desde a infecção. Assim, existem dois períodos distintos de sífilis latente precoce, um após a resolução da lesão primária e outro após a resolução das lesões secundárias. Durante o período latente precoce após a sífilis secundária, pode haver uma recidiva das lesões secundárias.

   Para determinar se uma infecção tem menos de 1 ano (e, portanto, se trata de uma sífilis precoce), o paciente pode fazer um recordatório das lesões primárias ou secundárias – ou, mais comumente, confirmar a data da última sorologia negativa para sífilis conhecida desse paciente.

2. **Sífilis tardia (latente tardia e terciária) (Tab. 36.1)** – A doença latente tardia não apresenta lesões ativas, enquanto a doença terciária é caracterizada por lesões gomosas envolvendo pele, ossos e vísceras; doenças cardiovasculares (principalmente aortite); e síndromes neurológicas (SNC) e oculares. Essas formas tardias de sífilis não são contagiosas. Embora as lesões contenham poucas espiroquetas demonstráveis, a reatividade tecidual (vasculite, necrose) é grave e sugestiva de fenômenos de hipersensibilidade.

3. **Dados e estatísticas sobre sífilis** – Os esforços de saúde pública para controlar a sífilis se concentram no diagnóstico e tratamento de casos infecciosos precoces e de seus parceiros sexuais.

   Quase metade de todos os casos de sífilis nos EUA acontece em homens que praticam relações sexuais com outros homens (HSH). Em nível mundial, a OMS estima que ocorra o total de 5,6 milhões de infecções acidentais por sífilis todos os anos, com uma prevalência de 1% entre mulheres grávidas que frequentam clínicas pré-natais. A prevenção da sífilis congênita é uma meta importante de saúde pública para o CDC e a OMS.

Evolução e prognóstico

As lesões associadas à sífilis primária e secundária são autolimitantes, mesmo sem tratamento, e se resolvem com pouco ou nenhum resíduo. A sífilis ocular e otológica está associada à perda permanente da visão e da audição. A sífilis terciária e congênita pode ser altamente destrutiva e permanentemente

TABELA 36.1 Estágios da sífilis e manifestações clínicas comuns

Estágio	Manifestações
Sífilis precoce (infecciosa)	
Primária	Cancro: úlcera indolor com base limpa e bordas firmes e endurecidas
	Linfadenopatia regional
Secundária	Pele e mucosas
	Erupção cutânea: difusa (pode incluir palmas das mãos e solas dos pés), macular, papular, pustular e combinações
	Condiloma plano
	Manchas nas mucosas: ulcerações prateadas e indolores das mucosas com eritema circundante
	Linfadenopatia generalizada
	Sintomas constitucionais
	Febre, geralmente baixa
	Mal-estar, anorexia
	Artralgias e mialgias
	SNC
	Assintomática
	Sintomática
	Meningite
	Neuropatias de nervos cranianos (II-VIII)
	Outros
	Ocular: irite, iridociclite
	Renal: glomerulonefrite, síndrome nefrótica
	Hepatite
	Musculoesquelético: artrite, periostite
Latente precoce	Nenhum sinal ou sintoma
Sífilis tardia	
Latente tardia	Nenhum sinal ou sintoma
Terciária	Benigna tardia (gomosa): lesão granulomatosa geralmente envolvendo pele, mucosas e ossos, mas qualquer órgão pode ser acometido
	Cardiovascular
	Regurgitação aórtica
	Estenose do óstio coronariano
	Aneurisma aórtico
	Neurossífilis
	Assintomática
	Meningovascular
	Tabes dorsalis (também conhecida como ataxia locomotora)
	Paresia geral

Nota: o envolvimento do SNC pode ocorrer em qualquer estágio.

incapacitante, podendo levar à morte. Embora a infecção raramente seja erradicada por completo na ausência de tratamento, é provável que a maioria das infecções permaneça latente sem sequelas, e apenas um pequeno número de infecções latentes evolui para uma doença subsequente.

Estágios clínicos da sífilis
1. Sífilis primária

FUNDAMENTOS DO DIAGNÓSTICO

- Úlcera indolor em áreas como genitália, região perianal, reto, faringe, língua, lábios ou em outros lugares.
- O líquido retirado por compressão da úlcera contém *T. pallidum*, detectado por imunofluorescência ou microscopia de campo escuro.
- Aumento indolor dos linfonodos regionais.
- Os testes sorológicos não treponêmicos e treponêmicos podem ser positivos.

Achados clínicos
A. Sintomas e sinais

A lesão típica consiste em cancro no(s) local(is) de inoculação, mais frequentemente localizado no pênis (Fig. 36.1), nos lábios, no colo uterino ou na região anorretal. As lesões anorretais são particularmente comuns entre HSH. Ocasionalmente, também ocorrem cancros na orofaringe (lábio, língua ou amígdala) e, raras vezes, nas mamas ou nos dedos ou em outros lugares. Uma pequena erosão inicial aparece de 10 a 90 dias (média, 3-4 semanas) após a inoculação e rapidamente se desenvolve em uma úlcera superficial indolor com uma base limpa e bordas firmes e endurecidas. Isso está associado ao aumento dos linfonodos regionais, que se apresentam fibroelásticos, discretos e indolores. Embora ocorra a cura do cancro sem tratamento, pode-se observar a formação de uma cicatriz, especialmente com infecção bacteriana secundária. Pode haver múltiplos cancros, em particular nos pacientes com infecção por HIV. Embora a úlcera "clássica" da sífilis tenha sido descrita como indolor, não purulenta e endurecida, essa tríade aparece apenas em 31% dos pacientes.

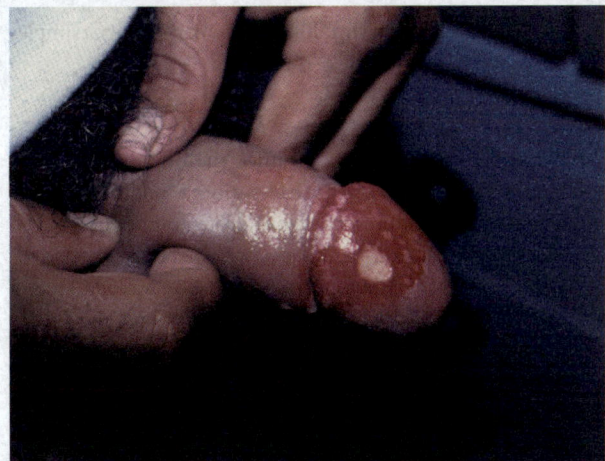

FIGURA 36.1 Sífilis primária com um grande cancro na glande do pênis. Múltiplas úlceras pequenas ao redor fazem parte da sífilis e não uma segunda doença.

Reproduzida de Richard P. Usatine, MD em Usatine RP, Smith MA, Mayeaux EJ Jr, Chumley H. *The Color Atlas of Family Medicine*, 2.ed. McGraw-Hill, 2013.

B. Achados laboratoriais

1. **Exame microscópico** – Na sífilis precoce, o exame microscópico de campo escuro por um observador habilidoso de exsudato recém-coletado de lesões úmidas ou material aspirado de linfonodos regionais tem uma sensibilidade de até 90% para o diagnóstico, mas geralmente só está disponível em clínicas de saúde sexual seletas.

   Para demonstrar o *T. pallidum*, apenas alguns laboratórios realizam uma técnica de coloração imunofluorescente em esfregaços secos de líquido coletado de lesões de sífilis precoce.

2. **Testes sorológicos para sífilis** – (Tab. 36.2) Os testes sorológicos para pesquisa de anticorpos (a base do diagnóstico da sífilis) se enquadram em duas categorias gerais: (1) Os testes **não treponêmicos** detectam anticorpos contra antígenos lipoidais presentes no hospedeiro após modificação pelo *T. pallidum*; e (2) Os testes **treponêmicos** utilizam o *T. pallidum* vivo ou morto como antígeno para detectar anticorpos específicos contra treponemas patogênicos.

   A. **Testes não treponêmicos de anticorpos** – As provas mais utilizadas desse tipo são o Laboratório de Pesquisa de Doen-

TABELA 36.2 Porcentagem de pacientes com resultados positivos em testes sorológicos para sífilis[1]

| Teste | Estágio | | |
	Primária	Secundária	Terciária
VDRL ou RPR	75-85%	99-100%	40-95%
FTA-ABS, TPPA ou MHA-TP	69-100%	100%	94-98%
MHA-TP	46-89%	90-100%	NA
EIA ou CIA	54-100%	100%	NA

[1] Com base em casos não tratados.

CIA: imunoensaio quimioluminescente; EIA: imunoensaio enzimático; FTA-ABS: teste treponêmico de anticorpos fluorescentes com absorção; MHA-TP: ensaio de micro-hemaglutinação para *T. pallidum*; RPR: teste de reagina plasmática rápida; TPPA: aglutinação de partículas de *T. pallidum*; VDRL: teste do Laboratório de Pesquisa de Doenças Venéreas.

ças Venéreas (VDRL, *Venereal Disease Research Laboratory*) e a reagina plasmática rápida (RPR, *rapid plasma reagin*). Um paciente infectado por sífilis produz anticorpos que reagem com a cardiolipina e a lecitina; os testes VDRL e RPR detectam esses anticorpos.

Os testes não treponêmicos geralmente se tornam positivos 4-6 semanas após a infecção ou 1-3 semanas após o aparecimento de uma lesão primária; são quase invariavelmente positivos no estágio secundário.

(1) **Testes não treponêmicos falso-positivos** – Reações sorológicas falso-positivas são frequentemente encontradas em muitas condições, incluindo infecção por treponematoses não sexualmente transmissíveis, doenças autoimunes, mononucleose infecciosa, malária, doenças febris, hanseníase (lepra), uso de drogas injetáveis, endocardite infecciosa, idade avançada, infecção pelo vírus da hepatite C e gravidez. Testes não treponêmicos falso-positivos são geralmente de baixo título e transitórios e podem ser diferenciados de resultados verdadeiro-positivos pela correlação com os achados clínicos e realização de teste de anticorpos específicos para treponema.

(2) **Testes não treponêmicos falso-negativos** – Podem ocorrer resultados falso-negativos em infecções muito precoces ou na presença de altos títulos de anticorpos ("fenômeno prozona"). Se houver forte suspeita de sífilis e o teste não treponêmico for negativo, o laboratório deverá ser instruído a diluir a amostra para detectar uma reação positiva.

Os títulos de anticorpos não treponêmicos são utilizados para monitorar a resposta à terapia e devem declinar ao longo do tempo. Quando esses testes são usados para acompanhar a atividade da doença, deve-se empregar o mesmo método de teste, de preferência no mesmo laboratório. A taxa de declínio depende de vários fatores. Em geral, pessoas com infecções repetidas, títulos iniciais mais altos, estágios mais avançados da doença ou infecção não controlada por HIV no momento do tratamento têm uma taxa de soroconversão mais lenta, e é mais provável que permaneçam com uma "cicatriz sorológica" (ou seja, os títulos declinam, mas não se tornam não reativos).

B. **Testes de anticorpos treponêmicos** – Esses testes medem anticorpos que reagem com antígenos do *T. pallidum*. O teste de aglutinação de partículas do *T. pallidum* (TPPA, *T. pallidum particle agglutination test*) e o teste treponêmico de anticorpos fluorescentes com absorção (FTA-ABS, *fluorescent treponemal antibody absorption test*) são duas das provas treponêmicas mais comumente utilizadas. Outros testes treponêmicos incluem o imunoensaio enzimático (EIA, *enzyme immunoassay*) e o imunoensaio quimioluminescente (CIA, *chemiluminescence immunoassay*).

No algoritmo tradicional de rastreio, os testes treponêmicos são usados para confirmar um resultado positivo no teste não treponêmico. Em virtude de sua sensibilidade (em particular, nos estágios finais da doença), os testes treponêmicos também são valiosos quando há evidência clínica de sífilis, mas o teste sorológico não treponêmico para sífilis é negativo. Os testes treponêmicos são reativos em muitos pacientes com sífilis primária e em quase todos os pacientes com sífilis secundária (Tab. 36.2). Embora um teste sorológico treponêmico específico reativo permaneça reativo durante toda a vida do paciente na maioria dos casos, essa prova pode (assim como os testes não treponêmicos de anticorpos) apresentar uma reversão para negativo com terapia adequada. As decisões finais sobre o significado dos resultados dos testes sorológicos para sífilis devem ser tomadas com base em uma avaliação clínica e podem exigir consulta com um especialista.

C. **Algoritmos de rastreio baseados em imunoensaio enzimático (EIA) ou imunoensaio quimioluminescente (CIA)** – Algoritmos de rastreio mais recentes invertem a ordem tradicional do teste e começam com um teste treponêmico automatizado de anticorpos (p. ex., EIA ou CIA), seguido de um teste não treponêmico (RPR ou VDRL) se o teste treponêmico for positivo. Isso é mais rápido e diminui os custos de mão de obra para os laboratórios, quando comparado ao rastreio tradicional. Os EIA têm sensibilidades de 95-100% e especificidades de 99-100%.

Os algoritmos reversos podem gerar desafios na conduta clínica. Um resultado positivo no teste treponêmico com resultado negativo do RPR ou VDRL pode representar sífilis previamente tratada, sífilis latente não tratada ou resultado falso-positivo no teste treponêmico. Tais resultados devem ser avaliados com um segundo teste treponêmico diferente como uma espécie de "*tiebreaker*" (desempate). Tanto os algoritmos tradicionais como os reversos são reconhecidos pelo CDC e por várias organizações internacionais, incluindo a International Union Against Sexually Transmitted Infections.

D. **Testes treponêmicos rápidos** – Tanto um teste treponêmico como um teste rápido duplo de HIV/treponêmico feito no local de atendimento são aprovados para uso nos EUA. Outros testes estão disponíveis em nível mundial e costumam ser utilizados em cenários de recursos limitados. A sensibilidade varia de 62-100% e a especificidade, de 83-95%.

3. **PCR** – Nos EUA, não há *kits* de teste de PCR para *T. pallidum* aprovados pela FDA disponíveis no mercado. No entanto, os *kits* estão disponíveis como um teste desenvolvido em laboratório em centro de pesquisa, encaminhamento e saúde pública e têm o desempenho mais elevado em lesões primárias e secundárias. Embora não haja padrões para esses testes, a PCR tem muitas vantagens, como ferramenta para a detecção direta, incluindo alta sensibilidade e capacidade de usar uma ampla gama de tipos de amostras clínicas, como LCR. O teste de PCR no sangue tem baixa sensibilidade e não é recomendado.

4. **Exame do LCR** – Ver a seção sobre Neurossífilis.

Diagnóstico diferencial

O cancro sifilítico pode ser confundido com herpes genital, cancro mole (geralmente doloroso e pouco comum nos EUA), linfogranuloma venéreo ou neoplasia. Nesses casos, também deve ser feita a avaliação simultânea para herpes-vírus simples tipos 1 e 2 com o uso de PCR ou cultura.

Prevenção e rastreio

Evitar o contato sexual é o único método de prevenção totalmente confiável, mas consiste em uma medida de saúde pública impraticável. Preservativos de látex ou poliuretano só são eficazes se todas as lesões infecciosas estiverem cobertas. Os HSH devem ser rastreados a cada 6-12 meses e até a cada 3 meses para aqueles que possuem múltiplos parceiros ou têm relações sexuais juntamente com o uso de drogas. Todas as mulheres grávidas devem ser submetidas a rastreio na primeira consulta pré-natal e, em alguns estados, com taxas crescentes de sífilis congênita, novamente no terceiro trimestre. É recomendado um terceiro rastreio no momento do parto caso haja indicadores de risco, como pobreza, atividade profissional de natureza sexual, uso de drogas ilícitas, histórico de outras doenças sexualmente transmissíveis e residência em uma comunidade com alta morbidade por sífilis. Os pacientes tratados para outras doenças sexualmente transmissíveis também devem ser testados para sífilis, e as pessoas que tiveram contato sexual conhecido ou suspeito com pacientes acometidos por sífilis devem ser avaliadas e presumivelmente tratadas para prevenir o desenvolvimento de sífilis infecciosa (ver Tratamento de contatos de sífilis, adiante).

Tratamento
A. Antibioticoterapia

A penicilina continua sendo o tratamento de escolha para sífilis, uma vez que não há casos documentados de *T. pallidum* resistente a esse antibiótico (Tab. 36.3). Em mulheres grávidas, a penicilina é a única opção que trata o feto de forma confiável.

As alternativas mais comumente utilizadas no lugar da penicilina em pacientes não grávidas incluem doxiciclina e ceftriaxona (embora a dose e a duração ideais para a ceftriaxona não estejam bem definidas). A azitromicina é eficaz em algumas partes do mundo, mas deve ser usada com cautela; esse agente não deve ser empregado em HSH em função da resistência demonstrada. Todos os pacientes tratados com um esquema terapêutico sem penicilina devem ser submetidos a um acompanhamento clínico e sorológico rigoroso.

B. Controle da reação de Jarisch-Herxheimer

A reação de Jarisch-Herxheimer, que se manifesta como febre e agravamento do quadro clínico existente nas horas seguintes ao tratamento, é uma reação imunológica mediada por citocinas às endotoxinas liberadas pelas bactérias mortas. Essa reação é mais comum na sífilis precoce, particularmente na sífilis secundária; nesse estágio, pode ocorrer em 66% dos casos.

Essa reação de Jarisch-Herxheimer pode ser atenuada pela administração simultânea de antipiréticos, embora não exista nenhum método comprovado de prevenção. Em casos com maior risco de morbidade atribuída à reação (incluindo envolvimento neurológico [SNC] ou cardíaco e gravidez), recomenda-se consulta com um especialista em doenças infecciosas. Os pacientes devem ser lembrados de que a reação não significa alergia à penicilina.

TABELA 36.3 Tratamento recomendado para sífilis[1]

Estágio da sífilis	Tratamento	Alternativa[2]	Comentário
Sífilis precoce			
Primária, secundária ou latente precoce	Penicilina G benzatina 2,4 milhões de unidades IM uma vez	Doxiciclina 100 mg VO 2×/dia por 14 dias ou Tetraciclina 500 mg VO 4×/dia por 14 dias ou Ceftriaxona 1 g IM ou EV diariamente por 10 dias[3]	O teste de HIV é recomendado no diagnóstico ou tratamento
Sífilis tardia			
Latente tardia ou duração incerta	Penicilina G benzatina 2,4 milhões de unidades IM semanalmente por 3 semanas	Doxiciclina 100 mg VO 2×/dia por 28 dias ou Tetraciclina 500 mg VO 4×/dia por 28 dias	Nenhuma avaliação de rotina do LCR é necessária, a menos que haja alterações neurológicas, otológicas ou oculares É recomendável teste de HIV
Terciária sem neurossífilis	Penicilina G benzatina 2,4 milhões de unidades IM semanalmente por 3 semanas	Consulte um especialista em doenças infecciosas	A avaliação do LCR e um teste de HIV são recomendados em todos os pacientes
Neurossífilis	Penicilina G cristalina 18-24 milhões de unidades EV diariamente, administradas a cada 3-4 horas ou sob infusão contínua por 10-14 dias[4]	Penicilina procaína, 2,4 milhões de unidades IM diariamente com probenecida 500 mg VO 4×/dia por 10-14 dias ou Ceftriaxona 2 g IM ou EV diariamente por 10-14 dias	Siga o tratamento com penicilina G benzatina 2,4 milhões de unidades IM semanalmente por 1-3 semanas. Fazer um teste de HIV

[1] A penicilina é o único tratamento eficaz documentado na gravidez; pacientes grávidas com alergia verdadeira devem ser dessensibilizadas e tratadas com penicilina, de acordo com o estágio da doença, conforme mencionado anteriormente.
[2] Pacientes tratados com terapias alternativas necessitam de monitoramento clínico e sorológico rigoroso.
[3] Há menos dados sobre o tratamento com ceftriaxona; não se conhecem a dose nem a duração ideais.
[4] Como o tempo de tratamento de 10-14 dias para a neurossífilis é inferior aos 21 dias recomendados para o tratamento de sífilis tardia, as diretrizes do CDC afirmam que os médicos podem considerar a administração de 2,4 milhões de unidades adicionais de penicilina G benzatina IM 1×/semana durante 1-3 semanas ao finalizar o tratamento intravenoso.

C. Medidas locais (lesões mucocutâneas)

O tratamento local não costuma ser necessário. Nenhum antisséptico local ou antibiótico tópico deve ser aplicado a uma lesão, até que sejam obtidas as amostras para microscopia.

D. Medidas de saúde pública

Oriente os pacientes com sífilis infecciosa a se absterem de atividade sexual por 7-10 dias após o tratamento. Todos os casos de sífilis devem ser obrigatoriamente relatados à agência de saúde pública local pertinente para identificar e tratar os contatos sexuais de casos precoces. Além disso, todos os pacientes com sífilis sem *status* conhecido de HIV devem fazer um teste de HIV no momento do diagnóstico. Aqueles com resultado negativo no teste de HIV devem receber profilaxia pré-exposição a esse vírus, pois a sífilis está associada a um maior risco de aquisição futura do HIV.

E. Tratamento de contatos de sífilis

Pacientes que foram sexualmente expostos à sífilis infecciosa nos 3 meses anteriores podem estar infectados, mas soronegativos e, portanto, devem ser tratados para sífilis precoce, mesmo que os resultados dos testes sorológicos sejam negativos. Pessoas expostas há mais de 3 meses devem ser tratadas com base nos resultados sorológicos; entretanto, se o acompanhamento do paciente não for confiável, fica indicada a terapia empírica.

Os contatos das pessoas com sífilis devem ser avaliados para profilaxia pré-exposição do HIV.

Cuidados de acompanhamento

Como podem ocorrer falhas no tratamento e reinfecção, os pacientes tratados para sífilis devem ser monitorados clínica e sorologicamente com títulos não treponêmicos a cada 3-6 meses. Na sífilis primária e secundária, espera-se que os títulos sofram um declínio de quatro vezes em 12 meses; em até 20% dos pacientes, no entanto, os títulos podem não diminuir. Embora a conduta ideal desses pacientes não esteja clara, um acompanhamento clínico e sorológico rigoroso é, no mínimo, indicado. Em pacientes não infectados por HIV, deve-se repetir o teste para esse vírus; é recomendável a obtenção de histórico neurológico minucioso, juntamente com a realização de exame neurológico completo, além de se considerar a punção lombar, uma vez que a neurossífilis não reconhecida pode ser uma causa de falha no tratamento. Se os sintomas ou sinais persistirem ou recidivarem após a terapia inicial ou se houver um aumento de quatro vezes ou mais nos títulos não treponêmicos, o paciente foi reinfectado (mais provável) ou a terapia falhou (caso um esquema terapêutico sem penicilina tenha sido utilizado). Nesses indivíduos, deve-se realizar um teste de HIV, além de punção lombar (a menos que se tenha certeza de que houve uma reinfecção) e novo tratamento, conforme indicado anteriormente.

2. Sífilis secundária

FUNDAMENTOS DO DIAGNÓSTICO

- Erupção cutânea maculopapular generalizada; condiloma plano em áreas úmidas da pele.
- Lesões nas mucosas.
- Linfadenopatia generalizada não dolorosa.
- Pode haver febre.
- Meningite, hepatite, osteíte, artrite, irite.
- Muitos treponemas em lesões úmidas, detectados por imunofluorescência ou microscopia de campo escuro.
- Resultados positivos em testes sorológicos para sífilis.

Achados clínicos

O estágio secundário da sífilis geralmente aparece algumas semanas (ou até 6 meses) após o desenvolvimento do cancro duro, quando a disseminação do *T. pallidum* produz sinais sistêmicos (febre, linfadenopatia) ou lesões infecciosas em locais distantes da área de inoculação. As manifestações mais comuns são lesões em pele e mucosas. As lesões cutâneas são não pruriginosas, maculares, papulares, pustulosas ou foliculares (ou combinações de qualquer um desses tipos, mas geralmente *não* vesiculares) e generalizadas (Fig. 36.2); em 80% dos casos, ocorre o envolvimento das palmas das mãos e plantas dos pés. Podem ser observadas lesões anulares que mimetizam dermatofitose. A transiluminação pode ajudar a identificar erupções cutâneas leves ou erupções cutâneas em pessoas com cor de pele mais escura. As lesões em mucosas podem incluir placas mucosas (Fig. 36.3), que podem ser encontradas em regiões como lábios, boca, garganta, genitália e ânus. Condiloma lata (plano), que são pápulas coalescentes e exsudativas nas áreas úmidas da pele e mucosas, às vezes é confundido com verrugas genitais (Fig. 36.4). Ao contrário das erupções cutâneas secas, as lesões nas mucosas são altamente infecciosas.

Podem ocorrer invasões meníngeas (meningite asséptica ou meningite basilar aguda), hepáticas, renais, ósseas e articulares, com consequentes paralisias de nervos cranianos, icterícia, síndrome nefrótica e periostite. Também podem ocorrer alopecia (aparência roída por traça) e uveíte.

Os testes sorológicos para sífilis são quase sempre positivos (ver Sífilis primária e Tab. 36.2). As lesões úmidas em pele e mucosas frequentemente revelam a presença de *T. pallidum* no exame microscópico de campo escuro. Em 40% dos pacientes com sífilis secundária, observa-se uma pleocitose linfocítica transitória no LCR (contagem de células geralmente menor que 500-100/mcL [0,05-0,1 × 10⁹/L]). Pode haver evidências de nefrite por imunocomplexos ou hepatites, pois os complexos imunes circulantes se depositam na parede dos vasos sanguíneos.

As lesões de pele podem ser confundidas com exantemas infecciosos, pitiríase rósea e erupções medicamentosas. Lesões viscerais podem ser sugestivas de nefrite ou hepatite por outras causas.

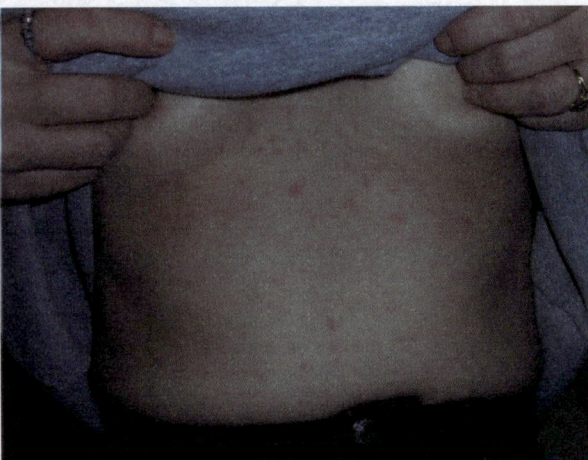

FIGURA 36.2 Uma erupção cutânea não pruriginosa de sífilis secundária no abdome.
Reproduzida de Richard P. Usatine, MD, em Usatine RP, Smith MA, Mayeaux EJ Jr, Chumley H. *The Color Atlas and Synopsis of Family Medicine*, 3.ed. McGraw-Hill, 2019.

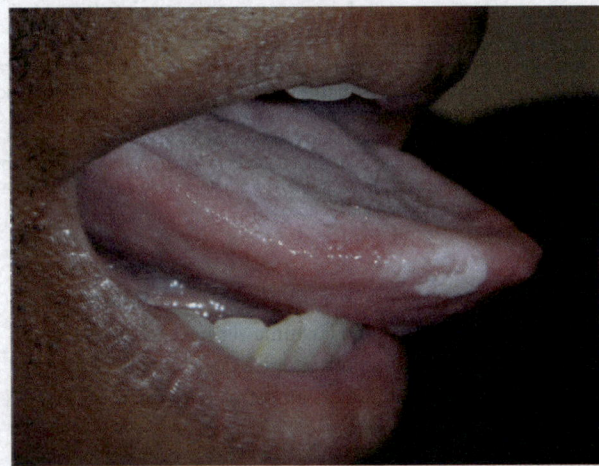

FIGURA 36.3 Placa de sífilis secundária na mucosa da língua.
Reproduzida de Kenneth Katz, MD, MSc, MSCE.

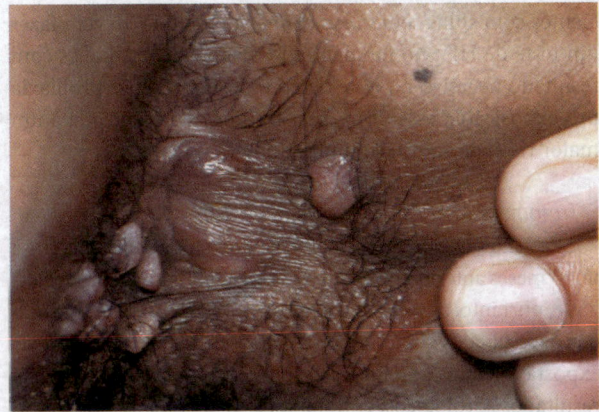

FIGURA 36.4 Condiloma plano perianal de sífilis secundária.
Reproduzida de Joseph Engelman, MD; San Francisco City Clinic.

Tratamento

O tratamento é o mesmo da sífilis primária, a menos que haja comprometimento neurológico (SNC) ou ocular ou sinais ou sintomas neurológicos; nesses casos, deve-se realizar uma punção lombar. Se o exame do LCR for positivo (ver Exame do LCR para neurossífilis, adiante), deve-se administrar o tratamento para a neurossífilis (Tab. 36.3). Ver Sífilis primária quanto aos cuidados de acompanhamento e ao tratamento de contatos.

3. Sífilis latente

FUNDAMENTOS DO DIAGNÓSTICO

- Sífilis latente precoce: infecção < 1 ano.
- Sífilis latente tardia: infecção > 1 ano.
- Sem sinais físicos.
- Pode ter histórico de sífilis com tratamento inadequado.
- Testes sorológicos positivos para sífilis.

Considerações gerais

A sífilis latente é a fase clinicamente quiescente (inativa) na ausência de lesões; o diagnóstico é formulado com resultados positivos em testes sorológicos.

1. **Sífilis latente precoce** – Definida como o primeiro ano após a infecção primária, a sífilis latente precoce pode recidivar e se converter em sífilis secundária se não for diagnosticada ou tratada da devida forma. A recidiva é quase sempre acompanhada de um aumento do título em testes sorológicos quantitativos; de fato, um título crescente pode ser a primeira ou única evidência de recidiva. Cerca de 90% das recidivas ocorrem durante o primeiro ano após a infecção. A infecção latente precoce pode ser diagnosticada se houver soroconversão documentada ou um aumento de quatro vezes nos títulos não treponêmicos nos últimos 12 meses; se o paciente conseguir se lembrar dos sintomas de sífilis primária ou secundária; ou se o paciente teve um parceiro sexual com sífilis primária, secundária, ou latente precoce documentada.

2. **Sífilis latente tardia** – Após o primeiro ano de sífilis latente, considera-se que o paciente está no estágio latente tardio e não é infeccioso para os parceiros sexuais. No entanto, a transmissão transplacentária para o feto é possível em qualquer fase. O diagnóstico de sífilis latente tardia é justificado apenas quando o histórico clínico e o exame físico não mostram evidências de doença terciária ou neurossífilis. O estágio latente pode durar de meses a uma vida inteira.

Tratamento

O tratamento da sífilis latente precoce e o acompanhamento são os mesmos da sífilis primária, a menos que haja um acometimento do SNC (Tab. 36.3). O tratamento da sífilis latente tardia tem como objetivo prevenir as sequelas tardias (Tab. 36.3). Se houver evidências de envolvimento do SNC,

deve-se realizar uma punção lombar, e, se positiva, o paciente deverá ser tratado para neurossífilis (ver Exame do LCR para neurossífilis, adiante). É possível que os títulos não declinem tão rapidamente após o tratamento, em comparação à sífilis precoce. Testes sorológicos não treponêmicos devem ser repetidos em 6, 12 e 24 meses. Se os títulos subirem quatro vezes ou se os títulos inicialmente elevados (1:32 ou mais) não declinarem quatro vezes em 12-24 meses ou caso se desenvolvam sintomas ou sinais compatíveis com a sífilis, é recomendável a repetição do teste de HIV em pacientes sem *status* conhecido para esse vírus, bem como a realização de punção lombar e a administração de novo tratamento, de acordo com o estágio da doença.

4. Sífilis terciária (sintomática tardia)

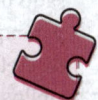

FUNDAMENTOS DO DIAGNÓSTICO

- Tumores infiltrativos de pele, ossos, fígado (formação de gomas).
- Aortite, aneurismas aórticos, regurgitação aórtica.
- Distúrbios do SNC: alterações meningovasculares e degenerativas, parestesias, dores em pontada, reflexos anormais, demência ou psicose.

Considerações gerais

Esse estágio pode ocorrer a qualquer momento após a sífilis secundária, mesmo depois de anos de latência, e raramente é visto em países desenvolvidos na era moderna dos antibióticos. Acredita-se que as lesões tardias representem uma reação imunológica ao microrganismo e, em geral, são divididas em dois tipos: (1) reação gomosa hiperproliferativa localizada, com início relativamente rápido e resposta normalmente imediata à terapia, e (2) inflamação difusa de início mais insidioso que tipicamente envolve o SNC e as grandes artérias, pode não melhorar apesar do tratamento e costuma ser fatal se não for tratada. As gomas podem afetar qualquer área ou órgão do corpo, mas frequentemente acometem a pele ou os ossos longos. As doenças cardiovasculares geralmente se manifestam como aneurisma aórtico, regurgitação aórtica ou aortite. Podem ocorrer diversas formas de envolvimento difuso ou localizado do SNC.

A sífilis tardia deve ser diferenciada de neoplasias de órgãos como pele, fígado, pulmão, estômago ou cérebro; outras formas de meningite; e lesões neurológicas primárias.

Embora quase qualquer tecido e órgão possa vir a ser envolvido na sífilis tardia, os locais a seguir são os mais comumente acometidos: pele, mucosas, sistema esquelético, olhos, sistema respiratório, sistema gastrintestinal, sistema cardiovascular e sistema nervoso.

Achados clínicos
A. Sintomas e sinais

1. **Pele** – As lesões cutâneas da sífilis tardia são de duas variedades: (1) múltiplas lesões nodulares que acabam ulcerando (*lues maligna*) ou se resolvem, formando cicatrizes atróficas e pigmentadas; e (2) gomas solitárias que começam como

nódulos subcutâneos indolores, depois aumentam, aderem-se à pele sobrejacente e, por fim, ulceram.

2. **Mucosas** – Lesões tardias das mucosas são gomas ou leucoplasias nodulares, altamente destrutivas para o tecido envolvido.

3. **Sistema esquelético** – As lesões ósseas são destrutivas e causam periostite, osteíte e artrite, com pouca ou nenhuma vermelhidão ou tumefação associadas, mas frequentemente com mialgia e miosite acentuadas dos músculos adjacentes.

4. **Olhos** – As lesões oculares tardias consistem em irite gomosa, coriorretinite, atrofia óptica e paralisias de nervos cranianos, além das lesões da sífilis no SNC.

5. **Sistema respiratório** – O envolvimento respiratório é causado por infiltrados gomosos na laringe, na traqueia e no parênquima pulmonar, produzindo densidades pulmonares discretas. Pode haver rouquidão, dificuldade respiratória e sibilos secundários à lesão gomosa em si ou à subsequente estenose que ocorre com a cicatrização.

6. **Sistema GI** – Embora as gomas que acometem o fígado possam ser benignas, elas podem causar cirrose. O envolvimento gástrico pode consistir em infiltração difusa na parede do estômago ou lesões focais que podem ser confundidas com linfoma ou carcinoma aos exames endoscópico e microscópico. Dor epigástrica, saciedade precoce, regurgitação, eructação e perda de peso são sintomas comuns.

7. **Sistema cardiovascular** – As lesões cardiovasculares (10-15% das lesões sifilíticas terciárias) são frequentemente progressivas, incapacitantes e fatais. Com frequência há lesões neurológicas (SNC) concomitantes. O envolvimento em geral começa como uma arterite na porção supracardíaca da aorta e progride para uma ou mais das alterações a seguir: (1) estreitamento dos óstios coronarianos, com consequente redução da circulação coronariana, angina e IAM; (2) cicatrização das válvulas aórticas, produzindo insuficiência aórtica e, por fim, insuficiência cardíaca; e (3) fraqueza da parede da aorta, com formação de aneurisma sacular (Fig. 36.5) e sintomas compressivos associados de

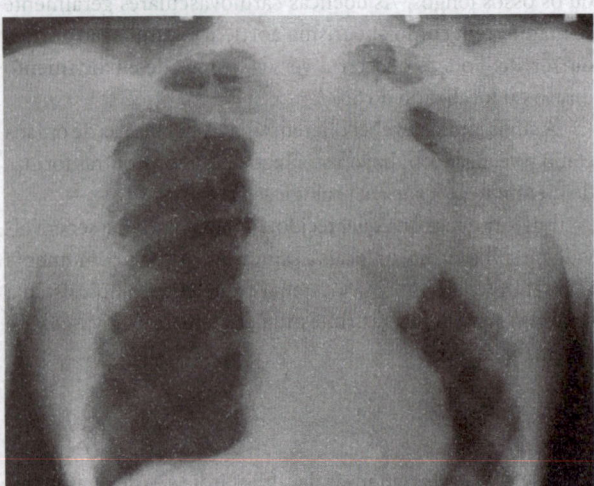

FIGURA 36.5 Aneurisma sacular ascendente da aorta torácica na sífilis terciária.
Public Health Image Library, CDC.

disfagia, rouquidão, tosse estridente, dor nas costas (erosão vertebral) e, ocasionalmente, ruptura do aneurisma. Infecções respiratórias recorrentes são comuns como resultado de compressão na traqueia e nos brônquios.

8. **Sistema nervoso (neurossífilis)** – Ver a próxima seção.

Tratamento

O tratamento da sífilis terciária (excluindo neurossífilis) é o mesmo da sífilis latente tardia (Tab. 36.3); os sintomas podem não se resolver após o tratamento. De modo geral, resultados positivos em testes sorológicos não se tornam negativos.

A avaliação clínica e laboratorial antes do tratamento deve incluir exames neurológicos, oculares, cardiovasculares e psiquiátricos, bem como do LCR. Na presença de anormalidades neurológicas ou do LCR específicas, o paciente deverá ser tratado para neurossífilis.

5. Neurossífilis

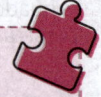

FUNDAMENTOS DO DIAGNÓSTICO

- Pode ocorrer em qualquer estágio da doença.
- Considere a apresentação clínica e os dados laboratoriais.
- Realize exame neurológico em todos os pacientes; considere a avaliação do LCR em caso de sintomas atípicos ou na falta de declínio nos títulos sorológicos não treponêmicos.

Considerações gerais

A neurossífilis pode ocorrer em qualquer estágio da doença e ser uma complicação progressiva, incapacitante e fatal. Anormalidades assintomáticas do LCR e sífilis meningovascular ocorrem mais cedo (meses a anos após a infecção, às vezes coexistindo com sífilis primária e secundária) do que *tabes dorsalis* (também conhecida como ataxia locomotora) e paresia geral (2-50 anos pós-infecção).

Achados clínicos
A. Classificação

1. **Neuroinvasão assintomática** – Essa forma foi relatada em até 40% dos pacientes com sífilis precoce e é caracterizada por anormalidades do LCR (sorologia positiva, pleocitose linfocítica e, ocasionalmente, aumento do conteúdo de proteína nesse líquido corporal) sem sintomas ou sinais de envolvimento neurológico. Não há dados claros para apoiar a ideia de que essas anormalidades assintomáticas no LCR tenham significado clínico.

2. **Sífilis meningovascular** – Essa forma é caracterizada pelo acometimento das meninges ou alterações nas estruturas vasculares do cérebro (ou ambos), produzindo sintomas de meningite aguda ou crônica (cefaleia, irritabilidade); paralisias de nervos cranianos (meningite basilar); reflexos desiguais; pupilas irregulares com reflexos visuais deficientes à luz e acomodação; quando há o envolvimento de grandes

vasos, acidentes cerebrovasculares. O LCR revela pleocitose linfocítica (contagem celular de 100-1.000/mcL [0,1–1,0 × 10⁹/L]) e proteína elevada, mas também pode ter uma sorologia positiva (VDRL no LCR) para sífilis. Os sintomas de meningite aguda são raros na sífilis tardia.

3. **Sífilis ocular e otossífilis** – Podem ocorrer alterações na visão ou audição com ou sem meningite. Esses pacientes devem ser avaliados e tratados como se tivessem neurossífilis.

4. *Tabes dorsalis* – Trata-se de uma degeneração progressiva crônica do parênquima das colunas posteriores da medula espinal, bem como dos gânglios sensoriais posteriores e das raízes nervosas. Os sintomas e sinais consistem em déficit de propriocepção e comprometimento da sensibilidade vibratória, pupilas de Argyll Robertson (pupilas que se acomodam quando o paciente foca em um objeto próximo, mas reagem mal à luz), bem como hipotonia muscular e hiporreflexia. A propriocepção comprometida resulta em uma marcha de base larga e incapacidade de deambular no escuro. Podem ocorrer parestesias, analgesia ou dores agudas recorrentes nos músculos da perna (dores "em pontada" ou "relâmpagos"). Por conta da falta de inervação sensorial, podem ocorrer danos articulares (articulação de Charcot). O LCR pode ter uma contagem linfocítica normal ou aumentada, proteína elevada, e resultados variáveis em testes sorológicos.

5. **Paresia geral** – Trata-se do envolvimento generalizado do córtex cerebral, com início insidioso dos sintomas. Geralmente, há uma diminuição na capacidade de concentração, perda de memória, disartria, tremor dos dedos e lábios, irritabilidade e leves cefaleias. O mais notável é a mudança de personalidade; o paciente pode ficar desleixado, irresponsável, confuso e psicótico. Os achados do LCR assemelham-se aos da *tabes dorsalis*. Não são incomuns as combinações das diversas formas de neurossífilis (especialmente tabes e paresia).

B. Achados laboratoriais

Ver Testes sorológicos para sífilis, anteriormente, e a Tabela 36.2; esses testes também devem ser realizados em casos de suspeita de neurossífilis.

1. **Indicações de punção lombar** – Na sífilis precoce (sífilis primária e secundária e sífilis latente precoce), é comum a ocorrência de invasão do SNC pelo *T. pallidum* com anormalidades no LCR; no entanto, a neurossífilis clínica raramente se desenvolve em pacientes que receberam terapia-padrão. Assim, a menos que sintomas ou sinais clínicos de neurossífilis ou envolvimento ocular (uveíte, neurorretinite, neurite óptica, irite) estejam presentes, a punção lombar não é uma recomendação de rotina. Entretanto, a avaliação do LCR é recomendada em caso de (i) sintomas ou sinais neurológicos ou oftalmológicos, (ii) evidências de falha no tratamento (ver a discussão anteriormente) ou (iii) evidências de sífilis terciária ativa (p. ex., aortite, irite, atrofia óptica, presença de goma).

2. **Exame do líquido cerebrospinal (LCR)** – Os achados do LCR na neurossífilis são variáveis. Em casos "clássicos", há uma elevação da proteína total acima de 46 mg/dL, pleocitose linfocítica com contagem celular de 5-100/mcL (0,005-0,1 × 10⁹/L) e resultado positivo em teste não treponêmico do LCR. O VDRL é mais sensível e preferido em relação à RPR. Os títulos séricos não treponêmicos serão reativos na maioria dos casos. Como o VDRL no LCR pode ser negativo em 30-70% dos casos de neurossífilis, *um resultado negativo desse teste não exclui a neurossífilis*, embora um resultado positivo confirme o diagnóstico. Algumas vezes, emprega-se o FTA-ABS no LCR; apesar de ser um teste altamente sensível, ele carece de especificidade. Um título sérico elevado de FTA-ABS pode resultar em um título positivo no LCR na ausência de neurossífilis.

Tratamento

A neurossífilis é tratada com altas doses de penicilina aquosa (cristalina) para alcançar melhor penetração e níveis mais altos do fármaco no LCR do que é possível com a penicilina G benzatina (Tab. 36.3). Existem alguns dados observacionais que apoiam o uso de ceftriaxona (com acompanhamento de perto) para tratar a neurossífilis; em alguns casos, entretanto, pacientes com histórico de reação mediada por IgE à penicilina podem necessitar de teste cutâneo para pesquisa de alergia a esse fármaco e, se positivo, devem ser dessensibilizados.

Todos os pacientes tratados para neurossífilis devem fazer testes sorológicos não treponêmicos a cada 3-6 meses. As diretrizes do CDC recomendam que, para os pacientes com HIV sob terapia antirretroviral e aqueles sem HIV, a resposta clínica e os títulos séricos não treponêmicos podem ser acompanhados, em vez de repetir os exames de LCR. Se os sintomas persistirem ou se os títulos não normalizarem, considere a repetição da análise do LCR; nesse caso, a consulta com um especialista pode ser útil.

6. Sífilis em pacientes com infecção por HIV

A sífilis é comum entre indivíduos com infecção por HIV. Alguns dados sugerem que a coinfecção por sífilis esteja associada ao aumento na carga viral do HIV e à diminuição na contagem de CD4 que se normaliza com a terapia; em outros estudos, não se constatou uma associação com a progressão da doença por HIV. Para o atendimento ideal do paciente, bem como para a prevenção da transmissão aos parceiros, as diretrizes para os cuidados primários de pacientes com infecção por HIV recomendam pelo menos um rastreamento anual para sífilis.

A interpretação dos testes sorológicos deve ser a mesma para pessoas com ou sem infecção por HIV. Se o diagnóstico de sífilis for sugerido por motivos clínicos, mesmo com resultados negativos nos testes não treponêmicos de anticorpos, considere o efeito prozona causado por títulos elevados (ver Testes não treponêmicos de anticorpos, anteriormente) ou tente o exame direto de lesões primárias ou secundárias para detectar espiroquetas.

Pacientes com infecção por HIV e com sífilis primária e secundária devem ser submetidos a acompanhamento clínico e sorológico rigoroso em intervalos de 3 meses. O uso de terapia antirretroviral é associado a taxas reduzidas de falha sorológica após o tratamento da sífilis.

O diagnóstico de neurossífilis em pacientes com HIV é complexo, uma vez que podem ser encontradas anormalidades leves do LCR na infecção por HIV isoladamente. Avalie os pacientes quanto à presença de alterações visuais e auditivas, pois a sífilis ocular e auditiva pode não resultar anormalidades no LCR. Tal como acontece em pacientes sem infecção por HIV, a punção lombar de rotina não é recomendada em pacientes assintomáticos; esse procedimento deve ficar reservado para os casos em que existam sintomas ou sinais neurológicos ou haja preocupação com falha terapêutica. Após o tratamento, as contagens de leucócitos no LCR devem normalizar dentro de 12 meses, independentemente do *status* do HIV, enquanto o VDRL no LCR pode levar mais tempo. Conforme mencionado anteriormente, os mesmos critérios de falha se aplicam a pacientes com e sem infecção por HIV, e os esquemas de repetição do tratamento são os mesmos.

Para todos os estágios e locais de infecção sifilítica, o tratamento não difere de acordo com o *status* de infecção por HIV.

7. Sífilis na gravidez

Todas as gestantes devem fazer um teste sorológico não treponêmico para sífilis no momento da primeira consulta pré-natal (ver Cap. 21). Naquelas que podem ter maior risco de sífilis ou nas populações em que há alta prevalência de sífilis, devem-se realizar testes não treponêmicos adicionais durante o terceiro trimestre na 28ª semana gestacional e novamente no momento do parto. O estado sorológico deve ser confirmado antes da alta hospitalar. As pacientes soropositivas devem ser consideradas infectadas e ser tratadas, a menos que um tratamento prévio e uma resposta sorológica tenham sido clinicamente documentados.

O único tratamento recomendado para sífilis na gravidez é a penicilina em esquemas de dosagem apropriados para o estágio da doença (Tab. 36.3). A penicilina previne a sífilis congênita em 90% dos casos, mesmo quando o tratamento é administrado no final da gestação. Pacientes com histórico de alergia à penicilina devem ser submetidas a testes cutâneos e dessensibilizadas, se necessário. *Fármacos como tetraciclina e doxiciclina são contraindicados na gravidez.*

O bebê deve ser avaliado imediatamente ao nascer e, dependendo da probabilidade de infecção, monitorado em busca de manifestações clínicas e sorológicas no primeiro ano de vida.

Prevenção da sífilis

Um RCT de profilaxia pós-exposição com doxiciclina para a prevenção de infecções sexualmente transmissíveis entre HSH inscritos em um estudo maior de profilaxia pré-exposição para HIV na França resultou em uma redução de 73% na sífilis e de 70% na clamídia. Um subsequente ensaio clínico randomizado controlado entre HSH e mulheres transgênero em Seattle e São Francisco demonstrou reduções de 77-87% na sífilis, de 74-88% na clamídia e de 55-57% na gonorreia. O CDC divulgará as diretrizes finais e publicou considerações iniciais para seu uso.

Quando encaminhar

- A consulta com o departamento de saúde pública local pode ajudar a obter todos os resultados sorológicos positivos anteriores para sífilis e ser útil em casos complexos ou atípicos.
- Os casos de sífilis precoce (infecciosa) podem ser contatados pelas autoridades de saúde pública locais para notificar e tratar o parceiro.

Quando hospitalizar

- Mulheres grávidas com sífilis e alergia verdadeira à penicilina devem ser hospitalizadas para dessensibilização e tratamento.
- Mulheres no final da gravidez tratadas para sífilis precoce devem ser submetidas a monitoramento ambulatorial rigoroso ou internadas, uma vez que a reação de Jarisch-Herxheimer pode induzir parto prematuro.
- Os pacientes com neurossífilis geralmente necessitam de internação para tratamento com penicilina cristalina.

Luetkemeyer AF et al. Postexposure doxycycline to prevent bacterial sexually transmitted infections. N Engl J Med. 2023;388:1296. [PMID: 37018493]

Peeling RW et al. Syphilis. Lancet. 2023;402:336. [PMID: 37481272]

Workowski KA et al; Centers for Disease Control and Prevention (CDC). Sexually transmitted infections treatment guidelines, 2021. MMWR Recomm Rep. 2021;70:1. [PMID: 34292926]

TREPONEMATOSES ENDÊMICAS

Diversas doenças treponêmicas, além da sífilis, como a bouba e a pinta, ocorrem de forma endêmica em muitas áreas tropicais do mundo. Elas se diferenciam da sífilis causada por *T. pallidum* pela transmissão predominantemente não sexual através do contato direto com a pele, pela incidência relativamente elevada em certas regiões geográficas e entre crianças, bem como pela tendência a produzir manifestações viscerais menos graves. Tal como acontece na sífilis, pode ocorrer o desenvolvimento de lesões na pele, nos tecidos moles e nos ossos; os microrganismos podem ser demonstrados em lesões infecciosas com microscopia de campo escuro ou imunofluorescência, mas podem não ser recuperados em meios de cultura artificiais; os testes sorológicos para sífilis são positivos; métodos moleculares, como PCR e sequenciamento do genoma, estão disponíveis, mas não são amplamente utilizados em áreas endêmicas; as doenças têm estágios primários, secundários e, às vezes, terciários.

Bouba

A bouba, a mais prevalente das treponematoses endêmicas, é amplamente limitada a regiões tropicais e é causada por *T. pallidum* subespécie *pertenue*. É caracterizada por lesões granulomatosas da pele, das mucosas e dos ossos e, raramente, é fatal; se não for tratada, no entanto, pode levar à incapacidade crônica e desfiguração. A bouba costuma ser adquirida por contato direto não sexual, em geral na infância, embora possa ocorrer em qualquer idade. A "bouba mãe", uma pápula indolor que vem a ulcerar posteriormente, aparece 3-4 semanas após a exposição, geralmente com linfadenopatia regional associada. Entre 6 e 12 semanas depois, aparecem papilomas e pápulas elevados secundários que vertem material altamente infeccioso e duram vários meses ou anos. Lesões ulceradas dolorosas na planta (sola) dos pés são chamadas de "bouba de caranguejo" por conta da marcha resultante. Podem aparecer lesões gomosas tardias com destruição tecidual associada, envolvendo grandes áreas da pele e dos tecidos subcutâneos. Os efeitos tardios da bouba, com alterações ósseas, encurtamento dos dedos e contrações, podem ser confundidos com alterações semelhantes que ocorrem na hanseníase (lepra). O envolvimento neurológico (SNC), cardíaco ou outras vísceras é raro. A OMS estabeleceu uma meta de eliminar a bouba mediante tratamento em massa com azitromicina em regiões endêmicas.

O tratamento com 2,4 milhões de unidades de penicilina G benzatina por via intramuscular (IM) é em geral curativo em qualquer estágio das treponematoses endêmicas. Em casos de hipersensibilidade à penicilina, a tetraciclina, 500 mg por via oral (VO) quatro vezes ao dia por 10-14 dias, costuma ser a alternativa recomendada. Em ensaios clínicos controlados randomizados, a azitromicina oral (30 mg/kg uma vez) não foi inferior à penicilina G benzatina para o tratamento de bouba em crianças.

John LN et al. Trial of three rounds of mass azithromycin administration for yaws eradication. N Engl J Med. 2022;386:47. [PMID: 34986286]

Tchatchouang S. Eradicating yaws in Africa: challenges and progress. Lancet Microbe. 2022;3:e250. [PMID: 35544063]

DOENÇAS ESPIROQUETAIS CARACTERÍSTICAS

Febre recorrente

Os microrganismos infecciosos na febre recorrente são espiroquetas do gênero *Borrelia*. A infecção tem duas formas: transmitida por carrapatos e transmitida por piolhos.

A. Febre recorrente transmitida por carrapatos

Os roedores atuam como o principal reservatório de infecção para os carrapatos. A febre recorrente transmitida por carrapatos também pode ser transmitida por via transovariana de uma geração de carrapatos para a próxima. Os seres humanos podem ser infectados por picadas de carrapatos ou ao friccionar tecidos ou fezes macerados de carrapatos na ferida da picada. A febre recorrente transmitida por carrapatos é endêmica, mas não é transmitida de pessoa para pessoa. Nos EUA, carrapatos infectados são encontrados em todos os estados do oeste, embora os casos clínicos sejam pouco comuns em humanos.

B. Febre recorrente transmitida por piolhos

A forma transmitida por piolhos é observada principalmente no mundo em desenvolvimento, e os seres humanos são o único reservatório. Podem ocorrer grandes epidemias em populações infestadas por piolhos, e a transmissão é favorecida por aglomeração, desnutrição e clima frio.

Achados clínicos

A. Sintomas e sinais

Tanto na febre recorrente transmitida por carrapatos como naquela transmitida por piolhos, pode aparecer um início abrupto de febre, calafrios, taquicardia, náuseas e vômitos, artralgia e cefaleia intensa em até 3 dias após a infecção. Pode ocorrer o surgimento de hepatoesplenomegalia, bem como de vários tipos de erupções cutâneas (maculares, papulares, petequiais) que em geral aparecem no final de um episódio febril. O *delirium* é acompanhado de febre alta, podendo haver diversas anormalidades neurológicas e psicológicas. O ataque termina, em geral de maneira abrupta, depois de 3-10 dias. Após um intervalo de 1-2 semanas, observa-se recidiva, embora frequentemente seja algo mais brando (leve). Na doença transmitida por carrapatos, podem ocorrer de 3 a 10 recidivas antes da recuperação, enquanto a doença transmitida por piolhos está associada a apenas uma ou duas recidivas.

B. Achados laboratoriais

Durante os episódios de febre, observam-se grandes espiroquetas em esfregaços sanguíneos espessos e finos, corados com a coloração de Wright ou Giemsa. Os microrganismos podem ser recuperados em meios de cultura especiais, mas perdem rapidamente a patogenicidade. As espiroquetas podem se multiplicar em ratos ou camundongos inoculados e ser observadas no sangue desses animais.

Durante a doença, ocorre o aparecimento de vários anticorpos anti-*Borrelia*; algumas vezes, o teste de Weil-Felix para riquetsioses e os testes sorológicos não treponêmicos para sífilis podem ser falsamente positivos. A infecção pode causar resultados falso-positivos nos testes de anticorpos fluorescentes indiretos e de *Western blot* para *Borrelia burgdorferi*, o que faz que alguns casos sejam diagnosticados erroneamente como doença de Lyme. Os ensaios de PCR podem ser realizados em amostras de sangue, LCR e tecido, mas nem sempre estão disponíveis em regiões endêmicas. Em pacientes com envolvimento meníngeo, ocorrem anormalidades no LCR. Embora anemia e trombocitopenia leves sejam comuns, a contagem de leucócitos tende a permanecer normal.

Diagnóstico diferencial

As manifestações de febre recorrente podem ser confundidas com malária, leptospirose, meningococcemia, febre amarela, tifo, ou febre por mordedura de rato.

Prevenção

A prevenção de picadas de carrapatos (conforme descrito para riquetsioses) e os métodos de despiolhamento (i.e., remoção de piolhos) aplicáveis a grandes grupos podem prevenir a doença. Não existem vacinas para febre recorrente.

Foi demonstrado que a profilaxia pós-exposição com doxiciclina 200 mg por via oral (VO) no dia 1 e 100 mg diariamente por 4 dias previne a febre recorrente após picadas de carrapatos em áreas altamente endêmicas.

Tratamento

A. Febre recorrente transmitida por carrapatos

O tratamento é iniciado com penicilina G, 3 milhões de unidades por via intravenosa (IV) a cada 4 horas, ou ceftriaxona, 1 g por via intravenosa (IV) diariamente; com a melhora clínica, pode-se concluir um curso terapêutico de 10 dias com 0,5 g de tetraciclina ou eritromicina administrado por via oral (VO) quatro vezes ao dia. Na suspeita de invasão do SNC, a penicilina G ou a ceftriaxona devem ser mantidas por via intravenosa (IV) por 10-14 dias. As reações de Jarisch-Herxheimer costumam acontecer após o tratamento e podem ser fatais; por essa razão, os pacientes devem ser monitorados de perto (ver Sífilis, anteriormente). Na febre recorrente transmitida por piolhos, a administração de anticorpos anti-TNF antes da antibioticoterapia pode ser eficaz na prevenção da reação. Todas as mulheres grávidas com doença transmitida por carrapatos devem ser tratadas por 14 dias, de preferência com penicilina ou ceftriaxona intravenosa.

B. Febre recorrente transmitida por piolhos

Uma dose única de tetraciclina ou eritromicina, 0,5 g por via oral (VO), ou uma dose única de penicilina G procaína, 600.000-800.000 unidades por via intramuscular (IM), provavelmente constitui o tratamento adequado para essa infecção; no entanto, alguns especialistas defendem cursos terapêuticos mais longos para prevenir infecção persistente.

Prognóstico

A taxa de mortalidade sem tratamento varia entre 5% e 50-70%. As fatalidades são mais comuns em pacientes mais idosos, debilitados, ou muito jovens. O tratamento encurta o ataque inicial e muitas vezes previne recidivas.

Faccini-Martínez ÁA et al. Historical overview and update on relapsing fever group Borrelia in Latin America. Parasit Vectors. 2022;15:196. [PMID: 35676728]

Lopez J et al. Pathogenesis of relapsing fever. Curr Issues Mol Biol. 2021;42:519. [PMID: 33372163]

Febre por mordedura de rato

A febre por mordedura de rato é uma doença infecciosa aguda pouco comum, causada pelo treponema *Spirillum minus* (Ásia) ou pela bactéria *Streptobacillus notomytis* (Ásia) ou *Streptobacillus moniliformis* (América do Norte). Como essa doença é transmitida aos seres humanos por mordidas de ratos e pela ingestão de fezes de ratos, os habitantes de residências infestadas por ratos, os donos de ratos de estimação e os funcionários de laboratório correm maior risco.

Achados clínicos

A. Sintomas e sinais

Em infecções por *Spirillum*, a mordida original do rato cicatriza-se rapidamente, a menos que haja infecção secundária. Entretanto, de uma a várias semanas depois, o local fica inchado, endurecido e dolorido, adquire uma tonalidade púrpura escura e pode ulcerar. Alterações como linfangite e linfadenite regionais, febre, calafrios, mal-estar, mialgia, artralgia e cefaleia estão presentes. Pode ocorrer esplenomegalia. Em muitos casos, aparece uma erupção cutânea maculopapular esparsa de cor vermelho-escura no tronco e nas extremidades, e pode haver uma franca artrite.

Após alguns dias, tanto os sintomas locais como os sistêmicos desaparecem, apenas para reaparecer vários dias depois. Esse padrão recorrente de febre por 3-4 dias alternado com períodos afebris que duram 3-9 dias pode persistir por semanas. As demais características, entretanto, costumam reaparecer apenas durante as primeiras recidivas.

As infecções por *S. moniliformis* têm características clínicas semelhantes às infecções por *Spirillum*, mas apresentam um período de incubação mais curto (de até 7 dias) e uma erupção cutânea difusa. Endocardite, meningite e sepse são complicações raras.

B. Achados laboratoriais

Com frequência, há leucocitose, e, muitas vezes, o teste não treponêmico para sífilis gera resultados falso-positivos. No exame de campo escuro do exsudato da úlcera ou do material aspirado de linfonodos, pode-se identificar o *S. minus*. Esse microrganismo não foi recuperado em meios de cultura artificiais.

Diagnóstico diferencial

Do ponto de vista clínico, a artrite grave e as mialgias observadas em doença estreptobacilar raramente são vistas na doença causada por *S. minus*. Para uma diferenciação confiável, há necessidade do título crescente de aglutininas contra *S. moniliformis* ou do isolamento do microrganismo causal. Outras enfermidades incluídas no diagnóstico diferencial são tularemia, riquetsioses, infecções por *Pasteurella multocida* e febre recorrente.

Tratamento

Em doenças agudas em adultos, administra-se a princípio penicilina intravenosa (IV), 1-2 milhões de unidades a cada 4-6 horas; ceftriaxona 1 g por via intravenosa (IV) diariamente é outra opção; doses mais altas são utilizadas para complicações graves e raras, incluindo endocardite. Uma vez que a melhora tenha ocorrido, a terapia pode ser trocada para penicilina V oral 500 mg quatro vezes ao dia, ou amoxicilina 500 mg três vezes ao dia, para completar 10-14 dias de terapia. No caso de paciente alérgico à penicilina, pode-se fazer uso de tetraciclina 500 mg por via oral quatro vezes ao dia ou doxiciclina 100 mg duas vezes ao dia.

Prognóstico

A taxa de mortalidade relatada em torno de 10% deve ser significativamente reduzida pela rápida formulação do diagnóstico e imediata instituição do tratamento antimicrobiano.

Coessens M et al. Rat bite fever: a case report review. Acta Clin Belg. 2022;77:883. [PMID: 34672901]

Leptospirose

FUNDAMENTOS DO DIAGNÓSTICO

- A doença clínica pode variar desde assintomática até insuficiência hepatorrenal fatal.
- **Leptospirose anictérica:** forma mais comum e mais branda da doença.
- **Leptospirose ictérica (síndrome de Weil):** função hepatorrenal comprometida, atividade mental anormal, pneumonia hemorrágica; taxa de mortalidade de 5-40%.

Considerações gerais

Leptospirose é uma infecção treponêmica aguda e às vezes grave, causada por várias espécies dentro do gênero *Leptospira*. Essa doença mundial está entre as infecções zoonóticas mais comuns. As leptospiras penetram em pequenas lesões de pele e provavelmente através da conjuntiva. Há relatos da ocorrência de casos em viajantes internacionais depois de nadar ou fazer *rafting* em águas contaminadas. Também ocorrem casos ocupacionais entre operários de esgotos, plantadores de arroz, trabalhadores de matadouros e lavradores. Em moradores de rua expostos à urina de rato, observaram-se casos urbanos esporádicos.

Achados clínicos

A. Sintomas e sinais

1. **Leptospirose anictérica** – A forma mais comum e mais branda da doença, a leptospirose anictérica é frequentemente bifásica. Após um período de incubação de 2-20 dias, a fase inicial ou aguda começa com febre abrupta de 39-40°C, calafrios, dor abdominal, cefaleia intensa e mialgias, especialmente dos músculos da panturrilha. Pode haver sufusão conjuntival acentuada. As leptospiras podem ser isoladas de amostras de sangue, LCR e tecidos. Após um período de 1-3 dias de melhora dos sintomas e ausência de febre, a segunda fase ou fase "imune" se inicia; em caso de doença grave, entretanto, as fases podem parecer indistintas. As leptospiras estão ausentes do sangue e do LCR, mas ainda estão presentes nos rins, e aparecem anticorpos específicos. Com frequência ocorre meningite asséptica; também podem ocorrer uveíte, erupção cutânea, náuseas, vômitos, diarreia e adenopatia. Uma manifestação rara, mas grave, é a pneumonia hemorrágica. A doença costuma ser autolimitante, de 4-30 dias, e a recuperação completa é a regra.

2. **Leptospirose ictérica (síndrome de Weil)** – A forma mais grave da doença, a leptospirose ictérica, é caracterizada por febre, comprometimento das funções renal e hepática, incluindo icterícia, além de atividade mental anormal, pneumonia hemorrágica, hipotensão arterial e taxa de mortalidade de 5-40%. Os sintomas e sinais, em geral, são contínuos e não bifásicos.

A leptospirose com icterícia deve ser diferenciada da hepatite, febre amarela, rickettsiose e febre recorrente.

B. Achados laboratoriais

1. **Leptospirose não ictérica** – A contagem de leucócitos pode ser normal, baixa ou alta, com predominância de neutrófilos. A urina pode conter bile, proteína, cilindros e hemácias. O sinal de oligúria é comum, e, em casos graves, pode ocorrer uremia. Em caso de infecção aguda, as leptospiras podem ser identificadas por meio de testes de amplificação de ácido nucleico (Naat) ou mediante cultura. As hemoculturas costumam ser positivas na primeira semana se as amostras forem coletadas antes da administração de antibióticos. A meningite asséptica na fase imune é caracterizada por pleocitose e proteína elevada.

2. **Leptospirose ictérica** – As características podem inicialmente se sobrepor à doença não ictérica. Em 75% dos casos, observa-se elevação da bilirrubina e das aminotransferases; já em 50% dos casos, verifica-se aumento da creatinina sérica (maior que 1,5 mg/dL) (132,6 mcmol/L). A creatina quinase sérica geralmente se encontra elevada em pessoas com leptospirose, mas permanece normal em pessoas com hepatite. Hemorragia pulmonar está associada a achados laboratoriais de coagulação intravascular disseminada; nesse caso, os valores de TP, TTPA e D-dímero mostram-se elevados, enquanto o nível de fibrinogênio se apresenta baixo.

3. **Leptospirose ictérica e não ictérica** – Em ambos os tipos da doença, o diagnóstico costuma ser feito por meio de testes sorológicos, incluindo o teste de aglutinação microscópica e Elisa. Os diagnósticos moleculares por PCR parecem ser sensíveis, específicos, positivos no início da doença e capazes de detectar DNA leptospiral em amostras de sangue, urina, LCR e humor aquoso.

Complicações

Apesar de não serem comuns na leptospirose, os quadros de miocardite, meningite asséptica, lesão renal aguda e infiltrados pulmonares com hemorragia são as causas habituais de óbito. Pode ocorrer iridociclite.

Prevenção

A base da prevenção é evitar alimentos e água potencialmente contaminados.

A profilaxia com doxiciclina (200 mg por via oral uma vez por semana) pode ser útil se uma pessoa correr um alto risco por estar em uma área ou estação (p. ex., inundação de monções) em que a exposição seria mais provável. A vacina humana é usada em alguns cenários limitados, mas não está amplamente disponível.

Tratamento

Muitos casos são autolimitantes sem tratamento específico. Embora a terapia para doença leve seja controversa, a maioria dos médicos trata com doxiciclina (100 mg por via oral duas vezes ao dia por 7 dias) ou amoxicilina (50 mg/kg, divididos em três doses diárias); a metanálise não demonstrou claro benefício em termos de sobrevida para nenhum antibiótico. A doxiciclina (100 mg a cada 12 horas por via oral ou intravenosa), a penicilina (p. ex., 1,5 milhão de unidades a cada 6 horas por via intravenosa) e a ceftriaxona (1 g por dia por via intravenosa) são utilizadas em casos de leptospirose grave. Podem ocorrer reações de Jarisch-Herxheimer (ver Sífilis, anteriormente).

Prognóstico

Sem icterícia, a doença quase nunca é fatal. Com icterícia, a taxa de mortalidade é de 5% para os indivíduos com menos de 30 anos e 40% para aqueles com mais de 60 anos.

Quando hospitalizar

Pacientes com icterícia ou outras evidências de doença grave devem ser hospitalizados para monitoramento rigoroso e talvez necessitem de internação em uma UTI.

Karpagam KB et al. Leptospirosis: a neglected tropical zoonotic infection of public health importance-an updated review. Eur J Clin Microbiol Infect Dis. 2020;39:835. [PMID: 31898795]
Rajapakse S. Leptospirosis: clinical aspects. Clin Med (Lond). 2022;22:14. [PMID: 35078790]

Doença de Lyme (borreliose de Lyme)

FUNDAMENTOS DO DIAGNÓSTICO

- Eritema migratório: lesão avermelhada, plana ou levemente elevada que se expande com clareamento central.
- Cefaleia ou rigidez cervical.
- Artralgia, artrite e mialgia; a artrite é frequentemente crônica e recorrente.

Considerações gerais

Nomeada em homenagem à cidade de Old Lyme, em Connecticut (EUA), a doença de Lyme é a enfermidade mais comum transmitida por carrapatos nos EUA e na Europa. É causada por genoespécies da espiroqueta *B. burgdorferi*. A maioria dos casos nos EUA é relatada nas regiões do Meio--Atlântico, Nordeste e Centro-Norte do país. A verdadeira incidência da doença de Lyme não é conhecida por várias razões: (1) os testes sorológicos não são padronizados (ver Achados laboratoriais, adiante); (2) as manifestações clínicas são inespecíficas; 3) mesmo com testes confiáveis, a sorologia é insensível na fase inicial da doença.

O carrapato vetor da doença de Lyme varia em termos geográficos, a saber: *Ixodes scapularis* nas regiões Nordeste, Centro-Norte e Meio-Atlântico dos EUA; *Ixodes pacificus* na Costa Oeste; *Ixodes ricinus* na Europa; e *Ixodes persulcatus* na Ásia. A doença também ocorre na Austrália. Camundongos e veados são os principais reservatórios animais da *B. burgdorferi*, mas outros roedores e pássaros também podem ser infectados. Animais domésticos como cães, bovinos e cavalos também podem desenvolver a doença clínica, em geral artrite.

Em condições experimentais, os carrapatos devem fazer o repasto sanguíneo por 24-36 horas ou mais para transmitir infecções. A maioria dos casos é relatada nos meses de primavera e verão. Além disso, a porcentagem de carrapatos infectados varia com a região e a localidade. A descrição da exposição é um fator importante; histórico de retirada de carrapato da pele com uma escova (ou seja, o carrapato não estava fazendo seu repasto) ou remoção de carrapato no mesmo dia da exposição (ou seja, o carrapato não se alimentou por tempo suficiente) diminui a probabilidade de desenvolvimento da infecção.

Como o carrapato *Ixodes* é muito pequeno, a picada em geral é indolor e passa despercebida. Após o repasto sanguíneo, o carrapato se desprende e cai em 2-4 dias. Caso se encontre um carrapato, deverá ser removido imediatamente. A melhor forma de fazer isso é usar uma pinça de ponta fina para tracionar com firmeza e repetidamente a peça bucal do carrapato – e não o corpo desse ectoparasita – até que ele solte sua preensão. Pode ser útil armazenar o carrapato em um frasco com álcool para futura identificação, sobretudo se os sintomas aparecerem.

Achados clínicos

Os três estágios da doença de Lyme são classificados com base nas manifestações precoces ou tardias da enfermidade e se é localizada ou disseminada.

A. Sintomas e sinais

1. **Estágio 1, infecção localizada precoce** – A infecção em estágio 1 é caracterizada por eritema migratório (ver Fig. 6.18). Cerca de 1 semana após a picada do carrapato (intervalo, 3-30 dias; mediana, 7-10 dias), uma lesão avermelhada plana ou um pouco elevada aparece no local da picada, comumente em áreas de roupas apertadas, como virilha, coxa ou axila. Essa lesão se expande ao longo de vários dias. Embora originalmente descrita como lesão progressiva com clareamento central (lesão em "olho de boi"), geralmente há uma aparência mais homogênea ou até mesmo realce central. Cerca de 10-20% dos pacientes não apresentam lesões cutâneas típicas ou as lesões passam despercebidas, o que pode levar a diagnósticos incorretos. Há relatos de eritema migratório vesicular, urticariforme e evanescente. A maioria dos pacientes com eritema migratório terá uma enfermidade concomitante semelhante a uma doença viral (a "gripe de verão"), caracterizada por mialgias, artralgias, cefaleia e fadiga. Pode ou não haver febre. Mesmo sem tratamento, os sintomas e sinais de eritema migratório desaparecem em 3-4 semanas.

Embora possa ocorrer doença completamente assintomática, sem eritema migratório ou sintomas semelhantes aos da gripe, isso é pouco comum nos EUA.

2. **Estágio 2, infecção disseminada precoce** – Até 50-60% dos pacientes com eritema migratório são bacteriêmicos e, após dias a semanas da infecção original, surgem lesões cutâneas secundárias em cerca de 50% dos pacientes. Essas lesões são semelhantes em termos de aparência à lesão primária, mas geralmente são menores. Mal-estar, fadiga, febre, cefaleia (às vezes, grave), dor cervical e dor generalizada são comuns com as lesões de pele. A maioria dos sintomas é transitória. Após a disseminação hematogênica, alguns pacientes têm manifestações cardíacas (4-10% deles) ou neurológicas (10-15% deles), incluindo miopericardite, com arritmias atriais ou ventriculares e bloqueio cardíaco. As manifestações neurológicas incluem os sistemas nervosos central e periférico. A manifestação mais comum do SNC é a meningite asséptica, com leve cefaleia e rigidez cervical. A manifestação periférica mais comum é uma neuropatia do VII par de nervos cranianos, ou seja, paralisia facial (geralmente unilateral, embora possa ser bilateral; ver Fig. 26.1). Uma radiculopatia sensorial ou motora e mononeurite múltipla ocorrem com menos frequência. Também podem ocorrer conjuntivite, ceratite e, raramente, panoftalmite. Raras vezes aparece uma lesão cutânea hipopigmentada chamada linfocitoma borrelial.

3. **Estágio 3, infecção persistente tardia** – A infecção em estágio 3 ocorre meses a anos após a infecção inicial e mais uma vez se manifesta principalmente como doença musculoesquelética, neurológica e cutânea. Nos primeiros relatos, começaram a surgir queixas musculoesqueléticas em até 60% dos pacientes; no entanto, com a identificação e o tratamento precoces da doença, isso diminuiu para menos de 10%. A manifestação clássica da doença tardia é uma artrite mono ou oligoarticular, que afeta com maior frequência o joelho ou outras grandes articulações de sustentação do peso. Embora essas articulações possam ficar bastante inchadas, esses pacientes geralmente relatam menos dor, em comparação àqueles com artrite séptica bacteriana. Mesmo se não tratada, a artrite é autolimitante e desaparece em semanas a meses. Múltiplas recorrências são comuns, mas costumam ser menos graves. O líquido articular reflete a presença de artrite inflamatória, com uma contagem média de leucócitos de 25.000/mcL (25×10^9/L), em que há predomínio de neutrófilos. A artrite crônica pode se desenvolver em cerca de 10% dos pacientes; essa patogenia pode ser um fenômeno imunológico, e não a persistência da infecção.

Raramente, o sistema nervoso (central e periférico) pode estar envolvido na doença de Lyme tardia. Nos EUA, observa-se encefalopatia subaguda, caracterizada por perda de memória, alterações de humor e distúrbios do sono. Na Europa, ocorre uma encefalomielite mais grave causada por *B. garinii*, cuja apresentação envolve disfunção cognitiva, paraparesia espástica, ataxia e disfunção vesical. O envolvimento do sistema nervoso

periférico inclui parestesias intermitentes, muitas vezes em distribuição em meia ou luva, ou dor radicular.

A manifestação cutânea da infecção tardia, que pode ocorrer até 10 anos após a infecção, é a acrodermatite crônica atrófica. Foi descrita principalmente na Europa após infecção por *B. afzelii*. Geralmente há uma mancha vermelho-azulada de alguma extremidade distal com inchaço associado. Essas lesões se tornam atróficas e escleróticas com o tempo e acabam se assemelhando à esclerodermia localizada. Casos de fascite difusa com eosinofilia, entidade semelhante à esclerodermia, raramente foram associados à infecção por *B. burgdorferi*.

B. Achados laboratoriais

O diagnóstico da doença de Lyme baseia-se tanto em manifestações clínicas como em achados laboratoriais. A US Surveillance Case Definition especifica uma pessoa com exposição a um possível habitat de carrapatos (dentro dos 30 dias anteriores ao desenvolvimento de eritema migratório) com (1) eritema migratório diagnosticado por um médico ou (2) pelo menos uma manifestação tardia da enfermidade e (3) confirmação laboratorial como cumprimento dos critérios para a doença de Lyme.

Podem ocorrer anormalidades laboratoriais inespecíficas, particularmente na doença precoce. As alterações mais comuns incluem velocidade de sedimentação das hemácias (VHS) elevada (superior a 20 mm/hora em 50% dos casos) e testes bioquímicos hepáticos levemente anormais em 30% dos casos (em geral, são transitórios e retornam ao normal dentro de algumas semanas de tratamento). Em 10% ou menos dos pacientes, foram relatadas as seguintes alterações: leve anemia, leucocitose (11.000-18.000/mcL [11-18 × 10^9/L]) e hematúria microscópica.

A confirmação laboratorial requer testes sorológicos para detectar anticorpos específicos contra *B. burgdorferi* no soro, de preferência por Elisa e não por ensaio de imunofluorescência indireta (IFA), que é menos sensível e específico e pode levar a diagnósticos errôneos. Para o diagnóstico da doença de Lyme ativa, é recomendável uma abordagem de dois testes; assim, todas as amostras positivas ou duvidosas por Elisa devem ser confirmadas com um ensaio *Western immunoblot* (capaz de detectar anticorpos IgM e IgG) ou com um teste Elisa diferente. Um resultado positivo no *immunoblot* requer que os anticorpos sejam detectados contra dois (para IgM) ou cinco (para IgG) antígenos proteicos específicos de *B. burgdorferi*.

Se um paciente com suspeita de doença de Lyme precoce apresentar estudos sorológicos negativos, é recomendável a obtenção de títulos agudos e convalescentes, uma vez que até 50% dos pacientes com doença em estágio inicial podem ser negativos para anticorpos nas primeiras semanas da enfermidade. Um aumento de quatro vezes no título de anticorpos seria diagnóstico de infecção recente. A antibioticoterapia no início da doença pode abortar a subsequente soroconversão.

O diagnóstico da doença de Lyme tardia no sistema nervoso muitas vezes não é uma tarefa fácil, pois as manifestações clínicas, como comprometimento sutil da memória, podem ser difíceis de documentar. Pacientes com doença tardia e neuropatia periférica quase sempre têm resultados positivos nos testes de anticorpos séricos, costumam exibir achados anormais em testes neurofisiológicos e podem ter biópsias anormais de nervos, revelando coleções perivasculares de linfócitos; todavia, o LCR em geral permanece normal e não mostra produção local de anticorpos.

É preciso ter cautela na interpretação de testes sorológicos, já que eles não estão sujeitos a padrões internacionais; além disso, a variação entre os laboratórios é um grande problema. Ademais, alguns laboratórios realizam testes que não são totalmente confiáveis e nunca devem ser utilizados para dar respaldo ao diagnóstico da doença de Lyme (incluindo testes de antígeno urinário de Lyme ou PCR em amostras inapropriadas, como sangue ou urina). Por fim, os testes são frequentemente feitos em pacientes com sintomas inespecíficos, como cefaleia, artralgia, mialgia, fadiga e palpitações. Por essas razões, o CDC e a Infectious Diseases Society of America têm diretrizes para avaliação laboratorial de suspeita da doença de Lyme:

1. O diagnóstico da doença de Lyme precoce é clínico (ou seja, exposição em uma área endêmica, com eritema migratório documentado por médico) e não requer confirmação laboratorial (os testes costumam ser negativos neste estágio). Se as lesões forem atípicas, a sorologia realizada em soros agudos e convalescentes (coletados 14-21 dias depois) pode ajudar a confirmar o diagnóstico.

2. A doença tardia requer evidências objetivas de manifestações clínicas (ataques breves recorrentes de artrite mono ou oligoarticular de grandes articulações; meningite linfocítica, neurite de nervos cranianos [paralisia facial]; neuropatia periférica ou, raramente, encefalomielite – mas não cefaleia, fadiga, parestesias ou rigidez cervical isoladamente; defeitos de condução atrioventricular com ou sem miocardite) e evidências laboratoriais da doença (prova em duas etapas com Elisa ou IFA, seguida de *Western blot* ou um segundo Elisa, conforme descrito anteriormente).

3. Pacientes com sintomas inespecíficos sem sinais objetivos da doença de Lyme não devem ser submetidos a testes sorológicos. Nesse contexto, é mais comum a ocorrência de resultados falso-positivos do que verdadeiro-positivos.

4. Ao avaliar a doença de Lyme no SNC em uma síndrome clínica correspondente, recomenda-se o teste de anticorpos séricos, em vez da sorologia ou PCR do LCR.

5. O teste de anticorpos séricos é recomendado para diagnosticar a artrite por doença de Lyme; a PCR pode ser feita no líquido sinovial ou em tecido, se necessário, para confirmar o diagnóstico e orientar o tratamento.

O eritema migratório é um diagnóstico clínico; nesse caso, não é recomendável a obtenção de culturas nem a realização de PCR das lesões em busca da *B. burgdorferi*.

Complicações

A infecção por *B. burgdorferi* em mulheres grávidas não foi associada a síndromes congênitas, ao contrário de outras doenças causadas por espiroquetas, como a sífilis.

Alguns pacientes e grupos de defesa alegam uma síndrome pós-doença de Lyme (na presença de testes laboratoriais positivos e após tratamento apropriado) ou "doença de Lyme crônica", em que todos os testes podem ser negativos. Ambas as entidades incluem sintomas inespecíficos, como fadiga, mialgias e dificuldades cognitivas (ver Prognóstico, adiante). Grupos de especialistas concordam que não há dados para apoiar que a infecção contínua seja a causa de qualquer uma das síndromes.

Diagnóstico diferencial

Reações químicas a picadas de carrapatos e aranhas (essas reações costumam regredir em 24-48 horas, enquanto o eritema migratório aumenta de tamanho durante esse período), erupções medicamentosas e urticária, bem como celulite estafilocócica e estreptocócica, são confundidas com eritema migratório. A doença de erupção cutânea associada a carrapatos do sul é transmitida pela picada do carrapato *Amblyomma americanum*. A picada pode se apresentar com sintomas semelhantes aos da gripe e erupção cutânea semelhante à do eritema migratório ou erupções cutâneas associadas ao carrapato, mas essas picadas em geral ocorrem apenas no sul dos EUA. Não se sabe qual espécie de *Borrelia*, se houver, é transmitida pelo *A. americanum*, mas a doença de erupção cutânea associada a carrapatos do sul é diferente da doença de Lyme.

A artrite de Lyme pode se assemelhar à artrite bacteriana, embora a primeira geralmente seja menos dolorosa. A cardite de Lyme que se manifesta como bloqueio cardíaco atrioventricular pode ser semelhante à endocardite bacteriana infecciosa ou à doença autoimune não infecciosa. É imprescindível diferenciar a meningite de Lyme de outras causas de meningite asséptica, como a meningite viral. Na doença de Lyme precoce disseminada ou tardia, achados clínicos como eritema migratório e testes sorológicos positivos ajudam a confirmar o diagnóstico.

Prevenção

Embora não haja vacina humana disponível, existem ensaios clínicos em andamento. Medidas como evitar áreas infestadas por carrapatos, cobrir a pele exposta com camisas de manga longa, colocar calças compridas dentro das meias, usar roupas de cor clara, aplicar repelentes e inspecionar se há carrapatos após a exposição reduzem o risco de picadas por esses ectoparasitas.

Em certas situações de alto risco, recomenda-se antibioticoterapia profilática após as picadas de carrapatos se todos os critérios a seguir forem atendidos: (1) carrapato identificado como adulto ou ninfa de *I. scapularis* aderido à pele por pelo menos 36 horas; (2) possibilidade de início da profilaxia dentro de 72 horas após a remoção do carrapato; (3) mais de 20% dos carrapatos da área sabidamente infectados por *B. burgdorferi*; e (4) ausência de contraindicação ao uso de doxiciclina (não gestante, idade superior a 8 anos, não alérgico). O medicamento de escolha para profilaxia é uma dose única de 200 mg de doxiciclina. Se a doxiciclina for contraindicada, não se deve fornecer nenhuma profilaxia, uma vez que não foi estudada a terapia profilática de curta duração com outros agentes. O paciente deve ser monitorado de perto quanto à presença de doença precoce e, se tal doença se desenvolver, uma terapia adequada é eficaz na prevenção de sequelas em longo prazo. Indivíduos que removeram carrapatos (inclusive aqueles que receberam profilaxia) devem ser monitorados atentamente por 30 dias para possíveis coinfecções.

Coinfecções

Além de serem endêmicas em regiões semelhantes, a doença de Lyme, a babesiose (ver Cap. 37) e a anaplasmose granulocítica humana (ver Cap. 34) são transmitidas pelo mesmo carrapato, *I. scapularis*. Pode ocorrer a coinfecção com dois desses agentes infecciosos ou todos eles, produzindo um quadro clínico que não é "clássico" para nenhuma dessas doenças. A presença de eritema migratório é altamente sugestiva de doença de Lyme, enquanto sintomas semelhantes aos da gripe sem erupção cutânea são mais indicativos de babesiose ou anaplasmose. *A coinfecção deve ser considerada e excluída (i) em pacientes com febre alta persistente 48 horas após o início da terapia apropriada para doença de Lyme, (ii) em outros com sintomas persistentes, apesar da resolução da erupção cutânea, e (iii) naqueles com anemia, leucopenia ou trombocitopenia.*

Tratamento

As recomendações terapêuticas estão descritas na Tabela 36.4. No caso de eritema migratório, a antibioticoterapia abrevia o tempo da erupção cutânea e previne sequelas tardias. A doxiciclina é utilizada com maior frequência e tem a vantagem de ser ativa contra a anaplasmose, coinfecção comum; esse antibiótico se mostrou eficaz em cursos mais breves de 7-10 dias, em comparação com outros esquemas terapêuticos. As diretrizes da Infectious Diseases Society of America recomendam 10 dias de tratamento com a doxiciclina, enquanto um estudo europeu demonstrou eficácia com 7 dias de tratamento. A amoxicilina também é eficaz e recomendada não só para mulheres grávidas ou lactantes, mas também para aquelas que não toleram a doxiciclina.

A paralisia isolada do nervo facial (sem meningite ou neuropatia periférica) pode ser tratada com doxiciclina, amoxicilina ou axetilcefuroxima por 14-21 dias. A terapia não afeta a taxa de resolução da neuropatia de nervos cranianos, mas previne o desenvolvimento de manifestações tardias da doença.

Alguns médicos realizam punção lombar em todos os pacientes com paralisia facial, enquanto outros só fazem isso se houver sintomas ou sinais de meningite. Na presença de meningite, recomenda-se a terapia parenteral com ceftriaxona, cefotaxima ou penicilina G, ou doxiciclina oral. A escolha do melhor agente terapêutico de partida depende do quadro clínico; os pacientes submetidos inicialmente à terapia parenteral podem ser transferidos para terapia oral, a fim de completar 14-21 dias de tratamento. Os pacientes com doença parenquimatosa do cérebro ou da medula espinal devem ser tratados com antibióticos intravenosos por 14-28 dias.

TABELA 36.4 Tratamento da doença de Lyme

Manifestações	Medicamento e dose
Picada de carrapato	Nenhum tratamento na maioria das circunstâncias (ver texto); observar
Eritema migratório	Doxiciclina, 100 mg VO 2×/dia por 7-10 dias, ou amoxicilina 500 mg VO 3×/dia por 14 dias, ou axetilcefuroxima 500 mg VO 2×/dia por 14 dias Uma alternativa é a azitromicina 500 mg VO diariamente por 7 dias com monitoramento para resolução
Doença neurológica	
Paralisia facial (sem meningite)	Doxiciclina, 100 mg VO 2×/dia, ou amoxicilina 500 mg VO, 3×/dia, ou axetilcefuroxima 500 mg VO 2×/dia – todas por 14-21 dias
Meningite (sem doença parenquimatosa do cérebro ou da medula espinal)	Ceftriaxona 2 g EV 1×/dia, ou cefotaxima 2 g EV a cada 8 horas, ou penicilina G 18-24 milhões de unidades diariamente EV em seis doses divididas – todas por 14-21 dias, ou doxiciclina 100 mg VO 2×/dia por 14-21 dias
Doença parenquimatosa do cérebro ou da medula espinal	Ceftriaxona 2 g EV 1×/dia, ou cefotaxima 2 g EV a cada 8 horas, ou penicilina G 18-24 milhões de unidades diariamente EV em seis doses divididas – todas por 14-28 dias
Doença cardíaca	
Bloqueio atrioventricular e miopericardite[1]	
Paciente ambulatorial	Doxiciclina, 100 mg VO 2×/dia, ou amoxicilina 500 mg VO 3×/dia, ou axetilcefuroxima 500 mg VO 2×/dia – todas por 14-21 dias
Paciente internado	Ceftriaxona 2 g EV 1×/dia; os pacientes podem ser transferidos para um agente oral (doxiciclina é a terapia de primeira linha) para completar 14-21 dias de antibioticoterapia no total se houver melhora clínica
Artrite	Doxiciclina, 100 mg VO 2×/dia por 28 dias, ou amoxicilina 500 mg VO 3×/dia por 28 dias, ou axetilcefuroxima 500 mg VO 2×/dia por 28 dias. Como tratamento inicial, prefere-se um agente oral, podendo ser repetido, se necessário. Se não houver resposta ao tratamento inicial ou se ocorrer um agravamento depois disso, pode-se administrar a ceftriaxona 2 g EV 1×/dia por 14-28 dias (ver texto)
Acrodermatite crônica atrófica	Doxiciclina, amoxicilina ou axetilcefuroxima, conforme mencionado anteriormente, por 21-28 dias
"Doença de Lyme crônica" ou "síndrome pós-doença de Lyme"	Terapia sintomática; não é recomendável a administração de antibióticos por tempo prolongado

[1] Pacientes sintomáticos, outros com bloqueio de segundo ou terceiro grau, e aqueles acometidos por bloqueio de primeiro grau com intervalo PR ≥ 300 milissegundos devem ser hospitalizados para observação.

Bloqueio atrioventricular ou miopericardite (ou ambos) podem ser tratados com agentes orais ou parenterais por 14-21 dias. A hospitalização fica indicada (i) em pacientes sintomáticos, (ii) em outros com bloqueio de segundo ou terceiro grau e (iii) naqueles acometidos por bloqueio de primeiro grau com intervalo PR ≥ 300 milissegundos. Uma vez estabilizados, os pacientes internados podem passar para um dos esquemas orais, a fim de completar a terapia.

Não é fácil tratar a artrite, pois alguns pacientes não respondem a nenhum tratamento, e aqueles responsivos podem fazê-lo lentamente. Os agentes orais (doxiciclina, amoxicilina ou axetilcefuroxima) são tão eficazes quanto os esquemas intravenosos (ceftriaxona, cefotaxima ou penicilina). Uma abordagem sensata ao paciente com artrite por doença de Lyme é iniciar com terapia oral por 28 dias. Caso haja resolução parcial, repita o tratamento com mais 28 dias do mesmo esquema oral. Entretanto, se não houver resposta ou houver piora com a terapia oral inicial, mude para ceftriaxona intravenosa por 14-28 dias. Se a artrite persistir após a repetição do tratamento, recomenda-se a terapia sintomática com Aine. Em caso de dor refratária grave, talvez haja necessidade de sinovectomia.

A acrodermatite crônica atrófica pode ser tratada com doxiciclina, amoxicilina ou axetilcefuroxima por via oral durante 21-28 dias.

Com base em dados limitados, o tratamento da doença de Lyme durante a gravidez deve ser o mesmo que a conduta terapêutica em outras pacientes, com a exceção de que a doxiciclina não deve ser utilizada.

Os médicos podem deparar com pacientes acometidos por sintomas inespecíficos (como fadiga e mialgias) e resultados positivos em testes sorológicos para a doença de Lyme que exigem o tratamento para sua enfermidade. Ao tratar esses pacientes, os médicos devem ter em mente que: (1) sintomas inespecíficos por si só não são diagnósticos; (2) testes sorológicos são repletos de dificuldades (conforme mencionado anteriormente) e, em áreas onde a prevalência da doença é baixa, resultados falso-positivos nesses testes são muito mais comuns do que verdadeiro-positivos; e (3) terapia parenteral com ceftriaxona por 2-4 semanas pode causar efeitos adversos significativos, incluindo colite por *Clostridioides difficile* e colelitíase, além de ser dispendiosa. A terapia parenteral deve ficar reservada aos pacientes com maior probabilidade de se beneficiar, ou seja, aqueles com manifestações cutâneas, neurológicas, cardíacas ou reumáticas características da doença de Lyme.

Prognóstico

A maioria dos pacientes responde à terapia apropriada, e os sintomas desaparecem rapidamente em 4 semanas. As falhas reais no tratamento são pouco comuns, e, na maior parte dos casos, a repetição do tratamento ou o tratamento prolongado da doença de Lyme se deve ao diagnóstico incorreto ou à má interpretação dos resultados sorológicos (anticorpos IgG e IgM podem persistir por longos períodos, apesar da terapia adequada), e não à terapia ou resposta inadequadas. Não se recomendam cursos prolongados de antibioticoterapia para os sintomas inespecíficos que persistem depois de concluir uma avaliação apropriada (e o tratamento, se necessário) para a doença de Lyme.

O desfecho em longo prazo de pacientes adultos com a doença de Lyme em geral é favorável, embora alguns pacientes tenham queixas crônicas. Artralgias, comprometimento da memória e estado funcional deficiente em função da dor são queixas subjetivas comuns, mas o exame físico e os testes neurocognitivos não conseguem documentar a presença desses sintomas como sequelas objetivas.

A imunidade não está completa após a doença de Lyme. Apesar de pouco frequente, a reinfecção é observada predominantemente em pacientes tratados com sucesso para a doença precoce (eritema migratório), nos quais não se desenvolvem títulos de anticorpos. As manifestações clínicas e a resposta sorológica são semelhantes às de uma infecção inicial.

Quando encaminhar

A consulta com um especialista em doenças infecciosas com experiência em doença de Lyme pode ser útil em casos atípicos ou prolongados.

Quando hospitalizar

A hospitalização para a administração parenteral de antibióticos fica indicada em casos de doença neurológica (SNC) ou cardíaca sintomática, bloqueio atrioventricular de segundo ou terceiro grau, ou bloqueio de primeiro grau com intervalo PR ≥ 300 milissegundos.

Halperin JJ. Nervous system Lyme disease – facts and fallacies. Infect Dis Clin North Am. 2022;36:579. [PMID: 36116836]

Kobayashi T et al. Diagnostic testing for Lyme disease. Infect Dis Clin North Am. 2022;36:605. [PMID: 36116838]

Lantos PM et al. Clinical Practice Guidelines by the Infectious Diseases Society of America (IDSA), American Academy of Neurology (AAN), and American College of Rheumatology (ACR): 2020 guidelines for the prevention, diagnosis and treatment of Lyme disease. Clin Infect Dis. 2021;72:e1. [PMID: 33417672]

Stupica D et al. Treatment of erythema migrans with doxycycline for 7 days versus 14 days in Slovenia: a randomised open-label non-inferiority trial. Lancet Infect Dis. 2023;23:371. [PMID: 36209759]

Infecções por protozoários e helmintos

Philip J. Rosenthal, MD

Revisão científica da edição brasileira: Dr. Raphael Tzung Lima Soares

INFECÇÕES PROTOZOÁRIAS

Tripanossomíase africana

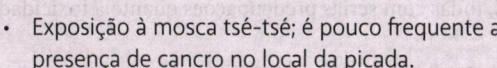

> **FUNDAMENTOS DO DIAGNÓSTICO**
>
> - Exposição à mosca tsé-tsé; é pouco frequente a presença de cancro no local da picada.
> - **Doença hemolinfática:** febre irregular, cefaleia, dor nas articulações, erupção cutânea, edema, linfadenopatia.
> - **Doença meningoencefálica:** sonolência, cefaleia intensa que evolui para coma.
> - Tripanossomas no sangue ou em aspirados de gânglios linfáticos; testes sorológicos positivos.
> - Tripanossomas e aumento dos glóbulos brancos e das proteínas no LCR.

Considerações gerais

A tripanossomíase africana é causada pelos hemoflagelados *Trypanosoma brucei rhodesiense* e *Trypanosoma brucei gambiense*. Os organismos são transmitidos por picadas de moscas tsé-tsé (gênero *Glossina*), que habitam áreas sombreadas ao longo de córregos e rios. Os tripanossomos ingeridos em uma refeição de sangue se desenvolvem durante 18 a 35 dias na mosca; quando esta se alimenta novamente de um hospedeiro mamífero, o estágio infeccioso é introduzido. A doença humana ocorre em áreas rurais da África Subsaariana, desde o sul do Saara até cerca de 30° de latitude sul. O *T. b. gambiense* causa a tripanossomíase do oeste africano e é transmitido nas savanas e florestas úmidas subsaarianas das Áfricas Ocidental e Central. O *T. b. rhodesiense* causa a tripanossomíase do leste africano e é transmitido nas savanas do leste e sudeste da África.

A infecção pelo *T. b. rhodesiense* é principalmente uma zoonose de animais de caça e gado; os seres humanos são infectados de forma esporádica. Os seres humanos são o principal hospedeiro mamífero do *T. b. gambiense*, mas os animais domésticos podem ser infectados. O número de casos registrados diminuiu muito desde a década de 1990, embora haja registros de casos em mais de 20 países. Menos de mil casos foram registrados em 2020, principalmente por causa do *T. b. gambiense*, o maior número de ocorrências na República Democrática do Congo. As infecções são raras entre viajantes, inclusive visitantes de parques de caça.

Achados clínicos

A. Sintomas e sinais

1. **Tripanossomíase do oeste africano** – Os cancros no local da picada são incomuns. Após um período assintomático que pode durar meses, a doença hemolinfática se apresenta com febre, cefaleia, mialgias, artralgias, perda de peso e linfadenopatia, com nódulos discretos, não dolorosos e endurecidos, denominados sinal de Winterbottom quando em uma distribuição cervical posterior. Outros sinais comuns incluem esplenomegalia leve, edema transitório e erupção cutânea eritematosa pruriginosa. Os episódios febris podem ser interrompidos por períodos afebris de até várias semanas. O estágio hemolinfático progride ao longo de meses para a doença meningoencefálica, com sonolência, irritabilidade, alterações de personalidade, cefaleia intensa e sintomas parkinsonianos que evoluem para coma e morte.

2. **Tripanossomíase do leste africano** – Os cancros no local da picada são mais comumente reconhecidos na infecção pelo *T. b. rhodesiense*, com uma lesão dolorosa de 3 a 10 cm e linfadenopatia regional que aparece cerca de 48 horas após a picada da mosca tsé-tsé e dura de 2 a 4 semanas. A doença do leste africano segue um curso muito mais agudo, com o início dos sintomas geralmente dentro de alguns dias após a picada do inseto. O estágio hemolinfático inclui febre intermitente e erupção cutânea, mas a linfadenopatia é menos comum do que na doença da África Ocidental. A miocardite pode causar taquicardia e morte em decorrência de arritmias ou insuficiência cardíaca. Se não for tratada, a tripanossomíase do leste africano progride ao longo de semanas ou meses para doença meningoencefálica, sonolência, coma e morte.

B. Achados laboratoriais

O diagnóstico pode ser difícil, e o diagnóstico definitivo requer a identificação dos tripanossomos. O exame microscópico do fluido extraído de um cancro ou linfonodo pode mostrar tripanossomos móveis ou, em amostras fixas, parasitas corados com Giemsa. Durante o estágio hemolinfático, a detecção de parasitas em esfregaços de sangue corados com Giemsa é comum na doença do leste africano, mas difícil na doença do oeste africano. Espécimes seriados devem ser examinados, pois as parasitemias variam muito com o tempo. A doença meningoencefálica é definida pela OMS como LCR com pelo menos cinco células mononucleares por microlitro, proteína elevada ou presença de tripanossomos. As técnicas de concentração podem ajudar na identificação de parasitas no sangue ou no LCR. Também estão disponíveis testes sorológicos. O teste de aglutinação em cartão para tripanossomos (CATT) possui excelente sensibilidade e especificidade para a doença do oeste africano e pode ser realizado em campo, mas o diagnóstico deve ser confirmado pela identificação dos parasitas. Estão disponíveis testes imunocromatográficos de diagnóstico rápido de fluxo lateral aplicáveis em campo que custam menos que o CATT e são mais simples de executar. Testes diagnósticos moleculares, incluindo PCR e amplificação isotérmica mediada por laço (LAMP) de fácil aplicação em campo, estão disponíveis, mas não são padronizados nem rotineiramente disponíveis.

Tratamento

A detecção de tripanossomos é um pré-requisito para o tratamento da tripanossomíase africana devido à significativa toxicidade das terapias. As recomendações de tratamento dependem do tipo de tripanossomíase (ver Tab. 37.1), determinado pela geografia, e do estágio da doença. O fexinidazol é recomendado pela OMS como terapia de primeira linha e é aprovado pela FDA para o tratamento da doença do oeste africano em estágio inicial (sem doença do SNC) e avançado (SNC). O acoziborole demonstrou ser uma terapia oral de dose única eficaz e mais simples para a doença do oeste africano e poderá estar disponível em breve. A suramina, a eflornitina e o melarsoprol estão disponíveis nos EUA por meio do CDC Drug Service (www.cdc.gov/laboratory/drugservice).

A. Tripanossomíase do oeste africano

O fexinidazol é eficaz e seguro quando administrado por via oral a pacientes acima de 6 anos (para peso acima de 35 kg, administrar 1.800 mg uma vez ao dia por 4 dias, seguido de 1.200 mg uma vez ao dia por 6 dias). É recomendado para pessoas com contagem de leucócitos no LCR abaixo de 100/mcL ($0,1 \times 10^9$/L). A avaliação do LCR pode ser evitada se não houver suspeita de doença grave do SNC. O fexinidazol simplifica muito a terapia em comparação aos regimes parenterais, mas a recidiva e o óbito após o tratamento podem ser mais comuns do que após o tratamento com eflornitina associada a nifurtimox. Os efeitos colaterais do fexinidazol incluem cefaleia, náusea, vômito, ansiedade, fraqueza, tremor e diminuição do apetite. Para doença avançada do SNC (leucócitos do SNC acima de 100/mcL [$0,1 \times 10^9$/L]), recomenda-se uma combinação de eflornitina intravenosa (400 mg/kg por dia em duas doses por 7 dias) e nifurtimox oral (15 mg/kg por dia em três doses por 10 dias). A eflornitina, embora menos tóxica do que os medicamentos tripanocidas mais antigos, pode causar sintomas gastrointestinais, supressão da medula óssea, convulsões e alopecia. As terapias alternativas incluem pentamidina e suramina para a doença inicial e melarsoprol para a doença do SNC, todas com sérias preocupações quanto à toxicidade.

B. Tripanossomíase do leste africano

A doença inicial é tratada com suramina; os regimes de dosagem variam (p. ex., dose de teste de 100 a 200 mg, depois 20 mg/kg [máximo de 1 g] por via intravenosa nos dias 1, 3, 7, 14 e 21 ou semanalmente em cinco doses). As toxicidades da suramina incluem vômitos e, raramente, convulsões e choque durante as infusões, bem como febre subsequente, erupção cutânea, cefaleia, neuropatia e disfunção renal e da medula óssea.

A suramina não entra no SNC, portanto a tripanossomíase do leste africano que envolve o SNC é tratada com melarsoprol (três séries de 3,6 mg/kg por dia por via intravenosa durante 3 dias, com intervalos de 7 dias entre as séries ou um curso intravenoso de 10 dias com 0,6 mg/kg no dia 1, 1,2 mg/kg no dia 2 e 1,8 mg/kg nos dias 3 a 10). Os efeitos colaterais imediatos do melarsoprol incluem febre e sintomas gastrointestinais. O efeito colateral mais importante é uma encefalopatia reativa que pode evoluir para convulsões, coma e morte. Para evitar

TABELA 37.1 Tratamento de tripanossomíase africana

Doença	Estágio	Tratamento	
		Primeira linha	Tratamento alternativo
Tripanossomíase do oeste africano	Inicial[1]	Fexinidazol	Pentamidina, suramina, eflornitina
	Envolvimento do SNC < 100 leucócitos/mcL (01 x 10^9/L) no LCR > 100 leucócitos/mcL (01 x 10^9/L) no LCR	Fexinidazol Eflornitina + nifurtimox	Melarsoprol
Tripanossomíase do leste africano	Inicial[1]	Suramina	Pentamidina
	Envolvimento do SNC	Melarsoprol	

[1] O estágio inicial é sem envolvimento do SNC.

esse efeito colateral, são coadministrados os corticosteroides (dexametasona 1 mg/kg por dia por via intravenosa por 2 a 3 dias ou prednisolona oral 1 mg/kg por dia por 5 dias e, em seguida, 0,5 mg/kg por dia até o término do tratamento). O aumento da resistência ao melarsoprol é uma séria preocupação.

Prevenção e controle

A prevenção individual em áreas endêmicas deve incluir roupas de cor neutra (p. ex., camisas e calças de manga comprida), repelentes de insetos e mosquiteiros. Os programas de controle que se concentram na eliminação do vetor e no tratamento de pessoas e animais infectados têm demonstrado sucesso em muitas regiões, mas sofrem com a limitação de recursos.

Álvarez-Rodríguez A et al. Recent progress in diagnosis and treatment of human African trypanosomiasis has made the elimination of this disease a realistic target by 2030. Front Med (Lausanne). 2022;9:1037094. [PMID: 36405602]

Kumeso VKB et al. Efficacy and safety of acoziborole in patients with human African trypanosomiasis caused by *Trypanosoma brucei gambiense*: a multicentre, open-label, single-arm, phase 2/3 trial. Lancet Infect Dis 2023;23:463. [PMID: 36460027]

Kumesu VKB et al. Safety and efficacy of oral fexinidazole in children with gambiense human African trypanosomiasis: a multicentre, single-arm, open-label, phase 2-3 trial. Lancet Glob Health. 2022;10:e1665. [PMID: 36179736]

Tripanossomíase americana (doença de Chagas)

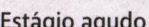

FUNDAMENTOS DO DIAGNÓSTICO

Estágio agudo
- Lesão inflamatória no local da inoculação.
- Febre.
- Hepatoesplenomegalia; linfadenopatia.
- Miocardite.
- Parasitas no sangue são indicadores.

Estágio crônico
- Insuficiência cardíaca, arritmias cardíacas.
- Tromboembolismo.
- Megaesôfago; megacólon.
- Os testes sorológicos geralmente são indicadores.

Considerações gerais

A doença de Chagas é causada pelo *Trypanosoma cruzi*, parasita protozoário encontrado apenas nas Américas; infecta animais selvagens e, em menor escala, seres humanos do sul da América do Sul ao sul dos EUA. Estima-se que de 6 a 7 milhões de pessoas estejam infectadas, principalmente em áreas rurais, com a maior prevalência na Bolívia, Argentina, Paraguai, Equador, El Salvador e Guatemala. Estima-se que 288 mil pessoas infectadas vivam nos EUA. Os esforços de controle nos países endêmicos diminuíram a incidência da doença para cerca de 30 mil novas infecções e 12 mil mortes por ano. A doença em geral é adquirida na infância. Em muitos países da América do Sul, a doença de Chagas é a causa mais importante de cardiopatias. O vetor é endêmico no sul dos EUA, onde alguns animais estão infectados e alguns casos de transmissão local foram relatados.

O *T. cruzi* é transmitido por insetos reduviídeos (triatomíneos) infectados pela ingestão de sangue de animais ou humanos com tripanossomos circulantes. A multiplicação ocorre no trato digestivo do inseto, e as formas infecciosas são eliminadas nas fezes. A infecção em seres humanos ocorre quando o parasita penetra na pele por meio da ferida da mordida, das membranas mucosas ou conjuntiva. A transmissão também pode ocorrer por transfusão de sangue, transplante de órgãos ou medula óssea, infecção vertical ou ingestão de alimentos contaminados com fezes do vetor. A partir da corrente sanguínea, o *T. cruzi* invade muitos tipos de células, mas tem predileção pelo miocárdio, músculo liso e células da glia do SNC. A multiplicação causa destruição celular, inflamação e fibrose, com doença progressiva ao longo de décadas.

Achados clínicos
A. Sintomas e sinais

Até 70% das pessoas infectadas permanecem assintomáticas.

1. **Infecção aguda** – Esse estágio é observado principalmente em crianças e dura de 1 a 2 meses. Os primeiros achados acontecem no local da inoculação e no globo ocular – sinal de Romaña (edema unilateral, conjuntivite e linfadenopatia) – ou na pele – um chagoma (edema com linfadenopatia local). Os achados subsequentes incluem febre, mal-estar, cefaleia, hepatoesplenomegalia leve e linfadenopatia generalizada. A miocardite aguda e a meningoencefalite são raras, mas podem ser fatais.

2. **Período latente assintomático** – Essa fase indeterminada pode durar a vida toda, mas a doença sintomática se desenvolve em 10 a 30% dos indivíduos com infecção, geralmente muitos anos após a infecção.

3. **Doença de Chagas crônica** – A doença crônica comumente se manifesta como anormalidades nos músculos cardíaco e liso. A cardiopatia inclui arritmias, insuficiência cardíaca e doença embólica. As anormalidades do músculo liso levam a megaesôfago e megacólon, com disfagia, regurgitação, aspiração, constipação e dor abdominal. Esses achados podem ser complicados por superinfecções. Em pessoas imunossuprimidas, incluindo pacientes com Aids e receptores de transplante, a doença de Chagas latente pode ser reativada; os achados incluem abscessos cerebrais e meningoencefalite.

B. Testes de diagnóstico

1. **Infecção aguda** – O diagnóstico é feito pela detecção de parasitas em pessoas com achados sugestivos que tenham residido em uma área endêmica. A avaliação do sangue fresco ou da camada leucoplaquetária pode mostrar tripanossomos móveis, e as preparações fixadas podem mostrar parasitas corados com Giemsa. Os métodos de concentração aumentam o rendimento do diagnóstico. Os

tripanossomos podem ser identificados nos linfonodos, na medula óssea, no fluido pericárdico ou no fluido espinal. Os testes moleculares são altamente sensíveis e podem ser usados para detectar parasitas em receptores de transplante de órgãos ou após exposição acidental. Quando os testes iniciais não são reveladores, o xenodiagnóstico por meio do uso de vetores de laboratório, cultura de laboratório ou inoculação em animais pode fornecer um diagnóstico, mas esses métodos são caros e lentos.

2. **Doença de Chagas crônica** – Geralmente é diagnosticada por sorologia. Muitos ensaios sorológicos, incluindo testes de diagnóstico rápido, estão disponíveis, mas a sensibilidade e a especificidade não são ideais; recomendam-se ensaios confirmatórios após um teste inicial positivo, como é padrão para os testes em bancos de sangue na América do Sul. O diagnóstico de doença crônica com PCR continua abaixo do ideal.

Tratamento

O tratamento é inadequado porque os dois medicamentos usados, benznidazol e nifurtimox, em geral causam efeitos colaterais graves, precisam ser usados por longos períodos e são ineficazes contra a infecção crônica. Nas infecções agudas e congênitas, os medicamentos podem reduzir a duração e a gravidade da infecção, e a cura aparente é alcançada em cerca de 70 a 90% dos pacientes. Durante a fase crônica da infecção, embora a parasitemia possa desaparecer em até 70% dos pacientes, o tratamento não altera claramente a progressão da doença de Chagas. No entanto, há um consenso de que o tratamento deve ser considerado em todas as pessoas infectadas pelo *T. cruzi*, independentemente do estado clínico ou do tempo decorrido desde a infecção. Em particular, o tratamento é recomendado para infecções agudas, congênitas e reativadas e para crianças e adultos jovens com doença crônica.

Tanto o benznidazol como o nifurtimox são aprovados pela FDA para o tratamento da doença de Chagas. O benznidazol é geralmente preferido ao nifurtimox devido aos melhores perfis de eficácia e segurança. A dose é de 5 mg/kg por dia por via oral em duas doses divididas por 60 dias; tratamentos mais curtos (2-4 semanas) oferecem boa eficácia. Seus efeitos colaterais incluem granulocitopenia, erupção cutânea e neuropatia periférica. A dose de nifurtimox é de 8-10 mg/kg por via oral em quatro doses, divididas após as refeições por 90-120 dias. Os efeitos colaterais incluem sintomas gastrointestinais (anorexia, vômitos) e neurológicos (cefaleias, ataxia, insônia, convulsões), que parecem ser reversíveis e diminuem com a redução da dose. Para ambos os medicamentos, algumas recomendações sugerem doses mais altas para infecções agudas. Os pacientes com doença de Chagas crônica podem se beneficiar da terapia antiarrítmica, da terapia padrão para insuficiência cardíaca e do tratamento conservador e cirúrgico do megaesôfago e do megacólon.

Prevenção e controle

Na América do Sul, um grande programa de erradicação com base na melhoria das moradias, no uso de inseticidas piretroides residuais e cortinas de cama impregnadas com piretroides e no rastreio de doadores de sangue alcançou reduções impressionantes em novas infecções. Em áreas endêmicas e em doadores de áreas endêmicas, o sangue não deve ser usado para transfusão, a menos que pelo menos dois testes sorológicos sejam negativos.

de Sousa AS et al. Chagas disease. Lancet. 2024;403:203. [PMID: 38071985]
Irish A et al. Updated estimates and mapping for prevalence of Chagas disease among adults, United States. Emerg Infect Dis. 2022;28:1313. [PMID: 35731040]

Leishmaniose

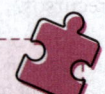

FUNDAMENTOS DO DIAGNÓSTICO

- Picada de mosquito da areia em uma área endêmica.
- **Leishmaniose visceral:** febre irregular, hepatoesplenomegalia progressiva, pancitopenia, perda de peso.
- **Leishmaniose cutânea:** úlceras crônicas, indolores e úmidas ou nódulos secos.
- **Leishmaniose mucocutânea:** lesões destrutivas da nasofaringe.
- Amastigotas em macrófagos em aspirados, preparações ou biópsias.
- Cultura, testes sorológicos, PCR ou teste cutâneo positivos.

Considerações gerais

A leishmaniose é uma zoonose transmitida por picadas de flebótomos do gênero *Lutzomyia* nas Américas e *Phlebotomus* em outros lugares. Quando os flebótomos se alimentam de um hospedeiro infectado, as células parasitadas são ingeridas com a refeição de sangue. A leishmaniose é causada por cerca de 20 espécies de *Leishmania*; a taxonomia é complexa. As síndromes clínicas em geral são ditadas pela espécie infectante, mas algumas espécies podem provocar mais de uma síndrome.

A incidência anual estimada da doença vem diminuindo, com estimativas de 600 mil a 1 milhão de casos anuais de doença cutânea e 50 mil a 90 mil casos de doença visceral. O progresso contra a doença visceral tem sido maior no subcontinente indiano.

1. **Leishmaniose visceral (kala-azar)** – É causada principalmente por *Leishmania donovani* no subcontinente indiano e no leste da África; *Leishmania infantum* no Mediterrâneo, no Oriente Médio, na China, em partes da Ásia e no Chifre da África; e *Leishmania chagasi* na América do Sul e Central. Outras espécies podem ocasionalmente causar doença visceral. Mais de 90% dos casos ocorrem em sete países: Brasil, Etiópia, Índia, Quênia, Somália, Sudão do Sul e Sudão. Em cada localidade, a doença apresenta características clínicas e epidemiológicas específicas. O período

de incubação, em geral, é de 4 a 6 meses (intervalo: 10 dias a 24 meses). Sem tratamento, a taxa de fatalidade chega a 90%. O diagnóstico e o tratamento precoces reduzem a mortalidade para 2 a 5%.

2. **Leishmaniose cutânea** – Cerca de 90% dos casos ocorrem no Afeganistão, Paquistão, Síria, Arábia Saudita, Argélia, Irã, Brasil e Peru. A leishmaniose cutânea do Velho Mundo é causada principalmente por *Leishmania tropica*, *Leishmania major* e *Leishmania aethiopica* no Mediterrâneo, no Oriente Médio, na África, na Ásia Central e no subcontinente indiano. A leishmaniose cutânea do Novo Mundo é causada por *Leishmania mexicana*, *Leishmania amazonensis* e as espécies listadas a seguir para a doença mucocutânea na América Central e do Sul. A leishmaniose mucocutânea (espúndia) ocorre em áreas florestais de planície das Américas e é causada por *Leishmania braziliensis*, *Leishmania panamensis* e *Leishmania peruviana*.

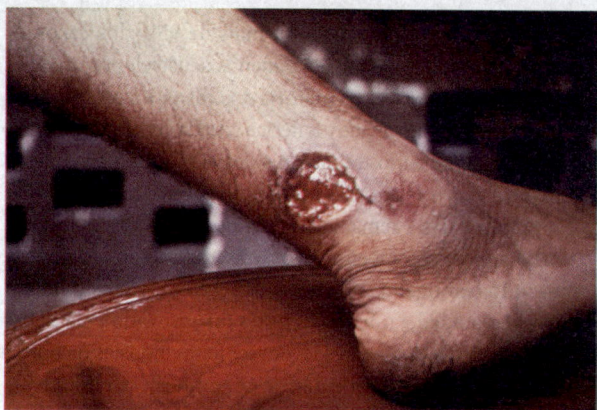

FIGURA 37.1 Úlcera cutânea causada por leishmaniose cutânea. Observe as características morfológicas clássicas dessa ferida com seu interior eritematoso e nodular, cercado por uma borda elevada.

Da Dra. Mae Melvin, Public Health Image Library, CDC.

Achados clínicos

A. Sintomas e sinais

1. **Leishmaniose visceral (kala-azar)** – A maioria das infecções é subclínica, mas um pequeno número progride para uma doença completa. Um nódulo local não ulcerativo no local da picada do mosquito da areia pode preceder as manifestações sistêmicas, mas em geral é inaparente. O início da doença pode ser agudo, dentro de duas semanas após a infecção, ou insidioso. Os sintomas e sinais incluem febre, calafrios, suores, fraqueza, anorexia, perda de peso, tosse e diarreia. O baço torna-se progressivamente muito aumentado, firme e não sensível. O fígado apresenta-se ligeiramente aumentado, e pode ocorrer linfadenopatia generalizada. Pode ser observada hiperpigmentação da pele, o que levou ao nome kala-azar ("febre negra"). Outros sinais incluem lesões cutâneas, petéquias, sangramento gengival, icterícia, edema e ascite. À medida que a doença progride, observam-se perda de peso e desnutrição graves; o óbito acaba ocorrendo, em geral, por conta de infecções secundárias, dentro de meses a alguns anos. A leishmaniose dérmica pós-kala-azar pode aparecer após uma cura aparente no subcontinente indiano e no Sudão. Ela pode simular a hanseníase, com o desenvolvimento de máculas ou nódulos hipopigmentados em lesões preexistentes. A leishmaniose viscerotrópica acarreta doença febril sistêmica relativamente leve, em especial após infecções por *L. tropica*.

2. **Leishmaniose cutânea do Velho Mundo e do Novo Mundo** – Os edemas cutâneos aparecem de uma semana a vários meses após as picadas de flebotomíneos e podem ser únicos ou múltiplos. As características das lesões e a evolução da doença variam com a espécie de leishmania e a resposta imunológica do hospedeiro. As lesões começam como pequenas pápulas e evoluem para placas secas não ulceradas ou grandes úlceras incrustadas, com margens elevadas e endurecidas bem demarcadas (ver Fig. 37.1). Podem estar presentes lesões-satélites. As lesões são indolores, a menos que sejam secundariamente infectadas. Os linfonodos locais podem estar aumentados. Os sintomas sistêmicos

são incomuns, mas podem ser observados febre, sintomas constitucionais e linfadenopatia regional. Na maioria das espécies, a cicatrização ocorre espontaneamente dentro de alguns meses a alguns anos, mas é comum a formação de cicatrizes.

A leishmaniose recidivante é uma forma recidivante da infecção por *L. tropica* associada à hipersensibilidade, na qual a lesão primária cicatriza de modo central, mas se espalha de forma lateralizada, com cicatrizes extensas. A leishmaniose cutânea difusa envolve a disseminação a partir de uma lesão primária, com disseminação local de nódulos e curso prolongado. A leishmaniose cutânea disseminada envolve múltiplas lesões nodulares ou ulceradas, geralmente com envolvimento da mucosa.

3. **Leishmaniose mucocutânea (espúndia)** – Na América Latina, as lesões mucosas se desenvolvem em uma pequena porcentagem de pessoas infectadas com *L. braziliensis* e algumas outras espécies, geralmente meses a anos após a resolução de uma lesão cutânea. A congestão nasal é seguida de ulceração da mucosa nasal e do septo, progredindo para o envolvimento da boca, dos lábios, do palato, da faringe e da laringe. Pode ocorrer destruição extensa, e a infecção bacteriana secundária é comum.

4. **Infecções em pacientes com Aids** – A leishmaniose é uma infecção oportunista em pessoas com Aids. A leishmaniose visceral pode se apresentar tardiamente no curso da infecção pelo HIV, com febre, hepatoesplenomegalia e pancitopenia. O trato gastrointestinal, o trato respiratório e a pele também podem estar envolvidos.

B. Achados laboratoriais

A identificação de amastigotas dentro de macrófagos em amostras de tecido fornece um diagnóstico definitivo.

1. **Leishmaniose visceral** – A aspiração com agulha fina do baço para cultura e avaliação do tecido é em geral segura

e produz um diagnóstico em mais de 95% dos casos. A aspiração da medula óssea é menos sensível, porém mais segura e diagnóstica na maioria dos casos, e a camada leucoplaquetária de sangue periférico corada com Giemsa pode ocasionalmente mostrar organismos. As culturas com meios disponíveis no CDC desenvolverão promastigotas dentro de alguns dias a semanas. Os ensaios moleculares podem ser diagnósticos. Os ensaios de tiras imunocromatográficas usando o antígeno rK39 demonstraram boa sensibilidade e especificidade; um desses testes foi aprovado pela FDA.

2. **Leishmaniose cutânea** – Devem ser feitas biópsias da borda elevada de uma lesão cutânea, com amostras para histopatologia, preparação do toque e cultura. A histopatologia mostra inflamação com células mononucleares. Macrófagos cheios de amastigotas podem estar presentes, especialmente no início da infecção. Um teste cutâneo intradérmico com leishmanina (Montenegro) é positivo na maioria dos indivíduos com doença cutânea, mas negativo naqueles com doença cutânea visceral progressiva ou difusa; esse teste não foi aprovado nos EUA.

3. **Leishmaniose mucocutânea** – O diagnóstico é estabelecido pela detecção de amastigotas em raspados, preparações de biópsia ou fluido de tecido aspirado, mas os organismos podem ser raros. As culturas dessas amostras podem produzir organismos. Os estudos sorológicos geralmente são negativos, mas o teste cutâneo com leishmanina em geral é positivo.

Tratamento

A. Leishmaniose visceral

1. **Anfotericina B** – O tratamento de escolha para a leishmaniose visceral no subcontinente indiano é a anfotericina B liposomal (aprovada pela FDA), geralmente eficaz e bem tolerada, mas cara. A dosagem padrão é de 3 mg/kg por dia por via intravenosa nos dias 1 a 5, 14 e 21. Os tratamentos mais simples que mostraram boa eficácia na Índia incluem quatro doses de 5 mg/kg durante 4 a 10 dias e uma dose única de 15 mg/kg, mas a eficácia dos regimes mais curtos foi menor fora da Índia. Uma única infusão de emulsão lipídica de anfotericina B, que é mais acessível do que as preparações liposomais, mostrou excelente eficácia, embora menor do que a da formulação liposomal. A anfotericina B desoxicolato (convencional), muito mais barata, também é altamente eficaz, mas com maior toxicidade. Ela é administrada como infusão intravenosa lenta de 1 mg/kg por dia por 15 a 20 dias ou 0,5-1 mg/kg a cada dois dias por até 8 semanas. Os efeitos colaterais relacionados à infusão com anfotericina B convencional ou liposomal incluem sintomas gastrointestinais, febre, calafrios, dispneia, hipotensão e toxicidade hepática e renal.

2. **Antimoniais pentavalentes** – Esses agentes continuam sendo os medicamentos mais comumente usados para tratar a leishmaniose na maior parte das regiões fora da Índia, onde a resistência é um grande problema. Há duas preparações disponíveis: o antimoniato de meglumina na América Latina e nos países francófonos e o estibogluconato de sódio em muitas outras regiões. Os compostos parecem ter atividades comparáveis. O estibogluconato de sódio não está mais disponível nos EUA. A dosagem padrão para qualquer um dos antimoniais é de 20 mg/kg uma vez ao dia por via intravenosa (preferencial) ou intramuscular por 20 dias para leishmaniose cutânea e 28 dias para doença visceral ou mucocutânea. A toxicidade aumenta com o tempo, com o desenvolvimento de sintomas gastrointestinais, febre, cefaleia, mialgias, artralgias, pancreatite e erupção cutânea. As injeções intramusculares podem causar abscessos estéreis. O monitoramento deve incluir ECG seriados, e as alterações são indicações de descontinuação para evitar a progressão para arritmias graves.

3. **Miltefosina** – Esse é o primeiro medicamento oral para o tratamento da leishmaniose e está registrado na Índia para essa indicação, embora a eficácia esteja diminuindo por conta da resistência ao medicamento. A dose oral diária é de 2,5 mg/kg em duas doses, divididas por 28 dias. Esse mesmo tratamento de 28 dias com miltefosina também é eficaz para o tratamento da leishmaniose cutânea do Novo Mundo. Vômitos, diarreia e elevações nas transaminases e nos estudos de função renal são efeitos colaterais comuns, mas geralmente de curta duração.

4. **Paromomicina** – A paromomicina (11 mg/kg por dia por via intramuscular durante 21 dias) se mostrou igualmente eficaz à anfotericina B para o tratamento de doenças viscerais na Índia, onde foi aprovada para essa indicação. É muito mais barata do que a anfotericina B liposomal ou a miltefosina. O medicamento é bem tolerado; os efeitos colaterais incluem ototoxicidade e elevações reversíveis das enzimas hepáticas.

5. **Terapia combinada** – O uso de combinações de medicamentos pode melhorar a eficácia do tratamento, encurtar os cursos de tratamento e reduzir a seleção de parasitas resistentes.

   A. **Índia** – Na Índia, em comparação com um curso padrão de 30 dias (tratamento em dias alternados) de anfotericina, foram observados eficácia não inferior e eventos adversos reduzidos com dose única de anfotericina liposomal mais um curso de 14 dias de miltefosina, uma dose única de anfotericina liposomal mais um curso de 10 dias de paromomicina (15 mg/kg por dia por via intramuscular) ou curso de 10 dias de miltefosina mais paromomicina.

   B. **África oriental** – Na África Oriental, a eficácia da anfotericina B é menor do que na Ásia, e o tratamento padrão é uma combinação de estibogluconato de sódio (20 mg/kg por dia por via intravenosa) e paromomicina (15 mg/kg por dia por via intramuscular) por 17 dias, com eficácia excelente comprovada; a paromomicina mais miltefosina, esquema mais simples, demonstrou eficácia equivalente. A anfotericina B liposomal pode ser considerada em adultos mais velhos ou mulheres grávidas em decorrência de preocupações com a toxicidade.

B. Leishmaniose cutânea

No Velho Mundo, a leishmaniose cutânea é em geral autolimitada ao longo de alguns meses e não apresenta metástase para a mucosa, portanto pode ser justificável suspender o tratamento em regiões sem doença mucocutânea se as lesões forem pequenas e sem importância do ponto de vista estético. As lesões na face ou nas mãos geralmente são tratadas. A leishmaniose do Novo Mundo tem um risco maior de progressão para a doença mucocutânea, portanto o tratamento é mais frequentemente justificado, mas a escolha dele é complexa. A terapia padrão tem sido com antimoniais pentavalentes por 20 dias, conforme descrito anteriormente. Duas alternativas estão sendo cada vez mais usadas: a miltefosina, que se beneficia da dosagem oral e da toxicidade relativamente baixa; e a anfotericina B, bastante tóxica, mas altamente eficaz. A terapia tópica inclui antimônio intralesional, pentamidina intralesional, pomada de paromomicina, crioterapia, calor local e remoção cirúrgica. No Brasil, o antimoniato de meglumina intralesional foi tão eficaz e mais bem tolerado do que a terapia sistêmica com o medicamento. A leishmaniose cutânea difusa e os processos cutâneos crônicos relacionados geralmente respondem mal à terapia.

C. Leishmaniose mucocutânea

As infecções cutâneas de regiões onde os parasitas incluem aqueles que causam a doença mucocutânea (p. ex., *L. braziliensis* em partes da América Latina) devem ser tratadas para ajudar a evitar a progressão da doença. O tratamento da doença mucocutânea com antimoniais (p. ex., antimoniato de meglumina) é decepcionante, com respostas em apenas cerca de 60% no Brasil. Outras terapias listadas anteriormente para a leishmaniose visceral também podem ser usadas, embora não tenham sido bem estudadas para essa indicação.

Prevenção e controle

As medidas de proteção pessoal para evitar picadas de flebotomíneos incluem o uso de repelentes de insetos, mosquiteiros de malha fina, mangas e calças compridas e evitar áreas quentes e sombreadas onde as moscas são comuns. As medidas de controle de doenças incluem a destruição de hospedeiros de reservatórios animais, tratamento em massa de humanos em áreas de prevalência da doença, pulverização de inseticida residual em residências, limitação do contato com cães e outros animais domesticados e uso de coleiras impregnadas com permetrina para cães.

Lyra MR et al. A randomized, controlled, noninferiority, multicenter trial of systemic vs intralesional treatment with meglumine antimoniate for cutaneous leishmaniasis in Brazil. Clin Infect Dis. 2023;77:574. [PMID: 37100061]

Mann S et al. A review of leishmaniasis: current knowledge and future directions. Curr Trop Med Rep. 2021;8:121. [PMID: 33747716]

Mathison BA et al. Review of the clinical presentation, pathology, diagnosis, and treatment of leishmaniasis. Lab Med. 2023;54:363. [PMID: 36468667]

Musa AM. Paromomycin and miltefosine combination as an alternative to treat patients with visceral leishmaniasis in eastern Africa: a randomized, controlled, multicountry trial. Clin Infect Dis. 2023;76:e1177. [PMID: 36164254]

Malária

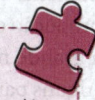

FUNDAMENTOS DO DIAGNÓSTICO

- Exposição a mosquitos Anopheles em área endêmica de malária.
- Episódios intermitentes de calafrios, febre e sudorese.
- Cefaleia, mialgia, vômito, esplenomegalia; anemia, trombocitopenia.
- Parasitas intraeritrocitários identificados em esfregaços de sangue espessos ou finos ou testes de diagnóstico rápido positivos.
- **Complicações da malária *falciparum*:** malária cerebral, anemia grave, hipotensão, edema pulmonar, IRA, hipoglicemia, acidose e hemólise.

Considerações gerais

A malária é a doença parasitária mais importante dos seres humanos, causando centenas de milhões de doenças e centenas de milhares de mortes a cada ano. A doença é endêmica na maioria dos trópicos, incluindo grande parte da América do Sul e Central, África, Oriente Médio, subcontinente indiano, Sudeste Asiático e Oceania; a transmissão, a morbidade e a mortalidade são maiores na África, onde a maioria das mortes ocorre em crianças pequenas. A malária também é comum em viajantes de áreas não endêmicas para os trópicos. Embora a doença continue sendo um grande problema, têm sido feitos avanços impressionantes em muitas regiões. No entanto, após ganhos significativos, o progresso estagnou, principalmente na África, onde ocorrem cerca de 95% dos casos. A OMS estimou que, em 2022, 249 milhões de casos de malária ocorreram em 85 países endêmicos, com 608 mil mortes.

Cinco espécies do gênero *Plasmodium* são causadoras da malária humana. O *Plasmodium falciparum* é responsável por quase toda a doença grave, pois infecta exclusivamente eritrócitos de todas as idades e medeia o sequestro de eritrócitos infectados em pequenos vasos sanguíneos, evitando a eliminação pelo baço. O *P. falciparum* é endêmico na maioria das áreas de malária e é, de longe, a espécie predominante na África. O *Plasmodium vivax* é quase tão comum quanto o *P. falciparum* fora da África. O *P. vivax* raramente causa doença grave, embora esse resultado possa ser mais comum do que se pensava. O *Plasmodium ovale* (composto por *P. ovale curtisi* e *P. ovale wallikeri*) e o *Plasmodium malariae* são causas muito menos comuns de doença e, em geral, não causam doença grave. O *Plasmodium knowlesi*, parasita de macacos, causa doenças em humanos, inclusive algumas doenças graves, no sudeste da Ásia.

A malária é transmitida pela picada de mosquitos *Anopheles* fêmeas infectadas. Durante a alimentação, os mosquitos injetam esporozoítos, que circulam até o fígado e infectam rapidamente os hepatócitos, causando infecção hepática assintomática.

Posteriormente, os merozoítos são liberados do fígado e infectam rapidamente os eritrócitos para iniciar o estágio eritrocítico assexuado da infecção, responsável pela doença humana. Vários ciclos de desenvolvimento eritrocítico, com a produção de merozoítos que invadem outros eritrócitos, levam a grande número de parasitas circulantes e à doença clínica. Alguns parasitas eritrocíticos se desenvolvem em gametócitos sexuais, que são infecciosos para os mosquitos, permitindo a conclusão do ciclo de vida e a infecção de outras pessoas.

Raramente a malária pode ser transmitida da mãe para o bebê (malária congênita), por transfusão sanguínea e, em áreas não endêmicas, por mosquitos infectados após picarem imigrantes ou viajantes infectados. No *P. vivax* e no *P. ovale*, os parasitas também formam hipnozoítos hepáticos dormentes, que não são eliminados pela maioria dos medicamentos, permitindo recidivas subsequentes da doença após a eliminação inicial das infecções eritrocíticas. Em todas as espécies plasmodiais, os parasitas podem recrudescer após a melhora clínica inicial depois de uma terapia abaixo do ideal.

Em regiões muito endêmicas, onde as pessoas são infectadas de forma recorrente, a imunidade antimalárica evita a doença grave na maioria das crianças mais velhas e dos adultos. Entretanto, crianças pequenas relativamente não imunes correm alto risco de contrair doença grave por conta da infecção por *P. falciparum*, e essa população é responsável pela maioria das mortes por malária. As mulheres grávidas também correm um risco maior de contrair malária falciparum grave. Em áreas com menor endemicidade, indivíduos de todas as idades em geral têm malária grave ou não complicada. Os viajantes, que geralmente não são imunes, correm alto risco de contrair doença grave por malária falciparum em qualquer idade.

Achados clínicos
A. Sintomas e sinais

Um quadro agudo de malária comumente tem início com cefaleia e fadiga, seguido de febre. Um paroxismo clássico de malária inclui calafrios, febre alta e suor. Os pacientes podem parecer estar muito bem entre os episódios febris. As febres geralmente são irregulares, em especial no início da doença, mas sem terapia podem se tornar regulares, com ciclos de 48 (*P. vivax* e *P. ovale*) ou 72 horas (*P. malariae*), especialmente na doença não falciparum. Cefaleia, mal-estar, mialgias, artralgias, tosse, dor torácica, dor abdominal, anorexia, náusea, vômito e diarreia são comuns. As convulsões podem representar convulsões febris simples ou evidências de doença neurológica grave. Os achados físicos podem estar ausentes ou incluir sinais de anemia, icterícia, esplenomegalia e hepatomegalia leve. A erupção cutânea e a linfadenopatia não são típicas da malária e, portanto, sugerem outra causa de febre.

Nas regiões desenvolvidas, é imperativo que todas as pessoas com sintomas sugestivos, principalmente febre, que tenham viajado para uma área endêmica sejam avaliadas quanto à malária. O risco de malária falciparum é maior dentro de dois meses após o retorno da viagem; outras espécies podem causar a doença muitos meses – e, ocasionalmente, mais de um ano – após o retorno de uma área endêmica.

A **malária grave** é resultado principalmente da infecção por *P. falciparum*. Ela é caracterizada por sinais de doença grave, disfunção orgânica ou alta carga parasitária (parasitemia periférica maior que 5% ou maior que 200.000 parasitas/mcL). A malária falciparum grave pode incluir disfunção de qualquer sistema orgânico, inclusive anormalidades neurológicas que levam a alterações da consciência, convulsões repetidas e coma (malária cerebral); anemia grave; hipotensão e choque; edema pulmonar não cardiogênico e síndrome da angústia respiratória aguda; IRA por causa de ATN ou, menos comumente, hemólise grave; hipoglicemia; acidose; hemólise com icterícia; disfunção hepática; hemorragias retinianas e outras anormalidades fundoscópicas; anormalidades hemorrágicas, incluindo coagulação intravascular disseminada; e infecções bacterianas secundárias, incluindo pneumonia e bacteremia por *Salmonella*. Nos países em desenvolvimento, a malária grave e as mortes causadas pela doença ocorrem principalmente em crianças pequenas, em especial por malária cerebral e anemia grave. A malária cerebral é consequência de uma única infecção grave, enquanto a anemia grave é consequência de várias infecções por malária, helmintos intestinais e deficiências nutricionais.

Os distúrbios incomuns resultantes das respostas imunológicas à infecção crônica são a esplenomegalia maciça e, com a infecção por *P. malariae*, a glomerulopatia por imunocomplexos com síndrome nefrótica. Os pacientes com HIV têm maior risco de malária e de doença grave, principalmente com imunodeficiência avançada.

B. Achados laboratoriais

Os esfregaços de sangue corados com Giemsa continuam sendo a base do diagnóstico. A gota espessa proporciona uma avaliação eficiente de grandes volumes de sangue, mas os esfregaços finos são mais simples para equipes inexperientes e melhores para discriminar as espécies de parasitas (ver Fig. 37.2). Os esfregaços simples geralmente são positivos em indivíduos infectados, embora a parasitemia possa ser baixa em indivíduos não imunes. Se houver suspeita de doença, é apropriado repetir os esfregaços em intervalos de 8 a 24 horas. A gravidade da malária se correlaciona apenas vagamente com a quantidade de parasitas infectantes, mas parasitemias altas (especialmente mais de 10-20% dos eritrócitos infectados ou

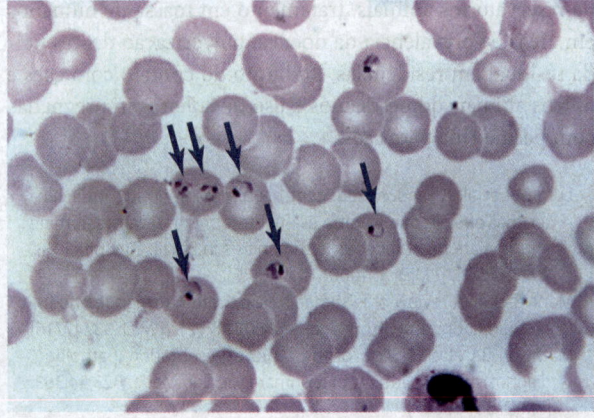

FIGURA 37.2 Micrografia de filme fino corada com Giemsa com formas de anel de *Plasmodium falciparum*.
De Steven Glenn, Laboratory & Consultation Division, Public Health Image Library, CDC.

mais de 200-500 mil parasitas/mcL) ou a presença de pigmento da malária (produto de decomposição da hemoglobina) em mais de 5% dos neutrófilos está associada a prognóstico particularmente ruim.

Um segundo meio de diagnóstico são os testes de diagnóstico rápido para identificar os antígenos plasmodiais circulantes. Esses testes oferecem sensibilidade e especificidade próximas às da análise de esfregaço de sangue de alta qualidade e são mais simples de executar. No entanto, o *P. falciparum* que não possui o antígeno mais comum do teste de diagnóstico rápido, a proteína 2 rica em histidina (HRP2), foi identificado em algumas áreas (especialmente em partes da América do Sul e no Chifre da África), portanto os testes baseados em HRP2 podem não detectar alguns casos de malária falciparum.

Os testes sorológicos indicam a história da doença, mas não são úteis para o diagnóstico de infecção aguda. A PCR e os testes moleculares relacionados (p. ex., Lamp) são altamente sensíveis, mas não estão disponíveis para o diagnóstico de rotina. Em populações imunes, os testes moleculares altamente sensíveis, como a PCR, têm valor limitado porque as infecções subclínicas, não tratadas de forma rotineira, são comuns.

Outros achados diagnósticos da malária não complicada incluem trombocitopenia, anemia, leucocitose ou leucopenia, anormalidades da função hepática e hepatoesplenomegalia. A malária grave pode apresentar as anormalidades laboratoriais esperadas para a disfunção orgânica avançada discutida anteriormente.

Tratamento

A malária é a causa mais comum de febre em grande parte dos trópicos e em viajantes que procuram atendimento médico após retornarem de áreas endêmicas. As febres são frequentemente tratadas de forma pré-suplementar em áreas endêmicas, mas o tratamento deve seguir o diagnóstico definitivo, especialmente em indivíduos não imunes. A malária sintomática é causada apenas pelo estágio eritrocítico da infecção. A maioria dos medicamentos antimaláricos age contra esse estágio, exceto a primaquina e a tafenoquina, que agem principalmente contra os parasitas hepáticos.

A. Malária não falciparum

O medicamento de primeira linha para a malária não falciparum na maioria das áreas continua sendo a cloroquina. Em função do aumento da resistência do *P. vivax*, recomendam-se terapias alternativas quando houver suspeita de resistência, principalmente para infecções adquiridas na Indonésia, Oceania e América do Sul. Essas infecções podem ser tratadas com terapias combinadas à base de artemisinina (ACT) ou outros regimes de primeira linha para infecções por *P. falciparum*, conforme discutido a seguir. Para *P. vivax* ou *P. ovale*, a erradicação dos parasitas eritrocíticos com cloroquina deve ser acompanhada de tratamento com primaquina ou tafenoquina (após avaliação da deficiência de glicose-6-fosfato desidrogenase [G6PD]; ver a seguir) para erradicar os estágios hepáticos dormentes (hipnozoítos), que podem levar a recidivas com infecção eritrocítica recorrente e sintomas de malária após semanas ou meses se

não forem tratados. As infecções por *P. malariae* só precisam ser tratadas com cloroquina.

B. Malária falciparum não complicada

O *P. falciparum* é resistente à cloroquina e à sulfadoxina-pirimetamina na maioria das regiões, e a malária falciparum não deve ser tratada com esses medicamentos mais antigos. Os ACT, incluindo artemisinina de ação curta e artemisinina de ação mais longa, são terapias de primeira linha em quase todos os países endêmicos. A OMS recomenda seis ACT para tratar a malária falciparum (ver Tab. 37.2). Os ACT triplos, incluindo uma artemisinina mais dois medicamentos complementares, demonstraram eficácia excelente no tratamento, e seu uso pode retardar a disseminação da resistência. Nos países desenvolvidos, a malária é uma infecção incomum, mas potencialmente fatal para viajantes e imigrantes. Indivíduos não imunes com malária falciparum em geral devem ser internados, pelo risco de progressão rápida da doença. Há várias opções disponíveis para o tratamento da malária falciparum não complicada nos EUA (ver Tab. 37.3).

C. Malária grave

A malária grave é uma emergência médica. O tratamento parenteral é indicado para a malária grave, conforme definido anteriormente, e para aqueles com incapacidade de tomar medicamentos orais. Com a terapia imediata e os cuidados de suporte adequados, pode-se observar uma recuperação rápida mesmo em indivíduos muito graves.

O artesunato intravenoso é aprovado pela FDA e é o padrão de tratamento para malária grave. Ele tem eficácia superior e melhor tolerabilidade do que o quinino (ver Tab. 37.3). Se o artesunato não puder ser obtido prontamente, a malária grave deve ser tratada com quinina intravenosa (disponível na maio-

TABELA 37.2 Recomendações da OMS para a tratamento da malária falciparum não complicada

Tratamento	Observações
Arteméter-lumefantrina (Coartem, Riamet)	Terapia de primeira linha coformulada em muitos países. Aprovado nos EUA.
Artesunato-amodiaquina (Asaq)	Terapia de primeira linha coformulada em vários países africanos.
Artesunato-mefloquina	Terapia de primeira linha em partes do Sudeste Asiático e da América do Sul, mas a eficácia está diminuindo em partes da Tailândia.
Artesunato-pironaridina	Coformulado. Regime aprovado mais recentemente; usado em alguns países do Sudeste Asiático.
Artesunato-sulfadoxina-pirimetamina	Primeira linha em alguns países, mas a eficácia é menor do que a de outros regimes na maioria das áreas.
Diidroartemisinina-piperaquina	Coformulado. Primeira linha em alguns países, mas a eficácia está diminuindo em partes do sudeste da Ásia.

Da OMS: Diretrizes para a Malária. https://www.who.int/publications/i/item/guidelines-for-malaria.

TABELA 37.3 Tratamento da malária

Quadro clínico	Terapia medicamentosa[1]	Medicamentos alternativos
Sensível à cloroquina Infecções por *Plasmodium falciparum* e *Plasmodium malariae*	Fosfato de cloroquina, 1 g em 0 horas, depois 500 mg em 6, 24 e 48 horas ou Fosfato de cloroquina, 1 g em 0 horas e 24 horas, depois 0,5 g em 48 horas	
Infecções por *Plasmodium vivax* e *Plasmodium ovale*	Cloroquina (conforme anteriormente), depois (se G6PD normal) primaquina, base de 30 mg por dia durante 14 dias ou tafenoquina 300 mg uma vez	Para infecções da Indonésia, Papua-Nova Guiné e outras áreas com suspeita de resistência: terapias listadas para *P. falciparum* resistente à cloroquina não complicada mais primaquina
Infecções não complicadas com *P. falciparum* resistente à cloroquina	Coartem (arteméter 20 mg, lumefantrina 120 mg), quatro comprimidos duas vezes ao dia por 3 dias ou Malarone, quatro comprimidos (total de 1 g de atovaquona, 400 mg de proguanil) diariamente por 3 dias ou Sulfato de quinino, 650 mg três vezes ao dia por 3 a 7 dias **mais** Um dos seguintes (quando o quinino for administrado por menos de 7 dias) Doxiciclina, 100 mg duas vezes ao dia por 7 dias ou Clindamicina, 600 mg duas vezes ao dia por 7 dias	Mefloquina, 15 mg/kg uma vez ou 750 mg, depois 500 mg em 6-8 horas ou Diidroartemisinina-piperaquina2 (diidroartemisinina 40 mg, piperaquina 320 mg), quatro comprimidos por dia durante 3 dias ou Asaq[2] (artesunato 100 mg, amodiaquina 270 mg), dois comprimidos por dia durante 3 dias
Infecções graves ou complicadas por *P. falciparum*	Artesunato 2,4 mg/kg por via intravenosa a cada 12 horas por 1 dia, depois diariamente[3]	Gluconato de quinidina,[4,5] 10 mg/kg por via intravenosa durante 1-2 horas, depois 0,02 mg/kg por via intravenosa/min ou Gluconato de quinidina,[4,5] 15 mg/kg por via intravenosa durante 4 horas, depois 7,5 mg/kg por via intravenosa durante 4 horas a cada 8 horas ou Dicloridrato de quinina,[2,4,5] 20 mg/kg por via intravenosa durante 4 horas, depois 10 mg/kg por via intravenosa a cada 8 horas ou Artemeter,[2,3] 3,2 mg/kg por via intramuscular, depois 1,6 mg/kg por dia por via intramuscular

[1] Todas as dosagens são orais e se referem a sais, salvo indicação em contrário. Consulte o texto para obter informações adicionais sobre todos os agentes, inclusive toxicidades e precauções. Consulte as diretrizes do CDC (http://www.cdc.gov/malaria/) para obter informações adicionais e dosagem pediátrica.
[2] Não disponível nos EUA.
[3] Com todos os regimes parenterais, mude para um regime oral assim que o paciente puder tolerá-lo.
[4] O monitoramento cardíaco deve ser feito durante a administração intravenosa de quinidina ou quinino.
[5] Evite doses de ataque em pessoas que tenham recebido quinina, quinidina ou mefloquina nas 24 horas anteriores.
G6PD: glicose-6-fosfato desidrogenase.

ria dos países, mas não nos EUA), quinidina intravenosa (não disponível nos EUA) ou um agente oral até que o artesunato intravenoso esteja disponível. Em regiões endêmicas, se a terapia parenteral não estiver disponível, a administração intrarretal de arteméter ou artesunato também é eficaz. Pacientes que recebem quinina ou quinidina intravenosa devem receber monitoramento cardíaco contínuo; se o prolongamento do QTc exceder 25% da linha de base, a taxa de infusão deve ser reduzida. A glicemia deve ser monitorada a cada 4-6 horas, e a dextrose a 5-10% pode ser coadministrada para diminuir a probabilidade de hipoglicemia.

O tratamento da malária grave requer manutenção de fluidos e eletrólitos, além de suporte respiratório e hemodinâmico. Transfusões de sangue, anticonvulsivantes, antibióticos para infecções bacterianas e hemofiltração ou hemodiálise também devem ser considerados. A transfusão de sangue às vezes é usada para pessoas com alta parasitemia (superior a 5-10%), mas os efeitos benéficos não foram claramente demonstrados.

D. Medicamentos antimaláricos

1. **Cloroquina** – A cloroquina é o medicamento de escolha para o tratamento da malária não falciparum e falciparum sensível (ver Tab. 37.3). Ela é ativa contra parasitas eritrocíticos de todas as espécies de malária humana e não erradica os estágios hepáticos. O *P. falciparum* resistente à cloroquina está disseminado em quase todas as áreas do mundo com malária falciparum, com exceção da América Central a oeste do Canal do Panamá e da Ilha de São Domingos. O

P. vivax resistente à cloroquina foi relatado em várias áreas, principalmente no sudeste da Ásia e na Oceania.

A cloroquina cessa rapidamente a febre (em 24-48 horas) e elimina a parasitemia (em 48-72 horas) causada por parasitas sensíveis. É o agente quimioprofiláctico preferido em regiões malarígenas sem malária falciparum resistente.

A cloroquina geralmente é bem tolerada, mesmo com o uso prolongado. O prurido é comum, principalmente em pacientes da África Subsaariana. Náusea, vômito, dor abdominal, cefaleia, mal-estar, visão turva e urticária são incomuns. A dosagem após as refeições pode reduzir os efeitos colaterais.

2. Amodiaquina, piperaquina e pironaridina – A amodiaquina é uma 4-aminoquinolina que está intimamente relacionada à cloroquina. Tem sido amplamente usada para tratar a malária por conta de seu baixo custo, toxicidade limitada e, em algumas áreas, eficácia contra cepas de *P. falciparum* resistentes à cloroquina. O uso da amodiaquina diminuiu após o reconhecimento de efeitos colaterais raros, mas graves, principalmente agranulocitose, anemia aplástica e hepatotoxicidade. Entretanto, os efeitos colaterais graves são raros com o uso em curto prazo, e o artesunato-amodiaquina é um dos ACT padrão recomendados para o tratamento da malária falciparum (ver Tab. 37.2). A quimioprofilaxia com amodiaquina deve ser evitada por conta do aumento da toxicidade com o uso em longo prazo.

A piperaquina é outra 4-aminoquinolina que foi co-formulada com diidroartemisinina em um ACT. A piperaquina é bem tolerada e, em combinação com a diidroartemisinina, oferece terapia altamente eficaz para a malária falciparum e vivax. Em razão da longa meia-vida da piperaquina (cerca de 3 semanas), a diidroartemisinina-piperaquina oferece o período mais longo de profilaxia pós-tratamento dos ACT disponíveis. No entanto, a resistência à piperaquina, com consequentes falhas no tratamento com diidroartemisinina-piperaquina, surgiu no sudeste da Ásia.

Pironaridina é uma benzo naftiridina ativa contra muitas cepas de *P. falciparum* resistentes a medicamentos. A combinação de artesunato e pironaridina demonstrou eficácia excelente contra a malária falciparum e vivax e foi bem tolerada, embora possam ser observadas transaminases elevadas.

3. Mefloquina – A mefloquina é eficaz contra muitas cepas de *P. falciparum* resistentes à cloroquina e contra outras espécies de malária. Embora a toxicidade seja uma preocupação, a mefloquina também é um medicamento quimioprofiláctico recomendado. A resistência à mefloquina foi relatada esporadicamente em muitas áreas, mas parece ser incomum exceto em regiões do Sudeste Asiático, com altas taxas de resistência a múltiplos medicamentos (especialmente nas áreas de fronteira da Tailândia).

Para a malária não complicada (ver Tab. 37.3), a mefloquina pode ser administrada em dose única ou em duas doses em um dia. Ela é usada em combinação com artesunato para a malária falciparum, embora a resistência limite a eficácia no Sudeste da Ásia. Deve ser tomada com as refeições e ingerida com grande quantidade de água. A mefloquina é recomendada pelo CDC para quimioprofilaxia em todas as regiões de malária, exceto naquelas sem resistência à cloroquina (onde a cloroquina é preferida) e em algumas áreas rurais do Sudeste Asiático com alta prevalência de resistência à mefloquina.

Os efeitos colaterais da dosagem semanal de mefloquina para a profilaxia incluem náusea, vômito, tontura, sono e distúrbios comportamentais, dor epigástrica, diarreia, dor abdominal, cefaleia, erupção cutânea e, raramente, convulsões e psicose. Há um aviso de caixa preta da FDA sobre toxicidade neuropsiquiátrica, possivelmente incluindo efeitos raros e irreversíveis. A mefloquina deve ser evitada em pessoas com história de doença psiquiátrica ou convulsões.

Os efeitos colaterais são mais comuns (até 50% dos tratamentos) com as doses mais altas de mefloquina necessárias ao tratamento. Esses efeitos podem ser reduzidos com a divisão da administração em duas doses separadas por 6 a 8 horas. Toxicidades neuropsiquiátricas sérias (depressão, confusão, psicose aguda ou convulsões) foram relatadas em menos de 1 em cada 1.000 tratamentos, mas algumas autoridades acreditam que elas sejam mais comuns. A mefloquina também pode alterar a condução cardíaca e, portanto, não deve ser administrada com quinino. Em geral é considerada segura em crianças pequenas e mulheres grávidas.

4. Quinina e quinidina – Enquanto o artesunato é o padrão de tratamento para a malária falciparum, o cloridrato de quinina e o gluconato de quinidina são terapias eficazes para a doença grave, embora as preocupações com a toxicidade compliquem a terapia (ver Tab. 37.3).

A resistência do *P. falciparum* ao quinino é comum em algumas áreas do Sudeste Asiático, onde o medicamento pode falhar se usado sozinho para tratar a malária falciparum. Entretanto, o quinino ainda proporciona pelo menos um efeito terapêutico parcial na maioria dos pacientes.

A quinina e a quinidina podem ser administradas em doses divididas ou por infusão intravenosa contínua. O tratamento se inicia com uma dose de ataque para atingir rapidamente as concentrações plasmáticas eficazes e inclui monitoramento cardíaco. A terapia deve ser alterada para um agente oral assim que o paciente tiver melhorado e puder tolerar medicamentos orais.

Em áreas sem regimes combinados mais recentes, o sulfato de quinina oral é uma terapia alternativa de primeira linha para a malária falciparum não complicada, embora a baixa tolerância possa limitar a adesão. O quinino é comumente usado com um segundo medicamento (geralmente a doxiciclina) para encurtar a duração do uso (até 3 dias) e limitar a toxicidade. As dosagens terapêuticas de quinina e quinidina em geral causam tônus, cefaleia, náusea, tontura, rubor e distúrbios visuais. As anormalidades hematológicas incluem hemólise (especialmente na deficiência de G6PD), leucopenia, agranulocitose e trombocitopenia. As doses terapêuticas podem causar hipoglicemia por meio da estimulação da liberação de insulina; esse é um problema específico em infecções graves e pacientes grávidas, que têm maior sensibilidade à insulina. Infusões excessivamente rápidas podem causar hipotensão grave. Anormalidades no ECG (prolongamento do intervalo QT) são comuns, mas arritmias perigosas são incomuns quando os medicamentos são administrados de forma adequada. O quinino não deve ser administrado concomitantemente com a mefloquina e deve ser usado com cautela em um paciente que já tenha recebido mefloquina.

5. **Primaquina e tafenoquina** – O fosfato de primaquina, uma 8-aminoquinolina sintética, é o medicamento de escolha para a erradicação das formas hepáticas dormentes de *P. vivax* e *P. ovale* (ver Tab. 37.3). A primaquina é ativa contra os estágios hepáticos de todos os parasitas da malária humana. Essa ação é ideal logo após terapia com cloroquina ou outros agentes. A primaquina também atua contra os parasitas do estágio eritrocítico, embora essa atividade seja muito fraca para o tratamento da doença ativa e contra os gametócitos. A adição de uma dose única baixa de primaquina ao tratamento da malária falciparum com um ACT é uma estratégia para reduzir a transmissão aos mosquitos.

Nas infecções por *P. vivax* e *P. ovale*, a cloroquina ou outros medicamentos são usados para erradicar as formas eritrocíticas e, se o nível de G6PD estiver normal, inicia-se um ciclo de 14 dias de primaquina (52,6 mg de fosfato de primaquina [30 mg de base] por dia) para erradicar os hipnozoítos hepáticos e evitar uma recidiva subsequente; um ciclo de 7 dias com o dobro da dose diária foi igualmente eficaz, mas com um risco um pouco maior de toxicidade. Algumas cepas de *P. vivax*, principalmente na Nova Guiné e no Sudeste Asiático, são relativamente resistentes à primaquina, e o medicamento pode não erradicar as formas hepáticas.

A quimioprofilaxia padrão não impede uma recidiva das infecções por *P. vivax* ou *P. ovale*, uma vez que os hipnozoítos hepáticos não são erradicados pela cloroquina ou por outros tratamentos padrão. Para diminuir a probabilidade de recidiva, algumas autoridades defendem o uso de um curso de tratamento com primaquina após o término da viagem a uma área endêmica. A primaquina também pode ser usada na quimioprofilaxia para prevenir a infecção por *P. falciparum* e *P. vivax* em pessoas com níveis normais de G6PD.

A primaquina nas doses recomendadas é em geral bem tolerada. Raramente causa náusea, dor epigástrica, cólicas abdominais e cefaleia, especialmente quando tomada com o estômago vazio. Os efeitos colaterais raros incluem leucopenia, agranulocitose, leucocitose e arritmias cardíacas. Doses padrão podem causar hemólise ou metemoglobinemia (manifestada por cianose), principalmente em indivíduos com deficiência de G6PD ou outros defeitos metabólicos hereditários. Os pacientes devem ser testados quanto à deficiência de G6PD antes da prescrição da primaquina. A primaquina deve ser descontinuada se

houver evidência de hemólise ou anemia e deve ser evitada na gravidez.

A tafenoquina, uma 8-aminoquinolina, tem uma meia-vida muito mais longa do que a primaquina. Esses dois medicamentos compartilham o risco de hemólise com deficiência de G6PD e provavelmente outras toxicidades; a tafenoquina não deve ser usada durante a gravidez ou em pessoas com deficiência de G6PD. A tafenoquina é aprovada pela FDA para pacientes com pelo menos 16 anos para duas indicações, mas com formulações diferentes, comercializadas por empresas diferentes. Para eliminar os estágios hepáticos do *P. vivax*, uma dose única (Krintafel, dois comprimidos de 150 mg uma vez ao dia) é tomada com alimentos logo após o início da terapia primária (com cloroquina ou outros agentes). Para a quimioprofilaxia da malária, o medicamento (Arakoda, dois comprimidos de 100 mg) é tomado uma vez ao dia por três dias e depois semanalmente até uma semana após a última exposição.

6. **Inibidores da síntese de folato** – A sulfadoxina e a pirimetamina são inibidores de duas enzimas do parasita envolvidas no metabolismo do folato, a diidropteroato sintase (DHPS) e a diidrofolato redutase (DHFR). Eles são usados em combinação para o tratamento e a prevenção da malária.

O Fansidar é uma combinação fixa de sulfadoxina (500 mg) e pirimetamina (25 mg). Não é recomendado para quimioprofilaxia devido aos raros efeitos colaterais graves com doses prolongadas. Para o tratamento, as vantagens da sulfadoxina-pirimetamina incluem a facilidade de administração (uma única dose oral) e o baixo custo. Entretanto, a resistência é um grande problema.

A sulfadoxina-pirimetamina é recomendada pela OMS para terapia preventiva mensal em mulheres grávidas em áreas de alta endemicidade, embora sua eficácia seja limitada pela resistência. A amodiaquina mais sulfadoxina-pirimetamina é recomendada mensalmente durante a estação chuvosa (conhecida como quimioprevenção sazonal da malária [SMC]) para quimioprevenção em regiões da África Ocidental com transmissão sazonal da malária e resistência limitada aos medicamentos.

7. **Artemisininas** – As artemisininas agem rapidamente contra todos os parasitas da malária humana em estágio eritrocítico. É preocupante que a eliminação tardia dos parasitas após o tratamento com artemisininas, denominada resistência parcial à artemisinina, e as falhas dos ACT (quando há resistência também aos medicamentos parceiros) tenham sido observadas pela primeira vez no sudeste da Ásia e agora podem estar surgindo na África. A resistência parcial à artemisinina é mediada por qualquer uma de uma série de mutações no gene kelch (K13) do *P. falciparum*; o que é muito preocupante é que algumas dessas mesmas mutações e evidências de resistência parcial à artemisinina surgiram de modo independente em Ruanda, Uganda e Eritreia/Etiópia, embora os impactos sobre a eficácia do ACT ainda não estejam claros.

As artemisininas desempenham um papel fundamental no tratamento da malária, inclusive da malária falciparum multirresistente. Por conta de suas curtas meias-vidas plasmáticas, as taxas de recrudescência são inaceitavelmente altas após a terapia de curta duração, levando ao uso aprovado apenas como terapia inicial para malária grave e em ACT para malária não complicada. Os ACT mais recomendados na África são o arteméter mais lumefantrina (Coartem) e o artesunato mais amodiaquina (Asaq), cada qual disponibilizado como produto coformulado. O artesunato com mefloquina não é tão bem tolerado e é usado principalmente fora da África; sua eficácia diminuiu em partes do sudeste da Ásia. A diidroartemisinina-piperaquina demonstrou excelente eficácia e é o regime de primeira linha em alguns países do sudeste asiático, mas a eficácia diminuiu no Camboja por conta da redução da atividade de ambos os componentes do regime. O mais novo ACT aprovado, artesunato-pironaridina, mostrou excelente eficácia.

Em estudos sobre malária grave, o artesunato intravenoso foi superior ao quinino intravenoso em termos de eficácia e tolerabilidade. Portanto, o padrão de tratamento para a malária grave é o artesunato intravenoso, embora a quinina e a quinidina parenterais continuem sendo alternativas aceitáveis. O artesunato e o arteméter também tratam com eficácia a malária grave quando administrados por via retal, oferecendo uma modalidade de tratamento valiosa quando a terapia parenteral não está disponível.

As artemisininas são muito bem toleradas. Os efeitos colaterais mais comumente relatados foram náusea, vômito e diarreia, que muitas vezes podem ser causados pela malária aguda, em vez de toxicidade do medicamento. Neutropenia, anemia, hemólise e níveis elevados de enzimas hepáticas foram observados raramente. A hemólise pode ocorrer semanas após a terapia com artesunato intravenoso. As artemisininas são teratogênicas em animais, mas, com a boa segurança observada em humanos e a importância do tratamento eficaz da malária durante a gravidez, a OMS recomenda ACT para tratar a malária não complicada e artesunato intravenoso para tratar a malária complicada em todos os trimestres da gravidez.

8. **Atovaquona mais proguanil (Malarone)** – A atovaquona, uma hidroxinaftoquinona, não é eficaz quando usada isoladamente, por conta do rápido desenvolvimento de resistência ao medicamento. No entanto, o Malarone, combinação fixa de atovaquona (250 mg) e antifolato proguanil (100 mg), é altamente eficaz tanto para o tratamento quanto para a quimioprofilaxia da malária falciparum e está aprovado para ambas as indicações nos EUA (ver Tab. 37.3). Ele também parece ser ativo contra outras espécies de parasitas da malária. Ao contrário da maioria dos outros antimaláricos, o Malarone tem atividade contra parasitas nos estágios eritrocítico e hepático.

Para o tratamento, o Malarone é administrado em uma dose para adultos de quatro comprimidos por dia durante três dias (ver Tab. 37.4). Para a quimioprofilaxia, o Malarone deve ser tomado diariamente. Ele tem uma vantagem sobre a mefloquina e a doxiciclina por exigir durações mais curtas de tratamento antes e depois do período de risco de transmissão da malária, por conta da atividade contra parasitas em estágio hepático. Deve ser tomado com alimentos.

O Malarone em geral é bem tolerado. Os efeitos colaterais incluem dor abdominal, náusea, vômito, diarreia, cefaleia e erupção cutânea e são mais comuns com a dose mais alta necessária para o tratamento. Foram relatadas elevações reversíveis das enzimas hepáticas. A segurança de atovaquona na gravidez é desconhecida.

9. **Antibióticos** – Vários antibacterianos, além dos antagonistas do folato e das sulfonamidas, são antimaláricos de ação lenta. Nenhum dos antibióticos deve ser usado como agente único para o tratamento da malária em função de sua lenta taxa de ação.

A doxiciclina é comumente usada no tratamento da malária falciparum em conjunto com quinidina ou quinino, permitindo um curso mais curto e mais bem tolerado desses medicamentos (ver Tab. 37.3). A doxiciclina também é um medicamento quimioprofiláctico padrão (ver Tab. 37.4). Seus efeitos colaterais incluem sintomas gastrointestinais, vaginite por cândida e fotossensibilidade. O medicamento deve ser tomado na posição vertical com uma grande quantidade de água para evitar irritação do esôfago. A clindamicina pode ser usada em conjunto com quinino ou quinidina naqueles indivíduos para os quais a doxiciclina não é recomendada, como crianças e mulheres grávidas (ver Tab. 37.3). As toxicidades mais comuns da clindamicina são do TGI.

10. **Lumefantrina** – A lumefantrina, álcool alílico, está disponível apenas como uma combinação de dose fixa com arteméter (Coartem ou Riamet). A absorção oral é altamente variável e melhora quando o medicamento é ingerido com alimentos. Recomenda-se o Coartem com uma refeição gordurosa. O Coartem é altamente eficaz para o tratamento da malária falciparum, mas requer dosagem duas vezes ao dia. Apesar dessa limitação, por conta de sua eficácia contra a malária falciparum, o Coartem é a terapia de primeira linha para a malária em muitos países com malária e é o antimalárico mais utilizado no mundo. O Coartem é bem tolerado; seus efeitos colaterais incluem cefaleia, tontura, perda de apetite, sintomas gastrointestinais e palpitações.

Prevenção

1. **Abordagem geral** – A malária é transmitida por mosquitos *Anopheles* que picam à noite. Os mosquiteiros, em especial os tratados com inseticidas de permetrina, são amplamente promovidos como meios econômicos de proteção antimalárica, mas a eficácia varia em parte devido à resistência generalizada aos inseticidas. A pulverização interna de inseticidas em geral é altamente eficaz na África, mas limitada por restrições de recursos. Quando os viajantes de países não endêmicos para países endêmicos são orientados sobre a prevenção da malária, é imperativo enfatizar as

TABELA 37.4 Medicamentos para a prevenção da malária em viajantes[1]

Medicamento	Administração[2]	Dosagem para adultos (todos por via oral)[3]
Cloroquina	Áreas sem *Plasmodium falciparum* resistente	500 mg por semana
Malarone	Áreas com *P. falciparum* multirresistente	1 comprimido (250 mg de atovaquona/100 mg de proguanil) por dia
Mefloquina	Áreas com *P. falciparum* resistente à cloroquina	250 mg por semana
Doxiciclina	Áreas com *P. falciparum* multirresistente	100 mg por dia
Primaquina[4]	Profilaxia terminal de infecções por *Plasmodium vivax* e *Plasmodium ovale*; alternativa para a profilaxia de *P. falciparum*	Base de 30 mg por dia: para profilaxia terminal, tomar por 14 dias após a viagem; para quimioprevenção, iniciar 1-2 dias antes da viagem, tomar durante a viagem e por 7 dias após a viagem
Tafenoquina[4]	Alternativa para a profilaxia de *P. falciparum*	200 mg uma vez ao dia por 3 dias e depois semanalmente até 1 semana após a última exposição

[1] As recomendações podem mudar, pois a resistência a todos os medicamentos disponíveis está aumentando. Consulte o texto para obter informações adicionais sobre toxicidades e causas. Para obter mais detalhes e dosagem pediátrica, consulte as diretrizes do CDC (http://wwwnc.cdc.gov/travel/). Os viajantes que forem para áreas remotas devem considerar a possibilidade de levar consigo uma terapia eficaz (consulte o texto) para uso em caso de desenvolvimento de uma doença febril e se não puderem obter atendimento médico rapidamente.

[2] As áreas sem *P. falciparum* resistente à cloroquina são a América Central a oeste do Canal do Panamá, o Haiti, a República Dominicana, o Egito e a maioria dos países com malária do Oriente Médio. Atualmente, recomenda-se malarone ou mefloquina para outras áreas de malária, exceto para as áreas de fronteira da Tailândia, onde se recomenda doxiciclina.

[3] Para medicamentos que não sejam primaquina, inicie 1 a 2 semanas antes da partida (exceto 2 dias antes para doxiciclina e malarone) e continue por 4 semanas após deixar a área endêmica (exceto 1 semana para Malarone). Todas as dosagens referem-se a sais, salvo indicação em contrário.

[4] Faça um rastreio para detectar a deficiência de glicose-6-fosfato desidrogenase antes de usar a primaquina.

Reproduzida de Katzung BG. *Basic & Clinical Pharmacology*, 14.ed. McGraw-Hill, 2018.

medidas para evitar picadas de mosquitos (repelentes de insetos, inseticidas e mosquiteiros), pois nenhum regime quimioprofiláctico é totalmente protetor.

2. **Vacina contra a malária** – A vacina RTS,S, que se baseia em um antígeno de esporozoíto, foi amplamente estudada; vários estudos mostraram cerca de 25 a 50% de proteção contra a malária em crianças no ano seguinte à imunização, mas níveis mais baixos de proteção em crianças muito pequenas, em áreas de maior exposição à malária e por períodos mais longos. A imunização sazonal contra a malária, usando a vacina RTS,S em conjunto com a SMC durante a estação de alta transmissão, demonstrou eficácia preventiva excelente. A vacina R21, com o mesmo antígeno da RTS,S, mas com um adjuvante diferente, mostrou proteção pelo menos equivalente. As vacinas RTS,S e R21 estão sendo implementadas de maneira gradual para crianças pequenas na África. Outras abordagens em estudo incluem vacinas contendo antígenos eritrocitários, hepáticos e sexuais e o uso de esporozoítos atenuados por radiação ou molecularmente atenuados.

3. **Quimioprofilaxia** – A quimioprofilaxia é recomendada para todos os viajantes de regiões não endêmicas para áreas endêmicas, embora os riscos variem muito entre as diferentes localidades e algumas áreas tropicais não ofereçam risco; recomendações específicas para viagens a diferentes localidades estão disponíveis no CDC (www.cdc.gov). As recomendações do CDC incluem o uso de cloroquina para quimioprofilaxia nas poucas áreas com parasitas da malária sensíveis à cloroquina (principalmente o Caribe e a América Central a oeste do Canal do Panamá), e Malarone, mefloquina ou doxiciclina para outras áreas (ver Tab. 37.4). A primaquina e a tafenoquina também são eficazes, mas não são usadas com tanta frequência. Em algumas circunstâncias, pode ser apropriado que os viajantes não usem a quimioprofilaxia, mas carreguem consigo suprimentos de medicamentos (ACT ou Malarone) para o caso de desenvolverem um quadro febril e não haver disponibilidade de atendimento médico. A maioria das autoridades não recomenda a profilaxia terminal de rotina com primaquina para erradicar os estágios hepáticos dormentes do *P. vivax* e do *P. ovale* após a viagem, mas isso pode ser apropriado para viajantes com grande exposição a esses parasitas.

A quimioprofilaxia regular não é uma prática de gerenciamento padrão nas populações dos países em desenvolvimento por conta dos custos e das possíveis toxicidades da terapia de longo prazo. Entretanto, a terapia preventiva intermitente, na qual as populações em risco recebem terapia antimalárica em intervalos definidos, pode diminuir a incidência de malária e, ao mesmo tempo, permitir o desenvolvimento da imunidade antimalárica. Durante a gestação, a terapia preventiva intermitente com sulfadoxina-pirimetamina, administrada mensalmente durante o segundo e o terceiro trimestres, melhorou os resultados da gestação. Com o aumento da resistência, a eficácia preventiva da sulfadoxina-pirimetamina provavelmente está diminuindo, e o ACT de longa duração diidroartemisinina-piperaquina é um substituto promissor. Em áreas com transmissão sazonal da malária e resistência limitada aos medicamentos, principalmente na sub-região de Sahel, na África Ocidental, o SMC (amodiaquina mensal mais sulfadoxina-pirimetamina durante a estação de transmissão) é amplamente praticado. Uma nova abordagem, a injeção de anticorpos monoclonais de longa ação para prevenir a malária, mostrou-se promissora em testes clínicos.

Prognóstico

Quando tratada adequadamente, a malária não complicada em geral responde bem, com resolução da febre em um ou dois dias e mortalidade de cerca de 0,1%. A malária grave pode comumente evoluir para o óbito, mas muitas crianças respondem bem ao tratamento. No mundo desenvolvido, a mortalidade por malária ocorre principalmente em adultos e, muitas vezes, após doenças prolongadas e complicações secundárias muito tempo depois da erradicação da infecção por malária. Mulheres gestantes correm risco maior durante a primeira gestação. A malária na gestação também aumenta a probabilidade de resultados ruins na gravidez, com aumento da prematuridade, baixo peso ao nascer e mortalidade.

Quando encaminhar

- O encaminhamento a um especialista em doenças infecciosas ou medicina de viagem é importante em todos os casos de malária nos EUA.
- No caso da malária falciparum, o encaminhamento não deve atrasar o diagnóstico inicial e a terapia, pois atrasos na terapia podem levar a doenças graves ou à morte.

Quando hospitalizar

- A internação por malária não falciparum é justificada somente se houver problemas específicos que exijam gerenciamento hospitalar.
- Os pacientes com malária falciparum comumente são internados porque a doença pode progredir rapidamente para um quadro grave; exceções podem ser feitas com indivíduos provenientes de áreas endêmicas de malária e que, portanto, devem ter certo grau de imunidade, sem evidência de doença grave e que são considerados capazes de retornar prontamente para receber atendimento médico se a doença progredir.

Conrad MD et al. Evolution of partial resistance to artemisinins in malaria parasites in Uganda. N Engl J Med. 2023;389:722. [PMID: 37611122]

Daily JP et al. Diagnosis, treatment, and prevention of malaria in the US: a review. JAMA. 2022;328:460. [PMID: 35916842]

Dicko A et al. Seasonal vaccination with RTS,S/AS01E vaccine with or without seasonal malaria chemoprevention in children up to the age of 5 years in Burkina Faso and Mali: a double-blind, randomised, controlled, phase 3 trial. Lancet Infect Dis. 2023;24:75. [PMID: 37625434]

Kayentao K et al. Safety and efficacy of a monoclonal antibody against malaria in Mali. N Engl J Med. 2022;387:1833. [PMID: 36317783]

Mihreteab S et al. Increasing prevalence of artemisinin-resistant HRP2-negative malaria in Eritrea. N Engl J Med. 2023;389:1191. [PMID: 37754284]

Poespoprodjo JR et al. Malaria. Lancet. 2023;402:2328. [PMID: 37924827]

Rosenthal PJ et al. Emergence, transmission dynamics and mechanisms of artemisinin partial resistance in malaria parasites in Africa. Nat Rev Microbiol. 2024 Feb 6. [Epub ahead of print] [PMID: 38321292]

Uwimana A et al. Association of Plasmodium falciparum kelch13 R561H genotypes with delayed parasite clearance in Rwanda: an open-label, single-arm, multicentre, therapeutic efficacy study. Lancet Infect Dis. 2021;21:1120. [PMID: 33864801]

White NJ. Severe malaria. Malar J. 2022;21:284. [PMID: 36203155]

World Health Organization. World Malaria Report 2023. Geneva, Switzerland: WHO, 2022. https://www.who.int/teams/global--malaria-programme/reports/world-malaria-report-2023

Babesiose

FUNDAMENTOS DO DIAGNÓSTICO

- História de picada de carrapato ou exposição a carrapatos.
- Febre, sintomas semelhantes aos da gripe, anemia.
- Parasitas intraeritrocíticos em esfregaços de sangue corados com Giemsa.
- Testes sorológicos positivos.

Considerações gerais

A babesiose é uma infecção intraeritrocitária incomum, causada por espécies de *Babesia* e transmitida por carrapatos Ixodes. Nos EUA, centenas de casos de babesiose foram relatados, e a infecção é causada pela *Babesia microti*, que também infecta mamíferos selvagens. A maior parte da babesiose nos EUA ocorre na costa nordeste, com alguns casos também na parte superior do meio-oeste, seguindo a faixa geográfica do vetor *Ixodes scapularis* e da doença de Lyme e anaplasmose, transmitidas pelo mesmo vetor. A incidência da doença parece estar aumentando em algumas áreas. A babesiose é causada pela *Babesia divergens* e por espécies relacionadas na Europa e Ásia. A babesiose causada por outros organismos semelhantes à Babesia foi relatada de forma incomum no oeste dos EUA. A babesiose também pode ser transmitida por transfusão de sangue, mas os suprimentos de sangue não são examinados. Levantamento de um grande conjunto de amostras de sangue de regiões endêmicas dos EUA identificou cerca de 0,4% como potencialmente infecciosas para *B. microti*.

Achados clínicos

A. Sintomas e sinais

Pesquisas sorológicas sugerem que as infecções assintomáticas são comuns em áreas endêmicas. Nas infecções por *B. microti*, os sintomas aparecem de uma a várias semanas após a picada do carrapato; a parasitemia é evidente após 2 a 4 semanas. Os pacientes geralmente não se lembram da picada do carrapato. A doença típica semelhante à gripe se desenvolve gradualmente e é caracterizada por febre, mal-estar, fadiga, cefaleia, anorexia e mialgia. Outros achados podem incluir náusea, vômito, dor abdominal, artralgia, dor de garganta, depressão, labilidade emocional, anemia, trombocitopenia, transaminases elevadas e esplenomegalia. A parasitemia pode continuar por meses ou anos, com ou sem sintomas, e a doença em geral é autolimitada. As complicações graves são mais prováveis em pessoas idosas ou naquelas que passaram por esplenectomia. Complicações graves incluem insuficiência respiratória, anemia hemolítica, coagulação intravascular disseminada, insuficiência cardíaca e IRA (injúria renal aguda). Em um estudo com pacientes hospitalizados, a taxa de mortalidade foi de 6,5%. A maioria das infecções por *B. divergens* reconhecidas na Europa ocorreu em pacientes que passaram por esplenectomia. Essas infecções progridem rapidamente com febre alta, anemia hemolítica grave, icterícia, hemoglobinúria e IRA, com taxas de mortalidade acima de 40%.

B. Achados laboratoriais

A identificação do parasita intraeritrocitário em esfregaços de sangue corados com Giemsa estabelece o diagnóstico. Eles podem ser confundidos com parasitas da malária, mas a morfologia é distinta. Muitas vezes, são necessários esfregaços repetidos porque bem menos de 1% dos eritrócitos podem estar infectados, especialmente no início da infecção, embora a parasitemia possa exceder 10%. O diagnóstico também pode ser feito por PCR, que é mais sensível do que o esfregaço de sangue. Um teste de anticorpo imunofluorescente indireto para *B. microti* está disponível no CDC; o anticorpo é detectável dentro de 2 a 4 semanas após o início dos sintomas e persiste por meses, e um aumento de quatro vezes no título de anticorpo entre o soro agudo e o convalescente confirma a infecção aguda.

Tratamento

A maioria dos pacientes desenvolve um quadro leve e se recupera sem terapia. A terapia padrão para doença leve a moderada é um curso de 7 dias de atovaquona (750 mg por via oral a cada 12 horas) mais azitromicina (600 mg por via oral uma vez ao dia), que é igualmente eficaz e mais bem tolerado do que o regime alternativo, um curso de 7 dias de quinino (650 mg por via oral três vezes ao dia) mais clindamicina (600 mg por via oral três vezes ao dia). Entretanto, há mais experiência com o uso de quinina associada à clindamicina, e esse tratamento é recomendado por alguns especialistas para quadros graves. A transfusão de troca tem sido usada com sucesso em pacientes asplênicos gravemente doentes e naqueles com parasitemia superior a 10%.

> Waked R et al. Human babesiosis. Infect Dis Clin North Am. 2022;36:655. [PMID: 36116841]

Toxoplasmose

> **FUNDAMENTOS DO DIAGNÓSTICO**
>
> - Infecção confirmada pelo isolamento de *Toxoplasma gondii* ou pela identificação de taquizoítos em tecidos ou fluidos corporais.
>
> **Infecção primária**
> - Febre, mal-estar, cefaleia, dor de garganta.
> - Linfadenopatia.
> - Testes sorológicos IgG e IgM positivos.
>
> **Infecção congênita**
> - Após infecção aguda em mães soronegativas, anormalidades do SNC e retinocoroidite na prole.

> **Infecção em pessoas imunocomprometidas**
> - A reativação leva a encefalite, retinocoroidite, pneumonite e miocardite.
> - Testes sorológicos IgG positivos, mas IgM negativos.

Considerações gerais

O *T. gondii*, protozoário intracelular obrigatório, é encontrado em todo o mundo em seres humanos e em muitas espécies de mamíferos e aves. Os hospedeiros definitivos são os gatos. Os seres humanos são infectados após a ingestão de cistos em carne crua ou malcozida, ingestão de oocistos em alimentos ou água contaminados por gatos, transmissão transplacentária de trofozoítos ou, raramente, inoculação direta de trofozoítos por meio de transfusão de sangue ou transplante de órgãos. A soroprevalência do *Toxoplasma* varia muito. Ela é inferior a 20% nos EUA, mas mais alta em outros países, tanto nos desenvolvidos quanto nos em desenvolvimento, onde pode ultrapassar 80%. Nos EUA, estima-se que o *T. gondii* infecte 1,1 milhão de pessoas por ano, com o desenvolvimento de coriorretinite em 21 mil pessoas e perda de visão em 4.800.

Achados clínicos
A. Sintomas e sinais

As manifestações clínicas da toxoplasmose podem ser agrupadas em quatro síndromes.

1. **Infecção primária na pessoa imunocompetente** – Após a ingestão, a infecção por *T. gondii* progride do trato gastrointestinal para os vasos linfáticos e depois para a disseminação. A maioria das infecções agudas é assintomática. Cerca de 10 a 20% são sintomáticas após um período de incubação de 1 a 2 semanas. As infecções agudas em pessoas imunocompetentes comumente se apresentam como doenças leves e febris que se assemelham à mononucleose infecciosa. A linfadenopatia cervical ou difusa não delgada pode persistir por semanas ou meses. Os achados sistêmicos podem incluir febre, mal-estar, cefaleia, dor de garganta, erupção cutânea, mialgias, hepatoesplenomegalia e linfocitose atípica. As manifestações graves mais raras são pneumonite, meningoencefalite, hepatite, miocardite, polimiosite e retinocoroidite. Os sintomas podem variar; a maioria dos pacientes se recupera espontaneamente em poucos meses.

2. **Infecção congênita** – A transmissão congênita ocorre como resultado da infecção, que pode ser sintomática ou assintomática, em uma mulher não imune durante a gravidez. A infecção fetal ocorre após a infecção materna em 30 a 50% dos casos, mas esse risco varia de acordo com o trimestre: 10-25% durante o primeiro, 30-50% durante o segundo e 60% ou mais durante o terceiro trimestre. Nos EUA, estima-se que ocorram de 400 a 4 mil infecções congênitas por ano. Embora o risco de infecção fetal aumente, o risco de doença fetal grave diminui no decorrer da gravidez. As infecções fetais precoces em geral levam a aborto espon-

tâneo, natimortos ou doença neonatal grave, incluindo manifestações neurológicas. Podem ocorrer retinocoroidite e outras lesões oculares que ameaçam a visão. As infecções mais tardias na gestação não costumam levar a problemas fetais graves. A maioria dos bebês parece normal ao nascer, mas pode ter anormalidades sutis e progredir para sintomas e sinais de toxoplasmose congênita mais tarde na vida.

3. **Retinocoroidite** – A apresentação tardia mais comum da toxoplasmose congênita é a retinocoroidite, que se apresenta semanas a anos após a infecção congênita, sobretudo em adolescentes ou adultos jovens. A retinocoroidite também ocorre em pessoas que contraem a infecção no início da vida, e esses pacientes em geral têm doença unilateral. Uveíte também é observada. A doença se apresenta com dor, fotofobia e alterações visuais, em geral sem sintomas sistêmicos. Os sinais e sintomas acabam melhorando, mas os defeitos visuais podem persistir. Raramente, a progressão pode resultar em glaucoma e cegueira.

4. **Doença em pessoas imunocomprometidas** – A toxoplasmose reativa ocorre em pacientes com Aids, câncer ou que estejam tomando medicamentos imunossupressores. Na Aids avançada, a manifestação mais comum é a encefalite, com múltiplas lesões cerebrais necrosantes. A encefalite geralmente se apresenta de forma subaguda, com febre, cefaleia, estado mental alterado, achados neurológicos focais e outras evidências de lesões cerebrais. As manifestações menos comuns da toxoplasmose na Aids são a coriorretinite e a pneumonite. A coriorretinite se apresenta com dor ocular e alterações na visão. A pneumonite se apresenta com febre, tosse e dispneia. A toxoplasmose pode se desenvolver em receptores de transplantes de órgãos sólidos ou de medula óssea por conta da reativação ou, raramente, transmissão da infecção. A reativação também pode ocorrer em pessoas com malignidades hematológicas ou tratadas com drogas imunossupressoras. Com a doença primária ou reativada em pessoas com imunodeficiência por conta da malignidade ou drogas imunossupressoras, a toxoplasmose é semelhante à de indivíduos com Aids, mas a pneumonite e a miocardite são mais comuns.

B. Testes diagnósticos

1. **Identificação de parasitas** – Os organismos podem ser vistos em tecidos ou fluidos corporais, embora possam ser de difícil identificação; técnicas especiais de coloração podem facilitar a identificação. A demonstração de taquizoítos indica infecção aguda; os cistos podem representar infecção aguda ou crônica. Na linfadenopatia, o exame dos linfonodos geralmente não mostra organismos. A identificação do parasita também pode ser feita por inoculação de cultura de tecidos ou camundongos. A PCR pode ser usada para a identificação sensível de organismos no líquido amniótico, sangue, LCR, humor aquoso e líquido de lavagem broncoalveolar.

2. **Diagnóstico sorológico** – Vários métodos sorológicos são usados, incluindo o teste de corante Sabin-Feldman, Elisa, teste de anticorpo fluorescente indireto e testes de agluti-

nação. Os anticorpos IgG são observados em uma ou duas semanas após a infecção e em geral persistem por toda a vida. Os anticorpos IgM atingem o pico mais cedo do que os IgG e diminuem mais rapidamente, embora possam persistir por anos. Em indivíduos imunocomprometidos nos quais se suspeita de reativação, um ensaio de IgG positivo indica infecção distante e, portanto, o potencial de doença reativada; um IgG negativo argumenta fortemente contra a reativação da toxoplasmose. Com a reativação em pessoas imunocomprometidas, os testes de IgM geralmente são negativos.

3. **Durante a gestação e em recém-nascidos** – A conversão materna de um teste sorológico negativo para positivo ou o aumento dos títulos são sugestivos de infecção aguda, mas os testes não são realizados rotineiramente durante a gestação. Quando as mulheres grávidas são examinadas, os testes IgG e IgM negativos excluem a infecção ativa, mas indicam o risco de infecção durante a gravidez. IgG positivo com IgM negativo é altamente sugestivo de infecção crônica, sem risco de doença congênita, a menos que a mãe seja gravemente imunocomprometida. Um teste de IgM positivo é preocupante para uma nova infecção por conta do risco de doença congênita. O teste confirmatório deve ser realizado antes de se considerar o tratamento ou a possível interrupção da gestação decorrente de limitações dos testes disponíveis. Os testes de avidez dos anticorpos anti-IgG podem ser úteis, mas é necessária uma bateria de testes para confirmar a infecção aguda durante a gestação. Quando há suspeita de infecção aguda durante a gestação, a PCR do líquido amniótico oferece uma avaliação sensível para a doença congênita. Em recém-nascidos, os testes de anticorpos IgM ou IgA positivos são indicativos de infecção congênita, embora o diagnóstico não seja descartado por um teste negativo. Os ensaios de IgG positivos podem representar a transferência de anticorpos maternos sem infecção do bebê, mas a persistência de IgG positivo após os 12 meses de idade é um diagnóstico de infecção congênita. PCR de sangue, LCR ou urina também pode ser útil para o diagnóstico precoce da doença congênita.

4. **Em indivíduos imunocompetentes** – Indivíduos com uma síndrome clínica sugestiva devem ser testados para anticorpos IgG e IgM. A soroconversão, um aumento de 16 vezes no título de anticorpos ou um título de IgM maior que 1:64 sugere infecção aguda, embora possam ocorrer resultados falso-positivos. A infecção aguda também pode ser diagnosticada pela detecção de taquizoítos em tecidos, cultura de organismos ou PCR de sangue ou fluidos corporais. A avaliação histológica dos linfonodos pode mostrar morfologia característica, com ou sem organismos.

5. **Em indivíduos imunocomprometidos** – Uma apresentação consistente com encefalite toxoplásmica justifica a realização de exames de imagem do cérebro. Os exames de TC e RM normalmente mostram múltiplas lesões cerebrais com realce anelar, mais comumente envolvendo a junção corticomedular e os gânglios basais. A RM é a modalidade de imagem mais sensível. Em pacientes com Aids com teste

sorológico de IgG positivo e sem terapia antitoxoplasma ou antiviral recente, o valor preditivo de um estudo de imagem típico é de cerca de 80%. O outro diagnóstico comum nesse cenário é o linfoma do SNC, que geralmente causa uma única lesão cerebral. O diagnóstico diferencial também inclui tuberculoma, abscesso cerebral bacteriano, abscesso fúngico e carcinoma. O diagnóstico da toxoplasmose do SNC geralmente é feito após um ensaio terapêutico, com melhora clínica e radiológica esperada em 2 a 3 semanas. O diagnóstico definitivo requer biópsia cerebral e pesquisa de organismos e histologia típica. Na retinocoroidite, o exame fundoscópico mostra reação inflamatória vítrea, lesões brancas na retina e cicatrizes pigmentadas. O diagnóstico de outras entidades clínicas em indivíduos imunocomprometidos geralmente se baseia na histologia.

Tratamento
A. Abordagem ao tratamento

1. **Para pessoas imunocompetentes** – Em geral, a terapia não é necessária em pessoas imunocompetentes, pois a doença primária é autolimitada. Entretanto, em caso de doença grave, persistente ou visceral, o tratamento por 2 a 4 semanas pode ser considerado. O tratamento é apropriado para a infecção primária durante a gestação porque o risco de transmissão fetal ou a gravidade da doença congênita podem ser reduzidos. No caso da retinocoroidite, a maioria dos episódios é autolimitada, e as opiniões variam quanto às indicações de tratamento. O tratamento, em geral, é recomendado para episódios com diminuição da acuidade visual, lesões múltiplas ou grandes, lesões maculares, inflamação significativa ou persistência por mais de um mês.

2. **Para pessoas imunocomprometidas** – Pacientes com infecção ativa devem ser tratados. Para aqueles com imunodeficiência transitória, a terapia pode ser continuada por 4 a 6 semanas após o término dos sintomas. Para aqueles com imunodeficiência persistente, como pacientes com Aids, a terapia completa por 4 a 6 semanas é seguida por terapia de manutenção com doses menores de medicamentos. Os pacientes imunodeficientes assintomáticos, mas com teste sorológico de IgG positivo, devem receber quimioprofilaxia de longo prazo.

B. Medicamentos

Os medicamentos para toxoplasmose são ativos apenas contra taquizoítos, portanto não erradicam a infecção. A terapia padrão é a combinação de pirimetamina (200 mg por via oral como dose de ataque, depois 50-75 mg [1 mg/kg] uma vez ao dia) mais sulfadiazina (1-1,5 g por via oral quatro vezes ao dia), com ácido folínico (10-20 mg por via oral uma vez ao dia) para evitar a supressão da medula óssea. Os pacientes devem ser examinados quanto a uma história de sensibilidade à sulfonamida (erupções cutâneas, sintomas gastrointestinais, hepatotoxicidade). Para evitar a nefrotoxicidade induzida por cristais de sulfonamida, deve-se manter um bom débito urinário. Os efeitos colaterais da pirimetamina incluem cefaleia e sintomas gastrointestinais. Mesmo com a terapia com ácido folínico, pode ocorrer supressão da medula óssea; as contagens de plaquetas e leucócitos devem ser monitoradas pelo menos uma vez por semana. Uma alternativa de primeira linha é a pirimetamina mais clindamicina (600 mg por via oral quatro vezes ao dia). Uma alternativa é o TMP-SMZ. A pirimetamina não é usada durante o primeiro trimestre da gestação em razão de sua teratogenicidade. A terapia padrão para toxoplasmose aguda durante a gestação é a espiramicina (1 g por via oral três vezes ao dia até o parto), que reduz a frequência de transmissão para o feto em cerca de 60%. A espiramicina não atravessa a placenta, portanto, quando a infecção fetal é documentada ou para infecções agudas no final da gravidez (que geralmente levam à transmissão fetal), é indicado o tratamento com regimes combinados conforme descrito anteriormente.

Prevenção

A prevenção da infecção primária consiste em evitar o consumo de carne malcozida ou o contato com material contaminado por fezes de gato, principalmente para mulheres grávidas soronegativas e pessoas imunocomprometidas. A irradiação, o cozimento a 66°C ou o congelamento a -20°C mata os cistos dos tecidos. É necessária uma limpeza completa das mãos e superfícies após o contato com carne crua ou áreas contaminadas por gatos. Os oocistos transmitidos nas fezes dos gatos podem permanecer infecciosos por um ano ou mais, mas os oocistos frescos não são infecciosos por 48 horas. Para melhor proteção, as caixas de areia devem ser trocadas diariamente e colocadas de molho em água fervente por 5 minutos. Também se devem usar luvas ao fazer jardinagem, lavar bem as frutas e os legumes e evitar a ingestão de carne seca.

O rastreio universal de mulheres grávidas para anticorpos contra *T. gondii* é realizada em alguns países, não nos EUA. O ideal é que as gestantes tenham seu soro examinado para anticorpos IgG e IgM, e aquelas com títulos negativos devem aderir às medidas de prevenção descritas anteriormente. As mulheres soronegativas que continuam a ter exposição ambiental devem repetir o rastreio sorológico várias vezes durante a gestação.

Em indivíduos imunocomprometidos, é necessário quimioprofilaxia para prevenir a infecção primária ou reativada. Para receptores de transplante de células hematopoiéticas e pacientes com Aids avançada, a quimioprofilaxia com TMP-SMZ (um comprimido duplo por via oral diariamente ou dois comprimidos três vezes por semana), usada para proteção contra *Pneumocystis*, é eficaz contra *T gondii*. As alternativas são a pirimetamina mais sulfadoxina ou dapsona (vários tratamentos). Em pacientes com Aids, a quimioprofilaxia pode ser descontinuada se a terapia antirretroviral levar à reconstituição imunológica.

Aerts R et al. Guidelines for the management of *Toxoplasma gondii* infection and disease in patients with haematological malignancies and after haematopoietic stem-cell transplantation: guidelines from the 9th European Conference on Infections in Leukaemia, 2022. Lancet Infect Dis. 2023;S147300495. [PMID: 38134949]

Bollani L et al. Congenital toxoplasmosis: the state of the art. Front Pediatr. 2022;10:894573. [PMID: 35874584]

Amebíase

Considerações gerais

O complexo *Entamoeba* contém três espécies morfologicamente idênticas: *Entamoeba dispar* e *Entamoeba moshkovskii*, que são avirulentas, e *Entamoeba histolytica*, que pode ser um comensal intestinal avirulento ou levar a doenças graves. A doença surge após a penetração da *E. histolytica* na parede intestinal, resultando em diarreia e, com envolvimento grave, disenteria ou doença extraintestinal, mais comumente abscesso hepático.

As infecções por *E. histolytica* estão presentes em todo o mundo, mas são mais prevalentes em áreas subtropicais e tropicais sob condições de aglomeração, saneamento precário e má nutrição. Das cerca de 500 milhões de pessoas no mundo infectados com *Entamoeba*, a maioria está infectada com *E. dispar* e cerca de 10% com *E. histolytica*. A prevalência de *E. moshkovskii* é desconhecida. A mortalidade por infecções invasivas por *E. histolytica* é estimada em 100 mil por ano.

Os seres humanos são o único hospedeiro estabelecido da *E. histolytica*. A transmissão ocorre por meio da ingestão de cistos de alimentos ou água contaminados por fezes, facilitada pela disseminação de pessoa para pessoa, moscas e outros artrópodes como vetores mecânicos e uso de excrementos humanos como fertilizante. Surtos urbanos ocorreram por conta de contaminação da água de fonte comum.

Achados clínicos

A. Sintomas e sinais

1. **Amebíase intestinal** – Na maioria das pessoas infectadas, o organismo vive como um comensal, e o portador não apresenta sintomas. Na doença sintomática, a diarreia em geral tem início após um período de incubação de 2 a 4 semanas (mas pode se iniciar em uma semana após a infecção), com início gradual de dor abdominal e diarreia. A febre é incomum. Os períodos de remissão e recorrência podem durar dias, semanas ou mais. O exame abdominal pode mostrar distensão, sensibilidade, hiperperistalse e hepatomegalia. A hematoquezia microscópica é comum. As apresentações mais graves incluem colite e disenteria, com diarreia grave (10 a 20 fezes por dia) e fezes com sangue. Na disenteria, os achados físicos incluem febre alta, prostração,

vômito, dor e sensibilidade abdominal, aumento do fígado e hipotensão. As apresentações graves são mais comuns em crianças pequenas, mulheres grávidas, pessoas malnutridas e pessoas que recebem corticosteroides. Portanto, em regiões endêmicas, os corticosteroides não devem ser iniciados em caso de DII presumida sem antes descartar a amebíase. A colite amebiana fulminante pode evoluir para colite necrosante, perfuração intestinal, descamação da mucosa e hemorragia grave, com taxas de mortalidade acima de 40%. As complicações de longo prazo incluem diarreia crônica com perda de peso, que pode durar de meses a anos; ulcerações intestinais e apendicite amebiana. Lesões granulomatosas localizadas (amebomas) podem se apresentar após disenteria ou infecção intestinal crônica. Os achados clínicos incluem dor, sintomas obstrutivos e hemorragia e podem sugerir carcinoma intestinal.

2. **Amebíase extraintestinal** – A manifestação extraintestinal mais comum é o abscesso hepático amebiano. Isso pode acontecer com colite, mas mais frequentemente se apresenta sem história de sintomas intestinais anteriores. Os pacientes apresentam início agudo ou gradual de dor abdominal, febre, fígado aumentado e sensível, anorexia e perda de peso. A diarreia está presente em um pequeno número de pacientes. O exame físico pode mostrar sensibilidade intercostal. Os abscessos são mais comumente únicos e no lobo direito do fígado e são muito mais comuns em homens. Sem tratamento imediato, os abscessos amébicos podem se romper para o espaço pleural, peritoneal ou pericárdico, o que comumente é fatal. Em casos raros, as infecções amebianas podem ocorrer em todo o corpo, inclusive nos pulmões, no cérebro e no sistema geniturinário.

B. Achados laboratoriais

Os estudos laboratoriais com amebíase intestinal mostram leucocitose e hematoquezia, e os leucócitos fecais não estão presentes em todos os casos. Na amebíase extraintestinal, são observados leucocitose e estudos de função hepática elevados.

C. Testes de diagnóstico

O diagnóstico, em geral, é feito pela detecção da *E. histolytica* ou de seu antígeno, ou por testes sorológicos. Entretanto, cada método tem suas limitações. O diagnóstico molecular é possível a partir de painéis de múltiplos patógenos, que são sensíveis e específicos, mas caros.

1. **Amebíase intestinal** – O diagnóstico é mais comumente feito pela identificação de organismos nas fezes. A *E. histolytica* e a *E. dispar* não podem ser distinguidas, mas a identificação de trofozoítos ou cistos amebianos em um paciente sintomático é altamente sugestiva de amebíase. A avaliação de organismos nas fezes não é altamente sensível (~30-50% para colite amebiana), e pelo menos três amostras de fezes devem ser avaliadas após concentração e coloração. Vários testes sorológicos estão disponíveis; esses testes são sensíveis, embora a sensibilidade seja menor (~70% na colite) no início da doença, e eles não conseguem

distinguir a doença recente da antiga, pois permanecem positivos por anos após a infecção. Os testes de antígeno de fezes disponíveis comercialmente (TechLab II, Celisa, Quik Chek) podem distinguir a *E. histolytica* de espécies não patogênicas e oferecem maior sensibilidade (mais de 90% para colite). O ensaio Quik Chek é aprovado pela FDA, oferece diagnóstico rápido no ponto de atendimento e está disponível em um ensaio combinado para amebíase, giardíase e criptosporidiose. Testes moleculares altamente sensíveis não são usados rotineiramente, mas estão disponíveis em alguns locais com muitos recursos em painéis comerciais para identificar patógenos intestinais. A colonoscopia do intestino não limpo normalmente não mostra achados específicos na doença intestinal leve; na doença grave, as úlceras podem ser encontradas com mucosa friável interveniente intacta, semelhante à DII. O exame do exsudato fresco da úlcera para a detecção de trofozoítos móveis e do antígeno de *E. histolytica* pode fornecer um diagnóstico.

2. **Abscesso hepático** – Os testes sorológicos para anticorpos antiamebianos são quase sempre positivos, exceto no início da infecção. Portanto, teste negativo em um caso suspeito deve ser repetido em cerca de uma semana. O teste de antígeno TechLab II pode ser usado para testar o soro com boa sensibilidade se for usado antes do início da terapia. O exame de fezes para organismos ou antígeno é frequentemente negativo; o teste de antígeno é positivo em aproximadamente 40% dos casos. Como os estudos de imagem não conseguem distinguir entre abscessos amebianos e piogênicos, quando o diagnóstico não está disponível a partir de estudos sorológicos, a aspiração percutânea pode ser indicada, de preferência com uma agulha guiada por imagem. A aspiração geralmente produz um fluido marrom ou amarelo. A detecção de organismos no aspirado é incomum, mas a detecção do antígeno de *E. histolytica* é muito sensível e diagnóstica. O principal risco da aspiração é o extravasamento peritoneal que leva à peritonite por amebas ou outros organismos (piogênicos ou equinococose).

D. Exames de imagem

Os abscessos hepáticos podem ser identificados por ultrassonografia, TC ou RM, em geral com lesões não homogêneas de baixa densidade, redondas ou ovais, com transição abrupta do fígado normal para a lesão e centros hipoecoicos. Os abscessos são mais comumente únicos, mas pode haver mais de um. O lobo direito geralmente está envolvido.

Tratamento

O tratamento da amebíase em geral envolve o uso de metronidazol ou tinidazol para erradicar os trofozoítos teciduais e um amebicida luminal para erradicar os cistos intestinais (ver Tab. 37.5).

1. **Infecção assintomática por *E. dispar*** – Essa infecção não requer terapia. Esse organismo não pode ser diferenciado morfologicamente da *E. histolytica*, mas a sorologia para

E. histolytica é negativa. A colonização por *E. dispar* é provável, e o tratamento não é indicado.

2. **Infecção assintomática por *E. histolytica*** – Essa infecção é tratada com um agente luminal. Os agentes luminais eficazes são o furoato de diloxanida, o iodoquinol (diiodo-hidroxiquinolina) e a paromomicina. Os efeitos colaterais associados aos agentes luminais são flatulência com furoato de diloxanida, diarreia leve com iodoquinol e sintomas gastrointestinais com paromomicina. As contraindicações relativas são doenças da tireoide para o iodoquinol e doenças renais para o iodoquinol ou a paromomicina.

3. **Amebíase intestinal** – O tratamento da amebíase intestinal requer metronidazol ou tinidazol mais um agente luminal (ver Tab. 37.5). O tinidazol oferece uma dosagem mais simples, uma resposta clínica mais rápida e menos efeitos colaterais do que o metronidazol. Os efeitos colaterais de qualquer um dos agentes incluem náusea transitória, vômito, desconforto epigástrico, cefaleia ou gosto metálico. Uma reação semelhante à do dissulfiram pode ocorrer se o álcool for ingerido juntamente. O metronidazol e o tinidazol devem ser evitados em mulheres grávidas ou que estejam amamentando, se possível. A reposição de fluidos e eletrólitos também é importante para pacientes com diarreia significativa. O tratamento cirúrgico das complicações agudas da amebíase intestinal deve ser evitado sempre que possível. A terapia bem-sucedida da colite amebiana grave pode ser seguida por colite pós-disentérica, com diarreia contínua sem infecção persistente; essa síndrome em geral se resolve em semanas ou meses.

4. **Abscesso hepático amebiano** – Também é tratado com metronidazol ou tinidazol mais um agente luminal (mesmo se a infecção intestinal não for documentada; ver Tab. 37.5). O metronidazol pode ser usado por via intravenosa quando necessário. Em caso de falha da resposta inicial ao metronidazol ou tinidazol, a cloroquina, a emetina ou a desidroemetina podem ser adicionadas. A aspiração com agulha pode ser útil para abscessos grandes (mais de 5 a 10 cm), principalmente se o diagnóstico permanecer incerto, se houver uma falta de resposta inicial ou se o paciente estiver muito doente, sugerindo uma ruptura iminente do abscesso. Com uma terapia bem-sucedida, os abscessos desaparecem lentamente (ao longo de meses).

Prevenção e controle

A prevenção exige o abastecimento de água potável, o descarte sanitário das fezes humanas, o cozimento adequado dos alimentos, a proteção dos alimentos contra a contaminação por moscas, a lavagem das mãos e, em áreas endêmicas, evitar frutas e vegetais que não possam ser cozidos ou descascados. Os suprimentos de água podem ser fervidos, tratados com iodo (0,5 mL de tintura de iodo por litro durante 20 minutos; os cistos são resistentes às concentrações padrão de cloro) ou filtrados.

Gupta S et al. Amebiasis and amebic liver abscess in children. Pediatr Clin North Am. 2022;69:79. [PMID: 34794678]

TABELA 37.5   Tratamento da amebíase por *E. histolytica*[1]

Quadro clínico	Medicamentos de escolha e dosagem para adultos	Medicamentos alternativos e dosagem para adultos
Infecção intestinal assintomática	**Agente luminal:** Furoato de diloxanida,[2] 500 mg por via oral três vezes ao dia por 10 dias ou Iodoquinol, 650 mg, três vezes ao dia, por via oral, durante 21 dias ou Paromomicina, 10 mg/kg por via oral, três vezes ao dia, durante 7 dias	
Infecção intestinal leve a moderada	Metronidazol, 750 mg por via oral três vezes ao dia (ou 500 mg por via intravenosa a cada 6 horas) por 10 dias ou Tinidazol, 2 g por via oral diariamente por 3-5 dias **mais** Agente luminal (ver acima)	Agente luminal (ver acima) mais Tetraciclina, 250 mg por via oral três vezes ao dia por 10 dias ou Eritromicina, 500 mg por via oral quatro vezes ao dia por 10 dias
Infecção intestinal grave	Metronidazol, 750 mg por via oral três vezes ao dia (ou 500 mg por via intravenosa a cada 6 horas) por 10 dias ou Tinidazol, 2 g por via oral diariamente por 3-5 dias **mais** Agente luminal (ver acima)	Agente luminal (ver acima) mais Tetraciclina, 250 mg, três vezes ao dia, por via oral, durante 10 dias ou Deidroemetina[2] ou emetina,[2] 1 mg/kg por via subcutânea ou intramuscular por 3-5 dias
Abscesso hepático, ameboma e outras doenças extraintestinais	Metronidazol, 750 mg por via oral três vezes ao dia (ou 500 mg por via intravenosa a cada 6 horas) por 10 dias ou Tinidazol, 2 g por via oral diariamente por 5 dias **mais** Agente luminal (ver acima)	Deidroemetina[2] ou emetina,[2] 1 mg/kg por via subcutânea ou intramuscular por 8 a 10 dias, seguido por (somente abscesso hepático) cloroquina, 500 mg por via oral duas vezes ao dia por 2 dias, depois 500 mg por dia por 21 dias **mais** Agente luminal (ver acima)

[1] Consulte o texto para obter mais detalhes e precauções.
[2] Não disponível nos EUA.

Moran P et al. Amoebiasis: advances in diagnosis, treatment, immunology features and the interaction with the intestinal ecosystem. Int J Mol Sci. 2023;24:11755. [PMID: 37511519]

Coccidiose (criptosporidiose, isosporíase, ciclosporíase, sarcocistose) e microsporidiose

FUNDAMENTOS DO DIAGNÓSTICO

- Diarreia aguda, especialmente em crianças de países em desenvolvimento.
- Surtos de diarreia secundários a água ou alimentos contaminados.
- Diarreia prolongada em pessoas imunocomprometidas.
- O diagnóstico é feito principalmente pela identificação de organismos em amostras de fezes especialmente coradas.

Considerações gerais

As causas da coccidiose são as espécies *Cryptosporidium* (*C. parvum*, *C. hominis* e outras); *Cystoisospora* (anteriormente *Isospora*) *belli*; *Cyclospora cayetanensis*; e *Sarcocystis*. A microsporidiose é causada por pelo menos 14 espécies, mais comumente *Enterocytozoon bieneusi* e *Encephalitozoon intestinalis*. Essas infecções ocorrem em todo o mundo, principalmente nos trópicos e em regiões onde a higiene é precária. Causam gastroenterite infantil endêmica (principalmente em crianças desnutridas nos países em desenvolvimento); surtos institucionais e comunitários de diarreia; diarreia do viajante; e diarreia aguda e crônica em pacientes imunossuprimidos, especialmente aqueles com Aids. Todos eles são notáveis pelo potencial de causar diarreia prolongada, muitas vezes com duração de várias semanas. O agrupamento ocorre em residências, creches e entre parceiros sexuais.

Os agentes infecciosos são oocistos (coccidiose) ou esporos (microsporidiose) transmitidos de pessoa para pessoa ou por água potável, água de banho ou alimentos contaminados. Os oocistos ingeridos liberam esporozoítos que invadem e se multiplicam nos enterócitos, principalmente no intestino delgado. Os oocistos de coccídeos e os cistos de microsporídeos podem permanecer viáveis no ambiente por anos.

A criptosporidiose é uma zoonose (o *C. parvum* infecta principalmente o gado), mas a maioria das infecções humanas é adquirida de seres humanos, especialmente com o *C. hominis*. Os *Cryptosporidia* são altamente infecciosos. Elas causaram grandes surtos comunitários por conta do abastecimento de água contaminada e são a principal causa de surtos de gastroenterite associados à água usada para fins de recreação. No mundo em desenvolvimento, a criptosporidiose é uma das principais causas de diarreia infantil. Em um estudo sobre as causas de diarreia moderada a grave na Ásia e na África, o *Cryptosporidium* foi o segundo patógeno mais comumente identificado em crianças com menos de 2 anos de idade.

O *C. belli* e o *C. cayetanensis* parecem infectar apenas humanos. O *C. cayetanensis* causou vários surtos de origem alimentar nos EUA nos últimos anos, mais comumente associados a produtos frescos importados. O *Sarcocystis* infecta muitas espécies; os seres humanos são hospedeiros intermediários (infectados pela ingestão de esporocistos fecais) de algumas espécies, mas hospedeiros definitivos do *Sarcocystis bovihominis* e do *Sarcocystis sui hominis* (infectados pela ingestão de cistos teciduais em carne bovina e suína malcozida, respectivamente).

Achados clínicos
A. Sintomas e sinais

1. **Coccidiose**
    A. **Criptosporidiose** – O período de incubação parece ser de aproximadamente 14 dias. Nos países em desenvolvimento, a doença ocorre principalmente em crianças com menos de 5 anos de idade, causando de 5 a 10% da diarreia infantil. Os sintomas iniciais incluem diarreia aquosa aguda, dor abdominal e cólicas, com resolução rápida na maioria dos pacientes; no entanto, os sintomas em geral persistem por duas semanas ou mais. Nos países desenvolvidos, a maioria dos pacientes é adulta. A diarreia em indivíduos imunocompetentes geralmente dura de 5 a 10 dias; comumente é aquosa, acompanhada de dor e cólicas abdominais, náuseas, vômitos e febre. As recidivas podem ocorrer após a resolução inicial dos sintomas. Doença leve e infecção assintomática também são comuns.

    A criptosporidiose é uma causa bem caracterizada de diarreia em pessoas com Aids. Era comum antes do advento da terapia antirretroviral altamente ativa, especialmente com imunossupressão avançada. As manifestações clínicas são variáveis, mas os pacientes em geral apresentam diarreia crônica com fezes de odor fétido frequentes, má absorção e perda de peso. Pode ser observada diarreia aquosa grave e com risco de morte. A criptosporidiose também causa distúrbios extraintestinais na Aids, incluindo infiltrados pulmonares com dispneia e infecção da via biliar com colangite esclerosante e colangiopatia da Aids.

    B. **Isosporíase** – O período de incubação da *C. belli* é de cerca de 1 semana. Em pessoas imunocompetentes, em geral causa uma diarreia aquosa autolimitada que dura de 2 a 3 semanas, com cólicas abdominais, anorexia, mal-estar e perda de peso. A febre é incomum. Os sintomas crônicos podem persistir por meses. Em pacientes imunocomprometidos, a isosporíase causa mais comumente diarreia grave e crônica, com complicações que incluem desidratação acentuada, desnutrição e colite hemorrágica. Raramente foi relatada doença extraintestinal.

    C. **Ciclosporíase** – Os oocistos de *C. cayetanensis* devem passar por um período de esporulação de 7 dias ou mais após a eliminação antes de se tornarem infecciosos. Portanto, a disseminação de pessoa para pessoa é improvável, e a disseminação tem sido normalmente causada por alimentos contaminados (especialmente produtos frescos) e água. O período de incubação é de 1 a 11 dias. As infecções podem ser assintomáticas. A ciclosporíase causa uma doença semelhante à descrita para os demais patógenos incluídos nesta seção, com diarreia aquosa, cólicas abdominais, náusea, fadiga e anorexia. A febre é observada em 25% dos casos. Os sintomas geralmente persistem por 2 semanas ou mais e pode persistir por meses sem terapia. As recidivas de diarreia são comuns. A diarreia pode ser precedida por um pródromo semelhante ao da gripe e seguida por fadiga persistente. Em pacientes imunocomprometidos, a ciclosporíase é geralmente mais grave e prolongada, com diarreia aquosa fulminante crônica e perda de peso.

    D. **Sarcocistose** – A infecção por *Sarcocystis* é comum em alguns países em desenvolvimento, mas geralmente é assintomática. A infecção ocorre mais comumente após a ingestão de carne bovina ou suína malcozida, levando ao desenvolvimento de cistos nos músculos, com mialgias, febre, broncoespasmo, erupção cutânea pruriginosa, linfadenopatia e nódulos subcutâneos. A ingestão de esporocistos fecais pode levar a sintomas gastrointestinais.

2. **Microsporidiose** – Os microsporídios são protozoários intracelulares obrigatórios que causam um amplo espectro de doenças. Muitas infecções são de origem zoonótica, mas a transmissão entre humanos já foi documentada. A infecção ocorre sobretudo pela ingestão de esporos, mas também pela inoculação direta nos olhos. Em hospedeiros imunocompetentes, as infecções por microsporídios se apresentam mais comumente como diarreia autolimitada. Também foram descritas infecções oculares. A doença causada por microsporídios é observada principalmente em pessoas imunocomprometidas, em especial aquelas com Aids. As infecções em pacientes com Aids são mais comumente causadas por *E. bieneusi* e *E. intestinalis*. Elas causam diarreia crônica, com anorexia, edema, perda de peso e perda de peso, especialmente em pessoas com imunodeficiência avançada. Geralmente não se observa febre. Outras doenças em pessoas imunocomprometidas associadas a microsporídios (incluindo os gêneros *Enterocytozoon*, *Encephalitozoon*, *Brachiola*, *Vittaforma*, *Pleistophora*, *Trachipleistophora* e *Microsporidium*) incluem doença da via biliar (colangiopatia da Aids), infecção geniturinária com cistite, doença renal, hepatite, peritonite, miosite, infecções respiratórias, inclusive sinusite, infecções do SNC, inclusive encefalite granulomatosa e infecções disseminadas. As infecções oculares com espécies de *Encephalitozoon* causam

conjuntivite e ceratite, apresentando-se como vermelhidão, fotofobia e perda da acuidade visual.

B. Achados laboratoriais

1. **Coccidiose**

A. **Criptosporidiose** – Normalmente, as fezes não apresentam sangue ou leucócitos. O diagnóstico é tradicionalmente feito pela detecção de organismo nas fezes usando uma coloração ácido-resistente modificada; essa técnica é relativamente insensível, e várias amostras devem ser avaliadas antes de descartar o diagnóstico. É importante observar que a avaliação de rotina para óvulos e parasitas normalmente não inclui uma coloração ácido-resistente modificada, portanto deve ser solicitada de modo específico em muitos laboratórios. Vários métodos de detecção de antígenos, incluindo microscopia de imunofluorescência, Elisa e imunocromatografia, oferecem sensibilidade e especificidade aprimoradas, ambas acima de 90% com os ensaios disponíveis; esses métodos podem ser considerados os melhores meios de diagnóstico. Painéis de diagnóstico molecular que reconhecem *Cryptosporidium* e outros enteropatógenos nas fezes estão disponíveis, mas são caros.

B. **Isosporíase** – O diagnóstico da isosporíase é feito pelo exame de montagens úmidas de fezes ou após coloração ácido-rápida modificada, na qual o organismo é claramente distinguível de outros parasitas. Outras colorações também mostram o organismo. A eliminação de oocistos pode ser intermitente, portanto a sensibilidade da avaliação das fezes não é alta, e várias amostras devem ser examinadas. O organismo também pode ser identificado em aspirados duodenais ou biópsias do intestino delgado.

C. **Ciclosporíase** – O diagnóstico é feito pelo exame de amostras úmidas de fezes ou após coloração ácido-rápida modificada. Pode ser necessário examinar várias amostras para fazer o diagnóstico; a concentração de amostras melhora a sensibilidade. O organismo também pode ser identificado em aspirados do intestino delgado ou amostras de biópsia. Estão disponíveis ensaios moleculares com alta sensibilidade e especificidade, incluindo painéis de múltiplos patógenos.

D. **Sarcocistose** – Podem ser observadas eosinofilia e elevação da creatina quinase. O diagnóstico é feito pela identificação dos organismos ácido-resistentes nas fezes ou pela identificação de trofozoítos ou bradizoítos em biópsias de tecido.

2. **Microsporidiose** – O diagnóstico pode ser feito pela identificação de organismos em amostras de fezes, fluidos ou tecidos especialmente corados, p. ex., com corante à base de cromotropo Weber. A microscopia eletrônica é útil para confirmar o diagnóstico e a especiação. Técnicas de PCR e cultura estão disponíveis, mas não são usadas rotineiramente.

Tratamento

A maioria das infecções agudas por esses patógenos em pessoas imunocompetentes é autolimitada e não requer tratamento. O tratamento de suporte para diarreia grave ou crônica inclui reposição de fluidos e eletrólitos e, em alguns casos, nutrição parenteral.

1. **Coccidiose**

A. **Criptosporidiose** – O tratamento da criptosporidiose é desafiador. Nenhum agente é claramente eficaz. Foram observados benefícios modestos em alguns estudos (mas não em outros), geralmente em hospedeiros imunocompetentes, com a nitazoxanida, aprovada pela FDA para essa indicação (500 mg-1 g por via oral duas vezes ao dia por 3 dias em pacientes imunocompetentes e de 2 a 8 semanas em pacientes com Aids avançada), e paromomicina, um aminoglicosídeo não absorvido (25-35 mg/kg por via oral por 14 dias). Outros agentes que têm sido usados com sucesso variável no tratamento da criptosporidiose em pacientes com Aids incluem azitromicina, espiramicina, colostro hiperimune bovino e octreotida. A reversão da imunodeficiência com terapia antirretroviral eficaz é da maior importância.

B. **Isosporíase** – A isosporíase é tratada de forma eficaz em pessoas imunocompetentes e imunossuprimidas com TMP-SMZ (160 mg/800 mg por via oral, duas a quatro vezes ao dia, durante 10 dias, com a dosagem mais alta para pacientes com Aids). Uma terapia alternativa é a pirimetamina (75 mg por via oral em quatro doses divididas) com ácido folínico (10-25 mg por dia por via oral). A terapia de manutenção com baixa dose de TMP-SMZ (160 mg/800 mg diariamente ou três vezes por semana) ou Fansidar (1 comprimido semanalmente) evita a recidiva em pacientes com imunossupressão persistente.

C. **Ciclosporíase** – A ciclosporíase também é tratada com TMP-SMZ (dosagem igual à da isosporíase). Com a Aids, a terapia de manutenção de longo prazo (160 mg/800 mg três vezes por semana) ajuda a evitar recidivas. Para pacientes intolerantes ao TMP-SMZ, o ciprofloxacino (500 mg por via oral duas vezes ao dia por 7 dias) mostrou eficácia, embora com menor capacidade de eliminar o organismo do que o TMP-SMZ.

D. **Sarcocistose** – Para a sarcocistose, nenhum tratamento específico foi estabelecido, mas os pacientes podem responder à terapia com albendazol ou TMP-SMZ.

2. **Microsporidiose** – O tratamento da microsporidiose é complexo. As infecções com a maioria das espécies, inclusive as que causam manifestações gastrointestinais e outras, devem ser tratadas com albendazol (400 mg por via oral duas vezes ao dia por 2 a 4 semanas), que tem atividade contra várias espécies, mas eficácia relativamente baixa (cerca de 50%) contra *E. bieneusi*, a causa mais comum de diarreia por microsporídios em pacientes com Aids. A fumagilina,

usada para tratar abelhas e peixes com infecções por microsporídios, demonstrou benefícios em estudos clínicos com uma dose de 20 mg três vezes por dia durante 14 dias; o tratamento foi acompanhado de trombocitopenia reversível. Como na criptosporidiose, a melhor maneira de controlar a microsporidiose em pacientes com Aids é restaurar a função imunológica com uma terapia antirretroviral eficaz. A microsporidiose ocular pode ser tratada com solução tópica de fumagilina (3 mg/mL); provavelmente deve ser administrada com albendazol sistêmico concomitante. O tratamento adjuvante pode incluir corticosteroides tópicos para diminuir a inflamação e ceratoplastia.

Prevenção

A purificação da água é importante para o controle dessas infecções. A desinfecção com cloro não é eficaz contra os oocistos de criptosporídios, portanto são necessárias outras medidas de purificação. Os pacientes imunocomprometidos devem ferver ou filtrar a água potável e devem evitar lagos e piscinas. As precauções de rotina (lavagem das mãos, luvas, desinfecção) devem evitar a disseminação institucional de paciente para paciente. Não são conhecidos os meios ideais de prevenção de infecções por microsporídios, mas a purificação da água e as precauções com substâncias corporais para indivíduos imunocomprometidos e hospitalizados são provavelmente eficazes.

Diptyanusa A et al. Treatment of human intestinal cryptosporidiosis: a review of published clinical trials. Int J Parasitol Drugs Drug Resist. 2021;17:128. [PMID: 34562754]

Mathison BA et al. Cyclosporiasis – updates on clinical presentation, pathology, clinical diagnosis, and treatment. Microorganisms. 2021;9:1863. [PMID: 34576758]

Rosenthal BM. Zoonotic Sarcocystis. Res Vet Sci. 2021;136:151. [PMID: 33626441]

Giardíase

FUNDAMENTOS DO DIAGNÓSTICO

- A diarreia aguda pode ser abundante e aquosa.
- Diarreia crônica com fezes gordurosas e mau cheiro.
- Cólicas abdominais, distensão, flatulência.
- Cistos ou trofozoítos nas fezes.

Considerações gerais

Giardíase é uma infecção protozoária da parte superior do intestino delgado causada pelo flagelado *Giardia lamblia* (também chamado de *Giardia intestinalis* e *Giardia duodenalis*). O parasita ocorre em todo o mundo, mais abundantemente em áreas com saneamento precário. Nos países em desenvolvimento, as crianças pequenas são muito comumente infectadas. Nos EUA e na Europa, a infecção é o patógeno protozoário intestinal mais comum; a estimativa dos EUA é de 1 milhão de novas infecções que levam a 5.000 internações hospitalares por ano. Os grupos de risco especial incluem viajantes para áreas

endêmicas de *Giardia*, pessoas que ingerem água contaminada durante recreação ou viagens selvagens, homens que fazem sexo com homens e pessoas com imunidade reduzida. Os surtos são comuns em residências, creches infantis e instalações residenciais e podem decorrer de suprimentos de água contaminada.

O organismo ocorre nas fezes como um trofozoíto flagelado e como um cisto. Somente a forma de cisto é infecciosa por via oral; os trofozoítos são destruídos pela acidez gástrica. Os seres humanos são um reservatório do patógeno; cães, gatos, castores e outros mamíferos foram implicados, mas não confirmados como reservatórios. Em condições adequadas de umidade e frio, os cistos podem sobreviver no ambiente por semanas a meses. Os cistos são transmitidos como resultado da contaminação fecal da água ou dos alimentos, pelo contato entre pessoas ou pelo contato sexual anal-oral. A dose infecciosa é baixa, exigindo apenas 10 cistos. Depois que os cistos são ingeridos, os trofozoítos surgem no duodeno e no jejuno. O dano epitelial e a invasão mucosa são incomuns. A hipogamaglobulinemia, os baixos níveis de IgA secretora no intestino, a acloridria e a má nutrição favorecem o desenvolvimento da infecção.

Achados clínicos

A. Sintomas e sinais

Estima-se que cerca de 50% das pessoas infectadas não apresentam infecção perceptível, cerca de 10% tornam-se transmissores assintomáticos de cistos e 25 a 50% desenvolvem síndrome de diarreia aguda. A diarreia aguda pode desaparecer espontaneamente, mas geralmente é seguida de diarreia crônica. O período de incubação comumente é de 1 a 3 semanas, mas pode ser mais longo. A doença pode começar gradual ou repentinamente. A fase aguda pode durar dias ou semanas e em geral é autolimitada. A doença inicial pode incluir diarreia aquosa profusa, e pode ser necessária a hospitalização por conta da desidratação, principalmente em crianças pequenas. Os sintomas típicos da doença crônica são cólicas abdominais, edema, flatulência, náusea, mal-estar e anorexia. Febre e vômito são incomuns. A diarreia comumente não é grave no estágio crônico da infecção; as fezes são gordurosas ou espumosas e de odor fétido, sem sangue, pus ou muco. A diarreia pode ser diária ou recorrente; os períodos de intervalo podem incluir constipação. Os sintomas podem persistir por semanas ou meses. A perda de peso é frequente. A doença crônica pode incluir má absorção, inclusive enteropatia perdedora de gordura e proteína e deficiências de vitaminas.

B. Achados laboratoriais

A maioria dos pacientes procura atendimento médico depois de ficar doente por mais de uma semana, em geral com perda de peso de 5 kg ou mais. As fezes não costumam apresentar sangue ou leucócitos. O diagnóstico é tradicionalmente feito pela identificação de trofozoítos ou cistos nas fezes. A microscopia com teste direto de anticorpos fluorescentes é o teste diagnóstico de escolha. Uma montagem úmida de fezes líquidas pode identificar trofozoítos móveis. As amostras fixadas e coradas podem mostrar cistos ou trofozoítos. A sensibilidade da análise das fezes não é ideal, estimada em 50-80%

para uma única amostra e mais de 90% para três amostras. A biópsia duodenal pode ser útil em pacientes muito doentes ou imunocomprometidos. Quando há suspeita de giardíase, os testes de antígeno nas fezes são mais simples e baratos do que exames de fezes repetidos, mas não identificam outros patógenos nas fezes. Estão disponíveis vários testes que identificam antígenos de trofozoítos ou cistos nas fezes, incluindo ensaios rápidos de cartucho imunocromatográfico e imunoensaios enzimáticos. Em geral, eles são bastante sensíveis (85-98%) e específicos (90-100%). Painéis de diagnóstico molecular que reconhecem *Giardia* e outros enteropatógenos nas fezes estão disponíveis, mas são caros.

Tratamento

Os tratamentos de escolha para a giardíase são o tinidazol (2 g por via oral uma vez) ou o metronidazol (250 mg por via oral três vezes ao dia por 5 a 7 dias). Os medicamentos não são universalmente eficazes; as taxas de cura para cursos únicos são, em geral, de 80 a 95%. As toxicidades são as mesmas descritas para o tratamento da amebíase, mas as dosagens mais baixas usadas para a giardíase limitam os efeitos colaterais. O albendazol (400 mg por via oral uma vez ao dia por 5 dias) e a nitazoxanida (500 mg por via oral duas vezes ao dia por 3 dias) parecem ter eficácia semelhante e menos efeitos colaterais em comparação com o metronidazol, mas uma metanálise sugeriu que o tinidazol é mais eficaz do que o albendazol. A nitazoxanida é geralmente bem tolerada, mas pode causar efeitos colaterais leves do TGI. Outros medicamentos com atividade contra a *Giardia* incluem a furazolidona (100 mg por via oral quatro vezes ao dia durante 7 dias), tão eficaz quanto os demais medicamentos mencionados, mas causa efeitos colaterais gastrointestinais, e a paromomicina (500 mg por via oral três vezes ao dia durante 7 dias), que parece ter eficácia um pouco menor, mas, diferentemente do metronidazol, do tinidazol e da furazolidona, é segura na gestação. A giardíase sintomática deve sempre ser tratada. Deve-se considerar o tratamento de pacientes assintomáticos, pois podem transmitir a infecção. Com uma apresentação sugestiva, mas estudos diagnósticos negativos, um tratamento empírico pode ser apropriado. Os contatos domésticos ou de creches com um caso-índice devem ser testados e tratados se estiverem infectados.

Prevenção

A cloração comunitária (0,4 mg/L) da água é relativamente ineficaz para inativar os cistos, portanto a filtragem é necessária. Para viajantes internacionais ou em áreas selvagens, ferver a água por 1 minuto ou filtrá-la com um tamanho de poro inferior a 1 mcm é adequado. Em creches, o descarte adequado de fraldas e a lavagem frequente das mãos são essenciais.

Loderstädt U et al. Antimicrobial resistance of the enteric protozoon Giardia duodenalis – a narrative review. Eur J Microbiol Immunol (Bp). 2021;11:29. [PMID: 34237023]

Tricomoníase

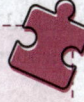

FUNDAMENTOS DO DIAGNÓSTICO

- **Mulheres:** corrimento vaginal abundante.
- **Homens:** uretrite não gonocócica.
- Tricomonas móveis em amostras úmidas.

Considerações gerais

A tricomoníase é causada pelo protozoário *Trichomonas vaginalis* e está entre as IST mais comuns, causando vaginite em mulheres e uretrite não gonocócica em homens. Ocasionalmente, ela também pode ser adquirida por outros meios, pois pode sobreviver em ambientes úmidos por várias horas.

Achados clínicos
A. Sintomas e sinais

O *T. vaginalis* em geral é mantido de forma assintomática. Em mulheres com doença sintomática, após um período de incubação de 5 dias a 4 semanas, ocorre corrimento vaginal, habitualmente com desconforto vulvovaginal, prurido, disúria, dispareunia ou dor abdominal. O exame mostra um corrimento abundante, que geralmente não é malcheiroso, mas costuma ser espumoso e de cor amarelada ou verde. A inflamação das paredes vaginais e do colo do útero com hemorragias pontuais é comum. A maioria dos homens infectados com *T. vaginalis* é assintomática, mas pode ser isolada em cerca de 10% dos homens com uretrite não gonocócica. Em homens com uretrite por tricomonas, o corrimento uretral é comumente mais escasso do que em outras causas de uretrite.

B. Testes de diagnóstico

Tradicionalmente, o diagnóstico é feito pela identificação do tricomonas em secreções vaginais ou uretrais. O exame de secreções úmidas mostra organismos móveis. Os testes para vaginose bacteriana (pH > 4,5, odor de peixe após a adição de hidróxido de potássio) em geral são positivos para tricomoníase. Os testes mais recentes de detecção de antígeno e hibridização de sonda de ácido nucleico e os ensaios de amplificação de ácido nucleico no ponto de atendimento oferecem maior sensibilidade em comparação com a microscopia de montagem úmida e excelente especificidade.

Tratamento

O tratamento de escolha é o metronidazol, 500 mg por via oral duas vezes ao dia por 7 dias em mulheres e dose única de 2 g em homens. Uma alternativa é o tinidazol em dose oral única de 2 g em homens ou mulheres. As toxicidades desses medicamentos são discutidas na seção sobre amebíase. Todas as pessoas com infecção devem ser tratadas, mesmo que assintomáticas, para prevenir a doença sintomática subsequente e limitar a disseminação. A falha no tratamento sugere reinfecção, mas foram relatados organismos resistentes ao metronidazol.

Esses podem ser tratados com tinidazol, cursos mais longos de metronidazol, paromomicina intravaginal ou outras terapias experimentais (ver Cap. 20).

Tuddenham S et al. Diagnosis and treatment of sexually transmitted infections: a review. JAMA. 2022;327:161. [PMID: 35015033]

INFECÇÕES HELMÍNTICAS

Infecções por trematódeos (vermes)

Esquistossomose

> **FUNDAMENTOS DO DIAGNÓSTICO**
>
> - História de exposição à água doce em uma área endêmica.
> - **Esquistossomose aguda:** febre, cefaleia, mialgias, tosse, urticária, diarreia e eosinofilia.
> - **Esquistossomose intestinal:** dor abdominal, diarreia e hepatomegalia, depois anorexia, perda de peso e hipertensão portal.
> - **Esquistossomose urinária:** hematúria e disúria, depois hidronefrose e infecções urinárias.
> - **Diagnóstico:** ovos característicos nas fezes ou na urina; biópsia da mucosa do reto ou da bexiga; sorologia positiva.

Considerações gerais

A esquistossomose, que afeta mais de 200 milhões de pessoas em todo o mundo, causa consequências graves em 20 milhões de pessoas e cerca de 100 mil mortes anualmente (embora as estimativas variem muito). A doença é causada por seis espécies de vermes sanguíneos trematódeos. Cinco espécies causam a esquistossomose intestinal, com infecção das vênulas mesentéricas: *Schistosoma mansoni*, presente na África, na Península Arábica, na América do Sul e no Caribe; *Schistosoma japonicum*, endêmico na China e no Sudeste Asiático; *Schistosoma mekongi*, endêmico próximo ao Rio Mekong no sudeste da Ásia; e *Schistosoma intercalatum* e *Schistosoma guineensis*, que ocorrem em partes da África. A sexta espécie, *Schistosoma haematobium*, causa a esquistossomose urinária, com infecção das vênulas do trato urinário, e é endêmica na África e no Oriente Médio. A transmissão da esquistossomose é focal, com maior prevalência em áreas rurais pobres. Os esforços de controle diminuíram a transmissão em muitas áreas, mas a transmissão de alto nível permanece na África Subsaariana e em algumas outras áreas. A prevalência de infecção e doença habitualmente atinge o pico por volta dos 15 a 20 anos de idade.

Os seres humanos são infectados com esquistossomos após o contato com água doce contendo cercárias liberadas por caramujos infectados. A infecção é iniciada pela penetração na pele ou nas membranas mucosas. Após a penetração, os esquistossômulos migram para a circulação portal, onde amadurecem rapidamente. Após cerca de seis semanas, os vermes adultos se acasalam e migram para as vênulas mesentéricas terminais ou da bexiga, onde as fêmeas depositam seus ovos. Alguns ovos chegam ao lúmen do intestino ou da bexiga e são eliminados com as fezes ou a urina, enquanto outros são retidos na parede do intestino ou da bexiga ou transportados na circulação para outros tecidos, principalmente o fígado. A doença em áreas endêmicas se deve principalmente a uma resposta do hospedeiro aos ovos, com formação de granuloma e inflamação, levando eventualmente à fibrose. A infecção crônica pode resultar em cicatrização dos vasos sanguíneos mesentéricos ou vesiculares, levando à hipertensão portal e a alterações no trato urinário. Em indivíduos previamente não infectados, como viajantes com contato com água doce em regiões endêmicas, pode ocorrer esquistossomose aguda, com um quadro febril de 2 a 8 semanas após a infecção.

Achados clínicos
A. Sintomas e sinais

1. **Dermatite cercariana (coceira de nadador)** – Após a penetração cercariana, desenvolve-se um eritema localizado em alguns indivíduos, que pode evoluir para erupção maculopapular pruriginosa localizada que persiste por alguns dias. A dermatite pode ser causada por esquistossomos humanos e, em áreas não tropicais, por esquistossomos de aves que não conseguem completar seu ciclo de vida em humanos (coceira do nadador).

2. **Esquistossomose aguda (síndrome de Katayama)** – Uma doença febril pode se desenvolver de 2 a 8 semanas após a exposição em pessoas sem infecção prévia, mais comumente após uma infecção intensa por *S. mansoni* ou *S. japonicum*. Os sintomas e sinais incluem febre aguda, cefaleia, mialgias, tosse, mal-estar, urticária, diarreia, que pode ser sanguinolenta, hepatoesplenomegalia, linfadenopatia e infiltrados pulmonares. As lesões localizadas podem ocasionalmente causar manifestações graves, incluindo anormalidades do SNC e morte. A esquistossomose aguda costuma se resolver em 2 a 8 semanas.

3. **Esquistossomose crônica** – Muitas pessoas têm infecções leves e são assintomáticas, mas estima-se que 50 a 60% tenham sintomas e 5 a 10% apresentem lesões orgânicas avançadas. Crianças infectadas assintomáticas podem sofrer de anemia e retardo de crescimento. Os pacientes sintomáticos com esquistossomose intestinal em geral apresentam dor abdominal, fadiga, diarreia e hepatomegalia. Com o passar dos anos, a anorexia, a perda de peso, a fraqueza, os pólipos colônicos e a doença portal podem se tornar mais frequentes. As manifestações tardias incluem hematêmese por varizes esofágicas, insuficiência hepática e hipertensão pulmonar. A esquistossomose urinária pode se apresentar dentro de meses após a infecção com hematúria e disúria, mais comumente em crianças e adultos jovens. As alterações fibróticas no trato urinário podem levar a hidroureter, hidronefrose, infecções urinárias bacterianas e, em última instância, doença renal ou câncer de bexiga.

A esquistossomose genital crônica está associada a lesões locais e ao aumento dos riscos de incontinência, infertilidade e infecção por HIV.

B. Achados laboratoriais

O exame microscópico das fezes ou da urina para detecção de ovos, a avaliação do tecido ou os testes sorológicos estabelecem o diagnóstico. Os ovos característicos podem ser identificados em esfregaços de fezes ou urina. O teste de fezes mais amplamente utilizado é a técnica de Kato-Katz. Os testes quantitativos que produzem mais de 400 ovos por grama de fezes ou 10 mL de urina são indicativos de infecções graves com maior risco de complicações. O diagnóstico também pode ser feito por biópsia do reto, do cólon, do fígado ou da bexiga. Os testes sorológicos incluem um Elisa disponível no CDC que é 99% específico para todas as espécies, mas não consegue distinguir infecções agudas e passadas. A sensibilidade do teste é de 99% para *S. mansoni*, 95% para *S. haematobium*, mas menos de 50% para *S. japonicum*. A sorologia é de uso limitado em ambientes endêmicos, mas pode ser útil em viajantes de regiões não endêmicas. Os testes de ponto de atendimento mais amplamente usados detectam antígenos de esquistossomo circulantes no soro e na urina. Os testes antigênicos têm melhor sensibilidade do que os esfregaços de fezes, especialmente para o *S. mansoni*; a sensibilidade é menor para o *S. haematobium*. Os testes moleculares para esquistossomose não são usados rotineiramente para o diagnóstico. Na esquistossomose aguda, podem ocorrer leucocitose e eosinofilia acentuada; os testes sorológicos podem se tornar positivos antes que os ovos sejam vistos nas fezes ou na urina. Após o tratamento, os ovos podem ser eliminados nas fezes ou na urina por meses, portanto a identificação de ovos em fluidos ou tecidos não pode distinguir a doença passada da ativa. Com o diagnóstico de esquistossomose, é necessário avaliar a extensão da doença, incluindo estudos da função hepática e exames de imagem do fígado para aqueles com doença intestinal e ultrassom ou outros exames de imagem do sistema urinário para aqueles com doença urinária.

Tratamento

O tratamento é indicado para todas as infecções por esquistossomo. Em áreas onde a infecção recorrente é comum, o tratamento é valioso para reduzir a carga de vermes e limitar as complicações clínicas. O medicamento de escolha é o praziquantel. O medicamento é administrado por um dia em dose oral de 40 mg/kg (em uma ou duas doses) para infecções por *S. mansoni*, *S. haematobium*, *S. intercalatum* e *S. guineensis* e uma dose de 60 mg/kg (em duas ou três doses) para *S. japonicum* e *S. mekongi*. As taxas de cura em geral são superiores a 80% após um único tratamento, e aqueles que não são curados têm uma redução acentuada na intensidade da infecção. O praziquantel é ativo contra as cercárias invasoras, mas não contra as esquistossomoses em desenvolvimento. Portanto, o medicamento pode não prevenir a doença quando administrado após a exposição, e, para infecções recentes, pode ser apropriado repetir o tratamento após algumas semanas. O praziquantel

pode ser usado durante a gravidez. Foi relatada resistência ao praziquantel. As toxicidades incluem dor abdominal, diarreia, urticária, cefaleia, náusea, vômito e febre e podem ser devidas tanto aos efeitos diretos da droga quanto às respostas aos vermes que morrem. As terapias alternativas são a oxamniquina para a infecção por *S. mansoni* e o metrifonato para a infecção por *S. haematobium*. Ambos os medicamentos têm disponibilidade limitada (não estão disponíveis nos EUA), e a resistência pode ser um problema. Nenhum medicamento de segunda linha está disponível para infecções por *S. japonicum*. O medicamento antimalárico arteméter tem atividade contra esquistossômulos e vermes adultos e pode ser eficaz na quimioprofilaxia; no entanto, é caro, e o uso prolongado em áreas malarígenas pode selecionar parasitas da malária resistentes. Em caso de doença grave, o uso de corticosteroides em conjunto com o praziquantel pode reduzir as complicações. O tratamento deve ser seguido de exames repetidos para a detecção de ovos a cada três meses durante um ano após a terapia, com novo tratamento caso sejam observados ovos.

Prevenção

Quem viaja para áreas endêmicas deve evitar a exposição à água doce. O uso vigoroso da toalha após a exposição pode limitar a penetração das cercárias. A quimioprofilaxia com arteméter demonstrou eficácia, mas não é a prática padrão. O controle comunitário da esquistossomose inclui melhor saneamento e abastecimento de água, eliminação de habitats de caramujos e tratamento preventivo para limitar a carga de vermes.

Aula OP et al. Schistosomiasis with a focus on Africa. Trop Med Infect Dis. 2021;6:109. [PMID: 34206495]
Carbonell C et al. Clinical spectrum of schistosomiasis: an update. J Clin Med. 2021;10:5521. [PMID: 34884223]

Vermes do fígado e do pulmão

Fasciolíase

A infecção por *Fasciola hepatica*, o verme do fígado do carneiro, resulta da ingestão de metacercárias encistadas no agrião ou em outros vegetais aquáticos. A infecção é predominante em áreas de criação de ovinos em muitos países, especialmente em partes da América do Sul, do Oriente Médio e do sul da Europa, e tem sido cada vez mais reconhecida em viajantes para essas áreas. A *Fasciola gigantica* tem distribuição mais restrita na Ásia e na África e causa achados semelhantes. Os ovos são passados das fezes do hospedeiro para a água doce, levando à infecção de caramujos e, em seguida, à deposição de metacercárias na vegetação. Em humanos, as metacercárias excitam, penetram no peritônio, migram pelo fígado e amadurecem nos dutos biliares, onde causam necrose local e formação de abscesso.

São observadas duas síndromes clínicas, relacionadas à migração aguda dos vermes e à infecção crônica da via biliar. Os sintomas ligados à migração das larvas se apresentam de 6 a 12 semanas após a ingestão. Os achados típicos incluem dor abdominal, febre, mal-estar, perda de peso, urticária, eosinofilia e leucocitose. Podem ser observados hepatomegalia sensível e testes bioquímicos hepáticos elevados. Raramente, a migração para outros órgãos pode levar à doença localizada. Os sintomas da migração do verme desaparecem após 2 a 4 meses, seguidos por infecção assintomática por vermes adultos ou sintomas intermitentes de obstrução biliar, com cólica biliar e, às vezes, colangite. O diagnóstico precoce é difícil, pois os ovos não são encontrados nas fezes durante a fase migratória aguda da infecção. A suspeita clínica deve se basear nos achados clínicos e na eosinofilia acentuada em indivíduos de risco. A TC e outros exames de imagem mostram lesões migratórias hipodensas no fígado. O diagnóstico definitivo é feito pela identificação de ovos característicos nas fezes. Podem ser necessários exames repetidos. Na infecção crônica, os exames de imagem mostram massas que obstruem a via biliar extra-hepática. Os ensaios sorológicos têm sensibilidade e especificidade acima de 90%, mas não conseguem distinguir entre infecção passada e atual. Testes de antígeno com excelente sensibilidade e especificidade estão disponíveis na medicina veterinária e são promissores para humanos.

O tratamento de escolha é o triclabendazol. A dosagem padrão de 10 mg/kg por via oral em uma única dose ou duas doses em 12 horas atinge taxa de cura de cerca de 80%, mas a repetição da dose é indicada se os achados radiológicos anormais ou a eosinofilia não desaparecerem. É preocupante o fato de a resistência ao triclabendazol ter sido amplamente relatada em infecções em animais. O medicamento de segunda linha para a fasciolíase é o bithionol (30-50 mg/kg por dia por via oral em três doses divididas em dias alternados por 10-15 dias); esse medicamento não está disponível nos EUA. O tratamento com qualquer um dos medicamentos pode ser acompanhado de dor abdominal e outros sintomas gastrointestinais. Outras terapias possíveis são a emetina e a deidroemetina, ambas amplamente utilizadas no passado, mas bastante tóxicas, e a nitazoxanida. A prevenção da fasciolíase envolve evitar a ingestão de plantas aquáticas cruas.

Clonorquíase e opistorquíase

A infecção por *Clonorchis sinensis*, a fascíola hepática chinesa, é endêmica em áreas do Japão, Coreia, China, Taiwan, Sudeste Asiático e extremo leste da Rússia. Estima-se que 15 milhões de pessoas estejam infectadas (13 milhões na China); em algumas comunidades, a prevalência pode chegar a 80%. A opistorquíase é causada principalmente pelo *Opisthorchis felineus* (regiões da antiga União Soviética) ou pelo *Opisthorchis viverini* (Tailândia, Laos, Vietnã). A clonorquíase e a opistorquíase são clinicamente indistinguíveis. Os ovos do parasita são lançados na água em fezes humanas ou de animais, onde infectam os caramujos, que liberam cercárias, que infectam os peixes. A infecção humana ocorre após a ingestão de peixes de água doce crus, malcozidos ou em conserva contendo metacercárias. Esses parasitas entram em processo de excistação no duodeno e ascendem à via biliar, onde amadurecem e permanecem por muitos anos, eliminando ovos na bile.

A maioria dos pacientes abriga poucos parasitas e é assintomática. Uma doença aguda pode ocorrer de 2 a 3 semanas após a infecção inicial, com febre, mal-estar, dor abdominal, anorexia, hepatomegalia sensível, urticária e eosinofilia. A síndrome aguda é difícil de diagnosticar, pois os óvulos podem não aparecer nas fezes até 3 a 4 semanas após o início dos sintomas. Nas infecções crônicas intensas, os achados incluem dor abdominal, anorexia, perda de peso e hepatomegalia tardia. Colangite e sepse bacterianas recorrentes, colecistite, abscesso hepático e pancreatite podem ocorrer. Foi documentado um aumento no risco de colangiocarcinoma.

O diagnóstico precoce é presumível, com base em achados clínicos e epidemiológicos. O diagnóstico subsequente é feito pela descoberta de ovos característicos nas fezes ou no conteúdo duodenal ou biliar. O teste de Kato-Katz nas fezes é amplamente utilizado; a realização de testes repetidos melhora a sensibilidade. Estudos de imagem mostram dilatações características da via biliar com falhas de preenchimento em decorrência de vermes. Estão disponíveis ensaios sorológicos para clonorquíase com excelente sensibilidade, mas não conseguem distinguir entre infecção passada e atual. Testes moleculares foram desenvolvidos, mas não são amplamente utilizados.

O medicamento preferido é o praziquantel, 25 mg/kg por via oral três vezes ao dia durante dois dias, que proporciona taxas de cura superiores a 90% e taxas de redução de ovos de quase 100%. Um dia de tratamento pode ser suficiente. Pode ser necessário um novo tratamento, especialmente em áreas com eficácia reduzida conhecida do praziquantel. O medicamento de segunda linha é o albendazol (400 mg por via oral duas vezes ao dia durante 7 dias), que parece ser um pouco menos eficaz. A tribendimidina, aprovada na China, demonstrou eficácia para a clonorquíase semelhante à do praziquantel.

Paragonimíase

Oito espécies de parasitas pulmonares *Paragonimus* causam doenças humanas. A mais importante é o *Paragonimus westermani*. As espécies de *Paragonimus* são endêmicas no leste da Ásia, Oceania, África Ocidental e América do Sul, onde milhões de pessoas são infectadas; infecções raras causadas pelo *Paragonimus kellicotti* ocorreram na América do Norte. Os ovos são liberados em água doce, onde os parasitas infectam caramujos e, em seguida, as cercárias infectam caranguejos e lagostins. A infecção humana ocorre após o consumo de mariscos de água doce crus, malcozidos ou em conserva. As metacercárias então se excistam, penetram no peritônio e passam para os pulmões, onde amadurecem e se tornam vermes adultos em cerca de dois meses.

A maioria das pessoas infectadas tem carga moderada de vermes e é assintomática. Nos casos sintomáticos, a dor abdominal e a diarreia surgem de 2 dias a 2 semanas após a infecção, seguidas de febre, tosse, dor torácica, urticária e eosinofilia. Os sintomas agudos podem durar várias semanas. A infecção crônica pode causar tosse com expectoração marrom, hemoptise, dispneia e dor torácica, com progressão para bronquite crônica, bronquiectasia, broncopneumonia, abscesso pulmonar e doença pleural. As infecções ectópicas podem causar doença em outros órgãos, mais comumente no SNC, onde a doença pode se apresentar com convulsões, cefaleias e achados neurológicos focais em razão da meningite parasitária e das lesões intracerebrais.

O diagnóstico da paragonimíase é feito pela identificação de ovos característicos no escarro ou nas fezes ou pela identificação de vermes no tecido biopsiado. Podem ser necessários vários exames e técnicas de concentração. Testes sorológicos podem ser úteis; um Elisa disponível no CDC tem sensibilidade e especificidade superiores a 95%. As radiografias de tórax podem mostrar várias anormalidades nos pulmões ou na pleura, incluindo infiltrados, nódulos, cavidades e fibrose, e os achados podem ser confundidos com os da tuberculose. Na doença do SNC, as radiografias do crânio podem mostrar grupos de cistos calcificados, e a TC ou a RM podem mostrar grupos de lesões com realce anelar.

O tratamento é feito com praziquantel (25 mg/kg por via oral, três vezes ao dia, durante dois dias), com eficácia de pelo menos 90%. As terapias alternativas incluem o bithionol e o triclabendazol. Assim como na cisticercose, na paragonimíase cerebral, o praziquantel geralmente deve ser usado com corticosteroides. A infecção crônica pode levar à disfunção pulmonar permanente e doença pleural que requer procedimentos de drenagem.

Chai JY et al. General overview of the current status of human foodborne trematodiasis. Parasitology. 2022;149:1262. [PMID: 35591777]

Tidman R et al. Global prevalence of 4 neglected foodborne trematodes targeted for control by WHO: a scoping review to highlight the gaps. PLoS Negl Trop Dis. 2023;17:e0011073. [PMID: 36862635]

Infecções por cestódeos

Infecções não invasivas por cestódeos

As quatro principais tênias que causam infecções não invasivas em seres humanos são a tênia bovina *Taenia saginata*, a tênia suína *Taenia solium*, a tênia de peixe *Diphyllobothrium latum*, cada uma delas podendo atingir muitos metros de comprimento, e a tênia anã *Hymenolepis nana*. As espécies de *Taenia* e *Hymenolepis* são amplamente distribuídas, especialmente nos trópicos; a *D. latum* é mais prevalente em regiões temperadas. Outras tênias que podem causar doenças humanas não invasivas incluem a tênia de roedores *Hymenolepis diminuta*, a tênia de cães *Dipylidium caninum* e outras espécies de *Taenia* e *Diphyllobothrium*. As infecções invasivas por tênia, incluindo *T. solium* (quando ovos infectantes, em vez de cisticercos, são ingeridos) e espécies de *Echinococcus*, serão discutidas separadamente.

1. Tênia bovina

A infecção é mais comum em áreas de criação de gado. Os seres humanos são o hospedeiro definitivo. Segmentos grávidos de *T. saginata* são passados nas fezes humanas para o solo, onde são ingeridos por animais de pasto, especialmente o gado. Os ovos eclodem e liberam embriões que se encistam no músculo do gado como cisticercos. Os seres humanos são infectados pela ingestão de carne bovina infectada crua ou malcozida. A maioria dos indivíduos infectados com *T. saginata* é assintomática, mas pode haver dor abdominal e outros sintomas gastrointestinais. A eosinofilia é comum. O achado de apresentação mais comum é a passagem de proglótides nas fezes.

2. Tênia suína

A *T. solium* é transmitida aos porcos que ingerem fezes humanas. Os seres humanos podem ser o hospedeiro definitivo (depois de consumir carne de porco malcozida, levando à infecção por tênia) ou o hospedeiro intermediário (depois de consumir alimentos contaminados com fezes humanas contendo ovos de *T. solium*, levando à cisticercose, discutida em Infecções invasivas por cestódeos). Assim como ocorre com a tênia bovina, a infecção por vermes adultos da *T. solium* em geral é assintomática, mas podem ocorrer sintomas gastrointestinais. A infecção é em geral reconhecida após a passagem das proglótides. A autoinoculação com ovos pode evoluir para cisticercose.

3. Tênia do peixe

A infecção pelo *D. latum* ocorre após a ingestão de peixes de água doce malcozidos, mais comumente em regiões de clima temperado. Os ovos das fezes humanas são absorvidos por crustáceos, que são comidos por peixes, os quais são, então, infecciosos para os seres humanos. Pode ocorrer infecção por vários vermes durante muitos anos. As infecções são comumente assintomáticas, mas podem ocorrer sintomas gastrointestinais não específicos, inclusive diarreia. O diagnóstico geralmente ocorre após a passagem das proglótides. A infecção intensa e prolongada pode levar à anemia megaloblástica e à neuropatia por deficiência de vitamina B_{12}, que se deve à dissociação induzida pela infecção da vitamina do fator intrínseco e à utilização da vitamina pelos vermes.

4. Tênia anã

A *Hymenolepis nana* é a única tênia que pode ser transmitida entre humanos. As infecções são comuns em áreas quentes, especialmente com falta de higiene e populações institucionalizadas. A infecção ocorre após a ingestão de alimentos contaminados com fezes humanas. Os ovos eclodem nos intestinos, onde as oncosferas penetram na mucosa, encistam como larvas cisticercoides e, depois de cerca de quatro dias, rompem-se para liberar os vermes adultos. A autoinoculação pode levar à amplificação da infecção. A infecção por *H. nana*, a tênia de roedores relacionada *H. diminuta* ou a tênia canina *D. caninum* também pode ocorrer após a ingestão acidental de insetos infectados. As *H. nana* são anãs em relação a outras tênias, mas podem atingir 5 cm de comprimento. A infecção intensa é comum, especialmente em crianças, e pode ser acompanhada de desconforto abdominal, anorexia e diarreia.

Achados laboratoriais

O diagnóstico comumente é feito com base na identificação de ovos ou proglótides característicos nas fezes. A liberação dos ovos pode ser irregular, portanto pode ser necessário o exame de várias amostras ou técnicas de concentração.

Tratamento

O tratamento de escolha para infecções não invasivas por tênia é o praziquantel. Uma dose única de praziquantel (5-10 mg/kg por via oral) é altamente eficaz, exceto para a *H. nana*, para a qual a dosagem é de 25 mg/kg. O tratamento da *H. nana* é mais difícil, pois o medicamento não é eficaz contra os cistos em fase de maturação. Portanto, a repetição do tratamento após uma semana e o exame de fezes após a terapia para documentar a cura são adequados para infecções graves. A terapia pode ser acompanhada de cefaleia, mal-estar, tontura, dor abdominal e náusea.

A terapia alternativa é a niclosamida. Uma dose única de niclosamida (2 g mastigados) é eficaz contra infecções por *D. latum*, *Taenia* e *D. caninum*. Para *H. nana*, a terapia é continuada diariamente por uma semana. A niclosamida pode causar náusea, mal-estar e dor abdominal.

Panti-May JA et al. Worldwide overview of human infections with Hymenolepis diminuta. Parasitol Res. 2020;119:1997. [PMID: 32211990]

Infecções invasivas por cestódeos

1. Cisticercose

> **FUNDAMENTOS DO DIAGNÓSTICO**
>
> - Exposição ao *T. solium* por meio de contaminação fecal de alimentos.
> - Lesões focais no SNC; convulsões, cefaleia.
> - A imagem do cérebro mostra cistos; testes sorológicos positivos.

Considerações gerais

A cisticercose é causada pela infecção do tecido com cistos de *T. solium* que se desenvolvem depois que os seres humanos ingerem alimentos contaminados com ovos de fezes humanas, agindo como um hospedeiro intermediário para o parasita. A prevalência é alta onde o parasita é endêmico, especialmente no México, nas Américas Central e do Sul, nas Filipinas e no Sudeste Asiático. Estima-se que 20 milhões de pessoas sejam infectadas com cisticercos anualmente, levando a cerca de 400 mil com sintomas neurológicos e 50 mil mortes. Taxas de prevalência de anticorpos de até 10% são reconhecidas em algumas áreas endêmicas, e a infecção é uma das causas mais importantes de convulsões no mundo em desenvolvimento e em imigrantes de países endêmicos nos EUA. Na América Latina, estima-se que 0,5 a 1,5 milhão de pessoas sejam afetadas pela epilepsia secundária à cisticercose.

Achados clínicos

A. Sintomas e sinais

A neurocisticercose pode causar lesões intracerebrais, subaracnoides e na medula espinal e cistos intraventriculares. Podem estar presentes lesões únicas ou múltiplas. As lesões podem persistir por anos antes do desenvolvimento dos sintomas, em geral por conta de inflamação local ou da obstrução ventricular. Os sintomas de apresentação incluem convulsões, déficits neurológicos focais, alteração da cognição e doença psiquiátrica. Os sintomas se desenvolvem mais rapidamente com cistos intraventriculares, com achados de hidrocefalia e irritação meníngea, incluindo cefaleia intensa, vômitos, papiledema e perda visual. Uma forma particularmente agressiva da doença, a cisticercose racemosa, envolve a proliferação de cistos na base do cérebro, levando a alterações de consciência e ao óbito. As lesões na medula espinal podem se apresentar com achados focais progressivos.

A cisticercose dos sistemas de órgãos, com exceção do SNC, em geral é clinicamente benigna. O envolvimento dos músculos pode, raramente, causar desconforto e é identificado por radiografias dos músculos que mostram várias lesões calcificadas. O envolvimento subcutâneo se apresenta com várias lesões cutâneas palpáveis e indolores. O envolvimento dos olhos pode se apresentar com ptose, em razão do envolvimento do músculo extraocular ou anormalidades intraoculares.

B. Achados laboratoriais e exames de imagem

O diagnóstico geralmente requer a consideração de achados laboratoriais e de imagem. Os critérios de diagnóstico Del Brutto, revisados em 2017, demonstraram boa sensibilidade e especificidade.

O exame do LCR pode mostrar pleocitose linfocítica ou eosinofílica, diminuição da glicose e elevação da proteína. A sorologia desempenha um papel importante no diagnóstico; estão disponíveis ensaios de detecção de anticorpos e antígenos. Os Elisa e os ensaios de imunotransferência relacionados têm excelente sensibilidade e especificidade, mas a sensibilidade é menor apenas com lesões únicas ou calcificadas.

Na neuroimagem por TC ou RM, comumente são observados múltiplos cistos parenquimatosos. A calcificação do parênquima também é comum. O ideal é realizar a TC e a RM porque a TC é melhor para identificar a calcificação e a RM para lesões menores e ventriculares. Os achados típicos podem ser altamente sugestivos do diagnóstico.

Tratamento

O tratamento médico da neurocisticercose tem sido controverso porque os benefícios da remoção do cisto devem ser pesados em relação aos possíveis danos de uma resposta inflamatória aos vermes que estão morrendo. A terapia anti-helmíntica acelera a melhora radiológica na cisticercose parenquimatosa, mas alguns estudos randomizados mostraram que os corticosteroides isolados são tão eficazes quanto a terapia específica associada a corticosteroides para controlar as convulsões. De modo geral, a maioria das autoridades recomenda o tratamento de lesões ativas, especialmente as lesões com alta probabilidade de progressão, como os cistos intraventriculares. No outro extremo do espectro, as lesões calcificadas inativas provavelmente não se beneficiam da terapia. Além disso, a terapia cisticida deve ser evitada se houver alto risco de hidrocefalia, como no caso do envolvimento subaracnóideo. Quando o tratamento é considerado adequado, a terapia padrão consiste em albendazol (10-15 mg/kg por dia por via oral durante 8 dias) ou praziquantel (50 mg/kg por dia por via oral durante 15-30 dias). O albendazol é provavelmente preferível, pois demonstrou melhor eficácia em algumas comparações e os corticosteroides parecem diminuir os níveis circulantes de praziquantel, mas aumentam os níveis de albendazol. Aumentar a dosagem de albendazol para 30 mg/kg por dia por via oral pode melhorar os resultados. A combinação de albendazol com praziquantel melhorou os resultados em comparação com o albendazol isolado em pacientes com múltiplos cistos intraparenquimatosos viáveis. Os corticosteroides em geral são administrados concomitantemente, mas a dosagem não é padronizada. Os pacientes devem ser observados quanto à evidência de respostas inflamatórias localizadas. Deve-se administrar terapia anticonvulsivante e realizar *shunting*, se necessário, por conta da pressão intracraniana elevada. A remoção cirúrgica dos cistos pode ser útil em alguns casos difíceis de neurocisticercose e na doença sintomática não neurológica.

Del Brutto OH. Human neurocysticercosis: an overview. Pathogens. 2022;1:1212. [PMID: 36297269]

Garcia HH et al. Taenia solium cysticercosis and its impact in neurological disease. Clin Microbiol Rev. 2020;33:e00085-19. [PMID: 32461308]

Pineda-Reyes R et al. Neurocysticercosis: an update on diagnosis, treatment, and prevention. Curr Opin Infect Dis. 2022;35:246. [PMID: 35665719]

2. Equinococose

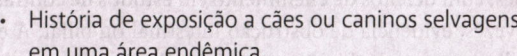

FUNDAMENTOS DO DIAGNÓSTICO

- História de exposição a cães ou caninos selvagens em uma área endêmica.
- Lesões císticas grandes, mais comumente no fígado ou no pulmão.
- Testes sorológicos positivos.

Considerações gerais

A equinococose ocorre quando os seres humanos são hospedeiros intermediários de tênias caninas. A infecção é adquirida pela ingestão de alimentos contaminados com fezes caninas contendo ovos do parasita. A principal espécie que infecta humanos é o *Echinococcus granulosus*, que causa a doença hidática cística, e *Echinococcus multilocularis*, que causa a doença hidática alveolar. O *E. granulosus* é transmitido por cães domésticos em áreas com gado (ovelhas, cabras, camelos e cavalos) como hospedeiros intermediários, incluindo a África, o Oriente Médio, o sul da Europa, a América do Sul, a Ásia Central, a Austrália, a Nova Zelândia e o sudoeste dos EUA. O *E. multilocularis*, que causa muito menos comumente a doença humana, é transmitido por caninos selvagens e é endêmico nas áreas de floresta do norte do Hemisfério Norte, incluindo a Europa Central, a Sibéria, o norte do Japão, o noroeste do Canadá e o oeste do Alasca. Um aumento na população de raposas na Europa tem sido associado a aumento nos casos humanos. O alcance da doença também se estendeu para o sul, na Ásia Central e na China. Outras espécies que causam doença limitada em humanos são endêmicas na América do Sul e na China.

Depois que os seres humanos ingerem ovos do parasita, os ovos eclodem nos intestinos para formar oncosferas, que penetram na mucosa, entram na circulação e encistam em órgãos específicos como cistos hidáticos. O *E. granulosus* forma cistos mais comumente no fígado (65%) e nos pulmões (25%), mas os cistos podem se desenvolver em qualquer órgão, inclusive no cérebro, ossos, músculos esqueléticos, rins e baço. Os cistos são mais comumente únicos e podem persistir e crescer lentamente por anos.

Achados clínicos
A. Sintomas e sinais

As infecções em geral são assintomáticas e podem ser observadas incidentalmente em exames de imagem ou apresentar sintomas causados por aumento de volume ou massa superinfectada. Os achados podem incluir dor abdominal ou torácica, obstrução biliar, colangite, hipertensão portal, cirrose, obstrução brônquica que leva ao colapso pulmonar segmentar e abscessos. O vazamento ou a ruptura do cisto pode ser acompanhado de reação alérgica grave, incluindo febre e hipotensão. A semeadura de cistos após a ruptura pode estender a infecção a novas áreas.

O *E. multilocularis* geralmente causa uma doença mais agressiva do que o *E. granulosus*, com infecção inicial do fígado, mas, em seguida, disseminação local e distante, o que habitualmente sugere malignidade. Os sintomas baseados nas áreas de envolvimento pioram gradualmente ao longo dos anos, com o desenvolvimento de achados obstrutivos no fígado e em outros locais.

B. Achados laboratoriais

Os testes sorológicos, incluindo Elisa e *immunoblot*, oferecem sensibilidade e especificidade acima de 80% para infecções hepáticas por *E. granulosus*, mas menor sensibilidade para o envolvimento de outros órgãos. A sorologia é um pouco mais confiável para infecções por *E. multilocularis*. Os testes sorológicos também podem distinguir as duas principais infecções equinocócicas.

C. Exames de imagem

O diagnóstico em geral se baseia em exames de imagem, incluindo ultrassonografia, tomografia computadorizada e ressonância magnética. Na infecção por *E. granulosus*, um cisto grande contendo vários cistos secundários que preenchem o interior do cisto é altamente sugestivo do diagnóstico. Na infecção por *E. multilocularis*, a imagem mostra uma massa irregular, geralmente com áreas de calcificação.

Tratamento

O tratamento da doença hidática cística é feito com albendazol, muitas vezes com ressecção cirúrgica cautelosa dos cistos. Quando usado isoladamente, como nos casos em que a cirurgia não é possível, o albendazol (10-15 mg/kg por dia por via oral) demonstrou eficácia, com cursos de 3 meses ou mais; podem ser usados ciclos alternados de tratamento e repouso. O mebendazol (40-50 mg/kg por dia por via oral) é um medicamento alternativo, e o praziquantel também pode ser eficaz. Em alguns casos, é iniciada a terapia médica, com a realização de cirurgia se a doença persistir após alguns meses de terapia. Outra abordagem, especialmente em cistos inoperáveis, é a punção percutânea, aspiração, injeção e reaspiração (Pair). Nessa abordagem (que não deve ser usada se os cistos se comunicarem com a via biliar), os pacientes recebem terapia anti-helmíntica e o cisto é parcialmente aspirado. Após a confirmação diagnóstica por meio do exame de protoscolices do parasita, um agente escolicida (etanol 95%, solução salina hipertônica ou cetrimida 0,5%) é injetado e o cisto é aspirado novamente após cerca de 15 minutos. A Pair inclui um pequeno risco de anafilaxia (cerca de 2% dos procedimentos), mas a morte por anafilaxia tem sido rara. O tratamento da doença do cisto alveolar é desafiador e em geral depende da ressecção cirúrgica ampla das lesões. A terapia com albendazol antes ou durante a cirurgia pode ser benéfica e proporcionar melhora ou até mesmo cura em casos inoperáveis.

Chiodini PL. Medical management of cystic echinococcosis. Curr Opin Infect Dis. 2023;36:303. [PMID: 37593991]

Govindasamy A et al. Liver cystic echinococcosis: a parasitic review. Ther Adv Infect Dis. 2023;10:20499361231171478. [PMID: 37197609]

Weber TF et al. Pulmonary cystic echinococcosis. Curr Opin Infect Dis. 2023;36:318. [PMID: 37578473]

Infecções por nematoide intestinal

Ascaridíase

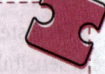

> **FUNDAMENTOS DO DIAGNÓSTICO**
>
> - Tosse transitória, urticária, infiltrados pulmonares, eosinofilia.
> - Sintomas abdominais inespecíficos.
> - Ovos nas fezes; ocasionalmente, vermes adultos são eliminados.

Considerações gerais

O *Ascaris lumbricoides* é o mais comum dos helmintos intestinais, causando cerca de 800 milhões de infecções, 12 milhões de casos agudos e 10 mil ou mais mortes por ano em todo o mundo. A prevalência é alta sempre que há falta de higiene e saneamento ou quando as fezes humanas são usadas como fertilizante. As infecções graves são mais comuns em crianças.

A infecção ocorre após a ingestão de ovos em alimentos contaminados. As larvas eclodem no intestino delgado, penetram na corrente sanguínea, migram para os pulmões e, em seguida, viajam pelas vias aéreas de volta ao trato gastrointestinal, onde crescem e se transformam em vermes adultos de até 40 cm de comprimento e vivem de um a dois anos.

Achados clínicos

A maioria das pessoas com infecção por *Ascaris* é assintomática. Em uma pequena proporção de pacientes, os sintomas se desenvolvem durante a migração dos vermes pelos pulmões, com febre, tosse não produtiva, dor no peito, dispneia e eosinofilia, ocasionalmente com pneumonia eosinofílica. Raramente as larvas se alojam ectopicamente no cérebro, nos rins, nos olhos, na medula espinal e em outros locais, podendo causar sintomas locais.

As infecções intestinais leves comumente não produzem sintomas. Em caso de infecção grave, pode haver desconforto abdominal. Os vermes adultos também podem migrar e ser expelidos por tosse, vômito ou sair pelo nariz ou ânus. Eles também podem migrar para o ducto biliar comum, ducto pancreático, apêndice e outros locais, o que pode levar a colangite, colecistite, abscesso hepático piogênico, pancreatite, icterícia obstrutiva ou apendicite. Com infestações muito pesadas, massas de vermes podem causar obstrução intestinal, volvo intestinal, intussuscepção ou óbito. Embora as manifestações graves da infecção sejam incomuns, a prevalência muito alta da ascaridíase leva a um grande número de indivíduos, em especial crianças, com sequelas importantes. Cargas moderadas a altas de vermes em crianças também estão associadas a anormalidades nutricionais por conta da diminuição do apetite e da ingestão de alimentos, bem como à diminuição da absorção de nutrientes.

O diagnóstico da ascaridíase é feito depois que os vermes adultos emergem da boca, do nariz ou do ânus, ou pela identificação de ovos característicos nas fezes, geralmente com a técnica de Kato-Katz. Os exames de imagem demonstram vermes, com defeitos de enchimento em estudos de contraste e, às vezes, evidência de obstrução intestinal ou biliar. A eosinofilia é acentuada durante a migração do verme, mas pode estar ausente durante a infecção intestinal.

Tratamento

Todas as infecções devem ser tratadas. Os tratamentos de escolha são albendazol (dose oral única de 400 mg), mebendazol (dose oral única de 500 mg ou 100 mg duas vezes ao dia por 3 dias) ou pamoato de pirantel (dose oral única de 11 mg/kg, máximo de 1 g). Esses medicamentos são bem tolerados, mas podem causar leve toxicidade gastrointestinal. Eles são considerados seguros para crianças acima de 1 ano de idade e para mulheres grávidas, embora seja melhor evitar o uso no primeiro trimestre. Uma alternativa (mas não em crianças com menos de 35 kg ou mulheres grávidas) é a ivermectina (dose oral única de 200 mcg/kg). Em áreas endêmicas, a reinfecção após o tratamento é comum. A obstrução intestinal geralmente responde ao tratamento conservador e à terapia anti-helmíntica. Pode ser necessária cirurgia para apendicite e outras complicações gastrointestinais.

Tricuríase

O *Trichuris trichiura*, "o verme do chicote", infecta cerca de 500 milhões de pessoas em todo o mundo, principalmente em ambientes tropicais e subtropicais úmidos. A infecção é mais intensa e mais frequente em crianças. As infecções são adquiridas pela ingestão de ovos. As larvas eclodem no intestino delgado e amadurecem no intestino grosso, formando vermes adultos com cerca de 4 cm de comprimento. Os vermes não migram pelos tecidos.

A maioria das pessoas com infecção é assintomática. Infecções graves podem ser acompanhadas de cólicas abdominais, tenesmo, diarreia, distensão, náusea e vômito. A síndrome da disenteria por *Trichuris* pode se desenvolver, principalmente em crianças pequenas desnutridas, com achados semelhantes aos da DII, incluindo diarreia com sangue e prolapso retal.

A tricuríase é diagnosticada pela identificação de ovos característicos e, às vezes, de vermes adultos nas fezes. A eosinofilia é comum. O tratamento geralmente é feito com albendazol (400 mg por dia por via oral) ou mebendazol (200 mg por dia por via oral), por 1 a 3 dias para infecções leves ou 3 a 7 dias para infecções graves, mas as taxas de cura são mais baixas do que para ascaridíase ou infecção por ancilostomídeos. Uma alternativa é a ivermectina (200 mcg/kg por via oral uma vez ao dia por 3 dias). O pamoato de oxantel (dose de 15-30 mg/kg) demonstrou boa eficácia na eliminação de infecções; estudos randomizados mostraram que o albendazol mais o pamoato de oxantel (31% de cura; 96% de redução de ovos) é superior ao mebendazol, e o albendazol mais o pamoato de oxantel (69% de cura; 99% de redução de ovos) e albendazol associada à ivermectina (28% de cura; 95% de redução de ovos) são superiores ao albendazol mais mebendazol, mas as eficácias variaram em diferentes regiões. O pamoato de oxantel apresenta baixa eficácia contra a infecção por *Ascaris* e ancilostomídeos.

Ancilostomose

> ### FUNDAMENTOS DO DIAGNÓSTICO
>
> - Erupção cutânea pruriginosa transitória e sintomas pulmonares.
> - Anorexia, diarreia, desconforto abdominal.
> - Anemia por deficiência de ferro.
> - Ovos característicos e sangue oculto nas fezes.

Considerações gerais

A infecção pelos ancilostomídeos *Ancylostoma duodenale* e *Necator americanus* é muito comum, especialmente na maioria das regiões tropicais e subtropicais. Ambos os vermes são amplamente distribuídos. A prevalência é estimada em cerca de 500 milhões, causando aproximadamente 65 mil mortes por ano em todo o mundo. Os ovos eclodem quando depositados em solo úmido e quente, liberando larvas que permanecem infectantes por até uma semana. Com o contato, as larvas penetram na pele e migram pela corrente sanguínea até os capilares pulmonares. Nos pulmões, as larvas penetram nos alvéolos e, em seguida, são levadas pela ação ciliar para cima, para os brônquios, a traqueia e a boca. Após serem engolidas, elas alcançam e se fixam na mucosa da parte superior do intestino delgado, onde amadurecem e se tornam vermes adultos. A

infecção por ancilostomídeos também pode ser adquirida pela ingestão de larvas em alimentos ou água. Os ancilostomídeos se fixam na mucosa intestinal e sugam o sangue. A perda de sangue é proporcional à carga de vermes.

Achados clínicos
A. Sintomas e sinais

A maioria das pessoas com infecção é assintomática. Pode ocorrer erupção maculopapular pruriginosa no local da penetração da larva, geralmente em pessoas previamente sensibilizadas. Sintomas pulmonares podem ser observados durante a migração das larvas pelos pulmões, com tosse seca, chiado e febre baixa, mas esses sintomas são menos comuns do que na ascaridíase. Cerca de um mês após a infecção, quando os vermes em fase de maturação se fixam na mucosa do intestino delgado, podem surgir sintomas gastrointestinais, com dor epigástrica, anorexia e diarreia, especialmente em indivíduos não expostos anteriormente. As pessoas cronicamente infectadas com grandes quantidades de vermes podem apresentar dor abdominal, anorexia, diarreia e achados de anemia por deficiência de ferro e desnutrição proteica acentuadas. A anemia pode levar a palidez cutânea, astenia, dispneia e insuficiência cardíaca, e a perda de proteínas pode levar a hipoalbuminemia, edema e ascite. Esses achados podem ser acompanhados de comprometimento do crescimento e do desenvolvimento cognitivo em crianças. A infecção pelo *Ancylostoma caninum* pode raramente levar a dor abdominal, diarreia e eosinofilia, com ulcerações intestinais e linfadenite regional.

B. Achados laboratoriais

O diagnóstico é baseado na demonstração de ovos característicos nas fezes; geralmente não são necessárias técnicas de concentração. A anemia microcítica, o sangue oculto nas fezes e a hipoalbuminemia são comuns. A eosinofilia é comum, especialmente durante a migração do verme.

Tratamento

O tratamento é feito com albendazol (dose oral única de 400 mg) ou mebendazol (100 mg por via oral duas vezes ao dia por 3 dias). Os efeitos colaterais ocasionais são diarreia e dor abdominal. O pamoato de pirantel e o levamisol também são eficazes. A anemia deve ser controlada com reposição de ferro e, em caso de anemia sintomática grave, transfusão de sangue. O tratamento em massa de crianças com doses únicas de albendazol ou mebendazol em intervalos regulares limita a carga de vermes, e a extensão da doença e é recomendado pela OMS.

Estrongiloidíase

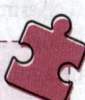

> ### FUNDAMENTOS DO DIAGNÓSTICO
>
> - Erupção cutânea pruriginosa transitória e sintomas pulmonares.
> - Anorexia, diarreia, desconforto abdominal.
> - Larvas detectadas nas fezes.

- Hiperinfecção em imunocomprometidos; larvas detectadas no escarro ou em outros fluidos.
- Eosinofilia.

Considerações gerais

A estrongiloidíase é causada pela infecção por *Strongyloides stercoralis*. Embora muito menos prevalente do que as infecções por ascaridíase, tricuríase ou ancilostomíase, a estrongiloidíase é, contudo, um problema significativo, que infecta dezenas de milhões de indivíduos em regiões tropicais e subtropicais. A infecção também é endêmica em regiões de clima temperado da América do Norte, Europa, Japão e Austrália. De particular importância é a predileção do parasita por causar infecções graves em indivíduos imunocomprometidos por conta de sua capacidade de se replicar em humanos. Um parasita relacionado, o *Strongyloides fuelleborni*, infecta humanos em algumas regiões da África e da Nova Guiné.

Entre os nematoides, o *S. stercoralis* tem a capacidade única de manter seu ciclo de vida completo tanto no hospedeiro humano quanto no solo. A infecção ocorre quando as larvas filariformes no solo penetram na pele, entram na corrente sanguínea e são levadas aos pulmões, onde escapam dos capilares para os alvéolos, sobem pela árvore brônquica e são engolidas e levadas ao duodeno e ao jejuno superior, onde ocorre a maturação para o estágio adulto. As fêmeas vivem incrustadas na mucosa por até cinco anos, liberando ovos que eclodem no intestino como larvas rabditiformes livres que passam para o solo por meio das fezes. No solo úmido, essas larvas se metamorfoseiam em larvas filariformes infectantes. A autoinoculação pode ocorrer em humanos, quando algumas larvas rabditiformes se desenvolvem em larvas filariformes que penetram na mucosa intestinal ou na pele perianal e entram na circulação.

A **síndrome de hiperinfecção** é a manifestação mais perigosa da infecção por *S. stercoralis*, com a disseminação de um grande número de larvas filariformes para os pulmões e outros tecidos em indivíduos imunocomprometidos. A mortalidade com essa síndrome se aproxima de 100% sem tratamento e tem sido de cerca de 25% com o tratamento. A síndrome de hiperinfecção é observada em pacientes que recebem corticosteroides e outros medicamentos imunossupressores; pacientes com malignidades hematológicas, desnutrição ou transtorno de uso de álcool; ou pessoas com Aids. O risco parece ser maior para aqueles que recebem corticosteroides.

Achados clínicos

A. Sintomas e sinais

Assim como ocorre com outros nematoides intestinais, a maioria das pessoas infectadas é assintomática. Uma síndrome aguda pode ser observada no momento da infecção, com erupção cutânea pruriginosa, eritematosa e maculopapular, geralmente nos pés. Esses sintomas podem ser seguidos por sintomas pulmonares (incluindo tosse seca, dispneia e chiado) e eosinofilia após vários dias, seguidos por sintomas gastrointestinais após algumas semanas. A infecção crônica pode ser acompanhada de dor epigástrica, náusea, diarreia e anemia. Podem ser observadas erupções cutâneas maculopapulares ou urticariformes nas nádegas, no períneo e nas coxas, por conta da migração das larvas. Grandes quantidades de vermes podem levar à má absorção ou à obstrução intestinal. A eosinofilia é comum, mas pode variar.

Com a hiperinfecção, um grande número de larvas pode migrar para muitos tecidos, inclusive pulmões, SNC, rins e fígado. Os sintomas gastrointestinais podem incluir dor abdominal, náusea, vômito, diarreia e achados mais graves relacionados à obstrução intestinal, perfuração ou hemorragia. A sepse bacteriana, provavelmente secundária a ulcerações intestinais, é um achado comum. Os achados pulmonares incluem pneumonias, tosse, hemoptise e insuficiência respiratória. O escarro pode conter vermes adultos, larvas e ovos. A doença do SNC inclui meningite e abscessos cerebrais; o LCR pode conter larvas. Várias apresentações podem evoluir para choque e morte.

B. Achados laboratoriais

O diagnóstico da estrongiloidíase pode ser difícil, pois os ovos raramente são encontrados nas fezes. O diagnóstico, em geral, se baseia na identificação de larvas rabditiformes nas fezes ou no conteúdo duodenal. Essas larvas devem ser diferenciadas das larvas do ancilóstomo, que podem eclodir após a coleta das fezes. Pode ser necessário repetir os exames de fezes ou o exame do fluido duodenal para o diagnóstico, pois a sensibilidade dos testes individuais é de apenas 30%. A hiperinfecção é diagnosticada pela identificação de um grande número de larvas nas fezes, no escarro ou em outros fluidos corporais. Um Elisa do CDC oferece cerca de 90% de sensibilidade e especificidade, mas podem ocorrer reações cruzadas com outros helmintos. A PCR e os métodos de diagnóstico molecular relacionados são úteis. A eosinofilia e a anemia leve são comuns, mas a eosinofilia pode estar ausente na hiperinfecção. A hiperinfecção pode incluir infiltrados pulmonares extensos, hipoproteinemia e estudos anormais da função hepática.

C. Rastreio

É importante estar ciente da possibilidade de estrongiloidíase em pessoas com história de residência, mesmo que distante, em uma área endêmica, pois a infecção pode ficar latente por décadas. O rastreio de indivíduos em risco de infecção é apropriada antes da instituição da terapia imunossupressora. O rastreio pode consistir em testes sorológicos, com exames de fezes naqueles com testes sorológicos positivos, mas é necessário considerar o tratamento preventivo mesmo que as avaliações de fezes sejam negativas.

Tratamento

A erradicação total do *S. stercoralis* é mais importante do que a de outros helmintos intestinais por conta da capacidade de replicação do parasita em humanos. O tratamento de escolha para a infecção de rotina é a ivermectina (200 mcg/kg por via oral diariamente por 1 a 2 dias). Alternativas menos eficazes são o albendazol (400 mg por via oral duas vezes ao dia por 3 dias) e o tiabendazol (25 mg/kg por via oral duas vezes ao dia por 3 dias). No caso de hiperinfecção, a ivermectina deve ser administrada diariamente até que a síndrome clínica tenha se resolvido e as larvas não tenham sido identificadas por pelo menos duas semanas. É preciso fazer exames de acompanhamento para detectar larvas nas fezes ou no escarro, repetindo a dosagem se a infecção persistir. Com a imunossupressão contínua, a erradicação pode ser difícil, e pode ser necessária uma terapia repetida regular (p. ex., ivermectina mensal).

Enterobíase

FUNDAMENTOS DO DIAGNÓSTICO

- Prurido perianal noturno.
- Identificação de ovos ou vermes adultos na pele perianal ou nas fezes.

Considerações gerais

Enterobius vermicularis, o "verme do alfinete", é uma causa comum de infecções intestinais em todo o mundo, com prevalência máxima em crianças em idade escolar. A enterobíase é transmitida de pessoa a pessoa por meio da ingestão de ovos após o contato com as mãos ou a região perianal de um indivíduo infectado, alimentos ou fômites que tenham sido contaminados por um indivíduo infectado, ou roupas de cama ou vestuário infectados. A autoinfecção também ocorre. Os ovos eclodem no duodeno e as larvas migram para o ceco. As fêmeas amadurecem em cerca de um mês e permanecem viáveis por mais um mês. Durante esse período, elas migram pelo ânus para depositar um grande número de ovos na pele perianal. Em razão do tempo de vida relativamente curto desses helmintos, a reinfecção contínua, como ocorre em ambientes institucionais, é necessária para uma infecção de longa duração.

Achados clínicos

A. Sintomas e sinais

A maioria dos indivíduos com infecção por oxiúros é assintomática. O sintoma mais comum é o prurido perianal, principalmente à noite, por conta da presença de vermes fêmeas ou ovos depositados. Insônia, inquietação e enurese são comuns em crianças. A coceira perianal pode resultar em escoriação e impetigo. Sintomas gastrointestinais leves foram atribuídos à enterobíase, mas as associações não foram comprovadas. Sequelas graves são incomuns. Raramente a migração do verme resulta em inflamação ou reações granulomatosas do trato gastrointestinal ou geniturinário. Foram relatadas ulceração do cólon e colite eosinofílica.

B. Achados laboratoriais

Os ovos de oxiúros em geral não são encontrados nas fezes. O diagnóstico é feito ao encontrar vermes adultos ou ovos na pele perianal. Um teste comum é a aplicação de fita de celofane transparente na pele perianal, de preferência no início da manhã, seguido de exame microscópico para detecção de ovos. A sensibilidade do teste da fita é de cerca de 50% para um único teste e 90% para três testes. O exame noturno da área perianal

ou o exame macroscópico das fezes pode revelar vermes adultos, que têm cerca de 1 cm de comprimento. A eosinofilia é rara.

Tratamento

O tratamento é feito com doses orais únicas de albendazol (400 mg), mebendazol (100 mg) ou pamoato de pirantel (11 mg/kg, até um máximo de 1 g). A dose é repetida em duas semanas, uma vez que a reinfecção é frequente. Outros membros da família com infecção devem ser tratados de modo simultâneo, e o tratamento de todos os indivíduos que tiveram contato próximo pode ser apropriado quando as taxas de reinfecção forem altas em ambientes familiares, escolares ou institucionais. A lavagem padrão das mãos e as práticas de higiene ajudam a limitar a disseminação. A coceira perianal deve ser desencorajada. A lavagem de roupas e roupas de cama deve matar os ovos do verme.

Buonfrate D et al. Human strongyloidiasis: complexities and pathways forward. Clin Microbiol Rev. 2023;36:e0003323. [PMID: 37937980]

Khurana S et al. diagnostic techniques for soil-transmitted helminths – recent advances. Res Rep Trop Med. 2021;12:181. [PMID: 34377048]

Infecções por nematoides (lombrigas)

Angiostrongilíase

Os nematoides de ratos do gênero *Angiostrongylus* causam duas síndromes distintas em humanos. O *Angiostrongylus cantonensis*, o verme pulmonar do rato, causa meningoencefalite eosinofílica, principalmente no Sudeste Asiático e em algumas ilhas do Pacífico, no Havaí (82 casos relatados em 2007-2017) e na Austrália. Em um estudo, o *A. cantonensis* foi responsável pela maioria dos casos de meningite eosinofílica no Vietnã. O *Angiostrongylus costaricensis* causa inflamação gastrointestinal. Em ambas as doenças, a infecção humana ocorre após a ingestão de larvas de lesmas ou caramujos (também caranguejos, camarões ou centopeias no caso do *A. cantonensis*) ou de materiais, como saladas, contaminados por esses organismos. Como os parasitas não estão em seus hospedeiros naturais, eles não podem completar seus ciclos de vida, mas podem causar doenças após migrarem para o cérebro ou para o trato gastrointestinal. O *A. cantonensis* também pode migrar do cérebro para as artérias pulmonares.

Achados clínicos

A. Infecção por A. cantonensis

A doença é causada principalmente pela migração de larvas de vermes pelo SNC e por uma resposta inflamatória aos vermes que estão morrendo. Após um período de incubação de 1 dia a 2 semanas, os sintomas e sinais apresentados incluem cefaleia, rigidez cervical, náuseas, vômitos, anormalidades nos nervos cranianos e parestesias. A maioria dos casos se resolve espontaneamente após 2 a 8 semanas, mas sequelas graves e morte foram relatadas. O diagnóstico é fortemente sugerido pelo achado de pleocitose eosinofílica no LCR (mais de 10%

de eosinófilos) em um paciente com história de viagem a uma área endêmica. A eosinofilia periférica pode não estar presente. O diagnóstico pode ser confirmado com a PCR, mas ela pode ser negativa no início da doença.

B. Infecção por A. costaricensis

Os parasitas penetram na vasculatura ileocecal e se desenvolvem em adultos, que põem ovos, mas não completam seu ciclo de vida. A doença se deve a resposta inflamatória aos vermes moribundos no trato intestinal, com uma resposta granulomatosa eosinofílica, às vezes incluindo vasculite e necrose isquêmica. Os achados comuns incluem dor abdominal, vômitos e febre. A dor é mais comumente localizada no quadrante inferior direito, e uma massa pode ser observada, tudo isso imitando uma apendicite. Os sintomas podem se repetir ao longo dos meses. Achados incomuns incluem perfuração ou obstrução intestinal, ou doença decorrente da migração de vermes para outros locais. Muitos casos são tratados de forma cirúrgica, em geral por suspeita de apendicite. A biópsia do tecido intestinal inflamado pode mostrar vermes localizados nas artérias mesentéricas e granulomas eosinofílicos.

Tratamento

A terapia anti-helmíntica para a infecção por *A. cantonensis* pode ser prejudicial, pois as respostas aos vermes moribundos podem piorar com a terapia. Alguns especialistas, no entanto, recomendam a terapia imediata para qualquer suspeita de infecção, mesmo para uma ingestão acidental conhecida de caramujos ou lesmas em uma área endêmica, já que a terapia é provavelmente mais benéfica no início do curso da doença. O albendazol é provavelmente a melhor opção, e o tratamento deve ser imediato (dentro de 3 semanas após a exposição). Os corticosteroides são apropriados se forem fornecidos anti-helmínticos. A infecção ocular é tratada de forma cirúrgica. Não se sabe se a terapia anti-helmíntica é útil para a infecção por *A. costaricensis*.

Ansdell V et al. Guidelines for the diagnosis and treatment of neuroangiostrongyliasis: updated recommendations. Parasitology. 2021;148:227. [PMID: 32729438]
Jarvi S et al. Angiostrongylus cantonensis and neuroangiostrongyliasis (rat lungworm disease): 2020. Parasitology. 2021;148:129. [PMID: 33315004]

Larva migrans cutânea

A larva migrans cutânea é causada principalmente por larvas de ancilostomídeos de cães e gatos, *Ancylostoma braziliense* e *A. caninum*. Outros ancilostomídeos animais, a gnatostomíase e a estrongiloidíase também podem causar essa síndrome. As infecções são comuns em áreas quentes, inclusive no sudeste dos EUA. Elas são mais comuns em crianças. A doença é causada pela migração dos vermes por meio da pele; os parasitas não humanos não conseguem completar seus ciclos de vida, portanto causam apenas doença cutânea.

Achados clínicos

Pápulas eritematosas intensamente pruriginosas se desenvolvem, geralmente nos pés ou nas mãos, seguidas, em poucos dias, por rastros serpiginosos que marcam o curso do parasita, que pode se deslocar vários milímetros por dia (ver Fig. 37.3). Vários rastros podem estar presentes. O processo pode continuar por semanas, com as lesões se tornando vesiculadas, incrustadas ou infectadas secundariamente. Os sintomas sistêmicos e a eosinofilia são incomuns.

O diagnóstico é baseado na aparência característica das lesões. A biópsia geralmente não é indicada.

Tratamento

Sem tratamento, as larvas acabam morrendo e são absorvidas. Os casos leves não requerem tratamento. O tiabendazol (suspensão aquosa a 10%) pode ser aplicado topicamente três vezes ao dia por cinco ou mais dias. A terapia sistêmica com albendazol (400 mg por via oral uma ou duas vezes ao dia por 3 a 5 dias) ou ivermectina (200 mcg/kg por via oral em dose única) é eficaz.

Kincaid L et al. Management of imported cutaneous larva migrans: a case series and mini-review. Travel Med Infect Dis. 2015;13:382. [PMID: 26243366]

Filariose

Filariose linfática

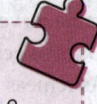

FUNDAMENTOS DO DIAGNÓSTICO

- Ataques episódicos de linfangite, linfadenite e febre.
- Edema progressivo crônico das extremidades e dos órgãos genitais; hidrocele; quilúria; linfedema.
- Microfilárias no sangue, quilúria ou fluido da hidrocele; testes sorológicos positivos.

Considerações gerais

A filariose linfática é causada por três nematódeos filariais – *Wuchereria bancrofti*, *Brugia malayi* e *Brugia timori* – e está

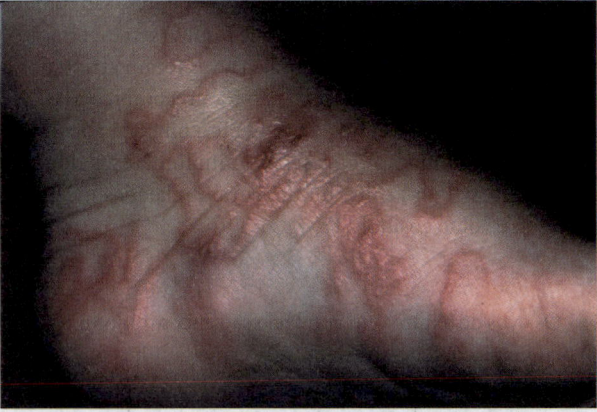

FIGURA 37.3 Larva migrans cutânea no pé.
Reproduzida de Richard P. Usatine, MD, em Usatine RP, Smith MA, Mayeaux EJ Jr, Chumley H. *The Color Atlas of Family Medicine*, 2.ed. McGraw-Hill, 2013.

entre as doenças parasitárias mais importantes do homem. Aproximadamente 120 milhões de pessoas estão infectadas com esses organismos em países tropicais e subtropicais, cerca de um terço desses pacientes sofre as consequências clínicas das infecções, e muitos ficam seriamente desfigurados. A *W. bancrofti* causa cerca de 90% dos episódios de filariose linfática. É transmitida por mosquitos *Culex*, *Aedes* e *Anopheles* e amplamente distribuída nos trópicos e subtrópicos, incluindo a África Subsaariana, o Sudeste Asiático, o Pacífico Ocidental, a Índia, a América do Sul e o Caribe. A *B. malayi* é transmitida por mosquitos *Mansonia* e *Anopheles* e é endêmica em partes da China, Índia, sudeste da Ásia e Pacífico. A *B. timori* é encontrada somente nas ilhas do sudeste da Indonésia. *Mansonella* são vermes filariais transmitidos por mosquitos e outros insetos na África e na América do Sul.

Os seres humanos são infectados pela picada de mosquitos infectados. Em seguida, as larvas se deslocam para os linfáticos e os nódulos linfáticos, onde amadurecem ao longo de meses e se transformam em vermes adultos semelhantes a fios, que podem persistir por muitos anos. Os vermes adultos produzem um grande número de microfilárias, que são liberadas na circulação e infectam os mosquitos, principalmente à noite (exceto no Pacífico Sul, onde a microfilaremia atinge o pico durante o dia).

Achados clínicos

A. Sintomas e sinais

Muitas infecções permanecem assintomáticas apesar da circulação de microfilárias. As consequências clínicas da infecção filarial se devem principalmente às respostas inflamatórias aos vermes em desenvolvimento, maduros e moribundos. A manifestação inicial da infecção em geral é a linfangite aguda, com febre, linfonodos doloridos, edema e inflamação que se espalha perifericamente a partir dos linfonodos envolvidos (em contraste com a linfangite bacteriana, que se espalha de forma central). A linfangite e a linfadenite das extremidades superiores e inferiores são comuns (ver Fig. 37.4); o envolvimento genital, incluindo epididimite e orquite, com dor e sensibilidade escrotal, ocorre principalmente apenas com a infecção por *W. bancrofti*. Os ataques agudos de linfangite duram de alguns dias

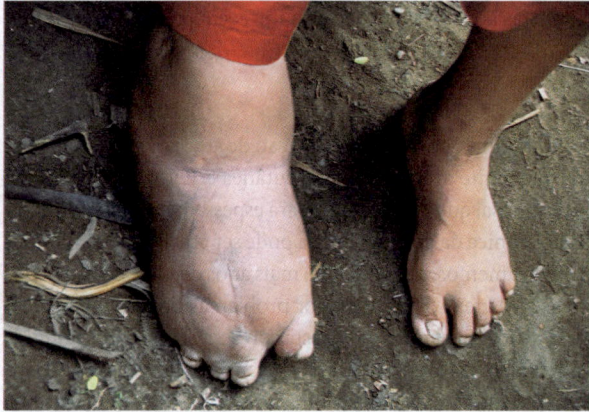

FIGURA 37.4 Elefantíase das pernas decorrente de filariose. De Rungtip Chatadee/Alamy Stock Photo.

a uma semana e podem se repetir algumas vezes por ano. A febre filarial também pode ocorrer sem inflamação linfática.

A manifestação crônica mais comum da filariose linfática é o edema das extremidades ou dos órgãos genitais por conta de inflamação e obstrução linfática crônica. As extremidades ficam cada vez mais inchadas, com progressão ao longo do tempo, incluindo edema pontual ou não pontual ou alterações escleróticas da pele, chamadas de elefantíase. O envolvimento genital, particularmente com *W. bancrofti*, ocorre mais comumente em homens, progredindo de epididimites dolorosas para hidroceles que em geral são indolores, mas podem se tornar muito grandes, com linfadenopatia inguinal, espessamento do cordão espermático, linfedema escrotal, espessamento e fissura da pele escrotal e, ocasionalmente, quilúria. Também pode ocorrer linfedema da genitália feminina e das mamas.

A **eosinofilia pulmonar tropical** é uma síndrome distinta que afeta principalmente homens adultos jovens com infecção por *W. bancrofti* ou *B. malayi*, mas normalmente sem microfilaremia. Essa síndrome é caracterizada por sintomas semelhantes aos da asma, com tosse, chiado no peito, dispneia e febres baixas, em geral à noite. Sem tratamento, a eosinofilia pulmonar tropical pode evoluir para fibrose intersticial e doença pulmonar restritiva crônica. A *Mansonella* pode habitar cavidades serosas, o retroperitônio, o globo ocular ou a pele e causar anormalidades relacionadas à inflamação nesses locais.

B. Achados laboratoriais

O diagnóstico da filariose linfática é fortemente sugerido por achados característicos de linfangite ou obstrução linfática em pessoas com fatores de risco para a doença. O diagnóstico é confirmado pela descoberta de microfilárias, em geral no sangue, mas as microfilárias podem estar ausentes, especialmente no início da progressão da doença (primeiros 2 a 3 anos) ou com doença obstrutiva crônica. Para aumentar o rendimento, as amostras de sangue são obtidas por volta da meia-noite na maioria das áreas, mas durante o dia no Pacífico Sul. Os esfregaços são avaliados por montagem úmida para identificar parasitas móveis e por coloração com Giemsa; esses exames podem ser adiados até a manhã seguinte, com o armazenamento das amostras em temperatura ambiente. É importante observar que a periodicidade da microfilaremia é variável, e as amostras do dia podem produzir resultados positivos. As microfilárias também podem ser identificadas no fluido da hidrocele ou na urina quilosa. A eosinofilia geralmente está ausente, exceto durante síndromes inflamatórias agudas. Os testes sorológicos podem ser úteis, mas não conseguem distinguir infecções passadas e ativas. Testes rápidos de antígeno com sensibilidade e especificidade acima de 90% estão disponíveis para a detecção da *W. bancrofti*. Esses são os testes de diagnóstico preferidos e usados para orientar os programas de controle. Entretanto, foi descrita a reatividade cruzada com infecções por *Loa*. Por conta da possível toxicidade grave, é necessário ter cautela antes do tratamento com ivermectina para testes antigênicos positivos para *W. bancrofti* em áreas também endêmicas para infecção por *L. loa*. Estão disponíveis vários testes moleculares, inclusive de fácil execução em campo. Os vermes adultos também podem ser encontrados em amostras de biópsia de linfonodo (embora a biópsia geralmente não seja clinicamente indicada) ou por ultrassom de uma hidrocele escrotal ou de uma mama com edema linfático. Na ausência de microfilaremia, especialmente se não houver técnicas sofisticadas disponíveis, pode ser que o diagnóstico precise ser feito com base clínica.

Tratamento e controle
A. Tratamento de drogas

A dietilcarbamazina é o medicamento de escolha, mas não pode curar infecções por conta de sua ação limitada contra vermes adultos. A infecção assintomática e a linfangite aguda são tratadas com esse medicamento (2 mg/kg por via oral três vezes ao dia) por 10 a 14 dias, levando a diminuição acentuada da microfilaremia. A terapia pode ser acompanhada por sintomas alérgicos, incluindo febre, cefaleia, mal-estar, hipnose e broncoespasmo, provavelmente em decorrência da liberação de antígenos dos vermes que estão morrendo. Por esse motivo, os cursos de tratamento podem começar com uma dosagem mais baixa, com aumento nos primeiros quatro dias de tratamento. Doses únicas anuais de dietilcarbamazina (6 mg/kg por via oral), isoladamente ou com ivermectina (400 mcg/kg por via oral) ou albendazol (400 mg por via oral), podem ser tão eficazes quanto cursos mais longos de dietilcarbamazina. A terapia combinada com dose única de cada um dos três medicamentos (ivermectina, dietilcarbamazina e albendazol [IDA]) eliminou os parasitas em mais de 95% das pessoas durante 3 anos e ofereceu eliminação superior em comparação com dois medicamentos; a terapia com três medicamentos foi igualmente segura e bem tolerada. Quando há suspeita de oncocercose ou loíase, pode ser apropriado suspender a dietilcarbamazina para evitar reações graves às microfilárias que estão morrendo; em vez disso, pode-se administrar ivermectina associada ao albendazol, embora tais medicamentos sejam menos ativos que a dietilcarbamazina contra vermes adultos. O tratamento adequado da doença obstrutiva avançada é incerto. A drenagem das hidroceles proporciona alívio sintomático, embora haja recorrência. A terapia com dietilcarbamazina não pode reverter as alterações linfáticas crônicas, mas em geral é adotada no intuito de reduzir a carga de vermes. Uma abordagem interessante sendo estudada é o tratamento com doxiciclina (100-200 mg por dia por via oral durante 4-6 semanas), que mata as bactérias intracelulares obrigatórias *Wolbachia*, levando à morte dos vermes adultos da filária. A doxiciclina também é eficaz no controle da infecção por *Mansonella perstans*, que não responde bem aos medicamentos antifilariais padrão. As infecções bacterianas secundárias devem ser tratadas. A correção cirúrgica pode ser útil em alguns casos.

B. Controle de doenças

Evitar os mosquitos é medida fundamental; as medidas preventivas incluem o uso de telas, mosquiteiros (de preferência tratados com inseticida) e repelentes de insetos. O tratamento baseado na comunidade com doses anuais únicas de medicamentos eficazes oferece um meio de controle altamente eficaz. A terapia combinada de IDA oferece maior eficácia e

pode se tornar o padrão de tratamento para a prevenção da filariose linfática.

Weil GJ et al. The safety of double- and triple-drug community mass drug administration for lymphatic filariasis: a multicenter, open-label, cluster-randomized study. PLoS Med. 2019;16:e1002839. [PMID: 31233507]

Oncocercose

FUNDAMENTOS DO DIAGNÓSTICO

- Conjuntivite que progride para cegueira.
- Prurido grave; escoriações, espessamento e despigmentação da pele; e nódulos subcutâneos.
- Microfilárias em cortes de pele e no exame com lâmpada de fenda; vermes adultos em nódulos subcutâneos.

Considerações gerais

A oncocercose, ou cegueira dos rios, é causada pela *Onchocerca volvulus*. Estima-se que 37 milhões de pessoas estejam infectadas em todo o mundo, das quais 3 a 4 milhões têm doenças de pele, 500 mil têm deficiência visual grave e 300 mil são cegas. Mais de 99% das infecções ocorrem na África Subsaariana, especialmente na savana da África Ocidental, cerca de metade dos casos na Nigéria e no Congo. Em alguns vilarejos africanos hiperendêmicos, cerca de 100% dos indivíduos estão infectados, e 10% ou mais da população é cega. A doença também predomina no sudoeste da Península Arábica e na América Latina, incluindo sul do México, Guatemala, Venezuela, Colômbia, Equador e noroeste do Brasil. A oncocercose é transmitida por moscas *Simulium* (moscas negras). Esses insetos se reproduzem em riachos de fluxo rápido e picam durante o dia.

Após a picada de uma mosca negra infectada, as larvas são depositadas na pele, onde os adultos se desenvolvem ao longo de 6 a 12 meses. Os vermes adultos vivem no tecido conjuntivo subcutâneo ou nos nódulos musculares por uma década ou mais. As microfilárias são liberadas dos nódulos e migram pelos tecidos subcutâneos e oculares. A doença é causada por respostas aos vermes e bactéria intracelular *Wolbachia*.

Achados clínicos
A. Sintomas e sinais

Após um período de incubação de até 1 a 3 anos, a doença normalmente produz erupção cutânea eritematosa, papular e pruriginosa, que pode evoluir para espessamento e despigmentação crônica da pele. A coceira pode ser grave e não responder a medicamentos, de modo que mais anos de vida ajustados por incapacidade são perdidos por problemas de pele oncocercal do que por cegueira. Podem estar presentes inúmeros nódulos subcutâneos móveis, firmes e não sensíveis, de cerca de 0,5 a 3 cm, que contêm vermes adultos. Em razão das diferenças nos hábitos dos vetores, esses nódulos são mais comuns na parte inferior do corpo na África, mas na cabeça e na parte superior do corpo na América Latina. A linfadenopatia inguinal e femoral é comum, às vezes resultando em "virilha pendente", com linfonodos pendurados em uma faixa de pele atrófica. Os pacientes também podem ter sintomas sistêmicos, com perda de peso e dor musculoesquelética.

As manifestações mais graves da oncocercose envolvem a migração de microfilárias pelos olhos. Os achados incluem ceratite puntiforme e opacidades corneanas, progredindo para ceratite esclerosante e cegueira. A iridociclite, o glaucoma, a coroidite e a atrofia óptica também podem levar à perda da visão. A probabilidade de cegueira após a infecção varia muito com base na geografia, sendo o risco maior nas regiões de savana da África Ocidental.

B. Testes de diagnóstico

O diagnóstico é feito pela identificação de microfilárias em secções de pele, pela visualização de microfilárias na córnea ou na câmara anterior por meio de exame com lâmpada de fenda, pela identificação de vermes adultos em biópsia ou aspirado de um nódulo ou, mais raramente, pela identificação de microfilárias na urina. Secções de pele da crista ilíaca (África) ou da escápula (Américas) podem ficar em solução salina por 2 a 4 horas ou mais e, em seguida, examiná-la no microscópio em busca de microfilárias. Não são necessárias biópsias profundas, e, se a suspeita persistir após um corte de pele negativo, o procedimento deve ser repetido. O ultrassom pode identificar achados característicos sugestivos de vermes adultos em nódulos cutâneos. Quando o diagnóstico continua difícil, o teste de Mazzotti pode ser usado; a exacerbação da erupção cutânea e do prurido após uma dose tópica ou oral de 50 mg de dietilcarbamazina é altamente sugestiva do diagnóstico, mas esse teste pode provocar reações cutâneas e oculares graves em indivíduos altamente infectados. A eosinofilia é um achado comum, mas inconsistente. Testes de detecção de antígenos e anticorpos estão sendo estudados.

Tratamento e controle

O tratamento de escolha é a ivermectina, que mata as microfilárias, mas não os vermes adultos, de modo que o controle da doença exige administrações repetidas. O tratamento é feito com dose oral única de 150 mcg/mL, mas os cronogramas de retratamento não foram padronizados. Um protocolo é o tratamento a cada 3 meses durante 1 ano, seguido de tratamento a cada 6 a 12 meses durante a vida útil suspeita dos vermes adultos (cerca de 15 anos). O tratamento resulta em redução acentuada do número de microfilárias na pele e nos olhos, embora seu impacto na progressão da perda visual permaneça incerto. As toxicidades da ivermectina em geral são leves; podem ser observadas febre, prurido, urticária, mialgias, edema, hipotensão e linfadenopatias sensíveis, provavelmente por conta de reações a vermes que estão morrendo. A ivermectina deve ser usada com cautela em pacientes com risco de leishmaniose, pois pode provocar reações graves, inclusive encefalopatia. Assim como na filariose linfática, a terapia medicamentosa combinada com ivermectina, dietilcarbamazina e albendazol oferece melhor eliminação dos parasitas em longo prazo. A moxidectina, aprovada pela FDA para o tratamento da oncocercose, é bem tolerada e superior à ivermectina na supressão de microfilárias cutâneas e oferece outro agente para tratamento e controle. Como em outras infecções filariais, a doxiciclina age contra o *O. volvulus* matando a bactéria *Wolbachia* intracelular. Uma dose de 100 mg por via oral diariamente por 4 a 6 semanas mata as bactérias e impede a embriogênese do parasita por pelo menos 18 meses. A doxiciclina é promissora como agente de primeira linha para tratar a oncocercose por conta de sua melhor atividade contra vermes adultos em comparação com outros agentes e toxicidade limitada por conta da ação lenta do medicamento.

A proteção contra a oncocercose inclui evitar as moscas que picam. Grandes esforços estão em andamento para controlar os insetos vetores na África. Além disso, a distribuição em massa de ivermectina para administração intermitente em nível comunitário está em andamento, e a prevalência de doenças graves na pele e nos olhos está diminuindo.

Opoku NO et al. A randomized, open-label study of the tolerability and efficacy of one or three daily doses of ivermectin plus diethylcarbamazine and albendazole (IDA) versus one dose of ivermectin plus albendazole (IA) for treatment of onchocerciasis. PLoS Negl Trop Dis. 2023;17:e0011365. [PMID: 37205721]

Infecções fúngicas

Stacey R. Rose, MD, FACP, FIDSA

Richard J. Hamill, MD, FACP, FIDSA

Revisão científica da edição brasileira: Dr. Marcelo Arruda Candido

Candidíase

> **FUNDAMENTOS DO DIAGNÓSTICO**
>
> - Flora comum normal, mas com presença de patógeno oportunista.
> - Normalmente, doenças da mucosa, especificamente vaginite e candidíase oral/esofagite.
> - Candidíase oral ou vaginal persistente e inexplicada: verificação de HIV ou diabetes *mellitus*.
> - Os resultados de (1,3)-beta-D-glucano podem ser positivos, mesmo quando os resultados das hemoculturas forem negativos.

Considerações gerais

Na maioria dos casos, o *Candida albicans* pode ser coletado a partir da boca, da vagina e das fezes. A imunodeficiência celular predispõe a doenças mucocutâneas. Na ausência de qualquer outra causa subjacente, a candidíase oral ou vaginal persistente pode levantar a suspeita de infecção por HIV ou diabetes. Neutropenia prolongada, cirurgia abdominal, uso de antibióticos de amplo espectro e corticosteroides, doença renal e presença de cateteres intravasculares constituem alguns dos fatores de risco para candidíase invasiva. Embora *C. albicans* continue sendo a causa mais comum tanto da candidíase mucocutânea como da candidíase sistêmica, as cepas dos não *albicans* são de considerável importância em determinados contextos, podendo afetar o tratamento em razão da resistência antifúngica.

Achados clínicos

A. Candidíase da mucosa

1. **Candidíase vulvovaginal** – Essa condição acomete cerca de 75% das mulheres ao longo da vida. Fatores como gravidez, diabetes *mellitus* não controlado, tratamento com antibióticos de amplo espectro, uso de corticosteroides e infecção por HIV constituem alguns fatores de risco. Os sintomas incluem prurido vulvar agudo, corrimento vaginal com sensação de queimação e dispareunia.

2. **Candidíase esofágica** – Pode manifestar-se com sintomas como odinofagia retroesternal, refluxo gastroesofágico ou náusea sem dor retroesternal. A candidíase oral, embora muitas vezes seja considerada uma condição correlata, nem sempre está presente. O diagnóstico se confirma melhor por endoscopia com biópsia e cultura.

B. Candidúria

A maioria dos casos de fungúria por *Candida* é assintomática e representa contaminação da amostra ou colonização da bexiga (e não requer terapia antifúngica). Entretanto, os sintomas e sinais das verdadeiras infecções do trato urinário por *Candida* são indistinguíveis das infecções do trato urinário causadas por bactéria, podendo incluir urgência, dificuldade para iniciar micção, febre, calafrios ou dor em flancos.

C. Candidíase invasiva

A candidíase invasiva pode ser (1) candidemia (infecção da corrente sanguínea) sem infecção profunda; (2) candidemia com infecção profunda (normalmente, olhos, rins ou abdome); e (3) candidíase profunda na ausência de infecção da corrente sanguínea (i.e., candidíase hepatoesplênica). As proporções variáveis dessas entidades clínicas dependem dos fatores de risco predominantes para os pacientes afetados (ou seja, neutropenia, cateteres vasculares permanentes, pós-operatório). A manifestação clínica da candidíase varia de febre mínima a choque séptico semelhante a uma infecção bacteriana grave. O diagnóstico de infecção por *Candida* invasiva é desafiador, visto que as espécies de *Candida* quase sempre são isoladas nas mucosas mesmo na ausência de patologia invasiva, enquanto, na presença de infecção invasiva, as hemoculturas são positivas em apenas 50% das vezes. Resultados de (1,3)-beta-D-glucano consecutivos positivos podem servir de orientação para a terapia empírica de paciente de alto risco, mesmo na ausência de hemoculturas positivas.

A candidíase hepatoesplênica pode ocorrer após uma neutropenia prolongada na presença de câncer hematológico, mas essa entidade é menos comum na era da prática amplamente generalizada da profilaxia antifúngica. Normalmente, a presença de febre e dor abdominal de intensidade variável se manifesta semanas após a quimioterapia e a recuperação da contagem de neutrófilos. Em geral, as hemoculturas apresentam resultados negativos, embora se possam observar abscessos hepatoesplênicos no exame de imagem do abdome.

D. Endocardite por Candida

A endocardite por *Candida* é uma infecção rara que afeta pacientes com válvulas cardíacas protéticas ou candidemia prolongada, como no caso de cateteres de longa permanência. O diagnóstico é determinado em caráter definitivo mediante cultura de *Candida* a partir de vegetações no momento da troca valvar.

Tratamento
A. Candidíase da mucosa

1. **Candidíase vulvovaginal** – Essa condição pode ser tratada com azólicos para uso tópico e oral. Uma única dose oral de 150 mg de flucozanol equivale aos tratamentos tópicos com melhor aceitação da paciente. As formulações de azólicos para uso tópico incluem clotrimazol, comprimido vaginal de 100 mg por 7 dias, ou miconazol, supositório vaginal de 200 mg por 3 dias. A recorrência da doença é comum, mas pode ser reduzida com terapia semanal com fluconazol oral (150 mg por semana). A candidíase vulvovaginal causada por cepas não *albicans* – p. ex., *C. glabrata* – pode exigir terapias alternativas (como ácido bórico intravaginal) em caso de resistência aos azólicos. O oral ibrexafungerp, um inibidor de glucano sintase altamente biodisponível, pode tratar a candidíase vulvovaginal de qualquer cepa causadora de doenças, inclusive de patógenos resistentes aos azólicos. O oteseconazol é uma opção de tratamento alternativo para candidíase vulvovaginal recorrente.

2. **Candidíase esofágica** – Se os pacientes puderem engolir e ingerir quantidades adequadas de líquido por via oral, recomenda-se o fluconazol, 200-400 mg por via oral, diariamente, por 14 a 21 dias. Pacientes que não conseguem tolerar a terapia oral devem receber fluconazol intravenoso, 400 mg por dia, ou equinocandina por 14 a 21 dias. As opções para pacientes com doença refratária ao fluconazol incluem solução oral de itraconazol, 200 mg/dia; voriconazol oral ou intravenoso, 200 mg duas vezes ao dia; posaconazol oral (comprimidos), 300 mg/dia; ou uma equinocandina intravenosa (caspofungina, dose de ataque de 70 mg, depois 50 mg/dia; anidulafungina, 200 mg/dia; ou micafungina, 150 mg/dia) por 14 a 21 dias. A recaída é comum com todos os agentes em pessoas com HIV sem reconstituição imunológica adequada.

B. Candidúria

Em geral, a fungúria por *Candida* se resolve com a interrupção dos antibióticos ou com a remoção dos cateteres da bexiga. O benefício clínico do tratamento da candidúria assintomática não foi demonstrado, mas a fungúria persistente deve levantar a suspeita de infecção invasiva. Na presença de fungúria sintomática persistente, pode-se usar fluconazol oral, 200 mg/dia por 7 a 14 dias.

C. Candidíase invasiva

As diretrizes de 2016 da Infectious Diseases Society of America para o tratamento da candidemia recomendam a administração de equinocandina por via intravenosa como terapia de primeira linha (ou seja, caspofungina [70 mg uma vez, depois 50 mg por dia], micafungina [100 mg por dia] ou anidulafungina [200 mg uma vez, depois 100 mg por dia]). O fluconazol intravenoso ou oral (800 mg uma vez, depois 400 mg por dia) é uma alternativa aceitável para pacientes menos graves sem exposição recente a azólicos. A rezafungina (400 mg por via intravenosa uma vez, depois 200 mg por via intravenosa semanalmente) é aprovada pela FDA como uma equinocandina de ação prolongada para candidemia e candidíase invasiva quando as opções de tratamento são limitadas ou inexistem opções de tratamento alternativas.

Deve-se prosseguir com a terapia para candidemia por 2 semanas após a última hemocultura positiva e a resolução dos sintomas e sinais de infecção. A rezafungina não foi estudada para uso além de 4 semanas. Uma fundoscopia com dilatação das pupilas pode ser recomendável para pacientes com candidemia para fins de exclusão de endoftalmite, devendo-se repetir as hemoculturas, a fim de demonstrar a eliminação do organismo. Recomenda-se o teste de suscetibilidade com todos os isolados de *Candida* presentes na corrente sanguínea; quando o quadro clínico do paciente estiver estável, pode-se interromper a terapia parenteral e concluir o tratamento com fluconazol oral, 400 mg por dia para isolados suscetíveis. Recomenda-se a remoção ou troca dos cateteres intravasculares para pacientes com candidemia em que o cateter seja a fonte suspeita de infecção.

Em geral, as espécies não *albicans* de *Candida* têm padrões de resistência diferentes dos da *C. albicans*. Recomenda-se a administração de equinocandina para o tratamento da infecção por *Nakaseomyces glabrata* (anteriormente *C. glabrata*) com transição para o fluconazol ou o voriconazol oral no caso de pacientes com cepas suscetíveis isoladas. No caso de cepas isoladas com resistência a azólicos e equinocandinas, pode-se usar a formulação lipídica de anfotericina B (3-5 mg/kg por via intravenosa diariamente). O *C. krusei* é inerentemente resistente ao fluconazol e deve ser tratado com um agente alternativo, como uma equinocandina ou o voriconazol. As infecções hospitalares causadas por *Candida auris* multirresistente podem ser tratadas com equinocandinas e controle da fonte de natureza ambiental.

D. Endocardite por Candida

Obtêm-se melhores resultados com uma combinação de tratamento clínico e cirúrgico (troca valvar). Recomenda-se a formulação lipídica de anfotericina B (3-5 mg/kg por dia) ou a equinocandina de alta dosagem (caspofungina 150 mg por dia, micafungina 150 mg por dia, ou anidulafungina 200 mg por dia) como terapia inicial. A terapia de supressão gradual ou de longo prazo para candidatas ao tratamento não cirúrgico pode ser feita com fluconazol em dose de 6-12 mg/kg por dia para organismos suscetíveis.

E. Prevenção de candidíase invasiva

No caso de pacientes de alto risco submetidos à quimioterapia de indução ou transplante de células-tronco hematopoiéticas, fígado, intestino delgado e pâncreas, a profilaxia com agentes antifúngicos mostrou-se eficaz na prevenção de infecções fúngicas invasivas, embora o efeito sobre a mortalidade e o(s) agente(s) mais frequente(s) continuem sendo objeto de debate. Pacientes criticamente enfermos apresentam maior risco de candidíase invasiva, mas a profilaxia antifúngica não demonstrou benefício clínico claro.

Aslam S et al. Candida infections in solid organ transplantation: guidelines from the American Society of Transplantation Infectious Diseases Community of Practice. Clin Transplant. 2019;33:e13623. [PMID: 31155770]

McCarty TP et al. Candidemia and invasive candidiasis. Infect Dis Clin North Am. 2021;35:389. [PMID: 34016283]

Pappas PG et al. Clinical practice guideline for the management of candidiasis: 2016 update by the Infectious Diseases Society of America. Clin Infect Dis. 2016;62:e1. [PMID: 26679628]

Thompson GR 3rd et al. Rezafungin versus caspofungin for treatment of candidaemia and invasive candidiasis (ReSTORE): a multicentre, double-blind, double-dummy, randomised phase 3 trial. Lancet. 2023;401:49. [PMID: 36442484]

Histoplasmose

> ### FUNDAMENTOS DO DIAGNÓSTICO
>
> - Exposição a fezes de aves e morcegos; comum nas margens dos rios (especialmente dos Rio Ohio e Mississippi).
> - A maioria dos pacientes é assintomática; o problema clínico mais comum são as doenças respiratórias.
> - A disseminação de doenças é comum na presença de Aids ou outras condições autoimunes; prognóstico reservado.
> - As culturas de sangue e medula óssea e o antígeno polissacarídico na urina são úteis no diagnóstico de doença disseminada.

Considerações gerais

A histoplasmose é causada por *Histoplasma capsulatum* e *Histoplasma duboisii*, fungos isolados do solo contaminado por fezes de aves ou morcegos em áreas endêmicas (regiões leste e central dos EUA, região leste do Canadá, México, América Central, América do Sul, África e Sudeste Asiático). Presume-se que a infecção seja contraída por inalação de conídios, com posterior conversão em pequenos micélios, engolidos pelos fagócitos nos pulmões. O organismo se prolifera e alcança outros órgãos por disseminação linfo-hematogênica.

Achados clínicos

A. Sintomas e sinais

A maioria dos casos de histoplasmose é assintomática ou leve, razão pela qual não é reconhecida. A infecção passada é reconhecida pela calcificação pulmonar e esplênica observada nas radiografias. A infecção sintomática pode se apresentar como uma doença leve, semelhante à gripe, geralmente com duração de 1 a 4 dias. Em geral, as infecções moderadamente graves são diagnosticadas como pneumonia atípica, e o paciente apresenta febre, tosse e dor leve na região central do tórax durante 5 a 15 dias.

As infecções clinicamente evidentes ocorrem de várias formas:

1. **A histoplasmose pulmonar aguda** é frequente em epidemias, geralmente em solo contaminado por excrementos de aves ou morcegos infectados. As manifestações clínicas podem variar de doença leve semelhante à gripe a pneumonia grave, e a doença pode durar de 1 semana a 6 meses, mas quase nunca é fatal.

2. **A histoplasmose disseminada progressiva** acomete com mais frequência pacientes com infecção por HIV (com contagem de células CD4 geralmente inferior a 100 células/mcL) ou em outras condições de imunidade celular comprometida. Existem relatos também de histoplasmose disseminada em pacientes provenientes de áreas endêmicas que tomam inibidores de TNF-alfa. A condição caracteriza-se por febre e envolvimento de vários órgãos do sistema. Os exames de raio X podem mostrar um padrão miliar. A manifestação pode ser fulminante, simulando choque séptico seguido imediatamente de morte se não houver tratamento. Os sintomas geralmente consistem em febre, dispneia, tosse, perda de peso e prostração com possível presença de úlceras nas membranas mucosas da orofaringe. O fígado e o baço quase sempre se apresentam aumentados, com possível envolvimento de todos os órgãos do corpo, principalmente das glândulas suprarrenais, *resultando em insuficiência adrenal em cerca de 50% dos pacientes*. O envolvimento gastrintestinal pode imitar a DII, com ocorrência de invasão do SNC em 5 a 10% dos indivíduos com doença disseminada.

3. Em geral, observa-se **a histoplasmose pulmonar crônica** em pacientes mais velhos com doença pulmonar crônica subjacente. Os exames de raio X mostram várias lesões, entre as quais cavidades apicais complexas, infiltrados e nódulos.

4. **As complicações da histoplasmose pulmonar** incluem mediastinite granulomatosa caracterizada por linfonodos mediastinais persistentemente aumentados e mediastinite fibrosante, em cujo caso uma resposta fibrótica excessiva à infecção por *Histoplasma* resulta no comprometimento das estruturas vasculares pulmonares.

B. Achados laboratoriais

A cultura do escarro raramente é positiva na histoplasmose pulmonar aguda, mas em geral positiva na presença de doença crônica. O teste de antígeno do fluido de lavagem broncoalveolar pode ser útil na presença de doença aguda. A combinação de testes de antígenos polissacarídicos na urina e no soro tem uma sensibilidade de 83% para o diagnóstico de histoplasmose pulmonar aguda.

A maioria dos pacientes com doença pulmonar crônica apresenta anemia da doença crônica. O envolvimento da medula óssea com pancitopenia pode ser proeminente nas formas disseminadas. Elevações acentuadas de LDH e ferritina também são comuns, assim como elevações leves da TGO sérica.

As hemoculturas realizadas por métodos de centrifugação de lise ou as culturas de medula óssea de pacientes imunocomprometidas com doença disseminada progressiva são positivas em mais de 80% das vezes, podendo levar várias semanas para crescer. O teste de antígeno urinário tem sensibilidade superior a 90% para doença disseminada em pacientes imunocomprometidas, podendo-se utilizar uma titulação decrescente para acompanhar a resposta ao tratamento. Pacientes com suspeita de meningite devem submeter-se a testes de antígeno e anticorpo no LCR.

Tratamento

No caso de doença localizada progressiva e de doença disseminada não meníngea de leve a moderadamente grave em pacientes imunocompetentes ou imunocomprometidas, o itraconazol, 200-400 mg/dia por via oral, dividido em duas doses, é o tratamento de escolha, com uma taxa de resposta geral de aproximadamente 80% (Tab. 38.1). A solução oral é mais bem absorvida do que a formulação em cápsula, que necessita do ácido gástrico para a absorção. Deve-se realizar o monitoramento terapêutico dos níveis de itraconazol para avaliar a adequação da absorção do medicamento. A duração da terapia varia de algumas semanas a vários meses, dependendo da gravidade da doença. A anfotericina B lipossomal intravenosa, 3 mg/kg por dia, é usada com doença disseminada mais grave e meningite por 1 a 2 semanas, até que o paciente apresente um quadro clinicamente estável. Os pacientes com histoplasmose relacionada à Aids necessitam de terapia supressiva vitalícia com itraconazol, 200 mg/dia por via oral, embora a profilaxia secundária possa ser interrompida se houver reconstituição imunológica em resposta à terapia antirretroviral. Os critérios para a interrupção da profilaxia secundária incluem 1 ano de terapia antifúngica bem-sucedida, juntamente com uma contagem de células CD4 superior a 150 células/mcL e 6 meses ou mais de tratamento antirretroviral (Tarv). Não há evidências claras de que os agentes antifúngicos sejam benéficos para pacientes com mediastinite fibrosante, embora o itraconazol oral seja usado com frequência. O rituximabe, em conjunto com corticosteroides, pode retardar a progressão do processo fibrosante e proporcionar algum benefício clínico. Os resultados relatados em pacientes com mediastinite fibrosante tratados com procedimentos cirúrgicos ou intervenções intravasculares não cirúrgicas parecem ser razoáveis em curto prazo.

Araúz AB et al. Histoplasmosis. Infect Dis Clin North Am. 2021;35:471. [PMID: 34016287]
Barros N. Pulmonary histoplasmosis: a clinical update. J Fungi. 2023;9:236. [PMID: 36836350]

TABELA 38.1 Agentes para micoses sistêmicas[1]

Medicamento	Dosagem	Depuração renal?	Penetração no LCR	Toxicidade	Espectro de atividade
Polienos					
Anfotericina B	0,3-1,5 mg/kg/dia IV	Não	Fraca	Calafrios, febre, azotemia, hipocalemia, hipomagnesemia, acidose tubular renal, anemia	Todos os principais patógenos, exceto *Scedosporium*
Complexo lipídico de anfotericina B	5 mg/kg/dia IV	Não	Fraca	Febre, calafrios, náusea, hipotensão, anemia, azotemia, taquipneia	O mesmo que a anfotericina B acima
Anfotericina B, lipossomal	3-6 mg/kg/dia IV	Não	Fraca	Febre, calafrios, náusea, hipotensão, azotemia, anemia, taquipneia, aperto no peito	Igual à anfotericina B acima Agente preferencial para o SNC
Azólicos					
Fluconazol	Infecção sistêmica: 400-2.000 mg/dia IV ou VO Infecção da mucosa: 100-200 mg/dia VO	Sim	Sim	Náusea, erupção cutânea, xerose, alopecia, cefaleia, elevação das enzimas hepáticas	Candidíase da mucosa (inclusive do trato urinário), criptococose, histoplasmose, coccidioidomicose
Isavuconazol	200 mg VO ou IV a cada 8 horas por seis doses (48 horas) como dose de ataque, seguida de 200 mg/dia por VO ou IV	Não	Baixa no LCR, alta no cérebro	Náusea, diarreia, dor na porção superior do abdome, tontura	Ampla gama de atividades, inclusive aspergilose invasiva e mucormicose (dados limitados para *Mucorales*)

(continua)

TABELA 38.1 Agentes para micoses sistêmicas[1] (*continuação*)

Medicamento	Dosagem	Depuração renal?	Penetração no LCR	Toxicidade	Espectro de atividade
Itraconazol	Solução oral e cápsula disponíveis, ambas com dosagem de 200 mg três vezes ao dia por 3 dias, depois 200 mg uma ou duas vezes ao dia[2]	Não	Variável	Náusea, hipocalemia, edema, hipertensão, neuropatia periférica, exacerbação de HF	Histoplasmose, coccidioidomicose, blastomicose, paracoccidioidomicose, candidíase da mucosa (exceto urinária), esporotricose, aspergilose, cromomicose
SUBA-itraconazol	130 mg/dia VO (duas cápsulas de 65 mg)	Não	Variável	Náusea, hipocalemia, edema, hipertensão, neuropatia periférica, exacerbação de HF	Histoplasmose, blastomicose, aspergilose
Cetoconazol	200-800 mg/dia VO em uma ou duas doses com alimentos ou bebida ácida	Não	Fraca	Anorexia, náusea, supressão da testosterona e cortisol, erupção cutânea, cefaleia, elevação das enzimas hepáticas, insuficiência hepática	Histoplasmose não meníngea e coccidioidomicose, blastomicose, paracoccidioidomicose, candidíase da mucosa (exceto urinária)
Oteseconazol	Regime de 12 semanas somente com oteseconazol:[3] Dia 1: 600 mg VO, depois Dia 2: 450 mg VO, depois Dia 14: 150 mg VO semanalmente durante 11 semanas	Sim	Desconhecida	Cefaleia; náusea; rubor; disúria; menorragia; metrorragia; irritação vulvovaginal; elevação da CK sérica; contraindicado em mulheres com potencial reprodutivo e em mulheres grávidas devido ao risco de anomalias oculares no feto (com base em dados de estudos com animais)	Candidíase vulvovaginal recorrente
Posaconazol	Comprimido de liberação retardada preferido em relação à solução oral em razão da absorção mais previsível Para comprimidos de liberação retardada ou formulação intravenosa: 300 mg duas vezes ao dia por duas doses (1 dia) como dose de ataque seguida de 300 mg por dia	Não	Sim	Náusea, vômito, dor abdominal, diarreia e cefaleia; pseudo-hiperaldosteronismo	Ampla gama de atividades incluindo os *Mucorales*
Voriconazol[4]	Infecção sistêmica: 6 mg/kg IV a cada 12 horas por 24 horas dose de ataque, seguida de 4 mg/kg IV a cada 12 horas ou 200-300 mg IV a cada 12 horas Infecção da mucosa: 200-300 mg VO a cada 12 horas (não é necessária a dose de ataque)	Sim	Sim	Distúrbios visuais transitórios, erupção cutânea, fotossensibilidade, excesso de fluoreto com periostite, neuropatia periférica, câncer de pele de células escamosas, cânceres hepáticos[2]	Todos os principais patógenos, exceto *Mucorales* e esporotricose
Equinocandinas					
Anidulafungina	200 mg de carga de ataque, seguida de 100 mg/dia IV	< 1%	Fraca	Diarreia, elevação das enzimas hepáticas, reações mediadas por histamina	Candidíase da mucosa e invasiva
Acetato de caspofungina	70 mg IV de dose de ataque seguida de 50 mg/IV	< 50%[5]	Fraca	Neutropenia transitória; elevações das enzimas hepáticas quando usado com ciclosporina	Aspergilose, candidíase da mucosa e candidíase invasiva, terapia antifúngica empírica na neutropenia febril
Micafungina sódica	100 mg/dia IV	Não	Fraca	Erupção cutânea, calafrios, cefaleia, flebite	Candidíase da mucosa e invasiva, profilaxia no transplante de células-tronco hematopoiéticas

(continua)

TABELA 38.1 Agentes para micoses sistêmicas[1] (*continuação*)

Medicamento	Dosagem	Depuração renal?	Penetração no LCR	Toxicidade	Espectro de atividade
Rezafungina	400 mg IV de dose de ataque, seguida de 200 mg IV semanalmente (segurança além de 4 semanas ainda não determinada)	Não	Desconhecida, mas provavelmente fraca	Hipocalemia, pirexia, diarreia, vômitos, náusea, hipomagnesemia, dor abdominal, constipação, hipofosfatemia	Candidemia e candidíase invasiva em pacientes ≥ 18 anos de idade que tenham opções limitadas ou nenhuma opção de tratamento alternativo; não estudado na endocardite, osteomielite, meningite
Antimetabólito					
Flucitosina (5-FC)	100-150 mg/kg/dia VO em quatro doses divididas	Sim	Sim	Leucopenia,[6] colite hemorrágica,[6] erupção cutânea, diarreia, hepatite, náusea, vômito	Criptococose,[7] candidíase, cromomicose
Alilamina					
Terbinafina	250 mg VO uma vez ao dia	Sim	Fraca	Náusea, dor abdominal, distúrbio do paladar, erupção cutânea, diarreia e elevação das enzimas hepáticas	Dermatófitos, esporotricose, cromomicose, eumicetoma
Triterpenoide (inibe a glucana sintase)					
Ibrexafungerp	300 mg VO a cada 12 horas por duas doses (600 mg no total) Redução da dose em caso de uso concomitante com inibidores de CYP3A	Não	Desconhecida	Diarreia, náusea, dor abdominal, tontura, vômito; pode fazer mal ao feto (não deve ser usado na gravidez)	Candidíase vaginal (incluindo cepas resistentes aos azólicos)
Gepix					
Fosmanogepix	1.000 mg IV duas vezes ao dia (1º dia), seguido por 600 mg IV uma vez ao dia, com transição para a terapia oral (800 mg/dia) após o 4º dia de terapia, se clinicamente estável	Desconhecido; aparentemente seguro na insuficiência renal	Desconhecida	Cefaleia	Atualmente disponível para "acesso ampliado"; em estudo para o tratamento de candidíase invasiva, incluindo isolados resistentes (p. ex., *C. auris*); foi recomendado para o tratamento de meningite causada por *Fusarium solani* como parte do surto de 2023

[1] Informações gerais fornecidas, mas a dosagem específica pode variar de acordo com a indicação e outras características do paciente; recomenda-se consultar um especialista em doenças infecciosas em casos complexos.

[2] A solução oral é preferível em razão da absorção menos variável; a cápsula deve ser tomada com alimentos e bebidas ácidas para aumentar a absorção. Em infecções graves, devem-se medir os níveis sanguíneos para garantir a exposição adequada.

[3] Um regime alternativo que utiliza uma combinação de fluconazol e oteseconazol também está disponível.

[4] Algumas autoridades defendem o monitoramento de medicamentos terapêuticos em pacientes que não estão respondendo à terapia. A administração de medicamentos metabolizados pelo sistema do citocromo P450 é contraindicada ou requer monitoramento cuidadoso da função hepática. A formulação intravenosa é contraindicada a pacientes com CrCl < 50 mL/min devido ao acúmulo de ciclodextrina.

[5] Não é necessário ajuste de dosagem para DRC; é necessário ajuste de dosagem com disfunção hepática moderada a grave.

[6] Para evitar leucopenia ou colite hemorrágica, recomenda-se monitorar os níveis do medicamento ou ajustar a dosagem de acordo com a depuração de creatinina.

[7] Em combinação com a anfotericina B.

CK: creatina quinase.

Coccidioidomicose

> **FUNDAMENTOS DO DIAGNÓSTICO**
>
> - Infecção aguda: doença semelhante à gripe, febre, dor nas costas, cefaleia, fadiga e tosse; a presença de eritema nodoso é comum.
> - A disseminação pode resultar em meningite, lesões ósseas ou abscessos cutâneos e abscessos de tecidos moles; infecção oportunista comum em pacientes com Aids residentes em regiões endêmicas.
> - Os achados de raio X do tórax variam de pneumonite a cavitação.
> - Os testes sorológicos são úteis; presença de grandes esférulas com endosporos demonstráveis no escarro ou nos tecidos.

Considerações gerais

Deve-se considerar a coccidioidomicose no diagnóstico de qualquer doença obscura em paciente que tenha residido ou visitado área endêmica. A infecção resulta da inalação de artroconídios de *Coccidioides immitis* ou *C. posadasii*; ambos os organismos são fungos que crescem no solo em determinadas regiões áridas do sudoeste dos EUA, no México e nas Américas Central e do Sul. Menos de 1% das pessoas imunocompetentes demonstram disseminação, mas, entre esses pacientes, a taxa de mortalidade é alta.

Em pacientes com Aids residentes em áreas endêmicas, a coccidioidomicose é uma infecção oportunista comum. Nesses pacientes, a doença varia da presença de infiltrados pulmonares focais a doença miliar disseminada com envolvimento de múltiplos órgãos e meningite; a gravidade tem relação inversa com o grau de controle da infecção por HIV.

Achados clínicos
A. Sintomas e sinais

1. **Coccidioidomicose primária** – Os sintomas ocorrem em cerca de 40% das infecções primárias. Normalmente, os sintomas têm início (após um período de incubação de 10 a 30 dias) com a presença de doença do trato respiratório, febre e, eventualmente, calafrios. A coccidioidomicose é uma etiologia comum, geralmente não reconhecida da pneumonia contraída na comunidade em áreas endêmicas. Pode haver aparecimento de eritema nodoso entre 2 e 20 dias após o início dos sintomas. Lesões pulmonares persistentes que variam de cavidades e abscessos a densidades nodulares parenquimatosas ou bronquiectasia ocorrem em cerca de 5% dos casos.

2. **Doença disseminada** – Acomete cerca de 0,1% dos pacientes brancos e 1% dos pacientes não brancos. Os pacientes de etnia filipina ou negra são especialmente suscetíveis, bem como as mulheres gestantes de todas as raças, podendo haver envolvimento de qualquer órgão. Os achados pulmonares normalmente se tornam mais pronunciados, com aumento dos linfonodos mediastinais, tosse e maior produção de escarro. Os abscessos pulmonares podem se romper e invadir o espaço pleural, produzindo um empiema. Do ponto de vista clínico, a fungemia caracteriza-se por um padrão miliar difuso no raio X do tórax e por morte prematura. O curso da doença pode ser particularmente rápido em pacientes imunossuprimidas. Os médicos que cuidam de pacientes imunossuprimidas em áreas endêmicas precisam levar em consideração o fato de que os pacientes podem ter infecção latente.

Há ocorrência de meningite em 30 a 50% dos casos de disseminação, a qual pode resultar em meningite basilar crônica. Os abscessos subcutâneos e as lesões cutâneas verrucosas são especialmente comuns nos casos fulminantes. Pacientes com Aids e doença disseminada apresentam maior incidência de infiltrados miliares, linfadenopatia e meningite, mas a presença de lesões cutâneas não é comum.

B. Achados laboratoriais

Na coccidioidomicose primária, pode haver leucocitose e eosinofilia moderadas. O teste sorológico é útil para o diagnóstico e o prognóstico. Tanto o teste de imunodifusão (altamente sensível e específico) como o teste Elisa detectam anticorpos IgM dentro de 1 a 3 semanas do início da doença, são úteis para o diagnóstico no início do processo da doença e devem ser seguidos pelo teste de imunofixação de IgG. Uma titulação de fixação de IgG persistentemente crescente (1:16 ou mais) é sugestiva de doença disseminada. As titulações de fixação do complemento podem ser utilizadas para avaliar a adequação da terapia. As titulações de fixação do complemento sérico podem ser baixas quando há apenas meningite e nenhuma outra doença disseminada. Em pacientes com coccidioidomicose relacionada ao HIV, a taxa de falso-negativos pode chegar a 30%. As hemoculturas raramente são positivas.

Os pacientes com diagnóstico de coccidioidomicose devem ser submetidos a uma avaliação para detecção do envolvimento meníngeo quando houver sintomas do SNC ou sinais neurológicos. Os achados do fluido espinal incluem aumento da contagem de células com linfocitose e redução da glicose. A cultura do líquido cefalorraquidiano é positiva em cerca de 30% dos casos de meningite. A presença de anticorpos fixadores de complemento demonstráveis no fluido espinhal é diagnóstica de meningite coccidioide (encontrada em mais de 90% dos casos). O teste de antígeno de *Coccidioides* ou (1,3)-beta-D-glucano no líquido cefalorraquidiano pode incrementar (não substituir) o teste de anticorpos no LCR.

C. Exames de imagem

Os achados radiográficos variam, mas os infiltrados pulmonares irregulares, nodulares e lobares no lobo superior são os mais comuns. A presença de linfadenopatia hilar pode ser observada na doença localizada; a linfadenopatia mediastinal sugere disseminação. Pode haver derrames pleurais e lesões líticas no osso com acúmulos complicados de tecidos moles.

Tratamento

O tratamento dos sintomas gerais deve ser oferecido conforme necessário para a doença limitada ao tórax sem evidência de progressão. O itraconazol (400 mg por via oral diariamente, dividido em duas doses) ou o fluconazol (200-400 mg ou mais por via oral uma ou duas vezes ao dia) deve ser administrado para doença no tórax, nos ossos e nos tecidos moles; deve-se manter o tratamento por 6 meses ou mais, depois que a doença estiver inativa para evitar recaída (Tab. 38.1). A resposta ao tratamento deve ser monitorada mediante o acompanhamento da resposta clínica e da diminuição progressiva das titulações de fixação do complemento sérico.

No caso de doença pulmonar ou extrapulmonar progressiva, deve-se administrar anfotericina B lipossomal por via intravenosa, embora os azólicos orais possam ser usados em casos leves. A duração do tratamento é determinada por uma titulação de fixação de complemento decrescente e uma resposta clínica favorável. Para meningite, o tratamento normalmente é o fluconazol oral em altas doses (400-1.200 mg por dia), embora a administração intratecal lombar ou cisternal de anfotericina B diariamente em doses crescentes de até 1-1,5 mg por dia seja utilizada inicialmente por alguns médicos experientes ou em casos refratários ao fluconazol. Em geral, a terapia sistêmica com anfotericina B lipossomal, 3-5 mg/kg diariamente por via intravenosa, é administrada concomitantemente à terapia intratecal, mas sozinha não é suficiente para o tratamento da doença meníngea. Quando o paciente estiver clinicamente estável, a terapia oral com um azólico, geralmente fluconazol (400-800 mg por via oral diariamente), administrada por toda a vida, é a alternativa recomendada à terapia com anfotericina B intratecal.

A drenagem cirúrgica é necessária para o tratamento de abscessos de tecidos moles, osso necrótico e doença pulmonar complicada (p. ex., ruptura de cavidade coccidioide).

Prognóstico

O prognóstico para pacientes com doença limitada é bom. Devem-se realizar titulações seriadas de fixação de complemento após o tratamento da coccidioidomicose; o aumento das titulações justifica a reinstituição da terapia, pois é provável que haja recaída. As complicações tardias do SNC da meningite tratada adequadamente incluem vasculite cerebral com acidente vascular cerebral e hidrocefalia comunicante que pode exigir derivação. Os corticosteroides sistêmicos de curto prazo podem ser benéficos após eventos cerebrovasculares associados à meningite coccidioide. As formas disseminadas e meníngeas têm taxas de mortalidade superiores a 50% na ausência de tratamento.

Crum NF. Coccidioidomycosis: a contemporary review. Infect Dis Ther. 2022;11:713. [PMID: 35233706]

Pneumocistose (pneumonia por *Pneumocystis jirovecii*)

> **FUNDAMENTOS DO DIAGNÓSTICO**
>
> - Febre, dispneia, tosse seca, hipóxia ao esforço; em geral, apenas achados físicos leves relacionados ao pulmão.
> - Raio X do tórax: doença intersticial difusa ou normal.
> - Detecção de *P. jirovecii* no escarro, lavado broncoalveolar ou tecido pulmonar; PCR do lavado broncoalveolar; (1,3)-beta-D-glucano no sangue.

Considerações gerais

O *Pneumocystis jirovecii*, a espécie de *Pneumocystis* que afeta os seres humanos, é encontrado em todo o mundo.

A infecção evidente caracteriza-se por uma pneumonia intersticial subaguda que ocorre entre crianças mais velhas e adultos com imunidade celular anormal ou alterada, em razão de condição subjacente (p. ex., Aids, câncer, desnutrição, transplante de células-tronco hematopoiéticas ou de órgãos sólidos, doença autoimune) ou tratamento com medicamentos imunossupressores (p. ex., corticosteroides ou agentes citotóxicos).

A pneumonia por *Pneumocystis* acomete até 80% dos pacientes com Aids que não estão recebendo profilaxia e é uma causa importante de morbidade e mortalidade. A sua incidência aumenta em proporção direta à queda das células CD4; a maioria dos casos ocorre em contagens de células CD4 inferiores a 200/mcL. Em pacientes sem Aids sob terapia imunossupressora, os sintomas geralmente começam após a redução ou interrupção dos corticosteroides.

Achados clínicos

A. Sintomas e sinais

Em geral, os achados se limitam ao parênquima pulmonar. Em pacientes com Aids, o início pode ser subagudo, caracterizado por dispneia aos esforços e tosse não produtiva. Os achados físicos podem ser leves e desproporcionais ao grau da doença e dos achados radiológicos. Evidências de doença associada ao HIV, como febre e perda de peso, podem preceder a doença respiratória em vários meses. Em pacientes sem HIV, a manifestação da doença pode ser mais aguda. Sem tratamento, a infecção por *Pneumocystis* acarreta uma alta incidência de mortalidade em pacientes com e sem Aids.

B. Achados laboratoriais

Em geral, as determinações de gás no sangue arterial mostram hipoxemia com hipocapnia, mas podem estar normais; entretanto, ocorre uma rápida dessaturação se o paciente se exercitar antes da coleta das amostras. Os níveis séricos de (1,3)-beta-D-glucano têm sensibilidade razoável, mas carecem de especificidade, uma vez que níveis elevados ocorrem em outras infecções fúngicas. Não é possível fazer a cultura do organismo, e o diagnóstico definitivo depende da demonstração dos organismos em amostras respiratórias utilizando-se colorações específicas, como a imunofluorescência. A PCR do lavado broncoalveolar é extremamente sensível, visto que o teste pode ser positivo em pessoas colonizadas e não infectadas; os valores quantitativos podem identificar pacientes infectadas, embora não tenham sido estabelecidos pontos de corte precisos. Uma PCR negativa no lavado broncoalveolar exclui a hipótese de doença. Em raras situações a biópsia pulmonar é necessária, mas pode auxiliar no diagnóstico de uma forma granulomatosa de *Pneumocystis*.

C. Exames de imagem

Os exames de raio X em geral mostram infiltração "intersticial" difusa, que pode ser heterogênea, miliar ou irregular no início da infecção. Pode haver também consolidação difusa ou focal, alterações císticas, nódulos ou cavitação dentro dos nódulos. Cerca de 5 a 10% dos pacientes com pneumonia por *Pneumocystis* apresentam imagens torácicas normais. As tomografias computadorizadas de tórax de alta resolução podem ser bastante sugestivas de pneumonia por *P. jirovecii*, auxiliando na distinção de outras causas de pneumonia.

Tratamento

Recomenda-se iniciar uma terapia empírica para o tratamento da pneumonia causada por *P. jirovecii* em caso de suspeita clínica da doença; no entanto, em doentes com ou sem Aids e doença de grau leve a moderadamente grave, a continuação do tratamento deve basear-se em um diagnóstico comprovado, considerando-se a toxicidade da terapia e o potencial para coinfecções. Deve-se continuar com terapia antimicrobiana inicial (normalmente com SMZ+TMP) por, pelo menos, 5 a 10 dias antes de se cogitar a mudança de agentes, uma vez que a febre, a taquipneia e os infiltrados pulmonares persistem por 4 a 6 dias após o início do tratamento. Alguns pacientes apresentam um agravamento transitório de sua doença durante os primeiros 3 a 5 dias, o que pode estar relacionado a uma resposta inflamatória. A adição precoce de corticosteroides pode atenuar essa resposta e melhorar os resultados clínicos (ver adiante). Recomenda-se um tratamento mais longo (21 dias) para a pneumonia por *Pneumocystis* associada à Aids; em geral, 14 dias de tratamento são suficientes para os casos não associados à Aids. Nos pacientes com Aids, o diagnóstico de *Pneumocystis* deve também levar ao início da terapia antirretroviral.

A. Sulfametoxazol+trimetoprima

Dados consistentes indicam que o SMZ+TMP é a terapia de primeira linha ideal para pneumonia por *Pneumocystis*. A dosagem de SMZ+TMP é de 15-20 mg/kg por dia (com base no componente trimetoprima), administrado por via oral ou intravenosa diariamente em três ou quatro doses divididas por 14-21 dias. Os pacientes com Aids apresentam uma frequência elevada de reações de hipersensibilidade (cerca de 50%).

B. Primaquina/clindamicina

A primaquina, 15-30 mg por via oral diariamente, associada à clindamicina, 600 mg três vezes ao dia por via oral, é a melhor terapia de segunda linha, com resultados superiores quando comparados à pentamidina. A primaquina pode causar anemia hemolítica em pacientes com deficiência de glicose-6-fosfato desidrogenase (G6PD).

C. Pentamidina

O uso da pentamidina diminuiu à medida que agentes alternativos passaram a ser estudados. Esse medicamento é administrado, de preferência, por via intravenosa ou intramuscular em dose única de 3-4 mg (sal)/kg/dia por 14-21 dias. A pentamidina causa efeitos colaterais em quase 50% dos pacientes, podendo ocorrer hipo ou hiperglicemia, hiponatremia e nefrotoxicidade com azotemia. A infusão intravenosa inadvertida rápida pode precipitar hipotensão.

D. Atovaquona

Pode-se utilizar a atovaquona em pacientes com doença leve a moderada que não toleram SMZ+TMP ou outros agentes alternativos, mas existem relatos de falha em 15-30% dos casos. Efeitos colaterais leves são comuns, mas não há relatos de reações graves. A dosagem a ser administrada é de 750 mg por via oral (tomada com uma refeição com alto teor de gordura) duas vezes ao dia por 14 a 21 dias.

E. Outros medicamentos

Trimetoprima, 15 mg/kg/dia em três doses diárias divididas, mais dapsona, 100 mg por dia, é um regime oral alternativo para doença leve a moderada ou para a continuação do tratamento depois que a terapia intravenosa não for mais necessária.

F. Prednisona

Com base em estudos realizados em pacientes com Aids, a prednisona é utilizada no tratamento de pneumonia moderada a grave (quando a PaO$_2$ de admissão for inferior a 70 mmHg ou a saturação de oxigênio for inferior a 90%) em conjunto com agentes antimicrobianos. A adição de corticosteroides ao tratamento desses pacientes está associada a uma redução significativa da morbidade e da mortalidade; a administração de corticosteroides adjuvantes dentro de 72 horas é preferível. A dosagem de prednisona é de 40 mg, duas vezes ao dia, por via oral durante 5 dias, em seguida, 40 mg diários por 5 dias e, por fim, 20 mg diários até o término do tratamento (curso total, 21 dias). Estudos observacionais sugerem que os corticosteroides adjuvantes estão associados à redução da mortalidade em pacientes sem Aids e com pneumonia causada por *Pneumocystis* e hipóxia grave (PaO$_2$ 60 mmHg ou menos).

Prevenção

A profilaxia primária para pneumonia por *Pneumocystis* em pacientes com HIV deve ser administrada no caso de níveis de contagem de CD4 inferiores a 200 células/mcL, porcentagem de CD4 abaixo de 14%, perda de peso ou candidíase oral. A profilaxia primária também é benéfica para malignidade hematológica e receptores de transplante, bem como para pacientes sob terapia com altas doses de corticosteroides, embora não haja recomendações precisas para a profilaxia de *Pneumocystis* nesses ambientes. Pessoas com HIV que tenham histórico de pneumonia por *Pneumocystis* devem receber profilaxia secundária até que obtenham uma resposta virológica duradoura à terapia antirretroviral ou até que apresentem uma contagem de CD4 superior a 200 células/mcL por, pelo menos, 3 a 6 meses, ou ambos.

Prognóstico

Na ausência de tratamento adequado, a taxa de fatalidade da pneumonia por *Pneumocystis* em pacientes com Aids é de quase 100%. O tratamento precoce reduz a mortalidade para cerca de 10 a 20%, mas a recorrência é comum na ausência de profilaxia. A taxa de mortalidade em outros distúrbios imunodeficientes ainda é superior a 50%, em parte devido a atrasos no diagnóstico.

Ding L et al. Adjunctive corticosteroids may be associated with better outcome for non-HIV Pneumocystis pneumonia with respiratory failure: a systemic review and meta-analysis of observational studies. Ann Intensive Care. 2020;10:34. [PMID: 32198645]

Fragoulis GE et al. 2022 EULAR recommendations for screening and prophylaxis of chronic and opportunistic infections in adults with autoimmune inflammatory rheumatic diseases. Ann Rheum Dis. 2023;82:742. [PMID: 36328476]

Lagrou K et al. Pneumocystis jirovecii disease: basis for the revised EORTC/MSGERC invasive fungal disease definitions in individuals without human immunodeficiency virus. Clin Infect Dis. 2021;72(Suppl 2):S114. [PMID: 33709126]

Panel on Guidelines for the Prevention and Treatment of Opportunistic Infections in Adults and Adolescents with HIV. Guidelines for the Prevention and Treatment of Opportunistic Infections in HIV-infected Adults and Adolescents: Recommendations from the Centers for Disease Control and Prevention, the National Institutes of Health, and the HIV Medicine Association of the Infectious Diseases Society of America. Accessed April 6, 2024. https://clinicalinfo.hiv.gov/en/guidelines/hiv-clinical-guidelines--adult-and-adolescent-opportunistic-infections/pneumocystis-0

Criptococose

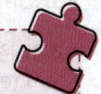

FUNDAMENTOS DO DIAGNÓSTICO

- Causa mais comum de meningite fúngica.
- Fatores predisponentes: quimioterapia para condições hematológicas malignas, linfoma de Hodgkin, corticosteroides, doenças estruturais do pulmão, receptores de transplante, inibidores de TNF-alfa e Aids.
- Cefaleia, estado mental anormal; eventual presença de meningismo, embora seja rara em pacientes com Aids.
- A demonstração do antígeno polissacarídeo capsular ou a cultura positiva no LCR tem caráter diagnóstico.

Considerações gerais

A criptococose é causada principalmente por *Cryptococcus neoformans*, uma levedura encapsulada encontrada em todo o mundo no solo e no esterco seco de pombos. O *Cryptococcus gattii* é uma espécie correlata que também causa a doença em seres humanos, embora o *C. gattii* possa afetar pessoas mais ostensivamente imunocompetentes. É a principal causa de criptococose na região noroeste do Pacífico dos EUA, podendo resultar em doença mais grave do que o *C. neoformans*.

As infecções são contraídas por inalação. No pulmão, a infecção pode permanecer localizada, curar ou se disseminar. A pneumonia criptocócica clinicamente aparente raramente se desenvolve em pessoas imunocompetentes. A doença pulmonar progressiva e a disseminação ocorrem com mais frequência no cenário de imunodeficiência celular, incluindo condições hematológicas malignas em tratamento, linfoma de Hodgkin, terapia prolongada com corticosteroides, transplante de órgãos sólidos, terapia com inibidor de TNF-alfa ou infecção por HIV não controlada.

Achados clínicos
A. Sintomas e sinais

A doença pulmonar causada por *C. neoformans* ou *C. gattii* varia de simples nódulos a infiltrados generalizados, levando à insuficiência respiratória. A doença disseminada pode envolver qualquer órgão, com predominância de doença do SNC. Em geral, a cefaleia é o primeiro sintoma da meningite. Confusão e outras alterações do estado mental, além de anomalias dos nervos cranianos, náuseas e vômitos, podem ser vistas à medida que a doença progride. A presença de rigidez nucal e sinais meníngeos ocorre cerca de 50% das vezes, mas é incomum em pacientes com Aids. A hidrocefalia comunicante pode complicar a evolução do quadro. Em geral, a infecção por *C. gattii* se apresenta com sintomas respiratórios, juntamente com sinais neurológicos causados por lesões que ocupam espaço no SNC. A infecção primária por *C. neoformans* primária da pele pode imitar a celulite bacteriana, especialmente em pacientes sob terapia imunossupressora, como os corticosteroides. A síndrome inflamatória de reconstituição imunológica (Iris), agravamento clínico paradoxal associado à melhora do estado imunológico e ao tratamento, pode acometer pacientes com HIV e receptores de transplante com criptococose, bem como pacientes sem Aids em tratamento para infecção por *C. gattii*.

B. Achados laboratoriais

As doenças do trato respiratório são diagnosticadas pela cultura de secreções respiratórias ou líquido pleural. Na suspeita de doença meníngea, a punção lombar é o procedimento diagnóstico preferido. Os achados do fluido espinal incluem aumento da pressão de abertura, pleocitose variável, elevação dos níveis proteicos e diminuição da glicemia, embora até 50% dos pacientes com Aids não apresentem pleocitose. A coloração de Gram do LCR geralmente revela a presença de fungos encapsulados que se reproduzem por brotamento. Em pacientes com Aids, o antígeno criptocócico sérico é um teste de triagem sensível para meningite, com resultado positivo em mais de 95% dos casos. Juntos, o antígeno capsular criptocócico presente no LCR e a cultura determinam o diagnóstico em mais de 90% dos casos. O teste de antígeno por ensaio de fluxo lateral tem maiores sensibilidade e especificidade do que o teste convencional de aglutinação de látex, podendo fornecer resultados diagnósticos mais rápidos. A RM é mais sensível do que a TC para a identificação de anomalias no SNC, como criptococomas.

Tratamento
A. Para pacientes com Aids

1. **Terapia de indução** – Em razão de sua eficácia reduzida, a terapia inicial com um azólico isolado não é recomendada para o tratamento da meningite criptocócica aguda. A anfotericina B lipossomal, 3-4 mg/kg por dia, administrada por via intravenosa durante 14 dias, é o agente preferido, seguido por mais 8 semanas de fluconazol, 800 mg diariamente por via oral para consolidação (Tab. 38.1). Esse regime produz respostas clínicas e a esterilização do LCR em mais de 70% dos pacientes. A adição de flucitosina é associada a melhores taxas de sobrevida, mas a toxicidade é uma ocorrência comum. A flucitosina é administrada por via oral em uma dose diária de 100 mg/kg, dividida em quatro doses iguais e administrada a cada 6 horas. Os parâmetros hematológicos devem ser monitorados de perto durante a terapia com flucitosina, e é importante ajustar a dose a qualquer diminuição da função renal. Na falta da flucitosina, ou em caso de intolerância do paciente, o fluconazol (800-1.200 mg por via oral diariamente) pode ser administrado em conjunto com a anfotericina B. Re-

comendam-se punções lombares frequentes e repetidas ou derivações ventriculares para aliviar as altas pressões do LCR, ou em caso de complicação causada por hidrocefalia. *A incapacidade de aliviar adequadamente a pressão intracraniana elevada é uma das principais causas de morbidade e mortalidade.* O uso de corticosteroides não é recomendado em caso de doença aguda.

2. **Terapia de manutenção** – A terapia com anfotericina B e a mudança para a terapia de manutenção com fluconazol oral têm por objetivos uma resposta clínica favorável (diminuição da temperatura; melhora da cefaleia, da náusea, dos vômitos e dos escores do Miniexame do Estado Mental), melhora dos parâmetros bioquímicos do LCR e o mais importante, a conversão da cultura do LCR em negativa. A terapia antifúngica de manutenção é importante após o tratamento de um episódio agudo de casos relacionados à Aids, visto que, do contrário, a taxa de recaída é superior a 50%. O fluconazol, 200 mg/dia por via oral, é a terapia de manutenção preferida, dada a sua capacidade de reduzir a incidência de recaídas em aproximadamente dez vezes em comparação com o placebo e em três vezes em comparação com a anfotericina B administrada semanalmente a pacientes cujo LCR tenha sido esterilizado pela terapia de indução. Após a terapia bem-sucedida da meningite criptocócica, é possível interromper a profilaxia secundária com fluconazol em indivíduos com Aids que tenham apresentado uma resposta satisfatória à terapia antirretroviral (p. ex., contagem de células CD4 > 100-200 células/mcL por, pelo menos, 6 meses).

B. Para pacientes sem Aids

As diretrizes publicadas recomendam terapia medicamentosa semelhante para pacientes sem Aids, embora a taxa de mortalidade seja um pouco maior.

1. **Terapia de indução** – Para pacientes sem Aids, deve-se estender a terapia de indução para 4 a 6 semanas, seguida de terapia de consolidação com fluconazol, 400-800 mg diários por mais 8 semanas.

2. **Terapia de manutenção** – O fluconazol pode ser utilizado por 6 a 12 meses em pacientes sem Aids após o tratamento bem-sucedido da doença aguda.

Prognóstico

Entre os indicadores de um prognóstico desfavorável, estão fatores como atividade da doença predisponente, idade avançada, falência de órgãos, ausência de pleocitose do fluido espinal, alta titulação inicial de antígeno no soro ou no LCR, declínio do estado mental, aumento da pressão intracraniana e presença de doença externa ao sistema nervoso.

Gushiken AC et al. Cryptococcosis. Infect Dis Clin North Am. 2021;35:493. [PMID: 34016288]

Panel on Guidelines for the Prevention and Treatment of Opportunistic Infections in Adults and Adolescents with HIV. Guidelines for the Prevention and Treatment of Opportunistic Infections in HIV-infected Adults and Adolescents: Recommendations from the Centers for Disease Control and Prevention, the National Institutes of Health, and the HIV Medicine Association of the Infectious Diseases Society of America. "Cryptococcosis" Updated 2023 Jan 18. https://www.ncbi.nlm.nih.gov/books/NBK586304/

Tugume L et al. Cryptococcal meningitis. Nat Rev Dis Primers. 2023;9:62. [PMID: 37945681]

Aspergilose

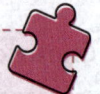

FUNDAMENTOS DO DIAGNÓSTICO

- Causa mais comum de infecção fúngica invasiva em receptores de transplante e pacientes com malignidades hematológicas não causada por *Candida*.
- Fatores de risco para doença invasiva: leucemia, transplante de células-tronco hematopoiéticas ou de órgãos sólidos, uso de corticosteroides, Aids e coinfecção por Covid-19.
- Os pulmões, os seios nasais e SNC são os locais mais comuns da doença.
- A detecção de galactomanana no soro ou em outros fluidos corporais é útil para o diagnóstico precoce em pacientes de risco.

Considerações gerais

O *Aspergillus fumigatus* é a causa comum da aspergilose, embora muitas espécies de *Aspergillus* causem um amplo espectro de doenças. Os pulmões, os seios nasais e o cérebro são os órgãos envolvidos com mais frequência. A doença clínica resulta de uma resposta imunológica aberrante ou de invasão tecidual.

Achados clínicos
A. Sintomas e sinais

1. **Formas alérgicas de aspergilose** – A aspergilose broncopulmonar alérgica (ABPA) acomete pacientes com asma ou fibrose cística. O paciente apresenta agravamento do broncoespasmo e dos infiltrados pulmonares transitórios. A sinusite alérgica por causada por *Aspergillus* produz uma inflamação sinusal crônica caracterizada por muco eosinofílico e hifas não invasivas.

2. **Aspergilose crônica** – A aspergilose pulmonar crônica geralmente ocorre quando da presença de lesão pulmonar preexistente sem imunocomprometimento significativo. As manifestações da doença variam de aspergilomas que se desenvolvem em uma cavidade pulmonar até a aspergilose pulmonar fibrosante crônica, na qual a maior parte do tecido pulmonar é substituída por fibrose. Sintomas pulmonares e sistêmicos de longa duração (mais de 3 meses), como tosse, falta de ar, perda de peso e mal-estar, são comuns.

3. **Aspergilose invasiva** – A aspergilose invasiva é mais comum em pacientes profundamente imunodeficientes, como aquelas submetidas a transplante de células-tronco hematopoiéticas ou que apresentam neutropenia grave prolongada, podendo acometer também pacientes imunocompetentes

gravemente enfermas. A traqueobronquite e a aspergilose pulmonar também foram observadas em associação com infecção grave por Covid-19 (denominada aspergilose pulmonar associada à Covid-19, ou Capa). A doença pulmonar é muito comum, com infiltração irregular que resulta em pneumonia necrosante grave. Ocorre também doença invasiva dos seios paranasais, podendo, em qualquer momento, haver disseminação hematogênica para o SNC, a pele e outros órgãos. O diagnóstico precoce e a reversão de qualquer imunossupressão corrigível são essenciais.

B. Achados laboratoriais

Na ABPA, há eosinofilia com altos níveis de precipitinas IgE e *Aspergillus* IgG no sangue. O diagnóstico de aspergilose pulmonar crônica requer sintomas ou sinais por pelo menos 3 meses, com identificação de cavitação pulmonar ou nódulos pulmonares, além de evidência microbiológica de *Aspergillus* (como cultura ou identificação de tecido por biópsia ou sorologia) e exclusão de diagnósticos alternativos (p. ex., infecção micobacteriana).

No caso da aspergilose invasiva, o diagnóstico definitivo requer demonstração de *Aspergillus* no tecido ou cultura de um local estéril; no entanto, dada a morbidade da doença e o baixo rendimento da cultura, os médicos devem manter um alto grau de suspeita e considerar uma combinação de fatores do hospedeiro, radiológicos e micológicos para chegar a um provável diagnóstico de aspergilose invasiva em pacientes de risco. Os testes diagnósticos indiretos incluem a detecção de galactomanana (componente da parede celular do *Aspergillus*) no soro ou no lavado broncoalveolar e sorologia para (1,3)-beta-D-glucano (componente da parede celular fúngica não específico do *Aspergillus*). Para melhorar a confiabilidade do teste de galactomanana sérica, devem-se realizar determinações em série, embora a sensibilidade seja menor em pacientes que estejam recebendo profilaxia antimofo. Níveis mais altos de galactomanana estão correlacionados a maiores taxas de mortalidade, e a não redução dos níveis de galactomanana em resposta ao tratamento pressagia piores resultados. A presença do DNA de *Aspergillus* no soro ou no lavado broncoalveolar pode auxiliar no diagnóstico, especialmente quando utilizado em combinação com outros biomarcadores. O isolamento do *Aspergillus* a partir de secreções pulmonares não implica necessariamente a presença de doença invasiva, embora o seu valor preditivo positivo aumente com a imunossupressão mais avançada. A suspeita clínica de aspergilose invasiva deve ensejar uma tomografia computadorizada do tórax, que pode auxiliar na detecção precoce e no direcionamento dos demais procedimentos diagnósticos. Os achados radiológicos comuns incluem nódulos, infartos em forma de cunha ou um "sinal de halo" característico.

Prevenção

A alta taxa de mortalidade e a dificuldade de diagnóstico da aspergilose invasiva podem levar os médicos a instituir uma terapia profilática para pacientes com imunossupressão profunda. Entre os agentes mais estudados, estão o posaconazol (300 mg por via oral diariamente) e o voriconazol (200 mg por via oral duas vezes ao dia). O uso generalizado de azólicos de amplo espectro gera preocupação com o desenvolvimento de doenças invasivas por fungos altamente resistentes.

Tratamento

1. **Formas alérgicas de aspergilose** – O itraconazol é o agente mais estudado para o tratamento da sinusite alérgica causada por *Aspergillus*, enquanto os corticosteroides constituem a pedra angular da terapia para o tratamento contínuo. No caso de exacerbações agudas de ABPA, inicia-se a prednisona oral em dose de 0,5 mg/kg/dia, reduzindo-a lentamente ao longo de vários meses. O itraconazol, 200 mg por via oral diariamente durante 16 semanas, parece melhorar a função pulmonar e diminuir a necessidade de corticosteroides nesses pacientes. O voriconazol é um agente alternativo.

2. **Aspergilose crônica** – A terapia mais eficaz para o aspergiloma sintomático é a ressecção cirúrgica. Outras formas de aspergilose crônica podem ser tratadas com, pelo menos, 4-6 meses de terapia oral com azólicos (itraconazol 200 mg duas vezes ao dia, voriconazol 200 mg duas vezes ao dia ou posaconazol 300 mg por dia).

3. **Aspergilose invasiva** – As diretrizes de 2016 da Infectious Diseases Society of America consideram o voriconazol (6 mg/kg por via intravenosa duas vezes no 1º dia e depois 4 mg/kg a cada 12 horas) como terapia ideal para a aspergilose invasiva. No entanto, as diretrizes conjuntas de 2017 da European Society for Clinical Microbiology and Infectious Diseases, European Confederation of Medical Mycology, and European Respiratory Society (ESCMID-ECMM-ERS) indicam o isavuconazol (200 mg por via intravenosa a cada 8 horas por seis doses, depois 200 mg por dia) ou o voriconazol como terapia de primeira linha. Alternativas incluem uma formulação lipídica de anfotericina B (3-5 mg/kg por dia), caspofungina (70 mg por via intravenosa no dia 1, depois 50 mg/dia), micafungina (100-150 mg por via intravenosa diariamente) e posaconazol comprimidos orais (300 mg duas vezes ao dia no 1º dia e depois 300 mg por dia). O tratamento ideal para Capa continua em fase de estudos.

A duração do tratamento pode variar de acordo com a resposta clínica, mas geralmente recomendam-se de 6 a 12 semanas. Recomenda-se o teste de suscetibilidade antifúngica dos isolados de *Aspergillus* em pacientes que não respondem à terapia ou com suspeita clínica de resistência aos azólicos. Deve-se reconsiderar o monitoramento terapêutico tanto para o voriconazol como para o posaconazol, dadas as variações no metabolismo e na absorção.

Em geral, faz-se o desbridamento cirúrgico para sinusite, o qual pode ser útil também para lesões pulmonares focais. A taxa de mortalidade da doença pulmonar ou disseminada no paciente imunocomprometido continua alta, principalmente em pacientes com neutropenia refratária.

Feys S et al. High burden of COVID-19-associated pulmonary aspergillosis (CAPA) in severely immunocompromised patients requiring mechanical ventilation. Clin Infect Dis. 2024;78:361. [PMID 37691392]

Thompson GR 3rd et al. Aspergillus infections. N Engl J Med. 2021;385:1496. [PMID: 34644473]

Ullmann AJ et al. Diagnosis and management of Aspergillus diseases: executive summary of the 2017 ESCMID-ECMM-ERS guideline. Clin Microbiol Infect. 2018;24:e1. [PMID: 29544767]

Mucormicose

FUNDAMENTOS DO DIAGNÓSTICO

- Causa mais comum de infecção invasiva por fungos não *Aspergillus*.
- Fatores de risco: diabetes não controlado, malignidade hematológica, transplante de células-tronco hematopoiéticas ou transplante de órgãos sólidos, inoculação direta de feridas (trauma, queimaduras) e Covid-19.
- Os pulmões, a região rino-orbital-cerebral e a pele são os locais mais comuns da doença.
- Rapidamente fatal na ausência de intervenções multidisciplinares.

Considerações gerais

O termo "mucormicose" designa uma infecção oportunista causada por um membro dos gêneros *Rhizopus*, *Mucor*, *Lichtheimia* (anteriormente *Absidia*), *Saksenaea*, *Apophysomyces* ou *Cunninghamella*. As condições predisponentes incluem malignidade hematológica; transplante hematopoiético ou transplante de órgãos sólidos; diabetes; sobrecarga de ferro; ou tratamento com desferroxamina, corticosteroides ou drogas citotóxicas. A Covid-19 está associada à mucormicose, especificamente a doença rino-orbital-cerebral. Pacientes imunocompetentes podem desenvolver a infecção em razão da inoculação direta de feridas, como as causadas por trauma ou queimaduras.

Achados clínicos

Pode ocorrer doença invasiva dos seios nasais, órbitas e pulmões. O diabetes está associado à doença rino-orbital-cerebral, enquanto a malignidade hematológica predispõe à infecção pulmonar. A ocorrência de necrose é comum em razão da invasão do tecido hifal, que pode se manifestar como uma ulceração do palato ou hemoptise. Pode ocorrer doença amplamente disseminada. A biópsia do tecido envolvido continua sendo a pedra angular do diagnóstico; os organismos aparecem no tecido como hifas largas, ramificadas e não septadas. A identificação molecular (p. ex., PCR) de tecido ou sangue pode auxiliar no diagnóstico; as culturas em geral são negativas. É possível observar um "sinal do halo" reverso (área focal de diminuição do vidro fosco circundada por um anel de consolidação) na TC de tórax.

Tratamento

A terapia ideal para mucormicose envolve a reversão das condições predisponentes (se possível), o desbridamento cirúrgico e a terapia antifúngica imediata. Recomenda-se o início precoce de uma série prolongada de anfotericina B lipossomal intravenosa (5-10 mg/kg, com doses mais altas para doença do SNC). O posaconazol (300 mg por dia) ou o isavuconazol (200 mg a cada 8 horas por 1 a 2 dias e, depois, 200 mg por dia) podem ser utilizados para doença menos grave, como terapia de redução após a estabilização da doença ou como terapia de resgate em decorrência de baixa resposta ou tolerância à anfotericina. A eficácia da terapia combinada à base de anfotericina e posaconazol ou isavuconazol não está comprovada, mas o seu uso é comum devido à baixa resposta à monoterapia. O controle do diabetes e de outras condições subjacentes, juntamente com a extensa e repetida remoção cirúrgica de tecido necrótico e não perfundido, é essencial. Mesmo com essas medidas, o prognóstico permanece reservado.

Cornely OA et al. Global guideline for the diagnosis and management of mucormycosis: an initiative of the European Confederation of Medical Mycology in cooperation with the Mycoses Study Group Education and Research Consortium. Lancet Infect Dis. 2019;19:e405. [PMID: 31699664]

Smith C et al. Current treatments against mucormycosis and future directions. PLoS Pathog. 2022;18;e1010858. [PMID: 36227854]

Blastomicose

A blastomicose ocorre com mais frequência em homens infectados durante atividades ocupacionais ou recreativas ao ar livre e em uma área geograficamente limitada do sul, centro e meio-oeste dos EUA e do Canadá. A doença em geral acomete indivíduos imunocompetentes.

A infecção pulmonar é a mais comum e pode ser assintomática. Com a disseminação, as lesões envolvem com mais frequência a pele, os ossos e o sistema urogenital.

Tosse, febre moderada, dispneia e dor torácica são comuns. Esses sintomas podem se resolver ou progredir, com produção de escarro purulento, pleurite, febre, calafrios, perda de peso e prostração. Os estudos radiológicos, como radiografias de tórax ou tomografias computadorizadas, geralmente revelam consolidação lobar ou a presença de massas.

A presença de lesões cutâneas elevadas e verrucosas é comum na blastomicose disseminada. Os ossos – comumente as costelas e as vértebras – quase sempre são envolvidos. Podem ocorrer epididimite, prostatite e outros comprometimentos do sistema urogenital masculino. Embora não pareçam apresentar maior risco de adquirir a doença, a infecção em pessoas com HIV pode progredir rapidamente, e a disseminação é comum.

Em geral, os achados laboratoriais incluem a presença de leucocitose e anemia. O organismo se encontra em amostras clínicas, como escarro expectorado ou biópsias de tecido, como uma célula de 5 a 20 cm, de parede espessa, com um único broto de base ampla. O organismo cresce prontamente em cultura. Existe um teste de antígeno urinário, mas com considerável reatividade cruzada com outros fungos dimórficos. Esse teste pode ser útil para o monitoramento da resolução ou progressão da doença. Um imunoensaio enzimático sérico baseado na proteína de superfície BAD-1 tem sensibilidade e especificidade muito melhores do que o teste do antígeno urinário. O imunoensaio enzimático quantitativo do antígeno pode ser útil no diagnóstico de doenças do SNC.

O itraconazol, 200-400 mg por via oral diariamente por, pelo menos, 6 a 12 meses, é a terapia de escolha para doença não meníngea, com uma taxa de resposta de mais de 80% (Tab. 38.1). A anfotericina B lipossomal, 3-5 mg/kg diária por via intravenosa, deve ser administrada inicialmente para doença grave, falhas no tratamento ou envolvimento do SNC.

Deve-se fazer o acompanhamento clínico da recidiva por vários anos para que o tratamento possa ser retomado ou outro medicamento seja instituído.

Esporotricose

A esporotricose é uma infecção fúngica crônica causada por organismos do complexo *Sporothrix schenckii*. Sua distribuição é mundial, e a maioria dos pacientes são pessoas que tiveram contato com terra, musgo esfagno ou madeira em decomposição. A infecção ocorre quando o organismo é inoculado na pele, geralmente na mão, no braço ou no pé, especialmente durante a jardinagem, ou é decorrente de perfuração causada por um espinho de rosa.

A forma mais comum de esporotricose começa com um nódulo subcutâneo duro e insensível que posteriormente adere à pele sobrejacente, produzindo ulceração. Em poucos dias ou semanas, ocorre a disseminação linfocutânea dos vasos linfáticos que drenam essa área, podendo resultar em ulceração. A doença pulmonar cavitária acomete indivíduos com doença pulmonar crônica subjacente.

A esporotricose disseminada é rara em pessoas imunocompetentes, mas pode se apresentar com envolvimento cutâneo, pulmonar, ósseo, articular e do SNC em pacientes imunocomprometidos, especialmente aqueles com imunodeficiências celulares, inclusive Aids e transtorno por uso de álcool.

A cultura é necessária para estabelecer o diagnóstico. Embora a utilidade seja limitada, os testes sorológicos podem ser úteis no diagnóstico de doença disseminada, especialmente meningite.

O itraconazol, 200-400 mg por via oral, diariamente, por vários meses, é o tratamento de escolha para a doença localizada e alguns casos mais leves de doença disseminada (Tab. 38.1). A terbinafina, 500 mg por via oral, duas vezes ao dia, também oferece boa eficácia no tratamento da doença linfocutânea. A anfotericina B por via intravenosa, 0,7-1,0 mg/kg por dia, ou uma formulação de anfotericina B lipídica, 3-5 mg/kg por dia, é utilizada no tratamento de infecção sistêmica grave. Indica-se a cirurgia para o tratamento de doença cavitária pulmonar complicada, podendo haver necessidade de artrodese em caso de envolvimento das articulações.

O prognóstico é bom para a esporotricose linfocutânea; a doença pulmonar, articular e disseminada apresenta uma resposta menos favorável.

Rodrigues AM et al. Current progress on epidemiology, diagnosis, and treatment of sporotrichosis and their future trends. J Fungi (Basel). 2022;8:776. [PMID: 35893145]

Outras infecções fúngicas oportunistas

Fungos anteriormente considerados colonizadores inofensivos, como *Pseudallescheria boydii* (*Scedosporium apiospermum*), *Lomentospora prolificans*, *Fusarium*, *Paecilomyces*, *Trichoderma longibrachiatum* e *Trichosporon*, são atualmente patógenos importantes em pacientes imunocomprometidos. Observam-se infecções oportunistas causadas por esses agentes em pacientes que se encontram em tratamento de malignidades hematológicas, em células-tronco hematopoiéticas ou receptores de transplante de órgãos e em pacientes em regime de profilaxia antifúngica de amplo espectro. A infecção pode se localizar na pele, nos pulmões ou nos seios paranasais, podendo manifestar-se também uma doença generalizada com lesões em vários órgãos. Deve-se suspeitar de fusariose em pessoas gravemente imunossuprimidas que desenvolvem lesões cutâneas múltiplas e dolorosas; as hemoculturas em geral são positivas. A infecção do seio pode causar erosão óssea.

As hifas septadas não pigmentadas estão presentes no tecido e são indistinguíveis das de *Aspergillus* quando as infecções são causadas por *S. apiospermum* ou espécies de *Fusarium*, *Paecilomyces*, *Penicillium* ou outros fungos hialinos. A diferenciação entre *S. apiospermum* e *Aspergillus* é particularmente importante, visto que o primeiro é uniformemente resistente à anfotericina B, mas pode ser sensível aos antifúngicos azólicos. A fusariose pode ser tratada com anfotericina, voriconazol ou terapia combinada; há dados limitados sobre o uso de isavuconazol ou posaconazol para essa doença. Os novos agentes antifúngicos, como o fosmanogepix, podem ser benéficos. Além da terapia antifúngica para pacientes imunocomprometidos, a reversão da imunossupressão subjacente é essencial para o tratamento de fungos invasivos.

A infecção causada por fungos dematiáceos com pigmentos de melanina ou por fungos "pretos" é denominada feo-hifomicose. Esses fungos negros (p. ex., *Exophiala*, *Bipolaris*, *Cladophialophora*, *Curvularia*, *Alternaria*) são comuns no meio ambiente, especialmente em vegetação em decomposição. Nos tecidos de pacientes com feo-hifomicose, o fungo se apresenta como hifas pretas ou levemente marrons, células de levedura ou ambos. A cultura em um meio apropriado é necessária para a identificação do agente. A demonstração histológica desses organismos produz evidência definitiva da presença de infecção invasiva; as culturas positivas devem ser interpretadas com cautela, e não supostamente consideradas contaminantes em pessoas imunocomprometidas.

Arcobello JT et al. Phaeohyphomycosis. Semin Respir Crit Care Med. 2020;41:131. [PMID: 32000289]

Jacobs SE et al. Non-Aspergillus hyaline molds: emerging causes of sino-pulmonary fungal infections and other invasive mycoses. Semin Respir Crit Care Med. 2020;41;115. [PMID: 32000288]

Smith DJ et al. Update on outbreak of fungal meningitis among U.S. residents who received epidural anesthesia at two clinics in Matamoros, Mexico. Clin Infect Dis. 2023 Sep 22. [Epub ahead of print] [PMID: 37739479]

Mofos domiciliares

FUNDAMENTOS DO DIAGNÓSTICO

- O mofo é bastante comum em ambientes internos, dada a presença de umidade em ambientes fechados.
- Os fungos mais comuns em ambientes internos são o *Cladosporium*, o *Penicillium*, o *Aspergillus* e o *Alternaria*.
- As pessoas com maior risco de problemas de saúde são aquelas com alergias, asma e condições de imunocomprometimento subjacentes.

A presença de fungos é comum nas residências, principalmente em condições de umidade, e os pacientes em geral procuram buscar uma avaliação para saber se a sua doença é causada por fungos. Os problemas de saúde bem definidos causados por mofo podem ser considerados em três categorias: (1) Existe a possibilidade de alergia a espécies de fungos ambientais, a qual pode se manifestar de maneira típica, com sintomas alérgicos, como rinite e irritação ocular. Além disso, em indivíduos predispostos, a exposição a determinados tipos de mofo pode desencadear asma ou crises asmáticas. Esses tipos de manifestação são reversíveis com terapias adequadas. Efeitos

alérgicos mais crônicos podem ser observados em distúrbios como a ABPA (ver Formas alérgicas de aspergilose); (2) As pessoas suscetíveis podem desenvolver reações de hipersensibilidade após a exposição aos antígenos do mofo, como os distúrbios ocupacionais (p. ex., pulmão de fazendeiro e doença do criador de pombos), bem como pneumonite por hipersensibilidade em resposta a uma grande exposição antigênica. Os pacientes afetados apresentam febre, inchaço dos linfonodos e infiltrados pulmonares. Essas manifestações da doença são transitórias e melhoram com a remoção do antígeno agressor; (3) Doença invasiva por fungos (ver Aspergilose invasiva).

No momento, não há dados que comprovem que a exposição ao mofo possa induzir disfunção imunológica. Da mesma forma, o conceito de síndrome do mofo tóxico ou comprometimento cognitivo decorrente da inalação de micotoxinas não foi validado, apesar do exame minucioso conduzido por painéis de especialistas. Em geral, a presença de mofo em uma residência é facilmente discernível por meio de inspeção visual ou reconhecimento do odor; se presente, as condições predisponentes devem ser corrigidas por pessoas experientes na eliminação de mofo.

Vários laboratórios oferecem testes para a avaliação de pacientes que suspeitam sofrer de distúrbio induzido por mofo, como o teste de esporos de mofo em residências, a avaliação da presença de "micotoxinas" na urina e a realização de testes de IgG sérica para fungos. Entretanto, esses testes não são recomendáveis, visto que a maioria não é validada e, portanto, não fornece resultados consistentes que sirvam de orientação para decisões terapêuticas.

Borchers AT et al. Mold and human health: a reality check. Clin Rev Allergy Immunol. 2017;52:305. [PMID: 28299723]

Chang C et al. The myth of mycotoxins and mold injury. Clin Rev Allergy Immunol. 2019;57:449. [PMID: 31608429]

Distúrbios relacionados a emergências ambientais

Jacqueline A. Nemer, MD, FACEP

Marianne A. Juarez, MD

Revisão científica da edição brasileira: Dr. Raphael Tzung Lima Soares

Frio e calor

O corpo humano mantém uma temperatura estável (constante) graças ao equilíbrio entre a produção interna de calor e a perda de calor para o ambiente. A troca de calor entre o corpo e o ambiente ocorre por meio de quatro processos comuns: **radiação**, **evaporação**, **condução** e **convecção**. Em temperaturas extremas, a termorregulação do corpo pode falhar, fazendo com que a temperatura corporal central se aproxime da temperatura do ambiente externo. A exposição ao frio e ao calor pode gerar um amplo espectro de condições, cuja gravidade varia de leve a potencialmente fatal. Muitas dessas condições podem ser prevenidas com orientação e planejamento adequados.

A probabilidade e a gravidade de condições extremas relacionadas com a temperatura dependem de fatores fisiológicos e ambientais. Os fatores de risco fisiológicos incluem extremos de idade; comprometimento cognitivo; gravidez; mau condicionamento físico, estilo de vida sedentário, ou imobilidade; aclimatação precária; lesões concomitantes; lesões prévias relacionadas com a temperatura; e inúmeras condições médicas subjacentes, especialmente aquelas que afetam a cognição e a termorregulação. Os fatores de risco farmacológicos englobam medicamentos, tratamentos holísticos ou alternativos, drogas ilícitas, tabagismo e bebidas alcoólicas. Medicamentos que afetam a transpiração e o SNC ou comprometem o fluxo sanguíneo da pele, como vasoconstritores ou vasodilatadores periféricos, têm maior probabilidade de agravar as condições relacionadas com a temperatura. Os fatores de risco associados ao ambiente compreendem mudanças nas condições climáticas, vestimentas ou moradias inadequadas e exposição ocupacional ou recreativa.

Distúrbios atribuídos ao calor

FUNDAMENTOS DO DIAGNÓSTICO

- Espectro de doenças evitáveis relacionadas com o calor: cãibras por calor, exaustão por calor, síncope por calor e insolação.

- **Insolação:** hipertermia com disfunção cerebral em paciente com exposição ao calor.
- **Melhor desfecho:** identificação precoce, remoção do ambiente quente e início de rápido resfriamento; atrasos no resfriamento resultam em maior morbidade e mortalidade em pacientes com insolação.
- **Melhor escolha de método de resfriamento:** aquele que pode ser instituído o mais rápido possível, com o mínimo comprometimento para o paciente.

Considerações gerais

As doenças relacionadas com o calor estão entre as emergências ambientais mais comumente vistas em departamentos de emergência. A quantidade de calor retido no corpo é determinada pela função metabólica interna e pelas condições ambientais, incluindo temperatura e umidade; a perda de calor ocorre principalmente por meio de transpiração (suor) e vasodilatação periférica. A **hipertermia** resulta da incapacidade do corpo de manter a temperatura interna normal por meio da perda de calor, seja por mecanismos de dissipação de calor comprometidos ou produção de calor anormalmente alta. O aumento da taxa metabólica é o fator mais importante na elevação da temperatura corporal. A transferência direta de calor da pele para o ar circundante, por convecção ou condução, ocorre com uma eficiência decrescente à medida que a temperatura ambiente aumenta, *especialmente acima de 37,2°C (o ponto em que a transferência de calor inverte a direção)*. Em temperaturas normais, a evaporação é responsável por cerca de 20% da perda de calor do corpo, mas em altas temperaturas, ela se torna o principal mecanismo para a dissipação de calor. Esse mecanismo diminui à medida que a umidade aumenta.

O estresse térmico pode ser causado por uma combinação de calor ambiental e metabólico. As mudanças climáticas podem contribuir significativamente para o risco de condições relacionadas com o calor.

Existe um espectro de condições de estresse térmico evitáveis, variando desde formas leves, como cãibras por calor, até formas graves, como insolação. Os fatores de risco incluem esforço físico mais prolongado, ambiente quente, aclimatação insuficiente e desidratação. Fatores de risco adicionais abrangem problemas de pele ou outras condições médicas que inibem a produção ou evaporação do suor, gravidez, obesidade, convulsões prolongadas (também conhecidas como *status epilepticus*), hipotensão arterial, fluxo sanguíneo cutâneo reduzido, débito cardíaco diminuído, uso de medicamentos que aumentam o metabolismo ou a atividade muscular ou prejudicam a sudorese, e síndromes de abstinência. O uso de drogas ilícitas pode causar aumento da atividade muscular e, portanto, gerar aumento do calor corporal.

Embora possam ocorrer doenças clássicas (sem relação com esforço) relacionadas com o calor em qualquer indivíduo em um ambiente quente e relaxante, elas são mais graves naqueles indivíduos com os fatores de risco mencionados anteriormente, apesar da atividade física mínima.

Cãibras por calor são contrações musculares involuntárias dolorosas associadas ao exercício durante ou imediatamente após essa atividade. Essas cãibras são o resultado de hiponatremia dilucional, pois as perdas de suor são substituídas por perdas de água apenas. **Exaustão por calor** é caracterizada por desidratação, depleção de sódio, ou perda de líquidos isotônicos, com alterações cardiovasculares concomitantes. Essa exaustão resulta de atividade extenuante prolongada em um ambiente quente sem ingestão adequada de água ou sal.

Síncope por calor é definida como uma perda transitória de consciência, com retorno espontâneo à atividade mental normal. Essa síncope origina-se da depleção de volume e vasodilatação da pele, com subsequente hipotensão sistêmica e cerebral. Hipotensão postural associada a exercício costuma ser a causa da síncope por calor e pode ocorrer durante ou imediatamente após o exercício. **Insolação** é uma forma grave de doença relacionada com o calor, resultando em disfunção cerebral com temperatura corporal central acima de 40°C. Pode se apresentar em uma dentre duas formas: clássica e por esforço. A **insolação clássica (não por esforço)** ocorre em pacientes com mecanismos termorregulatórios prejudicados ou em condições ambientais extremas. A **insolação por esforço** ocorre em pessoas saudáveis submetidas a esforços extenuantes em ambiente quente ou úmido. As pessoas que correm maior risco são aquelas que se encontram em idades extremas, estão cronicamente debilitadas ou tomam medicamentos que interferem nos mecanismos de dissipação de calor.

Achados clínicos

Ao diagnosticar e tratar doenças relacionadas com o calor, é necessário usar um termômetro interno (retal, esofágico, ou de Foley), pois a temperatura da pele pode não refletir com precisão a temperatura corporal central. As **cãibras por calor** são contrações musculares esqueléticas dolorosas e espasmos musculares graves, com início durante ou logo após o exercício.

Em geral, os achados do exame incluem sinais vitais estáveis; temperatura corporal central normal ou levemente aumentada; pele úmida e fria; e músculos sensíveis, duros, irregulares e doloridos que podem se contorcer. O diagnóstico é feito por meio clínico.

A **exaustão por calor** é diagnosticada com base em achados clínicos de uma temperatura corporal central levemente elevada, porém inferior a 40°C, além de taquicardia e pele úmida. Os sintomas são semelhantes aos de cãibras e síncopes por calor. Sintomas adicionais podem compreender náuseas, vômitos, mal-estar, mialgias, hiperventilação, sede e fraqueza. Os sintomas do SNC abrangem cefaleia, tontura, fadiga, ansiedade, parestesias, comprometimento do juízo e, ocasionalmente, psicose. A exaustão por calor pode progredir para insolação se a transpiração cessar e o estado mental diminuir.

A **síncope por calor** geralmente ocorre no contexto de atividade física vigorosa prolongada ou permanência em ortostase por muito tempo em um ambiente quente e úmido, seguida de colapso repentino. O exame físico pode revelar pele fria e úmida, pulso débil (fraco), e baixa pressão arterial sistólica.

A **insolação é uma emergência com risco de vida**. A característica distintiva da insolação é *a disfunção cerebral quando a temperatura corporal central está acima de 40°C*. Os sintomas apresentados englobam todos os achados observados na exaustão por calor com sintomas neurológicos adicionais, como tontura, fraqueza, instabilidade emocional, confusão mental, *delirium*, visão turva, convulsões, colapso e inconsciência. Os achados do exame físico podem ser variáveis e, portanto, pouco confiáveis. A insolação por esforço pode se apresentar com a ocorrência de colapso repentino e a perda de consciência, seguidos de comportamento irracional. É possível que não haja sudorese. Os médicos devem ficar atentos para monitorar lesão renal, insuficiência hepática, distúrbios metabólicos, comprometimento respiratório, coagulopatia e isquemia, já que os achados laboratoriais iniciais podem ser inespecíficos.

Tratamento

A. Cãibras por calor

Desloque o paciente para um ambiente fresco e com sombra e também forneça solução de reidratação isotônica ou hipertônica oral para repor os eletrólitos e a água. *Comprimidos de sal oral não são recomendados*. Aconselhe o paciente a repousar por pelo menos 2 dias e a tomar suplementos alimentares contínuos antes de retornar ao trabalho ou retomar atividades extenuantes no calor.

B. Exaustão por calor

Desloque o paciente para um ambiente fresco e com sombra, forneça reposição adequada de fluidos e eletrólitos e, se necessário, inicie medidas ativas de resfriamento. Quando a administração oral não for apropriada, pode-se lançar mão da solução salina fisiológica ou solução de glicose isotônica por via intravenosa. É recomendável pelo menos 48 horas de repouso e reidratação.

C. Síncope por calor

O tratamento é essencialmente o mesmo da exaustão por calor: repouso e decúbito em um local fresco e com sombra, além da reposição de fluidos e eletrólitos por via oral ou, se necessário, intravenosa.

D. Insolação

Inicialmente, os ABC do paciente (do inglês *Airway, Breathing, Circulation*, que significam vias aéreas, respiração, circulação) devem ser abordados e estabilizados. O tratamento visa reduzir rapidamente a temperatura corporal central em 1 hora, ao mesmo tempo que mantém a circulação e a perfusão. Os pacientes devem ser colocados em um oxímetro de pulso e monitores cardíacos, medindo-se ao mesmo tempo a temperatura corporal central e a ingestão e eliminação de líquidos. O paciente deve ser observado para detectar complicações como choque hipovolêmico ou cardiogênico, anormalidades metabólicas, arritmias cardíacas, coagulopatia, síndrome da angústia respiratória aguda (Sara), hipoglicemia, rabdomiólise, convulsões, disfunção orgânica, infecção e edema grave que pode progredir para uma síndrome compartimental. A insuficiência circulatória em doenças relacionadas com o calor se deve principalmente ao choque por hipovolemia relativa ou absoluta. Para garantir o débito urinário adequado, deve-se proceder à administração de fluidos por via oral ou intravenosa. Os médicos também precisam avaliar e tratar as condições concomitantes, como infecções, traumatismos e efeitos de medicamentos.

A escolha do método de resfriamento depende de qual deles pode ser aplicado o mais rapidamente e com o menor comprometimento possível ao cuidado geral do paciente. O resfriamento evaporativo é preferido para insolação clássica (ou seja, aquela não causada por esforço) e o resfriamento por condução para insolação por esforço. Além de ser um método não invasivo, o **resfriamento evaporativo** é uma maneira eficaz, rápida e fácil de reduzir a temperatura. Isso é conseguido colocando o paciente despido em uma posição de decúbito lateral ou em uma posição em que os joelhos e as mãos ficam apoiados no chão para expor a superfície máxima da pele ao ar enquanto todo o corpo é borrifado com água morna (20°C) e resfriado por grandes ventiladores que circulam o ar ambiente. A adição de ar frio ou oxigênio inalado pode auxiliar no resfriamento, mas não deve ser utilizada sozinha. O **resfriamento por condução** envolve infusão de fluidos frios, lavagem gástrica ou vesical, aplicação de bolsas de gelo (uma das formas de crioterapia) e imersão em água gelada ou água fria. A imersão em água gelada ou em água fria é o método preferido de resfriamento para insolação por esforço no campo, quando disponível. As bolsas de gelo são mais eficazes quando cobrem todo o corpo, ao contrário do método tradicional de colocá-las apenas na axila e na virilha. Os sistemas de cateter de troca de calor intravascular, bem como a hemodiálise com o uso de dialisado frio (30-35°C), também são bem-sucedidos na redução da temperatura corporal central.

Os tremores devem ser evitados, uma vez que eles inibem a eficácia do resfriamento ao aumentar a produção interna de calor. Podem ser usados medicamentos para suprimir os tremores, como magnésio, analgésicos opioides de curta ação, benzodiazepínicos e agentes anestésicos de curta ação. A massagem na pele é recomendada para prevenir a vasoconstrição cutânea. *Antipiréticos (ácido acetilsalicílico, paracetamol) não têm nenhum efeito sobre a hipertermia induzida pelo ambiente e são contraindicados*. O tratamento deve ser mantido até que a temperatura corporal central caia para 39°C.

Prevenção

Há necessidade de orientações para melhorar a prevenção e a identificação precoce de distúrbios relacionados com o calor. Os indivíduos podem tomar medidas para reduzir os fatores de risco pessoais e se aclimatar aos poucos a ambientes quentes. Para a prevenção de doenças ocupacionais relacionadas com o calor, um programa preventivo completo e abrangente deve avaliar os fatores de risco pessoais, a quantidade e o tempo estimados de exposição direta ao sol, bem como a carga de trabalho, o estado de aclimatação e o reconhecimento precoce dos sintomas.

Treinadores, preparadores físicos, atletas e pais de atletas jovens devem ser orientados sobre doenças relacionadas com o calor, especificamente sobre prevenção, riscos, sintomas e sinais, e tratamento. A avaliação e o monitoramento médicos devem ser usados para identificar indivíduos em risco e condições climáticas que aumentam o risco de distúrbios relacionados com o calor.

Pessoas fisicamente ativas em ambientes quentes devem aumentar a ingestão de líquidos antes, durante e após as atividades físicas. A ingestão de líquidos deve incluir bebidas eletrolíticas balanceadas e água. O consumo de água por si só pode causar desequilíbrio eletrolítico, particularmente hiponatremia. *Não é recomendado ter comprimidos de sal disponíveis para uso em virtude do risco de hipernatremia hipertônica*. Em situações que exijam esforço ou atividade em ambientes quentes, é recomendável o monitoramento rigoroso da ingestão de líquidos e eletrólitos, bem como a intervenção precoce.

Prognóstico

A mortalidade por insolação é alta, geralmente secundária à falência múltipla de órgãos. O paciente também corre risco de rabdomiólise, Sara e inflamação, mesmo depois de a temperatura central ter normalizado. Após a insolação, deve-se evitar a reexposição imediata ao calor ambiente.

Quando encaminhar

Os possíveis especialistas a serem consultados incluem um cirurgião na suspeita de síndrome compartimental, um nefrologista para avaliação de lesão renal, e um cirurgião de transplante em caso de insuficiência hepática fulminante.

Quando hospitalizar

Todos os pacientes com suspeita de insolação devem ser internados em um hospital com capacidade de terapia intensiva para monitoramento rigoroso.

Degroot DW et al. Exertional heat stroke: an evidence based approach to clinical assessment and management. Exp Physiol. 2022;107:1172. [PMID: 35771080]

Garcia CK et al. Exertional heat stroke: pathophysiology and risk factors. BMJ Med. 2022;1:e000239. [PMID: 36936589]

Sorensen C et al. Heat illnesses in clinical practice. BMJ. 2022;378:e070762. [PMID: 35944909]

Hipotermia sistêmica acidental

FUNDAMENTOS DO DIAGNÓSTICO

- Hipotermia sistêmica é uma temperatura corporal central < 35°C.
- A medição precisa da temperatura corporal central deve ser obtida com o auxílio de uma sonda de temperatura central de baixa leitura que mede até 25°C.
- A temperatura corporal central deve estar > 32°C antes de finalizar os esforços de reanimação.
- Em pacientes hipotérmicos com instabilidade hemodinâmica ou parada cardíaca, pode-se considerar a oxigenação por membrana extracorpórea (ECMO) ou o desvio (*bypass*) cardiopulmonar.

Considerações gerais

Hipotermia sistêmica é definida como uma temperatura corporal central abaixo de 35°C. Pode ser primária, por exposição prolongada a temperatura ambiente extremamente baixa; ou secundária, atribuída à disfunção termorregulatória. Ambas podem ocorrer ao mesmo tempo.

A hipotermia deve ser considerada em qualquer paciente sob exposição prolongada a um ambiente frio, sobretudo em pacientes com lesões prévias por clima frio, bem como com os fatores de risco listados na seção Frio e calor. Em caso de exposição prolongada ou repetitiva ao frio, pode ocorrer hipotermia se as respostas termorregulatórias do corpo estiverem comprometidas.

Achados clínicos

Os sintomas e sinais de hipotermia costumam ser inespecíficos e acentuadamente variáveis com base no estado de saúde subjacente do paciente e nas circunstâncias de exposição ao frio. Todos os pacientes devem ser avaliados em busca de condições associadas, incluindo hipoglicemia, traumatismo, infecção, *overdose* e lesão periférica ao frio. Os estudos laboratoriais devem avaliar o estado ácido-básico do paciente; a concentração de eletrólitos, em particular o potássio e a glicose; as funções renal, hepática e pancreática; o perfil de coagulação; e a presença de rabdomiólise. Se a amostra de sangue for aquecida a 37°C para teste, serão obtidos valores laboratoriais imprecisos.

Medições precisas da temperatura corporal central devem ser adquiridas com o uso de uma sonda de temperatura central que mede até 25°C. A **hipotermia em estágio I** é observada quando a temperatura corporal central está entre 32 e 35°C

e é definida por tremores e, possivelmente, juízo ou coordenação deficientes, apesar da estabilidade hemodinâmica e do nível normal de consciência. A **hipotermia em estágio II** se correlaciona com a temperatura corporal central de 28-32°C. *Os tremores cessam*; no entanto, ocorrem bradicardia, pupilas dilatadas, reflexos lentos, diurese fria, confusão mental e letargia. O ECG pode revelar uma onda J ou onda de Osborn (deflexão positiva na porção terminal do complexo QRS, mais notável nas derivações II, V_5 e V_6) (Fig. 39.1). Quando a temperatura corporal central está abaixo de 28°C, a probabilidade de instabilidade hemodinâmica e parada cardíaca aumenta drasticamente. A **hipotermia em estágio III** (temperatura corporal central de 24-28°C) é caracterizada pela perda de consciência, mas com sinais vitais presentes. A **hipotermia em estágio IV** (temperatura corporal central abaixo de 24°C) envolve a perda dos sinais vitais. Coma, perda de reflexos, assistolia ou fibrilação ventricular podem levar o médico a presumir erroneamente que o paciente está morto, apesar da hipotermia reversível.

Tratamento

O reaquecimento é o tratamento inicial e imperativo para todos os pacientes hipotérmicos. A reanimação começa com uma rápida avaliação e suporte das vias aéreas, da respiração e da circulação, simultaneamente com o início do reaquecimento e a prevenção de mais perda de calor. Todas as roupas frias e molhadas ou úmidas devem ser removidas e substituídas por vestes e cobertores quentes e secos.

A hipotermia leve ou em estágio I pode ser tratada com **reaquecimento externo passivo** (p. ex., removendo e substituindo roupas molhadas ou úmidas por secas) ou por reaquecimento externo ativo. Diferentemente daqueles indivíduos com hipotermia mais grave, é seguro e aconselhável que o paciente ileso (i. e., sem lesões) com hipotermia leve seja fisicamente

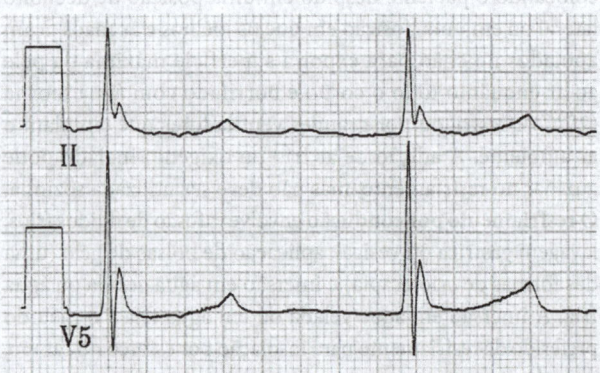

FIGURA 39.1 O ECG mostra as derivações II e V_5 em paciente cuja temperatura corporal é de 24°C. Observe a bradicardia e as ondas de Osborn. Esses achados se tornam mais proeminentes à medida que a temperatura corporal abaixa e gradualmente desaparecem com o reaquecimento. As ondas de Osborn têm uma deflexão positiva extra na porção terminal do complexo QRS e são mais bem visualizadas nas derivações precordiais inferiores e laterais (mais notavelmente nas derivações II, V_5 e V_6).

ativo para gerar calor. Além de não ser um método invasivo, o **reaquecimento externo ativo** é altamente eficaz e seguro em casos de hipotermia leve. Esse método envolve a aplicação de calor externo à pele do paciente. Os exemplos incluem roupas de cama quentes, cobertores aquecidos, bolsas térmicas e banho de imersão a 40°C. Pacientes com hipotermia leve e boa saúde prévia geralmente respondem bem ao aquecimento externo passivo e ativo.

A hipotermia nos estágios II e III é tratada conforme descrito anteriormente, com a adição de estratégias de reaquecimento mais rigorosas. Isso requer monitoramento estrito dos sinais vitais e do ritmo cardíaco durante o reaquecimento. **Fluidos intravenosos aquecidos** (38-42°C) são considerados minimamente invasivos e eficazes.

À medida que a hipotermia se torna mais grave, há um aumento nas complicações tanto da hipotermia em si como do reaquecimento. Ocorrem complicações do reaquecimento conforme o sangue periférico mais frio retorna à circulação central. Isso pode levar à **subsequente queda da temperatura central**, acidose láctica por reaquecimento em função do desvio de lactato para a circulação e choque por reaquecimento em virtude da vasodilatação periférica, além de hipovolemia, fibrilação ventricular e outras arritmias cardíacas. Essa pós-queda da temperatura central pode ser reduzida pelo reaquecimento externo ativo do tronco, mas não das extremidades, evitando qualquer movimento muscular pelo paciente. É preciso tomar um extremo cuidado ao manusear o paciente hipotérmico, a fim de evitar o desencadeamento de arritmias potencialmente fatais, um fenômeno conhecido como colapso de resgate.

Os pacientes com instabilidade hemodinâmica ou parada cardíaca devem ser transferidos a uma unidade com capacidade para **ECMO ou desvio cardiopulmonar**.

A identificação precoce juntamente com diretrizes avançadas de tratamento são necessárias em pacientes com hipotermia em estágio IV. *Para os pacientes hipotérmicos em parada cardíaca, deve-se instituir e manter uma RCP de alta qualidade até que a temperatura corporal central do paciente esteja em pelo menos 32°C.* Abaixo de 30°C, arritmias e assistolia podem ser refratárias à terapia medicamentosa até que o paciente seja reaquecido; portanto, o tratamento deve se concentrar em excelentes técnicas de RCP em conjunto com reaquecimento rigoroso do paciente. Em parada cardíaca de paciente gravemente hipotérmico, pode-se administrar epinefrina ou vasopressina. A International Commission for Mountain Emergency Medicine recomenda suporte vital extracorpóreo como o tratamento de escolha em pacientes com alto risco de parada cardíaca hipotérmica. Foi demonstrado que o suporte vital extracorpóreo melhora substancialmente a sobrevida de pacientes com circulação instável ou parada cardíaca.

Os pacientes hipotérmicos com retorno da circulação espontânea apresentam um alto risco de sofrer uma subsequente falência múltipla de órgãos.

Quando hospitalizar

Os pacientes com hipotermia devem ser monitorados de perto para detectar possíveis complicações. Isso geralmente

é feito no período de hospitalização ou durante a observação prolongada no departamento de emergência.

Bjertnæs LJ et al. Physiological changes in subjects exposed to accidental hypothermia: an update. Front Med (Lausanne). 2022;9:824395. [PMID: 35280892]

Habegger K et al. Accidental hypothermia in a Swiss Alpine trauma centre – not an Alpine problem. Int J Environ Res Public Health. 2022;19:10735. [PMID: 36078450]

Paal P et al. Accidental hypothermia: 2021 update. Int J Environ Res Public Health. 2022;19:501. [PMID: 35010760]

Hipotermia das extremidades

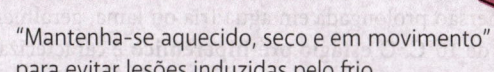

FUNDAMENTOS DO DIAGNÓSTICO

- "Mantenha-se aquecido, seco e em movimento" para evitar lesões induzidas pelo frio.
- O reaquecimento de extremidade lesionada pelo frio deve ser realizado o mais rápido possível, uma vez que não há risco de novo congelamento; durante o reaquecimento, devem-se evitar exercícios, fricção ou massagem.

Achados clínicos

A exposição das extremidades ao frio produz vasoconstrição localizada imediata e depois generalizada, o que pode resultar em uma ampla gama de lesões. Por conta de alterações como isquemia e tromboses intravasculares, danos endoteliais ou congelamento real, observam-se danos aos tecidos. Quando a temperatura da pele cai ou na presença de vento, água, imobilidade, desnutrição ou doença vascular, pode ocorrer o congelamento (*frostbite* [queimadura por frio]).

Para todas as formas de lesão induzida pelo frio em uma extremidade, deve-se tomar cuidado para *evitar não só a fricção ou massagem da área lesionada*, mas também a aplicação de umidade, gelo ou calor. A extremidade com lesões pelo frio deve ser protegida contra traumatismos, infecções secundárias e maior exposição ao frio.

Prevenção

"*Mantenha-se aquecido, seco e em movimento.*" Para a prevenção ideal de *frostbite*, os indivíduos devem usar roupas quentes e secas. Braços, pernas, dedos das mãos e dos pés devem ser exercitados para manter a circulação. Roupas, meias e sapatos molhados ou úmidos devem ser trocados por vestes secas. Os fatores de risco incluem doenças subjacentes ou medicamentos que diminuem a perfusão tecidual e exposição ambiental prolongada ao frio. É preciso tomar cuidado para evitar posições desconfortáveis; roupas molhadas ou apertadas; dependência prolongada dos pés; uso de tabaco, álcool e medicamentos sedativos; e exposição a solo úmido, lamacento e condições de vento.

Frostnip & chilblain (eritema pérnio)

Frostnip (queimaduras superficiais por frio) é uma lesão superficial não congelante que causa parestesias locais da área envolvida e desaparece completamente com o reaquecimento externo passivo.

Chilblains, ou **eritema pérnio**, são alterações inflamatórias da pele causadas pela exposição ao frio, sem congelamento real dos tecidos. Essas lesões cutâneas podem ser pápulas vermelhas ou roxas, dolorosas ou pruriginosas, com queimação ou parestesia. Podem estar associadas à formação de edema ou bolhas e ser agravadas pelo calor. Com a exposição contínua, podem aparecer lesões ulcerativas ou hemorrágicas, podendo evoluir para cicatrizes, fibrose e atrofia. O tratamento consiste em elevar e reaquecer externamente a parte afetada de forma passiva.

Pé de imersão ou pé de trincheira

Pé ou mão de imersão ("pé de trincheira") é causado pela imersão prolongada em água fria ou lama, geralmente abaixo de 10°C. O **estágio pré-hiperêmico** é caracterizado por sintomas iniciais de frio e anestesia da área afetada. O **estágio hiperêmico** segue com sensação de calor, queimação intensa e dores agudas. O **estágio pós-hiperêmico** ocorre com a exposição contínua ao frio; a parte acometida fica pálida ou cianótica, com pulsações diminuídas por vasospasmo. Isso pode resultar em bolhas, edema, vermelhidão, equimoses, hemorragia, necrose, lesão de nervo periférico, ou gangrena.

O tratamento consiste em secagem ao ar e reaquecimento gradual da área afetada por meio da exposição ao ar em temperatura ambiente. As partes acometidas são elevadas para facilitar a remoção do líquido de edema. Os pontos de pressão são protegidos com almofadas. Há necessidade de repouso até que todas as úlceras tenham cicatrizado.

Frostbite (queimadura por frio)

Frostbite é uma lesão causada pelo congelamento e pela formação de cristais de gelo no tecido. A maior parte da destruição tecidual ocorre após a reperfusão dos tecidos congelados, resultando em mais danos. Em casos leves, apenas a pele e os tecidos subcutâneos estão envolvidos. Os sintomas incluem dormência, formigamento, coceira e palidez. Com o aumento da gravidade, estruturas mais profundas são afetadas; a pele fica branca ou amarelada, perde a elasticidade e se torna imóvel. Podem ocorrer edema, bolhas hemorrágicas, necrose, gangrena, parestesias e rigidez.

Tratamento
A. Tratamento imediato

Avalie e trate o paciente para hipotermia sistêmica associada, condições concomitantes, e lesões. Para lesões não congeladas, é recomendado o uso precoce de analgésicos sistêmicos. Hidrate o paciente para evitar a hipovolemia e melhorar a perfusão.

1. **Reaquecimento** – O reaquecimento rápido a temperaturas levemente acima da temperatura corporal normal pode reduzir de forma significativa a necrose do tecido e reverter o processo de cristalização. *Se houver qualquer possibilidade de recongelamento, a parte congelada não deverá ser descongelada.* O ideal é que a extremidade congelada não seja utilizada, mas, se necessária para evacuação, essa extremidade afetada deve ser acolchoada e imobilizada para evitar lesões adicionais. É melhor realizar o reaquecimento por imersão em banho morno. A extremidade congelada é imersa em um banho de água corrente aquecida a 37-39°C por cerca de 30 minutos até que a área fique macia e flexível ao toque. A água nessa faixa de temperatura é morna ao toque, mas não quente para a mão nem para o pulso normais. Se não houver água morna disponível, deve-se permitir o descongelamento passivo em um ambiente aquecido. Não se recomenda o uso de calor seco, uma vez que, além de ser mais difícil de regular, ele aumenta a probabilidade de queimaduras acidentais. O descongelamento pode causar sensibilidade e ardor (queimação). Uma vez que a parte congelada tenha descongelado e retornado à temperatura normal, interrompa o calor externo. *No estágio inicial, o reaquecimento por meio de exercício, atrito ou fricção é contraindicado.* O paciente deve ser mantido em repouso, com as partes afetadas elevadas e descobertas em temperatura ambiente. Evite a aplicação de gesso, curativos oclusivos ou bandagens. As bolhas devem ser deixadas intactas, a menos que se desenvolvam sinais de infecção.

2. **Medidas anti-infecciosas e cuidados com feridas** – O *frostbite* aumenta a suscetibilidade ao tétano e a infecções. O *status* de profilaxia do tétano deve ser verificado e atualizado, conforme a necessidade. O risco de infecção pode ser reduzido por meio de cuidados assépticos das feridas. Produtos tópicos para o tratamento de feridas, como creme ou gel de *aloe vera* ou pomada antibiótica, devem ser aplicados ao tecido descongelado antes de colocar curativos. Curativos estéreis não aderentes de gaze e curativos esponjosos devem ser aplicados frouxamente nas feridas; para todos os pontos de pressão faz-se uso de almofadas. Não se devem administrar antibióticos sistêmicos de forma empírica.

B. Opções de tratamento médico e cirúrgico

A telemedicina pode ser utilizada para permitir que especialistas forneçam orientações sobre o tratamento precoce a campo de pacientes em áreas remotas, melhorando assim os resultados. Os Aine devem ser administrados (na ausência de contraindicações) até que as feridas de *frostbite* sejam curadas ou o tratamento cirúrgico seja realizado. Os médicos devem ficar atentos aos sinais de síndrome compartimental e à necessidade de fasciotomia. A formação de escaras sem evidências de infecção pode ser tratada de maneira conservadora. A pele subjacente pode apresentar cura espontânea, e a escara acaba atuando como um curativo biológico. As taxas de amputação são reduzidas com infusões intravenosas de prostaglandinas sintéticas e ativadores de plasminogênio tecidual, bem como com administração intra-arterial de trombolítico dentro de 24 horas após a exposição. A taxa de recuperação tecidual diminui a cada hora de atraso entre o reaquecimento e a terapia trombolítica.

C. Cuidados de acompanhamento

A orientação do paciente deve incluir cuidados contínuos com as lesões por frio, bem como prevenção de hipotermia e lesões por frio no futuro. Fisioterapia suave e progressiva deve ser instituída para estimular a circulação, conforme a tolerância do paciente.

Prognóstico

A recuperação de *frostbite* depende das comorbidades subjacentes, da extensão do dano tecidual inicial, da lesão por reperfusão e reaquecimento, bem como das sequelas tardias. A extremidade envolvida pode ficar mais suscetível a desconforto e lesões quando exposta novamente ao frio. As sequelas neuropáticas incluem dor, parestesia, formigamento, hiperidrose e sensibilidade ao frio nas extremidades. Anormalidades na condução nervosa podem persistir por muitos anos após uma lesão por frio.

Quando hospitalizar

- Para tratamento de danos teciduais, comorbidades e lesões associadas.
- Necessidade de intervenções hospitalares.
- Fatores psicossociais que possam comprometer a segurança ou recuperação do paciente.

Persitz J et al. Frostbite of the extremities – recognition, evaluation and treatment. Injury. 2022:53:3088. [PMID: 35914986]

Rogers C et al. The effects of rapid rewarming on tissue salvage in severe frostbite injury. J Burn Care Res. 2022;43:906. [PMID: 34791315]

Sheridan RL et al. Diagnosis and treatment of frostbite. N Engl J Med. 2022;386:2213. [PMID: 35675178]

AFOGAMENTO

FUNDAMENTOS DO DIAGNÓSTICO

- O primeiro requisito para o resgate é a respiração artificial imediata e a RCP.
- As manifestações clínicas incluem hipoxemia, edema pulmonar e hipoventilação.
- Os pacientes devem ser avaliados quanto à presença de hipotermia, hipoglicemia, lesões concomitantes e condições médicas.

Considerações gerais

De acordo com a OMS, o afogamento é a terceira principal causa de morte por lesões não intencionais em todo o mundo. Conforme a definição da OMS, o afogamento é qualquer "processo de experimentar comprometimento respiratório por submersão/imersão em um líquido". O afogamento pode resultar em asfixia (por aspiração de líquido ou laringospasmo), hipoxemia, hipotermia e acidemia. Os desfechos de afogamento variam desde vida sem morbidade até o óbito. A morbidade pode ser imediata ou tardia. Um paciente pode parecer enganosamente assintomático durante o período inicial de recuperação, apenas para piorar ou morrer de insuficiência respiratória aguda nas 12-24 horas seguintes. A coagulação intravascular disseminada também pode levar a sangramento após asfixia por afogamento.

O afogamento é uma das principais causas de morte em crianças no mundo todo e é altamente evitável em todas as idades com a implementação de medidas de natureza educativa e de segurança. Os médicos devem fornecer educação e orientação ao paciente sobre prevenção de afogamento.

Achados clínicos
A. Sintomas e sinais

A aparência do paciente pode variar desde assintomática até sofrimento acentuado com sinais vitais anormais. Os sintomas e sinais compreendem dificuldade respiratória, trismo, dor torácica, arritmia, hipotensão arterial, cianose e hipotermia (por água fria ou submersão prolongada). Uma espuma rosa expelida pela boca e pelo nariz indica a presença de edema pulmonar. O paciente pode apresentar cefaleia, déficits neurológicos e alteração do nível de consciência.

B. Achados laboratoriais

A acidose metabólica é comum, e os resultados da gasometria arterial podem ser úteis para determinar o grau da lesão, uma vez que os achados clínicos iniciais podem parecer benignos. A PaO_2 geralmente diminui; a $PaCO_2$ pode aumentar ou diminuir; o pH diminui. A glicemia à beira-leito deve ser avaliada rapidamente. Outros testes se baseiam no cenário clínico.

Prevenção

A orientação e a prevenção são essenciais dada a alta carga de doenças causadas por afogamento.

Medidas preventivas devem ser tomadas para reduzir a morbidade e mortalidade por afogamento. Condições que aumentam o risco de lesões por submersão envolvem o uso de bebidas alcoólicas, psicotrópicos e outras drogas, habilidades inadequadas de segurança aquática, saúde física precária, hiperventilação, doenças agudas súbitas, trauma agudo, doença de descompressão, condições perigosas da água e riscos ambientais (p. ex., falta de cercas ao redor de piscinas ou lagoas).

Tratamento
A. Primeiros socorros

1. O primeiro requisito do resgate é a instituição imediata de suporte básico de vida e a RCP. No local da cena, o manejo imediato das vias aéreas e a implementação de medidas para combater a hipoxemia são essenciais para melhorar o desfecho.

2. O paciente deve ser avaliado quanto à presença de hipotermia, hipoglicemia, condições médicas concomitantes e trauma associado.

3. O socorrista não deve tentar drenar água dos pulmões da pessoa.

4. Os esforços de reanimação e suporte básico de vida devem ser mantidos até que a temperatura corporal central atinja 32°C.

B. Manejo subsequente

1. **Garantir a ventilação e oxigenação ideais** – O início da hipoxemia pode ocorrer mesmo em pacientes alertas e conscientes que parecem estar respirando normalmente. A suplementação de oxigênio deve ser feita de imediato na maior concentração disponível para manter a saturação desse gás em 90% ou mais.

   Exames físicos seriados e radiografias torácicas devem ser realizados para detectar a possível existência de pneumonite, atelectasia e edema pulmonar. Broncodilatadores podem ser usados para tratar sibilos. Para descomprimir o estômago, talvez haja a necessidade de aspiração nasogástrica.

2. **Suporte cardiovascular** – O estado do volume intravascular deve ser monitorado e mantido por meio de reposição de fluidos intravenosos, vasopressores ou diuréticos, conforme a necessidade.

3. **Correção do pH sanguíneo e das anomalias eletrolíticas** – A acidose metabólica está presente na maioria das pessoas que se afogam, mas normalmente é corrigida através de ventilação e oxigenação adequadas. O controle glicêmico melhora o desfecho.

4. **Lesão do cérebro e da medula espinal** – Os danos ao SNC podem evoluir apesar do tratamento aparentemente adequado da hipóxia e do choque.

5. **Hipotermia** – A temperatura corporal central deve ser medida e controlada, conforme o caso (ver Hipotermia sistêmica acidental).

Curso e prognóstico

O prognóstico favorável está associado ao tempo de submersão inferior a 5 minutos, e os piores desfechos estão correlacionados com uma duração maior. Os danos respiratórios costumam ser graves nos minutos a horas após o afogamento. Com tratamento de suporte respiratório apropriado, os pacientes podem melhorar rapidamente nos primeiros dias após o afogamento. As complicações de longo prazo do afogamento podem incluir comprometimento neurológico, distúrbio convulsivo e danos pulmonares ou cardíacos. O prognóstico está diretamente correlacionado com a idade do paciente, o tempo de submersão, a rapidez da reanimação pré-hospitalar e o subsequente transporte a um centro médico, o estado clínico no momento da chegada ao hospital, o escore da Escala de Coma de Glasgow, a reatividade pupilar e a avaliação geral do estado de saúde (escore Apache II).

Quando hospitalizar

A maioria dos pacientes com afogamento significativo ou condições médicas ou traumáticas concomitantes requer monitoramento hospitalar após o evento. Isso inclui monitoramento contínuo da função cardiorrespiratória, neurológica,

renal e metabólica. O edema pulmonar pode não aparecer até que tenham passado 24 horas.

Jerome D. Just the facts: drowning. CJEM. 2022;24:263. [PMID: 35129831]

Meddings DR et al. Drowning prevention: turning the tide on a leading killer. Lancet Public Health. 2021;6:e692. [PMID: 34310906]

Szpilman D et al. Management for the drowning patient. Chest. 2021;159:1473. [PMID: 33065105]

QUEIMADURAS TÉRMICAS

> ### FUNDAMENTOS DO DIAGNÓSTICO
>
> - As estimativas da localização, do tamanho e da profundidade da queimadura são altamente determinantes do plano terapêutico.
> - As primeiras 48 horas de tratamento de queimaduras causam o maior impacto na morbidade e mortalidade de paciente acometido por esse tipo de lesão.

Em todo o mundo, as queimaduras são uma causa comum de lesões, bem como de possível morbidade e mortalidade. O prognóstico de queimaduras é afetado pelo tipo de ambiente em que elas ocorreram. Locais com poucos recursos (áreas selvagens ou de baixa renda) estão associados a atrasos e acesso abaixo do ideal a tratamentos-padrão para queimaduras.

As primeiras 48 horas após uma queimadura térmica oferecem as maiores oportunidades de impactar a sobrevida do paciente.

Intervenção cirúrgica precoce, cuidado das feridas, alimentação enteral, controle glicêmico e manejo metabólico, controle de infecções, bem como prevenção de hipotermia e síndrome compartimental, contribuem para taxas de mortalidade significativamente reduzidas e hospitalizações mais breves. As pesquisas que fizeram uso de diversos escores bem estabelecidos de gravidade de queimaduras demonstraram a importância das comorbidades para o prognóstico de pacientes gravemente queimados.

Considerações gerais
A. Classificação

As queimaduras são classificadas de acordo com sua extensão, profundidade, idade do paciente e doença ou lesão associada. Para quantificar os parâmetros de reanimação, há necessidade de uma estimativa precisa do tamanho e da profundidade da queimadura.

1. **Extensão** – Em adultos, a "**regra dos nove**" (Fig. 39.2) é útil para avaliar com rapidez a extensão de uma queimadura. É importante expor todo o paciente para fazer uma avaliação precisa dos achados cutâneos nos exames iniciais e subsequentes. Uma regra prática é que a palma de uma

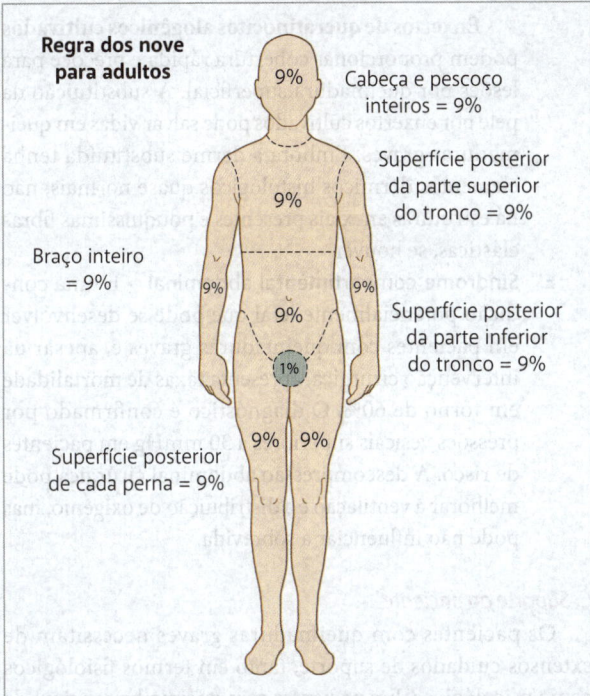

Regra dos nove para adultos

Cabeça e pescoço inteiros = 9%

Superfície posterior da parte superior do tronco = 9%

Braço inteiro = 9%

Superfície posterior da parte inferior do tronco = 9%

Superfície posterior de cada perna = 9%

9% | 9% | 9% | 9% | 9% | 9% | 1% | 9% | 9%

FIGURA 39.2 Estimativa da área de superfície corporal em queimaduras.

das mãos aberta em pacientes adultos constitui 1% da área de superfície corporal total (ASCT). Essa área é calculada para queimaduras de espessura parcial e total.

2. **Profundidade** – Não é uma tarefa fácil determinar a profundidade da lesão. **Queimaduras superficiais** podem ter a aparência vermelha ou acinzentada, mas demonstram excelente preenchimento capilar e não formam bolhas inicialmente. Se a ferida estiver com bolhas e apresentar uma aparência rosada e úmida, isso representa uma **queimadura superficial de espessura parcial**. **Queimaduras profundas de espessura parcial** têm o aspecto branco e úmido, mas sangram se palpadas; a sensibilidade da pele é mantida. **Queimaduras de espessura total** resultam em perda de estruturas anexiais e podem ter uma aparência branco-amarelada ou preta carbonizada. Essa pele dura e seca não sangra quando palpada, e a sensibilidade da pele se perde.

Queimaduras profundas de espessura tanto parcial como total são tratadas de forma semelhante. Ambas exigem desbridamento precoce e enxerto para cicatrização adequada, pois sem isso a pele fica fina e com cicatrizes.

B. Sobrevida após lesões por queimadura

A transferência para uma unidade de queimados depende de alguns aspectos da queimadura, ou seja, se ela é grande, circunferencial ou envolve uma articulação ou parte do corpo de alto risco, e da presença de comorbidades. As taxas de mortalidade foram significativamente reduzidas pelos avanços no campo terapêutico, incluindo melhorias nos cuidados de feridas, tratamento de infecções, excisão precoce de queimaduras, uso de substitutos de pele e suporte nutricional precoce.

C. Lesões ou doenças associadas

Inalação de fumaça, traumas associados e feridas elétricas são comumente associados a queimaduras. Queimaduras graves de qualquer origem podem resultar em complicações semelhantes (p. ex., infecções, comprometimento respiratório, falência múltipla de órgãos, TEV e complicações GI).

D. Reações sistêmicas a lesões por queimadura

As queimaduras que excedem aproximadamente 20% da ASCT podem provocar distúrbios metabólicos sistêmicos que necessitam de suporte intensivo. A cascata inflamatória pode resultar em choque e coagulopatia.

Tratamento

A. Reanimação inicial

1. **Avaliação primária** – Pacientes com queimaduras graves necessitam de uma avaliação completa do trauma, começando pelo "ABCDE" (do inglês *airway, breathing, circulation, disability, exposure*, que significam vias aéreas, respiração, circulação, incapacidade, exposição).

A. **Controle das vias aéreas** – São necessárias avaliações seriadas das vias aéreas e da respiração, pois podem ocorrer o comprometimento dessas vias e o desenvolvimento de Sara, principalmente em pessoas com lesões por inalação.

B. **Acesso vascular** – O acesso vascular deve ser obtido em todos os pacientes com queimaduras graves.

C. **Reanimação com fluidos** – Pacientes com queimaduras maiores que 15% da ASCT necessitam da administração intravascular de grande volume de cristaloides. A diretriz mais amplamente reconhecida para a reanimação com fluidoterapia é a **fórmula de Parkland** (https://www.mdcalc.com/parkland-formula-burns), na qual a necessidade de fluidos nas primeiras 24 horas é estimada em 4 mL/kg × peso corporal por porcentagem da área de superfície corporal queimada. Metade do fluido calculado é administrado no primeiro período de 8 horas desde o momento da lesão, e não desde a hora de chegada ao atendimento médico. O restante do fluido é administrado nas próximas 16 horas. Talvez haja necessidade de um volume extremamente grande de fluido. Soluções cristaloides sozinhas podem ser insuficientes para restaurar a pré-carga cardíaca durante o período de choque por queimadura, e adjuvantes coloides podem ser considerados para otimizar a reanimação com fluidos. Por outro lado, os médicos devem ficar atentos aos sinais clínicos de sobrecarga volêmica, pois isso pode levar a complicações pulmonares ou a uma síndrome compartimental por edema. Queimaduras por eletricidade e lesões por inalação podem aumentar a necessidade de fluidos.

B. Tratamento

1. **Controle da dor** – O controle da dor é crítico em pacientes com lesões por queimadura. O tratamento é feito com Aine (orais ou intravenosos) e opioides (ver Cap. 5).

2. **Quimioprofilaxia**

   A. **Imunização contra tétano**– Verifique e atualize o status de profilaxia contra o tétano *em todos os pacientes com queimaduras* (ver Cap. 33).

   B. **Antibióticos** – Todas as feridas não superficiais precisam ser cobertas com antibióticos tópicos. Não é indicada a profilaxia com antibióticos sistêmicos.

3. **Tratamento cirúrgico**

   A. **Escarotomia** – À medida que se observa o aparecimento de tumefação (edema) tecidual, pode ocorrer isquemia sob qualquer escara constritiva de uma extremidade, do pescoço ou do tórax ou em queimaduras circunferenciais de espessura total do tronco. As incisões de escarotomia podem salvar membros e vidas.

   B. **Fasciotomia** – A fasciotomia é indicada para qualquer síndrome compartimental. Os médicos devem monitorar os pacientes com frequência quanto ao surgimento de sinais precoces de uma síndrome compartimental, em particular naqueles com queimaduras circunferenciais.

   C. **Desbridamento, curativos e antibioticoterapia (tópica e sistêmica)** – Feridas de queimaduras leves devem ser desbridadas para determinar a profundidade da queimadura e, em seguida, completamente limpas. Depois disso, *os cuidados diários da ferida devem consistir em desbridamento, conforme a necessidade, antibióticos tópicos e curativos.* A adesão do paciente e o controle adequado da dor são essenciais para o tratamento ambulatorial bem-sucedido. A ferida deve ser reavaliada pelo médico responsável dentro de 24-72 horas em busca de sinais de infecção.

   O objetivo do tratamento de queimaduras é proteger a ferida de ressecamento e evitar novas lesões ou infecções. A limpeza regular e completa das áreas queimadas é uma medida crítica. Antibióticos tópicos podem ser aplicados após a limpeza da ferida. Sulfadiazina de prata *não é mais recomendada.*

   É imperativo monitorar o indivíduo de perto e tratar as infecções sistêmicas, uma vez que elas continuam sendo uma das principais causas de morbidade entre pacientes com queimaduras graves. Infecções associadas aos cuidados de saúde são cada vez mais comuns.

   D. **Tratamento de feridas** – *O objetivo da terapia após a reanimação com fluidos é a oclusão rápida e estável da ferida.* Feridas que não cicatrizam espontaneamente em 7-10 dias (p. ex., queimaduras profundas de espessura parcial ou total) são mais bem tratadas por um especialista por meio de excisão e autoenxerto para evitar o desenvolvimento de tecido de granulação e infecção. A qualidade da pele em queimaduras profundas de espessura parcial regeneradas é reduzida em função do surgimento de uma derme muito fina.

Enxertos de queratinócitos alogênicos cultivados podem proporcionar cobertura rápida e precoce para lesões por queimadura superficial. A substituição da pele por enxertos cultivados pode salvar vidas em queimaduras graves. Embora a derme substituída tenha elementos dérmicos histológicos quase normais, não há estruturas anexiais presentes e pouquíssimas fibras elásticas, se houver.

   E. **Síndrome compartimental abdominal** – É uma condição potencialmente letal que pode se desenvolver em pacientes com queimaduras graves e, apesar da intervenção cirúrgica, apresenta taxas de mortalidade em torno de 60%. O diagnóstico é confirmado por pressões vesicais superiores a 30 mmHg em pacientes de risco. A descompressão abdominal cirúrgica pode melhorar a ventilação e a distribuição de oxigênio, mas pode não influenciar a sobrevida.

C. Suporte do paciente

Os pacientes com queimaduras graves necessitam de extensos cuidados de suporte, tanto em termos fisiológicos como psicológicos. Em pacientes com queimaduras acima de 20% da ASCT, é importante manter a temperatura corporal central normal e evitar a hipotermia, mantendo a temperatura ambiente igual ou superior a 30°C. Esses pacientes correm risco de muitas complicações, como lesão respiratória, Sara ou insuficiência respiratória irresponsiva ao suporte ventilatório máximo, sepse, falência múltipla de órgãos, e TEV.

Pacientes com queimaduras graves têm necessidades metabólicas e energéticas aumentadas para a cicatrização de feridas, necessitando de avaliação cuidadosa e fornecimento de nutrição ideal. A nutrição rigorosa precoce (por vias parenteral ou enteral) reduz a ocorrência de infecções, o tempo de recuperação, as complicações de natureza não infecciosa, o tempo de permanência hospitalar, as sequelas de longo prazo e a taxa de mortalidade.

A prevenção de cicatrizes em longo prazo continua sendo um problema enorme em pacientes com queimaduras graves.

Prognóstico

O prognóstico depende da extensão e localização do dano tecidual da queimadura, das lesões associadas, comorbidades e complicações. A hiperglicemia é um indicador dos piores desfechos. As complicações comuns incluem sepse; necrose gangrenosa que exige a amputação de membro; ou disfunção neurológica, cardíaca, cognitiva ou psiquiátrica. Após lesão por queimadura, talvez haja necessidade de apoio psiquiátrico.

Quando encaminhar

A transferência para uma unidade de queimados é indicada para queimaduras de grande porte (para queimaduras de espessura parcial superiores a 10% da ASCT ou para queimaduras de espessura total acima de 5% da ASCT), queimaduras circunferenciais, lesões por inalação, ou queimaduras envolvendo uma articulação ou parte do corpo de alto risco (rosto, mãos, pés, genitália), bem como para pacientes com comorbidades.

Quando hospitalizar

- Todos os pacientes com queimaduras graves necessitam de extensos cuidados de suporte, tanto em termos fisiológicos como psicológicos.
- Queimaduras significativas (com base na localização e extensão).
- Pacientes com comorbidades importantes e situações domiciliares abaixo do ideal.
- A **consulta a um centro de queimados** pode orientar quais pacientes precisam de transferência e quais podem ser tratados por telemedicina/consulta por telefone.
- O monitoramento envolve a mensuração dos sinais vitais, os cuidados com as feridas e a observação de possíveis complicações decorrentes de anormalidades eletrolíticas, lesão renal aguda (LRA), insuficiência hepática, comprometimento cardiopulmonar, hiperglicemia e infecção.

Tejiram S et al. The first 24 hours: burn shock resuscitation and early complications. Surg Clin North Am. 2023;103:403. [PMID: 37149377]

Usmani A et al. Prediction of mortality in acute thermal burn patients using the Abbreviated Burn Severity Index Score: a single-center experience. Cureus. 2022;14:e26161. [PMID: 35891871]

Żwirełło W et al. Burns: classification, pathophysiology, and treatment: a review. Int J Mol Sci. 2023;24:3749. [PMID: 36835171]

LESÃO ELÉTRICA

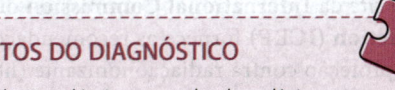

FUNDAMENTOS DO DIAGNÓSTICO

- Após uma lesão elétrica, os achados clínicos sugestivos de morte são pouco confiáveis; a reanimação deve começar imediatamente.
- A extensão do dano causado por lesões elétricas é determinada pelo tipo, quantidade, duração e percurso da corrente.
- Os achados cutâneos podem parecer ilusoriamente sem importância e não indicam a profundidade da lesão tecidual.

Considerações gerais

Lesões por eletricidade ocorrem pela exposição à corrente elétrica de baixa voltagem, alta voltagem, ou raio. O tipo de corrente elétrica é corrente alternada ou corrente contínua e é medida em volts (V). O tratamento de lesões elétricas difere de outras queimaduras, pois as lesões são causadas por uma combinação de dano tecidual direto, tetania muscular, lesão térmica direta, necrose de coagulação, trauma associado e sequelas tardias. As lesões induzidas por eletricidade são comuns, mas a maioria delas pode ser evitada.

Corrente alternada é uma corrente elétrica que pode causar tetania muscular, o que prolonga a duração e a quantidade de exposição. A corrente alternada pode ser de baixa voltagem ou alta voltagem. A maioria das residências e empresas usa energia elétrica de corrente alternada em **baixas voltagens** (abaixo de 1.000 V). As lesões elétricas de **baixa voltagem** variam de danos leves a significativos até a morte, enquanto as lesões elétricas de corrente alternada de **alta voltagem** (acima de 1.000 V) estão frequentemente relacionadas com exposição ocupacional e associadas a danos profundos aos tecidos, bem como a maior morbidade e mortalidade. A **corrente contínua** consiste em um fluxo elétrico unidirecional (p. ex., raios, baterias e sistemas elétricos automotivos). É mais provável que esse tipo de corrente cause uma única contração muscular intensa e assistolia. Os **raios** diferem de outros choques elétricos de alta voltagem, uma vez que os primeiros liberam uma corrente contínua de milhões de volts em uma fração de segundo.

A extensão do dano causado por lesão elétrica é determinada por: tipo de corrente, quantidade (voltagem), duração da exposição, percurso da corrente, resistência dos tecidos, umidade, trauma associado e comorbidades. A corrente é o determinante mais importante de dano tecidual e causa lesão térmica direta. A resistência dos tecidos varia em todo o corpo, e as células nervosas são as mais vulneráveis e os ossos os mais resistente à corrente elétrica.

Achados clínicos

Queimaduras elétricas são de três tipos: **queimaduras repentinas (arco elétrico)**, **queimaduras por chamas (roupas)** e **queimaduras causadas pelo aquecimento direto** dos tecidos pela corrente.

Os danos à pele não estão correlacionados com o grau de lesão. Os sintomas e sinais podem variar de muito sutis a potencialmente fatais. A presença de queimaduras de entrada e saída significa um maior risco de danos teciduais profundos e síndrome compartimental. A corrente que passa pelo músculo esquelético pode causar necrose e contrações musculares graves o suficiente a ponto de resultar em fratura óssea.

A reanimação deve ser iniciada em todas as vítimas de lesões elétricas, pois os achados clínicos de morte são enganosos e pouco confiáveis.

Complicações

As complicações podem incluir parada cardíaca ou respiratória; arritmias; disfunção neurológica; paralisia; cefaleia; neuropatia; lesão vascular por trombose e dano capilar; edema e necrose teciduais; síndrome compartimental; lesões traumáticas associadas; pneumotórax; rabdomiólise; LRA; hipovolemia por perda de líquidos no terceiro espaço; infecções; danos otológicos; complicações oculares; sepse; necrose gangrenosa que exige a amputação de membro; e disfunção cognitiva ou psiquiátrica. Após lesões elétricas, talvez haja necessidade de apoio psiquiátrico.

Tratamento
A. Medidas de emergência

O paciente deve ser separado com segurança da corrente elétrica antes do início da RCP e do tratamento. A reanimação precisa ser iniciada, uma vez que os achados clínicos sugestivos de morte são pouco confiáveis. O paciente deve ser avaliado e tratado para condições médicas agudas e traumas.

B. Medidas hospitalares

A avaliação de queimaduras elétricas segue o protocolo completo de traumatismo, começando pelas vias aéreas, respiração, circulação e incapacidade. A reanimação com fluidos é uma medida importante. A avaliação inicial inclui ECG, monitoramento cardíaco, enzimas cardíacas, hemograma completo, eletrólitos, provas renais, bioquímica hepática, creatina fosfoquinase, ou mioglobina urinária, e urinálise. Os pacientes devem ser avaliados quanto à presença de lesões, incluindo queimaduras, traumas rombos (também conhecidos como traumas contusos ou contundentes), desidratação, hipertensão arterial, distúrbios ácido-básicos, traumas neurológicos e psicológicos.

As feridas por queimaduras elétricas podem ser devastadoras, gerando complicações significativas e de longo alcance. A pele superficial pode parecer enganosamente benigna. *Deve haver forte suspeita de extensa necrose tecidual profunda, o que leva a tumefação intensa do tecido e alto risco de síndrome compartimental.*

O controle da dor é importante durante o tratamento inicial e a reabilitação subsequente.

Prognóstico

O prognóstico é determinado pelo grau e pela localização das lesões elétricas, dos danos teciduais iniciais, das lesões associadas, das comorbidades e complicações.

Quando encaminhar

- Um oftalmologista pode avaliar possíveis complicações oculares; já um otologista pode fazer a avaliação de traumas auriculares ou perda auditiva.
- Talvez haja necessidade da realização de fasciotomia para síndrome compartimental, desbridamento de tecido desvitalizado, ou reconstrução microvascular por especialistas em cirurgia.
- Um psiquiatra pode avaliar qualquer impacto psicológico.

Quando hospitalizar

As indicações para hospitalização incluem exposição à alta voltagem; ritmo cardíaco anormal ou alterações no ECG; queimaduras de grande porte; sintomas neurológicos, pulmonares ou cardíacos; suspeita de danos significativos a tecidos ou órgãos profundos; percurso transtorácico da corrente; histórico de doença cardíaca ou outras comorbidades ou lesões significativas; e necessidade de cirurgia.

Chauveau N et al. Long-term consequences of electrical injury without initial signs of severity: the AFTER-ELEC study. Am J Emerg Med. 2021;50:518. [PMID: 34543835]

Goffeng LO et al. Low-voltage electrical accidents, immediate reactions and acute health care associated with self-reported general health 4 years later. Burns. 2023;49:329. [PMID: 35610077]

Khor D et al. Electrical injuries and outcomes: a retrospective review. Burns. 2023;49:1739. [PMID: 37005139]

Stockly OR et al. The impact of electrical injuries on long-term outcomes: a Burn Model System National Database study. Burns. 2020;46:352. [PMID: 31420267]

EXPOSIÇÃO À RADIAÇÃO

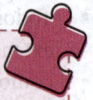

FUNDAMENTOS DO DIAGNÓSTICO

- Os danos causados pela radiação são determinados pelo tipo, quantidade e duração da radiação, bem como pelas exposições cumulativas e condições subjacentes do paciente.
- Os médicos e pacientes devem ser orientados sobre os riscos da radiação para diagnóstico médico, ponderados diante dos benefícios dos exames de imagem necessários.

Considerações gerais

A exposição à radiação pode ocorrer por causas ambientais, ocupacionais, acidentais, intencionais ou relacionadas a cuidados médicos. A extensão dos danos causados pela exposição à radiação depende do tipo, da quantidade e da duração dessa exposição; dos órgãos expostos; e da idade, das comorbidades e das exposições cumulativas do paciente à radiação.

A radiação é gerada a partir de fontes ionizantes e não ionizantes. A **radiação não ionizante** é de baixa energia e causa danos térmicos locais. A **radiação ionizante** é de alta energia e provoca danos de diversas maneiras. A exposição pode ser externa, interna, ou ambas. A radiação gera múltiplas alterações metabólicas, resultando em danos específicos aos tecidos.

O *site* da **International Commission on Radiological Protection (ICRP)** fornece as recomendações mais atuais para proteção contra radiação ionizante (http://www.icrp.org/index.asp). A OMS publica diretrizes sobre emergências de radiação (https://www.who.int/health-topics/radiation-emergencies#tab=tab_1). Essas diretrizes incluem as intervenções recomendadas durante as fases de emergência inicial, intermediária e tardia, bem como o manejo de seu impacto psicossocial.

Achados clínicos

A exposição à radiação resulta em efeitos agudos e tardios. É importante não só obter o histórico do evento, mas também conhecer a exposição à radiação e a presença de lesões ou condições coexistentes. Os efeitos agudos que ocorrem horas a dias após a exposição envolvem danos às células de rápida divisão (p. ex., mucosa, pele e medula óssea). Os **achados agudos** englobam mucosite, náuseas, vômitos, edema e úlceras GI, queimaduras na pele e supressão da medula óssea. Os **efeitos tardios** abrangem malignidades, anormalidades reprodutivas, disfunção de fígado, rins, SNC e sistema imunológico.

A **síndrome de radiação aguda** é uma síndrome clínica atribuída à exposição a alta(s) dose(s) de radiação ionizante durante um breve período. Essa síndrome de radiação aguda afeta múltiplos sistemas orgânicos, incluindo os sistemas hematopoiético, cardiopulmonar, GI, neurovascular e cutâneo. Os sintomas aparecem em horas a dias, dependendo da dose, e incluem anorexia, náuseas, vômitos, fraqueza, exaustão, desidratação, lassitude, prostração, anemia e infecção; esses sintomas podem ocorrer isolados ou em combinação. O CDC oferece informações sobre a síndrome de radiação aguda (https://www.cdc.gov/nceh/radiation/emergency/arsphysicianfactsheet.htm).

O tratamento da exposição aguda à radiação envolve monitoramento rigoroso dos sistemas GI, cutâneo, hematológico, cardiopulmonar e neurovascular desde a exposição inicial e ao longo do tempo.

Exposição à radiação terapêutica

A radioterapia é um elemento bem-sucedido no tratamento de muitas neoplasias malignas. Infelizmente, esses sobreviventes de câncer tratados com radiação apresentam um maior risco de um segundo processo maligno; obesidade; e disfunção pulmonar, cardíaca e tireoidiana, bem como um maior risco geral de doenças crônicas e mortalidade.

Exposição à radiação em diagnóstico médico por imagem

A obtenção de diagnósticos médicos por imagem com exposição à radiação ionizante aumentou drasticamente nas últimas décadas. Com o uso crescente das técnicas de diagnóstico por imagem, existe um interesse internacional em melhorar a segurança por meio da padronização e regulamentação da dosagem de radiação em diagnósticos médicos, bem como através da orientação de médicos e do público.

O American College of Radiology (ACR) fornece os "**ACR Appropriateness Criteria**" (Critérios de Adequação do ACR) – diretrizes que se baseiam em evidências criadas por painéis de especialistas e servem como referência para as melhores práticas na tomada de decisões em relação à obtenção de imagens por profissionais de saúde (https://www.acr.org/Clinical-Resources/ACR-Appropriateness-Criteria). Os médicos e pacientes devem ponderar cuidadosamente os riscos e benefícios da exposição à radiação ao decidir sobre um exame de diagnóstico por imagem.

Exposição à radiação ocupacional e ambiental

Recursos úteis para profissionais incluem o *site* "**Radiation Emergencies**" do CDC (https://www.cdc.gov/nceh/radiation/emergencies/index.htm) e o "**Radiation Emergency Assistance Center**" da National Nuclear Security Administration, que fornece acesso 24 horas a serviços de consultoria especializada (https://orise.orau.gov/reacts/index.html).

Tratamento

O tratamento se concentra na descontaminação, no controle de condições ou lesões coexistentes e na provisão de cuidados de suporte. Tratamentos de suporte específicos são determinados pela dose, via e efeitos da exposição, bem como pelas condições associadas presentes.

Prognóstico

O prognóstico depende da dose, duração e frequência da radiação, bem como da condição subjacente do paciente. O óbito após exposição aguda à radiação costuma ser atribuído a falha hematopoiética, danos à mucosa GI, danos ao SNC, lesão vascular generalizada, ou infecção secundária.

A carcinogênese está relacionada não só com o tipo, a dose total, a duração e a exposição cumulativa da radiação, mas também com a suscetibilidade do paciente. Os riscos de câncer associados à radiação persistem durante toda a vida da pessoa exposta.

Com o uso crescente de radiação ionizante para fins de diagnóstico e tratamento médicos, há um aumento iatrogênico nos riscos de câncer induzidos por radiação. Existem sensibilidades relacionadas com a idade à radiação; mulheres grávidas e pessoas mais jovens são mais suscetíveis à carcinogênese.

Quando hospitalizar

A maioria dos pacientes com exposição significativa à radiação ionizante necessita de hospitalização para monitoramento de perto e tratamento de suporte.

Berrington de Gonzalez A et al. Epidemiological studies of CT scans and cancer risk: the state of the science. Br J Radiol. 2021;94:20210471. [PMID: 34545766]

Dainiak N et al. Medical management of acute radiation syndrome. J Radiol Prot. 2022;42:031002. [PMID: 35767939]

Liu G et al. Study of low-dose radiation workers ionizing radiation sensitivity index and radiation dose-effect relationship. Health Phys. 2022;123:332. [PMID: 35775597]

DISTÚRBIOS AMBIENTAIS RELACIONADOS COM A ALTITUDE

Disbarismo e doença de descompressão

FUNDAMENTOS DO DIAGNÓSTICO

- A identificação precoce de sintomas temporalmente relacionados com mudanças recentes de altitude ou pressão e o tratamento imediato da doença de descompressão (também conhecida como doença descompressiva) são extremamente importantes para um desfecho ideal.
- Pacientes com doença de descompressão também devem ser avaliados quanto à presença de hipotermia, trauma, hipoglicemia e outras condições médicas.
- A doença de descompressão deve ser considerada se os sintomas estiverem temporalmente relacionados com mergulhos recentes ou mudanças rápidas de altitude ou pressão nas últimas 48 horas.
- É indicada a consulta com um especialista em medicina de mergulho ou em oxigênio hiperbárico.

Considerações gerais

O disbarismo e a doença de descompressão podem resultar de mudanças de altitude e dos efeitos da pressão ambiente nos gases corporais. É mais provável que esses quadros ocorram quando o mergulho com cilindro (também conhecido como mergulho autônomo) é seguido de uma rápida subida ou quando o mergulhador não segue diretrizes conservadoras de mergulho em relação à duração, curso, profundidade e tempo na superfície.

À medida que o mergulhador desce, os gases corporais são comprimidos e dissolvidos em áreas do corpo que são compressíveis (pulmões, trato GI) e não compressíveis (seios nasais, articulações). Conforme o mergulhador desce mais, há um aumento na pressão sobre os gases corporais, e quantidades cada vez maiores são dissolvidas na corrente sanguínea e nos tecidos. Durante a subida subsequente, esses gases dissolvidos se expandem dentro do corpo, o que pode causar disbarismo e doença de descompressão.

O **disbarismo** é o resultado de barotrauma quando ocorre compressão ou expansão gasosa em partes do corpo que têm complacência (elasticidade) limitada ou não são compressíveis. A **síndrome de hiperinsuflação pulmonar** é uma das consequências mais graves e potencialmente fatais do barotrauma. Essa síndrome se deve a uma subida indevidamente rápida que causa a ruptura de alvéolos e o extravasamento de bolhas de ar para os órgãos vitais ou para a circulação cerebral.

A **doença de descompressão** ocorre quando a mudança de uma pressão mais alta para uma pressão mais baixa é muito rápida, causando a formação de bolhas de gás e danos em sua localização (p. ex., vasos sanguíneos coronários, pulmonares, espinais ou cerebrais, bem como articulações e tecidos moles). Os sintomas da doença de descompressão dependem do tamanho, do número e da localização das bolhas de gás liberadas. O risco da doença de descompressão no mergulho com cilindro depende de vários fatores, como os detalhes do mergulho (profundidade, duração, número de mergulhos, intervalo de tempo na superfície entre os mergulhos e condições da água).

Os fatores relacionados com o paciente incluem idade, peso, estado de saúde geral, condição física, esforço físico, velocidade de subida e tempo decorrido entre baixa e alta altitude. Os fatores predisponentes compreendem obesidade, lesões, hipóxia, doenças pulmonares ou cardíacas, *shunt* cardíaco da direita para a esquerda, desidratação, efeitos de bebidas alcoólicas e medicamentos, bem como ataques de pânico. A doença de descompressão também pode ocorrer em pessoas que tomam banho quente depois de mergulhar em água fria.

As medidas preventivas abrangem exame médico antes do mergulho e planejamento do mergulho em si; orientação dos mergulhadores; adesão rigorosa ao curso, tempo e profundidade do mergulho; e subida lenta e controlada, com controle adequado da flutuabilidade. A recomendação conservadora é *evitar grandes altitudes (subidas por terra ou viagens aéreas) por pelo menos 24 horas após emergir* do mergulho, especialmente após vários mergulhos.

Achados clínicos

As manifestações clínicas dependem do local de formação das bolhas de gás ou da compressibilidade dos gases no corpo.

O início dos sintomas pode ser imediato ou em minutos ou horas (até 48 horas depois). Os sintomas da doença de descompressão são muito variados: dor nas articulações; prurido ou queimação na pele; comprometimento cardíaco, neurológico (os sintomas podem ou não seguir padrões típicos de distribuição neuroanatômica), respiratório; dor nos ouvidos ou seios nasais, ou ambos; coma; e morte.

A doença de descompressão envolvendo o cérebro e a medula espinal pode ocorrer por diferentes mecanismos, em virtude da oclusão arterial, obstrução venosa ou toxicidade *in situ* causadas pelas bolhas de ar.

Inicialmente, é imprescindível avaliar as condições associadas de hipotermia, hipoglicemia, hipovolemia, aspiração, quase afogamento, trauma, envenenamento, e afecções médicas concomitantes.

Tratamento

A identificação precoce e o tratamento imediato são extremamente importantes, incluindo a consulta com especialistas em medicina de mergulho ou em oxigênio hiperbárico. A doença de descompressão deverá ser considerada se os sintomas estiverem temporalmente relacionados com mergulhos recentes ou mudanças rápidas de altitude ou pressão nas últimas 48 horas. A administração contínua de **oxigênio a 100%** é indicada e benéfica para todos os pacientes. O tratamento com **oxigênio hiperbárico** costuma ser recomendado para sintomas da doença de descompressão. Recomenda-se uma consulta imediata com um especialista em medicina de mergulho ou em oxigênio hiperbárico mesmo com o desaparecimento de sintomas leves da doença de descompressão. Medicamentos como Aine, paracetamol ou ácido acetilsalicílico podem ser administrados para o controle da dor caso não haja contraindicações. Os opioides devem ser utilizados com muita cautela, pois podem mascarar a resposta à recompressão.

Quando hospitalizar

É essencial que o paciente seja transferido rapidamente a um centro de tratamento hiperbárico para a recompressão, uma vez que essa modalidade terapêutica é a conduta recomendada por especialistas. A **Divers Alert Network** é um excelente recurso mundial para aconselhamento de emergência 24 horas por dia no que diz respeito ao tratamento de condições relacionadas com mergulho (https://dan.org/).

Blogg SL et al. The risk of decompression illness in breath-hold divers: a systematic review. Diving Hyperb Med. 2023;53:31. [PMID: 36966520]

Lindfors OH et al. Inner ear barotrauma and inner ear decompression sickness: a systematic review on differential diagnostics. Diving Hyperb Med. 2021;51:328. [PMID: 34897597]

Mitchell SJ et al. Decompression sickness and arterial gas embolism. N Engl J Med. 2022;386:1254. [PMID: 35353963]

Tso JV et al. Cardiovascular considerations for scuba divers. Heart. 2022;108:1084. [PMID: 34670825]

Doenças de altitude

Considerações gerais

À medida que a altitude aumenta, há uma diminuição tanto na pressão barométrica como na pressão parcial de oxigênio, resultando em hipóxia hipobárica. As doenças de altitude se devem à hipóxia hipobárica em altas altitudes (geralmente maiores que 2.000 metros). As doenças de altitude incluem um espectro de distúrbios classificados por seus efeitos em órgãos-alvo (principalmente cerebrais e pulmonares) e pelo tempo de exposição. São doenças agudas de altitude: **hipóxia aguda**, **doença aguda das montanhas (DAM)**, **edema cerebral da alta altitude (ECAA)**, e **edema pulmonar da alta altitude (EPAA)**.

A aclimatação ocorre ao longo do tempo como uma resposta fisiológica ao aumento da altitude e à hipóxia hipobárica crescente. *Quando o estresse hipóxico é superior à capacidade do indivíduo de se aclimatar, ocorrem as doenças de altitude.* Os fatores de risco para as doenças de altitude compreendem aumento da atividade física com aclimatação insuficiente, educação e preparo inadequados, suscetibilidade individual e doenças de altitude prévias. Os principais determinantes do risco e da gravidade das doenças de altitude englobam fatores de suscetibilidade individuais e fatores relacionados à altitude em si, como velocidade e altura de subida e mudança total na altitude ao longo do tempo.

Os fatores de suscetibilidade individuais abrangem condições subjacentes, como genética, medicamentos, hábitos sociais, condições médicas preexistentes (p. ex., problemas cardiovasculares, neurológicos, pulmonares, hematológicos e endócrinos, bem como gravidez, obesidade, inatividade, cirurgia recente). Pessoas que sofrem de doenças neurológicas, cardiovasculares ou pulmonares sintomáticas devem evitar altitudes elevadas.

Os pacientes devem ser avaliados quanto à possibilidade de haver condições que possam coexistir ou se apresentar de maneira parecida com as doenças de altitude:

1. Condições neurológicas associadas a altas altitudes: DAM e ECAA

Existe um espectro de condições neurológicas causadas por altitudes elevadas, que vão desde a **DAM** até a forma mais grave, o **ECAA**.

A **DAM** envolve sintomas como cefaleia (o sintoma mais grave e persistente), lassitude, sonolência, tontura, calafrios, náuseas e vômitos, além de dificuldade para dormir. Os sintomas subsequentes incluem irritabilidade, dificuldade de concentração, anorexia, insônia e intensificação das cefaleias.

Além de apresentar os sintomas graves de DAM, o **ECAA** é o resultado de edema vasogênico cerebral e hipóxia celular cerebral. De modo geral, ocorre em altitudes acima de 2.500 metros, mas pode ocorrer em altitudes mais baixas. São sinais distintivos: estado mental alterado, ataxia, lassitude grave e encefalopatia. Os achados do exame podem incluir confusão mental, ataxia, retenção ou incontinência urinária, déficits neurológicos focais, papiledema e convulsões. Os sintomas podem evoluir para obnubilação, coma e morte.

Tratamento

O tratamento definitivo consiste na descida imediata até pelo menos 610 metros e, depois, continuar a descida até que os sintomas melhorem. A descida é essencial se os sintomas persistirem, forem graves ou piorarem, ou nos quadros de ECAA ou EPAA. Se a descida imediata não for possível, câmaras hiperbáricas portáteis podem proporcionar alívio sintomático, mas não devem adiar a descida.

O tratamento inicial envolve o uso de medicamentos e a administração de oxigênio para manter a oximetria de pulso (S_pO_2) acima de 90%. A acetazolamida é um medicamento eficaz tanto para a profilaxia como para o tratamento de sintomas leves de DAM. A dexametasona é administrada para DAM moderada a grave, mas também é o principal tratamento para ECAA. A acetazolamida pode ser adicionada como adjuvante em casos graves de ECAA. Normalmente, os sintomas desaparecem dentro de 24-48 horas. O tratamento de ECAA deve prosseguir até 24 horas após a resolução dos sintomas ou até que a descida seja concluída. Não se deve fornecer a dexametasona por mais de 7 dias.

É imperativo que o médico avalie a possibilidade de EPAA e outras condições que possam mimetizar ou coexistir com DAM e ECAA. Se os sintomas e sinais de EPAA estiverem presentes juntamente com ECAA, pode-se adicionar com cautela o nifedipino ou algum inibidor seletivo da fosfodiesterase para promover a vasodilatação pulmonar.

2. EPAA agudo

O **EPAA** é a principal causa de morte por doenças de altitude. O sinal distintivo consiste em uma pressão arterial pulmonar acentuadamente elevada, seguida de edema pulmonar. Os primeiros sintomas podem aparecer dentro de algumas horas até 36 horas após a subida para uma área de altitude elevada. Estes incluem tosse seca incessante, cefaleia, dispneia desproporcional ao esforço, diminuição do desempenho físico, fadiga, dispneia em repouso e aperto no peito. A identificação dos sintomas iniciais pode levar o paciente a descer antes que o edema pulmonar incapacitante se desenvolva. É obrigatório evitar esforços extenuantes. À medida que o edema pulmonar progride, pode ocorrer o aparecimento de sibilos, ortopneia e hemoptise.

Os achados físicos podem incluir taquicardia, febre baixa, taquipneia, cianose, estertores, sibilos e roncos. O médico deve avaliar outras possíveis condições clínicas que possam mimetizar o EPAA ou coexistir com esse quadro. O diagnóstico geralmente é clínico; os testes não são específicos. O reconhecimento imediato e a atenção médica aos primeiros sintomas do EPAA podem prevenir a evolução.

Tratamento

A descida imediata (pelo menos 610 metros) é essencial, embora isso possa não ser imediatamente possível e talvez não seja suficiente para melhorar os sintomas.

O paciente deve ser colocado em repouso, reclinado com a cabeceira elevada, e receber a suplementação de oxigênio para manter a oximetria de pulso (S_pO_2) acima de 90%. A recompressão em câmaras hiperbáricas portáteis reduzirá os sintomas, mas não deve adiar a descida rápida ou imediata.

O nifedipino pode ser utilizado como adjuvante se as outras terapias (descida, oxigênio, ou câmaras hiperbáricas portáteis) não estiverem disponíveis ou não forem bem-sucedidas. Inibidores seletivos da fosfodiesterase podem ser usados para a prevenção de EPAA e, como alternativa ou caso o nifedipino não esteja disponível, esses inibidores podem proporcionar alívio eficaz dos sintomas. *Não* é recomendado administrar o nifedipino mais um inibidor da fosfodiesterase como vasodilatadores pulmonares. Em alguns pacientes, é necessário o tratamento de Sara (ver Cap. 9). Se houver sintomas neurológicos concomitantes com o EPAA e se eles não desaparecerem com a melhora da oxigenação, pode-se adicionar a dexametasona, de acordo com as diretrizes de tratamento para ECAA.

Há um esforço internacional para promover a compreensão do EPAA por meio de pesquisas e registros em bancos de dados (https://www.altitude.org).

Prevenção de distúrbios de altitude

As medidas preventivas incluem orientação dos participantes, avaliação médica, planejamento e condicionamento físico ideal – tudo antes da escalada – bem como descanso e sono adequados no dia anterior e durante o trajeto. Os esforços preventivos durante a subida envolvem reduzir a ingestão de alimentos, evitar bebidas alcoólicas e tabaco, bem como limitar qualquer atividade física desnecessária durante o percurso. O consenso de especialistas sugere que a orientação de pessoas leigas antes da subida é necessária para reduzir o risco de morbidade e mortalidade decorrentes de jornadas em grandes altitudes.

A subida gradual é a maneira mais eficaz de permitir a aclimatação. Uma escalada de baixo risco requer 2 ou mais dias para chegar a 2.500-3.000 metros. *A altitude alcançada durante as horas de vigília não é tão importante quanto a altitude em que o alpinista dorme.*

Para DAM e ECAA, pode ser prescrita uma **profilaxia medicamentosa** se não houver contraindicações. A acetazolamida profiláctica em baixa dose demonstrou reduzir a incidência e a gravidade de DAM e ECAA quando iniciada 3 dias antes da subida e mantida por 48-72 horas em alta altitude. A dexametasona é um medicamento profiláctico alternativo para DAM e ECAA.

Indivíduos com histórico de EPAA devem usar profilaxia medicamentosa para reduzir o risco de recorrência. É recomendável a instituição de nifedipino no dia anterior à subida, mantendo-o até o quarto dia na altitude-alvo ou até o sétimo dia se a velocidade de subida for mais rápida. Pode ser adicionado o salmeterol, começando 24 horas antes da escalada. O salmeterol é utilizado como adjuvante ao nifedipino, mas não como monoterapia.

Os inibidores da fosfodiesterase podem ser benéficos no tratamento de EPAA, com base em seus efeitos fisiológicos de vasodilatação pulmonar e redução da pressão arterial pulmonar.

Quando hospitalizar

- Todos os pacientes com ECAA ou EPAA devem ser hospitalizados para observação adicional.
- A hospitalização também deve ser considerada para qualquer paciente que permaneça sintomático após o tratamento e a descida.
- Os sintomas pulmonares e a hipóxia podem ser agravados por complicações como EP, infecção respiratória secundária, broncospasmo, obstrução por tampão mucoso, ou SCA.

Berendsen RR et al; STAK Plenary Group. Strengthening altitude knowledge: a delphi study to define minimum knowledge of altitude illness for laypersons traveling to high altitude. High Alt Med Biol. 2022;23:330. [PMID: 36201281]

Burtscher M et al. High-altitude illnesses: old stories and new insights into the pathophysiology, treatment and prevention. Sports Med Health Sci. 2021;3:59. [PMID: 35782163]

Luks AM et al. Medical conditions and high-altitude travel. N Engl J Med. 2022;386:364. [PMID: 35081281]

Savioli G et al. Pathophysiology and therapy of high-altitude sickness: practical approach in emergency and critical care. J Clin Med. 2022;11:3937. [PMID: 35887706]

Shroff NA et al. High-altitude illness: updates in prevention, identification, and treatment. Emerg Med Pract. 2021;23:1. [PMID: 34402609]

Segurança de viagens aéreas e seleção de pacientes para esse tipo de viagem

A segurança médica em viagens aéreas depende da natureza e da gravidade da condição do viajante antes do voo e de fatores como duração e frequência da viagem, uso e frequência de exercícios durante o voo, pressão de altitude da cabine, disponibilidade de suprimentos médicos, doenças infecciosas e presença de profissionais de saúde a bordo. As viagens aéreas são associadas a um maior risco de transmissão de doenças infecciosas. O *site* da OMS inclui as informações mais atualizadas sobre riscos à saúde e doenças infecciosas em viagens (https://www.who.int/travel-advice). Os tripulantes de voo e os passageiros são suscetíveis a uma ampla gama de problemas relacionados com o voo em si: condições pulmonares, infecciosas, cardíacas, GI, oculares, imunológicas, neuropsiquiátricas, traumáticas e metabólicas, além de TEV, síncope, radiação e distúrbios associados a substâncias. Os riscos de viagens aéreas são maiores para os viajantes com condições médicas preexistentes.

A hipóxia hipobárica é a etiologia subjacente da maioria das emergências médicas graves durante o voo em função da altitude da cabine. Apesar dos requisitos de pressurização de aeronaves comerciais, os passageiros sofrem hipoxemia, dispneia, expansão gasosa e estresse significativos, em particular aqueles com doença pulmonar subjacente.

Qualquer forma de viagem prolongada envolvendo imobilização está associada ao aumento no risco de TEV. Os riscos de TEV em viajantes de longa distância incluem: (1) tempo de viagem de 4 horas ou mais, (2) distúrbios de hipercoagulabilidade, e (3) riscos adquiridos. O risco de TEV é mais relevante para os passageiros com fatores de risco adicionais para esse quadro. As medidas de prevenção de TEV envolvem o uso de meias de compressão graduada; exercícios frequentes e mudanças de posição durante a viagem; e, em viajantes de alto risco, o uso de tromboprofilaxia, como heparina de baixo peso molecular ou Doac (ver Cap. 16).

Viagens aéreas não são aconselhadas para qualquer pessoa que esteja "incapacitada" ou tenha qualquer "condição instável". A Air Transport Association of America define um **passageiro incapacitado** como "alguém que sofre de deficiência física ou mental e que, por conta dessa deficiência ou do efeito do voo sobre a deficiência, é incapaz de cuidar de si mesmo. Isso colocaria em risco a saúde ou a segurança dessa pessoa ou de outros passageiros ou funcionários da companhia aérea, ou causaria desconforto ou incômodo a outros passageiros". **Condições instáveis** compreendem qualquer circunstância que exija um tratamento ativo imediato. Nos EUA, as *US Public Health Travel Restrictions* têm se mostrado eficazes na prevenção de viagens aéreas comerciais ou internacionais de pessoas com certas doenças transmissíveis que representam um risco à saúde pública.

Gravidez

Mulheres grávidas que viajam de avião apresentam riscos específicos relacionados à viagem e ao local. É necessária a autorização de um médico se a viagem for essencial durante o nono mês de gestação ou antes disso no caso de gravidez complicada ou de alto risco.

Viagens longas aumentam o risco de TEV em passageiras gestantes. Em viagens aéreas, essas mulheres também correm maior risco de transmissão de infecções e exposição à radiação.

Prevenção

As complicações em viagens aéreas podem ser reduzidas por meio da implementação das medidas preventivas a seguir: rastreio prévio de passageiros, orientação dos passageiros, bem como questões relativas ao posicionamento e à atividade durante o voo. A avaliação pré-rastreio é recomendada para todos os pacientes de alto risco, incluindo aqueles com necessidades preexistentes de oxigênio, doença pulmonar obstrutiva ou restritiva subjacente, comorbidades agravadas por hipoxemia, dificuldade respiratória anterior durante viagens aéreas, pneumotórax recente e doença respiratória aguda recente (dentro de 6 semanas). Pacientes com risco de hipóxia devem ser avaliados antes da viagem aérea para determinar se há necessidade da suplementação de oxigênio durante o voo.

A orientação em viagens aéreas deve incluir a redução de risco de TEV, doenças infecciosas e exacerbações de condições médicas subjacentes. Viajantes de longa distância podem reduzir o risco de TEV evitando roupas apertadas, mantendo-se bem hidratados, mudando de posição com frequência, abstendo-se de posições desconfortáveis e cruzamento de pernas, praticando exercícios frequentes de alongamento das pernas durante o voo (pelo menos a cada hora) e *caminhando por 5 minutos a cada hora.* Os médicos devem avaliar pessoas com alto risco de TEV antes de viagens aéreas para determinar se a anticoagulação é indicada (ver Tab. 16.14).

Clarke MJ et al. Compression stockings for preventing deep vein thrombosis in airline passengers. Cochrane Database Syst Rev. 2021;4:CD004002. [PMID: 33878207]

McKerrow Johnson I et al. Travel-associated venous thromboembolism. Wilderness Environ Med. 2022;33:169. [PMID: 35370084]

Powell-Dunford N et al. Medical advice for commercial air travel. Am Fam Physician. 2021;104:403. [PMID: 34652099]

Ram S et al. Air travel during pregnancy and the risk of venous thrombosis. Am J Obstet Gynecol MFM. 2023;5:100751. [PMID: 36115570]

Intoxicações

Craig Smollin, MD

Revisão científica da edição brasileira: Dr. Marcelo Arruda Candido

AVALIAÇÃO INICIAL: INTOXICAÇÃO OU *OVERDOSE*

Os pacientes com *overdose* ou intoxicação por substâncias podem inicialmente não apresentar sintomas, ou exibir diferentes níveis de intoxicação visível. O paciente assintomático pode ter sido exposto ou ter ingerido uma dose letal, mas ainda não apresentar manifestação de toxicidade. Nesse caso, é importante *(1) avaliar rapidamente o perigo em potencial, (2) considerar a descontaminação do intestino e da pele para evitar a absorção, (3) tratar as complicações caso ocorram e (4) observar o paciente assintomático durante um intervalo adequado.*

Avalie o perigo

Se o medicamento ou a substância for conhecido, seu potencial de risco pode ser avaliado por meio de consulta a um material informativo ou computadorizado, ou ligando para um **centro de controle de intoxicações**. Na avaliação, consideram-se a dose ingerida e o tempo desde a ingestão. Também se levam em conta sintomas clínicos, doenças cardíacas, respiratórias, renais ou hepáticas preexistentes. Ocasionalmente, também se verificam os níveis específicos de substâncias tóxicas ou drogas no sangue. Esteja ciente de que a história prévia fornecida pelo paciente ou pela família pode estar incompleta ou não ser confiável.

> O Disque-Intoxicação, criado pela Anvisa, atende pelo número 0800-722-6001. A ligação é gratuita, e o usuário é atendido por uma das 36 unidades da Rede Nacional de Centros de Informação e Assistência Toxicológica (Renaciat).

Observe o paciente

Pacientes assintomáticos ou levemente sintomáticos devem ser observados durante pelo menos 4-6 horas. Uma observação mais longa é indicada caso a substância ingerida seja de liberação prolongada ou conhecida por retardar a motilidade gastrointestinal (p. ex., opioides, anticolinérgicos, ácido acetilsalicílico) ou se puder causar atraso no início dos sintomas

(p. ex., paracetamol, colchicina, cogumelos hepatotóxicos). Após esse período, o paciente pode receber alta se não houver desenvolvimento de sintomas. *Antes da alta, deve ser realizada uma avaliação psiquiátrica para averiguar o risco de suicídio.* As ingestões intencionais em adolescentes devem levantar a possibilidade de gravidez indesejada ou de abuso sexual.

O PACIENTE SINTOMÁTICO

Em pacientes sintomáticos, o tratamento de complicações potencialmente fatais é prioritário em relação à avaliação diagnóstica detalhada. Os pacientes com sintomas leves podem sofrer uma piora do quadro rapidamente, razão pela qual *todas as exposições potencialmente significativas devem ser observadas em uma unidade de tratamento intensivo.* As complicações a seguir podem ocorrer, dependendo do tipo de intoxicação.

Coma
Avaliação e complicações

O coma é comumente associado à ingestão de grandes doses de anti-histamínicos (p. ex., difenidramina), benzodiazepínicos e outros medicamentos sedativos-hipnóticos, etanol, opioides, medicamentos antipsicóticos ou antidepressivos. A causa mais comum de morte em pacientes comatosos é a insuficiência respiratória, que pode ocorrer de modo abrupto. A aspiração pulmonar do conteúdo gástrico também pode ocorrer, sobretudo em pacientes com rebaixamento do nível de consciência ou com convulsões. A hipóxia e a hipoventilação podem causar ou agravar a hipotensão, a arritmia e as convulsões. Portanto, *a proteção das vias aéreas e a ventilação assistida são as medidas de tratamento mais importantes para qualquer paciente intoxicado.*

Tratamento
A. Gerenciamento de emergências

O tratamento inicial de emergência do coma pode ser lembrado pelo recurso mnemônico *ABCD*, para vias aéreas (*airway*), respiração (*breathing*), circulação e drogas (tiamina, depois glicose e naloxona), respectivamente.

1. **Vias aéreas** – Estabeleça uma via aérea patente por meio de posicionamento, sucção ou inserção de uma via aérea artificial nasal ou orofaríngea. Se o paciente estiver em coma profundo ou se os reflexos das vias aéreas estiverem deprimidos, realize a intubação endotraqueal. Tais intervenções nas vias aéreas podem não ser necessárias se o paciente estiver intoxicado por um opioide e responder à naloxona intravenosa.

2. **Respiração** – Avalie clinicamente a qualidade e a profundidade da respiração e forneça assistência, se necessário, com um dispositivo bolsa-válvula-máscara ou ventilador mecânico. Administre oxigênio suplementar, se necessário. A pressão de CO_2 no sangue arterial ou venoso, ou o monitoramento não invasivo do CO_2 corrente final, é útil para determinar a adequação da ventilação. A determinação da PO_2 no sangue arterial pode revelar hipóxia, que pode ser causada por depressão respiratória, broncoespasmo, aspiração pulmonar ou edema pulmonar não cardiogênico. A oximetria de pulso fornece uma avaliação da oxigenação, contudo, não é *confiável em pacientes com metemoglobinemia ou intoxicação por monóxido de carbono.*

3. **Circulação** – Meça o pulso e a pressão arterial e estime a perfusão do tecido (p. ex., por meio da medição do débito urinário, sinais cutâneos, pH do sangue arterial). Coloque o paciente em monitoramento contínuo de ECG. Introduza uma via intravenosa e colete sangue para glicose, eletrólitos, creatinina sérica e testes hepáticos, além de possíveis testes toxicológicos quantitativos.

4. **Drogas**
   A. **Glicose e tiamina** – Caso não seja tratada imediatamente, a hipoglicemia grave pode causar danos cerebrais irreversíveis. Portanto, em todos os pacientes obnubilados, comatosos ou com convulsões, administre glicose a 50%, 50-100 mL em bólus intravenoso, a menos que um teste rápido de glicemia no local de atendimento exclua a hipoglicemia. Em pacientes com transtorno de uso de álcool ou desnutrição que possam ter reservas marginais de tiamina, administre 100 mg de tiamina por via intramuscular, *antes* da glicose ou nos fluidos intravenosos.
   B. **Antagonistas de opioides** – A naloxona, 0,4-2 mg por via intravenosa ou 2-4 mg por *spray* intranasal, pode reverter a depressão respiratória induzida por opioides e o coma. *Geralmente é administrada empiricamente a pacientes em coma com depressão respiratória.* Se houver forte suspeita de *overdose* de opioides, administre doses adicionais de naloxona (pode ser necessário até 5-10 mg para reverter os efeitos de opioides potentes). **Observação:** a naloxona possui uma duração de ação mais curta (2-3 horas) do que a maioria dos opioides comuns; *podem ser necessárias doses repetidas*, e a observação contínua por pelo menos 3-4 horas após a última dose é obrigatória.
   C. **Flumazenil** – 0,2-0,5 mg de flumazenil por via intravenosa, repetido conforme necessário até um máximo de 3 mg, pode reverter o coma induzido por benzodiazepínicos. **Precaução:** *na maioria das circunstâncias, o uso do flumazenil não é recomendado, pois os riscos potenciais superam seus benefícios.*

Hipotermia
Avaliação e complicações

A hipotermia acompanha geralmente o coma em decorrência de opiáceos, etanol, agentes hipoglicêmicos, fenotiazinas, barbitúricos, benzodiazepínicos e outros sedativos-hipnóticos e depressores do SNC. Os pacientes hipotérmicos podem ter pulso e pressão arterial quase imperceptíveis. A hipotermia pode causar ou agravar a hipotensão, a qual não será revertida até que a temperatura seja normalizada.

Tratamento

O tratamento da hipotermia é discutido no Capítulo 39. O reaquecimento gradual é preferível, a menos que o paciente esteja em parada cardíaca.

Hipotensão
Avaliação e complicações

A hipotensão pode ser causada por intoxicação por medicamentos diversos, inclusive anti-hipertensivos, betabloqueadores, bloqueadores de canais de cálcio, dissulfiram (interação com etanol), ferro, trazodona, quetiapina e outros agentes antipsicóticos e antidepressivos. Os agentes tóxicos que causam hipotensão incluem cianeto, monóxido de carbono, sulfeto de hidrogênio, fosfeto de alumínio ou zinco, arsênico e certos cogumelos.

A hipotensão no paciente intoxicado ou com *overdose* de drogas pode ser causada por vasodilatação venosa ou arteriolar, hipovolemia, contratilidade cardíaca deprimida ou uma combinação desses efeitos.

Tratamento

A maioria dos pacientes hipotensos intoxicados responde ao tratamento empírico com bólus intravenosos repetidos de 200 mL de solução salina a 0,9% ou outro cristaloide isotônico até um total de 1-2 L; quantidades muito maiores podem ser necessárias se o paciente estiver profundamente depletado de volume (p. ex., como no caso de diarreia maciça por conta de intoxicação por cogumelo *Amanita phalloides*). O monitoramento da PVC pode ajudar a determinar a necessidade de fluidoterapia adicional. Considere a possibilidade de fazer um ultrassom cardíaco à beira do leito ou um cateterismo da artéria pulmonar (ou ambos) para avaliar a PVC. Se a fluidoterapia não for bem-sucedida após a reposição adequada de volume, administre vasopressores por infusão intravenosa.

Hipotensão causada por determinadas toxinas pode responder a um tratamento específico. Para hipotensão causada por *overdose* de antidepressivos tricíclicos ou outros bloqueadores de canais de sódio, administre bicarbonato de sódio, 50-100 mEq por injeção intravenosa em bólus. A norepinefrina 4-8 mcg/min por infusão intravenosa é mais eficaz do que a dopamina em alguns pacientes com *overdose* de antidepressivos tricíclicos ou de medicamentos com efeitos predominantemente vasodilatadores. Em caso de *overdose* de betabloqueadores, o glucagon (5-10 mg por via intravenosa) pode ser útil. Em caso de *overdose* de bloqueadores de canais de cálcio, administre cloreto de cálcio, 1-2 g por via intravenosa (podem ser necessárias doses repetidas; doses de 5-10 g ou mais foram administradas em alguns casos). A terapia euglicêmica com altas doses de insulina (0,5-1 U/kg por hora por via intravenosa) também pode ser usada (ver as seções Bloqueadores beta-adrenérgicos e Bloqueadores dos canais de cálcio, a seguir). Foi relatado que a emulsão lipídica (intralipídica) a 20% melhora a hemodinâmica em alguns casos de intoxicação por medicamentos altamente solúveis em lipídios, como bupivacaína, bupropiona, clomipramina e verapamil. O azul de metileno intravenoso e a oxigenação por membrana extracorpórea (ECMO) foram empregados em alguns casos refratários; a ECMO pode oferecer estabilização hemodinâmica temporária enquanto a droga agressora é eliminada.

Kaiser SK et al. The roles of antidotes in emergency situations. Emerg Med Clin North Am. 2022;40:381. [PMID: 35461629]

Lee SH et al. Lipid emulsion treatment for drug toxicity caused by nonlocal anesthetic drugs in pediatric patients: a narrative review. Pediatr Emerg Care. 2023;39:53. [PMID: 35981328]

Upchurch C et al. Extracorporeal membrane oxygenation use in poisoning: a narrative review with clinical recommendations. Clin Toxicol (Phila). 2021;59:877. [PMID: 34396873]

Hipertensão

Avaliação e complicações

A hipertensão pode ser causada por intoxicação com anfetaminas e estimulantes sintéticos, anticolinérgicos, cocaína, produtos para melhorar o desempenho (p. ex., contendo cafeína, fenilefrina, efedrina ou ioimbina), inibidores da MAO e outros medicamentos.

A hipertensão grave (p. ex., pressão arterial diastólica maior que 105-110 mmHg em uma pessoa que não tem hipertensão crônica) pode resultar em hemorragia intracraniana aguda, infarto do miocárdio ou dissecção da aorta.

Tratamento

Trate a hipertensão se o *paciente for sintomático ou se a pressão diastólica for superior a 105-110 mmHg* – especialmente se não houver história prévia de hipertensão.

Os pacientes hipertensos que estiverem agitados ou ansiosos podem se beneficiar de um sedativo (como lorazepam, 2-3 mg por via intravenosa) ou de um medicamento antipsicótico (p. ex., haloperidol ou olanzapina). Para hipertensão persistente, administre fentolamina, 2-5 mg por via intravenosa, ou nitroprussiato de sódio, 0,25-8 mcg/kg/min por via intravenosa. Se houver taquicardia excessiva, *adicione* esmolol, 25-100 mcg/kg/min por via intravenosa, ou labetalol, 0,2-0,3 mg/kg por via intravenosa. **Atenção:** *não administre betabloqueadores de forma isolada, pois isso pode, paradoxalmente, piorar a hipertensão em alguns casos como resultado da estimulação alfa-adrenérgica sem oposição.*

Arritmias

Avaliação e complicações

As arritmias podem ocorrer com uma variedade de medicamentos ou toxinas (Tab. 40.1). Elas também podem ocorrer como resultado de hipóxia, acidose metabólica ou desequilíbrio eletrolítico (p. ex., hipercalemia, hipocalemia, hipomagnesemia ou hipocalcemia), ou após exposição a solventes e propulsores clorados e fluorados. Taquicardia ventricular atípica (*torsades de pointes*) é frequentemente associada a medicamentos que prolongam o intervalo QT.

TABELA 40.1 Toxinas ou medicamentos comuns que causam arritmias[1]

Arritmia	Causas comuns
Bloqueio atrioventricular	Betabloqueadores, bloqueadores dos canais de cálcio, antiarrítmicos da classe Ia (incluindo quinidina), carbamazepina, clonidina, glicosídeos digitálicos, lítio
Prolongamento do intervalo QT e *torsades de pointes*	Arsênico, antiarrítmicos de classe Ia e classe III, citalopram, droperidol, lítio, metadona, pentamidina, sertralina, sotalol e muitos outros medicamentos[2]
Bradicardia sinusal	Betabloqueadores, bloqueadores dos canais de cálcio, clonidina, glicosídeos digitálicos, organofosforados
Taquicardia sinusal	Beta-agonistas (p. ex., albuterol), anfetaminas, anticolinérgicos, anti-histamínicos, cafeína, cocaína, pseudoefedrina, tricíclicos e outros antidepressivos
Batimentos prematuros ventriculares e taquicardia ventricular	Anfetaminas, cocaína, efedrina, cafeína, hidrocarbonetos clorados ou fluorados, digoxina, acônito (encontrado em algumas preparações de ervas chinesas), flúor, teofilina. O prolongamento do intervalo QT pode levar à taquicardia ventricular atípica (*torsades de pointes*)
Complexo QRS largo	Antiarrítmicos de classe Ia e classe Ic, fenotiazinas (p. ex., tioridazina), potássio (hipercalemia), propranolol, antidepressivos tricíclicos, bupropiona, lamotrigina, difenidramina (*overdose* grave)

[1] As arritmias também podem ocorrer como resultado de hipóxia, acidose metabólica ou desequilíbrio eletrolítico (p. ex., hipercalemia ou hipocalemia, hipocalcemia, hipomagnesemia).
[2] https://crediblemeds.org/

Tratamento

Deve-se procurar e tratar a hipóxia ou o desequilíbrio eletrolítico. Se as arritmias ventriculares persistirem, administre lidocaína ou amiodarona nas doses antiarrítmicas usuais. **Observação:** a taquicardia de complexo QRS largo em caso de *overdose* de antidepressivos tricíclicos (ou difenidramina ou antiarrítmicos de classe Ia) deve ser tratada com bicarbonato de sódio, 50-100 mEq por via intravenosa por infusão em bólus. **Atenção:** *nesses casos, evite agentes antiarrítmicos de classe Ia (p. ex., procainamida, disopiramida) e amiodarona, que podem agravar as arritmias causadas por antidepressivos tricíclicos.* As *torsades de pointes* associadas a um intervalo

QT prolongado podem responder ao magnésio intravenoso (2 g por via intravenosa durante 2 minutos) ou à estimulação de sobrecarga. Tratar arritmias induzidas por digitálicos com anticorpos específicos para digoxina.

Para taquiarritmias induzidas por solventes clorados ou fluorados, hidrato de cloral, Freons ou agentes simpatomiméticos, use propranolol ou esmolol (consulte as doses na seção Hipertensão, ver anteriormente).

Convulsões
Avaliação e complicações

As convulsões podem ser causadas por muitos agentes tóxicos e drogas, incluindo anfetaminas, antidepressivos (especialmente os tricíclicos, bupropiona e venlafaxina), anti-histamínicos (especialmente difenidramina), antipsicóticos, cânfora, canabinoides sintéticos e catinonas, cocaína, isoniazida (INH), inseticidas clorados, piperazinas, tramadol e teofilina. O início das convulsões pode ser retardado em até 18-24 horas após a *overdose* de bupropiona de liberação prolongada.

As convulsões também podem ser causadas por hipóxia, hipoglicemia, hipocalcemia, hiponatremia, abstinência de álcool ou sedativos hipnóticos, traumatismo craniano, infecção do SNC ou epilepsia idiopática.

Convulsões prolongadas ou repetidas podem levar a hipóxia, acidose metabólica, hipertermia e rabdomiólise.

Tratamento

Administre lorazepam, 2-3 mg, ou diazepam, 5-10 mg, por via intravenosa ou, se o acesso intravenoso não estiver disponível imediatamente, midazolam, 5-10 mg, por via intramuscular. Se as convulsões continuarem, administre fenobarbital, 15-20 mg/kg, lentamente por via intravenosa, em um período não inferior a 30 minutos (para convulsões induzidas por medicamentos, o fenobarbital é preferível à fenitoína ou ao levetiracetam). A infusão de propofol também foi relatada como eficaz para algumas convulsões resistentes induzidas por medicamentos.

As convulsões causadas por alguns medicamentos e toxinas podem exigir antídotos ou outras terapias específicas (conforme listado na Tab. 40.2).

> Phillips HN et al. Toxin-induced seizures. Neurol Clin. 2020;38:867. [PMID: 33040866]
>
> Skolnik A et al. The crashing toxicology patient. Emerg Med Clin North Am. 2020;38:841. [PMID: 32981621]

Hipertermia
Avaliação e complicações

A hipertermia pode estar associada à intoxicação por anfetaminas e outros estimulantes sintéticos (catinonas, piperazinas), atropina e outros medicamentos anticolinérgicos, cocaína, salicilatos, estricnina, 2,4-dinitrofenol, antidepressivos tricíclicos e vários outros. Superdoses de inibidores da recaptação de serotonina (p. ex., fluoxetina, paroxetina, sertralina) ou seu uso em um paciente que esteja tomando um inibidor da MAO podem causar agitação, hiperatividade, mioclonia e hipertermia

TABELA 40.2 Convulsões relacionadas a toxinas ou drogas que requerem consideração especial[1]

Toxina ou medicamento	Comentários
Isoniazida	Administre piridoxina
Lítio	Pode indicar a necessidade de hemodiálise
Metilenodioximetanfetamina (MDMA; "ecstasy")	As convulsões também podem ser causadas por hiponatremia ou hipertermia
Organofosforados	Administre pralidoxima (2-PAM) e atropina, além dos anticonvulsivantes usuais
Estricnina	As convulsões são, na verdade, espasmos musculares mediados por via espinal e geralmente exigem paralisia neuromuscular e ventilação mecânica
Teofilina	Convulsões indicam a necessidade de hemodiálise
Antidepressivos tricíclicos	Hipertermia e cardiotoxicidade são complicações comuns de convulsões repetidas; paralisar precocemente com bloqueadores neuromusculares para reduzir a hiperatividade muscular

[1] Consulte o texto para saber as dosagens.

(**síndrome da serotonina**). Os agentes antipsicóticos podem causar rigidez e hipertermia (**síndrome neuroléptica maligna**) (ver Cap. 27). A **hipertermia maligna** é um distúrbio raro associado a agentes anestésicos gerais.

A hipertermia é uma complicação que ameaça rapidamente a vida. A hipertermia grave (temperatura superior a 40-41°C) pode causar rapidamente danos cerebrais e falência de múltiplos órgãos, incluindo rabdomiólise, IRA e coagulopatia (ver o Cap. 39).

Tratamento

Trate a hipertermia de forma rápida, removendo as roupas do paciente, borrifando a pele com água morna e ventilando com grande volume. Como alternativa, o paciente pode ser colocado em um banho de água gelada (não basta aplicar gelo em superfícies selecionadas). Se o resfriamento externo não for rapidamente eficaz, conforme demonstrado por uma temperatura retal normal dentro de 30-40 minutos, ou se houver rigidez ou hiperatividade muscular significativa, induza a paralisia neuromuscular com um bloqueador neuromuscular não despolarizante (p. ex., rocurônio, vecurônio). Uma vez paralisado, o paciente deve ser intubado, ventilado mecanicamente e sedado. Enquanto o paciente estiver paralisado, a ausência de movimentos convulsivos musculares visíveis pode dar a falsa impressão de que a atividade de convulsão cerebral cessou; a eletroencefalografia à beira do leito pode ser útil para reconhecer crises não convulsivas contínuas.

O dantroleno (2-5 mg/kg por via intravenosa) pode ser eficaz para hipertermia associada à rigidez muscular que não responde ao bloqueio neuromuscular (ou seja, hipertermia maligna). A bromocriptina, 2,5-7,5 mg por via oral diariamente, foi recomendada para a síndrome neuroléptica maligna. A ciproeptadina, 4 mg por via oral a cada hora durante três ou quatro doses, ou a clorpromazina, 25 mg por via intravenosa ou 50 mg por via intramuscular, tem sido usada para tratar a síndrome da serotonina.

Caroff SN et al. Drug-induced hyperthermic syndromes in psychiatry. Clin Psychopharmacol Neurosci. 2021;19:1. [PMID: 33508784]

Griffiths A et al. 2,4-Dinitrophenol overdose – everything old is new again. J Forensic Leg Med. 2021;79:102148. [PMID: 33706128]

Kuhlwilm L et al. The neuroleptic malignant syndrome – a systematic case series analysis focusing on therapy regimes and outcome. Acta Psychiatr Scand. 2020;142:233. [PMID: 32659853]

Talton CW. Serotonin syndrome/serotonin toxicity. Fed Pract. 2020;37:452. [PMID: 33132683]

ANTÍDOTOS E OUTROS TRATAMENTOS

Antídotos

Administre um antídoto (se disponível) quando houver certeza razoável de um diagnóstico específico (Tab. 40.3). Esteja ciente de que alguns antídotos podem ter efeitos colaterais graves. As indicações e dosagens de antídotos específicos são discutidas nas respectivas seções para toxinas específicas.

TABELA 40.3 Alguns agentes tóxicos para os quais existem antídotos específicos[1]

Agente tóxico	Antídoto específico
Paracetamol	N-acetilcisteína
Anticolinérgicos (p. ex., atropina)	Fisostigmina
Anticolinesterases (p. ex., pesticidas organofosforados)	Atropina e pralidoxima (2-PAM)
Benzodiazepínicos	Flumazenil (raramente usado)[2]
Monóxido de carbono	Oxigênio (oxigênio hiperbárico de benefício incerto)
Cianeto	Nitrito de sódio, tiossulfato de sódio; hidroxocobalamina
Glicosídeos digitálicos	Anticorpos Fab específicos para digoxina
Metais pesados (p. ex., chumbo, mercúrio, ferro) e arsênico	Agentes quelantes específicos
Isoniazida	Piridoxina (vitamina B6)
Metanol, etilenoglicol	Etanol (álcool etílico) ou fomepizol (4-metilpirazol)
Opioides	Naloxona, nalmefeno
Veneno de cobra	Antiveneno específico
Medicamentos hipoglicêmicos orais de sulfonilureia	Glicose, octreotide

[1] Consulte o texto para obter indicações e dosagens.
[2] Pode induzir convulsões em pacientes com distúrbios convulsivos preexistentes, dependência de benzodiazepínicos ou *overdose* concomitante de antidepressivos tricíclicos ou outros convulsivos. Se ocorrerem convulsões, o diazepam e outros anticonvulsivantes benzodiazepínicos não serão eficazes. Assim como a naloxona, a duração da ação do flumazenil é curta (2-3 horas) e pode ocorrer nova sedação, exigindo doses repetidas.

Hon KL et al. Antidotes for childhood toxidromes. Drugs Context. 2021;10:2020-11-4. [PMID: 34122588]

Kaiser SK et al. The roles of antidotes in emergency situations. Emerg Med Clin North Am. 2022;40:381. [PMID: 35461629]

Descontaminação da pele

Os agentes corrosivos lesionam a pele e os olhos de forma rápida e devem ser removidos imediatamente. Além disso, *muitas toxinas são prontamente absorvidas pela pele*, e a absorção sistêmica só pode ser evitada por meio de ações rápidas.

Lave as áreas afetadas com grandes quantidades de água morna ou soro fisiológico, tomando cuidado para limitar a exposição à saúde de prestadores de cuidados. Lave cuidadosamente atrás das orelhas, sob as unhas e nas dobras da pele. No caso de substâncias oleosas (p. ex., pesticidas), lave a pele pelo menos duas vezes com sabão comum e passe xampu nos cabelos. É rara a indicação de soluções ou solventes descontaminantes específicos (p. ex., álcool), os quais, em alguns casos, *podem paradoxalmente aumentar a absorção*. Em caso de exposição a substâncias de armas químicas, como agentes neurotóxicos ou vesicantes, algumas autoridades recomendam o uso de uma solução diluída de hipoclorito (alvejante doméstico diluído 1:10 com água), mas não nos olhos.

Descontaminação dos olhos

Aja rapidamente para evitar danos graves. Lave os olhos com quantidades abundantes de solução salina ou água. (Se disponível, instile gotas de anestésico local no olho antes de iniciar a irrigação). Remova as lentes de contato, se houver. Levante a conjuntiva tarsal para procurar partículas não dissolvidas e para facilitar a irrigação. Continue a irrigação por 15 minutos ou até que cada olho tenha sido irrigado com pelo menos 1 L de solução. Se a toxina for um ácido ou uma base, verifique o pH das lágrimas após a irrigação e continue a irrigação até que o pH esteja entre 7 e 7,4. Uma solução anfotérica de descontaminação (Diphoterine, Prevor) é usada em alguns países para o tratamento de lesões oculares causadas por álcalis.

Após o término da irrigação, faça um exame cuidadoso do olho, usando fluoresceína e uma lâmpada de fenda ou lâmpada de Wood para identificar áreas de lesão na córnea. Os pacientes com lesões graves na conjuntiva ou na córnea devem ser imediatamente encaminhados a um oftalmologista.

Descontaminação gastrointestinal

A remoção de agentes tóxicos ingeridos por meio de vômito induzido ou lavagem gástrica foi uma parte rotineira do tratamento de emergência durante décadas. No entanto, *estudos prospectivos randomizados não conseguiram demonstrar um melhor resultado clínico após o esvaziamento gástrico*. Para ingestões pequenas ou moderadas da maioria das substâncias, os toxicologistas geralmente recomendam apenas o **carvão ativado** oral sem esvaziamento gástrico prévio; em alguns casos, quando o intervalo após a ingestão for superior a 1-2 horas e a ingestão não representar risco de vida, até mesmo o carvão é suspenso (p. ex., se o benefício estimado for superado pelo risco potencial de aspiração pulmonar do carvão). *As exceções são grandes ingestões de compostos anticolinérgicos e salicilatos, que geralmente atrasam o esvaziamento gástrico, e a ingestão de comprimidos de liberação sustentada ou com revestimento entérico, que podem permanecer intactos por várias horas. Nesses casos, pode ser indicada a descontaminação intestinal tardia.*

O esvaziamento gástrico geralmente não é usado para a ingestão de agentes corrosivos ou destilados de petróleo, pois pode resultar em mais lesões no esôfago ou aspiração pulmonar. Entretanto, em certos casos, a remoção da toxina pode ser mais importante do que a preocupação com possíveis complicações. Consulte um médico toxicologista ou o centro de controle de intoxicações para obter orientação.

A. Carvão ativado

O carvão ativado adsorve com eficácia quase todos as drogas e agentes tóxicos. As substâncias mal adsorvidas incluem ferro, lítio, potássio, sódio, ácidos minerais e álcoois.

1. **Indicações** – O carvão ativado pode ser usado para a adsorção imediata de medicamentos ou toxinas no estômago e no intestino. Entretanto, não há evidências de benefícios em estudos clínicos. A administração de carvão vegetal, especialmente se misturado com sorvete, pode provocar vômitos, o que pode levar à aspiração pulmonar em um paciente com rebaixamento do nível de consciência.

2. **Contraindicações** – O carvão ativado *não* deve ser usado em pacientes comatosos ou em convulsão, a menos que possa ser administrado por sonda gástrica e que as vias aéreas sejam protegidas primeiro por um tubo endotraqueal com balonete. Também é contraindicado para pacientes com íleo ou obstrução intestinal, ou para aqueles que ingeriram substâncias corrosivas, aos quais a endoscopia está planejada.

3. **Técnica** – Administre carvão ativado, 50-100 g por via oral ou por sonda gástrica, misturado em uma pasta aquosa. Podem ser administradas doses repetidas para garantir a adsorção gastrointestinal ou para melhorar a eliminação de alguns medicamentos.

B. Irrigação intestinal total

Na irrigação intestinal total, usam-se grandes volumes de uma solução balanceada de polietilenoglicol e eletrólitos para limpar mecanicamente todo o trato intestinal. Por causa da composição da solução de irrigação, não há ganho ou perda significativa de fluidos ou eletrólitos sistêmicos.

1. **Indicações** – A irrigação intestinal total é particularmente eficaz para a ingestão maciça de ferro, na qual os comprimidos intactos são visíveis nas radiografias abdominais. Também têm sido usados para ingestão de lítio, comprimidos de liberação sustentada e com revestimento entérico, e comprimidos engolidos cheios de drogas.

2. **Contraindicações** – *Não* utilize em pacientes com suspeita de obstrução intestinal. Use com cuidado em pacientes com nível reduzido de consciência ou com reflexos protetores das vias aéreas deprimidos.

3. **Técnica** – Administre uma solução balanceada de eletrólito de polietilenoglicol no estômago por meio de um tubo gástrico a uma taxa de 1-2 L por hora até que o efluente retal esteja claro. Isso pode levar várias horas. É mais eficaz

quando os pacientes podem se sentar em uma maca clínica para passar o conteúdo intestinal.

C. Aumento da remoção de medicamentos

1. **Manipulação urinária** – A *diurese forçada é perigosa; o risco de complicações (sobrecarga de fluidos, desequilíbrio eletrolítico) geralmente supera seus benefícios.* Alguns medicamentos (p. ex., salicilatos, fenobarbital) são excretados mais rapidamente com uma urina alcalina. Para alcalinizar a urina, adicione 100 mEq (duas ampolas) de bicarbonato de sódio a 1 L de glicose a 5% em solução salina a 0,225% (¼ de solução salina normal) e infunda essa solução por via intravenosa a uma taxa de cerca de 150-200 mL por hora. A acidificação (às vezes promovida para anfetaminas e fenciclidina) não é eficaz e não deve ser utilizada.

2. **Hemodiálise** – As indicações para diálise são as seguintes: (1) quantidades potencialmente letais conhecidas ou suspeitas de uma droga dialisável (Tab. 40.4); (2) intoxicação com coma profundo, apneia, hipotensão grave, distúrbio de fluidos e eletrólitos ou ácido-base, ou alterações extremas de temperatura corporal que não podem ser corrigidas por métodos convencionais; ou (3) intoxicação em pacientes com doença renal, cardíaca, pulmonar ou hepática grave que não conseguirão eliminar a toxina pelos mecanismos usuais.

A **terapia de substituição renal contínua** (incluindo a hemodiafiltração venovenosa contínua e técnicas semelhantes) pode ser benéfica para a eliminação de alguns intoxicantes e tem a vantagem da remoção gradual da toxina e da correção de qualquer acidose associada. Seu uso foi relatado no tratamento de uma variedade de intoxicações, incluindo a intoxicação por lítio. O **grupo de trabalho Extracorporeal Treatments in Poisoning**

TABELA 40.4 Uso recomendado de hemodiálise em intoxicações selecionadas[1]

Agente tóxico	Indicações comuns
Carbamazepina	Convulsões, cardiotoxicidade grave, nível sérico > 60 mg/L
Etilenoglicol	Acidose, nível sérico > 50 mg/dL
Lítio	Sintomas graves; nível > 4-5 mEq/L, especialmente se houver comprometimento renal. Observação: diálise de valor incerto; consulte um médico toxicologista
Metanol	Acidose, nível sérico > 50 mg/dL
Fenobarbital	Hipotensão intratável, acidose apesar dos cuidados de suporte máximos
Salicilato	Acidose grave, sintomas do SNC, nível sérico > 100 mg/dL (*overdose* aguda) ou > 60 mg/dL (intoxicação crônica)
Teofilina	Convulsões, cardiotoxicidade grave, nível sérico > 100 mg/L (*overdose* aguda) ou > 60 mg/L (intoxicação crônica)
Ácido valproico	Nível sérico > 900-1.000 mg/L ou coma profundo, acidose grave

[1] Consulte o texto para obter mais informações sobre as indicações.

(Extrip) publica recomendações resumidas valiosas para várias toxinas dialisáveis importantes (ver https://www.extrip-workgroup.org/recommendations).

3. **Carvão vegetal em doses repetidas** – Doses repetidas de carvão vegetal ativado, de 20-30 g por via oral ou por sonda gástrica a cada 3-4 horas, podem acelerar a eliminação de alguns medicamentos (p. ex., fenitoína, carbamazepina, dapsona) por meio da absorção de medicamentos excretados no lúmen intestinal (diálise intestinal). No entanto, estudos clínicos não conseguiram comprovar melhores resultados com o uso de doses repetidas de carvão. *O sorbitol ou outros catárticos não devem ser usados em cada dose*, caso contrário, os grandes volumes de fezes resultantes podem levar à desidratação ou hipernatremia.

Harbord N. Common toxidromes and the role of extracorporeal detoxification. Adv Chronic Kidney Dis. 2020;27:11. [PMID: 32146996]
Hoegberg LCG et al. Systematic review on the use of activated charcoal for gastrointestinal decontamination following acute oral overdose. Clin Toxicol (Phila). 2021;59:1196. [PMID: 34424785]

DIAGNÓSTICO DE INTOXICAÇÃO

A identidade da substância ou das substâncias ingeridas geralmente é conhecida, mas em algumas ocasiões o paciente em coma é encontrado com um recipiente sem rótulo ou o paciente não consegue ou não quer fornecer uma história coerente. Um exame físico direcionado e exames laboratoriais clínicos podem, muitas vezes, permitir ao médico um diagnóstico provisório. Isso pode possibilitar intervenções empíricas ou sugerir exames toxicológicos específicos.

Exame físico

As variáveis diagnósticas importantes no exame físico incluem pressão arterial, frequência de pulso, temperatura, tamanho da pupila, sudorese, tônus muscular, nível de consciência e presença ou ausência de atividade peristáltica. As intoxicações podem se apresentar com uma ou mais das seguintes síndromes comuns.

A. Síndrome simpaticomimética

A pressão arterial e a frequência cardíaca estão elevadas, embora possa ocorrer bradicardia reflexa em caso de hipertensão grave. A temperatura geralmente está elevada, as pupilas estão dilatadas e a pele está suada, embora as membranas mucosas estejam secas. Os pacientes estão agitados, ansiosos ou francamente psicóticos.

Exemplos: anfetaminas, cocaína, efedrina, pseudoefedrina, catinonas sintéticas e canabinoides.

B. Síndrome simpatolítica

A pressão arterial e a frequência de cardíaca estão diminuídas, e a temperatura corporal está baixa. As pupilas são pequenas ou até mesmo pontiagudas. Os pacientes geralmente estão com rebaixamento do nível de consciência ou em coma.

Exemplos: barbitúricos, benzodiazepínicos e outros sedativos-hipnóticos, gama-hidroxibutirato (GHB), clonidina e anti-hipertensivos relacionados, etanol, opioides.

C. Síndrome colinérgica

A estimulação dos **receptores muscarínicos** causa bradicardia, miose (pupilas contraídas), sudorese e hiperperistalse, bem como broncorreia, chiado, salivação excessiva e incontinência urinária. A estimulação do **receptor nicotínico** pode produzir hipertensão inicial e taquicardia, além de fasciculações e fraqueza muscular. Os pacientes ficam geralmente agitados e ansiosos.

Exemplos: carbamatos, nicotina, organofosforados (incluindo agentes neurotóxicos), fisostigmina.

D. Síndrome anticolinérgica

A taquicardia com hipertensão leve é comum, e a temperatura do corpo está geralmente elevada. As pupilas estão amplamente dilatadas. A pele fica ruborizada, quente e seca. O peristaltismo é reduzido e a retenção urinária é comum. Os pacientes podem apresentar movimentos mioclônicos ou coreoatetoides. O *delirium* hiperativo é observado com frequência, e pode ocorrer hipertermia grave.

Exemplos: atropina, escopolamina, outros anticolinérgicos farmacêuticos e de ocorrência natural, anti-histamínicos, antidepressivos tricíclicos.

Testes laboratoriais

Os seguintes exames laboratoriais clínicos são recomendados para o rastreio do paciente com *overdose*: osmolalidade sérica medida e *gap* osmolar calculado (se a ingestão tóxica de álcool estiver no diagnóstico diferencial), eletrólitos e ânion *gap*, glicose, creatinina, ureia, creatina quinase (CK), urina (p. ex., cristais de oxalato com intoxicação por etilenoglicol, mioglobinúria com rabdomiólise) e ECG. *Os níveis quantitativos de paracetamol e etanol no soro devem ser determinados em todos os pacientes com overdose de drogas, bem como um teste de gravidez no soro ou na urina, quando apropriado.*

A. Gap osmolar

O intervalo de osmol (Tab. 40.5) aumenta na presença de grandes quantidades de substâncias de baixo peso molecular, mais comumente o etanol. Outros agentes tóxicos comuns associados ao aumento do *gap* osmolar são acetona, etilenoglicol, álcool isopropílico, metanol e propilenoglicol. **Observação:** a cetoacidose alcoólica grave e a cetoacidose diabética também podem causar um *gap* osmolar elevado resultante da produção de cetonas e outras substâncias de baixo peso molecular.

B. Ânion gap

Acidose metabólica associada a um ânion *gap* elevado geralmente se deve a um acúmulo de ácido láctico ou de outros ácidos (ver Cap. 23). As causas comuns de ânion *gap* elevado em intoxicação incluem monóxido de carbono, cianeto, etilenoglicol, propilenoglicol, ferro, isoniazida, metanol, metformina, ibuprofeno e salicilatos. A *overdose* maciça de paracetamol pode causar acidose metabólica de ânion *gap* de início precoce.

TABELA 40.5 Uso do *gap* osmolar em toxicologia

O intervalo de osmol (Delta osm) é determinado pela subtração da osmolalidade sérica calculada da osmolalidade sérica medida.

$$\text{Osmolalidade calculada (osm)} = 2[\text{Na+ (mEq/L)}] + \frac{\text{Glicose (mg/dL)}}{18} + \frac{\text{ureia (mg/dL)}}{2,8}$$

Delta osm = osmolalidade medida - osmolalidade calculada = 0 ± 10

A osmolalidade sérica pode ser aumentada por contribuições de substâncias exógenas, como álcoois e outras substâncias de baixo peso molecular. Como essas substâncias não estão incluídas na osmolalidade calculada, haverá uma diferença proporcional à sua concentração sérica. Entre em contato com um médico toxicologista ou com o centro de controle de intoxicações para obter ajuda no cálculo e na interpretação do intervalo de osmol.

Reproduzida de Stone CK, Humphries RL (eds.): *Current Emergency Diagnosis & Treatment*, 5.ed., McGraw-Hill, 2004.

O *gap* osmolar também deve ser verificado; a combinação de ânions elevados e *gap* osmolares sugere intoxicação por metanol ou etilenoglicol, embora isso também possa ocorrer em pacientes com cetoacidose diabética e cetoacidose alcoólica.

C. Testes laboratoriais de toxicologia

Um exame toxicológico abrangente é de pouca valia no atendimento inicial do paciente intoxicado porque os resultados geralmente não retornam a tempo de influenciar o manejo clínico. *Entretanto, níveis quantitativos específicos de determinados medicamentos podem ser muito úteis* (Tab. 40.6), *em especial se antídotos ou intervenções específicas (p. ex., diálise) forem indicados com base nos resultados*.

Muitos hospitais podem realizar um exame de urina rápido, mas limitado, para "drogas de abuso" (geralmente esses exames incluem apenas opiáceos, anfetaminas e cocaína, e alguns acrescentam benzodiazepínicos, barbitúricos, metadona, oxicodona, fenciclidina e tetra-hidrocanabinol [maconha]).

Há vários *resultados falso-positivos e falso-negativos*. Por exemplo, os opioides sintéticos, como fentanil, oxicodona e metadona, geralmente não são detectados pelos imunoensaios de rotina para opiáceos.

Imagens do abdome

Uma radiografia simples (ou tomografia computadorizada) do abdome pode revelar comprimidos de ferro radiopacos, preservativos preenchidos com drogas ou outros materiais tóxicos. Estudos sugerem que poucos comprimidos são previsivelmente visíveis (p. ex., sulfato ferroso, cloreto de sódio, carbonato de cálcio e cloreto de potássio). Portanto, a radiografia só é útil se for anormal.

Quando encaminhar

Quando o diagnóstico for incerto ou houver dúvidas sobre exames laboratoriais, consulte um centro de controle de intoxicações ou médico toxicologista. Se considerar a possibilidade de diálise para remover a droga ou agente tóxico, ou precisar

TABELA 40.6 Níveis quantitativos específicos e possíveis intervenções terapêuticas[1]

Droga ou toxina	Tratamento
Paracetamol	Antídoto específico (N-acetilcisteína) com base no nível sérico
Carbamazepina	Um nível alto pode indicar a necessidade de hemodiálise
Monóxido de carbono	O alto nível de carboxi-hemoglobina indica a necessidade de oxigênio a 100% e a consideração de oxigênio hiperbárico
Digoxina	Com base no nível sérico de digoxina e na gravidade do quadro clínico, pode ser indicado o tratamento com fragmentos de anticorpos Fab (p. ex., DigiFab)
Etanol	Um nível sérico baixo pode sugerir uma causa não alcoólica de coma (p. ex., trauma, outras drogas, outros álcoois); o etanol sérico também pode ser útil no monitoramento da terapia com etanol para intoxicação por metanol ou etilenoglicol
Ferro	O nível pode indicar a necessidade de quelação com deferoxamina
Lítio	Os níveis séricos podem orientar a decisão de realizar hemodiálise
Metanol, etilenoglicol	Acidose, níveis altos indicam necessidade de hemodiálise, terapia com etanol ou fomepizol
Metemoglobina	A metemoglobinemia pode ser tratada com azul de metileno por via intravenosa
Salicilatos	Um nível alto pode indicar a necessidade de hemodiálise, diurese alcalina
Teofilina	Hemodiálise ou hemoperfusão imediata pode ser indicada com base no nível sérico
Ácido valproico	Níveis elevados podem indicar a necessidade de considerar hemodiálise ou terapia com L-carnitina, ou ambas

[1] Alguns medicamentos ou toxinas podem ter toxicidade profunda e irreversível, a menos que seja fornecido um tratamento rápido e específico fora dos cuidados de suporte de rotina. No caso desses agentes, os exames laboratoriais podem fornecer o nível sérico ou outras evidências necessárias para a administração de um antídoto específico ou para a realização de hemodiálise.

de orientação sobre indicações, dose e efeitos colaterais de antídotos, também é recomendável a consulta.

Quando hospitalizar

- O paciente apresenta sintomas e sinais de intoxicação que não têm previsão de desaparecer em um período de observação de 6-8 horas.
- Pode-se prever que a absorção retardada do medicamento cause um início mais tardio de sintomas graves (p. ex., após a ingestão de um produto de liberação prolongada).
- É necessária a administração contínua de um antídoto (p. ex., N-acetilcisteína para *overdose* de paracetamol).
- É necessária uma avaliação psiquiátrica ou de serviços sociais para averiguar tentativa de suicídio ou suspeita de abuso de drogas.

Olson KR, Smollin C (editors). Poisoning & Drug Overdose, 8th ed. McGraw-Hill, 2022.

INTOXICAÇÕES SELECIONADAS

Paracetamol

O paracetamol (acetaminofeno nos EUA) é um analgésico comum encontrado em muitos produtos de venda livre e sob prescrição médica. Após a absorção, ele é metabolizado principalmente por glucuronidação e sulfatação, com uma pequena fração metabolizada pelo sistema de oxidase de função mista P450 (2E1) em um intermediário reativo altamente tóxico. Em geral, esse intermediário tóxico é desintoxicado pela glutationa celular. Com a *overdose* aguda de paracetamol (superior a 150-200 mg/kg, ou 8-10 g em um adulto médio), a glutationa hepatocelular é esgotada e o intermediário reativo ataca outras proteínas celulares, causando necrose. *Pacientes com atividade aumentada de P450 2E1, como aqueles com transtorno de uso de álcool e pacientes que tomam INH, têm maior risco de desenvolver hepatotoxicidade.* A toxicidade hepática também pode ocorrer após o uso excessivo de paracetamol, p. ex., como resultado da ingestão simultânea de dois ou três produtos que contenham paracetamol ou que *excedam a dose máxima recomendada de 4 g por dia por vários dias.* A quantidade de paracetamol nos produtos combinados de prescrição oral dos EUA (p. ex., hidrocodona/paracetamol) é limitada pela FDA a não mais do que 325 mg por comprimido.

Achados clínicos

Logo após a ingestão, os pacientes podem apresentar náuseas ou vômitos, mas geralmente não há outros sinais de toxicidade até 24-48 horas após a ingestão, quando os níveis de aminotransferases hepáticas começam a aumentar. Em caso de intoxicação grave, pode ocorrer necrose hepática fulminante, resultando em icterícia, encefalopatia hepática, insuficiência renal aguda (IRA) e morte. Raramente, a ingestão maciça (p. ex., níveis séricos superiores a 500-1.000 mg/L [33-66 mmol/L]) pode causar coma agudo de início precoce, convulsões, hipotensão e acidose metabólica não relacionada à lesão hepática.

O diagnóstico após uma *overdose* aguda é baseado na medição do nível sérico de paracetamol. Trace o nível sérico *versus* o tempo desde a ingestão no **nomograma de paracetamol** mostrado na Figura 40.1. A ingestão de produtos de liberação sustentada ou a ingestão concomitante de um agente anticolinérgico, salicilato ou opioide pode causar elevação tardia dos níveis séricos, o que pode dificultar a interpretação do nomograma. Além disso, o nomograma não pode ser usado após *overdose* crônica ou escalonada.

Tratamento
A. Medidas emergenciais e de apoio

Administre carvão ativado se ele puder ser administrado dentro de 1-2 horas após a ingestão. Embora o carvão possa

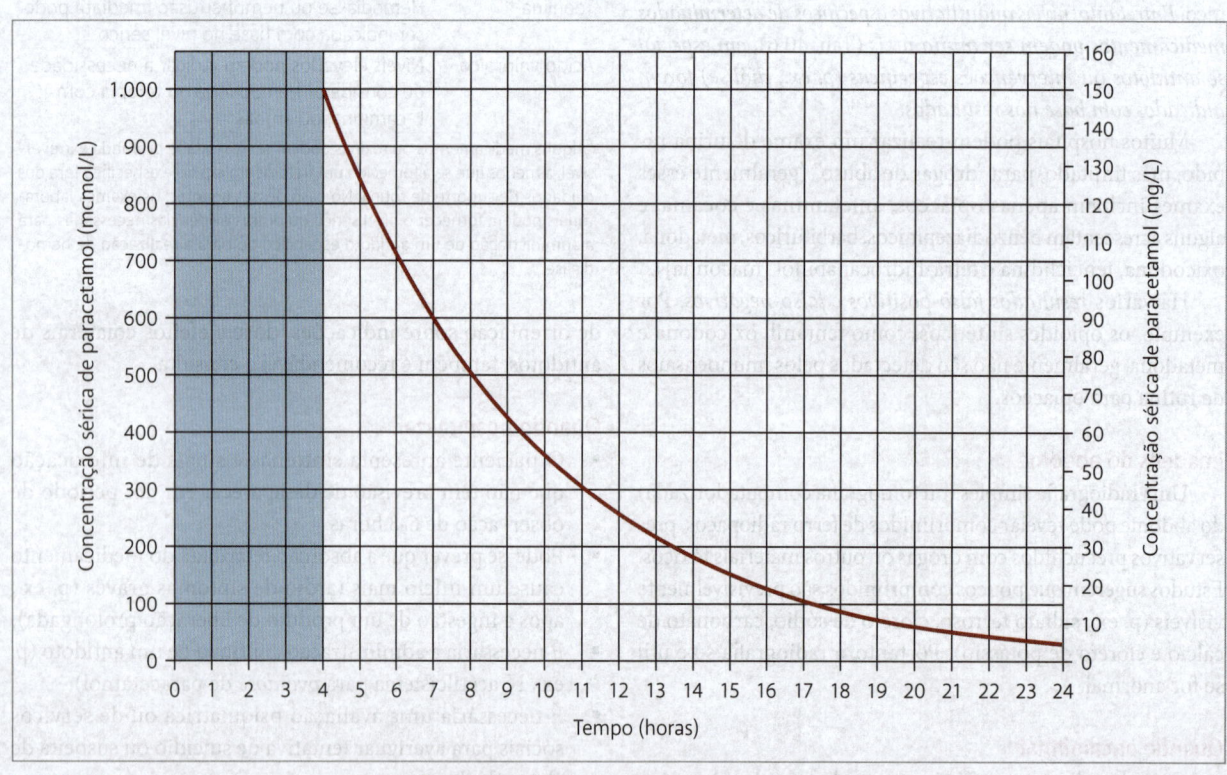

FIGURA 40.1 Nomograma para previsão de hepatotoxicidade do paracetamol após superdosagem aguda. Os pacientes com níveis séricos acima da linha após uma superdosagem aguda devem receber tratamento antidotal. (Reproduzida de Daly FF, Fountain JS, Murray L, Graudins A, Buckley NA; Panel of Australian and New Zealand clinical toxicologists. Guidelines for the management of paracetamol poisoning in Australia and New Zealand-explanation and elaboration. A consensus statement from clinical toxicologists consulting to the Australasian poisons information centres. Med J Aust. 2008;188(5):296-301.)

interferir com a absorção da preparação oral do antídoto acetilcisteína, isso não é considerado clinicamente significativo.

B. Tratamento específico

Se o nível sérico ou plasmático de paracetamol ficar acima da linha do nomograma (Fig. 40.1), o tratamento com N-acetilcisteína é indicado; ele pode ser administrado por via oral ou intravenosa. O tratamento oral começa com uma dose de carga de N-acetilcisteína, 140 mg/kg, seguida de 70 mg/kg a cada 4 horas. Dilua a solução a cerca de 5% com água, suco ou refrigerante. Se o vômito interferir na administração oral de N-acetilcisteína, considere a possibilidade de administrar o antídoto por via intravenosa. O protocolo convencional de N-acetilcisteína oral nos EUA requer 72 horas de tratamento. Entretanto, outros protocolos demonstraram sucesso equivalente com 20-48 horas de tratamento.

O regime intravenoso de 21 horas de acetilcisteína (Acetadote) aprovado pela FDA requer uma dose de ataque de 150 mg/kg administrada por via intravenosa durante 60 minutos, seguida por uma infusão de 4 horas de 50 mg/kg e uma infusão de 16 horas de 100 mg/kg. As ingestões de paracetamol de alto risco (ingestões relatadas de mais de 30 g ou se o nível sérico medido de paracetamol for maior do que o dobro da linha do nomograma) podem exigir uma dose maior de N-acetilcisteína, e os provedores devem entrar em contato com um centro de controle de intoxicações ou com um médico toxicologista para obter assistência. Novos regimes intravenosos simplificados estão sendo investigados e podem substituir a dosagem tradicional de três bolsas descrita anteriormente.

O tratamento com N-acetilcisteína é mais eficaz se for iniciado dentro de 8-10 horas após a ingestão. O fomepizol, um inibidor do citocromo 2E1, foi proposto como terapia adjuvante, mas não é utilizado de forma rotineira. A hemodiálise raramente é indicada, mas pode ser necessária em alguns pacientes com *overdose* maciça.

Burnham K et al. A review of alternative intravenous acetylcysteine regimens for acetaminophen overdose. Expert Rev Clin Pharmacol. 2021;14:1267. [PMID: 34187297]

Chiew AL et al. Acetaminophen poisoning. Crit Care Clin. 2021;37:543. [PMID: 34053705]

Chiew AL et al. Updated guidelines for the management of paracetamol poisoning in Australia and New Zealand. Med J Aust. 2020;212:175. [PMID: 31786822]

Pourbagher-Shahri AM et al. Use of fomepizole (4-methylpyrazole) for acetaminophen poisoning: a scoping review. Toxicol Lett. 2022;355:47. [PMID: 34785186]

Sudangunta S et al. Comparison of two-bag versus three-bag N-acetylcysteine regimens for pediatric acetaminophen toxicity. Ann Pharmacother. 2023;57:36. [PMID: 35587124]

Ácidos corrosivos

Os ácidos minerais fortes exercem um efeito corrosivo local principalmente sobre a pele e as membranas mucosas. Os sintomas incluem dor intensa na garganta e no trato gastrointestinal superior; hematêmese; dificuldade para engolir, respirar e falar; descoloração e destruição da pele e das membranas mucosas dentro e ao redor da boca; e choque. Pode ocorrer acidose metabólica sistêmica grave como resultado da lesão celular e da absorção sistêmica do ácido.

Podem ocorrer danos graves e profundos aos tecidos destrutivos após a exposição ao ácido fluorídrico por conta da penetração e da alta toxicidade do íon fluoreto. A hipocalcemia sistêmica e a hipercalemia também podem ocorrer após a absorção do flúor, mesmo após a exposição à pele.

A inalação de ácidos voláteis, vapores ou gases como cloro, flúor, bromo ou iodo causa irritação grave na garganta e na laringe, podendo causar obstrução das vias aéreas superiores e edema pulmonar não cardiogênico.

Tratamento
A. Ingestão

Dilua imediatamente, dando um copo (120-230 mL) de água para beber. *Não* dê bicarbonato ou outros agentes neutralizantes e *não* provoque vômito. Especialistas sugerem a instalação rápida e cuidadosa de um tubo gástrico pequeno e flexível. Recomenda-se a retirada do conteúdo estomacal e a lavagem subsequente, sobretudo se o corrosivo for líquido ou tiver relevante toxicidade sistêmica.

Em pacientes sintomáticos, realize uma esofagoscopia endoscópica flexível para determinar a presença e a extensão da lesão. Tomografia computadorizada ou as radiografias simples do tórax e do abdome também podem revelar a extensão da lesão. Perfuração, peritonite e sangramento importante são indicações para cirurgia. O uso de corticosteroides para evitar a formação de estenose é controverso, mas pode ser indicado para populações selecionadas de pacientes.

B. Contato com a pele

Irrigue com água por 15 minutos. Não use antídotos químicos; o calor da reação pode causar ferimentos adicionais.

Para queimaduras com ácido fluorídrico, aplique gel de gluconato de cálcio a 2,5% (preparado pela adição de 3,5 g de gluconato de cálcio a 150 mL de lubrificante cirúrgico solúvel em água, p. ex., K-Y Jelly); em seguida, marque uma consulta imediata com um cirurgião plástico ou outro especialista. A ligação do íon fluoreto pode ser obtida com a injeção de 0,5 mL de gluconato de cálcio a 5% por centímetro quadrado sob a área queimada. (**Atenção:** *não use cloreto de cálcio.*) Às vezes, é necessário usar um bloqueio de Bier ou infusão intra-arterial de cálcio para queimaduras extensas ou que envolvam o leito ungueal; consulte um cirurgião de mão ou o centro de controle de intoxicações.

C. Contato com os olhos

Anestesie as superfícies da conjuntiva e da córnea com gotas de anestésico local tópico (p. ex., proparacaína). Irrigue com água por 15 minutos, mantendo as pálpebras abertas. Verifique o pH com papel de teste de pH 6,0-8,0 e repita a irrigação, usando solução salina a 0,9%, até que o pH esteja próximo de 7,0. Verifique se há danos à córnea com fluoresceína e exame com lâmpada de fenda; consulte um oftalmologista sobre o tratamento adicional.

D. Inalação

Evite qualquer exposição a vapores ou gases. Verifique a pele e as roupas. Observe e trate a pneumonite química ou o edema pulmonar.

Hoffman RS et al. Ingestion of caustic substances. N Engl J Med. 2020;382:1739. [PMID: 32348645]

Hoffman S et al. Dermal hydrofluoric acid toxicity case review: looks can be deceiving. J Emerg Nurs. 2021;47:28. [PMID: 33183770]

Álcalis

Os álcalis fortes são ingredientes comuns de alguns compostos de limpeza doméstica e podem ser percebidos pela sua textura de sabão. Aqueles com alcalinidade acima do pH 12,0 são corrosivos. As **baterias em disco (ou "botão")** também são uma fonte, e as visitas ao pronto-socorro aumentaram significativamente na última década. Os álcalis causam necrose liquefeita, que é profundamente penetrante. Os sintomas incluem dor em queimação no trato gastrointestinal superior, náusea, vômito e dificuldade para engolir e respirar. O exame revela destruição e edema da pele e das membranas mucosas afetadas e vômito e fezes com sangue. As radiografias podem revelar evidências de perfuração ou a presença de baterias em disco radiopacas no esôfago, ou no trato gastrointestinal inferior.

Tratamento

A. Ingestão

Dilua imediatamente com um copo de água. *Não* induza a êmese. Alguns gastroenterologistas sugerem a inserção cuidadosa de um pequeno tubo gástrico flexível após a ingestão de substâncias cáusticas líquidas. O procedimento visa remover o conteúdo estomacal e realizar a lavagem gástrica para eliminar o material residual. Entretanto, outros argumentam que a passagem de uma sonda gástrica é contraindicada em razão do risco de perfuração ou reexposição do esôfago ao material corrosivo do vômito ao redor da sonda.

A endoscopia imediata é recomendada em pacientes sintomáticos para avaliar a extensão do dano; a TC também pode ajudar na avaliação. Se uma radiografia revelar a ingestão de baterias alojadas no esôfago, a remoção endoscópica imediata é obrigatória.

O uso de corticosteroides para evitar a formação de estenose é controverso, mas pode ser indicado em populações selecionadas de pacientes.

B. Contato com a pele

Lave com água corrente até que a pele não sinta mais o sabão. Alivie a dor e tratar o choque.

C. Contato com os olhos

Anestesie as superfícies conjuntival e corneana com um anestésico tópico (p. ex., proparacaína). Irrigue com água ou solução salina continuamente por 20-30 minutos, mantendo as pálpebras abertas. As soluções anfotéricas podem ser mais eficazes do que a água ou o soro fisiológico, e algumas estão disponíveis na Europa (Diphoterine, Prevor). Verifique o pH com papel de teste de pH e repita a irrigação por períodos adicionais de 30 minutos até que o pH esteja próximo de 7,0. Verifique se há danos à córnea com fluoresceína e exame de lâmpada de fenda; consulte um oftalmologista para tratamento adicional.

Chandler MD et al. Pediatric battery-related emergency department visits in the United States: 2010-2019. Pediatrics. 2022;150:e2022056709. [PMID: 36032018]

Cutaia G et al. Caustic ingestion: CT findings of esophageal injuries and thoracic complications. Emerg Radiol. 2021;28:845. [PMID: 33683517]

Anfetaminas e cocaína

As anfetaminas e a cocaína são amplamente usadas por seus efeitos euforizantes e estimulantes. Ambas as drogas podem ser fumadas, inaladas, ingeridas ou injetadas. As anfetaminas e a cocaína produzem estimulação do SNC e um aumento generalizado da atividade simpática central e periférica. A dose tóxica de cada droga é altamente variável e depende da via de administração e da tolerância individual. O início dos efeitos é mais rápido após a injeção intravenosa ou o fumo. Os derivados da anfetamina e as drogas relacionadas incluem metanfetamina ("crystal meth", "crank"), MDMA ("ecstasy"), efedrina ("herbal ecstasy") e metcatinona ("cat" ou "khat"). Os derivados da metcatinona e os produtos químicos sintéticos relacionados, como a metileno-dioxipirovalerona (MDPV), tornaram-se drogas populares de abuso e são frequentemente vendidos como supostos "sais de banho". Reações do tipo anfetamina também foram relatadas após o uso de canabinoides sintéticos (p. ex., "Spice" e "K2"). Medicamentos sem prescrição médica e suplementos nutricionais podem conter drogas estimulantes ou simpaticomiméticas, como efedrina, ioimbina ou cafeína (ver também a seção Teofilina e cafeína). *Cada vez mais, as anfetaminas e a cocaína são adulteradas com fentanil ou análogos de fentanil*, resultando em coma inesperado, depressão respiratória e morte (ver também a seção sobre opioides).

Achados clínicos

Os sintomas apresentados podem incluir ansiedade, tremores, taquicardia, hipertensão, diaforese, pupilas dilatadas, agitação, hiperatividade muscular e psicose. A hiperatividade muscular pode levar à acidose metabólica e à rabdomiólise. Em caso de intoxicação grave, podem ocorrer convulsões e hipertermia. A hipertensão sustentada ou grave pode resultar em hemorragia intracraniana, dissecção da aorta ou infarto do miocárdio; o uso crônico pode causar cardiomiopatia. Foi relatada colite isquêmica. Foi relatada hiponatremia após o uso de MDMA; o mecanismo não é conhecido, mas pode envolver ingestão excessiva de água, síndrome da secreção inapropriada de ADH (SIADH) ou ambos.

O diagnóstico é apoiado pela detecção de anfetaminas ou do metabólito da cocaína, a benzoilecgonina, na urina. Observe que muitos medicamentos podem dar resultados falso-positivos no imunoensaio para anfetaminas, e a maioria dos estimulantes sintéticos não reage com o imunoensaio, dando resultados falso-negativos.

Tratamento

A. Medidas emergenciais e de apoio

Mantenha as vias aéreas desobstruídas e auxilie a ventilação, se necessário. Trate as convulsões conforme descrito no início deste capítulo. Reduza rapidamente a temperatura corporal em pacientes hipertérmicos (temperatura superior a 39-40°C). Administre fluidos intravenosos para evitar lesão renal mioglobinúrica em pacientes com rabdomiólise.

B. Tratamento específico

Trate a agitação, a psicose ou as convulsões com um benzodiazepínico, como diazepam, 5-10 mg, ou lorazepam, 2-3 mg, por via intravenosa. Adicione fenobarbital 15 mg/kg por via intravenosa para convulsões persistentes. Trate a hipertensão com um medicamento vasodilatador, como fentolamina (1-5 mg por via intravenosa) ou nitroprussiato, ou um bloqueador alfa e beta-adrenérgico combinado, como labetalol (10-20 mg por via intravenosa). *Não* administre um betabloqueador puro, como o propranolol isoladamente, pois isso pode resultar em uma piora paradoxal da hipertensão como resultado dos efeitos alfa-adrenérgicos sem oposição.

Trate a taquicardia ou as taquiarritmias com um betabloqueador de ação curta, como o esmolol (25-100 mcg/kg/min por infusão intravenosa). Trate a hipertermia conforme descrito anteriormente. Trate a hiponatremia conforme descrito no Capítulo 23.

Ciccarone D et al. Understanding stimulant use and use disorders in a new era. Med Clin North Am. 2022;106:81. [PMID: 34823736]

Latif A et al. Is methamphetamine-linked cardiomyopathy an emerging epidemic for new generation? Curr Probl Cardiol. 2021;12:101042. [PMID: 34780869]

Luethi D et al. Designer drugs: mechanism of action and adverse effects. Arch Toxicol. 2020;94:1085. [PMID: 32249347]

Park JN et al. Fentanyl and fentanyl analogs in the illicit stimulant supply: results from U.S. drug seizure data, 2011-2016. Drug Alcohol Depend. 2021;218:108416. [PMID: 33278761]

Anticoagulantes

A varfarina e os compostos relacionados (incluindo os ingredientes de muitos rodenticidas comerciais, as chamadas **supervarfarinas**, como brodifacoum, difenacoum e compostos relacionados) inibem o sistema de coagulação normal ao bloquear a síntese hepática de fatores de coagulação dependentes de vitamina K. Após a ingestão de "supervarfarinas", a inibição da síntese de fatores de coagulação pode persistir por várias semanas ou até meses após uma única dose. Os Doac incluem o inibidor direto de trombina dabigatrana e os inibidores do fator Xa apixabana, edoxabana e rivaroxabana. Alguns deles, especialmente o dabigatrana, são eliminados em grande parte pelos rins e podem se acumular em pacientes com disfunção renal.

A anticoagulação excessiva pode causar hemoptise, hematúria macroscópica, fezes sanguinolentas, hemorragias em órgãos, hematomas amplamente disseminados e sangramento em espaços articulares.

Tratamento

A. Medidas emergenciais e de apoio

Interrompa o medicamento ao primeiro sinal de sangramento grave e determine o tempo de protrombina (INR). O tempo de protrombina aumenta dentro de 12-24 horas (pico de 36-48 horas) após a *overdose* de varfarina ou "supervarfarinas". **Observação:** os Doac (dabigatrana, apixabana, edoxabana e rivaroxabana) *não* alteram de forma previsível os estudos de coagulação de rotina (tempo de protrombina, tempo de tromboplastina parcial e INR), e esses testes são de uso limitado. Estudos especializados de coagulação, incluindo o ensaio de coagulação hemaclot e ecarin e a atividade do antifator Xa, podem ser úteis, mas não estão amplamente disponíveis.

Se o paciente tiver ingerido uma *overdose* aguda, administre carvão ativado.

B. Tratamento específico

1. **Varfarina** – *Em casos de superdose de varfarina e "supervarfarina", não faça tratamento profiláctico com vitamina K* – aguarde evidências de anticoagulação (tempo de protrombina elevado). Ver a Tabela 16.21 para o gerenciamento do INR acima da faixa terapêutica. Doses de vitamina K tão altas quanto 200 mg por dia foram necessárias após a ingestão de "supervarfarinas". Administre plasma fresco congelado, concentrado de complexo protrombínico ou fator VII ativado conforme necessário para corrigir rapidamente o déficit de fator de coagulação se houver sangramento grave. Se o paciente estiver anticoagulado cronicamente e tiver fortes indicações clínicas para ser mantido nesse estado (p. ex., valva cardíaca protética), administre doses muito menores de vitamina K (1 mg por via oral) e plasma fresco congelado (ou ambos) para titular o tempo de protrombina desejado. Se o paciente tiver ingerido brodifacoum ou uma supervarfarina relacionada, pode ser necessária uma observação prolongada (*durante semanas*) e a administração repetida de grandes doses de vitamina K.

2. **Doac** – A vitamina K não reverte os efeitos anticoagulantes dos Doac. O idarucizumabe foi aprovado pela FDA para a reversão do inibidor de trombina dabigatrana; e o andexanet foi aprovado para a reversão dos inibidores do fator Xa apixabana, edoxabana e rivaroxabana. Se agentes reversores específicos estiverem indisponíveis, as evidências apoiam o uso de concentrados de complexo de protrombina ou concentrados de complexo de protrombina ativada para a reversão dos inibidores do fator Xa.

Gunasekaran K et al. A review of the incidence diagnosis and treatment of spontaneous hemorrhage in patients treated with direct oral anticoagulants. J Clin Med. 2020;9:2984. [PMID: 32942757]

Korobey MJ et al. Efficacy of 4-factor prothrombin complex concentrates in factor Xa inhibitor-associated intracranial bleeding. Neurocrit Care. 2021;34:112. [PMID: 32430804]

Liss DB et al. Antithrombotic and antiplatelet drug toxicity. Crit Care Clin. 2021;37:591. [PMID: 34053708]

Otero J et al. Direct oral anticoagulant reversal in the pediatric emergency department. Pediatr Emerg Care. 2022;38:621. [PMID: 36314863]

Anticonvulsivantes

Os anticonvulsivantes (carbamazepina, fenitoína, ácido valproico e muitos outros agentes mais recentes) são amplamente usados no tratamento de distúrbios convulsivos e alguns também são usados no tratamento de distúrbios do humor ou da dor.

A fenitoína pode ser administrada por via oral ou intravenosa. A injeção intravenosa rápida de fenitoína pode causar depressão miocárdica aguda e parada cardíaca por conta do solvente propilenoglicol (a fosfenitoína não contém esse diluente). A intoxicação crônica por fenitoína pode ocorrer após doses levemente aumentadas em decorrência da cinética de ordem zero e de uma pequena janela tóxico-terapêutica. A intoxicação por fenitoína também pode ocorrer após uma *overdose* aguda intencional ou acidental. A síndrome da *overdose* geralmente é leve, mesmo com níveis séricos elevados. As manifestações mais comuns são ataxia, nistagmo e sonolência. Foram descritos movimentos coreoatetoides.

A intoxicação por carbamazepina causa sonolência, estupor e, em níveis elevados, bloqueio atrioventricular, coma e convulsões. Pupilas dilatadas e taquicardia são comuns. A toxicidade pode ser observada com níveis séricos acima de 20 mg/L (85 mcmol/L), embora a intoxicação grave esteja geralmente associada a concentrações superiores a 30-40 mg/L (127-169 mcmol/L). Por conta da absorção errática e lenta, a intoxicação pode progredir por várias horas ou dias.

A intoxicação por ácido valproico produz uma síndrome única que consiste em hipernatremia, acidose metabólica, hipocalcemia, amônia sérica elevada e elevação leve da aminotransferase hepática. A hipoglicemia pode ocorrer como resultado da disfunção metabólica hepática. O coma com pupilas pequenas pode ser observado e pode mimetizar a intoxicação por opioides. Podem ocorrer encefalopatia e edema cerebral.

A gabapentina, o levetiracetam, a lacosamida, a vigabatrina e a zonisamida geralmente causam sonolência, confusão e tontura; há um relato de caso de hipotensão e bradicardia após uma grande *overdose* de levetiracetam. O felbamato pode causar cristalúria e lesão renal após *overdose* e pode causar anemia aplástica idiossincrática com o uso terapêutico. Foi relatado que a lamotrigina, o topiramato e a tiagabina causam convulsões após a superdosagem; a lamotrigina tem propriedades de bloqueio do canal de sódio e pode causar prolongamento do QRS e bloqueio cardíaco.

Tratamento

A. Medidas emergenciais e de apoio

Em caso de ingestão recente, administre carvão ativado por via oral ou por sonda gástrica. Em caso de grandes ingestões de carbamazepina ou ácido valproico, especialmente de formulações de liberação sustentada, considere a irrigação intestinal total.

B. Tratamento específico

Não há antídotos específicos. A carnitina pode ser útil em pacientes com hiperamonemia induzida pelo ácido valproico.

Os antibióticos carbapenêmicos podem reduzir as concentrações séricas de ácido valproico e têm sido usados em alguns casos de toxicidade aguda. Considere a possibilidade de hemodiálise em caso de intoxicação maciça com ácido valproico ou carbamazepina (p. ex., níveis de carbamazepina superiores a 60 mg/L [254 mcmol/L] ou níveis de ácido valproico superiores a 800 mg/L [5.544 mcmol/L]).

Pagali S et al. Managing valproic acid toxicity-related hyperammonaemia: an unpredicted course. BMJ Case Rep. 2021;14: e241547. [PMID: 33875509]
Patel J et al. Valproic acid overdose: case report and literature review. J Emerg Med. 2022;63:651. [PMID: 36229318]
Wood KE et al. Correlation of elevated lamotrigine and levetiracetam serum/plasma levels with toxicity: a long-term retrospective review at an academic medical center. Toxicol Rep. 2021;8:1592. [PMID: 34522622]

Medicamentos antipsicóticos

Os medicamentos desse grupo incluem antipsicóticos "convencionais" (p. ex., clorpromazina, haloperidol, droperidol) e antipsicóticos "atípicos" (p. ex., risperidona, olanzapina, ziprasidona, quetiapina, aripiprazol). Enquanto os medicamentos convencionais atuam principalmente nos receptores de dopamina do SNC, os atípicos também interagem com os receptores de serotonina.

Doses terapêuticas de fenotiazinas convencionais (especialmente clorpromazina) induzem sonolência e hipotensão ortostática leve em até 50% dos pacientes. Doses maiores podem causar obnubilação, miose, hipotensão grave, taquicardia, convulsões e coma. Pode ocorrer condução cardíaca anormal, resultando em prolongamento dos intervalos QRS ou QT (ou ambos) e arritmias ventriculares. Entre os agentes atípicos, a quetiapina tem maior probabilidade de causar coma e hipotensão. A hipotensão provavelmente está relacionada ao bloqueio dos receptores alfa-adrenérgicos periféricos, causando vasodilatação.

Com doses terapêuticas ou tóxicas, uma reação distônica extrapiramidal aguda pode se desenvolver em alguns pacientes, com contrações espasmódicas dos músculos da face e do pescoço, rigidez extensora dos músculos das costas, espasmo carpopedal e inquietação motora. Essa reação é mais comum com o haloperidol e outras butirofenonas e menos comum com os antipsicóticos atípicos mais recentes. Ocasionalmente, pode ocorrer rigidez grave acompanhada de hipertermia e acidose metabólica (**síndrome neuroléptica maligna**), com risco de morte (ver Cap. 27). Os antipsicóticos atípicos também foram associados a ganho de peso e diabetes *mellitus*, inclusive cetoacidose diabética.

Tratamento

A. Medidas emergenciais e de apoio

Administre carvão ativado em caso de ingestão grande ou recente. Em caso de hipotensão grave, pode ser necessário o tratamento com fluidos intravenosos e agentes vasopressores. Trate a hipertermia conforme descrito. Mantenha o monitoramento do ECG.

B. Tratamento específico

A hipotensão geralmente responde a bólus de soro fisiológico intravenoso; as arritmias cardíacas associadas a intervalos QRS alargados no ECG podem responder ao bicarbonato de sódio intravenoso, como é administrado em doses excessivas de antidepressivos tricíclicos. O prolongamento do intervalo QT e a *torsades de pointes* geralmente são tratados com magnésio intravenoso ou estimulação *overdrive*.

Para sinais extrapiramidais, administre difenidramina, 0,5-1 mg/kg por via intravenosa, ou mesilato de benztropina, 0,01-0,02 mg/kg por via intramuscular. O tratamento com doses orais desses agentes deve ser continuado por 24-48 horas.

A bromocriptina (2,5-7,5 mg por via oral diariamente) pode ser eficaz para a síndrome neuroléptica maligna leve ou moderada. O dantroleno (2-5 mg/kg por via intravenosa) também tem sido usado para rigidez muscular, mas não é um antídoto verdadeiro. Para casos graves de hipertermia, realizar paralisia neuromuscular rápida.

Campleman SL et al; Toxicology Investigators' Consortium (ToxIC). Drug-specific risk of severe QT prolongation following acute drug overdose. Clin Toxicol (Phila). 2020;58:1326. [PMID: 32252558]

Arsênico

O arsênico é encontrado em alguns pesticidas e produtos químicos industriais e é usado como agente quimioterápico. A intoxicação crônica por arsênico tem sido associada a aquíferos contaminados usados como água potável. Os sintomas de intoxicação aguda geralmente aparecem dentro de uma hora após a ingestão, mas podem demorar até 12 horas. Eles incluem dor abdominal, vômito, diarreia aquosa e cãibras nos músculos esqueléticos. Pode ocorrer desidratação profunda e choque. Na intoxicação crônica, os sintomas podem ser vagos, mas geralmente incluem pancitopenia, neuropatia sensorial periférica dolorosa e alterações na pele, incluindo melanose, queratose e erupção cutânea descamativa. Foram relatados cânceres de pulmão, bexiga e pele. Os níveis de arsênico urinário podem ser falsamente elevados após determinadas refeições (p. ex., frutos do mar) que contêm grandes quantidades de uma forma não tóxica de arsênico orgânico.

Tratamento
A. Medidas emergenciais

Após ingestão recente (dentro de 1-2 horas), faça uma lavagem gástrica. *O carvão ativado é de benefício incerto* porque se liga mal ao arsênico. Administre fluidos intravenosos para repor as perdas causadas por vômitos e diarreia.

B. Antídoto

Para pacientes com intoxicação aguda grave, administre um agente quelante. O medicamento preferido é o ácido 2,3-dimercapto-propanossulfônico (DMPS, Unitiol) (3-5 mg/kg por via intravenosa a cada 4 horas); embora não haja uma formulação comercial de DMPS aprovada pela FDA nos EUA, ele pode ser obtido em algumas farmácias de manipulação.

Um quelante parenteral alternativo é o dimercaprol (British anti-Lewisite, BAL), que vem como uma solução de 10% em óleo de amendoim e é administrado na dose de 3-5 mg/kg por via intramuscular a cada 4-6 horas durante 2 dias. Os efeitos colaterais incluem náusea, vômito, cefaleia e hipertensão. Quando os sintomas gastrointestinais permitirem, mude para o quelante oral succímer (ácido dimercaptossuccínico, DMSA), 10 mg/kg a cada 8 horas, por 1 semana. Consulte um médico toxicologista ou um centro de controle de intoxicações para obter orientação sobre quelação.

Bjørklund G et al. Arsenic intoxication: general aspects and chelating agents. Arch Toxicol. 2020;94:1879. [PMID: 32388818]
Rahaman MS et al. Environmental arsenic exposure and its contribution to human diseases, toxicity mechanism and management. Environ Pollut. 2021;289:117940. [PMID: 34426183]

Atropina e anticolinérgicos

Atropina, escopolamina, beladona, *Datura stramonium*, *Hyoscyamus niger*, alguns cogumelos, antidepressivos tricíclicos e anti-histamínicos são agentes antimuscarínicos com efeitos variáveis no SNC. Os sintomas de toxicidade incluem boca seca, sede, dificuldade para engolir e visão turva. Os sinais físicos incluem pupilas dilatadas, pele ruborizada, taquicardia, febre, *delirium*, mioclonia e íleo. Os antidepressivos e anti-histamínicos também podem induzir convulsões.

Os anti-histamínicos são comumente disponíveis com ou sem prescrição médica. A difenidramina geralmente causa *delirium*, taquicardia e convulsões. A *overdose* maciça de difenidramina pode mimetizar o efeito cardiotóxico dos antidepressivos tricíclicos.

Tratamento
A. Medidas emergenciais e de apoio

Administre carvão ativado. O resfriamento externo e a sedação, ou a paralisia neuromuscular em casos raros, são indicados para controlar as altas temperaturas.

B. Tratamento específico

Em caso de síndrome anticolinérgica grave (p. ex., *delirium* hiperativo), administre salicilato de fisostigmina 0,5-1 mg por via intravenosa lentamente ao longo de 5 minutos, com monitoramento de ECG; repita conforme necessário até uma dose total de no máximo 2 mg. **Precauções:** bradiarritmias e convulsões são um risco com a administração de fisostigmina, e o medicamento deve ser evitado em pacientes com evidência de efeitos cardiotóxicos (p. ex., prolongamento do intervalo QRS) de antidepressivos tricíclicos ou outros bloqueadores de canais de sódio.

Huber S et al. Safety of physostigmine for pediatric antimuscarinic poisoning. J Med Toxicol. 2024 Jan 24. [Epub ahead of print] [PMID: 38265619]
Saadi R et al. Physostigmine for antimuscarinic toxicity. J Emerg Nurs. 2020;46:126. [PMID: 31918808]

Bloqueadores beta-adrenérgicos

Há uma grande variedade de medicamentos bloqueadores beta-adrenérgicos, com propriedades farmacológicas e farmacocinéticas variadas (ver Tab. 13.10). *O betabloqueador mais tóxico é o propranolol*, que não apenas bloqueia os adrenorreceptores beta-1 e beta-2, mas também tem efeitos diretos depressores de membrana e no SNC.

Achados clínicos

Os achados mais comuns com intoxicação leve ou moderada são hipotensão e bradicardia. A depressão cardíaca decorrente de intoxicação mais grave geralmente não responde à terapia convencional com estimulantes beta-adrenérgicos, como dopamina e norepinefrina. Além disso, com o propranolol e outras drogas lipossolúveis, podem ocorrer convulsões e coma. O propranolol, o oxprenolol, o acebutolol e o alprenolol também têm efeitos depressores de membrana e podem causar distúrbios de condução (intervalo QRS largo) semelhantes à *overdose* de antidepressivos tricíclicos.

O diagnóstico é baseado em achados clínicos típicos. O rastreio toxicológico de rotina geralmente não inclui betabloqueadores.

Tratamento

A. Medidas emergenciais e de apoio

As tentativas de tratar a bradicardia ou o bloqueio cardíaco com atropina (0,5-2 mg por via intravenosa), isoproterenol (2-20 mcg/min por infusão intravenosa, titulada para a frequência cardíaca desejada) ou um marca-passo cardíaco transcutâneo externo geralmente são ineficazes, e pode ser necessário um tratamento antídoto específico.

Para medicamentos ingeridos dentro de uma hora após a apresentação (ou mais tempo após a ingestão de uma formulação de liberação prolongada), administre carvão ativado.

B. Tratamento específico

Em caso de bradicardia e hipotensão persistentes, administre glucagon, 5-10 mg por via intravenosa, seguido de uma infusão de 1-5 mg/hora. O glucagon é um agente inotrópico que atua em um local diferente do receptor e, portanto, não é afetado pelo bloqueio beta. A insulina em altas doses (0,5-1 U/kg por hora por via intravenosa), juntamente com a suplementação de glicose, também tem sido usada para reverter a cardiotoxicidade grave. Os efeitos depressores da membrana (intervalo QRS largo) podem responder a bólus de bicarbonato de sódio (50-100 mEq por via intravenosa) como na intoxicação por antidepressivos tricíclicos. Os vasopressores (norepinefrina e epinefrina) melhoram a hemodinâmica e provavelmente a sobrevida em séries de casos e estudos em animais. A emulsão lipídica intravenosa (Intralipid 20%, 1,5 mL/kg) foi usada com sucesso em *overdose* grave de propranolol. A ECMO deve ser considerada para choque refratário.

Cole JB et al. Cardiotoxic medication poisoning. Emerg Med Clin North Am. 2022;40:395. [PMID: 35461630]

Goldfine CE et al. Beta-blocker and calcium-channel blocker toxicity: current evidence on evaluation and management. Eur Heart J Acute Cardiovasc Care. 2024;13:247. [PMID: 37976176]

Bloqueadores dos canais de cálcio

Em doses terapêuticas, o nifedipino, o nicardipino, o anlodipino, o felodipino, o isradipino, o nisoldipino e o nimodipino atuam principalmente nos vasos sanguíneos, enquanto o verapamil e o diltiazem atuam principalmente na contratilidade e na condução cardíacas. Entretanto, esses efeitos seletivos podem ser perdidos após uma *overdose* aguda. Os pacientes podem apresentar bradicardia, bloqueio nodal atrioventricular (AV), hipotensão ou uma combinação desses efeitos. A hiperglicemia é comum em decorrência do bloqueio da liberação de insulina. Em caso de intoxicação grave, pode ocorrer parada cardíaca.

Tratamento

A. Medidas emergenciais e de suporte

Para medicamentos ingeridos, administre carvão ativado. Além disso, a irrigação intestinal total deve ser iniciada o mais rápido possível *caso o paciente tenha ingerido um produto de liberação prolongada*.

B. Tratamento específico

Trate a bradicardia sintomática com atropina (0,5-2 mg por via intravenosa), isoproterenol (2-20 mcg/min por infusão intravenosa), ou um marca-passo cardíaco transcutâneo. Para a hipotensão, administre cloreto de cálcio a 10%, 10 mL, ou gluconato de cálcio a 10%, 20 mL. Repita a dose a cada 3-5 minutos.

A dose ideal (ou máxima) não foi estabelecida, mas muitos toxicologistas recomendam aumentar o nível de cálcio sérico ionizado para até duas vezes o nível normal. O cálcio é mais útil na reversão dos efeitos inotrópicos negativos e é menos eficaz no bloqueio nodal AV e na bradicardia. Foi relatado que altas doses de insulina (bólus intravenoso de 0,5-1 U/kg seguido de infusão de 0,5-1 U/kg/hora) com glicose suficiente para manter a euglicemia são benéficas, mas não há estudos controlados.

Vasopressores (norepinefrina e epinefrina) também devem ser usados para hipotensão refratária e choque. Foi relatado que a infusão de emulsão lipídica a 20% melhora a hemodinâmica em modelos animais e em relatos de casos de intoxicação por bloqueadores de canais de cálcio. Foi relatado que o azul de metileno (1-2 mg/kg) reverteu o choque refratário causado pela vasodilatação profunda em um paciente com intoxicação por anlodipino. A ECMO foi recomendada para choque refratário.

Goldfine CE et al. Beta-blocker and calcium-channel blocker toxicity: current evidence on evaluation and management. Eur Heart J Acute Cardiovasc Care. 2024;13:247. [PMID: 37976176]

Pellegrini JR et al. "Feeling the blues": a case of calcium channel blocker overdose managed with methylene blue. Cureus. 2021;13:e19114. [PMID: 34868762]

Ramanathan K et al. Extracorporeal therapy for amlodipine poisoning. J Artif Organs. 2020;23:183. [PMID: 31552515]

Monóxido de carbono

O monóxido de carbono é um gás incolor e inodoro produzido pela combustão de materiais que contêm carbono. A intoxicação pode ocorrer como resultado de uma *exposição de autoextermínio ou acidental* ao escapamento de um automóvel, inalação de fumaça em um incêndio ou exposição acidental a um aquecedor a gás, a um gerador ou a outro aparelho com ventilação inadequada. O monóxido de carbono pode ser gerado durante a degradação de alguns gases anestésicos por adsorventes de dióxido de carbono. O monóxido de carbono se liga avidamente à hemoglobina, com uma afinidade aproximadamente 250 vezes maior que a do oxigênio. Isso resulta na redução da capacidade de transporte de oxigênio e na alteração do fornecimento de oxigênio às células (ver também Inalação de fumaça no Cap. 9).

Achados clínicos

Em níveis baixos de monóxido de carbono (saturação de carboxi-hemoglobina de 10-20%), os pacientes podem apresentar dor de cabeça, tontura, dor abdominal e náusea. Com níveis mais altos, podem ocorrer confusão, dispneia e síncope. Hipotensão, coma e convulsões são comuns com níveis superiores a 50-60%. Os sobreviventes de intoxicação aguda grave podem desenvolver déficits neurológicos e neuropsiquiátricos permanentes, óbvios ou sutis. O feto e o recém-nascido podem ser mais suscetíveis por conta da alta afinidade do monóxido de carbono pela hemoglobina fetal.

Deve-se suspeitar de intoxicação por monóxido de carbono em qualquer pessoa com dor de cabeça intensa ou estado mental alterado de forma aguda, especialmente durante o tempo frio, quando sistemas de aquecimento com ventilação inadequada podem ter sido usados. O diagnóstico requer medição da saturação de carboxi-hemoglobina arterial ou venosa. Contudo, se a oxigenoterapia de alto fluxo já tiver sido administrada, o nível pode ter diminuído. Além disso, os níveis nem sempre se correlacionam com os sintomas clínicos. *A gasometria arterial de rotina e a oximetria de pulso não são úteis porque fornecem determinações de PaO$_2$ e saturação de oxiemoglobina falsamente normais, respectivamente.* (Alguns dispositivos especializados de oximetria de pulso são capazes de distinguir a oxi-hemoglobina da carboxi-hemoglobina com precisão variável.)

Tratamento

A. Medidas emergenciais e de apoio

Mantenha as vias aéreas pérvias e auxilie a ventilação, se necessário. Retire o paciente da exposição. Trate os pacientes com coma, hipotensão ou convulsões conforme descrito no início deste capítulo.

B. Tratamento específico

A meia-vida do complexo de carboxi-hemoglobina (CoHb) é de cerca de 4-5 horas em ar ambiente, mas é drasticamente reduzida por altas concentrações de oxigênio. Administre 100% de oxigênio por meio de uma máscara facial com reservatório de alto fluxo bem ajustado ou tubo endotraqueal. O **oxigênio hiperbárico (OHB)** pode fornecer oxigênio a 100% sob pressões mais altas do que a atmosférica, encurtando ainda mais a meia-vida; ele também pode reduzir a incidência de sequelas neuropsiquiátricas sutis. Estudos controlados e randomizados divergem sobre o benefício da OHB, mas as indicações comumente recomendadas para OHB em pacientes com intoxicação por monóxido de carbono incluem história de perda de consciência, CoHb maior que 25%, acidose metabólica, idade acima de 50 anos e achados cerebelares no exame neurológico.

Chenoweth JA et al. Carbon monoxide poisoning. Crit Care Clin. 2021;37:657. [PMID: 34053712]

Juurlink DN. Hyperbaric oxygen should not be used routinely for carbon monoxide poisoning. Br J Clin Pharmacol. 2023;89:942. [PMID: 36385706]

Nañagas KA et al. Carbon monoxide toxicity. Emerg Med Clin North Am. 2022;40:283. [PMID: 35461624]

Ramponi G et al. The diagnostic accuracy of carbon monoxide pulse oximetry in adults with suspected acute carbon monoxide poisoning: a systematic review and meta-analysis. Front Med (Lausanne). 2023;10:1250845. [PMID: 38223786]

Armas químicas: agentes neurotóxicos

Os agentes neurotóxicos usados em guerras químicas atuam por meio da inibição da colinesterase e são mais comumente **compostos organofosforados**. Agentes como tabun (GA), sarin (GB), soman (GD), VX e um grupo de compostos conhecidos como novichoks são semelhantes a inseticidas como o malathion, mas são muito mais potentes. Eles podem ser inalados ou absorvidos pela pele. Os efeitos sistêmicos por conta da ação da acetilcolina sem oposição incluem miose, salivação, cólicas abdominais, diarreia e paralisia muscular que produzem parada respiratória. A inalação produz também broncoconstrição grave e secreções nasais e traqueobrônquicas abundantes.

Tratamento

A. Medidas emergenciais e de apoio

Realize a descontaminação completa das áreas expostas com repetidas lavagens com sabão e xampu. O pessoal que cuida desses pacientes deve usar roupas e luvas de proteção, pois pode ocorrer absorção cutânea pela pele normal.

B. Tratamento específico

Administre atropina em uma dose inicial de 2 mg por via intravenosa e repita conforme necessário para reverter os sinais de excesso de acetilcolina. (Alguns pacientes precisaram de várias centenas de miligramas.) Trate também com o agente reativador de colinesterase pralidoxima, 1-2 g por via intravenosa inicialmente, seguido de uma infusão a uma taxa de 200-400 mg/hora.

Agency for Toxic Substances and Disease Registry. Toxic Substances Portal. 2021 Feb 10. https://wwwn.cdc.gov/TSP/index.aspx

Aman S et al. Management of organophosphorus poisoning: standard treatment and beyond. Crit Care Clin. 2021;37:673. [PMID: 34053713]

Ganie SY et al. Mechanisms and treatment strategies of organophosphate pesticide induced neurotoxicity in humans: a critical appraisal. Toxicology. 2022;472:153181. [PMID: 35439576]

US Department of Labor. Occupational Safety and Health Administration. Emergency Preparedness Guides: Nerve Agents Guide. https://www.osha.gov/emergency-preparedness/guides/nerve-agents

Clonidina e outros simpatolíticos

Esses agentes (clonidina, guanabenz, guanfacina, metildopa) são agonistas alfa-2-adrenérgicos centrais que causam bradicardia, hipotensão, miose, depressão respiratória e coma em caso de *overdose*. (Ocasionalmente, ocorre hipertensão transitória após *overdose* aguda, resultado dos efeitos alfa-adrenérgicos periféricos em altas doses.) Os sintomas geralmente desaparecem em menos de 24 horas, e as mortes são raras. Sintomas semelhantes podem ocorrer após a ingestão de descongestionantes nasais tópicos quimicamente semelhantes à clonidina (oximetazolina, tetra-hidrozolina, nafazolina). A brimonidina e a apraclonidina são usadas como preparações oftálmicas para glaucoma. A tizanidina é um relaxante muscular de ação central estruturalmente relacionado à clonidina; produz toxicidade semelhante em *overdose*. A xilazina é um sedativo veterinário cada vez mais encontrado como adulterante em drogas ilícitas, incluindo fentanil e heroína.

Tratamento

A. Medidas emergenciais e de apoio

Administre carvão ativado. Mantenha as vias aéreas e dê suporte à respiração, se necessário. O tratamento sintomático geralmente é suficiente, mesmo em casos de *overdose* maciça. Mantenha a pressão sanguínea com fluidos intravenosos. A dopamina também pode ser usada. A atropina geralmente é eficaz para bradicardia.

B. Tratamento específico

Há relatos de que a naloxona reverte os sinais e sintomas de *overdose* de clonidina em casos baseados em observações e em estudos retrospectivos.

Ball NS et al. Xylazine poisoning: a systematic review. Clin Toxicol (Phila). 2022;60:892. [PMID: 35442125]
Toce MS et al. Clinical effects of pediatric clonidine exposure: a retrospective cohort study at a single tertiary care center. J Emerg Med. 2021;60:58. [PMID: 33036823]

Cocaína

Ver *Anfetaminas e cocaína*.

Cianeto

O cianeto é um produto químico altamente tóxico amplamente utilizado em laboratórios comerciais e de pesquisa e em muitos setores. Sua forma gasosa, o cianeto de hidrogênio, é um componente importante da fumaça em incêndios. Os glicosídeos geradores de cianeto também são encontrados nos caroços de damasco e em outras plantas relacionadas. O cianeto é gerado pela decomposição do nitroprussiato, e a intoxicação pode resultar de infusões rápidas de altas doses. O cianeto também é formado pelo metabolismo da acetonitrila, um solvente encontrado em alguns removedores de cola de unha de venda livre. O cianeto é rapidamente absorvido por inalação, absorção cutânea ou ingestão. Ele interrompe a função celular ao inibir a citocromo oxidase e impede a utilização do oxigênio celular.

Achados clínicos

O início da toxicidade é quase instantâneo após a inalação do gás cianeto de hidrogênio, mas pode ser retardado por minutos a horas após a ingestão de sais de cianeto, plantas ou produtos químicos cianogênicos. Os efeitos incluem dor de cabeça, tontura, náusea, dor abdominal e ansiedade, seguidos de confusão, síncope, choque, convulsões, coma e morte. O odor de "amêndoas amargas" pode ser detectado na respiração do paciente ou no vômito, embora esse não seja um achado confiável. A saturação venosa de oxigênio pode estar elevada (acima de 90%) em intoxicações graves porque os tecidos não conseguiram absorver o oxigênio arterial.

Tratamento

A. Medidas emergenciais e de apoio

Remova o paciente da exposição, tomando cuidado para evitar a exposição dos socorristas. Em caso de suspeita de intoxicação por cianeto por conta da infusão de nitroprussiato, interrompa ou diminua a velocidade da infusão. (A acidose metabólica e outros sinais de intoxicação por cianeto em geral desaparecem rapidamente.)

Em caso de ingestão de cianeto, administre carvão ativado. Embora o carvão tenha baixa afinidade pelo cianeto, as doses usuais de 60-100 g são adequadas para adsorver a ingestão típica de cianeto (100-200 mg).

B. Tratamento específico

Nos EUA, há dois protocolos disponíveis de antídoto para cianeto. O preferencial é o hidroxocobalato (Cyanokit, EMD Pharmaceuticals), que se liga diretamente e desintoxica o cianeto livre. A dose para adultos é de 5 g por via intravenosa (a dose pediátrica é de 70 mg/kg). **Observação:** a hidroxocobalamina causa descoloração vermelha da pele e dos fluidos corporais que pode durar vários dias e pode interferir em alguns exames laboratoriais.

A intoxicação também pode ser tratada com o antigo pacote de antídoto para cianeto (Nithiodote), que contém nitrito de sódio (para induzir a metemoglobinemia, que liga o cianeto livre) e tiossulfato de sódio (para promover a conversão do cianeto em tiocianato, menos tóxico). Administre solução de nitrito de sódio a 3%, 10 mL por via intravenosa, seguida de solução de tiossulfato de sódio a 25%, 50 mL por via intravenosa (12,5 g). **Atenção:** *os nitritos podem induzir hipotensão e níveis perigosos de metemoglobina.*

Suplementos dietéticos e fitoterápicos

Diferentemente dos produtos farmacêuticos de prescrição e de venda livre, os suplementos alimentares não exigem aprovação

da FDA* e não passam pela mesma avaliação de segurança e eficácia antes da comercialização que os medicamentos, e os fornecedores podem ou não aderir às boas práticas de fabricação e aos padrões de controle de qualidade. Os suplementos podem causar doenças em decorrência de toxicidade intrínseca, identificação ou rotulagem incorretas, reações entre medicamentos e ervas ou adulteração intencional com produtos farmacêuticos. Se suspeitar que um suplemento alimentar ou produto à base de ervas possa ser a causa de uma doença inexplicável, entre em contato com a Anvisa.

A Tabela 40.7 lista exemplos selecionados de toxicidade clínica de alguns desses produtos.

TABELA 40.7 Exemplos de toxicidade potencial associada a alguns suplementos alimentares e medicamentos fitoterápicos

Produto	Uso comum	Possível toxicidade
Azarcon (Greta)	Medicamento popular mexicano para dor abdominal, cólica	Contém chumbo
Confrei	Distúrbios gástricos, diarreia	Contém alcaloides pirrolizidínicos, que podem causar doença veno-oclusiva hepática
Creatina	Aprimoramento do desempenho atlético	Náusea, diarreia, cólicas abdominais; creatinina sérica elevada
Ginkgo	Melhoria da memória, zumbido	Efeitos antiplaquetários, hemorragia; dor abdominal, diarreia
Ginseng	Sistema imunológico; estresse	Diminuição da glicose; aumento do cortisol
Guaraná	Melhoria do desempenho atlético, supressão do apetite	Contém cafeína: pode causar tremores, taquicardia e vômitos
Kava	Ansiedade, insônia	Sonolência, hepatite, erupção cutânea
Ma huang	Estimulante; melhoria do desempenho atlético	Contém efedrina: ansiedade, insônia, hipertensão, taquicardia, convulsões
Spirulina	Musculação	Reação de rubor semelhante à da niacina
Ioimbina	Aprimoramento sexual	Alucinações, hipertensão, taquicardia
Zinco	Sintomas de resfriado/gripe	Náusea, irritação oral, anosmia

Reproduzida de Haller C. Herbal and alternative products. Em: Olson KR, ed. *Poisoning & Drug Overdose*, 7.ed. McGraw Hill, 2018.

* N.R.C.: No Brasil, suplementos alimentares e polivitamínicos são analisados pela autoridade de vigilância sanitária nacional, a Anvisa. Para garantir a segurança do paciente, prescreva apenas produtos autorizados.

Charen E et al. Toxicity of herbs, vitamins and supplements. Adv Chronic Kidney Dis. 2020;27:67. [PMID: 32147004]

Hassen G et al. Clinical implications of herbal supplements in conventional medical practice: a US perspective. Cureus. 2022;14:e26893. [PMID: 35978741]

White CM. Continued risk of dietary supplements adulterated with approved and unapproved drugs: assessment of the US Food and Drug Administration's Tainted Supplements Database 2007 Through 2021. J Clin Pharmacol. 2022;62:928. [PMID: 35285963]

Woo SM et al. Herbal and dietary supplement induced liver injury: highlights from the recent literature. World J Hepatol. 2021;13:1019. [PMID: 34630872]

Digitálicos e outros glicosídeos cardíacos

Os glicosídeos cardíacos paralisam a bomba Na^+-K^+-ATPase e têm efeitos vagotônicos potentes. Os efeitos intracelulares incluem o aumento da contratilidade dependente de cálcio e o encurtamento da duração do potencial de ação. Várias plantas (p. ex., oleandro, dedaleira, lírio-do-vale) contêm glicosídeos cardíacos. A bufotenina, um esteroide cardiotóxico encontrado em certas secreções de sapos e usada como medicamento fitoterápico e suposto afrodisíaco, tem propriedades farmacológicas semelhantes às dos glicosídeos cardíacos.

Achados clínicos

A intoxicação pode resultar de uma única exposição aguda ou de uma supermedicação acidental crônica, especialmente em pacientes com disfunção renal que tomam digoxina. Após uma superdosagem aguda, ocorrem frequentemente náuseas e vômitos, bradicardia, hipercalemia e bloqueio AV. Os pacientes nos quais a toxicidade se desenvolve gradualmente durante a terapia de longo prazo podem ser hipocalêmicos e hipomagnesêmicos por conta do tratamento diurético concomitante e, mais comumente, apresentam arritmias ventriculares (p. ex., ectopia, taquicardia ventricular bidirecional ou fibrilação ventricular). Os níveis de digoxina podem estar apenas ligeiramente elevados em pacientes com intoxicação por glicosídeos cardíacos diferentes da digoxina em razão da reatividade cruzada limitada dos testes imunológicos.

Tratamento

A. Medidas emergenciais e de apoio

Após a ingestão aguda, administre carvão ativado. Monitore de perto os níveis de potássio e o ritmo cardíaco. Trate a braquicardia inicialmente com atropina (0,5-2 mg por via intravenosa) ou com um marca-passo cardíaco externo transcutâneo.

B. Tratamento específico

Para pacientes com intoxicação significativa, administre anticorpos específicos para digoxina (digoxin immune Fab [ovine]; DigiFab). A estimativa da dose é baseada na carga corporal de digoxina calculada a partir da dose ingerida ou da concentração sérica de digoxina em estado estacionário, conforme descrito a seguir. A ligação mais eficaz da digoxina pode ser obtida se a dose for administrada parcialmente em bólus e o restante em infusão durante algumas horas.

1. **A partir da dose ingerida** – Número de frascos = aproximadamente 1,5-2 × dose ingerida (mg).

2. **A partir da concentração sérica** – Número de frascos = digoxina sérica (ng/mL) × peso corporal (kg) × 10^{-2}. **Observação:** isso se baseia no nível de equilíbrio da digoxina; após uma *overdose* aguda, os níveis séricos podem ficar falsamente altos por várias horas antes que a distribuição nos tecidos esteja completa, e é provável que haja uma superestimação da dose de DigiFab.

3. **Dosagem empírica** – A titulação empírica do DigiFab pode ser usada se a condição do paciente for relativamente estável e uma condição subjacente (p. ex., fibrilação atrial) favorecer a retenção de um nível residual de atividade digitálica. Comece com um ou dois frascos e reavalie a condição clínica do paciente após 20-30 minutos. Para glicosídeos cardíacos que não sejam digoxina ou digitoxina, não há fórmula para estimar os frascos necessários e o tratamento é totalmente baseado na resposta à dosagem empírica.

Observação: após a administração de fragmentos Fab anticorpo específicos para digoxina, os níveis séricos de digoxina podem ser falsamente elevados, dependendo da técnica de ensaio.

Chan BS et al. Clinical experience with titrating doses of digoxin antibodies in acute digoxin poisoning. (ATOM-6). Clin Toxicol (Phila). 2022;60:433. [PMID: 34424803]

Etanol, benzodiazepínicos e outros agentes sedativos-hipnóticos

O grupo de agentes conhecidos como drogas sedativas-hipnóticas inclui uma variedade de produtos usados para o tratamento de ansiedade, depressão, insônia e epilepsia. Além dos benzodiazepínicos comuns, como lorazepam, alprazolam, clonazepam, diazepam, oxazepam, clordiazepóxido e triazolam, esse grupo inclui os hipnóticos mais recentes do tipo benzodiazepínico, como zolpidem, zopiclone e zaleplon, os relaxantes musculares baclofeno e carisoprodol e barbitúricos, como o fenobarbital. O phenibut, um agonista do $Gaba_B$, está associado à depressão do SNC e a uma síndrome de abstinência. O etanol e outros agentes selecionados também são drogas recreativas populares. Todas essas drogas deprimem o sistema de ativação reticular do SNC, o córtex cerebral e o cerebelo.

Achados clínicos

A intoxicação leve produz euforia, fala arrastada e ataxia. A intoxicação por etanol pode produzir hipoglicemia, mesmo em concentrações relativamente baixas, em crianças e em adultos em jejum. Com intoxicação mais grave, podem ocorrer estupor, coma e parada respiratória. O carisoprodol comumente causa espasmos musculares ou mioclonia. *A morte ou morbidade grave geralmente é resultado da aspiração pulmonar do conteúdo gástrico.* Bradicardia, hipotensão e hipotermia são comuns. Os pacientes com intoxicação maciça podem parecer mortos, sem respostas reflexas e até mesmo com ausência de atividade eletroencefalográfica. O diagnóstico e a avaliação da gravidade da intoxicação geralmente se baseiam em achados clínicos. Níveis séricos de etanol acima de 300 mg/dL (0,3 g/dL; 65 mmol/L) podem produzir coma em bebedores infrequentes, enquanto bebedores regulares podem permanecer acordados com níveis muito mais altos.

Tratamento

A. Medidas emergenciais e de apoio

Administre carvão ativado se o paciente tiver ingerido uma dose maciça e as vias aéreas estiverem protegidas. Repetir a dose de carvão vegetal pode aumentar a eliminação do fenobarbital, mas não foi comprovado que melhore o resultado clínico. A hemodiálise pode ser necessária para pacientes com intoxicação grave por fenobarbital.

B. Tratamento específico

O flumazenil é um antagonista específico do receptor de benzodiazepina; *não tem efeito sobre o etanol, barbitúricos ou outros agentes sedativos-hipnóticos.* Se usado, o flumazenil é administrado lentamente por via intravenosa, 0,2 mg em 30-60 segundos, e repetido em incrementos de 0,2-0,5 mg, conforme necessário, até uma dose total de 3-5 mg. **Atenção:** *o flumazenil raramente deve ser usado porque pode induzir convulsões em pacientes com distúrbio convulsivo preexistente, tolerância a benzodiazepínicos ou overdose concomitante de antidepressivos tricíclicos ou outros convulsivos.* Se ocorrerem convulsões, o diazepam e outros anticonvulsivantes benzodiazepínicos podem não ser eficazes. Assim como a naloxona, a duração da ação do flumazenil é curta (2-3 horas) e pode ocorrer nova sedação, exigindo doses repetidas.

Doyno CR et al. Sedative-hypnotic agents that impact gamma-aminobutyric acid receptors: focus on flunitrazepam, gamma-hydroxybutyric acid, phenibut, and selank. J Clin Pharmacol. 2021;61(Suppl 2):S114. [PMID: 34396551]
Krause M et al. Toxin-induced coma and central nervous system depression. Neurol Clin. 2020;38:825. [PMID: 33040863]
Peng L et al. Benzodiazepines and related sedatives. Med Clin North Am. 2022;106:113. [PMID: 34823725]

Gama-hidroxibutirato (GHB)

O GHB é uma droga recreativa popular. Originou-se como um anestésico geral de curta duração e é ocasionalmente usado no tratamento da narcolepsia. Ganhou popularidade entre os fisiculturistas por causa da suposta estimulação do hormônio do crescimento e chegou aos ambientes sociais, onde é consumido na forma líquida. Tem sido usado para facilitar a agressão sexual (conhecido como a **"droga do estupro/boa noite, Cinderela"**). Os sintomas após a ingestão incluem sonolência e letargia, seguidos de coma com depressão respiratória. Às vezes, observam-se espasmos musculares e convulsões. A recuperação geralmente é rápida, com os pacientes acordando em poucas horas. Outros produtos químicos relacionados com efeitos semelhantes incluem o butanodiol e a gama-butirolactona (GBL). Uma síndrome de abstinência prolongada foi descrita em alguns usuários pesados.

Tratamento

Monitore as vias aéreas e ajude na respiração, se necessário. Não há tratamento específico. A maioria dos pacientes se recupera rapidamente com cuidados de suporte. A síndrome de abstinência do GHB pode exigir doses muito grandes de benzodiazepínicos; o baclofeno também tem sido usado.

Darke S et al. Characteristics and circumstances of death related to gamma hydroxybutyrate (GHB). Clin Toxicol (Phila). 2020;58:1028. [PMID: 32068430]

Marinelli E et al. Gamma-hydroxybutyrate abuse: pharmacology and poisoning and withdrawal management. Arh Hig Rada Toksikol. 2020;71:19. [PMID: 32597141]

Tay E et al. Current insights on the impact of gamma-hydroxybutyrate (GHB) abuse. Subst Abuse Rehabil. 2022;13:13. [PMID: 35173515]

Medicamentos hipoglicêmicos

Os medicamentos usados para diabetes *mellitus* incluem insulina, sulfonilureias e outros secretagogos de insulina, inibidores da alfaglucosidase (acarbose, miglitol), biguanidas (metformina), tiazolidinedionas (pioglitazona, rosiglitazona), inibidores do transportador de sódio e glicose (SGLT-2) e análogos de peptídeos (pramlintide, exenatide) ou melhoradores (sitagliptina) (ver o Cap. 29). Desses, a insulina e os secretagogos de insulina são os mais propensos a causar hipoglicemia. A metformina pode causar acidose láctica, especialmente em pacientes com função renal prejudicada ou após *overdose* intencional do medicamento. A cetoacidose diabética euglicêmica foi relatada com o uso de SGLT-2. A Tabela 29.4 lista a duração do efeito hipoglicêmico dos agentes hipoglicêmicos orais, e a Tabela 29.5 a extensão e a duração de vários tipos de insulinas.

Achados clínicos

A hipoglicemia pode ocorrer rapidamente após a injeção de insulinas de ação curta ou pode ser atrasada e prolongada, especialmente se uma grande quantidade tiver sido injetada em uma única área, criando um efeito de "depósito". A hipoglicemia após a ingestão de sulfonilureia é geralmente aparente dentro de algumas horas, mas pode demorar várias horas, especialmente se tiverem sido administrados alimentos ou fluidos contendo glicose.

Tratamento

Administre açúcar e alimentos ou líquidos que contenham carboidratos por via oral ou glicose intravenosa se o paciente não conseguir engolir com segurança. Em caso de hipoglicemia grave, comece com glicose a 50%, 50 mL por via intravenosa (25 g de glicose); repita, se necessário. Continue com fluidos intravenosos contendo glicose (a 5% ou a 10%) para manter a glicemia acima de 70-80 mg/dL.

Para hipoglicemia causada por sulfonilureias e secretagogos de insulina relacionados, considere o uso de octreotide, um análogo de somatostatina sintético que bloqueia a liberação de insulina pancreática. Uma dose de 50-100 mcg de octreotide por via subcutânea a cada 6-12 horas pode reduzir a necessidade de glicose exógena e evitar a hipoglicemia de rebote decorrente da dosagem excessiva de glicose.

Admita todos os pacientes com hipoglicemia sintomática após *overdose* de sulfonilureia. Observe os pacientes assintomáticos com *overdose* por pelo menos 12 horas.

Considere a possibilidade de hemodiálise para pacientes com *overdose* de metformina acompanhada de acidose láctica grave (lactato maior que 20 mmol/L ou pH < 7,0).

Baumgartner K et al. Toxicology of medications for diabetes mellitus. Crit Care Clin. 2021;37:577. [PMID: 34053707]

Isoniazida

A isoniazida (INH) é um antibiótico usado principalmente no tratamento e na prevenção da tuberculose. Pode causar hepatite com o uso prolongado, especialmente em pacientes com transtorno de uso de álcool e adultos mais velhos. Ela produz efeitos tóxicos agudos ao competir com o piridoxal 5-fosfato, resultando em redução dos níveis de ácido gama-aminobutírico (Gaba) no cérebro. A ingestão aguda de apenas 1,5-2 g de INH pode causar toxicidade, e é provável que ocorra intoxicação grave após a ingestão de mais de 80-100 mg/kg.

Achados clínicos

Confusão, fala arrastada e convulsões podem ocorrer abruptamente após uma *overdose* aguda. A acidose láctica grave – desproporcional à gravidade das convulsões – provavelmente se deve à inibição do metabolismo do lactato. A neuropatia periférica e a hepatite aguda podem ocorrer com o uso prolongado.

O diagnóstico é baseado em história de ingestão e na presença de acidose grave associada a convulsões. A INH não costuma ser incluída na triagem toxicológica de rotina, e os níveis séricos não estão prontamente disponíveis.

Tratamento
A. Medidas emergenciais e de apoio

As convulsões podem exigir doses mais altas do que o normal de benzodiazepínicos (p. ex., lorazepam, 3-5 mg por via intravenosa) ou a administração de piridoxina como antídoto.

Administre carvão ativado após uma grande ingestão recente, mas com cautela por conta do risco de início abrupto de convulsões.

B. Tratamento específico

A piridoxina (vitamina B6) é um antagonista específico dos efeitos tóxicos agudos da INH e geralmente é bem-sucedida no controle de convulsões que não respondem aos benzodiazepínicos. Dê 5 g por via intravenosa durante 1-2 minutos ou, se a quantidade ingerida for conhecida, administre uma quantidade equivalente de piridoxina grama por grama. Os pacientes que tomam INH geralmente recebem de 25-50 mg de piridoxina por via oral diariamente para ajudar a prevenir a neuropatia.

Asiimwe E et al. A case of accidental isoniazid overdose presenting with nonspecific symptoms. Cureus. 2022;14:e23218. [PMID: 35449637]

Navalkele B et al. Seizures in an immunocompetent adult from treatment of latent tuberculosis infection: is isoniazid to blame? Open Forum Infect Dis. 2020;7:ofaa144. [PMID: 32462048]

Chumbo

O chumbo é usado em diversos produtos industriais e comerciais, como munição para armas de fogo, baterias de armazenamento, soldas, tintas, cerâmica, encanamentos e gasolina, e é encontrado em alguns medicamentos étnicos tradicionais latinos e ayurvédicos. *A toxicidade do chumbo geralmente resulta de exposição crônica repetida e é rara após uma única ingestão.* O chumbo produz uma variedade de efeitos adversos na função celular e afeta principalmente o sistema nervoso, o trato gastrointestinal e o sistema hematopoiético.

Achados clínicos

A toxicidade por chumbo muitas vezes não é diagnosticada inicialmente porque apresenta sintomas e sinais inespecíficos e não há suspeita de exposição. Os sintomas comuns incluem cólicas abdominais, constipação, dor de cabeça e irritabilidade. A intoxicação grave pode causar coma e convulsões. A intoxicação crônica pode causar distúrbios de aprendizagem (em crianças) e neuropatia motora (p. ex., queda do pulso). Fragmentos de bala contendo chumbo nos espaços articulares ou próximos a eles podem resultar em toxicidade crônica por chumbo.

O diagnóstico é baseado na medição do nível de chumbo no sangue. Níveis de chumbo no sangue total acima de 3,5 mcg/dL justificam uma investigação de saúde pública. Níveis entre 1 e 25 mcg/dL têm sido associados a comprometimento subclínico do desenvolvimento neurocomportamental em crianças. Níveis de 25-60 mcg/dL podem estar associados a dor de cabeça, irritabilidade, neuropatia subclínica, retardo no tempo de reação e outros efeitos neuropsiquiátricos. Níveis de 60-80 mcg/dL estão associados a toxicidade moderada, e níveis maiores que 80-100 mcg/dL estão frequentemente associados a intoxicações grave. Outros achados laboratoriais de intoxicação por chumbo incluem anemia microcítica com pontilhado basofílico e protoporfirina eritrocitária livre elevada.

Tratamento
A. Medidas emergenciais e de apoio

A intervenção mais importante no tratamento da intoxicação por chumbo é a identificação e a remoção da fonte de exposição. No caso de pacientes com encefalopatia, mantenha as vias aéreas desobstruídas e trate o coma e as convulsões conforme descrito no início deste capítulo.

Em caso de ingestão aguda recente, se um objeto grande contendo chumbo (p. ex., um peso de pesca) ainda estiver visível no estômago na radiografia abdominal, pode ser necessária a irrigação intestinal total, endoscopia ou até mesmo a remoção cirúrgica para evitar a intoxicação subaguda por chumbo. (O conteúdo gástrico ácido pode corroer a superfície do metal, aumentando a absorção do chumbo. Quando o objeto passa para o intestino delgado, o risco de toxicidade diminui).

A **US Occupational Safety and Health Administration** dos EUA estabelece padrões para a exposição ao chumbo no local de trabalho. Entre em contato com um centro de controle de intoxicações para obter mais informações. Vários estados dos EUA exigem a notificação de casos confirmados de intoxicação por chumbo.

B. Tratamento específico

As indicações para quelação dependem do nível de chumbo no sangue e do estado clínico do paciente. Um médico toxicologista ou um centro de controle de intoxicações deve ser consultado para obter orientação sobre a seleção e o uso desses antídotos.

1. **Toxicidade grave** – Pacientes com intoxicação grave (encefalopatia ou níveis superiores a 70-100 mcg/dL) devem receber edetato de cálcio dissódico (ácido etilenodiamino tetra-acético, EDTA), 1.500 mg/m^2/kg por dia (aproximadamente 50 mg/kg por dia) em quatro a seis doses divididas ou como infusão intravenosa contínua. Alguns médicos também adicionam dimercaprol (BAL), 4-5 mg/kg por via intramuscular a cada 4 horas durante 5 dias, para pacientes com encefalopatia.

2. **Toxicidade menos grave** – Pacientes com sintomas menos graves e pacientes assintomáticos com níveis de chumbo no sangue entre 45 e 69 mcg/dL podem ser tratados apenas com edetato de cálcio dissódico nas dosagens citadas. Um quelante oral, succímer (DMSA), está disponível para uso em pacientes com intoxicação leve a moderada. A dose usual é de 10 mg/kg por via oral a cada 8 horas por 5 dias, depois a cada 12 horas por 2 semanas.

Centers for Disease Control and Prevention (CDC). Summary of Recommendations for follow-up and case management of children based on initial screening capillary and confirmed venous blood lead levels. Page reviewed 2022 Dec 2. https://www.cdc.gov/nceh/lead/advisory/acclpp/actions-blls.htm

Naranjo VI et al. Lead toxicity in children: an unremitting public health problem. Pediatr Neurol. 2020;113:51. [PMID: 33011642]

Raut TP et al. Acute lead encephalopathy secondary to Ayurvedic medication use: two cases with review of literature. Neurol India. 2021;69:1417. [PMID: 34747829]

Lítio

O lítio é amplamente utilizado para o tratamento da depressão bipolar e de outros transtornos psiquiátricos. A única via normal de eliminação do lítio é através dos rins, portanto, pacientes com distúrbios renais agudos ou crônicos correm o risco de acumular lítio, resultando em toxicidade de início gradual (crônica). *A intoxicação resultante de supermedicação acidental crônica ou insuficiência renal é mais comum e geralmente mais grave do que a observada após uma superdosagem oral aguda.*

Achados clínicos

A toxicidade leve a moderada causa letargia, confusão, tremor, ataxia e fala arrastada. Isso pode progredir para espasmos mioclônicos, *delirium*, coma e convulsões. A recuperação pode ser lenta e incompleta após uma intoxicação grave. Os estudos laboratoriais em pacientes com intoxicação crônica geralmente revelam uma creatinina sérica elevada e uma relação ureia/creatinina elevada por causa da contração de volume subjacente. A contagem de leucócitos geralmente está elevada. Os achados do ECG incluem achatamento ou inversão da onda T e, às vezes, bradicardia ou parada do nó sinusal. O diabetes *insipidus* nefrogênico pode ocorrer com *overdose* ou com doses terapêuticas. A disfunção da tireoide e das glândulas paratireoides também foi descrita como resultado da exposição prolongada ao lítio.

Os níveis de lítio podem ser difíceis de interpretar. O lítio tem uma janela terapêutica estreita, e a intoxicação crônica pode ser observada com níveis apenas ligeiramente acima da faixa terapêutica (0,8-1,2 mEq/L). Em contrapartida, pacientes com ingestão aguda podem apresentar níveis transitoriamente altos (até 10 mEq/L relatados) sem nenhum sintoma antes que o lítio seja totalmente distribuído nos tecidos. **Observação:** níveis de lítio falsamente altos (até 6-8 mEq/L) podem ser medidos se um tubo de amostra de sangue com tampa verde (contendo heparina de lítio) for usado para a coleta de sangue.

Tratamento

Após uma *overdose* oral aguda, considere a lavagem gástrica ou a irrigação intestinal total para evitar a absorção sistêmica (**Observação:** *o lítio não é absorvido pelo carvão ativado*). Em todos os pacientes, avalie a função renal e o *status* do volume e administre fluidos intravenosos contendo solução salina, conforme necessário.

Monitore os níveis séricos de lítio e busque assistência com sua interpretação e a necessidade de diálise com um médico toxicologista ou com o centro de controle de intoxicações. Considere a possibilidade de hemodiálise se o paciente apresentar sintomas acentuados ou se o nível sérico de lítio exceder 4-5 mEq/L, especialmente se a função renal estiver prejudicada. A terapia de substituição renal contínua pode ser uma alternativa eficaz à hemodiálise.

Hlaing PM et al. Neurotoxicity in chronic lithium poisoning. Intern Med J. 2020;50:427. [PMID: 31211493]
Tan HJ et al. Lithium neurotoxicity with electroencephalogram changes. BMJ Case Rep. 2021;14:e246499. [PMID: 34789530]
The Extracorporeal Treatments in Poisoning Workgroup; https://www.extrip-workgroup.org/lithium, Accessed 2/14/2024.

LSD e outros alucinógenos

Diversas substâncias, desde plantas e cogumelos naturais até substâncias sintéticas como a fenciclidina (PCP), tolueno e outros solventes, dextrometorfano e dietilamida do ácido lisérgico (LSD), são usadas por suas propriedades alucinógenas. O mecanismo de toxicidade e os efeitos clínicos variam de acordo com cada substância.

Muitas plantas e cogumelos alucinógenos produzem *delirium* anticolinérgico, caracterizado por pele ruborizada, membranas mucosas secas, pupilas dilatadas, taquicardia e retenção urinária. Outras plantas e cogumelos podem conter indóis alucinógenos, como mescalina, psilocibina e LSD, que normalmente causam alucinações visuais acentuadas e distorção perceptual, pupilas amplamente dilatadas e taquicardia leve. A PCP e a cetamina são antagonistas dos receptores NMDA e produzem um estado dissociativo agudo, geralmente associado a nistagmo vertical e horizontal. Tanto a cetamina quanto a psilocibina são cada vez mais usadas para tratar dor crônica, depressão e TEPT. O tolueno e outros solventes de hidrocarbonetos (p. ex., butano, tricloroetileno, "chemo" etc.) causam euforia e *delirium* e podem sensibilizar o miocárdio aos efeitos das catecolaminas, levando a disritmias fatais. Outras drogas usadas por seus efeitos psicoestimulantes incluem agonistas sintéticos de receptores canabinoides, *Salvia divinorum*, triptaminas sintéticas e feniletilaminas, além de mefedrona e derivados de catinona relacionados. Ver https://www.erowid.org/psychoactives/psychoactives.shtml para obter descrições de várias substâncias alucinógenas.

Tratamento

A. Medidas emergenciais e de apoio

Mantenha as vias aéreas desobstruídas e auxilie a respiração, se necessário. Trate o coma, a hipertermia, a hipertensão e as convulsões conforme descrito no início deste capítulo. Em caso de grandes ingestões recentes, considere a possibilidade de administrar carvão ativado por via oral ou por sonda gástrica.

B. Tratamento específico

Os pacientes com *delirium* anticolinérgico podem se beneficiar de uma dose de fisostigmina de 0,5-1 mg por via intravenosa, não excedendo 1 mg/min. A disforia, a agitação e a psicose associadas à intoxicação por LSD ou mescalina podem responder a benzodiazepínicos (p. ex., lorazepam, 1-2 mg por via oral ou intravenosa) ou haloperidol (2-5 mg por via intramuscular ou intravenosa) ou outro medicamento antipsicótico (p. ex., olanzapina ou ziprasidona). Monitore os pacientes que cheiraram solventes quanto a disritmias cardíacas (mais comumente contrações venosas prematuras, taquicardia ventricular, fibrilação ventricular); o tratamento com betabloqueadores, como propranolol (1-5 mg por via intravenosa) ou esmolol (250-500 mcg/kg por via intravenosa, depois 50 mcg/kg/min por infusão) pode ser mais eficaz do que a lidocaína ou a amiodarona.

Johnston JN et al. Ketamine and serotonergic psychedelics: an update on the mechanisms and biosignatures underlying rapid-acting antidepressant treatment. Neuropharmacology. 2023;226:109422. [PMID: 36646310]
Levine M et al. New designer drugs. Emerg Med Clin North Am. 2021;39:677. [PMID: 34215409]
Tamama K et al. Newly emerging drugs of abuse. Handb Exp Pharmacol. 2020;258:463. [PMID: 31595417]

Maconha e canabinoides sintéticos

Maconha refere-se às folhas e às flores secas esmagadas da planta *Cannabis*. Essas folhas e flores secas contêm o canabinoide psicoativo delta-9-tetra-hidrocanabinal (THC), que se liga aos receptores canabinoides endógenos. A maconha é geralmente fumada em cigarros ou cachimbos, mas também pode ser vaporizada ou adicionada a uma variedade de alimentos, bebidas e doces. A resina da planta pode ser seca e prensada em blocos chamados de haxixe, e solventes podem ser usados para extrair o THC em óleos altamente concentrados (óleo de haxixe de butano). O THC é usado clinicamente como estimulante do apetite, como antiemético e no tratamento de uma variedade de condições médicas. Atualmente, ele foi legalizado para uso medicinal e recreativo em um número crescente de estados dos EUA (https://disa.com/map-of-marijuana-legality-by-state). A toxicidade depende da dose, mas varia significativamente de acordo com o indivíduo, a experiência anterior e o grau de tolerância. Os canabinoides sintéticos ("Spice", "K2", "Black Mamba") são análogos do THC desenvolvidos em laboratório. Eles se tornaram cada vez mais populares e estão associados a uma variedade de efeitos colaterais adversos, incluindo convulsões, disfunção renal e sintomas neuropsiquiátricos graves. O canabidiol (CBD) é um constituinte da *Cannabis* que não produz intoxicação semelhante ao THC. No Brasil, os extratos de CBD estão disponíveis apenas com prescrição médica para uma variedade de efeitos propostos (anti-inflamatório, antioxidante, ansiolítico, distúrbios convulsivos pediátricos). Em geral, as *overdoses* não são perigosas.

Achados clínicos

O início dos sintomas após fumar geralmente é rápido (minutos) e a duração do efeito é de aproximadamente 2 horas. Os sintomas podem ser retardados após a ingestão e podem resultar em intoxicação prolongada (até 8 horas). A intoxicação leve pode resultar em euforia, palpitações, aumento da consciência sensorial, alteração da percepção do tempo e sedação. A intoxicação mais grave pode resultar em ansiedade, alucinações visuais e psicose paranoica aguda. Os achados físicos incluem taquicardia, hipotensão ortostática, injeção conjuntival, incoordenação, fala arrastada e ataxia. O uso intenso de maconha em longo prazo está associado a náuseas, dores abdominais e vômitos recorrentes, denominados **síndrome da hiperemese canabinoide**. As crianças podem ser inadvertidamente expostas à maconha por meio do consumo de balas ou outros alimentos que contenham THC. As crianças podem apresentar sintomas mais graves, incluindo estupor, coma e convulsões. A **lesão pulmonar aguda associada ao cigarro eletrônico ou** *vaping* é uma síndrome de lesão pulmonar difusa associada ao *vaping* de THC adulterado com acetato de vitamina E.

Tratamento

A. Medidas emergenciais e de apoio

Trate a ansiedade e a paranoia com uma simples tranquilização e colocação em um ambiente calmo. Benzodiazepínicos, como lorazepam ou diazepam, podem ser usados para sintomas comportamentais e psicomotores mais graves. Hipotensão e taquicardia sinusal devem ser tratadas com fluidos intravenosos.

B. Tratamento específico

Não há antídoto específico disponível. Considere o uso de carvão ativado logo após a ingestão de grandes quantidades. A capsaicina tópica e o haloperidol têm sido usados com sucesso

variável para o tratamento de vômitos agudos em pacientes com síndrome de hiperemese canabinoide.

Aldy K et al. E-cigarette or vaping product use-associated lung injury (EVALI) features and recognition in the emergency department. J Am Coll Emerg Physicians Open. 2020;1:1090. [PMID: 33145562]

Alves VL et al. The synthetic cannabinoids phenomenon: from structure to toxicological properties. A review. Crit Rev Toxicol. 2020;50:359. [PMID: 32530350]

Gorelick DA. Cannabis-related disorders and toxic effects. N Engl J Med. 2023;389:2267. [PMID: 38091532]

Kaslow JA et al. E-cigarette and vaping product use-associated lung injury in the pediatric population: a critical review of the current literature. Pediatr Pulmonol. 2021;56:1857. [PMID: 33821574]

Mercúrio

A intoxicação por mercúrio pode ocorrer por ingestão de sais inorgânicos de mercúrio, compostos orgânicos de mercúrio ou inalação de vapor de mercúrio metálico. A ingestão de sais de mercúrio causa uma sensação de queimação na garganta, descoloração e edema das membranas mucosas orais, dor abdominal, vômito, diarreia com sangue e choque. A nefrotoxicidade direta causa IRA. A inalação de altas concentrações de vapor de mercúrio metálico pode causar pneumonia química fulminante aguda. A intoxicação crônica por mercúrio causa astenia, ataxia, tremores de intenção, irritabilidade e depressão. A exposição a derivados de alquil mercúrio (orgânico) de peixes altamente contaminados ou fungicidas usados em sementes causou ataxia, tremores, convulsões e defeitos congênitos catastróficos. *Quase todos os peixes têm algum traço de contaminação por mercúrio*; a Agência de Proteção Ambiental dos EUA aconselha os consumidores a evitar o peixe-espada, o tubarão, a cavala e o peixe-azulejo por conterem níveis mais altos. Os peixes e crustáceos que geralmente têm baixo teor de mercúrio incluem o camarão, atum *light* enlatado (não o atum albacora branco), salmão, polaca-do-alasca e bagre. As obturações dentárias compostas de amálgama de mercúrio representam um pequeno risco de intoxicação crônica por mercúrio e sua remoção raramente é justificada. Alguns cremes clareadores de pele importados contêm quantidades tóxicas de mercúrio.

Tratamento

A. Intoxicação aguda

Não há tratamento específico eficaz para a pneumonite por vapor de mercúrio. Remova os sais de mercúrio ingeridos por meio de lavagem e administre carvão ativado. No caso de ingestão aguda de sais de mercúrio, administre dimercaprol imediatamente, como no caso de intoxicação por arsênico. A menos que o paciente tenha gastroenterite grave, considere succímer (DMSA), 10 mg/kg por via oral a cada 8 horas por 5 dias e depois a cada 12 horas por 2 semanas. O unitiol (DMPS) é um quelante que pode ser administrado por via oral ou parenteral, mas não é comumente disponível nos EUA; pode ser obtido em algumas farmácias de manipulação. Mantenha o débito urinário. Trate a oligúria e a anúria se elas ocorrerem.

B. Intoxicação crônica

Remover da exposição. A toxicidade neurológica não é considerada reversível com quelação, embora alguns autores recomendem uma tentativa com succímer ou unitiol (entre em contato com um centro de controle de intoxicações ou com um médico toxicologista para obter orientação).

Feng Y et al. Mercury poisoning. N Engl J Med. 2022;387:1888. [PMID: 36383715]
Wang Z et al. Chronic mercury poisoning from daily cosmetics: case report and brief literature review. Cureus. 2021;13:e19916. [PMID: 34976519]

Metanol e etilenoglicol

O metanol (álcool de madeira) é comumente encontrado em uma variedade de produtos, incluindo solventes, fluidos de diluição, soluções de limpeza de registros e removedores de tinta. Às vezes, ele é ingerido intencionalmente por pacientes com transtorno de uso de álcool como substituto do etanol e pode ser encontrado como contaminante em álcoois caseiros. O etilenoglicol é o principal componente da maioria dos compostos anticongelantes. A toxicidade de ambos os agentes é causada pelo metabolismo em ácidos orgânicos altamente tóxicos – metanol em ácido fórmico; etilenoglicol em ácidos glicólico e oxálico. O dietilenoglicol é um solvente nefrotóxico que foi substituído indevidamente pela glicerina em vários medicamentos líquidos (xarope para tosse, remédio para dentição, paracetamol), causando várias mortes, inclusive em Gâmbia, em 2022.

Achados clínicos

Logo após a ingestão de metanol ou etilenoglicol, os pacientes geralmente parecem "bêbados". A osmolalidade sérica (medida pela depressão do ponto de congelamento) normalmente está aumentada, mas a acidose em geral não está presente no início. Após várias horas, o metabolismo em ácidos orgânicos tóxicos leva a uma acidose metabólica grave por ânion *gap*, taquipneia, confusão, convulsões e coma. A intoxicação por metanol com frequência causa distúrbios visuais, enquanto o etilenoglicol geralmente produz cristalúria de oxalato e IRA. **Observação:** os dispositivos analíticos de ponto de atendimento comumente usados no departamento de emergência podem medir falsamente o ácido glicólico (um metabólito tóxico do etilenoglicol) como ácido láctico.

Tratamento

A. Medidas emergenciais e de apoio

Para pacientes que se apresentarem dentro de 30-60 minutos após a ingestão, esvazie o estômago por aspiração através de uma sonda nasogástrica. O carvão vegetal não é muito eficaz, mas deve ser administrado se outros agentes tóxicos ou drogas também tiverem sido ingeridos.

B. Tratamento específico

Os pacientes com toxicidade significativa (manifestada por acidose metabólica grave, estado mental alterado, diferença de osmol acentuadamente elevada ou evidência de toxicidade de órgão final) devem ser submetidos à hemodiálise o mais rápido possível para remover o composto original e os metabólitos tóxicos. O tratamento com ácido fólico, tiamina e piridoxina pode melhorar a decomposição dos metabólitos tóxicos.

O etanol bloqueia o metabolismo dos compostos originais ao competir com a enzima álcool desidrogenase. O fomepizol (4-metilpirazol; Antizol) bloqueia a álcool desidrogenase e é muito mais fácil de usar do que o etanol. Se iniciado antes do início da acidose, o fomepizol pode ser usado como o único tratamento para a ingestão de etilenoglicol em alguns casos. Um centro de controle de intoxicações deve ser contatado para obter indicações e dosagem.

Ghannoum M et al; EXTRIP Workgroup. Extracorporeal treatment for ethylene glycol poisoning: systematic review and recommendations from the EXTRIP workgroup. Crit Care. 2023;27:56. [PMID: 36765419]
Mousavi-Roknabadi RS et al. Methanol poisoning during COVID-19 pandemic; a systematic scoping review. Am J Emerg Med. 2022;52:69. [PMID: 34883289]
Ross JA et al. Toxic alcohol poisoning. Emerg Med Clin North Am. 2022;40:327. [PMID: 35461626]

Agentes indutores de metemoglobinemia

Um grande número de agentes químicos é capaz de oxidar a hemoglobina ferrosa para seu estado férrico (metemoglobina), uma forma que não pode transportar oxigênio. Drogas e produtos químicos conhecidos por causar metemoglobinemia incluem benzocaína (um anestésico local encontrado em alguns *sprays* anestésicos tópicos e em uma variedade de produtos sem prescrição médica), anilina, propanil (um herbicida), nitritos, gases de óxido de nitrogênio, nitrobenzeno, dapsona, fenazopiridina (Pyridium) e muitos outros. A dapsona tem uma meia-vida de eliminação longa e pode produzir metemoglobinemia prolongada ou recorrente. O nitrito de amila e o nitrito de isobutila ("poppers") são inalados como estimulantes sexuais, mas podem resultar em metemoglobinemia. A ingestão intencional de nitrito de sódio é cada vez mais usada como método de suicídio.

Achados clínicos

A metemoglobinemia reduz a capacidade de transporte de oxigênio e pode causar tontura, náusea, dor de cabeça e dispneia, confusão, convulsões e coma. A gravidade dos sintomas depende da porcentagem de hemoglobina oxidada em metemoglobina; a intoxicação grave geralmente ocorre quando as frações de metemoglobina são superiores a 40-50%. Mesmo em níveis baixos (15-20%), os pacientes parecem cianóticos por conta da cor "marrom chocolate" da metemoglobina, mas apresentam resultados normais de PO_2 nas determinações de gasometria arterial. *A oximetria de pulso convencional fornece medições imprecisas da saturação de oxigênio*; a leitura geralmente fica entre 85 e 90%. Pode haver acidose metabólica grave. Pode ocorrer hemólise, especialmente em pacientes suscetíveis ao estresse oxidante (ou seja, aqueles com deficiência de glicose-6-fosfato desidrogenase).

Tratamento

A. Medidas emergenciais e de apoio

Administre oxigênio de alto fluxo. Se o agente causador tiver sido ingerido recentemente, administre carvão ativado. A repetição da dose de carvão ativado pode aumentar a eliminação da dapsona.

B. Tratamento específico

O azul de metileno melhora a conversão de metemoglobina em hemoglobina ao aumentar a atividade da enzima metemoglobina redutase. Para pacientes sintomáticos, administre 1-2 mg/kg (0,1-0,2 mL/kg de solução a 1%) por via intravenosa. A dose pode ser repetida uma vez em 15-20 minutos, se necessário. Pacientes com deficiência hereditária de metemoglobina redutase ou deficiência de glicose-6-fosfato desidrogenase podem não responder ao tratamento com azul de metileno. Em casos graves em que o azul de metileno não está disponível ou não é eficaz, pode ser necessária uma transfusão de sangue.

Cefalu JN et al. Methemoglobinemia in the operating room and intensive care unit: early recognition, pathophysiology, and management. Adv Ther. 2020;37:1714. [PMID: 32193811]

Hickey TBM et al. Fatal methemoglobinemia: a case series highlighting a new trend in intentional sodium nitrite or sodium nitrate ingestion as a method of suicide. Forensic Sci Int. 2021;326:110907. [PMID: 34298207]

Cogumelos

Há milhares de espécies de cogumelos que causam uma série de efeitos tóxicos. As espécies mais perigosas de cogumelos são *Amanita phalloides* e espécies relacionadas, que contêm citotoxinas potentes (amatoxinas). A ingestão de até mesmo uma porção de um cogumelo contendo amatoxina pode ser suficiente para causar o óbito.

O achado patológico característico em casos fatais de intoxicação por cogumelos contendo amatoxina é a necrose aguda e maciça do fígado.

Achados clínicos

Os cogumelos que contêm amatoxina normalmente causam um início tardio (8-12 horas após a ingestão) de cólicas abdominais graves, vômitos e diarreia profusa, seguidos em 1-2 dias por IRA, necrose hepática e encefalopatia hepática. *O cozimento dos cogumelos não evita a intoxicação.*

A intoxicação por monometil-hidrazina (espécies *Gyromitra* e *Helvella*) é mais comum após a ingestão de cogumelos crus, pois a toxina é solúvel em água. Podem ocorrer vômitos, diarreia, necrose hepática, convulsões, coma e hemólise após um período de latência de 8-12 horas.

Tratamento

A. Medidas emergenciais

Após o início dos sintomas, os esforços para remover o agente tóxico são provavelmente inúteis, sobretudo nos casos de intoxicação por amatoxina ou giromitrina, em que geralmente há um atraso de 8-12 horas ou mais antes que os sintomas ocorram

e os pacientes procurem atendimento médico. Entretanto, o carvão ativado é recomendado para qualquer ingestão recente de um cogumelo não identificado ou potencialmente tóxico. Administre fluidos intravenosos em abundância para repor as perdas maciças de vômito e diarreia; monitore a PVC, o débito urinário e os testes de função renal para ajudar a orientar a reposição de volume.

B. Tratamento específico

Uma variedade de supostos antídotos (p. ex., ácido tióctico, penicilina, corticosteroides) foi sugerida para a intoxicação por cogumelos do tipo amatoxina, mas faltam estudos controlados e os dados experimentais em animais são ambíguos. *A reposição agressiva de fluidos para diarreia e os cuidados intensivos de suporte para insuficiência hepática são os pilares do tratamento.* A silimarina (silibinina), um derivado do cardo-mariano, é comumente usada na Europa, mas está disponível comercialmente nos EUA apenas como suplemento nutricional oral. O produto intravenoso europeu (Legalon-SIL) pode ser obtido nos EUA emergencialmente e fornecido pela FDA. Entre em contato com o centro de controle de intoxicações para obter mais informações. A N-acetilcisteína também tem sido usada e pode trazer algum benefício. O transplante de fígado pode ser a única esperança de sobrevivência em pacientes gravemente enfermos – entre em contato com um centro de transplante de fígado o quanto antes.

Liu J et al. N-acetylcysteine as a treatment for amatoxin poisoning: a systematic review. Clin Toxicol (Phila). 2020;58:1015. [PMID: 32609548]

Tan JL et al. Amanitin intoxication: effects of therapies on clinical outcomes – a review of 40 years of reported cases. Clin Toxicol (Phila). 2022;60:1251. [PMID: 36129244]

Opiáceos e opioides

Os opiáceos e opioides prescritos e ilícitos (p. ex., morfina, heroína, codeína, oxicodona, fentanil, hidromorfona) são drogas populares de uso indevido e abuso e a causa de frequentes hospitalizações por *overdose*. Essas drogas têm potências e durações de ação muito variadas; p. ex., *alguns dos derivados ilícitos do fentanil são até 2.000 vezes mais potentes do que a morfina.* A epidemia de opioides nos EUA tem se tornado cada vez mais perigosa em razão da presença do fentanil como substituto ou adulterante na heroína, cocaína e outras drogas vendidas ilegalmente. *Os usuários de drogas ilícitas são aconselhados a presumir que há fentanil em qualquer droga não vendida por uma farmácia.* As mortes por *overdose* envolvendo opioides sintéticos aumentaram durante a pandemia da Covid-19 e representam uma preocupação significativa para a saúde pública. Todos esses agentes diminuem a atividade do SNC e o fluxo simpático, agindo sobre os receptores de opiáceos no cérebro. O tramadol é um analgésico que não tem relação química com os opioides, mas atua nos receptores de opioides. A buprenorfina é um opioide agonista-antagonista parcial usado para o tratamento ambulatorial da dor crônica e da dependência de opioides (ver Tab. 5.6). A kratom (*Mitragyna speciosa*) é um suplemento de ervas com atividade agonista nos receptores opioides mu. Embora tenha sido comercializada como um tratamento "seguro" e natural para pacientes com transtorno de uso de opioides, a *overdose* está associada a agitação e sonolência e, em casos graves, a convulsões, alucinações e depressão respiratória.

Achados clínicos

A intoxicação leve é caracterizada por euforia, sonolência e pupilas contraídas. A intoxicação mais grave pode causar hipotensão, bradicardia, hipotermia, coma e parada respiratória. Pode ocorrer edema pulmonar. A morte geralmente é causada por apneia ou aspiração pulmonar do conteúdo gástrico. A metadona pode causar prolongamento do intervalo QT e *torsades de pointes*. Enquanto a duração do efeito da heroína é geralmente de 3-5 horas, a intoxicação por metadona pode durar de 48-72 horas ou mais. O tramadol, o dextrometorfano e a meperidina também causam convulsões ocasionalmente. No caso da meperidina, o metabólito normeperidina é provavelmente a causa das convulsões e é mais provável que se acumule com a dosagem repetida em pacientes com DRC. O botulismo de feridas tem sido associado ao *skin-popping*, especialmente envolvendo heroína de "alcatrão negro". A buprenorfina adicionada a um regime de opioides pode precipitar sintomas agudos de abstinência. Muitos opioides, inclusive fentanil, tramadol, oxicodona e metadona, não são detectados no rastreio de rotina de "opiáceos" da toxicologia da urina.

Tratamento
A. Medidas emergenciais e de apoio

Proteja as vias aéreas e auxilie a ventilação. Administre carvão ativado para grandes ingestões recentes.

B. Tratamento específico

A naloxona é um antagonista opioide específico, disponível sem receita médica nos EUA, que pode reverter rapidamente os sinais de intoxicação por narcóticos. Embora esteja estruturalmente relacionada aos opioides, ela não tem efeitos agonistas próprios. Se não houver acesso intravenoso disponível, administre naloxona, 4 mg por via intranasal; caso contrário, administre 0,2-2 mg por via intravenosa e repita conforme necessário para despertar o paciente e manter os reflexos de proteção das vias aéreas e a respiração espontânea. Podem ser necessárias grandes doses (até 10 mg) para pacientes intoxicados por alguns opioides (p. ex., codeína, derivados de fentanil). **Atenção**: *a duração do efeito da naloxona é de apenas 2-3 horas; podem ser necessárias doses repetidas para pacientes intoxicados por drogas de ação prolongada, como o metadona. Observação contínua por pelo menos 3 horas após a última dose de naloxona é obrigatória.* O período imediatamente após a *overdose* é uma oportunidade importante para discutir medidas de redução de danos (naloxona para levar para casa, tiras de teste de fentanil, práticas seguras de injeção) e para considerar o início de medicamentos para o transtorno do uso de opioides (buprenorfina, metadona).

Bauman MH et al. U-47700 and its analogs: non-fentanyl synthetic opioids impacting the recreational drug market. Brain Sci. 2020;10:895. [PMID: 33238449]

Duhart Clarke SE et al. Consuming illicit opioids during a drug overdose epidemic: illicit fentanyls, drug discernment, and the radical transformation of the illicit opioid market. Int J Drug Policy. 2022;99:103467. [PMID: 34662847]

Lavonas EJ et al. Impact of the opioid epidemic. Crit Care Clin. 2020;36:753. [PMID: 32892827]

Lima RA et al. Feasibility of emergency department-based fentanyl test strip distribution. J Addict Med. 2022;16:730. [PMID: 35972152]

Niles JK et al. Notes from the field: testing for nonprescribed fentanyl and percentage of positive test results among patients with opioid use disorder – United States, 2019-2020. MMWR Morb Mortal Wkly Rep 2021;70:1649. [PMID: 34818316]

Peterkin A et al. Current best practices for acute and chronic management of patients with opioid use disorder. Med Clin North Am. 2022;106:61. [PMID: 34823735]

Pesticidas: inibidores da colinesterase

Os inseticidas organofosforados e carbamatos (organofosforados: paratiom, malatiom etc.; carbamatos: carbaril, aldicarbe etc.) são amplamente utilizados na agricultura comercial e na jardinagem doméstica e substituíram em grande parte os compostos organoclorados mais antigos e mais persistentes ao meio ambiente, como o DDT e o clordano. Os organofosforados e carbamatos – também chamados de anticolinesterásicos porque inibem a enzima acetilcolinesterase – causam um aumento na atividade da acetilcolina nos receptores nicotínicos e muscarínicos e no sistema nervoso central e periférico. Há uma variedade de agentes químicos nesse grupo, com potências muito variadas. A maioria deles é pouco solúvel em água, geralmente é formulada com um solvente de hidrocarboneto aromático, como o xileno, e é bem absorvida pela pele intacta. A maioria dos "agentes nervosos" de guerra química (como GA [tabun], GB [sarin], GD [soman] e VX) são organofosforados.

Achados clínicos

A inibição da colinesterase resulta em cólicas abdominais, diarreia, vômitos, salivação excessiva, sudorese, lacrimejamento, miose, chiado e broncorreia, convulsões e fraqueza muscular esquelética. A taquicardia inicial geralmente é seguida por bradicardia. A fraqueza muscular esquelética profunda, agravada por secreções brônquicas excessivas e chiado no peito, pode resultar em parada respiratória e morte. Os sintomas e sinais de intoxicação podem persistir ou se repetir por vários dias, especialmente com agentes altamente solúveis em lipídios, como fentião ou dimetoato.

Deve-se suspeitar do diagnóstico em pacientes que apresentam miose, sudorese e diarreia. A atividade da colinesterase no soro e nas hemácias geralmente está deprimida em pelo menos 50% abaixo da linha de base nos pacientes com intoxicação grave.

Tratamento
A. Medidas emergenciais e de apoio

Se o agente tiver sido ingerido recentemente, considere a descontaminação intestinal por aspiração do líquido usando uma sonda nasogástrica, seguida pela administração de carvão ativado. Se o agente estiver na pele ou no cabelo da pessoa, lave repetidamente com sabão ou xampu e água. Os provedores devem tomar cuidado para evitar a exposição da pele usando luvas e aventais impermeáveis. Há relatos de que a solução diluída de hipoclorito (p. ex., alvejante doméstico diluído 1:10) ajuda a decompor pesticidas organofosforados e agentes nervosos em equipamentos ou roupas.

B. Tratamento específico

A atropina reverte a estimulação muscarínica excessiva e é eficaz no tratamento de salivação, hipersecreção brônquica, chiado, cólicas abdominais e sudorese. No entanto, ela não interage com os receptores nicotínicos nos gânglios autônomos e na junção neuromuscular e não tem efeito direto sobre a fraqueza muscular. Administre 2 mg por via intravenosa e, se não houver resposta após 5 minutos, administre bólus repetidos em doses rapidamente crescentes (p. ex., dobrando a dose a cada vez), conforme necessário, para secar as secreções brônquicas e diminuir a sibilância; até várias centenas de miligramas de atropina foram administrados para tratar intoxicação grave.

A pralidoxima (2-PAM, Protopam) é um antídoto mais específico que reverte a ligação do organofosforado à enzima colinesterase; portanto, deve ser eficaz na junção neuromuscular, bem como em outros locais nicotínicos e muscarínicos. É mais provável que seja clinicamente eficaz se iniciada logo após a intoxicação, para evitar a ligação permanente do organofosforado à colinesterase. No entanto, estudos clínicos produziram resultados conflitantes com relação à eficácia da pralidoxima na redução da mortalidade. Administre 1-2 g por via intravenosa como dose de ataque e inicie uma infusão contínua (200-500 mg/hora, titulada de acordo com a resposta clínica). Continue a administrar a pralidoxima enquanto houver qualquer evidência de excesso de acetilcolina. A pralidoxima é de benefício questionável para a intoxicação por carbamato porque os carbamatos têm apenas um efeito transitório sobre a enzima colinesterase. Outras terapias não comprovadas para intoxicação por organofosforados incluem magnésio, bicarbonato de sódio, clonidina e remoção extracorpórea.

Aman S et al. Management of organophosphorus poisoning: standard treatment and beyond. Crit Care Clin. 2021;37:673. [PMID: 34053713]

Kharel H et al. The efficacy of pralidoxime in the treatment of organophosphate poisoning in humans: a systematic review and meta-analysis of randomized controlled trials. Cureus. 2020;12:e7174. [PMID: 32257715]

Destilados e solventes de petróleo

A toxicidade do destilado de petróleo pode ocorrer por inalação do vapor ou como resultado da aspiração pulmonar do líquido durante ou após a ingestão. As manifestações agudas da pneumonite por aspiração são vômitos, tosse e broncopneumonia. Alguns hidrocarbonetos – ou seja, aqueles com subunidades aromáticas ou halogenadas – também podem causar intoxicação sistêmica grave após a ingestão oral. Os hidrocarbonetos também podem causar intoxicação sistê-

mica por inalação. Vertigem, incoordenação muscular, pulso irregular, mioclonia e convulsões ocorrem com intoxicação grave e podem ser decorrentes da hipoxemia ou dos efeitos sistêmicos dos agentes. Os hidrocarbonetos clorados e fluorados (tricloroetileno, freons, etc.) e muitos outros hidrocarbonetos podem causar arritmias ventriculares em função do aumento da sensibilidade do miocárdio aos efeitos das catecolaminas endógenas.

Tratamento

Remova o paciente para o ar fresco. Para a ingestão de hidrocarbonetos alifáticos simples, o esvaziamento gástrico e o carvão ativado não são recomendados, mas esses procedimentos podem ser indicados se a preparação contiver solutos tóxicos (p. ex., um inseticida) ou for um produto aromático ou halogenado. Observe o paciente por 6-8 horas para detectar sinais de pneumonia por aspiração (tosse, crepitações ou roncos localizados, taquipneia e infiltrados na radiografia de tórax). Os corticosteroides *não* são recomendados. Se ocorrer febre, administre um antibiótico específico somente após a identificação de patógenos bacterianos por meio de estudos laboratoriais. Por conta do risco de arritmias, use broncodilatadores com cautela em pacientes com intoxicação por solventes clorados ou fluorados. Se ocorrerem taquiarritmias, use esmolol por via intravenosa 25-100 mcg/kg/min.

Forrester MB. Computer and electronic duster spray inhalation (huffing) injuries managed at emergency departments. Am J Drug Alcohol Abuse. 2020;46:180. [PMID: 31449429]

Jolly G et al. Cardiac involvement in hydrocarbon inhalant toxicity – role of cardiac magnetic resonance imaging: a case report. World J Cardiol. 2021;13:593. [PMID: 34754404]

Salicilatos

Os salicilatos (ácido acetilsalicílico, salicilato de metila, subsalicilato de bismuto etc.) são encontrados em uma variedade de medicamentos de venda livre e de prescrição médica. Os salicilatos desacoplam a fosforilação oxidativa celular, resultando em metabolismo anaeróbico e produção excessiva de ácido láctico e calor, além de interferirem em várias enzimas do ciclo de Krebs. Uma *única ingestão* de mais de 200 mg/kg de salicilato provavelmente produzirá uma intoxicação aguda significativa. A intoxicação também pode ocorrer como resultado de uma *dosagem crônica excessiva* durante vários dias. Embora a meia-vida do salicilato seja de 2-3 horas após pequenas doses, ela pode aumentar para 20 horas ou mais em pacientes com intoxicação.

Achados clínicos

A ingestão aguda geralmente causa náuseas e vômitos, ocasionalmente com gastrite. A intoxicação moderada é caracterizada por hiperpneia (respiração profunda e rápida), taquicardia, zumbido e acidose metabólica com ânion *gap* elevado. (Às vezes, ocorre um ânion *gap* normal em função da interferência do salicilato no analisador químico, aumentando falsamente o cloreto medido.) A intoxicação grave pode resultar em agitação, confusão, coma, convulsões, colapso cardiovascular, edema pulmonar, hipertermia e morte. O tempo de protrombina é frequentemente elevado por conta da hipoprotrombinemia induzida pelo salicilato. A depleção de glicose intracelular do SNC pode ocorrer apesar dos níveis normais de glicose sérica medidos.

O diagnóstico de intoxicação por salicilato é suspeitado em qualquer paciente com acidose metabólica e é confirmado pela medição do nível sérico de salicilato. Pacientes com níveis superiores a 100 mg/dL (1.000 mg/L ou 7,2 mcmol/L) após uma *overdose* aguda têm maior probabilidade de apresentar intoxicação grave. Por outro lado, os pacientes com intoxicação subaguda ou crônica podem apresentar sintomas graves com níveis de apenas 60-70 mg/dL (4,3-5 mcmol/L). A gasometria arterial geralmente revela alcalose respiratória com uma acidose metabólica subjacente.

Tratamento

A. Medidas emergenciais e de apoio

Administre carvão ativado por via oral. A lavagem gástrica seguida da administração de doses extras de carvão ativado pode ser necessária em pacientes que ingerem mais de 10 g de ácido acetilsalicílico. A proporção desejada de carvão para ácido acetilsalicílico é de cerca de 10:1 por peso; embora isso nem sempre possa ser administrado em uma única dose, pode ser administrado nas primeiras 24 horas em doses divididas a cada 2-4 horas, juntamente com a irrigação intestinal total. Administre fluidos contendo glicose para reduzir o risco de hipoglicemia cerebral. Trate a acidose metabólica com bicarbonato de sódio intravenoso. Isso é fundamental porque a acidose (especialmente a acidemia, pH < 7,40) promove maior entrada de salicilato nas células, piorando a toxicidade. **Atenção:** *pode ocorrer deterioração súbita e grave após a intubação de sequência rápida e a ventilação controlada se o pH cair por causa da hipercapnia durante o período de apneia.*

B. Tratamento específico

A alcalinização da urina aumenta a excreção renal de salicilato ao reter o ânion salicilato na urina. Adicione 100 mEq (duas ampolas) de bicarbonato de sódio a 1 L de glicose a 5% em solução salina a 0,2% e infunda essa solução por via intravenosa a uma taxa de cerca de 150-200 mL/hora. A menos que o paciente seja oligúrico ou hipercalêmico, adicione 20-30 mEq de cloreto de potássio a cada litro de fluido intravenoso. Os pacientes com depleção de volume geralmente não conseguem produzir uma urina alcalina (acidúria paradoxal), a menos que o potássio seja administrado.

A hemodiálise pode salvar vidas e é indicada para pacientes com acidose metabólica grave, estado mental acentuadamente alterado ou níveis de salicilato significativamente elevados (p. ex., mais de 100 mg/dL [1.000 mg/L ou 7,2 mcmol/L] após *overdose* aguda ou mais de 60 mg/dL [600 mg/L ou 4,3 mcmol/L] com intoxicação subaguda ou crônica).

Palmer BF et al. Salicylate toxicity. N Engl J Med. 2020;382:2544. [PMID: 32579814]

Wiederkehr MR et al. Pseudohyperchloremia and negative anion gap – think salicylate! Am J Med. 2021;134:1170. [PMID: 33864761]

Intoxicação por frutos do mar

Uma variedade de intoxicações pode ocorrer após a ingestão de certos tipos de peixes e outros frutos do mar. Essas intoxicações incluem escombroide, ciguatera, molusco paralisante e intoxicação por baiacu. Os mecanismos de toxicidade e as apresentações clínicas estão descritos na Tabela 40.8. Na maioria dos casos, os frutos do mar têm aparência e sabor normais (o escombroide pode ter um sabor picante).

TABELA 40.8 Intoxicações comuns causadas por frutos do mar

Tipo de intoxicação	Mecanismo	Apresentação clínica
Ciguatera	Os peixes de recife ingerem dinoflagelados tóxicos, cujas toxinas se acumulam na carne do peixe. Os peixes comumente afetados nos EUA são a barracuda, o xaréu-preto, a caranha e a garoupa.	De 1-6 horas após a ingestão, a pessoa desenvolve dor abdominal, vômito e diarreia, acompanhados por uma série de sintomas neurológicos, incluindo parestesia, reversão da sensação de calor e frio, vertigem, dor de cabeça e prurido intenso. Podem ocorrer distúrbios autônomos, incluindo hipotensão e bradicardia
Intoxicação paralisante por moluscos	Os dinoflagelados produzem saxitoxina, que é concentrada por mexilhões e moluscos que se alimentam por filtração. A saxitoxina bloqueia a condução de sódio e a transmissão neuronal nos músculos esqueléticos	O início geralmente ocorre em 30-60 minutos. Os sintomas iniciais incluem parestesias periorais e intraorais. Outros sintomas incluem náusea e vômito, dor de cabeça, tontura, disfagia, disartria, ataxia e fraqueza muscular rapidamente progressiva que pode resultar em parada respiratória
Intoxicação por baiacu	A tetrodotoxina está concentrada no fígado, nas gônadas, no intestino e na pele. Os efeitos tóxicos são semelhantes aos da saxitoxina. A tetrodotoxina também é encontrada em alguns tritões da América do Norte e sapos da América Central	O início geralmente ocorre em 30-40 minutos, mas pode ser em até 10 minutos. As parestesias periorais iniciais são seguidas de dor de cabeça, diaforese, náusea, vômito, ataxia e fraqueza muscular rapidamente progressiva que pode resultar em parada respiratória

(continua)

TABELA 40.8 Intoxicações comuns causadas por frutos do mar (*continuação*)

Tipo de intoxicação	Mecanismo	Apresentação clínica
Escombroide	A preservação inadequada de peixes grandes resulta na degradação bacteriana da histidina para histamina. Os peixes comumente envolvidos incluem atum, mahimahi, bonito, cavala e peixe-rei	Os sintomas semelhantes aos alérgicos (anafilactoides) são causados pela histamina, geralmente começam em 15-90 minutos e incluem rubor na pele, prurido, urticária, angioedema, broncoespasmo e hipotensão, além de dor abdominal, vômito e diarreia

Tratamento

A. Medidas emergenciais e de apoio

Atenção: *pode ocorrer parada respiratória abrupta em pacientes com intoxicação aguda por molusco paralisante e baiacu.* Observe os pacientes por pelo menos 4-6 horas. Reponha fluidos e perdas de eletrólitos da gastroenterite com solução salina intravenosa ou outra solução cristaloide.

No caso de ingestões recentes, pode ser possível adsorver a toxina residual no intestino com carvão ativado, 50-60 g por via oral.

B. Tratamento específico

Não há antídoto específico para intoxicação por molusco paralisante e baiacu.

1. **Ciguatera** – Há relatos baseados em observações de tratamento bem-sucedido de sintomas neurológicos agudos com manitol, 1 g/kg por via intravenosa, mas essa abordagem não é amplamente aceita. A gabapentina, 400 mg três vezes ao dia, também pode aliviar os sintomas neuropáticos.
2. **Escombroide** – Anti-histamínicos como difenidramina, 25-50 mg por via intravenosa, e o bloqueador de H_2 cimetidina, 300 mg por via intravenosa, geralmente são eficazes.

Hungerford JM. Histamine and scombrotoxins. Toxicon. 2021;201:115. [PMID: 34419509]

Patel M et al. A curious case of ciguatera fish poisoning in the Midwest and a review for clinicians. J Emerg Med. 2020;58:e109. [PMID: 31866166]

Picada de cobra

O veneno de cobras e lagartos venenosos pode ser predominantemente **neurotóxico** (cobra-coral) ou **citolítico** (cascavéis, outras víboras). As neurotoxinas causam paralisia respiratória; os venenos citolíticos causam destruição do tecido por digestão e hemorragia em razão da hemólise e da destruição do revestimento endotelial dos vasos sanguíneos. As manifestações da intoxicação por cascavel são principalmente dor local, vermelhidão, inchaço e extravasamento de sangue. Também pode ocorrer formigamento perioral, gosto metálico, náusea e vômito, hipotensão e coagulopatia. A trombocitopenia pode persistir por vários dias após a picada da cascavel. A intoxicação neurotóxica pode causar ptose, disfagia, diplopia e parada respiratória.

Tratamento

A. Medidas emergenciais e de apoio

Imobilize o paciente e a parte mordida em uma posição neutra. *Evite manipular a área mordida.* Transporte o paciente a um centro médico para tratamento definitivo. *Não* dê bebidas alcoólicas ou estimulantes; *não* aplique gelo; *não* aplique torniquete. O possível trauma nos tecidos subjacentes resultante da incisão e da sucção não se justifica em vista da pequena quantidade de veneno que pode ser recuperada.

B. Antídoto específico e medidas gerais

1. **Intoxicação por víbora (p. ex., cascavel)** – Há dois antivenenos disponíveis comercialmente para intoxicação por cascavel (CroFab e Anavip) nos EUA. Dependendo da gravidade dos sintomas, o CroFab é administrado em doses de 4-6 frascos por gotejamento intravenoso lento em 250-500 mL de solução salina. No caso de intoxicação mais grave com efeitos locais acentuados e toxicidade sistêmica (p. ex., hipotensão, coagulopatia), podem ser necessárias doses mais altas e frascos adicionais. A dosagem de Anavip é de 10 frascos por infusão intravenosa lenta durante 60 minutos, inicialmente seguida por incrementos adicionais de 10 frascos conforme necessário para intoxicações mais graves ou para a progressão dos sintomas. Monitore os sinais vitais e o perfil de coagulação do sangue. Faça a tipagem e a compatibilidade cruzada do sangue. A adequação da neutralização do veneno é indicada pela melhora dos sintomas e sinais e pela diminuição da velocidade do inchaço. Os antibióticos profiláticos não são indicados após uma picada de cascavel.
2. **Intoxicação por elapídeo (cobra-coral)** – Administre de 1-2 frascos de antiveneno específico o mais rápido possível. **Observação:** a Pfizer/Wyeth não fabrica mais o antiveneno para a cobra-coral nos EUA e os suprimentos restantes estão diminuindo. Para localizar antissoros para essa serpente ou para serpentes exóticas, ligue para um centro de controle de intoxicações.

Greene S et al. How should native crotalid envenomation be managed in the emergency department? J Emerg Med. 2021;61:41. [PMID: 33622584]

Greene SC et al. Epidemiology of fatal snakebites in the United States 1989-2018. Am J Emerg Med. 2021;45:309. [PMID: 33046301]

Mascarenas D et al. Comparison of F(ab')2 and Fab antivenoms in rattlesnake envenomation: first year's post-marketing experience with F(ab')2 in New Mexico. Toxicon. 2020;186:42. [PMID: 32763251]

Warpinski GP et al. North American envenomation syndromes. Emerg Med Clin North Am. 2022;40:313. [PMID: 35461625]

Picada de aranha e de escorpião

A intoxicação pela maioria das espécies de aranhas nos EUA causa apenas dor local, vermelhidão e inchaço. As aranhas viúva-negra (*Latrodectus mactans*), mais venenosas, causam dores musculares generalizadas, espasmos musculares e rigidez. A aranha reclusa marrom (*Loxosceles reclusa*) causa necrose local progressiva, bem como reações hemolíticas (raras).

As picadas da maioria dos escorpiões nos EUA causam apenas dor local. As picadas da espécie *Centruroides*, mais tóxica (encontrada no sudoeste dos EUA), podem causar cãibras musculares, espasmos e tremores e, ocasionalmente, hipertensão, convulsões e edema pulmonar. As picadas de escorpiões de outras partes do mundo não serão discutidas aqui.

Tratamento
A. Picadas de aranha viúva-negra

A dor pode ser aliviada com opioides parenterais ou relaxantes musculares (p. ex., metocarbamol, 15 mg/kg). O gluconato de cálcio a 10%, 0,1-0,2 mL/kg por via intravenosa, pode aliviar transitoriamente a rigidez muscular, embora sua eficácia não esteja comprovada. O antiveneno de *Latrodectus* é possivelmente mais eficaz, mas, em razão de preocupação com reações de hipersensibilidade aguda (derivado do soro de cavalo), é geralmente reservado para pessoas muito jovens, adultos mais velhos ou aqueles que não respondem prontamente às medidas citadas. É necessário fazer um teste de sensibilidade ao soro de cavalo. (Os materiais de instrução e teste estão incluídos no *kit* de antiveneno.)

B. Picadas de aranha-violinista

Como as mordidas ocasionalmente evoluem para necrose local extensa, algumas autoridades recomendam a excisão precoce do local da mordida, enquanto outras usam corticosteroides orais. Relatos baseados em observações alegam sucesso com dapsona e colchicina. Todos esses tratamentos ainda não foram comprovados.

C. Picadas de escorpião

Nenhum tratamento específico, além de analgésicos, é necessário para intoxicação pela maioria dos escorpiões encontrados nos EUA. Um antiveneno específico aprovado pela FDA está disponível para picadas de *Centruroides*.

Klotz SA et al. Scorpion stings and antivenom use in Arizona. Am J Med. 2021;134:1034. [PMID: 33631163]

Lopes PH et al. Clinical aspects, diagnosis and management of Loxosceles spider envenomation: literature and case review. Arch Toxicol. 2020;94:1461. [PMID: 32232511]

Trave I et al. Cutaneous loxoscelism. JAMA Dermatol. 2020;156:203. [PMID: 31721992]

Warpinski GP et al. North American envenomation syndromes. Emerg Med Clin North Am. 2022;40:313. [PMID: 35461625]

Teofilina e cafeína

As metilxantinas, inclusive a teofilina e a cafeína, são antagonistas não seletivos dos receptores de adenosina. Em *overdose*, a toxicidade resulta da liberação de catecolaminas endógenas com estimulação beta-1 e beta-2-adrenérgica. A teofilina pode causar intoxicação após uma única superdosagem aguda, ou pode ocorrer intoxicação como resultado de supermedicação repetida acidental crônica ou eliminação reduzida resultante de disfunção hepática ou interação de medicamentos (p. ex., cimetidina, eritromicina). A meia-vida sérica normal da teofilina é de 4-6 horas, mas pode aumentar para mais de 20 horas após a superdosagem. A cafeína presente em bebidas energéticas ou em produtos à base de ervas, ou suplementos dietéticos pode produzir toxicidade semelhante.

Achados clínicos

A intoxicação leve causa náuseas, vômitos, taquicardia e tremores. A intoxicação grave é caracterizada por taquiarritmias ventriculares e supraventriculares, hipotensão e convulsões. *O estado de mal epiléptico é comum e muitas vezes intratável aos anticonvulsivantes usuais.* Após *overdose* aguda (mas não intoxicação crônica), hipocalemia, hiperglicemia e acidose metabólica são comuns. As convulsões e outras manifestações de toxicidade podem ser retardadas por várias horas após a ingestão aguda, especialmente se uma preparação de liberação sustentada, como o Theo-Dur, tiver sido tomada.

O diagnóstico é baseado na medição da concentração sérica de teofilina. É provável que ocorram convulsões e hipotensão em pacientes com *overdose* aguda com níveis séricos superiores a 100 mg/L (555 mcmol/L). Pode ocorrer toxicidade grave em níveis mais baixos (ou seja, 40-60 mg/L [222-333 mcmol/L]) em pacientes com intoxicação crônica. Os níveis séricos de cafeína não estão disponíveis rotineiramente na prática clínica, mas em um estudo de 51 casos fatais, o nível médio foi de 180 mg/L (intervalo, 33-567 mg/L).

Tratamento
A. Medidas emergenciais e de apoio

Após a ingestão aguda, administre carvão ativado. Doses repetidas de carvão ativado podem aumentar a eliminação da teofilina e da cafeína por "diálise intestinal". A adição de irrigação intestinal total deve ser considerada em grandes ingestões envolvendo preparações de liberação prolongada.

A hemodiálise é eficaz na remoção da teofilina e é indicada para pacientes com *status epilepticus* ou níveis séricos de teofilina acentuadamente elevados (p. ex., mais de 100 mg/L [555 mcmol/L] após *overdose* aguda ou mais de 60 mg/L [333 mcmol/L] com intoxicação crônica). Também tem sido usado em *overdose* de cafeína. A oxigenação extracorpórea de membrana (ECMO) foi usada com sucesso no colapso hemodinâmico após *overdose* de cafeína.

B. Tratamento específico

Trate as convulsões com benzodiazepínicos (lorazepam, 2-3 mg por via intravenosa, ou diazepam, 5-10 mg por via intravenosa) ou fenobarbital (10-15 mg/kg por via intravenosa). A fenitoína não é eficaz. A hipotensão e a taquicardia – que são mediadas pela estimulação beta-adrenérgica excessiva – podem responder à terapia com betabloqueadores, mesmo em doses baixas. Administre esmolol, 25-50 mcg/kg/min por infusão intravenosa, ou propranolol, 0,5-1 mg por via intravenosa.

Kobashi D et al. Severe caffeine poisoning successfully treated with high flow continuous hemodialysis. Am J Emerg Med. 2022;58:351.e3. [PMID: 35624048]

Ou HC et al. A successful experience using labetalol and hemodialysis to treat near-fatal caffeine poisoning: a case report with toxicodynamics. Am J Emerg Med. 2022;55:224.e1. [PMID: 34922795]

Yasuda S et al. Caffeine poisoning successfully treated by venoarterial extracorporeal membrane oxygenation and emergency hemodialysis. Acute Med Surg. 2021;8:e627. [PMID: 33532077]

Tricíclicos e outros antidepressivos

Os antidepressivos tricíclicos e os antidepressivos cíclicos relacionados estão entre os medicamentos mais perigosos envolvidos em overdose *suicida.* Esses medicamentos têm propriedades anticolinérgicas e depressoras cardíacas (bloqueio do canal de sódio "semelhante à quinidina"). Os antidepressivos tricíclicos produzem efeitos cardiotóxicos depressores de membrana mais acentuados do que os fenotiazínicos.

Os antidepressivos de nova geração, como trazodona, fluoxetina, citalopram, paroxetina, sertralina, bupropiona, venlafaxina e fluvoxamina, não são quimicamente relacionados aos agentes antidepressivos tricíclicos e, com exceção da bupropiona, geralmente não produzem efeitos cardiotóxicos semelhantes aos da quinidina. Entretanto, eles podem causar convulsões em *overdoses* e síndrome da serotonina.

Achados clínicos

Os sinais de intoxicação grave podem ocorrer abruptamente e sem aviso em 30-60 minutos após uma *overdose* aguda de tricíclicos. Os efeitos anticolinérgicos incluem pupilas dilatadas, taquicardia, boca seca, pele ruborizada e espasmos musculares, e diminuição do peristaltismo. Os efeitos cardiotóxicos semelhantes aos da quinidina incluem alargamento do intervalo QRS (maior que 0,12 segundo; ver Fig. 40.2), arritmias ventriculares, bloqueio AV e hipotensão. O desvio do eixo para a direita dos 40 milissegundos terminais do QRS também foi descrito. O prolongamento do intervalo QT e as *torsades de pointes* foram relatados com vários dos antidepressivos mais recentes. Convulsões e coma são comuns em casos de intoxicação grave. A hipertermia com risco de vida pode resultar do *status epilepticus* e do comprometimento da sudorese induzido por anticolinérgicos. Entre os agentes mais recentes, a bupropiona e a venlafaxina foram associadas a um risco maior de convulsões.

Deve-se suspeitar desse diagnóstico em qualquer paciente com overdose *e efeitos colaterais anticolinérgicos, especialmente se houver aumento do intervalo QRS ou convulsões.* Na intoxicação pela maioria dos antidepressivos tricíclicos, *o intervalo QRS se correlaciona com a gravidade da intoxicação de forma mais confiável do que o nível sérico da droga.*

Deve-se suspeitar de **síndrome da serotonina** se houver agitação, *delirium*, diaforese, tremor, hiper-reflexia, clônus

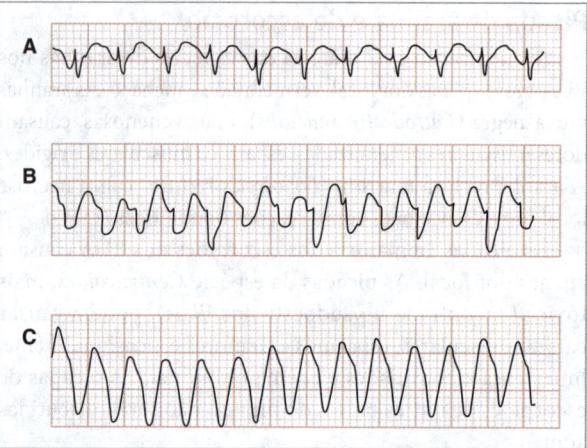

FIGURA 40.2 Arritmias cardíacas resultantes de *overdose* de antidepressivos tricíclicos. A: Atraso na condução intraventricular resulta em intervalo QRS prolongado (0,18 segundo). B e C: A taquicardia supraventricular com alargamento progressivo dos complexos QRS mimetiza a taquicardia ventricular. (Reproduzida de Benowitz NL, Goldschlager N. Cardiac disturbances in the toxicologic patient. Em: Haddad LM, Winchester JF [eds.], *Clinical Management of Poisoning and Drug Overdose*, 3.ed. Saunders/Elsevier, 1998).

(espontâneo, induzível ou ocular) e febre em um paciente que esteja tomando inibidores da recaptação de serotonina.

Tratamento

A. Medidas emergenciais e de apoio

Observe os pacientes por pelo menos 6 horas e interne todos os pacientes com evidência de efeitos anticolinérgicos (p. ex., *delirium*, pupilas dilatadas, taquicardia) ou sinais de cardiotoxicidade.

Administre carvão ativado e considere a lavagem gástrica após grandes ingestões recentes. Todos esses medicamentos têm grandes volumes de distribuição e não são removidos com eficácia pelos procedimentos de hemodiálise.

B. Tratamento específico

Os efeitos cardiotóxicos depressores do canal de sódio dos antidepressivos tricíclicos podem responder a bólus de bicarbonato de sódio (50-100 mEq por via intravenosa). O bicarbonato de sódio fornece uma grande carga de sódio que alivia a depressão do canal dependente de sódio. A reversão da acidose também pode ter efeitos benéficos nesse local. Mantenha o pH entre 7,45 e 7,50. A alcalinização não promove a excreção de antidepressivos tricíclicos. O prolongamento do intervalo QT ou *torsades de pointes* geralmente é tratado com magnésio intravenoso, ou estimulação excessiva. A cardiotoxicidade grave em pacientes com *overdoses* de medicamentos lipossolúveis (p. ex., amitriptilina, bupropiona) respondeu à emulsão lipídica intravenosa, 1,5 mL/kg, repetida uma ou duas vezes, se necessário. Foi relatado que a troca de plasma com albumina e a ECMO foram bem-sucedidas em vários casos.

A síndrome da serotonina leve pode ser tratada com benzodiazepinas e retirada do antidepressivo. Os casos moderados podem responder a ciproeptadina (4 mg por via oral ou por sonda gástrica, de hora em hora, durante três ou quatro doses) ou a clorpromazina (25 mg por via intravenosa). A hipertermia grave deve ser tratada com paralisia neuromuscular e intubação endotraqueal, além de medidas de resfriamento externo.

Elsamadisi P et al. Delayed cardiotoxicity from a massive nortriptyline overdose requiring prolonged treatment. J Pharm Pract. 2020;33:543. [PMID: 30983469]

Índice remissivo

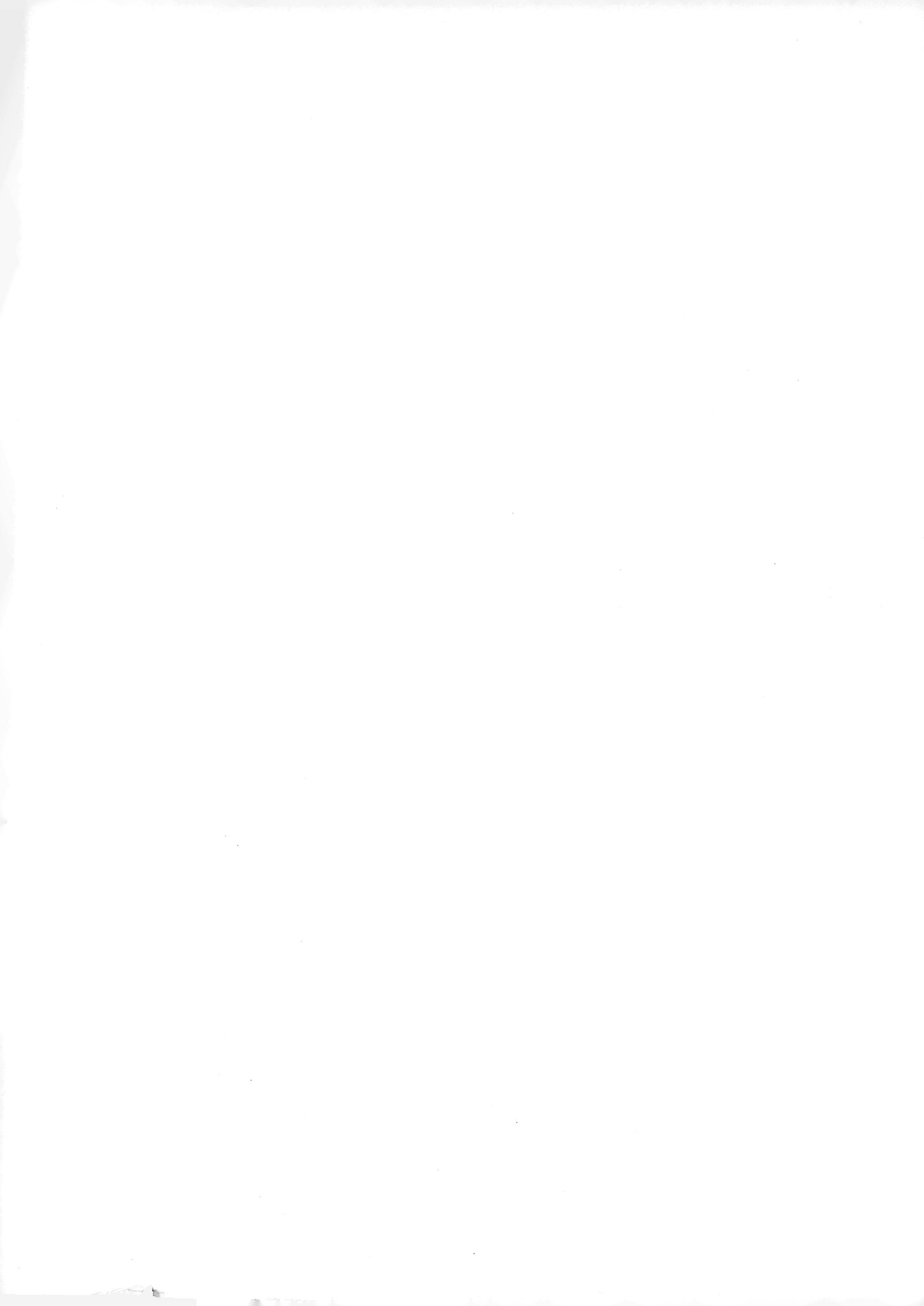